中国药品通用名称

（化学药品卷）

2024年版

Chinese Approved Drug Names

Chemical Substances

国家药典委员会　编

化学工业出版社

·北京·

图书在版编目（CIP）数据

中国药品通用名称．化学药品卷：2024 年版 / 国家药典委员会编．—北京：化学工业出版社，2023.9

ISBN 978-7-122-42814-1

Ⅰ．①中…　Ⅱ．①国…　Ⅲ．①化学药剂-药物名称-中国　Ⅳ．①R97

中国国家版本馆 CIP 数据核字（2023）第 091801 号

责任编辑：杨燕玲　褚红喜　　文字编辑：朱　允　葛文文　王聪聪　邵慧敏　刘志茹

责任校对：刘曦阳　　装帧设计：史利平

出版发行：化学工业出版社（北京市东城区青年湖南街 13 号　邮政编码 100011）

印　　装：河北鑫兆源印刷有限公司

880mm×1230mm　1/16　印张 101¼　字数 4513 千字　2023 年 11 月北京第 1 版第 1 次印刷

购书咨询：010-64518888　　售后服务：010-64518899

网　　址：http://www.cip.com.cn

凡购买本书，如有缺损质量问题，本社销售中心负责调换。

定　　价：**890.00 元**

第十二届药典委员会委员名单

主任委员 焦　红（女）

副主任委员 曾益新　王志勇　赵军宁　黄　果

执行委员（按姓氏笔画排序）

丁　健	丁丽霞（女）	马双成	王　平	王　彦（女）
王　锐	王小刚	王广基	王军志	王志勇
王佑春	王维东	孔繁圃	石远凯	田金洲
仝小林	丛　斌	兰　奋（苗族）	朱兆云（女）	刘　沛（女）
刘海静（女）	江英桥	孙飘扬	李　松	李　波
李　昱	李校堃（满族）	李敬云（女）	杨　胜	杨宝峰
杨昭鹏	杨晓明（藏族）	肖　伟	沈传勇	张　军
张　锋	张启明	张剑辉	张清波	陈　薇（女）
陈　钢	陈桂良	果德安	罗卓雅（女）	季　申（女）
岳建民	金宁一（朝鲜族）	周建平	周　健	赵　冲
赵宇亮	赵军宁	胡昌勤	钟国跃	施亚琴（女）
洪利娅（女）	贺浪冲	秦晓岑	袁　林	徐兵河
唐旭东	唐黎明	涂家生	陶巧凤（女）	黄　果
黄心宇	黄璐琦	常俊标	屠鹏飞	蒋华良
蒋建东	程　京	程翼宇	焦　红（女）	曾益新
裴　钢	戴　红（女）	魏于全		

委　　员（按姓氏笔画排序）

丁　野	于　震	于健东	于新兰（女）	山广志
马　辰（女）	马　玲（女）	马　霄	马玉楠（女）	马仕洪
马秀璟（女）	马超美（女）	王　兰（女）	王　伟	王　杰（回族）
王　建	王　柯	王　勇	王　健	王　浩
王　停	王　斌	王　璇（女、回族）	王亚敏	王向峰
王如伟	王春龙	王铁杰（女）	王海彬（女）	王跃生
王淑红（女、土家族）		王智民	王箐舟（女）	韦　薇（女）
车宝泉	毛秀红（女）	公雪杰（女）	卞兆祥	尹利辉
尹莉芳（女）	孔令义	邓启民	邓祖跃	邓艳萍（女）
甘　勇	石　峰	石建功	石蓓佳（女）	卢京光（女）
叶　敏	叶　强	叶文才	叶正良	申玉华（女、朝鲜族）

申昆玲（女）	田　鑫（女）	史大卓	白　玉（女）	乐　健
冯　云（女）	冯　芳（女）	冯　丽（女）	冯　怡（女）	冯奕斌
兰婉玲（女）	宁保明	尼玛顿珠（藏族）	匡　荣	朴晋华（女、朝鲜族）
达娃卓玛（女、藏族）		吕　扬（女）	吕佩源	吕爱平
朱凤才	朱立国	朱依谆	朱晓新	仲　平
任连杰	多　杰（藏族）	刘　安	刘　英（女）	刘　浩
刘万卉（土家族）	刘玉玲（女）	刘永利	刘利群（女）	刘叔文
刘海青	刘菊妍（女）	刘铜华	刘雁鸣（女）	许四宏
许明哲	许鸣镝	许真玉（女、朝鲜族）		孙　逊（女）
孙　黎	孙会敏	孙苓苓（女）	孙晓波	孙增涛
阳长明	阳国平	芮　菁（女）	花宝金	李　宁
李　华	李云霞（女）	李长贵	李文莉（女）	李玉华（女）
李　军	李　军（女）	李　剑	李　萍（女）	李　敏（女）
李　清（女）	李　晶（女）	李　晶（女）	李　睿（女）	李　霞（女）
李向日（女）	李丽敏（女）	李秀芬（女）	李启明（藏族）	李青翠（女）
李绍平	李春雷	李玲玲（女）	李振国	李琦涵
杨　志	杨　明	杨　莉（女）	杨　莉（女）	杨化新（女）
杨汇川	杨永健	杨利红（女）	杨秀伟	杨宏伟（女）
杨忠奇	杨建红（女）	杨美成（女）	杨晓莉（女）	肖　晶（女）
肖小河	肖新月（女）	吴　松	吴先富	吴传斌
吴婉莹（女）	邱明华（纳西族）	邱模炎	何　兰（女）	何开勇
何仲贵	余伯阳	余露山	狄　斌	邹全明
邹忠梅（女）	宋平顺	张　兰（女）	张　军	张　村（女）
张　彤	张　玫（女）	张　强	张卫东	张玉英（女、满族）
张永文	张亚中	张亚杰（女）	张陆勇	张金兰（女）
张保献	张雯洁（女）	张景辰	张满来	陆益红（女）
阿吉艾克拜尔•艾萨（维吾尔族）		阿　萍（女、藏族）	陈　华	陈　英（女）
陈　悦	陈　震	陈士林	陈万生	陈卫衡
陈代杰	陈国广	陈凌峯	陈海峰	陈道峰（彝族）
陈碧莲（女）	邵　泓（女）	范　颖（女）	范骁辉	范慧红（女）
茅向军	林　彤（女）	林　娜（女）	林　梅（女）	林文翰
林永强	林志秀	林丽英（女）	罗　轶（女）	罗志福
罗国伟	罗定强	罗跃华	金　方（女）	金　斌
金红宇（蒙古族）	金征宇	金鹏飞	周　旭（女）	周　勇
周国平	周跃华	郑　健（女）	郑　萍（女）	郑海发
郑璐侠（女）	孟淑芳（女）	练鸿振	项　鹏	赵　明
赵　明（女）	赵　霞（女）	赵中振	赵志刚	赵荣生

工作委员会

编写委员会

前言

中国药品通用名称（Chinese Approved Drug Names，CADN）是药品研发、生产、贸易、使用和监管的基础。新中国成立伊始，我国卫生主管部门即高度重视对药品名称的确定工作。经过我国医药工作者的长期努力，我国已统一并逐步完善了药品命名原则。期间，卫生部于 1991 年 3 月以卫药政发（91）第 63 号文批准转发国家药典委员会拟订的“药品（原料药）命名原则”，作为药品命名的指导原则。同年 9 月，根据命名原则修订的《药名词汇》一书再版发行。1992 年 8 月，卫生部又以卫药政发（1992）第 276 号文转发国家药典委员会修改的“药品命名原则”。《药名词汇》和“药品命名原则”出版、发布后，对我国药品名称的统一以及药品标准化管理发挥了重要的作用，也受到了广大读者的欢迎，已成为社会上公认具有权威性的药名辞书。

随着我国医药事业的不断发展，国家药典委员会根据医疗、生产、科研、教学及广大读者的建议和要求，在总结经验的基础上，对药品通用名称命名原则做了更进一步修订和完善。与此同时，根据世界卫生组织（WHO）推荐使用的药用物质国际非专利名称（International Nonproprietary Names for Pharmaceutical Substances，INN），对上一版《药名词汇》做了整理，补充了一批新的药名，并对原有一些药名作了必要的订正，在广泛征求意见和第六届药典委员会名词专业组多次讨论审订的基础上，报经卫生部审核批准，于 1997 年 7 月出版发行了《中国药品通用名称》。1998 年，为适应医药产业发展的要求，经药品名词专业委员会审定，编制了《中国药品通用名称》1998 年增补本，以满足广大读者的需求。

进入 21 世纪，我国医药事业迅猛发展，为适应新形势的要求，国家药典委员会组织第十届药典委员会名称与术语委员会重新编写，并于 2014 年 6 月出版发行了《中国药品通用名称》，在词条的设计上将 1997 年版仅有中英或英中药名对照的两项内容增改为包括中国药品通用名称、英文名（INN）、化学结构式、分子式和分子量、化学名/药物描述（英文、中文）、CAS 登录号和药效分类等内容。该书收载的词条包括化学药物和生物技术药物，其出版对中国药品通用名称命名的科学化和规范化发挥了重要作用，受到了来自医疗、研发、生产、科研、教学等领域广大读者的欢迎。

为了便于药物研发人员、管理者、卫生专家进行新药命名，国家药典委员会组织第十一届药典委员会名称与术语委员会对 WHO 化学药物 INN 词干、词干定义、治疗领域分类及应用实例等进行了整理和编译，并于 2022 年 2 月首次出版了《化学药品通用名称词干及其应用》。与此同时，药典委员会制订了“生物制品通用名称命名原则”，修订了“化学药品通用名称命名原则”。有关图书的出版以及命名原则的制修订对于保障药品通用名称的科学性和规范性发挥了重要作用。

INN 是国际公认的药物通用名称，中国药品通用名称原则上也尽量采用 INN。WHO 自 1953 年发布第 1 期建议 INN 名录（proposed INN list 1）以来，迄今已持续 70 年，共发布 126 期。每个药物的 INN 均有拉丁文、英文、法文、西班牙文、阿拉伯文、中文和俄文表示的名称。WHO 每年发布两期建议 INN 名录，INN 中文名称由国家药典委员会负责确定并报送 WHO 发布。

随着世界范围内创新药物，尤其是生物技术药物的迅速发展，WHO 每期建议使用的 INN 名录中所列生物技术药物越来越多，占有比较大的比例。在本版的编写过程中，将化学药物和生物技术药物分卷编写和出版。

本书保留了 2014 年版《中国药品通用名称》中收载的约 8000 个化学药物词条，增加了 WHO 近十年来发布的 20 期建议 INN 名录（至 list 125）中的约 1300 个化学药物词条和我国近三十年来（至 2021 年底）的自研创新化学药。本书中采用的中文通用名称和英文名称均以 WHO 发布的建议 INN 为主，INN 未收载词条的名称由国家药典委员会名称与术语委员会根据《化学药品通用名称词干及其应用》和“化学药品通用名称命名原则”确定。对于类别有交叉的药品，以其主要的药效作为分类依据，划分的药效依据仅供参考。

鉴于编纂时间紧以及人力、物力有限，其中难免有不妥之处，希望广大读者多提宝贵意见，以臻完善。

国家药典委员会

2023 年 4 月

目录

正文

吖啶黄

Acriflavinium Chloride（*INN*）

化学结构式

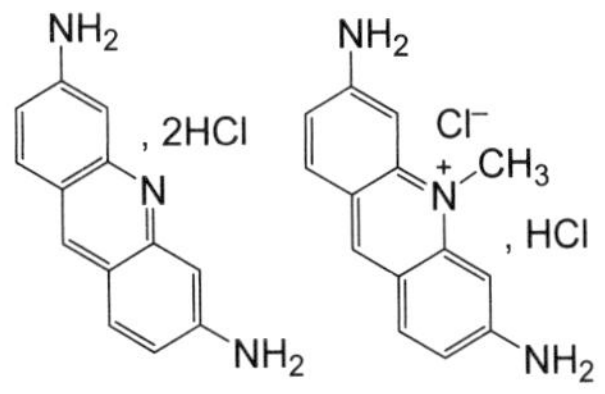

分子式和分子量 $C_{27}H_{27}Cl_3N_6$ 540.90

药物描述 A mixture of the hydroclorides of 3,6-diamono-10-methylacridinium chloride and 3,6-diaminoacridine

氯化 3,6-二氨基-10-甲基吖啶鎓和 3,6-二氨基吖啶的盐酸盐的混合物

CAS 登录号 69235-50-3

INN list 1

药效分类 消毒防腐药

吖啶雷司

Acridorex（*INN*）

化学结构式

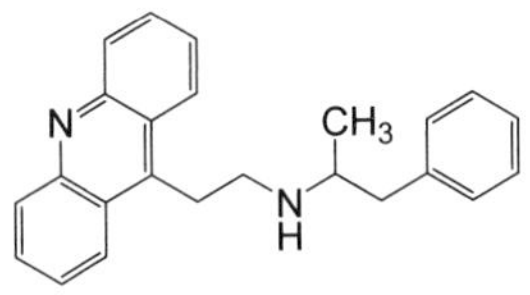

分子式和分子量 $C_{24}H_{24}N_2$ 340.46

化学名 9-[2-[(*α*-Methylphenethyl)amino]ethyl]acridine

9-[2-[(*α*-甲基苯乙基)氨基]乙基]吖啶

CAS 登录号 47487-22-9

INN list 21

药效分类 食欲抑制药

吖啶琐辛

Acrisorcin（*INN*）

化学结构式

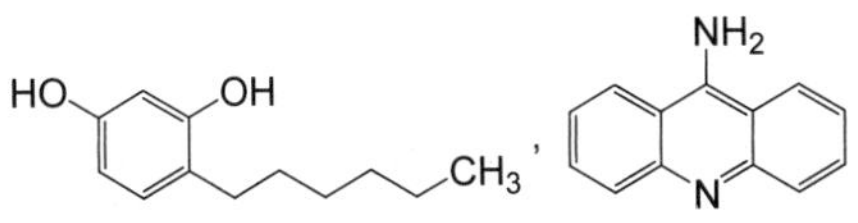

分子式和分子量 $C_{12}H_{18}O_2 \cdot C_{13}H_{10}N_2$ 388.50

化学名 4-Hexylresorcinol compound with 9-aminoacridine (1∶1)

4-己基间苯二酚和 9-氨基吖啶(1∶1)的复合物

CAS 登录号 7527-91-5

INN list 13

药效分类 抗真菌药

阿巴芬净

Abafungin（*INN*）

化学结构式

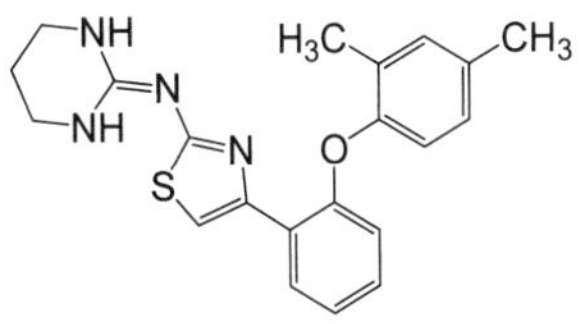

分子式和分子量 $C_{21}H_{22}N_4OS$ 378.49

化学名 Hexahydro-2-[[4-[*o*-(2,4-xylyloxy) phenyl]-2-thiazolyl] imino] pyrimidine

六氢-2-[[4-[2-(2,4-二甲苯氧基)苯基]-2-噻唑基]氨亚基]嘧啶

CAS 登录号 129639-79-8

INN list 74

药效分类 抗生素类抗真菌药

阿巴甲吡

Abametapir（*INN*）

化学结构式

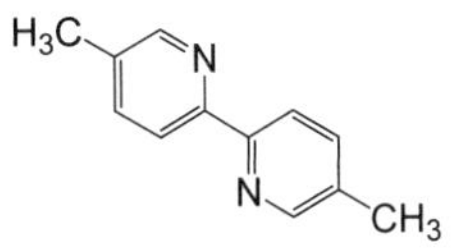

分子式和分子量 $C_{12}H_{12}N_2$ 184.24

化学名 5,5'-Dimethyl-2,2'-bipyridinyl

5,5'-二甲基-2,2'-联吡啶

CAS 登录号 1762-34-1

INN list 110

药效分类 螯合剂

阿巴卡韦

Abacavir（*INN*）

化学结构式

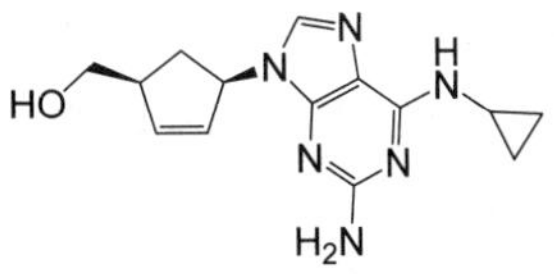

分子式和分子量 $C_{14}H_{18}N_6O$ 286.33

化学名 (1*S*,4*R*)-4-[2-Amino-6-(cyclopropylamino)-9*H*-purin-9-yl]-2- cyclopentene-1-methanol

(1*S*,4*R*)-4-[2-氨基-6-(环丙基氨基)-9*H*-嘌呤-9-基]-2-环戊烯-1-甲醇

CAS 登录号 136470-78-5; 168146-84-7[琥珀酸盐(1:1)]; 188062-50-2[硫酸盐]

INN list 76

药效分类 核苷及核苷酸逆转录酶抑制剂类抗病毒药

ATC 分类 J05AF06

阿巴康唑

Albaconazole（*INN*）

化学结构式

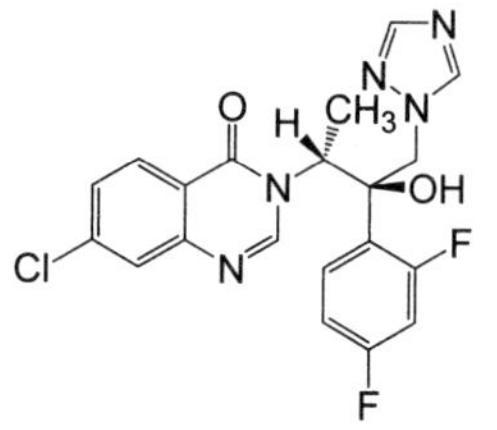

分子式和分子量 $C_{20}H_{16}ClF_2N_5O_2$ 431.82

化学名 7-Chloro-3-[(1*R*,2*R*)-2-(2,4-difluorophenyl)-2-hydroxyl-1-methyl-3-(1*H*-1,2,4-triazol-1-yl)propyl]quinazolin-4(3*H*)-one

7-氯-3-[(1*R*,2*R*)-2- (2, 4-二氟苯基)-2-羟基-1-甲基-3-(1*H*-1, 2, 4-三氮唑-1-基)丙基]喹唑啉-4(3*H*)-酮

CAS 登录号 187949-02-6

INN list 87

药效分类 抗真菌药

阿巴克丁

Abamectin（*INN*）

化学结构式

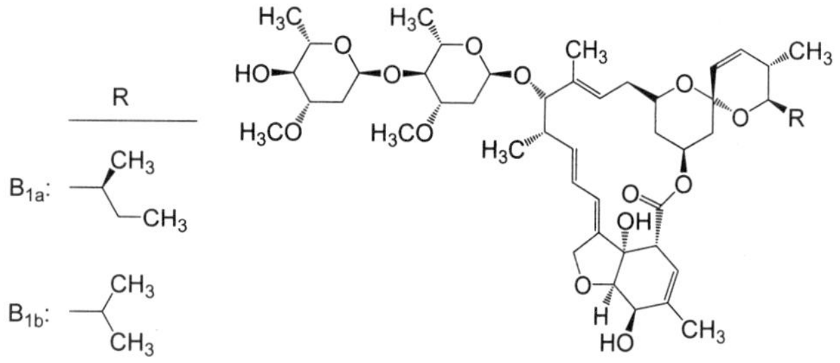

分子式和分子量 阿巴克丁组分 B_{1a}：$C_{48}H_{72}O_{14}$ 873.08；阿巴克丁组分 B_{1b}：$C_{47}H_{70}O_{14}$ 859.06

药物描述 A mixture consisting of 80% or more of Abamectin Component B_{1a} and 20% or less of Abamectin Component B_{1b}. 65195-55-3(Abamectin Component B_{1a}), 65195-56-4(Abamectin Component B_{1b})

阿巴克丁是一种由 80%或多于 80%的阿巴克丁组分 B_{1a} (65195-55-3) 和 20%或不到 20%的阿巴克丁组分 B_{1b} (65195-56-4)组成的混合物

化学名 阿巴克丁组分 B_{1a}: (2a*E*, 4*E*, 8*E*)-(5'*S*,6*S*,6'*R*,7*S*,11*R*,13*S*,15*S*,17a*R*,20*R*,20a*R*,20b*S*)- 6'-[(*S*) -sec- Butyl]- 5',6,6',7,10,11,14,15,17*a*,20,20*a*,20*b*-dodecahydro-20,20*b*-dihydroxy-5',6,8,19-tetramethyl-17-oxospiro[11,15-methano-2*H*,13*H*,17*H*-furo[4,3,2-*pq*][2,6]benzodioxacycloocta decin-13,2'-[2*H*]pyran]-7-yl 2,6-dideoxy-4-*O*-(2,6-dideoxy-3-*O*-methyl-*α*-L-*arabino*-hexopyranosyl)-3-*O*-methyl-*α*-L-*arabino*- hexopyranoside

(2a*E*,4*E*, 8*E*)- (5'*S*,6*S*,6'*R*,7*S*,11*R*,13*S*,15*S*,17a*R*,20*R*,20a*R*,20b*S*)-6'-[(*S*)-2- 丁基]-5',6,6',7,10,11,14,15,17*a*,20,20*a*,20*b*- 十二氢-20,20*b*-二羟基-5',6,8,19-四甲基-17-氧代螺[11,15-亚甲基-2*H*,13*H*,17*H* -呋喃并[4, 3, 2-*pq*] [2, 6]苯并二氧杂环十八烷-13, 2'-[2*H*]吡喃] -7-基 2,6-双脱氧-4-*O*- (2, 6-双脱氧-3 -*O*-甲基-*α* -L-阿拉伯-吡喃己糖基)-3-*O*-甲基-*α*-L-阿拉伯-吡喃己糖

阿巴克丁组分 B_{1b}: (2a*E*, 4*E*, 8*E*)-(5'*S*,6*S*,6'*R*,7*S*,11*R*,13*S*,15*S*,17a*R*,20*R*,20a*R*,20b*S*)5',6,6',7,10,11,14,15,17*a*,20,20*a*,20*b*-dodecahydro-20,20*b*-dihydroxy-6'-isopropyl-5',6,8,19-tetramethyl-17-oxospiro[11,15-methano-2*H*,13*H*,17*H*-furo[4,3,2-*pq*][2,6]benzodioxacyclooctadecin-13,2'-[2*H*]pyran]-7-yl 2,6-dideoxy-4-*O*-(2,6-dideoxy-3-*O*-methyl- *α*- L-*arabino*-hexopyranosyl)-3-*O*-methyl-*α*-L-*arabino*-hexopyranoside

(2a*E*, 4*E*, 8*E*)- (5'*S*,6*S*,6'*R*,7*S*,11*R*,13*S*,15*S*,17a*R*,20*R*,20a*R*,20b*S*) 5', 6,6',7,10,11,14,15,17*a*,20,20*a*,20*b*-十二氢-20,20*b*-二羟基-6'-异丙基-5',6,8,19-四甲基-17-氧代螺[11,15-亚甲基-2*H*,13*H*,17*H*-呋喃 [4, 3, 2- *pq*] [2, 6]苯并二氧环十八烷-13, 2'-[2*H*] 吡喃]-7-基 2,6-双脱氧-4-*O*-(2,6-双脱氧-3-*O*-甲基-α-L-阿拉伯-吡喃己糖基)-3-*O*-甲基-α-L-阿拉伯-吡喃己糖基

CAS 登录号 71751-41-2; 65195-55-3[阿巴克丁组分 B_{1a}]; 65195-56-4[阿巴克丁组分 B_{1b}]

INN list 53

药效分类 抗寄生虫药

阿巴氯芬

Arbaclofen（*INN*）

化学结构式

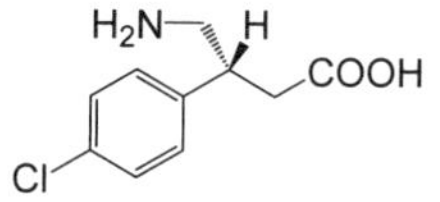

分子式和分子量 $C_{10}H_{12}ClNO_2$ 213.66

化学名 (3*R*)-4-Amino-3-(4-chlorophenyl)butanoic acid

(3*R*)-4-氨基-3-(4-氯苯基)丁酸

CAS 登录号 69308-37-8

INN list 104

药效分类 $GABA_B$受体激动药

阿巴诺喹

Abanoquil（*INN*）

化学结构式

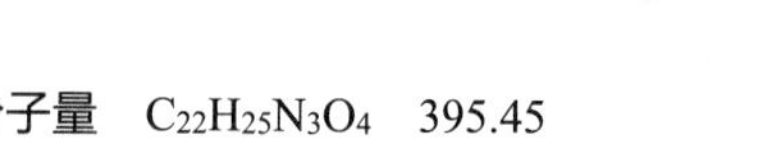

分子式和分子量 $C_{22}H_{25}N_3O_4$ 395.45

化学名 4-Amino-2-[3,4-dihydro-6,7-dimethoxy-2(1*H*)-isoquinolyl]-6,7-dimethoxyquinoline

4-氨基-2- [3, 4-二氢- 6, 7-二甲氧基-2 (1*H*)-异喹啉基]-6, 7-二甲氧基喹啉

CAS 登录号 90402-40-7

INN list 64

药效分类 α_1 受体拮抗药

阿巴哌酮

Abaperidone（*INN*）

化学结构式

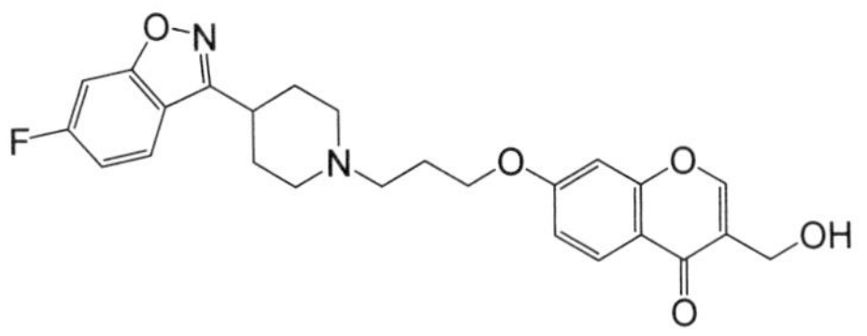

分子式和分子量 $C_{25}H_{25}FN_2O_5$ 452.47

化学名 7-[3-[4-(6-Fluoro-1,2-benzisoxazol-3-yl)-1-piperidino] propoxy]-3-(hydroxymethyl)-4*H*-1-benzopyran-4-one

7-[3-[4-(6-氟-1,2-苯并异噁唑-3-基)-1-哌啶基]丙氧基]-3-(羟甲基)- 4*H* -1-苯并吡喃-4-酮

CAS 登录号 183849-43-6

INN list 80

药效分类 抗精神病药

阿巴前列素

Arbaprostil（*INN*）

化学结构式

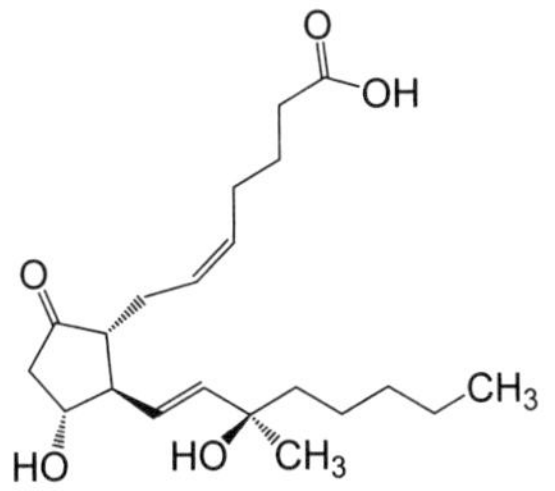

分子式和分子量 $C_{21}H_{34}O_5$ 366.49

化学名 (*E*,*Z*)-(1*R*,2*R*,3*R*)-7-[3-Hydroxy-2-[(3*R*)-(3-hydroxyl-3-methyl-1-octenyl)]- 5-oxocyclopentyl]-5-heptenoic acid

(*E*,*Z*)-(1*R*,2*R*,3*R*)-7-[3-羟基-2-[(3*R*)-(3-羟基-3-甲基-1-辛烯基)]-5-氧代环戊基]-5-庚烯酸

CAS 登录号 55028-70-1

INN list 35

药效分类 前列腺素类药，抗溃疡药

阿贝卡尔

Abecarnil（*INN*）

化学结构式

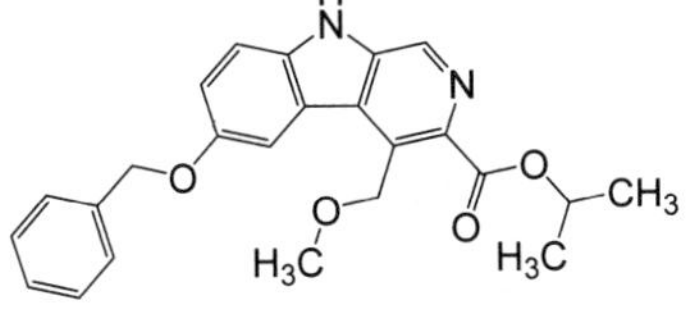

分子式和分子量 $C_{24}H_{24}N_2O_4$ 404.46

化学名 Isopropyl 6-(benzyloxy)-4-(methoxymethyl)-9*H*-pyrido[3,4-*b*]indole-3-carboxylate

异丙基 6-(苯甲氧基) -4- (甲氧基甲基)-9*H*-吡啶并[3,4-*b*]吲哚-3-羧酸酯

CAS 登录号 111841-85-1

INN list 60

药效分类 苯二氮杂䓬受体激动药

阿贝卡星

Arbekacin（*INN*）

化学结构式

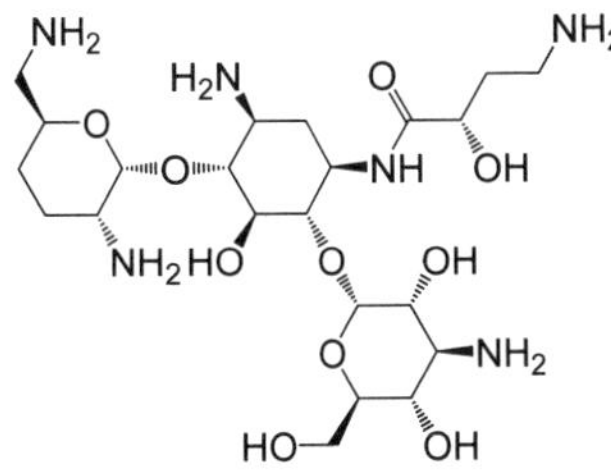

分子式和分子量 $C_{22}H_{44}N_6O_{10}$ 552.62

化学名 *O*-3-Amino-3-deoxy-*α*-D-glucopyranosyl-(1→4)-*O*-[2,6-diamino-2,3,4,6-tetradeoxy-*α*-D-*erythro*-hexopyranosyl-(1→6)]-*N*′-[(2*S*)-4-amino-2-hydroxybutyryl]-2-deoxy-L-streptamine

O-3-氨基-3-脱氧-*α*-D-吡喃葡萄糖基-(1→4)-*O*-[2,6-二氨基-2,3,4,6-四脱氧-*α*-D-赤-吡喃己糖基-(1→6)]-*N*′-[(2*S*)-4-氨基-2-羟基丁酰基]-2-脱氧-L-链霉胺

CAS 登录号 51025-85-5

INN list 56

药效分类 抗生素类药

阿贝奎利隆

Abequolixron（*INN*）

化学结构式

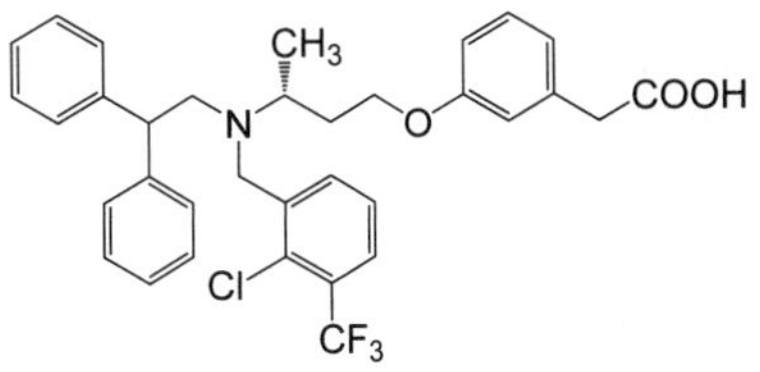

分子式和分子量 $C_{34}H_{33}ClF_3NO_3$ 596.09

化学名 (3-{(3*R*)-3-[{[2-Chloro-3-(trifluoromethyl)phenyl]methyl}(2,2-diphenyl ethyl)amino]butoxy}phenyl)acetic acid

(3-{(3*R*)-3-[{[2-氯-3-(三氟甲基)苯基]甲基}(2,2-二苯乙基)氨基]丁氧基}苯基)乙酸

CAS 登录号 610318-54-2

INN list 124

药效分类 肝脏 X 受体 β(LXR-β)激动药

阿贝司他

Abexinostat（*INN*）

化学结构式

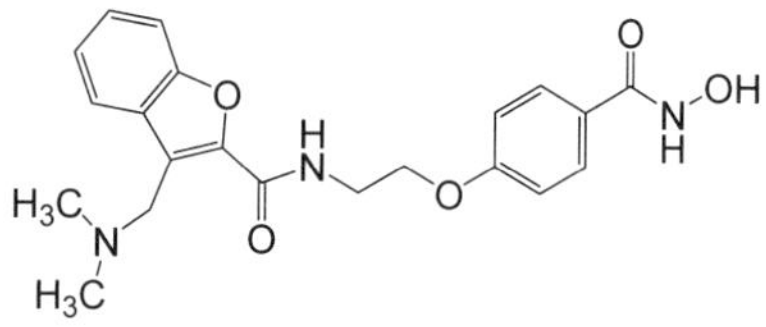

分子式和分子量　$C_{21}H_{23}N_3O_5$　397.43

化学名　3-[(Dimethylamino)methyl]-*N*-[2-[4-(hydroxycarbamoyl)phenoxy]ethyl] -1-benzofuran-2-carboxamide

3-[(二甲氨基)甲基]-*N*-[2-[4-(羟基氨甲酰基)苯氧基]乙基]-1-苯并呋喃-2-甲酰胺

CAS 登录号　783355-60-2

INN list　105

药效分类　抗肿瘤药

阿贝他酮

Apabetalone（*INN*）

化学结构式

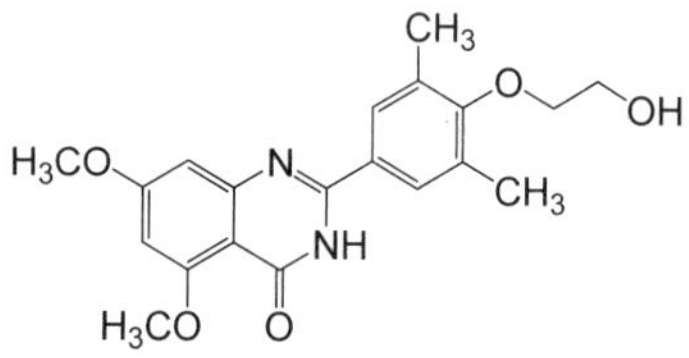

分子式和分子量　$C_{20}H_{22}N_2O_5$　370.15

化学名　2-[4-(2-Hydroxyethoxy)-3,5-dimethylphenyl]-5,7-dimethoxy quinazolin-4(3*H*)-one

2-[4-(2-羟基乙氧基)-3,5-二甲基苯基]-5,7-二甲氧基喹唑啉-4(3*H*)-酮

CAS 登录号　1044870-39-4

INN list　110

药效分类　抗动脉粥样硬化药

阿贝特罗

Abediterol（*INN*）

化学结构式

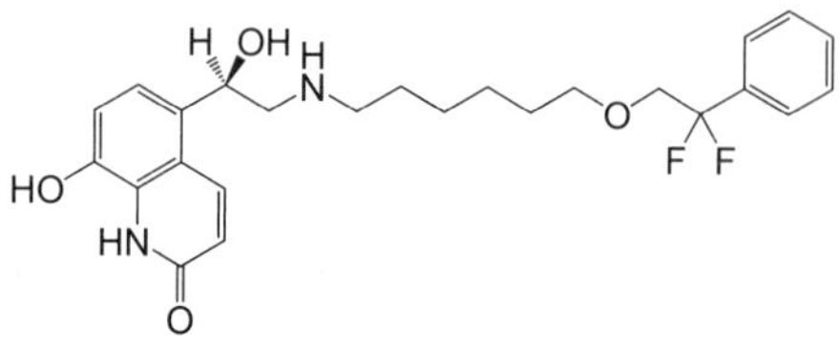

分子式和分子量　$C_{25}H_{30}F_2N_2O_4$　460.51

化学名　5-[(1*R*)-2-[[6-(2,2-Difluoro-2-phenylethoxy)hexyl]amino]-1-hydroxyethyl]-8-hydroxyquinolin-2(1*H*)-one

5-[(1*R*)-2-[[6-(2,2-二氟-2-苯乙氧基)己基]氨基]-1-羟基乙基]-8-羟基喹啉-2(1*H*)-酮

CAS 登录号　915133-65-2

INN list　104

药效分类　β_2 受体激动药

阿贝西利

Abemaciclib（*INN*）

化学结构式

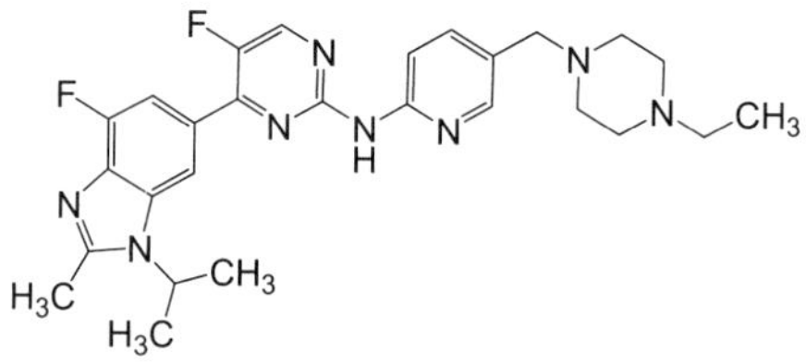

分子式和分子量　$C_{27}H_{32}F_2N_8$　506.27

化学名　*N*-{5-[(4-Ethylpiperazin-1-yl)methyl]pyridin-2-yl}-5-fluoro-4-[4-fluoro-2-methyl-1-(propan-2-yl)-1*H*-benzimidazol-6-yl]pyrimidin-2-amine

N- {5-[(4-乙基哌嗪-1-基)甲基]吡啶-2-基}-5-氟-4- [4-氟-2-甲基-1-(丙-2-基)-1*H* -苯并咪唑-6-基]嘧啶-2-胺

CAS 登录号　1231929-97-7

INN list　112

药效分类　抗肿瘤药

阿苯达唑

Albendazole（*INN*）

化学结构式

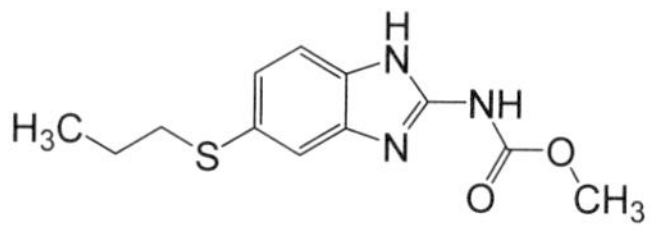

分子式和分子量　$C_{12}H_{15}N_3O_2S$　265.33

化学名　Methyl 5-(propylthio)-2-benzimidazolecarbamate

甲基 5- (丙硫基)-2-苯并咪唑氨基甲酸酯

CAS 登录号　54965-21-8; 54029-12-8 [氧阿苯达唑]

INN list　35

药效分类　抗线虫药

ATC 分类　P02CA03

阿比沙坦

Abitesartan（*INN*）

化学结构式

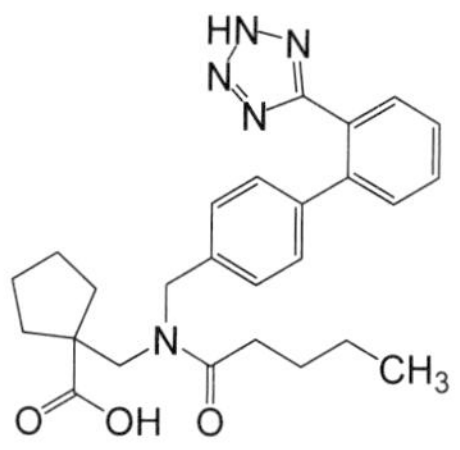

分子式和分子量　$C_{26}H_{31}N_5O_3$　461.56

化学名 1-[[Pentanoyl-[[4-[2-(2*H*-tetrazol-5-yl)phenyl]phenyl] methyl]amino]methyl]cyclopentane-1-carboxylic acid

1-[[戊酰基-[[4-[2-(2*H*-四氮唑-5-基) 苯基] 苯基] 甲基]氨基]甲基] 环戊烷-1-羧酸

CAS 登录号 137882-98-5

INN list 73

药效分类 抗高血压药，血管紧张素Ⅱ受体拮抗药

阿比特龙

Abiraterone（*INN*）

化学结构式

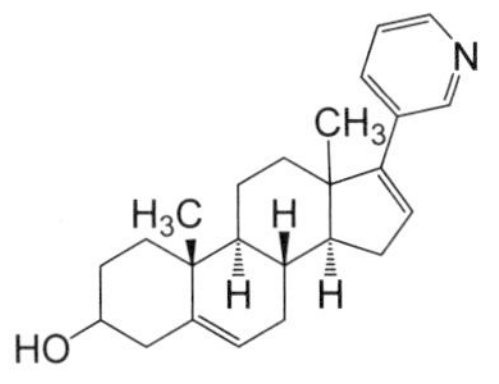

分子式和分子量 $C_{24}H_{31}NO$ 349.51

化学名 17- (3-Pyridyl) androsta-5,16-dien-3*β*-ol

17- (3-吡啶基)雄甾-5,16-二烯-3*β*-醇

CAS 登录号 154229-19-3

INN list 74

药效分类 抗雄激素药

阿比替尼

Abivertinib（*INN*）

化学结构式

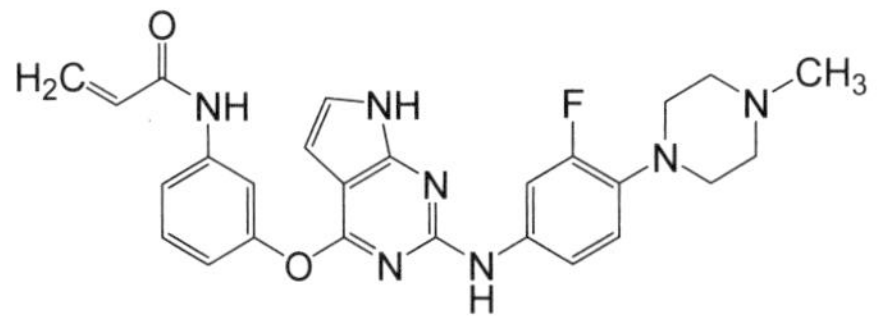

分子式和分子量 $C_{26}H_{26}FN_7O_2$ 487.54

化学名 *N*-[3-({2-[3-Fluoro-4-(4-methylpiperazin-1-yl)anilino]-7*H*-pyrrolo[2,3-*d*]pyrimidin-4-yl}oxy)phenyl]prop-2-enamide

N-[3-({2-[3-氟-4-(4-甲基哌嗪-1-基)苯氨基] -7*H*-吡咯并[2,3-*d*]嘧啶-4-基}氧基)苯基]丙- 2-烯酰胺

CAS 登录号 1557267-42-1

INN list 119

药效分类 酪氨酸激酶抑制药，抗肿瘤药

阿吡必利

Alpiropride（*INN*）

化学结构式

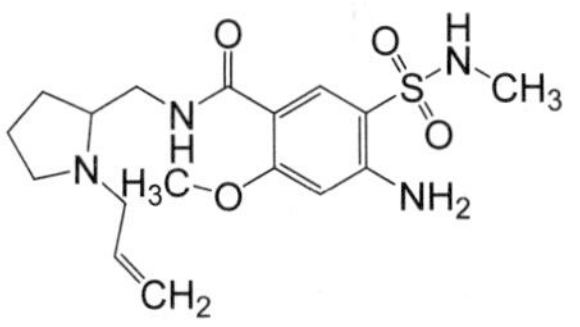

分子式和分子量 $C_{17}H_{26}N_4O_4S$ 382.48

化学名 (±)-4-Amino-2-methoxy-5-[(methylamino)sulfonyl]-*N*-[[1-(2-propen-1-yl)-2-pyrrolidinyl]methyl]benzamide

(±) -4-氨基-2-甲氧基-5-[(甲基氨基)磺酰基]-*N*-[[1-(2-丙烯-1-基)-2-吡咯烷基]甲基]苯甲酰胺

CAS 登录号 81982-32-3

INN list 49

药效分类 抗精神病药

阿吡利塞

Alpelisib（*INN*）

化学结构式

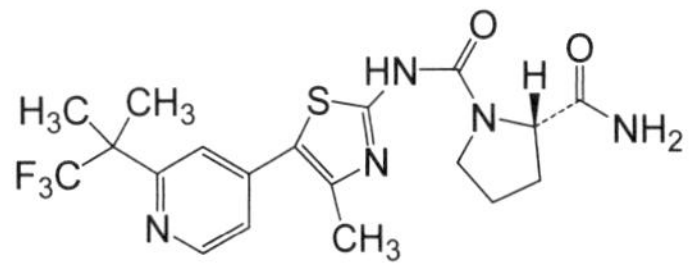

分子式和分子量 $C_{19}H_{22}F_3N_5O_2S$ 441.14

化学名 (2*S*)-*N*-{4-Methyl-5-[2-(1,1,1-trifluoro-2-methylpropan-2-yl)pyridine-4-yl]-1,3-thiazol-2-yl}pyrrolidine-1,2-dicarboxamide

(2*S*)-*N*-{4-甲基-5-[2-(1,1,1-三氟-2-甲基丙-2-基)吡啶-4-基]-1,3-噻唑-2-基}吡咯烷-1,2-二甲酰胺

CAS 登录号 1217486-61-7

INN list 110

药效分类 抗肿瘤药

阿吡莫德

Apilimod（*INN*）

化学结构式

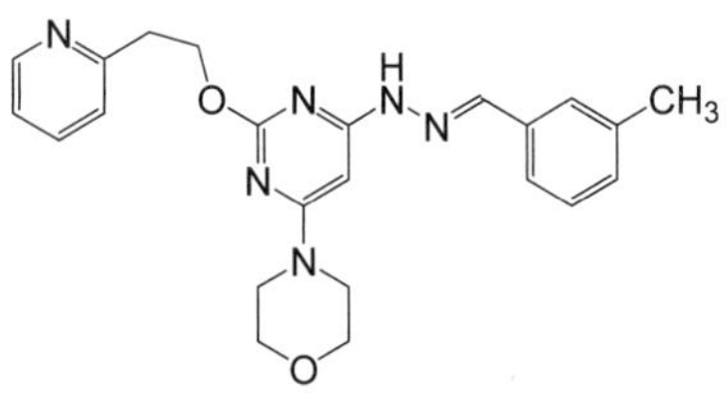

分子式和分子量 $C_{23}H_{26}N_6O_2$ 418.49

化学名 *N*-[(*E*)-(3-Methylphenyl)methylideneamino]-6-(morpholin-4-yl)-2-(2-pyridin-2-ylethoxy)pyrimidin-4-amine

N-[(*E*)-(3-甲基苯基)亚甲氨基]-6-(吗啉-4-基)-2-(2-吡啶-2-基乙氧基)嘧啶-4-胺

CAS 登录号 541550-19-0; 870087-36-8[双甲磺酸盐]

INN list 95

药效分类 免疫调节药

阿吡坦

Alpidem（*INN*）

分子式和分子量 $C_{21}H_{23}Cl_2N_3O$ 404.33

化学结构式

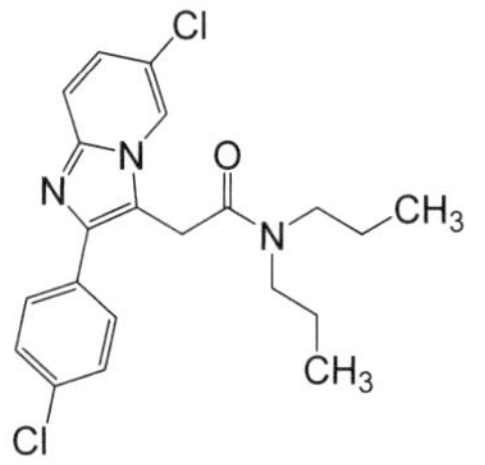

化学名 6-Chloro-2-(*p*-chlorophenyl)-*N*,*N*-dipropylimidazo[1,2-*a*] pyridine-3-acetamide

6-氯-2- (4-氯苯基)- *N*, *N*-二丙基咪唑并[1, 2-*a*]吡啶-3-乙酰胺

CAS 登录号 82626-01-5

INN list 53

药效分类 镇静催眠药

阿丙氨酸

Afalanine（*INN*）

化学结构式

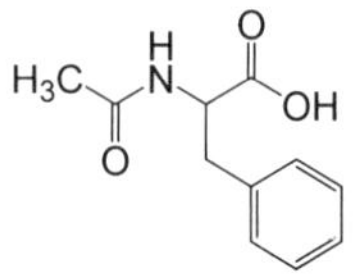

分子式和分子量 $C_{11}H_{13}NO_3$ 207.23

化学名 *N*-Acetyl-3-phenyl-DL-alanine

N-乙酰基-3-苯基-DL-丙氨酸

CAS 登录号 2901-75-9

INN list 63

药效分类 抗抑郁药

阿布鲁可司他

Abrucomstat（*INN*）

化学结构式

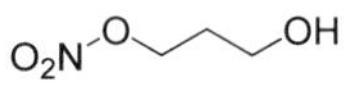

分子式和分子量 $C_3H_7NO_4$ 121.09

化学名 3-Hydroxypropyl nitrate

3-羟基丙基硝酸酯

CAS 登录号 100502-66-7

INN list 124

药效分类 甲基辅酶 M 还原酶抑制药(兽用)

阿布哌隆

Azabuperone（*INN*）

化学结构式

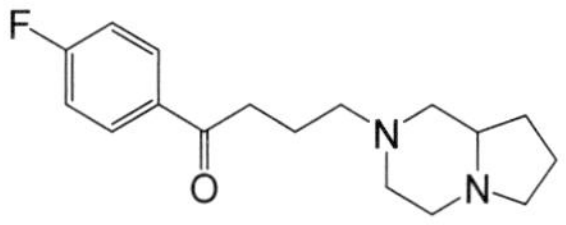

分子式和分子量 $C_{17}H_{23}FN_2O$ 290.38

化学名 4'-Fluoro-4-(hexahydropyrrolo[1,2-*a*] pyrazin-2(1*H*)-yl) butyrophenone

4'-氟-4-(六氢吡咯并[1,2-*a*]吡嗪-2(1*H*)-基)丁苯酮

CAS 登录号 2856-81-7

INN list 34

药效分类 安定药

阿布他明

Arbutamine（*INN*）

化学结构式

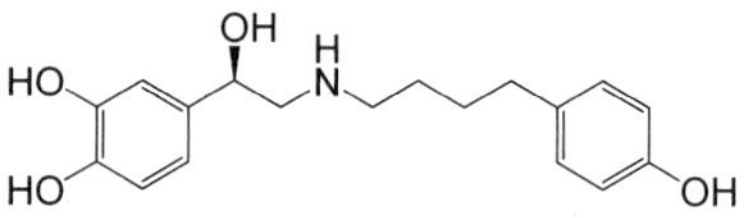

分子式和分子量 $C_{18}H_{23}NO_4$ 317.38

化学名 (*R*)-3,4-Dihydroxy-*α*-[[[4-(*p*-hydroxyphenyl)butyl]amino] methyl]benzyl alcohol

(*R*)-3,4-二羟基-*α*-[[[4-(4-羟基苯基)丁基]氨基]甲基]苯甲醇

CAS 登录号 128470-16-6; 125251-66-3[盐酸盐]

INN list 64

药效分类 抗休克的血管活性药

ATC 分类 C01CA22

阿布妥因

Albutoin（*INN*）

化学结构式

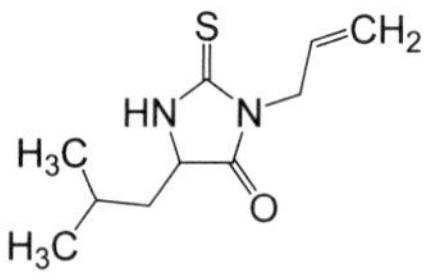

分子式和分子量 $C_{10}H_{16}N_2OS$ 212.31

化学名 3-Allyl-5-isobutyl -2-thiohydantoin

3-烯丙基-5-异丁基-2-硫代乙内酰脲

CAS 登录号 830-89-7

INN list 13

药效分类 解痉药

阿布昔替尼

Abrocitinib（*INN*）

化学结构式

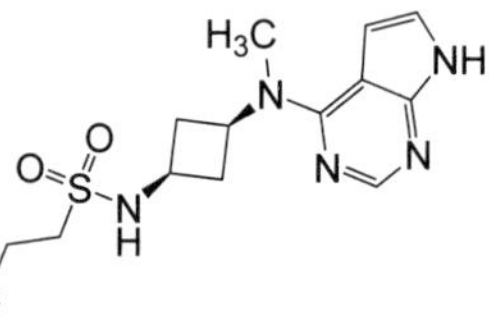

分子式和分子量 $C_{14}H_{21}N_5O_2S$ 323.42

化学名 *N*-{*cis*-3-[Methyl(7*H*-pyrrolo[2,3-*d*]pyrimidin-4-yl)amino]

cyclobutyl}propane-1-sulfonamide

N- {顺-3- [甲基(7*H*-吡咯并[2,3-*d*]嘧啶-4-基)氨基]环丁基}丙烷-1-磺酰胺

CAS 登录号 1622902-68-4

INN list 120

药效分类 酪氨酸激酶抑制药

阿布硝唑

Abunidazole（*INN*）

化学结构式

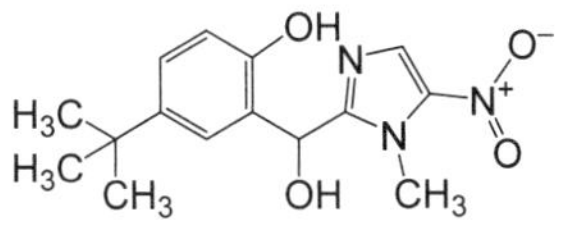

分子式和分子量 $C_{15}H_{19}N_3O_4$ 305.33

化学名 *α*-(5-*tert*-Butyl-2-hydroxyphenyl)-1-methyl-5-nitroimidazole-2-mehanol

α-(5-叔丁基-2-羟基苯基) -1-甲基-5-硝基咪唑-2-甲醇

CAS 登录号 91017-58-2

INN list 52

药效分类 抗寄生虫药

阿雌莫司汀

Alestramustine（*INN*）

化学结构式

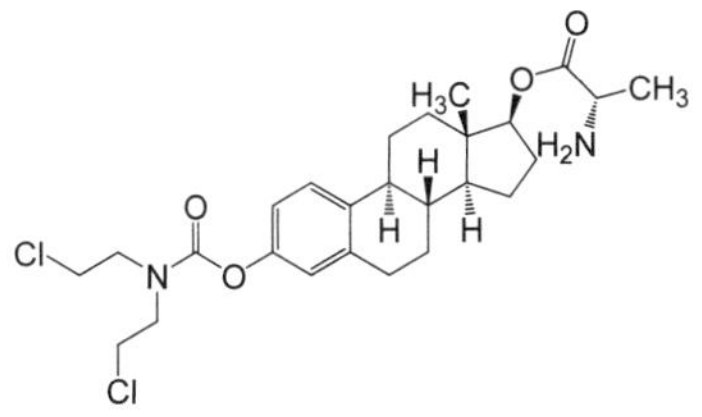

分子式和分子量 $C_{26}H_{36}Cl_2N_2O_4$ 511.48

化学名 Estradiol 3-[bis(2-chloroethyl)carbamate]-17- ester with L-alanine

雌二醇 3- [双(2-氯乙基)氨基甲酸酯]-17-L-丙氨酸酯

CAS 登录号 139402-18-9

INN list 68

药效分类 抗肿瘤药

阿醋美沙多

Alphacetylmethadol（*INN*）

化学结构式

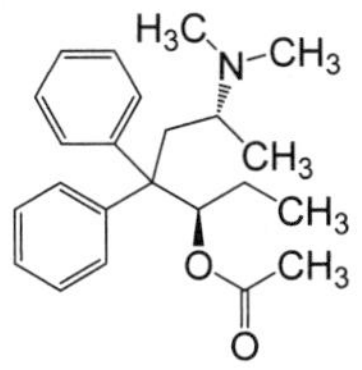

分子式和分子量 $C_{23}H_{31}NO_2$ 353.50

化学名 (3*R*, 6*R*)-3-Acetoxy-6-dimethylamino-4,4-diphenylheptane

(3*R*,6*R*)-3-乙酰氧基-6-二甲氨基-4,4-二苯基庚烷

CAS 登录号 17199-58-5

INN list 5

药效分类 镇痛药

阿达吉兰

Adarigiline（*INN*）

化学结构式

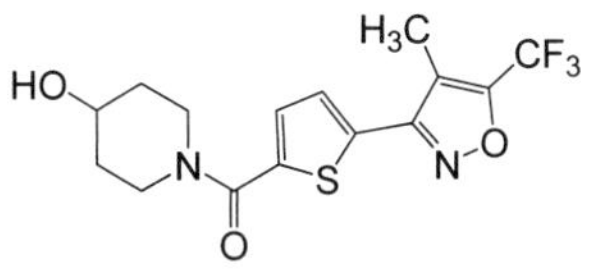

分子式和分子量 $C_{15}H_{15}F_3N_2O_3S$ 360.35

化学名 (4-Hydroxypiperidin-1-yl){5-[4-methyl-5-(trifluoromethyl)-1,2-oxazol-3-yl]thiophen-2-yl}methanone

(4-羟基哌啶-1-基){5-[4-甲基-5-(三氟甲基)-1,2-噁唑-3-基]噻吩-2-基}甲酮

CAS 登录号 1124197-79-0

INN list 117

药效分类 单胺氧化酶 B 抑制药

阿达雷塞

Adagrasib（*INN*）

化学结构式

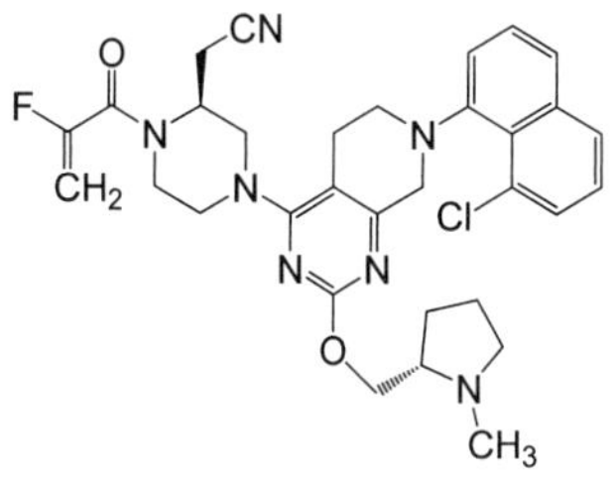

分子式和分子量 $C_{32}H_{35}ClFN_7O_2$ 604.13

化学名 {(2*S*)-4-[7-(8-Chloronaphthalen-1-yl)-2-{[(2*S*)-1- methylpyrrolidin-2-yl]methoxy}-5,6,7,8-tetrahydropyrido[3,4-*d*]pyrimidin-4-yl]-1-(2-fluoroprop-2-enoyl)piperazin-2-yl}acetonitrile

{(2*S*)-4-[7-(8-氯萘-1-基)-2-{[(2*S*)-1-甲基吡咯烷-2-基]甲氧基}-5,6,7,8-四氢吡啶并[3,4-*d*]嘧啶-4-基]-1-(2-氟丙基-2-烯酰基)哌嗪-2-基}乙腈

CAS 登录号 2326521-71-3

INN list 124

药效分类 鼠类肉瘤病毒癌基因(KRAS)抑制药，抗肿瘤药

阿达磷布韦

Adafosbuvir（*INN*）

分子式和分子量 $C_{22}H_{29}FN_3O_{10}P$ 545.46

化学结构式

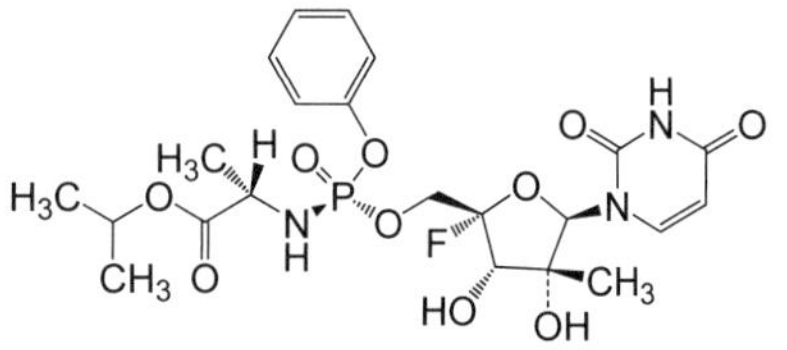

化学名 Propan-2-yl (2*S*)-2-[[[(2*S*,3*S*,4*R*,5*R*)-5-(2,4-dioxopyrimidin-1-yl)-2-fluoro-3,4-dihydroxy-4-methyloxolan-2-yl]methoxy-phenoxyphosphoryl]amino]propanoate

丙-2-基 (2*S*)-2-[[[(2*S*,3*S*,4*R*,5*R*)-5-(2,4-二氧代嘧啶-1-基)-2-氟-3,4-二羟基-4-甲基氧戊环-2-基]甲氧基-苯氧基膦酰基]氨基]丙酸酯

CAS 登录号 1613589-09-5

INN list 117

药效分类 抗病毒药

阿达罗汀

Adarotene（*INN*）

化学结构式

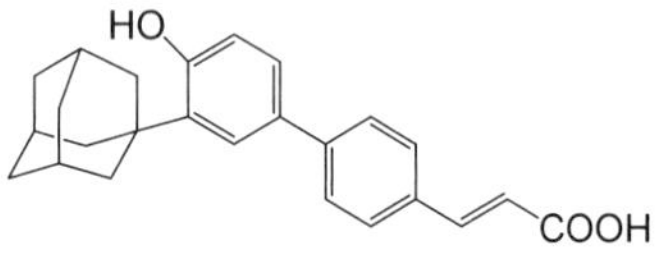

分子式和分子量 $C_{25}H_{26}O_3$ 374.47

化学名 (2*E*)-3-[3'-(Adamantan-1-yl)-4'-hydroxy-1,1'-biphenyl-4-yl]prop-2-enoic acid

(2*E*)-3-[3'-(金刚烷-1-基)-4'-羟基-1, 1'-联苯-4-基] -2-丙烯酸

CAS 登录号 496868-77-0

INN list 100

药效分类 抗肿瘤药

阿达洛尔

Adaprolol（*INN*）

化学结构式

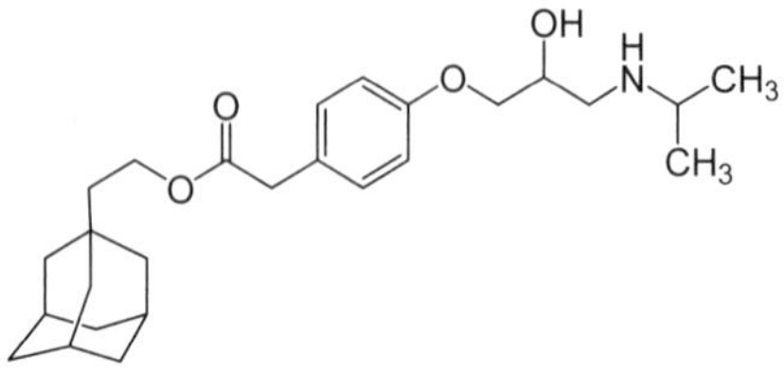

分子式和分子量 $C_{26}H_{39}NO_4$ 429.59

化学名 (±)-2-(1-Adamantyl)ethyl [*p*-[2-hydroxy-3-(isopropylamino) propoxy] phenyl] acetate

(±)- 2- (1-金刚烷)乙基 [4- [2-羟基-3-(异丙氨基)丙氧基]苯基]乙酸酯

CAS 登录号 101479-70-3; 121009-31-2 [马来酸盐 (1:1)]

INN list 63

药效分类 β 受体拮抗药

阿达帕林

Adapalene（*INN*）

化学结构式

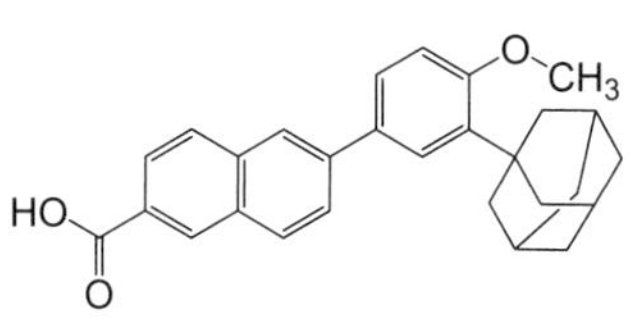

分子式和分子量 $C_{28}H_{28}O_3$ 412.52

化学名 6-[3-(1-Adamantyl)-4-methoxyphenyl]-2-naphthoic acid

6- [3- (1-金刚烷基) -4-甲氧基苯基] -2-萘甲酸

CAS 登录号 106685-40-9

INN list 64

药效分类 抗痤疮药

阿达色林

Adatanserin（*INN*）

化学结构式

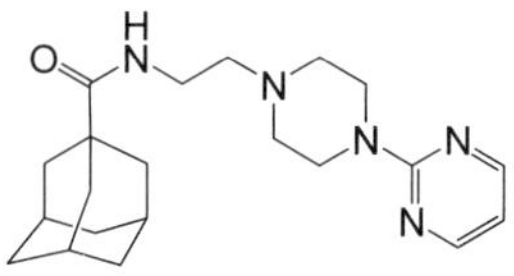

分子式和分子量 $C_{21}H_{31}N_5O$ 369.50

化学名 *N*-[2-[4-(2-Pyrimidinyl)-1-piperazinyl]ethyl]-1-adamantanecarboxamide

N-[2-[4-(2-嘧啶基)-1-哌嗪基]乙基]-1-金刚烷甲酰胺

CAS 登录号 127266-56-2; 144966-96-1[盐酸盐]

INN list 70

药效分类 抗抑郁药，5-羟色胺受体拮抗药

阿达色替

Adavosertib（*INN*）

化学结构式

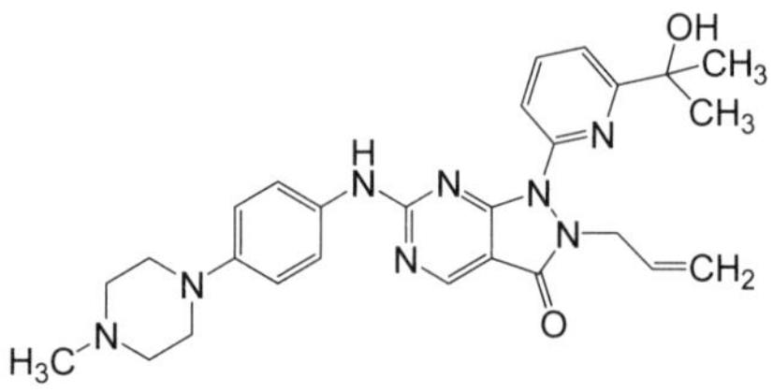

分子式和分子量 $C_{27}H_{32}N_8O_2$ 500.61

化学名 1-[6-(2-Hydroxypropan-2-yl)pyridin-2-yl]-6-[4-(4-methylpiperazin-1-yl)anilino]-2-(prop-2-en-1-yl)-1,2-dihydro-3*H*-pyrazolo[3,4-*d*]pyrimidin-3-one

1-[6-(2-羟丙基-2-基)吡啶-2-基]-6-[4-(4-甲基哌嗪-1-基)苯氨基]-2-(丙-2-烯-1-基)-1,2-二氢-3*H*-吡唑并[3,4-*d*]嘧啶-3-酮

CAS 登录号 955365-80-7

INN list 117

药效分类 抗肿瘤药

阿达星

Ardacin（*INN*）

化学结构式

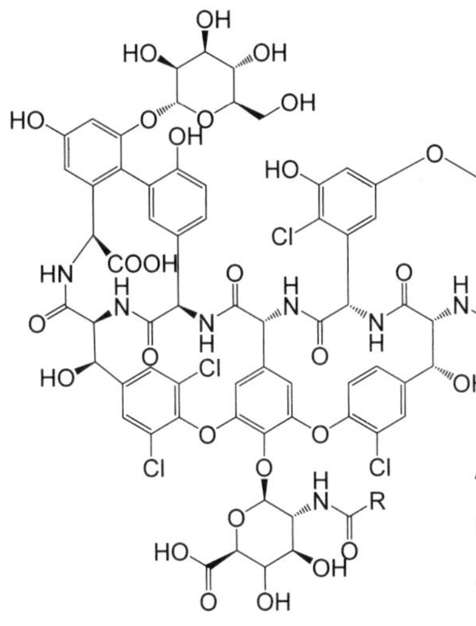

分子式和分子量 阿达星 A: $C_{81}H_{92}Cl_4N_8O_{30}$ 1789.37; 阿达星 B: $C_{82}H_{84}Cl_4N_8O_{30}$ 1803.39; 阿达星 C: $C_{83}H_{86}Cl_4N_8O_{30}$ 1817.42; 阿达星 C2: $C_{83}H_{86}Cl_4N_8O_{30}$ 1817.42

药物描述 A mixture of Ardicin A,Ardicin B,Ardicin C and Ardicin C2;the latter are glucopeptide antibiotics derived from a new species of the genus *Kibedelosporangium aridum* strain ATCC 39323.They contain a monnose and a glycolipid group attached at as yet undetermined sites

含有阿达星 A、阿达星 B、阿达星 C 和阿达星 C2 的混合物;后者是从一种新种属 *Kibedelosporangium aridum* 菌株 ATCC 39323 获得的糖肽抗生素。它们包含附着在尚未确定的位置上的甘露糖和糖脂群

CAS 登录号 117742-13-9

INN list 55

药效分类 抗生素类药

阿德福韦

Adefovir（*INN*）

化学结构式

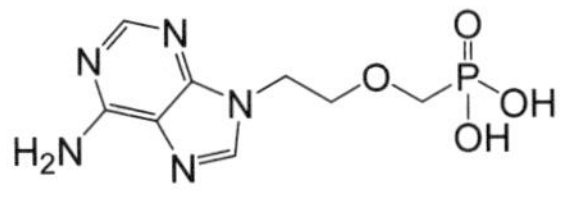

分子式和分子量 $C_8H_{12}N_5O_4P$ 273.19

化学名 [[2-(6-Amino-9*H*-purin-9-yl)ethoxy]methyl]-phosphonic acid

[[2- (6-氨基- 9*H*-嘌呤-9-基)乙氧基]甲基]-膦酸

CAS 登录号 106941-25-7

INN list 72

药效分类 抗病毒药

阿德福韦酯

Adefovir Dipivoxil

分子式和分子量 $C_{20}H_{32}N_5O_8P$ 501.48

化学结构式

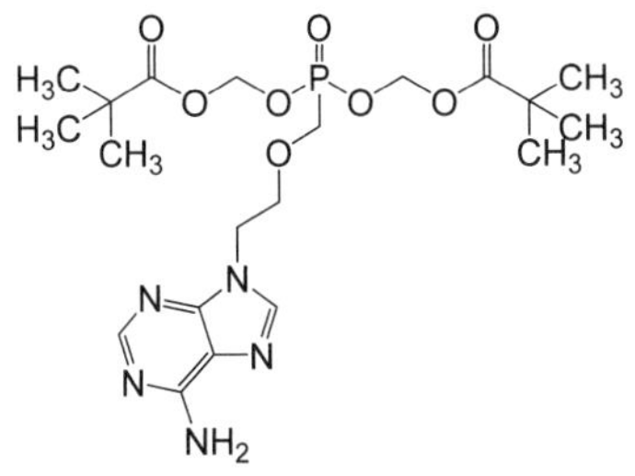

化学名 [2-(6-Aminopurin-9-yl)ethoxymethyl-(2,2-dimethylpropanoyloxymethoxy)phosphoryl]oxymethyl 2,2-dimethylpropanoate

[2-(6-氨基嘌呤-9-基)乙氧基甲基-(2,2-二甲基丙酰氧基甲氧基) 膦酰基]氧甲基 2,2-二甲基丙酸酯

CAS 登录号 142340-99-6

药效分类 核苷及核苷酸逆转录酶抑制剂类抗病毒药

ATC 分类 J05AF08

阿地本旦

Adibendan（*INN*）

化学结构式

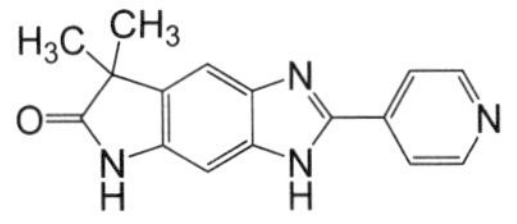

分子式和分子量 $C_{16}H_{14}N_4O$ 278.31

化 学 名 5,7-Dihydro-7,7-dimethyl-2-(4-pyridyl)pyrrolo[2,3-*f*]benzimidazol-6(3*H*)-one

5, 7-二氢- 7, 7-二甲基-2- (4-吡啶基)吡咯并[2, 3- *f*]苯并咪唑-6 (3*H*)-酮

CAS 登录号 100510-33-6

INN list 57

药效分类 强心药

阿地芬宁

Adiphenine（*INN*）

化学结构式

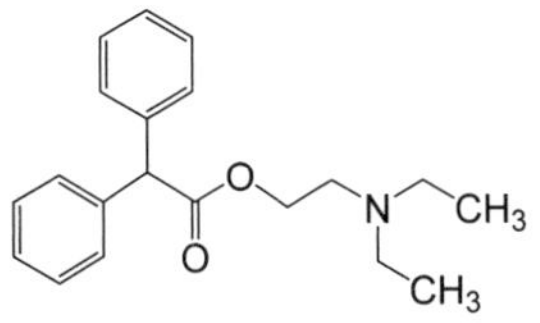

分子式和分子量 $C_{20}H_{25}NO_2$ 311.43

化学名 2-(Diethylamino)ethyl diphenyl acetate

2- (二乙氨基)乙基 二苯基乙酸酯

CAS 登录号 64-95-9

INN list 1

药效分类 解痉药，平滑肌松弛药

阿地砜

Aldesulfone（*INN*）

分子式和分子量 $C_{14}H_{16}N_2O_6S_3$ 404.47

化学结构式

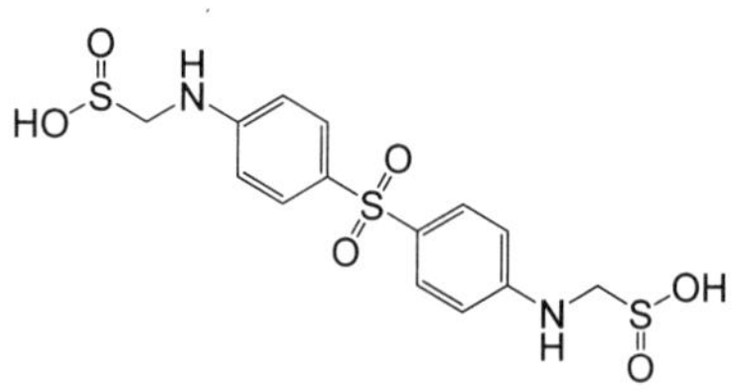

化学名 [4-[4-(Sulfinomethylamino)phenyl]sulfonylanilino]methanesulfinic acid

[4-[4-(亚磺酸甲基氨基)苯基]磺酰基苯氨基]甲基亚磺酸

CAS 登录号 144-76-3; 144-75-2[二钠盐]

INN list 1

药效分类 抗麻风药

ATC 分类 J04BA03

阿地卡兰

Adekalant（*INN*）

化学结构式

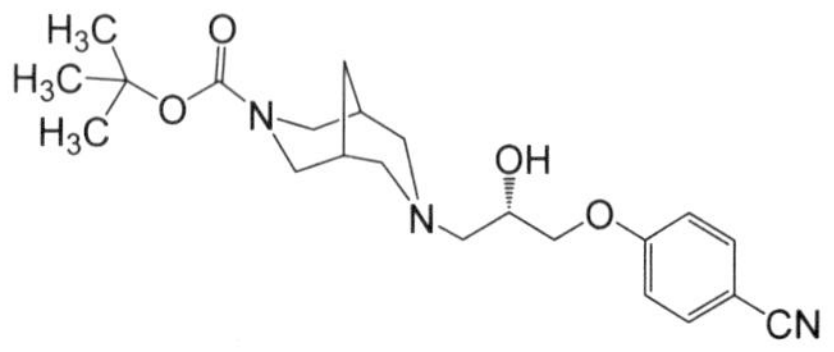

分子式和分子量 $C_{22}H_{31}N_3O_4$ 401.50

化学名 *tert*-Butyl 7-[(*S*)-3-(*p*-cyanophenoxy)-2-hydroxypropyl]-3,7-diazabicyclo[3.3.1]nonane-3-carboxylate

叔丁基 7- [(*S*) -3- (4-氰基苯氧基) -2-羟基丙基]- 3, 7-二氮杂二环[3.3.1] 壬烷-3-羧酸酯

CAS 登录号 227940-00-3

INN list 83

药效分类 钾通道阻滞药

阿地洛尔

Adimolol（*INN*）

化学结构式

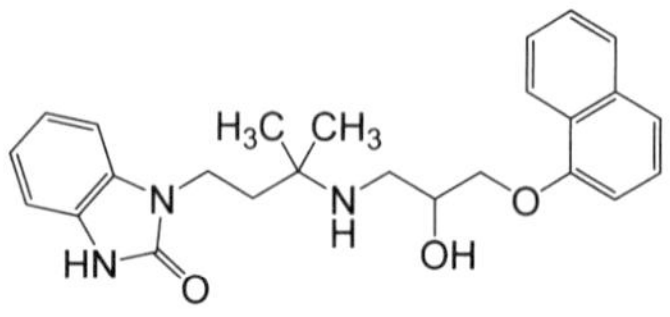

分子式和分子量 $C_{25}H_{29}N_3O_3$ 419.52

化学名 (±)-1-[3-[[2-Hydroxy-3-(1-naphthyloxy)propyl]amino]-3-methylbutyl]-2-benzimidazolinone

(±) -1- [3- [[2-羟基-3- (1-萘氧基)丙基]氨基] -3-甲基丁基] -2-苯并咪唑啉酮

CAS 登录号 78459-19-5

INN list 50

药效分类 β 受体拮抗药

阿地马莫德

Adezmapimod（*INN*）

化学结构式

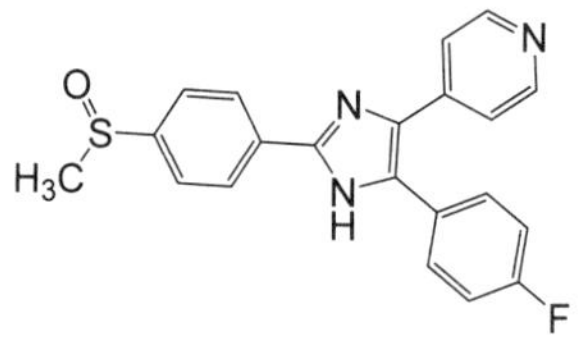

分子式和分子量 $C_{21}H_{16}FN_3OS$ 377.44

化学名 *rac*-4-[5-(4-Fluorophenyl)-2-{4-[(*R*)-methanesulfinyl]phenyl}-1*H*-imidazol-4-yl]pyridine

外消旋-4-[5-(4-氟苯基)-2-{4-[(*R*)-甲基亚磺酰基]苯基}-1*H*-咪唑-4-基]吡啶

CAS 登录号 152121-47-6

INN list 124

药效分类 免疫调节药

阿地米屈

Adelmidrol（*INN*）

化学结构式

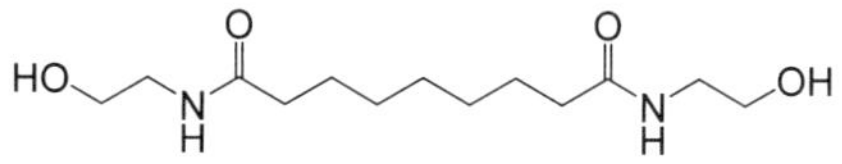

分子式和分子量 $C_{13}H_{26}N_2O_4$ 274.36

化学名 *N,N'*-bis(2-Hydroxyethyl)-nonanediamide

N, N'-双(2-羟乙基)-壬二酰胺

CAS 登录号 1675-66-7

INN list 70

药效分类 抗痤疮药

阿地普林

Aditoprim（*INN*）

化学结构式

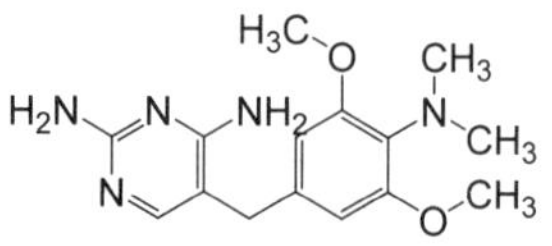

分子式和分子量 $C_{15}H_{21}N_5O_2$ 303.36

化学名 2,4-Diamino-5-[4-(dimethylamino)-3,5-dimethoxybenzyl]pyrimidine

2, 4-二氨基-5- [4- (二甲氨基)- 3, 5-二甲氧基苄基] 嘧啶

CAS 登录号 56066-63-8

INN list 49

药效分类 抗菌药

阿地特仑

Aditeren（*INN*）

分子式和分子量 $C_{13}H_{17}N_5O_2$ 275.31

化学结构式

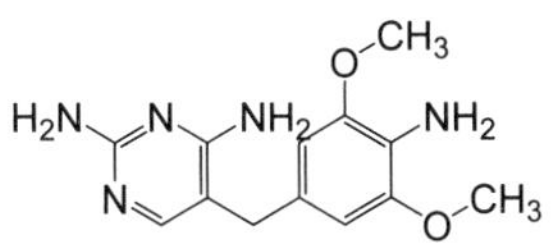

化学名 2,4-Diamino-5-(4-amino-3,5-dimethoxybenzyl)pyrimidine

2, 4-二氨基-5- (4-氨基- 3, 5-二甲氧基苄基)嘧啶

CAS 登录号 56066-19-4

INN list 45

药效分类 利尿药

阿地西林

Adicillin（*INN*）

化学结构式

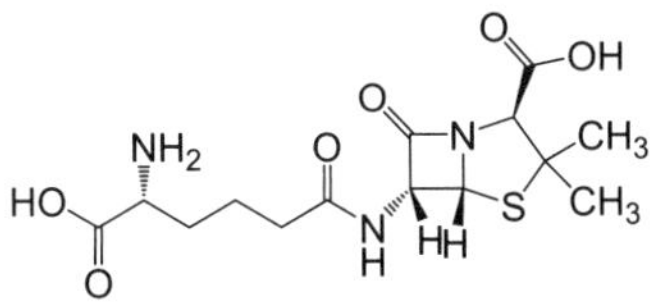

分子式和分子量 $C_{14}H_{21}N_3O_6S$ 359.40

化学名 (2*S*,5*R*,6*R*)-6-[[(*R*)-5-Amino-5-carboxypentanoyl]amino]-3,3-dimethyl-7-oxo-4-thia-1-azabicyclo[3.2.0]heptane-2-carboxylic acid

(2*S*,5*R*,6*R*)-6- [(*R*)-5-氨基-5-羧基戊酰氨基]- 3, 3-二甲基-7-氧代-4-硫杂-1-氮杂双环[3.2.0]庚烷-2-羧酸

CAS 登录号 525-94-0

INN list 14

药效分类 抗生素类药

阿地溴铵

Aclidinium Bromide（*INN*）

化学结构式

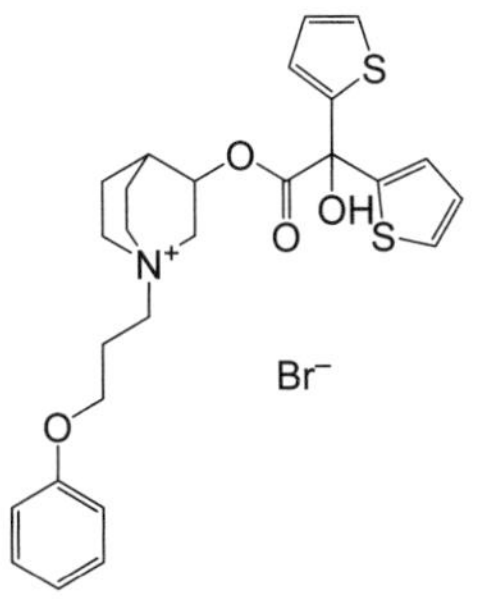

分子式和分子量 $C_{26}H_{30}BrNO_4S_2$ 564.55

化学名 (3*R*)-3-[[Hydroxydi(thiophene-2-yl)acetyl]oxy]-1-(3-phenoxypropyl)-1-azoniabicyclo[2.2.2]octane bromide

溴化 (3*R*)-3-[[羟基二(噻吩-2-基)乙酰基]氧基]-1-(3-苯氧丙基)-1-氮正离子杂双环[2.2.2]辛烷

CAS 登录号 320345-99-1

INN list 95

药效分类 毒蕈碱受体拮抗药

阿地唑仑

Adinazolam（*INN*）

化学结构式

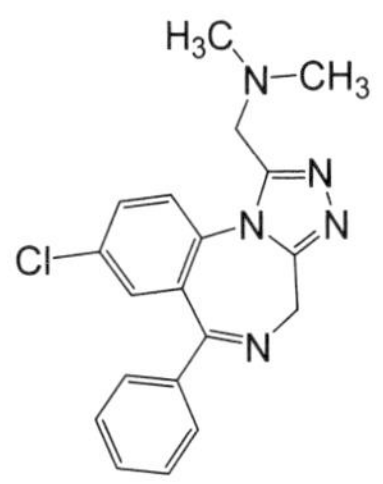

分子式和分子量 $C_{19}H_{18}ClN_5$ 351.83

化学名 1-(8-Chloro-6-phenyl-4*H*-[1,2,4]triazolo[4,3-*a*][1,4]benzodiazepin-1-yl)-*N*,*N*-dimethylmethanamine

1-(8-氯-6-苯基-4*H*-[1,2,4]三氮唑并[4,3-*a*][1,4]苯并二氮䓬-1-基)-*N*,*N*-二甲基甲胺

CAS 登录号 37115-32-5

INN list 45

药效分类 抗抑郁药，镇静催眠药

阿度格列凡

Adomeglivant（*INN*）

化学结构式

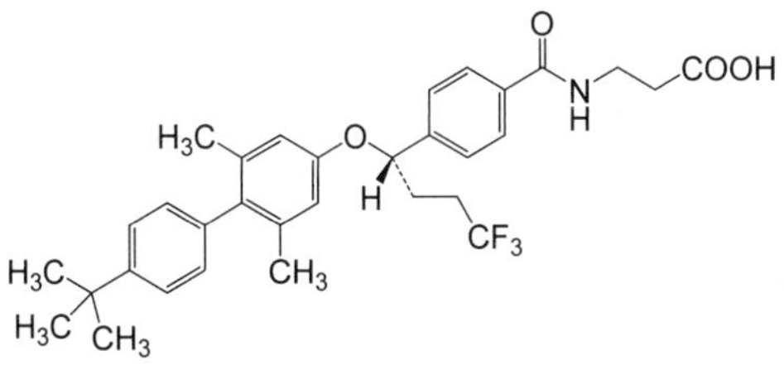

分子式和分子量 $C_{32}H_{36}F_3NO_4$ 555.63

化学名 3-(4-{(1*S*)-1-[(4'-*tert*-Butyl-2,6-dimethyl[1,1'-biphenyl]-4-yl)oxy]-4,4,4-trifluorobutyl}benzamido)propanoic acid

3-(4-{(1*S*)-1-[(4'-叔丁基-2,6-二甲基[1,1'-联苯] -4-基)氧基]-4,4,4-三氟丁基} 苯甲酰氨基)丙酸

CAS 登录号 1488363-78-5

INN list 115

药效分类 抗高血糖药

阿度哌嗪

Adoprazine（*INN*）

化学结构式

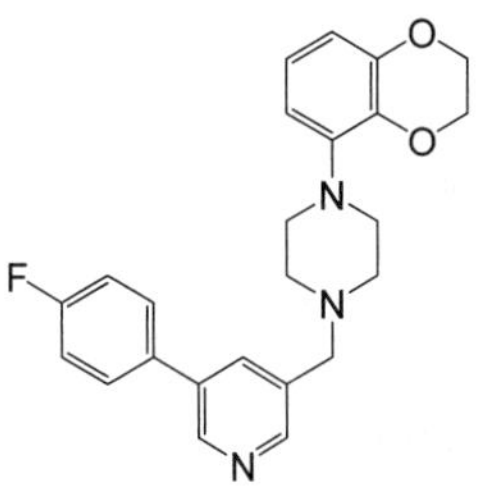

分子式和分子量 $C_{24}H_{24}FN_3O_2$ 405.46

化学名 1-(2,3-Dihydro-1,4-benzodioxin-5-yl)-4-[[5-(4-fluorophenyl) pyridin-3-yl]methyl]piperazine

1-(2,3-二氢-1,4-苯并二噁英-5-基)-4-[[5-(4-氟苯基)吡啶-3-基]甲基]哌嗪

CAS 登录号 222551-17-9

INN list 99

药效分类 抗抑郁药

阿度西林

Azidocillin（*INN*）

化学结构式

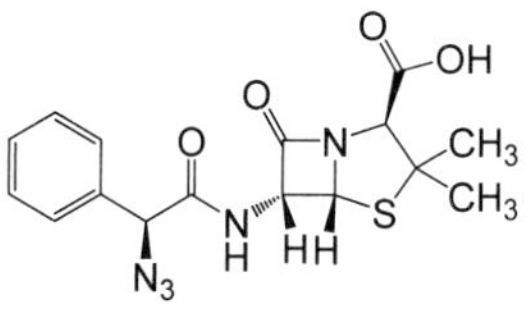

分子式和分子量 $C_{16}H_{17}N_5O_4S$ 375.40

化学名 (2*S*,5*R*,6*R*)-6-[(*R*)-2-Azido-2-phenylacetamido]-3,3-dimethyl-7-oxo-4-thia-1-azabicyclo[3.2.0]heptane-2-carboxylic acid

(2*S*,5*R*,6*R*)-6-((*R*)-2-叠氮基-2-苯乙酰氨基)-3,3-二甲基-7-氧代-4-硫杂-1-氮杂双环[3.2.0]庚烷-2-羧酸

CAS 登录号 17243-38-8

INN list 19

药效分类 对 β-内酰胺酶敏感的青霉素类抗微生物药

ATC 分类 J01CE04

阿多来新

Adozelesin（*INN*）

化学结构式

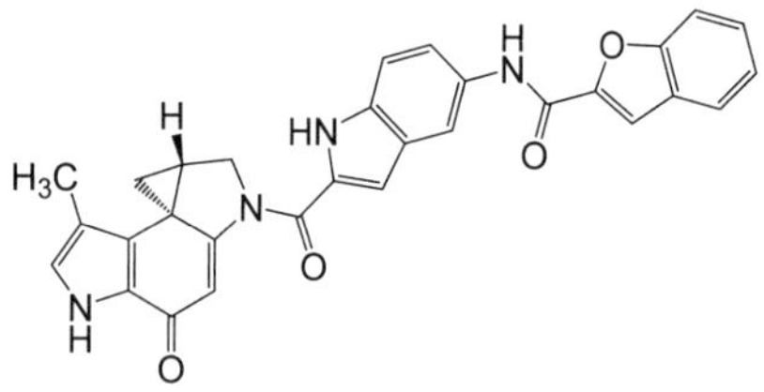

分子式和分子量 $C_{30}H_{22}N_4O_4$ 502.52

化学名 (7*bR*,8*aS*)-*N*-[2-[(4,5,8,8*a*-Tetrahydro-7-methyl-4-oxocyclopropa[*c*]-pyrrolo[3,2-*e*]indol-2(1*H*)-yl)carbonyl]indol-5-yl]-2-benzofurancarboxamide

(7*bR*,8*aS*) -*N*- [2- [(4, 5, 8, 8*a*-四氢-7-甲基-4-氧代环丙烷并[*c*]-吡咯并[3, 2-*e*]吲哚-2 (1*H*)-基)羰基]吲哚-5-基]-2-苯并呋喃甲酰胺

CAS 登录号 110314-48-2

INN list 64

药效分类 抗肿瘤药

阿多索比星

Aldoxorubicin（*INN*）

分子式和分子量 $C_{37}H_{42}N_4O_{13}$ 750.75

化学结构式

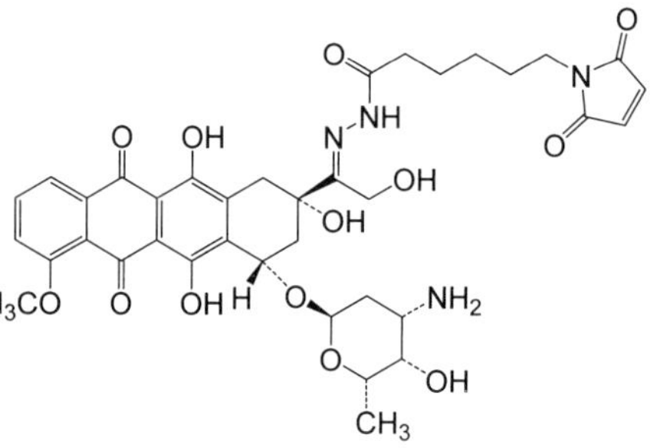

化学名 *N'*-[(1*E*)-1-{(2*S*,4*S*)-4-[(3-Amino-2,3,6-trideoxy-*α*-L-*lyxo*-hexopyranosyl)oxy]-2,5,12-trihydroxy-7-methoxy-6,11-dioxo-1,2,3,4,6,11-hexahydrotetracen-2-yl}-2-hydroxyethylidene]-6-(2,5-dioxo-2,5-dihydro-1*H*-pyrrol-1-yl)hexanohydrazide

N'-[(1*E*)-1-{(2*S*,4*S*)-4-[(3-氨基-2,3,6-三脱氧-*α*-L-来苏-吡喃己糖基)氧]-2,5,12-三羟基-7-甲氧基-6,11-二羰基-1,2,3,4,6,11-六氢并四苯-2-基}-2-羟基乙亚基]-6-(2,5-二氧代-2,5-二氢-1*H*-吡咯-1-基)己酰肼

CAS 登录号 1361644-26-9

INN list 108

药效分类 拓扑异构酶抑制药，抗肿瘤药

阿多索平

Adosopine（*INN*）

化学结构式

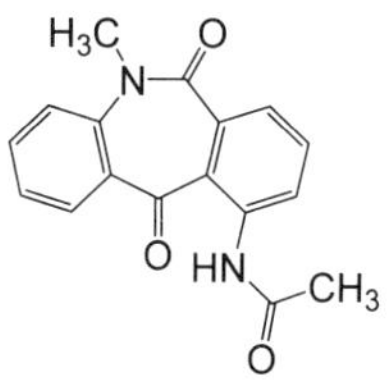

分子式和分子量 $C_{17}H_{14}N_2O_3$ 294.30

化学名 *N*-(5,6-Dihydro-5-methyl-6,11-dioxo-10-morphanthridinyl) acetamide

N-(5, 6-二氢-5-甲基-6, 11-二氧代-10-吗吩烷啶基)乙酰胺

CAS 登录号 88124-26-9

INN list 63

药效分类 抗利尿药

阿尔氨磺必利

Aramisulpride（*INN*）

化学结构式

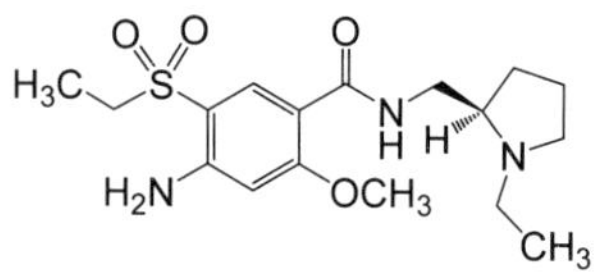

分子式和分子量 $C_{17}H_{27}N_3O_4S$ 369.48

化学名 4-Amino-5-(ethanesulfonyl)-*N*-{[(2*R*)-1-ethylpyrrolidin-2-yl]methyl}-2-methoxybenzamide

4-氨基-5-(乙磺酰基)-*N*-{[(2*R*)-1-乙基吡咯烷-2-基]甲基}-2-甲氧基苯甲酰胺

CAS 登录号 71675-90-6

INN list 122

药效分类 多巴胺 D_2 与 5-羟色胺受体拮抗药

阿尔吡喹酮

Arpraziquantel（*INN*）

化学结构式

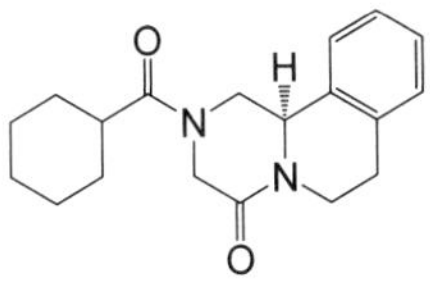

分子式和分子量 $C_{19}H_{24}N_2O_2$ 312.41

化学名 (11*bR*)-2-(Cyclohexanecarbonyl)-1,2,3,6,7,11*b*-hexahydro-4*H*-pyrazino[2,1-*a*]isoquinolin-4-one

(11*bR*)-2-(环己烷羰基)-1,2,3,6,7,11*b*-六氢-4*H*-吡嗪并[2,1-*a*]异喹啉-4-酮

CAS 登录号 57452-98-9

INN list 121

药效分类 驱肠虫药，抗蠕虫药

阿尔福酸林

Arfolitixorin（*INN*）

化学结构式

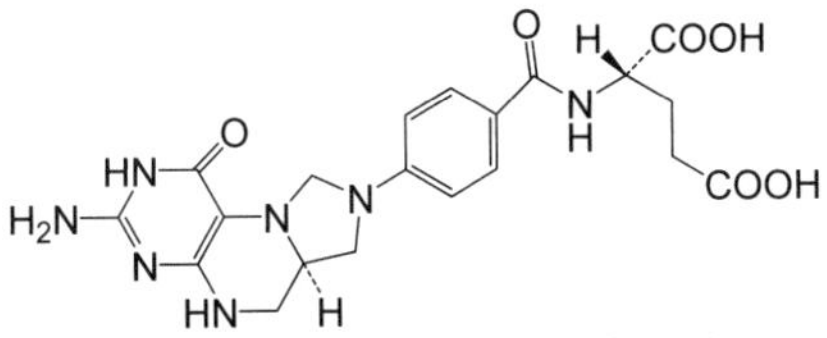

分子式和分子量 $C_{20}H_{23}N_7O_6$ 457.45

化学名 *N*-{4-[(6*aR*)-3-Amino-1-oxo-1,2,5,6,6*a*,7-hexahydroimidazo[1,5-*f*]pteridin-8(9*H*)-yl]benzoyl}- L-glutamic acid

N-{4-[(6*aR*)-3-氨基-1-氧代-1,2,5,6,6*a*,7-六氢咪唑并[1,5-*f*]蝶啶-8(9*H*)-基]苯甲酰基}-L-谷氨酸

CAS 登录号 31690-11-6

INN list 117

药效分类 抗叶酸调节药

阿尔哌汀

Alpertine（*INN*）

化学结构式

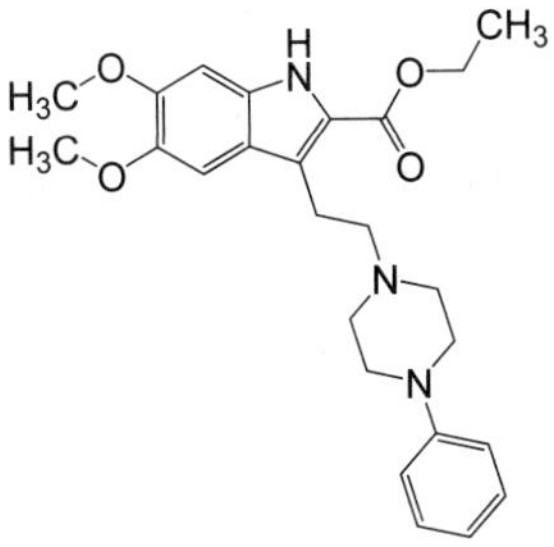

分子式和分子量 $C_{25}H_{31}N_3O_4$ 437.53

化学名 Ethyl 5,6-dimethoxy-3-[2-(4-phenyl-1-piperazinyl)ethyl] indole-2- carboxylate

乙基 5,6-二甲氧基-3- [2- (4-苯基-1-哌嗪基)乙基]吲哚-2-羧酸酯

CAS 登录号 27076-46-6

INN list 34

药效分类 抗精神病药

阿尔维林

Alverine（*INN*）

化学结构式

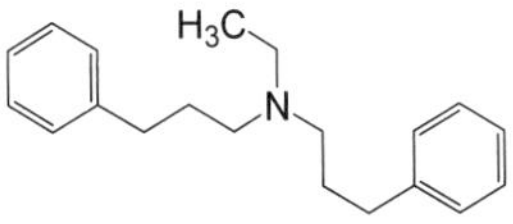

分子式和分子量 $C_{20}H_{27}N$ 281.43

化学名 *N*-Ethyl-3,3'-diphenyldipropylamine

N-乙基-3,3'-二苯基二丙胺

CAS 登录号 150-59-4; 5560-59-8[枸橼酸盐(1：1)]

INN list 16

药效分类 抗胆碱药，解痉药

阿伐度胺

Avadomide（*INN*）

化学结构式

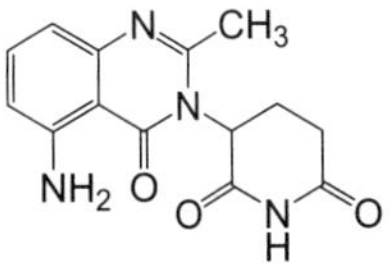

分子式和分子量 $C_{14}H_{14}N_4O_3$ 286.29

化学名 *rac*-(3*R*)-3-(5-Amino-2-methyl-4-oxoquinazolin-3(4*H*)-yl)piperidine-2,6-dione

外消旋-(3*R*)-3-(5-氨基-2-甲基-4-氧代喹唑啉-3(4*H*)-基)哌啶-2,6-二酮

CAS 登录号 1015474-32-4

INN list 117

药效分类 抗肿瘤药

阿伐可泮

Avacopan（*INN*）

化学结构式

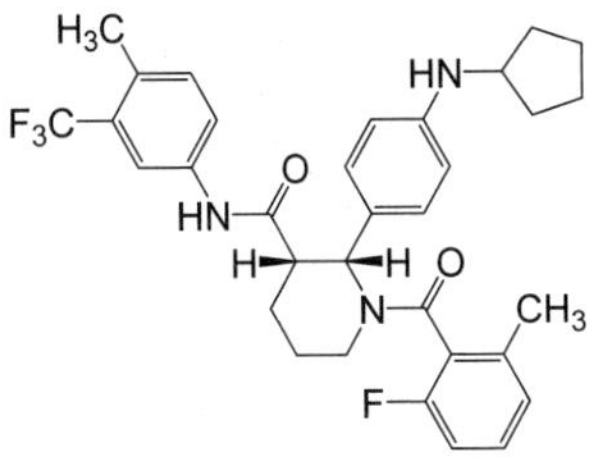

分子式和分子量　$C_{33}H_{35}F_4N_3O_2$　581.66

化学名　(2*R*,3*S*)-2-[4-(Cyclopentylamino)phenyl]-1-(2-fluoro-6-methylbenzoyl)-*N*-[4-methyl-3-(trifluoromethyl)phenyl]piperidine-3-carboxamide

(2*R*,3*S*)-2-[4-(环戊基氨基)苯基]-1-(2-氟-6-甲基苯甲酰基)-*N*-[4-甲基-3-(三氟甲基)苯基]哌啶-3-甲酰胺

CAS 登录号　1346623-17-3

INN list　114

药效分类　补体 C_{5a} 受体拮抗药

阿伐麦布

Avasimibe（*INN*）

化学结构式

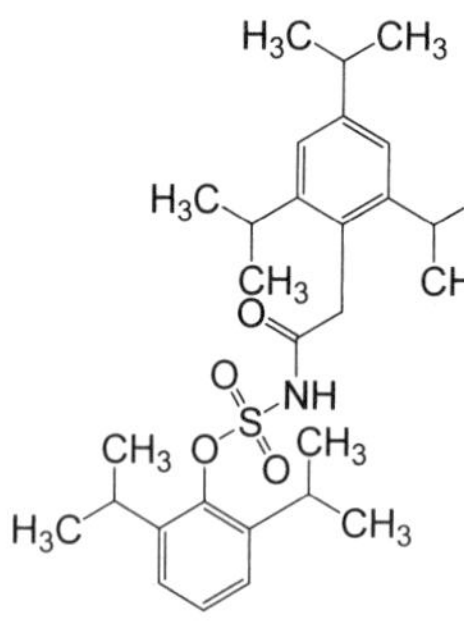

分子式和分子量　$C_{29}H_{43}NO_4S$　501.72

化学名　[2,6-Di(propan-2-yl)phenyl] *N*-[2-[2,4,6-tri(propan-2-yl)phenyl]acetyl]sulfamate

[2,6-二(丙-2-基)苯基] *N*-[2-[2,4,6-三(丙-2-基)苯基]乙酰基]氨基磺酸酯

CAS 登录号　166518-60-1

INN list　80

药效分类　抗动脉硬化药，降血脂药

阿伐美林

Alvameline（*INN*）

化学结构式

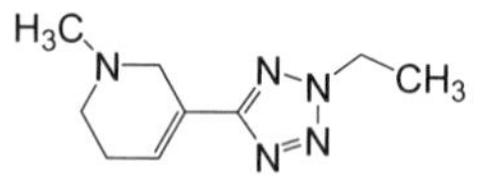

分子式和分子量　$C_9H_{15}N_5$　193.25

化学名　5-(2-Ethyl-2*H*-tetrazol-5-yl)-1-methyl-1,2,3,6- tetrahydropyridine

5-(2-乙基-2*H*-四氮唑-5-基)-1-甲基-1,2,3,6-四氢吡啶

CAS 登录号　120241-31-8; 219581-36-9 [马来酸盐]

INN list　79

药效分类　拟胆碱药，M_1 受体激动药和 M_2/M_3 受体拮抗药

阿伐那非

Avanafil（*INN*）

分子式和分子量　$C_{23}H_{26}ClN_7O_3$　483.95

化学结构式

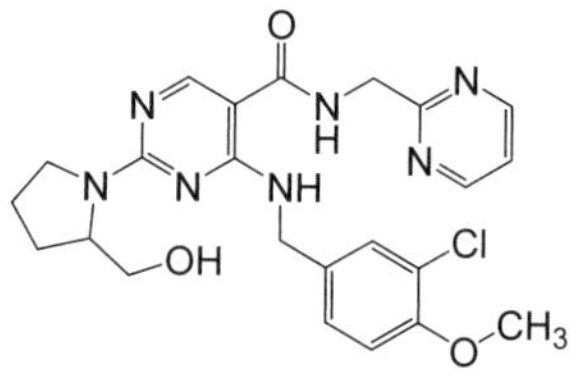

化学名　4-[(3-Chloro-4-methoxybenzyl)amino]-2-[(2*S*)-2-(hydroxymethyl)pyrrolidin -1-yl]-*N*-(pyrimidin-2-ylmethyl)pyrimidine-5-carboxamide

4-[(3-氯-4-甲氧基苄基)氨基]-2-[(2*S*)-2-(羟甲基)吡咯烷-1-基]-*N*-(嘧啶-2-基甲基)嘧啶-5-甲酰胺

CAS 登录号　330784-47-9

INN list　92

药效分类　血管扩张药，抗性功能不全药

阿伐曲泊帕

Avatrombopag（*INN*）

化学结构式

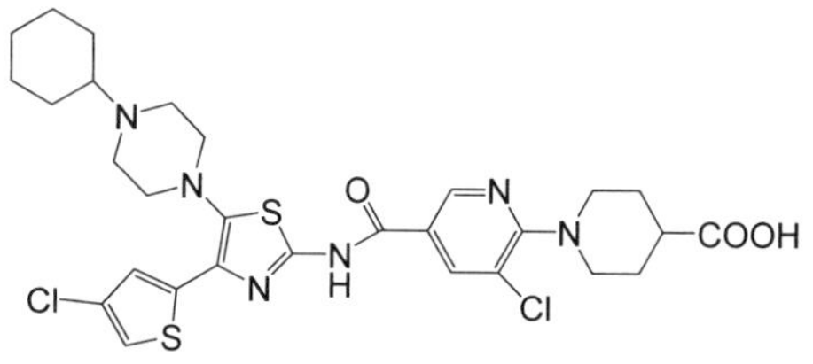

分子式和分子量　$C_{29}H_{34}Cl_2N_6O_3S_2$　649.65

化学名　1-(3-Chloro-5-{[4-(4-chlorothiophen-2-yl)-5-(4-cyclohexylpiperazin-1-yl)-1,3-thiazol-2-yl]carbamoyl}pyridin-2-yl)piperidine-4-carboxylic acid

1-(3-氯-5-{[4-(4-氯噻酚-2-基)-5-(4-环己基哌嗪-1-基)-1,3-噻唑-2-基]氨甲酰基}吡啶-2-基)哌啶-4-羧酸

CAS 登录号　570406-98-3

INN list　107

药效分类　血小板生成素受体激动药

阿伐斯汀

Acrivastine（*INN*）

化学结构式

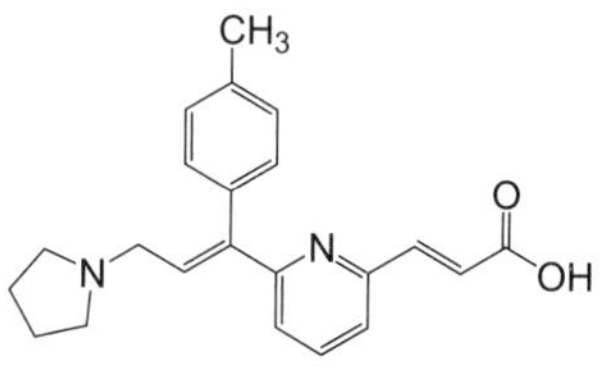

分子式和分子量　$C_{22}H_{24}N_2O_2$　348.44

化学名　(*E*)-3-[6-[(*E*)-1-(4-Methylphenyl)-3-pyrrolidin-1-ylprop-1-enyl]pyridin-2-yl]prop-2-enoic acid

(*E*)-3-[6-[(*E*)-1-(4-甲基苯基)-3-吡咯烷-1-基丙-1-烯基]吡啶-2-基]-2-丙烯酸

CAS 登录号　87848-99-5

INN list 51
药效分类 抗组胺药

阿伐索帕锰

Avasopasem Manganese（*INN*）

化学结构式

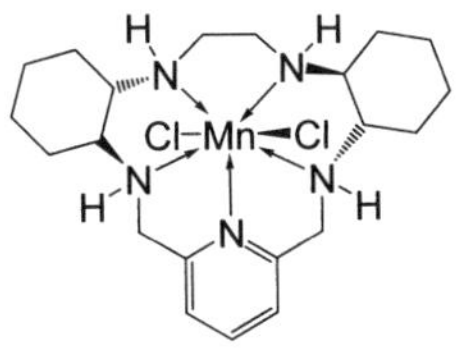

分子式和分子量 $C_{21}H_{35}Cl_2MnN_5$ 483.38

化学名 Dichloromanganese;(4*S*,9*S*,14*S*,19*S*)-3,10,13,20,26-pentazatetracyclo[20.3.1.$0^{4,9}$.$0^{14,19}$]hexacosa-1(26),22,24-triene

二氯化锰;(4*S*,9*S*,14*S*,19*S*)-3,10,13,20,26-五氮杂四环［20.3.1.$0^{4,9}$.$0^{14,19}$］二十六碳-1(26),22,24-三烯

CAS 登录号 435327-40-5
INN list 119
药效分类 超氧化物歧化酶模拟物

阿伐替尼

Avapritinib（*INN*）

化学结构式

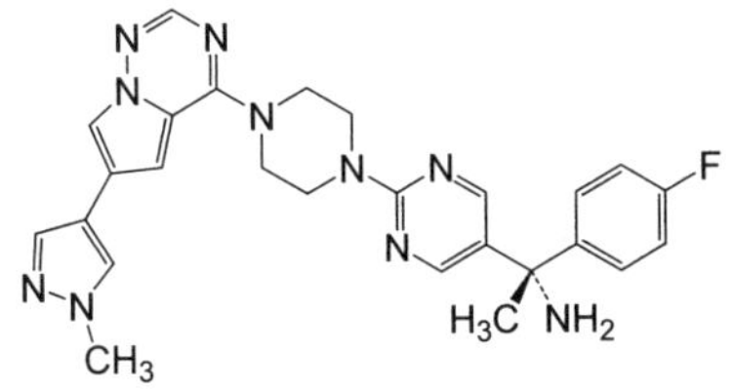

分子式和分子量 $C_{26}H_{27}FN_{10}$ 498.57

化学名 (1*S*)-1-(4-Fluorophenyl)-1-(2-{4-[6-(1-methyl-1*H*-pyrazol-4-yl)pyrrolo[2,1-*f*][1,2,4]triazin-4-yl]piperazin-1-yl}pyrimidin-5-yl)ethan-1-amine

(1*S*)-1-(4-氟苯基)-1-(2-{4-[6-(1-甲基-1*H*-吡唑-4-基)吡咯并[2,1-*f*][1,2,4]三嗪-4-基]哌嗪-1-基}嘧啶-5-基)乙烷-1-胺

CAS 登录号 1703793-34-3
INN list 117
药效分类 酪氨酸激酶抑制药，抗肿瘤药

阿法比星

Afabicin（*INN*）

化学结构式

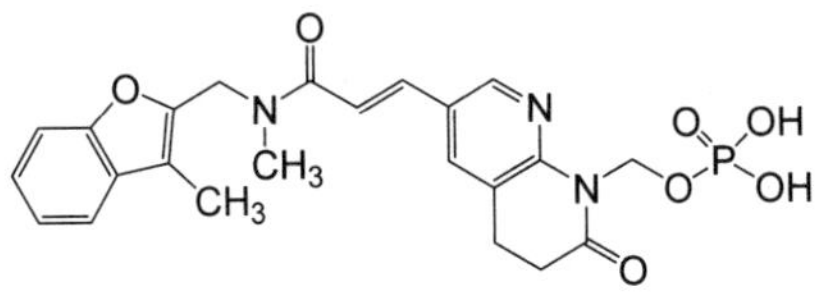

分子式和分子量 $C_{23}H_{24}N_3O_7P$ 485.43

化学名 {6-[(1*E*)-3-{Methyl[(3-methyl-1-benzofuran-2-yl)methyl]amino}-3-oxoprop-1-en-1-yl]-2-oxo-3,4-dihydro-1,8-naphthyridin-1(2*H*)-yl}methyl dihydrogen phosphate

{6-[(1*E*)-3- {甲基[(3-甲基-1-苯并呋喃-2-基)甲基]氨基}-3-氧代丙-1-烯-1-基] -2-氧代-3,4-二氢-1,8-萘啶-1(2*H*)-基}甲基磷酸二氢酯

CAS 登录号 1518800-35-5
INN list 115
药效分类 抗生素类药

阿法雌二醇

17*α*-Estradiol（*INN*）

化学结构式

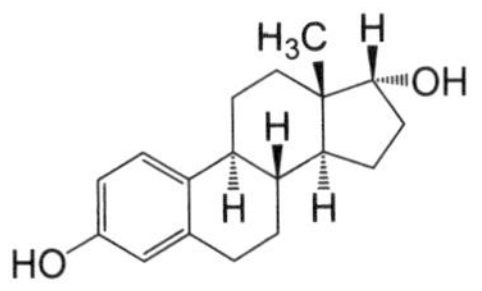

分子式和分子量 $C_{18}H_{24}O_2$ 272.39

化学名 Estra-1,3,5(10)-triene-3,17*α*-diol

雌甾-1, 3, 5 (10)-三烯-3, 17*α*-二醇

CAS 登录号 57-91-0
INN list 4
药效分类 局部用 5α 还原酶抑制药

阿法多龙

Alfadolone（*INN*）

化学结构式

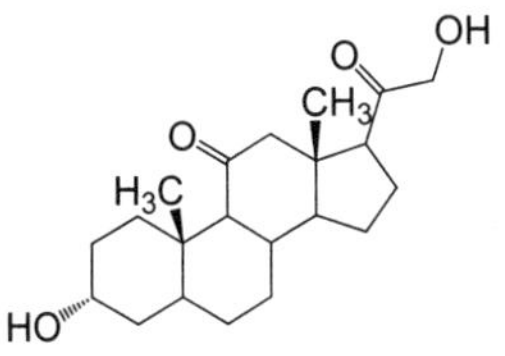

分子式和分子量 $C_{21}H_{32}O_4$ 348.48

化学名 3*α*,21-Dihydroxy-5*α*-pregnane-11,20-dione

3*α*, 21-二羟基-5*α* -孕甾烷-11, 20-二酮

CAS 登录号 14107-37-0
INN list 27
药效分类 全身麻醉药

阿法骨化醇

Alfacalcidol（*INN*）

化学结构式

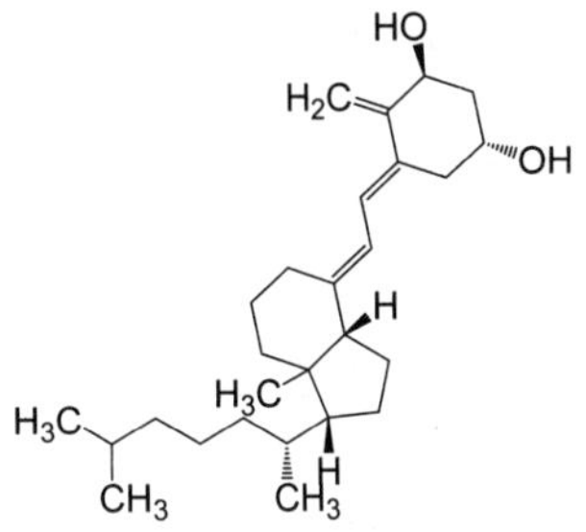

分子式和分子量　$C_{27}H_{44}O_2$　400.64

化学名　(5*Z*, 7*E*)-9,10-Secocholesta-5,7,10(19)-triene-1*α*,3*β*-diol

(5*Z*,7*E*)- 9, 10-开环胆甾-5, 7, 10 (19)-三烯- 1*α*, 3*β*-二醇

CAS 登录号　41294-56-8

INN list　40

药效分类　维生素类药

阿法环糊精

Alfadex（*INN*）

化学结构式

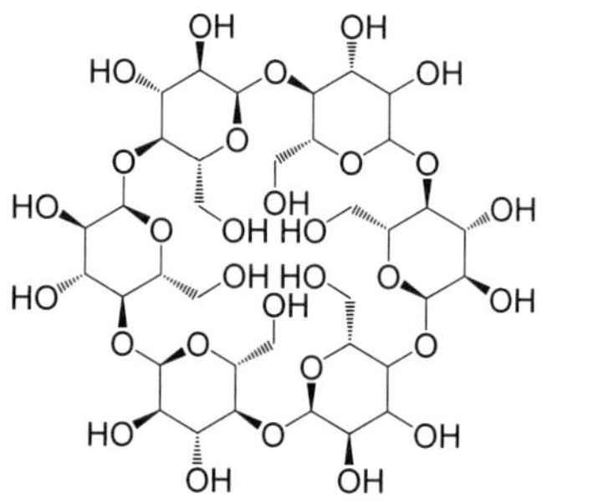

分子式和分子量　$C_{36}H_{60}O_{30}$　972.84

药物描述　Cyclo[hexa[*α*[1-4 linked] glucopyranose]]

环[六[*α*[1-4 连接] 吡喃葡萄糖]]

CAS 登录号　10016-20-3

INN list　59

药效分类　药用辅料

阿法拉新

Arfalasin（*INN*）

化学结构式

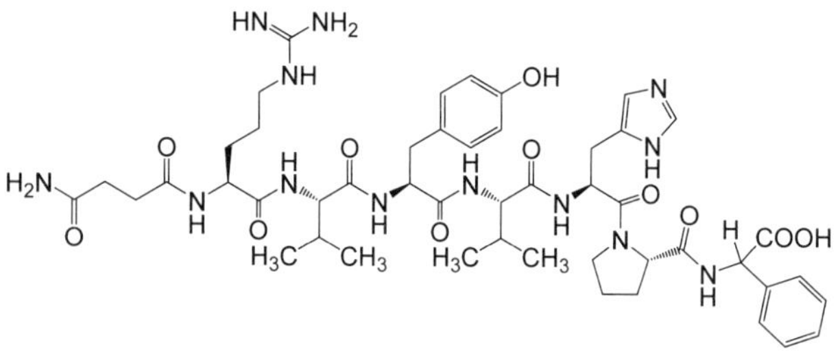

分子式和分子量　$C_{48}H_{67}N_{13}O_{11}$　1002.13

化学名　(*S*)-2-((S)-1-((4-amino-4-oxobutanoyl)-L-arginyl-L-valyl-L-tyrosyl-L-valyl-L-histidyl)pyrrolidine-2-carboxamido)-2-phenylacetic acid

(*S*)-2-((*S*)-1-((4-氨基-4-氧代丁酰基)-L-精氨酰-L-缬氨酰-L-酪氨酰-L-缬氨酰-L-组氨酰)吡咯啉-2-甲酰氨基)-2-苯乙酸

CAS 登录号　60173-73-1

INN list　37

药效分类　抗高血压药

阿法罗定

Alphaprodine（*INN*）

分子式和分子量　$C_{16}H_{23}NO_2$　261.36

化学结构式

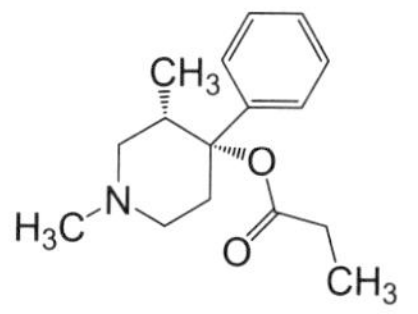

化学名　(±)-1,3-Dimethyl-4-phenyl-4-piperidinol propionate (ester)

(±)- 1, 3-二甲基-4-苯基-4-哌啶醇丙酸酯

CAS 登录号　77-20-3; 561-78-4 [盐酸盐]

INN list　1

药效分类　镇痛药

阿法美罗定

Alphameprodine（*INN*）

化学结构式

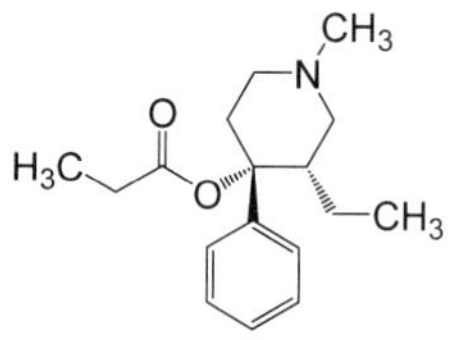

分子式和分子量　$C_{17}H_{25}NO_2$　275.39

化学名　*cis*-3-Ethyl-1-methyl-4-phenyl-4-propionyloxypiperidine

顺-3-乙基-1-甲基-4-苯基-4-丙酰氧基哌啶

CAS 登录号　468-51-9

INN list　1

药效分类　镇痛药

阿法美沙多

Alphamethadol（*INN*）

化学结构式

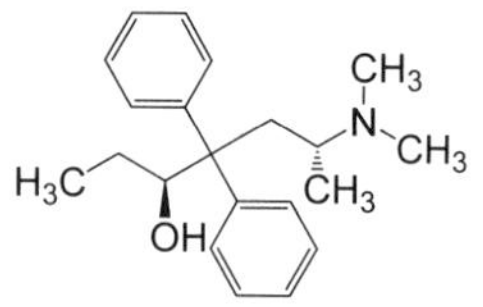

分子式和分子量　$C_{21}H_{29}NO$　311.46

化学名　(3*R*,6*R*)-6-Dimethylamino-4,4-diphenyl-3-heptanol

(3*R*,6*R*) -6-二甲氨基- 4, 4-二苯基-3-庚醇

CAS 登录号　17199-54-1

INN list　5

药效分类　镇痛药

阿法前列醇

Alfaprostol（*INN*）

化学结构式

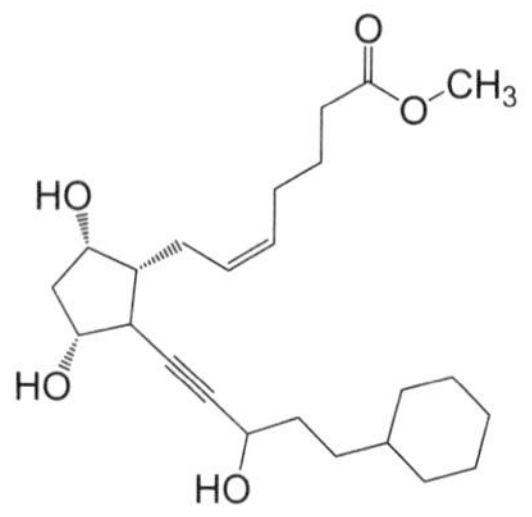

分子式和分子量 $C_{24}H_{38}O_5$ 406.56

化学名 Methyl (*Z*)-7-[(1*R*,2*S*,3*R*,5*S*)-2-[(3*S*)-5-Cyclohexyl-3-hydroxyl-1-pentynyl]-3,5-dihydroxycyclopentyl]-5-heptenoate

甲基 (*Z*)-7-[(1*R*,2*S*,3*R*,5*S*)-2-[(3*S*)-5-环己基-3-羟基-1-戊炔基]-3, 5-二羟基环戊基] -5-庚烯酸酯

CAS 登录号 74176-31-1

INN list 45

药效分类 前列腺素类药

阿法沙龙

Alfaxalone（*INN*）

化学结构式

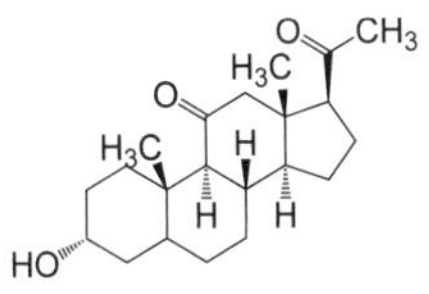

分子式和分子量 $C_{21}H_{32}O_3$ 332.48

化学名 3*α*-Hydroxy-5*α*-pregnane-11,20-dione

3*α*-羟基-5*α*-孕甾烷-11, 20-二酮

CAS 登录号 23930-19-0

INN list 27

药效分类 全身麻醉药

阿法替尼

Afatinib（*INN*）

化学结构式

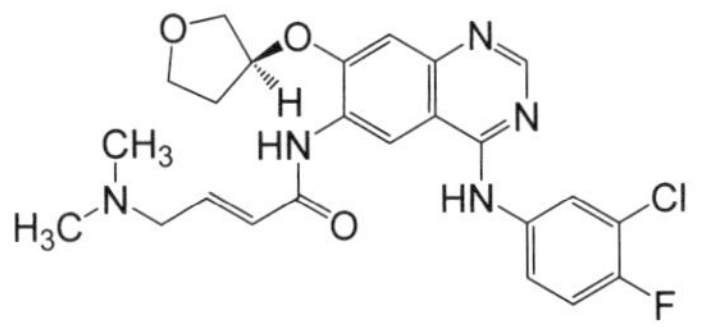

分子式和分子量 $C_{24}H_{25}ClFN_5O_3$ 485.94

化学名 (2*E*)-*N*-[4-(3-Chloro-4-fluoroanilino)-7-[[(3*S*)-oxolan-3-yl]oxy]quinoxazolin-6-yl]-4-(dimethylamino)but-2-enamide

(2*E*)-*N*-[4-(3-氯-4-氟苯氨基) -7-[[(3*S*)-氧杂环戊烷-3-基]氧]喹唑啉-6-基]-4-(二甲氨基)丁-2-烯酰胺

CAS 登录号 850140-72-6

INN list 102

药效分类 抗肿瘤药

阿凡布林

Avanbulin（*INN*）

化学结构式

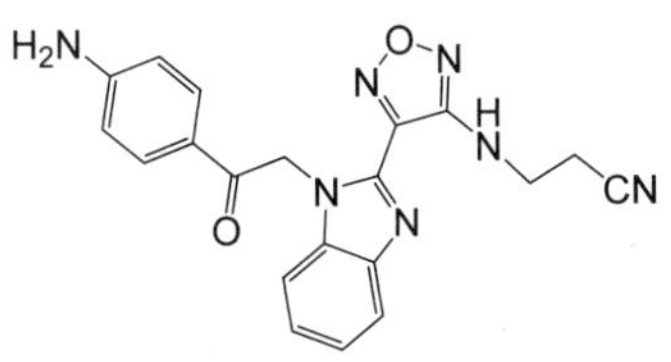

分子式和分子量 $C_{20}H_{17}N_7O_2$ 387.40

化学名 3-[(4-{1-[2-(4-Aminophenyl)-2-oxoethyl]-1*H*-benzimidazol-2-yl}-1,2,5-oxadiazol-3-yl)amino]propanenitrile

3-[(4-{1-[2-(4-氨基苯基)-2-氧代乙基] -1*H*-苯并咪唑-2-基}-1,2,5-噁二唑-3-基)氨基]丙腈

CAS 登录号 798577-91-0

INN list 120

药效分类 β-微管蛋白聚合抑制药，抗肿瘤药

阿非加巴

Afizagabar（*INN*）

化学结构式

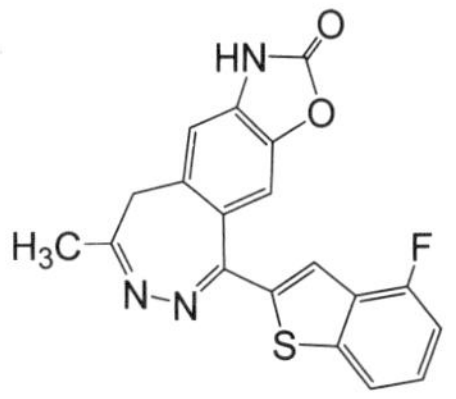

分子式和分子量 $C_{19}H_{12}FN_3O_2S$ 365.38

化学名 5-(4-Fluoro-1-benzothiophen-2-yl)-8-methyl-1,9-dihydro-2*H*-[1,3]oxazolo[4,5-*h*][2,3]benzodiazepin-2-one

5-(4-氟-1-苯并噻吩-2-基)-8-甲基-1,9-二氢-2*H*- [1,3]噁唑并[4,5-*h*] [2,3]苯并二氮杂䓬-2-酮

CAS 登录号 1398496-82-6

INN list 120

药效分类 GABA 受体拮抗药

阿非替康

Afeletecan（*INN*）

化学结构式

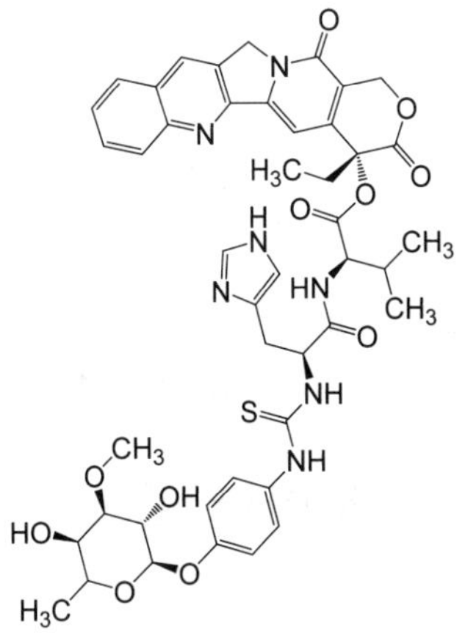

分子式和分子量 $C_{45}H_{49}N_7O_{11}S$ 895.98

化学名 [(19*S*)-19-Ethyl-14,18-dioxo-17-oxa-3,13-diazapentacyclo[11.8.0.0^{2,11}.0^{4,9}.0^{15,20}]henicosa-1(21),2,4,6,8,10,15(20)-heptaen-19-yl] (2*S*)-2-[[(2*S*)-2-[[4-[(2*R*,3*S*,4*R*,5*R*,6*S*)-3,5-dihydroxy-4-methoxy-6-methyloxan-2-yl]oxyphenyl]carbamothioylamino]-3-(1*H*-imidazol-5-yl)propanoyl]amino]-3-methylbutanoate

[(19*S*)-19-乙基-14,18-二氧代-17-氧杂-3,13-二氮杂五环[11.8.0.0^{2,11}.0^{4,9}.0^{15,20}]二十一烷-1(21),2,4,6,8,10,15(20)-七烯-19-基] (2*S*)-2-[[(2*S*)-2-[[4-[(2*R*,3*S*,4*R*,5*R*,6*S*)-3,5-二羟基-4-甲氧基-6-甲基氧杂环己烷-2-基]氧基苯基]硫代氨甲酰基氨基]-3-(1*H*-咪唑-5-基)丙酰基]氨基]-3-甲基丁酸酯

CAS 登录号　215604-75-4

INN list　85

药效分类　抗肿瘤药

阿非昔芬

Afimoxifene（*INN*）

化学结构式

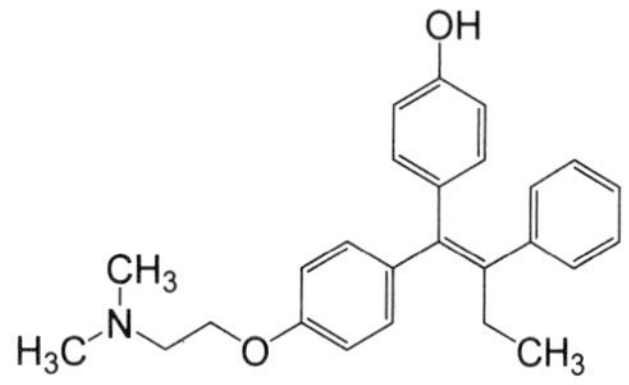

分子式和分子量　$C_{26}H_{29}NO_2$　387.51

化学名　4-[1-[4-[2-(Dimethylamino)ethoxy]phenyl]-2-phenylbut-1-enyl]phenol

4- [1- [4- [2- (二甲氨基)乙氧基]苯基] -2-苯基丁烯-1-基]苯酚

CAS 登录号　68392-35-8

INN list　95

药效分类　抗雌激素药

阿芬达占

Arfendazam（*INN*）

化学结构式

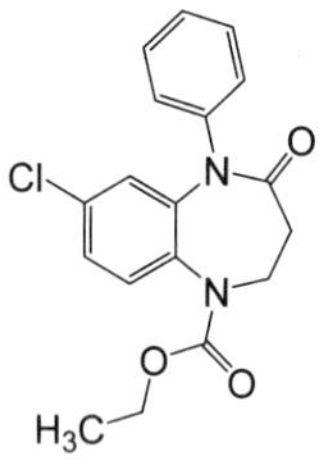

分子式和分子量　$C_{18}H_{17}ClN_2O_3$　344.79

化学名　Ethyl 7-chloro-2,3,4,5-tetrahydro-4-oxo-5-phenyl-1*H*-1,5-benzodiazepine -1-carboxylate

乙基 7-氯代-2,3,4,5-四氢-4-氧代-5-苯基-1*H*-1,5-苯并二氮杂䓬-1-羧酸酯

CAS 登录号　37669-57-1

INN list　39

药效分类　安定药

阿芬那新

Afacifenacin（*INN*）

分子式和分子量　$C_{27}H_{26}F_3N_3O_2$　481.51

化学结构式

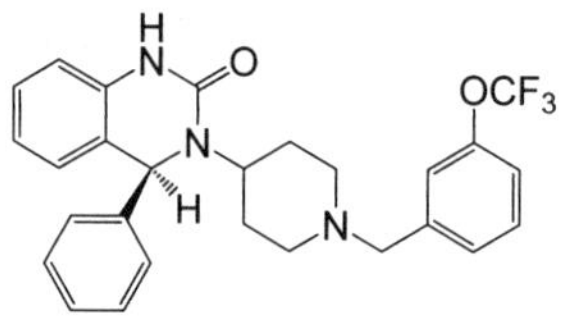

化学名　(4*S*)-4-Phenyl-3-[1-[[3-(trifluoromethoxy)phenyl]methyl] piperidine-4-yl]-3,4-dihydroquinazolin-2(1*H*)-one

(4*S*)-4-苯基-3-[1-[[3-(三氟甲氧基)苯基]甲基]哌啶-4-基]-3,4-二氢喹唑啉-2(1*H*)-酮

CAS 登录号　877606-63-8

INN list　101

药效分类　毒蕈碱受体拮抗药

阿芬太尼

Alfentanil（*INN*）

化学结构式

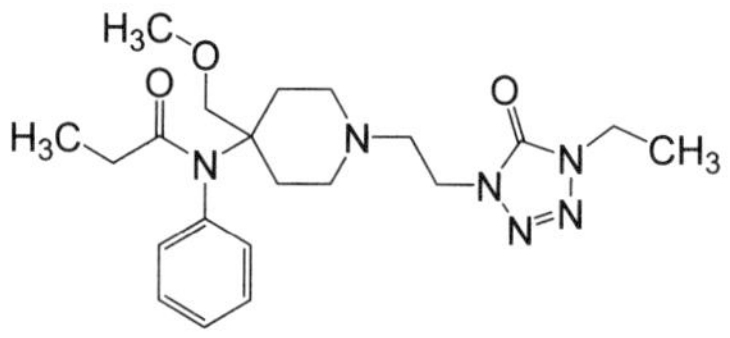

分子式和分子量　$C_{21}H_{32}N_6O_3$　416.53

化学名　*N*-[1-[2-(4-Ethyl-4,5-dihydro-5-oxo-1*H*-tetrazol-1-yl) ethyl]-4- (methoxymethyl) -4-piperidyl] propionanilide

N-[1-[2-(4-乙基-4,5-二氢-5-氧代-1*H*-四唑-1 基)-乙基]-4-(甲氧基甲基)-4-哌啶基] 丙酰苯胺

CAS 登录号　71195-58-9; 70879-28-6[单盐酸盐一水合物]

INN list　43

药效分类　镇痛药

阿夫凯泰

Aficamten（*INN*）

化学结构式

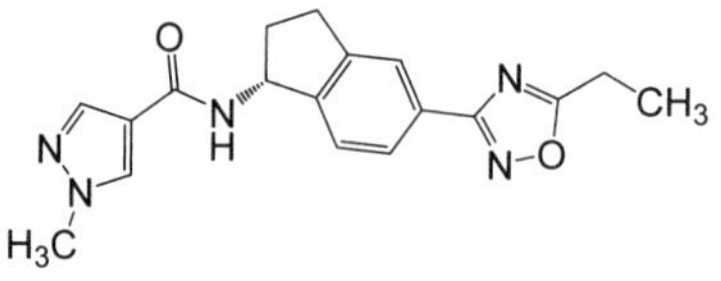

分子式和分子量　$C_{18}H_{19}N_5O_2$　337.38

化学名　*N*-[(1*R*)-5-(5-Ethyl-1,2,4-oxadiazol-3-yl)-2,3-dihydro-1*H*-inden-1-yl]-1-methyl-1*H*-pyrazole-4-carboxamide

N-[(1*R*)-5-(5-乙基-1,2,4-噁二唑-3-基)-2,3-二氢-1*H*-茚-1-基]-1-甲基-1*H*-吡唑-4-甲酰胺

CAS 登录号　2364554-48-1

INN list　124

药效分类　心肌肌球蛋白别构抑制药

阿夫立定

Avridine（*INN*）

分子式和分子量　$C_{43}H_{90}N_2O_2$　667.19

化学结构式

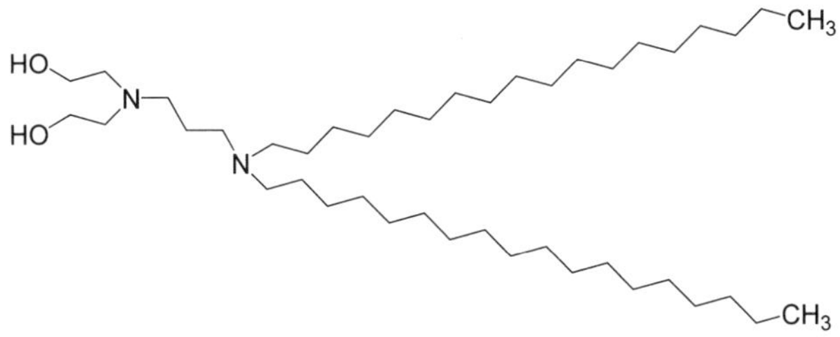

化学名 2,2'-[[3-(Dioctadecylamino)propyl]imino]diethanol

2,2'-[[3-(双十八烷氨基)丙基]氨叉基]二乙醇

CAS 登录号 35607-20-6

INN list 50

药效分类 抗病毒药

阿夫洛尔

Afurolol（*INN*）

化学结构式

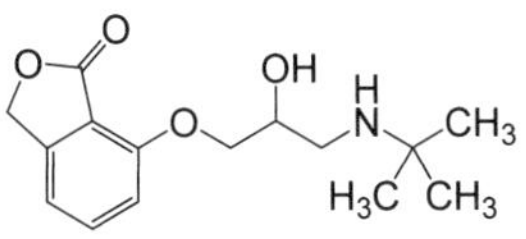

分子式和分子量 $C_{15}H_{21}NO_4$ 279.33

化学名 7-[3-(*tert*-Butylamino)-2-hydroxy-propoxy]-3*H*-isobenzofuran-1-one

7-[3-叔丁氨基-2-羟基-丙氧基]-3*H*-异苯并呋喃-1-酮

CAS 登录号 65776-67-2

INN list 40

药效分类 β受体拮抗药

阿夫唑嗪

Alfuzosin（*INN*）

化学结构式

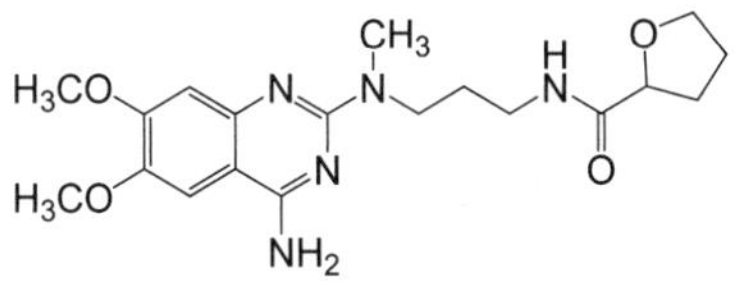

分子式和分子量 $C_{19}H_{27}N_5O_4$ 389.46

化学名 (±)-*N*-[3-[(4-Amino-6,7-dimethoxy-2-quinazolinyl) methylamino] propyl]tetrahydro-2-furamide

(±)-*N*-[3-[(4-氨基-6, 7-二甲氧基-2-喹唑啉基)甲氨基]丙基]四氢-2-糠酰胺

CAS 登录号 81403-80-7; 81403-68-1[单盐酸盐]

INN list 49

药效分类 抗高血压药，抗前列腺增生药

阿伏苯宗

Avobenzone（*INN*）

分子式和分子量 $C_{20}H_{22}O_3$ 310.39

化学结构式

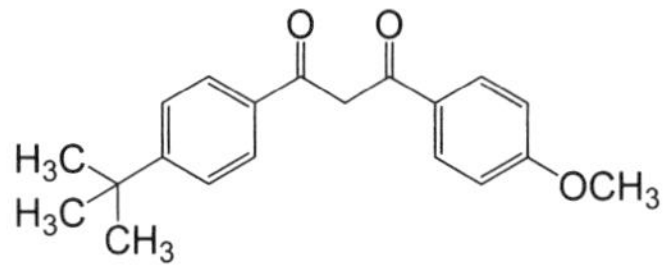

化学名 1-(*p*-*tert*-Butylphenyl)-3-(*p*-methoxyphenyl)-1,3-propanedione

1-(4-叔丁基苯基)-3-(4-甲氧基苯基)-1,3-丙二酮

CAS 登录号 70356-09-1

INN list 61

药效分类 防晒药

阿伏帕星

Avoparcin（*INN*）

化学结构式

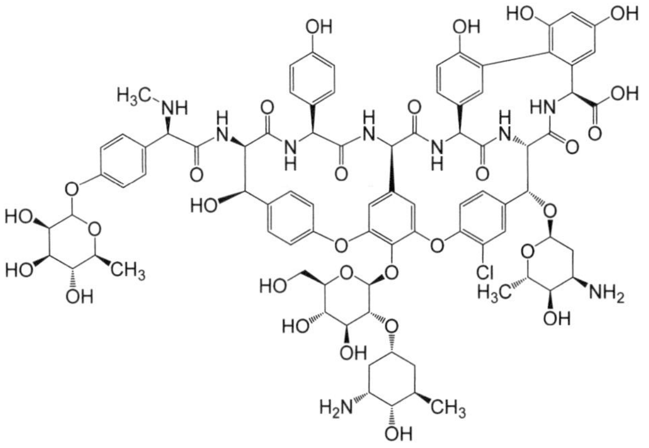

分子式和分子量 $C_{83}H_{92}ClN_9O_{31}$ 1747.11

化学名 (1*S*,2*R*,18*R*,19*R*,22*S*,25*R*,28*R*,40*S*)-2-[(2*R*,4*R*,5*R*,6*S*)-4-Amino-5-hydroxy-6-methyloxan-2-yl]oxy-48-[(2*S*,4*S*,5*S*,6*R*)-3-[(2*R*,4*R*,5*R*,6*S*)-4-amino-5-hydroxy-6-methyloxan-2-yl]oxy-4,5-dihydroxy-6-(hydroxymethyl)oxan-2-yl]oxy-5-chloro-18,32,35,37-tetrahydroxy-22-(4-hydroxyphenyl)-19-[[(2*R*)-2-(methylamino)-2-[4-[(2*S*,3*R*,4*R*,5*R*,6*S*)-3,4,5-trihydroxy-6-methyloxan-2-yl]oxyphenyl] acetyl]amino]-20,23,26,42,44-pentaoxo-7,13-dioxa-21,24,27,41,43-pentazaoctacyclo[26.14.2.2^{3,6}.2^{14,17}.1^{8,12}.1^{29,33}.0^{10,25}.0^{34,39}]pentaconta-3,5,8,10,12(48),14(47),15,17(46),29(45),30,32,34(39),35,37,49-pentadecaene-40-carboxylic acid

(1*S*,2*R*,18*R*,19*R*,22*S*,25*R*,28*R*,40*S*)-2-[(2*R*,4*R*,5*R*,6*S*)-4-氨基-5-羟基-6-甲基氧杂环己烷-2-基]氧基-48-[(2*S*,4*S*,5*S*,6*R*)-3-[(2*R*,4*R*,5*R*,6*S*)-4-氨基-5-羟基-6-甲基氧杂环己烷-2-基]氧基-4,5-二羟基-6-(羟甲基)氧杂环己烷-2-基]氧基-5-氯-18,32,35,37-四羟基-22-(4-羟基苯基)-19-[[(2*R*)-2-(甲氨基)-2-[4-[(2*S*,3*R*,4*R*,5*R*,6*S*)-3,4,5-三羟基-6-甲基氧杂环己烷-2-基]氧基苯基]乙酰基]氨基]-20,23,26,42,44-五氧代-7,13-二氧杂-21,24,27,41,43-五氮杂八环[26.14.2.2^{3,6}.2^{14,17}.1^{8,12}.1^{29,33}.0^{10,25}.0^{34,39}]五十烷-3,5,8,10,12(48),14(47),15,17(46),29(45),30,32,34(39),35,37,49-十五烯-40-羧酸

CAS 登录号 37332-99-3

INN list 29

药效分类 抗生素类药

阿伏生坦

Avosentan（*INN*）

化学结构式

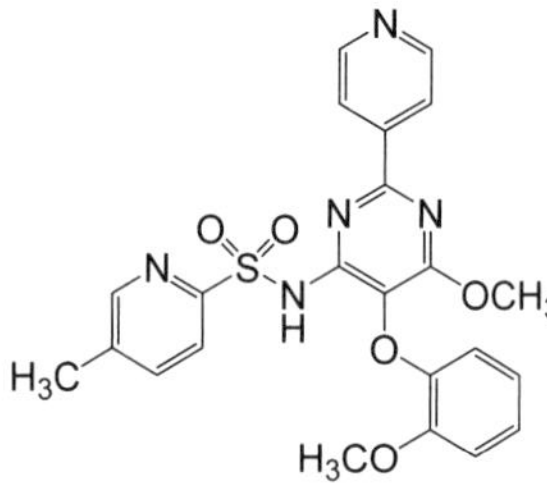

分子式和分子量 $C_{23}H_{21}N_5O_5S$ 479.51

化学名 *N*-[6-Methoxy-5-(2-methoxyphenoxy)-2-(pyridine-4-yl)pyrimidin-4-yl]-5- methylpyridine-2-sulfonamide

N-[6-甲氧基-5-(2-甲氧基苯氧基)-2-(吡啶-4-基)嘧啶-4-基]-5-甲基吡啶-2-磺酰胺

CAS 登录号 290815-26-8

INN list 93

药效分类 内皮素受体拮抗药

阿伏司他

Avoralstat（*INN*）

化学结构式

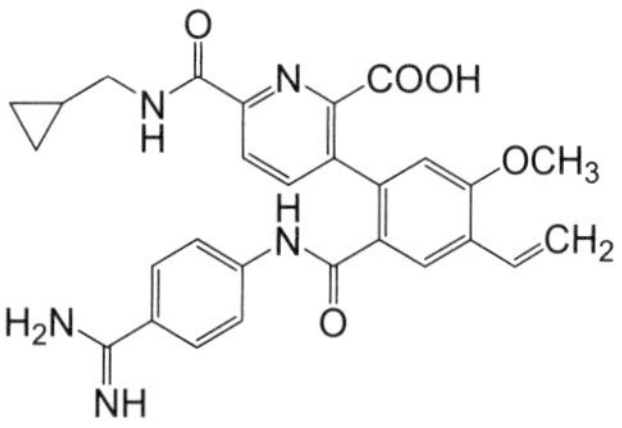

分子式和分子量 $C_{28}H_{27}N_5O_5$ 513.20

化学名 3-{2-[(4-Carbamimidoylphenyl)carbamoyl]-4-ethenyl-5-methoxyphenyl}-6-[(cyclopropylmethyl)carbamoyl]pyridine-2-carboxylic acid

3-{2-[(4-甲脒基苯基)氨基甲酰基]-4-乙烯基-5-甲氧基苯基}-6-[(环丙基甲基)氨基甲酰基]吡啶-2-羧酸

CAS 登录号 918407-35-9

INN list 112

药效分类 激肽释放酶抑制药

阿伏他西利

Avotaciclib（*INN*）

化学结构式

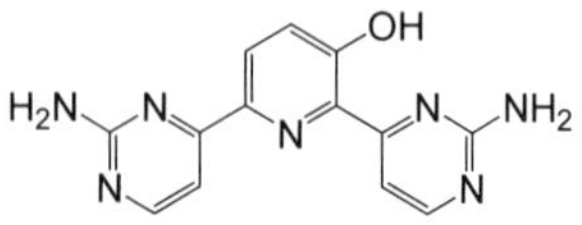

分子式和分子量 $C_{13}H_{11}N_7O$ 281.28

化学名 2,6-Bis(2-aminopyrimidin-4-yl)pyridin-3-ol

2,6-双(2-氨基嘧啶-4-基)吡啶-3-醇

CAS 登录号 1983983-41-0

INN list 123

药效分类 细胞周期蛋白依赖性激酶抑制药，抗肿瘤药

阿伏西地

Alvocidib（*INN*）

化学结构式

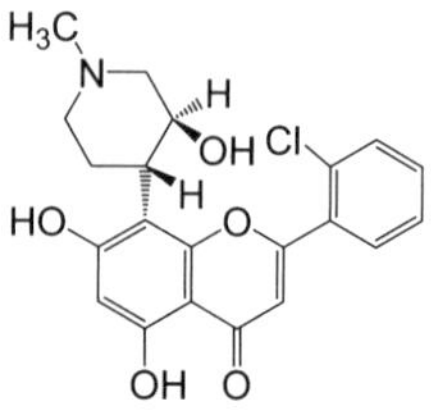

分子式和分子量 $C_{21}H_{20}ClNO_5$ 401.84

化学名 (−)-*cis*-2-(2-Chlorophenyl)-5,7-dihydroxy-8-[3-hydroxyl-1-methylpiperidin -4-yl]-4*H*-1-benzopyran-4-one

(−)-顺-2-(2-氯苯基)-5,7-二羟基-8-[3-羟基-1-甲基哌啶-4-基]-4*H*-1-苯并吡喃-4-酮

CAS 登录号 146426-40-6; 131740-09-5[盐酸盐]

INN list 88/103

药效分类 抗肿瘤药

阿氟色替

Afuresertib（*INN*）

化学结构式

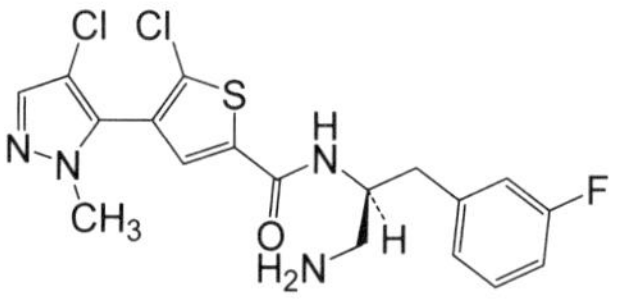

分子式和分子量 $C_{18}H_{17}Cl_2FN_4OS$ 427.32

化学名 *N*-[(2*S*)-1-Amino-3-(3-fluorophenyl)propan-2-yl]-5-chloro-4-(4-chloro-1-methyl-1*H*-pyrazol-5-yl)thiophene-2-carboxamide

N-[(2*S*)-1-氨基-3-(3-氟苯基)丙-2-基]-5-氯-4-(4-氯-1-甲基-1*H*-吡唑-5-基)噻吩-2-甲酰胺

CAS 登录号 1047644-62-1

INN list 108

药效分类 抗肿瘤药

阿福拉纳

Afoxolaner（*INN*）

化学结构式

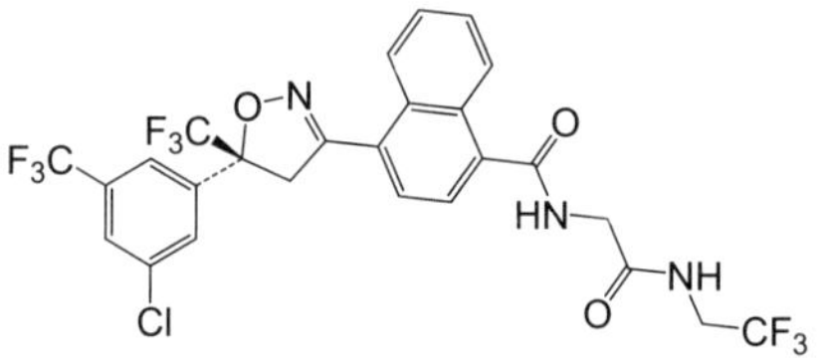

分子式和分子量 $C_{26}H_{17}ClF_9N_3O_3$ 625.88

化学名 4-{5-[3-Chloro-5-(trifluoromethyl)phenyl]-5-(trifluoromethyl)- 4,5-dihydro-1,2-oxazol-3-yl}-*N*-{2-oxo-2-[(2,2,2-trifluoroethyl)amino]ethyl}naphthalene-1-carboxamide

4-{5-[3-氯-5-(三氟甲基)苯基]-5-(三氟甲基)- 4,5-二氢-1,2-噁唑-3-基}-*N*-{2-氧代-2-[(2,2,2-三氟乙基)氨基]乙基}萘-1-甲酰胺

CAS 登录号 1093861-60-9

INN list 108

药效分类 杀虫药(兽用)

阿福特罗

Arformoterol（*INN*）

化学结构式

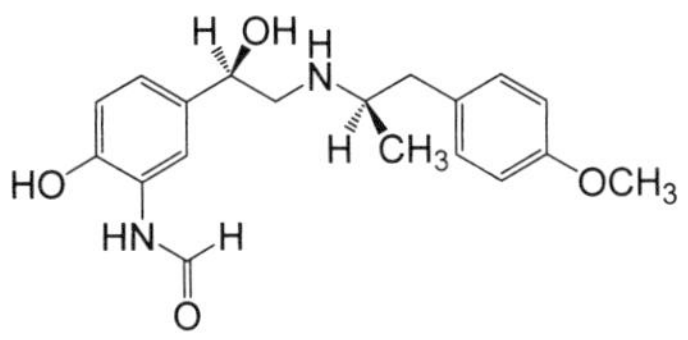

H OH H N H CH3 HO HN H O OCH3

分子式和分子量 $C_{19}H_{24}N_2O_4$ 344.41

化学名 (−)-*N*-[2-Hydroxy-5-[(1*R*)-1-hydroxyl-2-[[(1*R*)-2-(4-methoxyphenyl)-1- methylethyl]amino]ethyl]phenyl]formamide

(−)-*N*-[2-羟基-5-[(1*R*)-1-羟基-2-[[(1*R*)-2-(4-甲氧基苯基)-1-甲基乙基]氨基]乙基]苯基]甲酰胺

CAS 登录号 67346-49-0; 200815-49-2[酒石酸盐]

INN list 90

药效分类 支气管扩张药

阿福韦生

Afovirsen（*INN*）

化学结构式（见下）

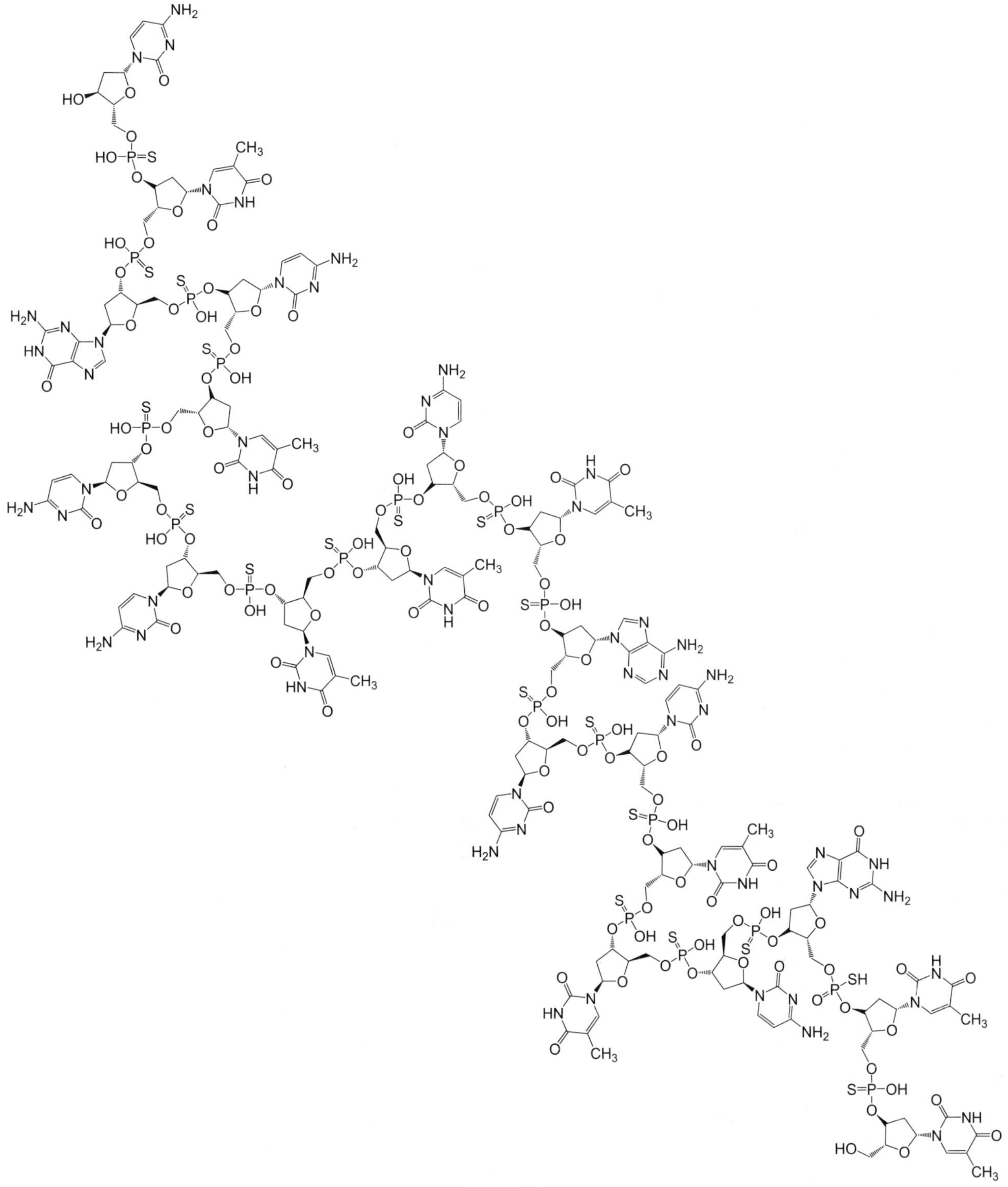

阿福韦生

分子式和分子量 $C_{192}H_{250}N_{57}O_{107}P_{19}S_{19}$ 6266.05

化 学 名 2'-Deoxy-*P*-thiocytidylyl-(5'→3')-*P*-thiothymidylyl-(5'→3')-2'-deoxy-*P*-thioguanylyl-(5'→3')-2'-deoxy-*P*-thiocytidylyl-(5'→3')-*P*-thiothymidylyl-(5'→3')-2'-deoxy-*P*-thiocytidylyl-(5'→3')-2'-deoxy-*P*-thiocytidylyl-(5'→3')-*P*-thiothymidylyl-(5'→3')-*P*-thiothymidylyl-(5'→3')-2'-deoxy-*P*-thiocytidylyl-(5'→3')-*P*-thiothymidylyl-(5'→3')-2'-deoxy-*P*-thioadenylyl-(5'→3')-2'-deoxy-*P*-thiocytidylyl-(5'→3')-2'-deoxy-*P*-thiocytidylyl-(5'→3')-*P*-thiothymidylyl (5'→3')-*P*-thiothymidylyl-(5'→3')-2'-deoxy-*P*-thiocylidylyl-(5'→3')-2'-deoxy-*P*-thioguanylyl-(5'→3')-*P*-thiothymidyly-(5'→3')-thymidine

2'-脱氧-*P*-硫代胞苷酰-(5'→3')-*P*-硫代胸苷酰-(5'→3')-2'-脱氧-*P*-硫代鸟苷酰-(5'→ 3')-2'-脱氧-*P*-硫代胞苷酰-(5'→3')-*P*-硫代胸苷酰-(5'→3')-2'-脱氧-*P*-硫代胞苷酰-(5'→3')-2'-脱氧-*P*-硫代胞苷酰-(5'→3')-*P*-硫代胸苷酰-(5'→3')-*P*-硫代胸苷酰-(5'→3')-2'-脱氧-*P*-硫代胞苷酰-(5'→3')-*P*-硫代胸苷酰-(5'→3')2'-脱氧-*P*-硫代腺苷酰-(5'→3')-2'-脱氧-*P*-硫代胞苷酰-(5'→3')-2'-脱氧-*P*-硫代胞苷酰-(5'→3')-*P*-硫代胸苷酰(5'→3')-*P*-硫代胸苷酰-(5'→3')-2'-脱氧-*P*-硫代胞苷酰-(5'→3')-2'-脱氧-*P*-硫代鸟苷酰-(5'→3')-*P*-硫代胸苷酰-(5'→3')-胸苷

CAS 登录号 151356-08-0

INN list 70

药效分类 抗病毒药

阿戈美拉汀

Agomelatine（*INN*）

化学结构式

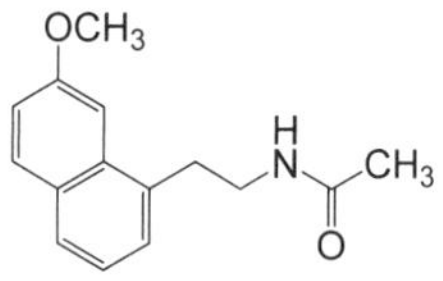

分子式和分子量 $C_{15}H_{17}NO_2$ 243.30

化学名 *N*-[2-(7-Methoxy-1-naphthyl) ethyl] acetamide

N-[2-(7-甲氧基-1-萘基)乙基]乙酰胺

CAS 登录号 138112-76-2

INN list 75

药效分类 褪黑激素类药

阿戈司他

Afegostat（*INN*）

化学结构式

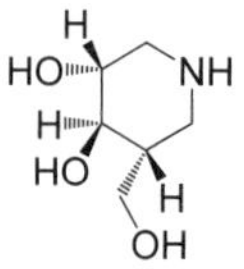

分子式和分子量 $C_6H_{13}NO_3$ 147.17

化学名 (3*R*,4*R*,5*R*)-5-(Hydroxymethyl)piperidine-3,4-diol

(3*R*,4*R*,5*R*)-5-(羟甲基)哌啶-3, 4-二醇

CAS 登录号 169105-89-9

INN list 101

药效分类 戈谢病治疗药

阿格拉非尼

Agerafenib（*INN*）

化学结构式

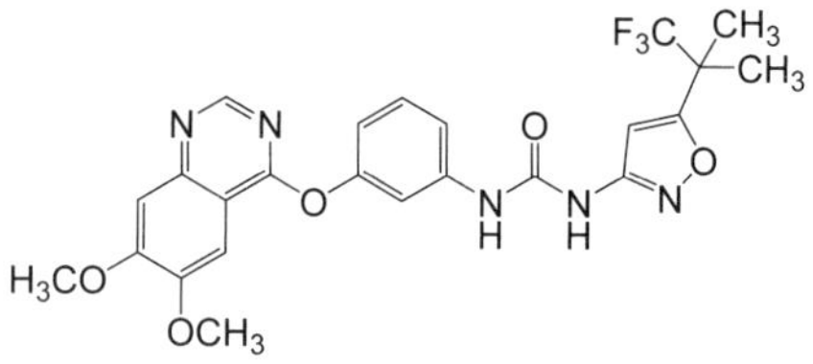

分子式和分子量 $C_{24}H_{22}F_3N_5O_5$ 517.46

化学名 *N*-{3-[(6,7-Dimethoxyquinazolin-4-yl)oxy]phenyl}-*N'*-[5-(1,1,1-trifluoro-2-methylpropan-2-yl)-1,2-oxazol-3-yl]urea

N-{3-[(6,7-二甲氧基喹唑啉-4-基)氧基]苯基}-*N'*-[5-(1,1,1-三氟-2-甲基丙烷-2-基)-1,2-噁唑 -3-基]脲

CAS 登录号 1188910-76-0

INN list 115

药效分类 抗肿瘤药

阿格列净

Atigliflozin（*INN*）

化学结构式

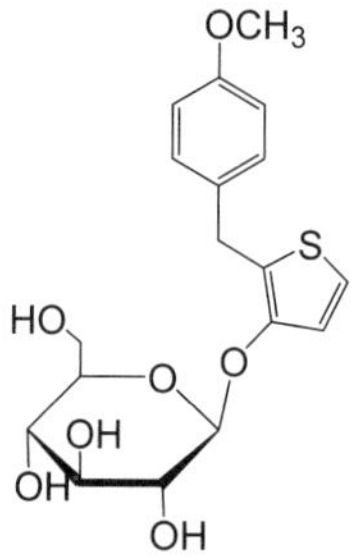

分子式和分子量 $C_{18}H_{22}O_7S$ 382.43

化学名 2-[(4-Methoxyphenyl)methyl]thiophen-3-yl *β*-D-glucopyranoside

2-[2-(4-甲氧基苯基)甲基]噻吩-3-基 *β*-D-吡喃葡萄糖苷

CAS 登录号 647834-15-9

INN list 100

药效分类 抗糖尿病药

阿格列汀

Alogliptin（*INN*）

化学结构式

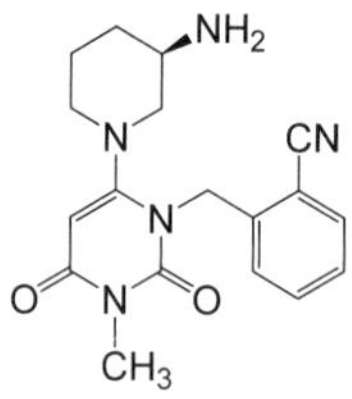

分子式和分子量 $C_{18}H_{21}N_5O_2$ 339.40

化学名 2-({6-[(3*R*)-3-Aminopiperidin-1-yl]-3-methyl-2,4-dioxo-1,2,3,4-tetrahydropyrimidin-1-yl}methyl)benzonitrile

2-({6-[(3*R*)-3-氨基哌啶-1-基]-3-甲基-2,4-二氧代-1,2,3,4-四氢嘧啶-1-基}甲基)苯甲腈

CAS 登录号 850649-61-5; 850649-62-6[单苯甲酸盐]

INN list 96

药效分类 抗糖尿病药

阿格列扎

Aleglitazar（*INN*）

化学结构式

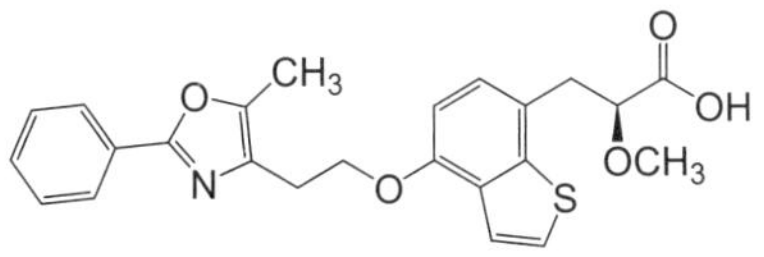

分子式和分子量 $C_{24}H_{23}NO_5S$ 437.50

化学名 (*S*)-2-Methoxy-3-[4-[2-(5-methyl-2-phenyl-oxazol-4-yl) ethoxy] -benzothiophen-7-yl] propionic acid

(*S*)-2-甲氧基-3-[4-[2-(5-甲基-2-苯基-噁唑-4-基)乙氧基]-苯并噻吩-7-基]丙酸

CAS 登录号 475479-34-6

INN list 95

药效分类 抗糖尿病药

阿胍诺定

Aganodine（*INN*）

化学结构式

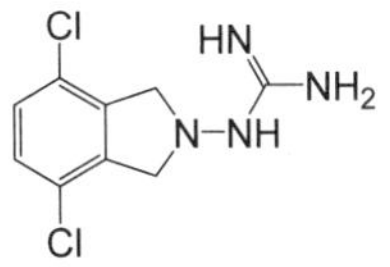

分子式和分子量 $C_9H_{10}Cl_2N_4$ 245.11

化学名 (4,7-Dichloro-2-isoindolinyl) guanidine

(4,7-二氯-2-异吲哚啉基)胍

CAS 登录号 86696-87-9

INN list 51

药效分类 升压药，血管收缩药

阿加巴林

Atagabalin（*INN*）

化学结构式

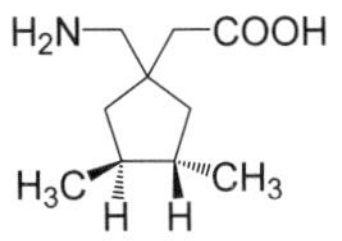

分子式和分子量 $C_{10}H_{19}NO_2$ 185.26

化学名 [(3*S*, 4*S*)-1-(Aminomethyl)-3,4-dimethylcyclopent-1-yl] acetic acid

[(3*S*, 4*S*)-1-(氨甲基)-3,4-二甲基环戊-1-基]乙酸

CAS 登录号 223445-75-8

INN list 102

药效分类 抗惊厥药

阿加帕格

Aganepag（*INN*）

化学结构式

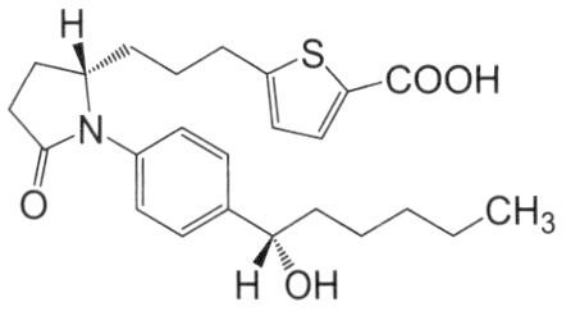

分子式和分子量 $C_{24}H_{31}NO_4S$ 429.57

化学名 5-[3-[(2*S*)-1-[4-[(1*S*)-1-Hydroxyhexyl]phenyl]-5-oxopyrrolidin-2-yl]propyl]thiophene-2-carboxylic acid

5-[3-[(2*S*)-1-[4-[(1*S*)-1-羟基己基]苯基]-5-氧代吡咯烷-2-基]丙基]噻吩-2-羧酸

CAS 登录号 910562-18-4

INN list 104

药效分类 前列腺素 E_2 受体激动药

阿加曲班

Argatroban（*INN*）

化学结构式

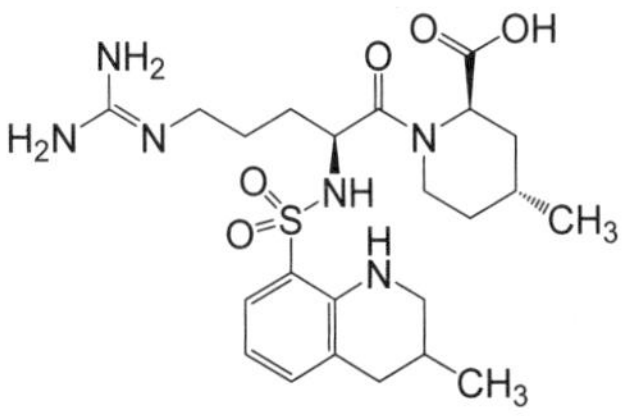

分子式和分子量 $C_{23}H_{36}N_6O_5S$ 508.64

化学名 (2*R*,4*R*)-1-[(2*S*)-5-(Diaminomethylideneamino)-2-[(3-methyl-1,2,3,4-tetrahydroquinolin-8-yl)sulfonylamino]pentanoyl]-4-methylpiperidine-2-carboxylic acid

(2*R*,4*R*)-1-[(2*S*)-5-(二氨基甲亚基氨基)-2-[(3-甲基-1,2,3,4-四氢喹啉-8-基)磺酰氨基]戊酰基]-4-甲基哌啶-2-羧酸

CAS 登录号 74863-84-6; 141396-28-3[一水合物]

INN list 57

药效分类 抗血栓药

阿加司他

Avagacestat（*INN*）

分子式和分子量 $C_{20}H_{17}ClF_4N_4O_4S$ 520.88

化学结构式

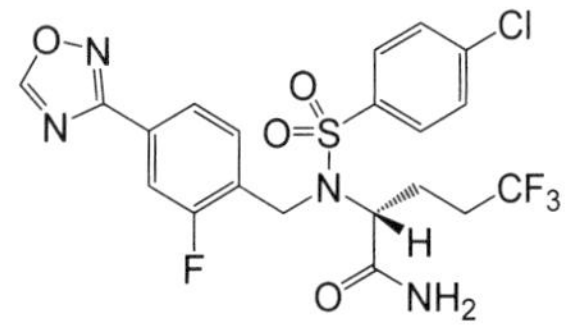

化学名 (2*R*)-2-(4-Chloro-*N*-[[2-fluoro-4-(1,2,4-oxadiazol-3-yl) phenyl]methyl]benzenesulfonamido)-5,5,5-trifluoropentanamide

(2*R*)-2-(4-氯-*N*-[[2-氟-4-(1,2,4-噁二唑-3-基)苯基]甲基]苯磺酰氨基)-5,5,5-三氟戊酰胺

CAS 登录号 1146699-66-2

INN list 104

药效分类 γ分泌酶抑制药

阿卡波糖

Acarbose（*INN*）

化学结构式

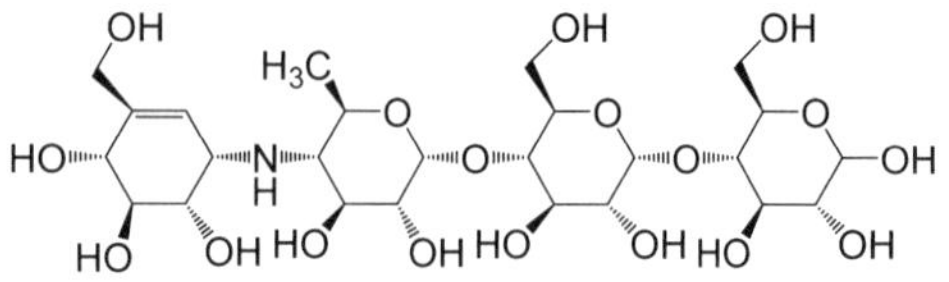

分子式和分子量 $C_{25}H_{43}NO_{18}$ 645.60

化学名 *O*-4,6-Didexoy-4[[(1*S*,4*R*,5*S*,6*S*)-4,5,6-trihydroxy-3-(hydroxymethyl)-2-cyclohexen-1-yl] amino]-*α*-D-glucopyranosyl-(1→4)-*O*-*α*- D-gulcopyranosyl-(1→4)D-glucose

O-4,6-双脱氧-4[[(1*S*,4*R*,5*S*,6*S*)-4,5,6-三羟基-3-(羟基甲基)-2-环己烯-1-基]氨基]-*α*-D-吡喃葡糖基-(1→4)-*O*-*α*- D-吡喃葡糖基-(1→4)D-葡萄糖

CAS 登录号 56180-94-0

INN list 40

药效分类 α糖苷酶抑制药，抗糖尿病药

阿卡地新

Acadesine（*INN*）

化学结构式

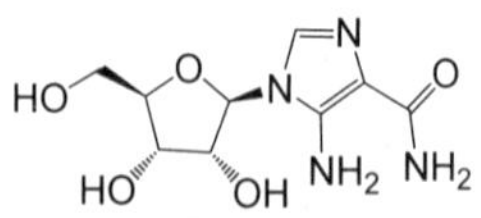

分子式和分子量 $C_9H_{14}N_4O_5$ 258.23

化学名 5-Amino-1-(1-*β*-D-ribofuranosyl)imidazole -4-carboxamide

5-氨基-1-(1-*β* -D-呋喃核糖基)咪唑-4-甲酰胺

CAS 登录号 2627-69-2

INN list 64

药效分类 循环系统药物

阿卡利塞

Acalisib（*INN*）

分子式和分子量 $C_{21}H_{16}FN_7O$ 401.40

化学结构式

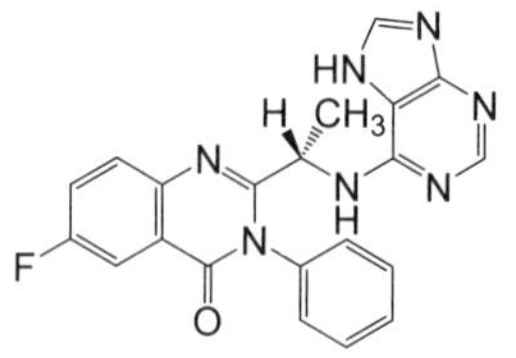

化学名 6-Fluoro-3-phenyl-2-[(1*S*)-1-(7*H*-purin-6-ylamino)ethyl] quinazolin-4(3*H*)-one

6-氟-3-苯基-2-[(1*S*)-1-(7*H*-嘌呤-6-基氨基)乙基]喹唑啉-4(3*H*)-酮

CAS 登录号 870281-34-8

INN list 109

药效分类 抗肿瘤药

阿卡嗪

Acaprazine（*INN*）

化学结构式

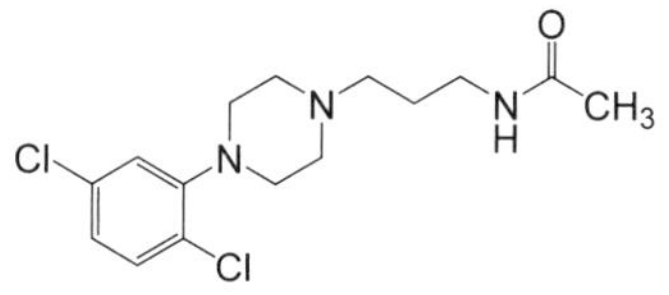

分子式和分子量 $C_{15}H_{21}Cl_2N_3O$ 330.25

化学名 *N*-[3-[4-(2,5-Dichlorophenyl)-1-piperazinyl]propyl]acetamide

N-[3-[4-(2,5-二氯苯基)-1-哌嗪基]丙基]乙酰胺

CAS 登录号 55485-20-6

INN list 33

药效分类 抗青光眼药

阿卡他定

Alcaftadine（*INN*）

化学结构式

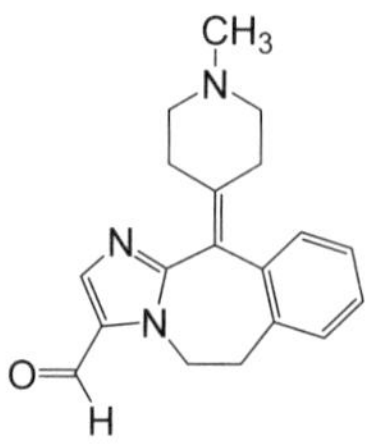

分子式和分子量 $C_{19}H_{21}N_3O$ 307.39

化学名 11-(1-Methylpiperidin-4-ylidene)-6,11-dihydro-5*H*-imidazolo[2,1-*b*] [3] benzazepine-3-carbaldehyde

11-(1-甲基哌啶-4-亚基)- 6,11-二氢-5*H*-咪唑并[2,1-*b*] [3]苯并氮杂䓬-3-甲醛

CAS 登录号 147084-10-4

INN list 94

药效分类 抗组胺药

阿坎酸

Acamprosate（*INN*）

化学结构式

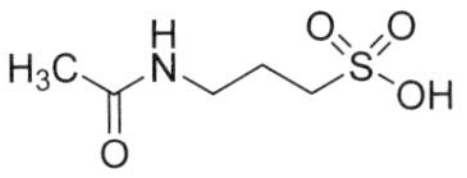

分子式和分子量 $C_5H_{11}NO_4S$ 181.21

化学名 3-(Acetylamino) propane-1-sulfonic acid

3-(乙酰氨基)丙烷-1-磺酸

CAS 登录号 77337-76-9; 77337-73-6[钙盐]

INN list 61

药效分类 精神调节药，抗酒精依赖药

阿考比芬

Acolbifene（*INN*）

化学结构式

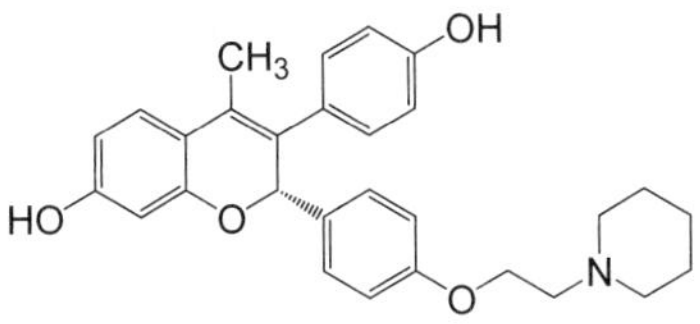

分子式和分子量 $C_{29}H_{31}NO_4$ 457.57

化学名 (2*S*)-3-(4-Hydroxyphenyl)-4-methyl-2-[4-[2-(piperidin-1-yl)ethoxy] phenyl]-2*H*-1-benzopyran-7-ol

(2*S*)-3-(4-羟基苯基)-4-甲基-2-[4-[2-(哌啶-1基)乙氧基]苯基]-2*H*-苯并吡喃-7-醇

CAS 登录号 182167-02-8; 252555-01-4[盐酸盐]

INN list 86

药效分类 抗雌激素药

阿考达唑

Acodazole（*INN*）

化学结构式

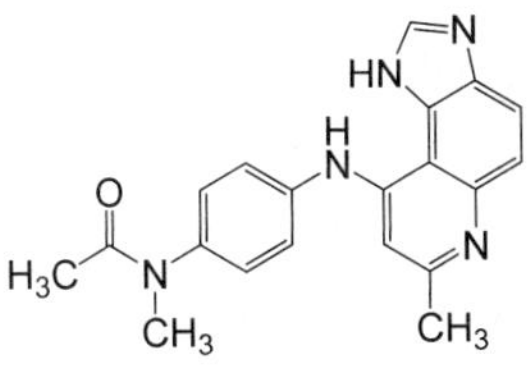

分子式和分子量 $C_{20}H_{19}N_5O$ 345.41

化学名 *N*-Methyl-4'-[(7-methyl-1*H*-imidazo [4,5-*f*]quinolin-9-yl) amino] acetanilide

N-甲基-4'-[(7-甲基-1*H*-咪唑并[4, 5-*f*]喹啉-9-基)氨基]乙酰苯胺

CAS 登录号 79152-85-5; 55435-65-9[单盐酸盐]

INN list 48

药效分类 抗肿瘤药

阿考米迪

Acoramidis（*INN*）

化学结构式

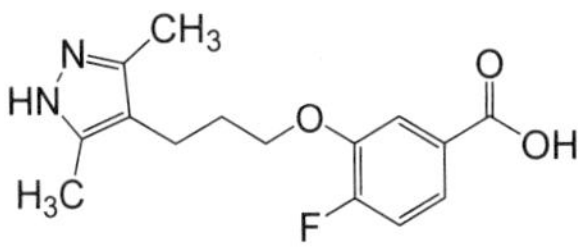

分子式和分子量 $C_{15}H_{17}FN_2O_3$ 292.31

化学名 3-[3-(3,5-Dimethyl-1*H*-pyrazol-4-yl)propoxy]-4-fluorobenzoic acid

3-[3-(3,5-二甲基-1*H*-吡唑-4-基)丙氧基]-4-氟苯甲酸

CAS 登录号 1446711-81-4

INN list 122

药效分类 淀粉样纤维沉积抑制药

阿考硼罗

Acoziborole（*INN*）

化学结构式

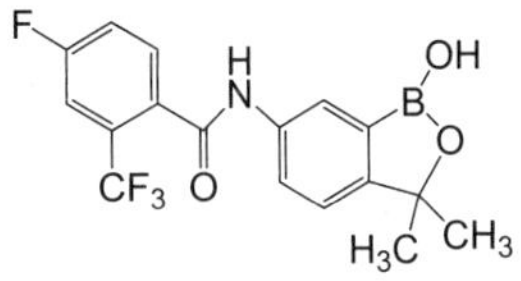

分子式和分子量 $C_{17}H_{14}BF_4NO_3$ 367.10

化学名 4-Fluoro-*N*-(1-hydroxy-3,3-dimethyl-1,3-dihydro-2,1-benzoxaborol-6-yl)-2-(trifluoromethyl)benzamide

4-氟-*N*-(1-羟基-3,3-二甲基-1,3-二氢-2,1-苯并氧硼唑-6-基)-2-(三氟甲基)苯甲酰胺

CAS 登录号 1266084-51-8

INN list 116

药效分类 抗寄生虫药

阿考替胺

Acotiamide（*INN*）

化学结构式

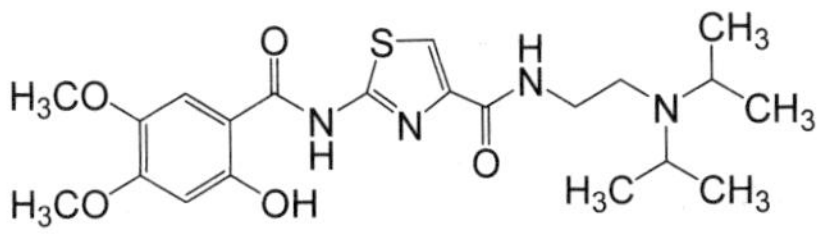

分子式和分子量 $C_{21}H_{30}N_4O_5S$ 450.55

化学名 *N*-[2-[Bis (1-methylethyl)amino]ethyl]-2-[(2-hydroxy-4, 5-dimethoxybenzoyl) amino] thiazole-4-carboxamide

N-[2-[双(1-甲基乙基)氨基]乙基]-2-[(2-羟基-4, 5-二甲氧基苯甲酰)氨基]噻唑-4-甲酰胺

CAS 登录号 185106-16-5; 773092-05-0 [单盐酸盐三水合物]

INN list 91

药效分类 镇痛药

阿考烟肼

Aconiazide（*INN*）

化学结构式

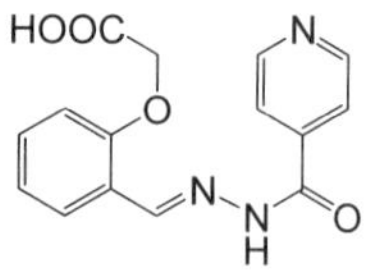

分子式和分子量　$C_{15}H_{13}N_3O_4$　299.28

化学名　Isonicotinic acid [*o*-(carboxymethoxy)benzyliden] hydrazide

异烟酸[2-(羧甲氧基)苯亚基]酰肼

CAS 登录号　13410-86-1

INN list　12

药效分类　抗结核药

阿可乐定

Apraclonidine（*INN*）

化学结构式

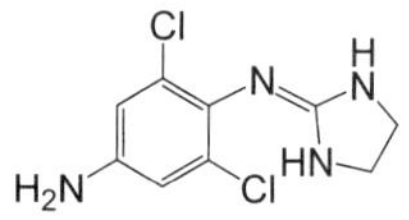

分子式和分子量　$C_9H_{10}Cl_2N_4$　245.11

化学名　2-[(4-Amino-2,6-dichlorophenyl)imino]imidazolidine

2-[(4-氨基-2,6-二氯苯基)氨亚基]咪唑啉

CAS 登录号　66711-21-5; 73218-79-8[单盐酸盐]

INN list　59

药效分类　α_2受体激动药

阿可替尼

Acalabrutinib（*INN*）

化学结构式

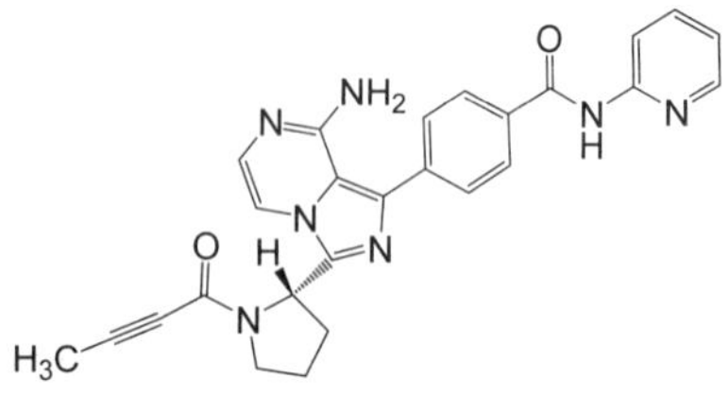

分子式和分子量　$C_{26}H_{23}N_7O_2$　465.19

化学名　4-{8-Amino-3-[(2*S*)-1-(but-2-ynoyl)pyrrolidin-2-yl]imidazo[1,5-*a*]pyrazin-1-yl}-*N*-(pyridin-2-yl)benzamide

4-{8-氨基-3-[(2*S*)-1-(丁-2-炔酰基)吡咯-2-基]咪唑并[1,5-*a*]吡嗪-1-基}-*N*-(吡啶-2-基)苯甲酰胺

CAS 登录号　1420477-60-6

INN list　113

药效分类　抗肿瘤药

阿克海林

Acrihellin（*INN*）

化学结构式

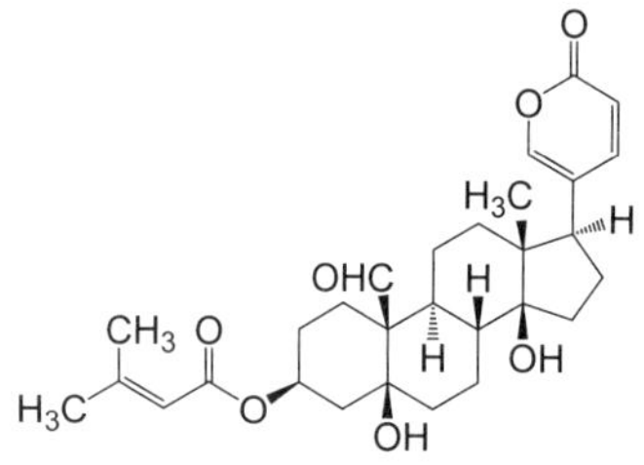

分子式和分子量　$C_{29}H_{38}O_7$　498.61

化学名　(3*β*,5*β*)-5,14-Dihydroxy-3-[(3-methyl-1-oxo-2-butenyl)oxy]-19-oxobufa-20,22-dienolide

(3*β*,5*β*)-5,14-二羟基-3-[(3-甲基-1-氧代-2-丁烯酰基)氧基]-19-氧代蟾甾-20,22-二烯内酯

CAS 登录号　67696-82-6

INN list　43

药效分类　强心药

阿克拉宁

Actaplanin（*INN*）

化学结构式

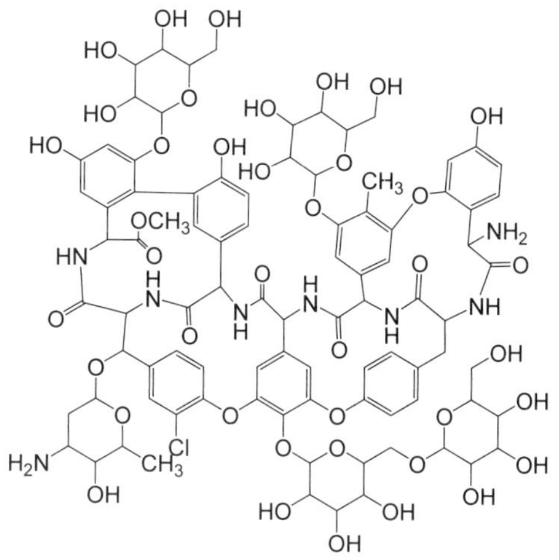

分子式和分子量　$C_{90}H_{101}ClN_8O_{40}$　1970.25

化学名　Methyl 22-amino-2-(4-amino-5-hydroxy-6-methyloxan-2-yl)oxy-5-chloro-26,44,49-trihydroxy-30-methyl-21,35,38,54,56,59-hexaoxo-31,47-bis[[3,4,5-trihydroxy-6-(hydroxymethyl)oxan-2-yl]oxy]-64-[3,4,5-trihydroxy-6-[[3,4,5-trihydroxy-6-(hydroxymethyl)oxan-2-yl]oxymethyl]oxan-2-yl]oxy-7,13,28-trioxa-20,36,39,53,55,58-hexazaundecacyclo[38.14.2.$2^{3,6}$.$2^{14,17}$.$2^{19,34}$.$1^{8,12}$.$1^{23,27}$.$1^{29,33}$.$1^{41,45}$.$0^{10,37}$.$0^{46,51}$]hexahexaconta-3,5,8,10,12(64),14(63),15,17(62),23(61),24,26,29,31,33(60),41(57),42,44,46(51),47,49,65-henicosaene-52-carboxylate

甲基 22-氨基-2-(4-氨基-5-羟基-6-甲基氧杂环己烷-2-基)氧基-5-氯-26,44,49-三羟基-30-甲基-21,35,38,54,56,59-六氧代-31,47-双[[3,4,5-三羟基-6-(羟甲基)氧杂环己烷-2-基]氧基]-64-[3,4,5-三羟基-6-[[3,4,5-三羟基-6-(羟甲基)氧杂环己烷-

2-基]氧甲基]氧杂环己烷-2-基]氧基-7,13,28-三氧杂-20,36,39,53,55,58-六氮杂十一环[38.14.2.2^{3,6}.2^{14,17}.2^{19,34}.1^{8,12}.1^{23,27}.1^{29,33}.1^{41,45}.0^{10,37}.0^{46,51}]六十六烷-3,5,8,10,12(64),14(63),15,17(62),23(61),24,26,29,31,33(60),41(57),42,44,46(51),47,49,65-二十一烯-52-羧酸酯

CAS 登录号 37305-75-2

INN list 34

药效分类 生长促进药，抗生素类药

阿克兰酯

Aclantate（*INN*）

化学结构式

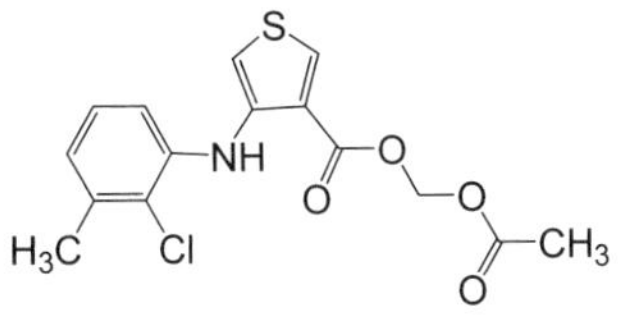

分子式和分子量 $C_{15}H_{14}ClNO_4S$ 339.79

化学名 Acetyloxymethyl 4-(2-chloro-3-methylanilino)thiophene-3-carboxylate

乙酰氧基甲基 4-(2-氯-3-甲基苯氨基)噻吩-3-羧酸酯

CAS 登录号 39633-62-0

INN list 27

药效分类 抗炎药

阿克罗宁

Acronine（*INN*）

化学结构式

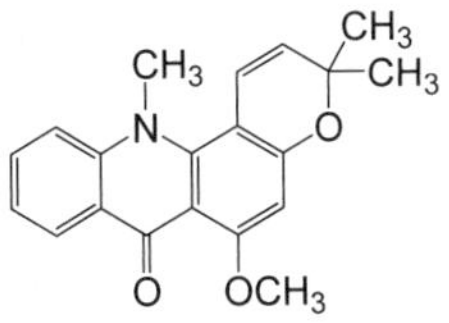

分子式和分子量 $C_{20}H_{19}NO_3$ 321.37

化学名 3,12-Dihydro-6-methoxy-3,3,12-trimethyl-7*H*-pyrano[2,3-*c*]acridin-7-one

3,12-二氢-6-甲氧基-3,3,12-三甲基-7*H*-吡喃并[2, 3-*c*]吖啶-7-酮

CAS 登录号 7008-42-6

INN list 22

药效分类 抗肿瘤药

阿克洛胺

Aklomide（*INN*）

化学结构式

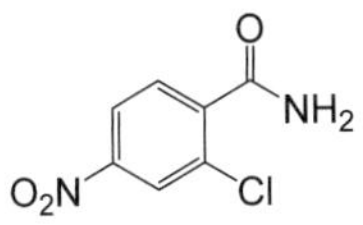

分子式和分子量 $C_7H_5ClN_2O_3$ 200.58

化学名 2-Chloro-4- nitrobenzamide

2-氯-4-硝基苯甲酰胺

CAS 登录号 3011-89-0

INN list 15

药效分类 抗球虫药

阿克莫司他

Aclimostat（*INN*）

化学结构式

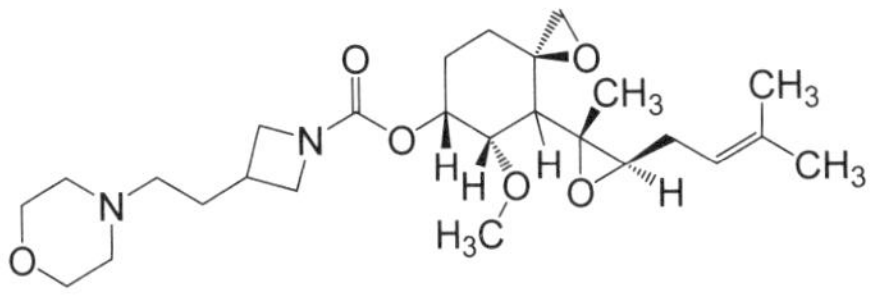

分子式和分子量 $C_{26}H_{42}N_2O_6$ 478.63

化学名 (3*R*,4*S*,5*S*,6*R*)-5-Methoxy-4-[(2*R*,3*R*)-2-methyl-3-(3-methylbut-2-en-1-yl)oxiran-2-yl]-1-oxaspiro[2.5]octan-6-yl 3-[2-(morpholin-4-yl)ethyl]azetidine-1-carboxylate

(3*R*,4*S*,5*S*,6*R*)-5-甲氧基-4-[(2*R*,3*R*)-2-甲基-3-(3-甲基-丁-2-烯-1-基)氧杂环丙烷-2-基] -1 -氧杂螺 [2.5] 辛烷-6-基 3-[2-(吗啉-4-基)乙基]氮杂环丁烷-1-甲酸酯

CAS 登录号 2082752-83-6

INN list 120

药效分类 蛋氨酸氨基肽酶 2(MetAP2)抑制药

阿克奈德

Acrocinonide（*INN*）

化学结构式

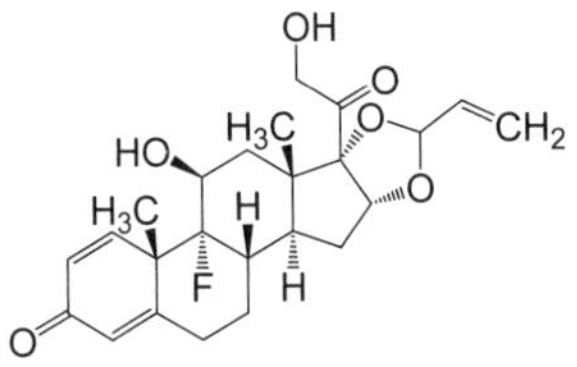

分子式和分子量 $C_{24}H_{29}FO_6$ 432.48

化学名 9*α*-Fluoro-11*β*,16*α*,17*α*,21-tetrahydroxypregna-1,4-diene-3,20- dione cyclic 16, 17- acetal with acrolein

9*α*-氟-11*β*,16*α*,17*α*, 21-四羟基孕甾-1, 4-二烯-3, 20-二酮环16, 17-缩丙烯醛

CAS 登录号 28971-58-6

INN list 27

药效分类 肾上腺皮质激素类药

阿克尼布

Acrizanib（*INN*）

化学结构式

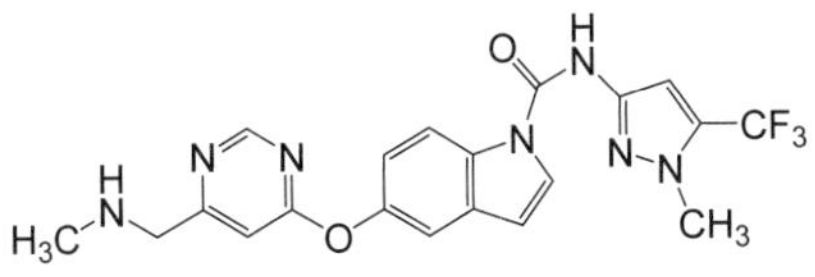

分子式和分子量 $C_{20}H_{18}F_3N_7O_2$ 445.41

化学名 5-({6-[(Methylamino)methyl]pyrimidin-4-yl}oxy)-*N*-[1-methyl-5-(trifluoromethyl)-1*H*-pyrazol-3-yl]-1*H*-indole-1-carboxamide

5-({6-[(甲氨基)甲基]嘧啶-4-基}氧)-*N*-[1-甲基-5-(三氟甲基)-1*H*-吡唑-3-基]-1*H*-吲哚-1-甲酰胺

CAS 登录号 1229453-99-9

INN list 116

药效分类 血管生成抑制药

阿克索胺

Actisomide（*INN*）

化学结构式

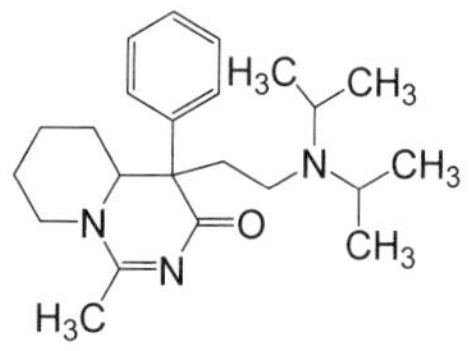

分子式和分子量 $C_{23}H_{35}N_3O$ 369.54

化学名 (±)-*cis*-4-[2-(Diisopropylamino) ethyl]-4,4*a*,5,6,7,8-hexahydro-1-methyl-4-phenyl- 3*H*-pyrido[1,2-*c*] pyrimidin-3-one

(±)-顺-4-[2- (二异丙氨基)乙基]-4,4*a*,5,6,7,8-六氢-1-甲基-4-苯基-3*H*-哌啶并[1,2-*c*]嘧啶-3-酮

CAS 登录号 96914-39-5

INN list 60

药效分类 抗心律失常药

阿克他利

Actarit（*INN*）

化学结构式

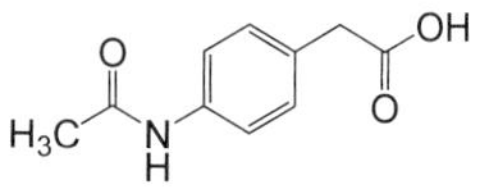

分子式和分子量 $C_{10}H_{11}NO_3$ 193.20

化学名 (*p*-Acetamidophenyl) acetic acid

(4-乙酰氨基苯基)乙酸

CAS 登录号 18699-02- 0

INN list 62

药效分类 抗关节炎药

阿克汀喹

Actinoquinol（*INN*）

化学结构式

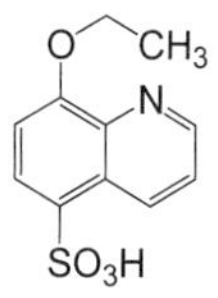

分子式和分子量 $C_{11}H_{11}NSO_4$ 253.27

化学名 8-Ethoxy-5-quinolinesulfonic acid

8-乙氧基-5-喹啉磺酸

CAS 登录号 15301-40-3; 7246-07-3 [钠盐]

INN list 15

药效分类 防紫外线药

阿库氯铵

Alcuronium Chloride（*INN*）

化学结构式

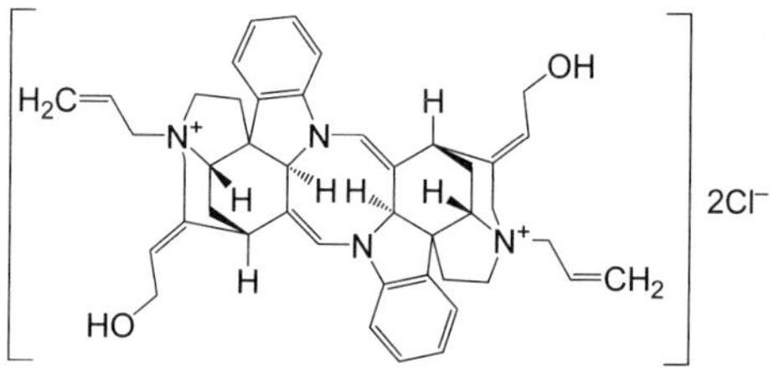

分子式和分子量 $C_{44}H_{50}Cl_2N_4O_2$ 737.80

化学名 *N*, *N*-Diallylnortoxiferinium dichloride

二氯化 *N*,*N*-二丙烯基去甲毒马钱碱铵

CAS 登录号 15180-03-7

INN list 17

药效分类 神经肌肉阻断药

阿库马莫德

Acumapimod（*INN*）

化学结构式

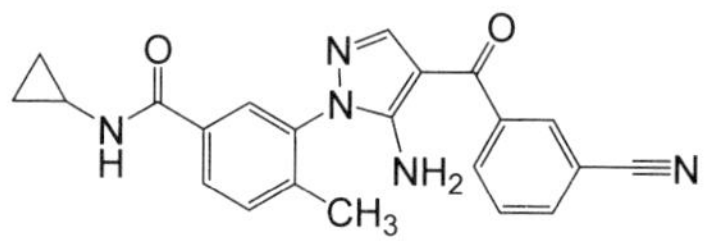

分子式和分子量 $C_{22}H_{19}N_5O_2$ 385.43

化学名 3-[5-Amino-4-(3-cyanobenzoyl)-1*H*-pyrazol-1-yl]-*N*-cyclopropyl-4-methylbenzamide

3-[5-氨基-4-(3-氰基苯甲酰基)-1*H*-吡唑-1-基]-*N*-环丙基-4-甲基苯甲酰胺

CAS 登录号 836683-15-9

INN list 111

药效分类 免疫调节药

阿喹司特

Ataquimast（*INN*）

化学结构式

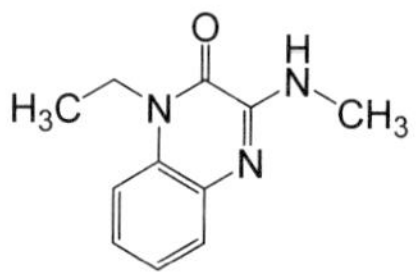

分子式和分子量 $C_{11}H_{13}N_3O$ 203.24

化学名 1-Ethyl-3-methylamino-2(1*H*)-quinoxalinone

1-乙基-3-甲氨基-2(1*H*)-喹喔啉酮

CAS 登录号 182316-31-0

INN list 82

药效分类 平喘药，抗过敏药

阿拉丙酯

Alaproclate（*INN*）

化学结构式

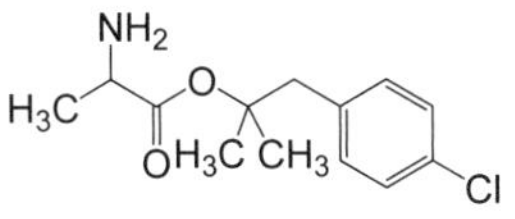

分子式和分子量 $C_{13}H_{18}ClNO_2$ 255.74

化学名 [1-(4-Chlorophenyl)-2-methylpropan-2-yl] 2-aminopropanoate

[1-(4-氯苯基)-2-甲基丙-2-基] 2-氨基丙酸酯

CAS 登录号 60719-82-6

INN list 38

药效分类 5-羟色胺受体拮抗药，抗抑郁药

阿拉康唑

Arasertaconazole（*INN*）

化学结构式

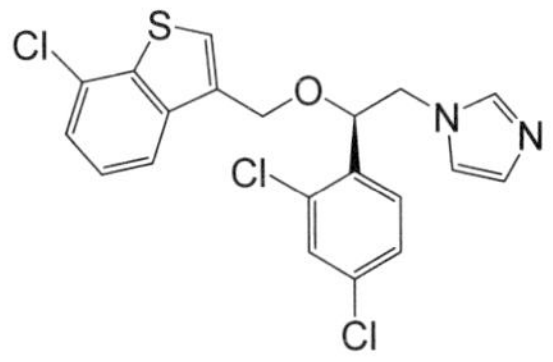

分子式和分子量 $C_{20}H_{15}Cl_3N_2OS$ 437.77

化学名 1-[(2*R*)-2-[(7-Chloro-1-benzothiophen-3-yl)methoxy]-2-(2,4-dichlorophenyl)ethyl]-1*H*-imidazole

1-[(2*R*)-2-[(7-氯-1-苯并噻吩-3-基)甲氧基]-2-(2,4-二氯苯基)乙基)]-1*H*-咪唑

CAS 登录号 583057-48-1

INN list 93

药效分类 抗真菌药

阿拉立安

Aladorian（*INN*）

化学结构式

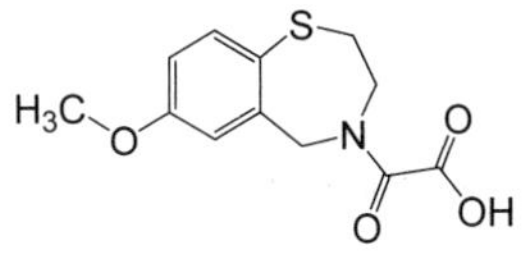

分子式和分子量 $C_{12}H_{13}NO_4S$ 267.06

化学名 (7-Methoxy-2,3-dihydro-1,4-benzothiazepin-4(5*H*)-yl) oxoacetic acid

(7-甲氧基-2,3-二氢-1,4-苯并硫氮杂草-4(5*H*)-基)氧代乙酸

CAS 登录号 865433-00-7

INN list 107

药效分类 抗心律失常药

阿拉磷

Alafosfalin（*INN*）

化学结构式

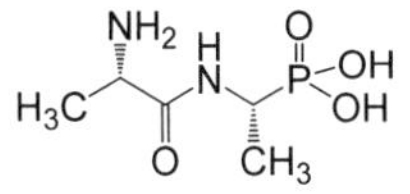

分子式和分子量 $C_5H_{13}N_2O_4P$ 196.14

化学名 [(1*R*)-1-[(2*S*)-2-Aminopropionamido] ethyl] phosphonic acid

[(1*R*)-1-[(2*S*)-2-氨基丙酰氨基]乙基]膦酸

CAS 登录号 60668-24-8

INN list 41

药效分类 抗感染药

阿拉洛芬

Araprofen（*INN*）

化学结构式

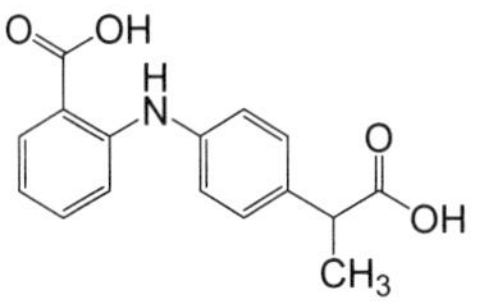

分子式和分子量 $C_{16}H_{15}NO_4$ 285.29

化学名 (±)-*p*-(*o*-Carboxyanilino)hydratropic acid

(±)-4-(2-羧基苯氨基)氢化阿托酸

CAS 登录号 15250-13-2

INN list 65

药效分类 抗炎镇痛药

阿拉氯胺

Alagebrium Chloride（*INN*）

化学结构式

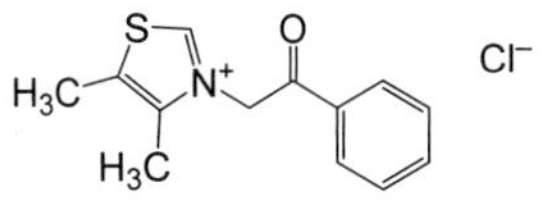

分子式和分子量 $C_{13}H_{14}ClNOS$ 267.77

化学名 4, 5-Dimethyl-3-(2-oxo-2-phenylethyl) thiazolium chloride

氯化 4, 5-二甲基-3-(2-氧代-2-苯乙基)噻唑鎓

CAS 登录号 341028-37-3

INN list 91

药效分类 影响蛋白糖基化药

阿拉诺丁

Aranotin（*INN*）

化学结构式

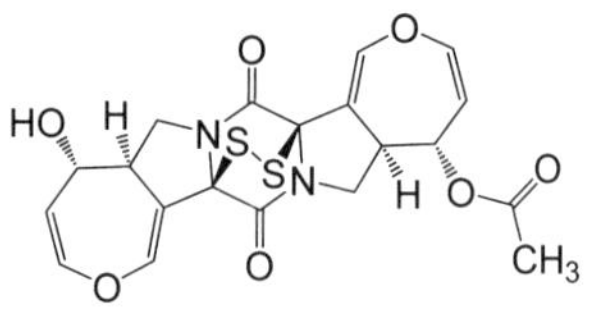

分子式和分子量　$C_{20}H_{18}N_2O_7S_2$　462.50

化学名　5,5*a*,13,13*a*-Tetrahydro-5,13-dihydroxy-8*H*,16*H*-7*a*,15*a*-epidithio-7*H*,15*H* -bisoxepino[3',4':4,5]pyrrolo[1,2-a:l',2'-*d*]pyrazine-7,15-dione 5-acetate

5,5*a*,13,13*a*-四氢-5,13-二羟基-8*H*,16*H*-7*a*,15*a*-环二硫键-7*H*,15*H*-双氧杂草并[3',4':4,5]吡咯并[1,2-*a*:l',2'-*d*]吡嗪-7,15-二酮 5-乙酸酯

CAS 登录号　19885-51-9

INN list　21

药效分类　抗病毒药

阿拉诺新

Alanosine（*INN*）

化学结构式

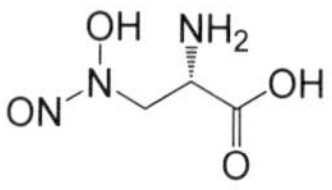

分子式和分子量　$C_3H_7N_3O_4$　149.11

化学名　(−)-(*S*) -2-Amino-3- (hydroxyl-nitrosamino) propionic acid

(−)- (*S*)-2-氨基-3- (羟基亚硝酰氨基)丙酸

CAS 登录号　5854-93-3

INN list　48

药效分类　抗肿瘤药

阿拉普利

Alacepril（*INN*）

化学结构式

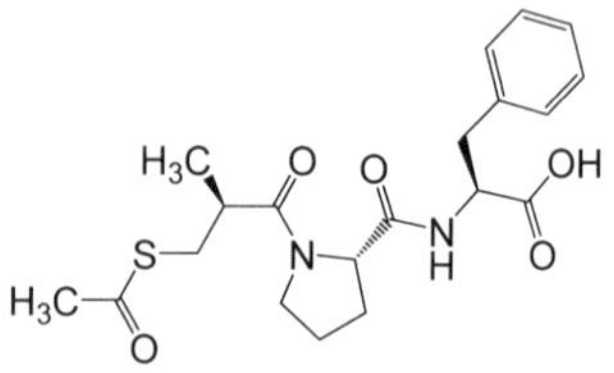

分子式和分子量　$C_{20}H_{26}N_2O_5S$　406.50

化学名　(2*S*)-2-[[(2*S*)-1-[(2*S*)-3-Acetylsulfanyl-2-methylpropanoyl] pyrrolidine-2-carbonyl]amino]-3-phenylpropanoic acid

(2*S*)-2-[[(2*S*)-1-[(2*S*)-3-乙酰基硫基-2-甲基丙酰基]吡咯烷-2-甲酰基]氨基]-3-苯基丙酸

CAS 登录号　74258-86-9

INN list　50

药效分类　抗高血压药，血管紧张素转换酶抑制药

阿拉沙星

Alatrofloxacin（*INN*）

化学结构式

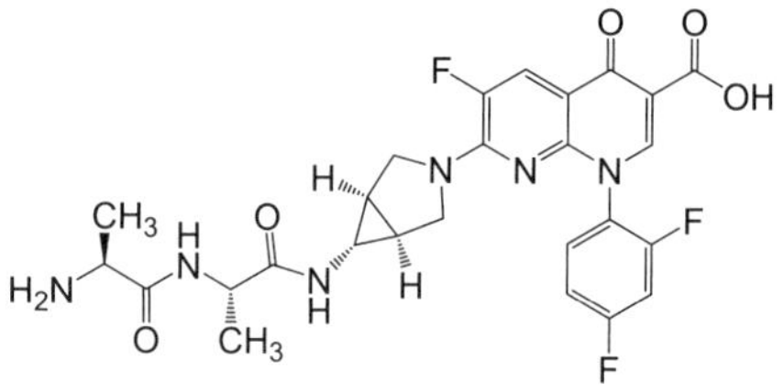

分子式和分子量　$C_{26}H_{25}F_3N_6O_5$　558.52

化学名　7-[(1*R*,5*S*,6*S*)-6-[(*S*)-2-[(*S*)-2-Aminopropionamido] propionamido]-3-azabicylco[3.1.0]-hex-3-yl]-1-(2,4-difluorophenyl)-6-fluoro-1, 4-dihydro-4-oxo-1, 8-naphthyridine-3-carboxylic acid

7-[(1*R*,5*S*,6*S*) -6-[(*S*)-2-[(*S*) -2-氨基丙酰氨基]丙酰氨基]-3-氮杂双环[3.1.0]-己烷-基]-1-(2, 4-二氟苯基)-6-氟-1, 4-二氢-4-氧代-1, 8-萘啶-3-羧酸

CAS 登录号　157182-32-6; 146961-77-5[单甲磺酸盐]

INN list　75

药效分类　抗菌药

阿拉司琼

Arazasetron（*INN*）

化学结构式

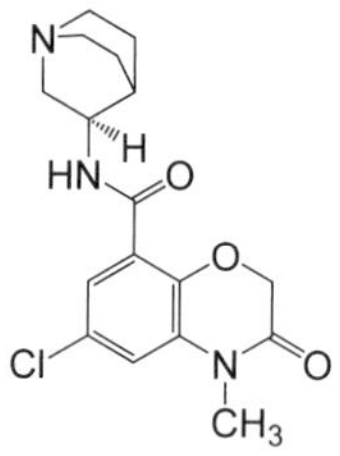

分子式和分子量　$C_{17}H_{20}ClN_3O_3$　349.82

化学名　*N*-[(3*R*)-1-Azabicyclo[2.2.2]octan-3-yl]-6-chloro-4-methyl-3-oxo-3,4-dihydro-2*H*-1,4-benzoxazine-8-carboxamide

N-[(3*R*)-1-氮杂双环[2.2.2]辛烷-3-基]-6-氯-4-甲基-3-氧代-3,4-二氢-2*H*-1,4-苯并噁嗪-8-甲酰胺

CAS 登录号　2025360-90-9

INN list　118

药效分类　5-羟色胺受体拮抗药

阿拉韦罗

Aplaviroc（*INN*）

分子式和分子量　$C_{33}H_{43}N_3O_6$　577.72

化学结构式

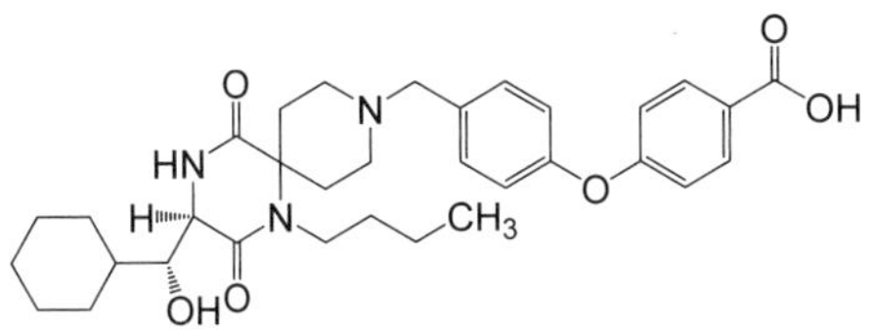

化学名 4-[4-[[(3*R*)-1-Butyl-3-[(*R*)-cyclohexylhydroxymethyl]-2,5-dioxo-1,4,9- triazaspiro[5.5]undecn-9-yl]methyl]phenoxy]benzoic acid

4-[4-[[(3*R*)-1-丁基-3-[(*R*)-环己基羟甲基]-2,5-二氧代-1,4,9-三氮杂螺[5.5]十一烷-9-基]甲基]苯氧基]苯甲酸

CAS 登录号 461443-59-4; 461023-63-2[盐酸盐]

INN list 94

药效分类 抗病毒药

阿来必利

Alepride（*INN*）

化学结构式

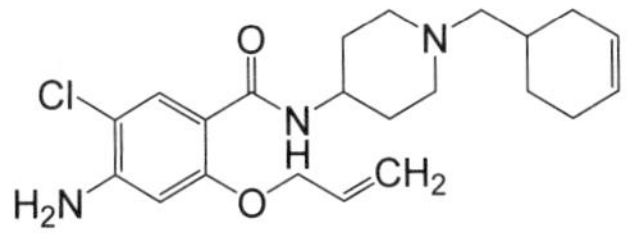

分子式和分子量 $C_{22}H_{30}ClN_3O_2$ 403.95

化学名 2-(Allyloxy)-4-amino-5-chloro-*N*-[1-(3-cyclohexen-1-ylmethyl) -4- piperidyl] benzamide

2- (烯丙氧基)-4-氨基-5-氯-*N*-[1-(3-环乙烯-1-基甲基)-4-哌啶基]苯甲酰胺

CAS 登录号 66564-15-6

INN list 40

药效分类 镇吐药

阿来司酮

Aglepristone（*INN*）

化学结构式

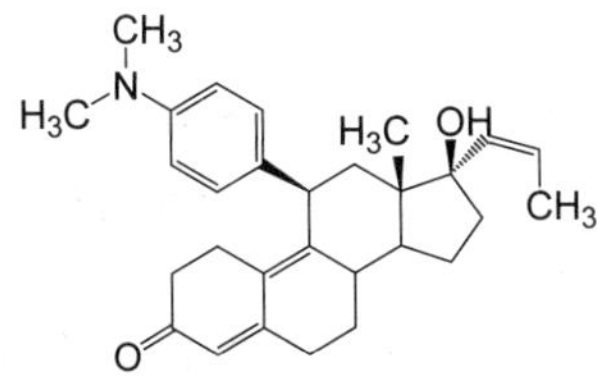

分子式和分子量 $C_{29}H_{37}NO_2$ 431.61

化学名 11*β*-[*p*-(Dimethylamino)-phenyl]-17*β*-hydroxyl-17-[(*Z*)-propenyl] estra- 4, 9-dien-3-one

11*β*-[4-(二甲氨基)-苯基]-17*β*-羟基-17-[(*Z*)-丙烯基]雌甾-4,9-二烯-3-酮

CAS 登录号 124478-60-0

INN list 70

药效分类 孕酮受体拮抗药，堕胎药

阿来替尼

Alectinib（*INN*）

化学结构式

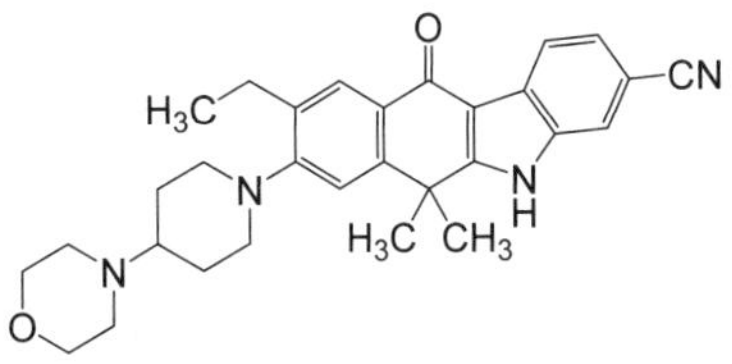

分子式和分子量 $C_{30}H_{34}N_4O_2$ 482.63

化学名 9-Ethyl-6,6-dimethyl-8-[4-(morpholin-4-yl)piperidin-1-yl]-11-oxo-6,11-dihydro-5*H*-benzo[*b*]carbazole-3-carbonitrile

9-乙基-6,6-二甲基-8-[4-(吗啉-4-基)哌啶-1-基]-11-氧代-6,11-二氢-5*H*-苯并[*b*]咔唑-3-腈

CAS 登录号 1256580-46-7

INN list 108

药效分类 酪氨酸激酶抑制药，抗肿瘤药

阿来西定

Alexidine（*INN*）

化学结构式

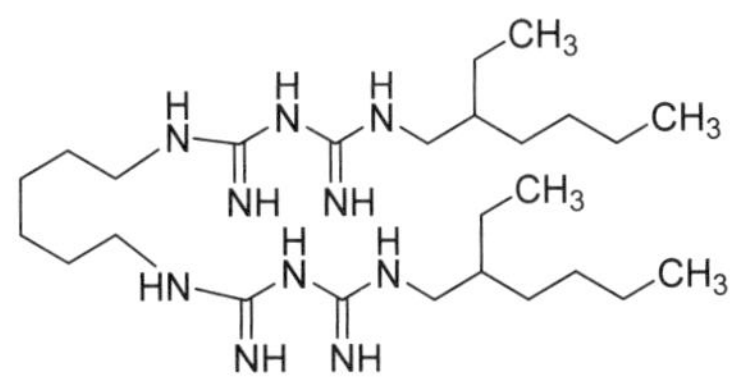

分子式和分子量 $C_{26}H_{56}N_{10}$ 508.79

化学名 1, 1' -Hexamethylenebis [5-(2-ethylhexyl) biguanide]

1, 1'-六甲叉基双[5- (2-乙基己基)双胍]

CAS 登录号 22573-93-9

INN list 21

药效分类 消毒防腐药

阿来西宁

Aleplasinin（*INN*）

化学结构式

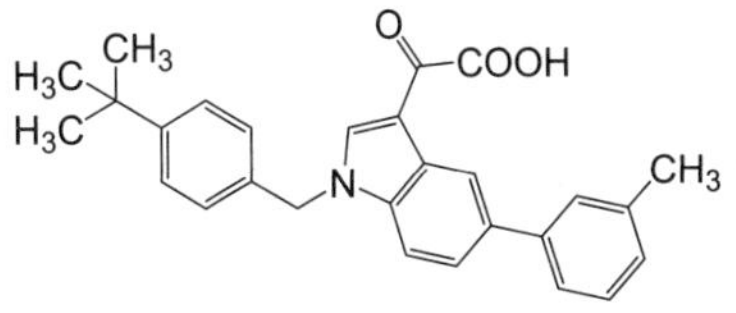

分子式和分子量 $C_{28}H_{27}NO_3$ 425.52

化学名 2-[1-[(4-*tert*-Butylphenyl)methyl]-5-(3-methylphenyl)-1*H*-indol-3-yl]-2-oxoacetic acid

2-[1-[(4-叔丁基苯基)甲基]-5-(3-甲基苯基)-1*H*-吲哚-3-基]-2-氧代乙酸

CAS 登录号 481629-87-2

INN list 98

药效分类　1 型纤溶酶原激活物 (PAI-1)抑制药

阿兰西那

Alemcinal（*INN*）

化学结构式

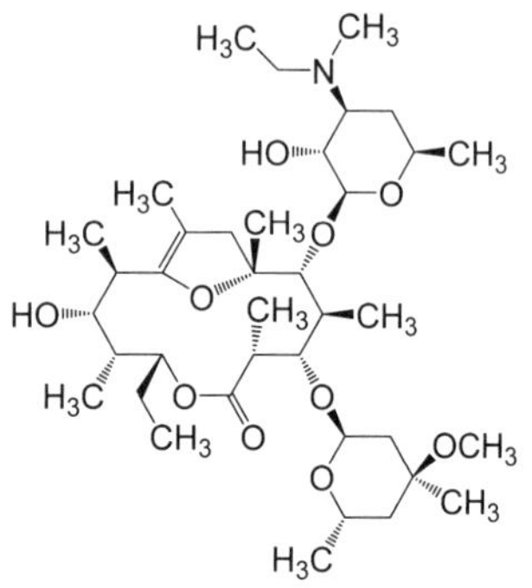

分子式和分子量　$C_{38}H_{67}NO_{10}$　697.94

化学名　8,9-Didehydro-*N*-demethyl-9-deoxo-4",6,12-trideoxy-6, 9-epoxy -*N*- ethylerythromycin

8, 9-二脱氢-*N*-脱甲基-9-脱氧- 4", 6, 12-三脱氧- 6, 9-桥氧 -*N*-乙基红霉素

CAS 登录号　150785-53-8

INN list　82

药效分类　胃肠促动药，胃动素激动药

阿雷地平

Aranidipine（*INN*）

化学结构式

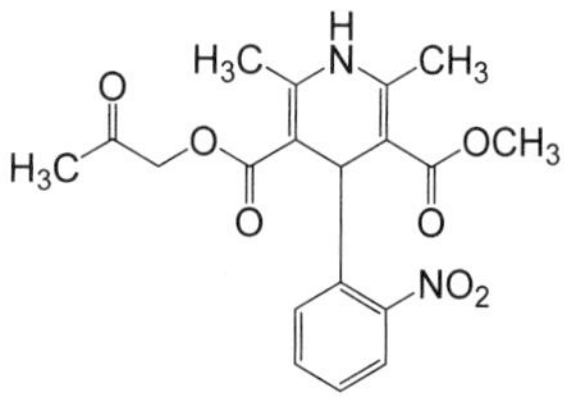

分子式和分子量　$C_{19}H_{20}N_2O_7$　388.37

化学名　(±)-Acetonyl methyl 1,4-dihydro-2,6-dimethyl-4-(*o*-nitrophenyl) -3,5-pyridinedicarboxylate

(±)-乙酰甲基　甲基　1,4-二氢-2,6-二甲基-4-(2-硝基苯基)-3,5-吡啶二羧酸二酯

CAS 登录号　86780-90-7

INN list　69

药效分类　钙通道阻滞药

阿雷沙星

Acorafloxacin（*INN*）

化学结构式

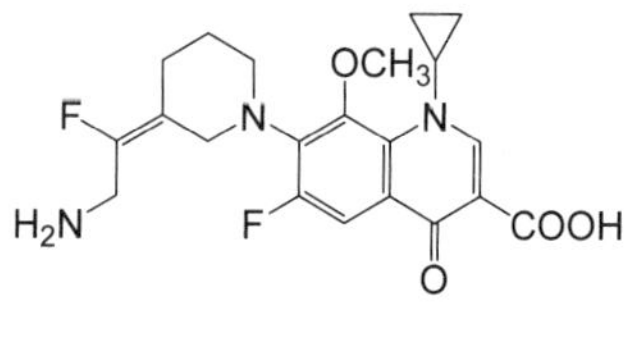

分子式和分子量　$C_{21}H_{23}F_2N_3O_4$　419.42

化学名　7-[(3*E*)-3-(2-Amino-1-fluoroethylidene)piperidin-1-yl]-1-cyclopropyl-6-fluoro-8-methoxy-4-oxoquinoline-3-carboxylic acid

7-[(3*E*)-3-(2-氨基-1-氟乙亚基)哌啶-1-基]-1-环丙基-6-氟-8-甲氧基-4-氧代喹诺啉-3-甲酸

CAS 登录号　878592-87-1

INN list　111

药效分类　抗菌药

阿雷司他

Apratastat（*INN*）

化学结构式

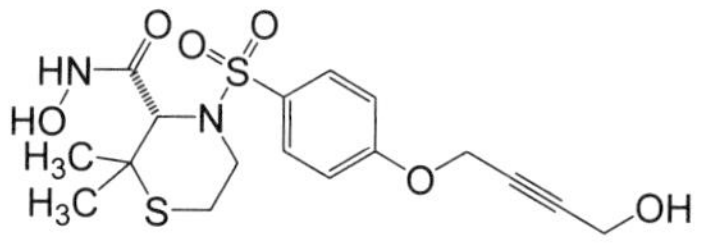

分子式和分子量　$C_{17}H_{22}N_2O_6S_2$　414.50

化学名　(3*S*)-*N*-Hydroxy-4-[[4-[(4-hydroxybut-2-ynyl)oxy]phenyl] sulfonyl]-2,2- dimethylthiomorpholine-3-carboxamide

(3*S*)-*N*-羟基-4-[[4-[(4-羟基-2-丁炔基)氧基]苯基]磺酰基]-2,2-二甲基硫代吗啉-3-甲酰胺

CAS 登录号　287405-51-0

INN list　93

药效分类　抗风湿药，TNF-α 转换酶抑制药

阿立必利

Alizapride（*INN*）

化学结构式

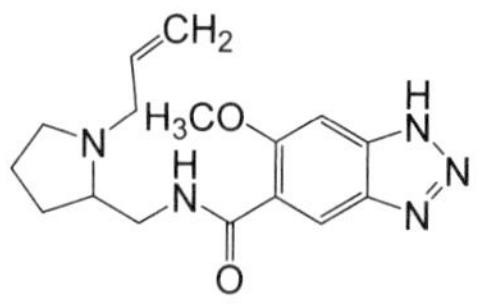

分子式和分子量　$C_{16}H_{21}N_5O_2$　315.37

化学名　*N*-[(1-Allyl-2-pyrrolidinyl) methyl]-6-methoxy-1*H*-benzotriazole -5- carboxamide

N-[(1-丙烯基-2-吡咯烷基)甲基]-6-甲氧基-1*H*-苯并三氮唑-5-甲酰胺

CAS 登录号　59338-93-1

INN list　43

药效分类　镇吐药

阿立哌唑

Aripiprazole（*INN*）

分子式和分子量　$C_{23}H_{27}Cl_2N_3O_2$　448.39

化学结构式

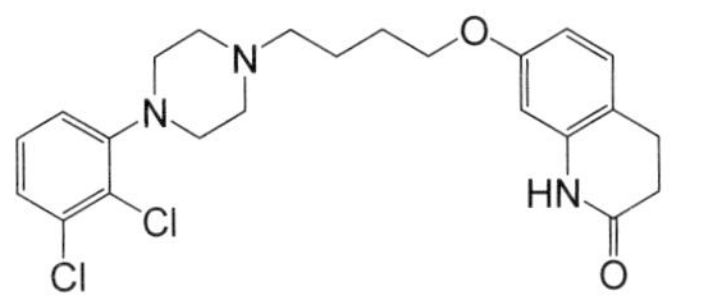

化学名 7-[4-[4-(2,3-Dichlorophenyl)-1-piperazinyl]butoxy]-3,4-dihydrocarbostyril

7-[4-[4-(2,3-二氯苯基)-1-哌嗪基]丁氧基]-3,4-二氢喹诺酮

CAS 登录号 129722-12-9

INN list 75

药效分类 抗精神病药

阿立泊韦

Alisporivir（*INN*）

化学结构式

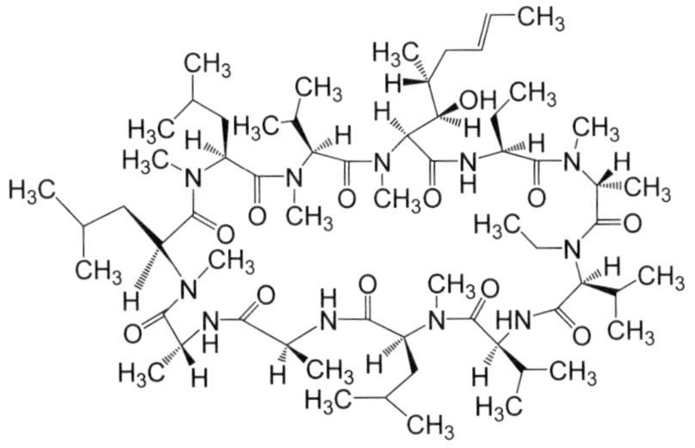

分子式和分子量 $C_{63}H_{113}N_{11}O_{12}$ 1216.64

化学名 Cyclo[((2*S*)-2-aminobutyryl)-*N*-methyl-D-alanyl-*N*-ethyl-L-valyl-L-valyl-*N*-methyl-L-leucyl-L-alanyl-D-alanyl-*N*-methyl-L-leucyl-*N*-methyl-L-leucyl-*N*-methyl-L-valyl-*N*-methyl-(4*R*)-4-[(*E*)-but-2-enyl]-4-methyl-L-threonyl]

环[((2*S*)-2-氨基丁酰基)-*N*-甲基-D-丙氨酰-*N*-乙基-L-缬氨酰-L-缬氨酰-*N*-甲基-L-亮氨酰-L-丙氨酰-D-丙氨酰-*N*-甲基-L-亮氨酰-*N*-甲基-L-亮氨酰-*N*-甲基-L-缬氨酰-*N*-甲基-(4*R*)-4-[(*E*)-丁-2-烯基]-4-甲基-L-苏氨酰]

CAS 登录号 254435-95-5

INN list 100

药效分类 抗滤过性病毒药

阿立他滨

Apricitabine（*INN*）

化学结构式

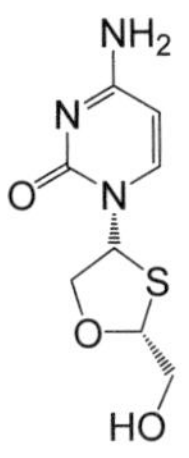

分子式和分子量 $C_8H_{11}N_3O_3S$ 229.26

化学名 4-Amino-1-[(2*R*,4*R*)-2-(hydroxymethyl)-1,3-oxathiolan-4-yl]purimidin-2(1*H*)-one

4-氨基-1-[(2*R*,4*R*)-2-(羟甲基)-1,3-氧硫杂环戊-4-基]嘧啶-2(1*H*)-酮

CAS 登录号 160707-69-7

INN list 95

药效分类 抗病毒药

阿立酮

Arildone（*INN*）

化学结构式

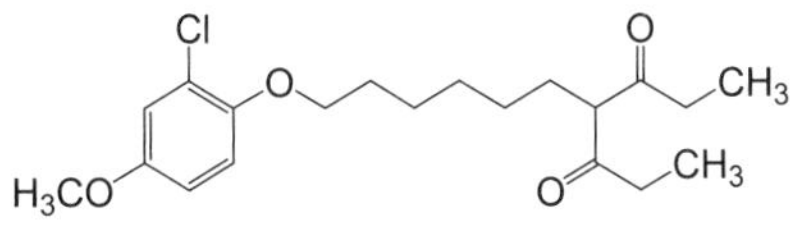

分子式和分子量 $C_{20}H_{29}ClO_4$ 368.89

化学名 4-[6-(2-Chloro-4-methoxyphenoxy)hexyl]-3,5-heptanedione

4-[6-(2-氯-4-甲氧基苯氧基)己基]-3,5-庚二酮

CAS 登录号 56219-57-9

INN list 38

药效分类 抗病毒药

阿利苯多

Alibendol（*INN*）

化学结构式

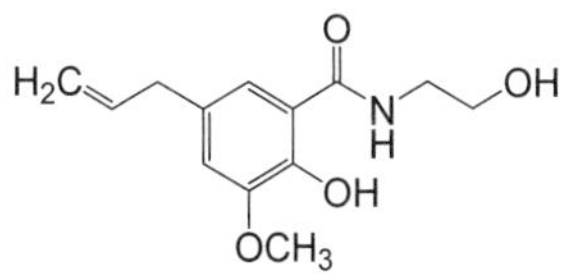

分子式和分子量 $C_{13}H_{17}NO_4$ 251.28

化学名 5-Allyl-*N*-(2-hydroxyethyl)-3-methoxysalicylamide

5-烯丙基-*N*- (2-羟乙基) -3-甲氧基水杨酰胺

CAS 登录号 26750-81-2

INN list 25

药效分类 利胆药

阿利德林

Alrizomadlin（*INN*）

化学结构式

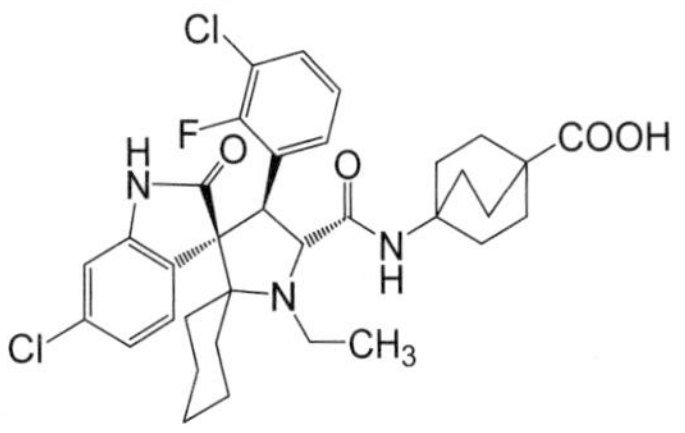

分子式和分子量 $C_{34}H_{38}Cl_2FN_3O_4$ 642.59

化学名 4-[(3'*R*,4'*S*,5'*R*)-6"-Chloro-4'-(3-chloro-2-fluorophenyl)-1'-

ethyl-2''-oxo-1'',2''-dihydrodispiro[cyclohexane-1,2'- pyrrolidine-3',3''-indole]-5'- carboxamido]bicyclo[2.2.2]octane-1-carboxylic acid

4-[(3'*R*,4'*S*,5'*R*)-6''-氯-4'-(3-氯-2-氟苯基)-1'-乙基-2''-氧代-1'',2''-二氢双螺[环己烷-1,2'-吡咯烷-3',3''-吲哚] -5'-甲酰氨基]双环[2.2.2]辛烷-1-羧酸

CAS 登录号 1818393-16-6

INN list 125

药效分类 E_3泛素-蛋白连接酶 Mdm2 (Hdm2)抑制药

阿利非君

Alifedrine（*INN*）

化学结构式

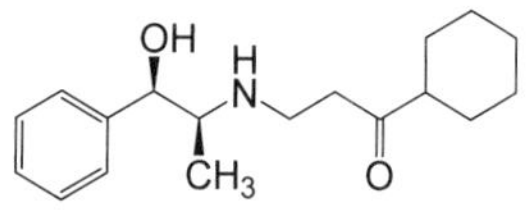

分子式和分子量 $C_{18}H_{27}NO_2$ 289.41

化学名 1-Cyclohexyl-3-[[(1*S*, 2*R*)-2-hydroxyl-1-methyl-2-phenethyl]amino]-1- propanone

1-环己基-3-[[(1*S*, 2*R*)-2-羟基-1-甲基-2-苯乙基]氨基]-1-丙酮

CAS 登录号 78756-61-3

INN list 49

药效分类 强心药

阿利氟烷

Aliflurane（*INN*）

化学结构式

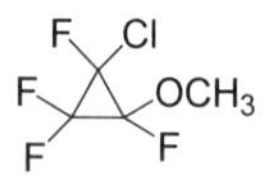

分子式和分子量 $C_4H_3ClF_4O$ 178.51

化学名 2-Chloro-1,2,3,3-tetrafluorocyclopropyl methyl ether

2-氯-1,2,3,3-四氟环丙基甲醚

CAS 登录号 56689-41-9

INN list 36

药效分类 全身麻醉药

阿利吉仑

Aliskiren（*INN*）

化学结构式

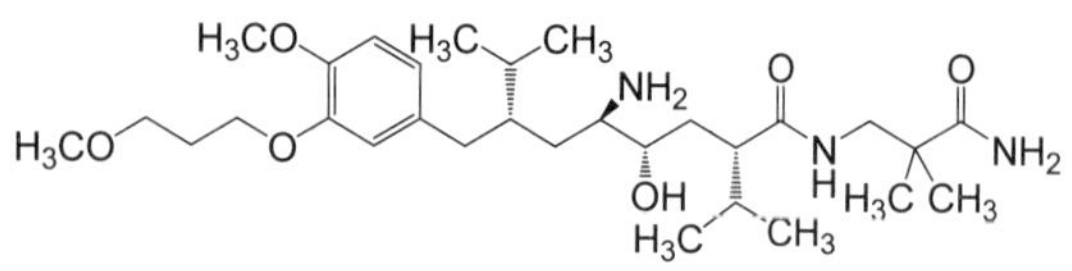

分子式和分子量 $C_{30}H_{53}N_3O_6$ 551.76

化学名 (2*S*,4*S*,5*S*,7*S*)-5-Amino-*N*-(2-carbamoyl-2,2-dimethylethyl)-4-hydroxyl-7-{[4-methoxy-3- (3-methoxypropoxy) phenyl] methyl}-8-methyl- 2-(propan-2-yl)nonamide

(2*S*,4*S*,5*S*,7*S*) -5-氨基-*N*-(2-氨甲酰基-2,2-二甲基乙基)-4-羟基-7-{[4-甲氧基-3-(3-甲氧基丙氧基)苯基]甲基}-8-甲基-2-(丙烷-2-基)壬酰胺

CAS 登录号 173334-57-1; 173334-58-2[富马酸盐]

INN list 83

药效分类 肾素抑制药

ATC 分类 C09XA02

阿利卡司他

Alicapistat（*INN*）

化学结构式

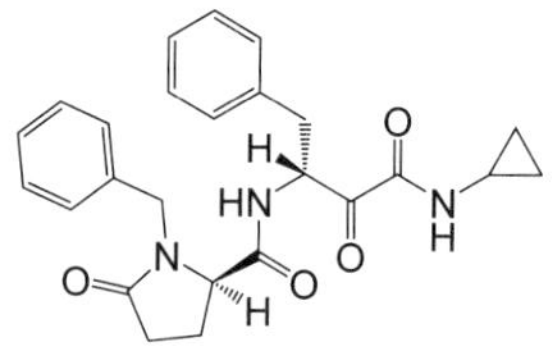

分子式和分子量 $C_{25}H_{27}N_3O_4$ 433.51

化学名 (2*R*)-1-Benzyl-*N*-[(2*RS*)-4-(cyclopropylamino)-3,4-dioxo-1-phenylbutan-2-yl]-5-oxopyrrolidine-2-carboxamide

(2*R*)-1-苄基-*N*-[(2*RS*)-4-(环丙基氨基)-3,4-二氧代-1-苯基丁烷-2-基] -5-氧代吡咯烷-2-甲酰胺

CAS 登录号 1254698-46-8

INN list 115

药效分类 钙蛋白酶半胱氨酸蛋白酶抑制药

阿利康唑

Aliconazole（*INN*）

化学结构式

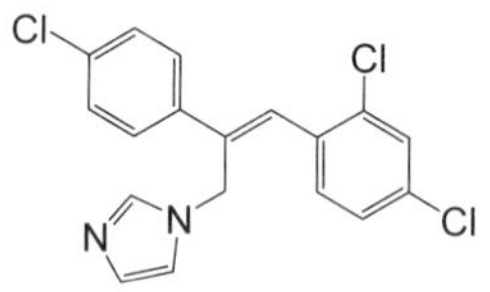

分子式和分子量 $C_{18}H_{13}Cl_3N_2$ 363.67

化学名 1-[(2*Z*)-2-(4-Chlorophenyl)-3-(2,4-dichlorophenyl)-2-propen-1-yl]-1*H*-imidazole

1-[(2Z)-2-(4-氯苯基)-3-(2,4-二氯苯基)-2-丙烯-1-基]-1*H*-咪唑

CAS 登录号 63824-12-4

INN list 43

药效分类 抗真菌药

阿利考昔

Apricoxib（*INN*）

分子式和分子量 $C_{19}H_{20}N_2O_3S$ 356.44

化学结构式

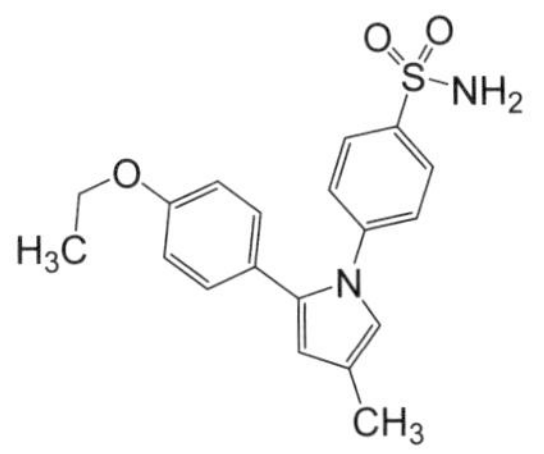

化学名 4-[2-(4-Ethoxyphenyl)-4-methyl-1*H*-pyrrol-1-yl]benzenesulfonamide

4-[2-(4-乙氧苯基)-4-甲基-1*H*-吡咯-1-基]苯磺酰胺

CAS 登录号 197904-84-0

INN list 99

药效分类 环氧酶抑制药

阿利硫脲

Allylthiourea（*INN*）

化学结构式

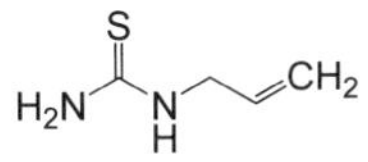

分子式和分子量 $C_4H_8N_2S$ 116.18

化学名 1-Allyl-2-thiourea

1-烯丙基-2-硫脲

CAS 登录号 109-57-9

INN list 50

药效分类 外科用药

阿利鲁生

Alilusem（*INN*）

化学结构式

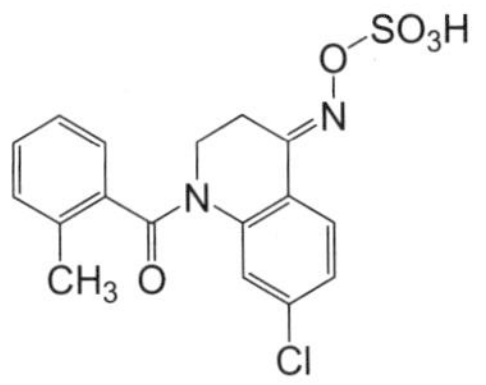

分子式和分子量 $C_{17}H_{15}ClN_2O_5S$ 394.83

化学名 7-Chloro-1-(2-methylbenzoyl)-2,3-dihydroquinolin-4(1*H*)-one(*E*) -*O*-sulfooxime

7-氯-1-(2-甲基苯甲酰基)-2,3-二氢喹啉-4(1*H*)-酮(*E*)-*O*-肟磺酸

CAS 登录号 144506-11-6

INN list 85

药效分类 利尿药

阿利洛芬

Atliprofen（*INN*）

分子式和分子量 $C_{13}H_{12}O_2S$ 232.30

化学结构式

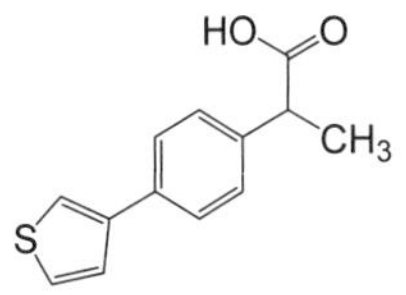

化学名 (±)-*p*-3-Thienylhydratropic acid

(±)-4-(3-噻吩基)氢化阿托酸

CAS 登录号 108912-14-7

INN list 74

药效分类 抗炎镇痛药

阿利马多

Alimadol（*INN*）

化学结构式

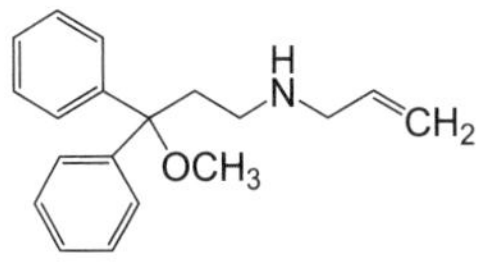

分子式和分子量 $C_{19}H_{23}NO$ 281.39

化学名 *N*-(3-Methoxy-3,3-diphenylpropyl)allylamine

N-(3-甲氧基-3,3-二苯基丙基)丙烯胺

CAS 登录号 52742-40-2

INN list 39

药效分类 镇痛药

阿利马嗪

Alimemazine（*INN*）

化学结构式

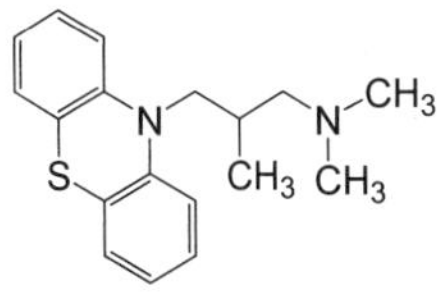

分子式和分子量 $C_{18}H_{22}N_2S$ 298.45

化学名 10-[3-(Dimethylamino)-2-methylpropyl]phenothiazine

10-[3-(二甲氨基)-2-甲基丙基]吩噻嗪

CAS 登录号 84-96-8; 4330-99-8[酒石酸盐(2:1)]

INN list 8

药效分类 抗组胺药，止痒药

阿利那斯汀

Alinastine（*INN*）

化学结构式

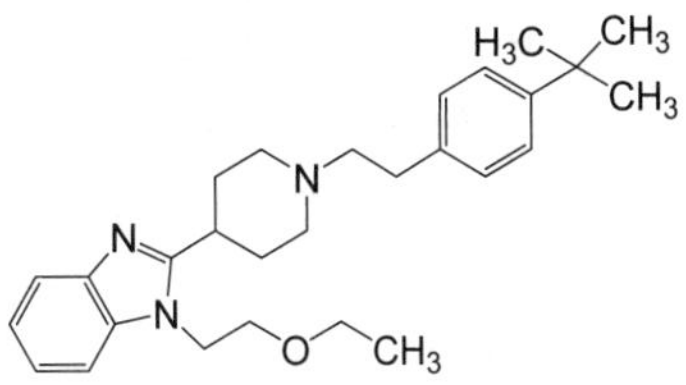

分子式和分子量 $C_{28}H_{39}N_3O$ 433.63

化学名 2-[1-(*p-tert*-Butylphenethyl)-4-piperidyl]-1-(2-ethoxyethyl) benzimidazole

2-[1-(4-叔丁基苯乙基)-4-哌啶基]-1-(2-乙氧基乙基)苯并咪唑

CAS 登录号 154541-72-7

INN list 74

药效分类 抗过敏药，平喘药

阿利帕胺

Alipamide (*INN*)

化学结构式

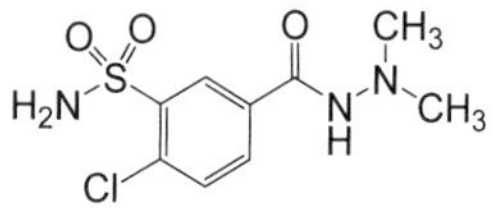

分子式和分子量 $C_9H_{12}ClN_3O_3S$ 277.73

化学名 4-Chloro-3-sulfamoylbenzoic acid 2,2-dimethylhydrazide

4-氯-3-氨磺酰基苯甲酸 2, 2-二甲酰肼

CAS 登录号 3184-59-6

INN list 18

药效分类 利尿药，抗高血压药

阿利普酸

Arlipoic Acid (*INN*)

化学结构式

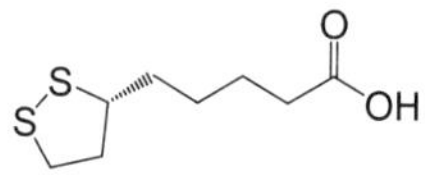

分子式和分子量 $C_8H_{14}O_2S_2$ 206.32

化学名 5-[(3*R*)-1,2-Dithiolan-3-yl]pentanoic acid

5-[(3*R*)-1,2-二硫杂环戊烷-3-基]戊酸

CAS 登录号 1200-22-2

INN list 121

药效分类 抗氧剂

阿利色替

Alisertib (*INN*)

化学结构式

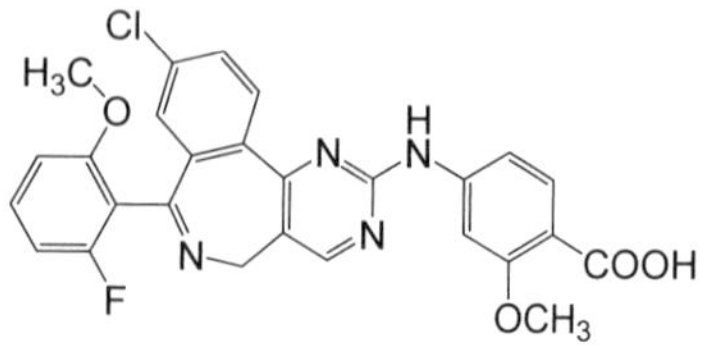

分子式和分子量 $C_{27}H_{20}ClFN_4O_4$ 518.92

化学名 4-[[9-Chloro-7-(2-fluoro-6-methoxyphenyl)-5*H*-pyrimido [5,4-*d*][2]benzazepin-2-yl]amino]-2-methoxybenzoic acid

4-[[9-氯-7-(2-氟-6-甲氧基苯基)-5-*H*-嘧啶并[5,4-*d*][2]苯并氮杂草-2-基]氨基]-2-甲氧基苯甲酸

CAS 登录号 1028486-01-2

INN list 104

药效分类 抗肿瘤药

阿利沙坦酯

Allisartan Isoproxil

化学结构式

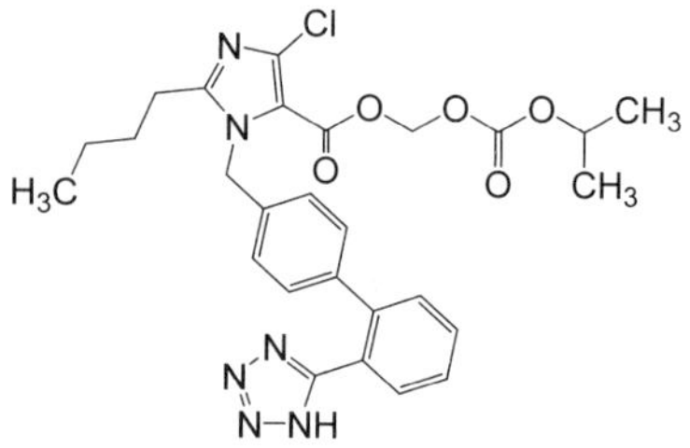

分子式和分子量 $C_{27}H_{29}ClN_6O_5$ 553.01

化学名 Propan-2-yloxycarbonyloxymethyl 2-butyl-5-chloro-3-[[4-[2-(2*H*-tetrazol-5-yl)phenyl]phenyl]methyl]imidazole-4-carboxylate

丙-2-基氧羰基氧甲基 2-丁基-5-氯-3-[[4-[2-(2*H*-四氮唑-5-基)苯基]苯基]甲基]咪唑-4-甲酸酯

CAS 登录号 947331-05-7

药效分类 血管紧张素 Ⅱ 受体拮抗药

阿利维 A 酸

Alitretinoin (*INN*)

化学结构式

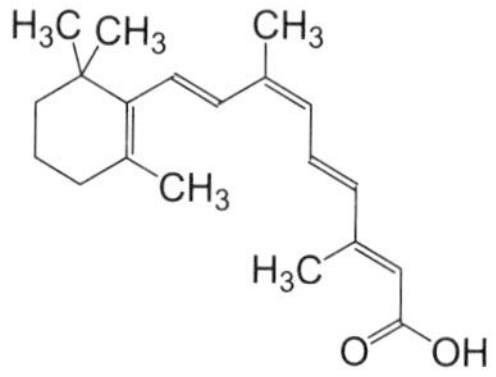

分子式和分子量 $C_{20}H_{28}O_2$ 300.44

化学名 (2*E*,4*E*,6*Z*,8*E*)-3,7-Dimethyl-9-(2,6,6-trimethyl-1-cyclohexen-1-yl)-2, 4, 6, 8-nonatertraenoic acid

(2*E*,4*E*,6*Z*,8*E*)-3,7-二甲基-9-(2,6,6-三甲基-1-环己烯-1-基)-2,4,6,8-壬四烯酸

CAS 登录号 5300-03-8

INN list 80

药效分类 抗肿瘤药

ATC 分类 L01XX22

阿林多尔

Aplindore (*INN*)

化学结构式

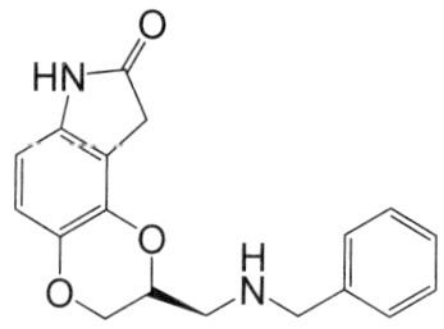

分子式和分子量　$C_{18}H_{18}N_2O_3$　310.35

化学名　(2*S*)-2-[(Benzylamino)methyl]-2,3,7,9-tetrahydro-8*H*-1,4-dioxino[2,3-*e*] indol-8-one

(2*S*)-2-[(苄氨基)甲基]-2,3,7,9-四氢-8*H*-1,4-二氧六环并[2,3-*e*]吲哚-8-酮

CAS 登录号　189681-70-7; 189681-71-8[富马酸盐]

INN list　92

药效分类　抗精神病药

阿柳氢吗啡酮

Asalhydromorphone（*INN*）

化学结构式

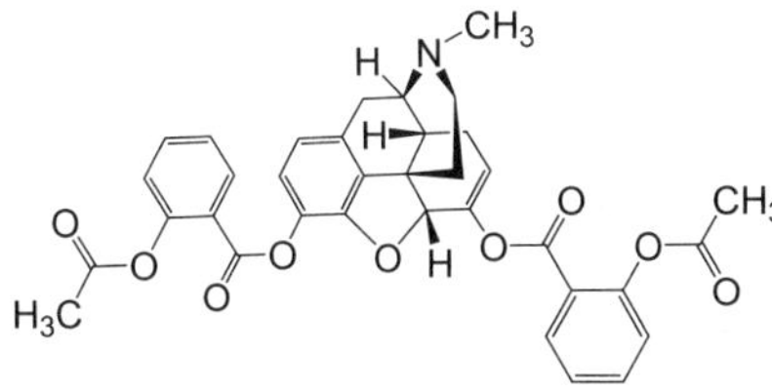

分子式和分子量　$C_{35}H_{31}NO_9$　609.63

化 学 名　17-Methyl-4,5*α*-epoxy-6,7-didehydromorphinan-3,6-diyl bis[2-(acetyloxy)benzoate]

17-甲基-4,5*α*-环氧-6,7-二去氢吗啡喃-3,6-二基 双[2-(乙酰氧基)苯甲酸酯]

CAS 登录号　1431529-94-0

INN list　119

药效分类　阿片类镇痛药

阿鲁司特

Ablukast（*INN*）

化学结构式

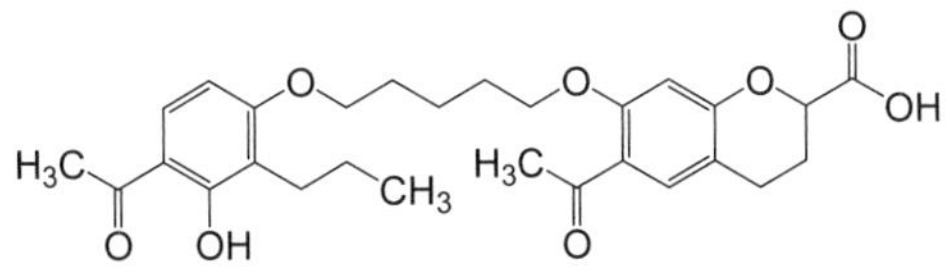

分子式和分子量　$C_{28}H_{34}O_8$　498.56

化学名　(±)-6-Acetyl-7-[[5-(4-acetyl-3-hydroxyl-2-propylphenoxy) pentyl] oxy]-2-chromancarboxylic acid

(±) -6-乙酰基-7- [[5- (4-乙酰基-3-羟基-2-丙基苯氧基)戊基]氧基]-2-色满羧酸

CAS 登录号　96566-25-5

INN list　61

药效分类　平喘药，抗过敏药，白三烯受体拮抗药

阿仑膦酸

Alendronic Acid（*INN*）

化学结构式

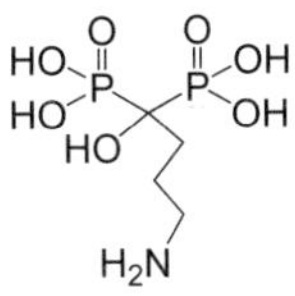

分子式和分子量　$C_4H_{13}NO_7P_2$　249.10

化学名　(4-Amino-1-hydroxybutylidene)diphosphonic acid

(4-氨基-1-羟基丁亚基)双膦酸

CAS 登录号　66376-36-1

INN list　61

药效分类　钙代谢调节药

阿仑替莫

Alentemol（*INN*）

化学结构式

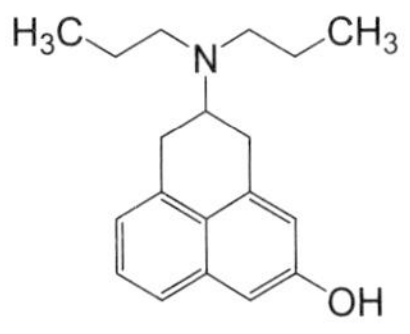

分子式和分子量　$C_{19}H_{25}NO$　283.42

化学名　(+)-2-(Dipropylamino)-2,3-dihydrophenalen-5-ol

(+)-2-(二丙氨基)-2,3-二氢菲-5-醇

CAS 登录号　112891-97-1; 112892-81-6[氢溴酸盐]

INN list　64

药效分类　多巴胺受体激动药，抗精神病药

阿伦酸

Arundic Acid（*INN*）

化学结构式

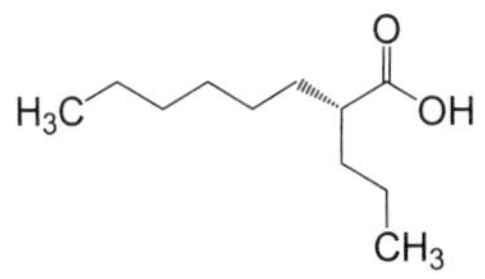

分子式和分子量　$C_{11}H_{22}O_2$　186.29

化学名　(2*R*)-2-Propyloctanoic acid

(2*R*)-2-丙基辛酸

CAS 登录号　185517-21-9

INN list　88

药效分类　神经保护药

阿罗布塞

Alobresib（*INN*）

化学结构式

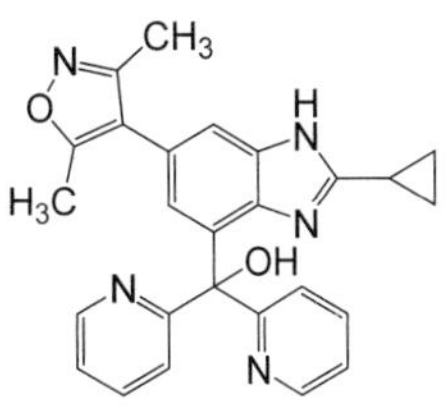

分子式和分子量　$C_{26}H_{23}N_5O_2$　437.50

化学名　[2-Cyclopropyl-6-(3,5-dimethyl-1,2-oxazol-4-yl)-1*H*-benzimidazol-4-yl]di(pyridin-2-yl)methanol

[2-环丙基-6-(3,5-二甲基-1,2-噁唑-4-基)-1*H*-苯并咪唑-4-基]二(吡啶-2-基)甲醇

CAS 登录号 1637771-14-2

INN list 117

药效分类 抗肿瘤药

阿罗茶碱

Arofylline（*INN*）

化学结构式

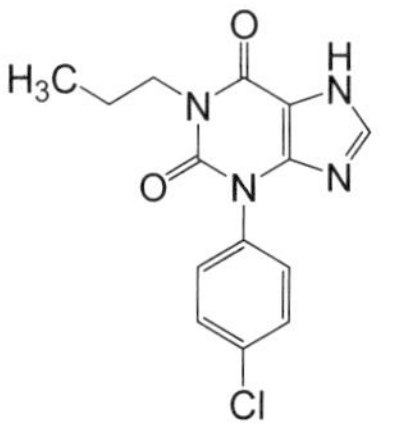

分子式和分子量 $C_{14}H_{13}ClN_4O_2$ 304.73

化学名 3-(*p*-Chlorophenyl)-1-propylxanthine

3-(4-氯苯基)-1-丙基黄嘌呤

CAS 登录号 136145-07-8

INN list 75

药效分类 平喘药

阿罗加巴特

Alogabat（*INN*）

化学结构式

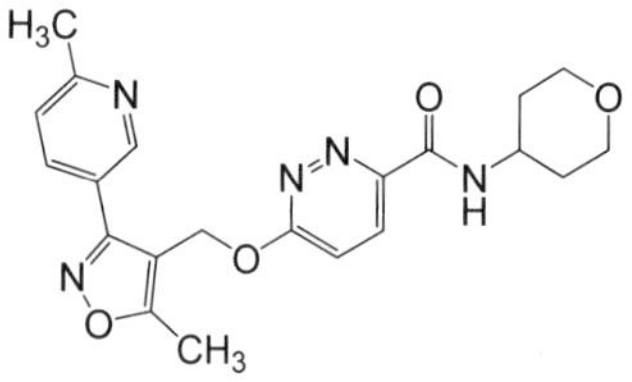

分子式和分子量 $C_{21}H_{23}N_5O_4$ 409.45

化学名 6-{[5-Methyl-3-(6-methylpyridin-3-yl)-1,2-oxazol-4-yl]methoxy}-*N*-(oxan-4-yl)pyridazine-3-carboxamide

6-{[5-甲基-3-(6-甲基吡啶-3-基)-1,2-噁唑-4-基]甲氧基}-*N*-(噁烷-4 基)哒嗪-3-甲酰胺

CAS 登录号 2230009-48-8

INN list 125

药效分类 $GABA_A$ 受体激动变构调节药

阿罗洛尔

Arotinolol（*INN*）

化学结构式

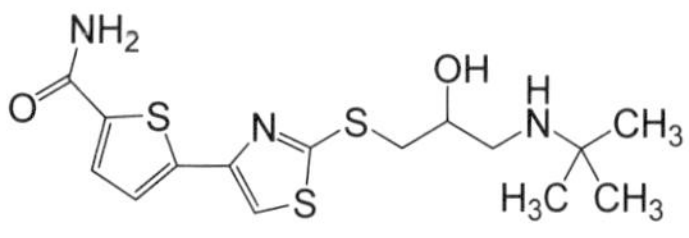

分子式和分子量 $C_{15}H_{21}N_3O_2S_3$ 371.54

化学名 (±)-5-[2-[[3-(*tert*-Butylamino)-2-hydroxypropyl]thio]-4-thiazolyl]-2-thiophenecarboxamide

(±)-5-[2-[[3-(叔丁氨基)-2-羟基丙基]硫基]-4-噻唑基]-2-噻吩甲酰胺

CAS 登录号 68377-92-4

INN list 48

药效分类 β 受体拮抗药

阿罗昔尔

Aronixil（*INN*）

化学结构式

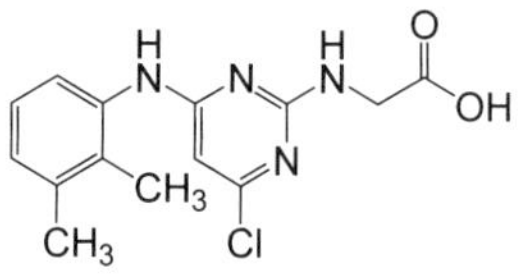

分子式和分子量 $C_{14}H_{15}ClN_4O_2$ 306.75

化学名 *N*-[4-Chloro-6-(2,3-xylidino)-2-pyrimidinyl]glycine

N-[4-氯-6-(2,3-二甲基苯氨基)-2-嘧啶基]甘氨酸

CAS 登录号 86627-15-8

INN list 52

药效分类 降血脂药

阿螺旋霉素

Alvespimycin（*INN*）

化学结构式

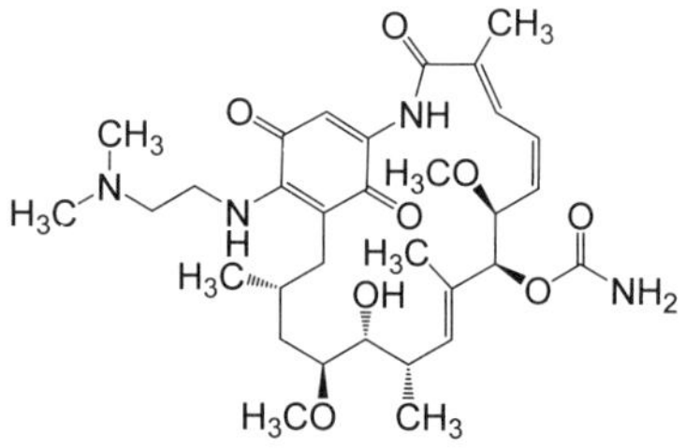

分子式和分子量 $C_{32}H_{48}N_4O_8$ 616.76

化学名 (4*E*,6*Z*,8*S*,9*S*,10*E*,12*S*,13*R*,14*S*,16*R*)-19-[[2-(Dimethylamino)ethyl]amino]-13-hydroxyl-8,14-dimethoxy-4,10,12,16-tetramethyl-3,20,22-trioxo-2-azabicyclo[16.3.1]docosa-1(21),4,6,10,18-pentane-9-yl carbamate

(4*E*,6*Z*,8*S*,9*S*,10*E*,12*S*,13*R*,14*S*,16*R*)-19-[[2-(二甲氨基)乙基]氨基]-13-羟基-8,14-二甲氧基-4,10,12,16-四甲基-3,20,22-三氧代-2-氮杂双环[16.3.1]二十二碳-1(21),4,6,10,18-五烯-9-基氨基甲酸酯

CAS 登录号 467214-20-6; 467214-21-7[盐酸盐]

INN list 96

药效分类 抗生素类抗肿瘤药

阿洛巴比妥

Allobarbital（*INN*）

分子式和分子量 $C_{10}H_{12}N_2O_3$ 208.21

化学结构式

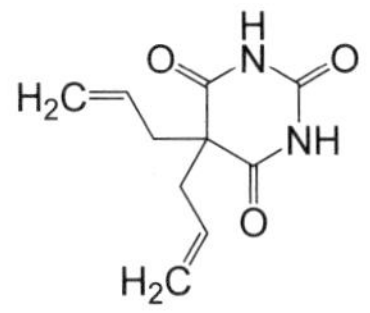

化学名 5,5-Diallylbarbituric acid

5,5-二烯丙基巴比妥酸

CAS 登录号 52-43-7

INN list 41

药效分类 镇静催眠药

阿洛芬酯

Arhalofenate（*INN*）

化学结构式

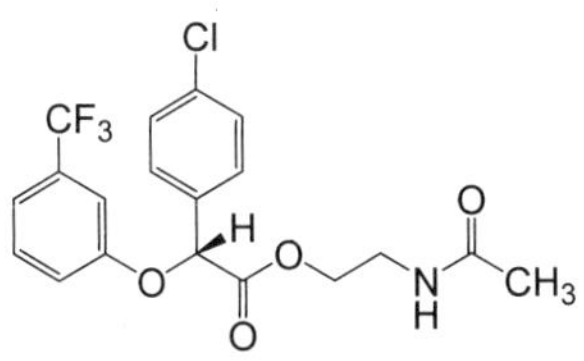

分子式和分子量 $C_{19}H_{17}ClF_3NO_4$ 415.79

化学名 2-(Acetamido)ethyl (2*R*)-2-(4-chlorophenyl)-2-[3-(trifluoromethyl)phenoxy]acetate

2-(乙酰氨基)乙基 (2*R*)-2-(4-氯苯基)-2-[3-(三氟甲基)苯氧基]乙酸酯

CAS 登录号 24136-23-0

INN list 101

药效分类 抗糖尿病药

阿洛夫定

Alovudine（*INN*）

化学结构式

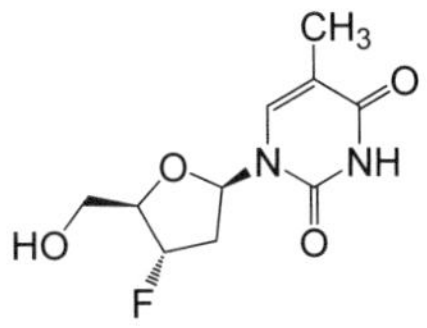

分子式和分子量 $C_{10}H_{13}FN_2O_4$ 244.22

化学名 3'-Deoxy-3'-fluorothymidine

3'-脱氧-3'-氟胸苷

CAS 登录号 25526-93-6

INN list 68

药效分类 抗病毒药

阿洛拉胺

Alloclamide（*INN*）

分子式和分子量 $C_{16}H_{23}ClN_2O_2$ 310.82

化学结构式

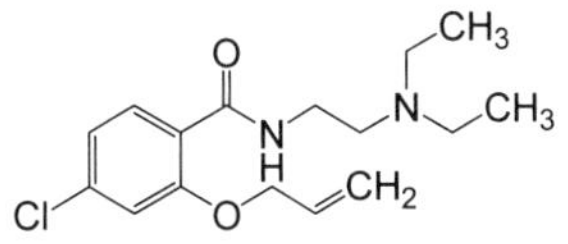

化学名 2-(Allyloxy)-4-chloro-*N*-[2-(diethylamino)ethyl]benzamide

2-烯丙氧基-4-氯-*N*-[2-(二乙氨基)乙基]苯甲酰胺

CAS 登录号 5486-77-1

INN list 16

药效分类 镇咳药

阿洛拉唑

Azeloprazole（*INN*）

化学结构式

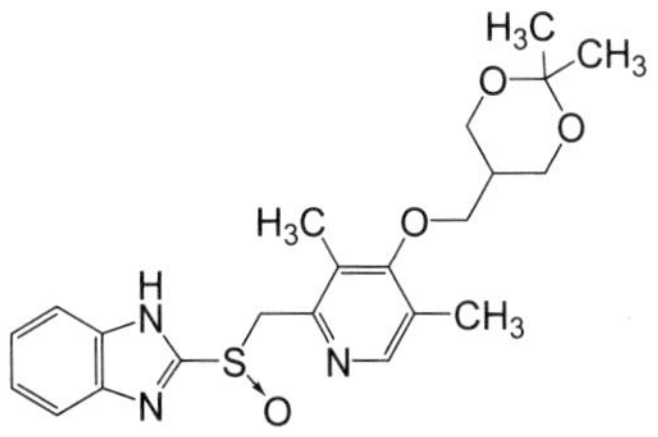

分子式和分子量 $C_{22}H_{27}N_3O_4S$ 429.53

化学名 2-[(*R*)-{4-[(2,2-Dimethyl-1,3-dioxan-5-yl)methoxy]-3,5-dimethylpyridin-2-yl}methanesulfinyl]-1*H*-benzimidazole

2-[(*R*)-{4-[(2,2-二甲基-1,3-二噁烷-5-基)甲氧基]-3,5-二甲基吡啶-2-基}甲基亚砜基]-1*H* 苯并咪唑

CAS 登录号 955095-45-1

INN list 116

药效分类 质子泵抑制药

阿洛米松

Amelometasone（*INN*）

化学结构式

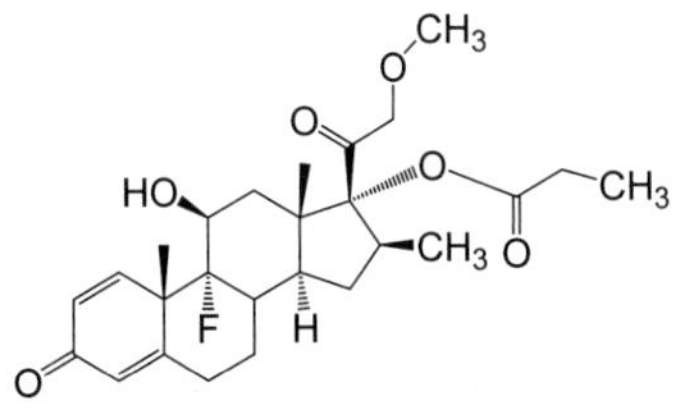

分子式和分子量 $C_{26}H_{35}FO_6$ 462.55

化学名 (+)-9*α*-Fluoro-11*β*,17*α*-dihydroxy-21-methoxy-16*β*-methylpregna-1,4-diene-3,20-dione 17-propionate

(+)-9*α*-氟-11*β*,17*α*-二羟基-21-甲氧基-16*β*-甲基孕甾-1,4-二烯-3,20-二酮 17-丙酸酯

CAS 登录号 123013-22-9

INN list 74

药效分类 肾上腺皮质激素类药

阿洛米酮

Alonimid（*INN*）

化学结构式

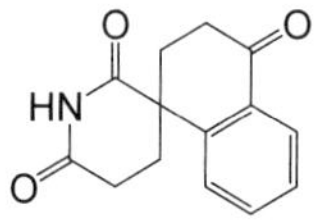

分子式和分子量 $C_{14}H_{13}NO_3$ 243.26

化学名 2,3-Dihydrospiro(naphthalene-1(4*H*),3'-piperidine)-2',4,6'-trione

2,3-二氢螺(萘基-1(4*H*),3'-哌啶)-2',4,6'-三酮

CAS 登录号 2897-83-8

INN list 27

药效分类 镇静催眠药

阿洛尼布

Alofanib（*INN*）

化学结构式

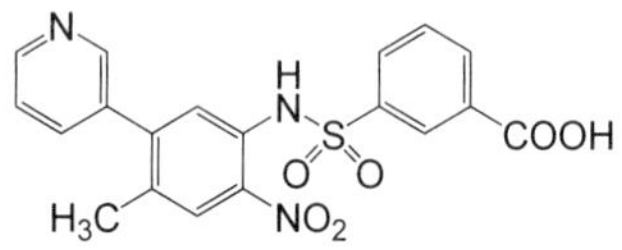

分子式和分子量 $C_{19}H_{15}N_3O_6S$ 413.07

化学名 3-{[4-Methyl-2-nitro-5-(pyridin-3-yl)phenyl]sulfamoyl}benzoic acid

3-{[4-甲基-2-硝基-5-(吡啶-3-基)苯基]氨磺酰基}苯甲酸

CAS 登录号 1612888-66-0

INN list 113

药效分类 抗肿瘤药

阿洛普令

Aloxiprin（*INN*）

化学结构式

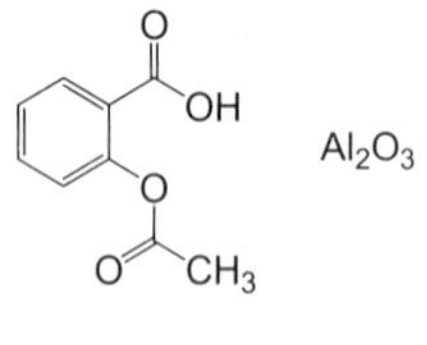

分子式和分子量 $C_9H_8Al_2O_7$ 282.12

化学名 Dialuminium(3+) ion 2-(acetyloxy)benzoic acid trioxidandiide

二铝(3+) 离子 2-(乙酰氧基)苯甲酸 三氧化(2−)合物

CAS 登录号 9014-67-9

INN list 13

药效分类 抗炎镇痛药

阿洛双酮

Allomethadione（*INN*）

分子式和分子量 $C_7H_9NO_3$ 155.15

化学结构式

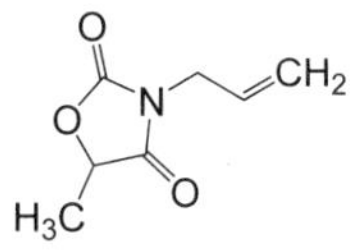

化学名 3-Allyl-5-methyloxazolidine-2,4-dione

3-烯丙基-5-甲基噁唑烷-2,4-二酮

CAS 登录号 526-35-2

INN list 1

药效分类 抗癫痫药

阿洛司琼

Alosetron（*INN*）

化学结构式

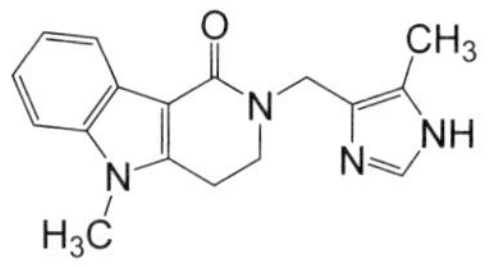

分子式和分子量 $C_{17}H_{18}N_4O$ 294.36

化学名 2,3,4,5-Tetrahydro-5-methyl-2-[(5-methylimidazol-4-yl)methyl]-1*H*-pyrido[4,3-*b*]indol-1-one

2,3,4,5-四氢-5-甲基-2-[(5-甲基咪唑-4-基)甲基]-1*H*-哌啶并[4,3-*b*]吲哚-1-酮

CAS 登录号 122852-42-0; 122852-69-1[单盐酸盐]

INN list 66

药效分类 5-羟色胺受体拮抗药，镇吐药

阿洛司他丁

Aloxistatin（*INN*）

化学结构式

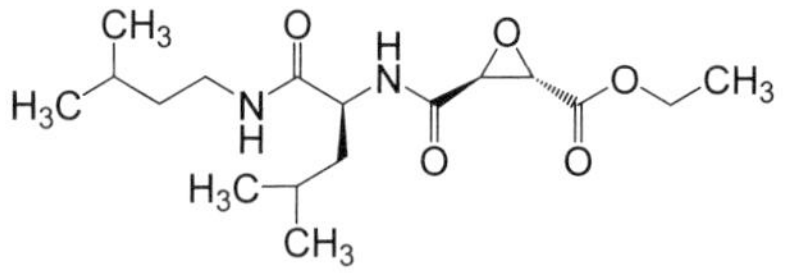

分子式和分子量 $C_{17}H_{30}N_2O_5$ 342.43

化学名 Ethyl (+)-(2*S*,3*S*)-2,3-Epoxy-*N*-[(*S*)-1-isopentylcarbamoyl-3-methylbutyl]succinamate

乙基 (+)-(2*S*,3*S*)-2,3-环氧-*N*-[(*S*)-1-异戊基氨甲酰基-3-甲基丁基]琥珀酰胺酸酯

CAS 登录号 88321-09-9

INN list 57

药效分类 蛋白酶抑制药

阿洛酮钠

Allocupreide Sodium（*INN*）

分子式和分子量 $C_{11}H_{10}CuN_2NaO_2S$ 320.81

化学结构式

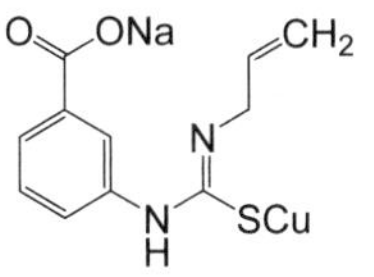

化学名 Sodium 3-(3-allyl-*S*-cupropseudothioureido)benzoate

3-(3-烯丙基-*S*-铜盐异硫脲基)苯甲酸钠

CAS 登录号 5965-40-2

INN list 1

药效分类 抗关节炎药，抗结核药

阿洛西克

Alonacic（*INN*）

化学结构式

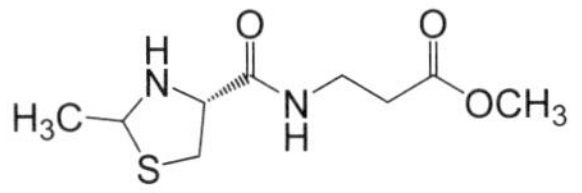

分子式和分子量 $C_9H_{16}N_2O_3S$ 232.30

化学名 Methyl 3-[[(4*R*)-2-methyl-1,3-thiazolidine-4-carbonyl]amino]propanoate

甲基 3-[[(4*R*)-2-甲基-1,3-噻唑烷-4-甲酰基]氨基]丙酸酯

CAS 登录号 105292-70-4

INN list 58

药效分类 保肝药

阿洛西林

Azlocillin（*INN*）

化学结构式

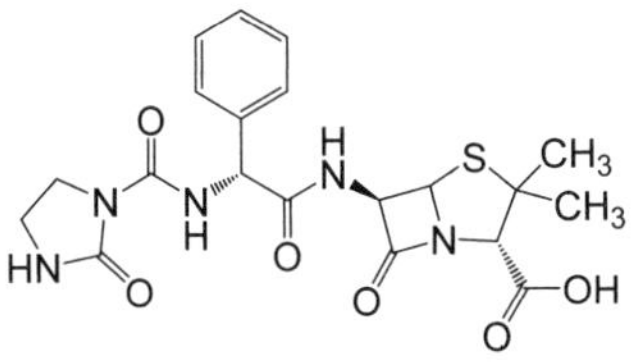

分子式和分子量 $C_{20}H_{23}N_5O_6S$ 461.49

化学名 (2*S*,5*R*,6*R*)-3,3-Dimethyl-7-oxo-6-[(*R*)-2-(2-oxo-1-imidazolidinecarboxamido)-2-phenylacetamido]-4-thia-1-azabicyclo[3.2.0] heptane-2-carboxylic acid

(2*S*,5*R*,6*R*)-3,3-二甲基-7-氧代-6-[(*R*)-2-(2-氧代-1-咪唑啉甲酰氨基)-2-苯乙酰氨基]-4-硫杂-1-氮杂双环[3.2.0]庚烷-2-羧酸

CAS 登录号 37091-66-0

INN list 36

药效分类 广谱青霉素类抗微生物药

ATC 分类 J01CA09

阿洛西坦

Aloracetam（*INN*）

分子式和分子量 $C_{11}H_{16}N_2O_2$ 208.26

化学结构式

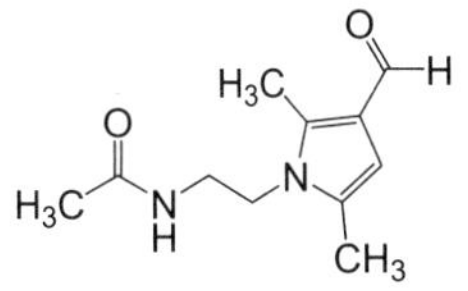

化学名 *N*-[2-(3-Formyl-2,5-dimethylpyrrol-1-yl)ethyl]acetamide

N-[2-(3-甲酰基-2,5-二甲基吡咯-1-基)乙基]乙酰胺

CAS 登录号 119610-26-3

INN list 62

药效分类 促智药

阿氯苯宁

Arclofenin（*INN*）

化学结构式

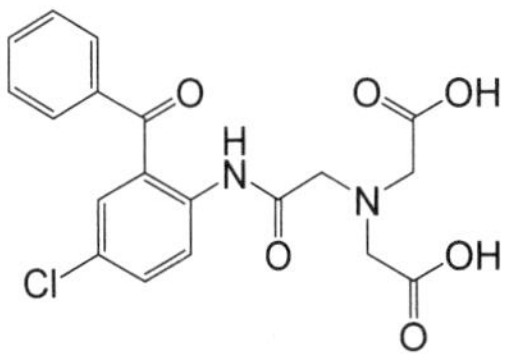

分子式和分子量 $C_{19}H_{17}ClN_2O_6$ 404.80

化学名 [[[(2-Benzoyl-4-chlorophenyl)carbamoyl]methyl]imino]diacetic acid

[[[(2-苯甲酰基-4-氯苯基)氨甲酰基]甲基]氨叉基]二乙酸

CAS 登录号 87071-16-7

INN list 52

药效分类 诊断用药

阿氯芬酸

Alclofenac（*INN*）

化学结构式

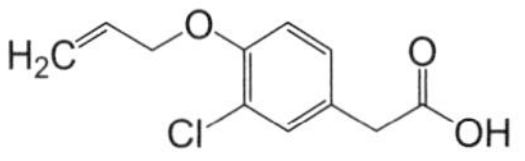

分子式和分子量 $C_{11}H_{11}ClO_3$ 226.66

化学名 [4-(Allyloxy)-3-chlorophenyl] acetic acid

[4-(烯丙氧基)-3-氯苯基]乙酸

CAS 登录号 22131-79-9

INN list 23

药效分类 抗炎镇痛药

阿氯米松

Alclometasone（*INN*）

化学结构式

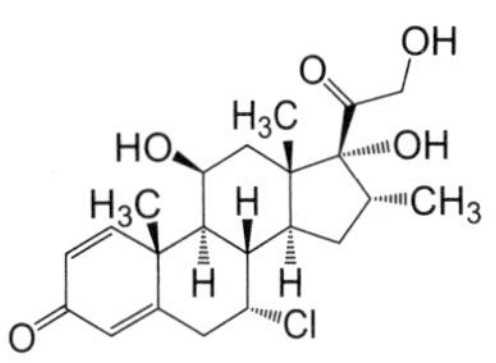

分子式和分子量　$C_{22}H_{29}ClO_5$　408.92

化学名　7*α*-Chloro-11*β*,17*α*,21-trihydroxy-16*α*-methylpregna-1,4-diene-3,20- dione

7*α*-氯-11*β*,17*α*,21-三羟基-16*α*-甲基孕甾-1,4-二烯-3,20-二酮

CAS 登录号　67452-97-5

INN list　41

药效分类　糖皮质激素类药

ATC 分类　D07AB10

阿氯扎封

Alozafone（*INN*）

化学结构式

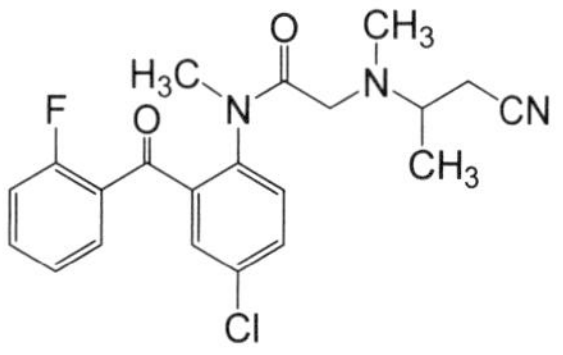

分子式和分子量　$C_{21}H_{21}ClFN_3O_2$　401.86

化学名　4'-Chloro-2-[(2-cyano-1-methylethyl)methylamino]-2'-(*o*-fluorobenzoyl) -*N*-methylacetanilide

4'-氯-2-[(2-氰基-1-甲基乙基)甲氨基]-2'-(2-氟苯甲酰基)-*N*-甲基乙酰苯胺

CAS 登录号　65899-72-1

INN list　40

药效分类　安定药

阿马地酮

Amadinone（*INN*）

化学结构式

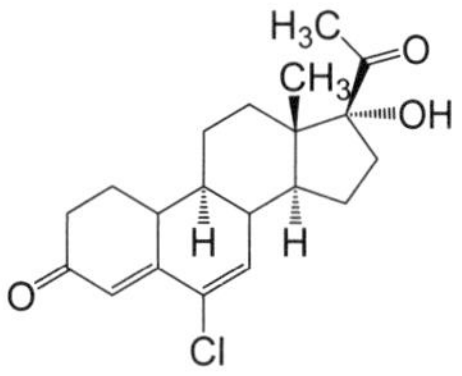

分子式和分子量　$C_{20}H_{25}ClO_3$　348.87

化学名　6-Chloro-17*α*-hydroxy-19-norpregna-4,6-diene-3,20-dione

6-氯-17*α*-羟基-19-去甲孕甾-4,6-二烯-3,20-二酮

CAS 登录号　30781-27-2; 22304-34-3[乙酸酯]

INN list　25

药效分类　孕激素类药

阿马夫隆

Amafolone（*INN*）

化学结构式

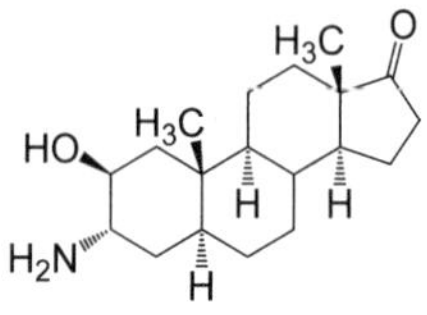

分子式和分子量　$C_{19}H_{31}NO_2$　305.45

化学名　3*α*-Amino-2*β*-hydroxyl-5*α*-androstan-17-one

3*α*-氨基-2*β*-羟基-5*α*-雄甾-17-酮

CAS 登录号　50588-47-1

INN list　40

药效分类　抗心律失常药

阿马诺嗪

Amanozine（*INN*）

化学结构式

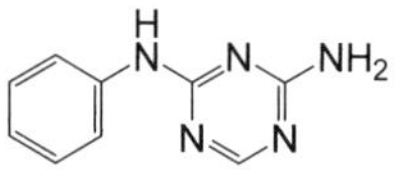

分子式和分子量　$C_9H_9N_5$　187.20

化学名　2-Amino-4-aniline-*s*-triazine

2-氨基-4-苯氨基均三嗪

CAS 登录号　537-17-7

INN list　8

药效分类　利尿药

阿美雌酮

Almestrone（*INN*）

化学结构式

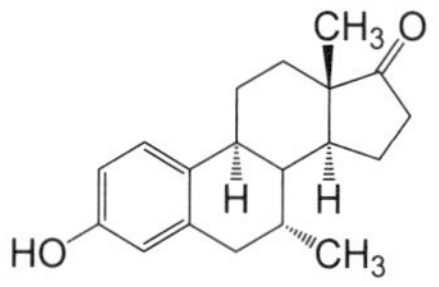

分子式和分子量　$C_{19}H_{24}O_2$　284.39

化学名　3-Hydroxy-7*α*-methylestra-1,3,5(10)-trine-17-one

3-羟基-7*α*-甲基雌甾-1,3,5(10)-三烯-17-酮

CAS 登录号　10448-96-1

INN list　24

药效分类　雌激素类药

阿美蒽醌

Ametantrone（*INN*）

化学结构式

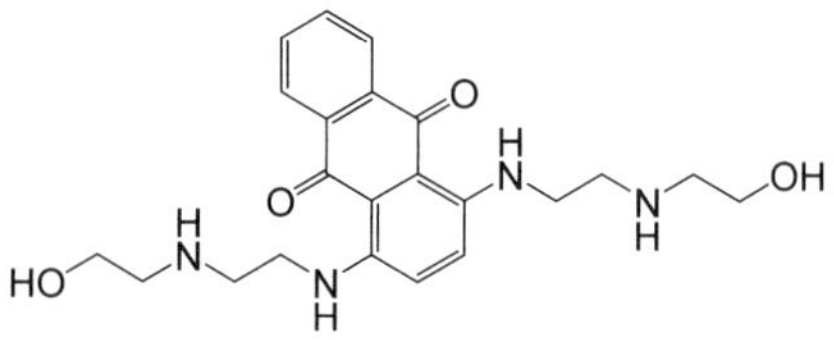

分子式和分子量　$C_{22}H_{28}N_4O_4$　412.49

化学名　1,4-Bis[[2-[(2-hydroxyethyl)amino]ethyl]amino]anthraquinone

1,4-双[[2-[(2-羟乙基)氨基]乙基]氨基]蒽醌

CAS 登录号　64862-96-0; 70711-40-9[二乙酸盐]

INN list　45

药效分类 抗肿瘤药

阿美芦班

Amelubant（*INN*）

化学结构式

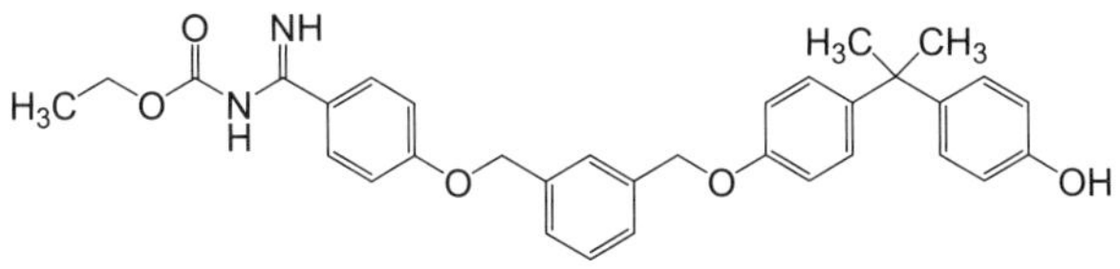

分子式和分子量 $C_{33}H_{34}N_2O_5$ 538.63

化学名 Ethyl [[4-[[3-[[4-[1-(4-hydroxyphenyl)-1-methylethyl]phenoxy]methyl]benzyl]oxy]phenyl](imino)methyl]carbamate

乙基 [[4-[[3-[[4-[1-(4-羟苯基)-1-甲基乙基]苯氧基]甲基]苄基]氧基]苯基](氨亚基)甲基]氨基甲酸酯

CAS 登录号 346735-24-8

INN list 85

药效分类 白三烯受体拮抗药

阿美诺肽

Afamelanotide（*INN*）

化学结构式

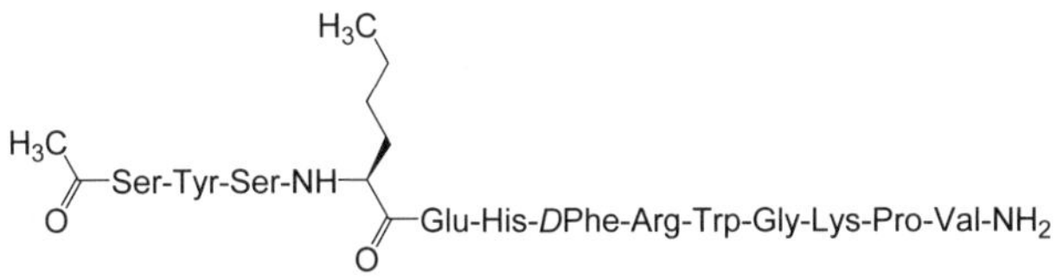

分子式和分子量 $C_{78}H_{111}N_{21}O_{19}$ 1646.87

化学名 *N*-Acetyl-L-serinyl-L-tyrosyl-L-seryl-(2*S*)-2-aminohexanoyl-L-glutamyl-L-histidyl-D-phenylalanyl-L-arginyl-L-tryptophanyl-glycyl-L-lysyl-L-prolyl-L-valinamide

N-乙酰基-L-丝氨酰-L-酪氨酰-L-丝氨酰-(2*S*)-2-氨基己酰基-L-谷氨酰-L-组氨酰-D-苯丙氨酰-L-精氨酰-L-色氨酰-甘氨酰-L-赖氨酰-L-脯氨酰-L-缬氨酰胺

CAS 登录号 75921-69-6

INN list 100

药效分类 黑素细胞皮质素受体激动药

阿美帕利

Amelparib（*INN*）

化学结构式

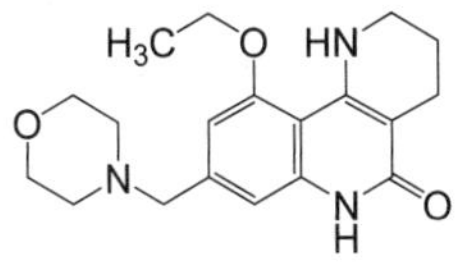

分子式和分子量 $C_{19}H_{25}N_3O_3$ 343.43

化学名 10-Ethoxy-8-[(morpholin-4-yl)methyl]-2,3,4,6-tetrahydrobenzo[*h*][1,6]naphthyridin-5(1*H*)-one

10-乙氧基-8-[(吗啉-4-基)甲基] -2,3,4,6-四氢苯并[*h*][1,6]萘啶-5(1*H*)-酮

CAS 登录号 1227156-72-0

INN list 119

药效分类 聚-ADP-核糖聚合酶抑制药

阿美替尼

Almonertinib

化学结构式

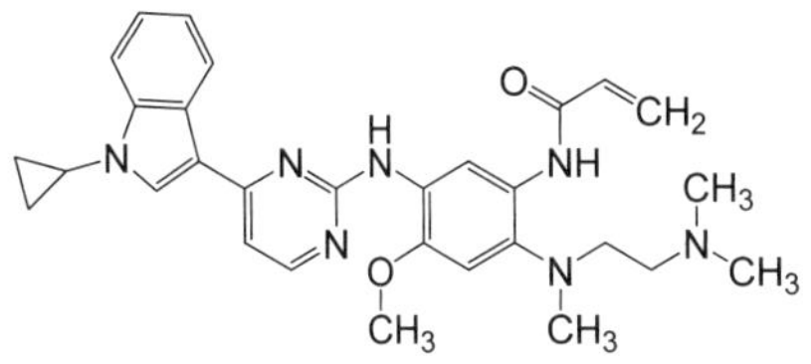

分子式和分子量 $C_{30}H_{35}N_7O_2$ 525.66

化学名 *N*-(5-[[4-(1-Cyclopropylindol-3-yl)pyrimidin-2-yl]amino]-2-[2-(dimethylamino)ethyl-methylamino]-4-methoxyphenyl)prop-2-enamide

N-(5-[[4-(1-环丙基吲哚-3-基)嘧啶-2-基]氨基]-2-[2-(二甲氨基)乙基-甲基氨基]-4-甲氧基苯基)丙-2-烯酰胺

CAS 登录号 1899921-05-1

药效分类 抗肿瘤药

阿美托仑

Afimetoran（*INN*）

化学结构式

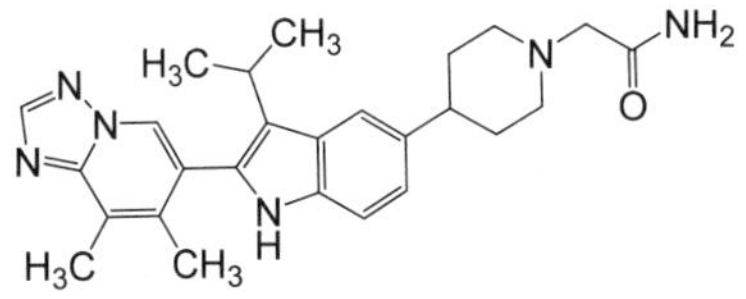

分子式和分子量 $C_{26}H_{32}N_6O$ 444.58

化学名 2-{4-[2-(7,8-Dimethyl[1,2,4]triazolo[1,5-*a*]pyridin-6-yl)-3-(propan-2-yl)-1*H*-indol-5-yl]piperidin-1-yl}acetamide

2-{4-[2-(7,8-二甲基[1,2,4]三唑并[1,5-*a*]吡啶-6-基)-3-(丙-2-基)-1*H*-吲哚-5-基]哌啶-1-基}乙酰胺

CAS 登录号 2171019-55-7

INN list 124

药效分类 Toll 样受体拮抗药，免疫调节药

阿美西林

Almecillin（*INN*）

化学结构式

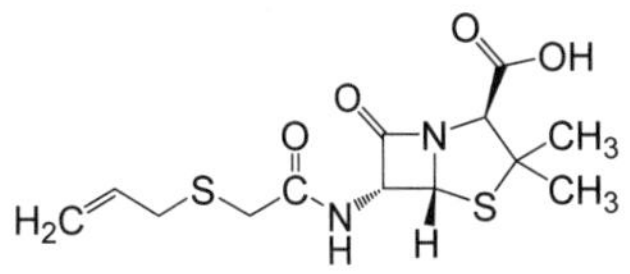

分子式和分子量 $C_{13}H_{18}N_2O_4S_2$ 330.42

化学名 3,3-Dimethyl-7-oxo-6-[[(2-propenylthio)acetyl]amino]-4-thia-1-azabicyclo[3.2.0]heptane-2-carboxylic acid

3,3-二甲基-7-氧代-6-[[(2-丙烯基硫基)乙酰基]氨基]-4-硫杂-1-氮杂双环[3.2.0]庚烷-2-羧酸

CAS 登录号 87-09-2

INN list 14

药效分类 抗生素类药

阿米氨苯砜

Amidapsone（*INN*）

化学结构式

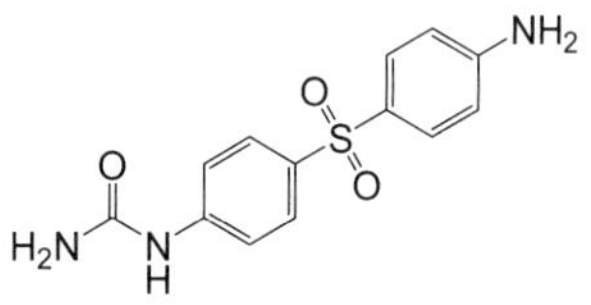

分子式和分子量 $C_{13}H_{13}N_3O_3S$ 291.33

化学名 [4-(4-aminophenyl)sulfonylphenyl]urea

[4-(4-氨基苯基)磺酰基苯基]脲

CAS 登录号 3569-77-5

INN list 28

药效分类 抗麻风药，抗病毒药

阿米贝隆

Amibegron（*INN*）

化学结构式

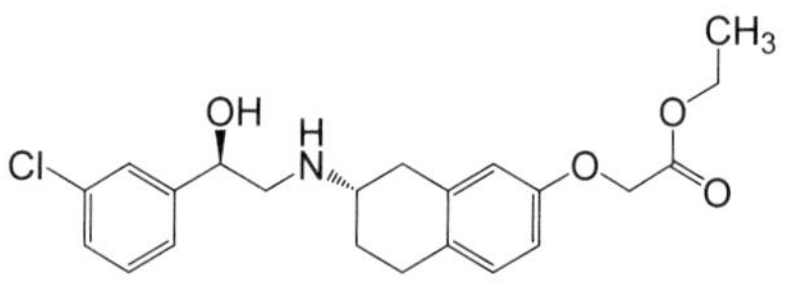

分子式和分子量 $C_{22}H_{26}ClNO_4$ 403.90

化学名 Ethyl 2-[[(7*S*)-7-[[(2*R*)-2-(3-chlorophenyl)-2-hydroxyethyl]amino]-5,6,7,8-tetrahydronaphthalen-2-yl]oxy]acetate

乙基 2-[[(7*S*)-7-[[(2*R*)-2-(3-氯苯基)-2-羟乙基]氨基]-5,6,7,8-四氢萘-2-基]氧基]乙酸酯

CAS 登录号 121524-08-1

INN list 94

药效分类 β_3受体激动药

阿米苯唑

Amiphenazole（*INN*）

化学结构式

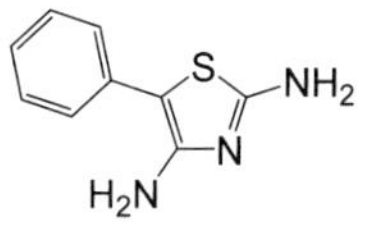

分子式和分子量 $C_9H_9N_3S$ 191.25

化学名 2,4-Diamino-5-phenylthiazole

2,4-二氨基-5-苯基噻唑

CAS 登录号 490-55-1

INN list 6

药效分类 中枢兴奋药，解痉药

阿米发定

Amitifadine（*INN*）

化学结构式

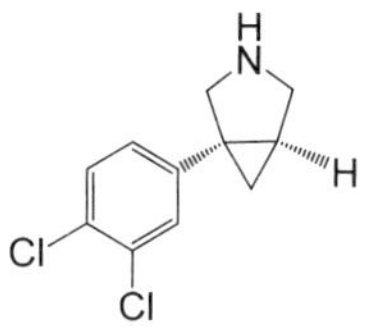

分子式和分子量 $C_{11}H_{11}Cl_2N$ 228.12

化学名 (1*R*,5*S*)-1-(3,4-Dichlorophenyl)-3-azabicyclo[3.1.0]hexane

(1*R*,5*S*)-1-(3,4-二氯苯基)-3-氮杂双环[3.1.0]己烷

CAS 登录号 410074-73-6

INN list 106

药效分类 抗抑郁药

阿米夫胺

Amiflamine（*INN*）

化学结构式

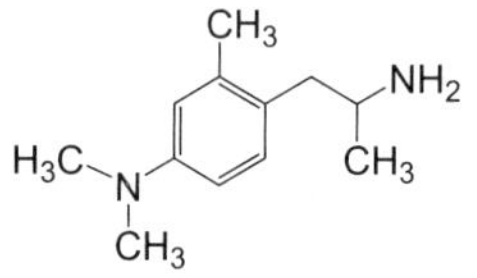

分子式和分子量 $C_{12}H_{20}N_2$ 192.30

化学名 (+)-4-(Dimethylamino)-*α*-2-dimethylphenethylamine

(+)-4-(二甲氨基)-*α*-2-二甲基苯乙胺

CAS 登录号 77518-07-1

INN list 48

药效分类 抗抑郁药

阿米福林

Amidephrine

化学结构式

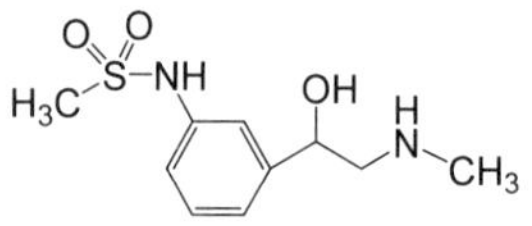

分子式和分子量 $C_{10}H_{16}N_2O_3S$ 244.31

化学名 *N*-[3-[1-Hydroxy-2-(methylamino)ethyl]phenyl]methanesulfonamide

N-[3-[1-羟基-2-(甲氨基)乙基]苯基]甲磺酰胺

CAS 登录号 3757184-9; 1421-68-7[甲磺酸盐]; 3354-67-4[取代物]

药效分类 血管收缩药

阿米谷胺

Amiglumide（*INN*）

分子式和分子量 $C_{26}H_{36}N_2O_4$ 440.58

化学结构式

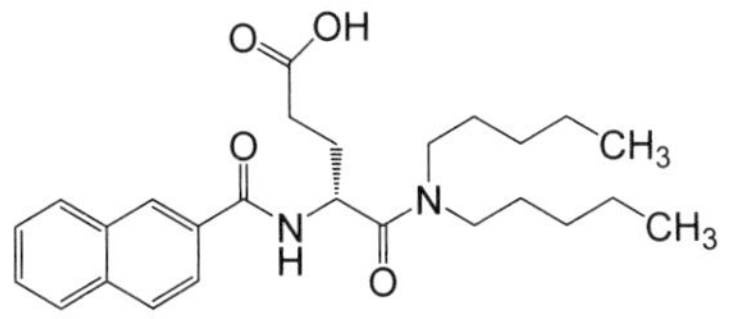

化学名 (*R*)-4-(2-Naphthamido)-*N*,*N*-dipentylglutaramic acid

(*R*)-4-(2-萘甲酰氨基)-*N*,*N*-二戊基戊酰胺酸

CAS 登录号 119363-62-1

INN list 82

药效分类 抗溃疡药

阿米环素

Amicycline（*INN*）

化学结构式

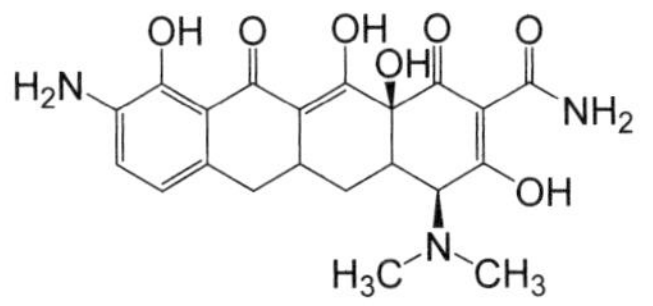

分子式和分子量 $C_{21}H_{23}N_3O_7$ 429.42

化学名 (4*S*,4*aS*,5*aR*,12*aR*)-9-Amino-4-(dimethylamino)-1,10,11,12*a*-tetrahydroxy-3,12-dioxo-4*a*,5,5*a*,6-tetrahydro-4*H*-tetracene-2-carboxamide

(4*S*,4*aS*,5*aR*,12*aR*)-9-氨基-4-(二甲基氨基)-1,10,11,12*a*-四羟基-3,12-二氧代-4*a*,5,5*a*,6-四氢-4*H*-并四苯-2-甲酰胺

CAS 登录号 5874-95-3

INN list 14

药效分类 抗生素类药

阿米卡星

Amikacin（*INN*）

化学结构式

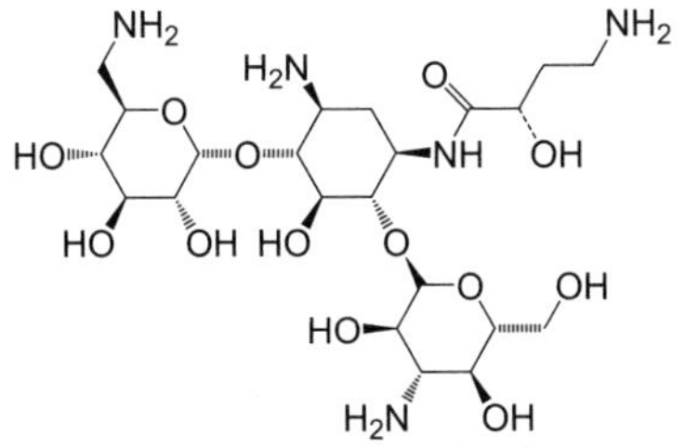

分子式和分子量 $C_{22}H_{43}N_5O_{13}$ 585.60

化学名 *O*-3-Amino-3-deoxy-*α*-D-glucopyranosyl-(1→4)-*O*-[6-amino-6-deoxy-*α*-D-glucopyranosyl-(1→6)]-N^3-(4-amino-L-2-hydroxy-1-oxobutyl)-2-deoxy-L-streptamine

O-3-氨基-3-脱氧-*α*-D-吡喃葡萄糖基-(1→4)-*O*-[6-氨基-6-脱氧-*α*-D-吡喃葡萄糖基-(1→6)]-N^3-(4-氨基-L-2-羟基-1-氧代丁基)-2-脱氧-L-链霉胺

CAS 登录号 37517-28-5

INN list 30

药效分类 氨基糖苷类抗微生物药

ATC 分类 J01GB06

阿米卡因

Amylocaine

化学结构式

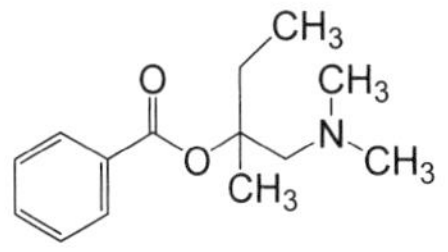

分子式和分子量 $C_{14}H_{21}NO_2$ 235.32

化学名 1-(Dimethylaminoethyl)-1-methylpropyl benzoate

1-(二甲氨基乙基)-1-甲基丙基 苯甲酸酯

CAS 登录号 644-26-8

药效分类 局部麻醉药

阿米凯林

Amikhelline（*INN*）

化学结构式

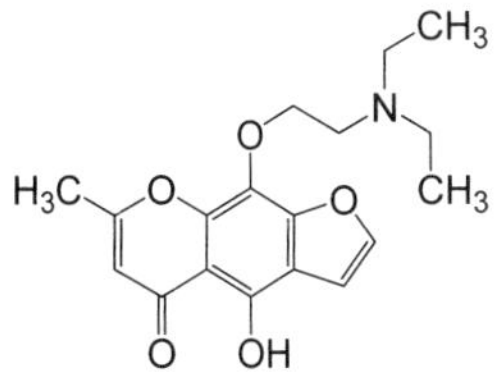

分子式和分子量 $C_{18}H_{21}NO_5$ 331.36

化学名 9-[2-(Diethylamino)ethoxy]-4-hydroxyl-7-methyl-5*H*-furo[3,2-*g*][1]benzopyran-5-one

9-[2-(二乙氨基)乙氧基]-4-羟基-7-甲基-5*H*-呋喃并[3,2-*g*][1]苯并吡喃-5-酮

CAS 登录号 4439-67-2

INN list 41

药效分类 解痉药

阿米雷司

Aminorex（*INN*）

化学结构式

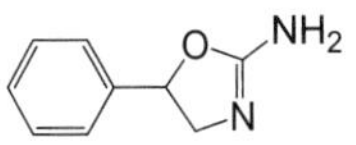

分子式和分子量 $C_9H_{10}N_2O$ 162.19

化学名 2-Amino-5-phenyl-2-oxazoline

2-氨基-5-苯基-2-噁唑啉

CAS 登录号 2207-50-3

INN list 14

药效分类 食欲抑制药

阿米洛利

Amiloride（*INN*）

化学结构式

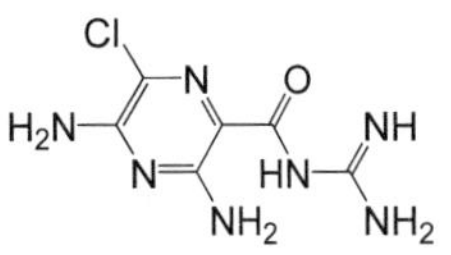

分子式和分子量 $C_6H_8ClN_7O$ 229.63

化学名 *N*-Amidino-3,5-diamino-6-chloropyrazinecarboxamide

N-脒基-3,5-二氨基-6-氯吡嗪甲酰胺

CAS 登录号 2609-46-3；17440-83-4[单盐酸盐二水合物]；2016-88-6[单盐酸盐无水物]

INN list 18

药效分类 保钾利尿药

ATC 分类 C03DB01

阿米洛姆

Amilomer（*INN*）

化学结构式

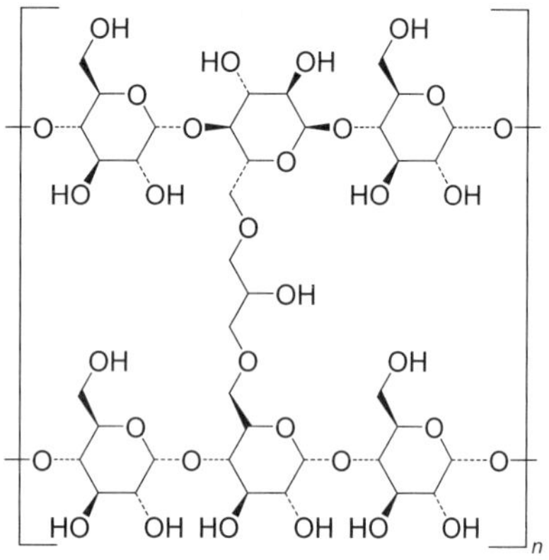

分子式 $[C_{43}H_{76}O_{33}]_n$

药物描述 Microspheres produced by reaction of partially hydrolysed starch with epichlorohydrin,quickly degreadable by amylase (with a half life of less than 120 minutes)

由部分水解的淀粉与表氯醇反应产生的微球体，迅速被淀粉酶降解(半衰期小于 120min)

CAS 登录号 42615-49-6

INN list 33

药效分类 诊断用药

阿米洛酯

Amiloxate（*INN*）

化学结构式

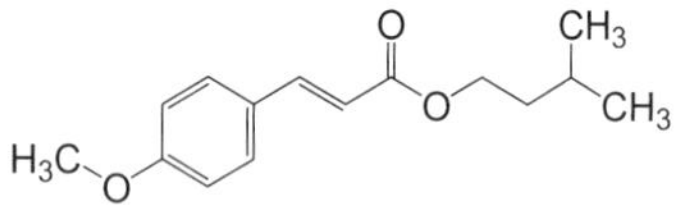

分子式和分子量 $C_{15}H_{20}O_3$ 248.32

化学名 3-Methylbutyl (*E*)-3-(4-methoxyphenyl)prop-2-enoate

3-甲基丁基 (*E*)-3-(4-甲氧基苯基)丙-2-烯酸酯

CAS 登录号 71617-10-2

INN list 83

药效分类 防晒药

阿米美啶

Amisometradine（*INN*）

分子式和分子量 $C_9H_{13}N_3O_2$ 195.22

化学结构式

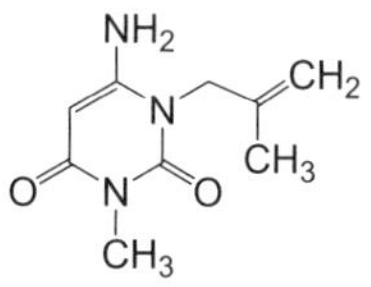

化学名 6-Amino-3-methyl-1-(2-methylallyl)-2,4-(1*H*,3*H*)-pyrimidinedione

6-氨基-3-甲基-1-(2-甲基烯丙基)-2,4-(1*H*,3*H*)-嘧啶二酮

CAS 登录号 550-28-7

INN list 6

药效分类 利尿药

阿米莫德

Amiselimod（*INN*）

化学结构式

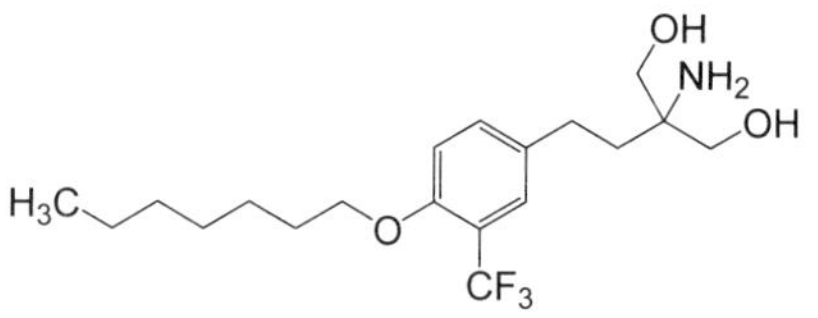

分子式和分子量 $C_{19}H_{30}F_3NO_3$ 377.22

化学名 2-Amino-2-{2-[4-(heptyloxy)-3-(trifluoromethyl)phenyl]ethyl}propane-1,3-diol

2-氨基-2-{2-[4-(庚氧基)-3-(三氟甲基)苯基]乙基}丙烷-1,3-二醇

CAS 登录号 942399-20-4

INN list 112

药效分类 免疫调节药

阿米诺喹

Aminoquinol（*INN*）

化学结构式

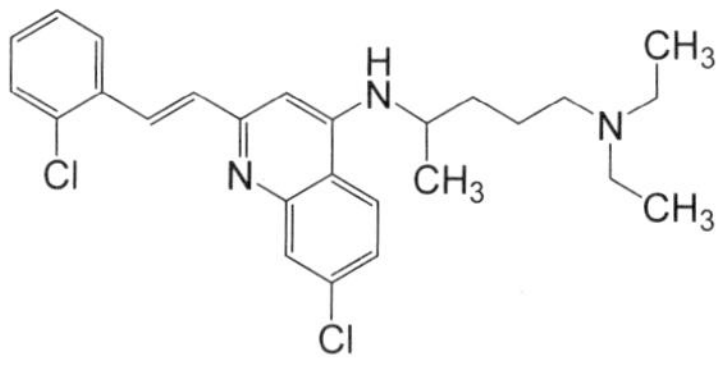

分子式和分子量 $C_{26}H_{31}Cl_2N_3$ 456.45

化学名 7-Chloro-2-(*o*-chlorostyryl)-4-[[4-(diethylamino)-1-methylbutyl]amino]quinoline

7-氯-2-(2-氯苯乙烯基)-4-[[4-(二乙氨基)-1-甲基丁基]氨基]喹啉

CAS 登录号 10023-54-8

INN list 22

药效分类 抗菌药

阿米哌隆

Amiperone（*INN*）

分子式和分子量 $C_{24}H_{28}ClFN_2O_2$ 430.94

化学结构式

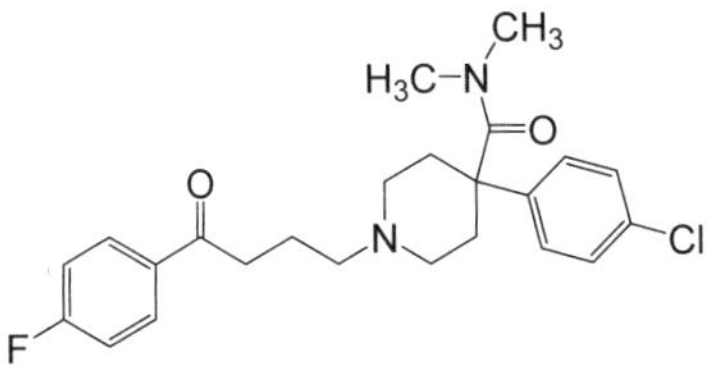

化学名 4-(4-Chlorophenyl)-1-[4-(4-fluorophenyl)-4-oxobutyl]-*N*,*N*-dimethylpiperidine-4-carboxamide

4-(4-氯苯基)-1-[4-(4-氟苯基)-4-氧代丁基]-*N*,*N*-二甲基哌啶-4-甲酰胺

CAS 登录号 1580-71-8

INN list 14

药效分类 抗精神病药

阿米曲士

Amitraz（*INN*）

化学结构式

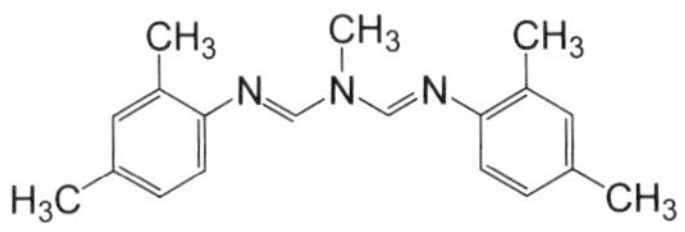

分子式和分子量 $C_{19}H_{23}N_3$ 293.41

化学名 *N*-Methyl-*N*'-2,4-xylyl-*N*-(*N*-2,4-xylylformimidoyl) formamidine

N-甲基-*N*'-2,4-二甲基苯基-*N*-(*N*-2,4-二甲基苯基氨亚甲基)甲脒

CAS 登录号 33089-61-1

INN list 47

药效分类 杀虫药

阿米三嗪

Almitrine（*INN*）

化学结构式

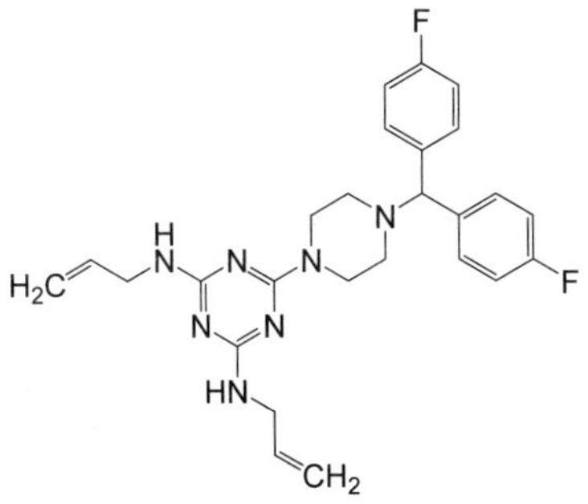

分子式和分子量 $C_{26}H_{29}F_2N_7$ 477.56

化学名 2,4-Bis(allylamino)-6-[4-bis(*p*-fluorophenyl)methyl]-1-piperazinyl-*s*-triazine

2,4-双(烯丙氨基)-6-[4-双(4-氟苯基)甲基]-1-哌嗪基均三嗪

CAS 登录号 27469-53-0; 29608-49-9[二甲磺酸盐]

INN list 37

药效分类 中枢兴奋药

阿米太尔

Amidantel（*INN*）

化学结构式

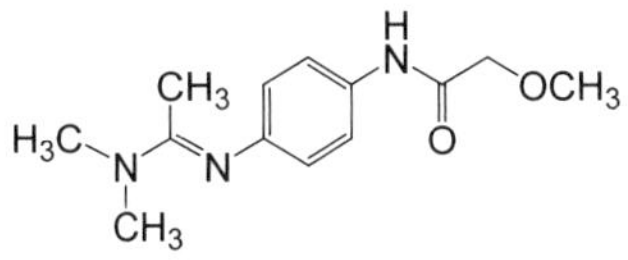

分子式和分子量 $C_{13}H_{19}N_3O_2$ 249.31

化学名 4'-[[1-(Dimethylamino)ethylidene]amino]-2-methoxyacetanilide

4'-[[1-(二甲氨基)乙亚基]氨基]-2-甲氧基乙酰苯胺

CAS 登录号 49745-00-8

INN list 40

药效分类 抗蠕虫药

阿米特罗

Amiterol（*INN*）

化学结构式

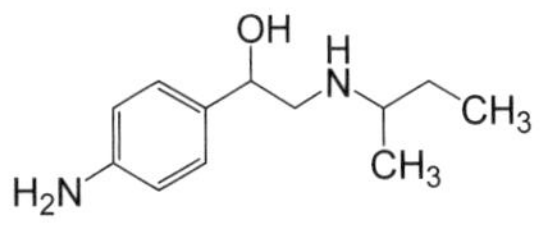

分子式和分子量 $C_{12}H_{20}N_2O$ 208.30

化学名 DL-*p*-Amino-*α*-[(*sec*-butylamino)methyl]benzyl alcohol

DL-4-氨基-*α*-[(仲丁氨基)甲基]苄醇

CAS 登录号 54063-25-1

INN list 26

药效分类 支气管舒张药

阿米替林

Amitriptyline（*INN*）

化学结构式

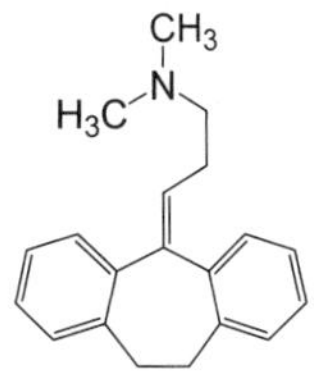

分子式和分子量 $C_{20}H_{23}N$ 277.41

化学名 10,11-Dihydro-*N*,*N*-dimethyl-5*H*-dibenzo[*a*,*d*]cycloheptene-$\Delta^{5,\gamma}$-propylamine

10,11-二氢-*N*,*N*-二甲基-5*H*-二苯并[*a*,*d*]环庚烯-$\Delta^{5,\gamma}$-丙胺

CAS 登录号 50-48-6; 549-18-8[盐酸盐]

INN list 11

药效分类 抗抑郁药

阿米替韦

Amitivir（*INN*）

分子式和分子量 $C_3H_2N_4S$ 126.14

化学结构式

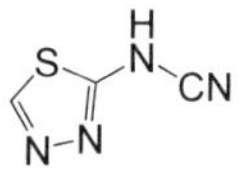

化学名 1,3,4-Thiadiazole-2-carbamonitrile

1,3,4-噻二唑-2-氨基甲腈

CAS 登录号 111393-84-1

INN list 67

药效分类 抗病毒药

阿米维林

Amifloverine（*INN*）

化学结构式

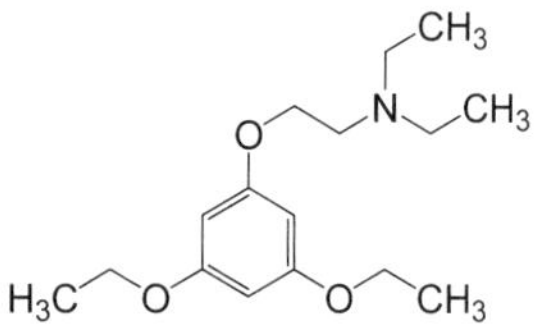

分子式和分子量 $C_{16}H_{27}NO_3$ 281.39

化学名 2-(3,5-Diethoxyphenoxy)-*N*,*N*-diethylethanamine

2-(3,5-二乙氧基苯氧基)-*N*,*N*-二乙基乙胺

CAS 登录号 54063-24-0

INN list 28

药效分类 解痉药

阿米西群

Amixetrine（*INN*）

化学结构式

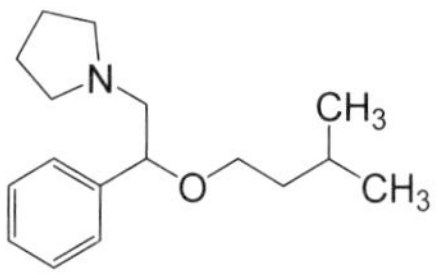

分子式和分子量 $C_{17}H_{27}NO$ 261.40

化学名 1-[*β*-(Isopentyloxy)phenethyl]pyrrolidine

1-[*β*-(异戊氧基)苯乙基]吡咯烷

CAS 登录号 24622-72-8

INN list 27

药效分类 解痉药

阿米西酮

Amicibone（*INN*）

化学结构式

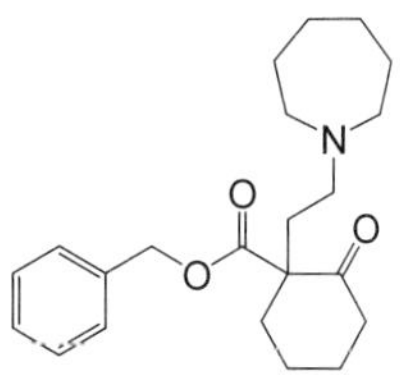

分子式和分子量 $C_{22}H_{31}NO_3$ 357.49

化学名 Benzyl 1-[2-(hexahydro-1*H*-azepin-1-yl)ethyl]-2-oxocyclohexanecarboxylate

苄基 1-[2-(六氢-1*H*-氮杂䓬-1-基)乙基]-2-氧代环己烷羧酸酯

CAS 登录号 23271-63-8

INN list 17

药效分类 镇咳药

阿明洛芬

Alminoprofen（*INN*）

化学结构式

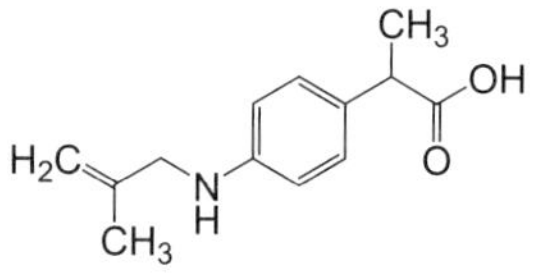

分子式和分子量 $C_{13}H_{17}NO_2$ 219.28

化学名 *p*-[(2-Methylallyl)amino]hydratropic acid

4-[(2-甲基烯丙基)氨基]氢化阿托酸

CAS 登录号 39718-89-3

INN list 40

药效分类 抗炎镇痛药

阿莫吡喹

Amopyroquine（*INN*）

化学结构式

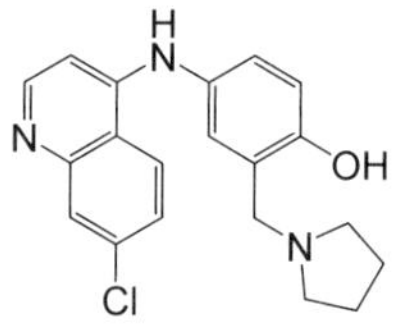

分子式和分子量 $C_{20}H_{20}ClN_3O$ 353.85

化学名 4-[(7-Chloro-4-quinolyl)amino]-*α*-pyrrolidinyl-*o*-cresol

4-[(7-氯-4-喹啉基)氨基]-*α*-吡咯烷基-2-甲酚

CAS 登录号 550-81-2

INN list 8

药效分类 抗疟药

阿莫地喹

Amodiaquine（*INN*）

化学结构式

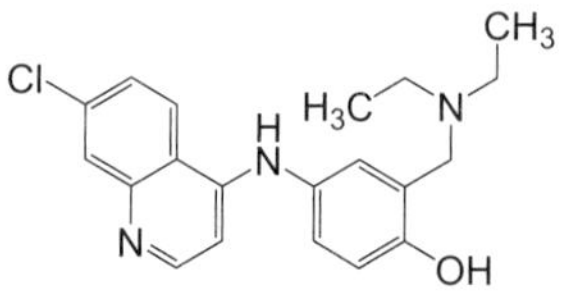

分子式和分子量 $C_{20}H_{22}ClN_3O$ 355.86

化学名 4-[(7-Chloro-4-quinolyl)amino]-*α*-(diethylamino)-*o*-cresol

4-[(7-氯-4-喹啉基)氨基]-*α*-(二乙氨基)-2-甲酚

CAS 登录号 86-42-0

INN list 1

药效分类　氨基喹啉类抗疟药

ATC 分类　P01BA06

阿莫嗯酮

Almoxatone（*INN*）

化学结构式

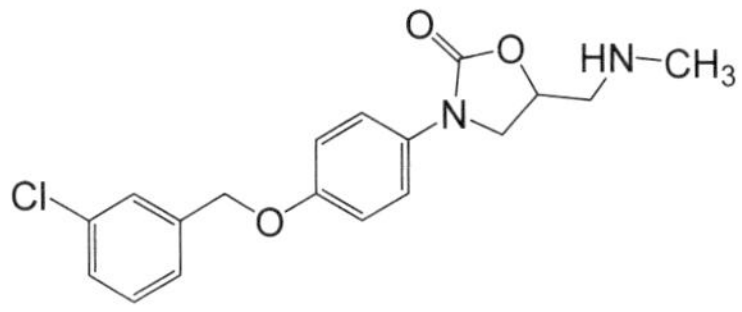

分子式和分子量　$C_{18}H_{19}ClN_2O_3$　346.81

化学名　(+)-(*R*)-3-[*p*-[(*m*-Chlorobenzyl)oxy]phenyl]-5-[(methylamino)methyl]-2-oxazolidinone

(+)-(*R*)-3-[4-[(3-氯苄基)氧基]苯基]-5-[(甲氨基)甲基]-2-噁唑烷酮

CAS 登录号　84145-89-1

INN list　50

药效分类　抗抑郁药

阿莫非尼

Armodafinil（*INN*）

化学结构式

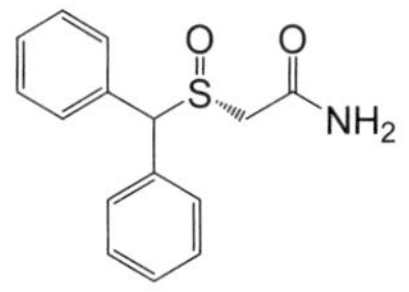

分子式和分子量　$C_{15}H_{15}NO_2S$　273.35

化学名　(−)-2-[(*R*)-(Diphenylmethyl)sulfinyl]acetamide

(−)-2-[(*R*)-(二苯甲基)亚磺酰基]乙酰胺

CAS 登录号　112111-43-0

INN list　91

药效分类　精神兴奋药

阿莫卡兰

Almokalant（*INN*）

化学结构式

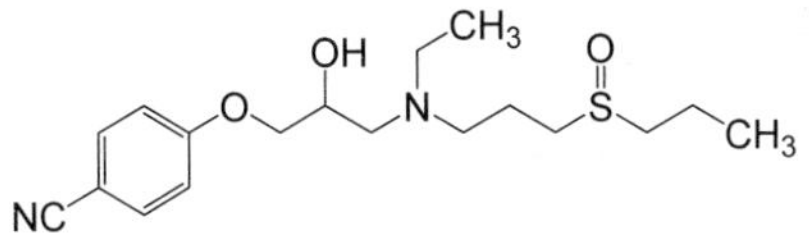

分子式和分子量　$C_{18}H_{28}N_2O_3S$　352.49

化学名　(±)-*p*-[3-[Ethyl[3-(propylsulfinyl)propyl]amino]-2-hydroxypropoxy]benzonitrile

(±)-4-[3-[乙基[3-(丙基亚磺酰基)丙基]氨基]-2-羟丙基氧基]苯甲腈

CAS 登录号　123955-10-2

INN list　64

药效分类　钾通道阻滞药

阿莫卡嗪

Amocarzine（*INN*）

化学结构式

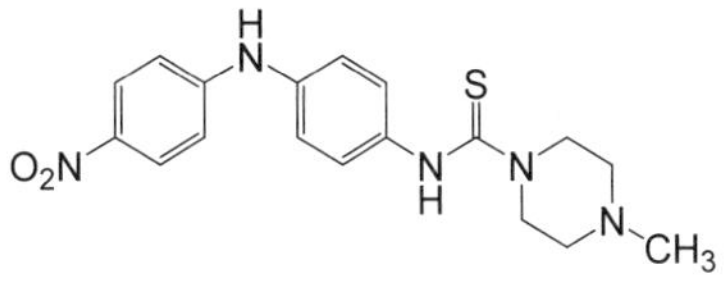

分子式和分子量　$C_{18}H_{21}N_5O_2S$　371.46

化学名　4-Methyl-4'-(*p*-nitroanilino)thio-1-piperazinecarboxanilide

4-甲基-4'-(4-硝基苯氨基)硫代-1-哌嗪甲酰苯胺

CAS 登录号　36590-19-9

INN list　61

药效分类　抗丝虫药

阿莫卡因

Amoxecaine（*INN*）

化学结构式

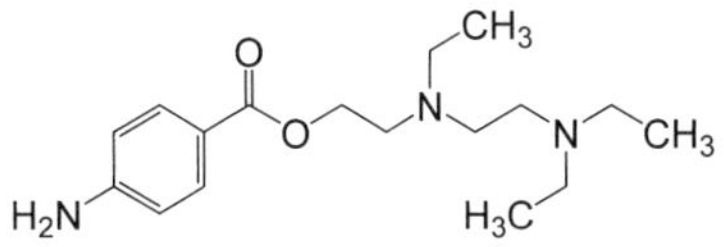

分子式和分子量　$C_{17}H_{29}N_3O_2$　307.43

化学名　2-[(2-Diethylaminoethyl)ethylamino]ethyl *p*-aminobenzoate

2-[(2-二乙氨乙基)乙氨基]乙基 4-氨基苯甲酸酯

CAS 登录号　553-65-1

INN list　1

药效分类　局部麻醉药

阿莫拉酮

Amolanone（*INN*）

化学结构式

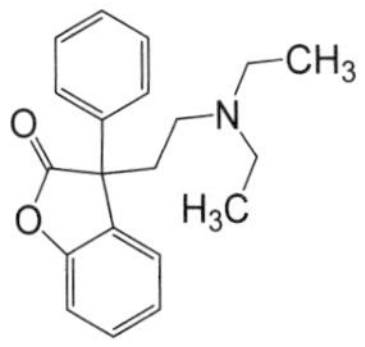

分子式和分子量　$C_{20}H_{23}NO_2$　309.41

化学名　3-[2-(Diethylamino)ethyl]-3-phenyl-2(3*H*)-benzofuranone

3-[2-(二乙氨基)乙基]-3-苯基-2(3*H*)-苯并呋喃酮

CAS 登录号　76-65-3; 6009-67-2[盐酸盐]

INN list　6

药效分类　局部麻醉药

阿莫雷生

Almorexant（*INN*）

化学结构式

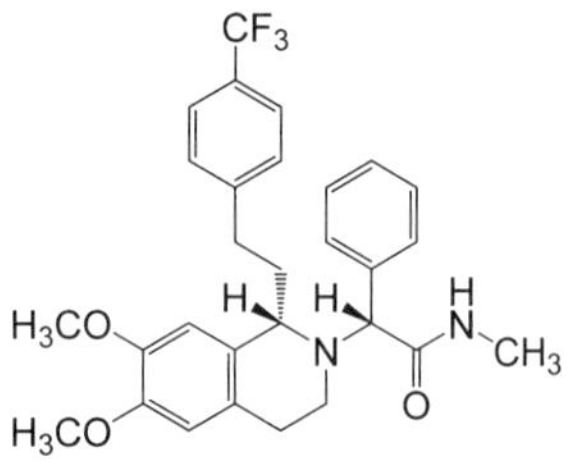

分子式和分子量　$C_{29}H_{31}F_3N_2O_3$　512.56

化学名　(2*R*)-2-[(1*S*)-6,7-Dimethoxy-1-[2-[4-(trifluoromethyl)phenyl]ethyl]-3,4-dihydroisoquinolin-2(1*H*)-yl]-*N*-methyl-2-phenylacetamide

(2*R*)-2-[(1*S*)-6,7-二甲氧基-1-[2-[4-(三氟甲基)苯基]乙基]-3,4-二氢异喹啉-2(1*H*)-基]-*N*-甲基-2-苯基乙酰胺

CAS 登录号　871224-64-5

INN list　98

药效分类　食欲抑制药

阿莫罗芬

Amorolfine（*INN*）

化学结构式

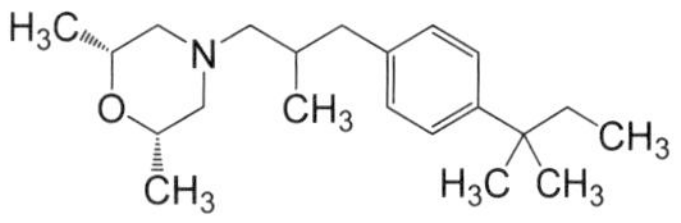

分子式和分子量　$C_{21}H_{35}NO$　317.51

化学名　(±)-*cis*-2,6-Dimethyl-4-[2-methyl-3-(*p*-*tert*-pentylphenyl)propyl]morpholine

(±)-顺-2,6-二甲基-4-[2-甲基-3-(4-叔戊基苯基)丙基]吗啉

CAS 登录号　78613-35-1; 78613-38-4[盐酸盐]

INN list　54

药效分类　抗真菌药

阿莫罗生

Amoproxan（*INN*）

化学结构式

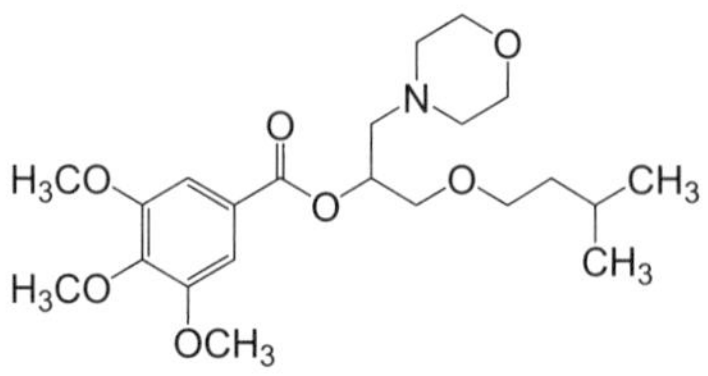

分子式和分子量　$C_{22}H_{35}NO_7$　425.52

化学名　*α*-(Isopentyloxymethyl)-4-morpholoneethanol 3,4,5-trimethoxybenzoate (ester)

α-(异戊氧基甲基)-4-吗啉乙醇 3,4,5-三甲氧基苯甲酸酯

CAS 登录号　22661-76-3

INN list　22

药效分类　冠脉扩张药

阿莫氯醇

Arimoclomol（*INN*）

化学结构式

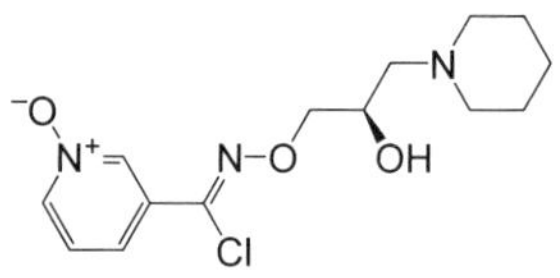

分子式和分子量　$C_{14}H_{20}ClN_3O_3$　313.78

化学名　*N*-[(2*R*)-2-Hydroxy-3-(1-piperidyl)propoxy]pyridine-3-carboximidoyl chl oride, 1-oxide

N-[(2*R*)-2-羟基-3-(1-哌啶基)丙氧基]吡啶-3-甲酰亚胺氯，1-氧化物

CAS 登录号　289893-25-0

INN list　88

药效分类　抗糖尿病药

阿莫美韦

Amenamevir（*INN*）

化学结构式

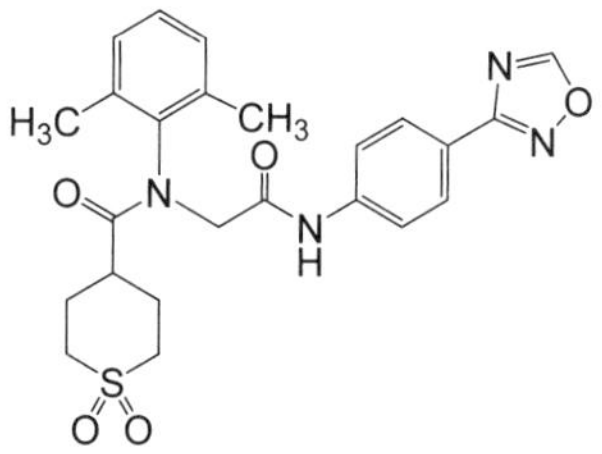

分子式和分子量　$C_{24}H_{26}N_4O_5S$　482.16

化学名　*N*-(2,6-Dimethylphenyl)-*N*-(2-[[4-(1,2,4-oxadiazol-3-yl)phenyl]amino]-2-oxoethyl)-1,1-dioxothiane-4-carboxamide

N-(2,6-二甲基苯基)-*N*-(2-[[4-(1,2,4-噁二唑-3-基)苯基]氨基]-2-氧代乙基)-1,1-二氧代六环硫烷-4-甲酰胺

CAS 登录号　841301-32-4

INN list　100

药效分类　抗滤过性病毒药

阿莫齐特

Axamozide（*INN*）

化学结构式

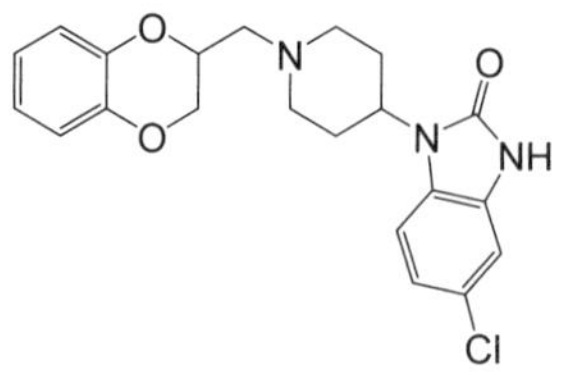

分子式和分子量　$C_{21}H_{22}ClN_3O_3$　399.87

化学名　(±)-1-[1-(1,4-Benzodioxan-2-ylmethyl)-4-piperidyl]-5-

chloro-2-benzimidazolinone

(±)-1-[1-(1,4-苯并二氧六环-2-基甲基)-4-哌啶基]-5-氯-2-苯并咪唑酮

CAS 登录号 85076-06-8

INN list 53

药效分类 抗精神病药

阿莫曲坦

Almotriptan（*INN*）

化学结构式

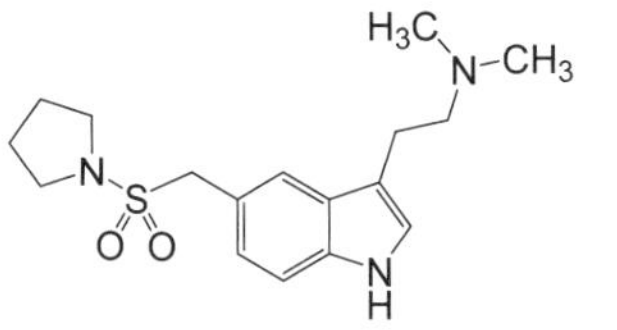

分子式和分子量 $C_{17}H_{25}N_3O_2S$ 335.46

化学名 1-[[[3-[2-(Dimethylamino)ethyl]indol-5-yl]methyl]sulfonyl] pyrrolidine

1-[[[3-[2-(二甲氨基)乙基]吲哚-5-基]甲基]磺酰基]吡咯

CAS 登录号 154323-57-6

INN list 76

药效分类 5-羟色胺受体激动药，抗偏头痛药

阿莫沙平

Amoxapine（*INN*）

化学结构式

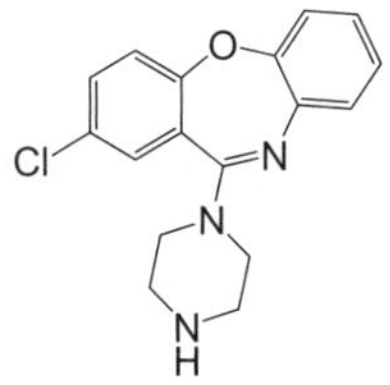

分子式和分子量 $C_{17}H_{16}ClN_3O$ 313.78

化学名 2-Chloro-11-(1-piperazinyl)dibenz[*b*,*f*][1,4]oxazepine

2-氯-11-(1-哌嗪基)二苯并[*b*,*f*][1,4]氧氮杂草

CAS 登录号 14028-44-5

INN list 25

药效分类 抗抑郁药

阿莫司汀

Atrimustine（*INN*）

化学结构式

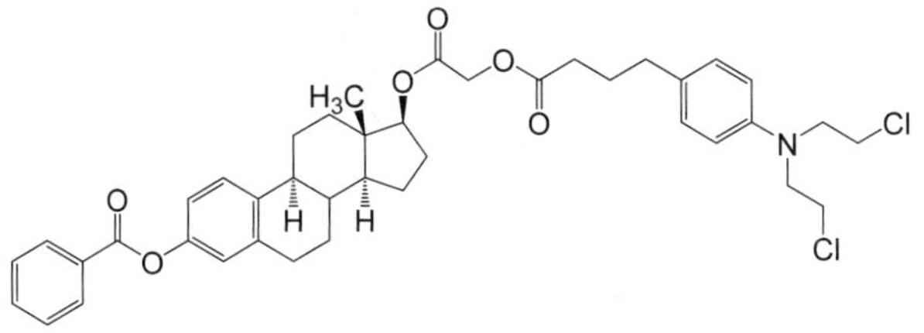

分子式和分子量 $C_{41}H_{47}Cl_2NO_6$ 720.72

化学名 3-Benzoyloxy-17*β*-[4-[4-[bis(2-chloroethyl)amino] phenylbutyryloxy]acetoxy]-1,3,5(10)-estratriene

3-苯甲酰氧基-17*β*-[4-[4-[双(2-氯乙基)氨基]苯丁酰氧基]乙酰氧基]-1,3,5(10)-雌三烯

CAS 登录号 75219-46-4

INN list 61

药效分类 抗肿瘤药

阿莫替尼

Amuvatinib（*INN*）

化学结构式

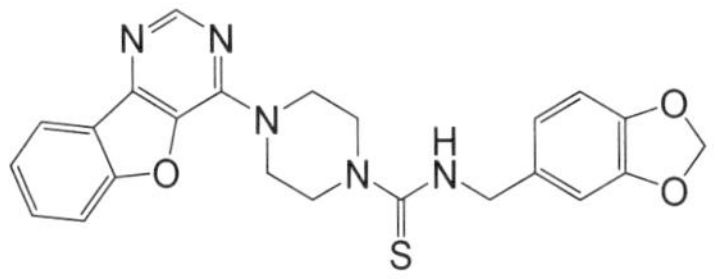

分子式和分子量 $C_{23}H_{21}N_5O_3S$ 447.51

化学名 *N*-[(1,3-Benzodioxol-5-yl)methyl]-4-benzofuro[3,2-*d*] pyrimidin-4-yl-1-piperazinecarbothioamide

N-[(1,3-苯并二氧戊环-5-基)甲基]-4-苯并呋喃并[3,2-*d*]嘧啶-4-基-1-哌嗪硫代甲酰胺

CAS 登录号 850879-09-3

INN list 103

药效分类 抗肿瘤药

阿莫胃泌素

Amogastrin（*INN*）

化学结构式

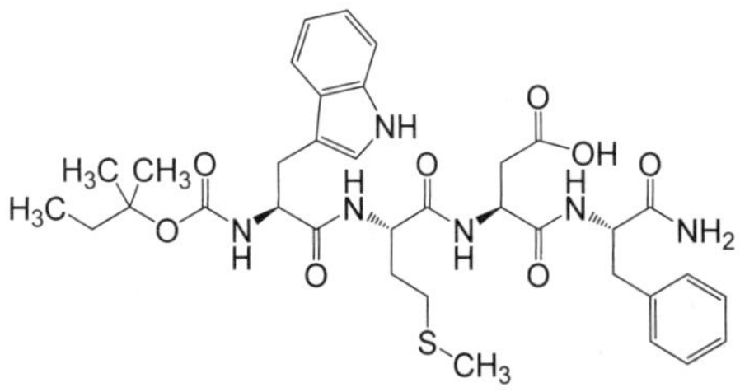

分子式和分子量 $C_{35}H_{46}N_6O_8S$ 710.84

化学名 *N*-((1,1-Dimethylpropoxy)carbonyl)-L-tryptophyl-L-methionyl-L-*α*-aspartyl-3-phenyl-L-alanianmide

N-((1,1-二甲基丙氧基)羰基)-L-色氨酰-L-甲硫氨酰-L-*α*-天冬氨酰-3-苯基-L-丙氨酰胺

CAS 登录号 16870-37-4

INN list 31

药效分类 胃酸分泌药

阿莫西林

Amoxicillin（*INN*）

分子式和分子量 $C_{16}H_{19}N_3O_5S$ 365.40

化学结构式

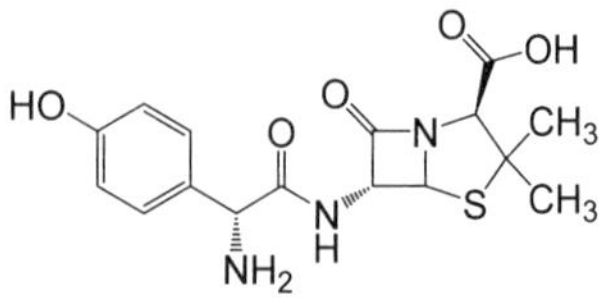

化学名　(2*S*,5*R*,6*R*)-6-[(*R*)-(−)-2-Amino-2-(*p*-hydroxyphenyl)acetamido]-3,3-dimethyl-7-oxo-4-thia-1-azabicyclo[3.2.0]heptane-2-carboxylic acid

(2*S*,5*R*,6*R*)-6-[(*R*)-(−)-2-氨基-2-(4-羟基苯基)乙酰氨基]-3,3-二甲基-7-氧代-4-硫杂-1-氮杂双环[3.2.0]庚烷-2-羧酸

CAS 登录号　26787-78-0; 34642-77-8[钠盐]; 61336-70-7[三水合物]

INN list　27

药效分类　广谱青霉素类抗微生物药

ATC 分类　J01CA04

阿木泰

Almurtide（*INN*）

化学结构式

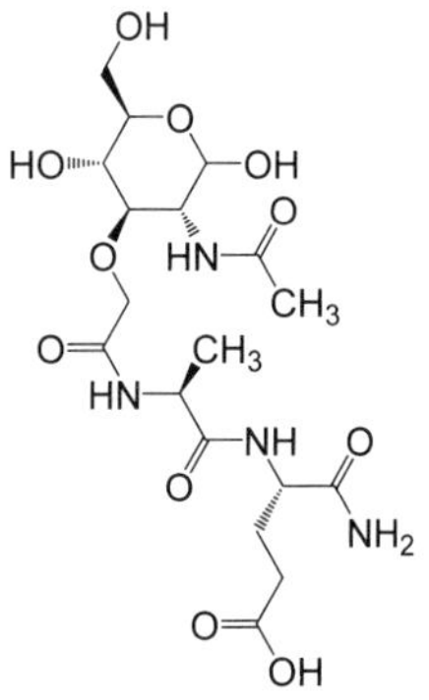

分子式和分子量　$C_{18}H_{30}N_4O_{11}$　478.45

化学名　2-Acetamido-3-*O*-[[[(1*S*)-1-[[(1*R*)-1-carbamoyl-3-carboxypropyl]carbamoy]ethyl]carbamoyl]methyl]-2-deoxy-D-glucopyranose

2-乙酰氨基-3-*O*-[[[(1*S*)-1-[[(1*R*)-1-氨甲酰基-3-羧丙基]氨甲酰基]乙基]氨甲酰基]甲基]-2-脱氧-D-吡喃葡萄糖

CAS 登录号　61136-12-7

INN list　74

药效分类　免疫调节药

阿那格雷

Anagrelide（*INN*）

化学结构式

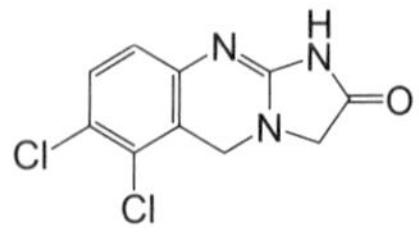

分子式和分子量　$C_{10}H_7Cl_2N_3O$　256.09

化学名　6,7-Dichloro-1,5-dihydroimidazo[2,1-*b*]-quinazolin-2(3*H*)-one

6,7-二氯-1,5-二氢咪唑并[2,1-*b*]喹唑啉-2(3*H*)-酮

CAS 登录号　68475-42-3; 58579-51-4[单盐酸盐]

INN list　42

药效分类　抗凝血药

ATC 分类　L01XX35

阿那罗唑

Anastrozole（*INN*）

化学结构式

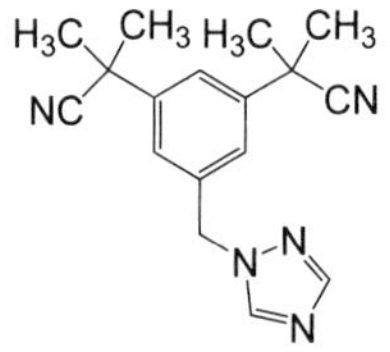

分子式和分子量　$C_{17}H_{19}N_5$　293.37

化学名　α,α,α',α'-Tetramethyl-5-(1*H*-1,2,4-triazol-1-ylmethyl)-*m*-benzenediacetonitrile

α,α,α',α'-四甲基-5-(1*H*-1,2,4-三氮唑-1-基甲基)-1,3-苯二乙腈

CAS 登录号　120511-73-1

INN list　72

药效分类　酶抑制剂类内分泌治疗用药

阿那普瑞巴林

Pregabalin Arenacarbil（*INN*）

化学结构式

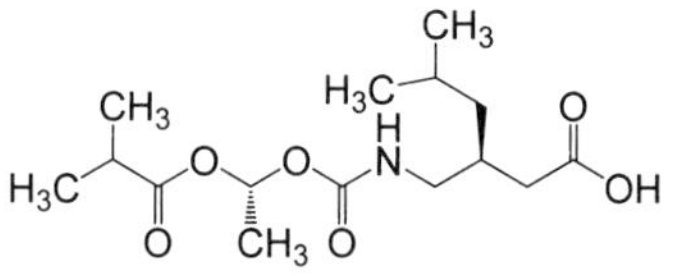

分子式和分子量　$C_{15}H_{27}NO_6$　317.38

化学名　(3*S*)-5-Methyl-3-{[({(1*R*)-1-[(2-methylpropanoyl)oxy]ethoxy}carbonyl)amino]methyl} hexanoic acid

(3*S*)-5-甲基-3-{[({(1*R*)-1-[(2-甲基丙酰基)氧基]乙氧基}羰基)氨基]甲基}己酸

CAS 登录号　1174748-30-1

INN list　121

药效分类　γ-氨基丁酸类似物

阿那瑞林

Anamorelin（*INN*）

化学结构式

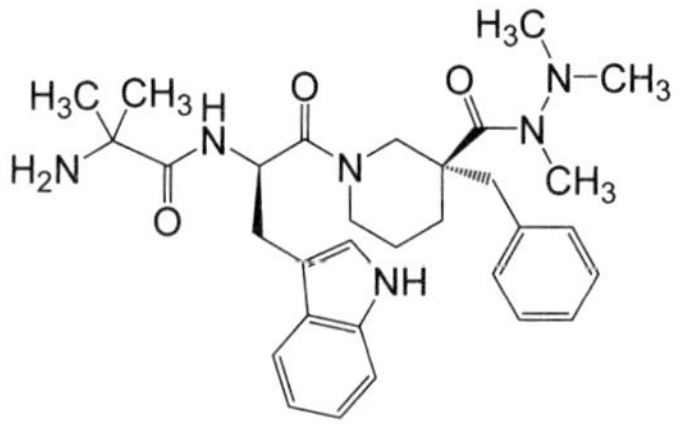

分子式和分子量 $C_{31}H_{42}N_6O_3$ 546.72

化学名 (3*R*)-1-[(2*R*)-2-[(2-Amino-2-methylpropanoyl)amino]-3-(indol-3-yl) propanoy]l-3-benzyl-*N*,*N'*,*N'*-trimethylpiperidine-3-carbohydrazide

(3*R*)-1-[(2*R*)-2-[(2-氨基-2-甲基丙酰基)氨基]-3-(吲哚-3-基)丙酰基]-3-苄基-*N*,-*N'*,*N'*-三甲基哌啶-3-甲酰肼

CAS 登录号 249921-19-5; 861998-00-7[盐酸盐]

INN list 97

药效分类 生长激素释放因子

阿那昔酮

Anaxirone（*INN*）

化学结构式

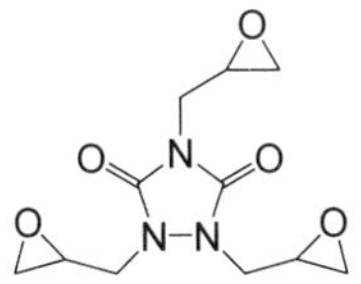

分子式和分子量 $C_{11}H_{15}N_3O_5$ 269.25

化学名 1,2,4-Tris(oxiran-2-ylmethyl)-1,2,4-triazolidine-3,5-dione

1,2,4-三(环氧乙烷-2-基甲基) -1,2,4-三氮唑烷-3,5-二酮

CAS 登录号 77658-97-0

INN list 52

药效分类 抗肿瘤药

阿那孕酮

Anagestone（*INN*）

化学结构式

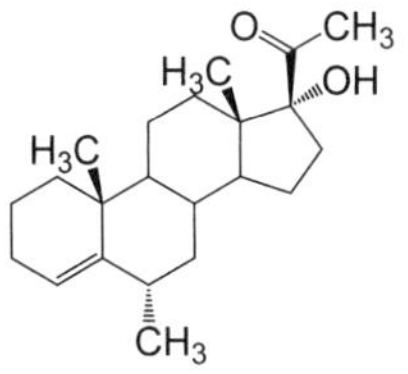

分子式和分子量 $C_{22}H_{34}O_2$ 330.51

化学名 17*α*-Hydroxy-6*α*-methylpregn-4-en-20-one

17*α*-羟基-6*α*-甲基孕甾-4-烯-20-酮

CAS 登录号 2740-52-5; 3137-73-3[乙酸酯]

INN list 16

药效分类 孕激素类药

阿那佐林钠

Anazolene Sodium（*INN*）

化学结构式

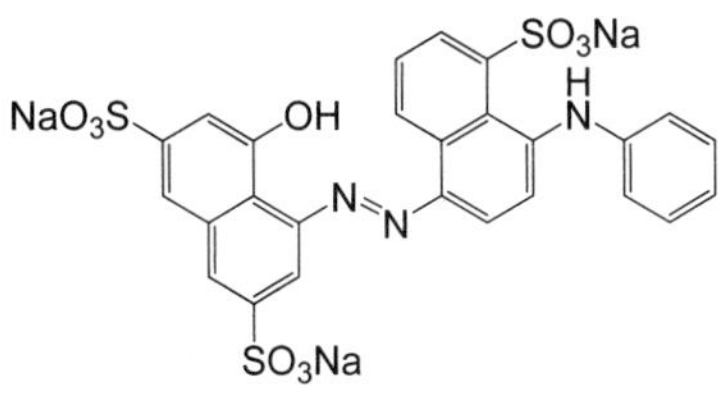

分子式和分子量 $C_{26}H_{16}N_3Na_3O_{10}S_3$ 695.58

化学名 4-[(4-Anolino-5-sulfo-1-naphthyl)azo]-5-hydroxyl-2,7-naphthalenedisulfonic acid trisodium salt

4-[(4-苯氨基-5-磺酸基-1-萘基)偶氮基]-5-羟基-2,7-萘二磺酸三钠盐

CAS 登录号 3861-73-2; 7488-76-8[阿那佐林酸]

INN list 13

药效分类 诊断用药

阿那佐辛

Anazocine（*INN*）

化学结构式

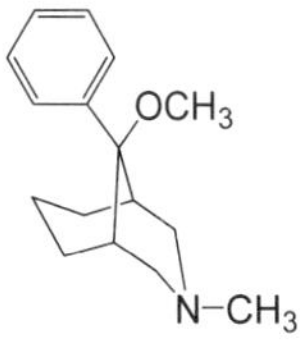

分子式和分子量 $C_{16}H_{23}NO$ 245.36

化学名 9-*syn*-Methoxy-3-methyl-9-phenyl-3-azabicyclo [3.3.1] nonane

9-顺-甲氧基-3-甲基-9-苯基-3-氮杂双环[3.3.1]壬烷

CAS 登录号 15378-99-1

INN list 30

药效分类 镇痛药

阿奈可他

Anecortave（*INN*）

化学结构式

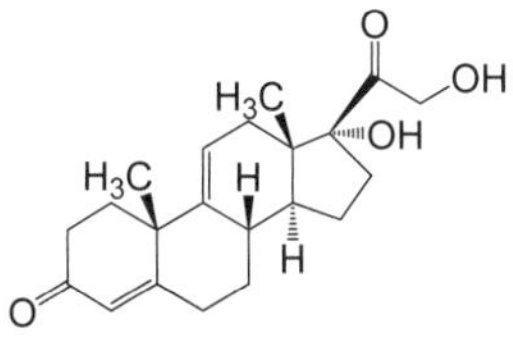

分子式和分子量 $C_{21}H_{28}O_4$ 344.44

化学名 17*α*,21-Dihydroxypregna-4,9(11)-diene-3,20-dione

17*α*,21-二羟基孕甾-4,9(11)-二烯-3,20-二酮

CAS 登录号 7753-60-8

INN list 80

药效分类 肾上腺皮质激素类药，血管生长抑制药

阿奈螺酮

Alnespirone（*INN*）

化学结构式

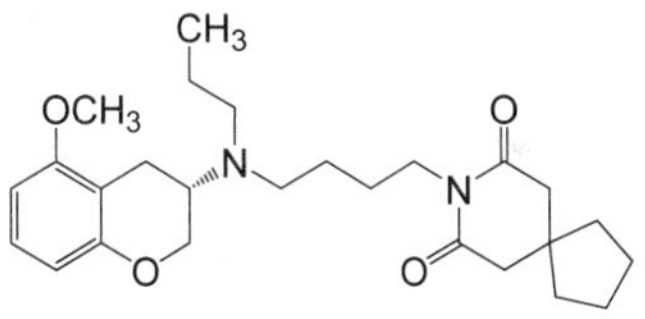

分子式和分子量 $C_{26}H_{38}N_2O_4$ 442.59

化学名 (+)-(*S*)-*N*-[4- [(5 -Methoxy -3- chromanyl) propylamino] butyl]- 1,1 -cyclopentanediacetimide

(+)-(*S*)-*N*-[4-[(5-甲氧基-3-色满基)丙氨基]丁基]- 1, 1-环戊烷二乙酰亚胺

CAS 登录号 138298-79-0

INN list 70

药效分类 抗抑郁药

阿尼地坦

Alniditan（*INN*）

化学结构式

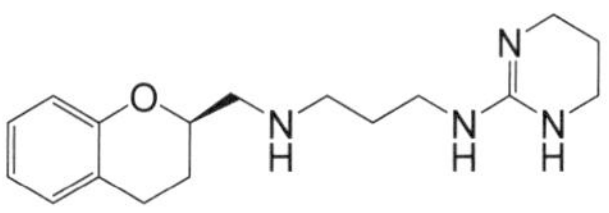

分子式和分子量 $C_{17}H_{26}N_4O$ 302.42

化学名 (−)-2-[[3-[[(*R*)-2-Chromanylmethyl] amino] propyl] amino]- 1, 4, 5, 6- tetrahydropyrimidine

(−)-2-[[3-[[(*R*)-2-色满基甲基]氨基]丙基]氨基]- 1, 4, 5, 6-四氢嘧啶

CAS 登录号 152317-89-0; 155428-00-5[二盐酸盐]

INN list 72

药效分类 5-羟色胺受体激动药，抗偏头痛药

阿尼多昔

Anidoxime（*INN*）

化学结构式

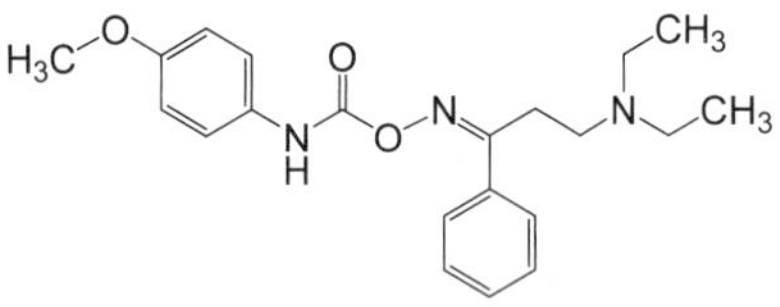

分子式和分子量 $C_{21}H_{27}N_3O_3$ 369.46

化学名 [[3-(Diethylamino)-1-phenylpropylidene]amino] *N*-(4-methoxyphenyl)carbamate

[[3-(二乙氨基)-1-苯基丙亚基]氨基] *N*-(4-甲氧基苯基)氨基甲酸酯

CAS 登录号 34297-34-2

INN list 30

药效分类 镇痛药

阿尼芬净

Anidulafungin（*INN*）

分子式和分子量 $C_{58}H_{73}N_7O_{17}$ 1140.24

化学结构式

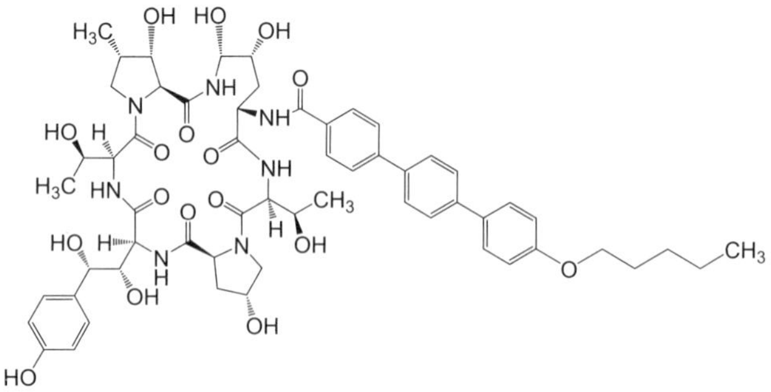

化学名 (4*R*,5*R*)-4,5-Dihydroxy-*N*[2]-[[4"-(pentyloxy)-*p*-terphenyl-4-yl]carbonyl] -L-ornithyl-L-threonyl-*trans*-4-hydroxyl-L-prolyl-(*S*)-4-hydroxyl-4-(*p*-hydroxyphenyl)-L-threonyl-L-threonyl-(3*S*,4*S*)-3-hydroxyl-4-methyl-L-proline cyclic (6→1)-peptide

(4*R*,5*R*)-4,5-二羟基-*N*[2]-[[4"-(戊氧基)-4-三联苯-4-基]甲酰基]-L-鸟氨酰-L-苏氨酰-反-4-羟基-L-脯氨酰-(*S*)-4-羟基-4-(4-羟基苯基)-L-苏氨酰-L-苏氨酰-(3*S*,4*S*)-3-羟基-4-甲基-L-脯氨酸环(6→1)-肽

CAS 登录号 166663-25-8

INN list 81

药效分类 抗真菌药

阿尼拉酯

Anilamate（*INN*）

化学结构式

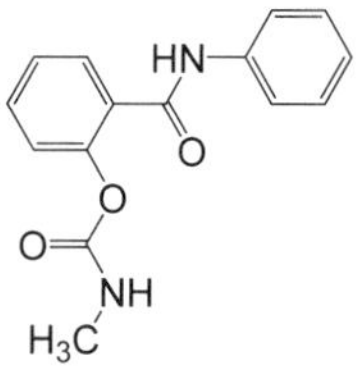

分子式和分子量 $C_{15}H_{14}N_2O_3$ 270.28

化学名 [2-(Phenylcarbamoyl)phenyl] *N*-methylcarbamate

[2-(苯基氨甲酰基)苯基] *N*-甲基氨基甲酸酯

CAS 登录号 5591-49-1

INN list 13

药效分类 抗炎镇痛药

阿尼利定

Anileridine（*INN*）

化学结构式

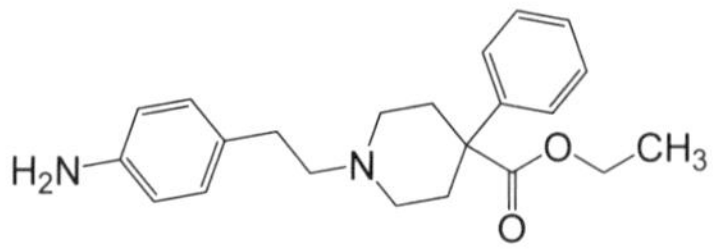

分子式和分子量 $C_{22}H_{28}N_2O_2$ 352.48

化学名 Ethyl 1-[2-(4-aminophenyl)ethyl]-4-phenylpiperidine-4-carboxylate

乙基 1-[2-(4-氨基苯基)乙基]-4-苯基哌啶-4-羧酸酯

CAS 登录号 144-14-9; 126-12-5[二盐酸盐]

INN list 5

药效分类 镇痛药

阿尼罗酸

Anirolac (*INN*)

化学结构式

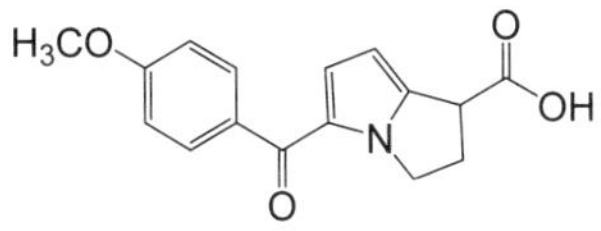

分子式和分子量 $C_{16}H_{15}NO_4$ 285.29

化学名 5-(4-Methoxybenzoyl)-2,3-dihydro-1*H*-pyrrolizine-1-carboxylic acid

5-(4-甲氧基苯甲酰基)-2,3-二氢-1*H*-吡咯嗪-1-羧酸

CAS 登录号 66635-85-6

INN list 52

药效分类 抗炎镇痛药

阿尼洛泮

Anilopam (*INN*)

化学结构式

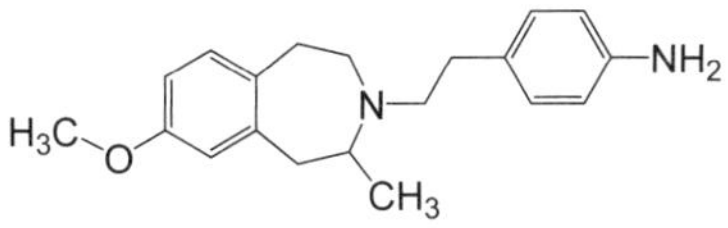

分子式和分子量 $C_{20}H_{26}N_2O$ 310.44

化学名 (−)-3-(*p*-Aminophenethyl)-2,3,4,5-tetrahydro-8-methoxy-2-methyl-1*H*-3- benzazepine

(−)-3-(4-氨基苯乙基)-2,3,4,5-四氢-8-甲氧基-2-甲基-1*H*-3-苯并氮杂䓬

CAS 登录号 53716-46-4; 53716-45-3[二盐酸盐]

INN list 35

药效分类 镇痛药

阿尼莫司

Anisperimus (*INN*)

化学结构式

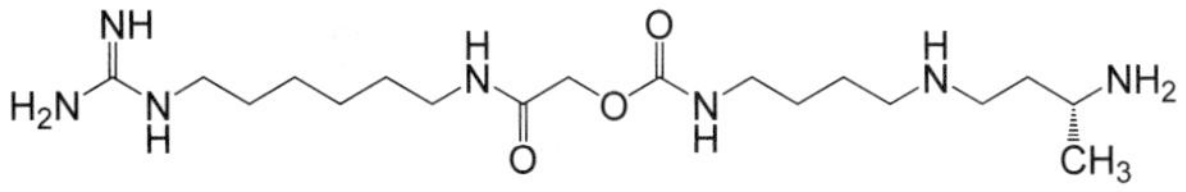

分子式和分子量 $C_{18}H_{39}N_7O_3$ 401.55

化学名 [2-[6-(Diaminomethylideneamino)hexylamino]-2-oxoethyl] *N*-[4-[[(3*R*)-3-aminobutyl]amino]butyl]carbamate

[2-[6-(二氨基甲亚基氨基)己基氨基]-2-氧代乙基] *N*-[4-[[(3*R*)-3-氨基丁基]氨基]丁基]氨基甲酸酯

CAS 登录号 170368-04-4

INN list 82

药效分类 免疫抑制药

阿尼帕米

Anipamil (*INN*)

化学结构式

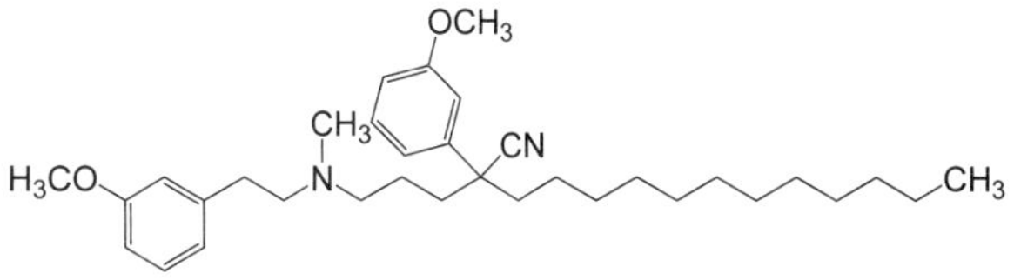

分子式和分子量 $C_{34}H_{52}N_2O_2$ 520.79

化学名 2-[3-[(3-Methoxyphenethyl) methylamino]propyl]-2-(3-methoxyphenyl) tetradecanenitrile

2-[3-[(3-甲氧基苯乙基)甲氨基]丙基]-2-(3-甲氧基苯基)十四腈

CAS 登录号 83200-10-6

INN list 49

药效分类 冠脉扩张药

阿尼哌醇

Anisopirol (*INN*)

化学结构式

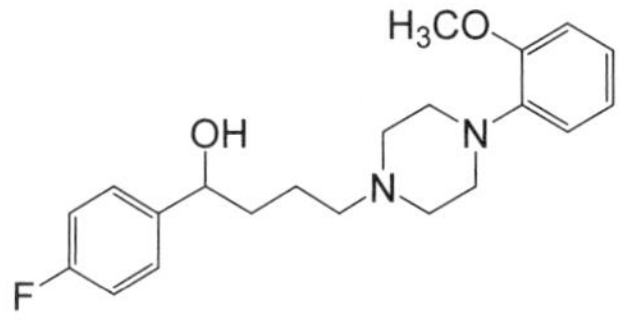

分子式和分子量 $C_{21}H_{27}FN_2O_2$ 358.45

化学名 (±)-*α*-(4-Fluorophenyl)-4-(*o*-methoxyphenyl)-1-piperazinebutanol

(±)-*α*-(4-氟苯基)-4-(2-甲氧基苯基)-1-哌嗪丁醇

CAS 登录号 442-03-5

INN list 14

药效分类 抗精神病药

阿尼沙利

Anisacril (*INN*)

化学结构式

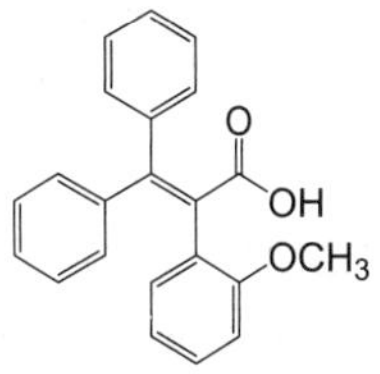

分子式和分子量 $C_{22}H_{18}O_3$ 330.38

化学名 2-(*o*-Methoxyphenyl)-3,3-diphenyl acrylic acid

2-(2-甲氧基苯基)-3,3-二苯基丙烯酸

CAS 登录号 5129-14-6

INN list 15

药效分类 食欲抑制药，降胆固醇药

阿尼西坦

Aniracetam（*INN*）

化学结构式

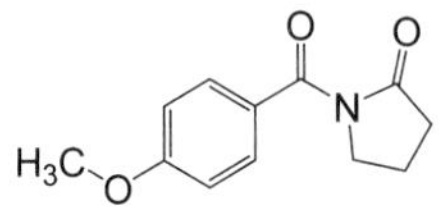

分子式和分子量 $C_{12}H_{13}NO_3$ 219.24

化学名 1-*p*-Anisoyl-2-pyrrolidinone

1-(4-甲氧苯甲酰基)-2-吡咯烷酮

CAS 登录号 72432-10-1

INN list 44

药效分类 促智药

阿尼扎芬

Anitrazafen（*INN*）

化学结构式

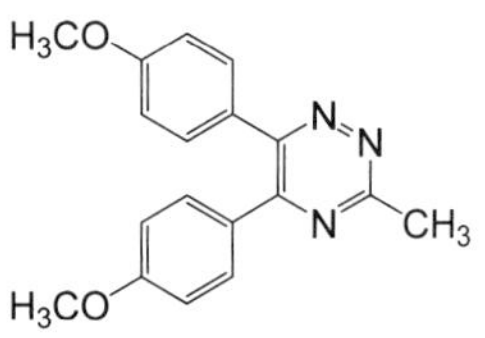

分子式和分子量 $C_{18}H_{17}N_3O_2$ 307.35

化学名 5,6-Bis(*p*-methoxyphenyl)-3-methyl-1,2,4-triazine

5,6-双(4-甲氧基苯基)-3-甲基-1,2,4 -三嗪

CAS 登录号 63119-27-7

INN list 44

药效分类 抗炎药

阿诺洛尔

Arnolol（*INN*）

化学结构式

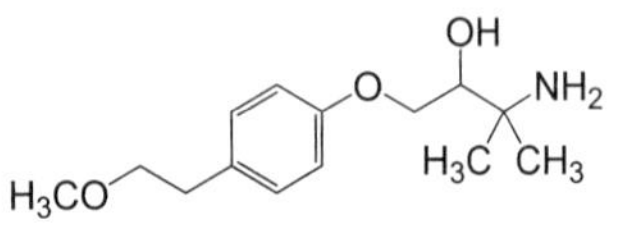

分子式和分子量 $C_{14}H_{23}NO_3$ 253.34

化学名 (±)-3-Amino-1-[*p*-(2-methoxyethyl)phenoxyl]-3-methyl-2-butanol

(±)-3-氨基-1-[4-(2-甲氧基乙基)苯氧基]-3-甲基-2-丁醇

CAS 登录号 87129-71-3

INN list 56

药效分类 β 受体拮抗药

阿帕茶碱

Apaxifylline（*INN*）

化学结构式

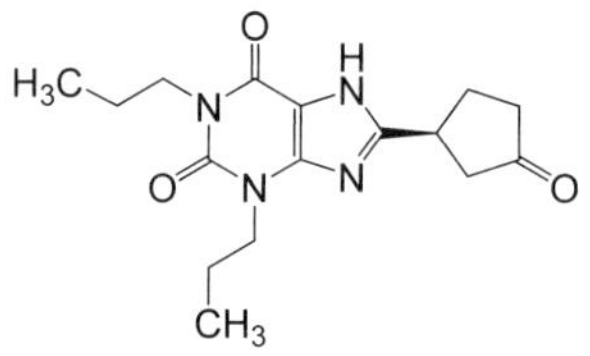

分子式和分子量 $C_{16}H_{22}N_4O_3$ 318.37

化学名 (−)-(*S*)-8-(3-Oxocyclopentyl)-1,3-dipropylxanthine

(−)-(*S*)-8-(3-氧代环戊基)-1,3-二丙基黄嘌呤

CAS 登录号 151581-23-6

INN list 71

药效分类 促智药，选择性腺苷 A_1 拮抗药

阿帕多林

Apadoline（*INN*）

化学结构式

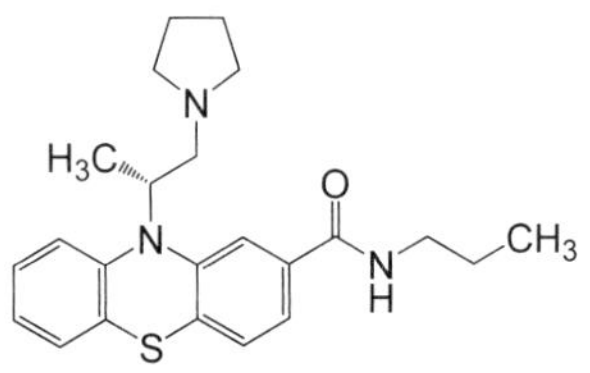

分子式和分子量 $C_{23}H_{29}N_3OS$ 395.56

化学名 (+)-10-[(1*R*)-Methyl-2-(1-pyrrolidinyl)ethyl]-*N*-propylphenothiazine-2- carboxamide

(+)-10-[(1*R*)-甲基-2-(1-吡咯烷基)乙基]-*N*-丙基吩噻嗪-2-甲酰胺

CAS 登录号 135003-30-4

INN list 74

药效分类 镇痛药

阿帕泛

Apafant（*INN*）

化学结构式

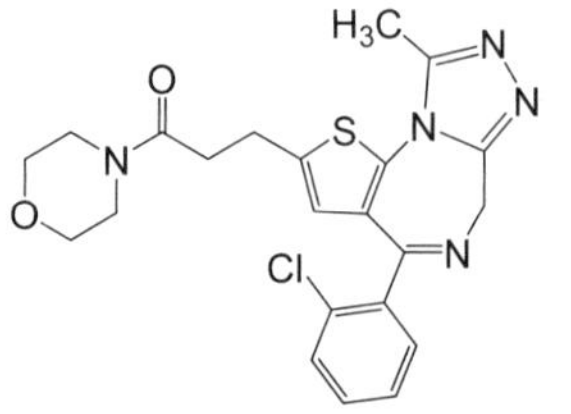

分子式和分子量 $C_{22}H_{22}ClN_5O_2S$ 455.96

化学名 4-[3-[4-(*o*-Chlorophenyl)-9-methyl-6*H*-thieno[3,2-*f*]-*s*-triazolo[4,3-*a*] [1,4]diazepin-2-yl]propionyl]morpholine

4-[3-[4-(2-氯苯基) 9-甲基-6*H*-噻吩并[3,2-*f*]-均三氮唑并[4,3-*a*][1,4]二氮杂䓬-2-基]丙酰基]吗啉

CAS 登录号 105219-56-5

INN list 60

药效分类 血小板激活因子拮抗药

阿帕氟烷

Apaflurane（*INN*）

化学结构式

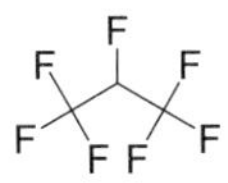

分子式和分子量 C_3HF_7 170.03

化学名 1,1,1,2,3,3,3-Heptafluoropropane

1,1,1,2,3,3,3-七氟丙烷

CAS 登录号 431-89-0

INN list 73

药效分类 诊断用药

阿帕利酮

Apararenone（*INN*）

化学结构式

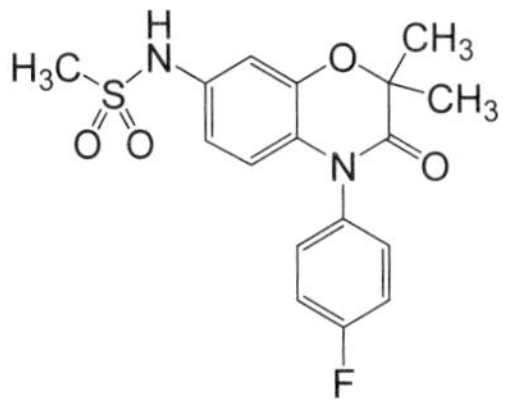

分子式和分子量 $C_{17}H_{17}FN_2O_4S$ 364.39

化学名 *N*-[4-(4-Fluorophenyl)-2,2-dimethyl-3-oxo-3,4-dihydro-2*H*-1,4-benzoxazin-7-yl]methanesulfonamide

N- [4-(4-氟苯基)-2,2-二甲基-3-氧代-3,4-二氢-2*H*-1,4-苯并噁嗪-7-基]甲基磺酰胺

CAS 登录号 945966-46-1

INN list 115

药效分类 醛固酮受体拮抗药

阿帕诺生

Apadenoson（*INN*）

化学结构式

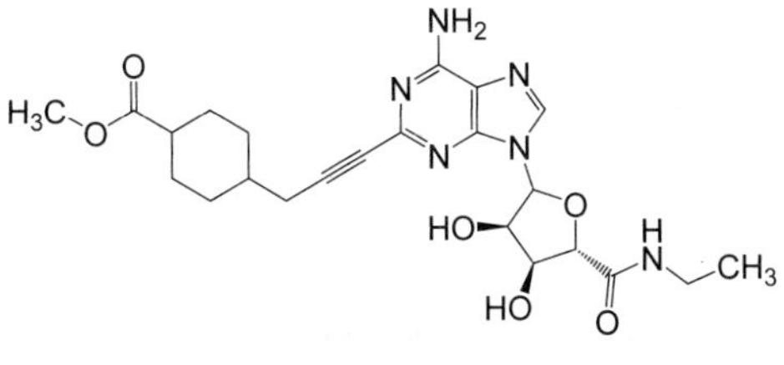

分子式和分子量 $C_{23}H_{30}N_6O_6$ 486.52

化学名 Methyl *trans*-4-[3-[6-amino-9-(*N*-ethyl-*β*-D-ribofuranosyluronamide) -9*H*-purin-2-yl]prop-2-ynyl]cyclohexanecarboxylate

甲基 反-4-[3-[6-氨基-9-(*N*-乙基-*β*-D-呋喃核糖甲酰胺)-9*H*-嘌呤-2-基]-2-丙炔基]环己烷甲酸酯

CAS 登录号 250386-15-3

INN list 95

药效分类 腺苷受体激动药

阿帕齐醌

Apaziquone（*INN*）

化学结构式

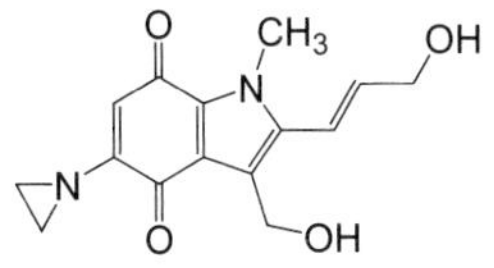

分子式和分子量 $C_{15}H_{16}N_2O_4$ 288.30

化学名 5-(Azridin-1-yl)-3-(hydroxymethyl)-2-[(1*E*)-3-hydroxyprop-1-enyl]- 1-methyl indole-4,7-dione

5-(吖丙啶-1-基)-3-羟甲基-2-[(1*E*)-3-羟基-1-丙烯基]-1-甲基吲哚-4,7-二酮

CAS 登录号 114560-48-4

INN list 87

药效分类 抗肿瘤药

阿帕他胺

Apalutamide（*INN*）

化学结构式

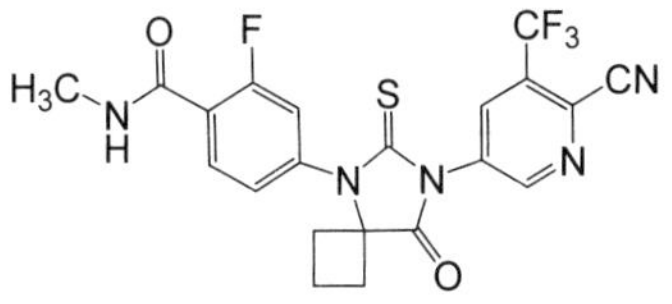

分子式和分子量 $C_{21}H_{15}F_4N_5O_2S$ 477.09

化学名 4-{7-[6-Cyano-5-(trifluoromethyl)pyridin-3-yl]-8-oxo-6-thioxo-5,7-diazaspiro[3.4]octan-5-yl}-2-fluoro-*N*-methylbenzamide

4-{7-[6-氰基-5-(三氟甲基)吡啶-3-基]-8-氧代-6-硫代-5,7-二氮杂螺[3.4]辛烷-5-基}-2-氟-*N*-甲基苯甲酰胺

CAS 登录号 956104-40-8

INN list 113

药效分类 抗雄激素药

阿帕替尼

Apatinib

化学结构式

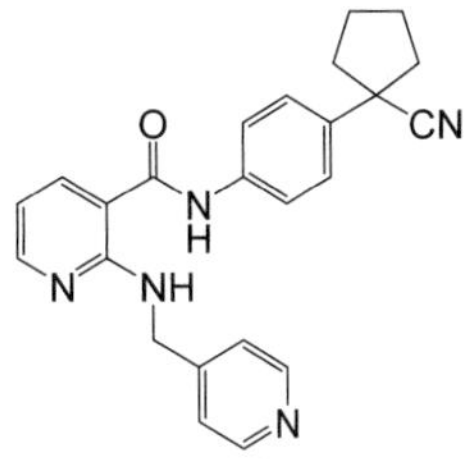

分子式和分子量 $C_{24}H_{23}N_5O$ 397.47

化学名 *N*-[4-(1-Cyanocyclopentyl)phenyl]-2-(pyridin-4-ylmethylamino)

pyridine-3-carboxamide

N-[4-(1-氰基环戊基)苯基]-2-(吡啶-4-基甲基氨基)吡啶-3-甲酰胺

CAS 登录号 811803-05-1; 1218779-75-9[甲磺酸盐]

药效分类 蛋白激酶抑制药，抗肿瘤药

阿帕西林

Apalcillin（*INN*）

化学结构式

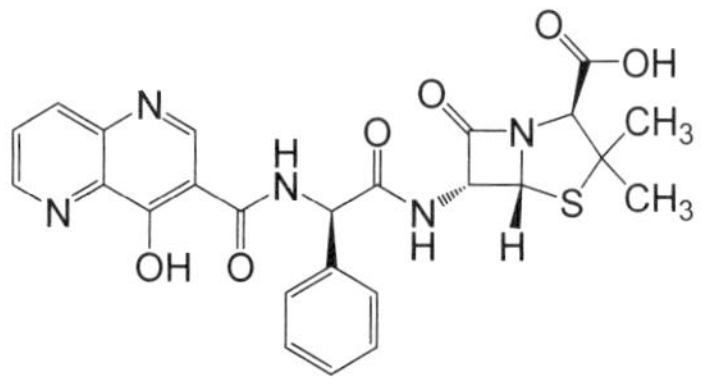

分子式和分子量 $C_{25}H_{23}N_5O_6S$ 521.55

化学名 (2*S*,5*R*,6*R*)-6-[(*R*)-2-(4-Hydroxyl-1,5-naphthyridine-3-carboxamido)-2-phenylacetamido]-3,3-dimethyl-7-oxo-4-thia-1-azabicyclo [3.2.0] heptane-2-carboxylic acid

(2*S*,5*R*,6*R*)-6-[(*R*)-2-(4-羟基-1,5-二氮杂萘-3-甲酰氨基)-2-苯乙酰氨基]-3,3-二甲基-7-氧代-4-硫杂-1-氮杂双环[3.2.0]庚烷-2-羧酸

CAS 登录号 63469-19-2; 58795-03-2[钠盐]

INN list 39

药效分类 抗生素类药

阿哌环素

Apicycline（*INN*）

化学结构式

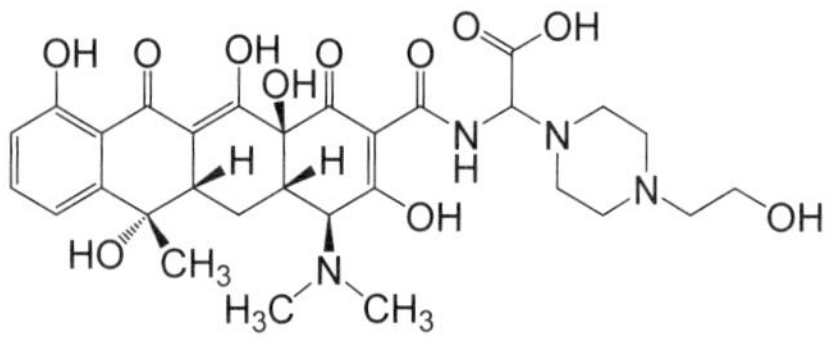

分子式和分子量 $C_{30}H_{38}N_4O_{11}$ 630.64

化学名 *α*-[4-(Dimethylamino)-1,4,4*a*,5,5*a*,6,11,12*a*-octahydro-3,6,10,12,12*a*-pentahydroxy-6-methyl-1,11-dioxo-2-naphthacenecarboxamido]-4-(2-hydroxyethyl)-1-piperazineacetic acid

α-[4-(二甲氨基)-1,4,4*a*,5,5*a*,6,11,12*a*-八氢-3,6,10,12,12*a*-五羟基-6-甲基-1,11-二氧代-2-并四苯甲酰氨基]-4-(2-羟乙基)-1-哌嗪乙酸

CAS 登录号 15599-51-6

INN list 17

药效分类 抗生素类药

阿哌利塞

Apitolisib（*INN*）

分子式和分子量 $C_{23}H_{30}N_8O_3S$ 498.61

化学结构式

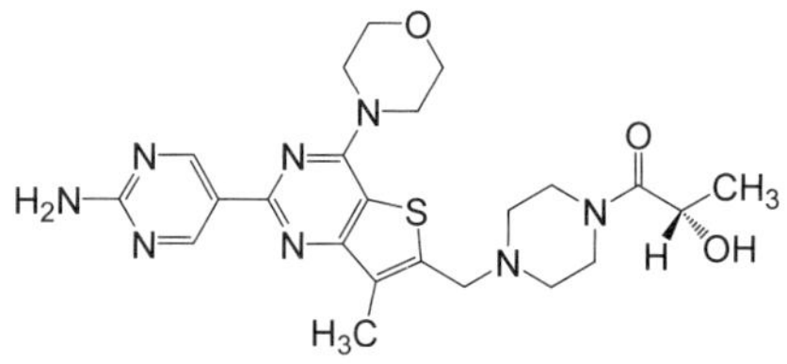

化学名 (2*S*)-1-(4-{[2-(2-Aminopyrimidin-5-yl)-7-methyl-4-(morpholin-4-yl)thieno[3,2-*d*]pyrimidin-6-yl]methyl}piperazin-1-yl)-2-hydroxypropan-1-one

(2*S*)-1-(4-{[2-(2-氨基嘧啶-5-基)-7-甲基-4-(吗啉-4-基)噻吩并[3,2-*d*]嘧啶-6-基]甲基}哌嗪-1-基)-2-羟丙基-1-酮

CAS 登录号 1032754-93-0

INN list 108

药效分类 抗肿瘤药

阿哌普隆

Adipiplon（*INN*）

化学结构式

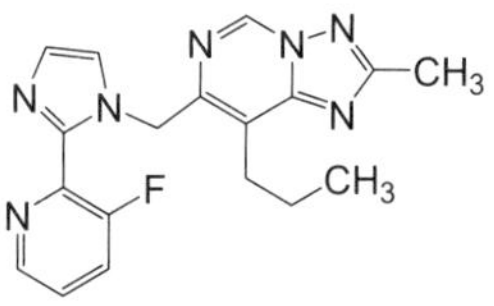

分子式和分子量 $C_{18}H_{18}FN_7$ 351.40

化学名 3-Fluoro-2-[1-({2-methyl-8-propyl-[1,2,4]triazolo[1,5-c] pyrimidin-7-yl}methyl)-1H-imidazol-2-yl]pyridine

3-氟-2-[1-({2-甲基-8-丙基-[1,2,4]三氮唑并[1,5-*c*]嘧啶-7-基}甲基)-1*H*-咪唑-2-基]吡啶

CAS 登录号 840486-93-3

INN list 98

药效分类 镇静催眠药

阿哌沙班

Apixaban（*INN*）

化学结构式

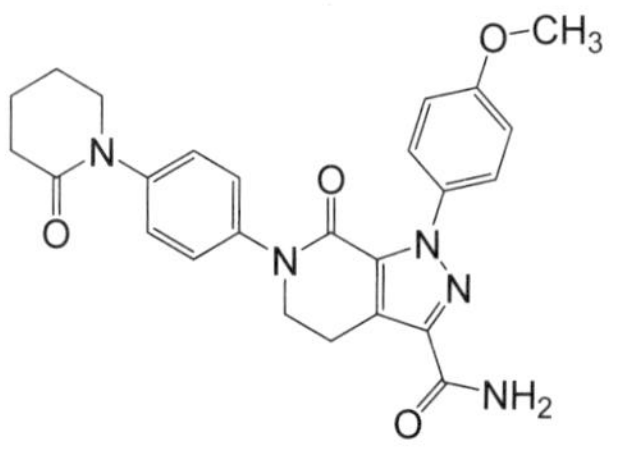

分子式和分子量 $C_{25}H_{25}N_5O_4$ 459.50

化学名 1-(4-Methoxyphenyl)-7-oxo-6-[4-(2-oxopiperidin-1-yl) phenyl]-4,5,6,7 -tetrahydro-1*H*-pyrazolo[3,4-*c*]pyridine-3-carboxamide

1-(4-甲氧基苯基) -7-氧代-6-[4-(2-氧代哌啶-1-基)苯基]-4,5,6,7-四氢-1*H*-吡唑并[3,4-*c*]哌啶-3-甲酰胺

CAS 登录号 503612-47-3

INN list 93

药效分类 凝血因子Xa抑制药，抗血栓药

阿匹氯铵

Azaspirium Chloride（*INN*）

化学结构式

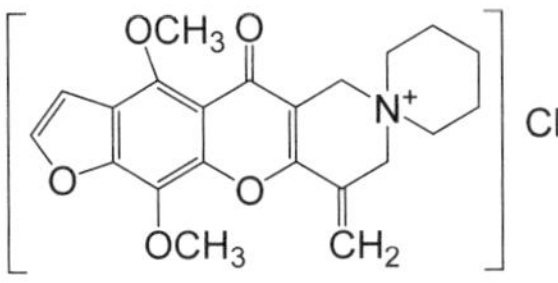

分子式和分子量 $C_{22}H_{24}ClNO_5$ 417.88

化学名 8,9-Dihydro-4,11-dimethoxy-9-methylene-5-oxospiro[5*H*-furo[3',2':6,7] [1]benzopyrano[3,2-*c*]pyridine-7-(6*H*),1'-piperidinium] chloride

氯化 8,9-二氢-4,11-二甲氧基-9-甲亚基-5-氧代螺[5*H*-呋喃并[3',2':6,7][1]苯并吡喃并[3,2-*c*]哌啶-7-(6*H*),1'-哌啶鎓]

CAS 登录号 34959-30-3

INN list 25

药效分类 支气管舒张药

阿匹替奈

Apimostinel（*INN*）

化学结构式

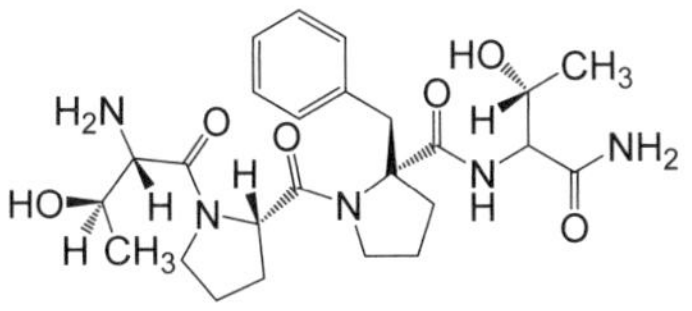

分子式和分子量 $C_{25}H_{37}N_5O_6$ 503.60

化学名 L-Threonyl-L-prolyl-2-benzyl-L-prolyl-L-threoninamide

L-苏氨酰-L-脯氨酰-2-苄基-L-脯氨酰-L-苏氨酰胺

CAS 登录号 1421866-48-9

INN list 115

药效分类 *N*-甲基-D-天冬氨酸(NMDA)受体部分激动药

阿片全碱

Papaveretum

药物描述 A mixture of 253 parts of morphine hydrochloride, 23 parts of papaverine hydrochloride and 20 parts of codeine hydrochloride

一种由253份盐酸吗啡、23份盐酸罂粟碱和20份盐酸可待因组成的混合物

CAS 登录号 8002-76-4

药效分类 镇痛药

阿扑长春胺

Apovincamine（*INN*）

分子式和分子量 $C_{21}H_{24}N_2O_2$ 336.43

化学结构式

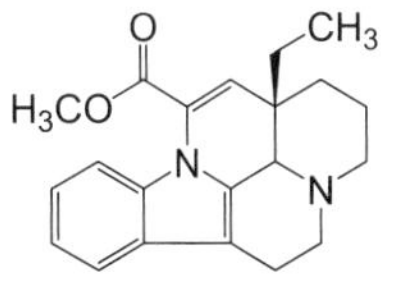

化学名 Methyl (3*α*,16*α*)-eburnamenine-14-carboxylate

甲基 (3*α*,16*α*)-象牙洪达木烯宁-14-羧酸酯

CAS 登录号 4880-92-6

INN list 48

药效分类 血管扩张药

阿扑吗啡

Apomorphine

化学结构式

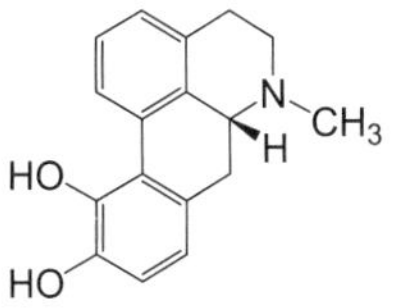

分子式和分子量 $C_{17}H_{17}NO_2$ 267.33

化学名 (6*aR*)-6-Methyl-5,6,6*a*,7-tetrahydro-4*H*-dibenzo[*de*,*g*]quinoline-10,11-diol

(6*aR*)-6-甲基-5,6,6*a*,7-四氢-4*H*-二苯并[*de, g*]喹啉-10,11-二酚

CAS 登录号 58-00-4; 41372-20-7[盐酸盐半水合物]; 314-19-2[盐酸盐无水物]

药效分类 催吐药

阿扑酸钠

Sodium Apolate（*INN*）

化学结构式

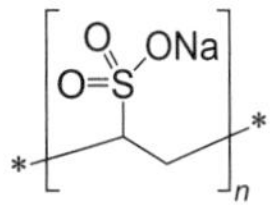

分子式 $(C_2H_3NaO_3S)_n$（*n* 约为 25）

化学名 Sodium ethanesulfonate polymer

乙磺酸钠聚合物

CAS 登录号 25053-27-4; 26101-52-0[乙磺酸钠均聚合物]

INN list 14

药效分类 抗静脉曲张药

ATC 分类 C05BA02

阿扑西林

Aspoxicillin（*INN*）

分子式和分子量 $C_{21}H_{27}N_5O_7S$ 493.53

化学结构式

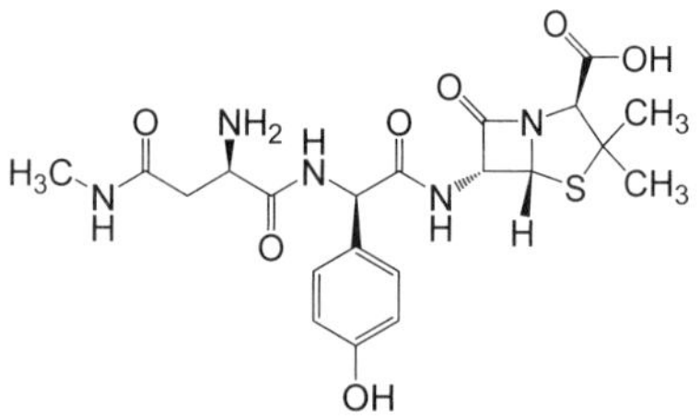

化学名 (2*S*,5*R*,6*R*)-6-[(2*R*)-2-[(2*R*)-2-Amino-3-(methylcarbamoyl) propionamido]-2-(4-hydroxyphenyl)acetamido]-3,3-dimethyl-7-oxo-4-thia-1- azabicyclo [3.2.0] heptane-2-carboxylic acid

(2*S*,5*R*,6*R*)-6-[(2*R*)-2-[(2*R*)-2-氨基-3-(甲基氨甲酰基)丙酰氨基]-2-(4-羟基苯基)乙酰氨基]-3,3-二甲基-7-氧代-4-硫杂-1-氮杂双环[3.2.0]庚烷-2-羧酸

CAS 登录号 63358-49-6

INN list 50

药效分类 抗生素类药

阿普比妥

Aprobarbital（*INN*）

化学结构式

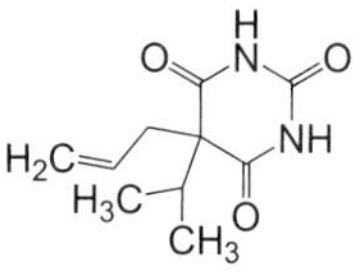

分子式和分子量 $C_{10}H_{14}N_2O_3$ 210.23

化学名 5-Allyl-5-isopropyl-2,4,6(1*H*,3*H*,5*H*)-pyrimidinetrione

5-烯丙基-5-异丙基-2,4,6(1*H*,3*H*,5*H*)-嘧啶三酮

CAS 登录号 77-02-1

INN list 1

药效分类 镇静催眠药

阿普氮平

Aptazapine（*INN*）

化学结构式

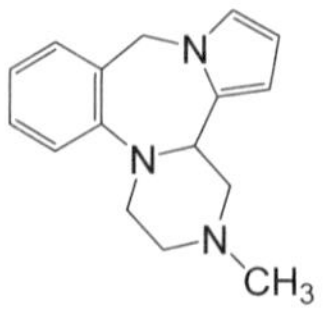

分子式和分子量 $C_{16}H_{19}N_3$ 253.35

化 学 名 (±)-1,3,4,14*b*-Tetrahydro-2-methyl-2*H*,10*H*-pyrozino [1,2-*a*] pyrrolo[2,1-*c*][1,4] benzodiazepine

(±)-l,3,4,14*b*-四氢-2-甲基-2*H*,10*H*-吡嗪并[1,2-*a*]吡咯并[2,1-*c*][1,4]苯并二氮杂䓬

CAS 登录号 71576-40-4; 71576-41-5[马来酸盐 (1:1)]

INN list 50

药效分类 抗抑郁药

阿普非农

Alprafenone（*INN*）

化学结构式

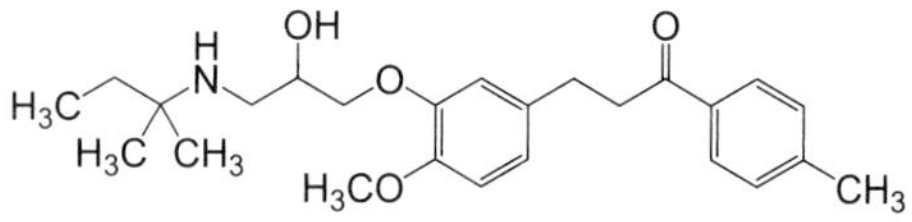

分子式和分子量 $C_{25}H_{35}NO_4$ 413.55

化学名 (±)-3-[3-[2-Hydroxyl-3-(*tert*-pentylamino) propoxy)]-4-methoxyphenyl]-4'-methyl-propiophenone

(±)-3-[3-[2-羟基-3-(叔戊基氨基)丙氧基]-4-甲氧基苯基]-4'-甲基-苯丙酮

CAS 登录号 124316-02-5

INN list 62

药效分类 抗心律失常药

阿普卡林

Aprikalim（*INN*）

化学结构式

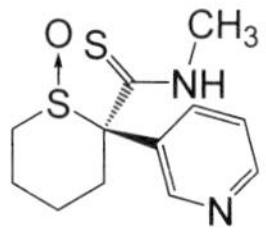

分子式和分子量 $C_{12}H_{16}N_2OS_2$ 268.40

化学名 (−)-(1*R*,2*R*)-Tetrahydro-*N*-methyl-2-(3-pyridyl)-2*H*-thiopyran-2-carbothioamide1-oxide

(−)-(1*R*,2*R*)-四氢-*N*-甲基-2-(3-吡啶基)-2*H*-噻喃-2-硫代甲酰胺 1-氧化物

CAS 登录号 92569-65-8

INN list 71

药效分类 钾通道激活药

阿普林定

Aprindine（*INN*）

化学结构式

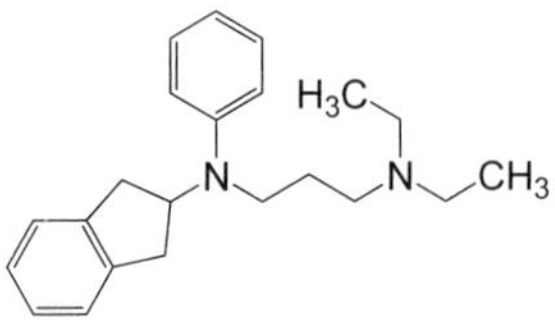

分子式和分子量 $C_{22}H_{30}N_2$ 322.49

化学名 *N*,*N*-Diethyl-*N'*-2-indanyl-*N'*-phenyl-1,3-propanediamine

N,*N*-二乙基-*N'*-2-茚满基-*N'*-苯基-1,3-丙二胺

CAS 登录号 37640-71-4

INN list 40

药效分类 抗心律失常药

ATC 分类 C01BB04

阿普硫钠

Aprosulate Sodium（*INN*）

化学结构式

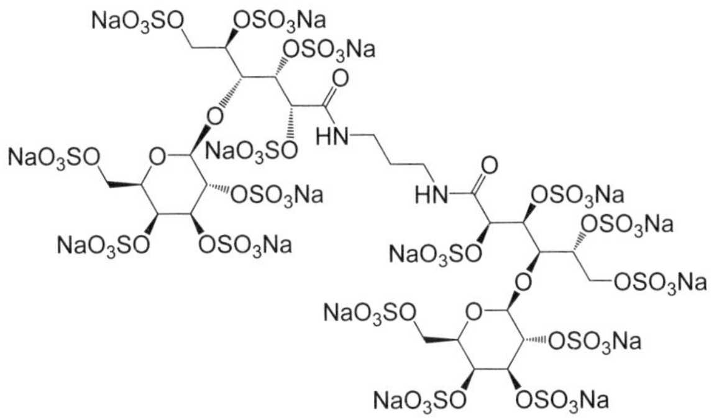

分子式和分子量 $C_{27}H_{34}N_2Na_{16}O_{70}S_{16}$ 2387.42

化学名 *N,N'*-Trimethylenebis[lactobionamide]hexadecakis(sodium sulfate)(ester)

N,N'-三甲叉基双[乳糖酰胺]十六硫酸酯钠

CAS 登录号 123072-45-7

INN list 64

药效分类 抗凝血药

阿普罗芬

Aprofene（*INN*）

化学结构式

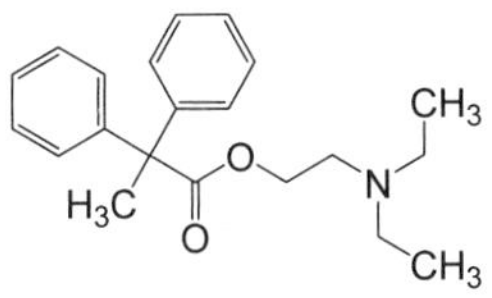

分子式和分子量 $C_{21}H_{27}NO_2$ 325.44

化学名 2-Diethylaminoethyl 2,2-diphenylpropionate

2-二乙氨基乙基 2,2-二苯基丙酸酯

CAS 登录号 3563-01-7

INN list 12

药效分类 解痉药

阿普罗西汀

Ampreloxetine（*INN*）

化学结构式

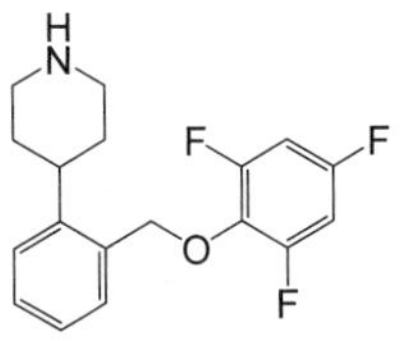

分子式和分子量 $C_{18}H_{18}F_3NO$ 321.34

化学名 4-{2-[(2,4,6-Trifluorophenoxy)methyl]phenyl}piperidine

4- {2-[(2,4,6-三氟苯氧基)甲基]苯基}哌啶

CAS 登录号 1227056-84-9

INN list 119

药效分类 去甲肾上腺素再摄取抑制药

阿普洛尔

Alprenolol（*INN*）

化学结构式

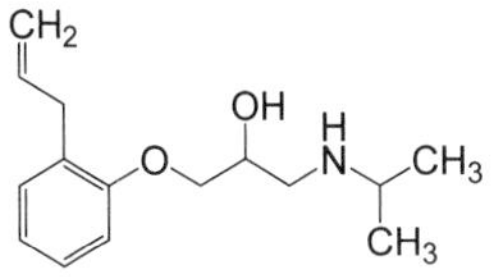

分子式和分子量 $C_{15}H_{23}NO_2$ 249.35

化学名 1-(*o*-Allylphenoxy)-3-(isopropylamino)-2-propanol

1-(2-烯丙基苯氧基)-3-(异丙基氨基)-2-丙醇

CAS 登录号 13655-52-2; 13707-88-5[盐酸盐]

INN list 19

药效分类 β 受体拮抗药

ATC 分类 C07AA01

阿普米定

Arpromidine（*INN*）

化学结构式

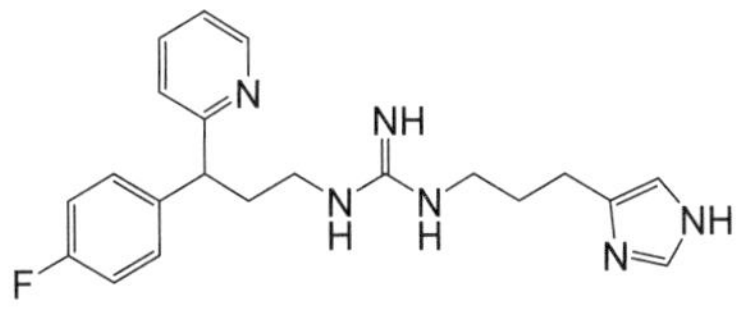

分子式和分子量 $C_{21}H_{25}FN_6$ 380.46

化学名 (±)-1-[3-(4-Fluorophenyl)-3-(2-pyridyl)propyl]-3-[3-(1*H*-imidazol-4-yl)propyl]guanidine

(±)-1-[3-(4-氟苯基)-3-(2-吡啶基)丙基]-3-[3-(1*H*-咪唑-4-基)丙基]胍

CAS 登录号 106669-71-0

INN list 59

药效分类 组胺 H_2 受体激动药

阿普西特

Arprinocid（*INN*）

化学结构式

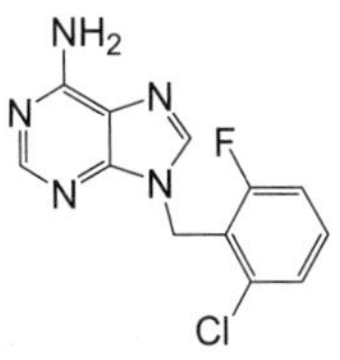

分子式和分子量 $C_{12}H_9ClFN_5$ 277.68

化学名 9-(2-Chloro-6-fluorobenzyl)adenine

9-(2-氯-6-氟苄基)腺嘌呤

CAS 登录号 55779-18-5

INN list 38

药效分类 抗球虫药

阿普昔腾坦

Aprocitentan（*INN*）

化学结构式

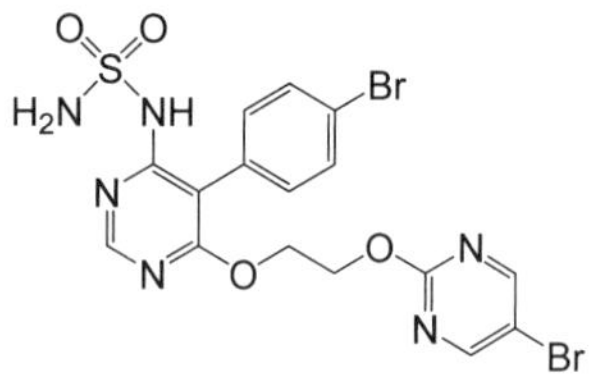

分子式和分子量　$C_{16}H_{14}Br_2N_6O_4S$　546.19

化学名　*N*-[5-(4-Bromophenyl)-6-{2-[(5-bromopyrimidin-2-yl)oxy]ethoxy}pyrimidin-4-yl]sulfuric diamide

N-[5-(4-溴苯基)-6-{2-[(5-溴嘧啶-2-基)氧]乙氧基}嘧啶-4-基]硫酸二酰胺

CAS 登录号　1103522-45-7

INN list　116

药效分类　内皮素受体拮抗药

阿普唑仑

Alprazolam（*INN*）

化学结构式

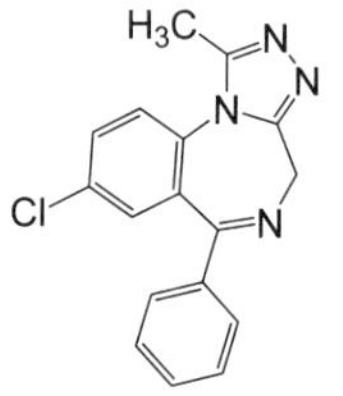

分子式和分子量　$C_{17}H_{13}ClN_4$　308.76

化学名　8-Chloro-1-methyl-6-phenyl-4*H*-*s*-trizaolo[4,3-*a*][1,4]benzodiazepine

8-氯-1-甲基-6-苯基-4*H*-均三氮唑并[4,3-*a*][1,4]苯并二氮杂䓬

CAS 登录号　28981-97-7

INN list　30

药效分类　镇静催眠药

阿齐利特

Azimilide（*INN*）

化学结构式

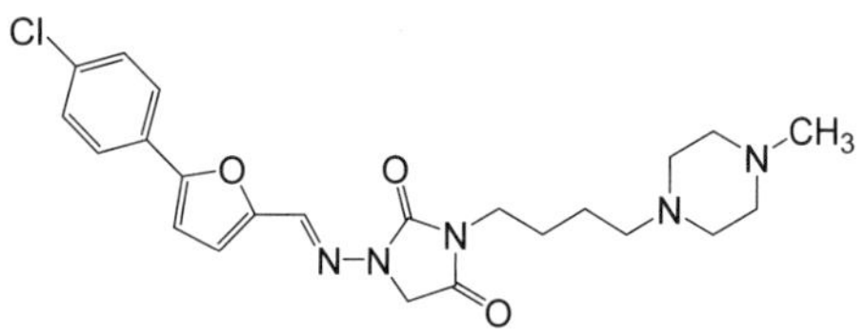

分子式和分子量　$C_{23}H_{28}ClN_5O_3$　457.96

化学名　1-[[5-(*p*-Chlorophenyl)furfurylidene]amino]-3-[4-(4-methyl-1-piperazinyl) butyl]hydantoin

1-[[5-(4-氯苯基)呋喃甲亚基]氨基]-3-[4-(4-甲基-1-哌嗪基)丁基]乙内酰脲

CAS 登录号　149908-53-2; 149888-94-8[二盐酸盐]

INN list　72

药效分类　抗心律失常药

阿齐美克

Azimexon（*INN*）

化学结构式

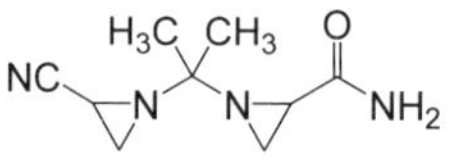

分子式和分子量　$C_9H_{14}N_4O$　194.23

化学名　1-[1-(2-Cyano-1-aziridinyl)-1-methylethyl]-2-aziridinecarboxamide

1-[1-(2-氰基-1-氮杂环丙基)-1-甲基乙基]-2-氮杂环丙烷甲酰胺

CAS 登录号　64118-86-1

INN list　40

药效分类　免疫增强药

阿齐帕明

Azipramine（*INN*）

化学结构式

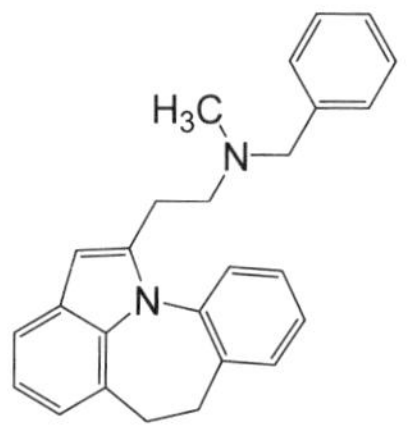

分子式和分子量　$C_{26}H_{26}N_2$　366.51

化学名　1-[2-(Benzylmethylamino)ethyl]-6,7-dihydroindolo[1,7-*ab*][1]benzazepine

1-[2-(苄基甲氨基)乙基]-6,7-二氢吲哚并[1,7-*ab*][1]苯并杂䓬

CAS 登录号　58503-82-5; 57529-83-6[单盐酸盐]

INN list　36

药效分类　抗抑郁药

阿齐瑞格

Azeliragon（*INN*）

化学结构式

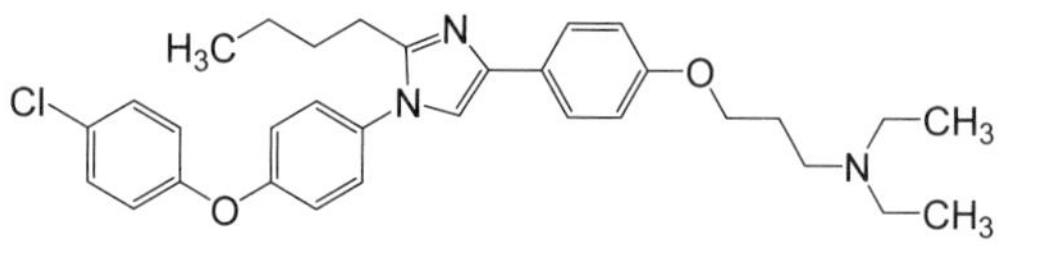

分子式和分子量　$C_{32}H_{38}ClN_3O_2$　532.13

化学名　3-(4-{2-Butyl-1-[4-(4-chlorophenoxy)phenyl]-1*H*-imidazol-4-yl}phenoxy)-*N,N*-diethylpropan-1-amine

3-(4-{2-丁基-1-[4-(4-氯苯氧基)苯基]-1*H*-咪唑-4-基}苯氧

基)- *N,N*-二乙基丙-1-胺
CAS 登录号 603148-36-3
INN list 111
药效分类 晚期糖基化终产物受体(RAGE)拮抗药

阿齐沙坦

Azilsartan（*INN*）

化学结构式

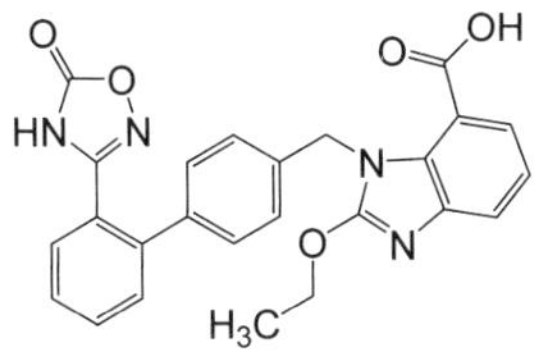

分子式和分子量 $C_{25}H_{20}N_4O_5$ 456.50

化学名 2-Ethoxy-1-[[2'-(5-oxo-4,5-dihydro-1,2,4-oxadiazol-3-yl) biphenyl-4-yl] methyl]-1*H*-benzimidazole-7-carboxylic acid

2-乙氧基-1-[[2'-(5-氧代-4,5-二氢-1,2,4-噁二唑-3-基)联苯基-4-基]甲基]-1*H*-苯并咪唑-7-羧酸

CAS 登录号 14703-03-0
INN list 95
药效分类 血管紧张素Ⅱ受体拮抗药

阿奇霉素

Azithromycin（*INN*）

化学结构式

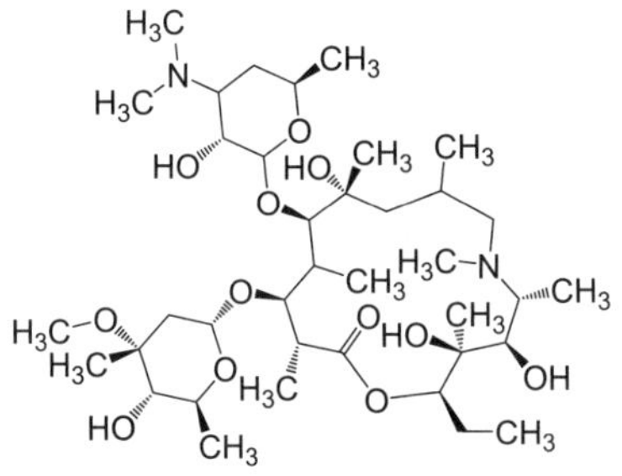

分子式和分子量 $C_{38}H_{72}N_2O_{12}$ 748.98

化学名 (2*R*,3*S*,4*R*,5*R*,8*R*,10*R*,11*R*,12*S*,13*S*,14*R*)-13-[(2,6-Dideoxy-3-*C*-methyl- 3-*O*-methyl-*α*-L-*ribo*-hexopyranosyl)oxy]-2-ethyl-3,4,10-trihydroxy- 3,5,6,8,10,12,14-heptamethyl-11-[[3,4,6-trideoxy-3-(dimethylamino)-*β*-D-*xylo*-hexopyranosyl]oxy]-1-oxa-6-azacyclopentadecan-l5-one

(2*R*,3*S*,4*R*,5*R*,8*R*,10*R*,11*R*,12*S*,13*S*,14*R*)-13-[(2,6-二脱氧-3-*C*-甲基-3-*O*-甲基-*a*-L-核-吡喃己糖基)氧基]-2-乙基-3,4,10-三羟基-3,5,6,8,10,12,14-七甲基-11-[[3,4,6-三脱氧-3-(二甲氨基)-*β*-D-木-吡喃己糖基]氧基]-1-氧杂-6-氮杂环十五烷-15-酮

CAS 登录号 83905-01-5; 121479-24-4[一水合物]; 117772-70-0[二水合物]
INN list 58
药效分类 大环内酯类抗微生物药
ATC 分类 J01FA10

阿前列素

Ataprost（*INN*）

化学结构式

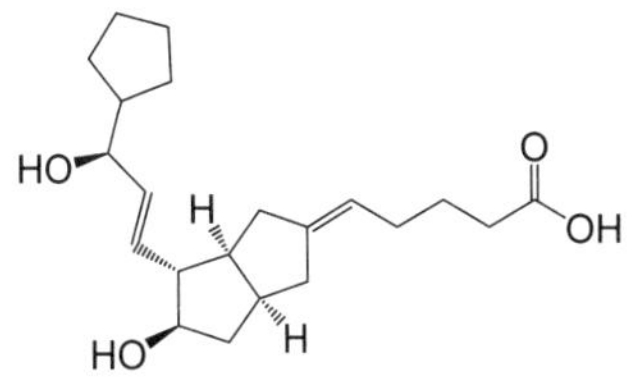

分子式和分子量 $C_{21}H_{32}O_4$ 348.48

化学名 (+)-(2*E*,3*aS*,4*R*,5*R*,6*aS*)-4-[(l*E*,3*S*)-3-Cyclopentyl-3-hydroxypropenyl] -3,3*a*,4,5,6,6*a*-hexahydro-5-hydroxyl- $\Delta^{2(1H),\Delta}$-pentalenevaleric acid

(+)-(2*E*,3*aS*,4*R*,5*R*,6*aS*)-4-[(l*E*,3*S*)-3-环戊基-3-羟基丙烯基]-3,3*a*,4,5,6,6*a*-六氢-5-羟基-$\Delta^{2(1H)\Delta}$-并环戊二烯戊酸

CAS 登录号 83997-19-7
INN list 62
药效分类 前列腺素类药，抗血小板聚集药

阿嗪米特

Azintamide（*INN*）

化学结构式

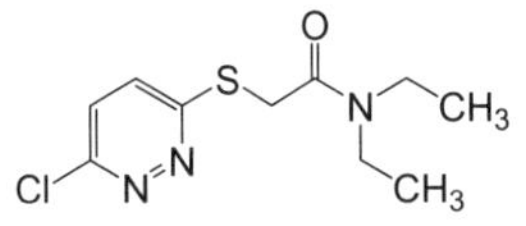

分子式和分子量 $C_{10}H_{14}ClN_3OS$ 259.76

化学名 2-[(6-Chloro-3-pyridazinyl)thio]-*N,N*-diethylacetamide

2-[(6-氯-3-哒嗪基)硫基]-*N,N*-二乙基乙酰胺

CAS 登录号 1830-32-6
INN list 16
药效分类 利胆药

阿曲肌醇

Atrinositol（*INN*）

化学结构式

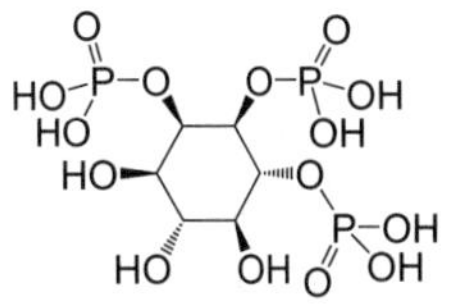

分子式和分子量 $C_6H_{15}O_{15}P_3$ 420.10

化学名 D-*myo*-Inositol 1,2,6-tri (dihydrogen phosphate)

D-肌-环己六醇 1,2,6-三(二氢磷酸酯)

CAS 登录号 28841-62-5
INN list 68
药效分类 神经肽拮抗药

阿曲留通

Atreleuton（*INN*）

化学结构式

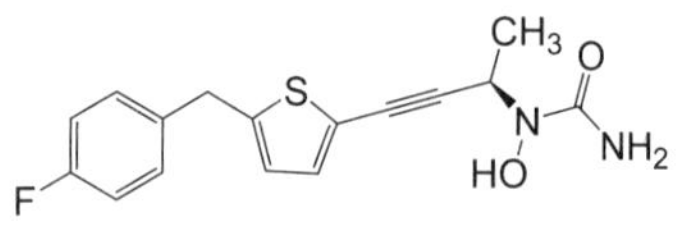

分子式和分子量　$C_{16}H_{15}FN_2O_2S$　318.37

化学名　1-[(*R*)-3-[5-(*p*-Fluorobenzyl)-2-thienyl]-1-methyl-2-propynyl]-1- hydroxyurea

1-[(*R*)-3-[5-(4-氟苄基)-2-噻吩基]-1-甲基-2-丙炔基]-1-羟基脲

CAS 登录号　154355-76-7

INN list　78

药效分类　5-脂氧合酶抑制药，平喘药

阿曲生坦

Atrasentan（*INN*）

化学结构式

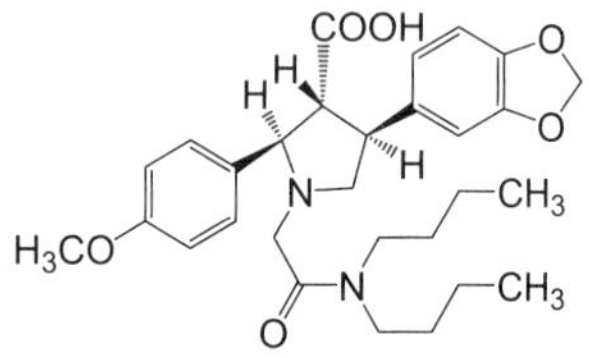

分子式和分子量　$C_{29}H_{38}N_2O_6$　510.63

化学名　(2*R*,3*R*,4*S*)-1-[(Dibutylcarbamoyl)methyl]-2-(*p*-methoxyphenyl)-4-[3,4-(methylenedioxy)phenyl]-3-pyrrolidinecarboxylic acid

(2*R*,3*R*,4*S*)-1-[(二丁基氨甲酰基)甲基]-2-(4-苯甲氧基)-4-[3,4-(亚甲二氧基)苯基]-3-吡咯烷羧酸

CAS 登录号　173937-91-2; 195733-43-8[单盐酸盐]

INN list　83

药效分类　内皮素受体拮抗药

阿屈非尼

Adrafinil（*INN*）

化学结构式

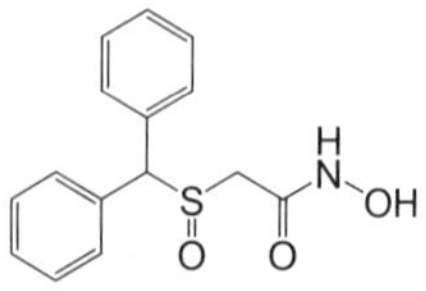

分子式和分子量　$C_{15}H_{15}NO_3S$　289.35

化学名　2-[(Diphenylmethyl)sulfinyl]acetohydroxamic acid

2-[(二苯甲基)亚磺酰基]乙酰氧肟酸

CAS 登录号　63547-13-7

INN list　46

药效分类　促智药

阿屈高莱

Adrogolide（*INN*）

化学结构式

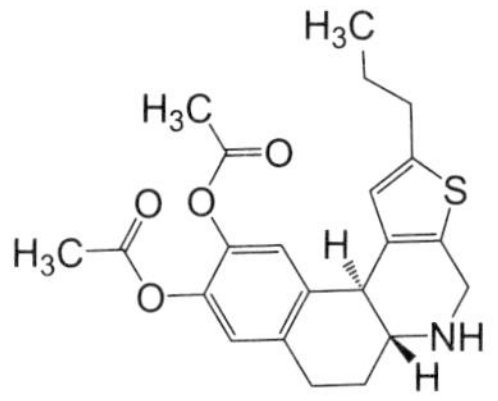

分子式和分子量　$C_{22}H_{25}NO_4S$　399.50

化学名　(5*aR*, 11*bS*)- 4,5,5*a*,6,7,11*b*-Hexahydro-2-propylbenzo[*f*]thieno[2,3-*c*]quinoline-9,10-diol diacetate (ester)

(5*aR*,11*bS*)-4,5,5*a*,6,7,11*b*-六氢-2-丙基苯并[*f*]噻吩并[2,3-*c*]喹啉-9,10-二醇二乙酸酯

CAS 登录号　171752-56-0; 166591-11-3[盐酸盐]

INN list　82

药效分类　多巴胺受体激动药，抗震颤麻痹药

阿屈仑特

Adriforant（*INN*）

化学结构式

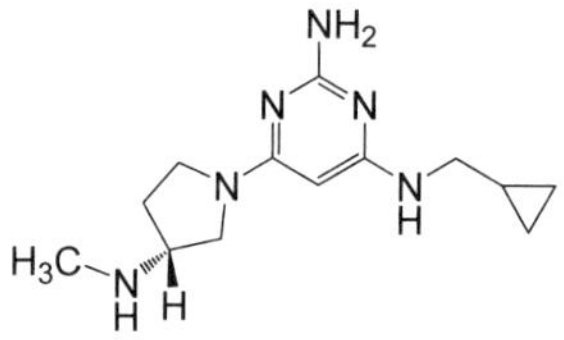

分子式和分子量　$C_{13}H_{22}N_6$　262.36

化学名　N^4-(Cyclopropylmethyl)-6-[(3*R*)-3-(methylamino)pyrrolidin- 1-yl]pyrimidine-2,4-diamine

N^4-(环丙基甲基)-6-[(3*R*)-3-(甲基氨基)吡咯烷-1-基]嘧啶-2,4-二胺

CAS 登录号　943057-12-3

INN list　119

药效分类　组胺 H_4 受体拮抗药

阿柔比星

Aclarubicin（*INN*）

化学结构式

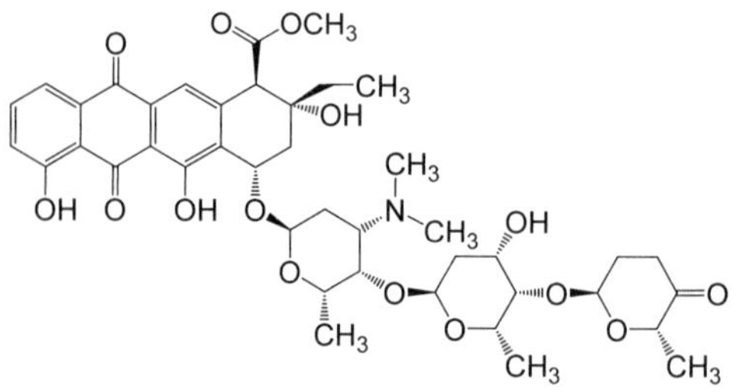

分子式和分子量　$C_{42}H_{53}NO_{15}$　811.87

化学名　Methyl (1*R*,2*R*,4*S*)-2-ethyl-1,2,3,4,6,11-hexahydro-2,5,7-

trihydroxy-6,11-dioxo-4-[[2,3,6-trideoxy-4-*O*-[2,6-dieoxy-4-*O*-[(2*R*,6*S*)-tetrahydro-6 -methyl-5-oxo-2*H*-pyran-2-yl]-α-L-*lyxo*-hexopyranosyl]-3-(dimethylamino)-L-*lyxo*-hexopyranosyl]oxy]-1-naphthacene-carboxylate

甲基 (1*R*, 2*R*, 4*S*) - 2-乙基- 1, 2, 3, 4, 6, 11-六氢- 2, 5, 7-三羟基- 6, 11 -二氧代-4- [[2, 3, 6-三脱氧- 4 -*O*- [2,6-二脱氧- 4 -*O*-[(2*R*, 6*S*)-四氢-6-甲基-5-氧代-2*H*-吡喃-2-基]-α-L-来苏-吡喃己糖基]-3-(二甲氨基)-L-来苏-吡喃己糖基]氧基]-1-并四苯羧酸酯

CAS 登录号 57576-44-0

INN list 44

药效分类 抗生素类抗肿瘤药

ATC 分类 L01DB04

阿瑞匹坦

Aprepitant（*INN*）

化学结构式

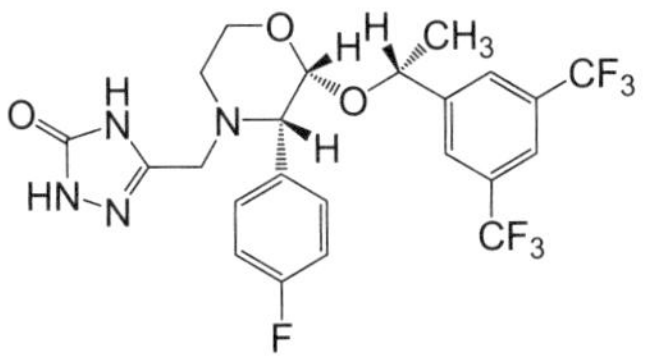

分子式和分子量 $C_{23}H_{21}F_7N_4O_3$ 534.43

化学名 3-[[(2*R*,3*S*)-2-[(1*R*)-1-[3,5-Bis(trifluoromethyl)phenyl]ethoxy]-3-(4-fluorophenyl)morpholin-4-yl]methyl]-4,5-dihydro-1*H*-1,2,4-triazol-5-one

3-[[(2*R*,3*S*)-2-[(1*R*)-1-[3,5-二(三氟甲基)苯基]乙氧基]-3-(4-氟苯基)吗啉-4-基]甲基]-4,5-二氢-1*H*-1,2,4-三唑-5-酮

CAS 登录号 170729-80-3

INN list 84

药效分类 神经激肽 NK1 受体拮抗药，镇吐药

阿瑞司特

Acreozast（*INN*）

化学结构式

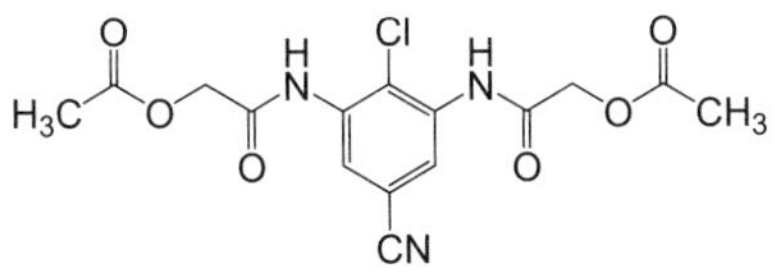

分子式和分子量 $C_{15}H_{14}Cl\,N_3O_6$ 367.74

化学名 [2-[3-[(2-Acetyloxyacetyl)amino]-2-chloro-5-cyanoanilino]-2-oxoethyl] acetate

[2-[3-[(2-乙酰氧基乙酰基)氨基]-2-氯-5-氰基苯氨基]-2-氧代乙基] 乙酸酯

CAS 登录号 123548-56-1

INN list 77

药效分类 平喘药，抗过敏药

阿塞那平

Asenapine（*INN*）

化学结构式

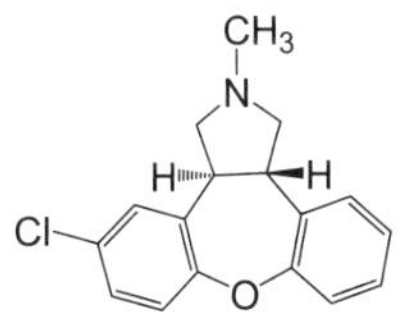

分子式和分子量 $C_{17}H_{16}ClNO$ 285.77

化学名 (3*aRS*,12*bRS*)-5-Chloro-2-methyl-2,3,3*a*,12*b*-tetrahydro-1*H*-dibenzo [2,3:6,7]oxepino[4,5-*c*]pyrrole

(3*aRS*,12*bRS*)-5-氯代-2-甲基-2,3,3*a*,12*b*-四氢-1*H*-二苯并[2,3:6,7]氧杂环庚烷并[4,5-*c*]吡咯

CAS 登录号 65576-45-6; 85650-56-2[马来酸盐(1:1)]

INN list 87

药效分类 抗精神病药

阿色利匹

Aseripide（*INN*）

化学结构式

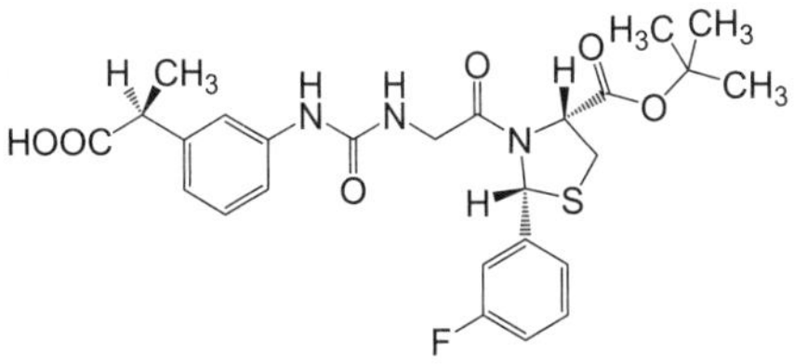

分子式和分子量 $C_{26}H_{30}FN_3O_6S$ 531.60

化学名 (2*R*,4*R*)-3-[*N*-[[3-[(*S*)-1-Carboxyethyl]phenyl]carbamoyl]glycyl] -2-(*o*- fluorophenyl)-4- thiazolidinecarboxylic acid,4-*tert*-butylester

(2*R*,4*R*)-3-[*N*-[[3-[(*S*)-1-羧乙基]苯基]氨基甲酰基]甘氨酰]-2-(2-氟苯基)-4-噻唑烷羧酸, 4-叔丁酯

CAS 登录号 153242-02-5

INN list 77

药效分类 缩胆囊素受体拮抗药

阿舒德克森

Asundexian（*INN*）

化学结构式

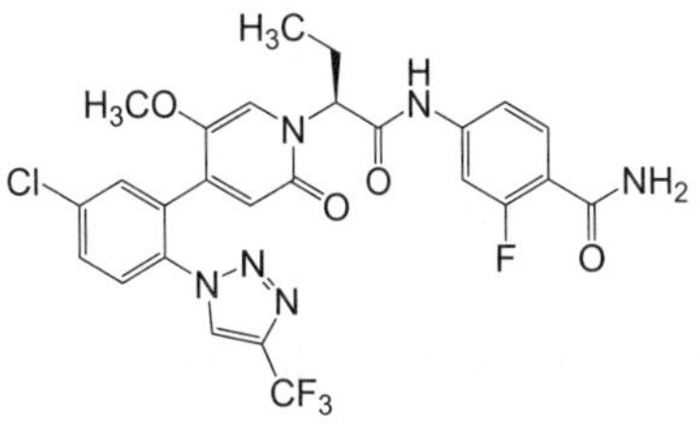

分子式和分子量 $C_{26}H_{21}ClF_4N_6O_4$ 592.94

化学名 4-[[(2*S*)-2-[4-[5-Chloro-2-[4-(trifluoromethyl)triazol-1-yl]phenyl]-5-methoxy-2-oxopyridin-1-yl]butanoyl]amino]-2-fluorobenzamide

4-[[(2*S*)-2-[4-[5-氯-2-[4-(三氟甲基)三氮唑-1-基]苯基]-5-甲氧基-2-氧代吡啶-1-基]丁酰基]氨基]-2-氟苯甲酰胺

CAS 登录号 2064121-65-7

INN list 123

药效分类 凝血因子XI抑制药

阿舒瑞韦

Asunaprevir（*INN*）

化学结构式

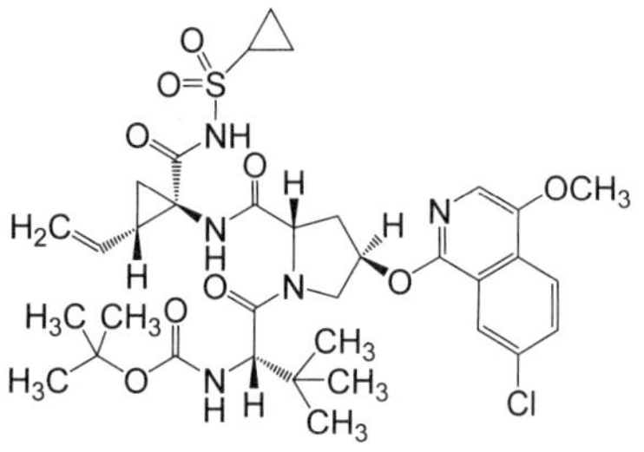

分子式和分子量 $C_{35}H_{46}ClN_5O_9S$ 748.29

化学名 *tert*-Butyl [(2*S*)-1-[(2*S*,4*R*)-4-([7-chloro-4-methoxyisoquinolin-1-yl]oxy)-2-([(1*R*,2*S*)-1-[(cyclopropanesulfonyl) carbamoyl]-2-ethenylcyclopropyl]carbamoyl)pyrrolidin-1-yl]-3,3-dimethyl-1-oxobutan-2-yl]carbamate

叔丁基 [(2*S*)-1-[(2*S*,4*R*)-4-([7-氯-4-甲氧基异喹啉-1-基]氧)-2-([(1*R*,2*S*)-1-[(环丙磺酰基)氨甲酰基]-2-乙烯基环丙基]氨甲酰基)吡咯烷-1-基]-3,3-二甲基-1-氧代丁烷-2-基]氨基甲酸酯

CAS 登录号 630420-16-5

INN list 105

药效分类 抗病毒药

阿司伐曲普

Asivatrep（*INN*）

化学结构式

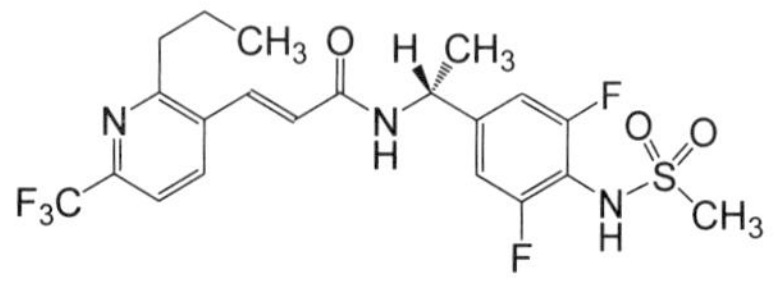

分子式和分子量 $C_{21}H_{22}F_5N_3O_3S$ 491.48

化学名 (2*E*)-*N*-{(1*R*)-1-[3,5-Difluoro-4-(methanesulfonamido)phenyl]ethyl}-3-[2-propyl- 6-(trifluoromethyl)pyridin-3-yl]prop-2-enamide

(2*E*)-*N*-{(1*R*)-1-[3,5-二氟-4-(甲磺酰氨基)苯基]乙基}-3-[2-丙基-6-(三氟甲基)吡啶-3-基]丙基-2-烯酰胺

CAS 登录号 1005168-10-4

INN list 117

药效分类 瞬时受体电位香草酸 1(TRPV1)拮抗药

阿司咪唑

Astemizole（*INN*）

分子式和分子量 $C_{28}H_{31}FN_4O$ 458.57

化学结构式

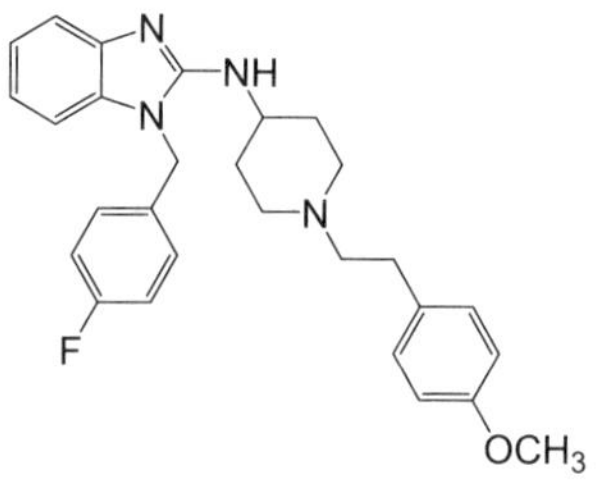

化学名 1-(*p*-Fluorobenzyl)-2-[[1-(*p*-methoxyphenethyl)-4-piperidyl]amino]benzimidazole

1-(4-氟苄基)-2-[[1-(4-甲氧基苯乙基)-4-哌啶基]氨基]苯并咪唑

CAS 登录号 68844-77-9

INN list 86

药效分类 抗组胺药

阿司米星

Astromicin（*INN*）

化学结构式

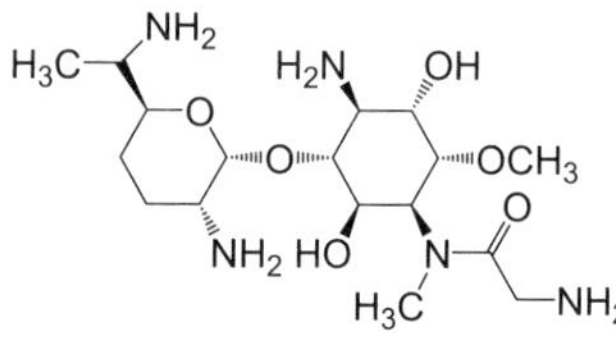

分子式和分子量 $C_{17}H_{35}N_5O_6$ 405.50

化学名 4-Amino-1-(2-amino-*N*-methylacetamido)-1,4-dideoxy-3-*O*-(2,6-diamino -2,3,4,6,7-pentadeoxy-*β*-L-*lyxo*-heptopyranosyl)-6-*O*-methyl-L-chiro-inositol

4-氨基-1-(2-氨基-*N*-甲基乙酰氨基)-1,4-二脱氧-3-*O*-(2,6-二氨基-2,3,4,6,7-五脱氧-*β*-L 来苏-吡喃庚糖基)-6-*O*-甲基-L-手性-肌醇

CAS 登录号 55779-06-172275-67-3[硫酸盐(1 ∶ 2)]; 66768-12-5 [xH_2SO_4]

INN list 44

药效分类 抗生素类药

阿司帕坦

Aspartame（*INN*）

化学结构式

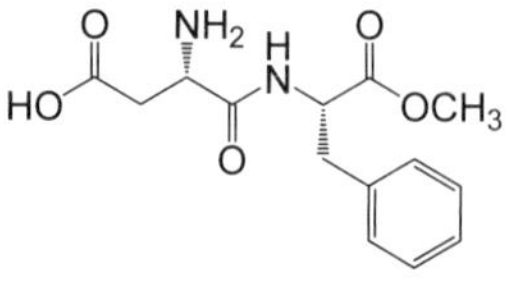

分子式和分子量 $C_{14}H_{18}N_2O_5$ 294.30

化学名 3-Amino-*N*-(*α*-carboxyphenethyl)succinamic acid *N*-methyl ester

3-氨基-*N*-(*α*-羧基苯乙基)琥珀酰胺酸 *N*-甲酯

CAS 登录号 22839-47-0; 53906-69-7[取代物]

INN list 25

药效分类 甜味剂

阿司匹林

Aspirin

化学结构式

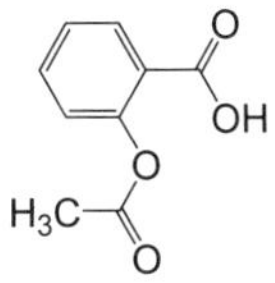

分子式和分子量 $C_9H_8O_4$ 180.16

化学名 2-Acetyloxybenzoic acid

2-乙酰氧基苯甲酸

CAS 登录号 50-78-2

药效分类 解热镇痛药

阿司他丁

Alrestatin（*INN*）

化学结构式

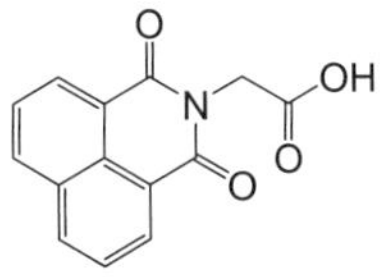

分子式和分子量 $C_{14}H_9NO_4$ 255.23

化学名 2-(1,3-Dioxobenzo[*de*]isoquinolin-2-yl)acetic acid

2-(1,3-二氧代苯并[*de*]异喹啉-2 基)乙酸

CAS 登录号 51411-04-2; 51876-97-2[钠盐]

INN list 35

药效分类 醛糖还原酶抑制药

阿思尼布

Asciminib（*INN*）

化学结构式

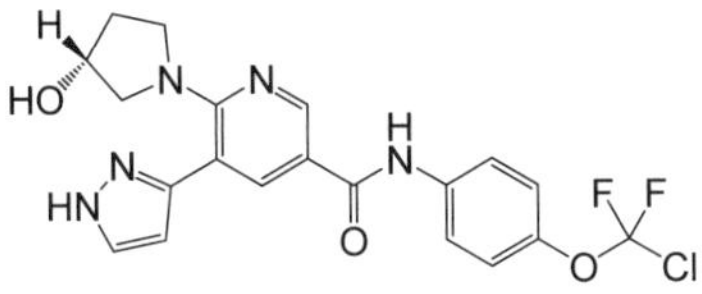

分子式和分子量 $C_{20}H_{18}ClF_2N_5O_3$ 449.84

化学名 *N*-[4-(Chlorodifluoromethoxy)phenyl]-6-[(3*R*)-3-hydroxy-pyrrolidin -1-yl]-5-(1*H*-pyrazol-3-yl)pyridine- 3-carboxamide

N-[4-(氯二氟甲氧基)苯基]-6-[(3*R*)-3-羟基吡咯烷-1-基]-5-(1*H*-吡唑-3-基)吡啶-3-甲酰胺

CAS 登录号 1492952-76-7

INN list 115

药效分类 抗肿瘤药

阿索卡诺

Asocainol（*INN*）

分子式和分子量 $C_{27}H_{31}NO_3$ 417.51

化学结构式

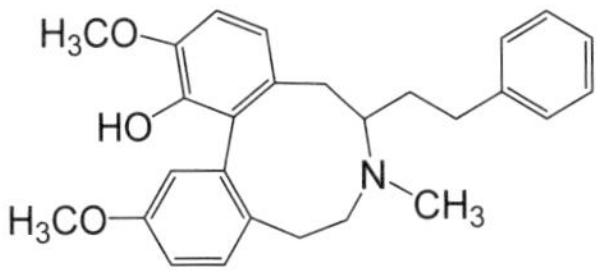

化学名 (±)-6,7,8,9-Tetrahydro-2,12-dimethoxy-7-methyl-6-phenethyl-5*H*-dibenzo [*d,f*]azonin-1-ol

(±)-6,7,8,9-四氢-2,12-二甲氧基-7-甲基-6-苯乙基-5*H*-二苯并[*d,f*]氮杂环壬烷-1-醇

CAS 登录号 77400-65-8

INN list 46

药效分类 抗心律失常药

阿索立尼

Asoprisnil（*INN*）

化学结构式

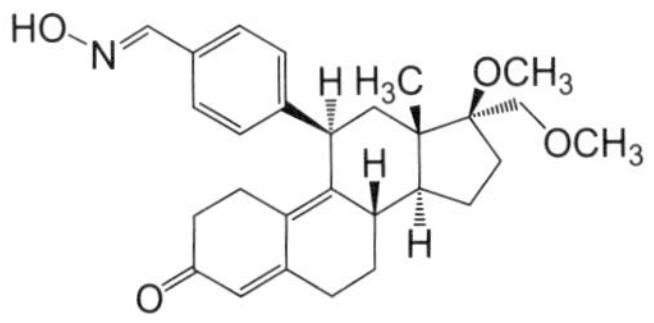

分子式和分子量 $C_{28}H_{35}NO_4$ 449.58

化学名 11*β*-[4-[(*E*)-(Hydroxyimino)methyl]phenyl]-17*β*-methoxy-17*α*- (methoxymethyl)estra-4,9-dien-3-one

11*β*-[4-[(*E*)-(羟基氨亚基)甲基]苯基]-17*β*-甲氧基-17*α*-(甲氧基甲基)雌甾-4,9-二烯-3-酮

CAS 登录号 199396-76-4

INN list 86

药效分类 孕酮受体调节药

阿索立尼酯

Asoprisnil Ecamate（*INN*）

化学结构式

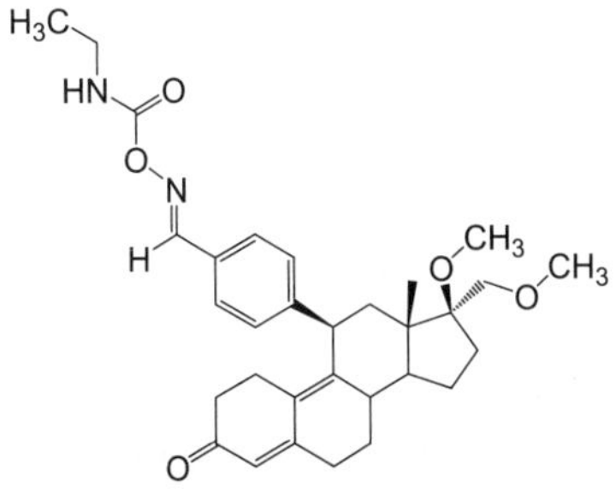

分子式和分子量 $C_{31}H_{40}N_2O_5$ 520.66

化学名 11*β*-{4-[(*E*)-(Ethylcarbamoyloxyimino)methyl]phenyl}-17*β*-methoxy-17*α*-(methoxymethyl)estra-4,9-dien-3-one

11*β*-{4-[(*E*)-(乙基氨基甲酰氧基氨亚基)甲基]苯基}-17*β*-甲氧基-17*α*-(甲氧基甲基)雌甾-4,9-二烯-3-酮

CAS 登录号 222732-94-7

INN list 88

药效分类 孕酮受体调节药

阿索马多

Axomadol（*INN*）

化学结构式

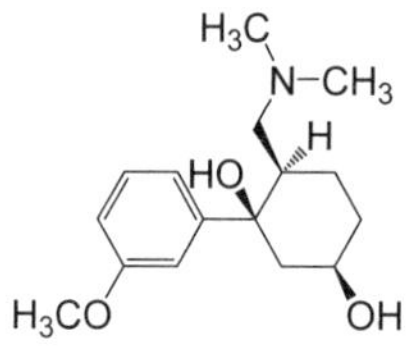

分子式和分子量　$C_{16}H_{25}NO_3$　279.37

化学名　(1*RS*,3*RS*,6*RS*)-6-[(Dimethylamino)methyl]-1-(3-methoxyphenyl)cyclohexane-1,3-diol

(1*RS*,3*RS*,6*RS*)-6-[(二甲氨基)甲基]-1-(3-甲氧基苯基)环己-1,3-二醇

CAS 登录号　187219-99-4

INN list　87

药效分类　镇痛药

阿索司特

Asobamast（*INN*）

化学结构式

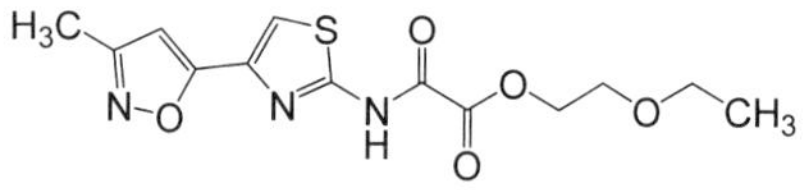

分子式和分子量　$C_{13}H_{15}N_3O_5S$　325.34

化学名　2-Ethoxyethyl 2-[[4-(3-methyl-1,2-oxazol-5-yl)-1,3-thiazol-2-yl]amino]-2-oxoacetate

2-乙氧基乙基 2-[[4-(3-甲基-1,2-噁唑-5-基)-1,3-噻唑-2-基]氨基]-2-氧代乙酸酯

CAS 登录号　104777-03-9

INN list　63

药效分类　平喘药，抗过敏药

阿他卢仑

Ataluren（*INN*）

化学结构式

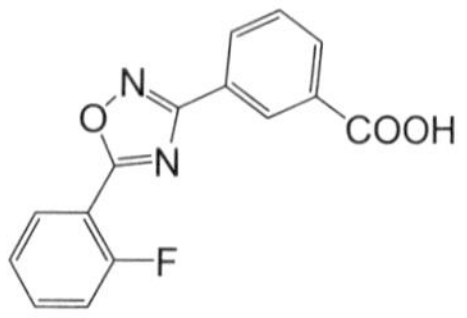

分子式和分子量　$C_{15}H_9FN_2O_3$　284.24

化学名　3-[5-(2-Fluorophenyl)-1,2,4-oxadiazol-3-yl]benzoic acid

3-[5-(2-氟苯基)-1,2,4-噁二唑-3-基]苯甲酸

CAS 登录号　775304-57-9

INN list　101

药效分类　细胞发展调节药

阿他美坦

Atamestane（*INN*）

化学结构式

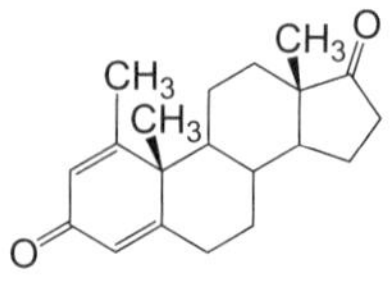

分子式和分子量　$C_{20}H_{26}O_2$　298.42

化学名　1-Methylandosta-1,4-diene-3,17-dione

1-甲基雄甾-1,4-二烯-3,17-二酮

CAS 登录号　96301-34-7

INN list　54

药效分类　芳构酶抑制药，抗肿瘤药

阿他帕利

Atamparib（*INN*）

化学结构式

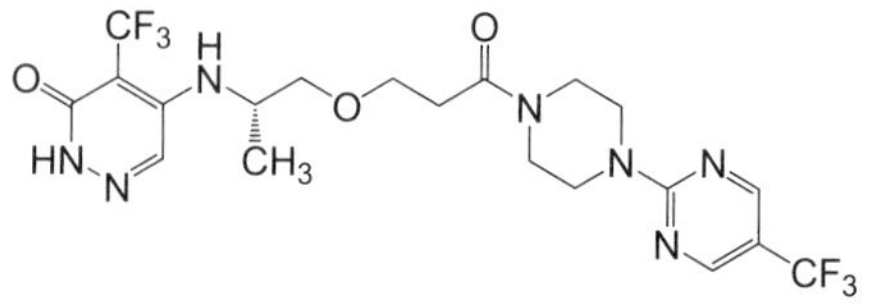

分子式和分子量　$C_{20}H_{23}F_6N_7O_3$　523.44

化学名　5-{[(2*S*)-1-(3-Oxo-3-{4-[5-(trifluoromethyl)pyrimidin-2-yl]piperazin-1-yl}propoxy)propan-2-yl]amino}-4-(trifluoromethyl)pyridazin-3(2*H*)-one

5-{[(2*S*)-1-(3-氧代-3-{4-[5-(三氟甲基)嘧啶-2-基]哌嗪-1-基}丙氧基)丙-2-基]氨基}-4-(三氟甲基)哒嗪-3(2*H*)-酮

CAS 登录号　2381037-82-5

INN list　124

药效分类　多聚 ADP 核糖聚合酶(PARP)7 抑制药，抗肿瘤药

阿他匹宗

Altapizone（*INN*）

化学结构式

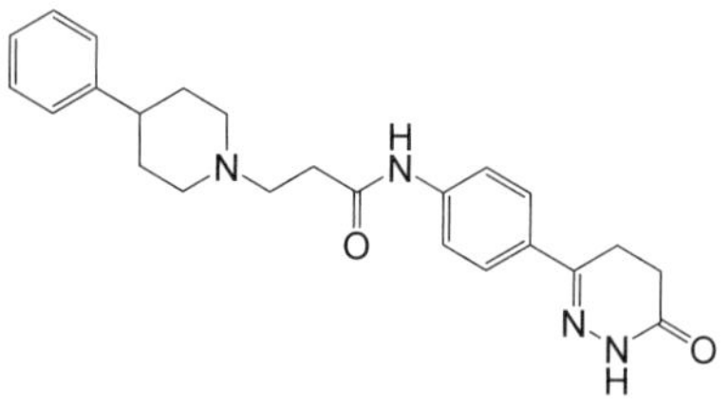

分子式和分子量　$C_{24}H_{28}N_4O_2$　404.50

化学名　4-Phenyl-4'-(1,4,5,6-tetrahydro-6-oxo-3-pyridazinyl)-1-piperidinepropionanilide

4-苯基-4'-(1,4,5,6-四氢-6-氧代-3-哒嗪基)-1-哌啶基丙酰苯胺

CAS 登录号　93277-96-4

INN list　55

药效分类　抗凝血药

阿他西呱

Ataciguat（*INN*）

化学结构式

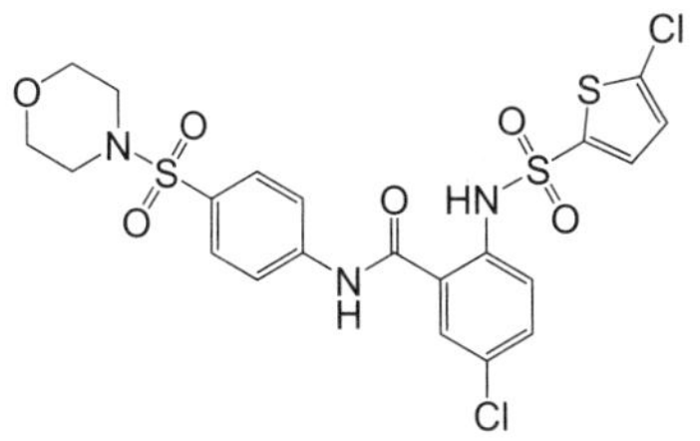

分子式和分子量　$C_{21}H_{19}Cl_2N_3O_6S_3$　576.49

化学名　5-Chloro-2-[(5-chloro-2-thienyl)sulfonylamino]-*N*-[4-(morpholin-4-ylsulfonyl)phenyl]benzamide

5-氯-2-[(5-氯-2-噻吩基)磺酰氨基]-*N*-[4-(吗啉-4-基磺酰基)苯基]苯甲酰胺

CAS 登录号　254877-67-3

INN list　88

药效分类　血管扩张药

阿塔倍司他

Atabecestat（*INN*）

化学结构式

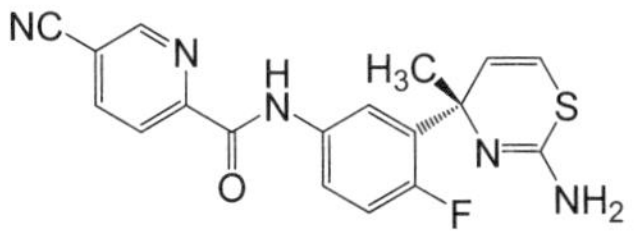

分子式和分子量　$C_{18}H_{14}FN_5OS$　367.40

化学名　*N*-{3-[(4*S*)-2-Amino-4-methyl-4*H*-1,3-thiazin-4-yl]-4-fluorophenyl}-5-cyanopyridine-2-carboxamide

N-{3-[(4*S*)-2-氨基-4-甲基-4*H*-1,3-噻嗪-4-基]-4-氟苯基}-5-氰基吡啶-2-甲酰胺

CAS 登录号　1200493-78-2

INN list　117

药效分类　β 分泌酶抑制药

阿泰诺美

Artefenomel（*INN*）

化学结构式

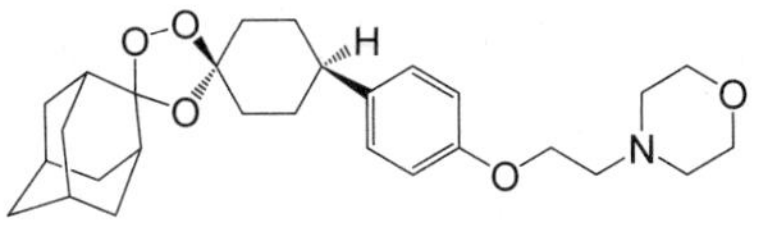

分子式和分子量　$C_{28}H_{39}NO_5$　469.61

化学名　4-{2-{4-(*cis*-dispiro[adamantine-2,3'-[1,2,4]trioxolane-5',1''-cyclohexane]-4''-yl)phenoxy}ethyl}morpholine

4-{2-{4-(顺-二螺[金刚烷-2,3'-[1,2,4]三氧戊环-5',1''-环己烷]-4''-基)苯氧基}乙基}吗啉

CAS 登录号　1029939-86-3

INN list　109

药效分类　抗疟药

阿泰替康

Atiratecan（*INN*）

化学结构式

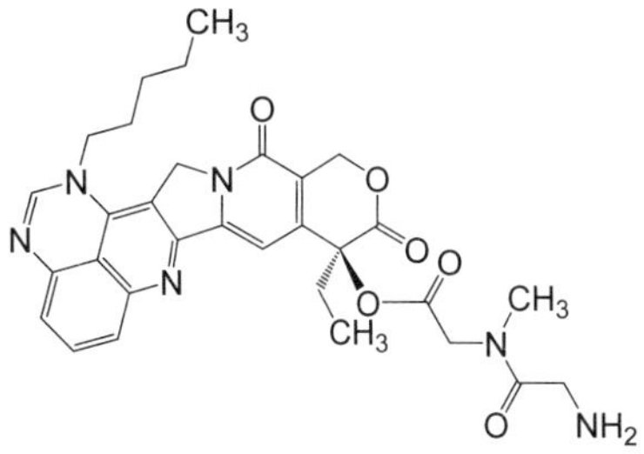

分子式和分子量　$C_{31}H_{34}N_6O_6$　586.64

化学名　(9*S*)-9-Ethyl-10,13-dioxo-1-pentyl-9,10,13,15-tetrahydro-1*H*,12*H*-pyrano[3″,4″:6′,7′]indolizino[2′,1′:5,6]pyrido[4,3,2-*de*]quinazolin-9-yl-glycyl-*N*-methylglycinate

(9*S*)-9-乙基-10,13-二氧代-1-戊基-9,10,13,15-四氢-1*H*,12*H*-吡喃并[3″,4″：6′,7′]吲哚嗪并[2',1',5,6]吡啶并[4,3,2-*de*]喹唑啉-9-基-甘氨酰-*N*-甲基甘氨酸酯

CAS 登录号　867063-97-6

INN list　101

药效分类　抗肿瘤药

阿坦色林

Altanserin（*INN*）

化学结构式

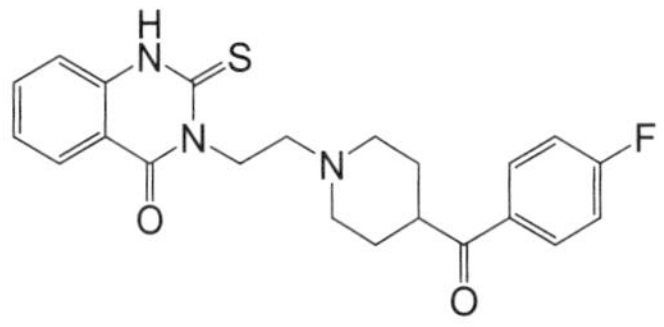

分子式和分子量　$C_{22}H_{22}FN_3O_2S$　411.50

化学名　3-[2-[4-(4-Fluorobenzoyl)piperidino]ethyl]-2,3-dihydro-2-thioxo-4(1*H*)-quinazolinone

3-[2-[4-(4-氟苯甲酰基)哌啶基]乙基]-2,3-二氢-2-硫代-4(1*H*)-喹唑啉酮

CAS 登录号　76330-71-7; 79449-96-0[L-(+)-酒石酸盐(1：1)]

INN list　50

药效分类　5-羟色胺受体拮抗药

阿糖胞苷

Cytarabine（*INN*）

化学结构式

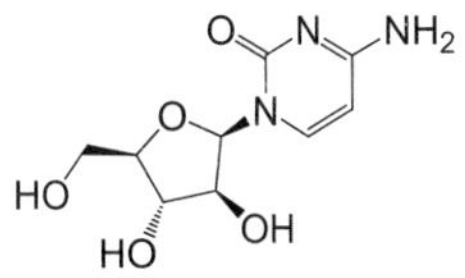

分子式和分子量　$C_9H_{13}N_3O_5$　243.22
化学名　1-*β*-D-Arabinofuranosylcytosine
　1-*β*-D-呋喃阿拉伯糖基胞嘧啶
CAS 登录号　147-94-4
INN list　14
药效分类　抗代谢类抗肿瘤药
ATC 分类　L01BC01

阿糖腺苷

Vidarabine（*INN*）

化学结构式

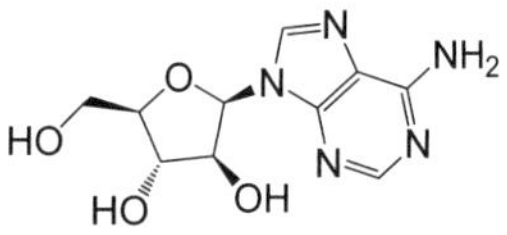

分子式和分子量　$C_{10}H_{13}N_5O_4$　267.25
化学名　9-*β*-D-Arabinofuranosyladenine
　9-*β*-D-呋喃阿拉伯糖基腺嘌呤
CAS 登录号　5536-17-4; 24356-66-9[一水合物]; 29984-33-6[磷酸盐]; 71002-10-3[二钠盐]
INN list　23
药效分类　核苷和核苷酸类抗病毒药
ATC 分类　J05AB03

阿特洛太尔

Atelocantel（*INN*）

化学结构式

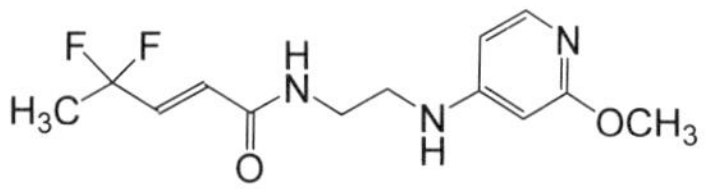

分子式和分子量　$C_{13}H_{17}F_2N_3O_2$　285.29
化学名　(2*E*)-4,4-Difluoro-*N*-{2-[(2-methoxypyridin-4-yl)amino]ethyl}pent-2-enamide
　(2*E*)-4,4-二氟-*N*-{2-[(2-甲氧基吡啶-4-基)氨基]乙基}戊-2-烯酰胺
CAS 登录号　1370540-16-1
INN list　116
药效分类　抗蠕虫药

阿特诺司他

Alteminostat（*INN*）

化学结构式

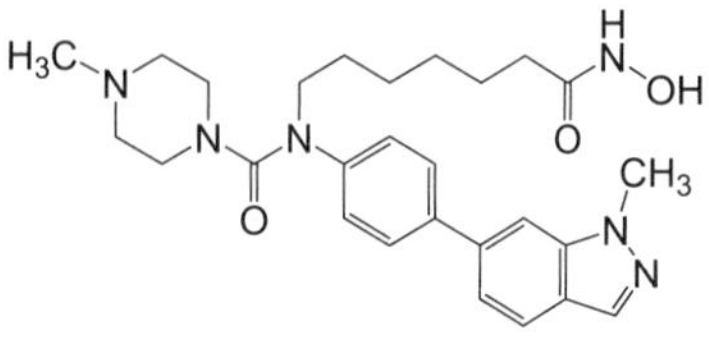

分子式和分子量　$C_{27}H_{36}N_6O_3$　492.62
化学名　*N*-[7-(Hydroxyamino)-7-oxoheptyl]-4-methyl-*N*-[4-(1-methyl-1*H*-indazol-6-yl)phenyl]piperazine-1-carboxamide
　N-[7-(羟氨基)-7-氧代庚基]-4-甲基-*N*-[4-(1-甲基-1*H*-吲唑-6-基)苯基]哌嗪-1-甲酰胺
CAS 登录号　1246374-97-9
INN list　119
药效分类　组蛋白脱乙酰酶抑制药，抗肿瘤药

阿特替尼

Altiratinib（*INN*）

化学结构式

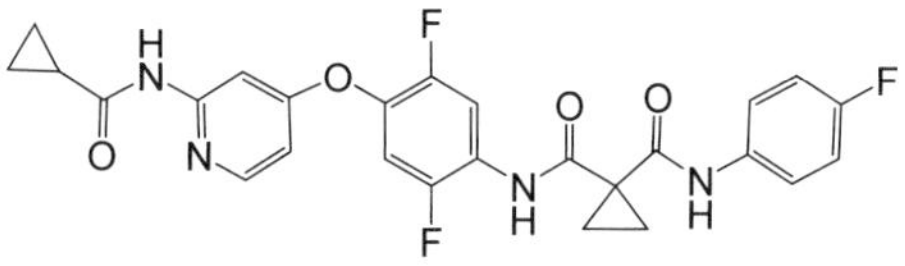

分子式和分子量　$C_{26}H_{21}F_3N_4O_4$　510.15
化学名　*N*-{4-[(2-Cyclopropanecarboxamidopyridin-4-yl)oxy]-2,5-difluorophenyl}-*N*'-(4-fluorophenyl)cyclopropane-1,1-dicarboxamide
　N-{4-[(2-环丙甲酰氨基吡啶-4-基)氧]-2,5-二氟苯基}-*N*'-(4-氟苯基)环丙烷-1,1-二甲酰胺
CAS 登录号　1345847-93-9
INN list　113
药效分类　酪氨酸激酶抑制药，抗肿瘤药

阿替班特

Anatibant（*INN*）

化学结构式

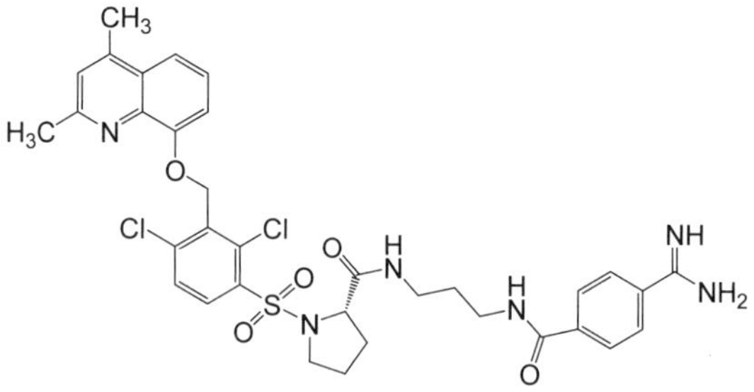

分子式和分子量　$C_{34}H_{36}Cl_2N_6O_5S$　711.66
化学名　(2*S*)-*N*-[3-(4-Carbamamidoyl-benzamido)propyl]-1-[2,4-dichloro-3-[(2,4 -dimethyl-8-quinolyloxy)methyl]phenylsulfonyl]pyrrolidine-2-carboxamide
　(2*S*)-*N*-[3-(4-甲脒基-苯甲酰氨基)丙基]-1-[2,4-二氯-3-[(2,4-二甲基-8-喹啉氧基)甲基]苯磺酰基]吡咯烷-2-甲酰胺
CAS 登录号　209733-45-9
INN list　88
药效分类　缓激肽 B_2 受体拮抗药

阿替丙嗪

Atiprosin（*INN*）

分子式和分子量　$C_{20}H_{29}N_3$　311.47

化学结构式

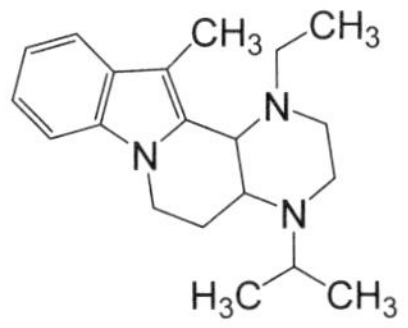

化学名 *trans*-1-Ethyl-1,2,3,4,4*a*,5,6,12*b*-octahydro-4-isopropyl-12-methylpyrazino [2',3':3,4]pyrido[1,2-*a*]indole

反-1-乙基-1,2,3,4,4*a*,5,6,12*b*-八氢-4-异丙基-12-甲基吡嗪并[2',3':3,4]哌啶并[1,2-*a*]吲哚

CAS 登录号 89303-63-9; 89303-64-0[马来酸盐]

INN list 54

药效分类 抗高血压药

阿替加奈

Aptiganel（*INN*）

化学结构式

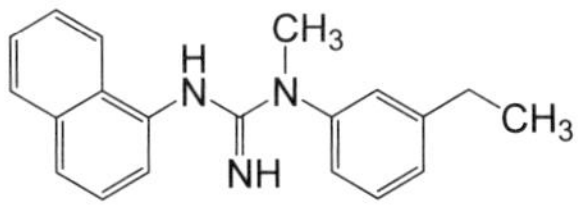

分子式和分子量 $C_{20}H_{21}N_3$ 303.41

化学名 1-(*m*-Ethylphenyl)-1-methyl-3-(1-naphthyl)guanidine

1-(3-乙基苯基)-1-甲基-3-(1-萘基)胍

CAS 登录号 137159-92-3; 137160-11-3[单盐酸盐]

INN list 72

药效分类 NMDA 受体拮抗药，抗中风药

阿替加群

Atecegatran（*INN*）

化学结构式

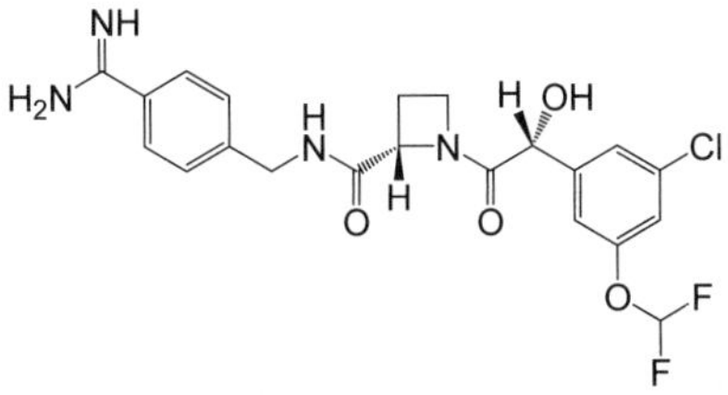

分子式和分子量 $C_{21}H_{21}ClF_2N_4O_4$ 466.87

化学名 (2*S*)-*N*-[(4-Carbamimidoylphenyl)methyl]-1-[(2*R*)-2-[3-chloro-5-(difluoromethoxy)phenyl]-2-hydroxyacetyl]azetidine-2-carboxamide

(2*S*)-*N*-[(4-脒基苯基)甲基]-1-[(2*R*)-2-[3-氯-5-(二氟甲氧基)苯基]-2-羟基乙酰基]氮杂环丁烷-2-甲酰胺

CAS 登录号 917904-13-3

INN list 103

药效分类 凝血酶抑制药

阿替卡仑

Aticaprant（*INN*）

化学结构式

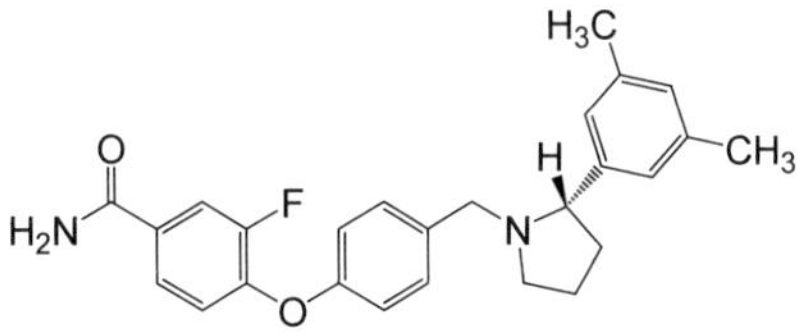

分子式和分子量 $C_{26}H_{27}FN_2O_2$ 418.51

化学名 4-(4-{[(2*S*)-2-(3,5-Dimethylphenyl)pyrrolidin-1-yl]methyl}phenoxy)-3-fluorobenzamide

4-(4-{[(2*S*)-2-(3,5-二甲基苯基)吡咯烷-1-基]甲基}苯氧基)-3-氟苯甲酰胺

CAS 登录号 1174130-61-0

INN list 119

药效分类 κ 阿片受体拮抗药

阿替卡因

Articaine（*INN*）

化学结构式

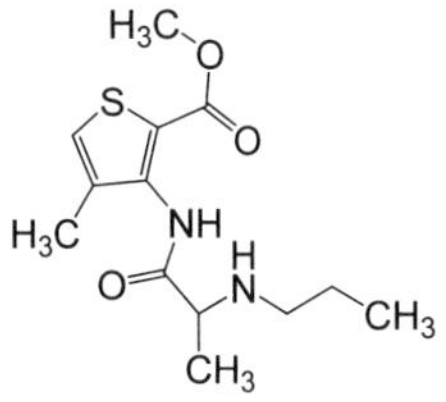

分子式和分子量 $C_{13}H_{20}N_2O_3S$ 284.37

化学名 Methyl 4-methyl-3-[2-(propylamino)propanoylamino]thiophene-2-carboxylate

甲基 4-甲基-3-[2-(丙氨基)丙酰基氨基]噻吩-2-羧酸酯

CAS 登录号 23964-58-1

INN list 47

药效分类 局部麻醉药

阿替康唑

Alteconazole（*INN*）

化学结构式

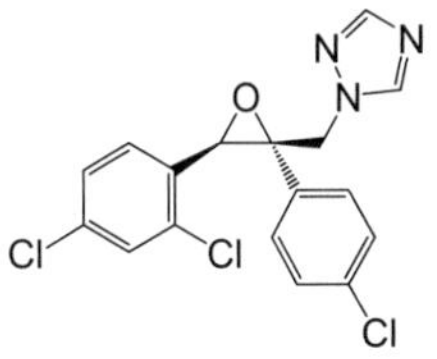

分子式和分子量 $C_{17}H_{12}Cl_3N_3O$ 380.66

化学名 1-[[(2*S*,3*R*)-2-(4-Chlorophenyl)-3-(2,4-dichlorophenyl)oxiran-2-yl]methyl]-1,2,4-triazole

1-[[(2*S*,3*R*)-2-(4-氯苯基)-3-(2,4-二氯苯基)环氧乙烷-2-基]甲基]-1,2,4-三氮唑

CAS 登录号 93479-96-0
INN list 53
药效分类 抗真菌药

阿替克林

Altinicline（*INN*）

化学结构式

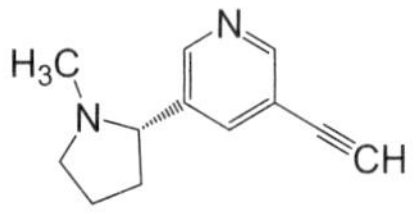

分子式和分子量 $C_{12}H_{14}N_2$ 186.26
化学名 (−) -5-Ethynylnicotine
(−) -5-乙炔基烟碱
CAS 登录号 179120-92-4; 192231-16-6[马来酸盐(1∶1)]
INN list 82
药效分类 乙酰胆碱受体激动药，抗震颤麻痹药

阿替利特

Artilide

化学结构式

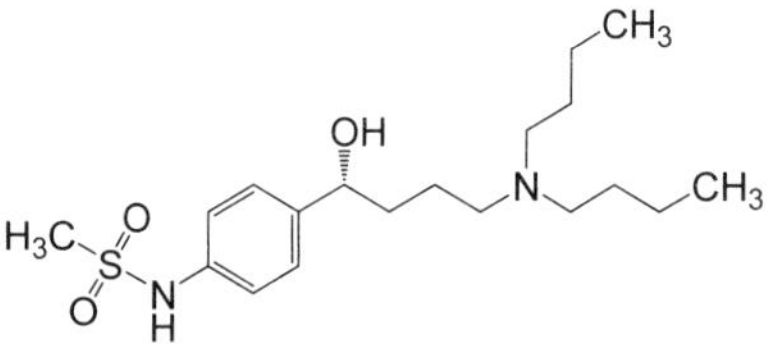

分子式和分子量 $C_{19}H_{34}N_2O_3S$ 370.55
化学名 (+)-4'-[(*R*)-4-(Dibutylamino)-1-hydroxybutyl]methanesulfonanilide
(+)-4'-[(*R*)-4-(二丁氨基)-1-羟基丁基]甲磺酰苯胺
CAS 登录号 133267-19-3; 133267-20-6[富马酸盐(2∶1)]
药效分类 抗心律失常药

阿替洛尔

Atenolol（*INN*）

化学结构式

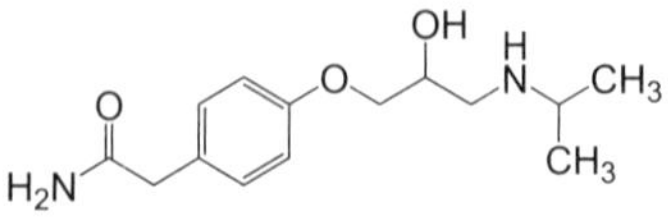

分子式和分子量 $C_{14}H_{22}N_2O_3$ 266.34
化学名 2-[*p*-[2-Hydroxy-3-(isopropylamino)propoxy]phenyl]acetamide
2-[4-[2-羟基-3-(异丙氨基)丙氧基]苯基]乙酰胺
CAS 登录号 29122-68-7
INN list 33
药效分类 β 受体拮抗药
ATC 分类 C07AB03

阿替美唑

Atipamezole（*INN*）

化学结构式

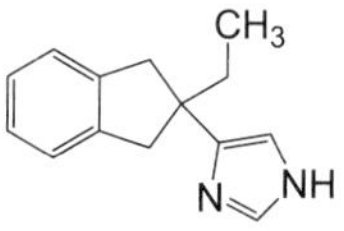

分子式和分子量 $C_{14}H_{16}N_2$ 212.29
化学名 4-(2-Ethyl-2-indanyl)imidazole
4-(2-乙基-2-茚满基)咪唑
CAS 登录号 104054-27-5
INN list 58
药效分类 α_2 受体拮抗药

阿替莫德

Atiprimod（*INN*）

化学结构式

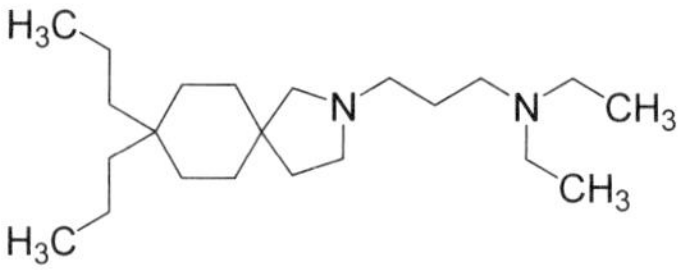

分子式和分子量 $C_{22}H_{44}N_2$ 336.61
化学名 2-[3-(Diethylamino)propyl]-8,8-dipropyl-2-azaspiro[4.5]decane
2-[3-(二乙氨基)丙基]-8,8-二丙基-2-氮杂螺[4.5]癸烷
CAS 登录号 123018-47-3; 130065-61-1[二盐酸盐]
INN list 75
药效分类 免疫调节药，抗关节炎药

阿替普隆

Atibeprone（*INN*）

化学结构式

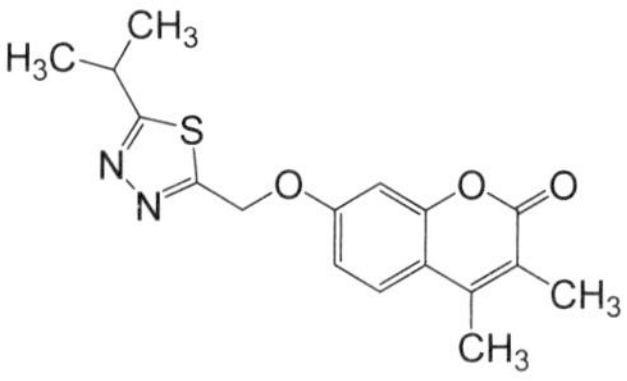

分子式和分子量 $C_{17}H_{18}N_2O_3S$ 330.40
化学名 7-[(5-Isopropyl-1,3,4-thiadiazol-2-yl)methoxy]-3,4-dimethylcoumarin
7-[(5-异丙基-1,3,4-噻二唑-2-基)甲氧基]-3,4-二甲基香豆素
CAS 登录号 153420-96-3
INN list 72
药效分类 抗抑郁药

阿替韦啶

Atevirdine（*INN*）

分子式和分子量 $C_{21}H_{25}N_5O_2$ 379.46

化学结构式

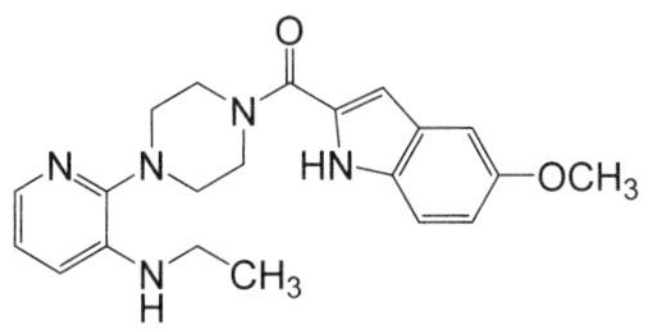

化学名 1-[3-(Ethylamino)-2-pyridyl]-4-[(5-methoxyindol-2-yl) carbonyl]piperazine

1-[3-(乙氨基)-2-吡啶基]-4-[(5-甲氧基吲哚-2-基)甲酰基]哌嗪

CAS 登录号 136816-75-6; 138540-32-6[甲磺酸盐]

INN list 69

药效分类 抗病毒药

阿替唑仑

Atizoram（*INN*）

化学结构式

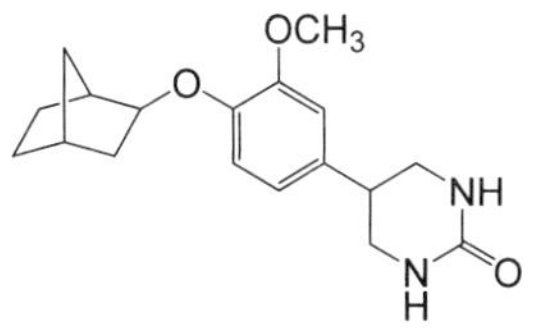

分子式和分子量 $C_{18}H_{24}N_2O_3$ 316.39

化学名 5-[3-[[(1*S*,2*S*,4*R*)-2-Bicyclo[2.2.1]heptanyl]oxy]-4-methoxyphenyl]-1,3-diazinan-2-one

5-[3-[[(1*S*,2*S*,4*R*)-2-双环[2.2.1]庚烷基]氧基]-4-甲氧基苯基]-1,3-二氮杂环己烷-2-酮

CAS 登录号 135637-46-6

INN list 74

药效分类 抗银屑病药

阿图布替尼

Atuzabrutinib（*INN*）

化学结构式

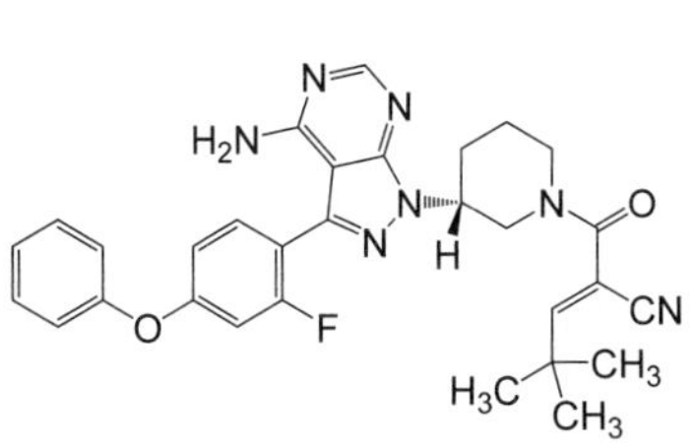

分子式和分子量 $C_{30}H_{30}FN_7O_2$ 539.62

化学名 (2*E*)-2-{(3*R*)-3-[4-Amino-3-(2-fluoro-4-phenoxyphenyl)-1*H*-pyrazolo[3,4-*d*]pyrimidin-1-yl]piperidine-1-carbonyl}-4,4-dimethylpent-2-enenitrile

(2*E*)-2-{(3*R*)-3-[4-氨基-3-(2-氟-4-苯氧基苯基)-1*H*-吡唑并[3,4-*d*]嘧啶-1-基]哌啶-1-羰基}-4,4-二甲基戊-2-烯腈

CAS 登录号 1581714-49-9

INN list 125

药效分类 布鲁顿酪氨酸激酶抑制药

阿妥夫拉朋

Atuliflapon（*INN*）

化学结构式

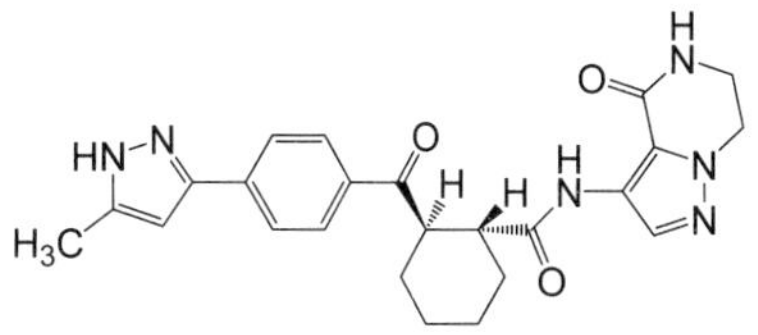

分子式和分子量 $C_{24}H_{26}N_6O_3$ 446.51

化学名 (1*R*,2*R*)-2-[4-(5-Methyl-1*H*-pyrazol-3-yl)benzoyl]-*N*-(4-oxo-4,5,6,7-tetrahydropyrazolo[1,5-*a*]pyrazin-3-yl)cyclohexane-1-carboxamide

(1*R*,2*R*)-2-[4-(5-甲基-1*H*-吡唑-3-基)苯甲酰基]-*N*-(4-氧代-4,5,6,7-四氢吡唑并[1,5-*a*]吡嗪-3-基)环己烷-1-甲酰胺

CAS 登录号 2041075-86-7

INN list 125

药效分类 5-脂氧合酶活化蛋白(FLAP)抑制药

阿托贝丁

Aftobetin（*INN*）

化学结构式

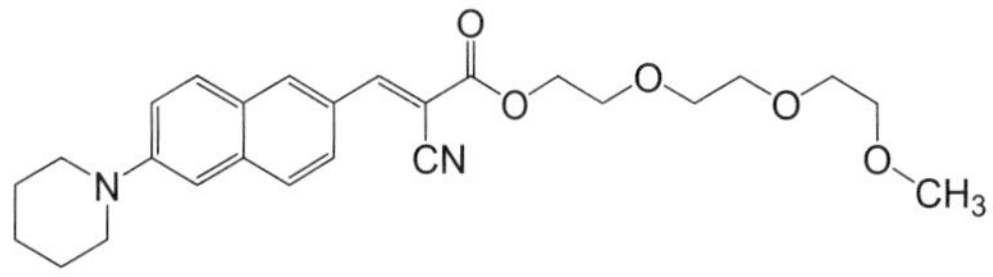

分子式和分子量 $C_{26}H_{32}N_2O_5$ 452.54

化学名 2-[2-(2-Methoxyethoxy)ethoxy]ethyl (2*E*)-2-cyano-3-[6-(piperidin-1-yl)naphthalene-2-yl]prop-2-enoate

2-[2-(2-甲氧基乙氧基)乙氧基]乙基 (2*E*)-2-氰基-3-[6-(哌啶-1-基)萘-2-基]-2-丙烯酸酯

CAS 登录号 1208971-05-4

INN list 109

药效分类 诊断用辅助药

阿托地近

Actodigin（*INN*）

化学结构式

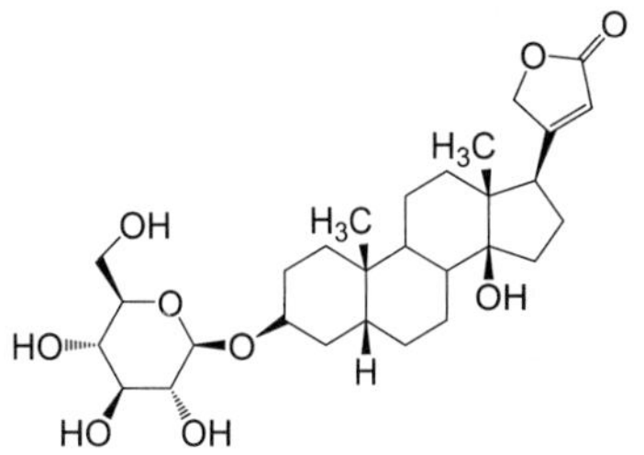

分子式和分子量 $C_{29}H_{44}O_9$ 536.65

化学名 3*β*-(*β*-D-Glucopyranosyloxy)-14,23-dihydroxy-24-nor-5*β*,14*β*-chol-20(22)-en-21-oic acid *γ*- lactone

3*β*-(*β*-D-吡喃葡萄糖氧基)-14,23-二羟基-24-去甲基-5*β*, 14*β*-胆-20 (22)-烯-21-酸 *γ*-内酯

CAS 登录号 36983-69-4

INN list 32

药效分类 强心药

阿托伐醌

Atovaquone (*INN*)

化学结构式

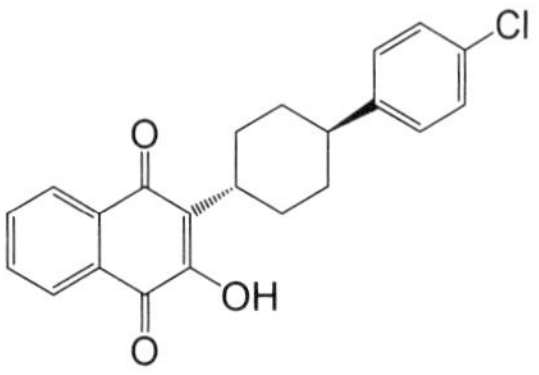

分子式和分子量 $C_{22}H_{19}ClO_3$ 366.84

化学名 2-[*trans*-4-(*p*-Chlorophenyl)cyclohexyl]-3-hydroxyl-1,4-naphthoquinone

2-[反-4-(4-氯苯基)环己基]-3-羟基-1,4-萘醌

CAS 登录号 95233-18-4

INN list 66

药效分类 抗阿米巴虫药

ATC 分类 P01AX06

阿托伐他汀

Atorvastatin (*INN*)

化学结构式

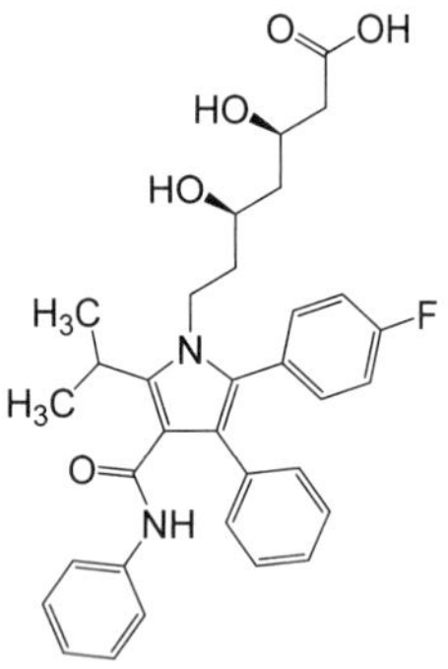

分子式和分子量 $C_{33}H_{35}FN_2O_5$ 558.65

化学名 (3*R*,5*R*)-7-[2-(4-Fluorophenyl)-3-phenyl-4-(phenylcarbamoyl)-5-propan-2-ylpyrrol-1-yl]-3,5-dihydroxyheptanoic acid

(3*R*,5*R*)-7-[2-(4-氟苯基)-3-苯基-4-(苯基氨甲酰基)-5-丙-2-基吡咯-1-基]-3,5-二羟基庚酸

CAS 登录号 134523-00-5; 134523-03-8 [钙盐]

INN list 71

药效分类 他汀类降血脂药

ATC 分类 C10AA05

阿托骨化醇

Atocalcitol (*INN*)

分子式和分子量 $C_{32}H_{46}O_4$ 494.71

化学结构式

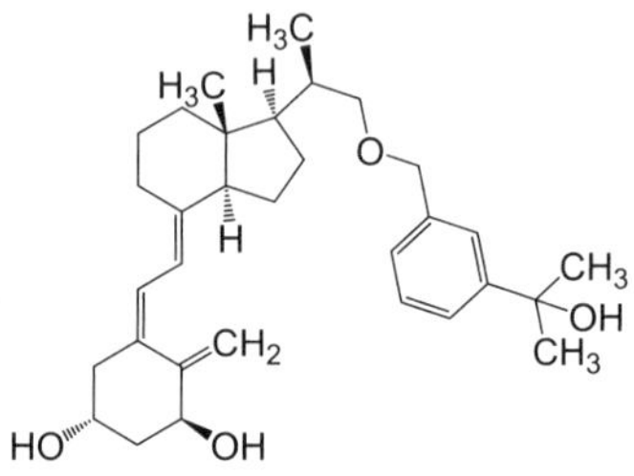

化学名 (1*S*,3*R*,5*Z*,7*E*,20*R*)-20-[3-(2-Hydroxypropan-2-yl)benzyloxymethyl]-9,10- secopregna-5,7,10 (19)-triene-1*α*,3 *β*-diol

(1*S*,3*R*,5*Z*,7*E*,20*R*)-20-[3-(2-羟基丙烷-2-基)苯甲氧基甲基]-9,10-开环孕甾-5,7,10(19)-三烯-1*α*,3 *β*-二醇

CAS 登录号 302904-82-1

INN list 88

药效分类 维生素类药

阿托吉泮

Atogepant (*INN*)

化学结构式

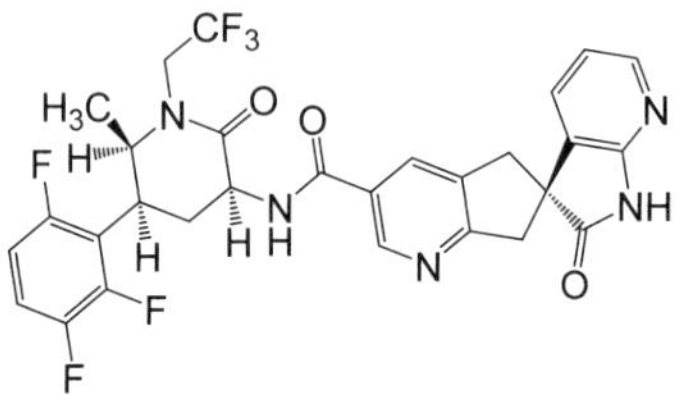

分子式和分子量 $C_{29}H_{23}F_6N_5O_3$ 603.52

化学名 (3'*S*)-*N*-[(3*S*,5*S*,6*R*)-6-Methyl-2-oxo-1-(2,2,2-trifluoroethyl)-5-(2,3,6-trifluorophenyl)piperidin-3-yl]-2'-oxo-1',2',5,7-tetrahydrospiro[cyclopenta[*b*]pyridine-6,3'-pyrrolo[2,3-*b*]pyridine]-3-carboxamide

(3'*S*)-*N*-[(3*S*,5*S*,6*R*)-6-甲基-2-氧代-1-(2,2,2-三氟乙基)-5-(2,3,6-三氟苯基)哌啶-3-基]-2'-氧代-1',2',5,7-四氢螺[环戊熳并[*b*]吡啶-6,3'-吡咯并[2,3-*b*]吡啶]-3-甲酰胺

CAS 登录号 1374248-81-3

INN list 116

药效分类 降钙素基因相关肽受体拮抗药

阿托净司他

Atuzaginstat (*INN*)

化学结构式

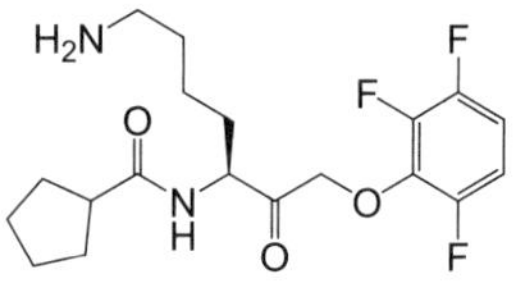

分子式和分子量 $C_{19}H_{25}F_3N_2O_3$ 386.42

化学名 *N*-[(3*S*)-7-Amino-2-oxo-1-(2,3,6-trifluorophenoxy)heptan-3-yl]cyclopentanecarboxamide

N-[(3*S*)-7-氨基-2-氧代-1-(2,3,6-三氟苯氧基)庚烷-3-基]环戊烷甲酰胺

CAS 登录号 2211981-76-7
INN list 124
药效分类 细菌赖氨酸牙龈叶啉菌蛋白酶抑制药

阿托卡因

Aptocaine（*INN*）

化学结构式

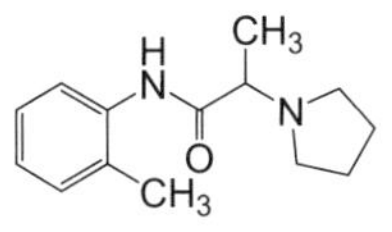

分子式和分子量 $C_{14}H_{20}N_2O$ 232.32
化学名 2-(Methyl-1-pyrrolidine)aceto-*o*-toluidide
2-(甲基-1-吡咯烷基)乙酰-2-甲苯胺
CAS 登录号 19281-29-9
INN list 21
药效分类 局部麻醉药

阿托喹啉

Altoqualine（*INN*）

化学结构式

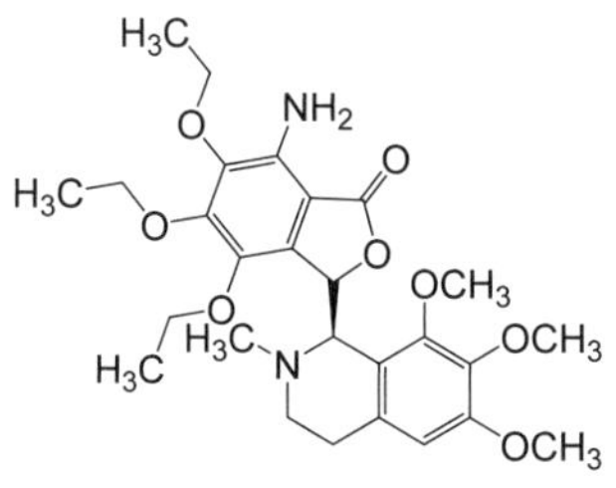

分子式和分子量 $C_{27}H_{36}N_2O_8$ 516.58
化学名 (3*S*)-7-Amino-4,5,6-triethoxy-3-[(1*R*)-1,2,3,4-tetrahydro-6,7,8-trimethoxy -2-methyl-1-isoquinolyl]phthalide
(3*S*) -7-氨基- 4, 5, 6-三乙氧基-3- [(1*R*)- 1, 2, 3, 4-四氢- 6, 7, 8-三甲氧基-2-甲基-1-异喹啉基]苯酞
CAS 登录号 121029-11-6
INN list 61
药效分类 抗组胺药

阿托利特

Atolide（*INN*）

化学结构式

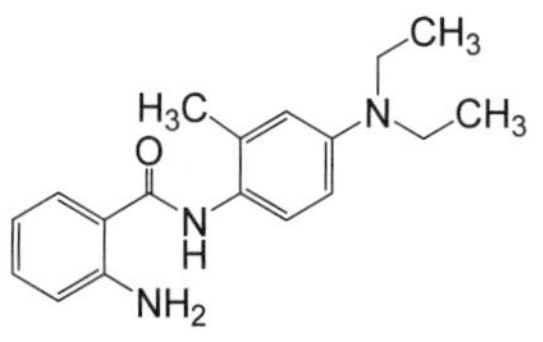

分子式和分子量 $C_{18}H_{23}N_3O$ 297.39
化学名 2-Amino-*N*-[4-(diethylamino)-2-methylphenyl]benzamide
2-氨基-*N*-[4-(二乙基氨基)-2-甲基苯基]苯甲酰胺
CAS 登录号 16231-75-7
INN list 19
药效分类 抗惊厥药

阿托美品

Atromepine（*INN*）

化学结构式

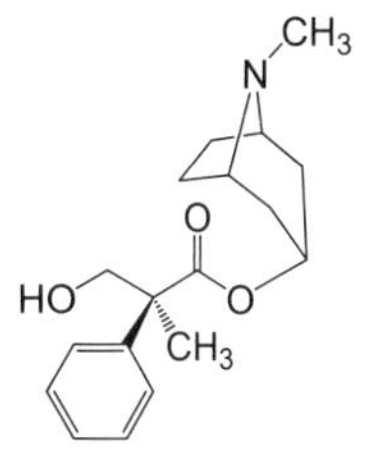

分子式和分子量 $C_{18}H_{25}NO_3$ 303.40
化学名 (−)-3*α*-Tropanyl 2-methyl-2-phenylhydracrylate
(−)-3*α*-托烷基 2-甲基-2-苯基羟基丙酸酯
CAS 登录号 428-07-9
INN list 15
药效分类 抗胆碱药

阿托帕沙

Atopaxar（*INN*）

化学结构式

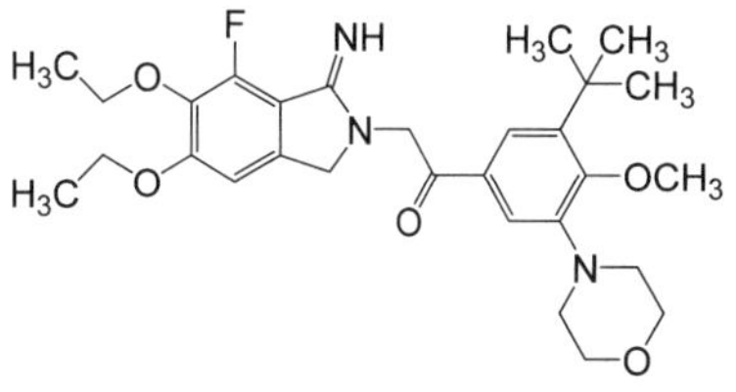

分子式和分子量 $C_{29}H_{38}FN_3O_5$ 527.63
化学名 2-(5,6-Diethoxy-7-fluoro-1-imino-1,3-dihydro-2*H*-isoindol-2-yl)-1-[3-*tert*-butyl-4-methoxy-5-(morpholin-4-yl)phenyl]ethan-1-one
2-(5,6-二乙氧基-7-氟-1-氨亚基-1,3-二氢-2*H*-异吲哚-2-基)-1-[3-叔丁基-4-甲氧基-5-(吗啉-4-基)苯基]乙烷-1-酮
CAS 登录号 751475-53-3
INN list 104
药效分类 血小板聚合抑制药

阿托品

Atropine

化学结构式

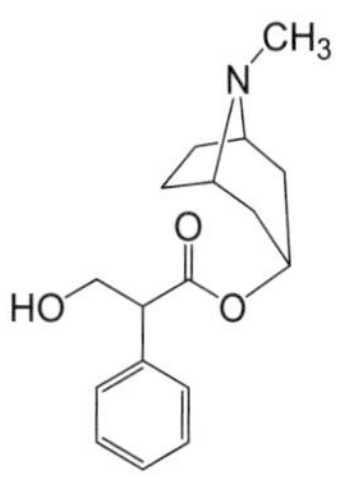

分子式和分子量 $C_{17}H_{23}NO_3$ 289.37

化学名 [(1*R*,5*S*)-8-Methyl-8-azabicyclo[3.2.1]octan-3-yl] 3-hydroxy-2-phenylpropanoate

[(1*R*,5*S*)-8-甲基-8-氮杂双环[3.2.1]辛烷-3-基] 3-羟基-2-苯基丙酸酯

CAS 登录号 51-55-8

药效分类 抗胆碱药

阿托西班

Atosiban（*INN*）

化学结构式

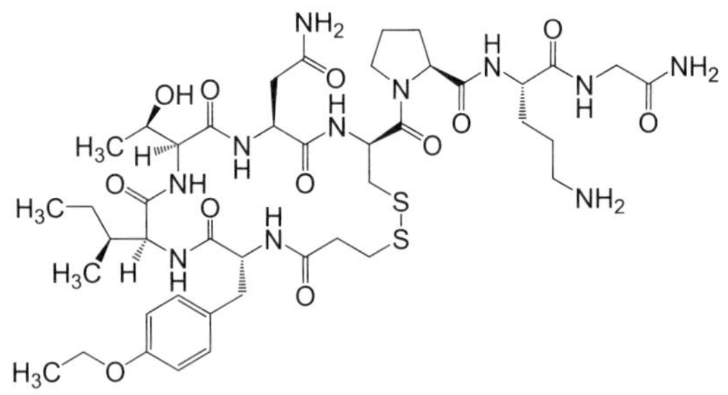

分子式和分子量 $C_{43}H_{67}N_{11}O_{12}S_2$ 994.19

化学名 1-(3-Mercaptopropionic acid)-2-[3-(*p*-ethoxyphenyl)-D-alanine]-4-L- threonine-8-L-ornithineoxytocin

1-(3-巯基丙酸)-2-[3-(4-乙氧苯基)-D-丙氨酸]-4-L-苏氨酸-8-L-鸟氨酸催产素

CAS 登录号 90779-69-4

INN list 60

药效分类 催产素拮抗药

阿维 A

Acitretin（*INN*）

化学结构式

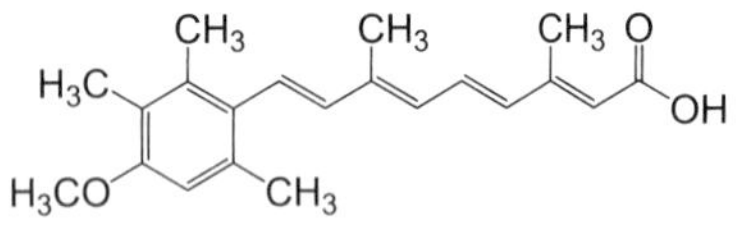

分子式和分子量 $C_{21}H_{26}O_3$ 326.43

化学名 (*all-E*)-9-(4-Methoxy-2,3,6-trimethylphenyl)-3,7-dimethyl-2,4,6,8-nonatetraenoic acid

(全反)-9-(4-甲氧基-2,3,6-三甲基苯基)-3,7-二甲基-2,4,6,8-四烯壬酸

CAS 登录号 55079-83-9

INN list 56

药效分类 抗银屑病药

阿维 A 酯

Etretinate（*INN*）

分子式和分子量 $C_{23}H_{30}O_3$ 354.48

化学结构式

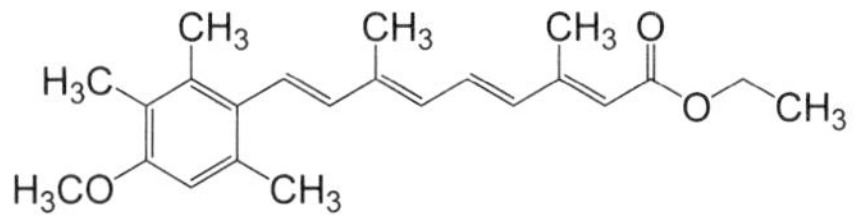

化学名 Ethyl (*all-E*)-9-(4-methoxy-2,3,6-trimethylphenyl)-3,7-dimethyl -2,4,6,8-nonatetraenoate

乙基 (全反)-9-(4-甲氧基-2,3,6-三甲苯基)-3,7-二甲基-2,4,6,8-四烯壬酸酯

CAS 登录号 54350-48-0

INN list 41

药效分类 抗银屑病药

阿维巴坦

Avibactam（*INN*）

化学结构式

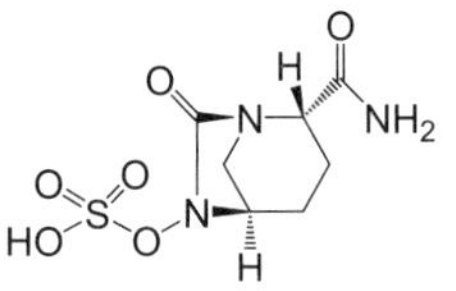

分子式和分子量 $C_7H_{11}N_3O_6S$ 265.24

化学名 (1*R*,2*S*,5*R*)-7-Oxo-6-sulfooxy-1,6-diazabicyclo[3.2.1]octane-2-carboxamide

(1*R*,2*S*,5*R*)-7-氧代-6-磺氧基-1,6-二氮杂二环并[3.2.1]辛烷-2-甲酰胺

CAS 登录号 1192500-31-4

INN list 103

药效分类 β-内酰胺酶抑制药

阿维霉素

Avilamycin（*INN*）

化学结构式

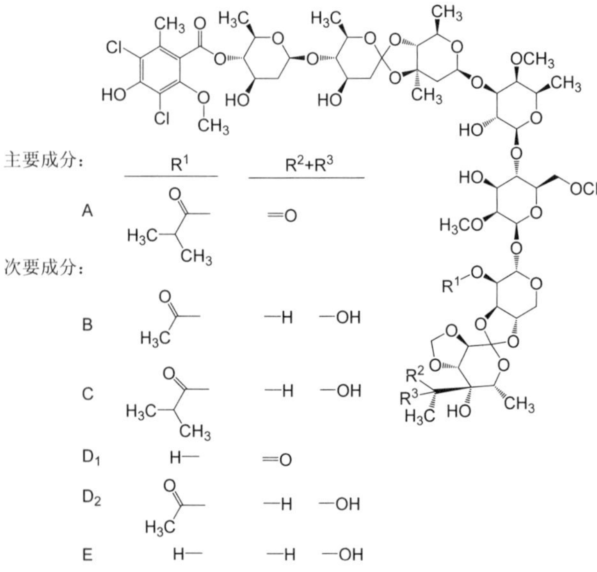

主要成分：

	R^1	R^2+R^3
A	异丁酰基	=O

次要成分：

	R^1	R^2+R^3
B	乙酰基	—H —OH
C	异丁酰基	—H —OH
D_1	H—	=O
D_2	乙酰基	—H —OH
E	H—	—H —OH

分子式和分子量 阿维霉素 A：$C_{61}H_{88}Cl_2O_{32}$ 1404.24

化学名 *O*-(1*R*)-4-*C*-Acetyl-6-deoxy-2,3-*O*-methylene-D-galactopyranosylidene-(1→3-4)-2-*O*-(2-methyl-1-oxopropyl)-*α*-L-lyxopyranosyl *O*-2,6-dideoxy-4-*O*-(3,5-dichloro-4-hydroxyl-2-methoxy-6-methylbenzoyl)-*β*-D-*arabino*-hexopyranosyl-(1→4)-*O*-2,6-dideoxy-D-*arabino*-hexopyranosylidene-(1→3-4)-*O*-2,6-dideoxy-3-*C*-methyl-*β*-D-*arabino*-hexopyranosyl-(1→3)-*O*-6-deoxy-4-*O*-methyl-*β*-D-galactopyranosyl-(1→4)-2,6-di-*O*-methyl-*β*-D-manno-pyranoside

O-(1*R*)-4-*C*-乙酰基-6-脱氧-2,3-*O*-甲叉基-D-吡喃半乳糖叉基-(1→3-4)-2-*O*-(2-甲基-1-氧代丙基)-*α*-L-吡喃来苏糖基 *O*-2,6-二脱氧-4-*O*-(3,5-二氯-4-羟基-2-甲氧基-6-甲基苯甲酰基)-*β*-D-阿拉伯-吡喃己糖基(1→4)-*O*-2,6-二脱氧-D-阿拉伯-吡喃己糖叉基-(1→3-4)-*O*-2,6-二脱氧-3-*C*-甲基-*β*-D-阿拉伯-吡喃己糖基-(1→3)-*O*-6-脱氧-4-*O*-甲基-*β*-D-吡喃半乳糖基-(1→4)-2,6-二-*O*-甲基-*β*-D-吡喃甘露糖苷

CAS 登录号 11051-71-1; 69787-79-7[阿维霉素 A]; 69787-80-0[阿维霉素 C]

INN list 46

药效分类 抗生素类药

阿维莫泮

Alvimopan（*INN*）

化学结构式

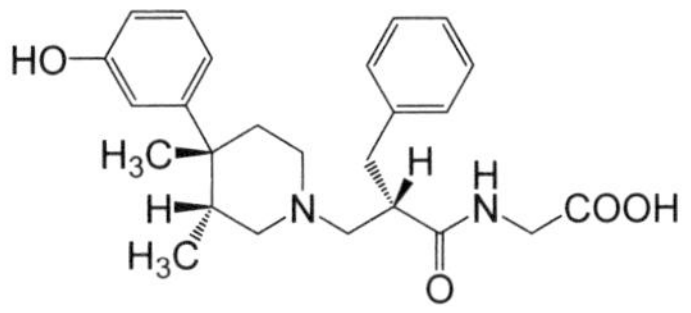

分子式和分子量 $C_{25}H_{32}N_2O_4$ 424.54

化学名 [[(2*S*)-2-[[(3*R*,4*R*)-4-(3-Hydroxyphenyl)-3,4-dimethyl-piperidin-1-yl] methyl]-3-phenylpropaneyl]amino]acetic acid

[[(2*S*)-2-[[(3*R*,4*R*)-4-(3-羟苯基)-3,4-二甲基哌啶-1-基]甲基]-3-苯基丙酰基]氨基]乙酸

CAS 登录号 156053-89-3; 170098-38-1[二水合物]

INN list 87

药效分类 μ 阿片类受体拮抗药

阿维曲坦

Avitriptan（*INN*）

化学结构式

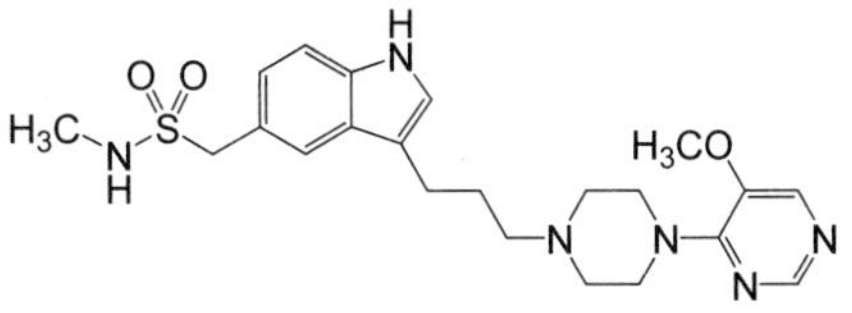

分子式和分子量 $C_{22}H_{30}N_6O_3S$ 458.58

化学名 3-[3-[4-(5-Methoxy-4-pyrimidinyl)-1-piperazinyl]propyl]-*N*-methylindole-5- methanesulfonamide

3-[3-[4-(5-甲氧基-4-嘧啶基)-1-哌嗪基]丙基]-*N*-甲基吲哚-5-甲磺酰胺

CAS 登录号 151140-96-4; 171171-42-9[富马酸盐(1：1)]

INN list 76

药效分类 5-羟色胺受体激动药，抗偏头痛药

阿维司他

Alvelestat（*INN*）

化学结构式

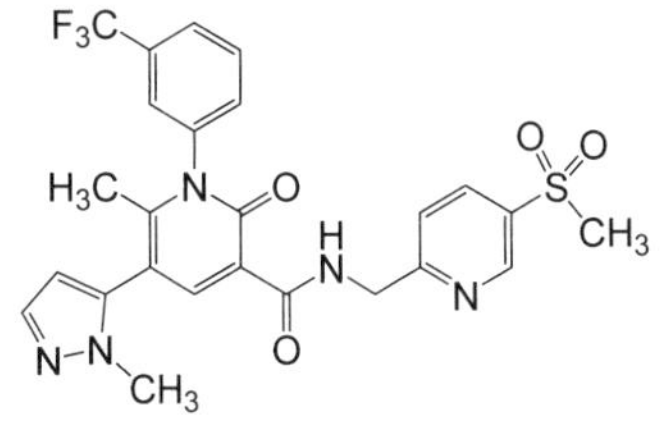

分子式和分子量 $C_{25}H_{22}F_3N_5O_4S$ 545.53

化学名 *N*-[[5-(Methanesulfonyl)pyridin-2-yl]methyl]-6-methyl-5-(1-methyl-1*H*-pyrazol-5-yl)-2-oxo-1-[3-(trifluoromethyl)phenyl]-1,2-dihydropyridine-3-carboxamide

N-[[5-(甲磺酰基) -2-吡啶基]甲基]-6-甲基-5-(1-甲基-1*H*-吡唑-5-基)-2-氧代-1-[3-(三氟甲基)苯基]-1,2-二氢吡啶-3-甲酰胺

CAS 登录号 848141-11-7

INN list 104

药效分类 弹性酶抑制药

阿维西利

Atuveciclib（*INN*）

化学结构式

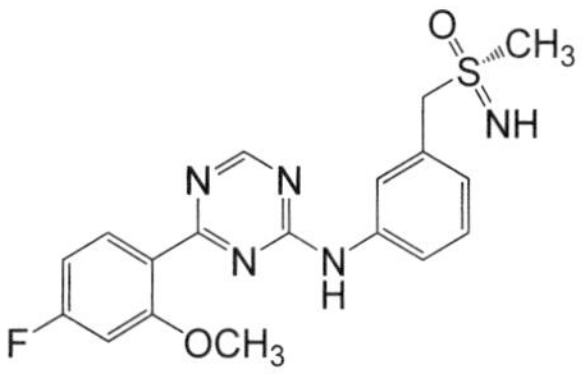

分子式和分子量 $C_{18}H_{18}FN_5O_2S$ 387.43

化学名 4-(4-Fluoro-2-methoxyphenyl)-*N*-[3-[(methylsulfonimidoyl) methyl]phenyl]-1,3,5-triazin-2-amine

4-(4-氟-2-甲氧基苯基)-*N*-[3-[(甲基氨亚基替磺酰基)甲基]苯基]-1,3,5-三嗪-2-胺

CAS 登录号 1414943-94-4

INN list 115

药效分类 激酶抑制药，抗肿瘤药

阿维扎封

Avizafone（*INN*）

化学结构式

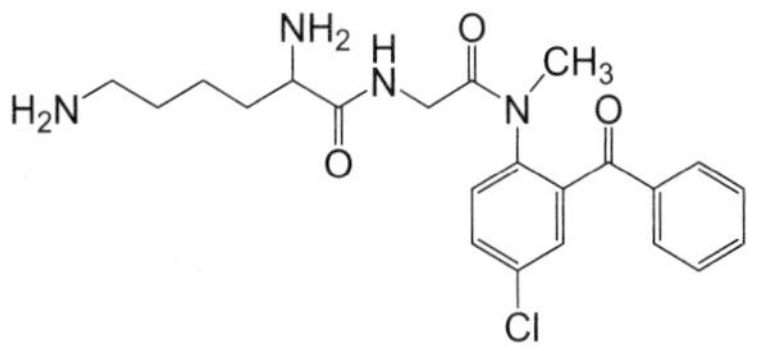

分子式和分子量　$C_{22}H_{27}ClN_4O_3$　430.93

化学名　2'-Benzoyl-4'-chloro-2-[(*S*)-2,6-diaminohexanamido]-*N*-methylacetanilide

2'-苯甲酰基-4'-氯-2-[(*S*)-2,6-二氨基己酰氨基]-*N*-甲基乙酰苯胺

CAS 登录号　65617-86-9

INN list　64

药效分类　镇静催眠药

阿魏酸哌嗪

Piperazine Ferulate（*INN*）

化学结构式

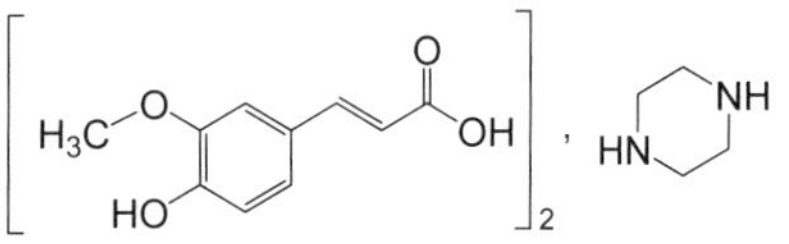

分子式和分子量　$2C_{10}H_{10}O_4 \cdot C_4H_{10}N_2$　474.51

化学名　Piperazine (*E*)-3-(4-hydroxy-3-methoxyphenyl)acrylate

(*E*)-3-(4-羟基-3-甲氧基苯基)丙烯酸哌嗪盐(2∶1)

CAS 登记号　96585-18-1

INN list　22

药效分类　抗凝药

阿西喹啉

Acequinoline（*INN*）

化学结构式

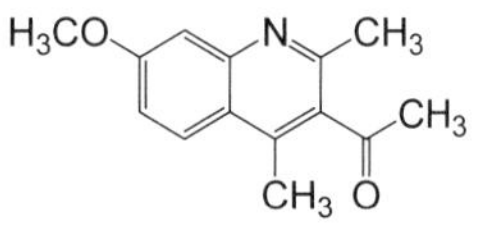

分子式和分子量　$C_{14}H_{15}NO_2$　229.27

化学名　7 -Methoxy-2,4-dimethyl-3-quinolyl methyl ketone

7-甲氧基-2,4-二甲基-3-喹啉基甲基甲酮

CAS 登录号　42465-20-3

INN list　22

药效分类　抗痛风药

阿西洛仑

Axelopran（*INN*）

化学结构式

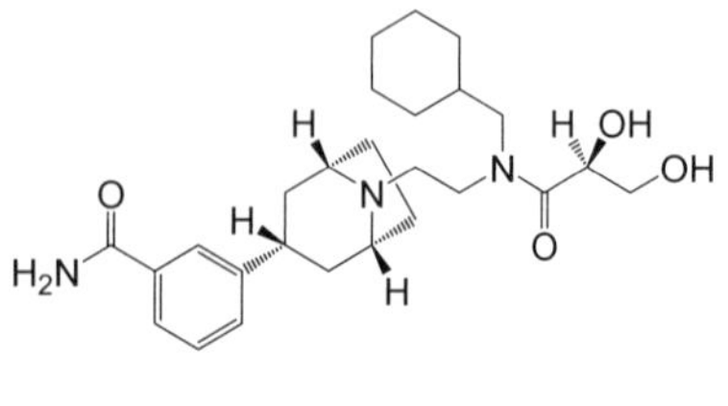

分子式和分子量　$C_{26}H_{39}N_3O_4$　457.61

化学名　3-[(1*R*,5*S*)-8-[2-[Cyclohexylmethyl[(2*S*)-2,3-dihydroxypropanoyl]amino]ethyl]-8-azabicyclo[3,2,1]octan-3-yl]benzamide

3-[(1*R*,5*S*)-8-[2-[环己基甲基[(2*S*)-2,3-二羟基丙酰基]氨基]乙基]-8-氮杂双环[3,2,1]辛烷-3-基]苯甲酰胺

CAS 登录号　949904-48-7

INN list　109

药效分类　阿片受体拮抗药

阿西鲁司特

Acebilustat（*INN*）

化学结构式

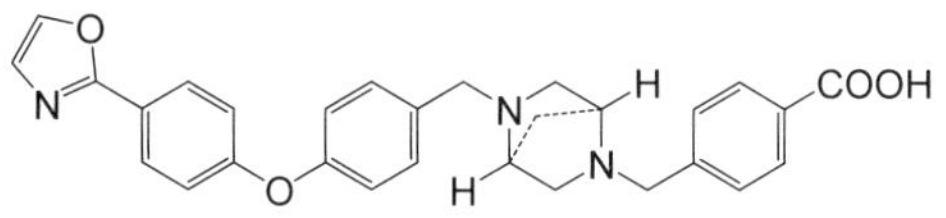

分子式和分子量　$C_{29}H_{27}N_3O_4$　481.55

化学名　4-{[(1*S*,4*S*)-5-({4-[4-(1,3-Oxazol-2-yl)phenoxy]phenyl}methyl)-2,5-diazabicyclo[2.2.1]heptan-2-yl]methyl}benzoic acid

4-{[(1*S*,4*S*)-5-({4-[4-(1,3-噁唑-2-基)苯氧基]苯基}甲基)-2,5-二氮杂二环[2.2.1]庚-2-基]甲基}苯甲酸

CAS 登录号　943764-99-6

INN list　114

药效分类　白三烯 A_4 水解酶抑制药

阿西马多林

Asimadoline（*INN*）

化学结构式

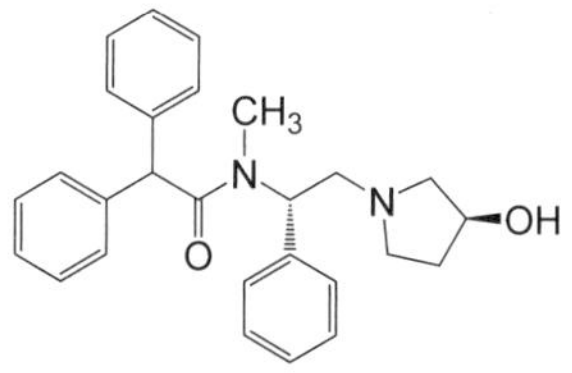

分子式和分子量　$C_{27}H_{30}N_2O_2$　414.54

化学名　*N*-[(α*S*)-α-[[(3*S*)-3-Hydroxy-1-pyrrolidinyl]methyl]benzyl]-*N*-methyl- 2,2-diphenylacetamide

N-[(α*S*)-α-[[(3*S*)-3-羟基-1-吡咯烷基]甲基]苄基]-*N*-甲基-2,2-二苯基乙酰胺

CAS 登录号　153205-46-0

INN list　74

药效分类　镇痛药

阿西美辛

Acemetacin（*INN*）

化学结构式

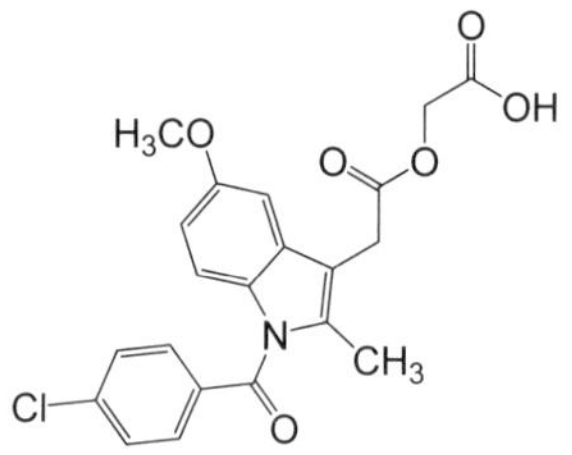

分子式和分子量 $C_{21}H_{18}ClNO_6$ 415.82

化学名 2-[2-[1-(4-Chlorobenzoyl)-5-methoxy-2-methylindol-3-yl] acetyl]oxyacetic acid

2-[2-[1-(4-氯苯甲酰基)-5-甲氧基-2-甲基吲哚-3-基]乙酰基]氧基乙酸

CAS 登录号 53164-05-9

INN list 32

药效分类 抗炎镇痛药

阿西维辛

Acivicin（*INN*）

化学结构式

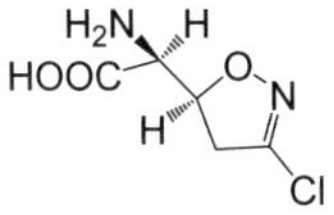

分子式和分子量 $C_5H_7ClN_2O_3$ 178.57

化学名 (*αS*, 5*S*)-*α*-Amino-3-chloro-2-isoxazoline-5-acetic acid

(*αS*, 5*S*)-*α*-氨基-3-氯-2-异噁唑啉-5-乙酸

CAS 登录号 42228-92-2

INN list 44

药效分类 抗肿瘤药

阿昔呋喃

Acifran（*INN*）

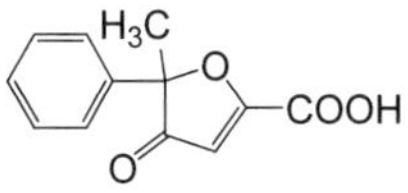

分子式和分子量 $C_{12}H_{10}O_4$ 218.21

化学名 (±)-4, 5-Dihydro-5-methyl-4-oxo-5-phenyl-2-furoic acid

(±)-4, 5-二氢-5-甲基-4-氧代-5-苯基-2-呋喃甲酸

CAS 登录号 72420-38-3

INN list 51

药效分类 降血脂药

阿昔洛韦

Aciclovir（*INN*）

化学结构式

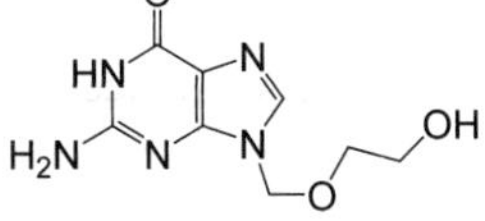

分子式和分子量 $C_8H_{11}N_5O_3$ 225.20

化学名 9-[(2- Hydroxyethoxy) methyl] guanine

9-[(2-羟基乙氧基)甲基]鸟嘌呤

CAS 登录号 59277-89-3; 69657-51-8[钠盐]

INN list 84

药效分类 核苷和核苷酸类抗病毒药

ATC 分类 J05AB01

阿昔莫司

Acipimox（*INN*）

化学结构式

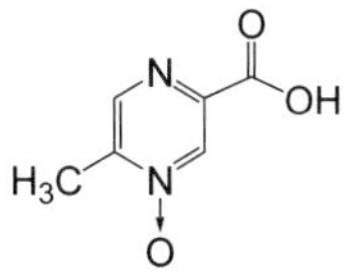

分子式和分子量 $C_6H_6N_2O_3$ 154.12

化学名 5-Methylpyrazinecarboxylic acid 4-oxide

5-甲基吡嗪羧酸 4-氧化物

CAS 登录号 51037-30-0

INN list 33

药效分类 降血脂药

ATC 分类 C10AD06

阿昔帕曲星

Amcipatricin（*INN*）

化学结构式

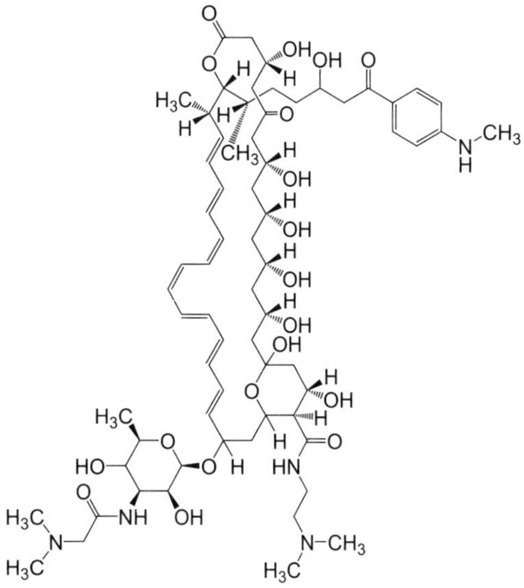

分子式和分子量 $C_{67}H_{103}N_5O_{19}$ 1282.58

化学名 (1*R*,3*S*,5*S*,7*R*,9*R*,13*R*,17*R*,18*S*,19*E*,21*E*,23*E*,25*E*,27*E*,29*E*,31*E*,33*R*,35*S*,36*R*,37*S*)-33-[(2*R*,3*S*,4*S*,5*S*,6*R*)-4-[[2-(Dimethylamino)acetyl]amino]-3,5-dihydroxy-6-methyloxan-2-yl]oxy-*N*-[2-(dimethylamino)ethyl]-1,3,5,7,9,13,37-heptahydroxy-17-[(2*S*)-5-hydroxy-7-[4-(methylamino)phenyl]-7-oxoheptan-2-yl]-18-methyl-11,15-dioxo-16,39-dioxabicyclo[33.3.1]nonatriaconta-19,21,23,25,27,29,31-heptaene-36-carboxamide

(1*R*,3*S*,5*S*,7*R*,9*R*,13*R*,17*R*,18*S*,19*E*,21*E*,23*E*,25*E*,27*E*,29*E*,31*E*,33*R*,35*S*,36*R*,37*S*)-33-[(2*R*,3*S*,4*S*,5*S*,6*R*)-4-[[2-(二甲基氨基)乙酰基]氨基]-3,5-二羟基-6-甲基氧杂环己烷-2-基]氧基-*N*-[2-(二甲基氨基)乙基]-1,3,5,7,9,13,37-七羟基-17-[(2*S*)-5-羟基-7-[4-(甲基氨基)苯基]-7-氧代辛-2-基]-18-甲基-11,15-二氧代-16,39-二氧杂双环[33.3.1]三十九碳-19,21,23,25,27,29,31-七烯-36-甲酰胺

CAS 登录号 143483-67-4

INN list　120

药效分类　抗真菌药

阿昔替罗

Axitirome（*INN*）

化学结构式

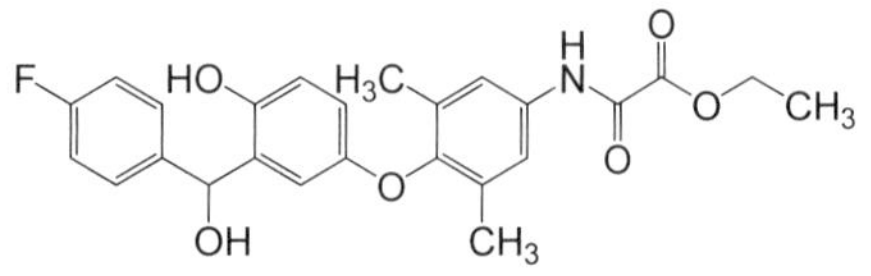

分子式和分子量　$C_{25}H_{24}FNO_6$　453.46

化学名　Ethyl 2-[[4-[3-[(4-fluorophenyl)hydroxymethyl]-4-hydroxyphenoxy]-3,5-dimethylphenyl]amino]-2-oxoacetic acid

乙基 2-[[4-[3-[(4-氟苯基)羟甲基]-4-羟基苯氧基]-3,5-二甲基苯基]氨基]-2-氧代乙酸酯

CAS 登录号　156740-57-7

INN list　82

药效分类　降血脂药

阿昔替尼

Axitinib（*INN*）

化学结构式

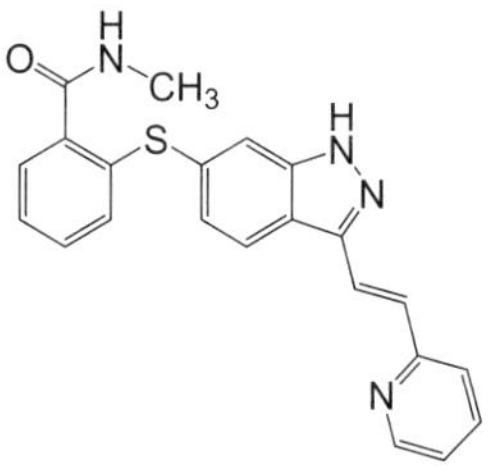

分子式和分子量　$C_{22}H_{18}N_4OS$　386.47

化学名　*N*-Methyl-2-[[3-[(1*E*)-2-(pyridin-2-yl)ethenyl]-1*H*-indazol-6-yl]sulfanyl] benzamide

N-甲基-2-[[3-[(1*E*)-2-(吡啶-2-基)乙烯基]-1*H*-吲唑-6-基]硫基]苯甲酰胺

CAS 登录号　319460-85-0

INN list　94

药效分类　抗肿瘤药

阿昔替酯

Acitemate（*INN*）

化学结构式

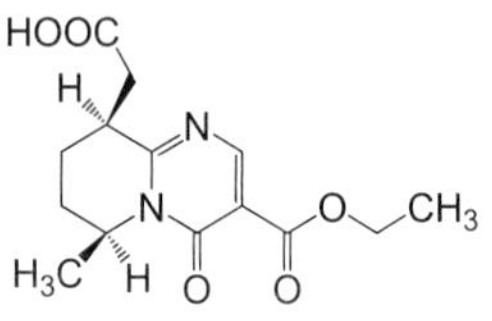

分子式和分子量　$C_{14}H_{18}N_2O_5$　294.30

化学名　2-[(6*S*,9*S*)-3-Ethoxycarbonyl-6-methyl-4-oxo-6,7,8,9-tetrahydropyrido[1,2-*a*]pyrimidin-9-yl]acetic acid

2-[(6*S*,9*S*)-3-乙氧羰基-6-甲基-4-氧代-6,7,8,9-四氢吡啶并[1,2-*a*]嘧啶-9-基]乙酸

CAS 登录号　101197-99-3

INN list　54

药效分类　降血脂药

阿义马林

Ajmaline

化学结构式

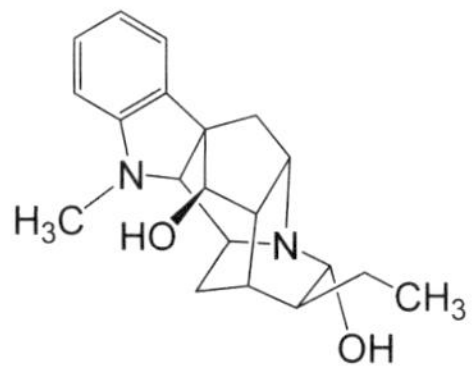

分子式和分子量　$C_{20}H_{26}N_2O_2$　326.43

化学名　(1*R*,9*R*,10*S*,12*R*,13*S*,14*R*,16*S*,17*S*,18*R*)-13-Ethyl-8-methyl-8,15-diazahexacyclo[14.2.1.$0^{1,9}$.$0^{2,7}$.$0^{10,15}$.$0^{12,17}$]nonadeca-2,4,6-triene-14,18-diol

(1*R*,9*R*,10*S*,12*R*,13*S*,14*R*,16*S*,17*S*,18*R*)-13-乙基-8-甲基-8,15-二氮杂六环[14.2.1.$0^{1,9}$.$0^{2,7}$.$0^{10,15}$.$0^{12,17}$]十九碳-2,4,6-三烯-14,18-二醇

CAS 登录号　4360-12-7

药效分类　抗心律失常药

ATC 分类　C01BA05

阿孕苯奈德

Algestone Acetophenide

化学结构式

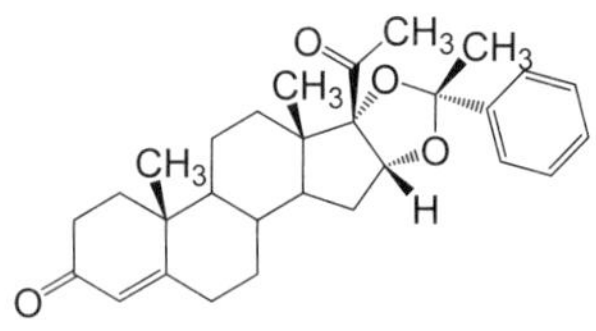

分子式和分子量　$C_{29}H_{36}O_4$　448.59

化学名　(*R*)-16*α*,17-((1-Phenylethylidene)dioxy)pregn-4-ene-3,20-dione

(*R*)-16*α*,17-((1-苯基乙叉基)二氧)孕甾-4-烯-3, 20-二酮

CAS 登录号　24356-94-3

药效分类　孕激素类药

阿孕奈德

Algestone Acetonide

分子式和分子量　$C_{24}H_{34}O_4$　386.52

化学结构式

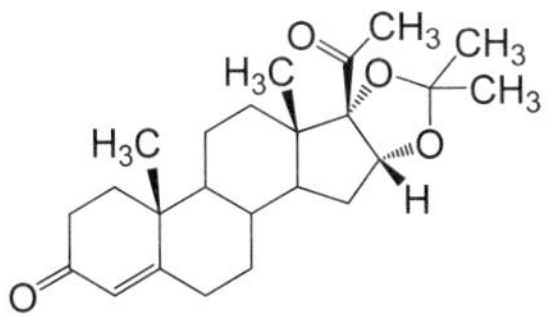

化学名 16α, 17-(Isopropylidenedioxy)pregn-4-ene-3,20-dione

16α, 17-(异丙叉基二氧基)孕甾-4-烯-3,20-二酮

CAS 登录号 4968-09-6; 595-77-7[阿尔孕酮]

药效分类 孕激素类药

阿泽地平

Azelnidipine（*INN*）

化学结构式

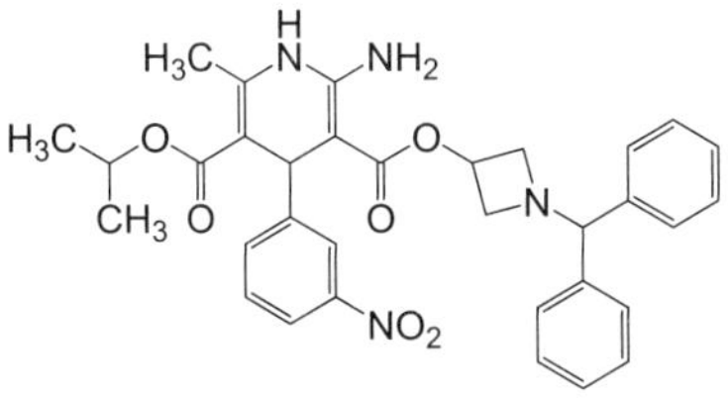

分子式和分子量 $C_{33}H_{34}N_4O_6$ 582.65

化学名 3-[1-(Diphenylmethyl)-3-azetidinyl]5-isopropyl (±)-2-amino-1,4-dihydro -6-methyl-4-(*m*-nitrophenyl)-3,5-pyridinedicarboxylate

3-[1-(二苄基)-3-氮杂环丁烷基]5-异丙基 (±)-2-氨基-1,4-二氢-6-甲基-4-(3-硝基苯基)-3,5-吡啶二羧酸二酯

CAS 登录号 123524-52-7

INN list 69

药效分类 钙通道阻滞药

阿泽格列酮

Azemiglitazone（*INN*）

化学结构式

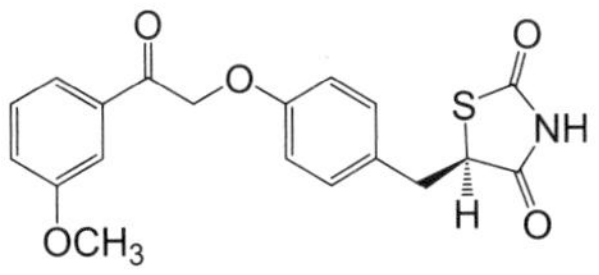

及其对映异构体

分子式和分子量 $C_{19}H_{17}NO_5S$ 371.41

化学名 *rac*-(5*R*)-5-({4-[2-(3-Methoxyphenyl)-2-oxoethoxy]phenyl}methyl)-1,3-thiazolidine-2,4-dione

外消旋-(5*R*)-5-({4-[2-(3-甲氧基苯基)-2-氧代乙氧基]苯基}甲基)-1,3-噻唑烷-2,4-二酮

CAS 登录号 1133819-87-0

INN list 122

药效分类 抗糖尿病药

阿泽普拉格

Azelaprag（*INN*）

化学结构式

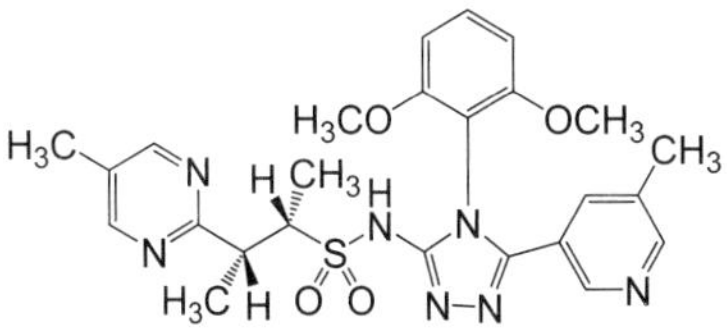

分子式和分子量 $C_{25}H_{29}N_7O_4S$ 523.61

化学名 (2*S*,3*R*)-*N*-[4-(2,6-Dimethoxyphenyl)-5-(5-methylpyridin-3-yl)-4*H*-1,2,4-triazol-3-yl]-3-(5-methylpyrimidin-2-yl)butane-2-sulfonamide

(2*S*,3*R*)-*N*-[4-(2,6-二甲氧基苯基)-5-(5-甲基吡啶-3-基)-4*H*-1,2,4-三唑-3-基] -3-(5 -甲基嘧啶-2-基)丁烷-2-磺酰胺

CAS 登录号 2049980-18-7

INN list 119

药效分类 阿珀林(Apelin)受体激动药

阿扎胞苷

Azacitidine（*INN*）

化学结构式

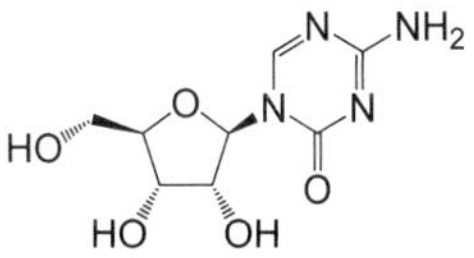

分子式和分子量 $C_8H_{12}N_4O_5$ 244.20

化学名 4-Amino-1-β-D-ribouranosyl-*s*-triazin-2(1*H*)-one

4-氨基-1-β-D-呋喃核糖基-均三嗪-2(1*H*)-酮

CAS 登录号 320-67-2

INN list 40

药效分类 抗肿瘤药

阿扎苯胺

Azabon（*INN*）

化学结构式

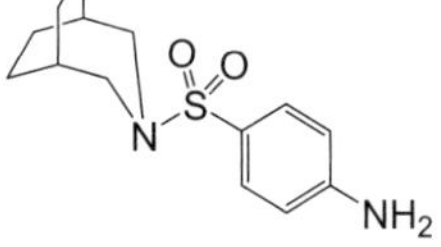

分子式和分子量 $C_{14}H_{20}N_2O_2S$ 280.39

化学名 3-Sulfanilyl-3-azabicyclo[3.2.2]nonane

3-磺胺酰基-3-氮杂二环[3.2.2]壬烷

CAS 登录号 1150-20-5

INN list 16

药效分类 精神兴奋药

阿扎丙宗

Azapropazone（*INN*）

化学结构式

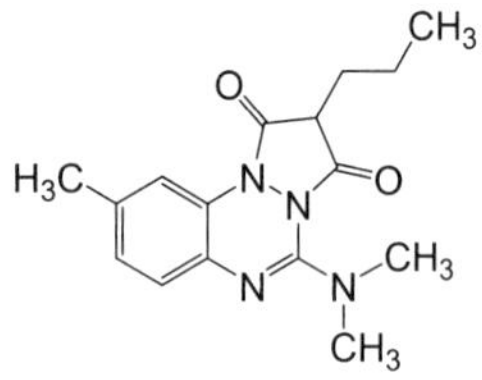

分子式和分子量　$C_{16}H_{20}N_4O_2$　300.36

化学名　5-(Dimethylamino)-9-methyl-2-propyl-1*H*-pyrazolo[1,2-*a*][1,2,4]benzotriazine-1,3(2*H*)-dione

5-(二甲氨基)-9-甲基-2-丙基-1*H*-吡唑并[1,2-*a*][1,2,4]苯并三嗪-1,3(2*H*)-二酮

CAS 登录号　13539-59-8

INN list　18

药效分类　抗炎药

阿扎胆醇

Azacosterol（*INN*）

化学结构式

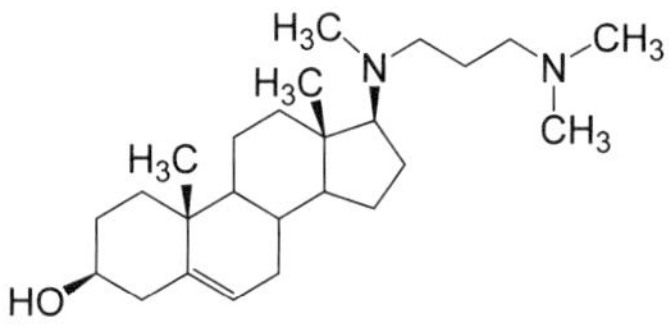

分子式和分子量　$C_{25}H_{44}N_2O$　388.64

化学名　17*β*-[[3-(Dimethylamino)propyl]methylamino]androst-5-en-3*β*-ol

17*β*-[[3-(二甲氨基)丙基]甲氨基]雄甾-5-烯-3*β*-醇

CAS 登录号　313-05-3; 1249-84-9[二盐酸盐]

INN list　16

药效分类　避孕药

阿扎环醇

Azacyclonol（*INN*）

化学结构式

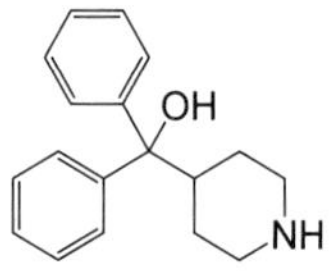

分子式和分子量　$C_{18}H_{21}NO$　267.37

化学名　*α,α*-Diphenyl-4-piperidinemethanol

α,α-二苯基-4-哌啶甲醇

CAS 登录号　115-46-8; 1798-50-1[盐酸盐]

INN list　6

药效分类　安定药

阿扎康唑

Azaconazole（*INN*）

化学结构式

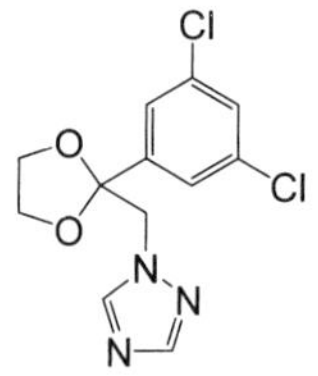

分子式和分子量　$C_{12}H_{11}Cl_2N_3O_2$　300.14

化学名　1-[[2-(2,4-Dichlorophenyl)-1,3-dioxolan-2-yl]methyl]-1*H*-1,2,4-triazole

1-[[2-(2,4-二氯苯基)-1,3-二氧戊环-2-基]甲基]-1*H*-1,2,4-三氮唑

CAS 登录号　60207-31-0

INN list　45

药效分类　抗真菌药

阿扎克生

Azaloxan（*INN*）

化学结构式

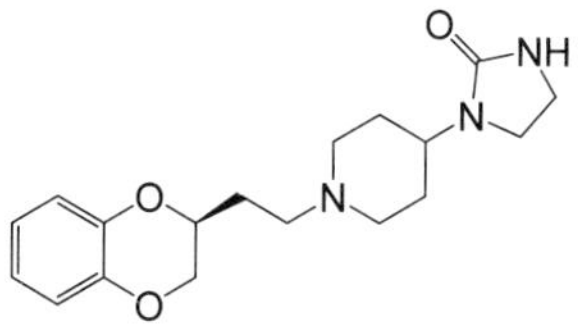

分子式和分子量　$C_{18}H_{25}N_3O_3$　331.42

化学名　(*S*)-1-[1-[2-(1,4-Benzodioxan-2-yl)ethyl]-4-piperidyl]-2-imidazolidinone

(*S*)-1-[1-[2-(1,4-苯并二噁烷-2-基)乙基]-4-哌啶基]-2-咪唑啉酮

CAS 登录号　72822-56-1; 86116-60-1[富马酸盐]

INN list　52

药效分类　抗抑郁药

阿扎兰司他

Azalanstat（*INN*）

化学结构式

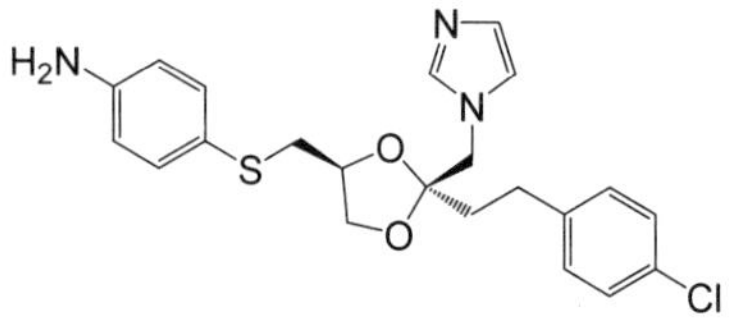

分子式和分子量　$C_{22}H_{24}ClN_3O_2S$　429.96

化学名　1-[[(2*S*,4*S*)-4-[[(*p*-Aminophenyl)thio]methyl]-2-(*p*-chlorophenethyl)-1, 3-dioxolan-2-yl]methyl]imidazole

1-[[(2*S*,4*S*)-4-[[(4-氨苯基)硫基]甲基]-2-(4-氯苯乙基)-1,3-二氧戊环-2-基]甲基]咪唑

CAS 登录号 143393-27-5; 143484-82-6[二盐酸盐]
INN list 73
药效分类 降血脂药

阿扎立滨

Azaribine（*INN*）

化学结构式

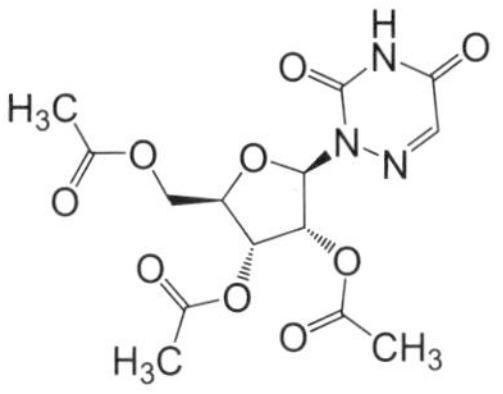

分子式和分子量 $C_{14}H_{17}N_3O_9$ 371.30
化学名 [(2*R*,3*R*,4*R*,5*R*)-3,4-Diacetyloxy-5-(3,5-dioxo-1,2,4-triazin-2-yl)oxolan-2-yl]methyl acetate

[(2*R*,3*R*,4*R*,5*R*)-3,4-二乙酰氧基-5-(3,5-二氧代-1,2,4-三嗪-2-基)氧杂环戊烷-2-基]甲基 乙酸酯
CAS 登录号 2169-64-4
INN list 19
药效分类 抗银屑病药

阿扎霉素

Azalomycin（*INN*）

药物描述 A mixture of related antibiotics produced by *Streptomyces hygroscopicus var.* azalomyceticus or the same substance obtained by any other means

由吸水链霉菌阿扎霉素变种产生的相关抗生素混合物，或者其他方法得到的相同物质
CAS 登录号 54182-65-9
INN list 26
药效分类 抗生素类药

阿扎莫林

Azamulin（*INN*）

化学结构式

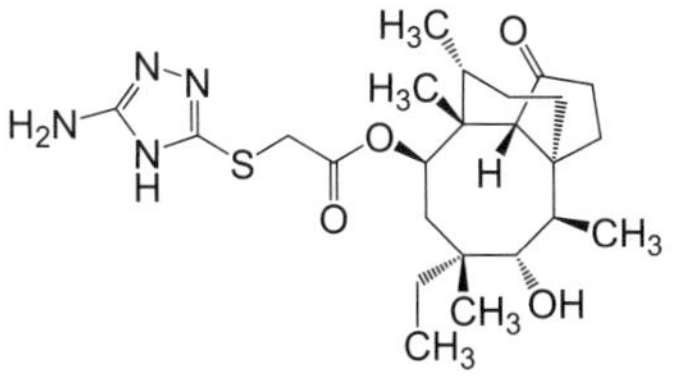

分子式和分子量 $C_{24}H_{38}N_4O_4S$ 478.65
化学名 [(1*S*,2*R*,3*S*,4*R*,6*R*,7*R*,8*R*,14*R*)-4-Ethyl-3-hydroxy-2,4,7,14-tetramethyl-9-oxo-6-tricyclo[5.4.3.0^{1,8}]tetradecanyl] 2-[(5-amino-1*H*-1,2,4-triazol-3-yl)sulfanyl]acetate

[(1*S*,2*R*,3*S*,4*R*,6*R*,7*R*,8*R*,14*R*)-4-乙基-3-羟基-2,4,7,14-四甲基-9-氧代-6-三环[5.4.3.0^{1,8}]十四烷基] 2-[(5-氨基-1*H*-1,2,4-三唑-3-基)硫基]乙酸酯

CAS 登录号 76530-44-4
INN list 53
药效分类 皮肤科用药

阿扎那托

Azanator（*INN*）

化学结构式

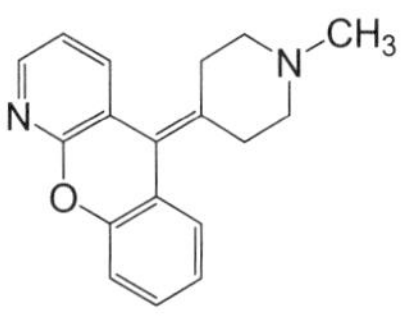

分子式和分子量 $C_{18}H_{18}N_2O$ 278.36
化学名 5-(1-Methyl-4-piperidylidene)-5*H*-[1]benzopyrano[2,3-*b*]pyridine

5-(1-甲基-4-哌啶亚基)-5*H*-[1]苯并吡喃并[2,3-*b*]吡啶
CAS 登录号 37855-92-8; 39624-65-2[马来酸盐(1∶1)]
INN list 32
药效分类 支气管舒张药

阿扎那韦

Atazanavir（*INN*）

化学结构式

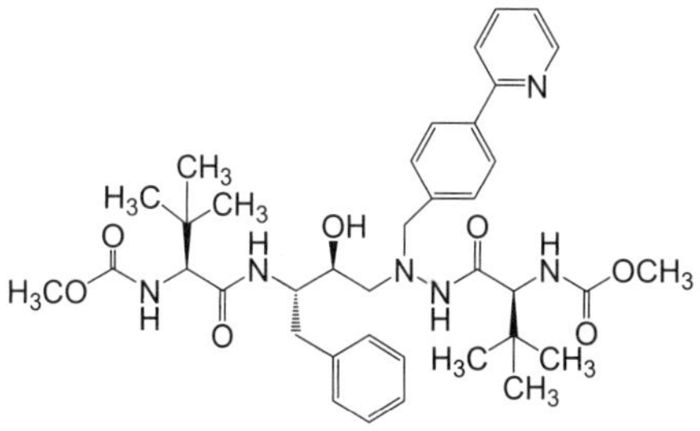

分子式和分子量 $C_{38}H_{52}N_6O_7$ 704.87
化学名 Dimethyl (3*S*,8*S*,9*S*,12*S*)-9-benzyl-3,12,di-*tert*-butyl-8-hydroxy-4,11-dioxo-6-(*p*-2-pyridylbenzyl)-2,5,6,10,13-pentaaza-tetradecanedioate

二甲基 (3*S*,8*S*,9*S*,12*S*)-9-苄基-3,12,二叔丁基-8-羟基-4,11-二氧代-6-(4-2-吡啶苯甲基)-2,5,6,10,13-五氮杂十四烷二酸酯
CAS 登录号 198904-31-3; 229975-97-7[硫酸盐 (1∶1)]
INN list 88
药效分类 蛋白酶抑制剂类抗病毒药
ATC 分类 J05AE08

阿扎哌隆

Azaperone（*INN*）

化学结构式

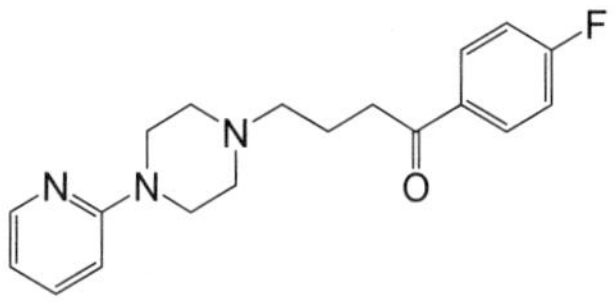

分子式和分子量　$C_{19}H_{22}FN_3O$　327.40

化学名　4'-Fluoro-4-[4-(2-pyridyl)-1-piperazinyl]butyrophenone

4'-氟-4-[4-(2-吡啶基)-1-哌嗪基]丁酰苯

CAS 登录号　1649-18-9

INN list　18

药效分类　抗精神病药

阿扎培汀

Azapetine

化学结构式

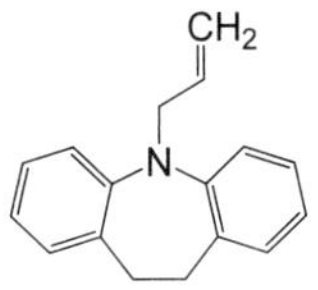

分子式和分子量　$C_{17}H_{17}N$　235.33

化学名　6-Prop-2-enyl-5,7-dihydrobenzo[*d*][2]benzazepine

6-丙-2-烯基-5,7-二氢苯并[*d*][2]氮杂环庚三烯

CAS 登录号　146-36-1; 130-83-6[磷酸盐(1∶1)]; 65-15-6[盐酸盐]

药效分类　外周血管扩张药

ATC 分类　C04AX30

阿扎司琼

Azasetron（*INN*）

化学结构式

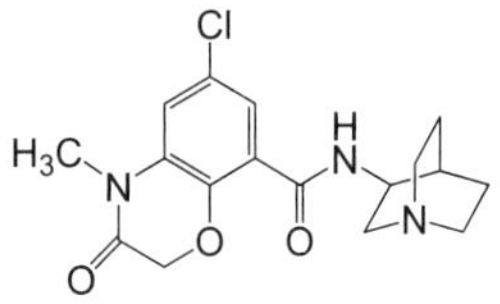

分子式和分子量　$C_{17}H_{20}ClN_3O_3$　349.81

化学名　(±)-6-Chloro-3,4-dihydro-4-methyl-3-oxo-*N*-3-quinuclidinyl-2*H*-1,4- benzoxazine-8-carboxamide

(±)-6-氯-3,4-二氢-4-甲基-3-氧代-*N*-3-奎宁环基-2*H*-1,4-苯并噁嗪-8-甲酰胺

CAS 登录号　123040-69-7; 141922-90-9 [盐酸盐]

INN list　68

药效分类　5-羟色胺受体拮抗药，镇吐药

阿扎司特

Acitazanolast（*INN*）

化学结构式

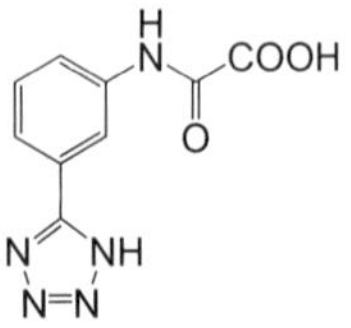

分子式和分子量　$C_9H_7N_5O_3$　233.18

化学名　2-Oxo-2-[3-(2*H*-tetrazol-5-yl)anilino]acetic acid

2-氧代-2-[3-(2*H*-四氮唑-5-基)苯氨基]乙酸

CAS 登录号　114607-46-4

INN list　72

药效分类　平喘药，抗过敏药

阿扎斯丁

Azastene（*INN*）

化学结构式

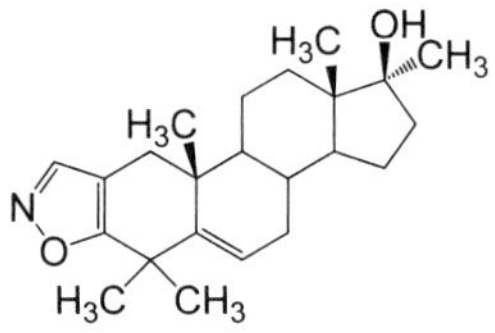

分子式和分子量　$C_{23}H_{33}NO_2$　355.51

化学名　4,4,17-Trimethylandrosta-2,5-dieno[2,3-*d*]isoxazol-17*β*-ol

4,4,17-三甲基雄甾-2,5-二烯并[2,3-*d*]异噁唑-17*β*-醇

CAS 登录号　13074-00-5

INN list　38

药效分类　抗生育药

阿扎他定

Azatadine（*INN*）

化学结构式

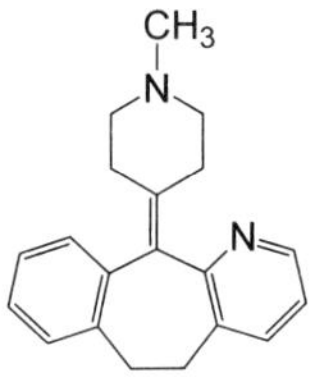

分子式和分子量　$C_{20}H_{22}N_2$　290.41

化学名　6,11-Dihydro-11-(1-methyl-4-piperidylidene)-5*H*-benzo[5,6]cyclohepta [1,2-*b*]pyridine

6,11-二氢-11-(1-甲基-4-哌啶亚基)-5*H*-苯并[5,6]环庚烷并[1,2-*b*]吡啶

CAS 登录号　3964-81-6; 3978-86-7[马来酸盐]

INN list　18

药效分类　抗过敏药，抗组胺药

阿扎替派

Azatepa（*INN*）

化学结构式

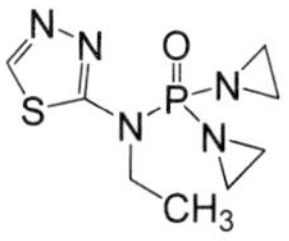

分子式和分子量　$C_8H_{14}N_5OPS$　259.27

化学名　*P,P*-Bis(1-aziridinyl)-*N*-ethyl-*N*-1,3,4-thiadiazol-2-ylphosphinic amide

P,P-双(1-氮杂环丙基)-*N*-乙基-*N*-1,3,4-噻二唑-2-基磷酰胺

CAS 登录号　125-45-1

INN list　12

药效分类　抗肿瘤药

阿扎硝唑

Azanidazole（*INN*）

化学结构式

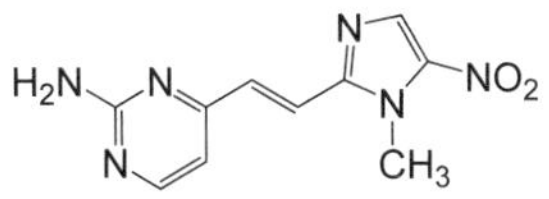

分子式和分子量　$C_{10}H_{10}N_6O_2$　246.23

化学名　(*E*)-2-Amino-4-[2-(1-methyl-5-nitroimidazol-2-yl)vinyl] pyrimidine

(*E*)-2-氨基-4-[2-(1-甲基-5-硝基咪唑-2-基)乙烯基]嘧啶

CAS 登录号　62973-76-6

INN list　38

药效分类　硝基咪唑抗阿米巴虫药

ATC 分类　P01AB04

阿扎溴铵

Azamethonium Bromide（*INN*）

化学结构式

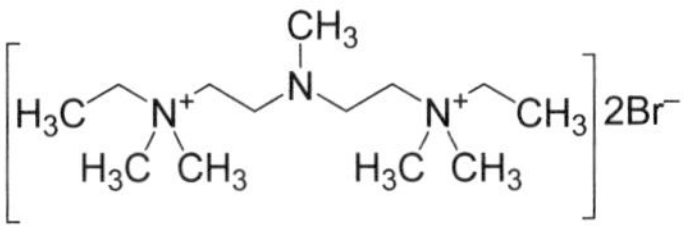

分子式和分子量　$C_{13}H_{33}Br_2N_3$　391.23

化学名　Ethyl-[2-[2-[ethyl(dimethyl)azaniumyl]ethyl-methylamino] ethyl]-dimethylazanium;dibromide

二溴化 乙基-[2-[2-[乙基(二甲基)铵基]乙基-甲基氨基]乙基]-二甲基铵

CAS 登录号　306-53-6; 60-30-0[氮戊铵]

INN list　1

药效分类　抗高血压药

阿兹夫定

Azvudine

化学结构式

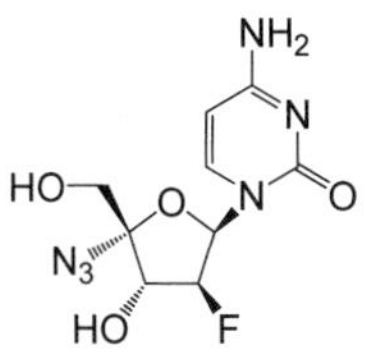

分子式和分子量　$C_9H_{11}FN_6O_4$　286.22

化学名　4-Amino-1-[(2*R*,3*S*,4*R*,5*R*)-5-azido-3-fluoro-4-hydroxy-5-(hydroxymethyl)oxolan-2-yl]pyrimidin-2-one

4-氨基-1-[(2*R*,3*S*,4*R*,5*R*)-5-叠氮-3-氟-4-羟基-5-(羟甲基)氧戊环-2-基]嘧啶-2-酮

CAS 登录号　1011529-10-4

药效分类　抗病毒药

阿珠莫林

Azumolene（*INN*）

化学结构式

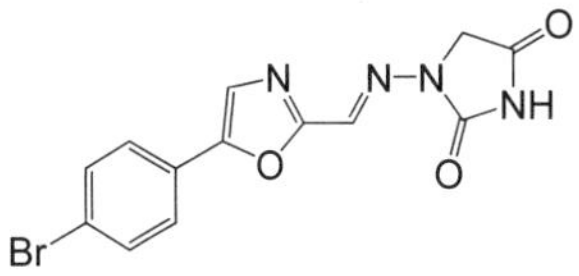

分子式和分子量　$C_{13}H_9BrN_4NaO_3$　372.13

化学名　1-[(*E*)-[5-(4-Bromophenyl)-1,3-oxazol-2-yl]methylideneamino] imidazolidine-2,4-dione

1-[(*E*)-[5-(4-溴苯基)-1,3-噁唑-2-基]甲基亚基氨基]咪唑烷-2,4-二酮

CAS 登录号　64748-79-4; 91524-18-4[钠盐二水合物]

INN list　56

药效分类　骨骼肌松弛药

阿珠溴铵

Albitiazolium Bromide（*INN*）

化学结构式

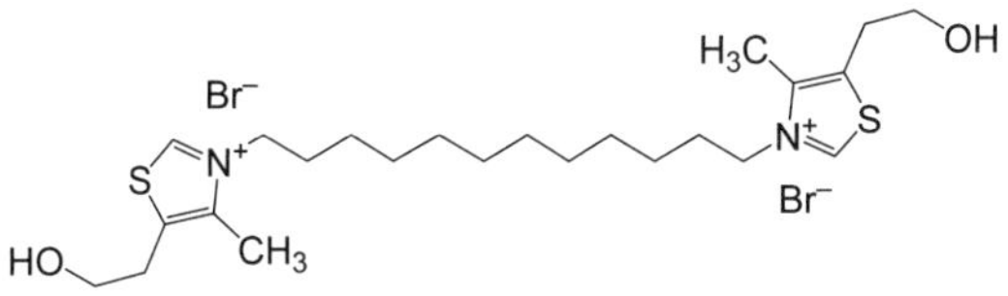

分子式和分子量　$C_{24}H_{42}Br_2N_2O_2S_2$　614.54

化学名　3,3'-(Dodecan-1,12-diyl)bis[5-(2-hydroxyethyl)-4-methyl-1,3-thiazol-3-ium] dibromide

3,3'-(十二烷-1,12-二基)双[5-(2-羟乙基)-4-甲基-1,3-噻唑-3-鎓]二溴化物

CAS 登录号　321915-72-4

INN list　101

药效分类　抗疟药

阿佐利明

Azolimine（*INN*）

化学结构式

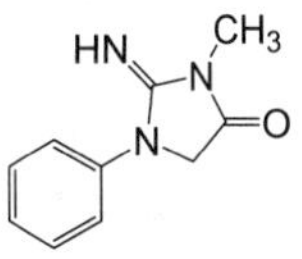

分子式和分子量　$C_{10}H_{11}N_3O$　189.21

化学名　2-Imino-3-methyl-1-phenyl-4-imidazolidinone

2-氨亚基-3-甲基-1-苯基-4-咪唑啉酮

CAS 登录号　40828-45-3

INN list 32

药效分类 利尿药

阿佐霉素

Azotomycin（*INN*）

药物描述 Antibiotic produced by *Streptomyces ambofaciens*

由产二素链霉菌产生的抗生素

CAS 登录号 7644-67-9

INN list 13

药效分类 抗生素类药

阿佐塞米

Azosemide（*INN*）

化学结构式

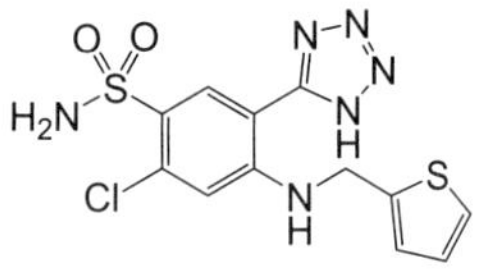

分子式和分子量 $C_{12}H_{11}ClN_6O_2S_2$ 370.84

化学名 2-Chloro-5-(2*H*-1,2,3,4-tetrazol-5-yl)-4-[(thiophen-2-ylmethyl)amino]benzene-1-sulfonamide

2-氯-5-(2*H*-1,2,3,4-四氮唑-5-基)-4-[(噻吩-2-基甲基)氨基]苯-1-磺酰胺

CAS 登录号 27589-33-9

INN list 35

药效分类 利尿药

阿佐昔芬

Arzoxifene（*INN*）

化学结构式

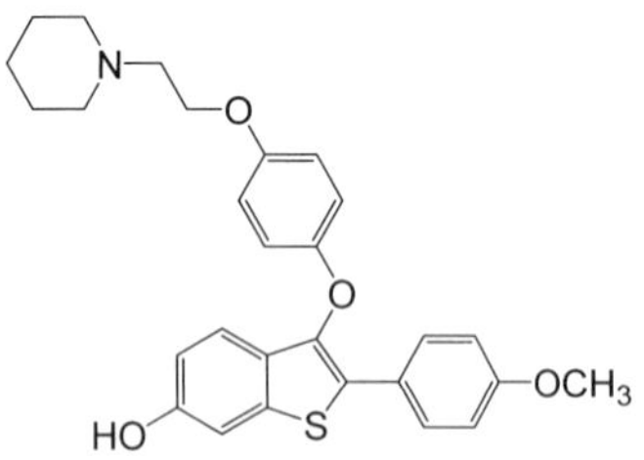

分子式和分子量 $C_{28}H_{29}NO_4S$ 475.60

化学名 2-(*p*-Methoxyphenyl)-3-[*p*-(2-piperidinoethoxy)phenoxy]benzo[*b*]thiophene-6-ol

2-(4-甲氧苯基)-3-[4-(2-哌啶乙氧基)苯氧基]苯并[*b*]噻吩-6-醇

CAS 登录号 182133-25-1

INN list 80

药效分类 选择性雌激素受体调节药

埃巴西汀

Esreboxetine（*INN*）

分子式和分子量 $C_{19}H_{23}NO_3$ 313.39

化学结构式

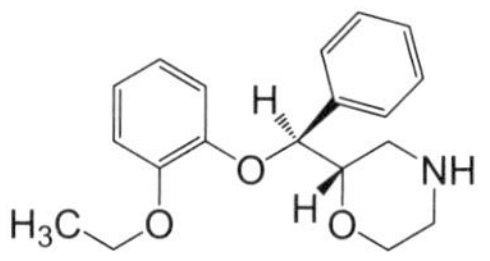

化学名 (2*S*)-2-[(*S*)-(2-Ethoxyphenoxy)phenylmethyl]morpholine

(2*S*)-2-[(*S*)-(2-乙氧基苯氧基)苯甲基]吗啉

CAS 登录号 98819-76-2

INN list 99

药效分类 抗抑郁药

埃克替尼

Icotinib

化学结构式

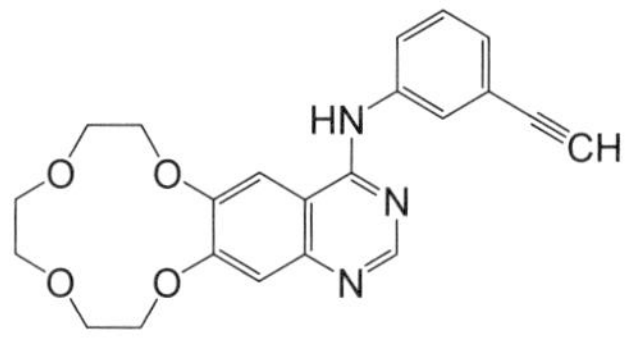

分子式和分子量 $C_{22}H_{21}N_3O_4$ 391.42

化学名 *N*-(3-Ethynylphenyl)-7*H*,8*H*,10*H*,11*H*,13*H*,14*H*-1,4,7,10-tetraoxacyclo dodeca[2,3-*g*]quinazolin-4-amine

N-(3-乙炔基苯基)-7*H*,8*H*,10*H*,11*H*,13*H*,14*H*-1,4,7,10-四氧杂环十二烷并[2,3-*g*]喹唑啉-4-胺

CAS 登录号 610798-31-7; 1204313-51-8[盐酸盐]

药效分类 蛋白激酶抑制药，抗肿瘤药

埃托啡

Etorphine（*INN*）

化学结构式

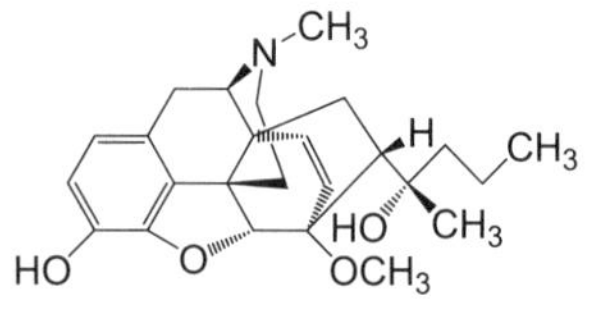

分子式和分子量 $C_{25}H_{33}NO_4$ 411.53

化学名 6,7,8,14-Tetrahydro-7*α*-(1-hydroxy-1-methylbutyl)-6,14-*endo*-ethenooripavine

6,7,8,14-四氢-7*α*-(1-羟基-1-甲基丁基)-6,14-内型-亚乙烯基东罂粟碱

CAS 登录号 14521-96-1

INN list 17

药效分类 镇痛药

艾巴佐坦

Ebalzotan（*INN*）

分子式和分子量 $C_{19}H_{30}N_2O_3$ 334.46

化学结构式

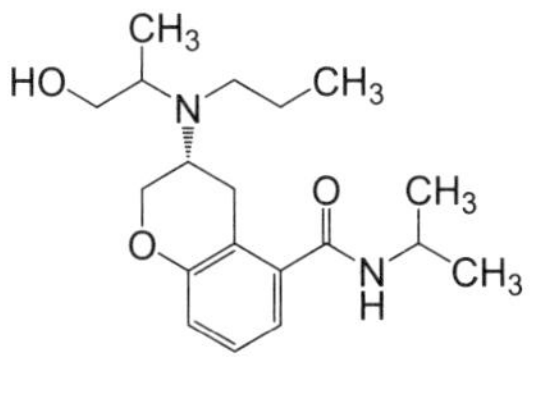

化学名 (*R*)-*N*-Isopropyl-3-(isopropylpropylamino)-5-chromancarboxamide

(*R*)-*N*-异丙基-3-(异丙基丙氨基)-5-色满甲酰胺

登录号 149494-37-1

INN list 72

药效分类 5-羟色胺受体激动药

艾波度坦

Ibodutant（*INN*）

化学结构式

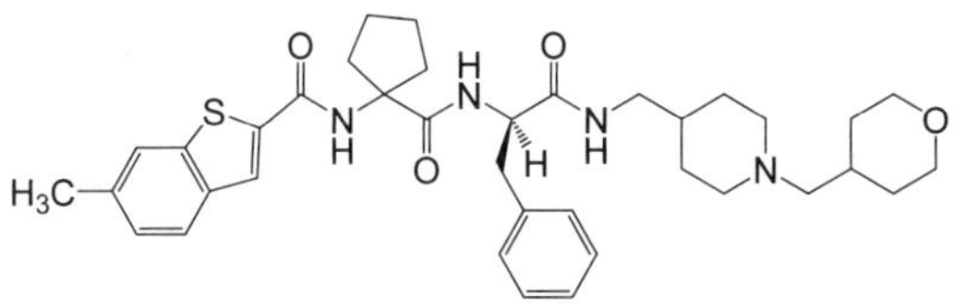

分子式和分子量 $C_{37}H_{48}N_4O_4S$ 644.87

化学名 6-Methyl-*N*-[1-[[[(1*R*)-1-[[[1-[(tetrahydro-2*H*-pyran-4-yl)methyl]piperidin-4-yl]methyl]amino]-3-phenyl-1-oxopropan-2-yl]amino]carbonyl]cyclopentyl]-1-benzothiophene-2-carboxamide

6-甲基-*N*-[1-[[[(1*R*)-1-[[[1-[(四氢-2*H*-吡喃-4-基)甲基]哌啶-4-基]甲基]氨基]-3-苯基-1-氧代丙-2-基]氨基]羰基]环戊基]-1-苯并噻吩-2-甲酰胺

CAS 登录号 522664-63-7

INN list 98

药效分类 速激肽受体拮抗药

艾铂

Eptaplatin（*INN*）

化学结构式

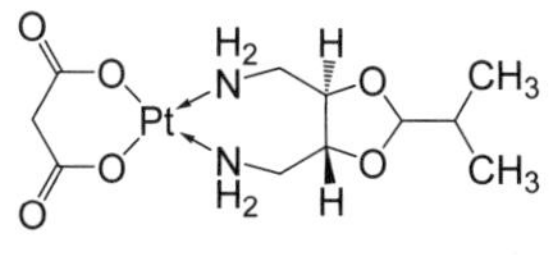

分子式和分子量 $C_{11}H_{20}N_2O_6Pt$ 471.37

化学名 *cis*-[(4*R*,5*R*)-2-Isopropyl-1,3-dioxolane-4,5-bis(methylamine)-*N*,*N*′][malonato(2-)-*O*,*O*′]platinum

顺-[(4*R*,5*R*)-2-异丙基-1,3-二氧戊环-4,5-双(甲氨基)-*N*,*N*′][丙二酸合(2-)-*O*,*O*′]铂

CAS 登录号 146665-77-2

INN list 83

药效分类 抗肿瘤药

艾博韦泰

Albuvirtide（*INN*）

化学结构式

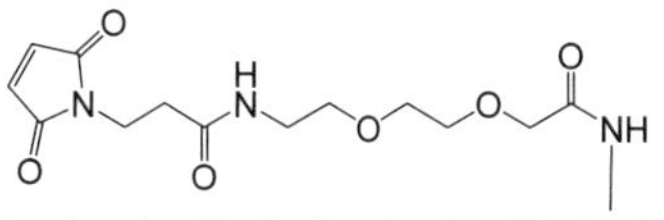

Ac-Trp-Glu-Glu-Trp-Asp-Arg-Glu-Ile-Asn-Asn-Tyr-Thr-Lys-Leu-Ile-His-Glu-Leu-Ile-Glu-Glu-Ser-Gln-Asn-Gln-Gln-Glu-Lys-Asn-Glu-Gln-Glu-Leu-Leu-NH_2

分子式和分子量 $C_{204}H_{306}N_{54}O_{72}$ 4666.93

化学名 *N*-Acetyl-L-tryptophyl-L-*α*-glutamyl-L-*α*-glutamyl-L-tryptophyl-L-*α*-aspartyl-L-arginyl-L-*α*-glutamyl-L-isoleucyl-L-asparaginyl-L-asparaginyl-L-tyrosyl-L-threonyl-N^6-[(2-{2-[3-(2,5-dioxo-2,5-dihydro-1*H*-pyrrol-1-yl)propanamido]ethoxy}ethoxy)acetyl]-L-lysyl-L-leucyl-L-isoleucyl-L-histidyl-L-*α*-glutamyl-L-leucyl-L-isoleucyl-L-*α*-glutamyl-L-*α*-glutamyl-L-seryl-L-glutaminyl-L-asparaginyl-L-glutaminyl-L-glutaminyl-L-*α*-glutamyl-L-lysyl-L-asparaginyl-L-*α*-glutamyl-L-glutaminyl-L-*α*-glutamyl-L-leucyl-L-leucinamide

N-乙酰基-L-色氨酰-L-*α*-谷氨酰-L-*α*-谷氨酰-L-色氨酰-L-*α*-天冬氨酰-L-精氨酰-L-*α*-谷氨酰-L-异亮氨酰-L-天冬酰氨酰-L-天冬酰氨酰-L-酪氨酰-L-苏氨酰-N^6-[(2-{2-[3-(2,5-二氧代-2,5-二氢-1*H*-吡咯-1-基)丙酰氨基]乙氧基}乙氧基)乙酰基]-L-赖氨酰-L-亮氨酰-L-异亮氨酰-L-组氨酰-L-*α*-谷氨酰-L-亮氨酰-L-异亮氨酰-L-*α*-谷氨酰-L-*α*-谷氨酰-L-丝氨酰-L-谷氨酰氨酰-L-天冬酰氨酰-L-谷氨酰氨酰-L-谷氨酰氨酰-L-*α*-谷氨酰-L-赖氨酰-L-天冬酰氨酰-L-*α*-谷氨酰-L-谷氨酰氨酰-L-*α*-谷氨酰-L-亮氨酰-L-亮氨酰胺

CAS 登录号 1417179-66-8

INN list 124 (Labuvirtide 莱布韦肽)

药效分类 抗病毒药

艾得奈生

Edasalonexent（*INN*）

化学结构式

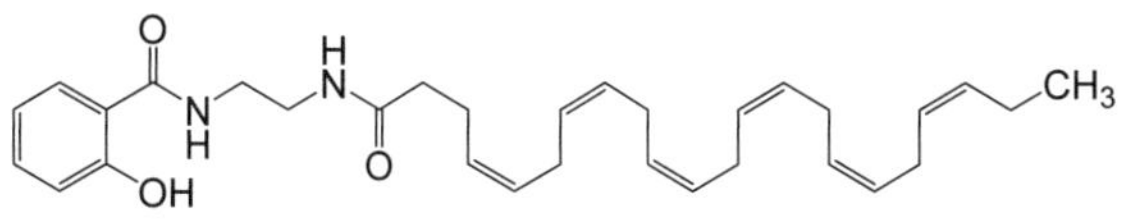

分子式和分子量 $C_{31}H_{42}N_2O_3$ 490.69

化学名 *N*-{2-[(4*Z*,7*Z*,10*Z*,13*Z*,16*Z*,19*Z*)-docosa-4,7,10,13,16,19-hexaenamido]ethyl}-2-hydroxybenzamide

N-{2-[(4*Z*,7*Z*,10*Z*,13*Z*,16*Z*,19*Z*)-二十二烷-4,7,10,13,16,19-六烯酰氨基]乙基}-2-羟基苯甲酰胺

CAS 登录号 1204317-86-1

INN list 114

药效分类 抗炎药

艾德贝塞

Aderbasib（*INN*）

分子式和分子量 $C_{21}H_{28}N_4O_5$ 416.47

化学结构式

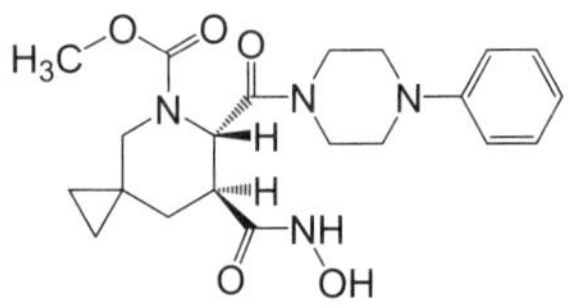

化学名 Methyl (6*S*,7*S*)-7-(hydroxylcarbamoyl)-6-(4-phenylpiperazine-1 -carbonyl)-5-azaspiro[2.5]octane-5-carboxylate

甲基 (6*S*,7*S*)-7-(羟氨甲酰基)-6-(4-苯基哌啶-1-羰基)-5-氮杂螺[2.5]辛-5-羧酸酯

CAS 登录号 791828-58-5

INN list 99

药效分类 抗肿瘤药

艾地苯醌

Idebenone（*INN*）

化学结构式

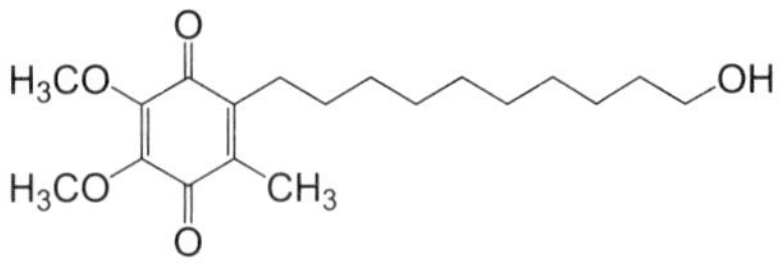

分子式和分子量 $C_{19}H_{30}O_5$ 338.44

化学名 2-(10-Hydroxydecyl)-5,6-dimethoxy-3-methyl-*p*-benzoquinone

2-(10-羟基癸基)-5,6-二甲氧基-3-甲基-1,4-苯醌

CAS 登录号 58186-27-9

INN list 50

药效分类 促智药，抗胆碱酯酶药

艾地骨化醇

Eldecalcitol（*INN*）

化学结构式

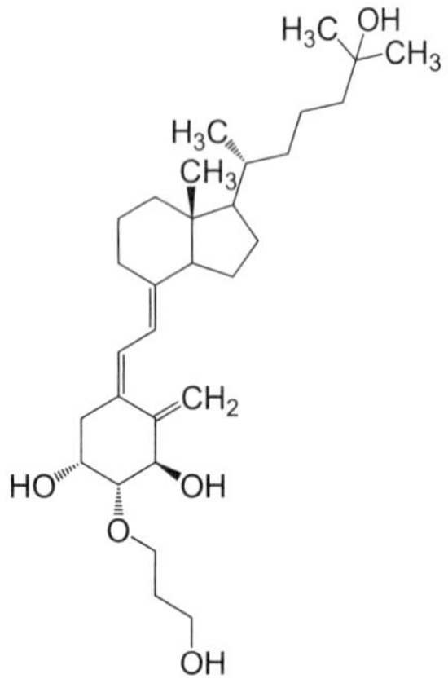

分子式和分子量 $C_{30}H_{50}O_5$ 490.72

化学名 (5*Z*,7*E*)-2*β*-(3-Hydroxypropoxy)-9,10-secocholesta-5,7,10(19)-triene-1*α*, 3*β*,25-triol

(5*Z*,7*E*)-2*β*-(3-羟基丙氧基)-9,10-断胆甾-5,7,10(19)-三烯-1*α*,3*β*,25-三醇

CAS 登录号 104121-92-8

INN list 97

药效分类 维生素类药

艾地司特

Idenast（*INN*）

化学结构式

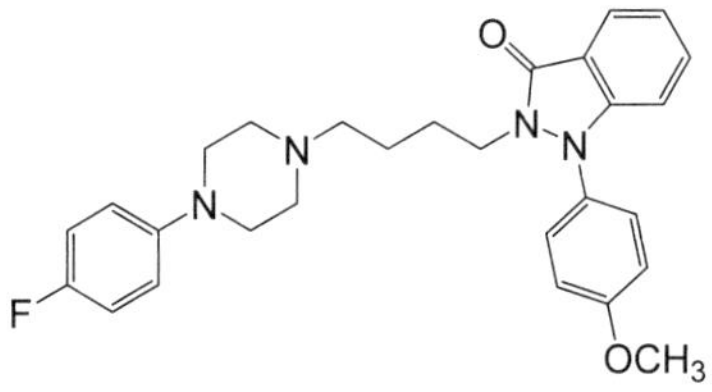

分子式和分子量 $C_{28}H_{31}FN_4O_2$ 474.57

化学名 2-[4-[4-(*p*-Fluorophenyl)-1-piperazinyl]butyl]-1-(*p*-methoxyphenyl)-3- indazolinone

2-[4-[4-(4-氟苯基)-1-哌嗪基]丁基]-1-(4-甲氧基苯基)-3-吲唑啉酮

CAS 登录号 108674-88-0

INN list 58

药效分类 平喘药，抗过敏药

艾地替尼

Edicotinib（*INN*）

化学结构式

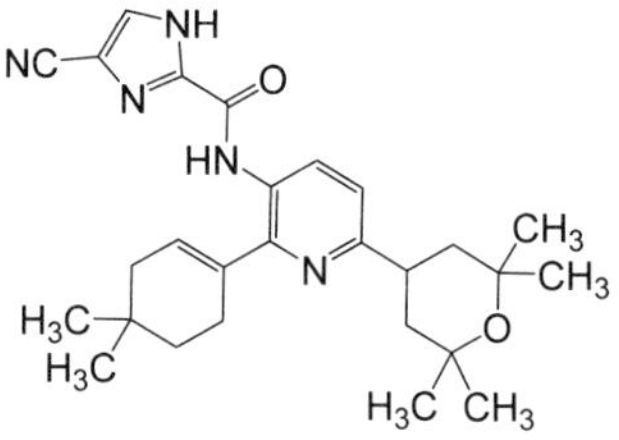

分子式和分子量 $C_{27}H_{35}N_5O_2$ 461.61

化学名 4-Cyano-*N*-[2-(4,4-dimethylcyclohex-1-en-1-yl)-6-(2,2,6,6- tetramethyloxan-4-yl)pyridin-3-yl]-1*H*-imidazole-2- carboxamide

4-氰基-*N*- [2-(4,4-二甲基环己烷-1-烯-1-基)-6-(2,2,6,6-四甲基噁烷-4-基)吡啶-3-基] -1*H* -咪唑-2-甲酰胺

CAS 登录号 1142363-52-7

INN list 118

药效分类 酪氨酸激酶抑制药，抗肿瘤药

艾地西汀

Edivoxetine（*INN*）

化学结构式

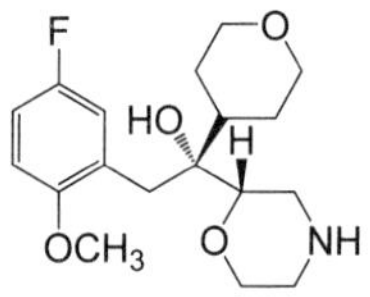

分子式和分子量 $C_{18}H_{26}FNO_4$ 339.40

化学名 (1*R*)-2-(5-Fluoro-2-methoxyphenyl)-1-[(2*S*)-morpholin-2-yl]-1-(oxan-4-yl)ethan-1-ol

(1*R*)-2-(5-氟-2-甲氧基苯基)-1-[(2*S*)-吗啉-2-基]-1-(氧六环-4-基)乙烷-1-醇

CAS 登录号 1194508-25-2

INN list 104

药效分类 抗抑郁药

艾度马司他

Aldumastat（*INN*）

化学结构式

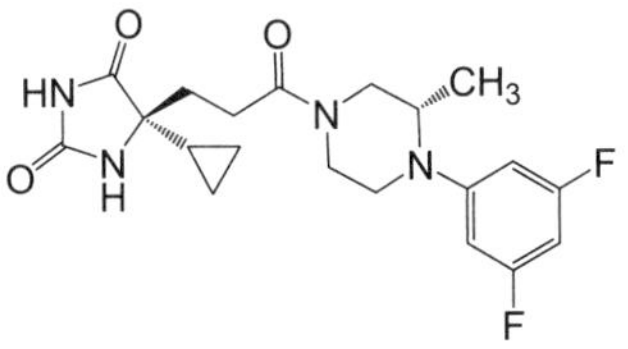

分子式和分子量 $C_{20}H_{24}F_2N_4O_3$ 406.43

化学名 (5*S*)-5-Cyclopropyl-5-{3-[(3*S*)-4-(3,5-difluorophenyl)-3-methylpiperazin-1-yl]-3-oxopropyl}imidazolidine-2,4-dione

(5*S*)-5-环丙基-5-{3-[(3*S*)-4-(3,5-二氟苯基)-3-甲基哌嗪-1-基]-3-氧代丙基}咪唑啉-2,4-二酮

CAS 登录号 1957278-93-1

INN list 123

药效分类 基质金属蛋白酶抑制药

艾多奈匹

Edonerpic（*INN*）

化学结构式

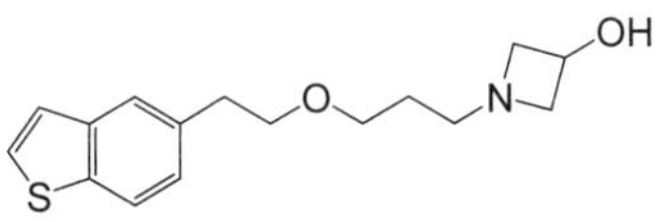

分子式和分子量 $C_{16}H_{21}NO_2S$ 291.41

化学名 1-{3-[2-(1-Benzothiophen-5-yl)ethoxy]propyl}azetidin-3-ol

1-{3-[2-(1-苯并噻吩-5-基)乙氧基]丙基}氮杂环丁烷-3-醇

CAS 登录号 519187-23-6

INN list 114

药效分类 神经保护药

艾多南坦

Edonentan（*INN*）

化学结构式

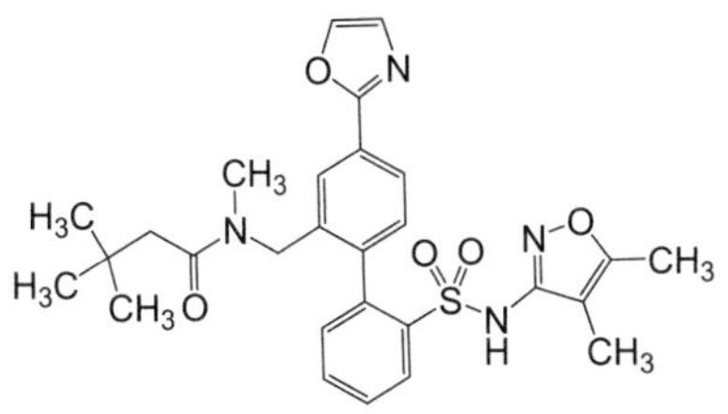

分子式和分子量 $C_{28}H_{32}N_4O_5S$ 536.65

化学名 *N*-[2-[2-[(4,5-Dimethylisoxazol-3-yl)sulfamoyl]phenyl]-5-(oxazol-2-yl) benzyl]-*N*,3,3-trimethylbutanamide

N-[2-[2-[(4,5-二甲基异噁唑-3-基)氨磺酰基]苯基]-5-(噁唑-2-基)苄基]-*N*,3,3-三甲基丁酰胺

CAS 登录号 210891-04-6; 264609-13-4[一水合物]

INN list 86

药效分类 内皮素受体拮抗药，抗心力衰竭药

艾多沙班

Edoxaban（*INN*）

化学结构式

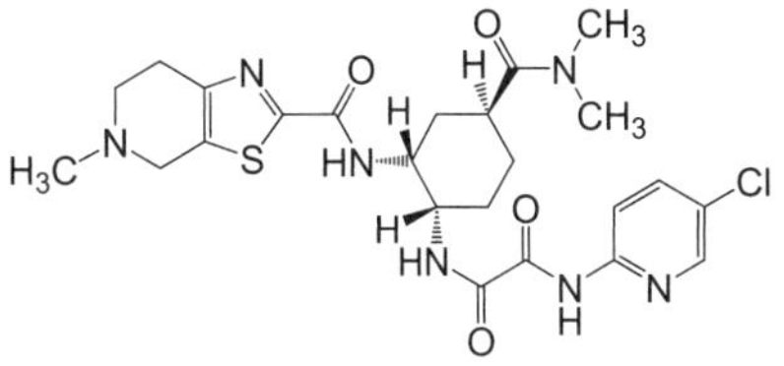

分子式和分子量 $C_{24}H_{30}ClN_7O_4S$ 548.06

化学名 *N*-(5-Chloropyridin-2-yl)-*N*'-[(1*S*,2*R*,4*S*)-4-(*N*,*N*-dimethylcarbamoyl)-2-(5-methyl-4,5,6,7-tetrahydro[1,3]thiazolo[5,4-*c*]pyridine-2-carboxamido)cyclohexyl]oxamide

N-(5-氯吡啶-2-基)-*N*′-[(1*S*,2*R*,4*S*)-4-(*N*,*N*-二甲基氨甲酰基)-2-(5-甲基-4,5,6,7-四氢[1,3]噻唑并[5,4-*c*]吡啶-2-甲酰胺)环己基]乙二酰二胺

CAS 登录号 480449-70-5

INN list 99

药效分类 抗血栓药

艾多昔芬

Idoxifene（*INN*）

化学结构式

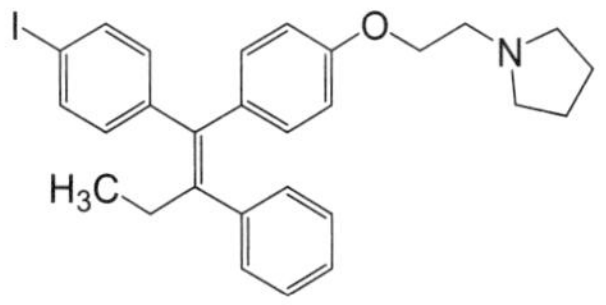

分子式和分子量 $C_{28}H_{30}INO$ 523.45

化学名 1-[2-[*p*-[(*E*)-*β*-Ethyl-*α*-(*p*-iodophenyl)styryl]phenoxy]ethyl] pyrrolidine

1-[2-[4-[(*E*)-*β*-乙基-*α*-(4-碘苯基)苯乙烯基]苯氧基]乙基]四氢吡咯

CAS 登录号 116057-75-1

INN list 68

药效分类 抗雌激素药，抗肿瘤药

艾尔巴韦

Elbasvir（*INN*）

分子式和分子量 $C_{49}H_{55}N_9O_7$ 882.04

化学结构式

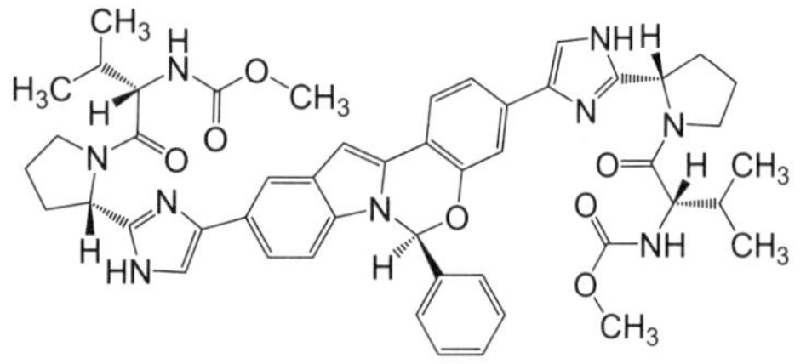

化学名 Dimethyl *N,N'*-([(6*S*)-6*H*-indolo[1,2-*c*][1,3]benzoxazine-3,10-diyl]bis{1*H*-imidazole-5,2-diyl-(2*S*)-pyrrolidine-2,1-diyl[(2*S*)-1-oxo-3-methylbutane-1,2-diyl]})biscarbamate

二甲基 *N,N'*-([(6*S*)-6*H*-吲哚并[1,2-*c*][1,3]苯并噁嗪-3,10-二基]双{1*H*-咪唑-5,2-二基-(2*S*)-吡咯烷-2,1-二基[(2*S*)-1-氧代-3-甲基丁烷-1,2-二基]})二氨基甲酸酯

CAS 登录号 1370468-36-2

INN list 110

药效分类 抗病毒药

艾尔帕曲

Ilepatril（*INN*）

化学结构式

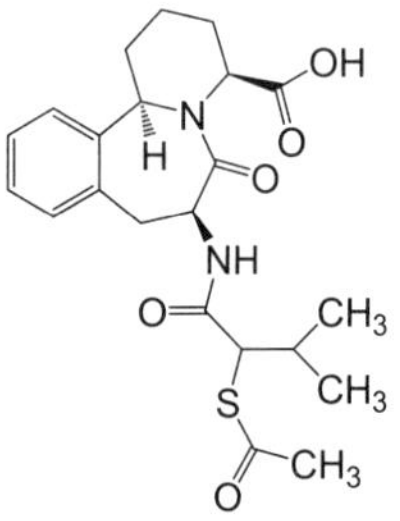

分子式和分子量 $C_{22}H_{28}N_2O_5S$ 432.54

化学名 (4*S*,7*S*,12*bR*)-7-[(2*S*)-2-(Acetylsulfanyl)-3-methylbutanamido]-6-oxo-1,2,3,4,6,7,8,12*b*-octahydropyrido[2,1-*a*][2]benzazepine-4-carboxylic acid

(4*S*,7*S*,12*bR*)-7-[(2*S*)-2-(乙酰硫基)-3-甲基丁酰氨基]-6-氧代-1,2,3,4,6,7, 8,12*b*-八氢吡啶并[2,1-*a*][2]苯并氮杂草-4-羧酸

CAS 登录号 473289-62-2

INN list 95

药效分类 抗高血压药

艾伐卡托

Ivacaftor（*INN*）

化学结构式

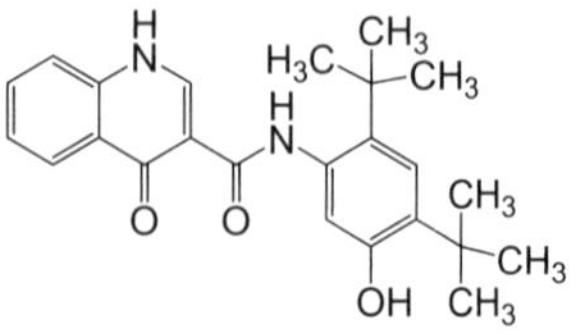

分子式和分子量 $C_{24}H_{28}N_2O_3$ 392.49

化学名 *N*-(2,4-Di-*tert*-butyl-5-hydroxyphenyl)-4-oxo-1,4-dihydroquinoline- 3-carboxamide

N-(2,4-二叔丁基-5-羟基苯基)-4-氧代-1,4-二氢喹啉-3-甲酰胺

CAS 登录号 873054-44-5

INN list 104

药效分类 囊性纤维化跨膜转导调节因子(CFTR)通道激活药

艾法曲普

Evifacotrep（*INN*）

化学结构式

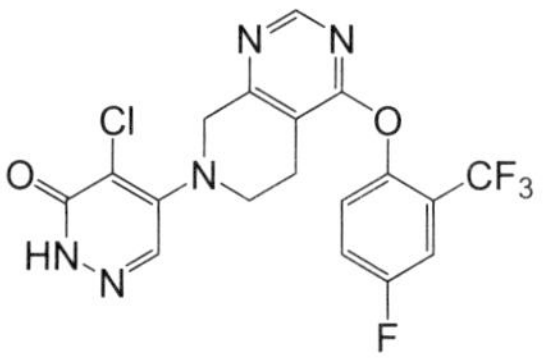

分子式和分子量 $C_{18}H_{12}ClF_4N_5O_2$ 441.77

化学名 4-Chloro-5-{4-[4-fluoro-2-(trifluoromethyl)phenoxy]-5,8-dihydropyrido[3,4-*d*]pyrimidin-7(6*H*)-yl}pyridazin-3(2*H*)-one

4-氯-5-{4-[4-氟-2-(三氟甲基)苯氧基]-5,8-二氢吡啶并[3,4-*d*]嘧啶-7(6*H*)-基}哒嗪-3(2*H*)-酮

CAS 登录号 2413739-88-3

INN list 125

药效分类 瞬时受体电位通道 5 (TRPC5)拮抗药

艾非康唑

Efinaconazole（*INN*）

化学结构式

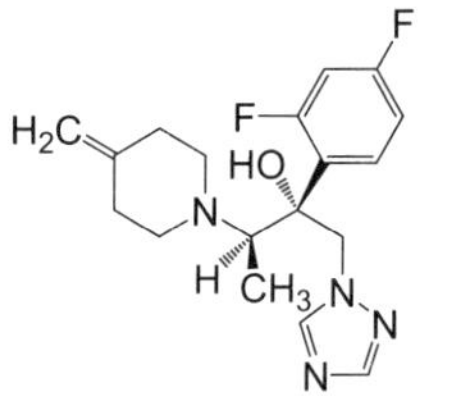

分子式和分子量 $C_{18}H_{22}F_2N_4O$ 348.39

化学名 (2*R*,3*R*)-2-(2,4-Difluorophenyl)-3-(4-methylenepiperidin-1-yl)-1-(1*H*-1,2,4-triazol-1-yl)butan-2-ol

(2*R*,3*R*)-2-(2,4-二氟苯基)-3-(4-甲烯基哌啶-1-基)-1-(1*H*-1,2,4-三氮唑-1-基)丁烷-2-醇

CAS 登录号 164650-44-6

INN list 104

药效分类 抗真菌药

艾非拉地

Efipladib（*INN*）

化学结构式

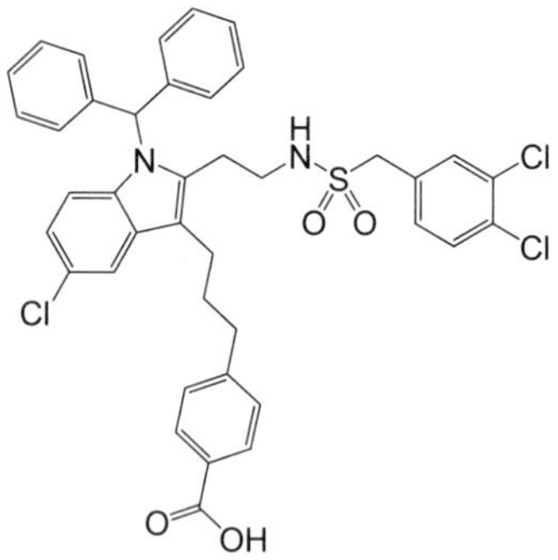

分子式和分子量　$C_{40}H_{35}Cl_3N_2O_4S$　746.14

化学名　4-[3-[5-Chloro-2-[2-[[(3,4-dichlorobenzyl)sulfonyl]amino]ethyl]-1-(diphenylmethyl)-1*H*-indol-3-yl]propyl]benzoic acid

4-[3-[5-氯-2-[2-[[(3,4-二氯苄基)磺酰基]氨基]乙基]-1-(二苯甲基)-1*H*-吲哚-3-基]丙基]苯甲酸

CAS 登录号　381683-94-9

INN list　92

药效分类　磷脂酶 A_2 抑制药

艾芬地尔

Ifenprodil（*INN*）

化学结构式

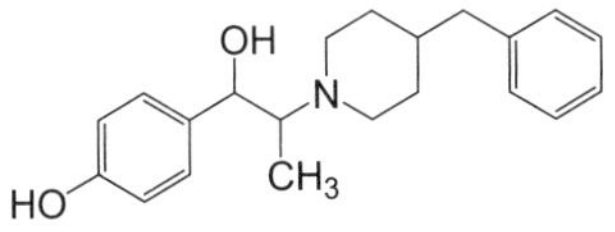

分子式和分子量　$C_{21}H_{27}NO_2$　325.44

化学名　4-Benzyl-*α*-(*p*-hydroxyphenyl)-*β*-methyl-1-piperidine-ethanol

4-苄基-*α*-(4-羟苯基)-*β*-甲基-1-哌啶-乙醇

CAS 登录号　23210-56-2

INN list　27

药效分类　外周血管扩张药

ATC 分类　C04AX28

艾芬净喷

Icofungipen（*INN*）

化学结构式

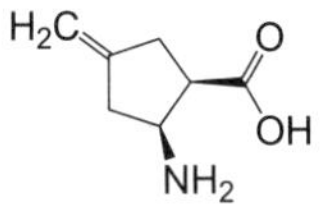

分子式和分子量　$C_7H_{11}NO_2$　141.17

化学名　(1*R*,2*S*)-2-Amino-4-methylenecyclopentane-1-carboxylic acid

(1*R*,2*S*)-2-氨基-4-甲亚基环戊烷-1-羧酸

CAS 登录号　198022-65-0

INN list　89

药效分类　抗病毒药

艾夫色林

Iferanserin（*INN*）

化学结构式

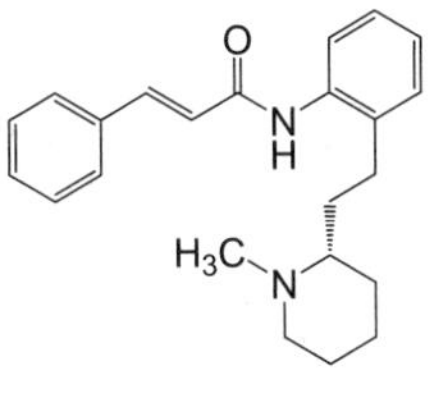

分子式和分子量　$C_{23}H_{28}N_2O$　348.48

化学名　(*E*)-2'-[2-[(2*S*)-1-Methyl-2-piperidyl]ethyl]cinnamanilide

(*E*)-2'-[2-[(2*S*)-1-甲基-2-哌啶基]乙基]肉桂酰苯胺

CAS 登录号　58754-46-4

INN list　89

药效分类　5-羟色胺受体拮抗药

艾伏磷酰胺

Evofosfamide（*INN*）

化学结构式

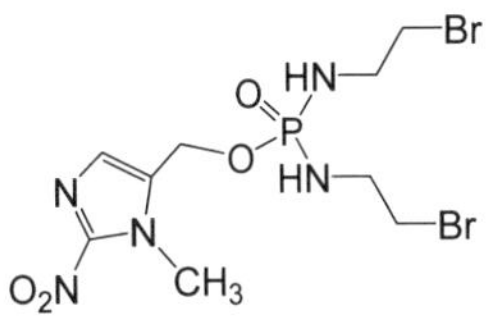

分子式和分子量　$C_9H_{16}Br_2N_5O_4P$　449.04

化学名　(1-Methyl-2-nitro-1*H*-imidazol-5-yl)methyl *N,N'*-bis(2-bromoethyl)phosphorodiamidate

(1-甲基-2-硝基-1*H*-咪唑-5-基)甲基 *N,N'*-双(2-溴乙基)磷酸二酰胺酯

CAS 登录号　918633-87-1

INN list　111

药效分类　烷化剂抗肿瘤药

艾伏尼布

Ivosidenib（*INN*）

化学结构式

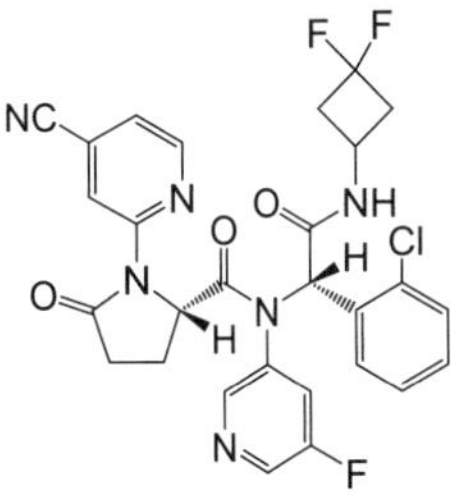

分子式和分子量　$C_{28}H_{22}ClF_3N_6O_3$　582.97

化学名　(2*S*)-*N*-{(1*S*)-1-(2-Chlorophenyl)-2-[(3,3-difluorocyclobutyl)amino]-2-oxoethyl}-1-(4-cyanopyridin-2-yl)-*N*-(5-fluoropyridin-3-yl)-5-oxopyrrolidine-2-carboxamide

(2*S*)-*N*-{(1*S*)-1-(2-氯苯基)-2-[(3,3-二氟环丁基)氨基] -2-氧代乙基} -1-(4-氰基吡啶-2-基)-*N*-(5- 氟吡啶-3-基)-5-氧代吡咯-2-甲酰胺

CAS 登录号　1448347-49-6

INN list　114

药效分类　抗肿瘤药

艾氟沙星

Esafloxacin（*INN*）

分子式和分子量　$C_{15}H_{17}FN_4O_3$　320.32

化学结构式

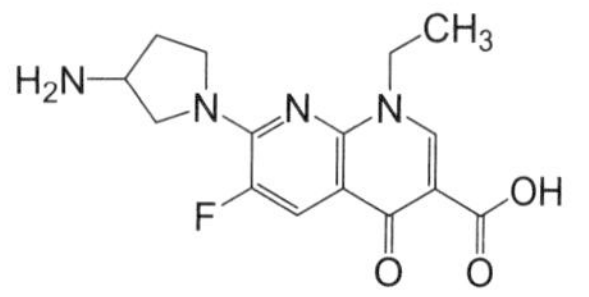

化学名　(±)-7-(3-Amino-1-pyrrolidinyl)-1-ethyl-6-fluoro-1,4- dihydro-4-oxo-1,8-naphthyridine-3-carboxylic acid

(±)-7-(3-氨基-1-吡咯烷基)-1-乙基-6-氟-1,4-二氢-4-氧代-1,8-萘啶-3-羧酸

CAS 登录号　79286-77-4

INN list　60

药效分类　抗菌药

艾福多司他

Emvododstat（*INN*）

化学结构式

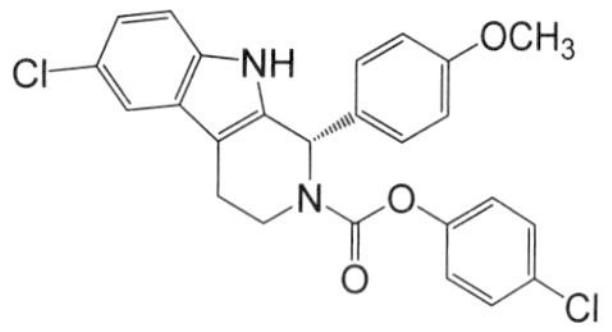

分子式和分子量　$C_{25}H_{20}Cl_2N_2O_3$　467.35

化学名　4-Chlorophenyl (1*S*)-6-chloro-1-(4-methoxyphenyl)-1,3,4,9-tetrahydro-2*H*-pyrido[3,4-*b*]indole-2-carboxylate

4-氯苯基 (1*S*)-6-氯-1-(4-甲氧基苯基)-1,3,4,9-四氢-2*H*-吡啶并[3,4-*b*]吲哚-2-甲酸酯

CAS 登录号　1256565-36-2

INN list　124

药效分类　二氢乳清酸脱氢酶(DHODH)抑制药

艾格司他

Eliglustat（*INN*）

化学结构式

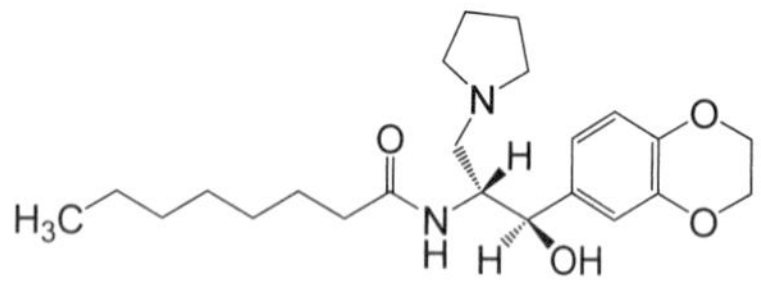

分子式和分子量　$C_{23}H_{36}N_2O_4$　404.54

化学名　*N*-[(1*R*,2*R*)-1-(2,3-Dihydro-1,4-benzodioxin-6-yl)-1-hydroxy-3-(pyrrolidin-1-yl)propan-2-yl]octanamide

N-[(1*R*,2*R*)-1-(2,3-二氢-1,4-苯并二噁英-6-基)-1-羟基-3-(吡咯-1-基)丙基-2-基]辛酰胺

CAS 登录号　491833-29-5

INN list　103

药效分类　葡萄糖神经酰胺合成酶抑制药

艾卡啶

Icaridin（*INN*）

分子式和分子量　$C_{12}H_{23}NO_3$　229.32

化学结构式

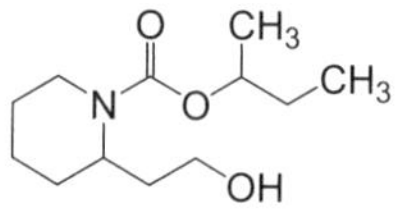

化学名　1-Methylpropyl 2-(2-hydroxyethyl)piperidine-1-carboxylate

1-甲基丙基 2-(2-羟乙基)哌啶-1-羧酸酯

CAS 登录号　119515-38-7

INN list　86

药效分类　驱避药

艾卡哚司他

Epacadostat（*INN*）

化学结构式

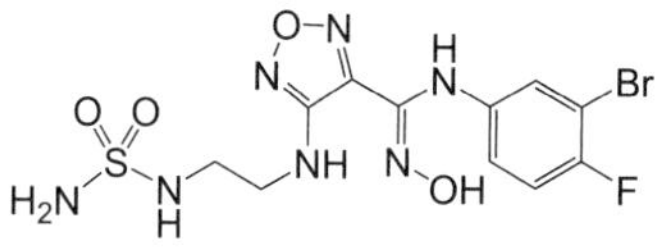

分子式和分子量　$C_{11}H_{13}BrFN_7O_4S$　438.23

化学名　(*Z*)-*N*-(3-Bromo-4-fluorophenyl)-*N*'-hydroxy- 4-{[2-(sulfamoylamino)ethyl]amino}-1,2,5-oxadiazole- 3-carboximidamide

(*Z*)-*N*-(3-溴-4-氟苯基)-*N*'-羟基-4-{[2-(氨磺酰基氨基)乙基]氨基}-1,2,5-噁二唑-3-羧酰亚胺

CAS 登录号　1204669-58-8

INN list　114

药效分类　抗肿瘤药

艾考度林

Icoduline（*INN*）

化学结构式

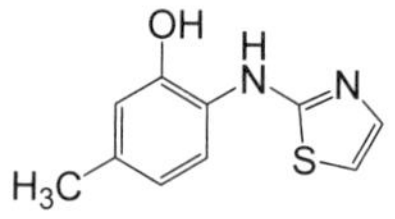

分子式和分子量　$C_{10}H_{10}N_2OS$　206.26

化学名　6-(2-Thiazolylamino)-3-cresol

6-(2-噻唑基氨基)-3-甲酚

CAS 登录号　138511-81-6

INN list　68

药效分类　抗炎镇痛药

艾考糊精

Icodextrin（*INN*）

化学结构式

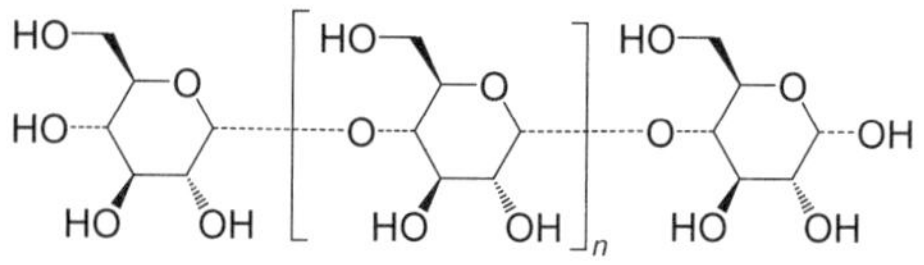

分子式和分子量 $[C_6H_{12}O_6]_{n+2}$

药物描述 Dextrin, having more than 85% of its molecules with molecular masses between 1640 and 45000 with a claimed-average mass of approximately 20000

糊精，超过85%的分子的分子量在1640~45000，平均分子量约为20000

CAS 登录号 337376-15-5

INN list 68

药效分类 腹膜透析药

艾考拉地

Ecopladib（*INN*）

化学结构式

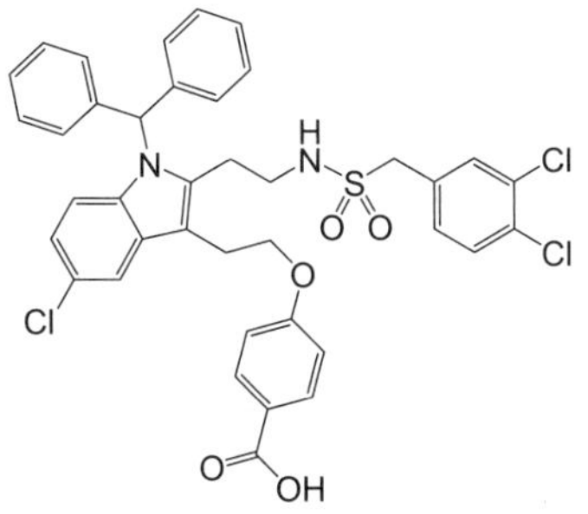

分子式和分子量 $C_{39}H_{33}Cl_3N_2O_5S$ 748.11

化学名 4-[2-[5-Chloro-2-[2-[[(3,4-dichlorobenzyl)sulfonyl]amino]ethyl]-1- (diphenylmethyl)-1*H*-indol-3-yl]ethoxy]benzoic acid

4-[2-[5-氯-2-[2-[[(3,4-二氯苄基)磺酰基]氨基]乙基]-1-(二苯基甲基)-1*H*-吲哚-3-基]乙氧基]苯甲酸

CAS 登录号 381683-92-7

INN list 90

药效分类 磷脂酶 A_2 抑制药

艾考螺胺

Icospiramide（*INN*）

化学结构式

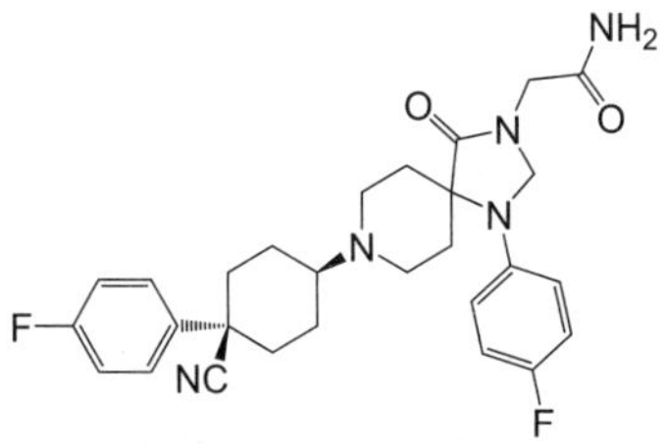

分子式和分子量 $C_{28}H_{31}F_2N_5O_2$ 507.57

化学名 8-[*cis*-4-Cyano-4-(*p*-fluorophenyl)cyclohexyl]-1-(*p*-fluorophenyl)-4-oxo- 1,3,8-triazaspiro[4.5]decane-3-acetamide

8-[顺-4-氰基-4-(4-氟苯基)环己基]-1-(4-氟苯基)-4-氧代-1,3,8-三氮杂螺[4.5]癸烷-3-乙酰胺

CAS 登录号 79449-99-3

INN list 50

药效分类 镇吐药

艾考莫瑞

Icomucret（*INN*）

化学结构式

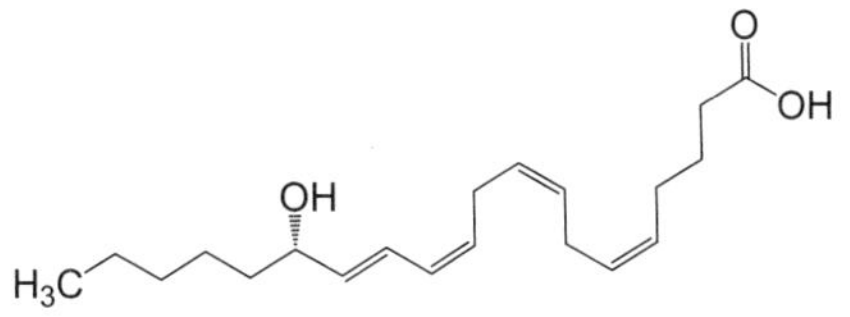

分子式和分子量 $C_{20}H_{32}O_3$ 320.47

化学名 (5*Z*,8*Z*,11*Z*,13*E*,15*S*)-15-Hydroxy-5,8,11,13-eicosatetraenoic acid

(5*Z*,8*Z*,11*Z*,13*E*,15*S*)-15-羟基-5,8,11,13-四烯二十烷酸

CAS 登录号 54845-95-3

INN list 92

药效分类 黏蛋白分泌刺激药

艾考哌齐

Icopezil（*INN*）

化学结构式

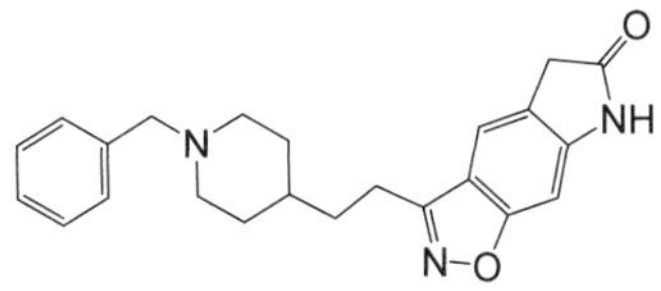

分子式和分子量 $C_{23}H_{25}N_3O_2$ 375.47

化学名 3-[2-(1-Benzyl-4-piperidyl)ethyl]-5,7-dihydro-6*H*-pyrrolo[3,2-*f*]-1,2- benzisoxazol-6-one

3-[2-(1-苯甲基-4-哌啶基)乙基]-5,7-二氢-6*H*-吡咯并[3,2-*f*]-1,2-苯并异噁唑-6-酮

CAS 登录号 145508-78-7; 145815-98-1[马来酸盐(1∶1)]

INN list 75

药效分类 促智药

艾可布特

Icosabutate（*INN*）

化学结构式

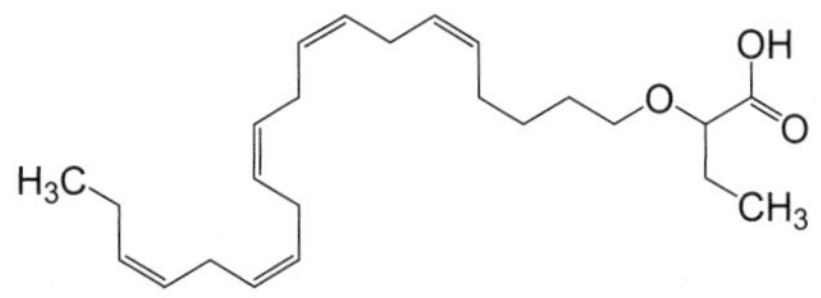

分子式和分子量 $C_{24}H_{38}O_3$ 374.57

化学名 2-[(5*Z*,8*Z*,11*Z*,14*Z*,17*Z*)-Icosa-5,8,11,14,17-pentaenoxy]butanoic acid

2-[(5*Z*,8*Z*,11*Z*,14*Z*,17*Z*)-二十碳-5,8,11,14,17-五烯氧基]丁酸

CAS 登录号 1253909-57-7

INN list 110

药效分类 抗高血脂药

艾克普地林

Evixapodlin（*INN*）

化学结构式

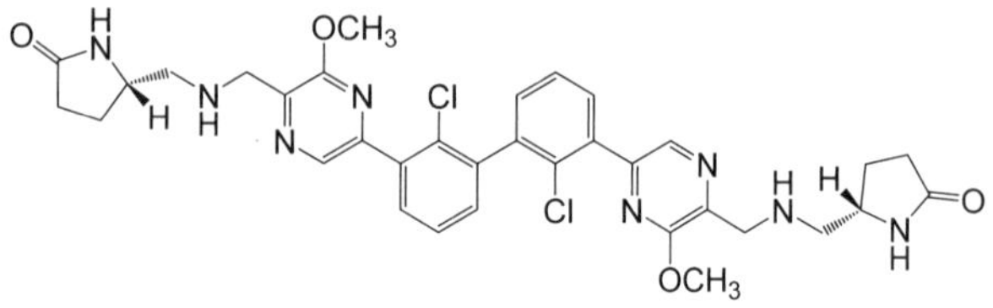

分子式和分子量　$C_{34}H_{36}Cl_2N_8O_4$　691.61

化学名　(5*S*)-5-[[[5-[2-Chloro-3-[2-chloro-3-[6-methoxy-5-[[[(2*S*)-5-oxopyrrolidin-2-yl]methylamino]methyl]pyrazin-2-yl]phenyl]phenyl]-3-methoxypyrazin-2-yl]methylamino]methyl]pyrrolidin-2-one

(5*S*)-5-[[[5-[2-氯-3-[2-氯-3-[6-甲氧基-5-[[[(2*S*)-5-氧代吡咯烷-2-基]甲氨基]甲基]吡嗪-2-基]苯基]苯基]-3-甲氧基吡嗪-2-基]甲氨基]甲基]吡咯烷-2-酮

CAS 登录号　2374856-75-2

INN list　125

药效分类　程序性细胞死亡配体 1 (PD-L1)抑制药

艾克前列素

Ecraprost（*INN*）

化学结构式

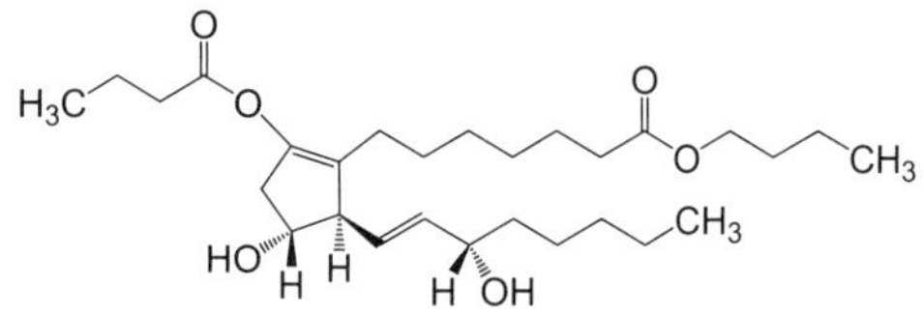

分子式和分子量　$C_{28}H_{48}O_6$　480.68

化学名　Butyl (4*R*,5*R*)-2,4-dihydroxy-5-[(l*E*,3*S*)-3-hydroxy-1-octenyl]-1-cyclopentene-1-heptanoate,2-butyrate

丁基 (4*R*,5*R*)-2,4-二羟基-5-[(l*E*,3*S*)-3-羟基-1-辛烯基]-1-环戊烯-1-庚酸酯,2-丁酸酯

登录号　136892-64-3

INN list　83

药效分类　前列腺素类药

艾拉戈克

Elagolix（*INN*）

化学结构式

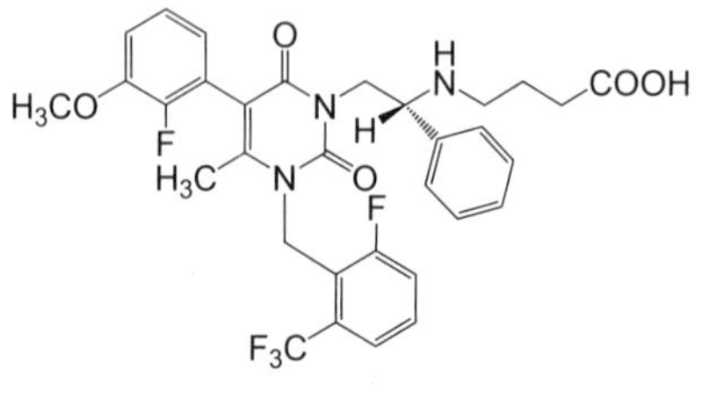

分子式和分子量　$C_{32}H_{30}F_5N_3O_5$　631.59

化学名　4-[[(1*R*)-2-[5-(2-Fluoro-3-methoxyphenyl) -3-[[2-fluoro-6-(trifluoromethyl)phenyl]methyl]-4-methyl-2,6-dioxopyrimidin-1-yl]-1-phenylethyl]amino]butanoic acid

4-[[(1*R*)-2-[5-(2-氟-3-甲氧基苯基) -3-[[2-氟-6-(三氟甲基)苯基]甲基]-4-甲基-2,6-二氧代嘧啶-1-基]-1-苯乙基]氨基]丁酸

CAS 登录号　834153-87-6

INN list　99

药效分类　促性腺素释放激素拮抗药

艾拉格塞

Elraglusib（*INN*）

化学结构式

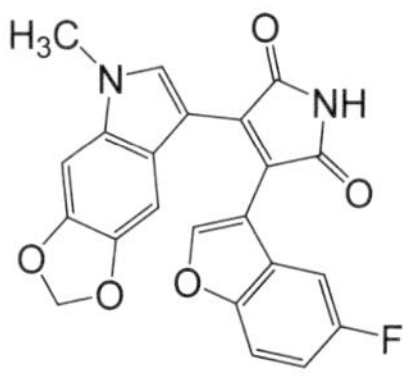

分子式和分子量　$C_{22}H_{13}FN_2O_5$　404.35

化学名　3-(5-Fluoro-1-benzofuran-3-yl)-4-(5-methyl-5*H*-[1,3]dioxolo[4,5-*f*]indol-7-yl)-1*H*-pyrrole-2,5-dione

3-(5-氟-1-苯并呋喃-3-基)-4-(5-甲基-5*H*-[1,3]二氧戊环并[4,5-*f*]吲哚-7-基)-1*H*-吡咯-2,5-二酮

CAS 登录号　1034895-42-5

INN list　124

药效分类　糖原合成酶激酶抑制药

艾拉卡因

Ipravacaine（*INN*）

化学结构式

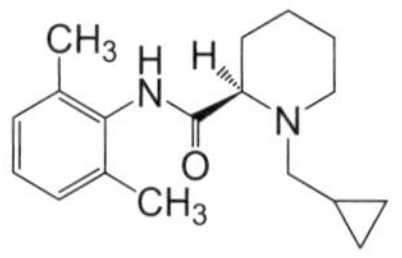

分子式和分子量　$C_{18}H_{26}N_2O$　286.41

化学名　(2*RS*)-1-(Cyclopropylmethyl)-2',6'-dimethyl-2-piperidinecarboxanilide

(2*RS*)-1-(环丙基甲基)-2',6'-二甲基-2-哌啶甲酰苯胺

CAS 登录号　166181-63-1

INN list　85

药效分类　局部麻醉药

艾拉莫德

Iguratimod（*INN*）

化学结构式

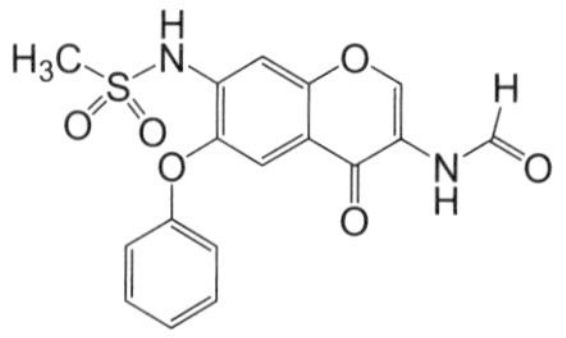

分子式和分子量 $C_{17}H_{14}N_2O_6S$ 374.37

化学名 *N*-[7-[(Methylsulfonyl)amino]-4-oxo-6-phenoxy-4*H*-1-benzopyran-3-yl] formamide

N-[7-[(甲磺酰)氨基]-4-氧代-6-苯氧基-4*H*-1-苯并吡喃-3-基]甲酰胺

CAS 登录号 123663-49-0

INN list 86

药效分类 免疫调节药

艾拉普林

Iclaprim（*INN*）

化学结构式

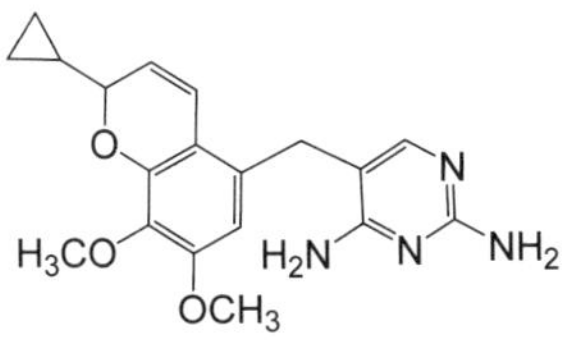

分子式和分子量 $C_{19}H_{22}N_4O_3$ 354.40

化学名 5-[(2*RS*)-2-Cyclopropyl-7,8-dimethoxy-2*H*-chromen-5-ylmethyl]pyrimidine-2,4-diamine

5-[(2*RS*)-2-环丙基-7,8-二甲氧基-2*H*-色烯-5-基甲基]嘧啶-2,4-二胺

CAS 登录号 192314-93-5

INN list 88

药效分类 抗菌药

艾拉曲韦

Islatravir（*INN*）

化学结构式

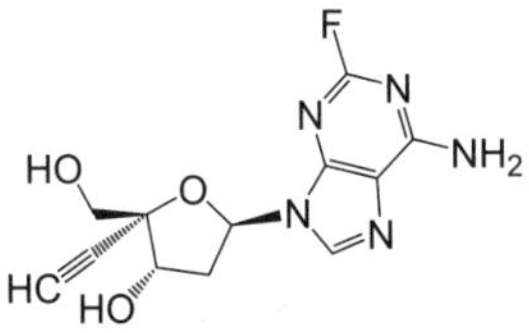

分子式和分子量 $C_{12}H_{12}FN_5O_3$ 293.26

化学名 2'-Deoxy-4'-*C*-ethynyl-2-fluoroadenosine

2'-脱氧-4'-*C*-乙炔基-2-氟腺苷

CAS 登录号 865363-93-5

INN list 120

药效分类 抗病毒药

艾拉司群

Elacestrant（*INN*）

化学结构式

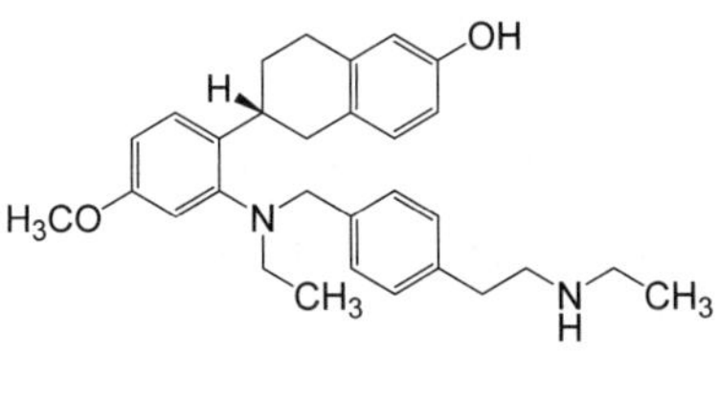

分子式和分子量 $C_{30}H_{38}N_2O_2$ 458.64

化学名 (6*R*)-6-{2-[Ethyl({4-[2-(ethylamino)ethyl]phenyl}methyl) amino]-4-methoxyphenyl}-5,6,7,8-tetrahydronaphthalen -2-ol

(6*R*)-6-{2-[乙基({4-[2-(乙基氨基)乙基]苯基}甲基)氨基]-4-甲氧基苯基}-5,6,7,8-四氢萘-2-醇

CAS 登录号 722533-56-4

INN list 115

药效分类 雌激素受体调节药

艾立布林

Eribulin（*INN*）

化学结构式

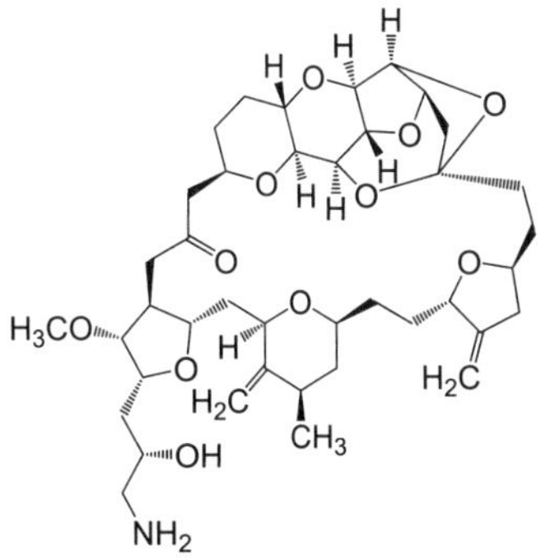

分子式和分子量 $C_{40}H_{59}NO_{11}$ 729.91

化学名 (1*S*,3*S*,6*S*,9*S*,12*S*,14*R*,16*R*,18*S*,20*R*,21*R*,22*S*,26*R*,29*S*,31*R*,32*S*,33*R*,35*R*,36*S*)-20-[(2*S*)-3-Amino-2-hydroxypropyl]-21-methoxy-14-methyl-8,15-dimethylidene-2,19,30,34,37,39,40,41-octaoxanonacyclo[24.9.2.$1^{3,32}$.$1^{3,33}$.$1^{6,9}$.$1^{12,16}$.$0^{18,22}$.$0^{29,36}$.$0^{31,35}$]hentetracontan-24-one

(1*S*,3*S*,6*S*,9*S*,12*S*,14*R*,16*R*,18*S*,20*R*,21*R*,22*S*,26*R*,29*S*,31*R*,32*S*,33*R*,35*R*,36*S*)-20-[(2*S*)-3-氨基-2-羟丙基]-21-甲氧基-14-甲基-8,15-二甲亚基-2,19,30,34,37,39,40,41-八氧杂九环[24.9.2.$1^{3,32}$.$1^{3,33}$.$1^{6,9}$.$1^{12,16}$.$0^{18,22}$.$0^{29,36}$.$0^{31,35}$]四十一烷-24-酮

CAS 登录号 253128-41-5; 441045-17-6[甲磺酸盐]

INN list 97

药效分类 抗肿瘤药

艾立沙班

Eribaxaban（*INN*）

化学结构式

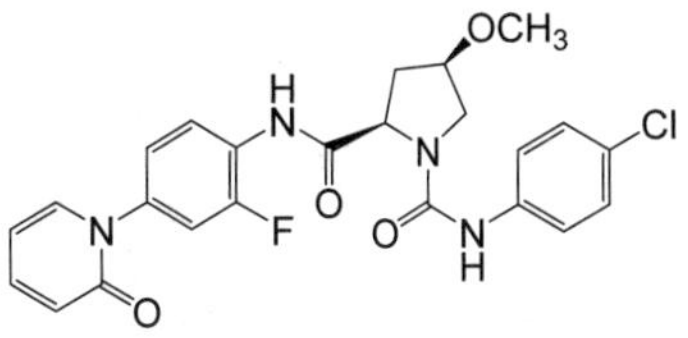

分子式和分子量 $C_{24}H_{22}ClFN_4O_4$ 484.90

化学名 (2*R*,4*R*)-*N*^{1}-(4-Chlorophenyl)-*N*^{2}-[2-fluoro-4-(2-oxopyridin-1(2*H*) -yl)phenyl]-4-methoxypyrrolidine-1,2-dicarboxamide

(2*R*,4*R*)-*N*^{1}-(4-氯苯基)-*N*^{2}-[2-氟-4-(2-氧代吡啶-1(2*H*)-基)苯基]-4-甲氧基四氢化吡咯-1,2-二甲酰胺

CAS 登录号 536748-46-6

INN list 98

药效分类 凝血因子Ⅹa 抑制药，抗血栓药

艾芦司他

Irosustat（*INN*）

化学结构式

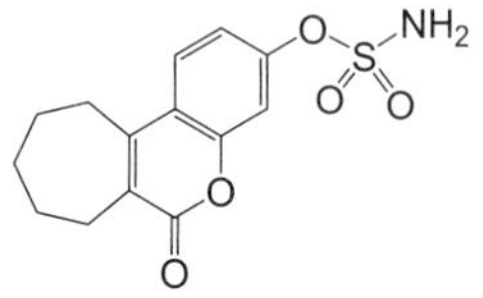

分子式和分子量 $C_{14}H_{15}NO_5S$ 309.34

化学名 6-Oxo-6,7,8,9,10,11-hexahydrocyclohepta[*c*]chromen-3-yl-sulfamate

6-氧代-6,7,8,9,10,11-六氢环庚烯并[*c*]色烯-3-基-氨基磺酸酯

CAS 登录号 288628-05-7

INN list 104

药效分类 抗肿瘤药

艾罗非班

Elarofiban（*INN*）

化学结构式

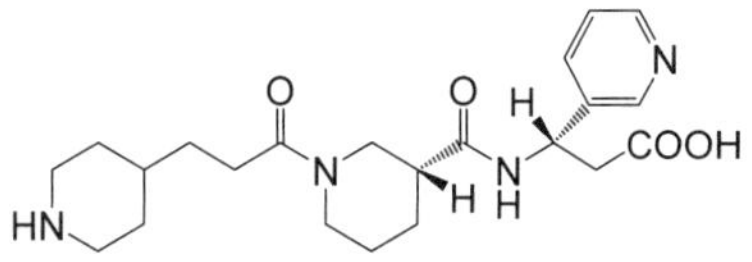

分子式和分子量 $C_{22}H_{32}N_4O_4$ 416.52

化学名 (3*S*)-3-[[(3*R*)-1-(3-Piperidin-4-ylpropanoyl)piperidine-3-carbonyl]amino]-3-pyridin-3-ylpropanoic acid

(3*S*)-3-[[(3*R*)-1-(3-哌啶-4-基丙酰基)哌啶-3-甲酰基]氨基]-3-吡啶-3-基丙酸

CAS 登录号 198958-88-2; 221005-96-5[一水合物]

INN list 83

药效分类 纤维蛋白原受体拮抗药

艾罗卡肽

Icrocaptide（*INN*）

化学结构式

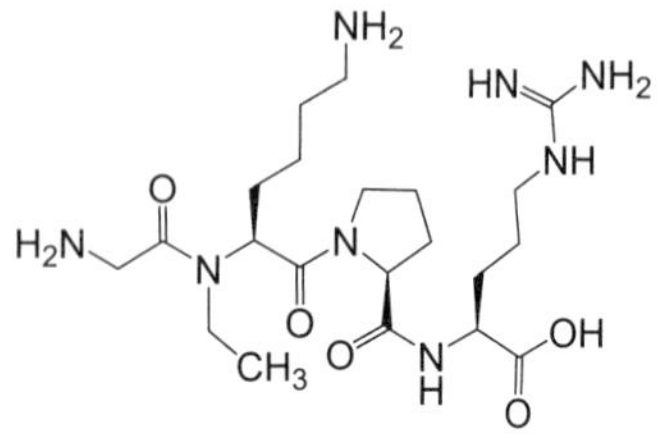

分子式和分子量 $C_{21}H_{40}N_8O_5$ 484.59

化学名 Glycyl-*N*[2]-ethyl-L-lysyl-L-prolyl-L-arginine

甘氨酰-*N*[2]-乙基-L-赖氨酰-L-脯氨酰-L-精氨酸

CAS 登录号 169543-49-1

INN list 89

药效分类 抗炎药

艾洛骨化醇

Elocalcitol（*INN*）

化学结构式

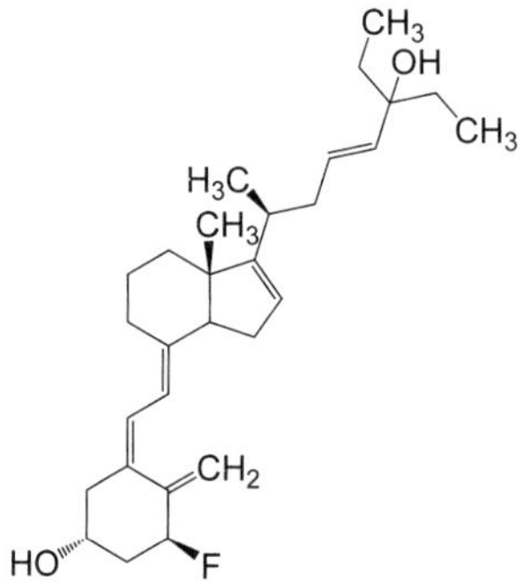

分子式和分子量 $C_{29}H_{43}FO_2$ 442.6

化学名 (1*S*,3*R*,5*Z*,7*E*,23*E*)-1-Fluoro-26,27-dihomo-9,10-secocholesta-5,7,10(19), 16,23-pentaene-3,25-diol

(1*S*,3*R*,5*Z*,7*E*,23*E*)-1-氟-26,27-二增-9,10-断胆甾-5,7,10(19), 16,23-五烯-3,25-二醇

CAS 登录号 199798-84-0

INN list 95

药效分类 维生素类药

艾美酰胺

Emeramide（*INN*）

化学结构式

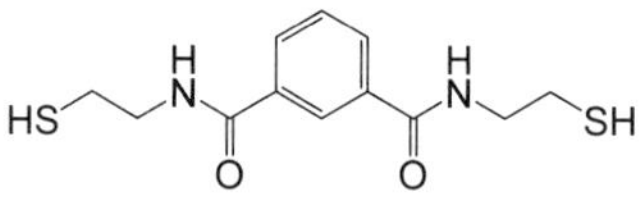

分子式和分子量 $C_{12}H_{16}N_2O_2S_2$ 284.07

化学名 *N*[1],*N*[3]-Bis(2-sulfanylethyl)benzene-1,3-dicarboxamide

N[1],*N*[3]-双(2-巯基乙基)苯基-1,3-二甲酰胺

CAS 登录号 351994-94-0

INN list 112

药效分类 螯合剂

艾米司他

Emixustat（*INN*）

化学结构式

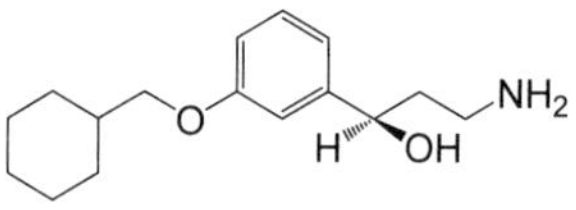

分子式和分子量 $C_{16}H_{25}NO_2$ 263.38

化学名 (1*R*)-3-Amino-1-[3-(cyclohexylmethoxy)phenyl]propan-1-ol

(1*R*)-3-氨基-1-[3-(环己基甲氧基)苯基]丙烷-1-醇

CAS 登录号 1141777-14-1

INN list 108

药效分类 视黄醇异构酶抑制药

艾米替诺福韦

Tenofovir Amibufenamide（*INN*）

化学结构式

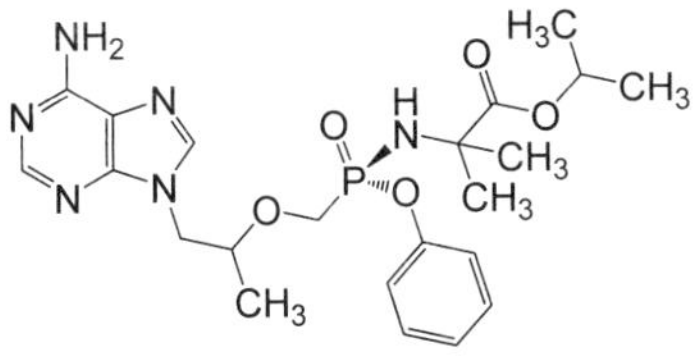

分子式和分子量 $C_{22}H_{31}N_6O_5P$ 490.50

化学名 Propan-2-yl 2-{[(*S*)-({[(2*R*)-1-(6-amino-9*H*-purin-9-yl)propan-2-yl]oxy}methyl)(phenoxy)phosphinoyl]amino}-2-methylpropanoate

丙-2-基 2-{[(*S*)-({[(2*R*)-1-(6-氨基-9*H*-嘌呤-9-基)丙-2-基]氧基}甲基)(苯氧基)膦酰基]氨基}-2-甲基丙酸酯

CAS 登录号 1571076-26-0

INN list 123

药效分类 抗病毒药

艾莫瑞林

Examorelin（*INN*）

化学结构式

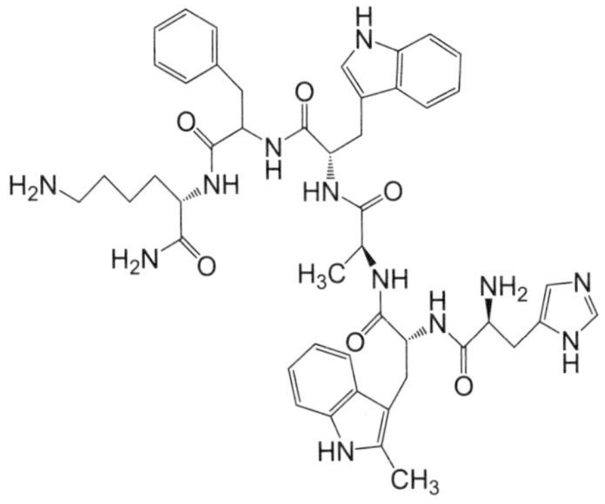

分子式和分子量 $C_{47}H_{58}N_{12}O_6$ 887.04

化学名 L-Histidyl-2-methyl-D-tryptophyl-L-alanyl-L-tryptophyl-D- phenylalanyl-L-lysinamide

L-组氨酰-2-甲基-D-色氨酰-L-丙氨酰-L-色氨酰-D-苯丙氨酰-L-赖氨酰胺

CAS 登录号 140703-51-1

INN list 72

药效分类 促生长素释放肽类药

艾那莫德

Esonarimod（*INN*）

分子式和分子量 $C_{14}H_{16}O_4S$ 280.34

化学结构式

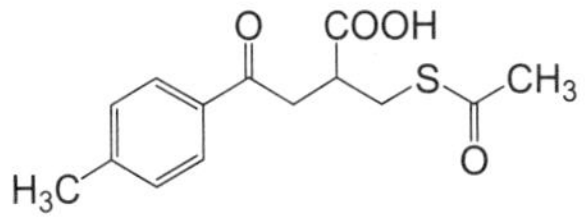

化学名 (±)-3-Mercapto-2-(*p*-methylphenacyl)propionic acid acetate

(±)-3-巯基-2-(4-甲基苯甲酰甲基)丙酸乙酸酯

CAS 登录号 101973-77-7

INN list 79

药效分类 免疫调节药

艾奈瑞生

Enerisant（*INN*）

化学结构式

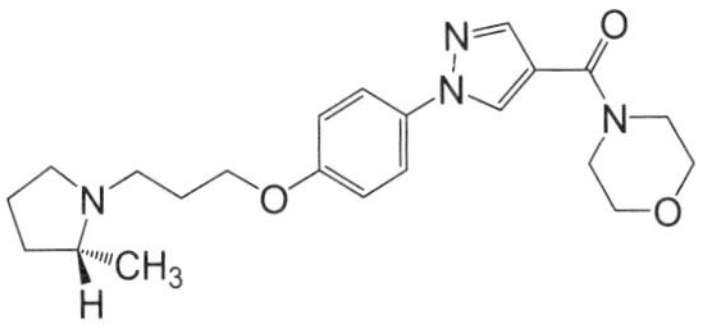

分子式和分子量 $C_{22}H_{30}N_4O_3$ 398.23

化学名 [1-(4-{3-[(2*R*)-2-Methylpyrrolidin-1-yl]propoxy}phenyl)-1*H*-pyrazol-4-yl](morpholin-4-yl)methanone

[1-(4-{3-[(2*R*)-2-甲基吡咯烷-1-基]丙氧基}苯基)-1*H*-吡唑-4-基](吗啉-4-基)甲酮

CAS 登录号 1152747-82-4

INN list 113

药效分类 组胺 H_3 受体拮抗药

艾诺伐坦

Enuvaptan（*INN*）

化学结构式

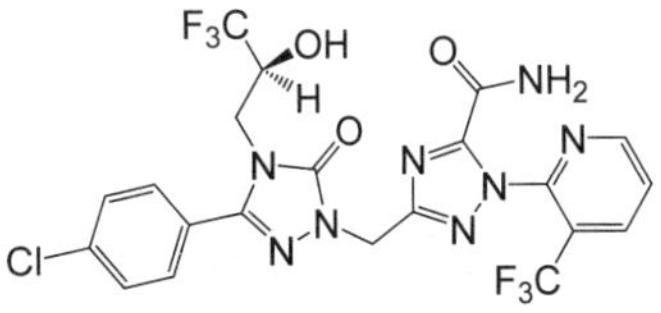

分子式和分子量 $C_{21}H_{15}ClF_6N_8O_3$ 576.84

化学名 3-({3-(4-Chlorophenyl)-5-oxo-4-[(2*S*)-3,3,3-trifluoro-2-hydroxypropyl]-4,5-dihydro-1*H*-1,2,4-triazol-1-yl}methyl)-1-[3-(trifluoromethyl)pyridin-2-yl]-1*H*-1,2,4-triazole-5-carboxamide

3-({3-(4-氯苯基)-5-氧代-4-[(2*S*)-3,3,3-三氟-2-羟基丙基]-4,5-二氢-1*H*-1,2,4-三唑-1-基}甲基)-1-[3-(三氟甲基)吡啶-2-基]-1*H*-1,2,4-三唑-5-甲酰胺

CAS 登录号 2145062-48-0

INN list 124

药效分类 抗利尿激素受体拮抗药

艾诺韦林

Ainuovirine

分子式和分子量 $C_{18}H_{19}N_3O_3$ 325.37

化学结构式

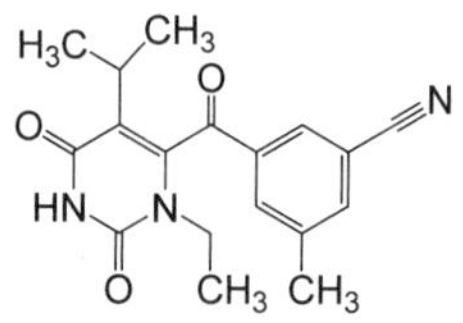

化学名 3-{[3-Ethyl-2,6-dioxo-5-(propan-2-yl)-1,2,3,6-tetrahydropyrimidin-4-yl]carbonyl}-5-methylbenzonitrile

3-{[3-乙基-2,6-二氧代-5-(丙-2-基)-1,2,3,6-四氢嘧啶-4-基]羰基}-5-甲基苯甲腈

CAS 登录号 1097628-00-6

药效分类 抗病毒药

艾帕托酯

Espatropate（*INN*）

化学结构式

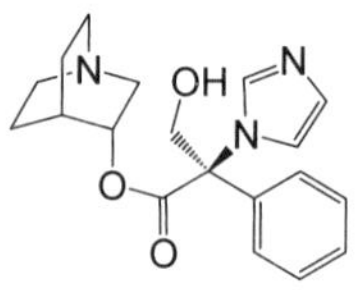

分子式和分子量 $C_{19}H_{23}N_3O_3$ 341.40

化学名 (*R*)-3-Quinuclidinyl(*R*)-*α*-(hydroxymethyl)-*α*-phenylimidazole-1-acetate

(*R*)-3-奎宁环基(*R*)-*α*-(羟甲基)-*α*-苯基咪唑-1-乙酸酯

CAS 登录号 132829-83-5

INN list 65

药效分类 支气管舒张药

艾帕优雷特

Epaminurad（*INN*）

化学结构式

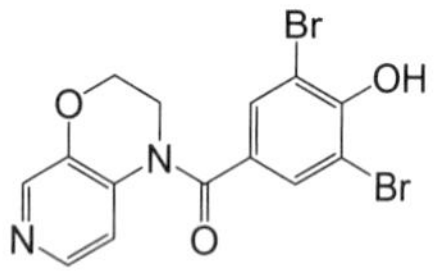

分子式和分子量 $C_{14}H_{10}Br_2N_2O_3$ 414.05

化学名 (3,5-Dibromo-4-hydroxyphenyl)(2,3-dihydro-4*H*-pyrido[4,3- *b*]-1,4-oxazin-4-yl)methanone

(3,5-二溴-4-羟基苯基)(2,3-二氢-4*H*-吡啶并[4,3-*b*] -1,4-噁嗪-4-基)甲酮

CAS 登录号 1198153-15-9

INN list 118

药效分类 尿酸盐转运蛋白抑制药

艾培利顿

Epeleuton（*INN*）

分子式和分子量 $C_{22}H_{34}O_3$ 346.51

化学结构式

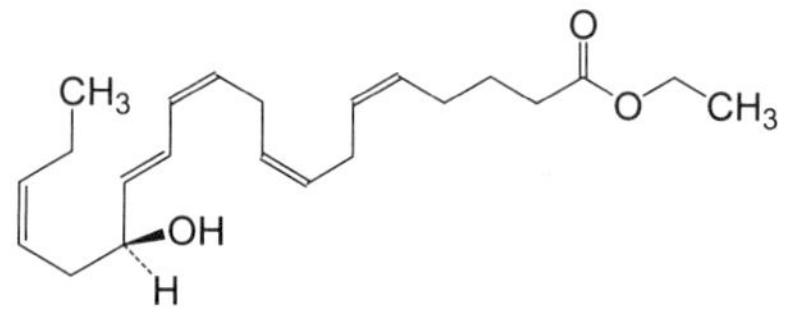

化学名 Ethyl (5*Z*,8*Z*,11*Z*,13*E*,15*S*,17*Z*)-15-hydroxyicosa- 5,8,11,13,17-pentaenoate

乙基 (5*Z*,8*Z*,11*Z*,13*E*,15*S*,17*Z*)-15-羟基二十烷-5,8,11,13,17-戊烯酸酯

CAS 登录号 1667760-39-5

INN list 118

药效分类 抗炎药

艾培三嗪

Elpetrigine（*INN*）

化学结构式

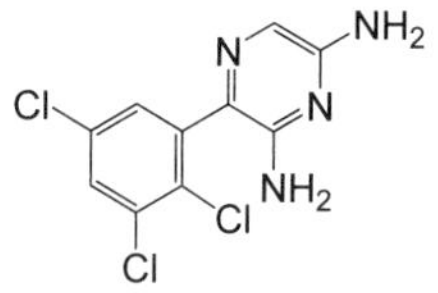

分子式和分子量 $C_{10}H_7Cl_3N_4$ 289.55

化学名 3-(2,3,5-Trichlorophenyl)pyrazine-2,6-diamine

3-(2,3,5-三氯苯基)吡嗪-2,6-二胺

CAS 登录号 212778-82-0

INN list 101

药效分类 抗惊厥药

艾培替尼

Epertinib（*INN*）

化学结构式

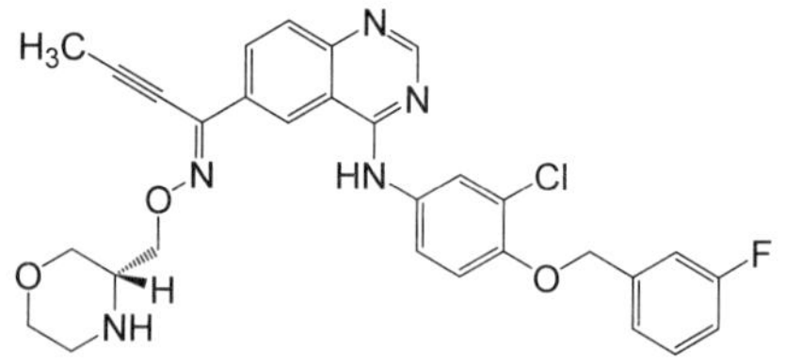

分子式和分子量 $C_{30}H_{27}ClFN_5O_3$ 560.03

化学名 *N*-[3-Chloro-4-[(3-fluorophenyl)methoxy]phenyl]-6-[(*Z*)-*N*-[[(3*R*)-morpholin-3-yl]methoxy]-*C*-prop-1-ynylcarbonimidoyl]quinazolin-4-amine

N-[3-氯-4-[(3-氟苯基)甲氧基]苯基]-6-[(*Z*)-*N*-[[(3*R*)-吗啉-3-基]甲氧基]-*C*-丙-1-炔基氨亚基甲基]喹唑啉-4-胺

CAS 登录号 908305-13-5

INN list 115

药效分类 酪氨酸激酶抑制药，抗肿瘤药

艾泼诺酯

Etiprednol Dicloacetate（*INN*）

分子式和分子量 $C_{24}H_{30}Cl_2O_6$ 485.40

化学结构式

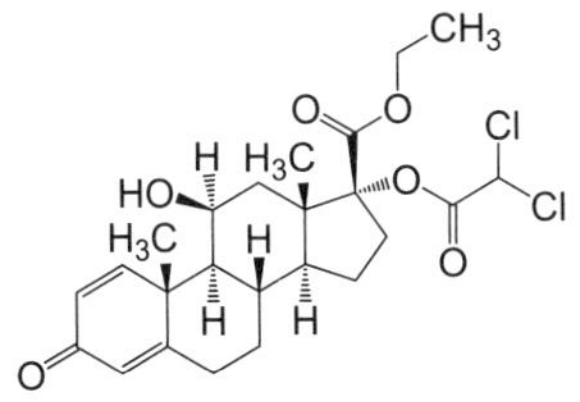

化学名 Ethyl 17-[(Dichloroacetyl)oxy]-11*β*-hydroxy-3-oxoandrosta-1,4-diene-17*β*-carboxylate

乙基 17-[(二氯乙酰基)氧]-11*β*-羟基-3-氧代雄甾-1,4-二烯-17*β*-羧酸酯

CAS 登录号 199331-40-3

INN list 88

药效分类 肾上腺皮质激素类药

艾普拉唑

Ilaprazole（*INN*）

化学结构式

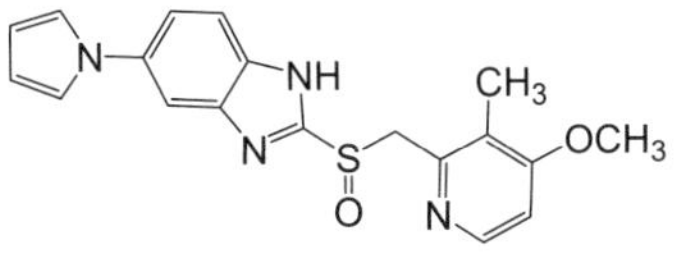

分子式和分子量 $C_{19}H_{18}N_4O_2S$ 366.44

化学名 2-[(*RS*)-[(4-Methoxy-3-methylpyridin-2-yl)methyl]sulfinyl]-5-(1*H*- pyrrol-1-yl)-1*H*-benzimidazole

2-[(*RS*)-[(4-甲氧基-3-甲基吡啶-2-基)甲基]亚磺酰基]-5-(1*H*-吡咯-1-基)-1*H*-苯并咪唑

CAS 登录号 172152-36-2

INN list 86

药效分类 抗溃疡药

艾曲莫德

Etrasimod（*INN*）

化学结构式

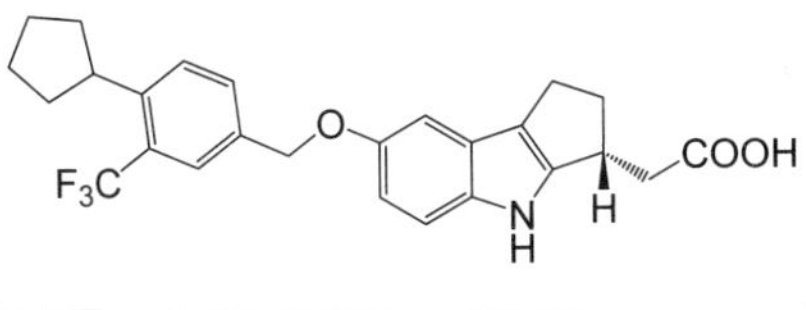

分子式和分子量 $C_{26}H_{26}F_3NO_3$ 457.49

化学名 [(3*R*)-7-{[4-Cyclopentyl-3-(trifluoromethyl)phenyl]methoxy}-1,2,3,4-tetrahydrocyclopenta[*b*]indol-3-yl]acetic acid

[(3*R*)-7-{[4-环戊基-3-(三氟甲基)苯基]甲氧基}-1,2,3,4-四氢环戊熳并[*b*]吲哚-3-基]乙酸

CAS 登录号 1206123-37-6

INN list 116

药效分类 免疫调节药

艾曲帕米

Etripamil（*INN*）

分子式和分子量 $C_{27}H_{36}N_2O_4$ 452.27

化学结构式

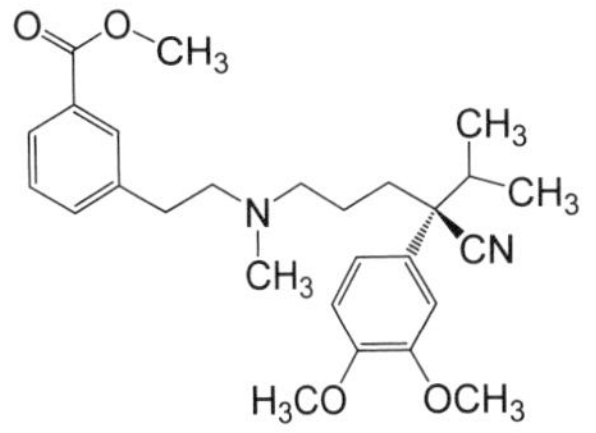

化学名 Methyl 3-(2-{[(4*S*)-4-cyano-4-(3,4-dimethoxyphenyl)-5-methylhexyl](methyl)amino}ethyl)benzoate

甲基 3-(2-{[(4*S*)-4-氰基-4-(3,4-二甲氧基苯基)-5-甲基己基](甲基)氨基}乙基)苯甲酸酯

CAS 登录号 1593673-23-4

INN list 113

药效分类 钙通道阻滞药

艾曲泊帕

Eltrombopag（*INN*）

化学结构式

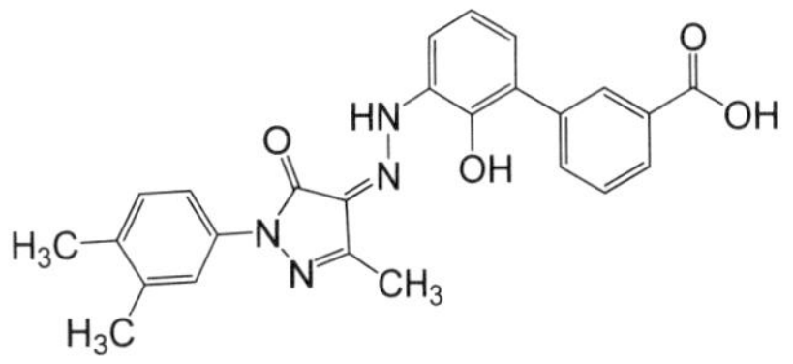

分子式和分子量 $C_{25}H_{22}N_4O_4$ 442.47

化学名 3'-[(2*Z*)-2-[1-(3,4-Dimethylphenyl)-3-methyl-5-oxo-1,5-dihydro-4*H*-pyrazol-4-ylidene]diazanyl]-2'-hydroxybiphenyl-3-carboxylic acid

3'-[(2*Z*)-2-[1-(3,4-二甲基苯基)-3-甲基-5-氧代-1,5-二氢-4*H*-吡唑-4-亚基]二氮烷基]-2'-羟基联苯基-3-羧酸

CAS 登录号 496775-61-2; 496775-62-3[艾曲泊帕乙醇胺]

INN list 94

药效分类 血小板生成素受体激动药

艾屈肝素钠

Idraparinux Sodium（*INN*）

化学结构式

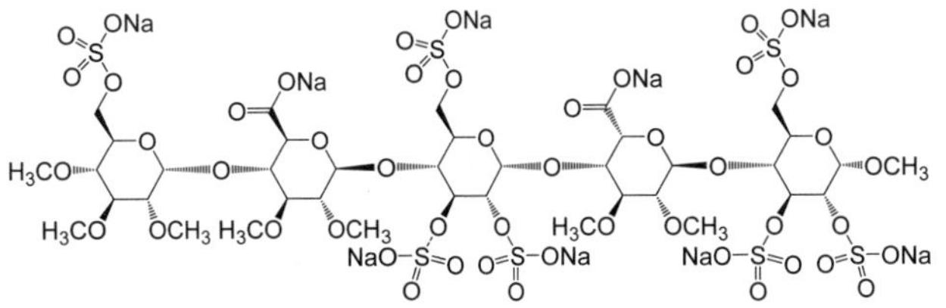

分子式和分子量 $C_{38}H_{55}Na_9O_{49}S_7$ 1727.18

化学名 Methyl (sodium 2,3,4-tri-*O*-methyl-6-*O*-sulfonato-*α*-D-glucopyranosyl)-(1→4)-(sodium 2,3-di-*O*-methyl-*β*-D-glucopyranosylurate)- (1→4)-(trisodium 2,3,6-tri-*O*-sulfonato-*α*-D-glucopyranosyl)-(1→4)-(sodium 2,3-di-*O*-methyl-*α*-L-idopyranosyluronate)-*α*-(1→4)-(trisodium 2,3,6-tri-*O*-sulfonato-*α*-D-glucopyranoside)

甲基(2,3,4-三-*O*-甲基-6-*O*-磺酸酯钠-*α*-D-吡喃葡萄糖基)-(1→4)-(2,3-二-*O*-甲基-*β*-D-吡喃葡萄糖醛酸钠)-(1→4)-(2,3,6-三-*O*-磺酸酯三钠-*α*-D-吡喃葡萄糖基)-(1→4)-(2,3-二-*O*-甲基-*α*-L-吡喃艾杜糖醛酸钠)-*α*-(1→4)-(2,3,6-三-*O*-磺酸酯三钠-*α*-D-葡萄糖吡喃糖苷)

CAS 登录号 149920-56-9

INN list 83

药效分类 抗血栓药

艾瑞芬净

Ibrexafungerp (*INN*)

化学结构式

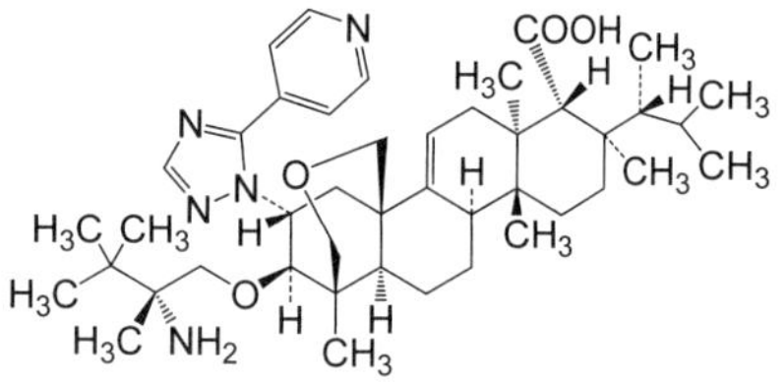

分子式和分子量 $C_{44}H_{67}N_5O_4$ 730.05

化学名 (1*S*,4*aR*,6*aS*,7*R*,8*R*,10*aR*,10b*R*,12*aR*,14*R*,15*R*)-15-[(2*R*)-2-amino-2,3,3-trimethylbutoxy]-1,6*a*,8,10*a*-tetramethyl-8-[(2*R*)-3-methylbutan-2-yl]-14-[5-(pyridin-4-yl)-1*H*-1,2,4-triazol-1-yl]-1,6,6*a*,7,8,9,10,10*a*,10*b*,11,12,12*a*-dodecahydro- 2*H*,4*H*-1,4*a* -propano-2*H*-phenanthro[1,2-*c*]pyran- 7-carboxylic acid

(1*S*,4*aR*,6*aS*,7*R*,8*R*,10*aR*,10b*R*,12*aR*,14*R*,15*R*)-15-[(2*R*)-2-氨基-2,3,3-三甲基丁氧基]-1,6*a*,8,10*a*-四甲基-8-[(2*R*)-3-甲基丁基-2-基]-14-[5-(吡啶-4-基)-1*H*-1,2,4-三唑-1-基]-1,6,6*a*,7,8,9,10,10*a*,10*b*,11,12,12*a*-十二氢-2*H*,4*H*-1,4*a*-丙-2*H*-菲并[1,2-*c*]吡喃-7-羧酸

CAS 登录号 1207753-03-4

INN list 118

药效分类 抗真菌药

艾瑞昔布

Imrecoxib

化学结构式

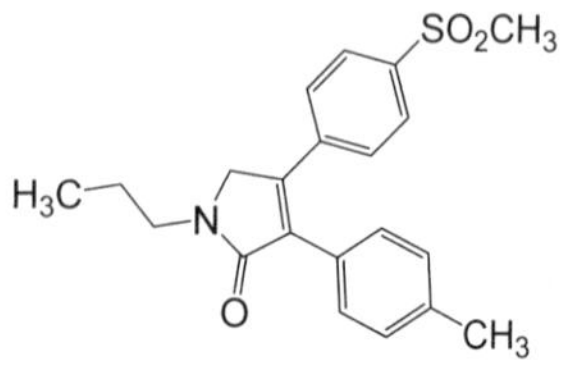

分子式和分子量 $C_{21}H_{23}NO_3S$ 369.48

化学名 4-(4-Methylphenyl)-3-(4-methylsulfonylphenyl)-1-propyl-2*H*-pyrrol-5-one

4-(4-甲基苯基)-3-(4-甲基磺酰基苯基)-1-丙基-2*H*-吡咯-5-酮

CAS 登录号 395683-14-4

药效分类 抗炎镇痛药

艾沙多林

Eluxadoline (*INN*)

化学结构式

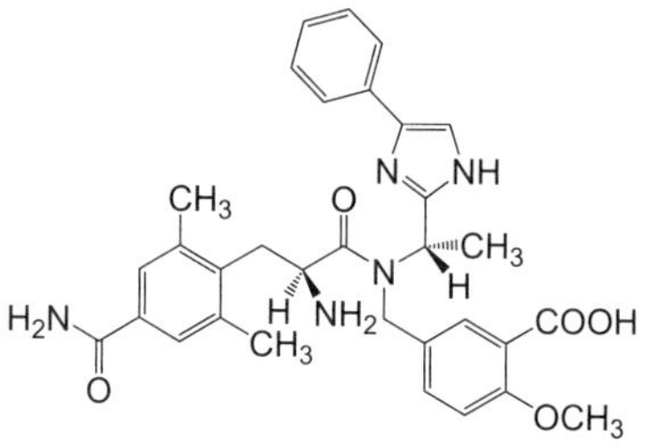

分子式和分子量 $C_{32}H_{35}N_5O_5$ 569.66

化学名 5-({[(2*S*)-2-Amino-3-(4-carbamoyl-2,6-dimethylphenyl)propanoyl][(1*S*)-1-(4-phenyl-1*H*-imidazol-2-yl)ethyl]amino}methyl)-2-methoxybenzoic acid

5-({[(2*S*)-2-氨基-3-(4-氨基甲酰基-2,6-二甲基苯基)丙酰基][(1*S*)-1-(4-苯基-1*H*-咪唑-2-基)乙基]氨基}甲基)-2-甲氧基苯甲酸

CAS 登录号 864821-90-9

INN list 109

药效分类 止泻药

艾沙噁唑

Isamoxole (*INN*)

化学结构式

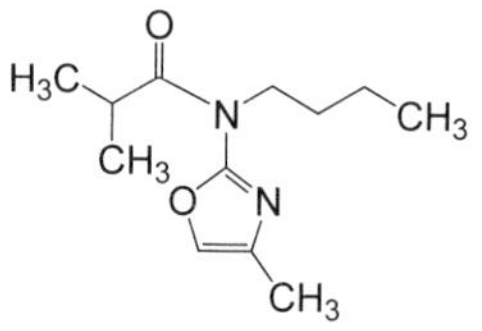

分子式和分子量 $C_{12}H_{20}N_2O_2$ 224.30

化学名 *N*-Butyl-2-methyl-*N*-(4-methyl-2-oxazolyl)propionamide

N-丁基-2-甲基-*N*-(4-甲基-2-噁唑基)丙酰胺

CAS 登录号 57067-46-6

INN list 36

药效分类 平喘药

艾沙拉唑

Esaprazole (*INN*)

化学结构式

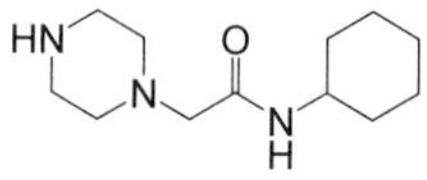

分子式和分子量 $C_{12}H_{23}N_3O$ 225.33

化学名 *N*-Cyclohexyl-1-piperazineacetamide

N-环己基-1-哌嗪乙酰胺

CAS 登录号 64204-55-3

INN list 45

药效分类 抗溃疡药

艾沙利酮

Esaxerenone（*INN*）

化学结构式

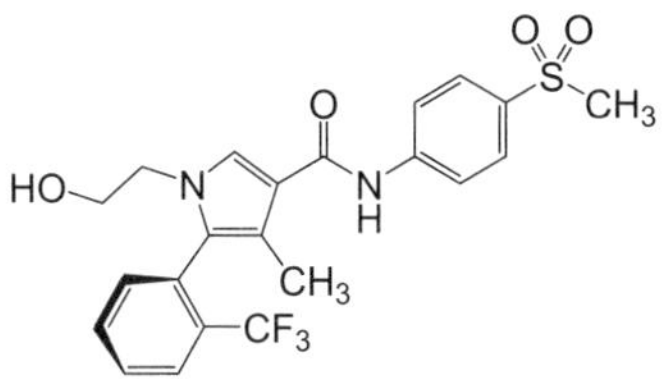

分子式和分子量 $C_{22}H_{21}F_3N_2O_4S$ 466.48

化学名 1-(2-Hydroxyethyl)-4-methyl-*N*-(4-methylsulfonylphenyl)-5-[2-(trifluoromethyl)phenyl]pyrrole-3-carboxamide

1-(2-羟乙基)-4-甲基-*N*-(4-甲磺酰基苯基)-5-[2-(三氟甲基)苯基]吡咯-3-甲酰胺

CAS 登录号 1636180-98-7

INN list 114

药效分类 醛固酮受体拮抗药

艾沙莫坦

Isamoltan（*INN*）

化学结构式

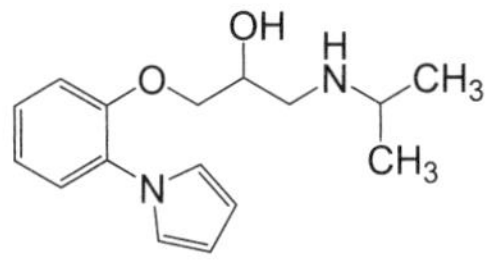

分子式和分子量 $C_{16}H_{22}N_2O_2$ 274.36

化学名 (±)-1-(Isopropylamino)-3-(*o*-pyrrol-1-ylphenoxy)-2-propanol

(±)-1-(异丙基氨基)-3-(2-吡咯-1-基苯氧基)-2-丙醇

CAS 登录号 116861-00-8

INN list 58

药效分类 抗焦虑药

艾沙那定

Iroxanadine（*INN*）

化学结构式

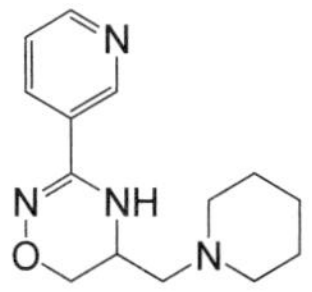

分子式和分子量 $C_{14}H_{20}N_4O$ 260.33

化学名 (−)-5-(Piperidin-1-yl-methyl)-3-(pyridine-3-yl)-5,6-dihydro-2*H*-1,2,4- oxadiazine

(−)-5-(哌啶-1-基-甲基)-3-(吡啶-3-基)-5,6-二氢-2*H*-1,2,4-氧杂二嗪

CAS 登录号 276690-58-5

INN list 87

药效分类 强心药

艾沙匹仑

Asapiprant（*INN*）

化学结构式

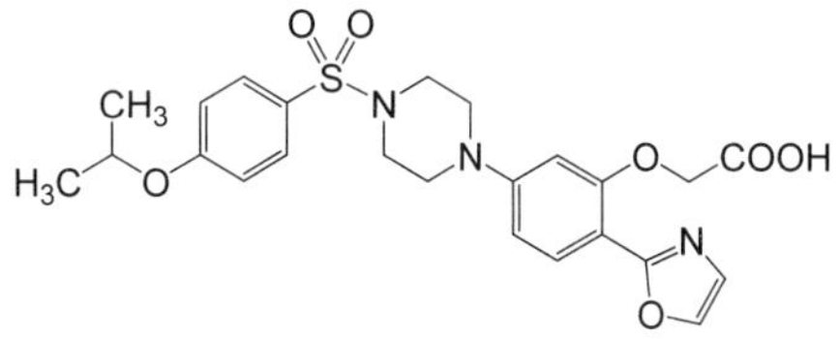

分子式和分子量 $C_{24}H_{27}N_3O_7S$ 501.55

化学名 2-[2-(Oxazol-2-yl)-5-(4-{4-[(propan-2-yl)oxy]benzenesulfonyl}piperazin-1-yl)phenoxy]acetic acid

2-[2-(噁唑-2-基)-5-(4-{4-[(丙-2-基)氧基]苯磺酰基}哌嗪-1-基)苯氧基]乙酸

CAS 登录号 932372-01-5

INN list 109

药效分类 前列腺素受体拮抗药

艾沙替洛尔

Esatenolol（*INN*）

化学结构式

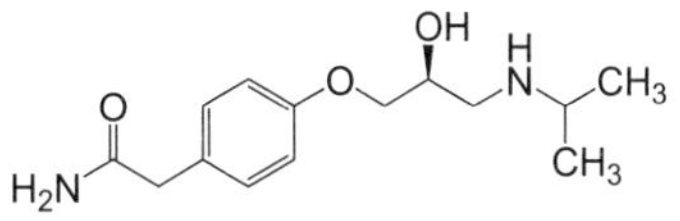

分子式和分子量 $C_{14}H_{22}N_2O_3$ 266.34

化学名 2-[*p*-[(2*S*)-2-Hydroxy-3-(isopropylamino)propoxy]phenyl]acetamide

2-[4-[(2*S*)-2-羟基-3-(异丙氨基)丙氧基]苯基]乙酰胺

CAS 登录号 93379-54-5

INN list 76

药效分类 β 受体拮抗药

艾生利特

Ersentilide（*INN*）

化学结构式

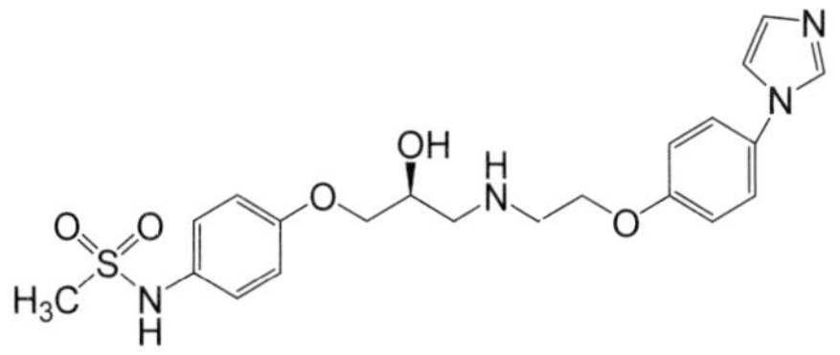

分子式和分子量 $C_{21}H_{26}N_4O_5S$ 446.52

化学名 4'-[(2*S*)-2-Hydroxy-3-[[2-(*p*-imidazol-1-ylphenoxy)ethyl]amino]propoxy]methanesulfonanilide

4'-[(2*S*)-2-羟基-3-[[2-(4-咪唑-1-基苯氧基)乙基]氨基]丙氧基]甲磺酰苯胺

CAS 登录号 125279-79-0

INN list 72

药效分类 抗心律失常药

艾司氨磺必利

Esamisulpride（*INN*）

化学结构式

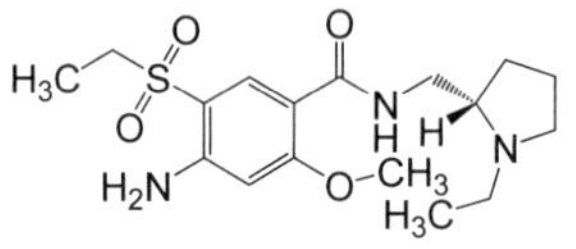

分子式和分子量 $C_{17}H_{27}N_3O_4S$ 369.48

化学名 4-Amino-5-(ethanesulfonyl)-*N*-{[(2*S*)-1-ethylpyrrolidin-2-yl]methyl}-2-methoxybenzamide

4-氨基-5-(乙磺酰基)-*N*-{[(2*S*)-1-乙基吡咯烷-2-基]甲基}-2-甲氧基苯甲酰胺

CAS 登录号 71675-92-8

INN list 122

药效分类 多巴胺 D_2 与 5-羟色胺受体拮抗药

艾司奥美拉唑

Esomeprazole（*INN*）

化学结构式

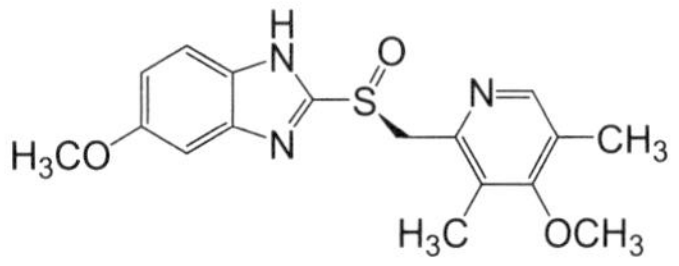

分子式和分子量 $C_{17}H_{19}N_3O_3S$ 345.42

化学名 5-Methoxy-2-[(*S*)-[(4-methoxy-3,5-dimethyl-2-pyridyl)methyl] sulfinyl]benzimidazole

5-甲氧基-2-[(*S*)-[(4-甲氧基-3,5-二甲基-2-吡啶)甲基]亚硫酰基]苯并咪唑

CAS 登录号 119141-88-7; 217087-09-7[镁盐(2∶1),三水合物]

INN list 79

药效分类 抗溃疡药

艾司奥昔布宁

Esoxybutynin（*INN*）

化学结构式

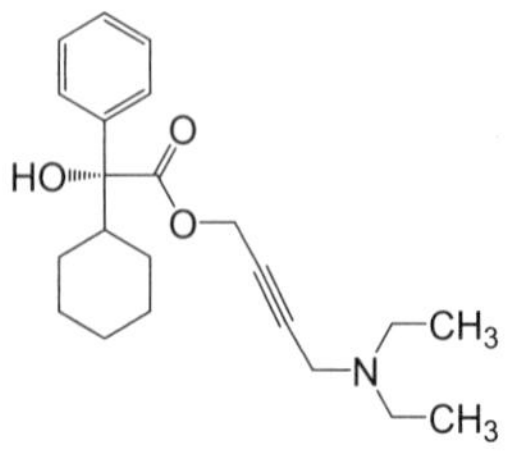

分子式和分子量 $C_{22}H_{31}NO_3$ 357.49

化学名 4-(Diethylamino)but-2-ynyl (2*S*)-cyclohexylhydroxyphenylacetate

4-(二乙氨基)丁-2-炔基 (2*S*)-环己基羟苯基乙酸酯

CAS 登录号 119618-22-3; 230949-16-3[盐酸盐]

INN list 90

药效分类 解痉药，抗胆碱药

艾司贝前列素

Esuberaprost（*INN*）

化学结构式

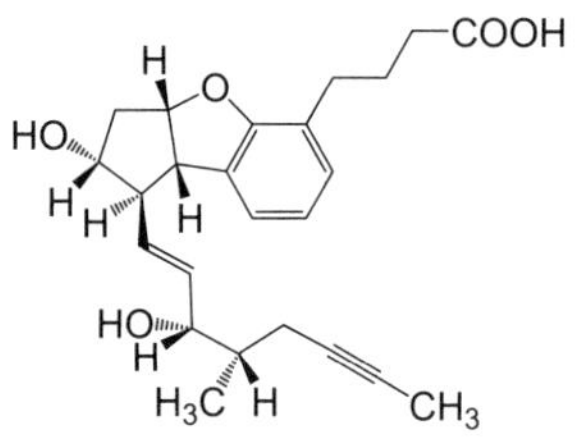

分子式和分子量 $C_{24}H_{30}O_5$ 398.50

化学名 (+)-4-{(1*R*,2*R*,3*aS*,8*bS*)-2-Hydroxy-1-[(1*E*,3*S*,4*S*)-3-hydroxy-4-methyloct-1-en-6-yn-1-yl]-2,3,3*a*,8*b*-tetrahydro-1*H*-cyclopenta[*b*][1]benzofuran-5-yl}butanoic acid

(+)-4-{(1*R*,2*R*,3*aS*,8*bS*)-2-羟基-1-[(1*E*,3*S*,4*S*)-3-羟基-4-甲基辛-1-烯-6-炔-1-基]-2,3,3*a*,8*b*-四氢-1*H*-环戊熳并[*b*][1]苯并呋喃-5-基}丁酸

CAS 登录号 94132-88-4

INN list 111

药效分类 血小板聚集抑制药

艾司丙喹

Esproquin（*INN*）

化学结构式

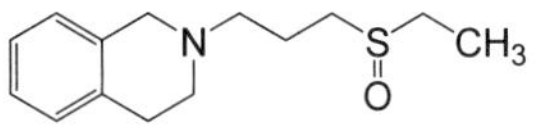

分子式和分子量 $C_{14}H_{21}NOS$ 251.39

化学名 2-[3-(Ethylsulfinyl)propyl]-1,2,3,4-tetrahydroisoquinoline

2-[3-(乙基亚硫酰基)丙基]-1,2,3,4-四氢异喹啉

CAS 登录号 37517-33-2; 23486-22-8[盐酸盐]

INN list 31

药效分类 升压药，血管收缩药

艾司氟比洛芬

Esflurbiprofen（*INN*）

化学结构式

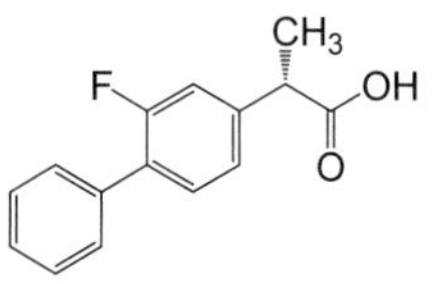

分子式和分子量 $C_{15}H_{13}FO_2$ 244.26

化学名 (*S*)-2-Fluoro-*α*-methyl-4-biphenylacetic acid

(*S*)-2-氟-*α*-甲基-4-联苯乙酸

CAS 登录号 51543-39-6
INN list 56
药效分类 抗炎镇痛药

艾司利卡西平

Eslicarbazepine（*INN*）

化学结构式

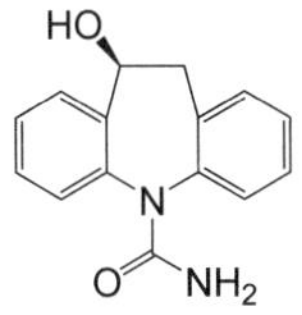

分子式和分子量 $C_{15}H_{14}N_2O_2$ 254.28

化学名 (10*S*)-10-Hydroxy-10,11-dihydro-5*H*-dibenzo[*b,f*]azepin-5-carboxamide

(10*S*)-10-羟基-10,11-二氢-5*H*-二苯并[*b,f*]氮杂䓬-5-甲酰胺

CAS 登录号 104746-04-5
INN list 90
药效分类 抗惊厥药

艾司洛尔

Esmolol（*INN*）

化学结构式

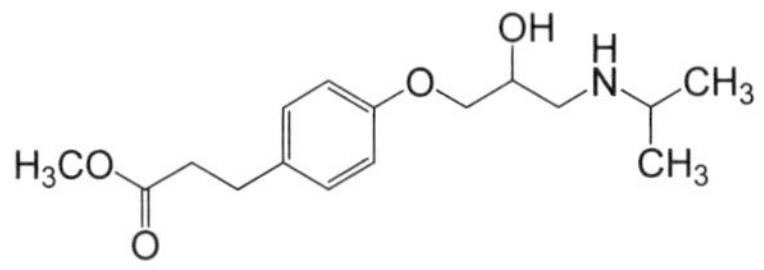

分子式和分子量 $C_{16}H_{25}NO_4$ 295.38

化学名 (±)-Methyl *p*-[2-hydroxy-3-(isopropylamino)propoxy] hydrocinnamate

(±)甲基 4-[2-羟基-3-(异丙氨基)丙氧基]苯基丙酸酯

CAS 登录号 103598-03-4; 81161-17-3[盐酸盐]
INN list 50
药效分类 β受体拮抗药
ATC 分类 C07AB09

艾司氯胺酮

Esketamine（*INN*）

化学结构式

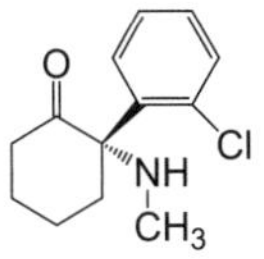

分子式和分子量 $C_{13}H_{16}ClNO$ 237.73

化学名 (*S*)-2-(*o*-Chlorophenyl)-2-(methylamino)cyclohexanone

(*S*)-2-(2-氯苯基)-2-(甲氨基)环己酮

CAS 登录号 33643-46-8
INN list 81
药效分类 全身麻醉药

艾司米氮平

Esmirtazapine（*INN*）

化学结构式

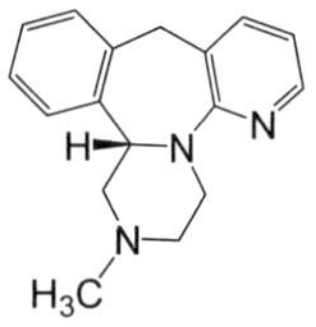

分子式和分子量 $C_{17}H_{19}N_3$ 265.35

化学名 (14*bS*)-2-Methyl-1,2,3,4,10,14*b*-hexahydropyrazino[2,1-*a*]pyrido[2,3-*c*] [2]benzazepine

(14*bS*)-2-甲基-1,2,3,4,10,14*b*-六氢吡嗪并[2,1-*a*]吡啶并[2,3-*c*][2]苯并氮杂䓬

CAS 登录号 61337-87-9; 680993-85-5[马来酸盐]
INN list 93
药效分类 5-羟色胺受体拮抗药

艾司索拉纳

Esafoxolaner（*INN*）

化学结构式

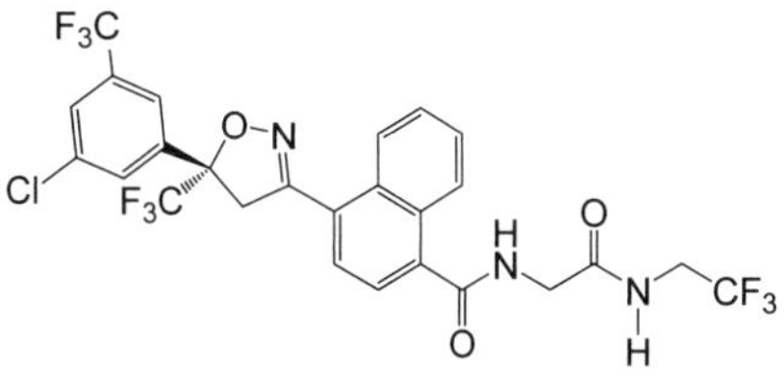

分子式和分子量 $C_{26}H_{17}ClF_9N_3O_3$ 625.88

化学名 4-[(5*S*)-5-[3-Chloro-5-(trifluoromethyl)phenyl]-5-(trifluoromethyl)-4,5-dihydro-1,2-oxazol-3-yl]-*N*-{2-oxo-2-[(2,2,2-trifluoroethyl)amino]ethyl}naphthalene-1-carboxamide

4-[(5*S*)-5-[3-氯-5-(三氟甲基)苯基]-5-(三氟甲基)-4,5-二氢-1,2-噁唑-3-基]-*N*-{2-氧代-2-[(2,2,2-三氟乙基)氨基]乙基}萘-1-甲酰胺

CAS 登录号 1096103-99-9
INN list 120
药效分类 抗寄生虫药(兽用)

艾司西苯唑啉

Escibenzoline（*INN*）

化学结构式

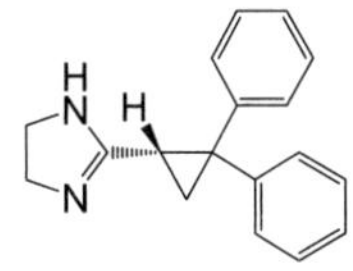

分子式和分子量 $C_{18}H_{18}N_2$ 262.36

化学名 (−)-2-[(1*S*)-2,2-Diphenylcyclopropyl]-4,5-dihydro-1*H*-imidazole

(−)-2-[(1*S*)-2,2-二苯基环丙烷基]-4,5-二氢-1*H*-咪唑

CAS 登录号 103419-18-7

INN list 125

药效分类 抗心律失常药

艾司西酞普兰

Escitalopram（*INN*）

化学结构式

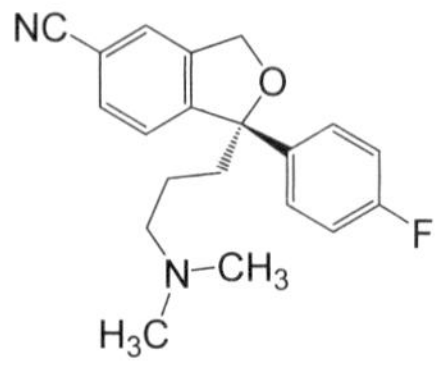

分子式和分子量 $C_{20}H_{21}FN_2O$ 324.39

化学名 (1*S*)-1-[3-(Dimethylamino)propyl]-1-(4-fluorophenyl)-3*H*-2-benzofuran-5-carbonitrile

(1*S*)-1-[3-(二甲基氨基)丙基]-1-(4-氟苯基)-3*H*-2-苯并呋喃-5-甲腈

CAS 登录号 128196-01-0

INN list 82

药效分类 5-羟色胺再摄取抑制药，抗抑郁药

艾司佐匹克隆

Eszopiclone（*INN*）

化学结构式

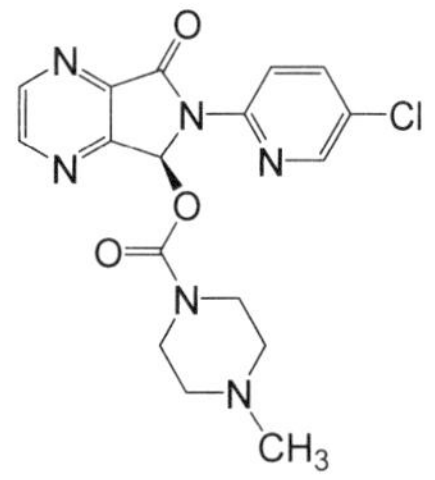

分子式和分子量 $C_{17}H_{17}ClN_6O_3$ 388.81

化学名 (+)-(5*S*)-6-(5-Chloropyridin-2-yl)-7-oxo-6,7-dihydro-5*H*-pyrrolo[3,4-*b*]pyrazin-5-yl 4-methylpiperazine-1-carboxylate

(+)-(5*S*)-6-(5-氯吡啶-2-基)-7-氧代-6,7-二氢-5*H*-吡咯并[3,4-*b*]吡嗪-5-基 4-甲基哌嗪-1-羧酸酯

CAS 登录号 138729-47-2

INN list 87

药效分类 催眠药

艾司唑仑

Estazolam（*INN*）

化学结构式

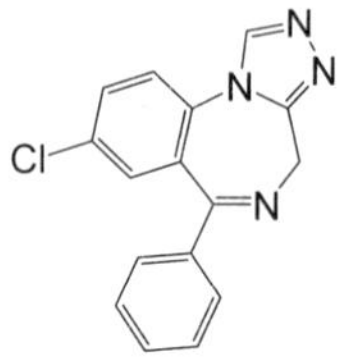

分子式和分子量 $C_{16}H_{11}ClN_4$ 294.74

化学名 8-Chloro-6-phenyl-4*H*-[1,2,4]triazolo[4,3-*a*][1,4]benzodiazepine

8-氯-6-苯基-4*H*-[1,2,4]三唑并[4,3-*a*][1,4]苯并二氮杂䓬

CAS 登录号 29975-16-4

INN list 31

药效分类 镇静催眠药

艾思卡托

Icenticaftor（*INN*）

化学结构式

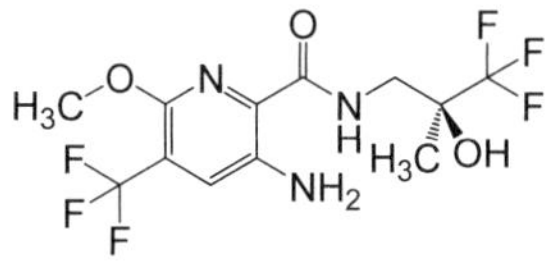

分子式和分子量 $C_{12}H_{13}F_6N_3O_3$ 361.24

化学名 3-Amino-6-methoxy-*N*-[(2*S*)-3,3,3-trifluoro-2-hydroxy-2-methylpropyl]-5-(trifluoromethyl)pyridine-2-carboxamide

3-氨基-6-甲氧基-*N*-[(2*S*)-3,3,3-三氟-2-羟基-2-甲基丙基]-5-(三氟甲基)吡啶-2-甲酰胺

CAS 登录号 1334546-77-8

INN list 122

药效分类 囊性纤维化跨膜转导调节因子(CFTR)调节药

艾他洛西

Etalocib（*INN*）

化学结构式

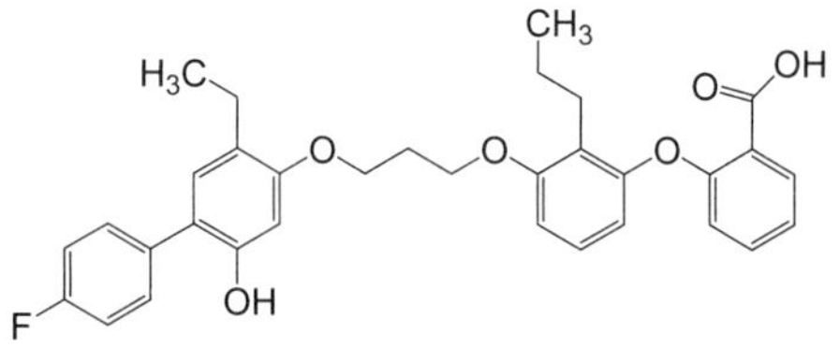

分子式和分子量 $C_{33}H_{33}FO_6$ 544.61

化学名 2-[3-[3-[(5-Ethyl-4'-fluoro-2-hydroxybiphenyl-4-yl)oxy]propoxy]-2-propylphenoxy]benzoic acid

2-[3-[3-[(5-乙基-4'-氟-2-羟基联苯基-4-基)氧基]丙氧基]-2-丙基苯氧基]苯甲酸

CAS 登录号 161172-51-6

INN list 92

药效分类 抗肿瘤药

艾他尼索

Eltanexor（*INN*）

化学结构式

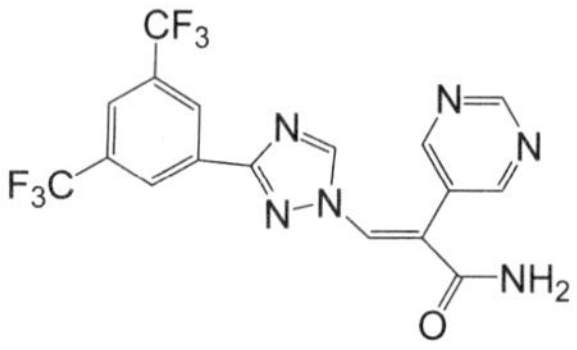

分子式和分子量 $C_{17}H_{10}F_6N_6O$ 428.30

化学名 (2*E*)-3-{3-[3,5-Bis(trifluoromethyl)phenyl]-1*H*-1,2,4-triazol-1-yl}-2-(pyrimidin-5-yl)prop-2-enamide

(2*E*)-3-{3-[3,5-二(三氟甲基)苯基]-1*H*-1,2,4-三唑-1-基}-2-(嘧啶-5-基)丙-2-烯酰胺

CAS 登录号 1642300-52-4

INN list 116

药效分类 抗肿瘤药

艾特咔林

Edotecarin（*INN*）

化学结构式

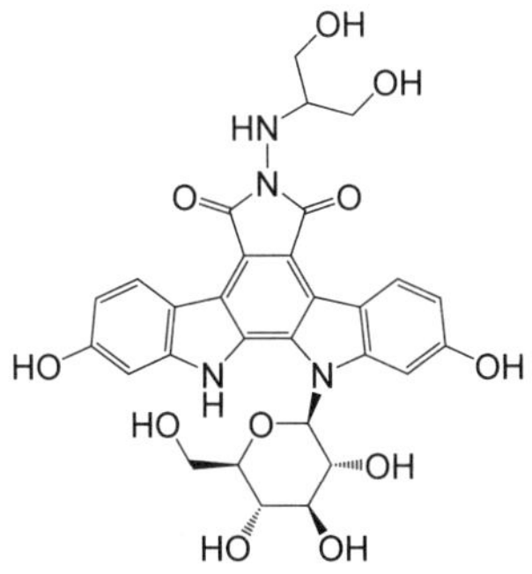

分子式和分子量 $C_{29}H_{28}N_4O_{11}$ 608.55

化学名 12-*β*-D-Glucopyranosyl-2,10-dihydroxy-6-[[2-hydroxy-1-(hydroxymethyl) ethyl]amino]-6,7,12,13-tetrahydro-5*H*-indolo[2,3-*a*]pyrrolo[3,4-*c*]carbazole-5,7-dione

12-*β*-D-吡喃葡萄糖基-2,10-二羟基-6-[[2-羟基-1-(羟甲基)乙基]氨基]-6,7,12,13-四氢-5*H*-吲哚并[2,3-*a*]吡咯并[3,4-*c*]咔唑-5,7- 二酮

CAS 登录号 174402-32-5

INN list 87

药效分类 抗肿瘤药

艾替班特

Icatibant（*INN*）

化学结构式

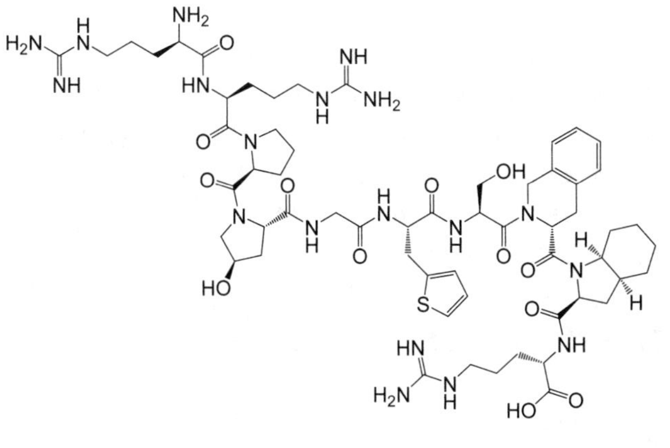

分子式和分子量 $C_{59}H_{89}N_{19}O_{13}S$ 1304.52

化学名 (*R*)-Arginyl-(*S*)-arginyl-(*S*)-propyl-(2*S*,4*R*)-(4-hydroxyprolyl)glycyl-(*S*)-[3-(2-thienyl)alanyl]-(*S*)-seryl-(*R*)-[(1,2,3,4-tetrahydro-3-isoquinolyl)carbonyl](2*S*,3*aS*,7*aS*)-[(hexahydro-2-indolinyl)carbonyl]-(*S*)-arginine

(*R*)-精氨酰-(*S*)-精氨酰-(*S*)-丙基-(2*S*,4*R*)-(4-羟基脯氨酰)甘氨酰-(*S*)-[3-(2-噻吩基)丙氨酰]-(*S*)-丝氨酰-(*R*)-[(1,2,3,4-四氢-3-异喹啉基)甲酰基](2*S*,3*aS*,7*aS*)-[(六氢-2-吲哚啉基)甲酰基]-(*S*)-精氨酸

CAS 登录号 130308-48-4; 138614-30-9[乙酸盐]

INN list 67

药效分类 缓激肽拮抗药

艾托格列净

Ertugliflozin（*INN*）

化学结构式

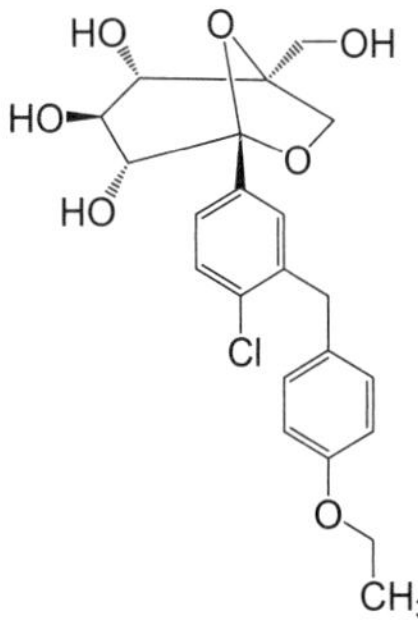

分子式和分子量 $C_{22}H_{25}ClO_7$ 436.13

化学名 (1*S*,2*S*,3*S*,4*R*,5*S*)-5-{4-Chloro-3-[(4-ethoxyphenyl)methyl]phenyl}-1-(hydroxymethyl)-6,8-dioxabicyclo[3.2.1]octane-2,3,4-triol

(1*S*,2*S*,3*S*,4*R*,5*S*)-5-{4-氯-3-[(4-乙氧基苯基)甲基]苯基}-1-(羟甲基)-6,8-二氧杂双环[3.2.1]辛烷-2,3,4-三醇

CAS 登录号 1210344-57-2

INN list 107

药效分类 抗糖尿病药

艾维雷韦

Elvitegravir（*INN*）

化学结构式

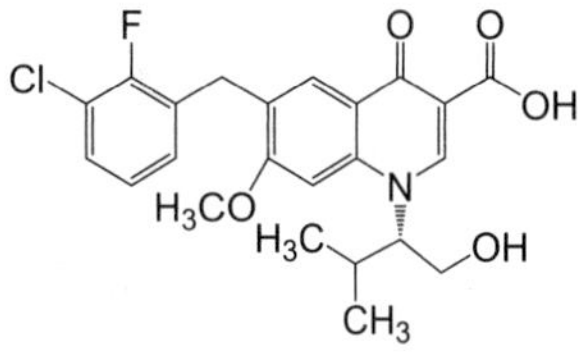

分子式和分子量 $C_{23}H_{23}ClFNO_5$ 447.90

化学名 6-[(3-Chloro-2-fluorobenzyl)methyl]-1-[(2*S*)-1-hydroxy-3-methylbutan-2-yl] -7-methoxy-4-oxo-1,4-dihydroquinoline-3-carboxylic acid

6-[(3-氯-2-氟苯基)甲基]-1-[(2*S*)-1-羟基-3-甲基丁-2-基]-7-甲氧基-4-氧代-1,4-二氢喹啉-3-羧酸

CAS 登录号 697761-98-1

INN list 97

药效分类 抗病毒药

艾昔可兰

Exicorilant（*INN*）

化学结构式

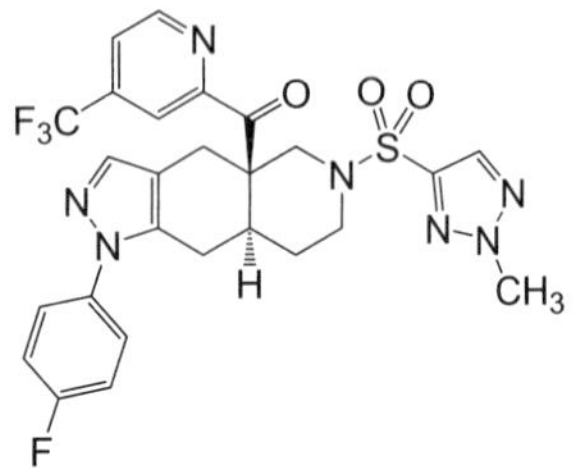

分子式和分子量　$C_{26}H_{23}F_4N_7O_3S$　589.57

化学名　[(4*aR*,8*aS*)-1-(4-Fluorophenyl)-6-(2-methyl-2*H*-1,2,3-triazole-4-sulfonyl)-1,4,5,6,7,8,8*a*,9-octahydro-4*aH*-pyrazolo[3,4-*g*]isoquinolin-4*a*-yl][4-(trifluoromethyl)pyridin- 2-yl]methanone

[(4a*R*,8a*S*)-1-(4-氟苯基)-6-(2-甲基-2*H*-1,2,3-三唑-4-磺酰基)-1,4,5,6,7,8,8*a*,9-八氢-4*aH*-吡唑并[3,4-*g*]异喹啉-4*a*-基][4-(三氟甲基)吡啶-2-基]甲酮

CAS 登录号　1781244-77-6

INN list　119

药效分类　糖皮质激素受体拮抗药

艾溴利平

Ibrolipim（*INN*）

化学结构式

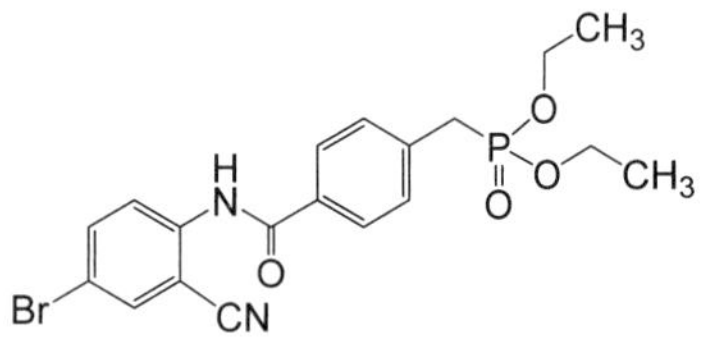

分子式和分子量　$C_{19}H_{20}BrN_2O_4P$　451.25

化学名　Diethyl [4-[(4-bromo-2-cyanophenyl)carbamoyl]benzyl] phosphonate

二乙基 [4-[(4-溴-2-氰基苯基)氨基甲酰]苄基]膦酸酯

CAS 登录号　133208-93-2

INN list　88

药效分类　抗动脉粥样硬化药

艾泽司他

Ezatiostat（*INN*）

化学结构式

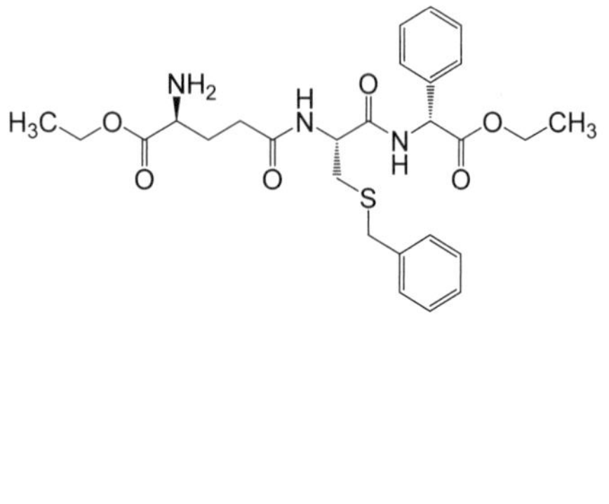

分子式和分子量　$C_{27}H_{35}N_3O_6S$　529.65

化学名　Ethyl (2*S*)-2-amino-4-{[(1*R*)-2-(benzylsulfanyl)-1-{[(1*R*)-2-ethoxy-2-oxo-1-phenylethyl]carbamoyl}ethyl]carbamoyl}butanoate

乙基 (2*S*)-2-氨基-4-{[(1*R*)-2-(苄基硫基)-1-{[(1*R*)-2-乙氧基-2-氧代-1-苯基乙基]氨甲酰基}乙基]氨甲酰基}丁酸酯

CAS 登录号　168682-53-9; 286942-97-0[盐酸盐]

INN list　98

药效分类　谷胱甘肽-S-转移酶抑制药

艾扎索南

Elzasonan（*INN*）

化学结构式

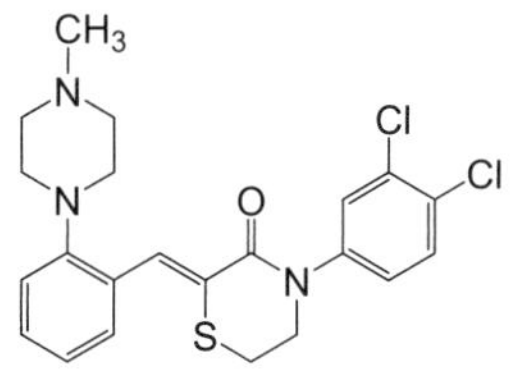

分子式和分子量　$C_{22}H_{23}Cl_2N_3OS$　448.41

化学名　(2*Z*)-4-(3,4-Dichlorphenyl)-2-[2-(4-methylpiperazin-1-yl) benzylidene]thiomorpholin-3-one

(2*Z*)-4-(3,4-二氯苯基)-2-[2-(4-甲基哌嗪-1-基)苄亚基]硫吗啉-3-酮

CAS 登录号　361343-19-3; 361343-20-6[枸橼酸盐 (1∶1)]

INN list　87

药效分类　抗抑郁药

艾宗特来

Izonsteride

化学结构式

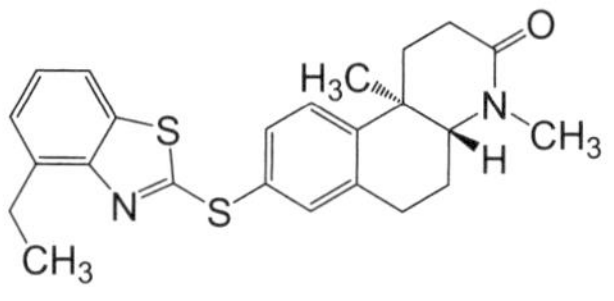

分子式和分子量　$C_{24}H_{26}N_2OS_2$　422.61

化学名　(4*aR*,10*bR*)-8-[(4-Ethyl-2-benzothiazolyl)thio]-1,4,4*a*,5,6,10*b*-hexahydro-4,10*b*-dimethylbenzo[*f*]quinolin-3(2*H*)-one

(4*aR*,10*bR*)-8-[(4-乙基-2-苯并噻唑基)硫基]-1,4,4*a*,5,6,10*b*-六氢-4,10*b*-二甲基苯并[*f*]喹啉-3(2*H*)-酮

CAS 登录号　176975-26-1

INN list　81

药效分类　睾酮还原酶抑制药，抗肿瘤药

爱地那非

Aildenafil

分子式和分子量　$C_{23}H_{32}N_6O_4S$　488.60

化学结构式

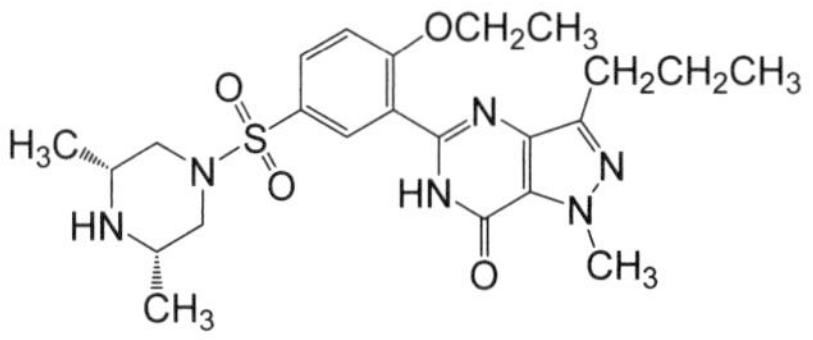

化学名　5-[5-[(3*S*,5*R*)-3,5-Dimethylpiperazin-1-yl]sulfonyl-2-ethoxyphenyl]-1-methyl-3-propyl-6*H*-pyrazolo[4,3-*d*]pyrimidin-7-one

5-[5-[(3*S*,5*R*)-3,5-二甲基哌嗪-1-基]磺酰基-2-乙氧基苯基]-1-甲基-3-丙基-6*H*-吡唑并[4,3-*d*]嘧啶-7-酮

CAS 登录号　496835-35-9; 1510770-77-0[枸橼酸盐(1∶1)]

药效分类　血管扩张药，抗性功能不全药

安吖啶

Amsacrine（*INN*）

化学结构式

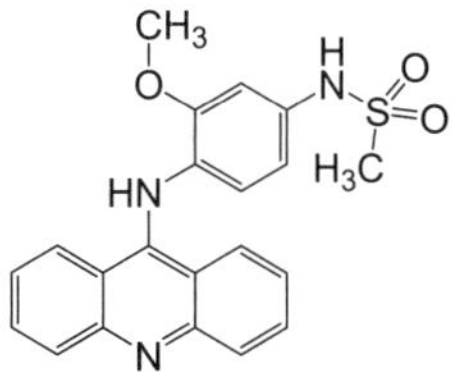

分子式和分子量　$C_{21}H_{19}N_3O_3S$　393.46

化学名　4'-(9-Acridinylamino)methanesulfon-*m*-anisidide

4'-(9-吖啶氨基)甲磺酰基-3-甲氧基苯胺

CAS 登录号　51264-14-3

INN list　44

药效分类　抗肿瘤药

ATC 分类　L01XX01

安巴腙

Ambazone（*INN*）

化学结构式

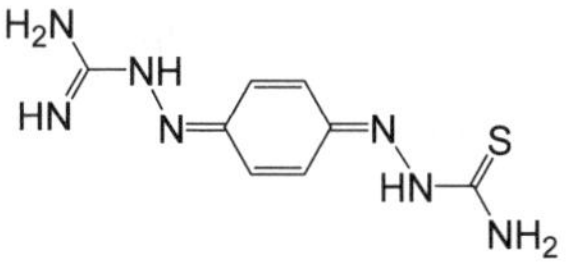

分子式和分子量　$C_8H_{11}N_7S$　237.28

化学名　[4-[2-(Diaminomethylidene)hydrazinyl]phenyl]iminothiourea

[4-[2-(二氨基甲亚基)肼基]苯基]氨亚基硫脲

CAS 登录号　539-21-9

INN list　8

药效分类　消毒防腐药，抗感染药

安贝氯铵

Ambenonium Chloride（*INN*）

分子式和分子量　$C_{28}H_{42}Cl_4N_4O_2$　608.47

化学结构式

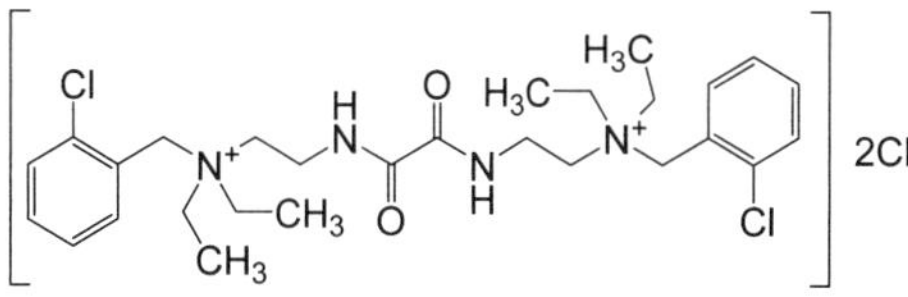

化学名　(2-Chlorophenyl)methyl-[2-[[2-[2-[(2-chlorophenyl)methyl-diethylazaniumyl]ethylamino]-2-oxoacetyl]amino]ethyl]-diethylazanium;dichloride

二氯化 (2-氯苯基)甲基-[2-[[2-[2-[(2-氯苯基)甲基-二乙基铵基]乙氨基]-2-氧代乙酰基]氨基]乙基]-二乙基铵

CAS 登录号　115-79-7; 52022-31-8[四水化物]; 7648-98-8[安贝铵]

INN list　6

药效分类　抗胆碱药

安吡托林

Anpirtoline（*INN*）

化学结构式

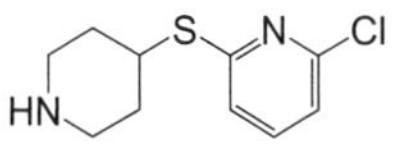

分子式和分子量　$C_{10}H_{13}ClN_2S$　228.74

化学名　4-[(6-Chloro-2-pyridyl)thio]piperidine

4-[(6-氯-2-吡啶基)硫基]哌啶

CAS 登录号　98330-05-3

INN list　54

药效分类　镇痛药

安吡昔康

Ampiroxicam（*INN*）

化学结构式

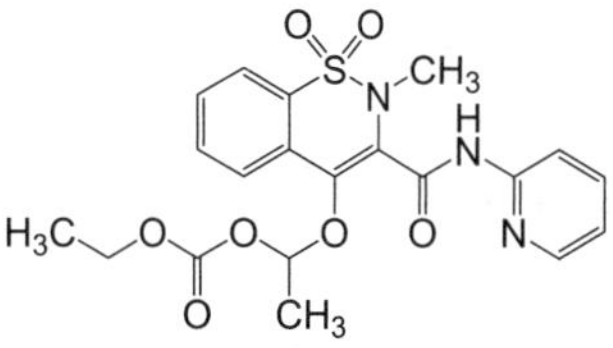

分子式和分子量　$C_{20}H_{21}N_3O_7S$　447.46

化学名　Ethyl 1-[[2-methyl-1,1-dioxo-3-(pyridin-2-ylcarbamoyl)-1λ^6,2-benzothiazin-4-yl]oxy]ethyl carbonate

乙基 1-[[2-甲基-1,1-二氧代-3-(吡啶-2-基氨甲酰基)-1λ^6,2-苯并噻嗪-4-基]氧基]乙基碳酸酯

CAS 登录号　99464-64-9

INN list　56

药效分类　抗炎镇痛药

安波霉素

Ambomycin（*INN*）

药物描述　Antibiotic produced by *Streptomyces ambofaciens*

Streptomyces ambofaciens 产生的抗生素
CAS 登录号 1402-81-9
INN list 13
药效分类 抗生素类抗肿瘤药

安布茶碱

Ambuphylline

化学结构式

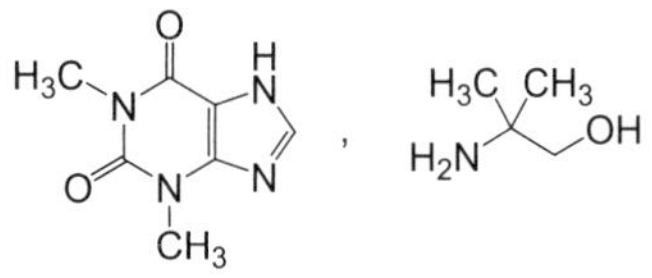

分子式和分子量 $C_7H_8N_4O_2 \cdot C_4H_{11}NO$ 269.30
化学名 Theophylline compound with 2-amino-2-methyl-1-propanol (1 : 1)

茶碱与 2-氨基-2-甲基-1-丙醇(1 : 1)的复合物
CAS 登录号 5634-34-4
药效分类 利尿药，平滑肌松弛药

安布可特

Amebucort（*INN*）

化学结构式

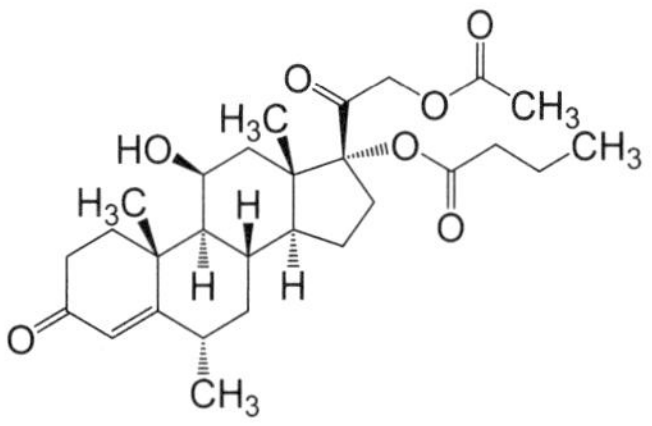

分子式和分子量 $C_{28}H_{40}O_7$ 488.61
化学名 11*β*,17*α*,21-Trihydroxy-6*α*-methylpregn-4-ene-3,20-dione-21-acetate-17- butyrate

11*β*,17*α*,21-三羟基-6*α*-甲基孕甾-4-烯-3,20-二酮-21-乙酸酯-17-丁酸酯
CAS 登录号 83625-35-8
INN list 54
药效分类 肾上腺皮质激素类药

安布赛特

Ambuside（*INN*）

化学结构式

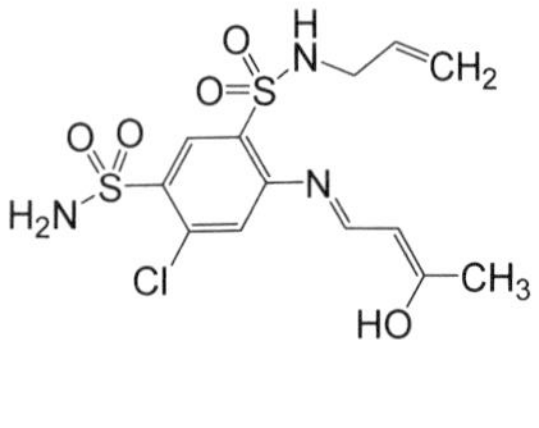

分子式和分子量 $C_{13}H_{16}ClN_3O_5S_2$ 393.87
化学名 *N*[1]-Allyl-4-chloro-6-[(3-hydroxyl-2-butenylidene)amino]-*m*-benzene- disulfonamide

N[1]-烯丙基-4-氯-6-[(3-羟基-2-丁烯亚基)氨基]-1,3-苯二磺酰胺
CAS 登录号 3754-19-6
INN list 19
药效分类 利尿药

安布替星

Ambruticin（*INN*）

化学结构式

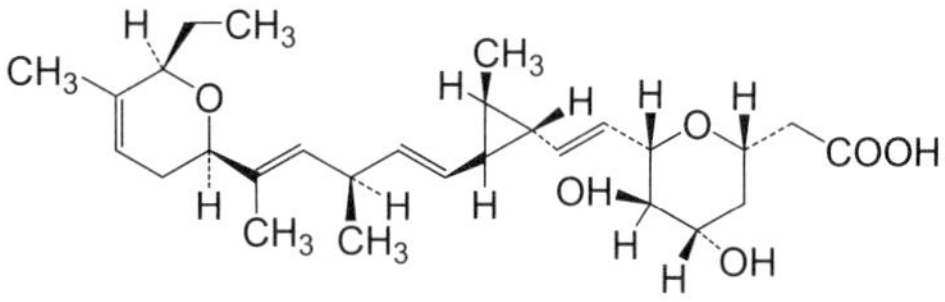

分子式和分子量 $C_{28}H_{42}O_6$ 474.63
化学名 6-[2-[2-[5-(6-Ethyl-3,6-dihydro-5-methyl-2*H*-pyran-2-yl)-3-methyl-1,4- hexadienyl]-3-methylcyclopropyl]vinyl] tetrahydro-4,5-dihydroxy-2*H*-pyran-2-acetic acid

6-[2-[2-[5-(6-乙基-3,6-二氢-5-甲基-2*H*-吡喃-2-基)-3-甲基-1,4-己二烯基]-3-甲基环丙基]乙烯基]四氢-4,5-二羟基-2*H*-吡喃-2-乙酸
CAS 登录号 58857-02-6
INN list 39
药效分类 抗真菌药

安布溴铵

Ambutonium Bromide

化学结构式

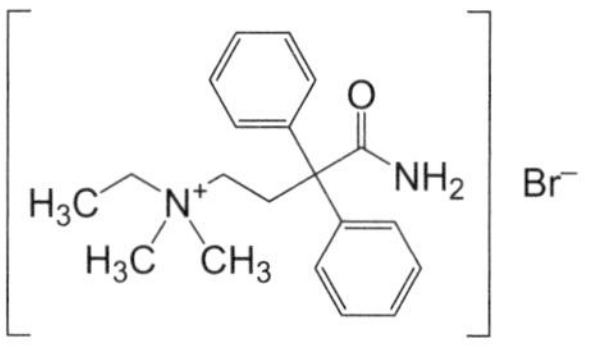

分子式和分子量 $C_{20}H_{27}N_2OBr$ 391.35
化学名 (3-Carbamoyl-3,3-diphenylpropyl)ethyldimethylammonium bromide

溴化 (3-氨基甲酰基-3,3-二苯丙基)乙基二甲基铵
CAS 登录号 115-51-5; 14007-49-9[安布铵]
药效分类 抗胆碱药

安达法林

Amdakefalin（*INN*）

分子式和分子量 $C_{37}H_{53}N_7O_6$ 691.87

化学结构式

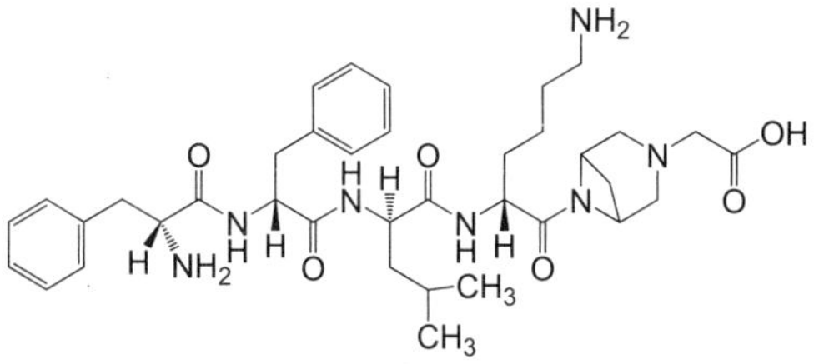

化学名 [6-(D-phenylalanyl-D-phenylalanyl-D-leucyl-D-lysyl)-3,6-diazabicyclo[3.1.1]heptan-3-yl]acetic acid

[6-(D-苯丙氨酰-D-苯丙氨酰-D-亮氨酰-D-赖氨酰)-3,6-二氮杂双环[3.1.1]庚烷-3-基]乙酸

CAS 登录号 2253747-71-4

INN list 122

药效分类 μ 和 δ 阿片受体激动药，镇痛药

安迪利塞

Amdizalisib（*INN*）

化学结构式

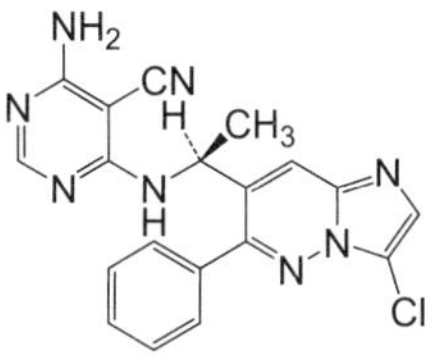

分子式和分子量 $C_{19}H_{15}ClN_8$ 390.84

化学名 4-Amino-6-{[(1*S*)-1-(3-chloro-6-phenylimidazo[1,2-*b*]pyridazin-7-yl)ethyl]amino}pyrimidine-5-carbonitrile

4-氨基-6-{[(1*S*)-1-(3-氯-6-苯基咪唑并[1,2-*b*]哒嗪-7-基)乙基]氨基}嘧啶-5-甲腈

CAS 登录号 1894229-05-0

INN list 125

药效分类 磷脂酰肌醇 3 激酶(PI3K)抑制药，免疫调制药，抗肿瘤药

安多司特

Andolast（*INN*）

化学结构式

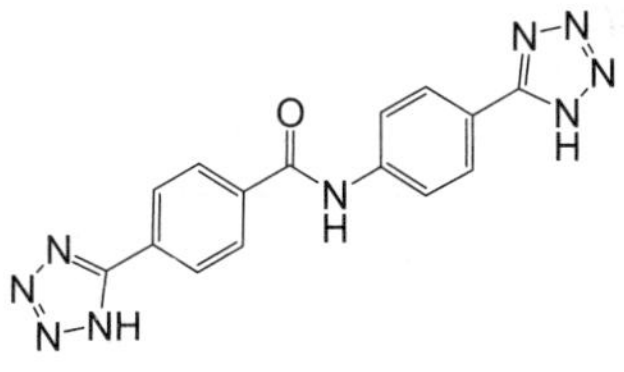

分子式和分子量 $C_{15}H_{11}N_9O$ 333.31

化学名 4-(2*H*-Tetrazol-5-yl)-*N*-[4-(2*H*-tetrazol-5-yl)phenyl]benzamide

4-(2*H*-四氮唑-5-基)-*N*-[4-(2*H*-四氮唑-5-基)苯基]苯甲酰胺

CAS 登录号 132640-22-3

INN list 67

药效分类 平喘药，抗过敏药

安非拉酮

Amfepramone（*INN*）

化学结构式

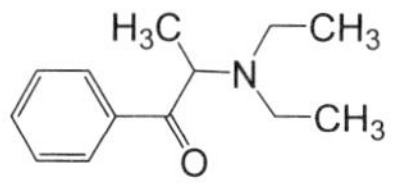

分子式和分子量 $C_{13}H_{19}NO$ 205.30

化学名 2-(Diethylamino)propiophenone

2-(二乙氨基)苯丙酮

CAS 登录号 90-84-6; 134-80-5[盐酸盐]

INN list 13

药效分类 食欲抑制药

安非雷司

Amfepentorex（*INN*）

化学结构式

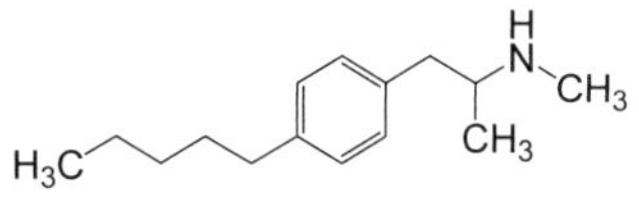

分子式和分子量 $C_{15}H_{25}N$ 219.37

化学名 *N*,*α*-Dimethyl-*p*-pentylphenethylamine

N,*α*-二甲基-4-戊基苯乙胺

CAS 登录号 15686-27-8

INN list 16

药效分类 食欲抑制药

安非氯醛

Amfecloral（*INN*）

化学结构式

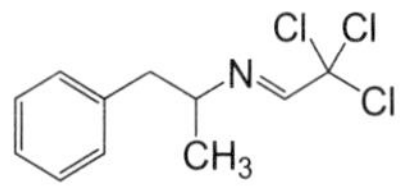

分子式和分子量 $C_{11}H_{12}Cl_3N$ 264.58

化学名 *α*-Methyl-*N*-(2,2,2-trichloroethylidene)phenethylamine

α-甲基-*N*-(2,2,2-三氯乙亚基)苯乙胺

CAS 登录号 5581-35-1

INN list 12

药效分类 食欲抑制药，精神兴奋药

安非尼酮

Amphenidone（*INN*）

分子式和分子量 $C_{11}H_{10}N_2O$ 186.21

化学结构式

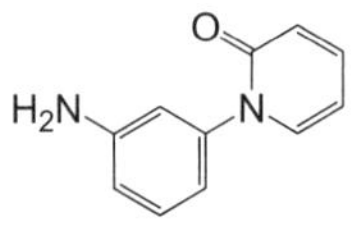

化学名 1-(*m*-Aminophenyl)-2(1*H*)-pyridone

1-(3-氨苯基)-2(1*H*)-吡啶酮

CAS 登录号 134-37-2

INN list 10

药效分类 镇静催眠药

安非他尼

Amfetaminil（*INN*）

化学结构式

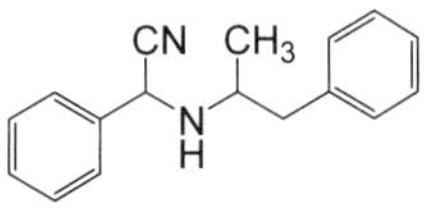

分子式和分子量 $C_{17}H_{18}N_2$ 250.34

化学名 [(*α*-Methylphenethyl)amino]benzeneacetonitrile

[(*α*-甲基苯乙基)氨基]苯乙腈

CAS 登录号 17590-01-1

INN list 40

药效分类 精神兴奋药

安非他酮

Bupropion（*INN*）

化学结构式

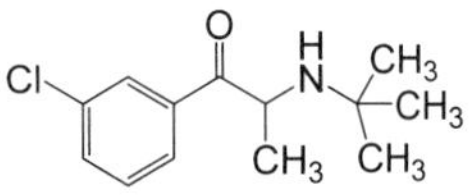

分子式和分子量 $C_{13}H_{18}ClNO$ 239.74

化学名 (±)-2-(*tert*-Butylamino)-3'-chloropropiophenone

(±)-2-叔丁氨基-3'-氯苯丙酮

CAS 登录号 34911-55-2; 31677-93-7[盐酸盐]

INN list 83

药效分类 抗抑郁药

安福霉素

Amfomycin（*INN*）

化学结构式（见下）

分子式和分子量 $C_{58}H_{91}N_{13}O_{20}$ 1290.44

化学名 (2*R*,3*S*)-4-[[(2*S*)-1-[[2-[[(2*S*)-1-[[2-[[(2*R*,3*S*)-1-[[(2*S*)-1-[(2*S*)-2-[[(1*S*)-1-[(3*S*,9*aR*)-1,4-Dioxo-3,6,7,8,9,9*a*-hexahydro-2*H*-pyrido[1,2-*a*]pyrazin-3-yl]ethyl]carbamoyl]pyrrolidin-1-yl]-3-methyl-1-oxobutan-2-yl]amino]-3-amino-1-oxobutan-2-yl]amino]-2-oxoethyl]amino]-3-carboxy-1-oxopropan-2-yl]amino]-2-oxoethyl]amino]-3-carboxy-1-oxopropan-2-yl]amino]-3-[[(2*S*)-3-carboxy-2-[[(*E*)-10-methyldodec-3-enoyl]amino]propanoyl]amino]-2-methyl-4-oxobutanoic acid

(2*R*,3*S*)-4-[[(2*S*)-1-[[2-[[(2*S*)-1-[[2-[[(2*R*,3*S*)-1-[[(2*S*)-1-[(2*S*)-2-[[(1*S*)-1-[(3*S*,9*aR*)-1,4-二氧代-3,6,7,8,9,9*a*-六氢-2*H*-吡啶并[1,2-*a*]吡嗪-3-基]乙基]氨甲酰基]吡咯烷-1-基]-3-甲基-1-氧代丁-2-基]氨基]-3-氨基-1-氧代丁-2-基]氨基]-2-氧代乙基]氨基]-3-羧基-1-氧代丙-2-基]氨基]-2-氧代乙基]氨基]-3-羧基-1-氧代丙-2-基]氨基]-3-[[(2*S*)-3-羧基-2-[[(*E*)-10-甲基十二-3-烯酰基]氨基]丙酰基]氨基]-2-甲基-4-氧代丁酸

CAS 登录号 1402-82-0

INN list 12

药效分类 抗生素类药

安福萘酸

Amfonelic Acid（*INN*）

化学结构式

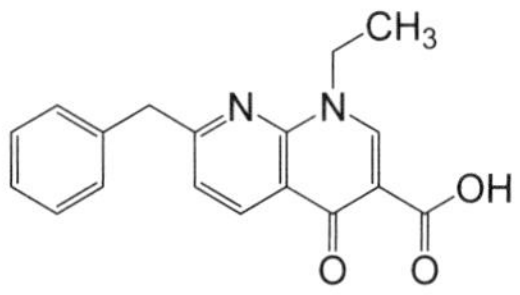

分子式和分子量 $C_{18}H_{16}N_2O_3$ 308.33

化学名 7-Benzyl-1-ethyl-1,4-dihydro-4-oxo-1,8-naphthyridine-3-carboxylic acid

7-苄基-1-乙基-1,4-二氢-4-氧代-1,8-二氮杂萘-3-羧酸

CAS 登录号 15180-02-6

INN list 18

药效分类 精神兴奋药

安卡洛尔

Ancarolol（*INN*）

分子式和分子量 $C_{18}H_{24}N_2O_4$ 332.39

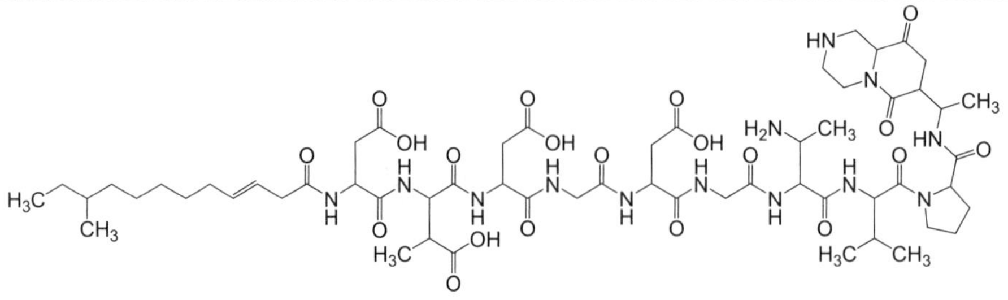

安福霉素

化学结构式

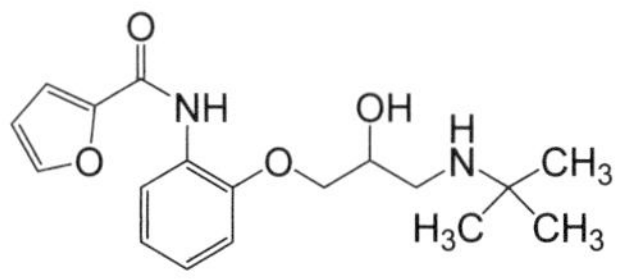

化 学 名 (±)-2'-[3-(*tert*-Butylamino)-2-hydroxypropoxy]-2-furananilide

(±)-2'-[3-(叔丁氨基)-2-羟基丙氧基]-2-呋喃甲酰苯胺

CAS 登录号 75748-50-4

INN list 47

药效分类 β受体拮抗药

安卡色替

Amcasertib（*INN*）

化学结构式

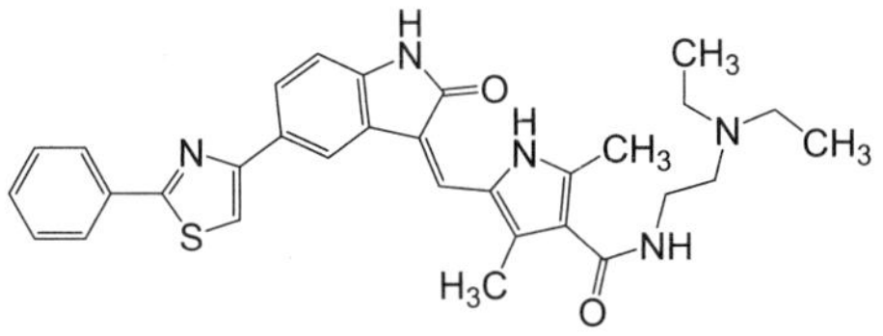

分子式和分子量 $C_{31}H_{33}N_5O_2S$ 539.24

化 学 名 *N*-[2-(Diethylamino)ethyl]-2,4-dimethyl-5-{[2-oxo-5-(2-phenyl-1,3-thiazol-4-yl)-1,2-dihydro-3*H*-indol-3-ylidene]methyl}-1*H*-pyrrole-3-carboxamide

N-[2-(二乙氨基)乙基]-2,4-二甲基-5-{[2-氧代-5-(2-苯基-1,3-噻唑-4-基)-1,2-二氢-3*H*-吲哚-3-亚基]甲基}-1*H*-吡咯-3-甲酰胺

CAS 登录号 1129403-56-0

INN list 113

药效分类 抗肿瘤药

安克莫南

Ancremonam（*INN*）

化学结构式

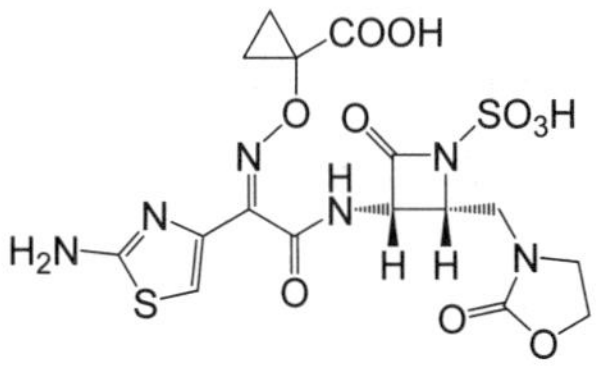

分子式和分子量 $C_{16}H_{18}N_6O_{10}S_2$ 518.47

化学名 1-({(*Z*)-[1-(2-Amino-1,3-thiazol-4-yl)-2-oxo-2-({(3*S*,4*R*)-2-oxo-4-[(2-oxo-1,3-oxazolidin-3-yl)methyl]-1-sulfoazetidin-3-yl}amino)ethylidene]amino}oxy)cyclopropane-1-carboxylic acid

1-({(*Z*)-[1-(2-氨基-1,3-噻唑-4-基)-2-氧代-2-({(3*S*,4*R*)-2-氧代-4-[(2-氧代-1,3-噁唑烷-3-基)甲基]-1-磺酸基-3-基}氨基)乙亚基]氨基}氧基)环丙烷-1-羧酸

CAS 登录号 1810051-96-7

INN list 123

药效分类 单环β-内酰胺抗生素类药

安拉罗汀

Amsilarotene（*INN*）

化学结构式

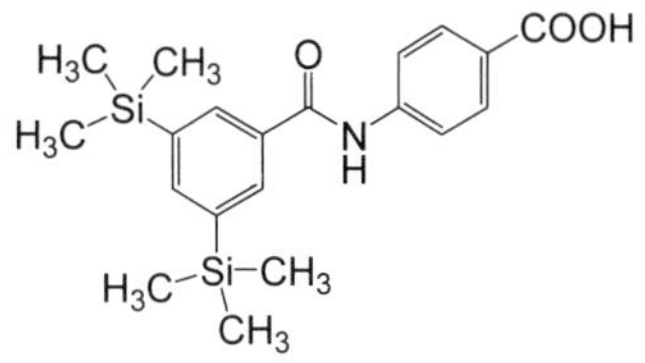

分子式和分子量 $C_{20}H_{27}NO_3Si_2$ 385.60

化学名 4-[3,5-Bis(trimethylsilyl)benzamido]benzoic acid

4-[3,5-双(三甲基硅烷基)苯甲酰氨基]苯甲酸

CAS 登录号 125973-56-0

INN list 98

药效分类 抗肿瘤药

安立生坦

Ambrisentan（*INN*）

化学结构式

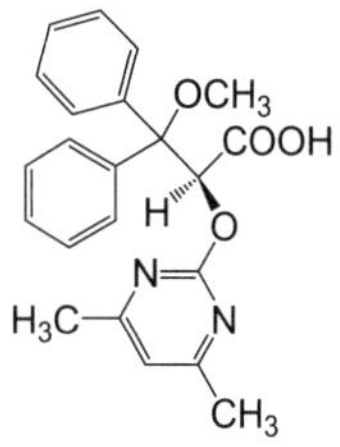

分子式和分子量 $C_{22}H_{22}N_2O_4$ 378.42

化学名 (+)-(2*S*)-2-[(4,6-Dimethylpyrimidin-2-yl)oxy]-3-methoxy-3,3- diphenylpropanoic acid

(+)-(2*S*)-2-[(4,6-二甲基嘧啶-2-基)氧基]-3-甲氧基-3,3-二苯基丙酸

CAS 登录号 177036-94-1

INN list 85

药效分类 抗高血压药

ATC 分类 C02KX02

安立韦克

Ancriviroc（*INN*）

化学结构式

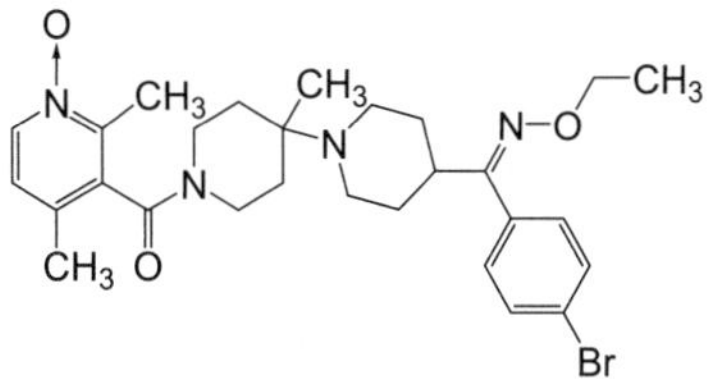

分子式和分子量 $C_{28}H_{37}BrN_4O_3$ 557.52

化学名 4-[(*Z*)-(4-Bromophenyl)(ethoxyimino)methyl]-1'-[(2,4-

dimethyl-1- oxidopyridin-3-yl)carbonyl]-4'-methyl-1,4'-bipiperidine

4-[(*Z*)-(4-溴苯基)(乙氧氨亚基)甲基]-1'-[(2,4-二甲基-1-氧化吡啶-3-基)甲酰基]-4'-甲基-1,4'-二哌啶

CAS 登录号 370893-06-4

INN list 92

药效分类 抗病毒药

安罗替尼

Anlotinib

化学结构式

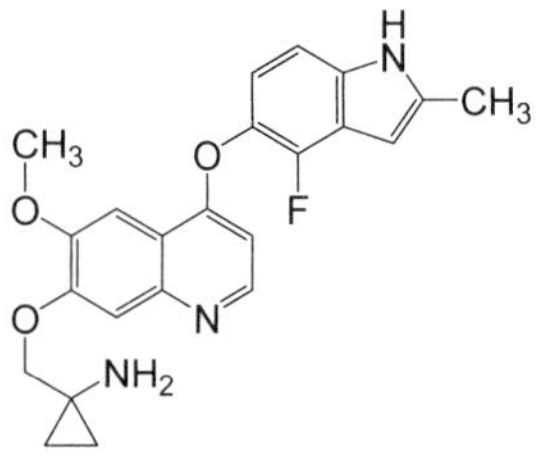

分子式和分子量 $C_{23}H_{22}FN_3O_3$ 407.44

化学名 1-[[4-[(4-Fluoro-2-methyl-1*H*-indol-5-yl)oxy]-6-methoxyquinolin-7-yl]oxymethyl]cyclopropan-1-amine

1-[[4-[(4-氟-2-甲基-1*H*-吲哚-5-基)氧基]-6-甲氧基喹啉-7-基]氧甲基]环丙烷-1-胺

CAS 登录号 1058156-90-3; 1360460-82-7[盐酸盐(1∶2)]

药效分类 蛋白激酶抑制药，抗肿瘤药

安麦角

Amesergide（*INN*）

化学结构式

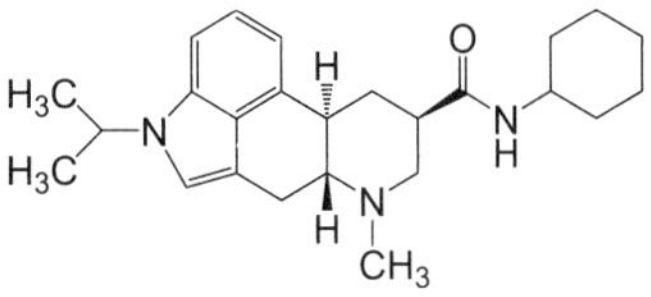

分子式和分子量 $C_{25}H_{35}N_3O$ 393.56

化学名 *N*-Cyclohexyl-1-isopropyl-6-methyl ergoline-8*β*-carboxamide

N-环己基-1-异丙基-6-甲基麦角灵-8*β*-甲酰胺

CAS 登录号 121588-75-8

INN list 67

药效分类 5-羟色胺受体拮抗药

安乃近

Metamizole Sodium（*INN*）

化学结构式

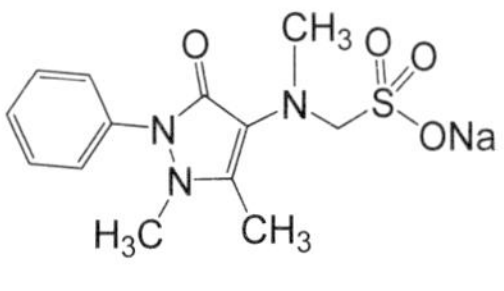

分子式和分子量 $C_{13}H_{16}N_3NaO_4S$ 333.34

化学名 Sodium [(1,5-dimethyl-3-oxo-2-phenylpyrazol-4-yl)-methylamino]methanesulfonate

[(1,5-二甲基-3-氧代-2-苯基吡唑-4-基)-甲基氨基]甲磺酸钠

CAS 登录号 68-89-3; 5907-38-0[一水合物]

INN list 53

药效分类 解热镇痛药

安奈格列汀

Anagliptin（*INN*）

化学结构式

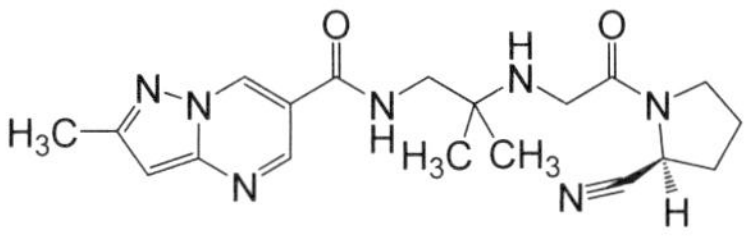

分子式和分子量 $C_{19}H_{25}N_7O_2$ 383.45

化学名 *N*-[2-[[2-[(2*S*)-2-Cyanopyrrolidin-1-yl]-2-oxoethyl]amino]-2-methylpropyl]-2-methylpyrazolo[1,5-*a*]pyrimidine-6-carboxamide

N-[2-[[2-[(2*S*)-2-氰基吡咯烷-1-基]-2-氧代乙基]氨基]- 2-甲基丙基]-2-甲基吡唑并[1,5-*a*]嘧啶-6-甲酰胺

CAS 登录号 739366-20-2

INN list 103

药效分类 抗糖尿病药

安哌齐特

Amperozide（*INN*）

化学结构式

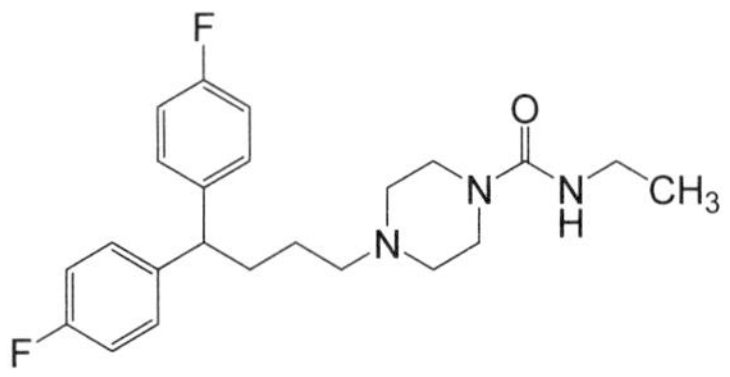

分子式和分子量 $C_{23}H_{29}F_2N_3O$ 401.49

化学名 4-[4,4-Bis(*p*-fluorophenyl)butyl]-*N*-ethyl-1-piperazinecarboxamide

4-[4,4-双(4-氟苯基)丁基]-*N*-乙基-1-哌嗪甲酰胺

CAS 登录号 75558-90-6; 75529-73-6[盐酸盐]

INN list 45

药效分类 抗精神病药

安匹立明

Ampyrimine（*INN*）

化学结构式

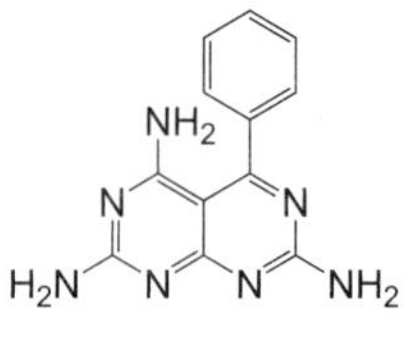

分子式和分子量 $C_{12}H_{11}N_7$ 253.26

化学名 2,4,7-Triamino-5-phenylpyrimido[4,5-*d*]pyrimidine

2,4,7-三氨基-5-苯基嘧啶并[4,5-*d*]嘧啶

CAS 登录号 5587-93-9

INN list 13

药效分类 利尿药

安普罗铵

Amprolium（*INN*）

化学结构式

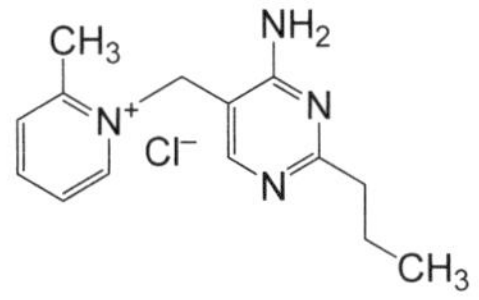

分子式和分子量 $C_{14}H_{19}ClN_4$ 278.78

化学名 1-[(4-Amino-2-propyl-5-pyrimidinyl)methyl]-2-picolinium chloride

氯化 1-[(4-氨基-2-丙基-5-嘧啶基)甲基]-2-甲基吡啶鎓

CAS 登录号 121-25-5; 3053-18-7[单盐酸盐]

INN list 16

药效分类 抗球虫药

安普霉素

Apramycin（*INN*）

化学结构式

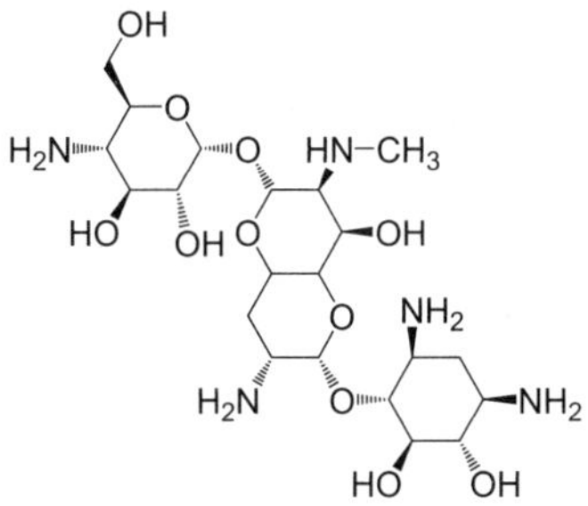

分子式和分子量 $C_{21}H_{41}N_5O_{11}$ 539.58

化学名 4-*O*-[(8*R*)-2-Amino-8-*O*-(4-amino-4-deoxy-*α*-D-glucopyranosyl)-2,3,7- trideoxy-7-(methylamino)-D-glycerol-*α*-D-*allo*-octodialdo-1,5:8,4- dipyranos-1-yl]-2-deoxy-D-streptamine

4-*O*-[(8*R*)-2-氨基-8-*O*-(4-氨基-4-脱氧-*α*-D-吡喃葡萄糖基)-2,3,7-三脱氧-7-(甲氨基)-D-丙三醇-*α*-D-别辛二醛-1,5:8,4-二吡喃糖-1-基]-2-脱氧-D-链霉胺

CAS 登录号 37321-09-8; 41194-16-5[取代物]

INN list 31

药效分类 抗生素类药

安曲非宁

Antrafenine（*INN*）

分子式和分子量 $C_{30}H_{26}F_6N_4O_2$ 588.54

化学结构式

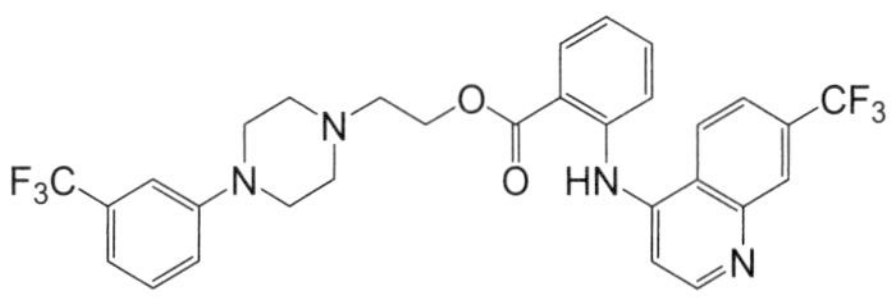

化学名 2-[4-(*α,α,α*-Trifluoro-*m*-tolyl)-1-piperazinyl]ethyl-*N*-[7-(trifluoromethyl) -4-quinolyl]anthranilate

2-[4-(*α,α,α*-三氟-3-甲苯基)-1-哌嗪基]乙基-*N*-[7-(三氟甲基)-4-喹啉基]-2-氨基苯羧酸酯

CAS 登录号 55300-29-3

INN list 35

药效分类 镇痛药

安曲霉素

Antramycin（*INN*）

化学结构式

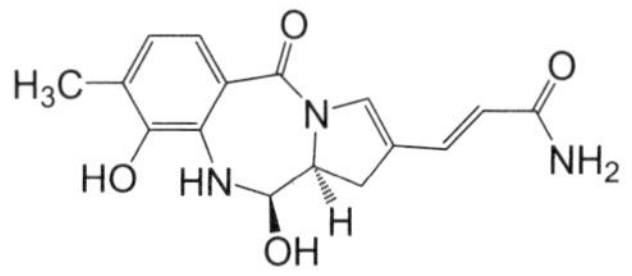

分子式和分子量 $C_{16}H_{17}N_3O_4$ 315.32

化学名 (2*E*)-3-[(11*R*,11*aS*)-5,10,11,11*a*-Tetrahydro-9,11-dihydroxy-8-methyl-5-oxo-1*H*-pyrrolo[2,1-*c*][1,4]benzodiazepin-2-yl]-2-propenamide

(2*E*)-3- [(11*R*,11*aS*)-5,10,11,11*a*-四氢-9,11-二羟基-8-甲基-5-氧代-1*H*-吡咯并[2,1-*c*][1,4]苯并二氮杂䓬-2-基]-2-丙烯酰胺

CAS 登录号 4803-27-4

INN list 17

药效分类 抗生素类药

安塞曲匹

Anacetrapib（*INN*）

化学结构式

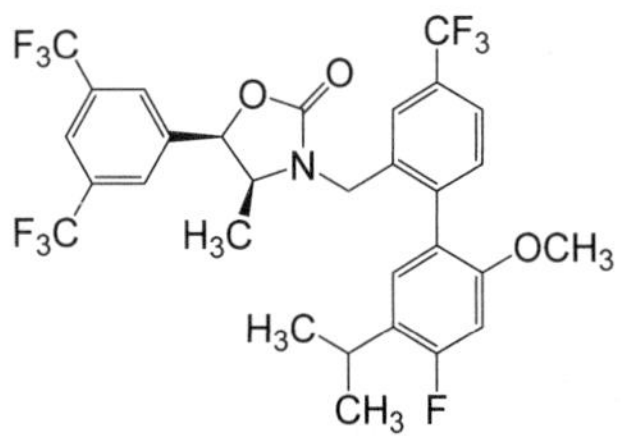

分子式和分子量 $C_{30}H_{25}F_{10}NO_3$ 637.51

化学名 (4*S*,5*R*)-5-[3,5-Bis(trifluoromethyl)phenyl]-3-[[4'-fluoro-2'-methoxy -5'-(propan-2-yl)-4-(trifluoromethyl)[1,1'-biphenyl]-2-yl]methyl]-4-methyl-1,3-oxazolidin-2-one

(4*S*,5*R*)-5-[3,5-双(三氟甲基)苯基]-3-[[4'-氟-2'-甲氧基-5'-(丙-2-基)-4-(三氟甲基)[1,1'-二苯基]-2-基]甲基]-4-甲基-1,3-噁唑烷-2-酮

CAS 登录号 875446-37-0

INN list 98

药效分类 降血脂药

安森司群

Amcenestrant（*INN*）

化学结构式

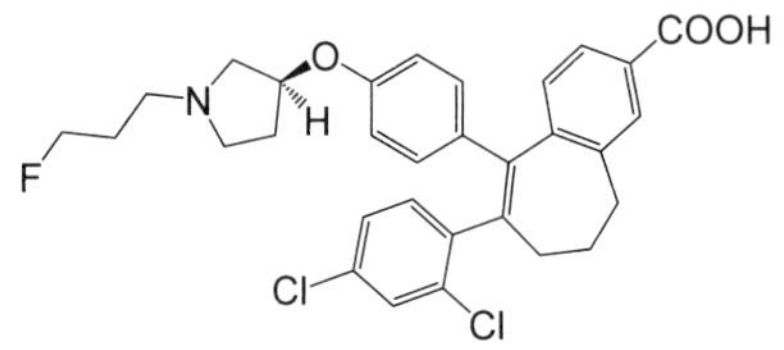

分子式和分子量 $C_{31}H_{30}Cl_2FNO_3$ 554.48

化学名 8-(2,4-Dichlorophenyl)-9-(4-{[(3*S*)-1-(3-fluoropropyl)pyrrolidin-3-yl]oxy}phenyl)-6,7-dihydro-5*H*-benzo[7]annulene-3-carboxylic acid

8-(2,4-二氯苯基)-9-(4-{[(3*S*)-1-(3-氟丙基)吡咯烷-3-基]氧}苯基)-6,7-二氢-5*H*-苯并[7]轮烯-3-羧酸

CAS 登录号 2114339-57-8

INN list 122

药效分类 抗雌激素药

安索氯芬铵

Chlorphenoctium Amsonate（*INN*）

化学结构式

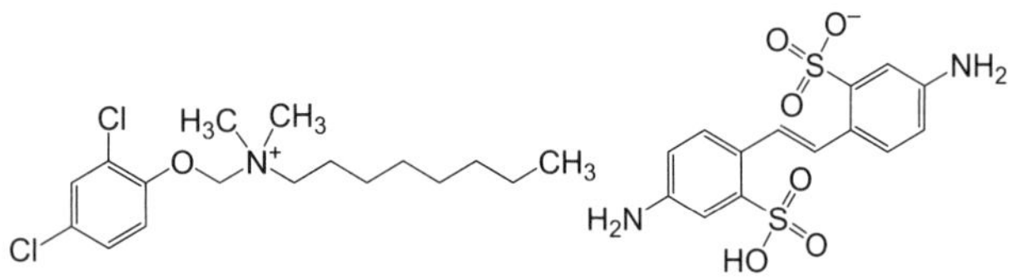

分子式和分子量 $C_{31}H_{41}Cl_2N_3O_7S_2$ 702.71

化学名 5-Amino-2-[(*E*)-2-(4-amino-2-sulfophenyl)ethenyl]benzenesulfonate (2,4-dichlorophenoxy)methyl-dimethyl-octylazanium

5-氨基-2-[(*E*)-2-(4-氨基-2-磺酸基苯基)乙烯叉基]苯磺酸化 (2,4-二氯苯氧基)甲基-二甲基-辛铵

CAS 登录号 7168-18-5

INN list 8

药效分类 消毒防腐药

安索西汀

Ansoxetine（*INN*）

化学结构式

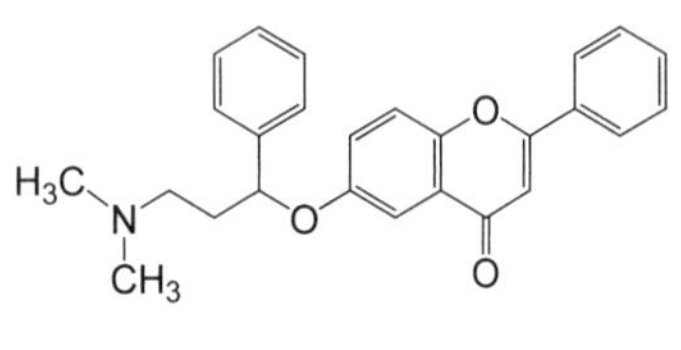

分子式和分子量 $C_{26}H_{25}NO_3$ 399.48

化学名 (±)-6-[3-(Dimethylamino)-1-phenylpropoxy]-2-phenyl-4*H*-1-benzopyran- 4-one

(±)-6-[3-(二甲基氨基)-1-苯基丙氧基]-2-苯基-4*H*-1-苯并吡喃-4-酮

CAS 登录号 79130-64-6

INN list 58

药效分类 抗抑郁药

安他非尼

Antafenite（*INN*）

化学结构式

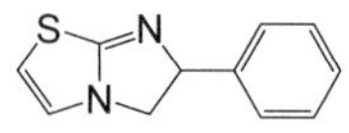

分子式和分子量 $C_{11}H_{10}N_2S$ 202.28

化学名 (±)-5,6-Dihydro-6-phenylimidazo[2,1-*b*]thiazole

(±)-5,6-二氢-6-苯基咪唑并[2,1-*b*]噻唑

CAS 登录号 15301-45-8

INN list 15

药效分类 抗蠕虫药

安他唑啉

Antazoline（*INN*）

化学结构式

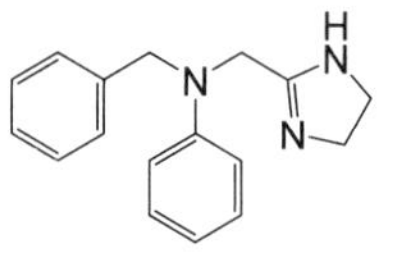

分子式和分子量 $C_{17}H_{19}N_3$ 265.36

化学名 *N*-Benzyl-*N*-(4,5-dihydro-1*H*-imidazol-2-ylmethyl)aniline

N-苄基-*N*-(4,5-二氢-1*H*-咪唑-2-基甲基)苯胺

CAS 登录号 91-75-8; 2508-72-7[盐酸盐]

INN list 1

药效分类 抗组胺药

安他唑尼

Antazonite（*INN*）

化学结构式

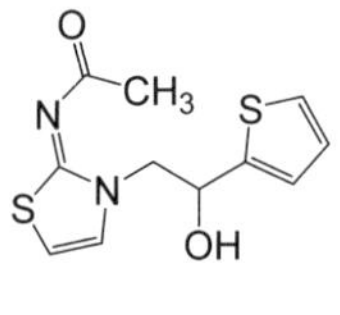

分子式和分子量 $C_{11}H_{12}N_2O_2S_2$ 268.36

化学名 (±)-*N*-[3-[2-Hydroxy-2-(2-thienyl)ethyl]-4-thiazoline-2-ylidene]acetamide

(±)-*N*-[3-[2-羟基-2-(2-噻吩基)乙基]-4-噻唑啉-2-亚基]乙酰胺

CAS 登录号 5028-87-5

INN list 15

药效分类 抗蠕虫药

安太霉素

Antelmycin（*INN*）

化学结构式

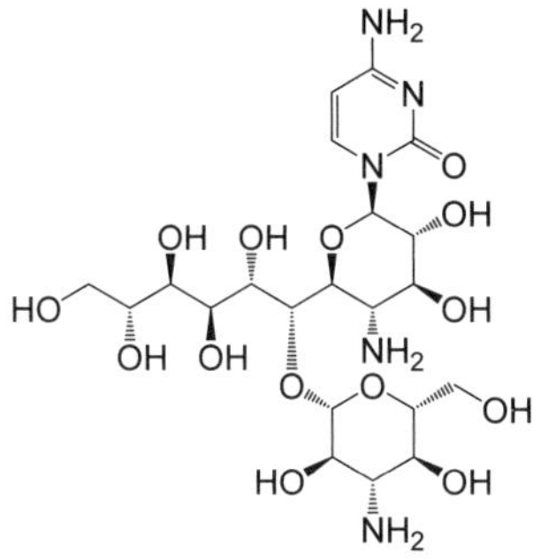

分子式和分子量 $C_{21}H_{37}N_5O_{14}$ 583.55

化学名 4-Amino-1-[(2*R*,3*R*,4*S*,5*S*,6*S*)-5-amino-6-[(1*R*,2*S*,3*S*,4*R*,5*R*)-1-[(2*S*,3*R*,4*S*,5*S*,6*R*)-4-amino-3,5-dihydroxy-6-(hydroxymethyl)oxan-2-yl]oxy-2,3,4,5,6-pentahydroxyhexyl]-3,4-dihydroxyoxan-2-yl]pyrimidin-2-one

4-氨基-1-[(2*R*,3*R*,4*S*,5*S*,6*S*)-5-氨基-6-[(1*R*,2*S*,3*S*,4*R*,5*R*)-1-[(2*S*,3*R*,4*S*,5*S*,6*R*)-4-氨基-3,5-二羟基-6-(羟甲基)氧杂环己烷-2-基]氧基-2,3,4,5,6-五羟基己基]-3,4-二羟基氧杂环己烷-2-基]嘧啶-2-酮

CAS 登录号 1402-84-2

INN list 15

药效分类 抗生素类药，抗蠕虫药

安锑锂明

Anthiolimine（*INN*）

化学结构式

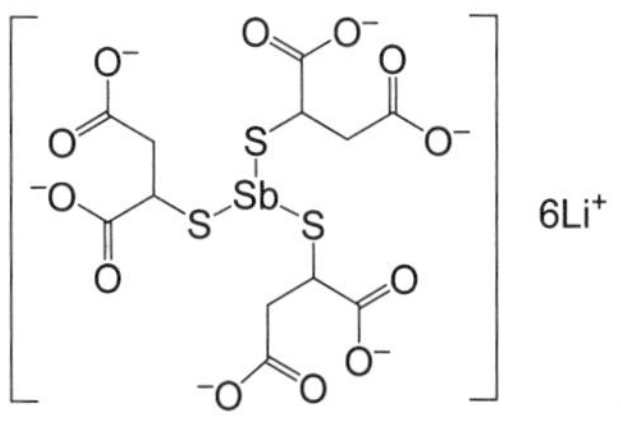

分子式和分子量 $C_{12}H_9Li_6O_{12}S_3Sb$ 604.79

化学名 Exalithium;2-[bis(1,2-dicarboxylatoethylsulfanyl)stibanylsulfanyl]butanedioate

2-[双(1,2-二氧负离子羰基乙基硫基)锑基硫基]丁二酸六锂

CAS 登录号 305-97-5

INN list 37

药效分类 抗阿米巴虫药

安替比林

Phenazone（*INN*）

分子式和分子量 $C_{11}H_{12}N_2O$ 188.23

化学结构式

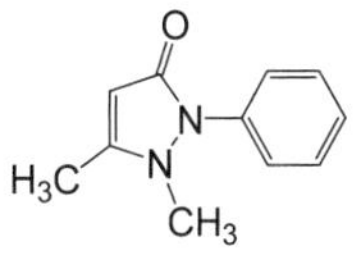

化学名 2,3-Dimethyl-1-phenyl-3-pyrazolin-5-one

2,3-二甲基-1-苯基-3-吡唑啉-5-酮

CAS 登录号 60-80-0

INN list 13

药效分类 解热镇痛药

安替尼特

Antienite（*INN*）

化学结构式

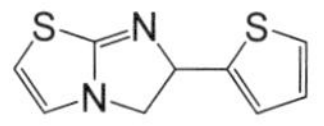

分子式和分子量 $C_9H_8N_2S_2$ 208.30

化学名 (±)-5,6-Dihydro-6-(2-thienyl) imidazo [2,1-*b*]thiazole

(±)-5,6-二氢-6-(2-噻吩基)咪唑并[2,1-*b*]噻唑

CAS 登录号 5029-05-0

INN list 15

药效分类 抗蠕虫药

安西法尔

Amcinafal（*INN*）

化学结构式

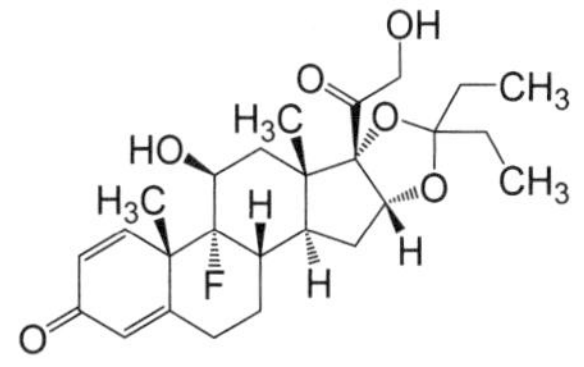

分子式和分子量 $C_{26}H_{35}FO_6$ 462.55

化学名 9*α*-Fluoro-11*β*,21-dihydroxy-16*α*,17-[(1-ethylpropylidene)bis(oxy)]pregna-1,4-diene-3,20-dione

9*α*-氟-11*β*,21-二羟基-16*α*,17-[(1-乙基丙叉基)双(氧基)]孕甾-1,4-二烯-3,20-二酮

CAS 登录号 3924-70-7

INN list 25

药效分类 肾上腺皮质激素类药

安西非特

Amcinafide（*INN*）

化学结构式

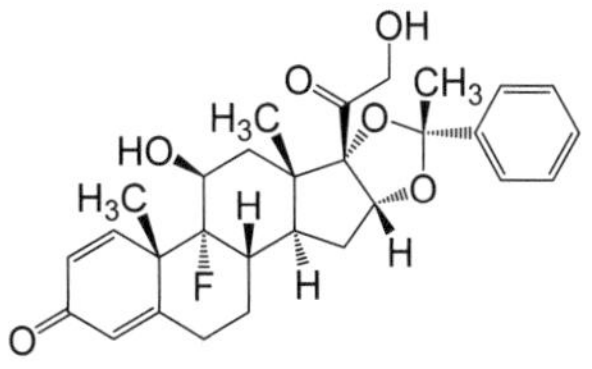

分子式和分子量 $C_{29}H_{33}FO_6$ 496.57

化学名 (*R*)-9*α*-Fluoro-11*β*,21-Dihydroxy 16*α*,17-[(1-phenylethylidene)bis(oxy)]pregna-1,4-diene-3,20-dione

(*R*)-9*α*-氟-11*β*,21-二羟基 16*α*,17*α*-[(1-苯基乙叉基)双(氧基)]孕甾-1,4-二烯-3,20-二酮

CAS 登录号 7332-27-6

INN list 25

药效分类 肾上腺皮质激素类药，抗炎药

安西奈德

Amcinonide（*INN*）

化学结构式

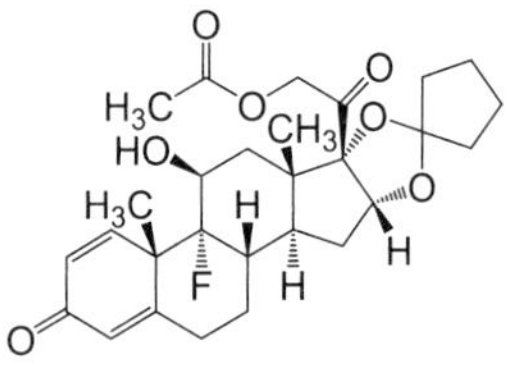

分子式和分子量 $C_{28}H_{35}FO_7$ 502.57

化学名 21-(Acetyloxy)-16*α*,17-[cyclopentylidenebis(oxy)]-9*α*-fluoro-11*β*-hydroxypregna-1,4-diene-3,20-dione

21-(乙酰氧基)-16*α*,17-[环戊烷叉基二(氧基)]-9*α*-氟-11*β*-羟基孕甾-1,4-二烯-3,20-二酮

CAS 登录号 51022-69-6

INN list 33

药效分类 糖皮质激素类药

ATC 分类 D07AC11

安西他滨

Ancitabine（*INN*）

化学结构式

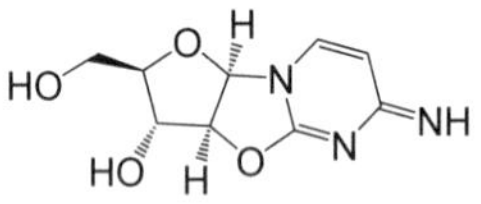

分子式和分子量 $C_9H_{11}N_3O_4$ 225.20

化学名 (2*R*,3*R*,3*aS*,9*aR*)-2,3,3*a*,9*a*-Tetrahydro-3-hydroxyl-6-imino-6*H*-furo[2', 3',4,5]oxazolo[3,2-*a*]pyrimidine-2-methanol

(2*R*,3*R*,3*aS*,9*aR*)-2,3,3*a*,9*a*-四氢-3-羟基-6-氨亚基-6*H*-呋喃并[2,3',4,5]噁唑并[3,2-*a*]嘧啶-2-甲醇

CAS 登录号 31698-14-3

INN list 35

药效分类 抗肿瘤药

氨吖啶

Aminoacridine（*INN*）

分子式和分子量 $C_{13}H_{10}N_2$ 194.24

化学结构式

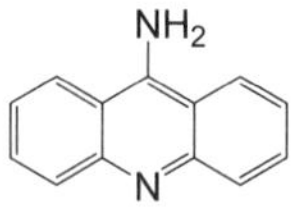

化学名 9-Aminoacridine

9-氨基吖啶

CAS 登录号 90-45-9; 134-50-9[盐酸盐]

INN list 1

药效分类 消毒防腐药

氨巴利特

Ambasilide（*INN*）

化学结构式

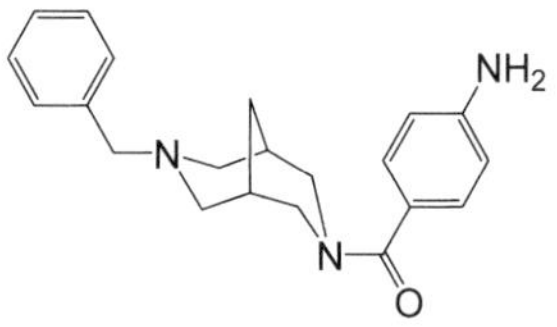

分子式和分子量 $C_{21}H_{25}N_3O$ 335.44

化学名 3-(*p*-Aminobenzoyl)-7-benzyl-3,7-diazabicyclo [3.3.1] nonane

3-(4-氨基苯甲酰基)-7-苄基-3,7-二氮杂双环[3.3.1]壬烷

CAS 登录号 83991-25-7

INN list 59

药效分类 抗心律失常药

氨苯蝶啶

Triamterene（*INN*）

化学结构式

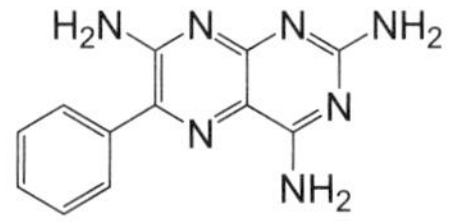

分子式和分子量 $C_{12}H_{11}N_7$ 253.26

化学名 2,4,7-Triamino-6-phenylpteridine

2,4,7-三氨基-6-苯基蝶啶

CAS 登录号 396-01-0

INN list 12

药效分类 保钾利尿药

ATC 分类 C03DB02

氨苯丁酯

Butamben（*INN*）

化学结构式

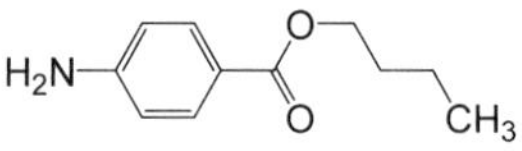

分子式和分子量 $C_{11}H_{15}NO_2$ 193.24

化学名 Butyl *p*-aminobenzoate

丁基 4-氨基苯甲酸酯

CAS 登录号 94-25-7

INN list 39

药效分类 局部麻醉药

氨苯砜

Dapsone（*INN*）

化学结构式

分子式和分子量 $C_{12}H_{12}N_2O_2S$ 248.30

化学名 4,4'-Sulfonyldianiline

4,4'-磺酰二苯胺

CAS 登录号 80-08-0

INN list 22

药效分类 抗麻风药

ATC 分类 J04BA02

氨苯磺酸锌

Zinc Sulfanilate（*INN*）

化学结构式

分子式和分子量 $C_{12}H_{12}N_2O_6S_2Zn$ 409.75

化学名 Zinc sulfanilate

对氨基苯磺酸锌

CAS 登录号 22484-64-6; 31884-76-1[四水合物]; 121-57-3[磺胺酸]

药效分类 抗感染药

氨苯胂酸

Arsanilic Acid（*INN*）

化学结构式

分子式和分子量 $C_6H_8AsNO_3$ 217.05

化学名 *p*-Aminobenzenearsonic acid

4-氨基苯胂酸

CAS 登录号 98-50-0

INN list 23

药效分类 抗寄生虫药，抗菌药

氨苯酞胺

Amphotalide（*INN*）

化学结构式

分子式和分子量 $C_{19}H_{20}N_2O_3$ 324.37

化学名 *N*-[5-(*p*-Aminophenoxy)pentyl]phthalimide

N-[5-(4-氨基苯氧基)戊基]邻苯二甲酰亚胺

CAS 登录号 1673-06-9

INN list 11

药效分类 抗真菌药

氨吡啶

Fampridine（*INN*）

化学结构式

分子式和分子量 $C_5H_6N_2$ 94.11

化学名 4-Aminopyridine

4-氨基吡啶

CAS 登录号 504-24-5

INN list 72

药效分类 钾通道阻滞药，抗多发性硬化药

氨苄西林

Ampicillin（*INN*）

化学结构式

分子式和分子量 $C_{16}H_{19}N_3O_4S$ 349.40

化学名 (2*S*,5*R*,6*R*)-6-[(*R*)-2-Amino-2-phenylacetamido]-3,3-dimethyl-7-oxo-4-thia- 1-azabicyclo [3.2.0] heptane-2-carboxylic acid

(2*S*,5*R*,6*R*)-6-[(*R*)-2-氨基-2-苯基乙酰氨基]-3,3-二甲基-7-氧代-4-硫杂-1-氮杂双环[3.2.0]庚烷-2-羧酸

CAS 登录号 69-53-4; 7177-48-2[三水合物]

INN list 50

药效分类 广谱青霉素类抗微生物药

ATC 分类 J01CA01

氨丙嗪

Aminopromazine（*INN*）

分子式和分子量 $C_{19}H_{25}N_3S$ 327.49

化学结构式

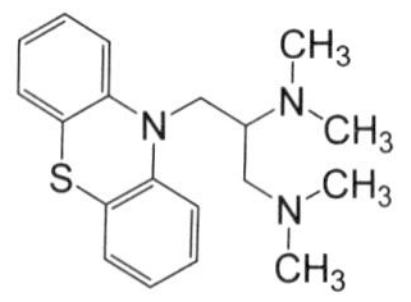

化学名　10-[2,3-Bis (dimethylamino) propyl] phenothiazine

10-[2,3-双(二甲氨基)丙基]吩噻嗪

CAS 登录号　58-37-7

INN list　8

药效分类　解痉药

氨布醋胺

Ambucetamide（*INN*）

化学结构式

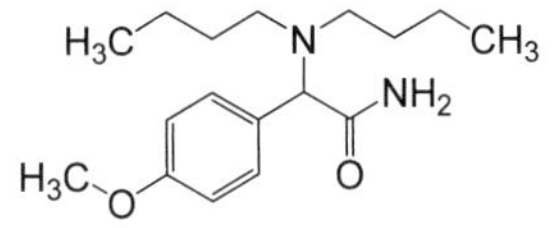

分子式和分子量　$C_{17}H_{28}N_2O_2$　292.42

化学名　2-(Dibutylamino)-2-(*p*-methoxyphenyl) acetamide

2-(二丁氨基)-2-(4-甲氧基苯基)乙酰胺

CAS 登录号　519-88-0

INN list　6

药效分类　解痉药

氨布卡因

Ambucaine（*INN*）

化学结构式

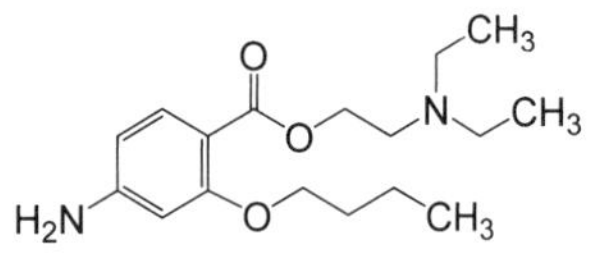

分子式和分子量　$C_{17}H_{28}N_2O_3$　308.42

化学名　2-Diethylaminoethyl 4-amino-2-butoxybenzoate

2-二乙氨乙基 4-氨基-2-丁氧基苯甲酸酯

CAS 登录号　119-29-9

INN list　6

药效分类　局部麻醉药

氨茶碱

Aminophylline（*INN*）

化学结构式

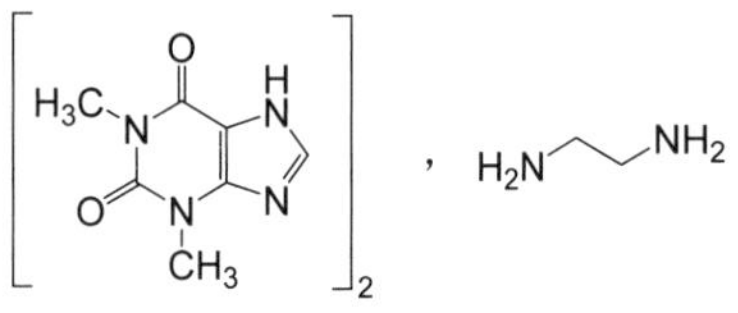

分子式和分子量　$C_{16}H_{24}N_{10}O_4$　420.43

化学名　Theophylline compound with ethylenediamine(2：1)

茶碱与乙二胺(2：1)的复合物

CAS 登录号　317-34-0; 5897-66-5[二水合物]; 49746-01-7[取代物]

INN list　4

药效分类　平滑肌松弛药，利尿药

氨蝶呤钠

Aminopterin Sodium（*INN*）

化学结构式

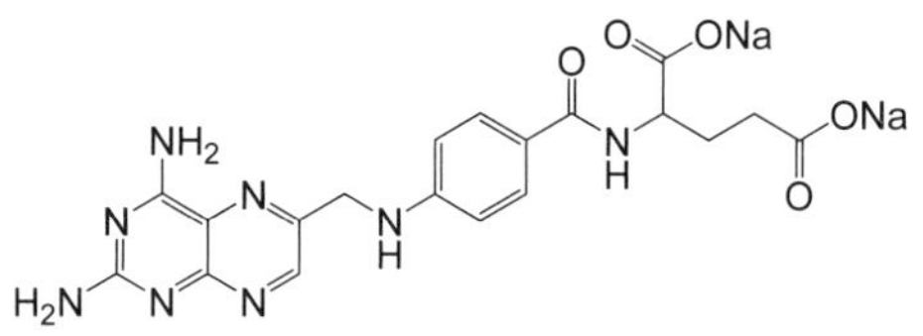

分子式和分子量　$C_{19}H_{18}N_8Na_2O_5$　484.38

化学名　Sodium salt of *N*-[*p*-[[(2,4-diamino-6-pteridinyl) methyl] amino]benzoyl] glutamic acid

N-[4-[[(2,4-二氨基-6-蝶呤基)甲基]氨基]苯甲酰基]谷氨酸钠盐

CAS 登录号　58602-66-7; 54-62-6[氨基蝶呤]

INN list　4

药效分类　抗肿瘤药

氨丁三醇

Trometamol（*INN*）

化学结构式

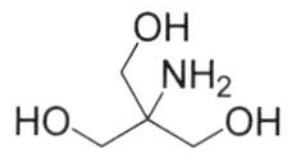

分子式和分子量　$C_4H_{11}NO_3$　121.14

化学名　2-Amino-2-(hydroxymethyl)-1,3-propanediol

2-氨基-2-(羟甲基)-1,3-丙二醇

CAS 登录号　77-86-1

INN list　13

药效分类　酸碱平衡药，碱化药

氨多索韦

Amdoxovir（*INN*）

化学结构式

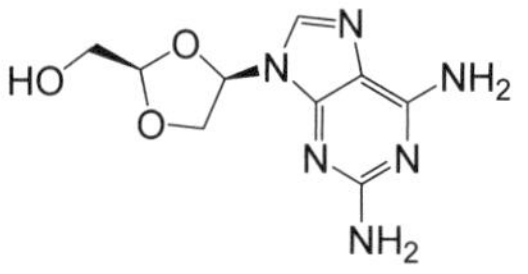

分子式和分子量　$C_9H_{12}N_6O_3$　252.23

化学名　[(2*R*,4*R*)-4-(2,6-Diamino-9*H*-purin-9-yl)-1,3-dioxolane-2-yl]methanol

[(2*R*,4*R*)-4-(2,6-二氨基-9*H*-嘌呤-9-基)-1,3-二氧戊环-2-基]甲醇

CAS 登录号 145514-04-1

INN list 85

药效分类 抗病毒药

氨芬酸

Amfenac（*INN*）

化学结构式

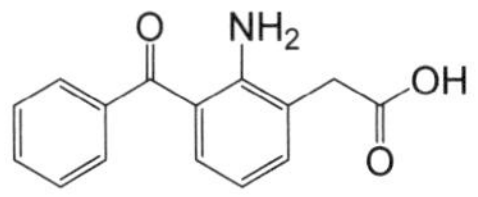

分子式和分子量 $C_{15}H_{13}NO_3$ 255.27

化学名 (2-Amino-3-benzoylphenyl) acetic acid

(2-氨基-3-苯甲酰苯基)乙酸

CAS 登录号 51579-82-9; 61941-56-8[钠盐]; 61618-27-7[钠盐一水合物]

INN list 38

药效分类 抗炎镇痛药

氨氟沙星

Amifloxacin（*INN*）

化学结构式

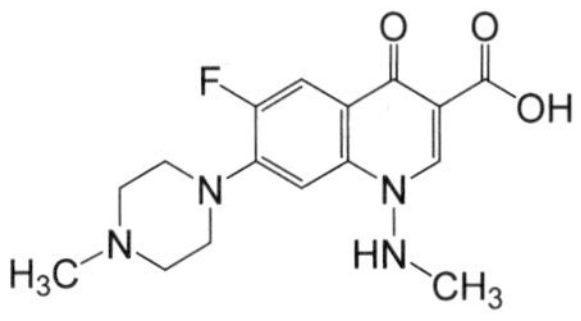

分子式和分子量 $C_{16}H_{19}FN_4O_3$ 334.35

化学名 6-Fluoro-1,4-dihydro-1-(methylamino)-7-(4-methyl-1-piperazinyl)-4-oxo-3-quinolinecarboxylic acid

6-氟-1,4-二氢-1-(甲氨基)-7-(4-甲基-1-哌嗪)-4-氧代-3-喹啉羧酸

CAS 登录号 86393-37-5

INN list 51

药效分类 抗菌药

氨氟替唑

Amflutizole（*INN*）

化学结构式

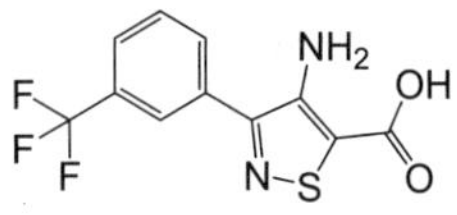

分子式和分子量 $C_{11}H_7F_3N_2O_2S$ 288.25

化学名 4-Amino-3-(*α,α,α*-trifluro-*m*-tolyl)-5-isothiazolecarboxylic acid

4-氨基-3-(*α,α,α*-三氟-3-甲苯基)-5-异噻唑羧酸

CAS 登录号 82114-19-0

INN list 50

药效分类 抗痛风药

氨磺必利

Amisulpride（*INN*）

化学结构式

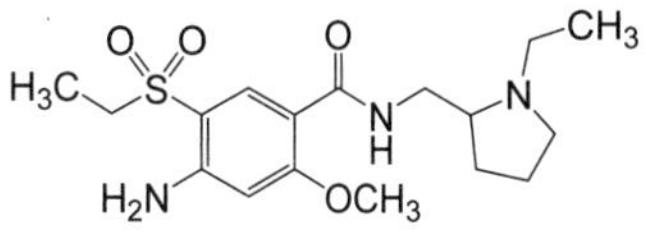

分子式和分子量 $C_{17}H_{27}N_3O_4S$ 369.48

化学名 4-Amino-*N*-[(1-ethyl-2-pyrrolidinyl)methyl]-5-(ethylsulfonyl)-2-methoxybenzamide

4-氨基-*N*-[(1-乙基-2-吡咯烷基)甲基]-5-(乙磺酰基)-2-甲氧基苯甲酰胺

CAS 登录号 71675-85-9

INN list 44

药效分类 抗精神病药，镇吐药

氨磺丁脲

Carbutamide（*INN*）

化学结构式

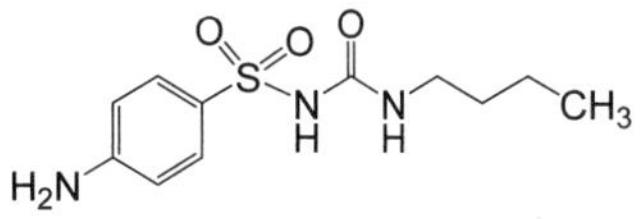

分子式和分子量 $C_{11}H_{17}N_3O_3S$ 271.34

化学名 1-Butyl-3-sulfanilylurea

1-丁基-3-对氨苯磺酰脲

CAS 登录号 339-43-5

INN list 36

药效分类 口服降血糖药

ATC 分类 A10BB06

氨磺洛尔

Amosulalol（*INN*）

化学结构式

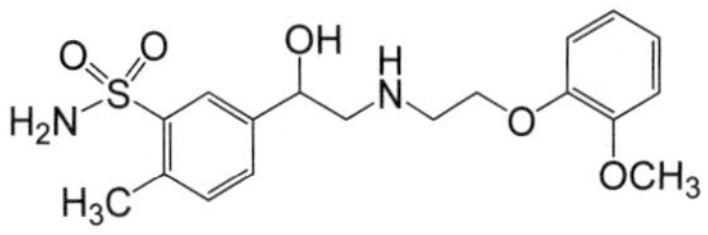

分子式和分子量 $C_{18}H_{24}N_2O_5S$ 380.46

化学名 (±)-5-[1-Hydroxy-2-[[2-(*o*-methoxyphenoxy)ethyl]amino]ethyl]-*o*- toluenesulfonamide

(±)-5-[1-羟基-2-[[2-(2-甲氧基苯氧基)乙基]氨基]乙基]-2-甲苯磺酰胺

CAS 登录号 85320-68-9

INN list 50

药效分类 α,β 受体拮抗药

氨基比林

Aminophenazone（*INN*）

化学结构式

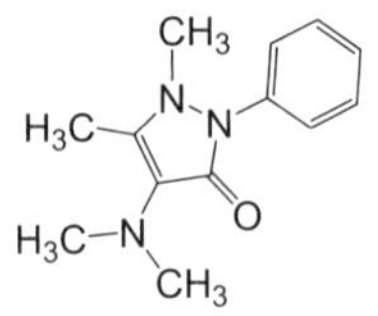

分子式和分子量　$C_{13}H_{17}N_3O$　231.29

化学名　4-Dimethylamino-2,3-dimethyl-1-phenyl-3-pyrazolin-5-one

4-二甲氨基-2,3-二甲基-1-苯基-3-吡唑啉-5-酮

CAS 登录号　58-15-1

INN list　13

药效分类　解热镇痛药

氨基己酸

Aminocaproic Acid（*INN*）

化学结构式

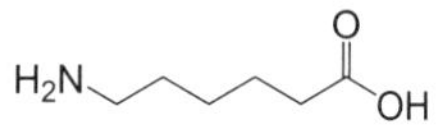

分子式和分子量　$C_6H_{13}NO_2$　131.17

化学名　6-Aminohexanoic acid

6-氨基己酸

CAS 登录号　60-32-2

INN list　12

药效分类　止血药

氨基葡萄糖

Glucosamine（*INN*）

化学结构式

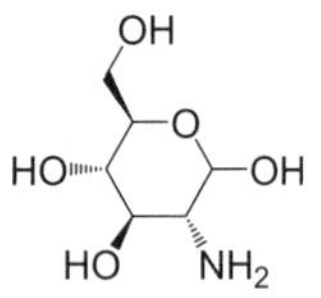

分子式和分子量　$C_6H_{13}NO_5$　179.17

化学名　2-Amino-2-deoxy-*β*-D-glucopyranose

2-氨基-2-脱氧-*β*-D-吡喃葡萄糖

CAS 登录号　3416-24-8; 66-84-2[盐酸盐]

INN list　26

药效分类　药用辅料

氨己烯酸

Vigabatrin（*INN*）

化学结构式

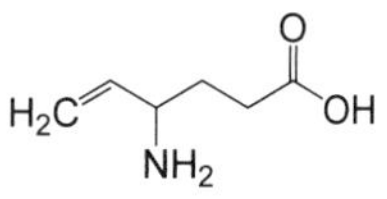

分子式和分子量　$C_6H_{11}NO_2$　129.16

化学名　4-Amino-5-hexenoic acid

4-氨基-5-己烯酸

CAS 登录号　60643-86-9

INN list　52

药效分类　抗癫痫药

氨甲达林

Amedalin（*INN*）

化学结构式

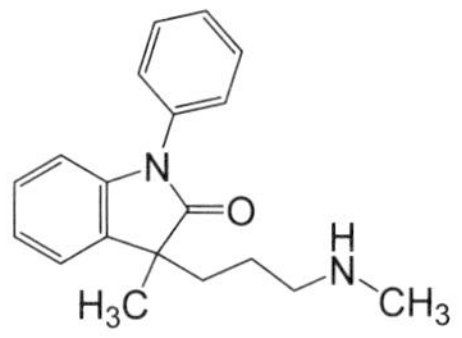

分子式和分子量　$C_{19}H_{22}N_2O$　294.40

化学名　3-Methyl-3-[3-(methylamino)propyl]-1-phenyl-2-indolinone

3-甲基-3-[3-(甲氨基)丙基]-1-苯基-2-二氢吲哚酮

CAS 登录号　22136-26-1; 22232-73-1[盐酸盐]

INN list　25

药效分类　抗抑郁药

氨甲环酸

Tranexamic Acid（*INN*）

化学结构式

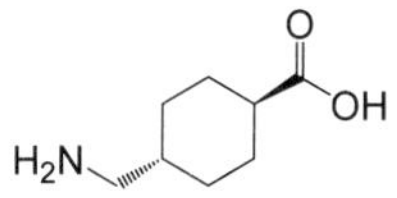

分子式和分子量　$C_8H_{15}NO_2$　157.21

化学名　*trans*-4-(Aminomethyl)cyclohexane carboxylic acid

反-4-(氨甲基)环己烷甲酸

CAS 登录号　1197-18-8

INN list　16

药效分类　止血药

氨甲西平

Amezepine（*INN*）

化学结构式

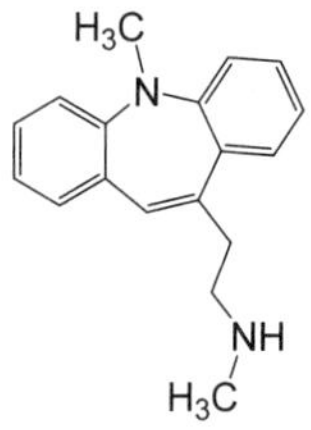

分子式和分子量　$C_{18}H_{20}N_2$　264.36

化学名　5-Methyl-10-[2-(methylamino) ethyl]-5*H*-dibenz[*b*,*f*] azepine

5-甲基-10-[2-(甲氨基)乙基]-5*H*-二苯并[*b*,*f*]氮杂䓬

CAS 登录号　60575-32-8

INN list　42

药效分类　解热药

氨甲辛酸

Imagabalin（*INN*）

化学结构式

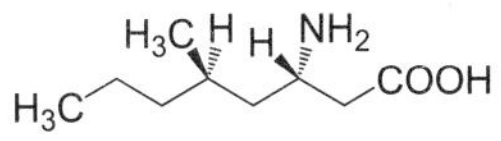

分子式和分子量　$C_9H_{19}NO_2$　173.25

化学名　(3*S*,5*R*)-3-Amino-5-methyloctanoic acid

(3*S*,5*R*)-3-氨基-5-甲基辛酸

CAS 登录号　610300-07-7

INN list　101

药效分类　γ-氨基丁酸类似物

氨甲茚酮

Drinidene（*INN*）

化学结构式

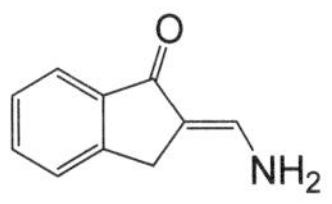

分子式和分子量　$C_{10}H_9NO$　159.18

化学名　2-(Aminomethylene)-1-indanone

2-(氨基甲亚基)-1-茚满酮

CAS 登录号　53394-92-6

INN list　36

药效分类　镇痛药

氨喹脲

Aminoquinuride（*INN*）

化学结构式

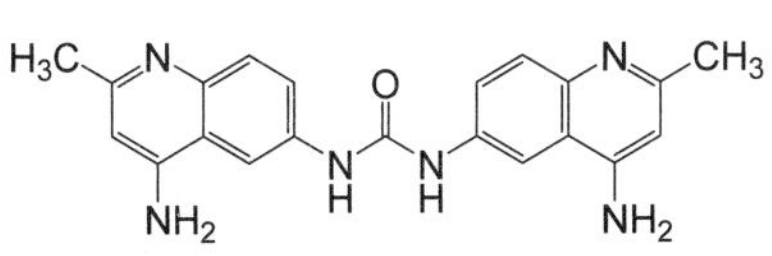

分子式和分子量　$C_{21}H_{20}N_6O$　372.42

化学名　1,3-Bis(4-amino-2-methyl-6-quinolyl)urea

1,3-双(4-氨基-2-甲基-6-喹啉基)脲

CAS 登录号　3811-56-1

INN list　45

药效分类　抗感染药

氨喹新

Amiquinsin（*INN*）

分子式和分子量　$C_{11}H_{12}N_2O_2$　204.23

化学结构式

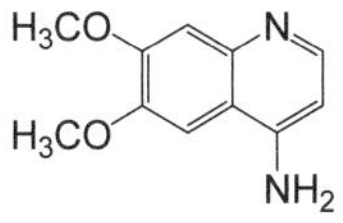

化学名　4-Amino-6,7-dimethoxyquinoline

4-氨基-6,7-二甲氧基喹啉

CAS 登录号　13425-92-8; 1696-79-3[盐酸盐]; 7125-70-4[盐酸盐一水合物]

INN list　17

药效分类　抗高血压药

氨喹酯

Amquinate（*INN*）

化学结构式

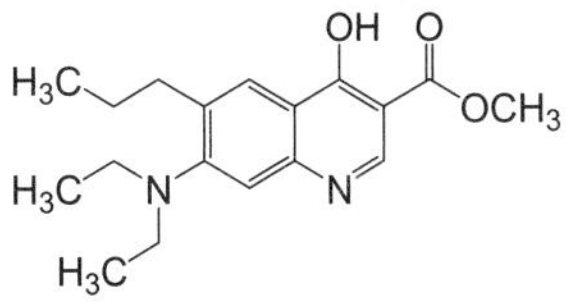

分子式和分子量　$C_{18}H_{24}N_2O_3$　316.39

化学名　Methyl 7-(diethylamino)-4-hydroxyl-6-propyl-3-quinolinecarboxylate

甲基 7-(二乙氨基)-4-羟基-6-丙基-3-喹啉羧酸酯

CAS 登录号　17230-85-2

INN list　21

药效分类　抗疟药

氨来呫诺

Amlexanox（*INN*）

化学结构式

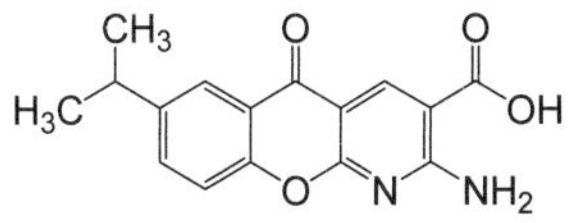

分子式和分子量　$C_{16}H_{14}N_2O_4$　298.29

化学名　2-Amino-7-isopropyl-5-oxo-5*H*-[1]benzopyrano[2,3-*b*]pyridine-3-carboxylic acid

2-氨基-7-异丙基-5-氧代-5*H*-[1]苯并吡喃并[2,3-*b*]吡啶-3-羧酸

CAS 登录号　68302-57-8

INN list　55

药效分类　抗过敏药

氨磷汀

Amifostine（*INN*）

化学结构式

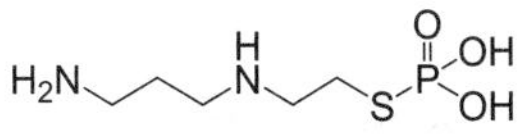

分子式和分子量　$C_5H_{15}N_2O_3PS$　214.22

化学名　*S*-[2-[(3-Aminopropyl)amino]ethyl]dihydrogen phosphorothioate

S-[2-[(3-氨丙基)氨基]乙基]二氢硫代磷酸酯

CAS 登录号　20537-88-6; 112901-68-5[三水合物]

INN list　65

药效分类　防辐射药

氨硫脲

Thiacetazone

化学结构式

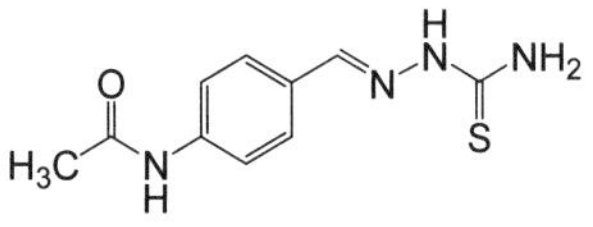

分子式和分子量　$C_{10}H_{12}N_4OS$　236.29

化学名　4'-Formylacetanilide thiosemicarbazone

4'-甲酰基乙酰苯胺缩氨基硫脲

CAS 登录号　104-06-3

药效分类　抗结核药

氨鲁米特

Aminoglutethimide（*INN*）

化学结构式

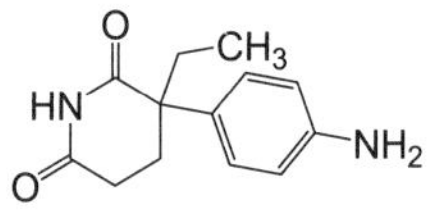

分子式和分子量　$C_{13}H_{16}N_2O_2$　232.28

化学名　2-(*p*-Aminophenyl)-2-ethylglutarimide

2-(4-氨基苯基)-2-乙基戊二酰亚胺

CAS 登录号　125-84-8

INN list　10

药效分类　抗肿瘤药，肾上腺皮质抑制药

氨氯地平

Amlodipine（*INN*）

化学结构式

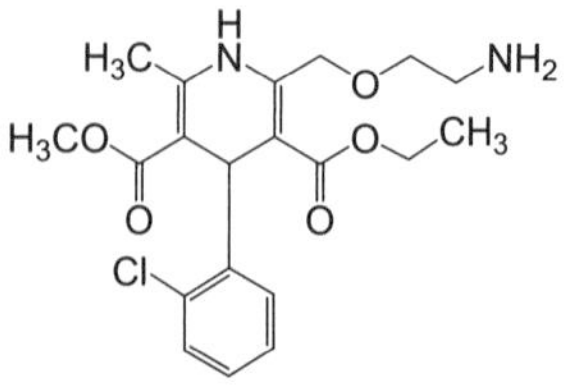

分子式和分子量　$C_{20}H_{25}ClN_2O_5$　408.88

化学名　3-Ethyl,5-methyl (±)-2-[(2-aminoethoxy)methyl]-4-(*o*-chlorophenyl)-1,4-dihydro-6-methyl-3,5-pyridinedicarboxylate

3-乙基,5-甲基 (±)-2-[(2-氨基乙氧基)甲基]-4-(2-氯苯基)-1,4-二氢-6-甲基-3,5-吡啶二羧酸二酯

CAS 登录号　88150-42-9; 111470-99-6[苯磺酸盐]

INN list　53

药效分类　钙通道阻滞药

ATC 分类　C08CA01

氨马尿酸钠

Aminohippurate Sodium

化学结构式

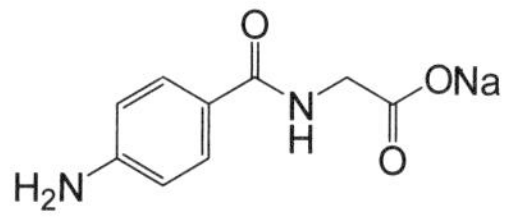

分子式和分子量　$C_9H_9N_2NaO_3$　216.17

化学名　Monosodium *p*-aminohippurate

4-氨基马尿酸钠

CAS 登录号　94-16-6; 61-78-9 [氨马尿酸]

药效分类　诊断用药

氨美啶

Aminometradine（*INN*）

化学结构式

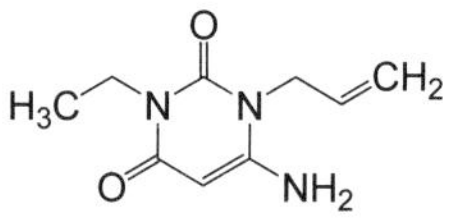

分子式和分子量　$C_9H_{13}N_3O_2$　195.22

化学名　1-Allyl-6-amino-3-ethyluracil

1-烯丙基-6-氨基-3-乙基尿嘧啶

CAS 登录号　642-44-4

INN list　6

药效分类　利尿药

氨莫司汀

Ambamustine（*INN*）

化学结构式

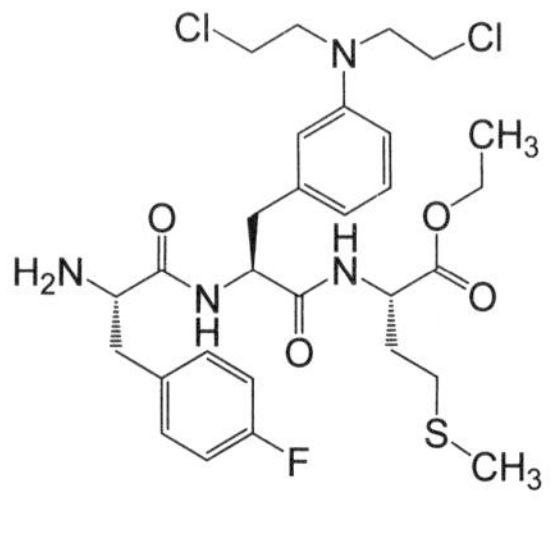

分子式和分子量　$C_{29}H_{39}Cl_2FN_4O_4S$　629.61

化学名　*N*-[3-[*m*-[Bis(2-chloroethyl)amino]phenyl]-*N*-[3-(*p*-fluorophenyl)-L- alanyl]-L-alanyl]-L-methionine,ethyl ester

N-[3-[3-[双[2-氯乙基]氨基]苯基]-*N*-[3-(4-氟苯基)-L-丙氨酰]-L-丙氨酰]-L-蛋氨酸乙酯

CAS 登录号　85754-59-2

INN list 60

药效分类 抗肿瘤药

氨奈普汀

Amineptine（*INN*）

化学结构式

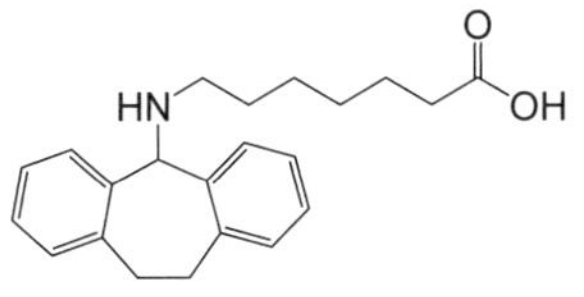

分子式和分子量 $C_{22}H_{27}NO_2$ 337.46

化学名 7-[(10,11-Dihydro-5*H*-dibenzo[*a*,*d*]cyclohepten-5-yl)amino]heptanoic acid

7-[(10,11-二氢-5*H*-二苯并[*a*,*d*]环庚-5-基)氨基]庚酸

CAS 登录号 57574-09-1

INN list 36

药效分类 抗抑郁药

氨萘非特

Amonafide（*INN*）

化学结构式

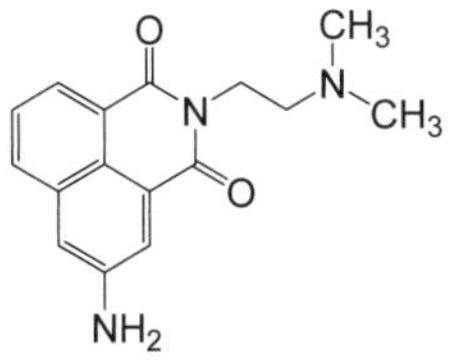

分子式和分子量 $C_{16}H_{17}N_3O_2$ 283.33

化学名 5-Amino-2-[2-(dimethylamino)ethyl]benzo[*de*]isoquinoline-1,3-dione

5-氨基-2-[2-(二甲基氨基)乙基]苯并[*de*]异喹啉-1,3-二酮

CAS 登录号 69408-81-7

INN list 52

药效分类 抗肿瘤药

氨匹宗

Amipizone（*INN*）

化学结构式

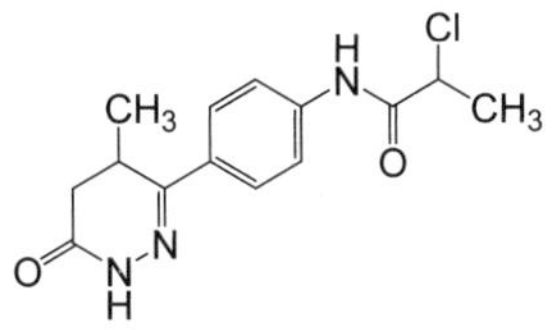

分子式和分子量 $C_{14}H_{16}ClN_3O_2$ 293.75

化学名 2-Chloro-4'-(1,4,5,6-tetrahydro-4-methyl-6-oxo-3-pyridazinyl)propionanilide

2-氯-4'-(1,4,5,6-四氢-4-甲基-6-氧代-3-哒嗪基)丙酰苯胺

CAS 登录号 69635-63-8

INN list 45

药效分类 抗高血压药

氨普立糖

Amiprilose（*INN*）

化学结构式

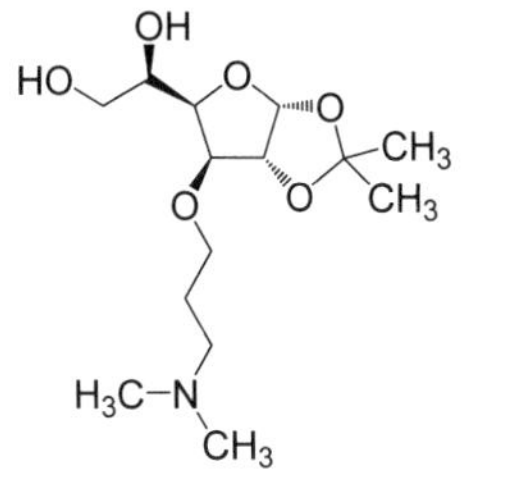

分子式和分子量 $C_{14}H_{27}NO_6$ 305.37

化学名 3-*o*-[3-(Dimethylamino)propyl]-1,2-*o*-isopropylidene-*α*-D-glucofuranose

3-2-[3-(二甲氨基)丙基]-1,2-2-异丙叉基-*α*-D-呋喃葡萄糖

CAS 登录号 56824-20-5; 60414-06-4[盐酸盐]

INN list 55

药效分类 抗炎药

氨普那韦

Amprenavir（*INN*）

化学结构式

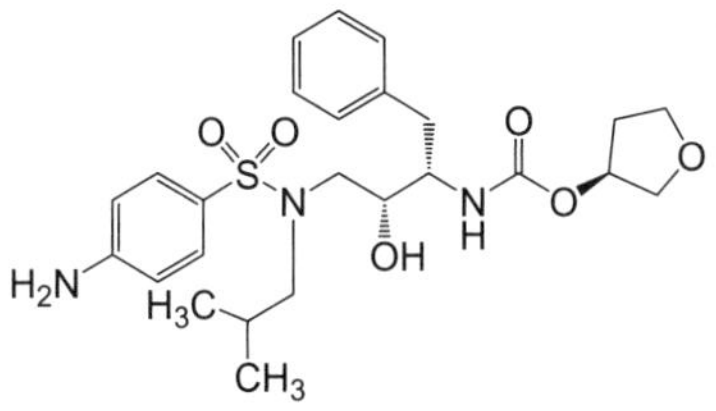

分子式和分子量 $C_{25}H_{35}N_3O_6S$ 505.63

化学名 [(3*S*)-Oxolan-3-yl] *N*-[(2*S*,3*R*)-4-[(4-aminophenyl)sulfonyl-(2-methylpropyl)amino]-3-hydroxy-1-phenylbutan-2-yl]carbamate

[(3*S*)-氧杂环戊烷-3-基] *N*-[(2*S*,3*R*)-4-[(4-氨基苯基)磺酰基-(2-甲基丙基)氨基]-3-羟基-1-苯基丁-2-基]氨基甲酸酯

CAS 登录号 161814-49-9

INN list 79

药效分类 蛋白酶抑制剂类抗病毒药

ATC 分类 J05AE05

氨曲南

Aztreonam（*INN*）

化学结构式

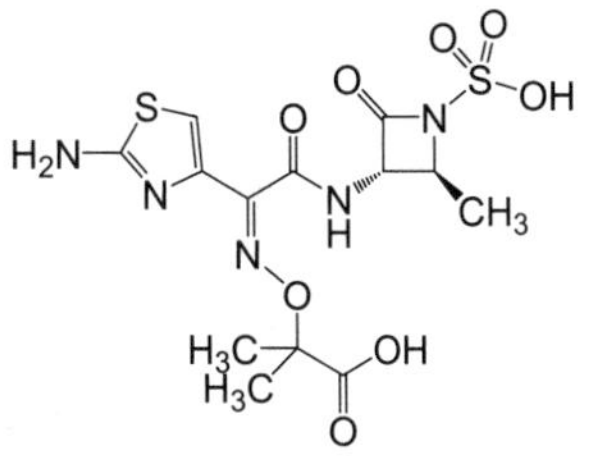

分子式和分子量　$C_{13}H_{17}N_5O_8S_2$　435.43

化学名　(*Z*)-2-[[[(2-Amino-4-thiazolyl)[[(2*S*,3*S*)-2-methyl-4-oxo-1-sulfo- 3-azetidinyl]carbamoyl]methylene]amino]oxy]-2-methyl-propionic acid

(*Z*)-2-[[[(2-氨基-4-噻唑基)[[(2*S*,3*S*)-2-甲基-4-氧代-1-磺酸基-3-氮杂环丁基]氨基甲酰基]甲亚基]氨基]氧基]-2-甲基丙酸

CAS 登录号　78110-38-0

INN list　48

药效分类　单酰胺类抗微生物药

ATC 分类　J01DF01

氨柔比星

Amrubicin（*INN*）

化学结构式

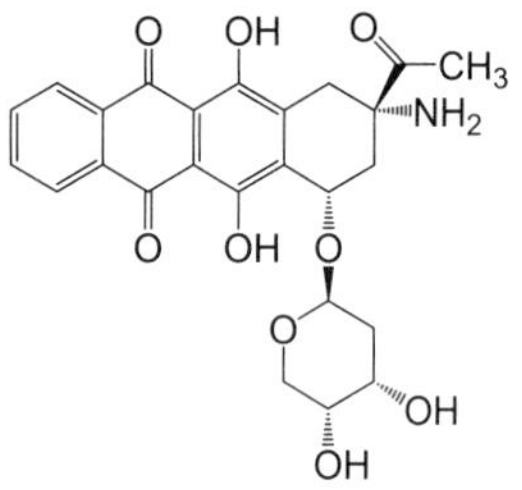

分子式和分子量　$C_{25}H_{25}NO_9$　483.47

化学名　(+)-(7*S*,9*S*)-9-Acetyl-9-amino-7-[(2-deoxy-*β*-D-*erythro*-pentopyranosyl)oxy]-6,11-dihydroxy-7,8,9,10-tetrahydrotetracene-5,12-dione

(+)-(7*S*,9*S*)-9-乙酰基-9-氨基-7-[(2-脱氧-*β*-D-赤-吡喃戊糖基)氧基]-6,11-二羟基-7,8,9,10-四氢并四苯-5,12-二酮

CAS 登录号　110267-81-7

INN list　65

药效分类　抗生素类抗肿瘤药

氨噻唑

Aminothiazole（*INN*）

化学结构式

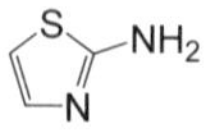

分子式和分子量　$C_3H_4N_2S$　100.14

化学名　2-Aminothiazole

2-氨基噻唑

CAS 登录号　96-50-4

INN list　1

药效分类　抗甲状腺药

氨三乙酸铋钠

Bismuth Sodium Triglycollamate

分子式和分子量　$C_{12}H_{14}BiN_2Na_3O_{13}$　672.20

化学结构式

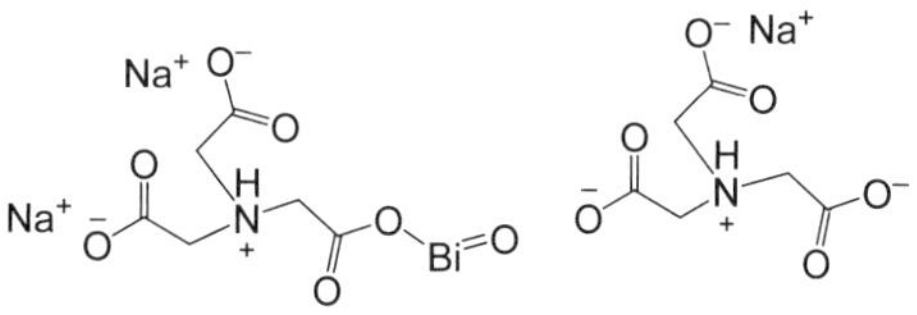

化学名　Trisodium; 2-[bis(2-oxido-2-oxoethyl)azaniumyl]acetate; 2-[carboxymethyl-(2-oxido-2-oxoethyl)azaniumyl]acetate; oxobismuth

三钠; 2-[双(2-氧-2-氧代乙基)铵基]乙酸盐;2-[羧甲基-(2-氧-2-氧代乙基) 铵基]乙酸盐; 氧代铋

CAS 登录号　5798-43-6; 139-13-9 [氨三乙酸]

药效分类　抗感染药

氨托利

Ameltolide（*INN*）

化学结构式

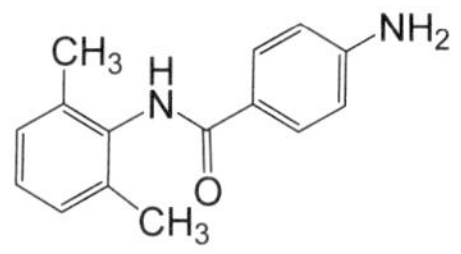

分子式和分子量　$C_{15}H_{16}N_2O$　240.30

化学名　4-Amino-2',6'- benzoxylidide

4-氨基-2',6'-二甲基苯甲酰苯胺

CAS 登录号　787-93-9

INN list　64

药效分类　抗惊厥药

氨托沙林

Amotosalen（*INN*）

化学结构式

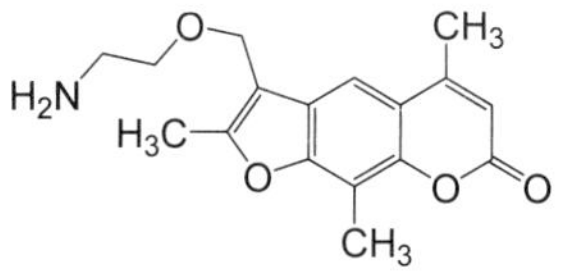

分子式和分子量　$C_{17}H_{19}NO_4$　301.34

化学名　3-[(2-Aminoethoxy)methyl]-2,5,9-trimethyl-7*H*-furo[3,2-*g*][1]benzopyran -7-one

3-[(2-氨基乙氧基)甲基]-2,5,9-三甲基-7*H*-呋喃[3,2-*g*][1]苯并吡喃-7-酮

CAS 登录号　161262-29-9; 161262-45-9[盐酸盐]

INN list　85

药效分类　光化学治疗药

氨溴索

Ambroxol（*INN*）

化学结构式

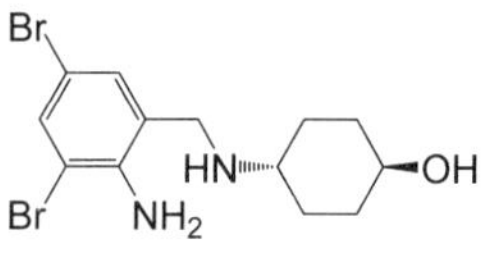

分子式和分子量 $C_{13}H_{18}Br_2N_2O$ 378.10

化学名 *trans*-4-[(2-Amino-3,5-dibromobenzyl)amino cyclohexanol

反-4-[(2-氨基-3,5-二溴苄基)氨基]环己醇

CAS 登录号 18683-91-5; 23828-92-4[盐酸盐]

INN list 32

药效分类 祛痰药

氨乙硝酯

Aminoethyl Nitrate（*INN*）

化学结构式

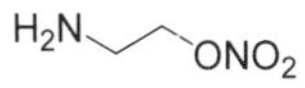

分子式和分子量 $C_2H_6N_2O_3$ 106.08

化学名 2-Aminoethyl nitrate

2-氨乙基硝酸酯

CAS 登录号 646-02-6

INN list 1

药效分类 血管扩张药

氨吲哚酯

Amindocate（*INN*）

化学结构式

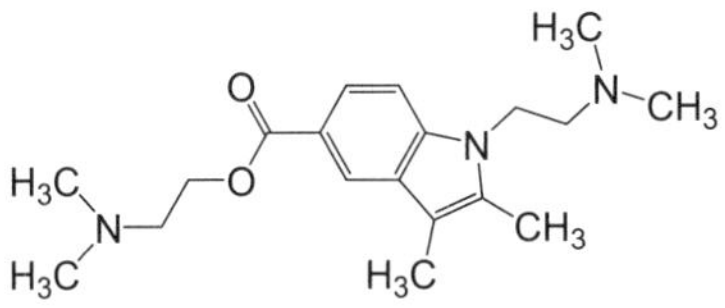

分子式和分子量 $C_{19}H_{29}N_3O_2$ 331.45

化学名 2-(Dimethylamino)ethyl 1-[2-(dimethylamino)ethyl]-2,3-dimethylindole -5-carboxylate

2-(二甲氨基)乙基 1-[2-(二甲氨基)乙基]-2,3-二甲基吲哚-5-羧酸酯

CAS 登录号 31386-24-0

INN list 30

药效分类 抗抑郁药

胺碘酮

Amiodarone（*INN*）

化学结构式

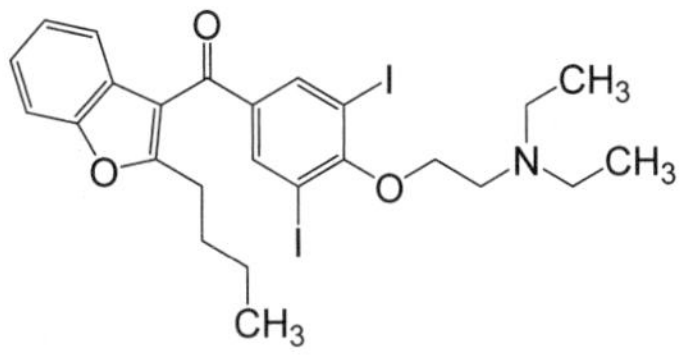

分子式和分子量 $C_{25}H_{29}I_2NO_3$ 645.32

化学名 {2-[4-(2-Butyl-1-benzofuran-3-carbonyl)-2,6-diiodophenoxy] ethyl}diethylamine

{2-[4-(2-丁基-1-苯并呋喃-3-羰基)-2,6-二碘苯氧基]乙基}二乙胺

CAS 登录号 1951-25-3; 19774-82-4[盐酸盐]

INN list 16

药效分类 抗心律失常药

ATC 分类 C01BD01

胺氧曲芬

Aminoxytriphene（*INN*）

化学结构式

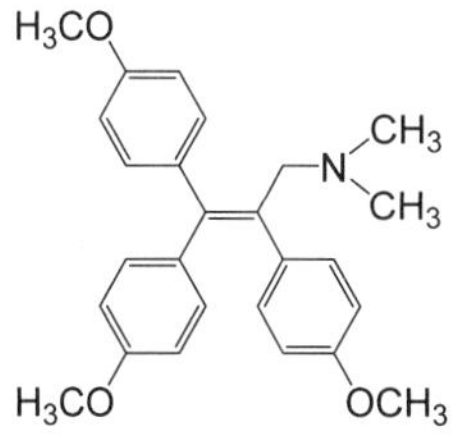

分子式和分子量 $C_{26}H_{29}NO_3$ 403.51

化学名 2,3,3-Tris(*p*-methoxyphenyl)-*N*,*N*-dimethylallylamine

2,3,3-三(4-甲氧基苯基)-*N*,*N*-二甲基烯丙胺

CAS 登录号 5585-64-8

INN list 8

药效分类 抗心绞痛药，血管扩张药

昂贝西坦

Omberacetam（*INN*）

化学结构式

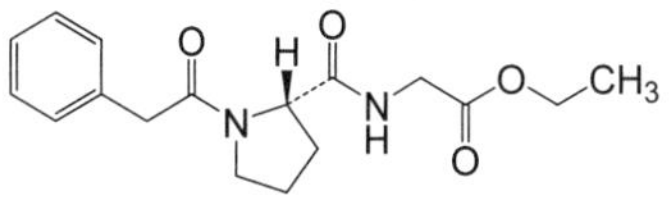

分子式和分子量 $C_{17}H_{22}N_2O_4$ 318.37

化学名 Ethyl 1-phenylacetyl-L-prolylglycinate

乙基 1-苯基乙酰基-L-脯氨酰甘氨酸酯

CAS 登录号 157115-85-0

INN list 117

药效分类 促智药

昂丹司琼

Ondansetron（*INN*）

化学结构式

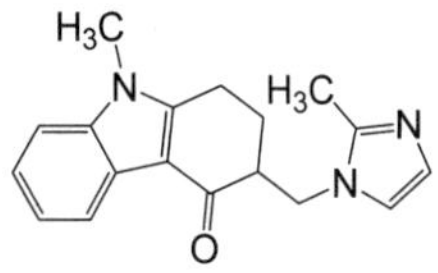

分子式和分子量 $C_{18}H_{19}N_3O$ 293.36

化学名 9-Methyl-3-[(2-methyl-1*H*-imidazol-1-yl)methyl]-2,3,4,9-tetrahydro-1*H*-carbazol-4-one

9-甲基-3-[(2-甲基-1*H*-咪唑-1-基)甲基]-2,3,4,9-四氢-1*H*-咔唑-4-酮

CAS 登录号 99614-02-5; 103639-04-9[盐酸盐二水合物]
INN list 59
药效分类 5-羟色胺受体拮抗药，镇吐药，抗精神分裂症药

昂德洛仑

Ondelopran（*INN*）

化学结构式

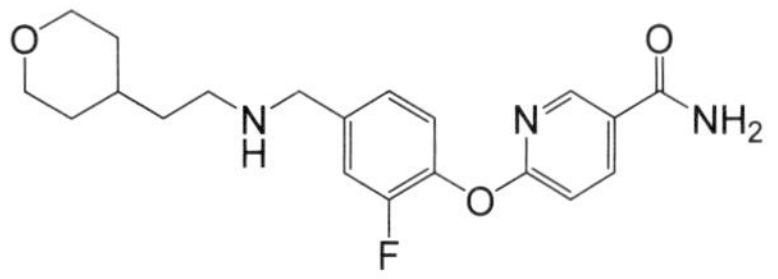

分子式和分子量 $C_{20}H_{24}FN_3O_3$ 373.43
化学名 6-[2-Fluoro-4-({[2-(oxan-4-yl)ethyl]amino}methyl)phenoxy]pyridine-3-carboxamide
6-[2-氟-4-({[2-(噁烷-4-基)乙基]氨基}甲基)苯氧基]吡啶-3-甲酰胺
CAS 登录号 676501-25-0
INN list 106
药效分类 阿片类受体拮抗药

昂凡色替

Onvansertib（*INN*）

化学结构式

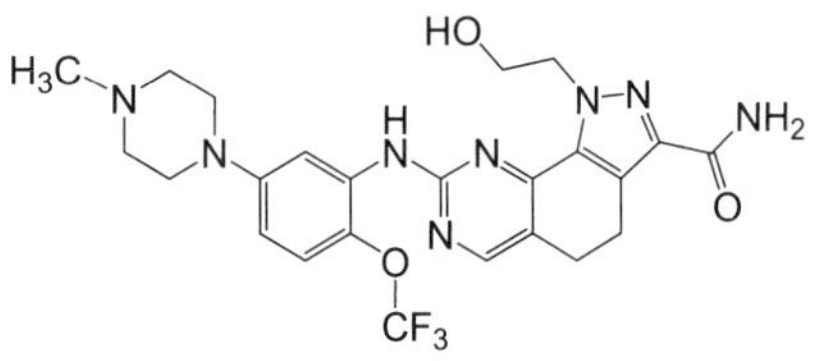

分子式和分子量 $C_{24}H_{27}F_3N_8O_3$ 532.53
化学名 1-(2-Hydroxyethyl)-8-[5-(4-methylpiperazin-1-yl)-2-(trifluoromethoxy)anilino]-4,5-dihydro-1*H*-pyrazolo[4,3- *h*]quinazoline-3-carboxamide
1-(2-羟乙基)-8-[5-(4-甲基哌嗪-1-基)-2-(三氟甲氧基)苯氨基]-4,5-二氢-1*H*-吡唑并[4,3-*h*]喹唑啉-3-甲酰胺
CAS 登录号 1034616-18-6
INN list 121
药效分类 抗肿瘤药

昂硫苯胺

Ontianil（*INN*）

化学结构式

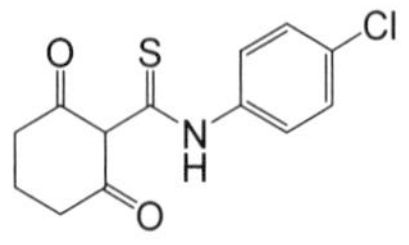

分子式和分子量 $C_{13}H_{12}ClNO_2S$ 281.76
化学名 4'-Chloro-2,6-dioxocyclohexanecarbothioanilide
4'-氯-2,6-二氧代环己烷硫代甲酰苯胺
CAS 登录号 35727-72-1
INN list 31
药效分类 抗蠕虫药，抗真菌药

昂那美妥司他

Onametostat（*INN*）

化学结构式

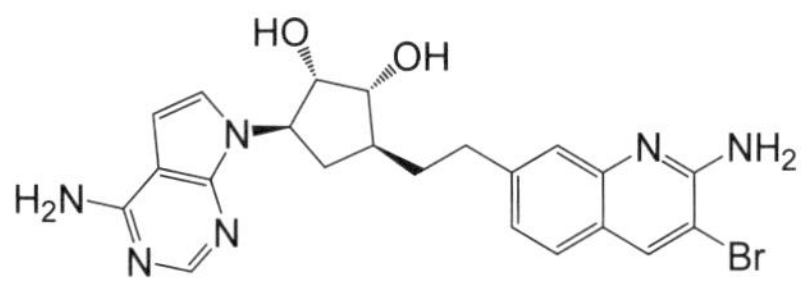

分子式和分子量 $C_{22}H_{23}BrN_6O_2$ 483.37
化学名 (1*S*,2*R*,3*S*,5*R*)-3-[2-(2-Amino-3-bromoquinolin-7-yl)ethyl]-5-(4-amino-7*H*-pyrrolo[2,3-*d*]pyrimidin-7-yl)cyclopentane-1,2-diol
(1*S*,2*R*,3*S*,5*R*)-3-[2-(2-氨基-3-溴喹啉-7-基)乙基]-5-(4-氨基-7*H*-吡咯并[2,3-*d*]嘧啶-7-基)环戊烷-1,2-二醇
CAS 登录号 2086772-26-9
INN list 123
药效分类 抗肿瘤药

昂那色替

Onatasertib（*INN*）

化学结构式

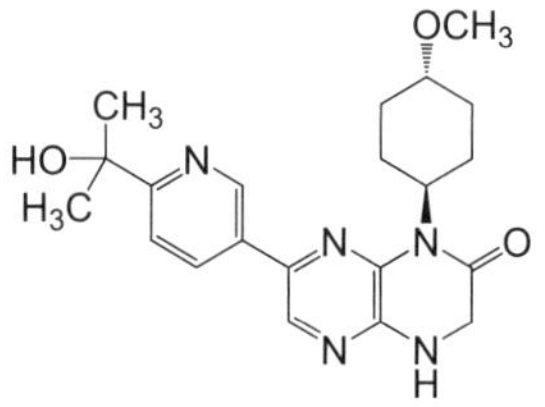

分子式和分子量 $C_{21}H_{27}N_5O_3$ 397.48
化学名 7-[6-(2-Hydroxypropan-2-yl)pyridin-3-yl]-1-(*trans*-4-methoxycyclohexyl)-3,4-dihydropyrazino[2,3-*b*]pyrazin-2(1*H*)-one
7-[6-(2-羟基丙基-2-基)吡啶-3-基]-1-(反-4-甲氧基环己基)-3,4-二氢吡嗪并[2,3-*b*]吡嗪-2(1*H*)-酮
CAS 登录号 1228013-30-6
INN list 122
药效分类 抗肿瘤药

昂匹纳姆

Ompinamer（*INN*）

化学结构式

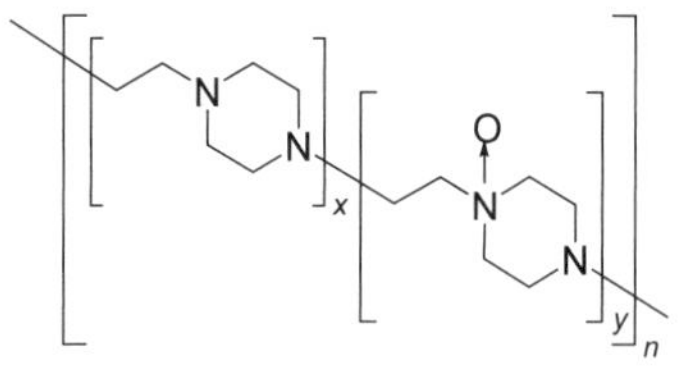

分子式 $[[C_6H_{12}N_2]_x[C_6H_{12}N_2O]_y]_n$

化学名 Poly{[(piperazine-1,4-diyl *N*-oxide)ethylene]-co-[(piperazine-1,4-diyl)ethylene]}

聚{[(哌嗪-1,4-二基 *N*-氧化)乙烯基]-偶联-[(哌嗪-1,4-二基)乙烯基]}

CAS 登录号 1359979-10-4

INN list 108

药效分类 解毒药

昂曲托来

Omtriptolide（*INN*）

化学结构式

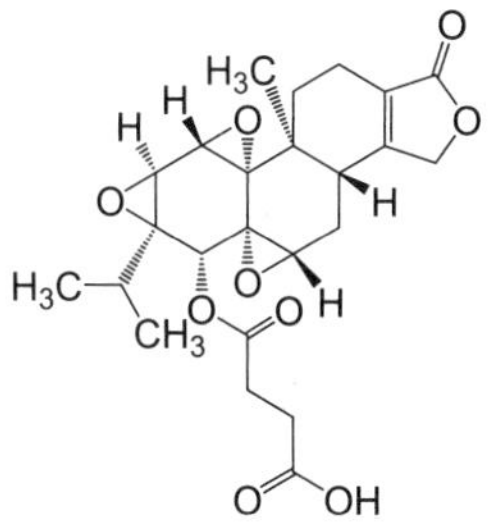

分子式和分子量 $C_{24}H_{28}O_9$ 460.48

化学名 4-[(3*bS*,4*aS*,5*aR*,6*R*,6*aS*,7*aS*,7*bS*,8*aS*,8*bS*)-8*b*-methyl-6*a*-(1-methylethyl)-1-oxo-1,3,3*b*,4,4*a*,6,6*a*,7*a*,7*b*,8*b*,9,10-dodecahydrotrisoxireno[4*b*,5:6,7:8*a*,9]phenanthro[1,2-*c*]furan-6-yl]-4-oxobutanoic acid

4-[(3*bS*,4*aS*,5*aR*,6*R*,6*aS*,7*aS*,7*bS*,8*aS*,8*bS*)-8*b*-甲基-6*a*-(1-甲基乙基)-1-氧代-1,3,3*b*,4,4*a*,6,6*a*,7*a*,7*b*,8*b*,9,10-十二氢三环氧乙烯并[4*b*,5:6,7:8*a*,9]菲并[1,2-c]呋喃-6-基]-4-氧代丁酸

CAS 登录号 195883-06-8; 195883-09-1 [钠盐]

INN list 95

药效分类 抗肿瘤药

昂特纳贝

Onternabez（*INN*）

化学结构式

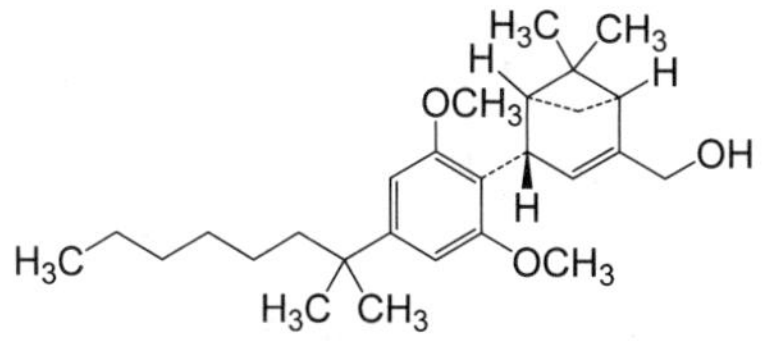

分子式和分子量 $C_{27}H_{42}O_3$ 414.63

化学名 (+)-{(1*S*,4*S*,5*S*)-4-[2,6-Dimethoxy-4-(2-methyloctan-2-yl)phenyl]-6,6-dimethylbicyclo[3.1.1]hept-2-en-2-yl}methanol

(+)-{(1*S*,4*S*,5*S*)-4-[2,6-二甲氧基-4-(2-甲基辛烷-2-基)苯基]-6,6-二甲基双环[3.1.1]庚烷-2-烯-2-基}甲醇

CAS 登录号 256934-39-1

INN list 125

药效分类 大麻素 2 受体激动药

昂唑司特

Ontazolast（*INN*）

化学结构式

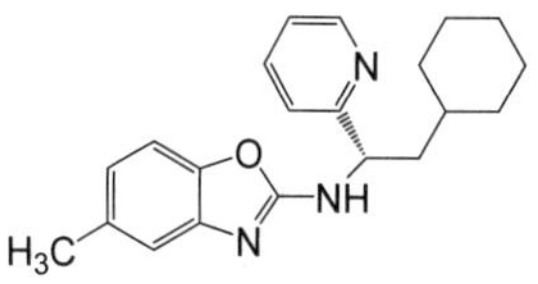

分子式和分子量 $C_{21}H_{25}N_3O$ 335.44

化学名 2-[[(*S*)-2-Cyclohexyl-1-(2-pyridyl)ethyl]amino]-5-methylbenzoxazole

2-[[(*S*)-2-环己基-1-(2-吡啶)乙基]氨基]-5-甲基苯并噁唑

CAS 登录号 147432-77-7

INN list 72

药效分类 平喘药，抗过敏药，白三烯受体拮抗药

奥巴非司他

Obafistat（*INN*）

化学结构式

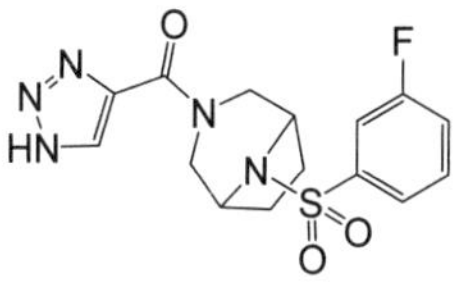

分子式和分子量 $C_{15}H_{16}FN_5O_3S$ 365.38

化学名 [8-(3-Fluorobenzene-1-sulfonyl)-3,8-diazabicyclo[3.2.1]octan-3-yl](1*H*-1,2,3-triazol-4-yl)methanone

[8-(3-氟苯-1-磺酰基)-3,8-二氮杂双环[3.2.1]辛烷-3-基](1*H*-1,2,3-三唑-4-基)甲酮

CAS 登录号 2160582-57-8

INN list 121

药效分类 醛酮还原酶 1C3(AKR1 C3)抑制药

奥巴克拉

Obatoclax（*INN*）

化学结构式

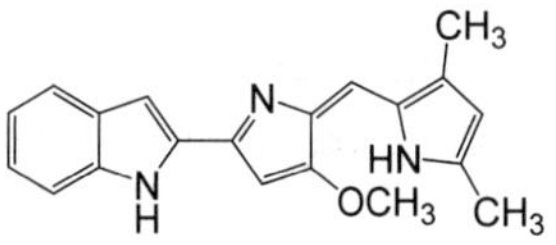

分子式和分子量 $C_{20}H_{19}N_3O$ 317.39

化学名 2-[2-[(3,5-Dimethyl-1*H*-pyrrol-2-yl) methylene]-3-methoxy-2*H*-pyrrol- 5-yl]-1*H*-indole

2-[2-[(3,5-二甲基-1*H*-吡咯-2-基)甲亚基]-3-甲氧基-2*H*-吡咯-5-基]-1*H*-吲哚

CAS 登录号 803712-67-6; 803712-79-0[甲磺酸盐]

INN list 94

药效分类 抗肿瘤药

奥贝胆酸

Obeticholic Acid（*INN*）

化学结构式

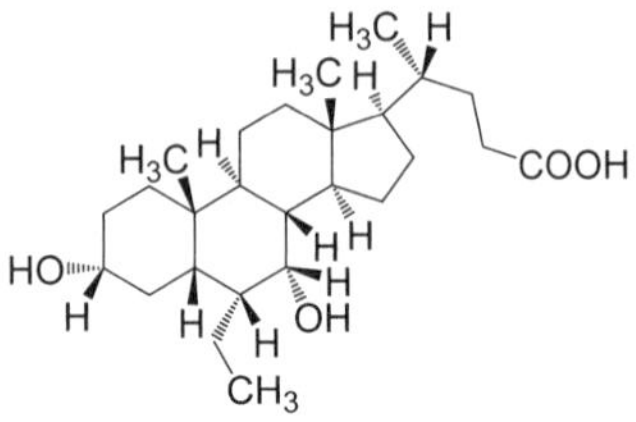

分子式和分子量 $C_{26}H_{44}O_4$ 420.63

化学名 6*α*-Ethyl-3*α*,7*α*-dihydroxy-5*β*-cholan-24-oic acid

6*α*-乙基-3*α*,7*α*-二羟基-5*β*-胆烷-24-酸

CAS 登录号 459789-99-2

INN list 101

药效分类 法尼酯衍生物 X 受体激动药

奥贝莫德

Obefazimod（*INN*）

化学结构式

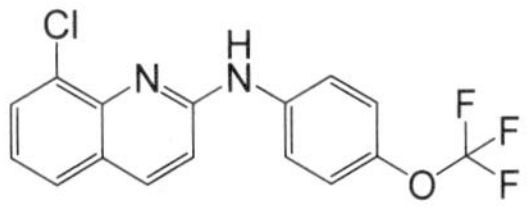

分子式和分子量 $C_{16}H_{10}ClF_3N_2O$ 388.71

化学名 8-Chloro-*N*-[4-(trifluoromethoxy)phenyl]quinolin-2-amine

8-氯-*N*-[4-(三氟甲氧基)苯基]喹啉-2-胺

CAS 登录号 1258453-75-6

INN list 125

药效分类 免疫调制药

奥贝沙秦

Obenoxazine（*INN*）

化学结构式

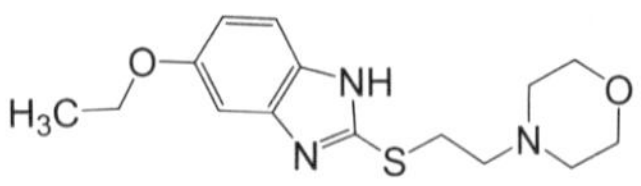

分子式和分子量 $C_{15}H_{21}N_3O_2S$ 307.41

化学名 5-Ethoxy-2-[[2-(morpholin-4-yl)ethyl]sulfanyl]-1*H*-benzimidazole

5-乙氧基-2-[[2-(吗啉-4-基)乙基]硫基]-1*H*-苯并咪唑

CAS 登录号 173352-21-1

INN list 103

药效分类 抗焦虑药

奥苯达唑

Oxibendazole（*INN*）

分子式和分子量 $C_{12}H_{15}N_3O_3$ 249.27

化学结构式

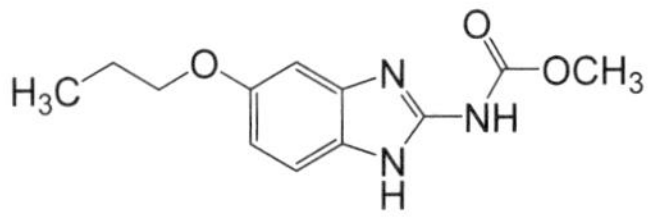

化学名 Methyl 5-propoxy-2-benzimidazolecarbamate

甲基 5-丙氧基-2-苯并咪唑氨基甲酸酯

CAS 登录号 20559-55-1

INN list 30

药效分类 抗蠕虫药

奥比塞曲匹

Obicetrapib（*INN*）

化学结构式

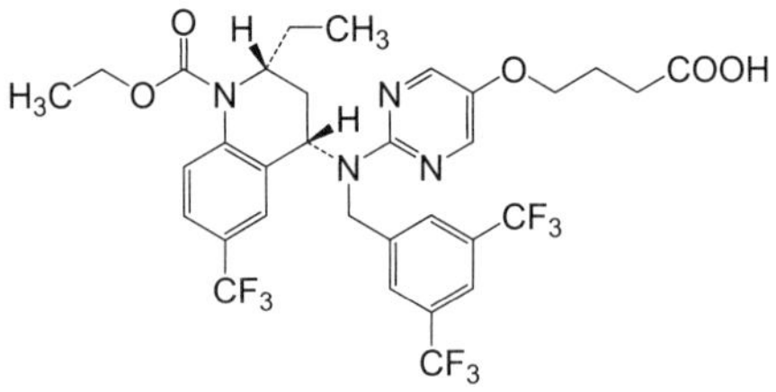

分子式和分子量 $C_{32}H_{31}F_9N_4O_5$ 722.61

化学名 4-{[2-({[3,5-Bis(trifluoromethyl)phenyl]methyl}[(2*R*,4*S*)-1-(ethoxycarbonyl)-2-ethyl-6-(trifluoromethyl)-1,2,3,4-tetrahydroquinolin-4-yl]amino)pyrimidin-5-yl]oxy}butanoic acid

4-{[2-({[3,5-双(三氟甲基)苯基]甲基} [(2*R*,4*S*)-1-(乙氧羰基)-2-乙基-6-(三氟甲基)-1,2,3,4-四氢喹啉 -4-基]氨基)嘧啶-5-基]氧基}丁酸

CAS 登录号 866399-87-3

INN list 115

药效分类 抗高血脂药

奥比沙星

Orbifloxacin（*INN*）

化学结构式

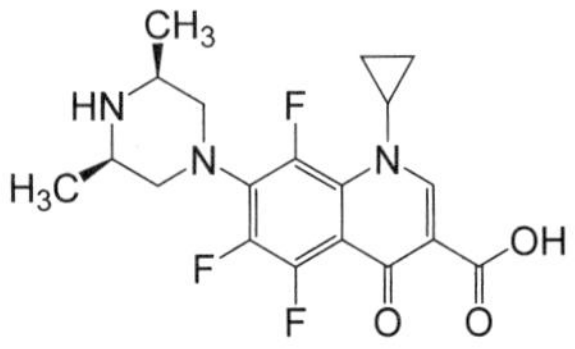

分子式和分子量 $C_{19}H_{20}F_3N_3O_3$ 395.38

化学名 1-Cyclopropyl-7-(*cis*-3,5-dimethyl-1-piperazinyl)-5,6,8-trifluoro- 1,4-dihydro-4-oxo-3-quinolinecarboxylic acid

1-环丙基-7-(顺-3,5-二甲基-1-哌嗪基)-5,6,8-三氟-1,4-二氢-4-氧代-3-喹啉羧酸

CAS 登录号 113617-63-3

INN list 68

药效分类 抗菌药

奥比他韦

Ombitasvir（*INN*）

化学结构式

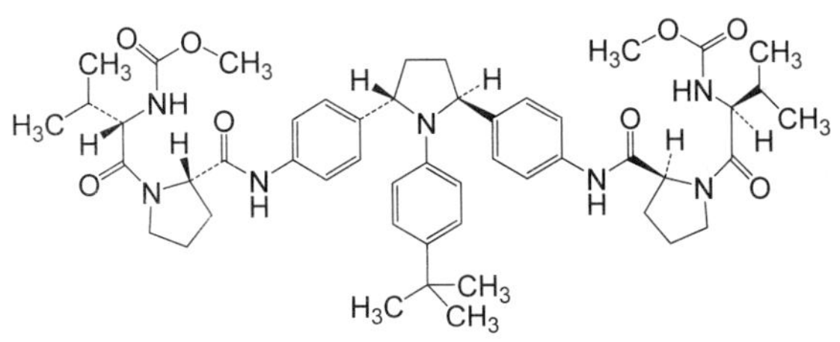

分子式和分子量 $C_{50}H_{67}N_7O_8$ 894.13

化学名 Dimethyl *N,N'*-{[(2*S*,5*S*)-1-(4-*tert*-butylphenyl)pyrrolidene-2,5-diyl]-bis-({[(4,1-phenyleneazanediyl)carbonyl][(2*S*)-pyrrolidine-2,1-diyl]}[(2*S*)-3-methyl-1-oxobutane-1,2-diyl])}biscarbamate

二甲基 *N,N'*-{[(2*S*,5*S*)-1-(4-叔丁基苯基)吡咯烷-2,5-叉基]-双-({[(4,1-苯叉氮叉基)羰基][(2*S*)-四氢吡咯-2,1-叉基]}[(2*S*)-3-甲基-1-氧代丁-1,2-叉基])} 二氨基甲酸酯

CAS 登录号 1258226-87-7

INN list 109

药效分类 抗病毒药物

奥吡卡朋

Opicapone（*INN*）

化学结构式

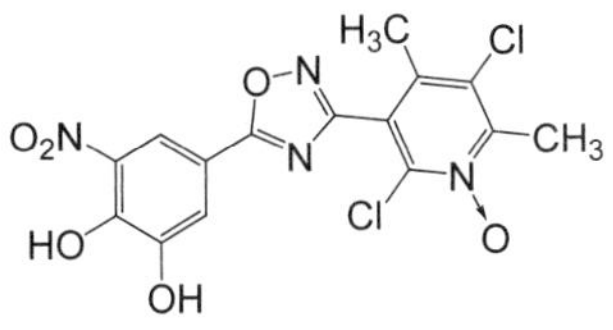

分子式和分子量 $C_{15}H_{10}Cl_2N_4O_6$ 413.17

化学名 2,5-Dichloro-3-[5-(3,4-dihydroxy-5-nitrophenyl)-1,2,4-oxadiazol-3-yl]-4,6-dimethylpyridine *N*-oxide

2,5-二氯-3-[5-(3,4-二羟基-5-硝基苯基)-1,2,4-噁二唑-3-基]-4,6-二甲基吡啶 *N*-氧化物

CAS 登录号 923287-50-7

INN list 103

药效分类 抗震颤麻痹药

奥波非班

Orbofiban（*INN*）

化学结构式

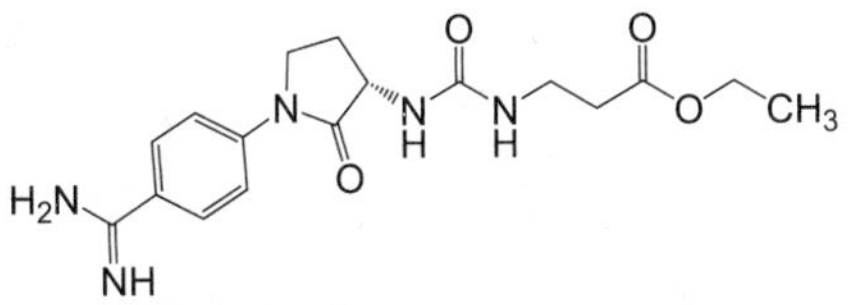

分子式和分子量 $C_{17}H_{23}N_5O_4$ 361.40

化学名 *N*-[[(3*S*)-1-(*p*-Amidinophenyl)-2-oxo-3-pyrrolidinyl]carbamoyl]-*β*- alanine,ethyl ester

N-[[(3*S*)-1-(4-脒基苯基)-2-氧代-3-吡咯烷基]氨甲酰基]-*β*-丙氨酸乙酯

CAS 登录号 163250-90-6; 165800-05-5[乙酸盐]

INN list 75

药效分类 纤维蛋白原受体拮抗药，抗血栓药

奥布卡因

Oxybuprocaine（*INN*）

化学结构式

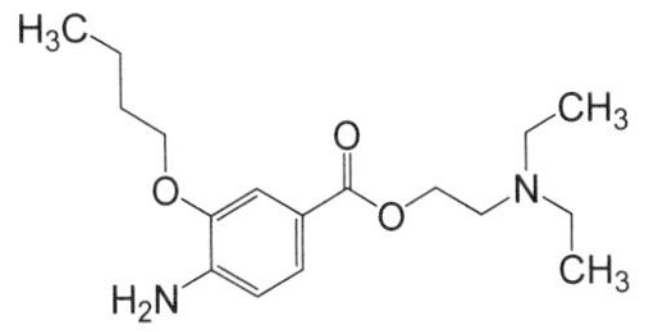

分子式和分子量 $C_{17}H_{28}N_2O_3$ 308.42

化学名 2-(Diethylamino)ethyl 4-amino-3-butoxybenzoate

2-(二乙氨基-)乙基 4-氨基-3-丁氧基苯甲酸酯

CAS 登录号 99-43-4; 5987-82-6[盐酸盐]

INN list 8

药效分类 局部麻醉药

奥布普利

Orbutopril（*INN*）

化学结构式

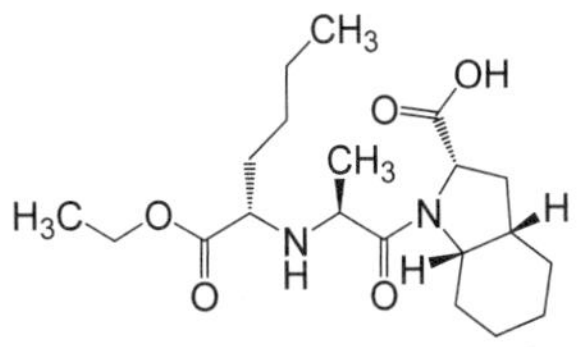

分子式和分子量 $C_{20}H_{34}N_2O_5$ 382.49

化学名 (2*S*,3*aS*,7*aS*)-1-[(*S*)-*N*-[(*S*)-1-Carboxypentyl]alanyl] hexahydro-2- indolinecarboxylic acid,1-ethyl ester

(2*S*,3*aS*,7*aS*)-1-[(*S*)-*N*-[(*S*)-1-羧基戊基]丙氨酰]六氢-2-吲哚啉羧酸,1-乙酯

CAS 登录号 108391-88-4

INN list 57

药效分类 血管紧张素转换酶抑制药，抗高血压药

奥布替尼

Orelabrutinib（*INN*）

化学结构式

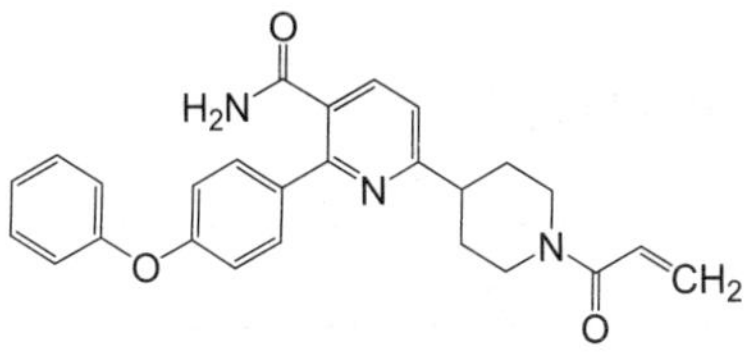

分子式和分子量 $C_{26}H_{25}N_3O_3$ 427.50

化学名 2-(4-Phenoxyphenyl)-6-[1-(prop-2-enoyl)piperidin-4-yl]pyridine-3-carboxamide

2-(4-苯氧基苯基)-6-[1-(丙-2-烯酰基)哌啶-4-基]吡啶-3-甲酰胺

CAS 登录号 1655504-04-3

INN list 122

药效分类 布鲁顿酪氨酸激酶抑制药

奥雌酯

Orestrate（*INN*）

化学结构式

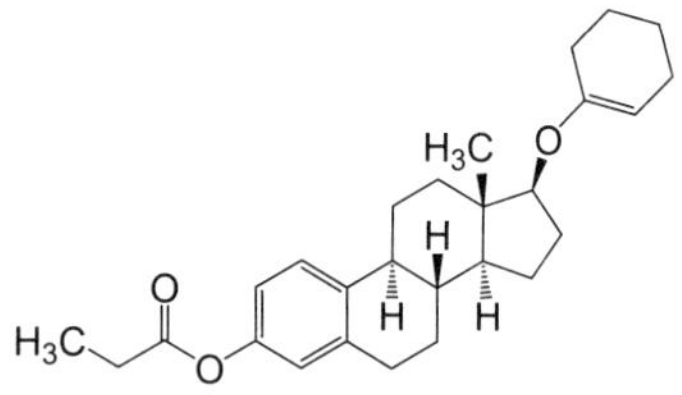

分子式和分子量 $C_{27}H_{36}O_3$ 408.57

化学名 17*β*-(Cyclohexen-1-yloxy)-estra-1,3,5(10)-trien-3-ol propionate

17*β*-(环己烯-1-基氧基)-雌甾-1,3,5(10)-三烯-3-醇 丙酸酯

CAS 登录号 13885-31-9

INN list 17

药效分类 雌激素类药

奥达卡替

Odanacatib（*INN*）

化学结构式

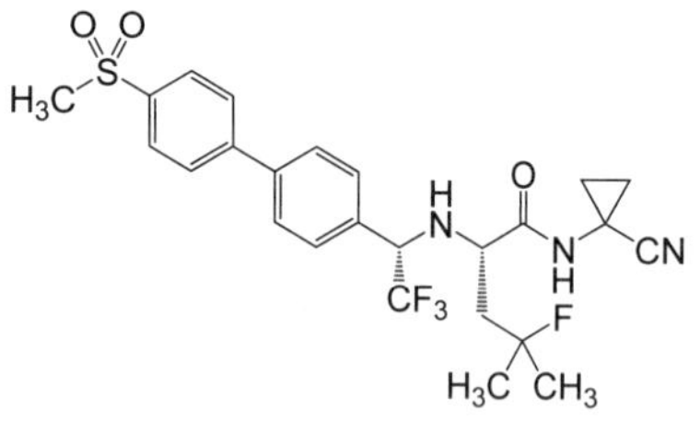

分子式和分子量 $C_{25}H_{27}F_4N_3O_3S$ 525.56

化学名 (2*S*)-*N*-(1-Cyanocyclopropyl)-4-fluoro-4-methyl-2-[[(1*S*)-2,2,2-trifluoro-1-[4'-(methylsulfonyl)-[1,1'-biphenyl]-4-yl]ethyl]amino]pentanamide

(2*S*)-*N*-(1-氰基环丙基)-4-氟-4-甲基-2-[[(1*S*)-2,2,2-三氟-1-[4'-(甲基磺酰基)-[1,1'-联苯基]-4-基]乙基]氨基]戊酰胺

CAS 登录号 603139-19-1

INN list 98

药效分类 组织蛋白酶抑制药

奥达拉韦

Odalasvir（*INN*）

分子式和分子量 $C_{60}H_{72}N_8O_6$ 1000.56

化学结构式

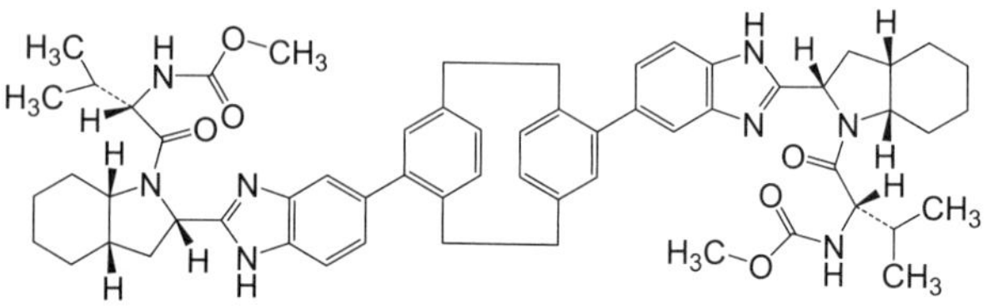

化学名 Methyl *N*-[(2*S*)-1-[(2*S*,3*aS*,7*aS*)-2-[6-[11-[2-[(2*S*,3*aS*,7*aS*)-1-[(2*S*)-2-(methoxycarbonylamino)-3-methylbutanoyl]-2,3,3*a*,4,5,6,7,7*a*-octahydroindol-2-yl]-3*H*-benzimidazol-5-yl]-5-tricyclo[8.2.2.2^{4,7}]hexadeca-1(12),4,6,10,13,15-hexaenyl]-1*H*-benzimidazol-2-yl]-2,3,3*a*,4,5,6,7,7*a*-octahydroindol-1-yl]-3-methyl-1-oxobutan-2-yl]carbamate

甲基 *N*-[(2*S*)-1-[(2*S*,3*aS*,7*aS*)-2-[6-[11-[2-[(2*S*,3*aS*,7*aS*)-1-[(2*S*)-2-(甲氧酰氨基)-3-甲基丁酰基]-2,3,3*a*,4,5,6,7,7*a*-八氢吲哚-2-基]-3*H*-苯并咪唑-5-基]-5-三环[8.2.2.2^{4,7}]十六烷-1(12),4,6,10,13,15-六烯基]-1*H*-苯并咪唑-2-基]-2,3,3*a*,4,5,6,7,7*a*-八氢吲哚-1-基]-3-甲基-1-氧代丁基-2-基]氨基甲酸酯

CAS 登录号 1415119-52-6

INN list 111

药效分类 抗病毒药

奥达洛芬

Odalprofen（*INN*）

化学结构式

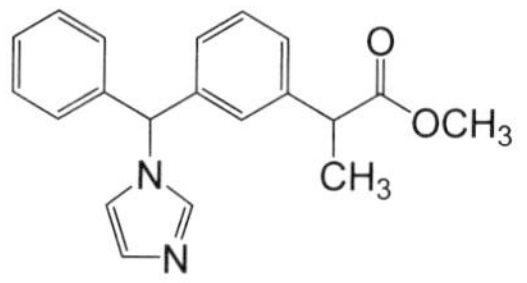

分子式和分子量 $C_{20}H_{20}N_2O_2$ 320.39

化学名 Methyl (±)-*m*-(*α*-imidazol-1-ylbenzyl)hydratropate

甲基 (±)-3-(*α*-咪唑-1-基苯甲基)托品酸酯

CAS 登录号 137460-88-9

INN list 66

药效分类 抗炎镇痛药

奥达匹泮

Odapipam（*INN*）

化学结构式

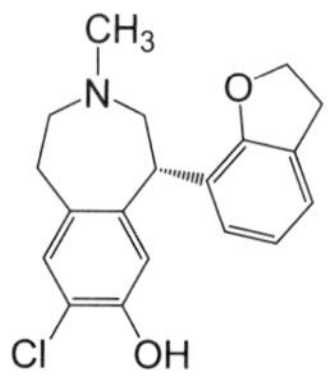

分子式和分子量 $C_{19}H_{20}ClNO_2$ 329.82

化学名 (+)-(*S*)-8-Chloro-5-(2,3-dihydro-7-benzofuranyl)-2,3,4,5-tetrahydro-3- methyl-1*H*-3-benzazepin-7-ol

(+)-(*S*)-8-氯-5-(2,3-二氢-7-苯并呋喃基)-2,3,4,5-四氢-3-甲基-1*H*-3-苯并氮杂䓬-7-醇

CAS 登录号 131796-63-9
INN list 68
药效分类 抗精神失常药

奥达丘肽

Odatroltide（*INN*）

化学结构式

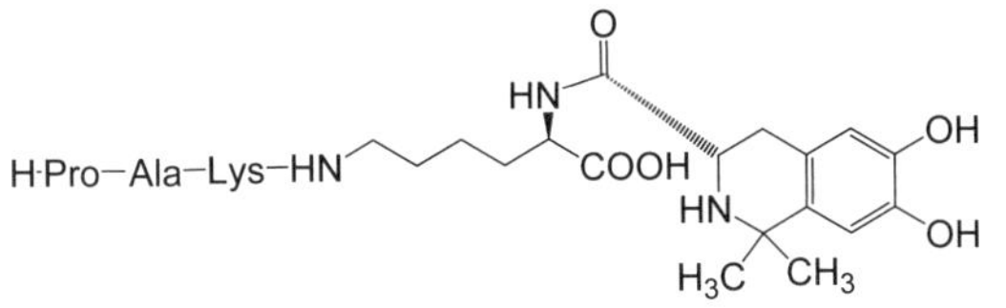

分子式和分子量 $C_{32}H_{51}N_7O_8$ 661.80

化学名 N^2-[(3*S*)-6,7-Dihydroxy-1,1-dimethyl-1,2,3,4-tetrahydroisoquinoline-3-carbonyl]-N^6-(L-prolyl-L-alanyl-L-lysyl)-L-lysine

N^2-[(3*S*)-6,7-二羟基-1,1-二甲基-1,2,3,4-四氢异喹啉-3-羰基]-N^6-(L-脯氨酰-L-丙氨酰-L-赖氨酰)-L-赖氨酸

CAS 登录号 1639303-73-3
INN list 125
药效分类 抗局部缺血药

奥达特罗

Olodaterol（*INN*）

化学结构式

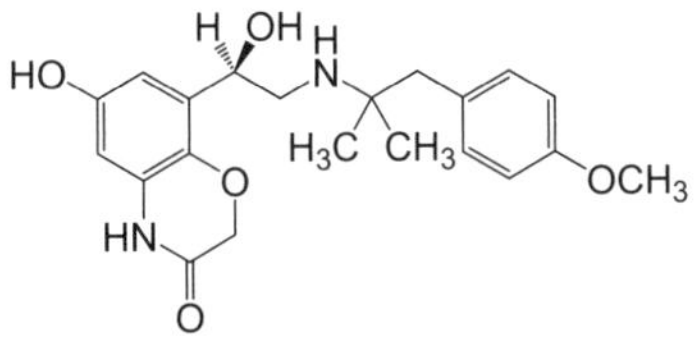

分子式和分子量 $C_{21}H_{26}N_2O_5$ 386.44

化学名 6-Hydroxy-8-[(1*R*)-1-hydroxy-2-[[1-(4-methoxyphenyl)-2-methylpropan-2-yl]amino]ethyl]-2*H*-1,4-benzoxazin-3(4*H*)-one

6-羟基-8-[(1*R*)-1-羟基-2-[[1-(4-甲氧基苯基)-2-甲基丙-2 基]氨基]乙基]-2*H*-1,4-苯并噁嗪-3(4*H*)-酮

CAS 登录号 868049-49-4
INN list 101
药效分类 支气管舒张药

奥氮平

Olanzapine（*INN*）

化学结构式

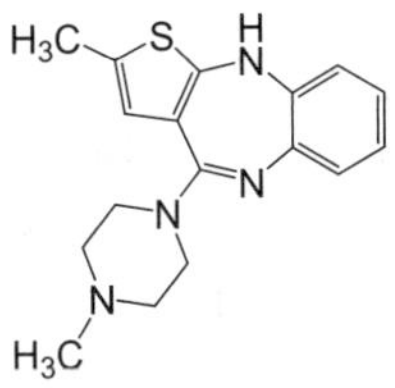

分子式和分子量 $C_{17}H_{20}N_4S$ 312.43

化学名 2-Methyl-4-(4-methyl-1-piperazinyl)-10*H*-thieno[2,3-*b*][1,5]benzodiazepine

2-甲基-4-(4-甲基-1-哌嗪基)-10*H*-噻吩并[2,3-b][1,5]苯并二氮杂䓬

CAS 登录号 132539-06-1; 221373-18-8[双羟萘酸盐一水合物]
INN list 67
药效分类 多巴胺受体拮抗药，抗精神病药

奥德昔巴特

Odevixibat（*INN*）

化学结构式

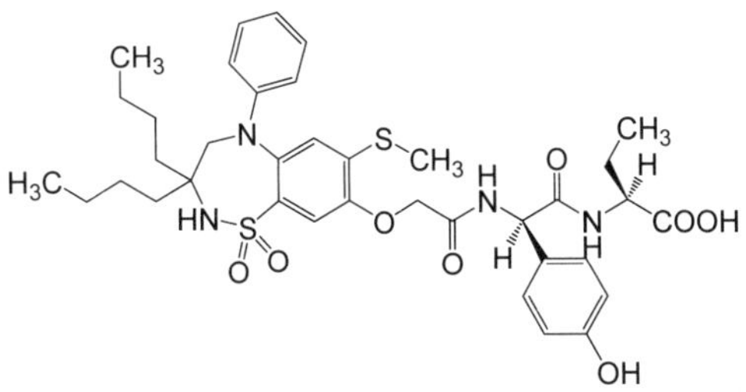

分子式和分子量 $C_{37}H_{48}N_4O_8S_2$ 740.93

化学名 (2*S*)-2-[[(2*R*)-2-[[2-[(3,3-Dibutyl-7-methylsulfanyl-1,1-dioxo-5-phenyl-2,4-dihydro-1λ^6,2,5-benzothiadiazepin-8-yl)oxy]acetyl]amino]-2-(4-hydroxyphenyl)acetyl]amino]butanoic acid

(2*S*)-2-[[(2*R*)-2-[[2-[(3,3-二丁基-7-甲硫基-1,1-二氧代-5-苯基-2,4-二氢-1λ^6,2,5-苯并硫杂二氮杂环庚熳-8-基)氧基]乙酰基]氨基]-2-(4-羟基苯基)乙酰基]氨基]丁酸

INN list 119
药效分类 回肠胆汁酸转运体抑制药

奥地氯铵

Oxydipentonium Chloride（*INN*）

化学结构式

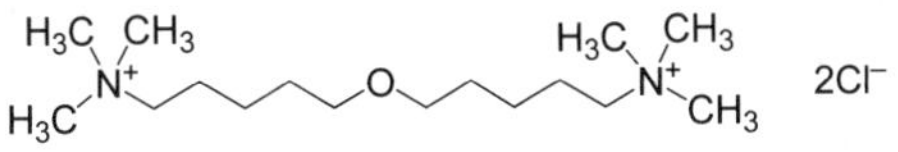

分子式和分子量 $C_{16}H_{38}Cl_2N_2O$ 345.39

化学名 Trimethyl-[5-[5-(trimethylazaniumyl)pentoxy]pentyl]azanium dichloride

二氯化 三甲基-[5-[5-(三甲基铵基)戊氧基]戊基]铵

CAS 登录号 7174-23-4
INN list 1
药效分类 神经肌肉阻断药

奥地帕西

Odiparcil（*INN*）

化学结构式

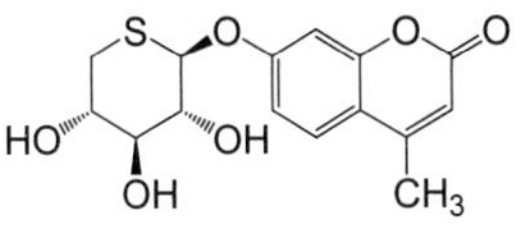

分子式和分子量 $C_{15}H_{16}O_6S$ 324.35

化学名 4-Methyl-7-(5-thio-*β*-D-xylopyranosyloxy)-2*H*-chromen-2-one

4-甲基-7-(5-硫基-*β*-D-吡喃木糖基氧基)-2*H*-苯并吡喃-2-酮

CAS 登录号 137215-12-4

INN list 89

药效分类 抗血栓药

奥度哌啶

Ordopidine（*INN*）

化学结构式

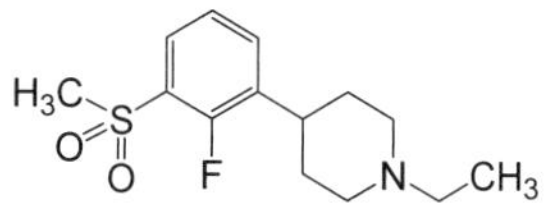

分子式和分子量 $C_{14}H_{20}FNO_2S$ 285.38

化学名 1-Ethyl-4-[2-fluoro-3-(methanesulfonyl)phenyl]piperidine

1-乙基-4-[2-氟-3-(甲磺酰基)苯基]哌啶

CAS 登录号 871351-60-9

INN list 104

药效分类 抗震颤麻痹药

奥伐尼

Olvanil（*INN*）

化学结构式

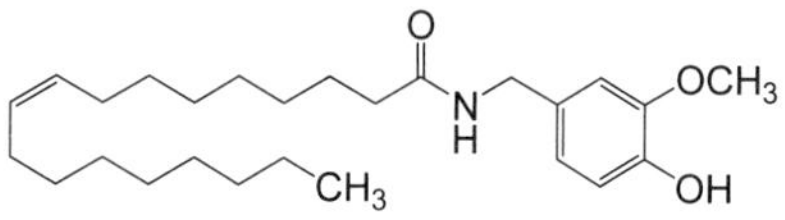

分子式和分子量 $C_{26}H_{43}NO_3$ 417.62

化学名 (*Z*)-*N*-[(4-Hydroxy-3-methoxyphenyl)-methyl]-9-octadecenamide

(*Z*)-*N*-[(4-羟基-3-甲氧基苯基)甲基]-9-十八碳烯酰胺

CAS 登录号 58493-49-5

INN list 56

药效分类 镇痛药

奥芬氨酯

Oxyfenamate（*INN*）

化学结构式

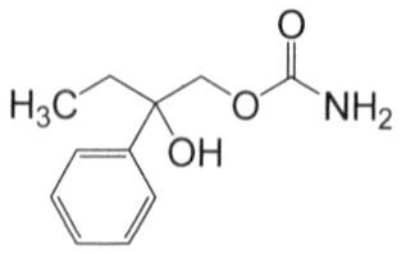

分子式和分子量 $C_{11}H_{15}NO_3$ 209.24

化学名 (2-Hydroxy-2-phenylbutyl) carbamate

(2-羟基-2-苯基丁基)氨基甲酸酯

CAS 登录号 50-19-1

INN list 13

药效分类 安定药

奥芬达唑

Oxfendazole（*INN*）

化学结构式

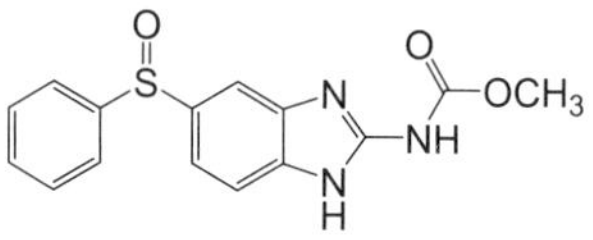

分子式和分子量 $C_{15}H_{13}N_3O_3S$ 315.35

化学名 Methyl 5-phenylsulfinyl-2-benzimidazolecarbamate

甲基 5-苯基亚磺酰基-2-苯并咪唑氨基甲酸酯

CAS 登录号 53716-50-0

INN list 35

药效分类 抗蠕虫药

奥芬那君

Orphenadrine（*INN*）

化学结构式

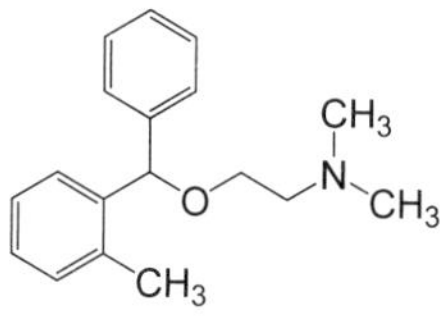

分子式和分子量 $C_{18}H_{23}NO$ 269.39

化学名 (±)-*N*,*N*-Dimethyl-2-[(*o*-methyl-*α*-phenylbenzyl)oxy]ethylamine

(±)-*N*,*N*-二甲基-2-[(2-甲基-*α*-苯基苄基)氧基]乙胺

CAS 登录号 83-98-7; 4682-36-4[枸橼酸盐]

INN list 8

药效分类 抗震颤麻痹药，骨骼肌松弛药，抗组胺药

奥芬太尼

Ocfentanil（*INN*）

化学结构式

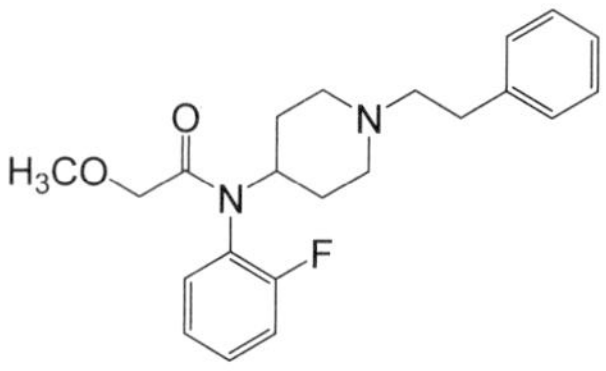

分子式和分子量 $C_{22}H_{27}FN_2O_2$ 370.47

化学名 2'-Fluoro-2-methoxy-*N*-[(1-phenethyl)-4-piperidyl]acetanilide

2'-氟-2-甲氧基-*N*-[(1-苯乙基)-4-哌啶基]乙酰苯胺

CAS 登录号 101343-69-5; 112964-97-3[盐酸盐]

INN list 61

药效分类 镇痛药

奥芬溴铵

Oxyphenonium Bromide（*INN*）

化学结构式

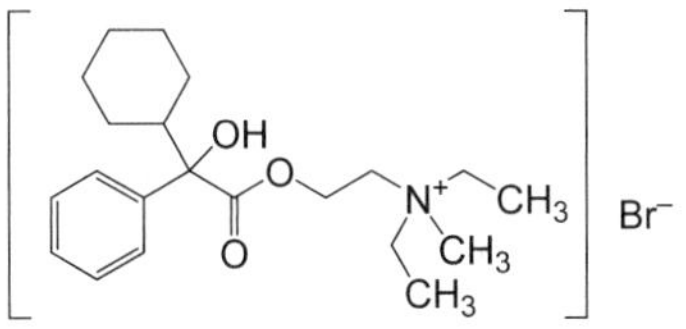

分子式和分子量　$C_{21}H_{34}BrNO_3$　428.40

化学名　Diethyl (2-hydroxyethyl)methylammonium bromide *α*-phenylcyclohexaneglycolate

二乙基 (2-羟乙基)甲基溴化铵 *α*-苯基环己基羟乙酸酯

CAS 登录号　50-10-2;14214-84-7[奥芬铵]

INN list　1

药效分类　抗胆碱药

奥封溴铵

Oxitefonium Bromide（*INN*）

化学结构式

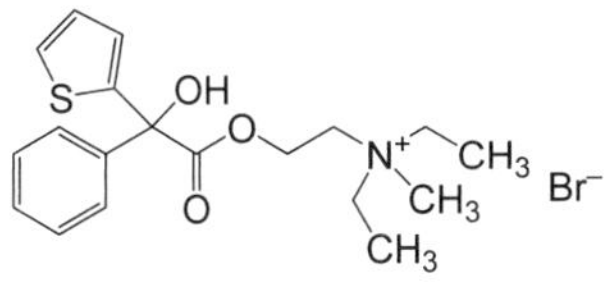

分子式和分子量　$C_{19}H_{26}BrNO_3S$　428.38

化学名　Diethyl-[2-(2-hydroxy-2-phenyl-2-thiophen-2-ylacetyl) oxyethyl]- methylazanium bromide

溴化 二乙基-[2-(2-羟基-2-苯基-2-噻吩-2-基乙酰基)氧乙基]-甲基铵

CAS 登录号　17692-63-6

INN list　18

药效分类　抗胆碱药，解痉药

奥福宁

Ofornine（*INN*）

化学结构式

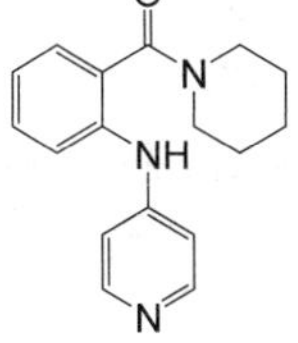

分子式和分子量　$C_{17}H_{19}N_3O$　281.35

化学名　1-[2-(4-Pyridinylamino)benzoyl] piperidine

1- [2-(4-吡啶基氨基)苯甲酰基]哌啶

CAS 登录号　87784-12-1

INN list　52

药效分类　抗高血压药

奥格列汀

Omarigliptin（*INN*）

化学结构式

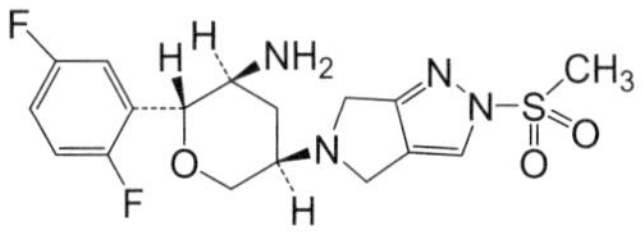

分子式和分子量　$C_{17}H_{20}F_2N_4O_3S$　398.43

化学名　(2*R*,3*S*,5*R*)-2-(2,5-Difluorophenyl)-5-[2-(methanesulfonyl)-4,6-dihydropyrrolo[3,4-*c*]pyrazol-5(2*H*)-yl]oxan-3-amine

(2*R*,3*S*,5*R*)-2-(2,5-二氟苯基)-5-[2-(甲磺酰基)-4,6-二氢吡咯并[3,4- *c*]吡唑-5(2*H*)-基]噁烷-3-胺

CAS 登录号　1226781-44-7

INN list　107

药效分类　抗糖尿病药

奥格列扎

Oxeglitazar（*INN*）

化学结构式

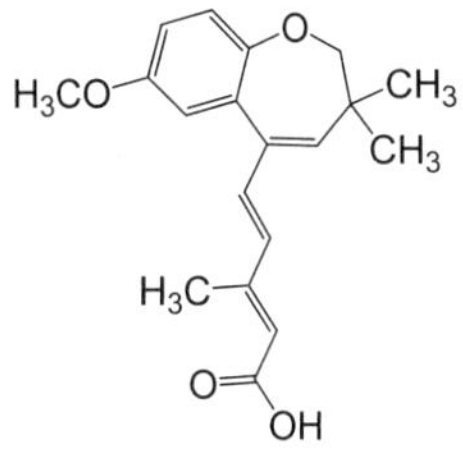

分子式和分子量　$C_{19}H_{22}O_4$　314.38

化学名　(2*E*,4*E*)-5-(7-Methoxy-3,3-dimethyl-2,3-dihydro-1-benzoxepin-5-yl)-3- methylpenta-2,4-dienoic acid

(2*E*,4*E*)-5-(7-甲氧基-3,3-二甲基-2,3-二氢-1-苯并氧杂环庚三烯-5-基)-3-甲基戊-2,4-二烯酸

CAS 登录号　280585-34-4

INN list　88

药效分类　抗糖尿病药

奥汞酸钠

Otimerate Sodium（*INN*）

化学结构式

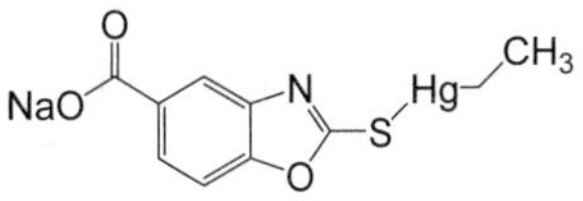

分子式和分子量　$C_{10}H_8HgNNaO_3S$　445.82

化学名　Sodium;(5-carboxylato-1,3-benzoxazol-2-yl)sulfanyl-ethylmercury

(5-羧酸根离子基-1,3-苯并噁唑-2-基)硫基-乙基汞钠

CAS 登录号　16509-11-8

INN list　51

药效分类　消毒防腐药

奥谷法奈

Oglufanide（*INN*）

化学结构式

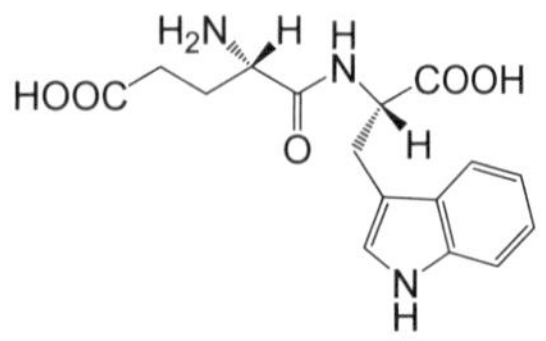

分子式和分子量　$C_{16}H_{19}N_3O_5$　333.34

化学名　L-*α*-Glutamyl-L-tryptophan

L-*α*-谷氨酰-L-色氨酸

CAS 登录号　38101-59-6 ; 237068-57-4[二钠盐]

INN list　86

药效分类　免疫调节药

奥谷胱甘肽

Oxiglutatione（*INN*）

化学结构式

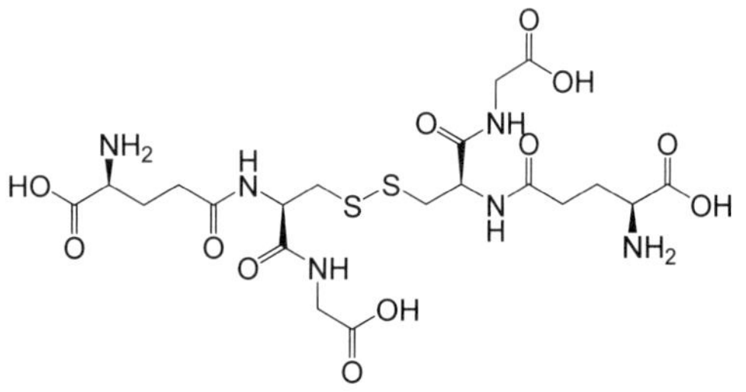

分子式和分子量　$C_{20}H_{32}N_6O_{12}S_2$　612.63

化学名　*N*,*N*'-[Dithiobis[(*R*)-1-[(carboxymethyl)carbamoyl]ethylene]] di-L-glutamine

N,*N*'-[二硫基双[(*R*)-1-[(羧甲基)氨甲酰基]乙叉基]]二-L-谷氨酰胺

CAS 登录号　27025-41-8

INN list　64

药效分类　解毒药

奥环孢素

Oxeclosporin（*INN*）

化学结构式

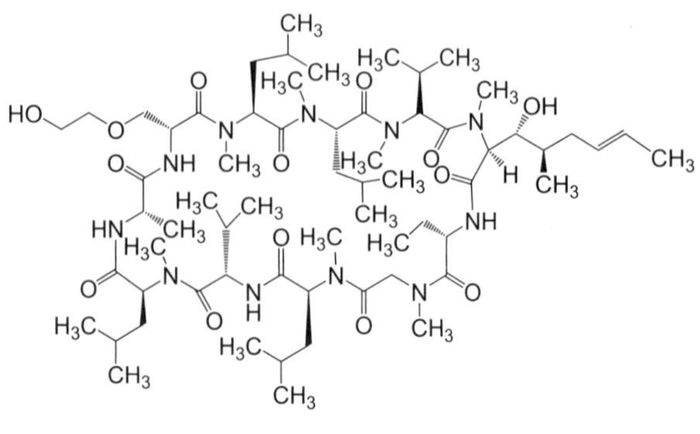

分子式和分子量　$C_{64}H_{115}N_{11}O_{14}$　1262.66

化学名　Cyclo[[(2*S*,3*R*,4*R*,6*E*)-3-hydroxy-4-methyl-2-methylamino-6- octenoyl]-L-2-aminobutyryl-*N*-methylglycyl-*N*-methyl-L-leucyl-L- valyl-*N*-methyl-L-leucyl-L-alanyl-*O*-(2-hydroxyethyl)-D-seryl-*N*-methyl-L-leucyl-*N*-methyl-L-leucyl-*N*-methyl-L-valyl]

环[[(2*S*,3*R*,4*R*,6*E*)-3-羟基-4-甲基-2-甲氨基-6-辛烯酰基]-L-2-氨基丁基-*N*-甲基甘氨酰-*N*-甲基-L-亮氨酰-L-缬氨酰-*N*-甲基-L-亮氨酰-L-丙氨酰-*O*-(2-羟乙基)-D-丝氨酰-*N*-甲基-L-亮氨酰-*N*-甲基-L-亮氨酰-*N*-甲基-L-缬氨酰]

CAS 登录号　135548-15-1

INN list　70

药效分类　免疫抑制药

奥加米星

Ozogamicin（*INN*）

化学结构式

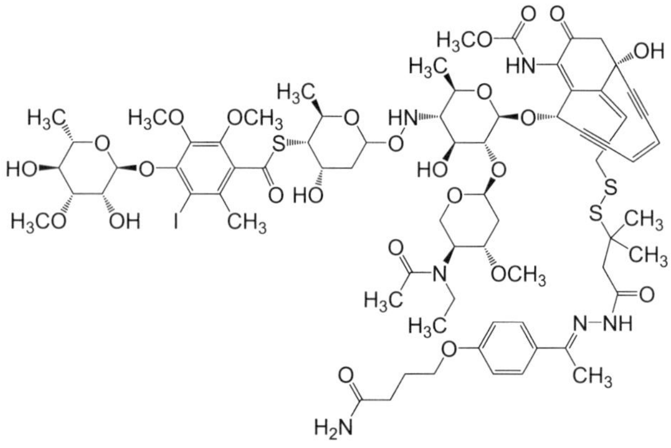

分子式和分子量　$C_{73}H_{97}IN_6O_{25}S_3$　1681.68

化学名　Methyl (1*R*,4*Z*,8*S*,13*E*)-13-[2-[[2-[[[*p*-(3-carbamoylpropoxy)-*α*-methylbenzylidene]hydrazino]carbonyl]-1,1-dimethyl ethyl]dithio]ethylidene]-8-[[4,6-dideoxy-4-[[[2,6-dideoxy-4-*S*-[4-[(6-deoxy-3-*O*-methyl-*α*-L-mannopyranosyl)oxy]-3-iodo-5,6-dimethoxy-*o*-toluoyl]-4-thio-*β*-D-*ribo*-hexopyranosyl]oxy]amino]-2-*O*-[2,4-dideoxy-4-(*N*-ethylacetamido)-3-*O*-methyl-*α*-L-*threo*-pentopyranosyl]-*β*-D-glucopyranosyl]oxy]-1-hydroxy-11-oxobicyclo[7.3.1] trideca-4,9-diene-2,6-diyne-10-carbamate

甲基 (1*R*,4*Z*,8*S*,13*E*)-13-[2-[[2-[[[4-(3-氨基甲酰丙氧基)-*α*-甲基苯甲亚基]肼基]羰基]-1,1-二甲基乙基]二硫基]乙亚基]-8- [[4,6-二脱氧-4-[[[2,6-二脱氧-4-*S*-[4-[(6-脱氧-3-*O*-甲基-*α*-L-吡喃甘露糖基)氧基]-3-碘-5,6-二甲氧基-2-甲苯甲酰]-4-硫基-*β*-D-核-吡喃己糖基]氧基]氨基]-2-*O*-[2,4-二脱氧-4-(*N*-乙基乙酰氨基)-3-*O*-甲基-*α*-L-苏-吡喃戊糖基]-*β*-D-吡喃葡萄糖基]氧基]-1-羟基-11-氧双环[7.3.1]十三烷-4,9-二烯-2,6-二炔-10-氨基甲酸酯

CAS 登录号　40046-53-9

INN list　92

药效分类　抗生素类药

奥卡罗昔布

Ocarocoxib（*INN*）

分子式和分子量　$C_{12}H_6F_6O_4$　328.17

化学结构式

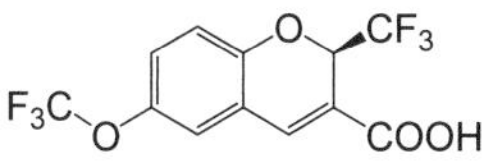

及其对映异构体

化学名 *rac*-(2*R*)-6-(Trifluoromethoxy)-2-(trifluoromethyl)-2*H*-1-benzopyran-3-carboxylic acid

外消旋-(2*R*)-6-(三氟甲氧基)-2-(三氟甲基)-2*H*-1-苯并吡喃-3-羧酸

CAS 登录号 215122-22-8

INN list 124

药效分类 非甾体抗炎药(兽用)

奥卡哌酮

Ocaperidone（*INN*）

化学结构式

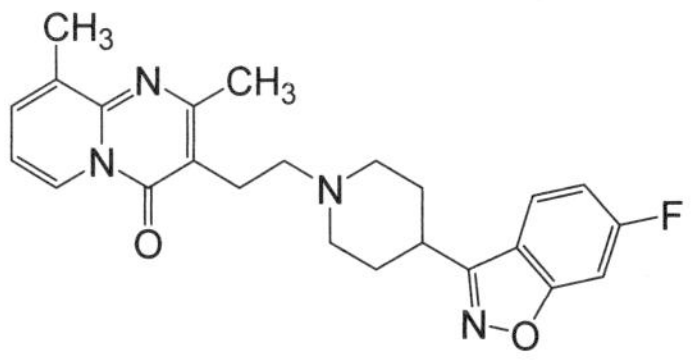

分子式和分子量 $C_{24}H_{25}FN_4O_2$ 420.48

化学名 3-[2-[4-(6-Fluoro-1,2-benzisoxazol-3-yl)piperidino]ethyl]-2,9-dimethyl-4*H*-pyrido[1,2-*a*]pyrimidin-4-one

3-[2-[4-(6-氟-1,2-苯并异噁唑-3-基)哌啶]乙基]-2,9-二甲基-4*H*-吡啶并[1,2-*a*]嘧啶-4-酮

CAS 登录号 129029-23-8

INN list 64

药效分类 抗精神病药

奥卡替美酯

Omecamtiv Mecarbil（*INN*）

化学结构式

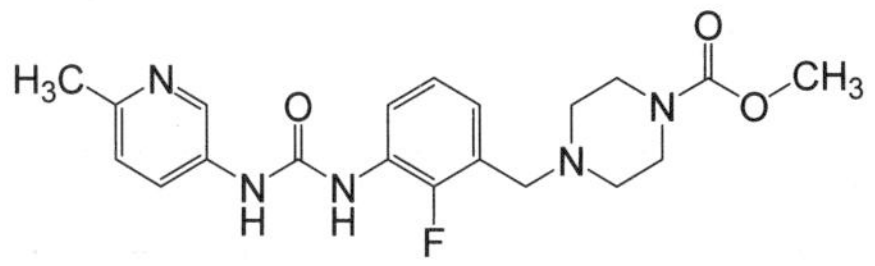

分子式和分子量 $C_{20}H_{24}FN_5O_3$ 401.43

化学名 Methyl 4-[(2-fluoro-3-{[*N*-(6-methylpyridin-3-yl)carbamoyl]amino}pheny l)methyl]piperazine-1-carboxylate

甲基 4-[(2-氟-3-{[*N*-(6-甲基吡啶-3-基)氨基甲酰基]氨基}苯基)甲基] 哌嗪-1-羧酸酯

CAS 登录号 873697-71-3

INN list 102

药效分类 强心药

奥卡西平

Oxcarbazepine（*INN*）

分子式和分子量 $C_{15}H_{12}N_2O_2$ 252.27

化学结构式

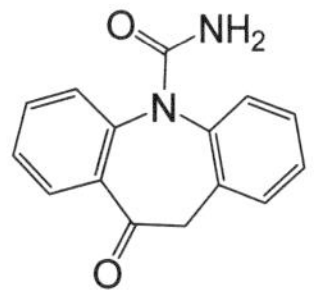

化学名 10,11-Dihydro-10-oxo-5*H*-dibenz[*b*,*f*]azepine-5-carboxamide

10,11-二氢-10-氧代-5*H*-二苯并[*b*,*f*]氮杂䓬-5-甲酰胺

CAS 登录号 28721-07-5

INN list 41

药效分类 抗癫痫药

奥康唑

Orconazole（*INN*）

化学结构式

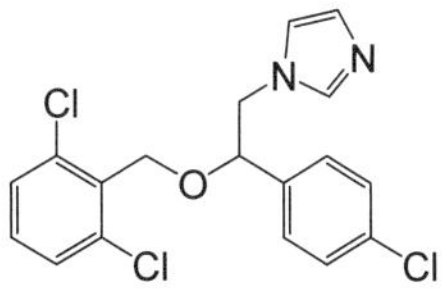

分子式和分子量 $C_{18}H_{15}Cl_3N_2O$ 381.68

化学名 (±)-1-[*p*-Chloro-*β*-[(2,6-dichlorobenzyl)oxy]phenethyl]imidazole

(±)-1-[4-氯-*β*-[(2,6-二氯苄基)氧基]苯乙基]咪唑

CAS 登录号 66778-37-8; 66778-38-9[硝酸盐]

INN list 40

药效分类 抗真菌药

奥克巴胺

Octopamine（*INN*）

化学结构式

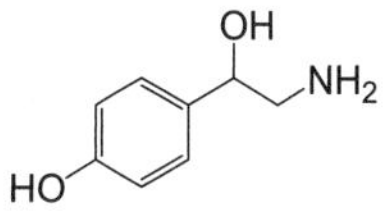

分子式和分子量 $C_8H_{11}NO_2$ 153.18

化学名 *α*-Aminomethyl-4-hydroxybenzyl alcohol

α-氨基甲基-4-羟基苯甲醇

CAS 登录号 104-14-3

INN list 32

药效分类 抗休克的血管活性药

ATC 分类 C01CA18

奥克立林

Octocrilene（*INN*）

化学结构式

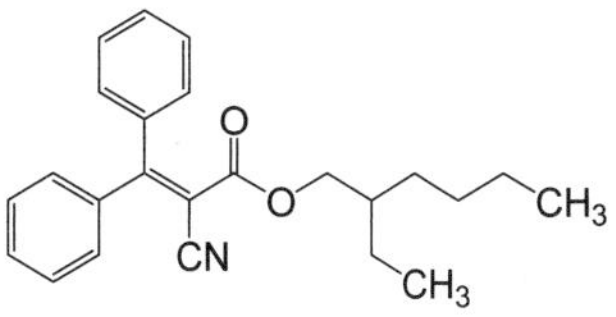

分子式和分子量　$C_{24}H_{27}NO_2$　361.48

化学名　2-Ethylhexyl 2-cyano-3,3-diphenylacrylate

2-乙基己基 2-氰基-3,3-二苯基丙烯酸酯

CAS 登录号　6197-30-4

INN list　42

药效分类　防晒药

奥克立酯

Ocrilate（*INN*）

化学结构式

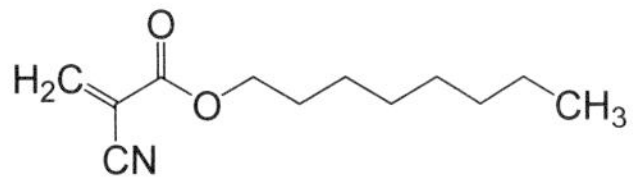

分子式和分子量　$C_{12}H_{19}NO_2$　209.28

化学名　Octyl 2-cyanoacrylate

正辛基 2-氰基丙烯酸酯

CAS 登录号　6701-17-3

INN list　22

药效分类　外科材料

奥克三唑

Octrizole（*INN*）

化学结构式

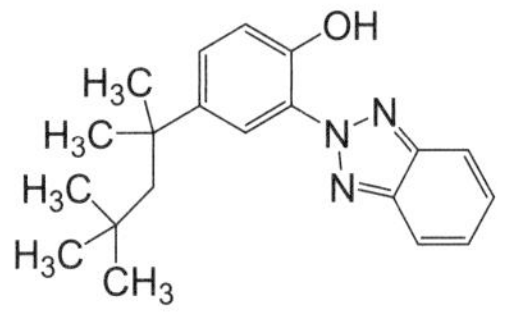

分子式和分子量　$C_{20}H_{25}N_3O$　323.43

化学名　2-(2*H*-Benzotriazol-2-yl)-4-(1,1,3,3-tetramethylbutyl)phenol

2-(2*H*-苯并三唑-2-基)-4-(1,1,3,3-四甲基丁基)苯酚

CAS 登录号　3147-75-9

INN list　42

药效分类　防晒药

奥克太尔

Oxantel

化学结构式

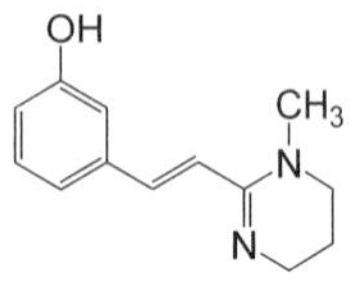

分子式和分子量　$C_{13}H_{16}N_2O$　216.28

化学名　3-[(*E*)-2-(1-Methyl-5,6-dihydro-4*H*-pyrimidin-2-yl)ethenyl]phenol

3-[(*E*)-2-(1-甲基-5,6-二氢-4*H*-嘧啶-2-基)乙烯基]苯酚

CAS 登录号　36531-26-7; 68813-55-8[奥克太尔双羟萘酸盐]

药效分类　抗线虫药

ATC 分类　P02CC02

奥克替林

Octriptyline（*INN*）

化学结构式

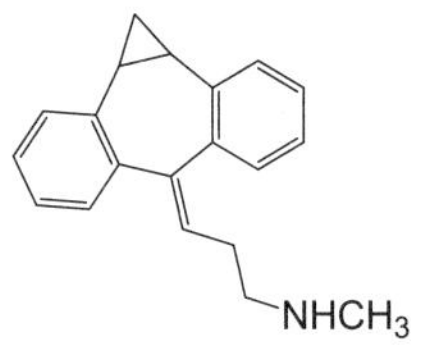

分子式和分子量　$C_{20}H_{21}N$　275.40

化学名　1*a*,10*b*-Dihydro-*N*-methyldibenzo[*a*,*e*]cyclopropa[*c*]cycloheptene-$\Delta^{6(1H)\gamma}$- propylamine

1*a*,10*b*-二氢-*N*-甲基二苯并[*a*,*e*]环丙烷并[*c*]环庚烯-$\Delta^{6(1H)\gamma}$-丙胺

CAS 登录号　47166-67-6; 51481-67-5[磷酸盐]

INN list　33

药效分类　抗抑郁药

奥喹多司

Olaquindox（*INN*）

化学结构式

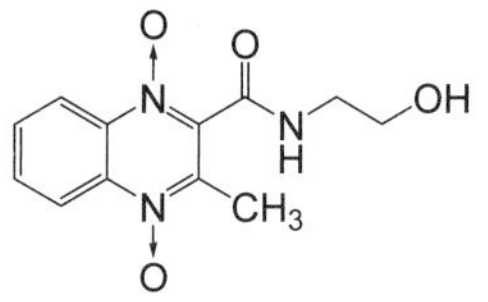

分子式和分子量　$C_{12}H_{13}N_3O_4$　263.25

化学名　*N*-(2-Hydroxyethyl)-3-methyl-2-quinoxalinecarboxamide 1,4-dioxide

N-(2-羟乙基)-3-甲基-2-喹噁啉甲酰胺 1,4-二氧化物

CAS 登录号　23696-28-8

INN list　31

药效分类　抗菌药

奥拉布林

Ombrabulin（*INN*）

化学结构式

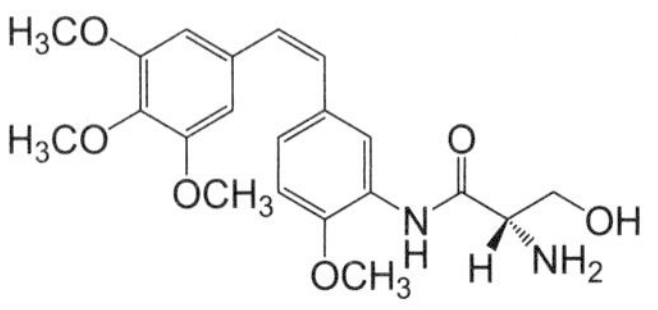

分子式和分子量　$C_{21}H_{26}N_2O_6$　402.44

化学名　(2*S*)-2-Amino-3-hydroxy-*N*-[2-methoxy-5-[(1*Z*)-2-(3,4,5-trimethoxyphenyl)ethenyl]phenyl]propanamide

(2*S*)-2-氨基-3-羟基-*N*-[2-甲氧基-5-[(1*Z*)-2-(3,4,5-三甲氧基苯基)乙烯基]苯基]丙酰胺

CAS 登录号　181816-48-8

INN list 99

药效分类 抗肿瘤药

奥拉地洛

Oberadilol（*INN*）

化学结构式

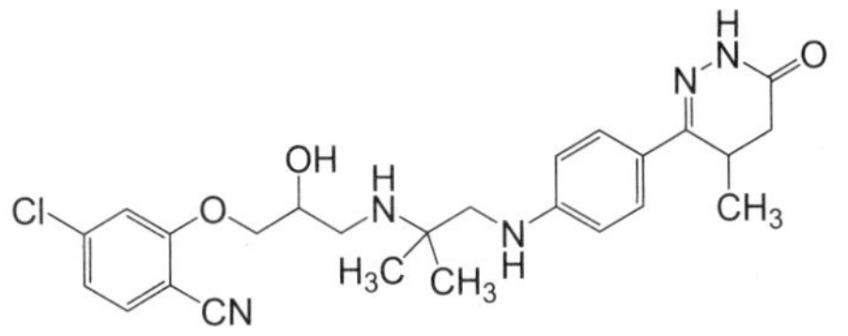

分子式和分子量 $C_{25}H_{30}ClN_5O_3$ 483.99

化学名 (±)-4-Chloro-2-[3-[[1,1-dimethyl-2-[*p*-(1,4,5,6-tetrahydro-4-methyl-6-oxo- 3- pyridazinyl)anilino]ethyl]amino]-2-hydroxypropopxy]benzonitrile

(±)-4-氯-2-[3-[[1,1-二甲基-2-[4-(1,4,5,6-四氢-4-甲基-6-氧代-3-哒嗪基)苯氨基]乙基]氨基] -2-羟基丙氧基]苯甲腈

CAS 登录号 114856-44-9

INN list 77

药效分类 血管扩张药，β 受体拮抗药

奥拉地平

Olradipine（*INN*）

化学结构式

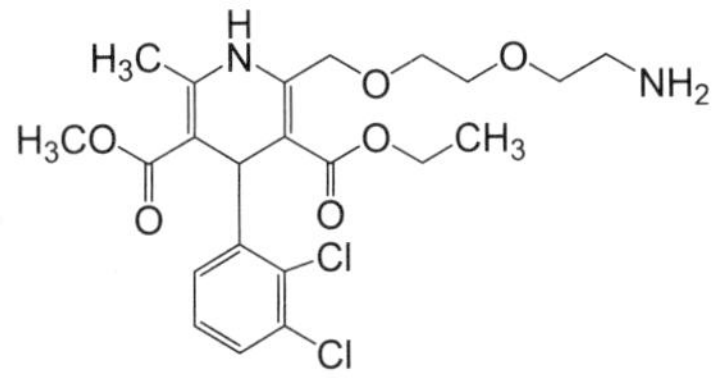

分子式和分子量 $C_{22}H_{28}Cl_2N_2O_6$ 487.37

化学名 3-Ethyl-5-methyl (±)-2-[[2-(2-aminoe-thoxy)ethoxy] methyl]-4-(2,3-dichlorophenyl)-1,4-dihydro-6-methyl-3,5-pyridinedicarboxylate

3-乙基-5-甲基 (±)-2-[[2-(2-氨基乙氧基)乙氧基]甲基]-4-(2,3-二氯苯基)- 1,4-二氢-6-甲基-3,5-吡啶二羧酸酯

CAS 登录号 115972-78-6

INN list 69

药效分类 血管扩张药，钙通道阻滞药

奥拉夫替尼

Olafertinib（*INN*）

化学结构式

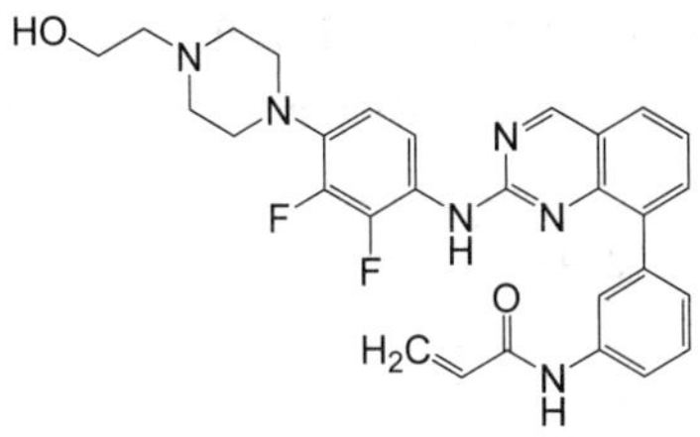

分子式和分子量 $C_{29}H_{28}F_2N_6O_2$ 530.58

化学名 *N*-[3-(2-{2,3-Difluoro-4-[4-(2-hydroxyethyl)piperazin-1-yl]anilino}quinazolin-8-yl)phenyl]prop-2-enamide

N-[3-(2-{2,3-二氟-4-[4-(2-羟乙基)哌嗪-1-基]苯氨基}喹唑啉-8-基)苯基]丙-2-烯酰胺

CAS 登录号 1200-22-2

INN list 121

药效分类 酪氨酸激酶抑制药

奥拉氟

Olaflur（*INN*）

化学结构式

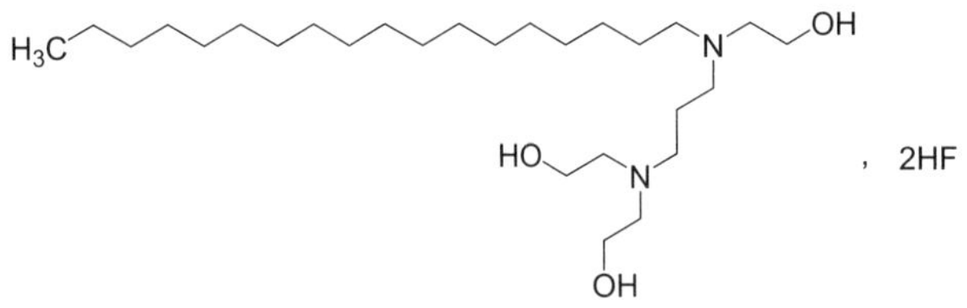

分子式和分子量 $C_{27}H_{60}F_2N_2O_3$ 498.78

化学名 2-({3-[Bis(2-hydroxyethyl)amino]propyl}(octadecyl)amino) ethan-1-ol dihydrofluoride

2-({3-[双(2-羟基乙基)氨基]丙基}(十八烷基)氨基)乙基-1-醇 二氟氢酸盐

CAS 登录号 6818-37-7; 17671-49-7[奥拉氟碱]

INN list 29

药效分类 防龋齿药

奥拉卡托

Olacaftor（*INN*）

化学结构式

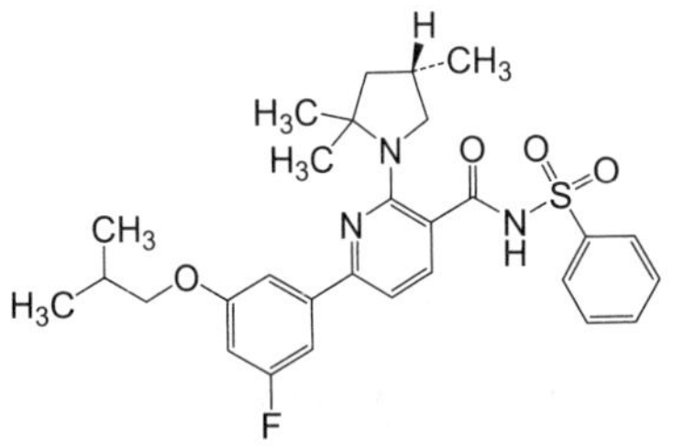

分子式和分子量 $C_{29}H_{34}FN_3O_4S$ 539.67

化学名 *N*-(Benzenesulfonyl)-6-[3-fluoro-5-(2-methylpropoxy) phenyl]-2-[(4*S*)-2,2,4-trimethylpyrrolidin-1- yl]pyridine-3-carboxamide

N-(苯磺酰基)-6-[3-氟-5-(2-甲基丙氧基)苯基]-2-[(4*S*)-2,2,4-三甲基吡咯烷-1-基]吡啶-3-甲酰胺

CAS 登录号 1897384-89-2

INN list 119

药效分类 囊性纤维化跨膜转导调节因子调节剂

奥拉米特

Orazamide（*INN*）

分子式和分子量 $C_4H_6N_4O \cdot C_5H_4N_2O_4$ 281.21

化学结构式

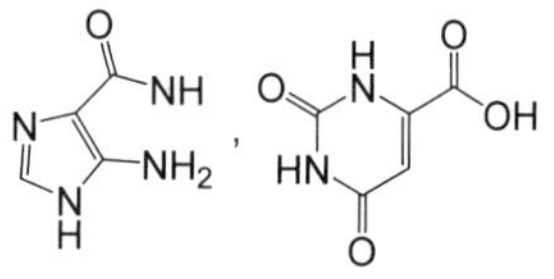

化学名　5-Aminoimidazole-4-carboxamide orotate

5-氨基咪唑-4-甲酰胺 乳清酸盐

CAS 登录号　60104-30-5

INN list　24

药效分类　保肝药

奥拉帕利

Olaparib（*INN*）

化学结构式

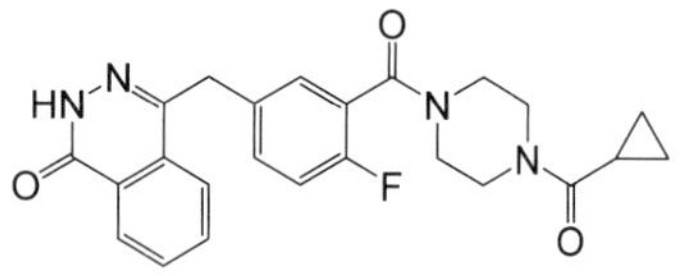

分子式和分子量　$C_{24}H_{23}FN_4O_3$　434.46

化学名　4-[(3-[[4-(Cyclopropylcarbonyl)piperazin-1-yl]carbonyl]-4-fluorophenyl)methyl]phthalazin-1(2*H*)-one

4-[(3-[[4-(环丙基甲酰基)哌嗪-1-基]甲酰基]-4-氟苯基)甲基]酞嗪-1(2*H*)-酮

CAS 登录号　763113-22-0

INN list　94

药效分类　抗肿瘤药

奥拉齐酮

Orazipone（*INN*）

化学结构式

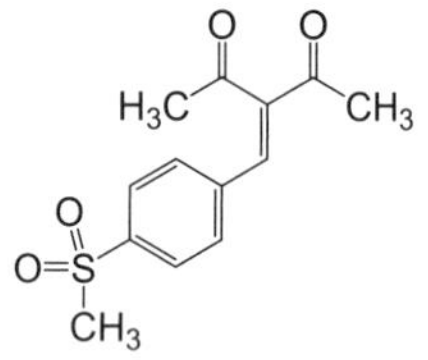

分子式和分子量　$C_{13}H_{14}O_4S$　266.31

化学名　3-[*p*-(methylsulfonyl)benzylidene]-2,4-pentanedione

3-[4-(甲基磺酰基)苄亚基]-2,4-戊二酮

CAS 登录号　137109-78-5

INN list　77

药效分类　免疫抑制药

奥拉替尼

Oclacitinib（*INN*）

化学结构式

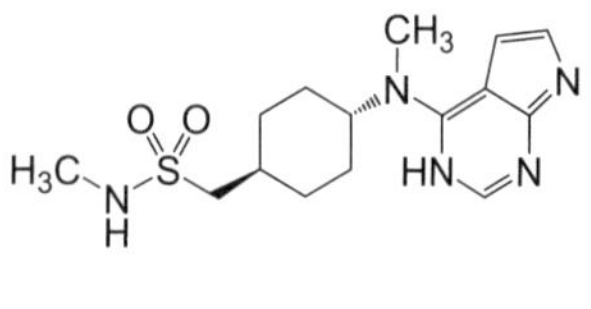

分子式和分子量　$C_{15}H_{23}N_5O_2S$　337.44

化学名　*N*-Methyl [*trans*-4-[methyl(7*H*-pyrrolo[2,3-*d*]pyrimidin-4-yl)amino]cyclohexyl]methanesulfonamide

N-甲基 [反-4-[甲基(7*H*-吡咯并[2,3-*d*]嘧啶-4-基)氨基]环己基]甲磺酰胺

CAS 登录号　1208319-26-9

INN list　105

药效分类　抗肿瘤药(兽用)

奥拉西坦

Oxiracetam（*INN*）

化学结构式

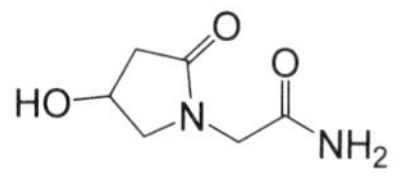

分子式和分子量　$C_6H_{10}N_2O_3$　158.16

化学名　4-Hydroxy-2-oxo-1-pyrrolidineacetamine

4-羟基-2-氧代-1-吡咯基乙酰胺

CAS 登录号　62613-82-5

INN list　43

药效分类　促智药

奥拉昔定

Olanexidine（*INN*）

化学结构式

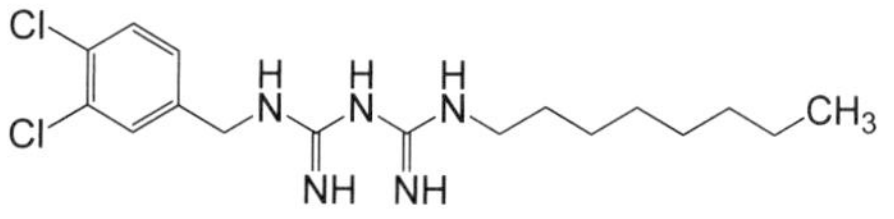

分子式和分子量　$C_{17}H_{27}Cl_2N_5$　372.34

化学名　1-(3,4-Dichlorobenzyl)-5-octylbiguanide

1-(3,4-二氯苄基)-5-辛基双胍

CAS 登录号　146510-36-3

INN list　81

药效分类　抗菌药

奥来替酚

Oletimol（*INN*）

化学结构式

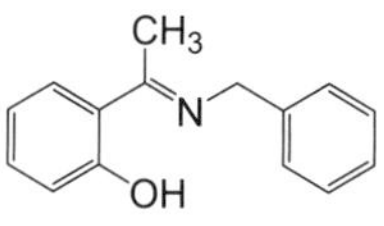

分子式和分子量　$C_{15}H_{15}NO$　225.29

化学名　*o*-(*N*-Benzylacetimidoyl)phenol

2-(*N*-苄基氨亚基乙基)苯酚

CAS 登录号　5879-67-4

INN list　38

药效分类　抗炎镇痛药

奥雷巴替尼

Olverembatinib（*INN*）

化学结构式

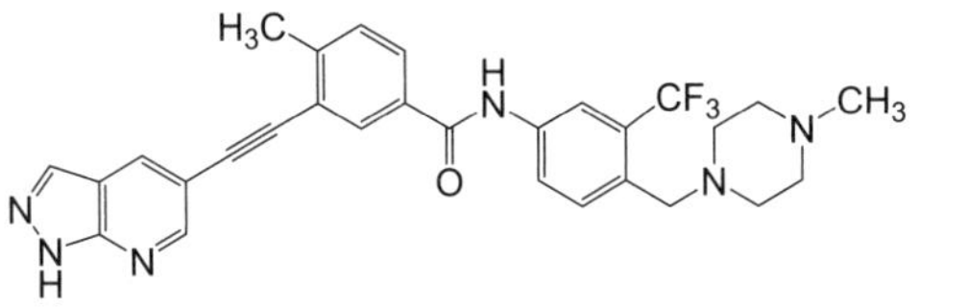

分子式和分子量　$C_{29}H_{27}F_3N_6O$　532.57

化学名　4-Methyl-*N*-{4-[(4-methylpiperazin-1-yl)methyl]-3-(trifluoromethyl)phenyl}-3-[(1*H*-pyrazolo[3,4-*b*]pyridin-5-yl)ethynyl]benzamide

4-甲基-*N*-{4-[(4-甲基哌嗪-1-基)甲基]-3-(三氟甲基)苯基}-3-[(1*H*-吡唑并[3,4-*b*]吡啶-5-基)乙炔基]苯甲酰胺

CAS 登录号　1257628-77-5

INN list　122

药效分类　酪氨酸激酶抑制药，抗肿瘤药

奥立氯生

Auriclosene（*INN*）

化学结构式

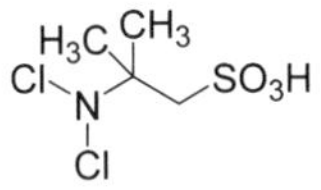

分子式和分子量　$C_4H_9Cl_2NO_3S$　220.97

化学名　2-(Dichloroamino)-2-methylpropane-1-sulfonic acid

2-(二氯氨基)-2-甲基丙烷-1-磺酸

CAS 登录号　846056-87-9

INN list　107

药效分类　抗菌药

奥利司他

Orlistat（*INN*）

化学结构式

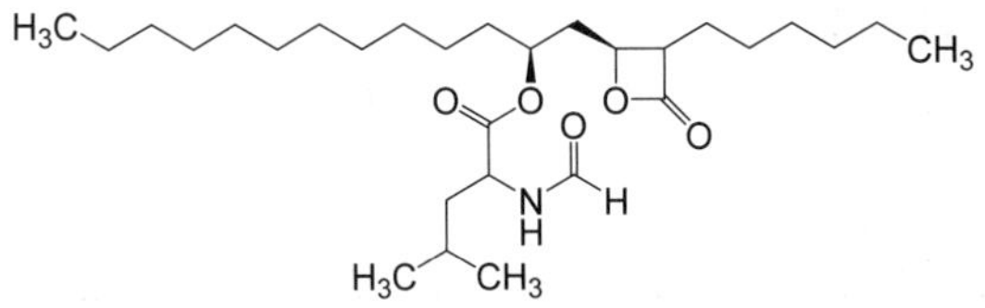

分子式和分子量　$C_{29}H_{53}NO_5$　495.73

化学名　[(2*S*)-1-[(2*S*,3*S*)-3-Hexyl-4-oxooxetan-2-yl]tridecan-2-yl](2*S*)-2-formamido-4-methylpentanoate

[(2*S*)-1-[(2*S*,3*S*)-3-己基-4-氧代氧杂环丁烷-2-基]十三烷-2-基](2*S*)-2-甲酰氨基-4-甲基戊酸酯

CAS 登录号　96829-58-2

INN list　67

药效分类　胰酶抑制药

奥林帕星

Orientiparcin（*INN*）

化学结构式

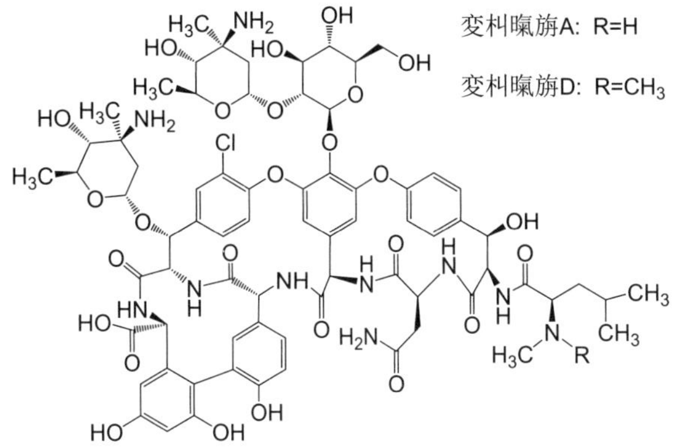

分子式和分子量　奥林替星 A: $C_{73}H_{89}ClN_{10}O_{26}$　1557.99

奥林替星 D: $C_{74}H_{91}ClN_{10}O_{26}$　1572.02

药物描述　A mixture of Orienticine A and Orienticine D.Orienticine A:(−)(3*S*,6*R*,7*R*,22*R*,23*S*,26*S*,36*R*,38*aR*)-22-[(3-Amino-2,3,6-trideoxy-3-*C*-methyl-*α*-L-*arabino*-hexopyranosyl)oxy]-44-[[2-*O*-(3-amino-2,3,6-trideoxy-3-*C*-methyl-*α*-L-*arabino*-hexopyranosyl)-*β*-D-glucopyranosyl]oxy]-3-(carbamoylmethyl)-19-chloro-2,3,4,5,6,7,23,24,25,26,36,37,38,38*a*-tetradecahydro-7,28,30,32-tetrahydroxy-6-[(2*R*)-4-methyl-2-(methylamino)valeramido]-2,5,24,38,39-pentaoxo-22*H*-8,11:18,21-dietheno-23,36-(iminomethano)-13,16:31,35-dimetheno-1*H*,16*H*-[1,6,9]oxadiazacyclohexadecino[4,5-*m*][10,2,16]benzoxadiazacyclozacyclotetracosine-26-carboxylic acid; Orienticine D: (−)(3*S*,6*R*,7*R*,22*R*,23*S*,26*S*,36*R*,38*aR*)-22-[(3-Amino-2,3,6-trideoxy-3-*C*-methyl-*α*-L-*arabino*-hexopyranosyl)oxy]-44-[[2-*O*-(3-amino-2,3,6-trideoxy-3-*C*-methyl-*α*-L-*arabino*-hexopyranosyl)-*β*-D-glucopyranosyl]oxy]-3-(carbamoylmethyl)-19-chloro-6-[(2*R*)-2-(dimethylamino)-4-methylvaleramido]-2,3,4,5,6,7,23,24,25,26,36,37,38,38*a*-tetradecahydro-7,28,30,32-tetrahydroxy-2,5,24,38,39-pentaoxo-22*H*-8,11:18,21-dietheno-23,36-(iminomethano)-13,16:31,35-dimetheno-1*H*,16*H*-[1,6,9]oxadiazacyclohexadecino[4,5-*m*][10,2,16]benzoxadiazacyclozacyclotetracosine-26-carboxylic acid

奥林替星 A 和奥林替星 D 的混合物。奥林替星 A (主要成分): (−)-(3*S*,6*R*,7*R*,22*R*,23*S*,26*S*,36*R*,38*aR*)-22-[(3-氨基-2,3,6-三脱氧-3-*C*-甲基-*α*-L-阿拉伯-吡喃己糖基)氧基]-44-[[2-*O*-(3-氨基-2,3,6-三脱氧-3-*C*-甲基-*α*-L-阿拉伯-吡喃糖基)-*β*-D-吡喃葡萄糖基]氧基]-3-(氨基甲酰基甲基)-19-氯-2,3,4,5,6,7,23,24,25,26,36,37,38,38*a*-十四氢-7,28,30,32-四羟基-6-[(2*R*)-4-甲基-2-(甲氨基)戊酰氨基]-2,5,24,38,39-五氧-22*H*-8,11:18,21-二乙烯桥基-23,36-(亚氨甲叉基)-13,16:31,35-二甲基亚基-1*H*,16*H*-[1,6,9]氧杂二氮杂环十六熳并[4,5-*m*] [10,2,16]苯并氧杂二氮杂环二十四熳-26-羧酸。奥林替星 D (次要成分): (−)(3*S*,6*R*,7*R*,22*R*,23*S*,26*S*,36*R*,38*aR*)-22-[(3-氨基-2,3, 6-三脱氧-3-*C*-甲基-*α*-L-阿拉伯-吡喃己糖基)氧基]-44-[[2-*O*-(3-氨基-2,3,6-三脱氧-3-*C*-甲基-*α*-L-阿拉伯-吡喃己糖基)- *β*- D-吡喃葡萄糖基]氧基]-3-(氨基甲酰基甲基)-19-氯-6-[(2*R*)-2-(二甲氨基)-4-甲基戊酰氨基]-2,3,4,5,6,

7,23,24,25,26,36,37,38,38*a*-十四氢-7,28,30,32-四羟基-2,5,24,38,39-五氧-22*H*-8,11:18,21-二乙烯桥基-23,36-(亚氨甲叉基)-13,16:31,35-二甲基亚基-1*H*,16*H*-[1,6,9]氧杂二氮杂环十六熳并[4,5-*m*][10,2, 16]苯并氧杂二氮杂环二十四熳-26-羧酸

CAS 登录号　159445-62-2;111073-20-2[奥林替星 A]; 112848-46-1[奥林替星 D]

INN list　72

药效分类　抗生素类药

奥林西呱

Olinciguat（*INN*）

化学结构式

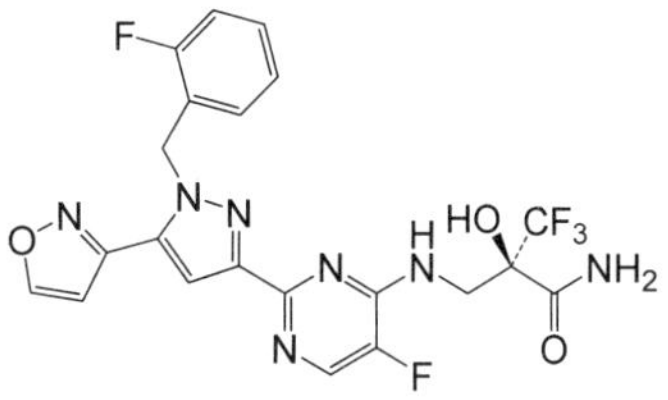

分子式和分子量　$C_{21}H_{16}F_5N_7O_3$　509.40

化学名　(2*R*)-3,3,3-Trifluoro-2-{[(5-fluoro-2-{1-[(2-fluorophenyl)methyl]-5-(1,2-oxazol-3-yl)-1*H*-pyrazol-3-yl}pyrimidin-4-yl)amino]methyl}-2-hydroxypropanamide

(2*R*)-3,3,3-三氟-2-{[(5-氟-2-{1-[(2-氟苯基)甲基]-5-(1,2-噁唑-3-基)-1*H*-吡唑-3-基}嘧啶-4-基)氨基]甲基}-2-羟基丙酰胺

CAS 登录号　1628732-62-6

INN list　117

药效分类　鸟苷酸环化酶激活药

奥磷布韦

Alfosbuvir

化学结构式

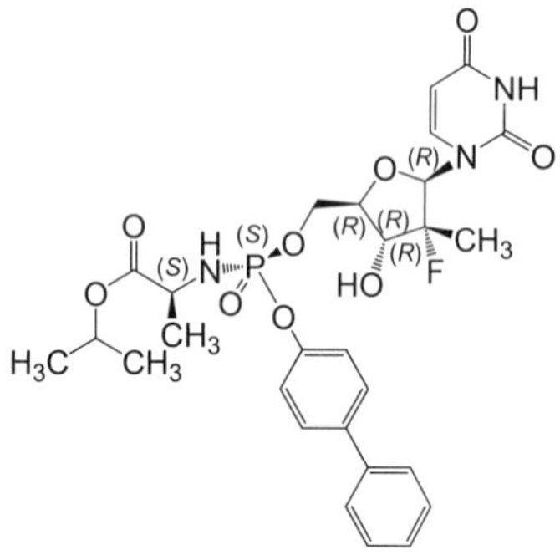

分子式和分子量　$C_{28}H_{33}FN_3O_9P$　605.56

化学名　Propan-2-yl (2*S*)-2-[[[(1,1'-biphenyl)-4-yloxy]-[(2*R*,3*R*,4*R*,5*R*)-5-(2,4-dioxopyrimidin-1-yl)-4-fluoro-3-hydroxy-4-methyloxolan-2-yl]methoxy) phosphoryl]amino]propanoate

丙-2-基 (2*S*)-2-[[[(1,1'联苯基)-4 基氧基]-[(2*R*,3*R*,4*R*,5*R*)-5-(2,4-二氧代嘧啶-1-基)-4-氟-3-羟基-4-甲基氧杂环戊烷-2-基)甲氧基]磷酰基]氨基]丙酸酯

CAS 登录号　1628724-48-0

药效分类　抗病毒药

奥卢特尼布

Olutasidenib（*INN*）

化学结构式

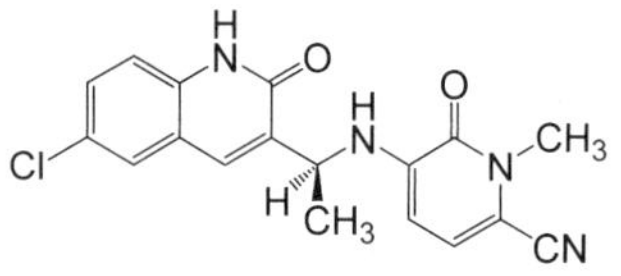

分子式和分子量　$C_{18}H_{15}ClN_4O_2$　354.79

化学名　5-{[(1*S*)-1-(6-Chloro-2-oxo-1,2-dihydroquinolin-3-yl)ethyl]amino}-1-methyl-6-oxo-1,6-dihydropyridine-2-carbonitrile

5-{[(1*S*)-1-(6-氯-2-氧代-1,2-二氢喹啉-3-基)乙基]氨基}-1-甲基-6-氧代-1,6-二氢吡啶-2-腈

CAS 登录号　1887014-12-1

INN list　120

药效分类　抗肿瘤药

奥鲁多司他

Orludodstat（*INN*）

化学结构式

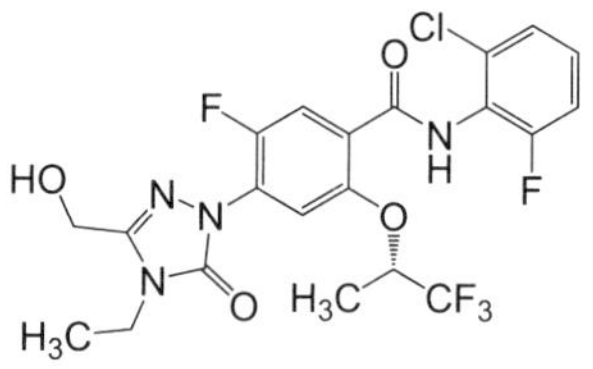

分子式和分子量　$C_{21}H_{18}ClF_5N_4O_4$　520.84

化学名　*N*-(2-Chloro-6-fluorophenyl)-4-[4-ethyl-3-(hydroxymethyl)-5-oxo-4,5-dihydro-1*H*-1,2,4-triazol-1-yl]-5-fluoro-2-{[(2*S*)-1,1,1-trifluoropropan-2-yl]oxy}benzamide

N-(2-氯-6-氟苯基)-4-[4-乙基-3-(羟甲基)-5-氧代-4,5-二氢-1*H*-1,2,4-三唑-1-基]-5-氟-2-{[(2*S*)-1,1,1-三氟丙-2-基]氧基}苯甲酰胺

CAS 登录号　2225819-06-5

INN list　124

药效分类　二氢乳清酸脱氢酶(DHODH)抑制药

奥仑替尼

Orantinib（*INN*）

化学结构式

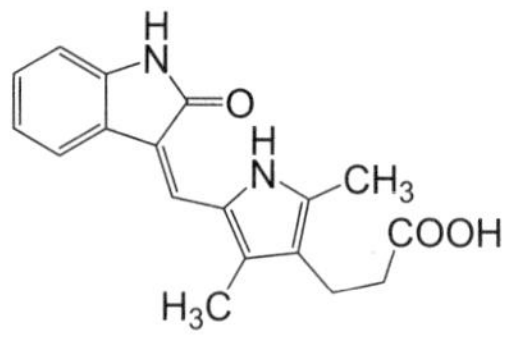

分子式和分子量　$C_{18}H_{18}N_2O_3$　310.35

化学名 3-[2,4-Dimethyl-5-[[(3*Z*)-2-oxo-1,2-dihydro-3*H*-indol-3-ylidene]methyl]-1*H*-pyrrol-3-yl]propanoic acid

3-[2,4-二甲基-5-[[(3*Z*)-2-氧代-1,2-二氢-3*H*-吲哚-3-亚基]甲基]-1*H*-吡咯-3-基] 丙酸

CAS 登录号 252916-29-3

INN list 103

药效分类 抗肿瘤药

奥罗莫司

Olcorolimus（*INN*）

化学结构式

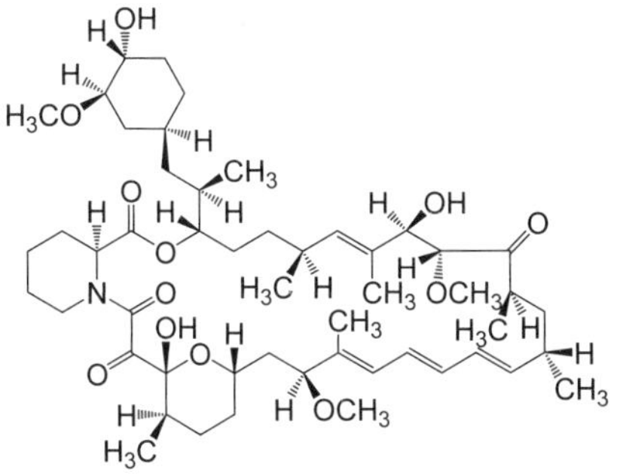

分子式和分子量 $C_{51}H_{81}NO_{12}$ 900.19

化学名 (3*S*,6*S*,7*E*,9*R*,10*R*,12*R*,14*S*,15*E*,17*E*,19*E*,21*S*,23*S*,26*R*,27*R*,34*aS*)-9,27-Dihydroxy-3-{(1*R*)-1-[(1*S*,3*R*,4*R*)-4-hydroxy-3-methoxycyclohexyl]propan-2-yl}-10,21-dimethoxy-6,8,12,14,20,26-hexamethyl-3,4,5,6,9,10,12,13,14,21,22,23,24,25,26,27,32,33,34,34*a*-icosahydro-11*H*-23,27-epoxypyrido[2,1-*c*][1,4]oxaazacyclohentriacontine-1,11,28,29(31*H*)-tetrone

(3*S*,6*S*,7*E*,9*R*,10*R*,12*R*,14*S*,15*E*,17*E*,19*E*,21*S*,23*S*,26*R*,34*aS*)-9,27-二羟基-3-{(1*R*)-1-[(1*S*,3*R*,4*R*)-4-羟基-3-甲氧基环己基]丙-2-基}-10,21-二甲氧基-6,8,12,14,20,26-六甲基-3,4,5,6,9,10,12,13,14,21,22,23,24,25,26,27,32,33,34,34*a*-二十氢-11*H*-23,27-环氧吡啶并[2,1-*c*][1,4]氧杂氮杂环三十一烷-1,11,28,29 (31*H*)-四酮

CAS 登录号 186752-78-3

INN list 105

药效分类 免疫抑制药

奥洛福林

Oxilofrine（*INN*）

化学结构式

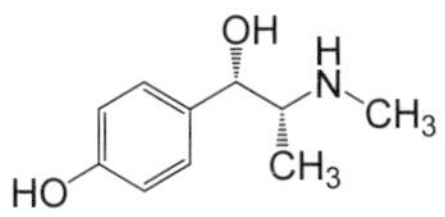

分子式和分子量 $C_{10}H_{15}NO_2$ 181.23

化学名 *erythro*-*p*-Hydroxy-*α*-[1-(methylamino)ethyl]benzyl alcohol

赤型-4-羟基-*α*-[1-(甲氨基)乙基]苄醇

CAS 登录号 365-26-4

INN list 62

药效分类 拟交感神经药

奥洛立更

Olodanrigan（*INN*）

化学结构式

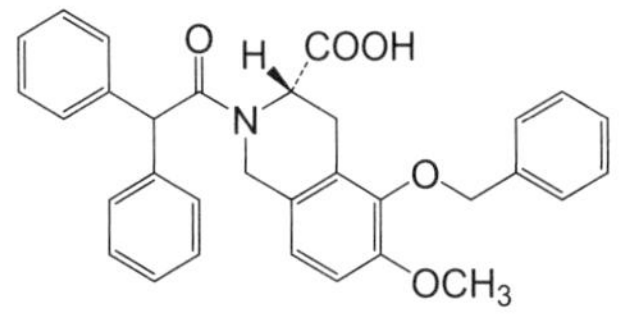

分子式和分子量 $C_{32}H_{29}NO_5$ 507.59

化学名 (3*S*)-5-(Benzyloxy)-2-(diphenylacetyl)-6-methoxy-1,2,3,4-tetrahydroisoquinoline-3-carboxylic acid

(3S)-5-(苄氧基)-2-(二苯乙酰基)-6-甲氧基-1,2,3,4-四氢异喹啉-3-羧酸

CAS 登录号 1316755-16-4

INN list 116

药效分类 镇痛药

奥洛利纳

Olorinab（*INN*）

化学结构式

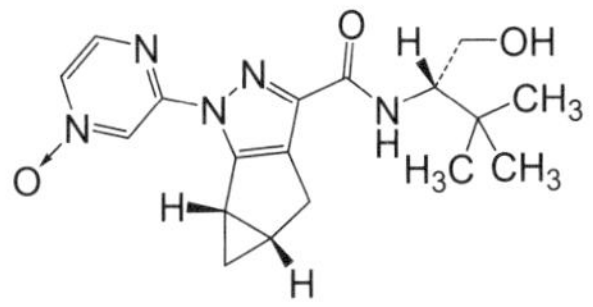

分子式和分子量 $C_{18}H_{23}N_5O_3$ 357.41

化学名 3-[(4*aS*,5*aS*)-3-{[(2*S*)-1-Hydroxy-3,3-dimethylbutan-2-yl]carbamoyl}- 4,4a,5,5a-tetrahydro-1*H*-cyclopropa[4,5]cyclopenta[1,2-*c*]pyrazol-1-yl]pyrazine 1-oxide

3-[(4*aS*,5*aS*)-3-{[(2*S*)-1-羟基-3,3-二甲基丁烷-2-基]氨甲酰基}-4,4*a*,5,5*a*-四氢-1*H*-环丙烷并[4,5]环戊熳并[1,2-*c*]吡唑-1-基]吡嗪 1-氧化物

CAS 登录号 1268881-20-4

INN list 119

药效分类 大麻素受体 2(CB2)激动药

奥洛罗芬

Olorofim（*INN*）

化学结构式

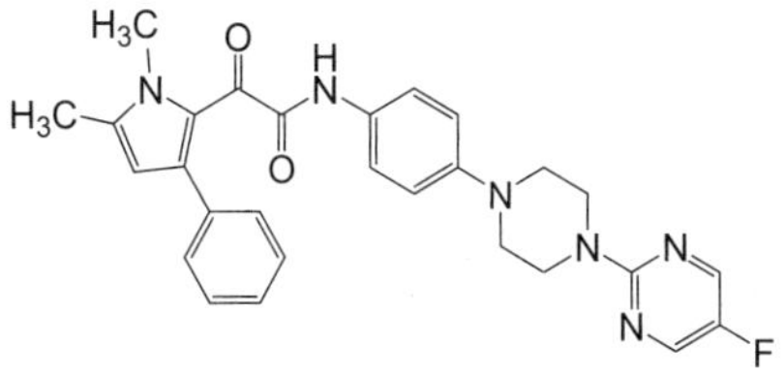

分子式和分子量 $C_{28}H_{27}FN_6O_2$ 498.56

化学名 2-(1,5-Dimethyl-3-phenyl-1*H*-pyrrol-2-yl)-*N*-{4-[4-(5-fluoropyrimidin-2-yl)piperazin-1-yl]phenyl}-2-oxoacetamide

2-(1,5-二甲基-3-苯基-1*H*-吡咯-2-基)-*N*-{4-[4-(5-氟嘧啶-2-基)哌嗪-1-基]苯基}-2-氧代乙酰胺

CAS 登录号 1928707-56-5

INN list 117

药效分类 抗真菌药

奥洛他定

Olopatadine（*INN*）

化学结构式

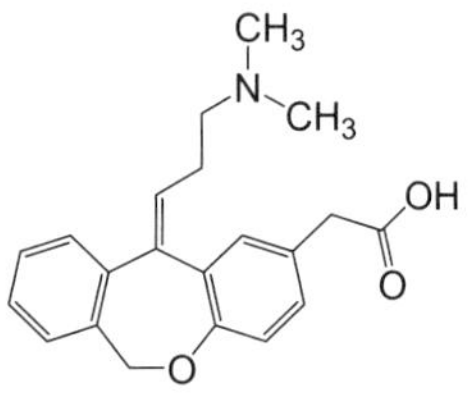

分子式和分子量 $C_{21}H_{23}NO_3$ 337.42

化学名 11-[(*Z*)-3-(Dimethylamino)propylidene]-6,11-dihydrodibenz[*b*,*e*] oxepin-2-acetic acid

11-[(*Z*)-3-(二甲基氨基)丙亚基]-6,11-二氢苯并[*b*,*e*]氧杂环庚三烯-2-乙酸

CAS 登录号 113806-05-6; 140462-76-6[盐酸盐]

INN list 72

药效分类 抗过敏药

奥马铂

Ormaplatin（*INN*）

化学结构式

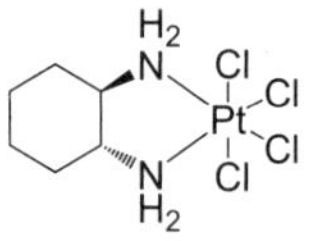

分子式和分子量 $C_6H_{14}Cl_4N_2Pt$ 451.08

化学名 (±)-*trans*-Tetrachloro(1,2-cyclohexanediamine)platinum

(±)-反-四氯(1,2-环己烷二胺)合铂

CAS 登录号 62816-98-2

INN list 63

药效分类 抗肿瘤药

奥马环素

Amadacycline

化学结构式

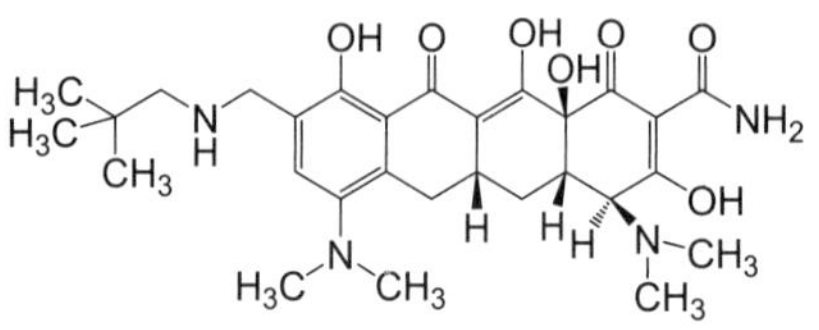

分子式和分子量 $C_{29}H_{40}N_4O_7$ 556.65

化学名 (4*S*,4*aS*,5*aR*,12*aS*)-4,7-Bis(dimethylamino)-9-[[(2,2-dimethylpropyl)amino]methyl]-3,10,12,12*a*-tetrahydroxy-1,11-dioxo-1,4,4*a*,5,5*a*,6,11,12*a*-octahydrotetracene-2-carboxamide

(4*S*,4*aS*,5*aR*,12*aS*)-4,7-双(二甲氨基)-9-[[(2,2-二甲丙基)氨基]甲基]-3,10,12,12*a*-四羟基-1,11-二氧代-1,4,4*a*,5,5*a*,6,11,12*a*-八氢并四苯-2-甲酰胺

CAS 登录号 389139-89-3

药效分类 抗生素类药

奥马洛韦

Omaciclovir（*INN*）

化学结构式

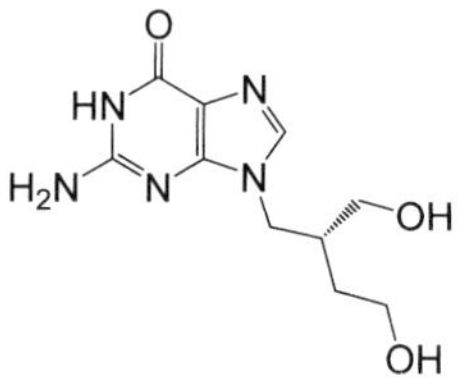

分子式和分子量 $C_{10}H_{15}N_5O_3$ 253.26

化学名 9-[(*R*)-4-Hydroxy-2-(hydroxylmethyl)butyl]guanine

9-[(*R*)-4-羟基-2-(羟甲基)丁基]鸟嘌呤

CAS 登录号 124265-89-0

INN list 84

药效分类 抗病毒药，抗带状疱疹药

奥马曲拉

Omapatrilat（*INN*）

化学结构式

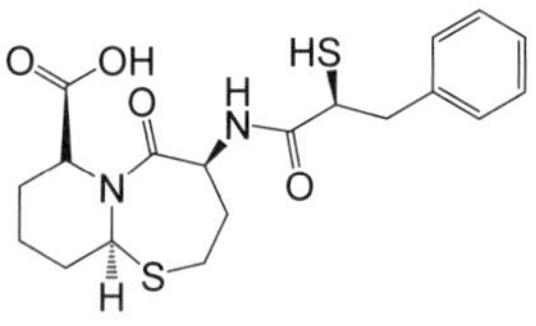

分子式和分子量 $C_{19}H_{24}N_2O_4S_2$ 408.53

化学名 (4*S*,7*S*,10*aS*)-Octahydro-4-[(*S*)-*α*-mercaptohydrocinnamamido]-5-oxo- 7*H*- pyrido[2,1-*b*][1,3]thiazepine-7-carboxylic acid

(4*S*,7*S*,10*aS*)-八氢-4-[(*S*)-*α*-巯基氢化肉桂酰氨基]-5-氧代-7*H*-吡啶并[2,1-*b*][1,3]硫氮杂草-7-羧酸

CAS 登录号 167305-00-2

INN list 78

药效分类 抗高血压药，血管紧张素转换酶抑制药

奥马索龙

Omaveloxolone（*INN*）

分子式和分子量 $C_{33}H_{44}F_2N_2O_3$ 554.33

化学结构式

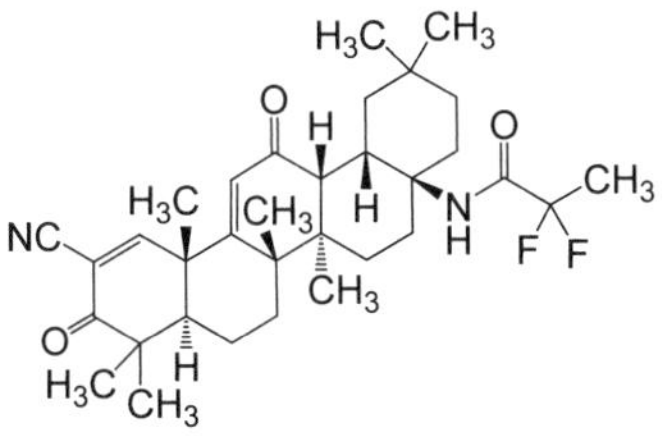

化学名 *N*-(2-Cyano-3,12-dioxo-28-noroleana-1,9(11)-dien-17-yl)-2,2-difluoropropanamide

N-(2-氰基-3,12-二氧代-28-去甲齐墩果-1,9(11)-二烯-17-基)-2,2-二氟丙酰胺

CAS 登录号 1474034-05-3

INN list 113

药效分类 抗炎药，抗氧剂

奥美拉唑

Omeprazole（*INN*）

化学结构式

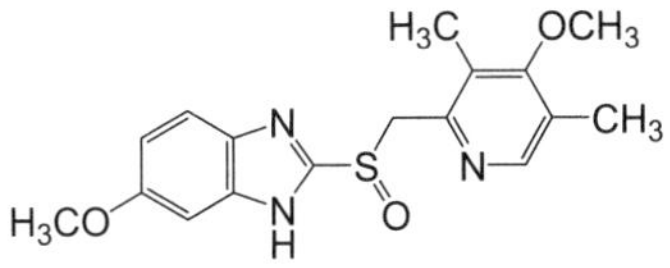

分子式和分子量 $C_{17}H_{19}N_3O_3S$ 345.42

化学名 6-Methoxy-2-[(4-methoxy-3,5-dimethylpyridin-2-yl)methanesulfinyl]-1*H*-1,3-benzodiazole

6-甲氧基-2-[(4-甲氧基-3,5-二甲基吡啶-2-基)甲基亚硫酰基]-1*H*-1,3-苯并咪唑

CAS 登录号 73590-58-6; 95382-33-5[镁盐(2∶1)]; 95510-70-6[钠盐]

INN list 46

药效分类 抗溃疡药

奥美普林

Ormetoprim（*INN*）

化学结构式

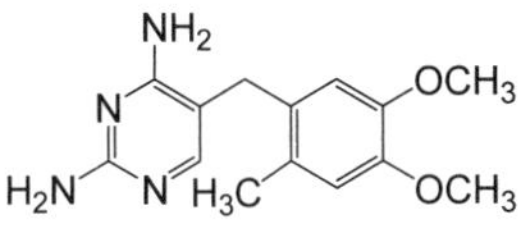

分子式和分子量 $C_{14}H_{18}N_4O_2$ 274.32

化学名 2,4-Diamino-5-(6-methylveratryl)pyrimidine

2,4-二氨基-5-(6-甲基藜芦基)嘧啶

CAS 登录号 6981-18-6

INN list 21

药效分类 抗菌药

奥美沙坦

Olmesartan（*INN*）

分子式和分子量 $C_{24}H_{26}N_6O_3$ 446.50

化学结构式

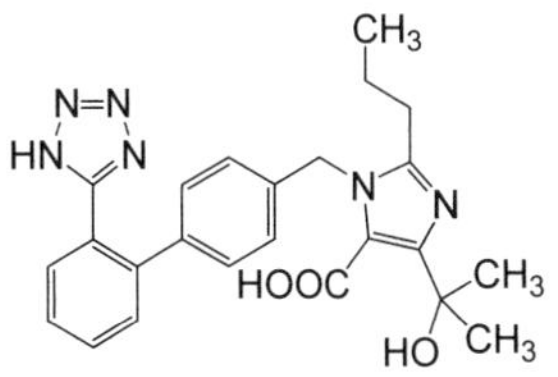

化学名 4-(2-Hydroxypropan-2-yl)-2-propyl-1-({4-[2-(1*H*-1,2,3,4-tetrazol-5-yl)phenyl]phenyl}methyl)-1*H*-imidazole-5-carboxylic acid

4-(2-羟基丙-2-基)-2-丙基-1-({4-[2-(1*H*-1,2,3,4-四唑-5-基)苯基]苯基}甲基)-1*H*-咪唑-5-羧酸

CAS 登录号 144689-24-7

INN list 82

药效分类 抗高血压药，血管紧张素Ⅱ受体拮抗药

奥美沙坦酯

Olmesartan Medoxomil（*INN*）

化学结构式

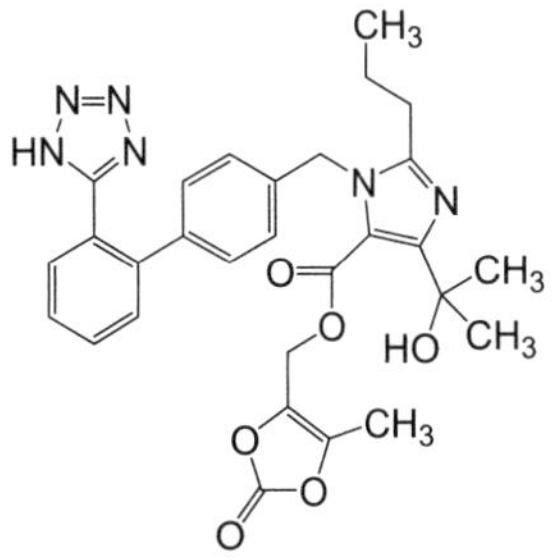

分子式和分子量 $C_{29}H_{30}N_6O_6$ 558.59

化学名 (5-methyl-2- oxo-1,3-dioxol-4-yl)methyl 4-(2-hydroxypropan-2-yl)-2-propyl-1-({4-[2-(1*H*-1,2,3,4-tetrazol-5-yl)phenyl]phenyl}methyl)-1*H*-imidazole-5-carboxylic acid ester

(5-甲基-2-氧代-1,3-二氧戊环-4-基)甲基 4-(2-羟基丙-2-基)-2-丙基-1-({4-[2-(1*H*-1,2,3,4-四唑-5-基)苯基]苯基}甲基)-1*H*-咪唑-5-羧酸酯

CAS 登录号 144689-63-4

INN list 82

药效分类 血管紧张素Ⅱ受体拮抗药

ATC 分类 C09CA08

奥美替丁

Oxmetidine（*INN*）

化学结构式

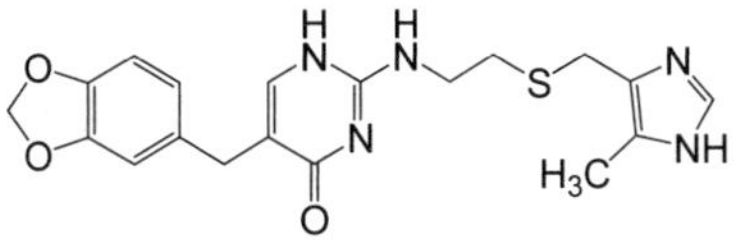

分子式和分子量 $C_{19}H_{21}N_5O_3S$ 399.47

化学名 2-[[2-[[(5-Methylimidazol-4-yl)methyl]thio]ethyl]amino]-5-piperonyl-4(1*H*)-pyrimidinone

2-[[2-[[(5-甲基咪唑基-4-基)甲基]硫基]乙基]氨基]-5-胡椒基-4(1*H*)-嘧啶酮

CAS 登录号 72830-39-8; 63204-23-9[盐酸盐]

INN list 44

药效分类 组胺 H_2 受体拮抗药

奥美昔芬

Ormeloxifene（*INN*）

化学结构式

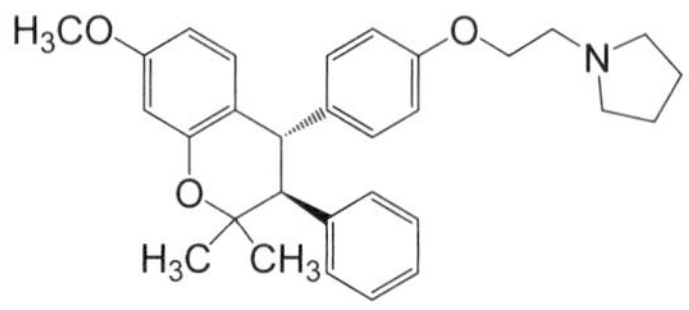

分子式和分子量 $C_{30}H_{35}NO_3$ 457.60

化学名 (±)-1-[2-[*p*-(*trans*-7-Methoxy-2,2-dimethyl-3-phenyl-4-chromanyl) phenoxy]ethyl]pyrrolidine

(±)-1-[2-[4-(反-7-甲氧基-2,2-二甲基-3-苯基-4-苯并二氢吡喃基)苯氧基]乙基]吡咯烷

CAS 登录号 78994-24-8

INN list 69

药效分类 口服避孕药

奥米加南

Omiganan

化学结构式

H-Ile-Leu-Arg-Trp-Pro-Trp-Trp-Pro-Trp-Arg-Arg-Lys-NH_2

分子式和分子量 $C_{90}H_{127}N_{27}O_{12}$ 1779.14

化学名 L-Isoleucyl-L-leucyl-L-arginyl-L-tryptophyl-L-prolyl-L-tryptophyl-L-tryptophyl-L-prolyl-L-tryptophyl-L-arginyl-L-arginyl-L-lysinamide

L-异亮氨酰-L-亮氨酰-L-精氨酰-L-色氨酰-L-脯氨酰-L-色氨酰-L-色氨酰-L-脯氨酰-L-色氨酰-L-精氨酰-L-精氨酰-L-赖氨酸酰胺

CAS 登录号 204248-78-2; 269062-93-3[五盐酸盐]

药效分类 抗菌药

奥米加匹

Omigapil（*INN*）

化学结构式

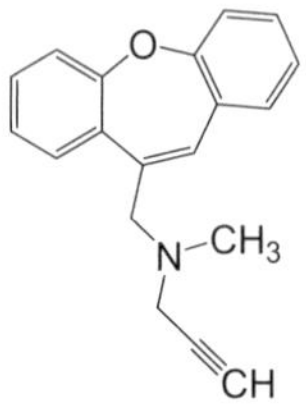

分子式和分子量 $C_{19}H_{17}NO$ 275.34

化学名 *N*-(Dibenzo[*b*,*f*]oxepin-10-ylmethyl)-*N*-methylprop-2-yn-1-amine

N-(二苯并[*b*,*f*]氧杂环庚三烯-10-基甲基)-*N*-甲基丙-2-炔-1-胺

CAS 登录号 181296-84-4

INN list 90

药效分类 神经保护药

奥米兰可

Omilancor（*INN*）

化学结构式

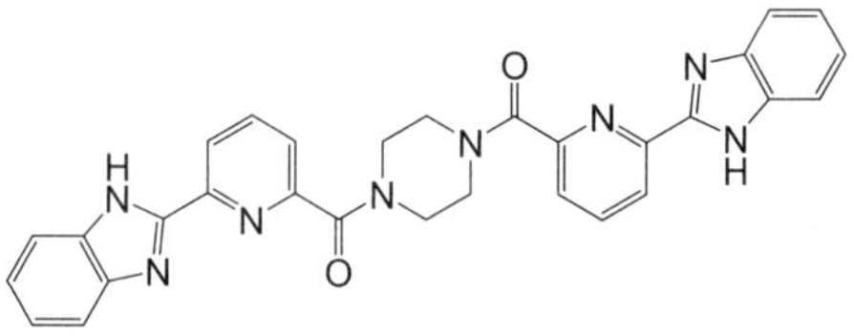

分子式和分子量 $C_{30}H_{24}N_8O_2$ 528.58

化学名 [4-[6-(1*H*-Benzimidazol-2-yl)pyridine-2-carbonyl]piperazin-1-yl]-[6-(1*H*-benzimidazol-2-yl)pyridin-2-yl]methanone

[4-[6-(1*H*-苯并咪唑-2-基)吡啶-2-羰基]哌嗪-1-基]-[6-(1*H*-苯并咪唑-2-基)吡啶-2-基]甲酮

CAS 登录号 1912399-75-7

INN list 125

药效分类 羊毛硫氨酸合成酶 C 样 2 (LANCL2)蛋白激动药

奥米利塞

Omipalisib（*INN*）

化学结构式

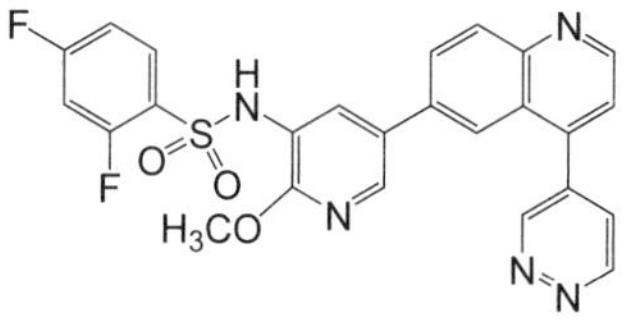

分子式和分子量 $C_{25}H_{17}F_2N_5O_3S$ 505.10

化学名 2,4-Difluoro-*N*-{2-methoxy-5-[4-(pyridazin-4-yl)quinolin-6-yl]pyridin-3-yl}benzenesulfonamide

2,4-二氟-*N*-{2-甲氧基-5- [4-(哒嗪-4-基)喹啉-6-基]吡啶-3-基}苯磺酰胺

CAS 登录号 1086062-66-9

INN list 111

药效分类 抗肿瘤药

奥米奈帕格

Omidenepag（*INN*）

化学结构式

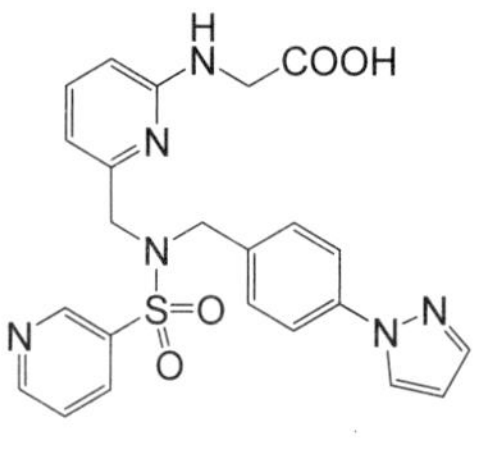

分子式和分子量 $C_{23}H_{22}N_6O_4S$ 478.53

化学名 ({6-[(*N*-{[4-(1*H*-Pyrazol-1-yl)phenyl]methyl}pyridine-3-sulfonamido)methyl]pyridin-2-yl}amino)acetic acid

({6-[(*N*-{[4-(1*H*-吡唑-1-基)苯基]甲基}吡啶-3-磺酰氨基)甲基]吡啶-2-基}氨基)乙酸

CAS 登录号 1187451-41-7

INN list 114

药效分类 前列腺素受体激动药

奥米沙班

Otamixaban（*INN*）

化学结构式

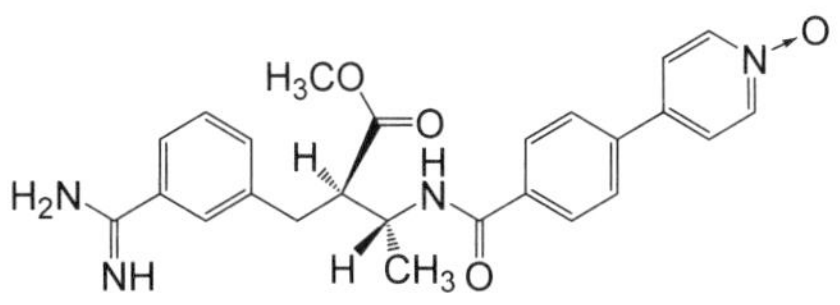

分子式和分子量 $C_{25}H_{26}N_4O_4$ 446.50

化学名 Methyl (2*R*,3*R*)-2-(3-Carbamimidoylbenzyl)-3-[[4-(1-oxidopyridin-4-yl) benzoyl]amino]butanoate

甲基 (2*R*,3*R*)-2-(3-脒基苄基)-3-[[4-(1-氧吡啶-4-基)苯甲酰]氨基]丁酸酯

CAS 登录号 193153-04-7

INN list 86

药效分类 凝血因子Xa抑制药，抗血栓药

奥米司特

Oglemilast（*INN*）

化学结构式

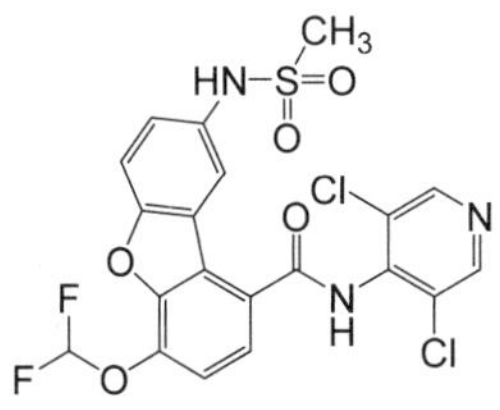

分子式和分子量 $C_{20}H_{13}Cl_2F_2N_3O_5S$ 516.30

化学名 *N*-(3,5-Dichloropyridin-4-yl)-4-(difluoromethoxy)-8-[(methylsulfonyl) amino]dibenzo[*b*,*d*]furan-1-carboxamide

N-(3,5-二氯吡啶-4-基)-4-二氟甲氧基-8-[(甲磺酰基)氨基]二苯并[*b*,*d*]呋喃-1-甲酰胺

CAS 登录号 778576-62-8

INN list 94

药效分类 平喘药，抗过敏药

奥米西汀

Omiloxetine（*INN*）

分子式和分子量 $C_{27}H_{25}F_2NO_4$ 465.49

化学结构式

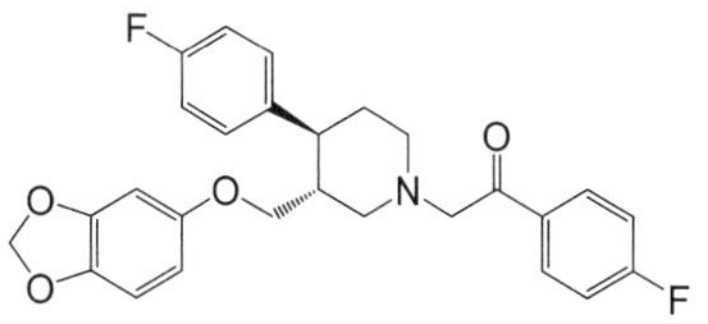

化学名 4'-Fluoro-2-[*trans*-4-(*p*-fluorophenyl)-3-[[3,4-(methylenedioxy)phenoxy]methyl]piperidino]acetophenone

4'-氟-2-[反-4-(4-氟苯基)-3-[[3,4-(亚甲二氧基)苯氧基]甲基]哌啶基] 苯乙酮

CAS 登录号 176894-09-0

INN list 76

药效分类 抗抑郁药

奥脒定

Olmidine（*INN*）

化学结构式

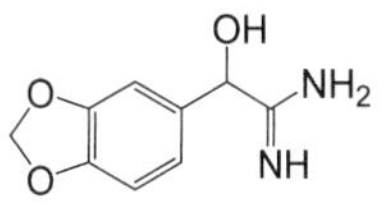

分子式和分子量 $C_9H_{10}N_2O_3$ 194.19

化学名 3,4-(Methylenedioxy)mandelamidine

3,4-(甲叉基二氧基)扁桃脒

CAS 登录号 22693-65-8

INN list 28

药效分类 抗高血压药

奥脒多林

Omidoline（*INN*）

化学结构式

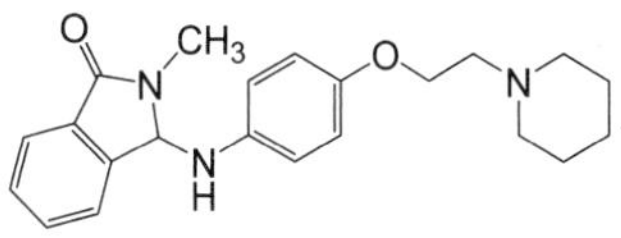

分子式和分子量 $C_{22}H_{27}N_3O_2$ 365.47

化学名 2-Methyl-3-(*β*-piperidino-*p*-phenetidino)phthalimidine

2-甲基-3-(*β*-哌啶-4-乙氧基苯氨基)苯并吡咯烷酮

CAS 登录号 21590-91-0

INN list 30

药效分类 抗震颤麻痹药

奥莫康唑

Omoconazole（*INN*）

化学结构式

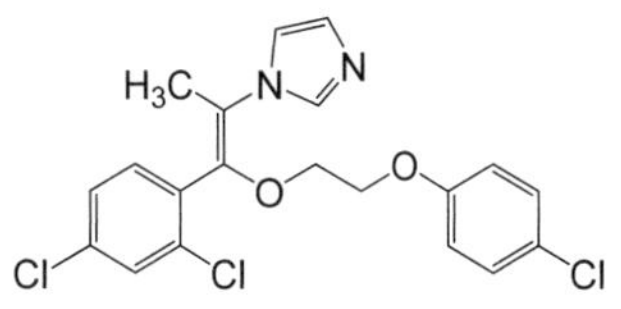

分子式和分子量 $C_{20}H_{17}Cl_3N_2O_2$ 423.72

化学名 (*Z*)-1-[2,4-Dichloro-*β*-[2-(*p*-chlorophenoxy)ethoxy]-*α*-methylstyryl] imidazole

(*Z*)-1-[2,4-二氯-*β*-[2-(4-氯苯氧基)乙氧基]-*α*-甲基苯乙烯基]咪唑

CAS 登录号 74512-12-2; 83621-06-1[单硝酸盐]

INN list 45

药效分类 抗真菌药

奥莫司坦

Omonasteine（*INN*）

化学结构式

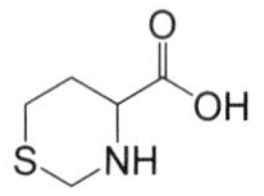

分子式和分子量 $C_5H_9NO_2S$ 147.20

化学名 Tetrahydro-2*H*-1,3-thiazine-4-carboxylic acid

四氢化-2*H*-1,3-噻嗪-4-羧酸

CAS 登录号 60175-95-3

INN list 40

药效分类 黏液溶解药

奥莫替尼

Olmutinib（*INN*）

化学结构式

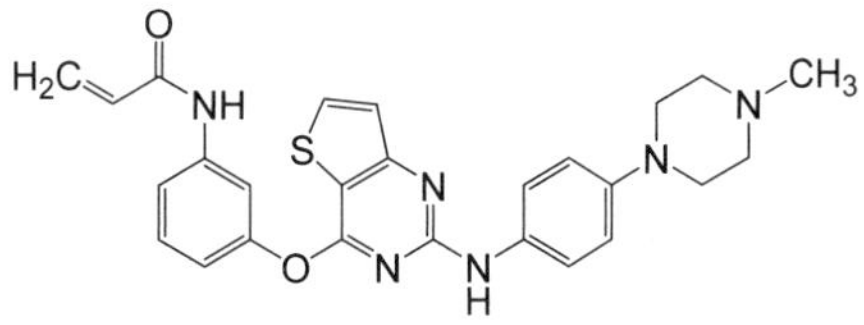

分子式和分子量 $C_{26}H_{26}N_6O_2S$ 486.59

化学名 *N*-[3-({2-[4-(4-Methylpiperazin-1-yl)anilino]thieno[3,2-*d*]pyrimidin-4-yl}oxy)phenyl]prop-2-enamide

N-[3-({2-[4-(4-甲基哌嗪-1-基)苯氨基]噻吩并[3,2-*d*]嘧啶-4-基}氧)苯基]丙-2-烯酰胺

CAS 登录号 1353550-13-6

INN list 114

药效分类 酪氨酸激酶抑制药，抗肿瘤药

奥莫昔宁

Omocianine（*INN*）

化学结构式

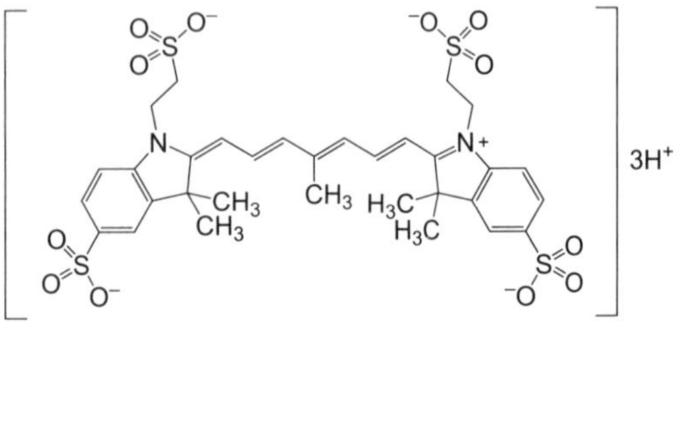

分子式和分子量 $C_{32}H_{38}N_2O_{12}S_4$ 770.91

化学名 Trihydrogen 2-[(1*E*,3*E*,5*E*)-7-[(2*E*)-3,3-dimethyl-5-sulfonato-1-(2-sulfonatoethyl)-1,3-dihydro-2*H*-indol-2-ylidene]-4-methylhepta-1,3,5-trienyl]-3,3-dimethyl-1-(2-sulfonatoethyl)-3*H*-indolium-5-sulfonate

三氢 2-[(1*E*,3*E*,5*E*)-7-[(2*E*)-3,3-二甲基-5-磺酸根离子基-1-(2-磺酸根离子基乙基)-1,3-二氢-2*H*-吲哚-2-亚基]-4-甲基庚-1,3,5-三烯基]-3,3-二甲基-1-(2-磺酸根离子基乙基)-3*H*-吲哚鎓-5-磺酸盐

CAS 登录号 154082-13-0

INN list 92

药效分类 荧光诊断用药

奥莫佐坦

Osemozotan（*INN*）

化学结构式

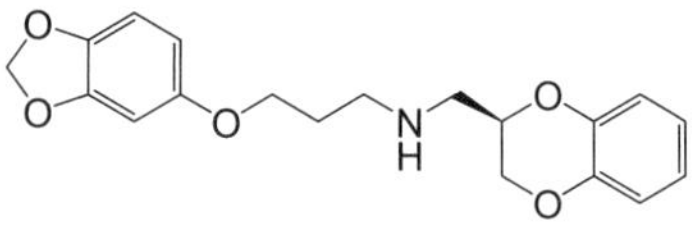

分子式和分子量 $C_{19}H_{21}NO_5$ 343.37

化学名 3-(1,3-Benzodioxol-5-yloxy)-*N*-[[(2*S*)-2,3-dihydro-1,4-benzodioxin-2-yl]methyl] propan-1-amine

3-(1,3-苯并二氧戊环-5-基氧基)-*N*-[[(2*S*)-2,3-二氢-1,4-苯并二氧六环-2-基]甲基]-1-丙胺

CAS 登录号 137275-81-1

INN list 87

药效分类 5-羟色胺受体激动药

奥那司匹

Onalespib（*INN*）

化学结构式

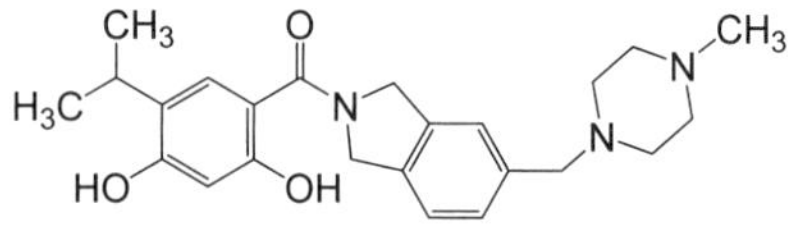

分子式和分子量 $C_{24}H_{31}N_3O_3$ 409.53

化学名 [2,4-Dihydroxy-5-(propan-2-yl)phenyl]{5-[(4-methylpiperazin-1-yl)methyl]-1,3-dihydro-2*H*-isoindol-2-yl}methanone

[2,4-二羟基-5-(丙-2-基)苯基]{5-[(4-甲基哌嗪-1-基)甲基]-1,3-二氢-2*H*-异吲哚-2-基}甲基酮

CAS 登录号 912999-49-6

INN list 112

药效分类 抗肿瘤药

奥那司酮

Onapristone（*INN*）

分子式和分子量 $C_{29}H_{39}NO_3$ 449.62

化学结构式

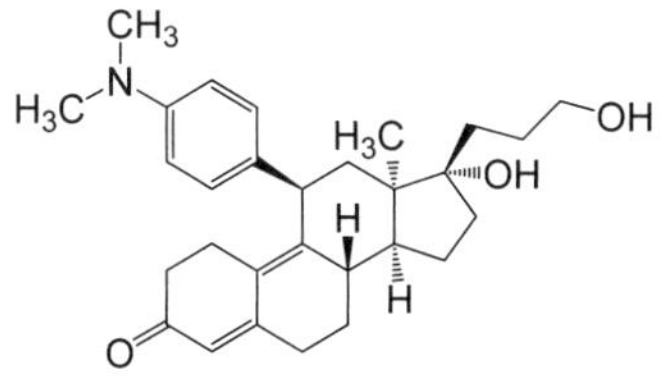

化学名 11β-[p-(Dimethylamino)phenyl]-17α-hydroxy-17-(3-hydroxypropyl)-13α-estra-4,9-dien-3-one

11β-[4-(二甲氨基)苯基]-17α-羟基-17-(3-羟基丙基)-13α-雌甾-4,9-二烯-3-酮

CAS 登录号 96346-61-1

INN list 58

药效分类 孕酮受体拮抗药

奥萘普塞尔

Otenaproxesul（*INN*）

化学结构式

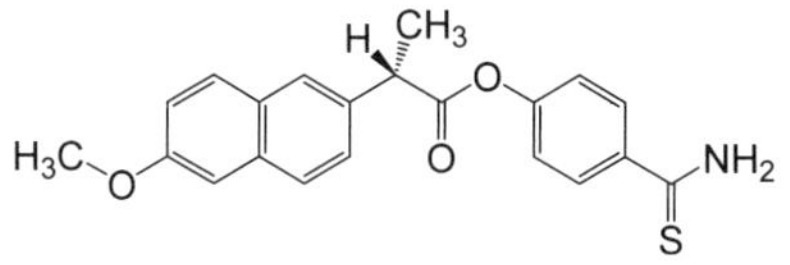

分子式和分子量 $C_{21}H_{19}NO_3S$ 365.45

化学名 4-Carbamothioylphenyl (2*S*)-2-(6-methoxynaphthalen-2-yl)propanoate

4-氨基硫代酰基苯基 (2*S*)-2-(6-甲氧基萘-2-基)丙酸酯

CAS 登录号 1000700-29-7

INN list 121

药效分类 非甾体抗炎药

奥诺前列素

Ornoprostil（*INN*）

化学结构式

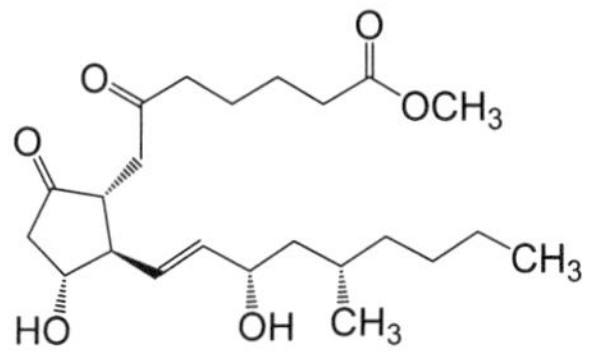

分子式和分子量 $C_{23}H_{38}O_6$ 410.54

化学名 Methyl (−)-(1*R*,2*R*,3*R*)-3-hydroxy-2-[(*E*)-(3*S*,5*S*)-3-hydroxy-5-methyl-1-nonenyl]-ε,5-dioxocyclopentaneheptanoate

甲基 (−)-(1*R*,2*R*,3*R*)-3-羟基-2-[(*E*)-(3*S*,5*S*)-3-羟基-5-甲基-1-壬烯基]-ε,5-二氧代环戊烷庚酸酯

CAS 登录号 70667-26-4

INN list 56

药效分类 前列腺素类药，抗溃疡药

奥帕膦酸

Olpadronic Acid（*INN*）

化学结构式

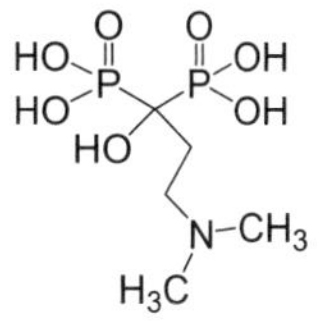

分子式和分子量 $C_5H_{15}NO_7P_2$ 263.12

化学名 [3-(Dimethylamino)-1-hydroxypropylidene]diphosphonic acid

[3-(二甲基氨基)-1-羟基丙叉基]二膦酸

CAS 登录号 63132-39-8

INN list 71

药效分类 钙代谢调节药

奥帕尼布

Opaganib（*INN*）

化学结构式

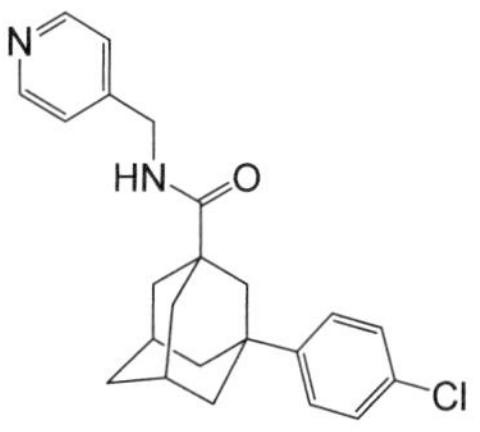

分子式和分子量 $C_{23}H_{25}ClN_2O$ 380.92

化学名 3-(4-Chlorophenyl)-*N*-[(pyridin-4-yl)methyl]adamantane-1-carboxamide

3-(4-氯苯基)-*N*-[(吡啶-4-基)甲基]金刚烷-1-甲酰胺

CAS 登录号 915385-81-8

INN list 117

药效分类 抗肿瘤药

奥帕尼西

Opanixil（*INN*）

化学结构式

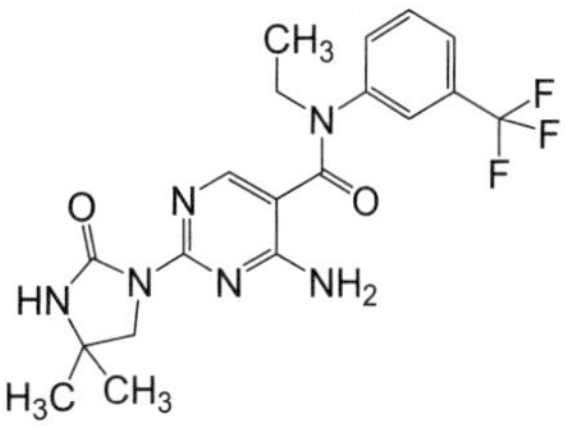

分子式和分子量 $C_{19}H_{21}F_3N_6O_2$ 422.40

化学名 4-Amino-2-(4,4-dimethyl-2-oxo-1-imidazolidinyl)-*N*-ethyl-α,α,α- trifluoro-5-pyrimidinecarboxy-*m*-toluidide

4-氨基-2-(4,4-二甲基-2-氧代-1-咪唑烷基)-*N*-乙基-α,α,α-三氟-5-嘧啶甲酰-3-甲苯胺

CAS 登录号 152939-42-9

INN list 77

药效分类 降血脂药

奥帕诺辛

Orpanoxin（*INN*）

化学结构式

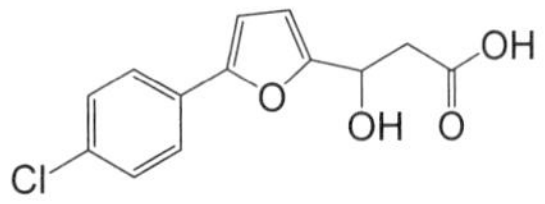

分子式和分子量 $C_{13}H_{11}ClO_4$ 266.68

化学名 5-(*p*-Chlorophenyl)-2-furanhydracrylic acid

5-(4-氯苯基)-2-呋喃-*β*-羟基丙酸

CAS 登录号 60653-25-0

INN list 39

药效分类 抗炎药

奥帕韦兰

Opaviraline（*INN*）

化学结构式

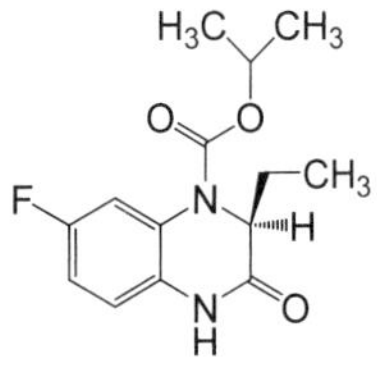

分子式和分子量 $C_{14}H_{17}FN_2O_3$ 280.29

化学名 Isopropyl (*S*)-2-ethyl-7-fluoro-3,4-dihydro-3-oxo-1(2*H*)-quinoxalinecarboxylate

异丙基 (*S*)-2-乙基-7-氟-3,4-二氢-3-氧代-1(2*H*)-喹噁啉羧酸酯

CAS 登录号 178040-94-3

INN list 83

药效分类 抗病毒药

奥哌咪酮

Oxiperomide（*INN*）

化学结构式

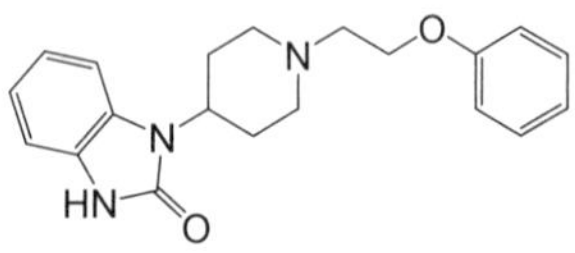

分子式和分子量 $C_{20}H_{23}N_3O_2$ 337.42

化学名 1-[1-(2-Phenoxyethyl)-4-piperidyl]-2-benzimidazolinone

1-[1-(2-苯氧基乙基)-4-哌啶基]-2-苯并咪唑啉酮

CAS 登录号 5322-53-2

INN list 30

药效分类 抗精神病药

奥派康唑

Opelconazole（*INN*）

化学结构式

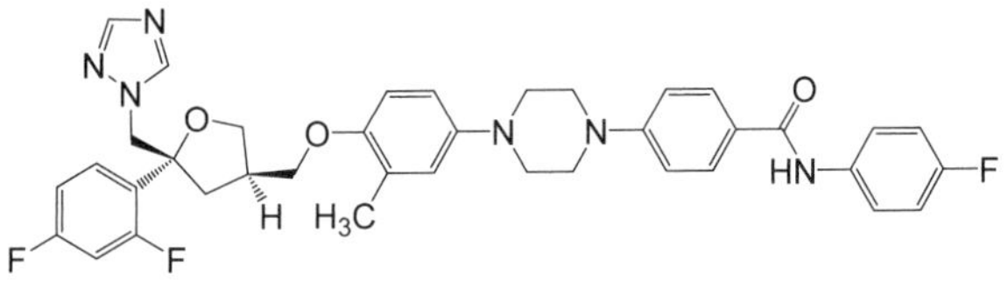

分子式和分子量 $C_{38}H_{37}F_3N_6O_3$ 682.75

化学名 ($6^2R,6^4R$)-6^2-(2,4-Difluorophenyl)-*N*-(4-fluorophenyl)-3^3-methyl-4-oxa-2(1,4)-piperazina-8(1)-[1,2,4]triazola-6(4,2)-oxolana-1(1),3(1,4)-dibenzenaoctaphane-1^4-carboxamide

($6^2R,6^4R$)-6^2-(2,4-二氟苯基)-*N*-(4-氟苯基)-3^3-甲基-4-氧杂-2(1,4)-哌嗪杂-8(1)-[1,2,4]三唑杂-6(4,2)-氧杂环戊烷杂-1(1),3(1,4)-二苯杂辛蕃-1^4-甲酰胺

CAS 登录号 1931946-73-4

INN list 124

药效分类 抗真菌药

奥培米芬

Ospemifene（*INN*）

化学结构式

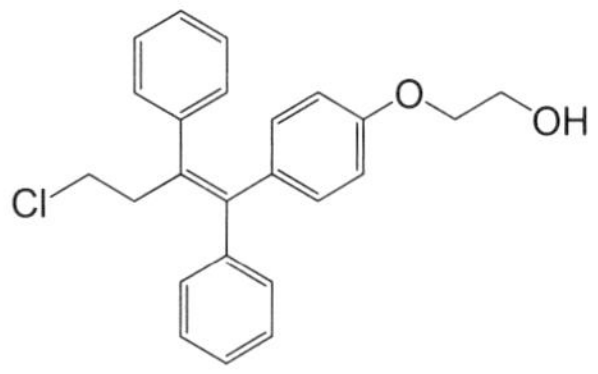

分子式和分子量 $C_{24}H_{23}ClO_2$ 378.89

化学名 2-[*p*-[(*Z*)-4-Chloro-1,2-diphenyl-1-butenyl]phenoxy]ethanol

2-[4-[(*Z*)-4-氯-1,2-二苯基-1-丁基]苯氧基]乙醇

CAS 登录号 128607-22-7

INN list 85

药效分类 抗雌激素药

奥匹戈利

Opigolix（*INN*）

化学结构式

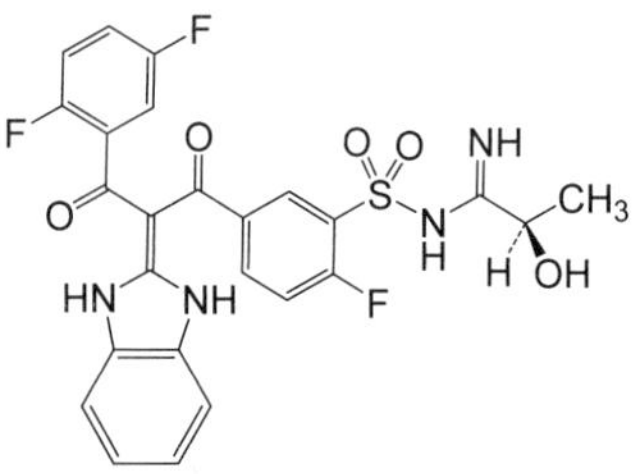

分子式和分子量 $C_{25}H_{19}F_3N_4O_5S$ 544.51

化学名 (2*R*)-*N*-{5-[3-(2,5-Difluorophenyl)-2-(1,3-dihydro-2*H*-benzimidazol-2-ylidene)-3-oxopropanoyl]-2-fluorobenzene-1-sulfonyl}-2-hydroxypropanimidamide

(2*R*)-*N*-{5-[3-(2,5-二氟苯基)-2-(1,3-二氢-2*H*-苯并咪唑-2-亚基)-3-氧代丙酰基]-2-氟苯基-1-磺酰基}-2-羟基丙亚氨基替酰胺

CAS 登录号　912587-25-8

INN list　118

药效分类　促性腺激素释放激素(GnRH)拮抗药

奥匹美酮

Olpimedone（*INN*）

化学结构式

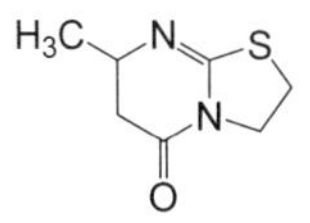

分子式和分子量　$C_7H_{10}N_2OS$　170.23

化学名　(±)-2,3,6,7-Tetrahydro-7-methyl-5*H*-thiazolo[3,2-*a*]pyrimidin-5-one

(±)-2,3,6,7-四氢-7-甲基-5*H*-噻唑并[3,2-*a*]嘧啶-5-酮

CAS 登录号　39567-20-9

INN list　53

药效分类　抗炎镇痛药

奥匹哌醇

Opipramol（*INN*）

化学结构式

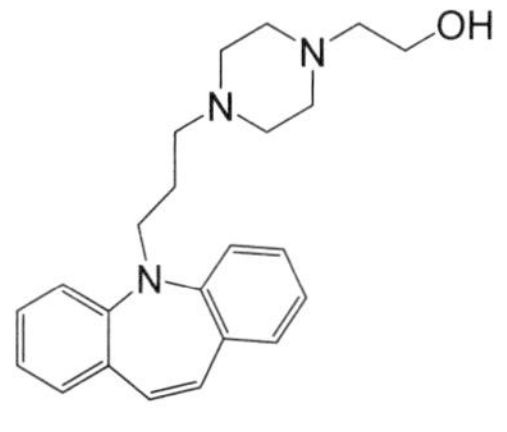

分子式和分子量　$C_{23}H_{29}N_3O$　363.51

化学名　4-[3-(5*H*-Diben[*b*,*f*]azepin-5-yl)propyl]-1-piperazineethanol

4-[3-(5*H*-二苯并[*b*,*f*]氮杂䓬-5-基)丙基]-1-哌嗪基乙醇

CAS 登录号　315-72-0; 909-39-7[二盐酸盐]

INN list　15

药效分类　抗抑郁药

奥匹色林

Opiranserin（*INN*）

化学结构式

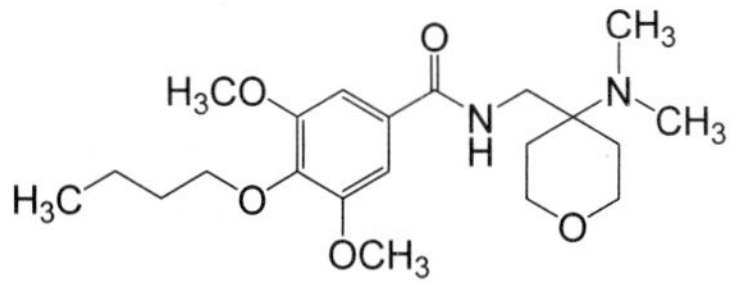

分子式和分子量　$C_{21}H_{34}N_2O_5$　394.51

化学名　4-Butoxy-*N*-{[4-(dimethylamino)oxan-4-yl]methyl}-3,5-dimethoxybenzamide

4-丁氧基-*N*-{[4-(二甲氨基)噁烷-4-基]甲基}-3,5-二甲氧基苯甲酰胺

CAS 登录号　1441000-45-8

INN list　117

药效分类　甘氨酸转运体抑制药，5-羟色胺受体拮抗药

奥匹烟肼

Opiniazide（*INN*）

化学结构式

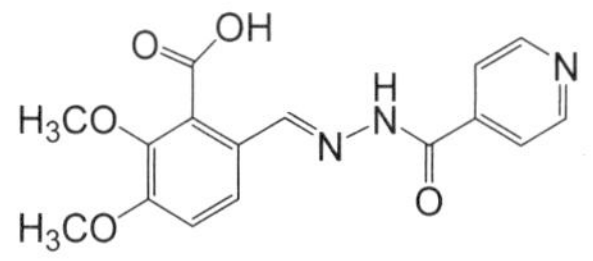

分子式和分子量　$C_{16}H_{15}N_3O_5$　329.31

化学名　5,6-Dimethoxy phthalaldehydic acid isonicotinoyl hydrazone

5,6-二甲氧基邻甲酰苯甲酸异烟酰腙

CAS 登录号　2779-55-7

INN list　12

药效分类　抗结核药

奥泼佐米

Oprozomib（*INN*）

化学结构式

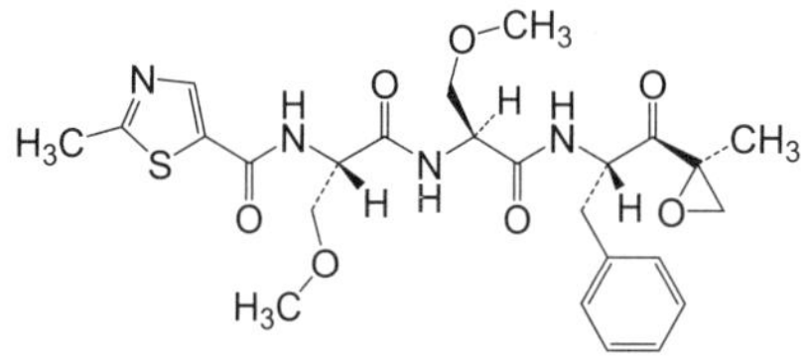

分子式和分子量　$C_{25}H_{32}N_4O_7S$　532.61

化学名　*O*-Methyl-*N*-(2-methyl-1,3-thiazol-5-carbonyl)-L-seryl-*O*-methyl-*N*-{(2*S*)-1-[(2*R*)-2-methyloxiran-2-yl]-1-oxo-3-phenylpropan-2-yl}- L-serinamide

O-甲基-*N*-(2-甲基-1,3-噻唑-5-羰基)-L-丝氨酰-*O*-甲基-*N*-{(2*S*)-1-[(2*R*)-2-甲基环氧乙烷-2-基]-1-氧代-3-苯基丙-2-基}-L-丝氨酰胺

CAS 登录号　935888-69-0

INN list　107

药效分类　抗肿瘤药

奥普碘铵

Oxapropanium Iodide（*INN*）

化学结构式

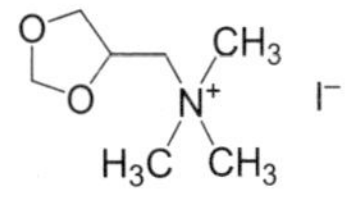

分子式和分子量 $C_7H_{16}INO_2$ 273.11

化学名 (1,3-Dioxolan-4-ylmethyl)trimethylammonium iodide

碘化 (1,3-二氧戊环-4-基甲基)三甲基铵

CAS 登录号 541-66-2; 5818-18-8[奥普铵]

INN list 1

药效分类 抗高血压药

奥普拉碘铵

Opratonium Iodide（*INN*）

化学结构式

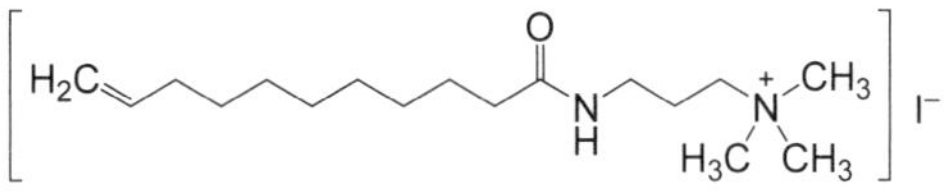

分子式和分子量 $C_{17}H_{35}IN_2O$ 410.38

化学名 Trimethyl [3-(10-undecenamido)propyl]ammonium iodide

三甲基碘化 [3-(10-十一烯酰氨基)丙基]铵

CAS 登录号 210419-36-6

INN list 76

药效分类 消毒防腐药

奥普力农

Olprinone（*INN*）

化学结构式

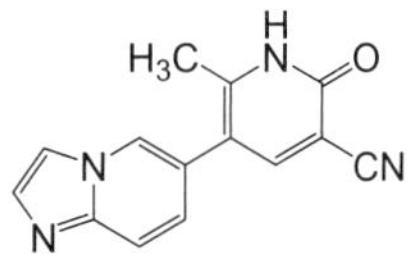

分子式和分子量 $C_{14}H_{10}N_4O$ 250.26

化学名 1,2-Dihhydro-5-imidazol[1,2-*a*]pyridine-6-yl-6-methyl-2-oxonicotinonitrile

1,2-二氢-5-咪唑并[1,2-*a*]吡啶-6-基-6-甲基-2-氧代烟腈

CAS 登录号 106730-54-5

INN list 70

药效分类 强心药，血管扩张药

奥普马司他

Otaplimastat（*INN*）

化学结构式

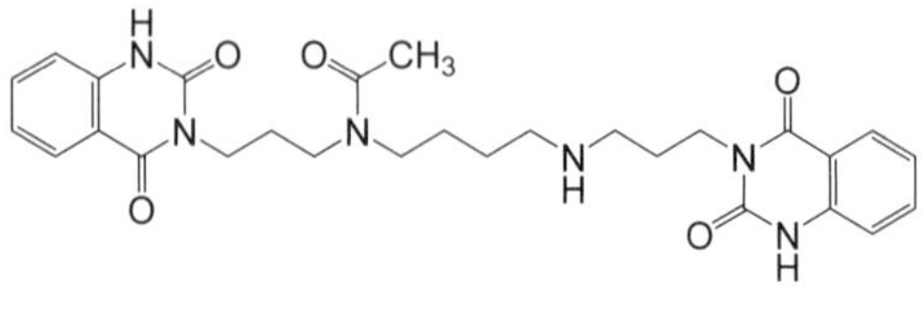

分子式和分子量 $C_{28}H_{34}N_6O_5$ 534.62

化学名 *N*-[3-(2,4-Dioxo-1,4-dihydroquinazolin-3(2*H*)-yl)propyl]-*N*-(4-{[3-(2,4-dioxo-1,4-dihydroquinazolin-3(2*H*)-yl)propyl]amino}butyl)acetamide

N-[3-(2,4-二氧代-1,4-二氢喹唑啉-3(2*H*)-基)丙基]-*N*-(4-{[3-(2,4-二氧代-1,4-二氢喹唑啉- 3(2*H*)-基)丙基]氨基}丁基)乙酰胺

CAS 登录号 1176758-4-5

INN list 118

药效分类 基质金属蛋白酶抑制药

奥曲肽

Octreotide（*INN*）

化学结构式

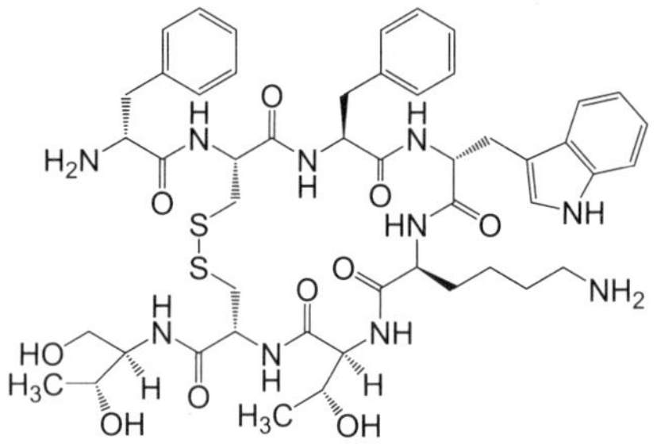

分子式和分子量 $C_{49}H_{66}N_{10}O_{10}S_2$ 1019.24

化学名 D-Phenylalanyl-L-cysteinyl-L-phenylalanyl-D-tryptophyl-L-lysyl-L-threonyl-*N*-[(1*R*,2*R*)]-2-hydroxy-1-(hydroxymethyl)-propyl]-L-cysteinamide cyclic (2→7)-disulfide

D-苯丙氨酰-L-半胱氨酰-L-苯丙氨酰-D-色氨酰-L-赖氨酰-L-苏氨酰-*N*-[(1*R*,2*R*)-2-羟基-1-(羟基甲基)-丙基]- L-半胱酰胺环(2→7)-二硫化物

CAS 登录号 83150-76-9; 79517-01-4 [乙酸盐]

INN list 52

药效分类 抗生长激素类药

ATC 分类 H01CB02

奥屈嗪

Oxdralazine（*INN*）

化学结构式

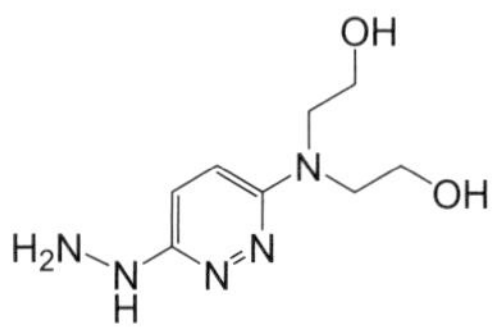

分子式和分子量 $C_8H_{15}N_5O_2$ 213.24

化学名 2,2'-[(6-Hydrazino-3-pyridazinyl)imino]diethanol

2,2'-[(6-肼基-3-哒嗪基)氨叉基]二乙醇

CAS 登录号 17259-75-5

INN list 38

药效分类 抗高血压药

奥瑞米司特

Orismilast（*INN*）

化学结构式

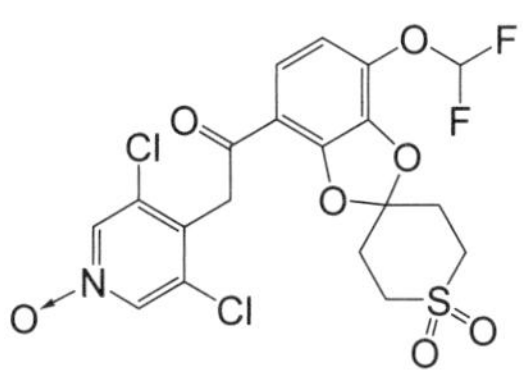

分子式和分子量　$C_{19}H_{15}Cl_2F_2NO_7S$　510.29

化学名　3,5-Dichloro-4-{2-[7-(difluoromethoxy)-1',1'-dioxo-1'λ⁶ -spiro[[1,3]benzodioxole-2,4'-thian]-4-yl]-2-oxoethyl}pyridine 1-oxide

3,5-二氯-4-{2-[7-(二氟甲氧基)-1',1'-二氧代-1'λ⁶-螺[[1,3]苯并二氧戊环-2,4'-噻烷]-4-基]-2-氧代乙基}吡啶 1-氧化物

CAS 登录号　1353546-86-7

INN list　121

药效分类　磷酸二酯酶Ⅳ抑制药

奥瑞莫德

Orilotimod（*INN*）

化学结构式

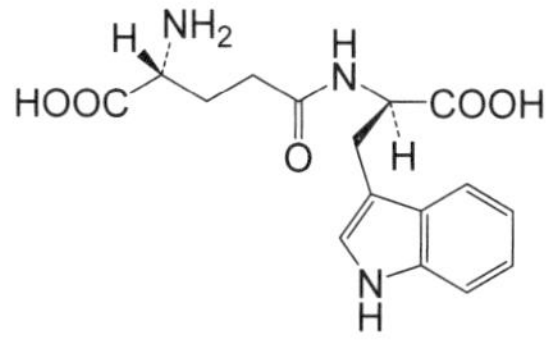

分子式和分子量　$C_{16}H_{19}N_3O_5$　333.34

化学名　D-*γ*-Glutamyl-D-tryptophan

D-*γ*-谷氨酰-D-色氨酸

CAS 登录号　186087-26-3

INN list　111

药效分类　免疫调节药

奥瑞奈肽

Orenetide（*INN*）

化学结构式

H−Thr−Lys−Pro−Arg−Pro−H

分子式和分子量　$C_{26}H_{47}N_9O_6$　581.72

化学名　L-Threonyl-L-lysyl-L-prolyl-L-arginyl-L-proline

L-苏氨酰-L-赖氨酰-L-脯氨酰-L-精氨酰-L-脯氨酸

CAS 登录号　1124168-43-9

INN list　125

药效分类　$GABA_A$ 受体拮抗药

奥塞吉泮

Olcegepant（*INN*）

分子式和分子量　$C_{38}H_{47}Br_2N_9O_5$　869.65

化学结构式

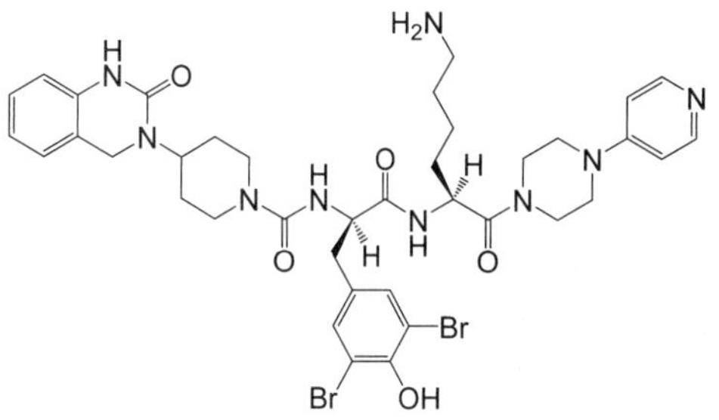

化学名　*N*-[(1*R*)-2-[[(1*S*)-5-Amino-1-[[4-(pyridin-4-yl)piperazin-1-yl]carbonyl]pentyl]amino]-1-(3,5-dibromo-4-hydroxybenzyl)-2-oxoethyl]-4-(2-oxo-1,4-dihydroquinazolin-3(2*H*)-yl)piperidine-1-carboxamide

N-[(1*R*)-2-[[(1*S*)-5-氨基-1-[[4-(吡啶-4-基)哌嗪-1-基]甲酰基]戊基]氨基]-1-(3,5-二溴-4-羟基苄基)-2-氧代乙基]-4-(2-氧代-1,4-二氢喹唑啉-3(2*H*)-基)哌啶-1-甲酰胺

CAS 登录号　204697-65-4

INN list　86

药效分类　抗偏头痛药，降钙素基因相关肽受体拮抗药

奥塞利定

Oliceridine（*INN*）

化学结构式

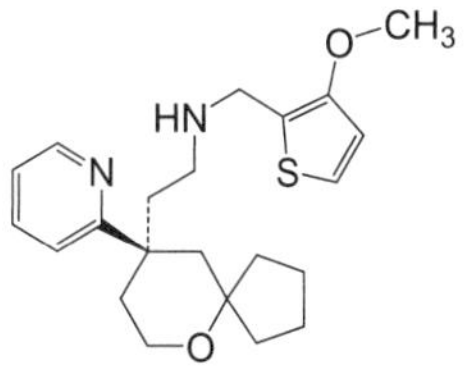

分子式和分子量　$C_{22}H_{30}N_2O_2S$　386.55

化学名　*N*-[(3-Methoxythiophen-2-yl)methyl]-2-[(9*R*)-9-(pyridin-2-yl)-6-oxaspiro[4.5]decan-9-yl]ethan-1-amine

N-[(3-甲氧基噻吩-2-基)甲基]-2-[(9*R*)-9-(吡啶-2-基)-6-氧杂螺[4.5]癸-9-基]乙-1-胺

CAS 登录号　1401028-24-7

INN list　114

药效分类　镇痛药

奥沙巴唑

Oxarbazole（*INN*）

化学结构式

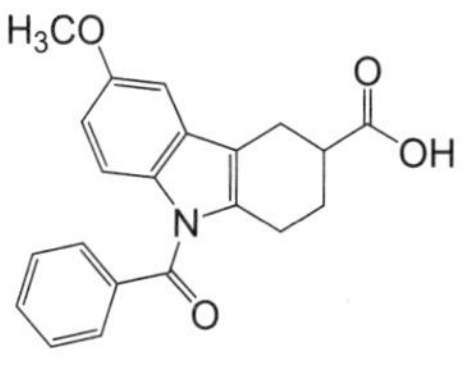

分子式和分子量　$C_{21}H_{19}NO_4$　349.38

化学名　9-Benzoyl-2,3,4,9-tetrahydro-6-methoxycarbazole-3-carboxylic acid

9-苯甲酰基-2,3,4,9-四氢-6-甲氧基咔唑-3-羧酸

CAS 登录号 35578-20-2

INN list 38

药效分类 平喘药

奥沙碘铵

Oxapium Iodide（*INN*）

化学结构式

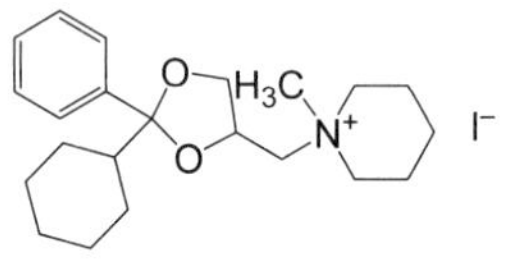

分子式和分子量 $C_{22}H_{34}INO_2$ 471.42

化学名 1-[(2-Cyclohexyl-2-phenyl-1,3-dioxolan-4-yl)methyl]-1-methylpiperidinium iodide

碘化 1-[(2-环己基-2-苯基-1,3-二氧戊环-4-基)甲基]-1-甲基哌啶鎓

CAS 登录号 6577-41-9

INN list 26

药效分类 解痉药

奥沙二酮

Oxazidione（*INN*）

化学结构式

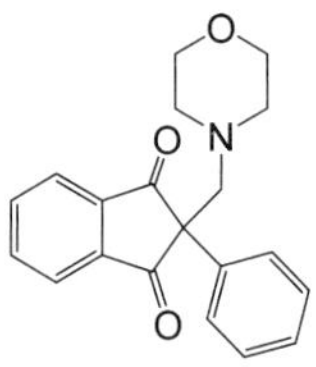

分子式和分子量 $C_{20}H_{19}NO_3$ 321.37

化学名 2-Morpholinomethyl-2-phenyl-1,3-indanedione

2-吗啉甲基-2-苯基-1,3-茚满二酮

CAS 登录号 27591-42-0

INN list 24

药效分类 抗凝血药

奥沙氟嗪

Oxaflumazine（*INN*）

化学结构式

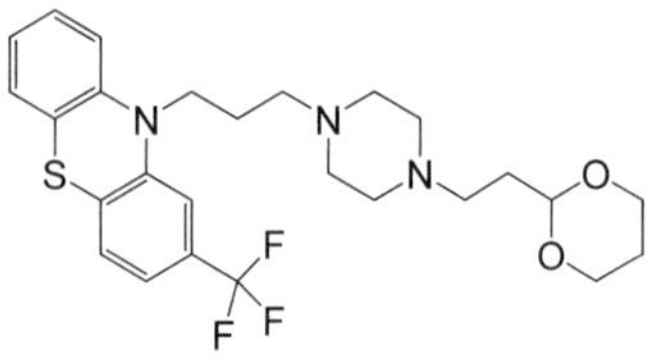

分子式和分子量 $C_{26}H_{32}F_3N_3O_2S$ 507.61

化学名 10-[3-[4-[2-(*m*-Dioxan-2-yl)ethyl]piperazin-1-yl]propyl]-2-(trifluoromethyl) phenothiazine

10-[3-[4-[2-(1,3-二噁烷-2-基)乙基]哌嗪-1-基]丙基]-2-(三氟甲基)吩噻嗪

CAS 登录号 16498-21-8

INN list 17

药效分类 抗精神病药

奥沙氟生

Oxaflozane（*INN*）

化学结构式

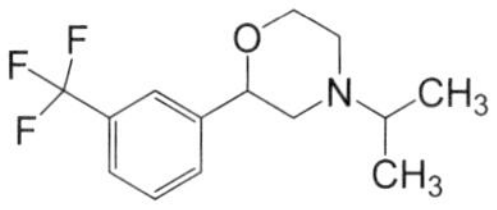

分子式和分子量 $C_{14}H_{18}F_3NO$ 273.29

化学名 4-Isopropyl-2-(*α*,*α*,*α*-trifluoro-*m*-tolyl)morpholine

4-异丙基-2-(*α*,*α*,*α*-三氟-3-甲苯基)吗啉

CAS 登录号 26629-87-8

INN list 25

药效分类 抗抑郁药

奥沙拉秦

Olsalazine

化学结构式

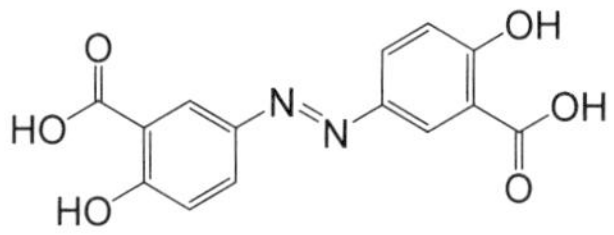

分子式和分子量 $C_{14}H_{10}N_2O_6$ 302.24

化学名 5-[(3-Carboxy-4-hydroxyphenyl)diazenyl]-2-hydroxybenzoic acid

5-[(3-羧基-4-羟基苯基)偶氮基]-2-羟基苯甲酸

CAS 登录号 15722-48-2; 6054-98-4[二钠盐]

药效分类 胃肠道抗炎药

奥沙利铂

Oxaliplatin（*INN*）

化学结构式

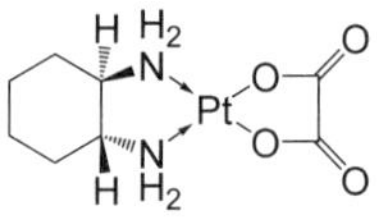

分子式和分子量 $C_8H_{14}N_2O_4Pt$ 397.29

化学名 [(1*R*,2*R*)-1,2-Cyclohexanediamine-*N*,*N*′][oxolato(2-)-*O*,*O*′] platinum

[(1*R*,2*R*)-1,2-环己二胺-*N*,*N*′][草酸合(2-)-*O*,*O*′] 铂

CAS 登录号 61825-94-3

INN list 56

药效分类 铂化合物类抗肿瘤药

ATC 分类 L01XA03

奥沙美定

Oxadimedine（*INN*）

化学结构式

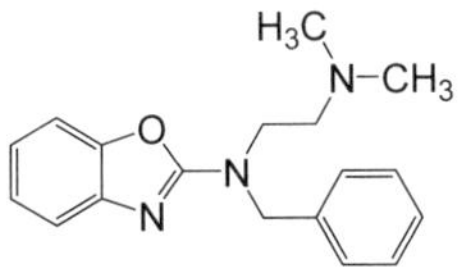

分子式和分子量 $C_{18}H_{21}N_3O$ 295.39

化学名 *N*-(Benzoxazolyl)-*N*-benzyl-*N*,*N*-dimethylethylenediamine

N-苯并异噁唑-*N*-苄基-*N*,*N*-二甲基乙二胺

CAS 登录号 16485-05-5; 6314-69-8[盐酸盐]

INN list 8

药效分类 抗组胺药

奥沙美辛

Oxametacin（*INN*）

化学结构式

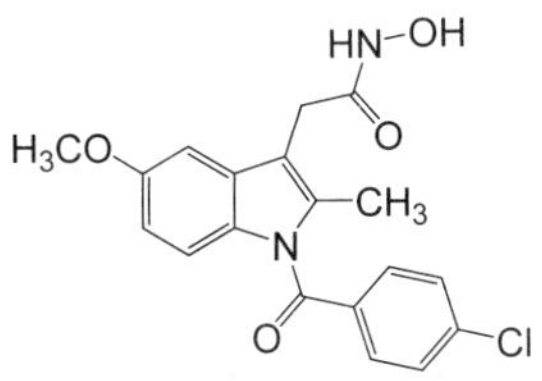

分子式和分子量 $C_{19}H_{17}ClN_2O_4$ 372.80

化学名 1-(*p*-Chlorobenzoyl)-5-methoxy-2-methylindole-3-acetohydroxamic acid

1-(4-氯苯甲酰基)-5-甲氧基-2-甲基吲哚-3-乙酰氧肟酸

CAS 登录号 27035-30-9

INN list 37

药效分类 抗炎镇痛药

奥沙米索

Oxamisole（*INN*）

化学结构式

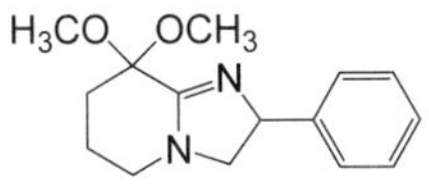

分子式和分子量 $C_{15}H_{20}N_2O_2$ 260.33

化学名 (±)-2,3,6,7-Tetrahydro-2-phenylimidazo[1,2-*a*]pyridine-8(5*H*)-one-dimethyl acetal

(±)-2,3, 6,7-四氢-2-苯基咪唑并[1,2-*a*]吡啶-8(5*H*)-酮-二甲缩醛

CAS 登录号 99258-56-7; 99258-55-6[盐酸盐]

INN list 60

药效分类 免疫调节药

奥沙米特

Oxatomide（*INN*）

分子式和分子量 $C_{27}H_{30}N_4O$ 426.55

化学结构式

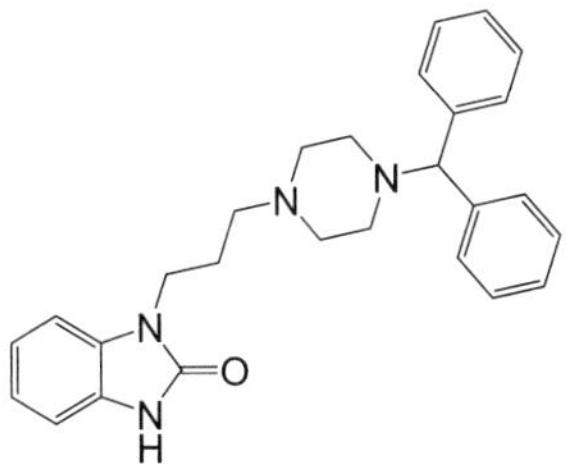

化学名 1-[3-[4-(diphenylmethyl)-1-piperazinyl]propyl]-2-benzimidazolinone

1-[3-[4-二苯甲基-1-哌嗪基]丙基]-2-苯并咪唑啉酮

CAS 登录号 60607-34-3

INN list 38

药效分类 抗过敏药，平喘药

奥沙那胺

Oxanamide（*INN*）

化学结构式

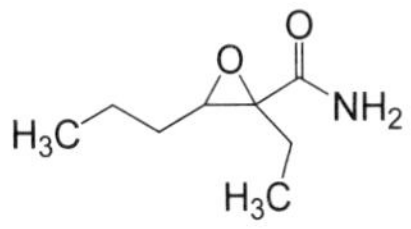

分子式和分子量 $C_8H_{15}NO_2$ 157.21

化学名 2,3-Epoxy-2-ethylhexanamide

2,3-环氧-2-乙基己酰胺

CAS 登录号 126-93-2

INN list 8

药效分类 安定药

奥沙奈坦

Osanetant（*INN*）

化学结构式

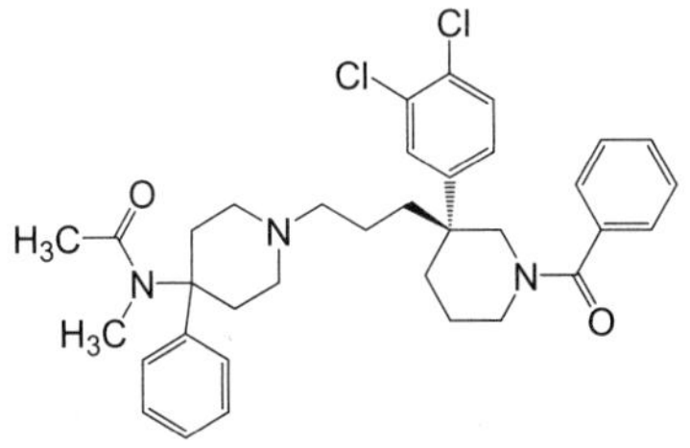

分子式和分子量 $C_{35}H_{41}Cl_2N_3O_2$ 606.62

化学名 *N*-[1-[3-[(*R*)-1-Benzoyl-3-(3,4-dichlorophenyl)-3-piperidyl]propyl]-4- phenyl-4-piperidyl]-*N*-methylacetamide

N-[1-[3-[(*R*)-1-苯甲酰基-3-(3,4-二氯苯基)-3-哌啶基]丙基]-4-苯基-4-哌啶基]-*N*-甲基乙酰胺

CAS 登录号 160492-56-8

INN list 74

药效分类 神经激肽 NK3 受体拮抗药

奥沙尼喹

Oxamniquine（*INN*）

分子式和分子量 $C_{14}H_{21}N_3O_3$ 279.33

化学结构式

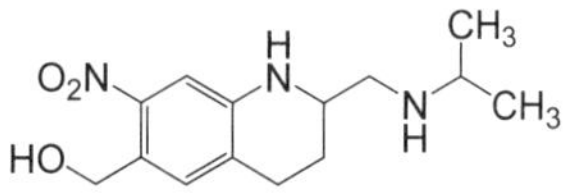

化学名 1,2,3,4-Tetrahydro-2-[(isopropylamino)methyl]-7-nitro-6-quinolinemethanol

1,2,3,4-四氢-2-[(异丙氨基)甲基]-7-硝基-6-喹啉甲醇

CAS 登录号 21738-42-1

INN list 28

药效分类 抗血吸虫药

ATC 分类 P02BA02

奥沙帕多

Oxapadol（*INN*）

化学结构式

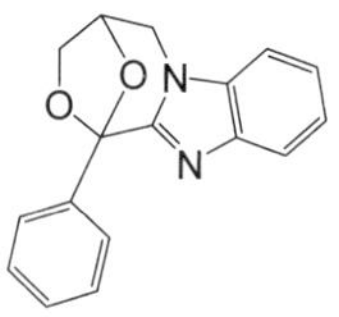

分子式和分子量 $C_{17}H_{14}N_2O_2$ 278.31

化学名 4,5-Dihydro-1-phenyl-1,4-epoxy-1*H*,3*H*-[1,4]oxazepino[4,3-*a*]benzimidazole

4,5-二氢-1-苯基-1,4-环氧-1*H*,3*H*-[1,4]氧氮杂䓬并[4,3-*a*]苯并咪唑

CAS 登录号 56969-22-3

INN list 40

药效分类 镇痛药

奥沙普秦

Oxaprozin（*INN*）

化学结构式

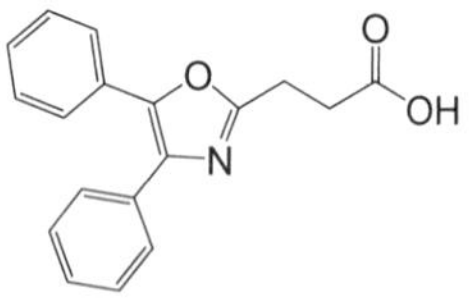

分子式和分子量 $C_{18}H_{15}NO_3$ 293.32

化学名 4,5-Diphenyl-2-oxazolepropionic acid

4,5-二苯-2-噁唑丙酸

CAS 登录号 21256-18-8

INN list 30

药效分类 抗炎药

奥沙特龙

Osaterone（*INN*）

分子式和分子量 $C_{20}H_{25}ClO_4$ 364.86

化学结构式

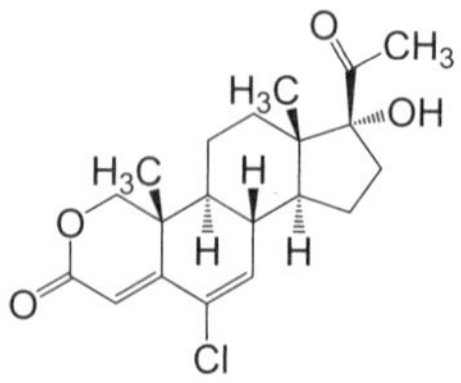

化学名 (+)-6-Chloro-17*α*-hydroxy-2-oxapregna-4,6-diene-3,20-dione

(+)-6-氯-17*α*-羟基-2-氧杂孕甾-4,6-二烯-3,20-二酮

CAS 登录号 105149-04-0

INN list 68

药效分类 孕激素类药，抗雄激素药

奥沙西罗

Oxaceprol（*INN*）

化学结构式

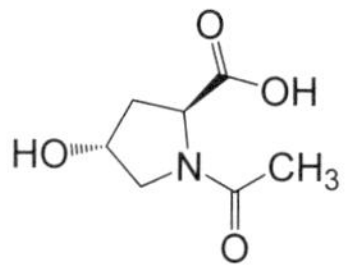

分子式和分子量 $C_7H_{11}NO_4$ 173.17

化学名 (−)-1-Acetyl-4-hydroxy-L-proline

(−)-1-乙酰基-4-羟基-L-脯氨酸

CAS 登录号 33996-33-7

INN list 34

药效分类 抗炎药

奥沙西泮

Oxazepam（*INN*）

化学结构式

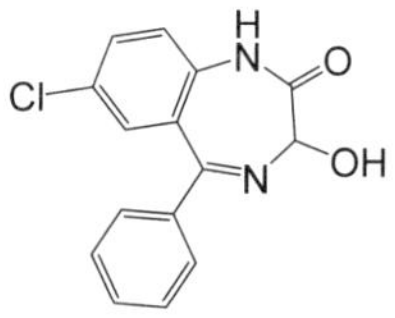

分子式和分子量 $C_{15}H_{11}ClN_2O_2$ 286.71

化学名 (±)-7-Chloro-1,3-dihydro-3-hydroxy-5-phenyl-2*H*-1,4-benzodiazepin-2-one

(±)-7-氯-1,3-二氢-3-羟基-5-苯基-2*H*-1,4-苯并二氮杂䓬-2-酮

CAS 登录号 604-75-1

INN list 13

药效分类 安定药

奥沙香豆素

Oxamarin（*INN*）

分子式和分子量 $C_{22}H_{34}N_2O_4$ 390.52

化学结构式

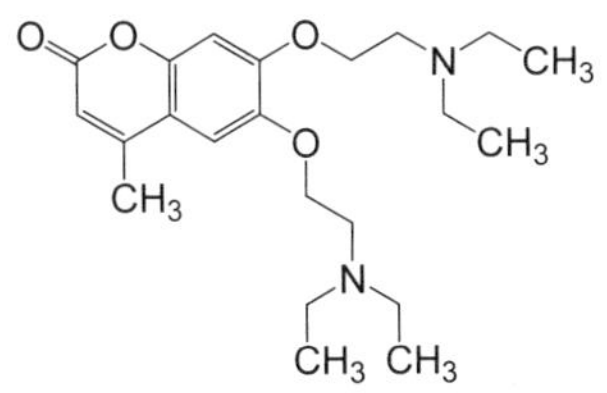

化学名 6,7-Bis[2-(diethylamino)ethoxy]-4-methylcoumarin

6,7-双[2-(二乙氨基)乙氧基]-4-甲基香豆素

CAS 登录号 15301-80-1; 6830-17-7[二盐酸盐]

INN list 15

药效分类 止血药

奥沙唑仑

Oxazolam（*INN*）

化学结构式

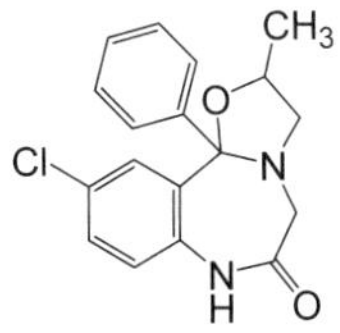

分子式和分子量 $C_{18}H_{17}ClN_2O_2$ 328.79

化学名 10-Chloro-2,3,7,11*b*-tetrahydro-2-methyl-11*b*-phenyloxazolo[3,2-*d*] [1,4]benzodiazepine-6(5*H*)-one

10-氯-2,3,7,11*b*-四氢-2-甲基-11*b*-苯基噁唑并[3,2-*d*][1,4]苯并二氮杂䓬-6(5*H*)-酮

CAS 登录号 24143-17-7

INN list 25

药效分类 安定药

奥生多龙

Oxendolone（*INN*）

化学结构式

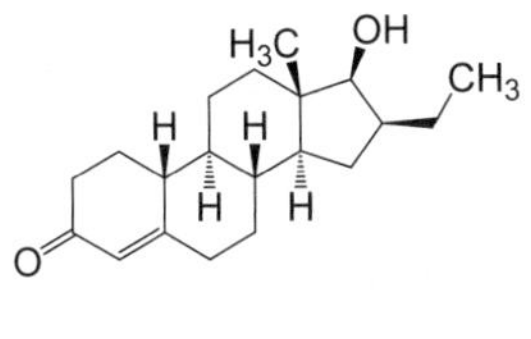

分子式和分子量 $C_{20}H_{30}O_2$ 302.45

化学名 16*β*-Ethyl-17*β*-hydroxyestr-4-en-3-one

16*β*-乙基-17*β*-羟基雌甾-4-烯-3-酮

CAS 登录号 33765-68-3

INN list 42

药效分类 抗雄激素药，抗前列腺增生药

奥舒伽司他

Osugacestat（*INN*）

分子式和分子量 $C_{26}H_{26}F_6N_4O_3$ 556.51

化学结构式

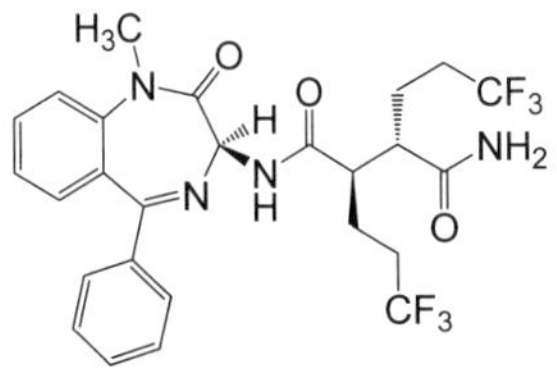

化学名 (2*R*,3*S*)-*N*[1]-[(3*S*)-1-Methyl-2-oxo-5-phenyl-2,3-dihydro-1*H*-1,4-benzodiazepin-3-yl]-2,3-bis(3,3,3-trifluoropropyl)butanediamide

(2*R*,3*S*)-*N*[1]-[(3*S*)-1-甲基-2-氧代-5-苯基-2,3-二氢-1*H*-1,4-苯二氮杂䓬-3-基]-2,3-双(3,3,3-三氟丙基)丁二酰胺

CAS 登录号 1401066-79-2

INN list 124

药效分类 γ-分泌酶抑制药

奥舒替丁

Osutidine（*INN*）

化学结构式

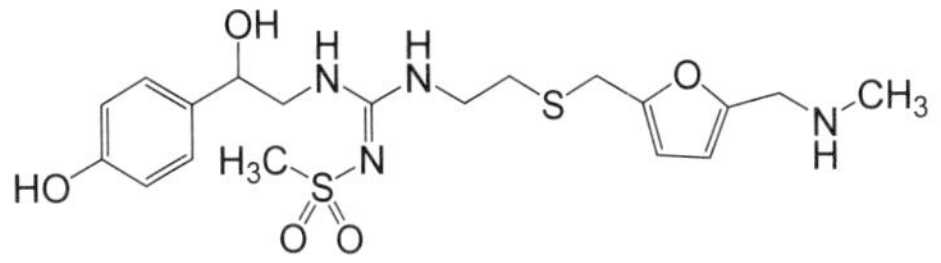

分子式和分子量 $C_{19}H_{28}N_4O_5S_2$ 456.58

化学名 (±)-*N*-[(*E*)-[(*p*,*β*-Dihydroxyphenethyl)amino][[2-[[5-[(methylamino)methyl]furfuryl]thio]ethyl]amino]methylene]methanesulfonamide

(±)-*N*-[(*E*)-[(4,*β*-二羟基苯乙基)氨基][[2-[[5-[(甲氨基)甲基]糠基]硫基]乙基]氨基]甲亚基]甲磺酰胺

CAS 登录号 140695-21-2

INN list 76

药效分类 组胺 H_2 受体拮抗药

奥司他韦

Oseltamivir（*INN*）

化学结构式

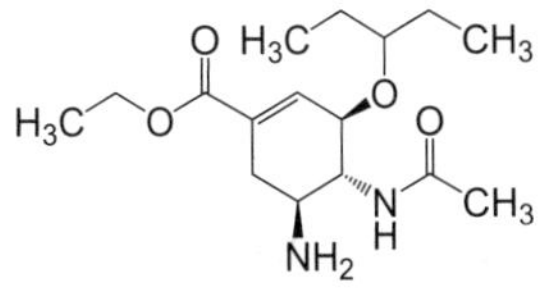

分子式和分子量 $C_{16}H_{28}N_2O_4$ 312.40

化学名 Ethyl (3*R*,4*R*,5*S*)-4-acetamido-5-amino-3-(1-ethylpropoxy)-1-cyclohexene -1-carboxylate

乙基 (3*R*,4*R*,5*S*)-4-乙酰氨基-5-氨基-3-(1-乙基丙氧基)-1-环己烯-1-羧酸酯

CAS 登录号 196618-13-0

INN list 80

药效分类 抗病毒药

ATC 分类　J05AH02

奥斯立星

Ostreogrycin（*INN*）

药物描述　Antibiotic substances derived from cultures of *Streptomyces osteogriseus*,or the same substance produced by any other means

源自链霉骨霉菌培养或通过其他方式获得的抗生素

CAS 登录号　11006-76-1

INN list　6

药效分类　抗生素类药

奥索地平

Oxodipine（*INN*）

化学结构式

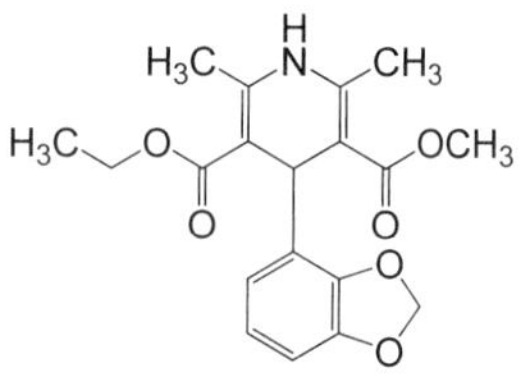

分子式和分子量　$C_{19}H_{21}NO_6$　359.37

化学名　Ethyl methyl 1,4-dihydro-2,6-dimethyl-4-[2,3-(methylenedioxy) phenyl]-3,5-pyridinedicarboxylate

乙基 甲基 1,4-二氢-2,6-二甲基-4-[2,3-(甲叉二氧基)苯基]-3,5-吡啶二羧酸酯

CAS 登录号　90729-41-2

INN list　52

药效分类　钙通道阻滞药

奥索拉明

Oxolamine（*INN*）

化学结构式

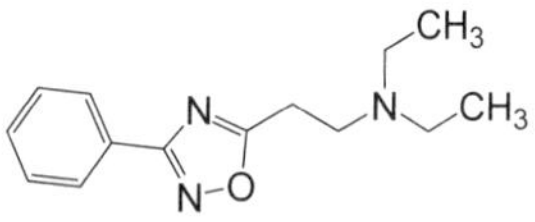

分子式和分子量　$C_{14}H_{19}N_3O$　245.32

化学名　5-[2-(Diethylamino)ethyl]-3-phenyl-1,2,4-oxadiazole

5-[2-(二乙氨基)乙基]-3-苯基-1,2,4-氧杂二唑

CAS 登录号　959-14-8

INN list　14

药效分类　镇咳药

奥索来肟

Olesoxime（*INN*）

分子式和分子量　$C_{27}H_{45}NO$　399.65

化学结构式

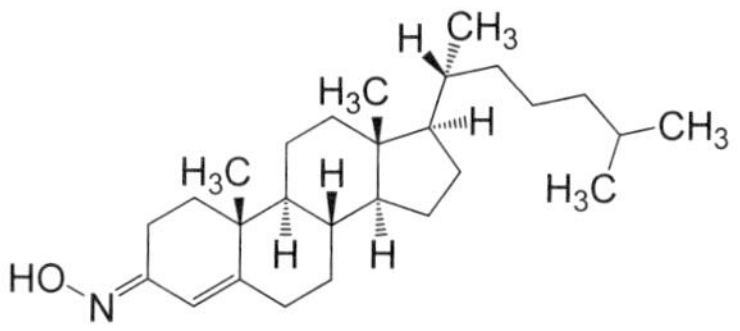

化学名　(*EZ*)-*N*-(Cholest-4-en-3-ylidene)hydroxylamine

(*EZ*)-*N*-(胆甾-4-烯-3-亚基)羟胺

CAS 登录号　22033-87-0

INN list　99

药效分类　神经退行性疾病治疗药

奥索利酸

Oxolinic Acid（*INN*）

化学结构式

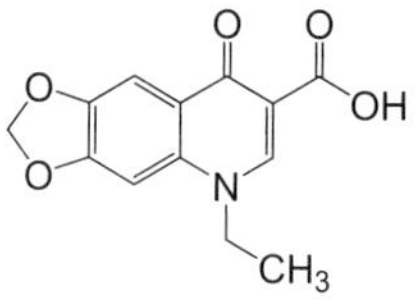

分子式和分子量　$C_{13}H_{11}NO_5$　261.23

化学名　5-Ethyl-5,8-dihydro-8-oxo-1,3-dioxolo[4,5-*g*]quinoline-7-carboxylic acid

5-乙基-5,8-二氢-8-氧代-1,3-二氧戊环并[4,5-*g*]喹啉-7-羧酸

CAS 登录号　14698-29-4

INN list　15

药效分类　喹诺酮类抗微生物药

ATC 分类　J01MB05

奥索马嗪

Oxomemazine（*INN*）

化学结构式

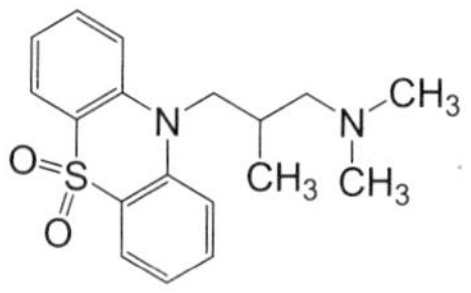

分子式和分子量　$C_{18}H_{22}N_2O_2S$　330.44

化学名　10-[3-(Dimethylamino)-2-methylpropyl]phenothiazine 5,5-dioxide

10-[3-二甲氨基-2-甲基丙基]吩噻嗪 5,5-二氧化物

CAS 登录号　3689-50-7

INN list　13

药效分类　抗组胺药

奥索纳群

Osoresnontrine（*INN*）

分子式和分子量　$C_{16}H_{17}N_5O_2$　311.35

化学结构式

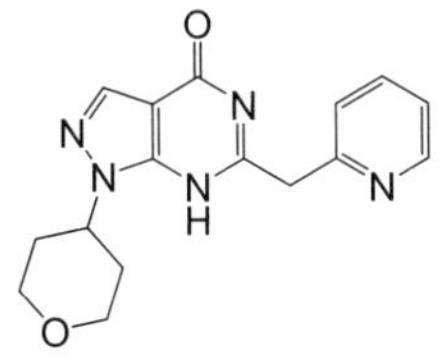

化学名　1-(Oxan-4-yl)-6-[(pyridin-2-yl)methyl]-1,5-dihydro-4*H*-pyrazolo[3,4-*d*]pyrimidin-4-one

1-(噁烷-4-基)-6-[(吡啶-2-基)甲基]-1,5-二氢-4*H*-吡唑并[3,4-*d*]嘧啶-4-酮

CAS 登录号　1189767-28-9

INN list　122

药效分类　磷酸二酯酶 9(PDE9)抑制药

奥索孕酮苯丙酸酯

Oxogestone Phenpropionate

化学结构式

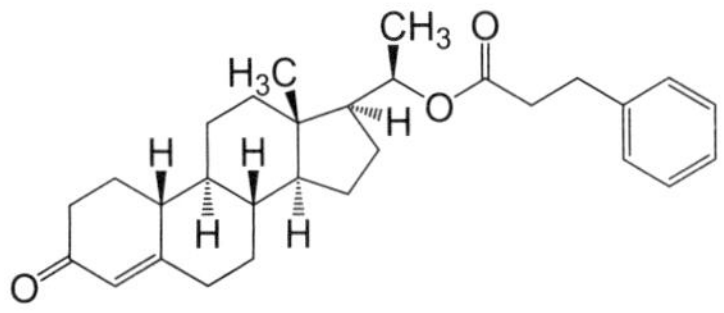

分子式和分子量　$C_{29}H_{38}O_3$　434.61

化学名　20*β*-Hydroxy-19-norpregn-4-en-3-one hydrocinnamate

20*β*-羟基-19-去甲孕甾-4-烯-3-酮氢化肉桂酸酯

CAS 登录号　16915-80-3; 3643-00-3[奥索孕酮]

药效分类　孕激素类药

奥他苯酮

Octabenzone（*INN*）

化学结构式

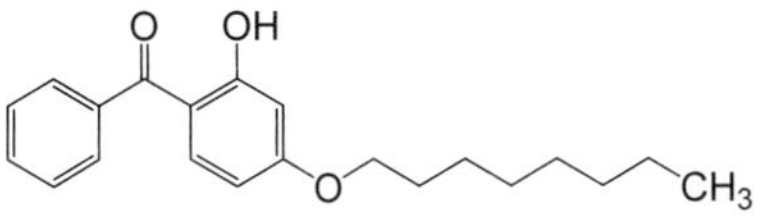

分子式和分子量　$C_{21}H_{26}O_3$　326.43

化学名　2-Hydroxy-4-(octyloxy) benzophenone

2-羟基 4-(辛氧基)二苯甲酮

CAS 登录号　1843-05-6

INN list　18

药效分类　防晒药

奥他凡星

Oritavancin（*INN*）

分子式和分子量　$C_{86}H_{97}Cl_3N_{10}O_{26}$　1793.10

化学结构式

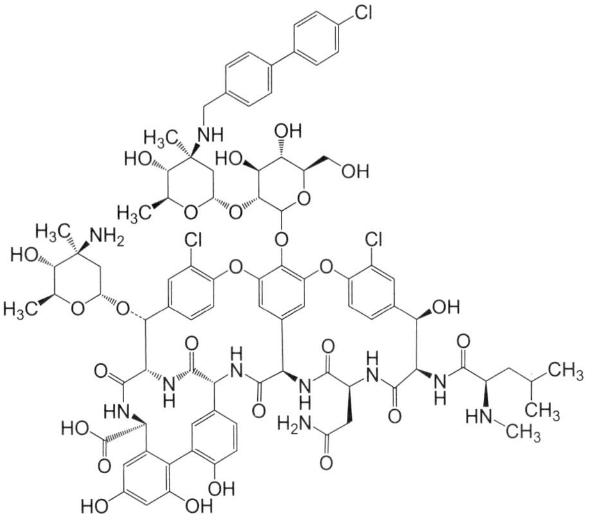

化学名　(4"*R*)-22-*O*-(3-Amino-2,3-6-trideoxy-3-*C*-methyl-*α*-L-*arabino*-hexopyranosyl)-*N*[3"]-[*p*-(*p*-chlorophenyl)benzyl]vancomycin

(4"*R*)-22-*O*-(3-氨基-2,3,6-三脱氧-3-*C*-甲基-*α*-L-阿拉伯-吡喃己糖基)-*N*[3"]-[4-(4-氯苯基)苄基]万古霉素

CAS 登录号　171099-57-3; 192564-14-0[磷酸盐(1：2)]

INN list　83

药效分类　抗生素类药，肽聚糖合成抑制药

奥他卡因

Octacaine（*INN*）

化学结构式

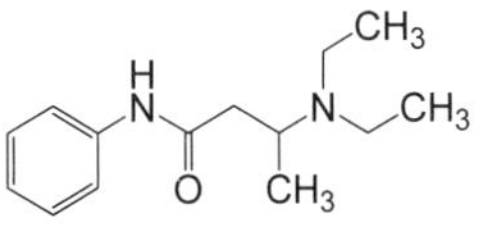

分子式和分子量　$C_{14}H_{22}N_2O$　234.34

化学名　3-Diethylaminobutyranilide

3-二乙氨基丁酰苯胺

CAS 登录号　13912-77-1

INN list　14

药效分类　局部麻醉药

奥他氯铵

Octafonium Chloride（*INN*）

化学结构式

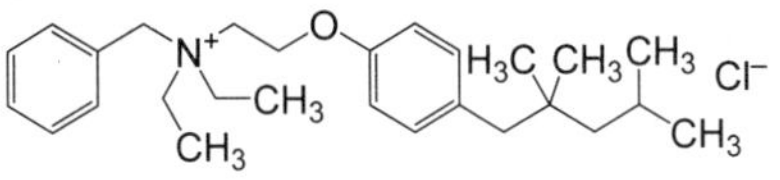

分子式和分子量　$C_{27}H_{42}ClNO$　432.08

化学名　Benzyldiethyl [2-[4-(2,2,4-trimethylpentyl)phenoxy] ethyl]ammonium chloride

氯化 苄基二乙基 [2-[4-(2,2,4-三甲基戊基)苯氧基]乙基]铵

CAS 登录号　15687-40-8

INN list　16

药效分类 消毒防腐药

奥他莫辛

Octamoxin（*INN*）

化学结构式

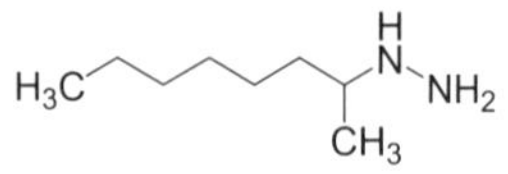

分子式和分子量 $C_8H_{20}N_2$ 144.26

化学名 (1-Methylheptyl)hydrazine

(1-甲基庚基)肼

CAS 登录号 4684-87-1

INN list 15

药效分类 单胺氧化酶抑制药

奥他赛

Ortataxel（*INN*）

化学结构式

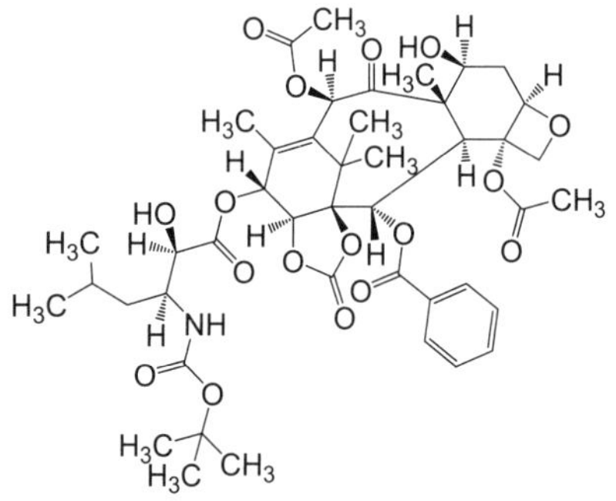

分子式和分子量 $C_{44}H_{57}NO_{17}$ 871.92

化学名 (3*aS*,4*R*,5*E*,7*R*,8*aS*,9*S*,10*aR*,12*aS*,12*bR*,13*S*,13*aS*)-7,12*a*-Bis(acetyloxy)-13-(benzoyloxy)-9-hydroxy-5,8*a*,14,14-tetramethyl-2,8-dioxo-3*a*,4,7,8,8*a*,9,10,10*a*,12,12*a*,12*b*,13-dodecahydro-6,13*a*-methano-13*aH*-oxeto[2",3":5',6']benzo[1',2':4,5]cyclodecal[1,2-*d*]-1,3-dioxol-4-yl(2*R*,3*S*)-3-[[(1,1-dimethylethoxy)carbonyl]amino]-2-hydroxy-5-methylhexanoate

(3*aS*,4*R*,5*E*,7*R*,8*aS*,9*S*,10*aR*,12*aS*,12*bR*,13*S*,13*aS*)-7,12*a*-二(乙酰氧基)-13-(苯酰氧基)-9-羟基-5,8*a*,14,14-四甲基-2,8-二氧代-3*a*,4,7,8,8*a*,9,10,10*a*,12,12*a*,12*b*,13-十二氢-6,13*a*-甲桥-13*aH*-氧杂环丁熳并[2",3":5',6']苯并[1',2:4,5]环癸熳[1,2-*d*]-1,3-二氧杂环戊熳-4-基(2*R*,3*S*)-3-[[(1,1-二甲基乙氧基)羰基]氨基]-2-羟基-5-甲基己酸酯

CAS 登录号 186348-23-2

INN list 87

药效分类 抗肿瘤药

奥他维林

Octaverine（*INN*）

分子式和分子量 $C_{23}H_{27}NO_5$ 397.46

化学结构式

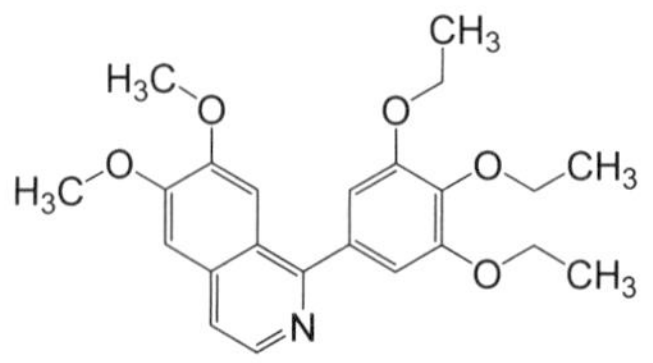

化学名 6,7-Dimethoxy-1-(3,4,5-triethoxyphenyl)isoquinoline

6,7-二甲氧基-1-(3,4,5-三乙氧基苯基)异喹啉

CAS 登录号 549-68-8

INN list 18

药效分类 解痉药

奥他酰胺

Octazamide（*INN*）

化学结构式

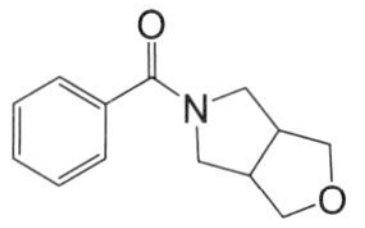

分子式和分子量 $C_{13}H_{15}NO_2$ 217.26

化学名 5-Benzoylhexahydro-1*H*-furo[3,4-*c*]pyrrole

5-苯甲酰基六氢-1*H*-呋喃并[3,4-*c*]吡咯

CAS 登录号 56391-55-0

INN list 35

药效分类 镇痛药

奥太纳班

Otenabant（*INN*）

化学结构式

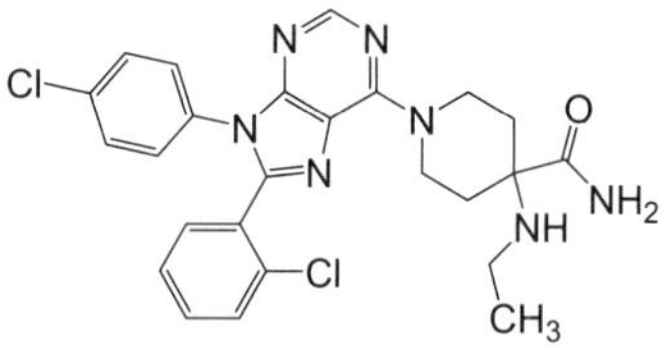

分子式和分子量 $C_{25}H_{25}Cl_2N_7O$ 510.42

化学名 1-[8-(2-Chlorophenyl)-9-(4-chlorophenyl)-9*H*-purin-6-yl]-4-(ethylamino)piperidine-4-carboxamide

1-[8-(2-氯苯基)-9-(4-氯苯基)-9*H*-嘌呤-6-基]- 4-(乙氨基)哌啶-4-甲酰胺

CAS 登录号 686344-29-6

INN list 99

药效分类 大麻素受体拮抗药

奥特康唑

Oteseconazole（*INN*）

分子式和分子量 $C_{23}H_{16}F_7N_5O_2$ 527.40

化学结构式

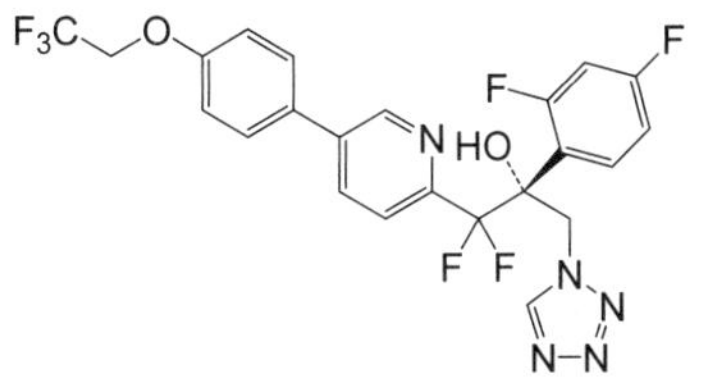

化学名 (2*R*)-2-(2,4-Difluorophenyl)-1,1-difluoro-3-(1*H*-1,2,3,4-tetrazol-1-yl)-1-{5-[4-(2,2,2-trifluoroethoxy)phenyl]pyridin-2-yl}propan-2-ol

(2*R*)-2-(2,4-二氟苯基)-1,1-二氟-3-(1*H*-1,2,3,4-四唑-1-基)-1-{5-[4-(2,2,2-三氟乙氧基)苯基]吡啶-2-基}丙-2-醇

CAS 登录号 1340593-59-0

INN list 114

药效分类 抗真菌药

奥特罗奈

Orteronel（*INN*）

化学结构式

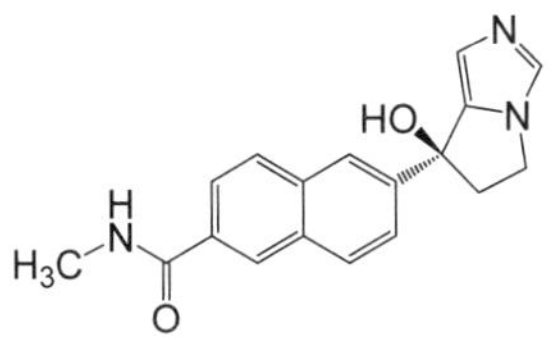

分子式和分子量 $C_{18}H_{17}N_3O_2$ 307.35

化学名 6-[(7*S*)-7-Hydroxy-6,7-dihydro-5*H*-pyrrolo[1,2-*c*] imidazol-7-yl]-*N*-methylnaphthalene-2-carboxamide

6-[(7*S*)-7-羟基-6, 7-二氢-5*H*-吡咯并[1,2-*c*]咪唑-7-基]-*N*-甲基萘-2-甲酰胺

CAS 登录号 566939-85-3

INN list 104

药效分类 抗雄激素药

奥腾泽帕

Otenzepad（*INN*）

化学结构式

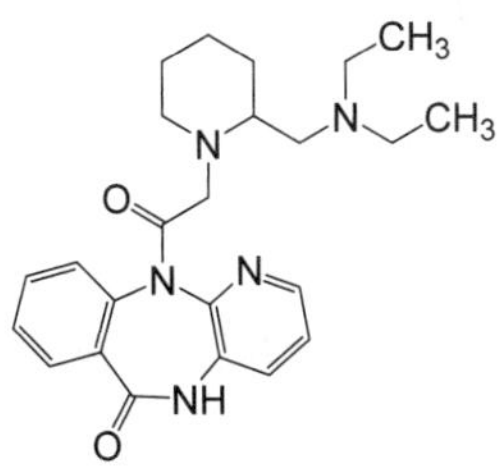

分子式和分子量 $C_{24}H_{31}N_5O_2$ 421.54

化学名 (±)-11-[[2-[(Diethylamino)methyl]piperidino]acetyl]-5,11-dihydro-6*H*- pyrido[2,3-*b*][1,4]benzodiazepine-6-one

(±)-11-[[2-[(二乙氨基)甲基]哌啶]乙酰基]-5,11-二氢-6*H*-吡啶并[2,3-*b*][1,4]苯并二氮杂䓬-6-酮

CAS 登录号 100158-38-1

INN list 63

药效分类 抗心动过缓药

奥替拉西

Oteracil（*INN*）

化学结构式

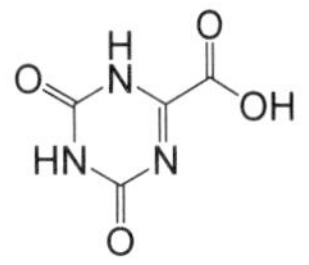

分子式和分子量 $C_4H_3N_3O_4$ 157.08

化学名 1,4,5,6-Tetrahydro-4,6-dioxo-*s*-triazine-2-carboxylic acid

1,4,5,6-四氢-4,6-二氧代-均三嗪-2-羧酸

CAS 登录号 937-13-3

INN list 80

药效分类 抗肿瘤药

奥替柳酯

Octisalate（*INN*）

化学结构式

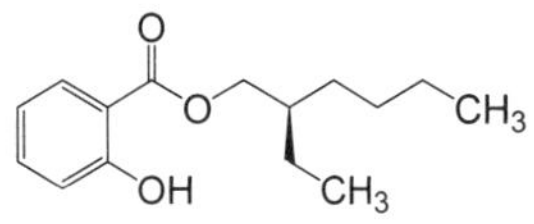

分子式和分子量 $C_{15}H_{22}O_3$ 250.33

化学名 2-Ethylhexyl salicylate

2-乙基己基 水杨酸酯

CAS 登录号 118-60-5

INN list 83

药效分类 防晒药

奥替尼啶

Octenidine（*INN*）

化学结构式

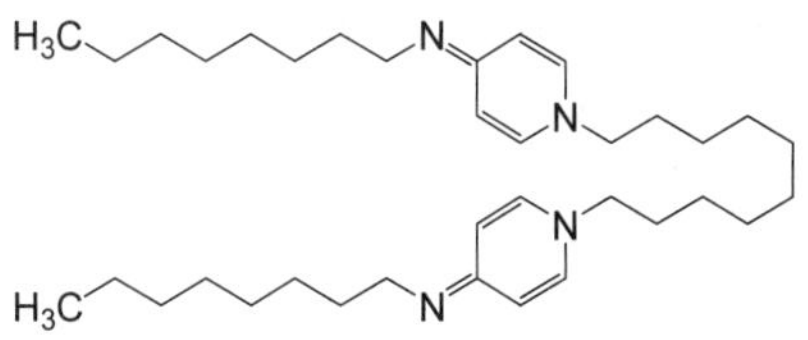

分子式和分子量 $C_{36}H_{62}N_4$ 550.92

化学名 1,1'-Decamethylenebis[1,4-dihydro-4-(octylimino)pyridine]

1,1'-癸叉基双[1,4-二氢-4-(辛基氨亚基)吡啶]

CAS 登录号 71251-02-0; 70775-75-6[二盐酸盐]

INN list 43

药效分类 抗感染药

奥替普拉

Oltipraz（*INN*）

分子式和分子量 $C_8H_6N_2S_3$ 226.34

化学结构式

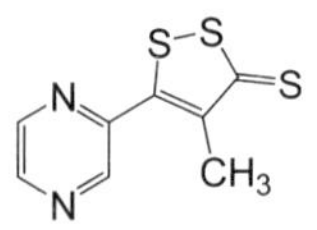

化学名 4-Methyl-5-pyrazinyl-3*H*-1,2-dithiole-3-thione

4-甲基-5-吡嗪基-3*H*-1,2-二硫杂环戊二烯-3-硫酮

CAS 登录号 64224-21-1

INN list 42

药效分类 抗血吸虫药

奥替瑞林

Orotirelin（*INN*）

化学结构式

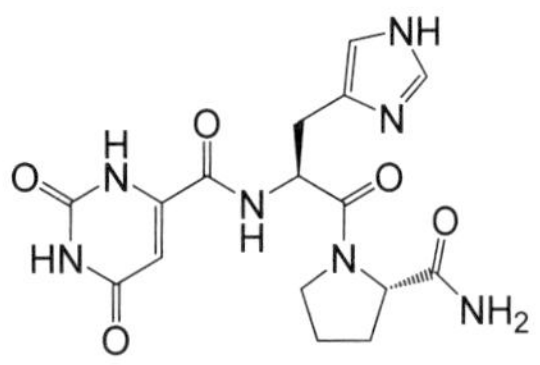

分子式和分子量 $C_{16}H_{19}N_7O_5$ 389.37

化学名 *N*-[(1,2,3,6-Tetrahydro-2,6-dioxo-4-pyrimidinyl)carbonyl]-L-histidyl-L- prolinamide

N-[(1,2,3,6-四氢-2,6-二氧代-4-嘧啶基)甲酰基]-L-组氨酰-L-脯氨酰胺

CAS 登录号 62305-86-6

INN list 58

药效分类 促甲状腺素释放肽类药

奥替他明

Ortetamine（*INN*）

化学结构式

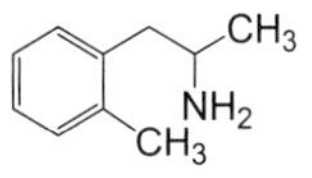

分子式和分子量 $C_{10}H_{15}N$ 149.23

化学名 1-(2-Methylphenyl)propan-2-amine

1-(2-甲基苯基)丙-2-胺

CAS 登录号 5580-32-5

INN list 13

药效分类 食欲抑制药

奥替溴铵

Otilonium Bromide（*INN*）

化学结构式

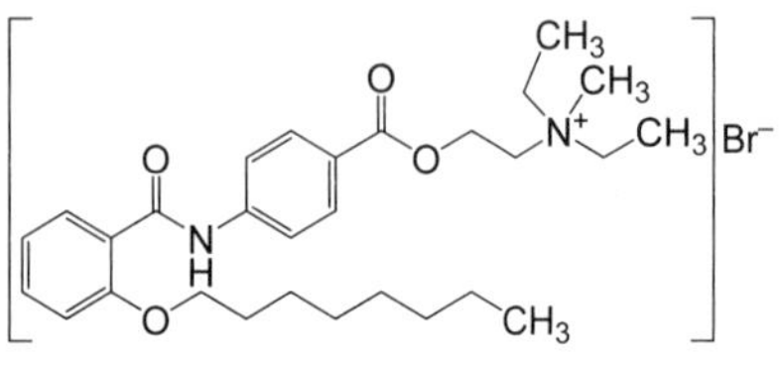

分子式和分子量 $C_{29}H_{43}BrN_2O_4$ 563.57

化学名 Diethyl-methyl-[2-[4-[(2-octoxybenzoyl)amino]benzoyl]oxyethyl]azanium bromide

溴化 二乙基-甲基-[2-[4-[(2-辛氧基苯甲酰基)氨基]苯甲酰基]氧乙基]铵

CAS 登录号 26095-59-0

INN list 38

药效分类 抗胆碱药，解痉药

奥甜菜碱

Oxibetaine（*INN*）

化学结构式

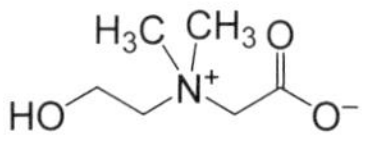

分子式和分子量 $C_6H_{13}NO_3$ 147.17

化学名 2-[2-Hydroxyethyl(dimethyl)azaniumyl]acetate

2-[2-羟乙基(二甲基)铵基]乙酸盐

CAS 登录号 7002-65-5

INN list 22

药效分类 降血脂药

奥托君

Octodrine（*INN*）

化学结构式

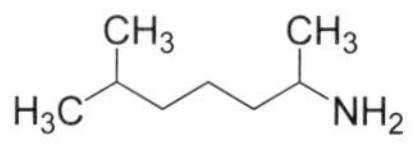

分子式和分子量 $C_8H_{19}N$ 129.24

化学名 1,5-Dimethylhexylamine

1,5-二甲基己胺

CAS 登录号 543-82-8

INN list 19

药效分类 血管收缩药，局部麻醉药

奥托硫胺

Octotiamine（*INN*）

化学结构式

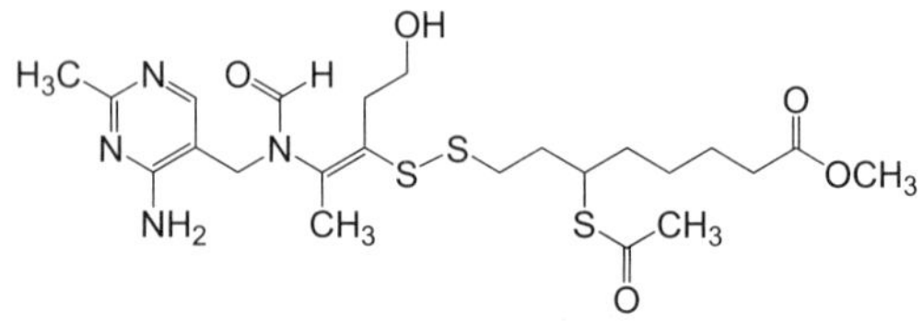

分子式和分子量 $C_{23}H_{36}N_4O_5S_3$ 544.75

化学名 Methyl 6-Acetylsulfanyl-8-[[(*E*)-2-[(4-amino-2-methylpyrimidin-5-yl)methyl-formylamino]-5-hydroxypent-2-en-3-yl]disulfanyl]octanoate

甲基 6-乙酰基硫基-8-[[(*E*)-2-[(4-氨基-2-甲基嘧啶-5-基)甲基-甲酰基氨基]-5-羟基戊-2-烯-3-基]二硫基]辛酸酯

CAS 登录号 137-86-0

INN list 13

药效分类 维生素类药

奥维匹坦

Orvepitant（*INN*）

化学结构式

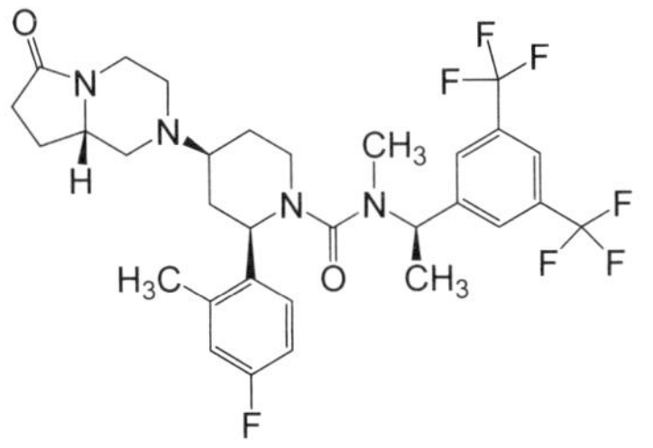

分子式和分子量 $C_{31}H_{35}F_7N_4O_2$ 628.62

化学名 (2*R*,4*S*)-*N*-{(1*R*)-1-[3,5-Bis(trifluoromethyl)phenyl]ethyl}-2-(4-fluoro-2-methylphenyl)-*N*-methyl-4-[(8*aS*)-6-oxohexahydro-1*H*-pyrrolo[1,2-*a*] pyrazin-2-yl]piperidine-1-carboxamide

(2*R*,4*S*)-*N*-{(1*R*)-1-[3,5-双(三氟甲基)苯基]乙基}-2-(4-氟-2-甲基苯基)-*N*-甲基-4-[(8*aS*)-6-氧代六氢-1*H*-吡咯并[1,2-*a*]哌嗪-2-基]哌啶-1-甲酰胺

CAS 登录号 579475-18-6

INN list 94

药效分类 神经激肽 NK1 受体拮抗药

奥西那林复合物

Orciprenaline Polistirex（*INN*）

化学结构式

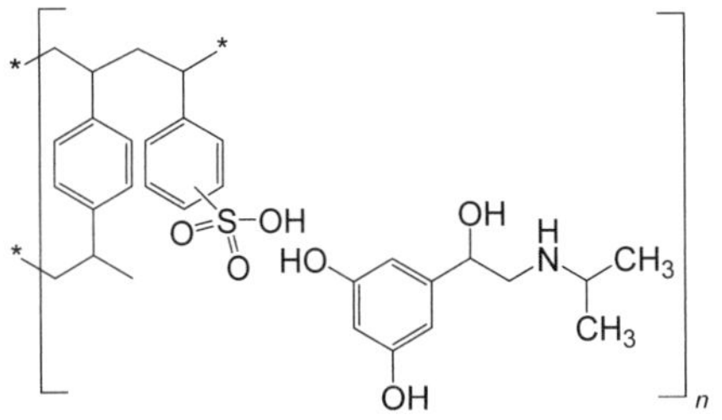

药物描述 Sulfonated styrene divinylbenzene copolymer complex with 3,5-dihydroxy-*α*-[(isopropylamino)methyl]benzyl alcohol

磺酸苯乙烯二乙烯基苯共聚物与 3,5-二羟基-*α*-[(异丙氨基)甲基]苄基醇的复合物

CAS 登录号 586-06-1

INN list 14

药效分类 平喘药

奥西普隆

Ocinaplon（*INN*）

分子式和分子量 $C_{17}H_{11}N_5O$ 301.30

化学结构式

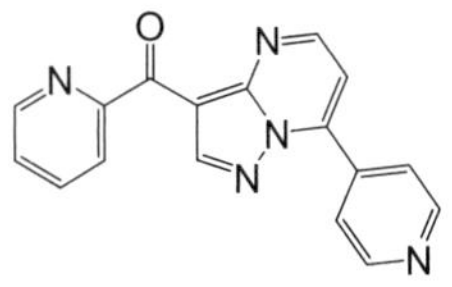

化学名 2-Pyridyl-[7-(4-pyridyl)pyrazolo[1,5-*a*]pyrimidin-3-yl] methanone

2-吡啶基-[7-(4-吡啶基)吡唑并[1,5-*a*]嘧啶-3-基]甲酮

CAS 登录号 96604-21-6

INN list 72

药效分类 抗焦虑药

奥西肽

Ociltide（*INN*）

化学结构式

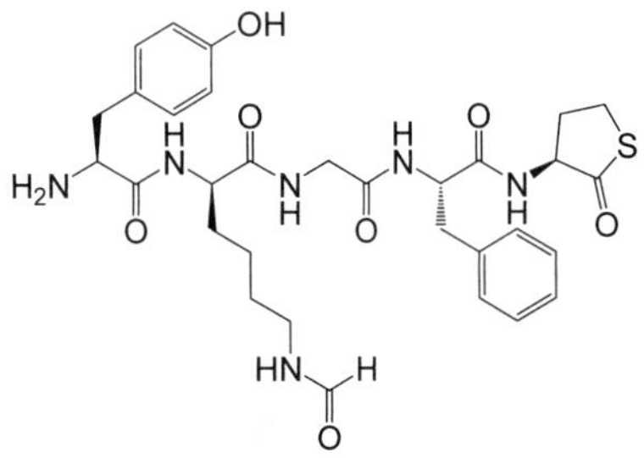

分子式和分子量 $C_{31}H_{40}N_6O_7S$ 640.75

化学名 L-Tyrosyl-*N*-formyl-D-lysyl-glycylphenyl-*N*-(tetrahydro-2-oxo-3-thienyl)- L-alaninamide

L-酪氨酰-*N*-甲酰基-D-赖氨酰-甘氨酰苯基-*N*-(四氢-2-氧代-3-噻吩基)-L-丙氨酰胺

CAS 登录号 78410-57-8

INN list 52

药效分类 助消化药

奥昔布宁

Oxybutynin（*INN*）

化学结构式

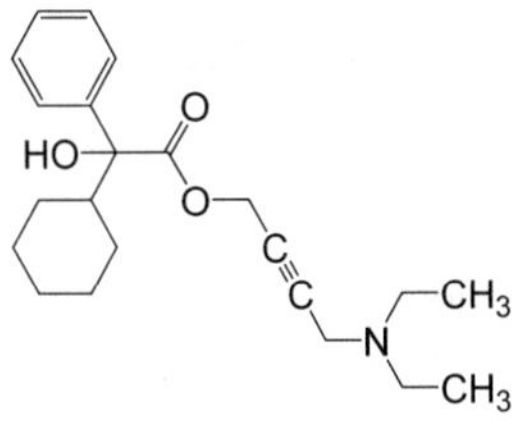

分子式和分子量 $C_{22}H_{31}NO_3$ 357.49

化学名 4-(Diethylamino)but-2-ynyl 2-cyclohexyl-2-hydroxy-2-phenylacetate

4-(二乙氨基)丁-2-炔基 2-环己基-2-羟基-2-苯乙酸酯

CAS 登录号 5633-20-5

INN list 13

药效分类 解痉药，抗胆碱药

奥昔碘锍

Oxysonium Iodide（*INN*）

化学结构式

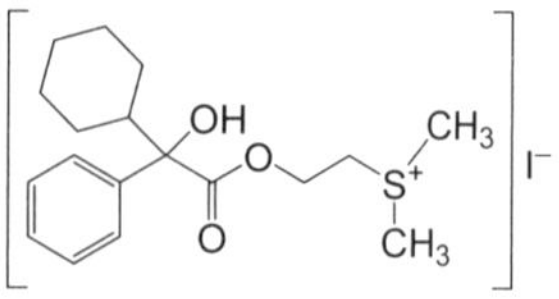

分子式和分子量　$C_{18}H_{27}IO_3S$　450.37

化学名　2-(2-Cyclohexyl-2-hydroxy-2-phenylacetyl)oxyethyl-dimethylsulfanium iodide

碘化 2-(2-环己基-2-羟基-2-苯乙酰基)氧乙基-二甲基锍

CAS 登录号　3569-58-2

INN list　15

药效分类　抗胆碱药

奥昔非君

Oxyfedrine（*INN*）

化学结构式

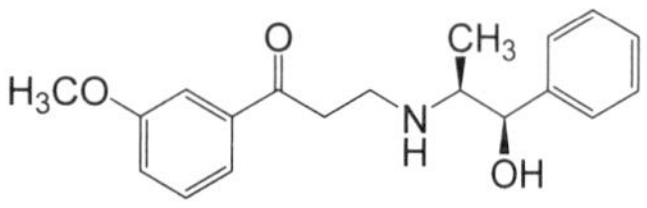

分子式和分子量　$C_{19}H_{23}NO_3$　313.39

化学名　3-[[(*αS*,*βR*)-*β*-Hydroxy-*α*-methylphenethyl]amino]-3'-methoxypropiophenone

3-[[(*αS*,*βR*)-*β*-羟基-*α*-甲基苯乙基]氨基]-3'-甲氧基苯甲酮

CAS 登录号　15687-41-9

INN list　16

药效分类　抗心肌缺血药

ATC 分类　C01DX03

奥昔啡烷

Oxilorphan（*INN*）

化学结构式

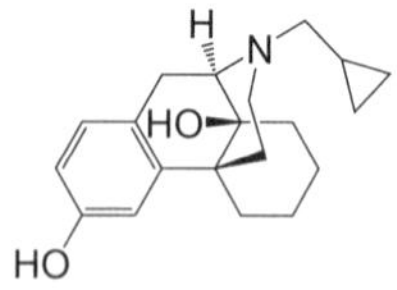

分子式和分子量　$C_{20}H_{27}NO_2$　313.43

化学名　(−)-17-(Cyclopropylmethyl)morphinan-3,14-diol

(−)-17-(环丙基甲基)吗啡喃-3,14-二醇

CAS 登录号　42281-59-4

INN list　31

药效分类　镇痛药

奥昔芬净

Oxifungin（*INN*）

分子式和分子量　$C_{13}H_{12}N_4O$　240.27

化学结构式

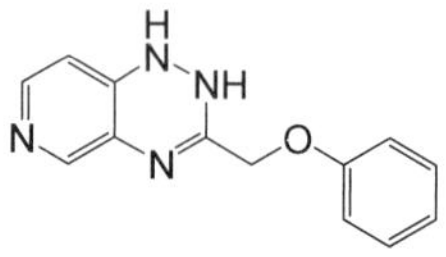

化学名　1,2-Dihydro-3-(phenoxymethyl)pyrido[3,4-*e*]-1,2,4-triazine

1,2-二氢-3-(苯氧基甲基)吡啶并[3,4-*e*]-1,2,4-三嗪

CAS 登录号　64057-48-3; 55242-74-5[盐酸盐]

INN list　40

药效分类　抗生素类抗真菌药

奥昔卡因

Oxetacaine（*INN*）

化学结构式

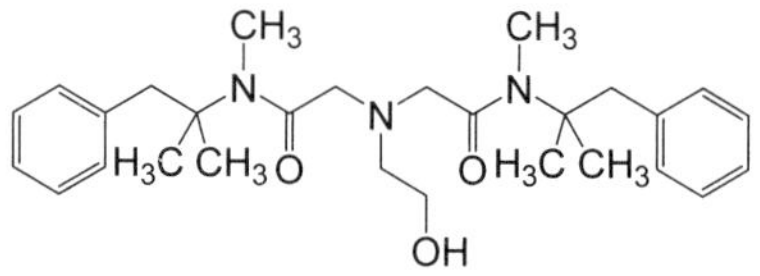

分子式和分子量　$C_{28}H_{41}N_3O_3$　467.64

化学名　2,2'-[(2-Hydroxyethyl)imino]bis[*N*-(*α*,*α*-dimethylphenethyl)-*N*- methylacetamide]

2,2'-[(2-羟乙基)氨叉基]双[*N*-(*α*,*α*-二甲基苯乙基)-*N*-甲基乙酰胺]

CAS 登录号　126-27-2

INN list　13

药效分类　局部麻醉药

奥昔康唑

Oxiconazole（*INN*）

化学结构式

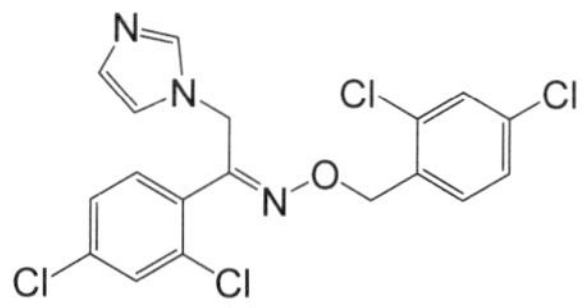

分子式和分子量　$C_{18}H_{13}Cl_4N_3O$　429.12

化学名　(*Z*)-1-(2,4-Dichlorophenyl)-2-(1*H*-imidazol-1-yl)-ethanone *O*-(2,4-dichlorobenzyl)oxime

(*Z*)-1-(2,4-二氯苯基)-2-(1*H*-咪唑-1-基)-乙酮 *O*-(2,4-二氯苄基)肟

CAS 登录号　64211-45-6; 64211-46-7[硝酸盐]

INN list　42

药效分类　抗真菌药

奥昔拉定

Oxeladin（*INN*）

分子式和分子量　$C_{20}H_{33}NO_3$　335.48

化学结构式

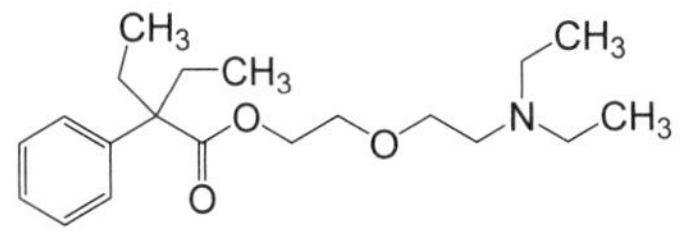

化学名 2-(2-Diethylaminoethoxy)ethyl 2-ethyl-2-phenylbutyrate

2-(2-二乙氨基乙氧基)乙基 2-乙基-2-苯基丁酯

CAS 登录号 468-61-1

INN list 6

药效分类 镇咳药

奥昔拉米

Oxiramide（*INN*）

化学结构式

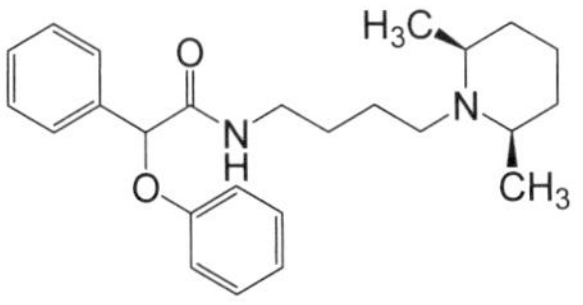

分子式和分子量 $C_{25}H_{34}N_2O_2$ 394.55

化学名 *N*-[4-(2,6-Dimethylpiperidino)butyl]-2-phenoxy-2-phenylacetamide

N-[4-(2,6-二甲基哌啶基)丁基]-2-苯氧基-2-苯乙酰胺

CAS 登录号 13958-40-2

INN list 33

药效分类 抗心律失常药

奥昔利平

Oxyclipine（*INN*）

化学结构式

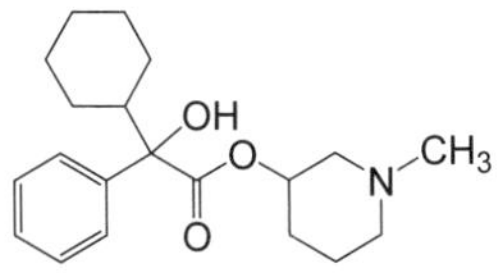

分子式和分子量 $C_{20}H_{29}NO_3$ 331.46

化学名 (±)-1-Methyl-3-piperidyl (±)-*α*-phenylcyclohexaneglycolate

(±)-1-甲基-3-哌啶基 (±)-*α*-苯基环己基羟乙酸酯

CAS 登录号 4354-45-4; 1420-03-7[盐酸盐]

INN list 13

药效分类 抗胆碱药

奥昔利酮

Ocedurenone（*INN*）

化学结构式

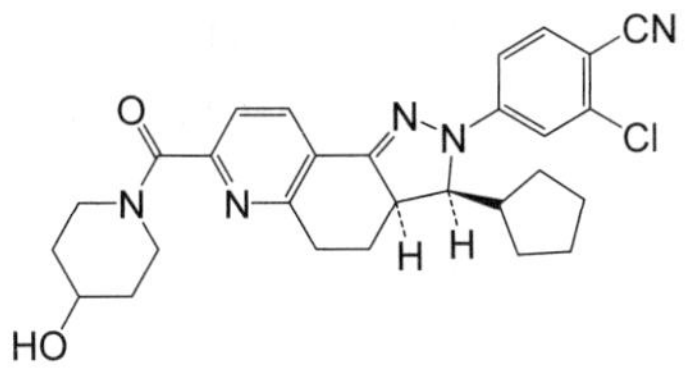

分子式和分子量 $C_{28}H_{30}ClN_5O_2$ 504.03

化学名 2-Chloro-4-[(3*S*,3*aR*)-3-cyclopentyl-7-(4-hydroxypiperidine-1-carbonyl)-3,3*a*,4,5-tetrahydro-2*H*-pyrazolo[3,4-*f*]quinolin-2-yl] benzonitrile

2-氯-4-[(3*S*,3*aR*)-3-环戊烷基-7-(4-羟基哌啶-1-羰基)-3,3*a*,4,5-四氢-2*H* 吡唑啉[3,4-*f*]喹啉-2-基]苯甲腈

CAS 登录号 1359969-24-6

INN list 125

药效分类 非甾体盐皮质激素受体拮抗药

奥昔膦酸

Oxidronic Acid（*INN*）

化学结构式

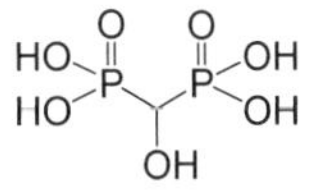

分子式和分子量 $CH_6O_7P_2$ 192.00

化学名 (Hydroxymethylene)diphosphonic acid

(羟基甲叉基)双膦酸

CAS 登录号 15468-10-7

INN list 42

药效分类 钙代谢调节药

奥昔哌汀

Oxypertine（*INN*）

化学结构式

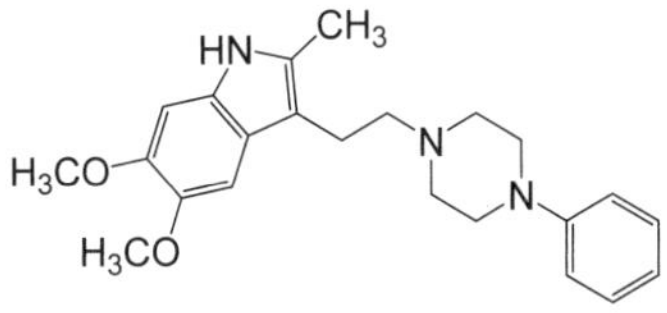

分子式和分子量 $C_{23}H_{29}N_3O_2$ 379.50

化学名 5,6-Dimethoxy-2-methyl-3-[2-(4-phenyl-1-piperazinyl) ethyl]indole

5,6-二甲氧基-2-甲基-3-[2-(4-苯基-1-哌嗪基)乙基]吲哚

CAS 登录号 153-87-7

INN list 12

药效分类 抗抑郁药

奥昔喷地

Oxypendyl（*INN*）

化学结构式

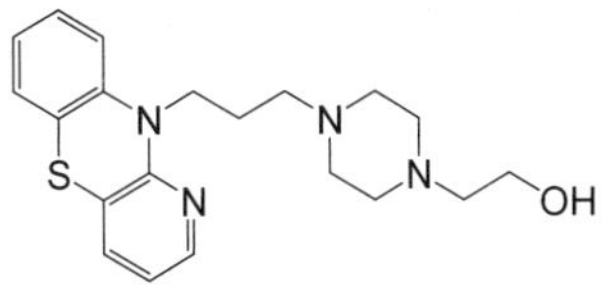

分子式和分子量 $C_{20}H_{26}N_4OS$ 370.51

化学名 4-[3-(10*H*-Pyrido[3,2-*b*][1,4]benzothiazin-10-yl)-propyl]piperazin-1-ylethanol

4-[3-(10*H*-吡啶并[3,2-*b*][1,4]苯并噻嗪-10-基)丙基]哌嗪-1-基乙醇

CAS 登录号 5585-93-3

INN list 13

药效分类 镇吐药

奥昔嘌醇

Oxipurinol（*INN*）

化学结构式

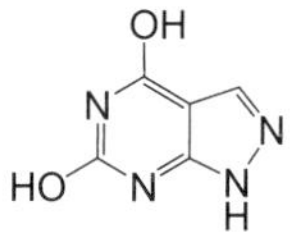

分子式和分子量 $C_5H_4N_4O_2$ 152.11

化学名 1*H*-Pyrazolo[3,4-*d*]pyrimidine-4,6-diol

1*H*-吡唑并[3,4-*d*]嘧啶-4,6-二醇

CAS 登录号 2465-59-0

INN list 18

药效分类 抗痛风药，黄嘌呤氧化酶抑制药

奥昔平酸

Oxepinac（*INN*）

化学结构式

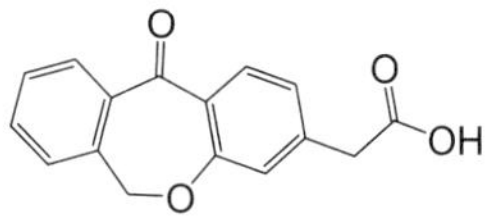

分子式和分子量 $C_{16}H_{12}O_4$ 268.26

化学名 2-(11-Oxo-6*H*-benzo[*c*][1]benzoxepin-3-yl)acetic acid

2-(11-氧代-6*H*-苯并[*c*][1]苯并氧杂环庚熳-3-基)乙酸

CAS 登录号 55689-65-1

INN list 36

药效分类 抗炎镇痛药

奥昔舒仑

Oxisuran（*INN*）

化学结构式

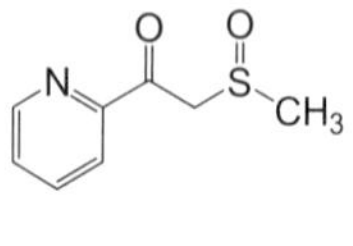

分子式和分子量 $C_8H_9NO_2S$ 183.23

化学名 (Methylsulfinyl)methyl 2-pyridyl ketone

(甲基亚磺酰基)甲基 2-吡啶甲酮

CAS 登录号 27302-90-5

INN list 23

药效分类 免疫调节药

奥昔索泼

Oxisopred（*INN*）

化学结构式

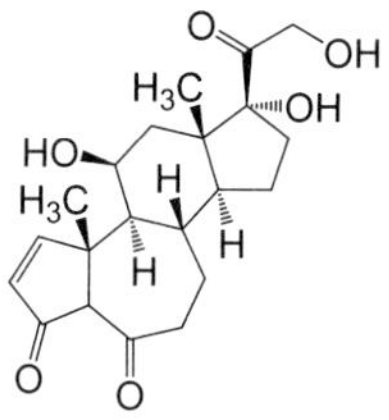

分子式和分子量 $C_{21}H_{28}O_6$ 376.44

化学名 11*β*,17*α*,21-Trihydroxy-B-homo-A-norpregn-1-ene-3,6,20-trione

11*β*,17*α*,21-三羟基-B-增-A-降孕甾-1-烯-3,6,20-三酮

CAS 登录号 18118-80-4

INN list 29

药效分类 肾上腺皮质激素类药

奥昔替林

Oxitriptyline（*INN*）

化学结构式

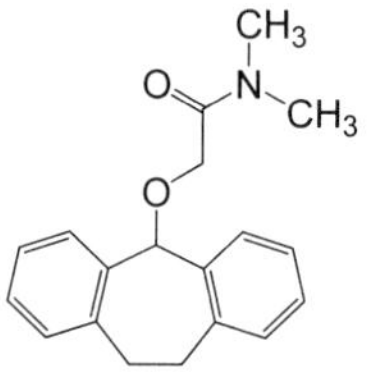

分子式和分子量 $C_{19}H_{21}NO_2$ 295.38

化学名 2-[(10,11-Dihydro-5*H*-dibenzo[*a*,*d*]cyclohepten-5-yl)oxy]-*N*,*N*-dimethyl acetamide

2-[(10,11-二氢-5*H*-二苯并[*a*,*d*]环庚烯-5-基)氧]-*N*,*N*-二甲基乙酰胺

CAS 登录号 29541-85-3

INN list 21

药效分类 抗抑郁药

奥昔托隆

Oxetorone（*INN*）

化学结构式

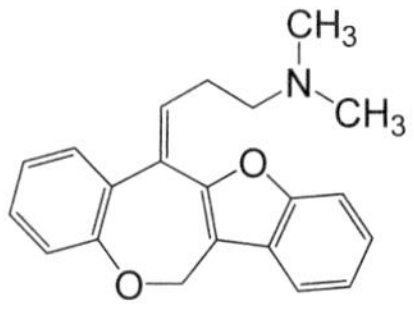

分子式和分子量 $C_{21}H_{21}NO_2$ 319.40

化学名 *N*,*N*-Dimethylbenzofuro[3,2-*c*][1]benzoxepin-$\Delta^{6(12H)}$-propylamine

N,*N*-二甲基苯并呋喃并[3,2-*c*][1]苯并氧杂环庚熳-$\Delta^{6(12H)}$-丙胺

CAS 登录号 26020-55-3; 34522-46-8[富马酸盐]

INN list 23

药效分类 镇痛药，镇吐药

奥希替尼

Osimertinib（*INN*）

化学结构式

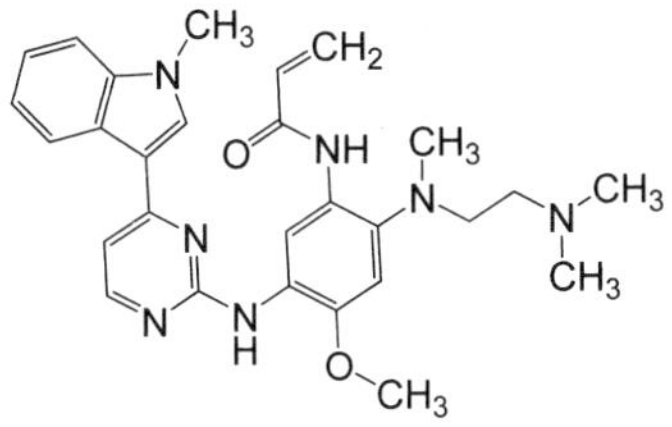

分子式和分子量 $C_{28}H_{33}N_7O_2$ 499.61

化学名 *N*-{2-{[2-(Dimethylamino)ethyl]methylamino}-4-methoxy-5-{[4-(1-methyl-1*H*-lindol-3-yl)pyrimidin-2-yl]amino}phenyl}prop-2-enamide

N-{2-{[2-(二甲氨基)乙基]甲基氨基}-4-甲氧基-5-{[4-(l-甲基-吲哚-3-基)嘧啶-2-基]氨基}苯基}丙-2-烯酰胺

CAS 登录号 1421373-65-0; 1421373-66-1[甲磺酸盐(1：1)]

INN list 113

药效分类 蛋白激酶抑制药，抗肿瘤药

奥硝唑

Ornidazole（*INN*）

化学结构式

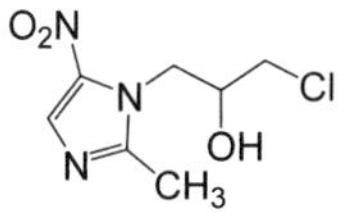

分子式和分子量 $C_7H_{10}ClN_3O_3$ 219.63

化学名 *α*-(Chloromethyl)-2-methyl-5-nitroimidazole-1-ethanol

α-氯甲基-2-甲基-5-硝基咪唑-1-乙醇

CAS 登录号 16773-42-5

INN list 28

药效分类 咪唑类抗微生物药

ATC 分类 J01XD03

奥溴克新

Oxabrexine（*INN*）

化学结构式

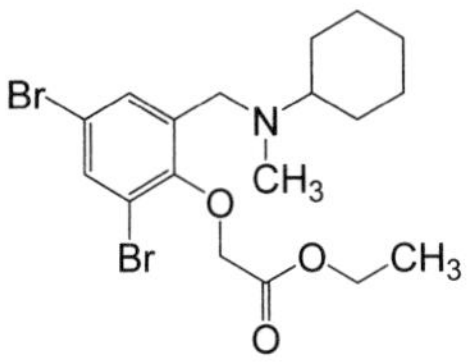

分子式和分子量 $C_{18}H_{25}Br_2NO_3$ 463.20

化学名 Ethyl 2-[2,4-dibromo-6-[(cyclohexylmethylamino)methyl] phenoxy] acetate

乙基 2-[2,4-二溴-6 –[(环己基甲基氨基)甲基]苯氧基]乙酸酯

CAS 登录号 65415-42-1

INN list 40

药效分类 祛痰镇咳药

奥荧光素

Oftasceine（*INN*）

化学结构式

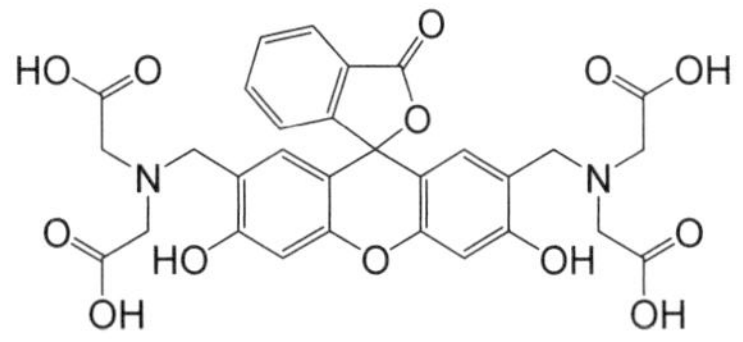

分子式和分子量 $C_{30}H_{26}N_2O_{13}$ 622.53

化学名 2',7'-Bis[[bis(carboxymethyl)amino]methyl]fluorescein

2',7'-双[[二(羧甲基)氨基]甲基]荧光素

CAS 登录号 1461-15-0

INN list 40

药效分类 诊断用药

奥孕酸钾

Oxprenoate Potassium（*INN*）

化学结构式

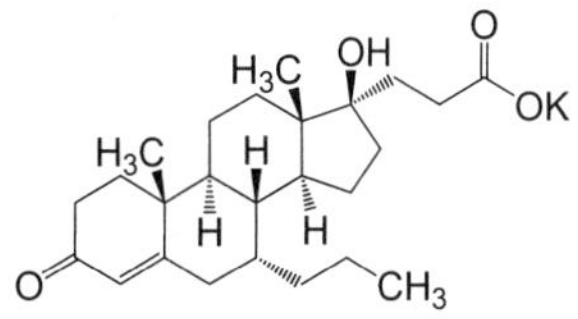

分子式和分子量 $C_{25}H_{37}KO_4$ 440.66

化学名 Potassium 17-hydroxy-3-oxo-7*α*-propyl-17*α*-pregn-4-ene-21-carboxylate

17-羟基-3-氧代-7*α*-丙基-17*α*-孕甾-4-烯-21-羧酸钾盐

CAS 登录号 76676-34-1

INN list 53

药效分类 抗醛固酮药

奥泽沙星

Ozenoxacin（*INN*）

化学结构式

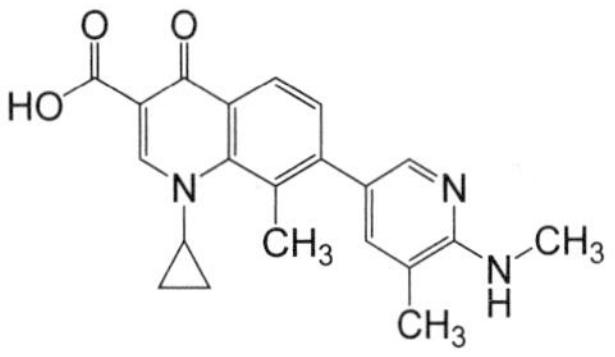

分子式和分子量 $C_{21}H_{21}N_3O_3$ 363.4

化学名 1-Cyclopropyl-8-methyl-7-[5-methyl-6-(methylamino)

pyridine-3-yl]-4-oxo -1,4-dihydroquinoline-3-carboxylic acid

1-环丙基-8-甲基-7-[5-甲基-6-(甲氨基)吡啶-3-基]-4-氧代-1,4-二氢喹啉-3-羧酸

CAS 登录号 245765-41-7

INN list 96

药效分类 抗菌药

奥扎格雷

Ozagrel（*INN*）

化学结构式

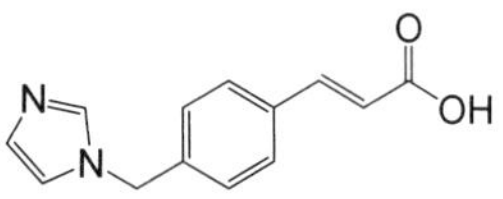

分子式和分子量 $C_{13}H_{12}N_2O_2$ 228.25

化学名 (*E*)-*p*-(Imidazol-1-ylmethyl)cinnamic acid

(*E*)-4-(咪唑基-1-基甲基)肉桂酸

CAS 登录号 82571-53-7

INN list 55

药效分类 抗血小板聚集药

奥扎莫德

Ozanimod（*INN*）

化学结构式

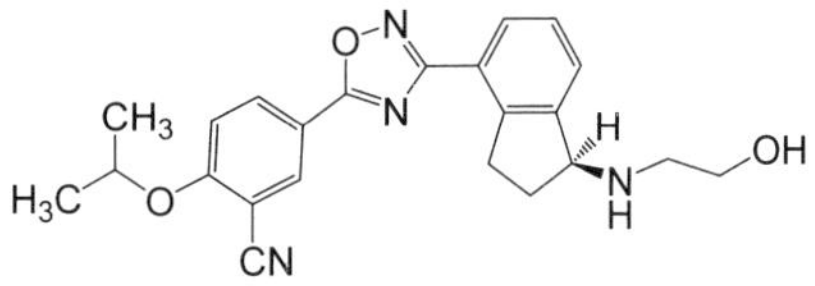

分子式和分子量 $C_{23}H_{24}N_4O_3$ 404.47

化学名 5-(3-{(1*S*)-1-[(2-Hydroxyethyl)amino]-2,3-dihydro-1*H*-inden-4-yl}-1,2,4-oxadiazol-5-yl)-2-[(propan-2-yl)oxy]benzonitrile

5-(3-{(1*S*)-1-[(2-羟乙基)氨基]-2,3-二氢-1*H*-茚满-4-基}-1,2,4-噁二唑-5-基)-2-[(丙-2-基)氧]苯甲腈

CAS 登录号 1306760-87-1

INN list 112

药效分类 免疫调节药

奥扎瑞克

Ozarelix（*INN*）

化学结构式

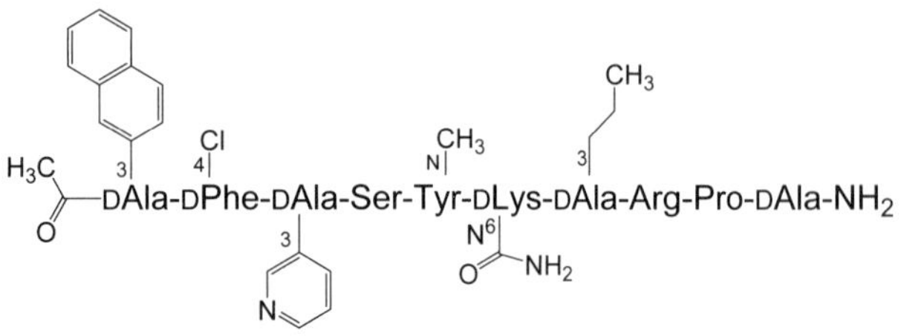

分子式和分子量 $C_{72}H_{96}ClN_{17}O_{14}$ 1459.09

化学名 *N*-Acetyl-3-(naphthalene-2-yl)-D-alanyl-4-chloro-D-phenylalanyl-3-(pyridine -3-yl)-D-alanyl-L-seryl-*N*-methyl-L-tyrosyl-N^6-carbamoyl-D-lysyl-L-2-aminohexanoyl-L-arginyl-L-prolyl-D-alaninamide

N-乙酰基-3-(萘-2-基)-D-丙氨酰-4-氯-D-苯丙氨酰-3-(吡啶-3-基)-D-丙氨酰-L-丝氨酰-*N*-甲基-L-酪氨酰-N^6-甲酰氨基-D-赖氨酰-L-2-氨基己酰基-L-精氨酰-L-脯氨酰-D-丙氨酰胺

CAS 登录号 295350-45-7

INN list 94

药效分类 促性腺素释放抑制药

奥唑林酮

Ozolinone（*INN*）

化学结构式

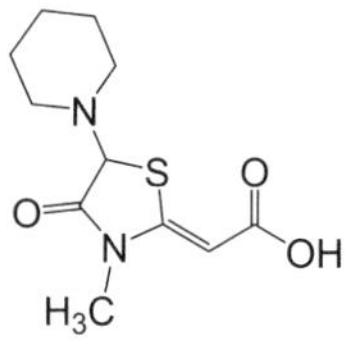

分子式和分子量 $C_{11}H_{16}N_2O_3S$ 256.32

化学名 (*Z*)-3-Methyl-4-oxo-5-piperidino-$\Delta^{2,\alpha}$-thiazolidineacetic acid

(*Z*)-3-甲基-4-氧代-5-哌啶基-$\Delta^{2,\alpha}$-噻唑烷乙酸

CAS 登录号 56784-39-5

INN list 39

药效分类 利尿药

奥唑司他

Osilodrostat（*INN*）

化学结构式

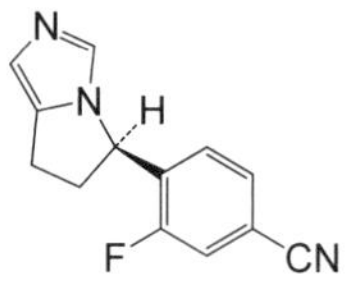

分子式和分子量 $C_{13}H_{10}FN_3$ 227.24

化学名 4-[(5*R*)-6,7-Dihydro-5*H*-pyrrolo[1,2-*c*]imidazol-5-yl]-3-fluorobenzonitrile

4-[(5*R*)-6,7-二氢-5*H*-吡咯并[1,2-*c*]咪唑-5-基]-3-氟苯甲腈

CAS 登录号 928134-65-0

INN list 110

药效分类 11β-羟化酶抑制药

奥唑替罗

Omzotirome（*INN*）

化学结构式

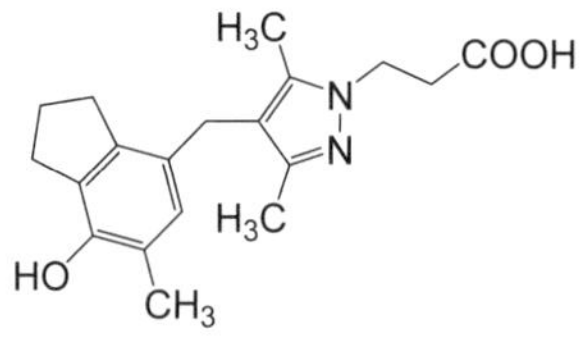

分子式和分子量 $C_{19}H_{24}N_2O_3$ 328.41

化学名 3-{4-[(7-Hydroxy-6-methyl-2,3-dihydro-1*H*-inden-4-yl)methyl]-3,5-dimethyl-1*H*-pyrazol-1-yl}propanoic acid

3-{4-[(7-羟基-6-甲基-2,3-二氢-1*H*-茚-4-基)甲基]-3,5-二甲基-1*H*-吡唑-1-基}丙酸

CAS 登录号 1092551-88-6

INN list 125

药效分类 降血脂药

巴氨西林

Bacampicillin（*INN*）

化学结构式

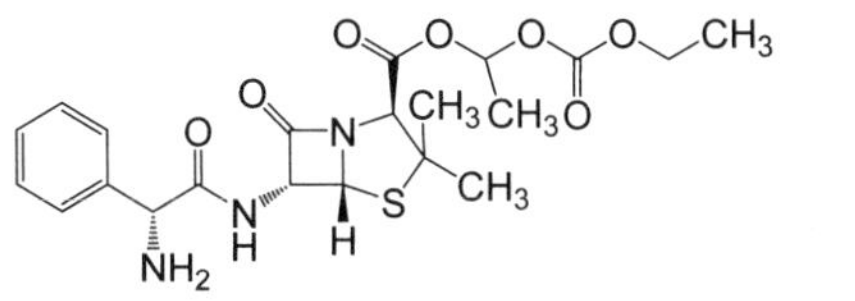

分子式和分子量 $C_{21}H_{27}N_3O_7S$ 465.52

化学名 1-Ethoxycarbonyloxyethyl (2*S*,5*R*,6*R*)-6-[[(2*R*)-2-amino-2-phenylacetyl]amino]-3,3-dimethyl-7-oxo-4-thia-1-azabicyclo[3.2.0]heptane-2-carboxylate

1-乙氧基甲酰氧基乙基 (2*S*,5*R*,6*R*)-6-[[(2*R*)-2-氨基-2-苯基乙酰基]氨基]-3,3-二甲基-7-氧代-4-硫杂-1-氮杂双环[3.2.0]庚烷-2-羧酸酯

CAS 登录号 50972-17-3; 37661-08-8[盐酸盐]

INN list 32

药效分类 广谱青霉素类抗微生物药

ATC 分类 J01CA06

巴比克隆

Barbexaclone（*INN*）

化学结构式

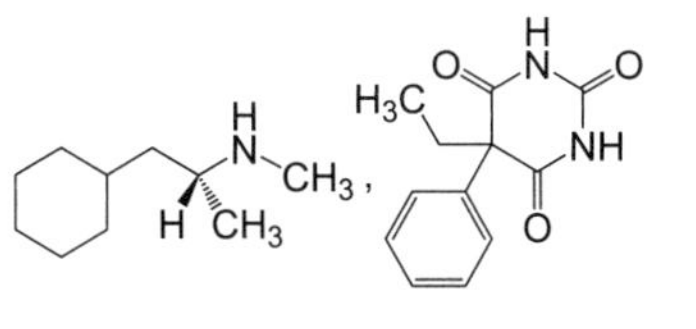

分子式和分子量 $C_{10}H_{21}N \cdot C_{12}H_{12}N_2O_3$ 387.52

化学名 (2*S*)-1-Cyclohexyl-*N*-methylpropan-2-amine; 5-ethyl-5-phenyl-1,3-diazinane-2,4,6-trione

(2*S*)-1-环己基-*N*-甲基丙-2-胺; 5-乙基-5-苯基-1,3-二氮杂环己烷-2,4,6-三酮

CAS 登录号 4388-82-3

INN list 16

药效分类 催眠药，抗癫痫药

巴比妥

Barbital（*INN*）

分子式和分子量 $C_8H_{12}N_2O_3$ 184.19

化学结构式

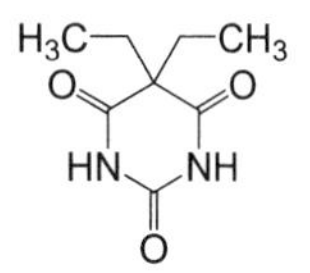

化学名 5,5-Diethylbarbituic acid

5,5-二乙基巴比妥酸

CAS 登录号 57-44-3; 144-02-5[钠盐]

INN list 4

药效分类 镇静催眠药

巴布司特

Batebulast（*INN*）

化学结构式

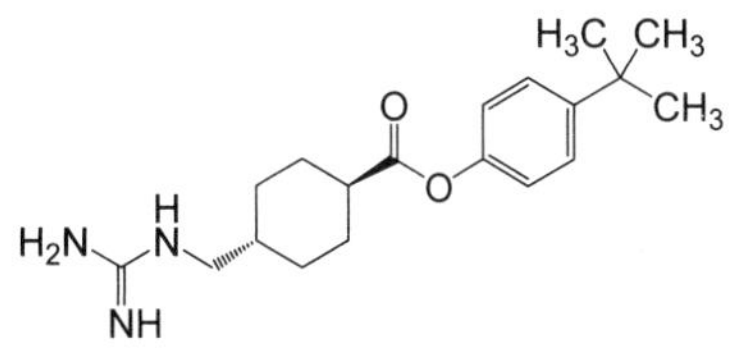

分子式和分子量 $C_{19}H_{29}N_3O_2$ 331.45

化学名 *p*-*tert*-Butylphenyl *trans*-4-(guanidinomethyl)cyclohexanecarboxylate

4-叔丁基苯基 反-4-(胍甲基)环己烷羧酸酯

CAS 登录号 81907-78-0

INN list 66

药效分类 平喘药，抗过敏药

巴氮平

Batelapine（*INN*）

化学结构式

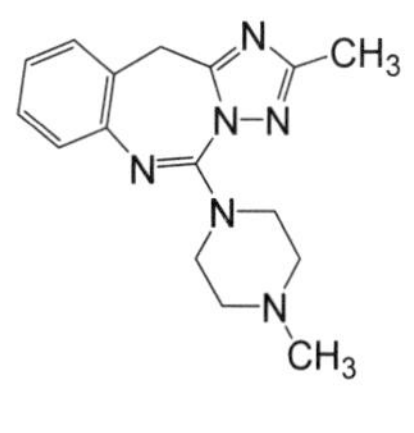

分子式和分子量 $C_{16}H_{20}N_6$ 296.38

化学名 2-Methyl-5-(4-methyl-1-piperazinyl)-11*H*-*s*-triazolo[1,5-*c*][1,3] benzodiazepine

2-甲基-5-(4-甲基-1-哌嗪基)-11*H*-均三氮唑并[1,5-*c*][1,3]苯二氮杂䓬

CAS 登录号 95634-82-5; 120360-10-3[马来酸盐]

INN list 64

药效分类 抗精神病药

巴德鲁胺

Bavdegalutamide（*INN*）

分子式和分子量 $C_{41}H_{43}ClFN_9O_6$ 812.30

化学结构式

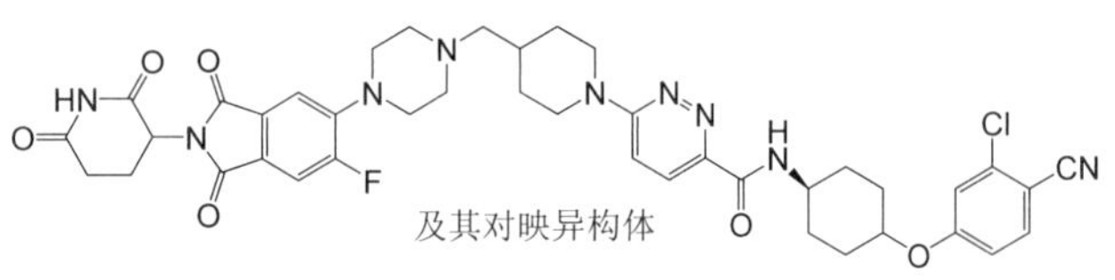

及其对映异构体

化学名 *rac-N*-[*trans*-4-(3-Chloro-4-cyanophenoxy)cyclohexyl]-6-{4-[(4-{2-[(3*R*)-2,6-dioxopiperidin-3-yl]-6-fluoro-1,3-dioxo-2,3-dihydro-1*H*-isoindol-5-yl}piperazin-1-yl)methyl]piperidin-1-yl}pyridazine-3-carboxamide

外消旋-*N*-[反-4-(3-氯-4-氰基苯氧基)环己基]-6-{4-[(4-{2-[(3*R*)-2,6-二氧代哌啶-3-基]-6-氟-1,3-二氧代-2,3-二氢-1*H*-异吲哚-5-基}哌嗪-1-基)甲基]哌啶-1-基}哒嗪-3-甲酰胺

CAS 登录号 2222112-77-6

INN list 125

药效分类 抗雄激素，抗肿瘤药

巴多索隆

Bardoxolone（*INN*）

化学结构式

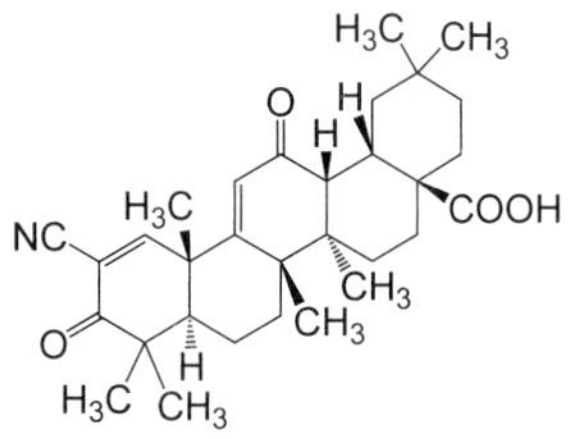

分子式和分子量 $C_{31}H_{41}NO_4$ 491.66

化学名 2-Cyano-3,12-dioxo-oleana-1,9(11)-dien-28-oic acid

2-氰基-3,12-二氧代-齐墩果-1,9(11)-二烯-28-羧酸

CAS 登录号 218600-44-3

INN list 101

药效分类 抗肿瘤药

巴多昔芬

Bazedoxifene（*INN*）

化学结构式

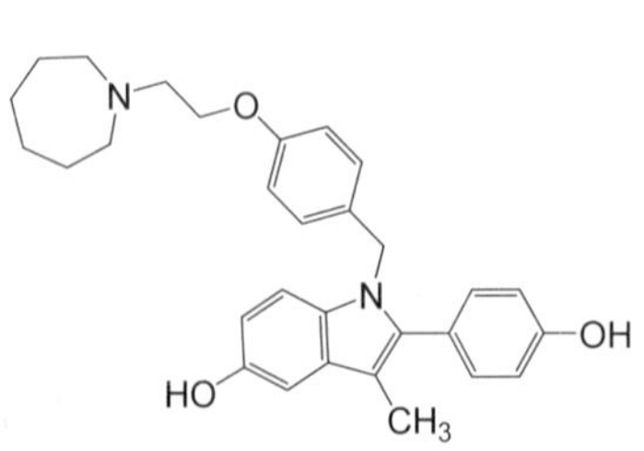

分子式和分子量 $C_{30}H_{34}N_2O_3$ 470.61

化学名 1-[*p*-[2-(Hexahydro-1*H*-azepin-1-yl)ethoxy]benzyl]-2-(*p*-hydroxyphenyl)-3- methylindol-5-ol

1-[4-[2-(六氢-1*H*-氮杂草-1-基)乙氧基]苄基]-2-(4-羟基苯基)-3-甲基吲哚-5-醇

CAS 登录号 198481-32-2; 198481-33-3[单乙酸盐]

INN list 86

药效分类 雌激素受体调节药，抗骨质疏松药

巴芬特罗

Batefenterol（*INN*）

化学结构式

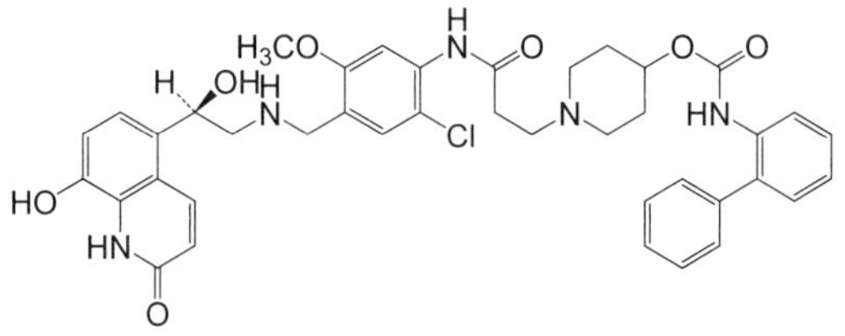

分子式和分子量 $C_{40}H_{42}ClN_5O_7$ 740.25

化学名 1-(3-{[2-Chloro-4-({[(2*R*)-2-hydroxy-2-(8-hydroxy-2-oxo-1,2-dihydroquinolin-5-yl)ethyl]amino}methyl)-5-methoxyphenyl]amino}-3-oxopropyl)piperidin-4-yl (1,1-biphenyl-2-yl)carbamate

1-(3-{[2-氯-4-({[(2*R*)-2-羟基-2-(8-羟基-2-氧代-1,2-二氢喹啉-5-基)乙基]氨基}甲基)-5-甲氧苯基]氨基}-3-氧代丙基)哌啶-4-基 (1,1-联苯-2-基)氨基甲酸酯

CAS 登录号 743461-65-6

INN list 110

药效分类 支气管舒张药

巴夫艾生

Bavisant（*INN*）

化学结构式

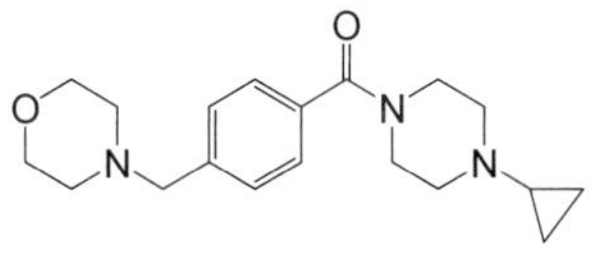

分子式和分子量 $C_{19}H_{27}N_3O_2$ 329.44

化学名 (4-Cyclopropylpiperazin-1-yl)[4-[(morpholin- 4-yl)methyl]phenyl]methanone

(4-环丙基哌嗪-1-基)[4-[(吗啉- 4-基)甲基]苯基]甲酮

CAS 登录号 929622-08-2

INN list 103

药效分类 组胺 H_3 受体拮抗药

巴氟替尼

Bafetinib（*INN*）

化学结构式

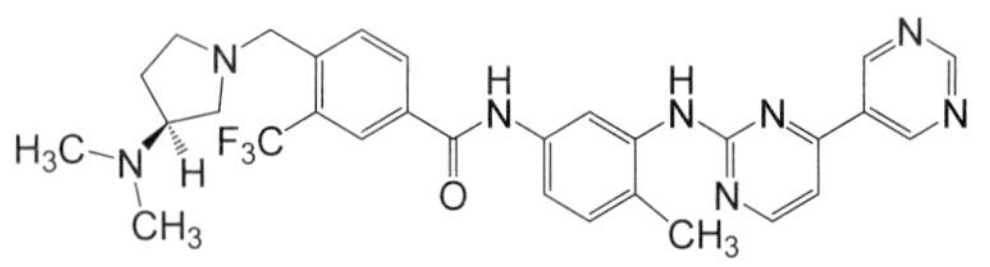

分子式和分子量 $C_{30}H_{31}F_3N_8O$ 576.62

化学名 *N*-[3-[([4,5'-Bipyrimidin]-2-yl)amino]-4-methylphenyl]-

4-[[(3*S*)-3-(dimethylamino)pyrrolidin-1-yl]methyl]-3-(trifluoromethyl) benzamide

N-[3-[([4,5'-联嘧啶]-2-基)氨基]-4-甲基苯基]-4-[[(3*S*)-3-(二甲氨基)吡咯烷-1-基]甲基]-3-(三氟甲基)苯甲酰胺

CAS 登录号 859212-16-1

INN list 99

药效分类 抗肿瘤药

巴格列酮

Balaglitazone（*INN*）

化学结构式

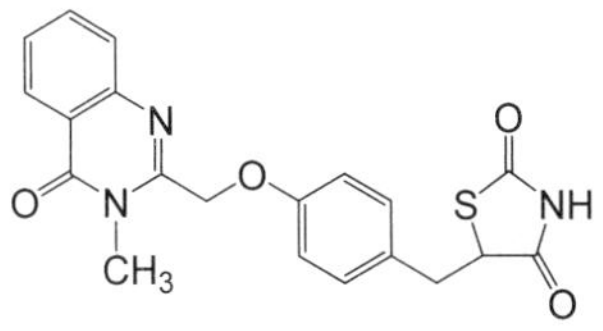

分子式和分子量 $C_{20}H_{17}N_3O_4S$ 395.43

化学名 5-({4-[(3-Methyl-4-oxo-3,4-dihydroquinazolin-2-yl)methoxy] phenyl}methyl)-1,3-thiazolidine-2,4-dione

5-({4-[(3-甲基-4-氧代-3,4-二氢喹唑啉-2-基)甲氧基]苯基}甲基)-1,3-噻唑烷二酮

CAS 登录号 199113-98-9

INN list 84

药效分类 抗糖尿病药

巴凯洛芬

Bakeprofen（*INN*）

化学结构式

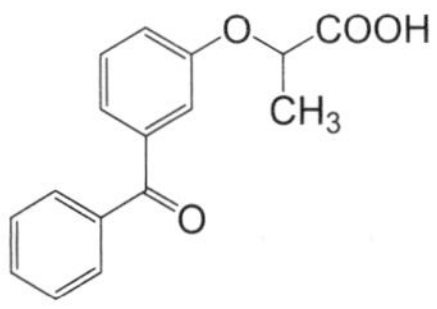

分子式和分子量 $C_{16}H_{14}O_4$ 270.28

化学名 (±)-2-(*m*-Benzoylphenoxy)propionic acid

(±)-2-(3-苯甲酰苯基氧基)丙酸

CAS 登录号 117819-25-7

INN list 61

药效分类 抗炎镇痛药

巴喹普林

Baquiloprim（*INN*）

化学结构式

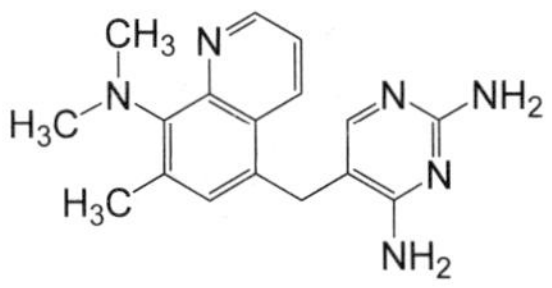

分子式和分子量 $C_{17}H_{20}N_6$ 308.38

化学名 5-[(2,4-Diamino-5-pyrimidinyl)methyl]-8-(dimethylamino)-7-methylquinoline

5-[(2,4-二氨基-5-嘧啶基)甲基]-8-(二甲氨基)-7-甲基喹啉

CAS 登录号 102280-35-3

INN list 56

药效分类 抗菌药

巴拉莫德

Balamapimod（*INN*）

化学结构式

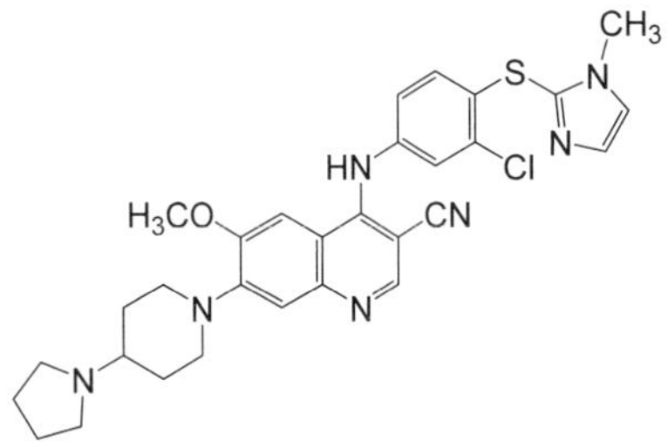

分子式和分子量 $C_{30}H_{32}ClN_7OS$ 574.14

化学名 4-[[3-Chloro-4-[(1-methyl-1*H*-imidazol-2-yl)sulfanyl] phenyl]amino] -6-methoxy-7-[4-(pyrrolidin-1-yl)piperidin-1-yl] quinoline-3- carbonitrile

4-[[3-氯-4-[(1-甲基-1*H*-咪唑-2-基)硫基]苯基]氨基]-6-甲氧基-7-[4-(吡咯烷-1-基)哌啶-1-基]喹啉-3-甲腈

CAS 登录号 863029-99-6

INN list 96

药效分类 抗肿瘤药

巴拉匹韦

Balapiravir（*INN*）

化学结构式

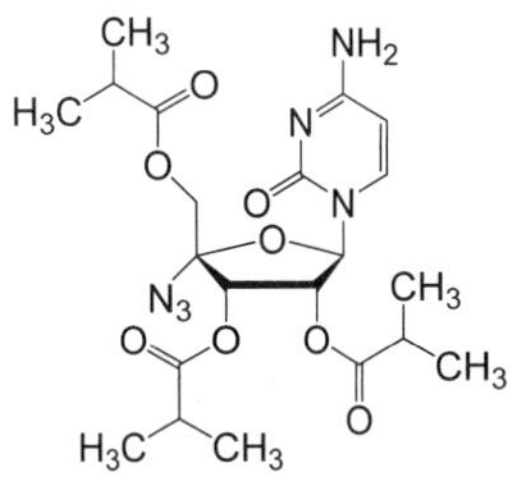

分子式和分子量 $C_{21}H_{30}N_6O_8$ 494.50

化学名 4'-*C*-Azido-2',3',5'-tris[*O* -(2-methylpropanoyl)]cytidine

4'-*C*-叠氮基-2',3',5'-三[*O* -(2-甲基丙酰基)]胞嘧啶

CAS 登录号 690270-29-2

INN list 100

药效分类 抗滤过性病毒药

巴拉齐朋

Balazipone（*INN*）

分子式和分子量 $C_{13}H_{11}NO_2$ 213.23

化学结构式

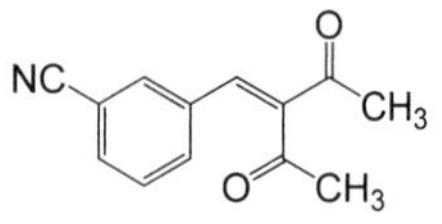

化学名　*m*-(2-Acetyl-3-oxo-1-butenyl)benzonitrile

3-(2-乙酰基-3-氧代-1-丁烯基)苯甲腈

CAS 登录号　137109-71-8

INN list　71

药效分类　细胞保护药

巴拉色替

Barasertib（*INN*）

化学结构式

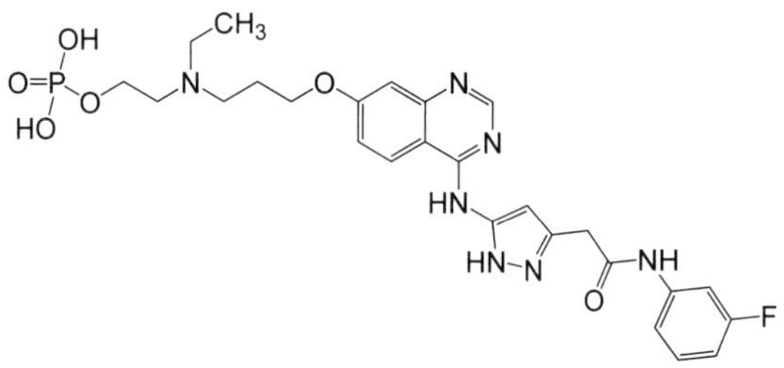

分子式和分子量　$C_{26}H_{31}FN_7O_6P$　587.54

化学名　2-[Ethyl[3-([4-[(5-[2-[(3-fluorophenyl)amino]-2-oxoethyl]-1*H*-pyrazol-3-yl)amino]quinazolin-7-yl]oxy)propyl]amino]ethyl dihydrogen phosphate

2-[乙基[3-([4-[(5-[2-[(3-氟苯基)氨基]-2-氧代乙基]-1*H*-吡唑 3-基)氨基]喹唑啉-7-基]氧基)丙基]氨基]乙基二氢磷酸酯

CAS 登录号　722543-31-9

INN list　102

药效分类　抗惊厥药

巴利泊德

Balipodect（*INN*）

化学结构式

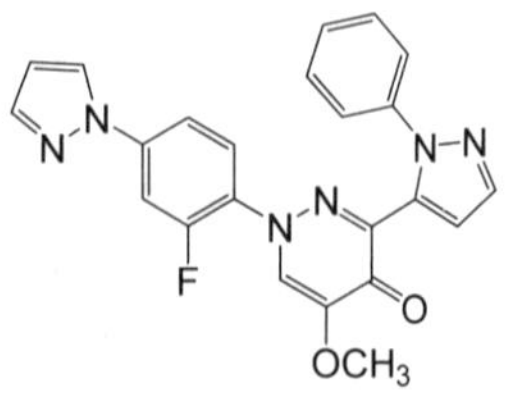

分子式和分子量　$C_{23}H_{17}FN_6O_2$　428.42

化学名　1-[2-Fluoro-4-(1*H*-pyrazol-1-yl)phenyl]-5-methoxy-3-(1-phenyl-1*H*-pyrazol-5-yl)pyridazin-4(1*H*)-one

1-[2-氟-4-(1*H*-吡唑-1-基)苯基]-5-甲氧基-3-(1-苯基-1*H*-吡唑-5-基)哒嗪-4(1*H*)-酮

CAS 登录号　1238697-26-1

INN list　116

药效分类　抗精神病药

巴利卡替

Balicatib（*INN*）

化学结构式

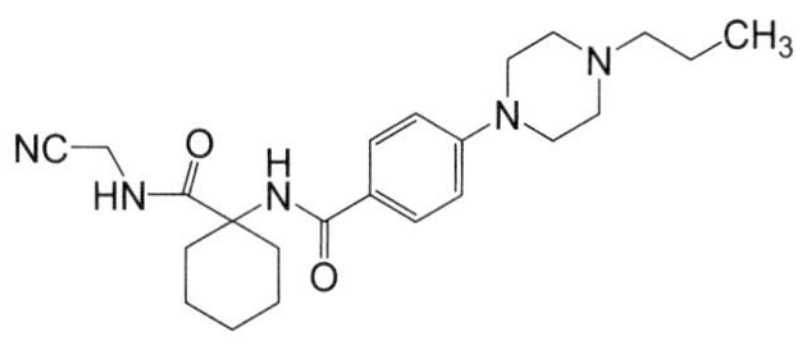

分子式和分子量　$C_{23}H_{33}N_5O_2$　411.54

化学名　*N*-[1-[(Cyanomethyl)carbamoyl]cyclohexyl]-4-(4-propylpiperazin-1-yl)benzamide

N-[1-[(氰甲基)氨基甲酰基]环己基]-4-(4-丙基哌嗪-1-基)苯甲酰胺

CAS 登录号　354813-19-7

INN list　92

药效分类　组织蛋白酶 K 抑制药

巴柳氮

Balsalazide（*INN*）

化学结构式

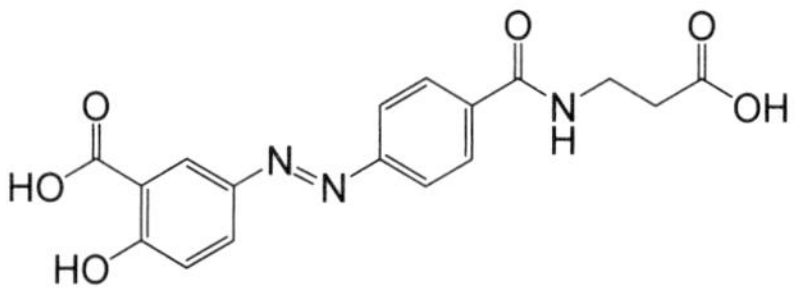

分子式和分子量　$C_{17}H_{15}N_3O_6$　357.32

化学名　(*E*)-5-[[*p*-[(2-Carboxyethyl)carbamoyl]phenyl]azo]salicylic acid

(*E*)-5-[[4-[(2-羧乙基)氨基甲酰基]苯基]偶氮基]水杨酸

CAS 登录号　80573-04-2; 150399-21-6[二钠盐二水合物]

INN list　48

药效分类　抗溃疡性结肠炎药

巴龙霉素

Paromomycin（*INN*）

化学结构式

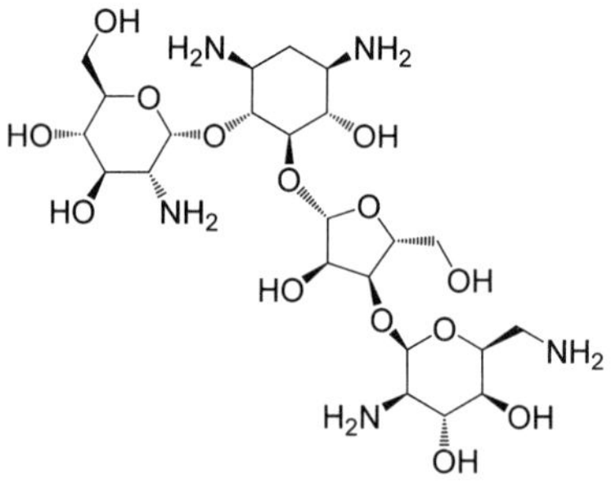

分子式和分子量 $C_{23}H_{45}N_5O_{14}$ 615.63

化学名 *O*-2,6-Diamino-2,6-dideoxy-*β*-L-idopyranosyl-(1→3)-*O*-*β*-D-ribofuranosyl-(1→5)-*O*-[2-amino-2-deoxy-*α*-D-glucopyranosyl-(1→4)]-2-deoxy-streptamine

O-2,6-二氨基-2,6-二脱氧-*β*-L-吡喃艾杜糖基-(1→3)-*O*-*β*-D-呋喃核糖基-(1→5)-*O*-[2-氨基-2-脱氧-*α*-D-吡喃葡萄糖基-(1→4)]-2-脱氧链霉胺

CAS 登录号 7542-37-2; 1263-89-4[硫酸盐]

INN list 28

药效分类 抗生素类药，抗阿米巴虫药

巴芦卡尼

Barucainide（*INN*）

化学结构式

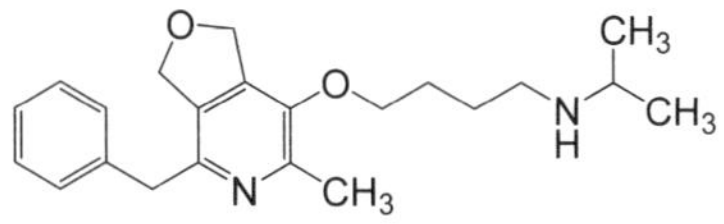

分子式和分子量 $C_{22}H_{30}N_2O_2$ 354.49

化学名 4-Benzyl-1,3-dihydro-7-[4-(isopropylamino)butoxy]-6-methylfuro[3,4-*c*] pyridine

4-苄基-1,3-二氢-7-[4-(异丙氨基)丁氧基]-6-甲基呋喃并[3,4-*c*]吡啶

CAS 登录号 79784-22-8

INN list 52

药效分类 抗心律失常药

巴芦西班

Barusiban（*INN*）

化学结构式

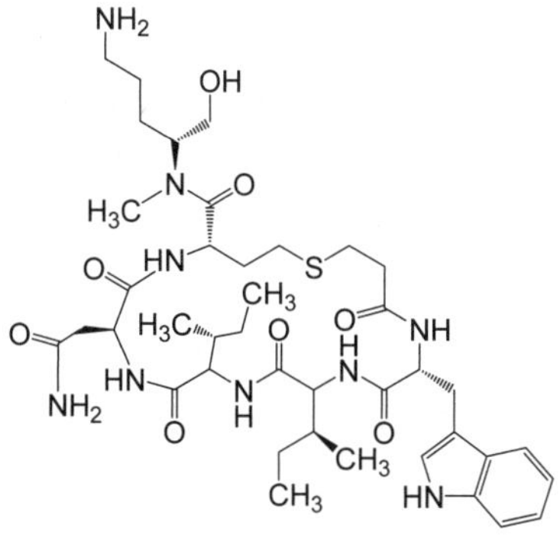

分子式和分子量 $C_{40}H_{63}N_9O_8S$ 830.05

化学名 $C^{4,6}$,S^1-Cyclo[*N*-(3-sulfanylpropanoyl)-D-tryptophyl-L-isoleucyl-L-alloisoleucyl-L-asparaginyl-L-2-aminobutanoyl-*N*-methyl-L-ornithinol]

$C^{4,6}$,S^1-环[*N*-(3-硫基丙酰基)-D-色氨酰-L-异亮氨酰-L-别异亮氨酰-L-天冬酰氨酰-L-2-氨基丁酰基-*N*-甲基-L-鸟氨醇]

CAS 登录号 285571-64-4

INN list 88

药效分类 催产素拮抗药

巴洛伐坦

Balovaptan（*INN*）

化学结构式

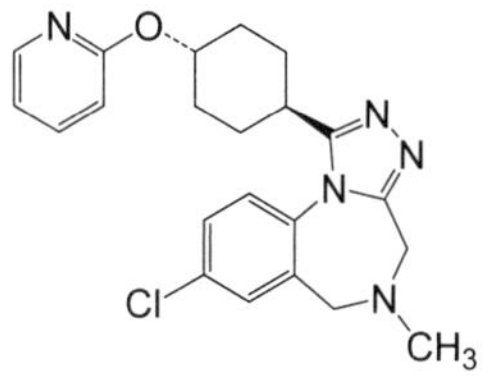

分子式和分子量 $C_{22}H_{24}ClN_5O$ 409.92

化学名 8-Chloro-5-methyl-1-{*trans*-4-[(pyridin-2-yl)oxy]cyclohexyl}-5,6-dihydro-4*H*-[1,2,4]triazolo[4,3-*a*][1,4]benzodiazepine

8-氯-5-甲基-1-{反-4-[(吡啶-2-基)氧]环己基} -5,6-二氢-4*H*- [1,2,4]三唑并[4,3-*a*] [1,4]苯并二氮杂䓬

CAS 登录号 1228088-30-9

INN list 116

药效分类 加压素受体拮抗药

巴洛沙星

Balofloxacin（*INN*）

化学结构式

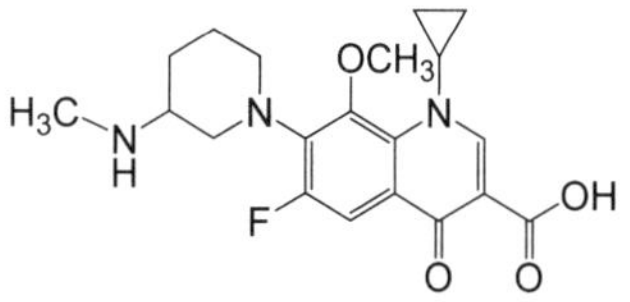

分子式和分子量 $C_{20}H_{24}FN_3O_4$ 389.42

化学名 (±)-1-Cyclopropyl-6-fluoro-1,4-dihydro-8-methoxy-7-[3-(methylamino) piperidino]-4-oxo-3-quinolinecarboxylic acid

(±)-1-环丙基-6-氟-1,4-二氢-8-甲氧基-7-[3-(甲氨基)哌啶基]-4-氧代-3-喹啉羧酸

CAS 登录号 127294-70-6

INN list 71

药效分类 抗菌药

巴氯芬

Baclofen（*INN*）

化学结构式

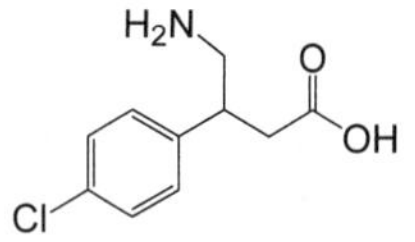

分子式和分子量 $C_{10}H_{12}ClNO_2$ 213.66

化学名 *β*-(Aminomethyl)-4-chlorohydrocinnamic acid

β-(氨基甲基)-4-氯氢化肉桂酸

CAS 登录号 1134-47-0

INN list 24

药效分类 解痉药

巴马鲁唑

Bamaluzole（*INN*）

化学结构式

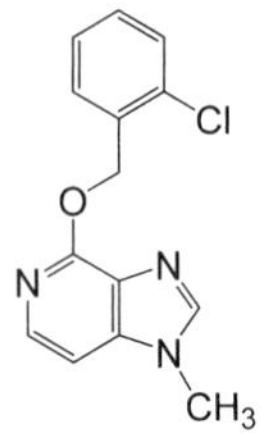

分子式和分子量　$C_{14}H_{12}ClN_3O$　273.72

化学名　4-[(*o*-Chlorobenzyl)oxy]-1-methyl-1*H*-imidazo[4,5-*c*]pyridine

4-[(2-氯苄基)氧基]-1-甲基-1*H*-咪唑并[4,5-*c*]吡啶

CAS 登录号　87034-87-5

INN list　58

药效分类　抗惊厥药

巴马司他

Batimastat（*INN*）

化学结构式

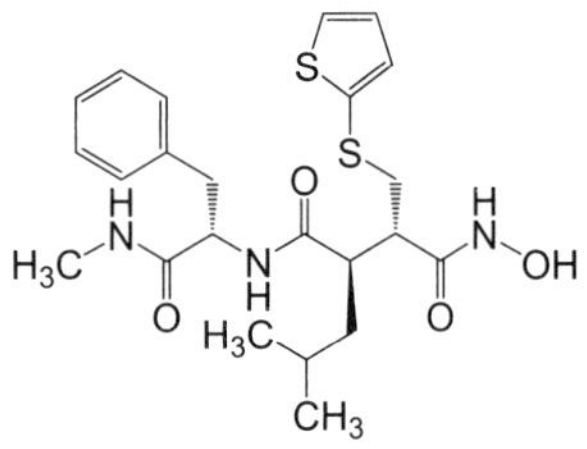

分子式和分子量　$C_{23}H_{31}N_3O_4S_2$　477.64

化学名　(2*S*,3*R*)-5-Methyl-3-[[(α*S*)-α-(methylcarbamoyl)phenethyl]carbamoyl] -2-[(2-thienylthio)methyl]hexanohydroxamic acid

(2*S*,3*R*)-5-甲基-3-[[(α*S*)-α-(甲氨基甲酰基)苯乙基]氨基甲酰基]-2-[(2-噻吩硫基)甲基]己异羟肟酸

CAS 登录号　130370-60-4

INN list　70

药效分类　基质金属蛋白酶抑制药，抗肿瘤药

巴马司特

Bamaquimast（*INN*）

化学结构式

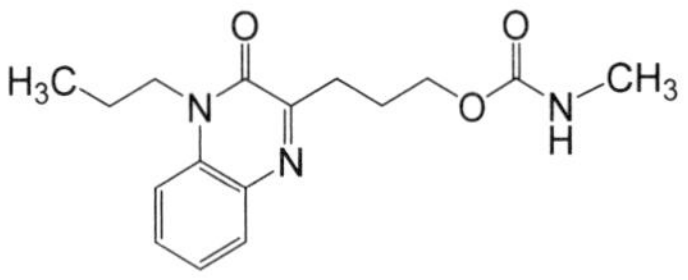

分子式和分子量　$C_{16}H_{21}N_3O_3$　303.36

化学名　3-(3-Oxo-4-propylquinoxalin-2-yl)propyl *N*-methylcarbamate

3-(3-氧代-4-丙基喹唑啉-2-基)丙基 *N*-甲基氨基甲酸酯

CAS 登录号　135779-82-7

INN list　76

药效分类　平喘药，抗过敏药

巴马斯汀

Barmastine（*INN*）

化学结构式

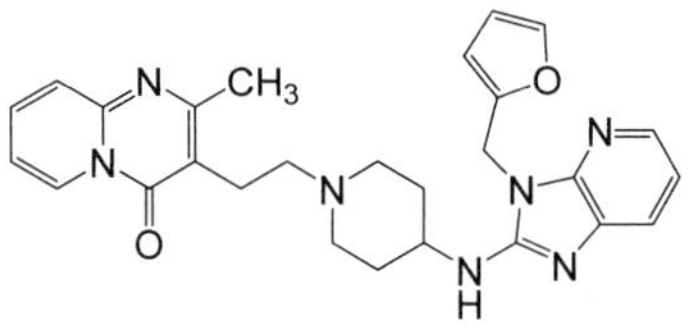

分子式和分子量　$C_{27}H_{29}N_7O_2$　483.56

化学名　3-[2-[4-[(3-Furfuryl-3*H*-imidazo[4,5-*b*]pyridine-2-yl)amino]piperidino] ethyl]-2-methyl-4*H*-pyrido[1,2-*a*]pyrimidin-4-one

3-[2-[4-[(3-糠基-3*H*-咪唑并[4,5-*b*]吡啶-2-基)氨基]哌啶基]乙基]-2-甲基-4*H*-吡啶并[1,2-*a*]嘧啶-4-酮

CAS 登录号　99156-66-8

INN list　59

药效分类　抗组胺药

巴麦斯汀

Bamirastine（*INN*）

化学结构式

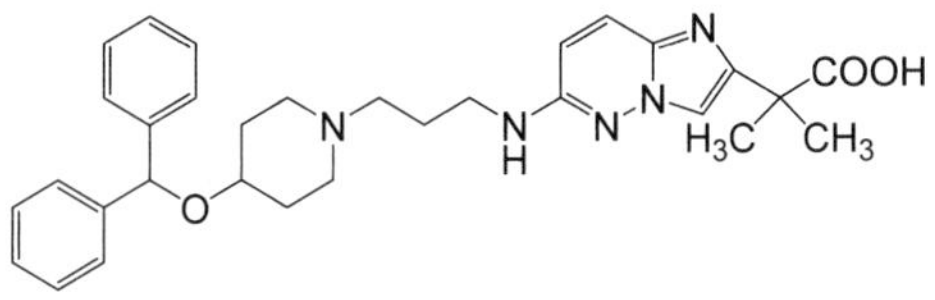

分子式和分子量　$C_{31}H_{37}N_5O_3$　527.66

化学名　2-[6-([3-[4-(Diphenylmethoxy)piperidin-1-yl]propyl]amino)imidazo[1,2-*b*] pyridazin-2-yl]-2-methylpropanoic acid

2-[6-([3-[4-(二苯基甲氧基)哌啶-1-基]丙基]氨基)咪唑并[1,2-*b*]哒嗪-2-基]-2-甲基丙酸

CAS 登录号　215529-47-8

INN list　91

药效分类　抗组胺药

巴美生

Bamethan（*INN*）

化学结构式

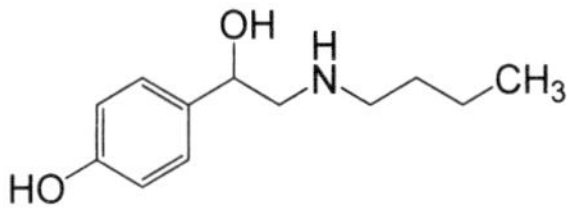

分子式和分子量　$C_{12}H_{19}NO_2$　209.29

化学名　α-[(Butylamino)methyl]-*p*-hydroxybenzyl alcohol

α-[(丁氨基)甲基]-4-羟基苯甲醇

CAS 登录号　3703-79-5; 5716-20-1[硫酸盐]

INN list　11

药效分类　外周血管扩张药

ATC 分类　C04AA31

巴美西林

Bacmecillinam（*INN*）

化学结构式

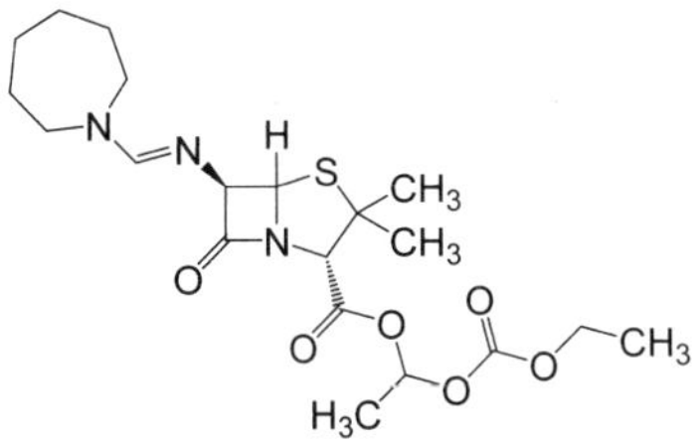

分子式和分子量　$C_{20}H_{31}N_3O_6S$　441.54

化学名　(2*S*,5*R*,6*R*)-6-[[(Hexahydro-1*H*-azepin-1-yl)methylene]amino]-3,3-dimethyl-7-oxo-4-thia-1-azabicyclo[3.2.0]heptane-2-carboxylic acid ester with ethyl 1-hydroxyethyl carbonate

(2*S*,5*R*,6*R*)-6-[[(六氢-1*H*-氮杂䓬-1-基)甲亚基]氨基]-3,3-二甲基-7-氧代-4-硫杂-1-氮杂双环[3.2.0]庚烷-2-羧酸乙酯 1-羟乙基碳酸酯

CAS 登录号　50846-45-2

INN list　38

药效分类　抗生素类药

巴米茶碱

Bamifylline（*INN*）

化学结构式

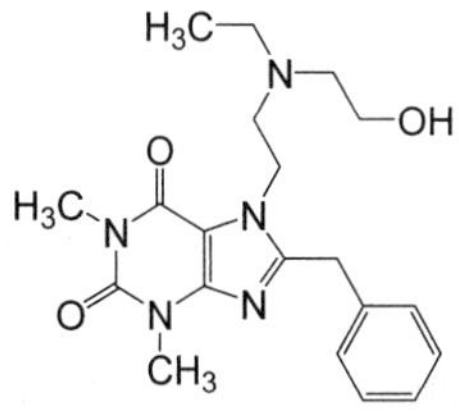

分子式和分子量　$C_{20}H_{27}N_5O_3$　385.47

化学名　8-Benzyl-7-[2-[ethyl(2-hydroxyethyl)amino]ethyl]theophylline

8-苄基-7-[2-[乙基(2-羟乙基)氨基]乙基]茶碱

CAS 登录号　2016-63-9; 20684-06-4[盐酸盐]

INN list　15

药效分类　支气管舒张药

巴米品

Bamipine（*INN*）

分子式和分子量　$C_{19}H_{24}N_2$　280.41

化学结构式

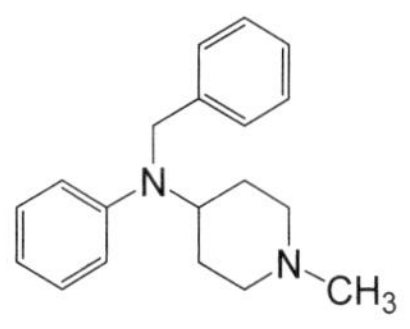

化学名　4-[*N*-Benzylanilino]-1-methylpiperidine

4-[*N*-苄基苯氨基]-1-甲基哌啶

CAS 登录号　4945-47-5

INN list　12

药效分类　抗组胺药

巴米沙尼

Basmisanil（*INN*）

化学结构式

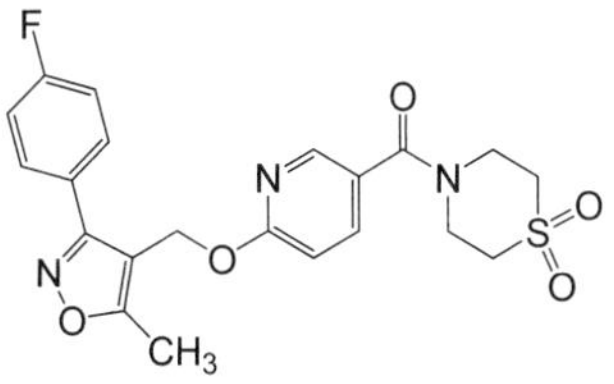

分子式和分子量　$C_{21}H_{20}FN_3O_5S$　445.47

化学名　(1,1-Dioxo-1λ^6-thiomorpholin-4-yl) (6-{[3-(4-fluorophenyl)-5-methyl-1,2-oxazol-4-yl]methoxy}pyridin-3-yl)methanone

(1,1-二氧代-1λ^6-硫代吗啉-4-基) (6-{[-3-(4-氟苯基)-5-甲基-1,2-噁唑-4-基]甲氧基}吡啶-3-基)甲酮

CAS 登录号　1159600-41-5

INN list　111

药效分类　$GABA_A$受体负性变构调节药

巴莫卡托

Bamocaftor（*INN*）

化学结构式

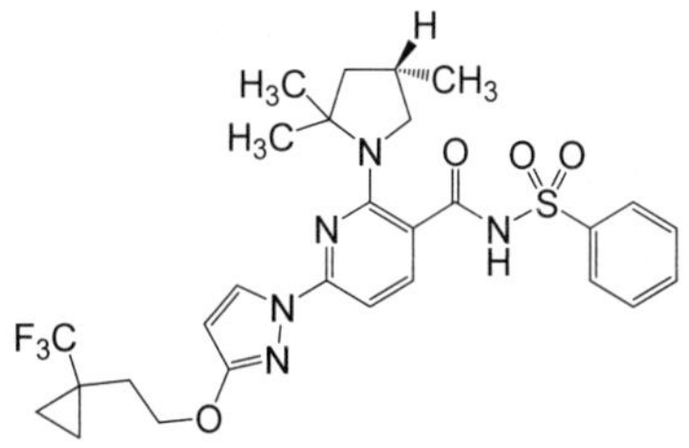

分子式和分子量　$C_{28}H_{32}F_3N_5O_4S$　591.65

化学名　*N*-(Benzenesulfonyl)-6-[3-[2-[1-(trifluoromethyl)cyclopropyl]ethoxy]pyrazol-1-yl]-2-[(4*S*)-2,2,4-trimethylpyrrolidin-1-yl]pyridine-3-carboxamide

N-(苯磺酰基)-6-[3-[2-[1-(三氟甲基)环丙基]乙氧基]吡唑-1-基]-2-[(4*S*)-2,2,4-三甲基吡咯烷-1-基]吡啶-3-甲酰胺

CAS 登录号　2204245-48-5

INN list　121

药效分类　囊性纤维化跨膜转导调节因子(CFTR)通道调节药

巴尼地平

Barnidipine（*INN*）

化学结构式

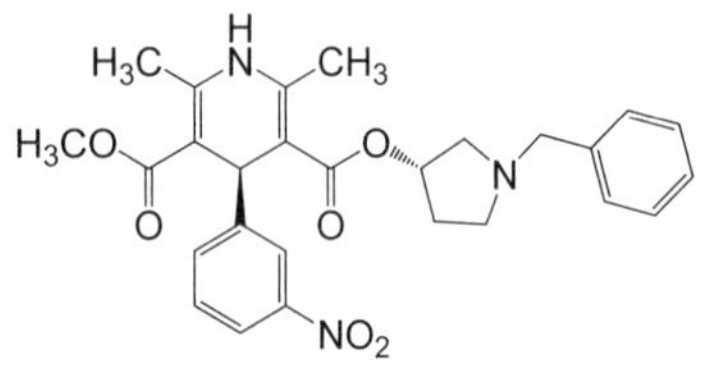

分子式和分子量　$C_{27}H_{29}N_3O_6$　491.54

化学名　(+)-(3'*S*,4*S*)-1-Benzyl-3-pyrrolidinyl methyl 1,4-dihydro-2,6-dimethyl-4-(*m*-nitrophenyl)-3,5-pyridinedicarboxylate

(+)-(3'*S*,4*S*)-1-苄基-3-吡咯烷基甲基 1,4-二氢-2,6-二甲基-4-(3-硝基苯基)-3,5-吡啶二羧酸二酯

CAS 登录号　104713-75-9

INN list　64

药效分类　钙通道阻滞药

ATC 分类　C08CA12

巴诺蒽醌

Banoxantrone（*INN*）

化学结构式

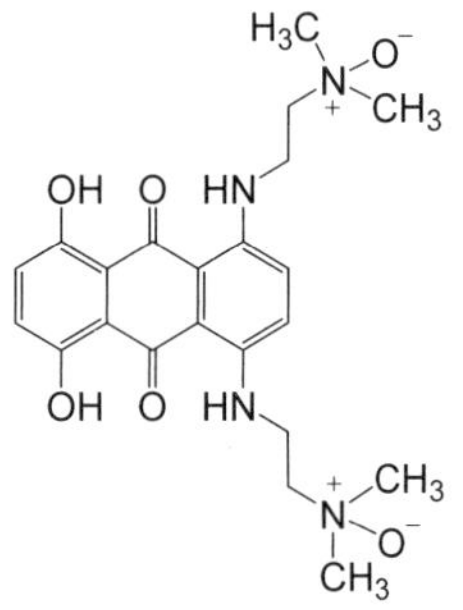

分子式和分子量　$C_{22}H_{28}N_4O_6$　444.48

化学名　1,4-Bis[[2-(dimethyloxidoamino)ethyl]amino]-5,8-dihydroxy-9,10- anthracenedione

1,4-双[2-(二甲基氧化铵基)乙氨基]-5,8-二羟基-9,10-蒽醌

CAS 登录号　136470-65-0

INN list　90

药效分类　抗肿瘤药

巴嗪普令

Bazinaprine（*INN*）

化学结构式

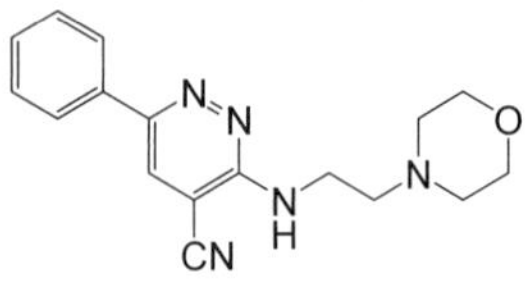

分子式和分子量　$C_{17}H_{19}N_5O$　309.37

化学名　3-[(2-Morpholinoethyl)amino]-6-phenyl-4-pyridazinecarbonitrile

3-[(2-吗啉乙基)氨基]-6-苯基-4-哒嗪甲腈

CAS 登录号　94011-82-2

INN list　56

药效分类　抗抑郁药

巴瑞替尼

Baricitinib（*INN*）

化学结构式

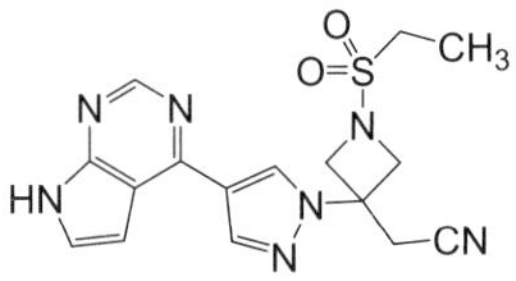

分子式和分子量　$C_{16}H_{17}N_7O_2S$　371.42

化学名　{1-(Ethanesulfonyl)-3-[4-(7*H*-pyrrolo[2,3-*d*]pyrimidin-4-yl)-1*H*-pyrazol-1-yl]azetidin-3-yl}ethanenitrile

{1-(乙磺酰基)-3-[4-(7*H*-吡咯并[2,3-*d*]嘧啶-4-基)-1*H*-吡唑-1-基]氮杂环丁烷-3-基}乙腈

CAS 登录号　1187594-09-7

INN list　107

药效分类　免疫调节药

巴他必利

Batanopride（*INN*）

化学结构式

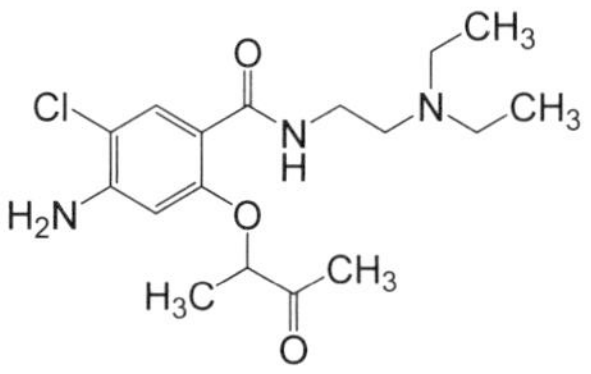

分子式和分子量　$C_{17}H_{26}ClN_3O_3$　355.86

化学名　4-Amino-5-chloro-*N*-[2-(diethylamino)ethyl]-2-[(1-methylacetonyl) oxy]benzamide

4-氨基-5-氯-*N*-[2-(二乙氨基)乙基]-2-[(1-甲基丙酮基)氧基]苯甲酰胺

CAS 登录号　102670-46-2; 102670-59-7[盐酸盐]

INN list　61

药效分类　镇吐药

巴他布林

Batabulin（*INN*）

化学结构式

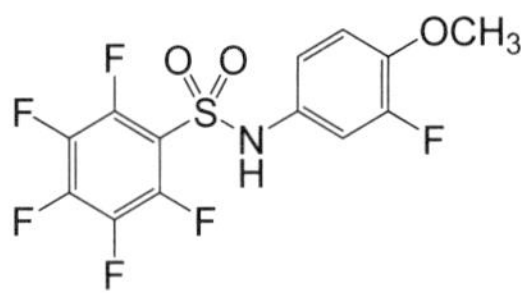

分子式和分子量　$C_{13}H_7F_6NO_3S$　371.30

化学名 2,3,4,5,6-Pentafluoro-*N*-(3-fluoro-4-methoxyphenyl)benzenesulfonamide

2,3,4,5,6-五氟-*N*-(3-氟-4-甲氧基苯基)苯磺酰胺

CAS 登录号 195533-53-0

INN list 90

药效分类 抗肿瘤药

巴托拉嗪

Batoprazine（*INN*）

化学结构式

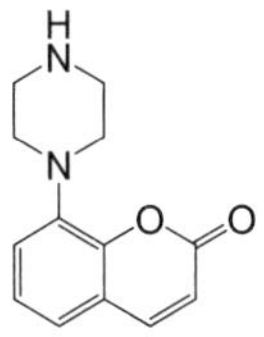

分子式和分子量 $C_{13}H_{14}N_2O_2$ 230.26

化学名 8-(1-Piperazinyl)coumarin

8-(1-哌嗪基)香豆素

CAS 登录号 105685-11-8

INN list 62

药效分类 促精神药

巴西芬净

Basifungin（*INN*）

化学结构式

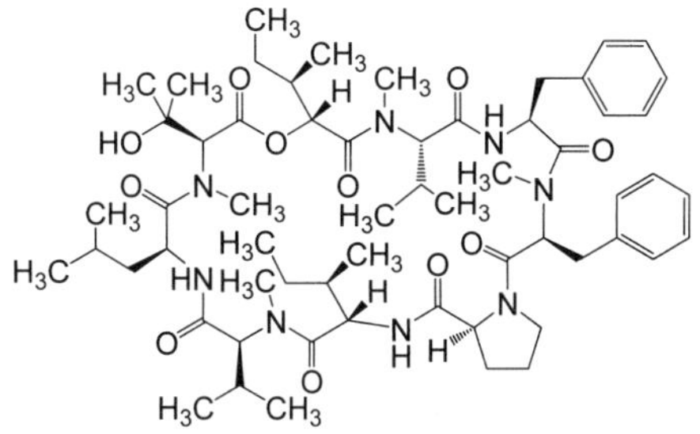

分子式和分子量 $C_{60}H_{92}N_8O_{11}$ 1101.42

化学名 *N*-[(2*R*,3*R*)-2-Hydroxy-3-methylvaleryl]-*N*-methyl-L-valyl-L-phenylalanyl-*N*-methyl-L-phenylalanyl-L-prolyl-L-alloisoleucyl-*N*-methyl-L-valyl-L-leucyl-3-hydroxyl-*N*-methyl-L-valine *α*1-lactone

N-[(2*R*,3*R*)-2-羟基-3-甲基戊酰基]-*N*-甲基-L-缬氨酰-L-苯丙氨酰-*N*-甲基-L-苯丙氨酰-L-脯氨酰-L-别异亮氨酰-*N*-甲基-L-缬氨酰-L-亮氨酰-3-羟基-*N*-甲基-L-缬氨酸 *α*1-内酯

CAS 登录号 127785-64-2

INN list 72

药效分类 抗生素类抗真菌药

巴昔巴特

Barixibat（*INN*）

分子式和分子量 $C_{42}H_{55}N_5O_8$ 757.91

化学结构式

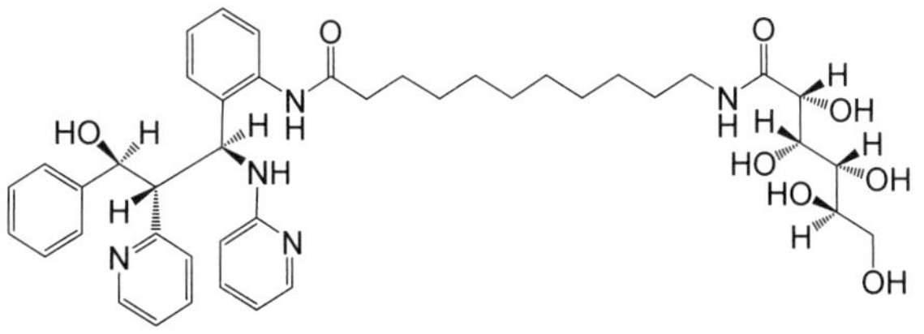

化学名 11-(D-Gluconamido)-*N*-[2-[(1*S*,2*R*,3*S*)-3-hydroxyl-3-phenyl-2-(2-pyridyl)-1 -(2-pyridylamino)propyl]phenyl]undecanamide

11-(D-葡糖酰氨基)-*N*-[2-[(1*S*,2*R*,3*S*)-3-羟基-3-苯基-2-(2-吡啶基)-1-(2-吡啶氨基)丙基]苯基]十一碳酰胺

CAS 登录号 263562-28-3

INN list 88

药效分类 胆酸吸收抑制药

巴昔托秦

Baxitozine（*INN*）

化学结构式

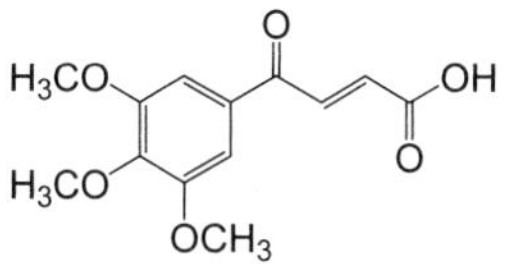

分子式和分子量 $C_{13}H_{14}O_6$ 266.25

化学名 (*E*)-3-(3,4,5-Trimethoxybenzoyl)acrylic acid

(*E*)-3-(3,4,5-三甲氧基苯甲酰基)丙烯酸

CAS 登录号 84386-11-8

INN list 60

药效分类 抗溃疡药

巴卓司他

Baxdrostat（*INN*）

化学结构式

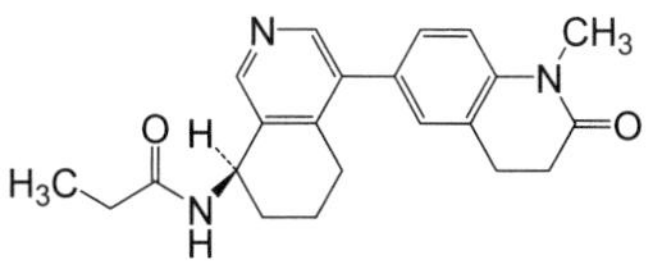

分子式和分子量 $C_{22}H_{25}N_3O_2$ 363.46

化学名 *N*-[(8*R*)-4-(1-Methyl-2-oxo-1,2,3,4-tetrahydroquinolin-6-yl)-5,6,7,8-tetrahydroisoquinolin-8-yl]propanamide

N-[(8*R*)-4-(1-甲基-2-氧代-1,2,3,4-四氢喹啉-6-基)-5,6,7,8-四氢异喹啉-8-基]丙酰胺

CAS 登录号 1428652-17-8

INN list 125

药效分类 醛固酮合酶抑制药

白西尼多

Leucocianidol（*INN*）

分子式和分子量 $C_{15}H_{14}O_7$ 306.27

化学结构式

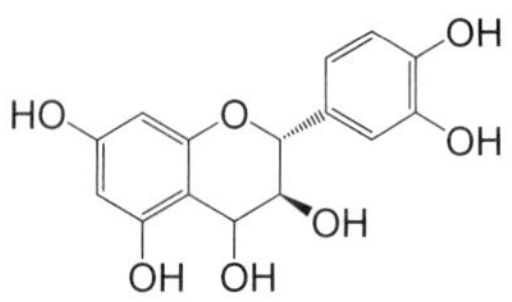

化学名 2-(3,4-Dihydroxyphenyl)-3,4-dihydro-2*H*-1-benzopyran-3,4,5,7-tetrol

2-(3,4-二羟基苯基)-3,4-二氢-2*H*-1-苯并吡喃-3,4,5,7-四醇

CAS 登录号 480-17-1

INN list 33

药效分类 血管保护药

白消安

Busulfan（*INN*）

化学结构式

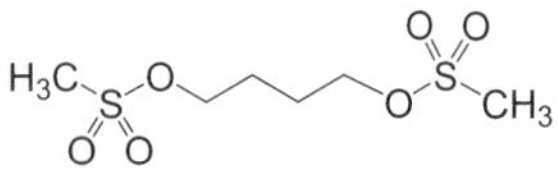

分子式和分子量 $C_6H_{14}O_6S_2$ 246.30

化学名 1,4-Butanediol dimethanesulfonate

1,4-丁二醇 二甲磺酸酯

CAS 登录号 55-98-1

INN list 6

药效分类 烷化剂类抗肿瘤药

ATC 分类 L01AB01

柏伐他汀

Bervastatin（*INN*）

化学结构式

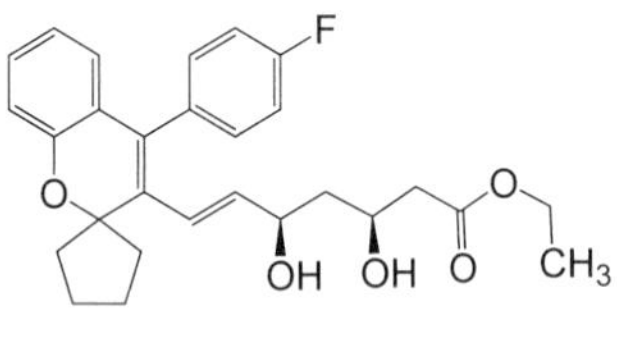

分子式和分子量 $C_{28}H_{31}FO_5$ 466.54

化学名 Ethyl (*E*,3*S*,5*R*)-7-[4-(4-fluorophenyl)spiro [chromene-2,1'-cyclopentane]-3-yl]-3,5-dihydroxyhept-6-enoate

乙基 (*E*,3*S*,5*R*)-7-[4-(4-氟苯基)螺[苯并吡喃-2,1'-环戊烷]-3-基]-3,5-二羟基-6-庚烯酸酯

CAS 登录号 132017-01-7

INN list 72

药效分类 降血脂药

柏拉非农

Berlafenone（*INN*）

分子式和分子量 $C_{19}H_{25}NO_2$ 299.41

化学结构式

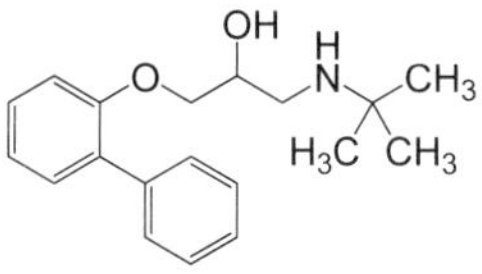

化学名 (±)-1-(2-Biphenylyloxy)-3-(*tert*-butylamino)-2-propanol

(±)-1-(2-联苯基氧基)-3-(叔丁氨基)-2-丙醇

CAS 登录号 18965-97-4

INN list 63

药效分类 抗心律失常药

柏莫洛芬

Bermoprofen（*INN*）

化学结构式

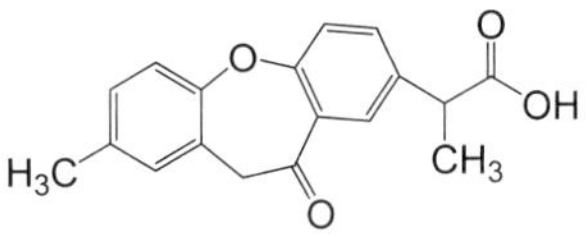

分子式和分子量 $C_{18}H_{16}O_4$ 296.32

化学名 (±)-10,11-Dihydro-*α*,8-dimethyl-11-oxodibenzo[*b*,*f*] oxepin-2-acetic acid

(±)-10,11-二氢-*α*,8-二甲基-11-氧代二苯并[*b*,*f*]氧杂环庚熳-2-乙酸

CAS 登录号 72619-34-2

INN list 57

药效分类 抗炎镇痛药

柏沙卡韦

Bersacapavir（*INN*）

化学结构式

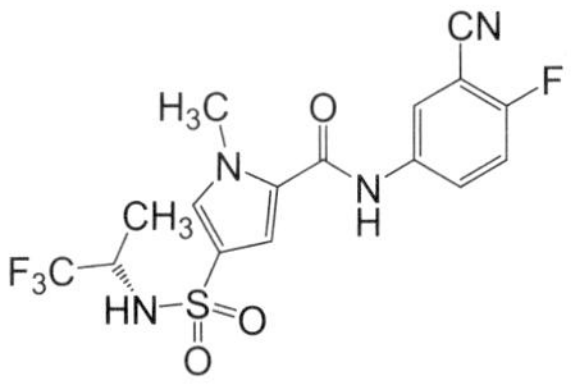

分子式和分子量 $C_{16}H_{14}F_4N_4O_3S$ 418.37

化学名 *N*-(3-Cyano-4-fluorophenyl)-1-methyl-4-{[(2*S*)-1,1,1-trifluoropropan-2-yl]sulfamoyl}-1*H*-pyrrole-2-carboxamide

N-(3-氰基-4-氟苯基)-1-甲基-4-{[(2*S*)-1,1,1-三氟丙-2-基]氨基磺酰基}-1*H*-吡咯-2-甲酰胺

CAS 登录号 1638266-40-6

INN list 122

药效分类 抗病毒药

柏托沙米

Bertosamil（*INN*）

分子式和分子量 $C_{19}H_{36}N_2$ 292.50

化学结构式

化学名 3'-Isobutyl-7'-isopropylspiro[cyclohexane-1,9'-[3,7]diazabicyclo[3.3.1] nonane]

3'-异丁基-7'-异丙基螺[环己烷-1,9'-[3,7]二氮杂二环[3.3.1]壬烷]

CAS 登录号 126825-36-3

INN list 64

药效分类 抗局部缺血药

柏唑色替

Berzosertib（*INN*）

化学结构式

分子式和分子量 $C_{24}H_{25}N_5O_3S$ 463.56

化学名 3-(3-{4-[(Methylamino)methyl]phenyl}-1,2-oxazol-5-yl)-5-[4-(propane-2-sulfonyl)phenyl]pyrazin-2-amine

3-(3-{4-[(甲氨基)甲基]苯基}-1,2-噁唑-5-基)-5-[4-(丙-2-磺酰基)苯基]吡嗪-2-胺

CAS 登录号 1232416-25-9

INN list 117

药效分类 抗肿瘤药

班贝霉素

Bambermycins（*INN*）

药物描述 Antibiotic complex, containing mainly moenomycin A and C, obtained from cultures of *Streptomyces bambergiensis*, or the same substance obtained by any other means

抗生素混合物，从 *Streptomyces bambergiensis* 培养物中获得或通过其他任何方法获得的，主要包括默诺霉素 A 和默诺霉素 C

CAS 登录号 11015-37-5

INN list 21

药效分类 抗生素类药

班布特罗

Bambuterol（*INN*）

分子式和分子量 $C_{18}H_{29}N_3O_5$ 367.44

化学结构式

化学名 (±)-5-[2-(*tert*-Butylamino)-1-hydroxyethyl]-*m*-phenylene-bis (dimethylcarbamate)

(±)-5-[2-(叔丁氨基)-1-羟乙基]-1,3-苯叉基-双(二甲氨基甲酸酯)

CAS 登录号 81732-65-2

INN list 49

药效分类 支气管舒张药

班硝唑

Bamnidazole（*INN*）

化学结构式

分子式和分子量 $C_7H_{10}N_4O_4$ 214.18

化学名 2-Methyl-5-nitroimidazole-1-ethanol carbamate(ester)

2-甲基-5-硝基咪唑-1-乙醇 氨基甲酸酯

CAS 登录号 31478-45-2

INN list 37

药效分类 抗原虫药，抗滴虫药

斑蝥素

Cantharidin（*INN*）

化学结构式

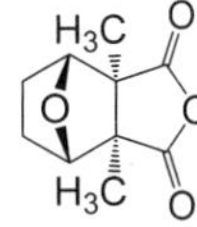

分子式和分子量 $C_{10}H_{12}O_4$ 196.20

化学名 (3a*R*,4*S*,7*R*,7a*S*)-3*a*,7*a*-Dimethylhexahydro-4,7-epoxy-2-benzofuran-1,3-dione

(3a*R*,4*S*,7*R*,7a*S*)-3*a*,7*a*-二甲基六氢-4,7-氧桥-2-苯并呋喃-1,3-二酮

CAS 登录号 56-25-7

INN list 123

药效分类 发疱膏，糜烂剂

半胱氨酸

Cysteine（*INN*）

分子式和分子量 $C_3H_7NO_2S$ 121.15

化学结构式

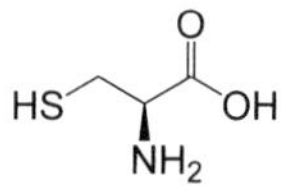

化学名 (2*R*)-2-Amino-3-Sulfanylpropanoic acid

(2*R*)-2-氨基-3-巯基丙酸

CAS 登录号 52-90-4; 7048-04-6[盐酸盐单水合物]; 52-89-1 [盐酸盐]

INN list 58

药效分类 氨基酸类药

棓丙酯

Propyl Gallate（*INN*）

化学结构式

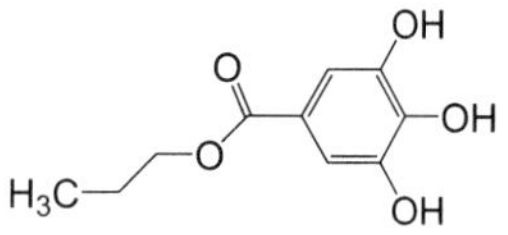

分子式和分子量 $C_{10}H_{12}O_5$ 212.20

化学名 Propyl 3,4,5-trihydroxybenzoate

丙基 3,4,5-三羟基苯甲酸酯

CAS 登记号 121-79-9

药效分类 抗凝药

胞磷胆碱钠

Citicoline Sodium（*INN*）

化学结构式

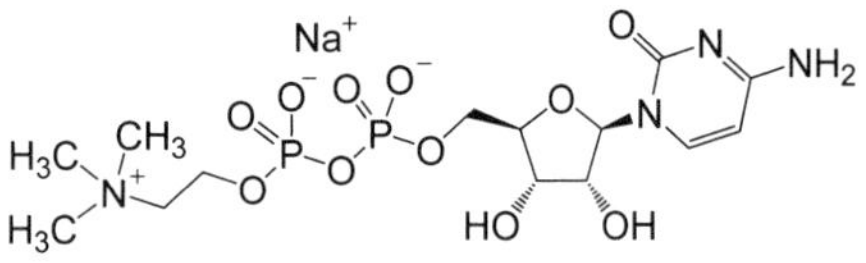

分子式和分子量 $C_{14}H_{25}N_4NaO_{11}P_2$ 510.31

化学名 Sodium [[(2*R*,3*S*,4*R*,5*R*)-5-(4-amino-2-oxopyrimidin-1-yl)-3,4-dihydroxy oxolan-2-yl]methoxy-oxidophosphoryl] 2-(trimethylazaniumyl)ethyl phosphate

[[(2*R*,3*S*,4*R*,5*R*)-5-(4-氨基-2-氧代嘧啶-1-基)-3,4-二羟基环氧戊烷-2-基]甲氧基-氧化磷酰基] 2-(三甲基铵基)乙基 磷酸二酯钠

CAS 登录号 33818-15-4; 987-78-0 [胞磷胆碱]

INN list 17

药效分类 精神兴奋药，抗休克和头颅外伤药

胞磷托定

Cifostodine（*INN*）

分子式和分子量 $C_9H_{12}N_3O_7P$ 305.18

化学结构式

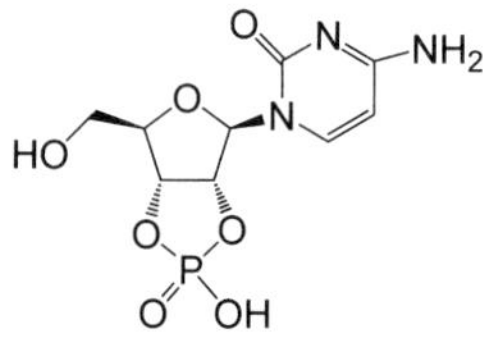

化学名 Cyclic 2',3'-(hydrogen phosphate) cytidine

环 2',3'-(磷酸氢酯)胞苷

CAS 登录号 633-90-9

INN list 50

药效分类 视力改善药

保洛霉素

Paulomycin（*INN*）

药物描述 Paulomycin. An antibiotic obtained from cultures of *Streptomyces paulus, variant*

保洛霉素, 从变种 *Streptomyces paulus* 培养物中得到的抗生素

CAS 登录号 59794-18-2

INN list 47

药效分类 抗生素类药

保泰松

Phenylbutazone（*INN*）

化学结构式

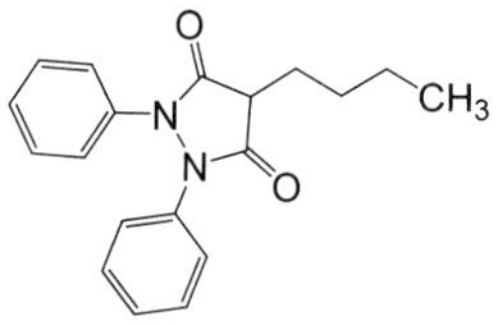

分子式和分子量 $C_{19}H_{20}N_2O_2$ 308.37

化学名 4-Butyl-1,2-diphenyl-3,5-pyrazolidinedione

4-丁基-1,2-二苯基-3,5-吡唑烷二酮

CAS 登录号 50-33-9

INN list 1

药效分类 抗炎镇痛药

贝达喹啉

Bedaquiline（*INN*）

化学结构式

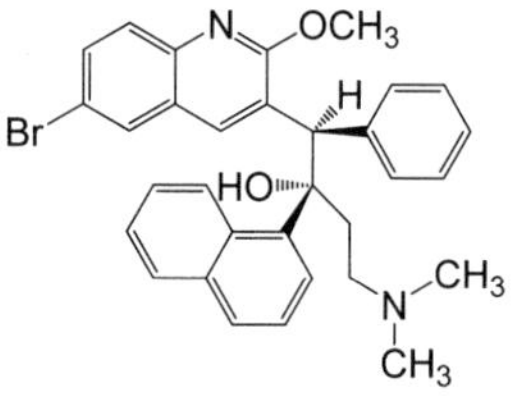

分子式和分子量 $C_{32}H_{31}BrN_2O_2$ 555.50

化学名 (1*R*,2*S*)-1-(6-Bromo-2-methoxyquinolin-3-yl)-4-(dimethylamino)-2-(naphthalen-1-yl)-1-phenylbutan-2-ol

(1*R*,2*S*)-1-(6-溴-2-甲氧基喹啉-3-基)-4-(二甲氨基)-2-(萘-1-

基)-1-苯基丁基-2-醇

CAS 登录号 843663-66-1

INN list 103

药效分类 抗菌药

贝德罗星

Bederocin（*INN*）

化学结构式

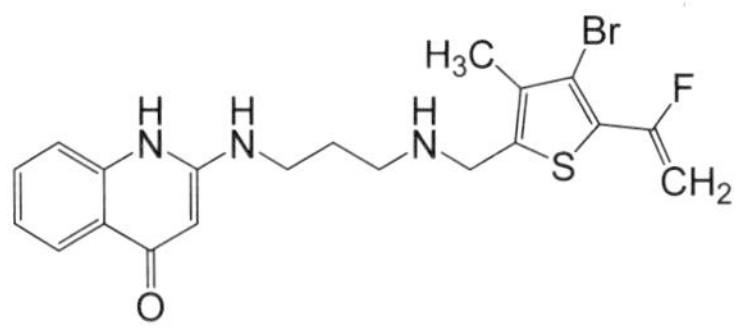

分子式和分子量 $C_{20}H_{21}BrFN_3OS$ 450.37

化学名 2-[[3-([[4-Bromo-5-(1-fluoroethenyl)-3-methylthiophen-2-yl]methyl]amino)propyl]amino]quinolin-4(1*H*)-one

2-[[3-([[4-溴-5-(1-氟代乙烯基)-3-甲基噻吩-2-基]甲基]氨基)丙基]氨基]喹啉-4(1*H*)-酮

CAS 登录号 757942-43-1

INN list 99

药效分类 抗菌药

贝多拉君

Bedoradrine（*INN*）

化学结构式

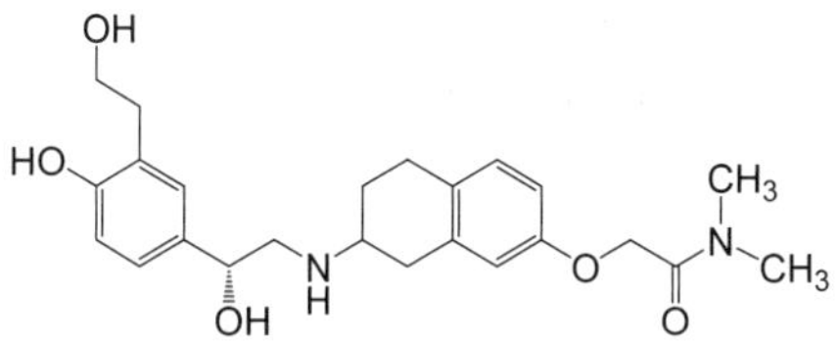

分子式和分子量 $C_{24}H_{32}N_2O_5$ 428.53

化学名 2-[[(7*S*)-7-[[(2*R*)-2-Hydroxy-2-[4-hydroxy-3-(2-hydroxyethyl)phenyl]ethyl]amino]-5,6,7,8-tetrahydronaphthalen-2-yl]oxy]-*N*,*N*-dimethylacetamide

2-[[(7*S*)-7-[[(2*R*)-2-羟基-2-[4-羟基-3-(2-羟乙基)苯基]乙基]氨基]-5,6,7,8-四氢萘-2-基]氧基]-*N*,*N*-二甲基乙酰胺

CAS 登录号 194785-19-8; 194785-31-4[硫酸盐]

INN list 95

药效分类 β_2受体激动药

贝恩酮

Becanthone（*INN*）

化学结构式

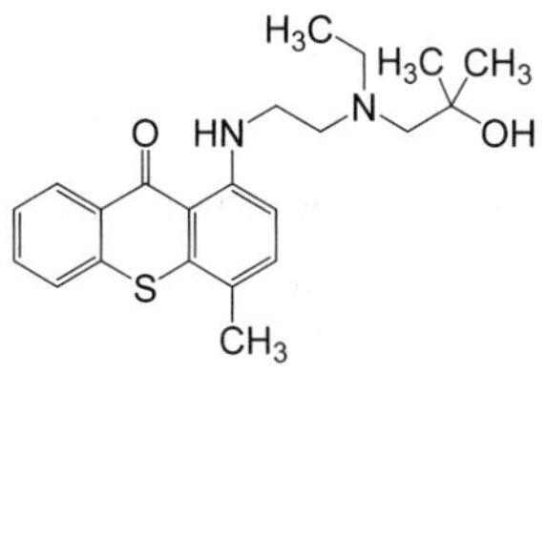

分子式和分子量 $C_{22}H_{28}N_2O_2S$ 384.54

化学名 1-[[2-[Ethyl(2-hydroxyl-2-methylpropyl)amino]ethyl]amino]-4-methylthioxanthen-9-one

1-[[2-[乙基(2-羟基-2-甲基丙基)氨基]乙基]氨基]-4-甲基噻吨-9-酮

CAS 登录号 15351-04-9; 5591-22-0[盐酸盐]

药效分类 抗绦虫药，抗血吸虫药

贝伐拉非尼

Belvarafenib（*INN*）

化学结构式

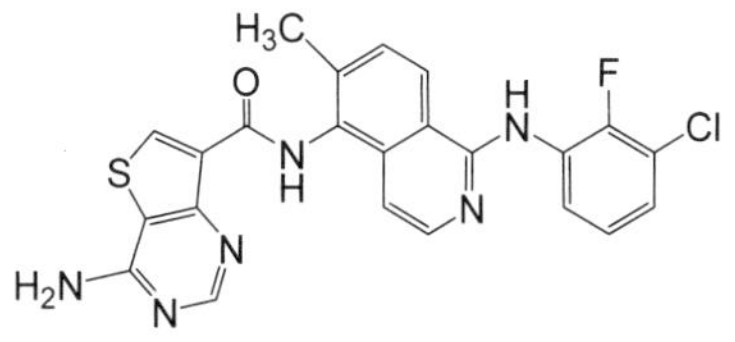

分子式和分子量 $C_{23}H_{16}ClFN_6OS$ 478.93

化学名 4-Amino-*N*-[1-(3-chloro-2-fluoroanilino)-6-methylisoquinolin-5-yl]thieno[3,2-*d*]pyrimidine- 7-carboxamide

4-氨基-*N*-[1-(3-氯-2-氟苯氨基)-6-甲基异喹啉-5-基]噻吩并[3,2-*d*]嘧啶-7-甲酰胺

CAS 登录号 1446113-23-0

INN list 118

药效分类 抗肿瘤药

贝凡洛尔

Bevantolol（*INN*）

化学结构式

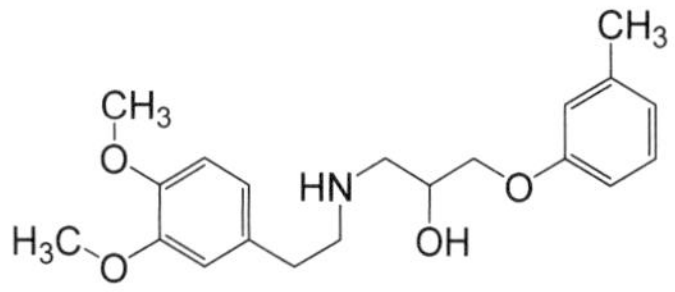

分子式和分子量 $C_{20}H_{27}NO_4$ 345.44

化学名 (±)-1-[(3,4-Dimethoxyphenethyl) amino]-3-(*m*-tolyloxy)-2-propanol

(±)-1-[(3,4-二甲氧基苯乙基)氨基]-3-(3-甲苯基氧基)-2-丙醇

CAS 登录号 59170-23-9; 42864-78-8[盐酸盐]

INN list 36

药效分类 β受体拮抗药

ATC 分类 C07AB06

贝非拉多

Befiradol（*INN*）

化学结构式

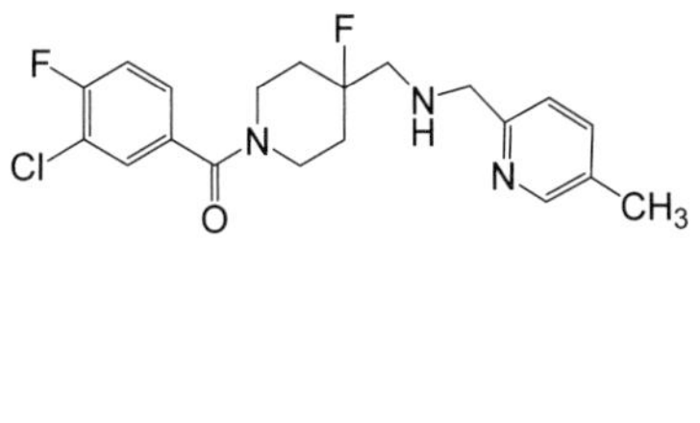

分子式和分子量 $C_{20}H_{22}ClF_2N_3O$ 393.86

化学名 (3-Chloro-4-fluorophenyl)[4-fluoro-4-([[(5-methylpyridin-2-yl)methyl] amino] methyl)piperidin-1-yl]methanone

(3-氯-4-氟代苯基)[4-氟-4-[[[(5-甲基吡啶-2-基)甲基]氨基]甲基]哌啶-1-基]甲酮

CAS 登录号 208110-64-9

INN list 99

药效分类 镇痛药

贝非匹坦

Befetupitant（*INN*）

化学结构式

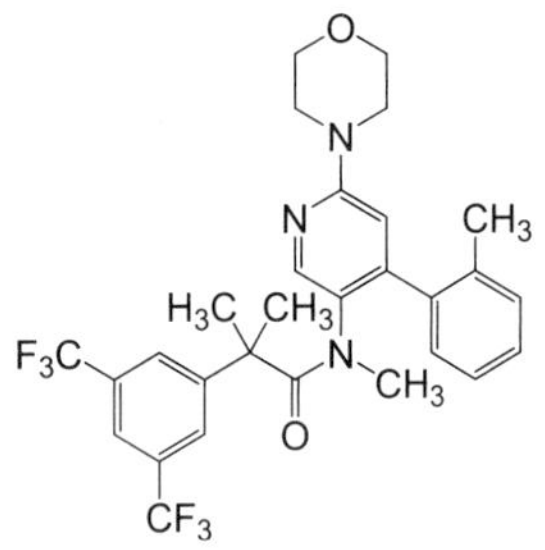

分子式和分子量 $C_{29}H_{29}F_6N_3O_2$ 565.55

化学名 2-(3,5-Bis (trifluoromethyl)phenyl)-*N*-[4-[2-methylphenyl]-6-(morpholin -4-yl)pyridine-3-yl]-*N*-methylisobutyramide

2-(3,5-双(三氟甲基)苯基)-*N*-[4-[2-甲苯基]-6-(吗啉-4-基)吡啶-3-基]-*N*-甲基异丁酰胺

CAS 登录号 290296-68-3

INN list 91

药效分类 神经激肽 NK1 受体拮抗药

贝氟沙通

Befloxatone（*INN*）

化学结构式

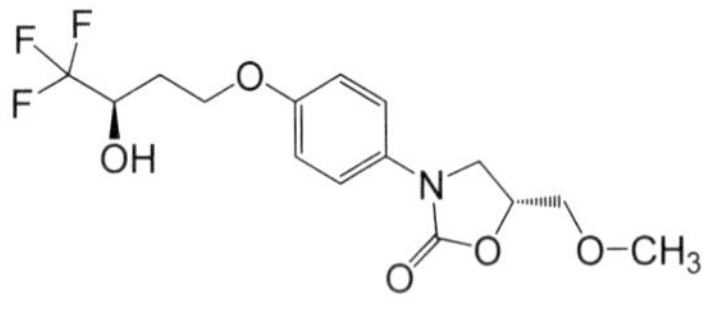

分子式和分子量 $C_{15}H_{18}F_3NO_5$ 349.30

化学名 (*R*)-5-(Methoxymethyl)-3-[*p*-[(*R*)-4,4,4-trifluoro-3-hydroxybutoxy]phenyl]-2-oxazolidinone

(*R*)-5-(甲氧基甲基)-3-[4-[(*R*)-4,4,4-三氟-3-羟基丁氧基]苯基]-2-噁唑烷酮

CAS 登录号 134564-82-2

INN list 66

药效分类 抗抑郁药

贝福洛更特

Bevurogant（*INN*）

分子式和分子量 $C_{26}H_{28}N_8O_3S$ 532.62

化学结构式

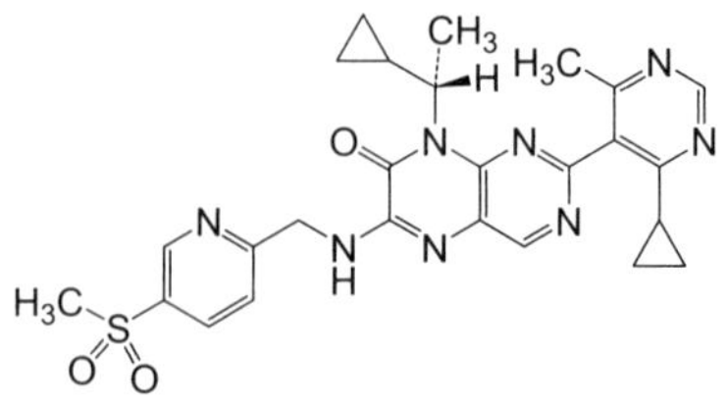

化学名 8-[(1*S*)-1-Cyclopropylethyl]-2-(4-cyclopropyl-6-methylpyrimidin-5-yl)-6-({[5-(methanesulfonyl)pyridin-2-yl]methyl}amino)pteridin-7(8*H*)-one

8-[(1*S*)-1-环丙基乙基]-2-(4-环丙基-6-甲基嘧啶-5-基)-6-({[5-(甲磺酰基)吡啶-2-基]甲基}氨基)蝶啶-7(8*H*)-酮

CAS 登录号 1817773-66-2

INN list 125

药效分类 维甲酸相关孤儿受体 γt (RORγt)拮抗药

贝福替尼

Befotertinib（*INN*）

化学结构式

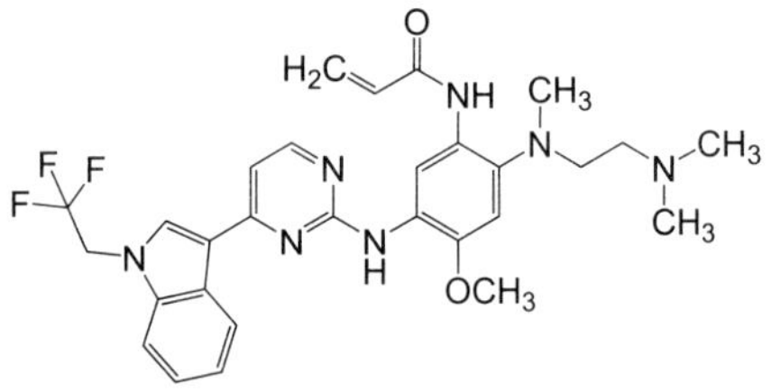

分子式和分子量 $C_{29}H_{32}F_3N_7O_2$ 567.62

化学名 *N*-[2-{[2-(Dimethylamino)ethyl](methyl)amino}-4-methoxy-5-({4-[1-(2,2,2-trifluoroethyl)-1*H*-indol-3-yl]pyrimidin-2-yl}amino)phenyl]prop-2-enamide

N-[2-{[2-(二甲氨基)乙基](甲基)氨基}-4-甲氧基-5-({4-[1-(2,2,2-三氟乙基)-1*H*-吲哚-3-基]嘧啶-2-基}氨基)苯基]丙-2-烯酰胺

CAS 登录号 1835667-63-4

INN list 123

药效分类 酪氨酸激酶抑制药，抗肿瘤药

贝格列汀

Bisegliptin（*INN*）

化学结构式

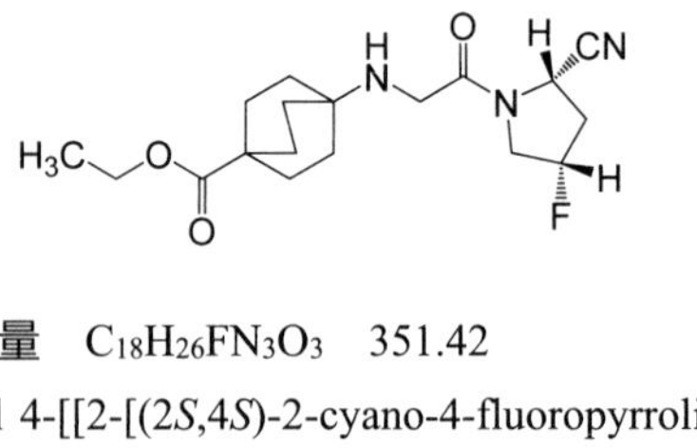

分子式和分子量 $C_{18}H_{26}FN_3O_3$ 351.42

化学名 Ethyl 4-[[2-[(2*S*,4*S*)-2-cyano-4-fluoropyrrolidin-1-yl]-2-oxoethyl]amino] bicyclo[2.2.2]octane-1-carboxylate

乙基 4-[[2-[(2*S*,4*S*)-2-氰基-4-氟吡咯烷-1-基]-2-氧代乙基]氨基]双环[2.2.2] 辛烷-1-羧酸酯

CAS 登录号 862501-61-9
INN list 104
药效分类 抗糖尿病药

贝骨化醇

Becocalcidiol（*INN*）

化学结构式

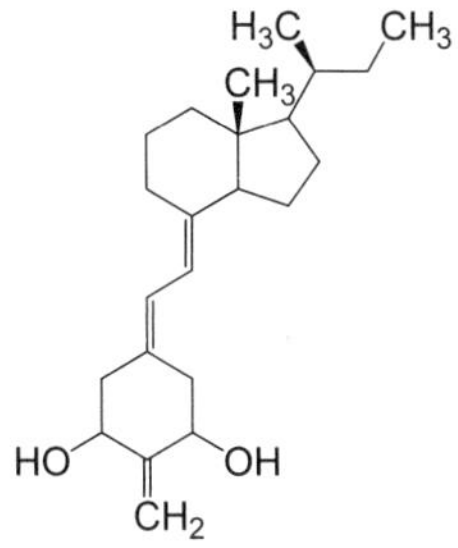

分子式和分子量 $C_{23}H_{36}O_2$ 344.53
化学名 (1*R*,3*R*)-2-Methylene-5-[(2*E*)-2-[(1*R*,3*aS*,7*aR*)-7*a*-methyl-1-[(1*S*)-1-methylpropyl]octahydro-4*H*-inden-4-ylidene]ethylidene] cyclohexane -1,3-diol
(1*R*,3*R*)-2-甲亚基-5-[(2*E*)-2-[(1*R*,3*aS*,7*aR*)-7*a*-甲基-1-[(1*S*)-1-甲基丙基]八氢-4*H*-茚-4-亚基]乙亚基]环己-1,3-二醇
CAS 登录号 524067-21-8
INN list 92
药效分类 维生素 D 类药

贝加司他

Begacestat（*INN*）

化学结构式

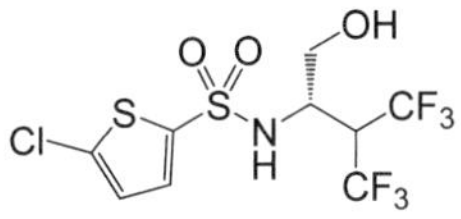

分子式和分子量 $C_9H_8ClF_6NO_3S_2$ 391.70
化学名 5-Chloro-*N*-[(1*S*)-3,3,3-trifluoro-1-(hydroxymethyl)-2-(trifluoromethyl) propyl]thiophene-2-sulfonamide
5-氯-*N*-[(1*S*)-3,3,3-三氟-1-(羟甲基)-2-(三氟甲基)丙基]噻吩-2-磺酰胺
CAS 登录号 769169-27-9
INN list 97
药效分类 γ 分泌酶抑制药

贝坎帕奈

Becampanel（*INN*）

化学结构式

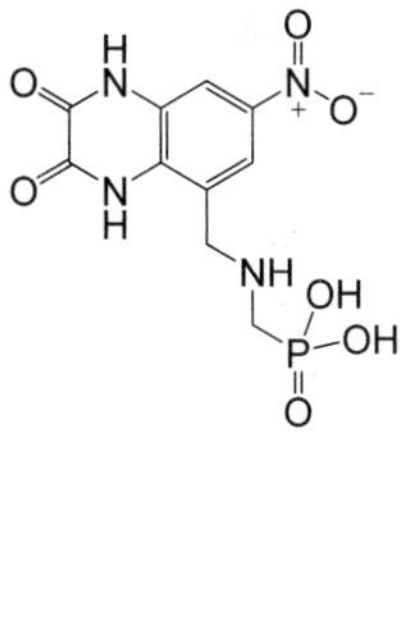

分子式和分子量 $C_{10}H_{11}N_4O_7P$ 330.19
化学名 [(7-Nitro-2,3-dioxo-1,2,3,4-tetrahydroquinoxalin-5-yl) methylamino] methylphosphonic acid
[(7-硝基-2,3-二氧代-1,2,3,4-四氢喹喔啉-5-基)甲氨基]甲基膦酸
CAS 登录号 188696-80-2
INN list 90
药效分类 AMPA 受体拮抗药

贝康唑

Becliconazole（*INN*）

化学结构式

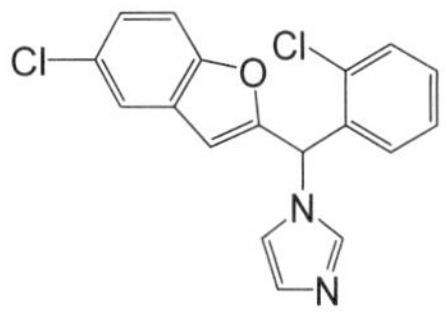

分子式和分子量 $C_{18}H_{12}Cl_2N_2O$ 343.21
化学名 (±)-1-[*o*-Chloro-*α*-(5-chloro-2-benzofuranyl)benzyl] imidazole
(±)-1-[2-氯-*α*-(5-氯-2-苯并呋喃基)苄基]咪唑
CAS 登录号 112893-26-2
INN list 65
药效分类 抗真菌药

贝克拉胺

Beclamide（*INN*）

化学结构式

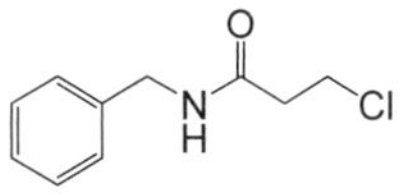

分子式和分子量 $C_{10}H_{12}ClNO$ 197.66
化学名 *N*-Benzyl-3-chloropropionamide
N-苄基-3-氯丙酰胺
CAS 登录号 501-68-8
INN list 8
药效分类 抗癫痫药

贝拉布韦

Beclabuvir（*INN*）

化学结构式

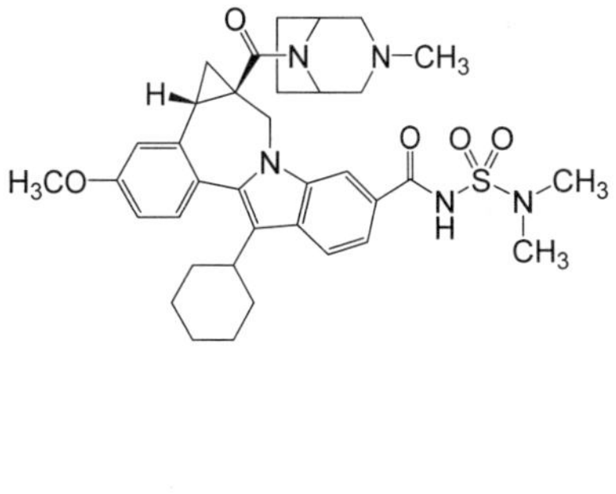

分子式和分子量 $C_{36}H_{45}N_5O_5S$ 659.85

化学名 (4*bS*,5*aR*)-12-Cyclohexyl-*N*-(dimethylsulfamoyl)-3-methoxy-5*a*-[(3-methyl-3,8-diazabicyclo[3.2.1]oct-8-yl)carbonyl]-4*b*,5,5*a*,6-tetrahydrocyclopropa[*d*]indolo[2,1-*a*][2]benzazepine-9-carboxamide

(4*bS*,5*aR*)-12-环己基-*N*-(二甲基氨磺酰基)-3-甲氧基-5*a*-[(3-甲基-3,8-二氮杂双环[3,2,1]辛-8-基)羰基]-4*b*,5,5*a*,6-四氢环丙烷并[*d*]吲哚并[2,1-*a*][2]苯并氮杂䓬-9-甲酰胺

CAS 登录号 958002-33-0

INN list 111

药效分类 抗病毒药

贝拉诺生

Beclanorsen（*INN*）

化学结构式

(3'-5')d(P-thio)(mrC-rT-C-C-C-A-A-C-G-T-G-C-G-mrC-mrC-A)

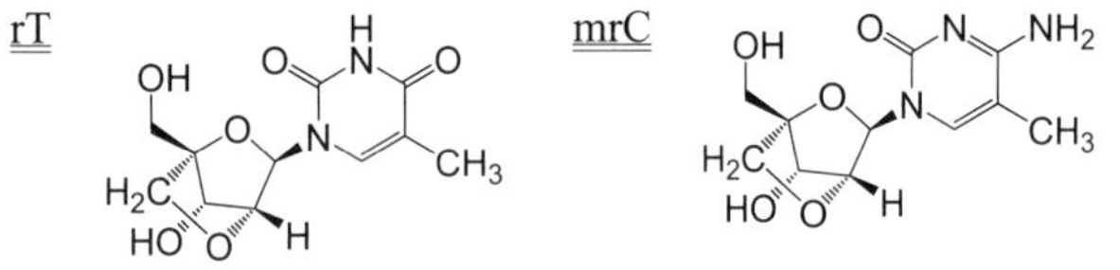

rT mrC

分子式和分子量 $C_{159}H_{201}N_{58}O_{82}P_{15}S_{15}$ 5178

化学名 *All-P*-ambo-5-methyl-2′-*O*,4′-*C*-methylene-*P*-thiocytidylyl-(3′→5′)-2′-*O*, 4′-*C*-methylene-*P*-thiothymidylyl-(3′→5′)-2′-deoxy-*P*-thiocytidylyl-(3′→5′)-2′-deoxy-*P*-thiocytidylyl-(3′→5′)-2′-deoxy-*P*-thiocytidylyl-(3′→5′)-2′-deoxy-*P*-thioadenylyl-(3′→5′)-2′-deoxy-*P*-thioadenylyl-(3′→5′)-2′-deoxy-*P*-thiocytidylyl-(3′→5′)-2′-deoxy-*P*-thioguanylyl-(3′→5′)-*P*-thiothymidylyl-(3′→5′)-2′-deoxy-*P*-thioguanylyl-(3′→5′)-2′-deoxy-*P*-thiocytidylyl-(3′→5′)-2′-deoxy-*P*-thioguanylyl-(3′→5′)-5-methyl-2′-*O*,4′-*C*-methylene-*P*-thiocytidylyl-(3′→5′)-5-methyl-2′-*O*,4′-*C*-methylene-*P*-thiocytidylyl-(3′→5′)-2′-deoxyadenosine

全部-*P*-二侧-5-甲基-2′-*O*,4′-*C*-甲叉基-*P*-硫代胞苷酰-(3′→5′)-2′-*O*,4′-*C*-甲叉基-*P*-硫代胸苷酰-(3′→5′)-2′-脱氧-*P*-硫代胞苷酰-(3′→5′)-2′-脱氧-*P*-硫代胞苷酰-(3′→5′)-2′-脱氧-*P*-硫代胞苷酰-(3′→5′)-2′-脱氧-*P*-硫代腺苷酰-(3′→5′)-2′-脱氧-*P*-硫代腺苷酰-(3′→5′)-2′-脱氧-*P*-硫代胞苷酰-(3′→5′)-2′-脱氧-*P*-硫代鸟苷酰基-(3′→5′)-*P*-硫代胸苷酰-(3′→5′)-2′-脱氧-*P*-硫代鸟苷酰基-(3′→5′)-2′-脱氧-*P*-硫代胞苷酰-(3′→5′)-2′-脱氧-*P*-硫代鸟苷酰基-(3′→5′)-5-甲基-2′-*O*,4′-*C*-甲叉基-*P*-硫代胞苷酰-(3′→5′)-5-甲基-2′-*O*,4′-*C*-甲叉基-*P*-硫代胞苷酰(3′→5′)-2′-脱氧腺苷

CAS 登录号 1072859-54-1

INN list 101

药效分类 抗肿瘤药

贝拉哌酮

Belaperidone（*INN*）

分子式和分子量 $C_{22}H_{22}FN_3O_2$ 379.43

化学结构式

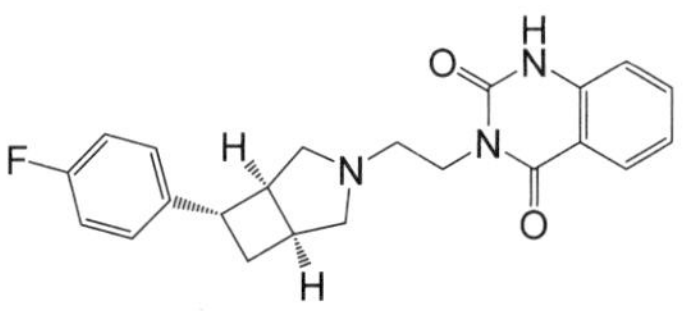

化学名 3-[2-[(1*S*,5*R*,6*S*)-6-(*p*-Fluorophenyl)-3-azabicyclo[3.2.0]hept-3-yl]ethyl]-2,4 (1*H*,3*H*)-quinazolinedione

3-[2-[(1*S*,5*R*,6*S*)-6-(4-氟苯基)-3-氮杂双环[3.2.0]庚-3-基]乙基]-2,4(1*H*,3*H*)-喹唑啉二酮

CAS 登录号 208661-17-0

INN list 78

药效分类 抗精神病药

贝林司他

Belinostat（*INN*）

化学结构式

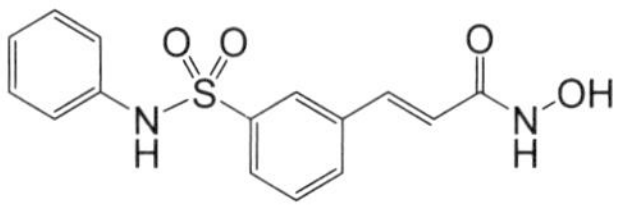

分子式和分子量 $C_{15}H_{14}N_2O_4S$ 318.35

化学名 (2*E*)-*N*-Hydroxy-3-[3-(phenylsulfamoyl)phenyl]prop-2-enamide

(2*E*)-*N*-羟基-3-[3-(苯氨磺酰基)苯基]丙-2-烯酰胺

CAS 登录号 866323-14-0

INN list 97

药效分类 抗肿瘤药，组蛋白脱乙酰酶抑制药

贝磷地尔

Belfosdil（*INN*）

化学结构式

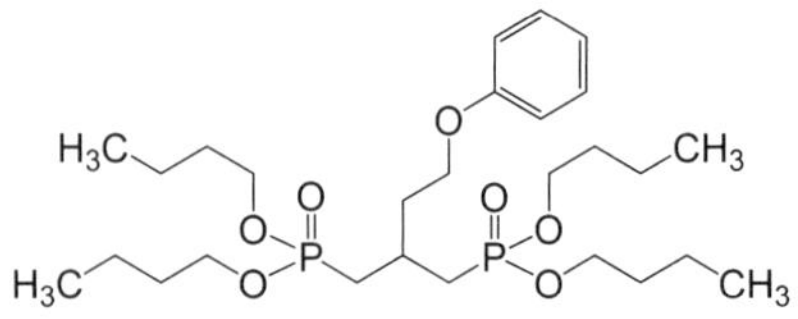

分子式和分子量 $C_{27}H_{50}O_7P_2$ 548.63

化学名 [4-Dibutoxyphosphoryl-3-(dibutoxyphosphorylmethyl)butoxy]benzene

[4-二丁氧基膦酰基-3-(二丁氧基膦酰甲基)丁氧基]苯

CAS 登录号 103486-79-9

INN list 61

药效分类 抗高血压药，钙通道阻滞药

贝硫肽

Betiatide（*INN*）

分子式和分子量 $C_{15}H_{17}N_3O_6S$ 367.38

化学结构式

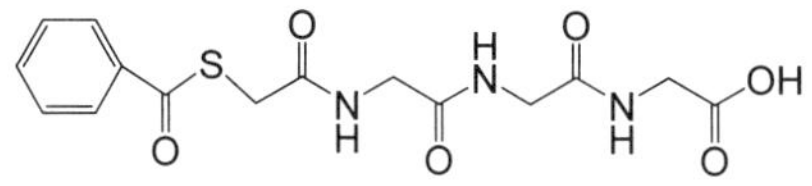

化学名 2-(2-{2-[2-(Benzoylsulfanyl)acetamido]acetamido}acetamido)acetic acid

2-(2-{2-[2-(苯甲酰硫基)乙酰氨基]乙酰氨基}乙酰氨基)乙酸

CAS 登录号 103725-47-9

INN list 58

药效分类 药用辅料

贝芦比星

Berubicin（*INN*）

化学结构式

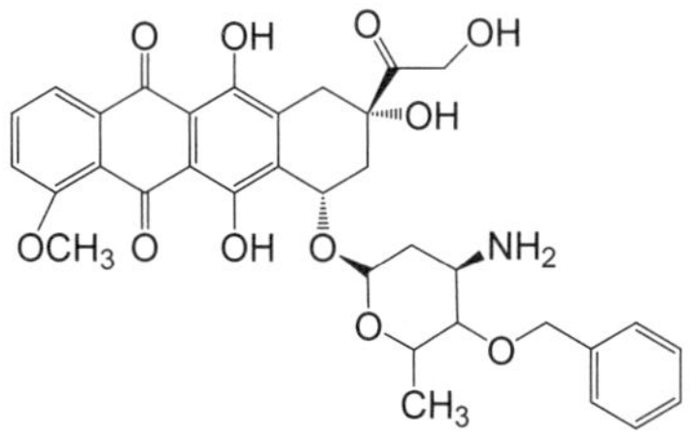

分子式和分子量 $C_{34}H_{35}NO_{11}$ 633.65

化学名 (8*S*,10*S*)-10-[(3-Amino-4-*O*-benzyl-2,3,6-trideoxy-*α*-L-*lyxo*-hexopyranosyl)oxy]-6,8,11-trihydroxy-8-(hydroxyacetyl)-1-methoxy-7,8,9,10-tetrahydrotetracene-5,12-dione

(8*S*,10*S*)-10-[(3-氨基-4-*O*-苄基-2,3,6-三脱氧-*α*-L-来苏-吡喃己糖基)氧基]-6,8,11-三羟基-8-(-2-羟乙酰基)-1-甲氧基-7,8,9,10-四氢四并苯-5,12-二酮

CAS 登录号 677017-23-1; 293736-67-1[盐酸盐]

INN list 98

药效分类 抗生素类抗肿瘤药

贝芦匹洋

Berupipam（*INN*）

化学结构式

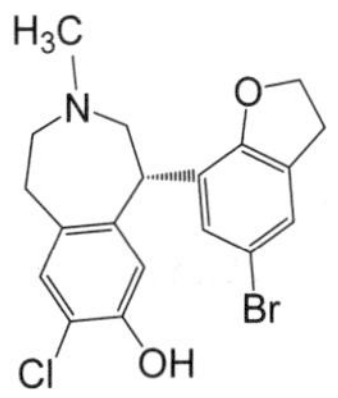

分子式和分子量 $C_{19}H_{19}BrClNO_2$ 408.72

化学名 (±)-(5*S*)-5-(5-Bromo-2,3-dihydro-7-benzofuranyl)-8-chloro-2,3,4, 5-tetrahydro-3-methyl-1*H*-3-benzazepin-7-ol

(±)-(5*S*)-5-(5-溴-2,3-二氢-7-苯并呋喃基)-8-氯-2,3,4,5-四氢-3-甲基-1*H*-3-苯并氮杂䓬-7-醇

CAS 登录号 150490-85-0

INN list 71

药效分类 抗精神病药

贝罗曲司他

Berotralstat（*INN*）

化学结构式

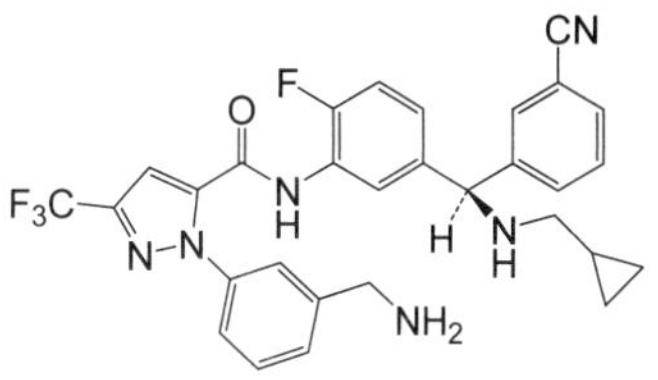

分子式和分子量 $C_{30}H_{26}F_4N_6O$ 562.57

化学名 1-[3-(Aminomethyl)phenyl]-*N*-(5-{(*R*)-(3-cyanophenyl)[(cyclopropyl methyl)amino]methyl}-2-fluorophenyl)-3-(trifluoromethyl)-1*H*-pyrazole-5-carboxamide

1-[3-(氨基甲基)苯基]-*N*-(5-{(*R*)-(3-氰基苯基)[(环丙基甲基)氨基]甲基} -2-氟苯基)-3-(三氟甲基)-1*H*-吡唑- 5-甲酰胺

CAS 登录号 1809010-50-1

INN list 120

药效分类 激肽释放酶抑制药

贝洛拉尼

Beloranib（*INN*）

化学结构式

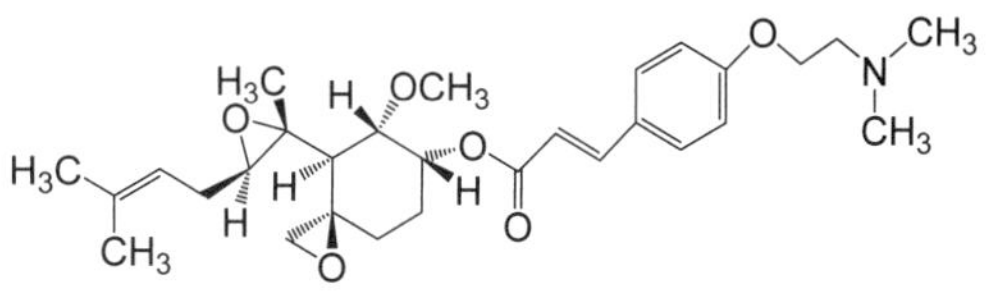

分子式和分子量 $C_{29}H_{41}NO_6$ 499.64

化学名 (3*R*,4*S*,5*S*,6*R*)-5-Methoxy-4-[(2*R*,3*R*)-2-methyl-3-(3-methylbut-2-en-1-yl)oxiran-2-yl]-1-oxaspiro[2.5]octan-6-yl (2*E*)-3-[4-[2-(dimethylamino)ethoxy]phenyl]prop-2-enoate

(3*R*,4*S*,5*S*,6*R*)-5-甲氧基-4-[(2*R*,3*R*)-2-甲基-3-(3-甲基丁-2-烯-1-基)环氧乙-2-基]-1-氧杂螺[2.5]辛烷-6-基 (2*E*)-3-[4-[2-(二甲氨基)乙氧基]苯基]丙-2-烯酸酯

CAS 登录号 251111-30-5

INN list 100

药效分类 抗肿瘤药

贝洛塞平

Beloxepin（*INN*）

化学结构式

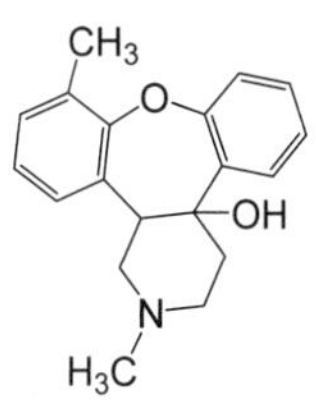

分子式和分子量　$C_{19}H_{21}NO_2$　295.38

化学名　(±)-*cis*-1,3,4,13*b*-Tetrahydro-2,10-dimethyldibenz [2,3:6,7] oxepino [4,5-*c*]pyridine-4*a* (2*H*)-ol

(±)-顺-1,3,4,13*b*-四氢-2,10-二甲基二苯并[2,3:6,7]氧杂环庚熳并[4,5-*c*]吡啶-4*a*(2*H*)-醇

CAS 登录号　135928-30-2

INN list　75

药效分类　抗抑郁药

贝洛替康

Belotecan（*INN*）

化学结构式

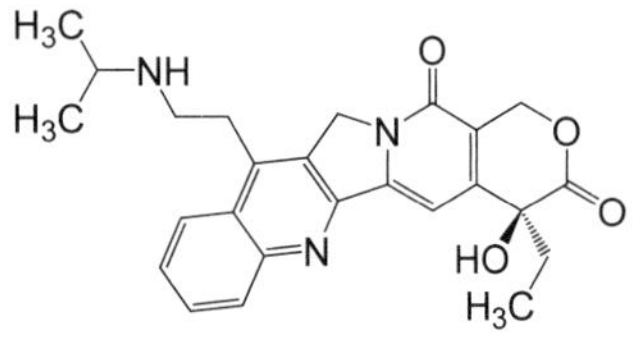

分子式和分子量　$C_{25}H_{27}N_3O_4$　433.51

化学名　(4*S*)-4-Ethyl-4-hydroxy-11-[2-[(1-methylethyl)amino] ethyl]-1,12-dihydro-14*H*-pyrano[3',4':6,7]indolizino[1,2-*b*]quinoline-3,14(4*H*)-dione

(4*S*)-4-乙基-4-羟基-11-[2-[(1-甲基乙基)氨基]乙基]-1,12-二氢-14*H*-吡喃并[3',4':6,7]吲嗪并[1,2-*b*]喹啉-3,14(4*H*)-二酮

CAS 登录号　256411-32-2; 213819-48-8[盐酸盐]

INN list　91

药效分类　抗肿瘤药

贝洛酰胺

Beloxamide（*INN*）

化学结构式

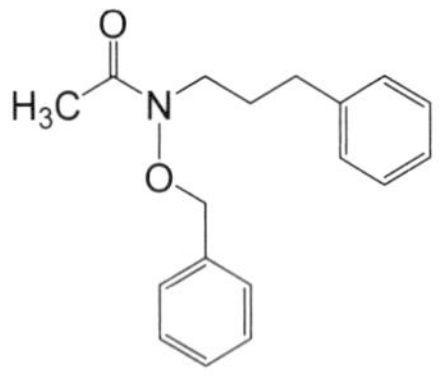

分子式和分子量　$C_{18}H_{21}NO_2$　283.36

化学名　*N*-(Benzyloxy)-*N*-(3-phenylpropyl)acetamide

N-(苄氧基)-*N*-(3-苯基丙基)乙酰胺

CAS 登录号　15256-58-3

INN list　23

药效分类　降血脂药

贝氯硫胺

Beclotiamine（*INN*）

分子式和分子量　$C_{12}H_{16}Cl_2N_4S$　319.25

化学结构式

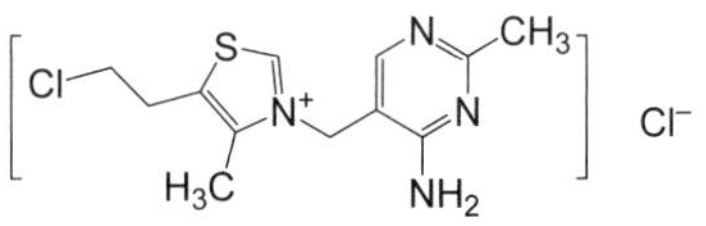

化学名　3-[(4-Amino-2-methyl-5-pyrimidinyl)methyl]-5-(2-chloroethyl)-4- methylthiazolium chloride

氯化 3-[(4-氨基-2-甲基-5-嘧啶基)甲基]-5-(2-氯乙基)-4-甲基噻唑鎓

CAS 登录号　13471-78-8

INN list　17

药效分类　维生素 B_1 类药

贝氯特来

Bexlosteride（*INN*）

化学结构式

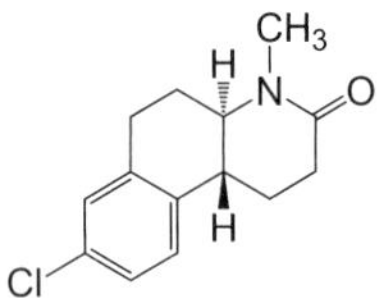

分子式和分子量　$C_{14}H_{16}ClNO$　249.74

化学名　(4*aR*,10*bR*)-8-Chloro-1,4,4*a*,5,6,10*b*-hexahydro-4-methyl-benzo[*f*] quinolin-3(2*H*)-one

(4*aR*,10*bR*)-8-氯-1,4,4*a*,5,6,10*b*-六氢-4-甲基苯并[*f*]喹啉-3(2*H*)-酮

CAS 登录号　148905-78-6

INN list　81

药效分类　睾酮还原酶抑制药，抗肿瘤药

贝马力农

Bemarinone（*INN*）

化学结构式

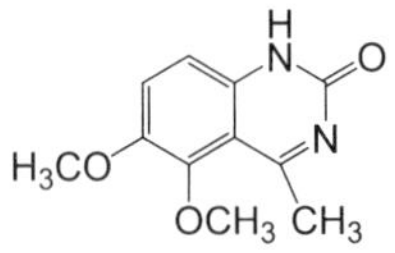

分子式和分子量　$C_{11}H_{12}N_2O_3$　220.23

化学名　5,6-Dimethoxy-4-methyl-2(1*H*)quinazolinone

5,6-二甲氧基-4-甲基-2(1*H*)喹唑啉酮

CAS 登录号　92210-43-0; 101626-69-1[盐酸盐]

INN list　57

药效分类　强心药

贝马莫德

Bentamapimod（*INN*）

分子式和分子量　$C_{25}H_{23}N_5O_2S$　457.55

化学结构式

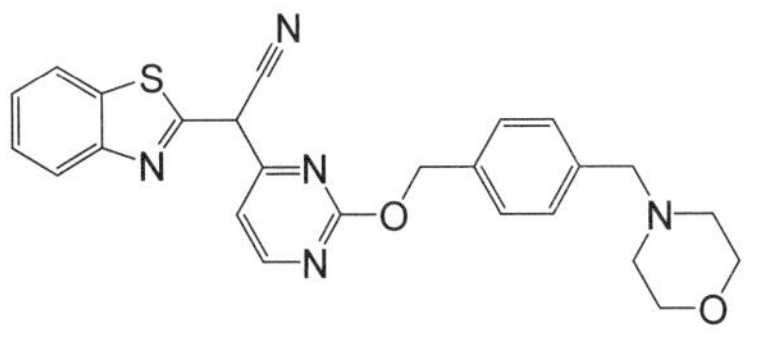

化学名 2-(1,3-Benzothiazol-2-yl)-2-[2-([4-[(morpholin-4-yl)methyl] phenyl]methoxy)pyrimidin-4-yl]acetonitrile

2-(1,3-苯并噻唑-2-基)-2-[2-([4-[(吗啉-4-基)甲基]苯基]甲氧基)嘧啶-4-基]乙腈

CAS 登录号 848344-36-5

INN list 98

药效分类 免疫调节药

贝美格

Bemegride（*INN*）

化学结构式

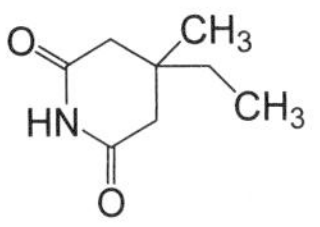

分子式和分子量 $C_8H_{13}NO_2$ 155.19

化学名 3-Ethyl-3-methylglutarimide

3-乙基-3-甲基戊二酰亚胺

CAS 登录号 64-65-3

INN list 6

药效分类 中枢兴奋药

贝美前列素

Bimatoprost（*INN*）

化学结构式

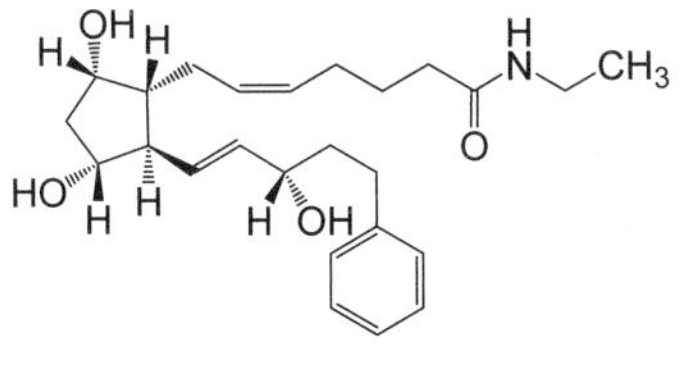

分子式和分子量 $C_{25}H_{37}NO_4$ 415.57

化学名 (*Z*)-7-[(1*R*,2*R*,3*R*,5*S*)-3,5-Dihydroxy-2-[(1*E*,3*S*)-3-hydroxy-5-phenyl-1-pentenyl] cyclopentyl]-*N*-ethyl-5-heptenamide

(*Z*)-7-[(1*R*,2*R*,3*R*,5*S*)-3,5-二羟基-2-[(1*E*,3*S*)-3-羟基-5-苯基-1-戊烯基]环戊基]-*N*-乙基-5-庚烯酰胺

CAS 登录号 155206-00-1

INN list 85

药效分类 前列腺素类药，抗青光眼药

贝美噻嗪

Bemetizide（*INN*）

分子式和分子量 $C_{15}H_{16}ClN_3O_4S_2$ 401.89

化学结构式

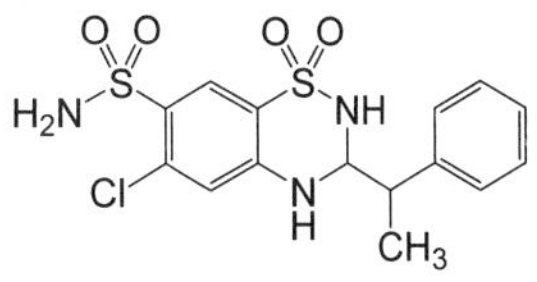

化学名 6-Chloro-3,4-dihydro-3-(*α*-methylbenzyl)-2*H*-1,2,4-benzothiadiazine-7- sulfonamide 1,1-dioxide

6-氯-3,4-二氢-3-(*α*-甲基苄基)-2*H*-1,2,4-苯并噻二嗪-7-磺酰胺 1,1-二氧化物

CAS 登录号 1824-52-8

INN list 27

药效分类 利尿药

贝美司琼

Bemesetron（*INN*）

化学结构式

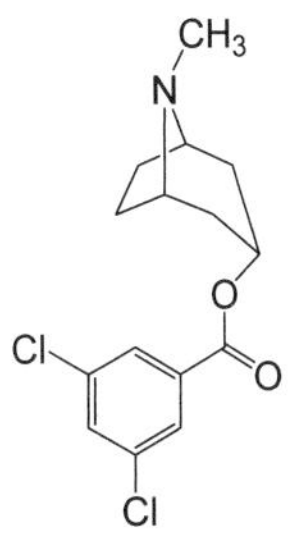

分子式和分子量 $C_{15}H_{17}Cl_2NO_2$ 314.21

化学名 1*αH*,5*αH*-Tropan-3*α*-yl 3,5-dichlorobenzoate

1*αH*,5*αH*-托烷-3*α*-基 3,5-二氯苯甲酸酯

CAS 登录号 40796-97-2

INN list 64

药效分类 5-羟色胺受体拮抗药，镇吐药

贝美替尼

Binimetinib（*INN*）

化学结构式

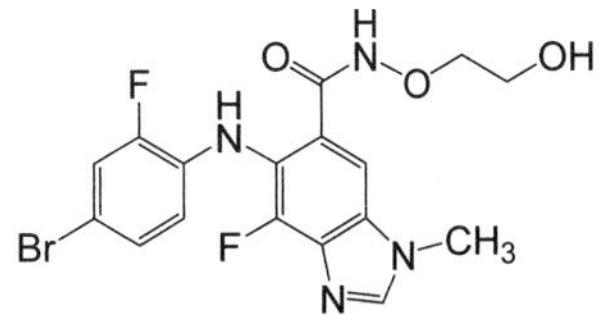

分子式和分子量 $C_{17}H_{15}BrF_2N_4O_3$ 441.23

化学名 5-[(4-Bromo-2-fluorophenyl)amino]-4-fluoro-*N*-(2-hydroxyethoxy)-1-methyl-1*H*-benzimidazole-6-carboxamide

5-[(4-溴-2-氟苯基)氨基]-4-氟-*N*-(2-羟基乙氧基)-1-甲基-1*H*-苯并咪唑-6-甲酰胺

CAS 登录号 606143-89-9

INN list 109

药效分类 酪氨酸激酶抑制药，抗肿瘤药

贝米那非

Beminafil（*INN*）

化学结构式

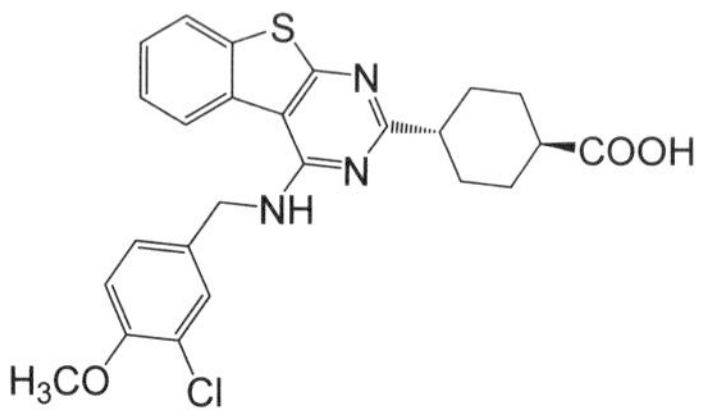

分子式和分子量　$C_{25}H_{24}ClN_3O_3S$　481.99

化学名　*trans*-4-[4-[(3-Chloro-4-methoxybenzyl)amino][1]benzothieno[2,3-*d*] pyrimidin-2-yl]cyclohexanecarboxylic acid

反-4-[4-[(3-氯-4-甲氧基苄基)氨基][1]苯并噻吩并[2,3-*d*]嘧啶-2-基]环己羧酸

CAS 登录号　566906-50-1

INN list　90

药效分类　血管扩张药，抗性功能不全药

贝米曲啶

Bemitradine（*INN*）

化学结构式

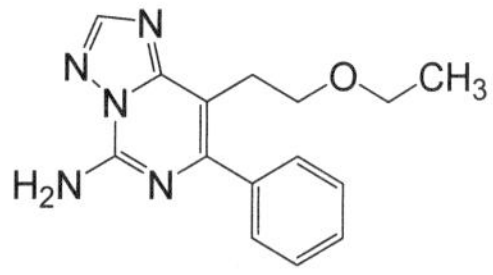

分子式和分子量　$C_{15}H_{17}N_5O$　283.33

化学名　5-Amino-8-(2-ethoxyethyl)-7-phenyl-*s*-triazolo[1,5-*c*]pyrimidine

5-氨基-8-(2-乙氧基乙基)-7-苯基-均三氮唑并[1,5-*c*]嘧啶

CAS 登录号　88133-11-3

INN list　55

药效分类　利尿药，抗高血压药

贝莫拉旦

Bemoradan（*INN*）

化学结构式

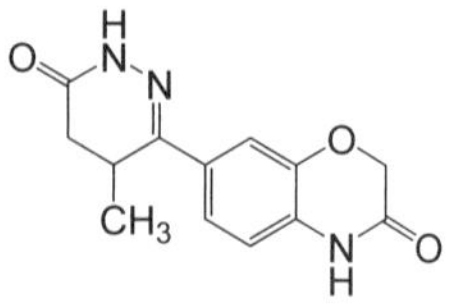

分子式和分子量　$C_{13}H_{13}N_3O_3$　259.26

化学名　7-(1,4,5,6-Tetrahydro-4-methyl-6-oxo-3-pyridazinyl)-2*H*-1,4-benzoxazin -3(4*H*)-one

7-(1,4,5,6-四氢-4-甲基-6-氧代-3-哒嗪基)-2*H*-1,4-苯并噁嗪-3(4*H*)-酮

CAS 登录号　112018-01-6

INN list　61

药效分类　强心药

贝那卡生

Belnacasan（*INN*）

化学结构式

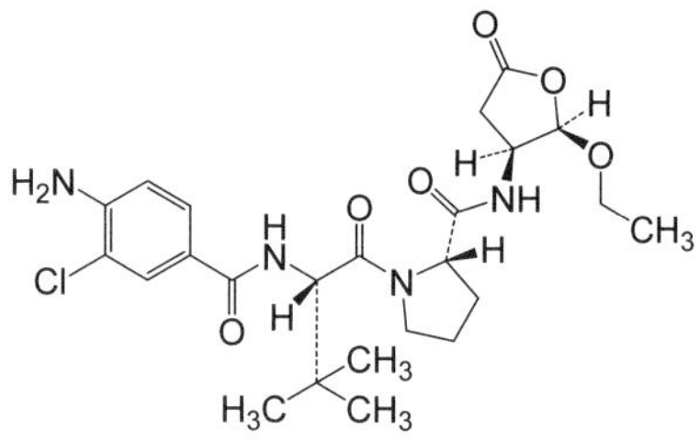

分子式和分子量　$C_{24}H_{33}ClN_4O_6$　509.00

化学名　1-[(2*S*)-2-(4-Amino-3-chlorobenzamido)-3,3-dimethylbutanoyl]-*N*-[(2*R*,3*S*)-2-ethoxy-5-oxooxolan-3-yl]-L-prolinamide

1-[(2*S*)-2-(4-氨基-3-氯苯甲酰氨基)-3,3-二甲丁酰基]-*N*-[(2*R*,3*S*)-2-乙氧基-5-氧代氧杂环戊烷-3-基]-L-脯氨酰胺

CAS 登录号　273404-37-8

INN list　108

药效分类　胱天蛋白酶抑制药

贝那利秦

Benapryzine

化学结构式

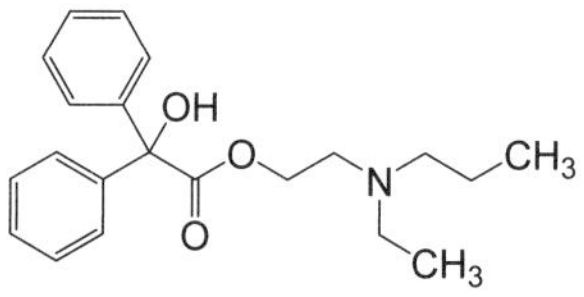

分子式和分子量　$C_{21}H_{27}NO_3$　341.45

化学名　2-[Ethyl(propyl)amino]ethyl 2-hydroxy-2,2-diphenylacetate

2-[乙基(丙基)氨基]乙基 2-羟基-2,2-二苯基乙酸酯

CAS 登录号　22487-42-9; 3202-55-9[盐酸盐]

药效分类　抗胆碱药，抗震颤麻痹药

贝那普利

Benazepril（*INN*）

化学结构式

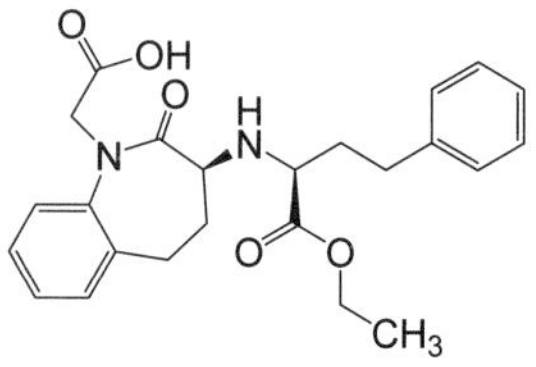

分子式和分子量　$C_{24}H_{28}N_2O_5$　424.50

化学名　2-[(3*S*)-3-{[(2*S*)-1-Ethoxy-1-oxo-4-phenylbutan-2-yl]amino}-2-oxo-2,3,4,5-tetrahydro-1*H*-1-benzazepin-1-yl]acetic acid

2-[(3*S*)-3-{[(2*S*)-1-乙氧基-1-氧代-4-苯丁-2-基]氨基}-2-氧

代-2,3,4,5-四氢-1*H*-1-苯并氮杂䓬-1-基]乙酸
CAS 登录号 86541-75-5; 86541-74-4[盐酸盐]
INN list 58
药效分类 血管紧张素转换酶抑制药
ATC 分类 C09AA07

贝那普利拉

Benazeprilat（*INN*）

化学结构式

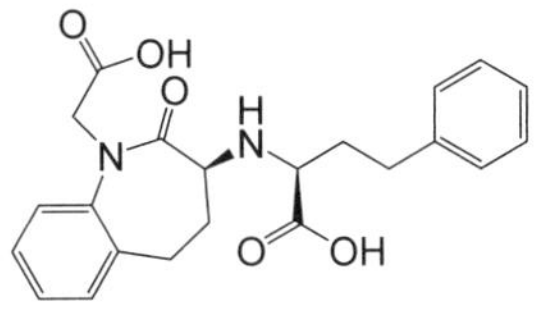

分子式和分子量 $C_{22}H_{24}N_2O_5$ 396.44
化学名 (3*S*)-3-[[(1*S*)-1-Carboxy-3-phenylpropyl]amino]-2,3,4,5-tetrahydro-2- oxo-1*H*-1-benzazepine-1-acetic acid
(3*S*)-3-[[(1*S*)-1-羧基-3-苯丙基]氨基]-2,3,4,5-四氢-2-氧代-1*H*-1-苯并氮杂䓬-1-乙酸
CAS 登录号 86541-78-8
INN list 58
药效分类 抗高血压药，血管紧张素转换酶抑制药

贝那替秦

Benactyzine（*INN*）

化学结构式

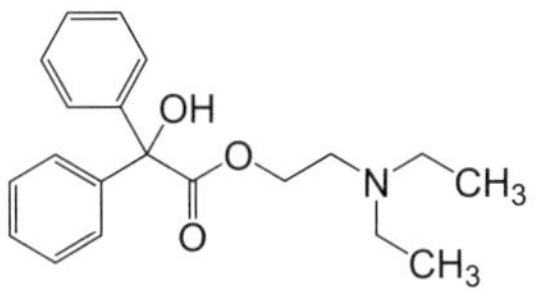

分子式和分子量 $C_{20}H_{25}NO_3$ 327.42
化学名 2-Diethylaminoethyl benzilate
2-二乙氨乙基二苯基羟乙酸酯
CAS 登录号 302-40-9;57-37-4[盐酸盐]
INN list 6
药效分类 抗胆碱药

贝那昔滨

Benaxibine（*INN*）

化学结构式

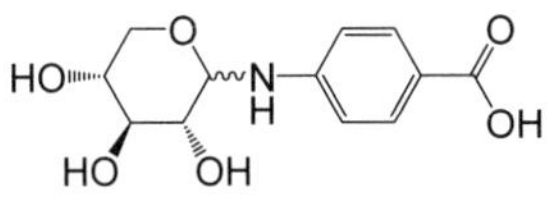

分子式和分子量 $C_{12}H_{15}NO_6$ 269.25
化学名 *p*-(D-Xylosylamino)benzoic acid
4-(D-木糖氨基)苯甲酸
CAS 登录号 27661-27-4
INN list 50
药效分类 抗肿瘤药

贝奈克酯

Benexate（*INN*）

化学结构式

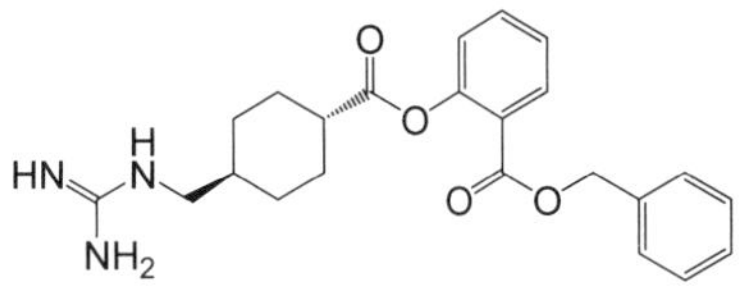

分子式和分子量 $C_{23}H_{27}N_3O_4$ 409.48
化学名 Benzyl salicylate,*trans*-4-(guanidinomethyl)cyclohexanecarboxylate
苄基水杨酸酯,反-4-(胍甲基)环己烷羧酸酯
CAS 登录号 78718-52-2
INN list 57
药效分类 抗溃疡药

贝尼地平

Benidipine（*INN*）

化学结构式

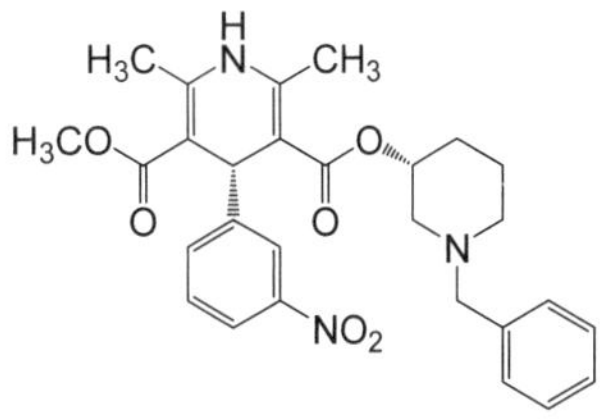

分子式和分子量 $C_{28}H_{31}N_3O_6$ 505.56
化学名 (±)-(*R**)-3-[(*R**)-1-Benzyl-3-piperidyl] methyl 1,4-dihydro-2,6-dimethyl -4-(*m*-nitrophenyl)-3,5-pyridinedicarboxylate
(±)-(*R**)-3-[(*R**)-1-苄基-3-哌啶基]甲基 1,4-二氢-2,6-二甲基-4-(3-硝基苯基)-3,5-吡啶二羧酸二酯
CAS 登录号 105979-17-7
INN list 58
药效分类 钙通道阻滞药
ATC 分类 C08CA15

贝尼磷布韦

Bemnifosbuvir（*INN*）

化学结构式

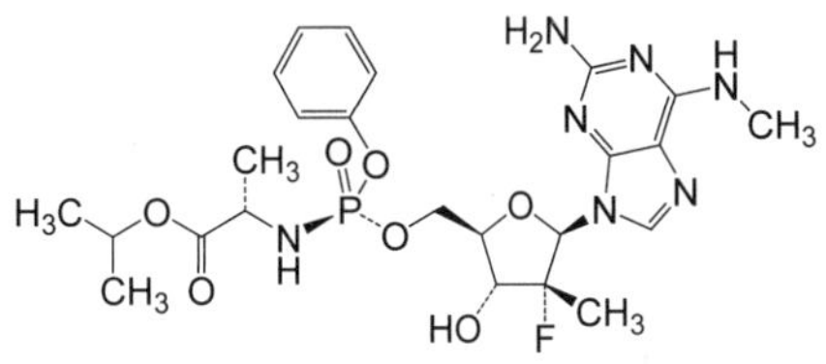

分子式和分子量 $C_{24}H_{33}FN_7O_7P$ 581.54
化学名 Propan-2-yl *N*-[($P^{5'}S$,2'*R*)-2-amino-2'-deoxy-2'-fluoro-N^6,

2'-dimethyl-O^P-phenyl-5'-adenylyl]-L-alaninate

丙-2-基 *N*-[($P^{5'}S$,2'*R*)-2-氨基-2'-脱氧-2'-氟-N^6,2'-二甲基-O^P-苯基-5'-腺苷酸基]-L-丙氨酸酯

CAS 登录号 1998705-64-8

INN list 125

药效分类 抗病毒药

贝奴司他

Benurestat（*INN*）

化学结构式

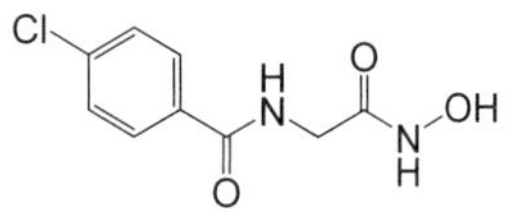

分子式和分子量 $C_9H_9ClN_2O_3$ 228.63

化学名 2-(*p*-Chlorobenzamido) acetohydroxamic acid

2-(4-氯苯甲酰氨基)乙酰氧肟酸

CAS 登录号 38274-54-3

INN list 31

药效分类 尿酶抑制药

贝诺利嗪

Benolizime（*INN*）

化学结构式

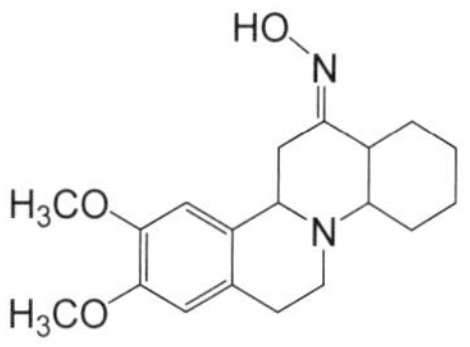

分子式和分子量 $C_{19}H_{26}N_2O_3$ 330.42

化学名 1,2,3,4,4*a*,6,7,11*b*,12,13*a*-Decahydro-9,10-dimethoxy-13*H*-dibenzo[*a,f*] quinolizin-13-one oxime

1,2,3,4,4*a*,6,7,11*b*,12,13*a*-十氢-9,10-二甲氧基-13*H*-二苯并[*a,f*]喹嗪-13-酮肟

CAS 登录号 61864-30-0

INN list 45

药效分类 安定药

贝诺特龙

Benorterone（*INN*）

化学结构式

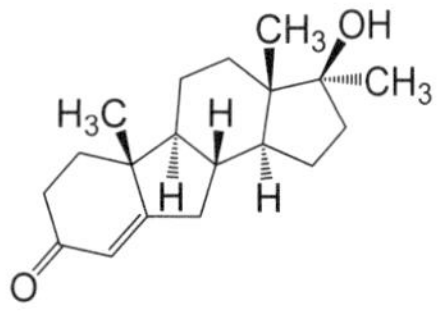

分子式和分子量 $C_{19}H_{28}O_2$ 288.42

化学名 17*β*-Hydroxy-17-methyl-B-norandrost-4-en-3-one

17*β*-羟基-17-甲基-B-失碳雄甾-4-烯-3-酮

CAS 登录号 3570-10-3

INN list 15

药效分类 抗雄激素药

贝诺酯

Benorilate（*INN*）

化学结构式

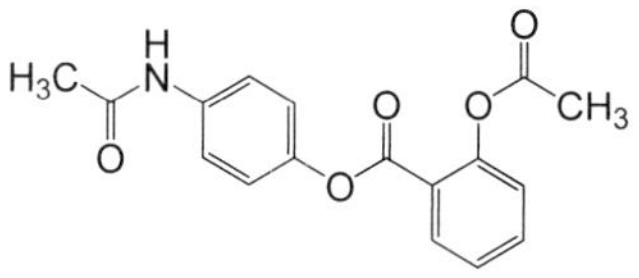

分子式和分子量 $C_{17}H_{15}NO_5$ 313.30

化学名 4-Acetamidophenyl acetylsalicylate

4-乙酰氨基苯基 乙酰水杨酸酯

CAS 登录号 5003-48-5

INN list 21

药效分类 抗炎镇痛药

贝帕泛

Bepafant（*INN*）

化学结构式

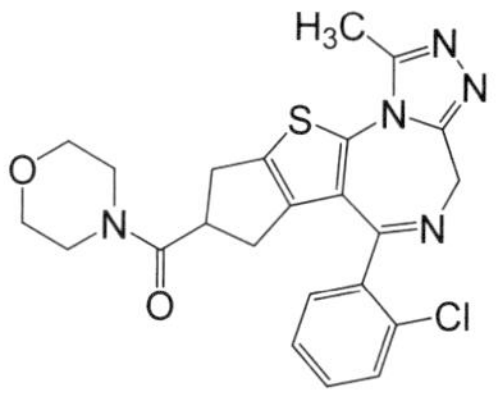

分子式和分子量 $C_{23}H_{22}ClN_5O_2S$ 467.97

化学名 4-[[6-(*o*-Chlorophenyl)-8,9-dihydro-1-methyl-4*H*,7*H*-cyclopenta [4,5] thieno [3,2-*f*]-*s*-triazolo[4,3-*a*][1,4]diazepin-8-yl] carbonyl]morpholine

4-[[6-(2-氯苯基)-8,9-二氢-1-甲基-4*H*,7*H*-环戊熳并[4,5]噻吩并[3,2-*f*]-均三氮唑并[4,3-*a*][1,4]二氮杂䓬-8-基]甲酰基]吗啉

CAS 登录号 114776-28-2

INN list 60

药效分类 血小板激活因子拮抗药

贝哌碘铵

Beperidium Iodide（*INN*）

化学结构式

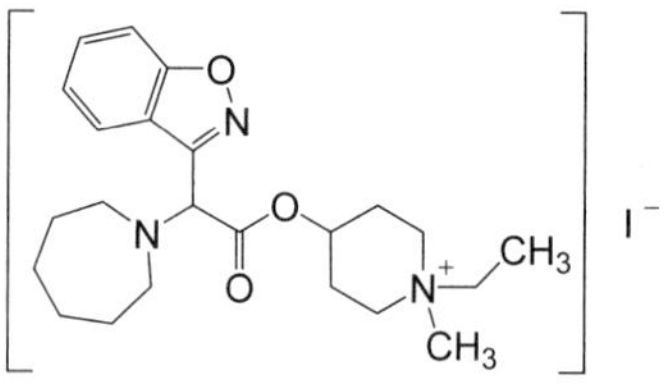

分子式和分子量 $C_{23}H_{34}IN_3O_3$ 527.44

化学名 (±)-4-[2-(1,2-Benzisoxazol-3-yl)-2-(hexahydro-1*H*-azepin-

1-yl)acetoxy]-1-ethyl-1-methyl-piperidinium iodide

碘化 (±)-4-[2-(1,2-苯并异噁唑-3-基)-2-(六氢-1*H*-氮杂草-1-基)乙酰氧基] -1-乙基-1-甲基-哌啶鎓

CAS 登录号 86434-57-3

INN list 57

药效分类 抗胆碱药

贝派度酸

Bempedoic Acid（*INN*）

化学结构式

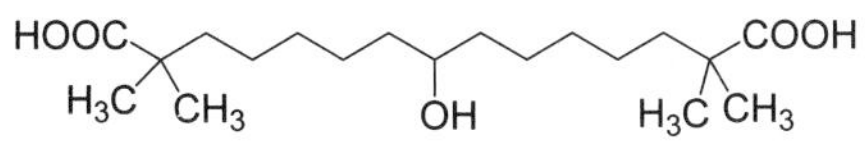

分子式和分子量 $C_{19}H_{36}O_5$ 344.49

化学名 8-Hydroxy-2,2,14,14-tetramethylpentadecanedioic acid

8-羟基-2,2,14,14-四甲基十五烷二酸

CAS 登录号 738606-46-7

INN list 110

药效分类 抗高血脂药

贝匹斯汀

Bepiastine（*INN*）

化学结构式

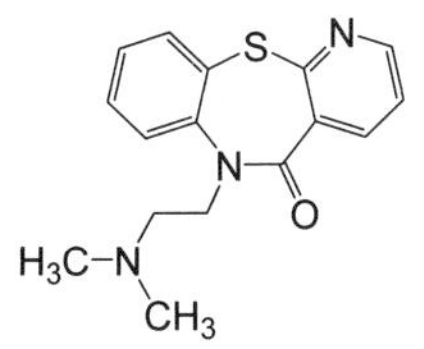

分子式和分子量 $C_{16}H_{17}N_3OS$ 299.39

化学名 6-[2-(Dimethylamino)ethyl]pyrido[2,3-*b*][1,5]benzothiazepin-5(6*H*)-one

6-[2-(二甲氨基)乙基]吡啶并[2,3-*b*][1,5]苯并硫氮杂草-5(6*H*)-酮

CAS 登录号 10189-94-3

INN list 19

药效分类 抗组胺药

贝普斯汀

Bepotastine（*INN*）

化学结构式

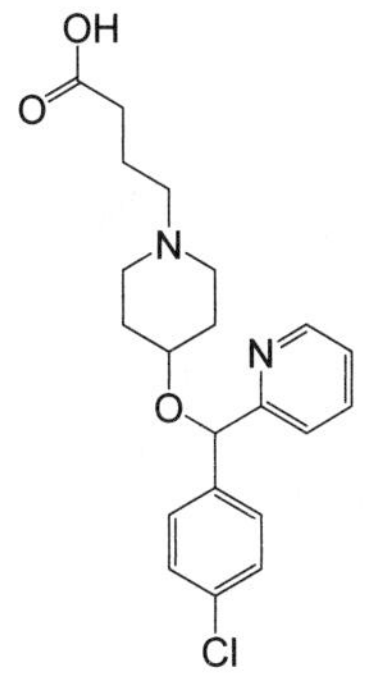

分子式和分子量 $C_{21}H_{25}ClN_2O_3$ 388.89

化学名 (±)-4-[[(*S*)-*p*-Chloro-*α*-2-pyridylbenzyl]oxy]-1-piperidine butyric acid

(±)-4-[[(*S*)-4-氯-*α*-2-吡啶基苄基]氧基]-1-哌啶丁酸

CAS 登录号 125602-71-3

INN list 78

药效分类 抗过敏药

贝齐米特

Bezitramide（*INN*）

化学结构式

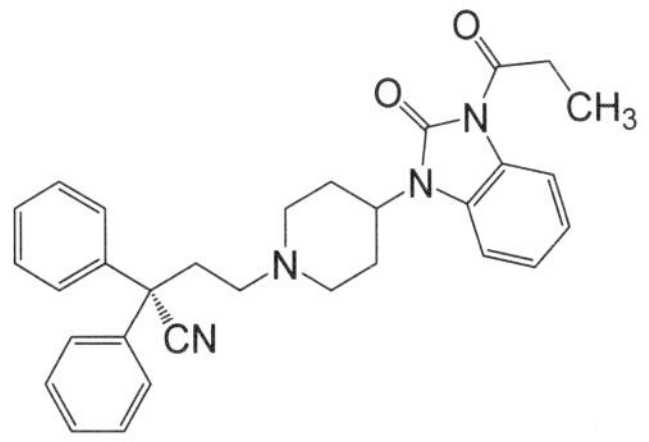

分子式和分子量 $C_{31}H_{32}N_4O_2$ 492.61

化学名 1-(3-Cyano-3,3-diphenylpropyl)-4-(2-oxo-3-propionyl-1-benzimidazolinyl) piperidine

1-(3-氰基-3,3-二苯基丙基)-4-(2-氧代-3-丙酰基-1-苯并咪唑基)哌啶

CAS 登录号 15301-48-1

INN list 15

药效分类 镇痛药，镇吐药

贝前列素

Beraprost（*INN*）

化学结构式

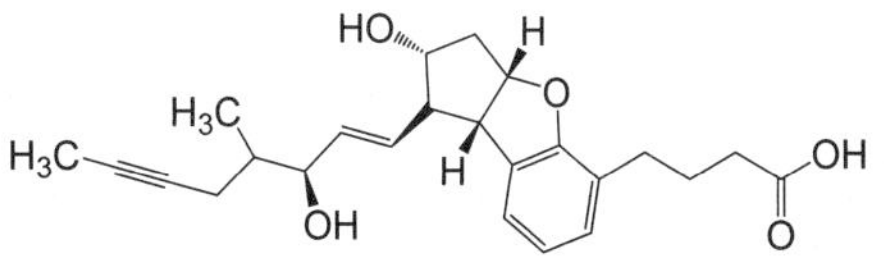

分子式和分子量 $C_{24}H_{30}O_5$ 398.49

化学名 (±)-(1*R*,2*R*,3*aS*,8*bS*)-2,3,3*a*,8*b*-Tetrahydro-2-hydroxy-1-[(*E*)-(3*S*,4*RS*)-3-hydroxy-4-methyl-1-octen-6-ynyl]-1*H*-cyclopenta[*b*] benzofuran-5-butyric acid

(±)-(1*R*,2*R*,3*aS*,8*bS*)-2,3,3*a*,8*b*-四氢-2-羟基-1-[(*E*)-(3*S*,4*RS*)-3-羟基-4-甲基-1-辛烯-6-炔基]-1*H*-环戊熳并[*b*]苯并呋喃-5-丁酸

CAS 登录号 88430-50-6

INN list 59

药效分类 前列腺素类药，抗血小板聚集药

贝曲嗪诺

Bemotrizinol（*INN*）

分子式和分子量 $C_{38}H_{49}N_3O_5$ 627.81

化学结构式

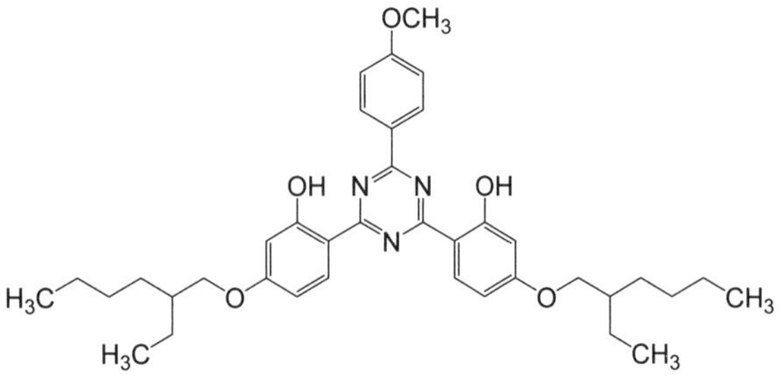

化学名 2,2'-[6-(4-Methoxyphenyl)-1,3,5-triazine-2,4-diyl]bis[5-[(2-ethylhexyl) oxy]phenol]

2,2'-[6-(4-甲氧基苯基)-1,3,5-三嗪-2,4-二基]双[5-[(2-乙基己基)氧基]苯酚]

CAS 登录号 187393-00-6

INN list 92

药效分类 防晒药

贝曲沙班

Betrixaban（*INN*）

化学结构式

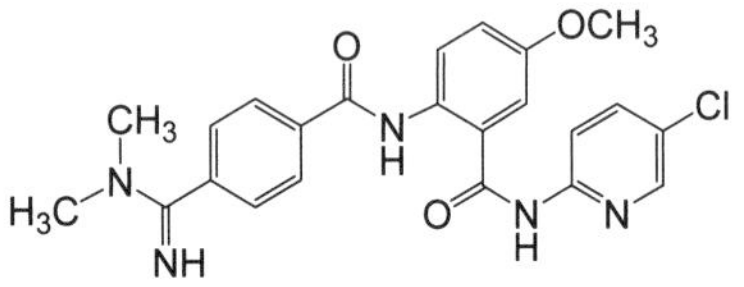

分子式和分子量 $C_{23}H_{22}ClN_5O_3$ 451.90

化学名 *N*-(5-Chloropyridin-2-yl)-2-[[4-(*N*,*N*-dimethyl carbamimidoyl) benzoyl] amino]-5-methoxybenzamide

N-(5-氯吡啶-2-基)-2-[[4-(*N*,*N*-二甲基脒基)苯甲酰]氨基]-5-甲氧基苯甲酰胺

CAS 登录号 330942-05-7

INN list 98

药效分类 凝血因子Xa 抑制药

贝瑞福林

Berefrine（*INN*）

化学结构式

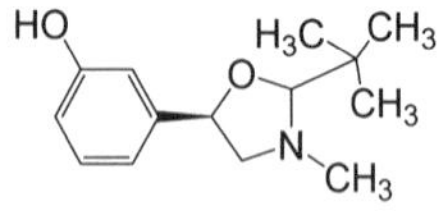

分子式和分子量 $C_{14}H_{21}NO_2$ 235.32

化学名 3-[(5*R*)-2-*tert*-Butyl-3-methyl-1,3-oxazolidin-5-yl]phenol

3-[(5*R*)-2-叔丁基-3-甲基-1,3-噁唑烷-5-基]苯酚

CAS 登录号 105567-83-7

INN list 68

药效分类 扩瞳药

贝森替尼

Bemcentinib（*INN*）

分子式和分子量 $C_{30}H_{34}N_8$ 506.66

化学结构式

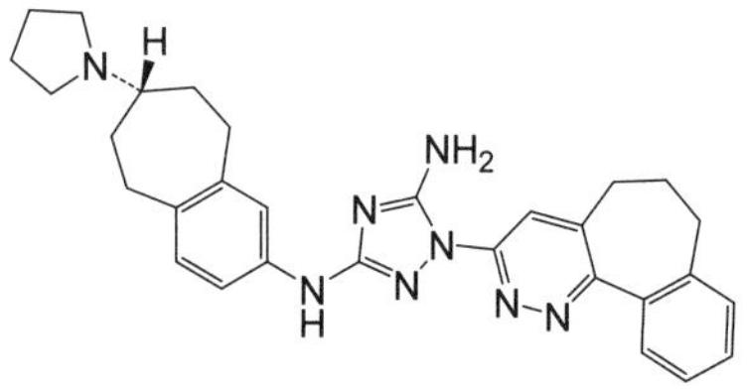

化学名 1-(6,7-Dihydro-5*H*-benzo[6,7]cyclohepta[1,2-*c*]pyridazin-3-yl) -N^3- [(7*S*)-7-(pyrrolidin-1-yl)-6,7,8,9-tetrahydro-5*H*-benzo[7] annulen-2-yl]-1*H*-1,2,4-triazole-3,5-diamine

1-(6,7-二氢-5*H*-苯并[6,7]环庚烷[1,2-*c*]哒嗪-3-基) -N^3-[(7*S*)-7-(吡咯-1-基)-6,7,8,9-四氢-5*H* 苯并[7]轮烯-2-基]-1*H*-1,2,4-三唑-3,5-二胺

CAS 登录号 1037624-75-1

INN list 117

药效分类 酪氨酸激酶抑制药，抗肿瘤药

贝沙格列净

Bexagliflozin（*INN*）

化学结构式

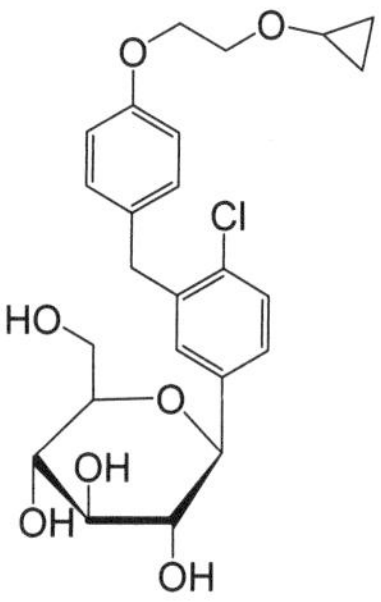

分子式和分子量 $C_{24}H_{29}ClO_7$ 464.94

化学名 (1*S*)-1,5-Anhydro-1-*C*-[4-chloro-3-({4-[2-(cyclopropyloxy) ethoxy]phenyl}methyl)phenyl]-D-glucitol

(1*S*)-1,5-脱水-1-*C*- [4-氯-3-({4-[2-(环丙氧基)乙氧基]苯基}甲基)苯基] -D-山梨醇

CAS 登录号 1118567-05-7

INN list 113

药效分类 抗糖尿病药

贝沙罗汀

Bexarotene（*INN*）

化学结构式

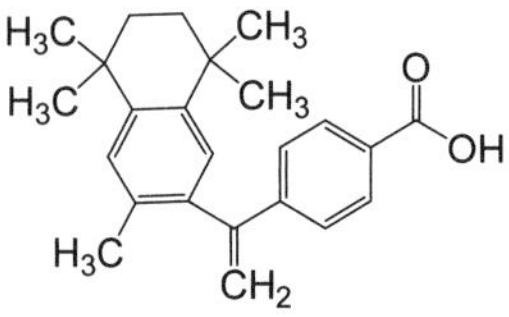

分子式和分子量 $C_{24}H_{28}O_2$ 348.48

化学名 *p*-[1-(5,6,7,8-Tetrahydro-3,5,5,8,8-pentamethyl-2-naphthyl) vinyl] benzoic acid

4-[1-(5,6,7,8-四氢-3,5,5,8,8-五甲基-2-萘基)乙烯基]苯甲酸

CAS 登录号 153559-49-0

INN list 80

药效分类 抗肿瘤药，抗糖尿病药

ATC 分类 L01XX25

贝舒地尔

Belumosudil（*INN*）

化学结构式

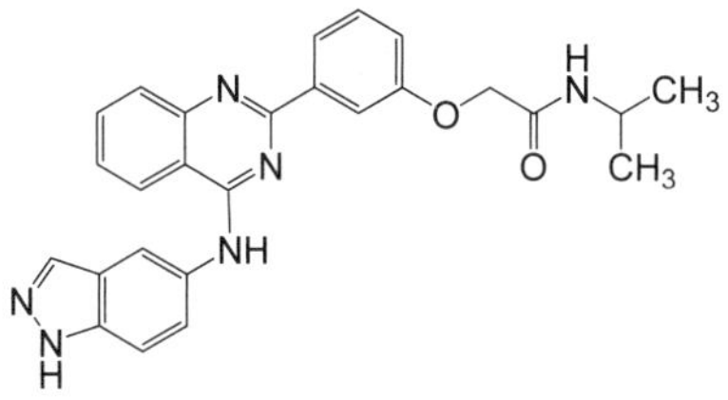

分子式和分子量 $C_{26}H_{24}N_6O_2$ 452.52

化学名 2-(3-{4-[(1*H*-indazol-5-yl)amino]quinazolin-2-yl}phenoxy)-*N*-(propan-2-yl)acetamide

2-(3-{4-[(1*H*-吲唑-5-基)氨基]喹唑啉-2-基}苯氧基)-*N*-(丙-2-基)乙酰胺

CAS 登录号 911417-87-3

INN list 123

药效分类 Rho 相关激酶(ROCK)抑制药

贝舒尼特

Besunide（*INN*）

化学结构式

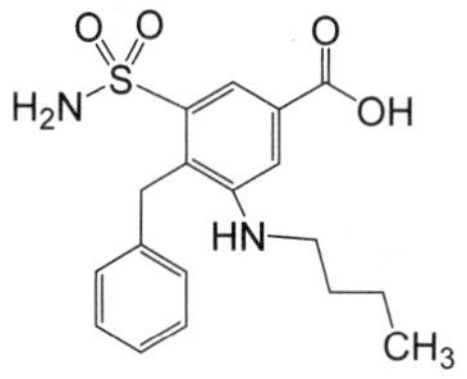

分子式和分子量 $C_{18}H_{22}N_2O_4S$ 362.44

化学名 3-(Butylamino)-*α*-phenyl-5-sulfamoyl-*p*-toluic acid

3-(丁氨基)-*α*-苯基-5-氨磺酰基-4-甲基苯甲酸

CAS 登录号 36148-38-6

INN list 30

药效分类 利尿药

贝舒帕胺

Besulpamide（*INN*）

化学结构式

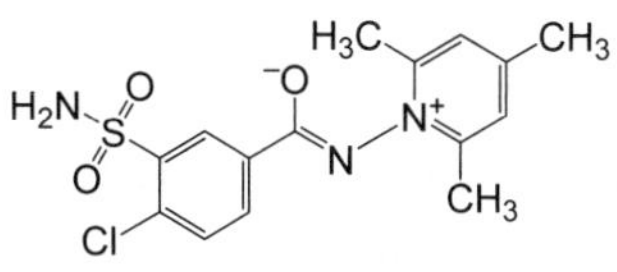

分子式和分子量 $C_{15}H_{16}ClN_3O_3S$ 353.82

化学名 (1*Z*)-4-Chloro-3-sulfamoyl-*N*-(2,4,6-trimethylpyridin-1-ium-1-yl)benzenecarboximidate

(1*Z*)-4-氯-3-氨磺酰基-*N*-(2,4,6-三甲基吡啶-1-鎓-1-基)苯氨亚基替甲酸盐

CAS 登录号 90992-25-9

INN list 52

药效分类 利尿药，抗高血压药

贝他西佐南

Betasizofiran（*INN*）

化学结构式

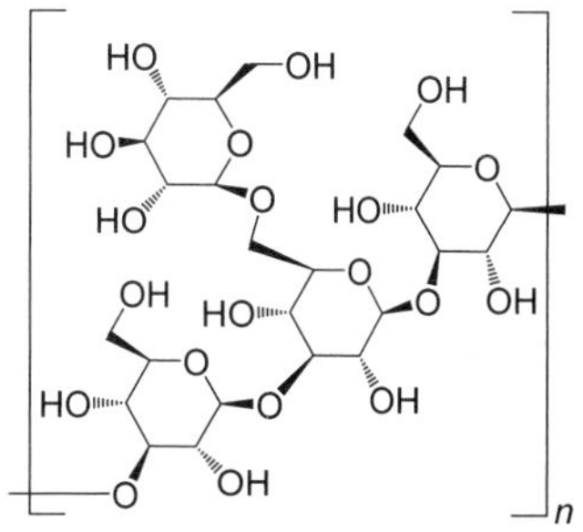

分子式 $(C_{24}H_{40}O_{20})_n$

药物描述 Scleroglucan or poly [→3] (*O*-*β*-D-glucopyranosyl-(1→3)-*O*-[*β*-D-Glucopyranosyl-(1→6)]-*O*-*β*-D-Glucopyranosyl-(1→3)-*O*-*β*-D-glucopyranosyl-(1→] produced by *Sclerotium rolfsii*

由白绢菌产生硬葡聚糖或聚[→3(*O*-*β*-D-吡喃葡萄糖基-(1→3)-*O*-[*β*-D-吡喃葡萄糖基-(1→6)]-*O*-*β*-D-吡喃葡萄糖基-(1→3)-*O*-*β*-D-吡喃葡萄糖基-, 1→]

CAS 登录号 39464-87-4

INN list 72

药效分类 导泻药

贝特卡令

Becatecarin（*INN*）

化学结构式

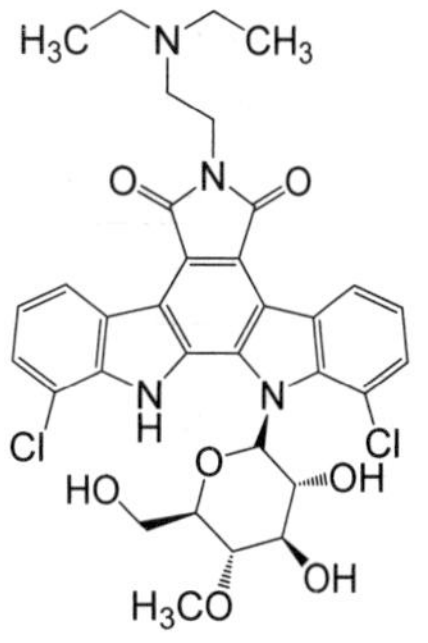

分子式和分子量 $C_{33}H_{34}Cl_2N_4O_7$ 669.55

化学名 1,11-Dichloro-6-[2-(diethylamino)ethyl]-12-(4-*O*-methyl-*β*-D-glucopyranosyl)-12,13-dihydro-5*H*-indolo[2,3-*a*]pyrrolo[3,4-*c*]carbazole-5,7 (6*H*)-dione

1,11-二氯-6-[2-(二乙氨基)乙基]-12-(4-*O*-甲基-*β*-D-吡喃葡萄糖基)-12,13-二氢-5*H*-吲哚并[2,3-*a*]吡咯并[3,4-*c*]咔唑-

5,7(6*H*)-二酮

CAS 登录号 119673-08-4

INN list 92

药效分类 抗肿瘤药

贝托卡因

Betoxycaine（*INN*）

化学结构式

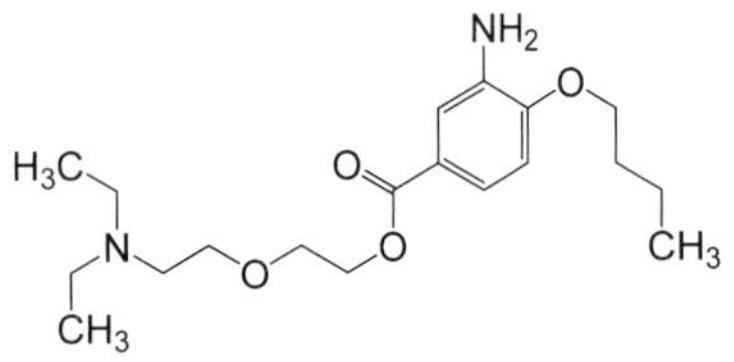

分子式和分子量 $C_{19}H_{32}N_2O_4$ 352.48

化学名 2-[2-(Diethylamino)ethoxy]ethyl 3-amino-4-butoxybenzoate

2-[2-(二乙氨基)乙氧基]乙基 3-氨基-4-丁氧基苯甲酸酯

CAS 登录号 3818-62-0 ; 5003-47-4[盐酸盐]

INN list 13

药效分类 局部麻醉药

贝韦立马

Bevirimat（*INN*）

化学结构式

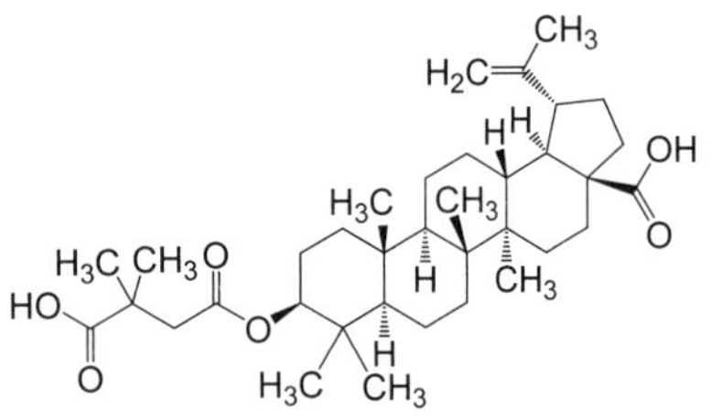

分子式和分子量 $C_{36}H_{56}O_6$ 584.82

化学名 3*β*-(3-Carboxy-3-methylbutanoyloxy) lup-20(29)-en-28-oic acid

3*β*-(3-羧基-3-甲基丁酰氧基) 羽扇豆-20(29)-烯-28-酸

CAS 登录号 174022-42-5; 823821-85-8 [贝韦立马二甲葡胺]

药效分类 抗病毒药

贝文诺仑

Bevenopran（*INN*）

化学结构式

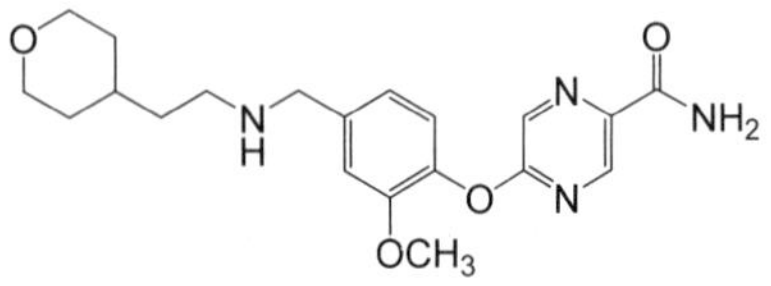

分子式和分子量 $C_{20}H_{26}N_4O_4$ 386.45

化学名 5-[2-Methoxy-4-({[2-(oxan-4-yl)ethyl]amino}methyl) phenoxy] pyrazine-2-carboxamide

5-[2-甲氧基-4-({[2-(噁烷-4-基)乙基]氨基}甲基)苯氧基]吡嗪-2-甲酰胺

CAS 登录号 676500-67-7

INN list 107

药效分类 μ 阿片类受体拮抗药

贝西吡啶

Besipirdine（*INN*）

化学结构式

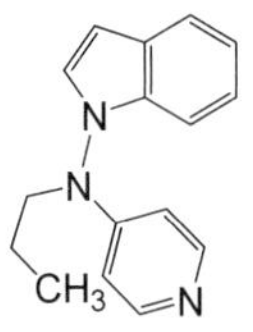

分子式和分子量 $C_{16}H_{17}N_3$ 251.33

化学名 1-(Propyl-4-pyridylamino) indole

1-(丙基-4-吡啶氨基)吲哚

CAS 登录号 119257-34-0; 130953-69-4[盐酸盐]

INN list 70

药效分类 促智药，抗早老性痴呆药

贝西福韦

Besifovir（*INN*）

化学结构式

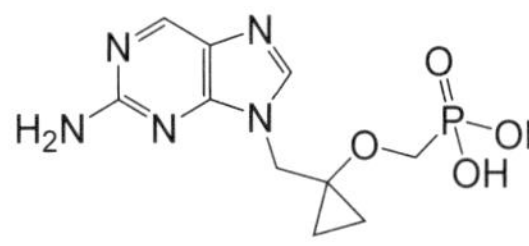

分子式和分子量 $C_{10}H_{14}N_5O_4P$ 299.22

化学名 [[[1-[(2-Amino-9*H*-purin-9-yl)methyl]cyclopropyl]oxy] methyl] phosphonic acid

[[[1-[(2-氨基-9*H*-嘌呤- 9-基)甲基]环丙基]氧]甲基]膦酸

CAS 登录号 441785-25-7

INN list 105

药效分类 抗病毒药

贝西冈新

Besigomsin（*INN*）

化学结构式

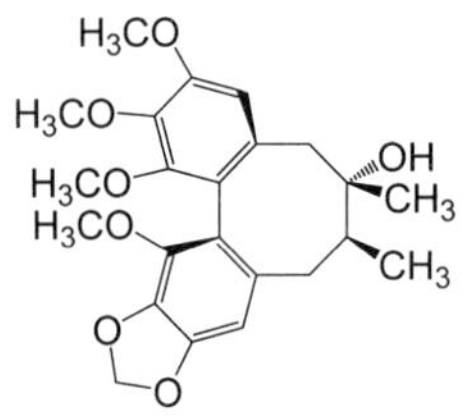

分子式和分子量 $C_{23}H_{28}O_7$ 416.46

化学名 (±)-(6*S*,7*S*, *biar-R*)-5,6,7,8-Tetrahydro-1,2,3,13-tetramethoxy-6,7-dimethylbenzo[3,4]cycloocta[1,2-*f*][1,3]benzodioxol-6-ol

(±)-(6*S*,7*S*,*biar*-*R*)-5,6,7,8-四氢-1,2,3,13-四甲氧基-6,7-二甲基苯并[3,4]环辛烷[1,2-*f*][1,3]苯并二氧戊环-6-醇

CAS 登录号 58546-54-6

INN list 68

药效分类 保肝药

贝西沙星

Besifloxacin（*INN*）

化学结构式

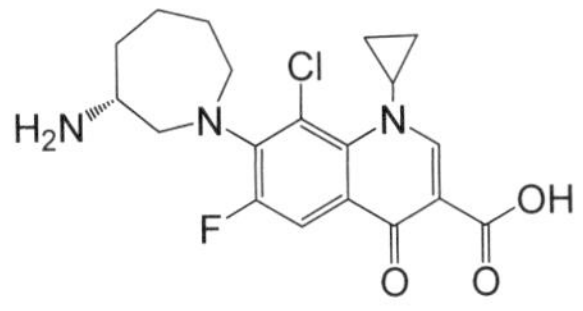

分子式和分子量 $C_{19}H_{21}ClFN_3O_3$ 393.84

化学名 7-[(3*R*)-3-Aminoazepan-1-yl]-8-chloro-1-cyclopropyl-6-fluoro-4-oxo-1,4-dihydroquinoline-3-carboxylic acid

7-[(3*R*)-3-氨基氮杂䓬-1-基]-8-氯-1-环丙基-6-氟-4-氧代-1,4-二氢喹啉-3-羧酸

CAS 登录号 141388-76-3; 405165-61-9[盐酸盐]

INN list 98

药效分类 抗菌药

贝昔谷兰

Basimglurant（*INN*）

化学结构式

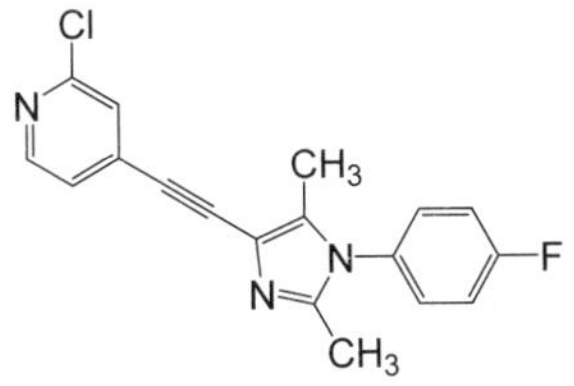

分子式和分子量 $C_{18}H_{13}ClFN_3$ 325.77

化学名 2-Chloro-4-{2-[1-(4-fluorophenyl)-2,5-dimethyl-1*H*-imidazol-4-yl]ethynyl}pyridine

2-氯-4-{2-[1-(4-氟苯基)-2,5-二甲基-1*H*-咪唑-4-基]乙炔基}吡啶

CAS 登录号 802906-73-6

INN list 109

药效分类 代谢型谷氨酸受体拮抗药

贝昔帕西

Beciparcil（*INN*）

化学结构式

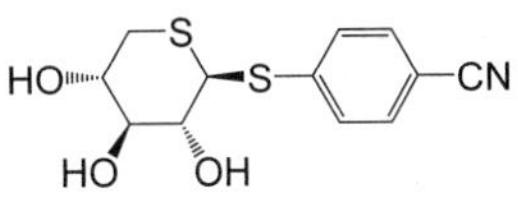

分子式和分子量 $C_{12}H_{13}NO_3S_2$ 283.37

化学名 *p*-[(5-Thio-*β*-D-xylopyranosyl)thio]benzonitrile

4-[(5-硫基-*β*-D-吡喃木糖基)硫基]苯甲腈

CAS 登录号 130782-54-6

INN list 69

药效分类 抗血栓药

贝扎替尼

Belizatinib（*INN*）

化学结构式

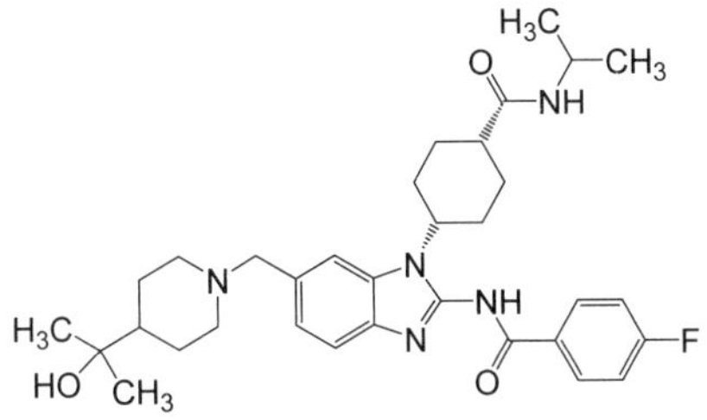

分子式和分子量 $C_{33}H_{44}FN_5O_3$ 577.75

化学名 4-Fluoro-*N*-(6-{[4-(2-hydroxypropan-2-yl)piperidin-1-yl]methyl}-1-{*cis*-4-[(propan-2-yl)carbamoyl]cyclohexyl}-1*H*-benzimidazol-2-yl)benzamide

4-氟-*N*-(6-{[4-(2-羟基丙-2-基)哌啶-1-基]甲基}-1-{顺-4-[(丙-2-基)氨基甲酰基]环己基}-1*H*-苯并咪唑-2-基)苯甲酰胺

CAS 登录号 1357920-84-3

INN list 113

药效分类 酪氨酸激酶抑制药，抗肿瘤药

贝组替凡

Belzutifan（*INN*）

化学结构式

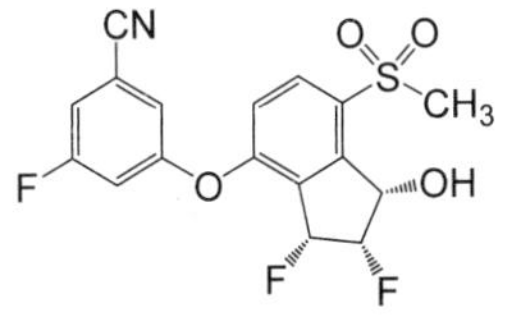

分子式和分子量 $C_{17}H_{12}F_3NO_4S$ 383.34

化学名 3-{[(1*S*,2*S*,3*R*)-2,3-Difluoro-1-hydroxy-7-(methanesulfonyl)-2,3-dihydro-1*H*-inden-4-yl]oxy}-5-fluorobenzonitrile

3-{[(1*S*,2*S*,3*R*)-2,3-二氟-1-羟基-7-(甲磺酰基)-2,3-二氢-1*H*-茚-4-基]氧基}-5-氟苯甲腈

CAS 登录号 1672668-24-4

INN list 122

药效分类 缺氧诱导因子(HIF)抑制药

倍醋美沙多

Betacetylmethadol（*INN*）

分子式和分子量 $C_{23}H_{31}NO_2$ 353.50

化学结构式

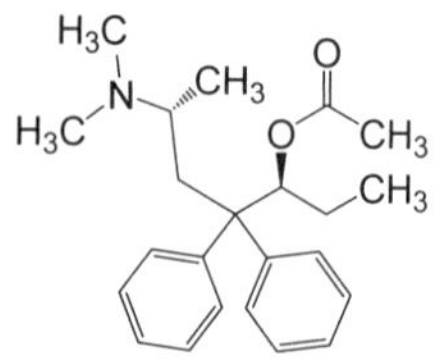

化学名 (3*S*, 6*R*)-3-Acetoxy-6-dimethylamino-4, 4-diphenylheptane

(3*S*,6*R*)-3-乙酰氧基-6-二甲氨基-4,4-二苯基庚烷

CAS 登录号 17199-59-6

INN list 5

药效分类 镇痛药

倍硫磷

Fenthion

化学结构式

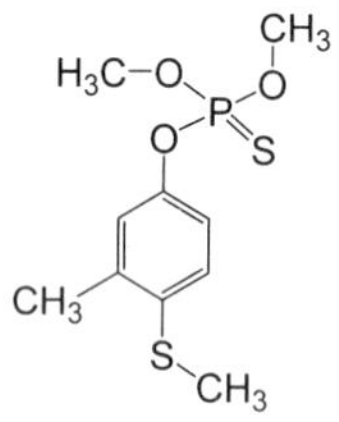

分子式和分子量 $C_{10}H_{15}O_3PS_2$ 278.33

化学名 *O*,*O*-Dimethyl *O*-4-methylthio-*m*-tolyl phosphorothioate

O,*O*-二甲基 *O*-4-甲硫基-3-甲苯基硫代磷酸酯

CAS 登录号 55-38-9

药效分类 杀虫药

倍氯米松

Beclometasone（*INN*）

化学结构式

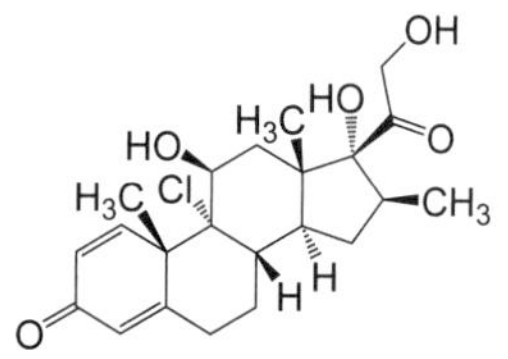

分子式和分子量 $C_{28}H_{29}ClO_5$ 408.92

化学名 9-Chloro-11*β*,17,21-trihydroxy-16*β*-methylpregna-1,4-diene-3,20-dione

9-氯-11*β*,17,21-三羟基-16*β*-甲基孕甾-1,4-二烯-3,20-二酮

CAS 登录号 4419-39-0; 5534-09-8[丙酸倍氯米松(17,21-二丙酸酯)]

INN list 17

药效分类 糖皮质激素类药

ATC 分类 D07AC15

倍诺生

Binodenoson（*INN*）

分子式和分子量 $C_{17}H_{25}N_7O_4$ 391.42

化学结构式

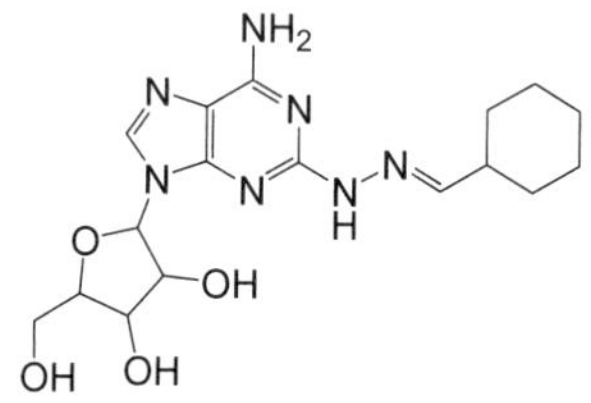

化学名 2-[2-(Cyclohexylmethylene)diazanyl]-9-*β*-D-ribofuranosyl-9*H*-purin-6-amine

2-[2-(环己甲亚基)肼基]-9-*β*-D-呋喃核糖基-9*H*-嘌呤-6-胺

CAS 登录号 144348-08-3

INN list 90

药效分类 腺苷受体激动药，诊断用药

倍他胡萝卜素

Beta Carotene（*INN*）

化学结构式

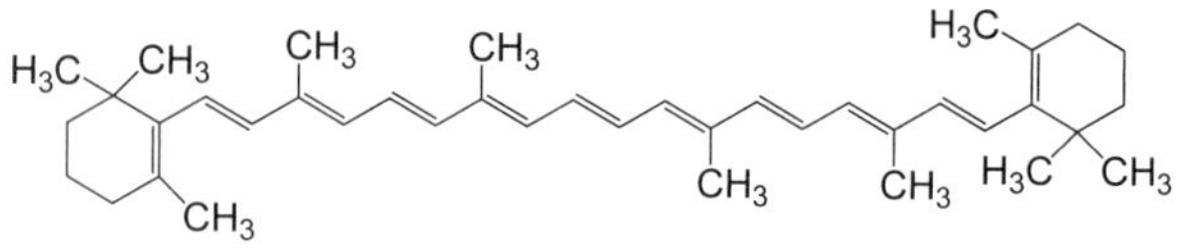

分子式和分子量 $C_{40}H_{56}$ 536.87

化学名 (*all-E*)-1,1'-(3,7,12,16-Tetramethyl-1,3,5,7,9,11,13,15,17-octadecanonaene-1,18-diyl)-bis[2,6,6-trimethylcyclohexene]

(全反)-1,1'-(3,7,12,16-四甲基-1,3,5,7,9,11,13,15,17-十八碳烯-1,18-二基)-双[2,6,6-三甲环己烯]

CAS 登录号 7235-40-7

INN list 38

药效分类 防晒药

倍他罗定

Betaprodine（*INN*）

化学结构式

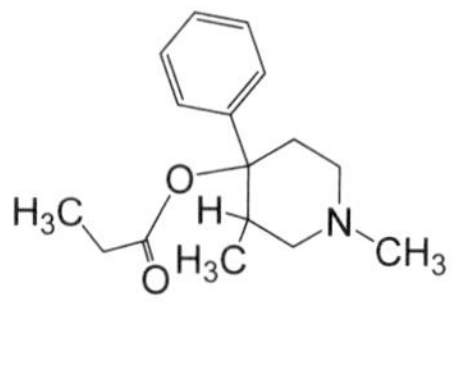

分子式和分子量 $C_{16}H_{23}NO_2$ 261.36

化学名 *β*-1,3-Dimethyl-4-phenyl-4-propionyloxypiperidine

β-1,3-二甲基-4-苯基-4-丙酰氧基哌啶

CAS 登录号 468-59-7

INN list 5

药效分类 镇痛药

倍他洛尔

Betaxolol（*INN*）

分子式和分子量 $C_{18}H_{29}NO_3$ 307.43

化学结构式

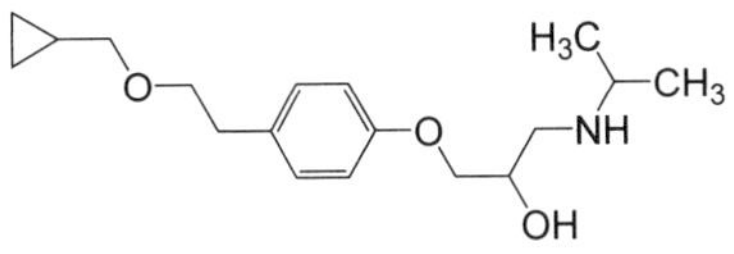

化学名 (±)-1-[*p*-[2-(Cyclopropylmethoxy)ethyl]phenoxy]-3-(isopropylamino)-2-propanol

(±)-1-[4-[2-(环丙甲氧基)乙基]苯氧基]-3-异丙氨基-2-丙醇

CAS 登录号 63659-18-7; 63659-19-8[盐酸盐]

INN list 42

药效分类 β 受体拮抗药

ATC 分类 C07AB05

倍他美罗定

Betameprodine（*INN*）

化学结构式

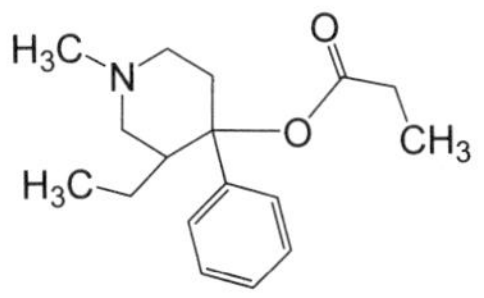

分子式和分子量 $C_{17}H_{25}NO_2$ 275.39

化学名 *β*-3-Ethyl-1-methyl-4-phenyl-4-propionyloxypiperidine

β-3-乙基-1-甲基-4-苯基-4-丙酰氧基哌啶

CAS 登录号 468-50-8

INN list 1

有效分类 镇痛药

倍他美沙多

Betamethadol（*INN*）

化学结构式

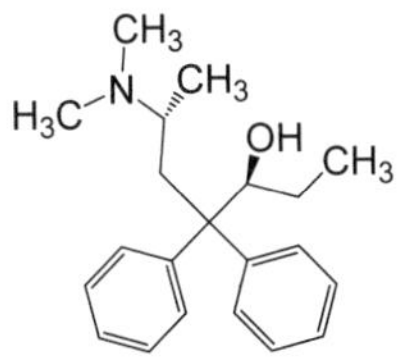

分子式和分子量 $C_{21}H_{29}NO$ 311.46

化学名 (3*S*, 6*R*)-6-Dimethylamino-4,4-diphenyl-3-heptanol

(3*S*,6*R*)-6-二甲氨基-4,4-二苯基-3-庚醇

CAS 登录号 17199-55-2

INN list 1

药效分类 镇痛药

倍他米隆

Betamipron（*INN*）

化学结构式

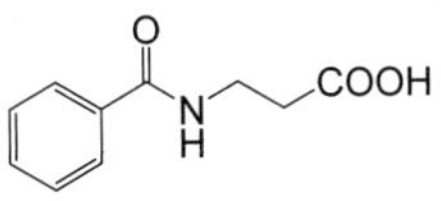

分子式和分子量 $C_{10}H_{11}NO_3$ 193.20

化学名 *N*-Benzoyl-*β*-alanine

N-苯甲酰基-*β*-丙氨酸

CAS 登录号 3440-28-6

INN list 64

药效分类 氨基酸类药

倍他米松

Betamethasone（*INN*）

化学结构式

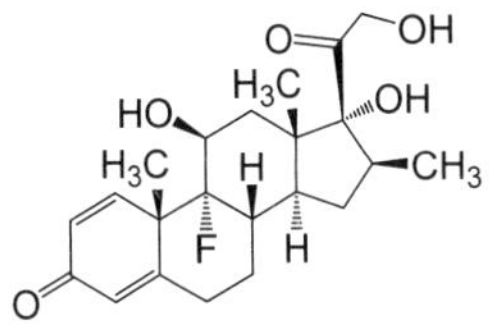

分子式和分子量 $C_{22}H_{29}FO_5$ 392.46

化学名 9-Fluoro-11*β*,17,21-trihydroxy-16*β*-methylpregna-1,4-diene-3,20-dione

9-氟-11*β*,17,21-三羟基-16*β*-甲基孕甾-1,4-二烯-3,20-二酮

CAS 登录号 378-44-9

INN list 11

药效分类 糖皮质激素类药

ATC 分类 H02AB01

倍他米星

Betamicin（*INN*）

化学结构式

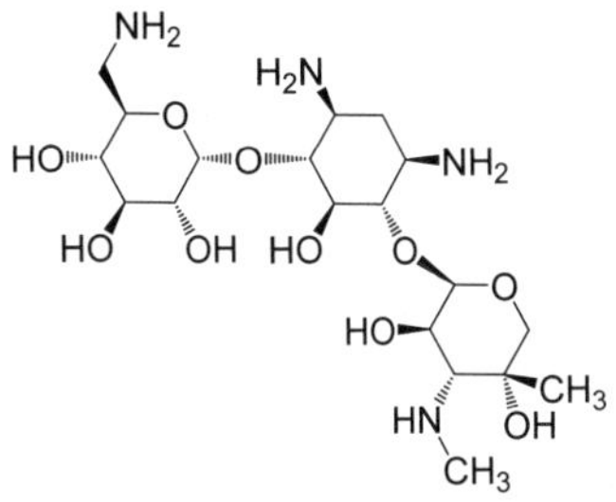

分子式和分子量 $C_{19}H_{38}N_4O_{10}$ 482.53

化学名 *O*-6-Amino-6-deoxy-*α*-D-glucopyranosyl-(1→4)-*O*-[3-deoxy-4-*C*-methyl-3-(methylamino)-*β*-L-arabinopyranosyl-(1→6)]-2-deoxy-D-streptamine

O-6-氨基-6-脱氧-*α*-D-吡喃葡萄糖基-(1→4)-*O*-[3-脱氧-4-*C*-甲基-3-(甲氨基)-*β*-L-吡喃阿拉伯糖基-(1→6)]-2-脱氧-D-链霉胺

CAS 登录号 36889-15-3; 43169-50-2[硫酸盐]

INN list 38

药效分类 抗生素类药

倍他尼定

Betanidine（*INN*）

分子式和分子量 $C_{10}H_{15}N_3$ 177.25

化学结构式

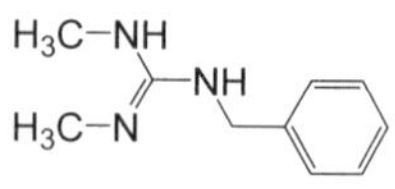

化学名 1-Benzyl-2,3-dimethylguanidine

1-苄基-2,3-二甲基胍

CAS 登录号 55-73-2; 114-85-2[硫酸盐]

INN list 13

药效分类 降血压药

ATC 分类 C02CC01

倍他司汀

Betahistine（*INN*）

化学结构式

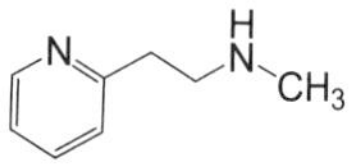

分子式和分子量 $C_8H_{12}N_2$ 136.20

化学名 2-[2-(Methylamino)ethyl]pyridine

2-[2-(甲氨基)乙基]吡啶

CAS 登录号 5638-76-6; 5579-84-0[二盐酸盐]

INN list 13

药效分类 血管扩张药

倍他唑

Betazole（*INN*）

化学结构式

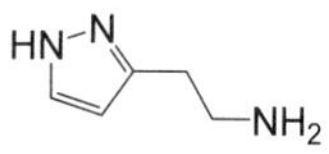

分子式和分子量 $C_5H_9N_3$ 111.15

化学名 3-(2-Aminoethyl)pyrazole

3-(2-氨乙基)吡唑

CAS 登录号 105-20-4; 138-92-1[二盐酸盐]

INN list 6

药效分类 诊断用药

本司坦

Bencisteine（*INN*）

化学结构式

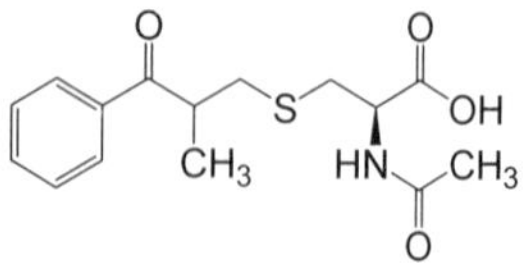

分子式和分子量 $C_{15}H_{19}NO_4S$ 309.38

化学名 *N*-Acetyl-3-[(2-benzoylpropyl)thio]alanine

N-乙酰基-3-[(2-苯甲酰基丙基)硫基]丙氨酸

CAS 登录号 42293-72-1

INN list 30

药效分类 黏液溶解药

本维莫德

Benvitimod

化学结构式

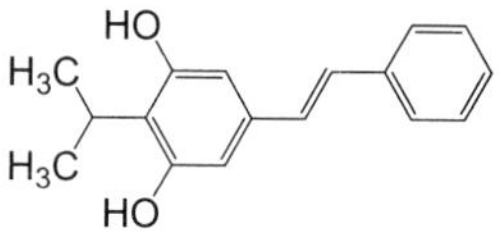

分子式和分子量 $C_{17}H_{18}O_2$ 254.32

化学名 5-[(*E*)-2-Phenylethenyl]-2-propan-2-ylbenzene-1,3-diol

5-[(*E*)-2-苯基乙烯基]-2-丙-2-基苯-1,3-二酚

CAS 登录号 79338-84-4

药效分类 抗银屑病药

本芴醇

Lumefantrine（*INN*）

化学结构式

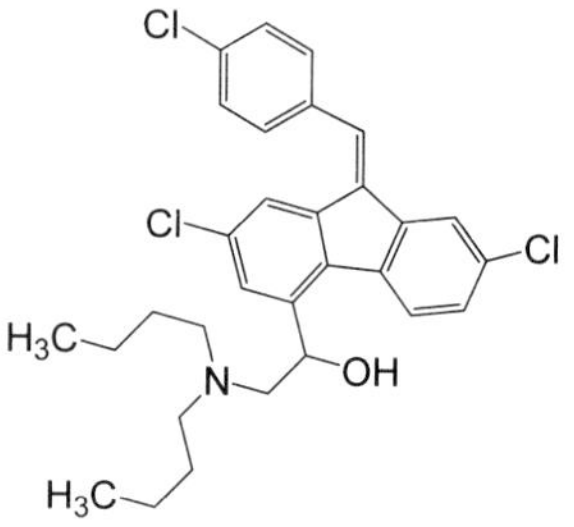

分子式和分子量 $C_{30}H_{32}Cl_3NO$ 528.94

化学名 (±)-2,7-Dichloro-9-[(*Z*)-*p*-chlorobenzylidene]-*α*[(dibutylamino)methyl]-fluorene-4-methanol

(±)-2,7-二氯-9-[(*Z*)-4-氯苯甲亚基]-*α*[(二丁基氨基)甲基]-芴-4-甲醇

CAS 登录号 82186-77-4

INN list 77

药效分类 抗疟药

苯胺脲

Phenicarbazide（*INN*）

化学结构式

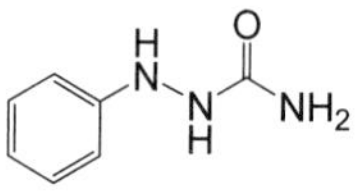

分子式和分子量 $C_7H_9N_3O$ 151.17

化学名 1-Phenylsemicarbazide

1-苯氨基脲

CAS 登录号 103-03-7

INN list 1

药效分类 解热镇痛药

苯巴氨酯

Difebarbamate（*INN*）

化学结构式

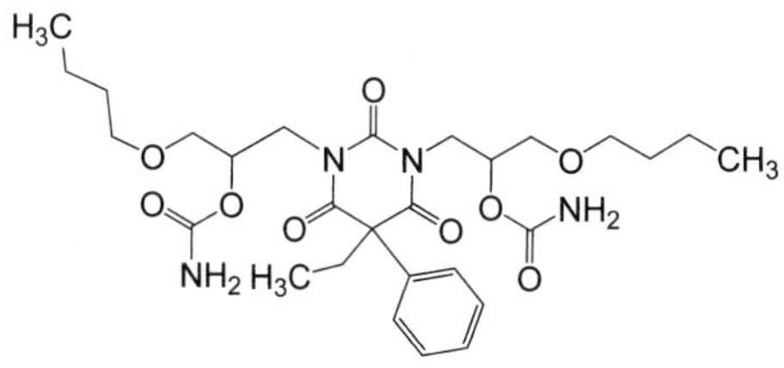

分子式和分子量　$C_{28}H_{42}N_4O_9$　578.65

化学名　1,3-Bis(3-butoxy-2-hydroxypropyl)-5-ethyl-5-phenylbarbituric acid dicarbamate ester

1,3-双(3-丁氧基-2-羟丙基)-5-乙基-5-苯基巴比妥酸 二氨基甲酸酯

登录号　15687-09-9

INN list　16

药效分类　安定药

苯巴比妥

Phenobarbital（*INN*）

化学结构式

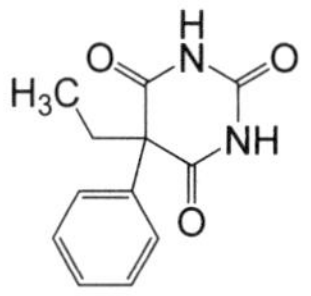

分子式和分子量　$C_{12}H_{12}N_2O_3$　232.24

化学名　5-Ethyl-5-phenylbarbituric acid

5-乙基-5-苯基巴比妥酸

CAS 登录号　50-06-6; 57-30-7[钠盐]

INN list　4

药效分类　镇静催眠药，抗癫痫药

苯吡帕酮

Fenpipalone（*INN*）

化学结构式

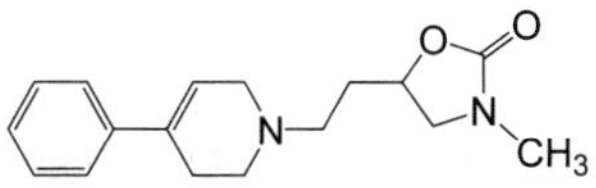

分子式和分子量　$C_{17}H_{22}N_2O_2$　286.37

化学名　5-[2-(3,6-Dihydro-4-phenyl-1(2*H*)-pyridyl)ethyl]-3-methyl-2-oxazolidinone

5-[2-(3,6-二氢-4-苯基-1(2*H*)-吡啶基)乙基]-3-甲基-2-噁唑烷酮

CAS 登录号　21820-82-6

INN list　31

药效分类　抗炎镇痛药

苯吡溴铵

Benzopyrronium Bromide（*INN*）

化学结构式

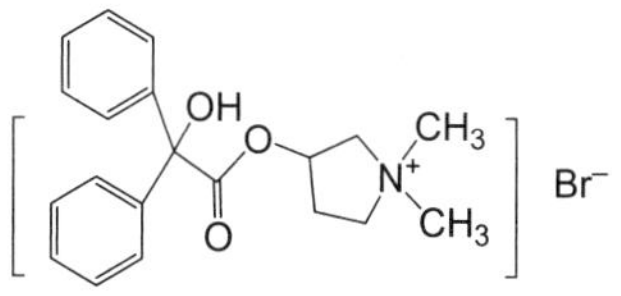

分子式和分子量　$C_{20}H_{24}BrNO_3$　406.31

化学名　(1,1-Dimethylpyrrolidin-1-ium-3-yl) 2-hydroxy-2,2-diphenylacetate bromide

溴化 (1,1-二甲基吡咯-1-鎓-3-基) 2-羟基-2,2-二苯基乙酸酯

CAS 登录号　13696-15-6

INN list　12

药效分类　抗胆碱药

苯丙氨酸

Phenylalanine（*INN*）

化学结构式

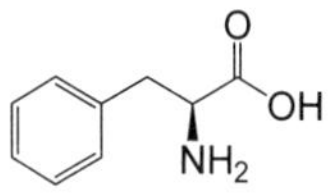

分子式和分子量　$C_9H_{11}NO_2$　165.19

化学名　(2*S*)-2-Amino-3-phenylpropanoic acid

(2*S*)-2-氨基-3-苯基丙酸

CAS 登录号　63-91-2

INN list　58

药效分类　氨基酸类药

苯丙氨酯

Phenprobamate（*INN*）

化学结构式

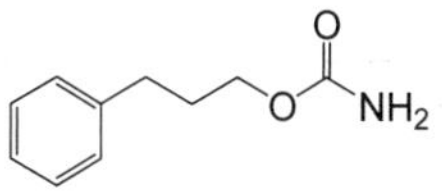

分子式和分子量　$C_{10}H_{13}NO_2$　179.22

化学名　3-Phenyl-1-propanol carbamate

3-苯基-1-丙醇 氨基甲酸酯

CAS 登录号　673-31-4

INN list　10

药效分类　安定药

苯丙胺

Amphetamine

化学结构式

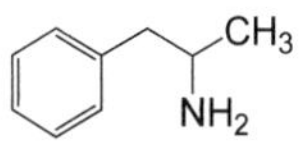

分子式和分子量 $C_9H_{13}N$ 135.21

化学名 (±)-*α*-Methylphenethylamine

(±)-*α*-甲基苯乙胺

CAS 登录号 300-62-9; 60-13-9[硫酸盐]

药效分类 精神兴奋药

苯丙醇

Phenylpropanol

化学结构式

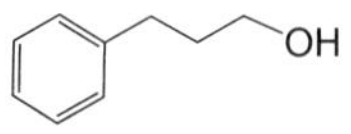

分子式和分子量 $C_9H_{12}O$ 136.19

化学名 1-Phenylpropanol

1-苯丙醇

CAS 登录号 93-54-9

药效分类 利胆药

苯丙醇胺

Phenylpropanolamine（*INN*）

化学结构式

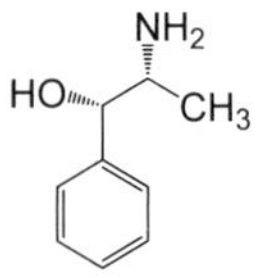

分子式和分子量 $C_9H_{13}NO$ 151.21

化学名 (*R**,*S**)-(±)-*α*-(1-Aminoethyl)benzenemethanol

(*R**,*S**)-(±)-*α*-(1-氨乙基)苯甲醇

CAS 登录号 37577-28-9; 67244-90-0[酒石酸氢盐]

INN list 59

药效分类 拟肾上腺素药，血管收缩药

苯丙砜

Solasulfone（*INN*）

化学结构式

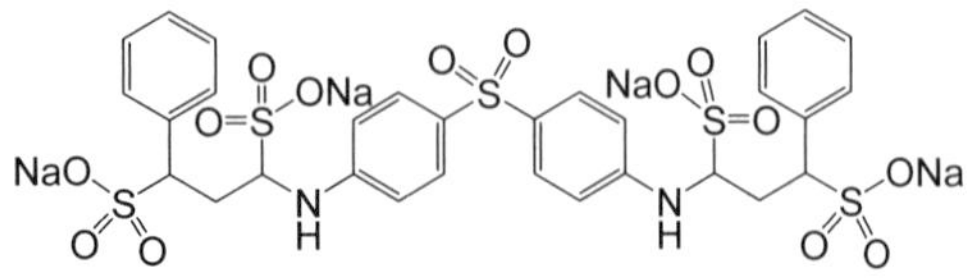

分子式和分子量 $C_{30}H_{28}N_2Na_4O_{14}S_5$ 892.83

化学名 Tetrasodium salt of 1,1'-[sulfonylbis(*p*-phenylimino)]bis(3-phenyl-1, 3-propanedisulfonic acid)

1,1'-[磺酰基双(4-苯基氨叉基)]双(3-苯基-1,3-丙烷二磺酸)四钠盐

CAS 登录号 133-65-3

INN list 4

药效分类 抗麻风药

苯丙甲胺

Phenpromethamine（*INN*）

化学结构式

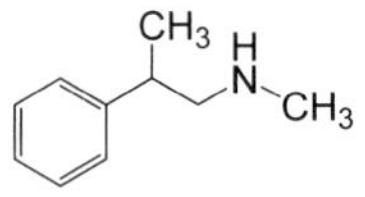

分子式和分子量 $C_{10}H_{15}N$ 149.23

化学名 *N*,*β*-Dimethyphenethylamine

N,*β*-二甲基苯乙胺

CAS 登录号 93-88-9

INN list 1

药效分类 血管收缩药，抗肾上腺素药

苯丙哌林

Benproperine（*INN*）

化学结构式

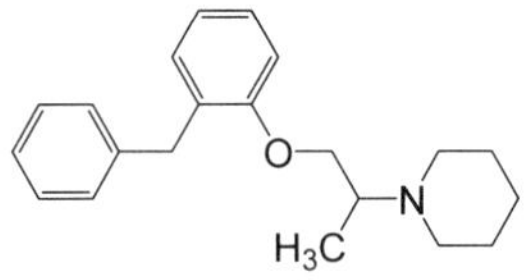

分子式和分子量 $C_{21}H_{27}NO$ 309.45

化学名 1-[2-(2-Benzylphenoxy)-1-methylethyl] piperidine

1-[2-(2-苄基苯氧基)-1-甲基乙基]哌啶

CAS 登录号 2156-27-6

INN list 26

药效分类 镇咳药

苯丙斯德宁

Feprosidnine（*INN*）

化学结构式

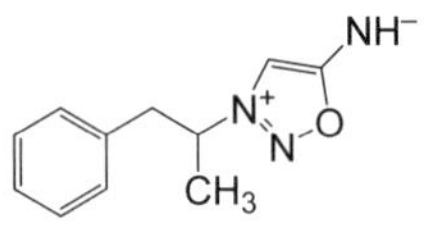

分子式和分子量 $C_{11}H_{13}N_3O$ 203.24

化学名 3-(*α*-Methylphenethyl)-sydnone imine

3-(*α*-甲基苯乙基)-悉尼酮亚胺

CAS 登录号 22293-47-6

INN list 42

药效分类 精神兴奋药

苯丙酸诺龙

Nandrolone Phenpropionate

分子式和分子量 $C_{27}H_{34}O_3$ 406.56

化学结构式

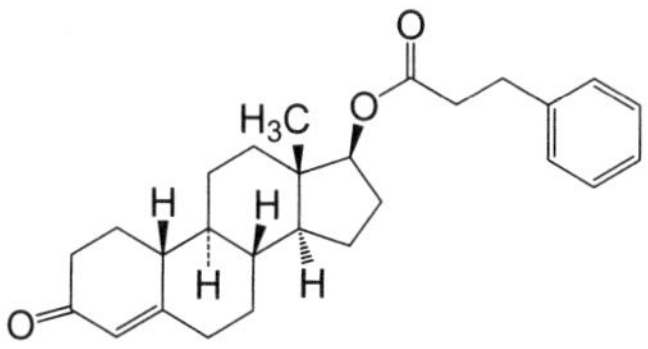

化学名 17*β*-Hydroxyestr-4-en-3-one hydrocinnamate

17*β*-羟基 雌甾-4-烯-3-酮 氢化肉桂酸酯

CAS 登录号 62-90-8

药效分类 同化激素类药

ATC 分类 A14AB01

苯丙香豆素

Phenprocoumon（*INN*）

化学结构式

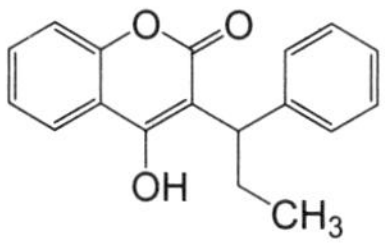

分子式和分子量 $C_{18}H_{16}O_3$ 280.32

化学名 3-(*α*-Ethylbenzyl)-4-hydroxycoumarin

3-(*α*-乙基苄基)-4-羟基香豆素

CAS 登录号 435-97-2

INN list 11

药效分类 抗凝血药

苯雌酚

Benzestrol（*INN*）

化学结构式

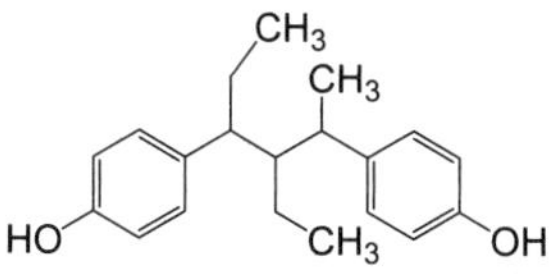

分子式和分子量 $C_{20}H_{26}O_2$ 298.42

化学名 4,4'-(1,2-Diethyl-3-methyltrimethylene) diphenol

4,4'-(1,2-二乙基-3-甲基丙叉基)联苯酚

CAS 登录号 85-95-0

INN list 1

药效分类 雌激素类药

苯达洛尔

Bendacalol（*INN*）

化学结构式

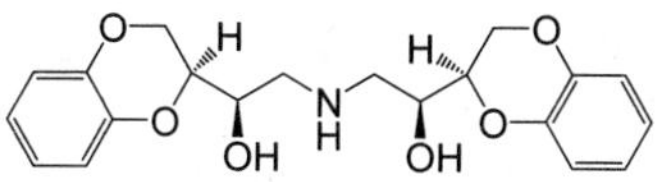

分子式和分子量 $C_{20}H_{23}NO_6$ 373.41

化学名 (*αR,α'S,2R,2'S*)-*α,α'*-(Iminodimethylene)bis[1,4-benzodioxan-2-methanol]

(*αR,α'S,2R,2'S*)-*α,α'*-(氨叉基二甲叉基)双[1,4-苯并二氧六环-2-甲醇]

CAS 登录号 81703-42-6; 81737-62-4[甲磺酸盐]

INN list 58

药效分类 抗高血压药，α,β 受体拮抗药

苯达莫司汀

Bendamustine（*INN*）

化学结构式

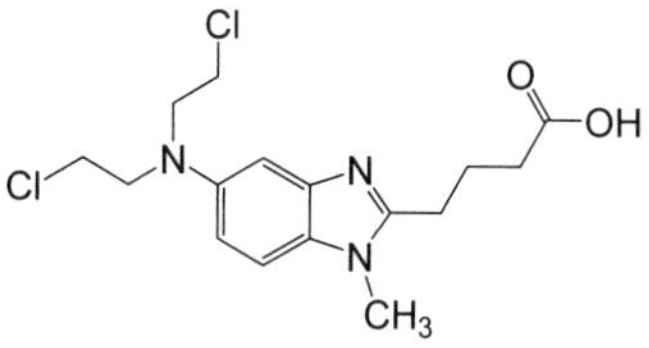

分子式和分子量 $C_{16}H_{21}Cl_2N_3O_2$ 358.26

化学名 4-[5-[Bis (2-chloroethyl)amino]-1-methyl-1*H*-benzimidazole-2-yl]butanoic acid

4-[5-[双(2-氯乙基)氨基]-1-甲基-1*H*-苯并咪唑-2-基]丁酸

CAS 登录号 16506-27-7; 3543-75-7[盐酸盐]

INN list 48

药效分类 抗肿瘤药

苯地利嗪

Benderizine（*INN*）

化学结构式

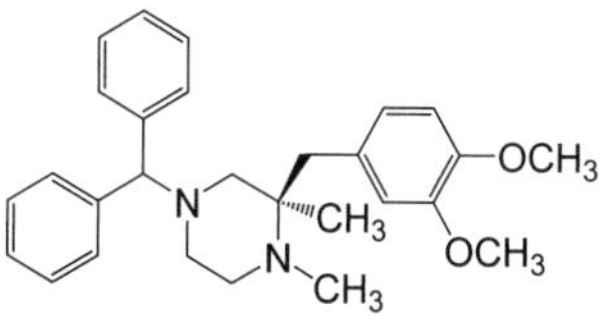

分子式和分子量 $C_{28}H_{34}N_2O_2$ 430.58

化学名 (*R*)-4-(Diphenylmethyl)-1,2-dimethyl-2-veratrylpiperazine

(*R*)-4-(二苯甲基)-1,2-二甲基-2-藜芦基哌嗪

CAS 登录号 59752-23-7

INN list 40

药效分类 抗心律失常药

苯碘达隆

Benziodarone（*INN*）

化学结构式

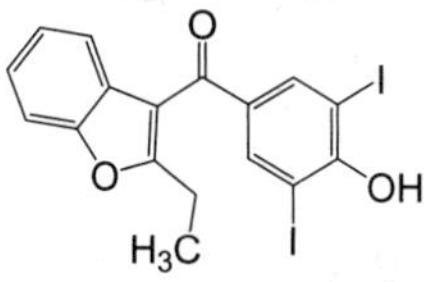

分子式和分子量 $C_{17}H_{12}I_2O_3$ 518.08

化学名 (2-Ethyl-1-benzofuran-3-yl)-(4-hydroxy-3,5-diiodophenyl) methanone

(2-乙基-1-苯并呋喃-3-基)-(4-羟基-3,5-二碘苯基)甲酮

CAS 登录号 68-90-6

INN list 11
药效分类 抗心肌缺血药
ATC 分类 C01DX04

苯丁酸氮芥

Chlorambucil（*INN*）

化学结构式

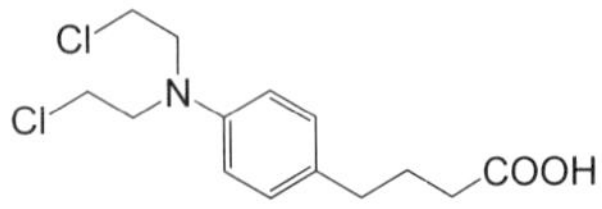

分子式和分子量 $C_{14}H_{19}Cl_2NO_2$ 304.21
化学名 4-[*p*-[Bis(2-chloroethyl)amino]phenyl]butyiric acid
4-[4-[双(2-氯乙基)氨基]苯基]丁酸
CAS 登录号 305-03-3
INN list 6
药效分类 烷化剂类抗肿瘤药
ATC 分类 L01AA02

苯丁酸甘油酯

Glycerol Phenylbutyrate（*INN*）

化学结构式

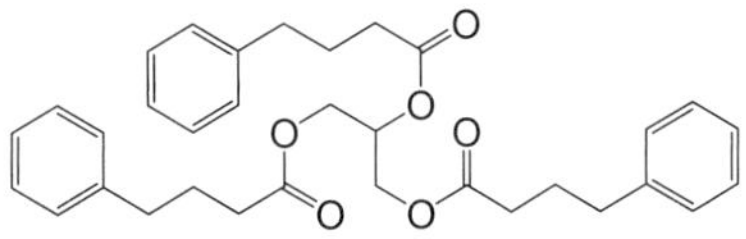

分子式和分子量 $C_{33}H_{38}O_6$ 530.27
化学名 Propane-1,2,3-triyl tris(4-phenylbutanoate)
丙烷-1,2,3-三基 三(4-苯丁酸酯)
CAS 登录号 611168-24-2
INN list 106
药效分类 抗尿素循环障碍药

苯丁戊四酯

Feneritrol（*INN*）

化学结构式

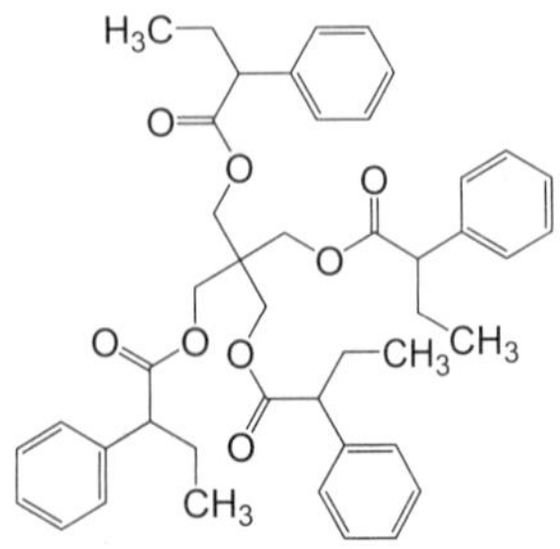

分子式和分子量 $C_{45}H_{52}O_8$ 720.89
化学名 Pentaerythritol tetrakis(2-phenylbutyrate)
季戊四基 四(2-苯丁酸酯)
CAS 登录号 15301-67-4
INN list 15
药效分类 降血脂药

苯丁酸钠

Sodium Phenylbutyrate（*INN*）

化学结构式

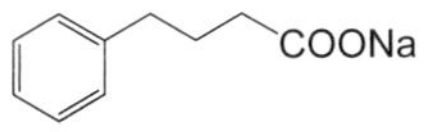

分子式和分子量 $C_{10}H_{11}O_2Na$ 186.18
化学名 Sodium 4-phenylbutanoate
4-苯丁酸钠
CAS 登录号 1716-12-7
药效分类 高氨血症治疗药

苯丁酰脲

Pheneturide（*INN*）

化学结构式

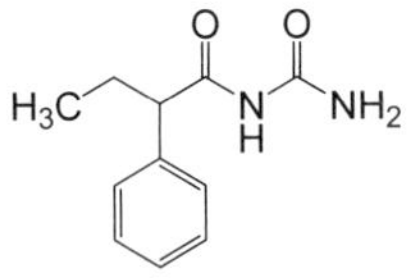

分子式和分子量 $C_{11}H_{14}N_2O_2$ 206.24
化学名 2-Phenylbutyrylurea
2-苯基丁酰脲
CAS 登录号 90-49-3
INN list 42
药效分类 抗癫痫药

苯度氯铵

Benzododecinium Chloride（*INN*）

化学结构式

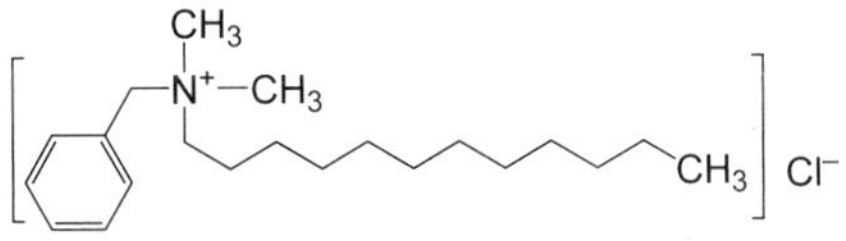

分子式和分子量 $C_{21}H_{38}ClN$ 339.99
化学名 Benzyl dodecyl dimethylammonium chloride
氯化 苄基十二烷基二甲铵
CAS 登录号 139-07-1; 10328-35-5[苯度胺]
INN list 1
药效分类 消毒防腐药

苯噁洛芬

Benoxaprofen（*INN*）

化学结构式

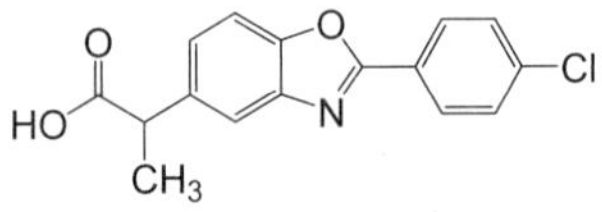

分子式和分子量 $C_{16}H_{12}ClNO_3$ 301.72
化学名 (±)-2-(*p*-Chlorophenyl)-*α*-methyl-5-benzoxazoleacetic acid
(±)-2-(4-氯苯基)-*α*-甲基-5-苯并噁唑乙酸
CAS 登录号 51234-28-7

INN list 34

药效分类 抗炎镇痛药

苯芬群

Benafentrine（*INN*）

化学结构式

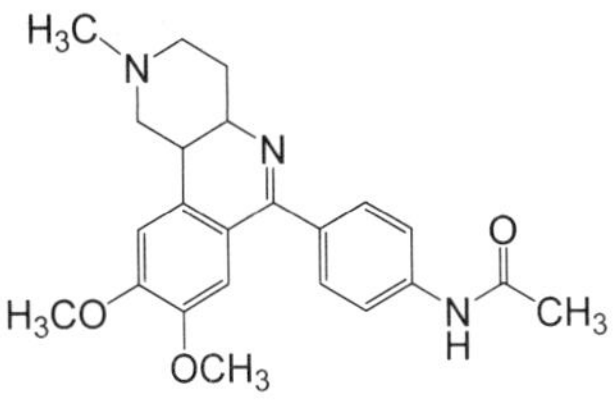

分子式和分子量 $C_{23}H_{27}N_3O_3$ 393.48

化学名 *cis*-4'-(1,2,3,4,4*a*,10*b*-Hexahydro-8,9-dimethoxy-2-methyl-benzo[*c*][1,6]naphthyridin-6-yl)acetanilide

顺-4'-(1,2,3,4,4*a*,10*b*-六氢-8,9-二甲氧基-2-甲基苯并[*c*][1,6]萘啶-6-基)乙酰苯胺

CAS 登录号 35135-01-4

INN list 44

药效分类 强心药

苯酚

Phenol

化学结构式

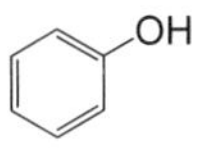

分子式和分子量 C_6H_6O 94.11

化学名 Phenol

苯酚

CAS 登录号 108-95-2

药效分类 抗静脉曲张药

ATC 分类 C05BB05

苯呋拉林

Befuraline（*INN*）

化学结构式

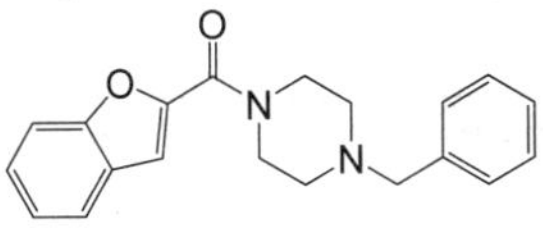

分子式和分子量 $C_{20}H_{20}N_2O_2$ 320.39

化学名 1-(2-Benzofuranylcarbonyl)-4-benzylpiperazine

1-(2-苯并呋喃甲酰基)-4-苯甲基哌嗪

CAS 登录号 41717-30-0

INN list 34

药效分类 抗抑郁药

苯呋洛尔

Befunolol（*INN*）

分子式和分子量 $C_{16}H_{21}NO_4$ 291.34

化学结构式

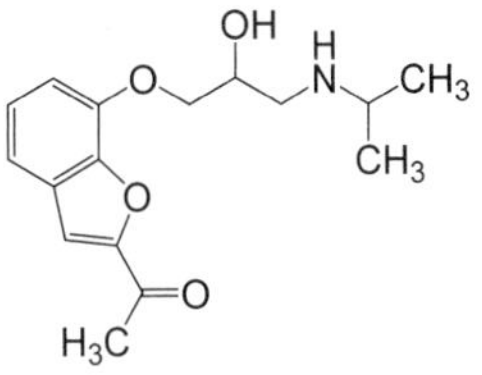

化学名 1-[7-[2-Hydroxy-3-(propan-2-ylamino)propoxy]-1-benzofuran-2-yl]ethanone

1-[7-[2-羟基-3-(丙-2-基氨基)丙氧基]-1-苯并呋喃-2-基]乙酮

CAS 登录号 39552-01-7

INN list 39

药效分类 β受体拮抗药

苯氟雷司

Benfluorex（*INN*）

化学结构式

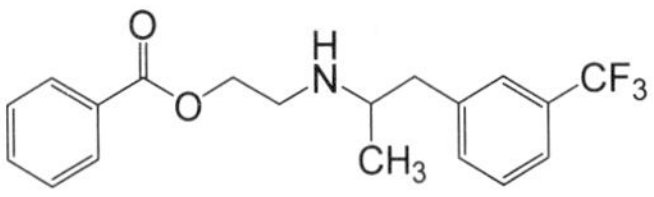

分子式和分子量 $C_{19}H_{20}F_3NO_2$ 351.36

化学名 2-[[*α*-Methyl-3-(trifluoromethyl)phenethyl]amino]ethanol benzoate(ester)

2-[[*α*-甲基-3-(三氟甲基)苯乙基]氨基]乙醇 苯甲酸酯

CAS 登录号 23602-78-0

INN list 25

药效分类 降血脂药

ATC 分类 C10AX04

苯庚宗

Benhepazone（*INN*）

化学结构式

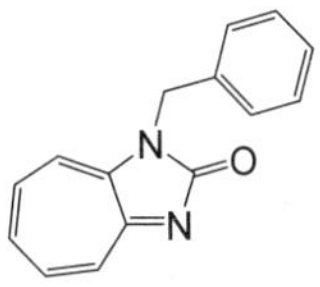

分子式和分子量 $C_{15}H_{12}N_2O$ 236.27

化学名 1-Benzyl-2(1*H*)-cycloheptimidazolone

1-苯甲基-2(1*H*)-环庚三烯并咪唑啉酮

CAS 登录号 363-13-3

INN list 15

药效分类 抗炎镇痛药

苯海拉明

Diphenhydramine（*INN*）

化学结构式

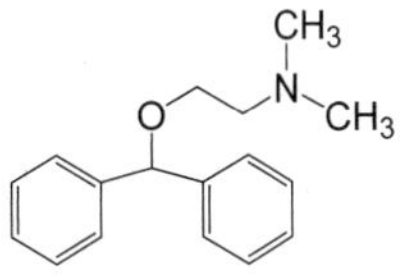

分子式和分子量　$C_{17}H_{21}NO$　255.36

化学名　2-(Diphenylmethoxy)-*N,N*-dimethylethylamine

2-(二苯基甲氧基)-*N,N*-二甲基乙基胺

CAS 登录号　58-73-1; 88637-37-0[枸橼酸盐]

INN list　1

药效分类　抗组胺药

苯海索

Trihexyphenidyl（*INN*）

化学结构式

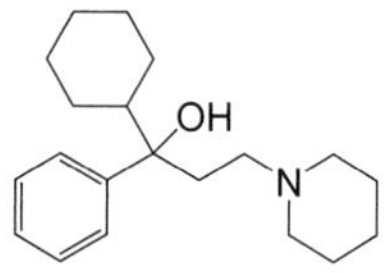

分子式和分子量　$C_{20}H_{31}NO$　301.47

化学名　(±)-*α*-Cyclohexyl-*α*-phenyl-1-piperidinepropanol

(±)-*α*-环己基-*α*-苯基-1-哌啶丙醇

CAS 登录号　144-11-6; 52-49-3[盐酸盐]

INN list　1

药效分类　抗震颤麻痹药，抗胆碱药

苯琥胺

Phensuximide（*INN*）

化学结构式

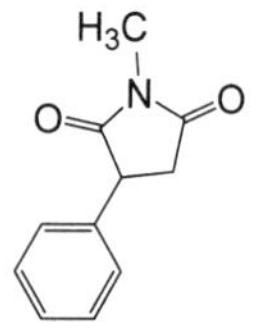

分子式和分子量　$C_{11}H_{11}NO_2$　189.21

化学名　(±)-*N*-Methyl-2-phenylsuccinimide

(±)-*N*-甲基-2-苯基琥珀酰亚胺

CAS 登录号　86-34-0

INN list　6

药效分类　抗癫痫药

苯环利定

Phencyclidine（*INN*）

化学结构式

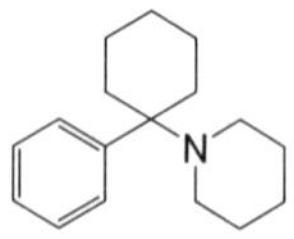

分子式和分子量　$C_{17}H_{25}N$　243.39

化学名　1-(1-Phenylcyclohexyl)piperidine

1-(1-苯基环己基)哌啶

CAS 登录号　77-10-1; 956-90-1 [盐酸盐]

INN list　11

药效分类　镇痛药

苯环喹溴铵

Bencycloquidium Bromide

化学结构式

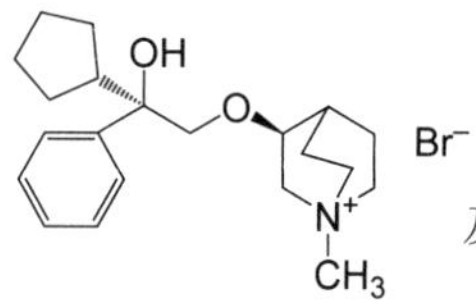

及其对映异构体

分子式和分子量　$C_{21}H_{32}BrNO_2$　410.39

药物描述　(*S*)-1-Cyclopentyl-2-[3-((*R*)-1-methyl-1-azabicyclo[2.2.2]octyl)oxy]-1-phenylethanol bromide 1∶1 mixture of its enantiomers

(*S*)-1-环戊基-2-[3-((*R*)-1-甲基-1-氮杂双环[2.2.2]辛烷基)氧基]-1-苯基乙醇 溴化物 及其对映异构体 1∶1 的混合物

CAS 登录号　860804-18-8

药效分类　抗鼻充血药

苯环戊胺

Cypenamine（*INN*）

化学结构式

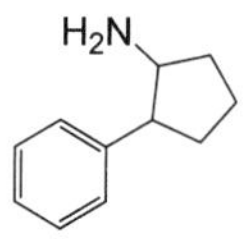

分子式和分子量　$C_{11}H_{15}N$　161.24

化学名　2-Phenylcyclopentylamine

2-苯基环戊胺

CAS 登录号　15301-54-9; 5588-23-8 [盐酸盐]

INN list　15

药效分类　抗抑郁药

苯磺阿曲库铵

Atracurium Besilate（*INN*）

化学结构式（见下）

分子式和分子量　$C_{65}H_{82}N_2O_{18}S_2$　1243.48

化学名　2-(2-Carboxyethyl)-1,2,3,4-tetrahydro-6,7-dimethoxy-2-methyl-1- veratrylisoquinolinium benzenesulfonate, pentamethylene

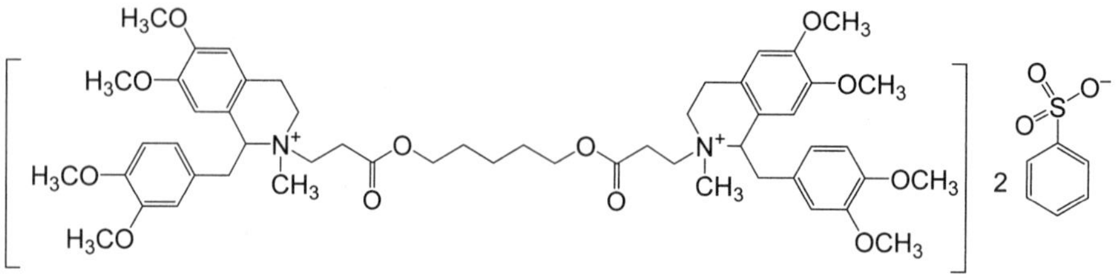

苯磺阿曲库铵

ester

2-(2-羧乙基)-1,2,3,4-四氢-6,7-二甲氧基-2-甲基-1-藜芦基异喹啉鎓 苯磺酸化 戊叉基酯

CAS 登录号 64228-81-5[苯磺酸盐]

INN list 42

药效分类 神经肌肉阻滞药

苯磺诺匹坦铵

Nolpitantium Besilate（*INN*）

化学结构式

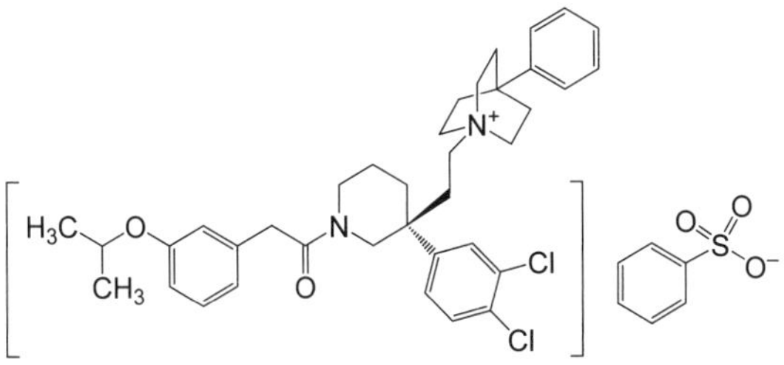

分子式和分子量 $C_{43}H_{50}Cl_2N_2O_5S$ 777.84

化学名 1-[2-[(*S*)-3-(3,4-Dichlorophenyl)-1-[(3-isopropoxyphenyl)acetyl]-3-piperidyl]ethyl]-4-phenylquinuclidinium benzenesulfonate

苯磺酸化 1-[2-[(*S*)-3-(3,4-二氯苯基)-1-[(3-异丙氧苯基)乙酰基]-3-哌啶基]乙基]-4-苯基奎宁鎓

CAS 登录号 155418-06-7

INN list 75

药效分类 神经激肽 NK1 受体拮抗药

苯甲雌二醇

Estradiol Benzoate（*INN*）

化学结构式

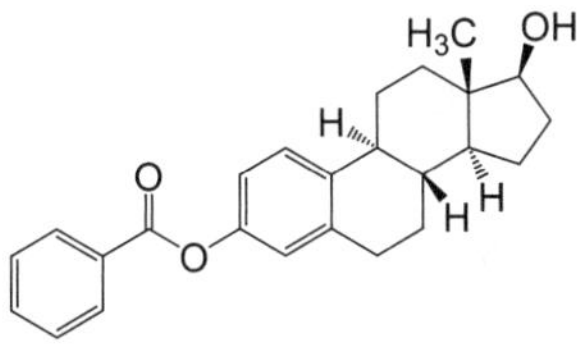

分子式和分子量 $C_{25}H_{28}O_3$ 376.49

化学名 Estradiol-3-benzoate

雌二醇-3-苯甲酸酯

CAS 登录号 50-50-0

INN list 4

药效分类 雌激素类药

苯甲醇

Benzyl Alcohol（*INN*）

化学结构式

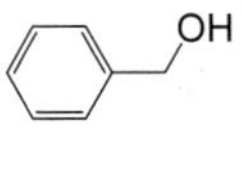

分子式和分子量 C_7H_8O 108.14

化学名 Benzyl alcohol

苯甲醇

CAS 登录号 100-51-6

INN list 1

药效分类 局部麻醉药，消毒防腐药

苯甲地那铵

Denatonium Benzoate（*INN*）

化学结构式

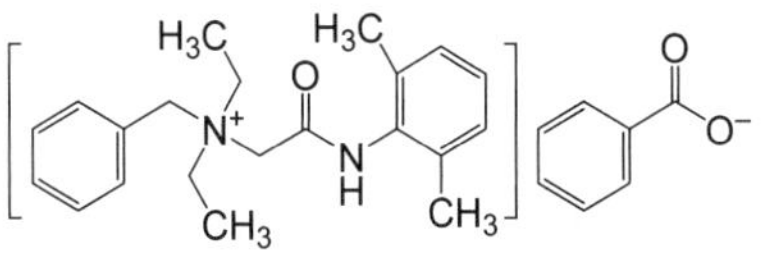

分子式和分子量 $C_{28}H_{34}N_2O_3$ 446.59

化学名 Benzyldiethyl[(2,6-xylylcarbamoyl)methyl]ammonium benzoate

苯甲酸 苄基二乙基[(2,6-二甲苯基氨甲酰)甲基]铵

CAS 登录号 3734-33-6; 86398-53-0[一水合物]

INN list 15

药效分类 药用辅料

苯甲硫胺

Bentiamine（*INN*）

化学结构式

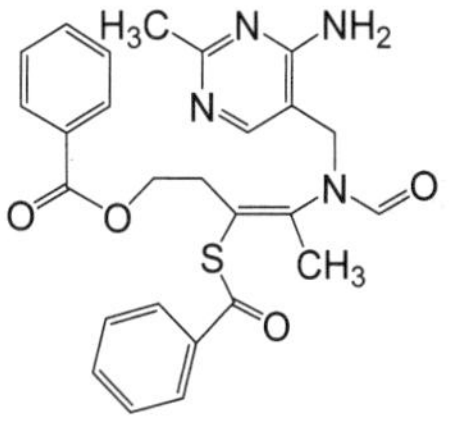

分子式和分子量 $C_{26}H_{26}N_4O_4S$ 490.57

化学名 *N*-[(4-Amino-2-methyl-5-pyrimidinyl)methyl]-*N*-(4-hydroxyl-2-mercapto-1-methyl-1-butenyl)formamide *O,S*-dibenzoate

N-[(4-氨基-2-甲基-5-嘧啶基)甲基]-*N*-(4-羟基-2-巯基-1-甲基-1-丁烯基)甲酰胺 *O,S*-二苯甲酸酯

CAS 登录号 299-88-7

INN list 13

药效分类 镇痛药

苯甲吗酮

Fenmetramide（*INN*）

化学结构式

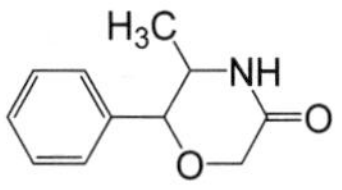

分子式和分子量 $C_{11}H_{13}NO_2$ 191.23

化学名 5-Methyl-6-phenyl-3-morpholinone

5-甲基-6-苯基-3-吗啉酮
CAS 登录号 5588-29-4
INN list 14
药效分类 抗抑郁药

苯甲曲秦

Phendimetrazine（*INN*）

化学结构式

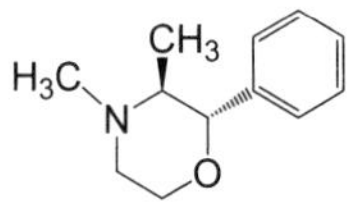

分子式和分子量 $C_{12}H_{17}NO$ 191.27
化学名 (2*S*,3*S*)-3,4-Dimethyl-2-phenylmorpholine
(2*S*,3*S*)-3,4-二甲基-2-苯基吗啉
CAS 登录号 634-03-7; 50-58-8[酒石酸盐]
INN list 11
药效分类 精神兴奋药

苯甲酸

Benzoic Acid

化学结构式

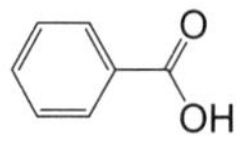

分子式和分子量 $C_7H_6O_2$ 122.12
化学名 Benzoic acid
苯甲酸
CAS 登录号 65-85-0
药效分类 消毒防腐药

苯甲酸苄酯

Benzyl Benzoate

化学结构式

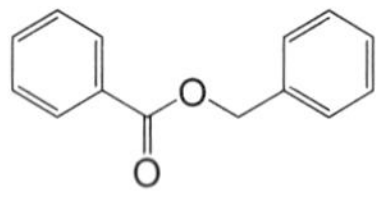

分子式和分子量 $C_{14}H_{12}O_2$ 212.24
化学名 Benzyl benzoate
苄基苯甲酸酯
CAS 登录号 120-51-4
药效分类 杀虫药
ATC 分类 P03AX01

苯甲酸钠

Sodium Benzoate

分子式和分子量 $C_7H_5NaO_2$ 144.10

化学结构式

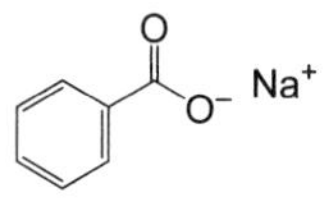

化学名 Sodium benzoate
苯甲酸钠
CAS 登录号 532-32-1
药效分类 抗高氨血症药，药用辅料，抗真菌药

苯甲酸氢化可的松

Benzodrocortisone（*INN*）

化学结构式

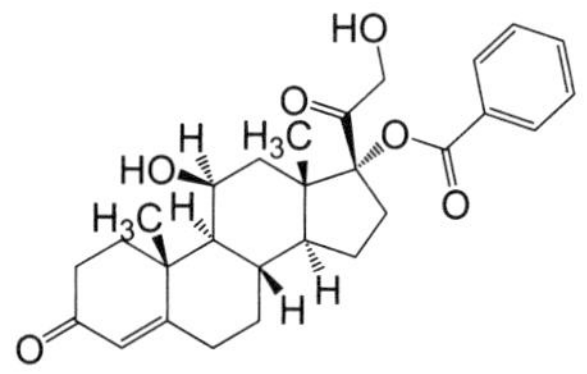

分子式和分子量 $C_{28}H_{34}O_6$ 466.57
化学名 11*β*,21-Dihydroxy-3,20-dioxopregn-4-en-17-yl benzoate
11*β*, 21-二羟基-3,20-二氧代孕甾-4-烯-17-基 苯甲酸酯
CAS 登录号 28956-89-0
INN list 116
药效分类 皮质激素类药

苯甲酰喹

Benzoxiquine（*INN*）

化学结构式

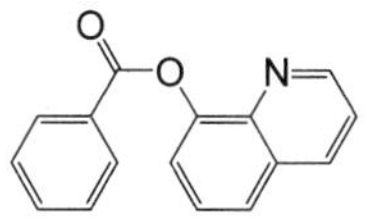

分子式和分子量 $C_{16}H_{11}NO_2$ 249.26
化学名 8-Quinolinol benzoate (ester)
8-羟基喹啉苯甲酸酯
CAS 登录号 86-75-9
INN list 18
药效分类 消毒防腐药

苯聚醇

Menfegol（*INN*）

化学结构式

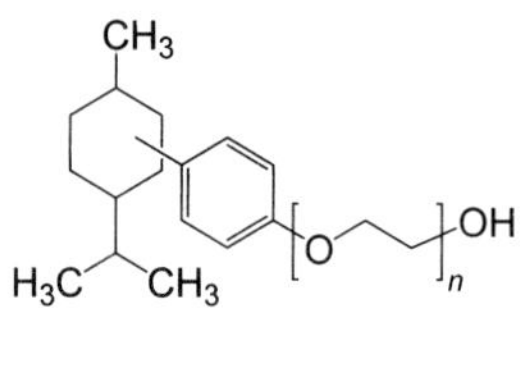

分子式 $(C_2H_4O)_nC_{16}H_{24}O$
化学名 *α*-[4-(4-Menthyl)phenyl]-*ω*-hydroxypoly(oxyethylene)

α-[4-(4-薄荷基)苯基]-ω-羟基聚(氧乙烯)

CAS 登录号 57821-32-6

INN list 36

药效分类 杀精子药

苯可乐定

Benclonidine（*INN*）

化学结构式

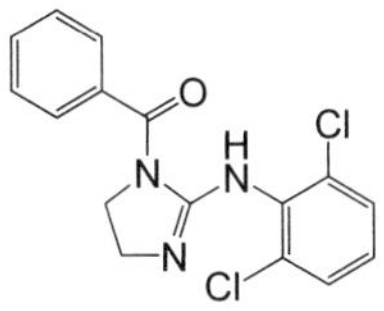

分子式和分子量 $C_{16}H_{13}Cl_2N_3O$ 334.20

化学名 1-Benzoyl-2-(2,6-dichloroanilino)-2-imidazoline

1-苯甲酰基-2-(2,6-二氯苯氨基)-2-咪唑啉

CAS 登录号 57647-79-7

INN list 42

药效分类 抗高血压药

苯克洛酸

Fenclorac（*INN*）

化学结构式

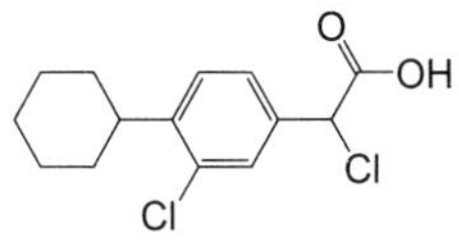

分子式和分子量 $C_{14}H_{16}Cl_2O_2$ 287.18

化学名 2-Chloro-2-(3-chloro-4-cyclohexylphenyl)acetic acid

2-氯-2-(3-氯-4-环己基苯基)乙酸

CAS 登录号 36616-52-1

INN list 33

药效分类 抗炎镇痛药

苯喹胺

Benzquinamide（*INN*）

化学结构式

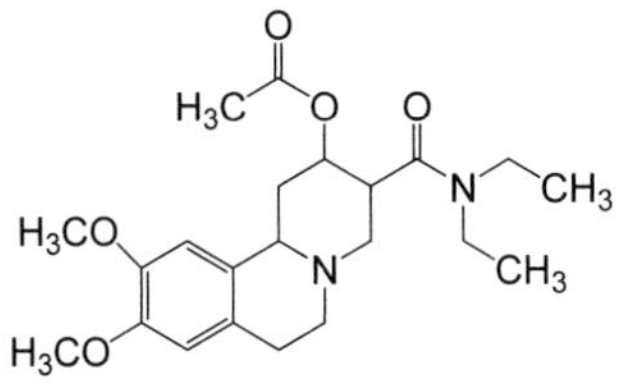

分子式和分子量 $C_{22}H_{32}N_2O_5$ 404.50

化学名 *N,N*-Diethyl-1,3,4,6,7,11*b*-hexahydro-2-hydroxyl-9,10-dimethoxy-2*H*-benzo[*a*]quinolizine-3-carboxamide acetate (ester)

N,N-二乙基-1,3,4,6,7,11*b*-六氢-2-羟基-9,10-二甲氧基-2*H*-苯并[*a*]喹嗪-3-甲酰胺 乙酸酯

CAS 登录号 63-12-7

INN list 13

药效分类 镇吐药

苯拉利嗪

Belarizine（*INN*）

化学结构式

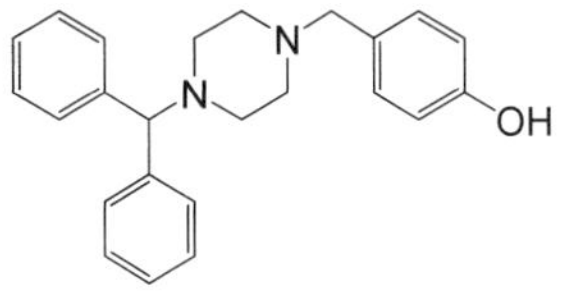

分子式和分子量 $C_{24}H_{26}N_2O$ 358.48

化学名 α-[4-(Diphenylmethyl)-1-piperazinyl]-*p*-cresol

α-[4-(二苯甲基)-1-哌嗪基]-4-甲基苯酚

CAS 登录号 52395-99-0

INN list 36

药效分类 血管扩张药

苯拉西林

Phenyracillin（*INN*）

化学结构式

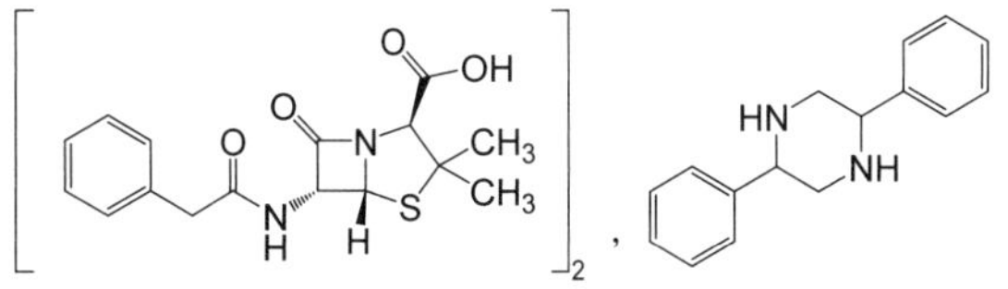

分子式和分子量 $(C_{16}H_{18}N_2O_4S)_2 \cdot C_{16}H_{18}N_2$ 907.11

化学名 (2*S*,5*R*,6*R*)-3,3-Dimethyl-7-oxo-6-[(2-phenylacetyl)amino]-4-thia-1-azabicyclo[3.2.0]heptane-2-carboxylic acid;2,5-diphenylpiperazine(2 : 1)

(2*S*,5*R*,6*R*)-3,3-二甲基-7-氧代-6-[(2-苯乙酰基)氨基]-4-硫杂-1-氮杂双环[3.2.0]庚烷-2-羧酸; 2,5-二苯基哌嗪盐(2 : 1)

CAS 登录号 7009-88-3

INN list 8

药效分类 抗生素类药

苯赖加压素

Felypressin（*INN*）

化学结构式

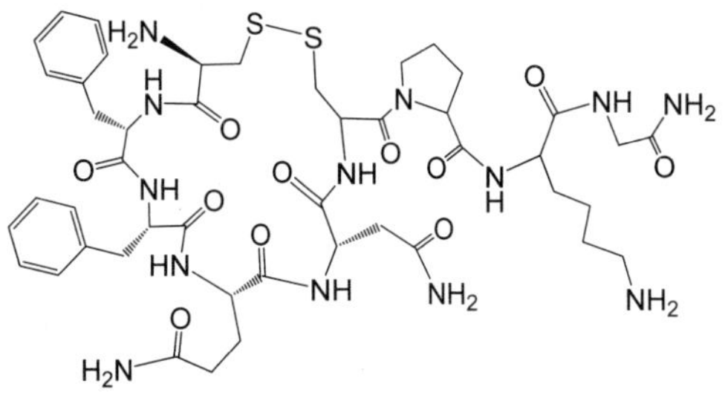

分子式和分子量 $C_{46}H_{65}N_{13}O_{11}S_2$ 1040.22

化学名　L-Cysteinyl-L-phenylalanyl-L-phenylalanyl-L-glutaminyl-L-asparagyl-L-cysteinyl-L-prolyl-L-lysyl-glycinamide (1->6)-disulfide

L-半胱氨酰-L-苯丙氨酰-L-苯丙氨酰-L-谷氨酰胺酰-L-天冬酰氨酰-L-半胱氨酰-L-脯氨酰-L-赖氨酰-甘氨酰胺 (1->6)-双硫键

CAS 登录号　56-59-7

INN list　13

药效分类　血管收缩药，抗利尿药

苯利比林

Felipyrine（*INN*）

化学结构式

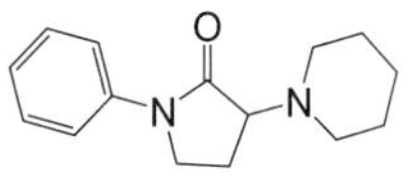

分子式和分子量　$C_{15}H_{20}N_2O$　244.33

化学名　1-Phenyl-3-piperidino-2-pyrrolidinone

1-苯基-3-哌啶-2-吡咯烷酮

CAS 登录号　1980-49-0

INN list　15

药效分类　抗炎药

苯磷硫胺

Benfotiamine（*INN*）

化学结构式

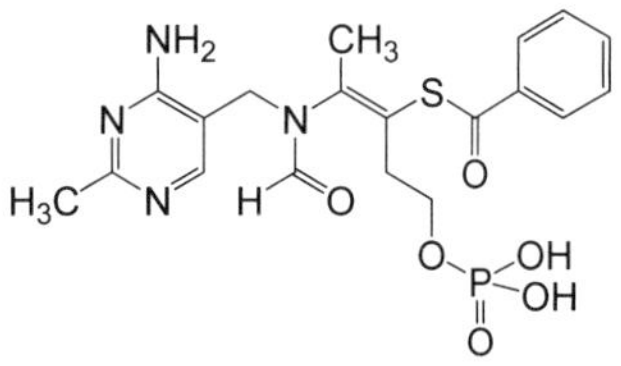

分子式和分子量　$C_{19}H_{23}N_4O_6PS$　466.45

化学名　*N*-[(4-Amino-2-methyl-5-pyrimidinyl)methyl]-*N*-(4-hydroxyl-2-mercapto-1-methyl-1-butenyl)formamide *S*-benzoate *O*-phosphate

N-[(4-氨基-2-甲基-5-嘧啶基)甲基]-*N*-(4-羟基-2-巯基-1-甲基-1-丁烯基)甲酰胺 *S*-苯甲酸酯 *O*-磷酸酯

CAS 登录号　22457-89-2

INN list　13

药效分类　维生素类药

苯吟司特

Fenprinast（*INN*）

化学结构式

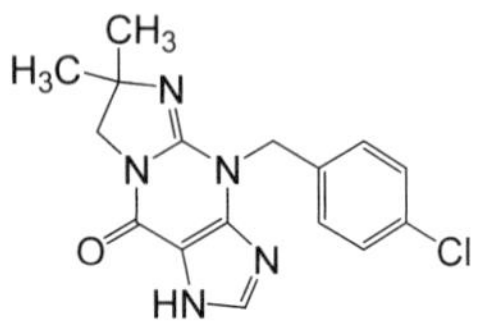

分子式和分子量　$C_{16}H_{16}ClN_5O$　329.79

化学名　4-(*p*-Chlorobenzyl)-1,4,6,7-tetrahydro-6,6-dimethyl-9*H*-imidazo[1,2-*a*]purin-9-one

4-(4-氯苄基)-1,4,6,7-四氢-6,6-二甲基-9*H*-咪唑并[1,2-*a*]嘌呤-9-酮

CAS 登录号　75184-94-0; 77482-47-4[盐酸盐一水合物]

INN list　48

药效分类　平喘药，抗过敏药

苯咯溴铵

Benzilonium Bromide（*INN*）

化学结构式

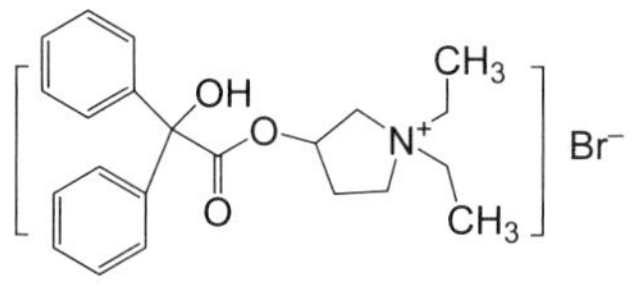

分子式和分子量　$C_{22}H_{28}BrNO_3$　434.37

化学名　(1,1-Diethylpyrrolidin-1-ium-3-yl) 2-hydroxy-2,2-diphenylacetate bromide

溴化 (1,1-二乙基吡咯-1-鎓-3-基) 2-羟基-2,2-二苯基乙酸酯

CAS 登录号　1050-48-2

INN list　13

药效分类　抗胆碱药，解痉药

苯氯布宗

Feclobuzone（*INN*）

化学结构式

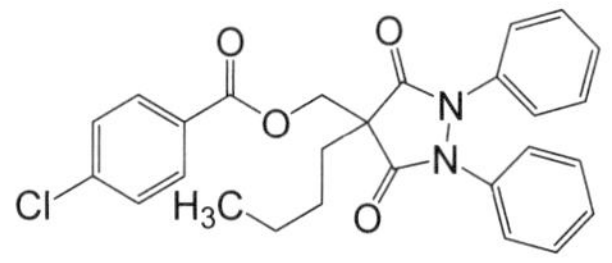

分子式和分子量　$C_{27}H_{25}ClN_2O_4$　476.95

化学名　*p*-Chlorobenzoic acid,ester with 4-butyl-4-(hydroxymethyl) -1,2-diphenyl-3,5-pyrazolidinedione

4-丁基-4-(羟甲基)-1,2-二苯基-3,5-吡唑烷二酮 4-氯苯甲酸酯

CAS 登录号　23111-34-4

INN list　27

药效分类　抗炎镇痛药

苯马来辛

Benzmalecene（*INN*）

化学结构式

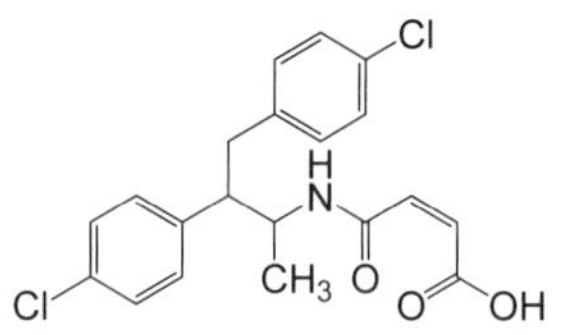

分子式和分子量 $C_{20}H_{19}Cl_2NO_3$ 392.28

化学名 *N*-[2,3-Bis(*p*-chlorophenyl)-1-methylpropyl]maleamic acid (*α*-form)

N-[2,3-双(4-氯苯基)-1-甲基丙基]马来酰胺酸(*α*-型)

CAS 登录号 148-07-2

INN list 8

药效分类 抗痛风药

苯吗庚酮

Phenadoxone（*INN*）

化学结构式

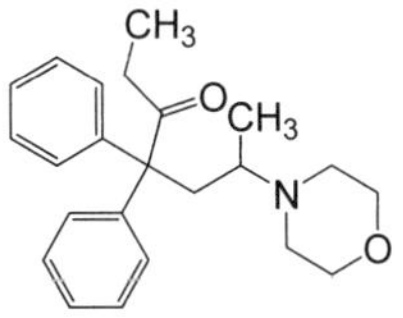

分子式和分子量 $C_{23}H_{29}NO_2$ 351.48

化学名 6-Morpholino-4,4-diphenyl-3-heptanone

6-吗啉基-4,4-二苯基-3-庚酮

CAS 登录号 467-84-5

INN list 1

药效分类 镇痛药

苯美唑

Fenmetozole（*INN*）

化学结构式

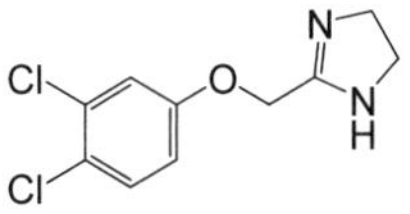

分子式和分子量 $C_{10}H_{10}Cl_2N_2O$ 245.10

化学名 2-[(3,4-Dichlorophenoxy)methyl]-2-imidazoline

2-[(3,4-二氯苯氧)甲基]-2-咪唑啉

CAS 登录号 41473-09-0; 23712-05-2[盐酸盐]

INN list 31

药效分类 抗抑郁药

苯明青霉素

Benethamine Penicillin（*INN*）

化学结构式

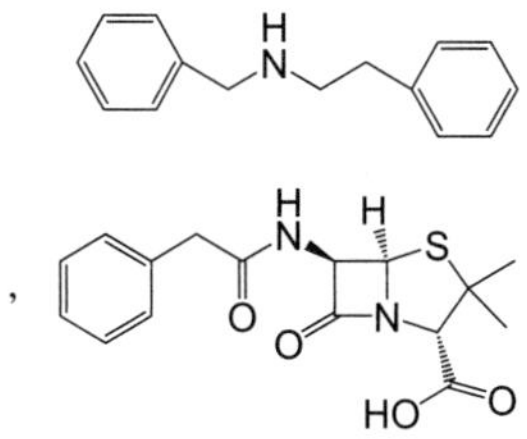

分子式和分子量 $C_{15}H_{17}N \cdot C_{16}H_{18}N_2O_4S$ 545.69

化学名 Benzylpenicillin salt of *N*-benzylphenethylamine

苄基青霉素 *N*-苄基苯乙胺盐

CAS 登录号 751-84-8

INN list 1

药效分类 抗生素类药

苯莫辛

Benmoxin（*INN*）

化学结构式

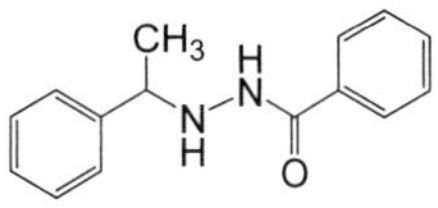

分子式和分子量 $C_{15}H_{16}N_2O$ 240.30

化学名 Benzoic acid 2-(*α*-methylbenzyl)hydrazide

苯甲酸 2-(*α*-甲苄基)酰肼

CAS 登录号 7654-03-7

INN list 20

药效分类 单胺氧化酶抑制药

苯奈达林

Binedaline（*INN*）

化学结构式

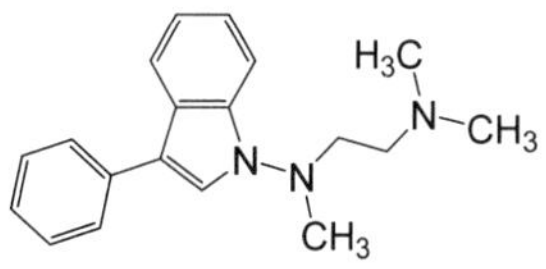

分子式和分子量 $C_{19}H_{23}N_3$ 293.41

化学名 1-[[2-(Dimethylamino)ethyl]methylamino]-3-phenylindole

1-[[2-(二甲氨基)乙基]甲氨基]-3-苯基吲哚

CAS 登录号 60662-16-0

INN list 50

药效分类 抗抑郁药

苯哌利定

Phenoperidine（*INN*）

化学结构式

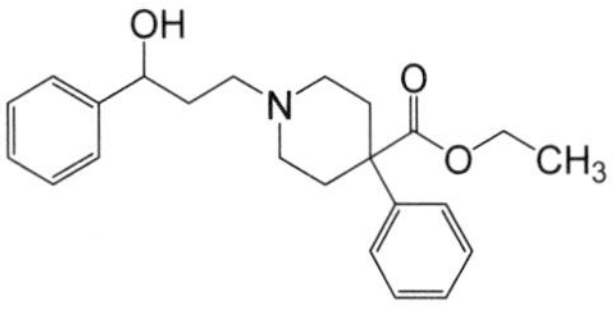

分子式和分子量 $C_{23}H_{29}NO_3$ 367.48

化学名 Ethyl 1-(3-hydroxy-3-phenylpropyl)-4-phenylpiperidine-4-carboxylic acid ester

乙基 1-(3-羟基-3-苯基丙基)-4-苯基哌啶-4-甲酸酯

CAS 登录号 562-26-5

INN list 11

药效分类 镇痛药

苯哌利多

Benperidol（*INN*）

化学结构式

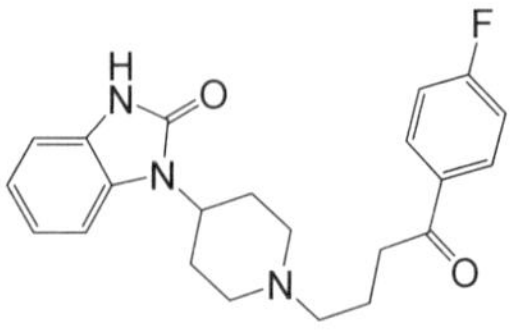

分子式和分子量　$C_{22}H_{24}FN_3O_2$　381.44

化学名　1-[1-[3-(*p*-Flurobenzoyl)propyl]-4-piperidyl]-2-benzimidazolinone

1-[1-[3-(4-氟苯甲酰基)丙基]-4-哌啶基]-2-苯并咪唑酮

CAS 登录号　2062-84-2

INN list　14

药效分类　抗精神病药

苯培诺赖

Benpenolisin（*INN*）

化学结构式

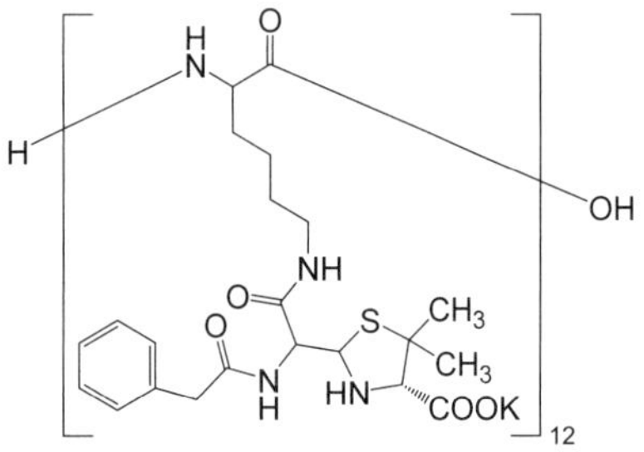

分子式和分子量　$C_{264}H_{350}K_{12}N_{48}O_{61}S_{12}$　6025.85

化学名　N^6-[D-2-[(2*R*, 4*S*)-4-Carboxy-5,5-dimethyl-2-thiazolidinyl]-*N*-(phenylacetyl)glycyl]-L-lysine monopotassium salt, dodecapeptide

N^6-[D-2-[(2*R*,4*S*)-4-羧基-5,5-二甲基-2-噻唑烷基]-*N*-(苯乙酰基)甘氨酰]-L-赖氨酸钾盐，十二肽

CAS 登录号　61990-92-9

INN list　37

药效分类　诊断用药

苯喷酸

Fepentolic Acid（*INN*）

化学结构式

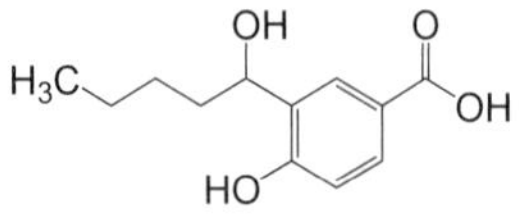

分子式和分子量　$C_{12}H_{16}O_4$　224.25

化学名　*α*-Butyl-*α*-hydroxy-4,3-cresotic acid

α-丁基-*α*-羟基-4-羟基-3-甲基苯甲酸

CAS 登录号　17243-33-3

INN list　19

药效分类　利胆药

苯氢可酮

Benzhydrocodone（*INN*）

化学结构式

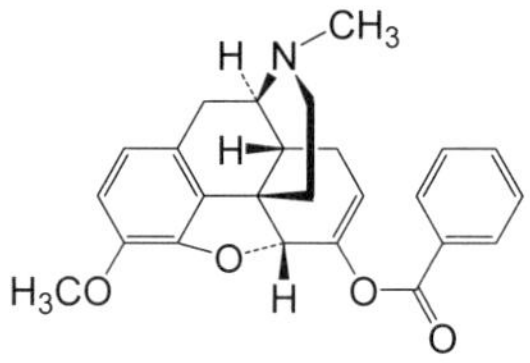

分子式和分子量　$C_{25}H_{25}NO_4$　403.48

化学名　4,5*α*-Epoxy-3-methoxy-17-methyl-6,7-didehydromorphinan-6-yl benzoate

4,5*α*-环氧-3-甲氧基-17-甲基-6,7-二去氢吗啡喃-6-基 苯甲酸酯

CAS 登录号　1259440-61-3

INN list　111

药效分类　镇痛药

苯曲安奈德

Triamcinolone Benetonide（*INN*）

化学结构式

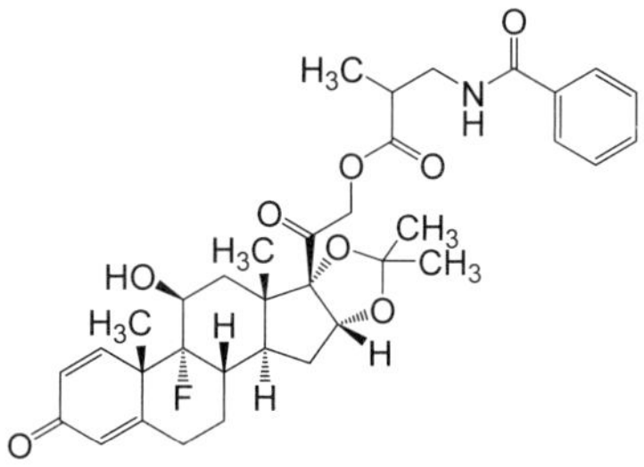

分子式和分子量　$C_{35}H_{42}FNO_8$　623.71

化学名　9*α*-Fluoro-11*β*,16*α*,17*α*,21-tetrahydroxypregna-1,4-diene-3,20-dionecyclic 16,17-acetal with acetone 21-ester with *N*-benzoyl-2-methyl-*β*-alanine

9*α*-氟-11*β*,16*α*,17*α*,21-四羟基孕甾-1,4-二烯-3,20-二酮-16,17-环丙缩醛-21-(*N*-苯甲酰-2-甲基)-*β*-丙氨酸酯

CAS 登录号　31002-79-6

INN list　36

药效分类　肾上腺皮质激素类药

苯噻啶

Pizotifen（*INN*）

化学结构式

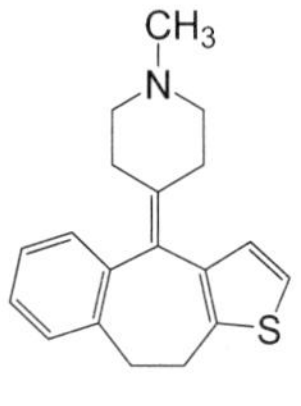

分子式和分子量 $C_{19}H_{21}NS$ 295.44

化学名 4-(9,10-Dihydro-4*H*-benzo[4,5]cyclohepta[1,2-*b*]thien-4-ylidene)-1- methylpiperidine

4-(9,10-二氢-4*H*-苯并[4,5]环庚[1,2-*b*]噻吩-4-亚基)-1-甲基哌啶

CAS 登录号 15574-96-6

INN list 22

药效分类 同化激素类药，抗抑郁药，抗偏头痛药

苯沙仑

Bensalan（*INN*）

化学结构式

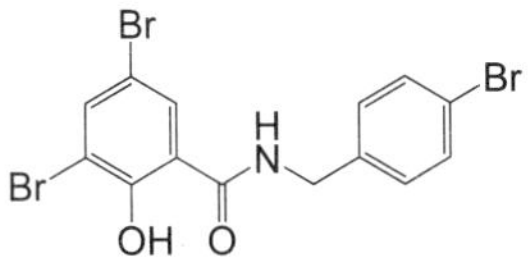

分子式和分子量 $C_{14}H_{10}Br_3NO_2$ 463.95

化学名 3,5-Dibromo-*N*-(*p*-bromobenzyl) salicylamide

3,5-二溴代-*N*-(4-溴苄基)水杨酰胺

CAS 登录号 15686-76-7

INN list 18

药效分类 消毒防腐药

苯沙酸钙

Calcium Benzamidosalicylate（*INN*）

化学结构式

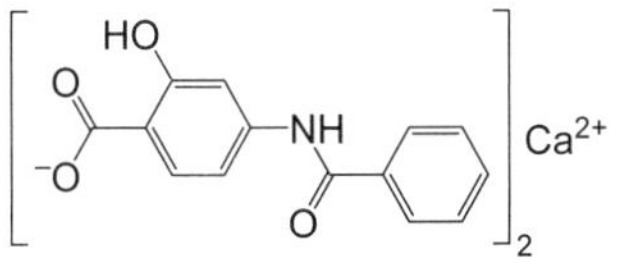

分子式和分子量 $C_{28}H_{20}CaN_2O_8$ 552.55

化学名 Calcium 4-benzamidosalicylate (1 : 2)

4-苯甲酰氨基水杨酸钙(1 : 2)

CAS 登录号 528-96-1; 5631-00-5[五水合物]; 13898-58-3[苯甲酰胺水杨酸]

INN list 10

药效分类 抗结核药

苯他西泮

Bentazepam（*INN*）

化学结构式

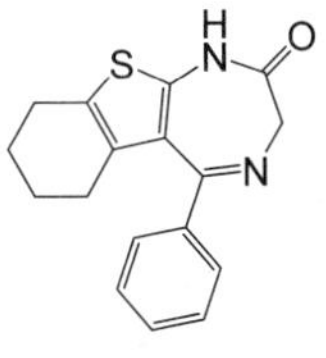

分子式和分子量 $C_{17}H_{16}N_2OS$ 296.39

化学名 1,3,6,7,8,9-Hexahydro-5-phenyl-2*H*-[1]benzothieno[2,3-*e*]-1,4-diazepin-2-one

1,3,6,7,8,9-六氢-5-苯基-2*H*-[1]苯并噻吩并[2,3-*e*]-1,4-二氮杂䓬-2-酮

CAS 登录号 29462-18-8

INN list 33

药效分类 镇静催眠药

苯替酪胺

Bentiromide（*INN*）

化学结构式

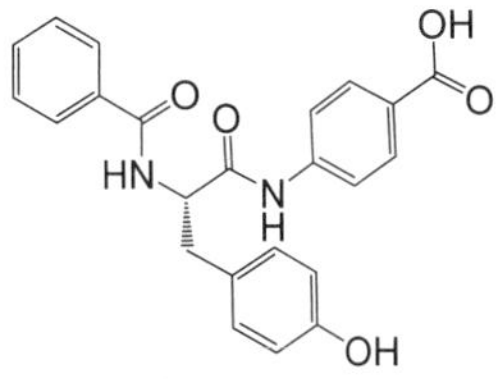

分子式和分子量 $C_{23}H_{20}N_2O_5$ 404.42

化学名 (*S*)-*p*-(*α*-Benzamido-*p*-hydroxyhydrocinnamamido) benzoic acid

(*S*)-4-(*α*-苯甲酰氨基-4-羟基氢化肉桂酰氨基)苯甲酸

CAS 登录号 37106-97-1

INN list 41

药效分类 诊断用药

苯替马唑

Bentemazole（*INN*）

化学结构式

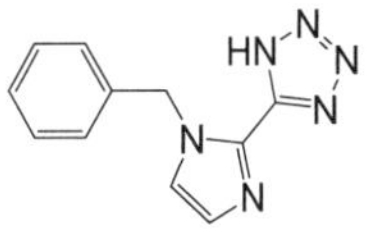

分子式和分子量 $C_{11}H_{10}N_6$ 226.24

化学名 5-(1-Benzylimidazol-2-yl)-1*H*-tetrazole

5-(1-苯甲基咪唑-2-基)-1*H*-四唑

CAS 登录号 63927-95-7

INN list 40

药效分类 排尿酸药

苯替哌明

Bentipimine（*INN*）

化学结构式

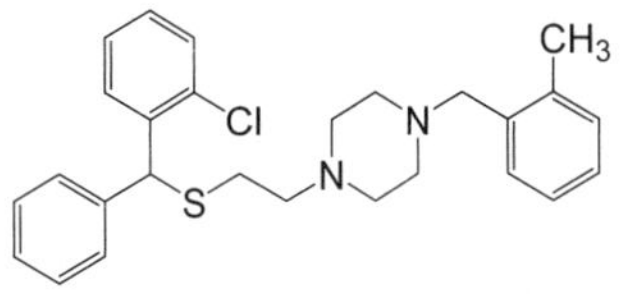

分子式和分子量 $C_{27}H_{31}ClN_2S$ 451.07

化学名 1-[2-[(*o*-Chloro-*α*-phenylbenzyl)thio]ethyl]-4-(*o*-methylbenzyl)piperazine

1-[2-[(2-氯-α-苯基苄基)硫基]乙基]-4-(2-甲基苄基)哌嗪

CAS 登录号 17692-23-8

INN list 18

药效分类 抗胆碱药

苯托雷司

Difemetorex（*INN*）

化学结构式

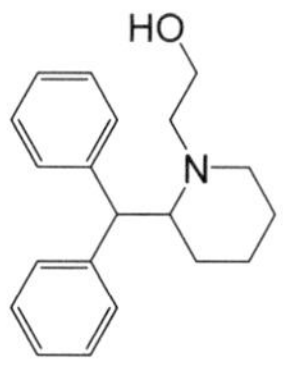

分子式和分子量 $C_{20}H_{25}NO$ 295.42

化学名 2-(Diphenylmethyl)-1-piperidineethanol

2-(二苯基甲基)-1-哌啶基乙醇

登录号 13862-07-2

INN list 41

药效分类 食欲抑制药

苯托沙敏

Phenyltoloxamine（*INN*）

化学结构式

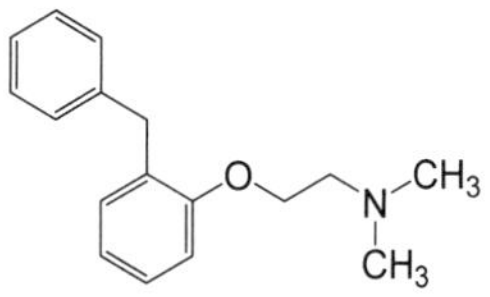

分子式和分子量 $C_{17}H_{21}NO$ 255.36

化学名 *N,N*-Dimethyl-2-(α-phenyl-*o*-tolyloxy)ethylamine

N,N-二甲基-2-(α-苯基-2-甲基苯氧基)乙胺

CAS 登录号 92-12-6; 1176-08-5[枸橼酸盐]

INN list 6

药效分类 抗组胺药

苯妥英

Phenytoin（*INN*）

化学结构式

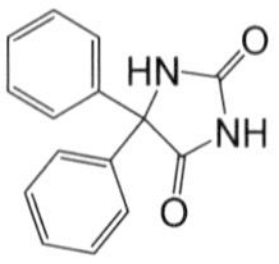

分子式和分子量 $C_{15}H_{12}N_2O_2$ 252.27

化学名 5,5-Diphenylhydantoin

5,5-二苯乙内酰脲

CAS 登录号 57-41-0

INN list 4

药效分类 抗癫痫药

苯维溴铵

Fenpiverinium Bromide（*INN*）

化学结构式

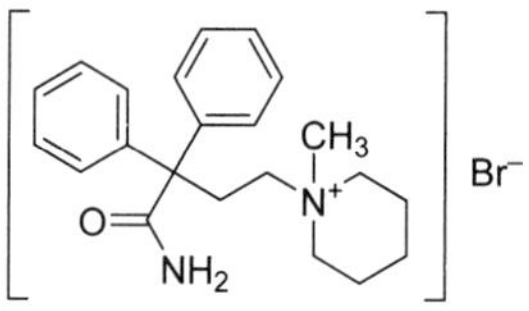

分子式和分子量 $C_{22}H_{29}BrN_2O$ 417.38

化学名 1-(3-Carbamoyl-3,3-diphenylpropyl)-1-methylpiperidinium bromide

溴化 1-(3-氨甲酰基-3,3-二苯基丙基)-1-甲基哌啶鎓

CAS 登录号 125-60-0

INN list 26

药效分类 解痉药

苯西阿诺

Bencianol（*INN*）

化学结构式

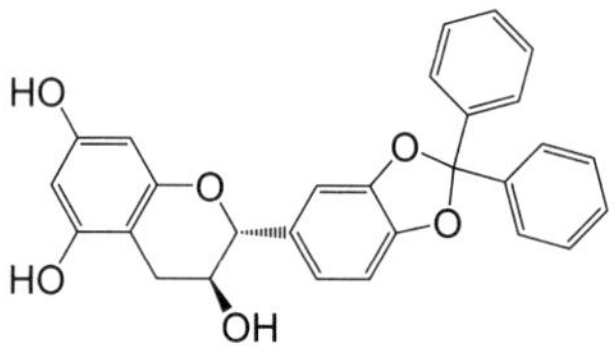

分子式和分子量 $C_{28}H_{22}O_6$ 454.47

化学名 (2*R*,3*S*)-3',4'-[(Diphenylmethylene)dioxy]-3,5,7-flavantriol

(2*R*,3*S*)-3',4'-[(二苯基甲叉基)二氧基]-3,5,7-黄烷三醇

CAS 登录号 85443-48-7

INN list 50

药效分类 血循环改善药

苯西酮

Phenythilone（*INN*）

化学结构式

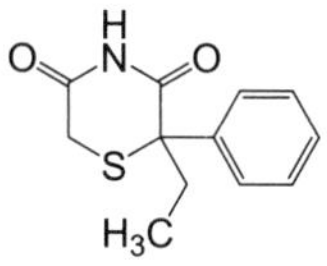

分子式和分子量 $C_{12}H_{13}NO_2S$ 235.30

化学名 2-Ethyl-2-phenyl-3,5-thiamorpholinedione

2-乙基-2-苯基-3,5-硫吗啉二酮

CAS 登录号 115-55-9

INN list 6

药效分类 抗惊厥药

苯辛替明

Fenoctimine（*INN*）

分子式和分子量 $C_{27}H_{38}N_2$ 390.62

化学结构式

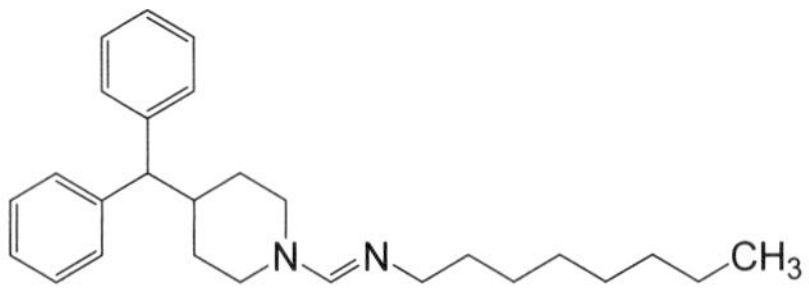

化学名 4-(Diphenylmethyl)-1-(*N*-octylformimidoyl)piperidine

4-(二苯甲基)-1-(*N*-辛基亚胺甲基)哌啶

CAS 登录号 69365-65-7; 69365-66-8[硫酸盐半水合物]; 69365-67-9[硫酸盐]

INN list 44

药效分类 抗溃疡药

苯溴马隆

Benzbromarone（*INN*）

化学结构式

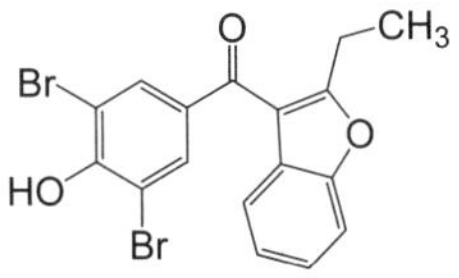

分子式和分子量 $C_{17}H_{12}Br_2O_3$ 424.08

化学名 (3,5-Dibromo-4-hydroxyphenyl) (2-ethyl-3-benzofuranyl) ketone

(3,5-二溴-4-羟苯基) (2-乙基-3-苯并呋喃基)甲酮

CAS 登录号 3562-84-3

INN list 13

药效分类 抗痛风药，排尿酸药

苯氧卡因

Fexicaine（*INN*）

化学结构式

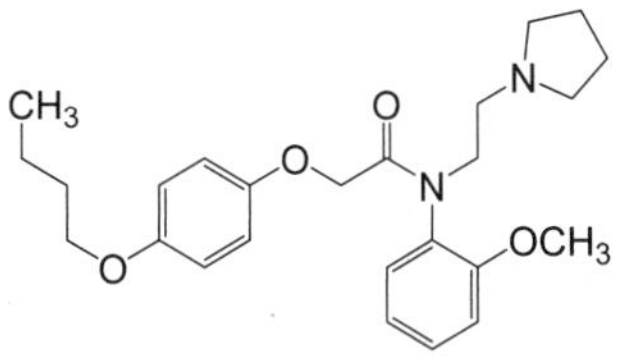

分子式和分子量 $C_{25}H_{34}N_2O_4$ 426.55

化学名 2-(*p*-Butoxyphenoxy)-*N*-(*o*-methoxyphenyl)-*N*-[2-(1-pyrrolidinyl) ethyl]acetamide

2-(4-丁氧苯氧基)-*N*-(2-甲氧基苯基)-*N*-[2-(1-吡咯烷基)乙基]乙酰胺

CAS 登录号 54063-46-6

INN list 25

药效分类 局部麻醉药

苯氧司林

Phenothrin（*INN*）

分子式和分子量 $C_{23}H_{26}O_3$ 350.45

化学结构式

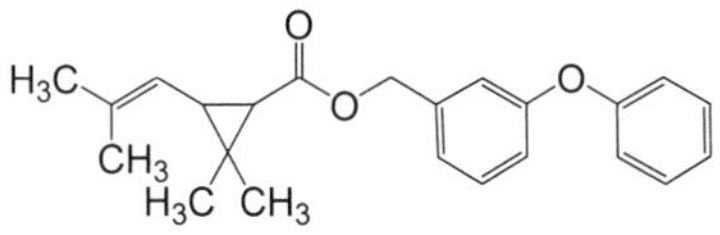

化学名 *m*-Phenoxy benzyl (±)-*cis*,*trans*-2,2-dimethyl-3-(2-methylpropenyl)cyclopropanecarboxylate

3-苯氧基苄基 (±)-顺,反-2,2-二甲基-3-(2-甲基丙烯基)环丙烷甲酸酯

CAS 登录号 26002-80-2

INN list 53

药效分类 杀虫药

ATC 分类 P03AC03

苯氧乙醇

Phenoxyethanol

化学结构式

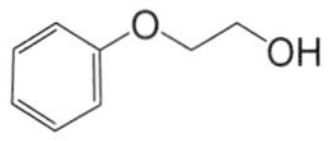

分子式和分子量 $C_8H_{10}O_2$ 138.16

化学名 2-Phenoxyethyl alcohol

2-苯氧乙醇

CAS 登录号 122-99-6

药效分类 消毒防腐药

苯乙肼

Phenelzine（*INN*）

化学结构式

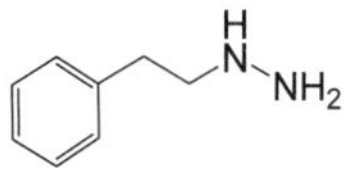

分子式和分子量 $C_8H_{12}N_2$ 136.20

化学名 2-Phenylethylhydrazine

2-苯基乙基肼

CAS 登录号 51-71-8; 156-51-4[硫酸盐]

INN list 10

苯乙利定

Pheneridine（*INN*）

化学结构式

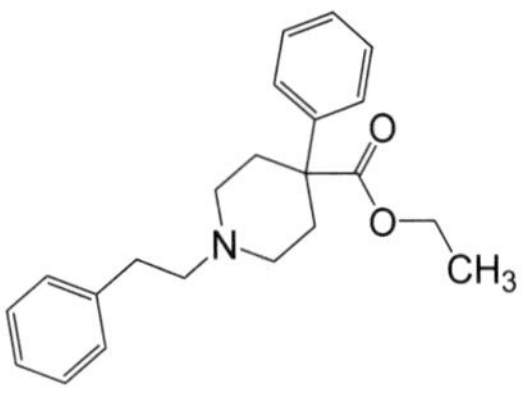

分子式和分子量 $C_{22}H_{27}NO_2$ 337.46

化学名 Ethyl 1-(2-phenylethyl)-4-phenylpiperidine-4-carboxylic acid ester

乙基 1-(2-苯乙基)-4-苯基哌啶-4-甲酸酯

CAS 登录号 469-80-7

INN list 5

药效分类 镇痛药

苯乙双胍

Phenformin（*INN*）

化学结构式

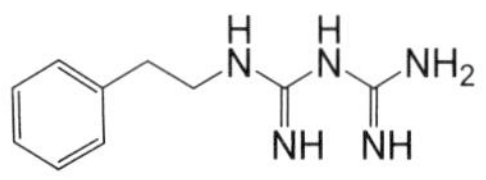

分子式和分子量 $C_{10}H_{15}N_5$ 205.27

化学名 1-(Diaminomethylidene)-2-(2-phenylethyl)guanidine

1-(二氨基甲亚基)-2-(2-苯基乙基)胍

CAS 登录号 114-86-3; 834-28-6[盐酸盐]

INN list 10

药效分类 口服降血糖药

ATC 分类 A10BA01

苯乙酰脲

Phenacemide（*INN*）

化学结构式

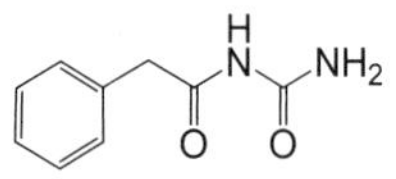

分子式和分子量 $C_9H_{10}N_2O_2$ 178.19

化学名 (Phenylacetyl)urea

(苯乙酰基)脲

CAS 登录号 63-98-9

INN list 1

药效分类 抗癫痫药

苯异丙肼

Pheniprazine（*INN*）

化学结构式

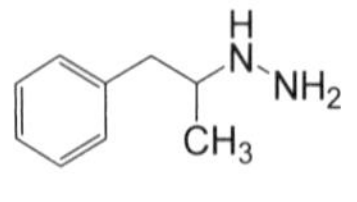

分子式和分子量 $C_9H_{14}N_2$ 150.23

化学名 (1-Methyl-2-phenylethyl)hydrazine

(1-甲基-2-苯基乙基)肼

CAS 登录号 55-52-7; 66-05-7[盐酸盐]

INN list 11

药效分类 抗高血压药，抗抑郁药

苯茚胺

Phenindamine（*INN*）

分子式和分子量 $C_{19}H_{19}N$ 261.37

化学结构式

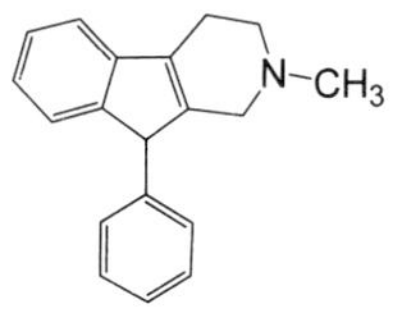

化学名 2,3,4,9-Tetrahydro-2-methyl-9-phenyl-1*H*-indeno[2,1-*c*]pyridine

2,3,4,9-四氢-2-甲基-9-苯基-1*H*-茚并[2,1-*c*]吡啶

CAS 登录号 82-88-2; 569-59-5[酒石酸盐]

INN list 1

药效分类 抗组胺药

苯茚二酮

Phenindione（*INN*）

化学结构式

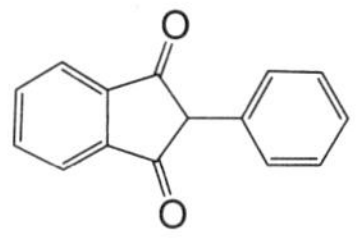

分子式和分子量 $C_{15}H_{10}O_2$ 222.24

化学名 2-Phenyl-1,3-indandione

2-苯基-1,3-茚满二酮

CAS 登录号 83-12-5

INN list 41

药效分类 抗凝血药

苯扎贝特

Bezafibrate（*INN*）

化学结构式

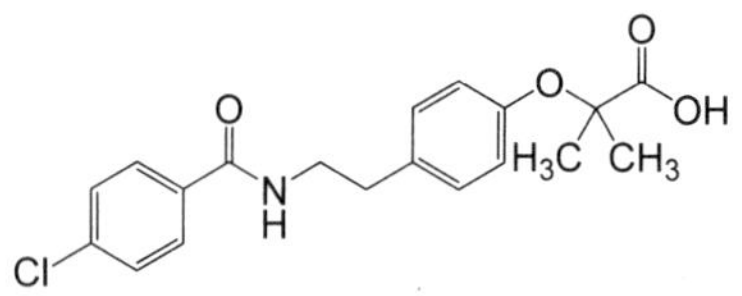

分子式和分子量 $C_{19}H_{20}ClNO_4$ 361.82

化学名 2-(4-{2-[(4-Chlorophenyl)formamido]ethyl}phenoxy)-2-methylpropanoic

2-(4-{2-[(4-氯苯基)甲酰氨基]乙基}苯氧基)-2-甲基丙酸

CAS 登录号 41859-67-0

INN list 35

药效分类 贝特类调节血脂药

ATC 分类 C10AB02

苯扎丙氧

Benzaprinoxide（*INN*）

分子式和分子量 $C_{20}H_{20}ClNO$ 325.83

化学结构式

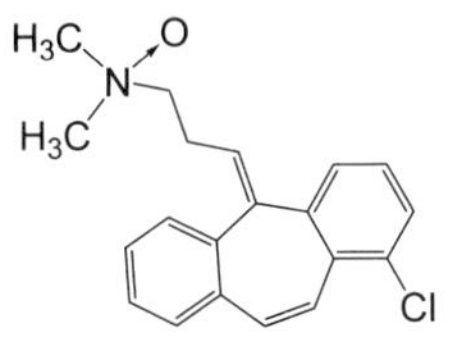

化学名 3-(1-Chloro-5*H*-dibenzo[*a,d*]cyclohepten-5-ylidene)-*N,N*-dimethyl-1-propanamine *N*-oxide

3-(1-氯-5*H*-二苯并[*a,d*]环庚烯-5-亚基)-*N,N*-二甲基-1-丙胺 *N*-氧化物

CAS 登录号 52758-02-8

INN list 41

药效分类 抗抑郁药

苯扎隆

Benzarone（*INN*）

化学结构式

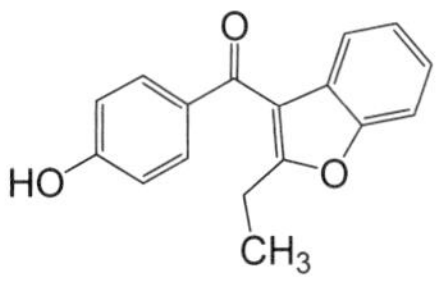

分子式和分子量 $C_{17}H_{14}O_3$ 266.29

化学名 2-Ethyl-3-benzofuranyl-*p*-hydroxyphenyl ketone

2-乙基-3-苯并呋喃基-4-羟苯基甲酮

CAS 登录号 1477-19-6

INN list 13

药效分类 维生素类药

苯扎托品

Benzatropine（*INN*）

化学结构式

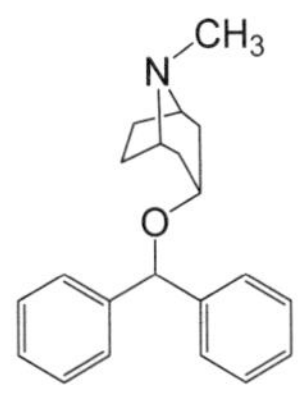

分子式和分子量 $C_{21}H_{25}NO$ 307.44

化学名 3*α*-(Diphenylmethoxy)-1*αH*,5*αH*-tropane

3*α*-(二苯甲氧基)-1*αH*,5*αH*-托品烷

CAS 登录号 86-13-5; 132-17-2[甲磺酸盐]

INN list 3

药效分类 抗震颤麻痹药

苯佐巴比妥

Benzobarbital（*INN*）

分子式和分子量 $C_{19}H_{16}N_2O_4$ 336.34

化学结构式

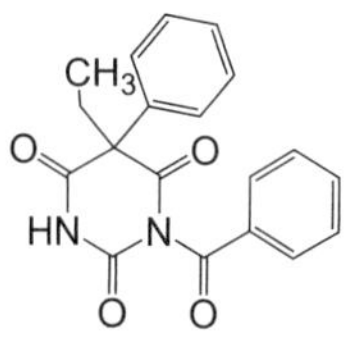

化学名 1-Benzoyl-5-ethyl-5-phenylbarbituric acid

1-苯甲酰基-5-乙基-5-苯基巴比妥酸

CAS 登录号 744-80-9

INN list 25

药效分类 镇静催眠药

苯佐卡因

Benzocaine（*INN*）

化学结构式

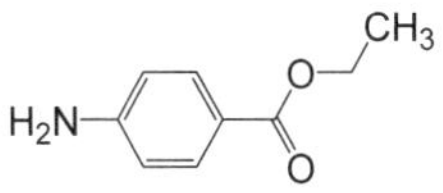

分子式和分子量 $C_9H_{11}NO_2$ 165.19

化学名 Ethyl *p*-aminobenzoate

乙基 4-氨基苯甲酸酯

CAS 登录号 94-09-7

INN list 42

药效分类 局部麻醉药

苯佐利定

Benzoclidine（*INN*）

化学结构式

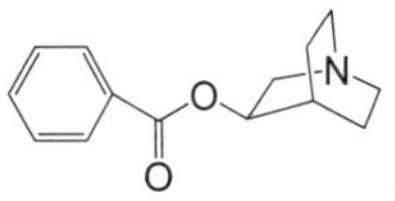

分子式和分子量 $C_{14}H_{17}NO_2$ 231.29

化学名 3-Quinuclidinol benzoate (ester)

3-奎宁醇苯甲酸酯

CAS 登录号 16852-81-6

INN list 25

药效分类 抗高血压药

苯佐氯铵

Benzoxonium Chloride（*INN*）

化学结构式

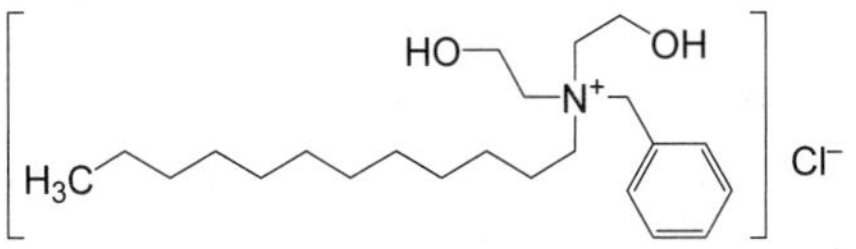

分子式和分子量 $C_{23}H_{42}ClNO_2$ 400.04

化学名 Benzyldodecylbis(2-hydroxyethyl)ammonium chloride

氯化 苄基十二烷基双(2-羟乙基)铵
CAS 登录号　19379-90-9
INN list　36
药效分类　消毒防腐药

苯佐那酯

Benzonatate（*INN*）

化学结构式

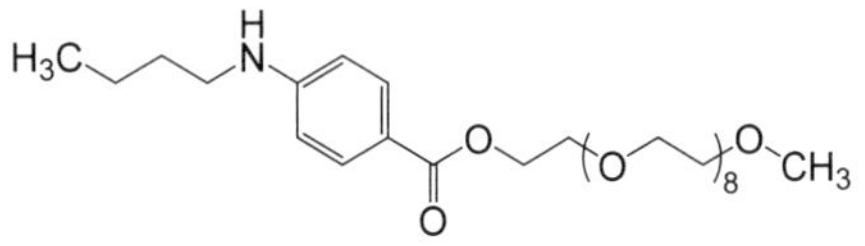

分子式和分子量　$C_{30}H_{53}NO_{11}$　603.00 (平均)
化学名　2,5,8,11,14,17,20,23,26-Nonaoxaoctacosan-28-yl *p*-(butylamino)benzoate
2,5,8,11,14,17,20,23,26-九氧杂二十八烷-28-基 4-丁氨基苯甲酸酯
CAS 登录号　104-31-4
INN list　6
药效分类　镇咳药

苯佐色氨酸

Benzotript（*INN*）

化学结构式

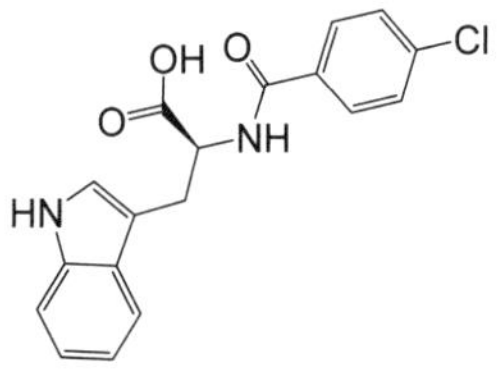

分子式和分子量　$C_{18}H_{15}ClN_2O_3$　342.78
化学名　*N*-(*p*-Chlorobenzoyl)-L-tryptophan
N-(4-氯苯甲酰基)-L-色氨酸
CAS 登录号　39544-74-6
INN list　32
药效分类　抗溃疡药

苯佐他明

Benzoctamine（*INN*）

化学结构式

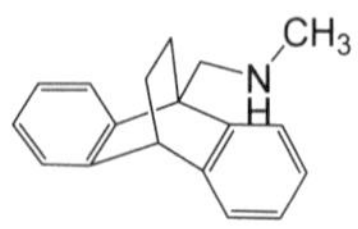

分子式和分子量　$C_{18}H_{19}N$　249.36
化学名　*N*-Methyl-9,10-ethanoanthracene-9 (10*H*)-methylamine
N-甲基-9,10-桥亚乙基蒽-9(10*H*)-甲胺
CAS 登录号　17243-39-9; 10085-81-1[盐酸盐]
INN list　19
药效分类　镇静催眠药，肌肉松弛药

苯佐替派

Benzodepa（*INN*）

化学结构式

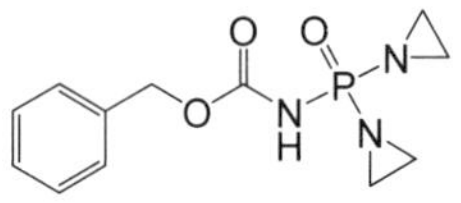

分子式和分子量　$C_{12}H_{16}N_3O_3P$　281.25
化学名　Benzyl [bis (1-aziridinyl)phosphinyl] carbamate
苄基 [双(1-氮杂环丙基)氧膦基]氨基甲酸酯
CAS 登录号　1980-45-6
INN list　13
药效分类　抗肿瘤药

苯唑西林

Oxacillin（*INN*）

化学结构式

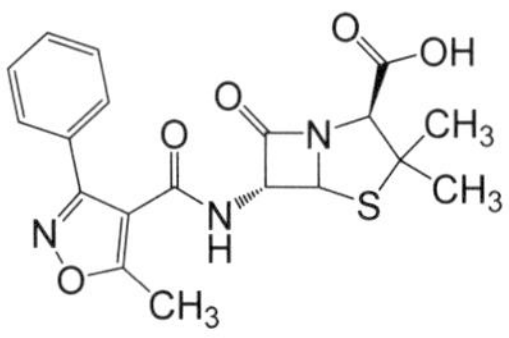

分子式和分子量　$C_{19}H_{19}N_3O_5S$　401.44
化学名　(2*S*,5*R*,6*R*)-3,3-Dimethyl-6-(5-methyl-3-phenyl-4-isoxazolecarboxamido)-7-oxo-4-thia-1-azabicyclo[3.2.0]heptane-2-carboxylic acid
(2*S*,5*R*,6*R*)-3,3-二甲基-6-(5-甲基-3-苯基-4-异噁唑甲酰氨基)-7-氧代-4-硫杂-1-氮杂双环[3.2.0]庚烷-2-羧酸
CAS 登录号　66-79-5; 1173-88-2[钠盐]; 7240-38-2[钠盐一水合物]
INN list　15
药效分类　对β-内酰胺酶耐受的青霉素
ATC 分类　J01CF04

比阿培南

Biapenem（*INN*）

化学结构式

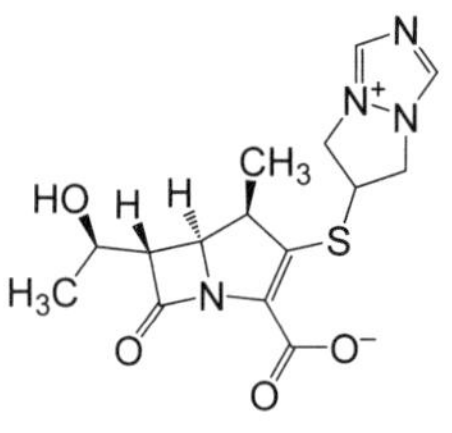

分子式和分子量　$C_{15}H_{18}N_4O_4S$　350.39
化学名　6-[[(4*R*,5*S*,6*S*)-2-Carboxy-6-[(1*R*)-1-hydroxyethyl]-4-methyl-7-oxo-1-azabicyclo[3.2.0]hept-2-en-3-yl]thio]-6,7-dihydro-5*H*-pyrazolo[1,2-*a*] -*s*-triazol-4-ium hydroxide, inner salt

6-[[(4*R*,5*S*,6*S*)-2-甲酰基-6-[(1*R*)-1-羟乙基]-4-甲基-7-氧代-1-氮杂双环[3.2.0]庚-2-烯-3-基]硫基]-6,7-二氢-5*H*-吡唑并[1,2-*a*]-1,2,4-三唑-4-鎓，内盐

CAS 登录号 120410-24-4

INN list 69

药效分类 抗生素类药

比苯溴铵

Bibenzonium Bromide（*INN*）

化学结构式

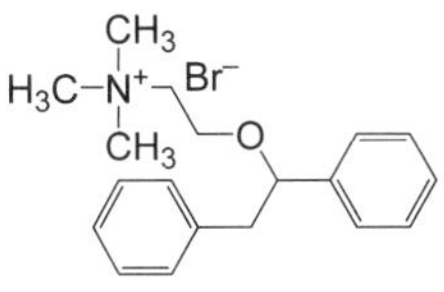

分子式和分子量 $C_{19}H_{26}BrNO$ 364.32

化学名 [2-(1,2-Diphenylethoxy)ethyltrimethyl]ammonium bromide

溴化 [2-(1,2-二苯基乙氧基)乙基三甲基]铵

CAS 登录号 15585-70-3; 59866-76-1 [比苯胺]

INN list 12

药效分类 镇咳药

比地索胺

Bidisomide（*INN*）

化学结构式

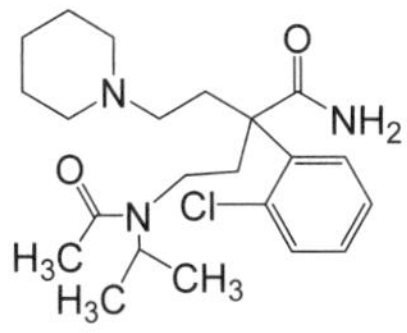

分子式和分子量 $C_{22}H_{34}ClN_3O_2$ 407.98

化学名 (±)-*α*-(*o*-Chlorophenyl)-*α*-[2-(*N*-isopropylacetamido)ethyl]-1-piperidinebutyramide

(±)-*α*-(2-氯苯基)-*α*-[2-(*N*-异丙基乙酰氨基)乙基]-1-哌啶丁酰胺

CAS 登录号 103810-45-3

INN list 63

药效分类 抗心律失常药

比芬替丁

Bisfentidine（*INN*）

化学结构式

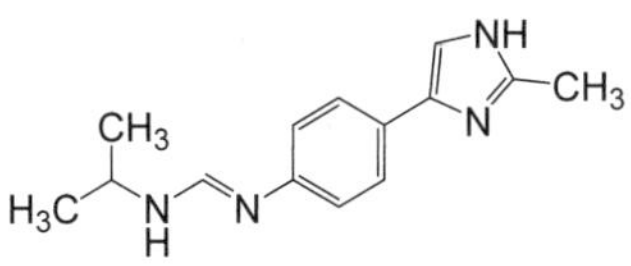

分子式和分子量 $C_{14}H_{18}N_4$ 242.32

化学名 *N*-Isopropyl-*N′*-[*p*-(2-methylimidazol-4-yl)phenyl]formamidine

N-异丙基-*N′*-[4-(2-甲基咪唑-4-基)苯基]甲脒

CAS 登录号 96153-56-9

INN list 57

药效分类 组胺 H_2受体拮抗药

比卡林

Bimakalim（*INN*）

化学结构式

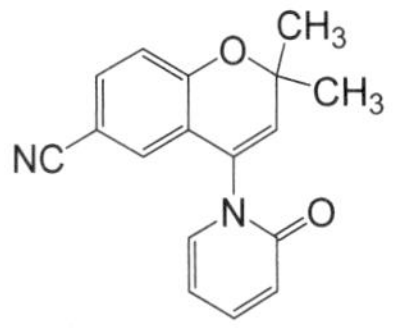

分子式和分子量 $C_{17}H_{14}N_2O_2$ 278.31

化学名 2,2-Dimethyl-4-(2-oxo-1-(2*H*)-pyridyl)-2*H*-1-benzopyran-6-carbonitrile

2,2-二甲基-4-(2-氧代-1-(2*H*)-吡啶基)-2*H*-1-苯并吡喃-6-甲腈

CAS 登录号 117545-11-6

INN list 64

药效分类 钾通道激活药

比卡鲁胺

Bicalutamide（*INN*）

化学结构式

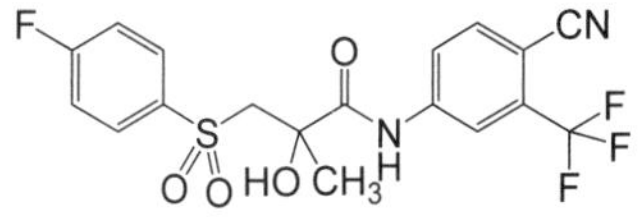

分子式和分子量 $C_{18}H_{14}F_4N_2O_4S$ 430.37

化学名 *N*-[4-Cyano-3-(trifluoromethyl)phenyl]-3-(4-fluorophenyl)sulfonyl-2-hydroxy-2-methylpropanamide

N-[4-氰基-3-(三氟甲基)苯基]-3-(4-氟苯基)磺酰基-2-羟基-2-甲基丙酰胺

CAS 登录号 90357-06-5

INN list 70

药效分类 抗雄激素药(内分泌治疗用药)

ATC 分类 L02BB03

比克替拉韦

Bictegravir（*INN*）

化学结构式

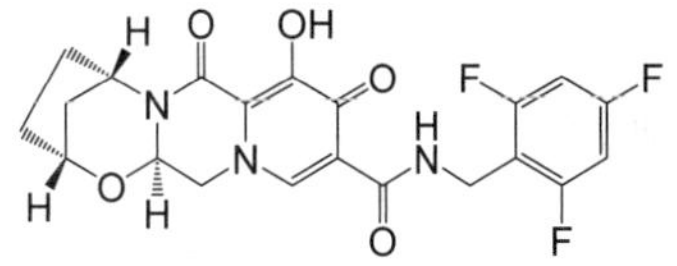

分子式和分子量 $C_{21}H_{18}F_3N_3O_5$ 449.39

化学名 (2*R*,5*S*,13*aR*)-8-Hydroxy-7,9-dioxo-*N*-[(2,4,6-trifluorophenyl)methyl]-2,3,4,5,7,9,13,13*a*-octahydro-2,5-methanopyrido

[1',2':4,5]pyrazino[2,1-*b*][1,3]oxazepine-10-carboxamide

(2*R*,5*S*,13*aR*)-8-羟基-7,9-二氧代-*N*-[(2,4,6-三氟苯基)甲基]-2,3,4,5,7,9,13,13*a*-八氢-2,5-甲桥基吡啶并[1',2':4,5]吡嗪并[2,1-*b*] [1,3]氧氮杂草-10-甲酰胺

CAS 登录号 1611493-60-7

INN list 113

药效分类 抗病毒药

比拉米可

Bialamicol（*INN*）

化学结构式

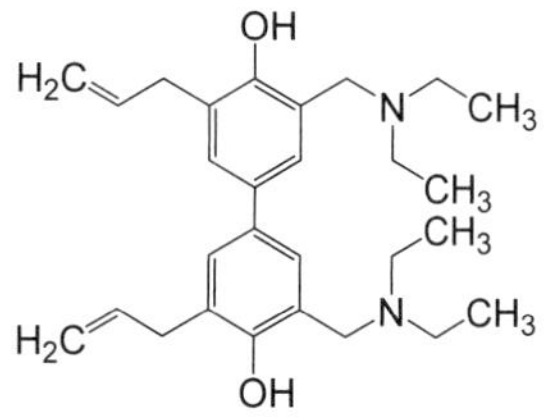

分子式和分子量 $C_{28}H_{40}N_2O_2$ 436.64

化学名 5,5'-Diallyl-*α,α'*-bis(diethylamino)-*m,m'*-bitolyl-4,4'-diol

5,5'-二烯丙基-*α,α'*-双(二乙氨基)-3,3'-联甲苯-4,4'-二酚

CAS 登录号 493-75-4; 3624-96-2[盐酸盐]

INN list 8

药效分类 抗阿米巴虫药

比拉瑞塞

Birabresib（*INN*）

化学结构式

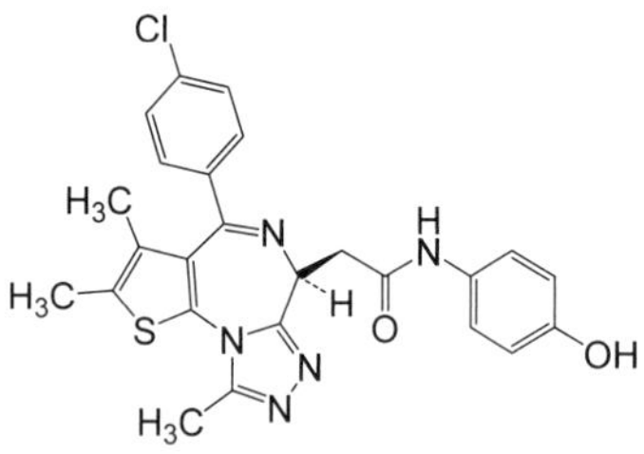

分子式和分子量 $C_{25}H_{22}ClN_5O_2S$ 491.99

化学名 2-[(6*S*)-4-(4-Chlorophenyl)-2,3,9-trimethyl-6*H*-thieno[3,2-*f*][1,2,4]triazolo[4,3-*a*][1,4]diazepin-6-yl]-*N*-(4-hydroxyphenyl)acetamide

2-[(6*S*)-4-(4-氯苯基)-2,3,9-三甲基-6*H*-噻吩并[3,2-*f*][1,2,4]三唑并[4,3-*a*][1,4]二氮杂草-6-基]-*N*-(4-羟苯基)乙酰胺

CAS 登录号 202590-98-5

INN list 115

药效分类 抗肿瘤药

比拉斯汀

Bilastine（*INN*）

分子式和分子量 $C_{28}H_{37}N_3O_3$ 463.61

化学结构式

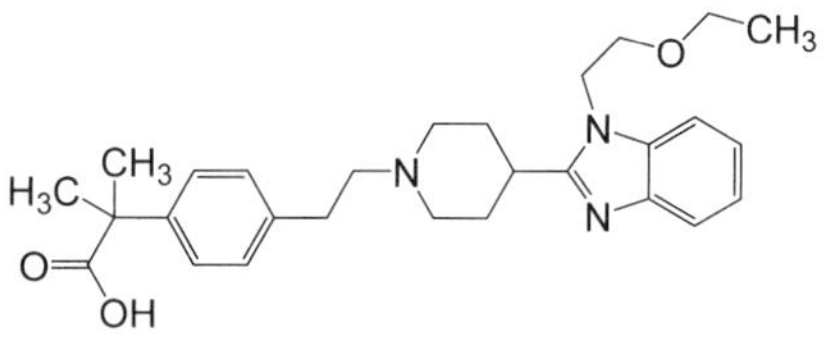

化学名 *p*-[2-[4-[1-(2-Ethoxyethyl)-2-benzimidazolyl]piperidino]ethyl]-*α*-methylhydratropic acid

4-[2-[4-[1-(2-乙氧基乙基)-2-苯并咪唑基]哌啶基]乙基]-*α*-甲基氢化阿托酸

CAS 登录号 202189-78-4

INN list 82

药效分类 抗组胺药

比立考达

Biricodar（*INN*）

化学结构式

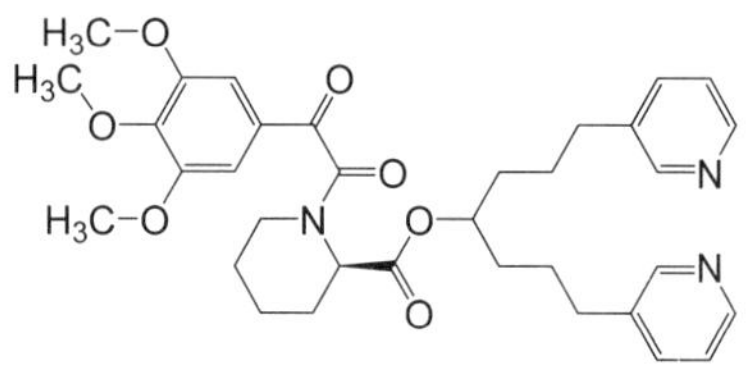

分子式和分子量 $C_{34}H_{41}N_3O_7$ 603.71

化学名 4-(3-Pyridyl)-1-[3-(3-pyridyl)propyl]butyl (*S*)-1-[(3,4,5-trimethoxyphenyl)glyoxyloyl]pipecolate

4-(3-吡啶基)-1-[3-(3-吡啶基)丙基]丁基 (*S*)-1-[(3,4,5-三甲氧基苯基)乙醛酰基]-2-哌啶酸酯

CAS 登录号 159997-94-1

INN list 78

药效分类 抗肿瘤药，多重耐药抑制药

比立哌隆

Biriperone（*INN*）

化学结构式

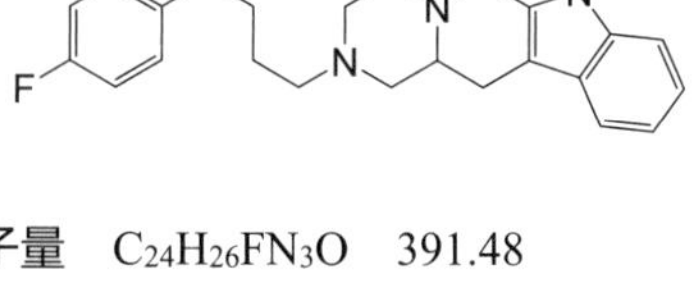

分子式和分子量 $C_{24}H_{26}FN_3O$ 391.48

化学名 (±)-4'-Fluoro-4-(3,4,6,7,12,12*a*-hexahydropyrazino[1',2':1,6]pyrido[3, 4-*b*]indol-2 (1*H*)-yl)butyrophenone

(±)-4'-氟-4-(3,4,6,7,12,12*a*-六氢吡嗪并[1',2':1,6]吡啶并[3,4-*b*]吲哚-2(1*H*)-基)丁酰苯

CAS 登录号 41510-23-0

INN list 51

药效分类 抗精神病药

比螺酮

Binospirone（*INN*）

化学结构式

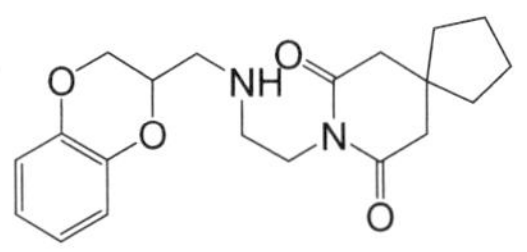

分子式和分子量 $C_{20}H_{26}N_2O_4$ 358.44

化学名 (±)-*N*-[2-[(1,4-Benzodioxan-2-ylmethyl)amino]ethyl]-1,1-cyclopentanediacetimide

(±)-*N*-[2-[(1,4-苯并二氧六环-2-基甲基)氨基]乙基]-1,1-环戊烷二乙酰亚胺

CAS 登录号 102908-59-8; 124756-23-6[甲磺酸盐]

INN list 65

药效分类 抗焦虑药

比马碘铵

Bidimazium Iodide（*INN*）

化学结构式

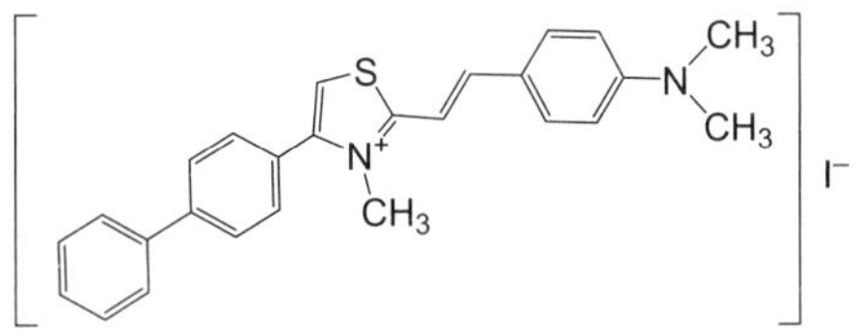

分子式和分子量 $C_{26}H_{25}IN_2S$ 524.46

化学名 4-(4-Biphenylyl)-2-[*p*-(dimethylamino)styryl]-3-methylthiazolium iodide

碘化 4-(4-联苯基)-2-[4-(二甲氨基)苯乙烯基]-3-甲基噻唑鎓

CAS 登录号 21817-73-2

INN list 27

药效分类 抗蠕虫药

比米利塞

Bimiralisib（*INN*）

化学结构式

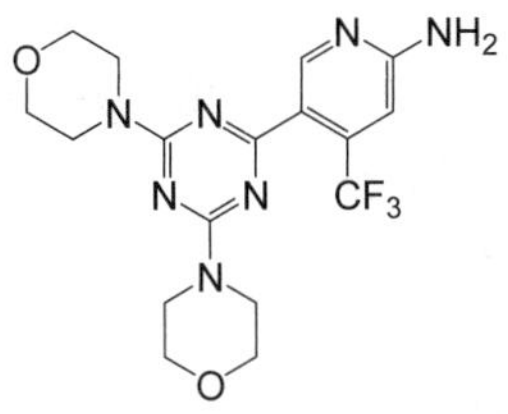

分子式和分子量 $C_{17}H_{20}F_3N_7O_2$ 411.39

化学名 5-[4,6-Di(morpholin-4-yl)-1,3,5-triazin-2-yl]-4-(trifluoromethyl)pyridin-2-amine

5-[4,6-二(吗啉-4-基)-1,3,5-三嗪-2-基]-4-(三氟甲基)吡啶-2-胺

CAS 登录号 1225037-39-7

INN list 116

药效分类 抗肿瘤药

比莫西糖

Bimosiamose（*INN*）

化学结构式

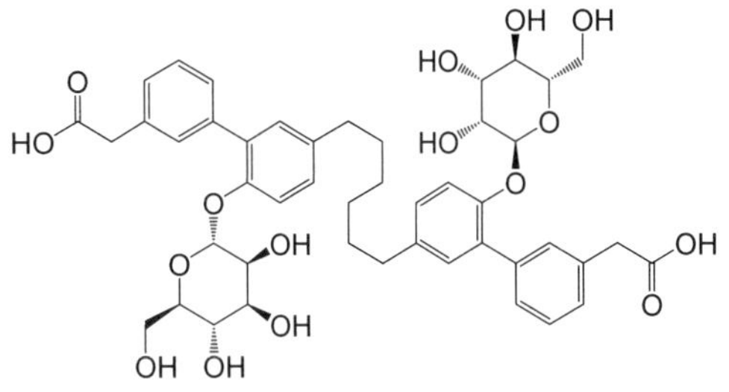

分子式和分子量 $C_{46}H_{54}O_{16}$ 862.91

化学名 [(Hexane-1,6-diyl)bis[6'-(*α*-D-mannopyranosyloxy)biphenyl-3', 3-diyl]]diacetic acid

[(己烷-1,6-二基)双[6'-(*α*-D-吡喃甘露糖基氧基)联苯-3',3-二基]]二乙酸

CAS 登录号 187269-40-5

INN list 84

药效分类 抗炎镇痛药

比奈拉诺生

Neladenoson Dalanate（*INN*）

化学结构式

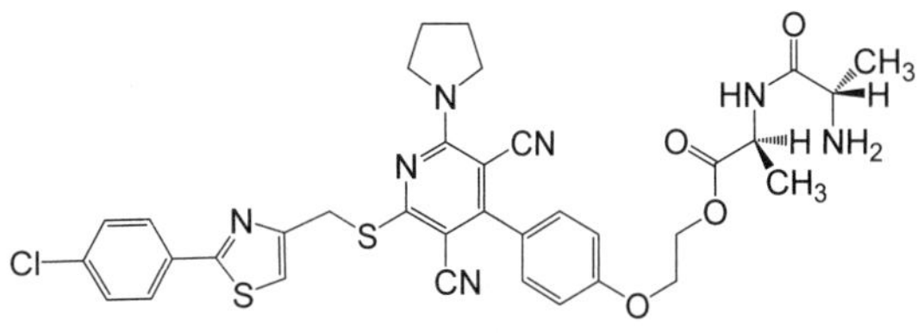

分子式和分子量 $C_{35}H_{34}ClN_7O_4S_2$ 716.27

化学名 2-{4-[2-({[2-(4-Chlorophenyl)-1,3-thiazol-4-yl]methyl}sulfanyl)-3,5-dicyano-6-(pyrrolidin-1-yl)pyridin-4-yl]phenoxy}ethyl L-alanyl-L-alaninate

2-{4-[2-({[2-(4-氯苯基)-1,3-噻唑-4-基]甲基}硫基)-3,5-二氰基-6-(吡咯烷-1-基)吡啶-4-基]苯氧基}乙基 L-丙氨酰-L-丙氨酸酯

CAS 登录号 1239309-58-0

INN list 112

药效分类 腺苷受体激动药

比尼贝特

Binifibrate（*INN*）

分子式和分子量 $C_{25}H_{23}ClN_2O_7$ 498.91

化学结构式

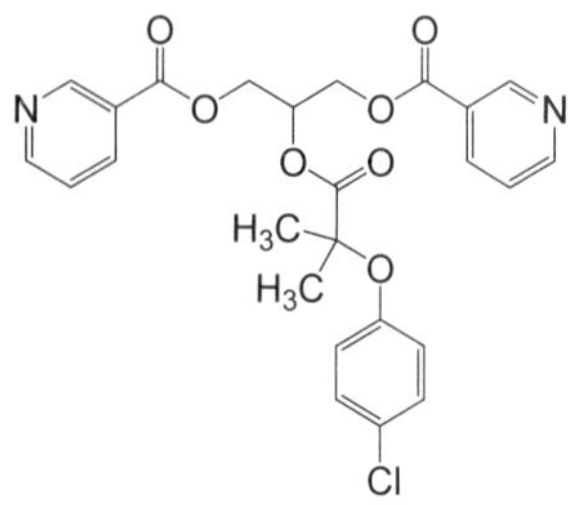

化学名 [2-[2-(4-Chlorophenoxy)-2-methylpropanoyl]oxy-3-(pyridine-3-carbonyloxy)propyl] pyridine-3-carboxylate

[2-[2-(4-氯苯氧基)-2-甲基丙酰基]氧基-3-(吡啶-3-甲酰氧基)丙基]吡啶-3-羧酸酯

CAS 登录号 69047-39-8

INN list 44

药效分类 降血脂药

比尼霉素

Biniramycin（*INN*）

药物描述 An antubiotic obtained from cultures of *Streptomyces verticillus*, or the same substance produced by any other means

一种从轮枝链霉菌培养物中获得的抗毒素，或通过任何其他方法产生的相同物质

CAS 登录号 11056-11-4

INN list 23

药效分类 抗生素类药

比尼司特

Binizolast（*INN*）

化学结构式

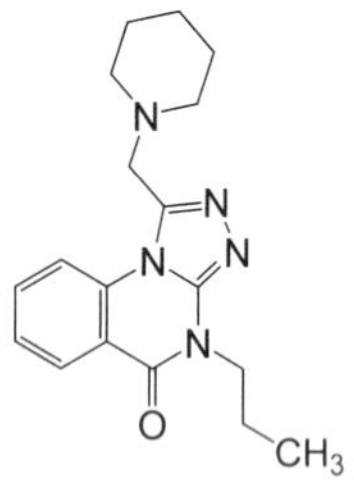

分子式和分子量 $C_{18}H_{23}N_5O$ 325.41

化学名 1-(Piperidinomethyl)-4-propyl-*s*-triazolo[4,3-*a*]quinazolin-5(4*H*)-one

1-(哌啶甲基)-4-丙基-均三氮唑并[4,3-*a*]喹唑啉-5(4*H*)-酮

CAS 登录号 86662-54-6

INN list 60

药效分类 平喘药，抗过敏药

比哌立登

Biperiden（*INN*）

分子式和分子量 $C_{21}H_{29}NO$ 311.46

化学结构式

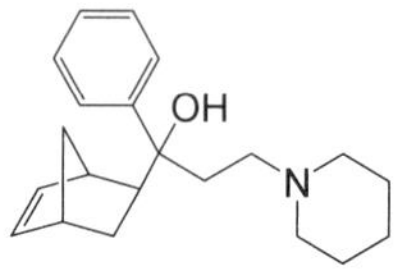

化学名 *α*-5-Norbornen-2-yl-*α*-phenyl-1-piperidinepropanol

α-5-降冰片烯-2-基-*α*-苯基-1-哌啶丙醇

CAS 登录号 514-65-8

INN list 10

药效分类 抗震颤麻痹药，解痉药

比培那醇

Bipenamol（*INN*）

化学结构式

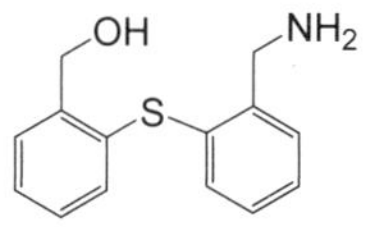

分子式和分子量 $C_{14}H_{15}NOS$ 245.34

化学名 *o*-[(*α*-Amino-*o*-tolyl)thio]benzyl alcohol

2-[(*α*-氨基-2-甲基苯基)硫基]苄醇

CAS 登录号 79467-22-4; 62220-58-0[盐酸盐]

INN list 53

药效分类 抗抑郁药

比瑞那帕

Birinapant（*INN*）

化学结构式

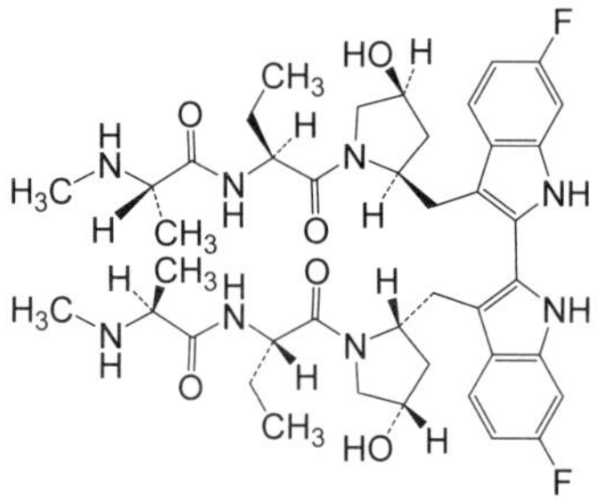

分子式和分子量 $C_{42}H_{56}F_2N_8O_6$ 806.96

化学名 *N,N'*-[(6,6'-Difluoro[1*H*,1'*H*-2,2'-biindole]-3,3'-diyl)bis{methylene[(2*R*,4*S*)-4-hydroxypyrrolidine-2,1-diyl][(2*S*)-1-oxobutane-1,2-diyl]}]bis[(2*S*)-2-(methylamino)propanamide]

N,N'-[(6,6'-二氟[1*H*,1'*H*-2,2'-双吲哚]-3,3'-二基)双{甲叉基[(2*R*,4*S*)-4-羟基吡咯烷-2,1-二基][(2*S*)-1-氧代丁烷-1,2-二基]}]双[(2*S*)-2-(甲基氨基)丙酰胺]

CAS 登录号 1260251-31-7

INN list 107

药效分类 抗肿瘤药

比沙可啶

Bisacodyl（*INN*）

分子式和分子量 $C_{22}H_{19}NO_4$ 361.39

化学结构式

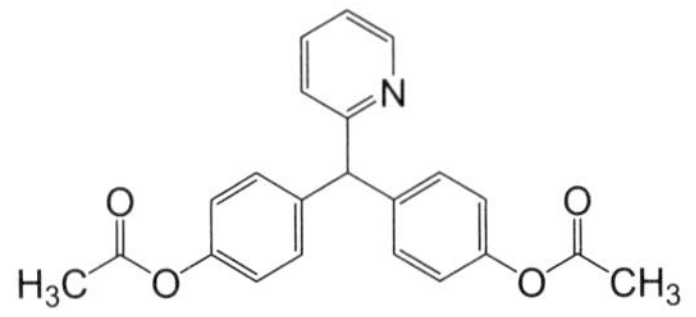

化学名 4, 4'-(2-Pyridylmethylene)diphenol diacetate (ester)

4,4'-(2-吡啶甲叉基)二苯酚 二乙酸酯

CAS 登录号 603-50-9

INN list 13

药效分类 导泻药

比沙雷米

Bisaramil（*INN*）

化学结构式

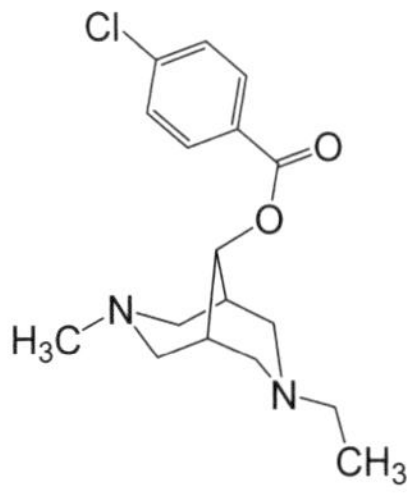

分子式和分子量 $C_{17}H_{23}ClN_2O_2$ 322.83

化学名 *syn*-3-Ethyl-7-methyl-3,7-diazabicyclo[3.3.1]non-9-yl-*p*-chlorobenzoate

顺-3-乙基-7-甲基-3,7-二氮杂二环[3.3.1]壬-9-基-4-氯苯甲酸酯

CAS 登录号 89194-77-4

INN list 60

药效分类 抗心律失常药

比生群

Bisantrene（*INN*）

化学结构式

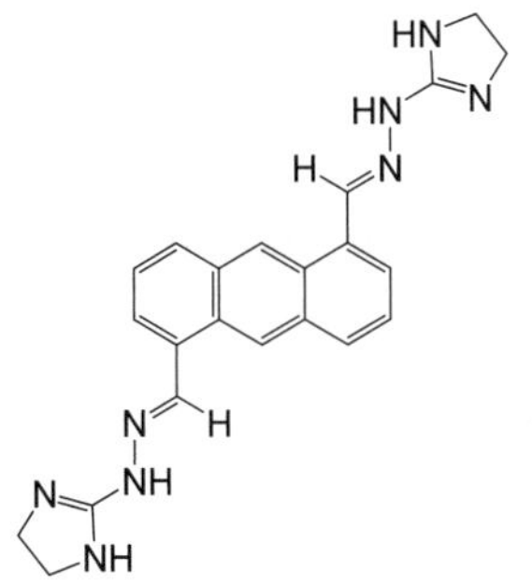

分子式和分子量 $C_{22}H_{22}N_8$ 398.46

化学名 *N*-[(*E*)-[10-[(*E*)-(4,5-Dihydro-1*H*-imidazol-2-ylhydrazinylidene)methyl]anthracen-9-yl]methylideneamino]-4,5-dihydro-1*H*-imidazol-2-amine

N-[(*E*)-[10-[(*E*)-(4,5-二氢-1*H*-咪唑-2-基肼基亚基)甲基]蒽-9-基]甲亚基氨基]-4,5-二氢-1*H*-咪唑-2-胺

CAS 登录号 78186-34-2; 71439-68-4[二盐酸盐]

INN list 47

药效分类 抗肿瘤药

比索布啉

Bisobrin（*INN*）

化学结构式

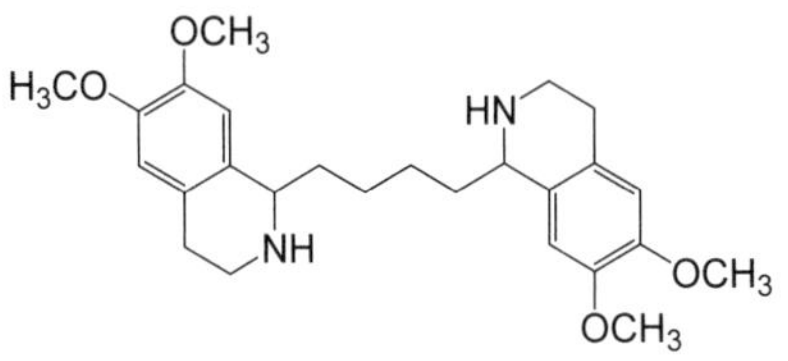

分子式和分子量 $C_{26}H_{36}N_2O_4$ 440.58

化学名 *meso*-1,1'-Tetramethylenebis[1,2,3,4-tetrahydro-6,7-dimethoxyisoquinoline]

内消旋-1,1'-四甲叉基双[1,2,3,4-四氢-6,7-二甲氧基异喹啉]

CAS 登录号 22407-74-5; 24233-80-5[二乳酸盐]

INN list 21

药效分类 抗凝血药，纤维蛋白溶解药

比索洛尔

Bisoprolol（*INN*）

化学结构式

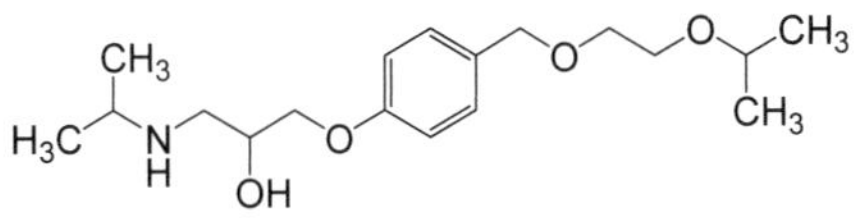

分子式和分子量 $C_{18}H_{31}NO_4$ 325.44

化学名 1-[(Propan-2-yl)amino]-3-(4-{[2-(propan-2-yloxy)ethoxy]methyl}phenoxy)propan-2-ol

1-[(丙-2-基)氨基]-3-(4-{[2-(丙-2-基氧基)乙氧基]甲基}苯氧基)丙-2-醇

CAS 登录号 66722-44-9

INN list 48

药效分类 β 受体拮抗药

ATC 分类 C07AB07

比索曲唑

Bisoctrizole（*INN*）

化学结构式

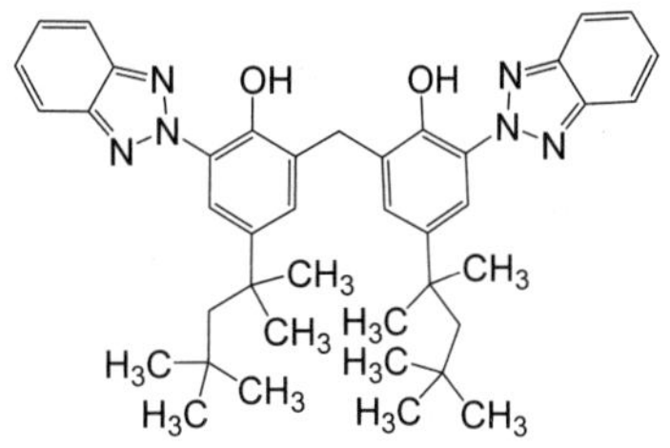

分子式和分子量 $C_{41}H_{50}N_6O_2$ 658.87

化学名 2,2'-Methylenebis[6-(2*H*-benzotriazol-2-yl)-4-(1,1,3,3-tetramethylbutyl)phenol]

2,2'-甲叉基双[6-(2*H*-苯并三氮唑-2-基)-4-(1,1,3,3-四甲基丁基)苯酚]

CAS 登录号 103597-45-1

INN list 92

药效分类 防晒药

比索西克

Bisorcic（*INN*）

化学结构式

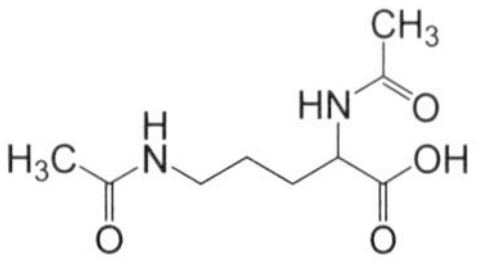

分子式和分子量 $C_9H_{16}N_2O_4$ 216.23

化学名 N^2,N^5-Diacetyl-L-ornithine

N^2,N^5-二乙酰基-L-鸟氨酸

CAS 登录号 39825-23-5

INN list 34

药效分类 精神兴奋药

比他舍平

Bietaserpine（*INN*）

化学结构式

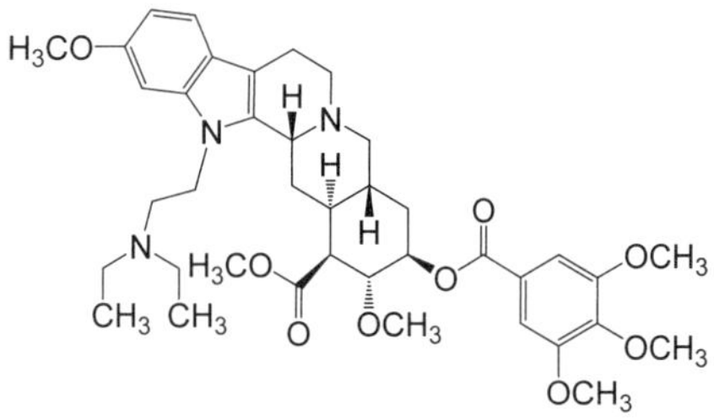

分子式和分子量 $C_{39}H_{53}N_3O_9$ 707.85

化学名 Methyl 1-[2-(diethylamino)ethyl]-18*β*-hydroxyl-11,17*α*-dimethoxy-3*β*,20*α*-yohimban-16*β*-carboxylate, 3,4,5-trimethoxybenzoate (ester)

甲基 1-[2-(二乙氨基)乙基]-18*β*-羟基-11,17*α*-二甲氧基-3*β*,20*α*-育亨烷-16*β*-羧酸酯, 3,4,5-三甲氧基苯甲酸酯

CAS 登录号 53-18-9

INN list 14

药效分类 抗高血压药

ATC 分类 C02AA07

比坦维林

Bietamiverine（*INN*）

化学结构式

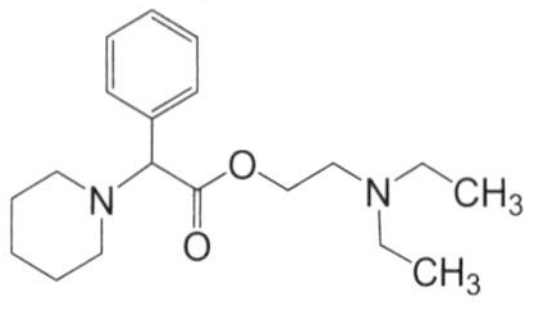

分子式和分子量 $C_{19}H_{30}N_2O_2$ 318.46

化学名 2-Diethylaminoethyl *α*-phenyl-1-piperidineacetate

2-二乙氨基乙基 *α*-苯基-1-哌啶乙酸酯

CAS 登录号 479-81-2

INN list 6

药效分类 解痉药

比替哌宗

Bitipazone（*INN*）

化学结构式

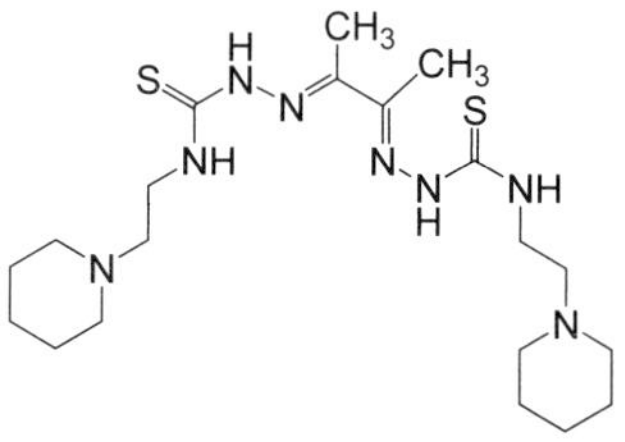

分子式和分子量 $C_{20}H_{38}N_8S_2$ 454.70

化学名 1-(2-Piperidin-1-ylethyl)-3-[(*E*)-[(3*E*)-3-(2-piperidin-1-ylethylcarbamothioylhydrazinylidene)butan-2-ylidene]amino]thiourea

1-(2-哌啶-1-基乙基)-3-[(*E*)-[(3*E*)-3-(2-哌啶-1-基乙基硫替氨基甲酰基肼亚基)丁-2-基亚基]氨基]硫脲

CAS 登录号 13456-08-1

INN list 24

药效分类 抗蠕虫药

比托特罗

Bitolterol（*INN*）

化学结构式

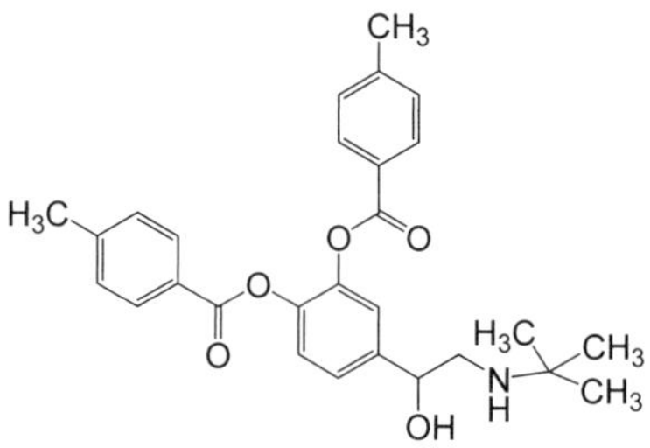

分子式和分子量 $C_{28}H_{31}NO_5$ 461.56

化学名 *α*-[(*tert*-Butylamino)methyl]-3,4-dihydroxybenzyl alcohol 3,4-di-*p*-toluate

α-[(叔丁氨基)甲基]-3,4-二羟基苄醇 3,4-二-4-甲苯甲酸酯

CAS 登录号 30392-40-6; 30392-41-7[甲磺酸盐]

INN list 34

药效分类 支气管舒张药

比西发定

Bicifadine（*INN*）

化学结构式

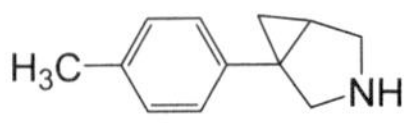

分子式和分子量 $C_{12}H_{15}N$ 173.26

化学名 1-(4-Methylphenyl)-3-azabicyclo[3.1.0]hexane

1-(4-甲基苯基)-3-氮杂双环[3.1.0]己烷

CAS 登录号 71195-57-8; 66504-75-4[盐酸盐]

INN list 43

药效分类 镇痛药

比泽来新

Bizelesin（*INN*）

化学结构式

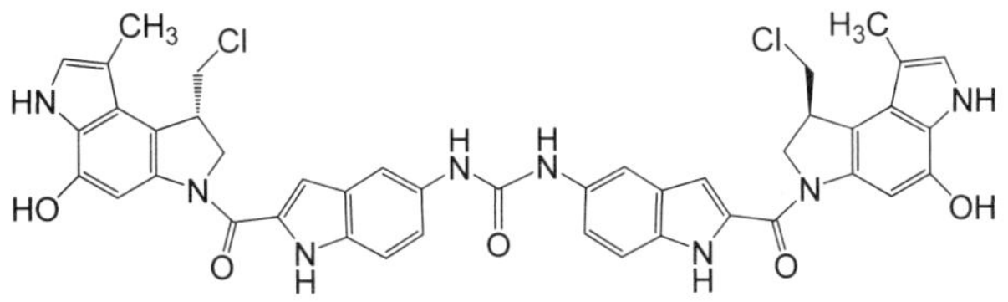

分子式和分子量 $C_{43}H_{36}Cl_2N_8O_5$ 815.70

化学名 1,3-Bis[2-[[(*S*)-1-(chloromethyl)-1,6-dihydro-5-hydroxyl-8-methylbenzo[1,2-*b*:4,3-*b'*]dipyrrol-3(2*H*)-yl]carbonyl]indol-5-yl] urea

1,3-双[2-[[(*S*)-1-(氯甲基)-1,6-二氢-5-羟基-8-甲基苯并[1,2-*b*:4,3-*b'*]二吡咯-3(2*H*)-基]羰基]吲哚-5-基]脲

CAS 登录号 129655-21-6

INN list 68

药效分类 抗肿瘤药

吡贝地尔

Piribedil（*INN*）

化学结构式

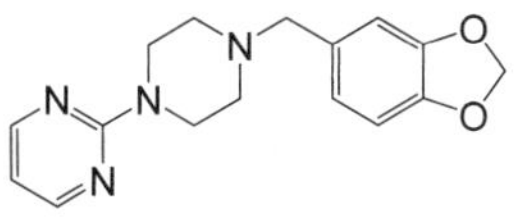

分子式和分子量 $C_{16}H_{18}N_4O_2$ 298.34

化学名 2-(4-Piperonyl-1-piperazinyl)pyrimidine

2-(4-胡椒基-1-哌嗪基)嘧啶

CAS 登录号 3605-01-4

INN list 23

药效分类 毛细血管保护药

吡贝拉林

Piberaline（*INN*）

化学结构式

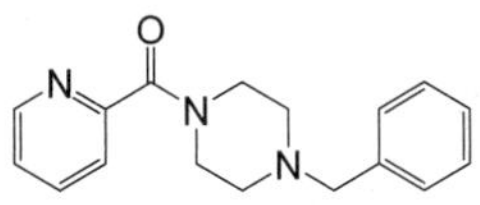

分子式和分子量 $C_{17}H_{19}N_3O$ 281.35

化学名 1-Benzyl-4-(2'-pyridinecarbonyl)piperazine

1-苄基-4-(2'-吡啶羰基)哌嗪

CAS 登录号 39640-15-8

INN list 37

药效分类 抗抑郁药

吡贝特

Pirifibrate（*INN*）

化学结构式

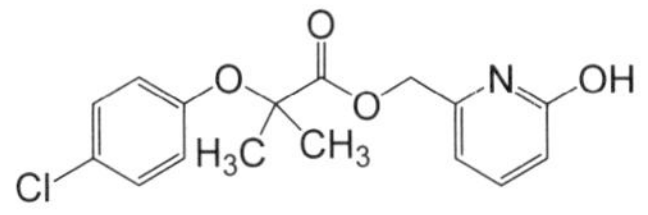

分子式和分子量 $C_{17}H_{18}ClNO_4$ 335.78

化学名 [6-(Hydroxymethyl)-2-pyridyl]methyl 2-(*p*-chlorophenoxy)-2-methylpropionate

[6-(羟甲基)-2-吡啶基]甲基 2-(4-氯苯氧基)-2-甲基丙酸酯

CAS 登录号 55285-45-5

INN list 40

药效分类 降血脂药

吡苄西林

Pirbenicillin（*INN*）

化学结构式

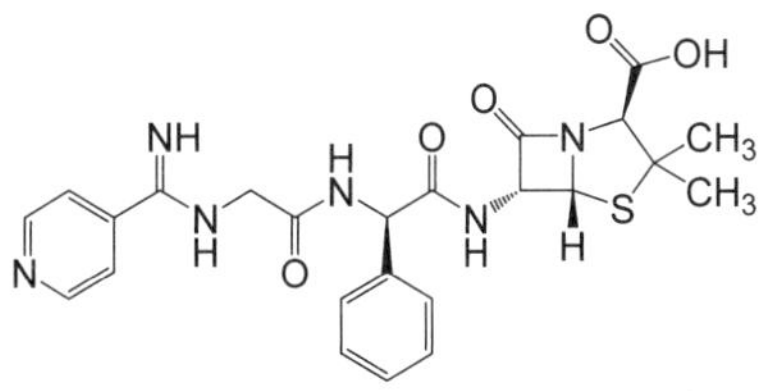

分子式和分子量 $C_{24}H_{26}N_6O_5S$ 510.56

化学名 (2*S*,5*R*,6*R*)-6-[(*R*)-2-[2-(Isonicotinimidoylamino)acetamido]-2-phenylacetamido]-3,3-dimethyl-7-oxo-4-thia-1-azabicyclo[3.2.0]heptane-2-carboxylic acid

(2*S*,5*R*,6*R*)-6-[(*R*)-2-[2-(异烟亚氨甲酰基氨基)乙酰氨基]-2-苯基乙酰氨基]-3,3-二甲基-7-氧代-4-硫杂-1-氮杂二环[3.2.0]庚烷-2-羧酸

CAS 登录号 55975-92-3; 55162-26-0[钠盐]

INN list 35

药效分类 抗生素类药

吡铂

Picoplatin（*INN*）

化学结构式

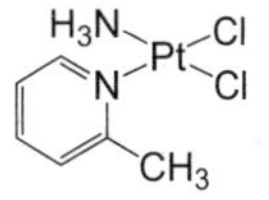

分子式和分子量 $C_6H_{10}Cl_2N_2Pt$ 376.15

化学名 (SP-4-3)-Amminedichloro(2-methylpyridine)platinium

(SP-4-3)-氨络二氯(2-甲基吡啶)铂

CAS 登录号　181630-15-9

INN list　87

药效分类　抗肿瘤药

吡布特罗

Pirbuterol（*INN*）

化学结构式

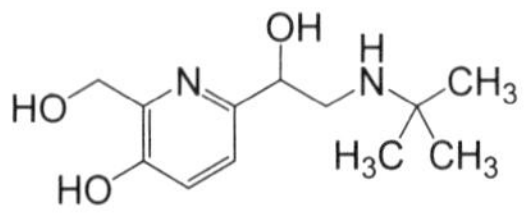

分子式和分子量　$C_{12}H_{20}N_2O_3$　240.30

化学名　α^6-[(*tert*-Butylamino)methyl]-3-hydroxy-2,6-pyridinedimethanol

α^6-[(叔丁氨基)甲基]-3-羟基-2,6-吡啶二甲醇

CAS 登录号　38677-81-5; 38029-10-6[二盐酸盐]; 65652-44-0[乙酸吡布特罗]

INN list　30

药效分类　支气管舒张药

吡达隆

Pyridarone（*INN*）

化学结构式

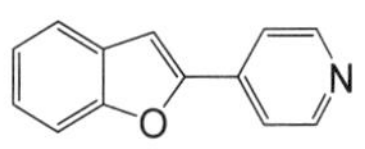

分子式和分子量　$C_{13}H_9NO$　195.22

化学名　2-(4-Pyridyl)benzofuran

2-(4-吡啶基)苯并呋喃

CAS 登录号　7035-04-3

INN list　16

药效分类　抗焦虑药

吡地西林

Piridicillin（*INN*）

化学结构式

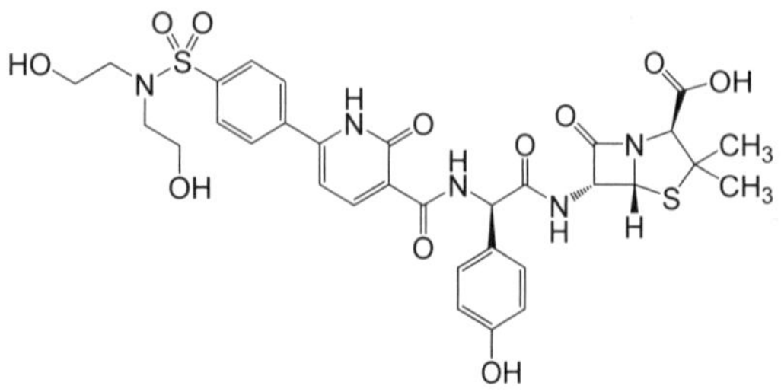

分子式和分子量　$C_{32}H_{35}N_5O_{11}S_2$　729.28

化学名　(2*S*,5*R*,6*R*)-6-[(*R*)-2-[6-[*p*-[Bis(2-hydroxyethyl)sulfamoyl]phenyl]-1,2-dihydro-2-oxonicotinamido]-2-(*p*-hydroxyphenyl)acetamido]-3,3-dimethyl-7-oxo-4-thia-1-azabicyclo[3.2.0]heptane-2-carboxylate

(2*S*,5*R*,6*R*)-6-[(*R*)-2-[6-[4-[双(2-羟乙基)氨磺酰基]苯基]-1,2-二氢-2-氧代烟酰氨基]-2-(4-羟苯基)乙酰氨基]-3,3-二甲基-7-氧代-4-硫杂-1-氮杂双环[3.2.0]庚烷-2-羧酸

CAS 登录号　69414-41-1; 69402-03-5; [钠盐]

INN list　43

药效分类　抗生素类药

吡啶甲醇

Piconol（*INN*）

化学结构式

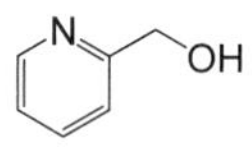

分子式和分子量　C_6H_7NO　109.13

化学名　2-Pyridinemethanol

2-吡啶甲醇

CAS 登录号　586-98-1

INN list　48

药效分类　药用辅料

吡多昔酯

Piridoxilate（*INN*）

化学结构式

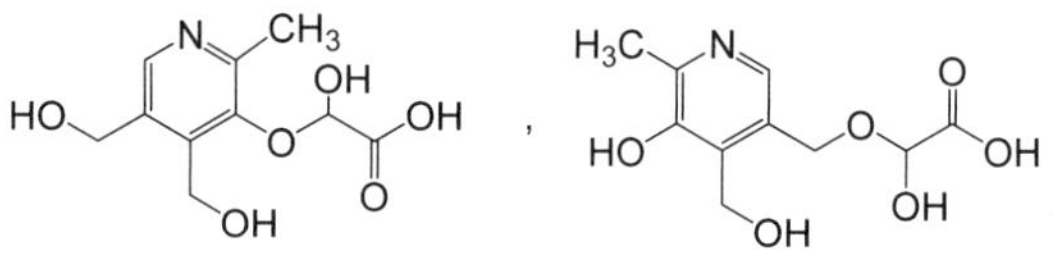

分子式和分子量　$C_{10}H_{13}NO_6 \cdot C_{10}H_{13}NO_6$　486.43

化学名　[[5-Hydroxy-4-(hydroxymethyl)-6-methyl-3-pyridyl]methoxy]glycolic acid compound with[[4,5-bis(hydroxymethyl)-2-methyl-3-pyridyl]oxy]glycolic acid (1∶1)

[[5-羟基-4-(羟甲基)-6-甲基-3-吡啶基]甲氧基]羟基乙酸和[[4,5-双(羟甲基)-2-甲基 3-吡啶基]氧基]羟基乙酸的复合物(1∶1)

CAS 登录号　24340-35-0

INN list　18

药效分类　冠脉扩张药

吡哆茶碱

Pyridofylline（*INN*）

化学结构式

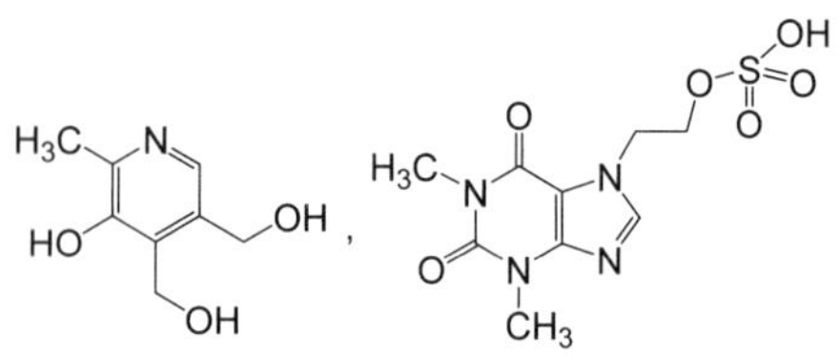

分子式和分子量　$C_8H_{11}NO_3 \cdot C_9H_{12}N_4O_6S$　473.46

化学名　4,5-Bis(hydroxymethyl)-2-methylpyridin-3-ol;2-(1,3-dimethyl-2,6-dioxopurin-7-yl)ethyl hydrogen sulfate

4,5-双(羟甲基)-2-甲基吡啶-3-醇;2-(1,3-二甲基-2,6-二氧代

嘌呤-7-基)乙基 硫酸氢酯
CAS 登录号 53403-97-7
INN list 14
药效分类 平滑肌松弛药

吡非尼酮

Pirfenidone（*INN*）

化学结构式

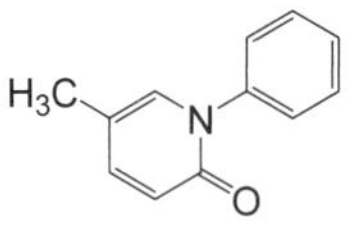

分子式和分子量 $C_{12}H_{11}NO$ 185.22
化学名 5-Methyl-1-phenyl-2(1*H*)-pyridone
5-甲基-1-苯基-2(1*H*)-吡啶酮
CAS 登录号 53179-13-8
INN list 33
药效分类 抗炎镇痛药

吡芬溴铵

Prifinium Bromide（*INN*）

化学结构式

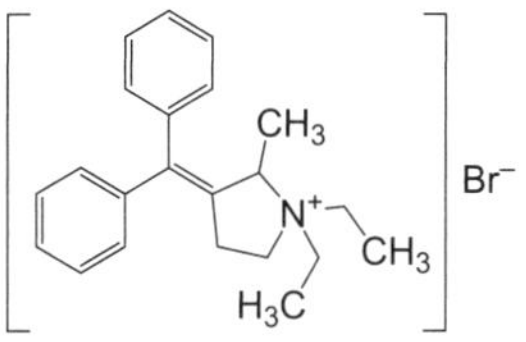

分子式和分子量 $C_{22}H_{28}BrN$ 386.37
化学名 3-(Diphenylmethylene)-1,1-diethyl-2-methylpyrrolidinium bromide
溴化 3-(二苯基甲亚基)-1,1-二乙基-2-甲基吡咯鎓
CAS 登录号 4630-95-9; 10236-81-4[吡芬胺]
INN list 20
药效分类 解痉药

吡格列丁

Piragliatin（*INN*）

化学结构式

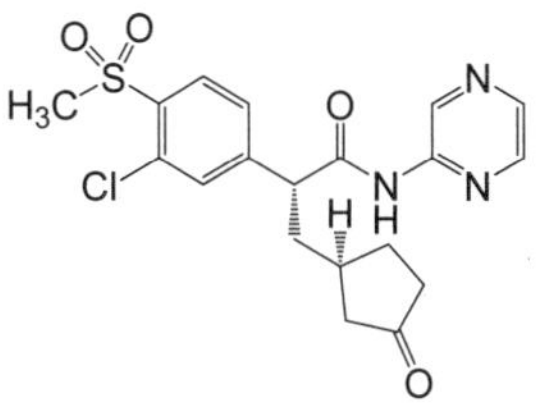

分子式和分子量 $C_{19}H_{20}ClN_3O_4S$ 421.90
化学名 (2*R*)-2-[3-Chloro-4-(methylsulfonyl)phenyl]-3-[(1*R*)-3-oxocyclopentyl]-*N*-pyrazinyl propanamide
(2*R*)-2-[3-氯-4-(甲基磺酰基)苯基]-3-[(1*R*)-3-氧代环戊基]-*N*-吡嗪丙酰胺
CAS 登录号 625114-41-2
INN list 97
药效分类 抗糖尿病药

吡格列酮

Pioglitazone（*INN*）

化学结构式

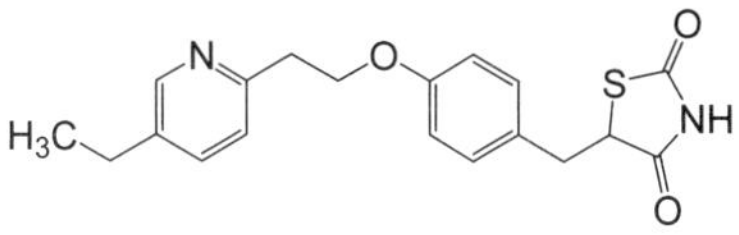

分子式和分子量 $C_{19}H_{20}N_2O_3S$ 356.44
化学名 (±)-5-[*p*-[2-(5-Ethyl-2-pyridyl)ethoxy]benzyl]-2,4-thiazolidinedione
(±)-5-[4-[2-(5-乙基-2-吡啶基)乙氧基]苄基]-2,4-噻唑烷二酮
CAS 登录号 111025-46-8; 112529-15-4[盐酸盐]
INN list 60
药效分类 抗糖尿病药

吡卡他胺

Picartamide（*INN*）

化学结构式

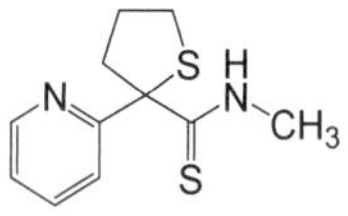

分子式和分子量 $C_{11}H_{14}N_2S_2$ 238.37
化学名 (±)-Tetrahydro-*N*-methyl-2-(2-pyridyl)thio-2-thiophenecarboxamide
(±)-四氢-*N*-甲基-2-(2-吡啶基)硫代-2-噻吩甲酰胺
CAS 登录号 76732-75-7
INN list 51
药效分类 抗溃疡药

吡卡酯

Pyricarbate（*INN*）

化学结构式

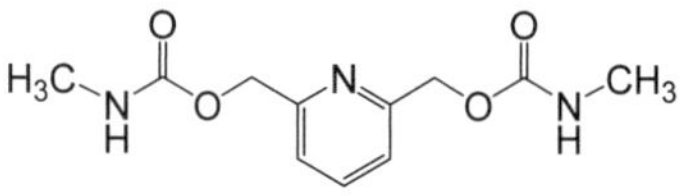

分子式和分子量 $C_{11}H_{15}N_3O_4$ 253.25
化学名 2,6-Pyridinediyldimethylene bis(methylcarbamate)
2,6-吡啶二甲叉基双(甲氨基甲酸酯)
CAS 登录号 1882-26-4
INN list 45
药效分类 降血脂药

吡考胺

Picolamine（*INN*）

分子式和分子量 $C_6H_8N_2$ 108.14

化学结构式

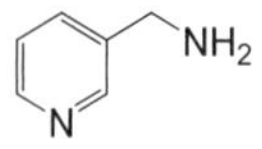

化学名 3-(Aminomethyl)pyridine

3-(氨甲基)吡啶

CAS 登录号 3731-52-0

INN list 25

药效分类 局部镇痛药

吡考拉唑

Picoprazole（*INN*）

化学结构式

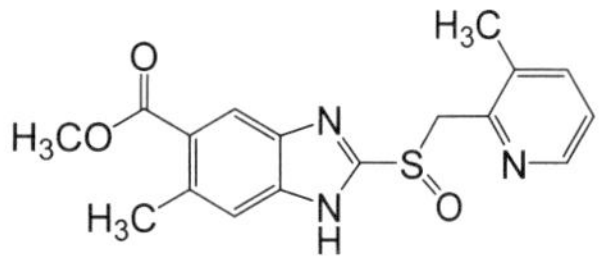

分子式和分子量 $C_{17}H_{17}N_3O_3S$ 343.40

化学名 Methyl 6-methyl-2-[[(3-methyl-2-pyridyl)methyl]sulfinyl]-5-benzimidazole carboxylate

甲基 6-甲基-2-[[(3-甲基-2-吡啶基)甲基]亚磺酰基]-5-苯并咪唑羧酸酯

CAS 登录号 78090-11-6

INN list 46

药效分类 抗溃疡药

吡考屈嗪

Picodralazine（*INN*）

化学结构式

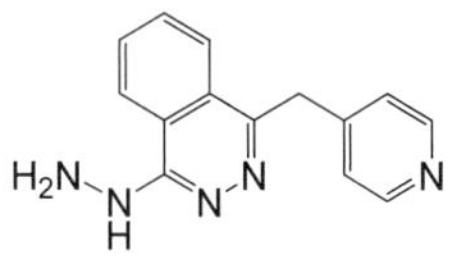

分子式和分子量 $C_{14}H_{13}N_5$ 251.29

化学名 1-Hydrazino-4-(4-pyridyl-methyl)phthalazine

1-肼基-4-(4-吡啶基甲基)酞嗪

CAS 登录号 17692-43-2

INN list 18

药效分类 抗高血压药

吡可乐定

Piclonidine（*INN*）

化学结构式

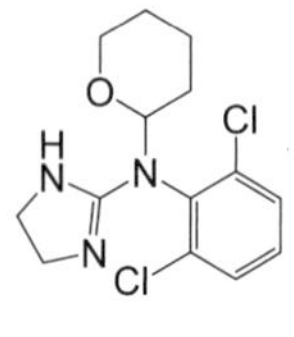

分子式和分子量 $C_{14}H_{17}Cl_2N_3O$ 314.21

化学名 (±)-2-[2,6-Dichloro-*N*-(tetrahydro-2*H*-pyran-2-yl)anilino-2-imidazoline

(±)-2-[2,6-二氯-*N*-(四氢-2*H*-吡喃-2-基)苯氨基-2-咪唑啉

CAS 登录号 72467-44-8

INN list 44

药效分类 抗高血压药

吡库特罗

Picumeterol

化学结构式

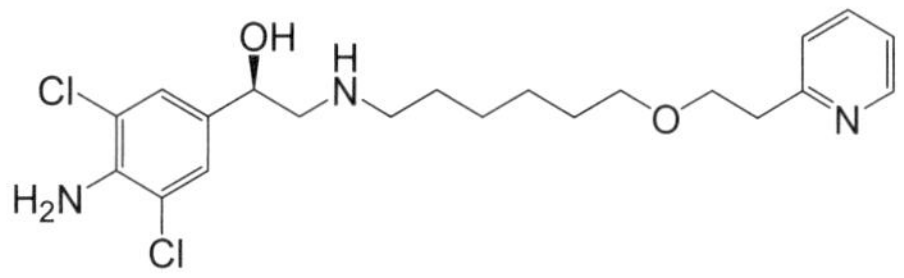

分子式和分子量 $C_{21}H_{29}Cl_2N_3O_2$ 426.38

化学名 (−)-(*R*)-4-Amino-3,5-dichloro-*α*-[[[6-[2-(2-pyridyl)ethoxy]hexyl]amino]methyl]benzyl alcohol

(−)-(*R*)-4-氨基-3,5-二氯-*α*-[[[6-[2-(2-吡啶基)乙氧基]己基]氨基]甲基]苯甲醇

CAS 登录号 130641-36-0; 130641-37-1[富马酸盐]

药效分类 支气管舒张药

吡喹诺唑

Pirquinozol（*INN*）

化学结构式

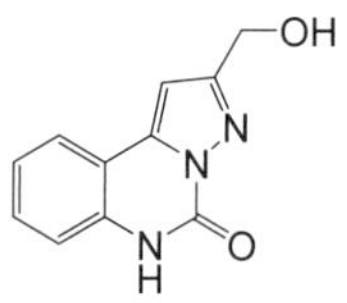

分子式和分子量 $C_{11}H_9N_3O_2$ 215.21

化学名 2-(Hydroxymethyl)pyrazolo[1,5-*c*]quinazolin-5(6*H*)-one

2-(羟甲基)吡唑并[1,5-*c*]喹唑啉-5(6*H*)-酮

CAS 登录号 65950-99-4

INN list 43

药效分类 抗过敏药

吡喹酮

Praziquantel（*INN*）

化学结构式

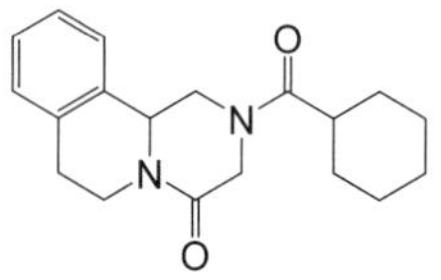

分子式和分子量 $C_{19}H_{24}N_2O_2$ 312.41

化学名 2-(Cyclohexylcarbonyl)-1,2,3,6,7,11*b*-hexahydro-4*H*-pyrazino[2,1-*a*]- isoquinolin-4-one

2-(环己基甲酰基)-1,2,3,6,7,11*b*-六氢-4*H*-吡嗪并[2,1-*a*]异喹啉-4-酮

CAS 登录号 55268-74-1

INN list 34
药效分类 抗吸虫药
ATC 分类 P02BA01

吡拉布隆

Pyrabrom

化学结构式

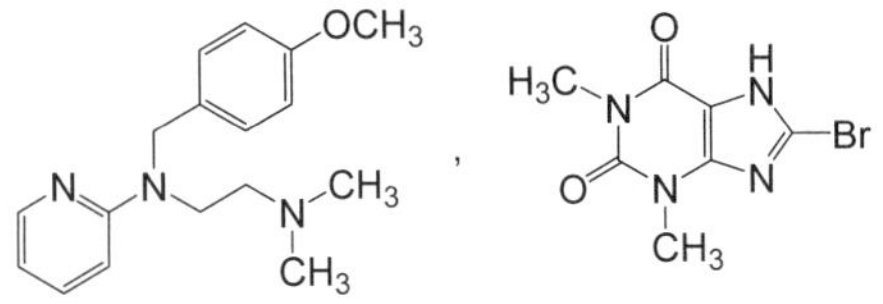

分子式和分子量 $C_{24}H_{30}BrN_7O_3$ 544.44

化学名 8-Bromotheophyline compound with 2-[[2-(dimethylamino)ethyl](*p*-methoxybenzyl)amino]pyridine(1 : 1)

8-溴茶碱与 2-[[2-(二甲氨基)乙基](4-甲氧基苯甲基)氨基]吡啶的复合物(1 : 1)

CAS 登录号 606-05-3

药效分类 抗组胺药

吡拉米司特

Piclamilast（*INN*）

化学结构式

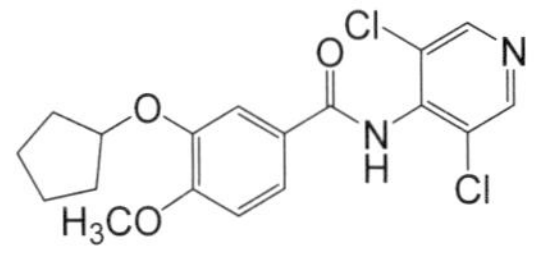

分子式和分子量 $C_{18}H_{18}Cl_2N_2O_3$ 381.25

化学名 3-(Cyclopentyloxy)-*N*-(3,5-dichloro-4-pyridyl)-*p*-anisamide

3-(环戊氧基)-*N*-(3,5-二氯-4-吡啶基)-4-茴香酰胺

CAS 登录号 144035-83-6

INN list 73

药效分类 平喘药，抗过敏药，磷酸二脂酶Ⅳ抑制药

吡拉莫南

Pirazmonam（*INN*）

化学结构式

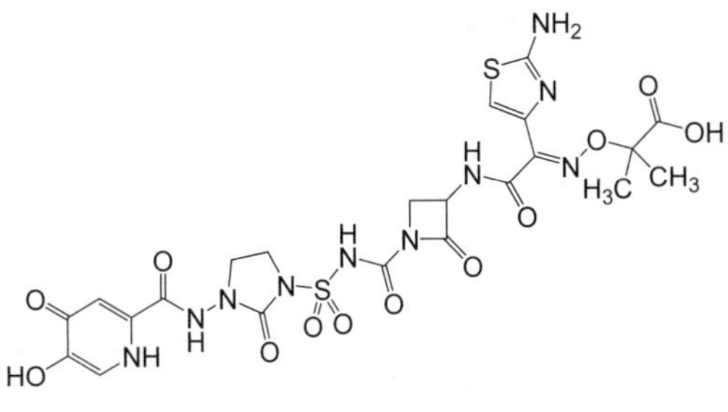

分子式和分子量 $C_{22}H_{24}N_{10}O_{12}S_2$ 684.61

化学名 2-[(*Z*)-[1-(2-Amino-1,3-thiazol-4-yl)-2-[[1-[[3-[(5-hydroxy-4-oxo-1*H*-pyridine-2-carbonyl)amino]-2-oxoimidazolidin-1-yl]sulfonylcarbamoyl]-2-oxoazetidin-3-yl]amino]-2-oxoethylidene]amino]oxy-2-methylpropanoic acid

2-[(*Z*)-[1-(2-氨基-1,3-噻唑-4-基)-2-[[1-[[3-[(5-羟基-4-氧代-1*H*-吡啶-2-甲酰基)氨基]-2-氧代咪唑烷-1-基]磺酰基氨甲酰基]-2-氧代氮杂环丁烷-3-基]氨基]-2-氧代乙亚基]氨基]氧基-2-甲基丙酸

CAS 登录号 108319-07-9; 104393-00-2[二钠盐]

INN list 58

药效分类 抗生素类药

吡拉西坦

Piracetam（*INN*）

化学结构式

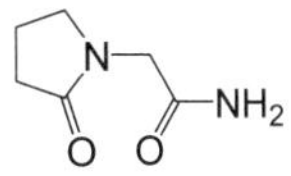

分子式和分子量 $C_6H_{10}N_2O_2$ 142.16

化学名 2-Oxo-1-pyrrolidineacetamide

2-氧代-1-四氢吡咯乙酰胺

CAS 登录号 7491-74-9

INN list 22

药效分类 促智药，认知辅助药

吡拉酰胺

Pirolazamide（*INN*）

化学结构式

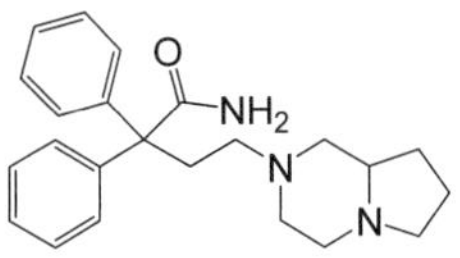

分子式和分子量 $C_{23}H_{29}N_3O$ 363.50

化学名 Hexahydro-*α*,*α*-diphenylpyrrolo[1,2-*a*]pyrazine-2(1*H*)-butyramide

六氢-*α*,*α*-二苯基吡咯并[1,2-*a*]吡嗪-2(1*H*)-丁酰胺

CAS 登录号 39186-49-7

INN list 33

药效分类 抗心律失常药

吡拉溴铵

Pirralkonium Bromide（*INN*）

化学结构式

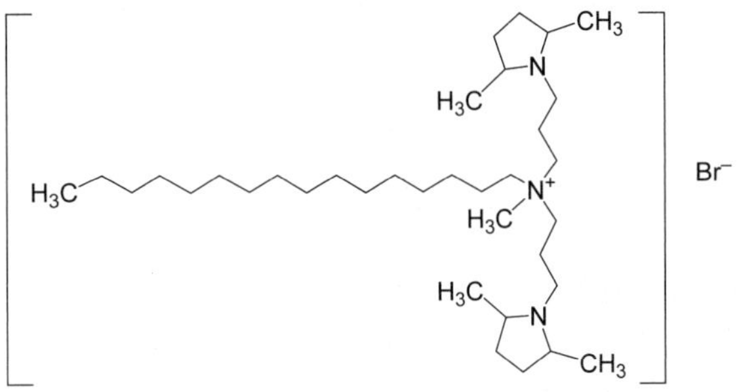

分子式和分子量 $C_{35}H_{72}BrN_3$ 614.87

化学名 Bis[3-(2,5-dimethyl-1-pyrrolidinyl)propyl]hexadecy]methylammonium bromide

溴化 双[3-(2,5-二甲基-1-吡咯烷基)丙基]十六烷基]甲基铵

CAS 登录号 17243-65-1

INN list 19

药效分类 消毒防腐药

吡拉酯

Piraxelate（*INN*）

化学结构式

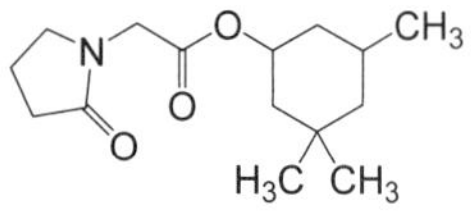

分子式和分子量 $C_{15}H_{25}NO_3$ 267.36

化学名 3,3,5-Trimethylcyclohexyl 2-oxo-1-pyrrolidineacetate

3,3,5-三甲基环己基(2-氧代-1-吡咯烷基)乙酸酯

CAS 登录号 82209-39-0

INN list 49

药效分类 血管扩张药

吡拉唑酸

Pirazolac（*INN*）

化学结构式

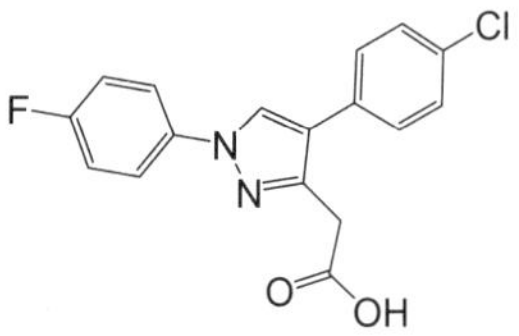

分子式和分子量 $C_{17}H_{12}ClFN_2O_2$ 330.74

化学名 4-(*p*-Chlorophenyl)-1-(*p*-fluorophenyl)pyrazole-3-acetic acid

4-(4-氯苯基)-1-(4-氟苯基)吡唑-3-乙酸

CAS 登录号 71002-09-0

INN list 43

药效分类 抗炎镇痛药

吡立喹酮

Piriqualone（*INN*）

化学结构式

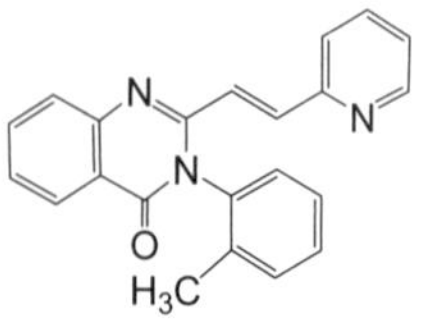

分子式和分子量 $C_{22}H_{17}N_3O$ 339.39

化学名 2-[2-(2-Pyridyl)vinyl]-3-(*o*-tolyl)-4(3*H*)-quinazolinone

2-[2-(2-吡啶基)乙烯基]-3-(2-甲基苯基)-4(3*H*)-喹唑啉酮

CAS 登录号 1897-89-8

INN list 27

药效分类 抗癫痫药

吡利霉素

Pirlimycin（*INN*）

化学结构式

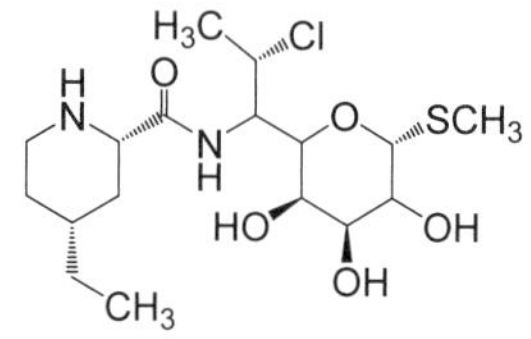

分子式和分子量 $C_{17}H_{31}ClN_2O_5S$ 410.95

化学名 Methyl (2*S*-*cis*)-7-chloro-6,7,8-trideoxy-6-[[(4-ethyl-2-piperidinyl) carbonyl]amino]-1-thio-L-*threo*-*α*-D-galacto-octopyranoside

甲基 (2*S*-顺)-7-氯-6,7,8-三脱氧-6-[[(4-乙基-2-哌啶基)甲酰基]氨基]-1-硫基-L-苏-*α*-D-半乳-吡喃辛糖苷

CAS 登录号 79548-73-5; 78822-40-9[盐酸盐]

INN list 47

药效分类 抗生素类药

吡利曲索

Pelitrexol（*INN*）

化学结构式

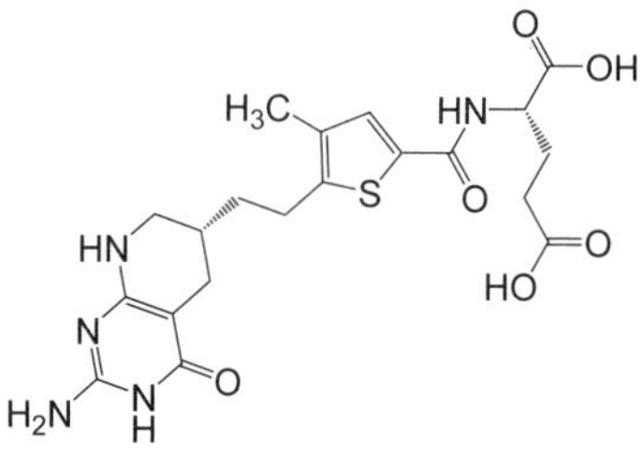

分子式和分子量 $C_{20}H_{25}N_5O_6S$ 463.51

化学名 (2*S*)2-[[[5-[2-[(6*S*)-2-Amino-4-oxo-1,4,5,6,7,8-hexahydropyrido[2,3-*d*]pyrimidin-6-yl]ethyl]-4-methylthiophen-2-yl]carbonyl]amino]pentanedioic acid

(2*S*)2-[[[5-[2-[(6*S*)-2-氨基-4-氧代-1,4,5,6,7,8-六氢吡啶并[2,3-*d*]嘧啶-6-基]乙基]-4-甲基噻吩-2-基]甲酰基]氨基]戊二酸

CAS 登录号 446022-33-9

INN list 90

药效分类 抗肿瘤药

吡磷铁钠

Ferpifosate Sodium（*INN*）

化学结构式

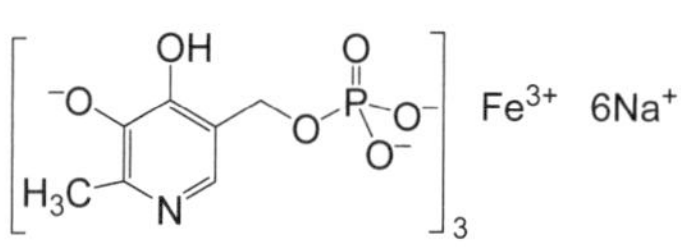

分子式和分子量 $C_{21}H_{21}FeNa_6N_3O_{18}P_3$ 890.11

化学名 Hexasodium tris[(4,5-dihydroxy-6-methyl-3-pyridinemethanol-3- phosphato)(3−)-*O*[3],*O*[3],*O*[5]]ferrate(6−)

三[(4,5-二羟基-6-甲基-3-烟醇-3-磷酸)(3−)-*O*[3],*O*[3],*O*[5]]高铁酸(6−)六钠盐

CAS 登录号 138708-32-4

INN list 69

药效分类 诊断用药

吡膦酸

Piridronic Acid（*INN*）

化学结构式

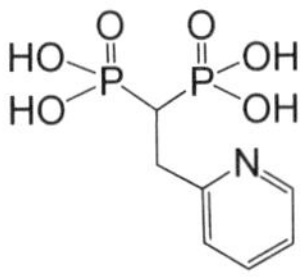

分子式和分子量 $C_7H_{11}NO_6P_2$ 267.11

化学名 (1-Phosphono-2-pyridin-2-ylethyl)phosphonic acid

(1-磷酸基-2-吡啶-2-基乙基)膦酸

CAS 登录号 75755-07-6

INN list 56

药效分类 钙代谢调节药

吡硫醇

Pyritinol（*INN*）

化学结构式

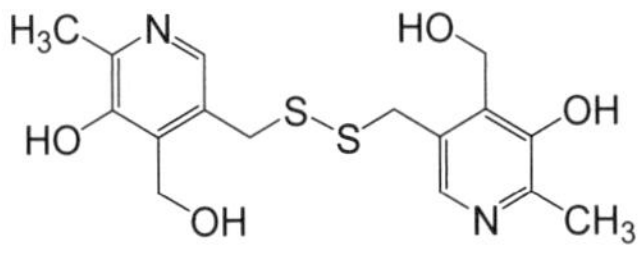

分子式和分子量 $C_{16}H_{20}N_2O_4S_2$ 368.47

化学名 3,3'-(Dithiodimethylene)-bis(5-hydroxy-6-methyl-4-pyridinemethanol)

3,3'-(二硫二甲叉基)-双(5-羟基-6-甲基-4-吡啶甲醇)

CAS 登录号 1098-97-1

INN list 12

药效分类 促智药

吡硫翁锌

Pyrithione Zinc（*INN*）

化学结构式

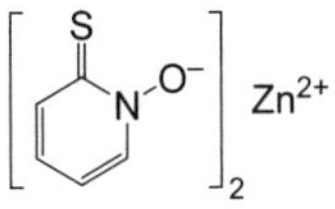

分子式和分子量 $C_{10}H_8N_2O_2S_2Zn$ 317.72

化学名 Bis[1-hydroxy-2-(1*H*)-pyridinethionato]zinc

双[1-羟基-2-(1*H*)-吡啶硫酮]锌盐

CAS 登录号 13463-41-7

INN list 17

药效分类 抗菌药，抗真菌药，抗脂溢药

吡仑帕奈

Perampanel（*INN*）

化学结构式

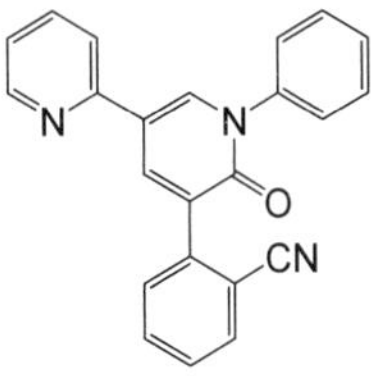

分子式和分子量 $C_{23}H_{15}N_3O$ 349.38

化学名 5'-(2-Cyanophenyl)-1'-phenyl-2,3'-bipyridinyl-6'(1'*H*)-one

5'-(2-氰基苯基)-1'-苯基-2,3'-二吡啶基-6'(1'*H*)-酮

CAS 登录号 380917-97-5

INN list 97

药效分类 AMPA 受体拮抗药

吡罗达韦

Pirodavir（*INN*）

化学结构式

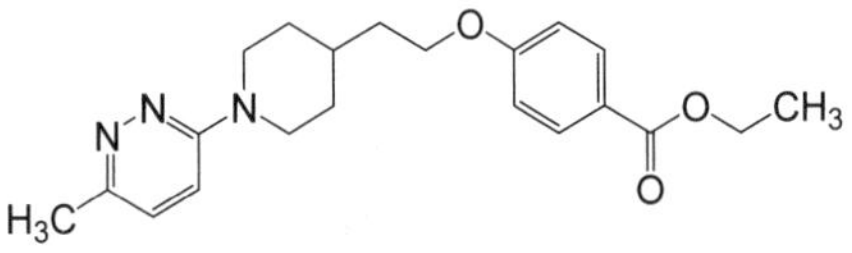

分子式和分子量 $C_{21}H_{27}N_3O_3$ 369.46

化学名 Ethyl p-[2-[1-(6-methyl-3-pyridazinyl)-4-piperidyl]ethoxy] benzoate

乙基 4-[2-[1-(6-甲基-3-哒嗪基)-4-哌啶基]乙氧基]苯甲酸酯

CAS 登录号 124436-59-5

INN list 63

药效分类 抗病毒药

吡罗蒽醌

Piroxantrone（*INN*）

化学结构式

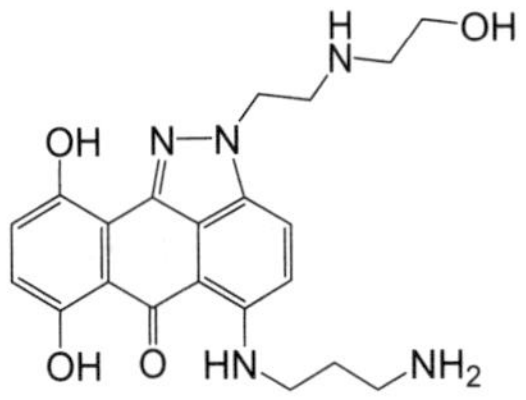

分子式和分子量 $C_{21}H_{25}N_5O_4$ 411.46

化学名 5-[(3-Aminopropyl) amino]-7,10-dihydroxy-2-[2-[(2-hydroxyethyl)amino] ethyl]anthra[1,9-*cd*]pyrazol-6(2*H*)-one

5-[(3-氨丙基)氨基]-7,10-二羟基-2-[2-[(2-羟乙基)氨基]乙

基]蒽并[1,9-*cd*]吡唑-6(2*H*)-酮
CAS 登录号　91441-23-5; 105118-12-5[二盐酸盐]
INN list　59
药效分类　抗肿瘤药

吡罗克酮

Piroctone（*INN*）

化学结构式

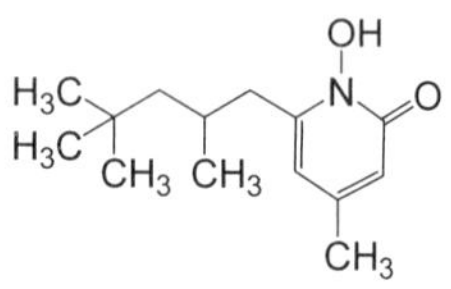

分子式和分子量　$C_{14}H_{23}NO_2$　237.34
化学名　1-Hydroxy-4-methyl-6-(2,4,4-trimethylpentyl)-2(1*H*)-pyridone
1-羟基-4-甲基-6-(2,4,4-三甲基戊基)-2(1*H*)-吡啶酮
CAS 登录号　50650-76-5
INN list　43
药效分类　抗脂溢药

吡罗昔康

Piroxicam（*INN*）

化学结构式

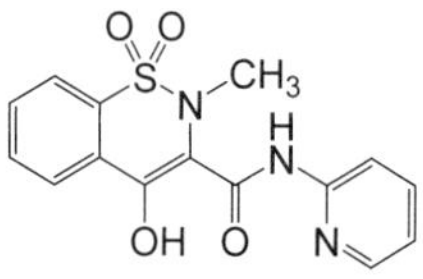

分子式和分子量　$C_{15}H_{13}N_3O_4S$　331.35
化学名　4-Hydroxy-2-methyl-*N*-2-pyridyl-2*H*-1,2-benzothiazine-3-carboxamide 1,1-dioxide
4-羟基-2-甲基-*N*-2-吡啶基-2*H*-1,2-苯并噻嗪-3-甲酰胺 1,1-二氧化物
CAS 登录号　36322-90-4; 85056-47-9[乙醇胺盐]
INN list　32
药效分类　抗炎镇痛药

吡咯芬登

Pyrophendane（*INN*）

化学结构式

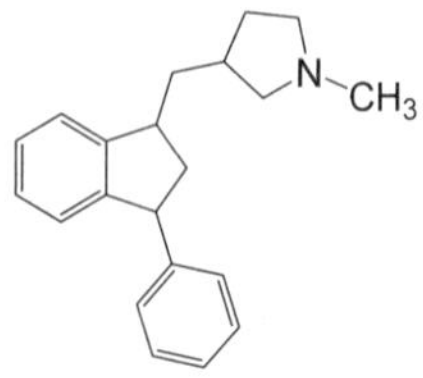

分子式和分子量　$C_{21}H_{25}N$　291.43
化学名　1-Methyl-3-(3-phenyl-1-indanylmethyl)pyrrolidine
1-甲基-3-(3-苯基-1-茚满基甲基) 吡咯烷
CAS 登录号　7009-69-0
INN list　11
药效分类　解痉药

吡咯格列

Pirogliride（*INN*）

化学结构式

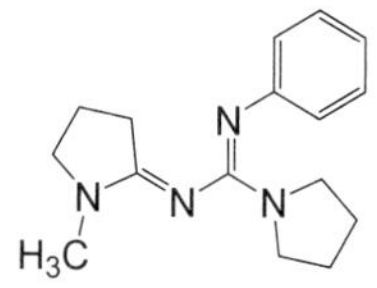

分子式和分子量　$C_{16}H_{22}N_4$　270.38
化学名　*N*-(1-Methyl-2-pyrrolidinylidene)-*N*'-phenyl-1-pyrrolidinecarboximidamide
N-(1-甲基-2-吡咯烷亚基)-*N*'-苯基-1-吡咯烷碳酰亚胺酰胺
CAS 登录号　62625-18-7; 62625-19-8[酒石酸盐]
INN list　40
药效分类　抗糖尿病药

吡咯庚汀

Piroheptine（*INN*）

化学结构式

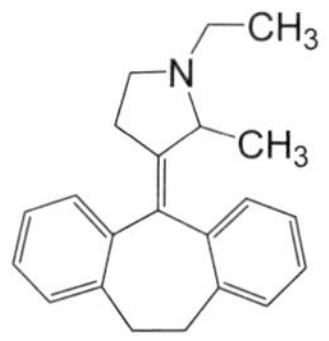

分子式和分子量　$C_{22}H_{25}N$　303.44
化学名　3-(10,11-Dihydro-5*H*-dibenzo[*a*,*d*]cyclohepten-5-ylidene)-1-ethyl-2- methylpyrrolidine
3-(10,11-二氢-5*H*-二苯并[*a*,*d*]环庚烯-5-亚基)-1-乙基-2-甲基吡咯烷
CAS 登录号　16378-21-5
INN list　25
药效分类　抗震颤麻痹药

吡咯卡因

Pyrrocaine（*INN*）

化学结构式

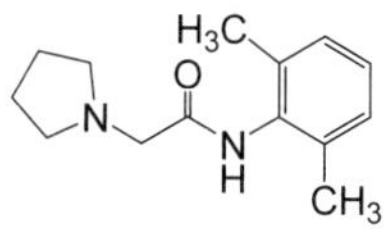

分子式和分子量　$C_{14}H_{20}N_2O$　232.22
化学名　1-Pyrrolidineaceto-2',6'-xylidide
1-吡咯烷乙酰基-2',6'-二甲苯胺

CAS 登录号 2210-77-7
INN list 13
药效分类 局部麻醉药

吡咯利芬

Pyrrolifene（*INN*）

化学结构式

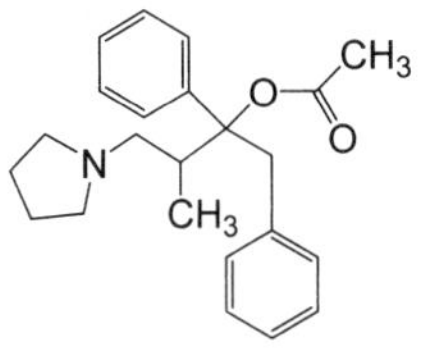

分子式和分子量 $C_{23}H_{29}NO_2$ 351.49

化学名 (+)-*α*-Benzyl-*β*-methyl-*α*-phenyl-1-pyrrolidinepropanol acetate(ester)

(+)-*α*-苄基-*β*-甲基-*α*-苯基-1-吡咯烷丙醇乙酸酯

CAS 登录号 15686-97-2; 5591-44-6[盐酸盐]
INN list 16
药效分类 镇痛药

吡咯米酸

Piromidic Acid（*INN*）

化学结构式

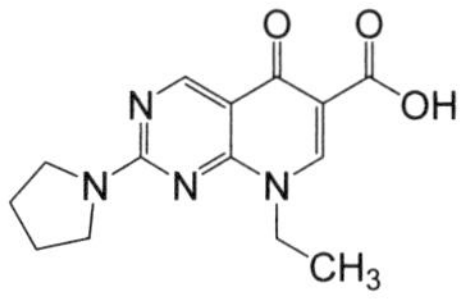

分子式和分子量 $C_{14}H_{16}N_4O_3$ 288.30

化学名 8-Ethyl-5,8-dihydro-5-oxo-2-(l-pyrrolidinyl)pyrido[2,3-*d*] pyrimidine-6-carboxylic acid

8-乙基-5,8-二氢-5-氧代-2-(l-吡咯烷基)吡啶并[2,3-*d*]嘧啶-6-羧酸

CAS 登录号 19562-30-2
INN list 27
药效分类 喹诺酮类抗微生物药
ATC 分类 J01MB03

吡咯尼群

Pyrrolnitrin（*INN*）

化学结构式

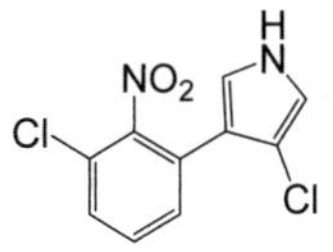

分子式和分子量 $C_{10}H_6Cl_2N_2O_2$ 257.07

化学名 3-Chloro-4-(3-chloro-2-nitrophenyl)pyrrole

3-氯-4-(3-氯-2-硝基苯基)吡咯

CAS 登录号 1018-71-9
INN list 17
药效分类 抗真菌药

吡咯沙敏

Pyroxamine（*INN*）

化学结构式

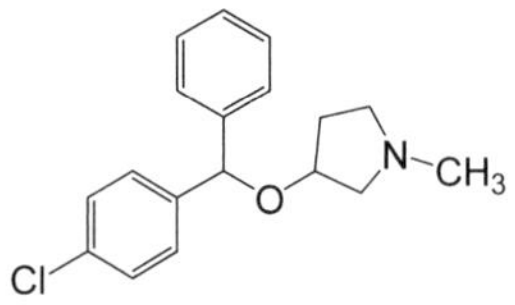

分子式和分子量 $C_{18}H_{20}ClNO$ 301.81

化学名 3-[(*p*-Chloro-*α*-phenylbenzyl)oxy]-1-methylpyrrolidine

3-[(4-氯-*α*-苯基苄基)氧基]-1-甲基吡咯烷

CAS 登录号 7009-68-9; 5560-75-8[马来酸盐]
INN list 11
药效分类 抗组胺药

吡咯司特

Pirodomast（*INN*）

化学结构式

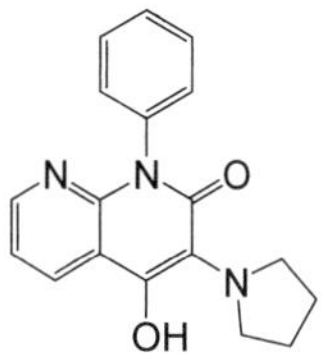

分子式和分子量 $C_{18}H_{17}N_3O_2$ 307.35

化学名 4-Hydroxy-1-phenyl-3-(1-pyrrolidinyl)-1,8-naphthyridin-2(1*H*)-one

4-羟基-1-苯基-3-(1-吡咯烷基)-1,8-萘啶-2(1*H*)-酮

CAS 登录号 108310-20-9
INN list 64
药效分类 平喘药，抗过敏药

吡咯他敏

Pyrrobutamine

化学结构式

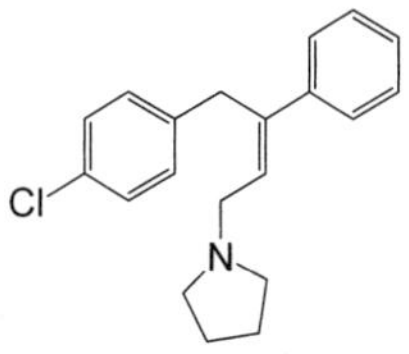

分子式和分子量 $C_{20}H_{22}ClN$ 311.85

化学名 1-[*γ*-(*p*-Chlorobenzyl)cinnamyl]pyrrolidine

1-[*γ*-(4-氯苯甲基)肉桂基]吡咯烷

CAS 登录号 91-82-7; 135-31-9[磷酸盐]

药效分类 抗组胺药

吡咯他尼

Piretanide（*INN*）

化学结构式

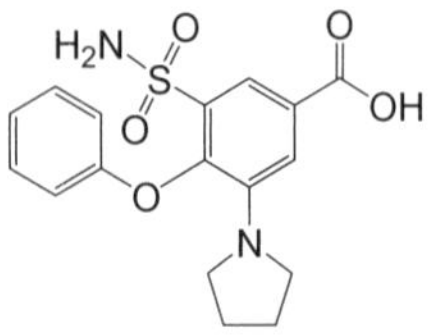

分子式和分子量 $C_{17}H_{18}N_2O_5S$ 362.40

化学名 4-Phenoxy-3-(1-pyrrolidinyl)-5-sulfamoylbenzoic acid

4-苯氧基-3-(1-吡咯烷基)-5-氨磺酰基苯甲酸

CAS 登录号 55837-27-9

INN list 33

药效分类 高效能利尿药

ATC 分类 C03CA03

吡咯替尼

Pyrotinib

化学结构式

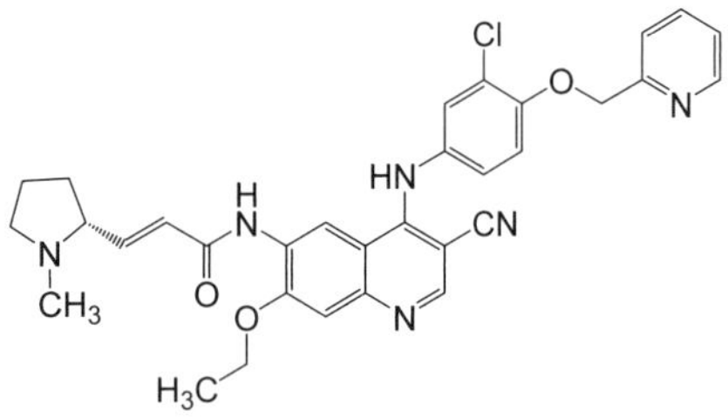

分子式和分子量 $C_{32}H_{31}ClN_6O_3$ 583.08

化学名 (*E*)-*N*-[4-[3-Chloro-4-(pyridin-2-ylmethoxy)anilino]-3-cyano-7-ethoxyquinolin-6-yl]-3-[(2*R*)-1-methylpyrrolidin-2-yl]prop-2-enamide

(*E*)-*N*-[4-[3-氯-4-(吡啶-2-基甲氧基)苯氨基]-3-氰基-7-乙氧基喹啉-6-基]-3-[(2*R*)-1-甲基吡咯烷-2-基]丙-2-烯酰胺

CAS 登录号 1269662-73-8; 1397922-61-0[马来酸盐(1∶2)]

药效分类 蛋白激酶抑制药，抗肿瘤药

吡咯戊酮

Pyrovalerone（*INN*）

化学结构式

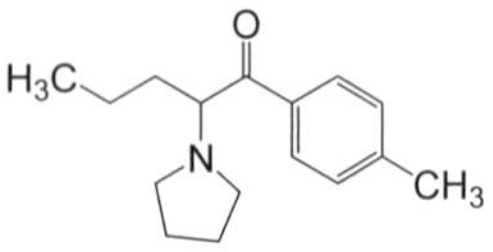

分子式和分子量 $C_{16}H_{23}NO$ 245.36

化学名 4'-Methyl-2-(1-pyrrolidinyl)valerophenone

4'-甲基-2-(1-吡咯烷基)苯戊酮

CAS 登录号 3563-49-3; 1147-62-2[盐酸盐]

INN list 14

药效分类 精神兴奋药

吡洛芬

Pirprofen（*INN*）

化学结构式

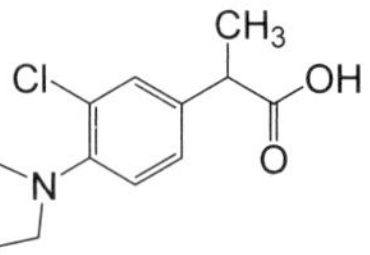

分子式和分子量 $C_{13}H_{14}ClNO_2$ 251.71

化学名 3-Chloro-4-(3-pyrrolin-1-yl)hydratropic acid

3-氯-4-(3-吡咯啉-1-基)氢化阿托酸

CAS 登录号 31793-07-4

INN list 32

药效分类 抗炎镇痛药

吡氯斯汀

Piclopastine（*INN*）

化学结构式

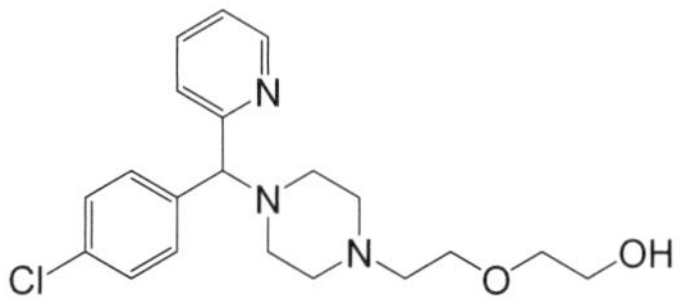

分子式和分子量 $C_{20}H_{26}ClN_3O_2$ 375.89

化学名 2-[2-[4-(*p*-Chloro-*α*-2-pyridylbenzyl)-1-piperazinyl]ethoxy]ethanol

2-[2-[4-(4-氯-*α*-2-吡啶苯甲基)-1-哌嗪基]乙氧基]乙醇

CAS 登录号 55837-13-3

INN list 22

药效分类 抗组胺药

吡氯佐坦

Piclozotan（*INN*）

化学结构式

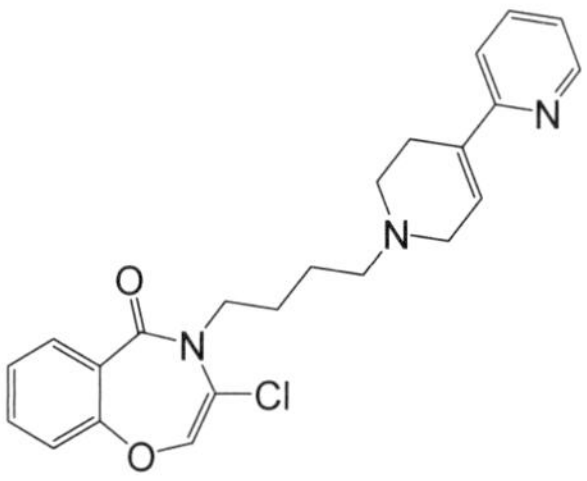

分子式和分子量 $C_{23}H_{24}ClN_3O_2$ 409.91

化学名 3-Chloro-4-[4-(1',2',3',6'-tetrahydro-[2,4'-bipyridin]-1'-yl)butyl]-1,4-benzoxazepin-5(4*H*)-one

3-氯-4-[4-(1',2',3',6'-四氢-[2,4'-二吡啶]-1'-基)丁基]-1,4-苯并氧氮杂䓬-5(4*H*)-酮

CAS 登录号 182415-09-4

INN list 92

药效分类 5-羟色胺受体拮抗药

吡吗格雷

Pirmagrel（*INN*）

化学结构式

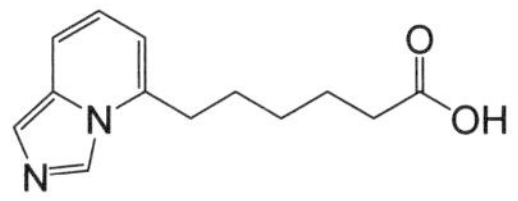

分子式和分子量 $C_{13}H_{16}N_2O_2$ 232.28

化学名 Imidazo[1,5-*a*]pyridine-5-hexanoic acid

咪唑并[1,5-*a*]吡啶-5-己酸

CAS 登录号 85691-74-3

INN list 53

药效分类 抗血小板聚集药，血栓素合成酶抑制药

吡美莫司

Pimecrolimus（*INN*）

化学结构式

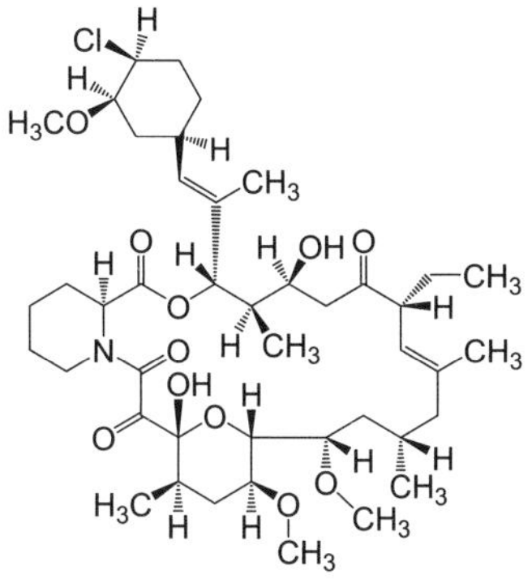

分子式和分子量 $C_{43}H_{68}ClNO_{11}$ 810.45

化学名 (3*S*, 4*R*, 5*S*, 8*R*, 9*E*, 12*S*, 14*S*, 15*R*, 16*S*, 18*R*, 19*R*, 26*aS*)-3-[(*E*)-2-[(1*R*,3*R*,4*S*)-4-Chloro-3-methoxycyclohexyl]-1-methylvinyl]-8-ethyl-5,6,8,11,12,13,14,15,16,17,18,19,24,25,26,26*a*-hexadecahydro-5,19-dihydroxy-14,16-dimethoxy-4,10,12,18-tetramethyl-15,19-epoxy-3*H*-pyrido[2,1-*c*][1,4]oxaazacyclotricosine-1,7,20,21(4*H*,23*H*)-tetrone

(3*S*, 4*R*, 5*S*, 8*R*, 9*E*, 12*S*, 14*S*, 15*R*, 16*S*, 18*R*, 19*R*, 26*aS*)-3-[(*E*)-2-[(1*R*,3*R*,4*S*)-4-氯-3-甲氧基环己基]-1-甲基乙烯基]-8-乙基-5,6,8,11,12,13,14,15,16,17,18,19,24,25,26,26*a*-十六氢-5,19-二羟基-14,16-二甲氧基-4,10,12,18-四甲基-15,19-桥氧-3*H*-吡啶并[2,1-*c*][1,4]氧杂氮杂环二十三熳-1,7,20,21(4*H*,23*H*)-四酮

CAS 登录号 137071-32-0

INN list 81

药效分类 免疫抑制药

吡美诺

Pirmenol（*INN*）

分子式和分子量 $C_{22}H_{30}N_2O$ 338.50

化学结构式

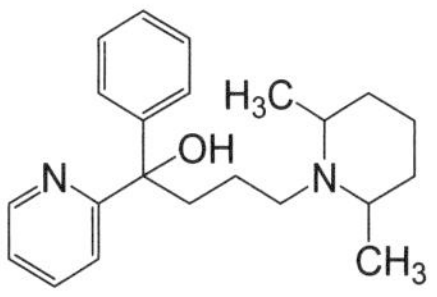

化学名 (±)-*cis*-2,6-Dimethyl-*α*-phenyl-*α*-2-pyridyl-1-piperidinebutanol

(±)-顺-2,6-二甲基-*α*-苯基-*α*-2-吡啶基-1-哌啶丁醇

CAS 登录号 68252-19-7; 61477-94-9[单盐酸盐]

INN list 42

药效分类 抗心律失常药

吡美辛

Pimetacin（*INN*）

化学结构式

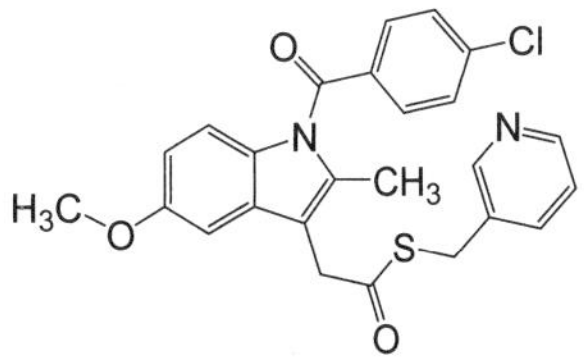

分子式和分子量 $C_{25}H_{21}ClN_2O_3S$ 464.96

化学名 1-(*p*-Chlorobenzoyl)-5-methoxy-2-methyl-3-indoleacetic acid 3-pyridylmethyl thioester

1-(4-氯苯甲酰)-5-甲氧基-2-甲基-3-吲哚基乙酸 3-吡啶甲基硫酯

CAS 登录号 79992-71-5

INN list 47

药效分类 抗炎镇痛药

吡嘧司特

Pemirolast（*INN*）

化学结构式

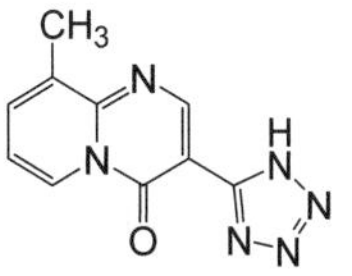

分子式和分子量 $C_{10}H_8N_6O$ 228.22

化学名 9-Methyl-3-(1*H*-tetrazol-5-yl)-4*H*-pyrido[1,2-*a*]pyrimidin-4-one

9-甲基-3-(1*H*-四唑-5-基)-4*H*-吡啶并[1,2-*a*]嘧啶-4-酮

CAS 登录号 69372-19-6; 1110299-08-9[钾盐]

INN list 61

药效分类 平喘药，抗过敏药，白三烯受体拮抗药

吡莫地韦

Pimodivir（*INN*）

分子式和分子量 $C_{20}H_{19}F_2N_5O_2$ 399.40

化学结构式

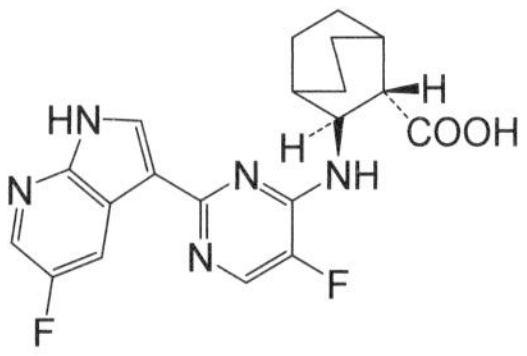

化学名　(2*S*,3*S*)-3-{[5-Fluoro-2-(5-fluoro-1*H*-pyrrolo[2,3-*b*]pyridin-3-yl)pyrimidin-4-yl]amino}bicyclo[2.2.2]octane-2-carboxylic acid

(2*S*,3*S*)-3-{[5-氟-2-(5-氟-1*H*-吡咯并[2,3-*b*]吡啶-3-基)嘧啶-4-基]氨基}双环[2.2.2]辛烷-2-羧酸

CAS 登录号　1629869-44-8

INN list　115

药效分类　抗病毒药

吡那地尔

Pinacidil（*INN*）

化学结构式

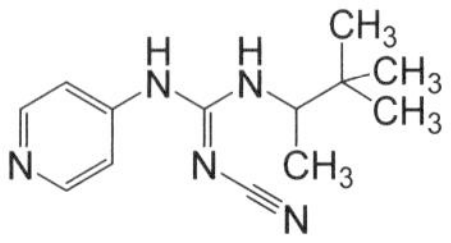

分子式和分子量　$C_{13}H_{19}N_5$　245.33

化学名　1-Cyano-2-(3,3-dimethylbutan-2-yl)-3-pyridin-4-ylguanidine

1-氰基-2-(3,3-二甲基丁-2-基)-3-吡啶-4-基胍

CAS 登录号　60560-33-0; 85371-64-8[一水合物]

INN list　46

药效分类　抗高血压药

ATC 分类　C02DG01

吡萘啶

Pyronaridine（*INN*）

化学结构式

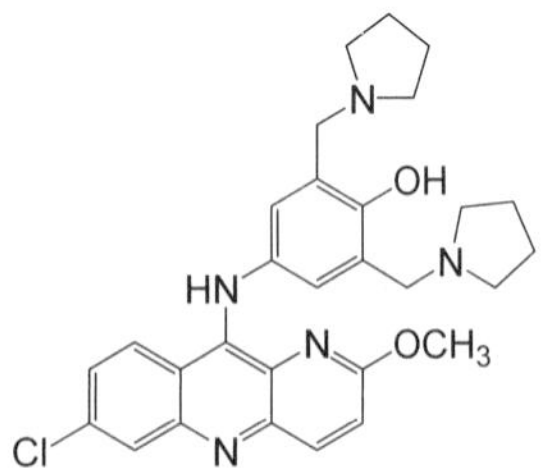

分子式和分子量　$C_{29}H_{32}ClN_5O_2$　518.05

化学名　4-[(7-Chloro-2-methoxybenzo[*b*][1,5]naphthyridin-10-yl)amino]-2,6- bis[(pyrrolidin-1-yl)methyl]phenol

4-[(7-氯-2-甲氧基苯并[*b*][1,5]萘啶-10-基)氨基]-2,6-双[(吡咯烷-1-基)甲基]苯酚

CAS 登录号　74847-35-1

INN list　97

药效分类　抗疟药

吡萘非特

Pinafide（*INN*）

化学结构式

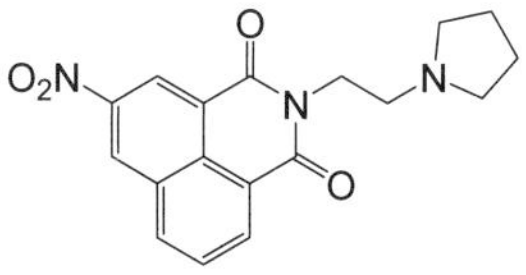

分子式和分子量　$C_{18}H_{17}N_3O_4$　339.35

化学名　3-Nitro-*N*-[2-(1-pyrrolidinyl)ethyl]naphthalimide

3-硝基-*N*-[2-(1-吡咯烷基)乙基]萘二甲酰亚胺

CAS 登录号　54824-20-3

INN list　46

药效分类　抗感染药

吡喃达明

Pirandamine（*INN*）

化学结构式

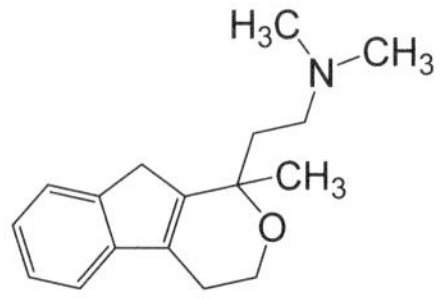

分子式和分子量　$C_{17}H_{23}NO$　257.38

化学名　1,3,4,9-Tetrahydro-*N*,*N*,1-trimethylindeno[2,1-*c*]pyran-1-ethylamine

1,3,4,9-四氢-*N*,*N*,1-三甲基茚并[2,1-*c*]吡喃-1-乙胺

CAS 登录号　42408-79-7; 42408-78-6[盐酸盐]

INN list　32

药效分类　抗抑郁药

吡诺克辛

Pirenoxine（*INN*）

化学结构式

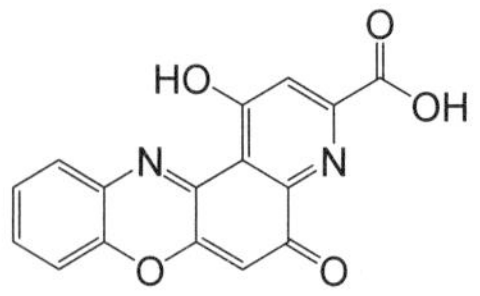

分子式和分子量　$C_{16}H_8N_2O_5$　308.25

化学名　l-Hydroxy-5-oxo-5*H*-pyrido[3,2-*a*]phenoxazine-3-carboxylic acid

l-羟基-5-氧代-5*H*-吡啶并[3,2-*a*]吩噁嗪-3-羧酸

CAS 登录号　1043-21-6

INN list　49

药效分类　抗白内障药

吡诺林

Pyrinoline（*INN*）

分子式和分子量　$C_{27}H_{20}N_4O$　416.47

化学结构式

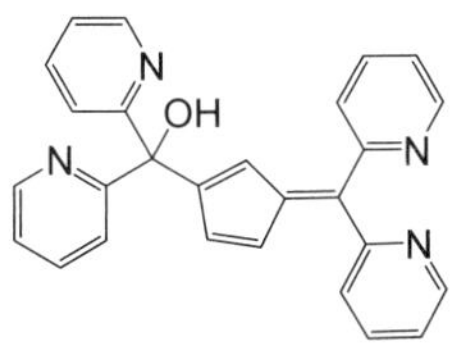

化学名 3-(Di-2-pyridylmethylene)-*α*,*α*-di-2-pyridyl-1,4-cyclopentadiene-1-methanol

3-(二-2-吡啶甲亚基)-*α*,*α*-二-2-吡啶基-1,4-环戊二烯-1-甲醇

CAS 登录号 1740-22-3

INN list 14

药效分类 抗心律失常药

吡哌酸

Pipemidic Acid（*INN*）

化学结构式

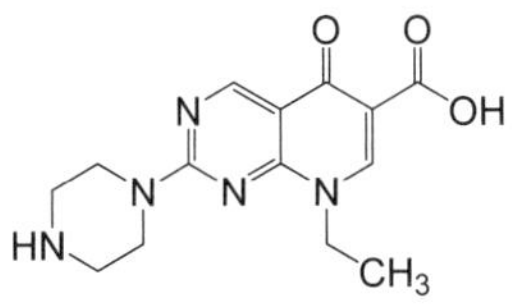

分子式和分子量 $C_{14}H_{17}N_5O_3$ 303.32

化学名 8-Ethyl-5,8-dihydro-5-oxo-2-(l-piperazinyl)pyrido[2,3-*d*]pyrimidine-6-carboxylic acid

8-乙基-5,8-二氢-5-氧代-2-(l-哌嗪基)吡啶并[2,3-*d*]嘧啶-6-羧酸

CAS 登录号 51940-44-4

INN list 32

药效分类 喹诺酮类抗微生物药

ATC 分类 J01MB04

吡前列素

Piriprost（*INN*）

化学结构式

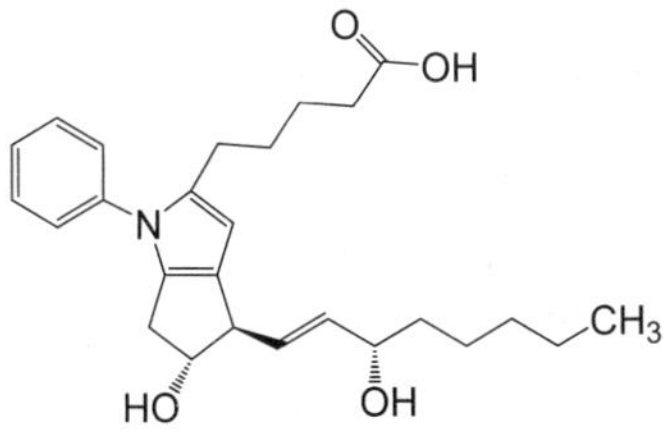

分子式和分子量 $C_{26}H_{35}NO_4$ 425.56

化学名 (4*R*,5*R*)-1,4,5,6-Tetrahydro-5-hydroxy-4-[(*E*)-(3*S*)-3-hydroxy-1-octenyl]-1-phenylcyclopenta[*b*]pyrrole-2-valeric acid

(4*R*,5*R*)-1,4,5,6-四氢-5-羟基-4-[(*E*)-(3*S*)-3-羟基-1-辛烯基]-1-苯基环戊熳并[*b*]吡咯-2-戊酸

CAS 登录号 79672-88-1; 88851-62-1[钾盐]

INN list 51

药效分类 前列腺素类药，平喘药

吡嗪酰胺

Pyrazinamide（*INN*）

化学结构式

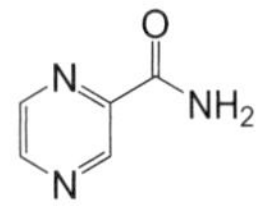

分子式和分子量 $C_5H_5N_3O$ 123.11

化学名 Pyrazinecarboxamide

吡嗪甲酰胺

CAS 登录号 98-96-4

INN list 8

药效分类 抗结核药

ATC 分类 J04AK01

吡曲克辛

Piritrexim（*INN*）

化学结构式

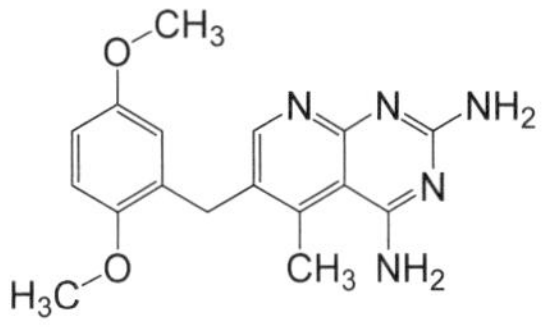

分子式和分子量 $C_{17}H_{19}N_5O_2$ 325.37

化学名 2,4-Diamino-6-(2,5-dimethoxybenzyl)-5-methylpyrido[2,3-*d*]pyrimidine

2,4-二氨基-6-(2,5-二甲氧苄基)-5-甲基吡啶并[2,3-*d*]嘧啶

CAS 登录号 72732-56-0; 79483-69-5[羟乙磺酸盐]

INN list 54

药效分类 抗肿瘤药

吡柔比星

Pirarubicin（*INN*）

化学结构式

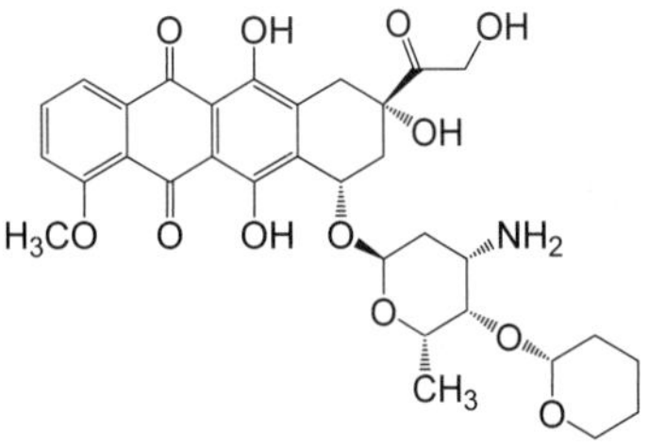

分子式和分子量 $C_{32}H_{37}NO_{12}$ 627.64

化学名 (8*S*,10*S*)-10-[[3-Amino-2,3,6-trideoxy-4-*O*-[(2*R*)-tetrahydro-2*H*-pyran-2-yl]-*α*-L-*lyxo*-hexopyranosyl]oxy]-8-glycoloyl-7,8,9,10-tetrahydro-6,8,11-trihydroxy-1-methoxy-5,12-naphthacenedione

(8*S*,10*S*)-10-[[3-氨基-2,3,6-三脱氧-4-*O*-[(2*R*)-四氢-2*H*-吡喃-2-基]-*α*-*L*-来苏-吡喃己糖基]氧基]-8-羟乙酰基-7,8,9,10-四氢-6,8,11-三羟基-1-甲氧基-5,12-并四苯二酮

CAS 登录号 72496-41-4

INN list 55

药效分类 抗生素类抗肿瘤药

ATC 分类 L01DB08

吡舒达诺

Pirisudanol（*INN*）

化学结构式

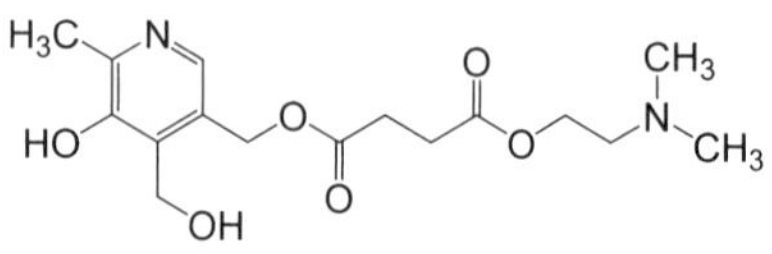

分子式和分子量 $C_{16}H_{24}N_2O_6$ 340.37

化学名 2-(Dimethylamino)ethyl [5-hydroxy-4-(hydroxymethyl)-6-methyl-3-pyridyl]methyl succinate

2-(二甲氨基)乙基 [5-羟基-4-(羟甲基)-6-甲基-3-吡啶基]甲基琥珀酸酯

CAS 登录号 33605-94-6

INN list 44

药效分类 中枢兴奋药，血管扩张药

吡他明

Pytamine（*INN*）

化学结构式

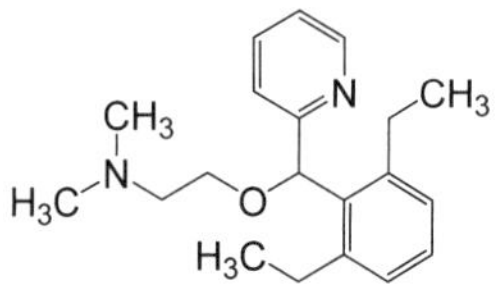

分子式和分子量 $C_{20}H_{28}N_2O$ 312.45

化学名 2-[*α*-[2-(Dimethylamino)ethoxy]-2,6-diethylbenzyl]pyridine

2-[*α*-[2-(二甲氨基)乙氧基]-2,6-二乙基苄基]吡啶

CAS 登录号 15301-88-9

INN list 15

药效分类 利尿药

吡替尼定

Pirtenidine（*INN*）

化学结构式

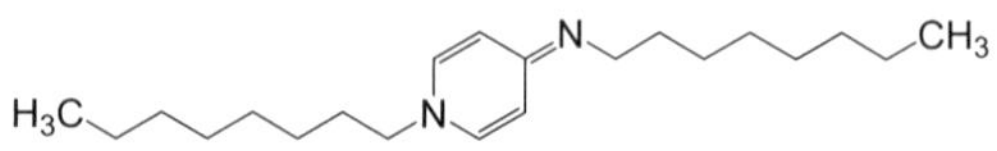

分子式和分子量 $C_{21}H_{38}N_2$ 318.55

化学名 1,4-Dihydro-1-octyl-4-(octylimino)pyridine

1,4-二氢-1-辛基-4-(辛氨亚基)吡啶

CAS 登录号 103923-27-9; 100227-05-2[单盐酸盐]

INN list 57

药效分类 抗齿龈炎药

吡酮洛芬

Piketoprofen（*INN*）

化学结构式

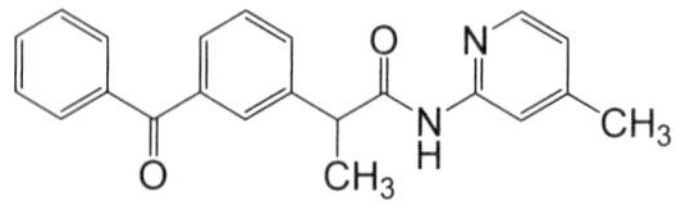

分子式和分子量 $C_{22}H_{20}N_2O_2$ 344.41

化学名 *m*-Benzoyl-*N*-(4-methyl-2-pyridyl)hydratropamide

3-苯甲酰基-*N*-(4-甲基-2-吡啶基)氢化托品酰胺

CAS 登录号 60576-13-8

INN list 40

药效分类 抗炎镇痛药

吡托非农

Pitofenone（*INN*）

化学结构式

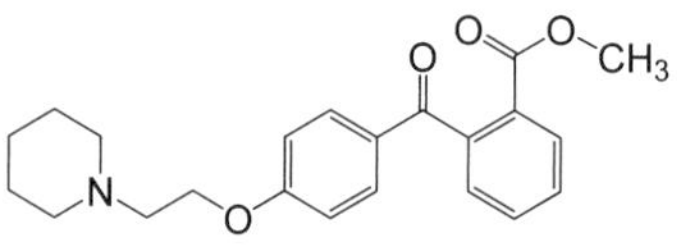

分子式和分子量 $C_{22}H_{25}NO_4$ 367.44

化学名 Methyl *o*-[*p*-(2-piperidinoethoxy)benzoyl]benzoate

甲基 2-[4-(2-哌啶基乙氧基)苯甲酰基]苯甲酸酯

CAS 登录号 54063-52-4

INN list 25

药效分类 解痉药

吡维氯铵

Pyrvinium Chloride（*INN*）

化学结构式

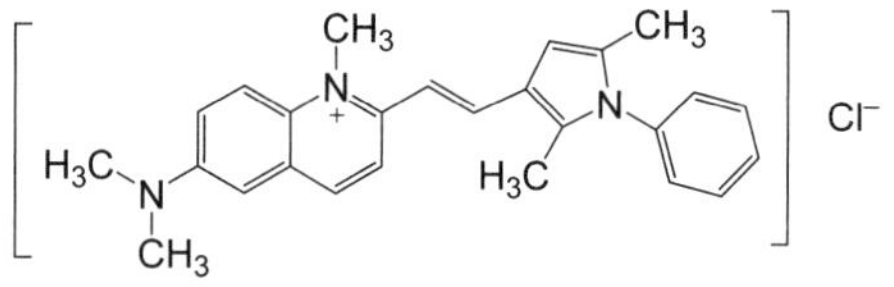

分子式和分子量 $C_{26}H_{28}ClN_3$ 417.97

化学名 2-[(*E*)-2-(2,5-Dimethyl-1-phenyl-1*H*-pyrrol-3-yl)ethenyl]-6-(dimethylamino)-1-methylquinolin-1-ium chloride

氯化 2-[(*E*)-2-(2,5-二甲基-1-苯基-1*H*-吡咯-3-基)乙烯基]-6-(二甲氨基)-1-甲基喹啉-1-鎓

CAS 登录号 548-84-5

INN list 6

药效分类 抗线虫药

ATC 分类 P02CX01

吡西卡尼

Pilsicainide（*INN*）

分子式和分子量 $C_{17}H_{24}N_2O$ 272.39

化学结构式

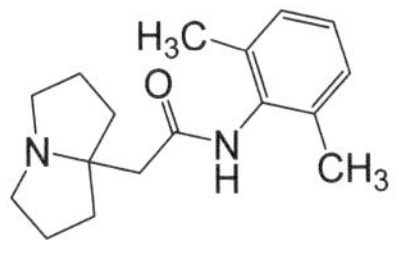

化学名 Tetrahydro-1*H*-pyrrolizine-7*a*(5*H*)-aceto-2',6'-xylidide
四氢-1*H*-吡咯里嗪-7*a*(5*H*)-乙酰基-2',6'-二甲苯胺
CAS 登录号 88069-67-4
INN list 62
药效分类 抗心律失常药

吡西替尼

Peficitinib（*INN*）

化学结构式

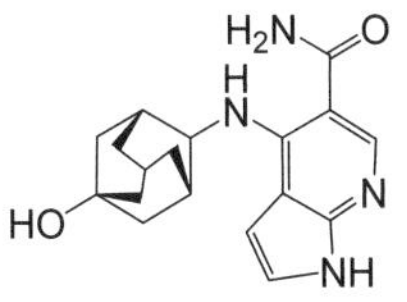

分子式和分子量 $C_{18}H_{22}N_4O_2$ 326.17
化学名 4-[[(1*S*,3*R*)-5-Hydroxy-2-adamantyl]amino]-1*H*-pyrrolo[2,3-*b*]pyridine-5-carboxamide
4-[[(1*S*,3*R*)-5-羟基-2-金刚烷基]氨基]-1*H*-吡咯并[2,3-*b*]吡啶-5-甲酰胺
CAS 登录号 944118-01-8
INN list 111
药效分类 免疫调节药，抗肿瘤药

吡昔替尼

Pexidartinib（*INN*）

化学结构式

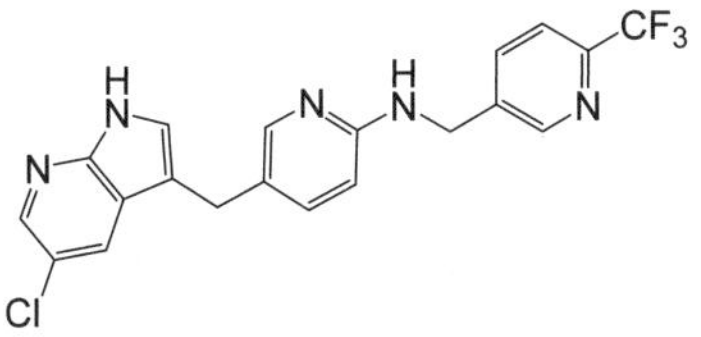

分子式和分子量 $C_{20}H_{15}ClF_3N_5$ 417.10
化学名 5-[(5-Chloro-1*H*-pyrrolo[2,3-*b*]pyridin-3-yl)methyl]-*N*-{[6-(trifluoromethyl)pyridin-3-yl]methyl}pyridin-2-amine
5-[(5-氯-1*H*-吡咯并[2,3-*b*]吡啶-3-基)甲基]-*N*-{[6-(三氟甲基)吡啶-3-基]甲基}吡啶-2-胺
CAS 登录号 1029044-16-3
INN list 112
药效分类 酪氨酸激酶抑制药，抗肿瘤药

吡香豆酮

Inicarone（*INN*）

分子式和分子量 $C_{17}H_{15}NO_2$ 265.31

化学结构式

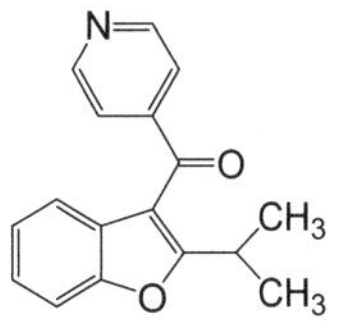

化学名 2-Isopropyl-3-benzofuranyl-4-pyridyl ketone
2-异丙基-3-苯并呋喃基-4-吡啶甲酮
CAS 登录号 39178-37-5
INN list 27
药效分类 纤维蛋白溶解药

吡硝唑

Pirinidazole（*INN*）

化学结构式

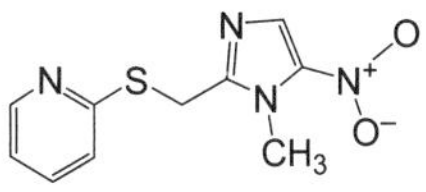

分子式和分子量 $C_{10}H_{10}N_4O_2S$ 250.28
化学名 2-[[(1-Methyl-5-nitroimidazol-2-yl)methyl]thio]pyridine
2-[[(1-甲基-5-硝基咪唑-2-基)甲基]硫基]吡啶
CAS 登录号 55432-15-0
INN list 32
药效分类 抗原虫药

吡乙二酮

Pyrithyldione（*INN*）

化学结构式

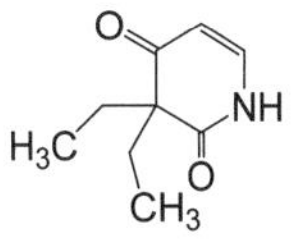

分子式和分子量 $C_9H_{13}NO_2$ 167.21
化学名 3,3-Diethyl-2,4(1*H*,3*H*)-pyridinedione
3,3-二乙基-2,4(1*H*,3*H*)-吡啶二酮
CAS 登录号 77-04-3
INN list 45
药效分类 镇静催眠药

吡吲哚

Pirlindole（*INN*）

化学结构式

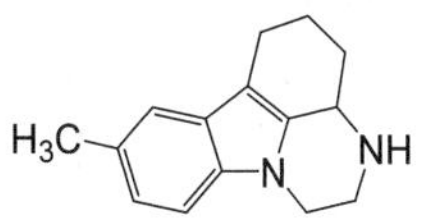

分子式和分子量 $C_{15}H_{18}N_2$ 226.32
化学名 2,3,3*a*,4,5,6-Hexahydro-8-methyl-1*H*-pyrazino[3,2,1-*jk*]ca-

rbazole

2,3,3*a*,4,5,6-六氢-8-甲基-1*H*-吡嗪并[3,2,1-*jk*]咔唑

CAS 登录号 60762-57-4

INN list 41

药效分类 抗抑郁药

吡扎地尔

Pirozadil（*INN*）

化学结构式

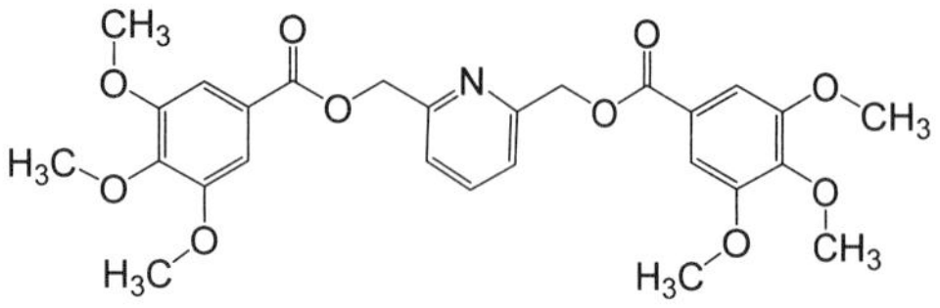

分子式和分子量 $C_{27}H_{29}NO_{10}$ 527.52

化学名 2,6-Pyridinediyldimethylene bis(3,4,5-trimethoxybenzoate)

2,6-吡啶叉基二甲叉基 双(3,4,5-三甲氧基苯甲酸酯)

CAS 登录号 54110-25-7

INN list 33

药效分类 血管扩张药

吡唑呋林

Pirazofurin（*INN*）

化学结构式

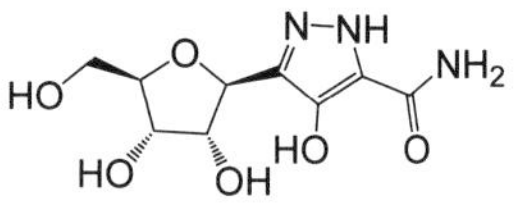

分子式和分子量 $C_9H_{13}N_3O_6$ 259.22

化学名 4-Hydroxy-3-*β*-D-ribofuranosylpyrazole-5-carboxamide

4-羟基-3-*β*-D-呋喃核糖基吡唑-5-甲酰胺

CAS 登录号 30868-30-5

INN list 31

药效分类 抗肿瘤药

铋溴酚

Bibrocathol（*INN*）

化学结构式

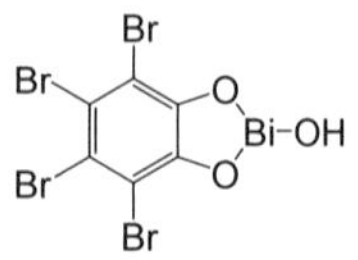

分子式和分子量 $C_6HBiBr_4O_3$ 649.67

化学名 4,5,6,7-Tetrabromo-1,3,2-benzodioxabismol-2-ol

4,5,6,7-四溴-1,3,2-苯并二氧杂铋杂环戊熳-2-醇

CAS 登录号 6915-57-7

INN list 1

药效分类 消毒防腐药

扁桃酸

Mandelic Acid

化学结构式

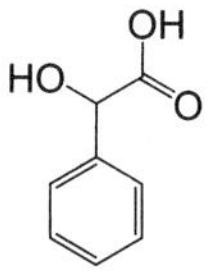

分子式和分子量 $C_8H_8O_3$ 152.15

化学名 2-Hydroxy-2-phenylacetic acid

2-羟基-2-苯基乙酸

CAS 登录号 90-64-2

药效分类 抗微生物药

ATC 分类 J01XX06

苄吡溴铵

Benzpyrinium Bromide（*INN*）

化学结构式

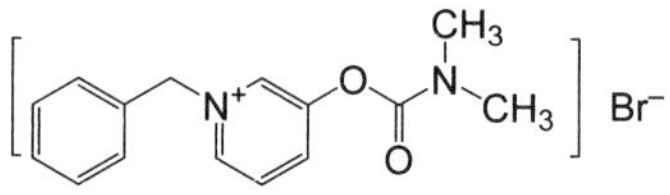

分子式和分子量 $C_{15}H_{17}BrN_2O_2$ 337.21

化学名 1-Benzyl-3-hydroxypyridinium bromide dimethylcarbamate

溴化 1-苄基-3-羟基吡啶鎓 二甲氨基甲酸酯

CAS 登录号 587-46-2

INN list 1

药效分类 抗胆碱酯酶药

苄达明

Benzydamine（*INN*）

化学结构式

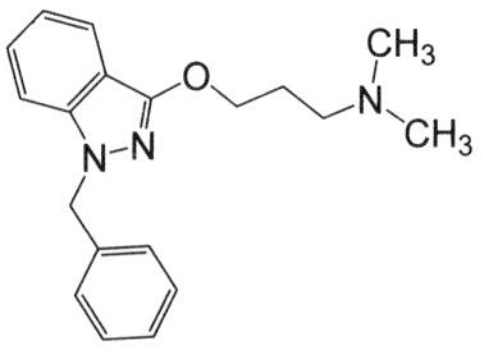

分子式和分子量 $C_{19}H_{23}N_3O$ 309.41

化学名 1-Benzyl-3-[3-(dimethylamino)propoxy]-1*H*-indazole

1-苄基-3-[3-(二甲氨基)丙氧基]-1*H*-吲唑

CAS 登录号 642-72-8; 132-69-4[盐酸盐]

INN list 15

药效分类 抗炎镇痛药

苄达酸

Bendazac（*INN*）

分子式和分子量 $C_{16}H_{14}N_2O_3$ 282.29

化学结构式

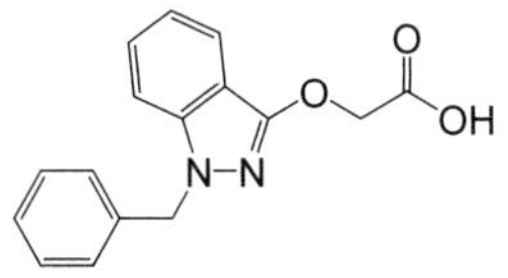

化学名 [(1-Benzyl-1*H*-indazol-3-yl)oxy]acetic acid

[(1-苯甲基-1*H*-吲唑-3-基)氧基]乙酸

CAS 登录号 20187-55-7; 81919-14-4[赖氨酸盐]

INN list 22

药效分类 抗炎镇痛药

苄非哌胺

Befiperide（*INN*）

化学结构式

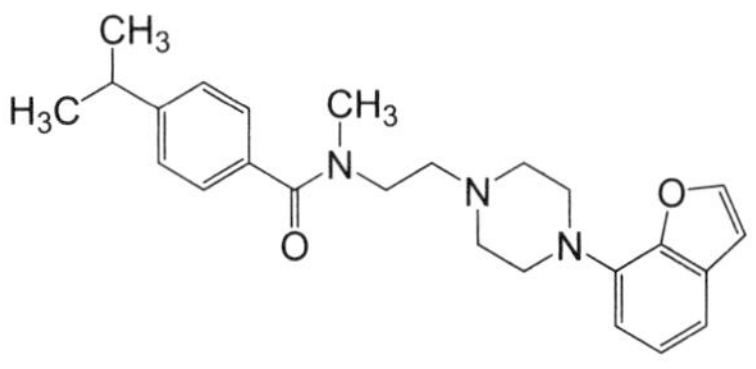

分子式和分子量 $C_{25}H_{31}N_3O_2$ 405.53

化学名 *N*-[2-[4-(7-Benzofuranoyl)-1-piperazinyl]ethyl]-*p*-isopropyl-*N*-methylbenzamide

N-[2-[4-(7-苯并呋喃基)-1-哌嗪基]乙基]-4-异丙基-*N*-甲基苯甲酰胺

CAS 登录号 100927-14-8

INN list 55

药效分类 抗精神病药

苄非他明

Benzfetamine（*INN*）

化学结构式

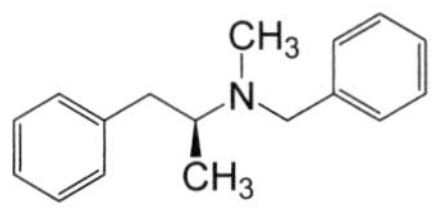

分子式和分子量 $C_{17}H_{21}N$ 239.36

化学名 (2*S*)-*N*-Benzyl-*N*-methyl-1-phenylpropan-2-amine

(2*S*)-*N*-苄基- *N*-甲基-1-苯基丙-2-胺

CAS 登录号 156-08-1; 5411-22-3[盐酸盐]

INN list 55

药效分类 食欲抑制药

苄氟噻嗪

Bendroflumethiazide（*INN*）

化学结构式

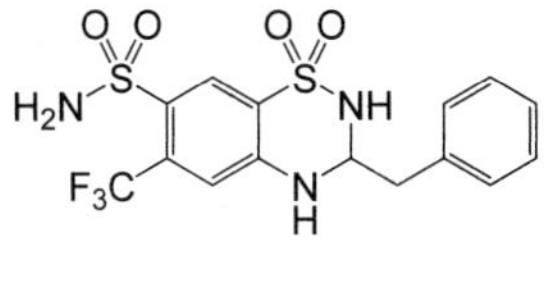

分子式和分子量 $C_{15}H_{14}F_3N_3O_4S_2$ 421.41

化学名 (±)-3-Benzyl-3,4-dihydro-6-(trifluoromethyl)-2*H*-1,3,4-benzothiadiazine-7-sulfonamide 1,1-dioxide

(±)-3-苄基-3,4-二氢-6-(三氟甲基)-2*H*-1,3,4-苯并噻二嗪-7-磺酰胺 1,1-二氧化物

CAS 登录号 73-48-3

INN list 11

药效分类 低效能利尿药

ATC 分类 C03AA01

苄环烷

Bencyclane（*INN*）

化学结构式

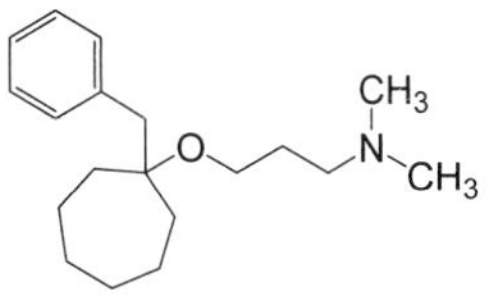

分子式和分子量 $C_{19}H_{31}NO$ 289.46

化学名 3-[(1-Benzylcycloheptyl)oxy]-*N*,*N*-dimethylpropylamine

3-[(1-苄基环庚基)氧基]-*N*,*N*-二甲基丙胺

CAS 登录号 2179-37-5; 14286-84-1[富马酸盐]

INN list 16

药效分类 外周血管扩张药

ATC 分类 C04AX11

苄磺胺

Benzylsulfamide（*INN*）

化学结构式

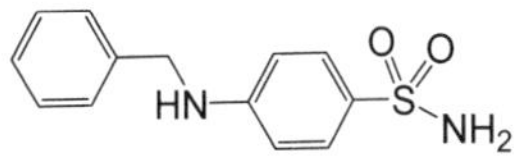

分子式和分子量 $C_{13}H_{14}N_2O_2S$ 262.33

化学名 N^4-Benzylsulfanilamide

N^4-苄基氨基苯磺酰胺

CAS 登录号 104-22-3

INN list 1

药效分类 磺胺类药

苄甲色林

Benanserin

化学结构式

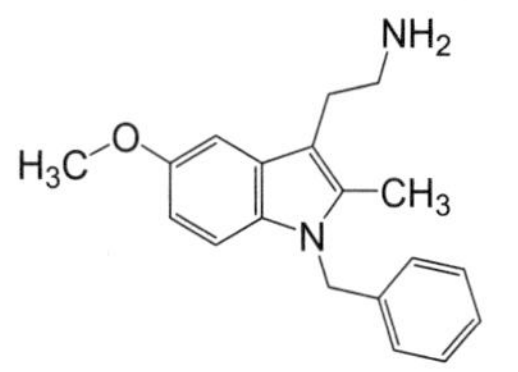

分子式和分子量 $C_{19}H_{22}N_2O$ 294.40

化学名　2-(1-Benzyl-5-methoxy-2-methylindol-3-yl)ethanamine

2-(1-苄基-5-甲氧基-2-甲基吲哚-3-基)乙胺

CAS 登录号　441-91-8; 525-02-0[盐酸盐]

药效分类　5-羟色胺受体拮抗药

苄奎辛

Benzquercin（*INN*）

化学结构式

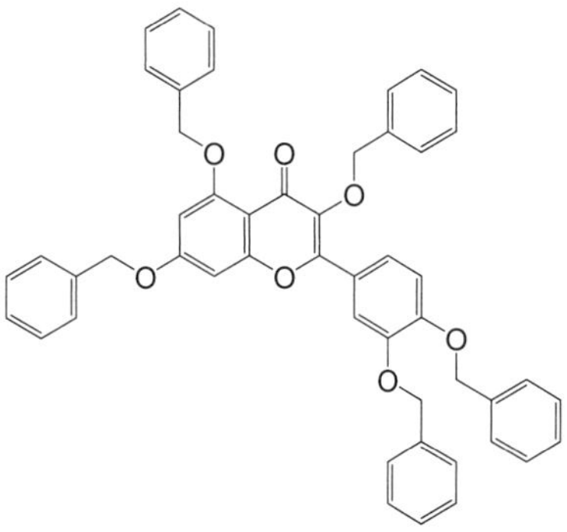

分子式和分子量　$C_{50}H_{40}O_7$　752.85

化学名　3,3',4',5,7-Pentakis(benzyloxy)flavone

3,3',4',5,7-五(苄氧基)黄酮

CAS 登录号　13157-90-9

INN list　43

药效分类　血循环改善药

苄立克酯

Benrixate（*INN*）

化学结构式

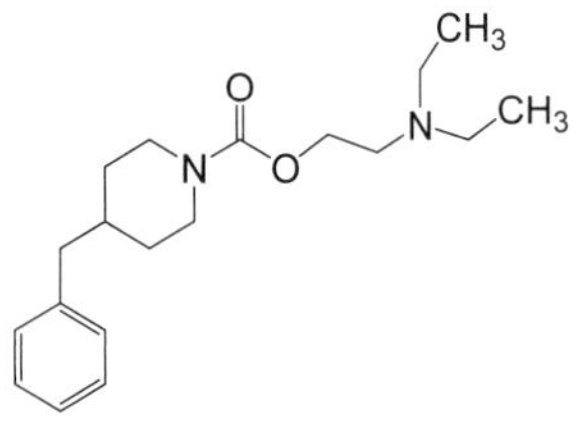

分子式和分子量　$C_{19}H_{30}N_2O_2$　318.45

化学名　2-(Diethylamino)ethyl 4-benzyl-1-piperidinecarboxylate

2-二乙氨基乙基 4-苄基-1-哌啶羧酸酯

CAS 登录号　24671-26-9

INN list　28

药效分类　黏膜保护药

苄磷福明

Benfosformin（*INN*）

化学结构式

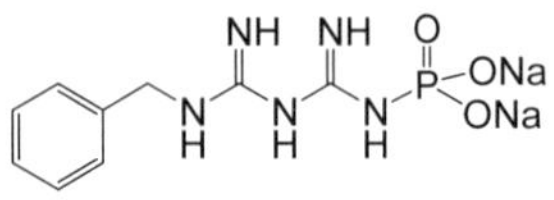

分子式和分子量　$C_9H_{12}N_5Na_2O_3P$　315.18

化学名　Disodium[(benzylamidino)amidino]phosphoramidate

[(苯甲基脒基)脒基]磷酰胺二钠盐

CAS 登录号　35382-33-8; 52658-53-4[一水合物]

INN list　29

药效分类　抗糖尿病药

苄硫嗪酸

Bensuldazic Acid（*INN*）

化学结构式

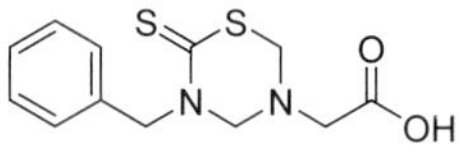

分子式和分子量　$C_{12}H_{14}N_2O_2S_2$　282.38

化学名　5-Benzyldihydro-6-thioxo-2*H*-1,3,5-thiadiazine-3(4*H*)-acetic acid

5-苄基二氢-6-硫代-2*H*-1,3,5-噻二嗪-3(4*H*)-乙酸

CAS 登录号　1219-77-8

INN list　22

药效分类　抗真菌药

苄氯贝特

Beclobrate（*INN*）

化学结构式

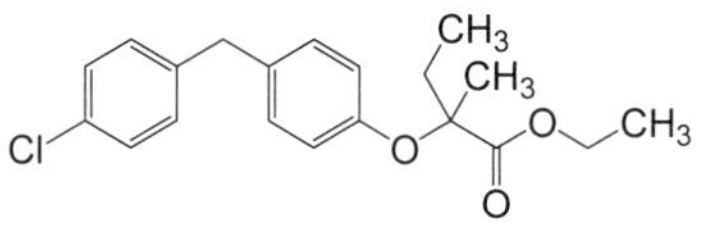

分子式和分子量　$C_{20}H_{23}ClO_3$　346.85

化学名　Ethyl (±)-2-[[*α*-(*p*-chlorophenyl)-*p*-tolyl]oxy]-2-methylbutyrate

乙基 (±)-2-[[*α*-(4-氯苯基)-4-甲基苯基]氧基]-2-甲基丁酸酯

CAS 登录号　55937-99-0

INN list　35

药效分类　降血脂药

苄哌立隆

Benzpiperylone（*INN*）

化学结构式

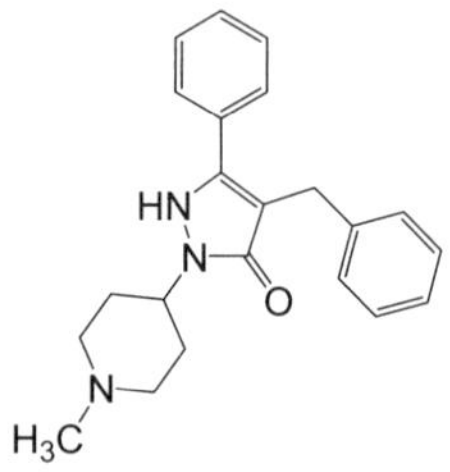

分子式和分子量　$C_{22}H_{25}N_3O$　347.45

化学名　4-Benzyl-1-(1-methyl-4-piperidinyl)-3-phenyl-3-pyrazolin-5-one

4-苄基-1-(1-甲基-4-哌啶基)-3-苯基-3-吡唑啉-5-酮

CAS 登录号 53-89-4
INN list 12
药效分类 抗炎药

苄普地尔

Bepridil（*INN*）

化学结构式

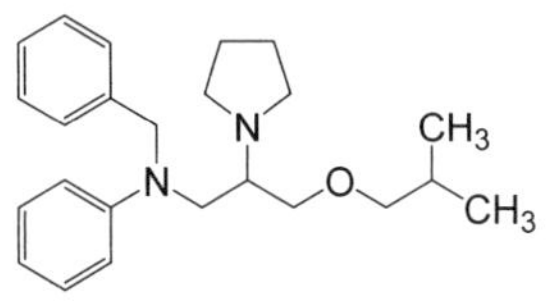

分子式和分子量 $C_{24}H_{34}N_2O$ 366.55

化学名 1-[2-(*N*-Benzylanilino)-1-(isobutoxymethyl)ethyl]pyrrolidine

1-[2-(*N*-苄基苯氨基)-1-(异丁氧基甲基)乙基]吡咯烷

CAS 登录号 64706-54-3; 74764-40-2[盐酸盐一水合物]
INN list 30
药效分类 钙通道阻滞药
ATC 分类 C08EA02

苄青霉素

Benzylpenicillin（*INN*）

化学结构式

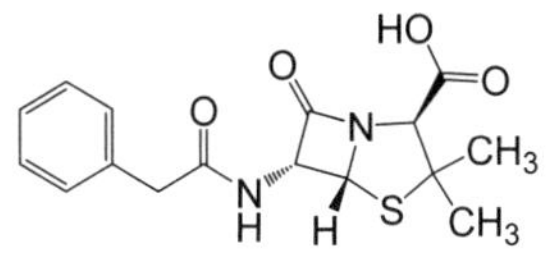

分子式和分子量 $C_{16}H_{18}N_2O_4S$ 334.39

化学名 (2*S*,5*R*,6*R*)-3,3-Dimethyl-7-oxo-6-(2-phenylacetamido)-4-thia-1-azabicyclo[3.2.0]heptane-2-carboxylic acid

(2*S*,5*R*,6*R*)-3,3-二甲基-7-氧代-6-(2-苯乙酰氨基)-4-硫杂-1-氮杂双环[3.2.0]庚烷-2-羧酸

CAS 登录号 61-33-6; 113-98-4[苄青霉素钾]; 61-33-6[青霉素 G]
INN list 53
药效分类 对 β-内酰胺酶敏感的青霉素类抗微生物药
ATC 分类 J01CE01

苄噻嗪

Benzthiazide（*INN*）

化学结构式

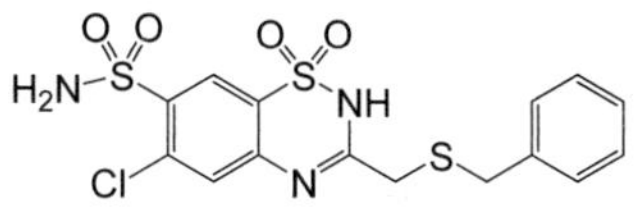

分子式和分子量 $C_{15}H_{14}ClN_3O_4S_3$ 431.94

化学名 3-[(Benzylthio)methyl]-6-chloro-2*H*-1,2,4-benzothiadiazine-7- sulfonamide-1,1-dioxide

3-[(苄硫基)甲基]-6-氯-2*H*-1,2,4-苯并噻二嗪-7-磺酰胺-1,1-二氧化物

CAS 登录号 91-33-8
INN list 10
药效分类 利尿药

苄丝肼

Benserazide（*INN*）

化学结构式

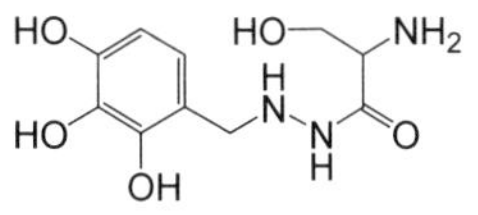

分子式和分子量 $C_{10}H_{15}N_3O_5$ 257.24

化学名 DL-Serine 2-(2,3,4-trihydroxybenzyl)hydrazide

DL-丝氨酸 2-(2,3,4-三羟基苄基)酰肼

CAS 登录号 322-35-0
INN list 26
药效分类 脱羧酶抑制药

苄索氯铵

Benzethonium Chloride（*INN*）

化学结构式

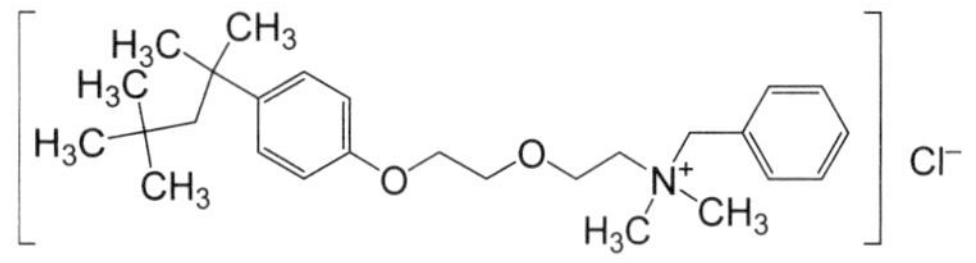

分子式和分子量 $C_{27}H_{42}ClNO_2$ 448.08

化学名 Benzyldimethyl[2-[2-[*p*-(1,1,3,3-tetramethylbutyl)phenoxy]ethoxy]ethyl]Ammonium chloride

氯化 苄基二甲基[2-[2-[4-(1,1,3,3-四甲基丁基)苯氧基]乙氧基]乙基]铵

CAS 登录号 121-54-0
INN list 1
药效分类 消毒防腐药

苄替啶

Benzethidine（*INN*）

化学结构式

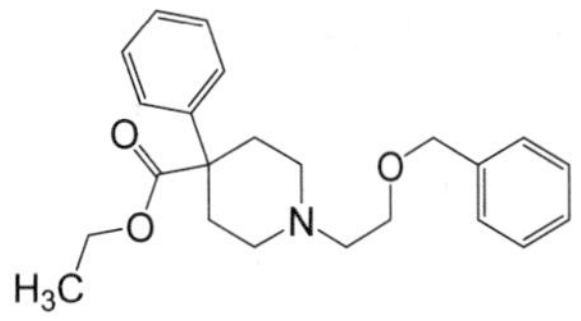

分子式和分子量 $C_{23}H_{29}NO_3$ 367.48

化学名 Ethyl 1-(2-benzyloxyethyl)-4-phenylpiperidine-4-carboxylate

乙基 1-(2-苄氧基乙基)-4-苯基哌啶-4-羧酸酯

CAS 登录号 3691-78-9
INN list 9

药效分类 镇痛药

苄替米特

Benzetimide（*INN*）

化学结构式

分子式和分子量 $C_{23}H_{26}N_2O_2$ 362.47

化学名 2-(1-Benzyl-4-piperidyl)-2-phenylglutarimide

2-(1-苄基-4-哌啶基)-2-苯基戊二酰亚胺

CAS 登录号 119391-55-8; 5633-14-7[盐酸盐]

INN list 14

药效分类 抗胆碱药

苄硝唑

Benznidazole（*INN*）

化学结构式

分子式和分子量 $C_{12}H_{12}N_4O_3$ 260.25

化学名 *N*-Benzyl-2-nitroimidazole-1-acetamide

N-苄基-2-硝基咪唑-1-乙酰胺

CAS 登录号 22994-85-0

INN list 31

药效分类 抗利什曼病药

ATC 分类 P01CA02

苄星邻氯青霉素

Cloxacillin Benzathine（*INN*）

化学结构式

分子式和分子量 $(C_{19}H_{18}ClN_3O_5S)_2 \cdot C_{16}H_{20}N_2$ 1112.11

化学名 (2*S*,5*R*,6*R*)-6-[3-(2-Chlorophennyl)-5-methyl-4-isoxazolecarboxamido]-3,3-dimethyl-7-oxo-4-thia-1-azabicyxlo[3.2.0]heptane-2-carboxylic acid compound with *N*,*N*'-dibenzyethylenediamine(2：1)

(2*S*,5*R*,6*R*)-6-[3-(2-氯苯基)-5-甲基-4-异噁唑甲酰氨基]-3,3-二甲基-7-氧代-4-硫杂-1-氮杂二环[3.2.0]庚烷-2-羧酸与*N*,*N*'-二苄基乙叉基二胺(2：1)的复合物

CAS 登录号 23736-58-5; 61-72-3[邻氯青霉素]

INN list 13

药效分类 抗生素类药

苄星青霉素

Benzathine Benzylpenicillin（*INN*）

化学结构式

分子式和分子量 $(C_{16}H_{18}N_2O_4S)_2 \cdot C_{16}H_{20}N_2$ 909.12

化学名 (2*S*,5*R*,6*R*)-3,3-Dimethyl-7-oxo-6-(2-phenylacetamido)-4-thia-1-azabicyclo[3.2.0]heptane-2-carboxylic acid compound with *N*,*N*′-dibenzylethylenediamine (2：1)

(2*S*,5*R*,6*R*)-3,3-二甲基-7-氧代-6-(2-苯乙酰氨基)-4-硫杂-1-氮杂双环[3.2.0]庚烷-2-羧酸和 *N*,*N*′-二苄基乙二胺的复合物(2：1)

CAS 登录号 1538-09-6; 41372-02-5[四水合物]

INN list 18

药效分类 对β-内酰胺酶敏感的青霉素类抗微生物药

ATC 分类 J01CE08

苄吲吡林

Benzindopyrine（*INN*）

化学结构式

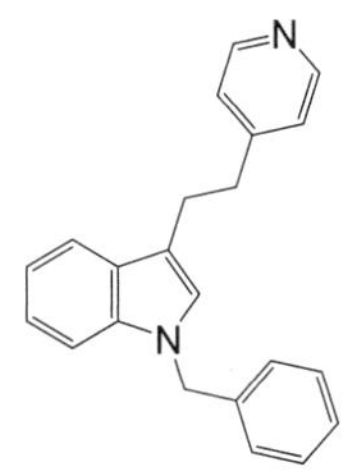

分子式和分子量 $C_{22}H_{20}N_2$ 312.42

化学名 1-Benzyl-3-[2-(4-pyridyl)ethyl]indole

1-苄基-3-[2-(4-吡啶基)乙基]吲哚

CAS 登录号 16571-59-8; 5585-71-7[盐酸盐]

INN list 12

药效分类 抗精神病药

表雌三醇

Epiestriol（*INN*）

分子式和分子量 $C_{18}H_{24}O_3$ 346.25

化学结构式

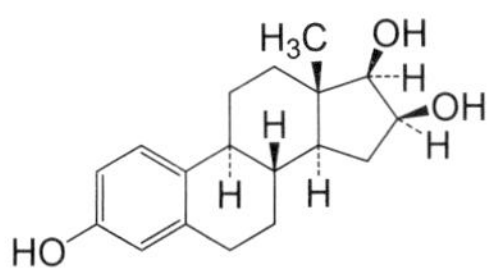

化学名 Estra-1,3,5(10)-triene-3,16*β*,17*β*-triol

雌甾-1,3,5(10)-三烯-3,16*β*,17*β*-三醇

CAS 登录号 547-81-9

INN list 12

药效分类 雌激素类药

表美雌醇

Epimestrol（*INN*）

化学结构式

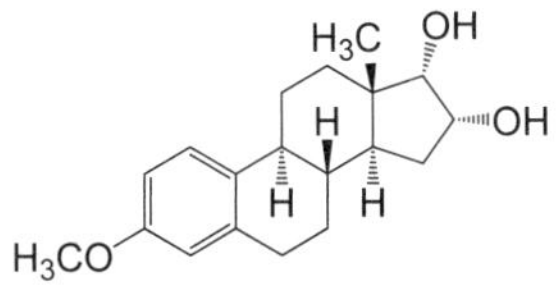

分子式和分子量 $C_{19}H_{26}O_3$ 302.41

化学名 3-Methoxyestra-1,3,5(10)-triene-16*α*,17*α*-diol

3-甲氧基雌甾-1,3,5(10)-三烯-16*α*,17*α*-二醇

CAS 登录号 7004-98-0

INN list 22

药效分类 垂体激素激活药

表柔比星

Epirubicin（*INN*）

化学结构式

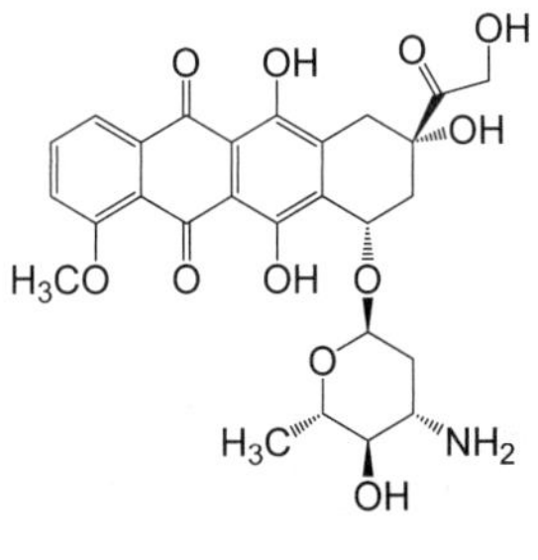

分子式和分子量 $C_{27}H_{29}NO_{11}$ 543.53

化学名 (1*S*,3*S*)-3-Glycoloyl-1,2,3,4,6,11-hexahydro-3,5,12-trihydroxy-10-methoxy-6,11-dioxo-1-naphthacenyl-3-amino-2,3,6-trideoxy-*α*-L-*arabino*-hexopyranoside

(1*S*,3*S*)-3-羟乙酰基-1,2,3,4,6,11-六氢-3,5,12-三羟基-10-甲氧基-6,11-二氧代-1-并四苯基-3-氨基-2,3,6-三脱氧-*α*-L-阿拉伯-吡喃己糖苷

CAS 登录号 56420-45-2; 56390-09-1[盐酸盐]

INN list 48

药效分类 抗生素类抗肿瘤药

ATC 分类 L01DB03

表隐亭

Epicriptine（*INN*）

化学结构式

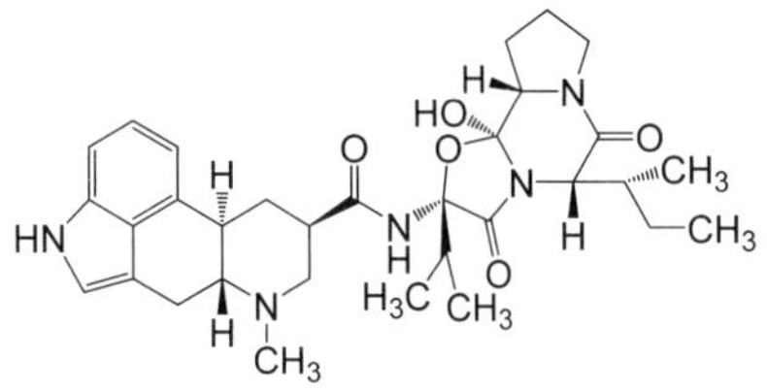

分子式和分子量 $C_{32}H_{43}N_5O_5$ 577.71

化学名 9,10*α*-Dihydro-13'-*epi*-*β*-ergocryptine

9,10*α*-二氢-13'-表-*β*-麦角卡里碱

CAS 登录号 88660-47-3

INN list 58

药效分类 多巴胺受体拮抗药

别嘌醇

Allopurinol（*INN*）

化学结构式

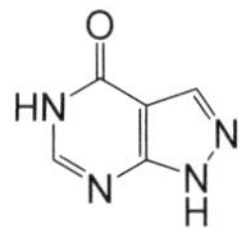

分子式和分子量 $C_5H_4N_4O$ 136.11

化学名 1,5-Dihydro-4*H*-pyrazolo[3,4-*d*]pyrimidin-4-one

1,5-二氢-4*H*-吡唑并[3,4-*d*]嘧啶-4-酮

CAS 登录号 315-30-0

INN list 14

药效分类 抗痛风药

宾达利

Bindarit（*INN*）

化学结构式

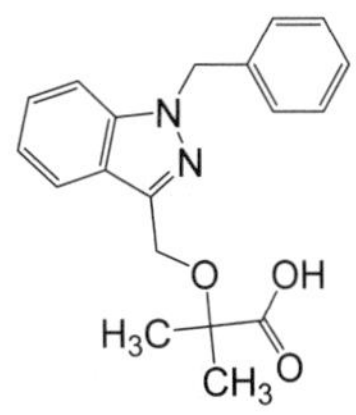

分子式和分子量 $C_{19}H_{20}N_2O_3$ 324.37

化学名 2-[(1-Benzyl-1*H*-indazol-3-yl)methoxy]-2-methylpropionic acid

2-[(1-苄基-1*H*-吲唑-3-基)甲氧基]-2-甲基丙酸

CAS 登录号 130641-38-2

INN list 64

药效分类 抗关节炎药，抗风湿药

宾氟沙星

Binfloxacin（*INN*）

化学结构式

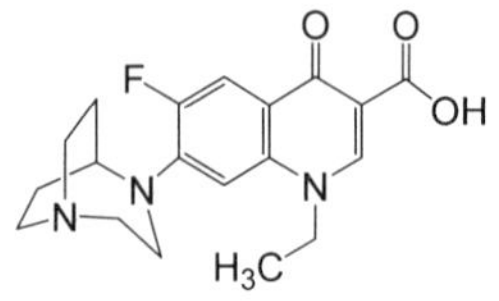

分子式和分子量 $C_{19}H_{22}FN_3O_3$ 359.39

化学名 7-(1,4-Diazabicyclo[3.2.2]non-4-yl)-1-ethyl-6-fluoro-1,4-dihydro-4-oxo-3-quinolinecarboxylic acid

7-(1,4-二氮杂双环[3.2.2]壬-4-基)-1-乙基-6-氟-1,4-二氢-4-氧代-3-喹啉羧酸

CAS 登录号 108437-28-1

INN list 60

药效分类 抗菌药

丙氨酸

Alanine（*INN*）

化学结构式

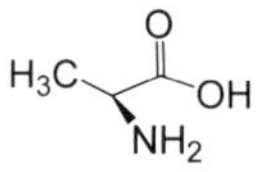

分子式和分子量 $C_3H_7NO_2$ 89.09

化学名 L-Alanine

L-丙氨酸

CAS 登录号 56-41-7

INN list 58

药效分类 氨基酸类药

丙氨酸布立尼布

Brivanib Alaninate（*INN*）

化学结构式

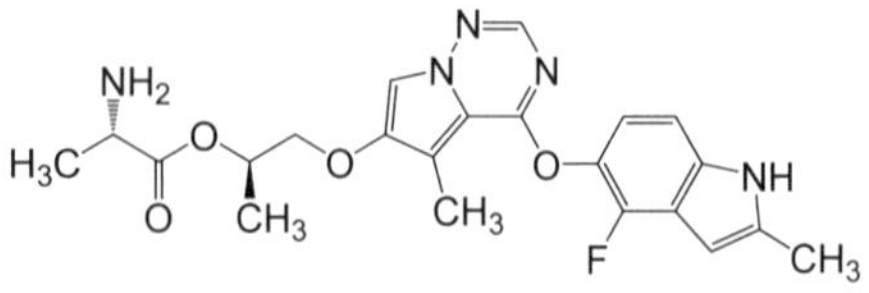

分子式和分子量 $C_{22}H_{24}FN_5O_4$ 441.46

化学名 (1*R*)-2-[[4-[(4-Fluoro-2-methyl-1*H*-indol-5-yl)oxy]-5-methylpyrolo[2,1-*f*][1,2,4]triazin-6-yl]oxy]-1-methylethyl (2*S*)-2-aminopropanoate

(1*R*)-2-[[4-[(4-氟-2-甲基-1*H*-吲哚-5-基)氧基]-5-甲基吡咯并[2,1-*f*][1,2,4]三嗪-6-基]氧基]-1-甲基乙基(2*S*)-2-氨基丙酸酯

CAS 登录号 649735-63-7

INN list 97

药效分类 血管生成抑制药

丙胺卡因

Prilocaine（*INN*）

化学结构式

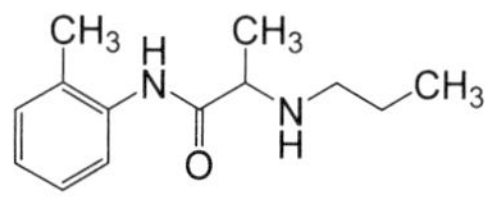

分子式和分子量 $C_{13}H_{20}N_2O$ 220.31

化学名 *N*-(2-Methylphenyl)-2-(propylamino)propanamide

N-(2-甲基苯基)-2-(丙基氨基)丙酰胺

CAS 登录号 721-50-6

INN list 14

药效分类 局部麻醉药

丙贝卡因

Pribecaine（*INN*）

化学结构式

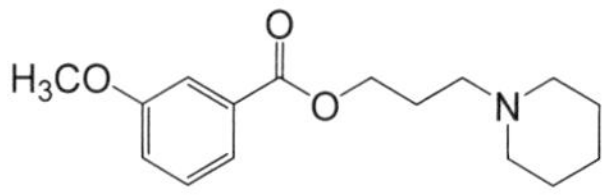

分子式和分子量 $C_{16}H_{23}NO_3$ 277.36

化学名 3-Piperidinopropyl *m*-anisate

3-哌啶丙基 3-甲氧基苯甲酸酯

CAS 登录号 55837-22-4

INN list 32

药效分类 局部麻醉药

丙苯沙酮

Profexalone（*INN*）

化学结构式

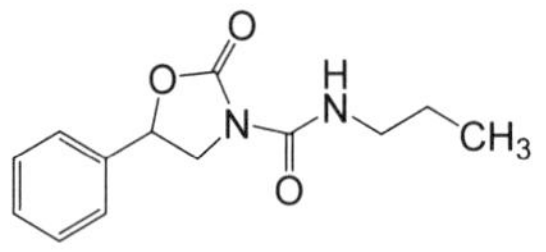

分子式和分子量 $C_{13}H_{16}N_2O_3$ 248.28

化学名 2-Oxo-5-phenyl-*N*-propyl-3-oxazolidinecarboxamide

2-氧代-5-苯基-*N*-丙基-3-噁唑烷甲酰胺

CAS 登录号 34740-13-1

INN list 32

药效分类 抗惊厥药，催眠药

丙吡胺

Disopyramide（*INN*）

化学结构式

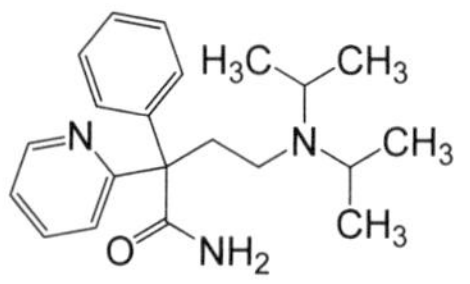

分子式和分子量 $C_{21}H_{29}N_3O$ 339.47

化学名 α-[2-(Diisopropylamino)ethyl-α-phenyl-2-pyridineacetamide

α-[2-(二异丙基氨基)乙基-α-苯基-2-吡啶乙酰胺

CAS 登录号 3737-09-5

INN list 12

药效分类 抗心律失常药

ATC 分类 C01BA03

丙吡兰

Propiram（*INN*）

化学结构式

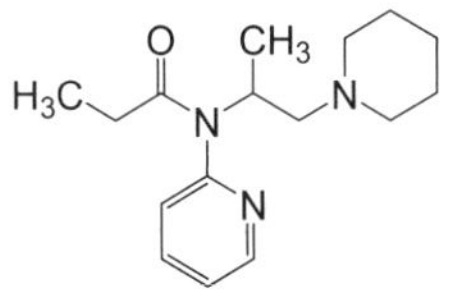

分子式和分子量 $C_{16}H_{25}N_3O$ 275.40

化学名 *N*-(1-Methyl-2-piperidinoethyl)-*N*-2-pyridylpropionamide

N-(1-甲基-2-哌啶乙基)-*N*-2-吡啶丙酰胺

CAS 登录号 15686-91-6; 13717-04-9[富马酸盐]

INN list 16

药效分类 镇痛药

丙吡西平

Propizepine（*INN*）

化学结构式

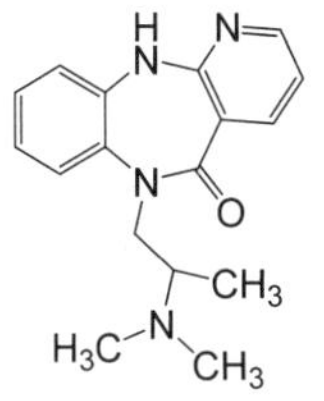

分子式和分子量 $C_{17}H_{20}N_4O$ 296.37

化学名 6,11-Dihydro-6-[2-(dimethylamino)-2-methylethyl]-5*H*-pyrido[2,3-*b*][1,5]benzodiazepin-5-one

6,11-二氢-6-[2-(二甲氨基)-2-甲基乙基]-5*H*-吡啶并[2,3-*b*][1,5]苯并二氮杂䓬-5-酮

CAS 登录号 10321-12-7

INN list 19

药效分类 抗抑郁药

丙泊酚

Propofol（*INN*）

化学结构式

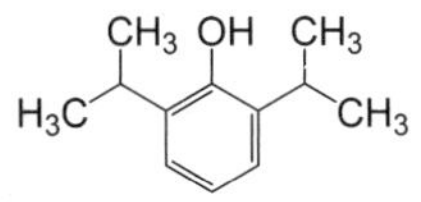

分子式和分子量 $C_{12}H_{18}O$ 178.27

化学名 2,6-Diisopropylphenol

2,6-二异丙基苯酚

CAS 登录号 2078-54-8

INN list 49

药效分类 全身麻醉药

丙泊酯

Propoxate（*INN*）

化学结构式

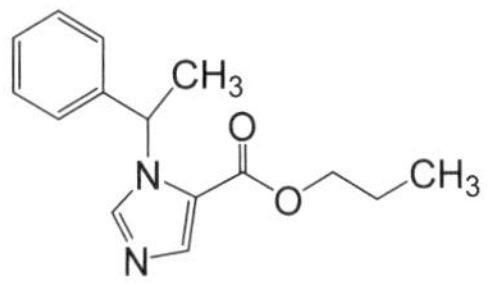

分子式和分子量 $C_{15}H_{18}N_2O_2$ 258.32

化学名 (±)-Propyl 1-(α-methylbenzyl)imidazole-5-carboxylate

(±)-丙基 1-(α-甲基苄基)咪唑-5-羧酸酯

CAS 登录号 7036-58-0

INN list 15

药效分类 镇静催眠药，麻醉药

丙大观霉素

Trospectomycin（*INN*）

化学结构式

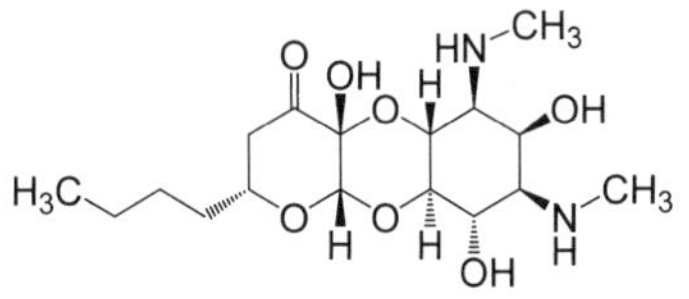

分子式和分子量 $C_{17}H_{30}N_2O_7$ 374.43

化学名 (2*R*,4*aR*,5*aR*,6*S*,7*S*,8*R*,9*S*,9*aR*,10*aS*)-2-Butyldecahydro-4*a*,7,9-trihydroxy-6,8-bis(methylamino)-4*H*-pyrano[2,3-*b*][1,4]benzodioxin-4-one

(2*R*,4*aR*,5*aR*,6*S*,7*S*,8*R*,9*S*,9*aR*,10*aS*)-2-丁基十氢-4*a*,7,9-三羟基-6,8-双(甲氨基)-4*H*-吡喃并[2,3-*b*][1,4]苯并二氧六环-4-酮

CAS 登录号 88669-04-9; 88851-61-0[硫酸盐五水合物]

INN list 53

药效分类 抗生素类药

丙碘酮

Propyliodone（*INN*）

化学结构式

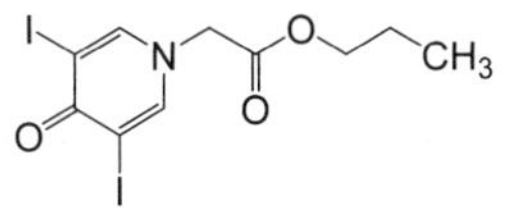

分子式和分子量 $C_{10}H_{11}I_2NO_3$ 447.01

化学名 Propyl 3,5-diiodo-4-oxo-1(4*H*)pyridineacetate

丙基 3,5-二碘-4-氧代-1(4*H*)吡啶乙酸酯

CAS 登录号 587-61-1

INN list 1

药效分类 诊断用药

丙酚替诺福韦

Tenofovir Alafenamide（*INN*）

化学结构式

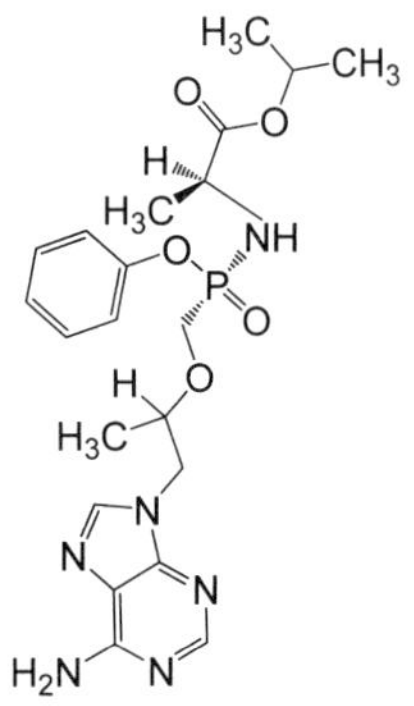

分子式和分子量 $C_{21}H_{29}N_6O_5P$ 476.19

化学名 Propan-2-yl *N*-[(*S*)-({[(2*R*)-1-(6-amino-9*H*-purin-9-yl)propan-2-yl]oxy}methyl)phenoxyphosphinoyl]-L-alaninate

丙-2-基 *N*-[(*S*)-({[(2*R*)-1-(6-氨基-9*H*-嘌呤-9-基)丙-2-基]氧基}甲基)苯氧基膦酰基]-L-丙氨酸酯

CAS 登录号 379270-37-8

INN list 111

药效分类 抗病毒药

丙氟西泮

Proflazepam（*INN*）

化学结构式

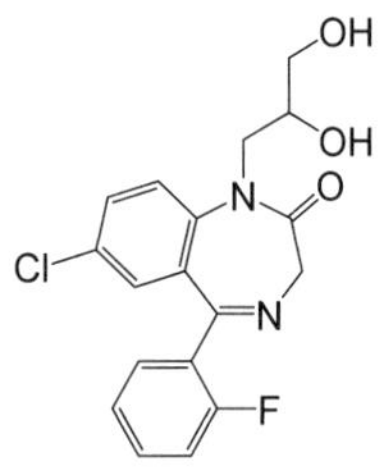

分子式和分子量 $C_{18}H_{16}ClFN_2O_3$ 362.78

化学名 7-Chloro-1-(2,3-dihydroxypropyl)-5-(*o*-fluorophenyl)-1,3-dihydro-2*H*-1,4-benzodiazepin-2-one

7-氯-1-(2,3-二羟基丙基)-5-(2-氟苯基)-1,3-二氢-2*H*-1,4-苯并二氮杂草-2-酮

CAS 登录号 52829-30-8

INN list 31

药效分类 安定药

丙谷胺

Proglumide（*INN*）

化学结构式

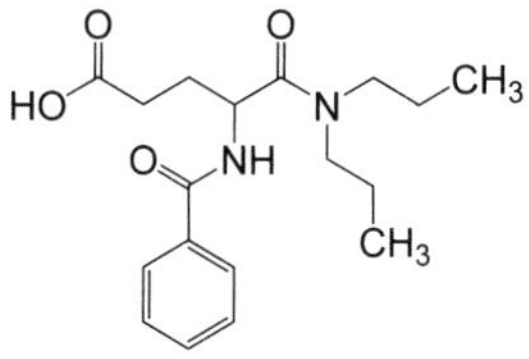

分子式和分子量 $C_{18}H_{26}N_2O_4$ 334.41

化学名 (±)-4-Benzamido-*N*,*N*-dipropylglutaramic acid

(±)-4-苯甲酰氨基-*N*,*N*-二丙基戊二酰胺酸

CAS 登录号 6620-60-6

INN list 16

药效分类 抗溃疡药，缩胆囊素受体拮抗药

丙谷美辛

Proglumetacin（*INN*）

化学结构式

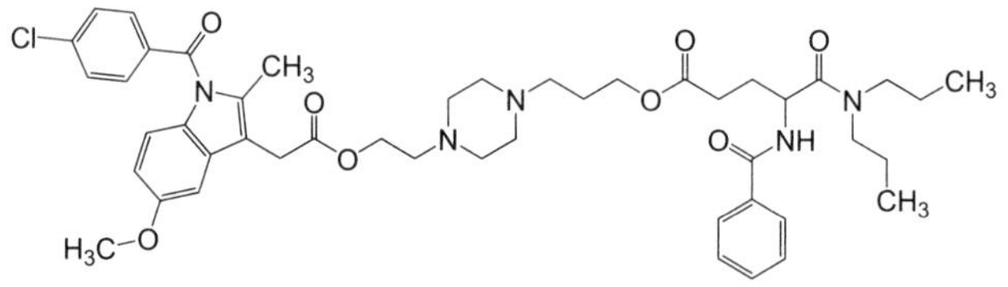

分子式和分子量 $C_{46}H_{58}ClN_5O_8$ 844.43

化学名 3-[4-(2-Hydroxyethyl)-1-piperazinyl]propyl DL-4-benzamido-*N*,*N*-dipropylglutaramate1-(4-chlorobenzoyl)-5-methoxy-2-methylindole-3-acetate (ester)

3-[4-(2-羟乙基)-1-哌嗪基]丙基 DL-4-苯甲酰氨基-*N*,*N*-二丙基谷氨酰胺酯 1-(4-氯苯甲酰基)-5-甲氧基-2-甲基吲哚-3-乙酸酯

CAS 登录号 57132-53-3

INN list 35

药效分类 抗炎镇痛药

丙癸溴铵

Prodeconium Bromide（*INN*）

化学结构式(见下)

分子式和分子量 $C_{28}H_{58}Br_2N_2O_6$ 678.58

化学名 2-[10-[2-[Dimethyl-(2-oxo-2-propoxyethyl)azaniumyl]ethoxy]decoxy]ethyl-dimethyl-(2-oxo-2-propoxyethyl)azanium; dibromide

双溴化 2-[10-[2-[二甲基-(2-氧代-2-丙氧乙基)铵基]乙氧

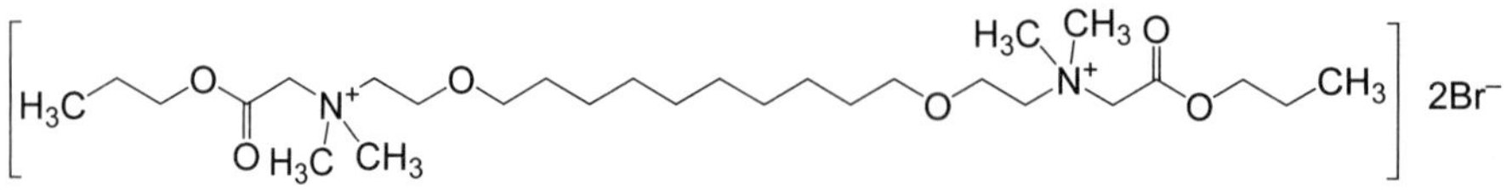

丙癸溴铵

基]癸氧基]乙基-二甲基-(2-氧代-2-丙氧乙基)铵

CAS 登录号 3690-61-7

INN list 6

药效分类 肌肉松弛药

丙环氨酯

Procymate（*INN*）

化学结构式

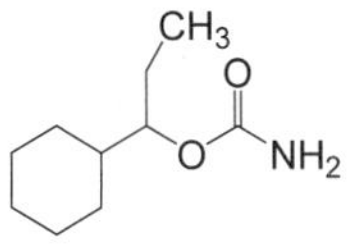

分子式和分子量 $C_{10}H_{19}NO_2$ 185.26

化学名 1-Cyclohexylpropyl carbamate

1-环己烷丙基 氨基甲酸酯

CAS 登录号 13931-64-1

INN list 14

药效分类 安定药

丙环定

Procyclidine（*INN*）

化学结构式

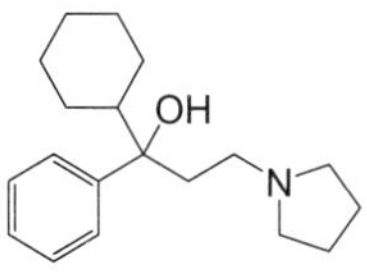

分子式和分子量 $C_{19}H_{29}NO$ 287.45

化学名 *α*-Cyclohexyl-*α*-phenyl-1-pyrrolidinepropanol

α-环己基-*α*-苯基-1-吡咯烷丙醇

CAS 登录号 77-37-2; 1508-76-5[盐酸盐]

INN list 1

药效分类 抗震颤麻痹药，骨骼肌松弛药

丙磺舒

Probenecid（*INN*）

化学结构式

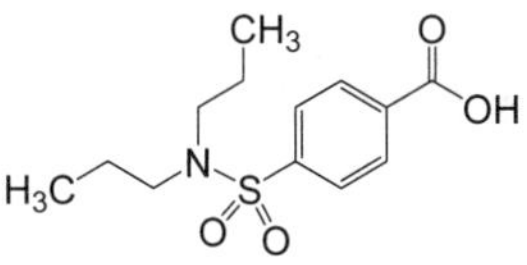

分子式和分子量 $C_{13}H_{19}NO_4S$ 285.36

化学名 *p*-(Dipopylsulfamoyl)benzoic acid

4-(二丙基氨基磺酰基)苯甲酸

CAS 登录号 57-66-9

INN list 6

药效分类 抗痛风药，排尿酸药

丙己君

Propylhexedrine（*INN*）

化学结构式

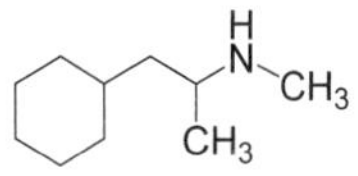

分子式和分子量 $C_{10}H_{21}N$ 155.28

化学名 (±)-*N*,*α*-Dimethylcyclohexaneethylamine

(±)-*N*,*α*-二甲基环己基乙胺

CAS 登录号 101-40-6

INN list 38

药效分类 血管收缩药，抗鼻充血药

丙卡巴肼

Procarbazine（*INN*）

化学结构式

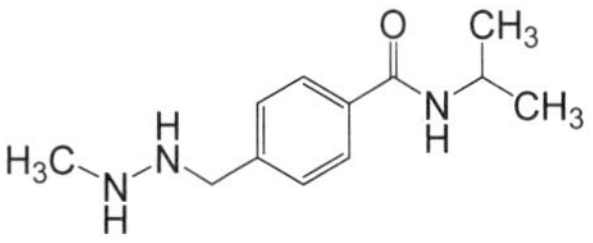

分子式和分子量 $C_{12}H_{19}N_3O$ 221.30

化学名 *N*-Isopropyl-*α*-(2-methylhydrazino)-*p*-toluamide

N-异丙基-*α*- (2-甲基肼基)-4-甲基苯甲酰胺

CAS 登录号 671-16-9; 366-70-1[盐酸盐]

INN list 16

药效分类 抗肿瘤药

ATC 分类 L01XB01

丙卡特罗

Procaterol（*INN*）

化学结构式

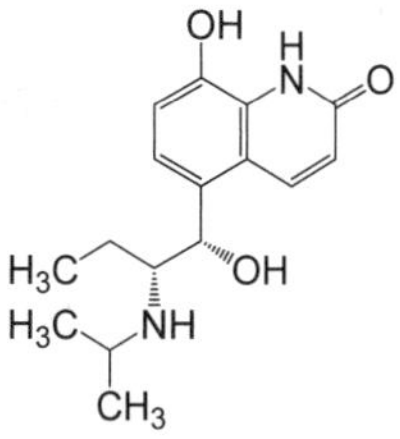

分子式和分子量 $C_{16}H_{22}N_2O_3$ 290.36

化学名 (±)-*erythro*-8-Hydroxy-5-[1-hydroxy-2-(isopropylamino)butyl]carbostyril

(±)-赤型-8-羟基-5-[1-羟基-2-(异丙氨基)丁基]喹诺酮

CAS 登录号 72332-33-3; 59828-07-8[盐酸盐]

INN list 37

药效分类 支气管舒张药

丙考达唑

Procodazole（*INN*）

分子式和分子量 $C_{10}H_{10}N_2O_2$ 190.20

化学结构式

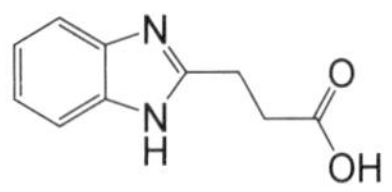

化学名 2-Benzimidazolepropionic acid

2-苯并咪唑丙酸

CAS 登录号 23249-97-0

INN list 36

药效分类 抗肿瘤药

丙可可碱

Protheobromine（*INN*）

化学结构式

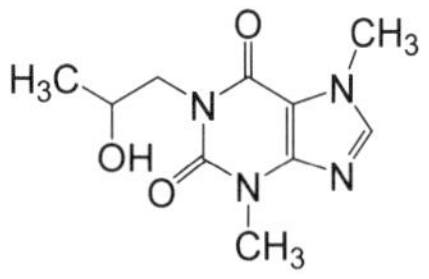

分子式和分子量 $C_{10}H_{14}N_4O_3$ 238.24

化学名 1-(2-Hydroxypropyl)theobromine

1-(2-羟丙基)可可碱

CAS 登录号 50-39-5

INN list 14

药效分类 利尿药

丙克拉莫

Preclamol（*INN*）

化学结构式

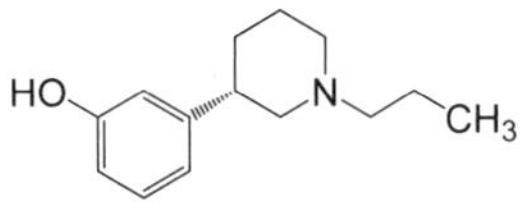

分子式和分子量 $C_{14}H_{21}NO$ 219.32

化学名 (−)-(*S*)-*m*-(1-Propyl-3-piperidyl)phenol

(−)-(*S*)-3-(1-丙基-3-哌啶基)苯酚

CAS 登录号 85966-89-8

INN list 54

药效分类 抗精神病药

丙喹酯

Proquinolate（*INN*）

化学结构式

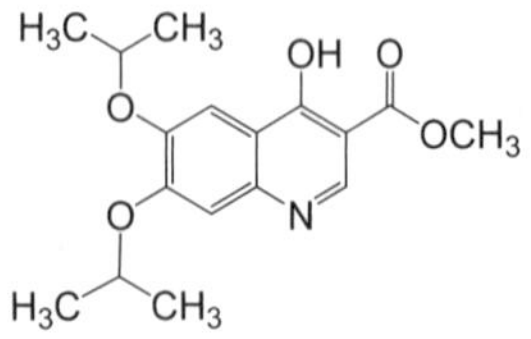

分子式和分子量 $C_{17}H_{21}NO_5$ 319.35

化学名 Methyl 4-hydroxy-6,7-diisopropoxy-3-quinolinecarboxylate

甲基 4-羟基-6,7-二异丙氧基-3-喹啉羧酸酯

CAS 登录号 1698-95-9

INN list 17

药效分类 抗球虫药

丙利酸钾

Prorenoate Potassium（*INN*）

化学结构式

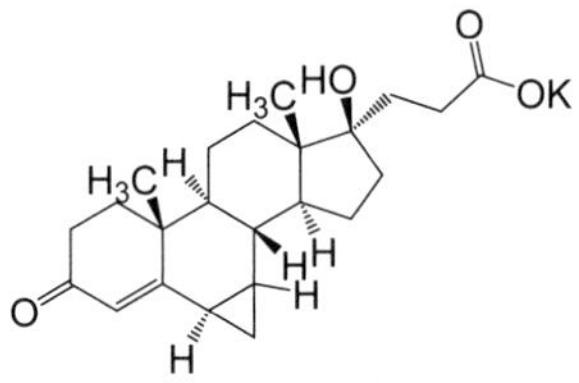

分子式和分子量 $C_{23}H_{31}KO_4$ 410.59

化学名 Potassium 6,7-dihydro-17-hydroxy-3-oxo-3'*H*-cyclopropa[6,7]-17*α*-pregna-4,6-diene-21-carboxylate

6,7-二氢-17-羟基-3-氧代-3'*H*-环丙烷并[6,7]-17*α*-孕甾-4,6-二烯-21-羧酸钾

CAS 登录号 49847-97-4

INN list 32

药效分类 抗醛固酮药

丙硫喷地

Prothipendyl（*INN*）

化学结构式

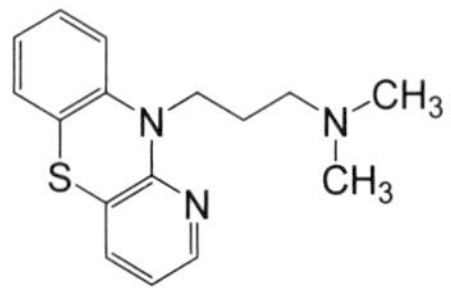

分子式和分子量 $C_{16}H_{19}N_3S$ 285.41

化学名 *N*,*N*-Dimethyl-10*H*-pyrido[3,2-*b*][1,4]benzothiazine-10-propanamine

N,*N*-二甲基-10*H*-吡啶并[3,2-*b*][1,4]苯并噻嗪-10-丙胺

CAS 登录号 303-69-5; 1225-65-6[盐酸盐]

INN list 6

药效分类 抗组胺药

丙硫氧嘧啶

Propylthiouracil（*INN*）

化学结构式

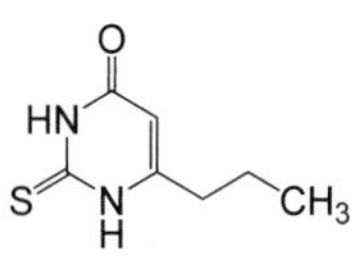

分子式和分子量 $C_7H_{10}N_2OS$ 170.23

化学名 6-Propyl-2-thiouracil

6-丙基-2-硫代尿嘧啶

CAS 登录号 51-52-5
INN list 1
药效分类 抗甲状腺药
ATC 分类 H03BA02

丙硫异烟胺

Protionamide（*INN*）

化学结构式

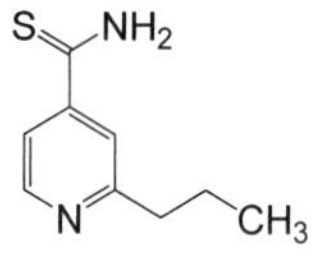

分子式和分子量 $C_9H_{12}N_2S$ 180.27
化学名 2-Propylthioisonicotinamide
2-丙基硫代异烟酰胺
CAS 登录号 14222-60-7
INN list 16
药效分类 抗结核药
ATC 分类 J04AD01

丙螺氯铵

Prospidium Chloride（*INN*）

化学结构式

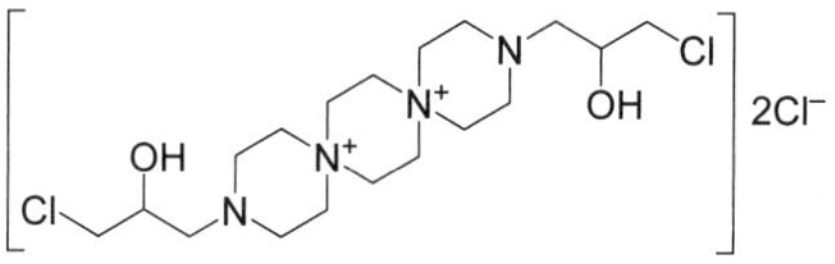

分子式和分子量 $C_{18}H_{36}Cl_4N_4O_2$ 482.32
化学名 3,12-Bis(3-chloro-2-hydroxypropyl)-3,12-diaza-6,9-diazoniadispiro[5.2.5.2]hexadecane dichloride
二氯化 3,12-双(3-氯-2-羟丙基)-3,12-二氮杂-6,9-二氮鎓双螺[5.2.5.2]十六烷
CAS 登录号 23476-83-7
INN list 22
药效分类 抗肿瘤药

丙氯拉嗪

Prochlorperazine（*INN*）

化学结构式

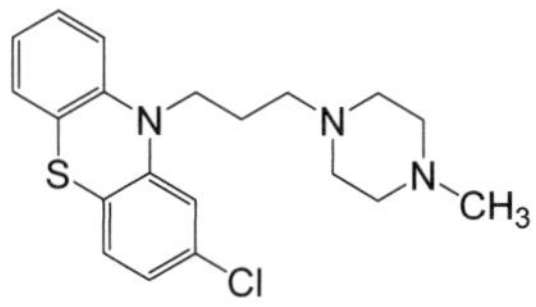

分子式和分子量 $C_{20}H_{24}ClN_3S$ 373.94
化学名 2-Chloro-10-[3-(4-methyl-1-piperazinyl)propyl]phenothiazine
2-氯-10-[3-(4-甲基-1-哌嗪基)丙基]吩噻嗪
CAS 登录号 58-38-8; 1257-78-9[乙二磺酸盐]
INN list 6
药效分类 镇吐药，抗精神病药

丙氯诺

Proclonol（*INN*）

化学结构式

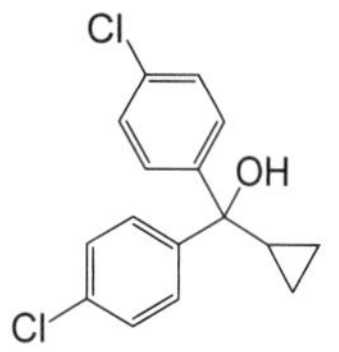

分子式和分子量 $C_{16}H_{14}Cl_2O$ 293.19
化学名 Bis(*p*-chlorophenyl)cyclopropylmethanol
双(4-氯苯基)环丙基甲醇
CAS 登录号 14088-71-2
INN list 17
药效分类 抗蠕虫药，抗真菌药

丙麦角脲

Proterguride（*INN*）

化学结构式

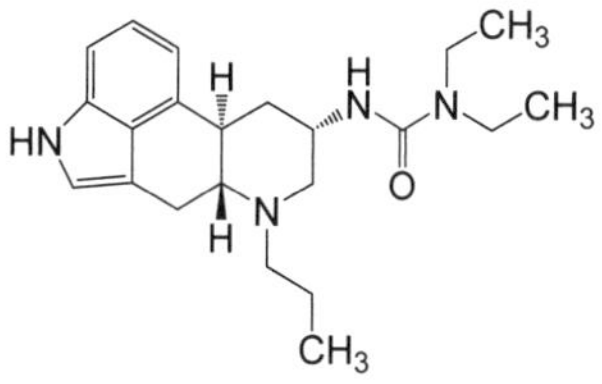

分子式和分子量 $C_{22}H_{32}N_4O$ 368.52
化学名 1,1-Diethyl-3-(6-propylergolin-8*α*-yl)urea
1,1-二乙基-3-(6-丙基麦角灵-8*α*-基)脲
CAS 登录号 77650-95-4
INN list 50
药效分类 多巴胺受体激动药

丙美卡因

Proxymetacaine（*INN*）

化学结构式

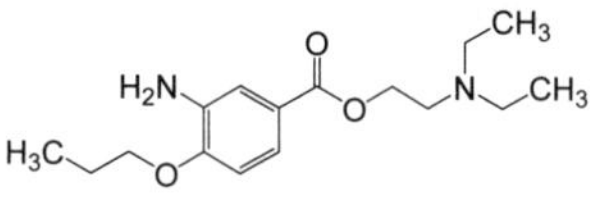

分子式和分子量 $C_{16}H_{26}N_2O_3$ 294.40
化学名 2-(Diethylamino)ethyl 3-amino-4-propoxybenzoate
2-(二乙氨基)乙基 3-氨基-4-丙氧基苯甲酸酯
CAS 登录号 499-67-2; 5875-06-9[盐酸盐]
INN list 6
药效分类 局部麻醉药

丙米嗪

Imipramine（*INN*）

化学结构式

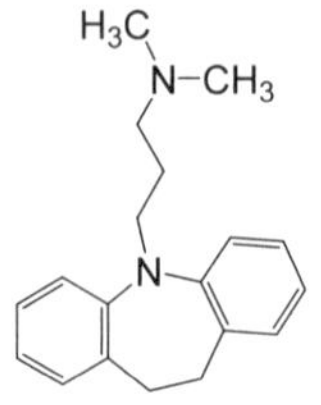

分子式和分子量　$C_{19}H_{24}N_2$　280.42

化学名　5-[3-[(Dimethylamino)propyl]-10,11-dihydro-5*H*-dibenz[*b*,*f*]azepine

5-[3-[(二甲氨基)丙基]-10,11-二氢-5*H*-二苯并[*b*,*f*]氮杂䓬

CAS 登录号　50-49-7; 113-52-0[单盐酸盐]

INN list　8

药效分类　抗抑郁药

丙萘洛尔

Pronetalol（*INN*）

化学结构式

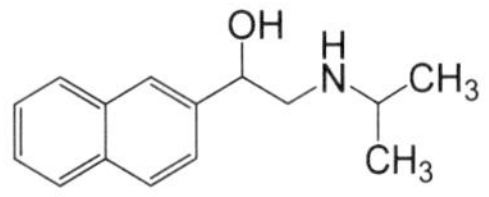

分子式和分子量　$C_{15}H_{19}NO$　229.32

化学名　2-Isopropylamino-1-(naphth-2-yl)ethanol

2-异丙氨基-1-(萘 2-基)乙醇

CAS 登录号　54-80-8

INN list　14

药效分类　α,β 受体拮抗药

丙内酯

Propiolactone（*INN*）

化学结构式

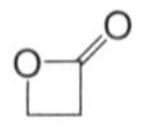

分子式和分子量　$C_3H_4O_2$　72.06

化学名　*β*-Propiolactone

β-丙内酯

CAS 登录号　57-57-8

INN list　14

药效分类　消毒药

丙帕硝酯

Propatylnitrate（*INN*）

分子式和分子量　$C_6H_{11}N_3O_9$　269.17

化学结构式

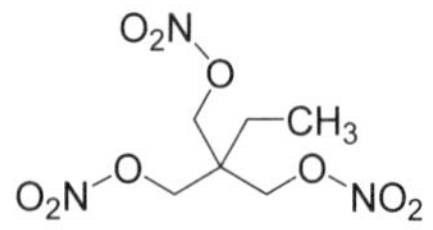

化学名　2,2-Bis(nitrooxymethyl)butyl nitrate

2,2-双(硝基氧基甲基)丁基 硝酸酯

CAS 登录号　2921-92-8

INN list　12

药效分类　有机硝酸酯类抗心肌缺血药

ATC 分类　C01DA07

丙帕锗

Propagermanium（*INN*）

化学结构式

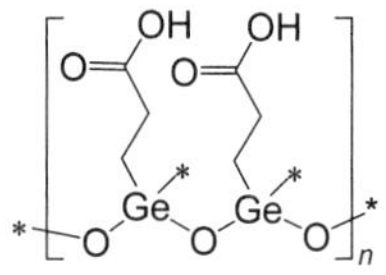

分子式　$(C_3H_5Ge_2O_7)_n$

化学名　Polymer obtained from 3-(trihydroxygermyl)propionic acid

3-(三羟基锗)丙酸聚合体

INN list　63

药效分类　免疫调节药

丙帕唑胺

Propazolamide（*INN*）

化学结构式

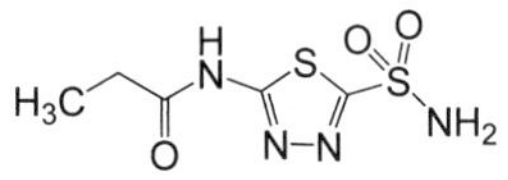

分子式和分子量　$C_5H_8N_4O_3S_2$　236.27

化学名　5-Propionamido-1,3,4-thiadiazole-2-sulfonamide

5-丙酰氨基-1,3,4-噻二唑-2-磺酰胺

CAS 登录号　98-75-9

INN list　6

药效分类　碳酸酐酶抑制药

丙哌卡因

Propipocaine（*INN*）

化学结构式

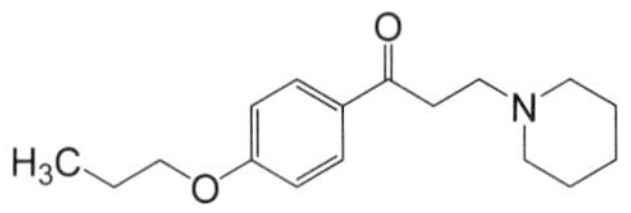

分子式和分子量　$C_{17}H_{25}NO_2$　275.39

化学名　3-Piperidino-4'-propoxypropiophenone

3-哌啶基-4'-丙氧基苯丙酮
CAS 登录号 3670-68-6
INN list 16
药效分类 局部麻醉药

丙哌利定

Properidine（*INN*）

化学结构式

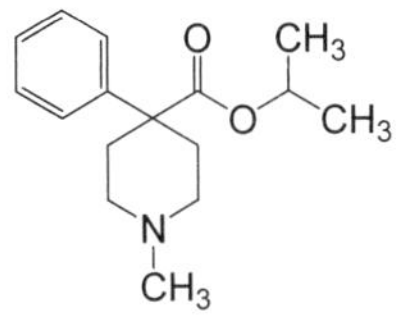

分子式和分子量 $C_{16}H_{23}NO_2$ 261.36
化学名 Propan-2-yl 1-methyl-4-phenylpiperidine-4-carboxylate
丙-2-基 1-甲基-4-苯基哌啶-4-羧酸酯
CAS 登录号 561-76-2
INN list 5
药效分类 镇痛药

丙哌替定

Propinetidine（*INN*）

化学结构式

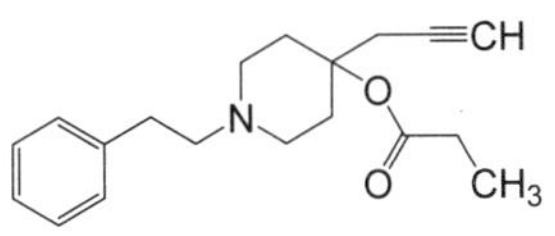

分子式和分子量 $C_{19}H_{25}NO_2$ 299.41
化学名 [1-(2-Phenylethyl)-4-prop-2-ynylpiperidin-4-yl] propanoate
[1-(2-苯基乙基)-4-丙-2-炔基哌啶-4-基] 丙酸酯
CAS 登录号 3811-53-8
INN list 12
药效分类 镇咳药

丙哌维林

Propiverine（*INN*）

化学结构式

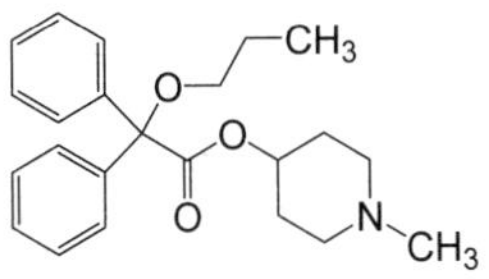

分子式和分子量 $C_{23}H_{29}NO_3$ 367.48
化学名 1-Methyl-4-piperidyl diphenylpropoxyacetate
1-甲基-4-哌啶基 二苯基丙氧基乙酸酯
CAS 登录号 60569-19-9; 54556-98-8[盐酸盐]
INN list 45
药效分类 解痉药

丙泮卡因

Propanocaine（*INN*）

化学结构式

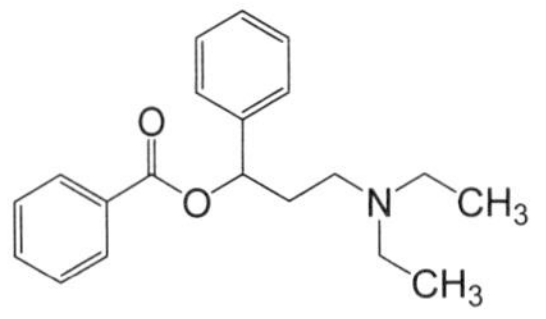

分子式和分子量 $C_{20}H_{25}NO_2$ 311.42
化学名 *α*-(2-Diethylaminoethyl)benzyl benzoate
α-(2-二乙氨乙基)苄基 苯甲酸酯
CAS 登录号 493-76-5
INN list 6
药效分类 局部麻醉药

丙泮尼地

Propanidid（*INN*）

化学结构式

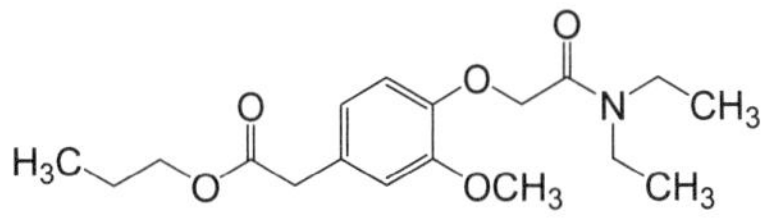

分子式和分子量 $C_{18}H_{27}NO_5$ 337.41
化学名 Propyl [4-[(diethylcarbamoyl)methoxy]-3-methoxyphenyl]acetate
丙基 [4-[(二乙氨基甲酰基)甲氧基]-3-甲氧基苯基]乙酸酯
CAS 登录号 1421-14-3
INN list 14
药效分类 全身麻醉药

丙培他胺

Propetamide（*INN*）

化学结构式

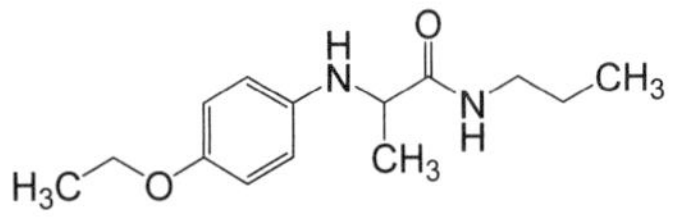

分子式和分子量 $C_{14}H_{22}N_2O_2$ 250.34
化学名 2-(*p*-Phenetidino)-*N*-propylpropionamide
2-(4-乙氧基苯氨基)-*N*-丙基丙酰胺
CAS 登录号 730-07-4
INN list 29
药效分类 镇痛药

丙匹西林

Propicillin（*INN*）

分子式和分子量 $C_{18}H_{22}N_2O_5S$ 378.44

化学结构式

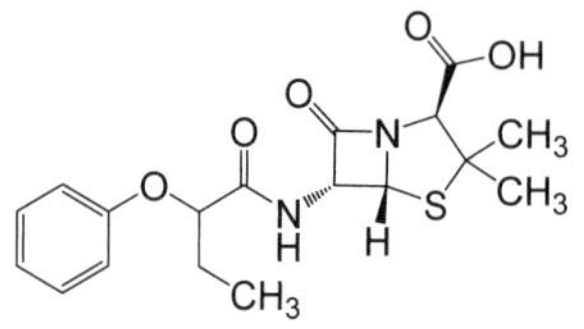

化学名 (2*S*,5*R*,6*R*)-3,3-Dimethyl-7-oxo-6-(2-phenoxybutenamido)-4-thia-1-azabicyclo[3.2.0]heptane-2-carboxylic acid

(2*S*,5*R*,6*R*)-3,3-二甲基-7-氧代-6-(2-苯氧基丁酰氨基)-4-硫杂-1-氮杂双环[3.2.0]庚烷-2-羧酸

CAS 登录号 551-27-9

INN list 13

药效分类 对β-内酰胺酶敏感的青霉素类抗微生物药

ATC 分类 J01CE03

丙羟巴比

Proxibarbal（*INN*）

化学结构式

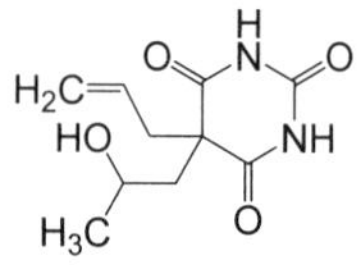

分子式和分子量 $C_{10}H_{14}N_2O_4$ 226.23

化学名 5-Allyl-5-(2-hydroxypropyl)barbituric acid

5-烯丙基-5-(2-羟基丙基)巴比妥酸

CAS 登录号 2537-29-3

INN list 33

药效分类 抗偏头痛药

丙羟茶碱

Proxyphylline（*INN*）

化学结构式

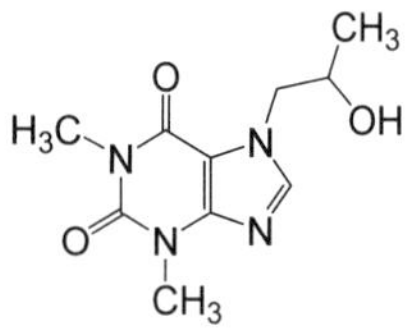

分子式和分子量 $C_{10}H_{14}N_4O_3$ 238.24

化学名 7-(2-Hydroxypropyl)theophylline

7-(2-羟丙基)茶碱

CAS 登录号 603-00-9

INN list 10

药效分类 解痉药，利尿药

丙嗪

Promazine（*INN*）

分子式和分子量 $C_{17}H_{20}N_2S$ 284.42

化学结构式

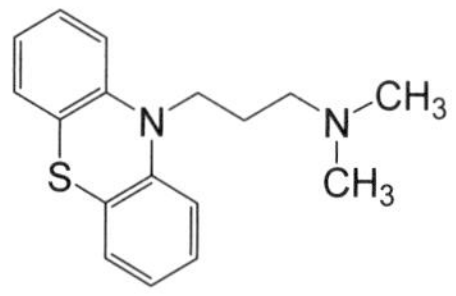

化学名 10-[3-(Dimethylamino)propyl]phenothiazine

10-[3-(二甲氨基)丙基]吩噻嗪

CAS 登录号 58-40-2; 53-60-1[盐酸盐]

INN list 6

药效分类 抗精神病药

丙噻吨

Prothixene（*INN*）

化学结构式

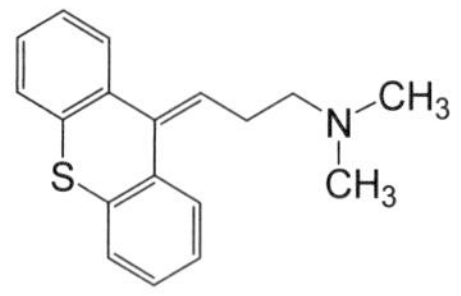

分子式和分子量 $C_{18}H_{19}NS$ 281.42

化学名 *N*,*N*-Dimethylthioxanthene-$\Delta^{9,\gamma}$-propylamine

N,*N*-二甲基噻吨-$\Delta^{9,\gamma}$-丙胺

CAS 登录号 2622-24-4

INN list 10

药效分类 抗精神病药

丙噻酯

Protiofate（*INN*）

化学结构式

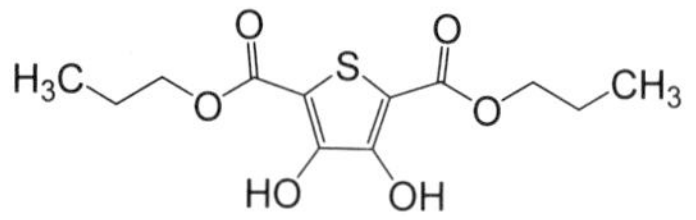

分子式和分子量 $C_{12}H_{16}O_6S$ 288.32

化学名 Dipropyl 3,4-dihydroxy-2,5-thiophenedicarboxylate

二丙基 3,4-二羟基-2,5-噻吩二羧酸酯

CAS 登录号 58416-00-5

INN list 39

药效分类 抗感染药

丙噻唑酸

Tizoprolic Acid（*INN*）

化学结构式

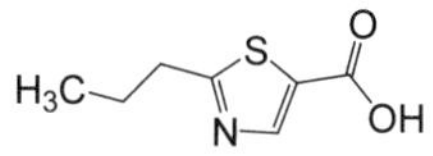

分子式和分子量 $C_7H_9NO_2S$ 171.22

化学名 2-Propyl-5-thiazole carboxylic acid

2-丙基-5-噻唑羧酸

CAS 登录号 30709-69-4

INN list 34

药效分类 降血脂药

丙舒必利

Prosulpride（*INN*）

化学结构式

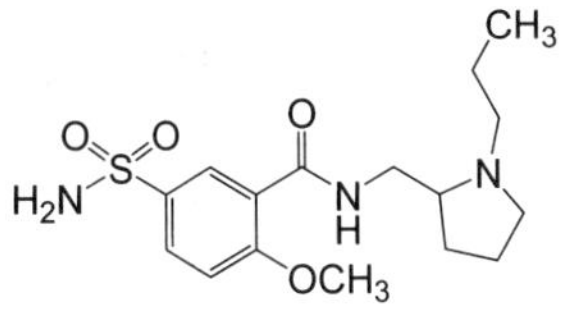

分子式和分子量 $C_{16}H_{25}N_3O_4S$ 355.45

化学名 *N*-[(1-Propyl-2-pyrrolidinyl)methyl]-5-sulfamoyl-*o*-anisamide

N-[(1-丙基-2-吡咯烷基)甲基]-5-氨磺酰基-2-甲氧基苯甲酰胺

CAS 登录号 68556-59-2

INN list 43

药效分类 抗精神病药

丙舒硫胺

Prosultiamine（*INN*）

化学结构式

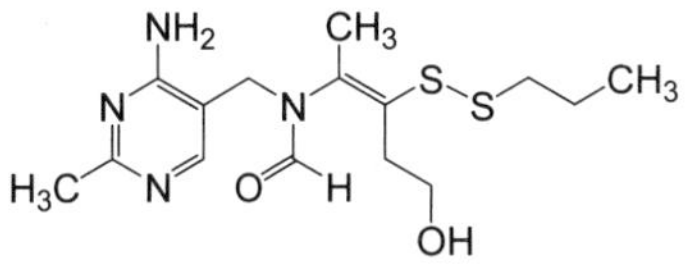

分子式和分子量 $C_{15}H_{24}N_4O_2S_2$ 356.51

化学名 *N*-[(4-Amino-2-methyl-5-pyrimidinyl)methyl]-*N*-[4-hydroxy-1-methyl-2-(propyldithio)-1-butenyl]formamide

N-[(4-甲基-2-氨基-5-嘧啶基)甲基]-*N*-[4-羟基-1-甲基-2-(丙二硫基)-1-丁烯基]甲酰胺

CAS 登录号 59-58-5

INN list 13

药效分类 维生素类药

丙索替诺

Prisotinol（*INN*）

化学结构式

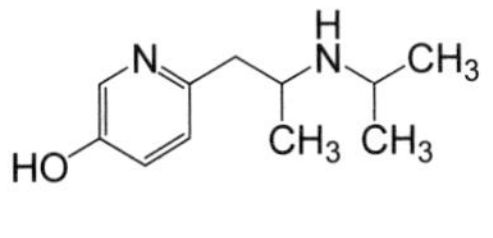

分子式和分子量 $C_{11}H_{18}N_2O$ 194.27

化学名 (±)-6-[2-(Isopropylamino)propyl]-3-pyridinol

(±)-6-[2-(异丙氨基)丙基]-3-羟基吡啶

CAS 登录号 78997-40-7

INN list 63

药效分类 促智药

丙替嗪酸

Protizinic Acid（*INN*）

化学结构式

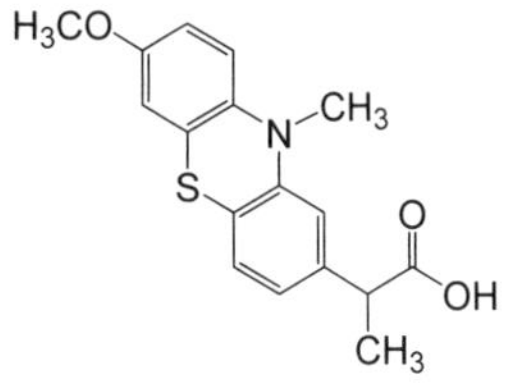

分子式和分子量 $C_{17}H_{17}NO_3S$ 315.39

化学名 7-Methoxy-*α*,10-dimethylphenothiazine-2-acetic acid

7-甲氧基-*α*,10-二甲基吩噻嗪-2-乙酸

CAS 登录号 13799-03-6

INN list 27

药效分类 抗炎药

丙戊茶碱

Propentofylline（*INN*）

化学结构式

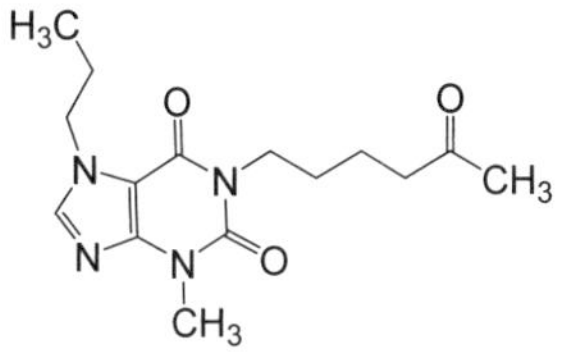

分子式和分子量 $C_{15}H_{22}N_4O_3$ 306.36

化学名 3-Methyl-1-(5-oxohexyl)-7-propylxanthine

3-甲基-1-(5-氧代己基)-7-丙基黄嘌呤

CAS 登录号 55242-55-2

INN list 46

药效分类 平喘药

丙戊匹酯

Valproate Pivoxil（*INN*）

化学结构式

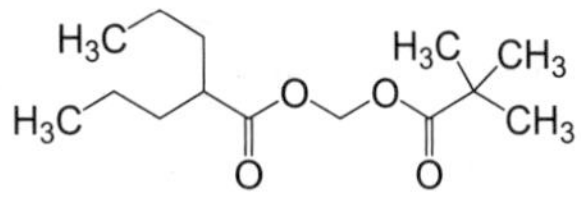

分子式和分子量 $C_{14}H_{26}O_4$ 258.35

化学名 2,2-Dimethylpropanoyloxymethyl 2-propylpentanoate

2,2-二甲基丙酰基氧基甲基 2-丙基戊酸酯

CAS 登录号 77372-61-3

INN list 51

药效分类 抗癫痫药

丙戊塞胺

Valrocemide（*INN*）

化学结构式

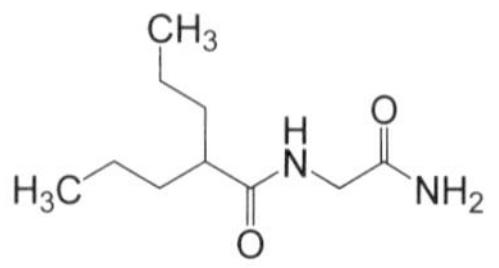

分子式和分子量　$C_{10}H_{20}N_2O_2$　200.28

化学名　*N*-(Carbamoylmethyl)-2-propylvaleramide

N-(氨基甲酰基甲基)-2-丙基戊酰胺

CAS 登录号　92262-58-3

INN list　82

药效分类　抗癫痫药(神经保护药)

丙戊酸

Valproic Acid（*INN*）

化学结构式

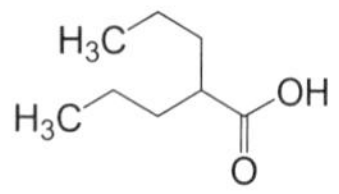

分子式和分子量　$C_8H_{16}O_2$　144.21

化学名　2-Propylvalerate

2-丙基戊酸

CAS 登录号　99-66-1; 1069-66-5[钠盐]; 2430-27-5[丙戊酰胺]

INN list　28

药效分类　抗癫痫药

丙昔丁烯

Proxibutene（*INN*）

化学结构式

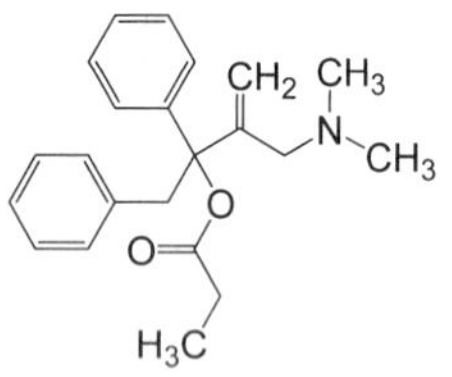

分子式和分子量　$C_{22}H_{27}NO_2$　337.46

化学名　3-[(Dimethylamino)methyl]-1,2-diphenyl-3-buten-2-olpropionate (ester)

3-[(二甲氨基)甲基]-1,2-二苯基-3-丁烯-2-醇丙酸酯

CAS 登录号　14089-84-0

INN list　24

药效分类　镇痛药

丙酰马嗪

Propiomazine（*INN*）

分子式和分子量　$C_{20}H_{24}N_2OS$　340.48

化学结构式

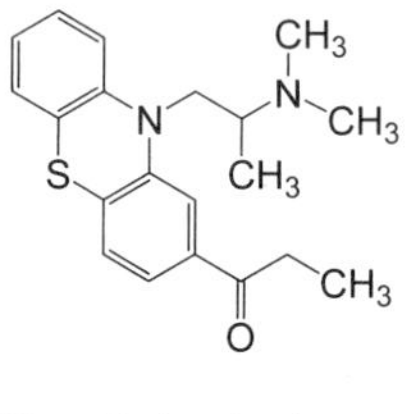

化学名　1-[10-[2-(Dimethylamino)propyl]-10*H*-phenothiazin-2-yl]propan-1-one

1-[10-[2-(二甲氨基)丙基]-10*H*-吩噻嗪-2-基]丙-1-酮

CAS 登录号　362-29-8; 1240-15-9[盐酸盐]

INN list　8

药效分类　镇静药，催眠药，抗过敏药

丙氧卡因

Propoxycaine（*INN*）

化学结构式

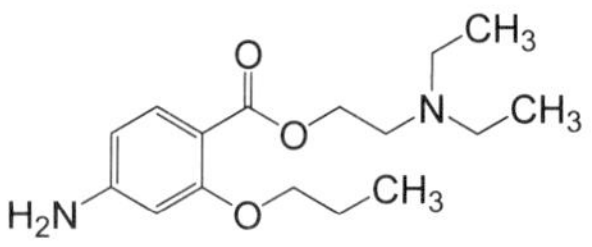

分子式和分子量　$C_{16}H_{26}N_2O_3$　294.40

化学名　2-(Diethylamino)ethyl 4-amino-2-propoxybenzoate

2-(二乙氨基)乙基 4-氨基-2-丙氧基苯甲酸酯

CAS 登录号　86-43-1; 550-83-4[单盐酸盐]

INN list　4

药效分类　局部麻醉药

丙酯非宗

Proxifezone（*INN*）

化学结构式

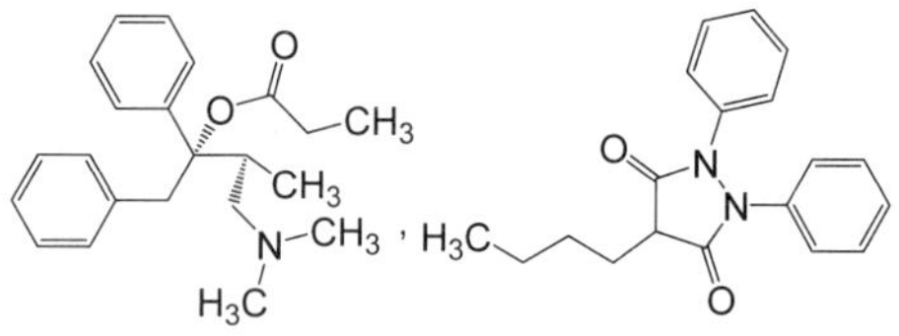

分子式和分子量　$C_{22}H_{29}NO_2 \cdot C_{19}H_{20}N_2O_2$　647.85

药物描述　(+)-(2*S*,3*R*)-4-(Dimethylamino)-3-methyl-1,2-diphenyl-2-butanol propionate(ester) compound with 4-butyl-1,2-diphenyl-3,5-pyrazolidinedione (1 : 1)

(+)-(2*S*,3*R*)-4-(二甲氨基)-3-甲基-1,2-二苯基-2-丁醇丙酸酯与 4-丁基-1,2-二苯基-3,5-吡唑烷二酮的混合物(1 : 1)

CAS 登录号　34427-79-7

INN list　24

药效分类　抗炎镇痛药

丙左那氟沙星

Alalevonadifloxacin（*INN*）

分子式和分子量　$C_{22}H_{26}FN_3O_5$　431.46

化学结构式

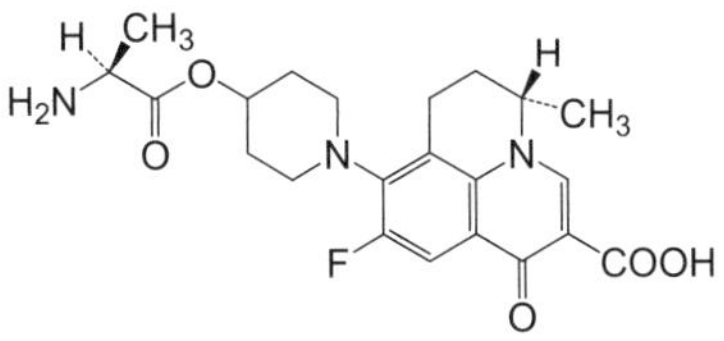

化学名 (5*S*)-8-[4-(L-Alanyloxy)piperidin-1-yl]-9-fluoro-5-methyl-1-oxo-6,7-dihydro-1*H*,5*H*-pyrido[3,2,1-*ij*]quinoline-2-carboxylic acid

(5*S*)-8-[4-(L-丙氨酰氧基)哌啶-1-基]-9-氟-5-甲基-1-氧代-6,7-二氢-1*H*,5*H*-吡啶并[3,2,1-*ij*]喹啉-2-羧酸

CAS 登录号 706809-20-3

INN list 114

药效分类 喹诺酮类抗菌药

波呋莫司汀

Bofumustine（*INN*）

化学结构式

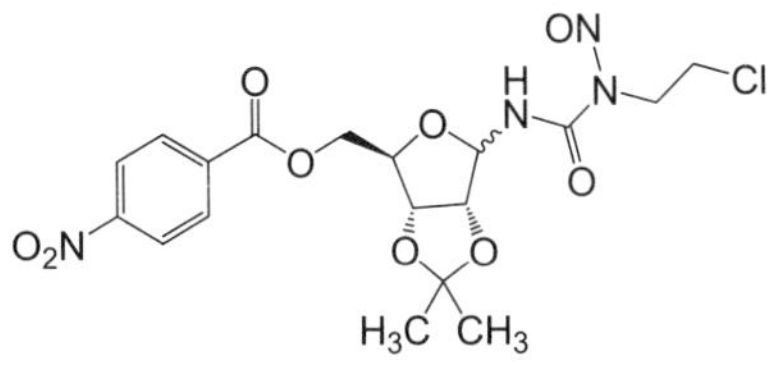

分子式和分子量 $C_{18}H_{21}ClN_4O_9$ 472.83

化学名 1-(2-Chloroethyl)-3-(2,3-*O*-isopropylidene-D-ribofuranosyl)-1-nitrosourea 5'-(*p*-nitrobenzoate)

1-(2-氯乙基)-3-(2,3-*O*-异丙亚基-D-呋喃核糖基)-1-亚硝基脲 5'-(4-硝基苯甲酸酯)

CAS 登录号 55102-44-8

INN list 44

药效分类 抗肿瘤药

波克昔定

Boxidine（*INN*）

化学结构式

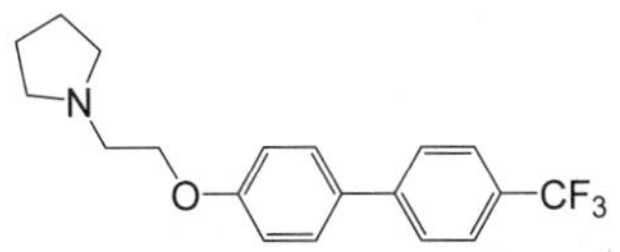

分子式和分子量 $C_{19}H_{20}F_3NO$ 335.36

化学名 1-[2-[[4'-(Trifluoromethyl)-4-biphenylyl]oxy]ethyl]pyrrolidine

1-[2-[[4'-(三氟甲基)-4-联苯基]氧基]乙基]吡咯烷

CAS 登录号 10355-14-3

INN list 18

药效分类 降血脂药

波美洛尔

Bometolol（*INN*）

化学结构式

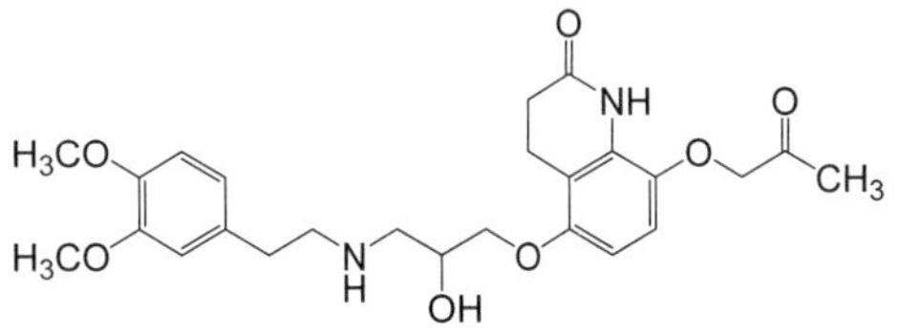

分子式和分子量 $C_{25}H_{32}N_2O_7$ 472.53

化学名 (±)-8-(Acetonyloxy)-5-[3-[(3,4-dimethoxyphenethyl)amino]-2-hydroxypropoxy]-3,4-dihydrocarbostyril

(±)-8-(丙酮基氧基)-5-[3-[(3,4-二甲氧基苯乙基)氨基]-2-羟基丙氧基]-3,4-二氢喹啉酮

CAS 登录号 65008-93-7

INN list 42

药效分类 β 受体拮抗药

波那洛尔

Bornaprolol（*INN*）

化学结构式

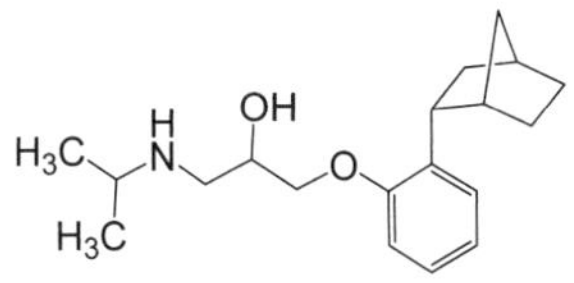

分子式和分子量 $C_{19}H_{29}NO_2$ 303.44

化学名 1-(Isopropylamino)-3-(*O*-2-exo-norbornylphenoxy)-2-propanol

1-(异丙氨基)-3-(*O*-2-外-冰片基苯氧基)-2-丙醇

CAS 登录号 66451-06-7

INN list 46

药效分类 β 受体拮抗药

波那普令

Bornaprine（*INN*）

化学结构式

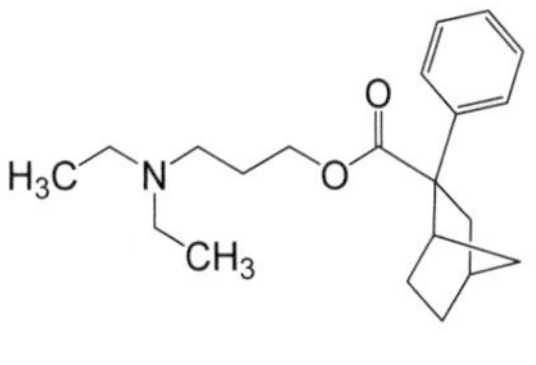

分子式和分子量 $C_{21}H_{31}NO_2$ 329.48

化学名 3-(Diethylamino)propyl 2-phenyl-2-norbornanecarboxylate

3-(二乙氨基)丙基 2-苯基-2-降莰烷羧酸酯

CAS 登录号 20448-86-6

INN list 34

药效分类 抗震颤麻痹药，解痉药

波尼酮

Bornelone（*INN*）

化学结构式

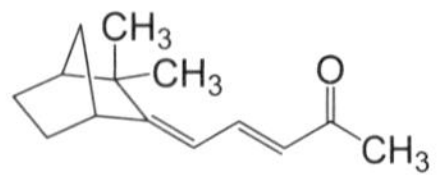

分子式和分子量　$C_{14}H_{20}O$　204.31

化学名　5-(3,3-Dimethyl-2-norbornylidene)-3-penten-2-one

5-(3,3-二甲基-2-冰片亚基)-3-戊烯-2-酮

CAS 登录号　2226-11-1

INN list　42

药效分类　防晒药

波普瑞韦

Boceprevir（*INN*）

化学结构式

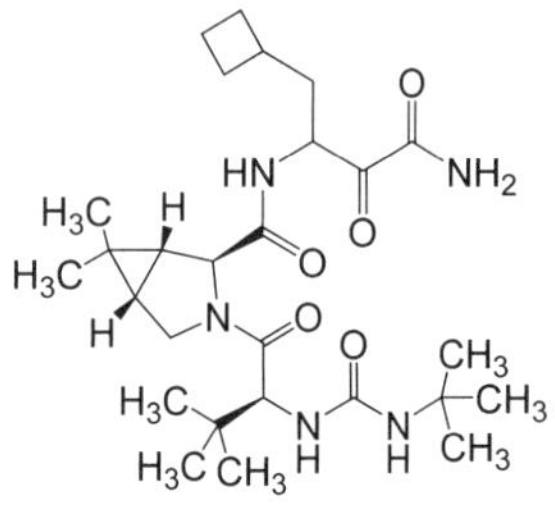

分子式和分子量　$C_{27}H_{45}N_5O_5$　519.68

化学名　3-{[(1*R*,2*S*,5*S*)-3-[(2*S*)-2-[(*tert*-butylcarbamoyl)amino]-3,3-dimethylbutanoyl]-6,6-dimethyl-3-azabicyclo[3.1.0]hexan-2-yl]formamido}-4-cyclobutyl-2-oxobutanamide

3-{[(1*R*,2*S*,5*S*)-3-[(2*S*)-2-[(叔丁基氨甲酰基)氨基]-3,3-二甲基丁酰基]-6,6-二甲基-3-氮杂双环[3.1.0]己-2-基]甲酰氨基}-4-环丁基-2-氧代丁酰胺

CAS 登录号　394730-60-0

INN list　97

药效分类　抗病毒药

波生坦

Bosentan（*INN*）

化学结构式

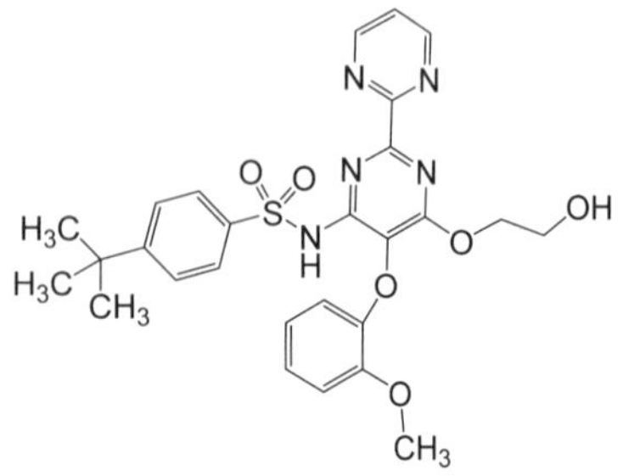

分子式和分子量　$C_{27}H_{29}N_5O_6S$　551.62

化学名　4-*tert*-Butyl-*N*-[6-(2-hydroxyethoxy)-5-(2-methoxyphenoxy)-2-(pyrimidin-2-yl)pyrimidin-4-yl]benzene-1-sulfonamide

4-叔丁基-*N*-[6-(2-羟基乙氧基)-5-(2-甲氧基苯氧基)-2-(嘧啶-2-基)嘧啶-4-基]苯-1-磺酰胺

CAS 登录号　147536-97-8; 157212-55-0[一水合物]

INN list　70

药效分类　降血压药

ATC 分类　C02KX01

波舒替尼

Bosutinib（*INN*）

化学结构式

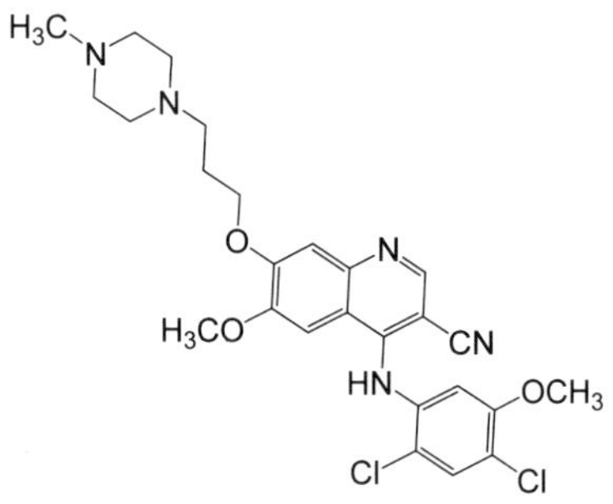

分子式和分子量　$C_{26}H_{29}Cl_2N_5O_3$　530.45

化学名　4-[(2,4-Dichloro-5-methoxyphenyl)amino]-6-methoxy-7-[3-(4-methylpiperazin-1-yl)propoxy]quinoline-3-carbonitrile

4-[(2,4-二氯-5-甲氧基苯基)氨基]-6-甲氧基-7-[3-(4-甲基哌嗪-1-基)丙氧基]喹啉-3-甲腈

CAS 登录号　380843-75-4

INN list　94

药效分类　抗肿瘤药

波替吖啶

Botiacrine（*INN*）

化学结构式

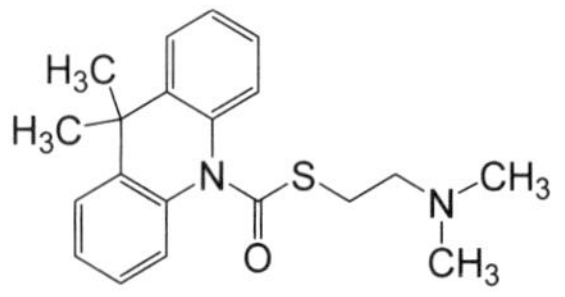

分子式和分子量　$C_{20}H_{24}N_2OS$　340.48

化学名　*S*-[2-(Dimethylamino)ethyl] 9,9-dimethylacridine-10-carbothioate

S-[2-(二甲氨基)乙基] 9,9-二甲基吖啶-10-硫代甲酸酯

CAS 登录号　4774-53-2

INN list　32

药效分类　抗震颤麻痹药

波吲洛尔

Bopindolol（*INN*）

分子式和分子量　$C_{23}H_{28}N_2O_3$　380.48

化学结构式

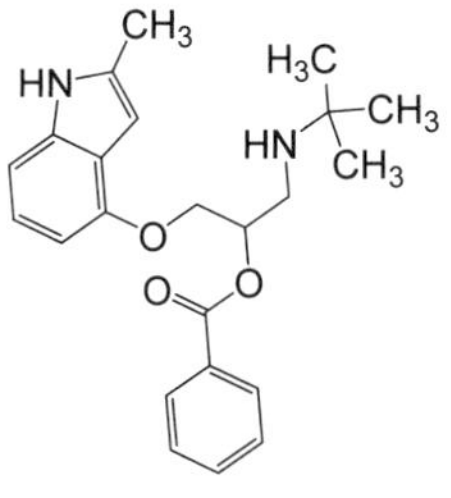

化学名 (±)-1-(*tert*-Butylamino)-3-[(2-methylindol-4-yl)oxy]-2-propanol benzoate(ester)

(±)-1-(叔丁基氨基)-3-[(2-甲基吲哚-4-基)氧基]-2-丙醇苯甲酸酯

CAS 登录号 62658-63-3; 62658-64-4[丙二酸盐]

INN list 42

药效分类 β 受体拮抗药

ATC 分类 C07AA17

伯氨喹

Primaquine (*INN*)

化学结构式

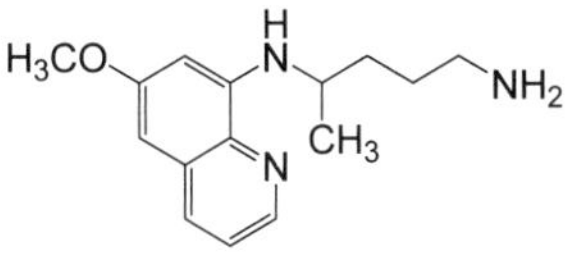

分子式和分子量 $C_{15}H_{21}N_3O$ 259.35

化学名 (±)-8-[(4-Amino-1-methylbutyl)amino]-6-methoxyquinoline

(±)-8-[(4-氨基-1-甲基丁基)氨基]-6-甲氧基喹啉

CAS 登录号 63-45-6

INN list 1

药效分类 氨基喹啉类抗疟药

ATC 分类 P01BA03

伯来布替尼

Branebrutinib (*INN*)

化学结构式

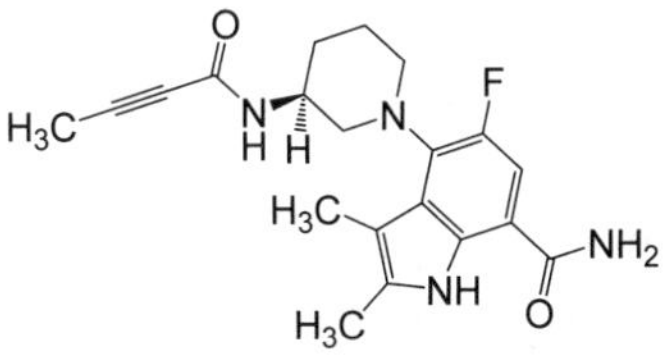

分子式和分子量 $C_{20}H_{23}FN_4O_2$ 370.43

化学名 4-[(3*S*)-3-(But-2-ynamido)piperidin-1-yl]-5-fluoro-2,3-dimethyl-1*H*-indole-7-carboxamide

4-[(3*S*)-3-(丁-2-炔酰氨基)哌啶-1-基]-5-氟-2,3-二甲基-1*H*-吲哚-7-甲酰胺

CAS 登录号 1912445-55-6

INN list 121

药效分类 布鲁顿酪氨酸激酶抑制药

泊地尔芬

Podilfen (*INN*)

化学结构式

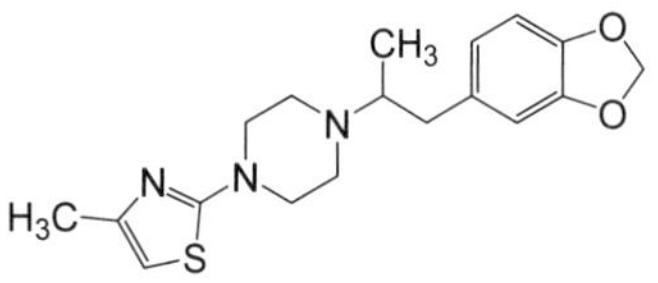

分子式和分子量 $C_{18}H_{23}N_3O_2S$ 345.46

化学名 l-[*α*-Methyl-3,4-(methylenedioxy)phenethyl]-4-(4-methyl-2-thiazolyl)piperazine

l-[*α*-甲基-3,4-(亚甲二氧基)苯乙基]-4-(4-甲基-2-噻唑基)哌嗪

CAS 登录号 13409-53-5

INN list 22

药效分类 血管扩张药

泊非霉素

Porfiromycin (*INN*)

化学结构式

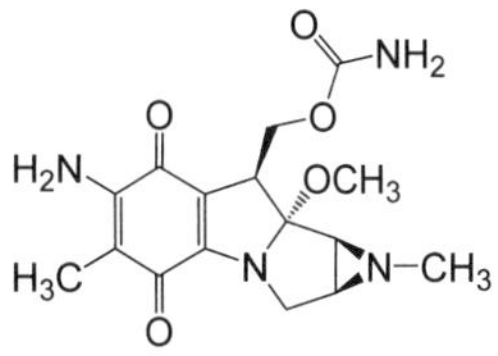

分子式和分子量 $C_{16}H_{20}N_4O_5$ 348.35

化学名 (1*aS*, 8*S*, 8*aR*, 8*bS*)-6-Amino-1,1*a*,2,8,8*a*,8*b*-hexahydro-8-(hydroxymethyl)-8*a*-methoxy-1,5-dimethylazirino[2',3':3,4]pyrrolo[1,2-*a*]indole-4,7-dione carbamate (ester)

(1*aS*, 8*S*, 8*aR*, 8*bS*)-6-氨基-1,1*a*,2,8,8*a*,8*b*-六氢-8-(羟甲基)-8*a*-甲氧基-1,5-二甲基氮杂环丙烷并[2',3':3,4]吡咯并[1,2-*a*]吲哚-4,7-二酮氨基甲酸酯

CAS 登录号 801-52-5

INN list 15

药效分类 抗生素类抗肿瘤药

泊卡帕韦

Pocapavir (*INN*)

化学结构式

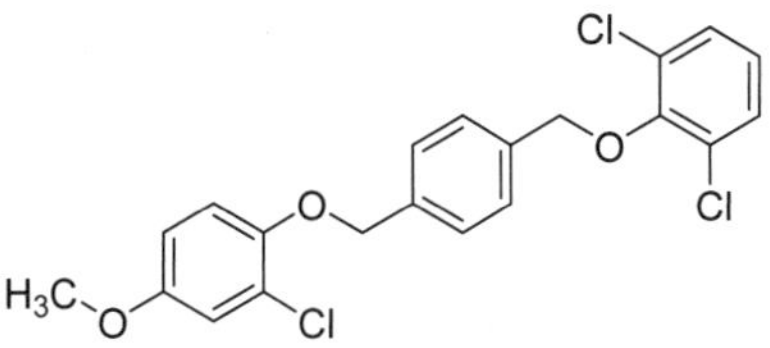

分子式和分子量 $C_{21}H_{17}Cl_3O_3$ 423.71

化学名 1,3-Dichloro-2-({4-[(2-chloro-4-methoxyphenoxy)methyl]phenyl}methoxy)benzene

1,3-二氯-2-({4-[(2-氯-4-甲氧基苯氧基)甲基]苯基}甲氧基)苯
CAS 登录号 146949-21-5
INN list 107
药效分类 抗病毒药

泊利氯铵

Polidronium Chloride（*INN*）

化学结构式

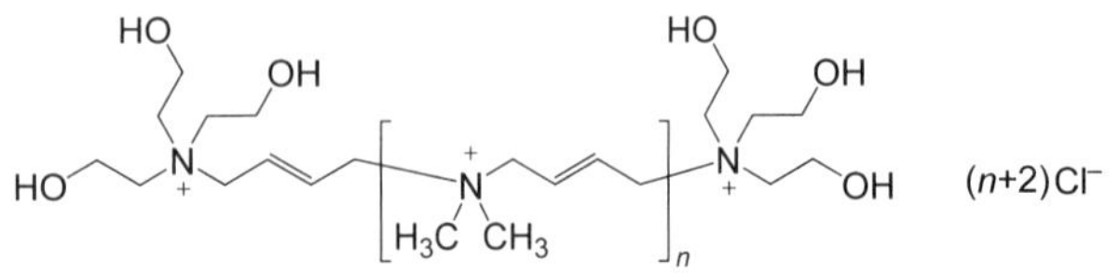

分子式 $(C_6H_{12}ClN)_n \cdot C_{16}H_{36}Cl_2N_2O_6$
化学名 *α*-[(*E*)-4-[Tris(2-hydroxyethyl)] ammonio]-2-butenyl-*ω*-[tris(2-hydroxyethyl)ammonio]poly[(dimethyl iminio)[(*E*)-2-butenylene]chloride] dichloride

二氯化 *α*-[(*E*)-4-[三(2-羟乙基)]铵基]-2-丁烯基-*ω*-[三(2-羟乙基)铵基]聚[氯化(二甲基铵叉基)[(*E*)-2-丁烯叉基]]
CAS 登录号 75345-27-6
INN list 67
药效分类 消毒防腐药

泊利噻嗪

Polythiazide（*INN*）

化学结构式

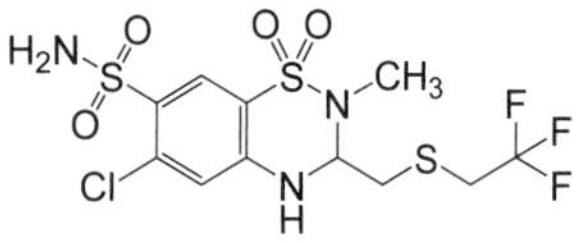

分子式和分子量 $C_{11}H_{13}ClF_3N_3O_4S_3$ 439.88
化学名 6-Chloro-3,4-dihydro-2-methyl-3-[[(2,2,2-trifluoroethyl)thio]methyl]-2*H*-1,2,4-benzothiadiazine-7-sulfonamide 1,1-dioxide

6-氯-3,4-二氢-2-甲基-3-[[(2,2,2-三氟乙基)硫基]甲基]-2*H*-1,2,4-苯并噻二嗪-7-磺酰胺 1,1-二氧化物
CAS 登录号 346-18-9
INN list 12
药效分类 低效能利尿药
ATC 分类 C03AA05

泊鲁司特

Pobilukast（*INN*）

化学结构式

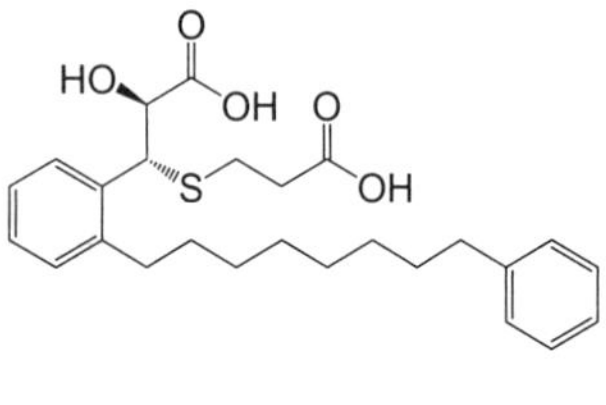

分子式和分子量 $C_{26}H_{34}O_5S$ 458.61
化学名 (2*S*,3*R*)-3-[(2-Carboxyethyl)thio]-3-[2-(8-phenyloctyl)phenyl]lactic acid

(2*S*,3*R*)-3-[(2-羧乙基)硫基]-3-[2-(8-苯基辛基)苯基]乳酸
CAS 登录号 107023-41-6; 137232-03-2[乙二胺一水合物]
INN list 70
药效分类 平喘药，抗过敏药，白三烯受体拮抗药

泊马度胺

Pomalidomide（*INN*）

化学结构式

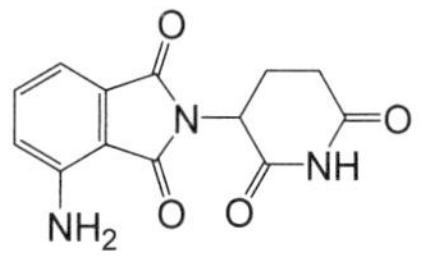

分子式和分子量 $C_{13}H_{11}N_3O_4$ 273.24
化学名 4-Amino-2-[(3*RS*)-2,6-dioxopiperidin-3-yl)-1*H*-isoindole-1,3-(2*H*)-dione

4-氨基-2-[(3*RS*)-2,6-二氧代哌啶-3-基)-1*H*-异吲哚-1,3(2*H*)-二酮
CAS 登录号 19171-19-8
INN list 97
药效分类 抗肿瘤药

泊美德司他

Bomedemstat（*INN*）

化学结构式

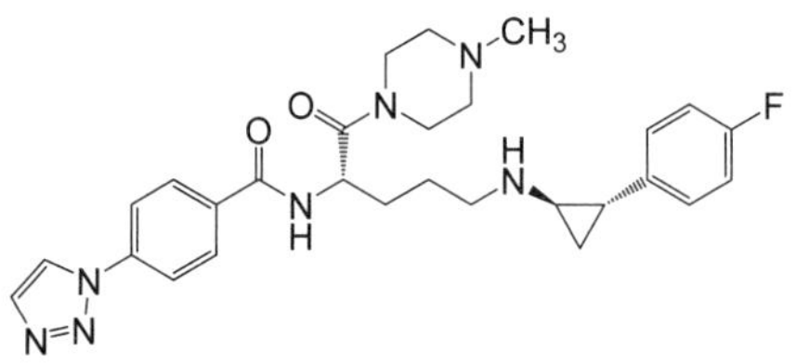

分子式和分子量 $C_{28}H_{34}FN_7O_2$ 519.63
化学名 *N*-[(2*S*)-5-{[(1*R*,2*S*)-2-(4-Fluorophenyl)cyclopropyl]amino}-1-(4-methylpiperazin-1-yl)-1-oxopentan-2-yl]-4-(1*H*-1,2,3-triazol-1-yl)benzamide

N-[(2*S*)-5-{[(1*R*,2*S*)-2-(4-氟苯基)环丙基]氨基}-1-(4-甲基哌嗪-1-基)-1-氧代戊烷-2-基]-4-(1*H*-1,2,3-三唑-1-基)苯甲酰胺
CAS 登录号 1990504-34-1
INN list 122
药效分类 赖氨酸特异性组蛋白脱甲基酶 1(LSD1)抑制药，抗肿瘤药

泊米沙坦

Pomisartan（*INN*）

分子式和分子量 $C_{31}H_{30}N_4O_2$ 490.60

化学结构式

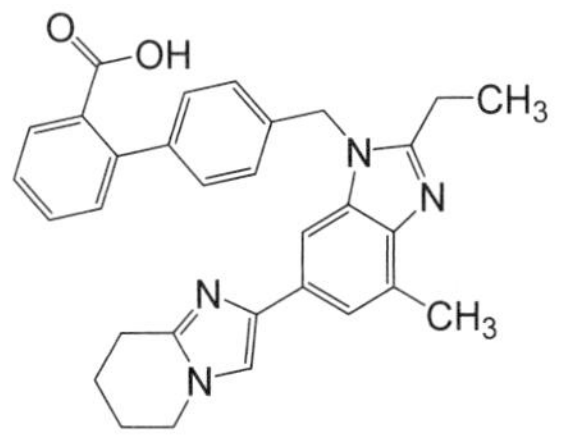

化学名 4'-[[2-Ethyl-4-methyl-6-(5,6,7,8-tetrahydroimidazo[1,2-*a*]pyridin-2-yl)-1-(1*H*)-benzimidazolyl]methyl]-2-biphenylcarboxylic acid

4'-[[2-乙基-4-甲基-6-(5,6,7,8-四氢咪唑并[1,2-*a*]吡啶-2-基)-1-(1*H*)-苯并咪唑基]甲基]-2-联苯基羧酸

CAS 登录号 144702-17-0

INN list 73

药效分类 抗高血压药，血管紧张素Ⅱ受体拮抗药

泊那司他

Ponalrestat（*INN*）

化学结构式

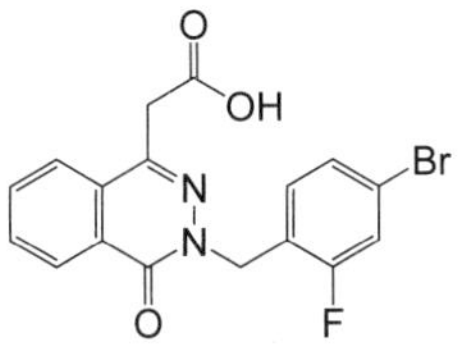

分子式和分子量 $C_{17}H_{12}BrFN_2O_3$ 391.19

化学名 3-(4-Bromo-2-fluorobenzyl)-3,4-dihydro-4-oxo-1-phthalazine acetic acid

3-(4-溴代-2-氟苄基)-3,4-二氢-4-氧代-1-酞嗪乙酸

CAS 登录号 72702-95-5

INN list 58

药效分类 醛糖还原酶抑制药

泊那替尼

Ponatinib（*INN*）

化学结构式

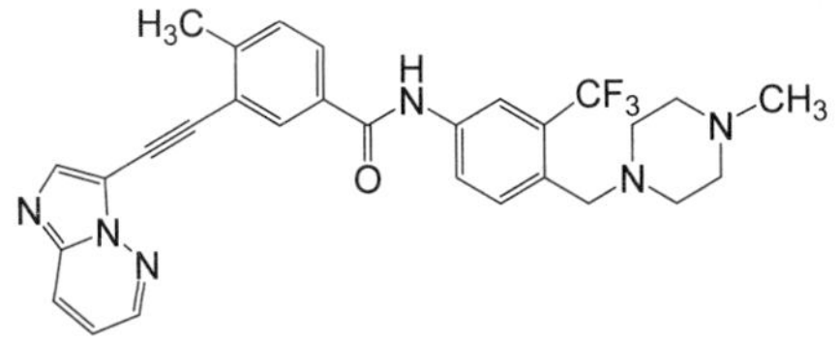

分子式和分子量 $C_{29}H_{27}F_3N_6O$ 532.56

化学名 3-[2-(Imidazo[1,2-*b*]pyridazin-3-yl)ethynyl]-4-methyl-*N*-[4-[(4-methylpiperazin-1-yl)methyl]-3-(trifluoromethyl)phenyl]benzamide

3-[2-(咪唑并[1,2-*b*]哒嗪-3-基)乙炔基]-4-甲基-*N*-[4-[(4-甲基哌嗪-1-基)甲基]-3-(三氟甲基)苯基]苯甲酰胺

CAS 登录号 943319-70-8

INN list 104

药效分类 抗肿瘤药

泊那珠利

Ponazuril（*INN*）

化学结构式

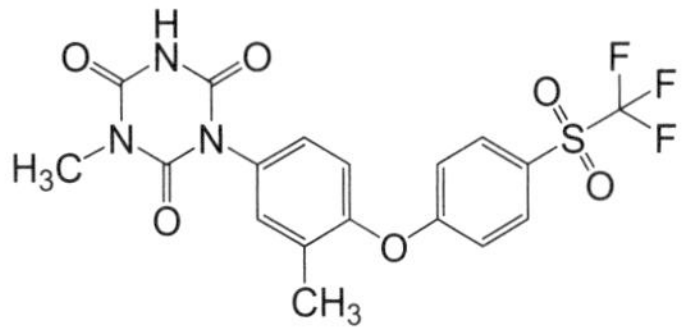

分子式和分子量 $C_{18}H_{14}F_3N_3O_6S$ 457.38

化学名 l-Methyl-3-[4-[*p*-[(trifluoromethyl)sulfonyl]phenoxy]-*m*-tolyl]- 1,3,5- triazine-2,4,6(1*H*,3*H*,5*H*)-trione

l-甲基-3-[4-[4-[(三氟甲基)磺酰基]苯氧基]-3-甲基苯基]-1,3,5-三嗪-2,4,6(1*H*,3*H*,5*H*)-三酮

CAS 登录号 69004-04-2

INN list 80

药效分类 抗球虫药

泊齐替尼

Poziotinib（*INN*）

化学结构式

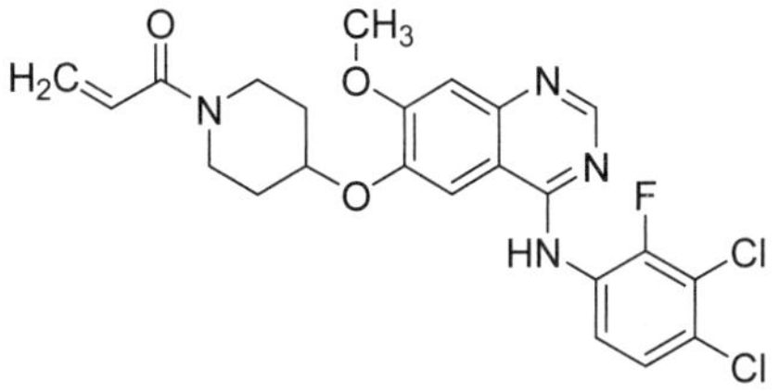

分子式和分子量 $C_{23}H_{21}Cl_2FN_4O_3$ 491.34

化学名 1-(4-{[4-(3,4-Dichloro-2-fluoroanilino)-7-methoxyquinazolin-6-yl]oxy}piperidin-1-yl)prop-2-en-1-one

1-(4-{[4-(3,4-二氯-2-氟苯氨基)-7-甲氧基喹唑啉-6-基]氧基}哌啶-1-基)丙-2-烯-1-酮

CAS 登录号 1092364-38-9

INN list 108

药效分类 酪氨酸激酶抑制药，抗肿瘤药

泊塞替尼

Poseltinib（*INN*）

化学结构式

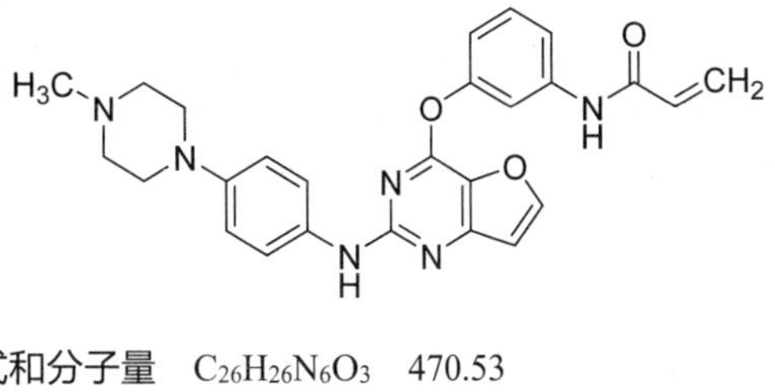

分子式和分子量 $C_{26}H_{26}N_6O_3$ 470.53

化学名 *N*-[3-({2-[4-(4-Methylpiperazin-1-yl)anilino]furo[3,2-*d*]

pyrimidin-4-yl}oxy)phenyl]prop-2-enamide

N-[3-({2-[4-(4-甲基哌嗪-1-基)苯氨基]呋喃[3,2-*d*]嘧啶-4-基}氧基)苯基]丙-2-烯酰胺

CAS 登录号 1353562-97-2

INN list 115

药效分类 酪氨酸激酶抑制药

泊森卡托

Posenacaftor（*INN*）

化学结构式

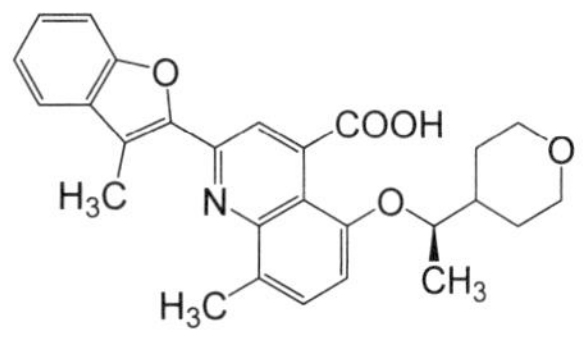

分子式和分子量 $C_{27}H_{27}NO_5$ 445.52

化学名 8-Methyl-2-(3-methyl-1-benzofuran-2-yl)-5-[(1*R*)-1-(oxan-4-yl)ethoxy]quinoline-4-carboxylic acid

8-甲基-2-(3-甲基-1-苯并呋喃-2-基)-5-[(1*R*)-1-(噁烷-4-基)乙氧基]喹啉-4-羧酸

CAS 登录号 2095064-05-2

INN list 122

药效分类 囊性纤维化跨膜转导调节因子(CFTR)调节药

泊沙康唑

Posaconazole（*INN*）

化学结构式

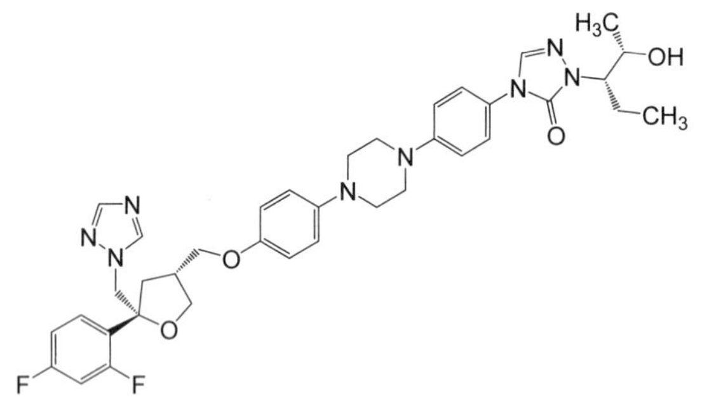

分子式和分子量 $C_{37}H_{42}F_2N_8O_4$ 700.78

化学名 4-{4-[4-(4-{[(3*R*,5*R*)-5-(2,4-Difluorophenyl)-5-[(1*H*-1,2,4-triazol-1-yl)methyl]oxolan-3-yl]methoxy}phenyl)piperazin-1-yl]phenyl}-1-[(2*S*,3*S*)-2-hydroxypentan-3-yl]-4,5-dihydro-1*H*-1,2,4-triazol-5-one

4-{4-[4-(4-{[(3*R*,5*R*)-5-(2,4-二氟苯基)-5-[(1*H*-1,2,4-三唑-1-基)甲基]四氢呋喃-3-基]甲氧基}苯基)哌嗪-1-基]苯基}-1-[(2*S*,3*S*)-2-羟基戊烷-3-基]-4,5-二氢-1*H*-1,2,4-三唑-5-酮

CAS 登录号 171228-49-2

INN list 82

药效分类 三唑类抗真菌药

ATC 分类 J02AC04

泊沙莫德

Ponesimod（*INN*）

化学结构式

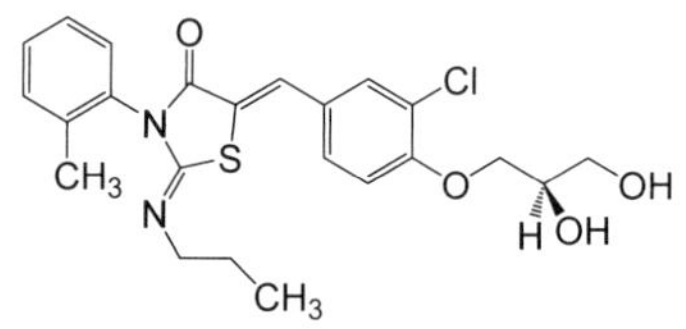

分子式和分子量 $C_{23}H_{25}ClN_2O_4S$ 460.97

化学名 (2*Z*,5*Z*)-5-[3-Chloro-4-[(2*R*)-2,3-dihydroxypropoxy]phenylmethylidene]-3-(2-methylphenyl)-2-(propylimino)-1,3-thiazolidin-4-one

(2*Z*,5*Z*)-5-[3-氯-4-[(2*R*)-2,3-二羟基丙氧基]苯基甲亚基]-3-(2-甲基苯基)-2-(丙基氨亚基)-1,3-噻唑烷-4-酮

CAS 登录号 854107-55-4

INN list 103

药效分类 免疫调节药

泊沙前列素

Posaraprost（*INN*）

化学结构式

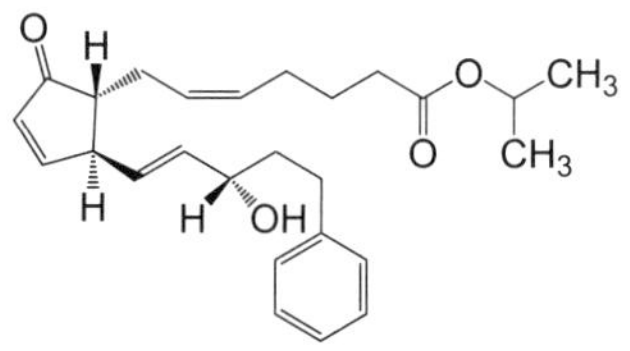

分子式和分子量 $C_{26}H_{34}O_4$ 410.55

化学名 Propan-2-yl (5*Z*)-7-{(1*R*,2*S*)-2-[(1*E*,3*S*)-3-hydroxy-5-phenylpent-1-en-1-yl]-5-oxocyclopent-3-en-1-yl}hept-5-enoate

丙-2-基 (5*Z*)-7-{(1*R*,2*S*)-2-[(1*E*,3*S*)-3-羟基-5-苯基戊-1-烯-1-基]-5-氧代环戊-3-烯-1-基}庚-5-烯酸酯

CAS 登录号 172740-14-6

INN list 97

药效分类 抗炎药

泊司肯

Poskine（*INN*）

化学结构式

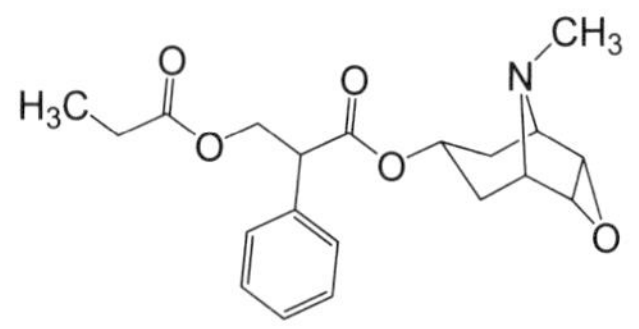

分子式和分子量 $C_{20}H_{25}NO_5$ 359.42

化学名 3-[2-Phenyl-2-(propionyloxymethyl)acetyloxy]-6,7-epoxytropane

3-[2-苯基-2-(丙酰氧基甲基)乙酰基氧基]-6,7-环氧托品烷

CAS 登录号 585-14-8

INN list 8

药效分类 抗胆碱药

泊替瑞林

Posatirelin（*INN*）

化学结构式

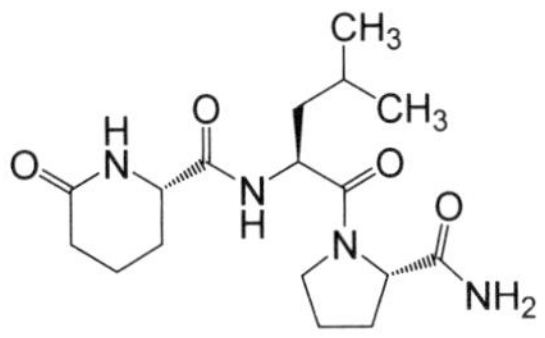

分子式和分子量 $C_{17}H_{28}N_4O_4$ 352.43

化学名 (2*S*)-*N*-[(1*S*)-1-[[(2*S*)-2-Carbamoyl-1-pyrrolidinyl]carbonyl]-3- methylbutyl]-6-oxopipecolamide

(2*S*)-*N*-[(1*S*)-1-[[(2*S*)-2-氨甲酰基-1-吡咯烷基]甲酰基]-3-甲基丁基]-6-氧代哌啶甲酰胺

CAS 登录号 78664-73-0

INN list 60

药效分类 促甲状腺素释放肽类药

泊西唑利德

Posizolid（*INN*）

化学结构式

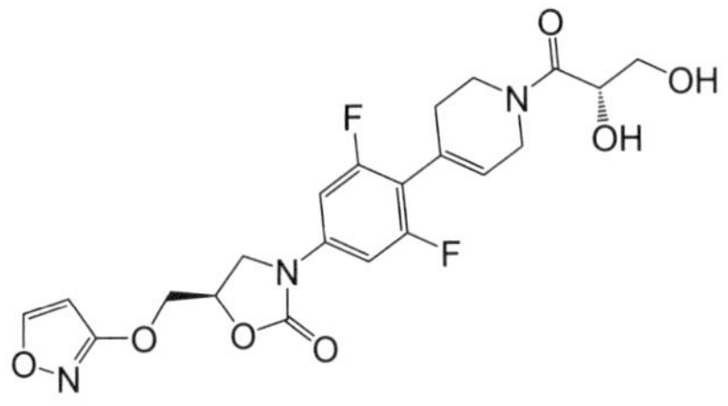

分子式和分子量 $C_{21}H_{21}F_2N_3O_7$ 465.40

化学名 (5*R*)-3-[4-[l-[(2*S*)-2,3-Dihydroxy propanoyl]-1,2,3,6-tetrahydro-4-pyridyl]-3,5-difluorophenyl]-5-(1,2-oxazol-3-yloxymethyl)-1,3-oxazolan-2-one

(5*R*)-3-[4-[l-[(2*S*)-2,3-二羟基丙酰基]-1,2,3,6-四氢-4-吡啶基] -3,5-二氟苯基]-5-(1,2-噁唑基-3-基氧甲基)-1,3-噁唑烷-2-酮

CAS 登录号 252260-02-9; 252260-06-3[消旋体]

INN list 88

药效分类 抗菌药

勃地酮十一烯酸酯

Boldenone Undecylenate（*INN*）

化学结构式

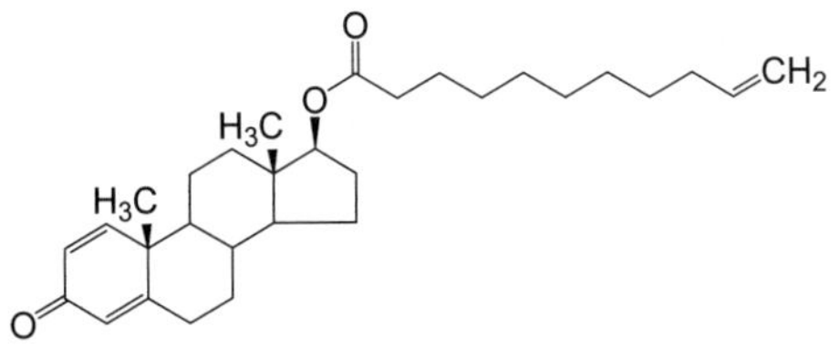

分子式和分子量 $C_{30}H_{44}O_3$ 452.67

化学名 17*β*-Hydroxyandrosta-1,4-dien-3-one 10-undecenoate

17*β*-羟基雄甾-1,4-二烯-3-酮 10-十一烯酸酯

CAS 登录号 13103-34-9; 846-48-0[勃地酮]

INN list 20

药效分类 雄激素，同化激素类药

勃金刚酯

Bolmantalate（*INN*）

化学结构式

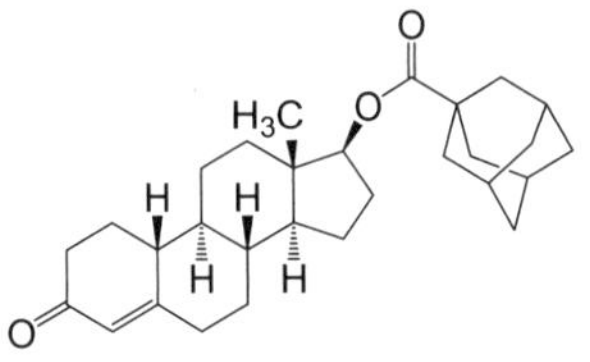

分子式和分子量 $C_{29}H_{40}O_3$ 436.63

化学名 17*β*-Hydroxyestr-4-en-3-one 1-adamantanecarboxylate

17*β*-羟基雌甾-4-烯-3-酮 1-金刚烷甲酸酯

CAS 登录号 1491-81-2

INN list 16

药效分类 同化激素类药

勃拉睾酮

Bolasterone（*INN*）

化学结构式

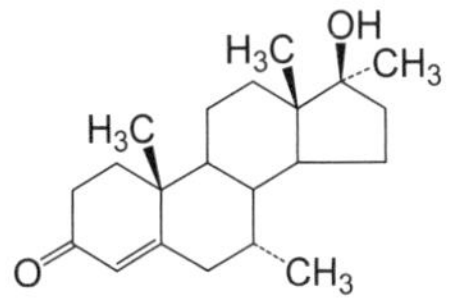

分子式和分子量 $C_{21}H_{32}O_2$ 316.48

化学名 7*α*,17*α*-Dimethyltestosterone

7*α*,17*α*-二甲基睾酮

CAS 登录号 1605-89-6

INN list 13

药效分类 雄激素，同化激素类药

勃拉嗪

Bolazine（*INN*）

化学结构式

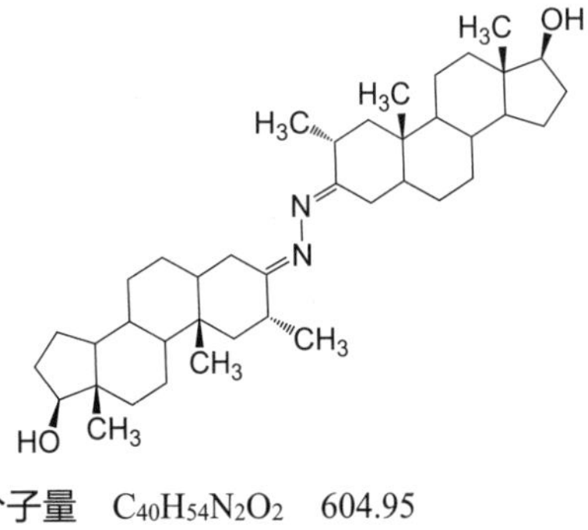

分子式和分子量 $C_{40}H_{54}N_2O_2$ 604.95

化学名 17*β*-Hydroxy-2*α*-methyl-5*α*-androstan-3-one azine

17*β*-羟基-2*α*-甲基-5*α*-雄甾-3-酮吖嗪

CAS 登录号 4267-81-6

INN list 21

药效分类 同化激素类药

勃来诺

Bolenol（*INN*）

化学结构式

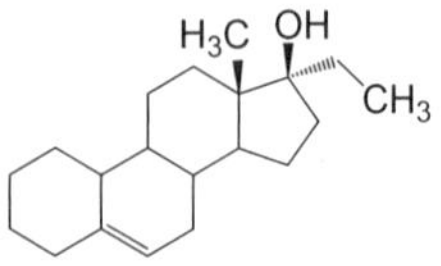

分子式和分子量 $C_{20}H_{32}O$ 288.47

化学名 19-Nor-17*α*-pregn-5-en-17-ol

19-去甲-17*α*-孕甾-5-烯-17-醇

CAS 登录号 16915-78-9

INN list 19

药效分类 同化激素类药

勃雄二醇二丙酸酯

Bolandiol Dipropionate（*INN*）

化学结构式

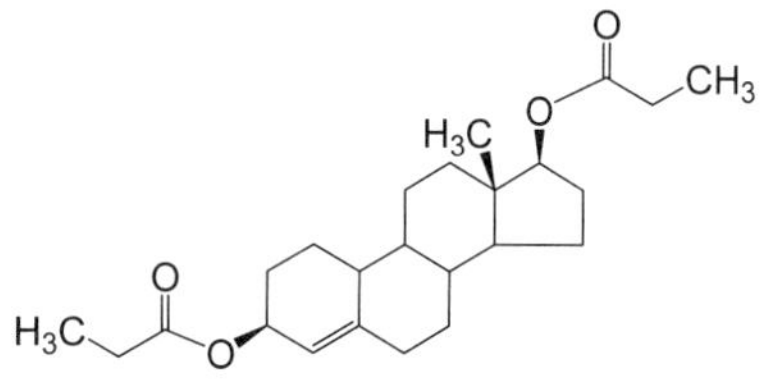

分子式和分子量 $C_{24}H_{36}O_4$ 388.54

化学名 Estr-4-ene-3*β*,17*β*-diol dipropionate

雌甾-4-烯-3*β*,17*β*-二醇 二丙酸酯

CAS 登录号 1986-53-4

INN list 16

药效分类 雄激素，同化激素类药

博来霉素

Bleomycin（*INN*）

分子式和分子量 $C_{55}H_{84}N_{17}O_{21}S_3$ 1415.52

化学结构式

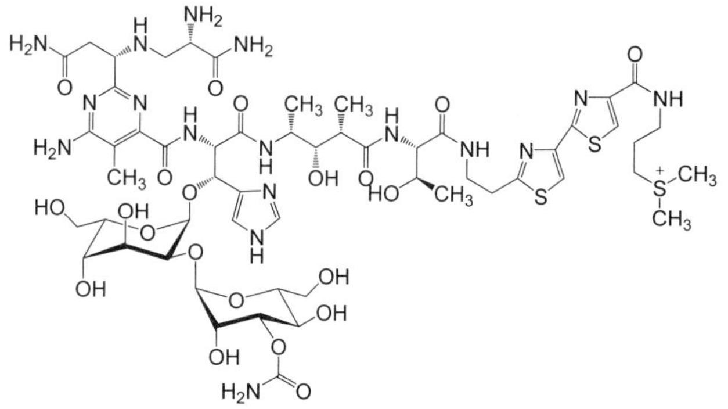

化学名 (3-[[(2'-[(5*S*,8*S*,9*S*,10*R*,13*S*)-15-[6-Amino-2-[(1*S*)-3-amino-1-[[(2*S*)-2,3-diamino-3-oxopropyl]amino]-3-oxopropyl]-5-methylpyrimidin-4-yl]-13-[[[(2*R*,3*S*,4*S*,5*S*,6*S*)-3-[[(2*R*,3*S*,4*S*,5*R*,6*R*)-4-(carbamoyloxy)-3,5-dihydroxy-6-(hydroxymethyl)tetrahydro-2*H*-pyran-2-yl]oxy]-4,5-dihydroxy-6-(hydroxymethyl)tetrahydro-2*H*-pyran-2-yl]oxy](1*H*-imidazol-5-yl)methyl]-9-hydroxy-5-[(1*R*)-1-hydroxyethyl]-8,10-dimethyl-4,7,12,15-tetraoxo-3,6,11,14-tetraazapentadec-1-yl]-2,4'-bi-1,3-thiazol-4-yl)carbonyl]amino]propyl)(dimethyl)sulfonium

(3-[[(2'-[(5*S*,8*S*,9*S*,10*R*,13*S*)-15-[6-氨基-2-[(1*S*)-3-氨基-1-[[(2*S*)-2,3-二氨基-3-氧丙基]氨基]-3-氧丙基]-5-甲基嘧啶-4-基]-13-[[[(2*R*,3*S*,4*S*,5*S*,6*S*)-3-[[(2*R*,3*S*,4*S*,5*R*,6*R*)-4-(氨甲酰氧基)-3,5-二羟基-6-(羟甲基)四氢-2*H*-吡喃-2-基]氧]-4,5-二羟基-6-(羟甲基)四氢-2*H*-吡喃-2-基]氧](1*H*-咪唑-5-基)甲基]-9-羟基-5-[(1*R*)-1-羟乙基]-8,10-二甲基-4,7,12,15-四氧-3,6,11,14-四氮杂十五-1-基]-2,4'-二-1,3-噻唑-4-基)羰基]氨基]丙基)(二甲基)锍

CAS 登录号 11056-06-7; 9041-93-4[硫酸盐]

INN list 23

药效分类 抗生素类抗肿瘤药

ATC 分类 L01DC01

卟吩姆钠

Porfimer Sodium（*INN*）

化学结构式(见下)

化学名 Photofrin Ⅱ

光卟啉 Ⅱ

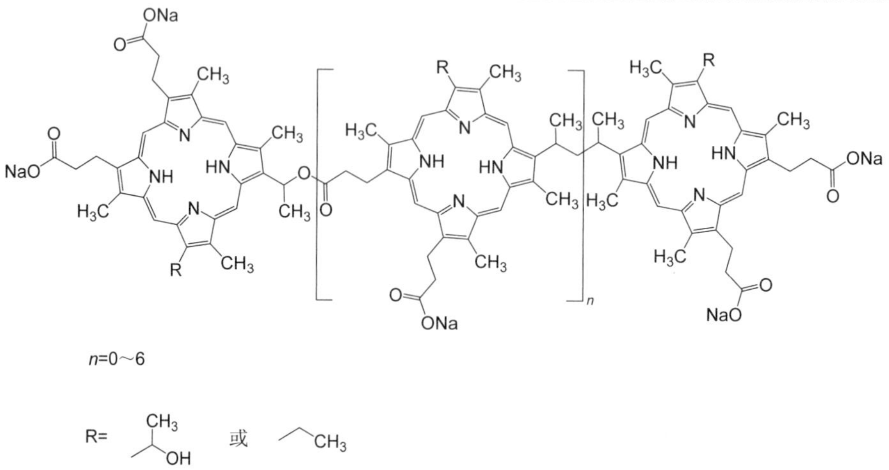

n=0～6

R= 或

卟吩姆钠

CAS 登录号 87806-31-3
INN list 64
药效分类 光动力/放射疗法激活药
ATC 分类 L01XD01

布苯丙胺

Brolamfetamine（*INN*）

化学结构式

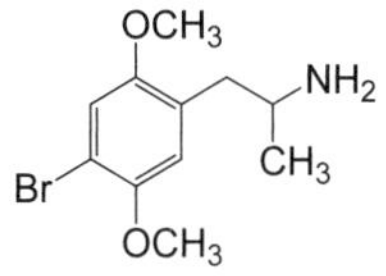

分子式和分子量 $C_{11}H_{16}BrNO_2$ 274.15
化学名 (±)-4-Bromo-2,5-dimethoxy-*α*-methylphenethylamine
(±)-4-溴-2,5-二甲氧基-*α*-甲基苯乙胺
CAS 登录号 64638-07-9
INN list 55
药效分类 中枢兴奋药

布比卡因

Bupivacaine（*INN*）

化学结构式

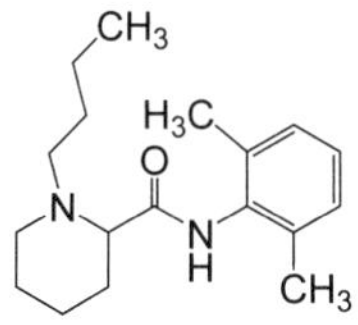

分子式和分子量 $C_{18}H_{28}N_2O$ 288.44
化学名 1-Butyl-*N*-(2,6-dimethylphenyl)piperidine-2-carboxamide
1-丁基-*N*-(2,6-二甲基苯基)哌啶-2-甲酰胺
CAS 登录号 2180-92-9; 14252-80-3[盐酸盐一水合物]; 18010-40-7[盐酸盐]
INN list 17
药效分类 局部麻醉药

布达尼克兰

Bradanicline（*INN*）

化学结构式

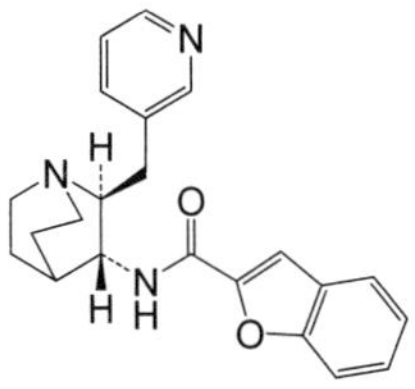

分子式和分子量 $C_{22}H_{23}N_3O_2$ 361.44
化学名 *N*-[(2*S*,3*R*)-2-[(Pyridin-3-yl)methyl]-1-azabicyclo[2.2.2]oct-3-yl]-1-benzofuran-2-carboxamide
N-[(2*S*,3*R*)-2-[(吡啶-3-基)甲基]-1-氮杂双环[2,2,2]辛-3-基]-1-苯并呋喃-2-甲酰胺
CAS 登录号 639489-84-2
INN list 111
药效分类 乙酰胆碱受体激动药

布地奈德

Budesonide（*INN*）

化学结构式

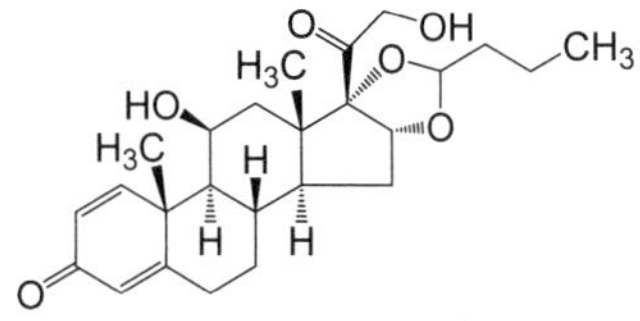

分子式和分子量 $C_{25}H_{34}O_6$ 430.53
化学名 (11*β*,16*α*)-16,17-(Butylidenebis(oxy))-11,21-dihydroxy-pregna-1,4-diene-3,20-dione
(11*β*,16*α*)-16,17-(丁叉基二(氧基))-11,21-二羟基孕甾-1,4-二烯-3,20-二酮
CAS 登录号 51333-22-3; 51372-29-3[右布地奈德]; 51372-28-2[左布地奈德]
INN list 37
药效分类 糖皮质激素类药
ATC 分类 D07AC09

布地品

Budipine（*INN*）

化学结构式

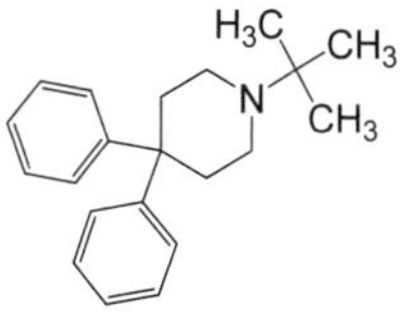

分子式和分子量 $C_{21}H_{27}N$ 293.45
化学名 1-*tert*-Butyl-4,4-diphenylpiperidine
1-叔丁基-4,4-二苯基哌啶
CAS 登录号 57982-78-2
INN list 36
药效分类 抗抑郁药，钙通道阻滞药

布碘酮

Budiodarone（*INN*）

化学结构式

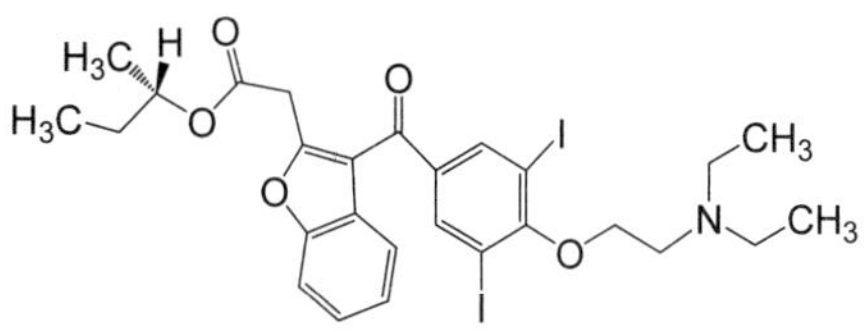

分子式和分子量 $C_{27}H_{31}I_2NO_5$ 703.35

化学名 (2*S*)-Butan-2-yl 2-(3-[4-[2-(diethylamino)ethoxy]-3,5-diiodobenzoyl]-1-benzofuran-2-yl)acetate

(2*S*)-丁-2-基 2-[3-[4-[2-(二乙基氨基)乙氧基]-3,5-二碘代苯甲酰基]-1-苯并呋喃-2-基]乙酸酯

CAS 登录号 335148-45-3

INN list 101

药效分类 抗心律失常药

布度钛

Budotitane（*INN*）

化学结构式

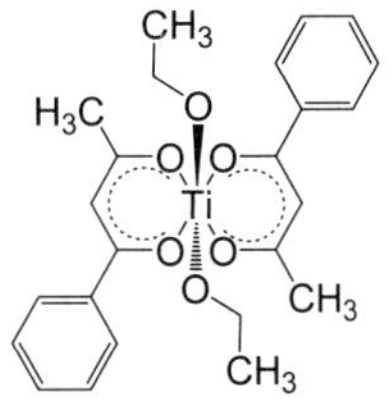

分子式和分子量 $C_{24}H_{28}O_6Ti$ 460.18

化学名 Diethoxybis(1-phenyl-1,3-butanedionato)titanium

二乙氧基双(1-苯基-1,3-丁二酮烯醇盐)钛

CAS 登录号 85969-07-9

INN list 56

药效分类 抗肿瘤药

布蒽酮

Butantrone（*INN*）

化学结构式

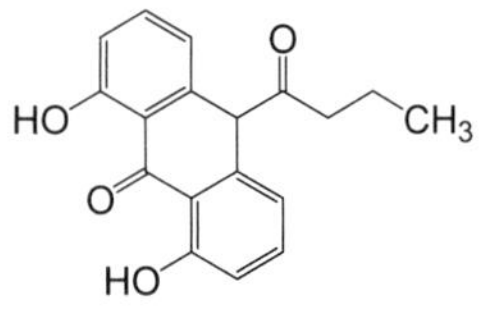

分子式和分子量 $C_{18}H_{16}O_4$ 296.32

化学名 10-Butyryl-1,8-dihydroxyanthrone

10-丁酰基-1,8-二羟基蒽酮

CAS 登录号 75464-11-8

INN list 48

药效分类 抗银屑病药

布非洛尔

Bufetolol（*INN*）

化学结构式

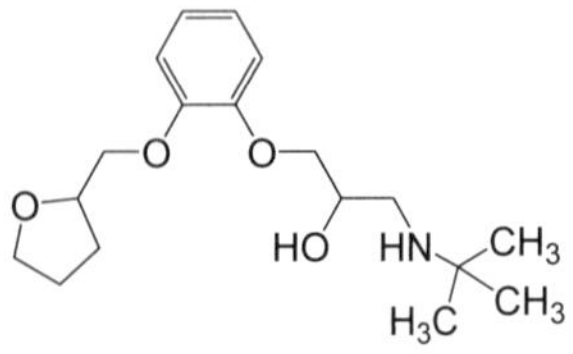

分子式和分子量 $C_{18}H_{29}NO_4$ 323.43

化 学 名 1-(*tert*-Butylamino)-3-[*O*-[(tetrahydrofurfuryl)oxy]phenoxy]-2-propanol

1-(叔丁氨基)-3-[*O*-[(四氢呋喃甲基)氧基]苯氧基]-2-丙醇

CAS 登录号 53684-49-4

INN list 30

药效分类 β 受体拮抗药

布芬太尼

Brifentanil（*INN*）

化学结构式

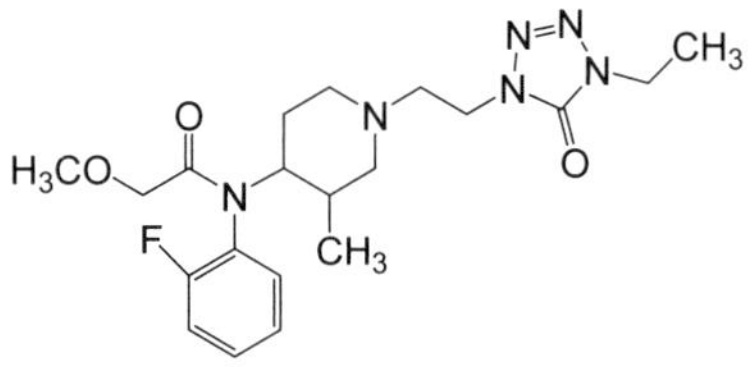

分子式和分子量 $C_{20}H_{29}FN_6O_3$ 420.49

化学名 (±)-*cis*-*N*-[1-[2-(4-Ethyl-5-oxo-2-tetrazolin-1-yl)ethyl]-3-methyl-4-piperidyl]-2'-fluoro-2-methoxyacetanilide

(±)-顺-*N*-[1-[2-(4-乙基-5-氧代-2-四氮唑啉-1-基)乙基]-3-甲基-4-哌啶基]-2'-氟-2-甲氧基乙酰苯胺

CAS 登录号 101345-71-5; 117268-95-8[盐酸盐]

INN list 62

药效分类 镇痛药

布酚宁

Buphenine（*INN*）

化学结构式

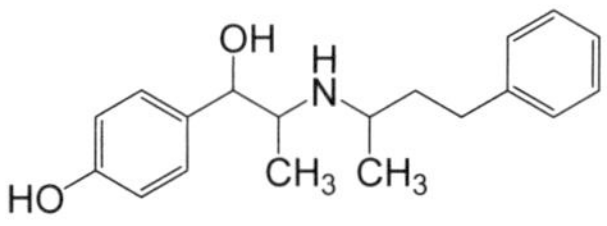

分子式和分子量 $C_{19}H_{25}NO_2$ 299.41

化学名 *p*-Hydroxy-*α*-[1-[(1-methyl-3-phenylpropyl)amino]ethyl]benzyl alcohol

4-羟基-*α*-[1-[(1-甲基-3-苯基丙基)氨基]乙基]苄醇

CAS 登录号 447-41-6; 849-55-8[盐酸盐]

INN list 8

药效分类 外周血管扩张药

ATC 分类 C04AA02

布福吉宁

Bufogenin（*INN*）

化学结构式

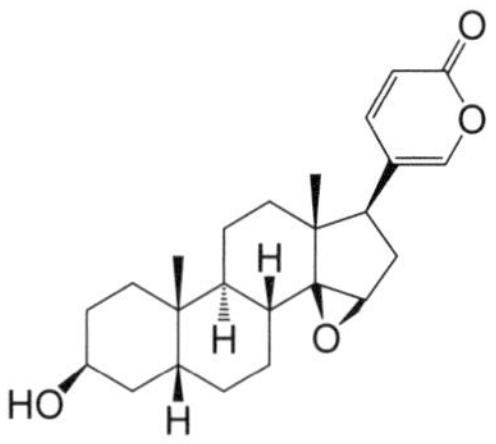

分子式和分子量 $C_{24}H_{32}O_4$ 384.51

化学名 14,15β-Epoxy-3β-hydroxyl-5β-bufa-20,22-dienolide

14,15β-环氧-3β-羟基-5β-蟾蜍甾-20,22-二烯内酯

CAS 登录号 465-39-4

INN list 15

药效分类 平喘药

布福洛尔

Brefonalol（*INN*）

化学结构式

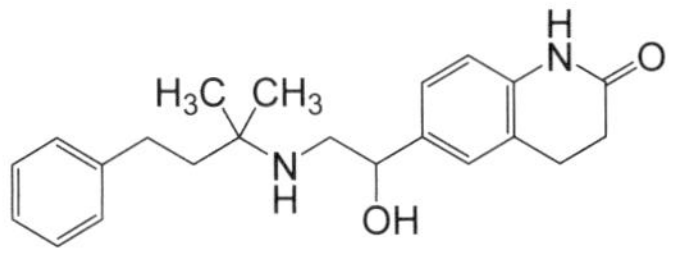

分子式和分子量 $C_{22}H_{28}N_2O_2$ 352.47

化学名 (±)-6-[2-[(1,1-Dimethyl-3-phenylpropyl)amino]-1-hydroxyethyl]-3,4-dihydrocarbostyril

(±)-6-[2-[(1,1-二甲基-3-苯丙基)氨基]-1-羟乙基]-3,4-二氢喹诺酮

CAS 登录号 104051-20-9

INN list 56

药效分类 α,β-受体拮抗药

布格替尼

Brigatinib（*INN*）

化学结构式

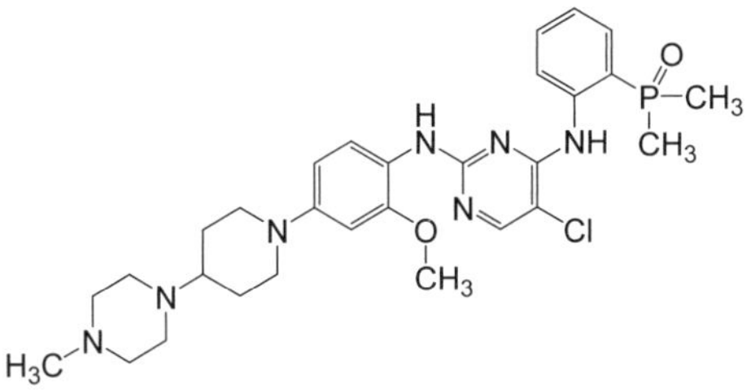

分子式和分子量 $C_{29}H_{39}ClN_7O_2P$ 583.26

化学名 {2-[(5-Chloro-2-{2-methoxy-4-[4-(4-methylpiperazin-1-yl)piperidin-1-yl]anilino}pyrimidin-4-yl)amino]phenyl}dimethyl-λ^5-phosphanone

{2-[(5-氯-2-{2-甲氧基-4-[4-(4-甲基哌嗪-1-基)哌啶-1-基]苯氨基}嘧啶-4-基)氨基]苯基}二甲基-λ^5-膦酮

CAS 登录号 1197953-54-0

INN list 113

药效分类 酪氨酸激酶抑制药，抗肿瘤药

布卡尼

Bucainide（*INN*）

化学结构式

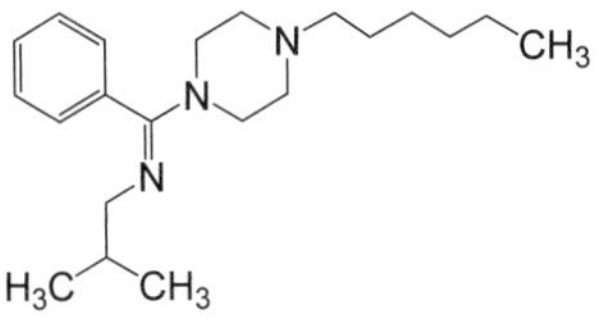

分子式和分子量 $C_{21}H_{35}N_3$ 329.53

化学名 1-(4-Hexylpiperazin-1-yl)-*N*-(2-methylpropyl)-1-phenylmethanimine

1-(4-己基哌嗪-1-基)-*N*-(2-甲基丙基)-1-苯基甲亚胺

CAS 登录号 51481-62-0; 51481-63-1[马来酸盐]

INN list 35

药效分类 抗心律失常药

布康唑

Butoconazole（*INN*）

化学结构式

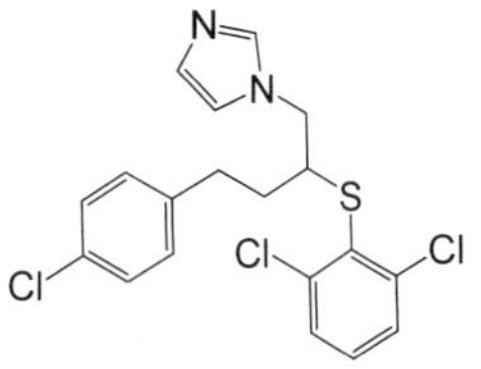

分子式和分子量 $C_{19}H_{17}Cl_3N_2S$ 411.77

化学名 (±)-1-[4-(*p*-Chlorophenyl)-2-[(2,6-dichlorophenyl)thio]-butyl]imidazole

(±)-1-[4-(4-氯苯基)-2-[(2,6-二氯苯基)硫基]丁基]咪唑

CAS 登录号 64872-76-0; 67085-14-7[单硝酸盐]

INN list 40

药效分类 抗真菌药

布可隆

Bucolome（*INN*）

化学结构式

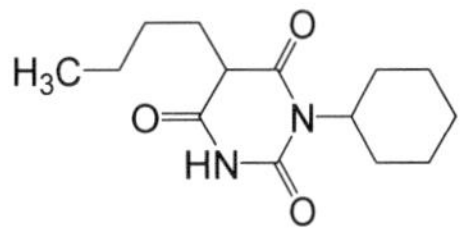

分子式和分子量 $C_{14}H_{22}N_2O_3$ 266.34

化学名 5-Butyl-1-cyclohexylbarbituric acid

5-丁基-1-环己基巴比妥酸

CAS 登录号 841-73-6

INN list 17

药效分类 抗炎镇痛药

布克力嗪

Buclizine（*INN*）

化学结构式

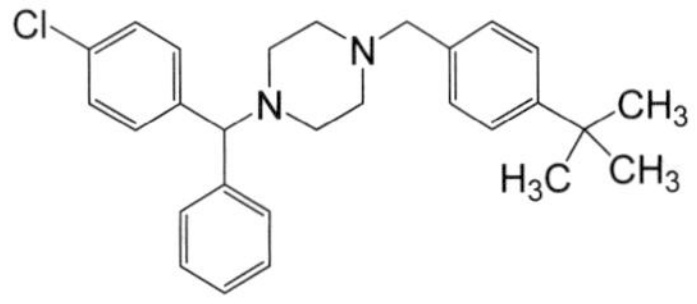

分子式和分子量 $C_{28}H_{33}ClN_2$ 433.04

化学名 1-(4-Chlorobenzhydryl)-4-(4-*tert*-butylbenzyl)-piperazine

1-(4-氯二苯甲基)-4-(4-叔丁基苄基)-哌嗪

CAS 登录号　82-95-1; 129-74-8[二盐酸盐]
INN list　4
药效分类　抗组胺药，镇吐药

布库洛尔

Bucumolol（*INN*）

化学结构式

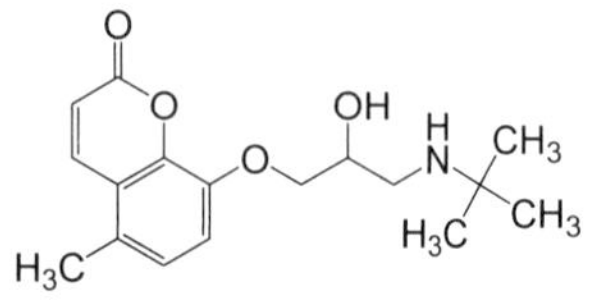

分子式和分子量　$C_{17}H_{23}NO_4$　305.37
化学名　8-[3-(*tert*-Butylamino)-2-hydroxypropoxy]-5-methylcoumarin
　　8-[3-叔丁基氨基-2-羟丙氧基]-5-甲基香豆素
CAS 登录号　58409-59-9
INN list　35
药效分类　β 受体拮抗药

布喹那

Brequinar（*INN*）

化学结构式

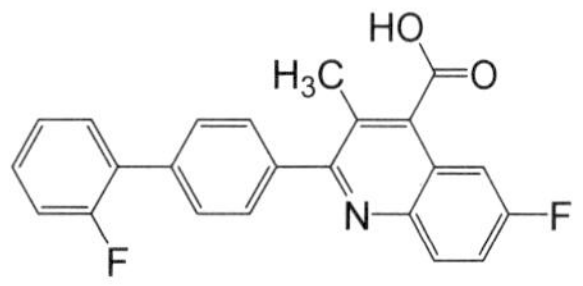

分子式和分子量　$C_{23}H_{15}F_2NO_2$　375.37
化学名　6-Fluoro-2-(2'-fluoro-4-biphenylyl)-3-methyl-4-quinolinecarboxylic acid
　　6-氟-2-(2'-氟-4-联苯基)-3-甲基-4-喹啉羧酸
CAS 登录号　96187-53-0; 96201-88-6[钠盐]
INN list　58
药效分类　抗肿瘤药

布喹特林

Buquiterine（*INN*）

化学结构式

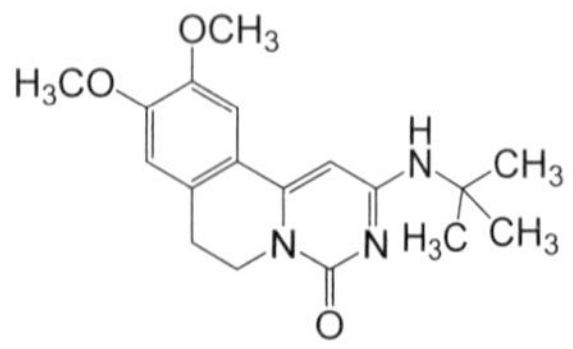

分子式和分子量　$C_{18}H_{23}N_3O_3$　329.39
化学名　2-(*tert*-Butylamino)-6,7-dihydro-9,10-dimethoxy-4*H*-pyrimido[6,1-*a*]isoquinolin-4-one
　　2-叔丁氨基-6,7-二氢-9,10-二甲氧基-4*H*-嘧啶并[6,1-*a*]异喹啉-4-酮
CAS 登录号　76536-74-8
INN list　53
药效分类　支气管舒张药

布拉氨酯

Buramate（*INN*）

化学结构式

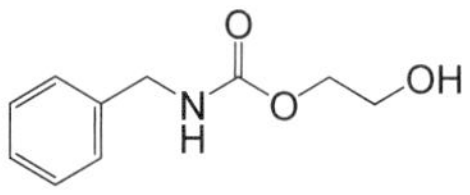

分子式和分子量　$C_{10}H_{13}NO_3$　195.22
化学名　2-Hydroxyethyl benzylcarbamate
　　2-羟乙基 苯甲氨基甲酸酯
CAS 登录号　4663-83-6
INN list　15
药效分类　抗惊厥药，抗精神病药

布拉地新

Bucladesine（*INN*）

化学结构式

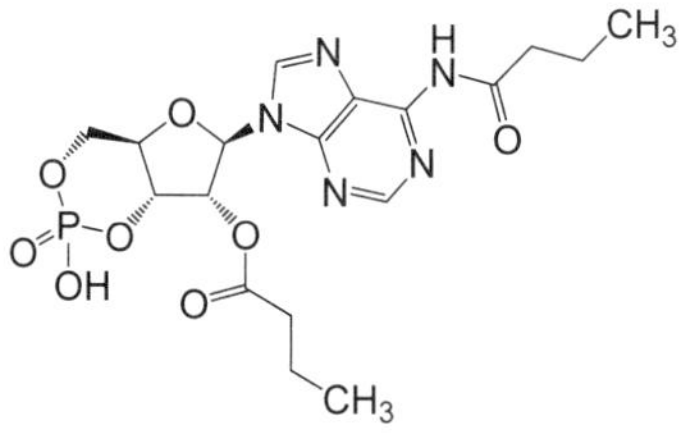

分子式和分子量　$C_{18}H_{24}N_5O_8P$　469.39
化学名　[(4*aR*,6*R*,7*R*,7*aR*)-6-[6-(Butanoylamino)purin-9-yl]-2-hydroxy-2-oxo-4*a*,6,7,7*a*-tetrahydro-4*H*-furo[3,2-*d*][1,3,2]dioxaphosphinin-7-yl] butanoate
　　[(4*aR*,6*R*,7*R*,7*aR*)-6-[6-(丁酰氨基)嘌呤-9-基]-2-羟基-2-氧代-4*a*,6,7,7*a*-四氢-4*H*-呋喃并[3,2-*d*][1,3,2]二氧杂磷杂环己熳-7-基]丁酸酯
CAS 登录号　362-74-3
INN list　49
药效分类　非强心苷类强心药
ATC 分类　C01CE04

布拉菌素

Brilacidin（*INN*）

化学结构式

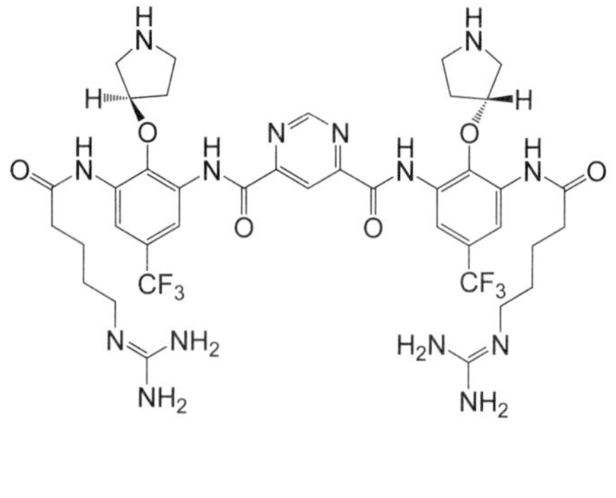

分子式和分子量 $C_{40}H_{50}F_6N_{14}O_6$ 936.92

化学名 4-*N*,6-*N*-Bis[3-[5-(diaminomethylideneamino)pentanoylamino]-2-[(3*R*)-pyrrolidin-3-yl]oxy-5-(trifluoromethyl)phenyl]pyrimidine-4,6-dicarboxamide

4-*N*,6-*N*-双[3-[5-(二氨基甲亚基氨基)戊酰基氨基]-2-[(3*R*)-吡咯烷-3-基]氧基-5-(三氟甲基)苯基]嘧啶-4,6-二甲酰胺

CAS 登录号 1224095-98-0

INN list 108

药效分类 抗生素类药

布拉喹

Bulaquine（*INN*）

化学结构式

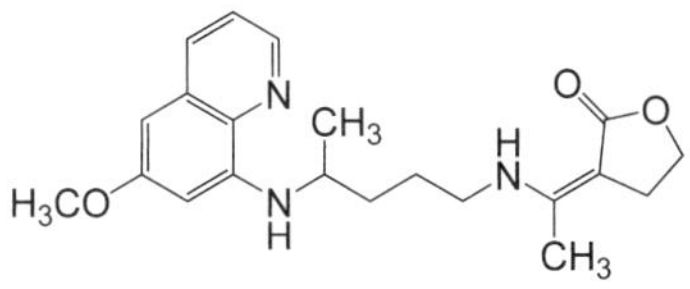

分子式和分子量 $C_{21}H_{27}N_3O_3$ 369.46

化学名 Dihydro-3-[1-[4-[(6-methoxy-8-quinolyl)amino]pentyl]amino]ethylidene-2(3*H*)-furanone

二氢-3-[1-[4-[(6-甲氧基-8-喹啉基)氨基]戊基]氨基]乙亚基-2(3*H*)-呋喃酮

CAS 登录号 223661-25-4

INN list 82

药效分类 抗疟药

布拉洛尔

Bupranolol（*INN*）

化学结构式

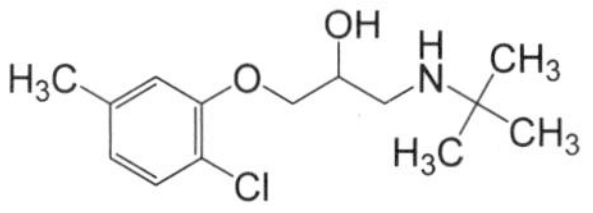

分子式和分子量 $C_{14}H_{22}ClNO_2$ 271.78

化学名 1-(*tert*-Butylamino)-3-(2-chloro-5-methylphenoxy)propan-2-ol

1-(叔丁基氨基)-3-(2-氯-5-甲基苯氧基)丙-2-醇

CAS 登录号 14556-46-8

INN list 27

药效分类 β 受体拮抗药

ATC 分类 C07AA19

布拉美森

Blarcamesine（*INN*）

化学结构式

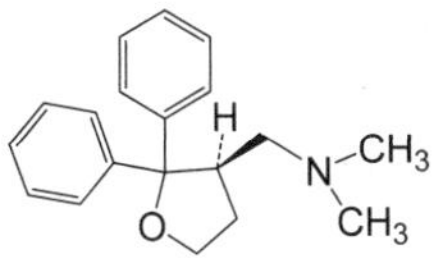

及其对映异构体

分子式和分子量 $C_{19}H_{23}NO$ 281.40

化学名 *rac*-1-[(3*R*)-2,2-Diphenyloxolan-3-yl]-*N*,*N*-dimethylmethanamine

外消旋-1-[(3*R*)-2,2-二苯基氧杂环戊烷-3-基]-*N*,*N*-二甲基甲胺

CAS 登录号 195615-83-9

INN list 120

药效分类 σ 受体配体

布拉匹坦

Burapitant（*INN*）

化学结构式

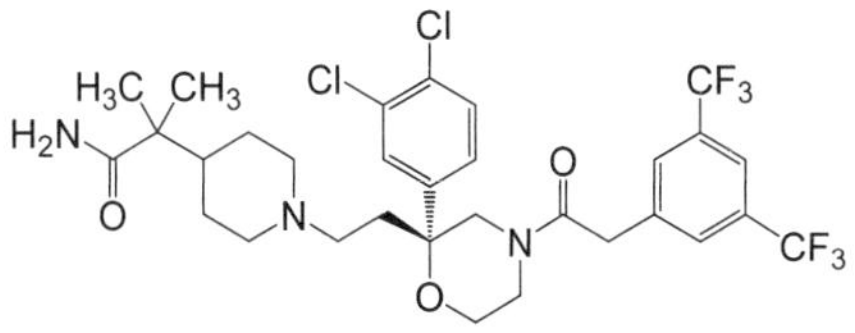

分子式和分子量 $C_{31}H_{35}Cl_2F_6N_3O_3$ 682.52

化学名 2-[1-[2-[(2*R*)-4-{2-[3,5-Bis(trifluoromethyl)phenyl]acetyl}-2-(3,4-dichlorophenyl)morpholin-2-yl]ethyl]piperidin-4-yl]-2-methylpropanamide

2-[1-[2-[(2*R*)-4-[2-[3,5-双(三氟甲基)苯基]乙酰基]-2-(3,4-二氯苯基)吗啉-2-基]乙基]哌啶-4-基]-2-甲基丙酰胺

CAS 登录号 537034-22-3

INN list 101

药效分类 神经激肽 NK1 受体拮抗药

布拉扑兰

Branaplam（*INN*）

化学结构式

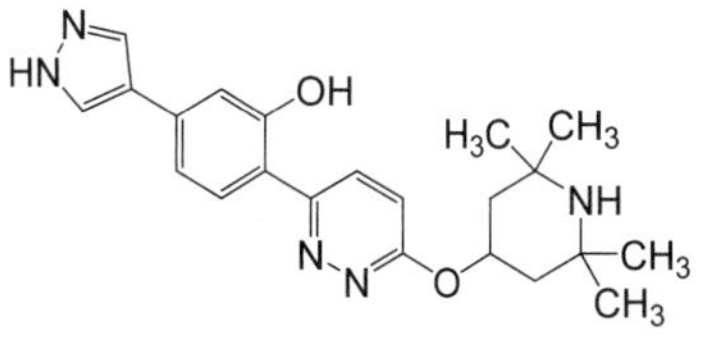

分子式和分子量 $C_{22}H_{27}N_5O_2$ 393.49

化学名 5-(1*H*-Pyrazol-4-yl)-2-{6-[(2,2,6,6-tetramethylpiperidin-4-yl)oxy]pyridazin-3-yl}phenol

5-(1*H*-吡唑-4-基)-2-{6-[(2,2,6,6-四甲基哌啶-4-基)氧]哒嗪-3-基}苯酚

CAS 登录号 1562338-42-4

INN list 115

药效分类 免疫调节药

布立西坦

Brivaracetam（*INN*）

分子式和分子量 $C_{11}H_{20}N_2O_2$ 212.29

化学结构式

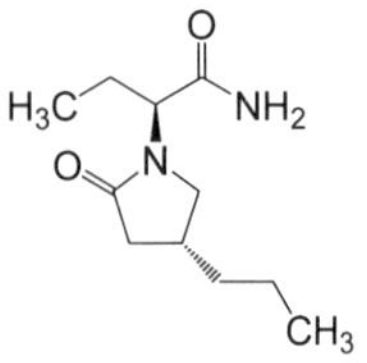

化学名 (2*S*)-2-[(4*R*)-2-Oxo-4-propylpyrrolidinlyl]butanamide

(2*S*)-2-[(4*R*)-2-氧代-4-丙基吡咯烷基]丁酰胺

CAS 登录号 357336-20-0

INN list 93

药效分类 促智药

布利沙福

Burixafor（*INN*）

化学结构式

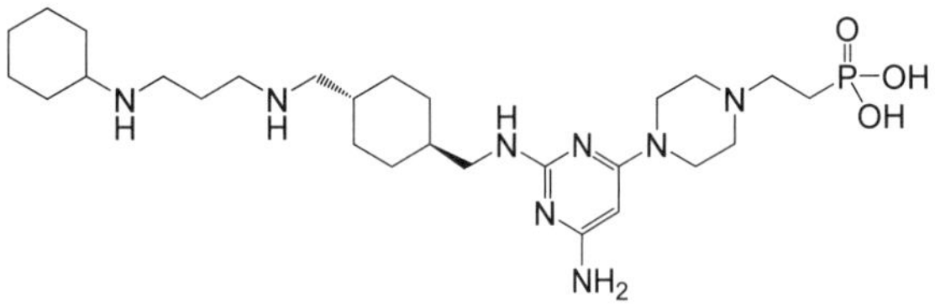

分子式和分子量 $C_{27}H_{51}N_8O_3P$ 566.72

化学名 (2-(4-(6-Amino-2-((((1*r*,4*r*)-4-(((3-(cyclohexylamino)propyl)amino)methyl)cyclohexyl)methyl)amino)pyrimidin-4-yl)piperazin-1-yl)ethyl) phosphonic acid

(2-(4-(6-氨基-2-((((1*r*,4*r*)-4-(((3-(环己氨基)丙基)氨基)甲基)环己基)甲基)氨基)嘧啶-4-基)哌嗪-1-基)乙基)膦酸

CAS 登录号 1191448-17-5

INN list 104

药效分类 趋化因子(CXCR4)受体拮抗药

布林司群

Brilanestrant（*INN*）

化学结构式

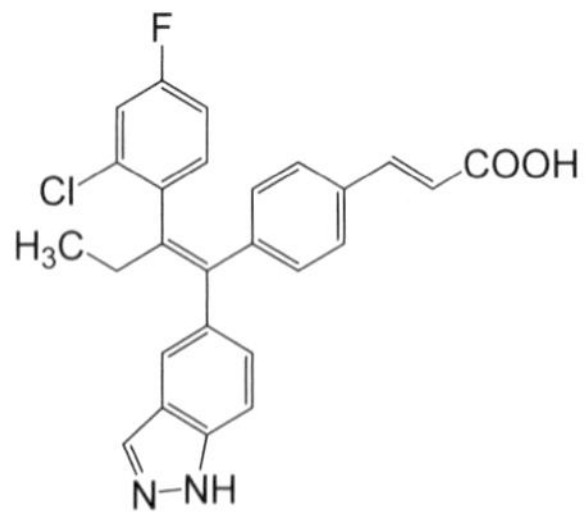

分子式和分子量 $C_{26}H_{20}ClFN_2O_2$ 446.91

化学名 (2*E*)-3-{4-[(1*E*)-2-(2-Chloro-4-fluorophenyl)-1-(1*H*-indazol-5-yl)but-1-en-1-yl]phenyl}prop-2-enoic acid

(2*E*)-3-{4-[(1*E*)-2-(2-氯-4-氟苯基)-1-(1*H*-吲唑-5-基)丁-1-烯-1-基]苯基} 丙-2 -烯酸

CAS 登录号 1365888-06-7

INN list 115

药效分类 抗雌激素药

布林西多福韦

Brincidofovir（*INN*）

化学结构式

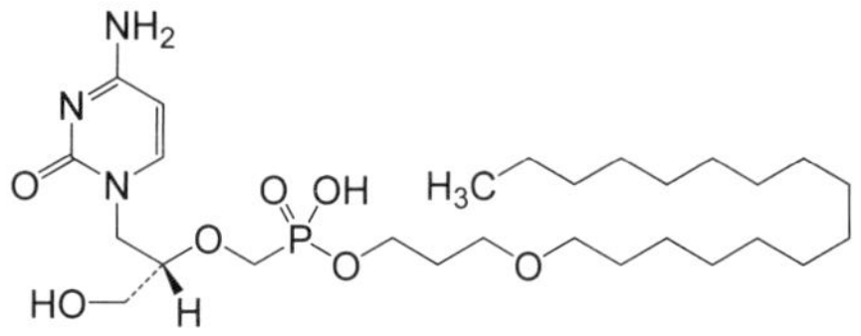

分子式和分子量 $C_{27}H_{52}N_3O_7P$ 561.35

化学名 3-(Hexadecyloxy)propyl hydrogen ({(1*S*)-1-[(4-amino-2-oxopyrimidin-1(2*H*)-yl)methyl]-2-hydroxyethoxy}methyl)phosphonate

3-(十六烷氧基)丙基 氢 ({(1*S*)-1-[(4-氨基-2-氧代嘧啶-1(2*H*)-基)甲基]-2-羟基乙氧基}甲基)膦酸酯

CAS 登录号 444805-28-1

INN list 110

药效分类 抗病毒药

布林佐胺

Brinzolamide（*INN*）

化学结构式

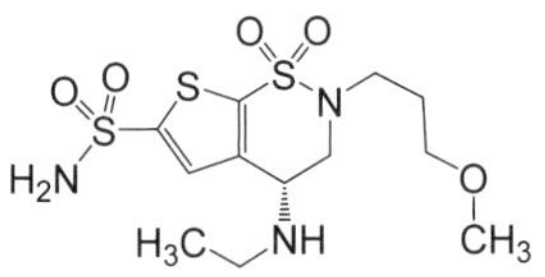

分子式和分子量 $C_{12}H_{21}N_3O_5S_3$ 383.51

化学名 (*R*)-4-(Ethylamino)-3,4-dihydro-2-(3-methoxypropyl)-2*H*-thieno[3,2-*e*]-1,2-thiazine-6-sulfonamide 1,1-dioxide

(*R*)-4-(乙氨基)-3,4-二氢-2-(3-甲氧基丙基)-2*H*-噻吩并[3,2-*e*]-1,2-噻嗪-6-磺酰胺 1,1-二氧化物

CAS 登录号 138890-62-7

INN list 76

药效分类 抗青光眼药，碳酸酐酶抑制药

布磷曲沙他滨

Fostroxacitabine Bralpamide（*INN*）

化学结构式

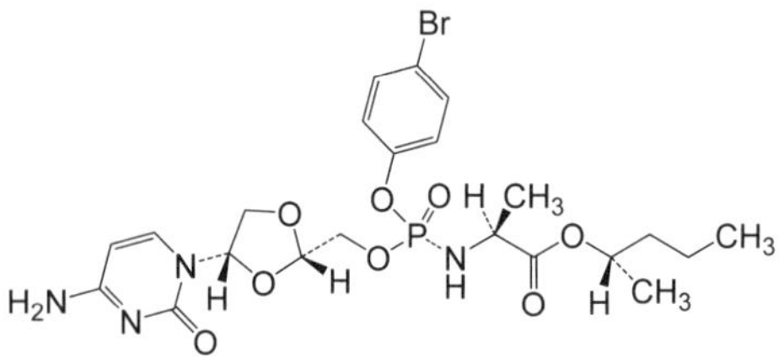

分子式和分子量 $C_{22}H_{30}BrN_4O_8P$ 589.38

化学名 (2*S*)-Pentan-2-yl *N*-[(*S*)-{[(2*S*,4*S*)-4-(4-amino-2-oxopyrimidin-1(2*H*)-yl)-1,3-dioxolan-2-yl]methoxy}(4-bromophenoxy)phosphoryl]-*L*-alaninate

(2*S*)-戊烷-2-基 *N*-[(*S*)-{[(2*S*,4*S*)-4-(4-氨基-2-氧代嘧啶-1(2*H*)-基)-1,3-二氧戊环-2-基]甲氧基}(4-溴苯氧基)磷酰基]-L-丙氨酸酯
CAS 登录号 2129993-56-0
INN list 125
药效分类 抗肿瘤药

布鲁霉素

Bluensomycin（*INN*）

化学结构式

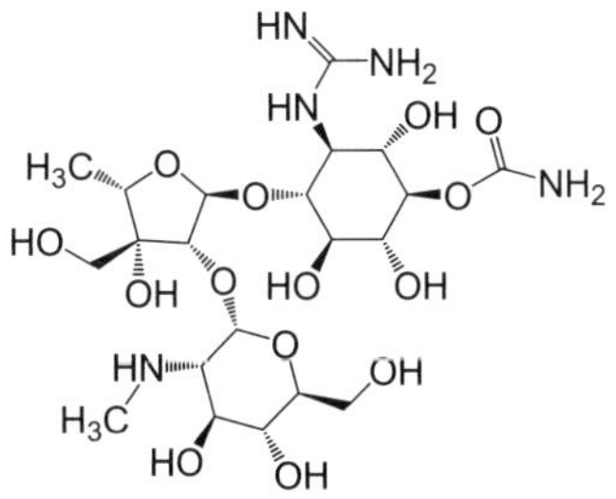

分子式和分子量 $C_{21}H_{39}N_5O_{14}$ 585.56
药物描述 Antibiotic obtained from cultures of *Streptomyces verticillus*,or the same substances produced by any other means
用轮枝链霉菌培养得到的抗生素，或通过其他方法获得的相同物质
CAS 登录号 11011-72-6
INN list 14
药效分类 抗生素类药

布洛芬

Ibuprofen（*INN*）

化学结构式

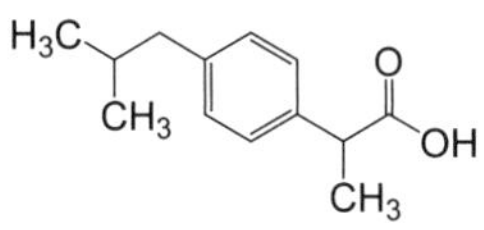

分子式和分子量 $C_{13}H_{18}O_2$ 206.28
化学名 (±)- 2-(4-(2-Methylpropyl)phenyl)propanoic acid
(±)- 2-(4-(2-甲基丙基)苯基)丙酸
CAS 登录号 15687-27-1; 58560-75-1[±混合物]
INN list 16
药效分类 抗炎镇痛药
ATC 分类 C01EB16

布氯酸

Bucloxic Acid（*INN*）

化学结构式

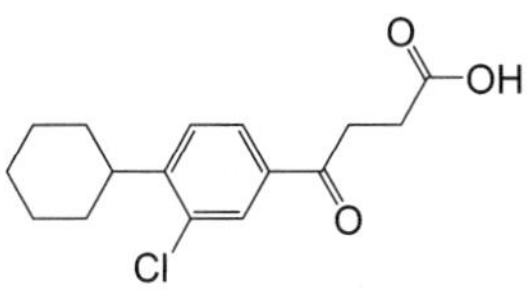

分子式和分子量 $C_{16}H_{19}ClO_3$ 294.77
化学名 3-(3-Chloro-4-cyclohexylbenzoyl)propionic acid
3-(3-氯-4-环己基苯甲酰基)丙酸
CAS 登录号 32808-51-8
INN list 28
药效分类 抗炎镇痛药

布马地宗

Bumadizone（*INN*）

化学结构式

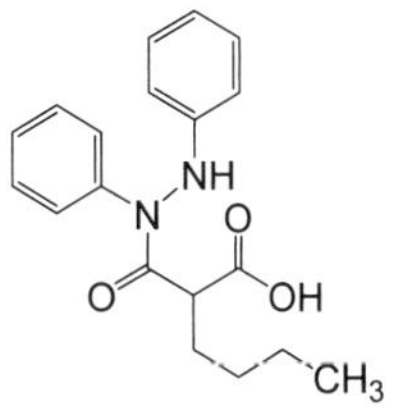

分子式和分子量 $C_{19}H_{22}N_2O_3$ 326.39
化学名 Butylmalonic acid mono (1,2-diphenylhydrazide)
丁基丙二酸 单(1,2-二苯基酰肼)
CAS 登录号 3583-64-0
INN list 24
药效分类 抗炎镇痛药

布马佐辛

Bremazocine（*INN*）

化学结构式

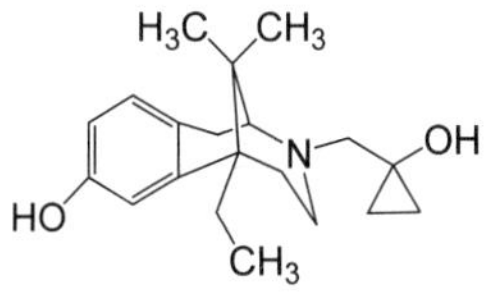

分子式和分子量 $C_{20}H_{29}NO_2$ 315.45
化学名 6-Ethyl-1,2,3,4,5,6-hexahydro-3-[(1-hydroxycyclopropyl) methyl]-11, 11-Dimethyl-2, 6-methano-3-benzazocin-8-ol
6-乙基-1,2,3,4,5,6-六氢-3-[(1-羟基环丙基)甲基]-11,11-二甲基-2,6-甲桥-3-苯并氮杂环辛熳-8-醇
CAS 登录号 71990-00-6
INN list 43
药效分类 镇痛药

布美地尔

Bumepidil（*INN*）

化学结构式

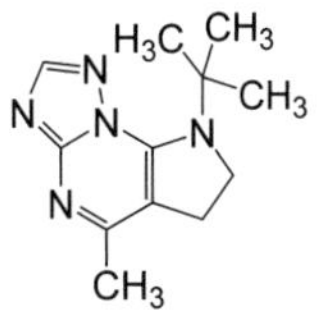

分子式和分子量 $C_{12}H_{17}N_5$ 231.30

化学名　8-*tert*-Butyl-7,8-dihydro-5-methyl-6*H*-pyrrolo[3,2-*e*]-*s*-triazolol[1,5-*a*]pyrimidine

8-叔丁基-7,8-二氢-5-甲基-6*H*-吡咯并[3,2-*e*]-均三氮唑并[1,5-*a*]嘧啶

CAS 登录号　62052-97-5

INN list　44

药效分类　血管扩张药

布美卡因

Bumecaine（*INN*）

化学结构式

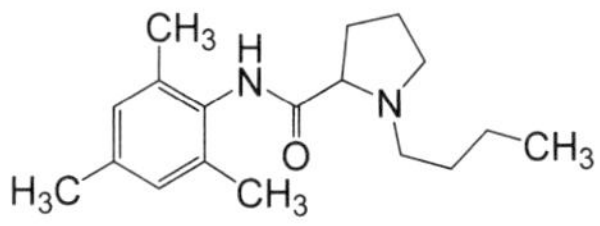

分子式和分子量　$C_{18}H_{28}N_2O$　288.43

化学名　1-Butyl-2',4'6'-trimethyl-2-pyrrolidinecarboxanilide

1-丁基-2',4'6'-三甲基-2-吡咯烷甲酰苯胺

CAS 登录号　30103-44-7

INN list　25

药效分类　局部麻醉药

布美诺肽

Bremelanotide（*INN*）

化学结构式

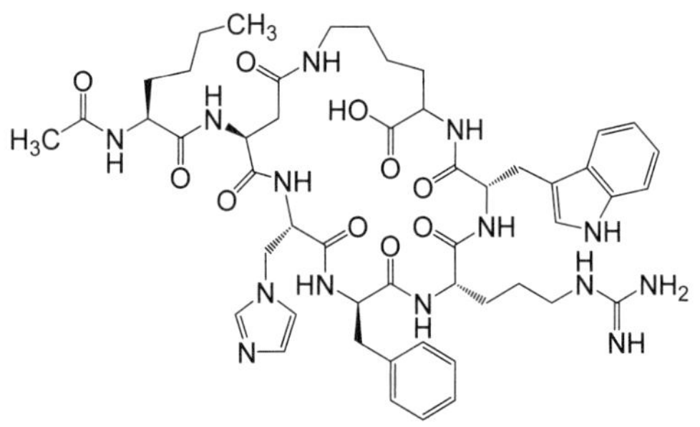

分子式和分子量　$C_{50}H_{68}N_{14}O_{10}$　1025.20

化学名　*N*-Acetyl-L-2-aminohexanoyl-L-*α*-aspartyl-L-histidyl-D-phenylalanyl-L-arginyl-L-tryptophyl-L-lysine-(2→7)-lactam

N-乙酰基-L-2-氨基己酰基-L-*α*-天冬氨酰-L-组氨酰-D-苯丙氨酰-L-精氨酰-L-色氨酰-L-赖氨酸-(2→7)-内酰胺

CAS 登录号　189691-06-3

INN list　95

药效分类　黑素细胞皮质素受体激动药

布美三唑

Bumetrizole（*INN*）

化学结构式

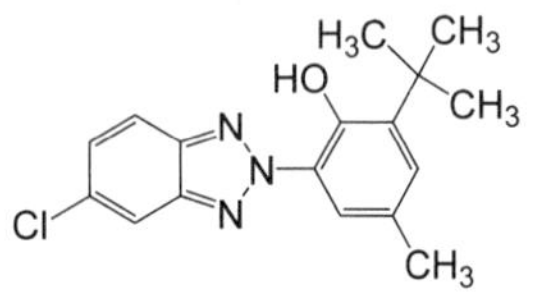

分子式和分子量　$C_{17}H_{18}ClN_3O$　315.80

化学名　2-(5-Chloro-2*H*-benzotriazol-2-yl)-4-methyl-6-(2-methyl-2-propanyl)phenol

2-(5-氯-2*H*-苯并三氮唑-2-基)-4-甲基-6-(2-甲基-2-丙基)苯酚

CAS 登录号　3896-11-5

INN list　42

药效分类　防晒药

布美他尼

Bumetanide（*INN*）

化学结构式

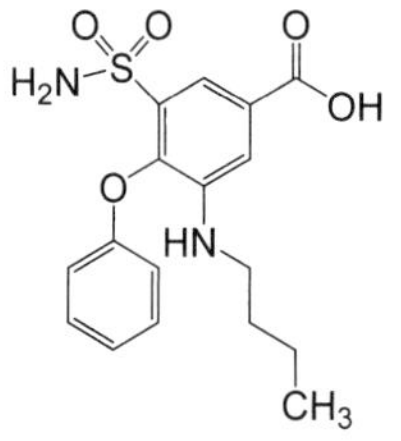

分子式和分子量　$C_{17}H_{20}N_2O_5S$　364.42

化学名　3-(Butylamino)-4-phenoxy-5-sulfamoylbenzoic acid

3-(丁氨基)-4-苯氧基-5-氨磺酰基苯甲酸

CAS 登录号　28395-03-1

INN list　24

药效分类　高效能利尿药

ATC 分类　C03CA02

布那司特

Bunaprolast（*INN*）

化学结构式

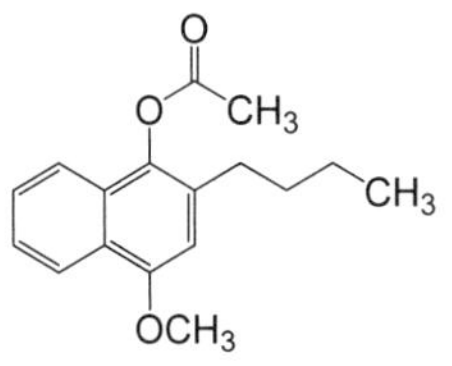

分子式和分子量　$C_{17}H_{20}O_3$　272.34

化学名　2-Butyl-4-methoxy-1-naphthol acetate

2-丁基-4-甲氧基-1-萘酚乙酸酯

CAS 登录号　99107-52-5

INN list　60

药效分类　平喘药，抗过敏药

布那唑嗪

Bunazosin（*INN*）

化学结构式

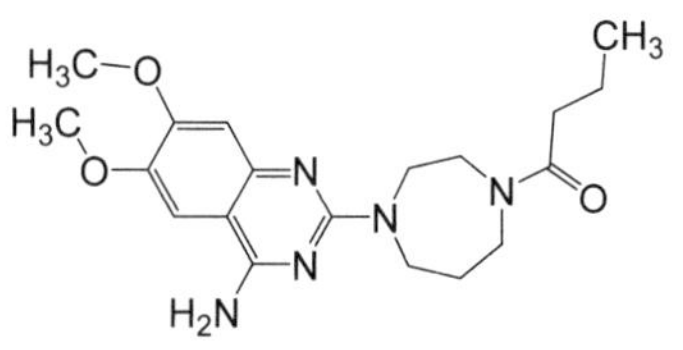

分子式和分子量 $C_{19}H_{27}N_5O_3$ 373.45

化学名 1-(4-Amino-6,7-dimethoxy-2-quinazolinyl)-4-butyrylhexahydro-1*H*-1, 4-diazepine

1-(4-氨基-6,7-二甲氧基-2-喹唑啉基)-4-丁酰基六氢-1*H*-1,4-二氮杂草

CAS 登录号 80755-51-7

INN list 50

药效分类 抗高血压药

布南色林

Blonanserin（*INN*）

化学结构式

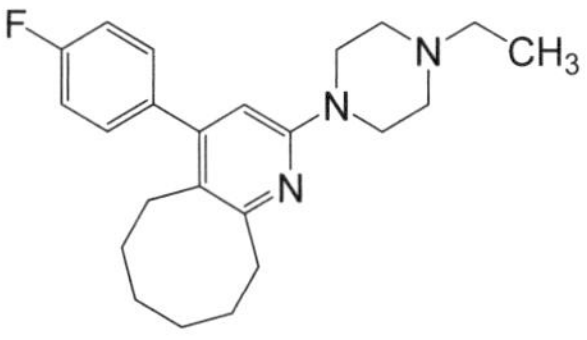

分子式和分子量 $C_{23}H_{30}FN_3$ 367.50

化学名 2-(4-Ethyl-1-piperazinyl)-4-(4-fluorophenyl)-5,6,7,8,9,10-hexahydrocycloocta[*b*] pyridine

2-(4-乙基-1-哌嗪基)-4-(4-氟苯基)-5,6,7,8,9,10-六氢环辛烷并[*b*]吡啶

CAS 登录号 132810-10-7

INN list 76

药效分类 抗抑郁药，5-羟色胺受体拮抗药

布尼洛尔

Bunitrolol（*INN*）

化学结构式

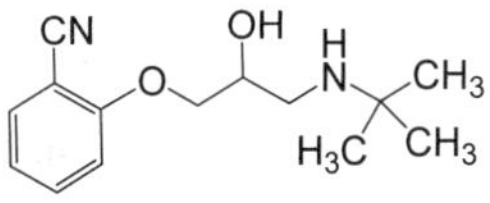

分子式和分子量 $C_{14}H_{20}N_2O_2$ 248.32

化学名 2-[3-(*tert*-Butylamino)-2-hydroxypropoxy]benzonitrile

2-(3-叔丁氨基-2-羟基丙氧基)苯甲腈

CAS 登录号 34915-68-9

INN list 28

药效分类 β 受体拮抗药

布诺洛尔

Bunolol（*INN*）

化学结构式

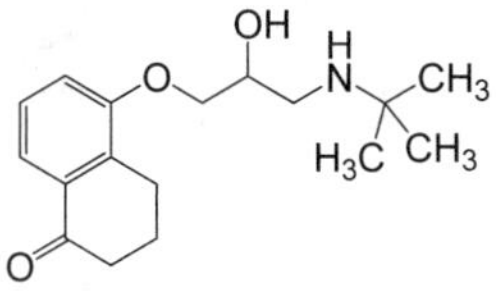

分子式和分子量 $C_{17}H_{25}NO_3$ 291.39

化学名 (±)-5-[3-(*tert*-Butylamino)-2-hydroxypropoxy]-3,4-dihydro-l (2*H*)-naphthalenoe

(±)-5-[3-叔丁氨基-2-羟基丙氧基]-3,4-二氢-1(2*H*)-萘酮

CAS 登录号 27591-01-1; 31969-05-8[盐酸盐]

INN list 22

药效分类 β 受体拮抗药

布帕伐醌

Buparvaquone（*INN*）

化学结构式

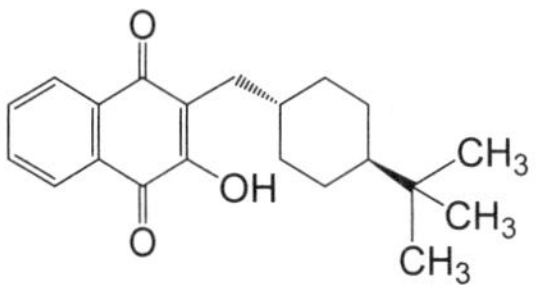

分子式和分子量 $C_{21}H_{26}O_3$ 326.43

化学名 2-Hydroxy-3-{[*trans*-4-(2-methyl-2-propanyl)cyclohexyl]methyl}-1,4-naphthoquinone

2-羟基-3-{[反-4-(2-甲基-2-丙基)环己基]甲基}-1,4-萘醌

CAS 登录号 88426-33-9

INN list 51

药效分类 抗梨浆虫药

布帕利塞

Buparlisib（*INN*）

化学结构式

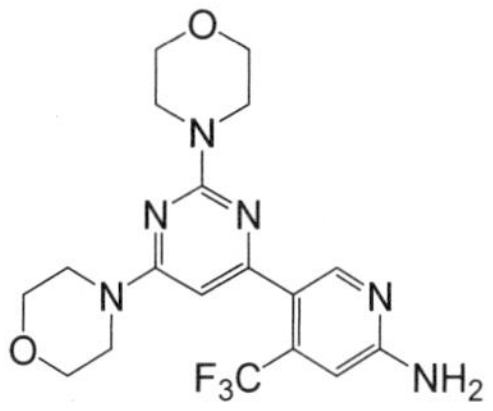

分子式和分子量 $C_{18}H_{21}F_3N_6O_2$ 410.39

化学名 5-[2,6-Bis(morpholin-4-yl)pyrimidin-4-yl]-4-(trifluoromethyl)pyridin-2-amine

5-[2,6-双(吗啉-4-基)嘧啶-4-基]-4-(三氟甲基)吡啶-2-胺

CAS 登录号 944396-07-0

INN list 106

药效分类 抗肿瘤药

布屈嗪

Budralazine（*INN*）

化学结构式

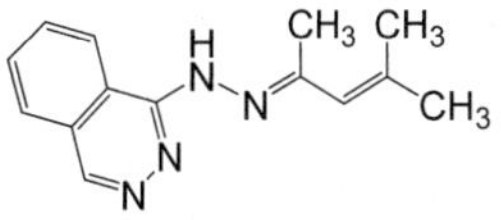

分子式和分子量 $C_{14}H_{16}N_4$ 240.30

化学名 *N*-[(*E*)-4-Methylpent-3-en-2-ylideneamino]phthalazin-1-amine

N-[(*E*)-4-甲基戊-3-烯-2-亚基氨基]酞嗪-1-胺

CAS 登录号 36798-79-5

INN list 33

药效分类 抗高血压药

布瑞拉沙秦

Brilaroxazine（*INN*）

化学结构式

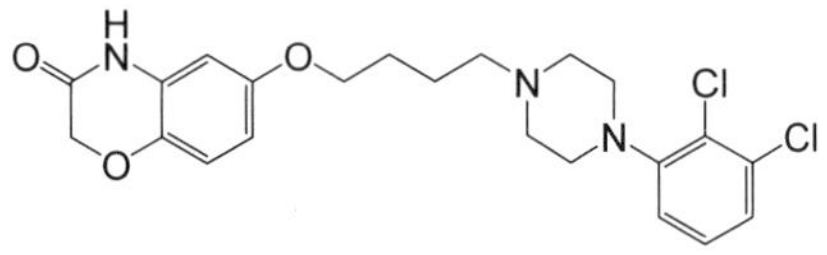

分子式和分子量 $C_{22}H_{25}Cl_2N_3O_3$ 450.36

化学名 6-{4-[4-(2,3-Dichlorophenyl)piperazin-1-yl]butoxy}-2*H*-1,4-benzoxazin-3(4*H*)-one

6-{4-[4-(4-(2,3-二氯苯基)哌嗪-1-基]丁氧基}-2*H*-1,4-苯并噁嗪-3(4*H*)-酮

CAS 登录号 1239729-06-6

INN list 119

药效分类 抗焦虑药

布瑞那韦

Brecanavir（*INN*）

化学结构式

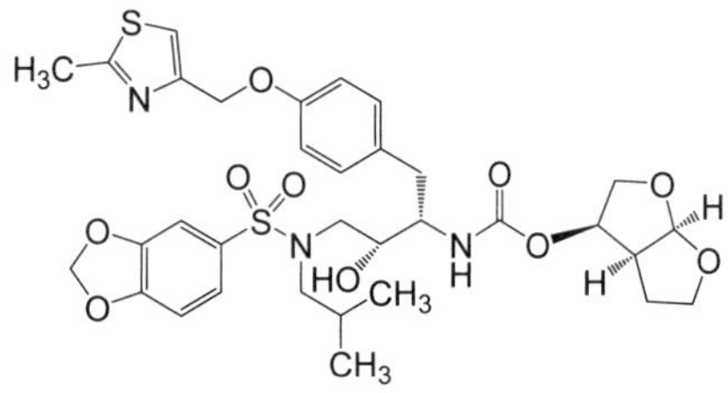

分子式和分子量 $C_{33}H_{41}N_3O_{10}S_2$ 703.82

化学名 (3*R*,3*aS*,6*aR*)-Hexahydrofurol[2,3-*b*]furan-3-yl[(1*S*,2*R*)-3-[(1,3-benzodioxol-5-ylsulfonyl)(2-methylpropyl)amino]-2-hydroxy-1-[4-[(2-methylthiazol-4-yl) methoxy]benzyl]propyl]carbamate

(3*R*,3*aS*,6*aR*)-六氢呋喃并[2,3-*b*]呋喃-3-基[(1*S*,2*R*)-3-[(1,3-苯并二氧戊环-5-基磺酰基)(2-甲基丙基)氨基]-2-羟基-1-[4-[(2-甲基噻唑-4-基)甲氧基]苄基]丙基]氨基甲酸酯

CAS 登录号 313682-08-5

INN list 94

药效分类 抗病毒药

布瑞诺龙

Brexanolone（*INN*）

化学结构式

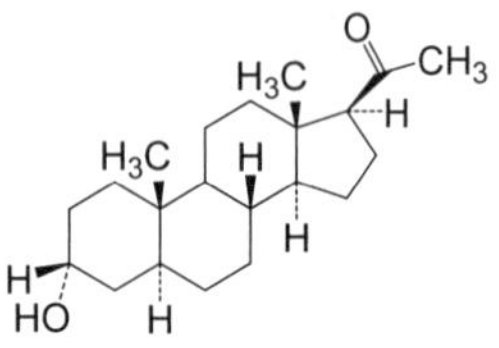

分子式和分子量 $C_{21}H_{34}O_2$ 318.50

化学名 3*α*-Hydroxy-5*α*-pregnane-20-one

3*α*-羟基-5*α*-孕甾-20-酮

CAS 登录号 516-54-1

INN list 117

药效分类 抗癫痫药

布瑞哌唑

Brexpiprazole（*INN*）

化学结构式

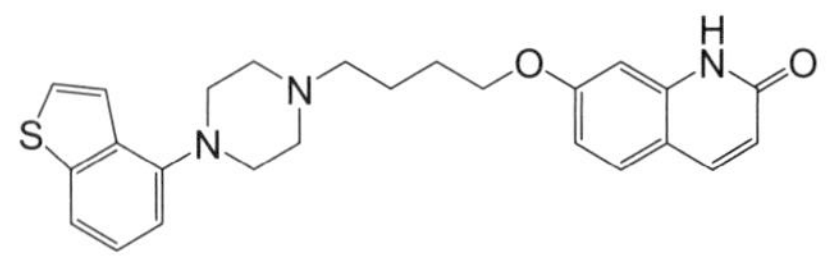

分子式和分子量 $C_{22}H_{27}N_3O_2S$ 433.57

化学名 7-{4-[4-(1-Benzothiophen-4-yl)piperazin-1-yl]butoxy}-quinolin-2(1*H*)-one

7-{4-[4-(1-苯并噻吩-4-基)哌嗪-1-基]丁氧基}喹啉- 2(1*H*)-酮

CAS 登录号 913611-97-9

INN list 106

药效分类 抗精神病药

布瑞西利

Briciclib（*INN*）

化学结构式

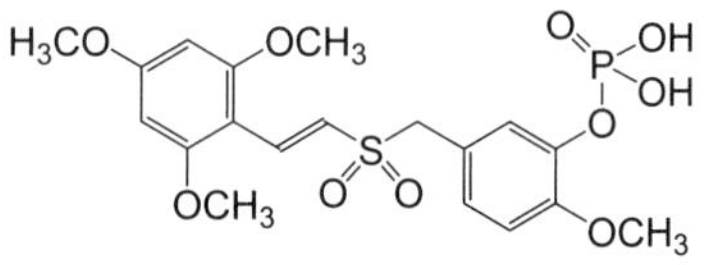

分子式和分子量 $C_{19}H_{23}O_{10}PS$ 474.42

化学名 2-Methoxy-5-({[(*E*)-2-(2,4,6-trimethoxyphenyl)ethenyl]sulfonyl}methyl)phenyl dihydrogen phosphate

2-甲氧基-5-({[(*E*)-2-(2,4,6-三甲氧基苯基)乙烯基]磺酰基}甲基)苯二酚磷酸酯

CAS 登录号 865783-99-9

INN list 111

药效分类 抗肿瘤药

布瑞昔替尼

Brepocitinib（*INN*）

化学结构式

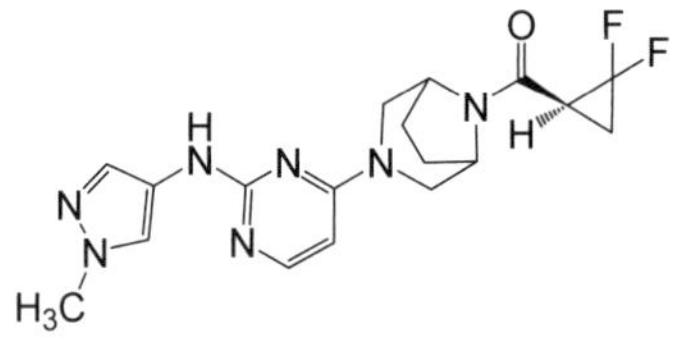

分子式和分子量 $C_{18}H_{21}F_2N_7O$ 389.41

化学名 [(1*S*)-2,2-Difluorocyclopropyl] (3-{2-[(1-methyl-1*H*-pyrazol-4-yl)amino]pyrimidin-4-yl}-3,8-diazabicyclo[3.2.1]octan-8-yl)methanone

[(1*S*)-2,2-二氟环丙基] (3-{2-[(1-甲基-1*H*-吡唑-4-基)氨基]嘧啶-4-基}-3,8-二氮杂双环[3.2.1]辛烷- 8-基)甲酮

CAS 登录号 1883299-62-4

INN list 121

药效分类 Janus 酪氨酸激酶抑制药

布噻嗪

Butizide（*INN*）

化学结构式

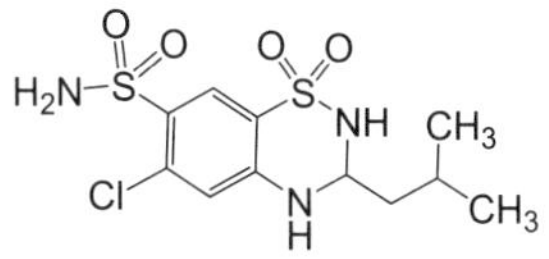

分子式和分子量 $C_{11}H_{16}ClN_3O_4S_2$ 353.85

化学名 6-Chloro-3,4-dihydro-3-isobutyl-2*H*-1,2,4-benzothiadiazine-7-sulfonamide 1,1-dioxide

6-氯-3,4-二氢-3-异丁基-2*H*-1,2,4-苯并噻二嗪-7-磺酰胺 1,1-二氧化物

CAS 登录号 2043-38-1

INN list 13

药效分类 利尿药

布色酮

Bucromarone（*INN*）

化学结构式

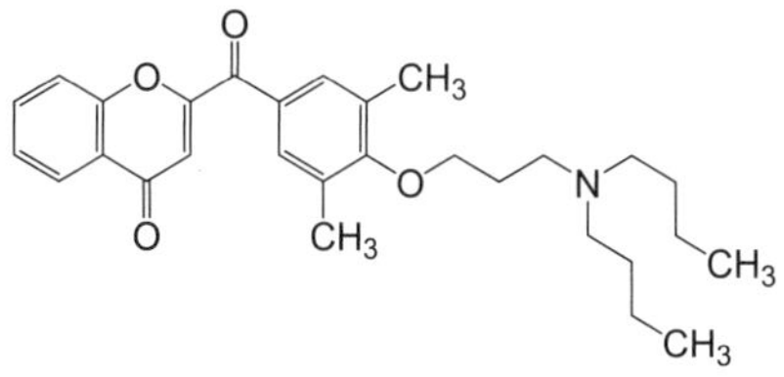

分子式和分子量 $C_{29}H_{37}NO_4$ 463.61

化学名 2-[4-[3-(Dibutylamino)propoxyl]-3, 5-dimethylbenzoyl]chromone

2-[4-[3-(二丁氨基)丙氧基]-3,5-二甲基苯甲酰基]色酮

CAS 登录号 78371-66-1

INN list 48

药效分类 抗心律失常药

布舍瑞林

Buserelin（*INN*）

化学结构式(见下)

分子式和分子量 $C_{60}H_{86}N_{16}O_{13}$ 1239.45

化学名 5-Oxo-L-prolyl-L-histidyl-L-tryptophyl-L-seryl-L-tyrosyl-*O*-*tert*-butyl-D-seryl-L-leucyl-L-arginyl-*N*-ethyl-L-prolinamide

5-氧代-L-脯氨酰-L-组氨酰-L-色氨酰-L-丝氨酰-L-酪氨酰-*O*-叔丁基-D-丝氨酰-L-亮氨酰-L-精氨酰-*N*-乙基-L-脯氨酰胺

CAS 登录号 57982-77-1; 68630-75-1[单乙酸盐]

INN list 36

药效分类 促性腺激素释放激素类似物

ATC 分类 L02AE01

布索芬新

Brasofensine（*INN*）

化学结构式

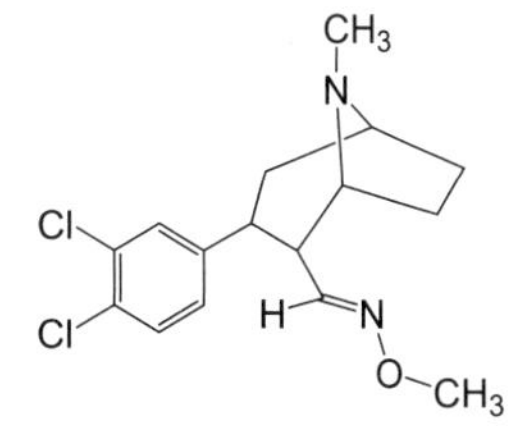

分子式和分子量 $C_{16}H_{20}Cl_2N_2O$ 327.25

化学名 3*β*-(3,4-Dichlorophenyl)-1*αH*,5*αH*-tropane-2*α*-carboxaldehyde (*E*)-(*O*-methyloxime)

3*β*-(3,4-二氯苯基)-1*αH*,5*αH*-莨菪烷-2*α*-甲醛 (*E*)-(*O*-甲基肟)

CAS 登录号 171655-91-7

INN list 76

药效分类 抗震颤麻痹药

布索卡替

Brensocatib（*INN*）

化学结构式

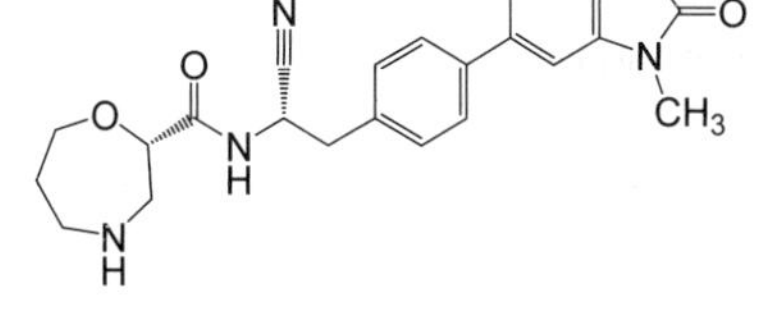

分子式和分子量 $C_{23}H_{24}N_4O_4$ 420.47

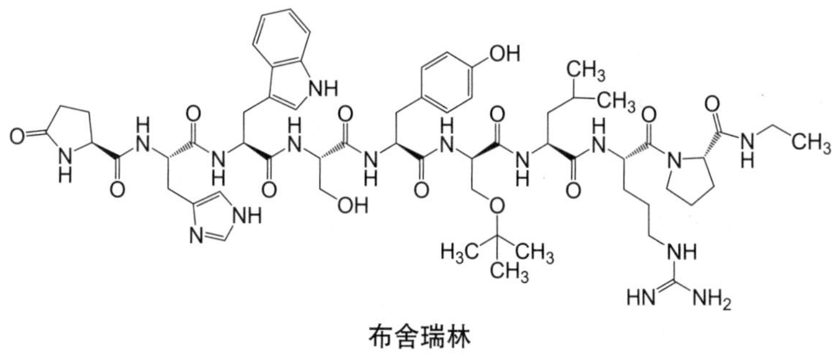

布舍瑞林

化学名　(2*S*)-*N*-{(1*S*)-1-Cyano-2-[4-(3-methyl-2-oxo-2,3-dihydro-1,3-benzoxazol-5-yl)phenyl]ethyl}-1,4- oxazepane-2-carboxamide

(2*S*)-*N*-{(1*S*)-1-氰基-2-[4-(3-甲基-2-氧代-2,3 二氢-1,3-苯并噁唑-5-基)苯基]乙基}-1,4-氧氮杂环庚烷-2-甲酰胺

CAS 登录号　1802148-05-5

INN list　121

药效分类　组织蛋白酶 C 抑制药

布他比妥

Butalbital（*INN*）

化学结构式

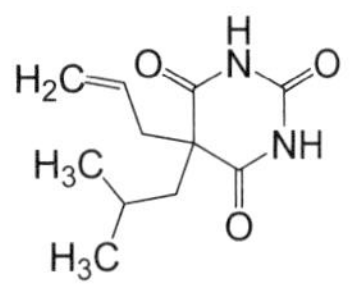

分子式和分子量　$C_{11}H_{16}N_2O_3$　224.26

化学名　5-Allyl-5-isobutylbarbituric acid

5-烯丙基-5-异丁基巴比妥酸

CAS 登录号　77-26-9

INN list　4

药效分类　镇静催眠药

布他卡因

Butacaine（*INN*）

化学结构式

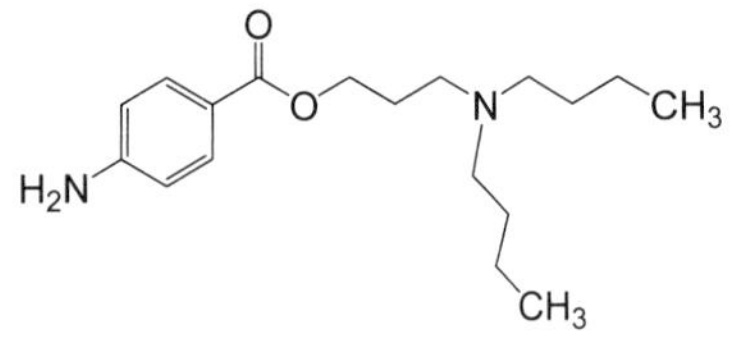

分子式和分子量　$C_{18}H_{30}N_2O_2$　306.45

化学名　3-(Dibutylamino)propyl 4-aminobenzoate

3-(二丁基氨基)丙基 4-氨基苯甲酸酯

CAS 登录号　149-16-6; 149-15-5[硫酸盐]

INN list　4

药效分类　局部麻醉药

布他拉胺

Butalamine（*INN*）

化学结构式

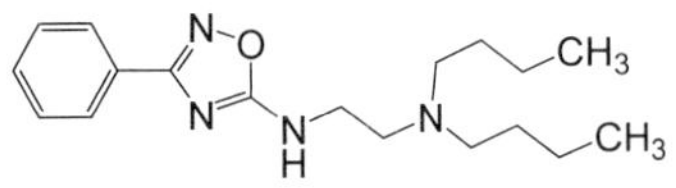

分子式和分子量　$C_{18}H_{28}N_4O$　316.44

化学名　5-[[2-(Dibutylamino)ethyl]amino]-3-phenyl-1,2,4-oxadiazole

5-[[2-(二丁基氨基)乙基]氨基]-3-苯基-1,2,4-噁二唑

CAS 登录号　22131-35-7

INN list　21

药效分类　外周血管扩张药

ATC 分类　C04AX23

布他拉莫

Butaclamol（*INN*）

化学结构式

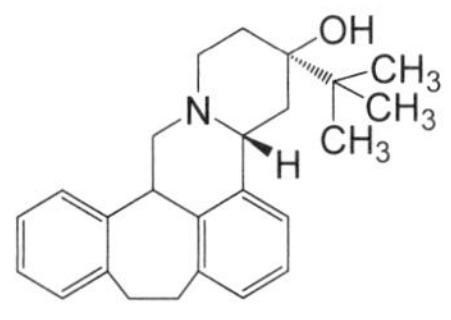

分子式和分子量　$C_{25}H_{31}NO$　361.53

化学名　3*α*-*tert*-Butyl-2,3,4,4*aβ*,8,9,13*bα*,14-octahydro-1*H*-benzo[6,7]cyclohepta[1, 2, 3-*de*] pyrido[2,1-*a*] isoquinolin-3-ol

3*α*-叔丁基-2,3,4,4*aβ*,8,9,13*bα*,14-八氢-1*H*-苯并[6,7]环庚并[1,2,3-*de*]吡啶并[2,1-*a*]异喹啉-3-醇

CAS 登录号　51152-91-1; 36504-94-6[盐酸盐]

INN list　30

药效分类　抗精神病药

布他磷

Butafosfan（*INN*）

化学结构式

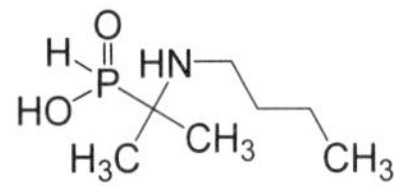

分子式和分子量　$C_7H_{18}NO_2P$　179.20

化学名　[1-(Butylamino)-1-methylethyl] phosphinic acid

[1-(丁氨基)-1-甲基乙基]次膦酸

CAS 登录号　17316-67-5

INN list　38

药效分类　矿物质补充药

布他米酯

Butamirate（*INN*）

化学结构式

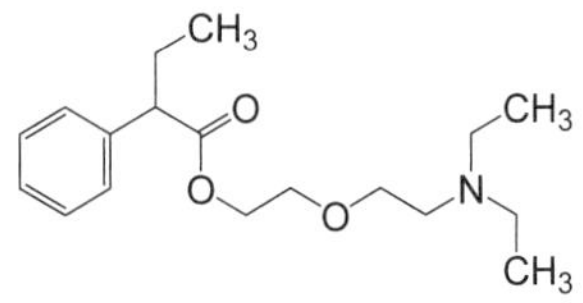

分子式和分子量　$C_{18}H_{29}NO_3$　307.43

化学名　2-[2-(Diethylamino) ethoxy]ethyl 2-phenylbutyrate

2-[2-(二乙氨基)乙氧基]乙基 2-苯基丁酸酯

CAS 登录号　18109-80-3; 18109-81-4[枸橼酸盐]

INN list　22

药效分类 镇咳药

布他米唑

Butamisole（*INN*）

化学结构式

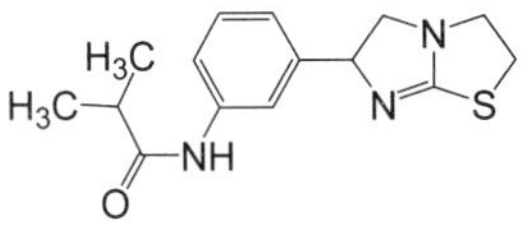

分子式和分子量 $C_{15}H_{19}N_3OS$ 289.40

化学名 (−)-2-Methyl-3'-(2,3,5,6-tetrahydroimidazo[2,1-*b*] thiazole-6-yl)propionanilide

(−)-2-甲基-3'-(2,3,5,6-四氢咪唑并[2,1-*b*]噻唑-6-基)丙酰苯胺

CAS 登录号 54400-59-8; 54400-62-3[盐酸盐]

INN list 35

药效分类 抗蠕虫药

布他莫生

Butamoxane（*INN*）

化学结构式

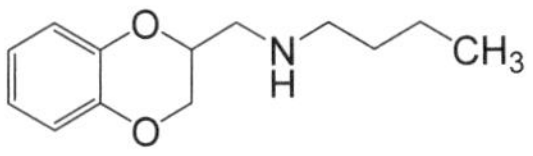

分子式和分子量 $C_{13}H_{19}NO_2$ 221.30

化学名 2-(Butylaminomethyl)-1, 4-benzodioxane

2-(丁氨基甲基)-1,4-苯并二噁烷

CAS 登录号 4442-60-8

INN list 12

药效分类 安定药

布他哌嗪

Butaperazine（*INN*）

化学结构式

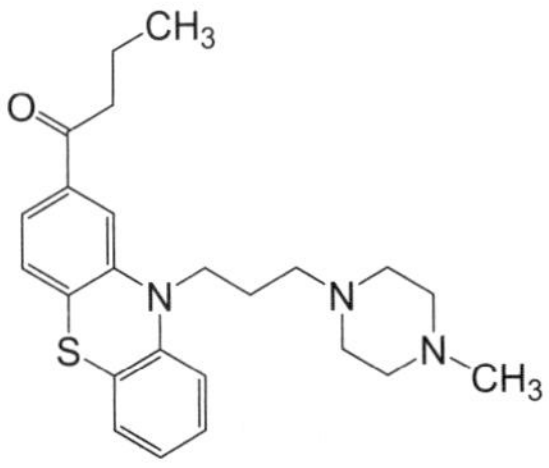

分子式和分子量 $C_{24}H_{31}N_3OS$ 409.59

化学名 1-[10-[3-(4-Methyl-1-piperazinyl)propyl]phenothiazin-2-yl]-1-butanone

1-[10-[3-(4-甲基-1-哌嗪基)丙基]吩噻嗪-2-基]-1-丁酮

CAS 登录号 653-03-2

INN list 13

药效分类 抗精神病药

布他前列素

Butaprost（*INN*）

化学结构式

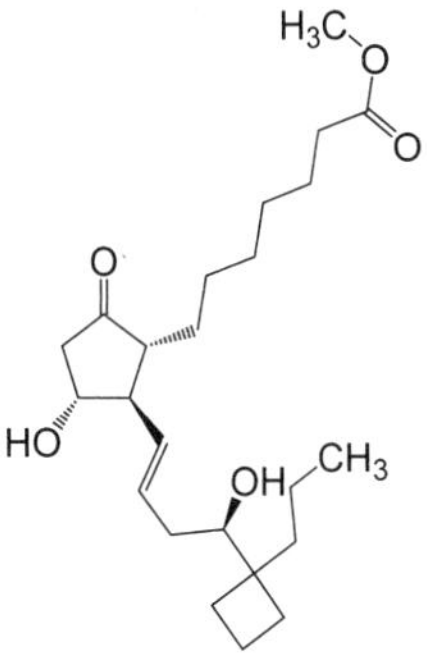

分子式和分子量 $C_{24}H_{40}O_5$ 408.57

化学名 Methyl (1*R*,2*R*,3*R*)-3-hydroxyl-2-[(1*E*,4*R*)-4-hydroxyl-4-(1-propylcyclobutyl)-1-butenyl]-5-oxocyclopentaneheptanoate

甲基 (1*R*,2*R*,3*R*)-3-羟基-2-[(1*E*,4*R*)-4-羟基-4-(1-丙基环丁基)-1-丁烯基]-5-氧代环戊烷庚酸酯

CAS 登录号 69648-38-0

INN list 55

药效分类 前列腺素类药，支气管舒张药

布他沙明

Butaxamine（*INN*）

化学结构式

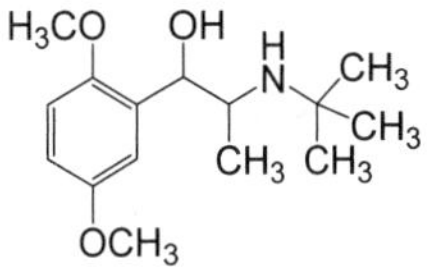

分子式和分子量 $C_{15}H_{25}NO_3$ 267.37

化学名 *α*-[1-(*tert*-Butylamino)ethyl]-2,5-dimethoxybenzyl alcohol

α-[1-(叔丁氨基)乙基]-2,5-二甲氧基苄醇

CAS 登录号 2922-20-5; 5696-15-1[盐酸盐]

INN list 16

药效分类 抗糖尿病药，降血脂药

布他维林

Butaverine（*INN*）

化学结构式

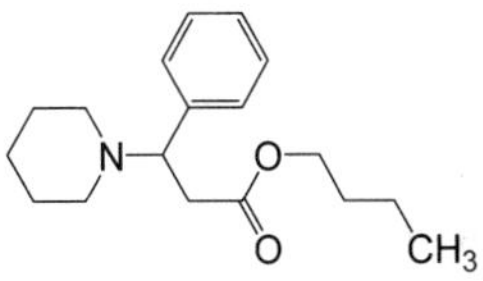

分子式和分子量 $C_{18}H_{27}NO_2$ 289.41

化学名 Butyl 3-phenyl-3-(1-piperidyl)propionate

正丁基 3-苯基-3-(1-哌啶基)丙酸酯

CAS 登录号 55837-14-4

INN list 13
药效分类 解痉药

布他西丁

Butacetin

化学结构式

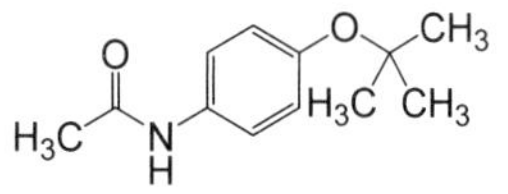

分子式和分子量 $C_{12}H_{17}NO_2$ 207.27
化学名 4'-*tert*-Butoxyacetanilide
4'-叔丁氧乙酰苯胺
CAS 登录号 2109-73-1
药效分类 镇痛药，抗抑郁药

布他酰胺

Butadiazamide（*INN*）

化学结构式

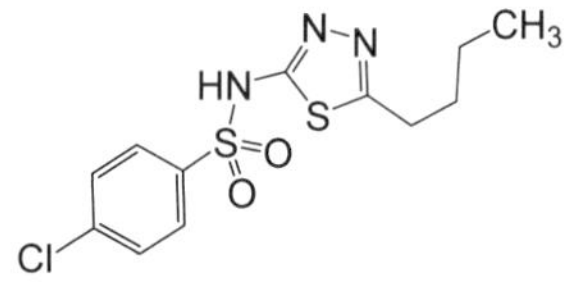

分子式和分子量 $C_{12}H_{14}ClN_3O_2S_2$ 331.84
化学名 *N*-(5-Butyl-1,3,4-thiadiazol-2-yl)-4-chlorobenzenesulfonamide
N-(5-丁基-1,3,4-噻二唑-2-基)-4-氯苯磺酰胺
CAS 登录号 7007-88-7
INN list 10
药效分类 抗糖尿病药

布坦卡因

Butanilicaine（*INN*）

化学结构式

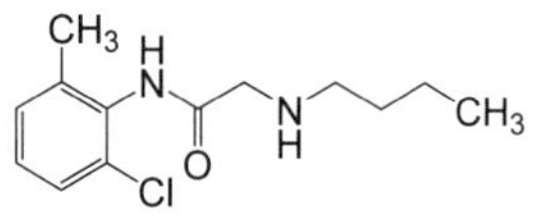

分子式和分子量 $C_{13}H_{19}ClN_2O$ 254.76
化学名 2 - (Butylamino)-6'-chloro-2'-acetoluidide
2-丁氨基-6'-氯-2'-甲基乙酰苯胺
CAS 登录号 3785-21-5
INN list 16
药效分类 局部麻醉药

布坦色林

Butanserin（*INN*）

分子式和分子量 $C_{24}H_{26}FN_3O_3$ 423.48

化学结构式

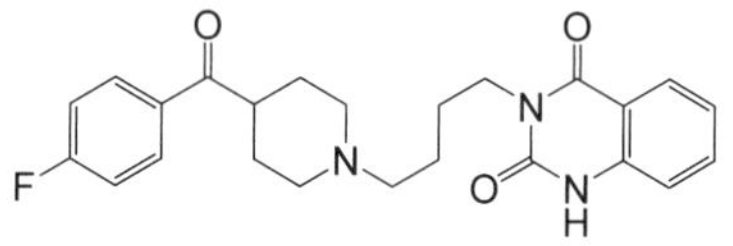

化学名 3-[4-[4-(4-Fluorobenzoyl) piperidino]butyl]-2,4(1*H*,3*H*)-quinazolinedione
3-[4-[4-(4-氟苯甲酰基)哌啶基]丁基]-2,4(1*H*,3*H*)-喹唑啉二酮
CAS 登录号 87051-46-5
INN list 51
药效分类 5-羟色胺受体拮抗药

布替君

Butidrine（*INN*）

化学结构式

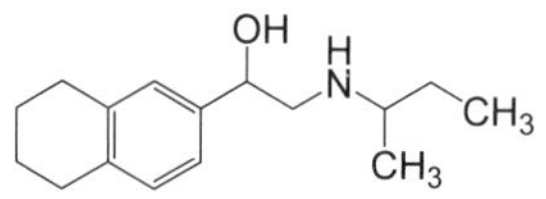

分子式和分子量 $C_{16}H_{25}NO$ 247.38
化学名 *α*-[(*sec*-Butylamino)methyl]-5,7,8-tetrahydro-2-naphthalene methanol
α-[(仲丁氨)甲基]-5,6,7,8-四氢-2-萘甲醇
CAS 登录号 7433-10-5
INN list 16
药效分类 抗心绞痛药

布替卡星

Butikacin（*INN*）

化学结构式

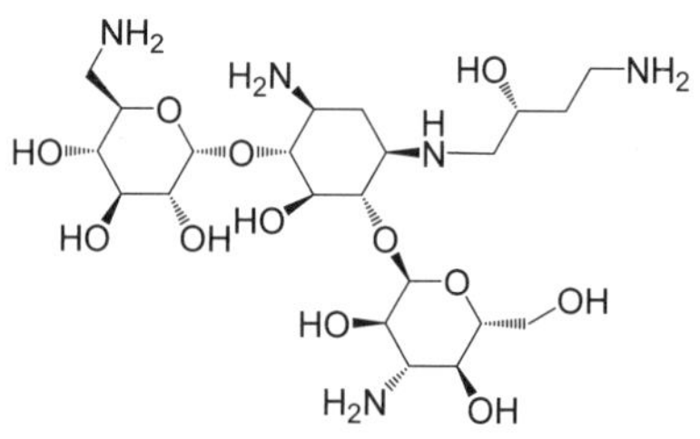

分子式和分子量 $C_{22}H_{45}N_5O_{12}$ 571.62
化学名 *O*-3-Amino-3-deoxy-*α*-D-glucopyranosyl-(1→6)-*O*-[6-amino-6-deoxy-*α*-D-glucopyranosyl-(1→4)]-*N*1-[(*S*)-4-amino-2-hydroxybutyl]-2-deoxy-D-streptamine
O-3-氨基-3-脱氧-*α*-D-吡喃葡萄糖基-(1→6)-*O*-[6-氨基-6-脱氧-*α*-D-吡喃葡萄糖基-(1→4)]-*N*[1]-[(*S*)-4-氨基-2-羟基丁基]-2-脱氧-D-链霉胺
CAS 登录号 59733-86-7
INN list 41
药效分类 抗生素类药

布替可特

Butixocort（*INN*）

化学结构式

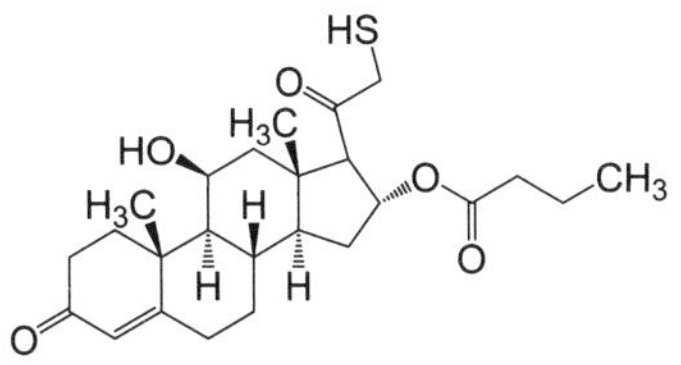

分子式和分子量 $C_{25}H_{36}O_5S$ 448.62

化学名 11*β*,17-Dihydroxy-21-mercaptopregn-4-ene-3,20-dione 17-butyrate

11*β*,17-二羟基-21-巯基孕甾-4-烯-3,20-二酮 17-丁酸酯

CAS 登录号 120815-74-9

INN list 63

药效分类 肾上腺皮质激素类药

布替利嗪

Buterizine（*INN*）

化学结构式

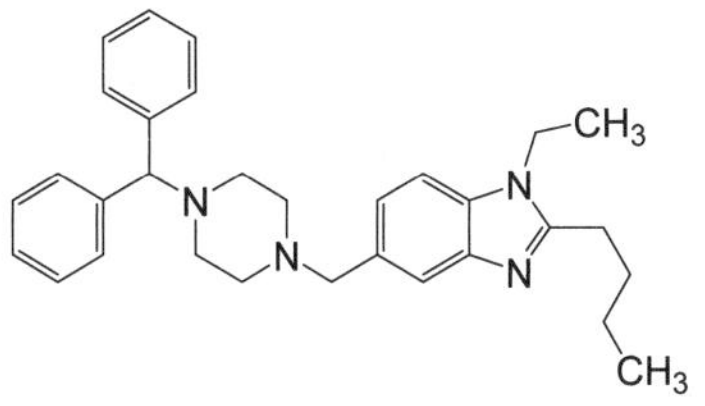

分子式和分子量 $C_{31}H_{38}N_4$ 466.66

化学名 2-Butyl-5-[[4-(diphenylmethyl)-1-piperazinyl]methyl]-1-ethylbenzimidazole

2-丁基-5-[[4-(二苯甲基)-1-哌嗪基]甲基]-1-乙基苯并咪唑

CAS 登录号 68741-18-4

INN list 42

药效分类 血管扩张药

布替林

Butriptyline（*INN*）

化学结构式

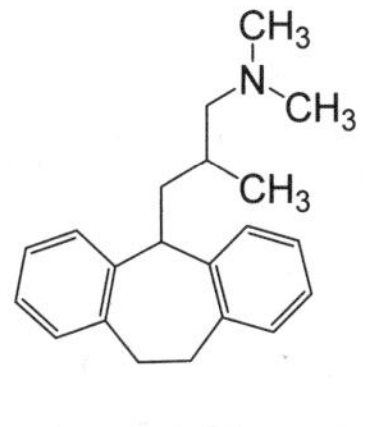

分子式和分子量 $C_{21}H_{27}N$ 293.45

化学名 (±)-10,11-Dihydro-*N*,*N*,*β*-trimethyl-5*H*-dibenzo[*a*,*d*]cycloheptene-5-propylamine

(±)-10,11-二氢-*N*,*N*,*β*-三甲基-5*H*-二苯并[*a*,*d*]环庚烯-5-丙胺

CAS 登录号 35941-65-2; 5585-73-9[盐酸盐]

INN list 16

药效分类 抗抑郁药

布替膦酸

Butedronic Acid（*INN*）

化学结构式

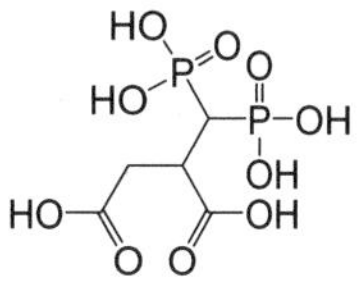

分子式和分子量 $C_5H_{10}O_{10}P_2$ 292.07

化学名 (Diphosphonomethyl)succinic acid

(二磷酰甲基)琥珀酸

CAS 登录号 51395-42-7

INN list 59

药效分类 钙代谢调节药

布替罗星

Butirosin（*INN*）

化学结构式

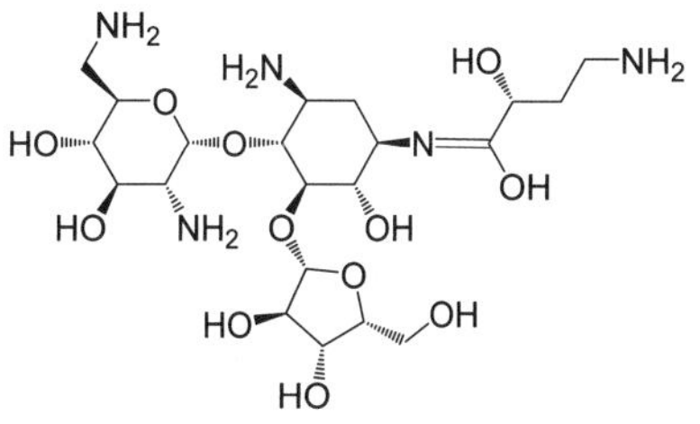

分子式和分子量 $C_{21}H_{41}N_5O_{12}$ 555.59

化学名 *O*-2,6-Diamino-2,6-dideoxy-*α*-D-glucopyranosyl-(1→4)-*O*-[*β*-D-xylofuranosyl-(1→5)]-*N*[1]-(4-amino-2-hydroxybutyryl)-2-deoxystreptamine

O-2,6-二氨基-2,6-二脱氧-*α*-D-吡喃葡萄糖基-(1→4)-*O*-[*β*-D-呋喃木糖基-(1→5)]-*N*[1]-(4-氨基-2-羟基丁酰基)-2-脱氧链霉胺

CAS 登录号 34291-02-6

INN list 25

药效分类 抗生素类药

布替那明

Butynamine（*INN*）

化学结构式

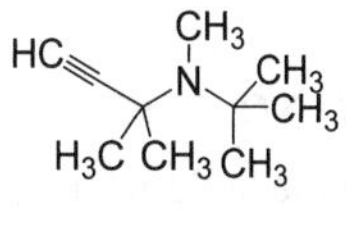

分子式和分子量 $C_{10}H_{19}N$ 153.26

化学名 *N*-*tert*-Butyl-*N*,1,1-trimethyl-2-propynylamine

N-叔丁基-*N*,1,1-三甲基-2-丙炔胺

CAS 登录号 3735-65-7

INN list 12

药效分类 抗高血压药

布替萘芬

Butenafine（*INN*）

化学结构式

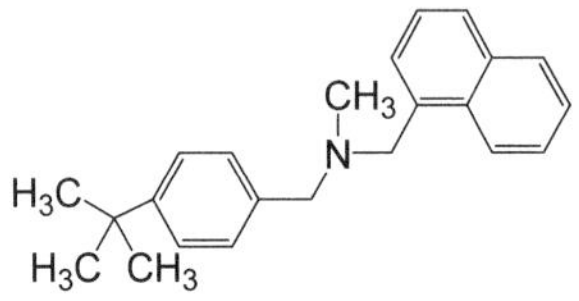

分子式和分子量 $C_{23}H_{27}N$ 317.48

化学名 *N*-(4-*tert*-Butylbenzyl)-*N*-methyl-1-naphthalenemethylamine

N-(4-叔丁基苄基)-*N*-甲基-1-萘甲胺

CAS 登录号 101828-21-1; 101827-46-7[盐酸盐]

INN list 62

药效分类 抗真菌药

布替诺林

Butinoline（*INN*）

化学结构式

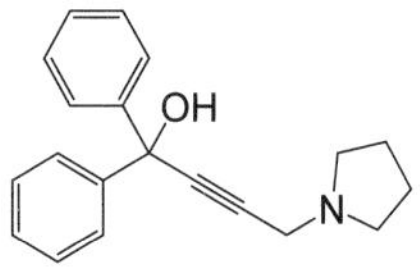

分子式和分子量 $C_{20}H_{21}NO$ 291.39

化学名 1, 1-Diphenyl-4-pyrrolidin-1-yl but-2-yn -1-ol

1, 1-二苯基-4-吡咯烷-1-基丁-2-炔-1-醇

CAS 登录号 968-63-8

INN list 14

药效分类 解痉药

布替他酯

Butetamate（*INN*）

化学结构式

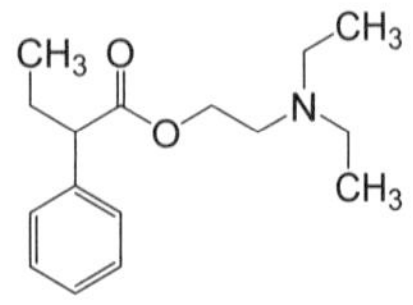

分子式和分子量 $C_{16}H_{25}NO_2$ 263.38

化学名 2-(Diethylamino)ethyl 2-phenylbutyrate

2-(二乙氨基)乙基 2-苯基丁酸酯

CAS 登录号 14007-64-8

INN list 17

药效分类 解痉药

布替西雷

Butixirate（*INN*）

化学结构式

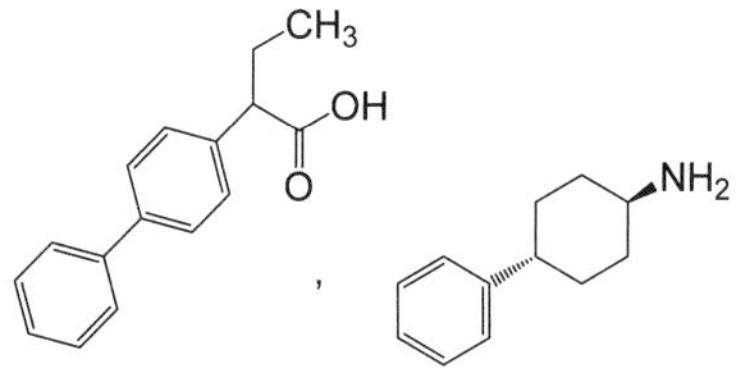

分子式和分子量 $C_{16}H_{16}O_2 \cdot C_{12}H_{17}N$ 415.57

化学名 (±)-*α*-Ethyl-4-biphenylacetic acid, compound with-*trans*-4-phenylcyclohexylamine (1 : 1)

(±)-*α*-乙基-4-联苯乙酸和反-4-苯基环己胺(1 : 1)的复合物

CAS 登录号 19992-80-4

INN list 29

药效分类 抗炎镇痛药

布替佐辛

Butinazocine（*INN*）

化学结构式

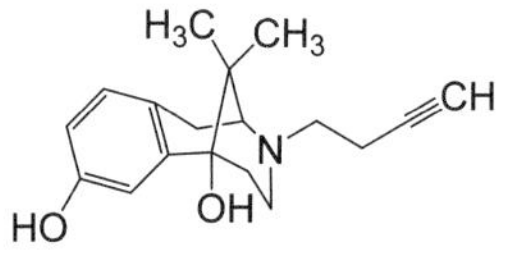

分子式和分子量 $C_{18}H_{23}NO_2$ 285.38

化学名 10-(3-Butyn-1-yl)-13,13-dimethyl-10-azatricyclo[7.3.1.0^{2,7}]trideca- 2,4,6- triene-1,4-diol

10-(3-丁炔-1-基)-13,13-二甲基-10-氮杂三环[7.3.1.0^{2,7}]十三-2,4,6-三烯-1,4-二醇

CAS 登录号 93821-75-1

INN list 53

药效分类 镇痛药

布托巴胺

Butopamine（*INN*）

化学结构式

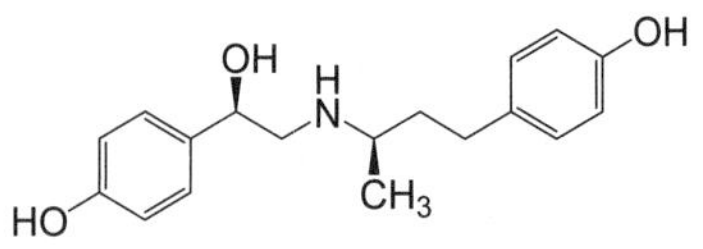

分子式和分子量 $C_{18}H_{23}NO_3$ 301.38

化学名 (*R*)-4-Hydroxy-*α*-[[[(*R*)-3-(4-hydroxyphenyl)-1-methylpropyl] amino]methyl] benzyl alcohol

(*R*)-4-羟基-*α*-[[(*R*)-3-(4-羟基苯基)-1-甲基丙氨基]甲基]苄醇

CAS 登录号 66734-12-1

INN list 43

药效分类 强心药

布托苯定

Butobendine（*INN*）

化学结构式

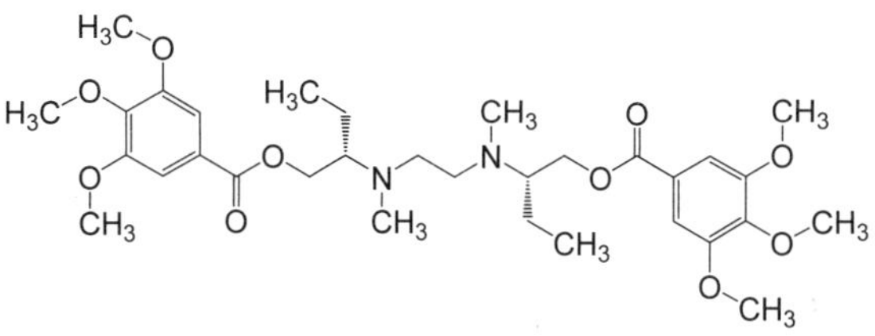

分子式和分子量 $C_{32}H_{48}N_2O_{10}$ 620.73

化学名 [(2*S*)-2-[Methyl-[2-[methyl-[(2*S*)-1-(3,4,5-trimethoxybenzoyl)oxybutan-2-yl]amino]ethyl]amino]butyl] 3,4,5-trimethoxybenzoate

[(2*S*)-2-[甲基-[2-[甲基-[(2*S*)-1-(3,4,5-三甲氧基苯甲酰基)氧基丁-2-基]氨基]乙基]氨基]丁基] 3,4,5-三甲氧基苯甲酸酯

CAS 登录号 55768-65-8

INN list 45

药效分类 冠脉扩张药

布托丙茚

Butoprozine（*INN*）

化学结构式

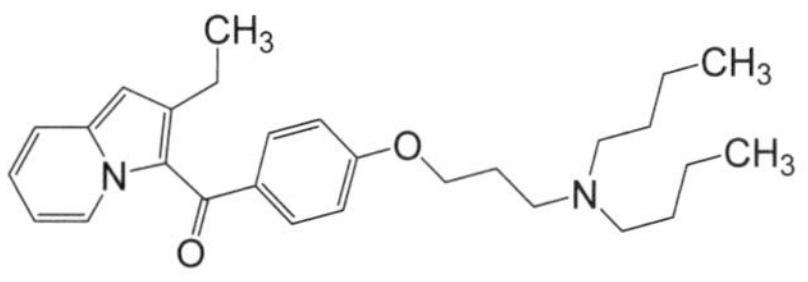

分子式和分子量 $C_{28}H_{38}N_2O_2$ 434.62

化学名 4-[3-(Dibutylamino)propoxy]phenyl 2-ethyl-3-indolizinyl methanone

4-[3-(二丁氨基)丙氧基]苯基 2-乙基-3-吲嗪基甲酮

CAS 登录号 62228-20-0; 62134-34-3[盐酸盐]

INN list 38

药效分类 抗心绞痛药，抗心律失常药

布托碘铵

Butopyrammonium Iodide（*INN*）

化学结构式

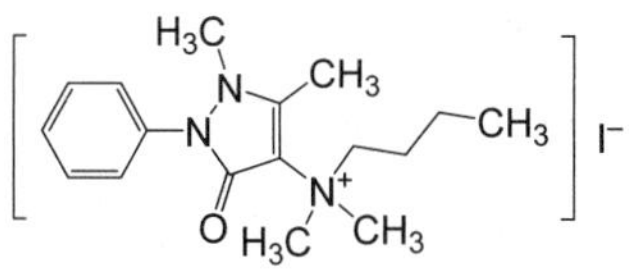

分子式和分子量 $C_{17}H_{26}IN_3O$ 415.31

化学名 *N*-Butyl-*N,N*,1,5-tetramethyl-3-oxo-2-phenyl-2,3-dihydro-1*H*-pyrazol-4-aminium iodide

碘化 *N*-丁基-*N,N*,1,5-四甲基-3-氧代-2-苯基-2,3-二氢-1*H*-吡唑-4-铵

CAS 登录号 7077-30-7

INN list 8

药效分类 镇痛药

布托啡诺

Butorphanol（*INN*）

化学结构式

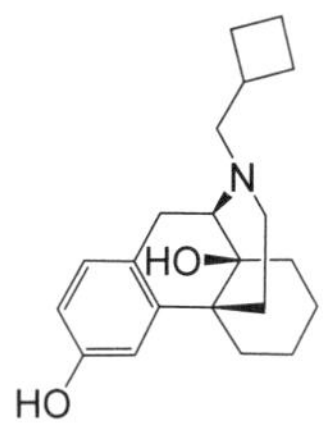

分子式和分子量 $C_{21}H_{29}NO_2$ 327.46

化学名 (−)-17-(Cyclobutylmethyl) morphinan-3,14-diol

(−)-17-(环丁基甲基)吗啡喃-3,14-二醇

CAS 登录号 42408-82-2

INN list 31

药效分类 镇痛药，镇咳药

布托洛尔

Butocrolol（*INN*）

化学结构式

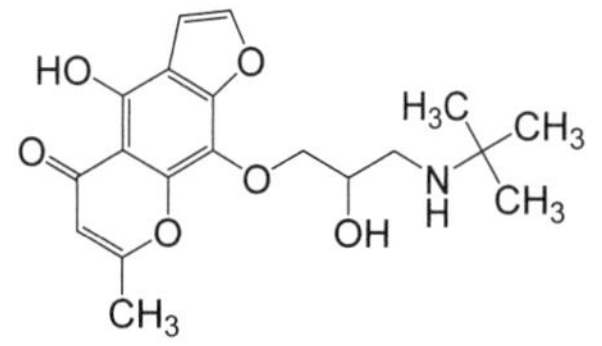

分子式和分子量 $C_{19}H_{23}NO_6$ 361.39

化学名 9-[3-(*tert*-Butylamino)-2-hydroxypropoxyl]-4-hydroxyl-7-methyl-5*H*-furo[3, 2-*g*][1] benzopyran-5-one

9-[3-叔丁基氨基-2-羟基丙氧基]-4-羟基-7-甲基-5*H*-呋喃并[3,2-*g*][1]苯并吡喃-5-酮

CAS 登录号 55165-22-5

INN list 38

药效分类 β受体拮抗药

布托哌林

Butopiprine（*INN*）

化学结构式

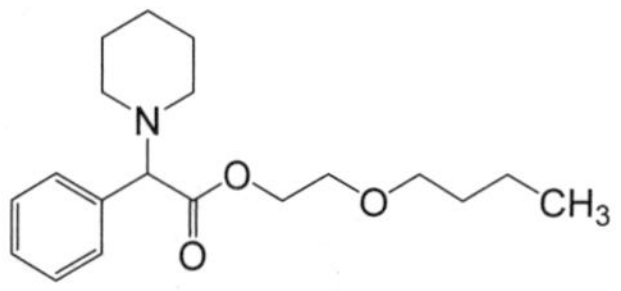

分子式和分子量 $C_{19}H_{29}NO_3$ 319.44

化学名 2-Butoxyethyl 2-phenyl-2-piperidin-1-ylacetate

2-丁氧基乙基 2-苯基-2-哌啶-1-基乙酸酯

CAS 登录号 55837-15-5

INN list 13

药效分类 镇咳药

布托昔酯

Butoxylate（*INN*）

化学结构式

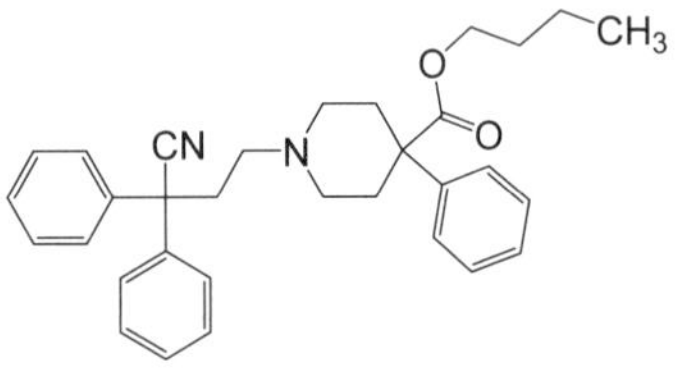

分子式和分子量 $C_{32}H_{36}N_2O_2$ 480.64

化学名 Butyl 1-(3-cyano-3,3-diphenylpropyl)-4-phenylpiperidine-4-carboxylate

正丁基 1-(3-氰基-3,3-二苯基丙基)-4-苯基哌啶-4-羧酸酯

CAS 登录号 15302-05-3

INN list 14

药效分类 镇痛药

布托溴铵

Butropium Bromide（*INN*）

化学结构式

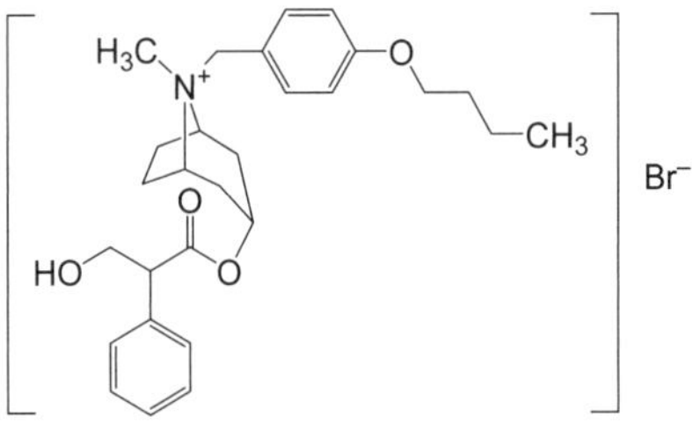

分子式和分子量 $C_{28}H_{38}BrNO_4$ 532.51

化学名 [(1*S*,5*R*)-8-[(4-Butoxyphenyl)methyl]-8-methyl-8-azoniabicyclo[3.2.1]octan-3-yl] (2*S*)-3-hydroxy-2-phenylpropanoate bromide

溴化 [(1*S*,5*R*)-8-[(4-丁氧苯基)甲基]-8-甲基-8-氮鎓杂双环[3.2.1]辛-3-基] (2*S*)-3-羟基-2-苯基丙酸酯

CAS 登录号 29025-14-7

INN list 30

药效分类 解痉药

布托酯

Butonate（*INN*）

化学结构式

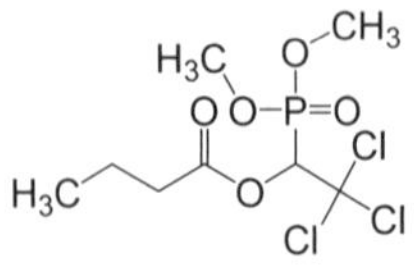

分子式和分子量 $C_8H_{14}Cl_3O_5P$ 327.53

化学名 *O,O*-Dimethyl (2,2,2-trichloro-1-*n*-butyryloxyethyl) phosphonate

O,O-二甲基 (2,2,2-三氯-1-正丁酰氧基乙基)膦酸酯

CAS 登录号 126-22-7

INN list 30

药效分类 抗蠕虫药

布西丁

Bucetin（*INN*）

化学结构式

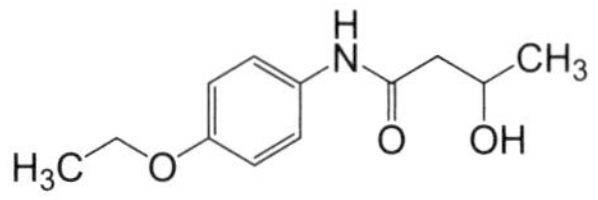

分子式和分子量 $C_{12}H_{17}NO_3$ 223.27

化学名 3-Hydroxy-4-butyrophenetidide

3-羟基-4-丁酰基乙氧基苯胺

CAS 登录号 1083-57-4

INN list 12

药效分类 镇痛药

布西拉明

Bucillamine（*INN*）

化学结构式

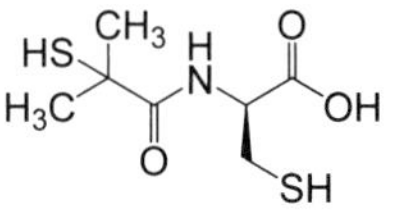

分子式和分子量 $C_7H_{13}NO_3S_2$ 223.31

化学名 *N*-(2-Mercapto-2-methylpropionyl)-L-cysteine

N-(2-巯基-2-甲基丙酰基)-L-半胱氨酸

CAS 登录号 65002-17-7

INN list 55

药效分类 抗炎镇痛药

布昔洛韦

Buciclovir（*INN*）

化学结构式

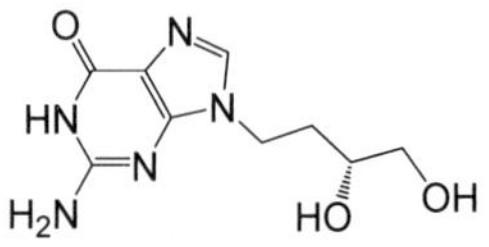

分子式和分子量 $C_9H_{13}N_5O_3$ 239.23

化学名 (*R*)-9-(3, 4-Dihydroxybutyl)guanine

(*R*)-9-(3,4-二羟基丁基)鸟嘌呤

CAS 登录号 86304-28-1

INN list 52

药效分类 抗病毒药

布酰胺

Butoctamide（*INN*）

化学结构式

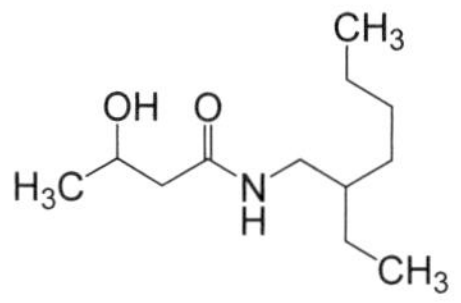

分子式和分子量　$C_{12}H_{25}NO_2$　215.33

化学名　*N*-(2-Ethylhexyl)-3-hydroxybutyramide

N-(2-乙基己基)-3-羟基丁酰胺

CAS 登录号　32838-26-9

INN list　35

药效分类　催眠药

布新洛尔

Bucindolol（*INN*）

化学结构式

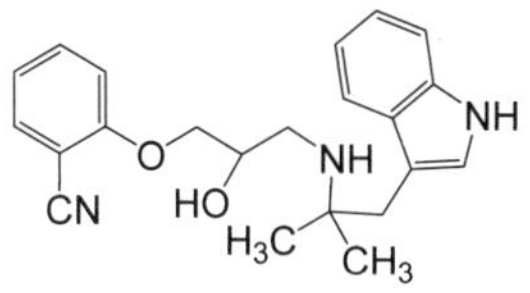

分子式和分子量　$C_{22}H_{25}N_3O_2$　363.46

化学名　2-[2-Hydroxy-3-[(2-indol-3-yl-1,1-dimethylethyl)amino]propoxy]benzonitrile

2-[2-羟基-3-[(2-吲哚-3-基-1,1-二甲基乙基)氨基]丙氧基]苯甲腈

CAS 登录号　71119-11-4; 70369-47-0[盐酸盐]

INN list　43

药效分类　抗高血压药

布吲扎酮

Brinazarone（*INN*）

化学结构式

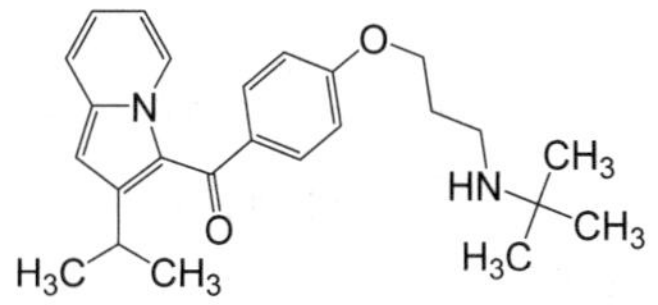

分子式和分子量　$C_{25}H_{32}N_2O_2$　392.53

化学名　(2-Isopropyl-3-indolizinyl)(4-{3-[(2-methyl-2-propanyl)amino]propoxy}phenyl)methanone

(2-异丙基-3-吲嗪基)(4-{3-[(2-甲基-2-丙基)氨基]丙氧基}苯基)甲酮

CAS 登录号　89622-90-2

INN list　64

药效分类　血管扩张药，钙通道阻滞药

布茚多辛

Brindoxime（*INN*）

化学结构式

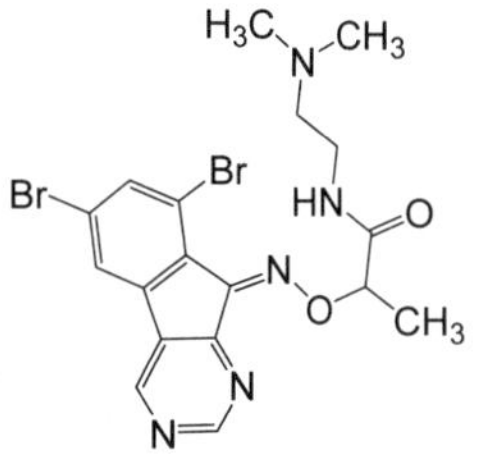

分子式和分子量　$C_{18}H_{19}Br_2N_5O_2$　497.18

化学名　2-[[(6,8-Dibromo-9*H*-indeno[2,1-*d*] pyrimidin-9-ylidene) amino]oxy]-*N*-[2-(dimethylamino) ethyl] propionamide

2-[[(6,8-二溴-9*H*-茚并[2,1-*d*]嘧啶-9-亚基)氨基]氧基]-*N*-[2-(二甲氨基)乙基]丙酰胺

CAS 登录号　55837-17-7

INN list　32

药效分类　抗疟药

草氨司特

Oxalinast（*INN*）

化学结构式

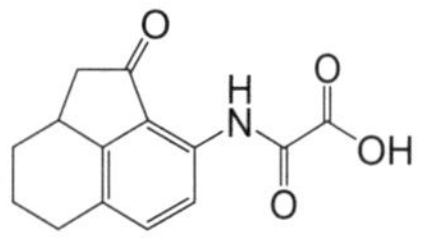

分子式和分子量　$C_{14}H_{13}NO_4$　259.26

化学名　2-Oxo-2-[(2-oxo-6,7,8,8*a*-tetrahydro-1*H*-acenaphthylen-3-yl)amino]acetic acid

2-氧代-2-[(2-氧代-6,7,8,8*a*-四氢-1*H*-苊-3-基)氨基]乙酸

CAS 登录号　70009-66-4

INN list　49

药效分类　平喘药，抗过敏药

草乌甲素

Bulleyaconitine A

化学结构式

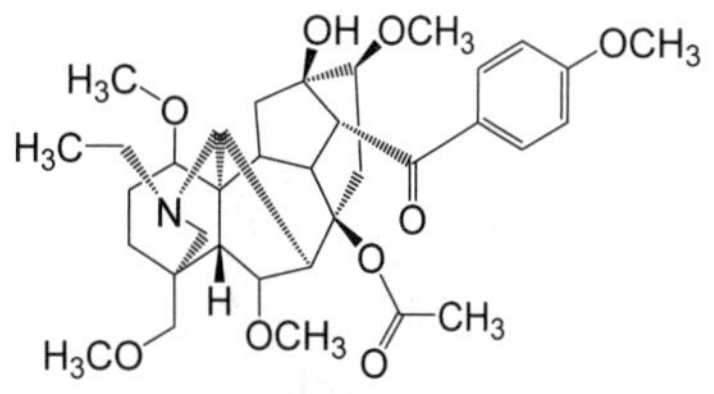

分子式和分子量　$C_{35}H_{49}NO_9$　627.78

化学名　20-Ethyl-13-hydroxy-1,6,16-trimethoxy-14-(4-methoxybenzoyl)-4- (methoxymethyl)aconitan-8-yl acetate

20-乙基-13-羟基-1,6,16-三甲氧基-14-(4-甲氧基苯甲酰基)-4-(甲氧基甲基)乌头烷-8-基 乙酸酯

CAS 登记号 107668-79-1
药效分类 镇痛药

茶苯海明

Dimenhydrinate（*INN*）

化学结构式

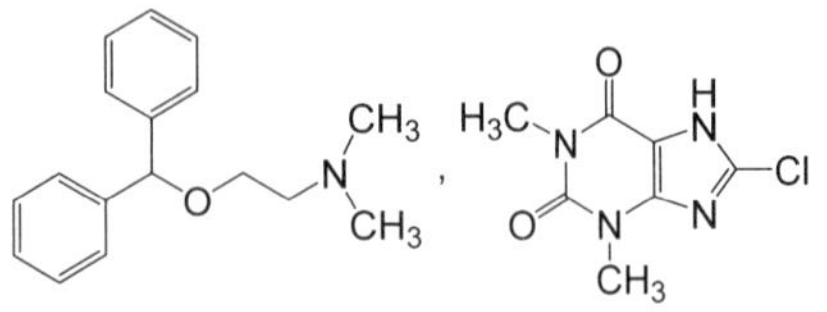

分子式和分子量 $C_{17}H_{21}NO \cdot C_7H_7ClN_4O_2$ 469.96

化学名 8-Chlorotheohylline,compound with 2-(diphenylmethoxy)-*N,N*-dimethylethylamine(1∶1)

8-氯茶碱与 2-(二苯基甲氧基)-*N,N*-二甲基乙基胺的复合物(1∶1)

CAS 登录号 523-87-5

INN list 1

药效分类 抗晕动病药

茶丙洛尔

Teoprolol（*INN*）

化学结构式

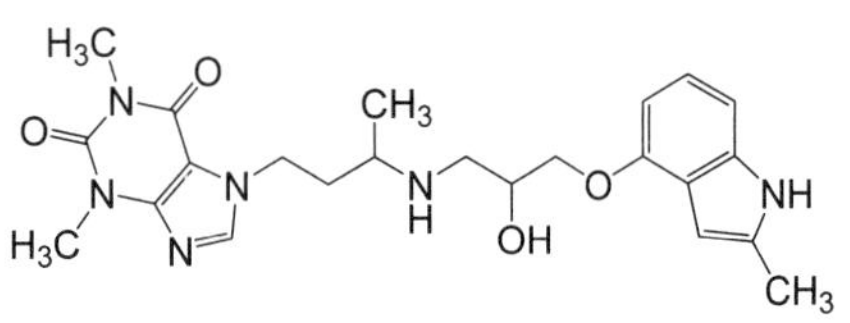

分子式和分子量 $C_{23}H_{30}N_6O_4$ 454.52

化学名 7-[3-[[2-Hydroxy-3-[(2-methylindol-4-yl)oxy]propyl]amino]butyl] theophylline

7-[3-[[2-羟基-3-[(2-甲基吲哚-4-基)氧基]丙基]氨基]丁基]茶碱

CAS 登录号 65184-10-3

INN list 43

药效分类 β 受体拮抗药

茶碱

Theophylline

化学结构式

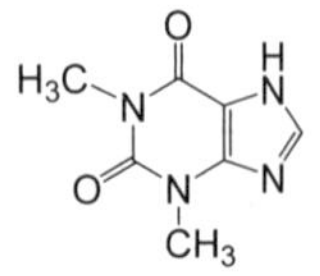

分子式和分子量 $C_7H_8N_4O_2$ 180.17

化学名 1,3-Dimethyl-2,3,6,7-tetrahydro-1*H*-purine-2,6-dione

1,3-二甲基-2,3,6,7-四氢-1*H*-嘌呤-2,6-二酮

CAS 登录号 58-55-9; 5967-84-0[一水合物]

药效分类 支气管舒张药

茶碱甘氨酸钠

Theophylline Sodium Glycinate

化学结构式

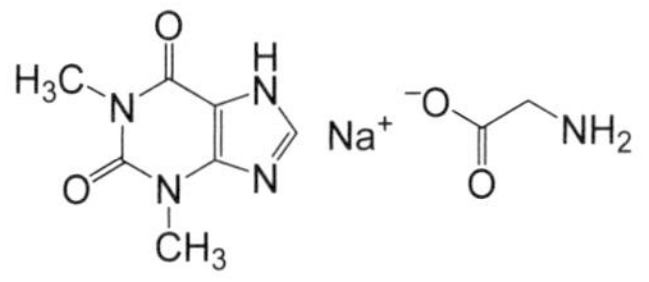

分子式和分子量 $C_9H_{12}N_5NaO_4$ 277.21

化学名 Sodium 2-aminoacetate 1,3-dimethyl-7*H*-purine-2,6-dione

2-氨基乙酸钠 1,3-二甲基-7*H*-嘌呤-2,6-二酮

CAS 登录号 8000-10-0

药效分类 支气管舒张药

茶碱那林

Theodrenaline（*INN*）

化学结构式

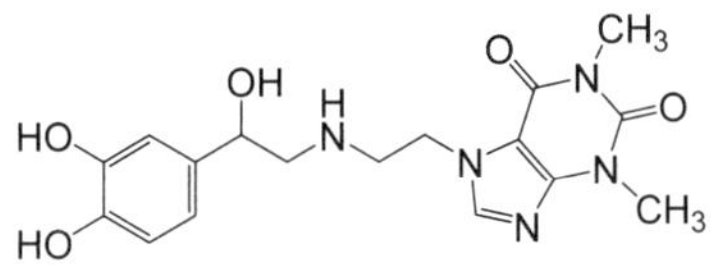

分子式和分子量 $C_{17}H_{21}N_5O_5$ 375.38

化学名 7-[2-[2-(3,4-Dihydroxyphenyl)-2-hydroxyethylamino]ethyl]theophylline

7-[2-[2-(3,4-二羟基苯基)-2-羟基乙氨基]乙基]茶碱

CAS 登录号 13460-98-5

INN list 14

药效分类 抗休克的血管活性药

ATC 分类 C01CA23

茶氯酸异丙嗪

Promethazine Teoclate（*INN*）

化学结构式

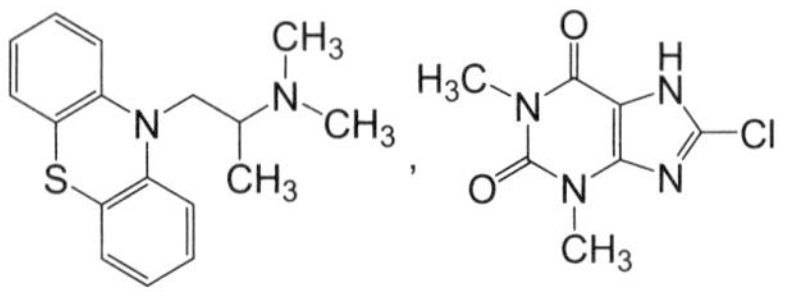

分子式和分子量 $C_{17}H_{20}N_2S \cdot C_7H_7ClN_4O_2$ 499.03

药物描述 10-(2-Dimethylaminopropyl)phenothiazine compound of 8-chlorotheophylline

10-(2-二甲氨基丙基)吩噻嗪与 8-氯茶碱的复合物

CAS 登录号 17693-51-5

INN list 1

药效分类 抗组胺药

长春胺

Vincamine（*INN*）

分子式和分子量 $C_{21}H_{26}N_2O_3$ 354.44

化学结构式

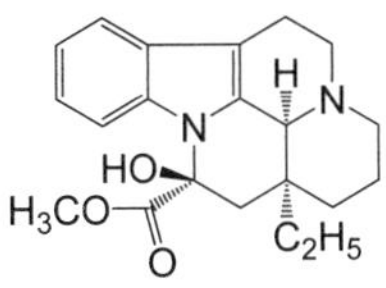

化学名 Methyl 14 β-hydroxy-vincane-14α-carboxylate

甲基 14 β-羟基长春胺-14α-羧酸酯

CAS 登录号 1617-90-9

INN list 22

药效分类 外周血管扩张药

ATC 分类 C04AX07

长春棓酯

Vinmegallate（*INN*）

化学结构式

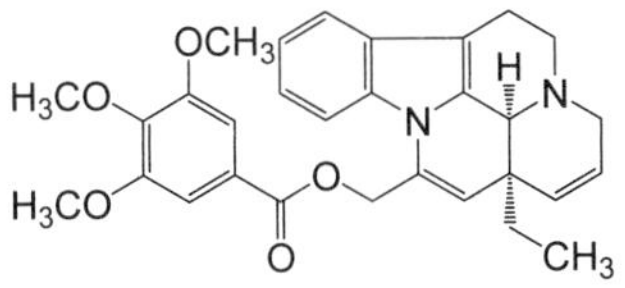

分子式和分子量 $C_{30}H_{32}N_2O_5$ 500.59

化学名 (3α,16α)-17,18-Didehydro-eburnamenin-14-methyl 3,4,5-trimethoxybenzoate

(3α,16α)-17,18-二脱氢伊波南宁-14-甲基 3,4,5-三甲氧基苯甲酸酯

CAS 登录号 83482-77-3

INN list 59

药效分类 抗肿瘤药

长春泊林

Vinpoline（*INN*）

化学结构式

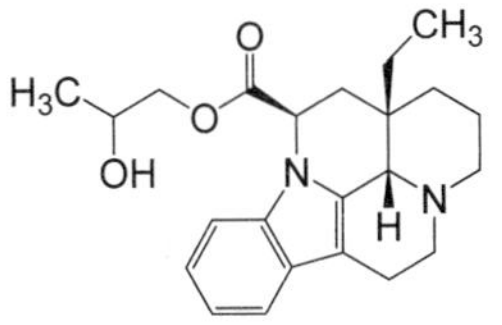

分子式和分子量 $C_{23}H_{30}N_2O_3$ 382.50

化学名 2-Hydroxypropyl (3α,14α,16α)-14,15-dihydroeburnamenin-14-carboxylate

2-羟基丙基 (3α,14α,16α)-14,15-二氢伊波南宁-14-羧酸酯

CAS 登录号 57694-27-6

INN list 35

药效分类 脑血管扩张药

长春布醇

Vindeburnol（*INN*）

分子式和分子量 $C_{17}H_{20}N_2O$ 268.35

化学结构式

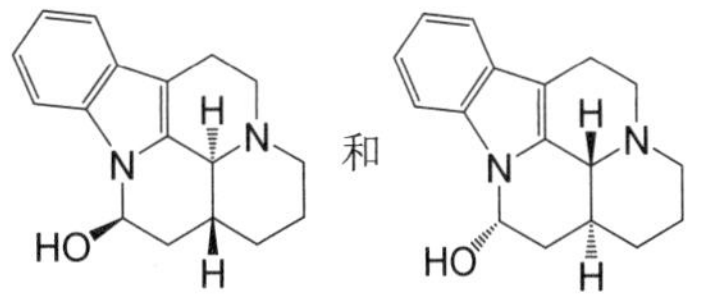

和

化学名 (±)-20,21-Dinor-16α-eburnamine

(±)-20,21-二去甲基-16α-伊波南宁

CAS 登录号 74709-54-9

INN list 49

药效分类 脑血管扩张药

长春布宁

Vinburnine（*INN*）

化学结构式

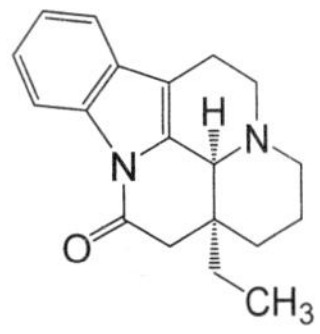

分子式和分子量 $C_{19}H_{22}N_2O$ 294.39

化学名 (3α,16α)-14,15-dihydroeburnamenin-14-one

(3α,16α)-14,15-二氢伊波南宁-14-酮

CAS 登录号 4880-88-0

INN list 45

药效分类 外周血管扩张药

ATC 分类 C04AX17

长春醇

Vincanol（*INN*）

化学结构式

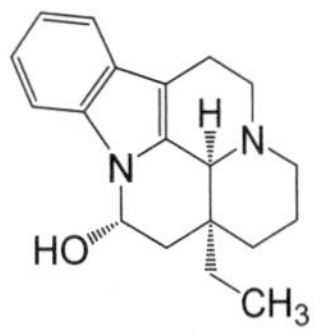

分子式和分子量 $C_{19}H_{24}N_2O$ 296.41

化学名 (3α,14α,16α)-14,15-dihydroeburnamenin-14-ol

(3α,14α,16α)-14,15-二氢伊波南宁-14-醇

CAS 登录号 19877-89-5

INN list 37

药效分类 脑血管扩张药

长春地辛

Vindesine（*INN*）

分子式和分子量 $C_{43}H_{55}N_5O_7$ 753.93

化学结构式

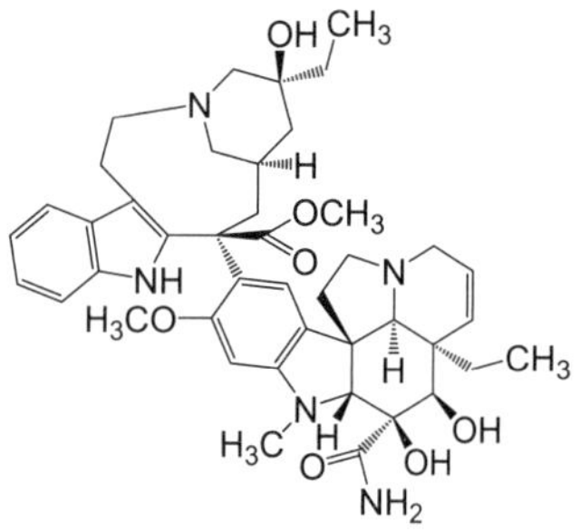

化学名　3-Carbamoyl-4-deacetyl-3-de(methoxycarbonyl)vincaleukoblastine

3-氨基甲酰基-4-去乙酰基-3-去(甲氧基羰基)长春碱

CAS 登录号　53643-48-4; 59917-39-4[硫酸盐]

INN list　35

药效分类　抗肿瘤药

ATC 分类　L01CA03

长春氟宁

Vinflunine（*INN*）

化学结构式

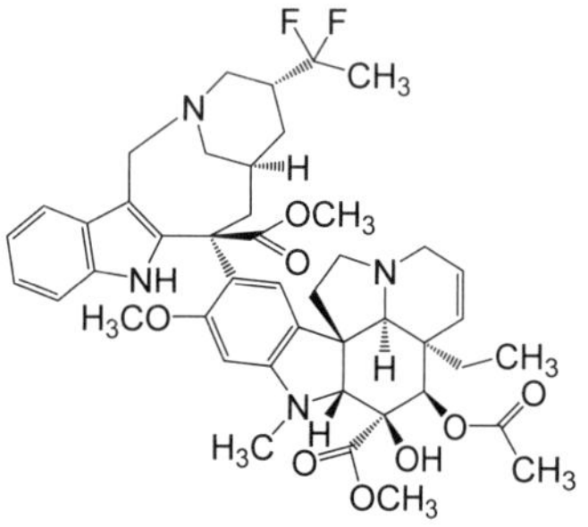

分子式和分子量　$C_{44}H_{54}F_2N_4O_8$　816.93

化学名　4'-Deoxy-20',20'-difluoro-8'-norvincaleukoblastine

4'-脱氧-20',20'-二氟-8'-去甲基长春碱

CAS 登录号　162652-95-1

INN list　75

药效分类　抗肿瘤药

长春福肽

Vintafolide（*INN*）

化学结构式

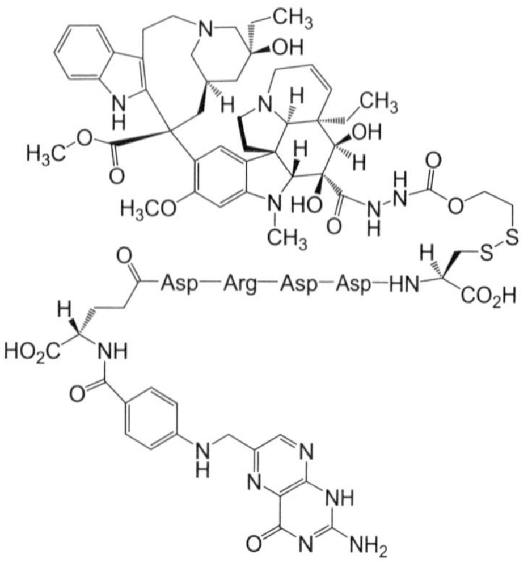

分子式和分子量　$C_{86}H_{109}N_{21}O_{26}S_2$　1917.06

药物描述　*N*-(4-{[(2-Amino-4-oxo-1,4-dihydropteridin-6-yl)methyl]amino}benzoyl)-L-*γ*-glutamyl-L-*α*-aspartyl-L-arginyl-L-*α*-aspartyl-L-*α*-aspartyl-L-cysteine disulfide with methyl (5*S*,7*R*,9*S*)-5-ethyl-9-[(3*aR*,4*R*,5*S*,5*aR*,10*bR*,13*aR*)-3*a*-ethyl-4,5-dihydroxy-8-methoxy-6-methyl-5-({2-[(2-sulfanylethoxy)carbonyl]hydrazinyl}carbonyl)-3*a*,4,5,5*a*,6,11,12,13*a*-octahydro-1*H*-indolizino[8,1-*cd*]carbazol-9-yl]-5-hydroxy-1,4,5,6,7,8,9,10-octahydro-2*H*-3,7-methanoazacycloundecino[5,4-*b*]indol-9-carboxylate

N-(4-{[(2-氨基-4-氧代-1,4-二氢蝶啶-6-基)甲基]氨基}苯甲酰基)-L-*γ*-谷氨酰-L-*α*-天冬氨酰-L-精氨酰-L-*α*-天冬氨酰-L-*α*-天冬氨酰-L-半胱氨酸和甲基(5*S*,7*R*,9*S*)-5-乙基-9-[(3*aR*,4*R*,5*S*,5*aR*,10*bR*,13*aR*)-3*a*-乙基-4,5-二羟基-8-甲氧基-6-甲基-5-({2-[(2-硫乙氧基)羰基]肼基}羰基)-3*a*,4,5,5*a*,6,11,12,13*a*-八氢-1*H*-吲哚并[8,1-*cd*]咔唑-9-基]-5-羟基-1,4,5,6,7,8,9,10-八氢-2*H*-3,7-甲桥氮杂环十一熳并[5,4-*b*]吲哚-9-羧酸酯形成二硫键

CAS 登录号　742092-03-1

INN list　107

药效分类　抗肿瘤药

长春甘酯

Vinglycinate（*INN*）

化学结构式

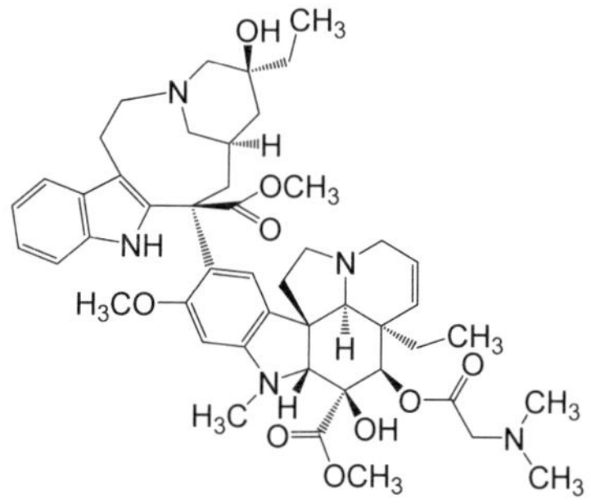

分子式和分子量　$C_{48}H_{63}N_5O_9$　854.06

化学名　4-Deacetylvincaleukoblastine 4-(*N,N*-dimethylglycinate)(ester)

4-去乙酰基长春碱 4-(*N,N*-二甲基甘氨酸酯)

CAS 登录号　865-24-7; 7281-31-4[硫酸盐]

INN list　16

药效分类　抗肿瘤药

长春碱

Vinblastine（*INN*）

化学结构式

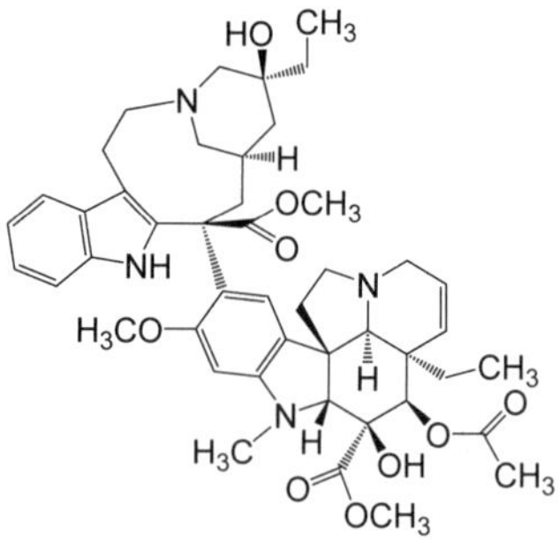

分子式和分子量 $C_{46}H_{58}N_4O_9$ 810.99

化学名 Methyl (1*R*,9*R*,10*S*,11*R*,12*R*,19*R*)-11-acetyloxy-12-ethyl-4-[(13*S*,15*R*,17*S*)-17-ethyl-17-hydroxy-13-methoxycarbonyl-1,11-diazatetracyclo[13.3.1.0^{4,12}.0^{5,10}]nonadeca-4(12),5,7,9-tetraen-13-yl]-10-hydroxy-5-methoxy-8-methyl-8,16-diazapentacyclo[10.6.1.0^{1,9}.0^{2,7}.0^{16,19}]nonadeca-2,4,6,13-tetraene-10-carboxylate

甲基 (1*R*,9*R*,10*S*,11*R*,12*R*,19*R*)-11-乙酰氧基-12-乙基-4-[(13*S*,15*R*,17*S*)-17-乙基-17-羟基-13-甲氧基羰基-1,11-二氮杂四环[13.3.1.0^{4,12}.0^{5,10}]十九烷-4(12),5,7,9-四烯-13-基]-10-羟基-5-甲氧基-8-甲基-8,16-二氮杂五环并[10.6.1.0^{1,9}.0^{2,7}.0^{16,19}]十九烷-2,4,6,13-四烯-10-羧酸酯

CAS 登录号 865-21-4; 143-67-9[硫酸盐]

INN list 12

药效分类 抗肿瘤药

ATC 分类 L01CA01

长春考酯

Vinconate（*INN*）

化学结构式

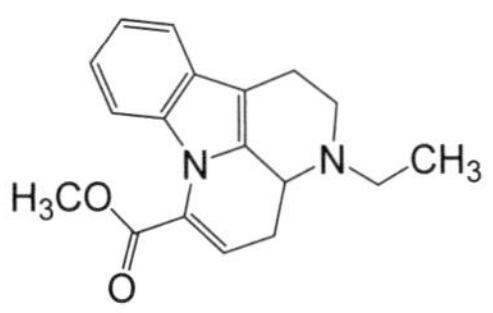

分子式和分子量 $C_{18}H_{20}N_2O_2$ 296.36

化学名 (±)-Methyl 3-ethyl-2,3,3*a*,4-tetrahydro-1*H*-indolo[3,2,1-*de*][1,5]naphthyridine-6-carboxylate

(±)-甲基 3-乙基-2,3,3*a*,4-四氢-1*H*-吲哚[3,2,1-*de*][1,5]萘啶-6-甲酸酯

CAS 登录号 70704-03-9

INN list 47

药效分类 脑血管扩张药

长春利定

Vinzolidine（*INN*）

化学结构式

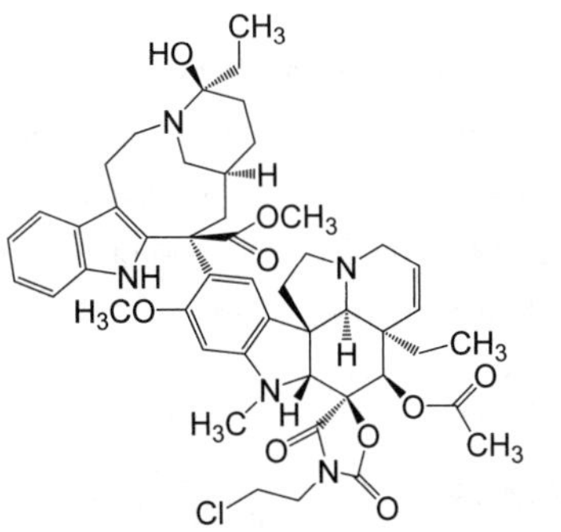

分子式和分子量 $C_{48}H_{58}ClN_5O_9$ 884.47

化学名 Methyl (3*R*,5*S*,7*R*,9*S*)-9-[3'-(2-Chloroethyl)-6,7-didehydro-4*β*-hydroxy-16-methoxy-1-methyl-2',4'-dioxo-2*β*,3*β*,5*α*,12*β*,19*α*-spiro[aspidospermidine-3,5'-oxazolidin]-15-yl]-5-ethyl-1,4,5,6,7,8,9,10-octahydro-5-hydroxy-2*H*-3,7-methanoazacycloundecino[5,4-*b*]indole-9-carboxylate 4'-acetate(ester)

甲基 (3*R*,5*S*,7*R*,9*S*)-9-[3'-(2-氯乙基)-6,7-二去氢-4*β*-羟基-16-甲氧基-1-甲基-2',4'-二氧代-2*β*,3*β*,5*α*,12*β*,19*α*-螺[白坚木定烷-3,5'-噁唑烷]-15-基]-5-乙基-1,4,5,6,7,8,9,10-八氢-5-羟基-2*H*-3,7-甲桥氮杂环十一烷并[5,4-*b*]吲哚-9-羧酸酯 4'-乙酸酯

CAS 登录号 67699-40-5; 67699-41-6[硫酸盐]

INN list 46

药效分类 抗肿瘤药

长春磷汀

Vinfosiltine（*INN*）

化学结构式

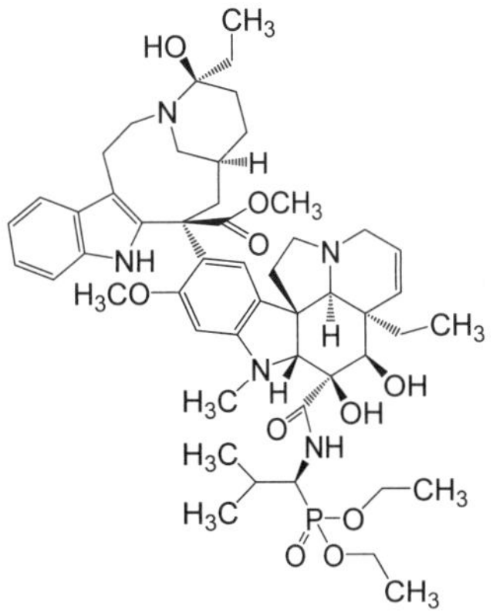

分子式和分子量 $C_{51}H_{72}N_5O_{10}P$ 946.12

化学名 [23(*S*)]-4-Deacetyl-3-de(methoxycarbonyl)-3-[(2-methyl-1-phosphonopropyl)-carbamoyl]vincaleukoblastine diethyl ester

[23(*S*)]-4-去乙酰基-3-脱(甲氧基甲酰基)-3-[(2-甲基-1-膦酰基丙基)-氨基甲酰基]长春碱 二乙酯

CAS 登录号 123286-00-0

INN list 64

药效分类 抗肿瘤药

长春罗定

Vinrosidine（*INN*）

化学结构式

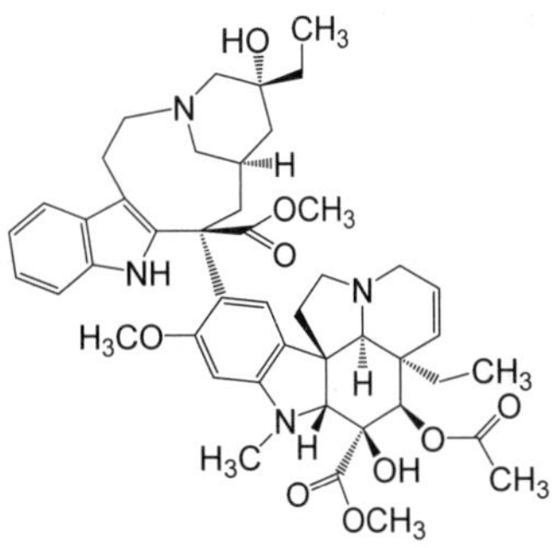

分子式和分子量 $C_{46}H_{58}N_4O_9$ 810.97

化学名 4'-*α*-Vincaleukoblastine

4'-*α*-长春碱

CAS 登录号 15228-71-4; 18556-44-0[硫酸盐]

INN list　13

药效分类　抗肿瘤药

长春罗新

Vinleurosine（*INN*）

化学结构式

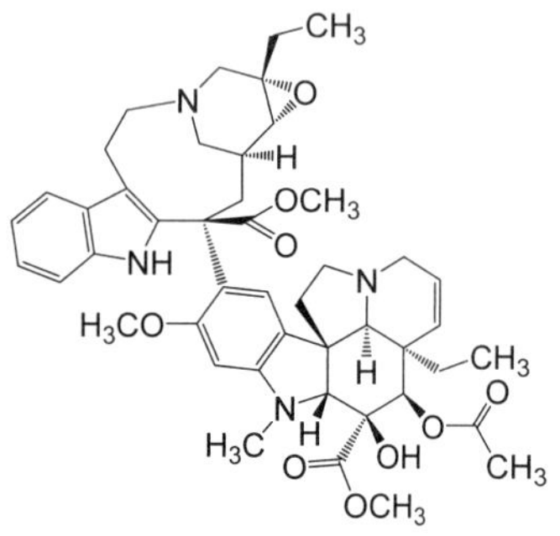

分子式和分子量　$C_{46}H_{56}N_4O_9$　808.97

化学名　(3'*α*,4'*α*)-4'-Deoxy-3',4'-epoxy-vincaleukoblastine

(3'*α*,4'*α*)-4'-脱氧-3',4'-环氧-长春碱

CAS 登录号　23360-92-1; 54081-68-4[硫酸盐(2∶1)]

INN list　13

药效分类　抗肿瘤药

长春米特

Vinformide（*INN*）

化学结构式

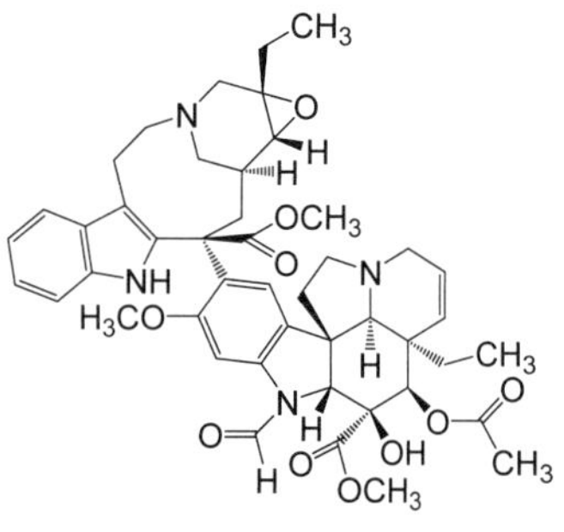

分子式和分子量　$C_{46}H_{54}N_4O_{10}$　822.94

化学名　(3'α,4'α)-4'-Deoxy-3',4'-epoxy-22-oxo-vincaleukoblastine

(3'*α*,4'*α*)-4'-脱氧-3',4'-环氧-22-氧代-长春碱

CAS 登录号　54022-49-0

INN list　38

药效分类　抗肿瘤药

长春培醇

Vintoperol（*INN*）

化学结构式

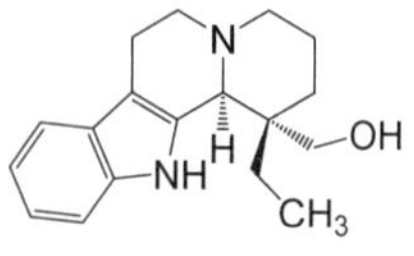

分子式和分子量　$C_{18}H_{24}N_2O$　284.40

化学名　(3*α*,16*α*)-14,15-Dihydro-21-nor-1,14-secoeburnamenin-20-ol

(3*α*,16*α*)-14,15-二氢-21-去甲基-1,14-断伊波南宁-20-醇

CAS 登录号　106498-99-1

INN list　61

药效分类　脑血管扩张药

长春匹定

Vinepidine（*INN*）

化学结构式

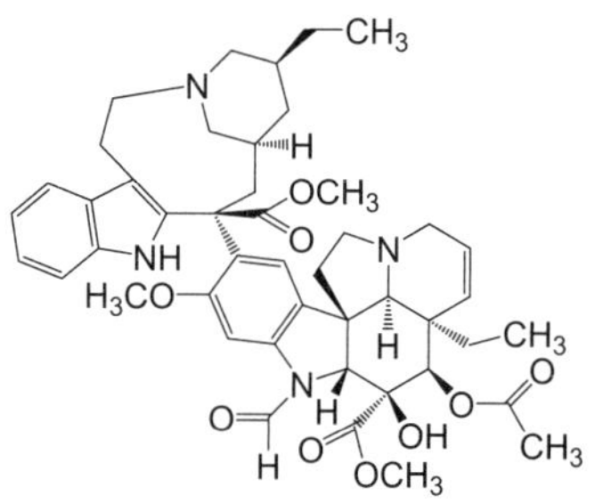

分子式和分子量　$C_{46}H_{56}N_4O_9$　808.97

化学名　(4'*S*)-4'-Deoxyleurocristine

(4'*S*)-4'-脱氧长春新碱

CAS 登录号　68170-69-4; 83200-11-7[硫酸盐]

INN list　50

药效分类　抗肿瘤药

长春曲醇

Vintriptol（*INN*）

化学结构式

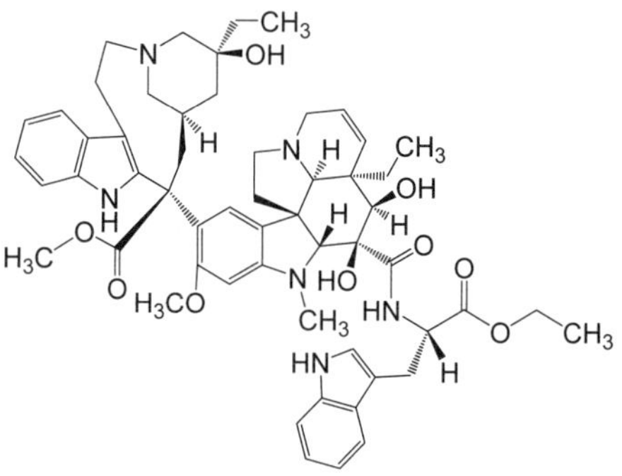

分子式和分子量　$C_{56}H_{68}N_6O_9$　969.17

化学名　(23*S*)-4-Deacetyl-3-[(l-carboxy-2-indol-3-ylethyl)carbamoyl]-3-de(methoxycarbonyl)vincaleukoblastine ethyl ester

(23*S*)-4-去乙酰基-3-[(l-羧基-2-吲哚-3-基乙基)氨基甲酰基]-3-去(甲氧基羰基)长春碱 乙酯

CAS 登录号　81600-06-8

INN list　51

药效分类　抗肿瘤药

长春曲尔

Vincantril（*INN*）

分子式和分子量　$C_{14}H_{13}ClN_2O$　260.72

化学结构式

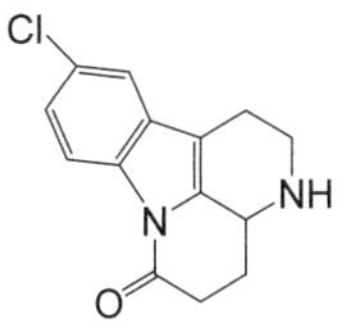

化学名 10-Chloro-1,2,3,3*a*,4,5-hexahydro-6*H*-indolo[3,2,1-*de*]-[1,5]naphthyridin-6-one

10-氯-1,2,3,3*a*,4,5-六氢-6*H*-吲哚并[3,2,1-*de*][1,5]萘啶-6-酮

CAS 登录号 65285-58-7

INN list 51

药效分类 脑血管扩张药

长春瑞滨

Vinorelbine（*INN*）

化学结构式

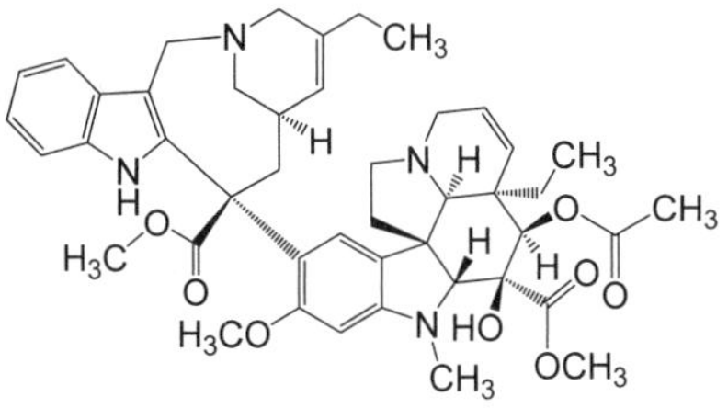

分子式和分子量 $C_{45}H_{54}N_4O_8$ 778.95

化学名 3',4'-Didehydro-4'-deoxy-8'-norvincaleukoblastine

3',4'-二去氢-4'-脱氧-8'-去甲长春碱

CAS 登录号 71486-22-1; 125317-39-7[酒石酸盐]

INN list 57

药效分类 抗肿瘤药

ATC 分类 L01CA04

长春西醇

Vinleucinol（*INN*）

化学结构式

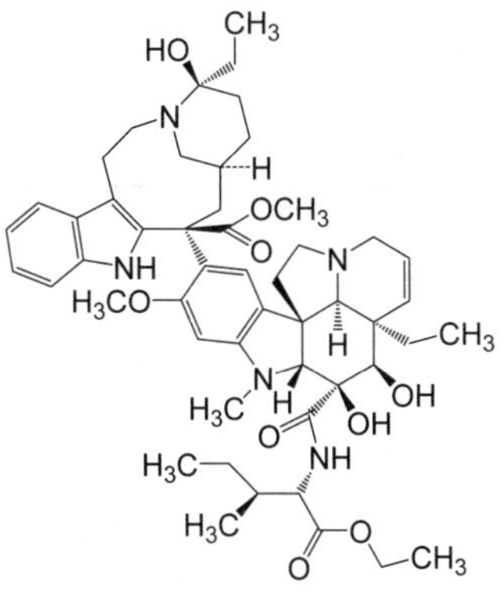

分子式和分子量 $C_{51}H_{69}N_5O_9$ 896.12

化学名 [23(1*S*,2*S*)]-4-Deacetyl-3-[(l-carboxy-2-methylbutyl)carbamoyl]-3-de(methoxycarbonyl)vincaleukoblastine ethyl ester

[23(1*S*,2*S*)]-4-去乙酰基-3-[(l-羧基-2-甲基丁基)氨基甲酰基]-3-去(甲氧基羰基)长春碱 乙酯

CAS 登录号 81571-28-0

INN list 64

药效分类 抗肿瘤药

长春西汀

Vinpocetine（*INN*）

化学结构式

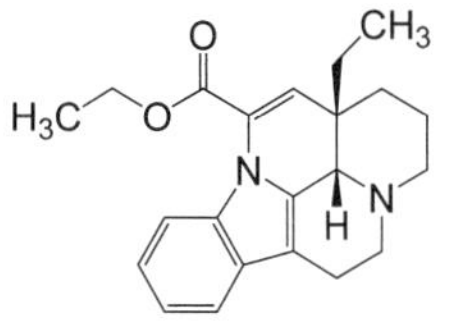

分子式和分子量 $C_{22}H_{26}N_2O_2$ 350.45

化学名 Ethyl eburnamenine-14-carboxylate

乙基 伊波南宁-14-羧酸酯

CAS 登录号 42971-09-5

INN list 36

药效分类 脑血管扩张药

长春新碱

Vincristine（*INN*）

化学结构式

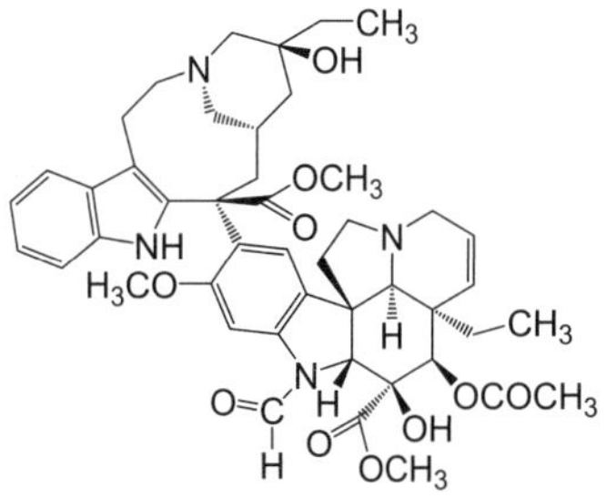

分子式和分子量 $C_{46}H_{56}N_4O_{10}$ 824.97

化学名 Methyl (1*R*,9*R*,10*S*,11*R*,12*R*,19*R*)-11-(acetyloxy)-12-ethyl-4-[(1*R*,13*S*,15*R*,17*S*)-17-ethyl-17-hydroxy-13-(methoxycarbonyl)-1,11-diazatetracyclo[13.3.1.$0^{4,12}$.$0^{5,10}$]nonadeca-4(12),5,7,9-tetraen-13-yl]-8-formyl-10-hydroxy-5-methoxy-8,16-diazapentacyclo[10.6.1.$0^{1,9}$.$0^{2,7}$.$0^{16,19}$]nonadeca-2(7),3,5,13-tetraene-10-carboxylate

甲基 (1*R*,9*R*,10*S*,11*R*,12*R*,19*R*)-11-(乙酰氧基)-12-乙基-4-[(1*R*,13*S*,15*R*,17*S*)-17-乙基-17-羟基-13-(甲氧基羰基)-1,11-二氮杂四环[13.3.1.$0^{4,12}$.$0^{5,10}$]十九烷-4(12),5,7,9-四烯-13-基]-8-甲酰基-10-羟基-5-甲氧基-8,16-二氮杂戊环[10.6.1.$0^{1,9}$.$0^{2,7}$.$0^{16,19}$]十九烷-2(7),3,5,13-四烯-10-羧酸酯

CAS 登录号 57-22-7; 2068-78-2[硫酸盐]

INN list 13

药效分类 抗肿瘤药

ATC 分类 L01CA02

橙皮苷

Hesperidin

分子式和分子量 $C_{28}H_{34}O_{15}$ 610.56

化学结构式

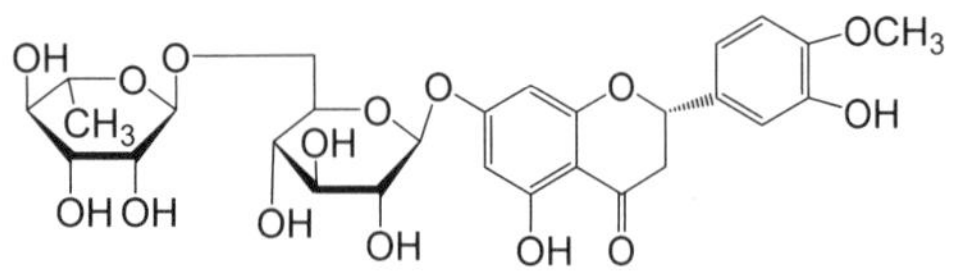

化学名 (2*S*)-7-[[6-*O*-(6-Deoxy-*α*-L-mannopyranosyl)-*β*-D-glucopyranosyl]oxy]-2,3-dihydro-5-hydroxy-2-(3-hydroxy-4-methoxyphenyl)-4*H*-1-benzopyran-4-one

(2*S*)-7-[[6-*O*-(6-脱氧-*α*-L-吡喃甘露糖基)- *β*-D-吡喃葡萄糖基]氧基]-2,3-二氢-5-羟基-2-(3-羟基-4-甲氧基苯基)-4*H*-1-苯并吡喃-4-酮

CAS 登录号 520-26-3

药效分类 维生素类药

重酒石酸普义马林

Prajmalium Bitartrate（*INN*）

化学结构式

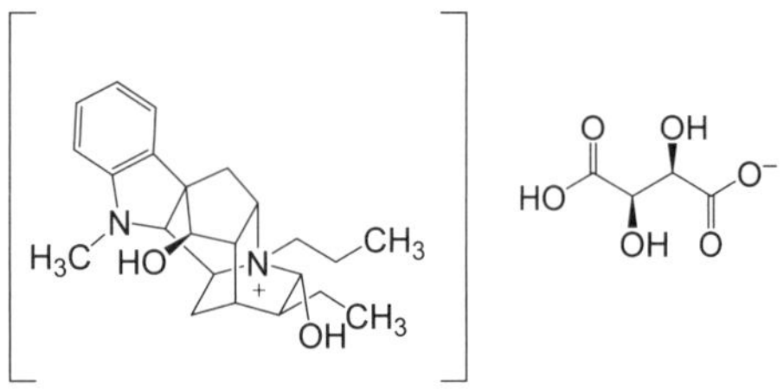

分子式和分子量 $C_{27}H_{38}N_2O_8$ 518.60

化学名 (1*R*,9*R*,10*S*,12*R*,13*S*,14*R*,15*R*,16*S*,17*S*,18*R*)-13-Ethyl-8-methyl-15-propyl-8-aza-15-azoniahexacyclo[14.2.1.0^{1,9}.0^{2,7}.0^{10,15}.0^{12,17}]nonadeca-2,4,6-triene-14,18-diol;(2*R*,3*R*)-2,3,4-trihydroxy-4-oxobutanoate

(1*R*,9*R*,10*S*,12*R*,13*S*,14*R*,15*R*,16*S*,17*S*,18*R*)-13-乙基-8-甲基-15-丙基-8-氮杂-15-氮鎓杂六环[14.2.1.0^{1,9}.0^{2,7}.0^{10,15}.0^{12,17}]十九烷-2,4,6-三烯-14,18-二醇; (2*R*,3*R*)-2,3,4-三羟基-4-氧代丁酸盐

CAS 登录号 2589-47-1; 35080-11-6 [普义马林]

INN list 23

药效分类 抗心律失常药

除虫菊酯

Bioresmethrin（*INN*）

化学结构式

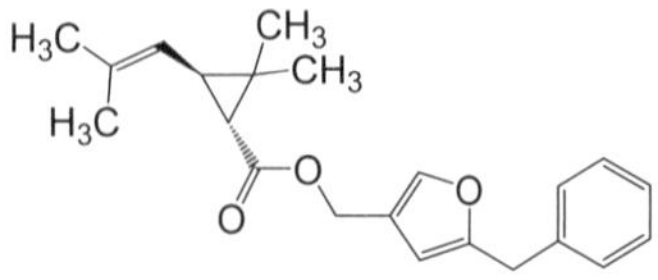

分子式和分子量 $C_{22}H_{26}O_3$ 338.44

化学名 (5-Benzylfuran-3-yl)methyl (1*R*,3*R*)-2,2-dimethyl-3-(2-methylprop-1-enyl)cyclopropane-1-carboxylate

(5-苄基呋喃-3-基)甲基 (1*R*,3*R*)-2,2-二甲基-3-(2-甲基丙-1-烯基)环丙烷-1-羧酸酯

CAS 登录号 28434-01-7

INN list 51

药效分类 杀虫药

川芎嗪

Ligustrazine

化学结构式

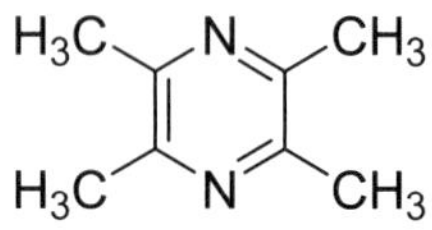

分子式和分子量 $C_8H_{12}N_2$ 136.20

化学名 2,3,5,6-Tetramethylpyrazine

2,3,5,6-四甲基吡嗪

CAS 登录号 1124-11-4; 76494-51-4[盐酸盐]

药效分类 血管扩张药

穿琥宁

Potassium Dehydroandrographolide Succinate

化学结构式

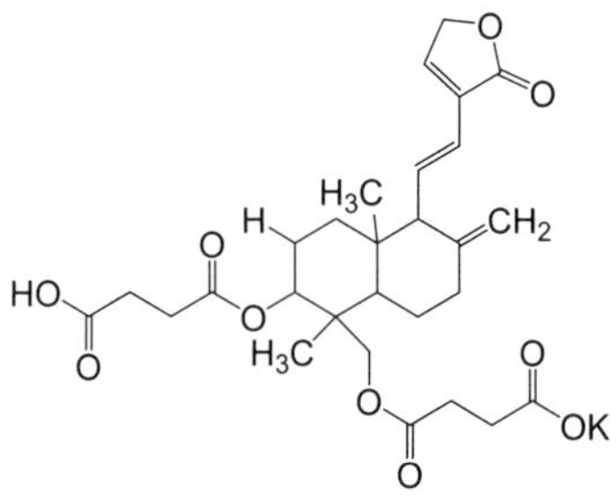

分子式和分子量 $C_{28}H_{35}KO_{10}$ 570.67

化学名 Potassium (*E*)-4-[[2-(3-carboxypropanoyloxy)-1,4*a*-dimethyl-6-methylene-5-[2-(2-oxo-2,5-dihydrofuran-3-yl)vinyl]decahydronaphthalen-1-yl]methoxy]-4-oxobutanoate

(*E*)-4-[[2-(3-羧基丙酰氧基)-1,4*a*-二甲基-6-甲亚基-5-[2-(2-氧代-2,5-二氢呋喃-3-基)乙烯基]十氢萘-1-基]甲氧基]-4-氧代丁酸钾

CAS 登记号 76958-99-1; 786593-06-4[酸单体]

药效分类 抗病毒药

穿心莲内酯

Andrographolide（*INN*）

化学结构式

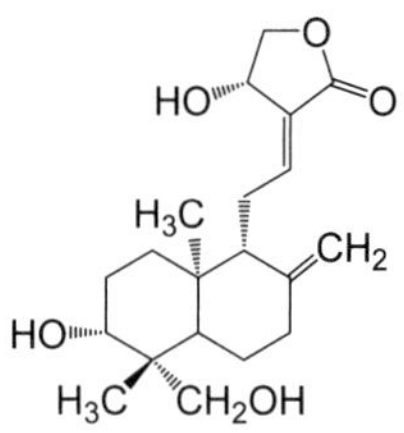

分子式和分子量 $C_{20}H_{30}O_5$ 350.45

化学名 (3*E*,4*S*)-3-[2-[(1*R*,4*aS*,5*R*,6*R*,8*aS*)-6-hydroxy-5-(hydroxymethyl)-5,8*a*-dimethyl-2-methylidene-3,4,4*a*,6,7,8-hexahydro-1*H*-naphthalen-1-yl]ethylidene]-4-hydroxyoxolan-2-one

(3*E*,4*S*)-3-[2-[(1*R*,4*aS*,5*R*,6*R*,8*aS*)-6-羟基-5-(羟甲基)-5,8*a*-二甲基-2-甲亚基-3,4,4*a*,6,7,8-六氢-1*H*-萘-1-基]乙亚基]-4-羟基环氧戊烷-2-酮

CAS 登录号 5508-58-7

药效分类 抗病毒药，抗菌药

雌丙烟酯

Estrapronicate（*INN*）

化学结构式

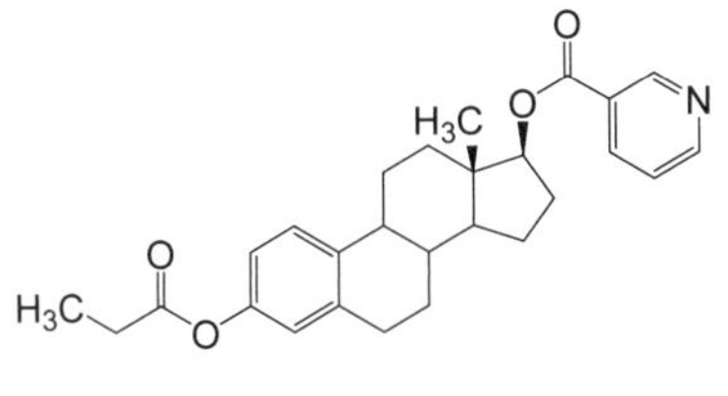

分子式和分子量 $C_{27}H_{31}NO_4$ 433.54

化学名 Estradiol 17-nicotinate 3-propionate

雌二醇 17-烟酸酯 3-丙酸酯

CAS 登录号 4140-20-9

INN list 34

药效分类 雌激素类药

ATC 分类 G03CA03

雌二醇

Estradiol（*INN*）

化学结构式

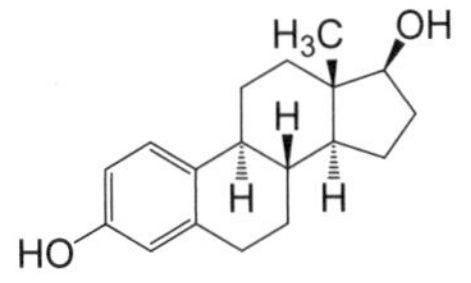

分子式和分子量 $C_{18}H_{24}O_2$ 272.38

化学名 Estra-1,3,5(10)-triene-3,17*β*-diol

雌甾-1,3,5(10)-三烯-3,17*β*-二醇

CAS 登录号 50-28-2; 313-06-4[17-环戊丙酸雌二醇]; 4956-37-0[庚酸雌二醇]

INN list 4

药效分类 雌激素类药

雌呋酯

Estrofurate（*INN*）

化学结构式

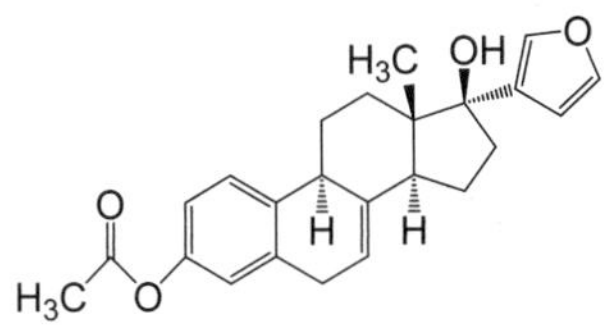

分子式和分子量 $C_{24}H_{26}O_4$ 378.46

化学名 21,23-Epoxy-19,24-dinor-17*α*-chola-1,3,5(10),7,20,22-hexaene-3,17-diol-3-acetate

21,23-环氧-19,24-二去甲基-17*α*-胆甾-1,3,5(10),7,20,22-六烯-3,17-二醇-3-乙酸酯

CAS 登录号 10322-73-3

INN list 25

药效分类 雌激素类药

雌莫司汀

Estramustine（*INN*）

化学结构式

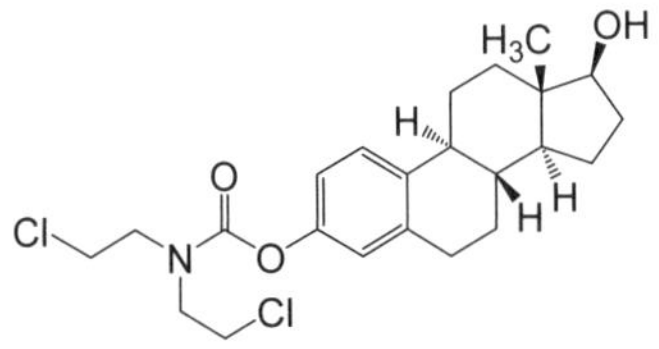

分子式和分子量 $C_{23}H_{31}Cl_2NO_3$ 440.40

化学名 Estradiol 3-[bis(2-chloroethyl) carbamate]

雌二醇 3-[双(2-氯乙基)氨基甲酸酯]

CAS 登录号 2998-57-4

INN list 24

药效分类 抗肿瘤药

ATC 分类 L01XX11

雌莫司汀磷酸钠

Estramustine Phosphate Sodium

化学结构式

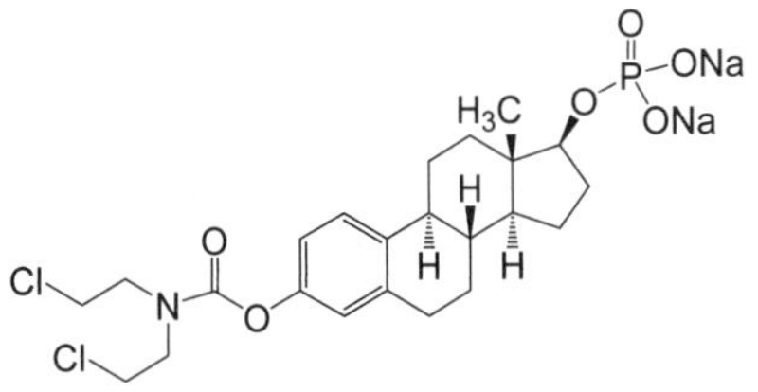

分子式和分子量 $C_{23}H_{30}Cl_2NNa_2O_6P$ 564.35

化学名 Estradiol 3-[bis(2-chloroethyl)carbamate] 17-(dihydrogen phosphate),disodium salt

雌二醇 3-[双(2-氯乙基)氨基甲酸酯] 17-(二氢磷酸酯)，二钠盐

CAS 登录号 52205-73-9

药效分类 抗肿瘤药

雌三醇

Estriol

化学结构式

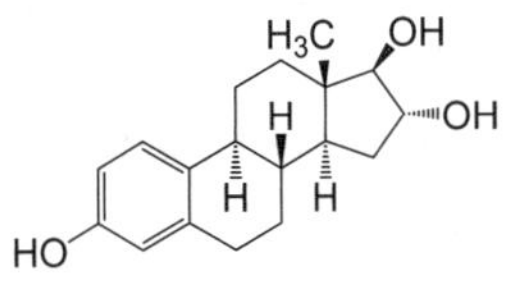

分子式和分子量 $C_{18}H_{24}O_3$ 288.38

化学名 (16*α*,17*β*)-Estra-1,3,5(10)-triene-3,16,17-triol

(16*α*,17*β*)-雌甾-1,3,5(10)-三烯-3,16,17-三醇

CAS 登录号 50-27-1; 514-68-1[琥珀酸盐]

药效分类 雌激素类药

ATC 分类 G03CA04

雌四醇

Estetrol（*INN*）

化学结构式

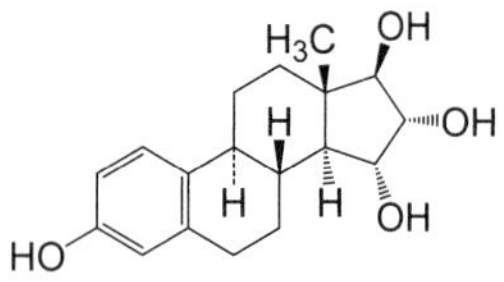

分子式和分子量 $C_{18}H_{24}O_4$ 304.39

化学名 Estra-1,3,5(10)-triene-3,15*α*,16*α*,17*β*-tetrol

雌甾-1,3,5(10)-三烯-3,15*α*,16*α*,17*β*-四醇

CAS 登录号 15183-37-6

INN list 116

药效分类 雌激素类药

雌酮

Estrone（*INN*）

化学结构式

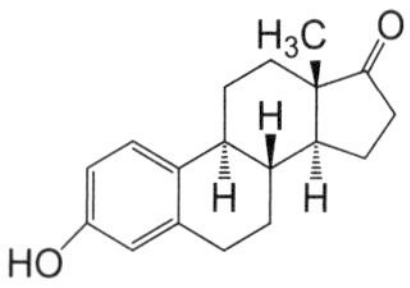

分子式和分子量 $C_{18}H_{22}O_2$ 270.37

化学名 3-Hydroxyestra-1,3,5(10)-triene-17-one

3-羟基雌甾-1,3,5(10)-三烯-17-酮

CAS 登录号 53-16-7

INN list 4

药效分类 雌激素类药

ATC 分类 G03CA07

次硫酸非那胂

Phenarsone Sulfoxylate（*INN*）

化学结构式

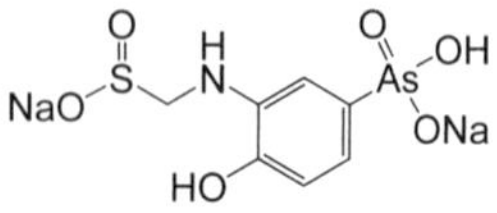

分子式和分子量 $C_7H_8AsNNa_2O_6S$ 355.11

化学名 Disodium;[2-hydroxy-5-[hydroxy(oxido)arsoryl]anilino]-methanesulfinate

二钠;[2-羟基-5-[羟基(氧化)胂酸基]苯氨基]甲亚磺酸盐

CAS 登录号 535-51-3

INN list 1

药效分类 抗感染药

醋氨苯砜

Acedapsone（*INN*）

化学结构式

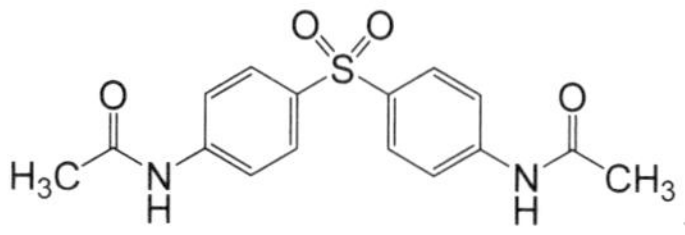

分子式和分子量 $C_{16}H_{16}N_2O_4S$ 332.37

化学名 *N*-[4-(4-Acetamidophenyl)sulfonylphenyl]acetamide

N-[4-(4-乙酰氨基苯基)磺酰基苯基]乙酰胺

CAS 登录号 77-46-3

INN list 22

药效分类 抗疟药，抗麻风药

醋氨苯酸

Acedoben（*INN*）

化学结构式

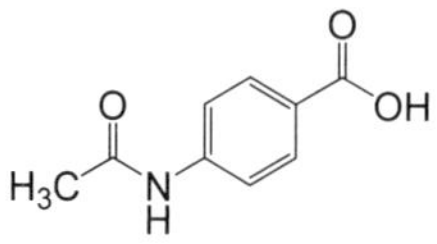

分子式和分子量 $C_9H_9NO_3$ 179.17

化学名 4- Acetamidobenzoic acid

4-乙酰氨基苯甲酸

CAS 登录号 556-08-1

INN list 42

药效分类 抗病毒药

醋氨己酸

Acexamic Acid（*INN*）

化学结构式

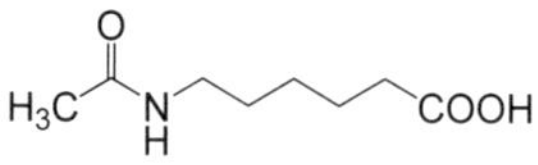

分子式和分子量 $C_8H_{15}NO_3$ 173.21

化学名 6- Acetamidohexanoic acid

6-乙酰氨基己酸

CAS 登录号 57-08-9

INN list 18

药效分类 抗炎药

醋氨沙洛

Acetaminosalol（*INN*）

分子式和分子量 $C_{15}H_{13}NO_4$ 271.27

化学结构式

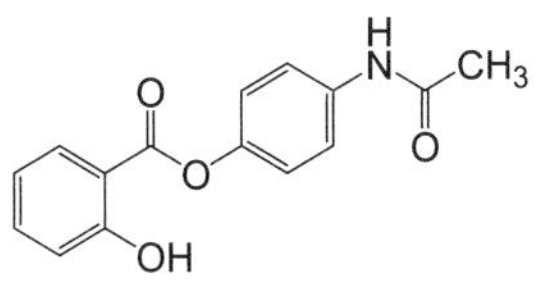

化学名 (4-Acetamidophenyl) 2-hydroxybenzoate

(4-乙酰氨基苯基) 2-羟基苯甲酸酯

CAS 登录号 118-57-0

INN list 1

药效分类 解热镇痛药

醋胺硝唑

Aminitrozole（*INN*）

化学结构式

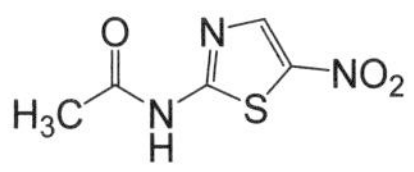

分子式和分子量 C_5H_5 N_3O_3 S 187.18

化学名 *N*-(5-Nitro-2-thiazolyl)acetamide

N-(5-硝基-2-噻唑基)乙酰胺

CAS 登录号 140-40-9

INN list 4

药效分类 抗滴虫药

醋丙甲泼尼龙

Methylprednisolone Aceponate（*INN*）

化学结构式

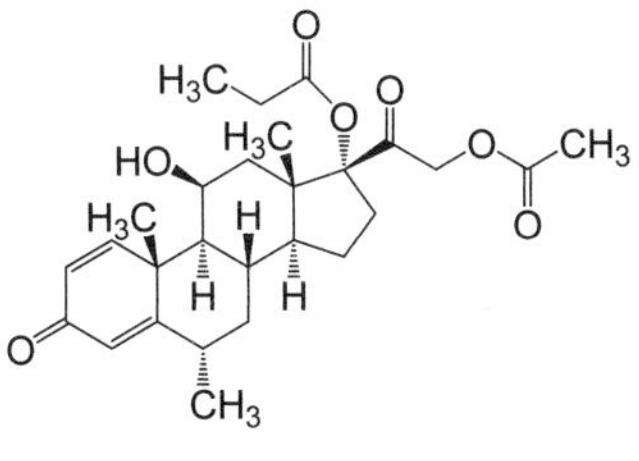

分子式和分子量 $C_{27}H_{36}O_7$ 472.57

化学名 11*β*,17,21,-Trihydroxy-6*α*-methylpregna-1,4-diene-3,20-dione 21-acetate 17-propionate

11*β*,17,21,-三羟基-6*α*-甲基孕甾-1,4-二烯-3,20-二酮 21-乙酸酯 17-丙酸酯

CAS 登录号 86401-95-8

INN list 52

药效分类 肾上腺皮质激素类药

醋丙氢可的松

Hydrocortisone Aceponate（*INN*）

分子式和分子量 $C_{26}H_{36}O_7$ 460.56

化学结构式

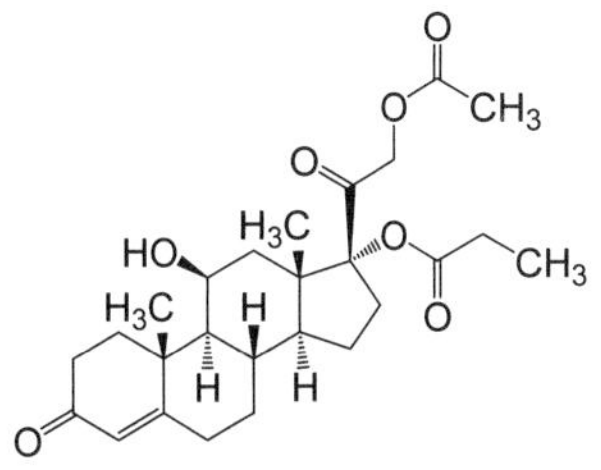

化学名 11*β*,17,21-Trihydroxy pregn-4-ene-3,20-dione 21-acetate 17-propionate

11*β*,17,21-三羟基孕甾-4-烯-3,20-二酮 21-乙酸酯 17-丙酸酯

CAS 登录号 74050-20-7

INN list 54

药效分类 肾上腺皮质激素类药

醋布倍他米松

Betamethasone Acibutate（*INN*）

化学结构式

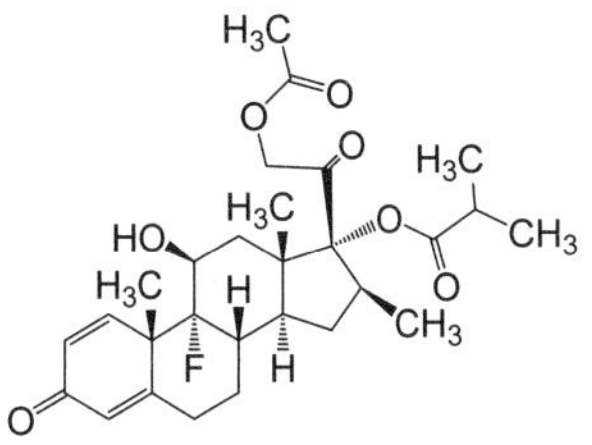

分子式和分子量 $C_{28}H_{37}FO_7$ 504.59

化学名 9-Fluoro-11*β*,17,21-trihydroxy-16*β*-methylpregna-1,4-diene-3, 20-dione 21-acetate 17-isobutyrate

9-氟-11*β*,17,21-三羟基-16*β*-甲基孕甾-1,4-二烯-3,20-二酮 21-乙酸酯 17-异丁酸酯

CAS 登录号 987-24-6

INN list 26

药效分类 肾上腺皮质激素类药

醋地砜钠

Acediasulfone Sodium（*INN*）

化学结构式

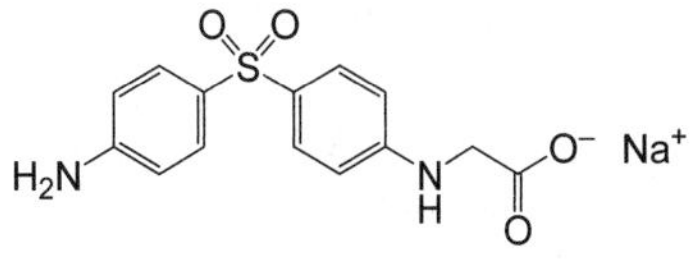

分子式和分子量 $C_{14}H_{13}N_2NaO_4S$ 328.32

化学名 Sodium;2-[4-(4-aminophenyl)sulfonylanilino]acetate

2-[4-(4-氨基苯基)磺酰基苯氨基]乙酸钠

CAS 登录号 127-60-6

INN list 1

药效分类 抗感染药

醋碘苯酸钠

Sodium Acetrizoate（*INN*）

化学结构式

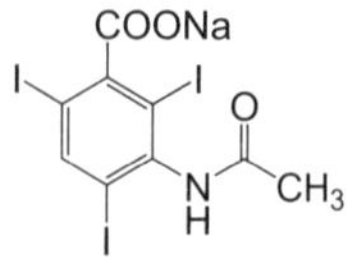

分子式和分子量 $C_9H_5I_3NNaO_3$ 578.84

化学名 Sodium 3-acetamido-2, 4,6- triiodobenzoate

3-乙酰氨基-2, 4, 6-三碘代苯甲酸钠

CAS 登录号 129-63-5; 85-36-9[醋碘苯酸]

INN list 4

药效分类 诊断用药

醋丁艾可米松

Icometasone Enbutate（*INN*）

化学结构式

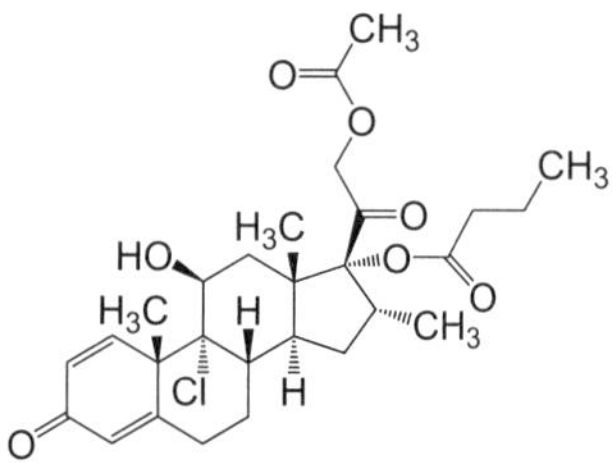

分子式和分子量 $C_{28}H_{37}ClO_7$ 521.04

化学名 9-Chloro-11*β*,17,21-trihydroxy-16*α*-methylpregna-1,4-diene-3,20-dione 17-butyrate 21-acetate

9-氯-11*β*,17,21-三羟基-16*α*-甲基孕甾-1,4-二烯-3,20-二酮 17-丁酸酯 21-乙酸酯

CAS 登录号 103466-73-5

INN list 70

药效分类 肾上腺皮质激素类药

醋丁洛尔

Acebutolol（*INN*）

化学结构式

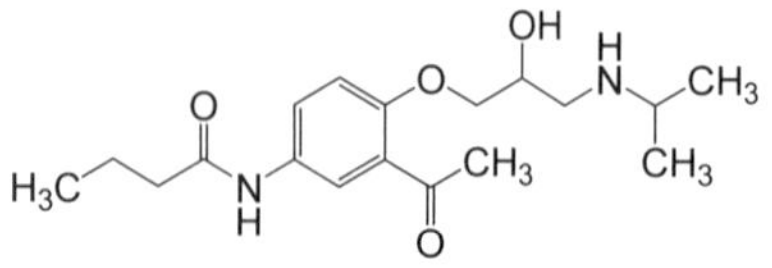

分子式和分子量 $C_{18}H_{28}N_2O_4$ 336.43

化学名 *N*-[3-Acetyl-4-[2-hydroxy-3-(propan-2-ylamino)propoxy]phenyl]butanamide

N-[3-乙酰基-4-[2-羟基-3- (丙-2-基氨基)丙氧基]苯基]丁酰胺

CAS 登录号 37517-30-9

INN list 28

药效分类 β 受体拮抗药

ATC 分类 C07AB04

醋奋乃静

Acetophenazine（*INN*）

化学结构式

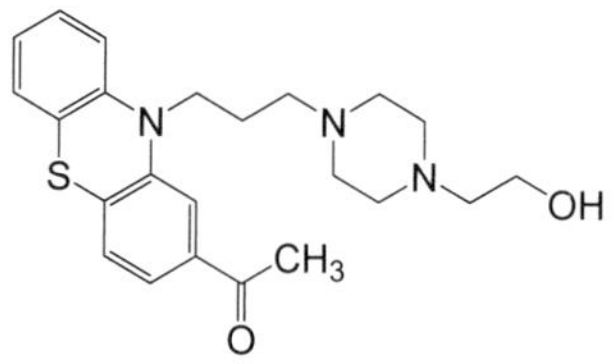

分子式和分子量 $C_{23}H_{29}N_3O_2S$ 411.56

化学名 10-[3-[4-(2-Hydroxyethyl)-1-piperazinyl] propyl] phenothiazin -2- yl methyl ketone

10-[3-[4-(2-羟乙基)-1-哌嗪基]丙基]吩噻嗪-2-基 甲基甲酮

CAS 登录号 2751-68-0; 5714-00-1[马来酸盐]

INN list 11

药效分类 抗精神病药

醋氟拉诺

Acefluranol（*INN*）

化学结构式

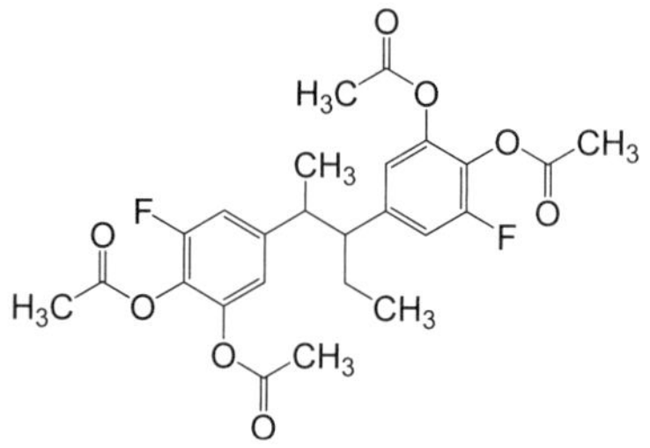

分子式和分子量 $C_{25}H_{26}F_2O_8$ 492.47

化学名 4,4'-[(1*RS*,2*RS*)-1-Ethyl-2-methylethylene]bis[6-fluoropyrocatechol] tetraacetate

4,4'-[(1*RS*,2*RS*)-1-乙基-2-甲基乙叉基]双[6-氟邻苯二酚]四乙酸酯

CAS 登录号 80595-73-9

INN list 48

药效分类 抗雌激素药

醋谷胺铝

Aceglutamide Aluminum

化学结构式

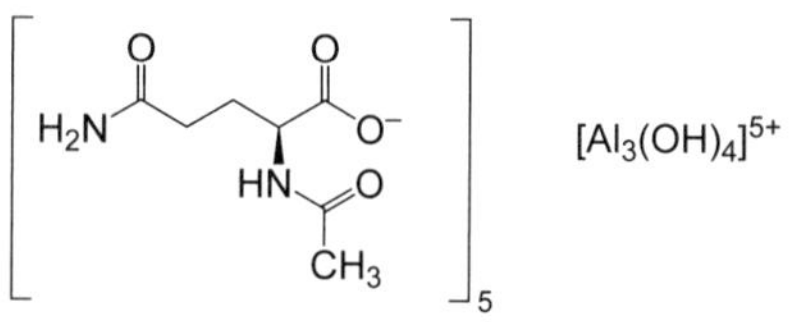

分子式和分子量 $C_{35}H_{59}Al_3N_{10}O_{24}$ 420.85

化学名 Pentakis (N^2-acetyl-L-glutaminato) tetrahydroxy-thialuminum

五(N^2-乙酰基-L-谷氨酰胺)四羟基合三铝

CAS 登录号 12607-92-0

药效分类 抗溃疡药

醋谷地阿诺

Deanol Aceglumate（*INN*）

化学结构式

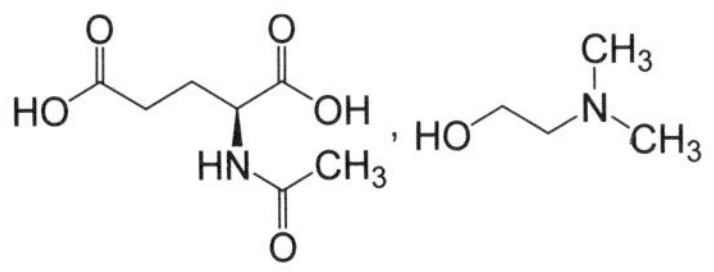

分子式和分子量 $C_7H_{11}NO_5 \cdot C_4H_{11}NO$ 278.30

化学名 2-(Dimethylamino) ethanol hydrogen *N*-acetylglutamate

2-(二甲氨基)乙醇 *N*-乙酰基谷氨酸盐

CAS 登录号 3342-61-8

INN list 15

药效分类 精神兴奋药

醋磺胺异噁唑

Acetylsulfafurazole

化学结构式

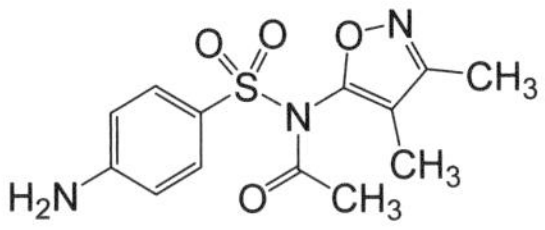

分子式和分子量 $C_{13}H_{15}N_3O_4S$ 309.34

化学名 *N*-(3,4-Dimethyl-5-isoxazolyl)-*N*-sulfanilylacetamide

N-(3,4-二甲基-5-异噁唑基)-*N*-对氨基苯磺酰基乙酰胺

CAS 登录号 80-74-0

药效分类 磺胺类抗微生物药

ATC 分类 J01EB05

醋甲唑胺

Methazolamide（*INN*）

化学结构式

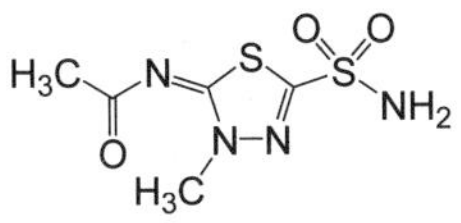

分子式和分子量 $C_5H_8N_4O_3S_2$ 236.27

化学名 *N*-(4-Methyl-2-sulfamoyl-Δ^2-1,3,4-thiadiazolin-5-ylidene)-acetamide

N-(4-甲基-2-氨磺酰基-Δ^2-1,3,4- 噻二唑啉-5-亚基)乙酰胺

CAS 登录号 554-57-4

INN list 10

药效分类 利尿药，碳酸酐酶抑制药

醋卡溴脲

Acecarbromal（*INN*）

分子式和分子量 $C_9H_{15}BrN_2O_3$ 279.13

化学结构式

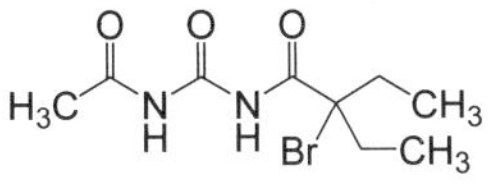

化学名 1-Acetyl-3- (*α*-bromo-*α*-ethylbutyryl) urea

1-乙酰基-3- (*α*-溴代-*α*-乙基丁酰基)脲

CAS 登录号 77-66-7

INN list 14

药效分类 镇静催眠药

醋糠硫胺

Acefurtiamine（*INN*）

化学结构式

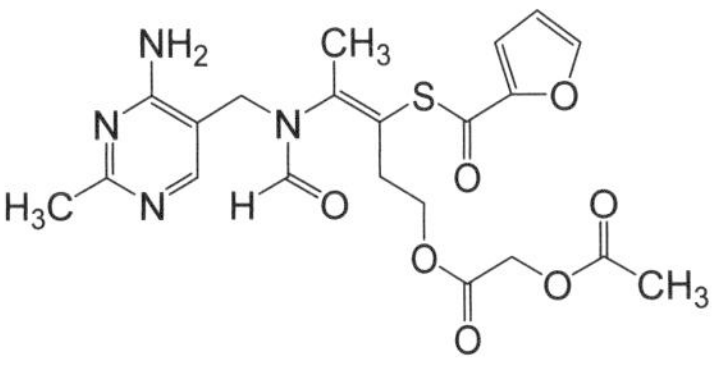

分子式和分子量 $C_{21}H_{24}N_4O_7S$ 476.50

化学名 [4-[(4-Amino-2-methylpyrimidin-5-yl)methyl-formylamino]-3-(furan-2-carbonylsulfanyl)pent-3-enyl] 2-acetyloxyacetate

[4-[(4-氨基-2-甲基嘧啶-5-基)甲基-甲酰氨基]-3-(呋喃-2-甲酰基硫基)戊-3-烯基] 2-乙酰氧基乙酸酯

CAS 登录号 10072-48-7

INN list 17

药效分类 维生素类药

醋克利定

Aceclidine（*INN*）

化学结构式

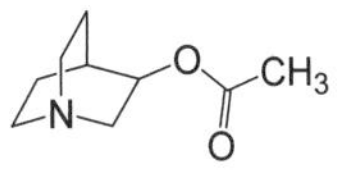

分子式和分子量 $C_9H_{15}NO_2$ 169.22

化学名 1-Azabicyclo[2.2.2]oct-3-yl acetate

1-氮杂双环[2.2.2]辛-3-基 乙酸酯

CAS 登录号 827-61-2

INN list 13

药效分类 抗胆碱酯酶药，缩瞳药

醋氯芬酸

Aceclofenac（*INN*）

化学结构式

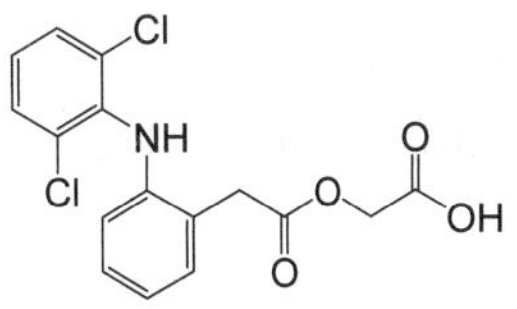

分子式和分子量 $C_{16}H_{13}Cl_2NO_4$ 354.18

化学名 2-[2-[2-(2,6-Dichloroanilino)phenyl]acetyl]oxyacetic acid

2-[2-[2-(2,6-二氯苯氨基)苯基]乙酰基]氧基乙酸

CAS 登录号 89796-99-6

INN list 52

药效分类 抗炎镇痛药

醋麦角胺

Acetergamine（*INN*）

化学结构式

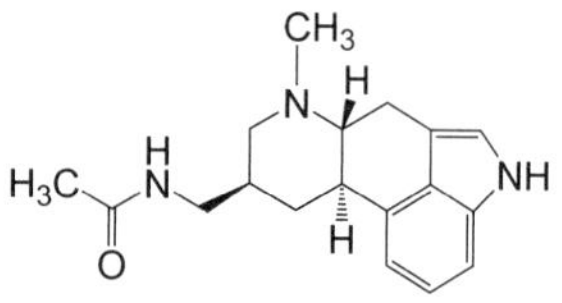

分子式和分子量 $C_{18}H_{23}N_3O$ 297.39

化学名 (+) -*N*-Acetyl-9, 10-dihydrolysergamine

(+) -*N*-乙酰基-9, 10-二氢麦角胺

CAS 登录号 3031-48-9

INN list 18

药效分类 催产药

醋美沙多

Acetylmethadol（*INN*）

化学结构式

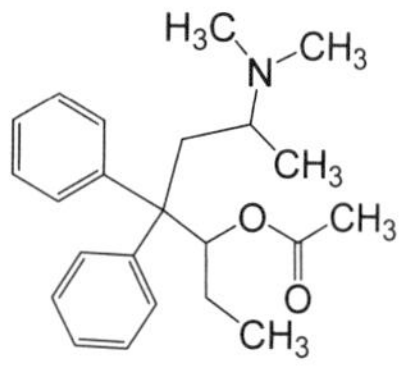

分子式和分子量 $C_{23}H_{31}NO_2$ 353.50

化学名 6-(Dimethylamino)-4,4-diphenyl-3-heptanol acetate (ester)

6-(二甲氨基)-4,4-二苯基-3-庚醇 乙酸酯

CAS 登录号 509-74-0

INN list 5

药效分类 镇痛药

醋纽拉酸

Aceneuramic Acid（*INN*）

化学结构式

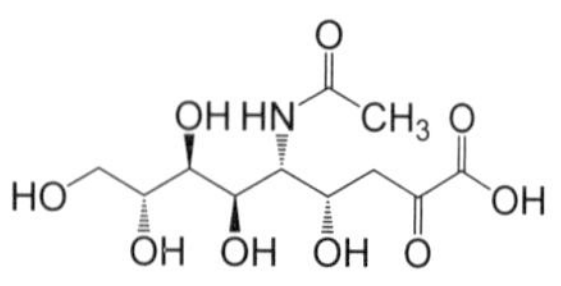

分子式和分子量 $C_{11}H_{19}NO_9$ 309.27

化学名 (−)-5-Acetamido-3,5-dideoxy-D-glycerol-D-galacto-nonulosonic acid

(−)-5-乙酰氨基-3,5-二脱氧-D-甘油-D-壬-半乳糖酸

CAS 登录号 131-48-6

INN list 65

药效分类 祛痰药

醋哌隆

Aceperone（*INN*）

化学结构式

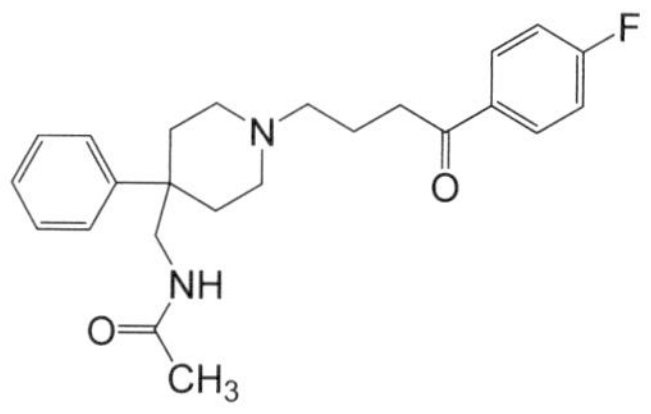

分子式和分子量 $C_{24}H_{29}FN_2O_2$ 396.50

化学名 4-[4-(Acetamidomethyl)-4-phenylpiperidino]-4'-fluobutyro phenone

4-[4-(乙酰氨基甲基)- 4-苯基哌啶]-4'-氟苯丁酮

CAS 登录号 807-31-8

INN list 14

药效分类 安定药

醋葡醛内酯

Aceglatone（*INN*）

化学结构式

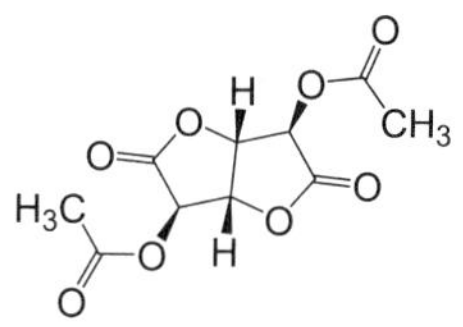

分子式和分子量 $C_{10}H_{10}O_8$ 258.18

化学名 D-Glucaric acid 1, 4:6, 3- dilactone diacetate

D-葡萄糖二酸 1, 4: 6, 3-双内酯 二乙酸酯

CAS 登录号 642-83-1

INN list 26

药效分类 β 葡糖苷酶抑制药

醋羟胺酸

Acetohydroxamic Acid（*INN*）

化学结构式

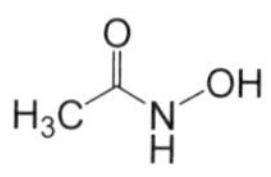

分子式和分子量 $C_2H_5NO_2$ 75.07

化学名 *N*-Hydroxyacetamide

N-羟基乙酰胺

CAS 登录号 546-88-3

INN list 51

药效分类 尿素酶抑制药

醋羟丁酸

Aceburic Acid（*INN*）

化学结构式

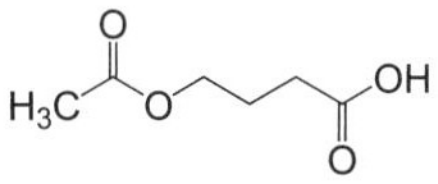

分子式和分子量 $C_6H_{10}O_4$ 146.14

化学名 4-Aceyloxybutanoic acid

4-乙酰氧基丁酸

CAS 登录号 26976-72-7

INN list 29

药效分类 镇痛药

醋氢可酮

Thebacon（*INN*）

化学结构式

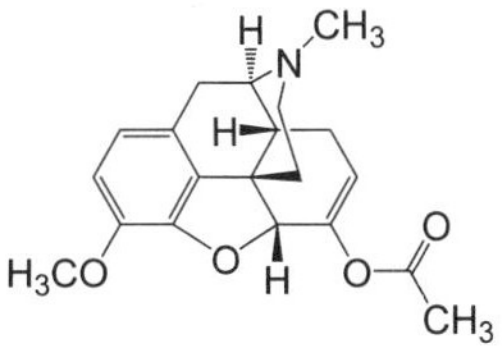

分子式和分子量 $C_{20}H_{23}NO_4$ 341.40

化学名 Acetyldihydrocodeinone

乙酰基二羟基可待因酮

CAS 登录号 466-90-0

INN list 5

药效分类 血管扩张药

醋水杨胺

Salacetamide（*INN*）

化学结构式

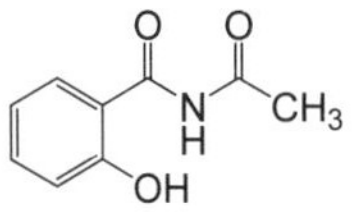

分子式和分子量 $C_9H_9NO_3$ 179.17

化学名 *N*-Acetylsalicylamide

N-乙酰水杨酰胺

CAS 登录号 487-48-9

INN list 1

药效分类 解热镇痛药

醋酸二氯松

Dichlorisone Acetate（*INN*）

化学结构式

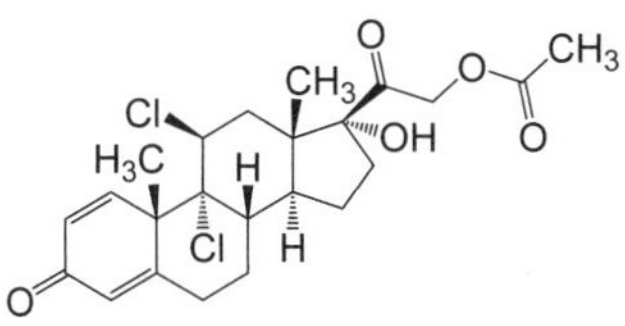

分子式和分子量 $C_{23}H_{28}Cl_2O_5$ 455.37

化学名 9*α*,11*β*-Dichloro-17*α*,21-dihydroxypregna-1,4-diene-3,20-dione-21- acetate

9*α*,11*β*-二氯-17*α*,21-二羟基孕甾-1,4-二烯-3,20-二酮-21-乙酸酯

CAS 登录号 79-61-8; 7008-26-6[二氯松]

INN list 10

药效分类 肾上腺皮质激素类药

醋酸酚丁

Oxyphenisatin Acetate（*INN*）

化学结构式

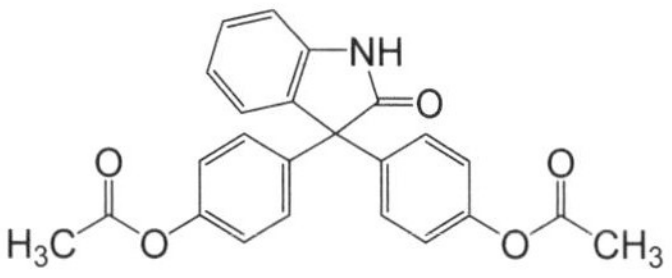

分子式和分子量 $C_{24}H_{19}NO_5$ 401.41

化学名 3,3-Bis(*p*-hydroxyphenyl)-2-indolinone diacetate (ester)

3,3-双(4-羟基苯基)-2-吲哚啉酮 二乙酸酯

CAS 登录号 115-33-3; 125-13-3[酚丁]

INN list 8

药效分类 导泻药

醋酸氟培龙

Fluperolone Acetate（*INN*）

化学结构式

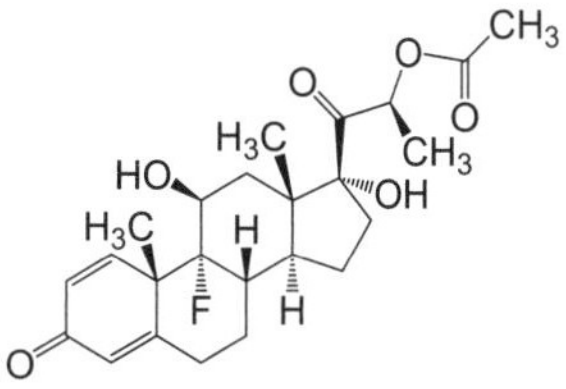

分子式和分子量 $C_{24}H_{31}FO_6$ 434.50

化学名 9-Fluoro-11*β*,17*α*-dihydroxy-17-(*S*)-lactoylandrosta-1,4-dien-3-one 17*β*-acetate

9-氟-11*β*,17*α*-二羟基-17-(*S*)-乳酰基雄甾-1,4-二烯-3-酮 17*β*-乙酸酯

CAS 登录号 2119-75-7; 3841-11-0[氟培龙]

INN list 13

药效分类 糖皮质激素类药

ATC 分类 D07AB05

醋酸氟氢可的松

Fludrocortisone Acetate（*INN*）

化学结构式

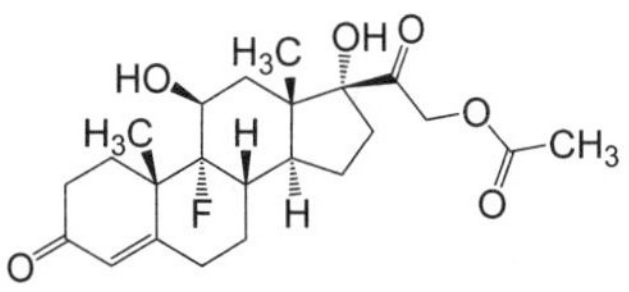

分子式和分子量 $C_{23}H_{31}FO_6$ 422.49

化学名 9-Fluoro-11*β*,17,21-trihydroxypregn-4-ene-3,20-dione 21-acetate

9-氟-11*β*,17,21-三羟基孕甾-4-烯-3,20-二酮 21-乙酸酯

CAS 登录号 514-36-3; 127-31-1[氟氢可的松]

INN list 6

药效分类 盐皮质激素类药

ATC 分类 H02AA02

醋酸己脲

Acetohexamide（*INN*）

化学结构式

分子式和分子量 $C_{15}H_{20}N_2O_4S$ 324.40

化学名 1-[(4- Acetylphenyl)sulfonyl] -3- cyclohexylurea

1-[(4-乙酰基苯基)磺酰基]-3-环己基脲

CAS 登录号 968-81-0

INN list 12

药效分类 口服降血糖药

ATC 分类 A10BB31

醋酸甲萘氢醌

Menadiol Diacetate

化学结构式

分子式和分子量 $C_{15}H_{14}O_4$ 258.27

化学名 2-Methyl-1, 4-diacetoxy naphthylene

2-甲基-1, 4-二乙酰氧基萘

CAS 登录号 573-20-6

药效分类 止血药

醋酸劳利铵

Laurolinium Acetate（*INN*）

化学结构式

分子式和分子量 $C_{24}H_{38}N_2O_2$ 386.57

化学名 4-Amino-1-dodecylquinaldinium acetate

乙酸 4-氨基-1-十二烷基喹哪啶鎓

CAS 登录号 146-37-2

INN list 12

药效分类 消毒防腐药

醋酸顺维 A

Zuretinol Acetate（*INN*）

化学结构式

分子式和分子量 $C_{22}H_{32}O_2$ 328.24

化学名 (2*E*,4*E*,6*Z*,8*E*)-3,7-Dimethyl-9-(2,6,6-trimethylcyclohex-1-en-1-yl)nona-2,4,6,8-tetraen-1-yl acetate

(2*E*,4*E*,6*Z*,8*E*)-3,7-二甲基-9-(2,6,6-三甲基环己-1-烯-1-基)壬-2,4,6,8-四烯-1-基 乙酸酯

CAS 登录号 29584-22-3

INN list 112

药效分类 11-顺视黄醇替换药

醋肽铜

Prezatide Copper Acetate（*INN*）

化学结构式

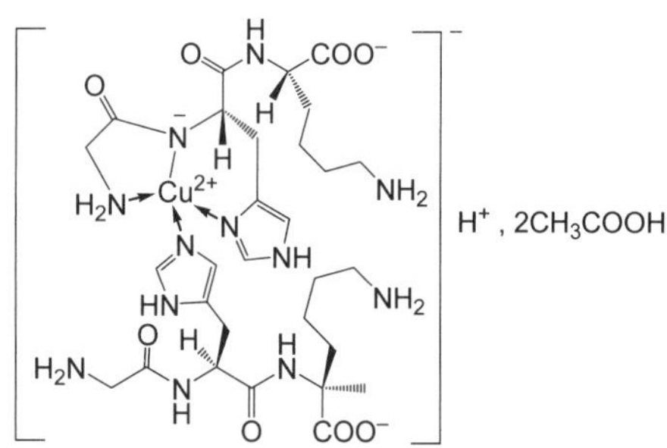

分子式和分子量 $C_{28}H_{46}CuN_{12}O_8 \cdot 2C_2H_4O_2$ 862.39

化学名 Hydrogen[N^2-(*N*-glycyl-L-histidyl)-L-lysinato][N^2-(*N*-glycyl-L- histidyl)-L-lysinato(2^-)]cuprate(1^+),diacetate

氢[N^2-(*N*-甘氨酰-L-组氨酰)-L-赖氨酸合][N^2-(*N*-甘氨酰-L-组氨酰)-L-赖氨酸合(2^-)]铜酸(1^+), 二乙酸盐

CAS 登录号 130120-57-9

INN list 67

药效分类 免疫调节药

醋替罗酯

Acetiromate（*INN*）

化学结构式

分子式和分子量 $C_{15}H_9I_3O_5$ 649.94

化学名 4-(4-Hydroxy-3-iodophenoxy)-3, 5-diiodobenzoic acid acetate

4-(4-羟基-3-碘代苯氧基)-3, 5-二碘代苯甲酸 乙酸酯

CAS 登录号 2260-08-4

INN list 30

药效分类 降血脂药

醋托啡

Acetorphine（*INN*）

化学结构式

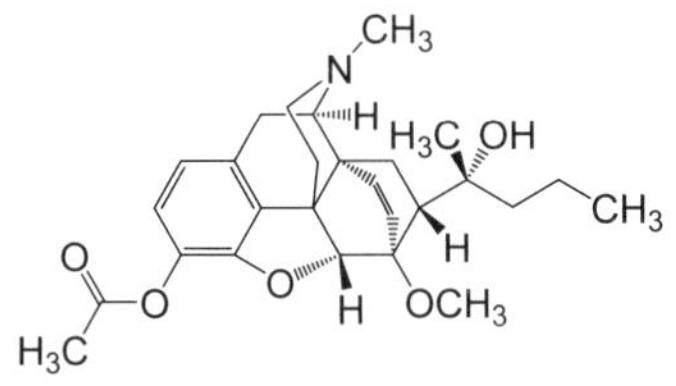

分子式和分子量 $C_{27}H_{35}NO_5$ 453.57

化学名 6, 7, 8, 14-Tetrahydro-7*α*-(1-hydroxyl-1-methyl-butyl)-6, 14-*endo*- ethenooripavine 3-acetate

6,7,8,14-四氢-7*α*-(1-羟基-1-甲基丁基)-6,14-内-乙桥东罂粟碱-3-乙酸酯

CAS 登录号 25333-77-1

INN list 17

药效分类 镇痛药

醋戊曲酯

Acevaltrate（*INN*）

化学结构式

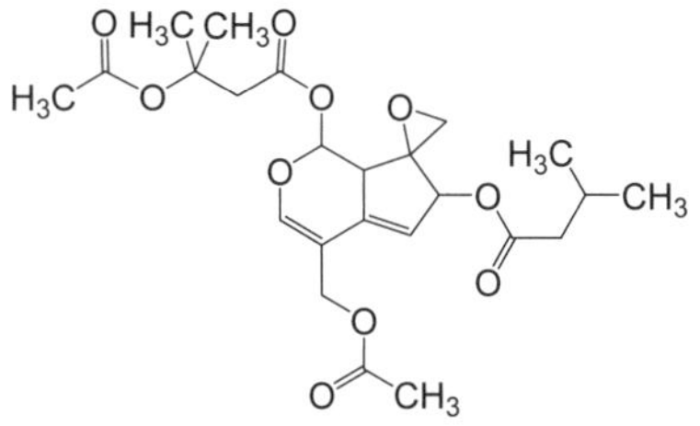

分子式和分子量 $C_{24}H_{32}O_{10}$ 480.50

化学名 [(1*S*,6*S*,7*R*,7*aS*)-4-(Acetyloxymethyl)-1-(3-methylbutanoyloxy)spiro[6,7*a*-dihydro-1*H*-cyclopenta[*c*]pyran-7,2'-oxirane]-6-yl] 3-acetyloxy-3-methylbutanoate

[(1*S*,6*S*,7*R*,7*aS*)-4-(乙酰氧甲基)-1-(3-甲基丁酰氧基)螺[6,7*a*-二氢-1*H*-环戊烷并[*c*]吡喃-7,2'-氧杂环丙烷]-6-基] 3-乙酰氧基-3-甲基丁酸酯

CAS 登录号 251161-41-5

INN list 17

药效分类 镇静催眠药

醋硝香豆素

Acenocoumarol（*INN*）

分子式和分子量 $C_{19}H_{15}NO_6$ 353.33

化学结构式

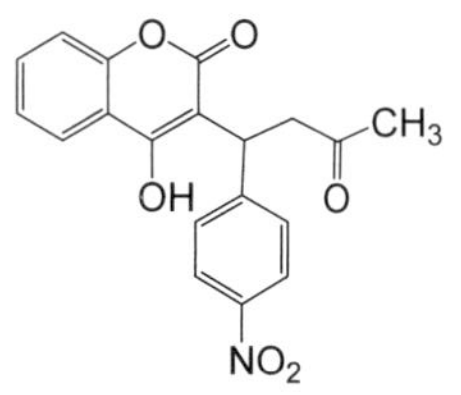

化学名 3- (*α*-Acetonyl-4- nitrobenzyl) -4- hydroxycoumarin

3- (*α*-丙酮基-4-硝基苯基) -4-羟基香豆素

CAS 登录号 152-72-7

INN list 6

药效分类 抗凝血药

醋辛酚汞

Acetomeroctol（*INN*）

化学结构式

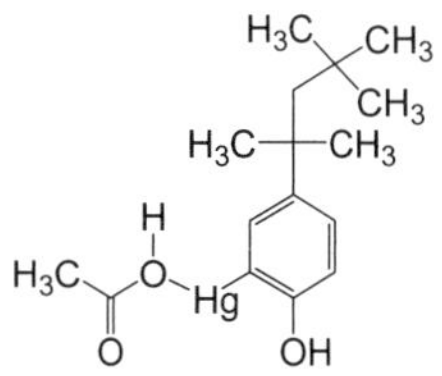

分子式和分子量 $C_{16}H_{25}HgO_3$ 465.96

化学名 Acetic acid[2-hydroxy-5-(2,4,4-trimethylpentan-2-yl)phenyl]mercury

乙酸[2-羟基-5-(2,4,4-三甲基戊-2-基)苯基]汞

CAS 登录号 584-18-9

INN list 6

药效分类 消毒防腐药

醋溴考尔

Acebrochol（*INN*）

化学结构式

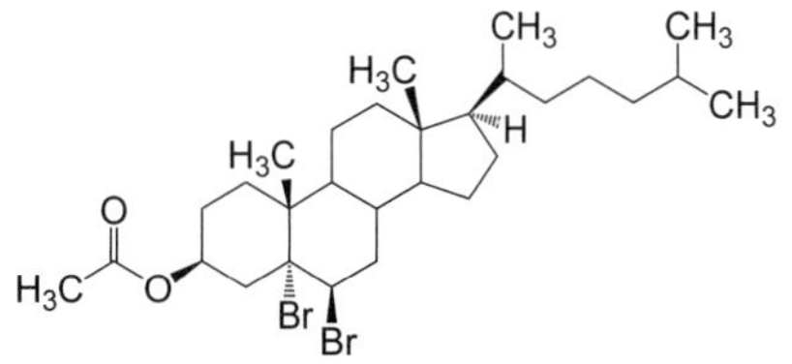

分子式和分子量 $C_{29}H_{48}Br_2O_2$ 588.50

化学名 5, 6*β* -Dibromo- 5*α* -cholestan- 3*β* -ol acetate

5, 6*β*-二溴- 5*α*-胆甾烷-3*β*-醇 乙酸酯

CAS 登录号 514-50-1

INN list 1

药效分类 镇静催眠药

醋异丙嗪

Aceprometazine（*INN*）

分子式和分子量 $C_{19}H_{22}N_2OS$ 326.45

化学结构式

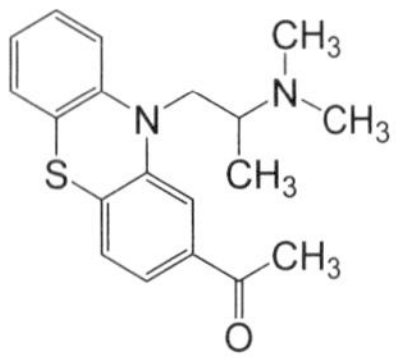

化学名 10-[2-(Dimethylamino) propyl] phenothiazin-2-yl methyl ketone

10-[2- (二甲氨基)丙基]吩噻嗪-2-基甲基酮

CAS 登录号 13461-01-3

INN list 15

药效分类 抗精神病药

醋硬脂红霉素

Erythromycin Acistrate（*INN*）

化学结构式

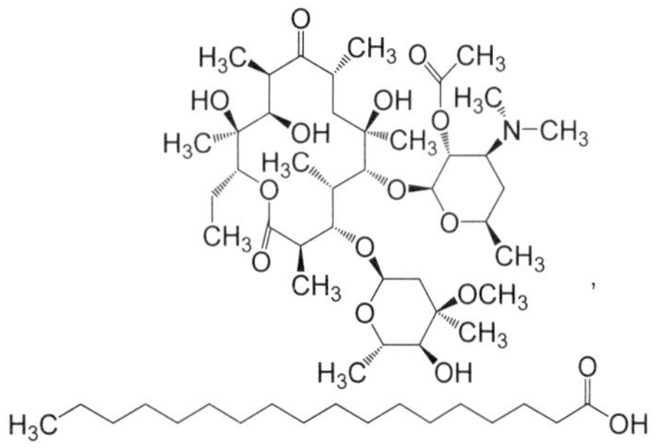

分子式和分子量 $C_{39}H_{69}NO_{14} \cdot C_{18}H_{36}O_2$ 1060.44

化学名 Erythromycin 2'-acetate stearate (salt)

红霉素 2'-乙酸酯 硬脂酸盐

CAS 登录号 96128-89-1

INN list 53

药效分类 抗生素类药

醋竹桃霉素

Troleandomycin（*INN*）

化学结构式

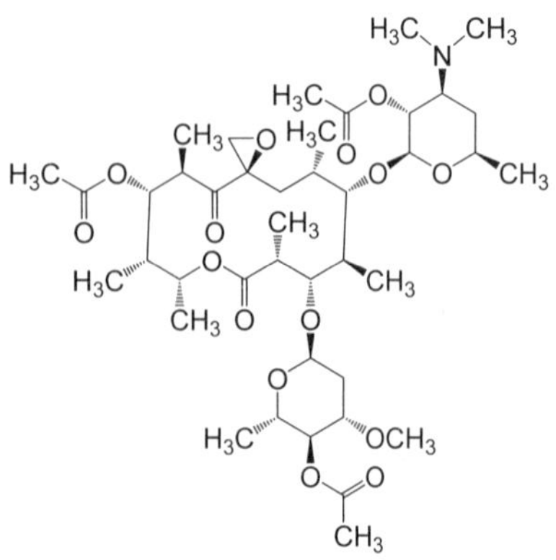

分子式和分子量 $C_{41}H_{67}NO_{15}$ 813.97

化学名 (3*R*,5*R*,6*S*,7*S*,8*R*,11*R*,12*S*,13*R*,14*S*,15*S*)-14-{[(2*S*,3*R*,4*S*,6*R*)-3-(Acetyloxy)-4-(dimethylamino)-6-methyloxan-2-yl]oxy}-12-{[(2*R*,4*S*,5*S*,6*S*)-5-(acetyloxy)-4-methoxy-6-methyloxan-2-yl]oxy}-5,7,8,11,13,15-hexamethyl-4,10-dioxo-1,9-dioxaspiro[2.13]hexadecan-6-yl acetate

(3*R*,5*R*,6*S*,7*S*,8*R*,11*R*,12*S*,13*R*,14*S*,15*S*)-14-{[(2*S*,3*R*,4*S*,6*R*)-3-(乙酰氧基)-4-(二甲氨基)-6-甲基氧杂环己烷-2-基]氧基}-12-{[(2*R*,4*S*,5*S*,6*S*)-5-(乙酰氧基)-4-甲氧基-6-甲基氧杂环己烷-2-基]氧基}-5,7,8,11,13,15-六甲基-4,10-二氧代-1,9-二氧杂螺[2.13]十六烷-6-基 乙酸酯

CAS 登录号 2751-09-9

INN list 24

药效分类 大环内酯类抗微生物药

ATC 分类 J01FA08

达巴凡星

Dalbavancin（*INN*）

化学结构式

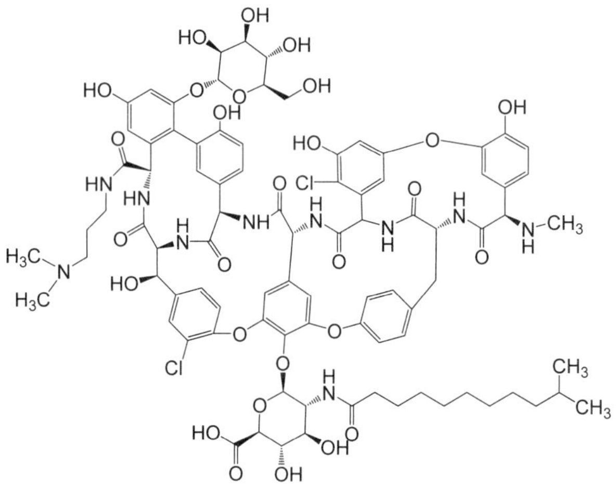

分子式和分子量 $C_{88}H_{100}Cl_2N_{10}O_{28}$ 1816.69

化学名 5,31-Dichloro-38-de(methoxycarbonyl)-7-demethyl-19-deoxy-56-*O*-[2-deoxy-2-[(10-methylundecanoyl)amino]-*β*-D-glucopyranuronosyl]-38-[[3-(dimethylamino)propyl]carbamoyl]-42-*O*-*α*-D-mannopyranosyl-15-*N*-methyl (ristomycin A aglicone) (main component)

5,31-二氯-38-去(甲氧羰基)-7-去甲基-19-脱氧-56-*O*-[2-脱氧-2-[(10-甲基十一烷酰基)氨基]-*β*-D-吡喃葡萄糖醛酸基]-38-[[3-(二甲氨基)丙基]氨甲酰基]-42-*O*-*α*-D-吡喃甘露糖基-15-*N*-甲基(瑞妥霉素 A 苷元)(主要成分)

CAS 登录号 171500-79-1

INN list 90

药效分类 抗生素类药

达贝洛汀

Dabelotine（*INN*）

化学结构式

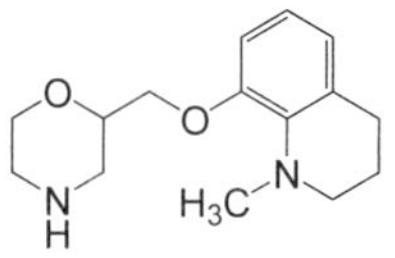

分子式和分子量 $C_{15}H_{22}N_2O_2$ 262.35

化学名 (±)-1,2,3,4-Tetrahydro-1-methyl-8-(2-morpholinylmethoxy)quinoline

(±)-1,2,3,4-四氢-1-甲基-8-(2-吗啉甲氧基)喹啉

CAS 登录号 118976-38-8

INN list 74

药效分类 促智药

达比加群

Dabigatran（*INN*）

化学结构式

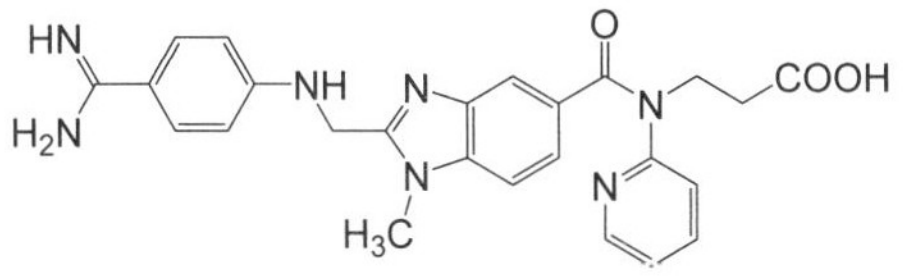

分子式和分子量 $C_{25}H_{25}N_7O_3$ 471.51

化学名 *N*-[[2-[(4-Amidinoanilino)methyl]-1-methyl-5-benzimidazoly]carbonyl]-*N*-2-pyridyl-*β*-alanine

N-[[2-[(4-脒基苯胺)甲基]-1-甲基-5-苯并咪唑基]羰基]-*N*-2-吡啶基-*β*-丙氨酸

CAS 登录号 211914-51-1

INN list 83

药效分类 凝血酶抑制药，抗血栓药

达比加群酯

Dabigatran Etexilate（*INN*）

化学结构式

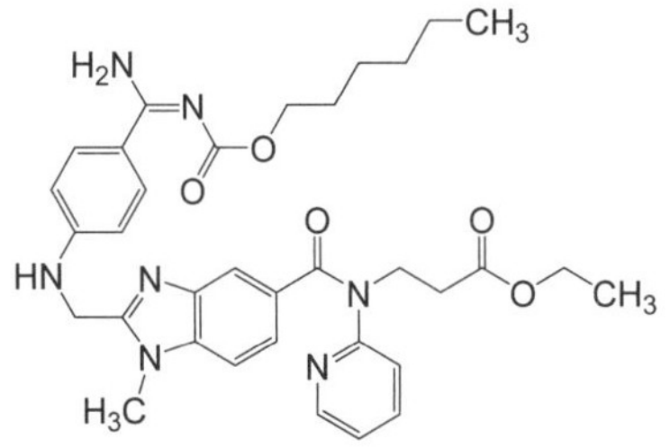

分子式和分子量 $C_{34}H_{41}N_7O_5$ 627.73

化学名 Ethyl 3-[[[2-[[[4-[[[(hexyloxy)carbonyl]amino]iminomethyl]phenyl]amino]methyl]-1-methyl-1*H*-benzimidazol-5-yl]carbonyl]-(pyridine-2-yl)amino]propanoate

乙基 3-[[[2-[[[4-[[[(己氧基)羰基]氨亚基]氨基甲基]苯基]氨基]甲基]-1-甲基-1*H*-苯并咪唑-5-基]羰基]-(吡啶-2-基)氨基]丙酸酯

CAS 登录号 211915-06-9

INN list 87

药效分类 抗血栓药

达泊利那

Daporinad（*INN*）

分子式和分子量 $C_{24}H_{29}N_3O_2$ 391.51

化学结构式

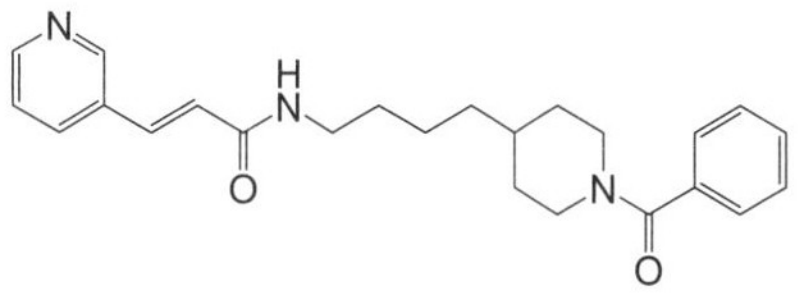

化学名 (2*E*)-*N*-[4-(1-Benzoylpiperidin-4-yl)butyl]-3-(pyridin-3-yl)prop-2-enamide

(2*E*)-*N*-[4-(1-苯甲酰哌啶-4-基)丁基]-3-(吡啶-3-基)丙-2-烯酰胺

CAS 登录号 201034-75-5

INN list 98

药效分类 抗肿瘤药

达泊西汀

Dapoxetine（*INN*）

化学结构式

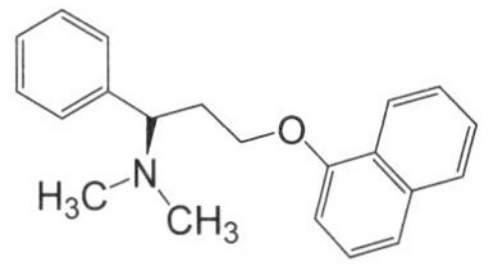

分子式和分子量 $C_{21}H_{23}NO$ 305.42

化学名 (+)-(*S*)-*N,N*-Dimethyl-*α*-[2-(naphthylloxy)ethyl]benzylamine

(+)-(*S*)-*N,N*-二甲基-*α*-[2-(萘氧基)乙基]苄胺

CAS 登录号 119356-77-3; 129938-20-1[盐酸盐]

INN list 65

药效分类 抗抑郁药

达布非酮

Darbufelone（*INN*）

化学结构式

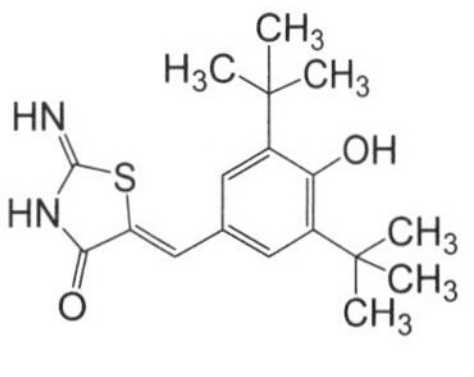

分子式和分子量 $C_{18}H_{24}N_2O_2S$ 332.46

化学名 5-[(*Z*)-3,5-Di-*tert*-butyl-4-hydroxybenzylidene]-2-imino-4-thiazolidinone

5-[(*Z*)-3,5-二叔丁基-4-羟基苄亚基]-2-氨亚基-4-噻唑烷酮

CAS 登录号 139226-28-1

INN list 80

药效分类 抗炎药，环氧酶和 5-脂氧合酶抑制药

达布米诺

Dalbraminol（*INN*）

分子式和分子量 $C_{17}H_{26}N_4O_2$ 318.41

化学结构式

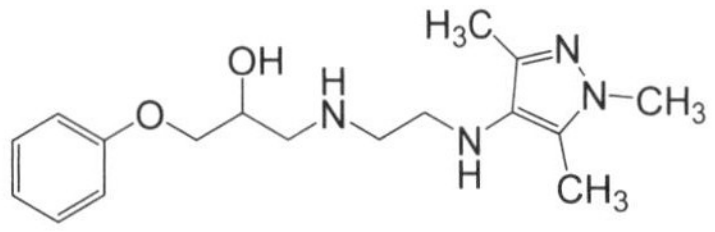

化学名 (±)-1-Phenoxy-3-[[2-[(1,3,5-trimethylpylpyrazol-4-yl)amino]ethyl]amino]-2-propanol

(±)-1-苯氧基-3-[[2-[(1,3,5-三甲基吡唑-4-基)氨基]乙基]氨基]-2-丙醇

CAS 登录号 81528-80-5

INN list 58

药效分类 β 受体拮抗药

达尔西利

Dalpiciclib（*INN*）

化学结构式

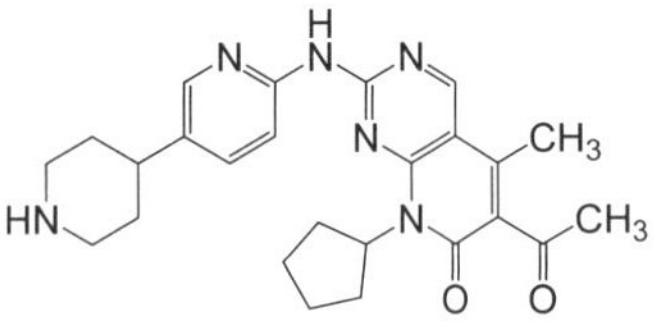

分子式和分子量 $C_{25}H_{30}N_6O_2$ 446.56

化学名 6-Acetyl-8-cyclopentyl-5-methyl-2-{[5-(piperidin-4-yl)pyridin-2-yl]amino}pyrido[2,3-*d*]pyrimidin-7(8*H*)-one

6-乙酰基-8-环戊基-5-甲基-2-{[5-(哌啶-4-基)吡啶-2-基]氨基}吡啶并[2,3-*d*]嘧啶-7(8*H*)-酮

CAS 登录号 1637781-04-4

INN list 123

药效分类 细胞周期蛋白依赖性激酶抑制药，抗肿瘤药

达伐塞辛

Davasaicin（*INN*）

化学结构式

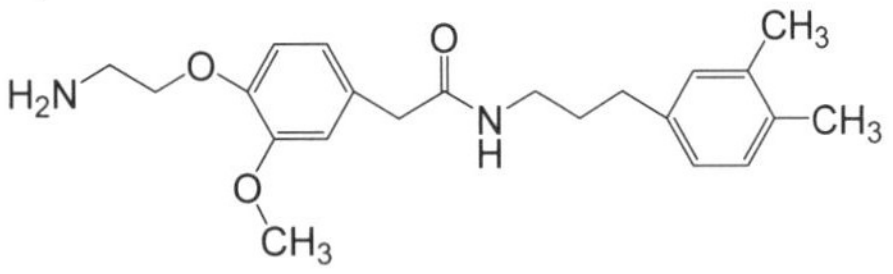

分子式和分子量 $C_{22}H_{30}N_2O_3$ 370.49

化学名 2-[4-(2-Aminoethoxy)-3-methoxyphenyl]-*N*-[3-(3,4-dimethylphenyl)propyl]acetamide

2-[4-(2-氨基乙氧基)-3-甲氧基苯基]-*N*-[3-(3,4-甲基苯基)丙基]乙酰胺

CAS 登录号 147497-64-1

INN list 92

药效分类 局部镇痛药

达伐他汀

Dalvastatin（*INN*）

分子式和分子量 $C_{24}H_{31}FO_3$ 386.50

化学结构式

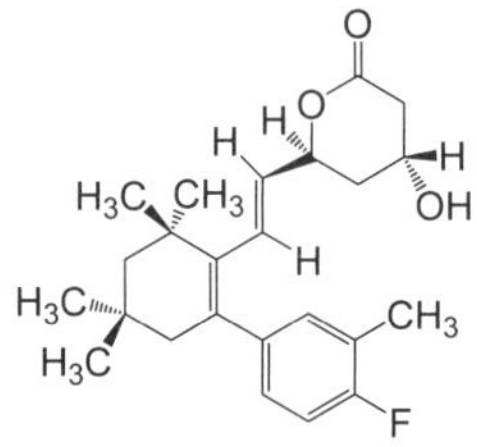

化学名 (±)-(4*R**,6*S**)-6-[(*E*)-2-[2-(4-Fluoro-3-tolyl)-4,4,6,6-tetramethyl-1-cyclohexen-1-yl]vinyl]tetrahydro-4-hydroxy-2*H*-pyran-2-one

(±)-(4*R**,6*S**)-6-[(*E*)-2-[2-(4-氟-3-甲苯基)-4,4,6,6-四甲基-1-环己烯-1-基]乙烯基]四氢-4-羟基- 2*H*-吡喃-2-酮

CAS 登录号 132100-55-1

INN list 64

药效分类 降血脂药

达非那新

Darifenacin（*INN*）

化学结构式

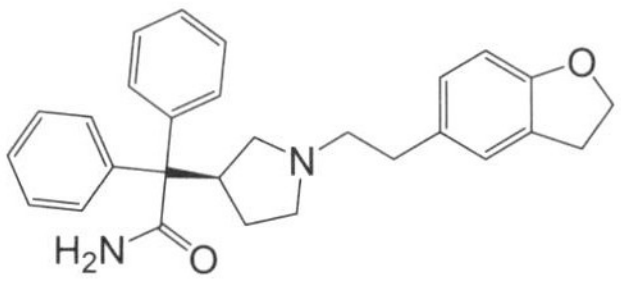

分子式和分子量 $C_{28}H_{30}N_2O_2$ 426.55

化学名 2-[(3*S*)-1-[2-(2,3-Dihydrobenzofuran-5-yl)ethyl]pyrrolidin-3-yl]-2,2-diphenyl-acetamide

2-[(3*S*)-1-[2-(2,3-二氢苯并呋喃-5-基)乙基]四氢吡咯-3-基]-2,2-二苯基乙酰胺

CAS 登录号 133099-04-4

INN list 70

药效分类 毒蕈碱受体拮抗药

达夫奈肽

Davunetide（*INN*）

化学结构式

H-Asn-Ala-Pro-Val-Ser-Ile-Pro-Gln-OH

分子式和分子量 $C_{36}H_{60}N_{10}O_{12}$ 824

化学名 L-Asparagyl-L-alanyl-L-prolyl-L-valyl-L-seryl-L-isoleucyl-L-prolyl-L-glutamine

L-天冬酰氨酰-L-丙氨酰-L-脯氨酰-L-缬氨酰-L-丝氨酰-L-异亮氨酰-L-脯氨酰-L-谷氨酰胺酸

CAS 登录号 211439-12-2

INN list 100

药效分类 神经保护药

达氟沙星

Danofloxacin（*INN*）

分子式和分子量 $C_{19}H_{20}FN_3O_3$ 357.39

化学结构式

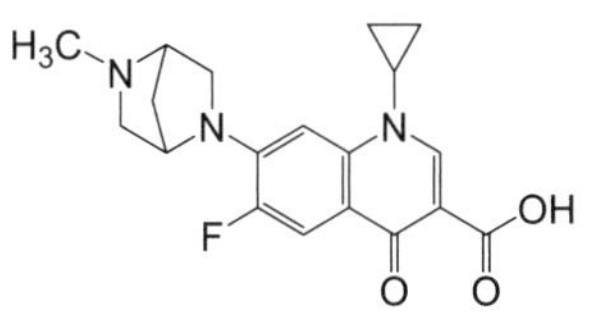

化学名 1-Cyclopropyl-6-fluoro-1,4-dihydro-7-[(1*S*,4*S*)-5-methyl-2,5-diazabicyclo[2,2,1]hept-2-yl]-4-oxo-3-quinolinecarboxylic acid

1-环丙基-6-氟-1,4-二氢-7-[(1*S*,4*S*)-5-甲基-2,5-二氮杂双环[2,2,1]庚-2-基]-4-氧代-3 喹啉羧酸

CAS 登录号 112398-08-0; 119478-55-6[单甲磺酸盐]

INN list 61

药效分类 抗菌药

达福普汀

Dalfopristin（*INN*）

化学结构式

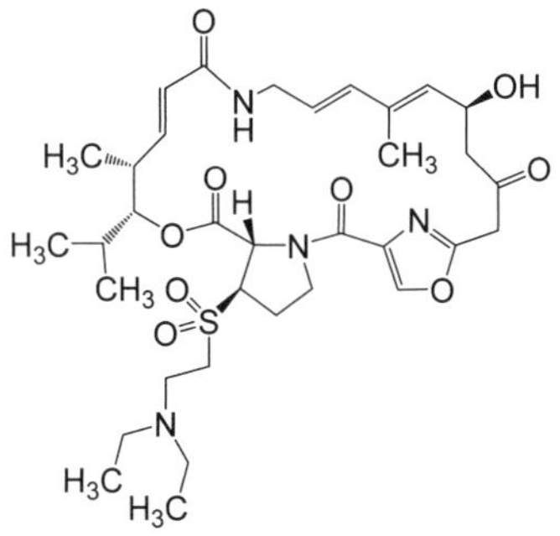

分子式和分子量 $C_{34}H_{50}N_4O_9S$ 690.85

化学名 (3*R*,4*R*,5*E*,10*E*,2*E*,14*S*,26*R*,26*aS*)-26-[[2-(Diethylamino)-ethyl]sulfonyl]-8,9,14,15,24,25,26,26*a*-octahydro-14-hydroxy-3-isopropyl-4,12-dimethyl-3*H*-21,18-nitrilo-1*H*,22*H*-pyrrolo[2,1-*c*][1,8,4,19]dioxadiazacyclotetracosine-1,7,16,22(4*H*,17*H*)-tetrone

(3*R*,4*R*,5*E*,10*E*,2*E*,14*S*,26*R*,26*aS*)-26-[[2-(二乙氨基)乙基]磺酰基]-8,9,14,15,24,25,26,26*a*-八氢-14-羟基-3-异丙基-4,12-二甲基-3*H*-21,18-次氮基-1*H*,22*H*-吡咯并[2,1-*c*][1,8,4,19]二氧二氮环二十四-1,7,16,22(4*H*,17*H*)-四酮

CAS 登录号 112362-50-2

INN list 64

药效分类 抗菌药

达格考特

Dagrocorat（*INN*）

化学结构式

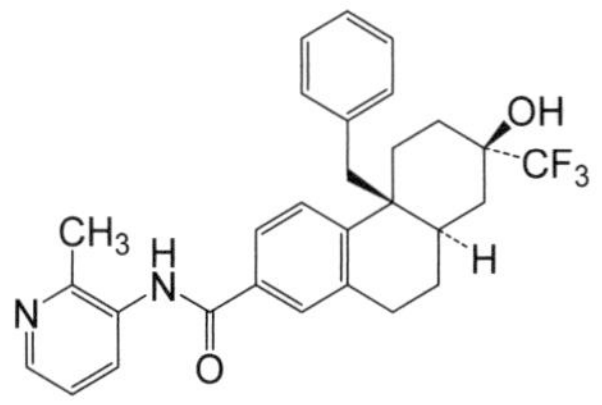

分子式和分子量 $C_{29}H_{29}F_3N_2O_2$ 494.56

化学名 (4*bS*,7*R*,8*aR*)-4*b*-Benzyl-7-hydroxy-*N*-(2-methylpyridin-3-yl)-7-(trifluoromethyl)-4*b*,5,6,7,8,8*a*,9,10-octahydrophenanthrene-2-carboxamide

(4*bS*,7*R*,8*aR*)-4*b*-苄基-7-羟基-*N*-(2-甲基吡啶-3-基)-7-(三氟甲基)-4*b*,5,6,7,8,8*a*,9,10-八氢菲-2-甲酰胺

CAS 登录号 1044535-52-5

INN list 111

药效分类 糖皮质激素受体激动药，抗炎药

达格列净

Dapagliflozin（*INN*）

化学结构式

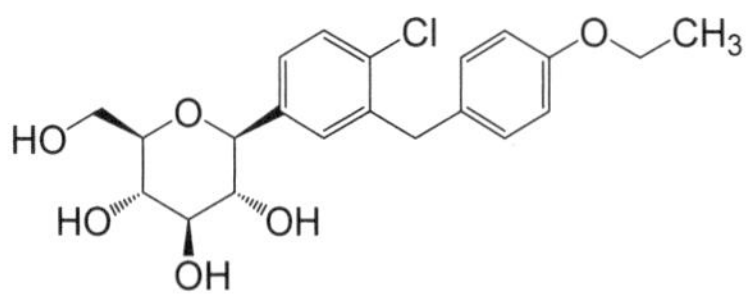

分子式和分子量 $C_{21}H_{25}ClO_6$ 408.90

化学名 (2*S*,3*R*,4*R*,5*S*,6*R*)-2-[4-Chloro-3-(4-ethoxybenzyl)phenyl]-6-(hydroxymethyl)tetrahydro-2*H*-pyran-3,4,5-triol

(2*S*,3*R*,4*R*,5*S*,6*R*)-2-[4-氯-3-(4-乙氧基苄基)苯基]-6-(羟甲基)四氢-2*H*-吡喃-3,4,5 -三醇

CAS 登录号 461432-26-8

INN list 97

药效分类 抗糖尿病药

达格列酮

Darglitazone（*INN*）

化学结构式

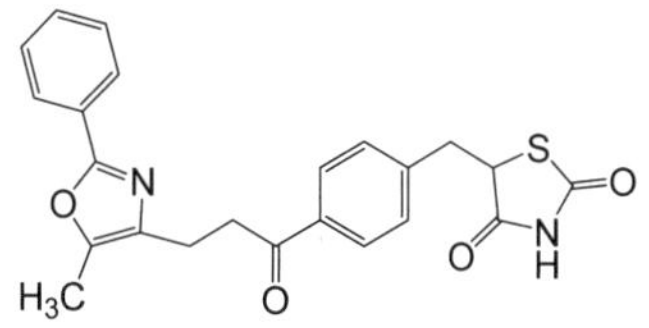

分子式和分子量 $C_{23}H_{20}N_2O_4S$ 420.48

化学名 (+)-5-[4-[3-(5-Methyl-2-phenyl-4-oxazolyl)propionyl]benzyl]-2,4-thiazolidinedione

(+)-5-[4-[3-(5-甲基-2-苯基-4-噁唑基)丙酰基]苄基]-2,4-噻唑烷二酮

CAS 登录号 141200-24-0; 141683-98-9[钠盐]

INN list 69

药效分类 抗糖尿病药

达格鲁曲

Daglutril（*INN*）

化学结构式

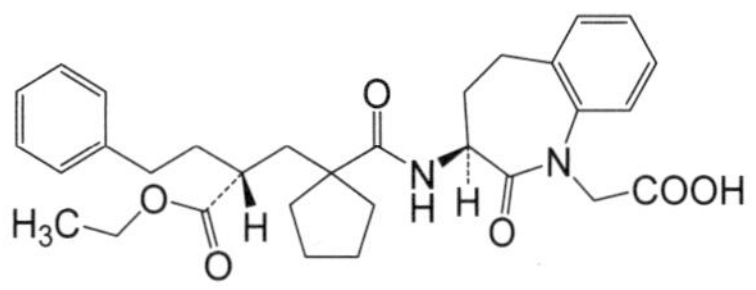

分子式和分子量 $C_{31}H_{38}N_2O_6$ 534.64

化学名 [(3*S*)-3-[1-[(2*R*)-2-Ethoxycarbonyl-4-phenylbutyl]cyclopentanecarboxamido]-2-oxo-2,3,4,5-tetrahydro-1*H*-1-benzazepin-1-yl] acetic acid

[(3*S*)-3-[1-[(2*R*)-2-乙氧羰基-4-苯基丁基]环戊基甲酰胺基]-2-氧代-2,3,4,5-四氢-1*H*-1-苯并氮杂䓬-1-基]乙酸

CAS 登录号 182821-27-8

INN list 90

药效分类 抗高血压药

达加帕米

Dagapamil（*INN*）

化学结构式

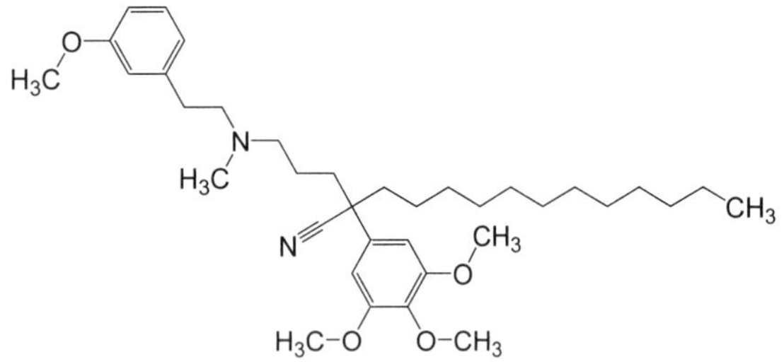

分子式和分子量 $C_{36}H_{56}N_2O_4$ 580.84

化学名 2-[3-[(3-Methoxyphenethyl)methylamino]propyl]-2-(3,4,5-trimethoxyphenyl)tetradecanenitrile

2-[3-[(3-甲氧基苯乙基)甲基氨基]丙基]-2-(3,4,5-三甲氧基苯基)十四腈

CAS 登录号 85247-76-3

INN list 52

药效分类 冠脉扩张药

达卡巴嗪

Dacarbazine（*INN*）

化学结构式

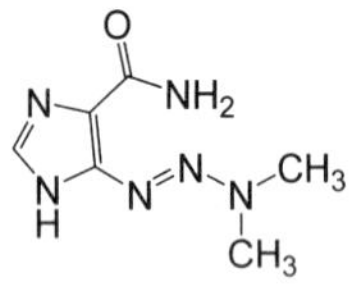

分子式和分子量 $C_6H_{10}N_6O$ 182.18

化学名 5-(3,3-Dimethyl-1-triazeno)imidazole-4-carbozamide

5-(3,3-二甲基-1-三氮烯基)咪唑-4-甲酰胺

CAS 登录号 4342-03-4

INN list 27

药效分类 烷化剂类抗肿瘤药

ATC 分类 L01AX04

达卡司他

Dazcapistat（*INN*）

分子式和分子量 $C_{21}H_{18}FN_3O_4$ 395.39

化学结构式

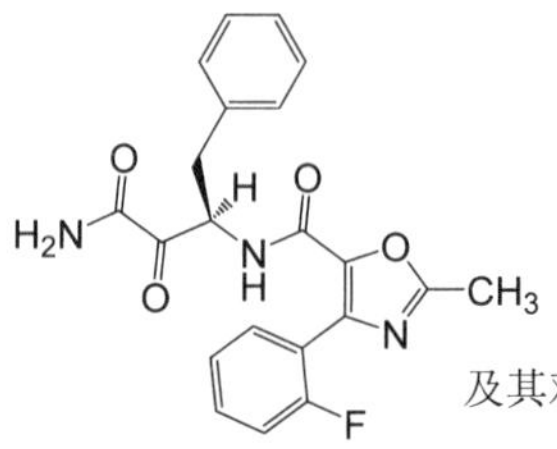

及其对映异构体

化学名 *rac*-*N*-[(2*R*)-4-Amino-3,4-dioxo-1-phenylbutan-2-yl]-4-(2-fluorophenyl)-2-methyl-1,3-oxazole-5-carboxamide

外消旋-*N*-[(2*R*)-4-氨基-3,4-二氧代-1-苯基丁-2-基]-4-(2-氟苯基)-2-甲基-1,3-噁唑-5-甲酰胺

CAS 登录号 2221010-42-8

INN list 124-COVID-19(专刊)

药效分类 钙蛋白酶抑制药

达考帕泛

Dacopafant（*INN*）

化学结构式

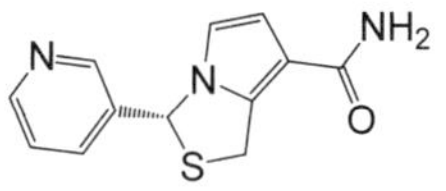

分子式和分子量 $C_{12}H_{11}N_3OS$ 245.30

化学名 (3*R*)-3-(3-Pyridyl)-1*H*,3*H*-pyrrolo[1,2-*c*]thiazole-7-carboxamide

(3*R*)-3-(3-吡啶基)-1*H*,3*H*-吡咯并[1,2-*c*]噻唑-7-甲酰胺

CAS 登录号 125372-33-0

INN list 63

药效分类 血小板激活因子拮抗药

达考替丁

Dalcotidine（*INN*）

化学结构式

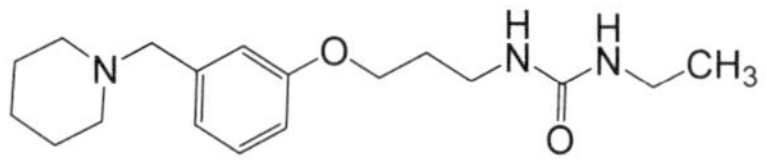

分子式和分子量 $C_{18}H_{29}N_3O_2$ 319.44

化学名 *N*-Ethyl-*N'*-[3-[3-(1-piperidinylmethyl)phenoxy]propyl] urea

N-乙基-*N'*-[3-[3-(1-哌啶基甲基)苯氧基]丙基]脲

CAS 登录号 120958-90-9

INN list 76

达可替尼

Dacomitinib（*INN*）

化学结构式

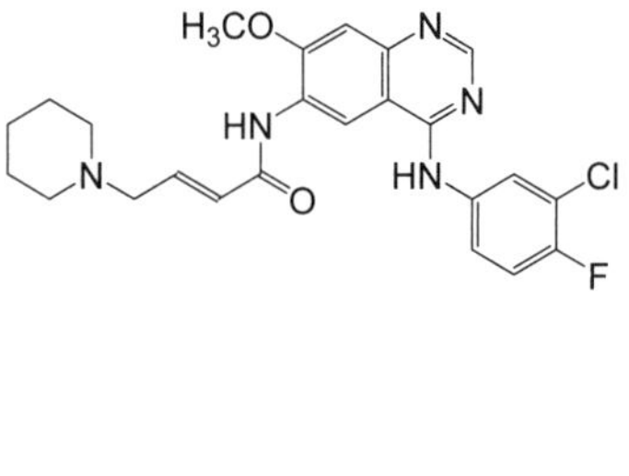

分子式和分子量 $C_{24}H_{25}ClFN_5O_2$ 469.94

化学名 (2*E*)-*N*-{4-[(3-Chloro-4-fluorophenyl)amino]-7-methoxyquinazolin-6-yl}-4-(piperidin-1-yl)but-2-enamide

(2*E*)-*N*-{4-[(3-氯-4-氟苯基)氨基]-7-甲氧基喹唑啉-6-基}-4-(哌啶-1-基)丁-2-烯胺

CAS 登录号 1110813-31-4

INN list 103

药效分类 抗肿瘤药

达克罗宁

Dyclonine（*INN*）

化学结构式

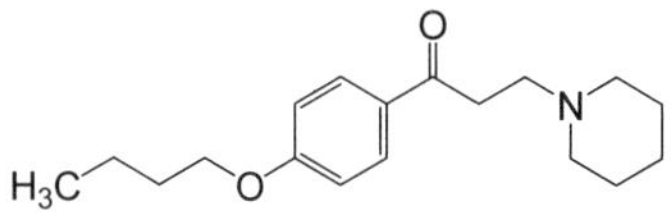

分子式和分子量 $C_{18}H_{27}NO_2$ 289.42

化学名 4'-Butoxy-3-piperidinopropiophenone

4'-丁氧基-3-哌啶并苯丙-1-酮

CAS 登录号 586-60-7; 536-43-6[盐酸盐]

INN list 6

药效分类 局部麻醉药

达库溴铵

Dacuronium Bromide（*INN*）

化学结构式

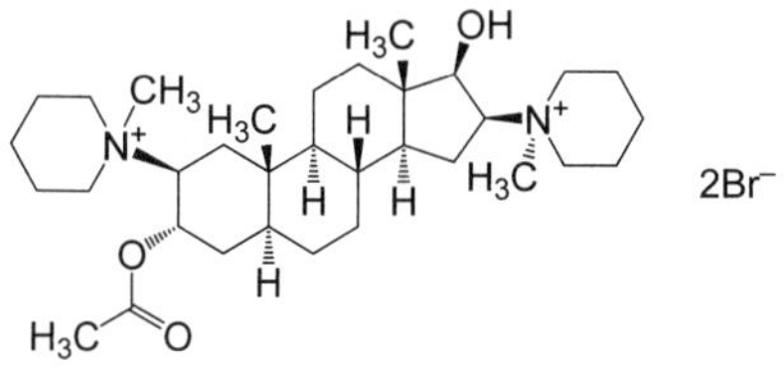

分子式和分子量 $C_{33}H_{58}Br_2N_2O_3$ 690.63

化学名 (3*α*-Acetyloxy-17*β*-hydroxy-5*α*-androstan-2*β*,16*β*-ylene)bis-(1-methylpiperidinium)dibromide 3-acetate

二溴化 (3*α*-乙酰氧基-17*β*-羟基-5*α*-雄甾-2*β*,16*β*-叉基)双(1-甲基哌啶鎓)3-乙酸酯

CAS 登录号 27115-86-2

INN list 21

药效分类 神经肌肉阻断药

达拉地

Darapladib（*INN*）

化学结构式

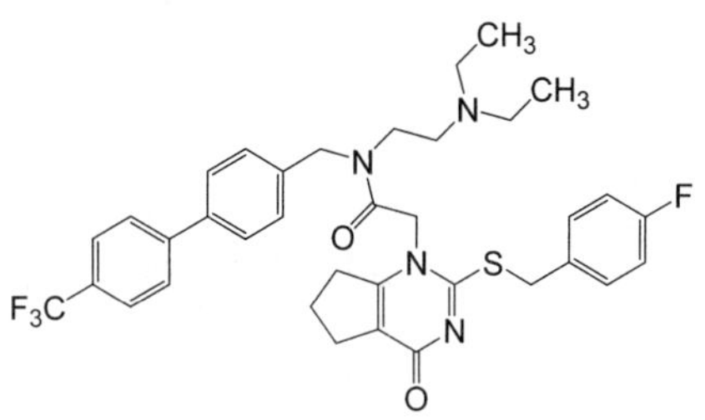

分子式和分子量 $C_{36}H_{38}F_4N_4O_2S$ 666.77

化学名 *N*-[2-(Diethylamino)ethyl]-2-[2-[(4-fluorobenzyl)sulfanyl]-4-oxo-4,5,6,7-tetrahydro-1*H*-cyclopentapyrimidin-1-yl]-*N*-[[4'-(trifluoromethyl)biphenyl-4-yl]methyl]acetamide

N-[2-(二乙氨基)乙基]-2-[2-[(4-氟苄基)硫基]-4-氧代-4,5,6,7-四氢-1*H*-环戊嘧啶-1-基]-*N*-[[4'-(三氟甲基)联苯-4-基]甲基]乙酰胺

CAS 登录号 356057-34-6

INN list 94

药效分类 磷脂酶 A_2 抑制药

达拉非尼

Dabrafenib（*INN*）

化学结构式

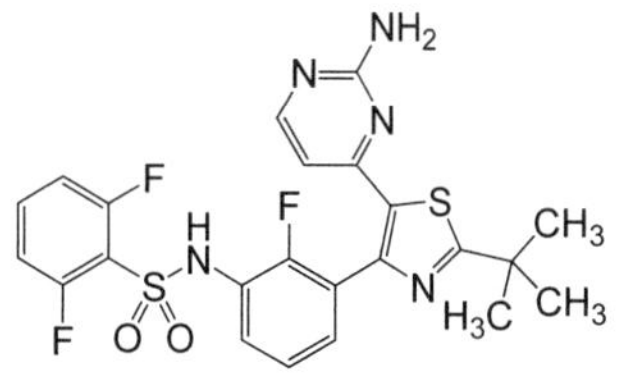

分子式和分子量 $C_{23}H_{20}F_3N_5O_2S_2$ 519.56

化学名 *N*-[3-[5-(2-Aminopyrimidin-4-yl)-2-*tert*-butyl-1,3-thiazol-4-yl]-2-fluorophenyl]-2,6-difluorobenzenesulfonamide

N-[3-[5-(2-氨基嘧啶-4-基)-2-叔丁基-1,3-噻唑-4-基]-2-氟苯基]-2,6-二氟苯磺酰胺

CAS 登录号 1195765-45-7

INN list 105

药效分类 抗肿瘤药

达拉他韦

Daclatasvir（*INN*）

化学结构式

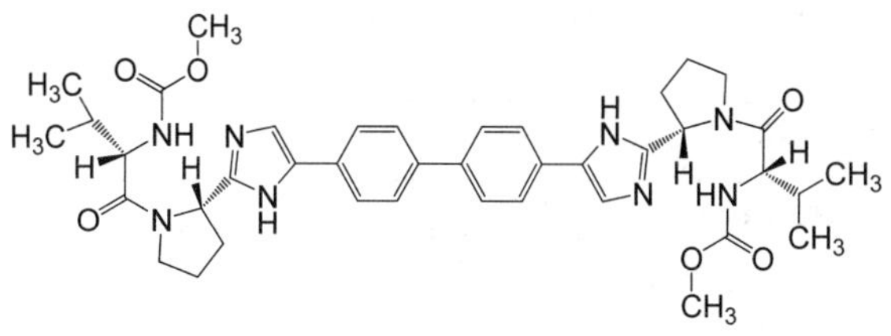

分子式和分子量 $C_{40}H_{50}N_8O_6$ 738.88

化学名 Dimethyl *N*, *N*'-([1,1'-biphenyl]-4,4'-diylbis[1*H*-imidazole-5,2-diyl-[(2*S*)-pyrrolidine-2,1-diyl][(1*S*)-3-methyl-1-oxobutane-1,2-diyl]]) dicarbamate

二甲基 *N*, *N*'-([1,1'-联苯]-4,4'-二基双[1*H*-咪唑-5,2-二基-[(2*S*)-吡咯烷-2,1-二基][(1*S*)-3-甲基-1-氧代丁烷-1,2-二基]])二氨基甲酸酯

CAS 登录号 1099119-64-5

INN list 105

药效分类 抗病毒药

达来达林

Daledalin（*INN*）

化学结构式

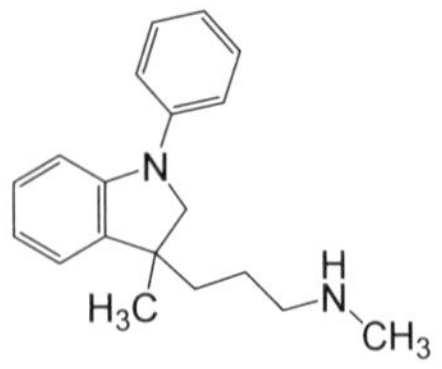

分子式和分子量 $C_{19}H_{24}N_2$ 280.42

化学名 3-Methyl-3-[3-(methylamino)propyl]-1-phenylindoline

3-甲基-3-[3-(甲氨基)丙基]-1-苯基二氢吲哚

CAS 登录号 22136-27-2; 23226-37-1[甲苯磺酸盐]

INN list 25

药效分类 抗抑郁药

达兰帕奈

Dasolampanel（*INN*）

化学结构式

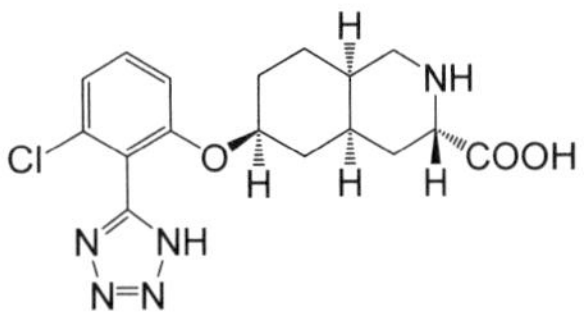

分子式和分子量 $C_{17}H_{20}ClN_5O_3$ 377.83

化学名 (3*S*,4*aS*,6*S*,8*aR*)-6-[3-Chloro-2-(1*H*-tetrazol-5-yl)phenoxy] -decahydroisoquinoline-3-carboxylic acid

(3*S*,4*aS*,6*S*,8*aR*)-6-[3-氯-2-(1*H*-四氮唑-5-基)苯氧基]-十氢异喹啉-3-羧酸

CAS 登录号 503294-13-1

INN list 105

药效分类 AMPA 受体拮抗药

达雷那新

Darinaparsin（*INN*）

化学结构式

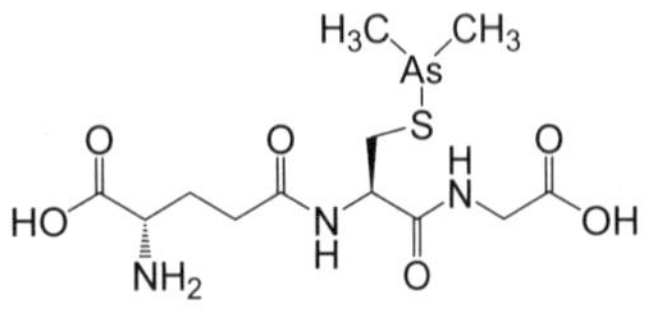

分子式和分子量 $C_{12}H_{22}AsN_3O_6S$ 411.30

化学名 L-*γ*-Glutamyl-*S*-(dimethylarsino)-L-cysteinylglycine

L-*γ*-谷氨酰-*S*-(二甲基胂基)-L-半胱氨酰甘氨酸

CAS 登录号 69819-86-9

INN list 98

药效分类 抗肿瘤药

达立加巴特

Darigabat（*INN*）

化学结构式

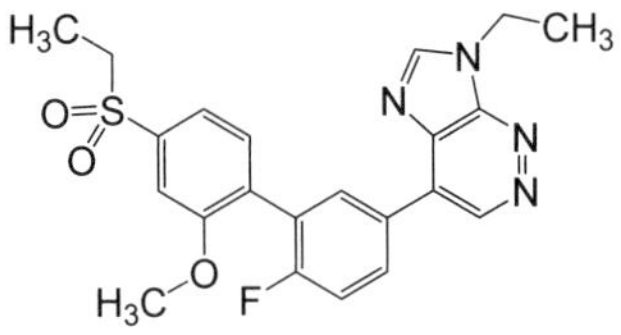

分子式和分子量 $C_{22}H_{21}FN_4O_3S$ 440.49

化学名 4-[4'-(Ethanesulfonyl)-6-fluoro-2'-methoxy[1,1'-biphenyl]-3-yl]-7-ethyl-7*H*-imidazo[4,5-*c*]pyridazine

4-[4'-(乙磺酰基)-6-氟-2'-甲氧基[1,1'-联苯]-3-基]-7-乙基-7*H*-咪唑并[4,5-*c*]哒嗪

CAS 登录号 1614245-70-3

INN list 123

药效分类 $GABA_A$ 正性变构调节药

达利雷生

Daridorexant（*INN*）

化学结构式

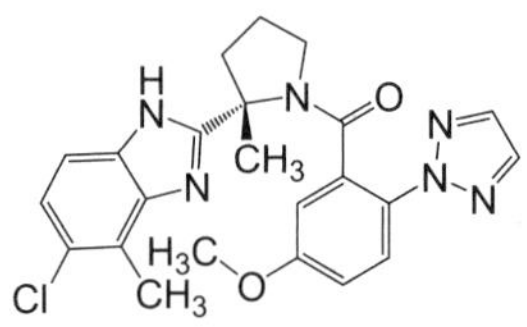

分子式和分子量 $C_{23}H_{23}ClN_6O_2$ 450.93

化学名 [(2*S*)-2-(5-Chloro-4-methyl-1*H*-benzimidazol-2-yl)-2-methylpyrrolidin-1-yl][5-methoxy-2-(2*H*-1,2,3-triazol-2-yl)phenyl]methanone

[(2*S*)-2-(5-氯-4-甲基-1*H*-苯并咪唑-2-基)-2-甲基吡咯烷-1-基][5-甲氧基-2-(2*H*-1,2,3-三唑-2-基)苯基]甲酮

CAS 登录号 1505484-82-1

INN list 118

药效分类 食欲素受体拮抗药

达芦那韦

Darunavir（*INN*）

化学结构式

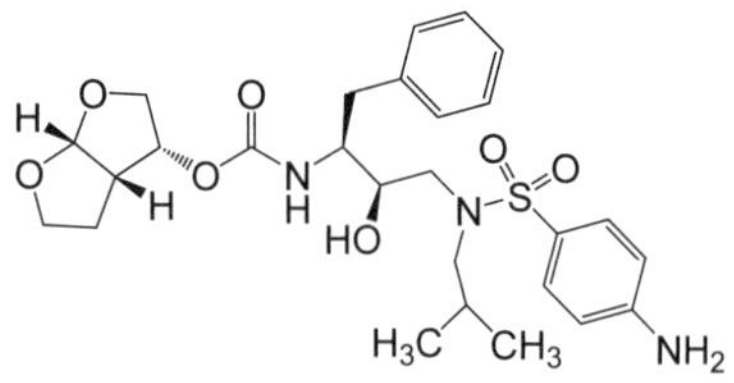

分子式和分子量 $C_{27}H_{37}N_3O_7S$ 547.66

化学名 [(3*aS*,4*R*,6*aR*)-2,3,3*a*,4,5,6*a*-Hexahydrofuro[2,3-*b*]furan-4-yl] *N*-[(2*S*,3*R*)-4-[(4-aminophenyl)sulfonyl-(2-methylpropyl)amino]-3-hydroxy-1-phenylbutan-2-yl]carbamate

[(3*aS*,4*R*,6*aR*)-2,3,3*a*,4,5,6*a*-六氢呋喃并[2,3-*b*]呋喃-4-基] *N*-[(2*S*,3*R*)-4-[(4-氨基苯基)磺酰基-(2-甲基丙基)氨基]-3-羟基-1-苯基丁-2-基]氨基甲酸酯

CAS 登录号 206361-99-1

INN list 88

药效分类 蛋白酶抑制剂类抗病毒药

ATC 分类 J05AE10

达芦生坦

Darusentan（*INN*）

化学结构式

分子式和分子量 $C_{22}H_{22}N_2O_6$ 410.42

化学名 (+)-(*S*)-2-[(4,6-Dimethyoxy-2-pyrimidinyl)oxy]-3-methoxy-3,3-diphenylpropionic acid

(+)-(*S*)-2-[(4,6-二甲氧基-2-嘧啶基)氧基]-3-甲氧基-3,3-二苯基丙酸

CAS 登录号 171714-84-4

INN list 82

药效分类 内皮素受体拮抗药

达仑西平

Darenzepine（*INN*）

化学结构式

分子式和分子量 $C_{21}H_{21}N_3O_2$ 347.41

化学名 (*E*)-1-[(5,6-Dihydro-6-oxo-11-morpanthridinylidene)acetyl]-4-methylpiperazine

(*E*)-1-[(5,6-二氢-6-氧代-11-吗吩烷啶亚基)乙酰基]-4-甲基哌嗪

CAS 登录号 90274-22-9

INN list 52

药效分类 抗溃疡药

达仑胰岛素

Dalanated Insulin（*INN*）

CAS 登录号 9004-12-0

化学结构式

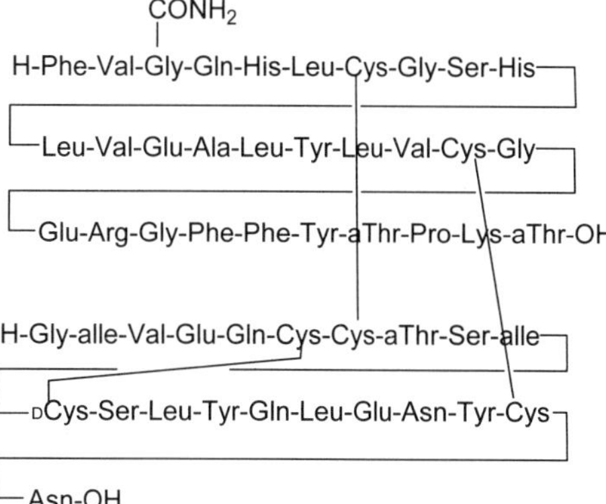

化学名 H-Phe-Val-Gly(CONH2)-Gln-His-Leu-Cys(1)-Gly-Ser-His-Leu-Val-Glu-Ala-Leu-Tyr-Leu-Val-Cys(2)-Gly-Glu-Arg-Gly-Phe-Phe-Tyr-aThr-Pro-Lys-aThr-OH.H-Gly-aIle-Val-Glu-Gln-Cys(3)-Cys(1)-aThr-Ser-aIle-D-Cys(3)-Ser-Leu-Tyr-Gln-Leu-Glu-Asn-Tyr-Cys(2)-Asn-OH

苯丙氨酰-缬氨酰-甘氨酰(甲酰胺)-谷氨酰氨酰-组氨酰-亮氨酰-半胱氨酰(1)-甘氨酰-丝氨酰-组氨酰-亮氨酰-缬氨酰-谷氨酰-丙氨酰-亮氨酰-酪氨酰-亮氨酰-缬氨酰-半胱氨酰(2)-甘氨酰-谷氨酰-精氨酰-甘氨酰-苯丙氨酰-苯丙氨酰-酪氨酰-a 苏氨酰-脯氨酰-赖氨酰-a 苏氨酸甘氨酰-a 异亮氨酰-缬氨酰-谷氨酰-谷氨酰氨酰-半胱氨酰(3)-半胱氨酰(1)-a 苏氨酰-丝氨酰-a 异亮氨酰-*D*-半胱氨酰(3)-丝氨酰-亮氨酰-酪氨酰-谷氨酰氨酰-亮氨酰-谷氨酰-天冬酰氨酰-酪氨酰-半胱氨酰(2)-天冬酰胺

INN list 14

药效分类 抗糖尿病药

达罗地平

Darodipine（*INN*）

化学结构式

分子式和分子量 $C_{19}H_{21}N_3O_5$ 371.39

化学名 Diethyl 4-(4-benzofurazanyl)-1,4-dihydro-2,6-dimethyl-3,5-pyridinedicarboxylate

二乙基 4-(4-苯并呋咱基)-1,4-二氢-2,6-二甲基-3,5-吡啶二羧酸酯

CAS 登录号 72803-02-2

INN list 51

药效分类 抗高血压药，支气管舒张药，血管扩张药，钙通道阻滞药

达罗塞特

Dalosirvat（*INN*）

分子式和分子量 $C_{18}H_{16}O_4$ 296.32

化学结构式

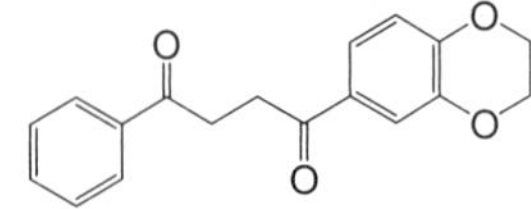

化学名 1-(2,3-Dihydro-1,4-benzodioxin-6-yl)-4-phenylbutane-1,4-dione

1-(2,3-二氢-1,4-苯并二氧杂环己熳-6-基)-4-苯基丁烷-1,4-二酮

CAS 登录号 1360540-81-3

INN list 123

药效分类 长寿因子(SIRT)激动药

达罗他胺

Darolutamide（*INN*）

化学结构式

分子式和分子量 $C_{19}H_{19}ClN_6O_2$ 398.85

化学名 *N*-{(2*S*)-1-[3-(3-Chloro-4-cyanophenyl)-1*H*-pyrazol-1-yl]propan-2-yl}-5-[(1*RS*)-1-hydroxyethyl]-1*H*-pyrazole-3-carboxamide

N-{(2*S*)-1-[3-(3-氯-4-氰基苯基)-1*H*-吡唑-1-基]丙烷-2-基}-5-[(1*RS*)-1-羟乙基] -1*H* -吡唑-3-甲酰胺

CAS 登录号 1297538-32-9

INN list 115

药效分类 抗雄激素药

达罗溴铵

Darotropium Bromide（*INN*）

化学结构式

分子式和分子量 $C_{24}H_{29}BrN_2$ 425.4

化学名 (1*R*,3*R*,5*S*)-3-(2-Cyano-2,2-diphenylethyl)-8,8-dimethyl-8-azabicyclo[3.2.1]octan-8-ium bromide

溴化 (1*R*,3*R*,5*S*)-3-(2-氰基-2,2-二苯乙基)-8,8-二甲基-8-氮杂双环[3.2.1]辛烷-8-铵

CAS 登录号 850607-58-8

INN list 99

药效分类 抗胆碱药

达洛色替

Darovasertib（*INN*）

分子式和分子量 $C_{22}H_{23}F_3N_8O$ 472.48

化学结构式

化学名 3-Amino-*N*-[3-(4-amino-4-methylpiperidin-1-yl)pyridin-2-yl]-6-[3-(trifluoromethyl)pyridin-2-yl]pyrazine-2-carboxamide

3-氨基-*N*-[3-(4-氨基-4-甲基哌啶-1-基)吡啶-2-基]-6-[3-(三氟甲基)吡啶-2-基]吡嗪-2-甲酰胺

CAS 登录号 1874276-76-2

INN list 123

药效分类 抗肿瘤药

达美格雷

Dazmegrel（*INN*）

化学结构式

分子式和分子量 $C_{16}H_{17}N_3O_2$ 283.33

化学名 3-(Imidazol-1-ylmethyl)-2-methylindole-1-propionic acid

3-(咪唑-1-基甲基)-2-甲基吲哚-1-丙酸

CAS 登录号 76894-77-4

INN list 51

药效分类 抗血小板聚集药

达美司特

Dametralast（*INN*）

化学结构式

分子式和分子量 $C_6H_9N_6$ 164.17

化学名 2,4-Diamino-7-methylpyrazolo[1,5-*a*]-1,3,5-triazine

2,4-二氨基-7-甲基吡唑并[1,5-*a*]-1,3,5-三嗪

CAS 登录号 71680-63-2

INN list 54

药效分类 平喘药，抗过敏药

达莫替平

Damotepine（*INN*）

化学结构式

分子式和分子量　$C_{17}H_{17}NS$　267.39

化学名　*N*,*N*-Dimethyldibenzo[*b*,*f*]-thiepin-10-methylamine

N,*N*-二甲基二苯并[*b*,*f*]噻庚英-10-甲胺

CAS 登录号　1469-07-4

INN list　27

药效分类　抗精神失常药

达那格列隆

Danuglipron（*INN*）

化学结构式

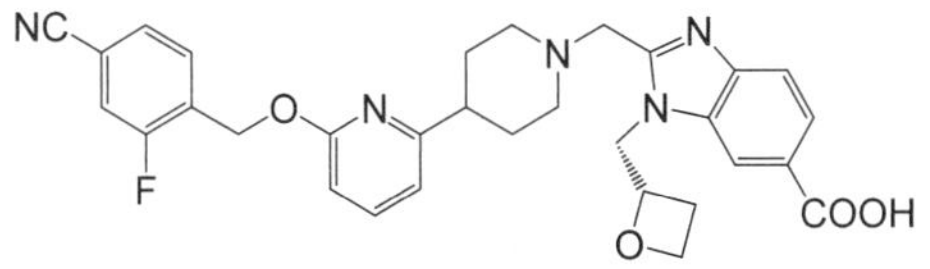

分子式和分子量　$C_{31}H_{30}FN_5O_4$　555.61

化学名　(1²*S*)-9⁴-Cyano-9²-fluoro-7-oxa-3(1,2)-benzimidazola-6(2,6)-pyridina-5(1,4)-piperidina-1(2)-oxetana-9(1)-benzenanonaphane-3⁶-carboxylic acid

(1²*S*)-9⁴-氰基-9²-氟-7-氧杂-3(1,2)-苯并咪唑杂-6(2,6)-吡啶杂-5(1,4)-哌啶杂-1(2)-氧杂环丁烷-9(1)-苯杂壬烷蕃-3⁶-羧酸

CAS 登录号　2230198-02-2

INN list　124

药效分类　胰高血糖素样肽 1 受体激动药

达那雷顿

Danavorexton（*INN*）

化学结构式

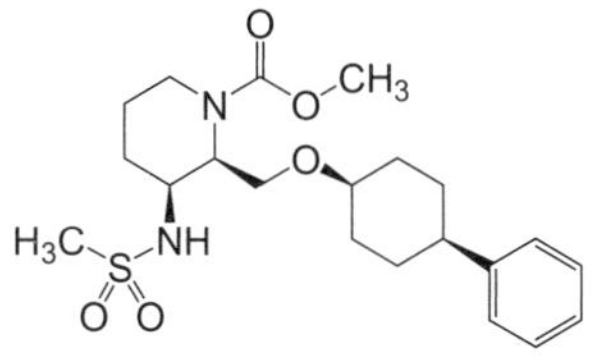

分子式和分子量　$C_{21}H_{32}N_2O_5S$　424.56

化学名　Methyl (2*R*,3*S*)-3-(methanesulfonamido)-2-{[(*cis*-4-phenylcyclohexyl)oxy]methyl}piperidine-1-carboxylate

甲基 (2*R*,3*S*)-3-(甲磺酰氨基)-2-{[(顺-4-苯基环己基)氧基]甲基}哌啶-1-羧酸酯

CAS 登录号　2114324-48-8

INN list　123

药效分类　食欲素受体激动药

达那色替

Danusertib（*INN*）

化学结构式

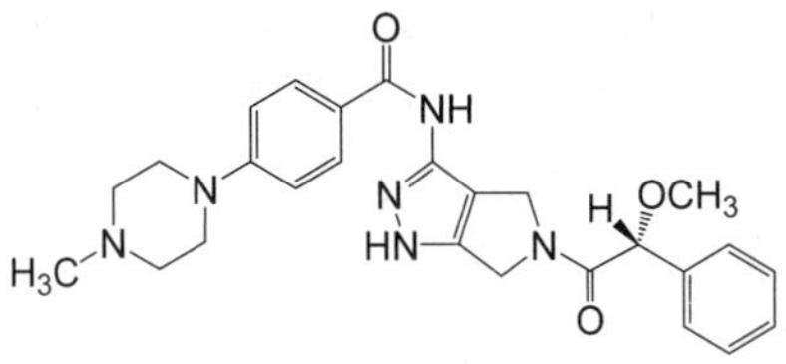

分子式和分子量　$C_{26}H_{30}N_6O_3$　474.55

化学名　*N*-{5-[(2*R*)-2-Methoxy-2-phenylacetyl]-1,4,5,6-tetrahydropyrrolo[3,4-*c*]pyrazol-3-yl}-4-(4-methylpiperazin-1-yl)benzamide

N-{5-[(2*R*)-2-甲氧基-2-苯乙酰基]-1,4,5,6-四氢吡咯并[3,4-*c*]吡唑-3-基}-4-(4-甲基哌嗪-1-基)苯甲酰胺

CAS 登录号　827318-97-8

INN list　99

药效分类　抗肿瘤药

达那唑

Danazol（*INN*）

化学结构式

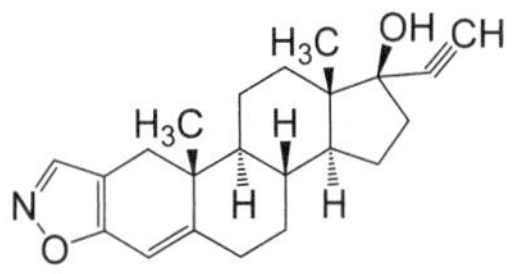

分子式和分子量　$C_{22}H_{27}NO_2$　337.46

化学名　17*α*-Pregna-2,4-dien-20-yno[2,3-*d*]isoxazol-17-ol

17*α*-孕甾-2,4-二烯-20-炔并[2,3-*d*]异噁唑-17-醇

CAS 登录号　17230-88-5

INN list　20

药效分类　垂体前叶抑制药

达奈加肽

Danegaptide（*INN*）

化学结构式

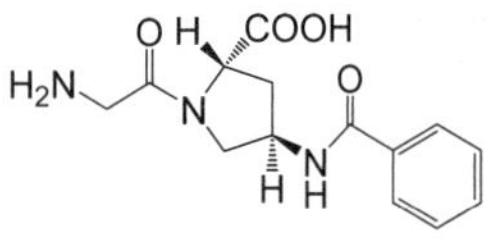

分子式和分子量　$C_{14}H_{17}N_3O_4$　291.30

化学名　(2*S*,4*R*)-1-(2-Aminoacetyl)-4-benzamidopyrrolidine-2-carboxylic acid

(2*S*,4*R*)-1-(2-氨乙酰基)-4-苯甲酰氨基四氢吡咯-2-羧酸

CAS 登录号　943134-39-2

INN list　101

药效分类　抗心律失常药

达尼卡替

Danicamtiv（*INN*）

化学结构式

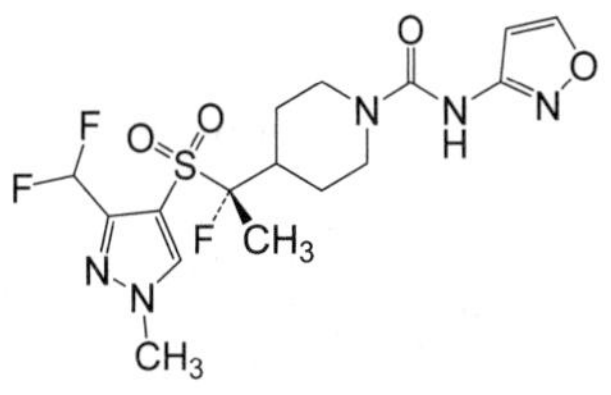

分子式和分子量　$C_{16}H_{20}F_3N_5O_4S$　435.42

化学名 4-{(1*R*)-1-[3-(Difluoromethyl)-1-methyl-1*H*-pyrazole-4-sulfonyl]-1-fluoroethyl}-*N*-(1,2-oxazol-3-yl)piperidine-1-carboxamide

4-{(1*R*)-1-[3-(二氟甲基)-1-甲基-1*H*-吡唑-4-磺酰基]-1-氟乙基}-*N*-(1,2-噁唑-3-基)哌啶-1-甲酰胺

CAS 登录号 1970972-74-7

INN list 120

药效分类 正性肌力药

达尼可泮

Danicopan（*INN*）

化学结构式

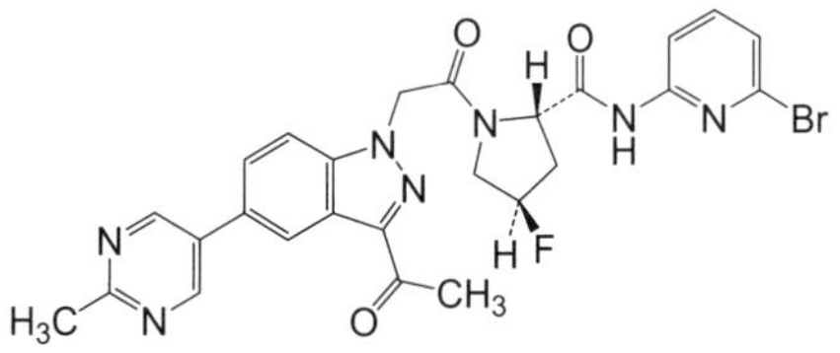

分子式和分子量 $C_{26}H_{23}BrFN_7O_3$ 580.42

化学名 (2*S*,4*R*)-1-{[3-Acetyl-5-(2-methylpyrimidin-5-yl)-1*H*-indazol-1-yl]acetyl}-*N*-(6-bromopyridin-2-yl)-4-fluoropyrrolidine-2-carboxamide

(2*S*,4*R*)-1-{[3-乙酰基-5-(2-甲基嘧啶-5-基)-1*H*-吲唑-1-基]乙酰基} -*N*-(6-溴吡啶-2-基)-4 -氟吡咯烷-2-甲酰胺

CAS 登录号 1903768-17-1

INN list 119

药效分类 补体因子 D 抑制药

达尼喹酮

Daniquidone（*INN*）

化学结构式

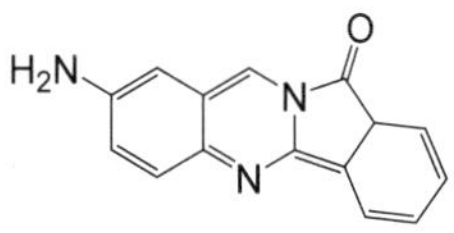

分子式和分子量 $C_{15}H_{11}N_3O$ 249.27

化学名 8-Aminoisoindolo[1,2-*b*]quinazlin-12(10*H*)-one

8-氨基异吲哚并[1,2-*b*]喹唑啉-12(10*H*)-酮

CAS 登录号 67199-66-0

INN list 62

药效分类 抗肿瘤药

达尼立辛

Danirixin（*INN*）

化学结构式

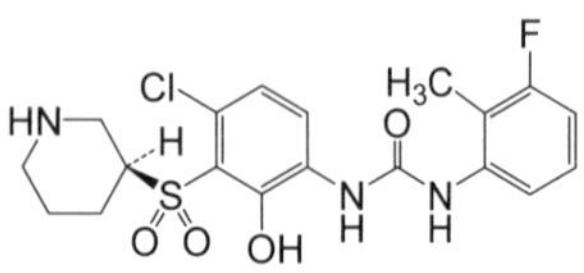

分子式和分子量 $C_{19}H_{21}ClFN_3O_4S$ 441.09

化学名 1-{4-Chloro-2-hydroxy-3-[(3*S*)-piperidine-3-sulfonyl]phenyl}-3-(3-fluoro-2-methylphenyl)urea

1-{4-氯-2-羟基-3-[(3*S*)-哌啶-3-磺酰基]苯基}-3-(3-氟-2-甲基苯基)脲

CAS 登录号 954126-98-8

INN list 107

药效分类 白介素 8 抑制药

达尼曲生

Danitracen（*INN*）

化学结构式

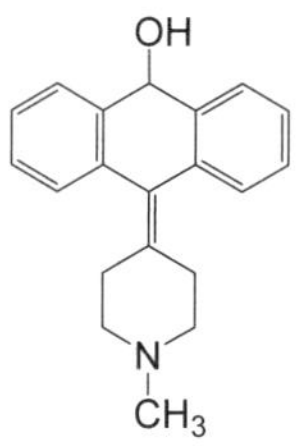

分子式和分子量 $C_{20}H_{21}NO$ 291.39

化学名 9,10-Dihydro-10-(1-methyl-4-piperidylidene)-9-anthrol

9,10-二氢-10-(1-甲基-4-哌啶亚基)-9-蒽酚

CAS 登录号 31232-26-5

INN list 31

药效分类 抗抑郁药

达诺瑞韦

Danoprevir（*INN*）

化学结构式

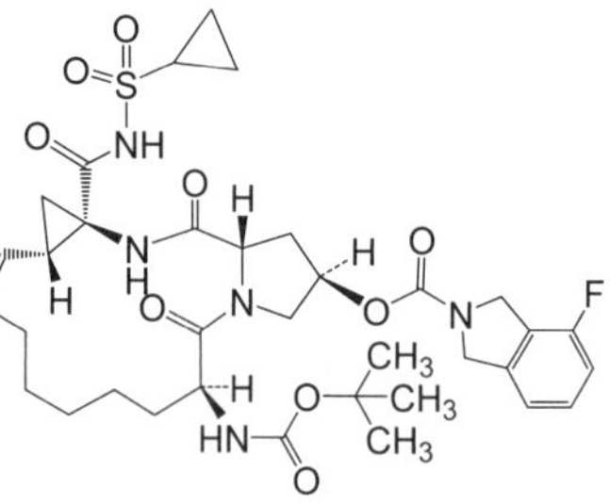

分子式和分子量 $C_{35}H_{46}FN_5O_9S$ 731.83

化学名 (2*R*,6*S*,12*Z*,13a*S*,14a*R*,16a*S*)-6-[(*tert*-Butoxycarbonyl)amino]-14*a*-[*N*-(cyclopropanesulfonyl)carbamoyl]-5,16-dioxo-1,2,3,5,6,7,8,9,10,11,13*a*,14,14*a*,15,16,16*a*-hexadecahydrocyclopropa[*e*]pyrrolo[1,2-*a*][1,4]diazacyclopentadecin-2-yl 4-fluoro-1,3-dihydro-2*H*-isoindole-2-carboxylate

(2*R*,6*S*,12*Z*,13*aS*,14*aR*,16*aS*)-6-[(叔丁氧羰基)氨基]-14*a*-[*N*-(环丙基磺酰基)氨甲酰基]-5,16-二氧代-1,2,3,5,6,7,8,9,10,11,13*a*,14,14*a*,15,16,16*a*-十六氢-环丙基[*e*]吡咯并[1,2-*a*][1,4]二唑环十五烷-2-基 4-氟-1,3-二氢-2*H*-异吲哚- 2-羧酸酯

CAS 登录号 916881-67-9

INN list 102

药效分类 抗病毒药

达诺司坦

Danosteine（*INN*）

化学结构式

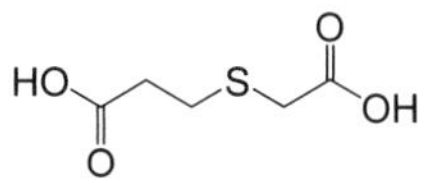

分子式和分子量 $C_5H_8O_4S$ 164.18

化学名 3-[(Carboxymethyl)thio]propionic acid

3-[(羧甲基)硫基]丙酸

CAS 登录号 4938-00-5

INN list 53

药效分类 黏液溶解药

达帕布坦

Dapabutan（*INN*）

化学结构式

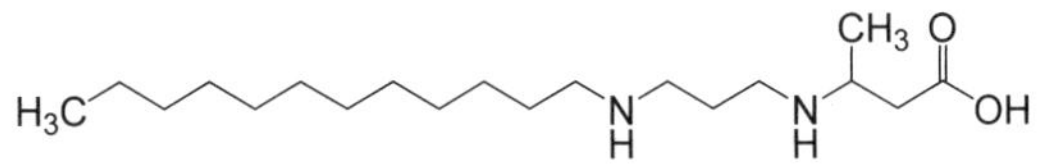

分子式和分子量 $C_{19}H_{40}N_2O_2$ 328.53

化学名 (±)-3-[[(Dodecylamino)propyl]amino]butyric acid

(±)-3-[[(十二烷基氨基)丙基]氨基]丁酸

CAS 登录号 6582-31-6

INN list 70

药效分类 消毒防腐药

达帕康唑

Dapaconazole（*INN*）

化学结构式

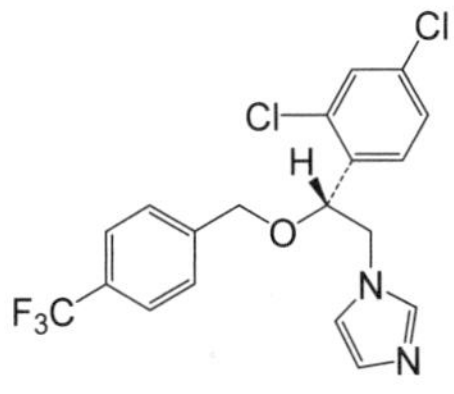

及其对映异构体

分子式和分子量 $C_{19}H_{15}Cl_2F_3N_2O$ 415.24

化学名 1-[*rac*-2-(2,4-Dichlorophenyl)-2-{[4-(trifluoromethyl)phenyl]methoxy}ethyl]-1*H*-imidazole

1-[外消旋-2-(2,4-二氯苯基)-2-{[4-(三氟甲基)苯基]甲氧基}乙基]-1*H*-咪唑

CAS 登录号 1269726-67-1

INN list 111

药效分类 抗真菌药

达哌唑

Dapiprazole（*INN*）

分子式和分子量 $C_{19}H_{27}N_5$ 325.46

化学结构式

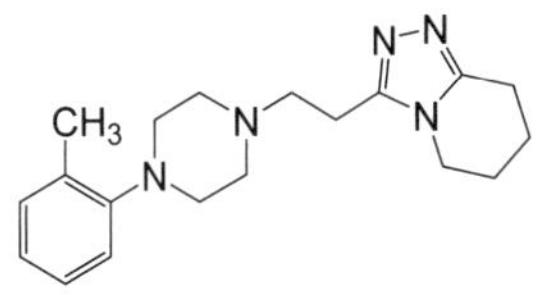

化学名 5,6,7,8-Tetrahydro-3-[2-[4-(2-tolyl)-1-piperazinyl)ethyl]-1,2,4-triazolo[4,5-*a*]pyridine

5,6,7,8-四氢-3-[2-[4-(2-甲苯基)-1-哌嗪基]乙基]-1,2,4-三唑[4,5-*a*]吡啶

CAS 登录号 72822-12-9; 72822-13-0[单盐酸盐]

INN list 45

药效分类 α 受体拮抗药，抗青光眼药，抗精神病药

达泮舒腈

Dapansutrile（*INN*）

化学结构式

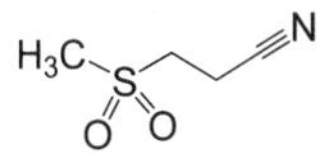

分子式和分子量 $C_4H_7NO_2S$ 133.17

化学名 3-(Methanesulfonyl)propanenitrile

3-(甲基磺酰基)丙腈

CAS 登录号 54863-37-5

INN list 114

药效分类 抗炎药，镇痛药

达匹坦

Dapitant（*INN*）

化学结构式

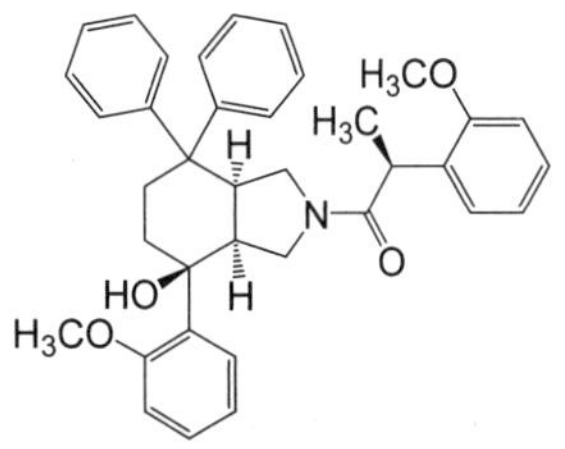

分子式和分子量 $C_{37}H_{39}NO_4$ 561.71

化学名 (3*aS*,4*S*,7*aS*)-Hexahydro-2-[(*aS*)-2-methoxyhydratropol]-4-(2-methoxyphenyl)-7,7-diphenyl-4-isoindolinol

(3*aS*,4*S*,7*aS*)-六氢-2-[(*aS*)-2-甲氧基氢化托品酰]-4-(2-甲氧基苯基)-7,7-二苯基-4-异吲哚醇

CAS 登录号 153438-49-4

INN list 74

药效分类 神经激肽 NK1 受体拮抗药

达匹韦林

Dapivirine（*INN*）

分子式和分子量 $C_{20}H_{19}N_5$ 329.40

化学结构式

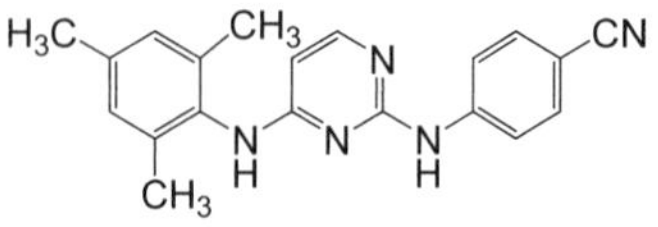

化学名 4-[[4-[(2,4,6-Trimethylphenyl)amino]pyrimidin-2-yl]amino]benzonitrile

4-[[4-[(2,4,6-三甲基苯基)氨基]嘧啶-2-基]氨基]苄腈

CAS 登录号 244767-67-7

INN list 86

药效分类 抗病毒药

达普司他

Daprodustat（*INN*）

化学结构式

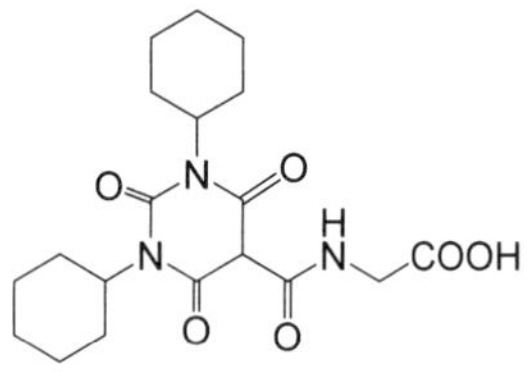

分子式和分子量 $C_{19}H_{27}N_3O_6$ 393.19

化学名 *N*-[(1,3-Dicyclohexylhexahydro-2,4,6-trioxopyrimidin-5-yl)carbonyl]glycine

N-[(1,3-二环己基六氢-2,4,6-三氧代嘧啶-5-基)羰基]甘氨酸

CAS 登录号 960539-70-2

INN list 113

药效分类 抗贫血药

达齐胺

Dazidamine（*INN*）

化学结构式

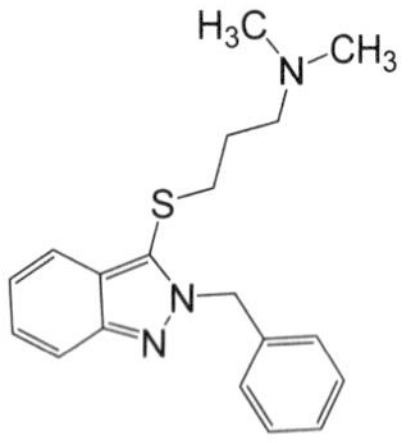

分子式和分子量 $C_{19}H_{23}N_3S$ 325.47

化学名 2-Benzyl-3-[[3-(dimethylamino)propyl]thio]-2*H*-indzole

2-苄基-3-[[3-(二甲氨基)丙基]硫基]-2*H*-吲唑

CAS 登录号 75522-73-5

INN list 45

药效分类 抗炎药

达曲班

Daltroban（*INN*）

分子式和分子量 $C_{16}H_{16}ClNO_4S$ 353.82

化学结构式

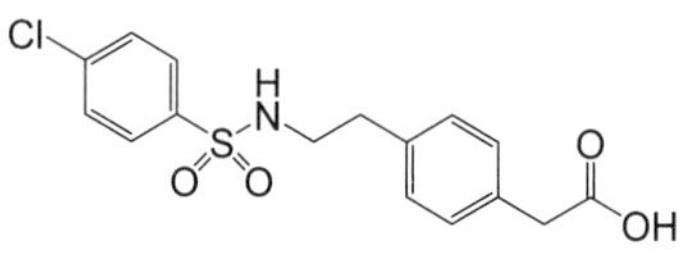

化学名 [4-[2-(4-Chlorobenzenesulfonamido)ethyl]phenyl]acetic acid

[4-[2-(4-氯苯磺酰氨基)乙基]苯基]乙酸

CAS 登录号 79094-20-5

INN list 57

药效分类 抗血栓药

达塞布韦

Dasabuvir（*INN*）

化学结构式

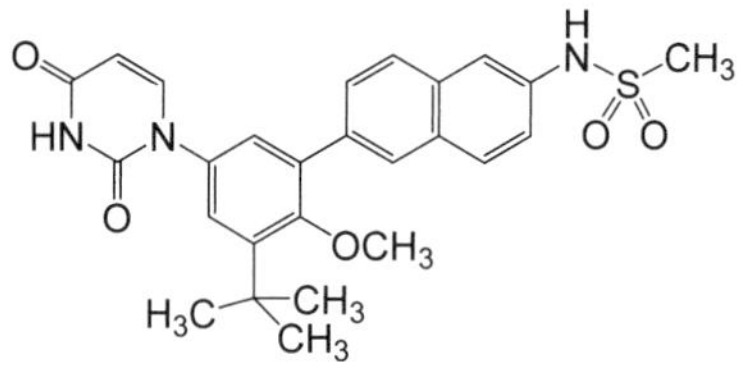

分子式和分子量 $C_{26}H_{27}N_3O_5S$ 493.58

化学名 *N*-(6-{3-*tert*-Butyl-5-[2,4-dioxo-3,4-dihydropyrimidin-1(2*H*)-yl]-2-methoxyphenyl}naphthalen-2-yl)methanesulfonamide

N-(6-{3-叔丁基-5-[2,4-二氧代-3,4-二氢嘧啶-1(2*H*)-基]-2-甲氧基苯基}萘-2-基)甲磺酰胺

CAS 登录号 1132935-63-7

INN list 109

药效分类 抗病毒药

达塞曲匹

Dalcetrapib（*INN*）

化学结构式

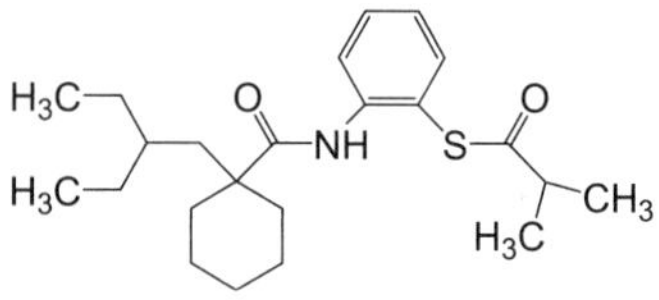

分子式和分子量 $C_{23}H_{35}NO_2S$ 389.95

化学名 *S*-[2-[1-(2-Ethylbutyl)cyclohexanecarboxamido]phenyl] 2-methylpropanethioate

S-[2-[1-(2-乙丁基)环己甲酰胺]苯基] 2-甲基丙酸硫酯

CAS 登录号 211513-37-0

INN list 96

药效分类 降血脂药

达沙普兰

Daxalipram（*INN*）

分子式和分子量 $C_{14}H_{19}NO_4$ 265.30

化学结构式

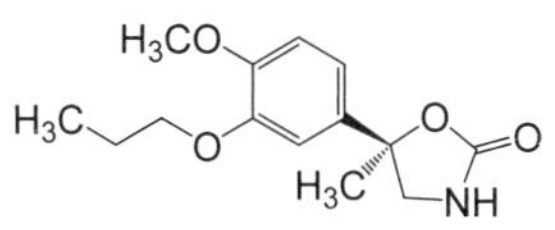

化学名 (5*R*)-5-(4-Methoxy-3-propoxyphenyl)-5-methyl-1,3-oxazolidin-2-one

(5*R*)-5-(4-甲氧基-3-丙氧基苯基)-5-甲基-1,3-噁唑烷-2-酮

CAS 登录号 189940-24-7

INN list 91

药效分类 磷酸二酯酶抑制药

达沙替尼

Dasatinib（*INN*）

化学结构式

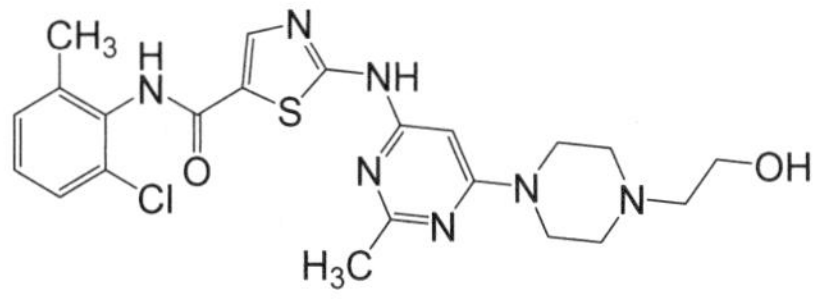

分子式和分子量 $C_{22}H_{26}ClN_7O_2S$ 488.01

化学名 *N*-(2-Chloro-6-methylphenyl)-2-[[6-[4-(2-hydroxyethyl)piperazin-1-yl]-2-methylpyrimidin-4-yl]amino]thiazole-5-carboxamide

N-(2-氯-6-甲基苯基)-2-[[6-[4-(2-羟乙基)哌嗪-1-基]-2-甲基嘧啶-4-基]氨基]噻唑-5-甲酰胺

CAS 登录号 302962-49-8; 863127-77-9[水合物]

INN list 94

药效分类 蛋白激酶抑制剂类抗肿瘤药

ATC 分类 L01XE06

达生他非

Dasantafil（*INN*）

化学结构式

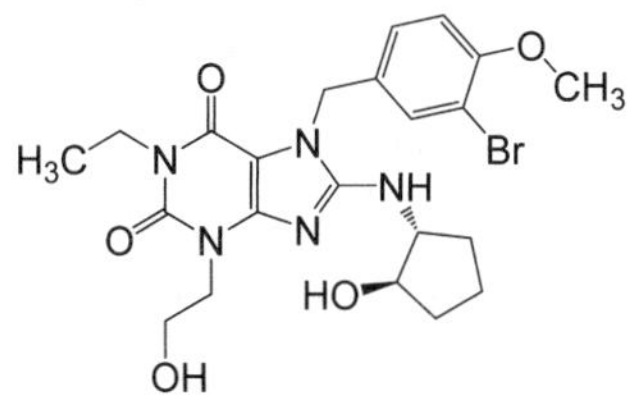

分子式和分子量 $C_{22}H_{28}BrN_5O_5$ 522.39

化学名 7-(3-Bromo-4-methoxybenzyl)-1-ethyl-8-[[(1*R*,2*R*)-2-Hydroxylcyclopentyl]amino]-3-(2-hydroxyethyl)-3,7-dihydro-1*H*-purine-2,6-dione

7-(3-溴-4-甲氧基苄基)-1-乙基-8-[[(1*R*,2*R*)-2-羟基环戊基]氨基]-3-(2-羟乙基)-3,7-二氢-1*H*-嘌呤-2,6 二酮

CAS 登录号 569351-91-3

INN list 91

药效分类 血管扩张药，抗性功能不全药

达索曲林

Dasotraline（*INN*）

化学结构式

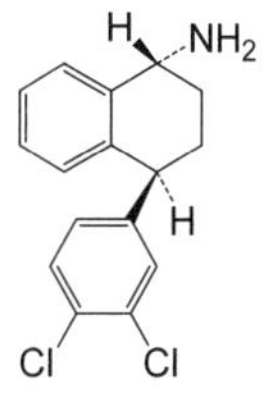

分子式和分子量 $C_{16}H_{15}Cl_2N$ 291.06

化学名 (1*R*,4*S*)-4-(3,4-Dichlorophenyl)-1,2,3,4-tetrahydronaphthalen-1-amine

(1*R*,4*S*)-4-(3,4-二氯苯基)-1,2,3,4-四氢萘基-1-胺

CAS 登录号 675126-05-3

INN list 110

药效分类 精神兴奋药

达替氯铵

Datelliptium Chloride（*INN*）

化学结构式

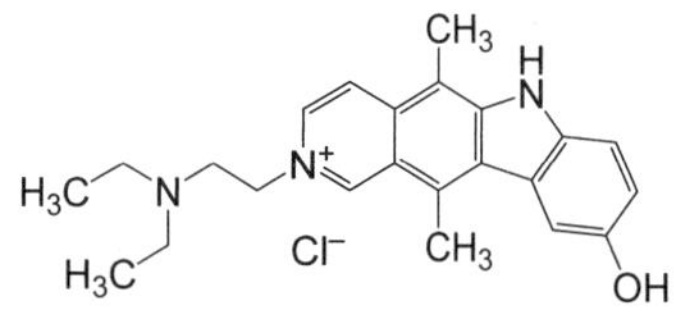

分子式和分子量 $C_{23}H_{28}ClN_3O$ 397.94

化学名 2-[2-(Diethylamino)ethyl]-9-hydroxy-5,11-dimethyl-6*H*-pyrido[4,3-*b*]carbazolium chloride

氯化 2-[2-(二乙氨基)乙基]-9-羟基-5,11-二甲基-6*H*-吡啶并[4,3-*b*]咔唑鎓

CAS 登录号 105118-14-7

INN list 57

药效分类 抗肿瘤药

达托利塞

Dactolisib（*INN*）

化学结构式

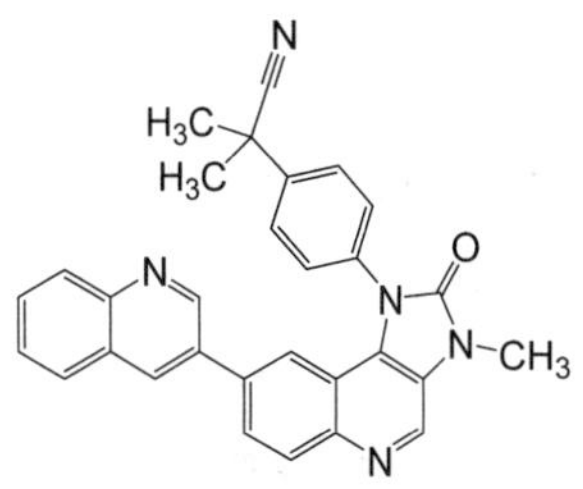

分子式和分子量 $C_{30}H_{23}N_5O$ 469.19

化学名 2-Methyl-2-(4-{3-methyl-2-oxo-8-(quinolin-3-yl)-2,3-dihydroimidazo[4,5-*c*]quinolin-1-yl}phenyl)propanenitrile

2-甲基-2-(4-{3-甲基-2-氧代-8-(喹啉-3-基)-2,3-二氢咪唑并

[4,5-*c*]喹啉-1-基}苯基)丙腈
CAS 登录号 915019-65-7
INN list 107
药效分类 抗肿瘤药

达托霉素

Daptomycin（*INN*）

化学结构式(见下)
分子式和分子量 $C_{72}H_{101}N_{17}O_{26}$ 1620.67
化学名 *N*-Decanoyl-L-tryptophyl-L-asparaginyl-L-aspartyl-L-threonylglycyl-L-ornithyl-L- aspartyl-D-alanyl-L-aspartylglyxyl-D-seryl-*threo*-3-methyl-L-glutamyl-3-anthraniloyl-L-alanine ξ_1-lactone

N-癸酰-L-色氨酰-L-天冬酰胺酰-L-天冬氨酰-L-苏氨酰甘氨酰-L-鸟氨酰-L-天冬氨酰-D-丙氨酰-L-天冬氨酰甘氨酰-D-丝氨酰-苏式-3-甲基-L-谷氨酰-3-邻氨基苯甲酰-L-丙氨酸 ξ_1-内酯
CAS 登录号 103060-53-3
INN list 58
药效分类 抗微生物药
ATC 分类 J01XX09

达西多明

Darsidomine（*INN*）

化学结构式

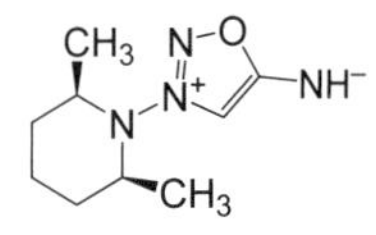

分子式和分子量 $C_9H_{16}N_4O$ 196.25
化学名 3-(*cis*-2,6-Dimethylpiperidino)sydnone imine

3-(顺-2,6-二甲基哌啶基)悉尼酮亚胺
CAS 登录号 137500-42-6
INN list 74
药效分类 抗心绞痛药

达西马嗪

Dacemazine（*INN*）

分子式和分子量 $C_{16}H_{16}N_2OS$ 284.38

化学结构式

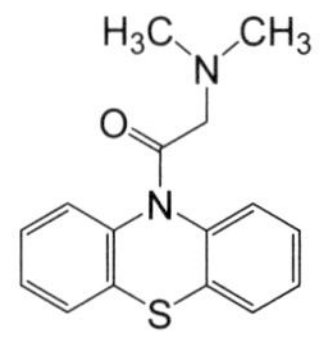

化学名 10-(*N*,*N*-Dimethylglycyl)phenothiazine

10-(*N*,*N* -二甲基甘氨酰基)吩噻嗪
CAS 登录号 518-61-6
INN list 48
药效分类 解痉药，镇咳药

达西司他

Dacinostat（*INN*）

化学结构式

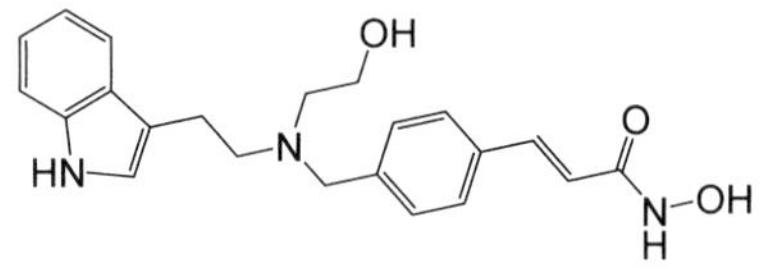

分子式和分子量 $C_{22}H_{25}N_3O_3$ 379.45
化学名 (2*E*)-*N*-Hydroxy-3-[4-[[(2-hydroxyethyl)[2-(1*H*-indol-3-yl)ethyl]amino]methyl]phenyl]propenamide

(2*E*)-*N*-羟基-3-[4-[[(2-羟乙基)[2-(1*H*-吲哚-3-基)乙基]氨基]甲基]苯基]丙烯酰胺
CAS 登录号 404951-53-7
INN list 89
药效分类 抗肿瘤药，组蛋白脱乙酰酶抑制药

达西司坦

Dacisteine（*INN*）

化学结构式

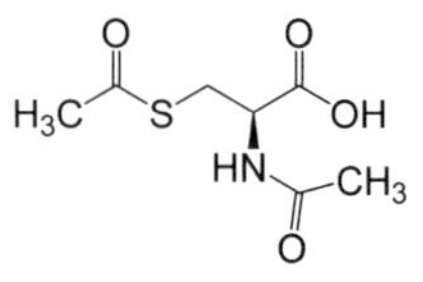

分子式和分子量 $C_7H_{11}NO_4S$ 205.23
化学名 *N*-Acetyl-L-cysteine acetate (ester)

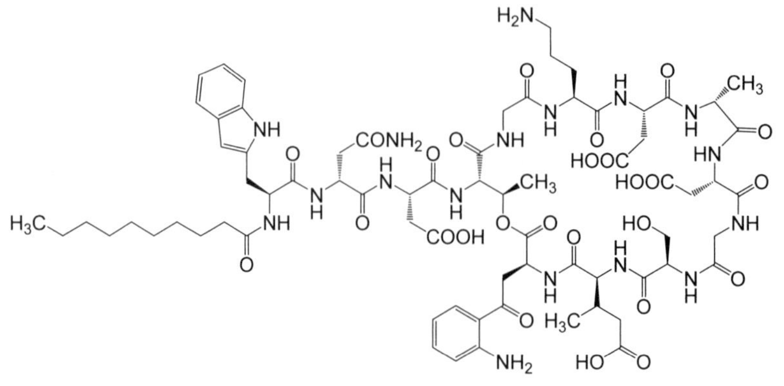

达托霉素

N-乙酰基-L-半胱氨酸 乙酸酯
CAS 登录号 18725-37-6
INN list 49
药效分类 黏液溶解药

达扎醇

Dazadrol（*INN*）

化学结构式

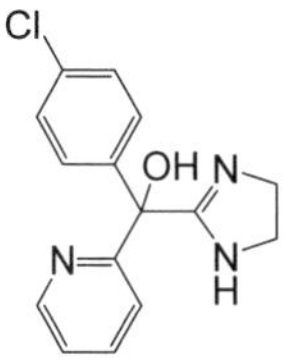

分子式和分子量 $C_{15}H_{14}ClN_3O$ 287.75
化学名 *α*-(4-Chlorophenyl)-*α*-2-imidazolin-2-yl-2-pyridinemethanol
α-(4-氯苯基)-*α*-2-咪唑啉-2-基-2-吡啶甲醇
CAS 登录号 47029-84-5; 25387-70-6[马来酸盐]
INN list 29
药效分类 抗抑郁药

达扎格隆

Dabuzalgron（*INN*）

化学结构式

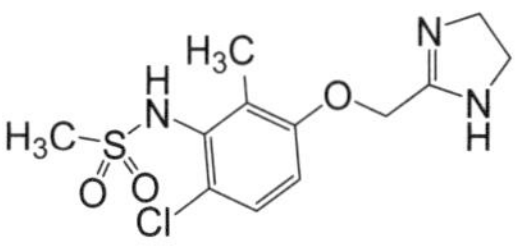

分子式和分子量 $C_{12}H_{16}ClN_3O_3S$ 317.79
化学名 *N*-[6-Chloro-3-[(4,5-dihydro-1*H*-imidazol-2-yl)methoxy]-2-methylphenyl]methanesulfonamide
N-[6-氯-3-[(4,5-二氢-1*H*-咪唑-2-基)甲氧基]-2-甲基苯基]甲磺酰胺
CAS 登录号 219311-44-1; 219311-43-0[盐酸盐]
INN list 89
药效分类 $α_1$ 受体激动药

达组可兰

Dazucorilant（*INN*）

化学结构式

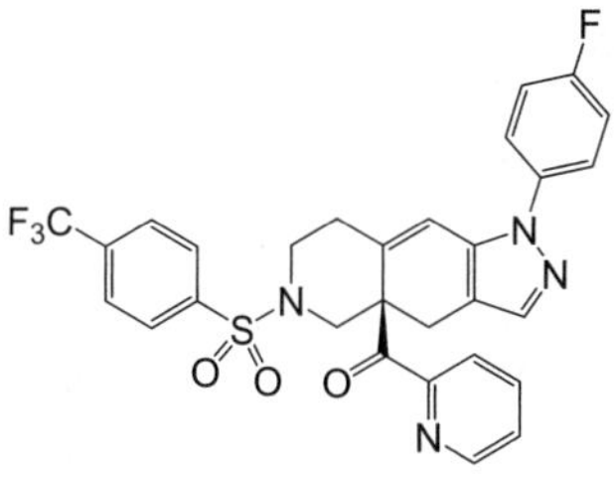

分子式和分子量 $C_{29}H_{22}F_4N_4O_3S$ 582.57
化学名 {(4*aR*)-1-(4-Fluorophenyl)-6-[4-(trifluoromethyl)benzene-1-sulfonyl]-1,4,5,6,7,8-hexahydro-4*aH*-pyrazolo[3,4-*g*]isoquinolin-4*a*-yl}(pyridin-2-yl)methanone
{(4*aR*)-1-(4-氟苯基)-6-[4-(三氟甲基)苯-1-磺酰基]-1,4,5,6,7,8-六氢-4*aH*-吡唑并[3,4-*g*]异喹啉-4*a*-基}(吡啶-2-基)甲酮
CAS 登录号 1496508-34-9
INN list 125
药效分类 糖皮质激素受体拮抗药

达佐必利

Dazopride（*INN*）

化学结构式

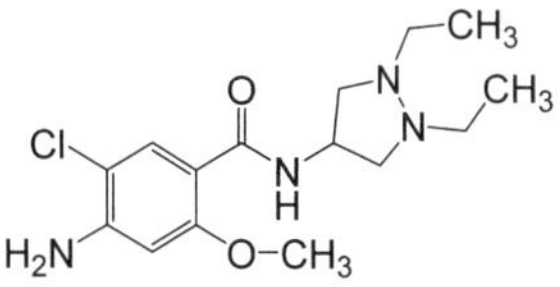

分子式和分子量 $C_{15}H_{23}ClN_4O_2$ 326.83
化学名 4-Amino-5-chloro-*N*-(1,2-diethyl-4-pyrazolidinyl)-2-methoxybenzamide
4-氨基-5-氯-*N*-(1,2-二乙基-4 -吡唑烷基)-2-甲氧基苯甲酰胺
CAS 登录号 70181-03-2; 81957-25-7[富马酸盐]
INN list 50
药效分类 抗贫血药

达佐霉素

Duazomycin（*INN*）

化学结构式

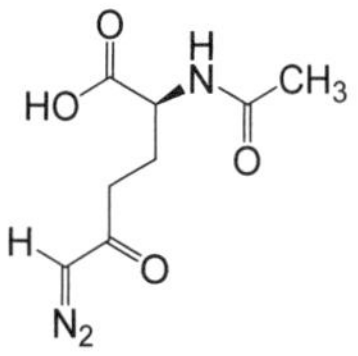

分子式和分子量 $C_8H_{11}N_3O_4$ 213.19
化学名 (2*S*)-2-Acetamido-6-diazo-5-oxohexanoic acid
(2*S*)-2-乙酰氨基-6-重氮基-5-氧代己酸
CAS 登录号 1403-47-0
INN list 13
药效分类 抗生素类药

达唑利辛

Dazolicine（*INN*）

化学结构式

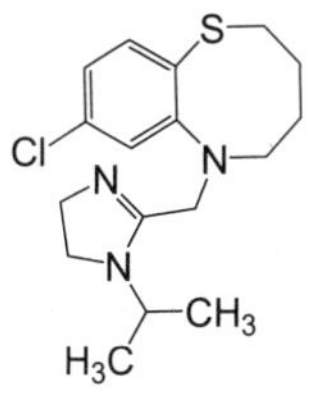

分子式和分子量 $C_{17}H_{24}ClN_3S$ 337.91

化学名 8-Chloro-6-[(1-isopropyl-4,5-dihydro-1*H*-imidazol-2-yl)methyl]-3,4,5,6- tetrahydro-2*H*-1,6-benzothiazocine

8-氯-6-[(1-异丙基-4,5-二氢-1*H*-咪唑-2-基)甲基]-3,4,5,6-四氢-2*H*-1,6-苯并硫氮杂环辛烯

CAS 登录号 61477-97-2

INN list 38

药效分类 抗心律失常药

达唑司特

Dazoquinast（*INN*）

化学结构式

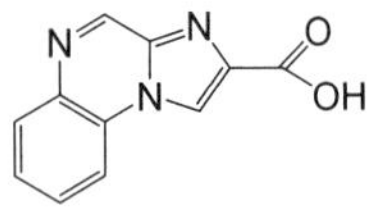

分子式和分子量 $C_{11}H_7N_3O_2$ 213.19

化学名 Imidazo[1,2-*a*]quinoxaline-2-carboxylic acid

咪唑并[1,2-*a*]喹喔啉-2-羧酸

CAS 登录号 76002-75-0

INN list 54

药效分类 平喘药，抗过敏药

达唑氧苯

Dazoxiben（*INN*）

化学结构式

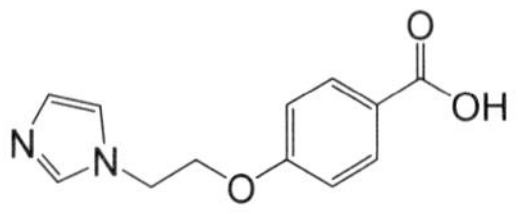

分子式和分子量 $C_{12}H_{12}N_2O_3$ 232.24

化学名 4-(2-Imidazol-1-ylethoxyl) benzoic acid

4-(2-咪唑-1-基乙氧基)苯甲酸

CAS 登录号 78218-09-4; 74226-22-5[单盐酸盐]

INN list 47

药效分类 抗血栓药

大观霉素

Spectinomycin（*INN*）

化学结构式

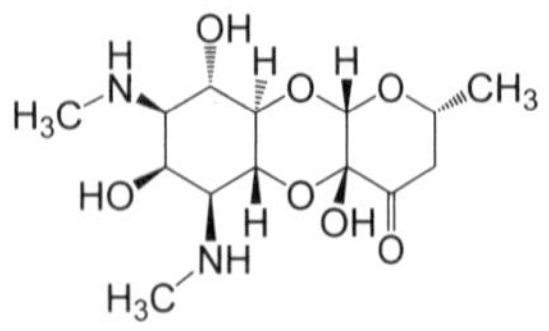

分子式和分子量 $C_{14}H_{24}N_2O_7$ 332.35

化学名 Decahydro-4*a*,7,9-trihydroxy-2-methyl-6,8-bis(methylamino)-4*H*-pyrano[2,3-*b*][1,4]benzodioxin-4-one

十氢-4*a*,7,9-三羟基-2-甲基-6,8-双(甲氨基)-4*H*-吡喃并[2,3-*b*][1,4]苯并二氧六环-4-酮

CAS 登录号 1695-77-8; 22189-32-8[二盐酸盐五水合物]

INN list 13

药效分类 抗微生物药

ATC 分类 J01XX04

大麻二酚

Cannabidiol（*INN*）

化学结构式

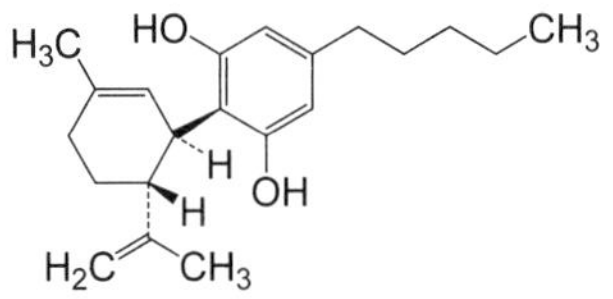

分子式和分子量 $C_{21}H_{30}O_2$ 314.47

化学名 2-[(1*R*,6*R*)-3-Methyl-6-(prop-1-en-2-yl)cyclohex-2-en-1-yl]-5-pentylbenzene-1,3-diol

2-[(1*R*, 6*R*)-3-甲基-6-(丙-1-烯-2-基)环己-2-烯-1-基] - 5-戊基苯-1,3-二酚

CAS 登录号 13956-29-1

INN list 115

药效分类 大麻素受体拮抗药

大麻酚

Cannabinol（*INN*）

化学结构式

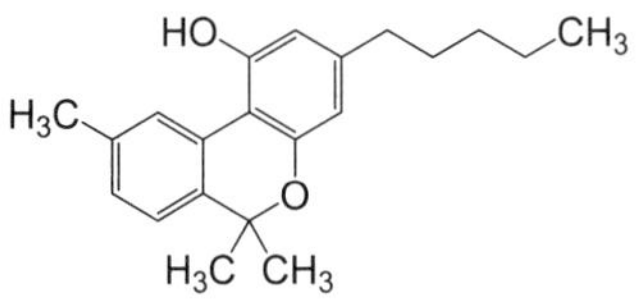

分子式和分子量 $C_{21}H_{26}O_2$ 310.43

化学名 6,6,9-Trimethyl-3-pentyl-6*H*-debenzo[*b*,*d*]pyran-1-ol

6,6,9-三甲基-3-戊基-6*H*-二苯并[*b*,*d*]吡喃-1-酚

CAS 登录号 521-35-7

INN list 23

药效分类 镇吐药

大麻克酯

Naboctate（*INN*）

化学结构式

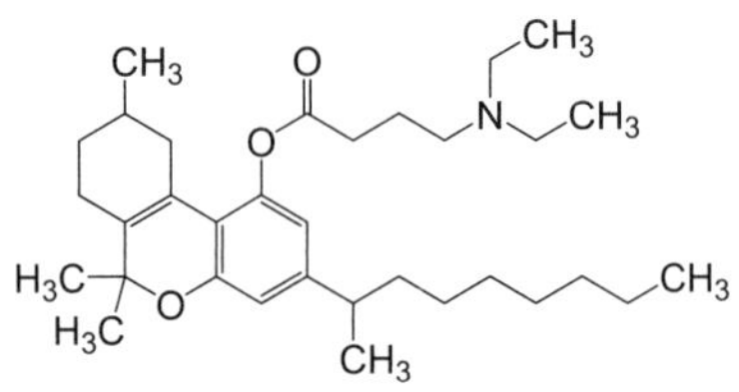

分子式和分子量 $C_{33}H_{53}NO_3$ 511.79

化学名 (±)-7,8,9,10-Tetrahydro-6,6,9-trimethyl-3-(1-methyloctyl)-6*H*-dibenzo[*b*,*d*]pyran-1-yl 4-(diethylamino)butyrate

(±)-7,8,9,10-四氢-6,6,9-三甲基-3-(1-甲基辛基)-6*H*-二苯并[*b*,*d*]吡喃-1-基 4-(二乙氨基)丁酸酯

CAS 登录号 74912-19-9; 73747-21-4[盐酸盐]

INN list 45

药效分类 抗青光眼药，镇吐药

大麻隆

Nabilone（*INN*）

化学结构式

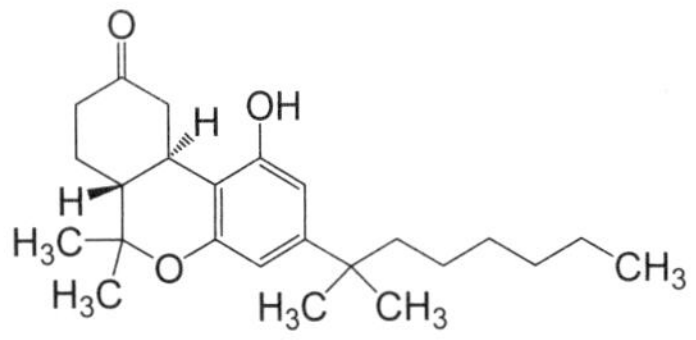

分子式和分子量 $C_{24}H_{36}NO_3$ 372.54

化学名 (±)-3-(1,1-Dimethylheptyl)-6,6*aβ*,7,8,10,10*aα*-hexahydro-1-hydroxy-6,6-dimethyl-9*H*-dibenzo[*b,d*]pyran-9-one

(±)-3-(1,1-二甲基庚基)-6,6*aβ*,7,8,10,10*aα*-六氢-1-羟基-6,6-二甲基-9*H*-二苯并[*b,d*]吡喃-9-酮

CAS 登录号 51022-71-0

INN list 49

药效分类 抗焦虑药

大麻坦

Nabitan（*INN*）

化学结构式

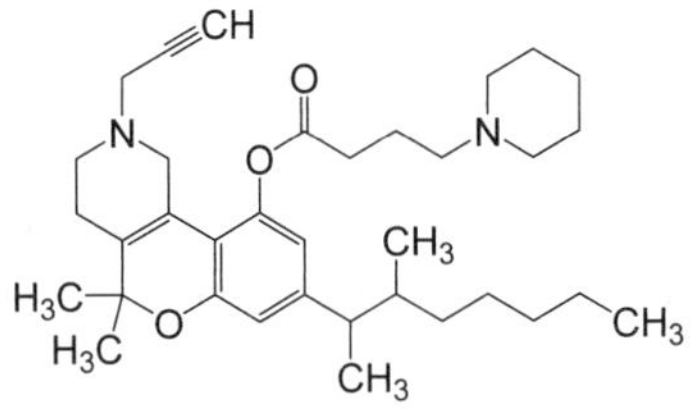

分子式和分子量 $C_{35}H_{52}N_2O_3$ 548.81

化学名 8-(1,2-Dimethylheptyl)-1,3,4,5-tetrahydro-5,5-dimethyl-2-(2-propynyl)-2*H*-[1]benzopyrano[4,3-*c*]pyridine-10-yl 1-piperidinebutyrate

8-(1,2-二甲基庚基)-1,3,4,5-四氢-5,5-二甲基-2-(2-丙炔基)-2*H*-[1]苯并吡喃并[4,3-*c*]吡啶-10-基 1-哌啶丁酸酯

CAS 登录号 66556-74-9; 49637-08-3[单盐酸盐]

INN list 42

药效分类 镇痛药

大麻泽尼

Nabazenil（*INN*）

化学结构式

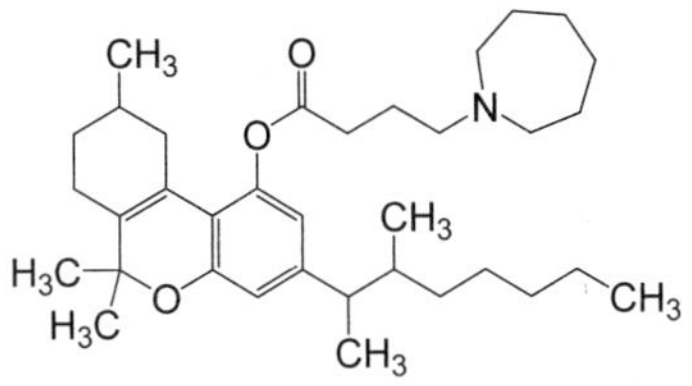

分子式和分子量 $C_{35}H_{55}NO_3$ 537.82

化学名 3-(1,2-Dimethylheptyl)-7,8,9,10-tetrahydro-6,6,9-trimethyl-6*H*-dibenzo[*b,d*]pyran-1-yl hexahydro-1*H*-azepine-1-butyate

3-(1,2-二甲基庚基)-7,8,9,10-四氢-6,6,9-三甲基-6*H*-二苯并[*b,d*]吡喃-1-基 六氢-1*H*-氮杂䓬-1-丁酸酯

CAS 登录号 58019-65-1

INN list 49

药效分类 抗惊厥药

丹蒽醌

Dantron（*INN*）

化学结构式

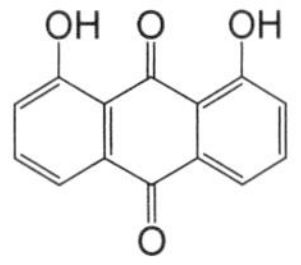

分子式和分子量 $C_{14}H_8O_4$ 240.21

化学名 1,8-Dihydroxyanthraquinone

1,8-二羟基蒽醌

CAS 登录号 117-10-2

INN list 14

药效分类 导泻药

丹皮酚

Pafenolol（*INN*）

化学结构式

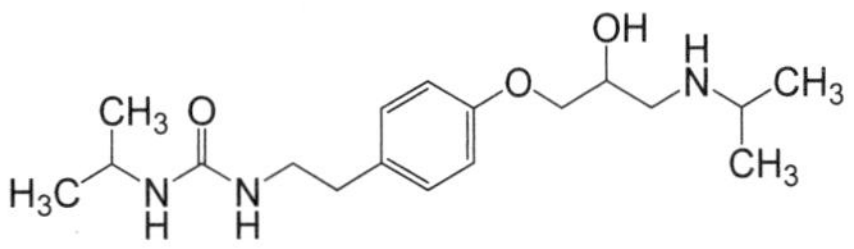

分子式和分子量 $C_{18}H_{31}N_3O_3$ 337.46

化学名 (±)-1-[4-[2-Hydroxy-3-(isopropylamino)propoxy]phenethyl]-3-isopropylurea

(±)-1-[4-[2-羟基-3-(异丙氨基)丙氧基]苯乙基]-3-异丙基脲

CAS 登录号 75949-61-0

INN list 46

药效分类 镇痛药

丹曲林

Dantrolene（*INN*）

化学结构式

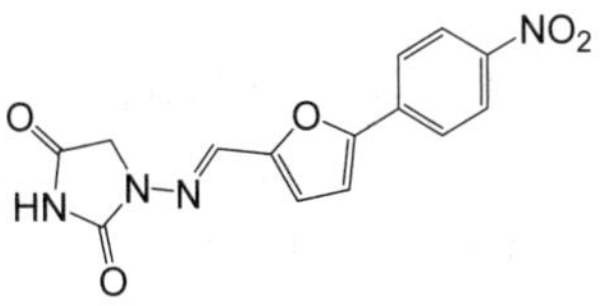

分子式和分子量 $C_{14}H_{10}N_4O_5$ 314.25

化学名 1-[[5-(4-Nitrophenyl)furfurylidene]amino]hydantoin

1-[[5-(4-硝基苯基)呋喃甲亚基]氨基]乙内酰脲

CAS 登录号 7261-97-4

INN list 17

药效分类 骨骼肌松弛药

单硝酸异山梨酯

Isosorbide Mononitrate（*INN*）

化学结构式

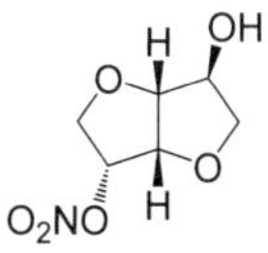

分子式和分子量 $C_6H_9NO_6$ 191.14

化学名 1,4:3,6-Dianhydro-D-glucitol 5-nitrate

1,4:3,6-二脱水-D-葡糖醇 5-硝基酯

CAS 登录号 16051-77-7

INN list 52

药效分类 有机硝酸酯类抗心肌缺血药

ATC 分类 C01DA14

胆茶碱

Choline Theophyllinate（*INN*）

化学结构式

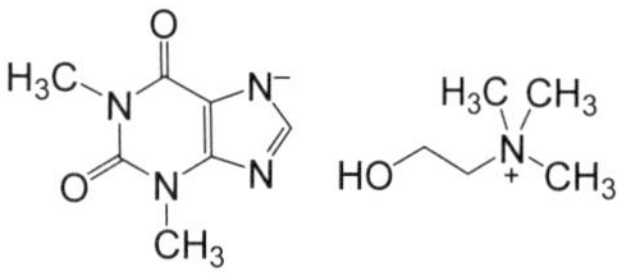

分子式和分子量 $C_{12}H_{21}N_5O_3$ 283.33

化学名 2-Hydroxy-*N,N,N*-trimethylethanaminium salt with 3,7-dihydro-1,3-dimethyl-1*H*-purine-2,6-dione

2-羟基-*N,N,N*-三甲基乙铵与 3,7-二氢-1,3-二甲基-1*H*-嘌呤-2,6-二酮成盐

CAS 登录号 4499-40-5; 13930-27-3[取代物]

INN list 8

药效分类 利尿药，支气管舒张药

胆碱非诺贝特

Choline Fenofibrate（*INN*）

化学结构式

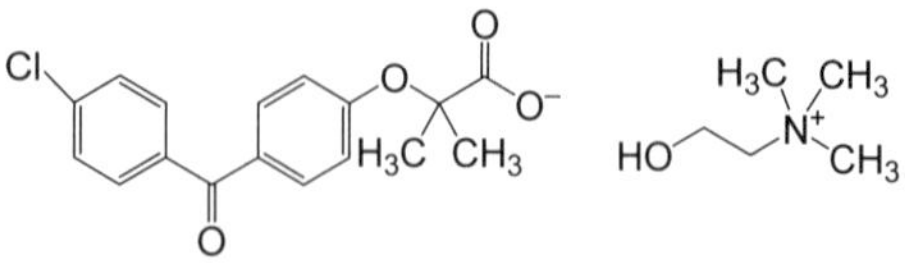

分子式和分子量 $C_5H_{14}NO^+ \cdot C_{17}H_{14}ClO_4^-$ 421.91

化学名 2-[4-(4-Chlorobenzoyl)phenoxy]-2-methylpropanoate 2-hydroxy-*N,N,N*-trimethylethanarninium

2-[4-(4-氯代苯甲酰基)苯氧基]-2-甲基丙酸 2-羟基-*N,N,N*-三甲基乙铵

CAS 登录号 856676-23-8

INN list 97

药效分类 降血脂药

胆影酸

Adipiodone（*INN*）

化学结构式

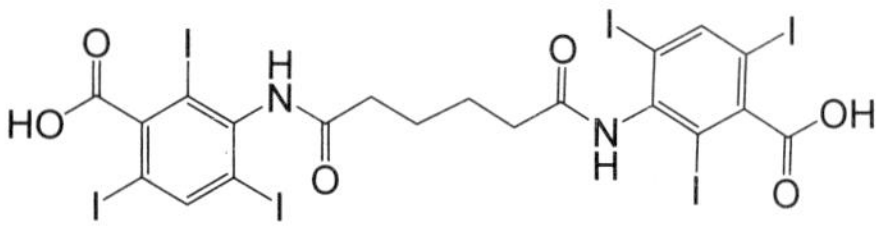

分子式和分子量 $C_{20}H_{14}I_6N_2O_6$ 1139.76

化学名 3-[[6-(3-Carboxy-2,4,6-triiodoanilino)-6-oxohexanoyl]amino]-2,4,6-triiodobenzoic acid

3-[[6-(3-羧酸基-2,4,6-三碘苯氨基)-6-氧代己酰基]氨基]-2,4,6-三碘苯甲酸

CAS 登录号 606-17-7

INN list 4

药效分类 诊断用药

氮丙辛

Azaprocin（*INN*）

化学结构式

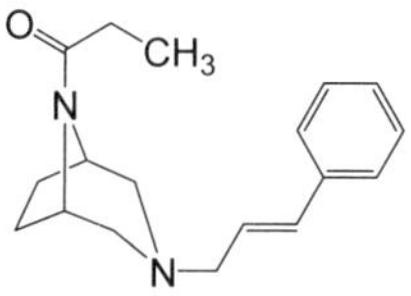

分子式和分子量 $C_{18}H_{24}N_2O$ 284.40

化学名 3-Cinnamyl-8-propionyl-3,8-diazabicyclo[3.2.1]octan

3-肉桂基-8-丙酰基-3,8-二氮杂双环[3.2.1]辛烷

CAS 登录号 448-34-0

INN list 25

药效分类 麻醉药

氮氟嗪

Azaftozine（*INN*）

化学结构式

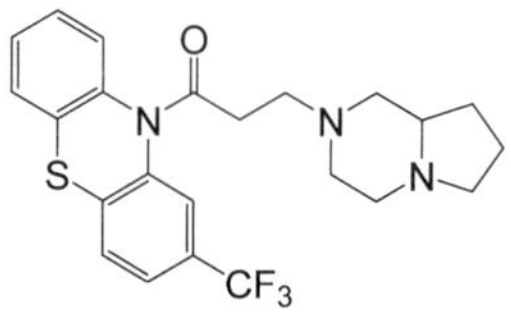

分子式和分子量 $C_{23}H_{24}F_3N_3OS$ 447.52

化学名 10-[3-(Hexahydropyrrolo[1,2-*a*]pyrazin-2(1*H*)-yl)propionyl]-2-(trifluoromethyl)phenothiazine

10-[3-(六氢吡咯并[1,2-*a*]吡嗪-2(1*H*)-基)丙酰基]-2-(三氟甲基)吩噻嗪

CAS 登录号 54063-26-2

INN list 30

药效分类 解痉药

氮芥

Chlormethine（*INN*）

化学结构式

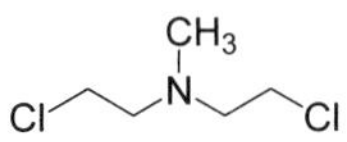

分子式和分子量　$C_5H_{11}Cl_2N$　156.05

化学名　2,2'-Dichloro-*N*-methyldiethylamine

2,2'-二氯-*N*-甲基二乙胺

CAS 登录号　51-75-2; 55-86-7[盐酸盐]

INN list　1

药效分类　烷化剂类抗肿瘤药

ATC 分类　L01AA05

氮喹佐

Azaquinzole（*INN*）

化学结构式

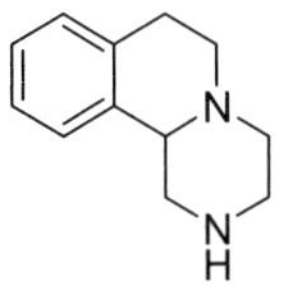

分子式和分子量　$C_{12}H_{16}N_2$　188.27

化学名　1,3,4,6,7,11*b*-Hexahydro-2*H*-pyrazino[2,1-*a*]isoquinoline

1,3,4,6,7,11*b*-六氢-2*H*-吡嗪并[2,1-*a*]异喹啉

CAS 登录号　5234-86-6

INN list　21

药效分类　中枢神经抑制药

氮氯嗪

Azaclorzine（*INN*）

化学结构式

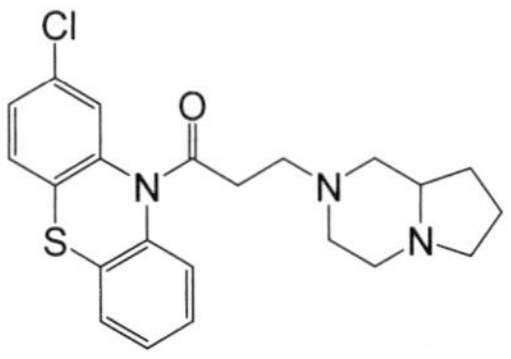

分子式和分子量　$C_{22}H_{24}ClN_3OS$　413.96

化学名　2-Chloro-10-[3-(hexahydropyrrolo[1,2-*a*]pyrazin-2(1*H*)-yl)propionyl] phenothiazine

2-氯-10-[3-(六氢吡咯并[1,2-*a*]吡嗪-2(1*H*)-基)丙酰基]吩噻嗪

CAS 登录号　49864-70-2; 49780-10-1[二盐酸盐]

INN list　30

药效分类　冠脉扩张药

氮替瑞林

Azetirelin（*INN*）

分子式和分子量　$C_{15}H_{20}N_6O_4$　348.36

化学结构式

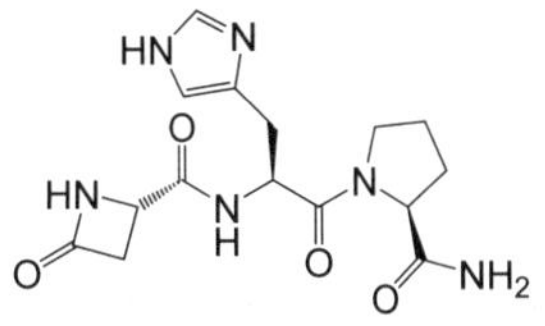

化学名　(−)-*N*-[[(2*S*)-4-Oxo-2-azetidinyl]carbonyl]-L-histidyl-L-prolinamide

(−)-*N*-[[(2*S*)-4-氧代-2-氮杂环丁基]甲酰基]-L-组氨酰-L-脯氨酰胺

CAS 登录号　95729-65-0

INN list　60

药效分类　促甲状腺素释放肽类药

氮䓬克唑

Azepexole（*INN*）

化学结构式

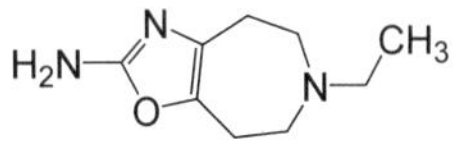

分子式和分子量　$C_9H_{15}N_3O$　181.23

化学名　2-Amino-6-ethyl-5,6,7,8-tetrahydro-4*H*-oxazolo[4,5-*d*]-azepine

2-氨基-6-乙基-5,6,7,8-四氢-4*H*-噁唑并[4,5-*d*]氮杂䓬

CAS 登录号　36067-73-9

INN list　38

药效分类　镇咳药

氮䓬斯汀

Azelastine（*INN*）

化学结构式

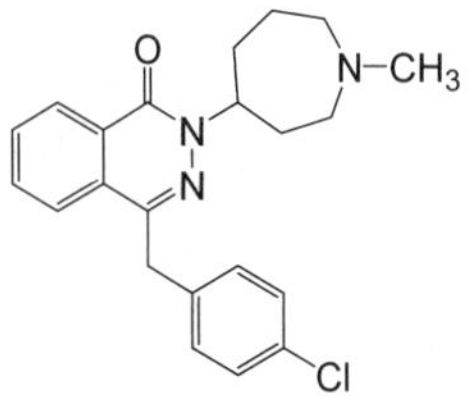

分子式和分子量　$C_{22}H_{24}ClN_3O$　381.9

化学名　4-(4-Chlorobenzyl)-2-(hexahydro-1-methyl-1*H*-azepin-4-yl)-1(2*H*)-phthalazinone

4-(4-氯苄基)-2-(六氢-1-甲基-1*H*-氮杂䓬-4-基)-1(2*H*)-2,3-二氮杂萘酮

CAS 登录号　58581-89-8; 79307-93-0[盐酸盐]

INN list　36

药效分类　抗组胺药，抗过敏药，平喘药

氮䓬吲哚

Azepindole（*INN*）

分子式和分子量　$C_{12}H_{14}N_2$　186.25

化学结构式

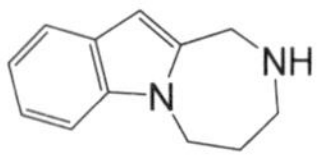

化学名 2,3,4,5-Tetrahydro-1*H*-[1,4]diazepino[1,2-*a*]indole

2,3,4,5-四氢-1*H*-[1,4]二氮杂草并[1,2-*a*]吲哚

CAS 登录号 26304-61-0

INN list 36

药效分类 抗抑郁药

氘代多潘立酮

Deudomperidone（*INN*）

化学结构式

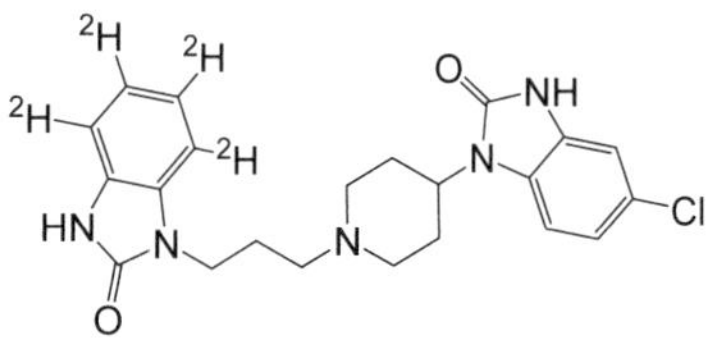

分子式和分子量 $C_{22}H_{20}{}^{2}H_{4}ClN_{5}O_{2}$ 429.94

化学名 5-Chloro-1-(1-{3-[2-oxo-2,3-dihydro-1*H*-(4,5,6,7-$^{2}H_{4}$)benzimidazol-1-yl]propyl}piperidin-4-yl)-1,3-dihydro-2*H*-benzimidazol-2-one

5-氯-1-(1-{3-[2-氧代-2,3-二氢-1*H*-(4,5,6,7-四氘代)苯并咪唑-1-基]丙基}哌啶-4-基)-1,3-二氢-2*H*-苯并咪唑-2-酮

CAS 登录号 2121525-08-2

INN list 124

药效分类 多巴胺(D_2/D_3)受体拮抗药，胃动力促进药

氘代芦可替尼

Deuruxolitinib（*INN*）

化学结构式

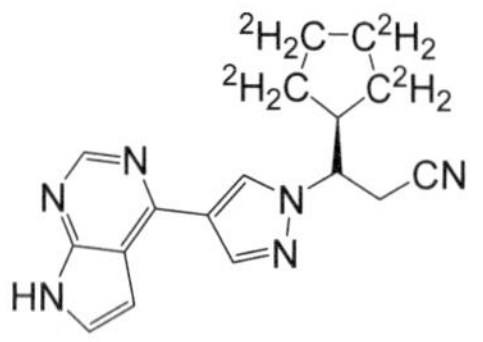

分子式和分子量 $C_{17}H_{10}{}^{2}H_{8}N_{6}$ 314.42

化学名 (3*R*)-3-(2,2,3,3,4,4,5,5-$^{2}H_{8}$)cyclopentyl-3-[4-(7*H*-pyrrolo[2,3-*d*]pyrimidin-4-yl)-1*H*-pyrazol-1-yl]propanenitrile

(3*R*)-3-(2,2,3,3,4,4,5,5-八氘代)环戊基-3-[4-(7*H*-吡咯并[2,3-*d*]嘧啶-4-基)-1*H*-吡唑-1-基]丙腈

CAS 登录号 1513883-39-0

INN list 124

药效分类 酪氨酸激酶抑制药

氘代丝氨酸

Deutarserine（*INN*）

分子式和分子量 $C_{3}H_{6}{}^{2}HNO_{3}$ 106.10

化学结构式

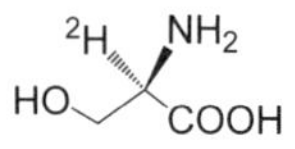

化学名 D-(2-^{2}H)serine;or (2*R*)-2-amino-3-hydroxy(2-^{2}H)propanoic acid

D-(2-^{2}H)丝氨酸;或(2*R*)-2-氨基-3-羟基(2-氘代)丙酸

CAS 登录号 103292-62-2

INN list 124

药效分类 *N*-甲基-D-天冬氨酸(NMDA)受体共同激动药

氘丁苯那嗪

Deutetrabenazine（*INN*）

化学结构式

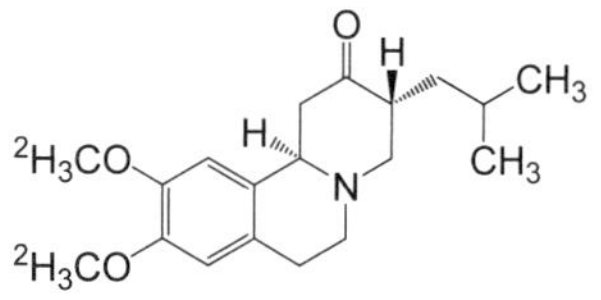

分子式和分子量 $C_{19}H_{21}{}^{2}H_{6}NO_{3}$ 323.24

化学名 *rac*-(3*R*,11*bR*)-9,10-di[($^{2}H_{3}$)methoxy]-3-(2-methylpropyl)-1,3,4,6,7,11*b*-hexahydro-2*H*-pyrido[2,1-*a*]isoquinolin-2-one

外消旋-(3*R*,11*bR*)-9,10-二[(三氘代)甲氧基] -3-(2-甲基丙基)-1,3,4,6,7,11*b*-六氢-2*H*-吡啶并[2,1-*a*]异喹啉-2-酮

CAS 登录号 1392826-25-3

INN list 112

药效分类 抗精神病药

氘可来昔替尼

Deucravacitinib（*INN*）

化学结构式

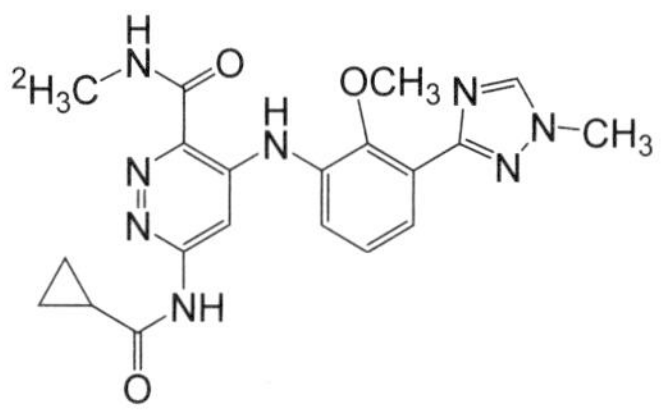

分子式和分子量 $C_{20}H_{19}{}^{2}H_{3}N_{8}O_{3}$ 425.47

化学名 6-(Cyclopropanecarboxamido)-4-[2-methoxy-3-(1-methyl-1*H*-1,2,4-triazol-3-yl)anilino]-*N*-($^{2}H_{3}$)methylpyridazine-3-carboxamide

6-(环丙烷甲酰氨基)-4-[2-甲氧基-3-(1-甲基-1*H*-1,2,4-三唑-3-基)苯氨基]-*N*-三氘代甲基哒嗪-3-甲酰胺

CAS 登录号 1609392-27-9

INN list 123

药效分类 Janus 激酶抑制药

氘替卡托

Deutivacaftor（*INN*）

分子式和分子量 $C_{24}H_{19}{}^{2}H_{9}N_{2}O_{3}$ 401.55

化学结构式

化学名 *N*-{2-*tert*-Butyl-5-hydroxy-4-[2-($^{2}H_3$)methyl(1,1,1,3,3,3-$^{2}H_6$) propan-2-yl]phenyl}-4-oxo-1,4-dihydroquinoline-3-carboxamide

N-{2-叔丁基-5-羟基-4-[2-三氘代甲基(1,1,1,3,3,3-六氘代)丙-2-基]苯基} -4-氧代- 1,4-二氢喹啉-3-甲酰胺

CAS 登录号 1413431-07-8

INN list 118

药效分类 囊性纤维化跨膜转导调节因子(CFTR)调节药

氘右美沙芬

Deudextromethorphan（*INN*）

化学结构式

分子式和分子量 $C_{18}H_{19}{}^{2}H_{6}NO$ 277.44

化学名 3-[($^{2}H_3$)Methoxy]-17-[($^{2}H_3$)methyl]-*ent*-morphinan

3-[三氘代甲氧基]-17-[三氘代甲基]-对映体-吗啡喃

CAS 登录号 1079043-55-2

INN list 114

药效分类 阿片类镇痛药

锝[^{99m}Tc]阿西肽

Technetium [^{99m}Tc] Apcitide（*INN*）

化学结构式（见下）

分子式和分子量 $C_{51}H_{73}N_{17}NaO_{20}S_{5}{}^{99m}Tc$ 1525.54

药物描述 Sodium hydrogen[*N*-(mercaptoacetyl)-D-tyrosyl-*S*-(3-aminopropyl)-L-cysteinylglycyl-L-*α*-aspartyl-L-cysteinylglycylglycyl-*S*-(acetamidomethyl)-L-cysteinylglycyl-*S*-(acetamidomethyl)-L-cysteinylglycylglycyl-L- cysteinamide.cyclic (1→5)-sulfidato(5−)-*N*^{11},*N*^{12},*N*^{13},*S*^{13}]oxo[^{99m}Tc] technetate(V)

[*N*-(巯基乙酰基)-D-酪氨酰-*S*-(3-氨基丙酰基)-L-半胱氨酰甘氨酰-L-*α*-天冬氨酰-L-半胱氨酰甘氨酰甘氨酰-*S*-(乙酰氨基甲基)-L- 半胱氨酰甘氨酰-*S*-(乙酰氨基甲基)-L-半胱氨酰甘氨酰甘氨酰-L-半胱酰胺，环 (1→5)-硫合(5−)-*N*^{11},*N*^{12},*N*^{13},*S*^{13}]氧代[^{99m}Tc]锝(Ⅴ)钠盐

CAS 登录号 178959-14-3

INN list 78

药效分类 诊断用药

锝[^{99m}Tc]比西酸盐

Technetium [^{99m}Tc] Bicisate（*INN*）

化学结构式

分子式和分子量 $C_{12}H_{21}N_{2}O_{5}S_{2}{}^{99m}Tc$ 435.43

化学名 [*N,N′*-Ethylenedi-L-cysteinato(3−)]oxo[^{99m}Tc]technetium(Ⅴ), diethyl ester

[*N,N′*-乙叉基-二-L-半胱氨酸(3−)]氧代[^{99m}Tc] 锝(Ⅴ), 二乙酯

CAS 登录号 121281-41-2

INN list 64

药效分类 诊断用药

锝[^{99m}Tc]氮卡

Technetium [^{99m}Tc] Nitridocade（*INN*）

化学结构式

分子式和分子量 $C_{10}H_{20}N_{3}O_{2}S_{4}{}^{99}Tc$ 441.50

化学名 (*SPY*-5-21)-Bis[ethoxy(ethyl)dithioarbamato-*κS,κS′*]nitrido[^{99m}Tc]technetium

(*SPY*-5-21)-双[乙氧基(乙基)二硫代氨甲酸基-*κS,κS′*]次氮基[^{99m}Tc]锝

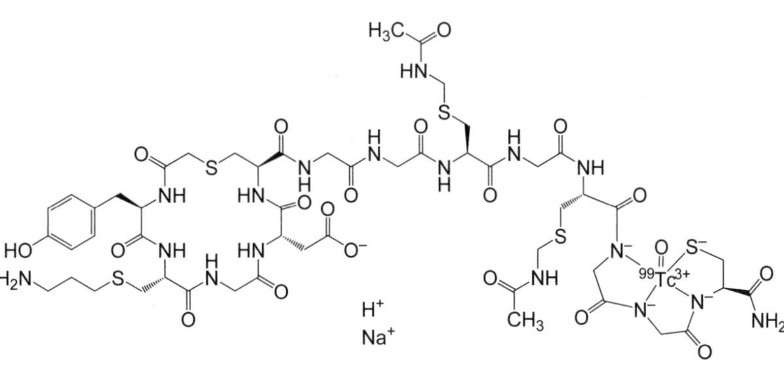

锝[^{99m}Tc]阿西肽

CAS 登录号 131608-78-1
INN list 89
药效分类 诊断用药

锝[^{99m}Tc]呋膦

Technetium [^{99m}Tc] Furifosmin（*INN*）

化学结构式

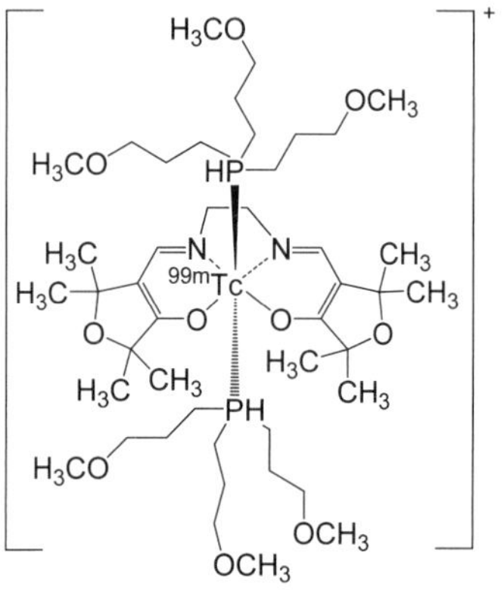

分子式和分子量 $C_{44}H_{84}ClN_2O_{10}P_2{}^{99m}Tc$ 996.54

化学名 (OC-6-13)-[[4,4'-[Ethylenebis(nitrilomethylidyne)]bis[dihydro-2,2,5,5-tetramethyl-3(2*H*)-furanonato]](2-)-*N,N',O*^{3},*O*$^{3'}$]bis[tris(3-methoxypropyl)phosphine-P][^{99m}Tc]technetium(1+) chloride

(OC-6-13)-[[4,4'-[乙叉基双(次氮亚甲基)]双[二氢-2,2,5,5-四甲基-3(2*H*)-羟基呋喃合]](2-)-*N,N',O*^{3},*O*$^{3'}$]双[三(3-甲氧基丙基)膦-P][^{99m}Tc]锝(1+) 氯化物

CAS 登录号 142481-95-6
INN list 70
药效分类 诊断用药

锝[^{99m}Tc]喷替酸钠

Technetium[^{99m}Tc]Sodium Pentetate

化学结构式

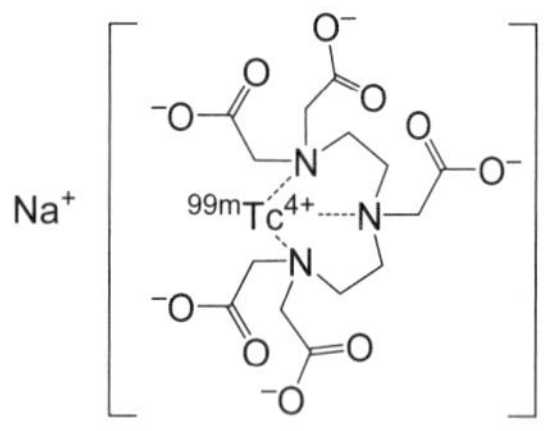

分子式和分子量 $C_{14}H_{18}N_3NaO_{10}{}^{99m}Tc$ 509.30

化学名 Sodium [*N,N*-bis[2-bis(carboxymethyl)amino]ethyl]glycinato(5−)]- technetate(1−)-[^{99m}Tc]

[*N,N*-双[2-双(羧甲基)氨基]乙基]甘氨酸合(5−)]-锝(1−)-[^{99m}Tc]钠盐

CAS 登录号 65454-61-7
药效分类 诊断用药

锝[^{99m}Tc]司他比

Technetium [^{99m}Tc] Sestamibi（*INN*）

分子式和分子量 $C_{36}H_{66}N_6O_6{}^{99m}Tc$ 692.90

化学结构式

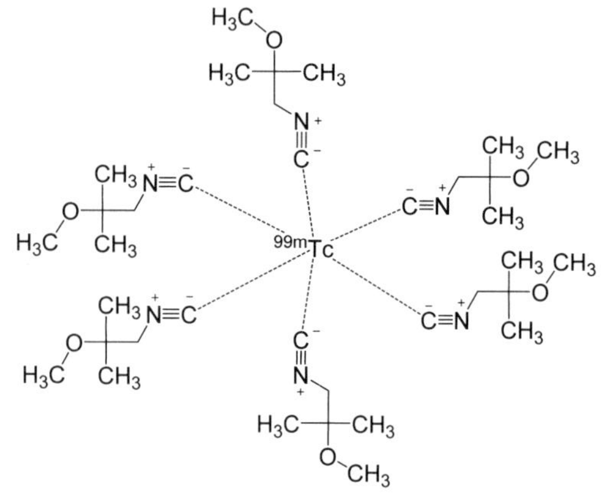

化学名 Hexakis(2-methoxy-2-methylpropyl isocyanide)[^{99m}Tc] technetium(1+)

六(2-甲氧基-2 甲基丙基异氰酸)[^{99m}Tc] 锝(1+)

CAS 登录号 109581-73-9
INN list 59
药效分类 诊断用药

锝[^{99m}Tc]西硼肟

Technetium [^{99m}Tc] Siboroxime（*INN*）

化学结构式

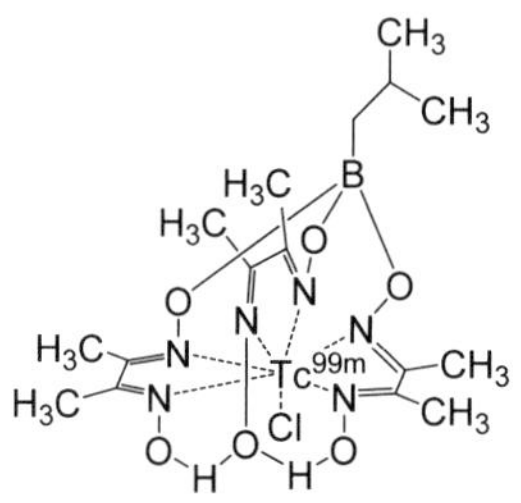

分子式和分子量 $C_{16}H_{29}BClN_6O_6{}^{99m}Tc$ 545.70

化学名 [Bis[(2,3-butanedione dioximato)(1−)-*O*][(2,3-butanedione dioximato)(2−)-*O*]isobutylborato(2−)-*N,N',N'',N''',N'''',N'''''*]chloro[^{99m}Tc]technetium(Ⅲ)

[双[(2,3-丁二酮二肟)(1−)-*O*][(2,3-丁二酮二肟)(2−)-*O*]异丁基硼(2−)-*N,N',N'',N''',N'''',N'''''*]氯化[^{99m}Tc]锝(Ⅲ)

CAS 登录号 106417-28-1
INN list 63
药效分类 诊断用药

锝[^{99m}Tc]依他福肽

Technetium[^{99m}Tc] Etarfolatide（*INN*）

化学结构式

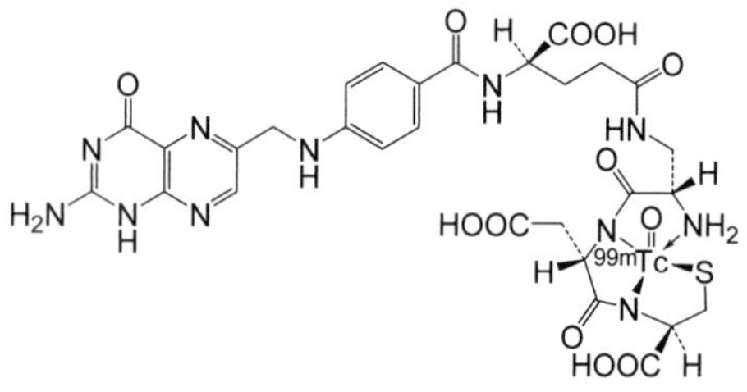

分子式和分子量 $C_{29}H_{32}N_{11}O_{12}S^{99m}Tc$ 857.61

化学名 (SPY-5-24)-[N^2-(4-{[(2-amino-4-oxo-1,4-dihydropteridin-6-yl)methyl]amino}benzoyl)-D-*γ*-glutamyl-(2*S*)-2-(amino-*κN*)-*β*-alanyl-L-*α*-aspartyl-*κN*-L-cysteinato-*κN*,*κS*]oxido[^{99m}Tc]technetate

(SPY-5-24)-[N^2-(4-{[(2-氨基-4-氧代-1,4-二氢蝶啶-6-基)甲基]氨基}苯甲酰基)-D-*γ*-谷氨酰基-(2*S*)-2-(氨基-*κN*)-*β*-丙氨酰-L-*α*-天冬氨酰-*κN*-L-半胱氨合-*κN*,*κS*]氧化[^{99m}Tc]锝盐

CAS 登录号 479410-20-3

INN list 107

药效分类 诊断用药

德戈替尼

Delgocitinib（*INN*）

化学结构式

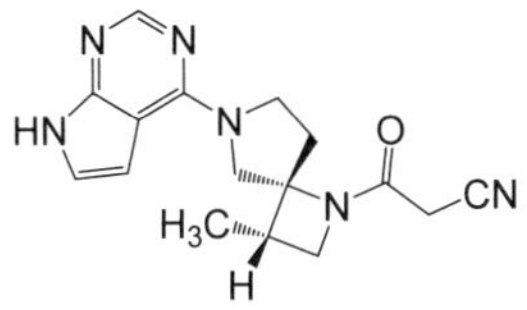

分子式和分子量 $C_{16}H_{18}N_6O$ 310.36

化学名 3-[(3*S*,4*R*)-3-Methyl-6-(7*H*-pyrrolo[2,3-*d*]pyrimidin-4-yl)-1,6-diazaspiro[3.4]octan-1-yl]-3-oxopropanenitrile

3-[(3*S*,4*R*)-3-甲基-6-(7*H*-吡咯并[2,3-*d*]嘧啶-4-基)-1,6-二氮杂螺[3.4]辛烷-1-基]-3-氧代丙腈

CAS 登录号 1263774-59-9

INN list 117

药效分类 免疫调节药

德格列哚

Deriglidole（*INN*）

化学结构式

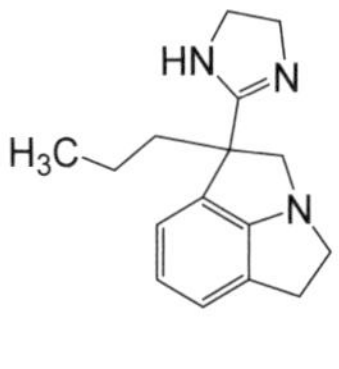

分子式和分子量 $C_{16}H_{21}N_3$ 255.36

化学名 (+)-1,2,4,5-Tetrahydro-2-(2-imidazolin-2-yl)-2-propylpyrrolo[3,2,1-*hi*]indole

(+)-1,2,4,5-四氢-2-(2-咪唑啉-2-基)-2-丙基吡咯并[3,2,1-*hi*]吲哚

CAS 登录号 122830-14-2

INN list 66

药效分类 抗糖尿病药

德奎太尔

Derquantel（*INN*）

分子式和分子量 $C_{28}H_{37}N_3O_4$ 479.61

化学结构式

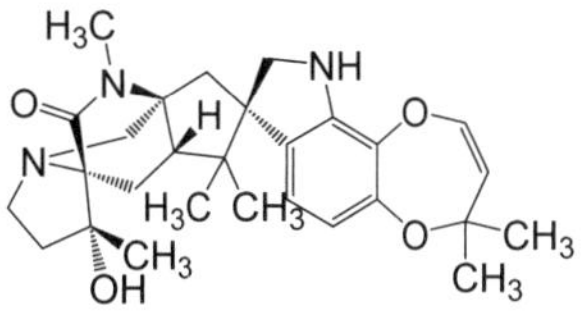

化学名 (1'*R*,5a'*S*,7'*R*,8a'*S*,9a'*R*)-1'-Hydroxy-1',4,4,8',8',11'-hexamethyl-2',3',8a',9,9',10-hexahydro-4*H*,1'*H*,5'*H*,6'*H*,8'*H*-spiro[[1,4]dioxepino[2,3-*g*]indole-8,7'-[5*a*,9*a*](epiminomethano)cyclopenta[*f*]indolizin]-10'-one

(1'*R*,5a'*S*,7'*R*,8a'*S*,9a'*R*)-1'-羟基-1',4,4,8',8',11'-六甲基-2',3',8a',9,9',10-六氢-4*H*,1'*H*,5'*H*,6'*H*,8'*H*-螺[[1,4]双氧七环[2,3-*g*]吲哚-8,7'-[5*a*,9*a*](桥氨叉基甲桥基)环戊熳并[*f*]吲嗪]-10'-酮

CAS 登录号 187865-22-1

INN list 99

药效分类 抗蠕虫药

德拉马尼

Delamanid（*INN*）

化学结构式

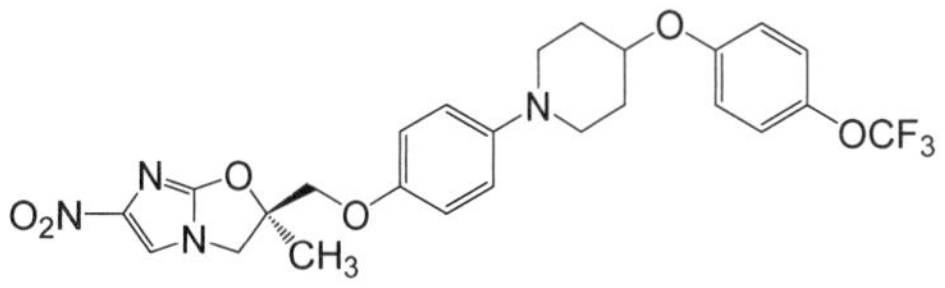

分子式和分子量 $C_{25}H_{25}F_3N_4O_6$ 534.48

化学名 (2*R*)-2-Methyl-6-nitro-2-[(4-{4-[4-(trifluoromethoxy)phenoxy]piperidin-1-yl}phenoxy)methyl]-2,3-dihydroimidazo[2,1-*b*][1,3]oxazole

(2*R*)-2-甲基-6-硝基-2-[(4-{4-[4-(三氟甲氧基)苯氧基]哌啶-1-基}苯氧基)甲基]-2,3-二氢咪唑并[2,1-*b*][1,3]噁唑

CAS 登录号 681492-22-8

INN list 104

药效分类 抗菌药

德拉替尼

Derazantinib（*INN*）

化学结构式

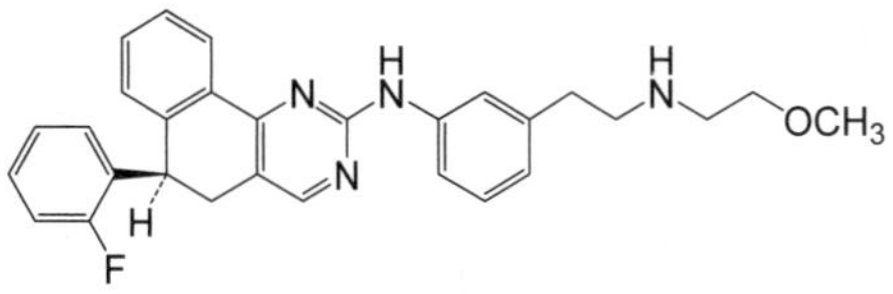

分子式和分子量 $C_{29}H_{29}FN_4O$ 468.58

化学名 (6*R*)-6-(2-Fluorophenyl)-*N*-(3-{2-[(2-methoxyethyl)amino]ethyl}phenyl)-5,6-dihydrobenzo[*h*]quinazolin-2-amine

(6*R*)-6-(2-氟苯基)-*N*-(3-{2-[(2-甲氧基乙基)氨基]乙基}苯基)-5,6-二氢苯并[*h*]喹唑啉-2-胺

CAS 登录号 1234356-69-4

INN list 116

药效分类 抗肿瘤药

德莱布韦

Deleobuvir（*INN*）

化学结构式

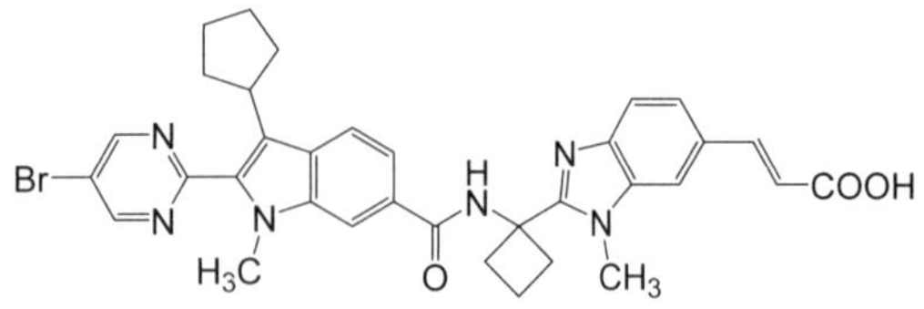

分子式和分子量　$C_{34}H_{33}BrN_6O_3$　653.58

化学名　(2*E*)-3-(2-{1-[2-(5-Bromopyrimidin-2-yl)-3-cyclopentyl-1-methyl-1*H*-indole-6-carboxamido]cyclobutyl}-1-methyl-1*H*-benzimidazol-6-yl)prop-2-enoic acid

(2*E*)-3-(2-{1-[2-(5-溴嘧啶-2-基)-3-环戊基-1-甲基-1*H*-吲哚-6-甲酰氨基]环丁基}-1-甲基-1*H*-苯并咪唑-6-基)丙-2-烯酸

CAS 登录号　863884-77-9

INN list　108

药效分类　抗病毒药

德兰佐米

Delanzomib（*INN*）

化学结构式

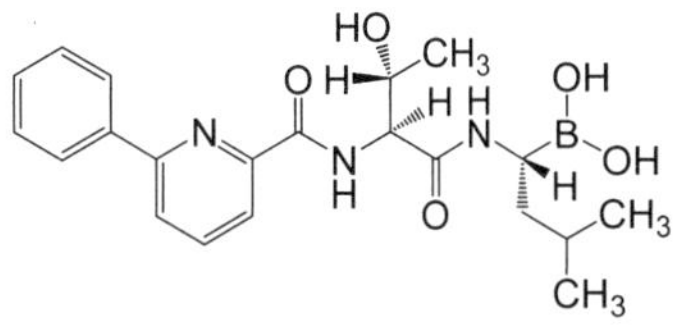

分子式和分子量　$C_{21}H_{28}BN_3O_5$　413.28

化学名　[(1*R*)-1-[(2*S*,3*R*)-3-Hydroxy-2-[(6-phenylpyridin-2-yl)-formamido]butanamido]-3-methylbutyl]boronic acid

[(1*R*)-1-[(2*S*,3*R*)-3-羟基-2-[(6-苯基吡啶-2-基)甲酰氨基]丁酰氨基]-3-甲基丁基]硼酸

CAS 登录号　847499-27-8

INN list　105

药效分类　抗肿瘤药

德立纳班

Drinabant（*INN*）

化学结构式

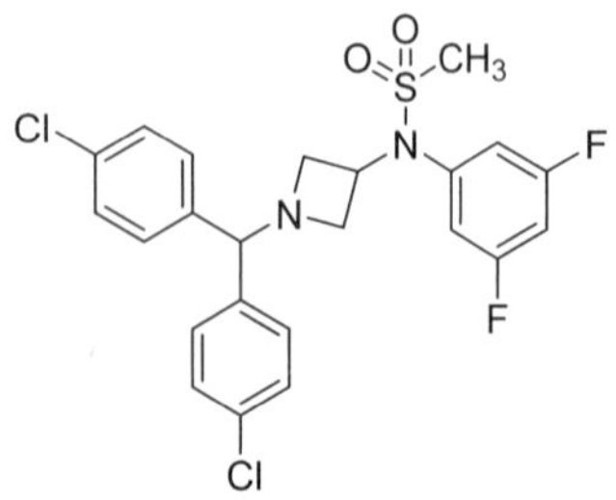

分子式和分子量　$C_{23}H_{20}Cl_2F_2N_2O_2S$　497.38

化学名　*N*-[1-[Bis(4-chlorophenyl)methyl]azetidin-3-yl]-*N*-(3,5-difluorophenyl)methanesulfonamide

N-[1-[双(4-氯苯基)甲基]氮杂环丁烷-3-基]-*N*-(3,5-二氟苯基)甲基磺酰胺

CAS 登录号　358970-97-5

INN list　99

药效分类　大麻素受体拮抗药

德芦西明

Delucemine（*INN*）

化学结构式

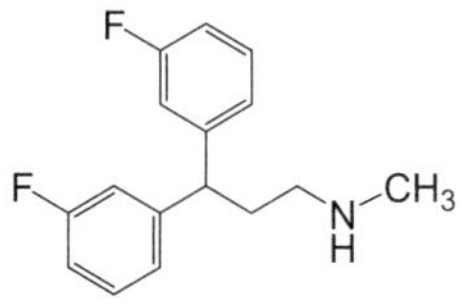

分子式和分子量　$C_{16}H_{17}F_2N$　261.31

化学名　3,3-Bis-(3-fluorophenyl)-*N*-methylpropylamine

3,3-双(3-氟苯基)-*N*-甲基丙胺

CAS 登录号　186495-49-8 ;186495-99-8[盐酸盐]

INN list　87

药效分类　NMDA 受体拮抗药，神经保护药

德伦环烷

Deramciclane（*INN*）

化学结构式

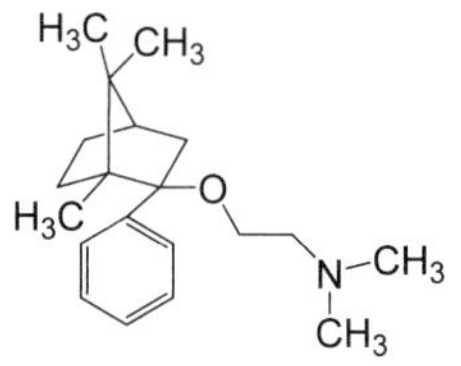

分子式和分子量　$C_{20}H_{31}NO$　301.47

化学名　*N*,*N*-Dimethyl-2-[[(1*R*,2*S*,4*R*)-2-phenyl-2-bornyl]oxy]ethylamine

N,*N*-二甲基-2-[[(1*R*,2*S*,4*R*)-2-苯基-2-冰片基]氧基]乙胺

CAS 登录号　120444-71-5

INN list　65

药效分类　抗焦虑药

德咪曲士

Demiditraz（*INN*）

化学结构式

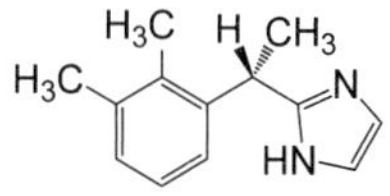

分子式和分子量　$C_{13}H_{16}N_2$　200.28

化学名　2-[(1*S*)-1-(2,3-Dimethylphenyl)ethyl]-1*H*-imidazole

2-[(1*S*)-1-(2,3-二甲基苯基)乙基]-1*H*-咪唑

CAS 登录号　944263-65-4

INN list　99

药效分类　杀螨剂(兽用)

德莫替康

Delimotecan（*INN*）

化学结构式

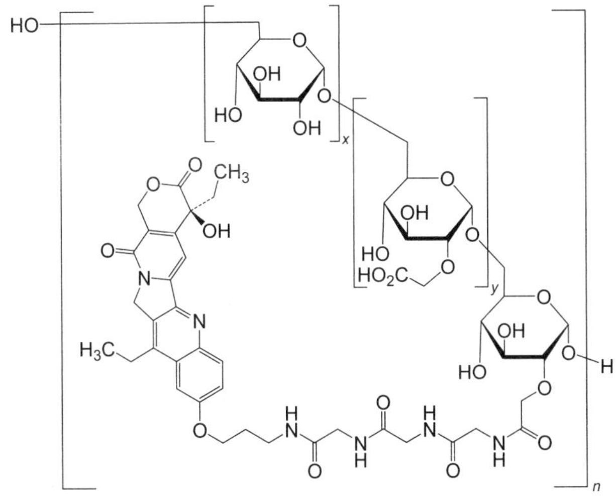

分子式 $[C_{39}H_{46}N_6O_{14}(C_6H_{10}O_5)_x(C_8H_{12}O_7)_y]_n$

化学名 Poly[[2-*O*-(carboxymethyl)-*α*-D-glucopyranosyl-(1→6)]-co-[2-*O*-[15-[[(4*S*)-4,11-diethyl-4-hydroxy-3,14-dioxo-3,4,12,14-tetrahydro-1*H*-pyrano[3',4':6,7]indolizino[1,2-*b*]quinolin-9-yl]oxy]-2,5,8,11-tetraoxo-3,6,9,12-tetraazapentadecyl]-*α*-D-glucopyranosyl-(1→6)]-co-[*α*-D-glucopyranosyl-(1→6)]]

聚[[2-*O*-(羧甲基)-*α*-D-吡喃葡萄糖基(1→6)]-连-[2-*O*-[15-[[(4*S*)-4,11-二乙基-4-羟基 3,14-二氧代-3,4,12,14-四氢-1*H*-吡喃并[3',4':6,7]吲哚嗪并[1,2-*b*]喹啉-9-基]氧基]-2,5,8,11-四氧代-3,6,9,12-四氮杂十五烷基]-*α*-D-吡喃葡萄糖基(1→6)]-连-[*α*-D-吡喃葡萄糖基(1→6)]]

CAS 登录号 187852-63-7[钠盐]

INN list 97

药效分类 抗肿瘤药

德尼布林

Denibulin（*INN*）

化学结构式

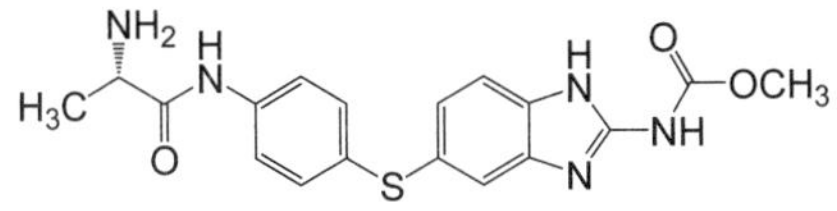

分子式和分子量 $C_{18}H_{19}N_5O_3S$ 385.44

化学名 Methyl [5-[[4-[[(2*S*)-2-aminopropanoyl]amino]phenyl]sulfanyl]-1*H*-benzimidazol-2-yl]carbamate

甲基 [5-[[4-[[(2*S*)-2-氨基丙酰基]氨基]苯基]硫基]1*H*-苯并咪唑-2-基]氨基甲酸酯

CAS 登录号 284019-34-7; 779356-64-8[盐酸盐]

INN list 95

药效分类 抗肿瘤药

德帕他格

Delparantag（*INN*）

化学结构式

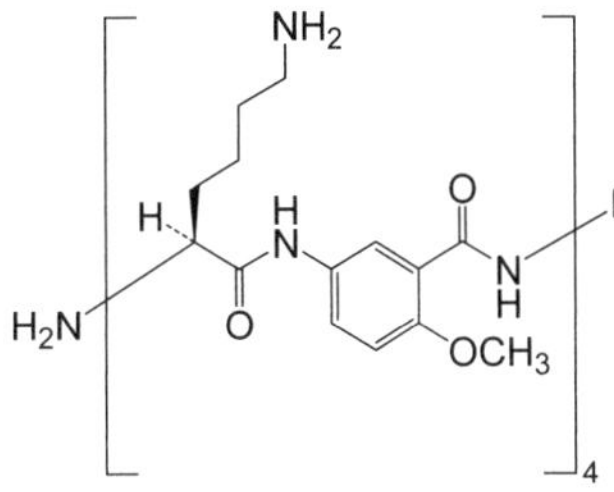

分子式和分子量 $C_{56}H_{79}N_{13}O_{12}$ 1177.40

化学名 {5-[5-(5-{5-(L-Lysylamino)-2-methoxybenzoyl}-L-lysylamino-2-methoxybenzoyl)-L-lysylamino-2-methoxybenzoyl]-L-lysylamino}-2-methoxybenzamine

{5-[5-(5-{5-(L-赖氨酰氨基)-2-甲氧基苯甲酰基}-L-赖氨酰氨基-2-甲氧苯甲酰基)-L-赖氨酰氨基-2-甲氧基苯甲酰基]-L-赖氨酰氨基}-2-甲氧基苯甲酰胺

CAS 登录号 872454-31-4

INN list 108

药效分类 肝素类解毒药

德帕烟酯

Derpanicate（*INN*）

化学结构式(见下)

分子式和分子量 $C_{46}H_{54}N_8O_{12}S_2$ 975.10

化学名 [(3*S*)-4-[[3-[2-[2-[3-[[(2*R*)-3,3-Dimethyl-2,4-bis(pyridine-3-carbonyloxy)butanoyl]amino]propanoylamino]ethyldisulfanyl]ethylamino]-3-oxopropyl]amino]-2,2-dimethyl-4-oxo-3-(pyridine-3-carbonyloxy)butyl] pyridine-3-carboxylate

[(3*S*)-4-[[3-[2-[2-[3-[[(2*R*)-3,3-二甲基-2,4-二(吡啶-3-羧酰氧基)丁酰基]氨基]丙酰基氨基]乙基二硫基]乙基氨基]-3-氧代丙基]氨基]-2,2-二甲基-4-氧代-3-(吡啶-3-羧酰氧基)丁基]吡啶-3-羧酸酯

CAS 登录号 99518-29-3

INN list 58

药效分类 降血脂药

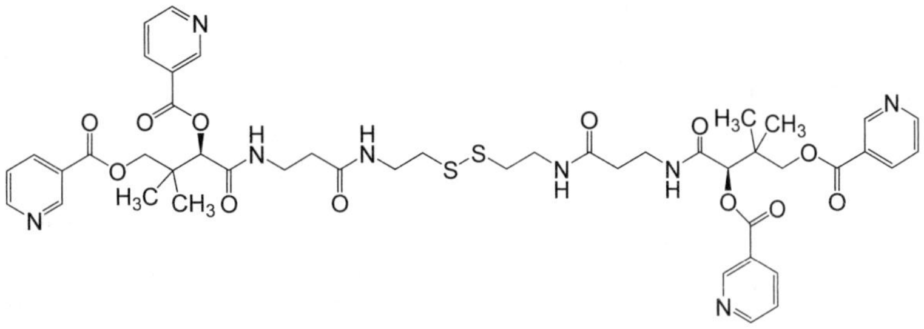

德帕烟酯

德帕唑胺

Delpazolid（*INN*）

化学结构式

分子式和分子量　$C_{14}H_{17}FN_4O_3$　308.31

化学名　(5*R*)-3-[3-Fluoro-4-(1-methyl-5,6-dihydro-1,2,4-triazin-4(1H)-yl)phenyl]-5-(hydroxymethyl)-1,3-oxazolidin-2-one

(5*R*)-3-[3-氟-4-(1-甲基-5,6-二氢-1,2,4-三嗪-4(1*H*)-基)苯基]-5-(羟甲基)-1,3-噁唑烷-2-酮

CAS 登录号　1219707-39-7

INN list　116

药效分类　抗菌药

德塞替尼

Decernotinib（*INN*）

化学结构式

分子式和分子量　$C_{18}H_{19}F_3N_6O$　392.39

化学名　(2*R*)-2-Methyl-2-{[2-(1*H*-pyrrolo[2,3-*b*]pyridin-3-yl)pyrimidin-4-yl]amino} -*N*-(2,2,2-trifluoroethyl)butanamide

(2*R*)-2-甲基-2-{[2-(1*H*-吡咯并[2,3-*b*]吡啶-3-基)嘧啶-4-基]氨基}-*N*-(2,2,2-三氟乙基)丁酰胺

CAS 登录号　944842-54-0

INN list　108

药效分类　酪氨酸激酶抑制药，抗肿瘤药

德沙拉秦

Dersalazine（*INN*）

化学结构式

分子式和分子量　$C_{35}H_{32}N_6O_4$　600.67

化学名　2-Hydroxy-5-[[4-[(1*Z*)-3-[4-[(2-methyl-1*H*-imidazo[4,5-*c*]pyridin-1-yl)methyl]piperidin-1-yl]-3-oxo-1-phenylprop-1-enyl]phenyl]diazenyl]benzoic acid

2-羟基-5-[[4-[(1*Z*)-3-[4-[(2-甲基-1*H*-咪唑[4,5-*c*]吡啶-1-基)甲基]哌啶-1-基]-3-氧代-1-苯丙-1-烯基]苯基]二氮烯基]苯甲酸

CAS 登录号　188913-58-8

INN list　86

药效分类　抗炎药

德思美莱戈

Dersimelagon（*INN*）

化学结构式

分子式和分子量　$C_{36}H_{45}F_4N_3O_5$　675.77

化学名　1-{2-[(3*S*,4*R*)-1-[(3*R*,4*R*)-1-Cyclopentyl-3-fluoro-4-(4-methoxyphenyl)pyrrolidine-3-carbonyl]-4- (methoxymethyl)pyrrolidin-3-yl]-5-(trifluoromethyl)phenyl}piperidine-4-carboxylic acid

1-{2-[(3*S*,4*R*)-1-[(3*R*,4*R*)-1-环戊基-3-氟-4-(4-甲氧基苯基)吡咯烷-3-羰基] -4-(甲氧基甲基)吡咯烷- 3-基] -5-(三氟甲基)苯基}哌啶-4-羧酸

CAS 登录号　1835256-48-8

INN list　119

药效分类　黑皮质素受体激动药

德韦米司他

Devimistat（*INN*）

化学结构式

及其对映异构体

分子式和分子量　$C_{22}H_{28}S_2O_2$　388.586

化学名　*rac*-(6*R*)-6,8-Bis(benzylsulfanyl)octanoic acid

外消旋-(6*R*)-6,8-双(苄硫基)辛酸

CAS 登录号　95809-78-2

INN list　120

药效分类　抗肿瘤药

德昔度司他

Desidustat（*INN*）

化学结构式

分子式和分子量　$C_{16}H_{16}N_2O_6$　332.31

化学名　*N*-[1-(Cyclopropylmethoxy)-4-hydroxy-2-oxo-1,2-dihydroquinoline-3-carbonyl]glycine

N-[1-(环丙基甲氧基)-4-羟基-2-氧代-1,2-二氢喹啉-3-羰基]

甘氨酸

CAS 登录号 1616690-16-4

INN list 117

药效分类 抗贫血药

德昔洛韦

Deticiclovir（*INN*）

化学结构式

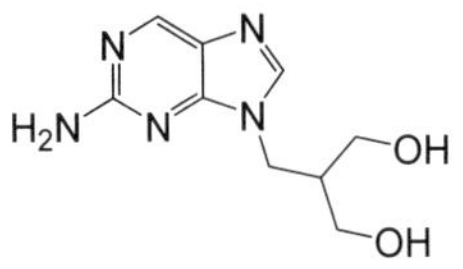

分子式和分子量 $C_9H_{13}N_5O_2$ 223.23

化学名 2-[(2-Amino-9*H*-purin-9-yl)methyl]propane-1,3-diol

2-[(2-氨基-9*H*-嘌呤-9-基)甲基]丙烷-1,3-二醇

CAS 登录号 220984-26-9

INN list 86

药效分类 抗病毒药

德扎利塞

Dezapelisib（*INN*）

化学结构式

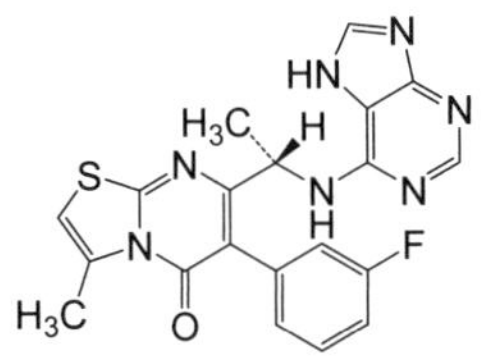

分子式和分子量 $C_{20}H_{16}FN_7OS$ 421.45

化学名 6-(3-Fluorophenyl)-3-methyl-7-[(1*S*)-1-(7*H*-purin-6-ylamino)ethyl]-5*H*-[1,3]thiazolo[3,2-*a*]pyrimidin-5-one

6-(3-氟苯基)-3-甲基-7-[(1*S*)-1-(7*H*-嘌呤-6-基氨基)乙基]-5*H*-[1,3]噻唑并[3,2-*a*]嘧啶-5-酮

CAS 登录号 1262440-25-4

INN list 116

药效分类 抗肿瘤药

登布茶碱

Denbufylline（*INN*）

化学结构式

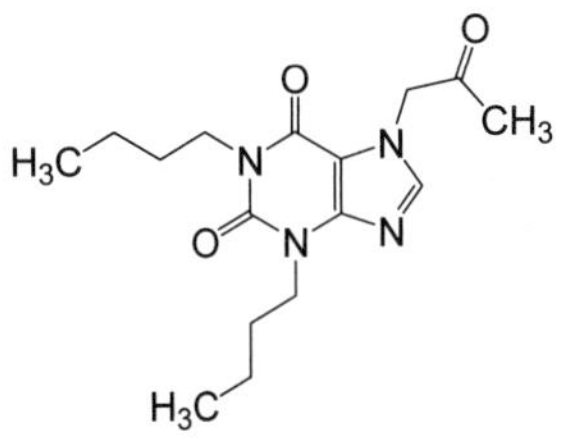

分子式和分子量 $C_{16}H_{24}N_4O_3$ 320.39

化学名 7-Acetonyl-1,3-dibutylxanthine

7-丙酮基-1,3-二丁基黄嘌呤

CAS 登录号 57076-71-8

INN list 55

药效分类 血管扩张药

登匹达酮

Denpidazone（*INN*）

化学结构式

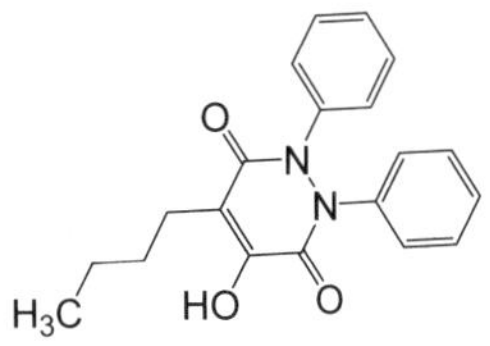

分子式和分子量 $C_{20}H_{20}N_2O_3$ 336.38

化学名 4-Butyl-1,2-dihydro-5-hydroxy-1,2-diphenyl-3,6-pyridazinedione

4-丁基-1,2-二氢-5-羟基-1,2 二苯基-3,6-哒嗪二酮

CAS 登录号 4243873-3

INN list 24

药效分类 肌肉松弛药

登齐醇

Denzimol（*INN*）

化学结构式

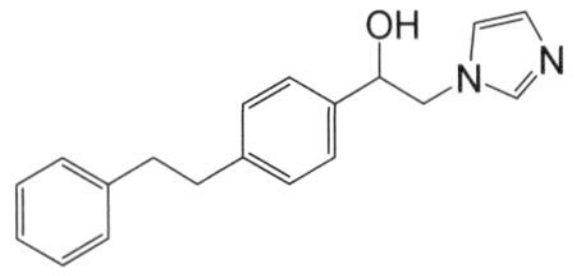

分子式和分子量 $C_{19}H_{20}N_2O$ 292.37

化学名 (±)-*α*-(4-Phenethylphenyl)-imidazole-1-ethanol

(±)-*α*-(4-苯乙基苯基)-咪唑-1-乙醇

CAS 登录号 73931-96-1

INN list 48

药效分类 抗癫痫药

登溴克新

Dembrexine（*INN*）

化学结构式

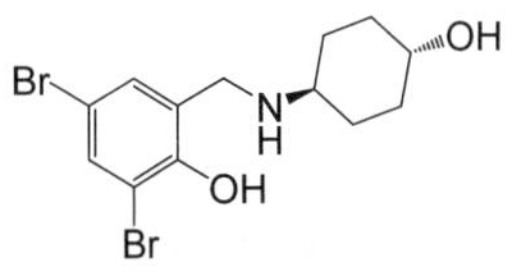

分子式和分子量 $C_{13}H_{17}Br_2NO_2$ 379.09

化学名 *trans*-4-[(3,5-Dibromosalicyl)amino]cyclohexanol

反-4-[(3,5-二溴水杨基)氨基]环已醇

CAS 登录号 83200-09-3

INN list 56

药效分类 黏液溶解药

滴滴涕

Clofenotane（*INN*）

分子式和分子量 $C_{14}H_9Cl_5$ 354.49

化学结构式

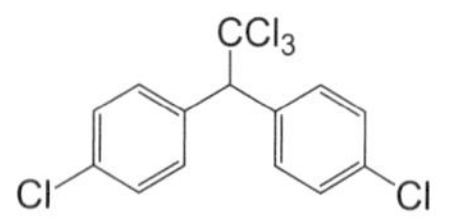

化学名 1,1,1-Trichloro-2,2-bis(4-chlorophenyl)ethane

1,1,1-三氯-2,2-双(4-氯苯基)乙烷

CAS 登录号 50-29-3

INN list 16

药效分类 杀虫药

ATC 分类 P03AB01

镝双胺

Sprodiamide（*INN*）

化学结构式

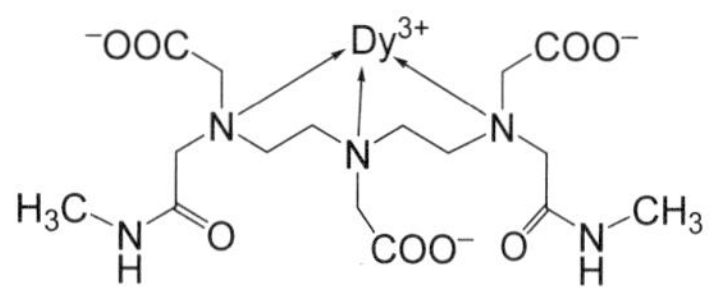

分子式和分子量 $C_{16}H_{26}DyN_5O_8$ 578.91

化学名 [*N*,*N*-Bis[2-[(carboxymethyl)[(methylcarbamoyl)methyl]amino]ethyl]glycinato(3−)]dysprosium

[*N*,*N*-双[2-[(羧基甲基)[(甲基氨基甲酰基)甲基]氨基]乙基]氨基乙酸合(3−)]镝

CAS 登录号 128470-17-7[无水]

INN list 70

药效分类 诊断用药

狄氏剂

Dieldrin（*INN*）

化学结构式

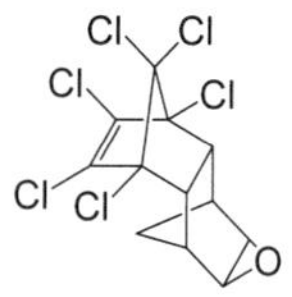

分子式和分子量 $C_{12}H_8Cl_6O$ 380.91

药物描述 A mixture containing 85 percent of 1,2,3,4,10,10-hexachloro-6,7-epoxy- 1,4,4*a*,5,6,7,8,8*a*-octahydro-1,4-*exo*-5,8-*endo*-dimethanonaphthalene

含有 85%的 1,2,3,4,10,10-六氯- 6,7-环氧-1,4,4*a*,5,6,7,8,8*a*-八氢-1,4-外-5,8-内-二甲桥基萘的混合物

CAS 登录号 60-57-1

INN list 10

药效分类 杀虫药

敌敌畏

Dichlorvos（*INN*）

分子式和分子量 $C_4H_7Cl_2O_4P$ 220.98

化学结构式

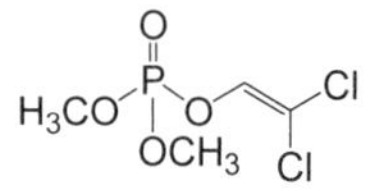

化学名 2,2-Dichlorovinyl dimethyl phosphate

2,2-二氯乙烯基二甲基磷酸酯

CAS 登录号 62-73-7

INN list 28

药效分类 抗螨虫药，杀虫药

敌匹硫磷

Dimpylate（*INN*）

化学结构式

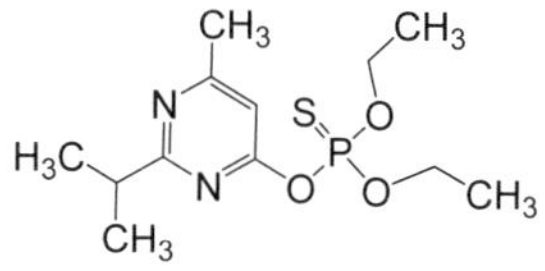

分子式和分子量 $C_{12}H_{21}N_2O_3PS$ 304.35

化学名 *O*,*O*-Diethyl-2-isopropyl-6-methyl-4-pyrimidinylphosphorothioate

O,*O*-二乙基-2-异丙基-6-甲基-4-嘧啶基硫代磷酸酯

CAS 登录号 333-41-5

INN list 16

药效分类 杀虫药

地吖醌

Diaziquone（*INN*）

化学结构式

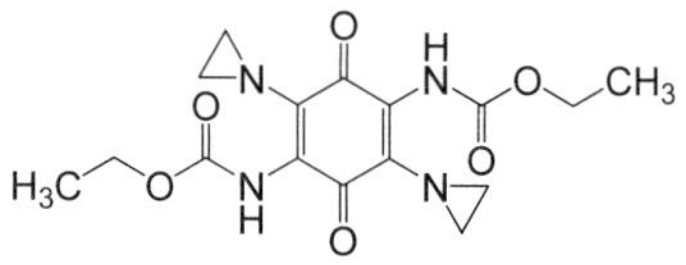

分子式和分子量 $C_{16}H_{20}N_4O_6$ 364.35

化学名 Diethyl 2,5-bis-(1-aziridinyl)-3,6-dioxo-1,4-cycohexadiene-1,4-dicarbanmate

二乙基 2,5-双(1-氮丙啶基)-3,6-二氧代-1,4-环已二烯- 1,4-二氨基甲酸酯

CAS 登录号 57998-68-2

INN list 47

药效分类 抗肿瘤药

地阿巴隆

Diarbarone（*INN*）

化学结构式

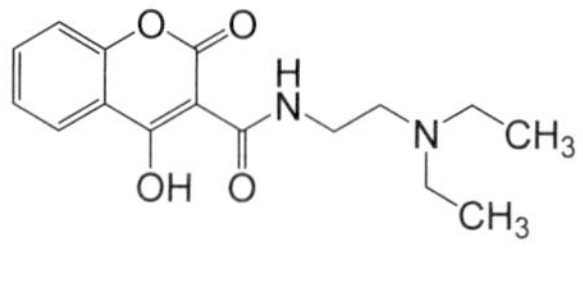

分子式和分子量 $C_{16}H_{20}N_2O_4$ 304.34

化学名 *N*-[2-(Diethylamino)ethyl]-4-hydroxy-2-oxo-2*H*-1-benzopyran-3-carboxamide

N-[2-(二乙氨基)乙基]-4-羟基-2-氧代-2*H*-1-苯并吡喃-3-甲酰胺

CAS 登录号 1233-70-1

INN list 15

药效分类 抗凝血药

地奥氨酯

Dioxamate（*INN*）

化学结构式

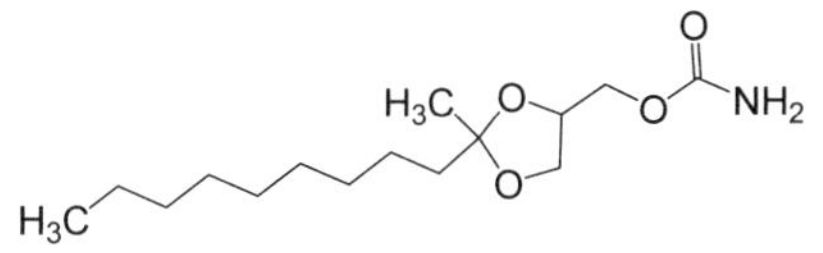

分子式和分子量 $C_{15}H_{29}NO_4$ 287.40

化学名 (2-Methyl-2-nonyl-1,3-dioxolan-4-yl)methyl carbamate

(2-甲基-2-壬基-1,3-二氧戊环-4-基)甲基 氨基甲酸酯

CAS 登录号 3567-40-6

INN list 12

药效分类 抗惊厥药

地奥地洛

Dioxadilol（*INN*）

化学结构式

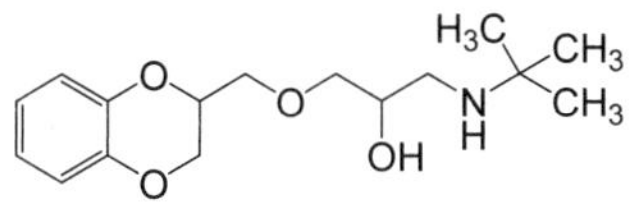

分子式和分子量 $C_{16}H_{25}NO_4$ 295.37

化学名 (±)-1-(1,4-Benzodioxan-2-ylmethoxy)-3-(*tert*-butylamino)-2-propanol

(±)-1-(1,4-苯并二噁烷-2-基甲氧基)-3-(叔丁基氨基)-2-丙醇

CAS 登录号 80743-08-4

INN list 53

药效分类 血管扩张药，β 受体拮抗药

地奥司明

Diosmin（*INN*）

化学结构式

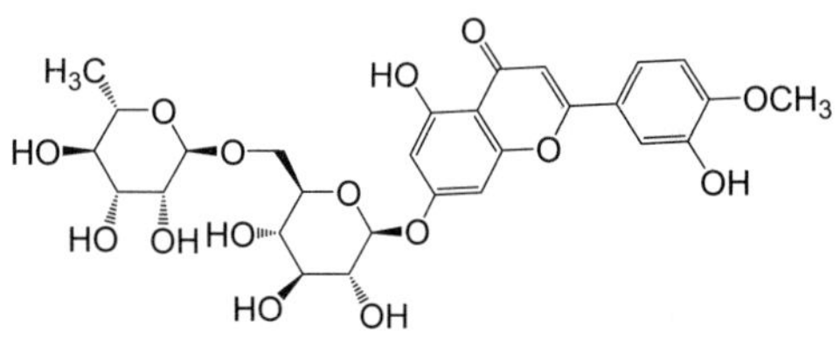

分子式和分子量 $C_{28}H_{32}O_{15}$ 608.54

化学名 7-[[6-*O*-(6-Deoxy-*α*-L-mannopyranosyl)-*β*-D-glucopyranosyl]oxy]-5-hydroxy-2-(3-hydroxy-4-methoxyphenyl)-4*H*-1-benzopyran-4-one

7-[[6-*O*-(6-脱氧-*α*-L-吡喃甘露糖基)-*β*-D-吡喃葡萄糖基]氧基]-5-羟基-2-(3-羟基-4-甲氧苯基)-4*H*-1-苯并吡喃-4-酮

CAS 登录号 520-27-4

INN list 38

药效分类 毛细血管保护药

ATC 分类 C05CA03

地巴唑

Bendazol（*INN*）

化学结构式

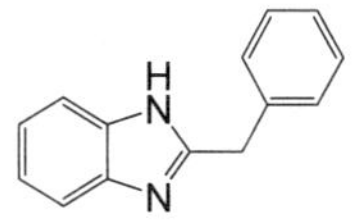

分子式和分子量 $C_{14}H_{12}N_2$ 208.26

化学名 2-Benzylbenzimidazole

2-苄基苯并咪唑

CAS 登录号 621-72-7

INN list 12

药效分类 抗炎镇痛药

地百里砜

Diathymosulfone（*INN*）

化学结构式

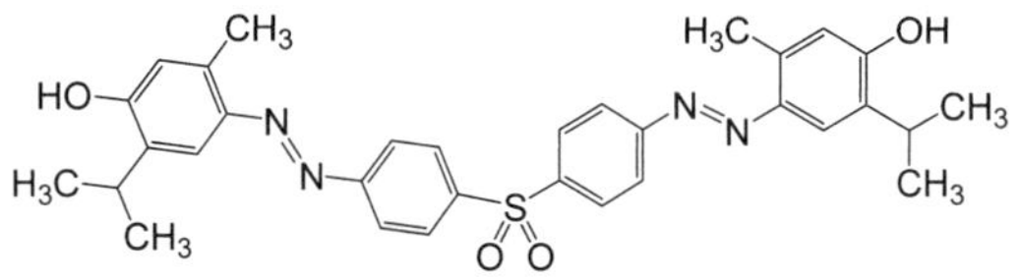

分子式和分子量 $C_{32}H_{34}N_4O_4S$ 570.70

化学名 Di[4-(4-hydroxy-2-methyl-5-isopropylphenylazo)phenyl]sulfone

二[4-(4-羟基-2-甲基-5-异丙基苯偶氮基)苯基]砜

CAS 登录号 5964-62-5

INN list 8

药效分类 抗菌药

地贝卡星

Dibekacin（*INN*）

化学结构式

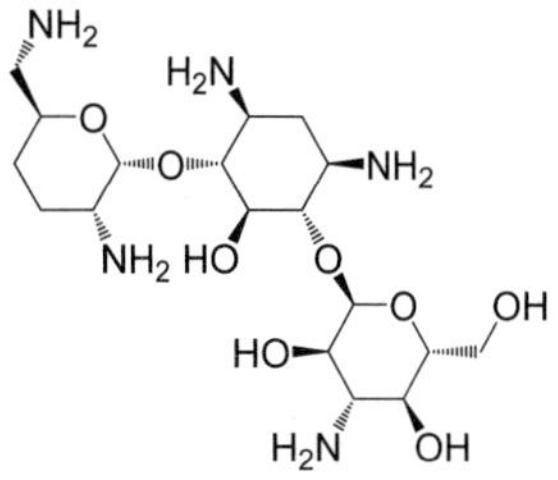

分子式和分子量 $C_{18}H_{37}N_5O_8$ 451.52

化学名 *O*-3-Amino-3-deoxy-*α*-D-glucopyranosyl-(1→4)-*O*-[2,6-diamino-2,3,4,6-tetradeoxy-*α*-D-*erythro*-hexopyranosyl-(1→6)-2-deoxy-L-streptamine

O-3-氨基-3-脱氧-*α*-D-吡喃葡萄糖基(1→4)-*O*-[2,6-二氨

基-2,3,4,6-四脱氧-α-D-赤-吡喃己糖基-(1→6)-2-脱氧-L-链霉胺
CAS 登录号 34493-98-6
INN list 31
药效分类 氨基糖苷类抗微生物药
ATC 分类 J01GB09

地吡溴铵

Dimetipirium Bromide（*INN*）

化学结构式

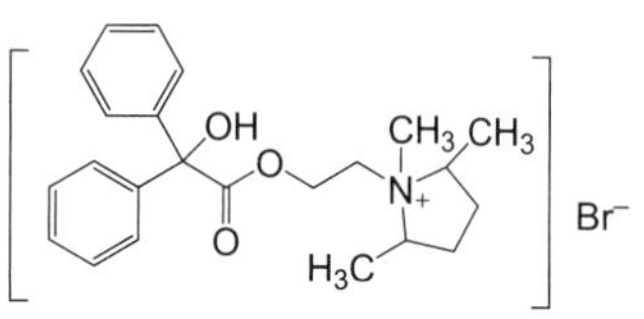

分子式和分子量 $C_{23}H_{30}BrNO_3$ 448.39

化学名 1-(2-Hydroxyethyl)-1,2,5-trimethylpyrrolidinium bromide benzilate

溴化 1-(2-羟基乙基)-1,2,5-三甲基吡咯鎓 二苯乙醇酸酯

CAS 登录号 51047-24-6
INN list 37
药效分类 解痉药

地丙非农

Diprafenone（*INN*）

化学结构式

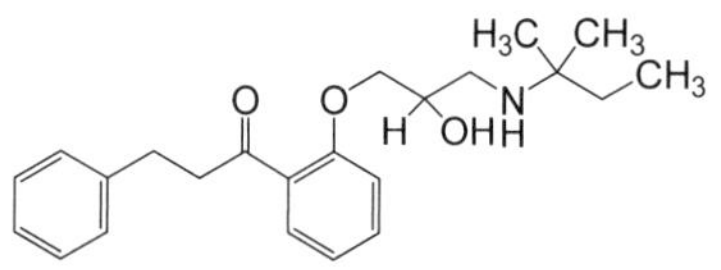

分子式和分子量 $C_{23}H_{31}NO_3$ 369.50

化学名 (±)-2'-[2-Hydroxy-3-(*tert*-pentylamino)propoxy]-3-phenylpropiophenone

(±)-2'-[2-羟基-3-(叔戊基氨基)丙氧基]-3-苯基苯丙酮

CAS 登录号 81447-80-5
INN list 48
药效分类 抗心律失常药

地丙沙多

Diproxadol（*INN*）

化学结构式

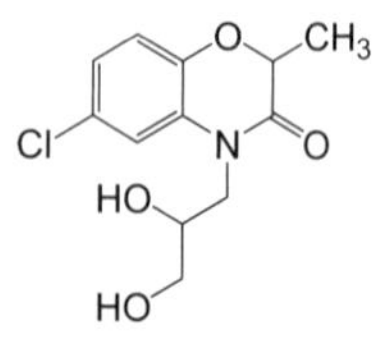

分子式和分子量 $C_{12}H_{14}ClNO_4$ 271.70

化学名 6-Chloro-4-(2,3-dihydroxypropyl)-2-methyl-2*H*-1,4-benzoxazine -3(4*H*)-one

6-氯-4-(2,3-二羟基丙基)-2-甲基-2*H*-1,4-苯并噁嗪-3(4*H*)-酮

CAS 登录号 52042-24-7
INN list 34
药效分类 镇痛药

地波沙美

Deboxamet（*INN*）

化学结构式

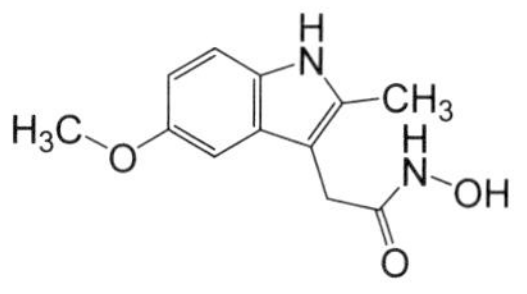

分子式和分子量 $C_{12}H_{14}N_2O_3$ 234.25

化学名 5-Methoxy-2-methylindole-3-acetohydroxamic acid

5-甲氧基-2-甲基吲哚-3-乙酰氧肟酸

CAS 登录号 34024-41-4
INN list 45
药效分类 抗溃疡药

地泊溴铵

Diponium Bromide（*INN*）

化学结构式

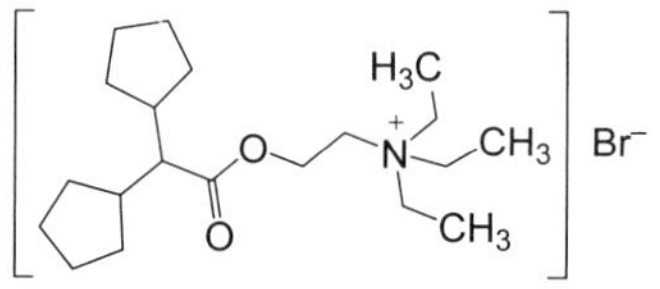

分子式和分子量 $C_{20}H_{38}BrNO_2$ 404.43

化学名 2-(2,2-Dicyclopentylacetyl)oxyethyl-triethylazanium;bromide

溴化 2-(2,2-双环戊基乙酰基)氧乙基-三乙基铵

CAS 登录号 2001-81-2
INN list 15
药效分类 解痉药

地布丙醇

Dibuprol（*INN*）

化学结构式

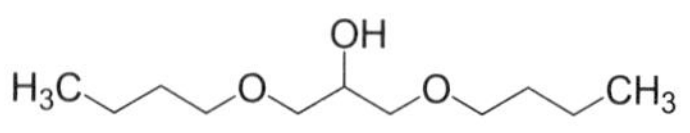

分子式和分子量 $C_{11}H_{24}O_3$ 204.31

化学名 1,3-Dibutoxy-2-propanol

1,3-二丁氧基-2-丙醇

CAS 登录号 2216-77-5
INN list 32
药效分类 利胆药

地布匹隆

Dibupyrone（*INN*）

分子式和分子量 $C_{16}H_{22}N_3NaO_4S$ 375.42

化学结构式

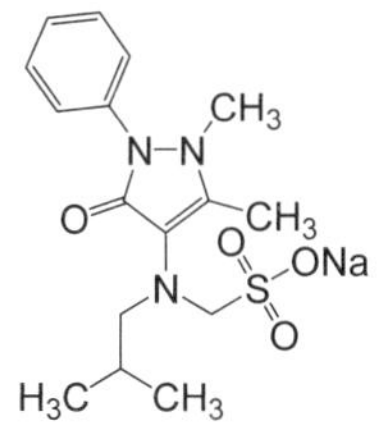

化学名 Sodium(antipyrinylisobutylamino)methanesulfonate

(安替比林基异丁基氨基)甲磺酸钠

CAS 登录号 1046-17-9

INN list 17

药效分类 解热镇痛药

地布沙多

Dibusadol（*INN*）

化学结构式

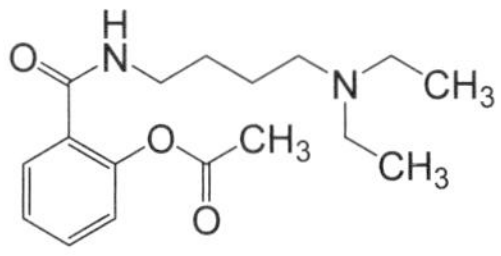

分子式和分子量 $C_{17}H_{26}N_2O_3$ 306.40

化学名 *N*-[4-(Diethylamino)butyl]salicylamide acetate(ester)

N-[4-(二乙氨基)丁基]水杨酰胺 乙酸酯

CAS 登录号 24353-45-5

INN list 24

药效分类 镇痛药

地布酸钠

Sodium Dibunate（*INN*）

化学结构式

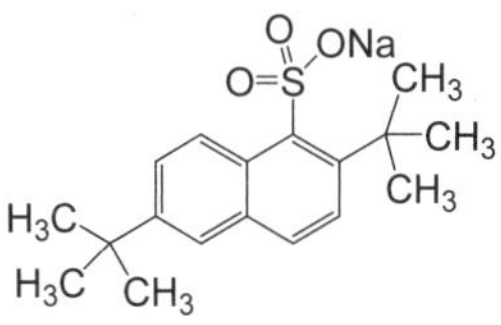

分子式和分子量 $C_{18}H_{23}NaO_3S$ 342.43

化学名 Sodium 2,6-di-*tert*-butylnaphthalene-1-sulfonate

2,6-二叔丁基萘-1-磺酸钠

CAS 登录号 14992-59-7

INN list 12

药效分类 镇咳药

地布酸乙酯

Ethyl Dibunate（*INN*）

化学结构式

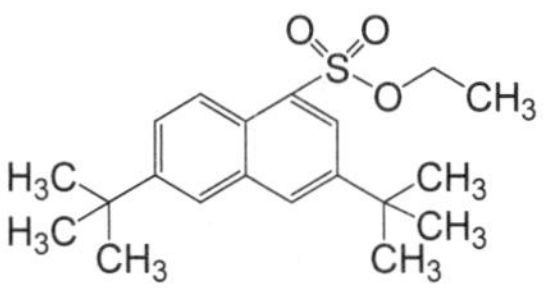

分子式和分子量 $C_{20}H_{28}O_3S$ 348.50

化学名 Ethyl 3,6-di-*tert*-butyl-1-naphthalenesulfonate

乙基 3,6-二叔丁基-1-萘磺酸乙酯

CAS 登录号 5560-69-0

INN list 12

药效分类 镇咳药

地恩丙胺

Diampromide（*INN*）

化学结构式

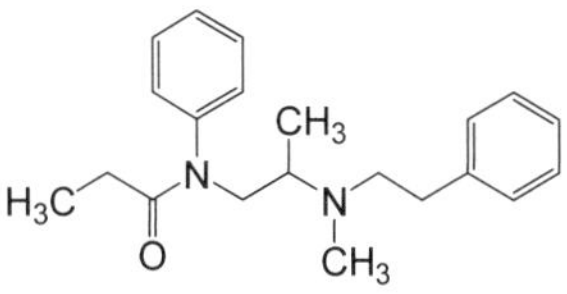

分子式和分子量 $C_{21}H_{28}N_2O$ 324.46

化学名 *N*-[2-(Methylphenethyamino)propyl]propionanilide

N-[2-(甲基苯乙氨基)丙基]丙酰苯胺

CAS 登录号 552-25-0

INN list 10

药效分类 镇痛药

地蒽酚

Dithranol（*INN*）

化学结构式

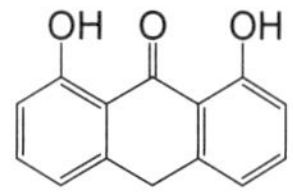

分子式和分子量 $C_{14}H_{10}O_3$ 226.23

化学名 1,8-Dihydroxy-9-anthrone

1,8-二羟基-9-蒽酮

CAS 登录号 480-22-8; 1143-38-0

INN list 4

药效分类 消毒防腐药

地尔硫䓬

Diltiazem（*INN*）

化学结构式

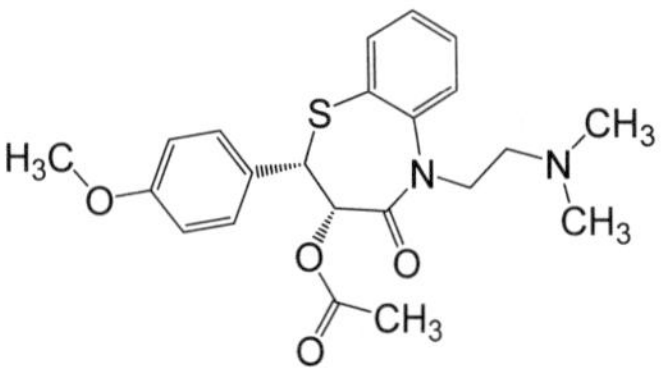

分子式和分子量 $C_{22}H_{26}N_2O_4S$ 414.52

化学名 (+)-5-[2-(Dimethylamino)ethyl]-*cis*-2,3-dihydro-3-hydroxy-2-(4-methoxyphenyl)-1,5-benzothiazepin-4(5*H*)-one acetate(ester)

(+)-5-[2-(二甲氨基)乙基]-顺-2,3-二氢-3-羟基-2-(4-甲氧基苯基)-1,5-苯并硫氮杂䓬-4(5*H*)-酮 乙酸酯

CAS 登录号 42399-41-7; 33286-22-5[盐酸盐]

INN list 30

药效分类 钙通道阻滞药

ATC 分类 C08DB01

地尔美封

Dilmefone（*INN*）

化学结构式

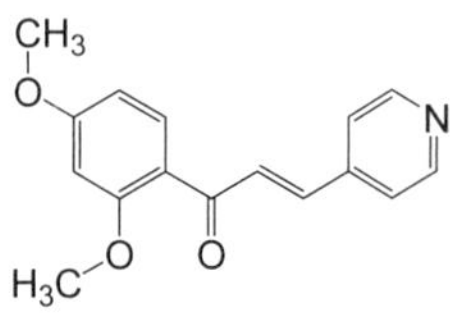

分子式和分子量 $C_{16}H_{15}NO_3$ 269.30

化学名 2',4'-Dimethoxy-3-(4-pyridyl)acrylophenone

2',4'-二甲氧基-3-(4-吡啶基)苯丙烯酮

CAS 登录号 37398-31-5

INN list 33

药效分类 血管扩张药

地尔莫德

Dilmapimod（*INN*）

化学结构式

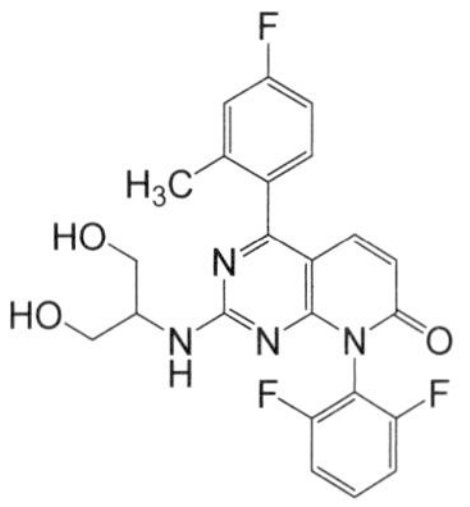

分子式和分子量 $C_{23}H_{19}F_3N_4O_3$ 456.42

化学名 8-(2,6-Difluorophenyl)-2-[(1,3-dihydroxypropan-2-yl)amino]-4-(4-fluoro-2-methylphenyl)pyrido[2,3-*d*]pyrimidin-7(8*H*)-one

8-(2,6-二氟苯基)-2-[(1,3-二羟基丙-2-基)氨基]-4-(4-氟-2-甲基苯基)吡啶并[2,3-*d*]嘧啶-7(8*H*)-酮

CAS 登录号 444606-18-2

INN list 102

药效分类 免疫调节药

地发哌嗪

Delfaprazine（*INN*）

化学结构式

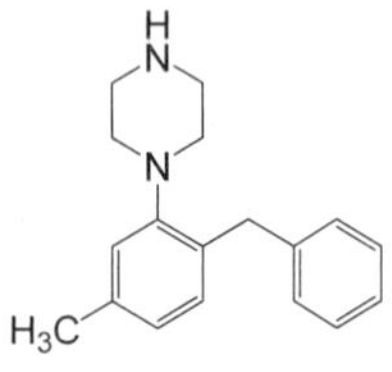

分子式和分子量 $C_{18}H_{22}N_2$ 266.38

化学名 1-(2-Benzyl-5-methylphenyl)piperazine

1-(2-苄基-5-甲基苯基)哌嗪

CAS 登录号 117827-81-3

INN list 60

药效分类 抗抑郁药

地伐帕米

Devapamil（*INN*）

化学结构式

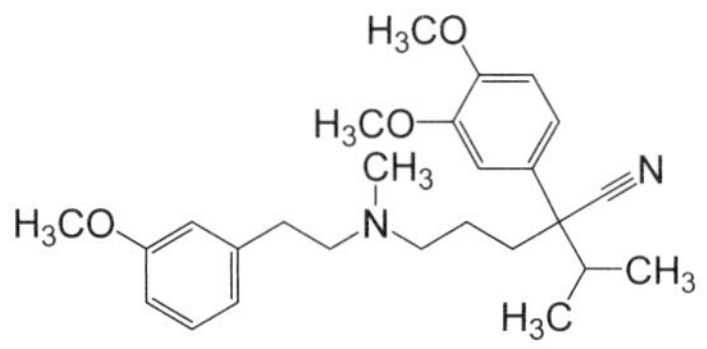

分子式和分子量 $C_{26}H_{36}N_2O_3$ 424.58

化学名 2-(3,4-Dimethoxyphenyl)-2-isopropyl-5-[(*m*-methoxyphenethyl)methylamino]valeronitrile

2-(3,4-二甲氧基苯基)-2-异丙基-5-[(3-甲氧苯乙基)甲氨基]戊腈

CAS 登录号 92302-55-1

INN list 53

药效分类 冠脉扩张药

地伐普隆

Divaplon（*INN*）

化学结构式

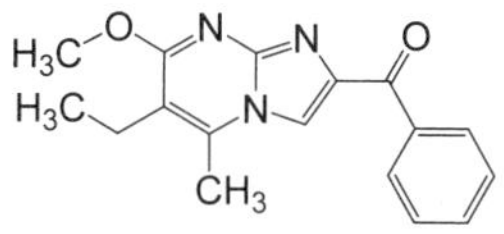

分子式和分子量 $C_{17}H_{17}N_3O_2$ 295.34

化学名 (6-Ethyl-7-methoxy-5-methylimidazo[1,2-*a*]pyrimidin-2-yl)phenylmethanone

(6-乙基-7-甲氧基-5-甲基咪唑并[1,2-*a*]嘧啶-2-基)苯甲酮

CAS 登录号 90808-12-1

INN list 61

药效分类 抗焦虑药

地伐特罗

Divabuterol（*INN*）

化学结构式

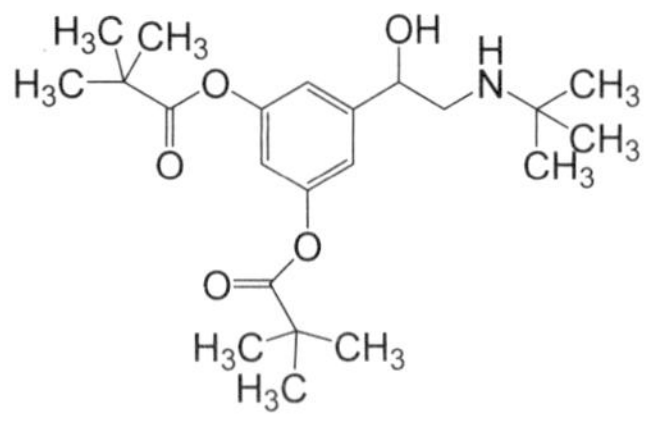

分子式和分子量 $C_{22}H_{35}NO_5$ 393.52

化学名 [3-[2-(*tert*-Butylamino)-1-hydroxyethyl]-5-(2,2-dimethylpropanoyloxy)phenyl] 2,2-dimethylpropanoate

[3-[2-(*tert*-丁氨基)-1-羟乙基]-5-(2,2-二甲基丙酰氧基)苯基]2,2-二甲基丙酸酯

CAS 登录号 54592-27-7

INN list 51

药效分类 β_2受体激动药

地伐西派

Devazepide（*INN*）

化学结构式

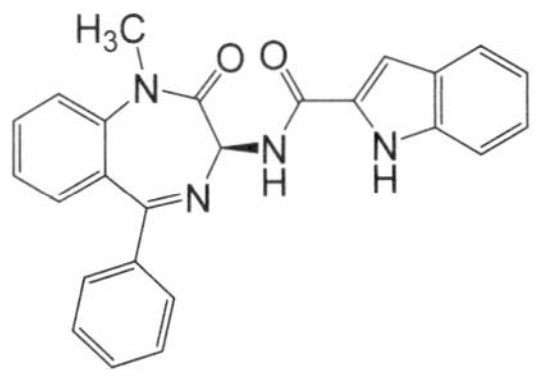

分子式和分子量 $C_{25}H_{20}N_4O_2$ 408.45

化学名 (*S*)-*N*-(2,3-Dihydro-1-methyl-2-oxo-5-phenyl-1*H*-1,4-benzodiazepin-3-yl)indole-2-carboxamide

(*S*)-*N*-(2,3-二氢-1-甲基-2-氧代-5-苯基-1*H*-1,4-苯二氮䓬-3-基)吲哚-2-甲酰胺

CAS 登录号 103420-77-5

INN list 62

药效分类 缩胆囊素受体拮抗药

地法米司特

Difamilast（*INN*）

化学结构式

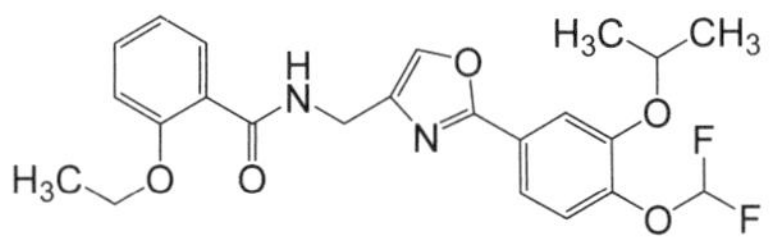

分子式和分子量 $C_{23}H_{24}F_2N_2O_5$ 446.45

化学名 *N*-({2-[4-(Difluoromethoxy)-3-(propan-2-yloxy)phenyl]-1,3-oxazol-4-yl}methyl)-2-ethoxybenzamide

N-({2-[4-(二氟甲氧基)-3-(丙-2-基氧基)苯基]-1,3-噁唑-4-基}甲基)-2-乙氧基苯甲酰胺

CAS 登录号 937782-05-3

INN list 118

药效分类 磷酸二酯酶Ⅳ抑制药

地法替尼

Defactinib（*INN*）

化学结构式

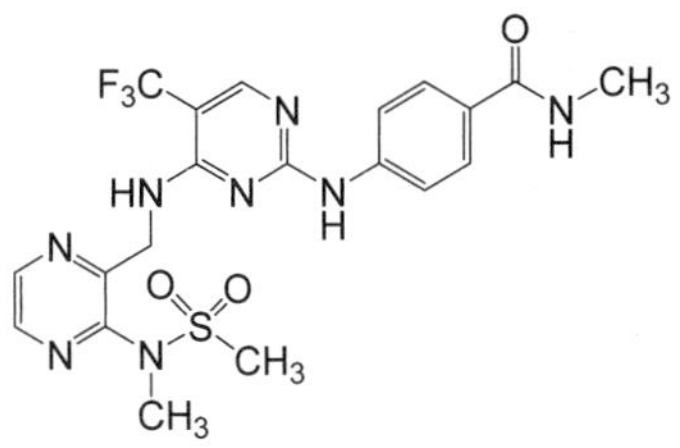

分子式和分子量 $C_{20}H_{21}F_3N_8O_3S$ 510.50

化学名 *N*-Methyl-4-({4-({[3-(*N*-methylmethanesulfonamido)pyrazin-2-yl]methyl}amino)-5-(trifluoromethyl)pyrimidin-2-yl}amino)benzamide

N-甲基-4-({4-({[3-(*N*-甲基甲磺酰氨基)吡嗪-2-基]甲基}氨基)-5-(三氟甲基)嘧啶-2-基}氨基)苯甲酰胺

CAS 登录号 1073154-85-4

INN list 111

药效分类 酪氨酸激酶抑制药，抗肿瘤药

地法胰岛素

Insulin Defalan（*INN*）

分子式和分子量 $C_{247}H_{372}N_{64}O_{75}S_6$ 5630.37(猪); $C_{245}H_{368}N_{64}O_{74}S_6$ 5630.37(牛)

化学名 1^B-de(L-Phenylalanine)insulin

1^B-脱(L-苯丙氨酸)胰岛素

CAS 登录号 11091-62-6[猪]; 51798-72-2[牛]

INN list 37

药效分类 抗糖尿病药

地泛群

Delfantrine（*INN*）

化学结构式

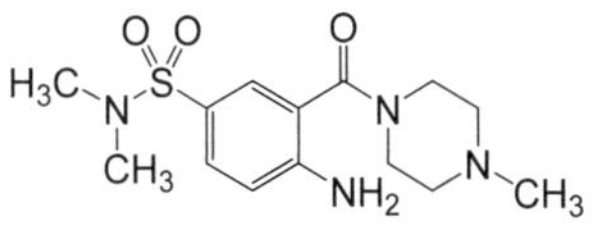

分子式和分子量 $C_{14}H_{22}N_4O_3S$ 326.41

化学名 *N'*,*N'*-Dimethyl-3-[(4-methyl-1-piperazinyl)carbonyl]sulfanilamide

N',*N'*-二甲基-3-[(4-甲基-1-哌嗪基)羰基]氨基苯磺酰胺

CAS 登录号 3436-11-1

INN list 24

药效分类 抗炎镇痛药

地非法林

Difelikefalin（*INN*）

化学结构式

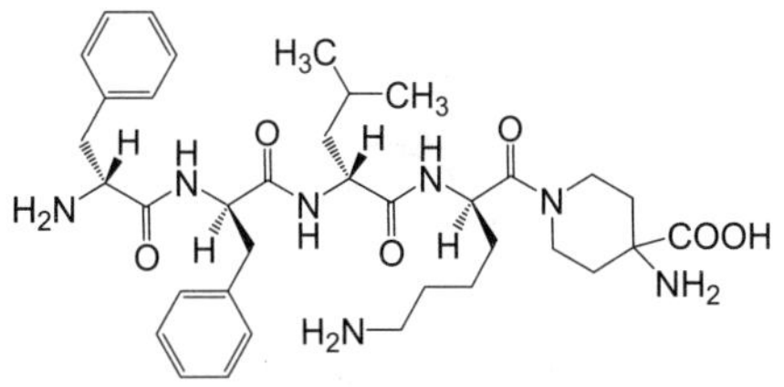

分子式和分子量 $C_{36}H_{53}N_7O_6$ 679.86

化学名 4-Amino-1-(D-phenylalanyl-D-phenylalanyl-D-leucyl-D-lysyl)piperidine-4-carboxylic acid

4-氨基-1-(D-苯丙氨酰-D-苯丙氨酰-D-亮氨酰-D-赖氨酰)哌啶 4-羧酸

CAS 登录号 1024828-77-0

INN list 113

药效分类 止痛药

地非索罗定

Desfesoterodine（*INN*）

化学结构式

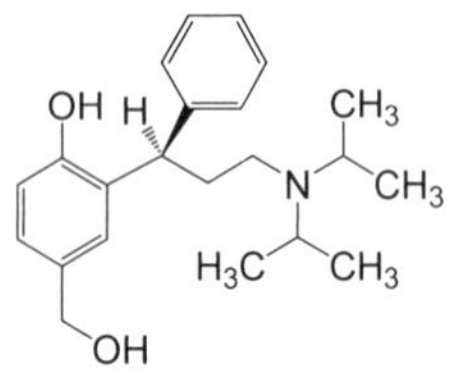

分子式和分子量 $C_{22}H_{31}NO_2$ 341.50

化学名 2-{(1*R*)-3-[Bis(propan-2-yl)amino]-1-phenylpropyl}-4-(hydroxymethyl)phenol

2-{(1*R*)-3-[双(丙-2-基)氨基]-1-苯丙基}-4-(羟甲基)苯酚

CAS 登录号 207679-81-0

INN list 112

药效分类 毒蕈碱受体拮抗药

地芬南

Diphenan（*INN*）

化学结构式

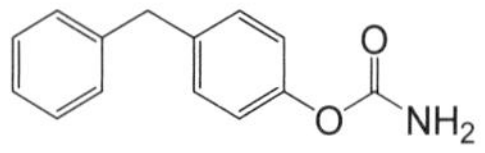

分子式和分子量 $C_{14}H_{13}NO_2$ 227.26

化学名 (4-benzylphenyl)carbamate

(4-苄基苯基)氨基甲酸酯

CAS 登录号 101-71-3

INN list 1

药效分类 抗蠕虫药

地芬尼多

Difenidol（*INN*）

化学结构式

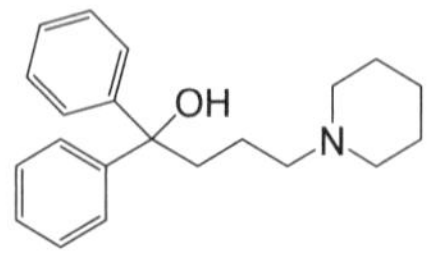

分子式和分子量 $C_{21}H_{27}NO$ 309.45

化学名 *α,α*-Diphenyl-1-piperidinebutanol

α,α-二苯基-1-哌啶丁醇

CAS 登录号 972-02-1

INN list 13

药效分类 镇吐药

地芬尼泰

Diamfenetide（*INN*）

化学结构式

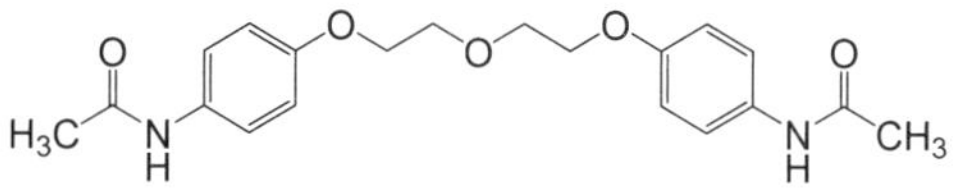

分子式和分子量 $C_{20}H_{24}N_2O_5$ 372.41

化学名 *β,β*-Oxybis[4-acetophenetidide]

β,β-氧基双[4-乙氧基乙酰苯胺]

CAS 登录号 36141-82-9

INN list 28

药效分类 抗蠕虫药

地芬诺辛

Difenoxin（*INN*）

化学结构式

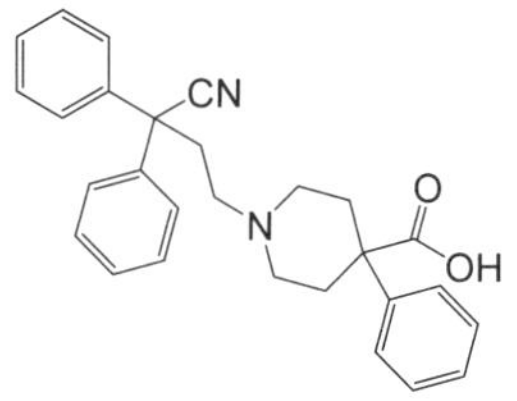

分子式和分子量 $C_{28}H_{28}N_2O_2$ 424.53

化学名 1-(3-Cyano-3,3-diphenylpropyl)-4-phenylisonipecotic acid

1-(3-氰基-3,3-二苯基丙基)-4-苯基六氢异烟酸

CAS 登录号 28782-42-5

INN list 25

药效分类 止泻药，抗肠蠕动药

地芬诺酯

Diphenoxylate（*INN*）

化学结构式

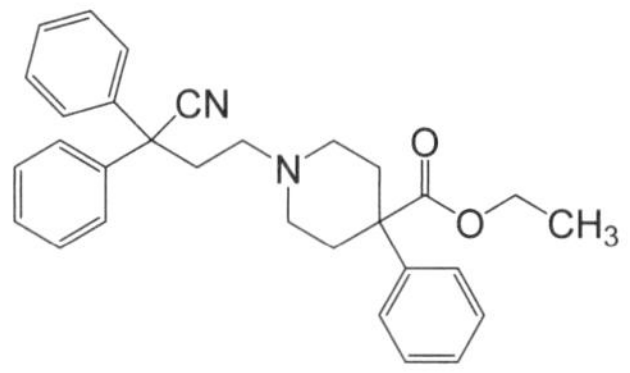

分子式和分子量 $C_{30}H_{32}N_2O_2$ 452.60

化学名 Ethyl 1-(3-cyano-3,3-diphenylpropyl)-4-phenylisonipecotate

乙基 1-(3-氰基-3,3-二苯基丙基)-4-苯基六氢异烟酸酯

CAS 登录号 915-30-0; 3810-80-8[盐酸盐]

INN list 10

药效分类 止泻药，抗肠蠕动药

地芬昔胺

Difenoximide（*INN*）

分子式和分子量 $C_{32}H_{31}N_3O_4$ 521.62

化学结构式

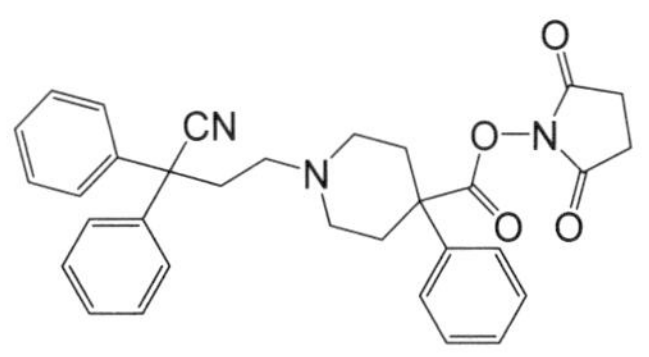

化学名 *N*-[[1-(3-Cyano-3,3-diphenylpropyl)-4-phenylisonipecotoyl]oxy]succinimide

N-[[1-(3-氰基-3,3-二苯基丙基)-4-苯基六氢异烟酰基]氧基]琥珀酰亚胺

CAS 登录号 47806-92-8; 37800-79-6[盐酸盐]

INN list 32

药效分类 止泻药，抗肠蠕动药

地夫可特

Deflazacort（*INN*）

化学结构式

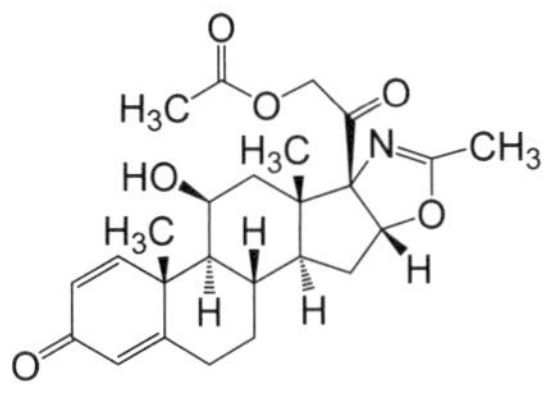

分子式和分子量 $C_{25}H_{31}NO_6$ 441.52

化学名 11*β*,21-Dihydroxy-2'-methyl-5'*βH*-pregna-1,4-dieno[17,16-*d*]oxazole-3,20-dione 21-acetate

11*β*,21-二羟基-2'-甲基-5'*βH*-孕甾-1,4-二烯醇并[17,16-*d*]噁唑-3,20-二酮 21-乙酸酯

CAS 登录号 14484-47-0

INN list 39

药效分类 糖皮质激素类药

ATC 分类 H02AB13

地夫立群

Deferitrin（*INN*）

化学结构式

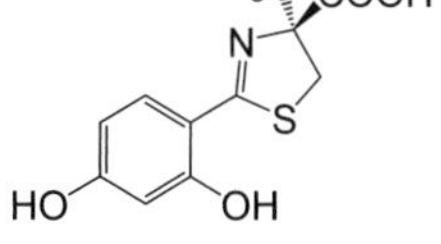

分子式和分子量 $C_{11}H_{11}NO_4S$ 253.27

化学名 (+)-(4*S*)-(2,4-Dihydroxyphenyl)-4-methyl-4,5-dihydrothiazole-4-carboxylic acid

(+)-(4*S*)-(2,4-二羟苯基)-4-甲基-4,5-二氢噻唑-4-羧酸

CAS 登录号 239101-33-8

INN list 92

药效分类 离子络合药

地弗他酮

Diftalone（*INN*）

化学结构式

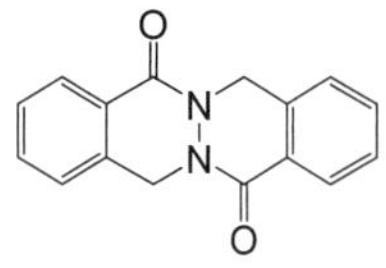

分子式和分子量 $C_{16}H_{12}N_2O_2$ 264.28

化学名 Phthalazino[2,3-*b*]phthalazine-5,12(7*H*,14*H*)-dione

酞嗪并[2,3-*b*]酞嗪-5,12(7*H*,14*H*)-二酮

CAS 登录号 21626-89-1

INN list 30

药效分类 抗炎镇痛药

地氟烷

Desflurane（*INN*）

化学结构式

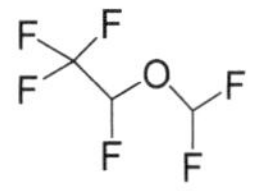

分子式和分子量 $C_3H_2F_6O$ 168.04

化学名 (±)-2-Difluoromethyl 1,2,2,2-tetrafluoroethyl ether

(±)-2-二氟甲基 1,2,2,2 -四氟乙醚

CAS 登录号 57041-67-5

INN list 62

药效分类 全身麻醉药

地福色替

Defosbarasertib（*INN*）

化学结构式

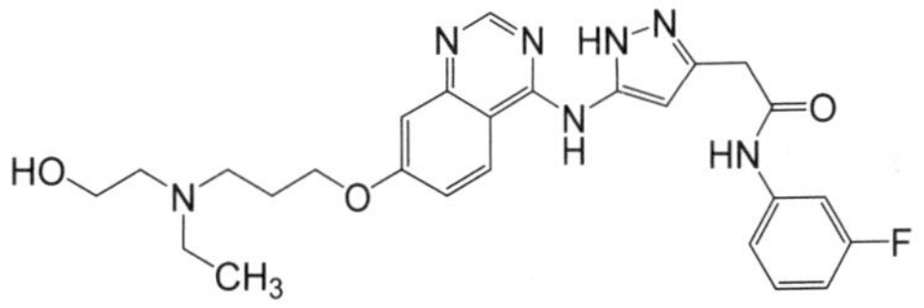

分子式和分子量 $C_{26}H_{30}FN_7O_3$ 507.57

化学名 2-{5-[(7-{3-[Ethyl(2-hydroxyethyl)amino]propoxy}quinazolin-4-yl)amino]-1*H*-pyrazol-3-yl}-*N*-(3-fluorophenyl)acetamide

2-{5-[(7-{3-[乙基(2-羟乙基)氨基]丙氧基}喹唑啉-4-基)氨基] -1*H*-吡唑-3-基}-*N*-(3-氟苯基)乙酰胺

CAS 登录号 722544-51-6

INN list 124

药效分类 丝氨酸/苏氨酸激酶抑制药

地福沙肼

Diphoxazide（*INN*）

分子式和分子量 $C_{17}H_{18}N_2O_3$ 298.34

化学结构式

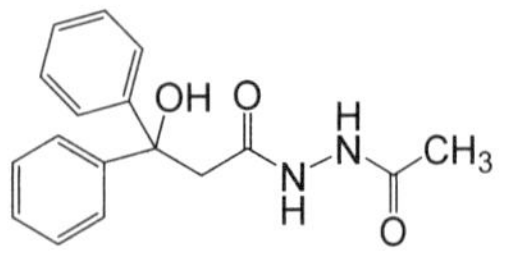

化学名　1-Acetyl-2-(3,3-diphenyl-3-hydroxypropionyl)hydrazine

1-乙酰基-2-(3,3-二苯基-3-羟基丙酰基)肼

CAS 登录号　511-41-1

INN list　8

药效分类　安定药

地高辛

Digoxin（*INN*）

化学结构式

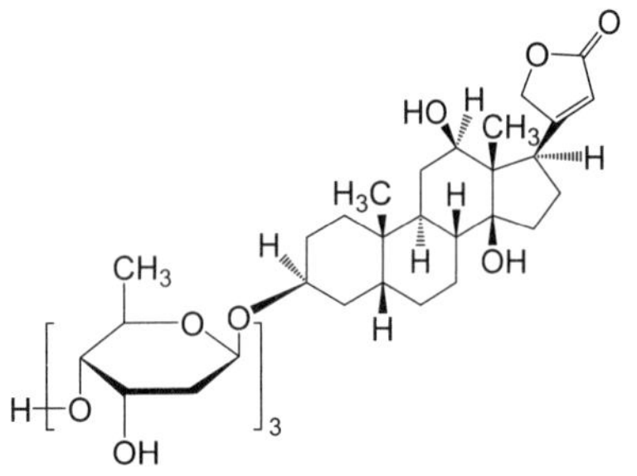

分子式和分子量　$C_{41}H_{64}O_{14}$　780.94

化学名　3*β*-[(*O*-2,6-Dideoxy-*β*-D-*ribo*-hexopyranosyl-(1→4)-*O*-2,6-dideoxy-*β*-D-*ribo*-hexopyranosyl-(1→4)-2,6-dideoxy-*β*-D-*ribo*-hexopyranosyl)oxy]-12*β*,14*β*-dihydroxy-5*β*-card-20(22)-enolide

3*β*-[(*O*-2,6-二脱氧-*β*-D-核-吡喃己糖基-(1→4)–*O*-2,6-二脱氧-*β*-D-吡喃核糖基-(1→4)-2,6-二脱氧-*β*-D-核吡喃-己糖基)氧基]-12*β*,14*β*-二羟基-心甾-20(22)烯内酯

CAS 登录号　20830-75-5

INN list　4

药效分类　苷类强心药

ATC 分类　C01AA05

地格列汀

Denagliptin（*INN*）

分子式和分子量　$C_{20}H_{18}F_3N_3O$　373.37

化学结构式

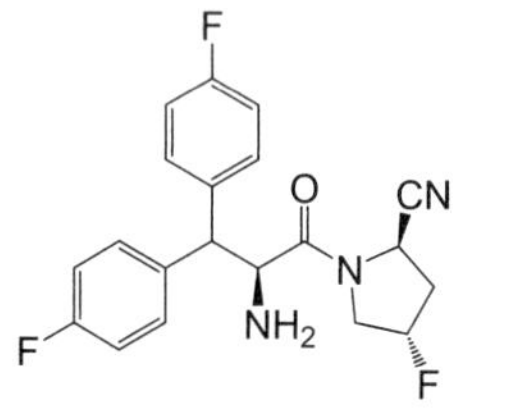

化学名　(2*S*,4*S*)-1-[(2*S*)-2-Amino-3,3-bis(4-fluorophenyl)propanoyl]-4-fluoropyrrolidine-2-carbonitrile

(2*S*,4*S*)-1-[(2*S*)-2-氨基-3,3-双(4-氟苯基)丙酰基]-4-氟吡咯烷-2-腈

CAS 登录号　483369-58-0; 811432-66-3[甲苯磺酸盐]

INN list　94

药效分类　抗糖尿病药

地谷胰岛素

Insulin Degludec（*INN*）

化学结构式(见下)

分子式和分子量　$C_{274}H_{411}N_{65}O_{81}S_6$　6103.96

药物描述　$N^{6.B29}$-[N^2-(15-Carboxypentadecanoyl)-L-*γ*-glutamyl]-des-B30-L-threonine-insulin human

$N^{6.B29}$-[N^2-(15-羧基十五烷酰基)-L-*γ*-谷氨酰基]-脱-B30-L-苏氨酸-人胰岛素

CAS 登录号　844439-96-9

INN list　101

药效分类　抗糖尿病药

地红霉素

Dirithromycin（*INN*）

化学结构式

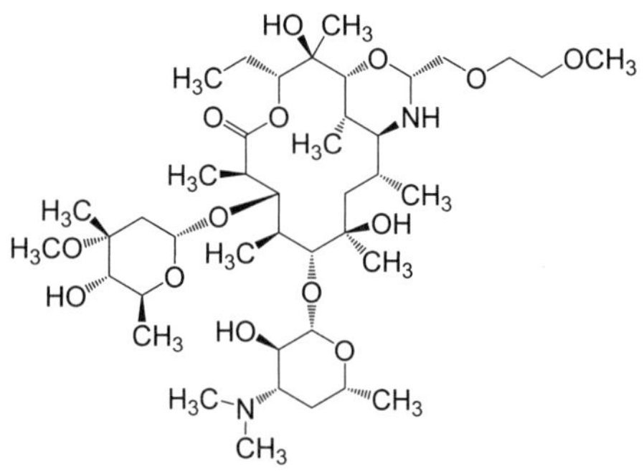

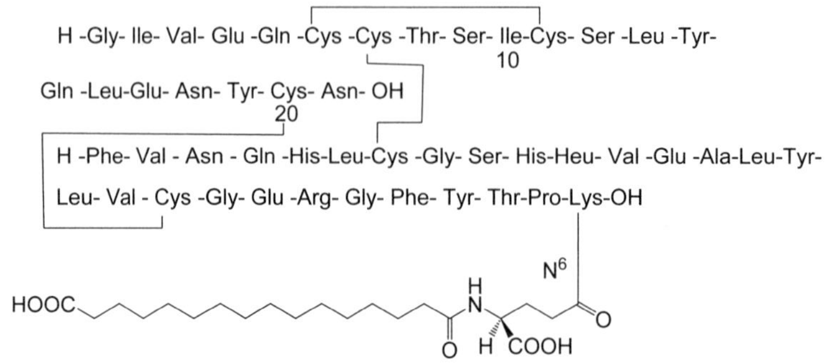

H -Gly- Ile- Val- Glu -Gln -Cys -Cys -Thr- Ser- Ile-Cys- Ser -Leu -Tyr-
10
Gln -Leu-Glu- Asn- Tyr- Cys- Asn- OH
20
H -Phe- Val - Asn - Gln -His-Leu-Cys -Gly- Ser- His-Heu- Val -Glu -Ala-Leu-Tyr-
Leu- Val - Cys -Gly- Glu -Arg- Gly- Phe- Tyr- Thr-Pro-Lys-OH
N^6
HOOC ... H N ... O ... O H COOH

地谷胰岛素

分子式和分子量 $C_{42}H_{78}N_2O_{14}$ 835.07

化学名 (9*S*)-9-Deoxo-11-deoxy-9,11-[imino[(1*R*)-2-(2-methoxyethoxy)ethylidene]oxy]erythromycin

(9*S*)-9-脱氧-11-脱氧-9,11-[氨叉基[(1*R*)-2-(2-甲氧基乙氧基)乙叉基]氧基]红霉素

CAS 登录号 62013-04-1

INN list 53

药效分类 大环内酯类抗微生物药

ATC 分类 J01FA13

地加瑞克

Degarelix（*INN*）

化学结构式(见下)

分子式和分子量 $C_{82}H_{103}ClN_{18}O_{16}$ 1632.26

化学名 *N*-Acetyl-3-(naphthalene-2-yl)-D-alanyl-4-chloro-D-phenylalanyl-3-(pyridine-3-yl)-D-alanyl-L-seryl-4-[[[(4*S*)-2,6-dioxohexahydropyrimidin-4-yl]carbonyl]amino]-L-phenylalanyl-4-(carbamoylamino)-D-phenylalanyl-L-leucyl-N^6-(1-methylethyl)-L-lysyl-L-prolyl-D-alaninamide

N-乙酰基-3-(萘-2-基)-D-丙氨酰-4-氯-D-苯丙氨酰-3-(吡啶-3-基)-D-丙氨酰-L-丝氨酰-4-[[[(4*S*)-2,6-二氧六氢嘧啶-4-基]羰基]氨基]-L-苯丙氨酰-4-(氨甲酰氨基)-D-苯丙氨酰-L-亮氨酰-N^6-(1-甲基乙基)-L-赖氨酰-L-脯氨酰-D -丙氨酰胺

CAS 登录号 214766-78-6

INN list 86

药效分类 垂体激素释放抑制药

地卡宾

Dicarbine（*INN*）

化学结构式

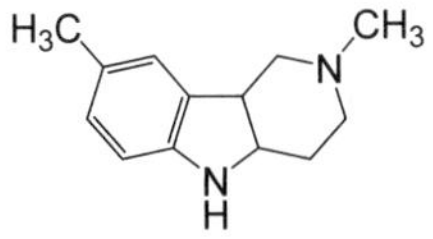

分子式和分子量 $C_{13}H_{18}N_2$ 202.30

化学名 2,3,4,4*a*,5,9*b*-Hexahydro-2,8-dimethyl-1*H*-pyrido[4,3-*b*]indole

2,3,4,4*a*,5,9*b*-六氢-2,8-二甲基-1*H*-吡啶并[4,3-*b*]吲哚

CAS 登录号 17411-19-7

INN list 25

药效分类 抗精神病药

地卡芬

Dicarfen（*INN*）

化学结构式

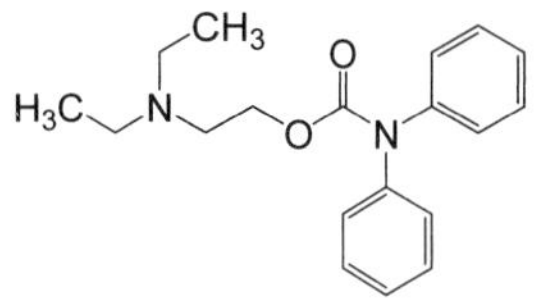

分子式和分子量 $C_{19}H_{24}N_2O_2$ 312.41

化学名 2-(Diethylamino)ethyl diphenylcarbamate ester

2-(二乙氨基)乙基 二苯基氨基甲酸酯

CAS 登录号 15585-88-3

INN list 17

药效分类 抗震颤麻痹药

地考喹酯

Decoquinate（*INN*）

化学结构式

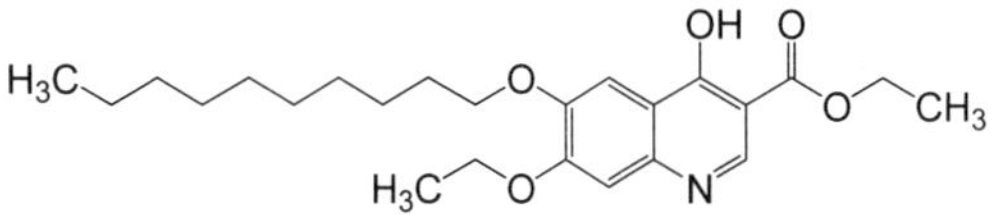

分子式和分子量 $C_{24}H_{35}NO_5$ 417.54

化学名 Ethyl 6-(decyloxy)-7-ethoxy-4-hydroxy-3-quinolinecarboxylate

乙基 6-(癸氧基)-7-乙氧基-4-羟基-3-喹啉羧酸酯

CAS 登录号 18507-89-6

INN list 20

药效分类 抗球虫药

地考米醇

Decominol（*INN*）

分子式和分子量 $C_{13}H_{29}NO_2$ 231.37

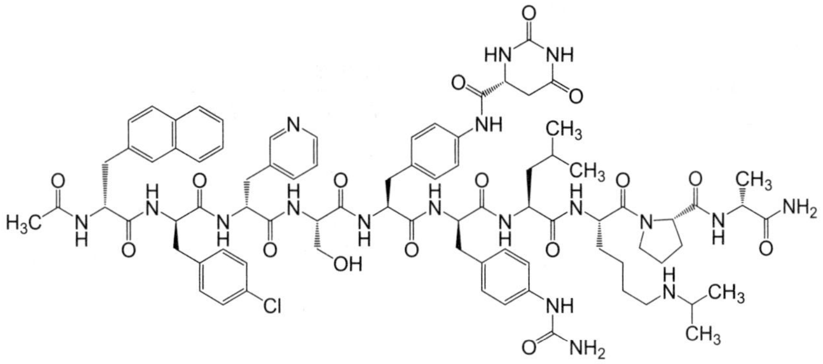

地加瑞克

化学结构式

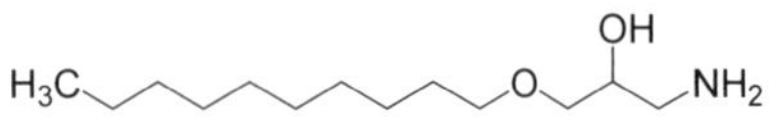

化学名 1-Amino-3-(decyloxy)-2-propanol

1-氨基-3-(癸氧基)-2-丙醇

CAS 登录号 60812-35-3

INN list 45

药效分类 消毒防腐药

地可谷兰

Decoglurant（*INN*）

化学结构式

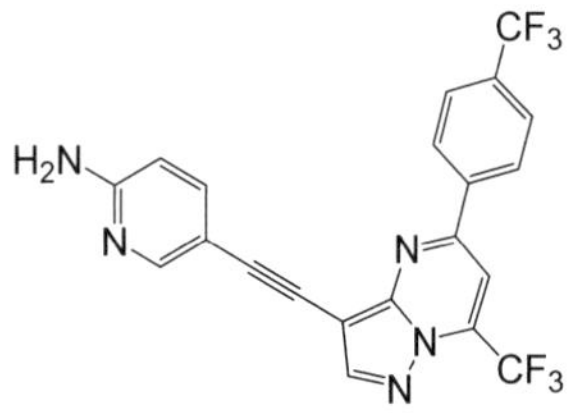

分子式和分子量 $C_{21}H_{11}F_6N_5$ 447.34

化学名 5-[2-[7-(Trifluoromethyl)-5-[4-(trifluoromethyl)phenyl]pyrazolo[1,5-*a*]pyrimidin-3-yl]ethynyl]pyridin-2-amine

5-[2-[7-(三氟甲基)-5-[4-(三氟甲基)苯基]吡唑并[1,5-*a*]嘧啶-3-基]乙炔基]吡啶-2-胺

CAS 登录号 911115-16-7

INN list 109

药效分类 代谢型谷氨酸受体拮抗药

地克拉莫

Dexclamol（*INN*）

化学结构式

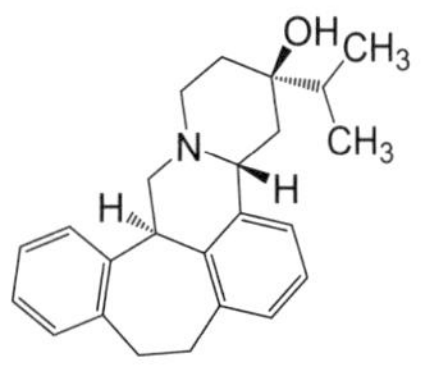

分子式和分子量 $C_{24}H_{29}NO$ 347.5

化学名 (+)-2,3,4,4*aβ*,8,9,13*bα*,14-Octahydro-3*α*-isopropyl-1*H*-benzo[6,7]cyclohepta[1,2,3-*de*]pyrido[2,1-*a*]isoquinolin-3-ol

(+)-2,3,4,4*aβ*,8,9,13*bα*,14-八氢-3*α*-异丙基-1H-苯并[6,7]环庚[1,2,3-*de*]吡啶并[2,1-*a*]异喹啉-3-醇

CAS 登录号 52340-25-7；52389-27-2[盐酸盐]

INN list 33

药效分类 镇静催眠药

地克他氟

Dectaflur（*INN*）

分子式和分子量 $C_{18}H_{38}FN$ 287.50

化学结构式

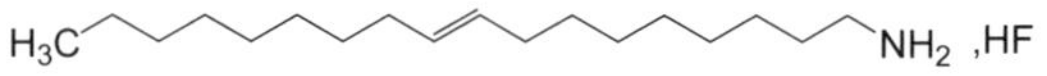

化学名 (*E*)-Octadec-9-en-1-amine;hydrofluoride

(*E*)-十八-9-烯-1-胺 氢氟酸盐

CAS 登录号 36505-83-6

INN list 29

药效分类 防龋齿药

地克珠利

Diclazuril（*INN*）

化学结构式

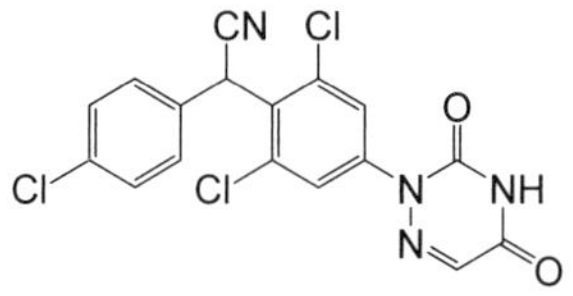

分子式和分子量 $C_{17}H_9Cl_3N_4O_2$ 407.64

化学名 2,6-Dichloro-*α*-(4-chlorophenyl)-4-(4,5-dihydro-3,5-dioxo-1,2,4-triazin-2(3*H*)-yl)benzeneacetonitrile

2,6-二氯-*α*-(4-氯苯基)- 4-(4,5-二氢-3,5-二氧代-1,2,4-三嗪-2(3*H*)-基)苯乙腈

CAS 登录号 101831-37-2

INN list 56

药效分类 抗球虫药

地库碘铵

Dicolinium Iodide（*INN*）

化学结构式

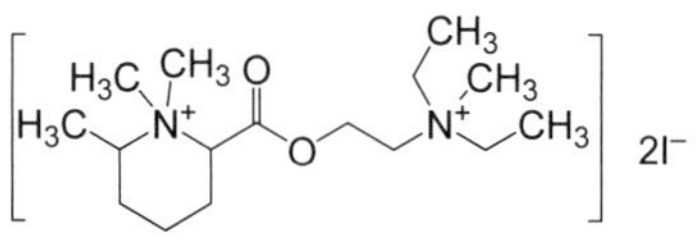

分子式和分子量 $C_{16}H_{34}I_2N_2O_2$ 540.26

化学名 Diethyl-methyl-[2-(1,1,6-trimethylpiperidin-1-ium-2-carbonyl)oxyethyl]azanium diiodide

二碘化 二乙基-甲基-[2-(1,1,6-三甲基哌啶-1-鎓-2-羰基)氧乙基]铵

CAS 登录号 382-82-1

INN list 25

药效分类 抗高血压药

地夸磷索

Diquafosol（*INN*）

化学结构式

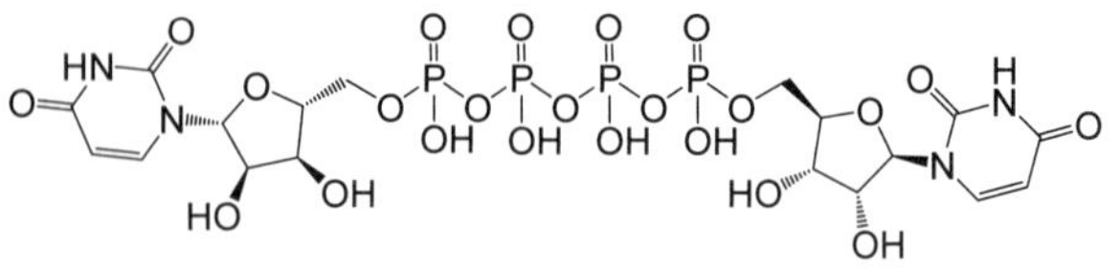

分子式和分子量 $C_{18}H_{26}N_4O_{23}P_4$ 790.31

化学名 [[(2*R*,3*S*,4*R*,5*R*)-5-(2,4-Dioxopyrimidin-1-yl)-3,4-dihydroxyoxolan-2-yl]methoxy-hydroxyphosphoryl][[[(2*R*,3*S*,4*R*,5*R*)-5-(2,4-dioxopyrimidin-1-yl)-3,4-dihydroxyoxolan-2-yl]methoxy-hydroxyphosphoryl]oxy-hydroxyphosphoryl] hydrogen phosphate

[[(2*R*,3*S*,4*R*,5*R*)-5-(2,4-二氧代嘧啶-1-基)-3,4-二羟基氧杂戊环-2-基]甲氧基-羟基磷酰基][[[(2*R*,3*S*,4*R*,5*R*)-5-(2,4-二氧代嘧啶-1-基)-3,4-二羟基氧杂戊环-2-基]甲氧基-羟基磷酰基]氧-羟基磷酰基] 磷酸氢酯

CAS 登录号 59985-21-6

INN list 89

药效分类 P2Y2 受体激动药

地喹氯铵

Dequalinium Chloride（*INN*）

化学结构式

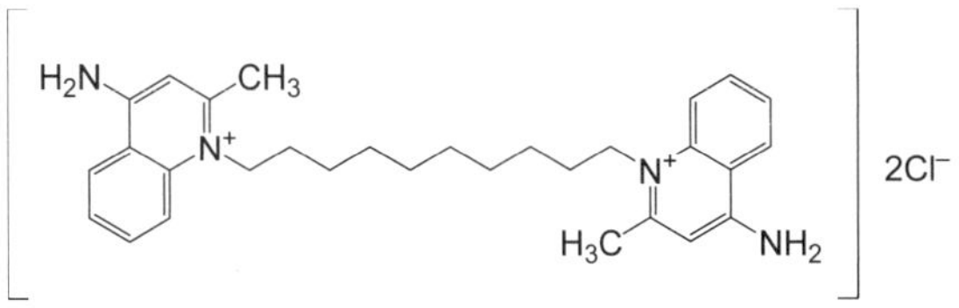

分子式和分子量 $C_{30}H_{40}Cl_2N_4$ 527.57

化学名 1-[10-(4-Amino-2-methylquinolin-1-ium-1-yl)decyl]-2-methylquinolin-1-ium-4-amine dichloride

二氯化 1-[10-(4-氨基-2-甲基喹啉-1-鎓-1-基)癸基]-2-甲基喹啉-1-鎓-4-胺

CAS 登录号 522-51-0

INN list 8

药效分类 抗菌药

地拉考昔

Deracoxib（*INN*）

化学结构式

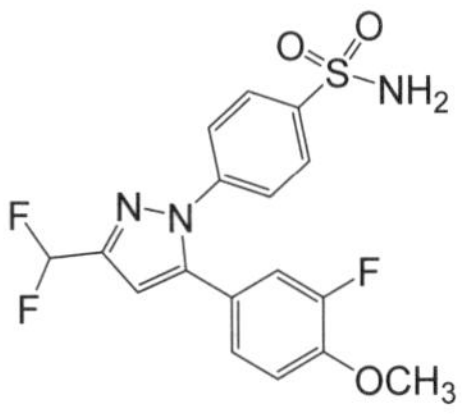

分子式和分子量 $C_{17}H_{14}F_3N_3O_3S$ 397.37

化学名 4-[3-(Difluoromethyl)-5-(3-fluoro-4-methoxyphenyl)-1*H*-pyrazol-1-yl]benzenesulfonamide

4-[3-(二氟甲基)-5-(3-氟-4-甲氧基苯基)-1*H*-吡唑-1-基]苯磺酰胺

CAS 登录号 169590-41-4

INN list 80

药效分类 环氧酶 2 抑制药，抗炎镇痛药

地拉罗司

Deferasirox（*INN*）

分子式和分子量 $C_{21}H_{15}N_3O_4$ 373.36

化学结构式

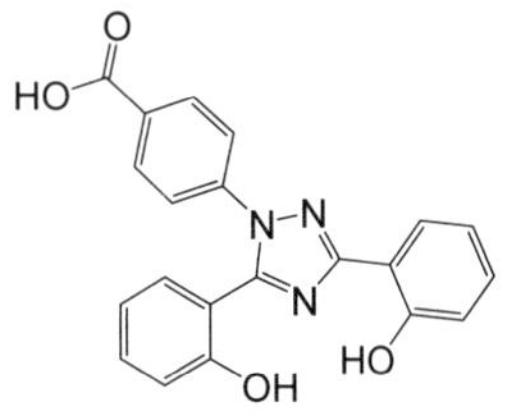

化学名 4-[3,5-Bis(2-hydroxyphenyl)-1*H*-1,2,4-triazol-1-yl]benzoic acid

4-[3,5-双(2-羟基苯基)-1*H*-1,2,4 三唑-1-基]苯甲酸

CAS 登录号 201530-41-8

INN list 86

药效分类 络合剂

地拉普利

Delapril（*INN*）

化学结构式

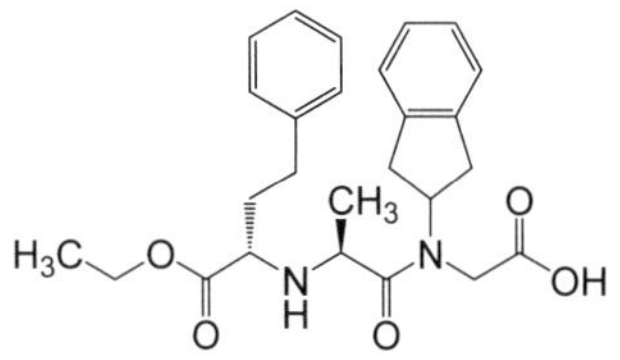

分子式和分子量 $C_{26}H_{32}N_2O_5$ 452.55

化学名 Ethyl (*S*)-2-[[(*S*)-1-[(carboxymethyl)-2-indanyl-carbamoyl]ethyl]amino]-4-phenylbutyrate

乙基 (*S*)-2-[[(*S*)-1-[(羧甲基)-2-茚满基-氨基甲酰基]乙基]氨基]-4-苯基丁酸酯

CAS 登录号 83435-66-9; 83435-67-0[盐酸盐]

INN list 54

药效分类 血管紧张素转换酶抑制药

ATC 分类 C09AA12

地拉韦啶

Delavirdine（*INN*）

化学结构式

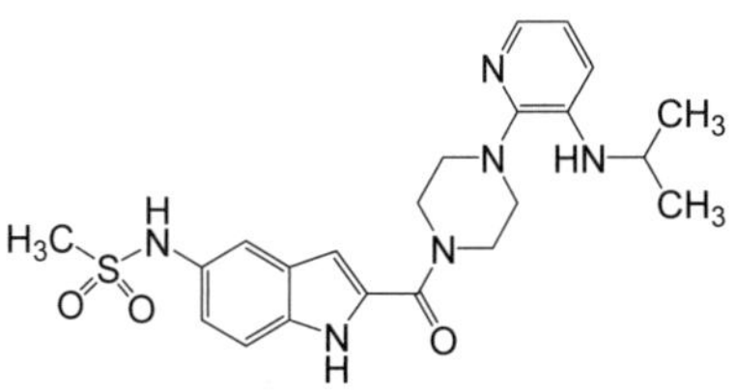

分子式和分子量 $C_{22}H_{28}N_6O_3S$ 456.56

化学名 1-[3-(Isopropylamino)-2-pyridyl]-4-[(5-methanesylfonamidoindol-2-yl)carbonyl] piperazine

1-[3-(异丙氨基)-2-吡啶基]-4-[(5-甲磺酰氨基吲哚-2-基)羰基]哌嗪

CAS 登录号 136817-59-9; 147221-93-0[甲磺酸盐]

INN list 71

药效分类 非核苷逆转录酶抑制剂类抗病毒药

ATC 分类 J05AG02

地拉西宁

Diaplasinin（*INN*）

化学结构式

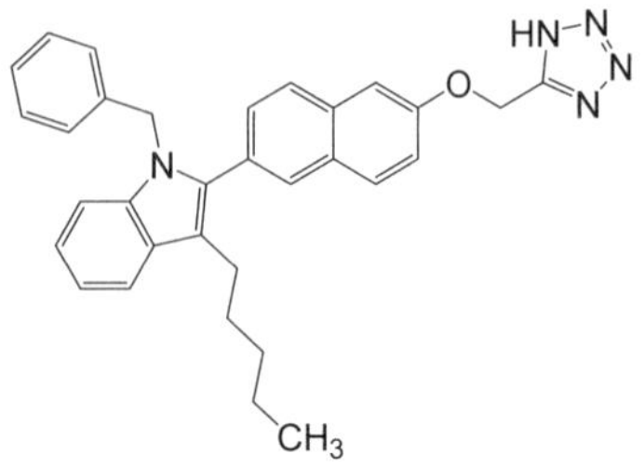

分子式和分子量 $C_{32}H_{31}N_5O$ 501.62

化学名 1-Benzyl-3-pentyl-2-[6-(1*H*-tetrazol-5-ylmethoxy)naphthalen-2-yl]-1*H*-indole

1-苄基-3-戊基-2-[6-(1*H*-四唑-5-基甲氧基)萘-2-基]-1*H*-吲哚

CAS 登录号 481631-45-2

INN list 94

药效分类 1 型纤溶酶原激活剂抑制物抑制药

地来夸明

Delequamine（*INN*）

化学结构式

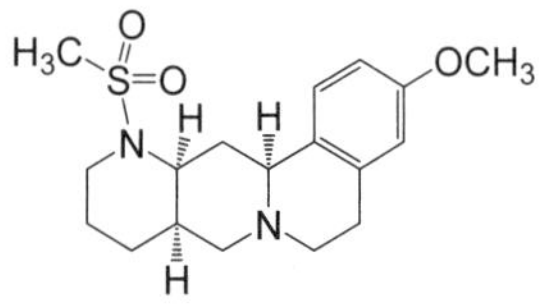

分子式和分子量 $C_{18}H_{26}N_2O_3S$ 350.48

化学名 (8a*R*,12a*S*,13a*S*)-5,8,8*a*,9,10,11,12,12*a*,13,13*a*-Decahydro-3-methoxy-12-(methylsulfonyl)-6*H*-isoquino[2,1-*g*][1,6]naphthyridine

(8a*R*,12a*S*,13a*S*)-5,8,8*a*,9,10,11,12,12*a*,13,13*a*-十氢-3-甲氧基-12-(甲磺酰基)-6*H*-异喹啉[2,1-*g*][1,6]萘啶

CAS 登录号 119905-05-4; 119942-75-5[盐酸盐]

INN list 73

药效分类 α_1 受体拮抗药

地来洛尔

Dilevalol（*INN*）

化学结构式

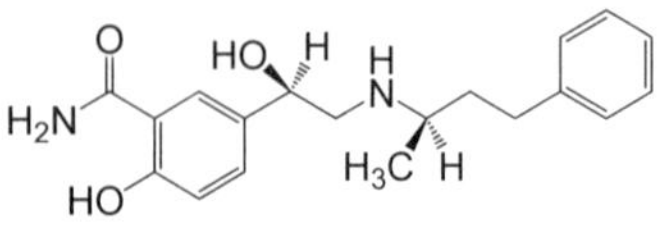

分子式和分子量 $C_{19}H_{24}N_2O_3$ 328.41

化学名 (−)-5-[(1*R*)-1-Hydroxy-2-[[(1*R*)-1-methyl-3-phenylpropyl]amino]ethyl]salicylamide

(−)-5-[(1*R*)-1-羟基-2-[[(1*R*)-1-甲基-3-苯基丙基]氨基]乙基]水杨酰胺

CAS 登录号 75659-07-3; 75659-08-4[盐酸盐]

INN list 50

药效分类 α,β 受体拮抗药，抗高血压药

地来西坦

Dimiracetam（*INN*）

化学结构式

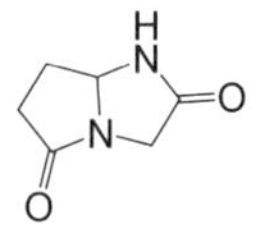

分子式和分子量 $C_6H_8N_2O_2$ 140.14

化学名 (±)-Dihydro-1*H*-pyrrolo[1,2-*a*]imidazole-2,5(3*H*,6*H*)-dione

(±)-二氢-1*H*-吡咯并[1,2-*a*]咪唑-2,5(3*H*,6*H*)-二酮

CAS 登录号 126100-97-8

INN list 68

药效分类 促智药

地林哌隆

Declenperone（*INN*）

化学结构式

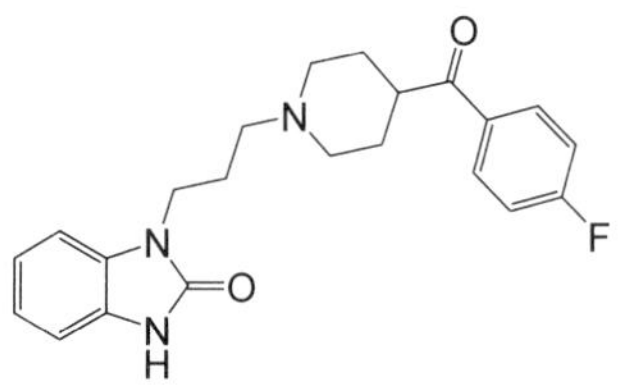

分子式和分子量 $C_{22}H_{24}FN_3O_2$ 381.44

化学名 1-[3-[4-(4-Fluorobenzoyl)piperidino]propyl]-2-benzimidazolinone

1-[3-[4-(4-氟苯甲酰基)哌啶基]丙基]-2-苯并咪唑啉酮

CAS 登录号 63388-37-4

INN list 42

药效分类 抗精神病药，镇静药(兽用)

地磷莫德

Defoslimod（*INN*）

化学结构式

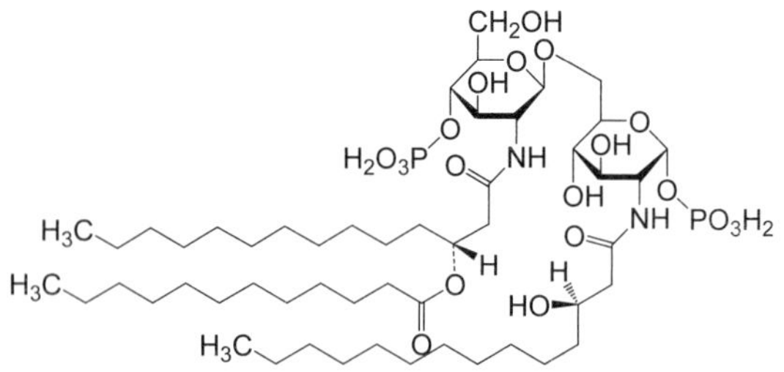

分子式和分子量 $C_{52}H_{100}N_2O_{20}P_2$ 1135.30

化学名 2-Deoxy-6-*O*-[2-deoxy-2-[(*R*)-3-hydroxytetradecanamido]-*β*-D-glucopyranosyl]-2-[(*R*)-3-hydroxytetradecanamido]-*α*-D-glucopyranose 1,6'-bis(dihydrogen phosphate) 2'(3)-laurate

2-脱氧-6-*O*-[2-脱氧-2-[(*R*)-3-羟基十四酰氨基]-*β*-D-吡喃葡萄糖基]-2-[(*R*)-3-羟基十四酰氨基]-*α*-D-吡喃葡萄糖 1,6'-双(磷酸单酯) 2'(3)-月桂酸酯

CAS 登录号 171092-39-0

INN list 79

药效分类 免疫调节药

地磷莫司

Deforolimus（*INN*）

化学结构式

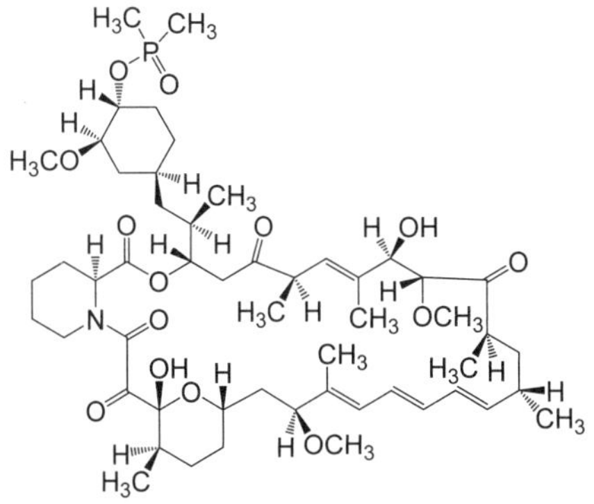

分子式和分子量 $C_{53}H_{84}NO_{14}P$ 990.21

化学名 (1*R*,9*S*,12*S*,15*R*,16*E*,18*R*,19*R*,21*R*,23*S*,24*E*,26*E*,28*E*,30*S*,32*S*,35*R*)-12-[(1*R*)-2-[(1*S*,3*R*,4*R*)-4-[(Dimethylphosphinoyl)oxy]-3-methoxycyclohexyl]-1-methylethyl]-1,18-dihydroxy-19,30-dimethoxy-15,17,21,23,29,35-hexamethyl-11,36-dioxa-4-azatricyclo[30.3.1.$0^{4,9}$]hexatriaconta-16,24,26,28-tetraene-2,3,10,14,20-pentone

(1*R*,9*S*,12*S*,15*R*,16*E*,18*R*,19*R*,21*R*,23*S*,24*E*,26*E*,28*E*,30*S*,32*S*,35*R*)-12-[(1*R*)-2-[(1*S*,3*R*,4*R*)-4-[(二甲基膦酰基)氧基]-3-甲氧基环己基]-1-甲基乙基]-1,18-二羟基-19,30-二甲氧基-15,17,21,23,29,35-六甲基-11,36-二氧杂-4-氮杂三环并[30.3.1.$0^{4,9}$]三十六烷-16,24,26,28-四烯-2,3,10,14,20-五酮

CAS 登录号 572924-54-0

INN list 98

药效分类 抗肿瘤药

地磷酰胺

Defosfamide（*INN*）

化学结构式

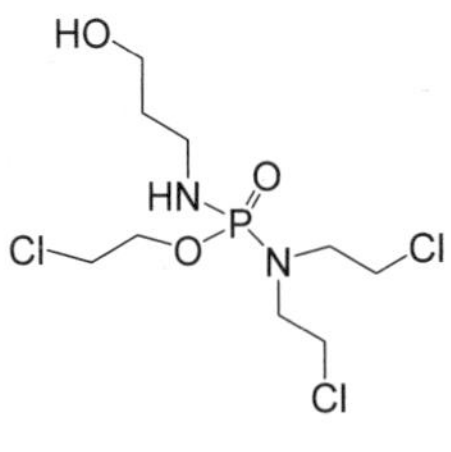

分子式和分子量 $C_9H_{20}Cl_3N_2O_3P$ 341.60

化学名 2-Chloroethyl *N,N*-Bis(2-chloroethyl)-*N'*-(3-hydroxypropyl) phosphorodiamid ate

2-氯乙基 *N,N*-双(2-氯乙基)-*N'*-(3-羟丙基)二氨基磷酸酯

CAS 登录号 3733-81-1

INN list 12

药效分类 抗肿瘤药

地仑特龙

Delanterone（*INN*）

化学结构式

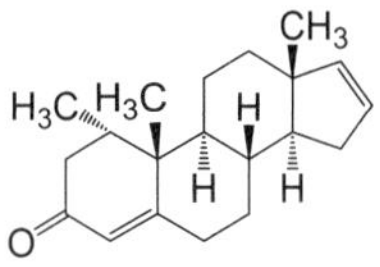

分子式和分子量 $C_{20}H_{28}O$ 284.44

化学名 1*α*-Methylandrosta-4,16-dien-3-one

1*α*-甲基雄甾-4,16-二烯-3-酮

CAS 登录号 63014-96-0

INN list 42

药效分类 抗雌激素药

地罗卡托

Dirocaftor（*INN*）

化学结构式

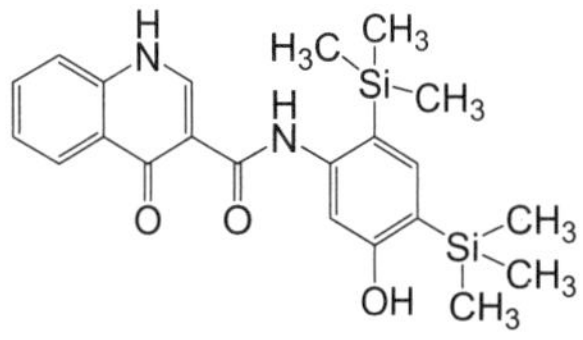

分子式和分子量 $C_{22}H_{28}N_2O_3Si_2$ 424.65

化学名 *N*-[5-Hydroxy-2,4-bis(trimethylsilyl)phenyl]-4-oxo-1,4-dihydroquinoline-3-carboxamide

N-[5-羟基-2,4-双(三甲基硅基)苯基]-4-氧代-1,4-二氢喹啉-3-甲酰胺

CAS 登录号 2137932-23-9

INN list 123

药效分类 囊性纤维化跨膜转导因子调节药

地罗考肽

Dirucotide（*INN*）

化学结构式

H–Asp-Glu-Asn-Pro-Val-Val-His-Phe-Phe-Lys-Asn-Ile-Val-Thr-Pro-Arg-Thr-OH

分子式和分子量 $C_{92}H_{141}N_{25}O_{26}$ 294.22

药物描述 Human myelin basic protein (myelin membrane encephalitogenic protein)-(216-232)-peptide L-*α*-aspartyl-L-*α*-glutamyl-L-asparaginyl-L-prolyl-L-valyl-L-valyl-L-histidyl-L-phenylalanyl-L-phenylalanyl-L-lysyl-L-asparaginyl-L-isoleucyl-L-valyl-L-threonyl-L-prolyl-L-arginyl-L-threonine

人髓鞘碱性蛋白(髓鞘隔膜致脑炎的蛋白)-(216-232)-肽链 L-*α*-天冬氨酰-L-*α*-谷氨酰-L-天冬酰胺酰-L-脯氨酰-L-缬氨酰-

L-缬氨酰-L-组氨酰-L-苯丙氨酰-L-苯丙氨酰-赖氨酰-L-天冬酰胺酰-L-异亮氨酰-L-缬氨酰-L-苏氨酰-L-脯氨酰-L-精氨酰-L-苏氨酸

CAS 登录号 152074-97-0

INN list 100

药效分类 自身免疫性疾病用药

地洛培丁

Dilopetine（*INN*）

化学结构式

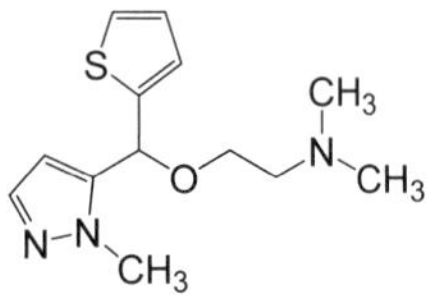

分子式和分子量 $C_{13}H_{19}N_3OS$ 265.37

化学名 *N,N*-Dimethyl-2-[(2-methylpyrazol-3-yl)-thiophen-2-ylmethoxy]ethanamine

N,N-二甲基-2-[(2-甲基吡唑-3-基)-噻吩-2-基甲氧基]乙胺

CAS 登录号 247046-52-2

INN list 94

药效分类 抗抑郁药

地洛瑞林

Deslorelin（*INN*）

化学结构式 Pyr-His-Trp-Ser-Tyr-D-Trp-Leu-Arg-Pro-NHEt

分子式和分子量 $C_{64}H_{83}N_{17}O_{12}$ 1282.45

化学名 5-Oxo-L-prolyl-L-histidyl-L-tryptophyl-L-seryl-L-tyrosyl-D-tryptophyl-L-lercyl-L-arginyl-*N*-ethyl-L-prolinamide

5-氧代-L-脯氨酰-L-组氨酰-L-色氨酰-L-丝氨酰-L-酪氨酰-D-色氨酰-L-亮氨酰-L-精氨酰-*N*-乙基-L-脯氨酰胺

CAS 登录号 57773-65-6

INN list 61

药效分类 促黄体素释放肽类药

地洛索龙

Deloxolone（*INN*）

化学结构式

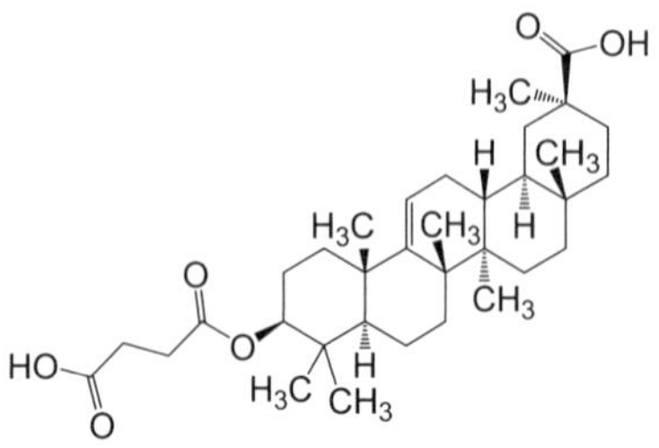

分子式和分子量 $C_{34}H_{52}O_6$ 556.77

化学名 3*β*-Hydroxyolean-9(11)-en-30-oic acid, hydrogen succinate

3*β*-羟基齐墩果烷-9(11)-烯-30-酸，琥珀酸单酯

CAS 登录号 68635-50-7

INN list 51

药效分类 抗溃疡药

地洛他派

Dirlotapide（*INN*）

化学结构式

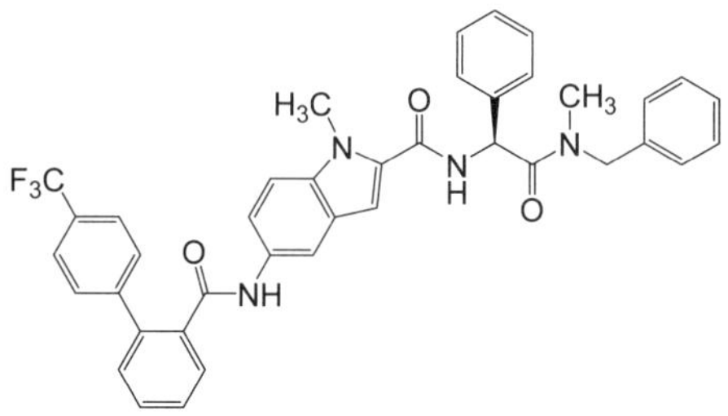

分子式和分子量 $C_{40}H_{33}F_3N_4O_3$ 674.71

化学名 *N*-[(1*S*)-2-(Benzylmethylamino)-2-oxo-1-phenylethyl]-1-methyl-5-[[4'-(trifluoromethyl)biphenyl-2-yl]carbonyl]amino-1*H*-indole-2- carboxamide

N-[(1*S*)-2-(苯甲基甲氨基)-2-氧代-1-苯基乙基]-1-甲基-5-[[4'-(三氟甲基)联苯-2-基]羰基]氨基-1*H*-吲哚-2-甲酰胺

CAS 登录号 481658-94-0

INN list 91

药效分类 降血脂药

地洛西泮

Delorazepam（*INN*）

化学结构式

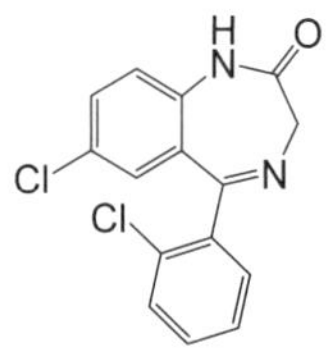

分子式和分子量 $C_{15}H_{10}Cl_2N_2O$ 305.16

化学名 7-Chloro-5-(2-chlorophenyl)-1,3-dihydro-2*H*-1,4-benzodiazepin-2-one

7-氯-5-(2-氯苯基)-1,3-二氢-2*H*-1,4-苯并二氮杂草-2-酮

CAS 登录号 2894-67-9

INN list 40

药效分类 抗惊厥药

地氯雷他定

Desloratadine（*INN*）

化学结构式

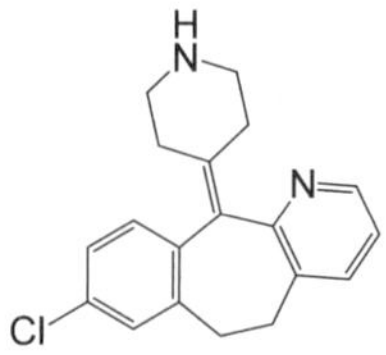

分子式和分子量 $C_{19}H_{19}ClN_2$ 310.82

化学名 8-Chloro-6,11-dihydro-11-(4-piperidinyldene)-5*H*-benzo[5,6]cyclohepta[1,2-*b*]pyridine

8-氯-6,11-二氢-11-(4-哌啶亚基)-5*H*-苯并[5,6]环庚[1,2-*b*]吡啶

CAS 登录号 100643-71-8

INN list 80

药效分类 抗组胺药

地马茶碱

Dimabefylline（*INN*）

化学结构式

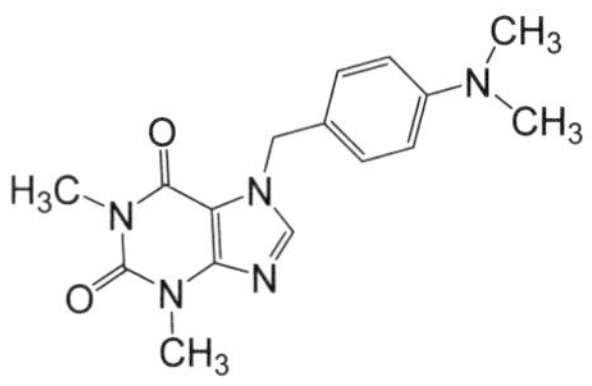

分子式和分子量 $C_{16}H_{19}N_5O_2$ 313.35

化学名 7-[4-(Dimethylamino)benzyl]theophylline

7-[4-(二甲氨基)苄基]茶碱

CAS 登录号 1703-48-6

INN list 19

药效分类 平喘药

地马待克丁

Dimadectin（*INN*）

化学结构式

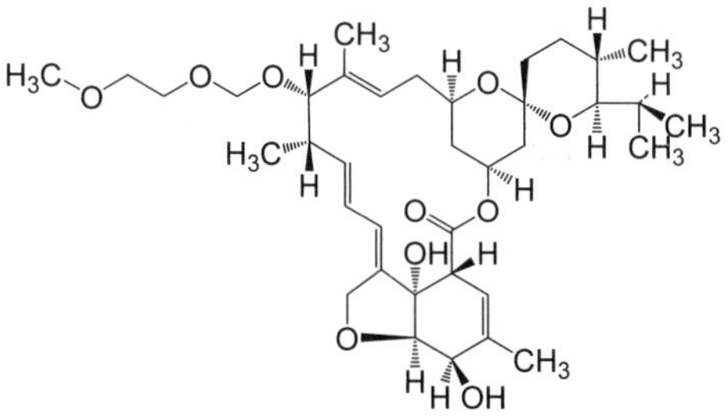

分子式和分子量 $C_{37}H_{56}O_{10}$ 660.85

化学名 (1*R*,4*S*,5'*S*,6*R*,6'*R*,8*R*,10*Z*,12*S*,13*S*,14*Z*,16*Z*,20*R*,21*R*,24*S*)-21,24-Dihydroxy-12-(2-methoxyethoxymethoxy)-5',11,13,22-tetramethyl-6'-propan-2-ylspiro[3,7,19-trioxatetracyclo[15.6.1.14,8.020,24]pentacosa-10,14,16,22-tetraene-6,2'-oxane]-2-one

(1*R*,4*S*,5'*S*,6*R*,6'*R*,8*R*,10*Z*,12*S*,13*S*,14*Z*,16*Z*,20*R*,21*R*,24*S*)-21,24-二羟基-12-(2-甲氧乙氧基甲氧基)-5',11,13,22-四甲基-6'-丙-2-基螺[3,7,19-氧杂四环[15.6.1.14,8.020,24]二十五烷-10,14,16,22-四烯-6,2'-噁烷]-2-酮

CAS 登录号 156131-91-8

INN list 73

药效分类 抗寄生虫药

地马格列

Managlinat Dialanetil（*INN*）

化学结构式

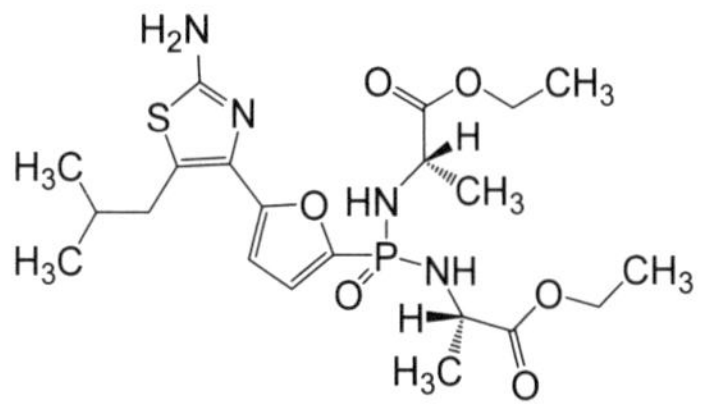

分子式和分子量 $C_{21}H_{33}N_4O_6PS$ 500.55

化学名 Diethyl *N*,*N*'-{5-[2-amino-5-(2-methylpropyl)-1,3-thiazol-4-yl]furan -2-ylphosphonoyl}di-L-alaninate

二乙基 *N*,*N*'-{5-[2-氨基-5-(2-甲基丙基)-1,3-噻唑-4-基]呋喃-2-基膦酰基}二-L-丙氨酸酯

CAS 登录号 280782-97-0

INN list 96

药效分类 抗糖尿病药

地马孕酮

Delmadinone（*INN*）

化学结构式

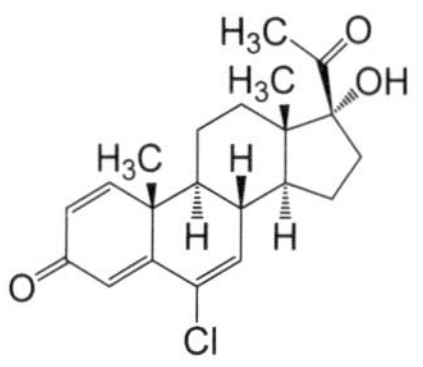

分子式和分子量 $C_{21}H_{25}ClO_3$ 360.87

化学名 6-Chloro-17-hydroxypregna-1,4,6-triene-3,20-dione

6-氯-17-羟基孕甾-1,4,6-三烯-3,20-二酮

CAS 登录号 15262-77-8; 13698-49-2[乙酸酯]

INN list 23

药效分类 孕激素类药，抗雄激素药，抗雌激素药

地马唑

Dimazole（*INN*）

化学结构式

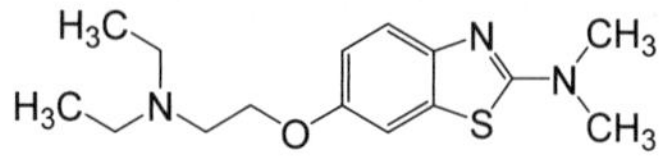

分子式和分子量 $C_{15}H_{23}N_3OS$ 293.43

化学名 6-(2-Diethylaminoethoxy)-2-dimethylaminobenzothiazol

6-(2-二乙氨基乙氧基)-2-二甲氨苯并噻唑

CAS 登录号 95-27-2; 136-96-9[二盐酸盐]

INN list 4

药效分类 抗真菌药

地麦角腈

Delergotrile（*INN*）

化学结构式

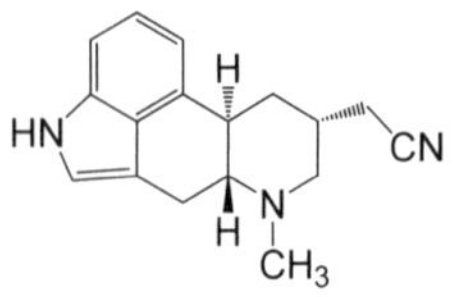

分子式和分子量　$C_{17}H_{19}N_3$　265.35

化学名　6-Methylergoline-8*α*-acetonitrile

6-甲基麦角林-8*α*-乙腈

CAS 登录号　59091-65-5

INN list　42

药效分类　多巴胺受体激动药

地美丙蒽

Dimeprozan（*INN*）

化学结构式

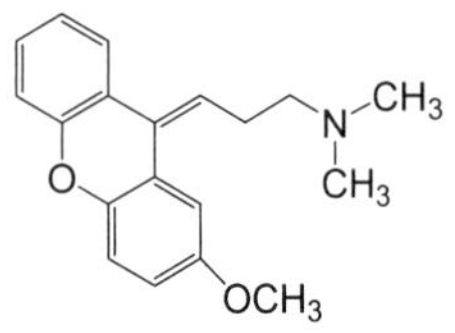

分子式和分子量　$C_{19}H_{21}NO_2$　295.38

化学名　2-Methoxy-*N,N*-dimethyl- Δ^9 –xanthene propylamine

2-甲氧基-*N,N*-二甲基- Δ^9 -氧杂蒽丙胺

CAS 登录号　6538-22-3

INN list　10

药效分类　镇静药

地美碘铵

Dimecolonium Iodide（*INN*）

化学结构式

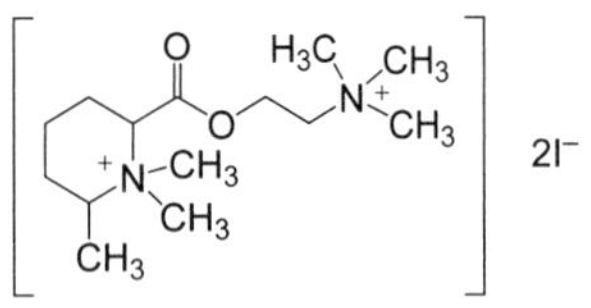

分子式和分子量　$C_{14}H_{30}I_2N_2O_2$　512.21

化学名　Trimethyl-1-[2-(1,1,6-trimethylpiperidin-1-ium-2-carbonyl)oxyethyl]azanium diiodide

二碘化 三甲基-1-[2-(1,1,6-三甲基哌啶-1-鎓-2-羰基)氧乙基]铵

CAS 登录号　3425-97-6

INN list　14

药效分类　神经节阻断药

地美庚醇

Dimepheptanol（*INN*）

分子式和分子量　$C_{21}H_{29}NO$　311.46

化学结构式

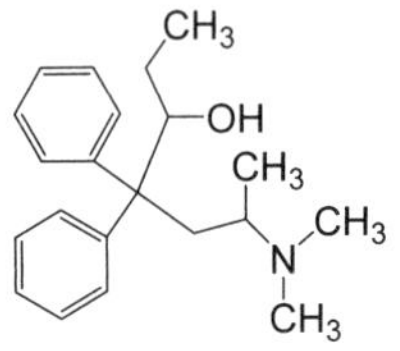

化学名　6-Dimethylamino-4,4-diphenyl-3-heptanol

6-二甲氨基-4,4-二苯基-3-庚醇

CAS 登录号　545-90-4

INN list　5

药效分类　镇痛药

地美环素

Demeclocycline（*INN*）

化学结构式

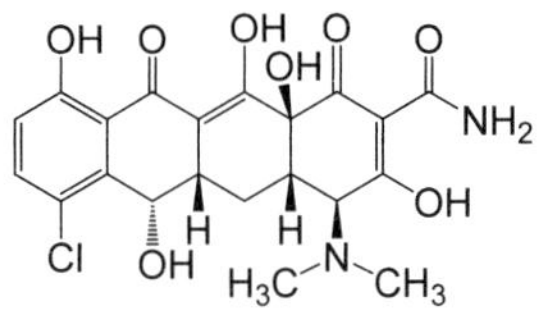

分子式和分子量　$C_{21}H_{21}ClN_2O_8$　464.85

化学名　7-Chloro-4-(dimethylamino)-1,4,4*a*,5,5*a*,6,11,12*a*-octahydro-3,6,10,12,12*a*-pentahydroxy-1,11-dioxo-2-naphthacene carboxamide

7-氯-4-(二甲氨基)-1,4,4*a*,5,5*a*,6,11,12*a*-八氢-3,6,10,12,12*a*-五羟基-1,11-二氧代-2-并四苯甲酰胺

CAS 登录号　127-33-3; 13215-10-6[倍半水化物]

INN list　25

药效分类　四环素类抗微生物药

ATC 分类　J01AA01

地美卡胺

Dimecamine（*INN*）

化学结构式

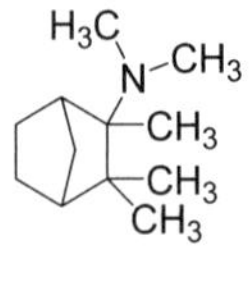

分子式和分子量　$C_{12}H_{23}N$　181.32

化学名　*N,N*-2,3,3-Pentamethyl-2-norbornan amine

N,N-2,3,3-五甲基-2-原冰片烷胺

CAS 登录号　3570-07-8

INN list　15

药效分类　神经节阻断药

地美罗酸

Dimecrotic Acid（*INN*）

分子式和分子量　$C_{12}H_{14}O_4$　222.24

化学结构式

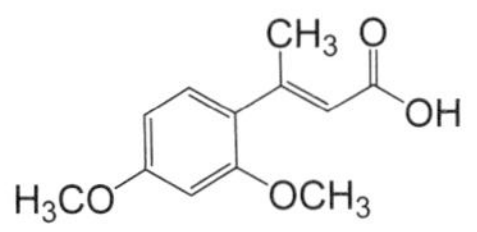

化学名 2,4-Dimethoxy-*β*-methylcinnamic acid

2,4-二甲氧基-*β*-甲基肉桂酸

CAS 登录号 7706-67-4

INN list 27

药效分类 利胆药

地美尼诺

Desmeninol（*INN*）

化学结构式

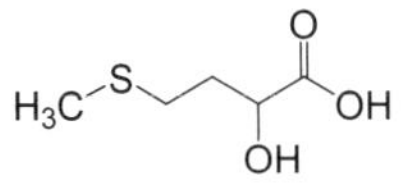

分子式和分子量 $C_5H_{10}O_3S$ 150.20

化学名 (±)-2-Hydroxy-4-(methylthio)butyric acid

(±)-2-羟基-4-(甲硫基)丁酸

CAS 登录号 583-91-5

INN list 70

药效分类 氨基酸类药

地美炔酮

Dimethisterone（*INN*）

化学结构式

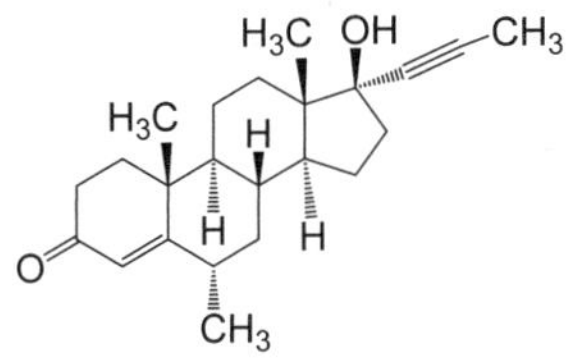

分子式和分子量 $C_{23}H_{32}O_2$ 340.51

化学名 17*β*-Hydroxy-6*α*-methyl-17-(1-propynyl)-androst-4-en-3-one

17*β*-羟基-6*α*-甲基-17-(1-丙炔基)-雄甾-4-烯-3-酮

CAS 登录号 79-64-1; 41354-30-7[水合物]

INN list 8

药效分类 孕激素类药

地美沙多

Dimenoxadol（*INN*）

化学结构式

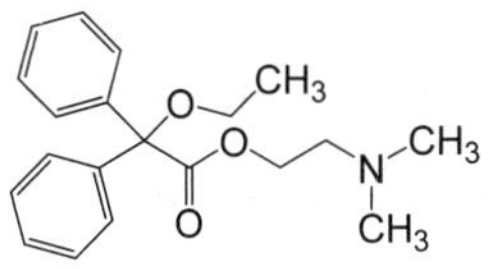

分子式和分子量 $C_{20}H_{25}NO_3$ 327.42

化学名 2-Dimethylaminoethyl 1-ethoxy-1,1-diphenylacetate

2-二甲氨基乙基 1-乙氧基-1,1-二苯基乙酸酯

CAS 登录号 509-78-4

INN list 7

药效分类 镇痛药

地美司钠

Dimesna（*INN*）

化学结构式

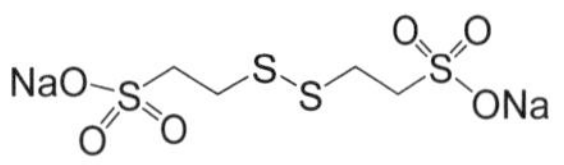

分子式和分子量 $C_4H_8Na_2O_6S_4$ 326.34

化学名 Disodium-2,2'-dithiodiethanesulfonate

2,2'-二硫二乙烷磺酸二钠盐

CAS 登录号 16208-51-8

INN list 44

药效分类 黏液溶解药

地美松

Dimesone（*INN*）

化学结构式

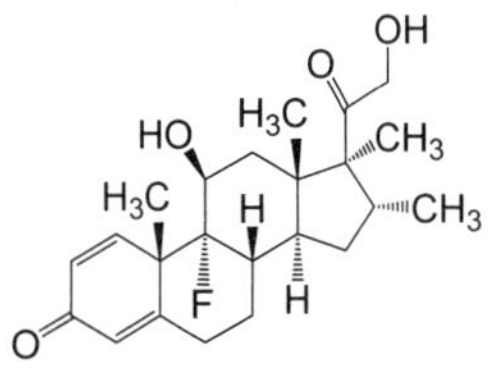

分子式和分子量 $C_{23}H_{31}FO_4$ 390.49

化学名 9*α*-Fluoro-11*β*,21-dihydroxy-16*α*,17-dimethylpregna-1,4-diene-3,20-dione

9*α*-氟-11*β*,21-二羟基-16*α*,17-二甲基孕甾-1,4-二烯-3,20-二酮

CAS 登录号 25092-07-3

INN list 23

药效分类 抗炎镇痛药

地美索酯

Dimethoxanate（*INN*）

化学结构式

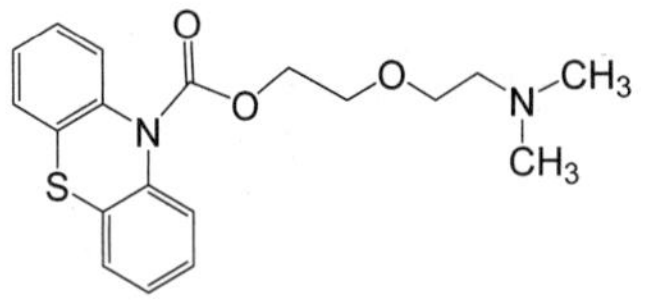

分子式和分子量 $C_{19}H_{22}N_2O_3S$ 358.46

化学名 2-(2-Dimethylaminoethoxy)ethyl phenothiazine-10-carboxylate

2-(2-二甲氨基乙氧基)乙基 吩噻嗪-10-羧酸酯

CAS 登录号 477-93-0; 518-63-8[盐酸盐]

INN list　6

药效分类　镇咳药

地美替林

Demexiptiline（*INN*）

化学结构式

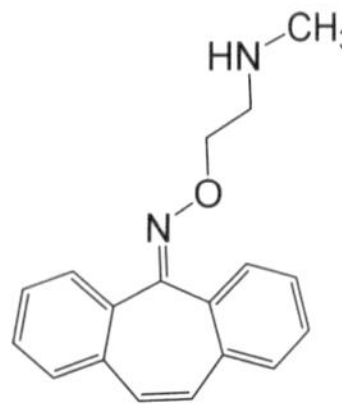

分子式和分子量　$C_{18}H_{18}N_2O$　278.35

化 学 名　5*H*-Dibenzo[*a,d*]cyclohepten-5-one-*O*-[2-(methylamino)ethyl]oxime

5*H*-二苯并[*a,d*]环庚烯-5-酮-*O*-[2-(甲氨基)乙基]肟

CAS 登录号　24701-51-7

INN list　43

药效分类　抗抑郁药

地美维林

Demelverine（*INN*）

化学结构式

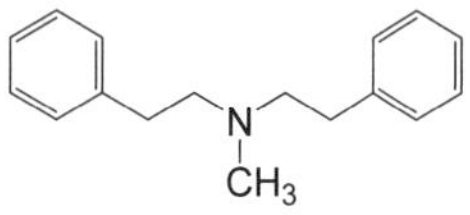

分子式和分子量　$C_{17}H_{21}N$　239.36

化学名　*N*-Methyldiphenethylamine

N-甲基二苯乙基胺

CAS 登录号　13977-33-8

INN list　17

药效分类　解痉药

地美戊胺

Dimevamide（*INN*）

化学结构式

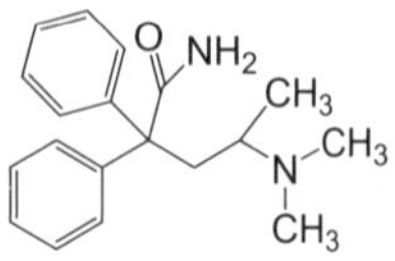

分子式和分子量　$C_{19}H_{24}N_2O$　296.41

化学名　*α*-[2-(Dimethylamino)propyl]-*α*-phenylbenzeneacetamide

α-[2-(二甲氨基)丙基]-*α*-苯基苯乙酰胺

CAS 登录号　60-46-8

INN list　14

药效分类　抗胆碱药

地美硝唑

Dimetridazole（*INN*）

化学结构式

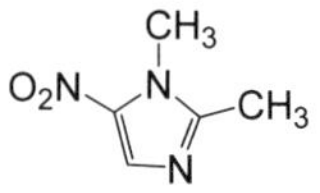

分子式和分子量　$C_5H_7N_3O_2$　141.13

化学名　1,2-Dimethyl-5-nitroimidazole

1,2-二甲基-5-硝基咪唑

CAS 登录号　551-92-8

INN list　17

药效分类　抗感染药

地美辛

Delmetacin（*INN*）

化学结构式

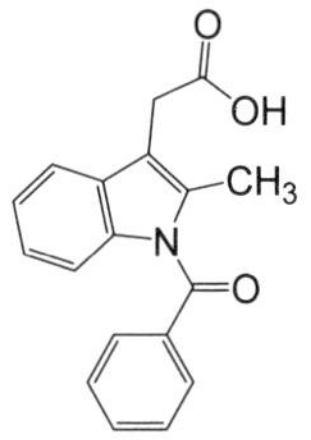

分子式和分子量　$C_{18}H_{15}NO_3$　293.32

化学名　1-Benzoyl-2-methylindole-3-acetic acid

1-苯甲酰基-2-甲基吲哚-3-乙酸

CAS 登录号　16401-80-2

INN list　48

药效分类　抗炎镇痛药

地美溴铵

Demecarium Bromide（*INN*）

化学结构式

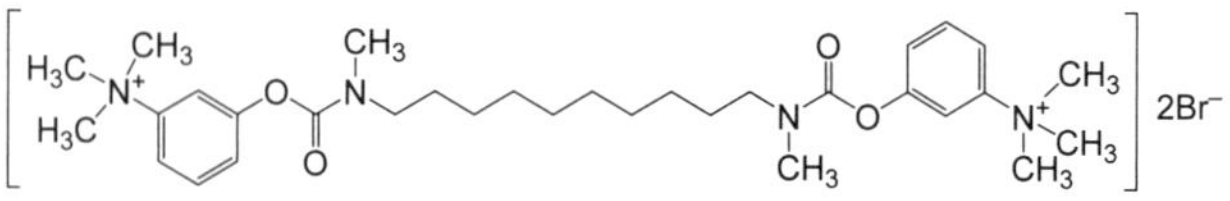

分子式和分子量　$C_{32}H_{52}Br_2N_4O_4$　716.59

化 学 名　Trimethyl-[3-[methyl-[10-[methyl-[3-(trimethylazanium-yl)phenoxy]carbonylamino]decyl]carbamoyl]oxyphenyl]azanium dibromide

二溴化 三甲基-[3-[甲基-[10-[甲基-[3-(三甲基氮鎓基)苯氧基]羰基氨基]癸基]氨基甲酰基]氧苯基]铵

CAS 登录号　56-94-0

INN list　10

药效分类　拟胆碱药

地美孕酮

Demegestone（*INN*）

化学结构式

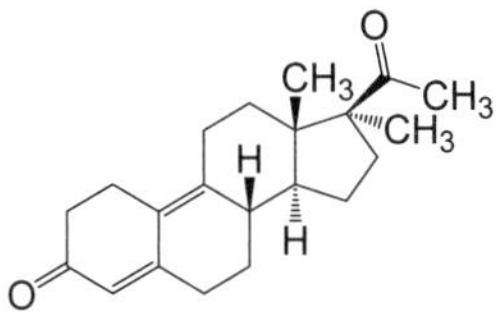

分子式和分子量 $C_{21}H_{28}O_2$ 312.45

化学名 17-Methyl-19-norpregna-4,9-diene-3,20-dione

17-甲基-19-去甲孕甾-4,9 -二烯-3,20-二酮

CAS 登录号 10116-22-0

INN list 24

药效分类 孕激素类药

ATC 分类 G03DB05

地美孕烯

Dimepregnen（*INN*）

化学结构式

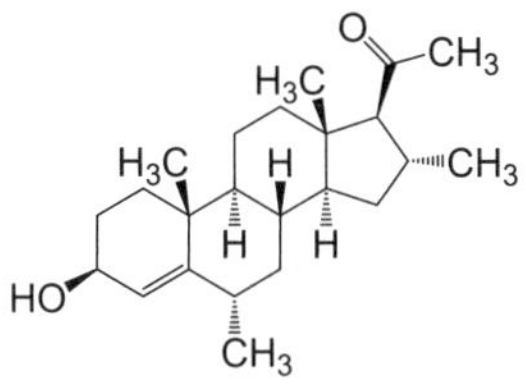

分子式和分子量 $C_{23}H_{36}O_2$ 344.53

化学名 3*β*-Hydroxy-6*α*,16*α*-dimethylpregn-4-en-20-one

3*β*-羟基-6*α*,16*α*-二甲基孕甾-4-烯-20-酮

CAS 登录号 21208-26-4

INN list 24

药效分类 抗雌激素药

地孟汀

Dimantine（*INN*）

化学结构式

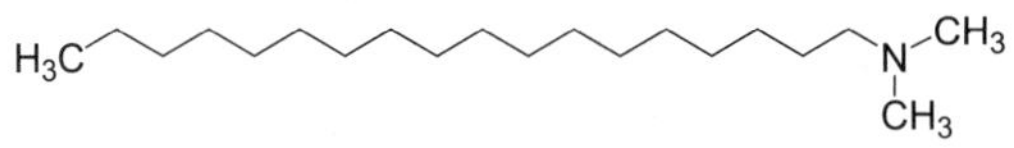

分子式和分子量 $C_{20}H_{43}N$ 297.57

化学名 *N,N*-Dimethyloctadecylamine

N,N-二甲基十八胺

CAS 登录号 124-28-7; 1613-17-8[盐酸盐]

INN list 14

药效分类 抗蠕虫药

地米肽

Delmitide（*INN*）

分子式和分子量 $C_{59}H_{105}N_{17}O_{11}$ 1228.57

化学结构式

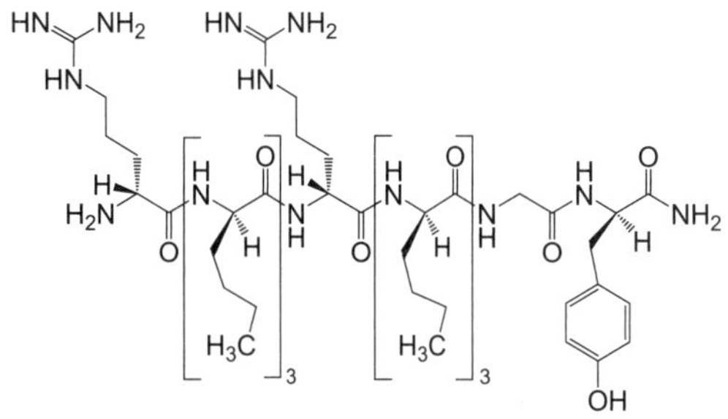

化学名 D-Arginyl-(2*R*)-2-aminohexanoyl-(2*R*)-2-aminohexanoyl-(2*R*)-2-aminohexanoyl-D-arginyl-(2*R*)-2-aminohexanoyl-(2*R*)-2-aminohexanoyl-(2*R*)-2-aminohexanoylglycyl-D-tyrosinamide

D-精氨酰-(2*R*)-2-氨基己酰基-(2*R*)-2-氨基己酰基-(2*R*)-2-氨基己酰基-D-精氨酸-(2*R*)-2-氨基己酰基-(2*R*)-2-氨基己酰基-(2*R*)-2-氨基己酰基甘氨酰-D-酪氨酰胺

CAS 登录号 287096-87-1; 501019-16-5[乙酸盐]

INN list 92

药效分类 免疫调节药

地莫康唑

Democonazole（*INN*）

化学结构式

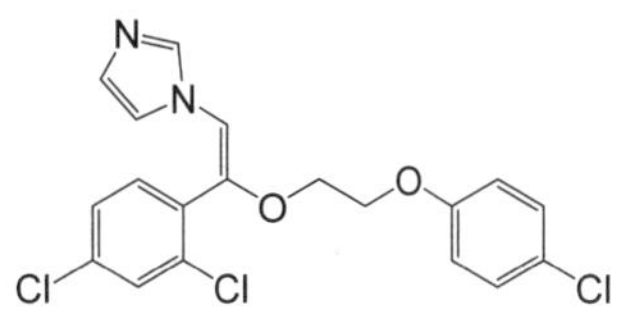

分子式和分子量 $C_{19}H_{15}Cl_3N_2O_2$ 409.69

化学名 (*E*)-1-[2,4-Dichloro-*β*-[2-(4-chlorophenoxy)ethoxy]styryl]imidazole

(*E*)-1-[2,4-二氯-*β*-[2-(4-氯苯氧基)乙氧基]苯乙烯基]咪唑

CAS 登录号 70161-09-0

INN list 42

药效分类 抗真菌药

地莫匹醇

Delmopinol（*INN*）

化学结构式

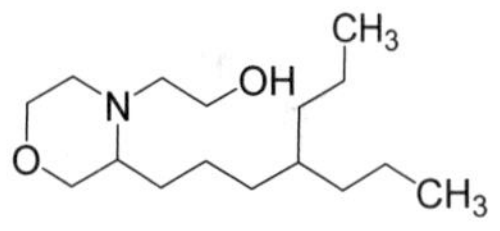

分子式和分子量 $C_{16}H_{33}NO_2$ 271.44

化学名 (±)-3-(4-Propylheptyl)-4-morpholineethanol

(±)-3-(4-丙基庚基)-4-吗啉乙醇

CAS 登录号 79874-76-3

INN list 58

药效分类 抗凝血药

地莫前列素

Dimoxaprost（*INN*）

化学结构式

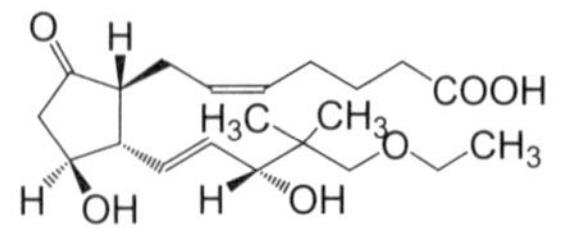

分子式和分子量　$C_{21}H_{34}O_6$　382.49

化学名　(*Z*)-7-[(1*S*,2*S*,3*S*)-2-[(*E*,3*S*)-5-Ethoxy-3-hydroxy-4,4-dimethylpent-1-enyl]-3-hydroxy-5-oxocyclopentyl]hept-5-enoic acid

(*Z*)-7-[(1*S*,2*S*,3*S*)-2-[(*E*,3*S*)-5-乙氧基-3-羟基-4,4-二甲基-戊-1-烯基]-3-羟基-5-氧代环戊基]-5-庚烯酸

CAS 登录号　90243-98-4

INN list　52

药效分类　前列腺素类药

地莫西泮

Demoxepam（*INN*）

化学结构式

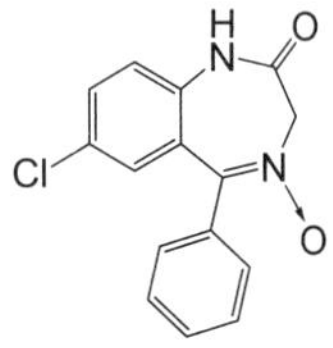

分子式和分子量　$C_{15}H_{11}ClN_2O_2$　286.71

化学名　7-Chloro-1,3-dihydro-5-phenyl-2*H*-1,4-benzodiazepin-2-one 4-oxide

7-氯-1,3-二氢-5-苯基-2*H*-1,4-苯并二氮杂䓬-2-酮 4-氧化物

CAS 登录号　963-39-3

INN list　23

药效分类　安定药

地莫昔林

Dimoxyline（*INN*）

化学结构式

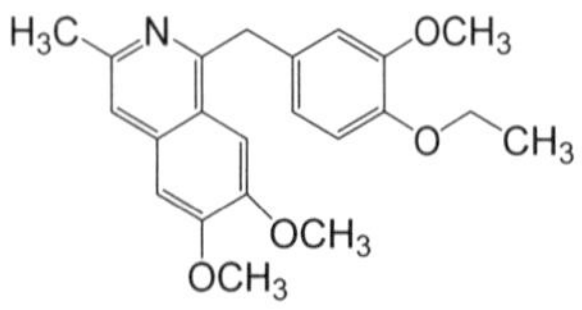

分子式和分子量　$C_{22}H_{25}NO_4$　367.44

化学名　1-(4-Ethoxy-3-methoxybenzyl)-6,7-dimethoxy-3-methylisoquinoline

1-(4-乙氧基-3-甲氧基苄基)-6,7-二甲氧基-3-甲基异喹啉

CAS 登录号　147-27-3

INN list　1

药效分类　解痉药

地那林

Dinaline（*INN*）

化学结构式

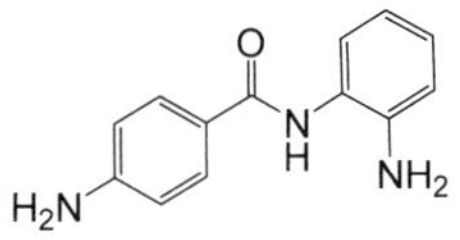

分子式和分子量　$C_{13}H_{13}N_3O$　227.26

化学名　2',4-Diaminobenzanilide

2',4-二氨基-*N*-苯甲酰苯胺

CAS 登录号　58338-59-3

INN list　53

药效分类　抗肿瘤药

地那维林

Denaverine（*INN*）

化学结构式

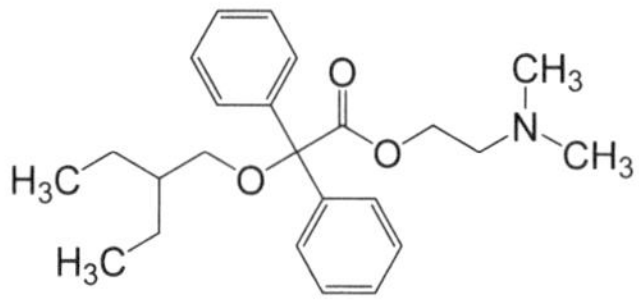

分子式和分子量　$C_{24}H_{33}NO_3$　383.52

化学名　2-(Dimethylamino)ethyl (2-ethylbutoxy)diphenylacetate

2-(二甲氨基)乙基 (2-乙基丁氧基)二苯基乙酸酯

CAS 登录号　3579-62-2

INN list　25

药效分类　解痉药

地那西利

Dinaciclib（*INN*）

化学结构式

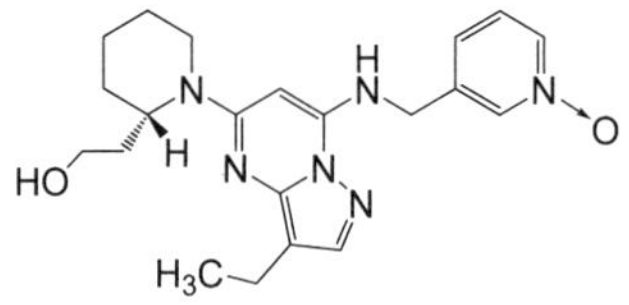

分子式和分子量　$C_{21}H_{28}N_6O_2$　396.49

化学名　3-[[[3-Ethyl-5-[(2*S*)-2-(2-hydroxyethyl)piperidin-1-yl]pyrazolo[1,5-*a*]pyrimidin-7-yl]amino]methyl]pyridine 1-oxide

3-[[[3-乙基-5-[(2*S*)-2-(2-羟基乙基)哌啶-1-基]吡唑并[1,5-*a*]嘧啶-7-基]氨基]甲基]吡啶 1-氧化物

CAS 登录号　779353-01-4

INN list　102

药效分类　抗肿瘤药

地那扎封

Dinazafone（*INN*）

分子式和分子量　$C_{20}H_{21}ClN_2O_2$　356.85

化学结构式

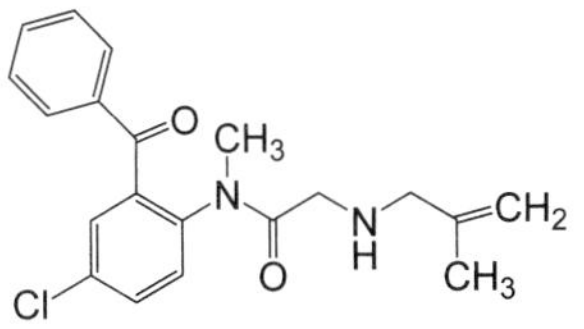

化学名 2'-Benzoyl-4'-chloro-*N*-methyl-2-[(2-methylallyl)amino] acetanilide

2'-苯甲酰基-4'-氯-*N*-甲基-2-[(2-甲基烯丙基)氨基]乙酰苯胺

CAS 登录号 71119-12-5

INN list 46

药效分类 抗焦虑药

地奈德

Desonide（*INN*）

化学结构式

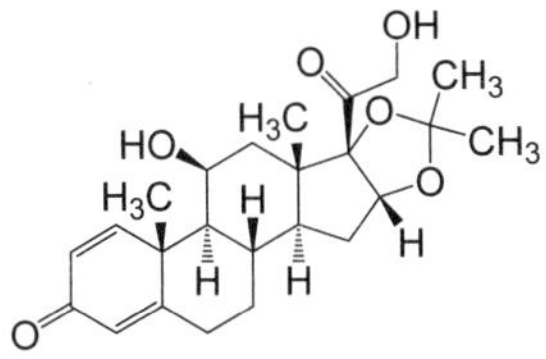

分子式和分子量 $C_{24}H_{32}O_6$ 416.51

化学名 11*β*,16*α*,17,21-Tetrahydroxypregna-1,4-diene-3,20-dione-cyclic 16,17-acetal with acetone

11*β*,16*α*,17,21-四羟基孕甾-1,4-二烯-3,20-二酮环 16,17-乙缩醛丙酮

CAS 登录号 638-94-8

INN list 24

药效分类 糖皮质激素类药

ATC 分类 D07AB08

地尼必利

Denipride（*INN*）

化学结构式

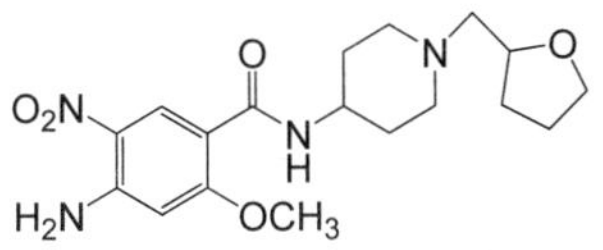

分子式和分子量 $C_{18}H_{26}N_4O_5$ 378.42

化学名 (±)-4-Amino-5-nitro-*N*-[1-(tetrahydrofurfuryl)-4-piperidyl]-2-anidamide

(±)-4-氨基-5-硝基-*N*-[1-(四氢呋喃甲基)-4-哌啶基]-2-甲氧基苯甲酰胺

CAS 登录号 106972-33-2

INN list 58

药效分类 抗青光眼药，抗精神病药

地尼茶碱

Diniprofylline（*INN*）

分子式和分子量 $C_{22}H_{20}N_6O_6$ 464.43

化学结构式

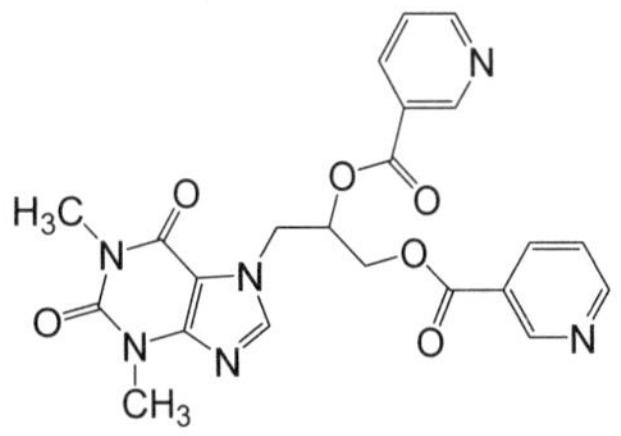

化学名 [3-(1,3-Dimethyl-2,6-dioxopurin-7-yl)-2-(pyridine-3-carbonyloxy)propyl] pyridine-3-carboxylate

[3-(1,3-二甲基-2,6-二氧嘌呤-7-基)-2-(吡啶-3-羰酰氧基)丙基] 吡啶-3-羧酸酯

CAS 登录号 17692-30-7

INN list 18

药效分类 抗心绞痛药，血管扩张药

地尼法司他

Denifanstat（*INN*）

化学结构式

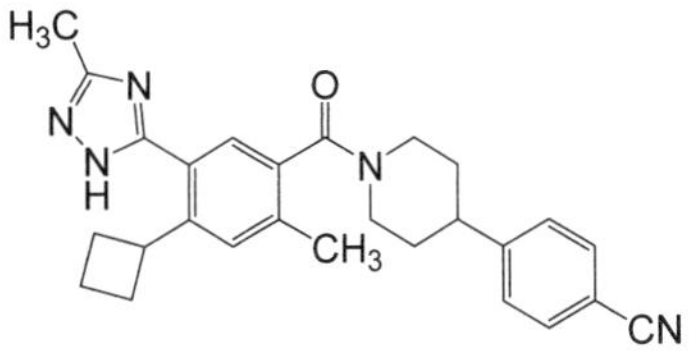

分子式和分子量 $C_{27}H_{29}N_5O$ 439.56

化学名 4-{1-[4-Cyclobutyl-2-methyl-5-(5-methyl-1*H*-1,2,4-triazol-3-yl)benzoyl]piperidin-4-yl}benzonitrile

4-{1-[4-环丁基-2-甲基-5-(5-甲基-1*H*-1,2,4-三唑-3-基)苯甲酰基]哌啶-4-基}苄腈

CAS 登录号 1399177-37-7

INN list 125

药效分类 脂肪酸合酶抑制药

地纽福素

Denufosol（*INN*）

化学结构式

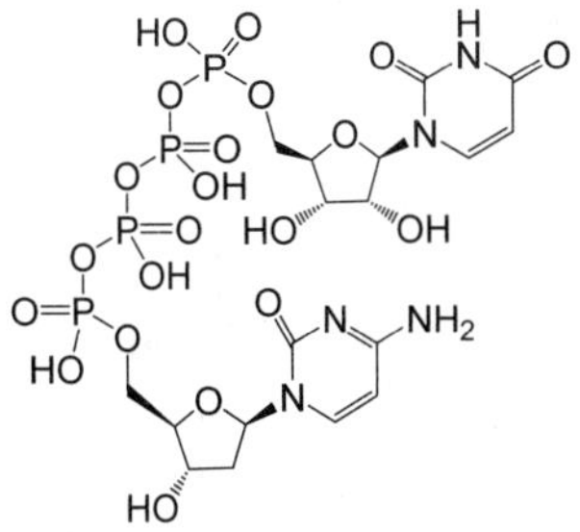

分子式和分子量 $C_{18}H_{27}N_5O_{21}P_4$ 773.32

化学名 2'-Deoxycytidine(5')tetraphospho(5')uridine

2'-脱氧胞苷(5')四磷酸(5')尿苷

CAS 登录号 211448-85-0; 318250-11-2[四钠盐]

INN list 91

药效分类 P2Y2 受体激动药

地诺帕明

Denopamine（*INN*）

化学结构式

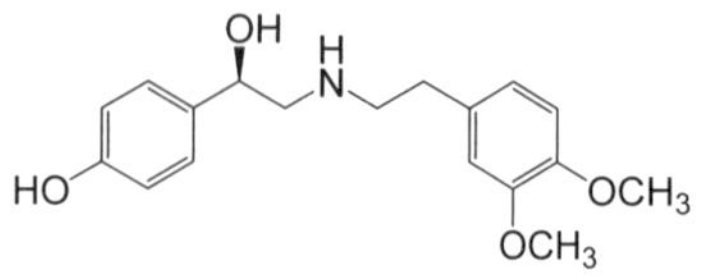

分子式和分子量 $C_{18}H_{23}NO_4$ 317.38

化学名 (−)-(*R*)-*α*-[[3,4-Dimethoxyphenethyl]amino]methyl-*p*-hydroxybenzyl alcohol

(−)-(*R*)-*α*-[[3,4-二甲氧基苯乙基]氨基]甲基-4-羟基苄醇

CAS 登录号 71771-90-9

INN list 50

药效分类 强心药

地诺前列素

Dinoprost（*INN*）

化学结构式

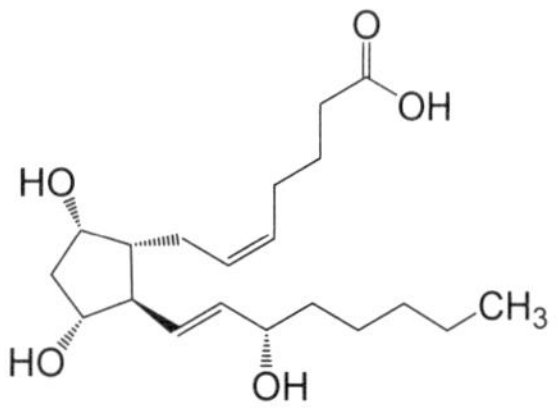

分子式和分子量 $C_{20}H_{34}O_5$ 354.48

化学名 (*E,Z*)-(1*R*,2*R*,3*R*,5*S*)-7-[3,5-Dihydroxy-2-[(3*S*)-(3-hydroxy-1-octenyl)]cyclopentyl]-5-heptenoic acid

(*E,Z*)-(1*R*,2*R*,3*R*,5*S*)-7-[3,5-二羟基-2-[(3*S*)-(3-羟基-1-辛烯基)]环戊基]-5-庚烯酸

CAS 登录号 551-11-1; 38562-01-5[地诺前列素氨丁三醇]

INN list 26

药效分类 前列腺素类药，子宫收缩药

地诺前列酮

Dinoprostone（*INN*）

化学结构式

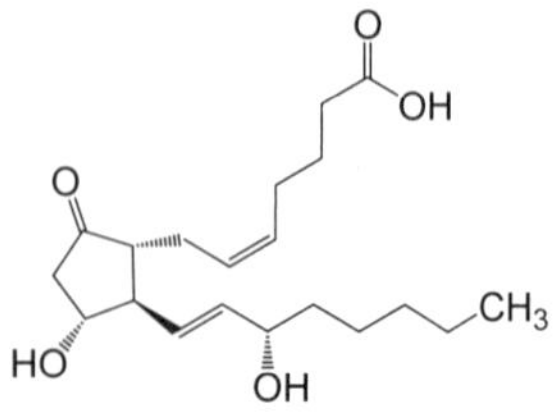

分子式和分子量 $C_{20}H_{32}O_5$ 352.47

化学名 (*E,Z*)-(1*R*,2*R*,3*R*)-7-[3-Hydroxy-2-[(3*S*)-(3-hydroxy-1-octenyl)]-5-oxocyclopentyl]-5-heptenoic acid

(*E,Z*)-(1*R*,2*R*,3*R*)-7-[3-羟基-2-[(3*S*)-(3-羟基-1-辛烯基)]-5-氧代环戊基]-5-庚烯酸

CAS 登录号 363-24-6

INN list 26

药效分类 前列腺素类药，子宫收缩药

地诺替韦

Denotivir（*INN*）

化学结构式

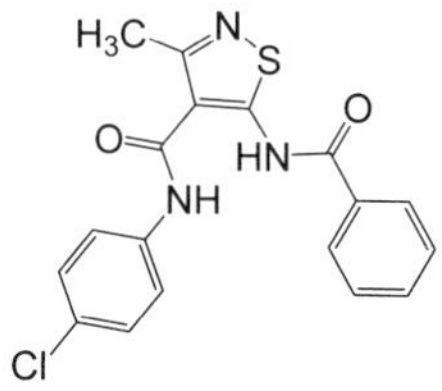

分子式和分子量 $C_{18}H_{14}ClN_3O_2S$ 371.84

化学名 5-Benzamido-4'-chloro-3-methyl-4-isothiazolecarboxanilide

5-苯甲酰氨基-4'-氯-3-甲基- 4-异噻唑甲酰苯胺

CAS 登录号 512787-57-1

INN list 70

药效分类 抗病毒药

地诺孕素

Dienogest（*INN*）

化学结构式

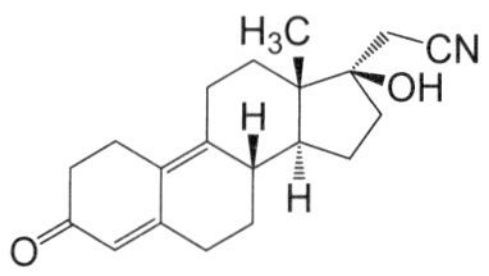

分子式和分子量 $C_{20}H_{25}NO_2$ 311.42

化学名 17-Hydroxy-3-oxo-19-nor-17*α*-pregna-4,9-diene-21-nitrile

17-羟基-3-氧代-19-去甲-17*α*-孕甾-4,9-二烯-21-腈

CAS 登录号 65928-58-7

INN list 49

药效分类 孕激素类药，避孕药

地帕明

Depramine（*INN*）

化学结构式

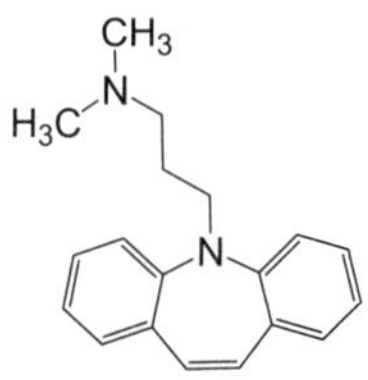

分子式和分子量 $C_{19}H_{22}N_2$ 278.39

化学名 5-[3-(Dimethylamino)propyl]-5*H*-dibenz[*b,f*]azepine

5-[3-(二甲氨基)丙基]-5*H*-二苯并[*b,f*]氮杂䓬

CAS 登录号 303-54-8

INN list 31

药效分类 抗抑郁药

地哌冬

Diperodon（*INN*）

化学结构式

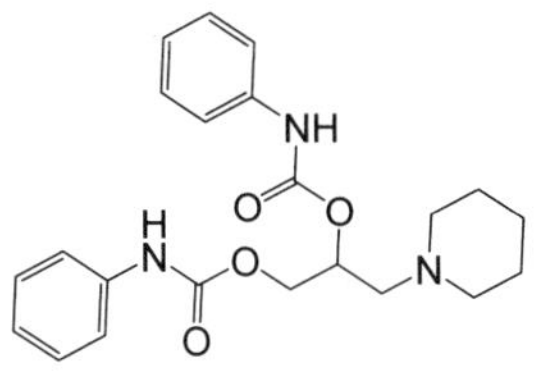

分子式和分子量 $C_{22}H_{27}N_3O_4$ 397.48

化学名 3-Piperidino-1,2-propanediol dicarbanilate(ester)

3-哌啶并-1,2-丙二醇 二苯氨基甲酸酯

CAS 登录号 101-08-6; 51552-99-9[水合物]

INN list 1

药效分类 局部麻醉药

地派谷兰

Dipraglurant（*INN*）

化学结构式

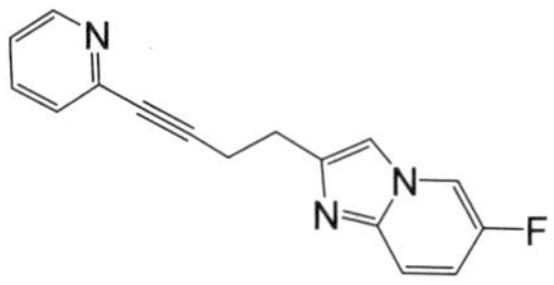

分子式和分子量 $C_{16}H_{12}FN_3$ 265.28

化学名 6-Fluoro-2-[4-(pyridin-2-yl)but-3-yn-1-yl]imidazo[1,2-*a*]pyridine

6-氟-2-[4-(吡啶-2-基)丁-3-炔-1-基]咪唑并[1,2-*a*]吡啶

CAS 登录号 872363-17-2

INN list 102

药效分类 谷氨酸受体调节药

地匹福林

Dipivefrin（*INN*）

化学结构式

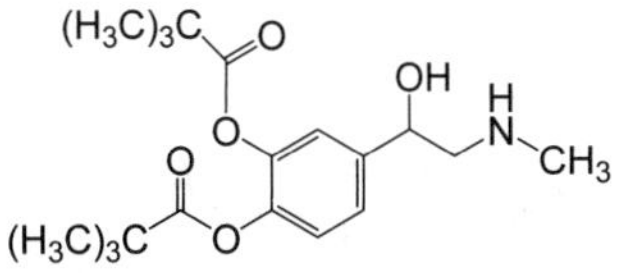

分子式和分子量 $C_{19}H_{29}NO_5$ 351.44

化学名 (±)-3,4-Dihydroxy-*α*-[(methylamino)methyl]benzyl alcohol 3,4-dipivalate

(±)-3,4-二羟基-*α*-[(甲基氨基)甲基]苄醇 3,4-二特戊酸酯

CAS 登录号 52365-63-6

INN list 39

药效分类 抗青光眼药，拟肾上腺素药

地匹哌酮

Dipipanone（*INN*）

化学结构式

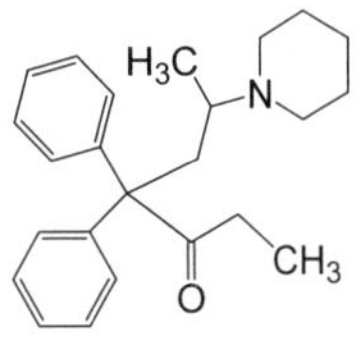

分子式和分子量 $C_{24}H_{31}NO$ 349.52

化学名 4,4-Diphenyl-6-(piperidin-1-yl)heptan-3-one

4,4-二苯基-6-(哌啶-1-基)庚-3-酮

CAS 登录号 467-83-4; 865-87-1[盐酸盐]

INN list 5

药效分类 镇痛药

地匹乙酯

Dipyrocetyl（*INN*）

化学结构式

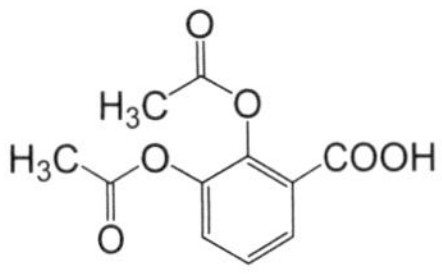

分子式和分子量 $C_{11}H_{10}O_6$ 238.19

化学名 2,3-Dihydroxybenzoic acid diacetate

2,3-二羟基苯甲酸 二乙酸酯

CAS 登录号 486-79-3

INN list 6

药效分类 抗炎镇痛药

地泼罗酮

Deprodone（*INN*）

化学结构式

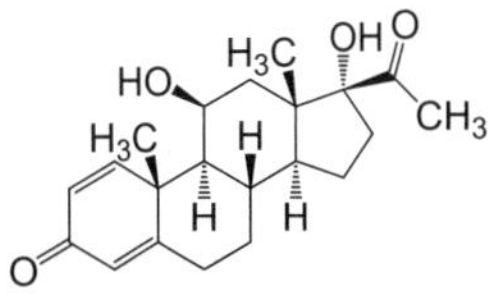

分子式和分子量 $C_{21}H_{28}O_4$ 344.44

化学名 11*β*,17-Dihydroxypregna-1,4-diene-3,20-dione

11*β*,17-二羟基孕甾-1 ,4-二烯-3,20 -二酮

CAS 登录号 20423-99-8

INN list 20

药效分类 肾上腺皮质激素类药

地普奥肽

Depreotide（*INN*）

分子式和分子量 $C_{65}H_{96}N_{16}O_{12}S_2$ 1357.69

化学结构式

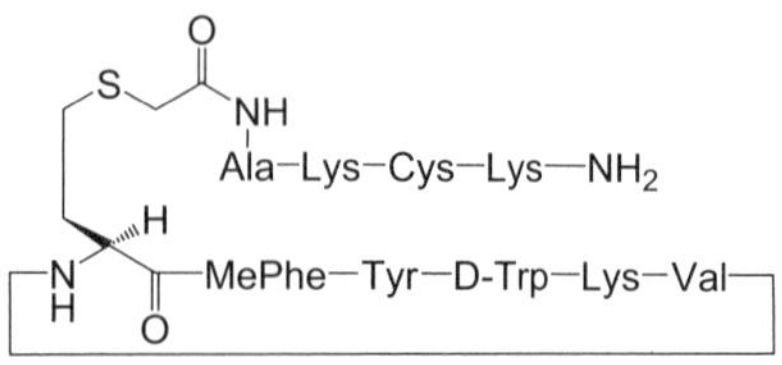

化学名 Cyclo-(L-homocysteinyl-*N*-methyl-L-phenylalanyl-L-tyrosyl-D-tryptophyl-L-lystyl-L-valyl),(1→1')-sulfide with 3-(2-mercaptoacetamido)-L- alanyl-L-lysyl-L-cysteinyl-L-lysinamide

环-(L-高半胱氨酰-*N*-甲基-L-苯丙氨酰基-L-酪氨酰-D-色氨酰-L-赖氨酰-L-缬氨酰)与 3-(2-巯基乙酰胺)-L-丙氨酰-L-赖氨酰-L-半胱氨酰-L-赖氨酰胺成(1→1')硫醚

CAS 登录号 161982-62-3

INN list 80

药效分类 诊断用药

地普喹酮

Diproqualone（*INN*）

化学结构式

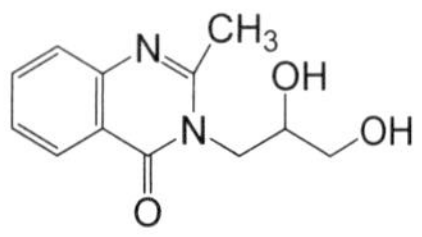

分子式和分子量 $C_{12}H_{14}N_2O_3$ 234.25

化学名 3-(2,3-Dihydroxypropyl)-2-methyl-4(3*H*)-quinazolinone

3-(2,3-二羟基丙基)-2-甲基-4(3*H*)-喹唑啉酮

CAS 登录号 36518-02-2

INN list 22

药效分类 镇痛药

地普罗芬

Diprofene（*INN*）

化学结构式

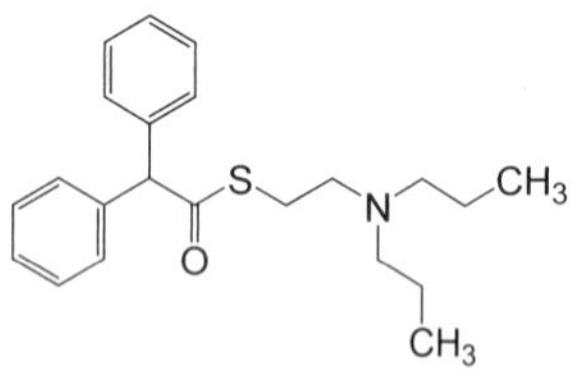

分子式和分子量 $C_{22}H_{29}NOS$ 355.54

化学名 *S*-[2-(Dipropylamino)ethyl] 2,2-diphenylethanethioate

S-[2-(二丙基氨基)乙基] 2,2-二苯基硫代乙酸酯

CAS 登录号 5835-72-3

INN list 12

药效分类 解痉药

地普托品

Deptropine（*INN*）

分子式和分子量 $C_{23}H_{27}NO$ 333.48

化学结构式

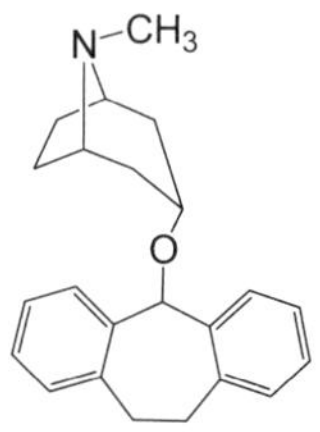

化学名 3-[10,11-Dihydro-5*H*-dibenzo[*a,d*]cyclohepten-5-yloxy] tropane

3-[10,11-二氢-5*H*-二苯并[*a,d*]环庚烯-5-烷氧基]托品烷

CAS 登录号 604-51-3; 2169-75-7[枸橼酸盐]

INN list 12

药效分类 抗溃疡药

地前列素

Deprostil（*INN*）

化学结构式

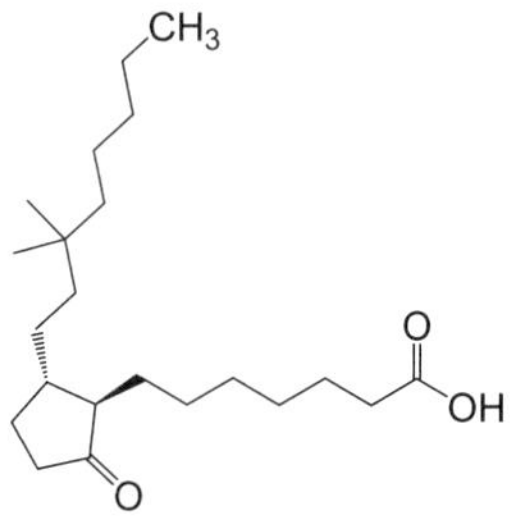

分子式和分子量 $C_{21}H_{38}O_4$ 354.52

化学名 (1*R*,2*S*)-2-(3-Hydroxy-3-methyloctyl)-5-oxocyclopentaneheptanoic acid

(1*R*,2*R*)-2-(3-羟基-3-甲基辛基)-5-氧代环戊烷庚酸

CAS 登录号 33813-84-2

INN list 32

药效分类 前列腺素类药，抗溃疡药

地前列酯

Delprostenate（*INN*）

化学结构式

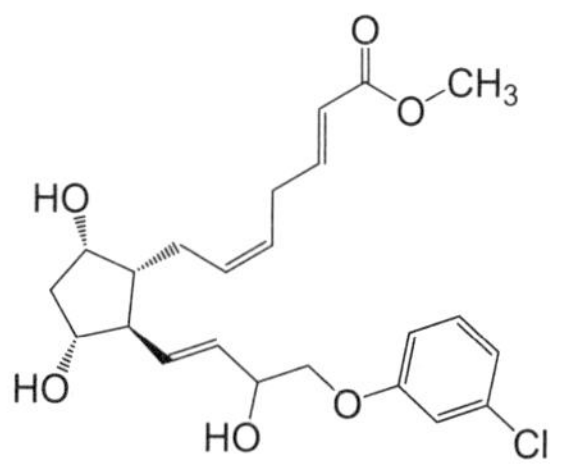

分子式和分子量 $C_{23}H_{29}ClO_6$ 436.93

化学名 Methyl (2*E*,5*Z*)-7-[(1*R*,2*R*,3*R*,5*S*)-2-[(*E*)-(3*R*)-4-(3-chlorophenoxy)-3-hydroxy-1-butenyl]-3,5-dihydroxycyclopentyl]-2,5-heptadienoate

甲基 (2*E*,5*Z*)-7-[(1*R*,2*R*,3*R*,5*S*)-2-[(*E*)-(3*R*)-4-(3-氯苯氧基)-3-羟基-1-丁烯基]-3,5-二羟基环戊基]-2,5-庚二烯酯

CAS 登录号 62524-99-6

INN list 42

药效分类 前列腺素类药

地秦胺

Dezinamide（*INN*）

化学结构式

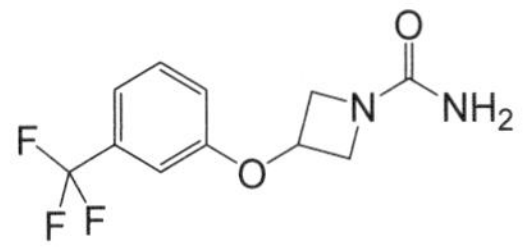

分子式和分子量 $C_{11}H_{11}F_3N_2O_2$ 260.21

化学名 3-[3-(Trifluoromethyl)phenoxy]azetidine-1-carboxamide

3-[3-(三氟甲基)苯氧基]氮杂环丁烷-1-甲酰胺

CAS 登录号 91077-32-6

INN list 68

药效分类 抗惊厥药

地屈孕酮

Dydrogesterone（*INN*）

化学结构式

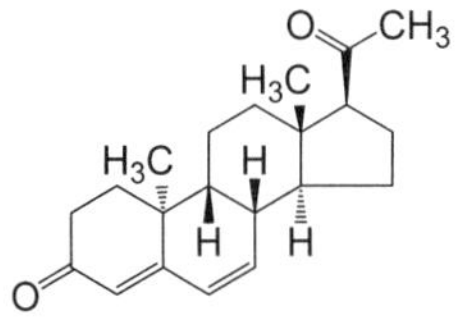

分子式和分子量 $C_{21}H_{28}O_2$ 312.45

化学名 9*β*,10*α*-Pregna-4,6-diene-3,20-dione

9*β*,10*α*-孕甾-4,6-二烯-3,20-二酮

CAS 登录号 152-62-5

INN list 12

药效分类 孕激素类药

ATC 分类 G03DB01

地曲酯

Detralfate（*INN*）

化学结构式

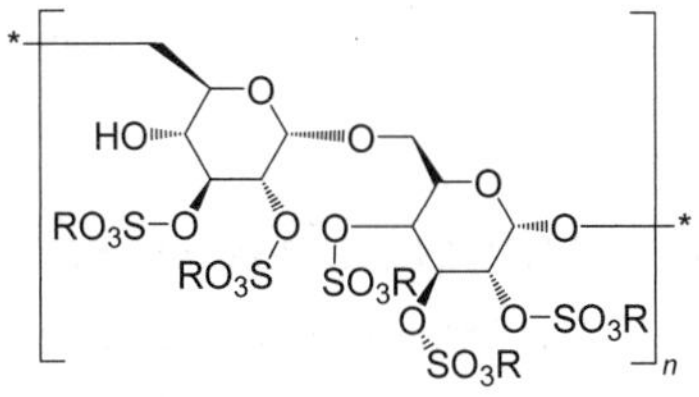

R=Na或Al(OH)$_2$

药物描述 Dextran sulfate,sodium salt,aluminum complex

硫酸葡聚糖,钠盐,铝复合物

CAS 登录号 37209-31-7

INN list 28

药效分类 抗溃疡药

地瑞茶碱

Derenofylline（*INN*）

化学结构式

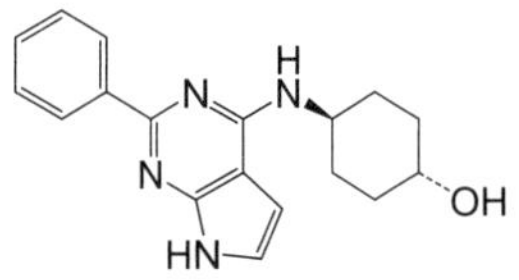

分子式和分子量 $C_{18}H_{20}N_4O$ 308.38

化学名 *trans*-4-[(2-Phenyl-7*H*-pyrrolo[2,3-*d*]pyrimidin-4-yl)amino]cyclohexanol

反-4-[(2-苯基-7*H*-吡咯并[2,3-*d*]嘧啶-4-基)氨基]环己醇

CAS 登录号 251945-92-3

INN list 102

药效分类 腺苷受体拮抗药

地瑞舒林

Dicresulene（*INN*）

化学结构式

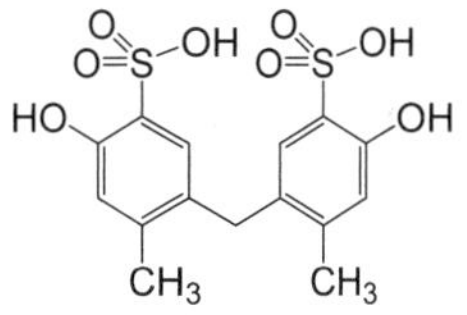

分子式和分子量 $C_{15}H_{16}O_8S_2$ 388.41

化学名 3,3'-Methylenebis[6-hydroxy-4-toluenesulfonic acid]

3,3'-甲叉基双[6-羟基-4-甲基苯磺酸]

CAS 登录号 78480-14-5

INN list 47

药效分类 消毒防腐药

地塞米松

Dexamethasone（*INN*）

化学结构式

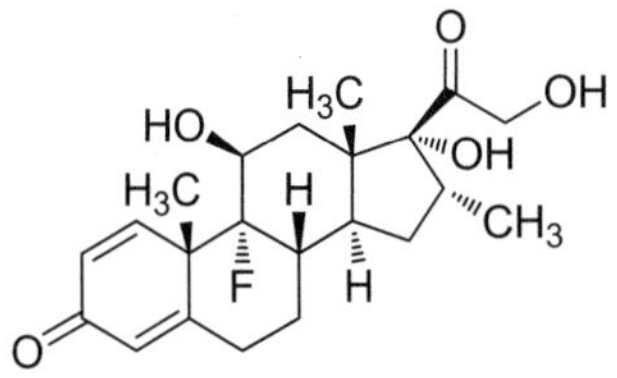

分子式和分子量 $C_{22}H_{29}FO_5$ 392.46

化学名 9-Fluror-11*β*,17,21-trihydroxy-16*α*-methylpregna-1,4-diene-3,20-dione

9-氟-11*β*,17,21-三羟基-16*α*-甲基孕甾-1,4-二烯-3,20-二酮

CAS 登录号 50-02-2; 1177-87-3[乙酸酯]; 55812-90-3[乙酸酯一水合物]

INN list 8

药效分类 糖皮质激素类药

ATC 分类 H02AB02

地塞米松呋酯

Dexamethasone Acefurate（*INN*）

化学结构式

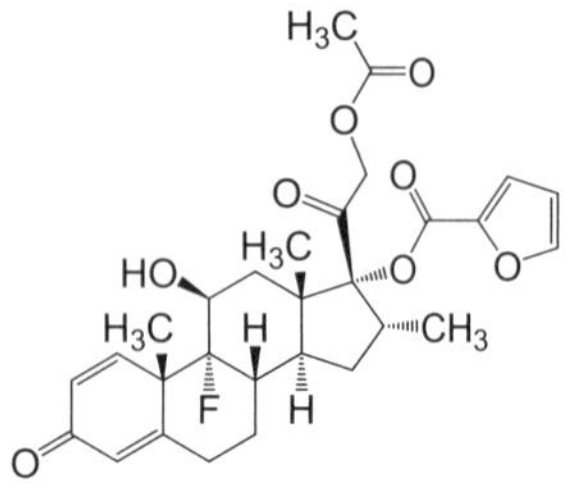

分子式和分子量　$C_{29}H_{33}FO_8$　528.57

化学名　9-Fluror-11*β*,17,21-trihydroxy-16*α*-methylpregna-1,4-diene-3,20-dione 21-acetate 17-(2-furoate)

9-氟-11*β*,17,21-三羟基-16*α*-甲基孕甾-1,4-二烯-3,20-二酮21-乙酸酯 17-(2-糠酸酯)

CAS 登录号　83880-70-0

INN list　57

药效分类　肾上腺皮质激素类药

地塞米松培酯

Dexamethasone Cipecilate（*INN*）

化学结构式

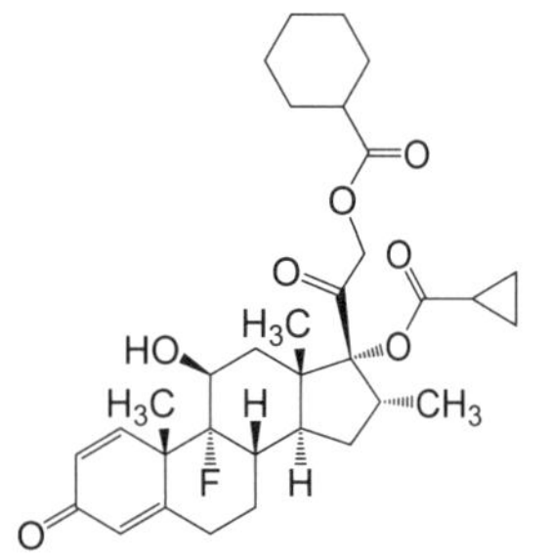

分子式和分子量　$C_{33}H_{43}FO_7$　570.69

化学名　9-Fluror-11*β*-hydroxy-16*α*-methyl-3,20-dioxopregna-1,4-diene-17,21-diyl 21-cyclohexanecarboxylate 17-cyclopropanecarboxylate

9-氟-11*β*-羟基-16*α*-甲基-3,20-二氧代孕甾-1,4-二烯-17,21-二基 21-环己烷甲酸酯 17-环丙甲酸酯

CAS 登录号　132245-57-9

INN list　94

药效分类　类固醇抗炎药

地沙二酮

Diethadione（*INN*）

化学结构式

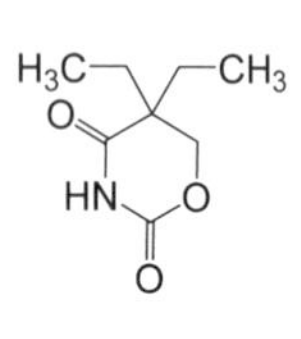

分子式和分子量　$C_8H_{13}NO_3$　171.19

化学名　5,5-Diethyldihydro-2*H*-1,3-oxazine-2,4(3*H*)-dione

5,5-二乙基二氢-2*H*-1,3-噁嗪-2,4(3*H*)-二酮

CAS 登录号　702-54-5

INN list　23

药效分类　中枢兴奋药

地沙匹定

Desaspidin（*INN*）

化学结构式

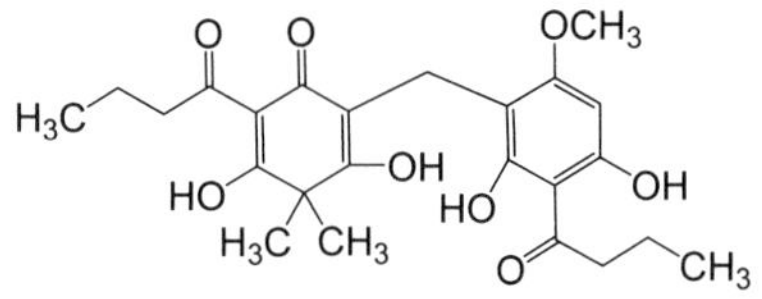

分子式和分子量　$C_{24}H_{30}O_8$　446.49

化学名　3'-[(5-Butyryl-2,4-dihydroxy-3,3-dimethyl-6-oxo-1,4-cyclohexadien-1-yl)methyl]-2',6'-dihydroxy-4'-methoxybutyrophenone

3'-[(5-丁酰基-2,4-二羟基-3,3-二甲基-6-氧代-1,4-环己二烯-1-基)甲基]-2 ',6'-二羟基-4'-甲氧丁酰苯

CAS 登录号　114-43-2

INN list　15

药效分类　抗绦虫药

ATC 分类　P02DX01

地舍莫来

Disermolide（*INN*）

化学结构式

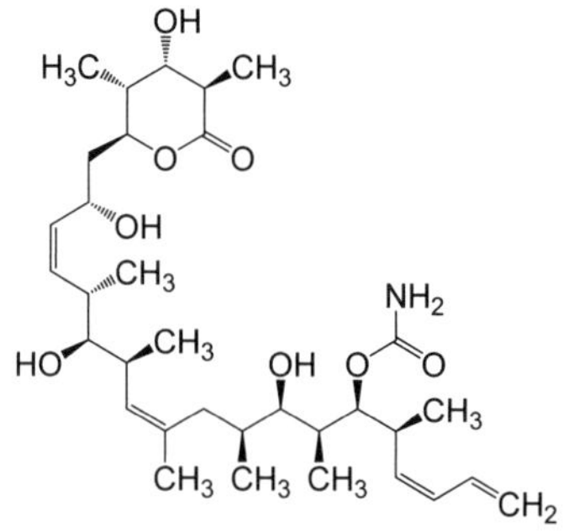

分子式和分子量　$C_{33}H_{55}NO_8$　593.79

化学名　[(3Z,5*S*,6*S*,7*S*,8*R*,9*S*,11*Z*,13*S*,14*S*,15*S*,16*Z*,18*S*)-8,14,18-Trihydroxy-19-[(2*S*,3*R*,4*S*,5*R*)-4-hydroxy-3,5-dimethyl-6-oxooxan-2-yl]-5,7,9,11,13,15-hexamethylnonadeca-1,3,11,16-tetraen-6-yl] carbamate

[(3Z,5*S*,6*S*,7*S*,8*R*,9*S*,11*Z*,13*S*,14*S*,15*S*,16*Z*,18*S*)-8,14,18-三羟基-19-[(2*S*,3*R*,4*S*,5*R*)-4-羟基-3,5-二甲基-6-氧代噁烷-2-基]-5,7,9,11,13,15-六甲基十九烷-1,3,11,16-四烯-6-基]氨基甲酸酯

CAS 登录号　127943-53-7

INN list　89

药效分类 抗肿瘤药

地舍平

Deserpidine（*INN*）

化学结构式

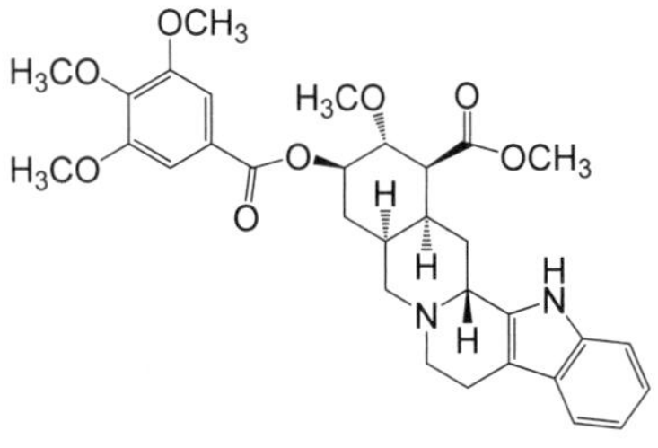

分子式和分子量 $C_{32}H_{38}N_2O_8$ 578.65

化学名 Methyl 18*β*-hydroxy-17*α*-methoxy-3*β*,20*α*-yohimban-16*β*-carboxylate,3,4,5-trimethoxybenzoate(ester)

甲基 18*β*-羟基-17*α*-甲氧基-3*β*,20*α*-育亨烷基-16*β*-羧酸酯,3,4,5-三甲氧基苯甲酸酯

CAS 登录号 131-01-1

INN list 6

药效分类 抗高血压药

ATC 分类 C02AA05

地舒芬通钠

Disufenton Sodium（*INN*）

化学结构式

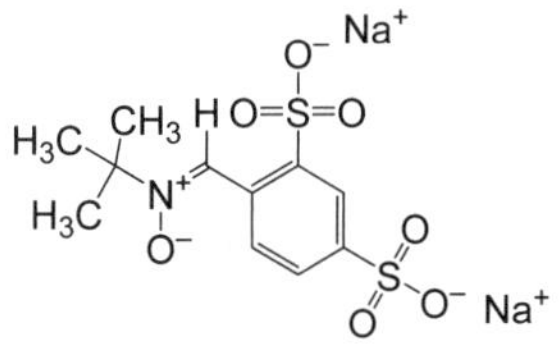

分子式和分子量 $C_{11}H_{13}NNa_2O_7S_2$ 381.33

化学名 Disodium 4-(*tert*-buryliminomethyl)benzene-1,3-disulfonate *N*-oxide

4-(叔丁基氨亚基甲基)苯-1,3-二磺酸二钠盐 *N*-氧化物

CAS 登录号 168021-79-2

INN list 88

药效分类 神经保护药

地舒勒近

Disulergine（*INN*）

化学结构式

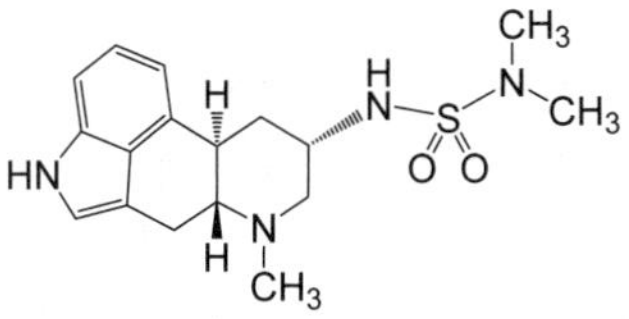

分子式和分子量 $C_{17}H_{24}N_4O_2S$ 348.46

化学名 *N,N*-Dimethyl-*N'*-(6-methylergolin-8*α*-yl)sulfamide

N,N-二甲基-*N'*-(6-甲基麦角灵-8*α*-基)磺酰胺

CAS 登录号 59032-40-5

INN list 45

药效分类 催乳素分泌抑制药

地司维林

Dexsecoverine（*INN*）

化学结构式

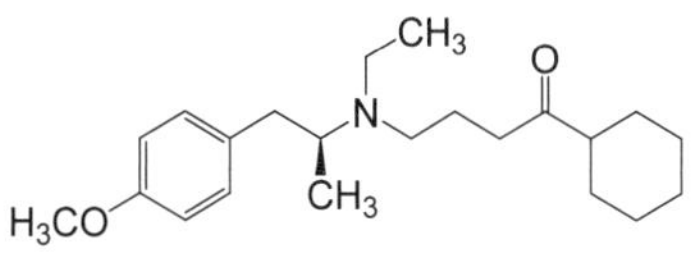

分子式和分子量 $C_{22}H_{35}NO_2$ 345.52

化学名 (+)-(*S*)-1-Cyclohexyl-4-[ethyl(4-methoxy-*α*-methylphenethyl)amino]-1-butanone

(+)-(*S*)-1-环己基-4-[乙基(4-甲氧基-*α*-甲基苯乙基)氨基]-1-丁酮

CAS 登录号 90237-04-0

INN list 53

药效分类 解痉药

地索苯宁

Disofenin（*INN*）

化学结构式

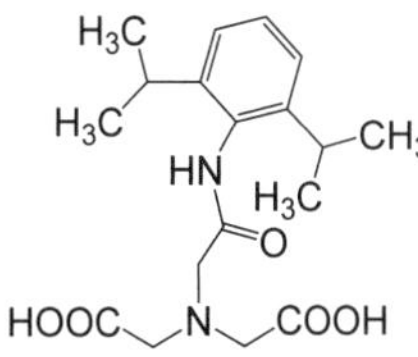

分子式和分子量 $C_{18}H_{26}N_2O_5$ 350.41

化学名 [[[(2,6-Diisopropylphenyl)carbamoyl]methyl]imino]diacetic acid

[[[(2,6-二异丙基苯基)氨基甲酰基]甲基]氨叉基]二乙酸

CAS 登录号 65717-97-7

INN list 43

药效分类 诊断用药

地索布胺

Disobutamide（*INN*）

化学结构式

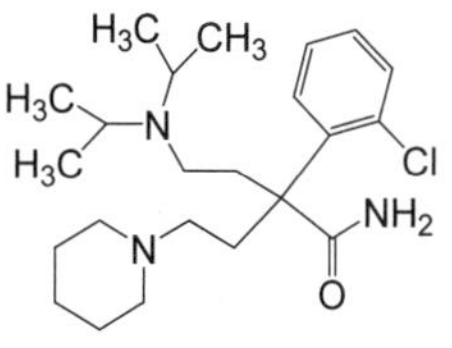

分子式和分子量 $C_{23}H_{38}ClN_3O$ 408.02

化学名 2-(2-Chlorophenyl)-2-[2-[di(propan-2-yl)amino]ethyl]-4-piperidin-1-ylbutanamide

2-(2-氯苯基)-2-[2-[双(丙-2-基)氨基]乙基]-4-哌啶-1-基丁酰胺

CAS 登录号 68284-69-5

INN list 44

药效分类 抗心律失常药

地索苷

Disogluside（*INN*）

化学结构式

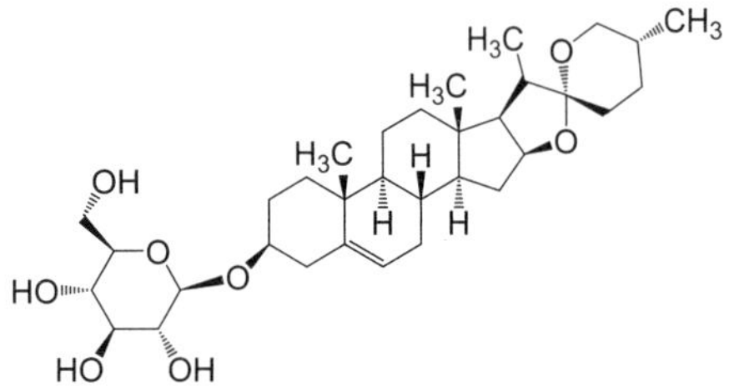

分子式和分子量 $C_{33}H_{52}O_8$ 576.76

化学名 (25*R*)-3*β*-(*β*-D-Glucopyranosyloxy)spirost-5-ene

(25*R*)-3*β*-(*β*-D-吡喃葡萄糖基氧基)螺甾-5-烯

CAS 登录号 14144-06-0

INN list 47

药效分类 抗凝血药

地索吗啡

Desomorphine（*INN*）

化学结构式

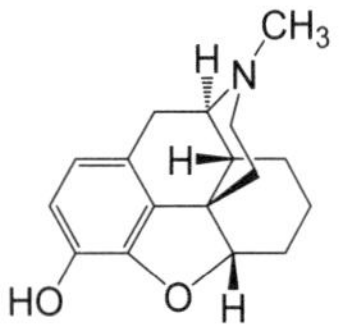

分子式和分子量 $C_{17}H_{21}NO_2$ 271.35

化学名 Dihydrodeoxymorphine

二氢脱氧吗啡

CAS 登录号 427-00-9

INN list 5

药效分类 镇痛药

地索普明

Diisopromine（*INN*）

化学结构式

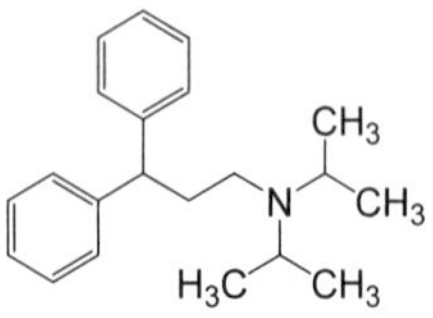

分子式和分子量 $C_{21}H_{29}N$ 295.47

化学名 *N,N*-Diisopropyl-3,3-diphenylpropylamine

N,N-二异丙基-3,3-二苯基丙胺

CAS 登录号 5966-41-6; 24358-65-4[盐酸盐]

INN list 11

药效分类 解痉药

地索隐亭

Desocriptine（*INN*）

化学结构式

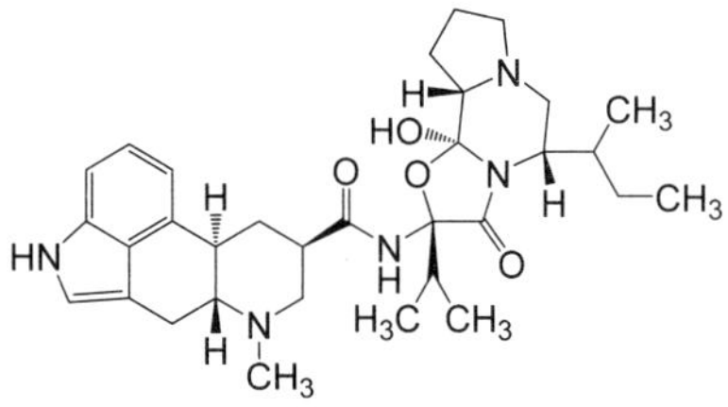

分子式和分子量 $C_{32}H_{45}N_5O_4$ 563.73

化学名 6'-Deoxo-9,10*α*-dihydro-*β*-ergocryptine

6'-脱氧-9,10*α* -二氢-*β*-麦角卡里碱

CAS 登录号 66759-48-6

INN list 46

药效分类 抗心绞痛药

地他诺柳

Detanosal（*INN*）

化学结构式

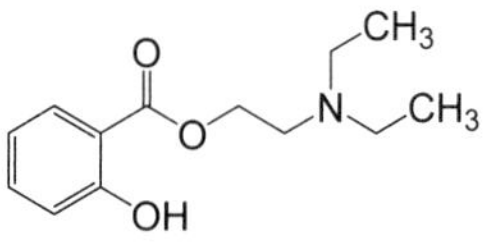

分子式和分子量 $C_{13}H_{19}NO_3$ 237.29

化学名 2-(Diethylamino)ethyl salicylate

2-(二乙氨基)乙基 水杨酸酯

CAS 登录号 23573-66-2

INN list 23

药效分类 抗炎镇痛药

地他义铵

Detajmium（*INN*）

化学结构式

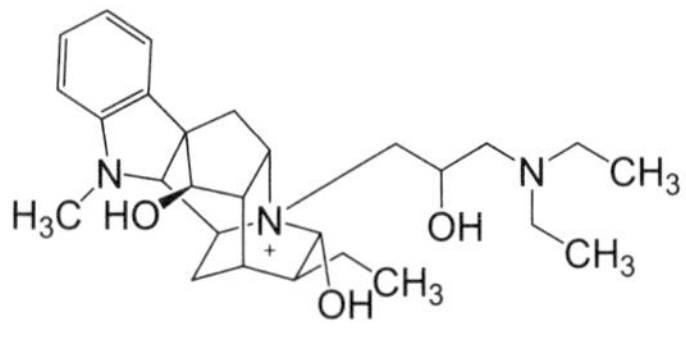

分子式和分子量 $C_{27}H_{42}N_3O_3$ 456.65

化学名 4-[3-(Diethylamino)-2-hydroxypropyl]ajmalinium

4-[3-(二乙氨基)-2-羟丙基] 西萝芙木碱

CAS 登录号 33774-52-6; 53862-81-0[酒石酸氢盐]

INN list 34

药效分类 抗心律失常药

地他唑

Ditazole（*INN*）

化学结构式

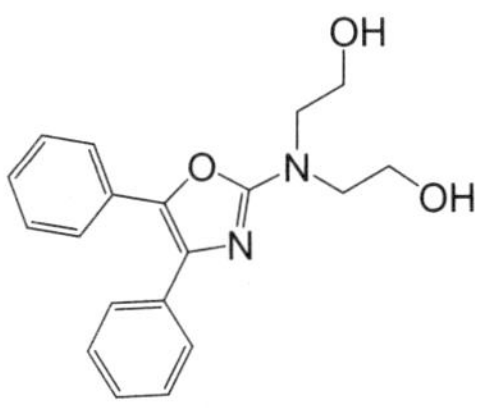

分子式和分子量 $C_{19}H_{20}N_2O_3$ 324.37

化学名 2,2'-[(4,5-Diphenyl-2-oxazolyl)imino]diethanol

2,2'-[(4,5-二苯基-2-噁唑基)氨叉基]二乙醇

CAS 登录号 18471-20-0

INN list 21

药效分类 抗炎药

地肽瑞里

Detirelix（*INN*）

化学结构式(见下)

分子式和分子量 $C_{78}H_{105}ClN_{18}O_{13}$ 1538.23

化学名 *N*-Acetyl-3-(2-naphtyl)-D-alanyl-4-chloro-D-phenylalanyl-D-tryptophyl-L-seryl-L-tyrosyl-*N*⁶-(*N,N'*-diethylamidino)-D-lysyl-L-leucyl-L-arginyl-L-prolyl-D-alaninamide

N-乙酰-3-(2-萘)-D-丙氨酰-4-氯-D-苯丙氨酰-D-色氨酰-L-丝氨酸-L-酪氨酸-*N*⁶-(*N,N*-二乙基脒基)-D-赖氨酸-L-亮氨酰-L-精氨酰 L-脯氨酰 -D-丙氨酰胺

CAS 登录号 89662-30-6; 102583-46-0[二乙酸盐]

INN list 56

药效分类 垂体激素释放抑制药

地特氯铵

Ditercalinium Chloride（*INN*）

分子式和分子量 $C_{46}H_{50}Cl_2N_6O_2$ 789.83

化学结构式

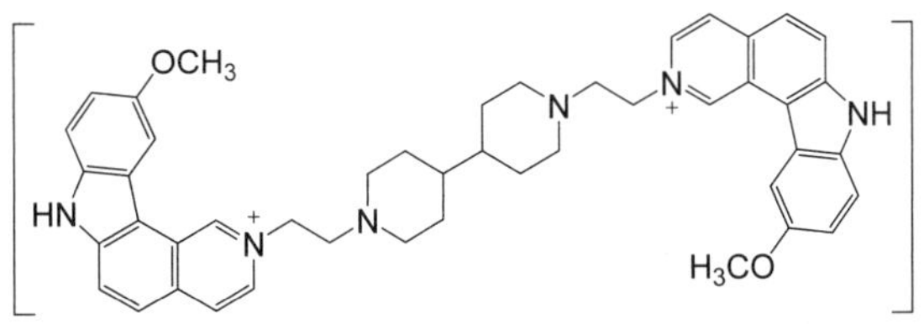

化学名 10-Methoxy-2-[2-[4-[1-[2-(10-methoxy-7*H*-pyrido[4,3-*c*]carbazol-2-ium-2-yl)ethyl]piperidin-4-yl]piperidin-1-yl]ethyl]-7*H*-pyrido[4,3-*c*]carbazol-2-ium dichloride

二氯化 10-甲氧基-2-[2-[4-[1-[2-(10-甲氧基-7*H*-吡啶并[4,3-*c*]咔唑-2-鎓-2-基)乙基]哌啶-4-基]哌啶-1-基]乙基]-7*H*-吡啶并[4,3-*c*]咔唑-2-鎓

CAS 登录号 74517-42-3

INN list 49

药效分类 抗肿瘤药

地特诺

Deterenol（*INN*）

化学结构式

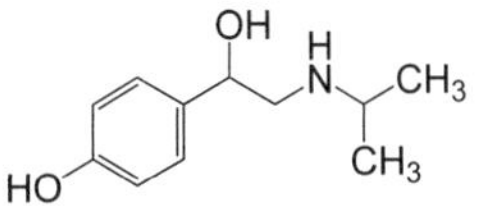

分子式和分子量 $C_{11}H_{17}NO_2$ 195.26

化学名 (±)- 4-Hydroxy-*α*-[(isopropylamino)methyl]benzyl alcohol

(±)-4-羟基-*α*-[(异丙氨基)甲基]苄醇

CAS 登录号 3506-31-8; 23239-36-3[盐酸盐]

INN list 25

药效分类 抗青光眼药

地特胰岛素

Insulin Detemir（*INN*）

化学结构式(见下)

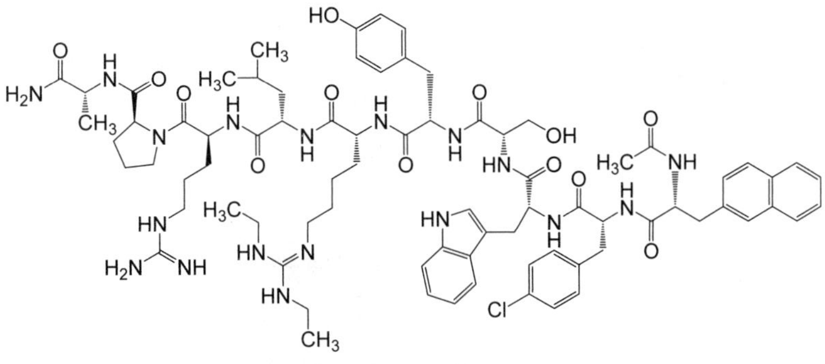

地肽瑞里

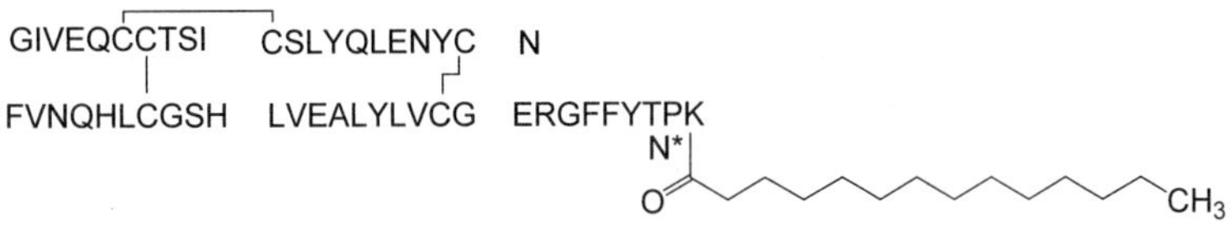

GIVEQCCTSI CSLYQLENYC N

FVNQHLCGSH LVEALYLVCG ERGFFYTPK

N*

地特胰岛素

分子式和分子量 $C_{267}H_{402}N_{64}O_{76}S_6$ 5916.90

化学名 29B-(N^6-Myristoyl-L-lysine)-30B-de-L-threonineinsulin-(human)

29B-(N^6-肉豆蔻酰-L-赖氨酸)-30B -脱-L-苏氨酸胰岛素(人)

CAS 登录号 169148-63-4

INN list 80

药效分类 抗糖尿病药

地替班特

Deltibant（*INN*）

化学结构式

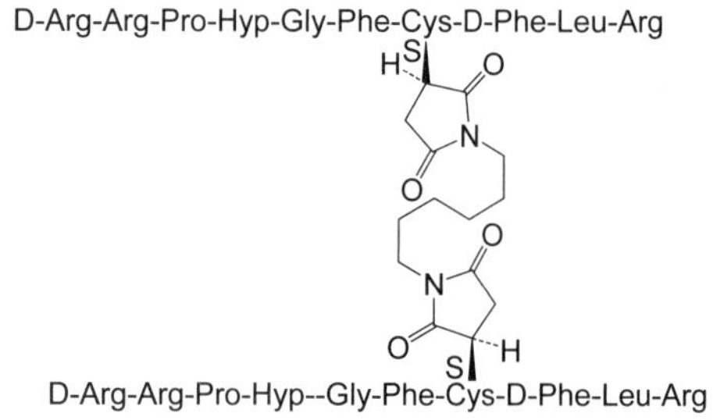

分子式和分子量 $C_{128}H_{194}N_{40}O_{28}S_2$ 2805.29

化学名 D-Arginyl-L-arginyl-L-prolyl-*trans*-4-hydroxy-L-prolylglycyl-L-phenylalanyl-L-cysteinyl-D-phenylalanyl-L-leucyl-L-arginine,7,7'-bis(sulfide) with (2*R*,2'*S*)-*N*,*N*'-hexamethylenebis[2-mercapto succinimide]

D-精氨酰-L-精氨酰-L-脯氨酰-反-4-羟基-L-脯氨酰甘氨酰-L-苯丙氨酰-L-半胱氨酰-D-苯丙氨酰-L-亮氨酰-L-精氨酸与(2*R*,2'*S*)-*N*, *N*'-六亚甲基双[2-巯基琥珀酰亚胺]形成的 7,7'双(硫化键)

CAS 登录号 140661-97-8

INN list 75

药效分类 缓激肽拮抗药

地替吉仑

Ditekiren（*INN*）

化学结构式

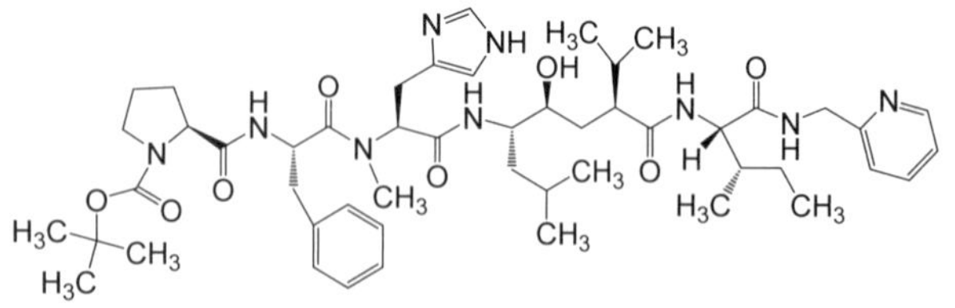

分子式和分子量 $C_{50}H_{75}N_9O_8$ 930.19

化学名 *tert*-Butyl (2*S*)-2-[[(α*S*)-α-[[(1*S*)-[[(1*S*,2*S*,4*S*)-2-hydroxy-1-isobutyl-5-methyl-4-[[(1*S*,2*S*)-2-methyl-1-[(2-pyridylmethyl)carbamoyl]butyl]carbamoyl]hexyl]carbamoyl]-2-imidazol-4-ylethyl]methylcarbamoyl]phenethyl]carbamoyl]-1-pyrrolidinecarboxylate

叔丁基 (2*S*)-2-[[(α*S*)-α-[[(1*S*)-[[(1*S*,2*S*,4*S*)-2-羟基-1-异丁基-5-甲基-4-[[(1*S*,2*S*)-2-甲基-1-[(2-吡啶基甲基)氨基甲酰基]丁基]氨基甲酰基]己基]氨基甲酰基]-2-咪唑-4-基乙基]甲基氨基甲酰基]苯乙基]氨基甲酰基]-1-吡咯烷羧酸酯

CAS 登录号 103336-05-6

INN list 62

药效分类 抗高血压药，肾素抑制药

地托胺

Ditolamide（*INN*）

化学结构式

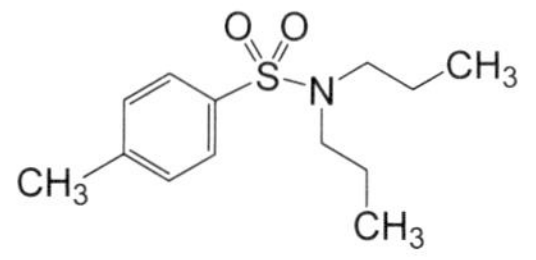

分子式和分子量 $C_{13}H_{21}NO_2S$ 255.38

化学名 *N*,*N*-Dipropyl-4-toluenesulfonamide

N,*N*-二丙基-4-甲基苯磺酰胺

CAS 登录号 723-42-2

INN list 15

药效分类 抗痛风药

地托比星

Detorubicin（*INN*）

化学结构式

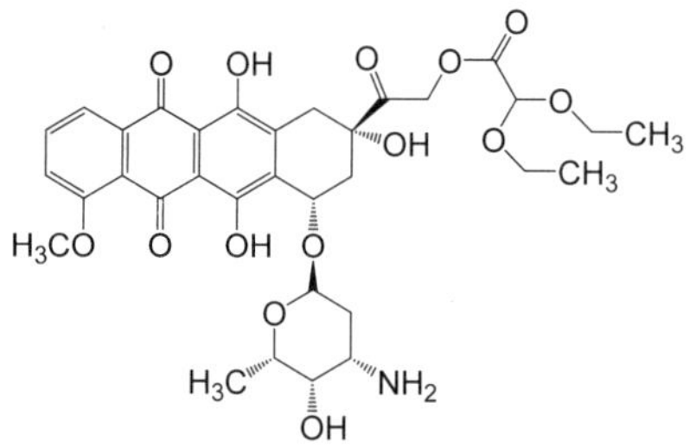

分子式和分子量 $C_{33}H_{39}NO_{14}$ 673.66

化学名 [2-[(2*S*,4*S*)-4-[(2*R*,4*S*,5*S*,6*S*)-4-Amino-5-hydroxy-6-methyloxan-2-yl]oxy-2,5,12-trihydroxy-7-methoxy-6,11-dioxo-3,4-dihydro-1*H*-tetracen-2-yl]-2-oxoethyl] 2,2-diethoxyacetate

[2-[(2*S*,4*S*)-4-[(2*R*,4*S*,5*S*,6*S*)-4-氨基-5-羟基-6-甲基氧杂环己烷-2-基]氧基-2,5,12-三羟基-7-甲氧基-6,11-二氧代-3,4-二氢-1*H*-并四苯-2-基]-2-氧代乙基] 2,2-二乙氧基乙酸酯

CAS 登录号 66211-92-5

INN list 41

药效分类 抗生素类抗肿瘤药

地托咪定

Detomidine（*INN*）

化学结构式

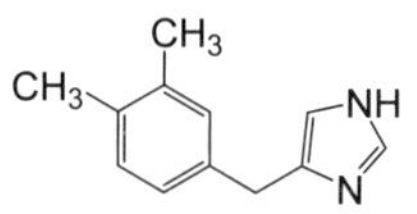

分子式和分子量 $C_{12}H_{14}N_2$ 186.26

化学名 4-(2,3-Dimethylbenzyl)imidazole

4-(2,3-二甲基苄基)咪唑

CAS 登录号 76631-46-4; 90038-01-0[盐酸盐]

INN list 46

药效分类 镇静催眠药

地托哌松

Deutolperisone（*INN*）

化学结构式

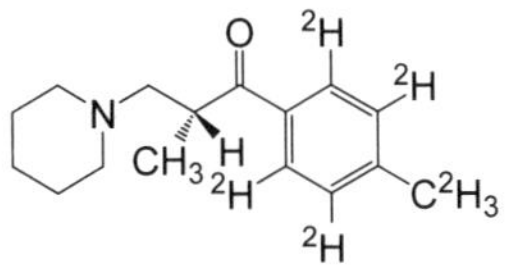

分子式和分子量 $C_{16}H_{16}\ {}^{2}H_{7}NO$ 252.40

化学名 2-Methyl-1-[4-([$^{2}H_{3}$]methyl)[2,3,5,6-$^{2}H_{4}$]phenyl]-3-(piperidin-1-yl)-propan-1-one

2-甲基-1-[4-(三氘代甲基)[2,3,5,6-四氘代]苯基]-3-(哌啶-1-基)丙烷-1-酮

CAS 登录号 474641-19-5

INN list 92

药效分类 肌肉松弛药

地托酞

Ditophal（*INN*）

化学结构式

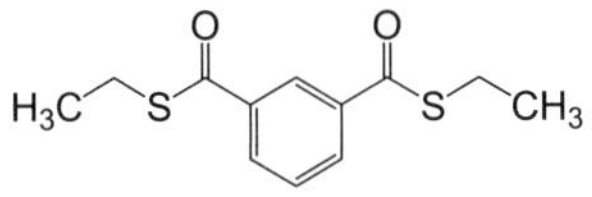

分子式和分子量 $C_{12}H_{14}O_{2}S_{2}$ 254.37

化学名 *S,S*-Diethyl ester of 1,3-dithioisophthalic acid

S,S-二乙基 1,3-二硫代间苯二甲酸酯

CAS 登录号 584-69-0

INN list 10

药效分类 抗麻风药

地托溴铵

Deditonium Bromide（*INN*）

化学结构式

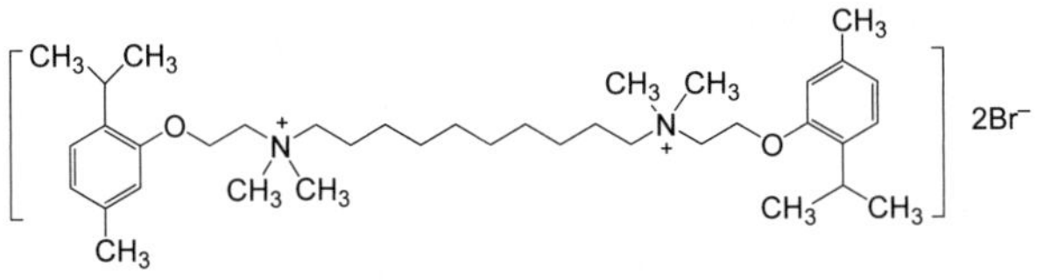

分子式和分子量 $C_{38}H_{66}Br_{2}N_{2}O_{2}$ 742.75

化学名 Decamethylenebis[dimethyl[2-(thymyloxy)ethyl]ammonium bromide]

1,10-癸二基双[二甲基[2-(百里氧基)乙基]溴化铵]

CAS 登录号 2401-56-1; 20462-53-7[地托铵]

INN list 15

药效分类 抗菌药

地文拉法辛

Desvenlafaxine（*INN*）

化学结构式

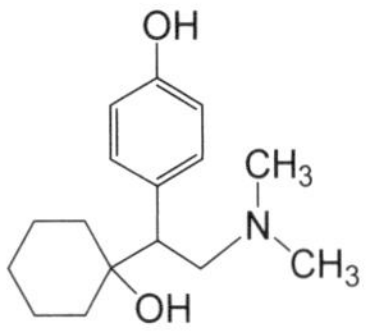

分子式和分子量 $C_{16}H_{25}NO_{2}$ 263.38

化 学 名 1-[(1*RS*)-2-(Dimethylamino)-1-(4-hydroxxyphenyl)ethyl]cyclohexanol

1-[(1*RS*)-2-(二甲氨基)-1-(4-羟基苯基)乙基]环己醇

CAS 登录号 93413-62-8; 38670-22-7[琥珀酸盐]

INN list 89

药效分类 抗抑郁药

地戊曲酯

Didrovaltrate（*INN*）

化学结构式

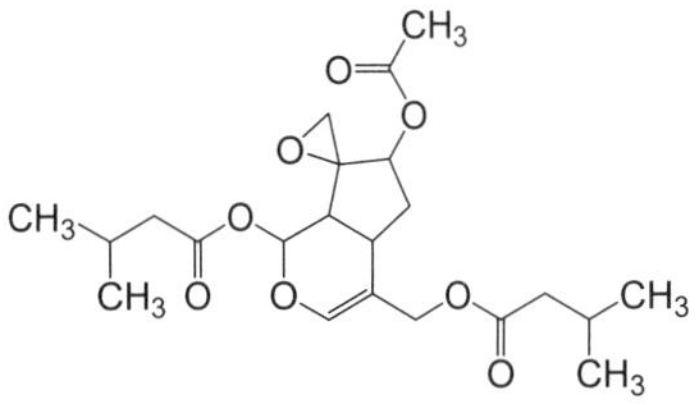

分子式和分子量 $C_{22}H_{32}O_{8}$ 424.48

化学名 1,4*a*,5,7*a*-Tetrahydro-1,6-dihydroxyspiro[cyclopenta[*c*]pyran-7(6*H*),2'- oxirane]-4-methanol 6-acetate 1,4-diisovalerate

1,4*a*,5,7*a*-四氢-1,6-二羟基螺[环戊熳并[*c*]吡喃-7(6*H*),2'-环氧乙烷]-4-甲醇 6-乙酸酯 1,4-二异戊酸酯

CAS 登录号 18296-45-2

INN list 17

药效分类 镇静催眠药

地西利酮

Dicirenone（*INN*）

化学结构式

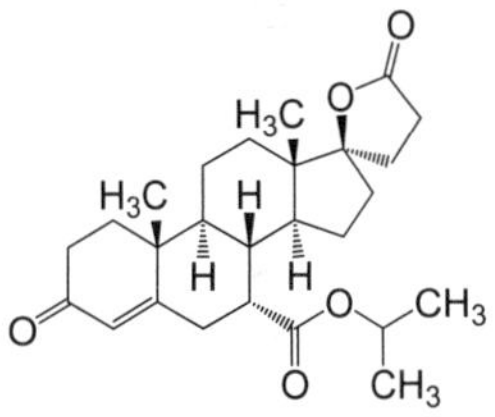

分子式和分子量 $C_{26}H_{36}O_{5}$ 428.56

化学名 17-Hydroxy-3-oxo-17α-pregn-4-ene-7α,21-dicarboxylic acid, γ-lactone,isopropyl ester

17-羟基-3-氧代-17α-孕甾-4-烯-7α,21-二羧酸,γ-内酯,异丙酯

CAS 登录号 41020-79-5

INN list 50

药效分类 抗醛固酮药

地西龙

Descinolone（*INN*）

化学结构式

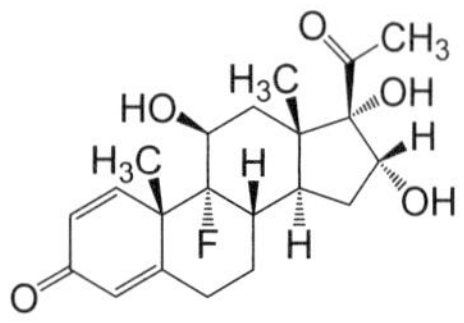

分子式和分子量 $C_{21}H_{27}FO_5$ 378.43

化学名 9-Fluoro-11β,16α,17-trihydroxypregna-1,4-diene-3,20-dione

9-氟-11β,16α,17-三羟基孕甾-1,4-二烯-3,20-二酮

CAS 登录号 595-52-8

INN list 17

药效分类 糖皮质激素

地西洛可龙

Locicortolone Dicibate（*INN*）

化学结构式

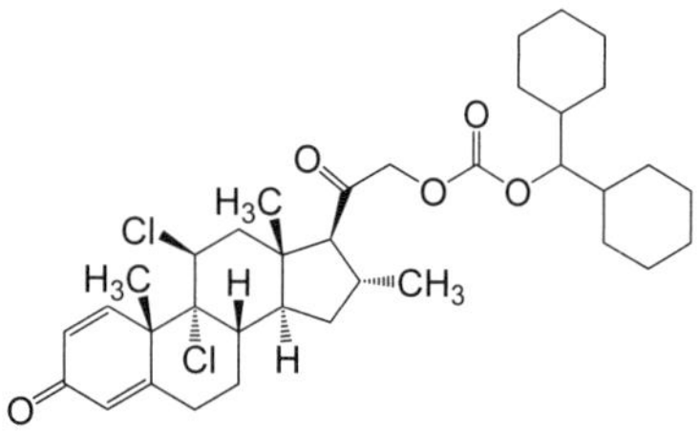

分子式和分子量 $C_{36}H_{50}Cl_2O_5$ 633.69

化学名 9,11β-Dichloro-21-hydroxy-16α-methylpregna-1,4-diene-3,20-dione dicyclohexylmethyl carbonate

9,11β-二氯-21-羟基-16α-甲基孕甾-1,4-二烯-3,20-二酮 二环己基甲基 碳酸酯

CAS 登录号 78467-68-2

INN list 60

药效分类 肾上腺皮质激素类药

地西氯铵

Disiquonium Chloride（*INN*）

化学结构式

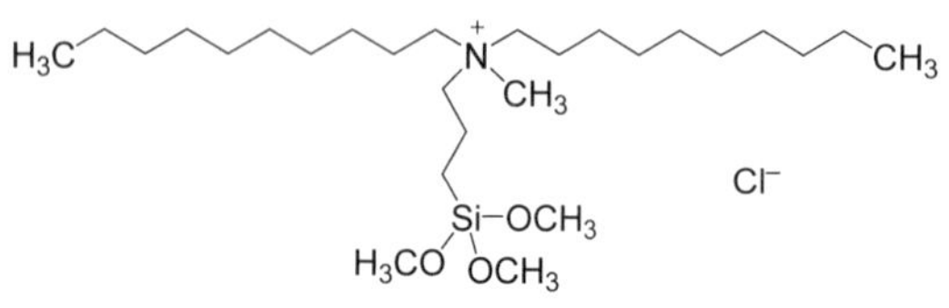

分子式和分子量 $C_{27}H_{60}ClNO_3Si$ 510.31

化学名 Didecylmethyl[3-(trimoxysilyl)propyl]ammonium chloride

氯化 二癸基甲基[3-(三甲氧基硅基)丙基]铵

CAS 登录号 68959-20-6

INN list 55

药效分类 消毒防腐药

地西泮

Diazepam（*INN*）

化学结构式

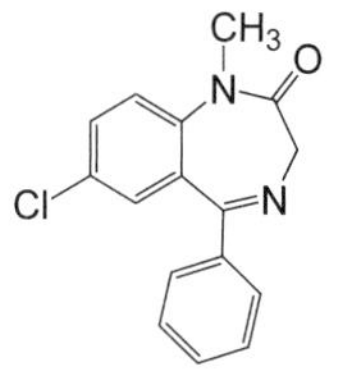

分子式和分子量 $C_{16}H_{13}ClN_2O$ 284.74

化学名 7-Chloro-1,3-dihydro-1-methyl-5-phenyl-2*H*-1,4-benzodiazepin-2-one

7-氯-1,3-二氢-1-甲基-5-苯基-2*H*-1,4-苯并二氮杂䓬-2-酮

CAS 登录号 439-14-5

INN list 12

药效分类 镇静催眠药

地西他滨

Decitabine（*INN*）

化学结构式

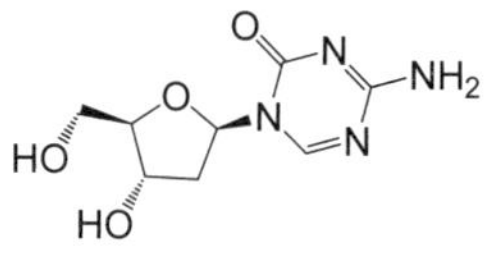

分子式和分子量 $C_8H_{12}N_4O_4$ 228.21

化学名 4-Amino-1-(2-deoxy-β-D-*erythro*-pentofuranosyl)-1,3,5-triazin-2(1*H*)-one

4-氨基-1-(2-脱氧-β-D-赤-呋喃戊糖基)-1,3,5-三嗪- 2(1*H*)-酮

CAS 登录号 2353-33-5

INN list 61

药效分类 抗肿瘤药

地西铁

Diciferron（*INN*）

化学结构式

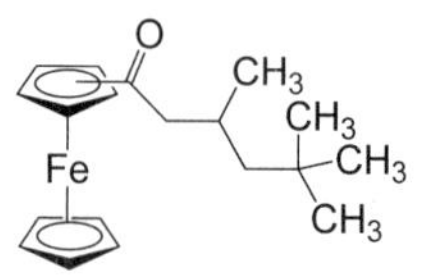

分子式和分子量 $C_{19}H_{26}FeO$ 326.25

化学名 (3,5,5-Trimethylhexanoyl)ferrocene

(3,5,5-三甲基己酰基)二茂铁
CAS 登录号 65606-61-3
INN list 44
药效分类 抗贫血药

地西托品

Decitropine（*INN*）

化学结构式

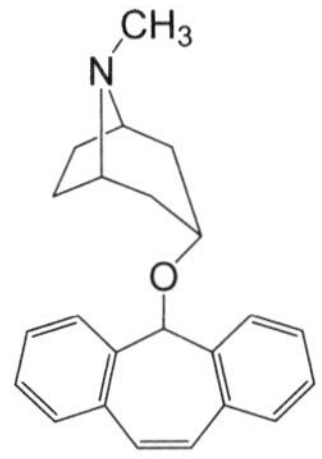

分子式和分子量 $C_{23}H_{25}NO$ 331.45
化学名 3*α*-(5*H*-Dibenzo[*a,d*]cyclohepten-5-yloxy)tropane
3*α*-(5*H*-二苯并[*a,d*]环庚烯-5-基氧基)托烷
CAS 登录号 1242-69-9
INN list 18
药效分类 抗胆碱药

地西酰胺

Decimemide（*INN*）

化学结构式

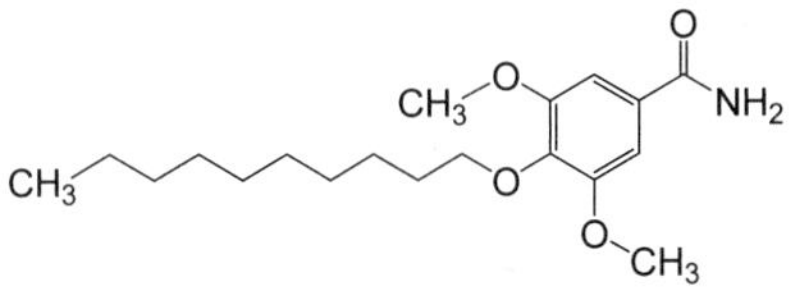

分子式和分子量 $C_{19}H_{31}NO_4$ 337.45
化学名 4-(Decyloxy)-3,5-dimethoxybenzamide
4-(癸氧基)-3,5-二甲氧基苯甲酰胺
CAS 登录号 14817-09-5
INN list 24
药效分类 抗癫痫药

地西唑林

Dexetozoline（*INN*）

化学结构式

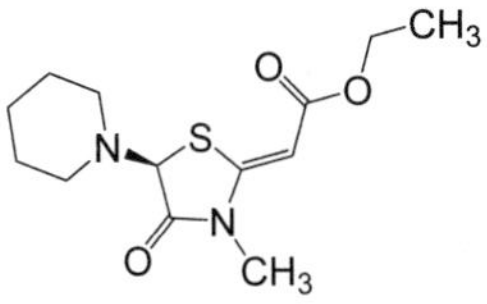

分子式和分子量 $C_{13}H_{20}N_2O_3S$ 284.37
化 学 名 (+)-Ethyl (*Z*)-(*S*)-3-methyl-4-oxo-5-piperidino-$\Delta^{2,\alpha}$-thiazolidineaceacetate
(+)-乙基 (*Z*)-(*S*)-3-甲基-4-氧代-5-哌啶基-$\Delta^{2,\alpha}$-噻唑烷乙酸酯

CAS 登录号 77519-25-6
INN list 46
药效分类 抗高血压药

地昔卡因

Dexivacaine（*INN*）

化学结构式

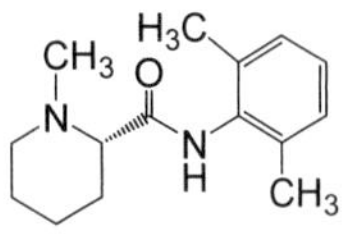

分子式和分子量 $C_{15}H_{22}N_2O$ 246.35
化 学 名 (2*S*)-*N*-(2,6-Dimcthylphenyl)-1-methylpiperidine-2-carboxamide
(2*S*)-*N*-(2,6-二甲基苯基)-1-甲基哌啶-2-甲酰胺
CAS 登录号 24358-84-7
INN list 20
药效分类 局部麻醉药

地昔洛韦

Desciclovir（*INN*）

化学结构式

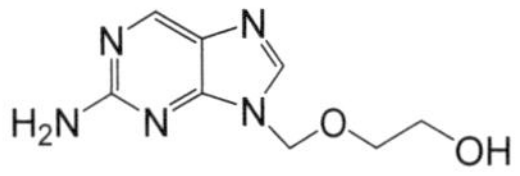

分子式和分子量 $C_8H_{11}N_5O_2$ 209.21
化学名 2-[(2-Amino-9*H*-purin-9-yl)methoxy]ethanol
2-[(2-氨基-9*H*-嘌呤-9-基)甲氧基]乙醇
CAS 登录号 84408-37-7
INN list 55
药效分类 抗病毒药

地昔马芬

Deximafen（*INN*）

化学结构式

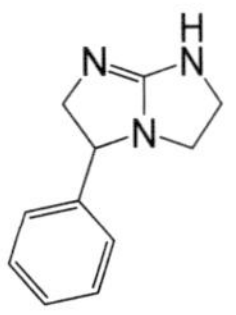

分子式和分子量 $C_{11}H_{13}N_3$ 187.24
化学名 (+)-2,3,5,6-Tetrahydro-5-(or-3)-phenyl-1*H*-imidazol[1,2-*a*]imidazole
(+)-2,3,5,6-四氢-5-(或-3)-苯基-1*H*-咪唑并[1,2-*a*]咪唑
CAS 登录号 42116-77-8; 60719-87-1[取代物]
INN list 32
药效分类 抗抑郁药

地昔帕明

Desipramine（*INN*）

化学结构式

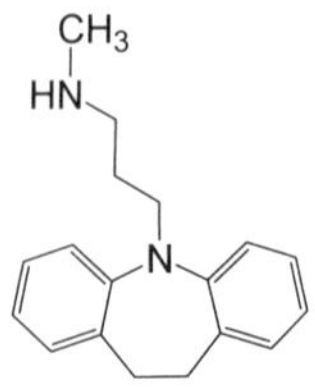

分子式和分子量　$C_{18}H_{22}N_2$　266.39

化 学 名　10,11-Dihydro-5-[3-(methylamino)propyl]-5*H*-dibenz[*b,f*]azepine

10,11-二氢-5-[3-(甲氨基)丙基]-5*H*-二苯并[*b,f*]氮杂䓬

CAS 登录号　50-47-5; 58-28-6[盐酸盐]

INN list　13

药效分类　抗抑郁药

地扎呱宁

Dezaguanine（*INN*）

化学结构式

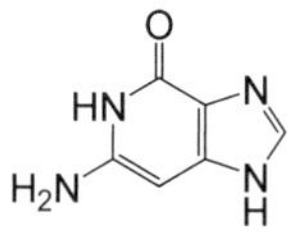

分子式和分子量　$C_6H_6N_4O$　150.14

化学名　6-Amino-1,5-dihydro-4*H*-imidazo[4,5-*c*]pyridine-4-one

6-氨基-1,5-二氢-4*H*-咪唑并[4,5-*c*]吡啶-4-酮

CAS 登录号　41729-52-6

INN list　51

药效分类　抗肿瘤药

地扎曲酮

Dizatrifone（*INN*）

化学结构式

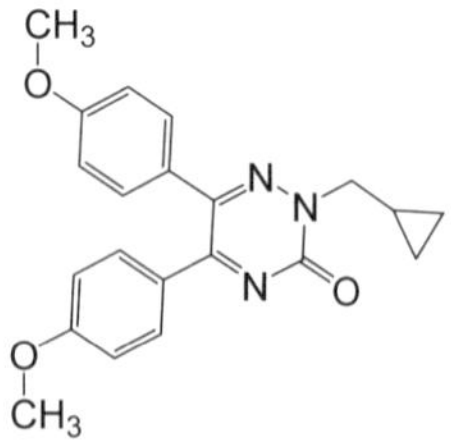

分子式和分子量　$C_{21}H_{21}N_3O_3$　363.41

化 学 名　2-(Cyclopropylmethyl)-5,6-bis(4-methoxyphenyl)-1,2,4-triazin-3(2*H*)-one

2-(环丙基甲基)-5,6-双(4-甲氧基苯基)-1,2,4-三嗪-3(2*H*)-酮

CAS 登录号　92257-40-4

INN list　53

药效分类　镇痛药

地莲乙酯

Ethyl Dirazepate（*INN*）

化学结构式

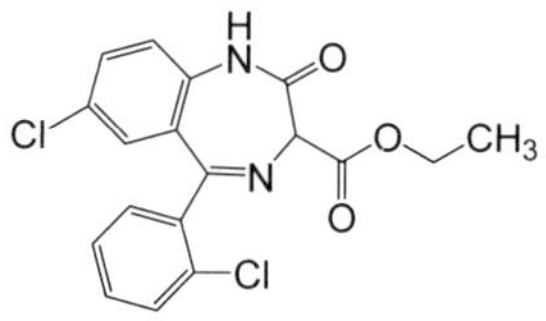

分子式和分子量　$C_{18}H_{14}Cl_2N_2O_3$　377.22

化学名　Ethyl 7-chloro-5-(2-chlorophenyl)-2,3-dihydro-2-oxo-1*H*-1,4-benzodiazepine-3-carboxylate

乙基 7-氯-5-(2-氯苯基)-2,3-二氢-2-氧代-1*H*-1,4-苯并二氮杂䓬-3-羧酸酯

CAS 登录号　23980-14-5

INN list　44

药效分类　抗焦虑药

地佐环平

Dizocilpine（*INN*）

化学结构式

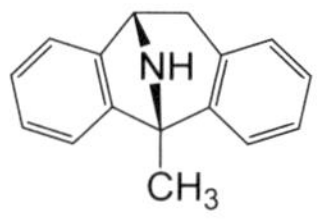

分子式和分子量　$C_{16}H_{15}N$　221.30

化学名　(±)-10,11-Dihydro-5-methyl-5*H*-dibenzo[*a,d*]cyclohepten-5,10-imine

(±)-10,11-二氢-5-甲基-5*H*-二苯并[*a,d*]环庚烯-5,10-亚胺

CAS 登录号　77086-21-6; 77086-22-7[马来酸盐]

INN list　60

药效分类　NMDA 受体拮抗药

地佐辛

Dezocine（*INN*）

化学结构式

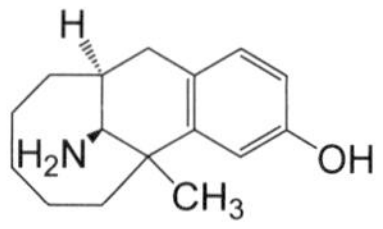

分子式和分子量　$C_{16}H_{23}NO$　245.36

化学名　(−)-13*β*-Amino-5,6,7,8,9,10,11*α*,12-octahydro-5*α*-methyl-5,11-methanobenzocyclodecen-3-ol

(−)-13*β*-氨基-5,6,7,8,9,10,11*α*,12-八氢-5*α*-甲基-5,11-甲桥基苯并环癸烯-3-酚

CAS 登录号　53648-55-8

INN list　35

药效分类　镇痛药

睇波芬

Stibophen

化学结构式

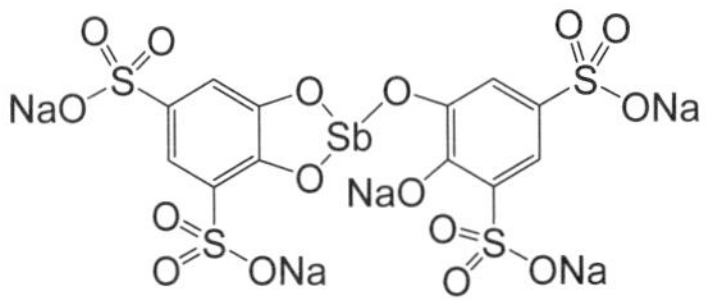

分子式和分子量　$C_{12}H_4Na_5O_{16}S_4Sb$　769.10

化学名　Pentasodium bis[4,5-dihydroxy-3-benzenedisulfonato(4−)]antimonate(5−)

双[4,5-二羟基-3-苯二磺酸(4−)]锑(5−)五钠

CAS 登录号　23940-36-5; 15489-16-4[七水合物]

药效分类　抗血吸虫药

睇沙胺

Stibosamine（*INN*）

化学结构式

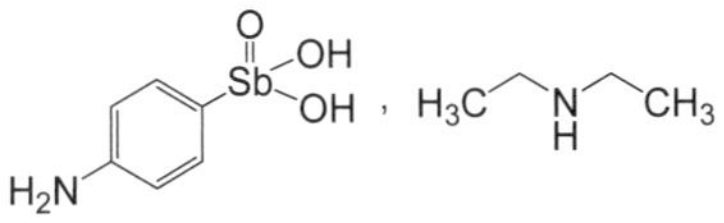

分子式和分子量　$C_{10}H_{19}N_2O_3Sb$　337.03

化学名　(4-Aminophenyl)stibonic acid;*N*-ethylethanamine

(4-氨基苯基)锑酸;*N*-乙基乙胺

CAS 登录号　5959-10-4

INN list　1

药效分类　抗感染药

碘[123I]苯托烷

Iometopane[123I]（*INN*）

化学结构式

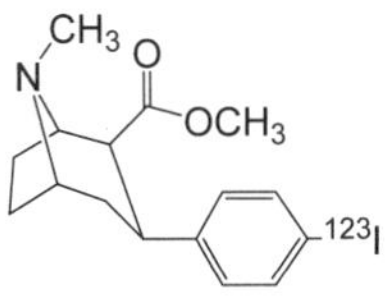

分子式和分子量　$C_{16}H_{20}{}^{123}INO_2$　381.24

化学名　Methyl 3*β*-(4-[123I]iodophenyl)-1*αH*, 5*αH*-tropane-2*β*-carboxylate

甲基 3*β*-(4-[123I]碘苯基)-1*αH*, 5*αH*-托烷-2*β*-羧酸酯

CAS 登录号　136794-86-0

INN list　76

药效分类　诊断用药

碘[123I]苯十五烷酸

Iocanlidic Acid[123I]（*INN*）

分子式和分子量　$C_{21}H_{33}{}^{123}IO_2$　440.39

化学结构式

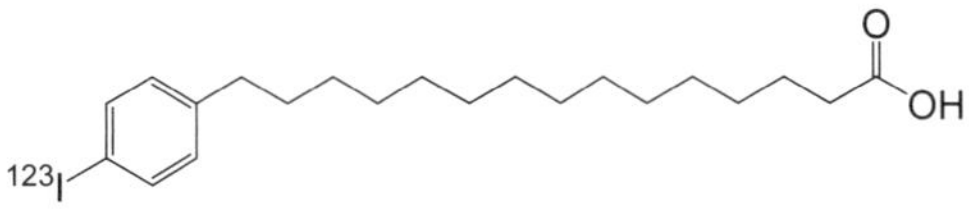

化学名　15-(4-[123I]Iodophenyl)pentadecanoic acid

15-(4-[123I]碘苯基)十五烷酸

CAS 登录号　74855-17-7

INN list　77

药效分类　诊断用药

碘[123I]必利

Iolopride[123I]（*INN*）

化学结构式

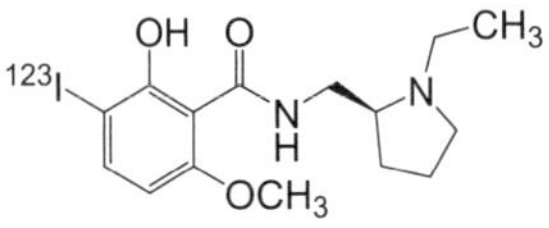

分子式和分子量　$C_{15}H_{21}{}^{123}IN_2O_3$　400.24

化学名　*N*-[[(2*S*)-1-Ethyl-2-pyrrolidinyl]methyl]-6-hydroxy-5-([123I]iodo)-2-anisamide

N-[[(2*S*)-1-乙基-2-吡咯烷基]甲基]-6-羟基-5-([123I]碘)-2-茴香酰胺

CAS 登录号　113716-48-6

INN list　73

药效分类　诊断用药

碘[123I]苄胍

Iobenguane[123I]（*INN*）

化学结构式

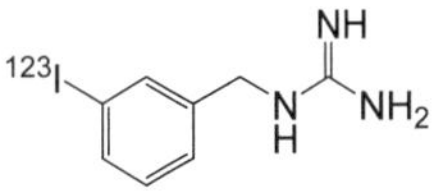

分子式和分子量　$C_8H_{10}{}^{123}IN_3$　271.09

化学名　(*m*-[123I]Iodobenzyl)guanidine

(3-[123I]碘苄基)胍

CAS 登录号　139755-80-9; 77679-27-7[硫酸盐]

INN list　57

药效分类　诊断用药

碘[123I]非他胺

Iofetamine[123I]（*INN*）

化学结构式

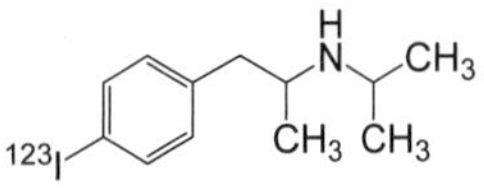

分子式和分子量　$C_{12}H_{18}{}^{123}IN$　299.19

化学名　(±)- 4-[123I]Iodo-*N*-isopropyl-*α*-methylphenethylamine

(±)-4-[^{123}I]碘-*N*-异丙基-*α*-甲基苯乙胺

CAS 登录号 85068-76-4

INN list 51

药效分类 诊断用药

碘[^{123}I]非替酸

Iodofiltic Acid[^{123}I]（*INN*）

化学结构式

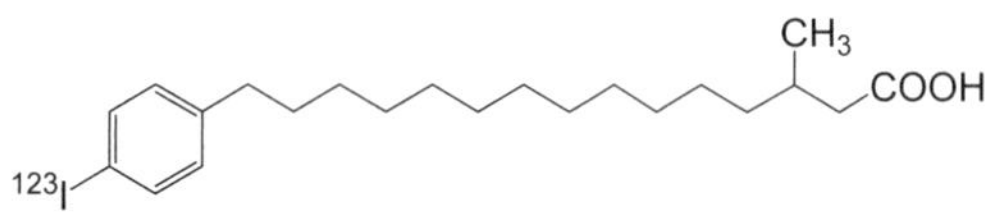

分子式和分子量 $C_{22}H_{35}{}^{123}IO_2$ 454.40

化学名 (3*RS*)-15-(4-[^{123}I]Iodophenyl)-3-methylpentadecanoic acid

(3*RS*)-15-(4-[^{123}I]碘苯基)-3-甲基十五烷酸

CAS 登录号 123748-56-1

INN list 95

药效分类 放射性药物

碘[^{123}I]氟潘

Ioflupane[^{123}I]（*INN*）

化学结构式

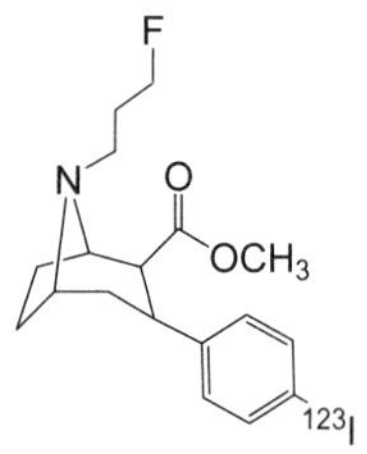

分子式和分子量 $C_{18}H_{23}F^{123}INO_2$ 427.28

化学名 Methyl 8-(3-fluoropropyl)-3*β*-(4-[^{123}I]iodophenyl)-1*αH*,5*αH*-nortropane-2*β*- carboxylate

甲基 8-(3-氟丙基)-3*β*-(4-[^{123}I]碘苯基)-1*αH*,5*αH*-去甲托烷-2*β*-羧酸酯

CAS 登录号 155798-07-5

INN list 75

药效分类 诊断用药

碘[^{123}I]福司他

Iofolastat[^{123}I]（*INN*）

化学结构式

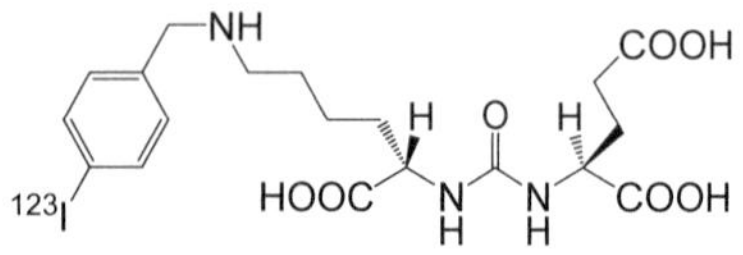

分子式和分子量 $C_{19}H_{26}{}^{123}IN_3O_7$ 531.33

化学名 *N*-[[(1*S*)-1-Carboxy-5-[[(4-[^{123}I]iodophenyl)methyl]amino]pentyl]carbamoyl]-L-glutamic acid

N-[[(1*S*)-1-羧基-5-[[(4-[^{123}I]碘苯基)甲基]氨基]戊基]氨甲酰基]-L-谷氨酸

CAS 登录号 949575-24-0

INN list 105

药效分类 放射性药物

碘[^{123}I]软脂酸

Iodocetylic Acid[^{123}I]（*INN*）

化学结构式

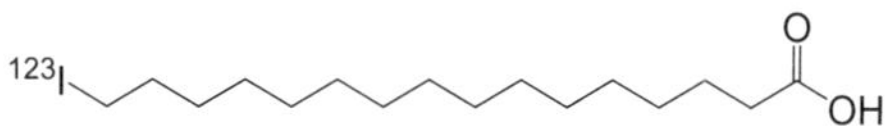

分子式和分子量 $C_{16}H_{31}{}^{123}IO_2$ 378.32

化学名 16-[^{123}I]Iodohexadecanoic acid

16-[^{123}I]碘十六烷酸

CAS 登录号 54510-20-2

INN list 47

药效分类 诊断用药

碘[^{123}I]西尼

Iomazenil[^{123}I]（*INN*）

化学结构式

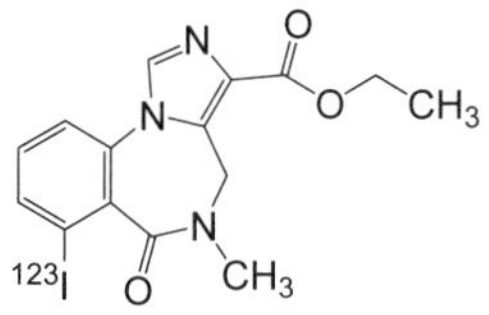

分子式和分子量 $C_{15}H_{14}{}^{123}IN_3O_3$ 407.2

化学名 Ethyl 5,6-dihydro-7-[^{123}I]iodo-5-methyl-6-oxo-4*H*-imidazo-[1,5-*a*][1,4] benzodiazepine-3-carboxylate.

乙基 5,6-二氢-7-[^{123}I]碘-5-甲基-6-氧代-4*H*-咪唑并[1,5-*a*][1,4]苯二氮杂草-3-羧酸酯

CAS 登录号 127396-36-5

INN list 66

药效分类 苯二氮䓬受体拮抗药，诊断用药

碘[^{125}I]化钠

Sodium Iodide[^{125}I]（*INN*）

分子式和分子量 $Na^{125}I$ 148

化学名 Sodium iodide ($Na^{125}I$)

碘化钠

CAS 登录号 24359-64-6

INN list 24

药效分类 诊断用药

碘[^{125}I]马尿酸钠

Sodium Iodohippurate[^{125}I]（*INN*）

分子式和分子量 $C_9H_7{}^{125}INNaO_3$ 325.05

化学结构式

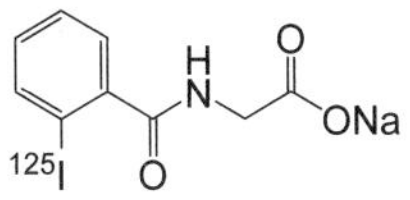

化学名 Sodium {[2-[125I]iodobenzoyl]amino}acetate

{[2-[125I]碘苯甲酰基]氨基}乙酸钠

CAS 登录号 56254-07-0

药效分类 诊断用药

碘[125I]美丁

Iomethin[125I]

化学结构式

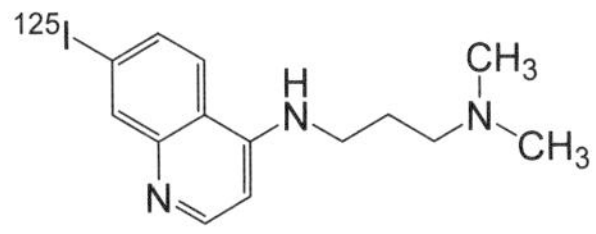

分子式和分子量 $C_{14}H_{18}{}^{125}IN_3$ 353.22

化学名 4-[[3-(Dimethylamino)propyl]amino]-7-[125I]iodoquinoline

4-[[3-(二甲氨基)丙基]氨基]- 7-[125I]碘喹啉

CAS 登录号 17033-82-8

药效分类 诊断用药

碘[125I]塞罗宁

Liothyronine[125I]（*INN*）

化学结构式

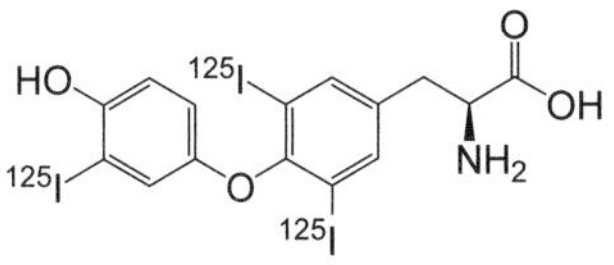

分子式和分子量 $C_{15}H_{12}{}^{125}I_3NO_4$ 644.97

化学名 (2*S*)-2-Amino-3-[4-(4-hydroxy-3-[125I]iodanylphenoxy)-3,5-bis[125I]iodanylphenyl]propanoic acid

(2*S*)-2-氨基-3-[4-(4-羟基-3-[125I]碘苯氧基)-3,5-二[125I]碘苯基]丙酸

CAS 登录号 24359-14-6 ; 6893-02-3[塞罗宁]

INN list 6

药效分类 诊断用药

碘[125I]他拉酸钠

Sodium Iotalamate[125I]（*INN*）

化学结构式

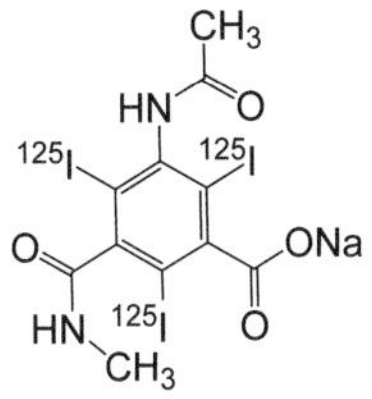

分子式和分子量 $C_{11}H_8{}^{125}I_3N_2NaO_4$ 629.9

化学名 Sodium;3-acetamido-2,4,6-tris[125I]iodanyl-5-(methylcarbamoyl)benzoate

3-乙酰氨基-2,4,6-三[125I]碘-5-(甲基氨基甲酰基)苯甲酸钠

CAS 登录号 17692-74-9

INN list 24

药效分类 诊断用药

碘[131I]苄胍

Iobenguane[131I]（*INN*）

化学结构式

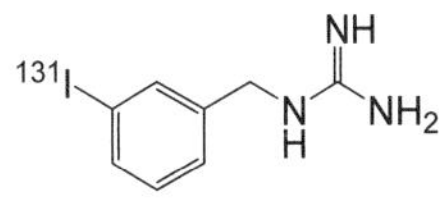

分子式和分子量 $C_8H_{10}{}^{131}IN_3$ 279.10

化学名 (*m*-[131I]Iodobenzyl)guanidine

(3-[131I]碘苄基)胍

CAS 登录号 149210-33-3

INN list 57

药效分类 诊断用药

碘[131I]胆固醇

Iodocholesterol[131I]（*INN*）

化学结构式

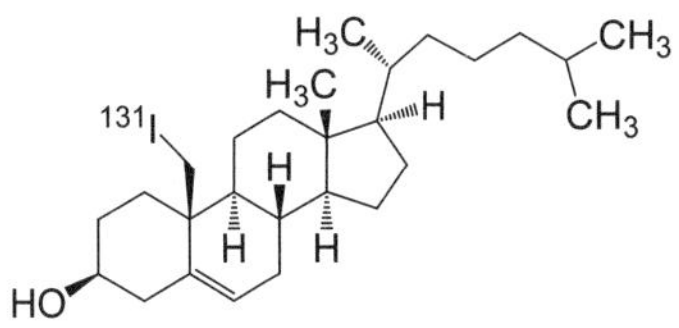

分子式和分子量 $C_{27}H_{45}{}^{131}IO$ 516.55

化学名 19-[131I]Iodocholest-5-en-3*β*-ol

19-[131I]碘胆甾-5 -烯-3*β*-醇

CAS 登录号 42220-21-3

INN list 39

药效分类 诊断用药

碘[131I]氟苯酰胺

Ioflubenzamide[131I]（*INN*）

化学结构式

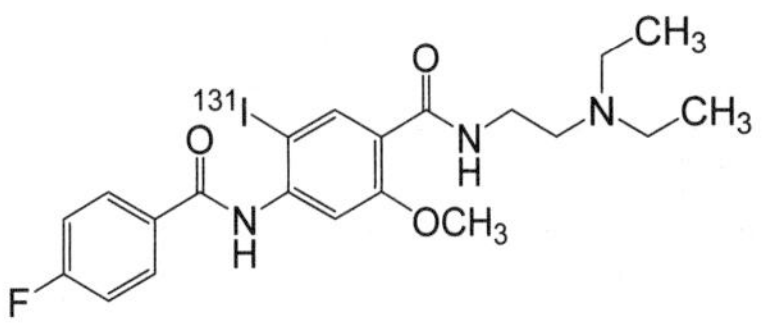

分子式和分子量 $C_{21}H_{25}F^{131}IN_3O_3$ 517.35

化学名 *N*-[2-(Diethylamino)ethyl]-4-(4-fluorobenzamido)-5-[131I]iodo-2-methoxybenzamide

N-[2-(二乙基氨基)乙基]-4-(4-氟苯甲酰氨基)-5-[131I]碘-2-甲氧基苯甲酰胺

CAS 登录号 1214283-52-9

INN list 103

药效分类 放射性药物

碘[131I]化钠

Sodium Iodide[131I]（*INN*）

分子式和分子量 $Na^{131}I$ 153.89

化学名 Sodium iodide ($Na^{131}I$)

131 碘化钠

CAS 登录号 7790-26-3

INN list 24

药效分类 诊断用药

碘[131I]马尿酸钠

Sodium Iodohippurate[131I]（*INN*）

化学结构式

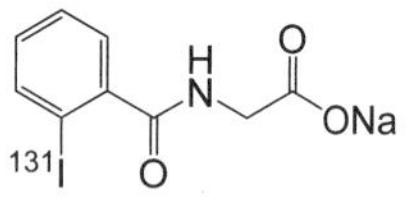

分子式和分子量 $C_9H_7{}^{131}INNaO_3$ 331.05

化学名 Sodium {[2-[131I]iodobenzoyl]amino}acetate

{[2-[131I]碘苯甲酰基]氨基}乙酸钠

CAS 登录号 881-17-4

INN list 24

药效分类 诊断用药

碘[131I]美丁

Iomethin[131I]

化学结构式

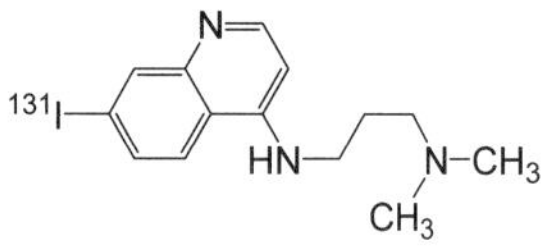

分子式和分子量 $C_{14}H_{18}{}^{131}IN_3$ 359.23

化学名 4-[[3-(Dimethylamino)propyl]amino]-7-[131I]iodoquinoline

4-[[3-(二甲氨基)丙基]氨基]-7-[131I]碘喹啉

CAS 登录号 17033-83-9

药效分类 诊断用药

碘[131I]塞罗宁

Liothyronine[131I]（*INN*）

化学结构式

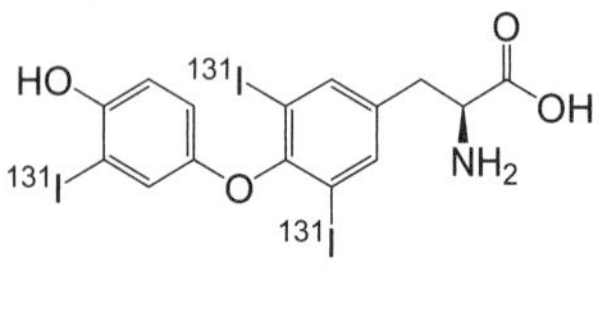

分子式和分子量 $C_{15}H_{12}{}^{131}I_3NO_4$ 662.98

化学名 (2*S*)-2-Amino-3-[4-(4-hydroxy-3-[131I]iodanylphenoxy)-3,5-bis[131I]iodanylphenyl]propanoic acid

(2*S*)-2-氨基-3-[4-(4-羟基-3-[131I]碘苯氧基)-3,5-二[131I]碘苯基]丙酸

CAS 登录号 20196-64-9；6893-02-3[塞罗宁]

INN list 6

药效分类 诊断用药

碘[131I]他拉酸钠

Sodium Iothalamate[131I]（*INN*）

化学结构式

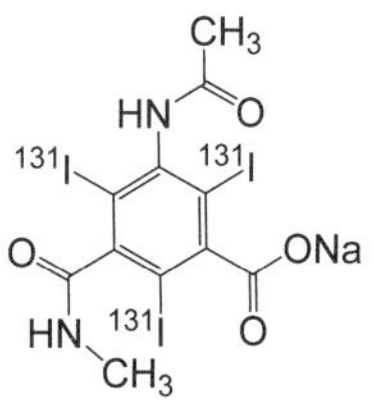

分子式和分子量 $C_{11}H_8{}^{131}I_3N_2NaO_4$ 647.90

化学名 Sodium 3-acetamido-2,4,6-tris[131I]iodanyl-5-(methylcarbamoyl)benzoate

3-乙酰氨基-2,4,6-三[131I]碘-5-(甲基氨基甲酰基)苯甲酸钠

CAS 登录号 15845-98-4

INN list 24

药效分类 诊断用药

碘[131I]托泊酮

Tolpovidone[131I]（*INN*）

化学结构式

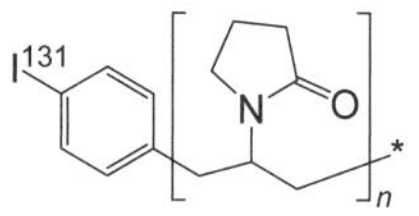

化学名 *a*-Hydro-*ω*-(*p*-[131I]iodobenzyl)-poly[l-(2-oxo-1-pyrrolidinyl)ethylene]

a-氢-*ω*-(4-[131I]碘苄基)-聚[l-(2-氧代-1-吡咯烷基)乙叉基]

CAS 登录号 9015-62-7

INN list 24

药效分类 诊断用药

碘阿芬酸

Pheniodol（*INN*）

化学结构式

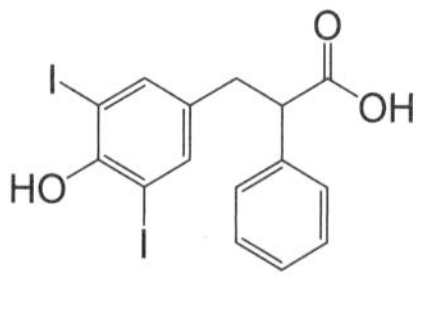

分子式和分子量 $C_{15}H_{12}I_2O_3$ 494.06

化学名 3-(4-Hydroxy-3,5-diiodophenyl)-2-phenylpropionic acid

3-(4-羟基-3,5-二碘苯基)-2-苯丙酸

CAS 登录号 577-91-3

INN list 1

药效分类 诊断用药

碘奥酮

Diodone（*INN*）

化学结构式

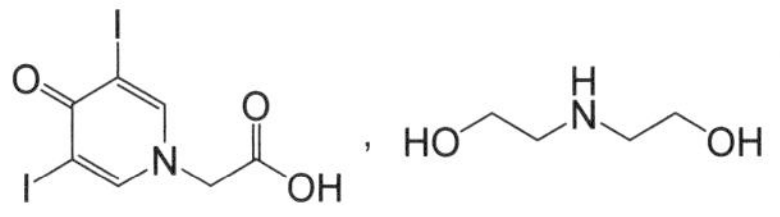

分子式和分子量 $C_{11}H_{16}I_2N_2O_5$ 510.06

化学名 3,5-Diiodo-4-oxo-1-(4*H*)-pyridineacetic acid 2,2'-iminodiethanol (1∶1) compound

3,5-二碘-4-氧代-1-(4*H*)-吡啶乙酸 2,2'-氨叉基二乙醇(1∶1)复合物

CAS 登录号 300-37-8; 78308-51-7[碘[125I]奥酮]; 93507-15-4[碘[131I]奥酮]

INN list 1

药效分类 诊断用药

碘苯扎酸

Iobenzamic Acid（*INN*）

化学结构式

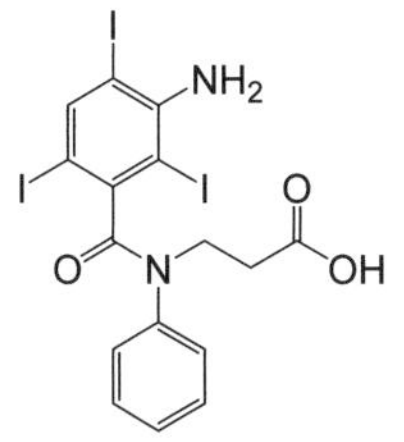

分子式和分子量 $C_{16}H_{13}I_3N_2O_3$ 662.00

化学名 *N*-(3-Amino-2,4,6-triiodobenzoyl)-*N*-phenyl-*β*-alanine

N-(3-氨基-2,4,6-三碘苯甲酰基)-*N*-苯基-*β*-丙氨酸

CAS 登录号 3115-05-7

INN list 14

药效分类 诊断用药

碘苯酯

Iofendylate（*INN*）

化学结构式

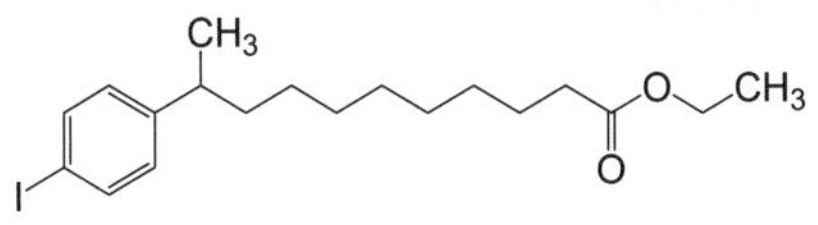

分子式和分子量 $C_{19}H_{29}IO_2$ 416.34

化学名 Ethyl 10-(iodophenyl)undecanoate

乙基 10-(碘苯基)十一烷酸酯

CAS 登录号 1320-11-2

INN list 12

药效分类 诊断用药

碘比醇

Iobitridol（*INN*）

化学结构式

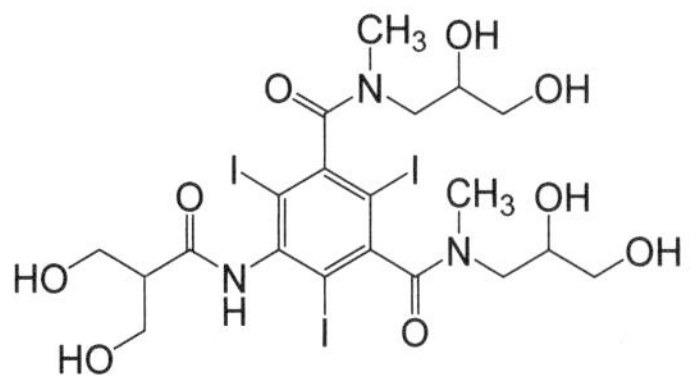

分子式和分子量 $C_{20}H_{28}I_3N_3O_9$ 835.16

化学名 *N,N'*-Bis(2,3-dihydroxypropyl)-5-[2-(hydroxymethyl)hydracrylamido]- 2,4,6-triiodo- *N,N'*-dimethylisophthalamide

N,N'-双(2,3-二羟基丙基)-5-[2-(羟甲基)-3-羟基丙酰基氨基]-2,4,6-三碘- *N,N'*-二甲基间苯二甲酰胺

CAS 登录号 136949-58-1

INN list 68

药效分类 诊断用药

碘吡多

Iopydol（*INN*）

化学结构式

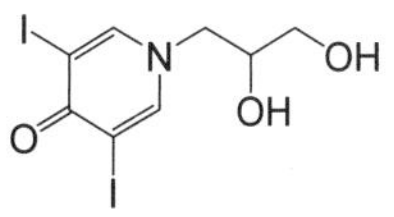

分子式和分子量 $C_8H_9I_2NO_3$ 420.97

化学名 1-(2,3-Dihydroxypropyl)-3,5-diiodo-4(1*H*)-pyridone

1-(2,3-二羟基丙基)-3,5-二碘-4(1*H*)-吡啶酮

CAS 登录号 5579-92-0

INN list 14

药效分类 诊断用药

碘吡酮

Iopydone（*INN*）

化学结构式

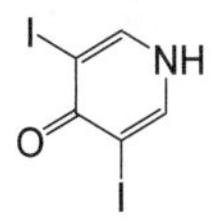

分子式和分子量 $C_5H_3I_2NO$ 346.89

化学名 3,5-Diiodo-4(1*H*)-pyridone

3,5-二碘-4(1*H*)-吡啶酮

CAS 登录号 5579-93-1

INN list 14

药效分类 诊断用药

碘泊酸钠

Sodium Iopodate（*INN*）

化学结构式

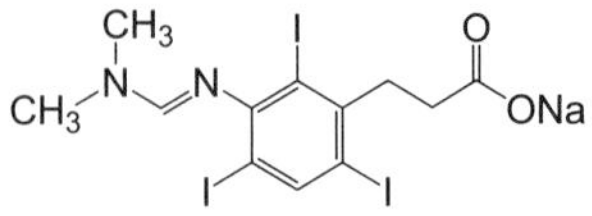

分子式和分子量 $C_{12}H_{12}I_3N_2NaO_2$ 619.94

化学名 Sodium 3-[[(dimethylamino)methylene]amino]-2,4,6-triiodo-hydrocinnamate

3-[[(二甲氨基)甲亚基]氨基]-2,4,6-三碘氢化肉桂酸钠

CAS 登录号 1221-56-3; 5587-89-3[碘泊酸]

INN list 11

药效分类 诊断用药

碘布酸

Iobutoic Acid（*INN*）

化学结构式

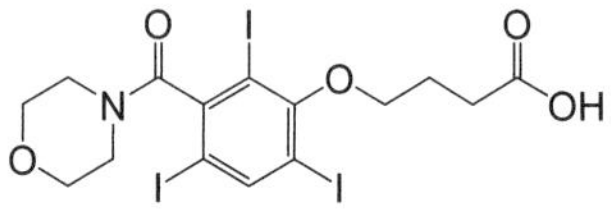

分子式和分子量 $C_{15}H_{16}I_3NO_5$ 671.00

化学名 4-[2,4,6-Triiodo-3-(morpholinocarbonyl)phenoxy]butyric acid

4-[2,4,6-三碘-3-(吗啉甲酰基)苯氧基]丁酸

CAS 登录号 13445-12-0

INN list 20

药效分类 诊断用药

碘达胺

Iodamide（*INN*）

化学结构式

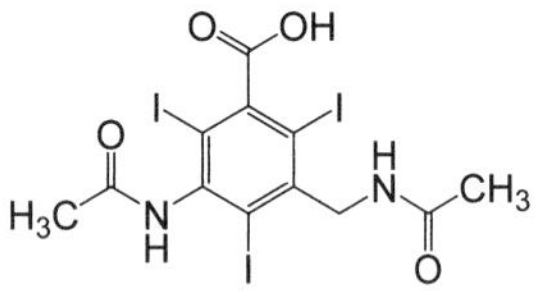

分子式和分子量 $C_{12}H_{11}I_3N_2O_4$ 627.94

化学名 *α*,5-Diacetamido-2,4,6-triiodo-3-toluic acid

α,5-二乙酰氨基-2,4,6-三碘-3-甲基苯甲酸

CAS 登录号 440-58-4

INN list 15

药效分类 诊断用药

碘多啥

Iodoxyl

分子式和分子量 $C_8H_5I_2NO_5$ 448.94

化学结构式

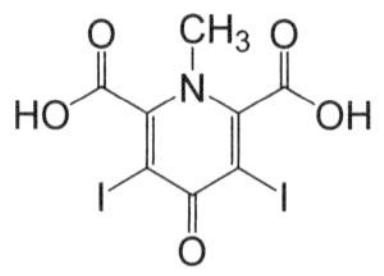

化学名 1,4-Dihydro-3,5-diiodo-1-methyl-4-oxo-2,6-pyridinedicarboxylic acid

1,4-二氢-3,5-二碘-1-甲基-4-氧代-2,6-吡啶二甲酸

CAS 登录号 519-26-6

药效分类 诊断用药

碘二噻宁

Dithiazanine Iodide（*INN*）

化学结构式

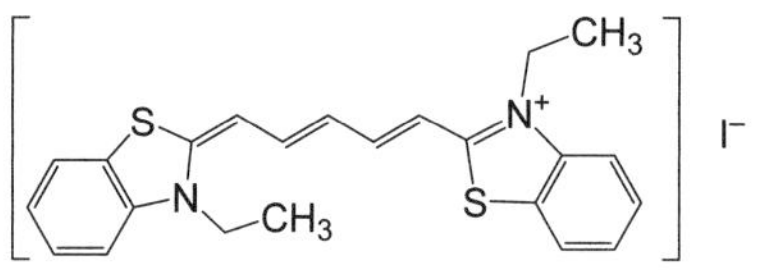

分子式和分子量 $C_{23}H_{23}IN_2S_2$ 518.48

化学名 3-Ethyl-2-[5-(3-ethyl-2-benzothiazolinylidene)-1,3-pentadienyl] benzothiazolium iodide

3-乙基-2-[5-(3-乙基-2-苯并噻唑啉亚基)-1,3-戊二烯基]苯并噻唑碘化物

CAS 登录号 514-73-8; 7187-55-5[二噻宁]

INN list 8

药效分类 抗蠕虫药

碘番酸

Iopanoic Acid（*INN*）

化学结构式

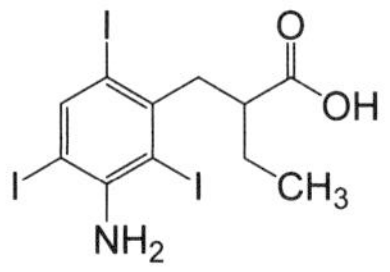

分子式和分子量 $C_{11}H_{12}I_3NO_2$ 570.93

化学名 2-[(3-Amino-2,4,6-triiodophenyl)methyl]butanoic acid

2-[(3-氨基-2,4,6-三碘苯基)甲基]丁酸

CAS 登录号 96-83-3

INN list 1

药效分类 诊断用药

碘泛影丙酯

Propyl Docetrizoate（*INN*）

化学结构式

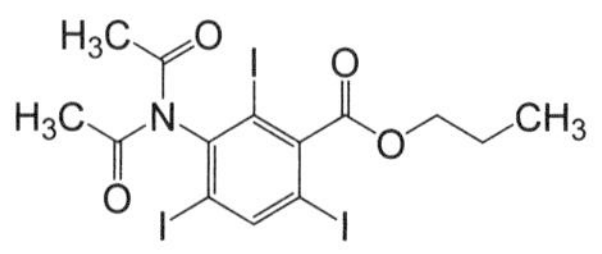

分子式和分子量 $C_{14}H_{14}I_3NO_4$ 640.98

化学名 Propyl 3-diacetylamino-2,4,6-triiodobenzoate

丙基 3-二乙酰氨基-2,4,6-三碘苯甲酸酯

CAS 登录号 5579-08-8

INN list 10

药效分类 诊断用药

碘芬布酸

Phenobutiodil（*INN*）

化学结构式

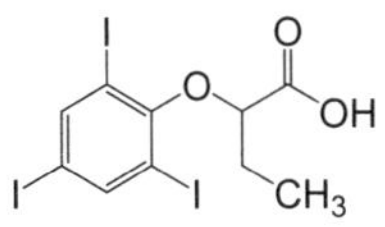

分子式和分子量 $C_{10}H_9I_3O_3$ 557.89

化学名 2-(2,4,6-Triiodophenoxy)butyric acid

2-(2,4,6-三碘苯氧基)丁酸

CAS 登录号 554-24-5

INN list 6

药效分类 诊断用药

碘芬酸

Iophenoic Acid（*INN*）

化学结构式

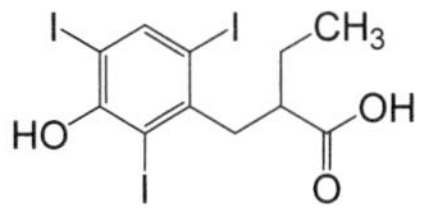

分子式和分子量 $C_{11}H_{11}I_3O_3$ 571.92

化学名 *α*-Ethyl-3-hydroxy-2,4,6-triiodohydrocinnamic acid

α-乙基-3-羟基-2,4,6-三碘氢化肉桂酸

CAS 登录号 96-84-4

INN list 4

药效分类 诊断用药

碘佛醇

Ioversol（*INN*）

化学结构式

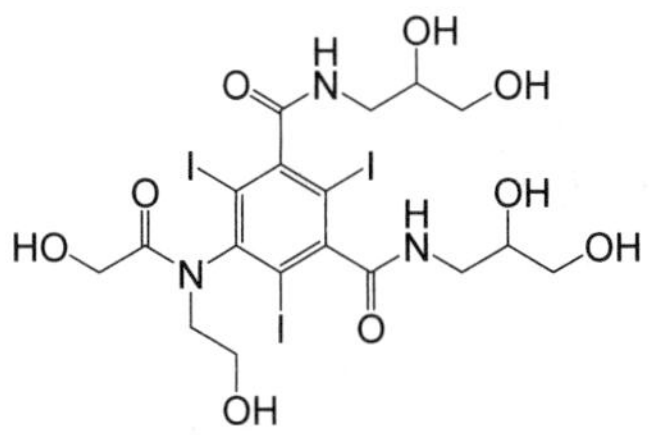

分子式和分子量 $C_{18}H_{24}I_3N_3O_9$ 807.11

化学名 *N,N'*-Bis(2,3-dihydroxypropyl)-5-[*N*-(2-hydroxyethyl) glycolamido]- 2,4,6-triiodoisophthalalmide

N,N'-双(2,3-二羟基丙基)-5-[*N*-(2-羟乙基)羟乙酰氨基] -2,4,6-三碘间苯二甲酰胺

CAS 登录号 87771-40-2

INN list 56

药效分类 诊断用药

碘福醇

Ioforminol（*INN*）

化学结构式

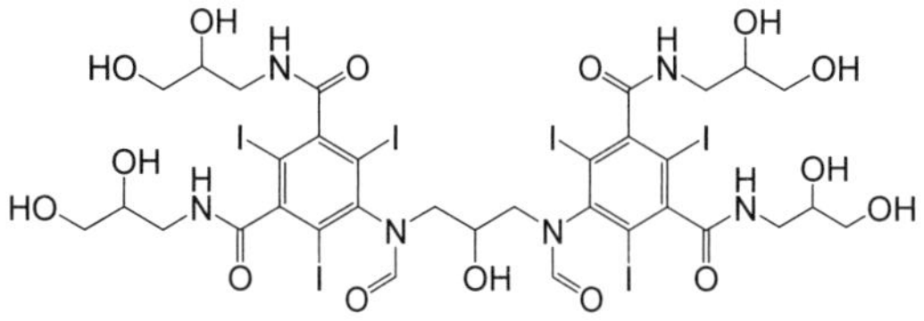

分子式和分子量 $C_{33}H_{40}I_6N_6O_{15}$ 1522.13

化学名 5-[[3-[3,5-Bis(2,3-dihydroxypropylcarbamoyl)-*N*-formyl-2,4,6-triiodo-anilino]-2-hydroxy-propyl]formyl-amino]-N^1,N^3-bis (2,3-dihydroxypropyl)-2,4,6-triiodo-benzene-1,3-dicarboxamide

5-[[3-[3,5-双(2,3-二羟基丙基氨甲酰基)-*N*-甲酰基-2,4,6-三碘苯氨基]-2-羟基丙基]甲酰氨基]-N^1,N^3-双(2,3-二羟基丙基)-2,4,6-三碘苯-1,3-二甲酰胺

CAS 登录号 1095110-48-7

INN list 103

药效分类 放射诊断用药

碘甘卡酸

Ioglycamic Acid（*INN*）

化学结构式

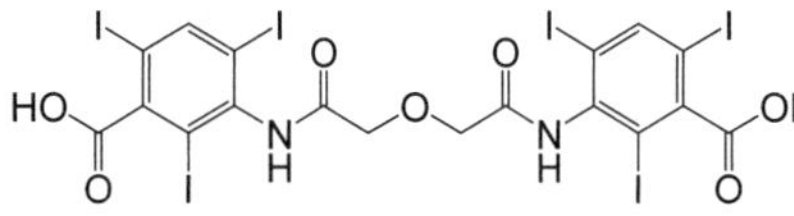

分子式和分子量 $C_{18}H_{10}I_6N_2O_7$ 1127.71

化学名 3-[[2-[2-(3-Carboxy-2,4,6-triiodoanilino)-2-oxoethoxy] acetyl]amino]-2,4,6-triiodobenzoic acid

3-[[2-[2-(3-羧基-2,4,6-三碘苯氨基)-2-氧代乙氧基]乙酰基]氨基]-2,4,6-三碘苯甲酸

CAS 登录号 2618-25-9

INN list 15

药效分类 诊断用药

碘苷

Idoxuridine（*INN*）

化学结构式

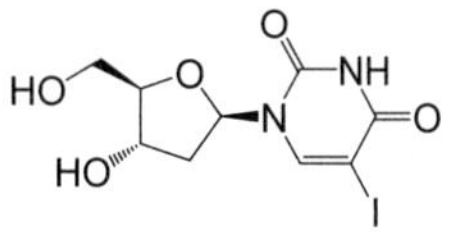

分子式和分子量 $C_9H_{11}IN_2O_5$ 354.10

化学名 2'-Deoxy-5-iodouridine

2'-脱氧-5-碘尿苷

CAS 登录号 54-42-2

INN list 17

药效分类 核苷和核苷酸类抗病毒药

ATC 分类 J05AB02

碘格利酸

Ioglicic Acid（*INN*）

化学结构式

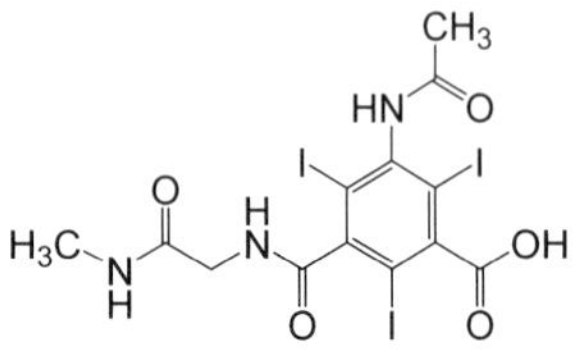

分子式和分子量 $C_{13}H_{12}I_3N_3O_5$ 670.96

化学名 3-Acetamido-2,4,6-triiodo-5-[[2-(methylamino)-2-oxoethyl]carbamoyl]benzoic acid

3-乙酰氨基-2,4,6-三碘-5-[[(2-甲基氨基)-2-氧代乙基]氨甲酰基]苯甲酸

CAS 登录号 49755-67-1

INN list 33

药效分类 诊断用药

碘海醇

Iohexol（*INN*）

化学结构式

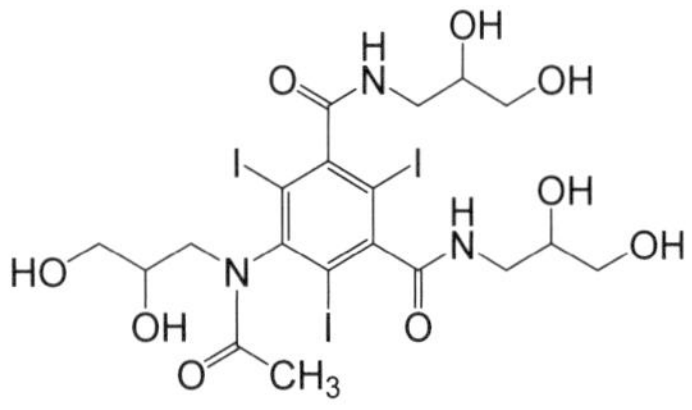

分子式和分子量 $C_{19}H_{26}I_3N_3O_9$ 821.14

化学名 *N,N'*-Bis(2,3-dihydroxypropyl)-5-[*N*-(2,3-dihydroxypropyl)acetamido]- 2,4,6-triiodoisophthalamide

N,N'-双(2,3-二羟丙基)-5-[*N*-(2,3-二羟丙基)乙酰氨基]-2,4,6-三碘间苯二甲酰胺

CAS 登录号 66108-95-0

INN list 43

药效分类 诊断用药

碘磺拉胺

Iosulamide Meglumine

化学结构式

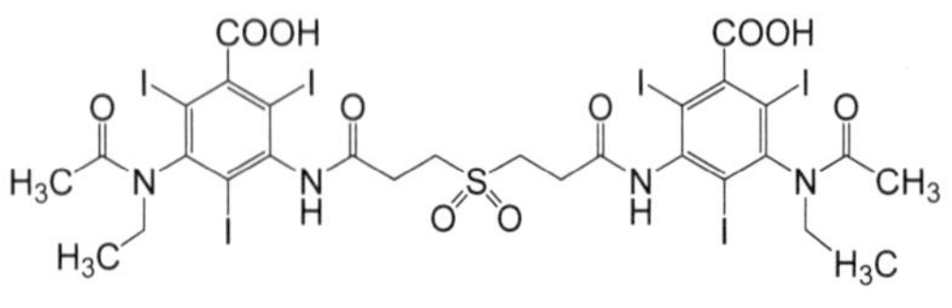

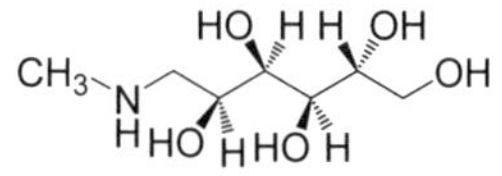

分子式和分子量 $C_{28}H_{28}I_6N_4O_{10}S \cdot C_7H_{17}NO_5$ 1569.25

化学名 3,3′-[Sulfonylbis(ethylenecarbonylimino)]bis[5-(*N*-ethylacetamino-2,4,6- triiodobenzoic acid] compound with 1-deoxy-1-(methylamino)-D-glucitol (1∶1)

3,3′-[磺酰基双(乙叉基甲酰氨基)]双[5-(*N*-乙基乙酰氨基- 2,4,6-三碘苯甲酸] 与 1-脱氧-1-(甲氨基)-D-山梨醇的复合物(1∶1)

CAS 登录号 63534-64-5; 23205-04-1[碘磺拉胺]; 6284-40-8[*N*-甲基葡萄糖胺]

药效分类 诊断用药

碘甲磺钠

Methiodal Sodium

化学结构式

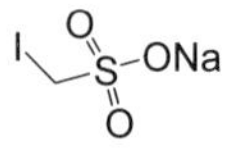

分子式和分子量 CH_2INaO_3S 243.98

化学名 Sodium iodomethanesulfonate

碘甲磺酸钠

CAS 登录号 126-31-8; 143-47-5[碘甲磺酸]

药效分类 诊断用药

碘解磷定

Pralidoxime Iodide（*INN*）

化学结构式

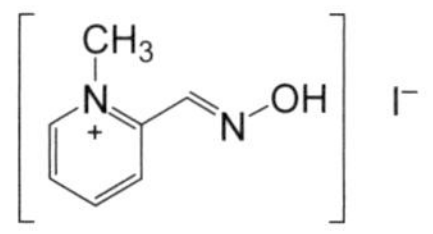

分子式和分子量 $C_7H_9IN_2O$ 264.06

化学名 (*NE*)-*N*-[(1-Methylpyridin-1-ium-2-yl)methylidene]hydroxylamine;iodide

碘化 (*NE*)-*N*-[(1-甲基吡啶-1-鎓-2-基)甲亚基]羟基胺

CAS 登录号 94-63-3

INN list 10

药效分类 解毒药，胆碱酯酶复活药

碘卡酸

Iocarmic Acid（*INN*）

化学结构式

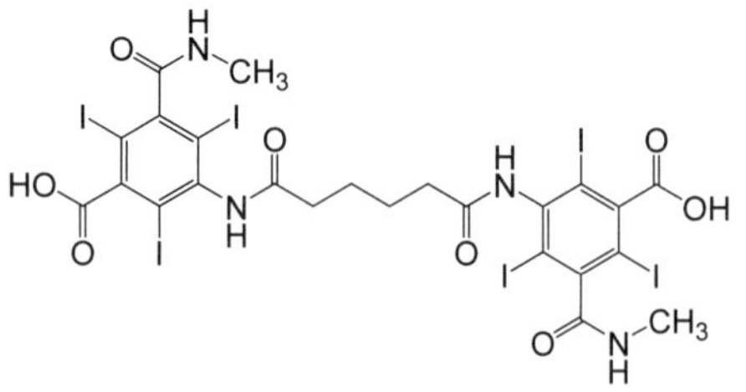

分子式和分子量 $C_{24}H_{20}I_6N_4O_8$ 1253.86

化学名 5,5′-(Adipoyldiimino)bis[2,4,6-triiodo-*N*-methylisophthalamic acid]

5,5′-(己二酰二氨叉基)双[2,4,6-三碘-*N*-甲基间氨甲酰基苯甲酸]

CAS 登录号 10397-75-8

INN list 22

药效分类 诊断用药

碘卡乙酯

Ethyl Cartrizoate（*INN*）

化学结构式

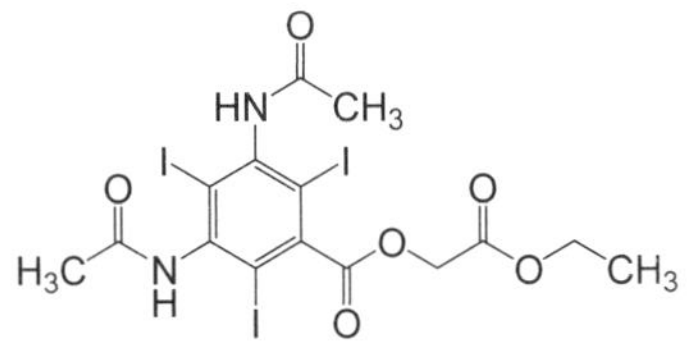

分子式和分子量 $C_{15}H_{15}I_3N_2O_6$ 700.00

化学名 Ethyl (3,5-diacetamido-2,4,6-triiodobenzoyloxy)acetic acid ester

乙基 (3,5-二乙酰氨基-2,4,6-三碘苯甲酰氧基)乙酸酯

CAS 登录号 5714-09-0

INN list 12

药效分类 诊断用药

碘克沙醇

Iodixanol（*INN*）

化学结构式

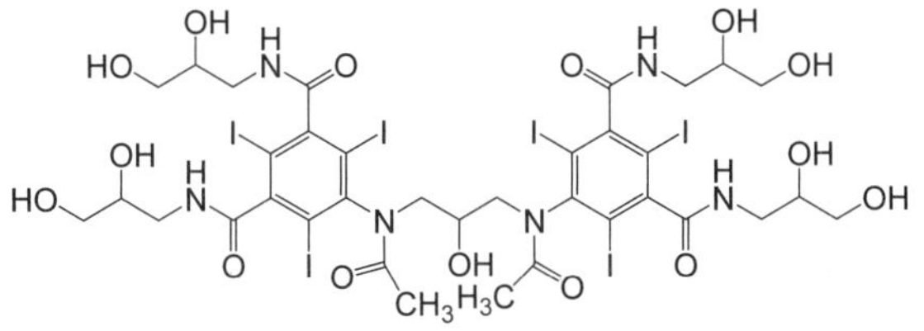

分子式和分子量 $C_{35}H_{44}I_6N_6O_{15}$ 1550.18

化学名 5-[Acetyl-[3-[*N*-acetyl-3,5-bis(2,3-dihydroxypropylcarbamoyl)-2,4,6-triiodoanilino]-2-hydroxypropyl]amino]-1-*N*,3-*N*-bis(2,3-dihydroxypropyl)-2,4,6-triiodobenzene-1,3-dicarboxamide

5-[乙酰基-[3-[*N*-乙酰基-3,5-双(2,3-二羟基丙基氨甲酰基)-2,4,6-三碘苯氨基]-2-羟基丙基]氨基]-1-*N*,3-*N*-双(2,3-二羟基丙基)-2,4,6-三碘苯氨基-1,3-二甲酰胺

CAS 登录号 92339-11-2

INN list 53

药效分类 诊断用药

碘克沙酸

Ioxaglic Acid（*INN*）

分子式和分子量 $C_{24}H_{21}I_6N_5O_8$ 1268.88

化学结构式

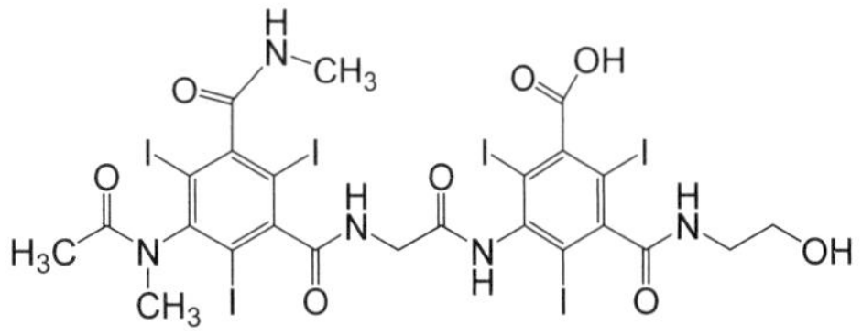

化学名 *N*-(2-Hydroxyethyl)-2,4,6-triiodo-5-[2-[2,4,6-triiodo-3-(*N*-methylacetamido)-5-(methylcarbamoyl)benzamido]acetamido]isophthalamic acid

N-(2-羟基乙基)-2,4,6-三碘-5-[2-[2,4,6-三碘-3-(*N*-甲基乙酰氨基)-5-(甲基氨基甲酰基)苯甲酰氨基]乙酰氨基]间苯二甲氨酸

CAS 登录号 59017-64-0

INN list 37

药效分类 诊断用药

碘克溴酸

Ioxabrolic Acid（*INN*）

化学结构式

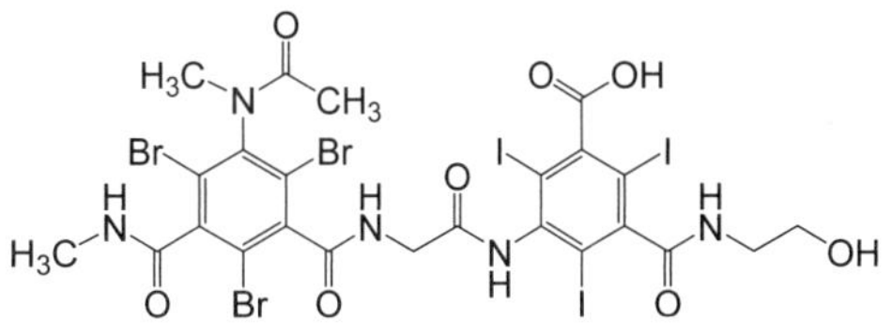

分子式和分子量 $C_{24}H_{21}Br_3I_3N_5O_8$ 1127.88

化学名 *N*-(2-Hydroxyethyl)-2,4,6-triiodo-5-[2-[2,4,6-tribromo-3-(*N*-methylacetamido)-5-(methylcarbamoyl)benzamido]acetamido]isophthalamic acid

N-(2-羟基乙基)-2,4,6-三碘-5-[2-[2,4,6-三溴-3-(*N*-甲基乙酰氨基)-5-(甲基氨基甲酰基)苯甲酰氨基]乙酰氨基]间苯二甲氨酸

CAS 登录号 96191-65-0

INN list 53

药效分类 诊断用药

碘拉醇

Iofratol（*INN*）

化学结构式

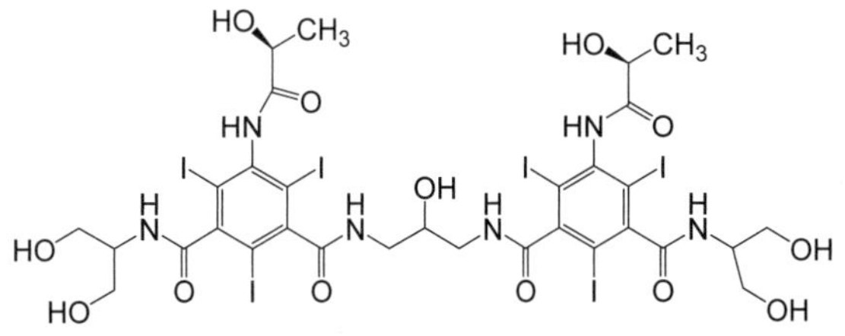

分子式和分子量 $C_{31}H_{36}I_6N_6O_{13}$ 1462.08

化学名 *N*,*N*''-(2-Hydroxytrimethylene)bis[*N*'-[2-hydroxy-1-(hydroxymethyl)ethyl]-2,4,6-triiodo-5-[(*S*)-lactamido]isophthalamide]

N,*N*''-(2-羟基丙-1,2,3-叉基)双[*N*'-[2-羟基-1-(羟甲基)乙基]-2,4,6-三碘-5-[(*S*)-2-羟基丙酰氨基]间苯二甲酰胺]

CAS 登录号 141660-63-1

INN list 67

药效分类 诊断用药

碘利多酸

Iolidonic Acid（*INN*）

化学结构式

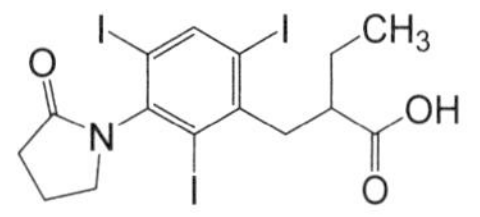

分子式和分子量 $C_{15}H_{16}I_3NO_3$ 639.01

化学名 *α*-Ethyl-2,4,6-triiodo-3-(2-oxo-1-pyrrolidinyl)hydrocinnamic acid

α-乙基-2,4,6-三碘-3-(2-氧代-1-吡咯烷基)氢化肉桂酸

CAS 登录号 21766-53-0

INN list 26

药效分类 诊断用药

碘利扎酸

Iolixanic Acid（*INN*）

化学结构式

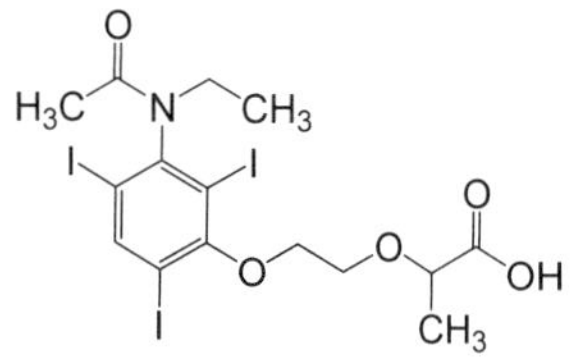

分子式和分子量 $C_{15}H_{18}I_3NO_5$ 673.02

化学名 2-[2-[3-(*N*-Ethylacetamido)-2,4,6-triiodophenoxy]ethoxy]propionic acid

2-[2-[3-(*N*-乙基乙酰氨基)-2,4,6-三碘苯氧基]乙氧基]丙酸

CAS 登录号 22730-86-5

INN list 26

药效分类 诊断用药

碘硫氧嘧啶

Iodothiouracil（*INN*）

化学结构式

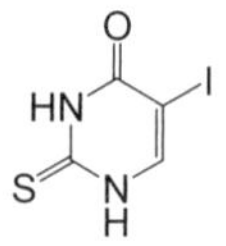

分子式和分子量 $C_4H_3IN_2OS$ 254.05

化学名 5-Iodo-2-thiouracil

5-碘-2-硫脲嘧啶

CAS 登录号 5984-97-4

INN list 1

药效分类 抗甲状腺药

碘吗酸

Iomorinic Acid（*INN*）

化学结构式

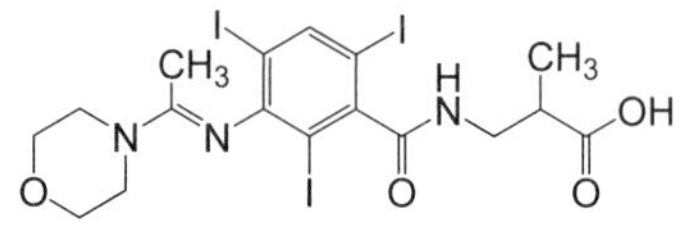

分子式和分子量 $C_{17}H_{20}I_3N_3O_4$ 711.07

化学名 2-Methyl-*N*-[2,4,6-triiodo-3-[(1-morpholinoethylidene)amino]benzoyl]-*β*-alanine

2-甲基-*N*-[2,4,6-三碘-3-[(1-吗啉乙亚基)氨基]苯甲酰基]-*β*-丙氨酸

CAS 登录号 51934-76-0

INN list 37

药效分类 诊断用药

碘美醇

Iosimenol（*INN*）

化学结构式

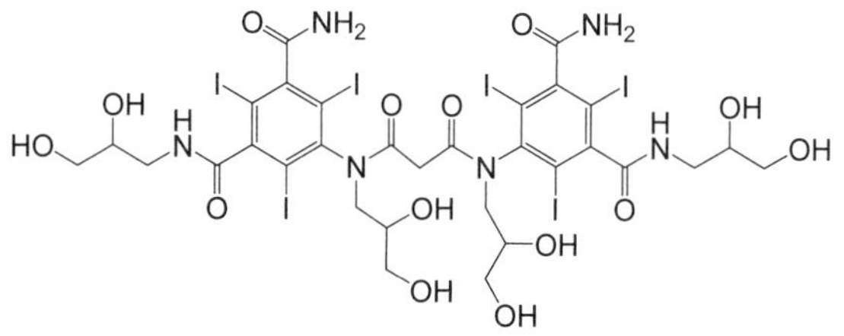

分子式和分子量 $C_{31}H_{36}I_6N_6O_{14}$ 1478.08

化学名 5,5'-[Propanedioylbis[(2,3-dihydroxypropyl)imino]]bis[*N*-(2,3-dihydroxypropyl)-2,4,6-triiodoisophthalamide]

5,5'-[丙二酰基双[(2,3-二羟基丙基)氨叉基]]双[*N*-(2,3-二羟基丙基)-2,4,6-三碘间苯二甲酰胺]

CAS 登录号 181872-90-2

INN list 88

药效分类 诊断用药

碘美拉酸

Iomeglamic Acid（*INN*）

化学结构式

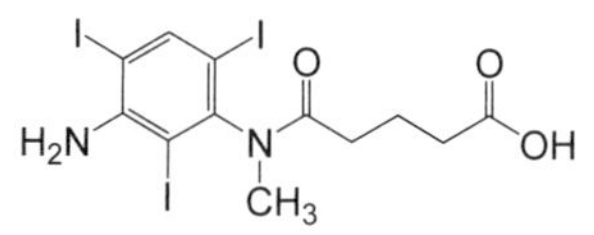

分子式和分子量 $C_{12}H_{13}I_3N_2O_3$ 613.96

化学名 5-(3-Amino-2,4,6-triiodo-*N*-methylanilino)-5-oxopentanoic acid

5-(3-氨基-2,4,6-三碘-*N*-甲基苯氨基)-5-氧代戊酸

CAS 登录号 25827-76-3

INN list 26

药效分类 诊断用药

碘美普尔

Iomeprol（*INN*）

化学结构式

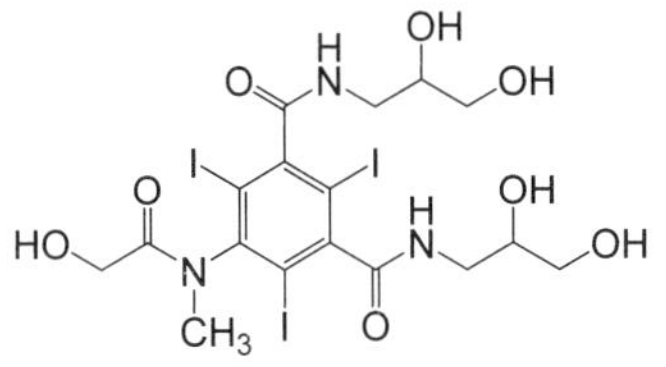

分子式和分子量 $C_{17}H_{22}I_3N_3O_8$ 777.09

化学名 *N*,*N*'-Bis(2,3-dihydroxypropyl)-2,4,6-triiodo-5-(*N*-methylglycolamido) isophthalamide

N,*N*'-双(2,3-二羟基丙基)-2,4,6-三碘-5-(*N*-甲基羟乙酰氨基)间苯二甲酰胺

CAS 登录号 78649-41-9

INN list 54

药效分类 诊断用药

碘帕醇

Iopamidol（*INN*）

化学结构式

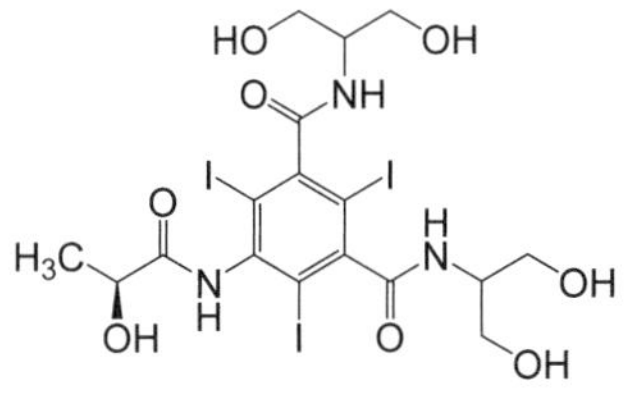

分子式和分子量 $C_{17}H_{22}I_3N_3O_8$ 777.09

化学名 (*S*)-*N*,*N*'-Bis[2-hydroxy-1-(hydroxymethyl)ethyl]-2,4,6-triiodo-5-lactamidoisophthalamide

(*S*)-*N*,*N*'-双[2-羟基-1-(羟甲基)乙基]-2,4,6-三碘-5-乳酰氨基间苯二甲酰胺

CAS 登录号 60166-93-0

INN list 40

药效分类 诊断用药

碘喷托

Iopentol（*INN*）

化学结构式

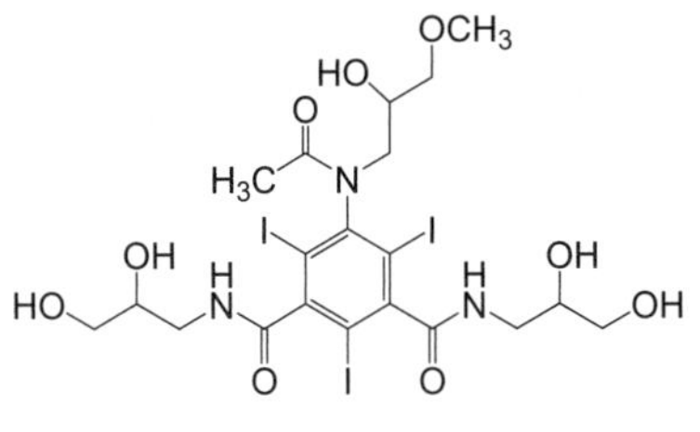

分子式和分子量 $C_{20}H_{28}I_3N_3O_9$ 835.16

化学名 *N*,*N*'-Bis(2,3-dihydroxypropyl)-5-[*N*-(2-hydroxy-3-methoxypropyl) acetamido]-2,4,6-triiodoisophthalamide

N,*N*'-双(2,3-二羟基丙基)-5-[*N*-(2-羟基-3-甲氧基丙基)乙酰氨基]-2,4,6-三碘间苯二甲酰胺

CAS 登录号 89797-00-2

INN list 52

药效分类 诊断用药

碘葡胺

Ioglucomide（*INN*）

化学结构式

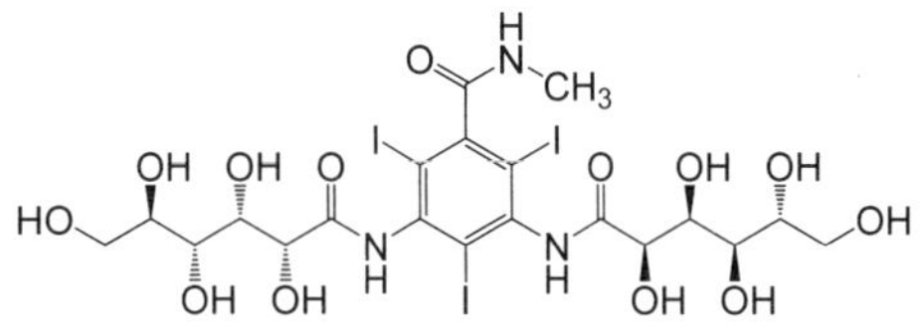

分子式和分子量 $C_{20}H_{28}I_3N_3O_{13}$ 899.16

化学名 2,4,6-Triiodo-*N*-methyl-3,5-bis[[(2*R*,3*S*,4*R*,5*R*)-2,3,4,5,6-pentahydroxyhexanoyl]amino]benzamide

2,4,6-三碘-*N*-甲基-3,5-双[[(2*R*,3*S*,4*R*,5*R*)-2,3,4,5,6-五羟基己酰基]氨基]苯甲酰胺

CAS 登录号 63941-74-2

INN list 41

药效分类 诊断用药

碘葡苯胺

Ioglunide（*INN*）

化学结构式

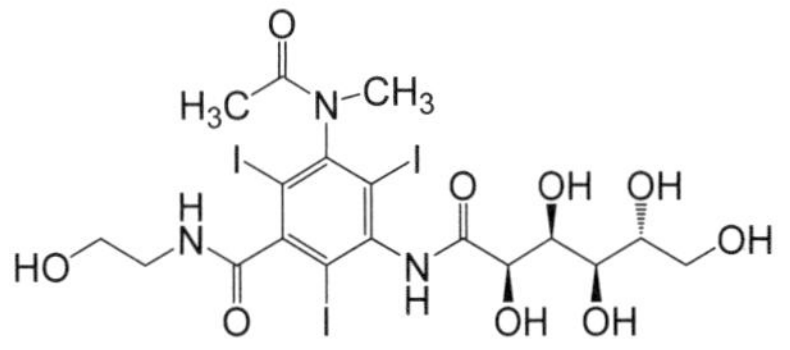

分子式和分子量 $C_{18}H_{24}I_3N_3O_9$ 807.11

化学名 3-[Acetyl(methyl)amino]-*N*-(2-hydroxyethyl)-2,4,6-triiodo-5-[[(2*S*,3*S*,4*R*,5*R*)-2,3,4,5,6-pentahydroxyhexanoyl]amino]benzamide

3-[乙酰基(甲基)氨基]-*N*-(2-羟乙基)-2,4,6-三碘-5-[[(2*S*,3*S*,4*R*,5*R*)-2,3,4,5,6-五羟基己酰基]氨基]苯甲酰胺

CAS 登录号 56562-79-9

INN list 40

药效分类 诊断用药

碘葡醇

Ioglucol（*INN*）

分子式和分子量 $C_{18}H_{24}I_3N_3O_9$ 807.11

化学结构式

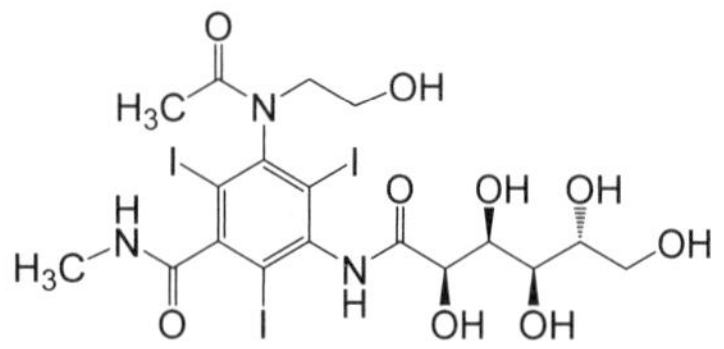

化学名 3'-[*N*-(2-Hydroxyethyl)acetamido]-2',4',6'-triiodo-5'-(methylcarbamoyl)-D- gluconanilide

3'-[*N*-(2-羟乙基)乙酰氨基]-2',4',6'-三碘-5'-(甲基氨甲酰基)-D-葡萄糖酰苯胺

CAS 登录号 63941-73-1

INN list 41

药效分类 诊断用药

碘普罗胺

Iopromide（*INN*）

化学结构式

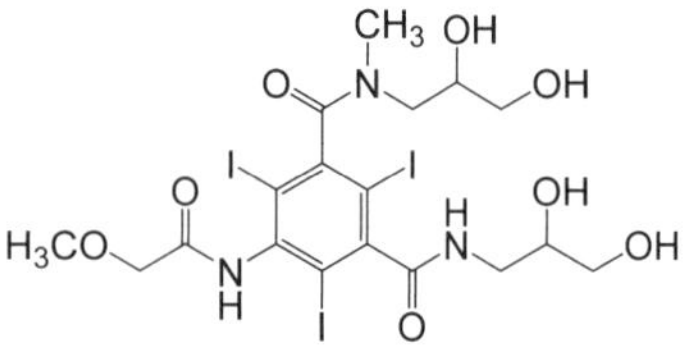

分子式和分子量 $C_{18}H_{24}I_3N_3O_8$ 791.11

化学名 *N,N'*-Bis(2,3-dihydroxypropyl)-2,4,6-triiodo-5-(2-methoxyacetamido)-*N*-methylisophthalamide

N,N'-双(2,3-二羟基丙基)-2,4,6-三碘-5-(2-甲氧基乙酰氨基)-*N*-甲基间苯二甲酰胺

CAS 登录号 73334-07-3

INN list 44

药效分类 诊断用药

碘普罗酸

Iopronic Acid（*INN*）

化学结构式

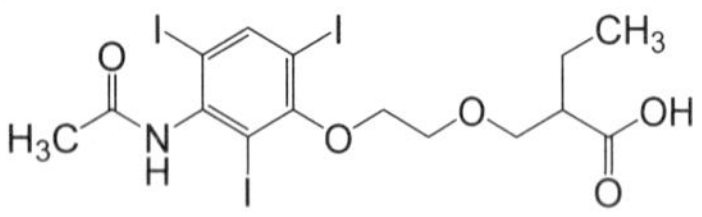

分子式和分子量 $C_{15}H_{18}I_3NO_5$ 673.02

化学名 (±)-2-[[2-(3-Acetamido-2,4,6-triiodophenoxy)ethoxy]methyl]butyric acid

(±)-2-[[2-(3-乙酰氨基-2,4,6-三碘苯氧基)乙氧基]甲基]丁酸

CAS 登录号 37723-78-7

INN list 28

药效分类 诊断用药

碘羟拉酸

Ioxitalamic Acid（*INN*）

分子式和分子量 $C_{12}H_{11}I_3N_2O_5$ 643.94

化学结构式

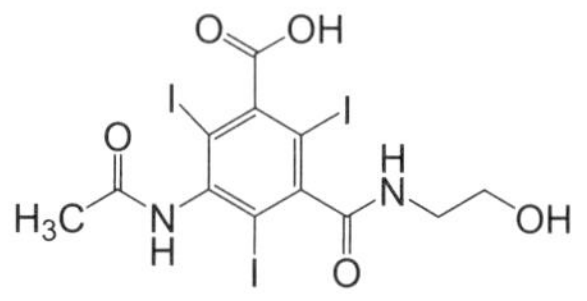

化学名 5-Acetamido-*N*-(2-hydroxyethyl)-2,4,6-triiodoisophthalamic acid

5-乙酰氨基-*N*-(2-羟基乙基)-2,4,6-三碘-3-氨甲酰基苯甲酸

CAS 登录号 28179-44-4

INN list 22

药效分类 诊断用药

碘曲仑

Iotrolan（*INN*）

化学结构式

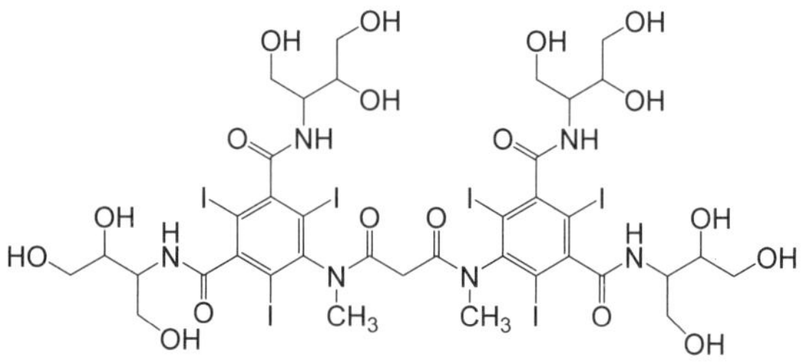

分子式和分子量 $C_{37}H_{48}I_6N_6O_{18}$ 1626.23

化学名 5,5'-[Malonylbis(methylimino)]bis[*N,N'*-bis[2,3-dihydroxy-1-(hydroxymethyl)propyl]-2,4,6-triiodoisophthalalmide]

5,5'-[丙二酰双(甲基氨叉基)]双[*N,N'*-双[2,3-二羟基-1-(羟甲基)丙基]-2,4,6-三碘间苯二甲酰胺]

CAS 登录号 79770-24-4

INN list 51

药效分类 诊断用药

碘曲尼酸

Iotranic Acid（*INN*）

化学结构式

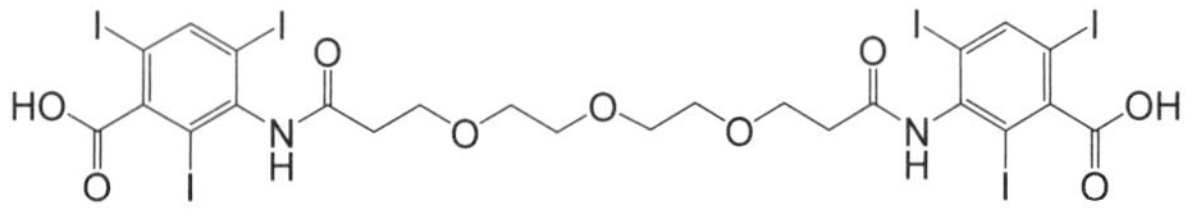

分子式和分子量 $C_{24}H_{22}I_6N_2O_9$ 1243.87

化学名 3,3'-[Oxybis(ethyleneoxyethylenecarbonylimino)]bis[2,4,6-triiodobenzoic acid]

3,3'-[氧基双(乙叉氧基乙叉基甲酰氨基)]双[2,4,6-三碘苯甲酸]

CAS 登录号 26887-04-7

INN list 28

药效分类 诊断用药

碘曲西酸

Iotroxic Acid（*INN*）

化学结构式

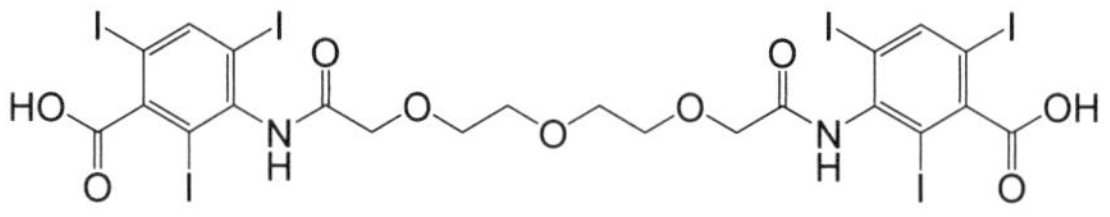

分子式和分子量　$C_{22}H_{18}I_6N_2O_9$　1215.81

化学名　3,3'-[Oxybis(ethyleneoxymethylenecarbonylimino)]bis[2,4,6-triiodobenzoic acid]

3,3'-[氧基双(乙叉氧基甲叉基甲酰氨基)]双[2,4,6-三碘苯甲酸]

CAS 登录号　51022-74-3

INN list　32

药效分类　诊断用药

碘曲佐酸

Iotrizoic Acid（*INN*）

化学结构式

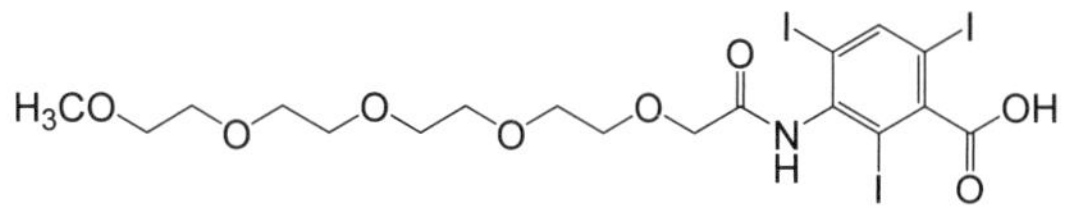

分子式和分子量　$C_{18}H_{24}I_3NO_8$　763.10

化学名　2,4,6-Triiodo-3-[2-[2-[2-[2-(2-methoxy)ethoxy]ethoxy]ethoxy]acetamido] benzoic acid

2,4,6-三碘-3-[2-[2-[2-[2-(2-甲氧基)乙氧基]乙氧基]乙氧基]乙酰氨基]苯甲酸

CAS 登录号　16024-67-2

INN list　22

药效分类　诊断用药

碘塞罗宁

Liothyronine（*INN*）

化学结构式

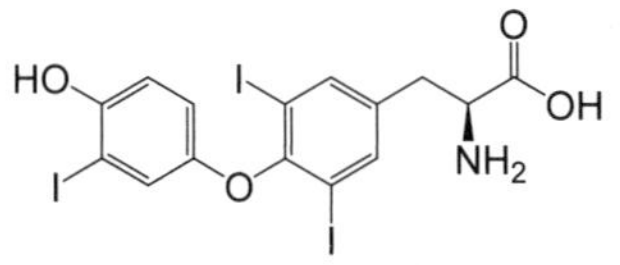

分子式和分子量　$C_{15}H_{12}I_3NO_4$　650.97

化学名　L-3-[4-(4-Hydroxy-3-iodophenoxy)-3,5-diiodophenyl]alanine

L-3-[4-(4-羟基-3-碘苯氧基)-3,5-二碘苯基]丙氨酸

CAS 登录号　6893-02-3; 55-06-1[钠盐]

INN list　6

药效分类　甲状腺激素类药

ATC 分类　H03AA02

碘赛特

Iotriside（*INN*）

化学结构式

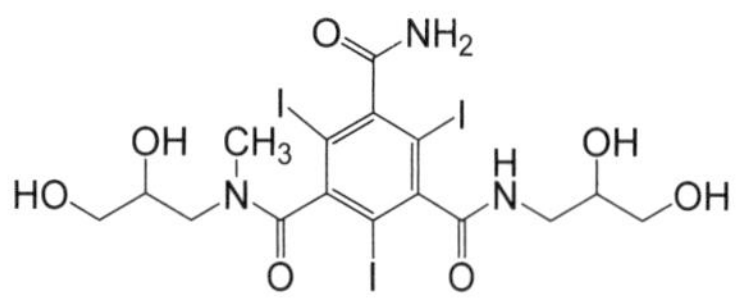

分子式和分子量　$C_{16}H_{20}I_3N_3O_7$　747.06

化学名　(±)-*N,N'*-Bis(2,3-dihydroxypropyl)-2,4,6-triiodo-*N*-methyl-1,3,5-benzenetricarboxamide

(±)-*N,N'*-双(2,3-二羟基丙基)-2,4,6-三碘-*N*-甲基-1,3,5-苯三甲酰胺

CAS 登录号　79211-34-0

INN list　60

药效分类　诊断用药

碘沙考

Iosarcol（*INN*）

化学结构式

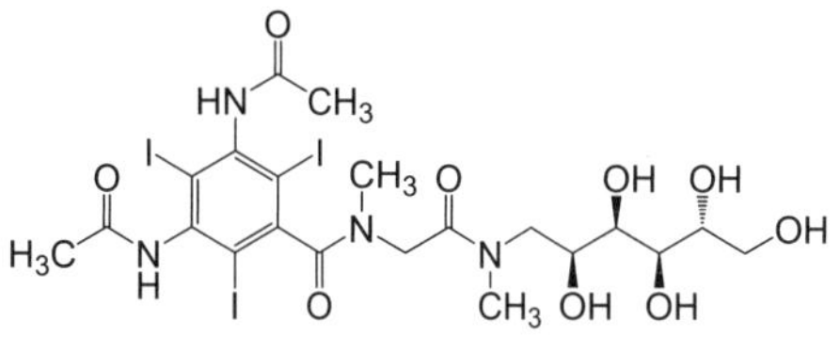

分子式和分子量　$C_{21}H_{29}I_3N_4O_9$　862.19

化学名　3,5-Diacetamido-2,4,6-triiodo-*N*-methyl-*N*-[[methyl(D-*gluco*-2,3,4,5,6- pentahydroxyhexyl)carbamoyl]methyl]benzamide

3,5-二乙酰氨基-2,4,6-三碘-*N*-甲基-*N*-[[甲基(D-葡-2,3,4,5,6-五羟基己基)氨基甲酰基]甲基]苯甲酰胺

CAS 登录号　97702-82-4

INN list　54

药效分类　诊断用药

碘沙酸

Iodoxamic Acid（*INN*）

化学结构式

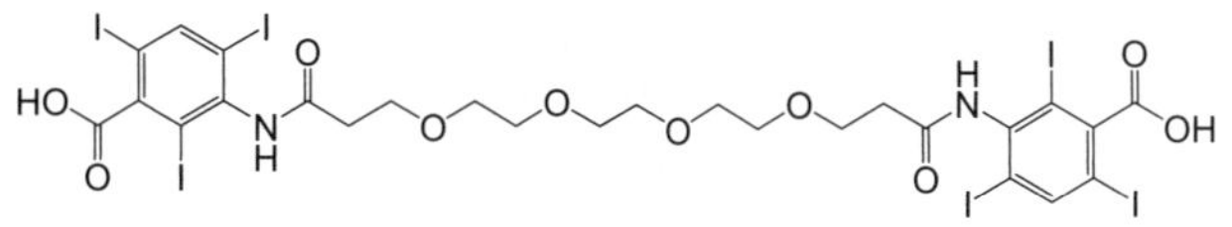

分子式和分子量　$C_{26}H_{26}I_6N_2O_{10}$　1287.92

化学名　3,3'-[Ethylenebis(oxyethyleneoxyethylenecarbonylimino)]bis[2,4,6-triiodobenzoic acid]

3,3'-[乙叉基双(氧基乙叉氧基乙叉基甲酰氨基)]双[2,4,6-三碘苯甲酸]

CAS 登录号　31127-82-9

INN list　26

药效分类　诊断用药

碘舒美酸

Iosumetic Acid（*INN*）

化学结构式

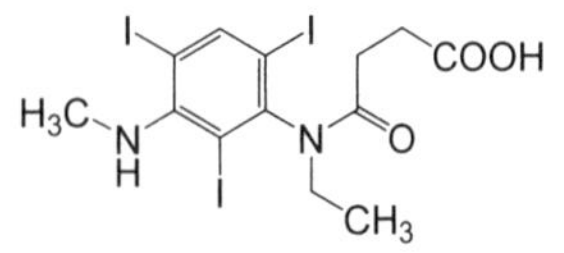

分子式和分子量　$C_{13}H_{15}I_3N_2O_3$　627.98

化学名　4-[*N*-Ethyl-2,4,6-triiodo-3-(methylamino)anilino]-4-oxobutanoic acid

4-[*N*-乙基-2,4,6-三碘-3-(甲氨基)苯氨基]-4-氧代丁酸

CAS 登录号　37863-70-0

INN list　33

药效分类　诊断用药

碘丝酸

Ioseric Acid（*INN*）

化学结构式

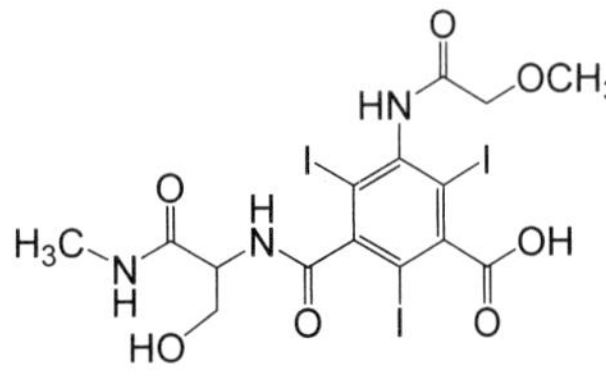

分子式和分子量　$C_{15}H_{16}I_3N_3O_7$　731.02

化学名　*N*-[2-Hydroxy-1-(methylcarbamoyl)ethyl]-2,4,6-triiodo-5-(2-methoxyacetamido)isophthalamic acid

N-[2-羟基-1-(甲基氨基甲酰基)乙基]-2,4,6-三碘-5-(2-甲氧基乙酰氨基)间苯二甲氨酸

CAS 登录号　51876-99-4

INN list　33

药效分类　诊断用药

碘他拉酸

Iotalamic Acid（*INN*）

化学结构式

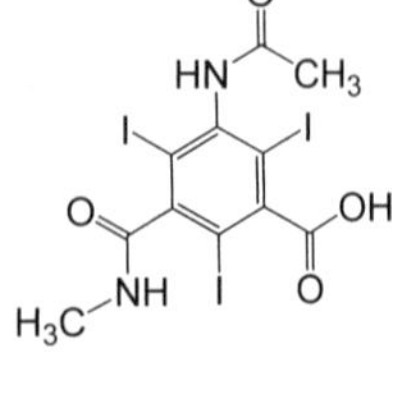

分子式和分子量　$C_{11}H_9I_3N_2O_4$　613.91

化学名　5-Acetamido-2,4,6-triiodo-*N*-methylisophthalamic acid

5-乙酰氨基-2,4,6-三碘-*N*-甲基间苯二甲氨酸

CAS 登录号　2276-90-6

INN list　13

药效分类　诊断用药

碘酞硫

Iotasul（*INN*）

化学结构式

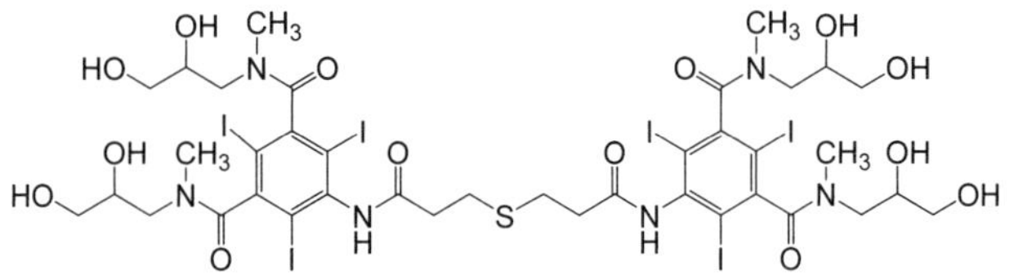

分子式和分子量　$C_{38}H_{50}I_6N_6O_{14}S$　1608.33

化学名　5,5'-[Thiobis(ethylenecarbonylimino)]bis[*N*,*N*-bis(2,3-dihydroxypropyl)- 2,4,6-triiodo-*N,N'*-dimethylisophthalamide]

5,5'-[硫基双(乙叉基甲酰氨基)]双[*N,N*-双(2,3-二羟基丙基)-2,4,6-三碘-*N,N'*-二甲基间苯二甲酰胺]

CAS 登录号　71767-13-0

INN list　43

药效分类　诊断用药

碘酞钠

Iodophthalein Sodium（*INN*）

化学结构式

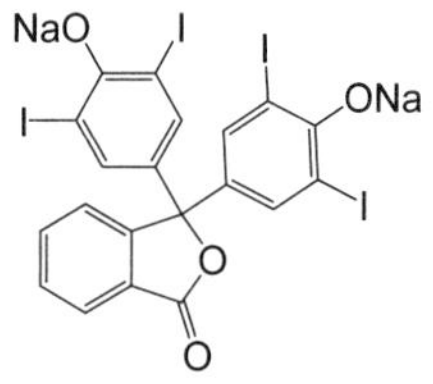

分子式和分子量　$C_{20}H_8I_4Na_2O_4$　865.87

化学名　Disodium salt of tetraiodophenolphthalein

四碘酚酞二钠盐

CAS 登录号　632-73-5; 386-17-4[碘酚酞]

INN list　1

药效分类　诊断用药

碘替酸

Iotetric Acid（*INN*）

化学结构式

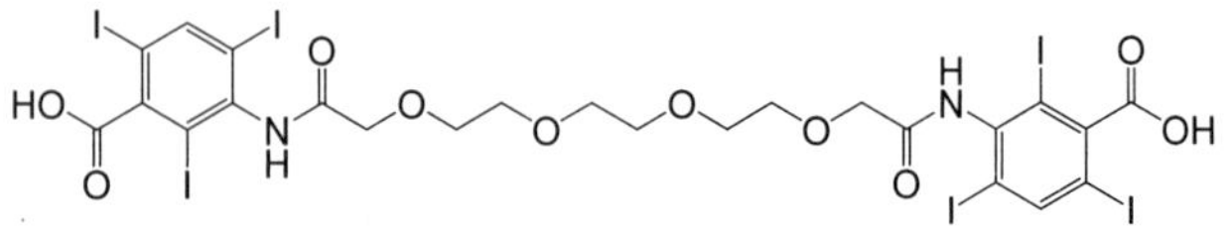

分子式和分子量　$C_{24}H_{22}I_6N_2O_{10}$　1259.87

化学名　3,3'-[Ethylenebis(oxyethyleneoxymethylenecarbonylimino)] bis[2,4,6-triiodobenzoic acid]

3,3'-[乙叉基双(氧基乙叉基氧基甲叉基甲酰氨基)]双[2,4,6-三碘苯甲酸]

CAS 登录号　60019-19-4

INN list　37

药效分类　诊断用药

碘西胺

Iosimide（*INN*）

化学结构式

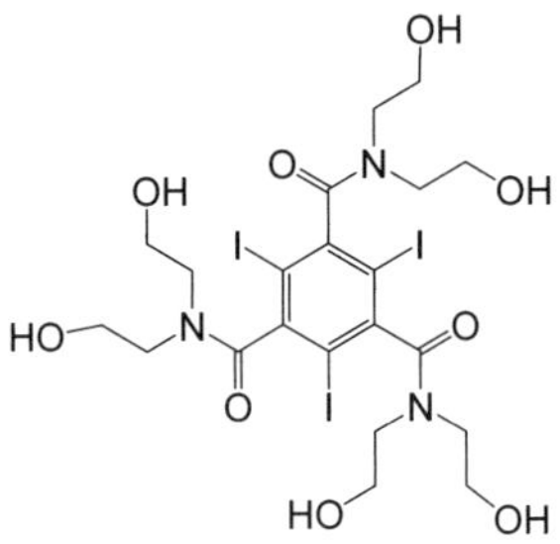

分子式和分子量 $C_{21}H_{30}I_3N_3O_9$ 849.19

化学名 *N,N,N′,N′,N″,N″*-Hexakis(2-hydroxyethyl)-2,4,6-triiodo-1,3,5-benzenetricarboxamide

N,N,N′,N′,N″,N″-六(2-羟乙基)-2,4,6-三碘-1,3,5-苯三甲酰胺

CAS 登录号 79211-10-2

INN list 50

药效分类 诊断用药

碘西醇

Iodecimol（*INN*）

化学结构式

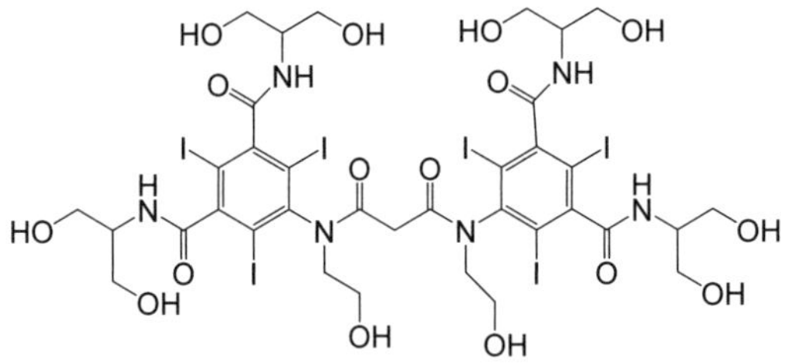

分子式和分子量 $C_{35}H_{44}I_6N_6O_{16}$ 1566.18

化学名 5,5′-[Malonylbis[(2-hydroxyethyl)imino]]bis[*N,N′*-bis[2-hydroxy-1-(hydroxymethyl)ethyl]-2,4,6-triiodoisophthalamide]

5,5′-[丙二酰基双[(2-羟乙基)氨叉基]]双[*N,N′*-双[2-羟基-1-(羟甲基)乙基]-2,4,6-三碘-1,3-苯二甲酰胺]

CAS 登录号 81045-33-2

INN list 51

药效分类 诊断用药

碘西法酸

Iosefamic Acid（*INN*）

化学结构式

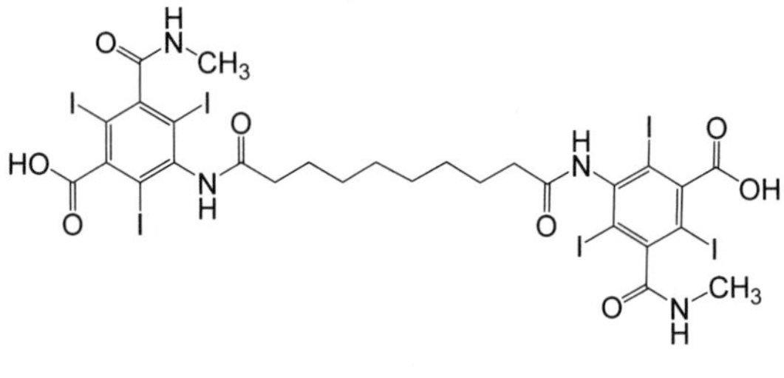

分子式和分子量 $C_{28}H_{28}I_6N_4O_8$ 1309.97

化学名 5,5′-(Sebacoyldiimino)bis[2,4,6-triiodo-*N*-methylisophthalamic acid]

5,5′-(癸二酰氨基)双[2,4,6-三碘-*N*-甲基-间苯二甲氨酸]

CAS 登录号 5591-33-3

INN list 14

药效分类 诊断用药

碘西他酸

Iocetamic Acid（*INN*）

化学结构式

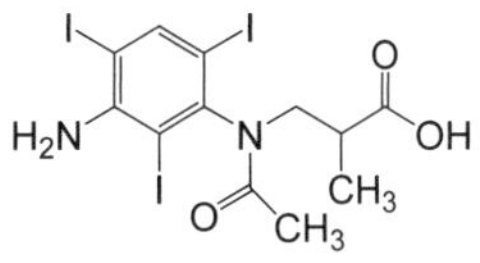

分子式和分子量 $C_{12}H_{13}I_3N_2O_3$ 613.96

化学名 *N*-Acetyl-*N*-(3-amino-2,4,6-triiodophenyl)-2-methyl-*β*-alanine

N-乙酰基-*N*-(3-氨基-2,4,6-三碘苯基)-2-甲基-*β*-丙氨酸

CAS 登录号 16034-77-8

INN list 14

药效分类 诊断用药

碘昔仑

Ioxilan（*INN*）

化学结构式

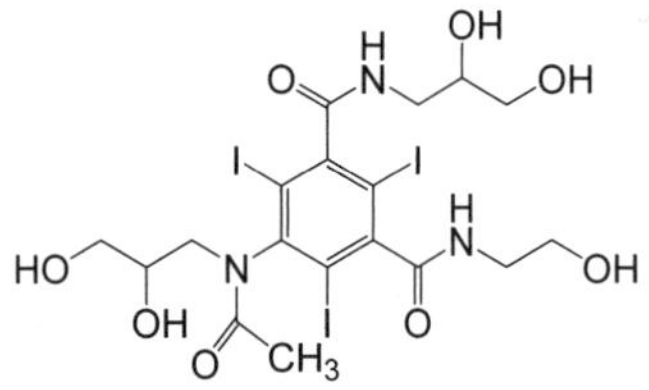

分子式和分子量 $C_{18}H_{24}I_3N_3O_8$ 791.11

化学名 *N*-(2,3-Dihydroxypropyl)-5-[*N*-(2,3-dihydroxypropyl)acetamido]-*N′*- (2-hydroxyethyl)-2,4,6-triiodoisophthalamide

N-(2,3-二羟基丙基)-5-[*N*-(2,3-二羟基丙基)乙酰氨基]-*N′*-(2-羟基乙基)-2,4,6-三碘间苯二甲酰胺

CAS 登录号 107793-72-6

INN list 59

药效分类 诊断用药

碘硬酯

Iodetryl（*INN*）

化学结构式

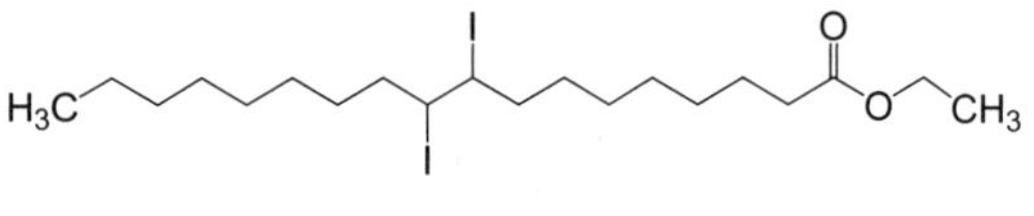

分子式和分子量 $C_{20}H_{38}I_2O_2$ 564.32

化学名 Ethyl 9,10-diiodooctadecanoate

乙基 9,10-二碘硬脂酸酯

CAS 登录号 7008-02-8

INN list 1

药效分类 诊断用药

碘佐米酸

Iozomic Acid（*INN*）

化学结构式

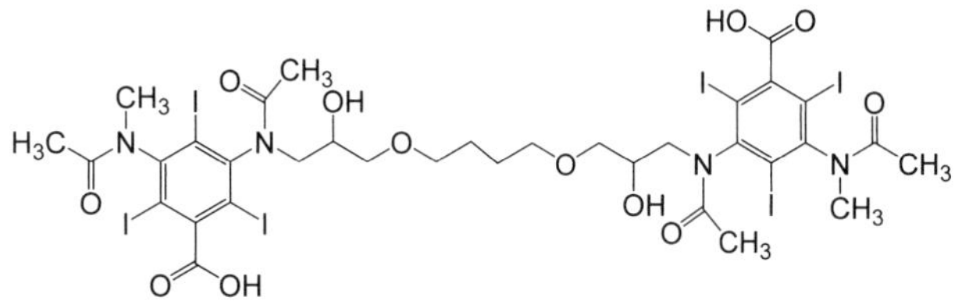

分子式和分子量 $C_{34}H_{40}I_6N_4O_{12}$ 1458.13

化学名 3-[Acetyl-[3-[4-[3-[*N*-acetyl-3-[acetyl(methyl)amino]-5-carboxy-2,4,6-triiodoanilino]-2-hydroxypropoxy]butoxy]-2-hydroxypropyl]amino]-5-[acetyl(methyl)amino]-2,4,6-triiodobenzoic acid

3-[乙酰基-[3-[4-[3-[*N*-乙酰基-3-[乙酰基(甲基)氨基]-5-羧基-2,4,6-三碘苯氨基]-2-羟基丙氧基]丁氧基]-2-羟基丙基]氨基]-5-[乙酰基(甲基)氨基]-2,4,6-三碘苯甲酸

CAS 登录号 31598-07-9

INN list 24

药效分类 诊断用药

靛蓝

Indigo Carmine

化学结构式

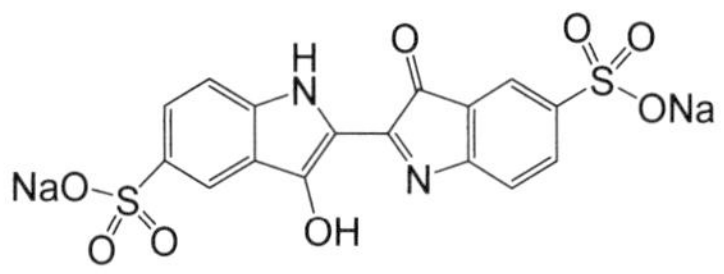

分子式和分子量 $C_{16}H_8N_2Na_2O_8S_2$ 466.35

化学名 Disodium 2-(3-hydroxy-5-sulfonato-1*H*-indol-2-yl)-3-oxoindole-5-sulfonate

2-(3-羟基-5-磺酸基-1*H*-吲哚-2-基)-3-氧代吲哚-5-磺酸二钠盐

CAS 登录号 860-22-0

药效分类 诊断用药

叠氮氯霉素

Azidamfenicol（*INN*）

化学结构式

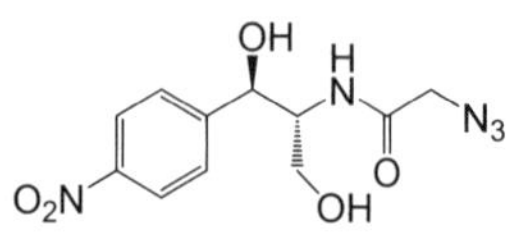

分子式和分子量 $C_{11}H_{13}N_5O_5$ 295.25

化学名 D-(−)-*threo*-2-Azido-*N*-[*β*-hydroxyl-*α*-(hydromethyl)-*p*-nitrophenethyl] acetamide

D-(-)-苏型-2-叠氮基-*N*-[*β*-羟基-*α*-(羟甲基)-4-硝基苯乙基]乙酰胺

CAS 登录号 13838-08-9

INN list 14

药效分类 抗生素类药

丁吖卡因

Bucricaine（*INN*）

化学结构式

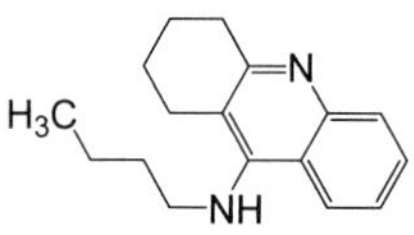

分子式和分子量 $C_{17}H_{22}N_2$ 254.37

化学名 9-(Butylamino)-1,2,3,4-tetrahydroacridine

9-(丁氨基)-1,2,3,4-四氢吖啶

CAS 登录号 316-15-4

INN list 49

药效分类 局部麻醉药

丁胺卡因

Butethamine

化学结构式

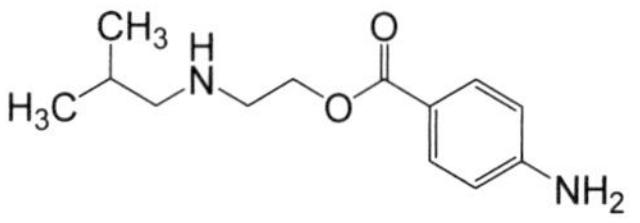

分子式和分子量 $C_{13}H_{20}N_2O_2$ 236.32

化学名 2-(2-Methylpropylamino)ethyl 4-aminobenzoate

2-(2-甲基丙基氨基)乙基 4-氨基苯甲酸酯

CAS 登录号 2090-89-3; 553-68-4[盐酸盐]

药效分类 局部麻醉药

丁巴比妥

Butobarbital

化学结构式

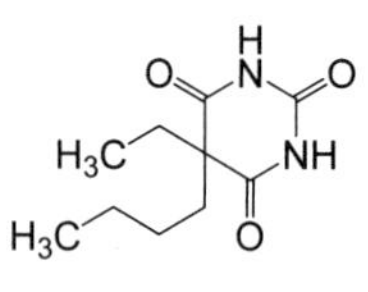

分子式和分子量 $C_{10}H_{16}N_2O_3$ 212.25

化学名 5-Butyl-5-ethylbarbituric acid

5-丁基-5-乙基巴比妥酸

CAS 登录号 77-28-1

药效分类 镇静催眠药

丁苯碘胺

Bufeniode（*INN*）

化学结构式

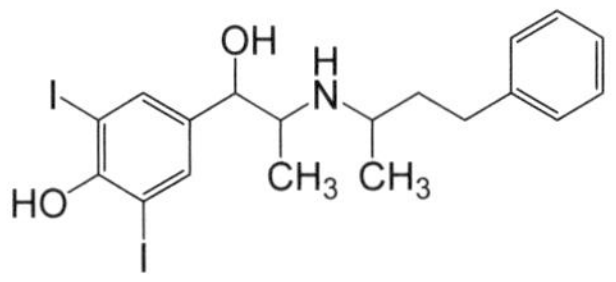

分子式和分子量 $C_{19}H_{23}I_2NO_2$ 551.20

化学名 4-Hydroxy-3,5-diiodo-*α*-[1-[(1-methyl-3-phenylpropyl) amino]ethyl]benzyl acohol

4-羟基-3,5-二碘-*α*-[1-[(1-甲基-3-苯基丙基)氨基]乙基]苄醇

CAS 登录号 22103-14-6

INN list 23

药效分类 抗高血压药，血管扩张药

丁苯柳胺

Butylphenamide（*INN*）

化学结构式

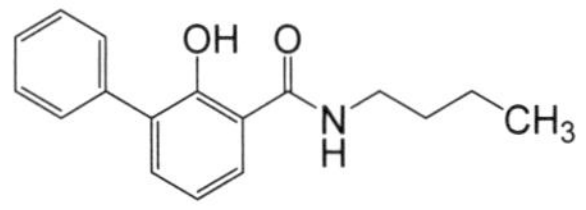

分子式和分子量 $C_{17}H_{19}NO_2$ 269.34

化学名 *N*-Butyl-2-hydroxy-3-phenylbenzamide

N-丁基-2-羟基-3-苯基苯甲酰胺

CAS 登录号 131-90-8

药效分类 抗真菌药

丁苯那胺

Bufenadrine（*INN*）

化学结构式

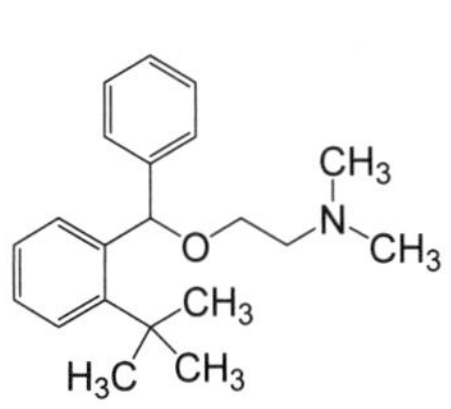

分子式和分子量 $C_{21}H_{29}NO$ 311.46

化学名 2-[(*o*-*tert*-Butyl-*α*-phenylbenzyl)oxy]-*N*, *N*-dimethylethylamine

2-[(2-叔丁基-*α*-苯基苄基)氧基]-*N*,*N*-二甲基乙胺

CAS 登录号 604-74-0

INN list 13

药效分类 镇吐药

丁苯那嗪

Tetrabenazine（*INN*）

分子式和分子量 $C_{19}H_{27}NO_3$ 317.42

化学结构式

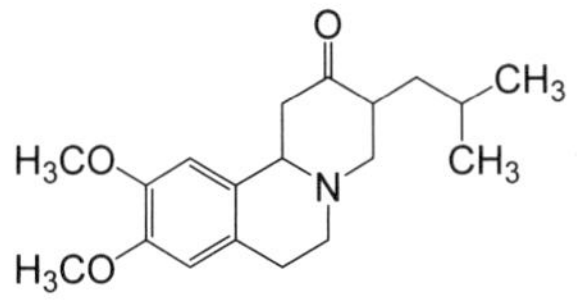

化学名 1,3,4,6,7,11*b*-Hexahydro-3-isobutyl-9,10-dimethoxy-2*H*-benzo[*a*] quinolizin-2-one

1,3,4,6,7,11*b*-六氢-3-异丁基-9,10-二甲氧基-2*H*-苯并[*a*]喹嗪-2-酮

CAS 登录号 58-46-8

INN list 11

药效分类 抗精神病药

丁苯宁

Butilfenin（*INN*）

化学结构式

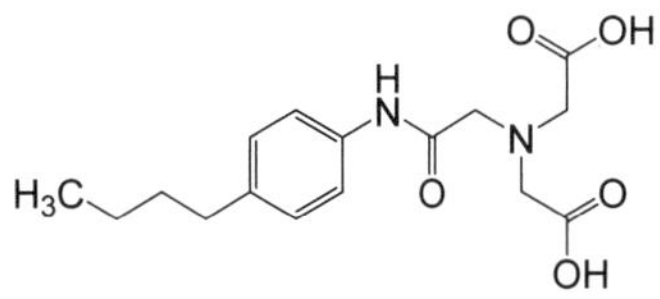

分子式和分子量 $C_{16}H_{22}N_2O_5$ 322.36

化学名 [[[(*p*-Butylphenyl)carbamoyl]methyl]imino]diacetic acid

[[[(4-丁基苯基)氨基甲酰基]甲基]氨叉基]二乙酸

CAS 登录号 66292-52-2

INN list 41

药效分类 诊断用药

丁苯羟酸

Bufexamac（*INN*）

化学结构式

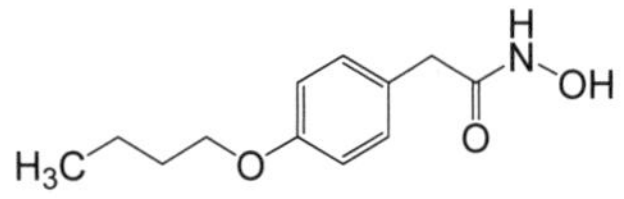

分子式和分子量 $C_{12}H_{17}NO_3$ 223.27

化学名 2-(*p*-Butoxyphenyl)acetohydroxamic acid

2-(4-丁氧基苯基)乙酰氧肟酸

CAS 登录号 2438-72-4

INN list 20

药效分类 抗炎镇痛药

丁苯酞

Butylphthalide（*INN*）

化学结构式

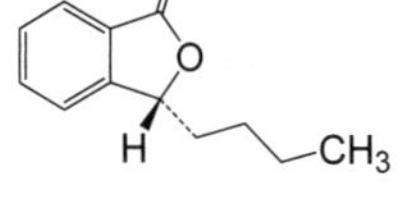

及其对映异构体

分子式和分子量 $C_{12}H_{14}O_2$ 190.24

化学名 *rac*-3-Butyl-2-benzofuran-1(3*H*)-one

外消旋-3-丁基-2-苯并呋喃-1(3*H*)-酮

CAS 登录号 6066-49-5

INN list 111

药效分类 抗氧剂

丁苯唑酸

Bufezolac（*INN*）

化学结构式

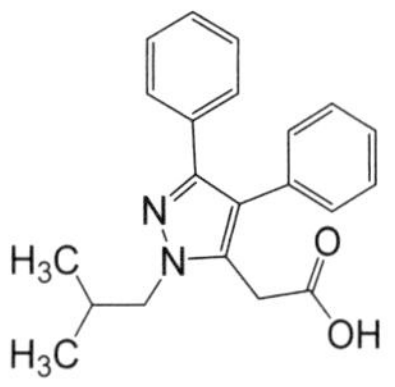

分子式和分子量 $C_{21}H_{22}N_2O_2$ 334.41

化学名 1-Isobutyl-3,4-diphenylpyrazole-5-acetic acid

1-异丁基-3,4-二苯基吡唑-5-乙酸

CAS 登录号 50270-32-1

INN list 39

药效分类 抗炎镇痛药

丁吡考胺

Bupicomide（*INN*）

化学结构式

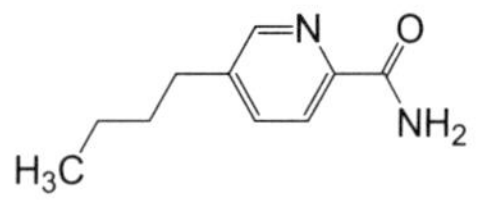

分子式和分子量 $C_{10}H_{14}N_2O$ 178.23

化学名 5-Butylpyridine-2-carboxamide

5-丁基吡啶-2-甲酰胺

CAS 登录号 22632-06-0

INN list 31

药效分类 抗高血压药

丁丙诺啡

Buprenorphine（*INN*）

化学结构式

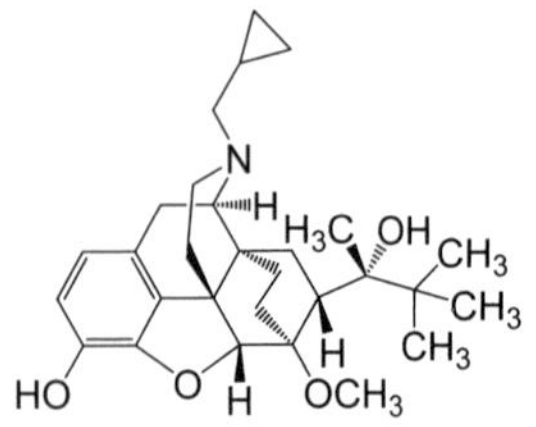

分子式和分子量 $C_{29}H_{41}NO_4$ 467.65

化学名 21-Cyclopropyl-7*α*-[(*S*)-1-hydroxyl-1,2,2-trimethylpropyl]-6,14-endo-enthano-6,7,8,14-tetrahydrooripavine

21-环丙基-7*α*-[(*S*)-1-羟基-1,2,2-三甲基丙基]-6,14-内-乙桥基-6,7,8,14-四氢东罂粟碱

CAS 登录号 52485-79-7; 53152-21-9[盐酸盐]

INN list 29

药效分类 镇痛药

丁布芬

Butibufen（*INN*）

化学结构式

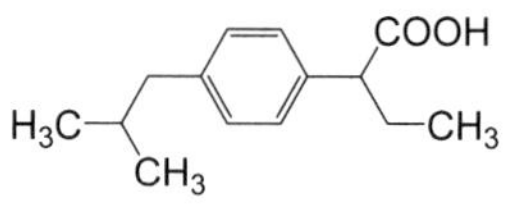

分子式和分子量 $C_{14}H_{20}O_2$ 220.31

化学名 2-(*p*-Isobutylphenyl)butyric acid

2-(4-异丁基苯基)丁酸

CAS 登录号 55837-18-8

INN list 32

药效分类 抗炎镇痛药

丁碘桂酸

Bunamiodyl（*INN*）

化学结构式

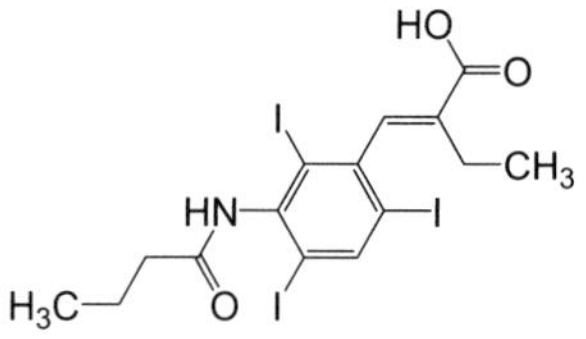

分子式和分子量 $C_{15}H_{16}I_3NO_3$ 639.01

化学名 2-(3-Butyramido-2,4,6-triiodophenylmethylene)butyric acid

2-(3-丁酰氨基-2,4,6-三碘苯基甲亚基)丁酸

CAS 登录号 1233-53-0; 12923-76-8[钠盐]

INN list 10

药效分类 诊断用药

丁非洛尔

Butofilolol（*INN*）

化学结构式

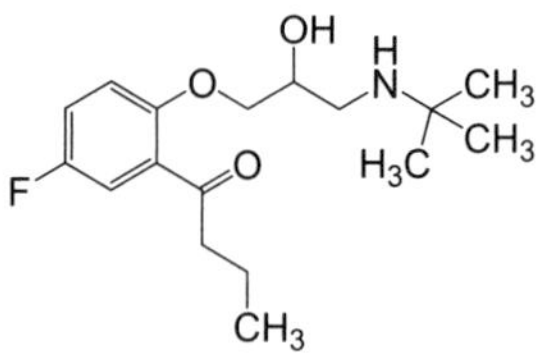

分子式和分子量 $C_{17}H_{26}FNO_3$ 311.39

化学名 (±)-2'-[3-(*tert*-Butylamino)-2-hydroxypropoxyl]-5'-fluorobutyrophenone

(±)-2'-[3-(叔丁氨氧基)-2-羟基丙氧基]-5'-氟丁苯酮

CAS 登录号 64552-17-6

INN list 40

药效分类 β 受体拮抗药

丁夫罗林

Bufrolin（*INN*）

化学结构式

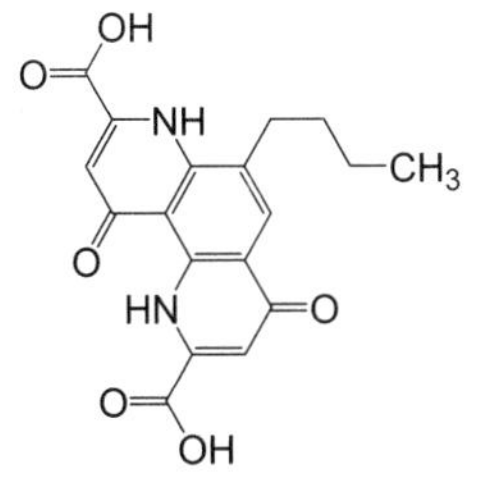

分子式和分子量 $C_{18}H_{16}N_2O_6$ 356.33

化学名 6-Butyl-1,4,7,10-tetrahydro-4,10-dioxo-1,7-phenanthroline-2, 8-dicarboxylic acid

6-丁基-1,4,7,10-四氢-4,10-二氧代-1,7-菲咯啉-2,8-二羧酸

CAS 登录号 54867-56-0

INN list 34

药效分类 抗组胺药

丁呋洛尔

Bufuralol（*INN*）

化学结构式

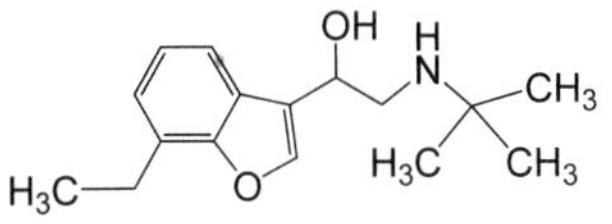

分子式和分子量 $C_{16}H_{23}NO_2$ 261.36

化学名 *α*-[(*tert*-Butylamino) methyl]-7-ethyl-2-benzofuranmethanol

α-[(叔丁基氨基)甲基]-7-乙基-2-苯并呋喃甲醇

CAS 登录号 54340-62-4

INN list 31

药效分类 α,β 受体拮抗药

丁福明

Buformin（*INN*）

化学结构式

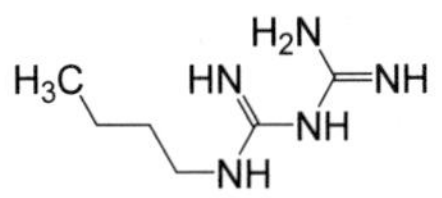

分子式和分子量 $C_6H_{15}N_5$ 157.22

化学名 1-Butylbiguanide

1-丁基双胍

CAS 登录号 692-13-7

INN list 17

药效分类 口服降血糖药

ATC 分类 A10BA03

丁卡因

Tetracaine（*INN*）

化学结构式

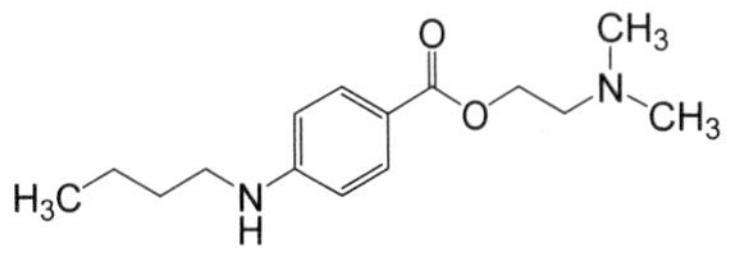

分子式和分子量 $C_{15}H_{24}N_2O_2$ 264.36

化学名 2-(Dimethylamino)ethyl *p*-(butylamino)benzoate

2-(二甲氨基)乙基 4-(丁氨基)苯甲酸酯

CAS 登录号 94-24-6

INN list 4

药效分类 局部麻醉药

丁喹伦

Buquineran（*INN*）

化学结构式

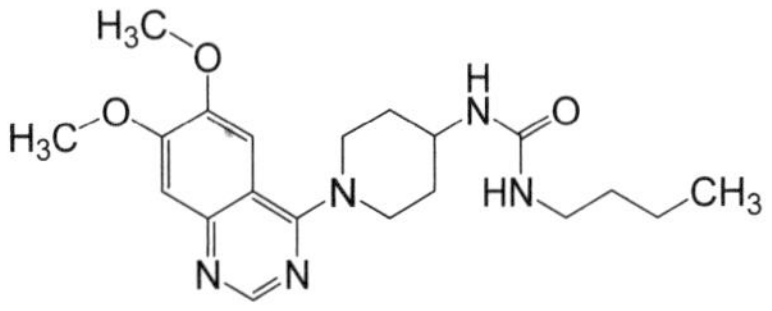

分子式和分子量 $C_{20}H_{29}N_5O_3$ 387.48

化学名 1-Butyl-3-[1-(6,7-dimethoxy-4-quinazolinyl)-4-piperidyl]urea

1-丁基 3-[1-(6,7-二甲氧基-4-喹唑啉基)-4-哌啶基]脲

CAS 登录号 59184-78-0

INN list 40

药效分类 强心药

丁喹酯

Buquinolate（*INN*）

化学结构式

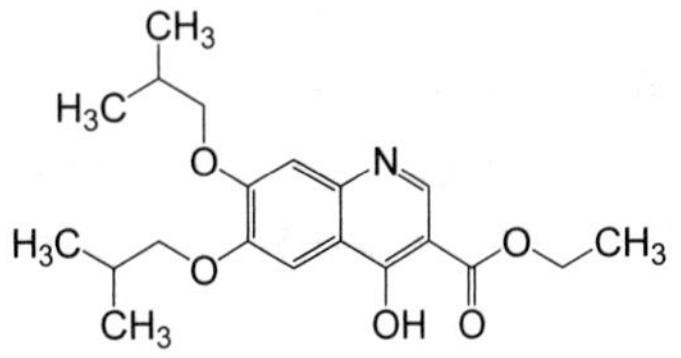

分子式和分子量 $C_{20}H_{27}NO_5$ 361.43

化学名 Ethyl 4-hydroxyl-6,7-diisobutoxy-3-quinolinecarboxylate

乙基 4-羟基-6,7-二异丁氧基-3-喹啉羧酸酯

CAS 登录号 5486-03-3

INN list 16

药效分类 抗球虫药

丁硫妥钠

Buthalital Sodium（*INN*）

化学结构式

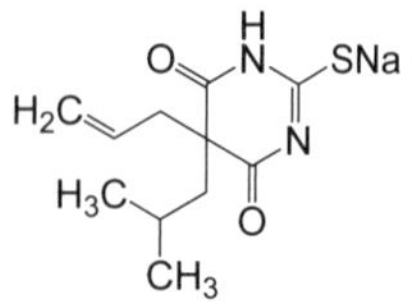

分子式和分子量 $C_{11}H_{15}N_2NaO_2S$ 262.30

化学名 Sodium; 5-(2-methylpropyl)-4,6-dioxo-5-prop-2-enyl-1*H*-pyrimidine-2-thiolate

5-(2-甲基丙基)-4,6-二氧代-5-丙-2-烯基-1*H*-嘧啶-2-硫醇钠

CAS 登录号 510-90-7

INN list 8

药效分类 全身麻醉药

丁咯地尔

Buflomedil（*INN*）

化学结构式

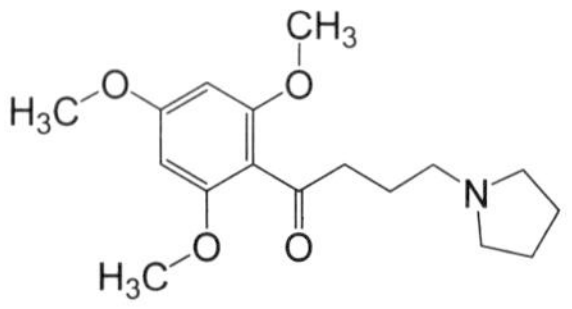

分子式和分子量 $C_{17}H_{25}NO_4$ 307.38

化学名 2', 4' ,6'-Trimethoxy-4-(1-pyrrolidinyl) butyrophenone

2', 4' ,6'-三甲氧基-4-(1-吡咯烷基) 丁酰苯

CAS 登录号 55837-25-7

INN list 33

药效分类 外周血管扩张药

ATC 分类 C04AX20

丁咯地林

Burodiline（*INN*）

化学结构式

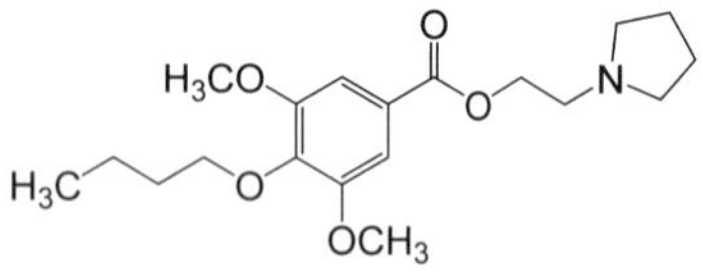

分子式和分子量 $C_{19}H_{29}NO_5$ 351.44

化学名 1-Pyrrolidinylethyl 4-butoxy-3,5-dimethoxybenzoate

1-吡咯烷基乙基 4-丁氧基-3,5-二甲氧基苯甲酸酯

CAS 登录号 36121-13-8

INN list 26

药效分类 解痉药

丁螺酮

Buspirone（*INN*）

分子式和分子量 $C_{21}H_{31}N_5O_2$ 385.51

化学结构式

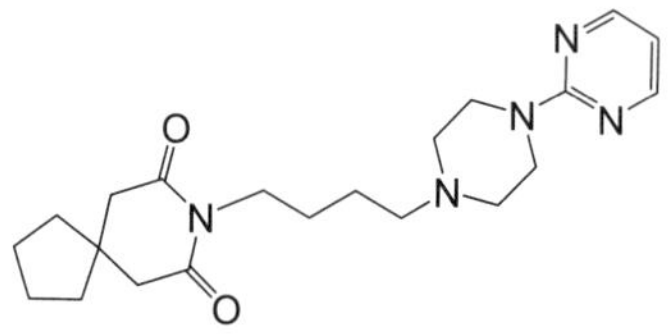

化学名 *N*-[4-[4-(2-Pyrimidinyl)-1-piperazinyl]butyl]-1,1-cyclopentane- diacetamide

N-[4-[4-(2-嘧啶基)-1-哌嗪基]丁基]-1,1-环戊烷二乙酰亚胺

CAS 登录号 36505-84-7; 33386-08-2[盐酸盐]

INN list 30

药效分类 抗焦虑药

丁氯柳胺

Buclosamide（*INN*）

化学结构式

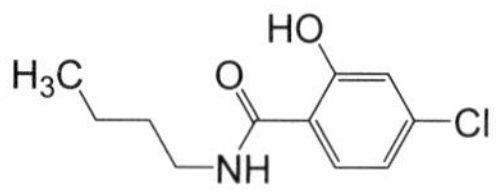

分子式和分子量 $C_{11}H_{14}ClNO_2$ 227.69

化学名 *N*-Butyl-4-chlorosalicylamide

N-丁基-4-氯水杨酰胺

CAS 登录号 575-74-6

INN list 16

药效分类 抗真菌药

丁萘夫汀

Bunaftine（*INN*）

化学结构式

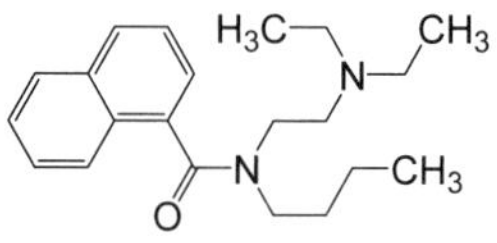

分子式和分子量 $C_{21}H_{30}N_2O$ 326.48

化学名 *N*-Butyl-*N*-[2-(diethylamino) ethyl]-1-naphthamide

N-丁基-*N*-[2-(二乙氨基)乙基]-1-萘甲酰胺

CAS 登录号 32421-46-8

INN list 29

药效分类 抗心律失常药

ATC 分类 C01BD03

丁萘脒

Bunamidine（*INN*）

化学结构式

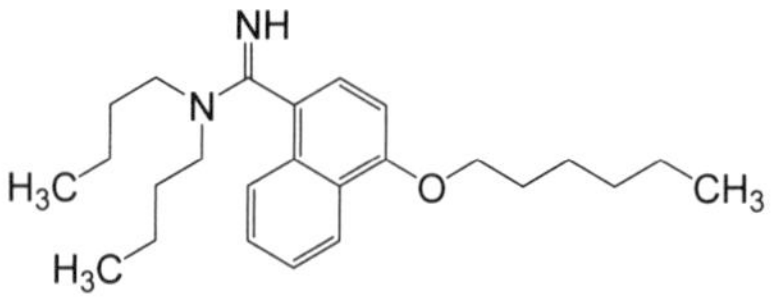

分子式和分子量 $C_{25}H_{38}N_2O$ 382.59

化学名 *N,N*-Dibutyl-4-(hexyloxy)-1-naphthamidine

N,N-二丁基-4-(己氧基)-1-萘脒

CAS 登录号 3748-77-4; 1055-55-6[盐酸盐]

INN list 16

药效分类 抗蠕虫药

丁尼辛

Butanixin（*INN*）

化学结构式

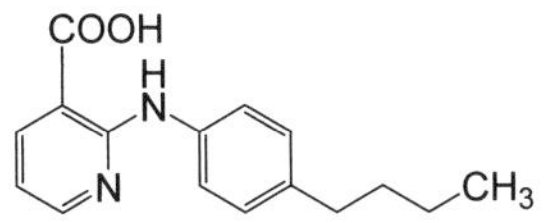

分子式和分子量 $C_{16}H_{18}N_2O_2$ 270.33

化学名 2-(*p*-Butanilino)nicotinic acid

2-(4-丁基苯氨基)烟酸

CAS 登录号 55285-35-3

INN list 32

药效分类 抗炎镇痛药

丁氰酯

Bucrilate（*INN*）

化学结构式

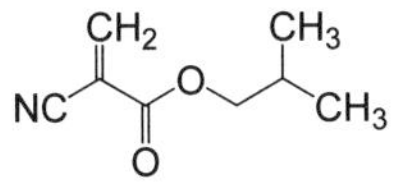

分子式和分子量 $C_8H_{11}NO_2$ 153.18

化学名 Isobutyl 2-cyanoacrylate

异丁基 2-氰基丙烯酸酯

CAS 登录号 1069-55-2

INN list 22

药效分类 组织黏合剂

丁四硝酯

Erythrityl Tetranitrate

化学结构式

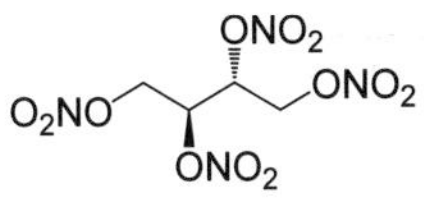

分子式和分子量 $C_4H_6N_4O_{12}$ 302.11

化学名 Erythritol tetranitrate

赤藓醇四硝酸酯

CAS 登录号 7297-25-8

药效分类 有机硝酸酯类抗心肌缺血药

ATC 分类 C01DA13

丁烯烟肼

Crotoniazide（*INN*）

化学结构式

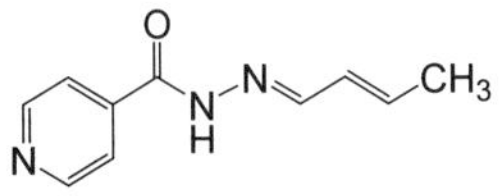

分子式和分子量 $C_{10}H_{11}N_3O$ 189.21

化学名 Isonicotinic acid 2-butenylidenehydrazide

异烟酸 2-丁烯亚基酰肼

CAS 登录号 7007-96-7

INN list 11

药效分类 抗结核药

丁香酚

Eugenol

化学结构式

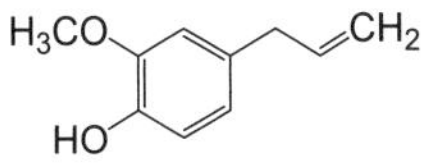

分子式和分子量 $C_{10}H_{12}O_2$ 164.20

化学名 4-Allyl-2-methoxyphenol

4-烯丙基-2-甲氧基苯酚

CAS 登录号 97-53-0

药效分类 局部镇痛药

定磺胺

Dinsed（*INN*）

化学结构式

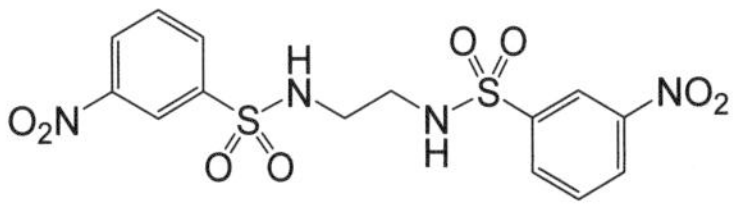

分子式和分子量 $C_{14}H_{14}N_4O_8S_2$ 430.41

化学名 *N,N′*-Ethylenebis[3-nitrobenzenesulfonamide]

N,N′-乙叉基双[3-硝基苯磺酰胺]

CAS 登录号 96-62-8

INN list 17

药效分类 抗球虫药

东莨菪碱

Scopolamine

化学结构式

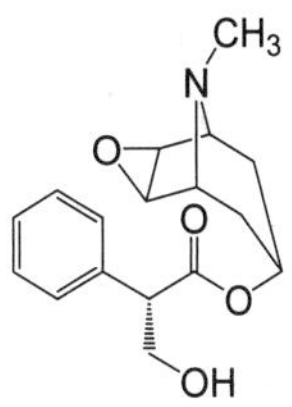

分子式和分子量 $C_{17}H_{21}NO_4$ 303.36

化学名 6*β*,7*β*-Epoxy-1*αH*,5*αH*-tropan-3*α*-ol(−)-tropate (ester)

6*β*,7*β*-环氧-1*αH*,5*αH*-托烷-3*α*-醇(−)-托品酸酯

CAS 登录号 51-34-3; 6533-68-2[氢溴酸盐水合物]; 114-49-8[氢溴酸盐]

药效分类 抗胆碱药

豆腐果苷

Helicid（*INN*）

化学结构式

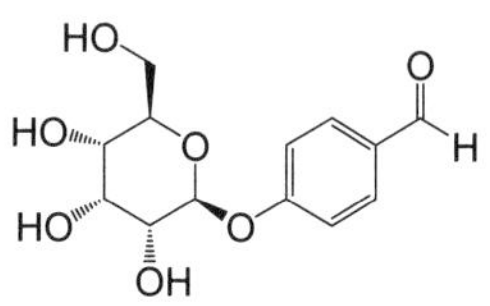

分子式和分子量 $C_{13}H_{16}O_7$ 284.26

化学名 4-[(2*S*,3*R*,4*R*,5*S*,6*R*)-3,4,5-Trihydroxy-6-(hyroxymethyl)oxan-2-yl]oxybenzaldehyde

4-[(2*S*,3*R*,4*R*,5*S*,6*R*)-3,4,5-三羟基-6-(羟甲基)氧杂环己烷-2-基]氧苯甲醛

CAS 登记号 80154-34-3

药效分类 镇静药

毒扁豆碱

Physostigmine

化学结构式

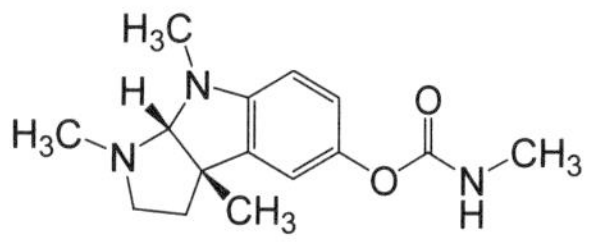

分子式和分子量 $C_{15}H_{21}N_3O_2$ 275.35

化学名 1,2,3,3a*β*,8a*β*-Hexahydro-1,3a,8-trimethylpyrrolo[2,3-*b*]indol-5-yl methylcarbamate

1,2,3,3a*β*,8a*β*-六氢-1,3a,8-三甲基吡咯并[2,3-*b*]吲哚-5-基甲氨基甲酸酯

CAS 登录号 57-47-6; 64-47-1[硫酸盐(2∶1)]

药效分类 抗胆碱酯酶药

毒毛花苷 G

Strophanthin G（*INN*）

化学结构式

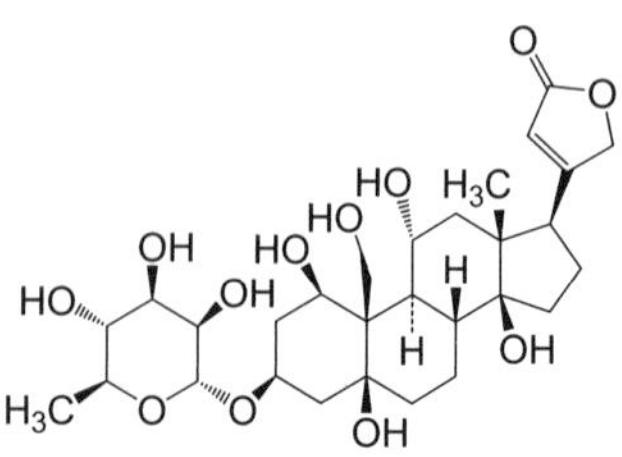

分子式和分子量 $C_{29}H_{44}O_{12}$ 584.65

化学名 3-[(11*R*)-1,5,11,14-Tetrahydroxy-10-(hydroxymethyl)-13-methyl-3-(3,4,5-trihydroxy-6-methyloxan-2-yl)oxy-2,3,4,6,7,8,9,11,12,15,16,17-dodecahydro-1*H*-cyclopenta[*a*]phenanthren-17-yl]-2*H*-furan-5-one

3-[(11*R*)-1,5,11,14-四羟基-10-(羟甲基)-13-甲基-3-(3,4,5-三羟基-6-甲基氧杂环己烷-2-基)氧基-2,3,4,6,7,8,9,11,12,15,16,17-十二氢-1*H*-环戊熳并[*a*]菲-17-基]-2*H*-呋喃-5-酮

CAS 登录号 630-60-4

药效分类 强心药

度奥哌隆

Duoperone（*INN*）

化学结构式

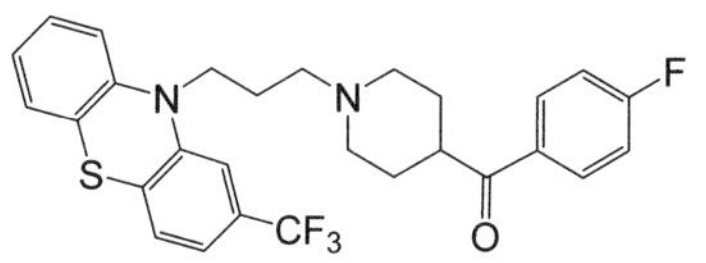

分子式和分子量 $C_{28}H_{26}F_4N_2OS$ 514.58

化学名 *p*-Fluorophenyl 1-[3-[2-(trifluoromethyl)phenothiazin-10-yl]propyl]- 4-piperidyl ketone

4-氟苯基 1-[3-[2-(三氟甲基)苯并噻嗪-10-基]丙基]-4-哌啶基甲酮

CAS 登录号 62030-88-0; 62030-89-1[富马酸盐]

INN list 54

药效分类 抗精神病药

度博替尼

Dubermatinib（*INN*）

化学结构式

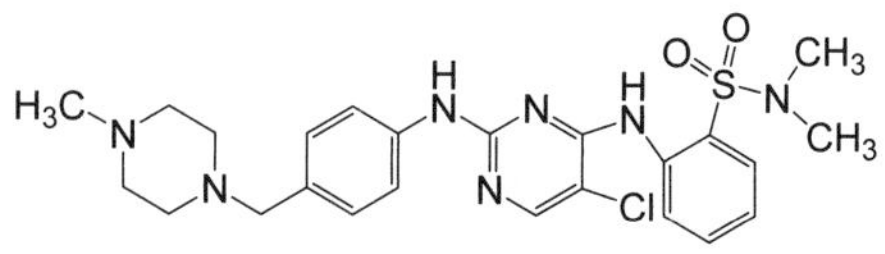

分子式和分子量 $C_{24}H_{30}ClN_7O_2S$ 516.06

化学名 2-[[5-Chloro-2-[4-[(4-methylpiperazin-1-yl)methyl]anilino]pyrimidin-4-yl]amino]-*N*,*N*-dimethylbenzenesulfonamide

2-[[5-氯-2-[4-[(4-甲基哌嗪-1-基)甲基]苯氨基]嘧啶-4-基]氨基]-*N*,*N*-二甲基苯磺酰胺

CAS 登录号 1341200-45-0

INN list 120

药效分类 酪氨酸激酶抑制药，抗肿瘤药

度氟西泮

Doxefazepam（*INN*）

化学结构式

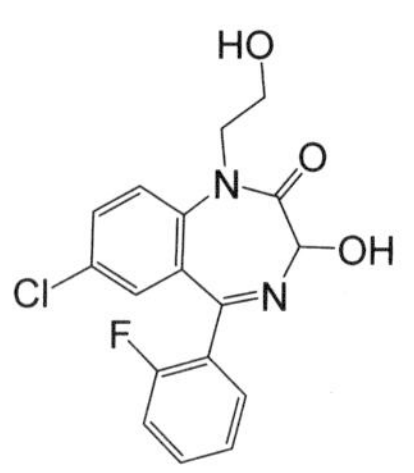

分子式和分子量 $C_{17}H_{14}ClFN_2O_3$ 348.76

化学名 7-Chloro-5-(*o*-fluorophenyl)-1,3-dihydro-3-hydroxy-1-(2-hydroxyethyl)- 2*H*-1,4-benzodiazepin-2-one

7-氯-5-(2-氟苯基)-1,3-二氢-3-羟基-1-(2-羟基乙基)-2*H*-1,4-苯并二氮杂䓬-2-酮

CAS 登录号 40762-15-0

INN list 43

药效分类 镇静催眠药

度格列汀

Dutogliptin（*INN*）

化学结构式

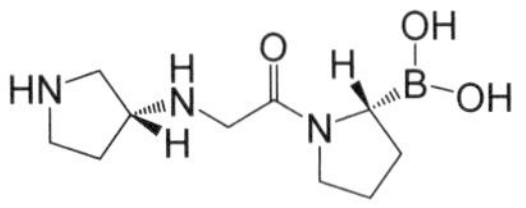

分子式和分子量 $C_{10}H_{20}BN_3O_3$ 241.10

化学名 [(2*R*)-1-[[(3*R*)-Pyrrolidin-3-ylamino]acetyl]pyrrolidin-2-yl]boronic acid

[(2*R*)-1-[[(3*R*)-四氢吡咯-3-基氨基]乙酰基]四氢吡咯-2-基]硼酸

CAS 登录号 852329-66-9

INN list 100

药效分类 抗糖尿病药

度骨化醇

Doxercalciferol（*INN*）

化学结构式

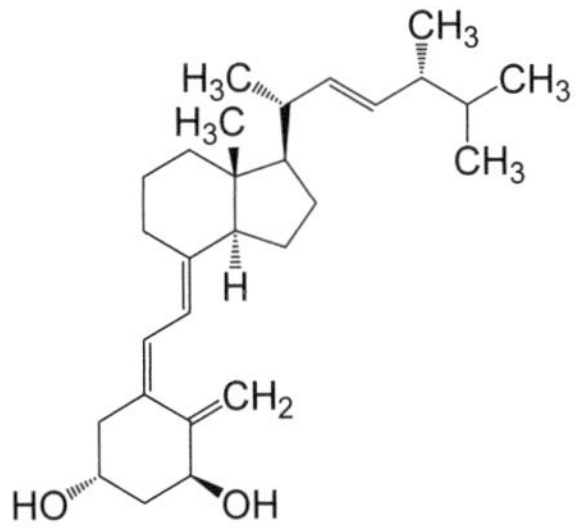

分子式和分子量 $C_{28}H_{44}O_2$ 412.65

化学名 (5*Z*,7*E*,22*E*)-9,10-Secoergosta-5,7,10(19),22-tetraene-1*α*,3*β*-diol

(5*Z*,7*E*,22*E*)-9,10-断麦角甾-5,7,10(19),22-四烯-1*α*,3*β*-二醇

CAS 登录号 54573-75-0

INN list 82

药效分类 治疗继发性甲状旁腺功能亢进症药

度拉西坦

Dupracetam（*INN*）

化学结构式

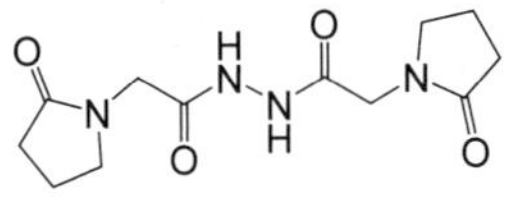

分子式和分子量 $C_{12}H_{18}N_4O_4$ 282.30

化学名 1,2-Bis[(2-oxo-1-pyrrolidinyl)acetyl]hydrazine

1,2-双[(2-氧代-1-吡咯烷基)乙酰基]肼

CAS 登录号 59776-90-8

INN list 38

药效分类 促智药

度硫平

Dosulepin（*INN*）

化学结构式

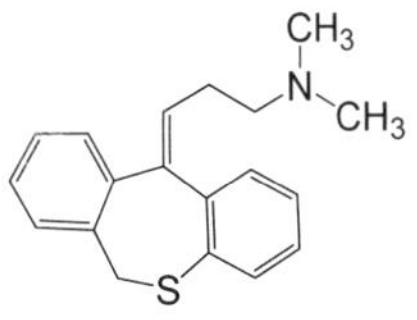

分子式和分子量 $C_{19}H_{21}NS$ 295.44

化学名 *N,N*-Dimethyldibenzo[*b,e*]thiepin- $\Delta^{11(6H)\gamma}$-propylamine

N,N-二甲基二苯并[*b,e*]硫杂䓬- $\Delta^{11(6H)\gamma}$-丙胺

CAS 登录号 113-53-1; 897-15-4[盐酸盐]

INN list 15

药效分类 抗抑郁药

度洛巴坦

Durlobactam（*INN*）

化学结构式

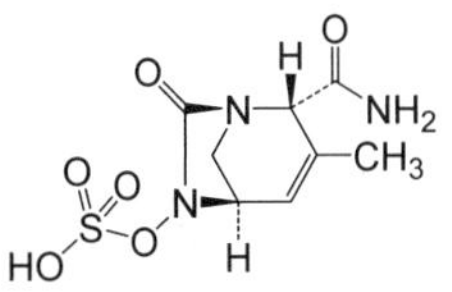

分子式和分子量 $C_8H_{11}N_3O_6S$ 277.25

化学名 (1*R*,2*S*,5*R*)-2-Carbamoyl-3-methyl-7-oxo-1,6-diazabicyclo[3.2.1]oct-3-en-6-yl hydrogen sulfate

(1*R*,2*S*,5*R*)-2-氨基甲酰基-3-甲基-7-氧代-1,6- 二氮杂双环[3.2.1]辛-3-烯-6-基 硫酸氢酯

CAS 登录号 1467829-71-5

INN list 119

药效分类 β-内酰胺酶抑制药

度洛贝特

Dulofibrate（*INN*）

化学结构式

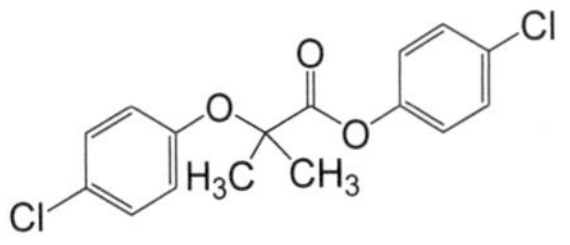

分子式和分子量 $C_{16}H_{14}Cl_2O_3$ 325.19

化学名 *p*-Chlorophenyl 2-(*p*-chlorophenoxy)-2-methylpropionate

4-氯苯基 2-(4-氯苯氧基)-2-甲基丙酸酯

CAS 登录号 61887-16-9
INN list 43
药效分类 降血脂药

度洛西汀

Duloxetine（*INN*）

化学结构式

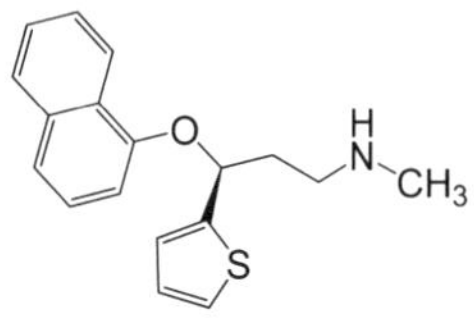

分子式和分子量 $C_{18}H_{19}NOS$ 297.42
化学名 (+)-(*S*)-*N*-Methyl-*γ*-(1-naphthyloxy)-2-thiophenepropylamine
(+)-(*S*)-*N*-甲基-*γ*-(1-萘基氧基)-2-噻吩丙胺
CAS 登录号 116539-59-4; 136434-34-9[盐酸盐]
INN list 68
药效分类 抗抑郁药

度氯扎封

Dulozafone（*INN*）

化学结构式

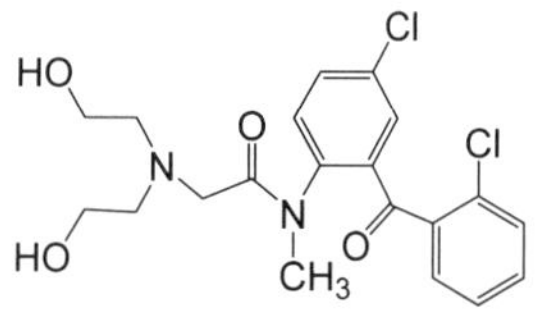

分子式和分子量 $C_{20}H_{22}Cl_2N_2O_4$ 425.31
化学名 2-[Bis(2-hydroxyethyl)amino]-4'-chloro-2'-(*o*-chlorobenzoyl)- *N*-methylacetanilide
2-[双(2-羟基乙基)氨基]-4'-氯-2'-(2-氯苯甲酰基)-*N*-甲基乙酰苯胺
CAS 登录号 75616-02-3
INN list 56
药效分类 抗焦虑药

度马莫德

Doramapimod（*INN*）

化学结构式

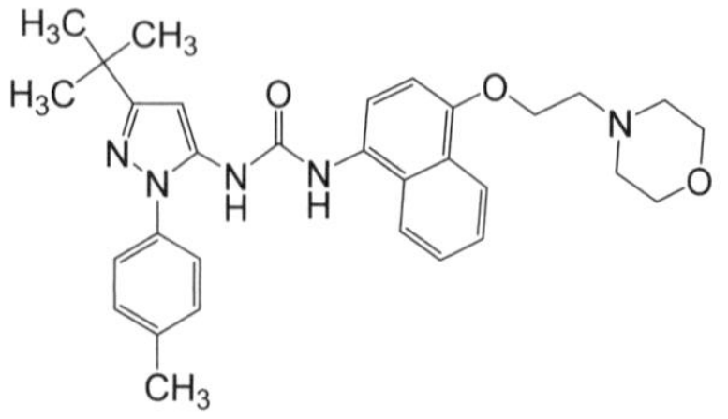

分子式和分子量 $C_{31}H_{37}N_5O_3$ 527.66
化学名 1-[3-(1,1-Dimethylethyl)-1-(4-methylphenyl)-1*H*-pyrazol-5-yl]-3-[4-[2-(morpholin-4-yl)ethoxy]naphthalen-1-yl]urea
1-[3-(1,1-二甲基乙基)-1-(4-甲基苯基)-1*H*-吡唑-5-基]-3-[4-[2-(吗啉-4-基)乙氧基]萘-1-基]脲
CAS 登录号 285983-48-4
INN list 88
药效分类 免疫调节药

度马诺司他

Domatinostat（*INN*）

化学结构式

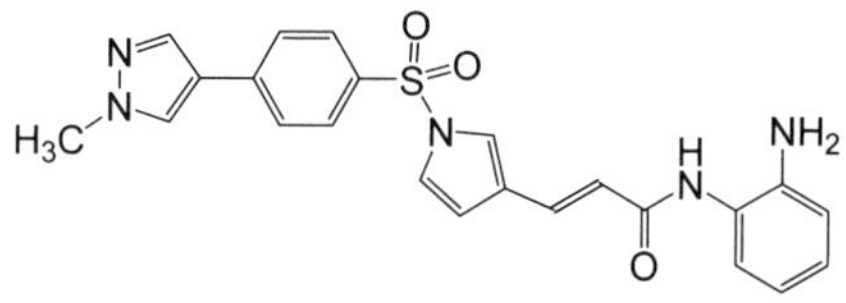

分子式和分子量 $C_{23}H_{21}N_5O_3S$ 447.51
化学名 (2*E*)-*N*-(2-Aminophenyl)-3-(1-{[4-(1-methyl-1*H*-pyrazol-4-yl)phenyl]sulfonyl}-1*H*-pyrrol-3-yl)prop-2-enamide
(2*E*)-*N*-(2-氨基苯基)-3-(1-{[4-(1-甲基-1*H*-吡唑-4-基)苯基]磺酰基}-1*H*-吡咯-3-基)丙-2 -烯酰胺
CAS 登录号 910462-43-0
INN list 118
药效分类 抗肿瘤药

度麦角胺

Dosergoside（*INN*）

化学结构式

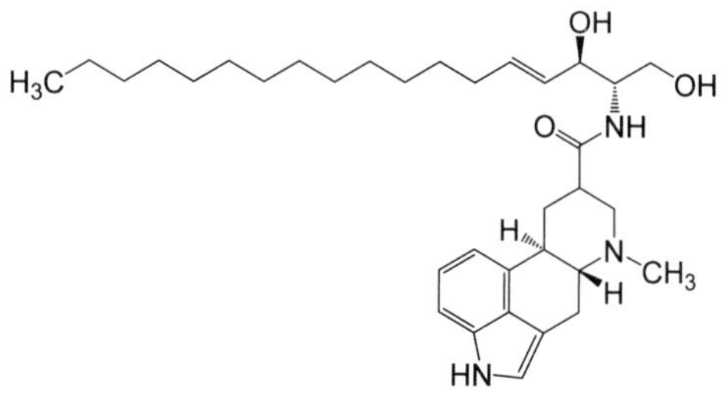

分子式和分子量 $C_{34}H_{53}N_3O_3$ 551.80
化学名 *N*-[(1*S*,2*R*,3*E*)-2-Hydroxy-1-(hydroxymethyl)-3-heptadecenyl]- 6-methylergoline-8*β*-carboxamide
N-[(1*S*,2*R*,3*E*)-2-羟基-1-(羟甲基)-3-十七碳烯基]-6-甲基麦角灵-8*β*-甲酰胺
CAS 登录号 87178-42-5
INN list 54
药效分类 5-羟色胺受体拮抗药

度美辛

Duometacin（*INN*）

分子式和分子量 $C_{20}H_{19}NO_5$ 353.37

化学结构式

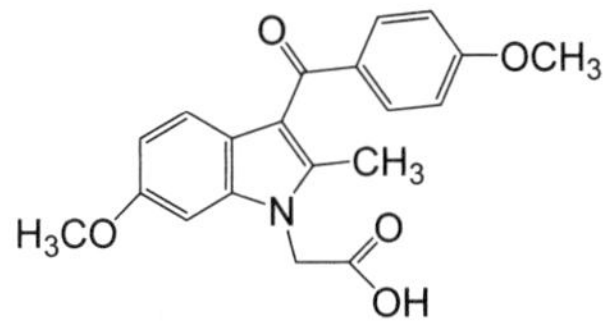

化学名 3-(*p*-Anisoyl)-6-methoxy-2-methylindole-l-acetic acid

3-(4-茴香酰基)-6-甲氧基-2-甲基吲哚-1-乙酸

CAS 登录号 25771-23-7

INN list 27

药效分类 抗炎镇痛药

度米芬

Domiphen Bromide（*INN*）

化学结构式

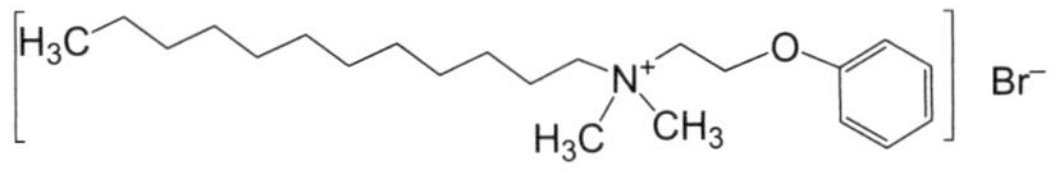

分子式和分子量 $C_{22}H_{40}BrNO$ 414.46

化学名 Dodecyldimethyl(2-phenoxyethyl)ammonium bromide

溴化 十二烷基二甲基(2-苯氧基乙基)铵

CAS 登录号 538-71-6; 13900-14-6[度米芬碱]

INN list 23

药效分类 局部抗感染药

度莫辛

Domoxin（*INN*）

化学结构式

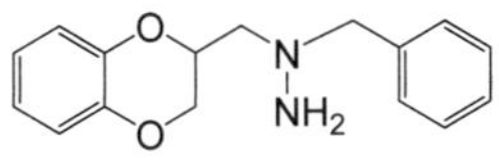

分子式和分子量 $C_{16}H_{18}N_2O_2$ 270.33

化学名 1-(1,4-Benzodioxan-2-ylmethyl)-1-benzylhydrazine

1-(1,4-苯并二氧六环-2-基甲基)-1-苯甲基肼

CAS 登录号 61-74-5

INN list 14

药效分类 单胺氧化酶抑制药

度他卡替

Dutacatib（*INN*）

化学结构式

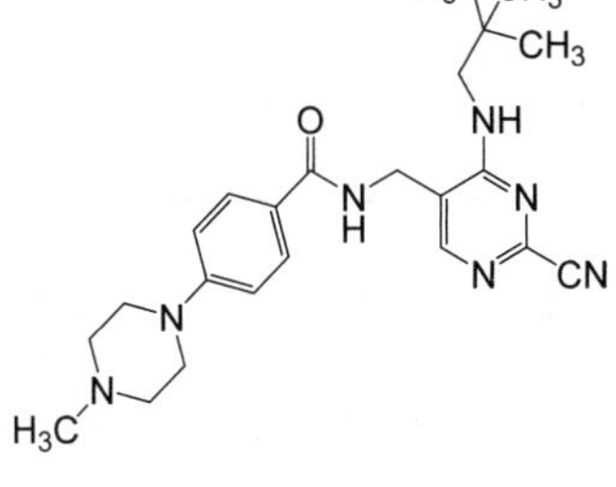

分子式和分子量 $C_{23}H_{31}N_7O$ 421.54

化学名 *N*-[[2-Cyano-4-[(2,2-dimethylpropyl)amino]pyrimidin-5-yl]methyl]-4- (4-methylpiperazin-1-yl)benzamide

N-[[2-氰基-4-[(2,2-二甲基丙基)氨基]嘧啶-5-基]甲基]-4-(4-甲基哌啶-1-基)苯甲酰胺

CAS 登录号 501000-36-8

INN list 94

药效分类 组织蛋白酶 K 抑制药

度他雄胺

Dutasteride（*INN*）

化学结构式

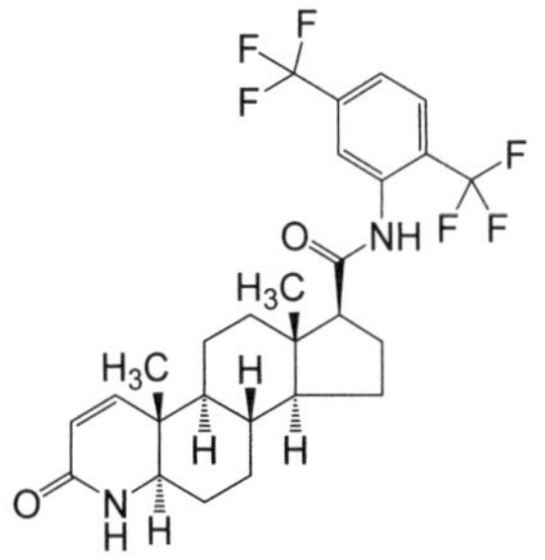

分子式和分子量 $C_{27}H_{30}F_6N_2O_2$ 528.53

化学名 $\alpha,\alpha,\alpha,\alpha',\alpha',\alpha'$-Hexafluoro-3-oxo-4-aza-5*a*-androst-1-ene-17β- carboxy-2',5'-xylidide

$\alpha,\alpha,\alpha,\alpha',\alpha',\alpha'$-六氟-3-氧代-4-氮杂-5*a*-雄甾-1-烯-17β-酰基-2',5'-二甲苯胺

CAS 登录号 164656-23-9

INN list 78

药效分类 睾酮还原酶抑制药，抗前列腺增生药

度维 A

Doretinel（*INN*）

化学结构式

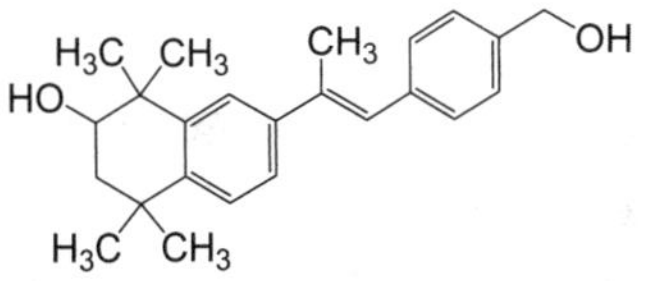

分子式和分子量 $C_{24}H_{30}O_2$ 350.49

化学名 *p*-[(*E*)-2-(5,6,7,8-Tetrahydro-7-hydroxy-5,5,8,8-tetramethyl-2-naphthyl) propenyl]benzyl alcohol

4-[(*E*)-2-(5,6,7,8-四氢-7-羟基-5,5,8,8-四甲基-2-萘基)丙烯基]苯甲醇

CAS 登录号 104561-36-6

INN list 60

药效分类 抗角质化药

度维利塞

Duvelisib（*INN*）

分子式和分子量 $C_{22}H_{17}ClN_6O$ 416.86

化学结构式

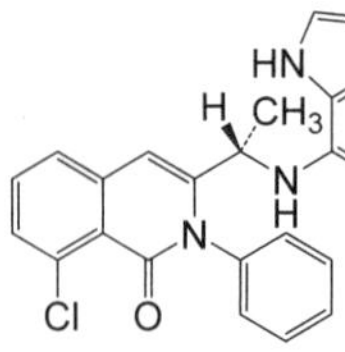

化学名 8-Chloro-2-phenyl-3-[(1*S*)-1-(7*H*-purin-6-ylamino)ethyl] isoquinolin-1(2*H*)-one

8-氯-2-苯基-3-[(1*S*)-1-(7*H*-嘌呤-6-基氨基)乙基]异喹啉-1(2*H*)-酮

CAS 登录号 1201438-56-3

INN list 110

药效分类 抗肿瘤药，抗炎药

度维替尼

Dovitinib（*INN*）

化学结构式

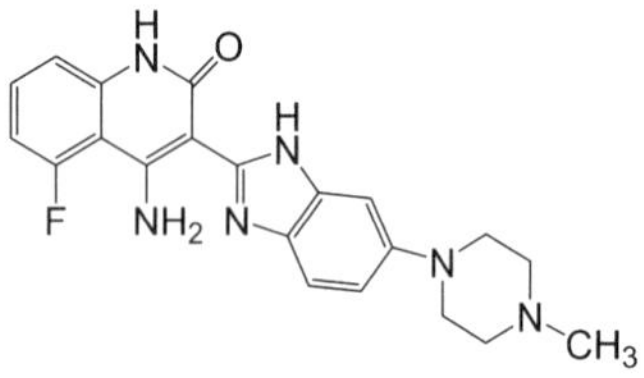

分子式和分子量 $C_{21}H_{21}FN_6O$ 392.43

化学名 4-Amino-5-fluoro-3-[6-(4-methylpiperazin-1-yl)-1*H*-benzimidazole-2-yl] -1*H*-quinolin-2-one

4-氨基-5-氟-3-[6-(4-甲基哌嗪-1-基)-1*H*-苯并咪唑-2-基]-1*H*-喹啉-2-酮

CAS 登录号 405169-16-6 ; 915769-50-5[乳酸度维替尼]

INN list 97

药效分类 抗肿瘤药

短杆菌肽

Gramicidin（*INN*）

化学结构式

For-Val-Gly-Ala-D-Leu-Ala-D-Val-Val-Val-Trp-D-Leu-Trp-D-Leu-Trp-D-Leu-Trp-Gly-ol

化学名 *N*-Formyl-L-valyl-glycyl-L-alanyl-D-leucyl-L-alanyl-D-valyl-L-valyl-L-valyl-L-tryptophyl-D-leucyl-L-tryptophyl-D-leucyl-L-tryptophyl-D-leucyl-L-tryptophyl-glycinol

N-甲酰基-L-缬氨酰-甘氨酰-L-丙氨酰-D-亮氨酰-L-丙氨酰-D-缬氨酰-L-缬氨酰-L-缬氨酰-L-组氨酰-D-亮氨酰-L-组氨酰-D-亮氨酰-L-组氨酰-D-亮氨酰-L-组氨酰-甘氨醇

CAS 登录号 1405-97-6

INN list 1

药效分类 抗生素类药

短杆菌肽 S

Gramicidin S（*INN*）

分子式和分子量 $C_{60}H_{92}N_{12}O_{10}$ 1141.45

化学结构式

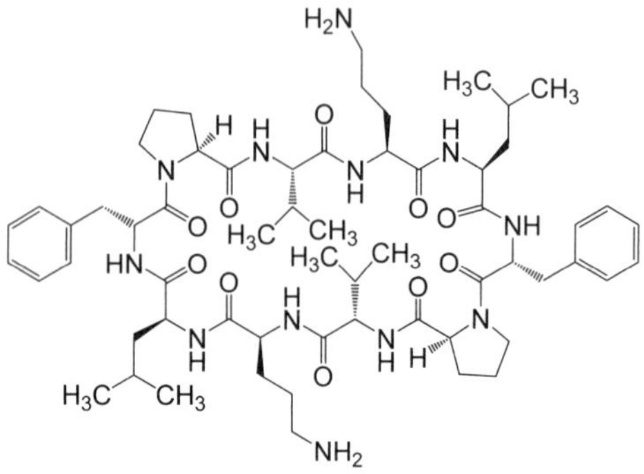

化学名 Cyclo(L-valyl-L-ornithyl-L-leucyl-D-phenylalanyl-L-propyl-L-valyl-L- ornithyl-L-leucyl-D-phenylalanyl-L-prolyl)

环(L-缬氨酰-L-鸟氨酰-L-亮氨酰-D-苯基丙氨酰-L-丙基-L-缬氨酰-鸟氨酰-L-亮氨酰-D-苯基丙氨酰-L-脯氨酰)

CAS 登录号 113-73-5

INN list 1

药效分类 抗生素类药

对氨水杨酸

Aminosalicylic Acid

化学结构式

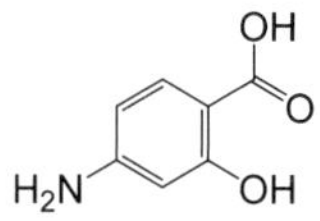

分子式和分子量 $C_7H_7NO_3$ 153.14

化学名 4-Aminosalicylic acid

4-氨基水杨酸

CAS 登录号 65-49-6; 133-15-3[钙盐]; 133-09-5[钾盐]; 133-10-8[钠盐]

药效分类 抗结核药

ATC 分类 J04AA01

对丙胺酚

Parapropamol（*INN*）

化学结构式

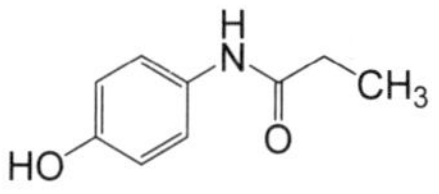

分子式和分子量 $C_9H_{11}NO_2$ 165.19

化学名 4-Hydroxypropionanilide

4-羟基丙酰苯胺

CAS 登录号 1693-37-4

INN list 18

药效分类 镇痛药

对氟噻嗪

Paraflutizide（*INN*）

分子式和分子量 $C_{14}H_{13}ClFN_3O_4S_2$ 405.85

化学结构式

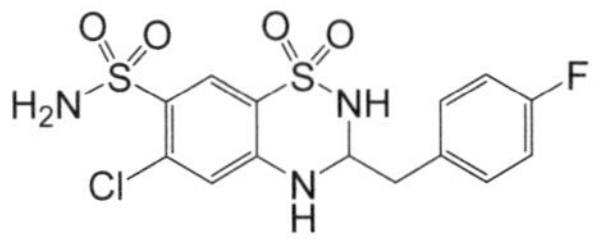

化学名 6-Chloro-3,4-dihydro-3-(*p*-fluorobenzyl)-2*H*-1,2,4-benzothiadiazine-7- sulfonamide 1,1-dioxide

6-氯-3,4-二氢-3-(4-氟苄基)-2*H*-1,2,4-苯(并)噻二嗪-7-磺酰胺 1,1-二氧化物

CAS 登录号 1580-83-2

INN list 16

药效分类 利尿药

对甲苯磺酰胺

p-Toluenesulfonamide

化学结构式

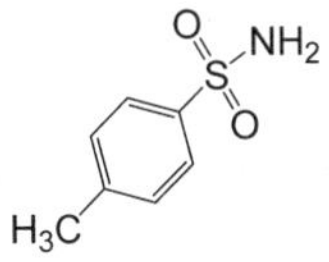

分子式和分子量 $C_7H_9NO_2S$ 171.22

化学名 4-Methylbenzenesulfonamide

4-甲基苯磺酰胺

CAS 登录号 70-55-3

药效分类 抗肿瘤药

对甲氧酚

Mequinol（*INN*）

化学结构式

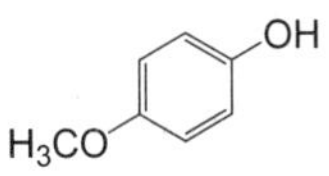

分子式和分子量 $C_7H_8O_2$ 124.14

化学名 *p*-Methoxyphenol

4-甲氧基苯酚

CAS 登录号 150-76-5

INN list 14

药效分类 脱色素药

对氯苯丁胺

Chlorphentermine（*INN*）

化学结构式

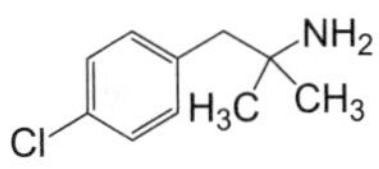

分子式和分子量 $C_{10}H_{14}ClN$ 183.68

化学名 *p*-Chloro-*α*,*α*-dimethylphenethylamine

4-氯-*α*,*α*-二甲基苯乙胺

CAS 登录号 461-78-9; 151-06-4[盐酸盐]

INN list 11

药效分类 食欲抑制药

对氯酚

Parachlorophenol

化学结构式

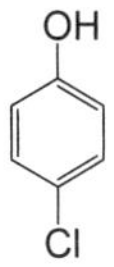

分子式和分子量 C_6H_5ClO 128.56

化学名 *p*-Chlorophenol

4-氯苯酚

CAS 登录号 106-48-9

药效分类 消毒防腐药

对羟苯丙酮

Paroxypropione（*INN*）

化学结构式

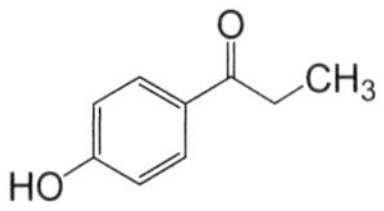

分子式和分子量 $C_9H_{10}O_2$ 150.17

化学名 4'-Hydroxypropiophenone

4'-羟基苯丙酮

CAS 登录号 70-70-2

INN list 1

药效分类 垂体前叶抑制药

对乙酰氨基酚

Paracetamol（*INN*）

化学结构式

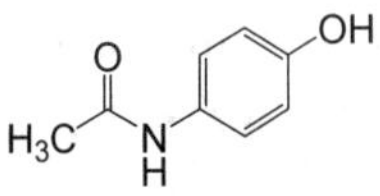

分子式和分子量 $C_8H_9NO_2$ 151.16

化学名 4'-Hydroxyacetanilide

4'-羟基乙酰苯胺

CAS 登录号 103-90-2

INN list 8

药效分类 解热镇痛药

对乙氧卡因

Parethoxycaine（*INN*）

分子式和分子量 $C_{15}H_{23}NO_3$ 265.35

化学结构式

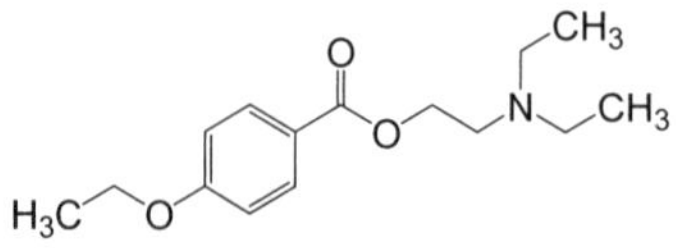

化学名 2-(Diethylamino)ethyl 4-ethoxybenzoate

2-(二乙基氨基)乙基 4-乙氧基苯甲酸酯

CAS 登录号 94-23-5; 136-46-9[盐酸盐]

INN list 1

药效分类 局部麻醉药

多巴胺

Dopamine（*INN*）

化学结构式

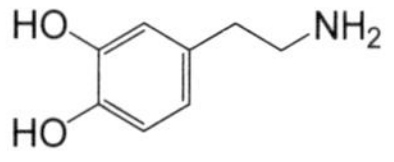

分子式和分子量 $C_8H_{11}NO_2$ 153.18

化学名 4-(2-Aminoethyl)pyrocatechol

4-(2-氨基乙基)邻苯酚

CAS 登录号 51-61-6; 62-31-7[盐酸盐]

INN list 18

药效分类 抗休克的血管活性药

ATC 分类 C01CA04

多巴酚丁胺

Dobutamine（*INN*）

化学结构式

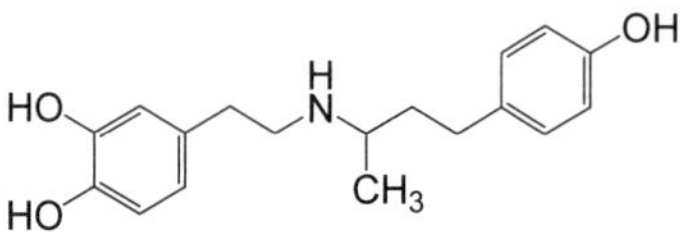

分子式和分子量 $C_{18}H_{23}NO_3$ 301.38

化学名 (±)-4-[2-[[3-(*p*-Hydroxyphenyl)-1-methylpropyl]amino]ethyl]pyrocatechol

(±)-4-[2-[[3-(4-羟基苯基)-1-甲基丙基]氨基]乙基]邻苯二酚

CAS 登录号 34368-04-2; 101626-66-8[D-酒石酸盐(1∶1)]; 104-564-71-8[乳糖酸盐(1∶1)]; 49745-95-1[盐酸盐]

INN list 29

药效分类 抗休克的血管活性药

ATC 分类 C01CA07

多巴金刚

Dopamantine（*INN*）

化学结构式

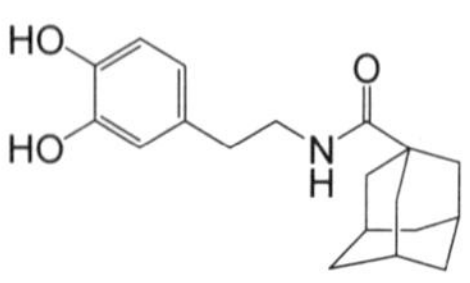

分子式和分子量 $C_{19}H_{25}NO_3$ 315.41

化学名 *N*-(3,4-Dihydroxyphenethyl)-1-adamantanecarboxamide

N-(3,4-二羟基苯乙基)-1-金刚烷甲酰胺

CAS 登录号 39907-68-1

INN list 31

药效分类 抗震颤麻痹药

多倍他索

Doxibetasol（*INN*）

化学结构式

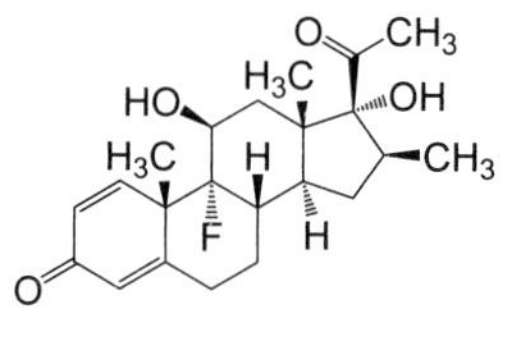

分子式和分子量 $C_{22}H_{29}FO_4$ 376.46

化学名 9-Fluoro-11*β*,17-dihydroxy-16*β*-methylpregna-1,4-diene-3,20-dione

9-氟-11*β*,17-二羟基-16*β*-甲基孕甾-1,4-二烯-3,20-二酮

CAS 登录号 1879-77-2

INN list 26

药效分类 肾上腺皮质激素类药

多布必利

Dobupride（*INN*）

化学结构式

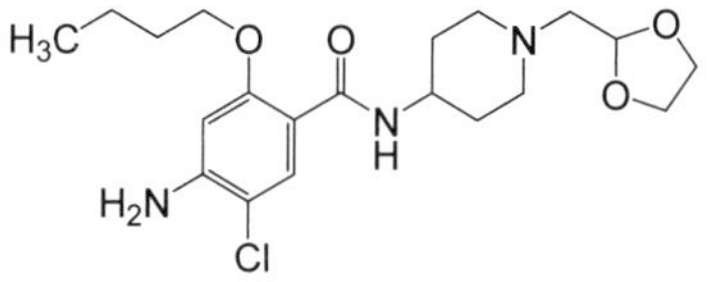

分子式和分子量 $C_{20}H_{30}ClN_3O_4$ 411.92

化学名 4-Amino-2-butoxy-5-chloro-*N*-[1-(1,3-dioxolan-2-ylmethyl)-4-piperidyl] benzamide

4-氨基-2-丁氧基-5-氯-*N*-[1-(1,3-二氧戊环-2-基甲基)-4-哌啶基]苯甲酰胺

CAS 登录号 106707-51-1

INN list 57

药效分类 抗精神病药，镇吐药

多地辛

Dodicin

化学结构式

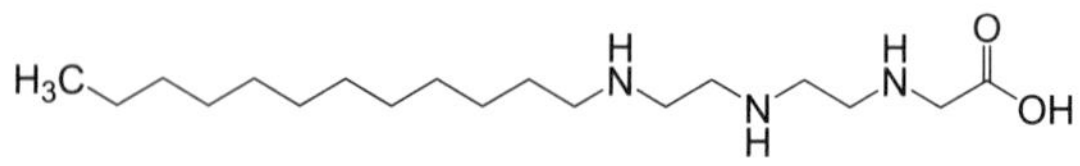

分子式和分子量 $C_{18}H_{39}N_3O_2$ 329.52

化学名 3,6,9-Triazahenicosanoic acid

3,6,9-三氮杂二十一烷酸

CAS 登录号 6843-97-6

药效分类 消毒防腐药

多地溴铵

Dodeclonium Bromide（*INN*）

化学结构式

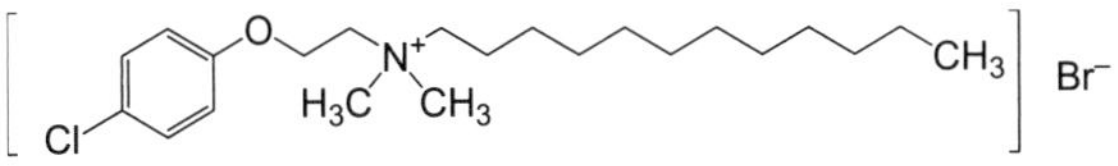

分子式和分子量 $C_{22}H_{39}BrClNO$ 448.91

化学名 [2-(*p*-Chlorophenoxy)ethyl]dodecyldimethylammonium bromide

溴化[2-(4-氯苯氧基)乙基]十二烷基二甲铵

CAS 登录号 15687-13-5

INN list 16

药效分类 消毒防腐药

多法氯铵

Dofamium Chloride（*INN*）

化学结构式

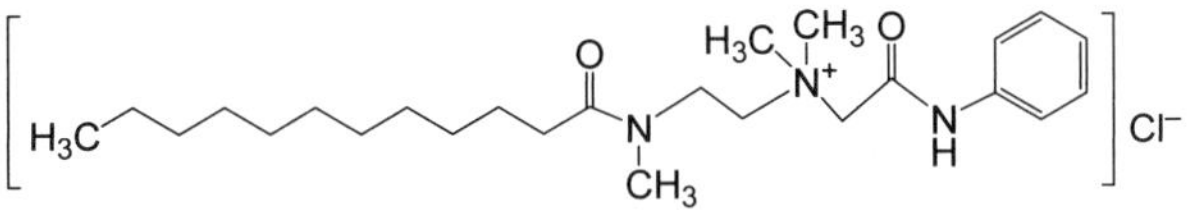

分子式和分子量 $C_{25}H_{44}ClN_3O_2$ 454.09

化学名 Dimethyl[2-(*N*-methyldodecanamido)ethyl][(phenylcarbamoyl)methyl] ammonium chloride

氯化 二甲基[2-(*N*-甲基十二烷酰氨基)乙基][(苯氨基甲酰基)甲基]铵

CAS 登录号 54063-35-3

INN list 21

药效分类 消毒防腐药

多非喹达

Dofequidar（*INN*）

化学结构式

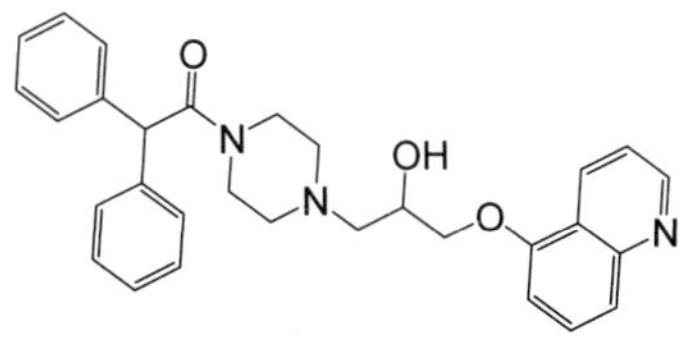

分子式和分子量 $C_{30}H_{31}N_3O_3$ 481.59

化学名 1-(Diphenylacetyl)-4-[(2*RS*)-2-hydroxy-3-(5-quinolyloxy)propyl]piperazine

1-(二苯基乙酰基)-4-[(2*RS*)-2-羟基-3-(5-喹啉氧基)丙基]哌嗪

CAS 登录号 129716-58-1

INN list 88

药效分类 抗肿瘤药

多非利特

Dofetilide（*INN*）

化学结构式

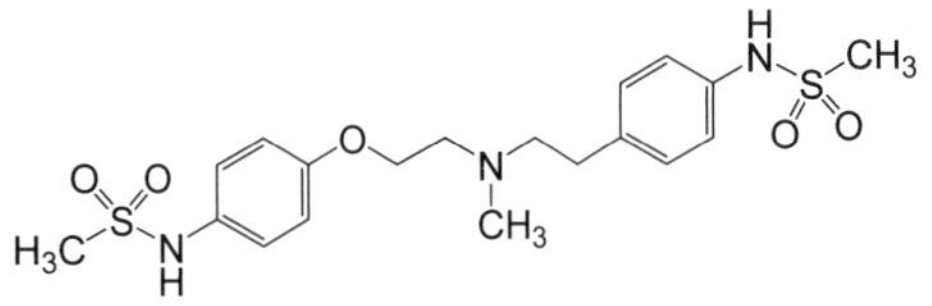

分子式和分子量 $C_{19}H_{27}N_3O_5S_2$ 441.56

化学名 *β*-[(*p*-Methanesulfonamidophenethyl)methylamino]methanesulfono-*p*-phenetide

β-[(4-甲磺酰氨基苯乙基)甲氨基]甲磺酰-4-乙氧基苯胺

CAS 登录号 115256-11-6

INN list 64

药效分类 抗心律失常药

ATC 分类 C01BD04

多福溴铵

Dotefonium Bromide（*INN*）

化学结构式

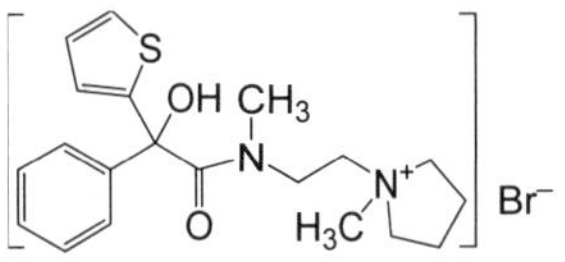

分子式和分子量 $C_{20}H_{27}BrN_2O_2S$ 439.41

化学名 1-Methyl-1-[2-(*N*-methyl-*α*-2-thienylmandelamido)ethyl] pyrrolidinium bromide

溴化 1-甲基-1-[2-(*N*-甲基-*α*-2-噻吩基扁桃酰氨基)乙基]吡咯烷鎓

CAS 登录号 26058-50-4

INN list 24

药效分类 解痉药

多格列艾汀

Dorzagliatin（*INN*）

化学结构式

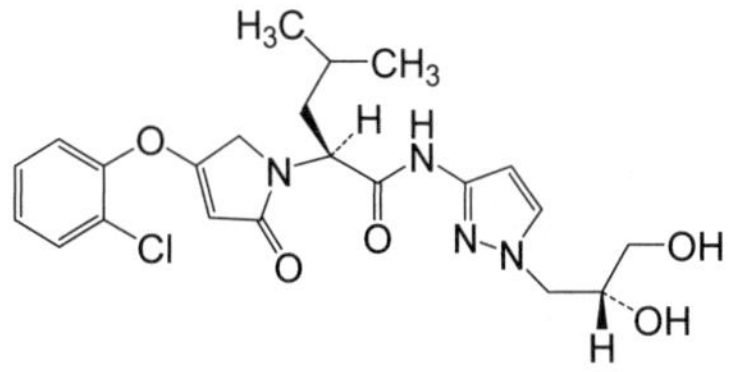

分子式和分子量 $C_{22}H_{27}ClN_4O_5$ 462.93

化学名 (2*S*)-2-[4-(2-Chlorophenoxy)-2-oxo-2,5-dihydro-1*H*-pyrrol-1-yl]-*N*-{1-[(2*R*)-2,3-dihydroxypropyl]-1*H*-pyrazol-3-yl}-4-methylpentanamide

(2*S*)-2-[4-(2-氯苯氧基)-2-氧代-2,5-二氢-1*H*-吡咯-1-基]-*N*-{1-[(2*R*)-2,3-二羟丙基]-1*H*-吡唑-3-基}-4-甲基戊酰胺

CAS 登录号 1191995-00-2

INN list 116

药效分类 抗糖尿病药

多格司他

Duvoglustat（*INN*）

化学结构式

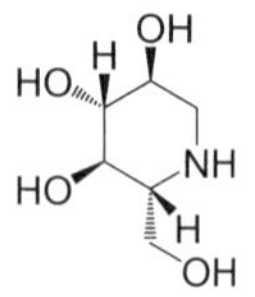

分子式和分子量 $C_6H_{13}NO_4$ 163.17

化学名 (2*R*,3*R*,4*R*,5*S*)-2-(Hydroxymethyl)piperidine-3,4,5-triol

(2*R*,3*R*,4*R*,5*S*)-2-(羟甲基)哌啶-3,4,5-三醇

CAS 登录号 19130-96-2

INN list 102

药效分类 Ⅱ型糖原贮积症治疗药

多卡巴胺

Docarpamine（*INN*）

化学结构式

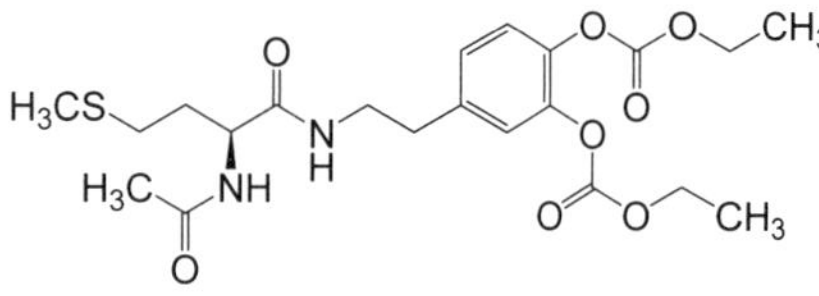

分子式和分子量 $C_{21}H_{30}N_2O_8S$ 470.54

化学名 [4-[2-[[(2*S*)-2-Acetamido-4-methylsulfanylbutanoyl]amino]ethyl]-2-ethoxycarbonyloxyphenyl] ethyl carbonate

[4-[2-[[(2*S*)-2-乙酰氨基-4-甲硫基丁酰基]氨基]乙基]-2-乙氧基羰酰氧苯基] 乙基 碳酸酯

CAS 登录号 74639-40-0

INN list 59

药效分类 强心利尿药

多康唑

Doconazole（*INN*）

化学结构式

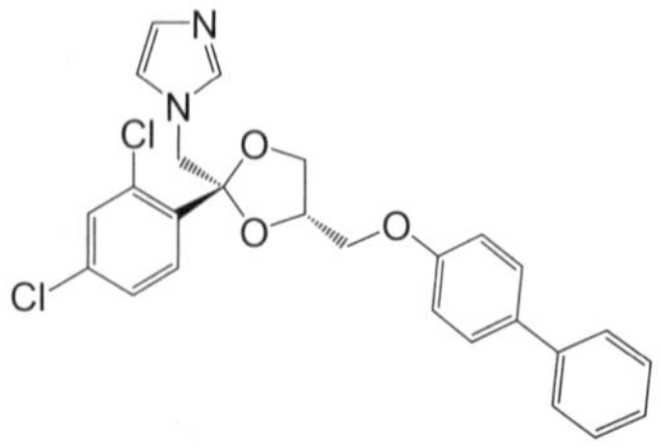

分子式和分子量 $C_{26}H_{22}Cl_2N_2O_3$ 481.37

化学名 1-[[(2*R*,4*S*)-2-(2,4-dichlorophenyl)-4-[(4-phenylphenoxy)methyl]-1,3-dioxolan-2-yl]methyl]imidazole

1-[[(2*R*,4*S*)-2-(2,4-二氯苯基)-4-[(4-苯基苯氧基)甲基]-1,3-二氧杂环戊烷-2-基]甲基]咪唑

CAS 登录号 59831-63-9

INN list 37

药效分类 抗真菌药

多库氯铵

Doxacurium Chloride（*INN*）

化学结构式

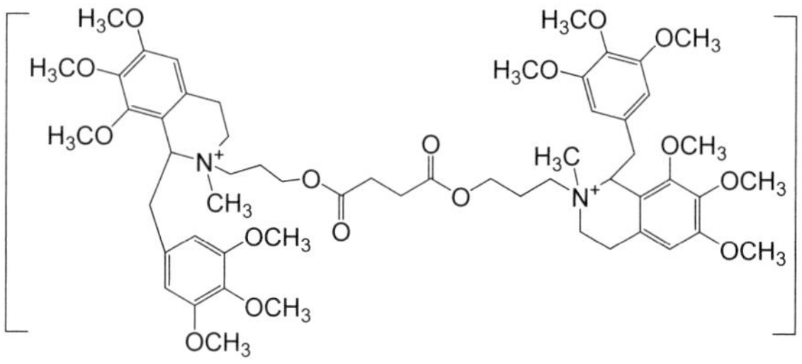

分子式和分子量 $C_{56}H_{78}Cl_2N_2O_{16}$ 1106.13

化学名 Bis[3-[6,7,8-trimethoxy-2-methyl-1-[(3,4,5-trimethoxyphenyl)methyl]-3,4-dihydro-1*H*-isoquinolin-2-ium-2-yl]propyl]butanedioate dichloride

二氯化双[3-[6,7,8-三甲氧基-2-甲基-1-[(3,4,5-三甲氧基苯基)甲基]-3,4-二氢-1*H*-异喹啉-2-鎓-2-基]丙基]丁二酸二酯

CAS 登录号 106819-53-8

INN list 58

药效分类 神经肌肉阻断药

多库酯钠

Docusate Sodium（*INN*）

化学结构式

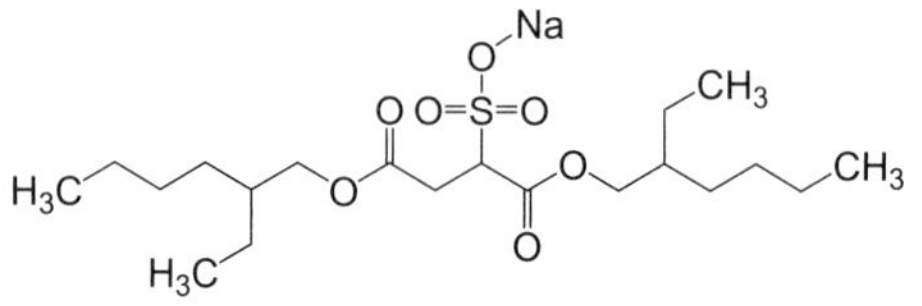

分子式和分子量 $C_{20}H_{37}NaO_7S$ 444.56

化学名 Sodium;1,4-bis(2-ethylhexoxy)-1,4-dioxobutane-2-sulfonate

1,4-双(2-乙基己氧基)-1,4-二氧代丁烷-2-磺酸钠

CAS 登录号 577-11-7; 10041-19-7[2-磺酸基丁二酸双(2-乙基己酯)]

INN list 44

药效分类 导泻药

多夸司特

Doqualast（*INN*）

化学结构式

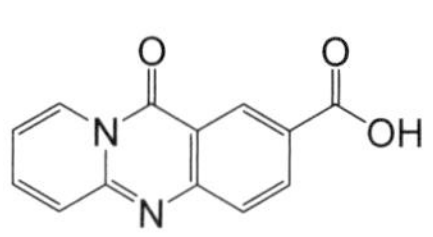

分子式和分子量 $C_{13}H_8N_2O_3$ 240.21

化学名 11-Oxo-11*H*-pyrido[2,1-*b*]quinazoline-2-carboxylic acid

11-氧代-11*H*-吡啶并[2,1-*b*]喹唑啉-2-甲酸

CAS 登录号 64019-03-0

INN list 48

药效分类 平喘药，抗过敏药

多拉达唑

Doranidazole（*INN*）

化学结构式

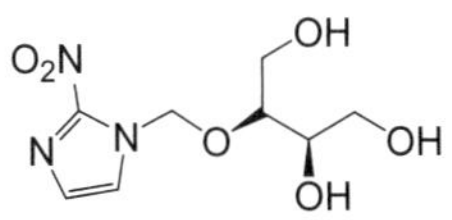

分子式和分子量 $C_8H_{13}N_3O_6$ 247.21

化学名 (2*RS*,3*SR*)-3-[[2-Nitroimidazol-1-yl]methoxy]butane-1,2,4-triol

(2*RS*,3*SR*)-3-[[2-硝基咪唑-1-基]甲氧基]丁烷-1,2,4-三醇

CAS 登录号 149838-23-3

INN list 90

药效分类 放射致敏药

多拉克丁

Doramectin（*INN*）

化学结构式

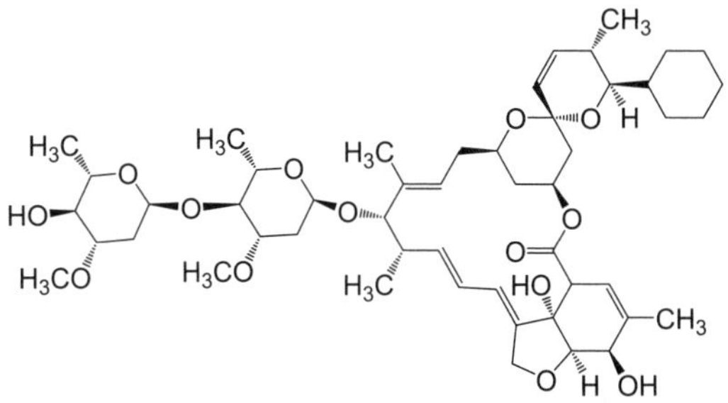

分子式和分子量 $C_{50}H_{74}O_{14}$ 899.11

化学名 (2a*E*,4*E*,8*E*)-(5'*S*,6*S*,6'*R*,7*S*,11*R*,13*S*,15*S*,17a*R*,20a*R*,20b*S*)-6'-Cyclohexyl-5',6,6',7,10,11,14,15,17*a*,20,20*a*,20*b*-dodecahydro-20,20*b*-dihydroxy-5',6,8,19-tetramethyl-17-oxospiro[11,15-methano-2*H*,13*H*,17*H*-furo[4,3,2-*pq*][2,6]benzodioxacyclooctadecin-13,2'-[2*H*]pyran]-7-yl-2,6-dideoxy-4-*O*-(2,6-dideoxy-3-*O*-methyl-*α*-L-*arabino*-hexopyranosyl)-3-*O*-methyl-*α*-L-*arabino*-hexopyranoside

(2a*E*,4*E*,8*E*)-(5'*S*,6*S*,6'*R*,7*S*,11*R*,13*S*,15*S*,17a*R*,20a*R*,20b*S*)-6'-环己基-5',6,6',7,10,11,14,15,17*a*,20,20*a*,20*b*-十二氢-20,20*b*-二羟基-5',6,8,19-四甲基-17-氧代螺环[11,15-甲桥基-2*H*,13*H*,17*H*-呋喃并[4,3,2-*pq*][2,6]苯并二氧环十八烷-13,2'-[2*H*]吡喃]-7-基-2,6-二脱氧-4-*O*-(2,6-二脱氧-3-*O*-甲基-*a*-L-阿拉伯-吡喃己糖基)-3-*O*-甲基-*a*-L-阿拉伯-吡喃己糖苷

CAS 登录号 117704-25-3

INN list 63

药效分类 抗寄生虫药

多拉司琼

Dolasetron（*INN*）

化学结构式

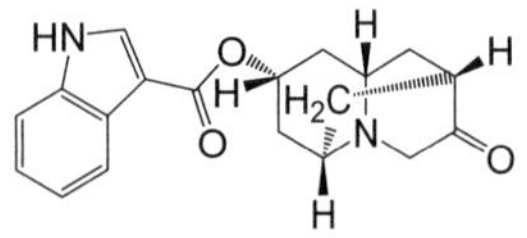

分子式和分子量 $C_{19}H_{20}N_2O_3$ 324.38

化学名 [(3*S*,7*R*)-10-Oxo-8-azatricyclo[5.3.1.0^{3,8}]undecan-5-yl] 1*H*-indole-3-carboxylate

[(3*S*,7*R*)-10-氧代-8-氮杂双环[5.3.1.0^{3,8}]十一烷-5-基] 1*H*-吲哚-3-甲酸酯

CAS 登录号 115956-12-2; 115956-13-3[甲磺酸盐]

INN list 65

药效分类 5-羟色胺受体拮抗药，镇痛药，抗偏头痛药

多拉斯汀

Dorastine（*INN*）

化学结构式

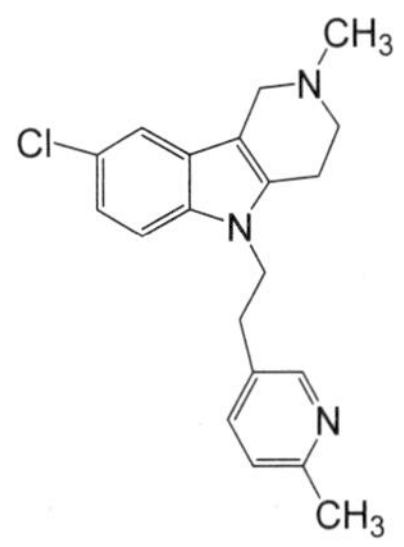

分子式和分子量 $C_{20}H_{22}ClN_3$ 339.87

化学名 8-Chloro-2,3,4,5-tetrahydro-2-methyl-5-[2-(6-methyl-3-pyridiyl)ethyl]-1*H*- pyrido[4,3-*b*]indole

8-氯-2,3,4,5-四氢-2-甲基-5-[2-(6-甲基-3-吡啶基)乙基]-1*H*-吡啶并[4,3-*b*]吲哚

CAS 登录号 21228-13-7; 21228-28-4[盐酸盐]

INN list 23

药效分类 抗组胺药

多拉韦林

Doravirine（*INN*）

化学结构式

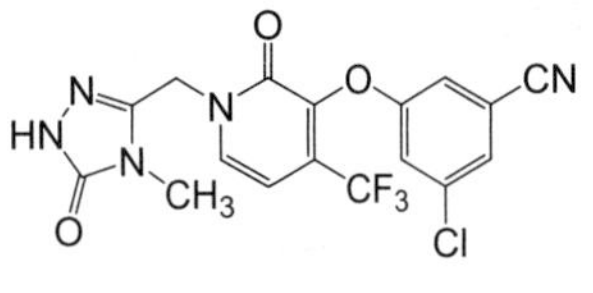

分子式和分子量 $C_{17}H_{11}ClF_3N_5O_3$ 425.75

化学名 3-Chloro-5-({1-[(4-methyl-5-oxo-4,5-dihydro-1*H*-1,2,4-triazol-3-yl)methyl]-2-oxo-4-(trifluoromethyl)-1,2-dihydropyridin-3-yl}oxy)benzonitrile

3-氯-5-({1-[(4-甲基-5-氧代-4,5-二氢-1*H*-1,2,4-三唑-3-基)

甲基]-2-氧代-4-(三氟甲基)-1,2-二氢吡啶-3-基}氧基)苯甲腈

CAS 登录号 1338225-97-0

INN list 109

药效分类 抗病毒药

多拉西坦

Doliracetam（*INN*）

化学结构式

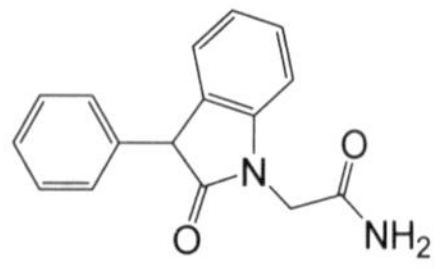

分子式和分子量 $C_{16}H_{14}N_2O_2$ 266.29

化学名 (±)-2-Oxo-3-phenyl-1-indolineacetamide

(±)-2-氧代-3-苯基-1-吲哚啉乙酰胺

CAS 登录号 84901-45-1

INN list 53

药效分类 促智药

多立培南

Doripenem（*INN*）

化学结构式

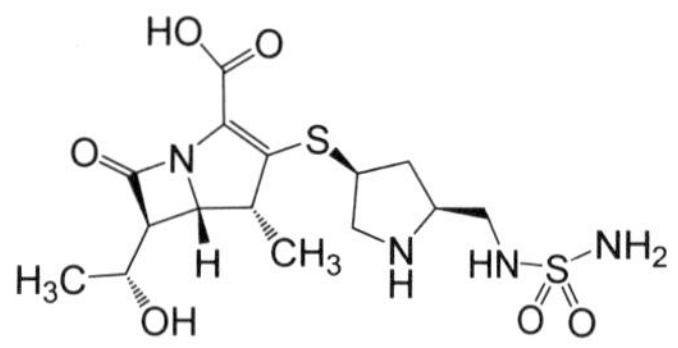

分子式和分子量 $C_{15}H_{24}N_4O_6S_2$ 420.50

化学名 (+)-(4*R*,5*S*,6*S*)-6-[(1*R*)-1-Hydroxyethyl]-4-methyl-7-oxo-3-[[(3*S*,5*S*)-5-[(sulfamoylamino)methyl]-3-pyrrolidinyl]thio]-1-azabicyclo[3.2.0]hept-2- ene-2-carboxylic acid

(+)-(4*R*,5*S*,6*S*)-6-[(1*R*)-1-羟基乙基]-4-甲基-7-氧代-3-[[(3*S*,5*S*)-5-[(氨磺酰氨基)甲基]-3-吡咯烷基]硫基]-1-氮杂双环[3.2.0]庚-2-烯-2-甲酸

CAS 登录号 148016-81-3

INN list 83

药效分类 抗生素类药

多马唑啉

Domazoline（*INN*）

化学结构式

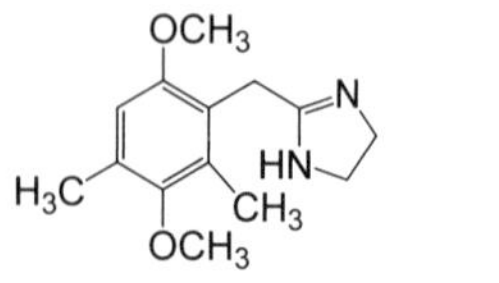

分子式和分子量 $C_{14}H_{20}N_2O_2$ 248.33

化学名 2-(3,6-Dimethoxy-2,4-dimethylbenzyl)-2-imidazoline

2-(3,6-二甲氧基-2,4-二甲基苯甲基)-2-咪唑啉

CAS 登录号 6043-01-2; 35100-41-5[富马酸盐]

INN list 30

药效分类 血管收缩药，抗胆碱药

多米奥醇

Domiodol（*INN*）

化学结构式

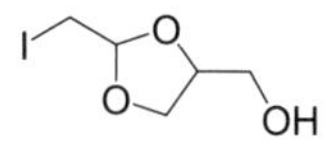

分子式和分子量 $C_5H_9IO_3$ 244.03

化学名 2-(Iodomethyl)-1,3-dioxolane-4-methanol

2-(碘甲基)-1,3-二氧戊环-4-甲醇

CAS 登录号 61869-07-6

INN list 39

药效分类 黏液溶解药

多米匹宗

Domipizone（*INN*）

化学结构式

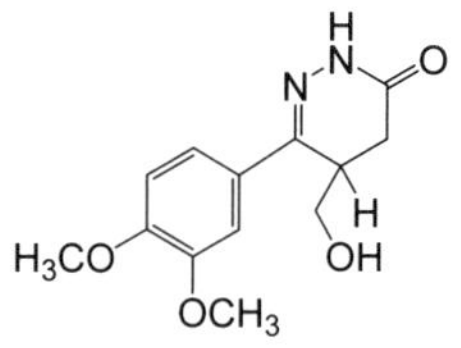

分子式和分子量 $C_{13}H_{16}N_2O_4$ 264.28

化学名 3-(3,4-Dimethoxyphenyl)-4-(hydroxymethyl)-4,5-dihydro-1*H*-pyridazin-6-one

3-(3,4-二甲氧基苯基)-4-(羟甲基)-4,5-二氢-1*H*-哒嗪-6-酮

CAS 登录号 95355-10-5

INN list 55

药效分类 抗凝血药

多米曲班

Domitroban（*INN*）

化学结构式

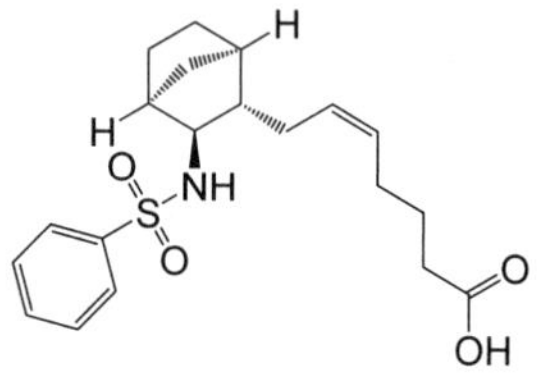

分子式和分子量 $C_{20}H_{27}NO_4S$ 377.50

化学名 (+)-(*Z*)-7-[(1*R*,2*S*,3*S*,4*S*)-3-Benzenesulfonamido-2-norbornyl]-5-heptenoic acid

(+)-(*Z*)-7-[(1*R*,2*S*,3*S*,4*S*)-3-苯磺酰氨基-2-降冰片基]-5-庚烯酸

CAS 登录号 112966-96-8

INN list 73

药效分类 抗血栓药

多奈哌齐

Donepezil（*INN*）

化学结构式

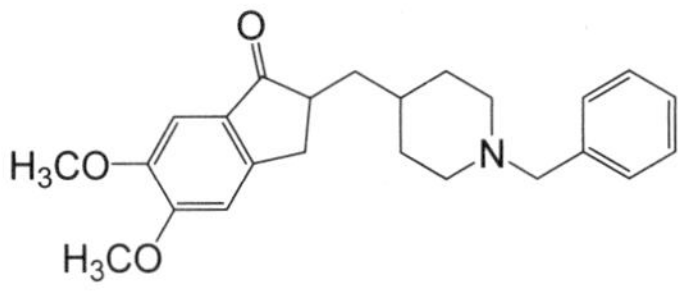

分子式和分子量 $C_{24}H_{29}NO_3$ 379.50

化学名 2-[(1-Benzylpiperidn-4-yl)methyl]-5,6-dimethoxy-2,3-dihydroinden-1-one

2-[(1-苄基哌啶-4-基)甲基]-5,6-二甲氧基-2,3-二氢茚-1-酮

CAS 登录号 120014-06-4; 142057-77-0[盐酸盐(1∶1)]

INN list 75

药效分类 促智药

多奈替丁

Donetidine（*INN*）

化学结构式

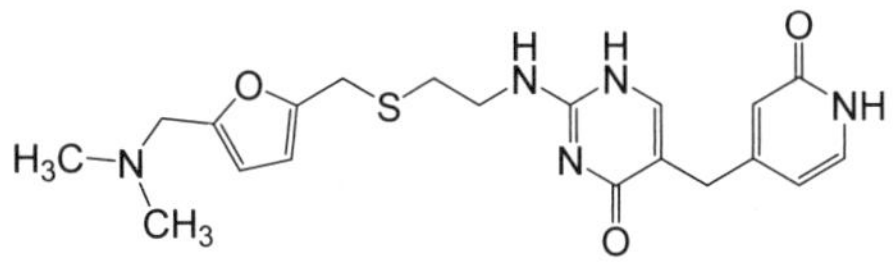

分子式和分子量 $C_{20}H_{25}N_5O_3S$ 415.51

化学名 5-[(1,2-Dihydro-2-oxo-4-pyridyl)methyl]-2-[[2-[[5-[(dimethylamino)methyl] furfuryl]thio]ethyl]amino]-4(1*H*)-pyrimidinone

5-[(1,2-二氢-2-氧代-4-吡啶基)甲基]-2-[[2-[[5-[(二甲氨基)甲基]糠基]硫基]乙基]氨基]-4(1*H*)-嘧啶酮

CAS 登录号 99248-32-5

INN list 56

药效分类 组胺 H_2 受体拮抗药

多尼曲坦

Donitriptan（*INN*）

化学结构式

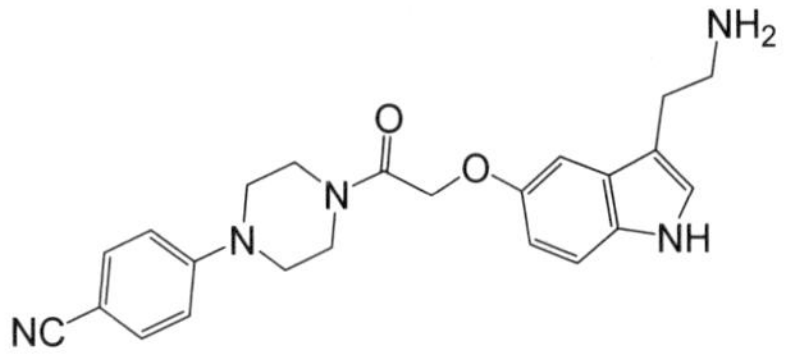

分子式和分子量 $C_{23}H_{25}N_5O_2$ 403.48

化学名 1-[[[3-(2-Aminoethyl)indol-5-yl]oxy]acetyl]-4-(*p*-cyanophenyl)piperazine

1-[[[3-(2-氨基乙基)吲哚-5-基]氧基]乙酰基]-4-(4-氰基苯基)哌嗪

CAS 登录号 170912-52-4

INN list 82

药效分类 5-羟色胺受体激动药，抗偏头痛药

多黏环素

Colimecycline（*INN*）

化学结构式（见下）

分子式和分子量 $C_{122}H_{172}N_{22}O_{40}$ 2586.79

化学名 *N,N',N''*-Tris[[4-(dimethylamino)-1,4,4*a*,5,5*a*,6,11,12*a*-octahydro-3,5,6,10,12,12*a*-hexahydroxy-6-methyl-1,11-dioxo-2-naphthacenecarboxamido]methyl]polymyxin E(nominal)

N,N',N''-三[[4-(二甲氨基)-1,4,4*a*,5,5*a*,6,11,12*a*-八氢-3,5,6,10,12,12*a*-六羟基-6-甲基-1,11-二氧代-2-并四苯甲酰氨基]甲基]多黏菌素 E

CAS 登录号 58298-92-3

INN list 33

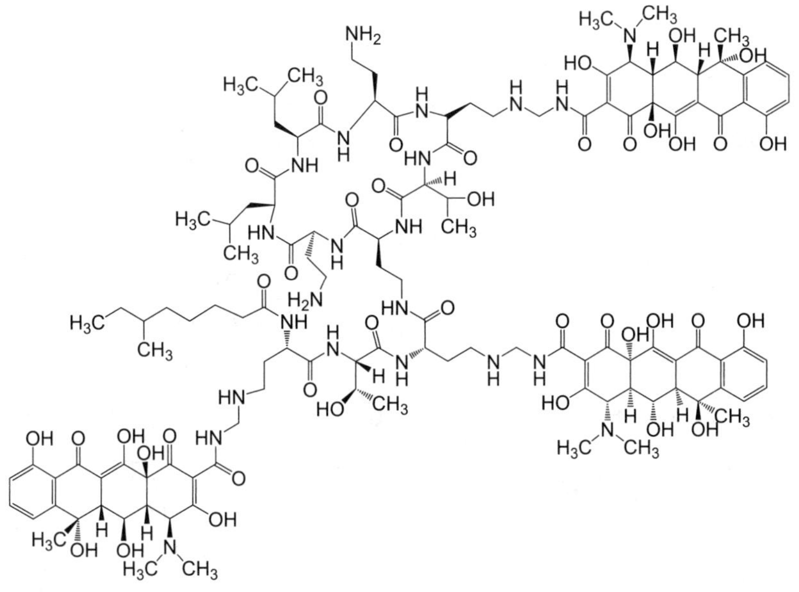

多黏环素

药效分类　抗生素类药

多黏菌素 B

Polymyxin B（*INN*）

化学结构式（见下）

分子式和分子量　$C_{56}H_{98}N_{16}O_{13}$　1203.50

化学名　*N*-[4-Amino-1-[[1-[[4-amino-1-oxo-1-[[6,9,18-tris(2-aminoethyl)-15-benzyl-3-(1-hydroxyethyl)-12-(2-methylpropyl)-2,5,8,11,14,17,20-heptaoxo-1,4,7,10,13,16,19-heptazacyclotricos-21-yl]amino]butan-2-yl]amino]-3-hydroxy-1-oxobutan-2-yl]amino]-1-oxobutan-2-yl]-6-methyloctanamide

N-[4-氨基-1-[[1-[[4-氨基-1-氧代-1-[[6,9,18-三(2-氨基乙基)-15-苄基-3-(1-羟乙基)-12-(2-甲基丙基)-2,5,8,11,14,17,20-七氧代-1,4,7,10,13,16,19-七氮杂环二十三-21-基]氨基]丁-2-基]氨基]-3-羟基-1 氧丁-2-基]氨基]-1-氧丁-2-基]-6-甲基辛酰胺

CAS 登录号　1404-26-8; 1405-20-5[硫酸盐]

INN list　6

药效分类　多黏菌素类抗微生物药

ATC 分类　J01XB02

多黏菌素 E

Colistin（*INN*）

化学结构式（见下）

分子式和分子量　$C_{52}H_{98}N_{16}O_{13}$　1155.46

化学名　*N*-[(2*S*)-4-Amino-1-[[(2*S*,3*R*)-1-[[(2*S*)-4-amino-1-oxo-1-[[(3*S*,6*S*,9*S*,12*S*,15*R*,18*S*,21*S*)-6,9,18-tris(2-aminoethyl)-3-[(1*R*)-1-hydroxyethyl]-12,15-bis(2-methylpropyl)-2,5,8,11,14,17,20-heptaoxo-1,4,7,10,13,16,19-heptazacyclotricos-21-yl]amino]butan-2-yl]amino]-3-hydroxy-1-oxobutan-2-yl]amino]-1-oxobutan-2-yl]-5-methylheptanamide

N-[(2*S*)-4-氨基-1-[[(2*S*,3*R*)-1-[[(2*S*)-4-氨基-1-氧代-1-[[(3*S*,6*S*,9*S*,12*S*,15*R*,18*S*,21*S*)-6,9,18-三(2-氨基乙基)-3-[(1*R*)-1-羟乙基]-12,15-双(2-甲基丙基)-2,5,8,11,14,17,20-七氧代-1,4,7,10,13,16,19-七氮杂环二十三-21-基]氨基]丁-2-基]氨基]-3-羟基-1-氧丁-2-基]氨基]-1-氧丁-2-基]-5-甲基庚酰胺

CAS 登录号　1066-17-7; 1264-72-8[硫酸盐]

INN list　10

药效分类　多黏菌素类抗微生物药

ATC 分类　J01XB01

多黏菌素 E 甲磺酸钠

Colistimethate Sodium（*INN*）

化学结构式

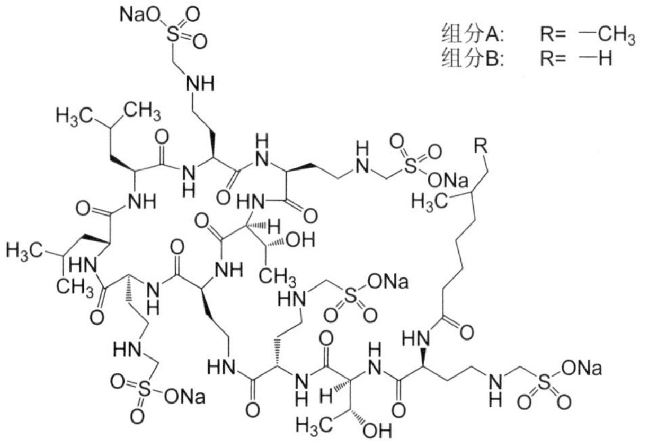

组分A:　R= —CH_3
组分B:　R= —H

分子式和分子量　组分 A：$C_{58}H_{105}N_{16}Na_5O_{28}S_5$　1749.82；组分 B：$C_{57}H_{103}N_{16}Na_5O_{28}S_5$　1735.80

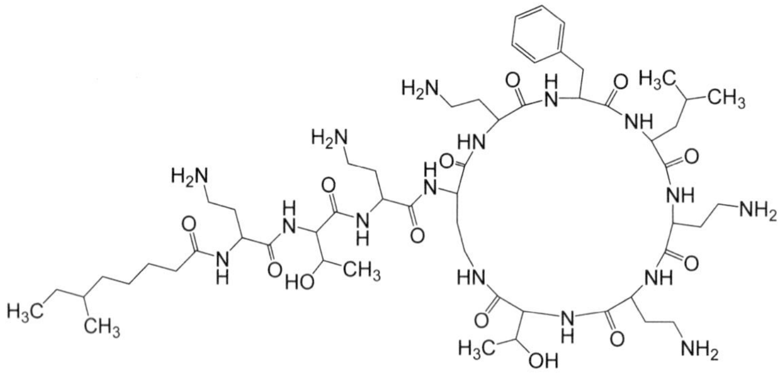

多黏菌素 B

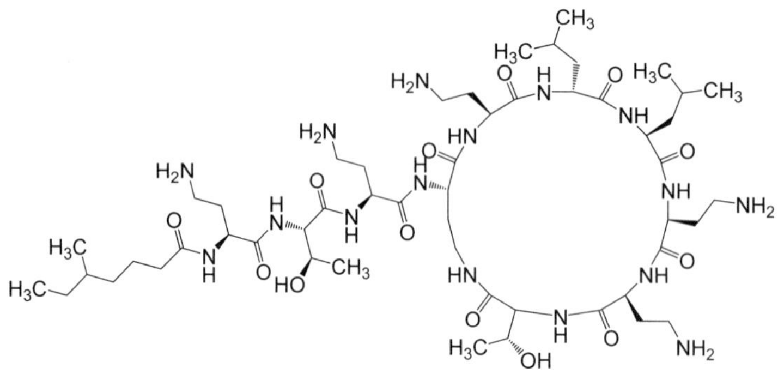

多黏菌素 E

药物描述 Pentasodium colistinmethanesulfonate

甲磺酸多黏菌素 E 五钠盐

CAS 登录号 8068-28-8

INN list 51

药效分类 抗生素类药

多潘立酮

Domperidone（*INN*）

化学结构式

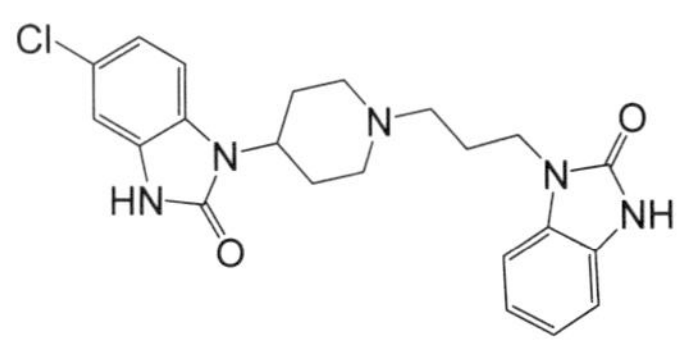

分子式和分子量 $C_{22}H_{24}ClN_5O_2$ 425.91

化学名 5-Chloro-1-[1-[3-(2-oxo-1-benzimidazolinyl)propyl]-4-piperidyl]-2-benzimidazolinone

5-氯-1-[1-[3-(2-氧代-1-苯并咪唑啉基)丙基]-4-哌啶基]-2-苯并咪唑酮

CAS 登录号 57808-66-9

INN list 36

药效分类 镇吐药

多培沙明

Dopexamine（*INN*）

化学结构式

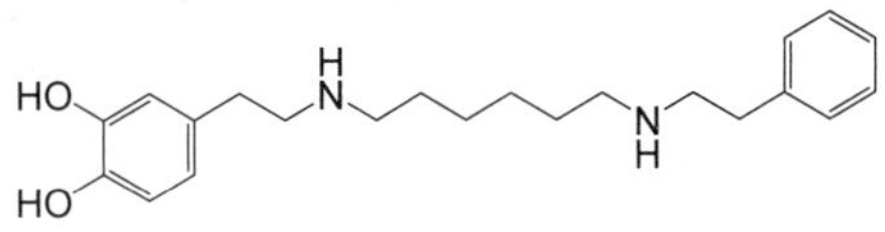

分子式和分子量 $C_{22}H_{32}N_2O_2$ 356.50

化学名 4-[2-[[6-(Phenethylamino)hexyl]amino]ethyl]pyrocatechol

4-[2-[[6-(苯乙氨基)己基]氨基]乙基]邻苯二酚

CAS 登录号 86197-47-9

INN list 50

药效分类 抗休克的血管活性药

ATC 分类 C01CA14

多匹可明

Doxpicomine（*INN*）

化学结构式

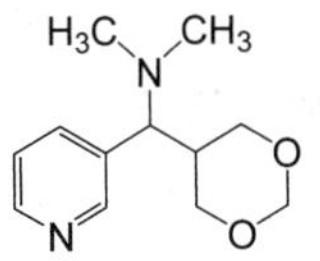

分子式和分子量 $C_{12}H_{18}N_2O_2$ 222.29

化学名 (−)-3-[(Dimethylamino)-1,3-dioxan-5-ylmethyl]pyridine

(−)-3-[(二甲氨基)-1,3-二氧六环-5-基甲基]吡啶

CAS 登录号 62904-71-6; 69494-04-8[盐酸盐]

INN list 44

药效分类 镇痛药

多泼尼酯

Domoprednate（*INN*）

化学结构式

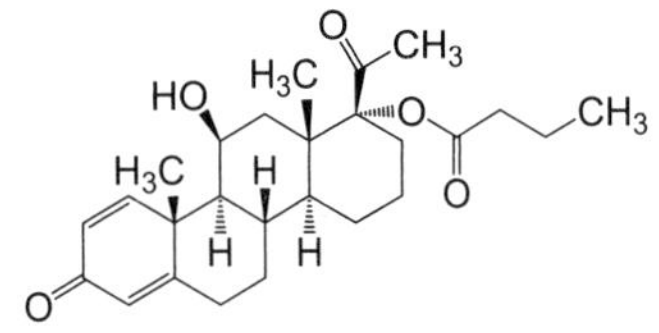

分子式和分子量 $C_{26}H_{36}O_5$ 428.56

化学名 11*β*,17*a*-Dihydroxy-D-homopregnane-1,4-diene-3,20-dione 17*a*-butyrate

11*β*,17*a*-二羟基-D-同孕甾烷-1,4-二烯-3,20-二酮 17*a*-丁酸酯

CAS 登录号 66877-67-6

INN list 47

药效分类 肾上腺皮质激素类药

多普吡地

Dopropidil（*INN*）

化学结构式

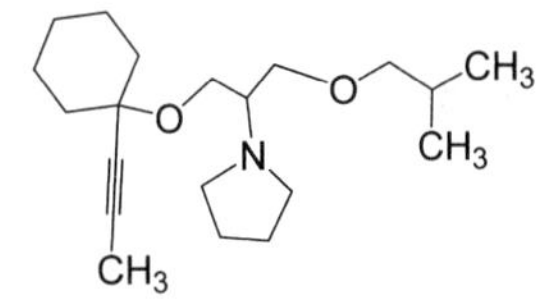

分子式和分子量 $C_{20}H_{35}NO_2$ 321.50

化学名 1-[1-(Isobutoxymethyl)-2-[[1-(1-propynyl)cyclohexyl]oxy]ethyl]pyrrolidine

1-[1-(异丁氧基甲基)-2-[[1-(1-丙炔基)环己基]氧基]乙基]吡咯烷

CAS 登录号 79700-61-1

INN list 59

药效分类 抗心肌缺血药

多柔比星

Doxorubicin（*INN*）

化学结构式

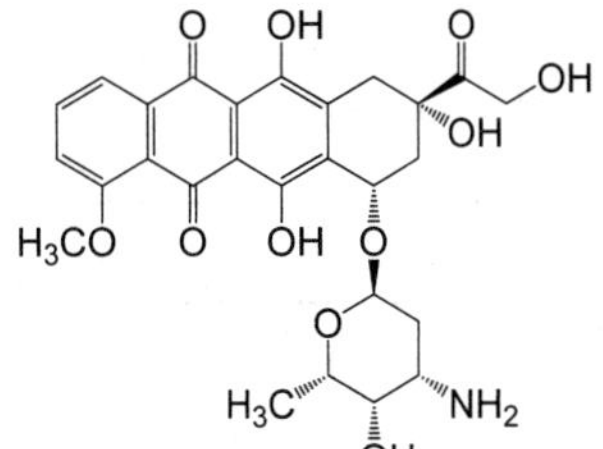

分子式和分子量　$C_{27}H_{29}NO_{11}$　543.52

化学名　(8*S*,10*S*)-10-[(3-Amino-2,3,6-trideoxy-*α*-L-*lyxo*-hexopyranosyl)oxy]-7,8,9,10-tetrahydro-6,8,11-trihydroxy-8-glycoloyl-1-methoxy-5,12-naphthacenedione

(8*S*,10*S*)-10-[(3-氨基-2,3,6-三脱氧-*α*-L-来苏-吡喃己糖基)氧基]-7,8,9,10-四氢-6,8,11-三羟基-8-羟乙酰基-1-甲氧基-5,12-萘二酮

CAS 登录号　23214-92-8; 25316-40-9[盐酸盐]

INN list　25

药效分类　抗生素类抗肿瘤药

ATC 分类　L01DB01

多瑞肽

Doreptide（*INN*）

化学结构式

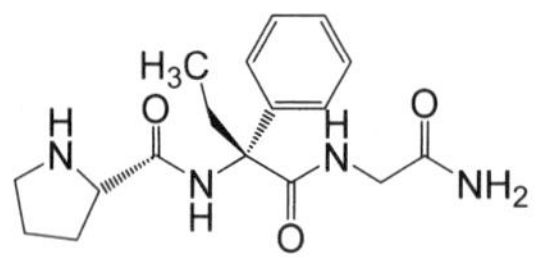

分子式和分子量　$C_{17}H_{24}N_4O_3$　332.40

化学名　(2*S*)-*N*-[(*αR*)-*α*-[(Carbamoylmethyl)carbamoyl]-*α*-ethylbenzyl]-2-pyrrolidinecarboxamide

(2*S*)-*N*-[(*αR*)-*α*-[(氨基甲酰基甲基)氨基甲酰基]-*α*-乙基苄基]-2-吡咯烷甲酰胺

CAS 登录号　90104-48-6

INN list　58

药效分类　抗震颤麻痹药

多塞平

Doxepin（*INN*）

化学结构式

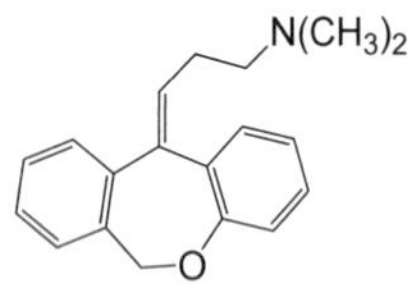

分子式和分子量　$C_{19}H_{21}NO$　279.38

化学名　(3*E*)-3-(6*H*-Benzo[*c*][1]benzoxepin-11-ylidene)-*N*,*N*-dimethylpropan-1-amine

(3*E*)-3-(6*H*-苯并[*c*][1]苯并氧杂环庚三烯-11-叉基)-*N*,*N*-二甲基丙-1-胺

CAS 登录号　1668-19-5; 1229-29-4[盐酸盐]

INN list　15

药效分类　抗抑郁药

多塞西亭

Doxecitine（*INN*）

分子式和分子量　$C_9H_{13}N_3O_4$　227.22

化学结构式

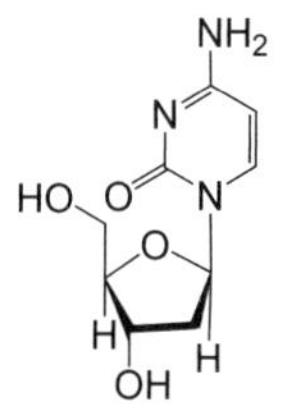

化学名　2'-Deoxycytidine;4-amino-1-(2-deoxy-*β*-D-*erythro*-pentofuranosyl)pyrimidin-2(1*H*)-one

2'-脱氧胞苷; 4-氨基-1-(2-脱氧-*β*-D-赤-呋喃戊糖基)嘧啶-2(1*H*)-酮

CAS 登录号　951-77-9

INN list　125

药效分类　核苷酸前体物

多沙米诺

Doxaminol（*INN*）

化学结构式

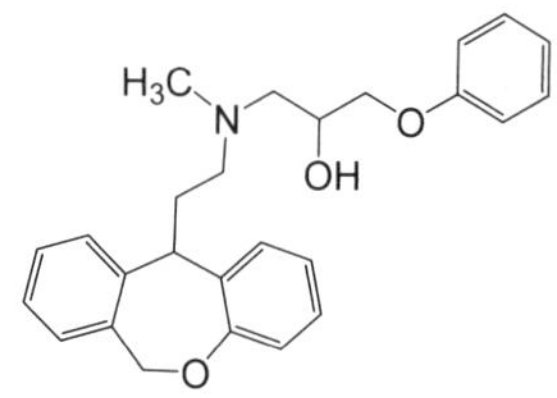

分子式和分子量　$C_{26}H_{29}NO_3$　403.51

化学名　6,11-Dihydro-*N*-(2-hydroxy-3-phenoxypropyl)-*N*-methyldibenz[*b,e*] oxepin-11-ethylamine

6,11-二氢-*N*-(2-羟基-3-苯氧基丙基)-*N*-甲基二苯并[*b,e*]噁庚英-11-乙胺

CAS 登录号　55286-56-1

INN list　46

药效分类　β 受体拮抗药

多沙普仑

Doxapram（*INN*）

化学结构式

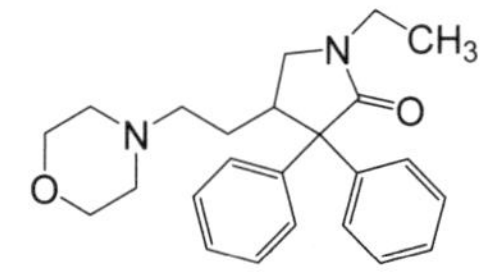

分子式和分子量　$C_{24}H_{30}N_2O_2$　378.52

化学名　(±)-1-Ethyl-4-(2-morpholinoethyl)-3,3-diphenyl-2-pyrrolidinone

(±)-1-乙基-4-(2-吗啉乙基)-3,3-二苯基-2-吡咯烷酮

CAS 登录号　309-29-5; 113-07-5[盐酸盐]; 7081-53-0[盐酸盐一水合物]

INN list　13

药效分类　中枢兴奋药

多沙前列素

Doxaprost（*INN*）

化学结构式

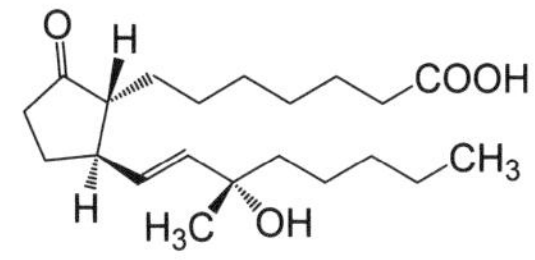

分子式和分子量　$C_{21}H_{36}O_4$　352.51

化学名　7-[(1*R*,2*R*)-2-[(*E*,3*S*)-3-Hydroxy-3-methyloct-1-enyl]-5-oxocyclopentyl]heptanoic acid

7-[(1*R*,2*R*)-2-[(*E*,3*S*)-3-羟基-3-甲基辛烯-1-基]-5-氧代环戊烷]庚酸

CAS 登录号　51953-95-8

INN list　34

药效分类　前列腺素类药，支气管舒张药

多沙唑嗪

Doxazosin（*INN*）

化学结构式

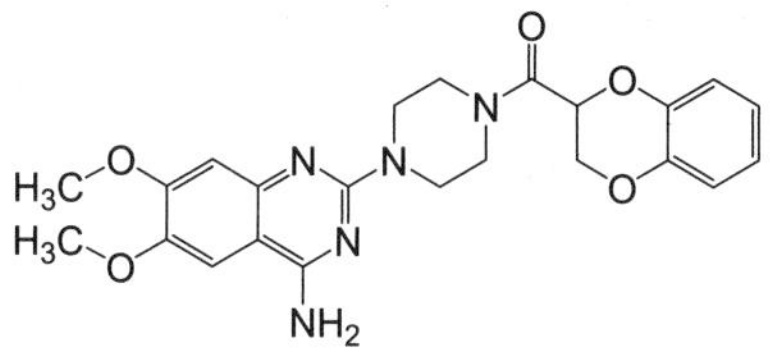

分子式和分子量　$C_{23}H_{25}N_5O_5$　451.48

化学名　1-(4-Amino-6,7-dimethoxy-2-quinazolinyl)-4-(1,4-benzodioxan- 2-ylcarbonyl)piperazine

1-(4-氨基-6,7-二甲氧基-2-喹唑啉基)-4-(1,4-苯并二氧六环-2-基甲酰基)哌嗪

CAS 登录号　74191-85-8; 77883-43-3[甲磺酸盐]

INN list　47

药效分类　抗高血压药

ATC 分类　C02CA04

多司马酯

Dosmalfate（*INN*）

化学结构式

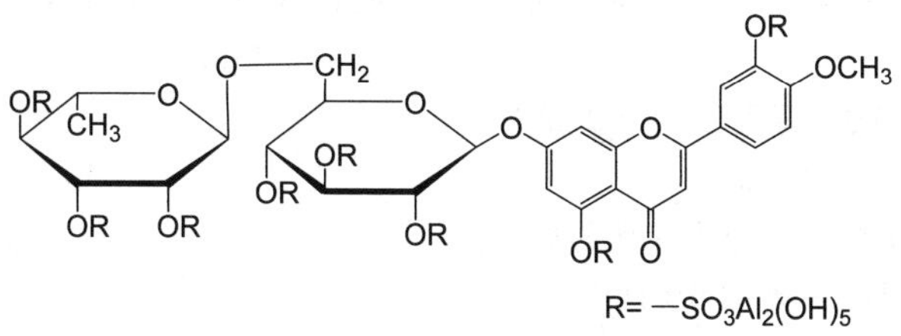

R= —$SO_3Al_2(OH)_5$

分子式和分子量　$C_{28}H_{64}Al_{16}O_{79}S_8$　2352.98

化学名　[*μ*-D-[[diosmin octasulfato](8-)]] tetracontahydroxyhexadecaatuminum

[*μ*-D-[[地奥司明 八硫酸化](8-)]] 四十羟基十六铝盐

CAS 登录号　122312-55-4

INN list　62

药效分类　抗酸药

多索茶碱

Doxofylline（*INN*）

化学结构式

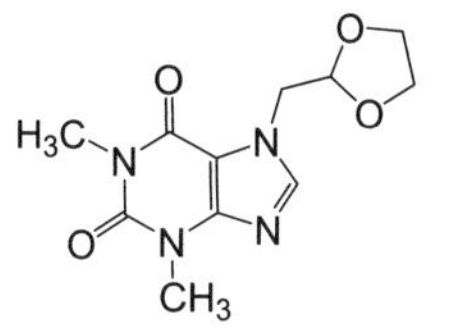

分子式和分子量　$C_{11}H_{14}N_4O_4$　266.25

化学名　7-(1,3-Dioxolan-2-ylmethyl)theophylline

7-(1,3-二氧戊环-2-基甲基)茶碱

CAS 登录号　69975-86-6

INN list　47

药效分类　支气管舒张药

多他利嗪

Dotarizine（*INN*）

化学结构式

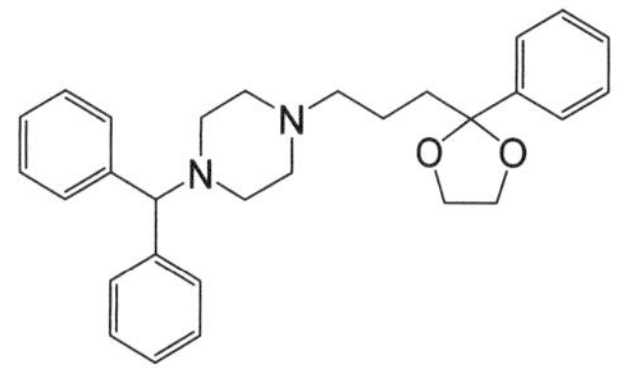

分子式和分子量　$C_{29}H_{34}N_2O_2$　442.59

化学名　1-(Diphenylmethyl)-4-[3-(2-phenyl-1,3-dioxolan-2-yl)propyl]piperazine

1-(二苯基甲基)-4-[3-(2-苯基-1,3-二氧戊环-2-基)丙基]哌嗪

CAS 登录号　84625-59-2

INN list　50

药效分类　钙通道阻滞药

多替拉韦

Dolutegravir（*INN*）

化学结构式

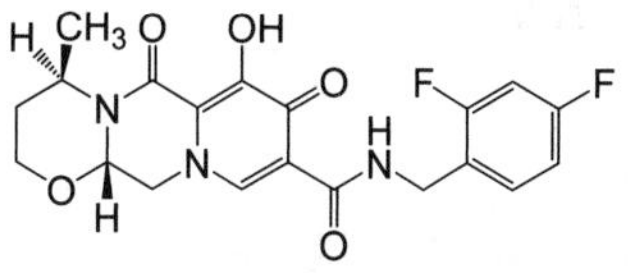

分子式和分子量　$C_{20}H_{19}F_2N_3O_5$　419.38

化学名　(4*R*,12*aS*)-*N*-[(2,4-Difluorophenyl)methyl]-7-hydroxy-4-methyl-6,8-dioxo-3,4,6,8,12,12*a*-hexahydro-2*H*-pyrido[1',2':4,5]pyrazino[2,1-*b*][1,3]oxazine-9-carboxamide

(4 *R*,12*aS*)-*N*-[(2,4-二氟苯基)甲基]-7-羟基-4-甲基-6,8-二

氧代-3,4,6,8,12,12*a*-六氢-2*H*-吡啶并[1',2':4,5]吡嗪并[2,1-*b*] [1,3]噁嗪-9-甲酰胺

CAS 登录号　1051375-16-6

INN list　105

药效分类　抗病毒药

多替诺雷

Dotinurad（*INN*）

化学结构式

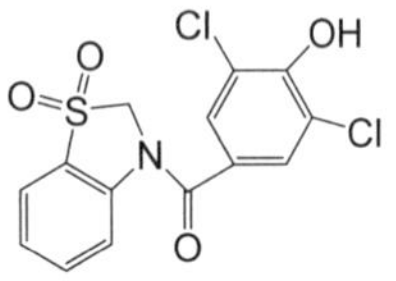

分子式和分子量　$C_{14}H_9Cl_2NO_4S$　358.19

化学名　(3,5-Dichloro-4-hydroxyphenyl)(1,1-dioxo-1,2-dihydro-3*H*-1λ^6-1,3-benzothiazol-3-yl)methanone

(3,5-二氯-4-羟基苯基)(1,1-二氧代-1,2-二氢-3*H*-1λ^6-1,3-苯并噻唑-3-基)甲酮

CAS 登录号　1285572-51-1

INN list　116

药效分类　尿酸转运蛋白抑制药

多西苯醌

Docebenone（*INN*）

化学结构式

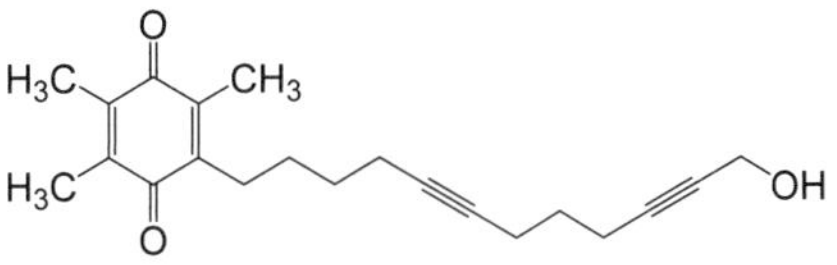

分子式和分子量　$C_{21}H_{26}O_3$　326.43

化学名　2-(12-Hydroxy-5,10-dodecadiynyl)-3,5,6-trimethyl-*p*-benzoquinone

2-(12-羟基-5,10-十二烷二炔基)-3,5,6-三甲基-4-苯醌

CAS 登录号　80809-81-0

INN list　61

药效分类　抗过敏药，平喘药，5-脂氧合酶抑制药

多西环素

Doxycycline（*INN*）

化学结构式

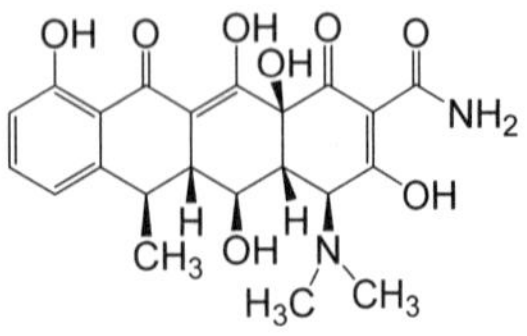

分子式和分子量　$C_{22}H_{24}N_2O_8$　444.43

化学名　4-(Dimethylamino)-1,4,4*a*,5,5*a*,6,11,12*a*-octahydro-3,5,10,12,12*a*-pentahydroxy-6-methyl-1,11-dioxo-2-naphthacenecarboxamide

4-(二甲氨基)-1,4,4*a*,5,5*a*,6,11,12*a*-八氢-3,5,10,12,12*a*-五羟基-6-甲基-1,11-二氧代-2-并四苯甲酰胺

CAS 登录号　564-25-0; 17086-28-1[一水合物]; 83038-87-3[三氢偏磷酸钠(3∶1)]

INN list　16

药效分类　四环素类抗微生物药

ATC 分类　J01AA02

多西拉敏

Doxylamine（*INN*）

化学结构式

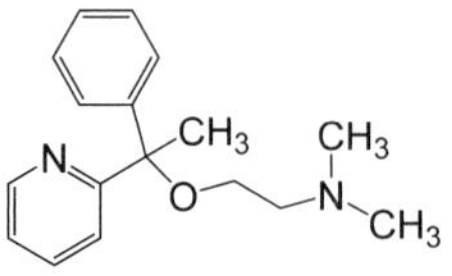

分子式和分子量　$C_{17}H_{22}N_2O$　270.38

化学名　*N,N*-Dimethyl-2-(1-phenyl-1-pyridin-2-ylethoxy)ethanamine

N,N-二甲基-2-(1-苯基-1-吡啶-2-基乙氧基)乙胺

CAS 登录号　469-21-6; 562-10-7[琥珀酸盐]

INN list　1

药效分类　抗组胺药

多西他赛

Docetaxel（*INN*）

化学结构式

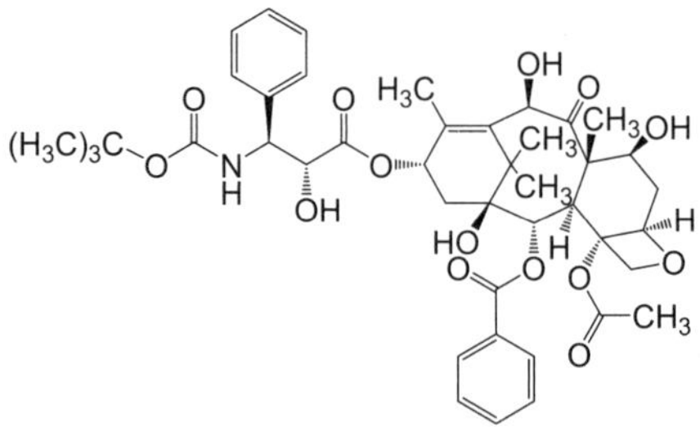

分子式和分子量　$C_{43}H_{53}NO_{14}$　807.88

化学名　*N*-Debenzoyl-*N*-*tert*-butoxycarbonyl-10-deacetyltaxol

N-去苯甲酰基-*N*-叔丁氧羰基-10-去乙酰基紫衫醇

CAS 登录号　114977-28-5

INN list　68

药效分类　植物来源的抗肿瘤药

ATC 分类　L01CD02

多西替明

Doxribtimine（*INN*）

分子式和分子量　$C_{10}H_{14}N_2O_5$　242.23

化学结构式

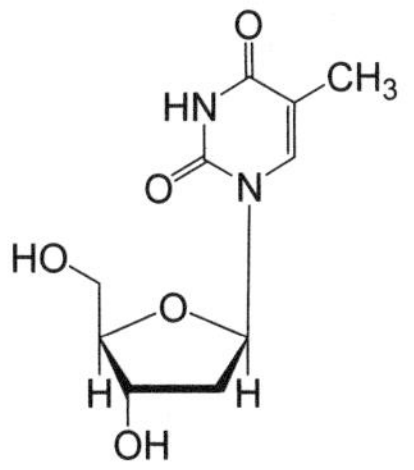

化学名 Thymidine;1-(2-Deoxy-*β*-D-*erythro*-pentofuranosyl)-5-methylpyrimidine-2,4(1*H*,3*H*)-dione

胸腺嘧啶核苷; 1-(2-脱氧-*β*-D-赤-呋喃戊糖基)-5-甲基嘧啶-2,4(1*H*,3*H*)-二酮

CAS 登录号 50-89-5

INN list 125

药效分类 核苷酸前体物

多佐胺

Dorzolamide（*INN*）

化学结构式

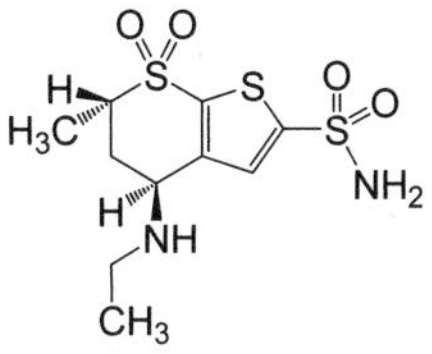

分子式和分子量 $C_{10}H_{16}N_2O_4S_3$ 324.44

化学名 (4*S*,6*S*)-4-(Ethylamino)-5,6-dihydro-6-methyl-4*H*-thieno[2,3-*b*]thiopyran- 2-sulfonamide 7,7-dioxide

(4*S*,6*S*)-4-(乙氨基)-5,6-二氢-6-甲基-4*H*-噻吩并[2,3-*b*]硫代吡喃-2-磺酰胺 7,7-二氧化物

CAS 登录号 120279-96-1; 130693-82-2[盐酸盐]

INN list 67

药效分类 抗青光眼药

鹅去氧胆酸

Chenodeoxycholic Acid（*INN*）

化学结构式

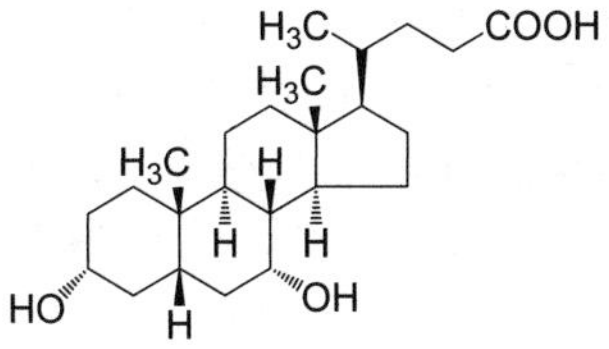

分子式和分子量 $C_{24}H_{40}O_4$ 392.57

化学名 3*α*,7*α*-Dihydroxy-5*β*-cholan-24-oic acid

3*α*,7*α*-二羟基-5*β*-胆甾烷-24-酸

CAS 登录号 474-25-9

INN list 44

药效分类 胆石溶解药

厄贝沙坦

Irbesartan（*INN*）

化学结构式

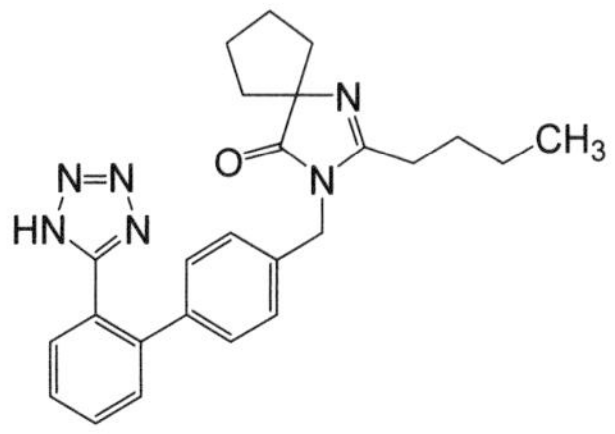

分子式和分子量 $C_{25}H_{28}N_6O$ 428.53

化学名 2-Butyl-3-[4-[2-(1*H*-terazol-5-yl)phenyl]benzyl]-1,3-diazaspiro[4.4]- non-1-en-4-one

2-丁基-3-[4-[2-(1*H*-四氮唑-5-基)苯基]苯甲基]-1,3-二氮杂螺[4.4]壬-1-烯-4-酮

CAS 登录号 138402-11-6

INN list 71

药效分类 血管紧张素Ⅱ受体拮抗药

ATC 分类 C09CA04

厄宾替尼

Irbinitinib（*INN*）

化学结构式

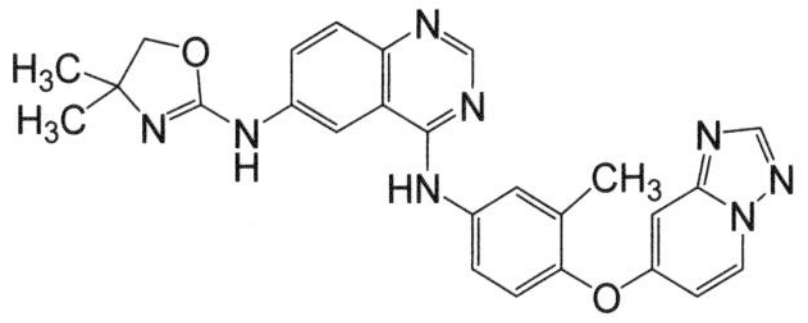

分子式和分子量 $C_{26}H_{24}N_8O_2$ 480.54

化学名 *N*[6]-(4,4-Dimethyl-4,5-dihydrooxazol-2-yl)-*N*[4]-[3-methyl-4-([1,2,4]triazolo[1,5-*a*]pyridin-7-yloxy)phenyl]quinazoline-4,6-diamine

N[6]-(4,4-二甲基-4,5-二氢噁唑-2-基)-*N*[4]-[3-甲基-4-([1,2,4]三唑并[1,5-*a*]吡啶-7-基氧基)苯基]喹唑啉-4,6-二胺

CAS 登录号 937263-43-9

INN list 111

药效分类 酪氨酸激酶抑制药，抗肿瘤药

厄布利塞

Umbralisib（*INN*）

化学结构式

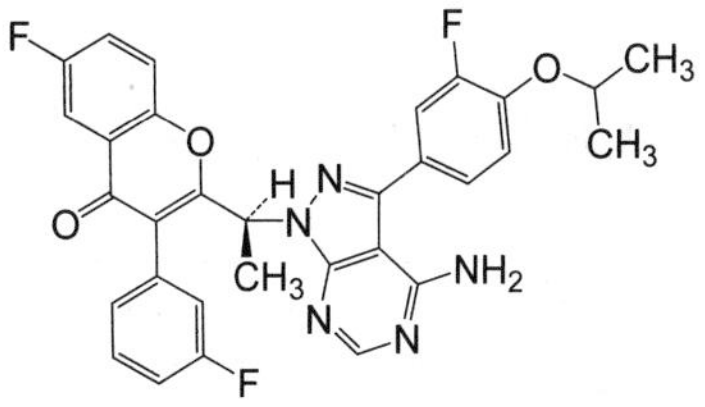

分子式和分子量 $C_{31}H_{24}F_3N_5O_3$ 571.56

化学名 2-[(1*S*)-1-{4-Amino-3-[3-fluoro-4-(propan-2-yloxy)phenyl]-1*H*-pyrazolo[3,4-*d*]pyrimidin-1-yl}ethyl]-6-fluoro-3-(3-fluorophenyl)-4*H*-1-benzopyran-4-one

2-[(1*S*)-1-{4-氨基-3-[3-氟-4-(丙-2-基氧基)苯基]-1*H*-吡唑并[3,4-*d*]嘧啶-1-基}乙基]-6-氟-3-(3-氟苯基)-4*H*-1-苯并吡喃-4-酮

CAS 登录号 1532533-67-7

INN list 118

药效分类 抗肿瘤药

厄布洛唑

Erbulozole（*INN*）

化学结构式

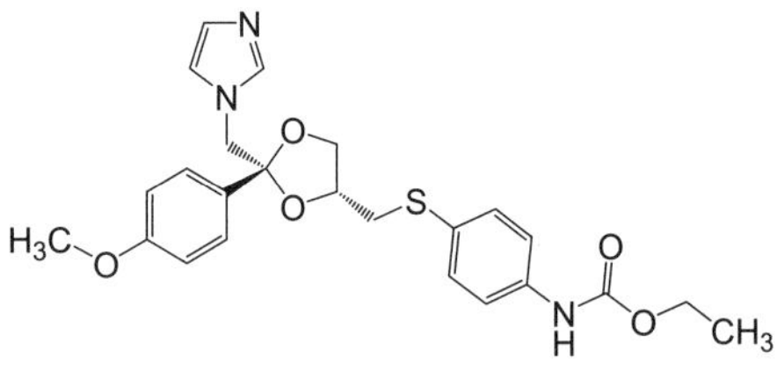

分子式和分子量 $C_{24}H_{27}N_3O_5S$ 469.55

化学名 Ethyl(±)-*cis*-4-[[[2-(imidazol-1-ylmethyl)-2-(4-methoxyphenyl)-1,3 -dioxolan-4-yl]methyl]thio]carbanilate

乙基 (±)-顺-4-[[[2-(咪唑-1-基甲基)-2-(4-甲氧基苯基)-1,3-二氧戊环-4-基]甲基]硫基]苯氨基甲酸酯

CAS 登录号 124784-31-2

INN list 60

药效分类 放射增敏药，抗肿瘤辅助药

厄达替尼

Erdafitinib（*INN*）

化学结构式

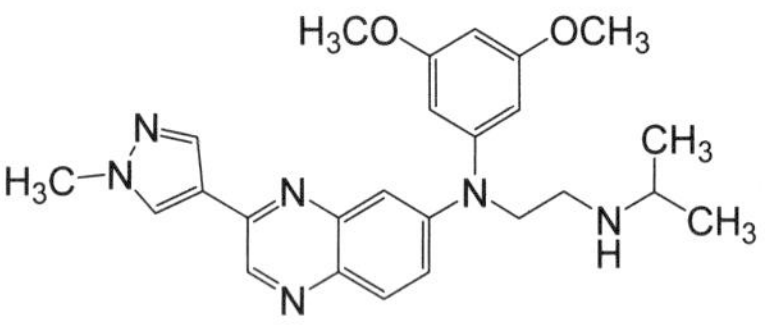

分子式和分子量 $C_{25}H_{30}N_6O_2$ 446.56

化学名 *N*[1]-(3,5-Dimethoxyphenyl)-*N*[1]-[3-(1-methyl-1*H*-pyrazol-4-yl)quinoxalin-6-yl]-*N*[2]-(propan-2-yl)ethane-1,2-diamine

N[1]-(3,5-二甲氧基苯基)-*N*[1]-[3-(1-甲基-1*H*-吡唑-4-基)喹喔啉-6-基]-*N*[2]-(丙-2-基)乙-1,2-二胺

CAS 登录号 1346242-81-6

INN list 113

药效分类 酪氨酸激酶抑制药，抗肿瘤药

厄多司坦

Erdosteine（*INN*）

分子式和分子量 $C_8H_{11}NO_4S_2$ 249.31

化学结构式

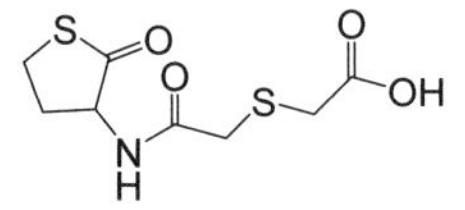

化学名 (±)-[[[(Tetrahydro-2-oxo-3-thienyl)carbamoyl]methyl]thio] acetic acid

(±)-[[[(四氢-2-氧代-3-噻吩基)氨甲酰基]甲基]硫基]乙酸

CAS 登录号 84611-23-4

INN list 56

药效分类 黏液溶解药

厄罗他非

Ertiprotafib（*INN*）

化学结构式

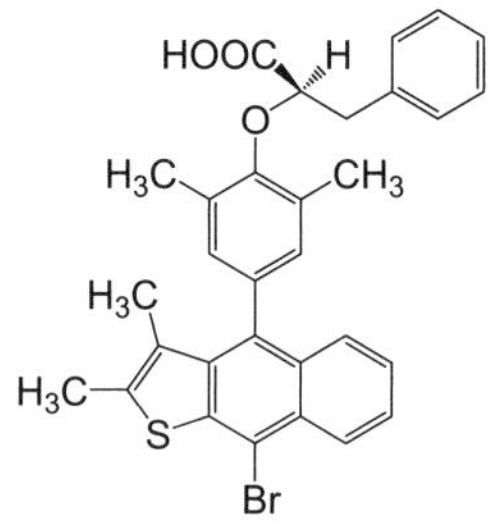

分子式和分子量 $C_{31}H_{27}BrO_3S$ 559.51

化学名 (2*R*)-2-[4-(9-Bromo-2,3-dimethylnaphtho[2,3-*b*]thiophen-4-yl)-2,6-dimethylphenoxy]-3-phenylpropionic acid

(2*R*)-2-[4-(9-溴-2,3-二甲基萘并[2,3-*b*]噻吩-4-基)-2,6-二甲基苯氧基]-3-苯丙酸

CAS 登录号 251303-04-5

INN list 87

药效分类 抗糖尿病药

厄洛替尼

Erlotinib（*INN*）

化学结构式

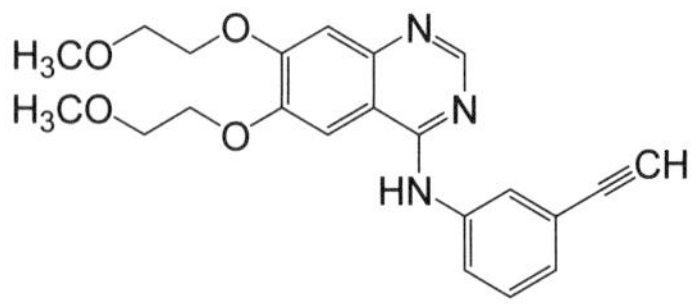

分子式和分子量 $C_{22}H_{23}N_3O_4$ 393.44

化学名 4-(*m*-Ethynylanilino)-6,7-bis(2-methoxyethoxy)quinazoline

4-(3-乙炔基苯氨基)-6,7-双(2-甲氧基乙氧基)喹唑啉

CAS 登录号 183321-74-6; 183319-69-9[盐酸盐]

INN list 85

药效分类 蛋白激酶抑制剂类抗肿瘤药

ATC 分类 L01XE03

厄他培南

Ertapenem（*INN*）

分子式和分子量 $C_{22}H_{25}N_3O_7S$ 475.52

化学结构式

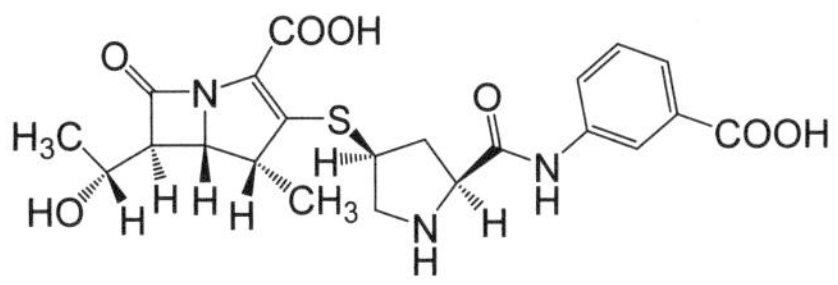

化学名　(4*R*,5*S*,6*S*)-3-[[(3*S*,5*S*)-5-[(*m*-Carboxyphenyl)carbamoyl]-3-pyrrolidinyl]thio]-6-[(1*R*)-1-hydroxyethyl]-4-methyl-7-oxo-1-azabicyclo[3.2.0]hept-2-ene-2-carboxylic acid

(4*R*,5*S*,6*S*)-3-[[(3*S*,5*S*)-5-[(3-羧基苯基)氨基甲酰基]-3-吡咯烷基]硫基]-6-[(1*R*)-1-羟乙基]-4-甲基-7-氧代-1-氮杂双环[3.2.0]庚-2-烯-2-羧酸

CAS 登录号　153832-46-3; 153832-38-3[钠盐]

INN list　84

药效分类　碳青霉烯类

ATC 分类　J01DH03

厄替贝瑞

Erteberel（*INN*）

化学结构式

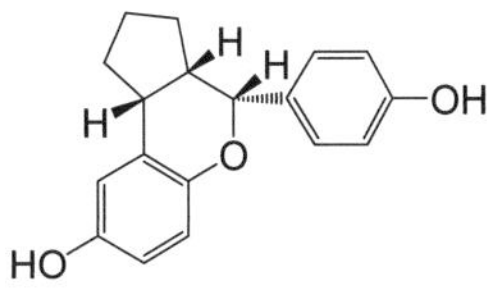

分子式和分子量　$C_{18}H_{18}O_3$　282.33

化学名　(3*aS*,4*R*,9*bR*)-4-(4-Hydroxyphenyl)-1,2,3,3*a*,4,9*b*-hexahydrocyclopenta[*c*]chromen-8-ol

(3*aS*,4*R*,9*bR*)-4-(4-羟基苯基)-1,2,3,3*a*,4,9*b*-六氢环戊熳并[*c*]色烯-8-醇

CAS 登录号　533884-09-2

INN list　104

药效分类　β 雌激素受体激动药

恩贝康唑

Embeconazole（*INN*）

化学结构式

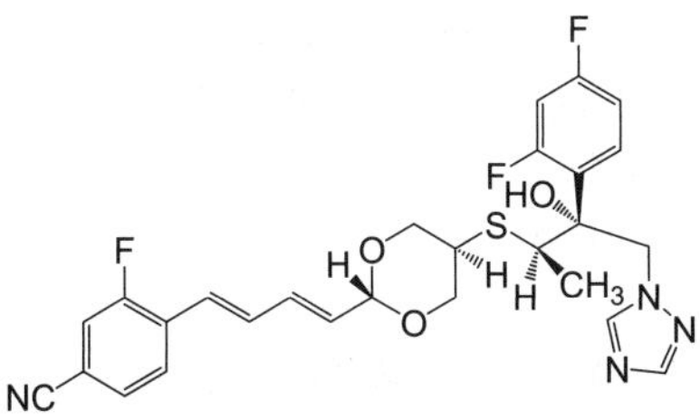

分子式和分子量　$C_{27}H_{25}F_3N_4O_3S$　542.57

化学名　4-[(1*E*,3*E*)-4-(*trans*-5-[[(2*R*,3*R*)-3-(2,4-Difluorophenyl)-3-hydroxy-4-(1*H*-1,2,4-triazol-1-yl)butan-2-yl]sulfanyl]-1,3-dioxan-2-yl)buta-1,3-dien-1-yl]-3- fluorobenzonitrile

4-[(1*E*,3*E*)-4-(反-5-[[(2*R*,3*R*)-3-(2,4-二氟苯基)-3-羟基-4-(1*H*-1,2,4-三氮唑-1-基)丁-2-基]硫基]-1,3-二氧六环-2-基)丁-1,3-二烯-1-基]-3-氟苯甲腈

CAS 登录号　329744-44-7

INN list　92

药效分类　抗真菌药

恩吡哌唑

Enpiprazole（*INN*）

化学结构式

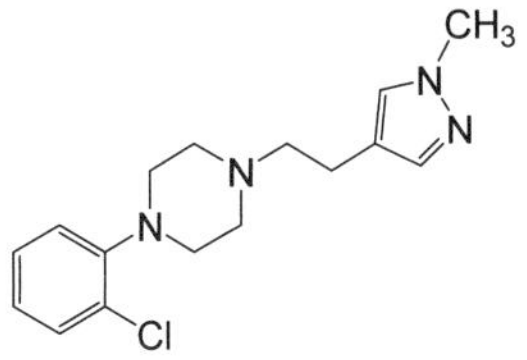

分子式和分子量　$C_{16}H_{21}ClN_4$　304.82

化学名　1-(2-Chlorophenyl)-4-[2-(1-methylpyrazol-4-yl)ethyl]piperazine

1-(2-氯苯基)-4-[2-(1-甲基吡唑-4-基)乙基]哌嗪

CAS 登录号　31729-24-5

INN list　24

药效分类　抗精神病药

恩丙茶碱

Enprofylline（*INN*）

化学结构式

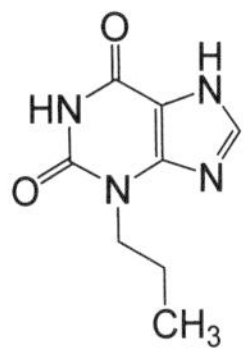

分子式和分子量　$C_8H_{10}N_4O_2$　194.19

化学名　3-Propylxanthine

3-丙基黄嘌呤

CAS 登录号　41078-02-8

INN list　44

药效分类　平喘药，支气管舒张药

恩丙西平

Enprazepine（*INN*）

化学结构式

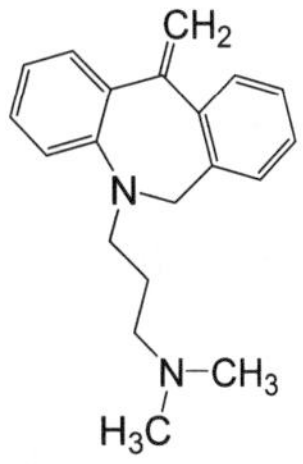

分子式和分子量　$C_{20}H_{24}N_2$　292.42

化学名　5-[3-(Dimethylamino)propyl]-5,6-dihydro-11-methylene-11*H*- dibenz[*b,e*]axepine

5-[3-(二甲氨基)丙基]-5,6-二氢-11-甲亚基-11*H*-二苯并[*b,e*]

氮杂草
CAS 登录号　47206-15-5
INN list　30
药效分类　抗抑郁药

恩波吡维铵

Pyrvinium Embonate

化学结构式

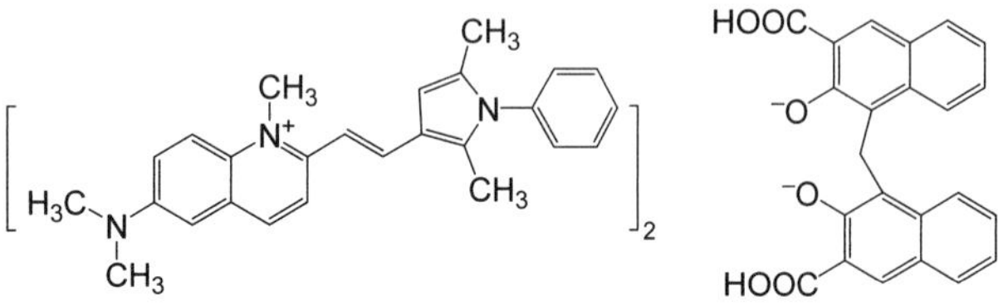

分子式和分子量　$C_{75}H_{70}N_6O_6$　1151.39

化学名　6-(Dimethylamino)-2-[2-(2,5-dimethyl-1-phenylpyrrol-3-yl)vinyl]-1- methylquinolinium 4,4'-methylenebis[3-hydroxy-2-naphthoate] (2∶1)

6-二甲氨基-2-[2-(2,5-二甲基-1-苯基吡咯-3-基)乙烯基]-1-甲基喹啉 4,4'-甲叉基双(3-羟基-2-萘甲酸盐) (2∶1)

CAS 登录号　3546-41-6
药效分类　抗蠕虫药

恩波副品红

Pararosaniline Embonate（*INN*）

化学结构式

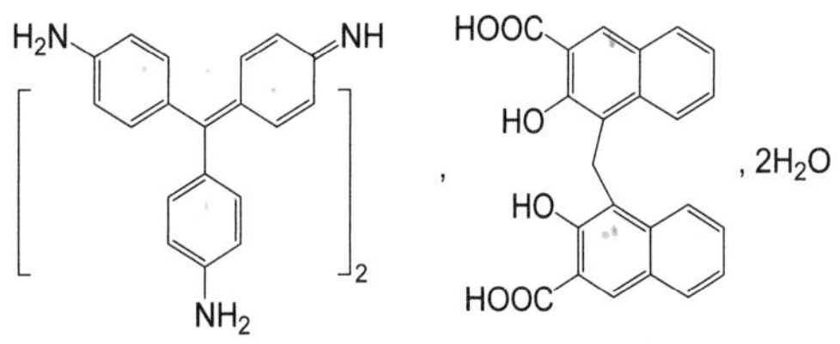

分子式和分子量　$[(C_{19}H_{18}N_3)_2 \cdot C_{23}H_{14}O_6] \cdot 2H_2O$　999.12

化学名　*α*-(*p*-Aminophenyl)-*α*-(4-imino-2,5-cyclohexadien-1-ylidene)-4-toluidine 4,4'-methylenebis(3-hydroxy-2-naphthoate)(2∶1) dihydrate

α-(4-氨基苯基)-*α*-(4-氨亚基-2,5-环己二烯-1-亚基)-4-甲基苯胺 4,4'-甲叉基双(3-羟基-2-萘羧酸盐)(2∶1) 二水合物

CAS 登录号　7232-51-1; 569-61-9[副品红]
INN list　15
药效分类　抗血吸虫药

恩波环氯胍

Cycloguanil Embonate（*INN*）

化学结构式

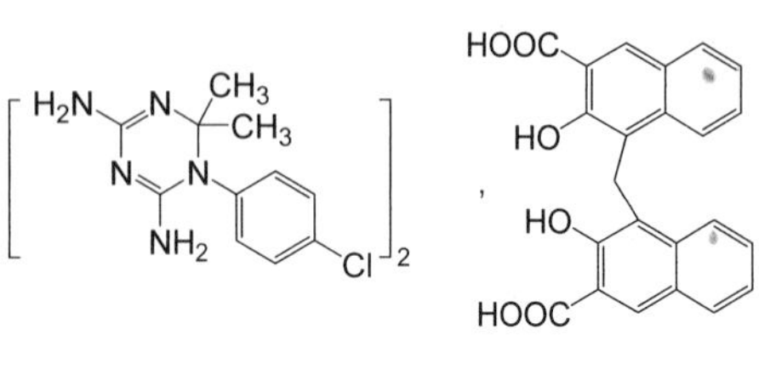

分子式和分子量　$(C_{11}H_{14}ClN_5)_2 \cdot C_{23}H_{16}O_6$　891.80

化学名　4,6-Diamino-1-(*p*-chlorophenyl)-1,2-dihydro-2,2-dimethyl-*s*-triazine compound(2∶1) with 4,4'-methylenebis[3-hydroxy-2-naphthoic acid]

4,6-二氨基-1-(4-氯苯基)-1,2-二氢-2,2-二甲基-1,3,5-三嗪 4,4'-甲叉基双[3-羟基-2-萘甲酸盐] (2∶1)

CAS 登录号　609-78-9; 516-21-2[环氯胍]
INN list　13
药效分类　双胍类抗疟药
ATC 分类　P01BB02

恩布拉敏

Embramine（*INN*）

化学结构式

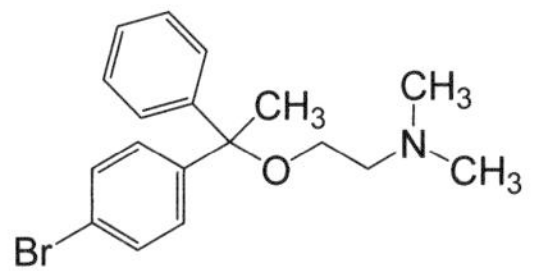

分子式和分子量　$C_{18}H_{22}BrNO$　348.28

化学名　2-[(*p*-Bromo-*α*-methyl-*α*-phenylbenzyl)oxy]-*N*,*N*-dimethylethylamine

2-[(4-溴-*α*-甲基-*α*-苯基苯甲基)氧基]-*N*,*N*-二甲基乙胺

CAS 登录号　3565-72-8; 13977-28-1[盐酸盐]
INN list　15
药效分类　抗组胺药

恩布沙坦

Embusartan（*INN*）

化学结构式

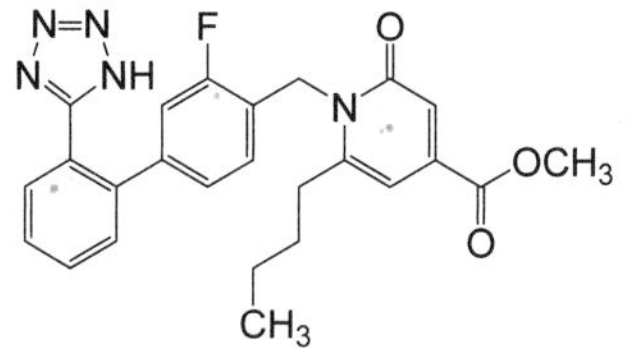

分子式和分子量　$C_{25}H_{24}FN_5O_3$　461.49

化学名　Methyl 6-butyl-1-[2-fluoro-4-(*o*-1*H*-tetrazol-5-ylphenyl) benzyl] -1,2-dihydro-2-oxoisonicotinate

甲基 6-丁基-1-[2-氟-4-(2-1*H*-四氮唑-5-基苯基)苯甲基]-1,2-二氢-2-氧代异烟酸酯

CAS 登录号　156001-18-2
INN list　78
药效分类　抗高血压药，血管紧张素Ⅱ受体拮抗药

恩布酯

Enbucrilate（*INN*）

化学结构式

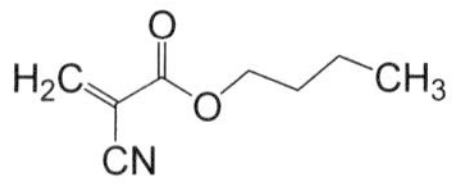

分子式和分子量 $C_8H_{11}NO_2$ 153.18

化学名 Butyl 2-cyanoacrylate

丁基 2-氰基丙烯酸酯

CAS 登录号 6606-65-1

INN list 33

药效分类 外科材料

恩地普令

Endixaprine（*INN*）

化学结构式

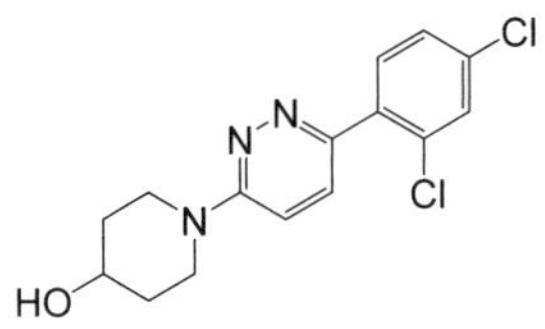

分子式和分子量 $C_{15}H_{15}Cl_2N_3O$ 324.21

化学名 1-[6-(2,4-Dichlorophenyl)-3-pyridazinyl]-4-piperidinol

1-[6-(2,4-二氯苯基)-3-哒嗪基]-4-哌啶醇

CAS 登录号 93181-85-2

INN list 60

药效分类 抗癫痫药，催眠药

恩丁酰胺

Embutramide（*INN*）

化学结构式

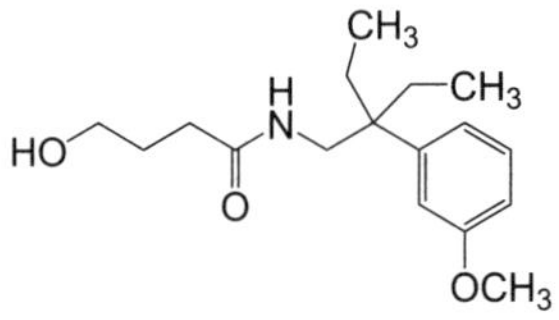

分子式和分子量 $C_{17}H_{27}NO_3$ 293.40

化学名 *N*-(*β*,*β*-Diethyl-*m*-methoxyphenethyl)-4-hydroxybutyramide

N-(*β*,*β*-二乙基-3-甲氧基苯乙基)-4-羟基丁酰胺

CAS 登录号 15687-14-6

INN list 16

药效分类 全身麻醉药

恩多霉素

Endomycin（*INN*）

药物描述 An antibiotic substance obtained from cultures of *Aerobacillus collstinus*, or the same substance produced by any other means

气芽孢杆菌属培养得到的或通过其他途径得到的抗生素物质

CAS 登录号 1391-41-9

INN list 6

药效分类 抗生素类药

恩多米特

Endomide（*INN*）

化学结构式

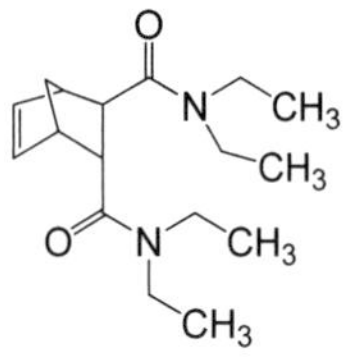

分子式和分子量 $C_{17}H_{28}N_2O_2$ 292.42

化学名 (1*R*,2*S*,3*S*,4*S*)-*N*,*N*,*N'*,*N'*-Tetraethyl-5-norbornene-2,3-dicarboxamide

(1*R*,2*S*,3*S*,4*S*)-*N*,*N*,*N'*,*N'*-四乙基-5-降冰片烯-2,3-二甲酰胺

CAS 登录号 4582-18-7

INN list 40

药效分类 苏醒药

恩芬那酸

Enfenamic Acid（*INN*）

化学结构式

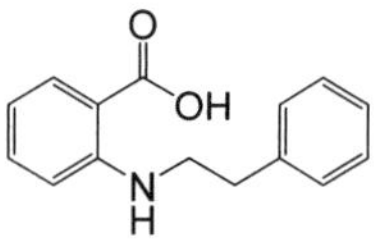

分子式和分子量 $C_{15}H_{15}NO_2$ 241.29

化学名 *N*-Phenethylanthranilic acid

N-苯乙基-2-氨基苯甲酸

CAS 登录号 23049-93-6

INN list 45

药效分类 抗炎镇痛药

恩氟沙星

Enrofloxacin（*INN*）

化学结构式

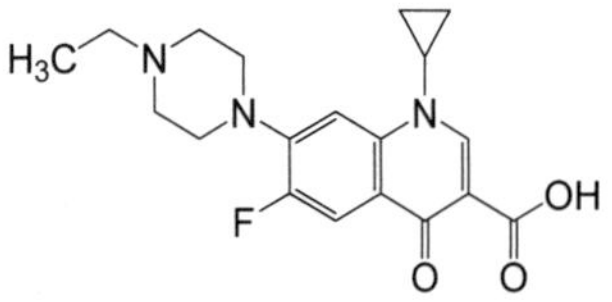

分子式和分子量 $C_{19}H_{22}FN_3O_3$ 359.39

化学名 1-Cyclopropyl-7-(4-ethyl-1-piperazinyl)-6-fluoro-1,4-dihydro-4-oxo-3-quinolinecarboxylic acid

1-环丙基-7-(4-乙基-1-哌嗪基)-6-氟-1,4-二氢-4-氧代-3-喹啉甲酸

CAS 登录号 93106-60-6

INN list 56

药效分类 抗菌药

恩氟烷

Enflurane（*INN*）

化学结构式

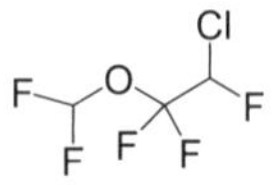

分子式和分子量 $C_3H_2ClF_5O$ 184.49

化学名 2-Chloro-1-(difluoromethoxy)-1,1,2-trifluoroethane

2-氯-1-(二氟甲氧基)-1,1,2-三氟乙烷

CAS 登录号 13838-16-9

INN list 25

药效分类 全身麻醉药

恩格列净

Empagliflozin（*INN*）

化学结构式

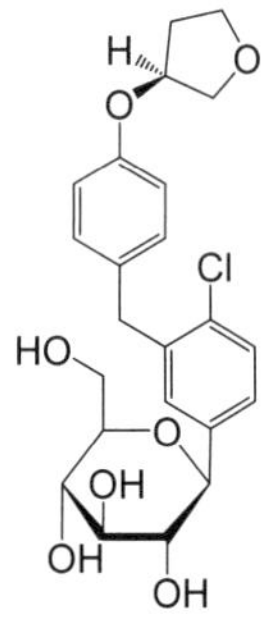

分子式和分子量 $C_{23}H_{27}ClO_7$ 450.91

化学名 (1*S*)-1,5-Anhydro-1-*C*-[4-chloro-3-[(4-[[(3*S*)-oxan-3-yl]oxy]phenyl) methyl]phenyl]-D-glucitol

(1*S*)-1,5-脱水-1-*C*-[4-氯-3-[(4-[[(3*S*)-氧杂环戊烷-3-基]氧基]苯基)甲基] 苯基]-D-山梨醇

CAS 登录号 864070-44-0

INN list 104

药效分类 抗糖尿病药

恩格列酮

Englitazone（*INN*）

化学结构式

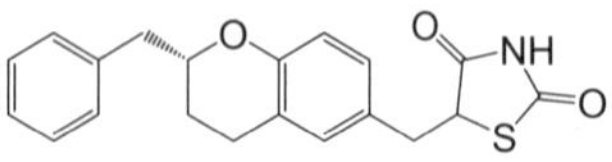

分子式和分子量 $C_{20}H_{19}NO_3S$ 353.44

化学名 (−)-5-[[(2*R*)-2-Benzyl-6-chromanyl]methyl]-2,4-thiazolidinedione

(−)-5-[[(2*R*)-2-苯甲基-6-苯并二氢吡喃基]甲基]-2,4-噻唑烷二酮

CAS 登录号 109229-58-5; 109229-57-4[钠盐]

INN list 64

药效分类 抗糖尿病药

恩环丙酯

Encyprate（*INN*）

化学结构式

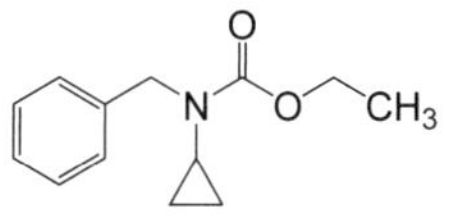

分子式和分子量 $C_{13}H_{17}NO_2$ 219.28

化学名 Ethyl *N*-benzylcyclopropanecarbamate

乙基 *N*-苄基环丙基氨基甲酸酯

CAS 登录号 2521-01-9

INN list 15

药效分类 抗抑郁药

恩磺酸

Entsufon Sodium（*INN*）

化学结构式

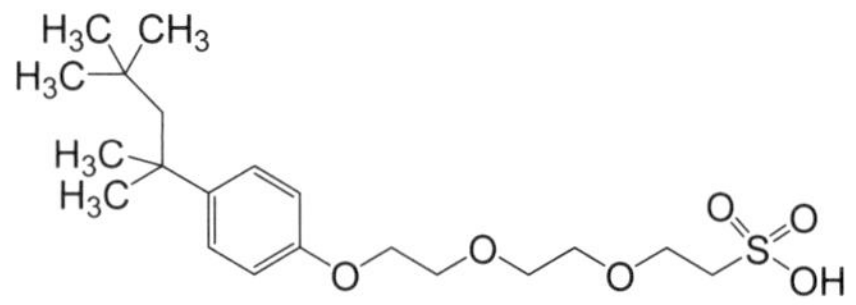

分子式和分子量 $C_{20}H_{34}O_6S$ 402.54

化学名 2-[2-[2-[*p*-(1,1,3,3-tetramethylbutyl)phenoxy]ethoxy] ethoxy] ethanesulfonic acid

2-[2-[2-[4-(1,1,3,3-四甲基丁基)苯氧基]乙氧基]乙氧基]乙烷磺酸

CAS 登录号 55837-16-6; 2917-94-4[钠盐]

INN list 31

药效分类 去污药

恩磺唑

Ensulizole（*INN*）

化学结构式

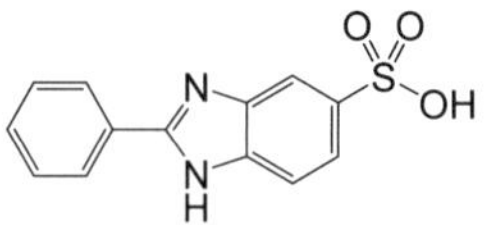

分子式和分子量 $C_{13}H_{10}N_2O_3S$ 274.30

化学名 2-Phenylbenzimidazole-5-sulfonic acid

2-苯基苯并咪唑-5-磺酸

CAS 登录号 27503-81-7

INN list 83

药效分类 防晒药

恩甲羟松

Endrisone（*INN*）

分子式和分子量 $C_{22}H_{30}O_3$ 342.47

化学结构式

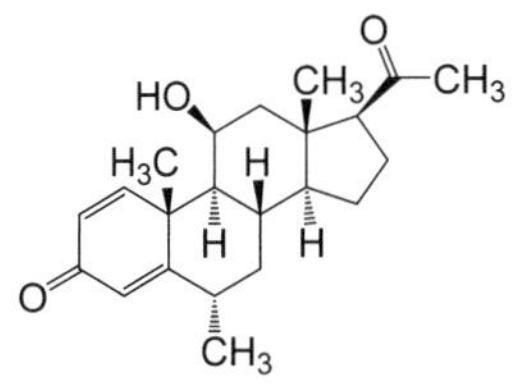

化学名 11*β*-Hydroxy-6*α*-methylpregna-1,4-diene-3,20-dione

11*β*-羟基-6*α*-甲基孕甾-1,4-二烯-3,20-二酮

CAS 登录号 35100-44-8

INN list 29

药效分类 肾上腺皮质激素类药

恩卡尼

Encainide（*INN*）

化学结构式

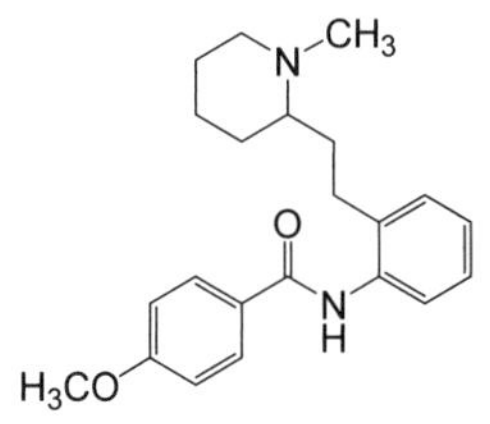

分子式和分子量 $C_{22}H_{28}N_2O_2$ 352.48

化学名 (±)-2'-[2-(1-Methyl-2-piperidyl)ethyl]-4-anisanilide

(±)-2'-[2-(1-甲基-2-哌嗪基)乙基]-4-甲氧基苯甲酰苯胺

CAS 登录号 37612-13-8; 66794-74-9[盐酸盐]

INN list 40

药效分类 抗心律失常药

ATC 分类 C01BC08

恩卡瑞

Encaleret（*INN*）

化学结构式

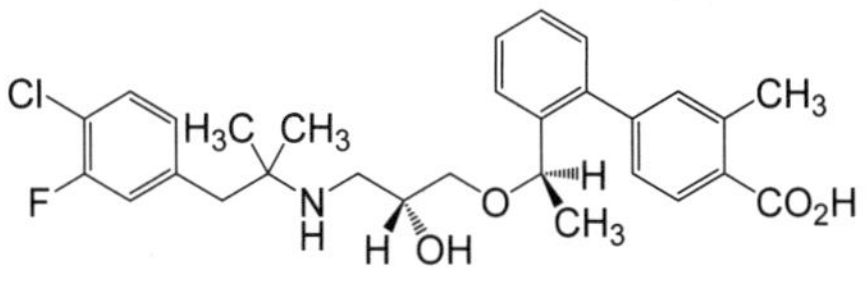

分子式和分子量 $C_{29}H_{33}ClFNO_4$ 514.03

化学名 2'-[(1*R*)-1-([[1-(4-chloro-3-fluorophenyl)-2-methylpropan-2-yl]amino]-(2*R*)-2-hydroxypropoxy)ethyl]-3-methyl[1,1'-biphenyl] -4-carboxylic acid

2'-[(1*R*)-1-([[1-(4-氯-3-氟苯基)-2-甲基丙烷-2-基]氨基]-(2*R*)-2-羟基丙氧基)乙基]-3-甲基[1,1'-联苯基]-4-羧酸

CAS 登录号 787583-71-5

INN list 105

药效分类 G 蛋白偶联钙传感受体拮抗药

恩康唑

Enilconazole（*INN*）

化学结构式

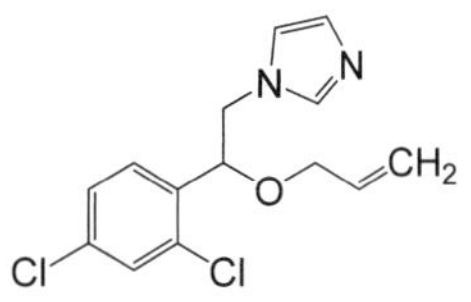

分子式和分子量 $C_{14}H_{14}Cl_2N_2O$ 297.18

化学名 1-[*β*-(Allyloxy)-2,4-dichlorophenethyl]imidazole

1-[*β*-(烯丙氧基)-2,4-二氯苯乙基]咪唑

CAS 登录号 35554-44-0

INN list 44

药效分类 抗真菌药

恩考拉非尼

Encorafenib（*INN*）

化学结构式

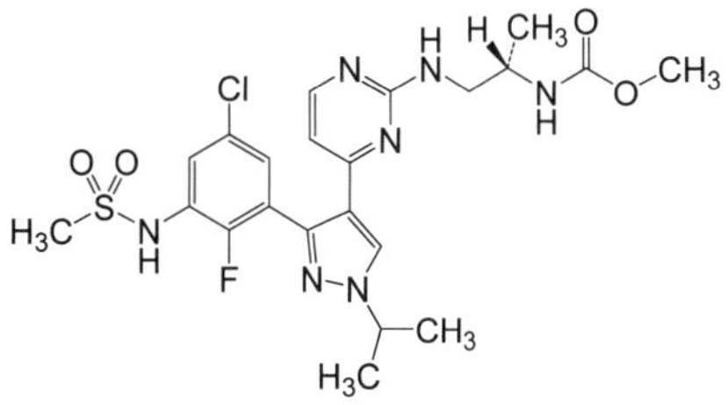

分子式和分子量 $C_{22}H_{27}ClFN_7O_4S$ 540.01

化学名 Methyl *N*-{(2*S*)-1-[(4-{3-[5-chloro-2-fluoro-3-(methanesulfonamido)phenyl]-1-(propan-2-yl)-1*H*-pyrazol-4-yl}pyrimidin-2-yl)amino]propan-2-yl}carbamate

甲基 *N*-{(2*S*)-1-[(4-{3-[5-氯-2-氟-3-(甲磺酰氨基)苯基]-1-(丙-2-基)-1*H*-吡唑-4-基}嘧啶-2-基)氨基]丙-2-基}氨基甲酸酯

CAS 登录号 1269440-17-6

INN list 109

药效分类 抗肿瘤药

恩拉霉素

Enramycin（*INN*）

药物描述 Antibiotic obtained from cultures of *Streptomyces fungicidicus* B5477 , or the same substance produced by any other means

从杀真菌素链霉菌属 B5477 培养液中获得的抗生素，或用其他方法获得的相同物质

CAS 登录号 11115-82-5

INN list 23

药效分类 抗生素类药

恩拉生坦

Enrasentan（*INN*）

分子式和分子量 $C_{29}H_{30}O_8$ 506.54

化学结构式

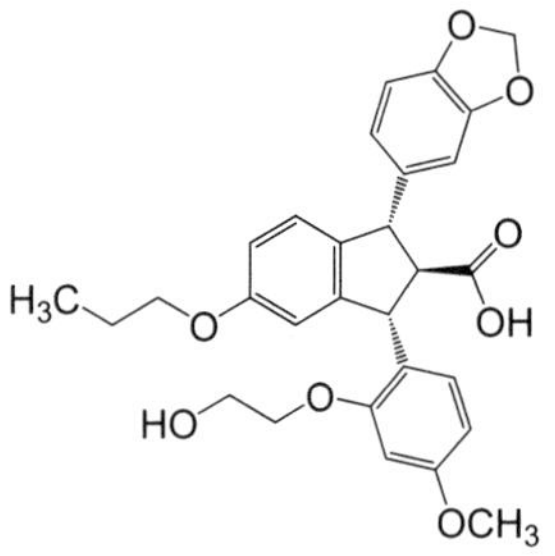

化学名 (1*S*,2*R*,3*S*)-3-[2-(2-Hydroxyethoxy)-4-methoxyphenyl]-1-[3,4-(methylenedioxy)phenyl]-5-propoxy-2-indancarboxylic acid

(1*S*,2*R*,3*S*)-3-[2-(2-羟基乙氧基)-4-甲氧基苯基]-1-[3,4-(甲叉基二氧基)苯基]-5-丙氧基-1,2-二氢化茚-2-羧酸

CAS 登录号 167256-08-8

INN list 80

药效分类 内皮素受体拮抗药

恩利卡生

Emricasan（*INN*）

化学结构式

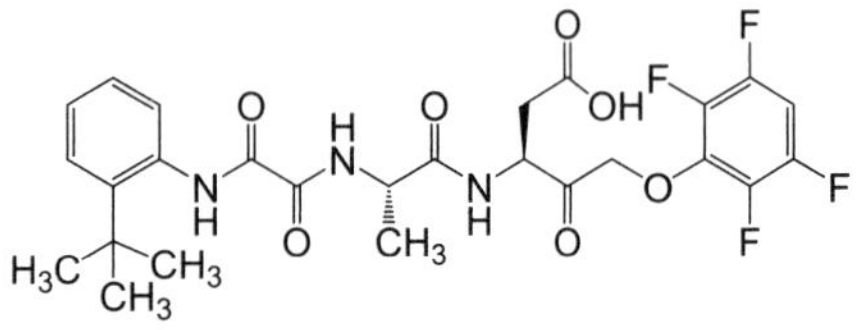

分子式和分子量 $C_{26}H_{27}F_4N_3O_7$ 569.50

化学名 (3*S*)-3-[N^2-[(2-*tert*-Butylphenyl)oxamoyl]-L-alaninamido]-4-oxo-5- (2,3,5,6- tetrafluorophenoxy)pentanoic acid

(3*S*)-3-[N^2-[(2-叔丁基苯基)氨基乙二酰]-L-丙氨酰]-4-氧代-5-(2,3,5,6-四氟苯氧基)戊酸

CAS 登录号 254750-02-2

INN list 98

药效分类 凋亡效应因子抑制药

恩利司特

Emlenoflast（*INN*）

化学结构式

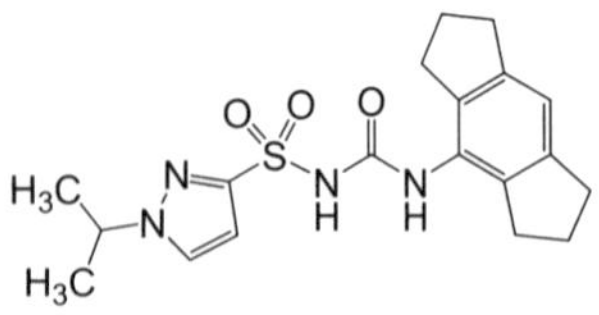

分子式和分子量 $C_{19}H_{24}N_4O_3S$ 388.49

化学名 *N*-[(1,2,3,5,6,7-Hexahydro-*s*-indacen-4-yl)carbamoyl]-1-(propan-2-yl)-1*H*-pyrazole-3-sulfonamide

N-[(1,2,3,5,6,7-六氢-*s*-二环戊烷并苯-4-基)氨甲酰基]-1-(丙-2-基)-1*H*-吡唑-3-磺酰胺

CAS 登录号 1995067-59-8

INN list 125

药效分类 非甾体抗炎药

恩利昔布

Enflicoxib（*INN*）

化学结构式

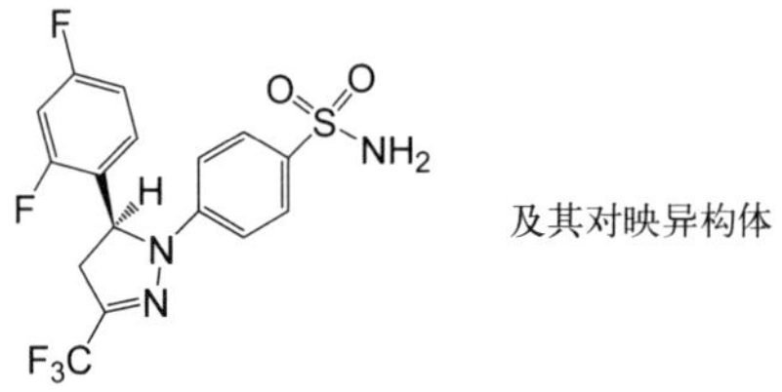

及其对映异构体

分子式和分子量 $C_{16}H_{12}F_5N_3O_2S$ 405.34

化学名 *rac*-4-[(5*R*)-5-(2,4-Difluorophenyl)-3-(trifluoromethyl)-4,5-dihydro-1*H*-pyrazol-1-yl]benzene-1-sulfonamide

外消旋-4-[(5*R*)-5-(2,4-二氟苯基)-3-(三氟甲基)-4,5-二氢-1*H*-吡唑-1-基]苯-1-磺酰胺

CAS 登录号 251442-94-1

INN list 122

药效分类 非甾体抗炎药(兽用)

恩洛铂

Enloplatin（*INN*）

化学结构式

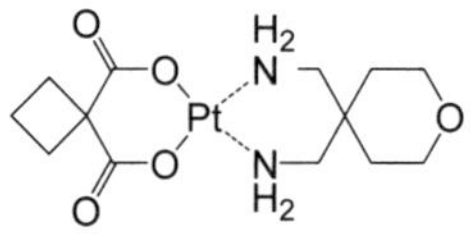

分子式和分子量 $C_{13}H_{22}N_2O_5Pt$ 481.41

化学名 *cis*-(1,1-Cyclobutanedicarboxylato)[tetrahydro-4*H*-pyran-4,4-bis (methylamine)]platinum

顺-(1,1-环丁烷二羧基)[四氢-4*H*-吡喃-4,4-双(甲胺)]合铂

CAS 登录号 111523-41-2

INN list 64

药效分类 抗肿瘤药

恩氯米芬

Enclomifene（*INN*）

化学结构式

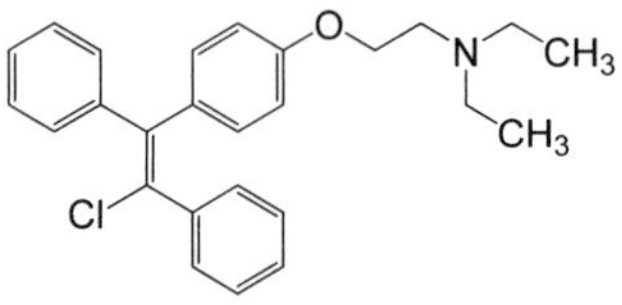

分子式和分子量 $C_{26}H_{28}ClNO$ 405.96

化学名 (*E*)-2-[*p*-(2-Chloro-1,2-diphenylvinyl)phenoxy]triethylamine

(*E*)-2-[4-(2-氯-1,2-二苯乙烯基)苯氧基]三乙胺

CAS 登录号 15690-57-0

INN list 33

药效分类 抗不育症药

恩那度司他

Enarodustat（*INN*）

化学结构式

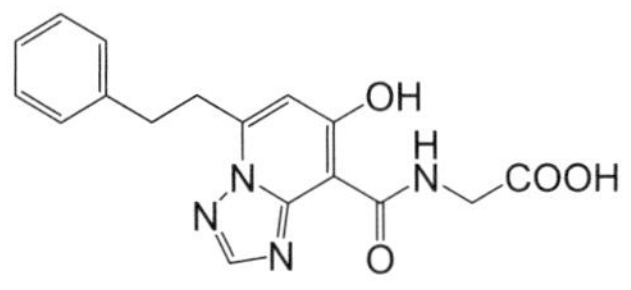

分子式和分子量　$C_{17}H_{16}N_4O_4$　340.34

化学名　*N*-[7-Hydroxy-5-(2-phenylethyl)[1,2,4]triazolo[1,5-*a*]pyridine-8-carbonyl]glycine

N-[7-羟基-5-(2-苯乙基)[1,2,4]三唑并[1,5-*a*]吡啶-8-羰基]甘氨酸

CAS 登录号　1262132-81-9

INN list　117

药效分类　抗贫血药

恩尼贝特

Eniclobrate（*INN*）

化学结构式

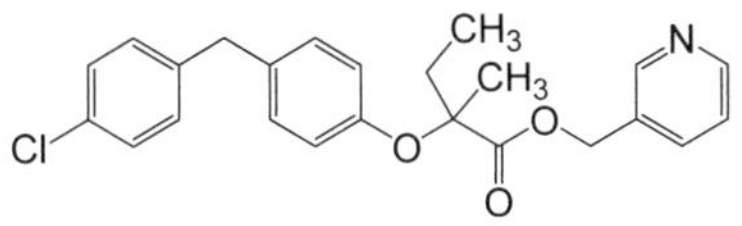

分子式和分子量　$C_{24}H_{24}ClNO_3$　409.91

化学名　Pyridin-3-ylmethyl 2-[4-[(4-chlorophenyl)methyl]phenoxy]-2-methylbutanoate

吡啶-3-基甲基 2-[4-[(4-氯苯基)甲基]苯氧基]-2-甲基丁酸酯

CAS 登录号　60662-18-2

INN list　39

药效分类　降血脂药

恩尿嘧啶

Eniluracil（*INN*）

化学结构式

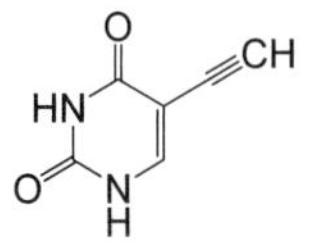

分子式和分子量　$C_6H_4N_2O_2$　136.11

化学名　5-Ethynyluracil

5-乙炔基尿嘧啶

CAS 登录号　59989-18-3

INN list　77

药效分类　尿嘧啶还原酶抑制药，抗肿瘤辅助药

恩帕托仑

Enpatoran（*INN*）

分子式和分子量　$C_{16}H_{15}F_3N_4$　320.32

化学结构式

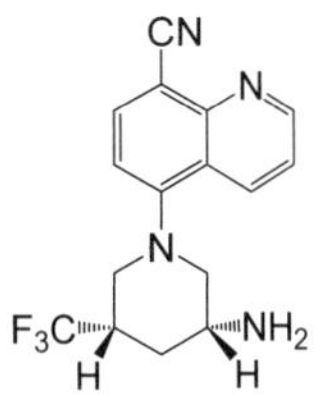

化学名　5-[(3*R*,5*S*)-3-Amino-5-(trifluoromethyl)piperidin-1-yl]quinoline-8-carbonitrile

5-[(3*R*,5*S*)-3-氨基-5-(三氟甲基)哌啶-1-基]喹啉-8-甲腈

CAS 登录号　2101938-42-3

INN list　List 124 - COVID-19 (专刊)

药效分类　Toll 样受体拮抗药

恩哌罗林

Enpiroline（*INN*）

化学结构式

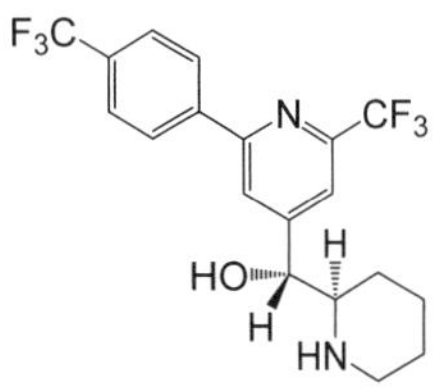

分子式和分子量　$C_{19}H_{18}F_6N_2O$　404.36

化学名　(*R*)-[(2*R*)-Piperidin-2-yl]-[2-(trifluoromethyl)-6-[4-(trifluoromethyl)phenyl]pyridin-4-yl]methanol

(*R*)-[(2*R*)-哌啶-2-基]-[2-(三氟甲基)-6-[4-(三氟甲基)苯基]吡啶-4-基]甲醇

CAS 登录号　66364-73-6; 66364-74-7[磷酸盐]

INN list　52

药效分类　抗疟药

恩培色替

Empesertib（*INN*）

化学结构式

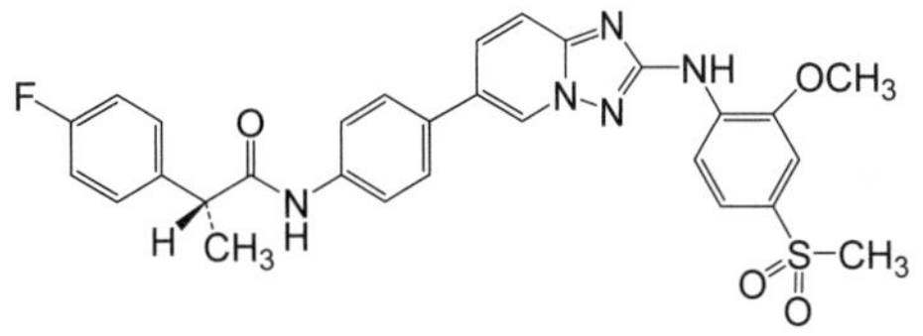

分子式和分子量　$C_{29}H_{26}FN_5O_4S$　559.62

化学名　(2*R*)-2-(4-Fluorophenyl)-*N*-[4-(2-{[4-(methanesulfonyl)-2-methoxyphenyl]amino}[1,2,4]triazolo[1,5-*a*]pyridin-6-yl)phenyl]propanamide

(2*R*)-2-(4-氟苯基)-*N*-[4-(2-{[4-(甲磺酰基)-2-甲氧基苯基]氨基}[1,2,4]三唑并[1,5-*a*]吡啶-6-基)苯基]丙酰胺

CAS 登录号　1443763-60-7

INN list　116

药效分类　抗肿瘤药

恩普氨酯

Enpromate（*INN*）

化学结构式

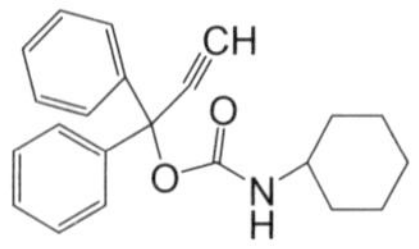

分子式和分子量　$C_{22}H_{23}NO_2$　333.42

化学名　1,1-Diphenyl-2-propynyl cyclohexanecarbamate

1,1-二苯基-2-丙炔基 环己烷氨基甲酸酯

CAS 登录号　10087-89-5

INN list　23

药效分类　抗肿瘤药

恩前列素

Enprostil（*INN*）

化学结构式

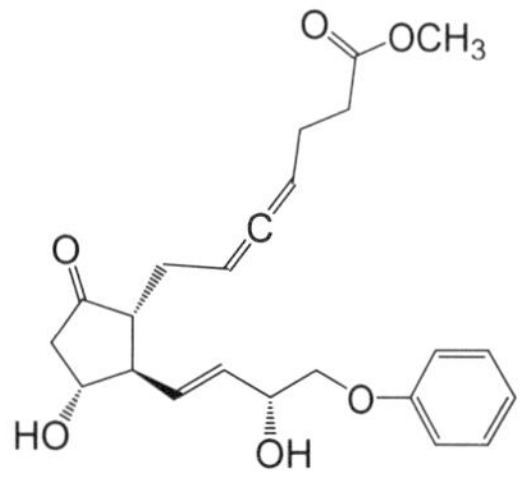

分子式和分子量　$C_{23}H_{28}O_6$　400.46

化学名　Methyl 7-[(l*R**,2*R**,3*R**)-3-hydroxy-2-[(*E*)-(3*R**)-3-hydroxy-4-phenoxy-1- butenyl]-5-oxocyclopentyl]-4,5-heptadienoate

甲基 7-[(l*R**,2*R**,3*R**)-3-羟基-2-[(*E*)-(3*R**)-3-羟基-4-苯氧基-1-丁烯基]-5-氧代环戊基]-4,5-庚二烯酸酯

CAS 登录号　73121-56-9

INN list　50

药效分类　前列腺素类药，抗溃疡药

恩屈嗪

Endralazine（*INN*）

化学结构式

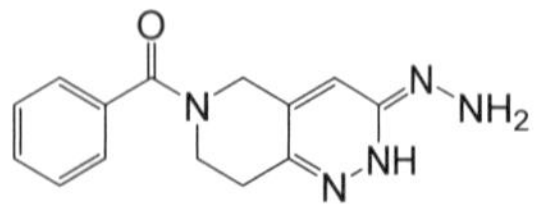

分子式和分子量　$C_{14}H_{15}N_5O$　269.31

化学名　6-Benzoyl-5,6,7,8-tetrahydropyrido[4,3-*c*]pyridazin-3(2*H*)-one hydrazone

6-苯甲酰基-5,6,7,8-四氢吡啶并[4,3-*c*]哒嗪-3(2*H*)-酮腙

CAS 登录号　39715-02-1; 65322-72-7[单甲烷磺酸盐]

INN list　39

药效分类　抗高血压药

恩塞喹达

Encequidar（*INN*）

化学结构式

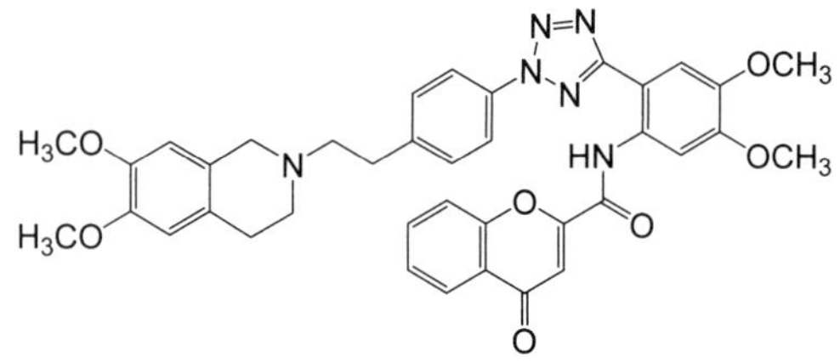

分子式和分子量　$C_{38}H_{36}N_6O_7$　688.74

化学名　*N*-[2-(2-{4-[2-(6,7-dimethoxy-3,4-dihydroisoquinolin-2(1*H*)-yl)ethyl]phenyl}-2*H*-tetrazol-5-yl)-4,5-dimethoxyphenyl]-4-oxo-4*H*-1-benzopyran-2-carboxamide

N-[2-(2-{4-[2-(6,7-二甲氧基-3,4-二氢异喹啉-2(1*H*)-基)乙基苯基}-2*H*-四唑-5-基)-4,5-二甲氧基苯基]-4-氧代-4*H*-1-苯并吡喃-2-甲酰胺

CAS 登录号　849675-66-7

INN list　119

药效分类　抗肿瘤药

恩曲他滨

Emtricitabine（*INN*）

化学结构式

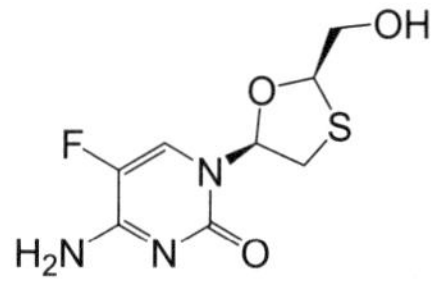

分子式和分子量　$C_8H_{10}FN_3O_3S$　247.25

化学名　5-Fluoro-1-[(2*R*,5*S*)-2-(hydroxymethyl)-1,3-oxathiolan-5-yl]cytosine

5-氟-1-[(2*R*,5*S*)-2-(羟甲基)-1,3-氧硫杂环戊烷-5-基]胞嘧啶

CAS 登录号　143491-57-0

INN list　80

药效分类　核苷及核苷酸逆转录酶抑制剂类抗病毒药

ATC 分类　J05AF09

恩曲替尼

Entrectinib（*INN*）

化学结构式

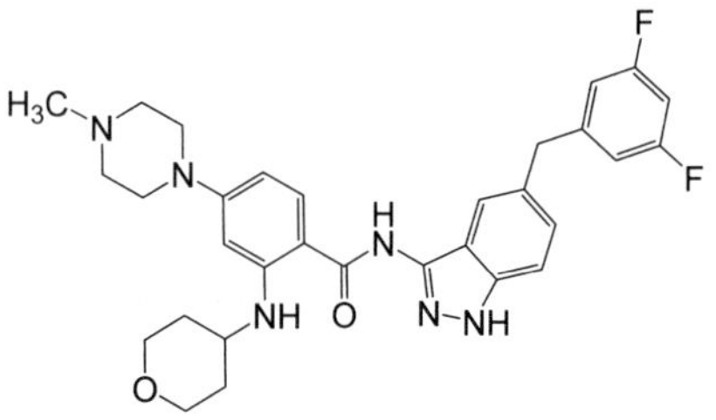

分子式和分子量　$C_{31}H_{34}F_2N_6O_2$　560.27

化学名　*N*-{5-[(3,5-Difluorophenyl)methyl]-1*H*-indazol-3-yl}-4-(4-methylpiperazin-1-yl)-2-[(oxan-4-yl)amino]benzamide

N-{5-[(3,5-二氟苯基)甲基]-1*H*-吲唑-3-基}-4-(4-甲基哌嗪-1-基)-2-[(噁烷-4-基)氨基]苯甲酰胺

CAS 登录号 1108743-60-7

INN list 113

药效分类 酪氨酸激酶抑制药，抗肿瘤药

恩瑞利定

Emraclidine（*INN*）

化学结构式

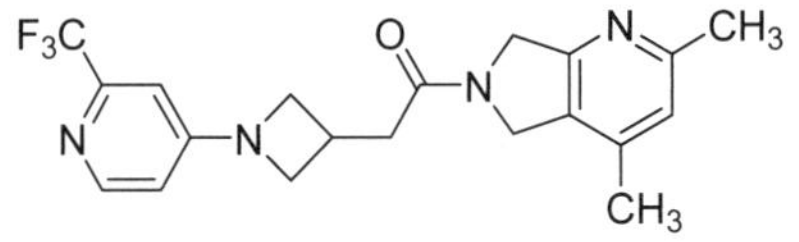

分子式和分子量 $C_{20}H_{21}F_3N_4O$ 390.41

化学名 1-(2,4-Dimethyl-5,7-dihydro-6*H*-pyrrolo[3,4-*b*]pyridin-6-yl)-2-{1-[2-(trifluoromethyl)pyridin-4-yl]azetidin-3-yl}ethan-1-one

1-(2,4-二甲基-5,7-二氢-6*H*-吡咯并[3,4-*b*]吡啶-6-基)-2-{1-[2-(三氟甲基)吡啶-4-基]氮杂环丁烷-3-基}乙烷-1-酮

CAS 登录号 2170722-84-4

INN list 125

药效分类 毒蕈碱 M4 受体正性变构调节药

恩森尼克兰

Encenicline（*INN*）

化学结构式

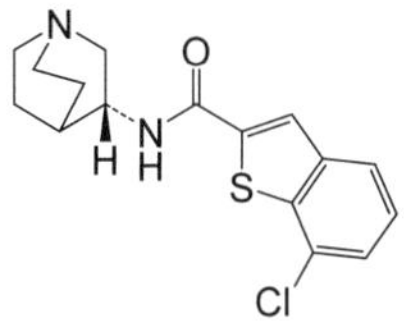

分子式和分子量 $C_{16}H_{17}ClN_2OS$ 320.83

化学名 *N*-[(3*R*)-1-Azabicyclo[2.2.2]octan-3-yl]-7-chloro-1-benzothiophene-2-carboxamide

N-[(3*R*)-1-氮杂双环[2,2,2]辛烷-3-基]-7-氯-1-苯并噻吩-2-甲酰胺

CAS 登录号 550999-75-2

INN list 111

药效分类 乙酰胆碱受体激动药

恩沙库林

Ensaculin（*INN*）

化学结构式

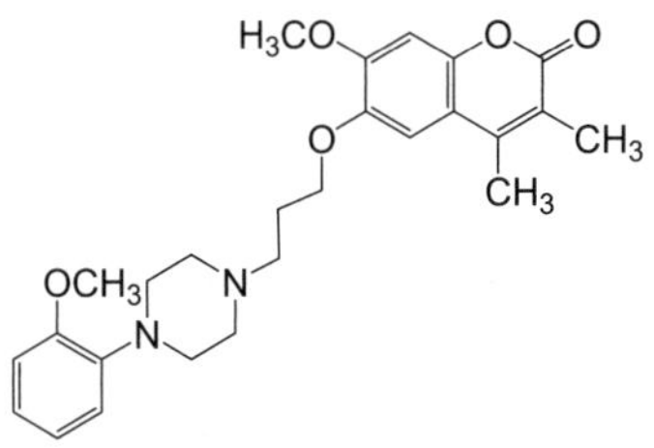

分子式和分子量 $C_{26}H_{32}N_2O_5$ 452.54

化学名 7-Methoxy-6-[3-[4-(*o*-methoxyphenyl)-1-piperazinyl]propoxy]-3,4-dimethylcoumarin

7-甲氧基-6-[3-[4-(2-甲氧基苯基)-1-哌嗪基]丙氧基]-3,4-二甲基香豆素

CAS 登录号 155773-59-4

INN list 78

药效分类 促智药

恩沙替尼

Ensartinib（*INN*）

化学结构式

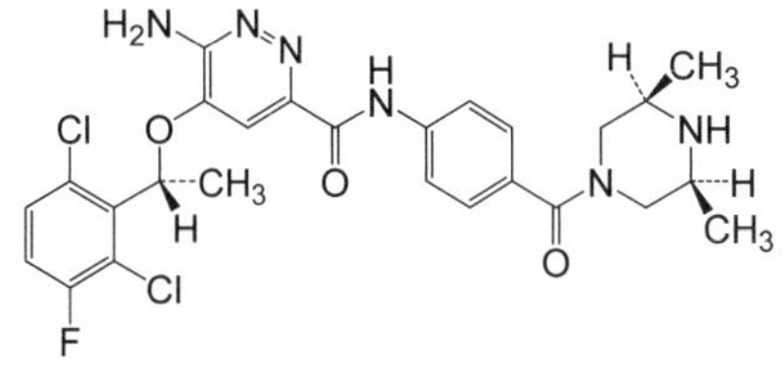

分子式和分子量 $C_{26}H_{27}Cl_2FN_6O_3$ 561.44

化学名 6-Amino-5-[(1*R*)-1-(2,6-dichloro-3-fluorophenyl)ethoxy]-*N*-{4-[(3*R*,5*S*)-3,5-dimethylpiperazine-1-carbonyl]phenyl}pyridazine- 3- carboxamide

6-氨基-5-[(1*R*)-1-(2,6-二氯-3-氟苯基)乙氧基]-*N*-{4-[(3*R*,5*S*)-3,5-二甲基哌嗪-1-羰基]苯基}哒嗪-3-甲酰胺

CAS 登录号 1370651-20-9

INN list 115

药效分类 酪氨酸激酶抑制药，抗肿瘤药

恩司芬群

Ensifentrine（*INN*）

化学结构式

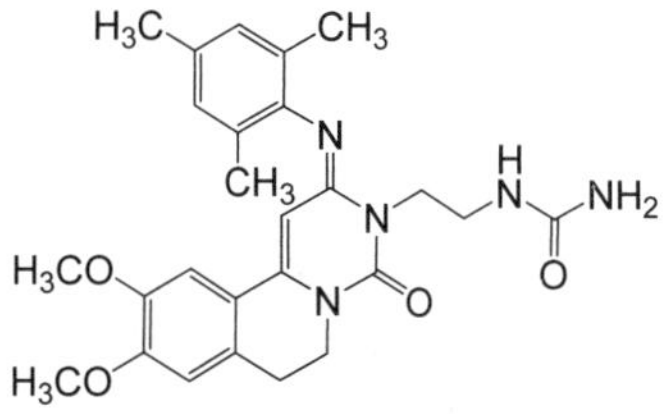

分子式和分子量 $C_{26}H_{31}N_5O_4$ 477.56

化学名 *N*-(2-{(2*E*)-9,10-Dimethoxy-4-oxo-2-[(2,4,6-trimethylphenyl)imino]-6,7-dihydro-2*H*-pyrimido[6,1-*a*]isoquinolin-3(4*H*)-yl}ethyl)urea

N-(2-{(2*E*)-9,10-二甲氧基-4-氧代-2-[(2,4,6-三甲基苯基)氨亚基]-6,7-二氢-2*H*-嘧啶并[6,1- *a*]异喹啉-3(4*H*)-基}乙基)脲

CAS 登录号 1884461-72-6

INN list 119

药效分类 磷酸二酯酶抑制药

恩他布林

Entasobulin（*INN*）

分子式和分子量 $C_{26}H_{18}ClN_3O_2$ 439.11

化学结构式

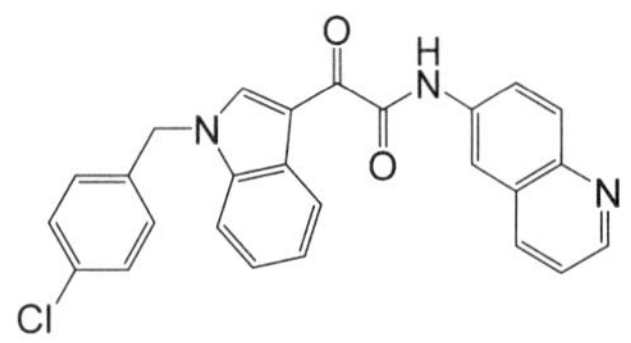

化学名　2-{1-[(4-Chlorophenyl)methyl]-1*H*-indol-3-yl}-2-oxo-*N*-(quinolin-6-yl)acetamide

2-{1-[(4-氯苯基)甲基]-1*H*-吲哚-3-基}-2-氧代-*N*-(喹啉-6-基)乙酰胺

CAS 登录号　501921-61-5

INN list　110

药效分类　β-微管蛋白聚合抑制药，抗肿瘤药

恩他卡朋

Entacapone（*INN*）

化学结构式

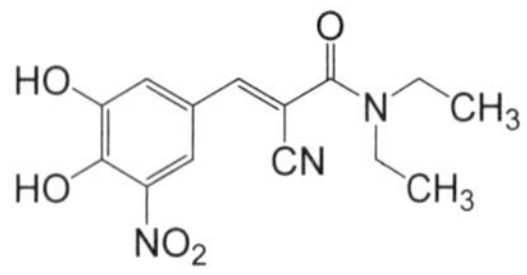

分子式和分子量　$C_{14}H_{15}N_3O_5$　305.29

化学名　(*E*)-*α*-Cyano-*N*,*N*-diethyl-3,4-dihydroxy-5-nitrocinnamamide

(*E*)-*α*-氰基-*N*,*N*-二乙基-3,4-二羟基-5-硝基肉桂酰胺

CAS 登录号　130929-57-6

INN list　65

药效分类　抗震颤麻痹药

恩替卡韦

Entecavir（*INN*）

化学结构式

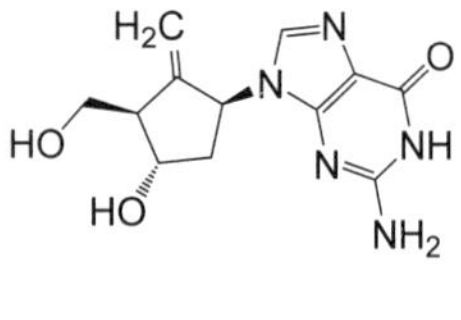

分子式和分子量　$C_{12}H_{15}N_5O_3$　277.28

化学名　9-[(1*S*,3*R*,4*S*)-4-Hydroxy-3-(hydroxymethyl)-2-methylenecyclopentyl] guanine

9-[(1*S*,3*R*,4*S*)-4-羟基-3-(羟甲基)-2-甲亚基环戊基]鸟嘌呤

CAS 登录号　142217-69-4; 209216-23-9[一水合物]

INN list　82

药效分类　核苷及核苷酸逆转录酶抑制剂类抗病毒药

ATC 分类　J05AF10

恩替司他

Entinostat（*INN*）

分子式和分子量　$C_{21}H_{20}N_4O_3$　376.41

化学结构式

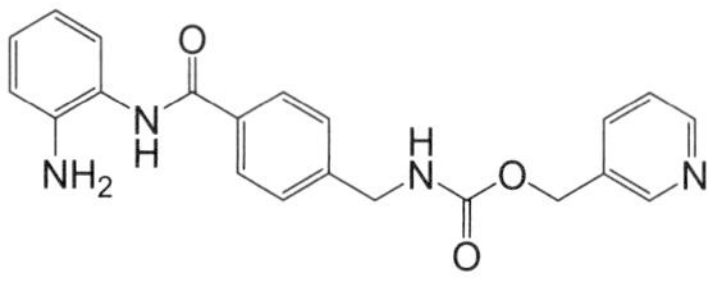

化学名　(Pyridin-3-yl)methyl [[4-[(2-aminophenyl)carbamoyl]phenylmethyl]carbamate

(吡啶-3-基)甲基 [[4-[(2-氨基苯基)氨甲酰基]苄基]氨基甲酸酯

CAS 登录号　209783-80-2

INN list　99

药效分类　抗肿瘤药

恩托替尼

Entospletinib（*INN*）

化学结构式

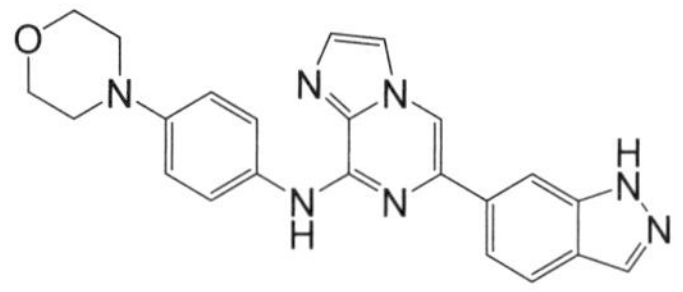

分子式和分子量　$C_{23}H_{21}N_7O$　411.18

化学名　6-(1*H*-Indazol-6-yl)-*N*-[4-(morpholin-4-yl)phenyl]imidazo[1,2-*a*]pyrazin-8-amine

6-(1*H*-吲唑-6-基)-*N*-[4-(吗啉-4-基)苯基]咪唑并[1,2-*a*]吡嗪-8-胺

CAS 登录号　1229208-44-9

INN list　110

药效分类　酪氨酸激酶抑制药，抗肿瘤药

恩韦拉登

Enviradene（*INN*）

化学结构式

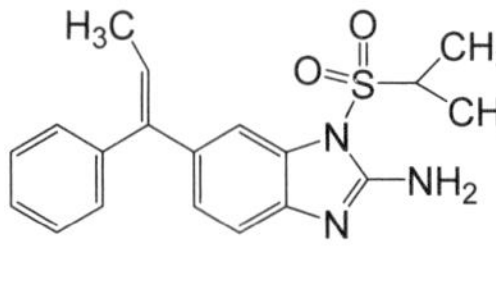

分子式和分子量　$C_{19}H_{21}N_3O_2S$　355.45

化学名　(*E*)-2-Amino-1-(isopropylsulfonyl)-6-(1-phenylpropenyl) benzimidazole

(*E*)-2-氨基-1-(异丙基磺酰基)-6-(1-苯基丙烯基)苯并咪唑

CAS 登录号　80883-55-2

INN list　49

药效分类　抗病毒药

恩韦肟

Enviroxime（*INN*）

分子式和分子量　$C_{17}H_{18}N_4O_3S$　358.41

化学结构式

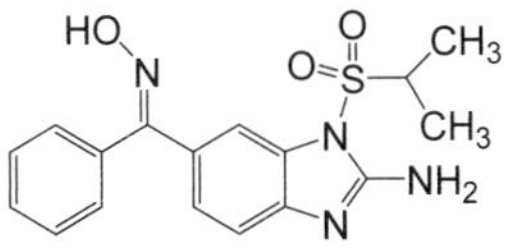

化学名 (*E*)-2-Amino-6-benzoyl-1-(isopropylsulfonyl)benzimidazole oxime

(*E*)-2-氨基-6-苯甲酰基-1-(异丙基磺酰基)苯并咪唑肟

CAS 登录号 72301-79-2

INN list 44

药效分类 抗病毒药

恩维霉素

Enviomycin（Enviomycin Sulfate）（*INN*）

化学结构式

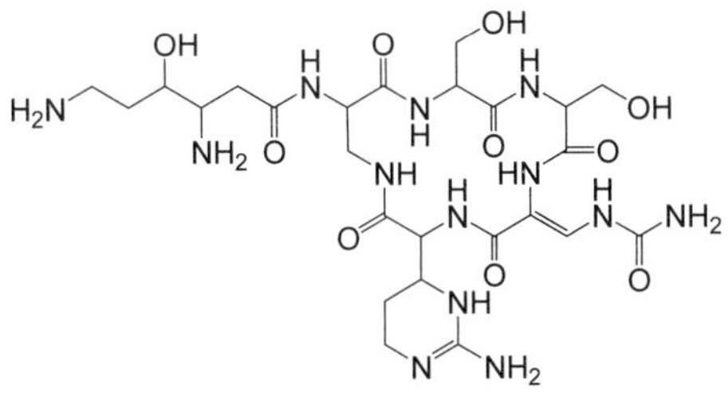

分子式和分子量 $C_{25}H_{43}N_{13}O_{10}$ 685.69

化学名 3,6-Diamino-*N*-[(6*Z*)-3-(2-amino-1,4,5,6-tetrahydropyrimidin-6-yl)-6-[(carbamoylamino)methylidene]-9,12-bis(hydroxymethyl)-2,5,8,11,14-pentaoxo-1,4,7,10,13-pentazacyclohexadec-15-yl]-4-hydroxyhexanamide

3,6-二氨基-*N*-[(6*Z*)-3-(2-氨基-1,4,5,6-四氢吡啶-6-基)-6-[(氨甲酰氨基)甲亚基]-9,12-双(羟甲基)-2,5,8,11,14-五氧代-1,4,7,10,13-五氮杂环十六烷-15-基]-4-羟基己酰胺

CAS 登录号 33103-22-9

INN list 31

药效分类 抗生素类药

恩西拉嗪

Enciprazine（*INN*）

化学结构式

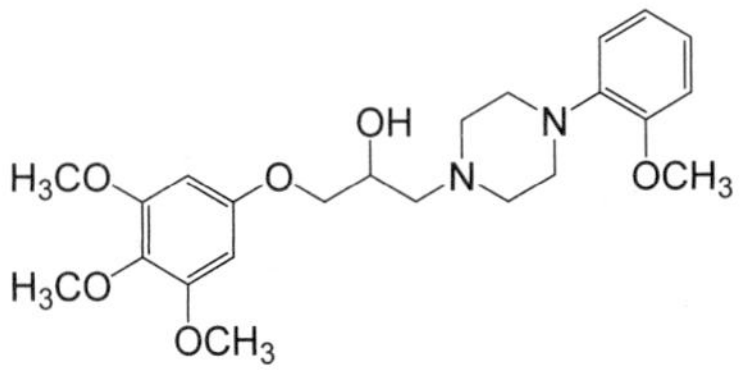

分子式和分子量 $C_{23}H_{32}N_2O_6$ 432.52

化学名 (±)-4-(*o*-Methoxyphenyl)-*α*-[(3,4,5-trimethoxyphenoxy)methyl]-1- piperazineethanol

(±)-4-(2-甲氧基苯基)-*α*-[(3,4,5-三甲氧基苯氧基)甲基]-1-哌嗪乙醇

CAS 登录号 68576-86-3; 68576-88-5[盐酸盐]

INN list 43

药效分类 安定药

恩扎卡明

Enzacamene（*INN*）

化学结构式

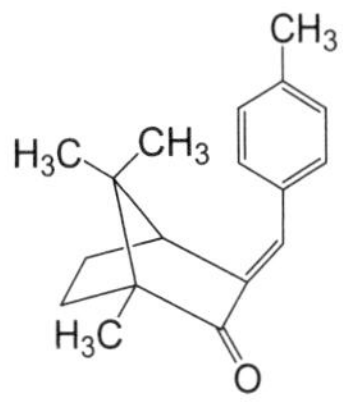

分子式和分子量 $C_{18}H_{22}O$ 254.37

化学名 (3*E*)-1,7,7-Trimethyl-3-[(4-methylphenyl)methylidene]bicyclo[2.2.1]heptan-2-one

(3*E*)-1,7,7-三甲基-3-[(4-甲基苯基)甲亚基]双环[2.2.1]庚-2-酮

CAS 登录号 36861-47-9

INN list 83

药效分类 防晒药

恩扎卢胺

Enzalutamide（*INN*）

化学结构式

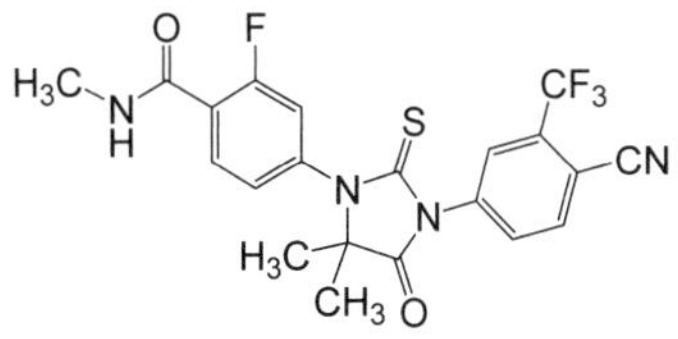

分子式和分子量 $C_{21}H_{16}F_4N_4O_2S$ 464.44

化学名 4-{3-[4-Cyano-3-(trifluoromethyl)phenyl]-5,5-dimethyl-4-oxo-2-sulfanylideneimidazolidin-1-yl}-2-fluoro-*N*-methylbenzamide

4-{3-[4-氰基-3-(三氟甲基)苯基]-5,5-二甲基-4-氧代-2-硫亚基咪唑啉-1-基}-2-氟-*N*-甲基苯甲酰胺

CAS 登录号 915087-33-1

INN list 107

药效分类 抗肿瘤药

恩扎托韦

Enzaplatovir（*INN*）

化学结构式

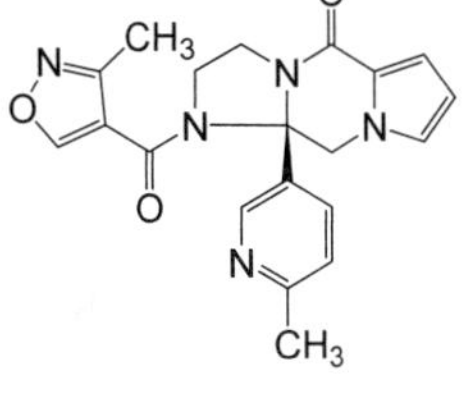

分子式和分子量 $C_{20}H_{19}N_5O_3$ 377.40

化学名　(10*aR*)-1-(3-Methyl-1,2-oxazole-4-carbonyl)-10*a*-(6-methylpyridin-3-yl)-2,3,10,10*a*-tetrahydro-1*H*,5*H*-imidazo[1,2-*a*]pyrrolo[1,2-*d*]pyrazin-5-one

(10*aR*)-1-(3-甲基-1,2-噁唑-4-羰基)-10*a*-(6-甲基吡啶-3-基)-2,3,10,10*a*-四氢-1*H*,5*H*-咪唑并[1,2-*a*]吡咯并[1,2-*d*]吡嗪-5-酮

CAS 登录号　1323077-89-9

INN list　115

药效分类　抗病毒药

恩扎妥林

Enzastaurin（*INN*）

化学结构式

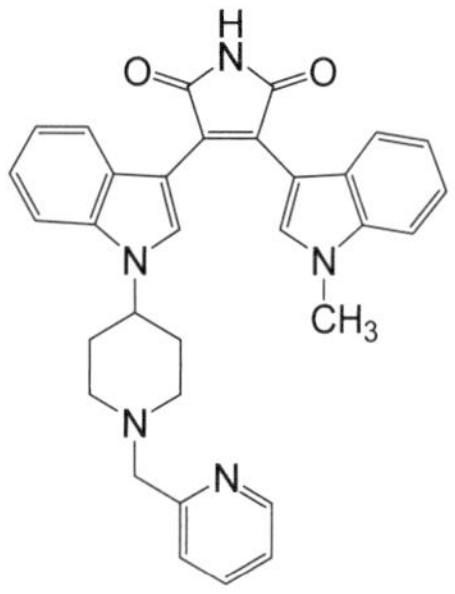

分子式和分子量　$C_{32}H_{29}N_5O_2$　515.62

化学名　3-(1-Methyl-1*H*-indol-3-yl)-4-[1-[1-(pyridin-2-ylmethyl)piperidin-4-yl]- 1*H*-indol-3-yl]-1*H*-pyrrole-2,5-dione

3-(1-甲基-1*H*-吲哚-3-基)-4-[1-[1-(吡啶-2-基甲基)哌啶-4-基]-1*H*-吲哚-3-基]-1*H*-吡咯-2,5-二酮

CAS 登录号　170364-57-5; 359017-79-1[盐酸盐]

INN list　90

药效分类　抗肿瘤药

二氨吡啶

Amifampridine（*INN*）

化学结构式

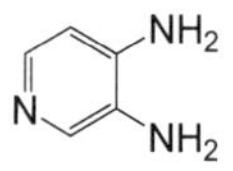

分子式和分子量　$C_5H_7N_3$　109.13

化学名　Pyridine-3,4-diamine

吡啶-3,4-二胺

CAS 登录号　54-96-6

INN list　96

药效分类　钾通道阻滞药

二氨藜芦啶

Diaveridine（*INN*）

化学结构式

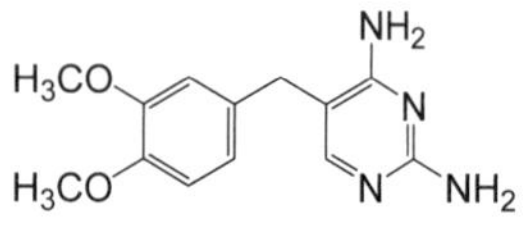

分子式和分子量　$C_{13}H_{16}N_4O_2$　260.29

化学名　2,4-Diamino-5-veratrylpyrimidine

2,4-二氨基-5-藜芦基嘧啶

CAS 登录号　5355-16-8

INN list　18

药效分类　抗菌药，抗球虫药

二胺卡因

Diamocaine（*INN*）

化学结构式

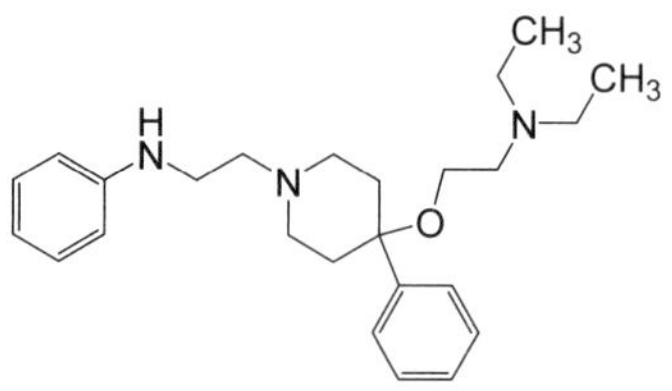

分子式和分子量　$C_{25}H_{37}N_3O$　395.59

化学名　1-(2-Anilinoethyl)-4-[2-(diethylamino)ethoxyl]-4-phenylpiperidine

1-(2-苯氨基乙基)-4-[2-(二乙氨基)乙氧基]-4-苯基哌啶

CAS 登录号　27112-37-4; 23469-05-8[磺酸盐]

INN list　22

药效分类　局部麻醉药

二苯拉林

Diphenylpyraline（*INN*）

化学结构式

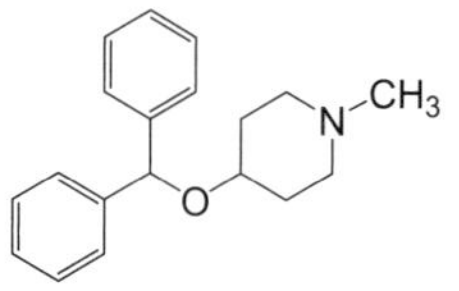

分子式和分子量　$C_{19}H_{23}NO$　281.40

化学名　4-(Diphenylmethoxy)-1-methylpiperidine

4-(二苯基甲氧基)-1-甲基哌啶

CAS 登录号　132-18-3 ; 147-20-6[盐酸盐]

INN list　6

药效分类　抗组胺药

二苯美伦

Bifemelane（*INN*）

化学结构式

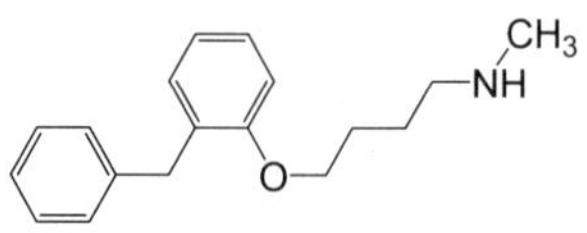

分子式和分子量　$C_{18}H_{23}NO$　269.38

化学名　*N*-Methyl-4-[(α-phenyl-*o*-tolyl) oxy] butylamine

N-甲基-4-[(α-苯基-2-苯甲基)氧基]丁胺

CAS 登录号 90293-01-9
INN list 55
药效分类 促智药

二苯米唑

Difenamizole（*INN*）

化学结构式

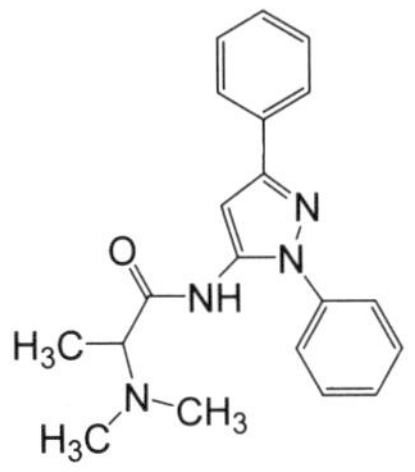

分子式和分子量 $C_{20}H_{22}N_4O$ 334.41

化学名 2-(Dimethylamino)-*N*-(2,5-diphenylpyrazol-3-yl)propionamide

2-(二甲氨基)-*N*-(2,5-二苯基吡唑-3-基)丙酰胺

CAS 登录号 20170-20-1
INN list 29
药效分类 解热镇痛药

二苯沙秦

Difencloxazine（*INN*）

化学结构式

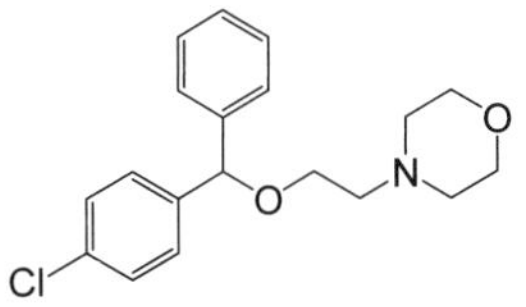

分子式和分子量 $C_{19}H_{22}ClNO_2$ 331.84

化学名 4-[2-(*p*-Chloro-*α*-phenylbenzyloxy)ethyl]morpholine

4-[2-(4-氯-*α*-苯基苄氧基)乙基]吗啉

CAS 登录号 5617-26-5; 1798-49-8[盐酸盐]
INN list 12
药效分类 安定药

二苯特罗

Difeterol（*INN*）

化学结构式

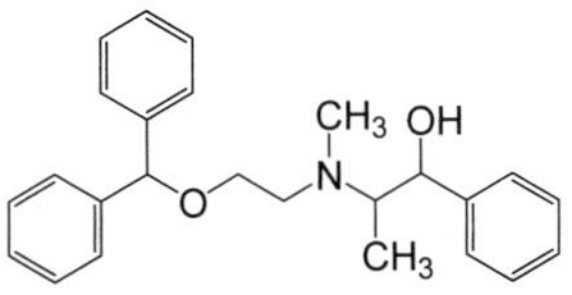

分子式和分子量 $C_{25}H_{29}NO_2$ 375.50

化学名 *α*-[1-[[2-(Diphenylmethoxy)ethyl]methylamino]ethyl]benzyl alcohol

α-[1-[[2-(二苯基甲氧基)乙基]甲氨基]乙基]苯甲醇

CAS 登录号 14587-50-9
INN list 36
药效分类 支气管舒张药

二苯西平

Dibenzepin（*INN*）

化学结构式

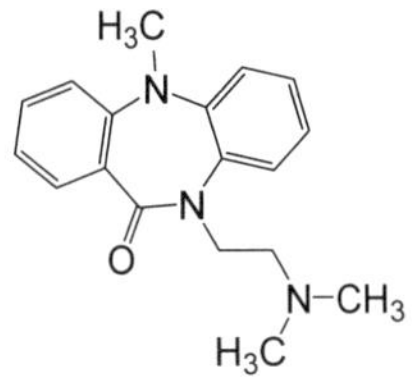

分子式和分子量 $C_{18}H_{21}N_3O$ 295.39

化学名 10-[2-(Dimethylamino)ethyl]-5,10-dihydro-5-methyl-11*H*-dibenzo[*b,e*][1,4]diazepin-11-one

10-[2-(二甲氨基)乙基]-5,10-二氢-5-甲基-11*H*-二苯并[*b,e*][1,4]二氮杂䓬-11-酮

CAS 登录号 4498-32-2; 315-80-0[盐酸盐]
INN list 14
药效分类 抗抑郁药

二苯茚酮

Diphenadione（*INN*）

化学结构式

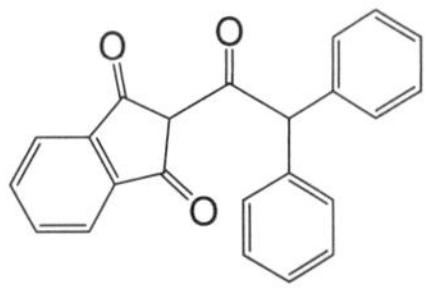

分子式和分子量 $C_{23}H_{16}O_3$ 340.37

化学名 2-(Diphenylacetyl)-1,3-indandione

2-(二苯基乙酰基)-2,3-二氢-1,3-茚二酮

CAS 登录号 82-66-6
INN list 6
药效分类 抗凝血药

二丙丁胺

Diprobutine（*INN*）

化学结构式

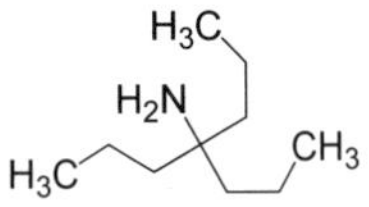

分子式和分子量 $C_{10}H_{23}N$ 157.30

化学名 1,1-Dipropylbutylamine

1,1-二丙基丁胺

CAS 登录号 61822-36-4
INN list 38

药效分类　抗震颤麻痹药

二丙古酸

Diprogulic Acid（*INN*）

化学结构式

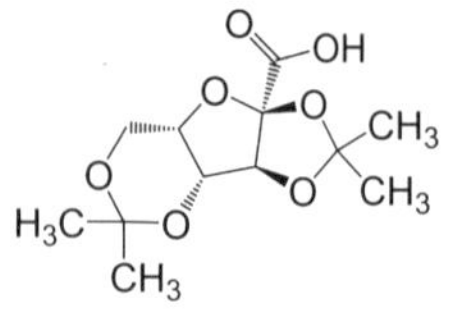

分子式和分子量　$C_{12}H_{18}O_7$　274.27

化 学 名　2,3:4,6-Di-*O*-isopropylidene-*α*-L-*xylo*-hexulofuranosonic acid

2,3:4,6-二-*O*-异丙叉基-*α*-L-木-呋喃己酮糖酸

CAS 登录号　18467-77-1

INN list　35

药效分类　降血脂药

二丙诺啡

Diprenorphine（*INN*）

化学结构式

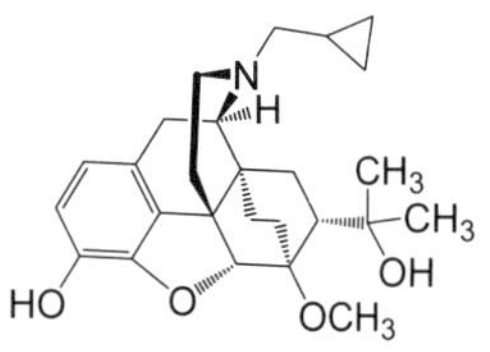

分子式和分子量　$C_{26}H_{35}NO_4$　425.56

化学名　(1*S*,2*S*,6*R*,14*R*,15*R*,16*R*)-5-(Cyclopropylmethyl)-16-(2-hydroxypropan-2-yl)-15-methoxy-13-oxa-5-azahexacyclo[13.2.2.$1^{2,8}.0^{1,6}.0^{2,14}.0^{12,20}$]icosa-8(20),9,11-trien-11-ol

(1*S*,2*S*,6*R*,14*R*,15*R*,16*R*)-5-(环丙烷甲基)-16-(2-羟基丙-2-基)-15-甲氧基-13-氧杂-5-氮杂环己烷并[13.2.2.$1^{2,8}.0^{1,6}.0^{2,14}.0^{12,20}$]二十烷-8(20),9,11-三烯-11-醇

CAS 登录号　14357-78-9

INN list　21

药效分类　镇痛药

二丙酸地塞米松

Dexamethasone Dipropionate

化学结构式

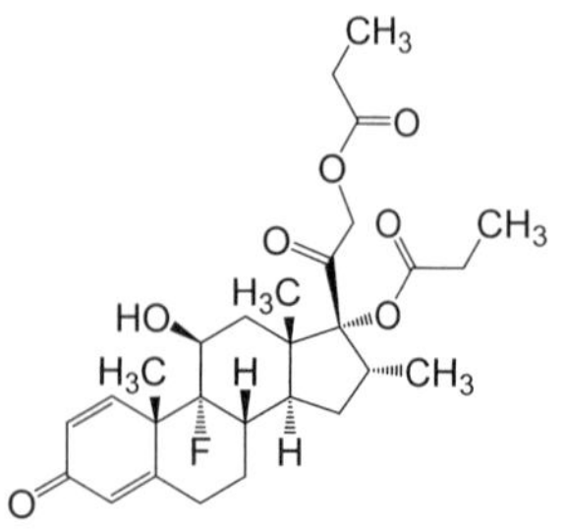

分子式和分子量　$C_{28}H_{37}FO_7$　504.59

化学名　9-Fluror-11*β*,17,21-trihydroxy-16*α*-methylpregna-1,4-diene-3,20-dione 17,21-dipropionate

9-氟-11*β*,17,21-三羟基-16*α*-甲基孕甾-1,4-二烯-3,20-二酮 17,21-二丙酸酯

CAS 登录号　55541-30-5

药效分类　肾上腺皮质激素类药

二丙维林

Diproteverine（*INN*）

化学结构式

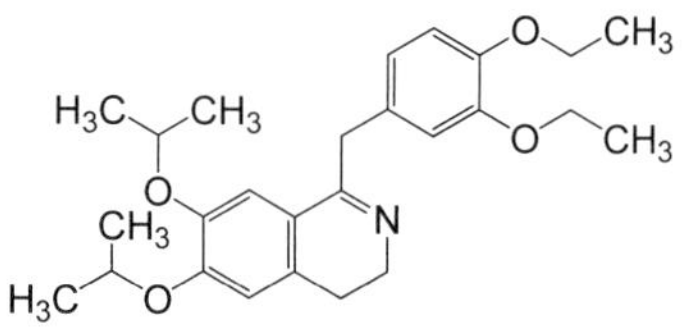

分子式和分子量　$C_{26}H_{35}NO_4$　425.56

化学名　1-(3,4-Diethoxybenzyl)-3,4-dihydro-6,7-diisopropoxyisoquinoline

1-(3,4-二乙氧基苄基)-3,4-二氢-6,7-二异丙氧基异喹啉

CAS 登录号　69373-95-1

INN list　51

药效分类　解痉药

二丙戊酰胺

Valdipromide（*INN*）

化学结构式

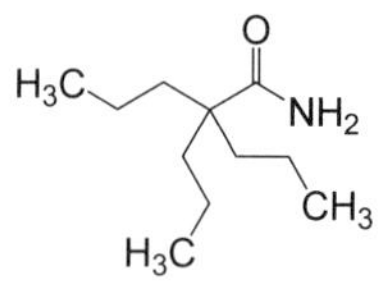

分子式和分子量　$C_{11}H_{23}NO$　185.31

化学名　2,2-Dipropylvaleramide

2,2-二丙基戊酰胺

CAS 登录号　52061-73-1

INN list　38

药效分类　抗癫痫药

二丙竹桃霉素

Diproleandomycin（*INN*）

化学结构式

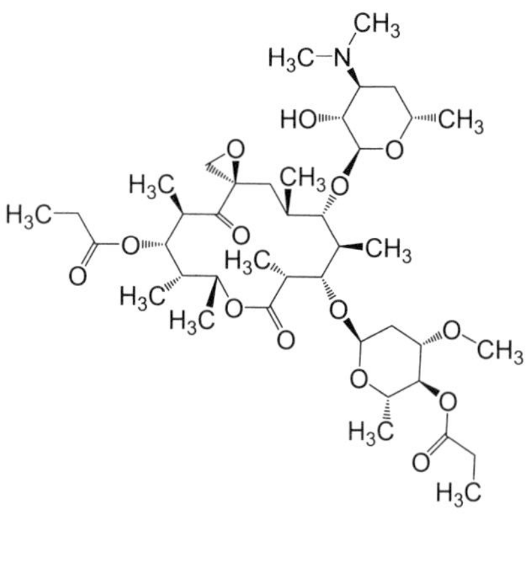

分子式和分子量 $C_{41}H_{69}NO_{14}$ 799.98

化学名 (3*R*,5*R*,6*S*,7*R*,8*R*,11*R*,12*S*,13*R*,14*S*,15*S*)-14-((2*S*,3*R*,4*S*,6*R*)-4-(Dimethylamino)-3-hydroxy-6-methyltetrahydro-2*H*-pyran-2-yloxy)-6-hydroxy-12-((2*R*,4*S*,5*S*,6*S*)-5-hydroxy-4-methoxy-6-methyltetrahydro-2*H*-pyran-2-yloxy)-5,7,8,11,13,15-hexamethyl-1,9-dioxaspiro[2.13]hexadecane-4,10-dione 4',11-dipropionate

(3*R*,5*R*,6*S*,7*R*,8*R*,11*R*,12*S*,13*R*,14*S*,15*S*)-14-((2*S*,3*R*,4*S*,6*R*)-4-(二甲基氨基)-3-羟基-6-甲基四氢-2*H*-吡喃-2-基氧基)-6-羟基-12-((2*R*,4*S*,5*S*,6*S*)-5-羟基-4-甲氧基-6-甲基四氢-2*H*-吡喃-2-基氧基)-5,7,8,11,13,15-六甲基-1,9-二氧杂螺[2.13]十六烷-4,10-二酮 4',11-二丙酸酯

CAS 登录号 14289-25-9

INN list 33

药效分类 抗生素类药

二醋洛尔

Diacetolol（*INN*）

化学结构式

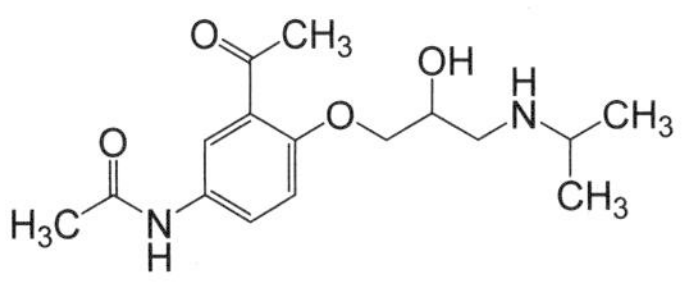

分子式和分子量 $C_{16}H_{24}N_2O_4$ 308.38

化学名 (±)-3'-Acetyl-4'-[2-hydroxy-3-(isopropylamino)propoxy] acetanilide

(±)-3'-乙酰基-4'-[2-羟基-3-(异丙氨基)丙氧基]乙酰苯胺

CAS 登录号 22568-64-5; 69796-04-9[盐酸盐]

INN list 41

药效分类 β 受体拮抗药

二醋吗啡

Diamorphine

化学结构式

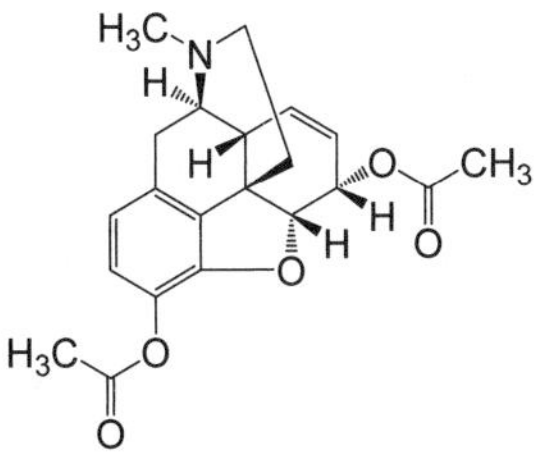

分子式和分子量 $C_{21}H_{23}NO_5$ 369.41

化学名 [(4*R*,4a*R*,7*S*,7a*R*,12b*S*)-9-Acetyloxy-3-methyl-2,4,4*a*,7,7*a*,13-hexahydro-1*H*-4,12-methanobenzofuro[3,2-*e*]isoquinolin-7-yl] acetate

[(4*R*,4*aR*,7*S*,7*aR*,12*bS*)-9-乙酰氧基-3-甲基-2,4,4*a*,7,7*a*,13 六氢-1*H*-4,12-甲桥苯并呋喃并[3,2-*e*]异喹啉-7-基] 乙酸酯

CAS 登录号 561-27-3 ; 1502-95-0[盐酸盐]

药效分类 镇痛药，镇咳药

二醋纳洛啡

Diacetylnalorphine

化学结构式

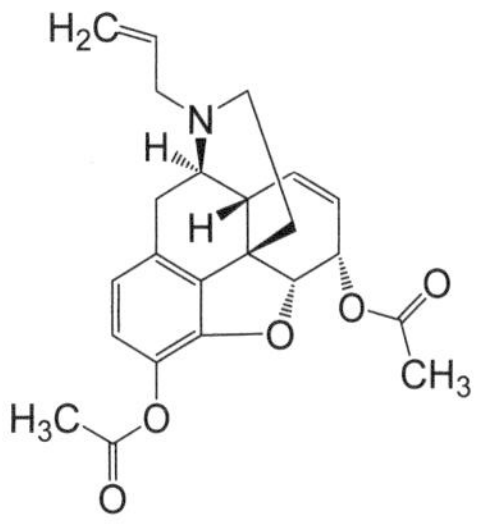

分子式和分子量 $C_{23}H_{25}NO_5$ 395.46

化学名 [(4*R*,4*aR*,7*S*,7*aR*,12*bS*)-9-Acetyloxy-3-prop-2-enyl-2,4,4*a*,7,7*a*,13-hexahydro-1*H*-4,12-methanobenzofuro[3,2-*e*]isoquinolin-7-yl] acetate

[(4*R*,4*aR*,7*S*,7*aR*,12*bS*)-9-乙酰氧基-3-丙-2-烯基-2,4,4*a*,7,7*a*,13-六氢-1*H*-4,12-甲桥苯并呋喃并[3,2-*e*]异喹啉-7-基] 乙酸酯

CAS 登录号 2748-74-5

药效分类 吗啡拮抗药

二氮克兰

Dianicline（*INN*）

化学结构式

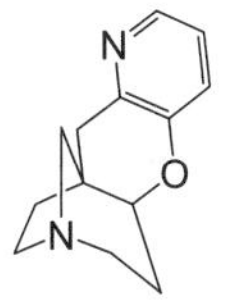

分子式和分子量 $C_{13}H_{16}N_2O$ 216.28

化学名 (5*aS*,10*aR*)-6,7,9,10-Tetrahydro-5*aH*,11*H*-8,10*a*-methanopyrido[2',3':5,6]pyrano[2,3-*d*]azepine

(5*aS*,10*aR*)-6,7,9,10-四氢-5*aH*,11*H*-8,10*a*-甲桥基吡啶并[2',3':5,6]吡喃并[2,3-*d*]氮杂䓬

CAS 登录号 292634-27-6

INN list 93

药效分类 烟碱型乙酰胆碱受体部分激动药

二氮嗪

Diazoxide（*INN*）

化学结构式

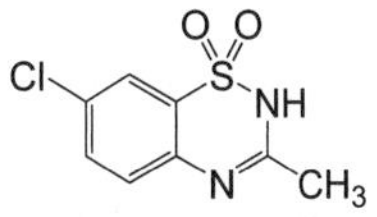

分子式和分子量 $C_8H_7ClN_2O_2S$ 230.67

化学名 7-Chloro-3-methyl-2*H*-1,2,4-benzothiadiazine 1,1-dioxide

7-氯-3-甲基-2*H*-1,2,4-苯并噻二嗪 1,1-二氧化物

CAS 登录号 364-98-7

INN list　12

药效分类　抗高血压药

二碘甲磺钠

Dimethiodal Sodium（*INN*）

化学结构式

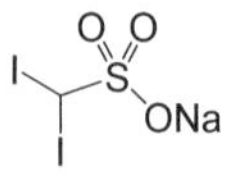

分子式和分子量　CHI_2NaO_3S　369.88

化学名　Sodium diiodomethanesulfonate

二碘甲磺酸钠

CAS 登录号　124-88-9

INN list　1

药效分类　诊断用药

二噁沙利

Disoxaril（*INN*）

化学结构式

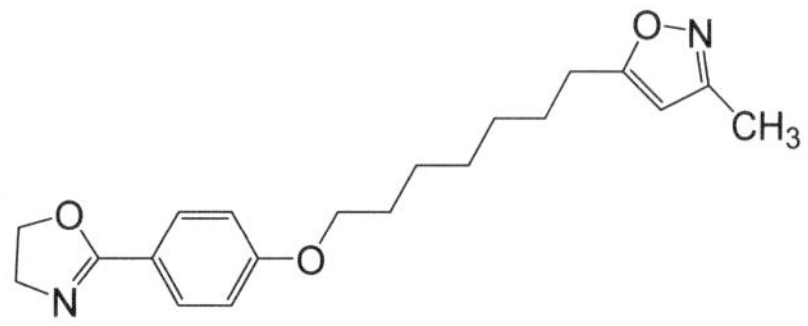

分子式和分子量　$C_{20}H_{26}N_2O_3$　342.43

化学名　3-Methyl-5-[7-(*p*-2-oxazolin-2-ylphenoxy)heptyl]isoxazole

3-甲基-5-[7-(4-2-噁唑啉-2-基苯氧基)庚基]异噁唑

CAS 登录号　87495-31-6

INN list　55

药效分类　抗病毒药

二氟可龙

Diflucortolone（*INN*）

化学结构式

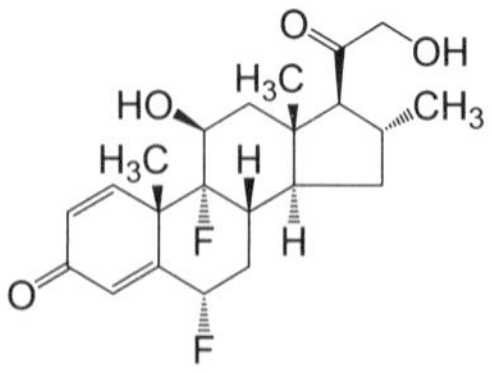

分子式和分子量　$C_{22}H_{28}F_2O_4$　394.45

化学名　6*α*,9-Difluoro-11*β*,21-dihydroxy-16*α*-methylpregna-1,4-diene-3,20-dione

6*α*,9-二氟-11*β*,21-二羟基-16*α*-甲基孕甾-1,4-二烯-3,20-二酮

CAS 登录号　2607-06-9

INN list　18

药效分类　糖皮质激素类药

ATC 分类　D07XC04

二氟拉松二乙酯

Diflorasone Diacetate（*INN*）

化学结构式

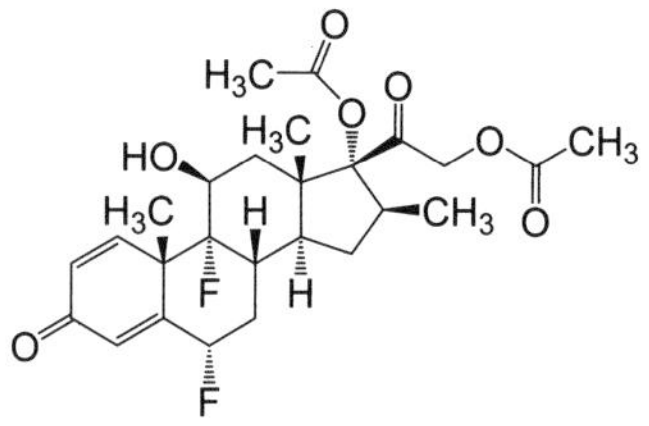

分子式和分子量　$C_{26}H_{32}F_2O_7$　494.52

化学名　6*α*,9-Difluoro-11*β*,17,21-trihydroxy-16*β*-methylpregna-1,4-diene-3,20-dione 17,21-diacetate

6*α*,9-二氟-11*β*,17,21-三羟基-16*β*-甲基孕甾-1,4-二烯-3,20-二酮 17,21-二乙酸酯

CAS 登录号　33564-31-7; 2557-49-5[二氟拉松]

INN list　30

药效分类　糖皮质激素类药

ATC 分类　D07AC10

二氟米酮

Diflumidone（*INN*）

化学结构式

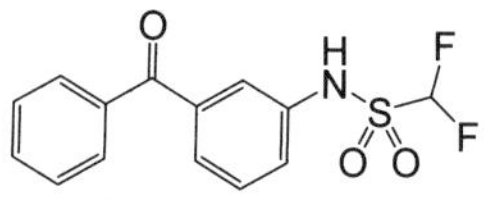

分子式和分子量　$C_{14}H_{11}F_2NO_3S$　311.30

化学名　3'-Benzoyl-1,1-difluoromethane sulfonanilide

3'-苯甲酰基-1,1-二氟代甲磺酰苯胺

CAS 登录号　22736-85-2; 22737-01-5[钠盐]

INN list　21

药效分类　抗炎镇痛药

二氟那嗪

Difluanine

化学结构式

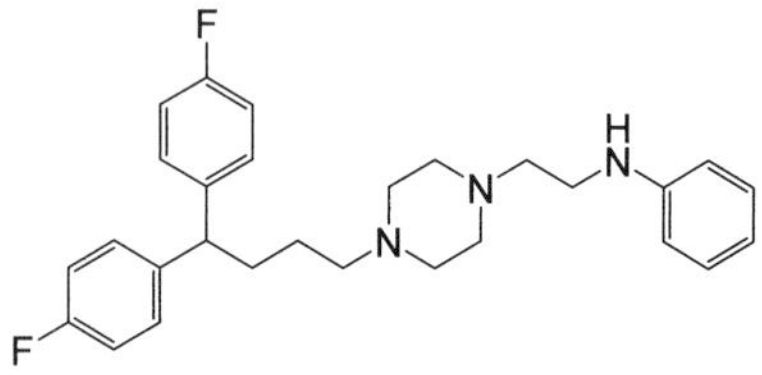

分子式和分子量　$C_{28}H_{33}F_2N_3$　449.59

化学名　1-(2-Anilinoethyl)-4-[4,4-bis(4-fluorophenyl)butyl]piperazine

1-(2-苯氨基乙基)-4-[4,4-双(4-氟苯基)丁基]哌嗪

CAS 登录号　5522-39-4; 5522-33-8[盐酸盐]

药效分类　精神兴奋药

二氟尼柳

Diflunisal（*INN*）

化学结构式

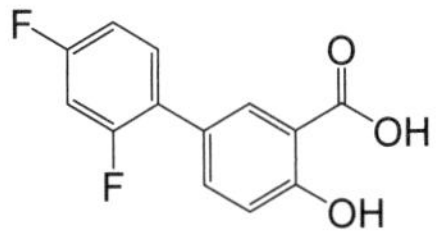

分子式和分子量 $C_{13}H_8F_2O_3$ 250.20

化学名 2',4'-Difluoro-4-hydroxy-3-biphenylcarboxylic acid

2',4'-二氟-4-羟基-3-联苯羧酸

CAS 登录号 22494-42-4

INN list 33

药效分类 抗炎镇痛药

二氟泼尼酯

Difluprednate（*INN*）

化学结构式

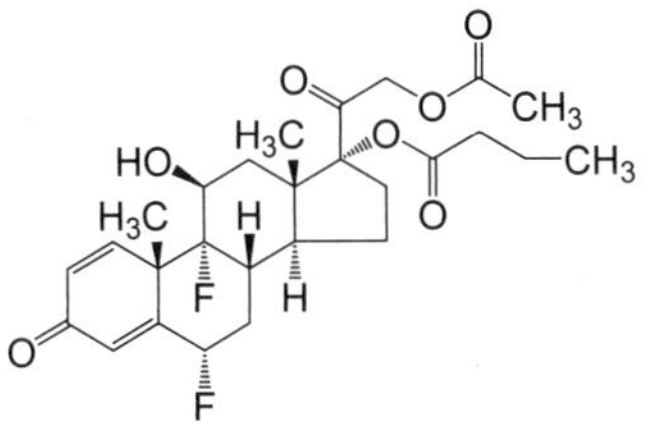

分子式和分子量 $C_{27}H_{34}F_2O_7$ 508.55

化学名 6*α*,9-Difluoro-11*β*,17,21-trihydroxypregna-1,4-diene-3,20-dione 21-acetate 17-butyrate

6*α*,9-二氟-11*β*,17,21-三羟基孕甾-1,4-二烯-3,20-二酮 21-乙酸酯 17-丁酸酯

CAS 登录号 23674-86-4

INN list 21

药效分类 糖皮质激素类药

ATC 分类 D07AC19

二氟沙星

Difloxacin（*INN*）

化学结构式

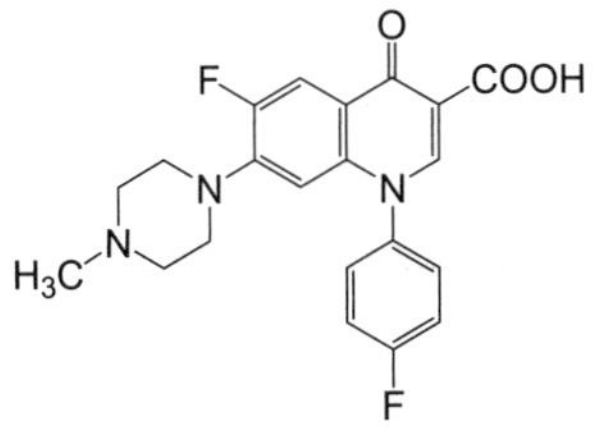

分子式和分子量 $C_{21}H_{19}F_2N_3O_3$ 339.40

化学名 6-Fluoro-1-(*p*-fluorophenyl)-1,4-dihydro-7-(4-methyl-1-piperazinyl)-4-oxo- 3-quniolinecarboxylic acid

6-氟-1-(4-氟苯基)-1,4-二氢-7-(4-甲基-1-哌嗪基)-4-氧代-3-喹啉羧酸

CAS 登录号 98106-17-3; 91296-86-5[盐酸盐]

INN list 55

药效分类 抗菌药

二氟替康

Diflomotecan（*INN*）

化学结构式

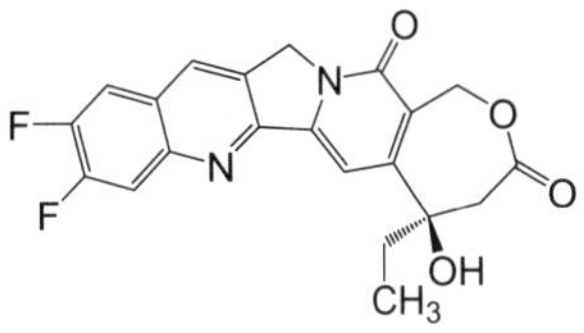

分子式和分子量 $C_{21}H_{16}F_2N_2O_4$ 398.36

化学名 (5*R*)-5-Ethyl-9,10-difluoro-1,4,5,13-tetrahydro-5-hydroxy-3*H*,15*H*- oxepino[3',4':6,7]indolizino[1,2-*b*]quinoline-3,15-dione

(5*R*)-5-乙基-9,10-二氟-1,4,5,13-四氢-5-羟基-3*H*,15*H*-噁庚英并[3',4':6,7]中氮茚并[1,2-*b*]喹啉-3,15-二酮

CAS 登录号 220997-97-7

INN list 84

药效分类 抗肿瘤药

二环霉素

Bicozamycin（*INN*）

化学结构式

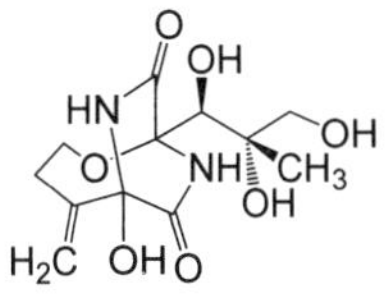

分子式和分子量 $C_{12}H_{18}N_2O_7$ 302.28

化学名 (1*S*,6*R*)-6-Hydroxy-5-methylidene-1-[(1*S*,2*S*)-1,2,3-trihydroxy-2-methylpropyl]-2-oxa-7,9-diazabicyclo[4.2.2]decane-8,10-dione

(1*S*,6*R*)-6-羟基-5-甲亚基-1-[(1*S*,2*S*)-1,2,3-三羟基-2-甲基丙基]-2-氧杂-7,9-氮杂双环[4.2.2]癸烷-8,10-二酮

CAS 登录号 38129-37-2

INN list 38

药效分类 抗生素类药

二黄原酸

Dixanthogen（*INN*）

化学结构式

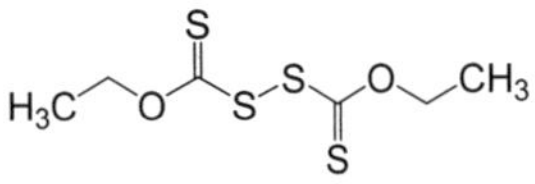

分子式和分子量 $C_6H_{10}O_2S_4$ 242.40

化学名 *O,O*-Diethyl dithiobis(thioformate)

O,O-二乙基 联硫基双(硫代甲酸酯)

CAS 登录号 502-55-6

INN list 1
药效分类 杀虫药
ATC 分类 P03AA01

二磺法胺

Disulfamide（*INN*）

化学结构式

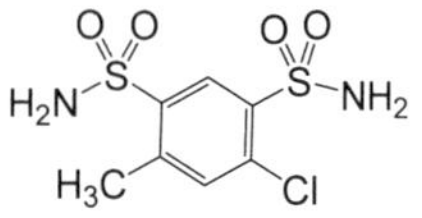

分子式和分子量 $C_7H_9ClN_2O_4S_2$ 284.74
化学名 5-Chlorotoluene-2,4-disulfonamide
5-氯甲苯-2,4-二磺酰胺
CAS 登录号 671-88-5
INN list 11
药效分类 利尿药

二甲氨丙醇

Dimepranol（*INN*）

化学结构式

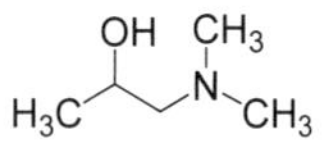

分子式和分子量 $C_5H_{13}NO$ 103.17
化学名 (±)-1-(Dimethylamino)-2-propanol
(±)-1-(二甲氨基)-2-丙醇
CAS 登录号 53657-16-2
INN list 42
药效分类 免疫调节药，抗病毒药

二甲胺嗪

Ampyzine（*INN*）

化学结构式

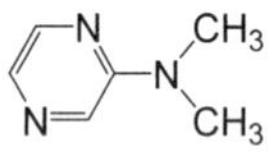

分子式和分子量 $C_6H_9N_3$ 123.16
化学名 (Dimethylamino)pyrazine
(二甲氨基)吡嗪
CAS 登录号 5214-29-9; 7082-29-3[硫酸盐]
INN list 15
药效分类 中枢兴奋药

二甲苯氧胺

Xyloxemine（*INN*）

分子式和分子量 $C_{23}H_{33}NO_2$ 355.51

化学结构式

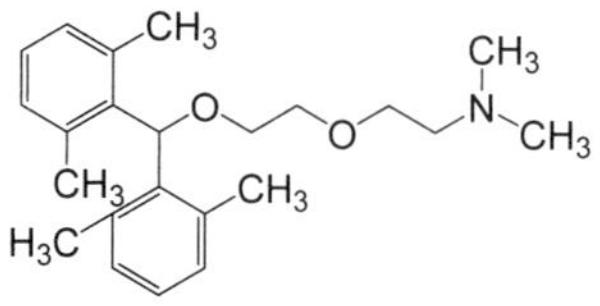

化学名 2-[2-(Di-2,6-xylylmethoxy)ethoxy]-*N,N*-dimethylethylamine
2-[2-(二-2,6-二甲基苯基甲氧基)乙氧基]-*N,N*-二甲基乙胺
CAS 登录号 1600-19-7
INN list 15
药效分类 镇咳药

二甲法登

Dimefadane（*INN*）

化学结构式

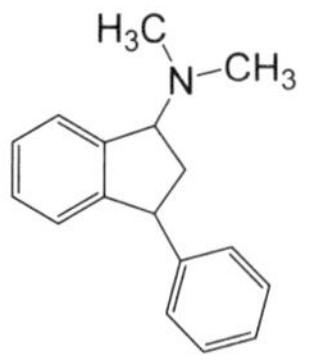

分子式和分子量 $C_{17}H_{19}N$ 237.34
化学名 *N,N*-Dimethyl-3-phenyl-1-indanamine
N,N-二甲基-3-苯基-1,2-二氢-1-茚胺
CAS 登录号 5581-40-8
INN list 13
药效分类 镇痛药

二甲非他明

Dimetamfetamine（*INN*）

化学结构式

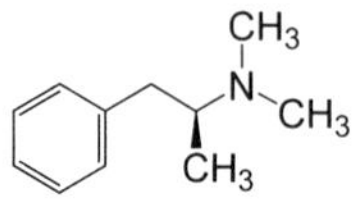

分子式和分子量 $C_{11}H_{17}N$ 163.26
化学名 (*S*)-*N,N,α*-Trimethylphenethylamine
(*S*)-*N,N,α*-三甲基苯乙胺
CAS 登录号 17279-39-9
INN list 38
药效分类 精神兴奋药

二甲啡烷

Dimemorfan（*INN*）

化学结构式

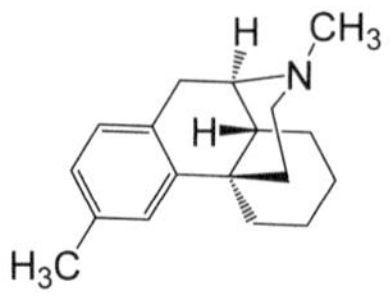

分子式和分子量 $C_{18}H_{25}N$ 255.40

化学名 (+)-3,17-Dimethylmorphinan

(+)-3,17-二甲基吗啡喃

CAS 登录号 36309-01-0

INN list 30

药效分类 镇咳药

二甲弗林

Dimefline（*INN*）

化学结构式

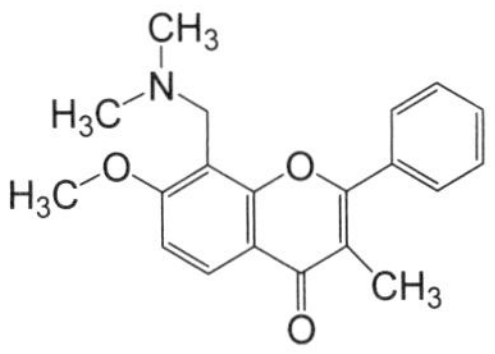

分子式和分子量 $C_{20}H_{21}NO_3$ 323.39

化学名 8-[(Dimethylamino)methyl]-7-methoxy-3-methylflavone

8-[(二甲氨基)甲基]-7-甲氧基-3-甲基黄酮

CAS 登录号 1165-48-6; 2740-04-7[盐酸盐]

INN list 11

药效分类 中枢兴奋药

二甲福林

Dimetofrine（*INN*）

化学结构式

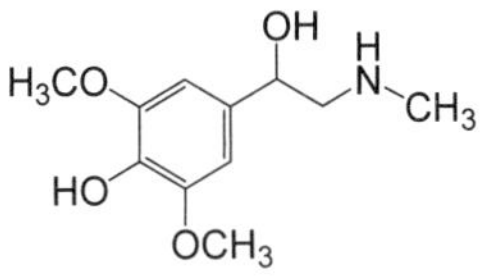

分子式和分子量 $C_{11}H_{17}NO_4$ 227.26

化学名 4-Hydroxy-3,5-dimethoxy-*α*-[(methylamino)methyl]benzyl alcohol

4-羟基-3,5-二甲氧基-*α*-[(甲氨基)甲基]苯甲醇

CAS 登录号 22950-29-4

INN list 27

药效分类 抗休克的血管活性药

ATC 分类 C01CA12

二甲硅油

Dimeticone（*INN*）

化学结构式

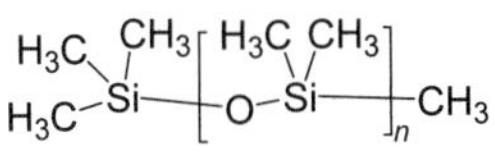

化学名 *α*-(Trimethylsilyl-*ω*-methylpoly[oxy(dimethylsilylene)]

α-(三甲硅烷基-*ω*-甲基聚[氧基(二甲基亚硅基)]

INN list 23

二甲拉嗪

Dimelazine（*INN*）

化学结构式

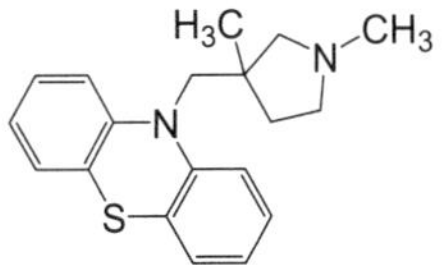

分子式和分子量 $C_{19}H_{22}N_2S$ 310.46

化学名 10-[(1,3-Dimethyl-3-pyrolidinyl)phenothiazine

10-[(1,3-二甲基-3-吡咯烷基)吩噻嗪

CAS 登录号 15302-12-2

INN list 14

药效分类 抗组胺药

二甲力嗪

Dimetholizine（*INN*）

化学结构式

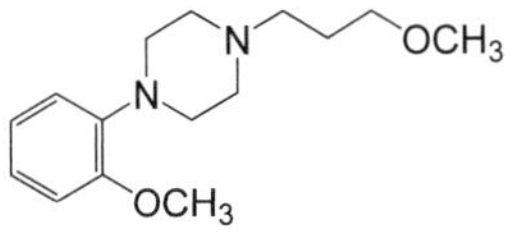

分子式和分子量 $C_{15}H_{24}N_2O_2$ 264.36

化学名 1-(*o*-Methoxyphenyl)-4-(3-methoxypropyl)piperazine

1-(2-甲氧基苯基)-4-(3-甲氧基丙基)哌嗪

CAS 登录号 7008-00-6

INN list 10

药效分类 抗组胺药

二甲噻丁

Dimethylthiambutene（*INN*）

化学结构式

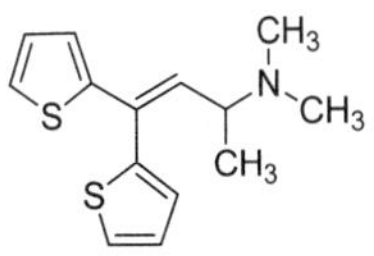

分子式和分子量 $C_{14}H_{17}NS_2$ 263.42

化学名 3-Dimethylamino-1,1-di-(2'-thienyl)-1-butene

3-二甲基氨基-1,1-二-(2'-噻吩基)-1-丁烯

CAS 登录号 524-84-5

INN list 3

药效分类 镇痛药

二甲沙生

Dimethazan（*INN*）

分子式和分子量 $C_{11}H_{17}N_5O_2$ 251.28

化学结构式

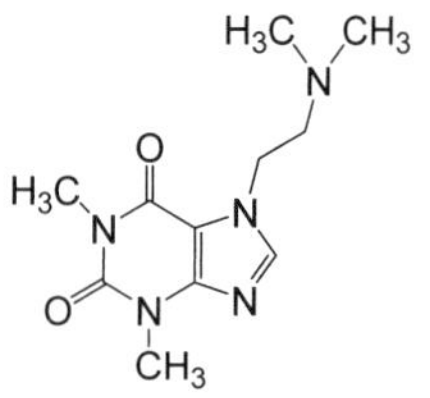

化学名 7-(2-Dimethylaminoethyl)theophylline

7-(2-二甲氨基乙基)茶碱

CAS 登录号 519-30-2

INN list 8

药效分类 利尿药

二甲双胍

Metformin（*INN*）

化学结构式

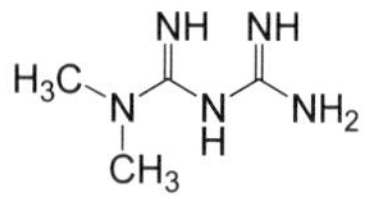

分子式和分子量 $C_4H_{11}N_5$ 129.16

化学名 1,1-Dimethylbiguanide

1,1-二甲基双胍

CAS 登录号 657-24-9; 1115-70-4[盐酸盐]; 121369-64-0[甘氨酸盐(1∶1)]

INN list 21

药效分类 口服降血糖药

ATC 分类 A10BA02

二甲双酮

Dimethadione（*INN*）

化学结构式

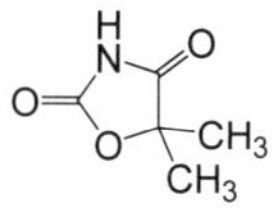

分子式和分子量 $C_5H_7NO_3$ 129.11

化学名 5,5-Dimethyl-2,4-oxazolidinedione

5,5-二甲基-2,4-噁唑烷二酮

CAS 登录号 695-53-4

INN list 12

药效分类 抗惊厥药

二甲他林

Dimetacrine（*INN*）

化学结构式

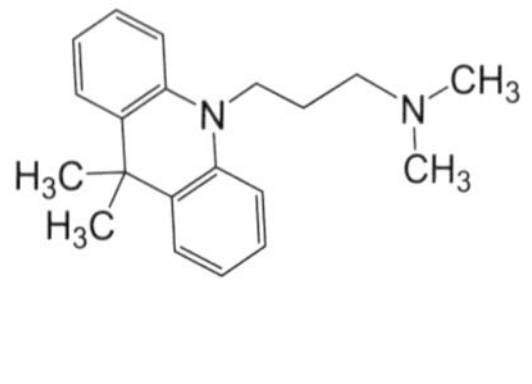

分子式和分子量 $C_{20}H_{26}N_2$ 294.43

化学名 9,9-Dimethyl-10-[3-(dimethylamino)propyl]acridan

9,9-二甲基-10-[3-(二甲氨基)丙基]-9,10-二氢吖啶

CAS 登录号 4757-55-5

INN list 19

药效分类 抗抑郁药

二甲替嗪

Dimetotiazine（*INN*）

化学结构式

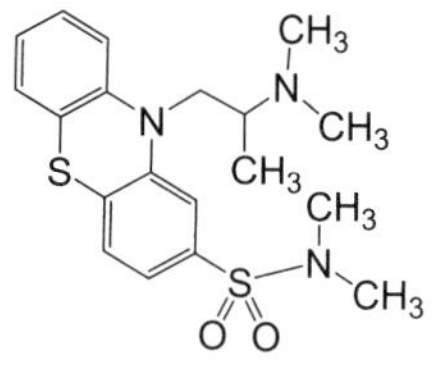

分子式和分子量 $C_{19}H_{25}N_3O_2S_2$ 391.55

化学名 10-[2-(Dimethylamino)propyl]-*N*,*N*-dimethylphenothiazine-2-sulfonamide

10-[2-(二甲氨基)丙基]-*N*,*N*-二甲基吩噻嗪-2-磺酰胺

CAS 登录号 7456-24-8; 13115-40-7[甲磺酸盐]

INN list 17

药效分类 抗组胺药

二甲亚砜

Dimethyl Sulfoxide（*INN*）

化学结构式

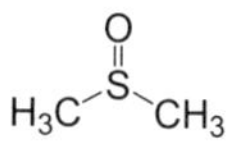

分子式和分子量 C_2H_6OS 78.13

化学名 Methylsulfinylmethane

甲基亚硫酰基甲烷

CAS 登录号 67-68-5

INN list 16

药效分类 局部抗炎药

二甲茚定

Dimetindene（*INN*）

化学结构式

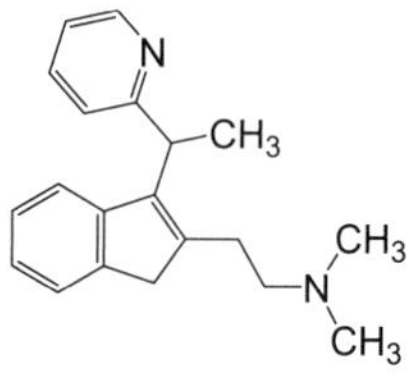

分子式和分子量 $C_{20}H_{24}N_2$ 292.43

化学名 *N*,*N*-Dimethyl-2-[3-(1-pyridin-2-ylethyl)-1*H*-inden-2-yl]ethanamine

N,*N*-二甲基-2-[3-(1-吡啶-2 基乙基)-1*H*-茚-2-基]乙胺

CAS 登录号 5636-83-9; 3614-69-5[马来酸盐]

INN list 13

药效分类 抗组胺药

二磷酸果糖

Fosfructose（*INN*）

化学结构式

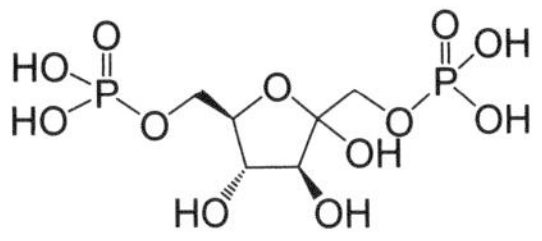

分子式和分子量 $C_6H_{14}O_{12}P_2$ 340.12

化学名 D-Fructose 1,6-bis(dihydrogen phosphate)

D-果糖 1,6-双(二氢磷酸酯)

CAS 登录号 488-69-7

INN list 81

药效分类 心脏保护药

二硫卡钠

Ditiocarb Sodium（*INN*）

化学结构式

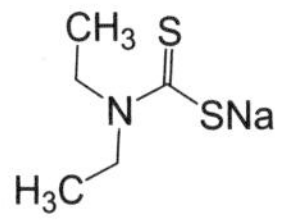

分子式和分子量 $C_5H_{10}NNaS_2$ 171.26

化学名 Sodium diethyldithiocarbamate

二乙基二硫代氨基甲酸钠

CAS 登录号 148-18-5

INN list 56

药效分类 免疫调节药

二硫拉唑

Disuprazole（*INN*）

化学结构式

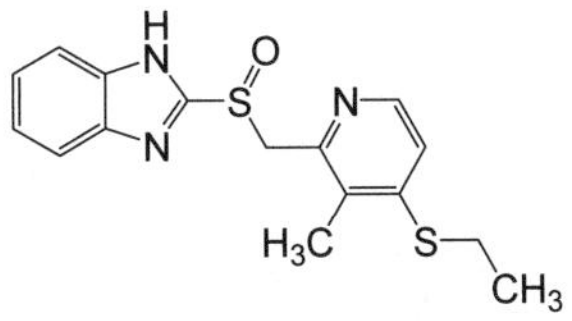

分子式和分子量 $C_{16}H_{17}N_3OS_2$ 331.46

化学名 2-[[[4-(Ethylthio)-3-methyl-2-pyridyl]methyl]sulfinyl] benzimidazole

2-[[[4-(乙硫基)-3-甲基-2-吡啶基]甲基]亚磺酰基]苯并咪唑

CAS 登录号 99499-40-8

INN list 56

药效分类 抗溃疡药

二硫莫司汀

Ditiomustine（*INN*）

化学结构式

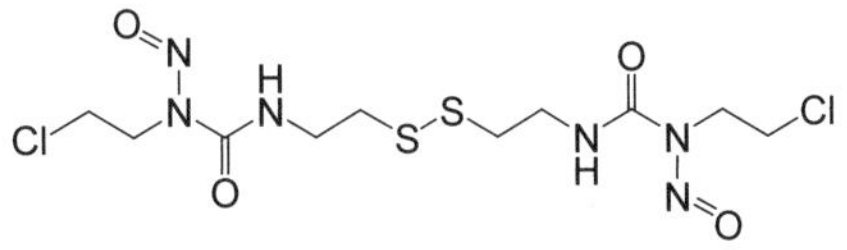

分子式和分子量 $C_{10}H_{18}Cl_2N_6O_4S_2$ 421.32

化学名 1,1'-(Dithiodiethylene)bis[3-(2-chlorethyl)-1(or 3)-nitrosourea

1,1'-(二硫基二乙叉基)双[3-(2-氯乙基)-1(或 3)-亚硝基脲

CAS 登录号 82599-22-2

INN list 49

药效分类 抗肿瘤药

二氯贝特

Biclofibrate（*INN*）

化学结构式

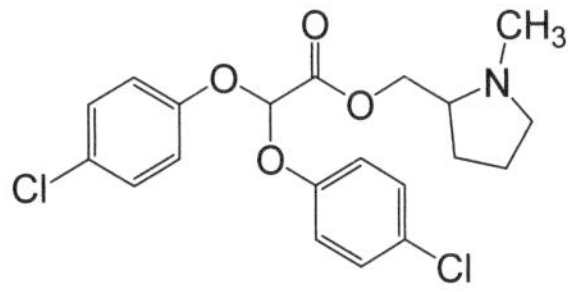

分子式和分子量 $C_{20}H_{21}Cl_2NO_4$ 410.29

化学名 (1-Methylpyrrolidin-2-yl)methyl 2,2-bis(4-chlorophenoxy) acetate

(1-甲基吡咯烷-2-基)甲基 2,2-双(4-氯苯氧基)乙酸酯

CAS 登录号 54063-27-3

INN list 28

药效分类 降血脂药

二氯苯胂

Dichlorophenarsine（*INN*）

化学结构式

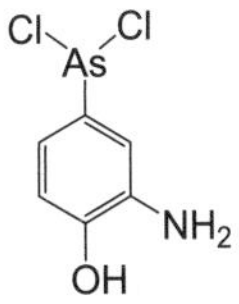

分子式和分子量 $C_6H_6AsCl_2NO$ 253.94

化学名 2-Amino-4-dichloroarsanylphenol

2-氨基-4-(二氯胂基)苯酚

CAS 登录号 455-83-4; 536-29-8[盐酸盐]

INN list 1

药效分类 抗寄生虫药

二氯地尔

Biclodil（*INN*）

分子式和分子量 $C_8H_8Cl_2N_4O$ 247.08

化学结构式

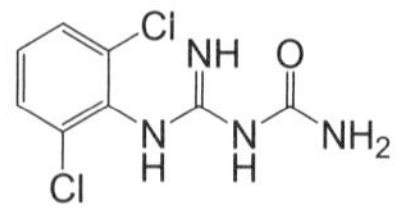

化学名 [(2, 6-Dichlorophenyl) amidino] urea

[(2,6-二氯苯基)脒基]脲

CAS 登录号 85125-49-1; 75564-40-8[盐酸盐]

INN list 52

药效分类 血管扩张药，抗高血压药

二氯二甲酚

Dichloroxylenol（*INN*）

化学结构式

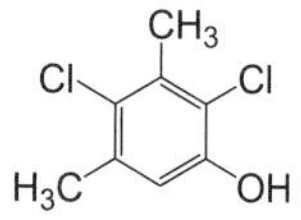

分子式和分子量 $C_8H_8Cl_2O$ 191.05

化学名 2,4-Dichloro-3,5-xylenol

2,4-二氯-3,5-二甲苯酚

CAS 登录号 133-53-9

INN list 4

药效分类 消毒防腐药

二氯芬辛

Diclofensine（*INN*）

化学结构式

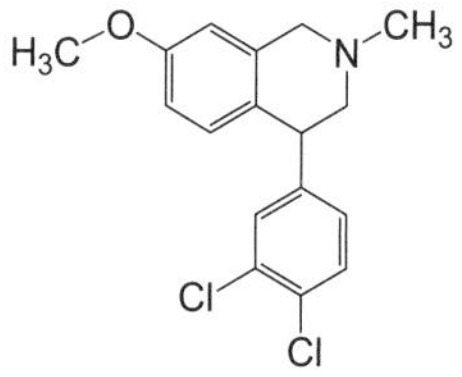

分子式和分子量 $C_{17}H_{17}Cl_2NO$ 322.23

化学名 (±)-4-(3,4-Dichlorophenyl)-1,2,3,4-tetrahydro-7-methoxy-2-methylisoquinoline

(±)-4-(3,4-二氯苯基)-1,2,3,4-四氢-7-甲氧基-2-甲基异喹啉

CAS 登录号 67165-56-4

INN list 44

药效分类 抗抑郁药

二氯呋利

Diclofurime（*INN*）

化学结构式

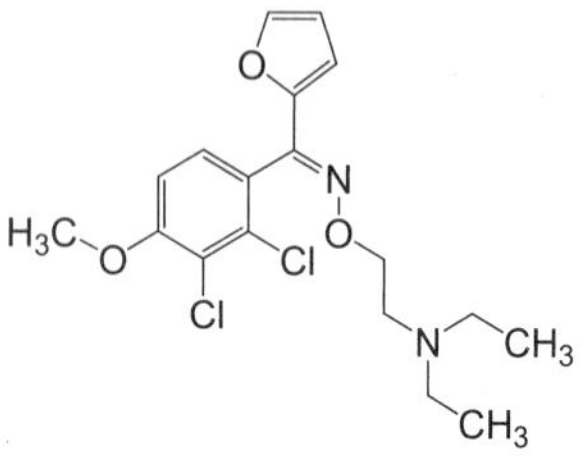

分子式和分子量 $C_{18}H_{22}Cl_2N_2O_3$ 385.28

化学名 2-[(*E*)-[(2,3-Dichloro-4-methoxyphenyl)-(furan-2-yl)methylidene]amino]oxy-*N*,*N*-diethylethanamine

2-[(*E*)-[(2,3-二氯-4-甲氧基苯基)-(呋喃-2-基)甲亚基]氨基]氧-*N*,*N*-二乙基乙胺

CAS 登录号 64743-08-4

INN list 39

药效分类 冠脉扩张药

二氯美泰

Diclometide（*INN*）

化学结构式

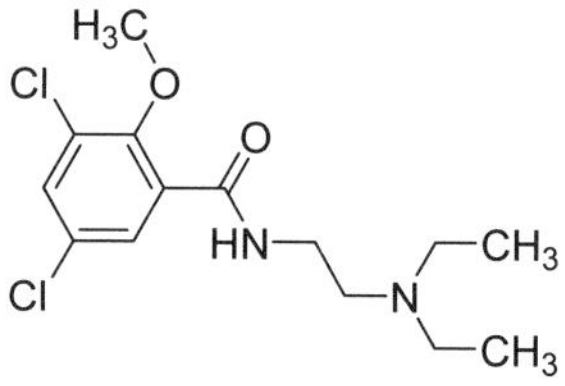

分子式和分子量 $C_{14}H_{20}Cl_2N_2O_2$ 319.23

化学名 3,5-Dichloro-*N*-[2-(diethylamino)ethyl]-*o*-anidamide

3,5-二氯-*N*-[2-(二乙氨基)乙基]-2-茴香酰胺

CAS 登录号 17243-49-1

INN list 19

药效分类 行为影响药

二氯尼辛

Diclonixin（*INN*）

化学结构式

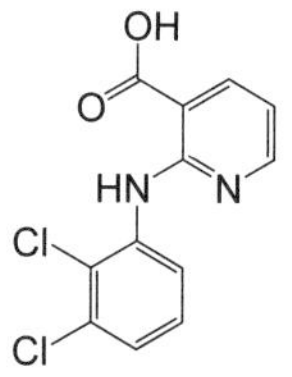

分子式和分子量 $C_{12}H_8Cl_2N_2O_2$ 283.11

化学名 2-(2,3-Dichloroanilino)nicotinic acid

2-(2,3-二氯苯氨基)烟酸

CAS 登录号 17737-68-7

INN list 31

药效分类 抗炎镇痛药

二氯嗪酮

Dichlormezanone（*INN*）

化学结构式

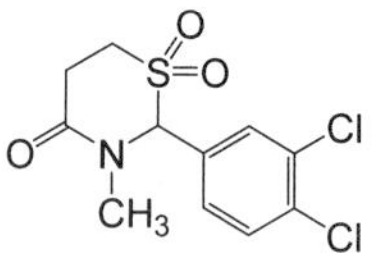

分子式和分子量 $C_{11}H_{11}Cl_2NO_3S$ 308.18

化学名 2-(3,4-Dichlorophenyl)tetrahydro-3-methyl-4*H*-1,3-thiazin-

4-one-1,1-dioxide

2-(3,4-二氯苯基)四氢-3-甲基-4*H*-1,3-噻嗪- 4-酮-1,1-二氧化物

CAS 登录号 5571-97-1

INN list 8

药效分类 安定药

二氯沙奈

Diloxanide（*INN*）

化学结构式

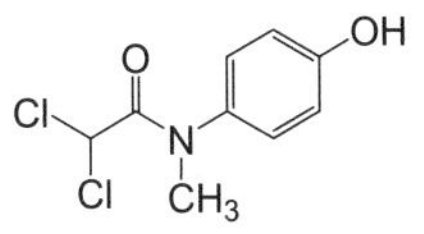

分子式和分子量 $C_9H_9Cl_2NO_2$ 234.08

化学名 2,2-Dichloro-4'-hydroxy-*N*-methylacetanilide

2,2-二氯-4'-羟基-*N*-甲基乙酰苯胺

CAS 登录号 579-38-4

INN list 8

药效分类 二氯乙酰胺类抗阿米巴虫药

ATC 分类 P01AC01

二氯乙酸二异丙胺

Diisopropylamine Dichloroacetate

化学结构式

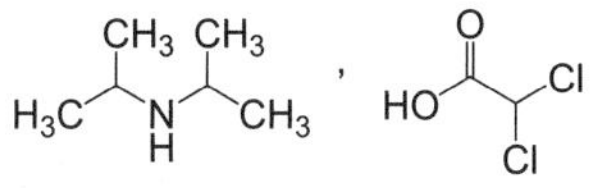

分子式和分子量 $C_8H_{17}Cl_2NO_2$ 230.13

化学名 Dichloroacetic acid diisopropylammonium salt

二氯乙酸二异丙胺盐

CAS 登录号 660-27-5

药效分类 抗心绞痛药，血管扩张药

二茂铁喹

Ferroquine（*INN*）

化学结构式

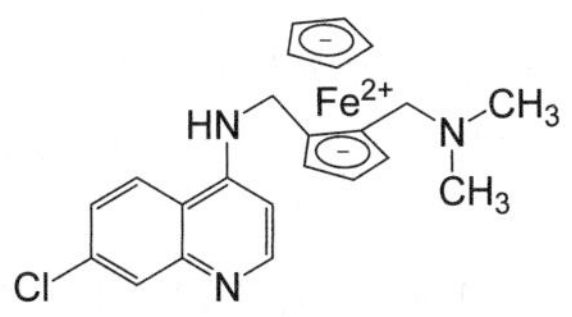

分子式和分子量 $C_{23}H_{24}ClFeN_3$ 433.75

化学名 *N'*-(7-Chloroquinolin-4-yl)-*N*,*N*-dimethyl-*C*,*C'*-(ferrocene-1,2-diyl)dimethanamine

N'-(7-氯喹啉-4-基)-*N*,*N*-二甲基-*C*,*C'*-(二茂铁-1,2-二基)二甲胺

CAS 登录号 185055-67-8

INN list 95

药效分类 抗疟药

二脒那秦

Diminazene（*INN*）

化学结构式

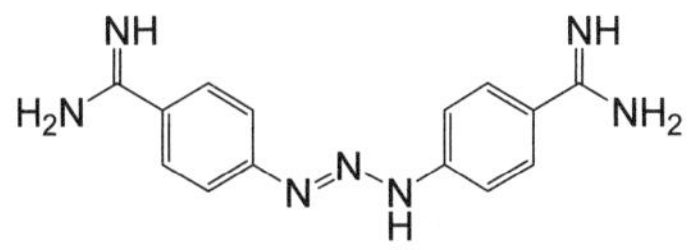

分子式和分子量 $C_{14}H_{15}N_7$ 281.32

化学名 4,4'-(Diazoamino)benzamidine

4,4'-(重氮基氨基)苯甲脒

CAS 登录号 536-71-0

INN list 16

药效分类 抗寄生虫药

二羟苯宗

Dioxybenzone（*INN*）

化学结构式

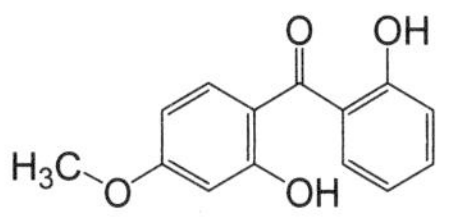

分子式和分子量 $C_{14}H_{12}O_4$ 244.24

化学名 2,2'-Dihydroxy-4-methoxybenzophenone

2,2'-二羟基-4-甲氧基二苯甲酮

CAS 登录号 131-53-3

INN list 16

药效分类 防晒药

二羟丙茶碱

Diprophylline（*INN*）

化学结构式

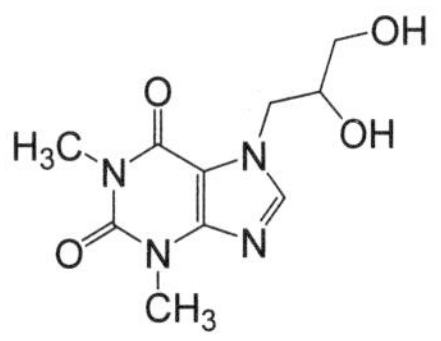

分子式和分子量 $C_{10}H_{14}N_4O_4$ 254.24

化学名 1,3-Dimethyl-7-(2,3-dihydroxypropyl)-1*H*-purine-2,6-dione

1,3-二甲基-7-(2,3-二羟基丙基)-1*H*-嘌呤-2,6-二酮

CAS 登录号 479-18-5

INN list 1

药效分类 支气管舒张药

二羟非君

Dioxifedrine（*INN*）

化学结构式

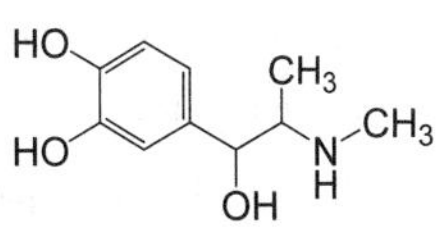

分子式和分子量 $C_{10}H_{15}NO_3$ 197.23

化学名 3,4-Dihydroxy-*α*-[1-(methylamino)ethyl]benzyl alcohol

3,4-二羟基-*α*-[1-(甲氨基)乙基]苄醇

CAS 登录号 10329-60-9

INN list 41

药效分类 平喘药

二羟西君

Dioxethedrin（*INN*）

化学结构式

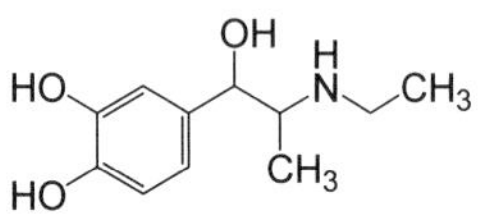

分子式和分子量 $C_{11}H_{17}NO_3$ 211.26

化学名 4-[2-(Ethylamino)-1-hydroxypropyl]benzene-1,2-diol

4-[2-(乙氨基)-1-羟丙基]苯基-1,2-酚

CAS 登录号 497-75-6; 22930-85-4[盐酸盐]

INN list 6

药效分类 支气管舒张药

二氢可待因

Dihydrocodeine（*INN*）

化学结构式

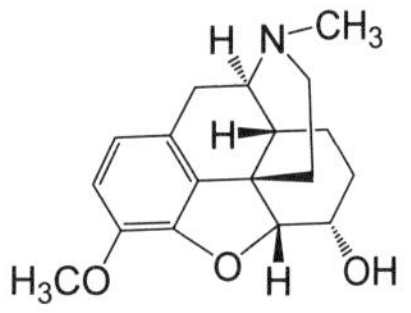

分子式和分子量 $C_{18}H_{23}NO_3$ 301.39

化学名 4,5*α*-Epoxy-3-methoxy-17-methylmorphinan-6*α*-ol

4,5*α*-环氧-3-甲氧基-17-甲基吗啡喃-6*α*-醇

CAS 登录号 125-28-0; 5965-13-9[酒石酸盐]

INN list 8

药效分类 镇痛药，镇咳药

二氢麦角胺

Dihydroergotamine（*INN*）

化学结构式

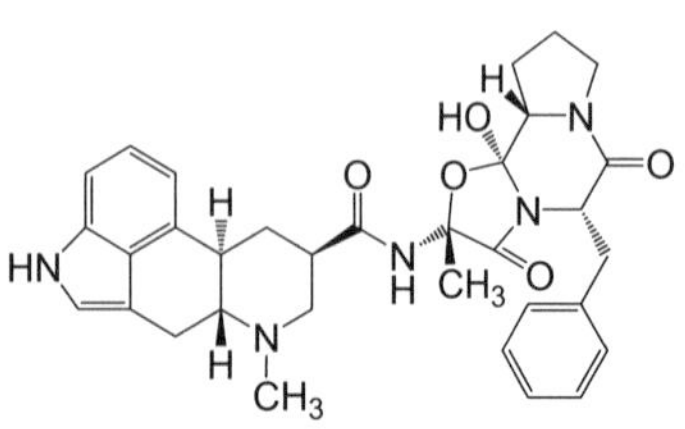

分子式和分子量 $C_{33}H_{37}N_5O_5$ 583.69

化学名 (2*R*,4*R*,7*R*)-*N*-[(1*S*,2*S*,4*R*,7*S*)-7-Benzyl-2-hydroxy-4-methyl-5,8-dioxo-3-oxa-6,9-diazatricyclo[$7.3.0.0^{2,6}$]dodecan-4-yl]-6-methyl-6,11-diazatetracyclo[$7.6.1.0^{2,7}.0^{12,16}$]hexadeca(16),9,12,14-tetraene-4-carboxamide

(2*R*,4*R*,7*R*)-*N*-[(1*S*,2*S*,4*R*,7*S*)-7-苄基-2-羟基-4-甲基-5,8-二氧代-3-氧杂-6,9-二氮杂三环[$7.3.0.0^{2,6}$]十二烷-4-基]-6-甲基-6,11-二氮杂四环[$7.6.1.0^{2,7}.0^{12,16}$]十六烷(16),9,12,14-四烯-4-甲酰胺

CAS 登录号 511-12-6; 6190-39-2[甲磺酸盐]

INN list 16

药效分类 抗偏头痛药

二氢速固醇

Dihydrotachysterol（*INN*）

化学结构式

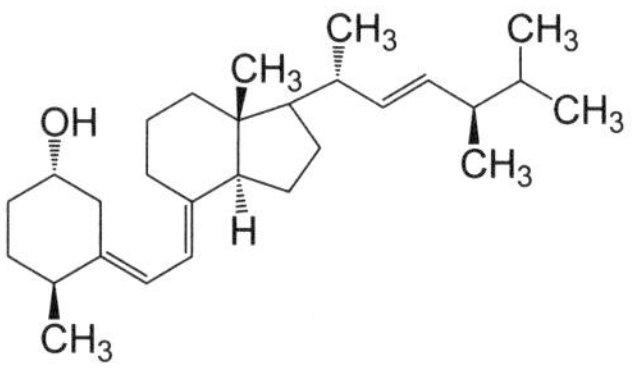

分子式和分子量 $C_{28}H_{46}O$ 398.66

化学名 (1*S*,3*E*,4*S*)-3-[(2*E*)-2-[(1*R*,3*aS*,7*aR*)-1-[(*E*,2*R*,5*R*)-5,6-Dimethylhept-3-en-2-yl]-7*a*-methyl-2,3,3*a*,5,6,7-hexahydro-1*H*-inden-4-ylidene]ethylidene]-4-methylcyclohexan-1-ol

(1*S*,3*E*,4*S*)-3-[(2*E*)-2-[(1*R*,3*aS*,7*aR*)-1-[(*E*,2*R*,5*R*)-5,6-二甲基庚-3-烯-2-基]-7*a*-甲基-2,3,3*a*,5,6,7-六氢-1*H*-茚-4-亚基]乙亚基]-4-甲基环己烷-1-醇

CAS 登录号 67-96-9

INN list 1

药效分类 维生素类药，钙代谢调节药

二氢维生素 K_1 磷酸钠

Phytonadiol Sodium Diphosphate（*INN*）

化学结构式

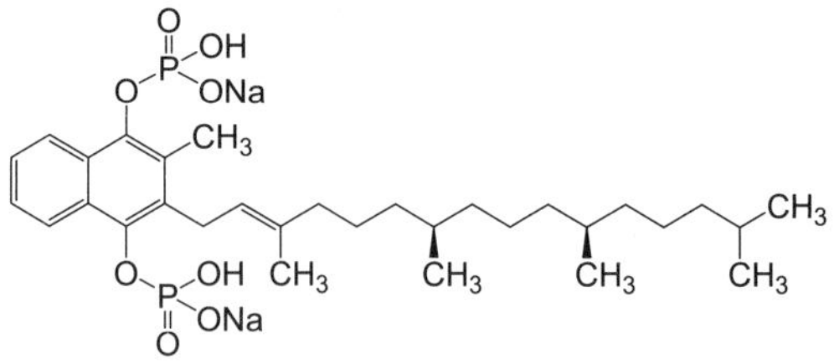

分子式和分子量 $C_{31}H_{48}Na_2O_8P_2$ 656.64

化学名 2-Methyl-3-phytyl-1,4-naphthalenediol disodium diphosphate

2-甲基-3-叶绿基-1,4-萘二酚二磷酸酯二钠盐

CAS 登录号 5988-22-7; 6078-42-8[二氢维生素 K_1 磷酸]

INN list 10

药效分类 止血药

二巯丙醇

Dimercaprol（*INN*）

分子式和分子量 $C_3H_8OS_2$ 124.23

化学结构式

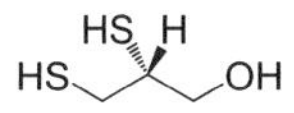

化学名 2,3-Dimercapto-1-propanol

2,3-二巯基-1-丙醇

CAS 登录号 59-52-9

INN list 1

药效分类 解毒药

二巯丁二酸

Succimer（*INN*）

化学结构式

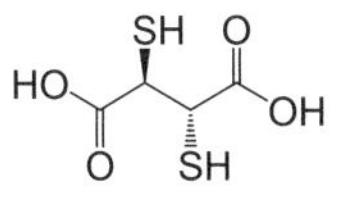

分子式和分子量 $C_4H_6O_4S_2$ 182.22

化学名 2,3-Dimercaptosuccinic acid

2,3-二巯基丁二酸

CAS 登录号 304-55-2

INN list 42

药效分类 解毒药

二十二碳六烯酸

Doconexent（*INN*）

化学结构式

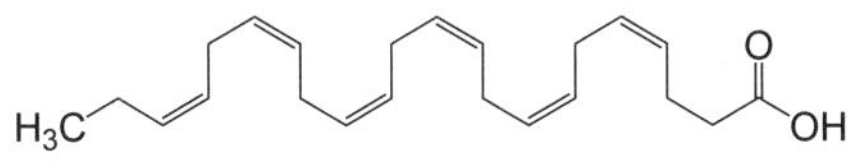

分子式和分子量 $C_{22}H_{32}O_2$ 328.49

化学名 (All-*Z*)-4,7,10,13,16,19-docosahexaenoic acid

(全-*Z*)-4,7,10,13,16,19-二十二碳六烯酸

CAS 登录号 6217-54-5

INN list 61

药效分类 抗凝血药

二十碳五烯酸

Icosapent（*INN*）

化学结构式

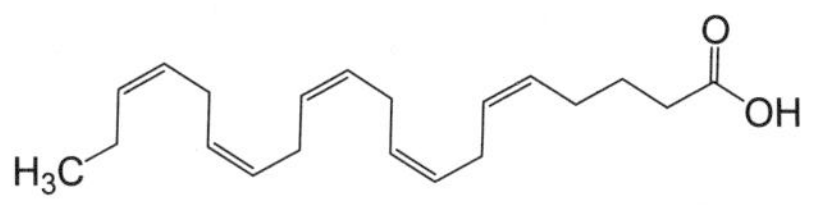

分子式和分子量 $C_{20}H_{30}O_2$ 302.45

化学名 (All-*Z*)-5,8,11,14,17-eicosapentaenoic acid

(全-*Z*)-5,8,11,14,17-二十碳五烯酸

CAS 登录号 10417-94-4

INN list 61

药效分类 抗凝血药

二脱水卫矛醇

Dianhydrogalactitol（*INN*）

化学结构式

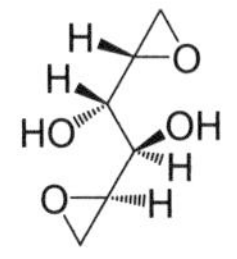

分子式和分子量 $C_6H_{10}O_4$ 146.14

化学名 *meso*-(1*R*,2*S*)-1-[(2*R*)-oxiran-2-yl]-2-[(2*S*)-oxiran-2-yl] ethane-1,2-diol

内消旋-(1*R*,2*S*)-1-[(2*R*)-环氧乙烷-2-基]-2-[(2*S*)-环氧乙烷-2-基]乙基-1,2-二醇

CAS 登录号 23261-20-3

INN list 111

药效分类 DNA 烷化剂抗肿瘤药

二硝托胺

Dinitolmide（*INN*）

化学结构式

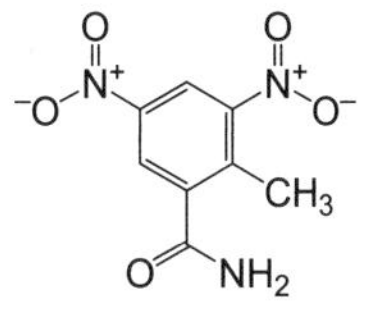

分子式和分子量 $C_8H_7N_3O_5$ 225.16

化学名 3,5-Dinitro-*o*-toluamide

3,5-二硝基-2-甲基苯甲酰胺

CAS 登录号 148-01-6

INN list 23

药效分类 抗球虫药

二溴甘露醇

Mitobronitol（*INN*）

化学结构式

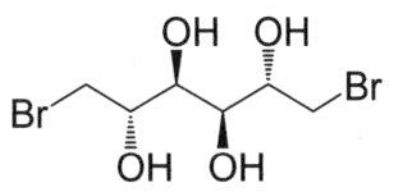

分子式和分子量 $C_6H_{12}Br_2O_4$ 307.97

化学名 1,6-Dibromo-1,6-dideoxy-D-mannitol

1,6-二溴-1,6-二脱氧-D-甘露醇

CAS 登录号 488-41-5

INN list 20

药效分类 烷化剂类抗肿瘤药

ATC 分类 L01AX01

二溴螺氯铵

Dibrospidium Chloride（*INN*）

分子式和分子量 $C_{18}H_{32}Br_2Cl_2N_4O_2$ 567.19

化学结构式

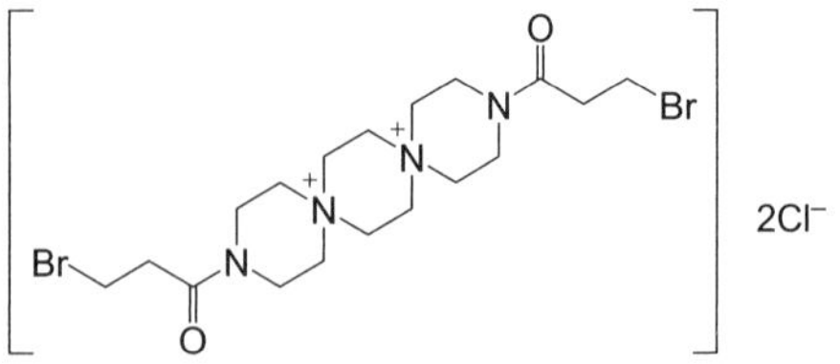

化学名 3,12-Bis(3-bromopropionyl)-3,12-diaza-6,9-diazoniadispiro[5.2.5.2]hexadecane dichloride

二氯化 3,12-双(3-溴丙酰基)-3,12-二氮杂-6,9-二氮杂鎓双螺[5.2.5.2]十六烷

CAS 登录号 86641-76-1

INN list 51

药效分类 抗肿瘤药

二溴沙仑

Dibromsalan（*INN*）

化学结构式

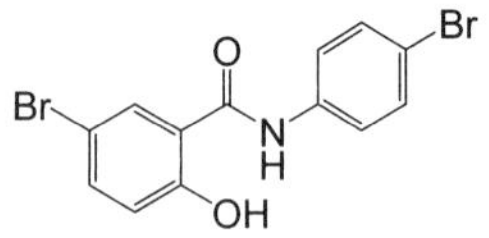

分子式和分子量 $C_{13}H_9Br_2NO_2$ 371.02

化学名 4',5-Dibromosalicylanilide

4',5-二溴水杨酰苯胺

CAS 登录号 87-12-7

INN list 14

药效分类 消毒防腐药

二溴卫矛醇

Mitolactol（*INN*）

化学结构式

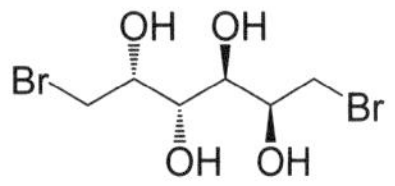

分子式和分子量 $C_6H_{12}Br_2O_4$ 307.97

化学名 1,6-Dibromo-1,6-dideoxy-D-galactitol

1,6-二溴-1,6-二脱氧-D-半乳糖醇

CAS 登录号 10318-26-0

INN list 26

药效分类 抗肿瘤药

二乙甲苯酰胺

Diethyltoluamide（*INN*）

化学结构式

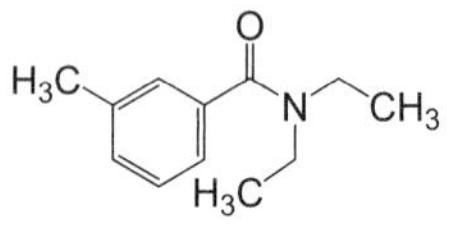

分子式和分子量 $C_{12}H_{17}NO$ 191.27

化学名 *N,N*-Diethyl-*m*-toluamide

N,N-二乙基-3-甲基苯甲酰胺

CAS 登录号 134-62-3

INN list 64

药效分类 杀虫药

ATC 分类 P03BX01

二乙嗪

Diethazine（*INN*）

化学结构式

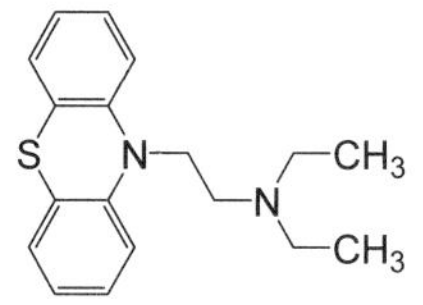

分子式和分子量 $C_{18}H_{22}N_2S$ 298.44

化学名 10-(2-Diethylamioethyl)phenothiazine

10-(2-二乙氨基乙基)吩噻嗪

CAS 登录号 60-91-3; 341-70-8[盐酸盐]

INN list 1

药效分类 抗震颤麻痹药

二乙噻丁

Diethylthiambutene（*INN*）

化学结构式

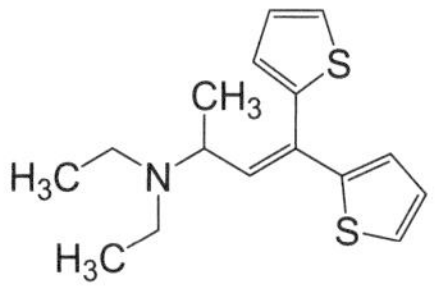

分子式和分子量 $C_{16}H_{21}NS_2$ 291.47

化学名 3-Diethylamino-1,1-di-(2'-thienyl)-1-butene

3-二乙氨基-1,1-二-(2'-噻吩基)-1-丁烯

CAS 登录号 86-14-6

INN list 3

药效分类 镇痛药

二乙替芬

Dietifen（*INN*）

化学结构式

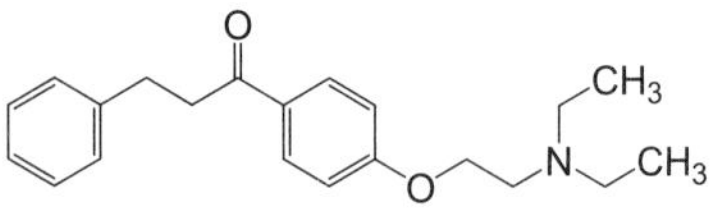

分子式和分子量 $C_{21}H_{27}NO_2$ 325.44

化学名 4-[2-(Diethylamino)ethoxy]phenyl phenethyl ketone

4-[2-(二乙氨基)乙氧基]苯基苯乙基甲酮

CAS 登录号 3686-78-0

INN list 22

药效分类 去毛药

伐达度司他

Vadadustat（*INN*）

化学结构式

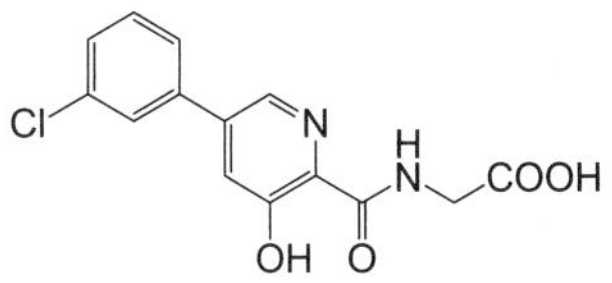

分子式和分子量 $C_{14}H_{11}ClN_2O_4$ 306.70

化学名 [5-(3-Chlorophenyl)-3-hydroxypyridine- 2-carboxamido] acetic acid

[5-(3-氯苯基)-3-羟基吡啶-2-羰酰氨基]乙酸

CAS 登录号 1000025-07-9

INN list 114

药效分类 抗贫血药

伐达尔群

Fadaltran（*INN*）

化学结构式

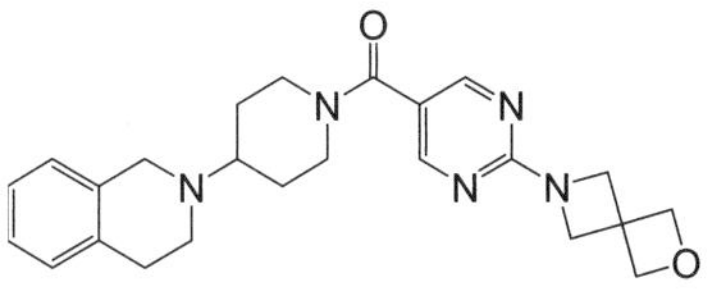

分子式和分子量 $C_{24}H_{29}N_5O_2$ 419.53

化学名 [4-(3,4-Dihydroisoquinolin-2(1*H*)-yl)piperidin-1-yl][2-(2-oxa-6-azaspiro[3.3]heptan-6-yl)pyrimidin-5-yl]methanone

[4-(3,4-二氢异喹啉-2(1*H*)-基)哌啶-1-基][2-(2-氧杂-6-氮杂螺[3.3]庚烷-6-基)嘧啶-5-基]甲酮

CAS 登录号 1799809-36-1

INN list 120

药效分类 α_2 肾上腺素受体拮抗药

伐地考昔

Valdecoxib（*INN*）

化学结构式

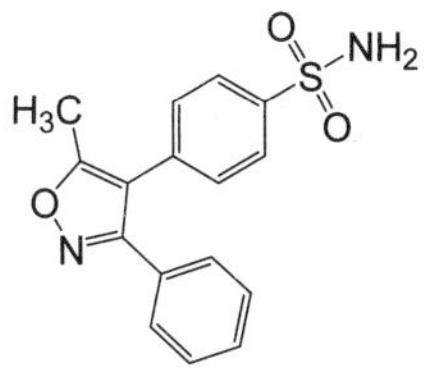

分子式和分子量 $C_{16}H_{14}N_2O_3S$ 314.36

化学名 *p*-(5-Methyl-3-phenyl-4-isoxazolyl)benzenesulfonamide

4-(5-甲基-3-苯基-4-异噁唑基)苯磺酰胺

CAS 登录号 181695-72-7

INN list 80

药效分类 环氧酶 2 抑制药，抗炎镇痛药

伐地美生

Vadimezan（*INN*）

化学结构式

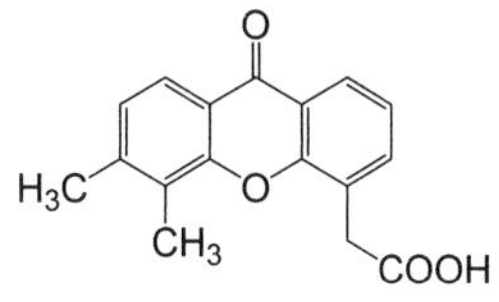

分子式和分子量 $C_{17}H_{14}O_4$ 282.29

化学名 2-(5,6-Dimethyl-9-oxo-9*H*-xanthen-4-yl)acetic acid

2-(5,6-二甲基-9-氧代-9*H*-呫吨-4-基)乙酸

CAS 登录号 117570-53-3

INN list 99

药效分类 抗肿瘤药

伐地那非

Vardenafil（*INN*）

化学结构式

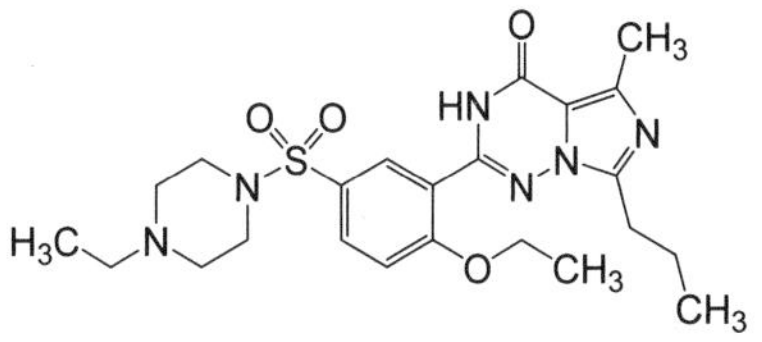

分子式和分子量 $C_{23}H_{32}N_6O_4S$ 488.60

化学名 1-[[3-(3,4-Dihydro-5-methyl-4-oxo-7-propylimidazo[5,1-*f*]-1,2,4-triazin-2-yl)-4-ethoxyphenyl]sulfonyl]-4-ethylpiperazine

1-[[3-(3,4-二氢-5-甲基-4-氧代-7-丙基咪唑并[5,1-*f*]-1,2,4-三嗪-2-基)-4-乙氧基苯基]磺酰基]-4-乙基哌嗪

CAS 登录号 224785-90-4; 224789-15-5[盐酸盐]

INN list 82

药效分类 血管扩张药，抗性功能不全药

伐多卡因

Vadocaine（*INN*）

化学结构式

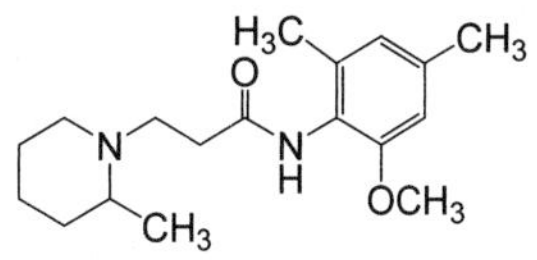

分子式和分子量 $C_{18}H_{28}N_2O_2$ 304.43

化学名 (±)-6'-Methoxy-2-methyl1-piperidine propiono-2',4'-xylidide

(±)-6'-甲氧基-2-甲基 1-哌啶丙酰-2',4'-二甲苯胺

CAS 登录号 72005-58-4

INN list 57

药效分类 局部麻醉药

伐非德司他

Vafidemstat（*INN*）

化学结构式

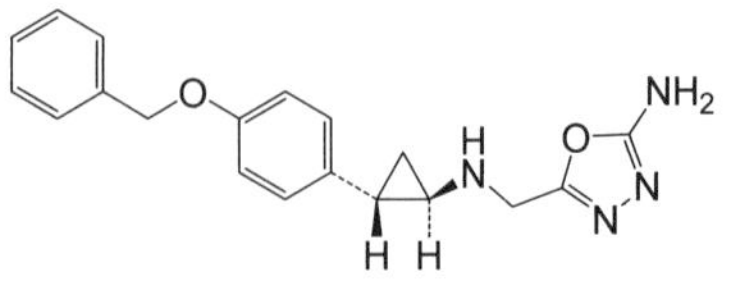

分子式和分子量　$C_{19}H_{20}N_4O_2$　336.39

化学名　*N*-[(1*R*,2*S*)-2-[4-(Phenylmethoxy)phenyl]cyclopropyl]-5-amino-1,3,4-oxadiazole-2-methanamine

N-[(1*R*,2*S*)-2-[4-(苯甲氧基)苯基]环丙基]-5-氨基-1,3,4-噁二唑-2-甲胺

CAS 登录号　1357362-02-7

INN list　119

药效分类　组蛋白赖氨酸特异性脱甲基酶 1(LSD1)抑制药

伐拉尼布

Vatalanib（*INN*）

化学结构式

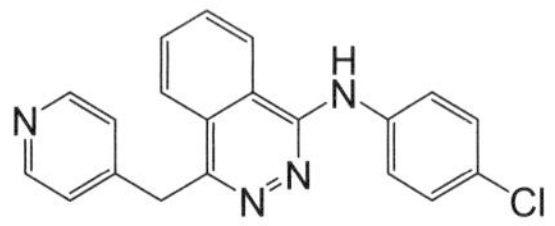

分子式和分子量　$C_{20}H_{15}ClN_4$　346.81

化学名　*N*-(4-Chlorophenyl)-4-(pyridin-4-ylmethyl)phtalazin-1-amine

N-(4-氯苯基)-4-(吡啶-4-基甲基)-2,3-二氮杂萘-1-胺

CAS 登录号　212141-54-3

INN list　84

药效分类　抗肿瘤药，血管生成抑制药

伐拉司特

Valategrast（*INN*）

化学结构式

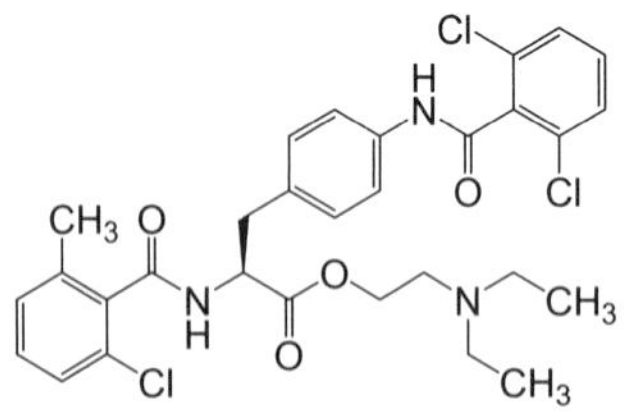

分子式和分子量　$C_{30}H_{32}Cl_3N_3O_4$　604.95

化学名　2-(Diethylamino)ethyl (2*S*)-2-[(2-chloro-6-methylbenzoyl)amino]-3-[4-[(2,6-dichlorobenzoyl)amino]phenyl]propanoate

2-(二乙氨基)乙基 (2*S*)-2-[(2-氯-6-甲基苯甲酰基)氨基]-3-[4-[(2,6-二氯苯甲酰基)氨基]苯基]丙酸酯

CAS 登录号　220847-86-9; 828271-96-1[盐酸盐]

INN list　93

药效分类　抗炎药

伐莱布林

Valecobulin（*INN*）

化学结构式

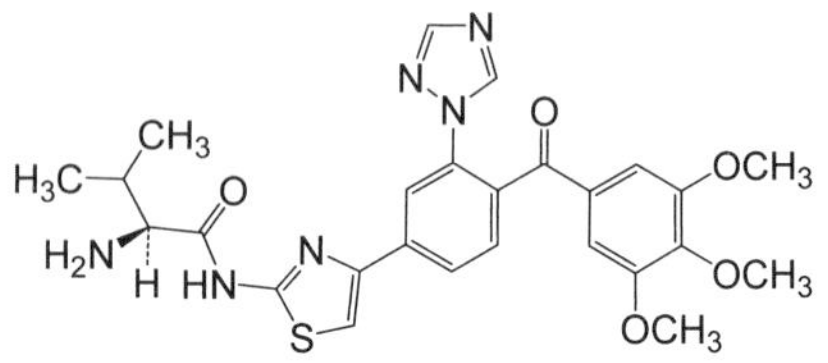

分子式和分子量　$C_{26}H_{28}N_6O_5S$　536.61

化学名　(2*S*)-2-Amino-3-methyl-*N*-{4-[3-(1*H*-1,2,4-triazol-1-yl)-4-(3,4,5-trimethoxybenzoyl)phenyl]-1,3-thiazol- 2-yl}butanamide

(2*S*)-2-氨基-3-甲基-*N*-{4-[3-(1*H*-1,2,4-三唑-1-基)-4-(3,4,5-三甲氧基苯甲酰基)苯基]-1,3-噻唑-2-基}丁酰胺

CAS 登录号　1188371-47-2

INN list　119

药效分类　β-微管蛋白聚合抑制药，抗肿瘤药

伐利替尼

Varlitinib（*INN*）

化学结构式

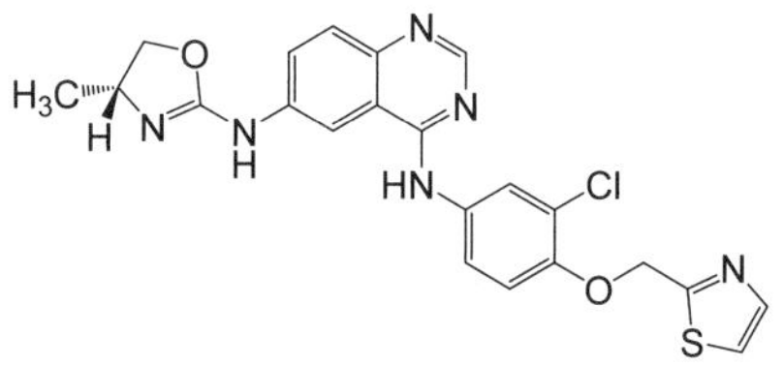

分子式和分子量　$C_{22}H_{19}ClN_6O_2S$　466.94

化学名　*N*[4]-[3-Chloro-4-[(1,3-thiazol-2-yl)methoxy]phenyl]-*N*[6]-[(4*R*)-4-methyl-4,5-dihydro-1,3-oxazol-2-yl]quinazoline-4,6-diamine

N[4]-[3-氯-4-[(1,3-噻唑-2-基)甲氧基]苯基]-*N*[6]-[(4*R*)-4-甲基-4,5-二氢-1,3-噁唑-2-基]喹唑啉-4,6-二胺

CAS 登录号　845272-21-1

INN list　102

药效分类　抗肿瘤药

伐罗谷司他

Varoglutamstat（*INN*）

化学结构式

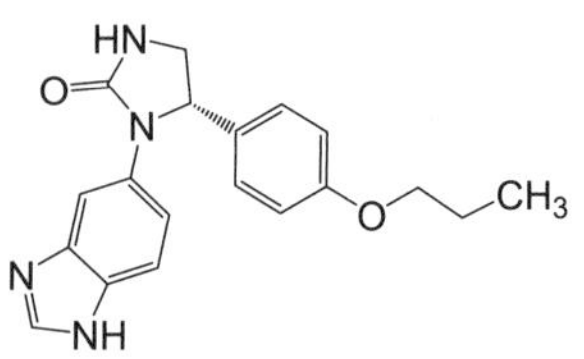

分子式和分子量　$C_{19}H_{20}N_4O_2$　336.40

化学名　(5*S*)-1-(1*H*-Benzimidazol-5-yl)-5-(4-propoxyphenyl)imidazolidin-2-one

(5*S*)-1-(1*H*-苯并咪唑-5-基)-5-(4-丙氧基苯基)咪唑啉-2-酮

CAS 登录号　1276021-65-8

INN list 124

药效分类 谷氨酰胺酰基环化酶抑制药

伐洛他滨

Valopicitabine（*INN*）

化学结构式

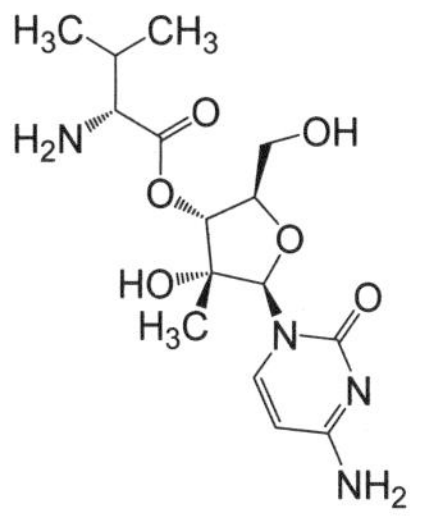

分子式和分子量 $C_{15}H_{24}N_4O_6$ 356.38

化学名 4-Amino-1-[3-*O*-[(2*S*)-2-amino-3-methylbutanoyl]-2-*C*-methyl-*β*-D- ribofuranosyl]pyrimidin-2(1*H*)-one

4-氨基-1-[3-*O*-[(2*S*)-2-氨基-3-甲基丁酰基]-2-*C*-甲基-*β*-D-呋喃核糖基]嘧啶-2(1*H*)-酮

CAS 登录号 640281-90-9; 640725-71-9[盐酸盐]

INN list 93

药效分类 抗病毒药

伐马洛韦

Valomaciclovir（*INN*）

化学结构式

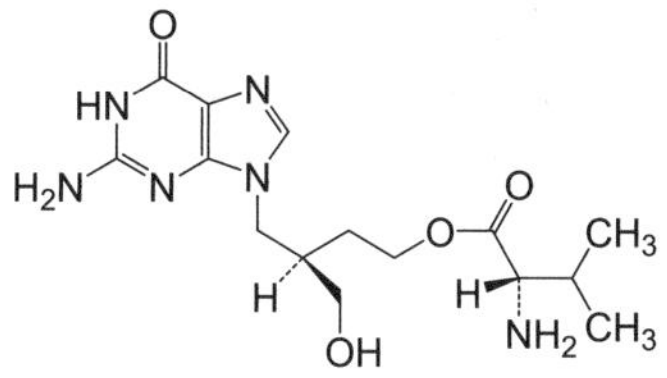

分子式和分子量 $C_{15}H_{24}N_6O_4$ 352.39

化学名 [(3*R*)-3-[(2-Amino-6-oxo-1*H*-purin-9-yl)methyl]-4-hydroxybutyl] (2*S*)-2-amino-3-methylbutanoate

[(3*R*)-3-[(2-氨基-6-氧代-1*H*-嘌呤-9-基)甲基]-4-羟丁基](2*S*)-2-氨基-3-甲基丁酸酯

CAS 登录号 195157-34-7; 195156-77-5[硬脂酸酯]

INN list 84

药效分类 抗病毒药

伐美妥司他

Valemetostat（*INN*）

化学结构式

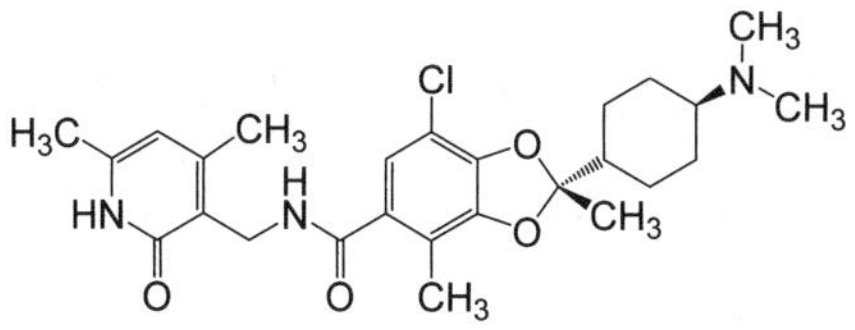

分子式和分子量 $C_{26}H_{34}ClN_3O_4$ 488.02

化学名 (2*R*)-7-Chloro-2-[*trans*-4-(dimethylamino)cyclohexyl]-*N*-[(4,6-dimethyl-2-oxo-1,2-dihydropyridin-3-yl)methyl]-2,4-dimethyl-1,3-benzodioxole-5-carboxamide

(2*R*)-7-氯-2-[反-4-(二甲基氨基)环己基] -*N*-[(4,6-二甲基-2-氧代-1,2-二氢吡啶-3-基)甲基]-2,4-二甲基-1,3-苯并二氧戊环-5-甲酰胺

CAS 登录号 1809336-39-7

INN list 118

药效分类 抗肿瘤药

伐米胺

Vamicamide（*INN*）

化学结构式

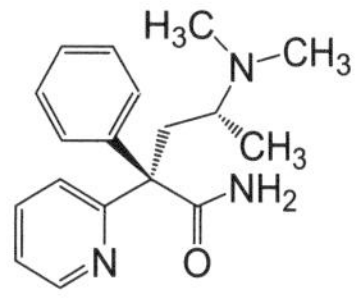

分子式和分子量 $C_{18}H_{23}N_3O$ 297.39

化学名 (±)-(*R**)-*α*-[(*R**)-2-(Dimethylamino)propyl]-*α*-phenyl-2-pyridineacetamide

(±)-(*R**)-*α*-[(*R**)-2-(二甲氨基)丙基]-*α*-苯基-2-吡啶乙酰胺

CAS 登录号 132373-81-0

INN list 64

药效分类 解痉药

伐米菲卟特

Vamifeport（*INN*）

化学结构式

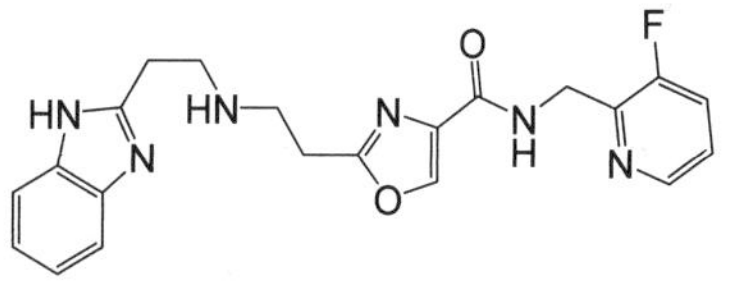

分子式和分子量 $C_{21}H_{21}FN_6O_2$ 408.44

化学名 2-(2-{[2-(1*H*-Benzimidazol-2-yl)ethyl]amino}ethyl)-*N*-[(3-fluoropyridin-2-yl)methyl]-1,3-oxazole-4-carboxamide

2-(2-{[2-(1*H*-苯并咪唑-2-基)乙基]氨基}乙基)-*N*-[(3-氟吡啶-2-基)甲基]-1,3-噁唑-4-甲酰胺

CAS 登录号 2095668-10-1

INN list 123

药效分类 铁卟啉抑制药

伐莫洛龙

Vamorolone（*INN*）

化学结构式

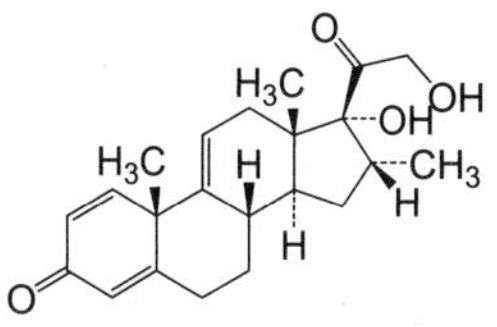

分子式和分子量 $C_{22}H_{28}O_4$ 356.46

化学名 17,21-Dihydroxy-16*α*-methylpregna-1,4,9(11)-triene-3,20-dione

17,21-二羟基-16*α*-甲基孕甾-1,4,9(11)-三烯-3,20-二酮

CAS 登录号 13209-41-1

INN list 115

药效分类 甾体抗炎药

伐奈莫林

Valnemulin（*INN*）

化学结构式

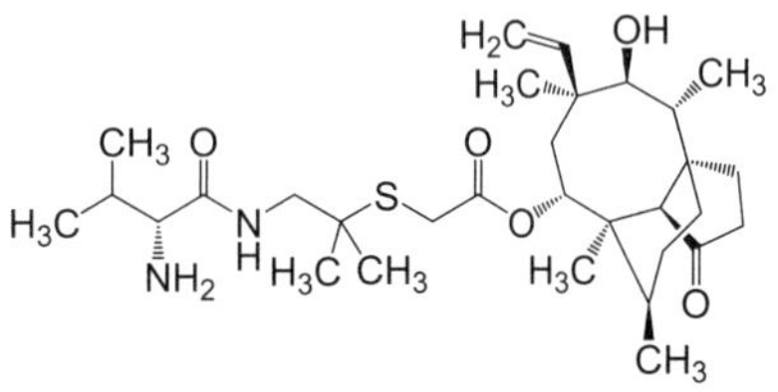

分子式和分子量 $C_{31}H_{52}N_2O_5S$ 564.82

化学名 [(1*S*,2*R*,3*S*,4*S*,6*R*,7*R*,8*R*,14*R*)-4-Ethenyl-3-hydroxy-2,4,7,14-tetramethyl-9-oxo-6-tricyclo[5.4.3.0^{1,8}]tetradecanyl]2-[1-[[(2*R*)-2-amino-3-methylbutanoyl]amino]-2-methylpropan-2-yl] sulfanylacetate

[(1*S*,2*R*,3*S*,4*S*,6*R*,7*R*,8*R*,14*R*)-4-乙烯基-3-羟基-2,4,7,14-四甲基-9-氧代-6-三环[5.4.3.0^{1,8}]十四烷基] 2-[1-[[(2*R*)-2-氨基-3-甲基丁酰基]氨基]-2-甲基丙-2-基]硫基乙酸酯

CAS 登录号 101312-92-9

INN list 74

药效分类 抗生素类药

伐奈普林

Vaneprim（*INN*）

化学结构式

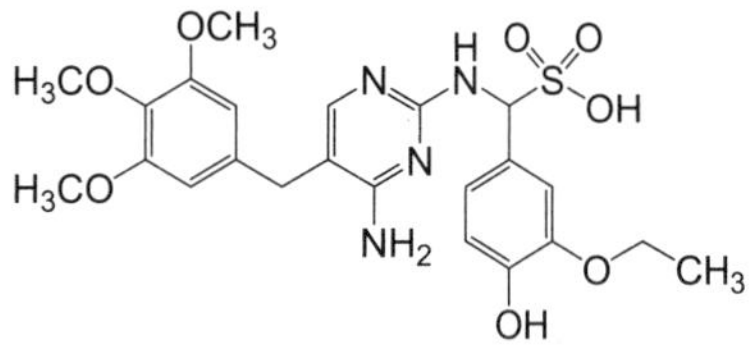

分子式和分子量 $C_{23}H_{28}N_4O_8S$ 520.56

化学名 (±)-*α*-[[4-Amino-5-(3,4,5-trimethoxybenzyl)-2-pyrimidinyl]amino]-3-ethoxy-4-hydroxy-*α*-toluenesulfonic acid

(±)-*α*-[[4-氨基-5-(3,4,5-三甲氧基苄基)-2-嘧啶基]氨基]-3-乙氧基-4-羟基-*α*-甲苯磺酸

CAS 登录号 81523-49-1

INN list 48

药效分类 抗菌药

伐尼地平

Vatanidipine（*INN*）

分子式和分子量 $C_{41}H_{42}N_4O_6$ 686.80

化学结构式

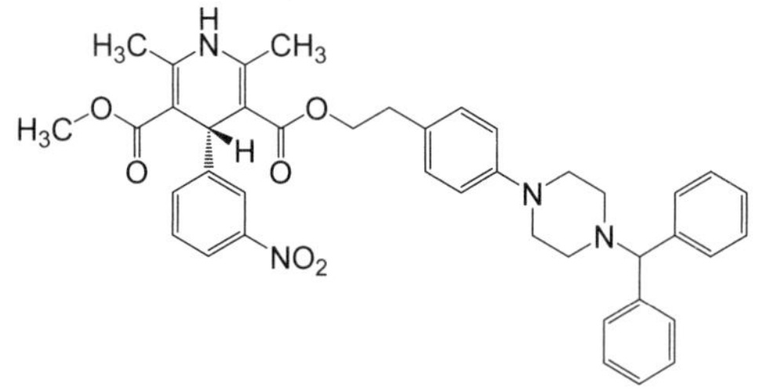

化学名 *p*-[4-(Diphenylmethyl)-1-piperazinyl]phenethyl] methyl (±)-1,4-dihydro-2,6-dimethyl-4-(*m*-nitrophenyl)-3,5-pyridinedicarboxylate

4-[4-(二苯基甲基)-1-哌嗪基]苯乙基 甲基 (±)-1,4-二氢-2,6-二甲基-4-(3-硝基苯基)-3,5-吡啶二羧酸二酯

CAS 登录号 116308-55-5

INN list 77

药效分类 钙通道阻滞药

伐尼夫定

Valnivudine（*INN*）

化学结构式

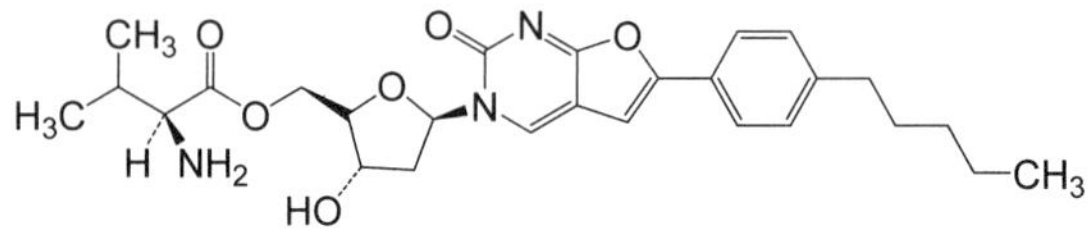

分子式和分子量 $C_{27}H_{35}N_3O_6$ 497.59

化学名 {(2*R*,3*S*,5*R*)-3-Hydroxy-5-[2-oxo-6-(4-pentylphenyl)furo[2,3-*d*]pyrimidin-3(2*H*)-yl]oxolan-2-yl}methyl L-valinate

{(2*R*,3*S*,5*R*)-3-羟基-5-[2-氧代-6-(4-戊基苯基)呋喃并[2,3-*d*]嘧啶-3(2*H*)-基]噁烷-2-基}甲基 L -缬氨酸酯

CAS 登录号 956483-02-6

INN list 115

药效分类 抗病毒药

伐尼克兰

Varenicline（*INN*）

化学结构式

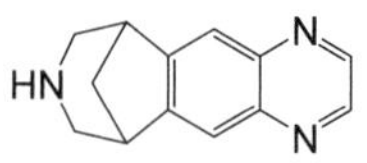

分子式和分子量 $C_{13}H_{13}N_3$ 211.26

化学名 7,8,9,10-Tetrahydro-6,10-methano-6*H*-pyrazino[2,3-*h*][3] benzazepine

7,8,9,10-四氢-6,10-甲桥基-6*H*-吡嗪并[2,3-*h*][3]苯并氮杂草

CAS 登录号 249296-44-4；375815-87-5[酒石酸盐]

INN list 89

药效分类 烟碱型乙酰胆碱受体激动药，戒烟药

伐尼瑞韦

Vaniprevir（*INN*）

分子式和分子量 $C_{38}H_{55}N_5O_9S$ 757.94

化学结构式

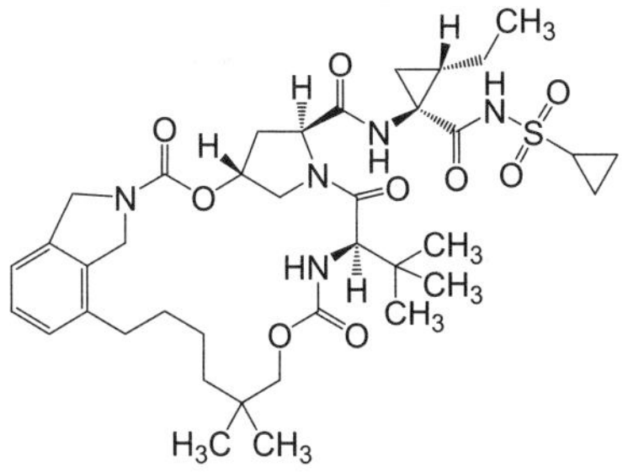

化学名 (5*R*,7*S*,10*S*)-10-*tert*-Butyl-*N*-[(1*R*,2*R*)-1-[*N*-(cyclopropanesulfonyl)-carbamoyl]-2-ethylcyclopropyl]-15,15-dimethyl-3,9,12-trioxo-6,7,9,10,11,12,14,15,16,17,18,19-dodecahydro-1*H*,3*H*,5*H*-2,23:5,8-dimethano-4,13,2,8,11-benzodioxatriazacyclohenicosine-7-carboxamide

(5*R*,7*S*,10*S*)-10-叔丁基-*N*-[(1*R*,2*R*)-1-[*N*-(环丙基磺酰基)氨甲酰基]-2-乙基环丙基]-15,15-二甲基-3,9,12-三氧代-6,7,9,10,11,12,14,15,16,17,18, 19-十二氢-1*H*,3*H*,5*H*-2,23:5,8-二甲桥基-4,13,2,8,11-苯并二氧杂三氮杂环二十一烷-7-甲酰胺

CAS 登录号 923590-37-8

INN list 103

药效分类 抗病毒药

伐诺司林

Vanoxerine（*INN*）

化学结构式

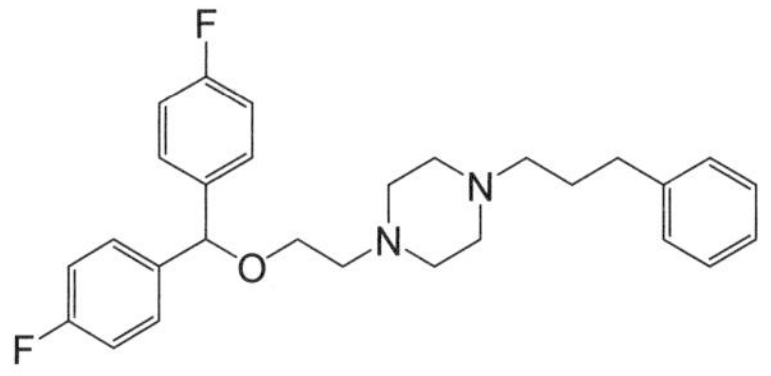

分子式和分子量 $C_{28}H_{32}F_2N_2O$ 450.56

化学名 l-[2-[Bis(*p*-fluorophenyl)methoxy]ethyl]-4-(3-phenylpropyl) piperazine

l-[2-[双(4-氟苯基)甲氧基]乙基]-4-(3-苯基丙基)哌嗪

CAS 登录号 67469-69-6

INN list 63

药效分类 抗抑郁药，抗震颤麻痹药

伐哌前列素

Vapiprost（*INN*）

化学结构式

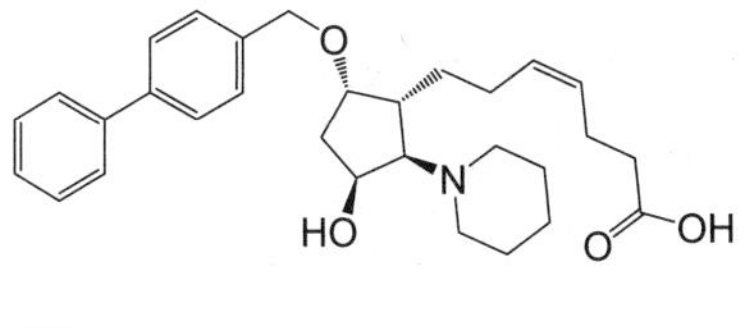

分子式和分子量 $C_{30}H_{39}NO_4$ 477.65

化学名 (+)-(4*Z*)-7-[(l*R*,2*R*,3*S*,5*S*)-5-(4-Biphenylmethoxy)-3-hydroxy-2-piperidinocyclopentyl]-4-heptenoic acid

(+)-(4*Z*)-7-[(l*R*,2*R*,3*S*,5*S*)-5-(4-联苯甲氧基)-3-羟基-2-哌啶环戊基]-4-庚烯酸

CAS 登录号 85505-64-2; 87248-13-3[盐酸盐]

INN list 58

药效分类 前列腺素类药，血栓素 A_2 受体拮抗药

伐彭达韦

Vapendavir（*INN*）

化学结构式

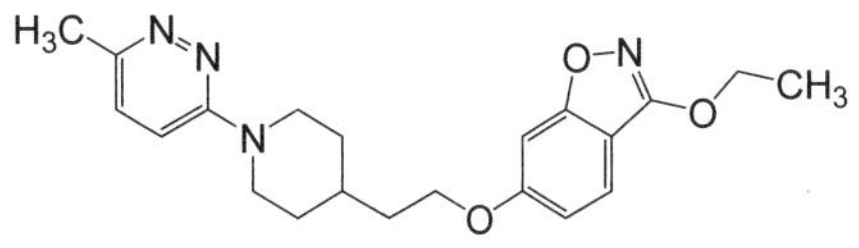

分子式和分子量 $C_{21}H_{26}N_4O_3$ 382.20

化学名 3-Ethoxy-6-{2-[1-(6-methylpyridazin-3-yl)piperidin-4-yl]-ethoxy}-1,2-benzoxazole

3-乙氧基-6-{2-[1-(6-甲基哒嗪-3-基)哌啶-4-基]乙氧基}-1,2-苯并噁唑

CAS 登录号 439085-51-5

INN list 106

药效分类 抗病毒药

伐匹他定

Vapitadine（*INN*）

化学结构式

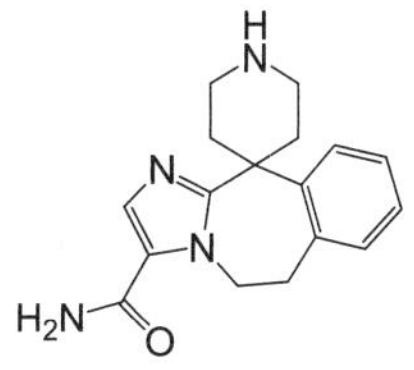

分子式和分子量 $C_{17}H_{20}N_4O$ 296.37

化学名 5,6-Dihydrospiro[11*H*-imidazo[2,1-*b*][3]benzazepine-11, 4'-piperidine]-3-carboxamide

5,6-二氢螺[11*H*-咪唑并[2,1-*b*][3]苯并氮杂䓬-11,4'-哌啶]-3-甲酰胺

CAS 登录号 793655-64-8; 279253-83-7[盐酸盐]

INN list 95

药效分类 三环组胺 H_1 受体拮抗药

伐瑞拉地

Varespladib（*INN*）

化学结构式

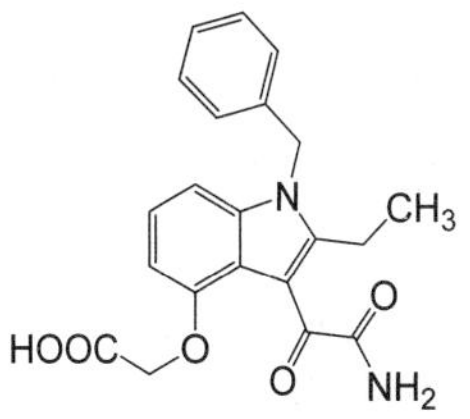

分子式和分子量　$C_{21}H_{20}N_2O_5$　380.39

化学名　[[3-(Aminooxoacetyl)-1-benzyl-2-ethyl-1*H*-indol-4-yl]oxy]acetic acid

[[3-(氨基氧代乙酰基)-1-苄基-2-乙基-1*H*-吲哚-4-基]氧基]乙酸

CAS 登录号　172732-68-2; 172733-42-5[钠盐]

INN list　87

药效分类　磷脂酶 A_2 抑制药，抗脓毒病药

伐替苯醌

Vatiquinone（*INN*）

化学结构式

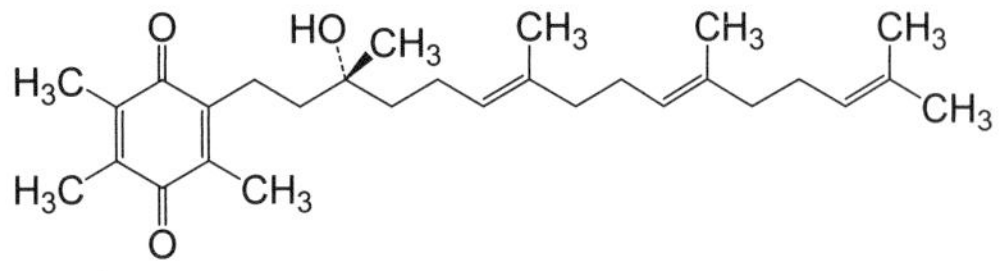

分子式和分子量　$C_{29}H_{44}O_3$　440.33

化学名　2-[(3*R*,6*E*,10*E*)-3-Hydroxy-3,7,11,15-tetramethylhexadeca-6,10,14-trien-1-yl]-3,5,6-trimethylcyclohexa-2,5-diene-1,4-dione

2-[(3*R*,6*E*,10*E*)-3-羟基-3,7,11,15-四甲基十六烷-6,10,14-三烯-1-基]-3,5,6-三甲基环己烷-2,5-二烯-1,4-二酮

CAS 登录号　1213269-98-7

INN list　109

药效分类　抗氧剂

伐替克生

Vatinoxan（*INN*）

化学结构式

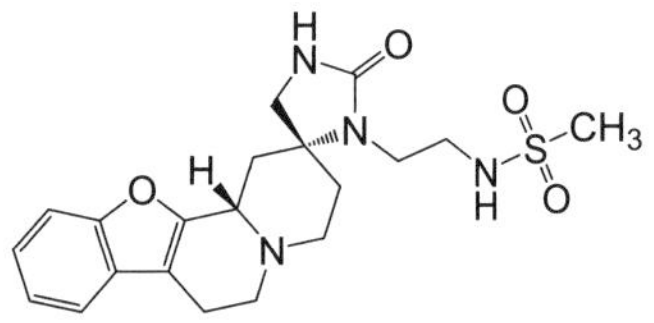

分子式和分子量　$C_{20}H_{26}N_4O_4S$　418.51

化学名　*N*-{2-[(2*R*,12*bS*)-2'-Oxo-1,3,4,6,7,12*b*-hexahydrospiro[[1]benzofuro[2,3-*a*]quinolizine-2,4'-imidazolidin]-3'-yl]ethyl}methanesulfonamide

N-{2-[(2*R*,12*bS*)-2'-氧代-1,3,4,6,7,12*b*-六氢螺[[1]苯并呋喃并[2,3-*a*]喹嗪-2,4'-咪唑啉]-3'-基]乙基}甲磺酰胺

CAS 登录号　114914-42-0

INN list　117

药效分类　外周 α_2 肾上腺素受体拮抗药(兽用)

伐托色替

Vactosertib（*INN*）

化学结构式

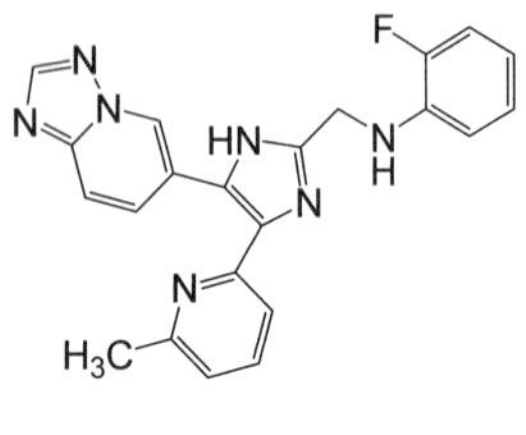

分子式和分子量　$C_{22}H_{18}FN_7$　399.43

化学名　2-Fluoro-*N*-{[4-(6-methylpyridin-2-yl)-5-([1,2,4]triazolo[1,5-*a*]pyridin-6-yl)-1*H*-imidazol-2-yl]methyl}aniline

2-氟-*N*-{[4-(6-甲基吡啶-2-基)-5-([1,2,4]三唑并[1,5-*a*]吡啶-6-基)-1*H*-咪唑-2-基]甲基}苯胺

CAS 登录号　1352608-82-2

INN list　117

药效分类　抗肿瘤药

伐托他滨

Valtorcitabine（*INN*）

化学结构式

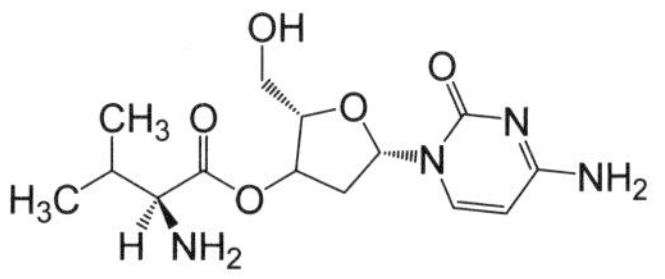

分子式和分子量　$C_{14}H_{22}N_4O_5$　326.35

化学名　4-Amino-1-[3-*O*-[(2*S*)-2-amino-3-methylbutanoyl]-2-deoxy-*β*-L-*erythro*-pentofuranosyl]pyrimidin-2(1*H*)-one

4-氨基-1-[3-*O*-[(2*S*)-2-氨基-3-甲基丁酰基]-2-脱氧-*β*-L-赤-呋喃戊糖基]嘧啶-2(1*H*)-酮

CAS 登录号　380886-95-3; 359689-54-6[盐酸盐]

INN list　90

药效分类　抗病毒药

伐昔洛韦

Valaciclovir（*INN*）

化学结构式

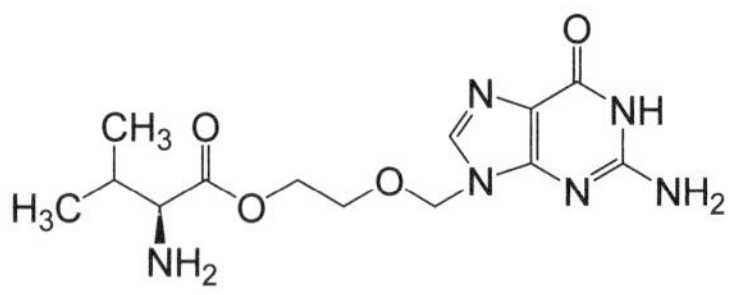

分子式和分子量　$C_{13}H_{20}N_6O_4$　324.34

化学名　2-[(2-Amino-6-oxo-1*H*-purin-9-yl)methoxy]ethyl(2*S*)-2-amino-3-methylbutanoate

2-[(2-氨基-6-氧代-1*H*-嘌呤-9-基)甲氧基]乙基 (2*S*)-2-氨基-3-甲基丁酸酯

CAS 登录号　124832-26-4; 124832-27-5[盐酸盐]

INN list　69

药效分类　核苷和核苷酸类抗病毒药

ATC 分类　J05AB11

法贝司琼

Fabesetron（*INN*）

分子式和分子量　$C_{18}H_{19}N_3O$　293.36

化学结构式

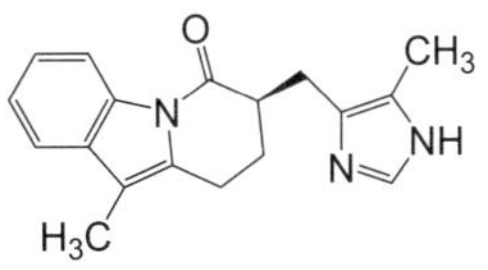

化学名 (+)-(*R*)-8,9-Dihydro-10-methyl-7-[(5-methylimidazol-4-yl)methyl]pyrido-[1,2-*a*]indol-6(7*H*)-one

(+)-(*R*)-8,9-二氢-10-甲基-7-[(5-甲基咪唑-4-基)甲基]吡啶并[1,2-*a*]吲哚-6(7*H*)-酮

CAS 登录号 129300-27-2

INN list 74

药效分类 5-羟色胺受体拮抗药

法达瑞韦

Faldaprevir（*INN*）

化学结构式

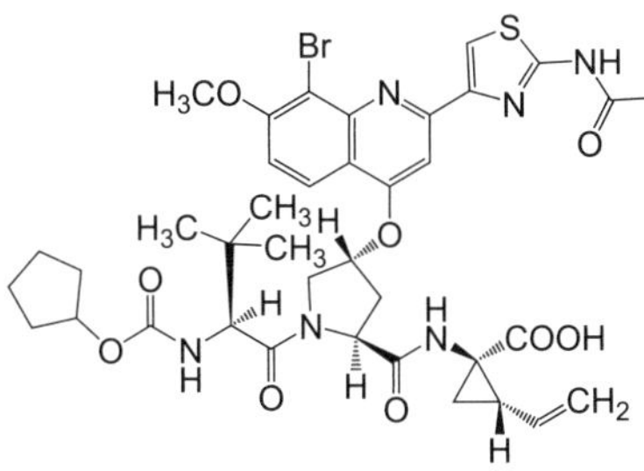

分子式和分子量 $C_{40}H_{49}BrN_6O_9S$ 869.82

化学名 (1*R*,2*S*)-1-[(2*S*,4*R*)-4-[{8-Bromo-7-methoxy-2-[2-(2-methylpropanamido)-1,3-thiazol-4-yl]quinolin-4-yl}oxy]-1-[(2*S*)-2-{[(cyclopentyloxy)carbonyl]amino}-3,3-dimethylbutanoyl]pyrrolidine-2-carboxamido]-2-ethenylcyclopropane-1-carboxylic acid

(1*R*,2*S*)-1-[(2*S*,4*R*)-4-[{8-溴-7-甲氧基-2-[2-(2-甲基丙酰氨基)-1,3-噻唑-4-基]喹啉-4-基}氧基]-1-[(2*S*)-2-{[(环戊氧基)羰基]氨基}-3,3-二甲基丁酰基]吡咯烷-2-甲酰氨基]-2-乙烯基环丙基-1-羧酸

CAS 登录号 801283-95-4

INN list 106

药效分类 抗病毒药

法度咪定

Fadolmidine（*INN*）

化学结构式

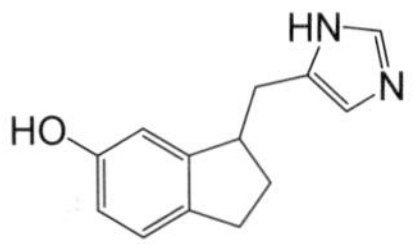

分子式和分子量 $C_{13}H_{14}N_2O$ 214.26

化学名 3-(1*H*-Imidazol-5-ylmethyl)-2,3-dihydro-1*H*-inden-5-ol

3-(1*H*-咪唑-5-基甲基)-2,3-二氢-1*H*-茚-5-酚

CAS 登录号 189353-31-9; 189353-32-0[盐酸盐]

INN list 86

药效分类 α_2 受体激动药，脊柱镇痛药

法格列凡

Fasiglifam（*INN*）

化学结构式

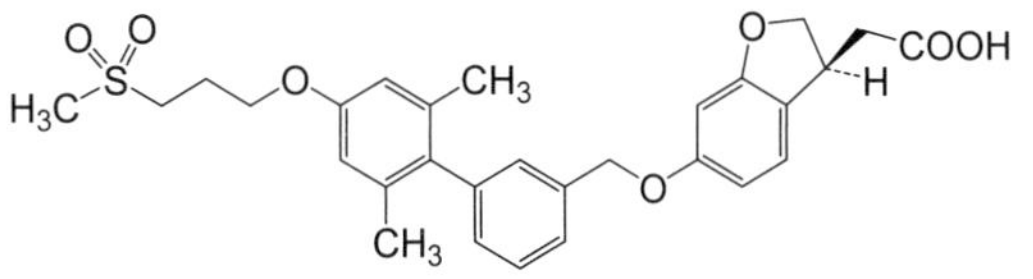

分子式和分子量 $C_{29}H_{32}O_7S$ 524.19

化学名 [(3*S*)-6-({(2',6'-Dimethyl-4'-[3-(methanesulfonyl)propoxy]-[1,1'-biphenyl]-3-yl)}methoxy)-2,3-dihydro-1-benzofuran-3-yl]acetic acid

[(3*S*)-6-({(2',6'-二甲基-4'-[3-(甲磺酰基)丙氧基]-[1,1'-联苯]-3-基)}甲氧基)-2,3-二氢-1-苯并呋喃-3-基]乙酸

CAS 登录号 1000413-72-8

INN list 107

药效分类 抗糖尿病药

法格列扎

Farglitazar（*INN*）

化学结构式

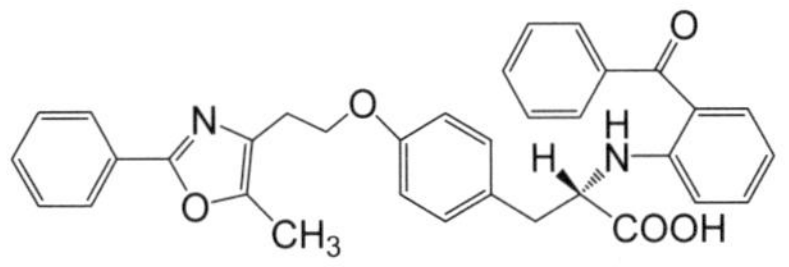

分子式和分子量 $C_{34}H_{30}N_2O_5$ 546.61

化学名 *N*-(*o*-Benzoylphenyl)-*O*-[2-(5-methyl-2-phenyl-4-oxazolyl)ethyl] -L-tyrosine

N-(2-苯甲酰基苯基)-*O*-[2-(5-甲基-2-苯基-4-噁唑基)乙基]-L-酪氨酸

CAS 登录号 196808-45-4

INN list 84

药效分类 抗糖尿病药，胰岛素作用增强药

法兰帕托

Farampator（*INN*）

化学结构式

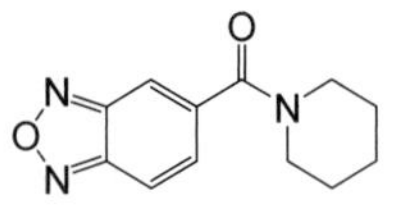

分子式和分子量 $C_{12}H_{13}N_3O_2$ 231.25

化学名 1-(2,1,3-Benzoxadiazol-5-ylcarbonyl)piperidine

1-(2,1,3-苯并噁二唑-5-基甲酰基)哌啶

CAS 登录号 211735-76-1

INN list 92

药效分类 抗精神病药，AMPA 受体调节药

法利布韦

Filibuvir（*INN*）

化学结构式

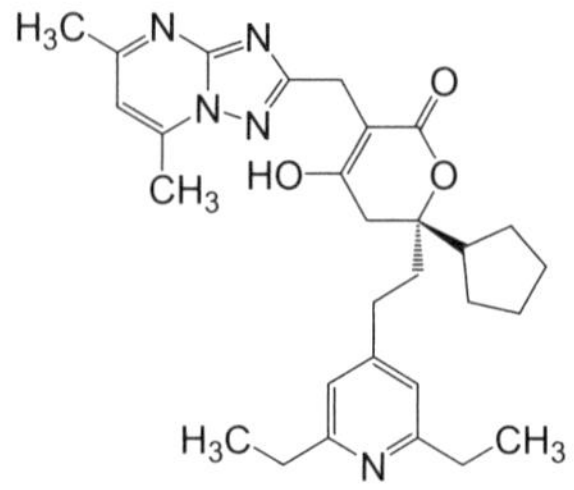

分子式和分子量　$C_{29}H_{37}N_5O_3$　503.64

化学名　(6*R*)-6-Cyclopentyl-6-[2-(2,6-diethylpyridin-4-yl)ethyl]-3-[(5,7-dimethyl[1,2,4]triazolo[1,5-*a*]pyrimidin-2-yl)methyl]-4-hydroxy-5,6-dihydro-2*H*-pyran-2-one

(6*R*)-6-环戊基-6-[2-(2,6-二乙基吡啶-4-基)乙基]-3-[(5,7-二甲基[1,2,4]三氮唑并[1,5-*a*]嘧啶-2-基)甲基]-4-羟基-5,6-二氢-2*H*-吡喃-2-酮

CAS 登录号　877130-28-4

INN list　101

药效分类　抗病毒药

法利帕米

Falipamil（*INN*）

化学结构式

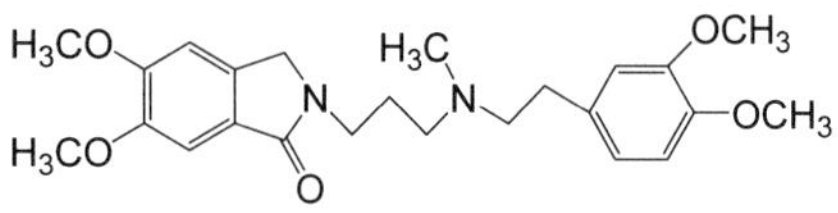

分子式和分子量　$C_{24}H_{32}N_2O_5$　428.52

化学名　2-[3-[(3,4-Dimethoxyphenethyl)methylamino]propyl]-5,6-dimethoxyphthalimidine

2-[3-[(3,4-二甲氧基苯乙基)甲氨基]丙基]-5,6-二甲氧基苯并[*c*]吡咯酮

CAS 登录号　77862-92-1

INN list　47

药效分类　冠脉扩张药

法林洛尔

Falintolol（*INN*）

化学结构式

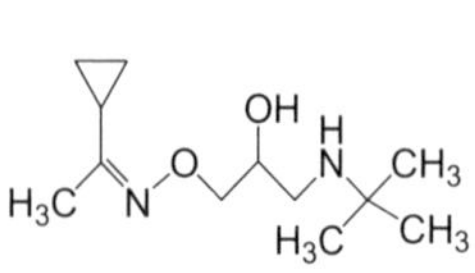

分子式和分子量　$C_{12}H_{24}N_2O_2$　228.33

化学名　Cyclopropyl methyl ketone (±)-(*EZ*)-*O*-[3-(*tert*-butylamino)-2 -hydroxypropyl]oxime

环丙基甲基甲酮 (±)-(*EZ*)-*O*-[3-(叔丁氨基)-2-羟丙基]肟

CAS 登录号　90581-63-8

INN list　53

药效分类　β 受体拮抗药

法罗培南酯

Faropenem Daloxate（*INN*）

化学结构式

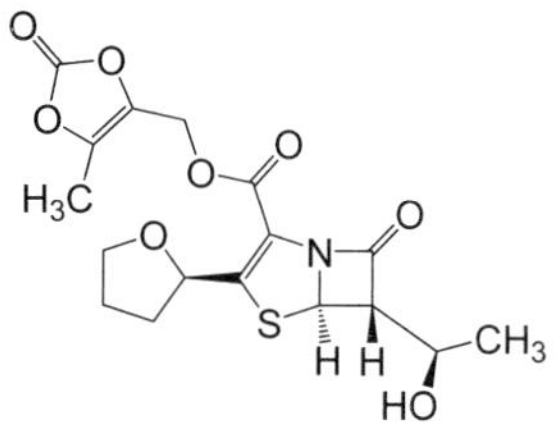

分子式和分子量　$C_{17}H_{19}NO_8S$　397.40

化学名　(5-Methyl-2-oxo-2*H*-1,3-dioxol-4-yl)methyl (5*R*,6*S*)-6-[(1*R*)-1-hydroxyethyl]-7-oxo-3-[(2*R*)-oxolan-2-yl]-4-thia-1-azabicyclo[3.2.0]hept-2-ene-2-carboxylate

(5-甲基-2-氧代-1,3-二氧杂环戊烯-4-基)甲基 (5*R*,6*S*)-6-[(1*R*)-1-羟乙基]-7-氧代-3-[(2*R*)-氧杂环戊烷-2-基]-4-硫杂-1-氮杂双环[3.2.0]庚-2-烯-2-羧酸酯

CAS 登录号　141702-36-5; 106560-14-9[法罗培南]

INN list　72

药效分类　抗生素类药

法罗唑

Fadrozole（*INN*）

化学结构式

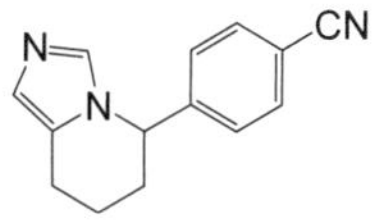

分子式和分子量　$C_{14}H_{13}N_3$　223.28

化学名　(±)-*p*-(5,6,7,8-Tetrahydroimidazo[1,5-*a*]pyridine-5-yl) benzonitrile

(±)-4-(5,6,7,8-四氢咪唑并[1,5-*a*]吡啶-5-基)苯甲腈

CAS 登录号　102676-47-1; 102676-96-0[盐酸盐]

INN list　64

药效分类　芳香化酶抑制药，抗肿瘤药

法鲁德司他

Farudodstat（*INN*）

化学结构式

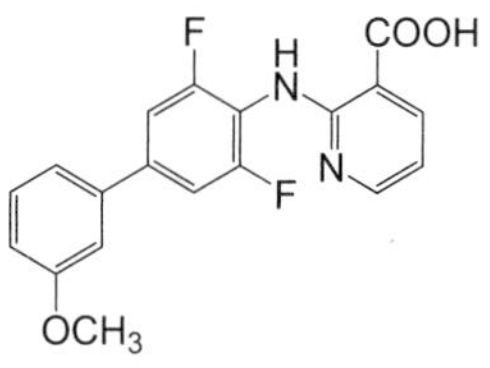

分子式和分子量　$C_{19}H_{14}F_2N_2O_3$　356.33

化学名　2-[(3,5-Difluoro-3'-methoxy[1,1'-biphenyl]-4-yl)amino]

pyridine-3-carboxylic acid

2-[(3,5-二氟-3'-甲氧基[1,1'-联苯]-4-基)氨基]吡啶-3-羧酸

CAS 登录号 1035688-66-4

INN list 125

药效分类 二氢乳清酸脱氢酶 (DHODH) 抑制药

法马泊芬

Fimaporfin（*INN*）

化学结构式

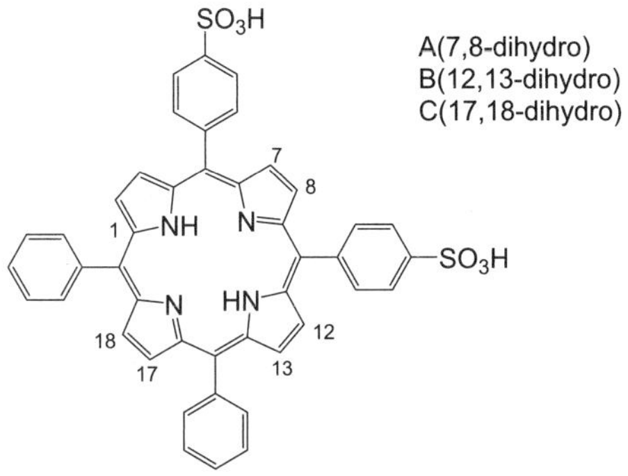

分子式和分子量 $C_{44}H_{30}N_4O_6S_2$ 774.16

药物描述 4,4'-(15,20-Diphenyl-7,8(or 12,13 or 17,18)-dihydro-21*H*,23*H* -porphine-5,10-diyl)bisbenzenesulfonic acid, mixture of three isomers A,B and C(25%,50%,25%)

4,4'-(15,20-二苯基-7,8 (或 12,13 或 17,18)-二氢-21*H*,23*H*-卟吩-5,10-二基)二苯磺酸，三种异构体 A、B 和 C(25%、50%、25%)的混合物

CAS 登录号 1443547-43-0

INN list 110

药效分类 光增敏药

法米氯铵

Famiraprinium Chloride（*INN*）

化学结构式

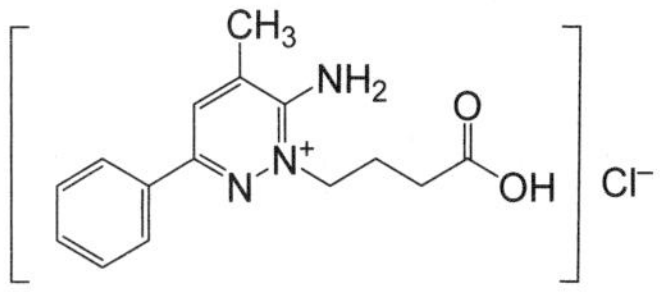

分子式和分子量 $C_{15}H_{18}ClN_3O_2$ 307.78

化学名 6-Amino-1-(3-carboxypropyl)-5-methyl-3-phenylpyridazinium chloride

氯化 6-氨基-1-(3-羧基丙基)-5-甲基-3-苯基哒嗪鎓

CAS 登录号 96440-63-0

INN list 58

药效分类 抗抑郁药

法米替尼

Famitinib（*INN*）

分子式和分子量 $C_{23}H_{27}FN_4O_2$ 410.49

化学结构式

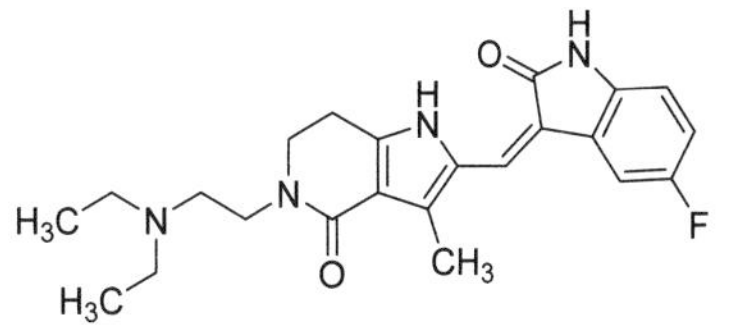

化学名 5-[2-(Diethylamino)ethyl]-2-[(*Z*)-(5-fluoro-2-oxo-1,2-dihydro-3*H*-indol-3-ylidene)methyl]-3-methyl-1,5,6,7-tetrahydro-4*H*-pyrrolo[3,2-*c*]pyridin-4-one

5-[2-(二乙基氨基)乙基]-2-[(*Z*)-(5-氟-2-氧代-1,2-二氢-3*H*-吲哚-3-亚基)甲基]-3-甲基-1,5,6,7-四氢-4*H*-吡咯并[3,2-*c*]吡啶-4-酮

CAS 登录号 1044040-56-3

INN list 125

药效分类 酪氨酸激酶抑制药，抗肿瘤药

法莫替丁

Famotidine（*INN*）

化学结构式

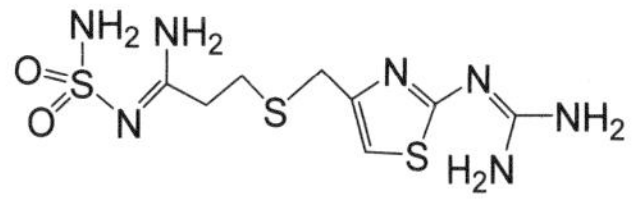

分子式和分子量 $C_8H_{15}N_7O_2S_3$ 337.45

化学名 [1-Amino-3-[[[2-[(diaminomethylene)amino]-4-thiazolyl]methyl]thio] propylidene]sulfamide

[1-氨基-3-[[[2-[(二氨基甲亚基)氨基]-4-噻唑基]甲基]硫基]丙亚基]硫酰胺

CAS 登录号 76824-35-6

INN list 48

药效分类 组胺 H_2 受体拮抗药

法莫汀

Famotine（*INN*）

化学结构式

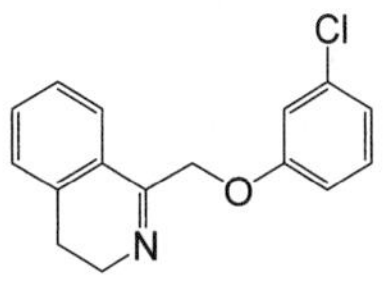

分子式和分子量 $C_{16}H_{14}ClNO$ 271.74

化学名 1-[(*p*-Chlorophenoxy)methyl]-3,4-dihydroisoquinoline

1-[(4-氯苯氧基)甲基]-3,4-二氢异喹啉

CAS 登录号 18429-78-2; 10500-82-0[盐酸盐]

INN list 23

药效分类 抗病毒药

法那帕奈

Fanapanel（*INN*）

分子式和分子量 $C_{14}H_{15}F_3N_3O_6P$ 409.25

化学结构式

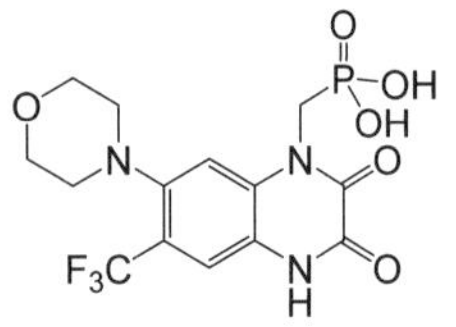

化学名 [[3,4-Dihydro-7-morpholino-2,3-dioxo-6-(trifluoromethyl)-1(2*H*)-quinoxalinyl]methyl]phosphonic acid

[[3,4-二氢-7-吗啉基-2,3-二氧代-6-(三氟甲基)-1(2*H*)-喹喔啉]甲基]磷酸

CAS 登录号 161605-73-8

INN list 80

药效分类 AMPA 受体拮抗药

法奈替唑

Fanetizole（*INN*）

化学结构式

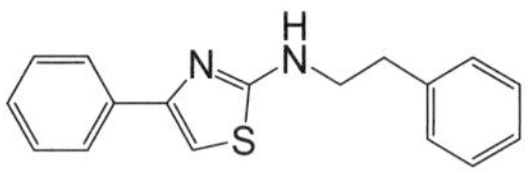

分子式和分子量 $C_{17}H_{16}N_2S$ 280.39

化学名 2-(Phenethylamino)-4-phenylthiazole

2-(苯乙基氨基)-4-苯基噻唑

CAS 登录号 79069-94-6; 79069-95-7[甲磺酸盐]

INN list 48

药效分类 免疫调节药

法南色林

Fananserin（*INN*）

化学结构式

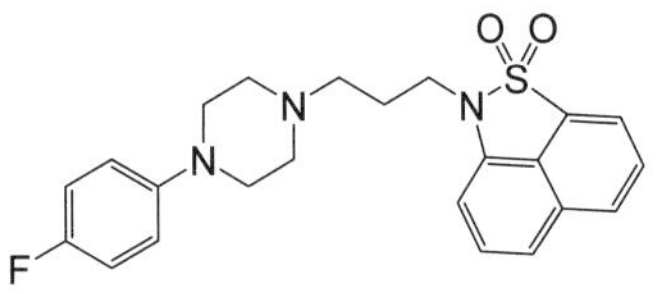

分子式和分子量 $C_{23}H_{24}FN_3O_2S$ 425.52

化学名 2-[3-[4-(*p*-Fluorophenyl)-1-piperazinyl]propyl]-2*H*-naphth[1,8-*cd*] isothiazole 1,1-dioxide

2-[3-[4-(*p*-氟苯基)-1-哌嗪基]丙基]-2*H*-萘并[1,8-*cd*]异噻唑 1,1-二氧化物

CAS 登录号 127625-29-0

INN list 69

药效分类 抗精神病药，5-羟色胺受体拮抗药

法诺普林

Fanotaprim（*INN*）

化学结构式

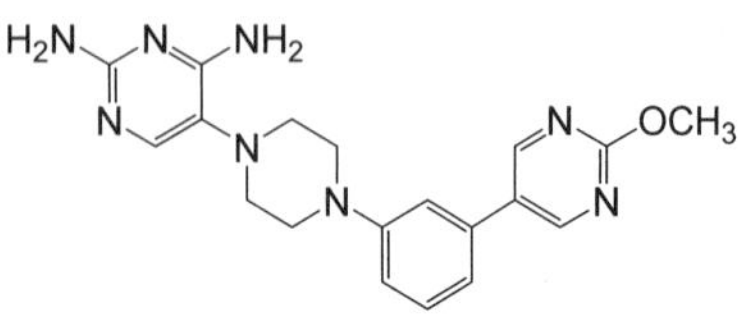

分子式和分子量 $C_{19}H_{22}N_8O$ 378.44

化学名 5-{4-[3-(2-Methoxypyrimidin-5-yl)phenyl]piperazin-1-yl}pyrimidine-2,4-diamine

5-{4-[3-(2-甲氧基嘧啶-5-基)苯基]哌嗪-1-基}嘧啶-2,4-二胺

CAS 登录号 2120282-75-7

INN list 123

药效分类 二氢叶酸还原酶(DHFR)抑制药，抗菌药

法硼巴坦

Vaborbactam（*INN*）

化学结构式

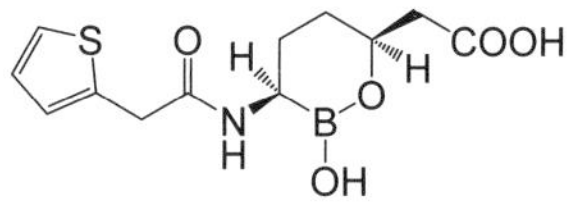

分子式和分子量 $C_{12}H_{16}BNO_5S$ 297.08

化学名 {(3*R*,6*S*)-2-Hydroxy-3-[2-(thiophen-2-yl)acetamido]-1,2-oxaborinan-6-yl}acetic acid

{(3*R*，6*S*)-2-羟基-3-[2-(噻吩-2-基)乙酰氨基]-1,2-氧杂硼烷-6-基}乙酸

CAS 登录号 1360457-46-0

INN list 113

药效分类 β-内酰胺酶抑制药

法塞拉多

Faxeladol（*INN*）

化学结构式

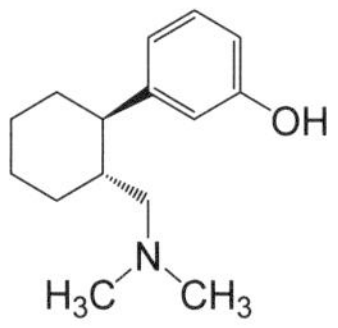

分子式和分子量 $C_{15}H_{23}NO$ 233.35

化学名 3-[(1*R*,2*R*)-2-(Dimethylaminomethyl)cyclohexyl]phenol

3-[(1*R*,2*R*)-2-(二甲氨基甲基)环己基]苯酚

CAS 登录号 433265-65-7

INN list 97

药效分类 镇痛药

法舒地尔

Fasudil（*INN*）

化学结构式

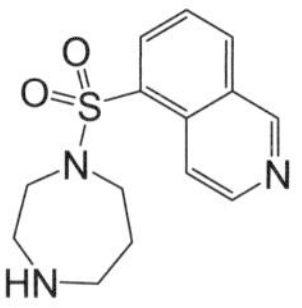

分子式和分子量 $C_{14}H_{17}N_3O_2S$ 291.37

化学名 Hexahydro-1-(5-isoquinolylsulfonyl)-1*H*-1,4-diazepine

六氢-1-(5-异喹啉磺酰基)-1*H*-1,4-二氮杂䓬
CAS 登录号 103745-39-7
INN list 64
药效分类 外周血管扩张药
ATC 分类 C04AX32

法索贝隆

Fasobegron（*INN*）

化学结构式

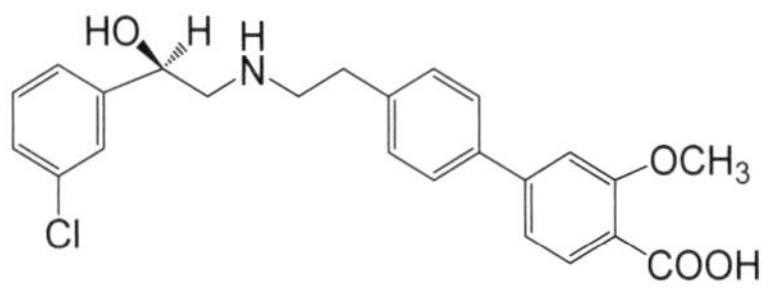

分子式和分子量 $C_{24}H_{24}ClNO_4$ 425.90
化学名 4'-[2-[[(2*R*)-2-(3-Chlorophenyl)-2-hydroxyethyl]amino]ethyl]-3-methoxy-[1,1'-biphenyl]-4-carboxylic acid
4'-[2-[[(2*R*)-2-(3-氯苯基)-2-羟乙基]氨基]乙基]-3-甲氧基-[1,1'-联苯基]-4-羧酸
CAS 登录号 643094-49-9
INN list 98
药效分类 β_3 受体激动药

法索西坦

Fasoracetam（*INN*）

化学结构式

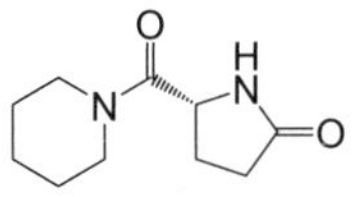

分子式和分子量 $C_{10}H_{16}N_2O_2$ 196.25
化学名 (+)-1-[[(*R*)-5-Oxo-2-pyrrolidinyl]carbonyl]piperidine
(+)-1-[[(*R*)-5-氧代-2-吡咯烷基]甲酰基]哌啶
CAS 登录号 110958-19-5
INN list 78
药效分类 促智药

法维拉韦

Favipiravir（*INN*）

化学结构式

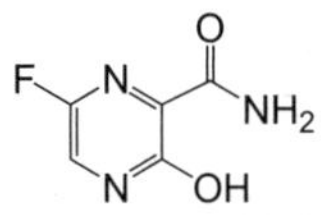

分子式和分子量 $C_5H_4FN_3O_2$ 157.10
化学名 6-Fluoro-3-hydroxypyrazine-2-carboxamide
6-氟-3-羟基吡嗪-2-甲酰胺
CAS 登录号 259793-96-9
INN list 98
药效分类 抗病毒药

法西多曲

Fasidotril（*INN*）

化学结构式

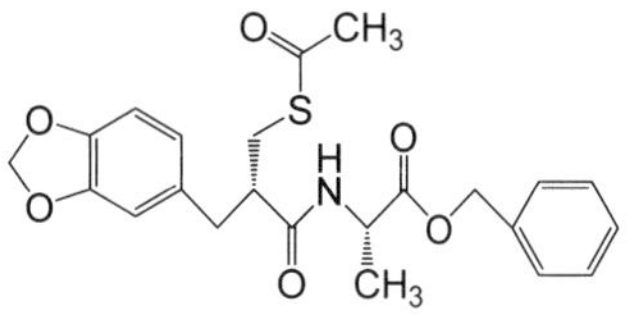

分子式和分子量 $C_{23}H_{25}NO_6S$ 443.51
化学名 Benzyl (2*S*)-2-[[(2*S*)-2-(acetylsulfanylmethyl)-3-(1,3-benzodioxol-5-yl)propanoyl]amino]propanoate
苄基 (2*S*)-2-[[(2*S*)-2-(乙酰硫基甲基)-3-(1,3-苯并二氧五环-5-基)丙酰基]氨基]丙酸酯
CAS 登录号 135038-57-2
INN list 74
药效分类 抗高血压药

法西普隆

Fasiplon（*INN*）

化学结构式

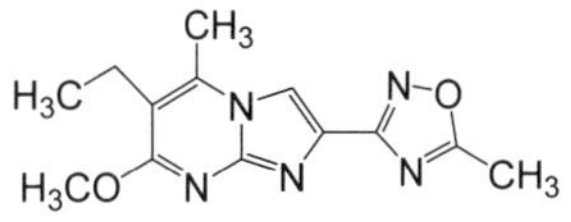

分子式和分子量 $C_{13}H_{15}N_5O_2$ 273.29
化学名 6-Ethyl-7-methoxy-5-methyl-2-(5-methyl-1,2,4-oxadiazol-3-yl) imidazo[1,2-*a*]pyrimidine
6-乙基-7-甲氧基-5-甲基-2-(5-甲基-1,2,4-噁二唑-3-基)咪唑并[1,2-*a*]嘧啶
CAS 登录号 106100-65-6
INN list 61
药效分类 抗焦虑药

法欣克兰

Facinicline（*INN*）

化学结构式

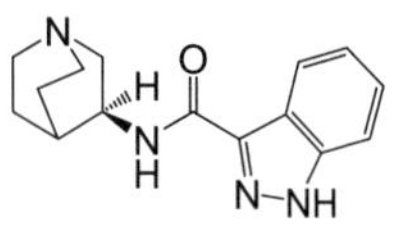

分子式和分子量 $C_{15}H_{18}N_4O$ 270.33
化学名 *N*-[(3S)-1-Azabicyclo[2.2.2]octan-3-yl]-1*H*-indazole-3-carboxamide
N-[(3S)-1-氮杂二环[2.2.2]辛烷-3-基]-1*H*-吲唑-3-甲酰胺
CAS 登录号 677306-35-3

INN list 105

药效分类 烟碱型乙酰胆碱受体部分激动药

法扎拉滨

Fazarabine（*INN*）

化学结构式

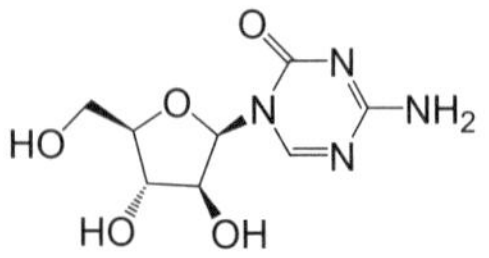

分子式和分子量 $C_8H_{12}N_4O_5$ 244.20

化学名 4-Amino-1-*β*-D-arabinofuranosyl-1,3,5 -triazin-2(1*H*)-one

4-氨基-1-*β*-D-呋喃阿拉伯糖基-1,3,5-三嗪-2(1*H*)-酮

CAS 登录号 65886-71-7

INN list 56

药效分类 抗肿瘤药

法扎溴铵

Fazadinium Bromide（*INN*）

化学结构式

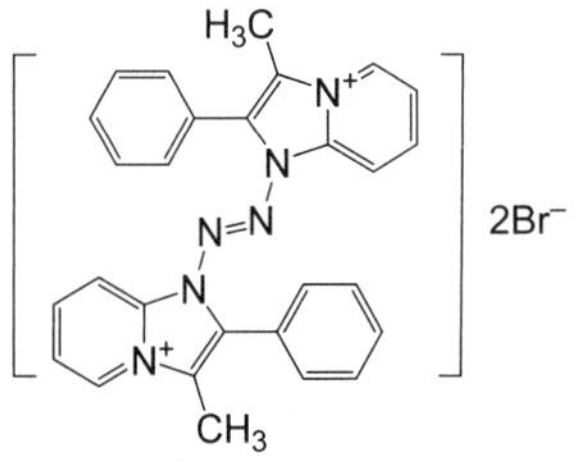

分子式和分子量 $C_{28}H_{24}Br_2N_6$ 604.34

化学名 1,1'-Azobis[3-methyl-2-phenyl-1*H*-imidazo[1,2-*a*]pyridine-4-ium] dibromide

二溴化 1,1'-偶氮基双[3-甲基-2-苯基-1*H*-咪唑并[1,2-*a*]吡啶-4-鎓]

CAS 登录号 49564-56-9

INN list 32

药效分类 肌肉松弛药

法卓西利

Fadraciclib（*INN*）

化学结构式

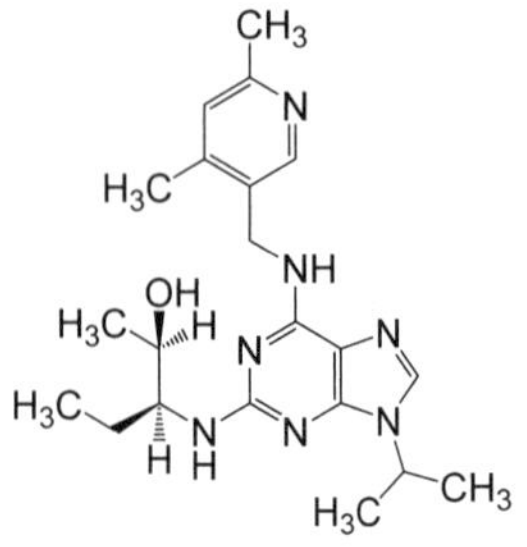

分子式和分子量 $C_{21}H_{31}N_7O$ 397.53

化学名 (2*R*,3*S*)-3-{[6-{[(4,6-Dimethylpyridin-3-yl)methyl]amino}-9-(propan-2-yl)-9*H*-purin-2-yl]amino}pentan-2-ol

(2*R*,3*S*)-3-{[6-{[(4,6-二甲基吡啶-3-基)甲基]氨基}-9-(丙-2-基)-9*H*-嘌呤-2-基]氨基}戊烷-2-醇

CAS 登录号 1070790-89-4

INN list 121

药效分类 细胞周期依赖激酶抑制药

凡迪尼索

Verdinexor（*INN*）

化学结构式

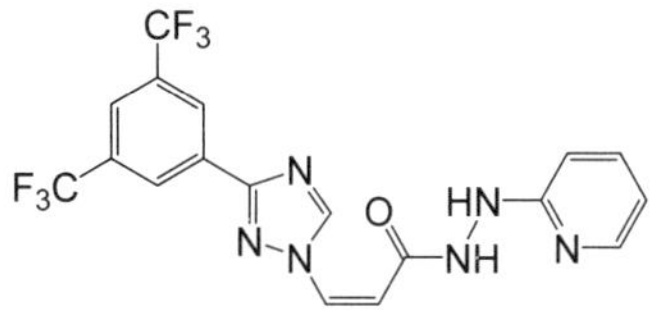

分子式和分子量 $C_{18}H_{12}F_6N_6O$ 442.33

化学名 (2*Z*)-3-{3-[3,5-Bis(trifluoromethyl)phenyl]-1*H*-1,2,4-triazol-1-yl}-*N'*-(pyridin-2-yl)prop-2-enehydrazide

(2*Z*)-3-{3-[3,5-二(三氟甲基)苯基]-1*H*-1,2,4-三氮唑-1-基}-*N'*-(吡啶-2-基)丙-2-烯酰肼

CAS 登录号 1392136-43-4

INN list 110

药效分类 抗肿瘤药(兽用)

凡他尼布

Vandetanib（*INN*）

化学结构式

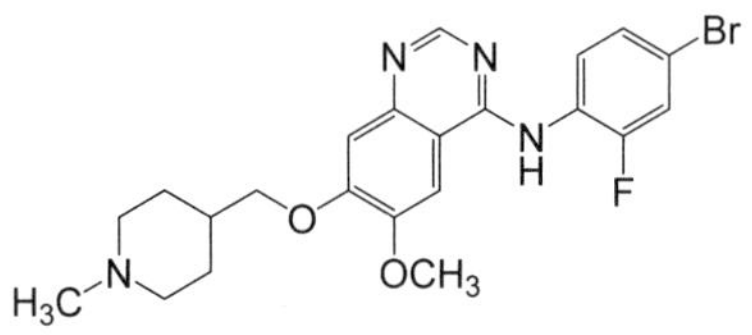

分子式和分子量 $C_{22}H_{24}BrFN_4O_2$ 475.35

化学名 *N*-(4-Bromo-2-fluorophenyl)-6-methoxy-7-[(l-methylpiperidin-4-yl)methoxy]quinazolin-4-amine

N-(4-溴-2-氟苯基)-6-甲氧基-7-[(l-甲基哌啶-4-基)甲氧基]喹唑啉-4-胺

CAS 登录号 443913-73-3; 338992-00-0[取代物]

INN list 91

药效分类 抗肿瘤药，血管生成抑制药

反苯环丙胺

Tranylcypromine（*INN*）

化学结构式

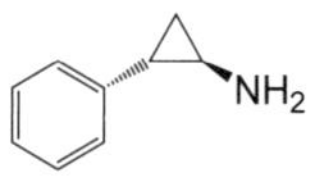

分子式和分子量 $C_9H_{11}N$ 133.19

化学名 (±)-*trans*-2-Phenylcyclopropylamine

(±)-反-2-苯基环丙胺

CAS 登录号 155-09-9; 13492-01-8[硫酸盐]

INN list 11

药效分类 抗抑郁药

反式藏红花酸

Transcrocetin（*INN*）

化学结构式

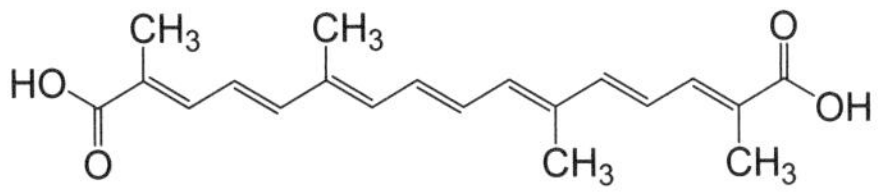

分子式和分子量 $C_{20}H_{24}O_4$ 328.17

化学名 All-*trans*-8,8'-diapocarotene-8,8'-dioic acid

全反-8,8'-双阿朴胡萝卜素-8,8'-二酸

CAS 登录号 27876-94-4

INN list 111

药效分类 放射增敏药

反油酸吉西他滨

Gemcitabine Elaidate（*INN*）

化学结构式

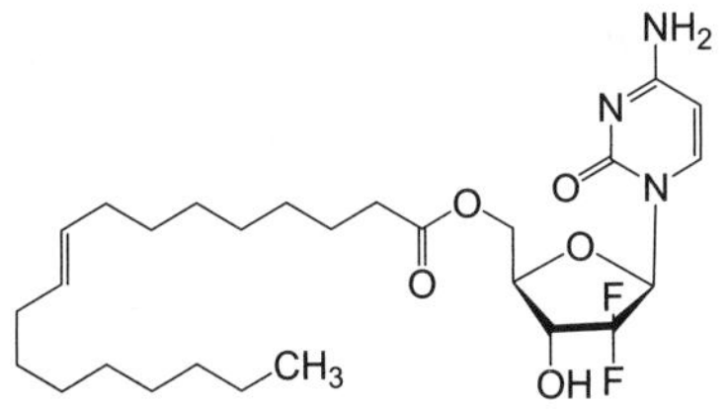

分子式和分子量 $C_{27}H_{43}F_2N_3O_5$ 527.64

化学名 2'-Deoxy-2',2'-difluorocytidine 5'-(9*E*)-octadec-9-enoate

2'-脱氧-2',2'-二氟胞苷 5'-(9*E*)-十八碳-9-烯酸酯

CAS 登录号 210829-30-4

INN list 106

药效分类 抗肿瘤药

泛醇

Panthenol（*INN*）

化学结构式

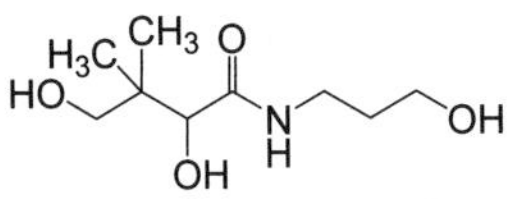

分子式和分子量 $C_9H_{19}NO_4$ 205.25

化学名 (±)-2,4-Dihydroxy-*N*-(3-hydroxypropyl)-3,3-dimethylbutyramide

(±)-2,4-二羟基-*N*-(3-羟丙基)-3,3-二甲基丁酰胺

CAS 登录号 16485-10-2

INN list 14

药效分类 维生素类药

泛度沙星

Fandofloxacin（*INN*）

化学结构式

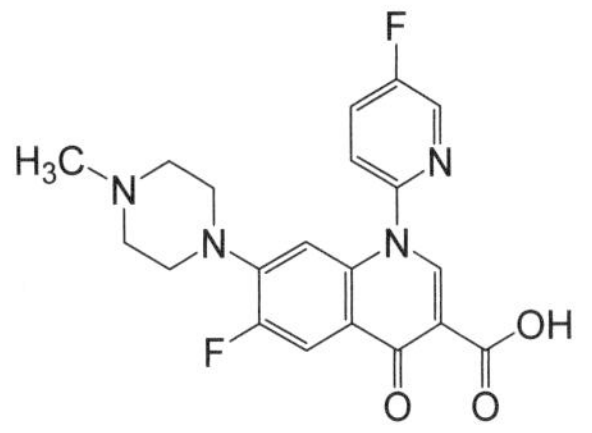

分子式和分子量 $C_{20}H_{18}F_2N_4O_3$ 400.38

化学名 6-Fluoro-1-(5-fluoro-2-pyridyl)-1,4-dihydro-7-(4-methyl-1-piperazinyl)-4-oxo-3-quinolinecarboxylic acid

6-氟-1-(5-氟-2-吡啶基)-1,4-二氢-7-(4-甲基-1-哌嗪基)-4-氧代-3-喹啉羧酸

CAS 登录号 164150-99-6

INN list 78

药效分类 抗菌药

泛多生坦

Fandosentan（*INN*）

化学结构式

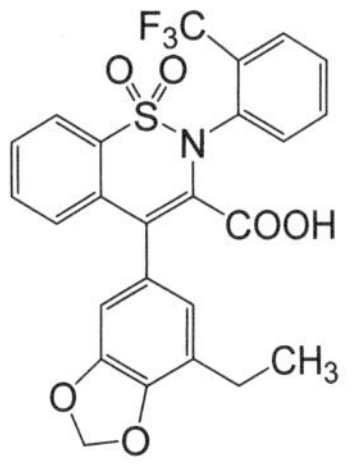

分子式和分子量 $C_{25}H_{18}F_3NO_6S$ 517.47

化学名 4-(7-Ethyl-1,3-benzodioxol-5-yl)-2-[2-(trifluoromethyl)phenyl]-2*H*-1,2-benzothiazine-3-carboxylic acid 1,1-dioxide

4-(7-乙基-1,3-苯并二氧戊环-5-基)-2-[2-(三氟甲基)苯基]-2*H*-1,2-苯并噻嗪-3-羧酸 1,1-二氧化物

CAS 登录号 221241-63-0; 221246-12-4[钾盐]

INN list 87

药效分类 内皮素受体拮抗药，抗肺动脉高压药

泛癸利酮

Ubidecarenone（*INN*）

化学结构式

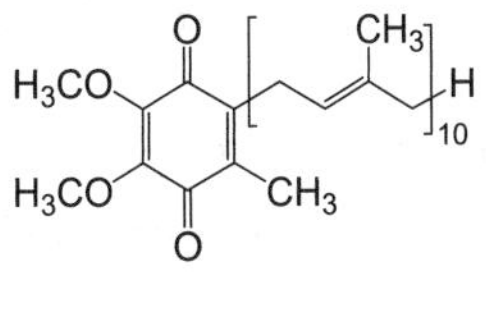

分子式和分子量 $C_{59}H_{90}O_4$ 863.34

化学名 2-[(All-*E*)-3,7,11,15,19,23,27,31,35,39-Decamethyl-2,6,10,14,18, 22,26,30, 34,38-tetracontadecaenyl]-5,6-dimethoxy-3-methyl-*p*-benzoquinone

2-[(全-*E*)-3,7,11,15,19,23,27,31,35,39-十甲基-2,6,10,14,18,22,26,30,34,38-四十碳十烯基]-5,6-二甲氧基-3-甲基对苯醌

CAS 登录号 303-98-0

INN list 48

药效分类 循环系统药物

ATC 分类 C01EB09

泛喹酮

Phanquinone（*INN*）

化学结构式

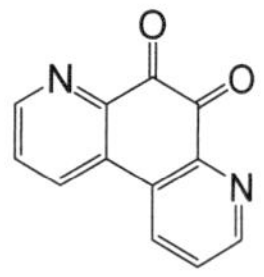

分子式和分子量 $C_{12}H_6N_2O_2$ 210.19

化学名 4,7-Phenanthroline-5,6-quinone

4,7-菲咯啉-5,6-醌

CAS 登录号 84-12-8

INN list 10

药效分类 抗阿米巴虫药

ATC 分类 P01AX04

泛硫乙胺

Pantethine（*INN*）

化学结构式

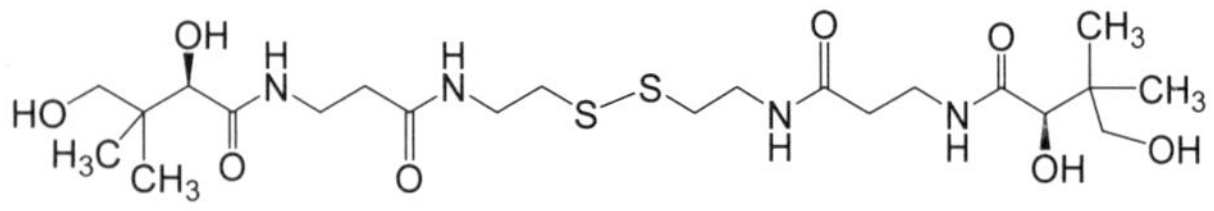

分子式和分子量 $C_{22}H_{42}N_4O_8S_2$ 554.72

化学名 D-Bis(*N*-pantothenyl-2-aminoethyl)disulfide

D-双(*N*-泛酰基-2-氨基乙基)二硫化物

CAS 登录号 16816-67-4

药效分类 氨基酸类药

泛普法宗

Famprofazone（*INN*）

化学结构式

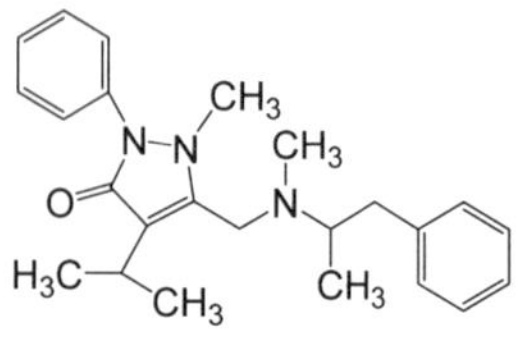

分子式和分子量 $C_{24}H_{31}N_3O$ 377.52

化学名 4-Isopropyl-2-methyl-3-[[methyl(*α*-methylphenethyl)amino]methyl]-1- phenyl-3-pyrazolin-5-one

4-异丙基-2-甲基-3-[[甲基(*α*-甲基苯乙基)氨基]甲基]-1-苯基-3-吡唑啉-5-酮

CAS 登录号 22881-35-2

INN list 21

药效分类 镇痛药

泛普罗尼

Fampronil（*INN*）

化学结构式

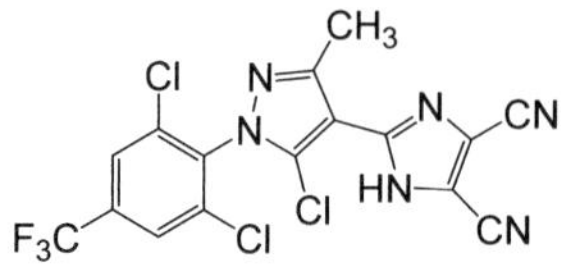

分子式和分子量 $C_{16}H_6Cl_3F_3N_6$ 445.61

化学名 2-[5-Chloro-1-[2,6-dichloro-4-(trifluoromethyl)phenyl]-3-methyl-1*H*- pyrazol-4-yl]-1*H*-imidazole-4,5-dicarbonitrile

2-[5-氯-1-[2,6-二氯-4-(三氟甲基)苯基]-3-甲基-1*H*-吡唑-4-基]-1*H*-咪唑-4,5-二甲腈

CAS 登录号 134183-95-2

INN list 91

药效分类 抗寄生虫药

泛曲酮

Fantridone（*INN*）

化学结构式

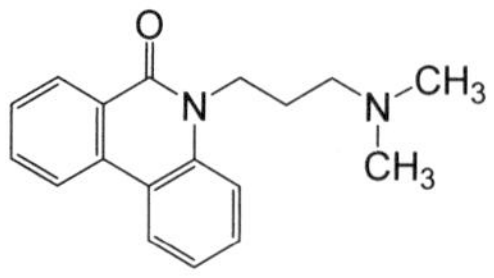

分子式和分子量 $C_{18}H_{20}N_2O$ 280.37

化学名 5-[3-(Dimethylamino)propyl]-6(5*H*)-phenanthridinone

5-[3-(二甲氨基)丙基]-6(5*H*)-菲啶酮

CAS 登录号 17692-37-4; 22461-13-8[盐酸盐]; 24390-12-3[盐酸盐一水合物]

INN list 18

药效分类 抗抑郁药

泛酸钙

Calcium Pantothenate（*INN*）

化学结构式

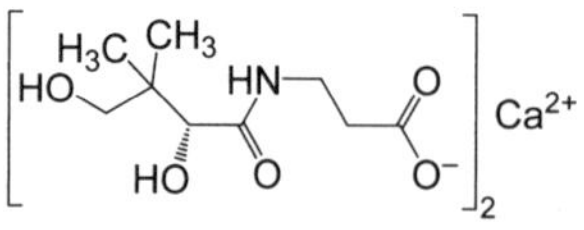

分子式和分子量 $C_{18}H_{32}CaN_2O_{10}$ 476.53

化学名 Calcium D-3-[(2,4-dihydroxy-3,3-dimethylbutanoyl)amino] propanoic acid (1：2)

D-3-[(2,4-二羟基-3,3-二甲基丁酰基)氨基]丙酸钙盐(2：1)
CAS 登录号　137-08-6; 79-83-4[泛酸]; 6381-63-1[DL-泛酸钙]
INN list　74
药效分类　维生素类药

泛酸氯霉素

Cloramfenicol Pantothenate（*INN*）

化学结构式

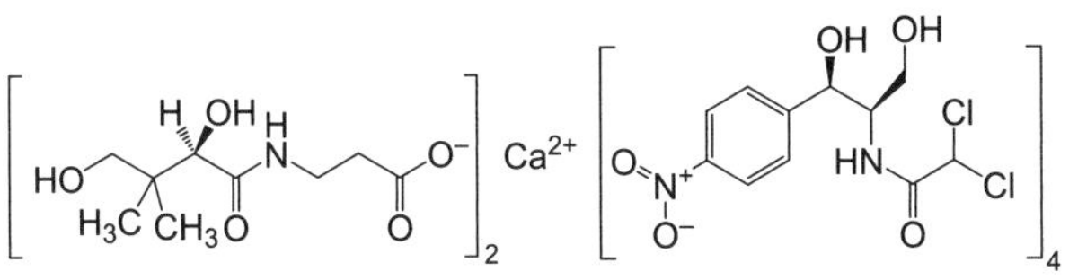

分子式和分子量　$C_{62}H_{80}CaCl_8O_{30}$　1769.05
化学名　Pantothenic acid calcium salt (2：1) compound with D-*threo*-(−)-2,2-dichloro-*N*-[*β*-hydroxy-*α*-hydroxymethyl-4-nitrophenethyl]acetamide (1：4)

泛酸钙盐(2：1)与 D-苏型-(−)-2,2-二氯-*N*-[*β*-羟基-*α*-羟甲基-4-硝基苯基]乙酰胺(1：4)复合物
CAS 登录号　31342-36-6
INN list　13
药效分类　抗生素类药

泛托法隆

Fantofarone（*INN*）

化学结构式

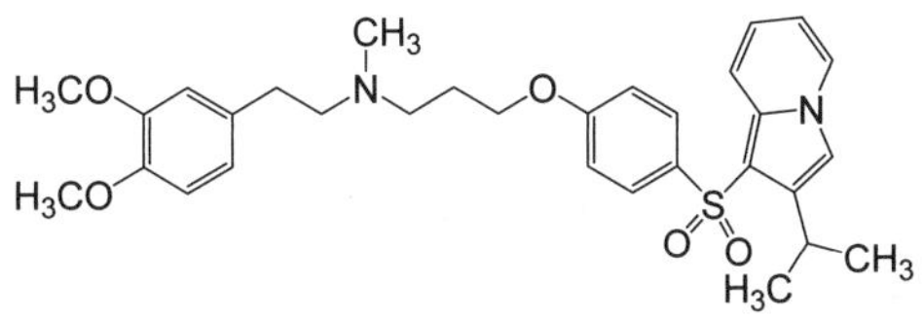

分子式和分子量　$C_{31}H_{38}N_2O_5S$　550.71
化学名　1-[[4-[3-[(3,4-Dimethoxyphenethyl)methylamino]propoxy]phenyl] sulfonyl]-2-isopropylindolizine

1-[[4-[3-[(3,4-二甲氧基苯乙基)甲氨基]丙氧基]苯基]磺酰基]-2-异丙基吲嗪
CAS 登录号　114432-13-2
INN list　64
药效分类　血管扩张药，钙通道阻滞药

泛昔洛韦

Famciclovir（*INN*）

化学结构式

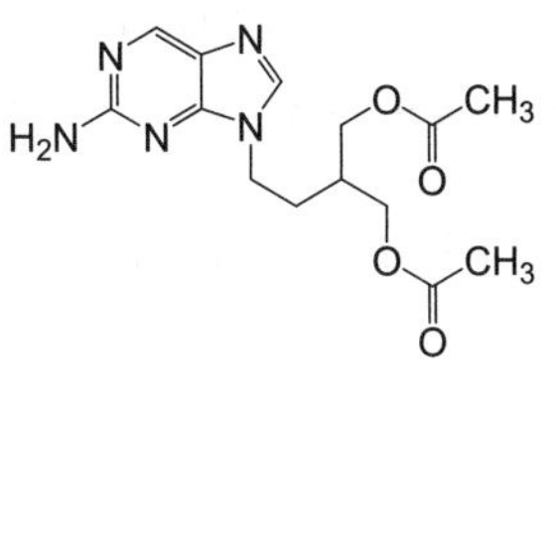

分子式和分子量　$C_{14}H_{19}N_5O_4$　321.33
化学名　2-[2-(2-Amino-9*H*-purin-9-yl)ethyl]-1,3-propanediol diacetate(ester)

2-[2-(2-氨基-9*H*-嘌呤-9-基)乙基]-1,3-丙二醇 二乙酸酯
CAS 登录号　104227-87-4
INN list　61
药效分类　核苷和核苷酸类抗病毒药
ATC 分类　J05AB09

泛烟酯

Pantenicate（*INN*）

化学结构式

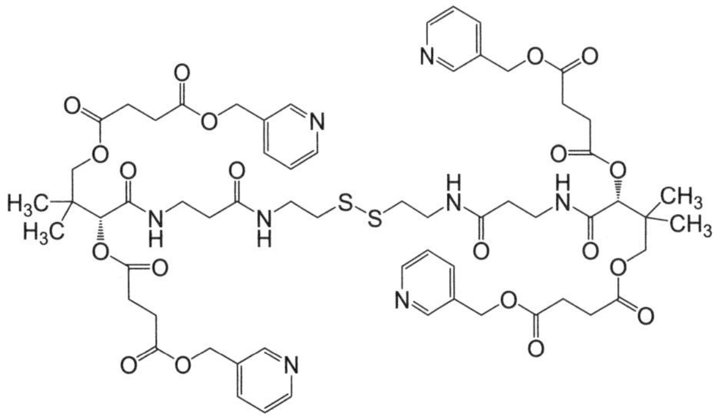

分子式和分子量　$C_{62}H_{78}N_8O_{20}S_2$　1319.45
化学名　4-*O*-[(3*R*)-4-[[3-[2-[2-[3-[[(2*R*)-3,3-Dimethyl-2,4-bis[[4-oxo-4-(pyridin-3-ylmethoxy)butanoyl]oxy]butanoyl]amino]propanoylamino]ethyldisulfanyl]ethylamino]-3-oxopropyl]amino]-2,2-dimethyl-4-oxo-3-[4-oxo-4-(pyridin-3-ylmethoxy)butanoyl]oxybutyl] 1-*O*-(pyridin-3-ylmethyl) butanedioate

4-*O*-[(3*R*)-4-[[3-[2-[2-[3-[[(2*R*)-3,3-二甲基-2,4-双[[4-氧代-4-(吡啶-3-基甲氧基)丁酰基]氧基]丁酰基]氨基]丙酰氨基]乙基二硫基]乙氨基]-3-氧代丙基]氨基]-2,2-二甲基-4-氧代-3-[4-氧代-4-(吡啶-3-基甲氧基)丁酰基]氧基丁基] 1-*O*-(吡啶-3-基甲基)丁二酸酯
CAS 登录号　96922-80-4
INN list　56
药效分类　降血脂药

泛影酸

Diatrizoic Acid

化学结构式

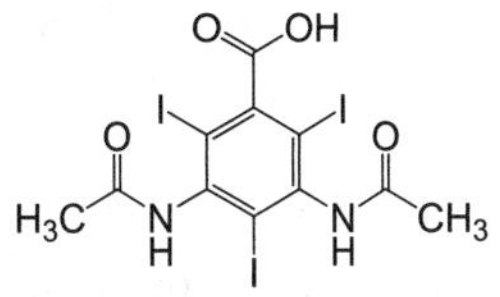

分子式和分子量　$C_{11}H_9I_3N_2O_4$　613.91
化学名　3,5-Diacetamido-2,4,6-triiodobenzoic acid

3,5-二乙酰氨基-2,4,6-三碘苯甲酸
CAS 登录号　117-96-4; 50978-11-5[二水合物]; 737-31-5[钠盐]
药效分类　诊断用药

放线菌素 C

Actinomycin C

化学结构式

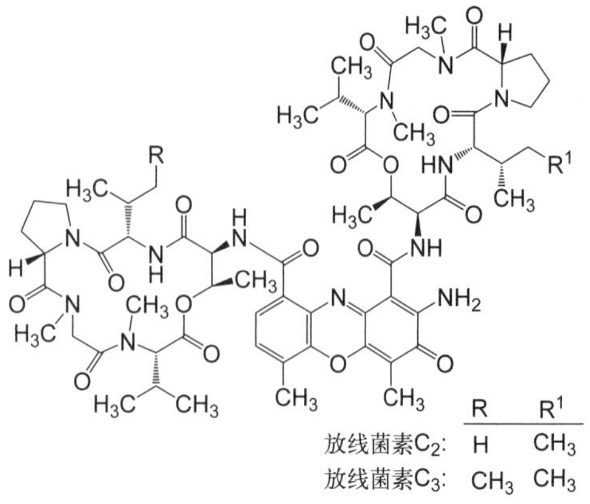

	R	R^1
放线菌素C_2:	H	CH_3
放线菌素C_3:	CH_3	CH_3

化学名 2-Amino-1-*N*-[(3*S*,6*S*,7*R*,10*S*,16*S*)-3-[(2*S*)-butan-2-yl]-7,11,14-trimethyl-2,5,9,12,15-pentaoxo-10-propan-2-yl-8-oxa-1,4,11,14-tetrazabicyclo[14.3.0]nonadecan-6-yl]-4,6-dimethyl-3-oxo-9-*N*-[(3*S*,6*S*,7*R*,10*S*,16*S*)-7,11,14-trimethyl-2,5,9,12,15-pentaoxo-3,10-di(propan-2-yl)-8-oxa-1,4,11,14-tetrazabicyclo[14.3.0]nonadecan-6-yl]phenoxazine-1,9-dicarboxamide

2-氨基-1-*N*-[(3*S*,6*S*,7*R*,10*S*,16*S*)-3-[(2*S*)-丁-2-基]-7,11,14-三甲基-2,5,9,12,15-五氧代-10-丙-2-基-8-氧杂-1,4,11,14-四氮杂双环[14.3.0]十五烷-6-基]-4,6-二甲基-3-氧代-9-*N*-[(3*S*,6*S*,7*R*,10*S*,16*S*)-7,11,14-三甲基-2,5,9,12,15-五氧代-3,10-双(丙-2-基)-8-氧杂-1,4,11,14-四氮杂双环[14.3.0]十五烷-6-基]吩噁嗪-1,9-二甲酰胺

CAS 登录号 8052-16-2

药效分类 抗生素类抗肿瘤药

放线菌素 D

Actinomycin D

化学结构式

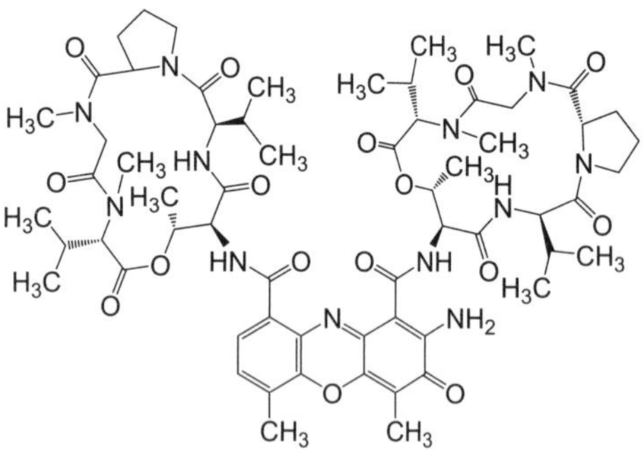

分子式和分子量 $C_{62}H_{86}N_{12}O_{16}$ 1255.42

化学名 2-Amino-*N*,*N*'- bis[(6*S*,9*R*,10*S*,13*R*,18*aS*)- 6,13-diisopropyl-2,5,9-trimethyl- 1,4,7,11,14-pentaoxohexadecahydro-1*H*-pyrrolo[2,1-*i*][1,4,7,10,13] oxatetraazacyclohexadecin- 10-yl]-4,6-dimethyl-3-oxo- 3*H*-phenoxazine- 1,9-dicarboxamide

2-氨基-*N*,*N*'- 双[(6*S*,9*R*,10*S*,13*R*,18*aS*)-6,13-二异丙基-2,5,9-三甲基- 1,4,7,11,14-五氧十六氢- 1*H*-吡咯[2,1-*i*][1,4,7,10,13]氧杂四氮杂环十六烷-10-基]- 4,6-二甲基- 3-氧代- 3*H*-吩噁嗪-1,9-二甲酰胺

CAS 登录号 50-76-0

药效分类 抗生素类抗肿瘤药

ATC 分类 L01DA01

非阿尿苷

Fialuridine（*INN*）

化学结构式

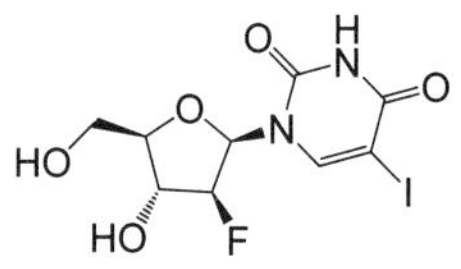

分子式和分子量 $C_9H_{10}FIN_2O_5$ 372.09

化学名 1-(2-Deoxy-2-fluoro-*β*-D-arabinofuranosyl)-5-iodouracil

1-(2-脱氧-2-氟-*β*-D-呋喃阿拉伯糖基)-5-碘尿嘧啶

CAS 登录号 69123-98-4

INN list 68

药效分类 抗病毒药

非巴氨酯

Febarbamate（*INN*）

化学结构式

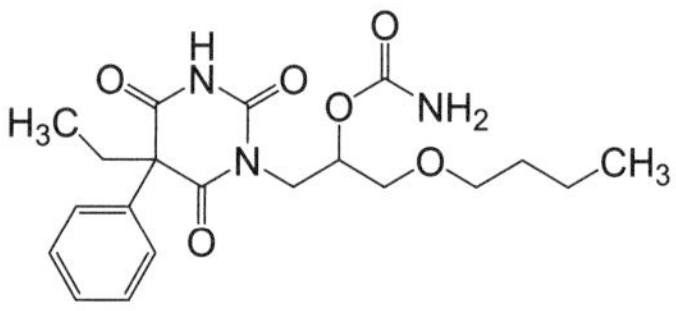

分子式和分子量 $C_{20}H_{27}N_3O_6$ 405.44

化学名 1-(3-Butoxy-2-hydroxypropyl)-5-ethyl-5-phenylbarbituric acid carbamate ester

1-(3-丁氧基-2-羟基丙基)-5-乙基-5-苯基巴比妥酸氨基甲酸酯

CAS 登录号 13246-02-1

INN list 12

药效分类 抗癫痫药，镇静催眠药

非班太尔

Febantel（*INN*）

化学结构式

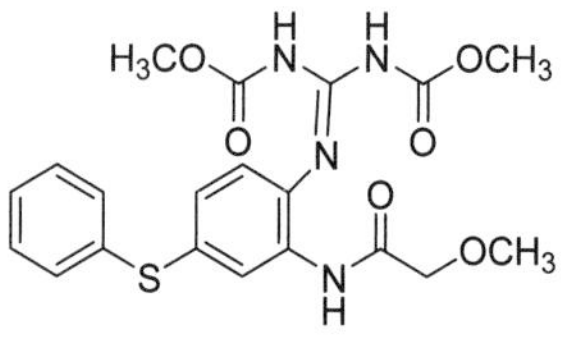

分子式和分子量 $C_{20}H_{22}N_4O_6S$ 446.48

化学名 Dimethyl[[2-(2-methoxyacetamido)-4-(phenylthio)phenyl]imidocarbonyl]dicarbamate

二甲基 [[2-(2-甲氧基乙酰氨基)-4-(苯基硫基)苯基]亚氨碳基]二氨基甲酸酯

CAS 登录号 58306-30-2

INN list 38

药效分类 抗螨虫药

非吡三唑

Fepitrizol（*INN*）

化学结构式

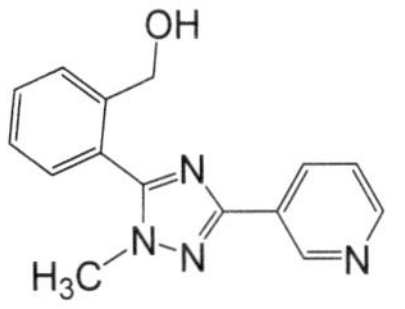

分子式和分子量 $C_{15}H_{14}N_4O$ 266.30

化学名 *o*-[1-Methyl-3-(3-pyridyl)-1*H*-1,2,4-triazol-5-yl]benzyl alcohol

2-[1-甲基-3-(3-吡啶基)-1*H*-1,2,4-三氮唑-5-基]苄醇

CAS 登录号 53415-46-6

INN list 40

药效分类 催眠药

非布丙醇

Febuprol（*INN*）

化学结构式

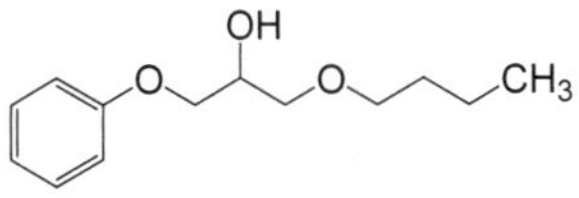

分子式和分子量 $C_{13}H_{20}O_3$ 224.30

化学名 1-Butoxy-3-phenoxy-2-propanol

1-丁氧基-3-苯氧基-2-异丙醇

CAS 登录号 3102-00-9

INN list 32

药效分类 利胆药

非布司他

Febuxostat（*INN*）

化学结构式

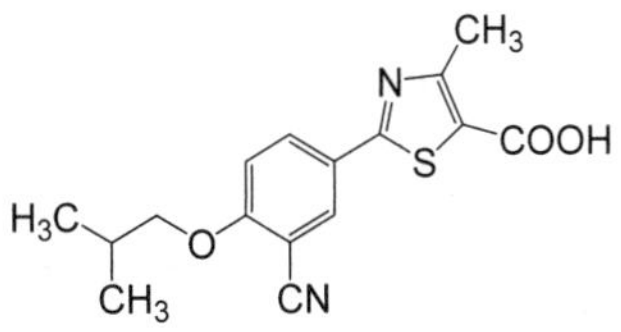

分子式和分子量 $C_{16}H_{16}N_2O_3S$ 316.37

化学名 2-[3-Cyano-4-(2-methylpropoxy)phenyl]-4-methylthiazole-5-carboxylic acid

2-[3-氰基-4-(2-甲基丙氧基)苯基]-4-甲基噻唑-5-羧酸

CAS 登录号 144060-53-7

INN list 85

药效分类 黄嘌呤氧化酶和黄嘌呤去氢酶抑制药

非布维林

Febuverine（*INN*）

化学结构式

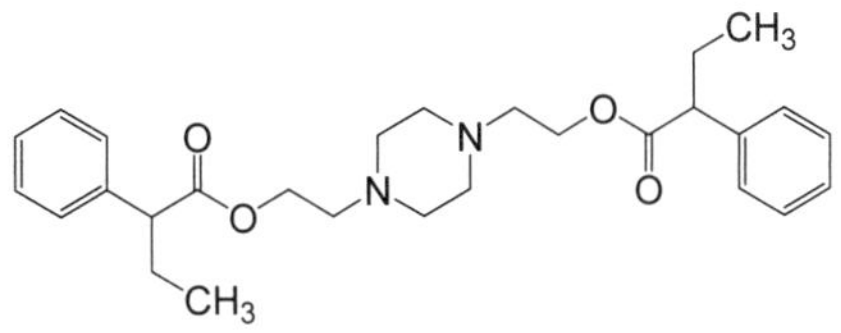

分子式和分子量 $C_{28}H_{38}N_2O_4$ 466.61

化学名 1,4-Piperazinediethanol di(2-phenylbutyrate ester)

1,4-哌嗪二乙醇 二(2-苯基丁酸酯)

CAS 登录号 7077-33-0

INN list 27

药效分类 解痉药

非布西林

Fibracillin（*INN*）

化学结构式

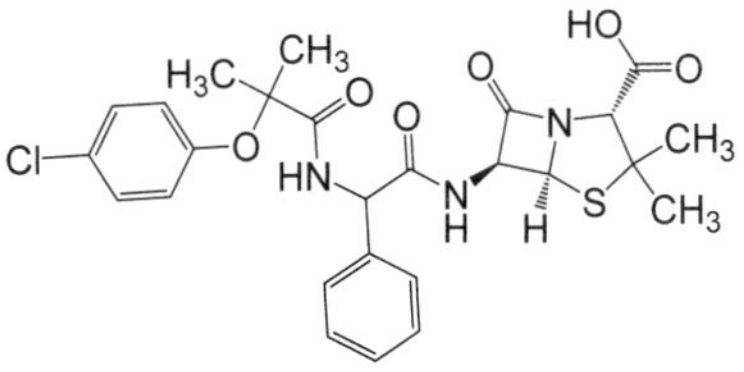

分子式和分子量 $C_{26}H_{28}ClN_3O_6S$ 546.04

化学名 D-6-[2-[2-(*p*-Chlorophenoxy)-2-methylpropionamido]-2-phenyl-acetamido]-3,3-dimethyl-7-oxo-4-thia-1-azabicyclo[3.2.0]heptane-2-carboxylic acid

D-6-[2-[2-(4-氯苯氧基)-2-甲基丙酰氨基]-2-苯基乙酰氨基]-3,3-二甲基-7-氧代-4-硫杂-1-氮杂双环[3.2.0]庚烷-2-羧酸

CAS 登录号 51154-48-4

INN list 30

药效分类 抗生素类药

非达霉素

Fidaxomicin（*INN*）

化学结构式

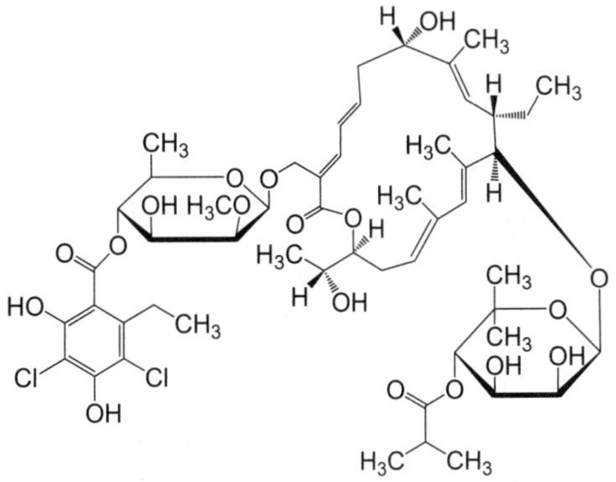

分子式和分子量 $C_{52}H_{74}Cl_2O_{18}$ 1058.04

化学名 (3*E*,5*E*,8*S*,9*E*,11*S*,12*R*,13*E*,15*E*,18*S*)-3-[[(6-Deoxy-4-*O*-(3,5-dichloro-2-ethyl-4,6-dihydroxybenzoyl)-2-*O*-methyl-*β*-D-mannopyranosyl)oxy] methyl]-12-[[6-deoxy-5-*C*-methyl-4-*O*-(2-methylpropanoyl)-*β*-D-*lyxo*-hexopyranosyl]oxy]-11-ethyl-8-hydroxy-18-[(1*R*)-1-hydroxyethyl]-9,13,15-trimethyloxacycloocta-3,5,9,13,15-pentaen -2-one

(3*E*,5*E*,8*S*,9*E*,11*S*,12*R*,13*E*,15*E*,18*S*)-3-[[(6-脱氧-4-*O*- (3,5-二氯-2-乙基-4,6-二羟基苯甲酰基)-2-*O*-甲基-*β*-D-吡喃甘露糖基)氧基]甲基]-12-[[6-脱氧-5-*C*-甲基-4-*O*- (2-甲基丙酰基)-*β*-D-来苏-吡喃己糖基]氧基]-11-乙基-8-羟基-18-[(1*R*)-1-羟乙基]-9,13,15-三甲基氧杂环十八碳烷-3,5,9,13,15-五烯-2-酮

CAS 登录号 873857-62-6

INN list 100

药效分类 抗生素类药

非达司他

Fidarestat（*INN*）

化学结构式

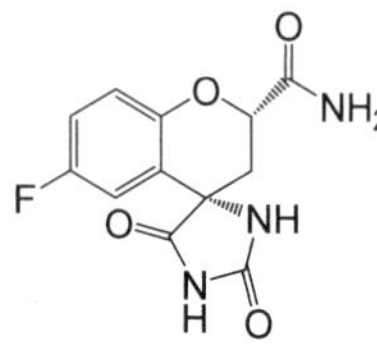

分子式和分子量 $C_{12}H_{10}FN_3O_4$ 279.22

化学名 (+)-(2*S*,4*S*)-6-Fluoro-2',5'-dioxospiro[chroman-4,4'-imidazolidine]- 2-carboxamide

(+)-(2*S*,4*S*)-6-氟-2',5'-二氧代螺[苯并二氢吡喃-4,4'-咪唑烷]-2-甲酰胺

CAS 登录号 136087-85-9

INN list 78

药效分类 醛糖还原酶抑制药

非德沙班

Fidexaban（*INN*）

化学结构式

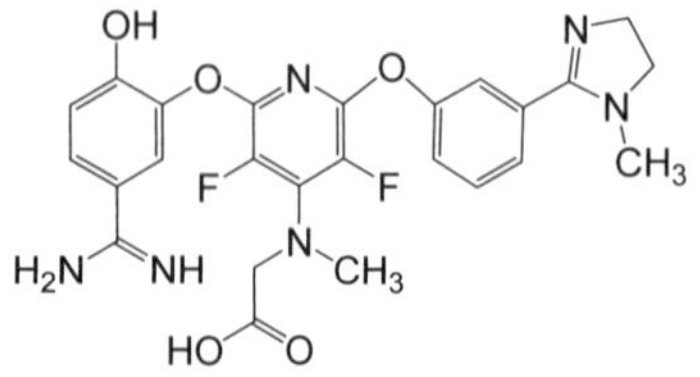

分子式和分子量 $C_{25}H_{24}F_2N_6O_5$ 526.49

化学名 [[2-(5-Carbamimidoyl-2-hydroxyphenoxy)-3,5-difluoro-6-[3-(1-methyl-4,5-dihydro-1*H*-imidazol-2-yl)phenoxy]pyridine-4-yl]methylamino]acetic acid

[[2-(5-脒基-2-羟基苯氧基)-3,5-二氟-6-[3-(1-甲基-4,5-二氢-1*H*-咪唑-2-基)苯氧基]吡啶-4-基]甲氨基]乙酸

CAS 登录号 183305-24-0

INN list 91

药效分类 凝血因子Xa 抑制药，抗血栓药

非度帕戈

Fedovapagon（*INN*）

化学结构式

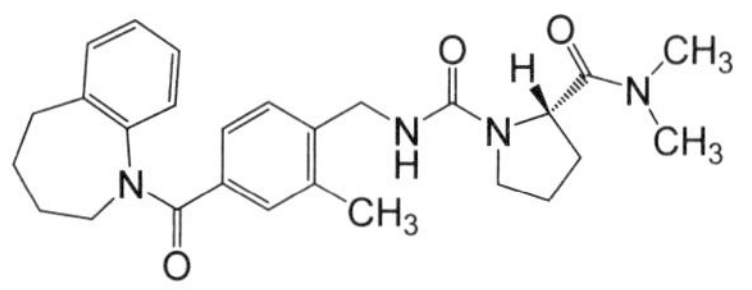

分子式和分子量 $C_{27}H_{34}N_4O_3$ 462.58

化学名 (2*S*)-N^2,N^2-dimethyl-N^1-[[2-methyl-4-(2,3,4,5-tetrahydro-1*H*-benzazepine-1-carbonyl)phenyl]methyl]pyrrolidine-1,2-dicarboxamide

(2*S*)-N^2,N^2-二甲基-N^1-[[2-甲基-4-(2,3,4,5-四氢- 1*H*-1-苯并氮杂䓬-1-甲酰基)苯基]甲基]吡咯烷-1,2-二甲酰胺

CAS 登录号 347887-36-9

INN list 103

药效分类 抗利尿激素 V_2 受体激动药

非度索嗪

Fiduxosin（*INN*）

化学结构式

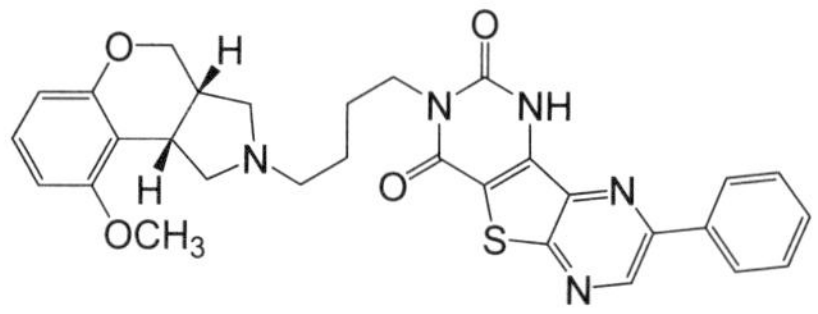

分子式和分子量 $C_{30}H_{29}N_5O_4S$ 555.65

化学名 8-Phenyl-3-[4-[(3*aR*,9*bR*)-1,3*a*,4,9*b*-tetrahydro-9-methoxy[1]benzopyrano[3,4-*c*]pyrrol-2(3*H*)-yl]butyl]pyrazino[2',3':4,5]thieno[3,2-*d*] pyrimidine-2,4(1*H*,3*H*)-dione

8-苯基-3-[4-[(3*aR*,9*bR*)-1,3*a*,4,9*b*-四氢-9-甲氧基[1]苯并吡喃并[3,4-*c*]吡咯-2(3*H*)-基]丁基]吡嗪并[2',3':4,5]噻吩并[3,2-*d*]嘧啶-2,4(1*H*,3*H*)-二酮

CAS 登录号 208993-54-8; 208992-74-9[盐酸盐]

INN list 82

药效分类 α_{1a}受体拮抗药，抗前列腺增生药

非多托秦

Fedotozine（*INN*）

化学结构式

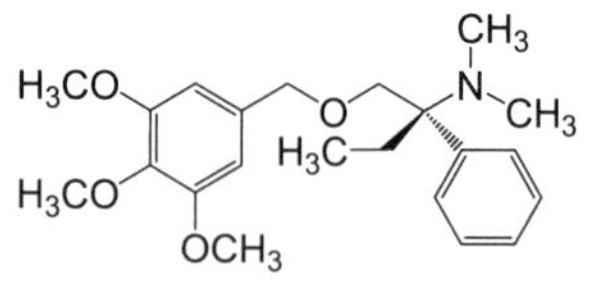

分子式和分子量 $C_{22}H_{31}NO_4$ 373.49

化学名 (+)-(*R*)-*α*-Ethyl-*N*,*N*-dimethyl-*α*-[[(3,4,5-trimethoxybenzyl)oxy]methyl]benzylamine

(+)-(*R*)-*α*-乙基-*N*,*N*-二甲基-*α*-[[(3,4,5-三甲氧基苄基)氧基]甲基]苄胺

CAS 登录号 123618-00-8

INN list 62

药效分类 促胃肠动力药

非尔氨酯

Felbamate（*INN*）

化学结构式

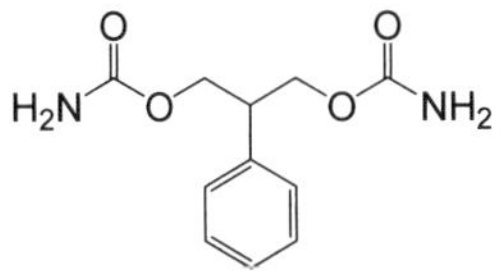

分子式和分子量 $C_{11}H_{14}N_2O_4$ 238.24

化学名 2-Phenyl-1,3-propanediol dicarbamate

2-苯基-1,3-丙二醇 二氨基甲酸酯

CAS 登录号 25451-15-4

INN list 54

药效分类 抗惊厥药

非夫拉朋

Fiboflapon（*INN*）

化学结构式

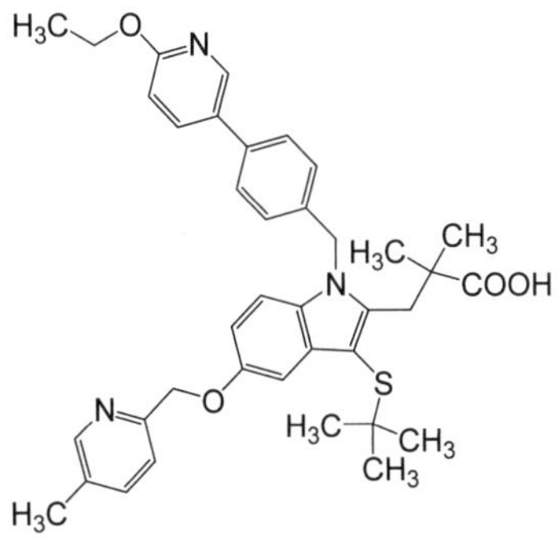

分子式和分子量 $C_{38}H_{43}N_3O_4S$ 637.83

化学名 3-[3-(*tert*-Butylsulfanyl)-1-[[4-(6-ethoxypyridin-3-yl)phenyl]methyl]-5-[(5-methylpyridin-2-yl)methoxy]-1*H*-indol-2-yl]-2,2-dimethylpropanoic acid

3-[3-(叔丁基硫基)-1-[[4-(6-乙氧吡啶-3-基)苯基]甲基]-5-[(5-甲基吡啶-2-基)甲氧基]-1*H*-吲哚-2-基]-2,2-二甲基丙酸

CAS 登录号 936350-00-4

INN list 105

药效分类 5-脂氧合酶活化蛋白(FLAP)抑制药

非戈匹坦

Figopitant（*INN*）

分子式和分子量 $C_{27}H_{31}F_6N_3O$ 527.54

化学结构式

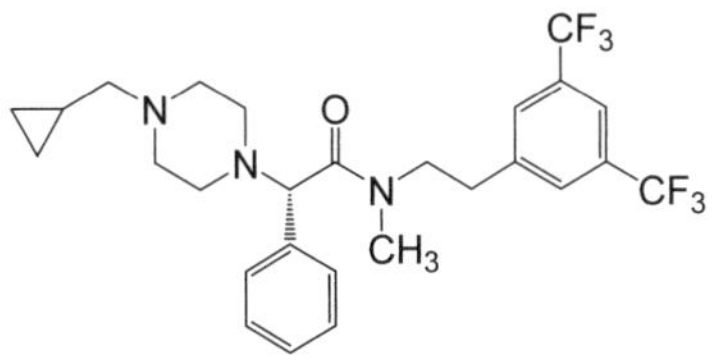

化学名 (*S*)-*N*-[Bis(3,5-trifluoromethyl)phenethyl]-4-(cyclopropylmethyl) -*N*-methyl-*α*-phenyl-1-piperazineacetamide

(*S*)-*N*-[双(3,5-三氟甲基)苯乙基]-4-(环丙基甲基)-*N*-甲基-*α*-苯基-1-哌嗪乙酰胺

CAS 登录号 502422-74-4

INN list 82

药效分类 神经激肽 NK1 受体拮抗药

非戈替尼

Filgotinib（*INN*）

化学结构式

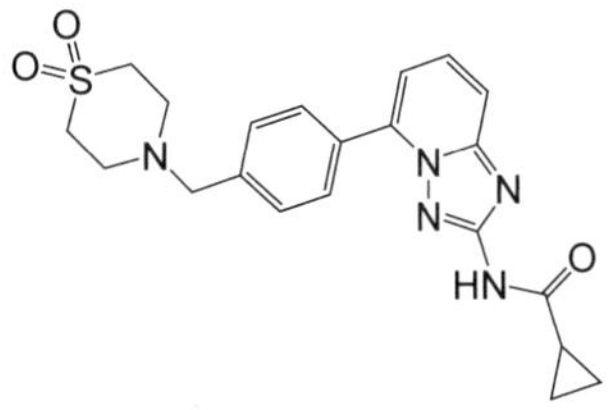

分子式和分子量 $C_{21}H_{23}N_5O_3S$ 425.51

化学名 *N*-(5-{4-[(1,1-Dioxo-λ^6-thiomorpholin-4-yl)methyl]phenyl}[1,2,4]triazolo[1,5-*a*]pyridin-2-yl)cyclopropanecarboxamide

N-(5-{4-[(1,1-二氧代-λ^6-硫代吗啉-4-基)甲基]苯基}[1,2,4]三唑并[1,5-*a*]吡啶-2-基)环丙基甲酰胺

CAS 登录号 1206161-97-8

INN list 108

药效分类 酪氨酸激酶抑制药，抗肿瘤药

非格列培

Firuglipel（*INN*）

化学结构式

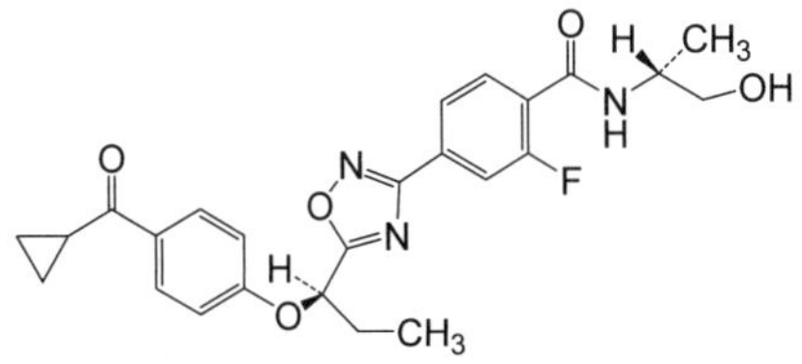

分子式和分子量 $C_{25}H_{26}FN_3O_5$ 467.50

化学名 4-(5-{(1*R*)-1-[4-(Cyclopropanecarbonyl)phenoxy]propyl}-1,2,4-oxadiazol-3-yl)-2-fluoro-*N*-[(2*R*)-1-hydroxypropan-2-yl]benzamide

4-(5-{(1*R*)-1-[4-(环丙烷羰基)苯氧基]丙基}-1,2,4-噁二唑-3-基)-2-氟-*N*-[(2*R*)-1-羟基丙-2-基]苯甲酰胺

CAS 登录号 1371591-51-3

INN list 116

药效分类 抗糖尿病药

非克立明

Feclemine（*INN*）

化学结构式

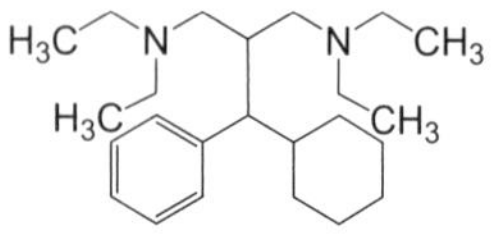

分子式和分子量 $C_{24}H_{42}N_2$ 358.60

化学名 2-(*α*-Cyclohexylbenzyl)-*N*,*N*,*N'*,*N'*-tetraethyl-1,3-propanediamine

2-(*α*-环己基苄基) -*N*,*N*,*N'*,*N'*-四乙基-1,3-丙二胺

CAS 登录号 3590-16-7

INN list 40

药效分类 解痉药

非拉雷顿

Firazorexton（*INN*）

化学结构式

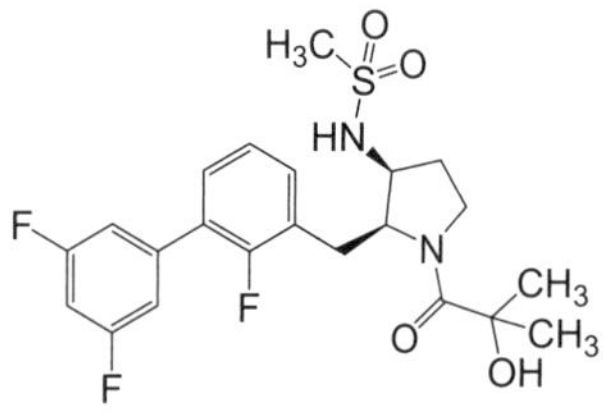

分子式和分子量 $C_{22}H_{25}F_3N_2O_4S$ 470.51

化学名 *N*-{(2*S*,3*S*)-1-(2-Hydroxy-2-methylpropanoyl)-2-[(2,3',5'-trifluoro[1,1'-biphenyl]-3-yl)methyl]pyrrolidin-3-yl}methanesulfonamide

N-{(2*S*,3*S*)-1-(2-羟基-2-甲基丙酰基)-2-[(2,3',5'-三氟[1,1'-联苯]-3-基)甲基]吡咯烷-3-基}甲基磺酰胺

CAS 登录号 2274802-95-6

INN list 123

药效分类 食欲素受体激动药

非拉匹生

Filapixant（*INN*）

化学结构式

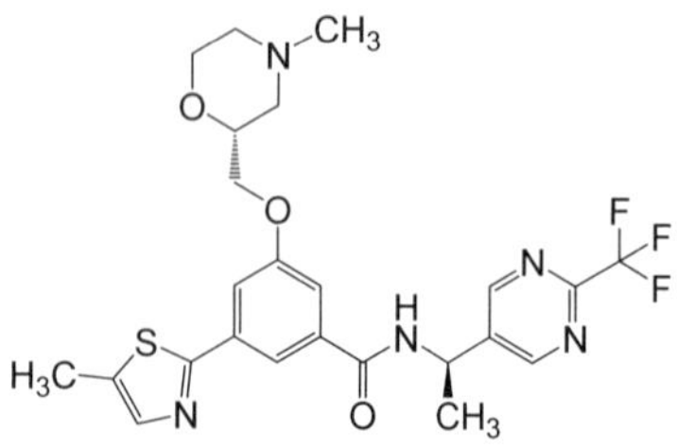

分子式和分子量 $C_{24}H_{26}F_3N_5O_3S$ 521.56

化学名 3-{[(2*R*)-4-Methylmorpholin-2-yl]methoxy}-5-(5-methyl-1,3-thiazol-2-yl)-*N*-{(1*R*)-1-[2-(trifluoromethyl)pyrimidin-5-yl]ethyl}benzamide

3-{[(2*R*)-4-甲基吗啉-2-基]甲氧基}-5-(5-甲基-1,3-噻唑-2-基)-*N*-{(1*R*)-1-[2-(三氟甲基)嘧啶-5-基]乙基}苯甲酰胺

CAS 登录号 1948232-63-0

INN list 122

药效分类 嘌呤受体抑制药

非拉司特

Firategrast（*INN*）

化学结构式

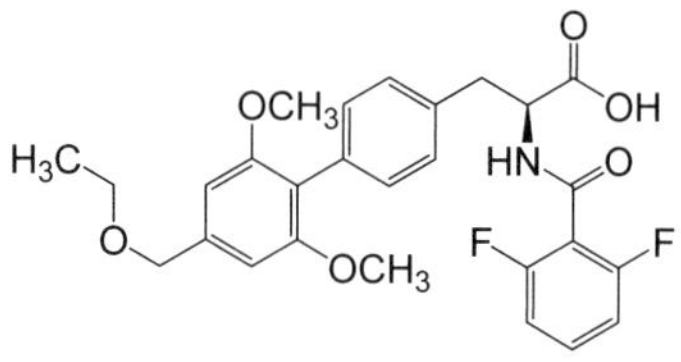

分子式和分子量 $C_{27}H_{27}F_2NO_6$ 499.50

化学名 (2*S*)-2-[(2,6-Difluorobenzoyl)amino]-3-[4'-(ethoxymethyl)-2',6'-dimethoxybiphenyl-4-yl]propanoic acid

(2*S*)-2-[(2,6-二氟苯甲酰基)氨基]-3-[4'-(乙氧基甲基)-2',6'-二甲氧基联苯-4-基]丙酸

CAS 登录号 402567-16-2

INN list 96

药效分类 抗炎药

非来那多

Filenadol（*INN*）

化学结构式

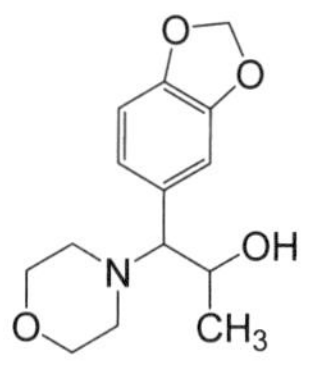

分子式和分子量 $C_{14}H_{19}NO_4$ 265.30

化学名 (±)-*erythro*-*α*-Methyl-*β*-[3,4-(methylenedioxy)phenyl]-4-morpholineethanol

(±)-赤-*α*-甲基-*β*-[3,4-甲叉基二氧基)苯基]-4-吗啉乙醇

CAS 登录号 78168-92-0

INN list 47

药效分类 镇痛药

非兰尼塞

Filanesib（*INN*）

化学结构式

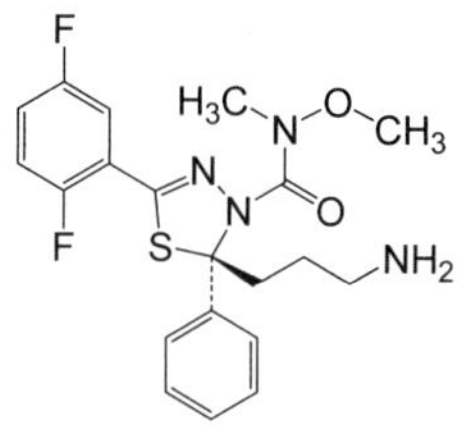

分子式和分子量 $C_{20}H_{22}F_2N_4O_2S$ 420.48

化学名 (2*S*)-2-(3-Aminopropyl)-5-(2,5-difluorophenyl)-*N*-methoxy-*N*-methyl-2-phenyl-1,3,4-thiadiazole-3(2*H*)-carboxamide

(2*S*)-2-(3-氨基丙基)-5-(2,5-二氟苯基)-*N*-甲氧基-*N*-甲基-2-苯基-1,3,4-噻二唑-3(2*H*)-甲酰胺

CAS 登录号 885060-09-3

INN list 109

药效分类 抗肿瘤药

非立巴司他

Firibastat（*INN*）

化学结构式

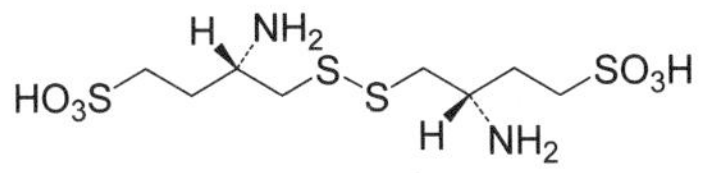

分子式和分子量 $C_8H_{20}N_2O_6S_4$ 368.50

化学名 (3*S*)-3-Amino-4-[[(2*S*)-2-amino-4-sulfobutyl]disulfanyl] butane-1-sulfonic acid

(3*S*)-3-氨基-4-[[(2*S*)-2-氨基-4-磺酸丁基]二硫基]丁-1-磺酸

CAS 登录号 648927-86-0

INN list 117

药效分类 抗高血压药

非罗考昔

Firocoxib（*INN*）

化学结构式

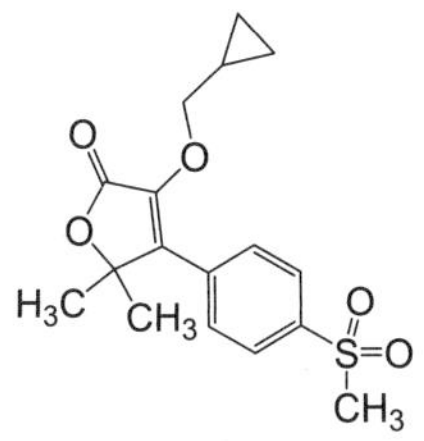

分子式和分子量 $C_{17}H_{20}O_5S$ 336.40

化学名 3-(Cyclopropylmethoxy)-5,5-dimethyl-4-[4-(methylsulfonyl)phenyl] furan-2(5*H*)-one

3-(环丙基甲氧基)-5,5-二甲基-4-[4-(甲磺酰基)苯基]呋喃-2-(5*H*)-酮

CAS 登录号 189954-96-9

INN list 89

药效分类 环氧酶 2 抑制药，抗炎镇痛药

非罗雷生

Filorexant（*INN*）

化学结构式

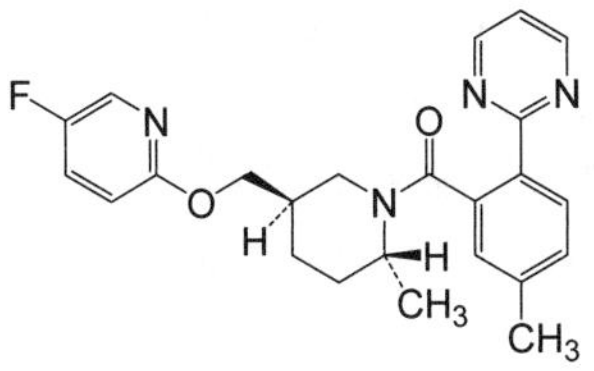

分子式和分子量 $C_{24}H_{25}FN_4O_2$ 420.49

化学名 [(2*R*,5*R*)-5-{[(5-Fluoropyridin-2-yl)oxy]methyl}-2-methylpiperidin-1-yl][5-methyl-2-(pyrimidin-2-yl)phenyl]methanone

[(2*R*,5*R*)-5-{[(5-氟吡啶-2-基)氧基]甲基}-2-甲基哌啶-1-基][5-甲基-2-(嘧啶-2-基)苯基]甲酮

CAS 登录号 1088991-73-4

INN list 108

药效分类 食欲素受体拮抗药

非洛地平

Felodipine（*INN*）

化学结构式

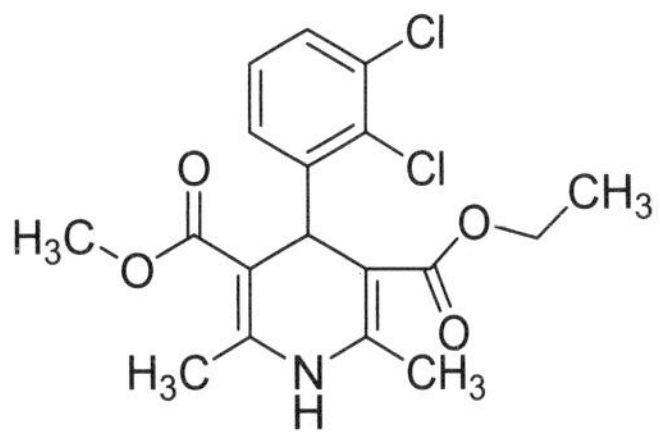

分子式和分子量 $C_{18}H_{19}Cl_2NO_4$ 384.25

化学名 (±)-Ethyl methyl 4-(2,3-dichlorophenyl)-1,4-dihydro-2,6-dimethyl-3,5- pyridinedicarboxylate

(±)- 乙基 甲基 4-(2,3-二氯苯基)-1,4-二氢-2,6-二甲基-3,5- 吡啶二羧酸酯

CAS 登录号 72509-76-3; 86189-69-7

INN list 44

药效分类 钙通道阻滞药

ATC 分类 C08CA02

非洛仑坦

Feloprentan（*INN*）

化学结构式

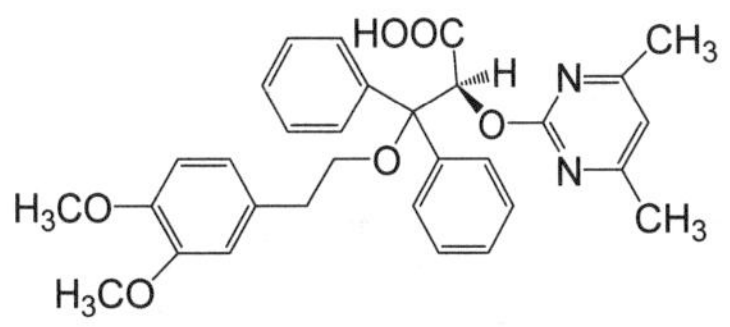

分子式和分子量 $C_{31}H_{32}N_2O_6$ 528.60

化学名 (2*S*)-3-[2-(3,4-Dimethoxyphenyl)ethoxy]-2-[(4,6 dimethylpyrimidin-2- yl)oxy]-3,3-diphenylpropanoic acid

(2*S*)-3-[2-(3,4-二甲氧基苯基)乙氧基]-2-[(4,6-二甲基嘧啶-2-基)氧基]-3,3-二苯基丙酸

CAS 登录号 204267-33-4

INN list 85

药效分类 内皮素受体拮抗药

非律平

Filipin（*INN*）

分子式和分子量 $C_{35}H_{58}O_{11}$ 654.83

化学结构式

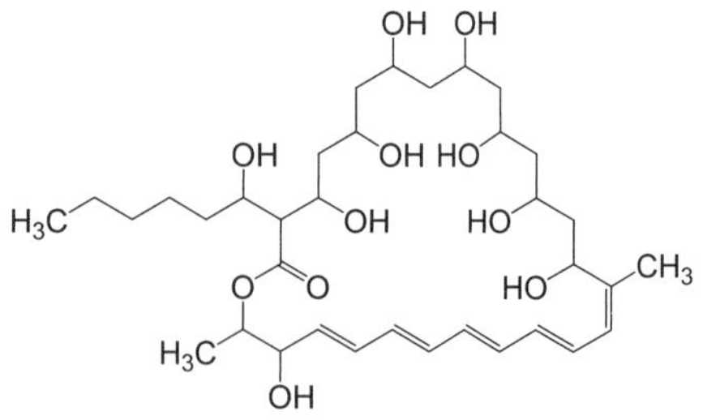

化学名 4,6,8,10,12,14,16,27-Octahydroxy-3-(1-hydroxyhexyl)-17,28-dimethyl-oxacyclooctacosa-17,19,21,23,25-pentaen-2-one

4,6,8,10,12,14,16,27-八羟基-3-(1-羟基己基)-17,28-二甲基-氧杂环二十八碳烷-17,19,21,23,25-五烯-2-酮

CAS 登录号 480-49-9

INN list 20

药效分类 抗真菌药

非马沙坦

Fimasartan（*INN*）

化学结构式

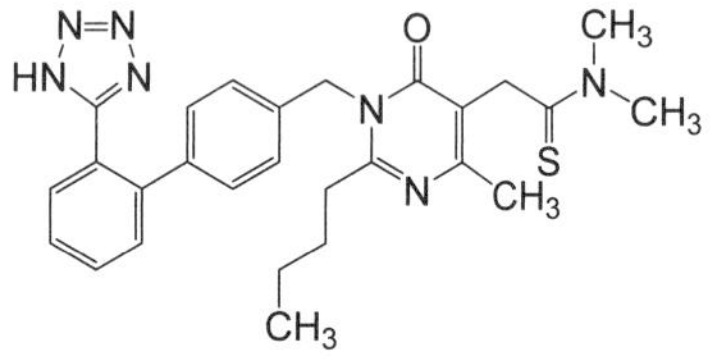

分子式和分子量 $C_{27}H_{31}N_7OS$ 501.65

化学名 2-[2-Butyl-4-methyl-6-oxo-1-[[2'-(1*H*-tetrazol-5-yl) biphenyl-4-yl]methyl]-1,6-dihydropyrimidin-5-yl]-*N*,*N*-dimethylthioacetamide

2-[2-丁基-4-甲基-6-氧代-1-[[2'-(1*H*-四氮唑-5-基)联苯-4-基]甲基]-1,6-二氢嘧啶-5-基]-*N*,*N*-二甲基硫代乙酰胺

CAS 登录号 247257-48-3

INN list 94

药效分类 血管紧张素Ⅱ受体拮抗药

非美诺司他

Fimepinostat（*INN*）

化学结构式

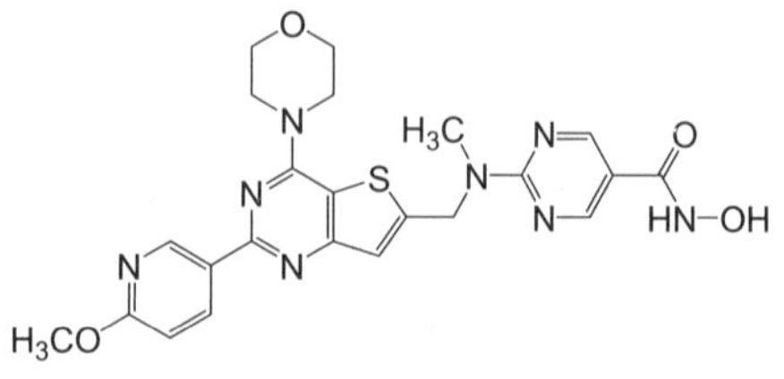

分子式和分子量 $C_{23}H_{24}N_8O_4S$ 508.56

化学名 *N*-Hydroxy-2-[{[2-(6-methoxypyridin-3-yl)-4-(morpholin-4-yl)thieno[3,2-*d*]pyrimidin-6-yl]methyl}(methyl)amino]pyrimidine-5-carboxamide

N-羟基-2-[{[2-(6-甲氧基吡啶-3-基)-4-(吗啉-4-基)噻吩并[3,2-*d*]嘧啶-6-基]甲基}(甲基)氨基]嘧啶-5-甲酰胺

CAS 登录号 1339928-25-4

INN list 118

药效分类 组蛋白脱乙酰酶抑制药，抗肿瘤药

非明司特

Filaminast（*INN*）

化学结构式

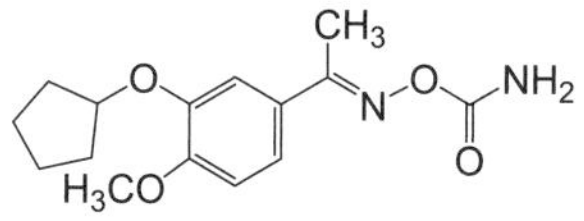

分子式和分子量 $C_{15}H_{20}N_2O_4$ 292.33

化学名 3'-(Cyclopentyloxy)-4'-methoxyacetophenone (*E*)-*O*-carbamoyloxime

3'-(环戊基氧基)-4'-甲氧基苯乙酮 (*E*)-*O*-氨甲酰肟

CAS 登录号 141184-34-1

INN list 75

药效分类 平喘药，抗过敏药，磷酸二酯酶Ⅳ抑制药

非莫西汀

Femoxetine（*INN*）

化学结构式

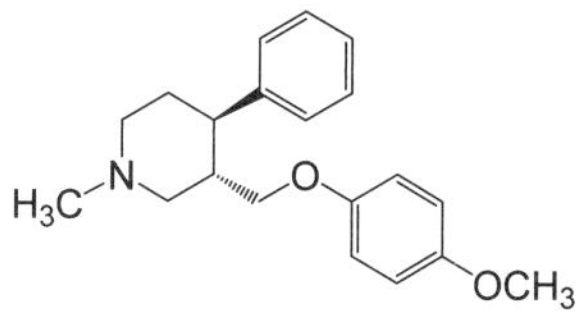

分子式和分子量 $C_{20}H_{25}NO_2$ 311.42

化学名 (+)-*trans*-3-[(*p*-Methoxyphenoxy)methyl]-1-methyl-4-phenylpiperidine

(+)-反-3-[(4-甲氧基苯氧基)甲基]-1-甲基-4-苯基哌啶

CAS 登录号 59859-58-4

INN list 36

药效分类 抗抑郁药

非那吡啶

Phenazopyridine（*INN*）

化学结构式

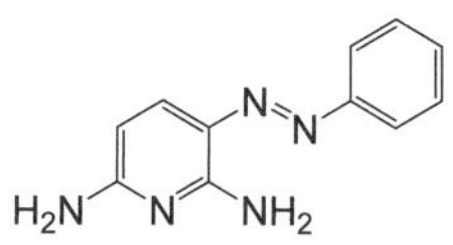

分子式和分子量 $C_{11}H_{11}N_5$ 213.24

化学名 2,6-Diamino-3-(phenylazo)pyridine

2,6-二氨基-3-(苯基偶氮基)吡啶

CAS 登录号 94-78-0; 136-40-3[盐酸盐]

INN list 4

药效分类 尿路镇痛药

非那丙胺

Phenampromide（*INN*）

化学结构式

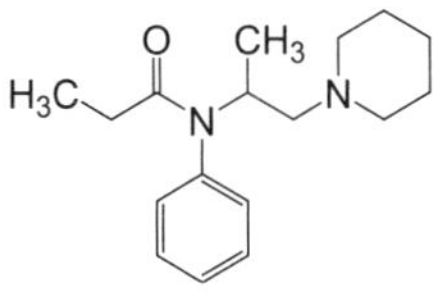

分子式和分子量 $C_{17}H_{16}N_2O$ 274.40

化学名 *N*-(1-Methyl-2-piperidinoethyl)propionanilide

N-(1-甲基-2-哌啶乙基)丙酰苯胺

CAS 登录号 129-83-9

INN list 10

药效分类 镇痛药

非那丁烯

Fenabutene（*INN*）

化学结构式

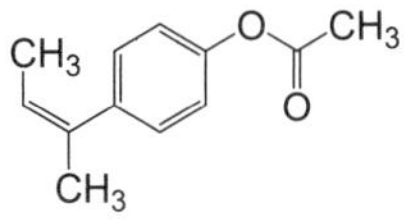

分子式和分子量 $C_{12}H_{14}O_2$ 190.24

化学名 *p*-(1-Methylpropenyl)phenyl acetate

4-(1-甲基丙烯基)苯基 乙酸酯

CAS 登录号 5984-83-8

INN list 26

药效分类 垂体抑制药

非那二醇

Phenaglycodol（*INN*）

化学结构式

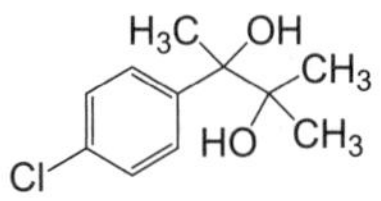

分子式和分子量 $C_{11}H_{15}ClO_2$ 214.69

化学名 2-(*p*-Chlorophenyl)-3-methyl-2,3-butanediol

2-(4-氯苯基)-3-甲基-2,3-丁二醇

CAS 登录号 79-93-6

INN list 6

药效分类 安定药

非那夫酸

Fenaftic Acid（*INN*）

分子式和分子量 $C_{24}H_{31}NO_4$ 397.51

化学结构式

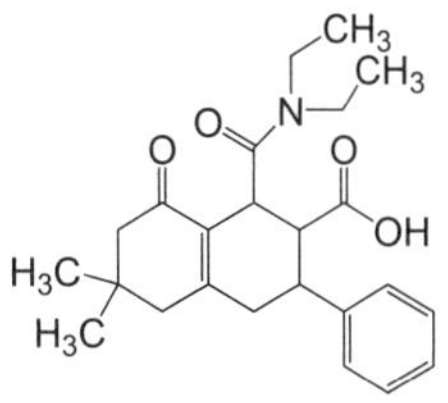

化学名 1-(Diethylcarbamoyl)-1,2,3,4,5,6,7,8-octahydro-6,6-dimethyl-8-oxo- 3-phenyl-2-naphthoic acid

1-(二乙基氨甲酰基)-1,2,3,4,5,6,7,8-八氢-6,6-二甲基-8-氧代-3-苯基-2-萘羧酸

CAS 登录号 27736-80-7

INN list 22

药效分类 利胆药

非那卡因

Phenacaine（*INN*）

化学结构式

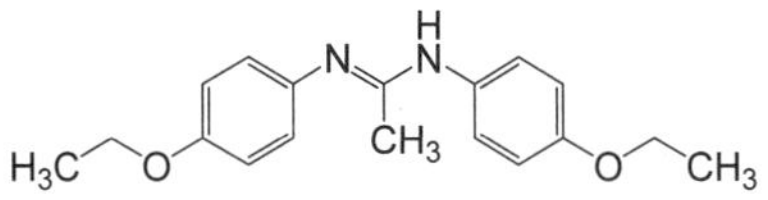

分子式和分子量 $C_{18}H_{22}N_2O_2$ 298.38

化学名 *N'*,*N'*-Bis(4-ethoxyphenyl)ethanimidamide

N',*N'*-双(4-乙氧基苯基)乙脒

CAS 登录号 101-93-9; 620-99-5[盐酸盐]; 6153-19-1[盐酸盐一水合物]

INN list 4

药效分类 局部麻醉药

非那可隆

Fenaclon（*INN*）

化学结构式

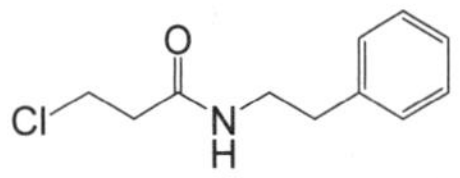

分子式和分子量 $C_{11}H_{14}ClNO$ 211.69

化学名 3-Chloro-*N*-phenethylpropionamide

3-氯-*N*-苯乙基丙酰胺

CAS 登录号 306-20-7

INN list 15

药效分类 抗癫痫药

非那可明

Fenalcomine（*INN*）

化学结构式

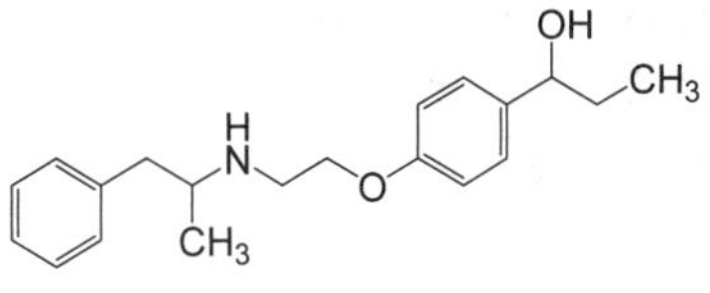

分子式和分子量　$C_{20}H_{27}NO_2$　313.43

化学名　*α*-Ethyl-*p*-[2-[(*α*-methylphenethyl)amino]ethoxy]benzyl alcohol

α-乙基-4-[2-[(*α*-甲基苯乙基)氨基]乙氧基]苄醇

CAS 登录号　34616-39-2

INN list　29

药效分类　冠脉扩张药

非那拉胺

Fenalamide（*INN*）

化学结构式

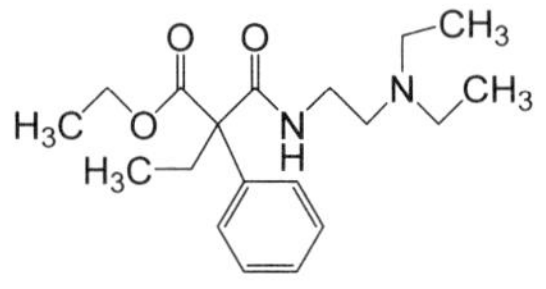

分子式和分子量　$C_{19}H_{30}N_2O_3$　334.45

化学名　Ethyl *N*-[2-(diethylamino)ethyl]-2-ethyl-2-phenylmalonamate

乙基 *N*-[2-(二乙氨基)乙基]-2-乙基-2-苯基丙二酸单酰胺酯

CAS 登录号　4551-59-1

INN list　18

药效分类　平滑肌松弛药

非那米柳

Fenamisal（*INN*）

化学结构式

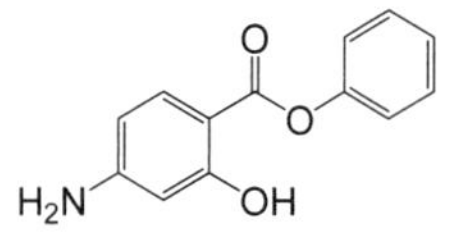

分子式和分子量　$C_{13}H_{11}NO_3$　229.23

化学名　Phenyl 4-aminosalicylate

苯基 4-氨基水杨酸酯

CAS 登录号　133-11-9

INN list　15

药效分类　抗结核药

非那莫

Fenamole（*INN*）

化学结构式

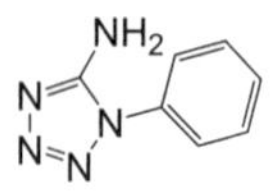

分子式和分子量　$C_7H_7N_5$　161.16

化学名　5-Amino-1-phenyl-1*H*-tetrazole

5-氨基-1-苯基-1*H*-四氮唑

CAS 登录号　5467-78-7

INN list　16

药效分类　抗炎药

非那哌隆

Fenaperone（*INN*）

化学结构式

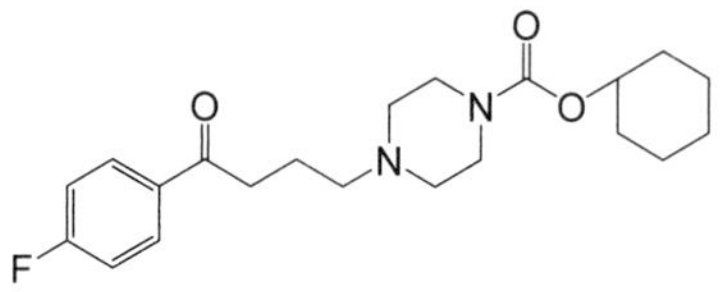

分子式和分子量　$C_{21}H_{29}FN_2O_3$　376.46

化学名　Cyclohexyl 4-[4-(4-fluorophenyl)-4-oxobutyl]piperazine-1-carboxylate

环已基 4-[4-(4-氟苯基)-4-氧代丁基]哌嗪-1-羧酸酯

CAS 登录号　54063-38-6

INN list　28

药效分类　抗精神病药

非那沙星

Finafloxacin（*INN*）

化学结构式

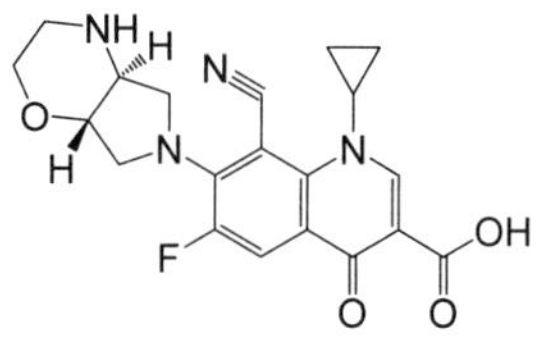

分子式和分子量　$C_{20}H_{19}FN_4O_4$　398.39

化学名　(−)-8-Cyano-1-cyclopropyl-6-fluoro-7-[(4*aS*,7*aS*)-hexahydropyrrolo[3,4-*b*]-1,4-oxazin-6(2*H*)-yl]-4-oxo-1,4-dihydroquinoline-3-carboxylic acid

(−)-8-氰基-1-环丙基-6-氟-7-[(4*aS*,7*aS*)-六氢吡咯并[3,4-*b*]-1,4-噁嗪-6(2*H*)-基]-4-氧代-1,4-二氢喹啉-3-羧酸

CAS 登录号　209342-40-5

INN list　85

药效分类　抗菌药

非那西丁

Phenacetin（*INN*）

化学结构式

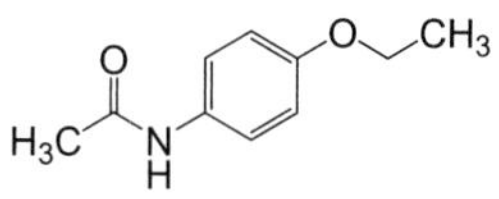

分子式和分子量　$C_{10}H_{13}NO_2$　179.22

化学名　*p*-Acetophenetidide

4-乙氧基乙酰苯胺

CAS 登录号　62-44-2

INN list　4

药效分类　解热镇痛药

非那雄胺

Finasteride（*INN*）

化学结构式

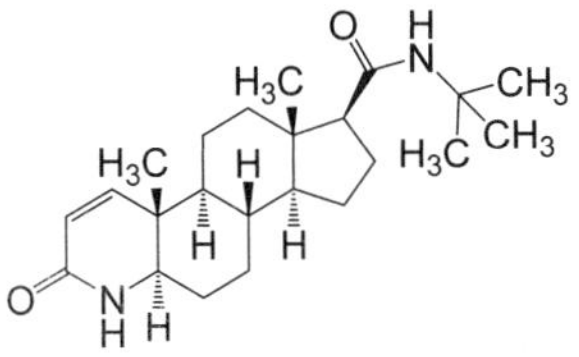

分子式和分子量 $C_{23}H_{36}N_2O_2$ 372.54

化学名 *N-tert*-Butyl-3-oxo-4-aza-5*α*-androst-1-ene-17*β*-carboxamide

N-叔丁基-3-氧代-4-氮杂-5*α*-雄甾-1-烯-17*β*-甲酰胺

CAS 登录号 98319-26-7

INN list 62

药效分类 睾酮还原酶抑制药，抗肿瘤药

非那佐辛

Phenazocine（*INN*）

化学结构式

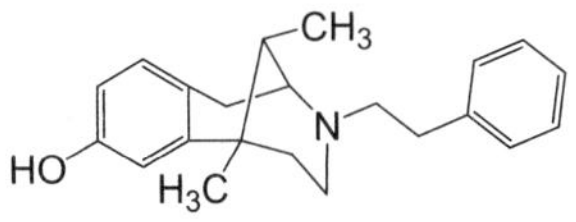

分子式和分子量 $C_{22}H_{27}NO$ 321.46

化学名 2'-Hydroxy-5,9-dimethyl-2-phenethyl-6,7-benzomorphan

2'-羟基-5,9-二甲基-2-苯乙基-6,7-苯并吗吩烷

CAS 登录号 127-35-5; 1239-04-9[氢溴酸盐]

INN list 9

药效分类 镇痛药

非那唑啉

Phenamazoline（*INN*）

化学结构式

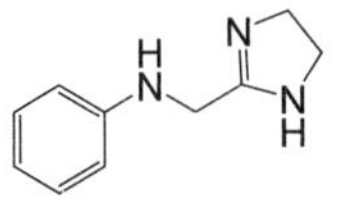

分子式和分子量 $C_{10}H_{13}N_3$ 175.24

化学名 *N*-(4,5-Dihydro-1*H*-imidazol-2-ylmethyl)aniline

N-(4,5-二氢-1*H*-咪唑-2-基甲基)苯胺

CAS 登录号 501-62-2; 24359-77-1[盐酸盐]

INN list 6

药效分类 血管收缩药

非奈利酮

Finerenone（*INN*）

分子式和分子量 $C_{21}H_{22}N_4O_3$ 378.42

化学结构式

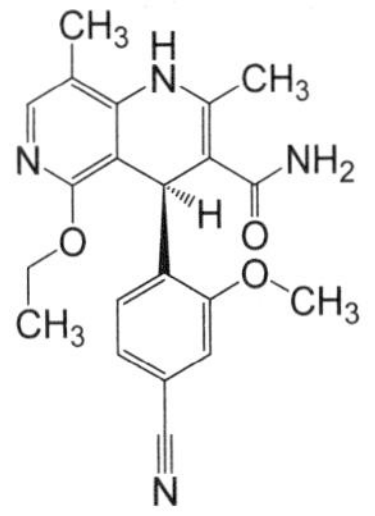

化学名 (4*S*)-4-(4-Cyano-2-methoxyphenyl)-5-ethoxy-2,8-dimethyl-1,4-dihydro-1,6-naphthyridine-3-carboxamide

(4*S*)-4-(4-氰基-2-甲氧基苯基)-5-乙氧基-2,8-二甲基-1,4-二氢-1,6-萘啶-3-甲酰胺

CAS 登录号 1050477-31-0

INN list 108

药效分类 醛固酮受体拮抗药

非奈替尼

Fenebrutinib（*INN*）

化学结构式

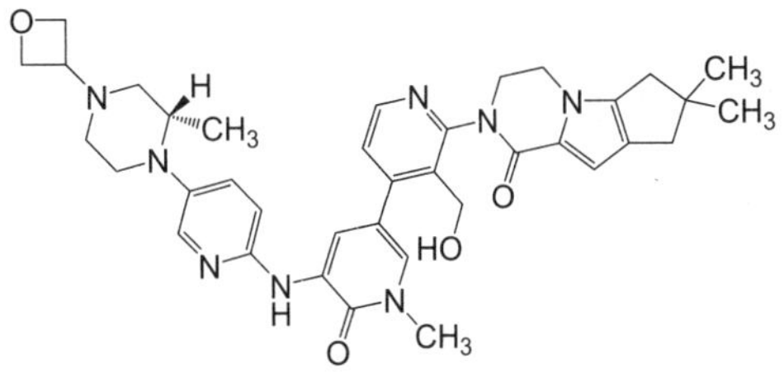

分子式和分子量 $C_{37}H_{44}N_8O_4$ 664.81

化学名 (6^2S)-2^3-(Hydroxymethyl)-1^7,1^7,3^1,6^2-tetramethyl-1^3,1^4,1^7,1^8-tetrahydro-4-aza-1(2)-cyclopenta[4,5]pyrrolo[1,2-*a*]pyrazina-5(1,4)-piperazina-2(2,4),3(3,5),5(2,5)-tripyridina-7(3)-oxetanaheptaphane-1^1(1^6H),3^6(3^1H)-dione

(6^2S)-2^3-(羟甲基)-1^7,1^7,3^1,6^2-四甲基-1^3,1^4,1^7,1^8-四氢-4-氮杂-1(2)-环戊熳并[4,5]吡咯并[1,2-*a*]吡嗪-5(1,4)-哌嗪-2(2,4)，3(3,5)，5(2,5)-三吡啶基-7(3)-氧杂环丁基庚烷-1^1(1^6H),3^6(3^1H)-二酮

CAS 登录号 1434049-34-6

INN list 117

药效分类 酪氨酸激酶抑制药

非奈西林

Pheneticillin（*INN*）

化学结构式

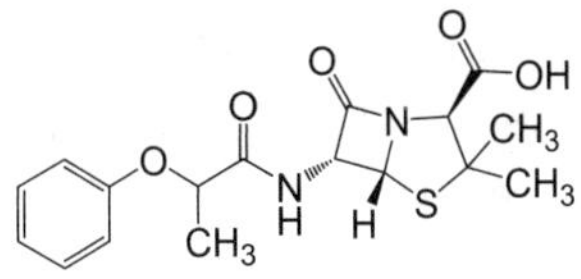

分子式和分子量 $C_{17}H_{20}N_2O_5S$ 364.42

化学名 (2*S*, 5*R*,6*R*)-3,3-Dimethyl-7-oxo-6-(2-phenoxy-propionamido)-4-thia-1-azabicyclo[3.2.0]heptane-2-carboxylic acid

(2*S*,5*R*,6*R*)-3,3-二甲基-7-氧代-6-(2-苯氧丙酰氨基)-4-硫杂-1-氮杂双环[3.2.0]庚烷-2-羧酸

CAS 登录号 147-55-7; 132-93-4; [钾盐]

INN list 11

药效分类 对β-内酰胺酶敏感的青霉素类抗微生物药

ATC 分类 J01CE05

非尼贝特

Fenirofibrate（*INN*）

化学结构式

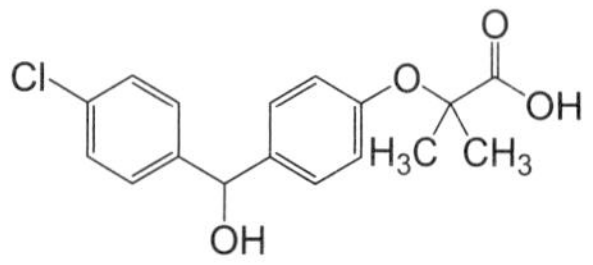

分子式和分子量 $C_{17}H_{17}ClO_4$ 320.77

化学名 (±)-2-[[*α*-(*p*-Chlorophenyl)-*α*-hydroxy-*p*-tolyl]oxy]-2-methylpropionic acid

(±)-2-[[*α*-(4-氯苯基)-*α*-羟基-4-甲基苯基]氧基]-2-甲基丙酸

CAS 登录号 54419-31-7

INN list 49

药效分类 降血脂药

非尼啶醇

Fenyripol（*INN*）

化学结构式

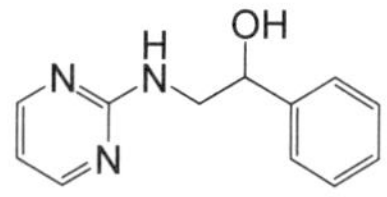

分子式和分子量 $C_{12}H_{13}N_3O$ 215.26

化学名 *α*-[(2-Pyrimidinylamino)methyl]benzyl alcohol

α-[(2-嘧啶氨基)甲基]苄醇

CAS 登录号 3607-24-7; 2441-88-5[盐酸盐]

INN list 13

药效分类 解痉药，骨骼肌松弛药

非尼拉多

Fenyramidol（*INN*）

化学结构式

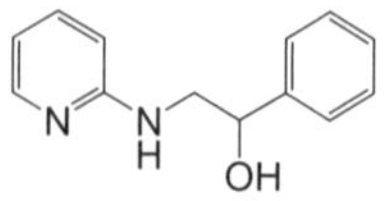

分子式和分子量 $C_{13}H_{14}N_2O$ 214.27

化学名 α-[(2-Pyridylamino)methyl]benzyl alcohol

α-[(2-吡啶基氨基)甲基]苄醇

CAS 登录号 553-69-5; 326-43-2[盐酸盐]

INN list 12

药效分类 镇痛药，肌肉松弛药

非尼拉敏

Pheniramine（*INN*）

化学结构式

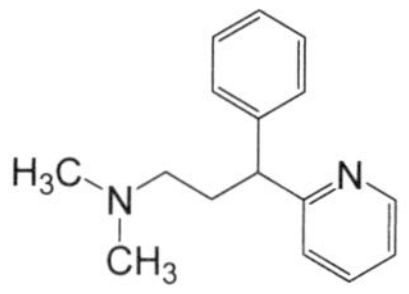

分子式和分子量 $C_{16}H_{20}N_2$ 240.35

化学名 2-[*α*-[2-Dimethylaminoethyl]benzyl]pyridine

2-[*α*-[2-二甲氨基乙基]苄基]吡啶

CAS 登录号 86-21-5; 132-20-7[马来酸盐]

INN list 8

药效分类 抗组胺药

非尼雷司

Fenisorex（*INN*）

化学结构式

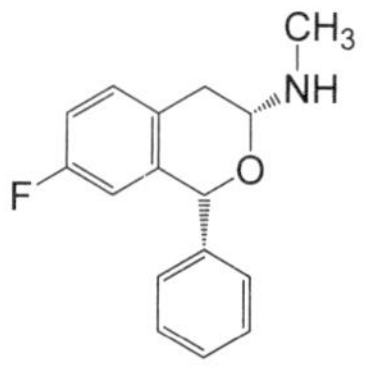

分子式和分子量 $C_{16}H_{16}FNO$ 257.30

化学名 *cis*-7-Fluoro-1-phenyl-3-isochromanmethylamine

顺-7-氟-1-苯基-3-异苯并二氢吡喃甲胺

CAS 登录号 34887-52-0

INN list 29

药效分类 食欲抑制药

非尼米特

Fenimide（*INN*）

化学结构式

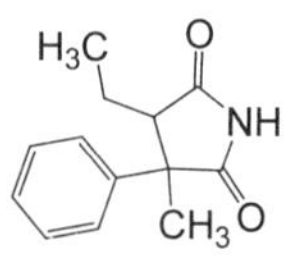

分子式和分子量 $C_{13}H_{15}NO_2$ 217.26

化学名 3-Ethyl-2-methyl-2-phenylsuccinimide

3-乙基-2-甲基-2-苯基丁二酰亚胺

CAS 登录号 60-45-7

INN list 16

药效分类 抗精神病药

非尼戊醇

Fenipentol（*INN*）

分子式和分子量 $C_{11}H_{16}O$ 164.24

化学结构式

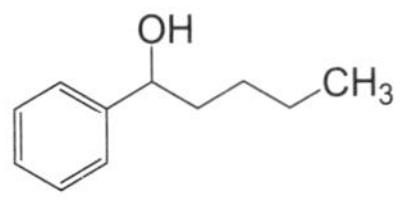

化学名 α-Butylbenzyl alcohol

α-丁基苄醇

CAS 登录号 583-03-9

INN list 29

药效分类 利胆药

非诺班

Fenobam（*INN*）

化学结构式

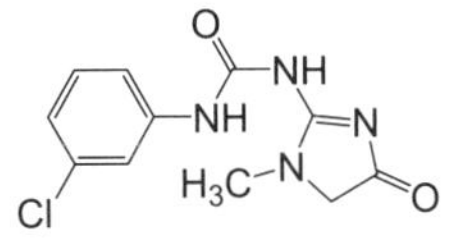

分子式和分子量 $C_{11}H_{11}ClN_4O_2$ 266.69

化学名 1-(*m*-Chlorophenyl)-3-(1-methyl-4-oxo-2-imidazolin-2-yl)urea

1-(3-氯苯基)-3-(1-甲基-4-氧代-2-咪唑啉-2-基)脲

CAS 登录号 57653-26-6; 63540-28-3[一水合物]

INN list 36

药效分类 镇静催眠药

非诺贝特

Fenofibrate（*INN*）

化学结构式

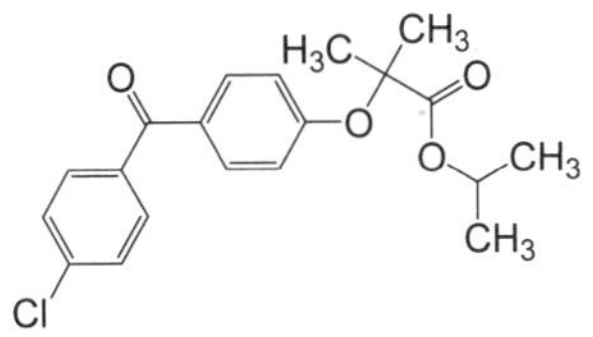

分子式和分子量 $C_{20}H_{21}ClO_4$ 360.83

化学名 Isopropyl 2-[*p*-(*p*-chlorobenzoyl)phenoxy]-2-methylpropionate

异丙基 2-[4-(4-氯苯甲酰基)苯氧基]-2-甲基丙酸酯

CAS 登录号 49562-28-9

INN list 35

药效分类 贝特类调节血脂药

ATC 分类 C10AB05

非诺地尔

Fenoxedil（*INN*）

化学结构式

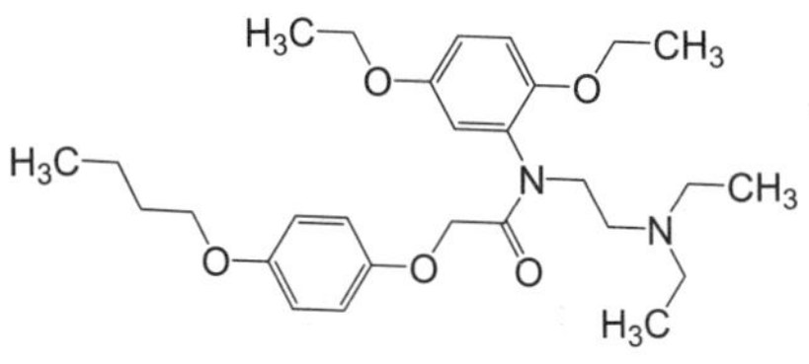

分子式和分子量 $C_{28}H_{42}N_2O_5$ 486.64

化学名 2-(*p*-Butoxyphenoxy)-*N*-(2,5-diethoxyphenyl)-*N*-[2-(diethylamino) ethyl]acetamide

2-(4-丁氧基苯氧基)-*N*-(2,5-二乙氧基苯基)-*N*-[2-(二乙氨基)乙基]乙酰胺

CAS 登录号 54063-40-0

INN list 27

药效分类 血管扩张药

非诺多泮

Fenoldopam（*INN*）

化学结构式

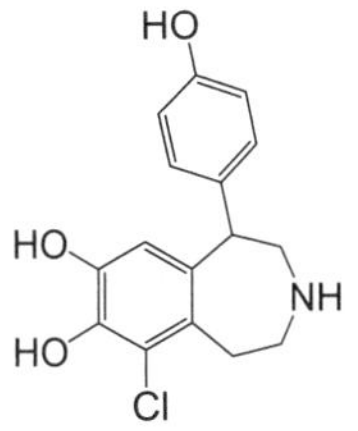

分子式和分子量 $C_{16}H_{16}ClNO_3$ 305.76

化学名 6-Chloro-2,3,4,5-tetrahydro-1-(4-hydroxyphenyl)-1*H*-3-benzazepine- 7,8-diol

6-氯-2,3,4,5-四氢-1-(4-羟基苯基)-1*H*-3-苯并氮杂草-7,8-二酚

CAS 登录号 67227-56-9; 67227-57-0[甲磺酸盐]

INN list 51

药效分类 抗休克的血管活性药

ATC 分类 C01CA19

非诺啡烷

Phenomorphan（*INN*）

化学结构式

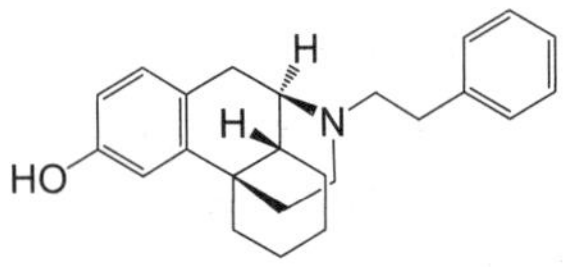

分子式和分子量 $C_{24}H_{29}NO$ 347.49

化学名 3-Hydroxy-*N*-phenethylmorphinan

3-羟基-*N*-苯乙基吗啡喃

CAS 登录号 468-07-5

INN list 5

药效分类 镇痛药

非诺洛芬

Fenoprofen（*INN*）

化学结构式

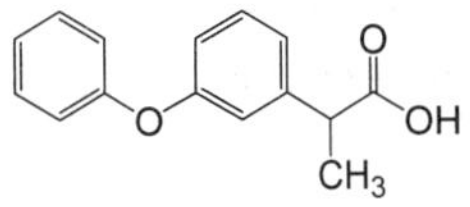

分子式和分子量 $C_{15}H_{14}O_3$ 242.27

化学名 (±)- 2-(3-Phenoxyphenyl)propanoic acid

(±)-2-(3-苯氧基苯基)丙酸

CAS 登录号 31879-05-7; 34597-40-5[钙盐]; 53746-45-5[钙盐二水合物]

INN list 26

药效分类 抗炎镇痛药

非诺特罗

Fenoterol（*INN*）

化学结构式

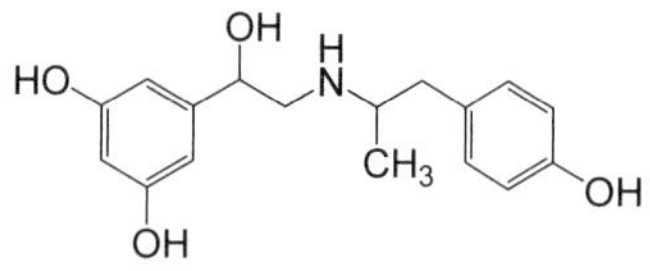

分子式和分子量 $C_{17}H_{21}NO_4$ 303.35

化学名 3,5-Dihydroxy-*α*-[[(*p*-hydroxy-*α*-methylphenethyl)amino]methyl]benzyl alcohol

3,5-二羟基-*α*-[[(4-羟基-*α*-甲基苯乙基)氨基]甲基]苄醇

CAS 登录号 13392-18-2

INN list 26

药效分类 支气管舒张药

非诺维林

Fenoverine（*INN*）

化学结构式

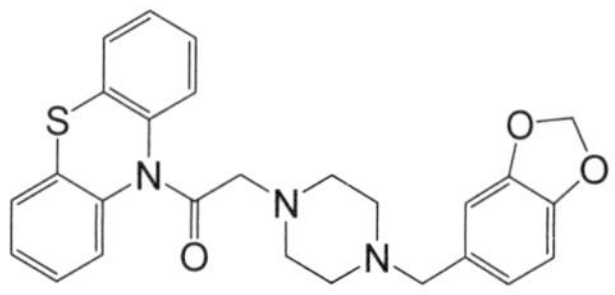

分子式和分子量 $C_{26}H_{25}N_3O_3S$ 459.56

化学名 10-[(4-Piperonyl-1-piperazinyl)acetyl]phenothiazine

10-[(4-胡椒基-1-哌嗪基)乙酰基]吩噻嗪

CAS 登录号 37561-27-6

INN list 28

药效分类 解痉药

非诺西醇

Fenocinol（*INN*）

化学结构式

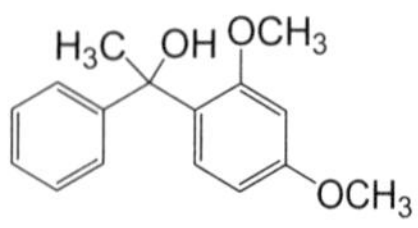

分子式和分子量 $C_{16}H_{18}O_3$ 258.31

化学名 2,4-Dimethoxy-*α*-methylbenzhydrol

2,4-二甲氧基-*α*-甲基二苯甲醇

CAS 登录号 3671-05-4

INN list 23

药效分类 解痉药

非诺唑啉

Fenoxazoline（*INN*）

化学结构式

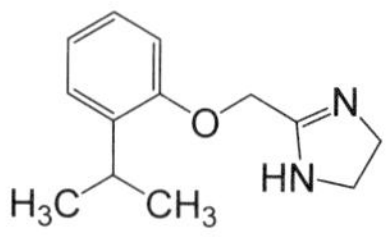

分子式和分子量 $C_{13}H_{18}N_2O$ 218.30

化学名 2-(2-Isopropylphenoxymethyl)-2-imidazoline

2-(2-异丙基苯氧基甲基)-2-咪唑啉

CAS 登录号 4846-91-7; 21370-21-8[盐酸盐]

INN list 12

药效分类 血管收缩药

非诺唑酮

Fenozolone（*INN*）

化学结构式

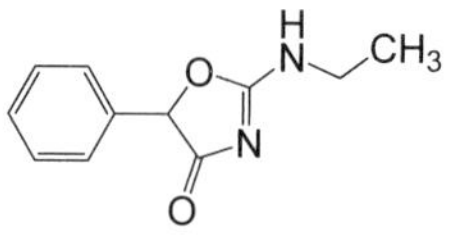

分子式和分子量 $C_{11}H_{12}N_2O_2$ 204.23

化学名 2-Ethylamino-4-oxo-5-phenyl-2-oxazolin

2-乙氨基-4-氧代-5-苯基-2-噁唑啉

CAS 登录号 15302-16-6

INN list 14

药效分类 精神兴奋药

非帕美唑

Fipamezole（*INN*）

化学结构式

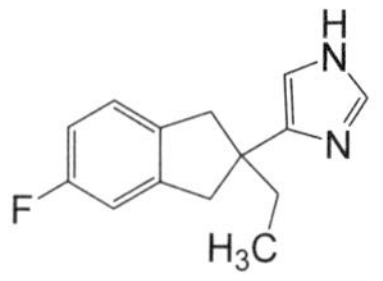

分子式和分子量 $C_{14}H_{15}FN_2$ 230.28

化学名 4-[(2*RS*)-2-Ethyl-5-fluoroindan-2-yl]-1*H*-imidazole

4-[(2*RS*)-2-乙基-5-氟茚-2-基]-1*H*-咪唑

CAS 登录号 150586-58-6

INN list 88

药效分类 抗震颤麻痹药

非哌西特

Fipexide（*INN*）

分子式和分子量 $C_{20}H_{21}ClN_2O_4$ 388.84

化学结构式

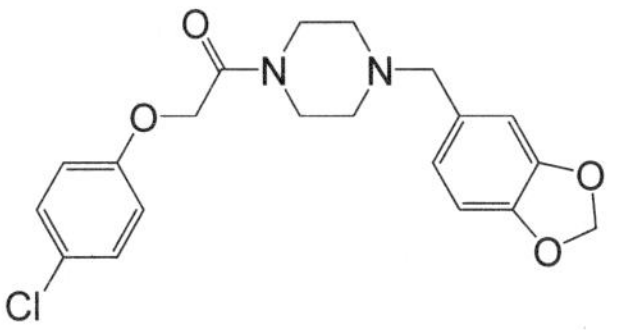

化学名 1-[(*p*-Chlorophenoxy)acetyl]-4-piperonylpiperazine

1-[(4-氯苯氧基)乙酰基]-4-胡椒基哌嗪

CAS 登录号 34161-24-5

INN list 20

药效分类 精神兴奋药

非培米芬

Fispemifene（*INN*）

化学结构式

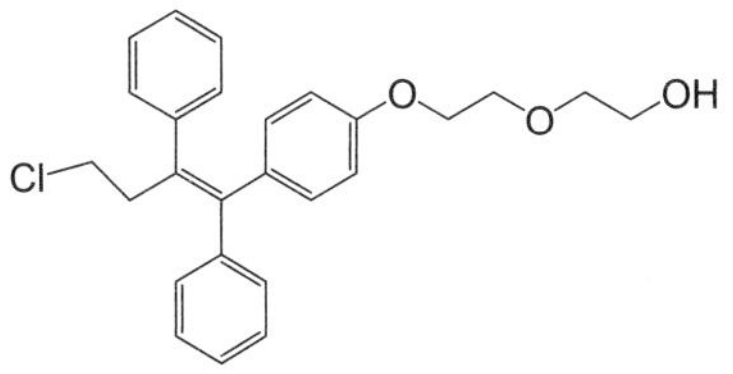

分子式和分子量 $C_{26}H_{27}ClO_3$ 422.94

化学名 2-[2-[4-[(1*Z*)-4-Chloro-1,2-diphenylbut-1-enyl]phenoxy]ethoxy]ethanol

2-[2-[4-[(1*Z*)-4-氯-1,2-二苯基丁-1-烯基]苯氧基]乙氧基]乙醇

CAS 登录号 341524-89-8

INN list 89

药效分类 抗雌激素药

非普地醇

Fepradinol（*INN*）

化学结构式

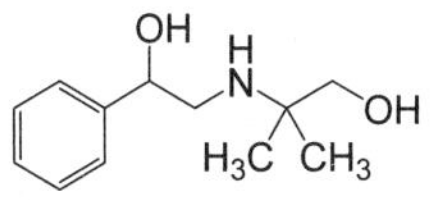

分子式和分子量 $C_{12}H_{19}NO_2$ 209.28

化学名 (±)-*α*-[[(2-Hydroxy-1,1-dimethylethyl)amino]methyl]benzyl alcohol

(±)-*α*-[[(2-羟基-1,1-二甲基乙基)氨基]甲基]苄醇

CAS 登录号 63075-47-8 (36981-91-6)

INN list 51

药效分类 抗炎镇痛药

非普拉宗

Feprazone（*INN*）

化学结构式

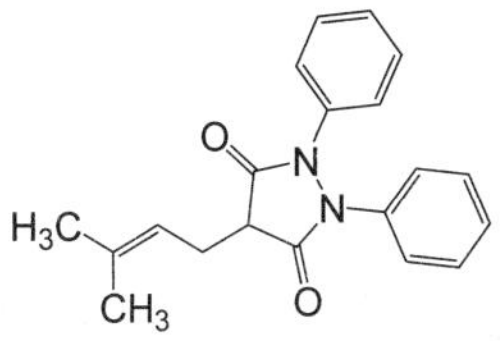

分子式和分子量 $C_{20}H_{20}N_2O_2$ 320.39

化学名 4-(3-Methyl-2-butenyl)-1,2-diphenyl-3,5-pyrazolidinedione

4-(3-甲基-2-丁烯基)-1,2-二苯基-3,5-吡唑烷二酮

CAS 登录号 30748-29-9

INN list 30

药效分类 抗炎药

非普罗胺

Fepromide（*INN*）

化学结构式

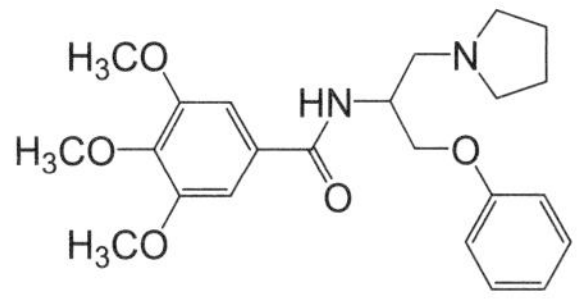

分子式和分子量 $C_{23}H_{30}N_2O_5$ 414.49

化学名 3,4,5-Trimethoxy-*N*-[1-(phenoxymethyl)-2-(1-pyrrolidinyl)ethyl]benzamide

3,4,5-三甲氧基-*N*-[1-(苯氧基甲基)-2-(1-吡咯烷基)乙基]苯甲酰胺

CAS 登录号 54063-41-1

INN list 23

药效分类 抗心律失常药

非屈替尼

Fedratinib（*INN*）

化学结构式

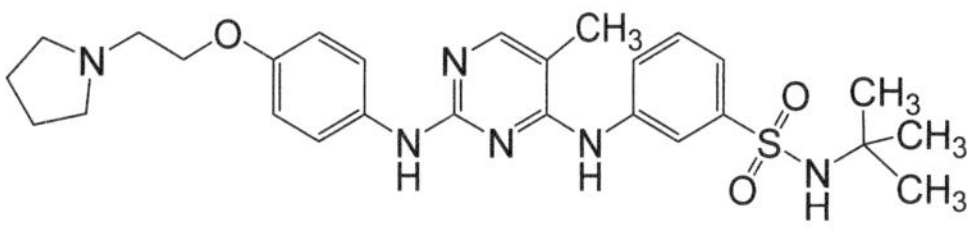

分子式和分子量 $C_{27}H_{36}N_6O_3S$ 524.68

化学名 *N*-*tert*-Butyl-3-[(5-methyl-2-{4-[2-(pyrrolidin-1-yl)ethoxy]anilino}pyrimidin-4-yl)amino]benzenesulfonamide

N-叔丁基-3-[(5-甲基-2-{4-[2-(吡咯烷-1-基)乙氧基]苯氨基}嘧啶-4-基)氨基]苯磺酰胺

CAS 登录号 936091-26-8

INN list 108

药效分类 酪氨酸激酶抑制药，抗肿瘤药

非屈酯

Fedrilate（*INN*）

化学结构式

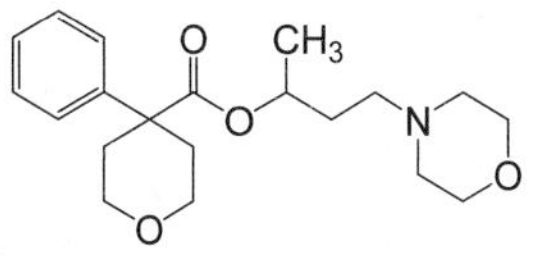

分子式和分子量 $C_{20}H_{29}NO_4$ 347.45

化学名 1-Methyl-3-morpholinopropyl tetrahydro-4-phenyl-2*H*-

pyran-4-carboxylate

1-甲基-3-吗啉丙基 四氢-4-苯基-2*H*-吡喃-4-羧酸酯

CAS 登录号 23271-74-1

INN list 21

药效分类 镇咳药

非沙比妥

Phetharbital（*INN*）

化学结构式

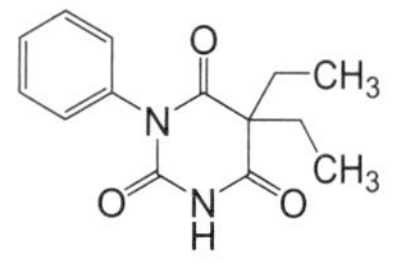

分子式和分子量 $C_{14}H_{16}N_2O_3$ 260.29

化学名 5,5-Diethyl-1-phenylbarbituric acid

5,5-二乙基-1-苯基巴比妥酸

CAS 登录号 357-67-5

INN list 10

药效分类 抗癫痫药

非司曲格

Felcisetrag（*INN*）

化学结构式

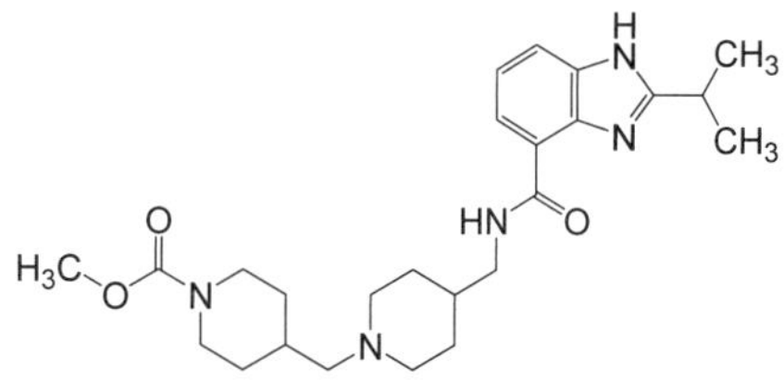

分子式和分子量 $C_{25}H_{37}N_5O_3$ 455.60

化学名 Methyl 4-[(4-{[2-(propan-2-yl)-1*H*-benzimidazole-4-carboxamido]methyl}piperidin-1-yl)methyl]piperidine-1- carboxylate

甲基 4-[(4-{[2-(丙-2-基)-1*H*-苯并咪唑-4-羰酰氨基]甲基}哌啶-1-基)甲基]哌啶-1-甲酸酯

CAS 登录号 916075-84-8

INN list 121

药效分类 促动力药；肠蠕动促进药

非索非那定

Fexofenadine（*INN*）

化学结构式

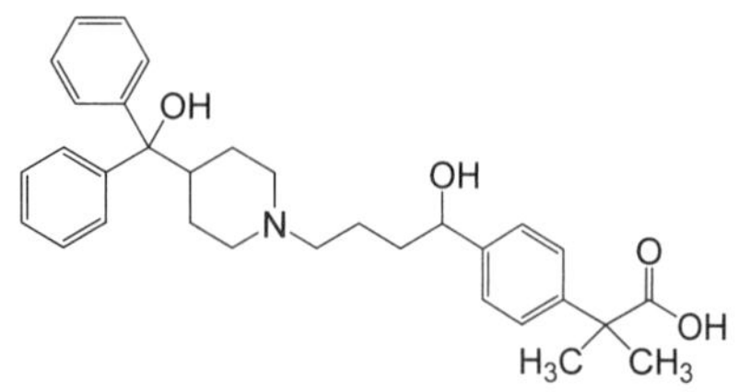

分子式和分子量 $C_{32}H_{39}NO_4$ 501.67

化学名 (*RS*)- 2-[4-[1-Hydroxy- 4-[4-(hydroxy- diphenyl-methyl)-1-piperidyl]butyl]phenyl]-2-methyl- propanoic acid

(*RS*)- 2-[4-[1-羟基-4-[4-(羟基二苯基甲基)-1-哌啶基]丁基]苯基]-2-甲基丙酸

CAS 登录号 83799-24-0; 153439-40-8 (138452-21-8)[盐酸盐]

INN list 74

药效分类 抗组胺药

非索考司他

Firsocostat（*INN*）

化学结构式

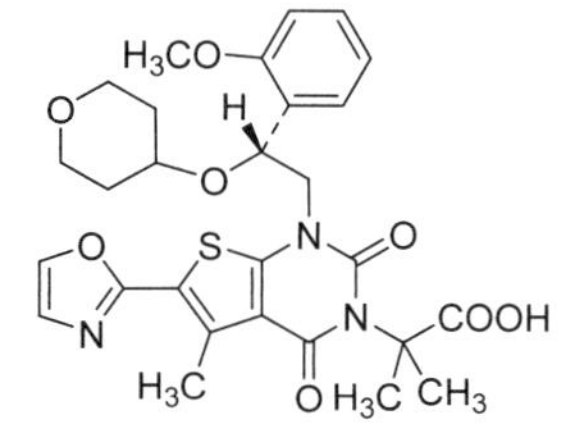

分子式和分子量 $C_{28}H_{31}N_3O_8S$ 569.63

化学名 2-[1-{(2*R*)-2-(2-Methoxyphenyl)-2-[(oxan-4-yl)oxy]ethyl}-5-methyl-6-(1,3-oxazol-2-yl)-2,4-dioxo-1,4-dihydrothieno[2,3-*d*]pyrimidin-3(2*H*)-yl]-2-methylpropanoic acid

2-[1-{(2*R*)-2-(2-甲氧基苯基)-2-[(噁烷-4-基)氧基]乙基}-5-甲基-6-(1,3-噁唑-2-基)-2,4-二氧代-1,4-二氢噻吩并[2,3- *d*]嘧啶-3(2*H*)-基] -2-甲基丙酸

CAS 登录号 1434635-54-7

INN list 118

药效分类 乙酰辅酶 A 羧化酶抑制药

非索罗定

Fesoterodine（*INN*）

化学结构式

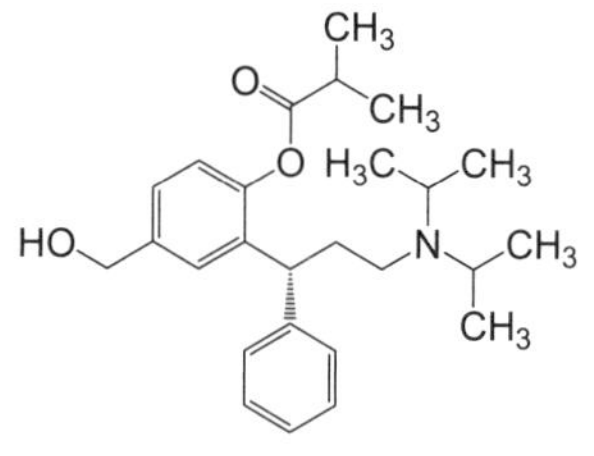

分子式和分子量 $C_{26}H_{37}NO_3$ 411.59

化学名 2-[(1*R*)-3-[Bis(1-methylethyl)amino]-1-phenylpropyl]-4-(hydroxymethyl) -phenyl 2-methylpropanoate

2-[(1*R*)-3-[双(1-甲基乙基)氨基]-1-苯丙基]-4-(羟甲基)-苯基 2-甲基丙酸酯

CAS 登录号 286930-02-7; 286930-03-8[富马酸盐]

INN list 84

药效分类 抗尿失禁药

非索替尼

Fisogatinib（*INN*）

分子式和分子量 $C_{24}H_{24}Cl_2N_4O_4$ 503.38

化学结构式

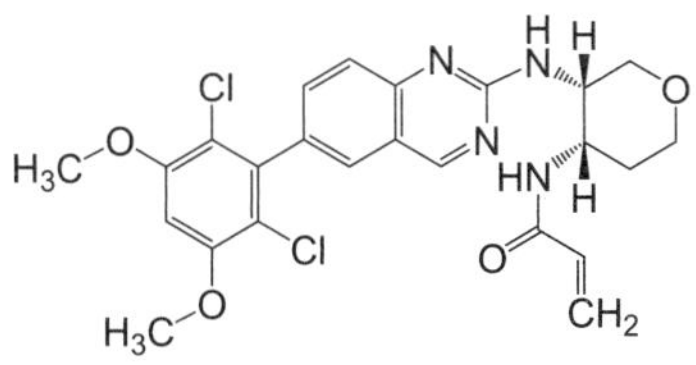

化学名 *N*-[(3*S*,4*S*)-3-{[6-(2,6-Dichloro-3,5-dimethoxyphenyl)quinazolin-2-yl]amino}oxan-4-yl]prop-2-enamide

N-[(3*S*,4*S*)-3-{[6-(2,6-二氯-3,5-二甲氧基苯基)喹唑啉-2-基]氨基}噁烷-4-基]丙基-2-烯酰胺

CAS 登录号 1707289-21-1

INN list 120

药效分类 酪氨酸激酶抑制药，抗肿瘤药

非托西酯

Fetoxilate（*INN*）

化学结构式

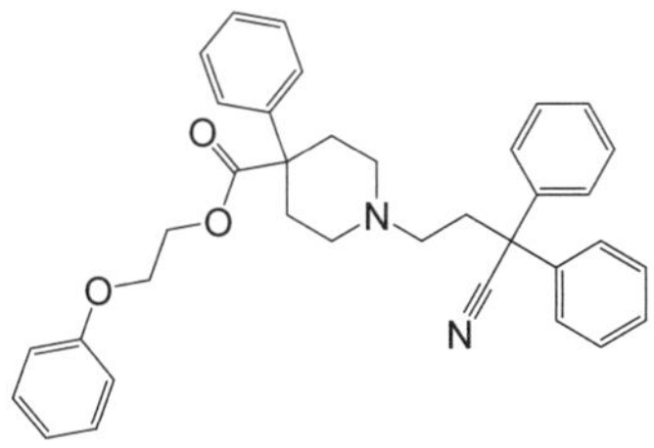

分子式和分子量 $C_{36}H_{36}N_2O_3$ 544.70

化学名 2-Phenoxyethyl 1-(3-cyano-3,3-diphenylpropyl)-4-phenylisonipecotate

2-苯氧乙基 1-(3-氰基-3,3-二苯基丙基)-4-苯基-4-哌啶甲酸酯

CAS 登录号 54063-45-5; 23607-71-8[盐酸盐]

INN list 21

药效分类 平滑肌松弛药

非维匹仑

Fevipiprant（*INN*）

化学结构式

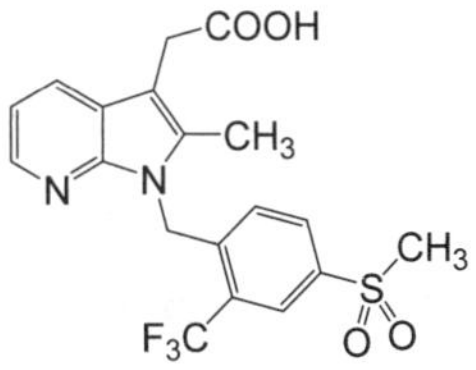

分子式和分子量 $C_{19}H_{17}F_3N_2O_4S$ 426.41

化学名 2-(1-{[4-Methanesulfonyl-2-(trifluoromethyl)phenyl]methyl}-2-methyl-1*H*-pyrrolo[2,3-*b*]pyridin-3-yl)acetic acid

2-(1-{[4-甲磺酰基-2-(三氟甲基)苯基]甲基}-2-甲基-1*H*-吡咯并[2,3-*b*]吡啶-3-基)乙酸

CAS 登录号 872365-14-5

INN list 109

药效分类 平喘药

非西他滨

Fiacitabine（*INN*）

化学结构式

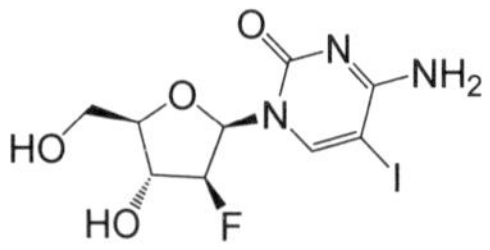

分子式和分子量 $C_9H_{11}FIN_3O_4$ 371.10

化学名 1-(2-Deoxy-2-fluoro-*β*-D-arabinofuranosyl)-5-iodocytosine

1-(2-脱氧-2-氟-*β*-D-呋喃阿拉伯糖基)-5-碘胞嘧啶

CAS 登录号 69123-90-6

INN list 59

药效分类 抗病毒药

非昔硝唑

Fexinidazole（*INN*）

化学结构式

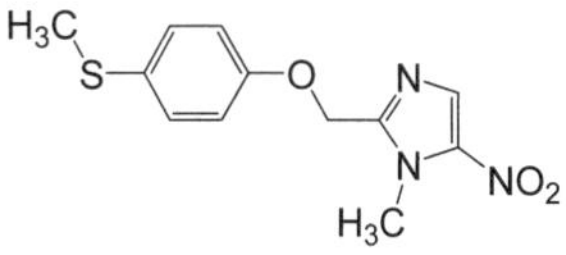

分子式和分子量 $C_{12}H_{13}N_3O_3S$ 279.31

化学名 1-Methyl-2-[[*p*-(methylthio)phenoxy]methyl]-5-nitroimidazole

1-甲基-2-[[4-(甲硫基)苯氧基]甲基]-5-硝基咪唑

CAS 登录号 59729-37-2

INN list 37

药效分类 抗滴虫药

非扎拉思

Fezagepras（*INN*）

化学结构式

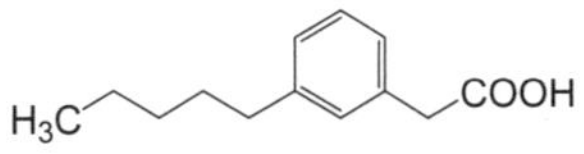

分子式和分子量 $C_{13}H_{18}O_2$ 206.29

化学名 (3-Pentylphenyl)acetic acid

(3-戊基苯基)乙酸

CAS 登录号 1002101-19-0

INN list 119

药效分类 抗炎、抗纤维化药

非扎硫酮

Fezatione（*INN*）

分子式和分子量 $C_{17}H_{14}N_2S_2$ 310.44

化学结构式

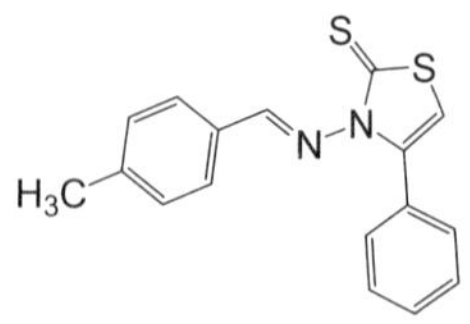

化学名 3-[(*p*-Methylbenzylidene)amino]-4-phenyl-4-thiazoline-2-thione

3-[(4-甲基苄亚基)氨基]-4-苯基-4-噻唑啉-2-硫酮

CAS 登录号 15387-18-5

INN list 21

药效分类 抗真菌药

非佐尼索

Felezonexor（*INN*）

化学结构式

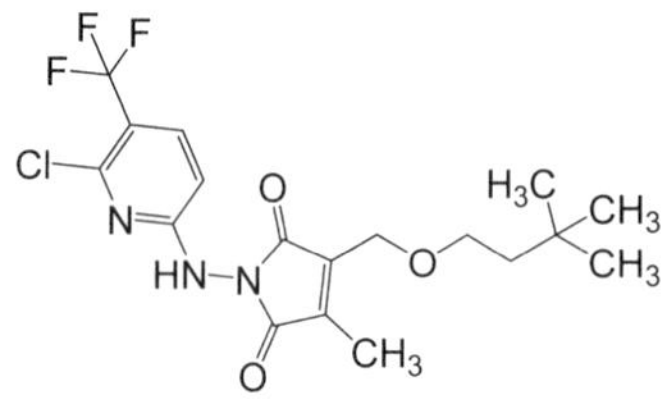

分子式和分子量 $C_{18}H_{21}ClF_3N_3O_3$ 419.83

化学名 1-{[6-Chloro-5-(trifluoromethyl)pyridin-2-yl]amino}-3-[(3,3-dimethylbutoxy)methyl]-4-methyl-1*H*-pyrrole-2,5- dione

1-{[6-氯-5-(三氟甲基)吡啶-2-基]氨基}-3-[(3,3-二甲基丁氧基)甲基]-4-甲基-1*H*-吡咯-2,5-二酮

CAS 登录号 1076235-04-5

INN list 121

药效分类 抗肿瘤药

非唑拉明

Fezolamine（*INN*）

化学结构式

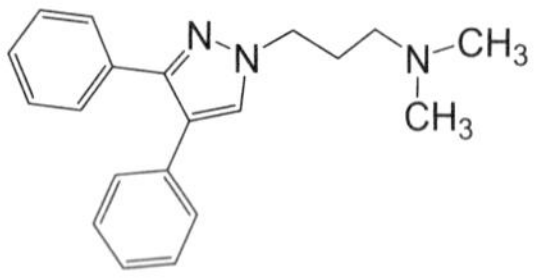

分子式和分子量 $C_{20}H_{23}N_3$ 305.43

化学名 1-[3-(Dimethylamino)propyl]-3,4-diphenylpyrazole

1-[3-(二甲氨基)丙基]-3,4-二苯基吡唑

CAS 登录号 80410-36-2; 80410-37-3[富马酸盐]

INN list 49

药效分类 抗抑郁药

非唑奈坦

Fezolinetant（*INN*）

分子式和分子量 $C_{16}H_{15}FN_6OS$ 358.40

化学结构式

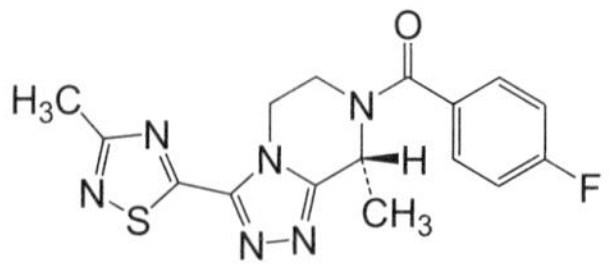

化学名 (4-Fluorophenyl)[(8*R*)-8-methyl-3-(3-methyl-1,2,4-thiadiazol-5-yl)-5,6-dihydro-1,2,4-triazolo[4,3-*a*] pyrazin-7(8*H*)-yl]methanone

(4-氟苯基)[(8*R*)-8-甲基-3-(3-甲基-1,2,4-噻二唑-5-基)- 5,6-二氢-1,2,4-三唑并[4,3-*a*] 吡嗪-7(8*H*)-基]甲酮

CAS 登录号 1629229-37-3

INN list 115

药效分类 神经激肽 NK3 受体拮抗药

菲络昔洛韦

Filociclovir（*INN*）

化学结构式

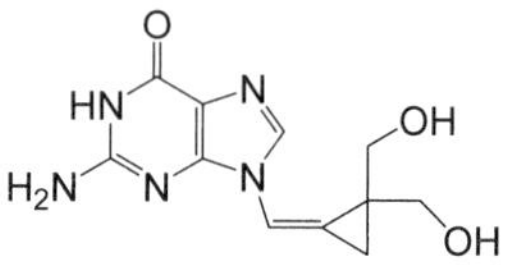

分子式和分子量 $C_{11}H_{13}N_5O_3$ 263.26

化学名 2-Amino-9-{(*Z*)-[2,2-bis(hydroxymethyl)cyclopropylidene] methyl}-1,9-dihydro-6*H*-purin-6-one

2-氨基-9-{(*Z*)-[2,2-二(羟甲基)环丙烯亚基]甲基}-1,9-二氢-6*H*-嘌呤-6-酮

CAS 登录号 632325-71-4

INN list 111

药效分类 抗病毒药

菲优拉生

Fexuprazan（*INN*）

化学结构式

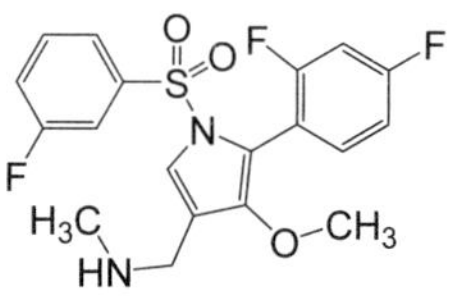

分子式和分子量 $C_{19}H_{17}F_3N_2O_3S$ 410.41

化学名 [5-(2,4-Difluorophenyl)-1-(3-fluorobenzene-1-sulfonyl)-4-methoxy-1*H*-pyrrol-3-yl]-*N*-methylmethanamine

[5-(2,4-二氟苯基)-1-(3-氟苯-1-磺酰基)-4-甲氧基-1*H*-吡咯-3-基] -*N*-甲基甲胺

CAS 登录号 1902954-60-2

INN list 118

药效分类 酸泵抑制药

芬胺呋

Fenamifuril（*INN*）

化学结构式

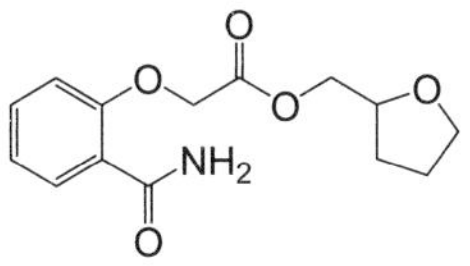

分子式和分子量 $C_{14}H_{17}NO_5$ 279.29

化学名 Tetrahydrofurfuryl (2-carbamoylphenoxy)acetate

四氢呋喃甲基 (2-氨甲酰基苯氧基)乙酸酯

CAS 登录号 735-64-8

INN list 16

药效分类 抗炎镇痛药

芬贝西林

Fenbenicillin（*INN*）

化学结构式

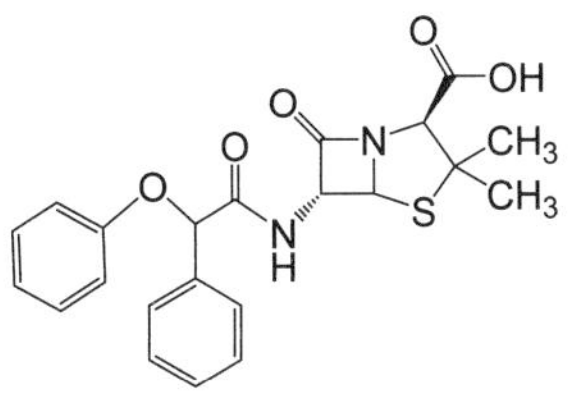

分子式和分子量 $C_{22}H_{22}N_2O_5S$ 426.49

化学名 (*α*-Phenoxybenzyl)penicillin

(*α*-苯氧基苄基)青霉素

CAS 登录号 1926-48-3

INN list 13

药效分类 抗生素类药

芬苯达唑

Fenbendazole（*INN*）

化学结构式

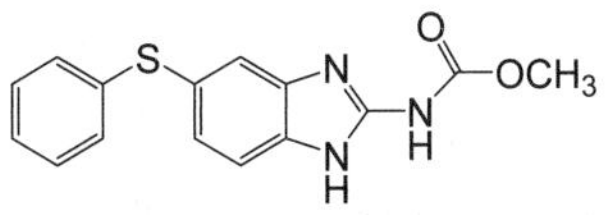

分子式和分子量 $C_{15}H_{13}N_3O_2S$ 299.35

化学名 Methyl 5-(phenylthio)-2-benzimidazolecarbamate

甲基 5-(苯硫基)-2-苯并咪唑氨基甲酸酯

CAS 登录号 43210-67-9

INN list 29

药效分类 抗线虫药

ATC 分类 P02CA06

芬布芬

Fenbufen（*INN*）

分子式和分子量 $C_{16}H_{14}O_3$ 254.28

化学结构式

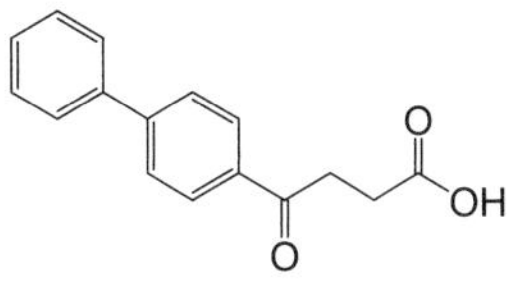

化学名 3-(4-Biphenylylcarbonyl)propionic acid

3-(4-联苯基甲酰基)丙酸

CAS 登录号 36330-85-5

INN list 30

药效分类 抗炎药

芬布酯

Fenbutrazate（*INN*）

化学结构式

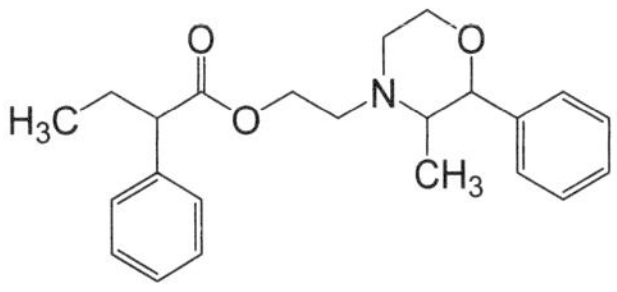

分子式和分子量 $C_{23}H_{29}NO_3$ 367.48

化学名 2-(3-Methyl-2-phenylmorpholino)ethyl 2-phenylbutyrate

2-(3-甲基-2-苯基吗啉)乙基 2-苯基丁酸酯

CAS 登录号 4378-36-3

INN list 12

药效分类 食欲抑制药

芬雌酸

Fenestrel（*INN*）

化学结构式

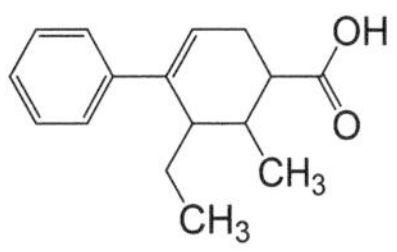

分子式和分子量 $C_{16}H_{20}O_2$ 244.33

化学名 5-Ethyl-6-methyl-4-phenyl-3-cyclohexene-1-carboxylic acid

5-乙基-6-甲基-4-苯基-3-环己烯-1-羧酸

CAS 登录号 7698-97-7

INN list 18

药效分类 雌激素类药

芬地林

Fendiline（*INN*）

化学结构式

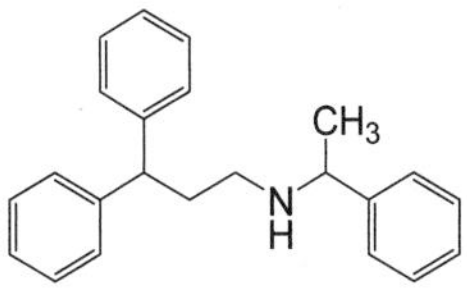

分子式和分子量 $C_{23}H_{25}N$ 315.45

化学名 *N*-(3,3-Diphenylpropyl)-*α*-methylbenzylamine

N-(3,3-二苯基丙基)-*α*-甲基苄胺

CAS 登录号 13042-18-7

INN list 24

药效分类 钙通道阻滞药

ATC 分类 C08EA01

芬地酸

Fendizoic Acid

化学结构式

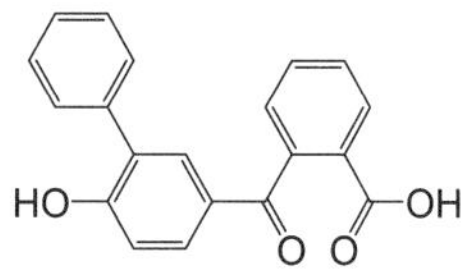

分子式和分子量 $C_{20}H_{13}O_4$ 318.32

化学名 2-(4-Hydroxy-3-phenylbenzoyl)benzoic acid

2-(4-羟基-3-苯基苯甲酰基)苯甲酸

CAS 登录号 84627-04-3

芬度柳

Fendosal (*INN*)

化学结构式

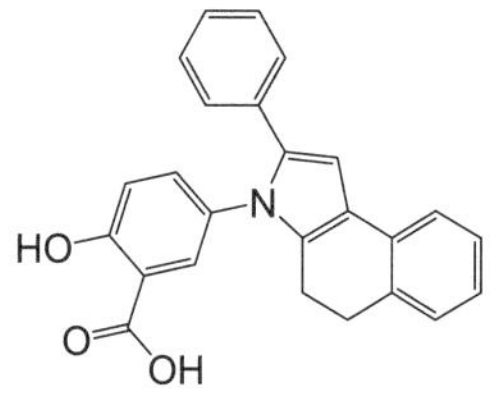

分子式和分子量 $C_{25}H_{19}NO_3$ 381.42

化学名 5-(4,5-Dihydro-2-phenyl-3*H*-benz[*e*]indol-3-yl)salicylic acid

5-(4,5-二氢-2-苯基-3*H*-苯并[*e*]吲哚-3-基)水杨酸

CAS 登录号 53597-27-6

INN list 35

药效分类 抗炎镇痛药

芬氟咪唑

Fenflumizole (*INN*)

化学结构式

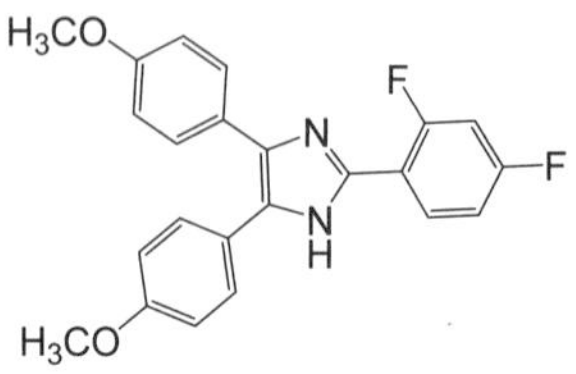

分子式和分子量 $C_{23}H_{18}F_2N_2O_2$ 392.40

化学名 2-(2,4-Difluorophenyl)-4,5-bis(*p*-methoxyphenyl)imidazole

2-(2,4-二氟苯基)-4,5-双(4-甲氧基苯基)咪唑

CAS 登录号 73445-46-2

INN list 46

药效分类 抗炎镇痛药

芬氟司林

Fenfluthrin (*INN*)

化学结构式

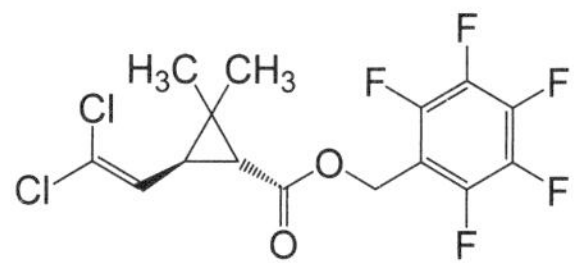

分子式和分子量 $C_{15}H_{11}Cl_2F_5O_2$ 389.14

化学名 2,3,4,5,6-Pentafluorobenzyl (1*R*,3*S*)-3-(2,2-dichlorovinyl)-2,2-dimethylcyclopropanecarboxylate

2,3,4,5,6-五氟苄基 (1*R*,3*S*)-3-(2,2-二氯乙烯基)-2,2-二甲基环丙烷甲酸酯

CAS 登录号 75867-00-4

INN list 54

药效分类 抗寄生虫药

芬戈莫德

Fingolimod (*INN*)

化学结构式

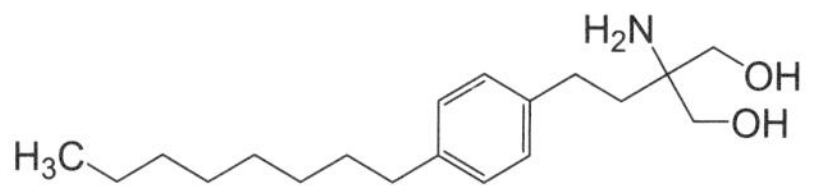

分子式和分子量 $C_{19}H_{33}NO_2$ 307.48

化学名 2-Amino-2-[2-(4-octylphenyl)ethyl]propane-1,3-diol

2-氨基-2-[2-(4-辛基苯基)乙基]丙烷-1,3-二醇

CAS 登录号 162359-55-9; 162359-56-0[盐酸盐]

INN list 91

药效分类 免疫调节药

芬格鲁胺

Phenglutarimide (*INN*)

化学结构式

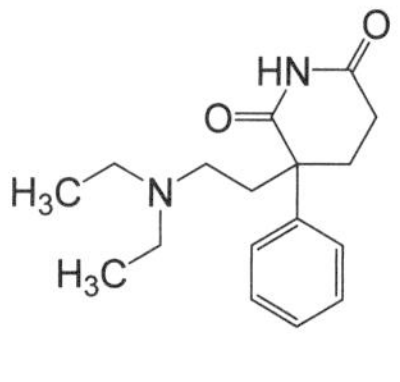

分子式和分子量 $C_{17}H_{24}N_2O_2$ 288.38

化学名 2,2-Diethylaminoethyl-2-phenylglutarimide

2,2-二乙氨基乙基-2-苯基戊二酰亚胺

CAS 登录号 1156-05-4

INN list 10

药效分类 抗胆碱药

芬哈孟

Fenharmane（*INN*）

化学结构式

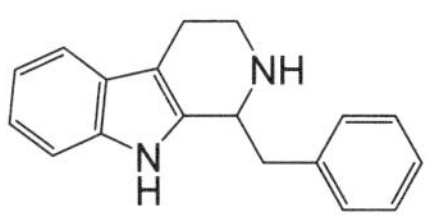

分子式和分子量 $C_{18}H_{18}N_2$ 262.35

化学名 1-Benzyl-2,3,4,9-tetrahydro-1*H*-pyrido[3,4-*b*]indole

1-苄基-2,3,4,9-四氢-1*H*-吡啶并[3,4-*b*]吲哚

CAS 登录号 3851-30-7

INN list 15

药效分类 安定药

芬卡米特

Phencarbamide（*INN*）

化学结构式

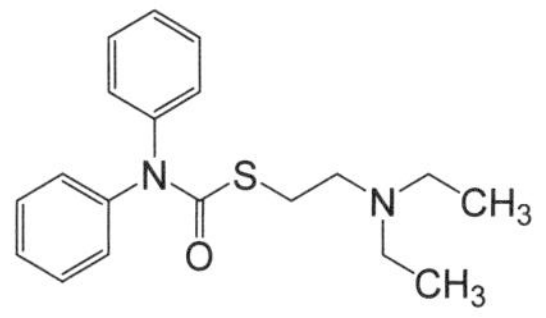

分子式和分子量 $C_{19}H_{24}N_2OS$ 328.47

化学名 *S*-[2-(Diethylamino)ethyl] *N*,*N*-diphenylthiocarbamate

S-[2- (二乙基氨基)乙基] *N*,*N*-二苯基硫代氨基甲酸酯

CAS 登录号 3735-90-8

药效分类 解痉药

芬坎法明

Fencamfamin（*INN*）

化学结构式

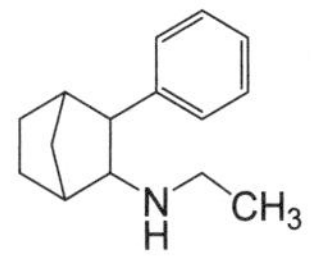

分子式和分子量 $C_{15}H_{21}N$ 215.34

化学名 3-Phenyl-*N*-ethyl-2-norbornanamine

3-苯基-*N*-乙基-2-降冰片烷胺

CAS 登录号 1209-98-9; 2240-14-4[盐酸盐]

INN list 12

药效分类 精神兴奋药

芬克洛宁

Fenclonine（*INN*）

分子式和分子量 $C_9H_{10}ClNO_2$ 199.63

化学结构式

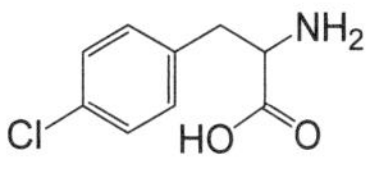

化学名 DL-3-(*p*-Chlorophenyl)alanine

DL-3-(4-氯苯基)丙氨酸

CAS 登录号 7424-00-2

INN list 18

药效分类 5-羟色胺受体拮抗药，抗肿瘤药

芬克洛酸

Fenclozic Acid（*INN*）

化学结构式

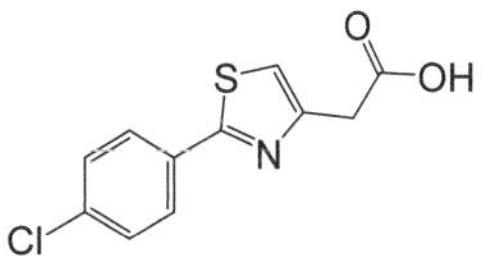

分子式和分子量 $C_{11}H_8ClNO_2S$ 253.70

化学名 2-(*p*-Chlorophenyl)-4-thiazoleacetic acid

2-(4-氯苯基)-4-噻唑乙酸

CAS 登录号 17969-20-9

INN list 22

药效分类 抗炎镇痛药

芬喹唑

Fenquizone（*INN*）

化学结构式

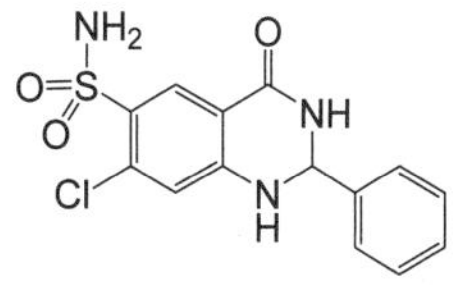

分子式和分子量 $C_{14}H_{12}ClN_3O_3S$ 337.78

化学名 (±)-7-Chloro-1,2,3,4-tetrahydro-4-oxo-2-phenyl-6-quinazolinesulfonamide

(±)-7-氯-1,2,3,4-四氢-4-氧代-2-苯基-6-喹唑啉磺酰胺

CAS 登录号 20287-37-0

INN list 30

药效分类 低效能利尿药

ATC 分类 C03BA13

芬留顿

Fenleuton（*INN*）

化学结构式

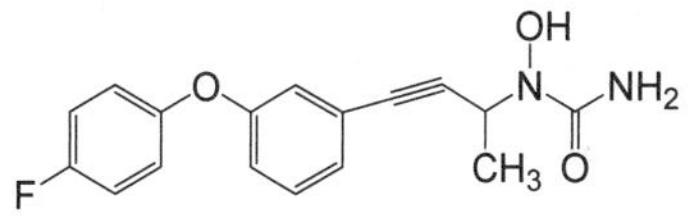

分子式和分子量 $C_{17}H_{15}FN_2O_3$ 314.31

化学名 (±)-1-[3-[*m*-(*p*-Fluorophenoxy)phenyl]-1-methyl-2-propynyl]-1-hydroxyurea

(±)-1-[3-[3-(4-氟苯氧基)苯基]-1-甲基-2-丙炔基]-1-羟基脲

CAS 登录号 141579-54-6

INN list 72

药效分类 白三烯合成抑制药

芬罗唑

Finrozole (*INN*)

化学结构式

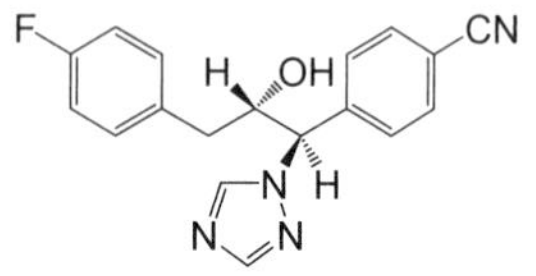

分子式和分子量 $C_{18}H_{15}FN_4O$ 322.34

化学名 *p*-[(1*RS*,2*SR*)-3-(*p*-Fluorophenyl)-2-hydroxy-1-(1*H*-1,2,4-triazol-1-yl)propyl]benzonitrile

4-[(1*RS*,2*SR*)-3-(4-氟苯基)-2-羟基-1-(1*H*-1,2,4-三氮唑-1-基)丙基]苯甲腈

CAS 登录号 160146-17-8

INN list 81

药效分类 芳酶抑制药，抗肿瘤药

芬氯磷

Fenclofos (*INN*)

化学结构式

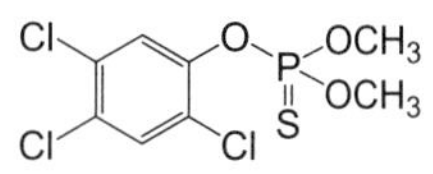

分子式和分子量 $C_8H_8Cl_3O_3PS$ 321.55

化学名 *O,O*-Dimethyl *O*-(2,4,5-trichlorophenyl)phosphorothioate

O,O-二甲基 *O*-(2,4,5-三氯苯基)硫代磷酸酯

CAS 登录号 299-84-3

INN list 23

药效分类 杀虫药

芬氯酸

Fenclofenac (*INN*)

化学结构式

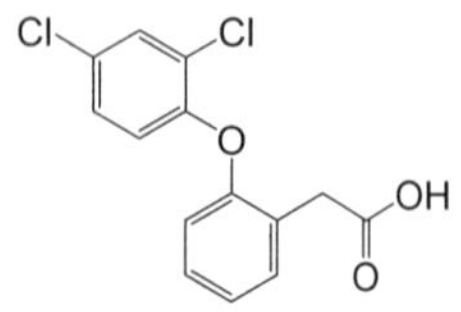

分子式和分子量 $C_{14}H_{10}Cl_2O_3$ 297.13

化学名 [*o*-(2,4-Dichlorophenoxy)phenyl]acetic acid

[2-(2,4-二氯苯氧基)苯基]乙酸

CAS 登录号 34645-84-6

INN list 30

药效分类 抗炎镇痛药

芬美曲秦

Phenmetrazine (*INN*)

化学结构式

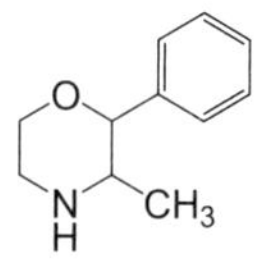

分子式和分子量 $C_{11}H_{15}NO$ 177.25

化学名 3-Methyl-2-phenylmorpholine.

3-甲基-2-苯基吗啉

CAS 登录号 134-49-6; 1707-14-8[盐酸盐]

INN list 6

药效分类 食欲抑制药

芬哌丙烷

Fenpiprane (*INN*)

化学结构式

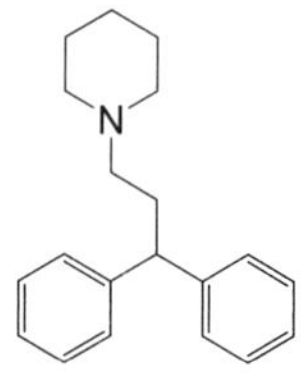

分子式和分子量 $C_{20}H_{25}N$ 279.43

化学名 1-(3,3-Diphenylpropyl)piperidine

1-(3,3-二苯基丙基)哌啶

CAS 登录号 3540-95-2; 3329-14-4[盐酸盐]

INN list 17

药效分类 解痉药

芬哌酰胺

Fenpipramide (*INN*)

化学结构式

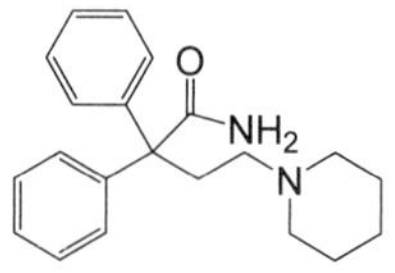

分子式和分子量 $C_{21}H_{26}N_2O$ 322.44

化学名 *α,α*-Diphenyl-1-piperidinebutyramide

α,α-二苯基-1-哌啶丁酰胺

CAS 登录号 77-01-0; 14007-53-5[盐酸盐]

INN list 17

药效分类 解痉药

芬哌酯

Fenperate (*INN*)

分子式和分子量 $C_{25}H_{31}NO_4$ 409.52

化学结构式

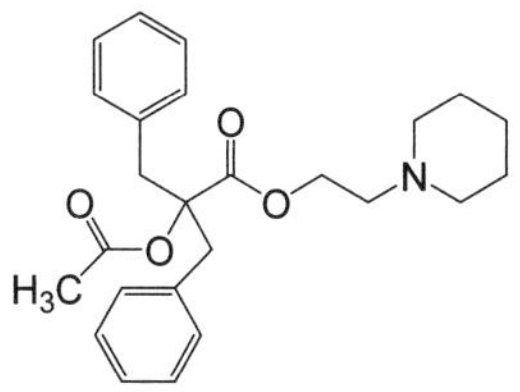

化学名 2-Piperidin-1-ylethyl 2-acetyloxy-2-benzyl-3-phenylpropanoate

2-哌啶-1-基乙基 2-乙酰氧基-2-苄基-3-苯基丙酸酯

CAS 登录号 55837-26-8

INN list 33

药效分类 抗高血压药

芬普雷司

Fenproporex（*INN*）

化学结构式

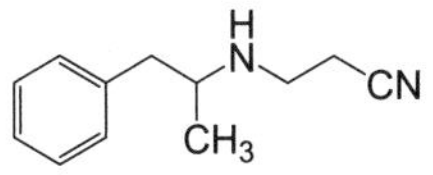

分子式和分子量 $C_{12}H_{16}N_2$ 188.27

化学名 (±)-3-[(*α*-Methylphenethyl)amino]propionitrile

(±)-3-[(*α*-甲基苯乙基)氨基]丙腈

CAS 登录号 15686-61-0

INN list 17

药效分类 食欲抑制药

芬前列林

Fenprostalene（*INN*）

化学结构式

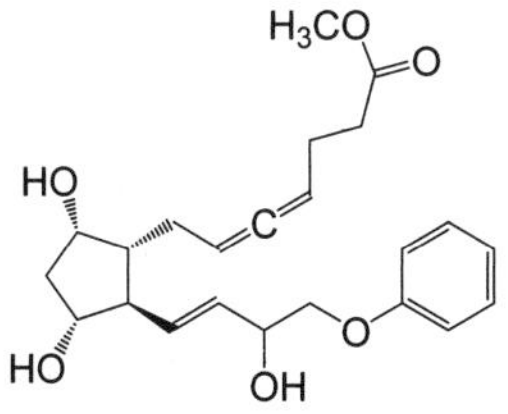

分子式和分子量 $C_{23}H_{30}O_6$ 402.48

化学名 Methyl (±)-7-[(1*R**,2*R**,3*R**,5*S**)-3,5-dihydroxy-2-[(*E*)-(3*R**)-3-hydroxy-4-phenoxy-1-butenyl]cyclopentyl]-4,5-heptadienoate

甲基 (±)-7-[(1*R**,2*R**,3*R**,5*S**)-3,5-二羟基-2-[(*E*)-(3*R**)-3-羟基-4-苯氧基-1-丁烯基]环戊基]-4,5-庚二烯酸酯

CAS 登录号 69381-94-8

INN list 42

药效分类 前列腺素类药

芬曲地尔

Fenetradil（*INN*）

分子式和分子量 $C_{22}H_{36}N_2O_3$ 376.53

化学结构式

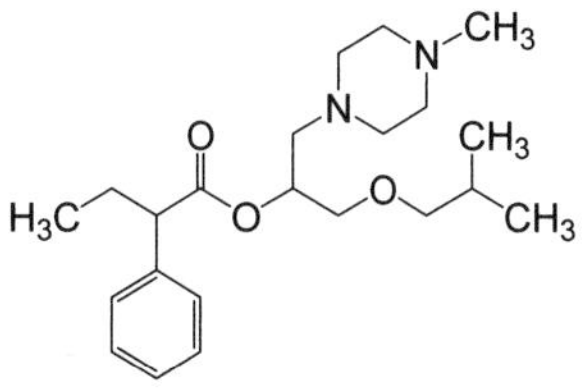

化学名 [1-(4-Methylpiperazin-1-yl)-3-(2-methylpropoxy)propan-2-yl] 2-phenylbutanoate

[1-(4-甲基哌嗪-1-基)-3-(2-甲基丙氧基)丙-2-基] 2-苯基丁酸酯

CAS 登录号 54063-39-7

INN list 30

药效分类 血管扩张药

芬司匹利

Fenspiride（*INN*）

化学结构式

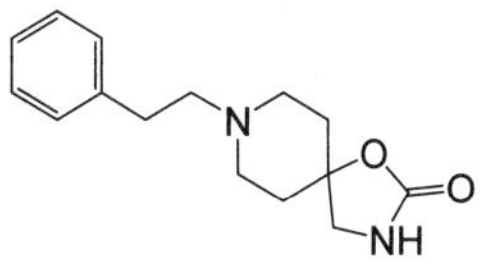

分子式和分子量 $C_{15}H_{20}N_2O_2$ 260.34

化学名 8-Phenethyl-1-oxa-3,8-diazaspiro[4.5]decan-2-one

8-苯乙基-1-氧杂-3,8-二氮杂螺[4.5]癸-2-酮

CAS 登录号 5053-06-5; 5053-08-7[盐酸盐]

INN list 21

药效分类 支气管舒张药，*α* 受体拮抗药

芬太尼

Fentanyl（*INN*）

化学结构式

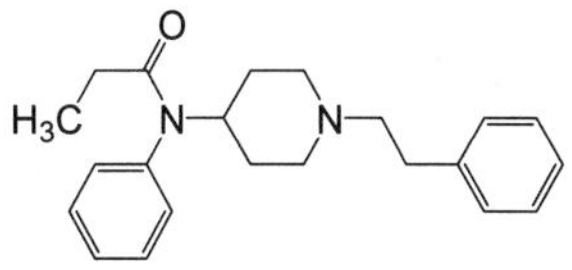

分子式和分子量 $C_{22}H_{28}N_2O$ 336.47

化学名 *N*-(1-Phenethylpiperidin-4-yl)-*N*-phenylpropionamide

N-(1-苯乙基哌啶-4-基)-*N*-苯基丙酰胺

CAS 登录号 437-38-7

INN list 14

药效分类 镇痛药

芬特明

Phentermine（*INN*）

化学结构式

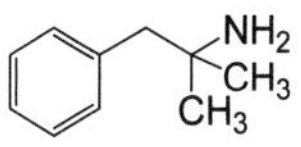

分子式和分子量 $C_{10}H_{15}N$ 149.23

化学名 α,α-Dimethyl phenethylamine

α,α-二甲基苯乙胺

CAS 登录号 122-09-8

INN list 11

药效分类 食欲抑制药

芬替康唑

Fenticonazole（*INN*）

化学结构式

分子式和分子量 $C_{24}H_{20}Cl_2N_2OS$ 455.40

化学名 (±)-1-[2,4-Dichloro-*β*-[[*p*-(phenylthio)benzyl]oxy]phenethyl]imidazole

(±)-1-[2,4-二氯-*β*-[[4-(苯硫基)苄基]氧基]苯乙基]咪唑

CAS 登录号 72479-26-6; 73151-29-8[硝酸盐]

INN list 44

药效分类 抗真菌药

芬替克洛

Fenticlor（*INN*）

化学结构式

分子式和分子量 $C_{12}H_8Cl_2O_2S$ 287.16

化学名 2,2'-Thiobis[4-chlorophenol]

2,2'-硫基双[4-氯苯酚]

CAS 登录号 97-24-5

INN list 23

药效分类 抗真菌药

芬替酸

Fentiazac（*INN*）

化学结构式

分子式和分子量 $C_{17}H_{12}ClNO_2S$ 329.80

化学名 4-(*p*-Chlorophenyl)-2-phenyl-5-thiazoleacetic acid

4-(4-氯苯基)-2-苯基-5-噻唑乙酸

CAS 登录号 18046-21-4

INN list 32

药效分类 抗炎镇痛药

芬托氯铵

Phenactropinium Chloride（*INN*）

化学结构式

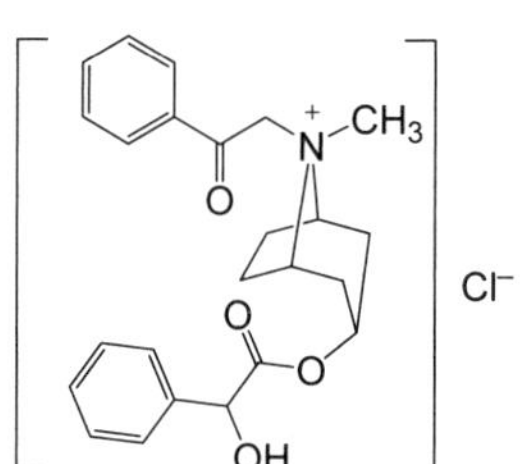

分子式和分子量 $C_{24}H_{28}ClNO_4$ 429.94

化学名 [(1*R*,5*S*)-8-Methyl-8-phenacyl-8-azoniabicyclo-[3.2.1]octan-3-yl] 2-hydroxy-2-phenylacetate;chloride

氯化 [(1*R*,5*S*)-8-甲基-8-苯甲酰甲基-8-氮鎓双环[3.2.1]辛烷-3-基] 2-羟基-2-苯乙酸酯

CAS 登录号 3784-89-2

INN list 8

药效分类 神经节阻断药，抗高血压药

芬托溴铵

Fentonium Bromide（*INN*）

化学结构式

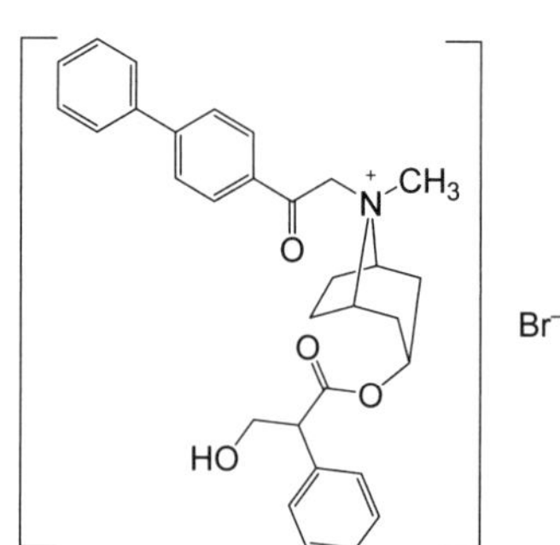

分子式和分子量 $C_{31}H_{34}BrNO_4$ 564.51

化学名 [8-Methyl-8-[2-oxo-2-(4-phenylphenyl)ethyl]-8-azoniabicyclo[3.2.1]octan-3-yl] 3-hydroxy-2-phenylpropanoate bromide

溴化 [8-甲基-8-[2-氧代-2-(4-苯基苯基)乙基]-8-氮鎓双环[3. 2.1]辛烷-3-基] 3-羟基-2-苯乙酸酯

CAS 登录号 5868-06-4

INN list 29

药效分类 抗胆碱药

芬维 A 胺

Fenretinide（*INN*）

分子式和分子量 $C_{26}H_{33}NO_2$ 391.55

化学结构式

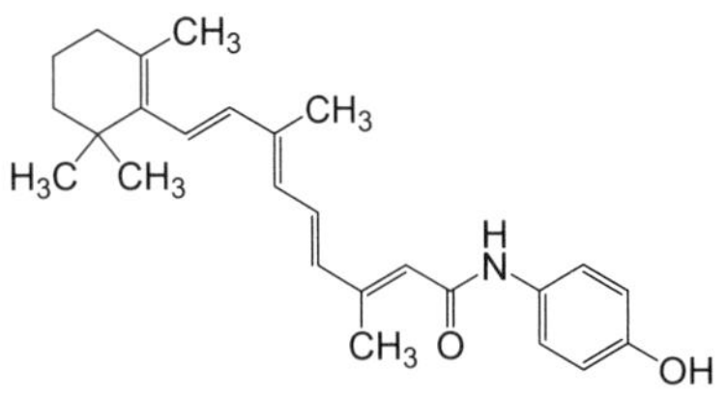

化学名 All-*trans*-4'-hydroxyretinanilide

全-反-4'-羟基维 A 酰苯胺

CAS 登录号 65646-68-6

INN list 51

药效分类 抗肿瘤药

芬戊二醇

Fenpentadiol (*INN*)

化学结构式

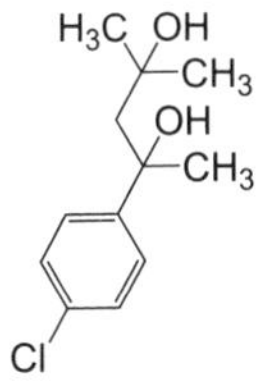

分子式和分子量 $C_{12}H_{17}ClO_2$ 228.72

化学名 2-(*p*-Chlorophenyl)-4-methyl-2,4-pentanediol

2-(4-氯苯基)-4-甲基-2,4-戊二醇

CAS 登录号 15687-18-0

INN list 16

药效分类 安定药

芬西布醇

Fencibutirol (*INN*)

化学结构式

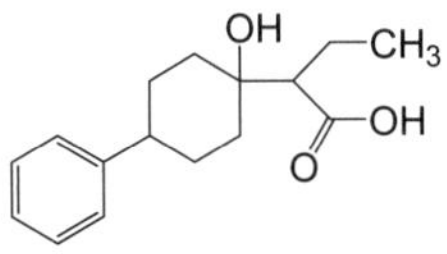

分子式和分子量 $C_{16}H_{22}O_3$ 262.34

化学名 (±)-*α*-Ethyl-1-hydroxy-4-phenylcyclohexaneacetic acid

(±)-*α*-乙基-1-羟基-4-苯基环己烷乙酸

CAS 登录号 5977-10-6

INN list 30

药效分类 利胆药

芬乙茶碱

Fenethylline

化学结构式

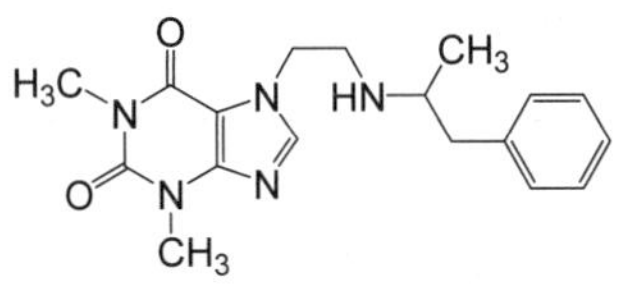

分子式和分子量 $C_{18}H_{23}N_5O_2$ 341.42

化学名 7-[2-[(*α*-Methylphenethyl)amino]ethyl]theophylline

7-[2-[(*α*-甲基苯乙基)氨基]乙基]胆茶碱

CAS 登录号 3736-08-1; 1892-80-4[盐酸盐]

药效分类 精神兴奋药

芬乙嗪

Fenethazine (*INN*)

化学结构式

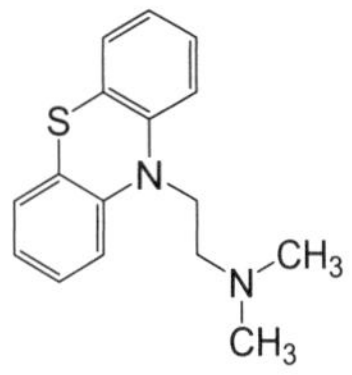

分子式和分子量 $C_{16}H_{18}N_2S$ 270.39

化学名 10-(2-Dimethylaminoethyl)phenothiazine

10-(2-二甲氨基乙基)吩噻嗪

CAS 登录号 522-24-7

INN list 1

药效分类 抗组胺药

吩塞秦

Phenothiazine (*INN*)

化学结构式

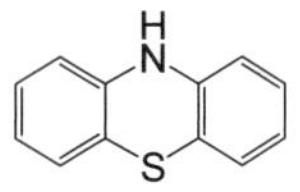

分子式和分子量 $C_{12}H_9NS$ 199.27

化学名 Phenothiazine

10*H*-吩噻嗪

CAS 登录号 92-84-2

INN list 1

药效分类 抗蠕虫药

酚苄明

Phenoxybenzamine (*INN*)

化学结构式

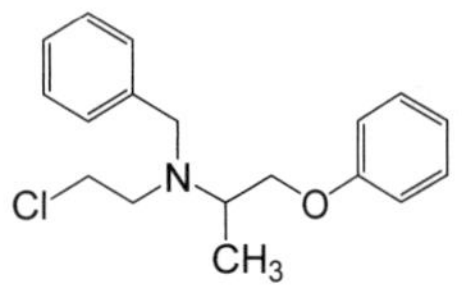

分子式和分子量 $C_{18}H_{22}ClNO$ 303.83

化学名 *N*-(2-Chloroethyl)-*N*-(1-methyl-2-phenoxyethyl)benzylamine

N-(2-氯乙基)-*N*-(1-甲基-2-苯氧乙基)苄胺

CAS 登录号 59-96-1; 63-92-3[盐酸盐]

INN list 6

药效分类　外周血管扩张药

ATC 分类　C04AX02

酚二唑

Fenadiazole（*INN*）

化学结构式

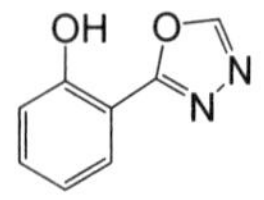

分子式和分子量　$C_8H_6N_2O_2$　162.15

化学名　*o*-(1,3,4-Oxadiazol-2-yl)phenol

2-(1,3,4-噁二唑-2-基)苯酚

CAS 登录号　1008-65-7

INN list　12

药效分类　镇静催眠药

酚磺酞

Phenolsulfonphthalein（*INN*）

化学结构式

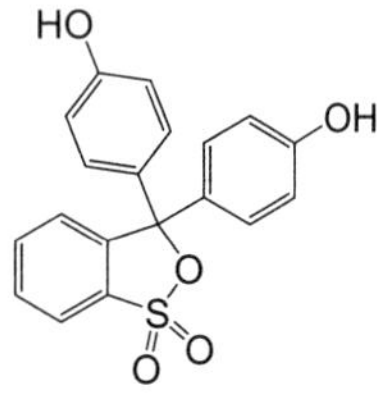

分子式和分子量　$C_{19}H_{14}O_5S$　354.38

化学名　3,3-Bis(4-hydroxyphenyl)-3*H*-2,1-benzoxathiole 1,1-dioxide

3,3-双(4-羟基苯基)-3*H*-2,1-苯并异噁噻　1,1-二氧化物

CAS 登录号　143-74-8

药效分类　诊断用药

酚磺乙胺

Etamsylate（*INN*）

化学结构式

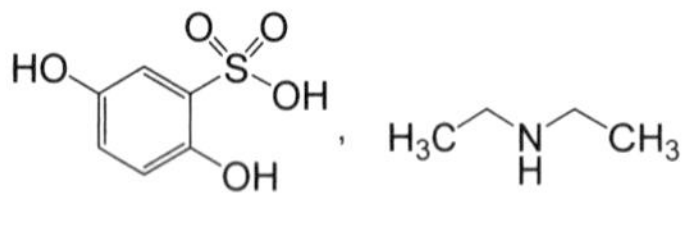

分子式和分子量　$C_6H_6O_5S \cdot C_4H_{11}N$　263.31

化学名　2,5-Dihydroxybenzenesulfonic acid compound with diethylamine(1∶1)

2,5-二羟基苯磺酸　二乙胺盐(1∶1)

CAS 登录号　2624-44-4

INN list　15

药效分类　止血药

酚加宾

Fengabine（*INN*）

分子式和分子量　$C_{17}H_{17}Cl_2NO$　322.23

化学结构式

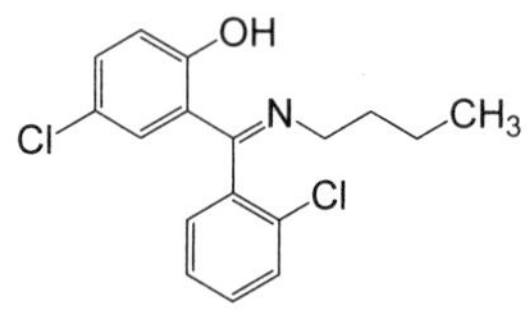

化学名　(*Z*)-2-(*N*-Butyl-*o*-chlorobenzimidoyl)-4-chlorophenol

(*Z*)-2-(*N*-丁基-2-氯亚氨苄基)-4-氯苯酚

CAS 登录号　80018-06-0

INN list　53

药效分类　抗抑郁药，情绪调节药

酚酞

Phenolphthalein（*INN*）

化学结构式

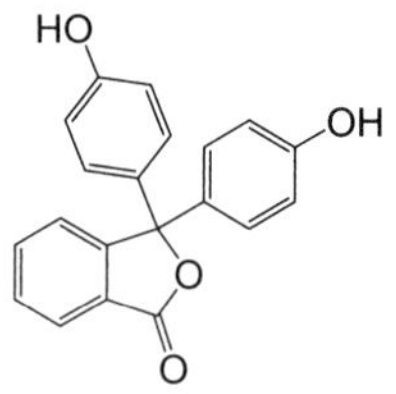

分子式和分子量　$C_{20}H_{14}O_4$　318.32

化学名　3,3-Bis(*p*-hydroxyphenyl)phthalide

3,3-双(4-羟基苯基)-2-苯并[*c*]呋喃酮

CAS 登录号　77-09-8

INN list　41

药效分类　导泻药

酚妥拉明

Phentolamine（*INN*）

化学结构式

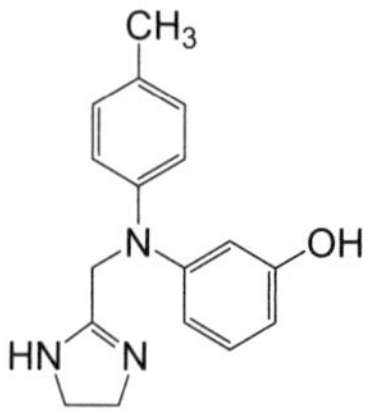

分子式和分子量　$C_{17}H_{19}N_3O$　281.36

化学名　*m*-[*N*-(2-Imidazolin-2-ylmethyl)-*p*-toluidino]phenol

3-[*N*-(2-咪唑啉-2-基甲基)-4-甲基苯氨基]苯酚

CAS 登录号　50-60-2; 73-05-2[盐酸盐]; 65-28-1[甲磺酸盐]

INN list　1

药效分类　外周血管扩张药

ATC 分类　C04AB01

奋乃静

Perphenazine（*INN*）

分子式和分子量　$C_{21}H_{26}ClN_3OS$　403.97

化学结构式

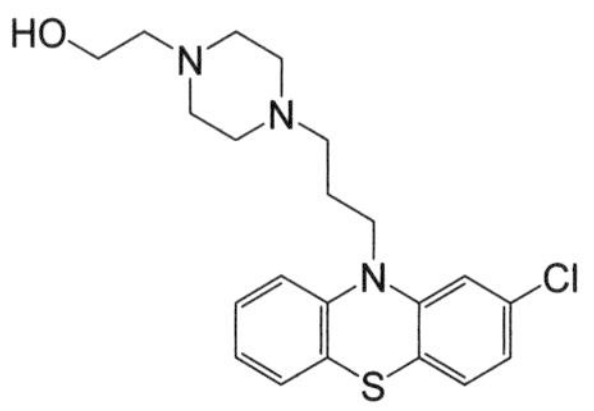

化学名 4-[3-(2-Chlorophenothiazin-10-yl)propyl]-1-piperazineethanol

4-[3-(2 氯吩噻嗪-10-基)丙基]-1-哌嗪乙醇

CAS 登录号 58-39-9

INN list 8

药效分类 抗精神病药

夫拉美诺

Flamenol（*INN*）

化学结构式

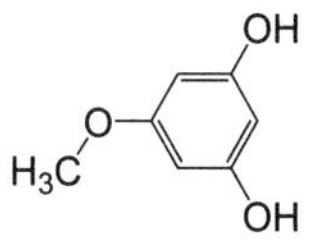

分子式和分子量 $C_7H_8O_3$ 140.14

化学名 5-Methoxyresorcinol

5-甲氧基-1,3-苯二酚

CAS 登录号 2174-64-3

INN list 24

药效分类 解痉药

夫拉扎勃

Furazabol（*INN*）

化学结构式

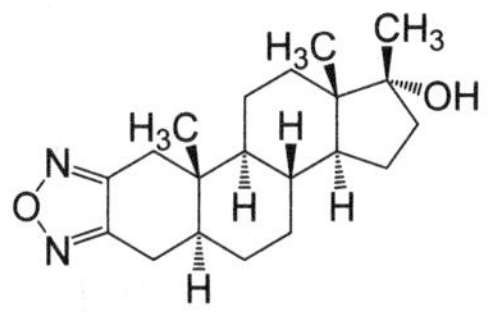

分子式和分子量 $C_{20}H_{30}N_2O_2$ 330.46

化学名 17-Methyl-5*α*-androstano[2,3-*c*]furazan-17*β*-ol

17-甲基-5*α*-雄甾烷并[2,3-*c*]呋咱-17*β*-醇

CAS 登录号 1239-29-8

INN list 16

药效分类 雄激素，同化激素类药

夫拉扎酮

Flazalone（*INN*）

化学结构式

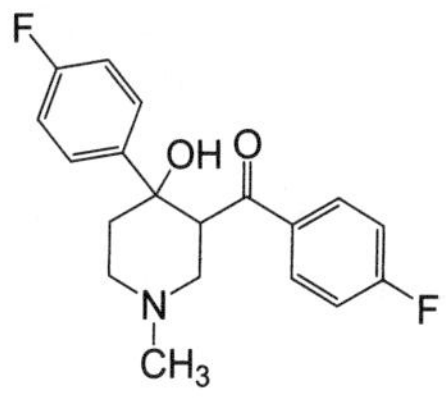

分子式和分子量 $C_{19}H_{19}F_2NO_2$ 331.36

化学名 *p*-Fluorophenyl 4-(*p*-fluorophenyl)-4-hydroxy-1-methyl-3-piperidyl ketone

4-氟苯基 4-(4-氟苯基)-4-羟基-1-甲基-3-哌啶基 甲酮

CAS 登录号 21221-18-1

INN list 26

药效分类 抗炎药

夫雷非班

Fradafiban（*INN*）

化学结构式

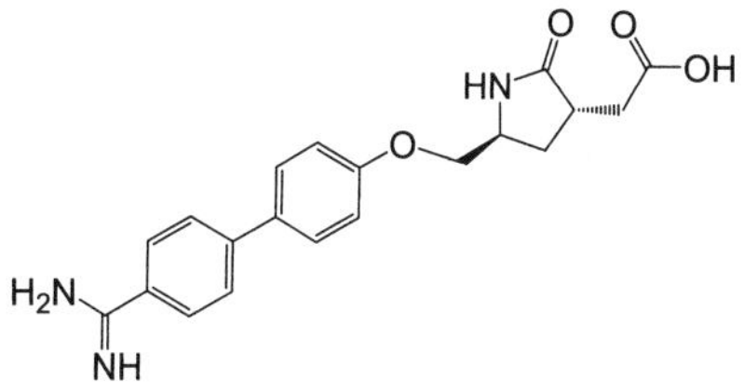

分子式和分子量 $C_{20}H_{21}N_3O_4$ 367.40

化学名 (3*S*,5*S*)-5-[[(4'-Amidino-4-biphenylyl)oxy]methyl]-2-oxo-3-pyrrolidineacetic acid

(3*S*,5*S*)-5-[[(4'-脒基-4-联苯基)氧基]甲基]-2-氧代-3-吡咯烷乙酸

CAS 登录号 148396-36-5

INN list 72

药效分类 纤维蛋白原受体拮抗药

夫仑替唑

Frentizole（*INN*）

化学结构式

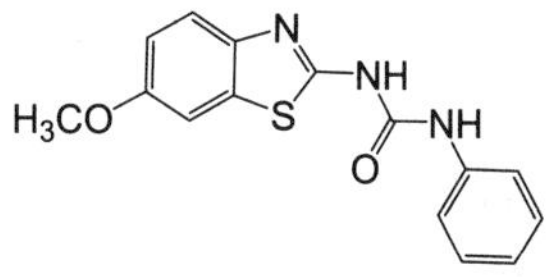

分子式和分子量 $C_{15}H_{13}N_3O_2S$ 299.35

化学名 1-(6-Methoxy-2-benzothiazolyl)-3-phenylurea

1-(6-甲氧基-2-苯并噻唑基)-3-苯基脲

CAS 登录号 26130-02-9

INN list 35

药效分类 免疫调节药

夫罗吡地

Fronepidil（*INN*）

化学结构式

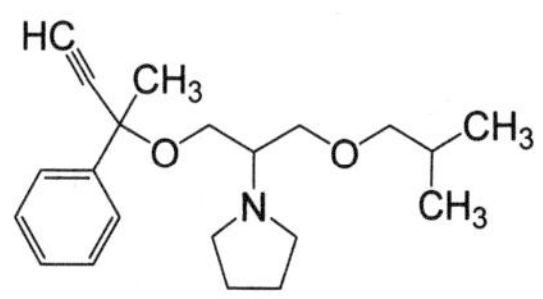

分子式和分子量　$C_{21}H_{31}NO_2$　329.48

化学名　1-[1-(Isobutoxymethyl)-2-[(1-methyl-1-phenyl-2-propynyl)oxy]ethyl] pyrrolidine

1-[1-(异丁氧基甲基)2 -[(1-甲基-1-苯基-2-丙炔基)氧基]乙基]吡咯烷

CAS 登录号　79700-63-3

INN list　60/59

药效分类　抗心肌缺血药

夫罗曲坦

Frovatriptan（*INN*）

化学结构式

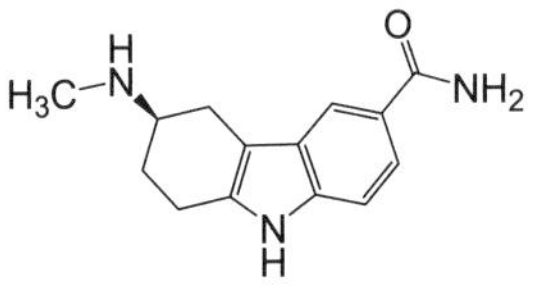

分子式和分子量　$C_{14}H_{17}N_3O$　243.31

化学名　(+)-(*R*)-5,6,7,8-Tetrahydro-6-(methylamino)carbazole-3-carboxamide

(+)- (*R*)-5,6,7,8-四氢-6-(甲氨基)咔唑-3-甲酰胺

CAS 登录号　158747-02-5; 158930-17-7[琥珀酸盐]

INN list　78

药效分类　5-羟色胺受体激动药，抗偏头痛药

夫洛丙酮

Flopropione（*INN*）

化学结构式

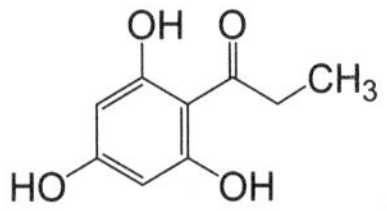

分子式和分子量　$C_9H_{10}O_4$　182.17

化学名　2',4',6'-Trihydroxypropiophenone

2',4',6'-三羟基苯丙酮

CAS 登录号　2295-58-1

INN list　16

药效分类　5-羟色胺受体拮抗药，解痉药

夫洛地尔

Floredil（*INN*）

化学结构式

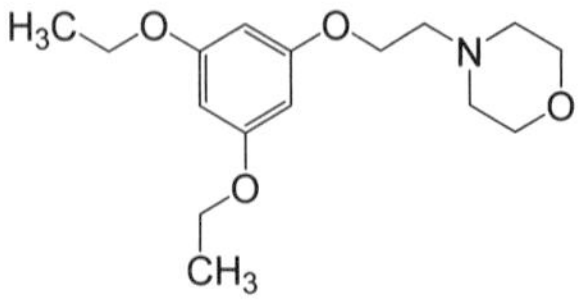

分子式和分子量　$C_{16}H_{25}NO_4$　295.37

化学名　4-[2-(3,5-Diethoxyphenoxy)ethyl]morpholine

4-[2-(3,5-二乙氧苯氧基)乙基]吗啉

CAS 登录号　53731-36-5

INN list　28

药效分类　血管扩张药

夫洛非宁

Floctafenine（*INN*）

化学结构式

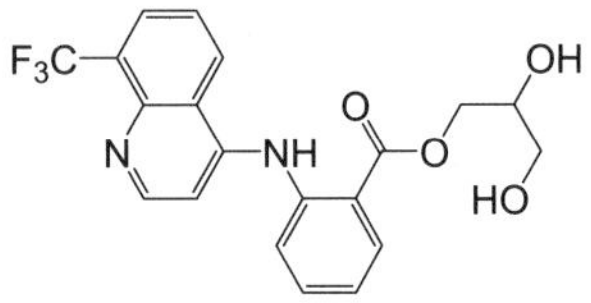

分子式和分子量　$C_{20}H_{17}F_3N_2O_4$　406.36

化学名　2,3-Dihydroxypropyl *N*-[8-(trifluoromethyl)-4-quinolyl] anthranilate

2,3-二羟基丙基 *N*-[8-(三氟甲基)-4-喹啉基]邻氨基苯甲酸酯

CAS 登录号　23779-99-9

INN list　24

药效分类　镇痛药

夫洛加群

Flovagatran（*INN*）

化学结构式

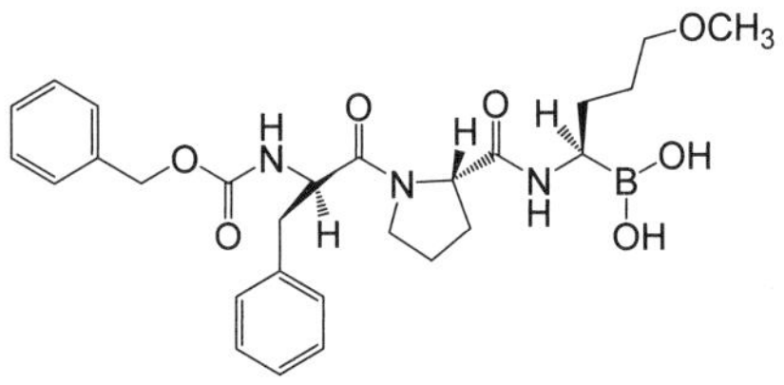

分子式和分子量　$C_{27}H_{36}BN_3O_7$　525.41

化学名　[(1*R*)-4-Methoxy-1-[[(2*S*)-1-[(2*R*)-3-phenyl-2-(phenylmethoxycarbonylamino)propanoyl]pyrrolidine-2-carbonyl]amino] butyl]boronic acid

[(1*R*)-4-甲氧基-1-[[(2*S*)-1-[(2*R*)-3-苯基-2-(苯甲氧基甲酰氨基)丙酰基]吡咯烷-2-羰基]氨基]丁基]硼酸

CAS 登录号　871576-03-3

INN list　97

药效分类　凝血酶抑制药

夫洛梯隆

Florantyrone（*INN*）

化学结构式

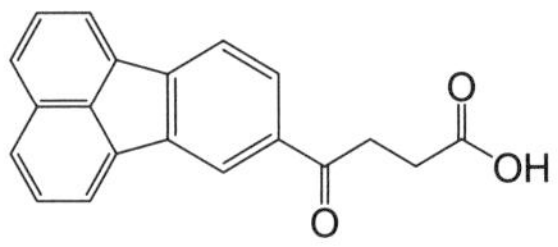

分子式和分子量　$C_{20}H_{14}O_3$　302.32

化学名　*γ*-Oxo-8-fluoranthenebutyric acid

γ-氧代-8-荧蒽丁酸

CAS 登录号 519-95-9

INN list 6

药效分类 利胆药

夫洛维林

Floverine（*INN*）

化学结构式

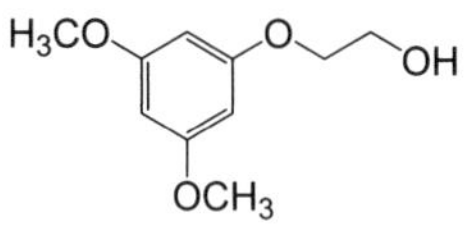

分子式和分子量 $C_{10}H_{14}O_4$ 198.22

化学名 2-(3,5-Dimethoxyphenoxy)ethanol

2-(3,5-二甲氧基苯氧基)乙醇

CAS 登录号 27318-86-1

INN list 28

药效分类 解热镇痛药

夫马洁林

Fumagillin（*INN*）

化学结构式

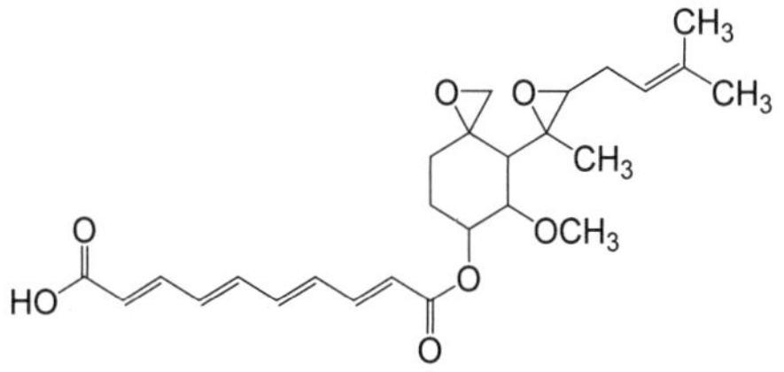

分子式和分子量 $C_{26}H_{34}O_7$ 458.54

化学名 (2*E*,4*E*,6*E*,8*E*)-10-[[(3*R*,4*S*,5*S*,6*R*)-5-Methoxy-4-[(2*R*,3*R*)-2-methyl-3-(3-methylbut-2-enyl)oxiran-2-yl]-1-oxaspiro[2.5]octan-6-yl]oxy]-10-oxodeca-2,4,6,8-tetraenoic acid

(2*E*,4*E*,6*E*,8*E*)-10-[[(3*R*,4*S*,5*S*,6*R*)-5-甲氧基-4-[(2*R*,3*R*)-2-甲基-3-(3-甲基丁-2-烯基)氧杂环丙烷-2-基]-1-氧杂螺[2.5]辛-6-基]氧基]-10-氧代癸-2,4,6,8-四烯酸

CAS 登录号 23110-15-8

INN list 1

药效分类 抗阿米巴虫药

ATC 分类 P01AX10

夫瑞司他

Freselestat（*INN*）

化学结构式

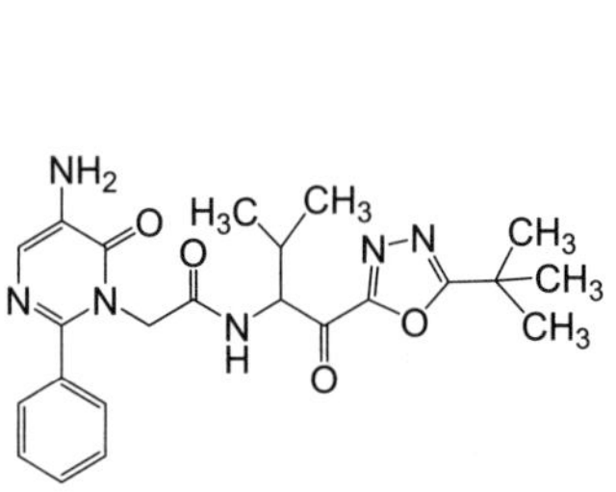

分子式和分子量 $C_{23}H_{28}N_6O_4$ 452.51

化学名 2-[5-Amino-6-oxo-2-phenylpyrimidin-1(6*H*)-yl]-*N*-[(1*RS*)-1-(5-*tert*-butyl-1,3,4-oxadiazol-2-yl)-3-methyl-1-oxobutan-2-yl]acetamide

2-[5-氨基-6-氧代-2-苯基嘧啶-1(6*H*)-基]-*N*-[(1*RS*)-1-(5-叔丁基-1,3,4-噁二唑-2-基)-3-甲基-1-氧代丁-2-基]乙酰胺

CAS 登录号 208848-19-5

INN list 89

药效分类 弹性酶抑制药

夫替瑞林

Fertirelin（*INN*）

化学结构式

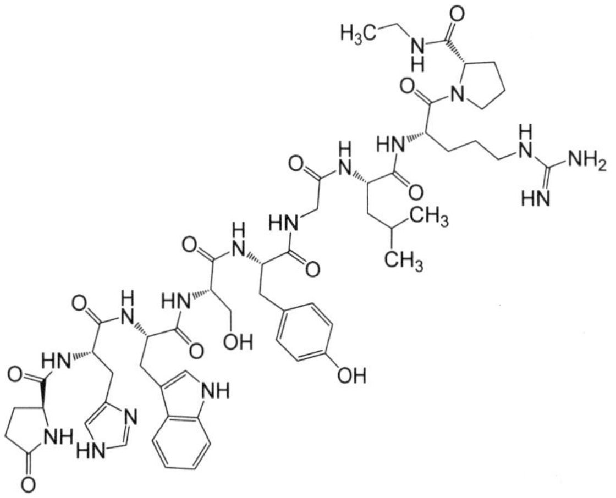

分子式和分子量 $C_{55}H_{76}N_{16}O_{12}$ 1153.31

化学名 5-Oxo-L-prolyl-L-histidyl-L-tryptophyl-L-seryl-L-tyrosylglycyl -L-leucyl-L-arginyl-*N*-ethyl-L-prolinamide

5-氧代-L-脯氨酰-L-组氨酰-L-色氨酰-L-丝氨酰-L-酪氨酰甘氨酰-L-亮氨酰-L-精氨酰-*N*-乙基-L-脯氨酰胺

CAS 登录号 38234-21-8; 66002-66-2[乙酸盐]

INN list 42

药效分类 促甲状腺素释放肽类药

夫西地酸

Fusidic Acid（*INN*）

化学结构式

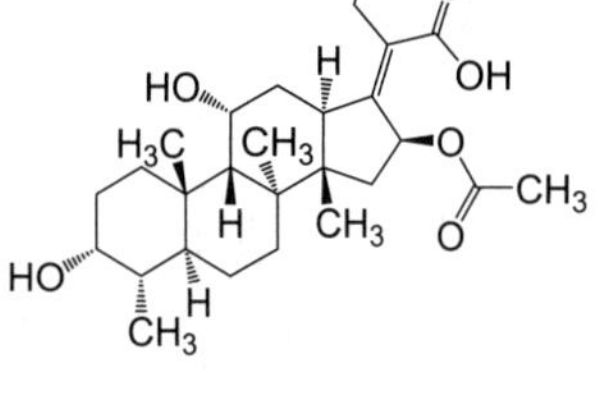

分子式和分子量 $C_{31}H_{48}O_6$ 516.71

化学名 2-[(1*S*,2*S*,5*R*,6*S*,7*S*,10*S*,11*S*,13*S*,14*Z*,15*R*,17*R*)-13-(Acetyloxy)-5,17-dihydroxy-2,6,10,11-tetramethyltetracyclo[8.7.0.0^{2,7}.0^{11,15}]heptadecan -14-ylidene]-6-methylhept-5-enoic acid

2-[(1*S*,2*S*,5*R*,6*S*,7*S*,10*S*,11*S*,13*S*,14*Z*,15*R*,17*R*)-13-(乙酰氧基)-5,17-二羟基-2,6,10,11-四甲基四环[8.7.0.0^{2,7}.0^{11,15}]十七烷-14-叉基]-6-甲基庚-5-烯酸

CAS 登录号　6990-06-3; 751-94-0[钠盐]

INN list　13

药效分类　甾类抗微生物药

ATC 分类　J01XC01

夫札拉地

Fuzapladib（*INN*）

化学结构式

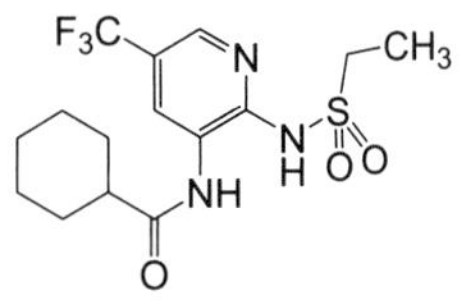

分子式和分子量　$C_{15}H_{20}F_3N_3O_3S$　379.40

化学名　*N*-[2-(Ethanesulfonamido)-5-(trifluoromethyl)pyridin-3-yl]cyclohexanecarboxamide

N-[2-(乙磺酰氨基)-5-(三氟甲基)吡啶-3-基]环己烷甲酰胺

CAS 登录号　141283-87-6

INN list　120

药效分类　磷脂酶 A_2 抑制药(兽用)

呋氨蝶啶

Furterene（*INN*）

化学结构式

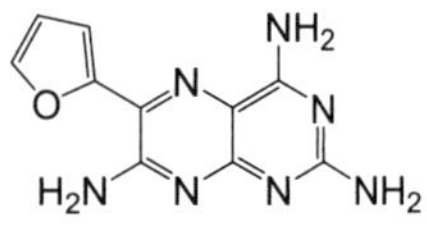

分子式和分子量　$C_{10}H_9N_7O$　243.22

化学名　2,4,7-Triamino-6(2-furyl)pteridine

2,4,7-三氨基-6-(2-呋喃基)蝶啶

CAS 登录号　7761-75-3

INN list　14

药效分类　利尿药

呋波碘铵

Fubrogonium Iodide（*INN*）

化学结构式

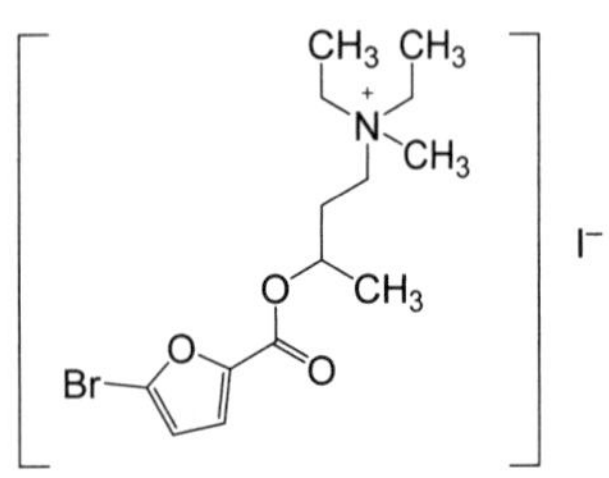

分子式和分子量　$C_{14}H_{23}BrINO_3$　460.15

化学名　Diethyl (3-hydroxybutyl)methylammonium iodide 5-bromo-2-furoate

碘化 (3-羟基丁基)二乙基甲铵 5-溴-2-呋喃甲酸酯

CAS 登录号　3690-58-2

INN list　18

药效分类　抗胆碱药

呋布西林

Furbucillin（*INN*）

化学结构式

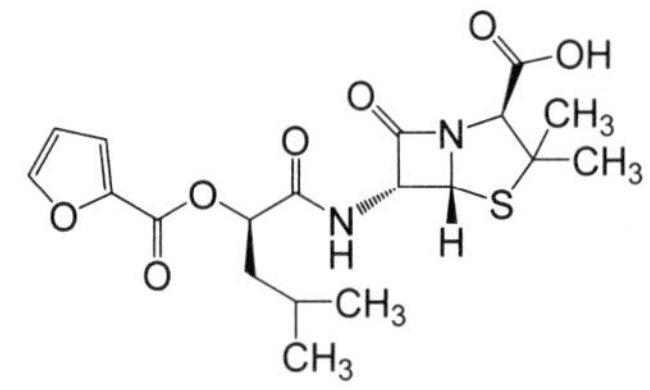

分子式和分子量　$C_{19}H_{24}N_2O_7S$　424.47

化学名　6-[(*R*)-2-Hydroxy-4-methylvaleramido]-3,3-dimethyl-7-oxo-4-thia-1-azabicyclo[3.2.0]heptane-2-carboxylic acid 2-furoate (ester)

6-[(*R*)-2-羟基-4-甲基戊酰基氨基]-3,3-二甲基-7-氧代-4-硫杂-1-氮杂双环[3.2.0]庚烷-2-羧酸 2-呋喃甲酸酯

CAS 登录号　54340-65-7

INN list　31

药效分类　抗生素类药

呋碘达隆

Furidarone（*INN*）

化学结构式

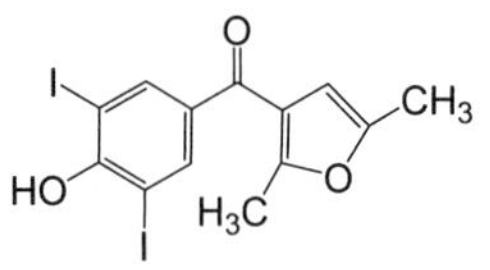

分子式和分子量　$C_{13}H_{10}I_2O_3$　468.03

化学名　(2,5-Dimethylfuran-3-yl)-(4-hydroxy-3,5-diiodophenyl) methanone

(2,5-二甲基呋喃-3-基)-(4-羟基-3,5-二碘苯基)甲酮

CAS 登录号　4662-17-3

INN list　19

药效分类　抗心绞痛药，血管扩张药

呋芬雷司

Furfenorex（*INN*）

化学结构式

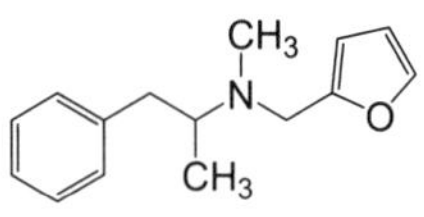

分子式和分子量　$C_{15}H_{19}NO$　229.32

化学名 (+)-*N*-Methyl-*N*-(*α*-methylphenethyl)furfurylamine

(+)-*N*-甲基-*N*-(*α*-甲基苯乙基)呋喃甲胺

CAS 登录号 3776-93-0

INN list 16

药效分类 食欲抑制药

呋格雷酸

Furegrelate（*INN*）

化学结构式

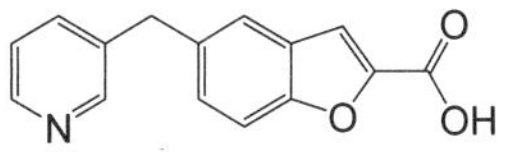

分子式和分子量 $C_{15}H_{11}NO_3$ 253.25

化学名 5-(3-Pyridylmethyl)-2-benzofurancarboxylic acid

5-(3-吡啶基甲基)-2-苯并呋喃基羧酸

CAS 登录号 85666-24-6; 85666-17-7 [钠盐]; 87463-91-0[钠盐一水合物]

INN list 53

药效分类 抗血小板聚集药，血栓素合成酶抑制药

呋甲噁酮

Furmethoxadone（*INN*）

化学结构式

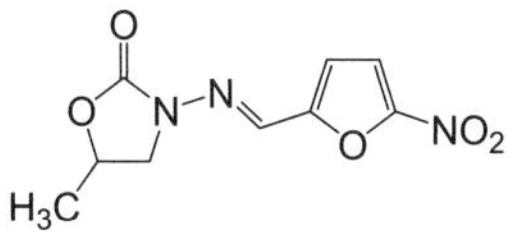

分子式和分子量 $C_9H_9N_3O_5$ 239.18

化学名 5-Methyl-3-(5-nitrofurfurylideneamino)-2-oxazolinone

5-甲基-3-(5-硝基呋喃甲亚基氨基)-2-噁唑啉酮

CAS 登录号 6281-26-1

INN list 8

药效分类 抗感染药

呋喹替尼

Fruquintinib（*INN*）

化学结构式

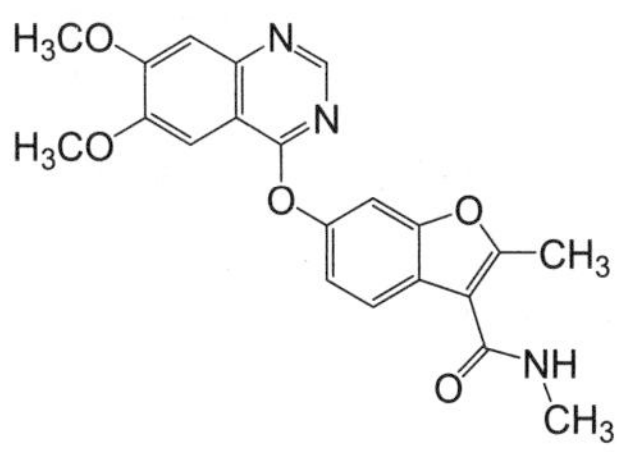

分子式和分子量 $C_{21}H_{19}N_3O_5$ 393.40

化学名 6-[(6,7-Dimethoxyquinazolin-4-yl)oxy]-*N*,2-dimethyl-1-benzofuran-3-carboxamide

6-[(6,7-二甲氧基喹唑啉-4-基)氧基]-*N*,2-二甲基-1-苯并呋喃-3-甲酰胺

CAS 登录号 1194506-26-7

INN list 116

药效分类 抗肿瘤药

呋拉茶碱

Furafylline（*INN*）

化学结构式

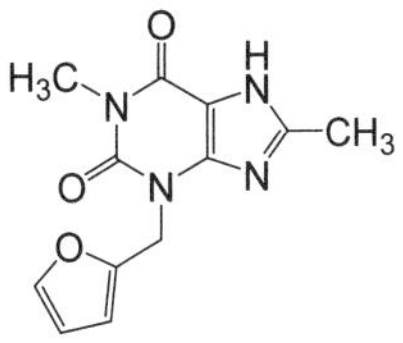

分子式和分子量 $C_{12}H_{12}N_4O_3$ 260.25

化学名 3-Furfuryl-1,8-dimethylxanthine

3-呋喃甲基-1,8-二甲基黄嘌呤

CAS 登录号 80288-49-9

INN list 48

药效分类 支气管舒张药

呋拉迪克丁

Fuladectin（*INN*）

化学结构式

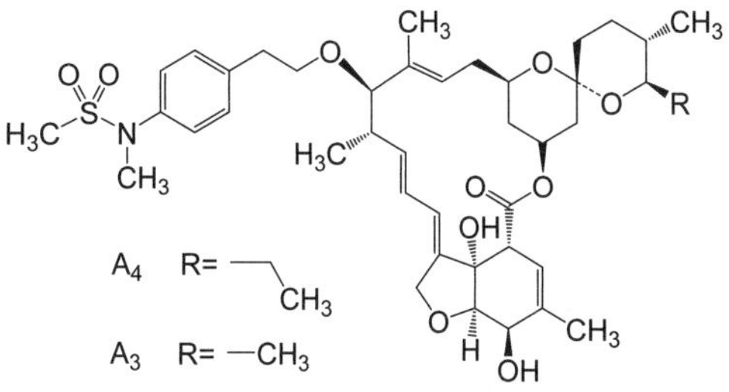

A_4 R= —CH_2CH_3

A_3 R= —CH_3

药物描述 A mixture of Fuladectin component A_4 and Fuladectin component A_3(80：20)

呋拉迪克丁组分 A_4 和 A_3 的混合物(80：20)

分子式和分子量 组分 A_3: $C_{41}H_{57}NO_{10}S$ 755.96; 组分 A_4: $C_{42}H_{59}NO_{10}S$ 769.98

化学名 组分 A_3: *N*-[4-[2-[(1*R*,4*S*,5'*S*,6*R*,6'*R*,8*R*,10*E*,12*R*,13*S*,14*E*,16*E*,20*R*,21*R*,24*S*)-21,24-Dihydroxy-5',6',11,13,22-pentamethyl-2-oxospiro[3,7,19-trioxatetracyclo[15.6.1.1^{4,8}.0^{20,24}]pentacosa-10,14,16,22-tetraene-6,2'-oxane]-12-yl]oxyethyl]phenyl]-*N*-methylmethanesulfonamide

N-[4-[2-[(1*R*,4*S*,5'*S*,6*R*,6'*R*,8*R*,10*E*,12*R*,13*S*,14*E*,16*E*,20*R*,21*R*,24*S*)-21,24-二羟基-5',6',11,13,22-五甲基-2-氧代螺[3,7,19-三氧杂四环[15.6.1.1^{4,8}.0^{20,24}]二十五烷-10,14,16,22-四烯-6,2'-噁烷]-12-基]氧乙基]苯基]-*N*-甲基甲磺酰胺

组分 A_4: *N*-[4-[2-[(1*R*,4*S*,5'*S*,6*R*,6'*R*,8*R*,10*E*,12*R*,13*S*,14*E*,16*E*,20*R*,21*R*,24*S*)-6'-Ethyl-21,24-dihydroxy-5',11,13,22-tetramethyl-2-oxospiro[3,7,19-trioxatetracyclo[15.6.1.1^{4,8}.0^{20,24}]pentacosa-10,14,16,22-tetraene-6,2'-oxane]-12-yl]oxyethyl]phenyl]-*N*-methylm-ethanesulfonamide

N-[4-[2-[(1*R*,4*S*,5'*S*,6*R*,6'*R*,8*R*,10*E*,12*R*,13*S*,14*E*,16*E*,20*R*,21*R*,24*S*)-6'-乙基-21,24-二羟基-5',11,13,22-四甲基-2-氧代螺[3,7,19-三氧杂四环[15.6.1.$1^{4,8}$.$0^{20,24}$]二十五烷-10,14,16,22-四烯-6,2'-噁烷]-12-基]氧乙基]苯基]-*N*-甲基甲磺酰胺

CAS 登录号 150702-33-3[组分 A_3]; 150702-32-2[组分 A_4]

INN list 71

药效分类 抗寄生虫药

呋拉尼酸

Furacrinic Acid（*INN*）

化学结构式

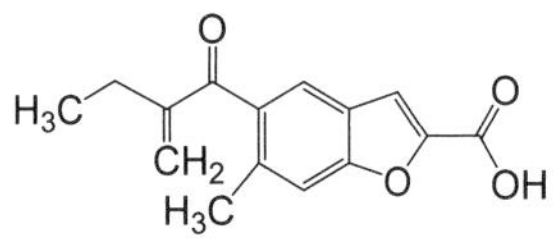

分子式和分子量 $C_{15}H_{14}O_4$ 258.27

化学名 6-Methyl-5-(2-methylenebutyryl)-2-benzofurancarboxylic acid

6-甲基-5-(2-甲亚基丁酰基)-2-苯并呋喃羧酸

CAS 登录号 23580-33-8

INN list 29

药效分类 利尿药

呋罗布芬

Furobufen（*INN*）

化学结构式

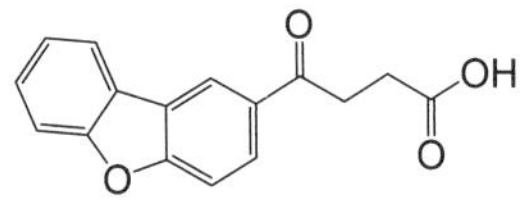

分子式和分子量 $C_{16}H_{12}O_4$ 268.26

化学名 *γ*-Oxo-2-dibenzofuranbutyric acid

γ-氧代-2-二苯并呋喃丁酸

CAS 登录号 38873-55-1

INN list 30

药效分类 抗炎镇痛药

呋罗雌酚

Furostilbestrol

化学结构式

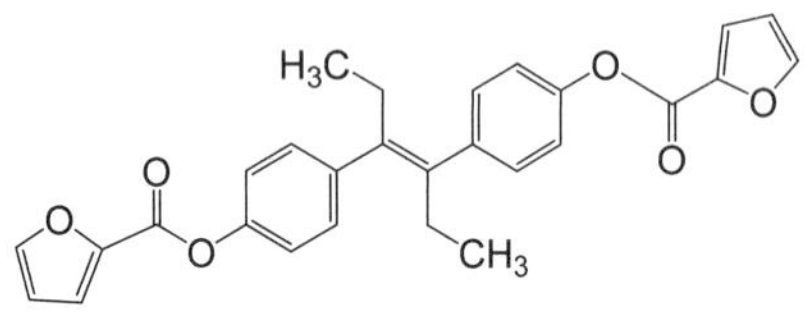

分子式和分子量 $C_{28}H_{24}O_6$ 456.49

化学名 *α,α'*-Diethyl-4,4'-stilbenediol di-2-furoate

α,α'-二乙基-4,4'-乙烯基二苯酚 二(2-呋喃甲酸酯)

CAS 登录号 549-40-6

药效分类 雌激素类药

呋罗达唑

Furodazole（*INN*）

化学结构式

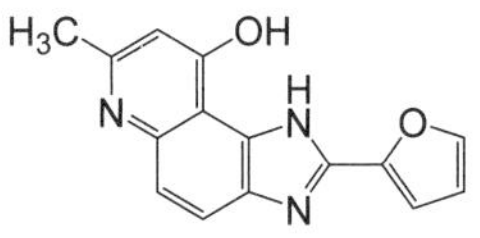

分子式和分子量 $C_{15}H_{11}N_3O_2$ 265.27

化学名 2-(2-Furyl)-7-methyl-1*H*-imidazo[4,5-*f*]quinolin-9-ol

2-(2-呋喃基)-7-甲基-1*H*-咪唑并[4,5-*f*]喹啉-9-醇

CAS 登录号 56119-96-1

INN list 37

药效分类 抗蠕虫药

呋罗芬酸

Furofenac（*INN*）

化学结构式

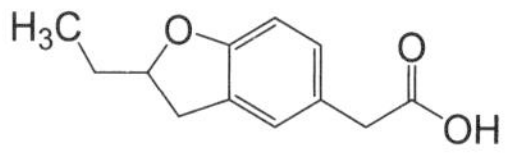

分子式和分子量 $C_{12}H_{14}O_3$ 206.24

化学名 2-Ethyl-2,3-dihydro-5-benzofuranacetic acid

2-乙基-2,3-二氢-5-苯并呋喃乙酸

CAS 登录号 56983-13-2

INN list 40

药效分类 抗炎药

呋罗马嗪

Furomazine（*INN*）

化学结构式

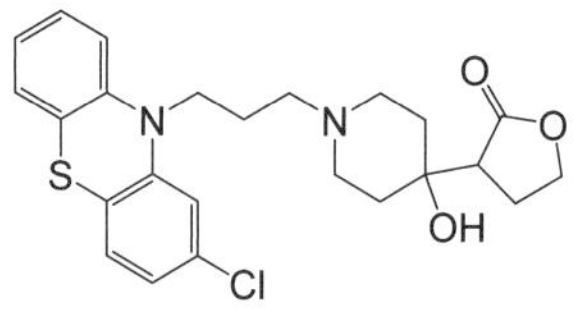

分子式和分子量 $C_{24}H_{27}ClN_2O_3S$ 459.00

化学名 3-[1-[3-(2-Chlorophenothiazin-10-yl)propyl]-4-hydroxy-4-piperidyl] dihydro-2(3*H*)-furanone

3-[1-[3-(2-氯吩噻嗪-10-基)丙基]-4-羟基-4-哌啶基]二氢-2(3*H*)-呋喃酮

CAS 登录号 28532-90-3

INN list 28

药效分类 安定药

呋罗明

Furomine（*INN*）

分子式和分子量 $C_{20}H_{32}N_2O_4$ 364.48

化学结构式

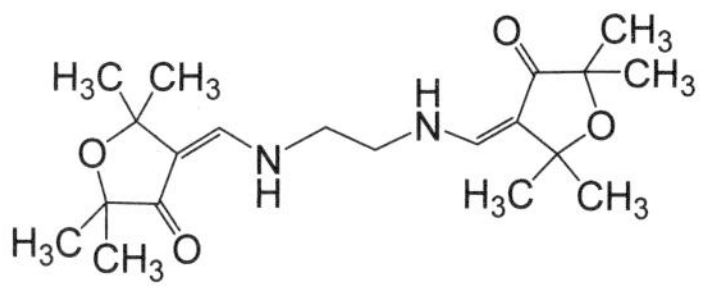

化学名 4,4'-[Ethylenebis(iminomethylidyne)]bis[dihydro-2,2,5,5-tetramethyl-3(2*H*)-furanone]

4,4'-[乙叉基双(氨基甲亚基)]双[二氢-2,2,5,5-四甲基-3(2*H*)-呋喃酮]

CAS 登录号 142996-66-5

INN list 74

药效分类 诊断用药

呋咯地辛

Forodesine（*INN*）

化学结构式

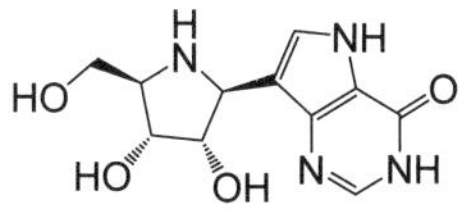

分子式和分子量 $C_{11}H_{14}N_4O_4$ 266.26

化学名 7-[(2*S*,3*S*,4*R*,5*R*)-3,4-Dihydroxy-5-(hydroxylmethyl)pyrrolidin-2-yl]-3,5-dihydropyrrolo[3,2-*d*]pyrimidin-4-one

7-[(2*S*,3*S*,4*R*,5*R*)-3,4-二羟基-5-(羟甲基)吡咯烷-2-基]-3,5-二氢吡咯并[3,2-*d*]嘧啶-4-酮

CAS 登录号 209799-67-7; 284490-13-7[盐酸盐]

INN list 92

药效分类 抗肿瘤药

呋洛芬

Furcloprofen（*INN*）

化学结构式

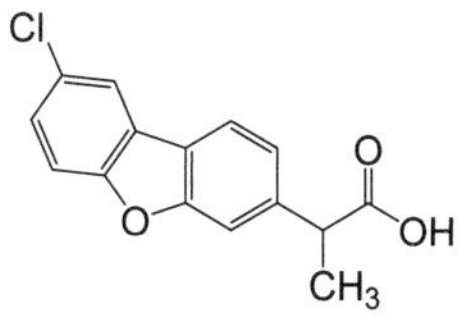

分子式和分子量 $C_{15}H_{11}ClO_3$ 274.70

化学名 (+)-8-Chloro-*α*-methyl-3-dibenzofuranacetic acid

(+)-8-氯-*α*-甲基-3-二苯并呋喃乙酸

CAS 登录号 58012-63-8

INN list 44

药效分类 抗炎镇痛药

呋洛西林

Fuzlocillin（*INN*）

分子式和分子量 $C_{25}H_{26}N_6O_8S$ 570.57

化学结构式

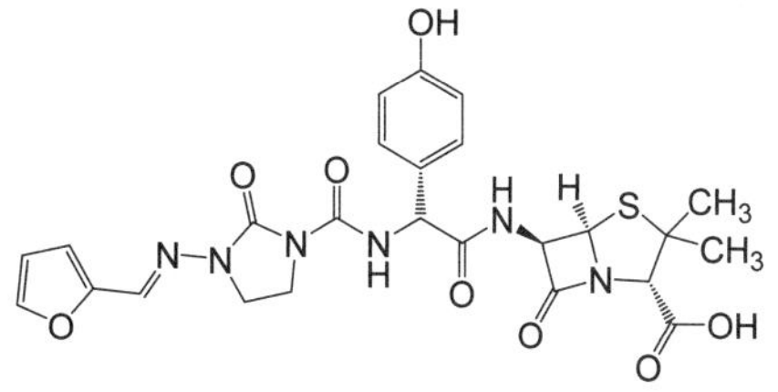

化学名 (2*S*,5*R*,6*R*)-6-[(2*R*)-2-[3-[(*E*)-Furfurylideneamino]-2-oxo-1-imidazolidinecarboxamido]-2-(*p*-hydroxyphenyl)acetamido]-3,3-dimethyl-7-oxo-4-thia-1-azabicyclo[3.2.0]heptane-2-carboxylic acid

(2*S*,5*R*,6*R*)-6-[(2*R*)-2-[3-[(*E*)-呋喃甲亚基氨基]-2-氧代-1-咪唑啉甲酰氨基]-2-(4-羟基苯基)乙酰氨基]-3,3-二甲基-7-氧代-4-硫杂-1-氮杂双环[3.2.0]庚烷-2-羧酸

CAS 登录号 66327-51-3

INN list 47

药效分类 抗生素类药

呋莫西林

Fumoxicillin（*INN*）

化学结构式

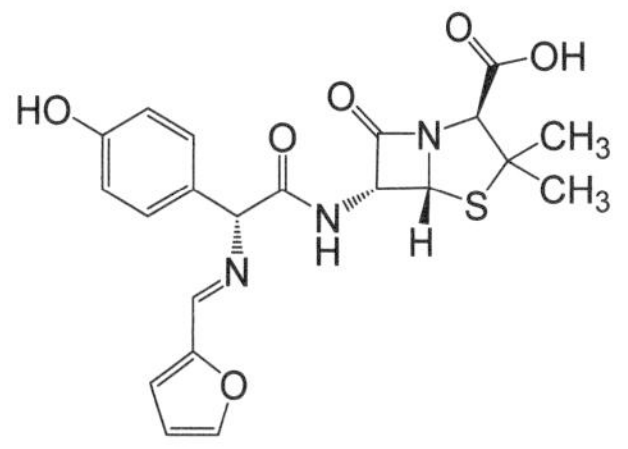

分子式和分子量 $C_{21}H_{21}N_3O_6S$ 443.47

化学名 (2*S*,5*R*,6*R*)-6-[(*R*)-2-(Furfurylideneamino)-2-(*p*-hydroxyphenyl)acetamido]-3,3-dimethyl-7-oxo-4-thia-1-azabicyclo[3.2.0]heptane-2-carboxylic acid

(2*S*,5*R*,6*R*)-6-[(*R*)-2-(呋喃甲亚基氨基)-2-(4-羟基苯基)乙酰氨基]-3,3-二甲基-7-氧代-4-硫杂-1-氮杂双环[3.2.0]庚烷-2-羧酸

CAS 登录号 78186-33-1

INN list 50

药效分类 抗生素类药

呋纳匹特

Funapide（*INN*）

化学结构式

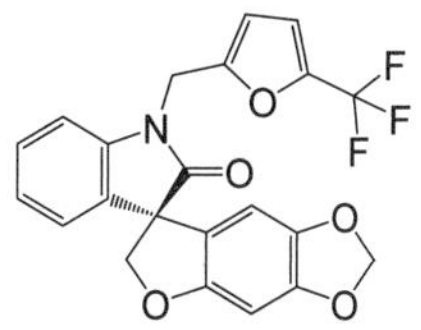

分子式和分子量 $C_{22}H_{14}F_3NO_5$ 429.35

化学名 (3'*S*)-1'-{[5-(Trifluoromethyl)furan-2-yl]methyl}-2*H*,6*H*-spiro[furo[2,3-*f*][1,3]benzodioxole-7,3'-indol]-2'(1'*H*)-one

(3'*S*)-1'-{[5-(三氟甲基)呋喃-2-基]甲基}-2*H*,6*H*-螺[呋喃并

[2,3-*f*][1,3]苯并二氧环戊烷-7,3'-吲哚]-2'(1'*H*)-酮

CAS 登录号 1259933-16-8

INN list 111

药效分类 镇痛药，钠离子通道阻滞药

呋喃拉嗪

Furalazine（*INN*）

化学结构式

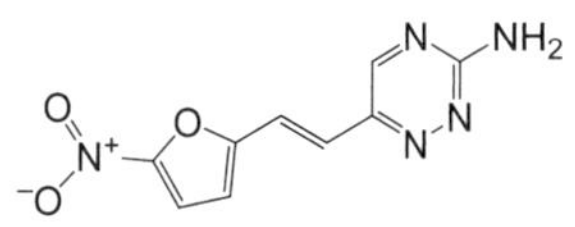

分子式和分子量 $C_9H_7N_5O_3$ 233.18

化学名 3-Amino-6-[2-(5-nitro-2-furyl)vinyl]-1,2,4-triazine

3-氨基-6-[2-(5-硝基-2-呋喃基)乙烯基]-1,2,4-三嗪

CAS 登录号 556-12-7

INN list 13

药效分类 消毒防腐药

呋喃硫胺

Fursultiamine（*INN*）

化学结构式

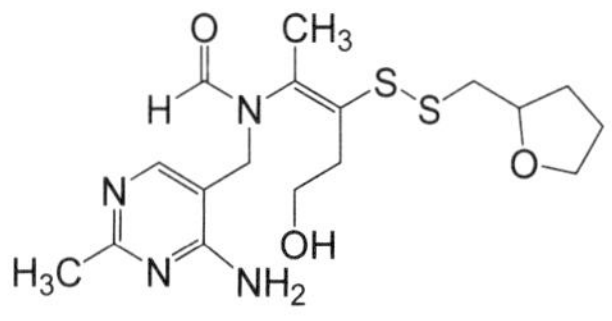

分子式和分子量 $C_{17}H_{26}N_4O_3S_2$ 398.54

化学名 *N*-[(4-Amino-2-methyl-5-pyrimidinyl)methyl]-*N*-[4-hydroxy-1-methyl-2-[(tetrahydrofurfuryl)dithio]-1-butenyl]formamide

N-[(4-氨基-2-甲基-5-嘧啶基)甲基]-*N*-[4-羟基-1-甲基-2-[(四氢呋喃甲基)二硫基]-1-丁烯基]甲酰胺

CAS 登录号 804-30-8

INN list 17

药效分类 维生素类药

呋喃洛芬

Furaprofen（*INN*）

化学结构式

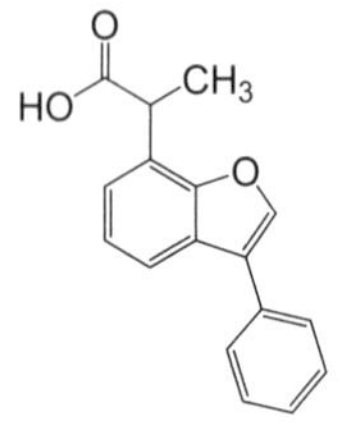

分子式和分子量 $C_{17}H_{14}O_3$ 266.29

化学名 (±)-*α*-Methyl-3-phenyl-7-benzofuranacetic acid

(±)-*α*-甲基-3-苯基-7-苯并呋喃乙酸

CAS 登录号 67700-30-5

INN list 42

药效分类 抗炎镇痛药

呋喃他酮

Furaltadone（*INN*）

化学结构式

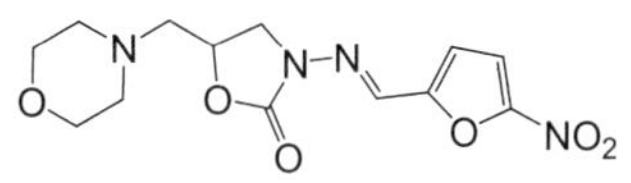

分子式和分子量 $C_{13}H_{16}N_4O_6$ 324.29

化学名 (±)-5-(Morpholinomethyl)-3-[(5-nitrofurfurylidene)amino]-2-oxazolidinone

(±)-5-(吗啉甲基)-3-[(5-硝基呋喃甲亚基)氨基]-2-噁唑烷酮

CAS 登录号 139-91-3

INN list 17

药效分类 尿路抗菌药

呋喃妥因

Nitrofurantoin（*INN*）

化学结构式

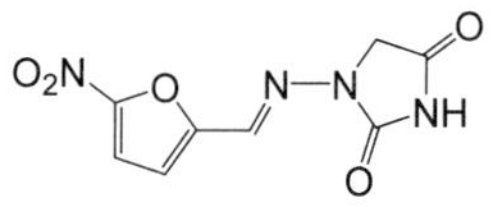

分子式和分子量 $C_8H_6N_4O_5$ 238.16

化学名 1-[(5-Nitrofurfurylidene)amino]hydantoin

1-[(5-硝基呋喃甲亚基)氨基]乙内酰脲

CAS 登录号 67-20-9; 17140-81-7

INN list 11

药效分类 硝基呋喃类抗微生物药

ATC 分类 J01XE01

呋喃西林

Nitrofural（*INN*）

化学结构式

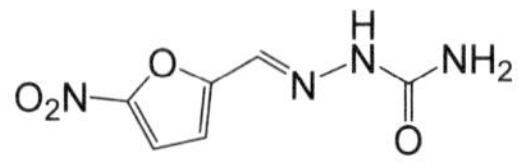

分子式和分子量 $C_6H_6N_4O_4$ 198.14

化学名 5-Nitro-2-furaldehyde semicarbazone

5-硝基-2-呋喃甲醛缩氨基脲

CAS 登录号 59-87-0

INN list 1

药效分类 抗利什曼病药

ATC 分类 P01CC02

呋喃唑酮

Furazolidone（*INN*）

化学结构式

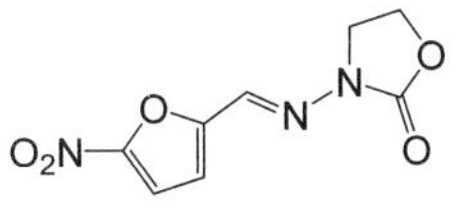

分子式和分子量 $C_8H_7N_3O_5$ 225.16

化学名 3-[(5-Nitrofurfurylidene)amino]-2-oxazolidinone

3-[(5-硝基呋喃甲亚基)氨基]-2-噁唑烷酮

CAS 登录号 67-45-8

INN list 13

药效分类 抗菌药，局部抗滴虫药

呋尼地平

Furnidipine（*INN*）

化学结构式

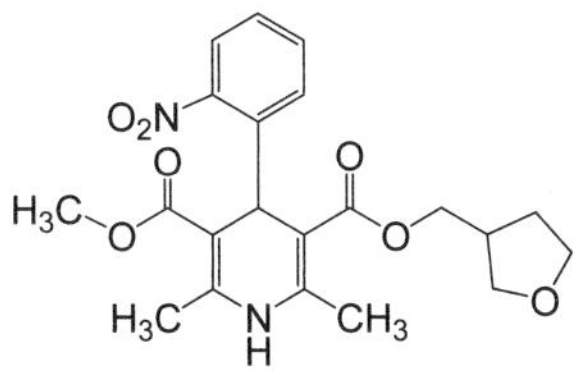

分子式和分子量 $C_{21}H_{24}N_2O_7$ 416.42

化学名 (±)-Methyl tetrahydrofurfuryl 1,4-dihydro-2,6-dimethyl-4-(*o*-nitrophenyl)-3,5,-pyridinedicarboxylate

(±)-甲基 四氢呋喃甲基 1,4-二氢-2,6-二甲基-4-(2-硝基苯基)-3,5,-吡啶二羧酸酯

CAS 登录号 138661-03-7

INN list 67

药效分类 钙通道阻滞药

呋普拉唑

Fuprazole（*INN*）

化学结构式

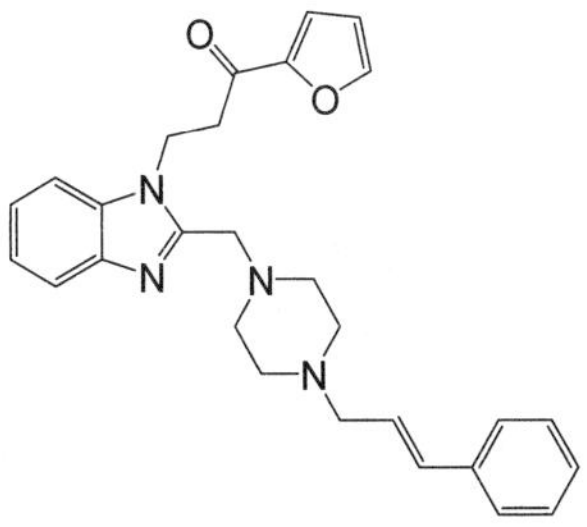

分子式和分子量 $C_{28}H_{30}N_4O_2$ 454.56

化学名 3-[2-[(4-Cinnamyl-1-piperazinyl)methyl]-1-benzimidazolyl]-1-(2-furyl)-1-propanone

3-[2-[(4-肉桂基-1-哌嗪基)甲基]-1-苯并咪唑基]-1-(2-呋喃基)-1-丙酮

CAS 登录号 60248-23-9

INN list 39

药效分类 抗溃疡药

呋曲安奈德

Triamcinolone Furetonide（*INN*）

化学结构式

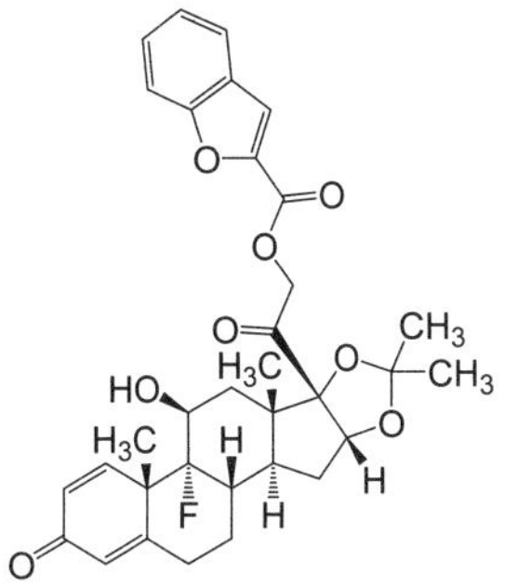

分子式和分子量 $C_{33}H_{35}FO_8$ 578.62

化学名 9-Fluoro-11*β*,16*α*,17,21-tetrahydroxypregna-1,4-diene-3,20-dione cyclic 16,17-acetal with acetone,21-(2-benzofurancarboxylate)

9-氟-11*β*,16*α*,17,21-四羟基孕甾-1,4-二烯-3,20-二酮环状16,17-丙酮缩酮,21-(2-苯并呋喃甲酸酯)

CAS 登录号 4989-94-0

INN list 36

药效分类 肾上腺皮质激素类药

呋塞米

Furosemide（*INN*）

化学结构式

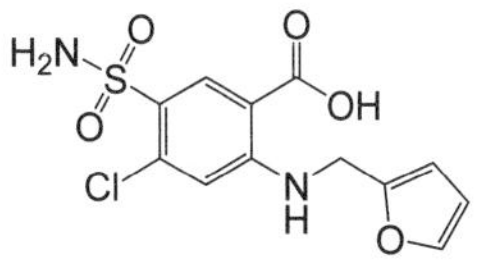

分子式和分子量 $C_{12}H_{11}ClN_2O_5S$ 330.74

化学名 4-Chloro-*N*-furfuryl-5-sulfamoylanthranilic acid

4-氯-*N*-呋喃甲基-5-氨磺酰基邻氨基苯甲酸

CAS 登录号 54-31-9

INN list 14

药效分类 高效能利尿药

ATC 分类 C03CA01

呋沙仑

Fursalan（*INN*）

化学结构式

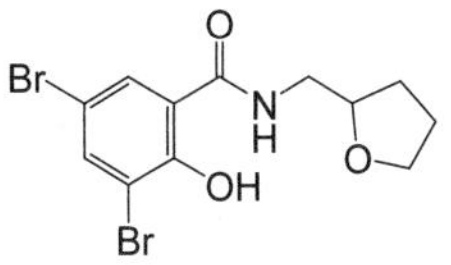

分子式和分子量 $C_{12}H_{13}Br_2NO_3$ 379.04

化学名 3,5-Dibromo-*N*-(tetrahydrofurfuryl)salicylamide

3,5-二溴-*N*-(四氢呋喃甲基)水杨酰胺
CAS 登录号 15686-77-8
INN list 18
药效分类 消毒防腐药

呋山那韦

Fosamprenavir（*INN*）

化学结构式

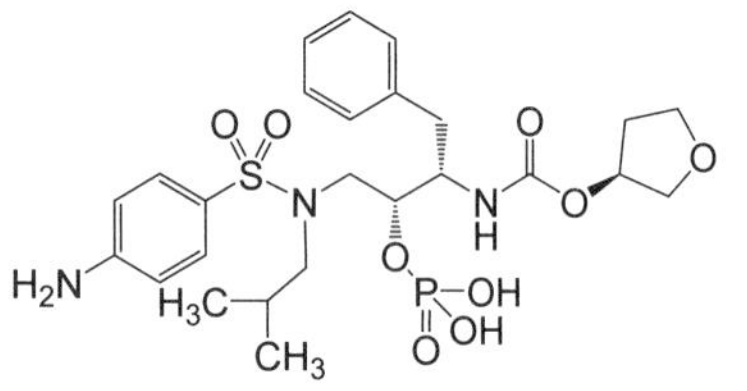

分子式和分子量 $C_{25}H_{36}N_3O_9PS$ 585.61
化学名 [(3*S*)-Oxolan-3-yl] *N*-[(2*S*,3*R*)-4-[(4-aminophenyl)sulfonyl-(2-methylpropyl)amino]-1-phenyl-3-phosphonooxybutan-2-yl]carbamate
[(3*S*)-氧杂戊环-3-基] *N*-[(2*S*,3*R*)-4-[(4-氨基苯基)磺酰基-(2-甲基丙基)氨基]-1-苯基-3-磷酸酰氧基丁-2-基]氨基甲酸酯
CAS 登录号 226700-79-4; 226700-81-8[钙盐]; 226700-80-7[二钠盐]
INN list 83
药效分类 抗病毒药
ATC 分类 J05AE07

呋索碘铵

Furtrethonium Iodide（*INN*）

化学结构式

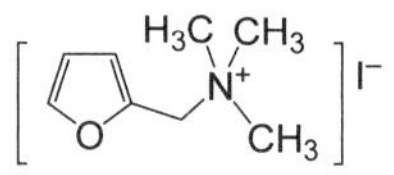

分子式和分子量 $C_8H_{14}INO$ 267.11
化学名 Furfuryltrimethylammonium iodide
碘化呋喃甲基三甲铵
CAS 登录号 541-64-0; 7618-86-2[呋索铵]
INN list 1
药效分类 抗胆碱酯酶药

呋替啶

Furethidine（*INN*）

化学结构式

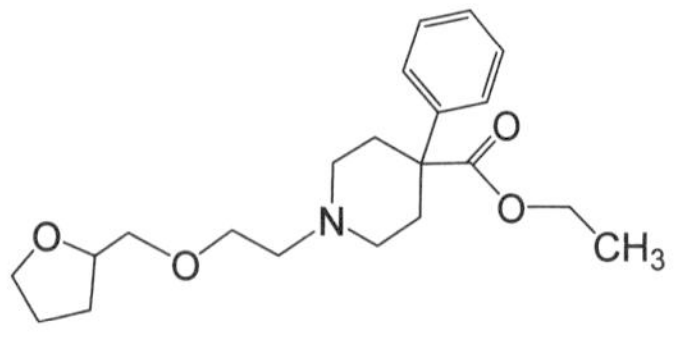

分子式和分子量 $C_{21}H_{31}NO_4$ 361.48
化学名 Ethyl 1-[2-(oxolan-2-ylmethoxy)ethyl]-4-phenylpiperidine-4-carboxylate
乙基 1-[2-(氧杂环戊烷-2-基甲氧基)乙基]-4-苯基哌啶-4-羧酸酯
CAS 登录号 2385-81-1
INN list 9
药效分类 镇痛药

呋唑氯铵

Furazolium Chloride（*INN*）

化学结构式

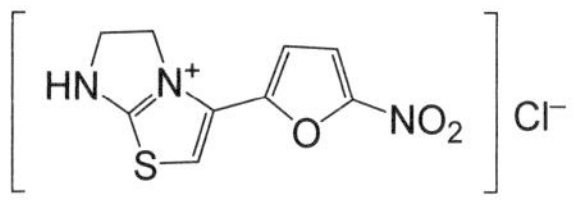

分子式和分子量 $C_9H_8ClN_3O_3S$ 273.70
化学名 6,7-Dihydro-3-(5-nitro-2-furyl)-5*H*-imidazo[2,1-*b*]thiazolium chloride
氯化 6,7-二氢-3-(5-硝基-2-呋喃基)-5*H*-咪唑并[2,1-*b*]噻唑鎓
CAS 登录号 5118-17-2
INN list 15
药效分类 抗菌药

弗利格卢拉

Foliglurax（*INN*）

化学结构式

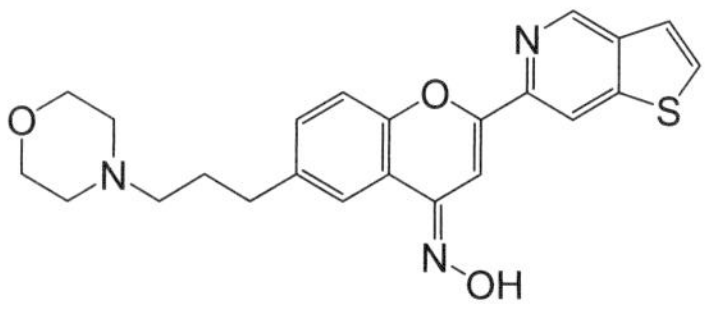

分子式和分子量 $C_{23}H_{23}N_3O_3S$ 421.52
化学名 *N*-{6-[3-(Morpholin-4-yl)propyl]-2-(thieno[3,2-*c*]pyridin-6-yl)-4*H*-1-benzopyran-4-ylidene}hydroxylamine
N-{6-[3-(吗啉-4-基)丙基]-2-(噻吩并[3,2-*c*]吡啶-6-基)-4*H*-1-苯并吡喃-4-亚基}羟胺
CAS 登录号 1883329-51-8
INN list 117
药效分类 谷氨酸受体阳性调节药

伏高莱

Voxergolide（*INN*）

化学结构式

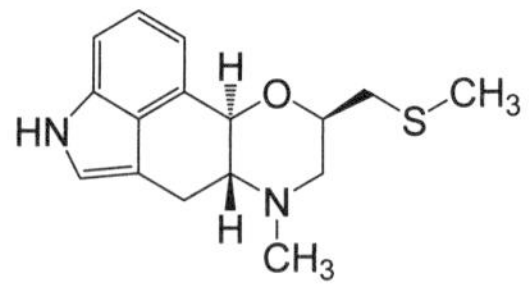

分子式和分子量 $C_{16}H_{20}N_2OS$ 288.41

化学名 (±)-(6*aR*,9*R*,10*aR*)-4,6*a*,7,8,9,10*a*-hexahydro-7-methyl-9-[(methylthio)-methyl]-6*H*-indolo[3,4-*gh*][1,4]benzoxazine

(±)-(6*aR*,9*R*,10*aR*)-4,6*a*,7,8,9,10*a*-六氢-7-甲基-9-[(甲硫基)甲基]-6*H*-吲哚并[3,4-*gh*][1,4]苯并噁嗪

CAS 登录号 89651-00-3

INN list 61

药效分类 多巴胺受体激动药

伏格列波糖

Voglibose（*INN*）

化学结构式

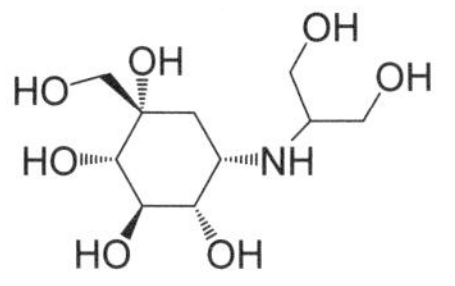

分子式和分子量 $C_{10}H_{21}NO_7$ 267.28

化学名 3,4-Dideoxy-4-[[2-hydroxy-1-(hydroxymethyl)ethyl]amino]-2-*C*-(hydroxymethyl)-D-epi-inositol

3,4-二脱氧-4-[[2-羟基-1-(羟甲基)乙基]氨基]-2-*C*-(羟甲基)-D-表-肌醇

CAS 登录号 83480-29-9

INN list 65

药效分类 抗糖尿病药

伏环孢素

Voclosporin（*INN*）

化学结构式

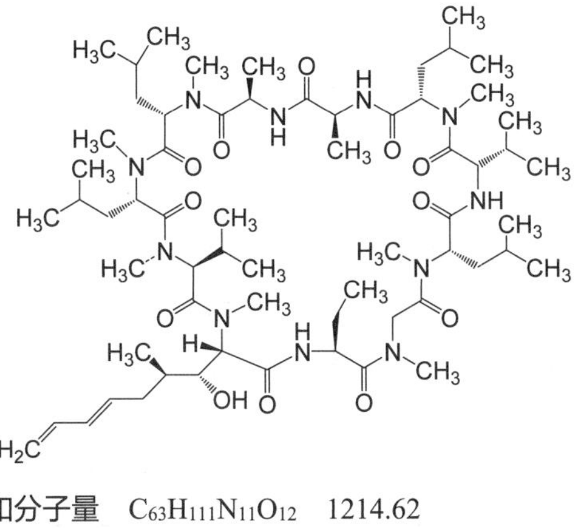

分子式和分子量 $C_{63}H_{111}N_{11}O_{12}$ 1214.62

化学名 Cyclo[L-alanyl-D-alanyl-*N*-methyl-L-leucyl-*N*-methyl-L-leucyl-*N*-methyl-L-valyl-[(2*S*,3*R*,4*R*,6*E*)-3-hydroxy-4-methyl-2-(methylamino)nona-6,8-dienoyl]-(2*S*)-2-aminobutanoyl-*N*-methylglycyl-*N*-methyl-L-leucyl-L-valyl-*N*-methyl-L-leucyl]

环[L-丙氨酰-D-丙氨酰-*N*-甲基-L-亮氨酰-*N*-甲基-L-亮氨酰-*N*-甲基-L-缬氨酰-[(2*S*,3*R*,4*R*,6*E*)-3-羟基-4-甲基-2-(甲氨基)壬-6,8-二烯酰基]-(2*S*)-2-氨基丁酰基-*N*-甲基甘氨酰-*N*-甲基-L-亮氨酰-L-缬氨酰-*N*-甲基-L-亮氨酰]

CAS 登录号 515814-01-4

INN list 97

药效分类 免疫抑制药

伏卡赛辛

Vocacapsaicin（*INN*）

化学结构式

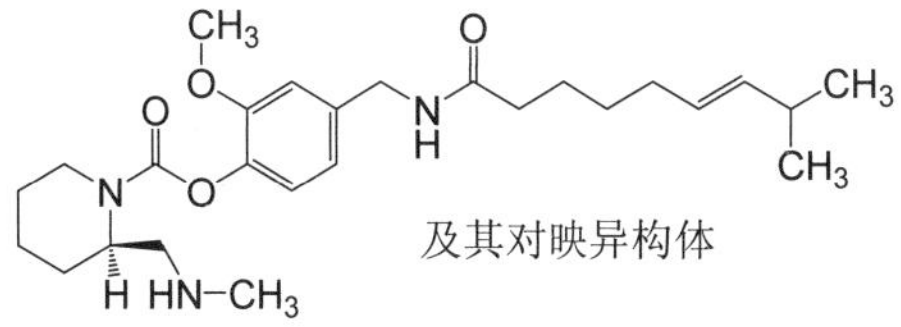

及其对映异构体

分子式和分子量 $C_{26}H_{41}N_3O_4$ 459.63

化学名 *rac*-2-Methoxy-4-{[(6*E*)-8-methylnon-6-enamido]methyl}phenyl (2*R*)-2-[(methylamino)methyl]piperidine-1-carboxylate

外消旋-2-甲氧基-4-{[(6*E*)-8-甲基壬-6-烯酰氨基]甲基}苯基 (2*R*)-2-[(甲氨基)甲基]哌啶-1-甲酸酯

CAS 登录号 1931116-86-7

INN list 123

药效分类 局部止痛药

伏拉帕沙

Vorapaxar（*INN*）

化学结构式

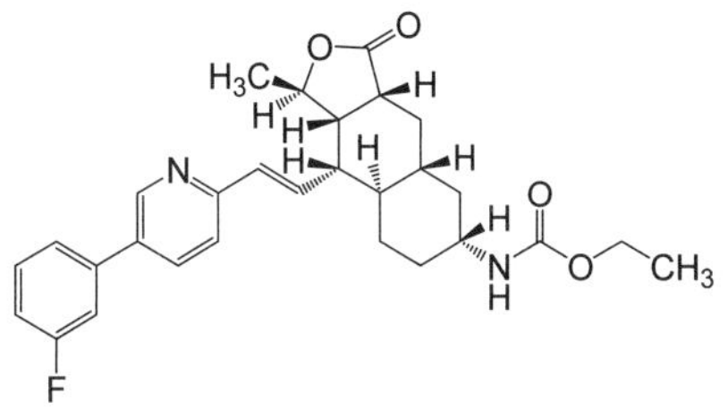

分子式和分子量 $C_{29}H_{33}FN_2O_4$ 492.58

化学名 Ethyl [(1*R*,3*aR*,4*aR*,6*R*,8*aR*,9*S*,9*aS*)-9-[(1*E*)-2-[5-(3-fluorophenyl)pyridine-2-yl]ethenyl]-1-methyl-3-oxododecahydronaphtho[2,3-*c*] furan-6-yl]carbamate

乙基 [(1*R*,3*aR*,4*aR*,6*R*,8*aR*,9*S*,9*aS*)-9-[(1*E*)-2-[5-(3-氟苯基)吡啶-2-基]乙烯基]-1-甲基-3-氧代十二氢萘并[2,3-*c*]呋喃-6-基]氨基甲酸酯

CAS 登录号 618385-01-6

INN list 103

药效分类 抗血小板聚集药

伏拉瑞韦

Furaprevir（*INN*）

化学结构式

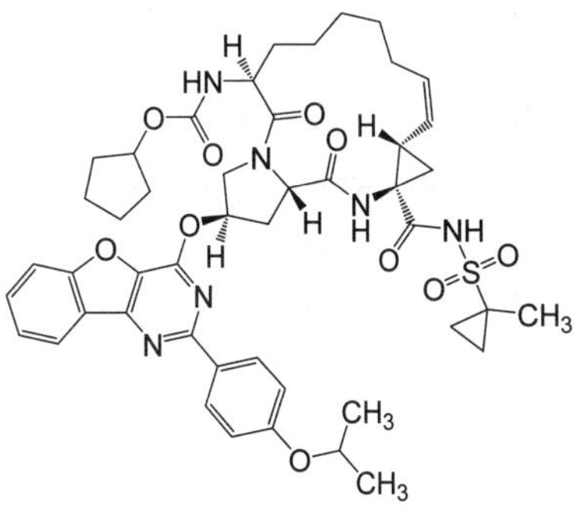

分子式和分子量　$C_{47}H_{56}N_6O_{10}S$　897.06

化学名　Cyclopentyl {(2*R*,6*S*,12*Z*,13*aS*,14*aR*,16*aS*)-14*a*-[(1-methylcyclopropane-1-sulfonamido)carbonyl]-2-[(2-{4-[(propan2-yl)oxy]phenyl}benzofuro[3,2-*d*]pyrimidin-4-yl)oxy]-5,16-dioxo-1,2,3,5,6,7,8,9,10,11,13*a*,14,14*a*,15,16,16*a*-hexadecahydrocyclopropa[*e*]pyrrolo[1,2-*a*][1,4]diazacyclopentadecin6-yl}carbamate

环戊基 {(2*R*,6*S*,12*Z*,13*aS*,14*aR*,16*aS*)-14*a*-[(1-甲基环丙基-1-磺酰氨基)甲酰基]-2-[(2-{4-[(丙-2-基)氧]苯基}苯并呋喃并[3,2-*d*]嘧啶-4-基)氧]-5,16-二氧代-1,2,3,5,6,7,8,9,10,11,13*a*,14,14*a*,15,16,16*a*-十六氢环丙基并[*e*]吡咯并[1,2-*a*][1,4]二氮杂环十五烷-6-基}氨基甲酸酯

CAS 登录号　1435923-88-8

INN list　111

药效分类　抗病毒药

伏拉色替

Volasertib（*INN*）

化学结构式

分子式和分子量　$C_{34}H_{50}N_8O_3$　618.81

化学名　*N*-[*trans*-4-[4-(Cyclopropylmethyl)piperazin-1-yl]cyclohexyl]-4-[[(7*R*)-7-ethyl-5-methyl-6-oxo-8-(propan-2-yl)-5,6,7,8-tetrahydropteridin-2-yl]amino]-3-methoxybenzamide

N-[反-4-[4-(环丙基甲基)哌嗪-1-基]环己基]-4-[[(7*R*)-7-乙基-5-甲基-6-氧代-8-(丙-2-基)-5,6,7,8-四氢喋啶-2-基]氨基]-3-甲氧基苯甲酰胺

CAS 登录号　755038-65-4

INN list　102

药效分类　抗肿瘤药

伏拉佐辛

Volazocine（*INN*）

化学结构式

分子式和分子量　$C_{18}H_{25}N$　255.40

化学名　3-(Cyclopropylmethyl)-l,2,3,4,5,6-hexahydro-*cis*-6,11-dimethyl-2,6-methano-3-benzazocine

3-(环丙基甲基)-l,2,3,4,5,6-六氢-顺-6,11-二甲基-2,6-甲桥基-3-苯并吖辛因

CAS 登录号　15686-68-7

INN list　19

药效分类　镇痛药

伏立康唑

Voriconazole（*INN*）

化学结构式

分子式和分子量　$C_{16}H_{14}F_3N_5O$　349.31

化学名　(*αR,βS*)-*α*-(2,4-Difluorophenyl)-5-fluoro-*β*-methyl-*α*-(1*H*-1,2,4-triazol-1-ylmethyl)-4-pyrimidineethanol

(*αR,βS*)-*α*-(2,4-二氟苯基)-5-氟-*β*-甲基-*α*-(1*H*-1,2,4-三氮唑-1-基甲基)-4-嘧啶乙醇

CAS 登录号　137234-62-9

INN list　73

药效分类　三唑类抗真菌药

ATC 分类　J02AC03

伏利拉辛

Voreloxin（*INN*）

化学结构式

分子式和分子量　$C_{18}H_{19}N_5O_4S$　401.44

化学名　7-[(3*S*,4*S*)-3-Methoxy-4-(methylamino)pyrrolidin-1-yl]-4-oxo-1-(1,3-thiazol-2-yl)-1,4-dihydro-1,8-naphthyridine-3-carboxylic acid

7-[(3*S*,4*S*)-3-甲氧基-4-(甲氨基)吡咯烷-1-基]-4-氧代-1-(1,3-噻唑-2-基)-1,4-二氢-1,8-萘啶-3-羧酸

CAS 登录号　175414-77-4

INN list　100

药效分类　抗肿瘤药

伏林司他

Vorinostat（*INN*）

化学结构式

分子式和分子量　$C_{14}H_{20}N_2O_3$　264.32

化学名　*N*-Hydroxy-*N″*-phenyloctanediamide

N-羟基-*N″*-苯基辛二酰胺

CAS 登录号　149647-78-9

INN list 94

药效分类 抗肿瘤药

伏硫西汀

Vortioxetine（*INN*）

化学结构式

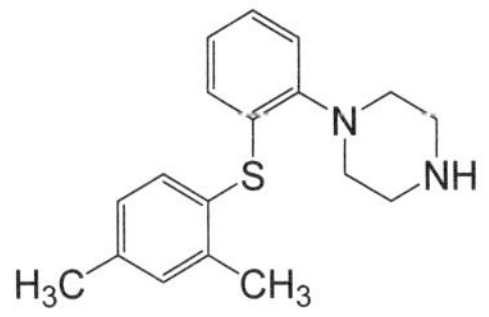

分子式和分子量 $C_{18}H_{22}N_2S$ 298.15

化学名 1-{2-[(2,4-Dimethylphenyl)sulfanyl]phenyl}piperazine

1-{2-[(2,4-二甲基苯基)硫基]苯基}哌嗪

CAS 登录号 508233-74-7

INN list 106

药效分类 抗抑郁药

伏鲁瑞德

Voluloride（*INN*）

化学结构式

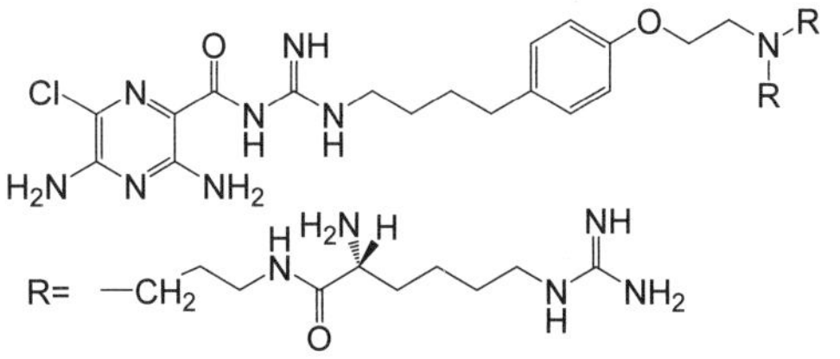

分子式和分子量 $C_{38}H_{67}ClN_{18}O_4$ 875.51

化学名 3,5-Diamino-*N*-[*N*-(4-{4-[2-(bis{3-[(2*R*)-2-amino-6-(carbamimidoylamino)hexanamido]propyl}amino)ethoxy]phenyl}butyl)carbamimidoyl]-6-chloropyrazine-2-carboxamide

3,5-二氨基-*N*-[*N*-(4-{4-[2-(双{3-[(2*R*)-2-氨基-6-(氨基氨亚甲酰基氨基)己酰氨基]丙基}氨基)乙氧基]苯基}丁基)氨基氨亚甲酰基]-6-氯吡嗪-2-甲酰胺

CAS 登录号 1498299-91-4

INN list 120

药效分类 结膜上皮细胞钠通道阻滞药

伏罗尼布

Vorolanib（*INN*）

化学结构式

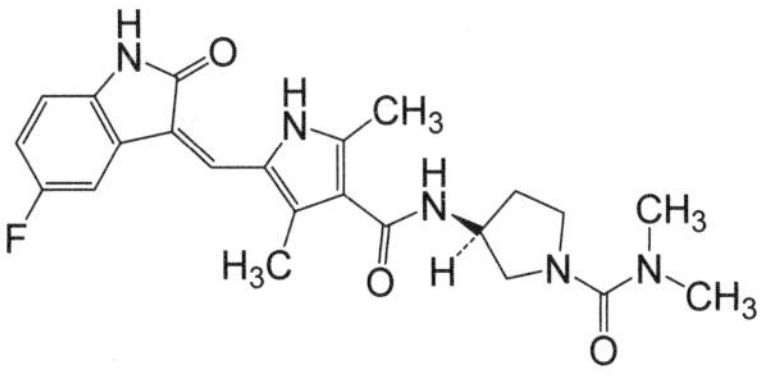

分子式和分子量 $C_{23}H_{26}FN_5O_3$ 439.49

化学名 *N*-[(3*S*)-1-(Dimethylcarbamoyl)pyrrolidin-3-yl]-5-[(*Z*)-(5-fluoro-2-oxo-1,2-dihydro-3*H*-indol-3-ylidene)methyl]-2,4-dimethyl-1*H*-pyrrole-3-carboxamide

N-[(3*S*)-1-(二甲基氨基甲酰基)吡咯-3-基] -5-[(*Z*)-(5-氟-2-氧代-1,2-二氢-3*H*-吲哚-3-亚基)甲基] -2,4-二甲基-1*H*-吡咯-3-甲酰胺

CAS 登录号 1013920-15-4

INN list 115

药效分类 血管生成抑制药，抗肿瘤药

伏罗西利

Voruciclib（*INN*）

化学结构式

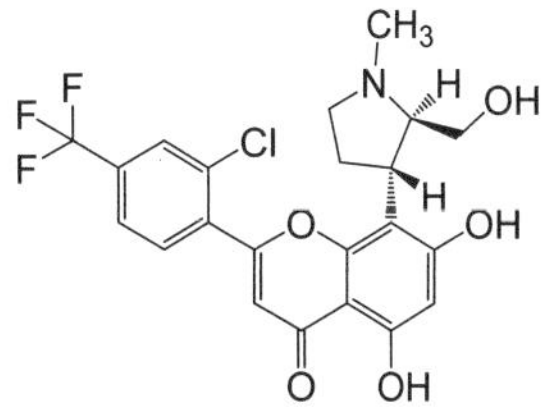

分子式和分子量 $C_{22}H_{19}ClF_3O_5$ 469.09

化学名 2-[2-Chloro-4-(trifluoromethyl)phenyl]-5,7-dihydroxy-8-[(2*R*,3*S*)-2-(hydroxymethyl)-1-methylpyrrolidin-3-yl]-4*H*-1-benzopyran-4-one

2-[2-氯-4-(三氟甲基)苯基]-5,7-二羟基-8-[(2*R*,3*S*)-2-(羟甲基)-1-甲基吡咯-3-基]-4*H*-1-苯并吡喃-4-酮

CAS 登录号 1000023-04-0

INN list 109

药效分类 激酶抑制药，抗肿瘤药

伏罗唑

Vorozole（*INN*）

化学结构式

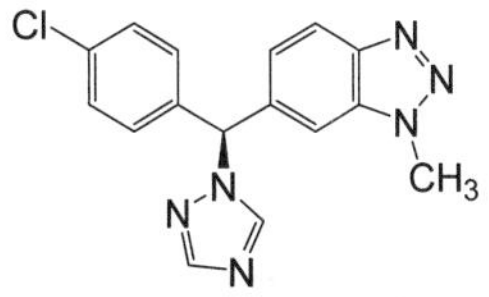

分子式和分子量 $C_{16}H_{13}ClN_6$ 324.77

化学名 (+)-(*S*)-6-(*p*-Chloro-*α*-1*H*-1,2,4-triazol-1-yl-benzyl)-1-methyl-1*H*-benzotriazole

(+)-(*S*)-6-(4-氯-*α*-1*H*-1,2,4-三氮唑-1-基苄基)-1-甲基-1*H*-苯并三氮唑

CAS 登录号 129731-10-8

INN list 64

药效分类 酶抑制剂类内分泌治疗用药

ATC 分类 L02BG05

伏那法克索

Vonafexor（*INN*）

分子式和分子量 $C_{19}H_{15}Cl_3N_2O_5S$ 489.75

化学结构式

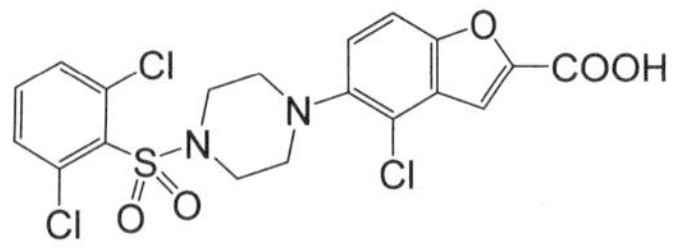

化学名 4-Chloro-5-[4-(2,6-dichlorobenzene-1-sulfonyl)piperazin-1-yl]-1-benzofuran-2-carboxylic acid

4-氯-5-[4-(2,6-二氯苯-1-磺酰基)哌嗪-1-基]-1-苯并呋喃-2-羧酸

CAS 登录号 1192171-69-9

INN list 122

药效分类 法尼酯 X 受体激动药

伏诺拉生

Vonoprazan（*INN*）

化学结构式

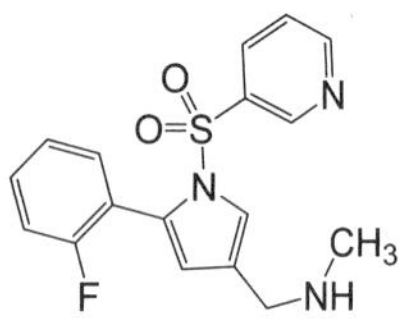

分子式和分子量 $C_{17}H_{16}FN_3O_2S$ 345.09

化学名 1-[5-(2-Fluorophenyl)-1-(pyridine-3-sulfonyl)-1*H*-pyrrol-3-yl]-*N*-methylmethanamine

1-[5-(2-氟苯基)-1-(吡啶-3-磺酰基)-1*H*-吡咯-3-基]-*N*-甲基甲胺

CAS 登录号 881681-00-1

INN list 106

药效分类 酸泵抑制药

伏美替尼

Furmonertinib

化学结构式

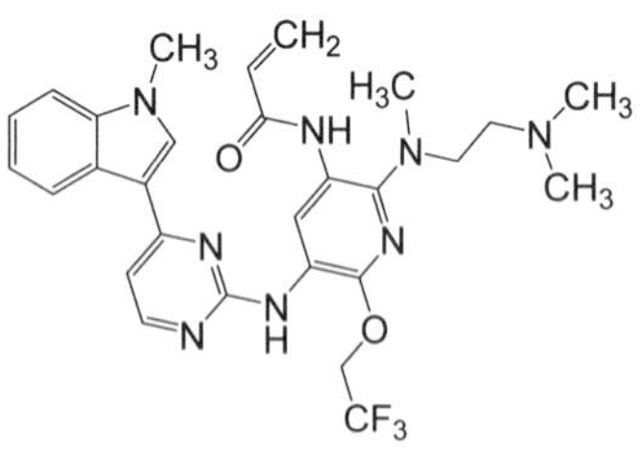

分子式和分子量 $C_{28}H_{31}F_3N_8O_2$ 568.59

化学名 *N*-[2-[2-(Dimethylamino)ethyl-methylamino]-5-[[4-(1-methylindol-3-yl)pyrimidin-2-yl]amino]-6-(2,2,2-trifluoroethoxy)pyridin-3-yl]prop-2-enamide

N-[2-[2-(二甲氨基)乙基-甲氨基]-5-[[4-(1-甲基吲哚-3-基)嘧啶-2-基]氨基]-6-(2,2,2-三氟乙氧基)吡啶-3-基]丙-2-烯酰胺

CAS 登录号 1869057-83-9; 2130958-55-1[甲磺酸盐]

药效分类 蛋白激酶抑制药，抗肿瘤药

伏普丁

Volpristin（*INN*）

化学结构式

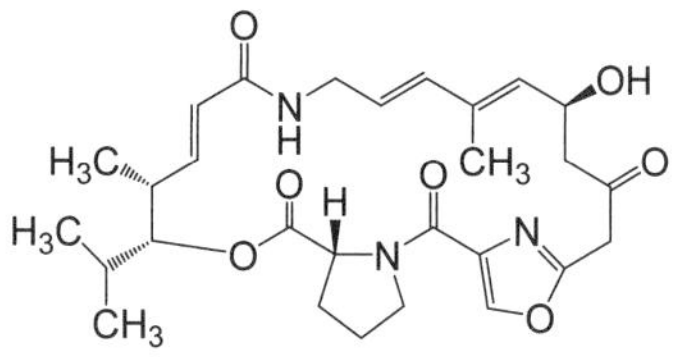

分子式和分子量 $C_{28}H_{37}N_3O_7$ 527.61

化学名 (3*R*,4*R*,5*E*,10*E*,12*E*,14*S*,26a*R*)-8,9,14,15,24,25,26,26a-Octahydro-14-hydroxy-3-isopropyl-4,12-dimethyl-3*H*-21,18-nitrilo-1*H*,22*H*-pyrrolo[2,1-*c*][1,8,4,19]dioxadiazacyclotetracosine-1,7,16,22(4*H*,17*H*)-tetrone

(3*R*,4*R*,5*E*,10*E*,12*E*,14*S*,26a*R*)-8,9,14,15,24,25,26,26*a*-八氢-14-羟基-3-异丙基-4,12-二甲基-3*H*-21,18-次氮基-1*H*,22*H*-吡咯并[2,1-*c*][1,8,4,19]二氧杂二氮杂环二十四碳烷-1,7,16,22(4*H*,17*H*)-四酮

CAS 登录号 21102-49-8

INN list 80

药效分类 抗菌药

伏塞洛托

Voxelotor（*INN*）

化学结构式

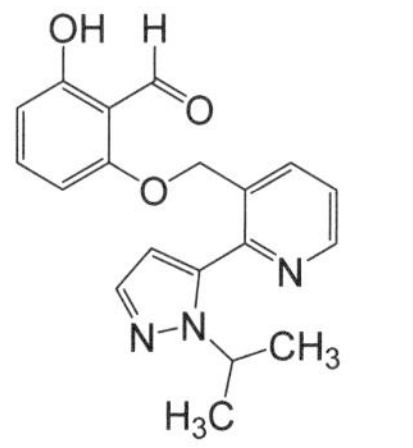

分子式和分子量 $C_{19}H_{19}N_3O_3$ 337.38

化学名 2-Hydroxy-6-({2-[1-(propan-2-yl)-1*H*-pyrazol-5-yl]pyridin-3-yl}methoxy)benzaldehyde

2-羟基-6-({2-[1-(丙-2-基)-1*H*-吡唑-5-基]吡啶-3-基}甲氧基)苯甲醛

CAS 登录号 1446321-46-5

INN list 116

药效分类 血红蛋白变构调节药

伏司拉姆

Vosilasarm（*INN*）

化学结构式

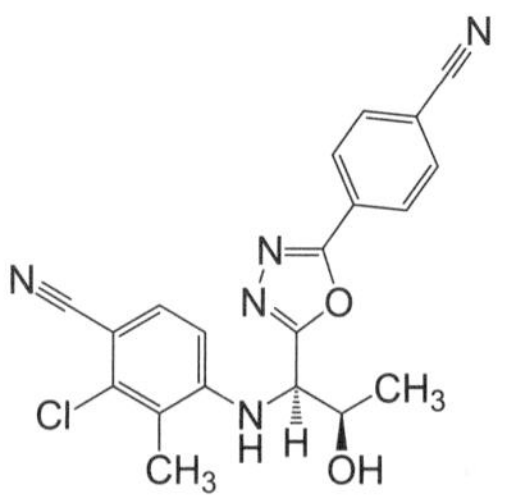

分子式和分子量 $C_{20}H_{16}ClN_5O_2$ 393.82

化学名 2-Chloro-4-({(1*R*,2*S*)-1-[5-(4-cyanophenyl)-1,3,4-oxadiazol-2-yl]-2-hydroxypropyl}amino)-3-methylbenzonitrile

2-氯-4-({(1*R*,2*S*)-1-[5-(4-氰基苯基)-1,3,4-噁二唑-2-基]-2-羟丙基}氨基)-3-甲基苯甲腈

CAS 登录号 1182367-47-0

INN list 122

药效分类 非甾体选择性雄激素受体调节药(SARM)，抗肿瘤药

伏他利塞

Voxtalisib（*INN*）

化学结构式

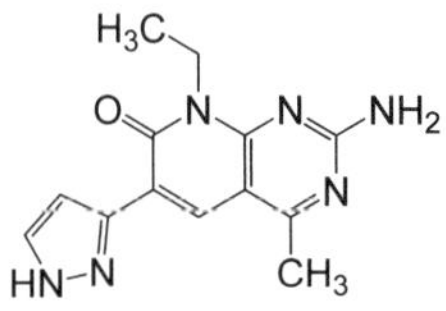

分子式和分子量 $C_{13}H_{14}N_6O$ 270.29

化学名 2-Amino-8-ethyl-4-methyl-6-(1*H*-pyrazol-3-yl)pyrido[2,3-*d*]pyrimidin-7(8*H*)-one

2-氨基-8-乙基-4-甲基-6-(1*H*-吡唑-3-基)吡啶并[2,3-*d*]嘧啶-7(8*H*)-酮

CAS 登录号 934493-76-2

INN list 108

药效分类 抗肿瘤药

伏西瑞韦

Voxilaprevir（*INN*）

化学结构式

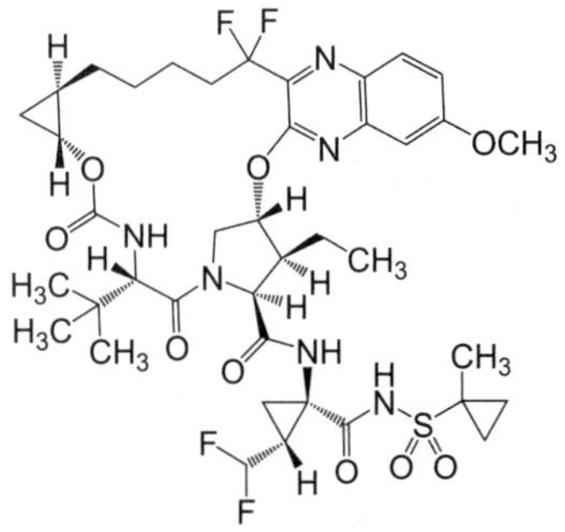

分子式和分子量 $C_{40}H_{52}F_4N_6O_9S$ 868.35

化学名 (1*aR*,5*S*,8*S*,9*S*,10*R*,22*aR*)-5-*tert*-Butyl-*N*-{(1*R*,2*R*)-2-(difluoromethyl)-1-[(1-methylcyclopropanesulfonyl)carbamoyl]cyclopropyl}-9-ethyl-18,18-difluoro-14-methoxy-3,6-dioxo-1,1*a*,3,4,5,6,9,10,18,19,20,21,22,22*a*-tetradecahydro-8*H*-7,10-methanocyclopropa[18,19][1,10,3,6]dioxadiazacyclononadecino[11,12-*b*]quinoxaline-8-carboxamide

(1*aR*,5*S*,8*S*,9*S*,10*R*,22*aR*)-5-叔丁基-*N*-{(1*R*,2*R*)-2-(二氟甲基)-1-[(1-甲基环丙基磺酰基)氨甲酰基]环丙基}-9-乙基-18,18-二氟-14-甲氧基-3,6-二氧代-1,1*a*,3,4,5,6,9,10,18,19,20,21,22,22*a*-十四氢-8*H*-7,10-甲桥环丙烷并[18,19][1,10,3,6]二氧杂二氮杂环十九烷并[11,12-*b*]喹喔啉-8-甲酰胺

CAS 登录号 1535212-07-7

INN list 113

药效分类 抗病毒药

伏昔巴特

Volixibat（*INN*）

化学结构式

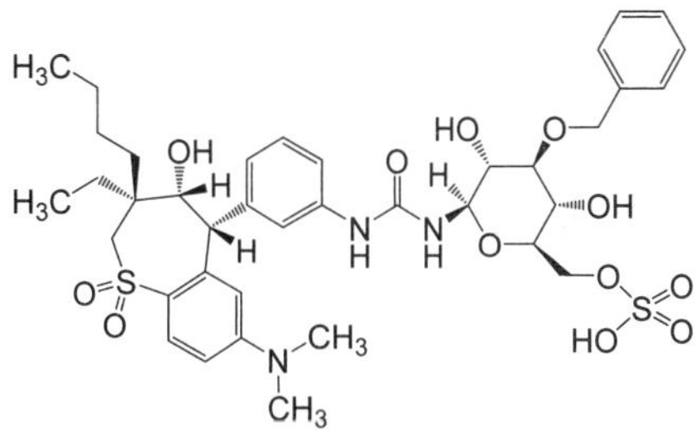

分子式和分子量 $C_{38}H_{51}N_3O_{12}S_2$ 805.29

化学名 *N*-(3-*O*-Benzyl-6-*O*-sulfo-*β*-D-glucopyranosyl)-*N*'-{3-[(3*S*,4*R*,5*R*)-3-butyl-7-(dimethylamino)-3-ethyl-4-hydroxy-1,1-dioxo-2,3,4,5-tetrahydro-1*H*-1λ⁶-benzothiepin-5-yl]phenyl}urea

N-(3-*O*-苄基-6-*O*-磺酸基-*β*-D-吡喃葡萄糖基)-*N*'-{3-[(3*S*,4*R*,5*R*)-3-丁基-7-(二甲氨基)-3-乙基-4-羟基-1,1-二氧基-2,3,4,5-四氢-1*H*-1*λ*⁶-苯并噻平-5-基]苯基}脲

CAS 登录号 1025216-57-2

INN list 113

药效分类 回肠胆汁酸转运体抑制药

伏昔尼布

Vorasidenib（*INN*）

化学结构式

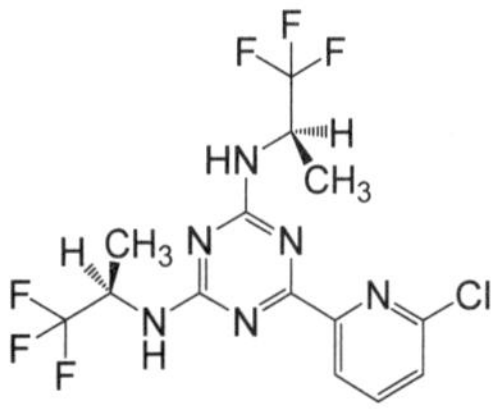

分子式和分子量 $C_{14}H_{13}ClF_6N_6$ 414.74

化学名 6-(6-Chloropyridin-2-yl)-N^2,N^4-bis[(2*R*)-1,1,1-trifluoropropan-2-yl]-1,3,5-triazine-2,4-diamine

6-(6-氯吡啶-2-基)-N^2,N^4-双[(2*R*)-1,1,1-三氟丙烷-2-基]-1,3,5-三嗪-2,4-二胺

CAS 登录号 1644545-52-7

INN list 117

药效分类 抗肿瘤药

氟[18F]贝他苯

Florbetaben [18F]（*INN*）

分子式和分子量 $C_{21}H_{26}{}^{18}FNO_3$ 358.44

化学结构式

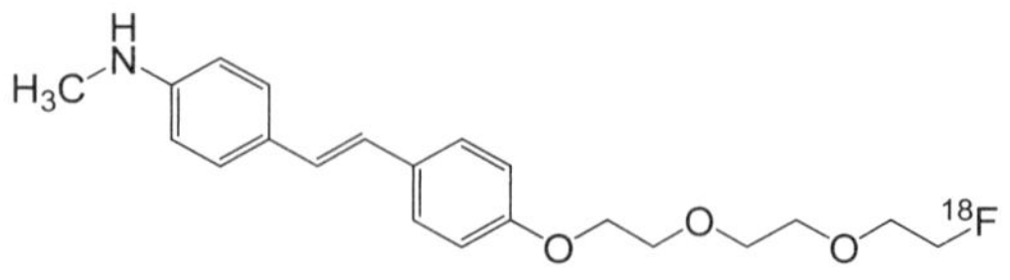

化学名 4-[(1*E*)-2-[4-[2-[2-(2-[18F]Fluoroethoxy)ethoxy]ethoxy]phenyl]ethen-1-yl]-*N*-methylaniline

4-[(1*E*)-2-[4-[2-[2-(2-[18F]氟乙氧基)乙氧基]乙氧基]苯基]乙烯-1-基]-*N*-甲基苯胺

CAS 登录号 902143-01-5

INN list 102

药效分类 诊断用药

氟[18F]贝他吡

Florbetapir[18F]（*INN*）

化学结构式

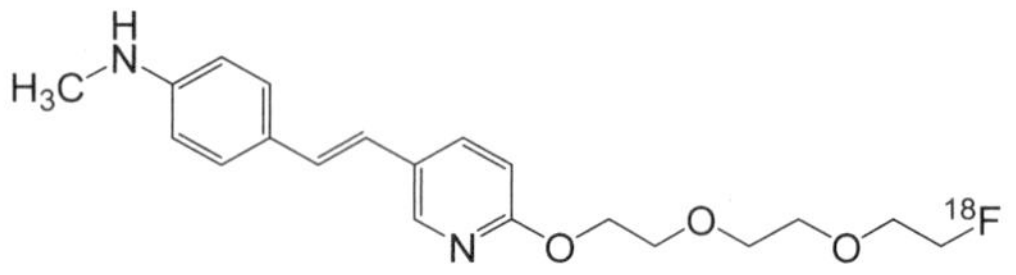

分子式和分子量 $C_{20}H_{25}{}^{18}FN_2O_3$ 359.43

化学名 4-[(1*E*)-2-(6-[2-[2-(2-[18F]Fluoroethoxy)ethoxy]ethoxy]pyridine-3-yl)ethen-1-yl]-*N*-methylaniline

4-[(1*E*)-2-(6-[2-[2-(2-[18F]氟乙氧基)乙氧基]乙氧基]吡啶-3-基)乙烯-1-基]-*N*-甲基苯胺

CAS 登录号 956103-76-7

INN list 103

药效分类 诊断用药

氟[18F]苯那秦

Florbenazine [18F]（*INN*）

化学结构式

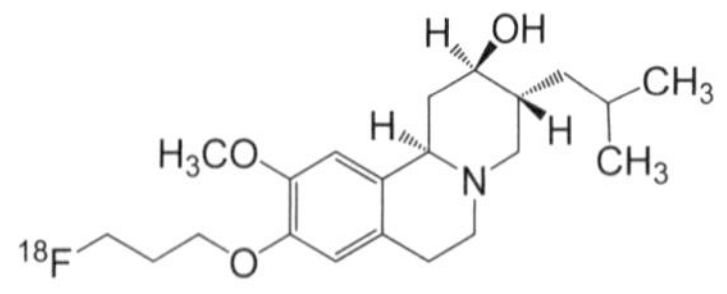

分子式和分子量 $C_{21}H_{32}{}^{18}FNO_3$ 364.48

化学名 (2*R*,3*R*,11*bR*)-9-(3-[18F]Fluoropropoxy)-10-methoxy-3-(2-methylpropyl)-1,3,4,6,7,11*b*-hexahydro-2*H*-pyrido[2,1-*a*]isoquinolin-2-ol

(2*R*,3*R*,11*bR*)-9-(3-[18F]氟丙氧基)-10-甲氧基-3-(2-甲基丙基)-1,3,4,6,7,11*b*-六氢-2*H*-吡啶并[2,1-*a*]异喹啉-2-醇

CAS 登录号 956903-29-0

INN list 104

药效分类 诊断用药

氟[18F]比哒嗪

Flurpiridaz[18F]（*INN*）

化学结构式

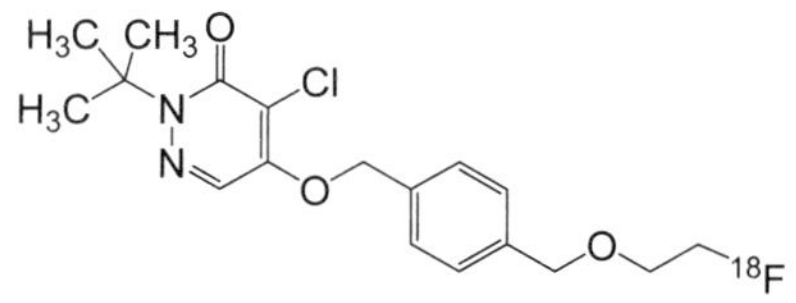

分子式和分子量 $C_{18}H_{22}Cl^{18}FN_2O_3$ 367.83

化学名 2-*tert*-Butyl-4-chloro-5-[[4-[(2-[18F]fluoroethoxy)methyl]phenyl]-methoxy]pyridazin-3(2*H*)-one

2-叔丁基-4-氯-5-[[4-[(2-[18F]氟乙氧基)甲基]苯基]甲氧基]哒嗪-3(2*H*)-酮

CAS 登录号 863887-89-2

INN list 103

药效分类 诊断用药

氟[18F]丙谷氨酸

Florilglutamic Acid[18F]（*INN*）

化学结构式

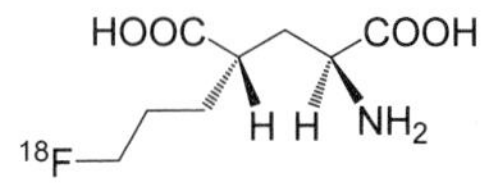

分子式和分子量 $C_8H_{14}{}^{18}FNO_4$ 206.20

化学名 (4*S*)-4-(3-[18F]Fluoropropyl)-L-glutamic acid

(4*S*)-4-(3-[18F]氟丙基)-L-谷氨酸

CAS 登录号 1196963-74-2

INN list 106

药效分类 诊断用药

氟[18F]多巴

Fluorodopa [18F]（*INN*）

化学结构式

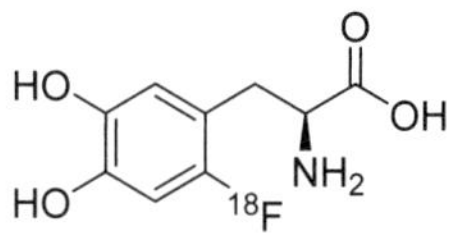

分子式和分子量 $C_9H_{10}{}^{18}FNO_4$ 214.06

化学名 3-(2-[18F]Fluoro-4,5-dihydroxyphenyl)-L-alanine

3-(2-[18F]氟-4,5-二羟基苯基)-L-丙氨酸

CAS 登录号 92812-82-3

INN list 64

药效分类 诊断用药

氟[18F]芬尼定

Fluorfenidine [18F]（*INN*）

分子式和分子量 $C_{17}H_{19}Cl^{18}FN_3S_2$ 382.94

化学结构式

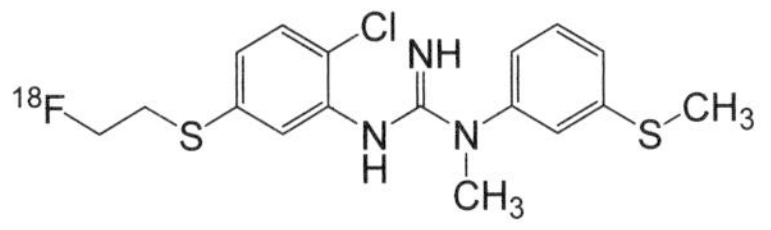

化学名 3-{2-Chloro-5-[(2-[18F]fluoroethyl)sulfanyl]phenyl}-1-methyl-1-[3-(methylsulfanyl)phenyl]guanidine

3-{2-氯-5-[(2-[18F]氟乙基)硫基]苯基}-1-甲基-1-[3-(甲硫基)苯基]胍

CAS 登录号 917894-12-3

INN list 108

药效分类 诊断用药

氟[18F]环丁氨酸

Fluciclovine[18F]（*INN*）

化学结构式

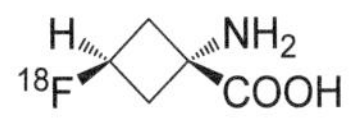

分子式和分子量 $C_5H_8{}^{18}FNO_2$ 132.12

化学名 (1*R*,3*R*)-1-Amino-3-[18F]fluorocyclobutane-1-carboxylic acid

(1*R*,3*R*)-1-氨基-3-[18F]氟环丁烷-1-羧酸

CAS 登录号 222727-39-1

INN list 103

药效分类 诊断用药

氟[18F]拉环肽

Fluciclatide[18F]（*INN*）

化学结构式

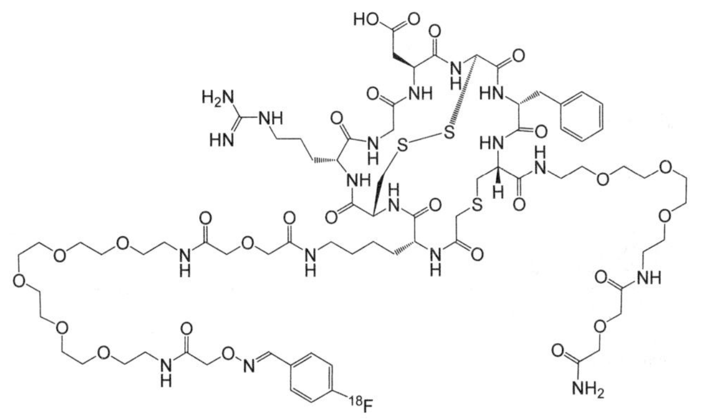

分子式和分子量 $C_{75}H_{115}{}^{18}FN_{18}O_{27}S_3$ 1813.73

化学名 *N*6-[(28*E*)-29-(4-[18F]Fluorophenyl)-5,25-dioxo-3,9,12,15,18,21,27-heptaoxa-6,24,28-triazanonacos-28-enoyl]-*N*2-(sulfanylacetyl)-L-lysyl-L-cysteinyl-L-arginylglycyl-L-*α*-aspartyl-L-cysteinyl-L-phenylalanyl-*N*-(17-amino-13,17-dioxo-3,6,9,15-tetraoxa-12-azaheptadecyl)-L-cysteinamide cyclic (2→6)-disulfide cyclic (1→8)-thioether

*N*6-[(28*E*)-29-(4-[18F]氟苯基)-5,25-二氧代-3,9,12,15,18,21,27-七氧杂-6,24,28-三氮杂二十九碳-28-烯酰]-*N*2-(硫乙酰基)-L-赖氨酰-L-半胱氨酰-L-精氨酰甘氨酰-L-*α*-天冬氨酰-L-半胱氨酰-L-苯并氨酰-*N*-(17-氨基-13,17-二氧代-3,6,9,15-四氧杂-12-氮杂十七烷基)-L-半胱氨酸酰胺 环 (2→6)-二硫化物 环 (1→8)-硫醚

CAS 登录号 879894-01-6

INN list 103

药效分类 诊断用药

氟[18F]美他酚

Flutemetamol[18F]（*INN*）

化学结构式

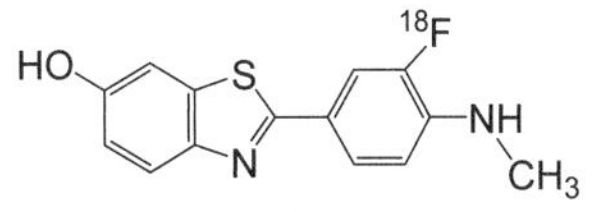

分子式和分子量 $C_{14}H_{11}{}^{18}FN_2OS$ 273.32

化学名 2-[3-[18F]Fluoro-4-(methylamino)phenyl]-1,3-benzothiazol-6-ol

2-[3-[18F]氟-4-(甲氨基)苯基]-1,3-苯并噻唑-6-酚

CAS 登录号 765922-62-1

INN list 101

药效分类 诊断用药

氟[18F]曲西胺

Flutriciclamide [18F]（*INN*）

化学结构式

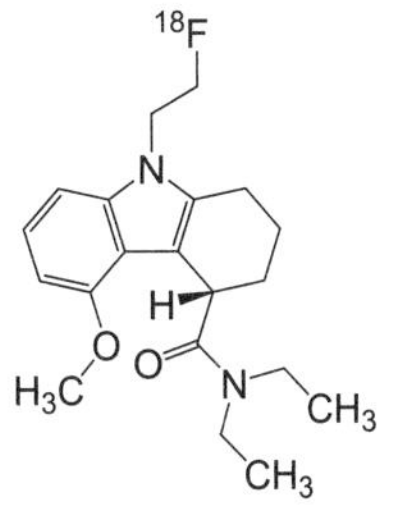

分子式和分子量 $C_{20}H_{27}{}^{18}FN_2O_2$ 345.44

化学名 (4*S*)-*N*,*N*-Diethyl-9-(2-[18F]fluoroethyl)-5-methoxy-2,3,4,9-tetrahydro-1*H*-carbazole-4-carboxamide

(4*S*)-*N*,*N*-二乙基-9-(2-[18F]氟乙基)-5-甲氧基-2,3,4,9-四氢-1*H*-咔唑-4-甲酰胺

CAS 登录号 1274863-98-7

INN list 108

药效分类 诊断用药

氟[18F]他呋诺

Flutafuranol [18F]（*INN*）

化学结构式

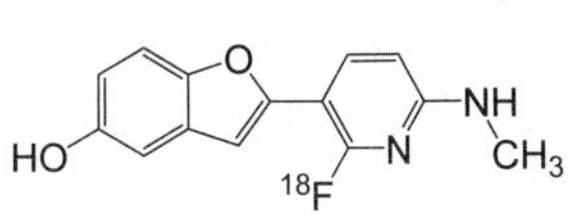

分子式和分子量 $C_{14}H_{11}{}^{18}FN_2O_2$ 258.08

化学名 2-{2-[18F]Fluoro-6-(methylamino)pyridin-3-yl}-1-benzofuran-5-ol

2-{2-[18F]氟-6-(甲氨基)吡啶-3-基}-1-苯并呋喃-5-酚

CAS 登录号 1211333-21-9

INN list 112

药效分类 诊断用药

氟[18F]他硝唑

Flortanidazole [18F]（*INN*）

化学结构式

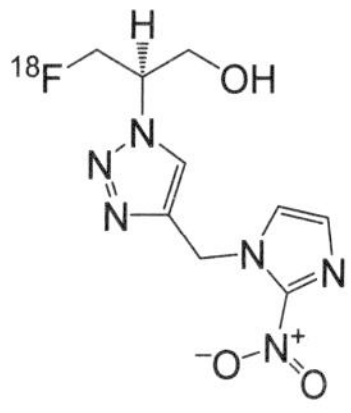

分子式和分子量 $C_9H_{11}{}^{18}FN_6O_3$ 269.22

化学名 (2*RS*)-3-[18F]Fluoro-2-{4-[(2-nitro-1*H*-imidazol-1-yl)methyl]-1*H*-1,2,3-triazol-1-yl}propan-1-ol

(2*RS*)-3-[18F]氟-2-{4-[(2-硝基-1*H*-咪唑-1-基)甲基]-1*H*-1,2,3-三氮唑-1-基}丙-1-醇

CAS 登录号 70878-86-2

INN list 108

药效分类 诊断用药

氟[18F]特加肽

Flotegatide [18F]（*INN*）

化学结构式

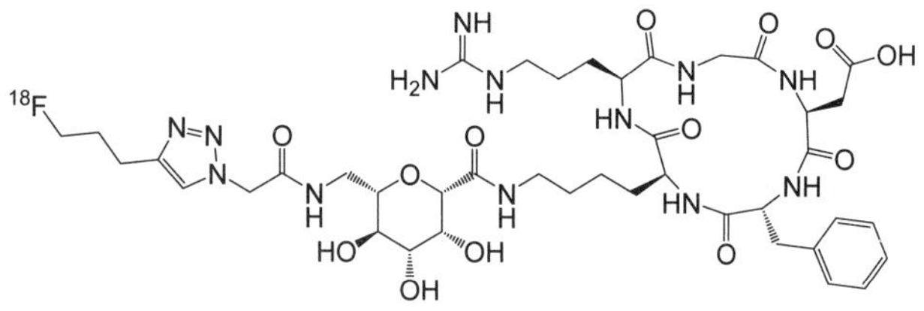

分子式和分子量 $C_{41}H_{60}{}^{18}FN_{13}O_{13}$ 961.00

化学名 Cyclo{L-arginylglycyl-L-*α*-aspartyl-D-phenylalanyl-*N*6-[2,6-anhydro-7-deoxy-7-({2-[4-(3-[18F]fluoropropyl)-1*H*-1,2,3-triazol-1-yl]acetyl}amino)-L-glycero-L-galacto-heptonoyl]-L-lysyl}

环{L-精氨酰甘氨酰-L-*α*-天冬氨酰-D-苯丙氨酰-*N*6-[2,6-脱水-7-脱氧-7-({2-[4-(3-[18F]氟丙基)-1*H*-1,2,3-三氮唑-1-基]乙酰基}氨基)-L-甘油-L-半乳-庚酰基]-L-赖氨酰}

CAS 登录号 1010702-75-6

INN list 108

药效分类 诊断用药

氟[18F]脱氧葡糖

Fludeoxyglucose[18F]（*INN*）

分子式和分子量 $C_6H_{11}{}^{18}FO_5$ 181.06

化学结构式

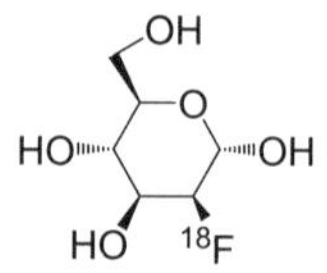

化学名 2-Deoxy-2-[18F]fluoro-*α*-D-glucopyranose

2-脱氧-2-[18F]氟-*α*-D-吡喃葡萄糖

CAS 登录号 105851-17-0

INN list 61

药效分类 诊断用药

氟[18F]妥福司他

Flotufolastat [18F]（*INN*）

化学结构式

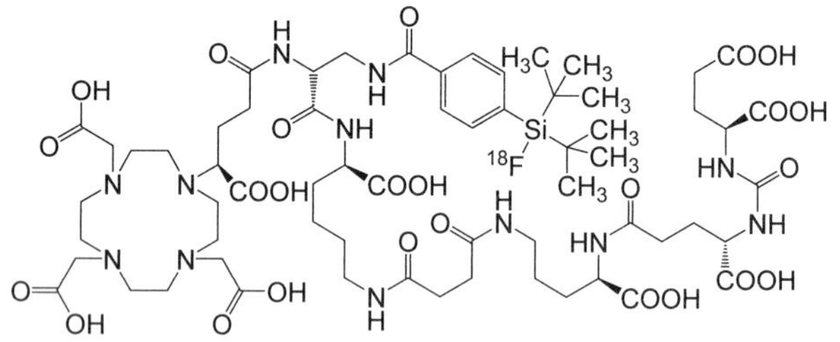

分子式和分子量 $C_{63}H_{99}{}^{18}FN_{12}O_{25}Si$ 1470.63

化学名 *N*2-(*N*-{(4*S*)-4-Carboxy-4-[4,7,10-tris(carboxymethyl)-1,4,7,10-tetraaza-cyclododecan-1-yl]butanoyl}-3-[4-(di-*tert*-butyl[18F]fluorosilyl)benzamido]-D-alanyl)-*N*6-[4-(*N*2-{*N*-[(L-glutamic acid-*N*-yl)carbonyl]-L-*γ*-glutamyl}-D-ornithin-*N*5-yl)-4-oxobutanoyl]-D-lysine

*N*2-(*N*-{(4*S*)-4-羧基-4-[4,7,10-三(羧甲基)-1,4,7,10-四氮杂环十二烷-1-基]丁酰基}-3-[4-(二叔丁基[18F]氟硅基)苯甲酰氨基]-D-丙氨酰)-*N*6-[4-(*N*2-{*N*-[(L-谷氨酸-*N*-基)羰基]-L-*γ*-谷氨酰}-D-鸟氨酸-*N*5-基)-4-氧代丁酰基]-D-赖氨酸

CAS 登录号 2305060-41-5

INN list 123

药效分类 放射性标记诊断药

氟[18F]妥西吡

Flortaucipir [18F]（*INN*）

化学结构式

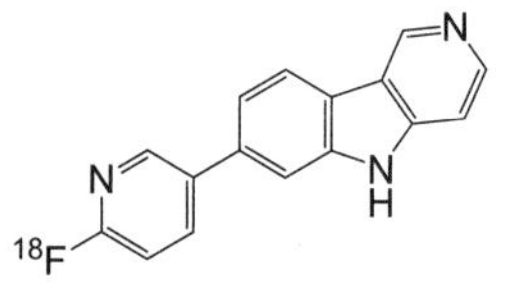

分子式和分子量 $C_{16}H_{10}{}^{18}FN_3$ 262.28

化学名 7-[6-[18F]Fluoropyridin-3-yl]-5*H*-pyrido[4,3-*b*]indole

7-[6-[18F]氟吡啶-3-基] -5*H*-吡啶并[4,3-*b*]吲哚

CAS 登录号 1522051-90-6

INN list 114

药效分类 诊断成像剂

氟[¹⁸F]溴苄胍

Flubrobenguane [¹⁸F]（*INN*）

化学结构式

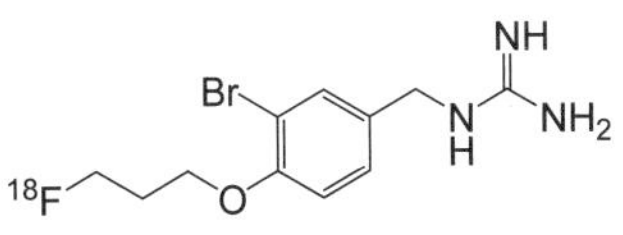

分子式和分子量 $C_{11}H_{15}Br^{18}FN_3O$ 303.17

化学名 *N*-{[3-Bromo-4-(3-[¹⁸F]fluoropropoxy)phenyl]methyl}guanidine

N-{[3-溴-4-(3-[¹⁸F]氟丙氧基)苯基]甲基}胍

CAS 登录号 1037359-47-9

INN list 121

药效分类 诊断用药

氟阿尼酮

Fluanisone（*INN*）

化学结构式

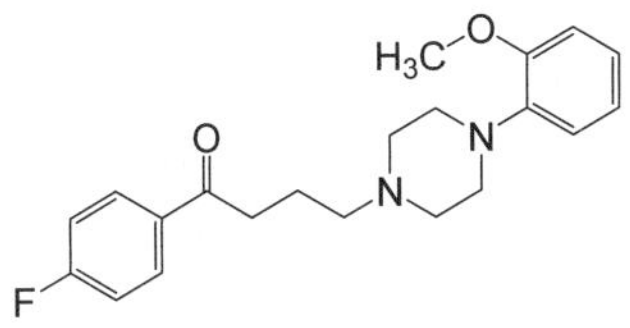

分子式和分子量 $C_{21}H_{25}FN_2O_2$ 356.43

化学名 4'-Fluoro-4-[4-(*o*-methoxyphenyl)-1-piperazinyl]butyrophenone

4'-氟-4-[4-(2-甲氧基苯基)-1-哌嗪基]丙基苯基甲酮

CAS 登录号 1480-19-9

INN list 13

药效分类 抗精神病药

氟氨雷司

Fluminorex（*INN*）

化学结构式

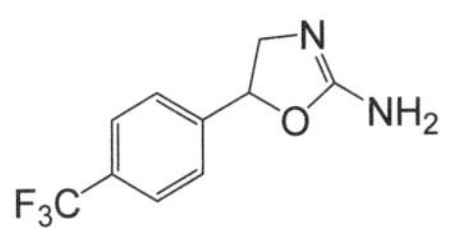

分子式和分子量 $C_{10}H_9F_3N_2O$ 230.19

化学名 2-Amino-5-(*α*,*α*,*α*-trifluoro-*p*-tolyl)-2-oxazoline

2-氨基-5-(*α*,*α*,*α*-三氟-4-甲基苯基)-2-噁唑啉

CAS 登录号 720-76-3

INN list 14

药效分类 食欲抑制药

氟巴尼酯

Flubanilate（*INN*）

分子式和分子量 $C_{14}H_{19}F_3N_2O_2$ 304.31

化学结构式

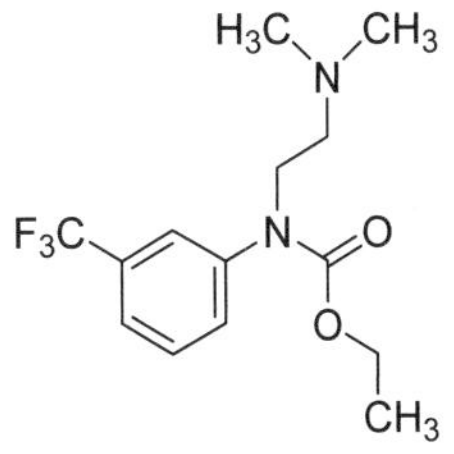

化学名 Ethyl *N*-[2-(dimethylamino)ethyl]-*m*-(trifluoromethyl)carbanilate

乙基 *N*-[2-(二甲氨基)乙基]-3-(三氟甲基)苯氨基甲酸酯

CAS 登录号 847-20-1; 967-48-6[盐酸盐]

INN list 16

药效分类 精神兴奋药，抗抑郁药

氟班色林

Flibanserin（*INN*）

化学结构式

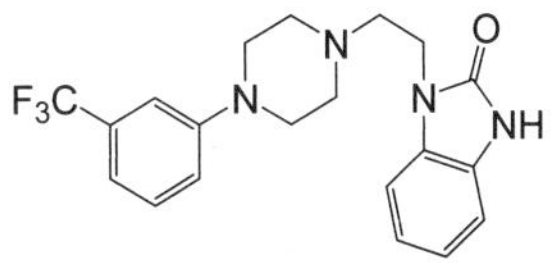

分子式和分子量 $C_{20}H_{21}F_3N_4O$ 390.40

化学名 1-[2-[4-(*α*,*α*,*α*-Trifluoro-*m*-tolyl)-1-piperazinyl]ethyl]-2-benzimidazolinone

1-[2-[4-(*α*,*α*,*α*-三氟-3-甲基苯基)-1-哌嗪基]乙基]-2-苯并咪唑酮

CAS 登录号 167933-07-5

INN list 75

药效分类 抗抑郁药，5-羟色胺受体拮抗药

氟胞嘧啶

Flucytosine（*INN*）

化学结构式

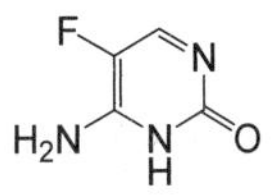

分子式和分子量 $C_4H_4FN_3O$ 129.09

化学名 5-Fluorocytosine

5-氟胞嘧啶

CAS 登录号 2022-85-7

INN list 22

药效分类 抗真菌药

ATC 分类 J02AX01

氟贝必利

Flubepride（*INN*）

分子式和分子量 $C_{20}H_{24}FN_3O_4S$ 421.49

化学结构式

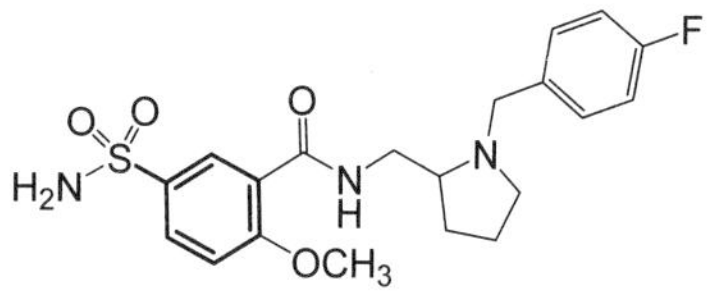

化学名 *N*-[[1-(*p*-Fluorobenzyl)-2-pyrrolidinyl]methyl]-5-sulfamoyl-*o*-anisamide

N-[[1-(4-氟苄基)-2-吡咯烷基]甲基]-5-氨磺酰基-2-甲氧基苯甲酰胺

CAS 登录号 56488-61-0

INN list 35

药效分类 抗精神失常药

氟苯达唑

Flubendazole（*INN*）

化学结构式

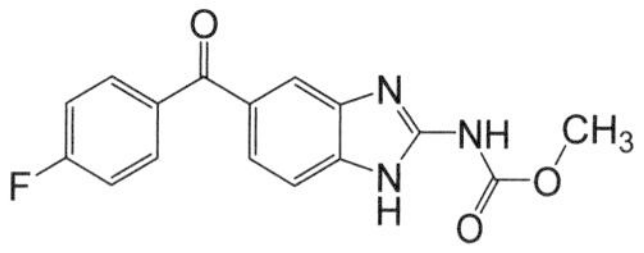

分子式和分子量 $C_{16}H_{12}FN_3O_3$ 313.28

化学名 Methyl 5-(*p*-fluorobenzoyl)-2-benzimidazolecarbamate

甲基 5-(4-氟苯甲酰基)-2-苯并咪唑氨基甲酸酯

CAS 登录号 31430-15-6

INN list 34

药效分类 抗线虫药

ATC 分类 P02CA05

氟苯柳

Flufenisal（*INN*）

化学结构式

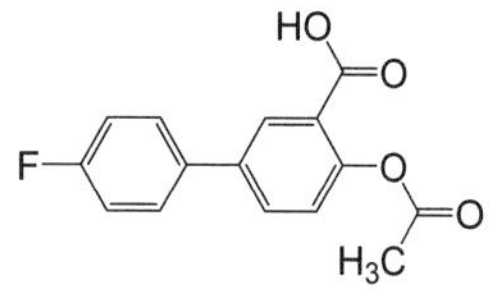

分子式和分子量 $C_{15}H_{11}FO_4$ 274.24

化学名 4'-Fluoro-4-hydroxy-3-biphenylcarboxylic acid acetate

4'-氟-4-羟基-3-联苯羧酸 乙酸酯

CAS 登录号 22494-27-5

INN list 22

药效分类 抗炎镇痛药

氟苯尼考

Florfenicol（*INN*）

化学结构式

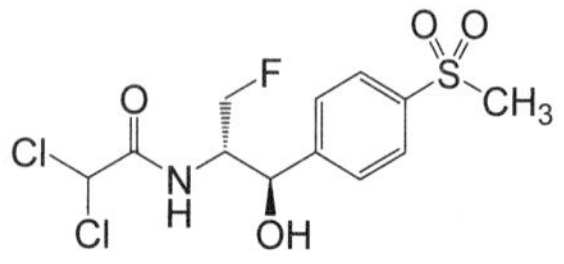

分子式和分子量 $C_{12}H_{14}Cl_2FNO_4S$ 358.21

化学名 2,2-Dichloro-*N*-[(*αS*,*βR*)-*α*-(fluoromethyl)-*β*-hydroxy-*p*-(methylsulfonyl) phenethyl]acetamide

2,2-二氯-*N*-[(*αS*,*βR*)-*α*-(氟甲基)-*β*-羟基-4-(甲磺酰基)苯乙基]乙酰胺

CAS 登录号 76639-94-6

INN list 54

药效分类 抗菌药

氟苯泰乐菌素

Flubentylosin（*INN*）

化学结构式

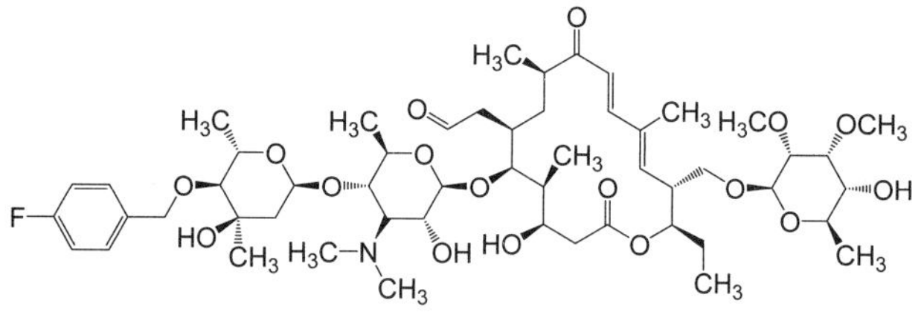

分子式和分子量 $C_{53}H_{82}FNO_{17}$ 1024.23

化学名 [(4*R*,5*S*,6*S*,7*R*,9*R*,11*E*,13*E*,15*R*,16*R*)-15-{[(6-deoxy-2,3-di-*O*-methyl-*β*-D-allopyranosyl)oxy]methyl}-6-{[3,6-dideoxy-4-*O*-{2,6-dideoxy-4-*O*-[(4-fluorophenyl)methyl]-3-*C*-methyl-*α*-L-*ribo*-hexopyranosyl}-3-(dimethylamino)-*β*-D-glucopyranosyl]oxy}-16-ethyl-4-hydroxy-5,9,13-trimethyl-2,10-dioxo-1-oxacyclohexadeca-11,13-dien-7-yl]acetaldehyde: 4^B-*O*-(4-fluorobenzyl)tylosin

[(4*R*,5*S*,6*S*,7*R*,9*R*,11*E*,13*E*,15*R*,16*R*)-15-{[(6-脱氧-2,3-二-*O*-甲基-*β*-D-吡喃阿洛糖基)氧基]甲基}-6-{[3,6-二脱氧-4-*O*-{2,6-二脱氧-4-*O*-[(4-氟苯基)甲基]-3-*C*-甲基-*α*-L-核-吡喃己糖基}-3-(二甲氨基)-*β*-D-吡喃葡萄糖基]氧基}-16-乙基-4-羟基-5,9,13-三甲基-2,10-二氧代-1-氧杂环十六烷-11,13-二烯-7-基]乙醛：4^B-*O*-(4-氟苄基)泰乐菌素

CAS 登录号 1809266-03-2

INN list 123

药效分类 抗菌药

氟苯乙砜

Fluoresone（*INN*）

化学结构式

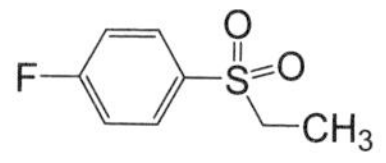

分子式和分子量 $C_8H_9FO_2S$ 188.22

化学名 Ethyl *p*-fluorophenyl sulfone

乙基 4-氟苯基砜

CAS 登录号 2924-67-6

INN list 12

药效分类 抗癫痫药

氟比洛芬

Flurbiprofen（*INN*）

化学结构式

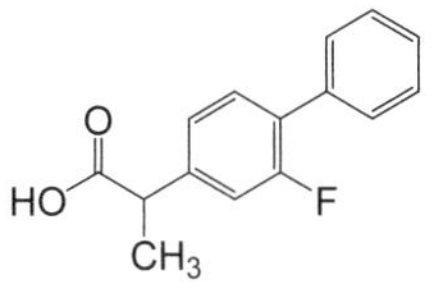

分子式和分子量 $C_{15}H_{13}FO_2$ 244.26

化学名 (±)-2-Fluoro-*α*-methyl-4-biphenylacetic acid

(±)-2-氟-*α*-甲基-4-联苯乙酸

CAS 登录号 5104-49-4; 56767-76-1[钠盐二水合物]

INN list 28

药效分类 抗炎镇痛药

氟吡汀

Flupirtine（*INN*）

化学结构式

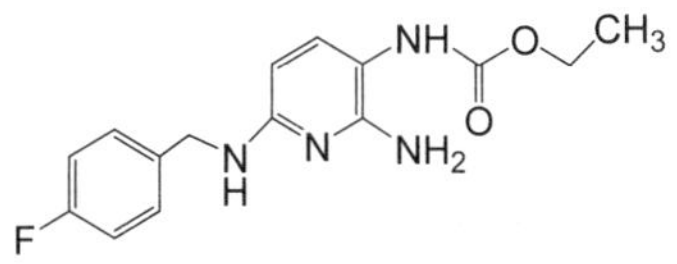

分子式和分子量 $C_{15}H_{17}FN_4O_2$ 304.33

化学名 Ethyl 2-amino-6-[(*p*-fluorobenzyl)amino]-3-pyridinecarbamate

乙基 2-氨基-6-[(4-氟苄基)氨基]-3-吡啶氨基甲酸酯

CAS 登录号 56995-20-1; 75507-68-5[马来酸盐]

INN list 35

药效分类 镇痛药

氟丙茶碱

Fluprofylline（*INN*）

化学结构式

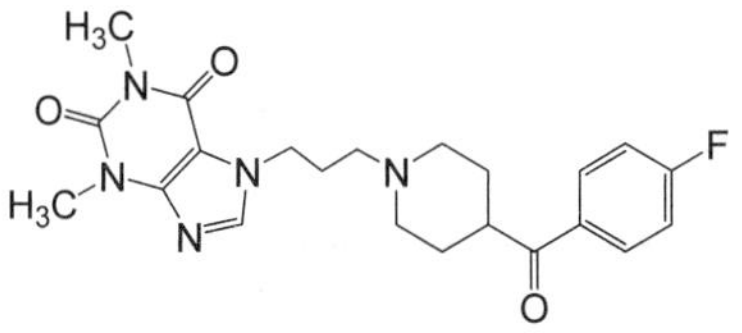

分子式和分子量 $C_{22}H_{26}FN_5O_3$ 427.47

化学名 7-[3-[4-(*p*-Fluorobenzoyl)piperidino]propyl]theophylline

7-[3-[4-(4-氟苯甲酰基)哌啶基]丙基]胆茶碱

CAS 登录号 85118-43-0

INN list 50

药效分类 血管扩张药

氟丙喹宗

Fluproquazone（*INN*）

分子式和分子量 $C_{18}H_{17}FN_2O$ 296.34

化学结构式

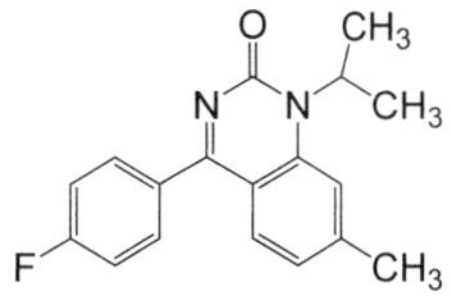

化学名 4-(*p*-Fluorophenyl)-1-isopropyl-7-methyl-2(1*H*)-quinazolinone

4-(4-氟苯基)-1-异丙基-7-甲基-2(1*H*)-喹唑酮

CAS 登录号 40507-23-1

INN list 40

药效分类 抗炎镇痛药

氟达拉滨

Fludarabine（*INN*）

化学结构式

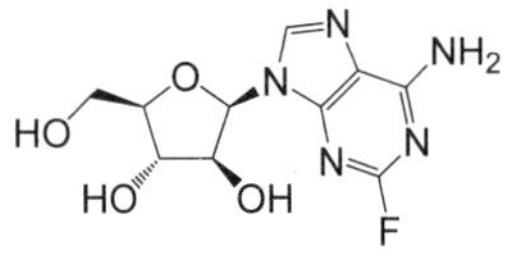

分子式和分子量 $C_{10}H_{12}FN_5O_4$ 285.24

化学名 9-*β*-D-Arabinofuranosyl-2-fluoroadenine

9-*β*-呋喃阿拉伯糖基-2-氟腺嘌呤

CAS 登录号 21679-14-1; 75607-67-9[磷酸盐]

INN list 48

药效分类 抗代谢类抗肿瘤药

ATC 分类 L01BB05

氟氘丙氨酸

Fludalanine（*INN*）

化学结构式

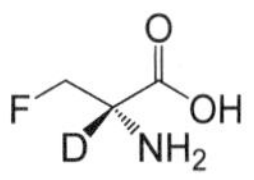

分子式和分子量 $C_3H_5DFNO_2$ 108.09

化学名 (2*S*)-2-Amino-2-deuterio-3-fluoropropanoic acid

(2*S*)-2-氨基-2-氘代-3-氟丙酸

CAS 登录号 35523-45-6

INN list 38

药效分类 抗菌药

氟地平

Flordipine（*INN*）

化学结构式

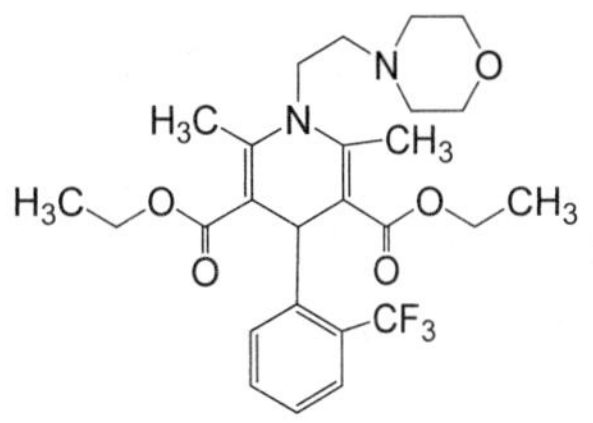

分子式和分子量　$C_{26}H_{33}F_3N_2O_5$　510.55

化学名　Diethyl 1,4-dihydro-2,6-dimethyl-1-(2-morpholinoethyl)-4-(*α*,*α*,*α*-trifluoro-2-tolyl)-3,5-pyridinedicarboxylate

二乙基 1,4-二氢-2,6-二甲基-1-(2-吗啉乙基)-4-(*α*,*α*,*α*-三氟-2-甲基苯基)-3,5-吡啶二羧酸酯

CAS 登录号　77590-96-6

INN list　48

药效分类　抗高血压药，钙通道阻滞药

氟地西泮

Fludiazepam（*INN*）

化学结构式

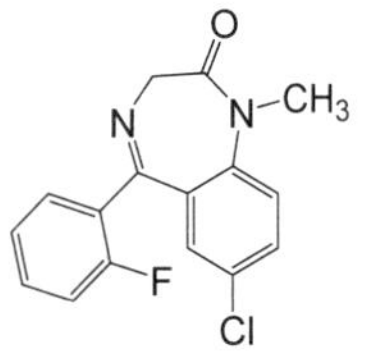

分子式和分子量　$C_{16}H_{12}ClFN_2O$　302.73

化学名　7-Chloro-5-(*o*-Fluorophenyl)-1,3-dihydro-1-methyl-2*H*-1,4-benzodiazepin-2-one

7-氯-5-(2-氟苯基)-1,3-二氢-1-甲基-2*H*-1,4-苯并二氮杂䓬-2-酮

CAS 登录号　3900-31-0

INN list　36

药效分类　安定药

氟丁特罗

Flerobuterol（*INN*）

化学结构式

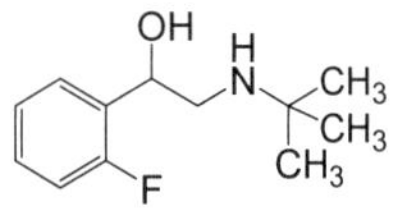

分子式和分子量　$C_{12}H_{18}FNO$　211.28

化学名　*α*-[(*tert*-Butylamino)methyl-*o*-fluorobenzyl alcohol

α-[(叔丁氨基)甲基-2-氟苄醇

CAS 登录号　82101-10-8

INN list　59

药效分类　支气管舒张药

氟多雷司

Fludorex（*INN*）

化学结构式

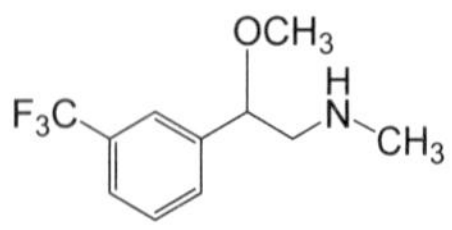

分子式和分子量　$C_{11}H_{14}F_3NO$　233.23

化学名　*β*-Methoxy-*N*-methyl-*m*-(trifluoromethyl)phenethylamine

β-甲氧基-*N*-甲基-3-(三氟甲基)苯乙胺

CAS 登录号　15221-81-5

INN list　19

药效分类　食欲抑制药，镇吐药

氟多林

Fluradoline（*INN*）

化学结构式

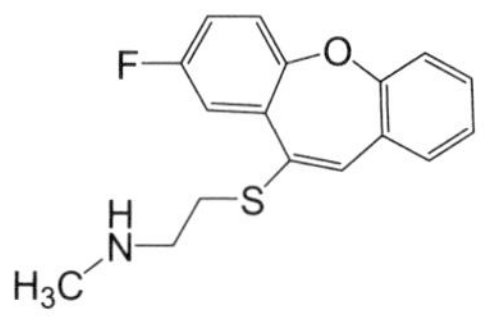

分子式和分子量　$C_{17}H_{16}FNOS$　301.38

化学名　2-[(8-Fluorodibenz[*bf*]oxepin-10-yl)thio]-*N*-methylethylamine

2-[(8-氟二苯并[*bf*]噁庚英-10-基)硫基]-*N*-甲基乙胺

CAS 登录号　71316-84-2; 77590-97-7[盐酸盐]

INN list　48

药效分类　镇痛药

氟二氢麦角胺

Flurdihydroergotamine（*INN*）

化学结构式

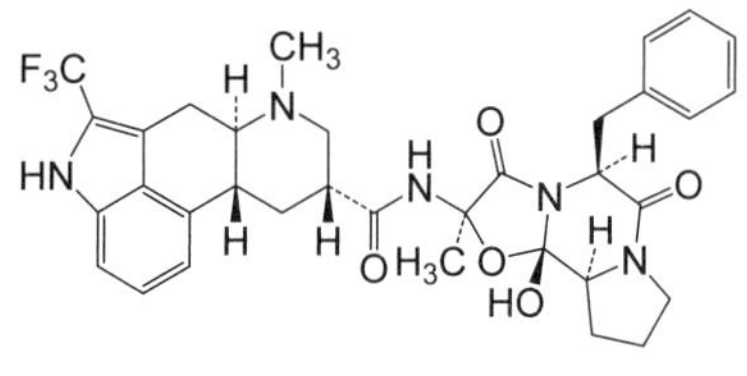

分子式和分子量　$C_{34}H_{36}F_3N_5O_5$　651.69

化学名　5'*α*-Benzyl-12'-hydroxy-2'-methyl-2-(trifluoromethyl)-(10*α*)-9,10-dihydroergotaman-3',6',18-trione

5'α-苄基-12'-羟基-2'-甲基-2-(三氟甲基)-(10*α*)-9,10-二氢麦角胺-3',6',18-三酮

CAS 登录号　1416417-27-0

INN list　115

药效分类　血清素 5-HT_1 受体激动药，抗偏头痛药

氟伐他汀

Fluvastatin（*INN*）

化学结构式

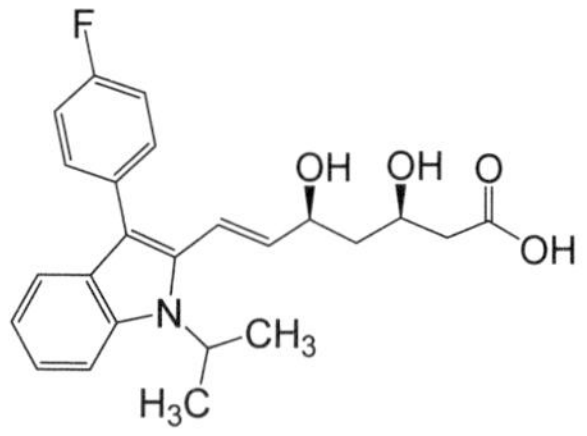

分子式和分子量　$C_{24}H_{26}FNO_4$　411.46

化学名　(±)-(3R^*,5S^*,6*E*)-7-[3-(4-fluorophenyl)-1-isopropylindol-

2-yl]-3,5-dihydroxy-6-heptenoate

(±)-(3*R**,5*S**,6*E*)-7-[3-(4-氟苯基)-1-异丙基吲哚-2-基]-3,5-二羟基-6-庚烯酸

CAS 登录号 93957-54-1; 93957-55-2[钠盐]

INN list 62

药效分类 他汀类降血脂药

ATC 分类 C10AA04

氟法胺

Flurofamide（*INN*）

化学结构式

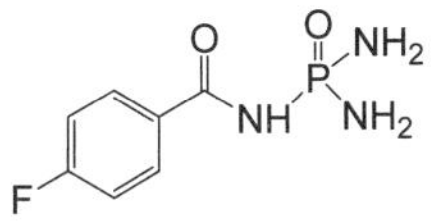

分子式和分子量 $C_7H_9FN_3O_2P$ 217.14

化学名 *N*-(Diaminophosphinyl)-4-fluorobenzamide

N-(二氨基氧膦基)-4-氟苯甲酰胺

CAS 登录号 70788-28-2

INN list 46

药效分类 尿素酶抑制药

氟非宁

Florifenine（*INN*）

化学结构式

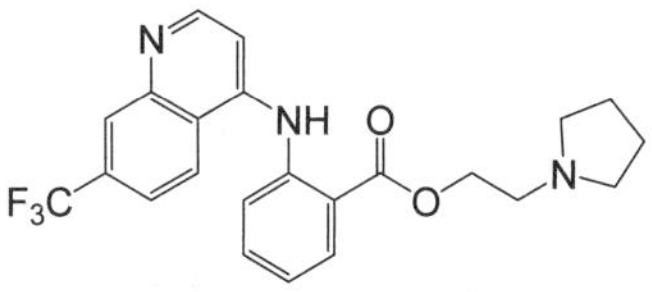

分子式和分子量 $C_{23}H_{22}F_3N_3O_2$ 429.43

化学名 2-(1-Pyrrolidinyl)ethyl *N*-[7-(trifluoromethyl)-4-quinoly] anthranilate

2-(1-吡咯烷基)乙基 *N*-[7-(三氟甲基)-4-喹啉基]邻氨基苯甲酸酯

CAS 登录号 83863-79-0

INN list 50

药效分类 抗炎镇痛药

氟芬那酸

Flufenamic Acid（*INN*）

化学结构式

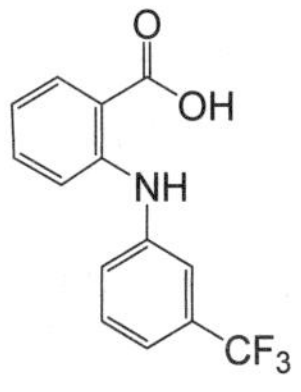

分子式和分子量 $C_{14}H_{10}F_3NO_2$ 281.23

化学名 *N*-(*α*,*α*,*α*-Trifluoro-*m*-tolyl)anthranilic acid

N-(*α*,*α*,*α*-三氟-3-甲基苯基)邻氨基苯甲酸

CAS 登录号 530-78-9

INN list 13

药效分类 抗炎镇痛药

氟奋乃静

Fluphenazine（*INN*）

化学结构式

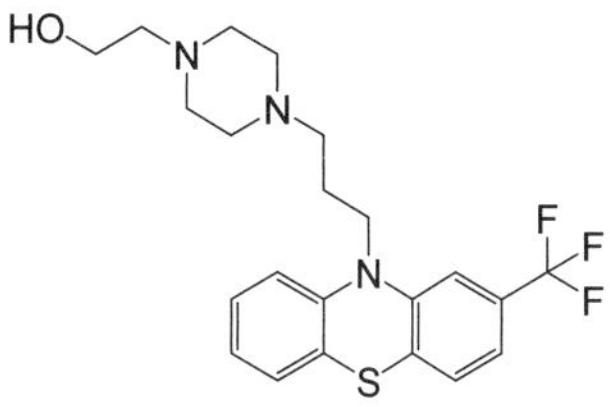

分子式和分子量 $C_{22}H_{26}F_3N_3OS$ 437.53

化学名 4-[3-[2-(Trifluoromethyl)phenothiazin-10-yl]propyl]-1-piperazineethanol

4-[3-[2-(三氟甲基)吩噻嗪-10-基]丙基]-1-哌嗪乙醇

CAS 登录号 69-23-8; 146-56-5[盐酸盐]; 2746-81-8[庚酸氟奋乃静]

INN list 10

药效分类 抗精神病药

氟伏沙明

Fluvoxamine（*INN*）

化学结构式

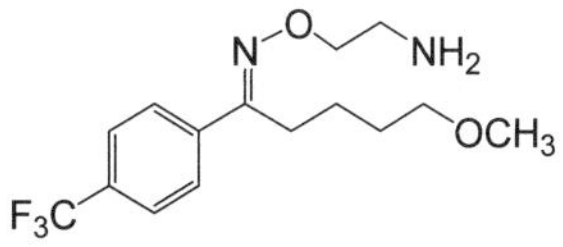

分子式和分子量 $C_{15}H_{21}F_3N_2O_2$ 318.34

化学名 2-[[[(1*E*)-5-Methoxy-1-[4-(trifluoromethyl)phenyl]pentylidene]amino]oxy]ethanamine

2-[[[(1*E*)-5-甲氧基-1-[4-(三氟甲基)苯基]戊亚基]氨基]氧基]乙胺

CAS 登录号 54739-18-3; 61718-82-9[马来酸盐]

INN list 34

药效分类 抗抑郁药，抗肥胖症药

氟骨化三醇

Falecalcitriol（*INN*）

化学结构式

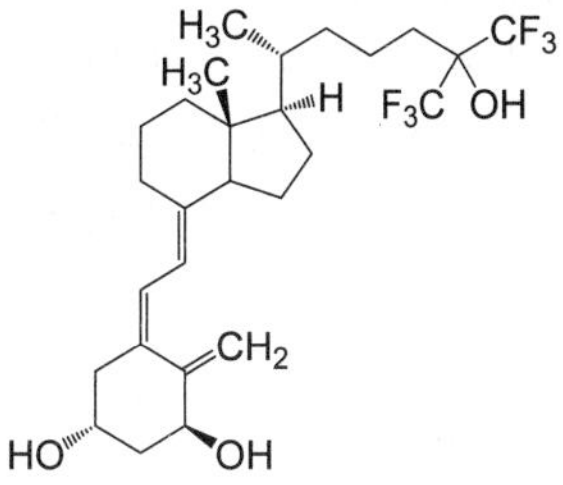

分子式和分子量 $C_{27}H_{38}F_6O_3$ 524.58

化学名 (+)-(5*Z*,7*E*)-26,26,26,27,27,27-Hexafluoro-9,10-seco-cholesta-5,7,10(19)-triene-1*α*,3*β*,25-triol

(+)-(5*Z*,7*E*)-26,26,26,27,27,27-六氟-9,10-断胆甾-5,7,10(19)-三烯-1*α*,3*β*,25-三醇

CAS 登录号 83805-11-2

INN list 74

药效分类 维生素类药

氟桂利嗪

Flunarizine（*INN*）

化学结构式

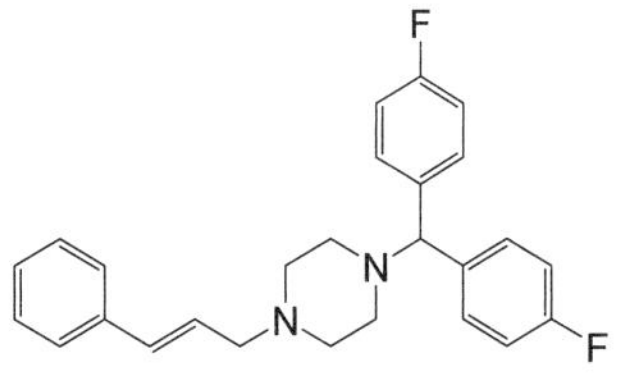

分子式和分子量 $C_{26}H_{26}F_2N_2$ 404.50

化学名 (*E*)-1-[Bis(*p*-fluorophenyl)methyl]-4-cinnamylpiperazine

(*E*)-1-[双(4-氟苯基)甲基]-4-肉桂酰基哌嗪

CAS 登录号 52468-60-7; 30484-77-6[盐酸盐]

INN list 22

药效分类 血管扩张药

氟红霉素

Flurithromycin（*INN*）

化学结构式

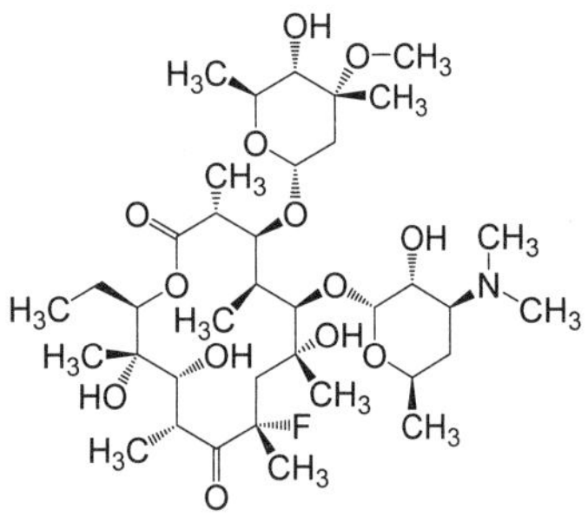

分子式和分子量 $C_{37}H_{66}FNO_{13}$ 751.92

化学名 (8*S*)-8-Fluoro-(3*R*,4*S*,5*S*,6*R*,7*R*,9*R*,11*R*,12*R*,13*S*,14*R*)-6-{[(2*S*,3*R*,4*S*,6*R*)-4-(dimethylamino)-3-hydroxy-6-methyloxan-2-yl]oxy}-14-ethyl-7,12,13-trihydroxy-4-{[(2*R*,4*R*,5*S*,6*S*)-5-hydroxy-4-methoxy-4,6-dimethyloxan-2-yl]oxy}-3,5,7,9,11,13-hexamethyl-1-oxacyclotetradecane-2,10-dione

(8*S*)-8-氟-(3*R*,4*S*,5*S*,6*R*,7*R*,9*R*,11*R*,12*R*,13*S*,14*R*)-6-{[(2*S*,3*R*,4*S*,6*R*)-4-(二甲基氨基)-3 羟基-6-甲基氧杂环己烷-2-基]氧}-14-乙基-7,12,13-三羟基-4-{[(2*R*,4*R*,5*S*,6*S*)-5-羟基-4-甲氧基-4,6-二甲基氧杂环己烷-2-基]氧}-3,5,7,9,11,13-六甲基-1-氧杂环十四烷-2,10-二酮

CAS 登录号 82664-20-8

INN list 51

药效分类 大环内酯类抗微生物药

ATC 分类 J01FA14

氟甲氮平

Flumezapine（*INN*）

化学结构式

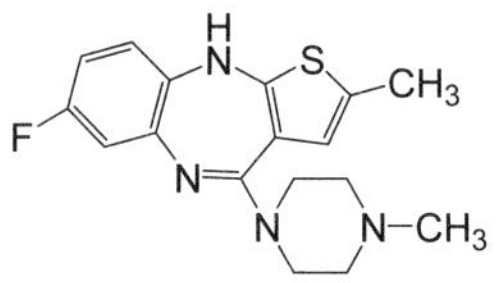

分子式和分子量 $C_{17}H_{19}FN_4S$ 330.42

化学名 7-Fluoro-2-methyl-4-(4-methyl-1-piperazinyl)-10*H*-thieno-[2,3-*b*][1,5]benzodiazapine

7-氟-2-甲基-4-(4-甲基-1-哌嗪基)-10*H*-噻吩并[2,3-*b*][1,5]苯并二氮杂䓬

CAS 登录号 61325-80-2

INN list 47

药效分类 抗精神病药

氟甲睾酮

Fluoxymesterone（*INN*）

化学结构式

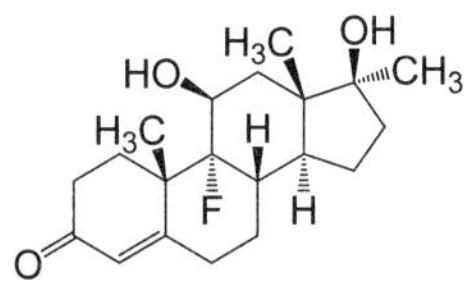

分子式和分子量 $C_{20}H_{29}FO_3$ 336.44

化学名 9-Fluoro-11*β*,17*β*-dihydroxy-17-methylandrost-4-en-3-one

9-氟-11*β*,17*β*-二羟基-17-甲基雄甾-4-烯-3-酮

CAS 登录号 76-43-7

INN list 6

药效分类 雄激素类药

ATC 分类 G03BA01

氟甲喹

Flumequine（*INN*）

化学结构式

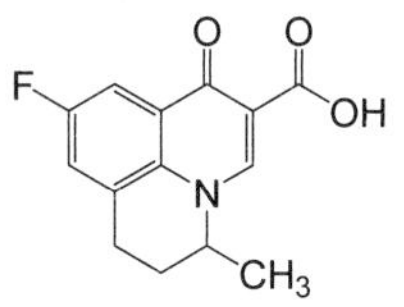

分子式和分子量 $C_{14}H_{12}FNO_3$ 261.25

化学名 9-Fluoro-6,7-dihydro-5-methyl-1-oxo-1*H*,5*H*-benzo[*ij*]quinolizine-2-carboxylic acid

9-氟-6,7-二氢-5-甲基-1-氧代-1*H*,5*H*-苯并[*ij*]喹嗪-2-羧酸

CAS 登录号 42835-25-6

INN list 34

药效分类 喹诺酮类抗微生物药

ATC 分类 J01MB07

氟甲噻嗪

Flumethiazide（*INN*）

化学结构式

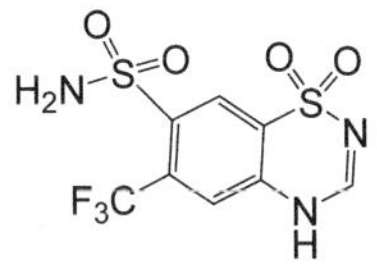

分子式和分子量 $C_8H_6F_3N_3O_4S_2$ 329.28

化学名 6-(Trifluoromethyl)-2*H*-1,2,4-benzothiadiazine-7-sulfonamide 1,1-dioxide

6-(三氟甲基)-2*H*-1,2,4-苯并噻二嗪-7-磺酰胺 1,1-二氧化物

CAS 登录号 148-56-1

INN list 10

药效分类 利尿药

氟甲沙多

Flumexadol（*INN*）

化学结构式

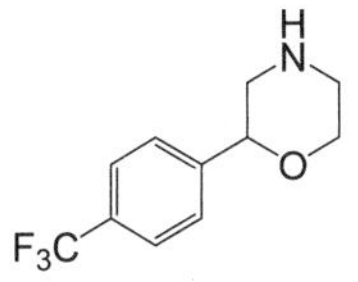

分子式和分子量 $C_{11}H_{12}F_3NO$ 231.21

化学名 2-(*α*,*α*,*α*-Trifluoro-*m*-tolyl)morpholine

2-(*α*,*α*,*α*-三氟-3-甲基苯基)吗啉

CAS 登录号 30914-89-7

INN list 36

药效分类 镇痛药

氟卡布利

Flucarbril（*INN*）

化学结构式

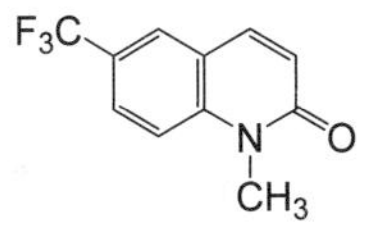

分子式和分子量 $C_{11}H_8F_3NO$ 227.18

化学名 1-Methyl-2-oxo-6-(trifluoromethyl)quinoline

1-甲基-2-氧代-6-(三氟甲基)喹啉

CAS 登录号 2261-94-1

INN list 14

药效分类 解痉药

氟卡尼

Flecainide（*INN*）

分子式和分子量 $C_{17}H_{20}F_6N_2O_3$ 414.35

化学结构式

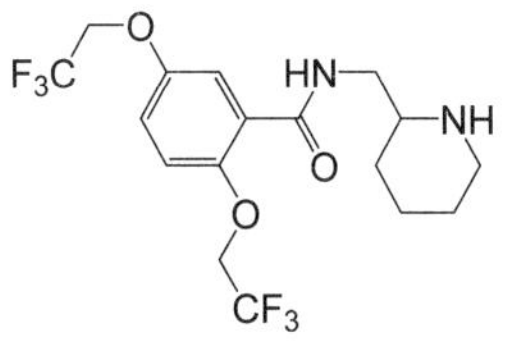

化学名 *N*-(2-Piperidylmethyl)-2,5-bis(2,2,2-trifluoroethoxy)benzamide

N-(2-哌啶基甲基)-2,5-双(2,2,2-三氟乙氧基)苯甲酰胺

CAS 登录号 54143-55-4; 54143-56-5[乙酸盐]

INN list 37

药效分类 抗心律失常药

ATC 分类 C01BC04

氟康唑

Fluconazole（*INN*）

化学结构式

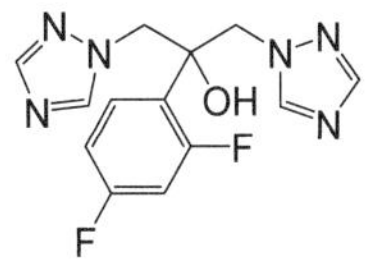

分子式和分子量 $C_{13}H_{12}F_2N_6O$ 306.27

化学名 2,4-Difluoro-1',1'-bis(1*H*-1,2,4-triazol-1-ylmethyl)benzyl alcohol

2,4-二氟-1',1'-双(1*H*-1,2,4-三氮唑-1-基甲基)苄醇

CAS 登录号 86386-73-4

INN list 54

药效分类 三唑类抗真菌药

ATC 分类 J02AC01

氟可丁

Fluocortin（*INN*）

化学结构式

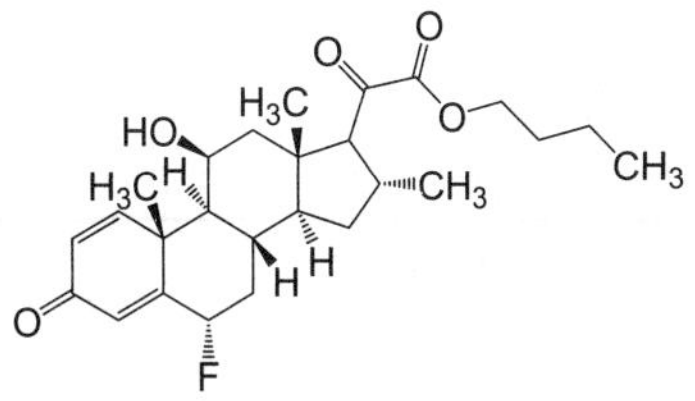

分子式和分子量 $C_{26}H_{35}FO_5$ 446.55

化学名 Butyl 6*α*-fluoro-11*β*-hydroxy-16*α*-methyl-3,20-dioxopregna-1,4-dien-21-oate

丁基 6*α*-氟-11*β*-羟基-16*α*-甲基-3,20-二氧代孕甾-1,4-二烯-21-酸酯

CAS 登录号 41767-29-7; 33124-50-4[丁酯]

INN list 31

药效分类 肾上腺皮质激素类药

ATC 分类 D07AB04

氟可龙

Fluocortolone（*INN*）

化学结构式

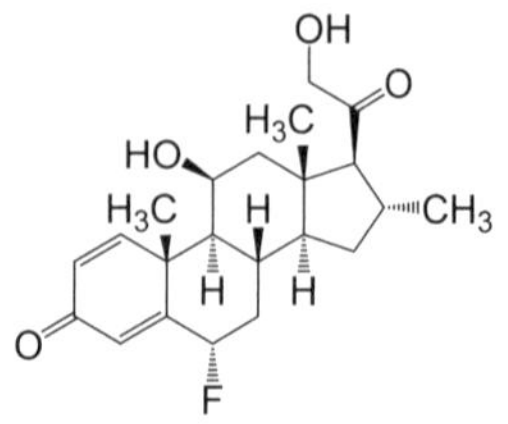

分子式和分子量　$C_{22}H_{29}FO_4$　376.46

化学名　6*α*-Fluoro-11*β*,21-dihydroxy-16*α*-methylpregna-1,4-diene-3,20-dione

6*α*-氟-11*β*,21-二羟基-16*α*-甲基孕甾-1,4-二烯-3,20-二酮

CAS 登录号　152-97-6

INN list　15

药效分类　肾上腺皮质激素类药

ATC 分类　H02AB03　D07AC05

氟克吖啶

Floxacrine（*INN*）

化学结构式

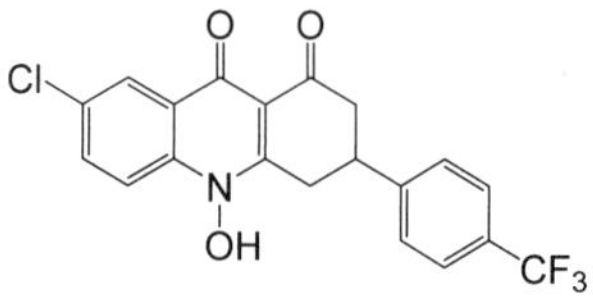

分子式和分子量　$C_{20}H_{13}ClF_3NO_3$　407.77

化学名　7-Chloro-10-hydroxy-3-[4-(trifluoromethyl)phenyl]-3,4-dihydro-2*H*-acridine-1,9-dione

7-氯-10-羟基-3-[4-(三氟甲基)苯基]-3,4-二氢-2*H*-吖啶-1,9-二酮

CAS 登录号　53966-34-0

INN list　34

药效分类　抗疟药

氟克立酯

Flucrilate（*INN*）

化学结构式

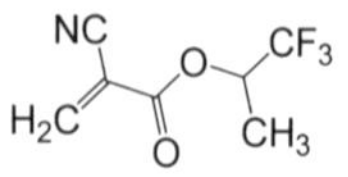

分子式和分子量　$C_7H_6F_3NO_2$　193.12

化学名　2,2,2-Trifluoro-1-methylethyl 2-cyanoacrylate

(2,2,2-三氟-1-甲基乙基 2-氰基丙烯酸酯

CAS 登录号　23023-91-8

INN list　23

药效分类　外科材料

氟喹酮

Afloqualone（*INN*）

化学结构式

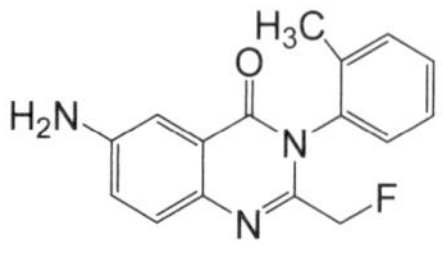

分子式和分子量　$C_{16}H_{14}FN_3O$　283.30

化学名　6-Amino-2-(fluoromethyl)-3-(*o*–tolyl)-4(3*H*)-quina-zolinone

6-氨基-2-(氟甲基)-3-(2-甲基苯基)-4(3*H*)-喹唑啉酮

CAS 登录号　56287-74-2

INN list　43

药效分类　骨骼肌松弛药

氟喹宗

Fluquazone（*INN*）

化学结构式

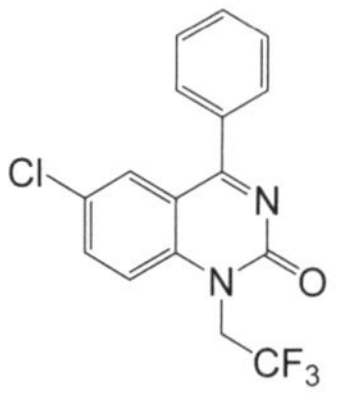

分子式和分子量　$C_{16}H_{10}ClF_3N_2O$　338.71

化学名　6-Chloro-4-phenyl-1-(2,2,2-trifluoroethyl)-2(1*H*)-quina-zolinone

6-氯-4-苯基-1-(2,2,2-三氟乙基)-2(1*H*)-喹唑啉酮

CAS 登录号　37554-40-8

INN list　37

药效分类　抗炎镇痛药

氟拉胺

Flualamide（*INN*）

化学结构式

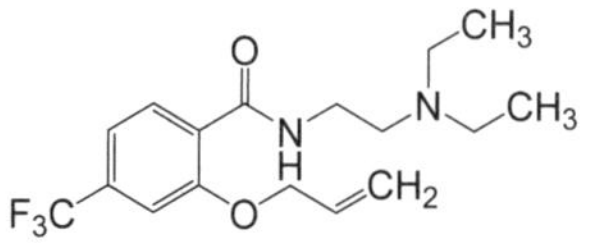

分子式和分子量　$C_{17}H_{23}F_3N_2O_2$　344.38

化学名　2-(Allyloxy)-*N*-[2-(diethylamino)ethyl]-*α*,*α*,*α*-trifluoro-*p*-toluamide

2-(烯丙氧基)-*N*-[2-(二乙氨基)乙基]-*α*,*α*,*α*-三氟-4-甲基苯甲酰胺

CAS 登录号　5107-49-3

INN list　20

药效分类　镇咳药

氟拉洛芬

Frabuprofen（*INN*）

化学结构式

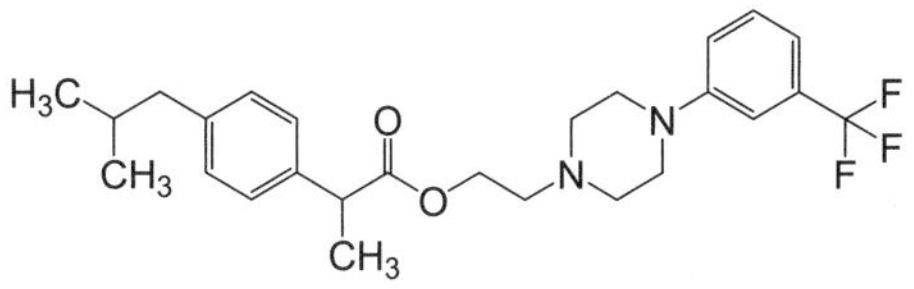

分子式和分子量 $C_{26}H_{33}F_3N_2O_2$ 462.55

化学名 2-[4-(*α,α,α*-Trifluoro-*m*-tolyl)-1-piperazinyl]ethyl (±)-*p*-isobutylhydratropate

2-[4-(*α,α,α*-三氟-3-甲基苯基)-1-哌嗪基]乙基 (±)-4-异丁基氢化阿托酸酯

CAS 登录号 86696-88-0

INN list 51/64

药效分类 抗炎镇痛药

氟拉司他

Fulacimstat（*INN*）

化学结构式

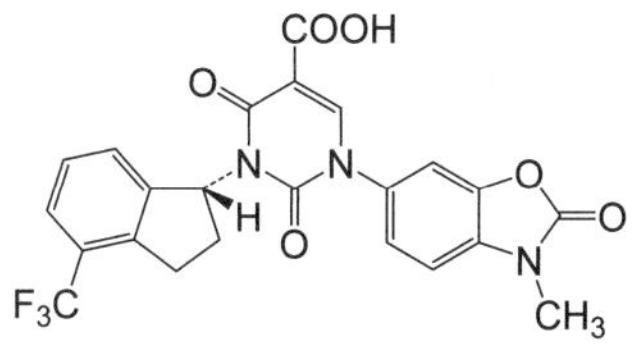

分子式和分子量 $C_{23}H_{16}F_3N_3O_6$ 487.39

化学名 1-(3-Methyl-2-oxo-2,3-dihydro-1,3-benzoxazol-6-yl)-2,4-dioxo-3-[(1*R*)-4-(trifluoromethyl)-2,3-dihydro-1*H*-inden-1-yl]-1,2,3,4-tetrahydropyrimidine-5-carboxylic acid

1-(3-甲基-2-氧代-2,3-二氢-1,3-苯并噁唑-6-基)-2,4-二氧代-3-[(1*R*)-4-(三氟甲基)-2,3-二氢-1*H*-茚-1-基]-1,2,3,4-四氢嘧啶-5-羧酸

CAS 登录号 1488354-15-9

INN list 117

药效分类 糜蛋白酶抑制药，抗纤维化药

氟雷法胺

Frakefamide（*INN*）

化学结构式

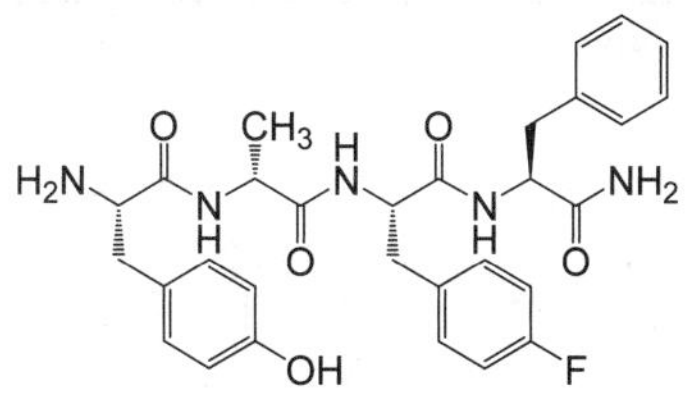

分子式和分子量 $C_{30}H_{34}FN_5O_5$ 563.62

化学名 L-Tyrosyl-D-alanyl-*p*-fluoro-L-phenylalanyl-phenylalaninamide

L-酪氨酰-D-丙氨酰-4-氟-L-苯丙氨酰苯丙酰胺

CAS 登录号 188196-22-7

INN list 81

药效分类 脑啡肽受体激动药

氟雷拉纳

Fluralaner（*INN*）

化学结构式

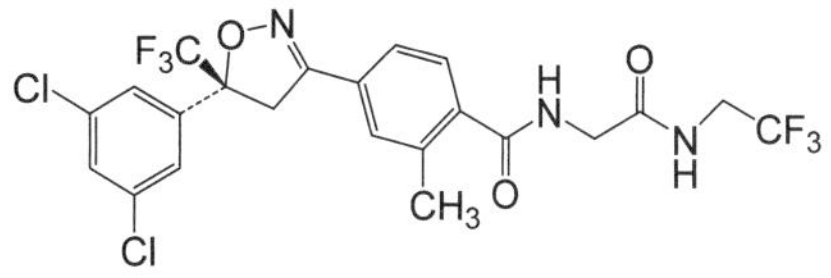

分子式和分子量 $C_{22}H_{17}Cl_2F_6N_3O_3$ 555.06

化学名 4-[5-(3,5-Dichlorophenyl)-5-(trifluoromethyl)-4,5-dihydro-1,2-oxazol-3-yl]-2-methyl-*N*-{2-oxo-2-[(2,2,2-trifluoroethyl)amino]ethyl}benzamide

4-[5-(3,5-二氯苯基)-5-(三氟甲基)-4,5-二氢-1,2-噁唑-3-基]-2-甲基-*N*-{2-氧代-2-[(2,2,2-三氟乙基)氨基]乙基}苯甲酰胺

CAS 登录号 864731-61-3

INN list 107

药效分类 抗寄生虫药(兽用)

氟利色林

Volinanserin（*INN*）

化学结构式

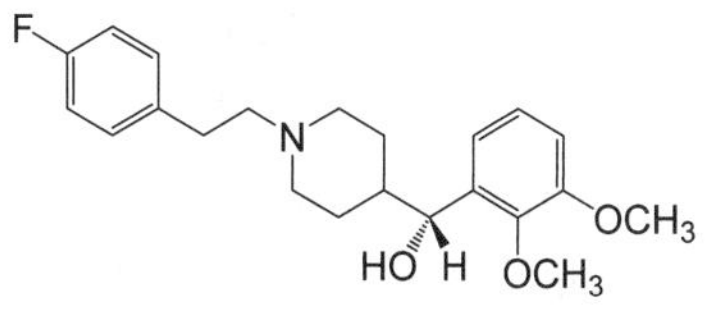

分子式和分子量 $C_{22}H_{28}FNO_3$ 373.46

化学名 (*R*)-(2,3-Dimethoxyphenyl)[1-[2-(4-fluorophenyl)ethyl]piperidin-4-yl]methanol

(*R*)-(2,3-二甲氧基苯基)[1-[2-(4-氟苯基)乙基]哌啶基-4-基]甲醇

CAS 登录号 139290-65-6

INN list 95

药效分类 5-羟色胺受体拮抗药

氟林卡那

Flindokalner（*INN*）

化学结构式

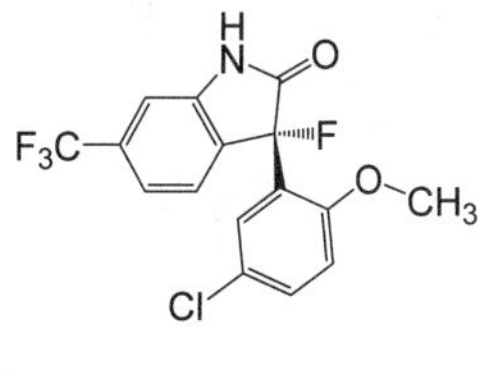

分子式和分子量 $C_{16}H_{10}ClF_4NO_2$ 359.70

化学名 (3*S*)-3-(5-Chloro-2-methoxyphenyl)-3-fluoro-6-(trifluoromethyl)-1,3-dihydro-2*H*-indol-2-one

(3*S*)-3-(5-氯-2-甲氧基苯基)-3-氟-6-(三氟甲基)-1,3-二氢-2*H*-吲哚-2-酮

CAS 登录号 187523-35-9

INN list 86

药效分类 钙激活性钾通道激活药，神经保护药

氟磷柳

Flufosal（*INN*）

化学结构式

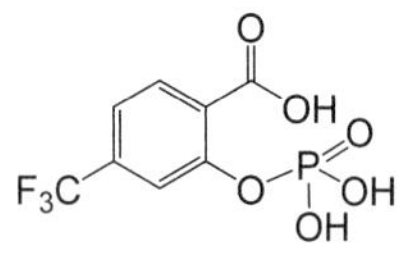

分子式和分子量 $C_8H_6F_3O_6P$ 286.10

化学名 2-Phosphonooxy-4-(trifluoromethyl)benzoic acid

2-膦酰氧基-4-(三氟甲基)苯甲酸

CAS 登录号 65708-37-4

INN list 42

药效分类 抗凝血药

氟膦丙胺

Lesogaberan（*INN*）

化学结构式

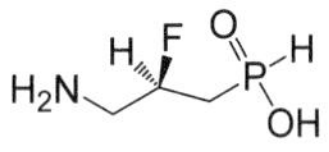

分子式和分子量 $C_3H_9FNO_2P$ 141.08

化学名 (2*R*)-3-Amino-2-fluoropropylphosphinic acid

(2*R*)-3-氨基-2-氟丙基膦酸

CAS 登录号 344413-67-8

INN list 100

药效分类 GABA 受体激动药

氟鲁茶碱

Flufylline（*INN*）

化学结构式

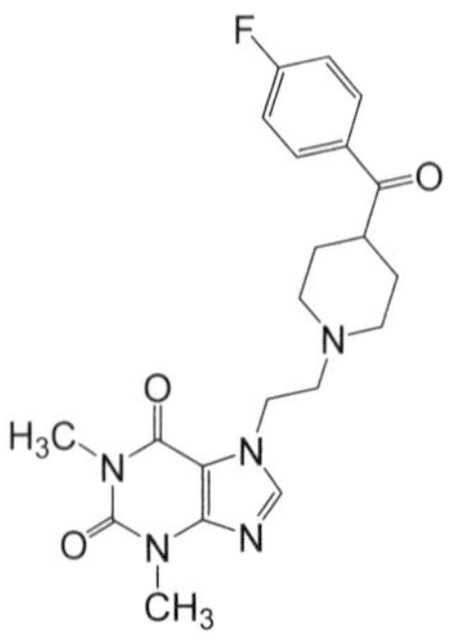

分子式和分子量 $C_{21}H_{24}FN_5O_3$ 413.45

化学名 7-[2-[4-(*p*-Fluorobenzoyl)piperidino]ethyl]theophylline

7-[2-[4-(4-氟苯甲酰基)哌啶基]乙基]胆茶碱

CAS 登录号 82190-91-8

INN list 48

药效分类 支气管舒张药

氟鲁咪唑

Flumizole（*INN*）

化学结构式

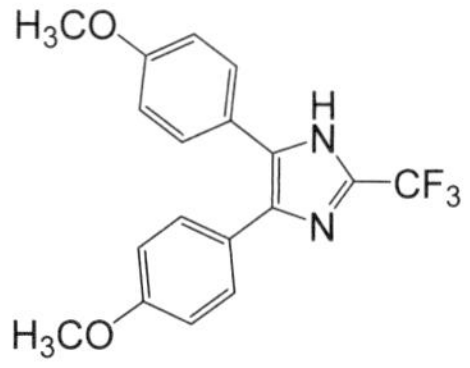

分子式和分子量 $C_{18}H_{15}F_3N_2O_2$ 348.32

化学名 4,5-Bis(*p*-methoxyphenyl)-2-(trifluoromethyl)imidazole

4,5-双(4-甲氧基苯基)-2-(三氟甲基)咪唑

CAS 登录号 36740-73-5

INN list 32

药效分类 抗炎药

氟仑太尔

Flurantel（*INN*）

化学结构式

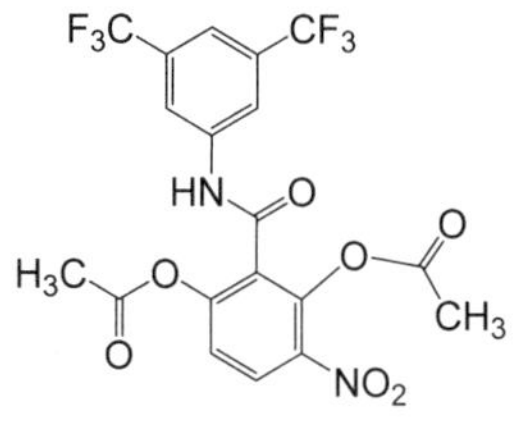

分子式和分子量 $C_{19}H_{12}F_6N_2O_7$ 494.30

化学名 2,6-Dihydroxy-3-nitro-3',5'-bis(trifluoromethyl)benzanilide diacetate (ester)

2,6-二羟基-3-硝基-3',5'-双(三氟甲基)苯甲酰苯胺 二乙酸酯

CAS 登录号 30533-89-2

INN list 25

药效分类 抗蠕虫药

氟罗沙星

Fleroxacin（*INN*）

化学结构式

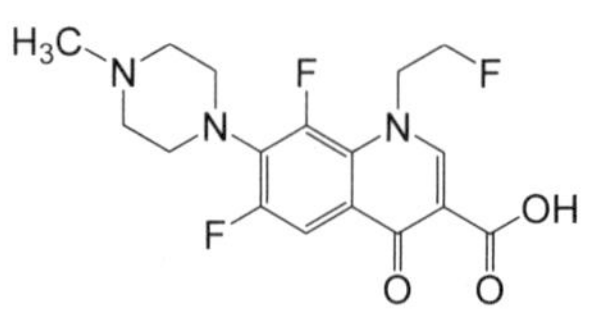

分子式和分子量 $C_{17}H_{18}F_3N_3O_3$ 369.34

化学名 6,8-Difluoro-1-(2-fluoroethyl)-1,4-dihydro-7-(4-methyl-1-piperazinyl)-4-oxo-3-quinolinecarboxylic acid

6,8-二氟-1-(2-氟乙基)-1,4-二氢-7-(4-甲基-1-哌嗪基)-4-氧代-3-喹啉羧酸

CAS 登录号 79660-72-3

INN list 56

药效分类 喹诺酮类抗微生物药

ATC 分类 J01MA08

氟洛芬

Fluprofen（*INN*）

化学结构式

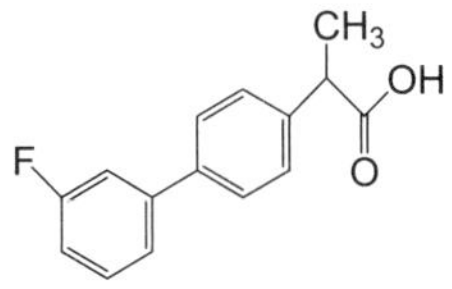

分子式和分子量 $C_{15}H_{13}FO_2$ 244.26

化学名 2-(3'-Fluoro-4-biphenylyl)propionic acid

2-(3'-氟-4-联苯基)丙酸

CAS 登录号 17692-38-5

INN list 18

药效分类 抗炎镇痛药

氟洛克生

Fluparoxan（*INN*）

化学结构式

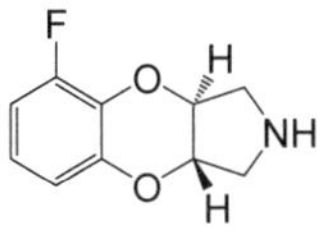

分子式和分子量 $C_{10}H_{10}FNO_2$ 195.19

化学名 (3*aS*,9*aS*)-5-Fluoro-2,3,3*a*,9*a*-tetrahydro-1*H*-[1,4]benzodioxino[2,3-*c*] pyrrole

(3*aS*,9*aS*)-5-氟-2,3,3*a*,9*a*-四氢-1*H*-[1,4]苯并二氧六环并[2,3-*c*]吡咯

CAS 登录号 105182-45-4; 111793-41-0[盐酸盐水合物]

INN list 58

药效分类 抗抑郁药

氟洛普丁

Flopristin（*INN*）

化学结构式

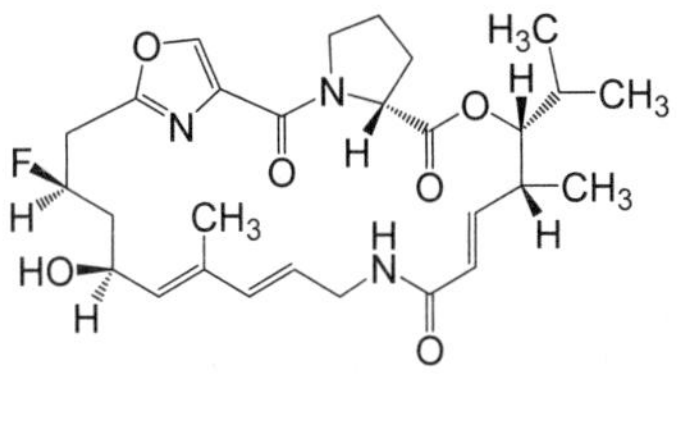

分子式和分子量 $C_{28}H_{38}FN_3O_6$ 531.62

化学名 (3*R*,4*R*,5*E*,10*E*,12*E*,14*S*,16*R*,26*aR*)-16-Fluoro-14-hydroxy-4,12-dimethyl-3-(propan-2-yl)-3,4,8,9,14,15,16,17,24,25,26,26*a*-dodecahydro-1*H*,7*H*,22*H*-21,18-azenopyrrolo[2,1-*c*][1,8,4,19]dioxadiazacyclotetracosine-1,7,22-trione

(3*R*,4*R*,5*E*,10*E*,12*E*,14*S*,16*R*,26*aR*)-16-氟-14-羟基-4,12-二甲基-3-(丙-2-基)-3,4,8,9,14,15,16,17,24,25,26,26*a*-十二氢-1*H*,7*H*,22*H*-21,18-氮烯吡咯并[2,1-*c*][1,8,4,19]二氧杂二氮杂环二十四碳烷-1,7,22-三酮

CAS 登录号 318498-76-9

INN list 98

药效分类 抗菌药

氟氯奈德

Fluclorolone Acetonide（*INN*）

化学结构式

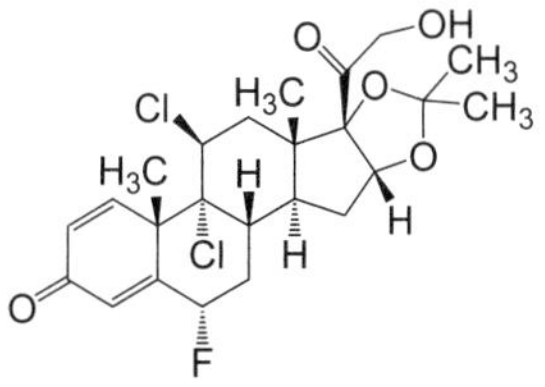

分子式和分子量 $C_{24}H_{29}Cl_2FO_5$ 487.39

化学名 9,11*β*-Dichloro-6*α*-fluoro-16*α*,17,21-trihydroxypregna-1,4-diene-3,20-dione cyclic 16,17-acetal with acetone

9,11*β*-二氯-6*α*-氟-16*α*,17,21-三羟基孕甾-1,4-二烯-3,20-二酮 环 16,17-缩丙酮

CAS 登录号 3693-39-8

INN list 22

药效分类 肾上腺皮质激素类药

ATC 分类 D07AC02

氟氯西林

Flucloxacillin（*INN*）

化学结构式

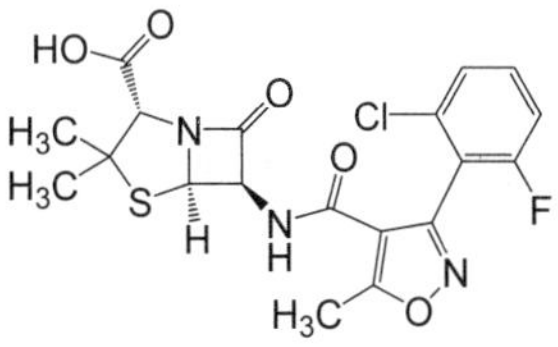

分子式和分子量 $C_{19}H_{17}ClFN_3O_5S$ 453.87

化学名 6-[3-(2-Chloro-6-fluorophenyl)-5-methyl-4-isoxazolecarboxamido]-3,3-dimethyl-7-oxo-4-thia-1-azabicyclo[3.2.0]heptane-2-carboxylic acid

6-[3-(2-氯-6-氟苯基)-5-甲基-4-异噁唑甲酰氨基]-3,3-二甲基-7-氧代-4-硫杂-1-氮杂双环[3.2.0]庚烷-2-羧酸

CAS 登录号 5250-39-5

INN list 17

药效分类 对β-内酰胺酶耐受的青霉素

ATC 分类 J01CF05

氟马替尼

Flumbatinib（*INN*）

化学结构式

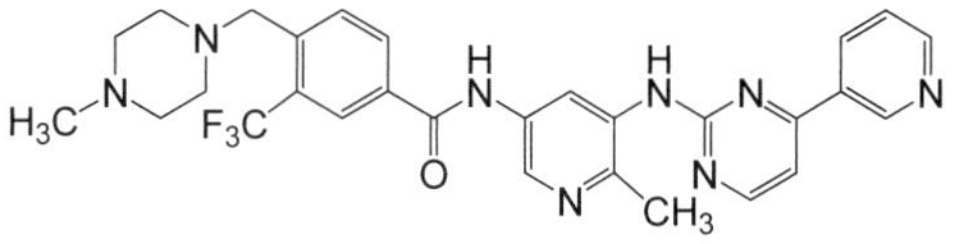

分子式和分子量 $C_{29}H_{29}F_3N_8O$ 562.60

化学名 4-[(4-Methylpiperazin-1-yl)methyl]-*N*-(6-methyl-5-{[4-(pyridin-3-yl)pyrimidin-2-yl]amino}pyridin-3-yl)-3-(trifluoromethyl)benzamide

4-[(4-甲基哌嗪-1-基)甲基]-*N*-(6-甲基-5-{[4-(吡啶-3-基)嘧啶-2-基]氨基}吡啶-3-基)-3-(三氟甲基)苯甲酰胺

CAS 登录号 895519-90-1

INN list 125

药效分类 酪氨酸激酶抑制药，抗肿瘤药

氟吗西尼

Flumazenil（*INN*）

化学结构式

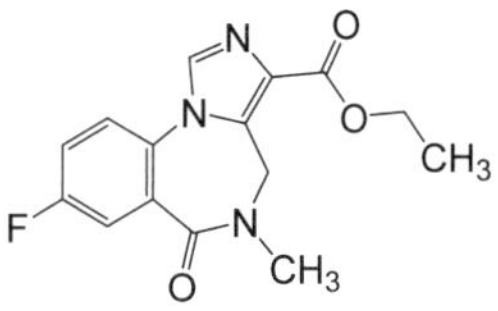

分子式和分子量 $C_{15}H_{14}FN_3O_3$ 303.29

化学名 Ethyl 8-fluoro-5,6-dihydro-5-methyl-6-oxo-4*H*-imidazo[1,5-*a*][1,4]benzodiazepine-3-carboxylate

乙基 8-氟-5,6-二氢-5-甲基-6-氧代-4*H*-咪唑并[1,5-*a*][1,4]苯并二氮杂䓬-3-羧酸酯

CAS 登录号 78755-81-4

INN list 55

药效分类 苯二氮䓬受体拮抗药

氟美法仑

Melphalan Flufenamide（*INN*）

化学结构式

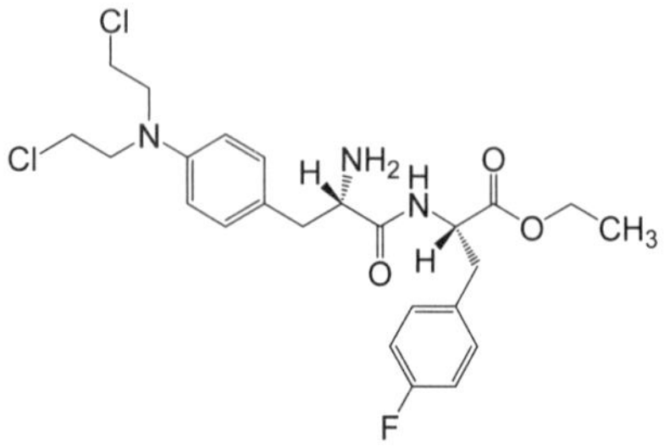

分子式和分子量 $C_{24}H_{30}Cl_2FN_3O_3$ 498.42

化学名 Ethyl (2*S*)-2-[(2*S*)-2-amino-3-{4-[bis(2-chloroethyl)amino]phenyl}propanamido]-3-(4-fluorophenyl)propanoate

乙基 (2*S*)-2-[(2*S*)-2-氨基-3-{4-[二(2-氯乙基)氨基]苯基}丙酰氨基]-3-(4-氟苯基)丙酸酯

CAS 登录号 380449-51-4

INN list 105

药效分类 烷化剂

氟美立酮

Flumeridone（*INN*）

化学结构式

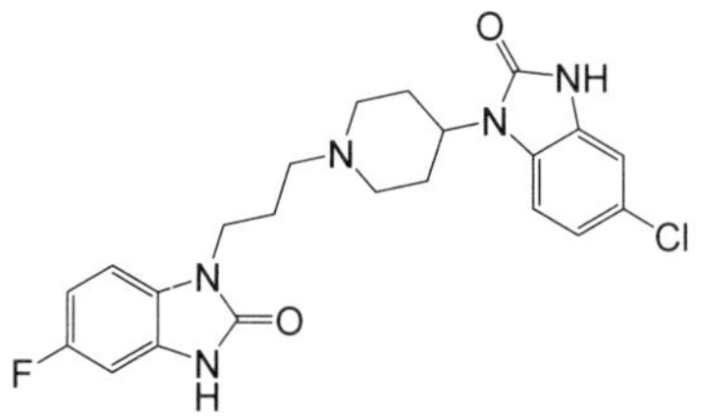

分子式和分子量 $C_{22}H_{23}ClFN_5O_2$ 443.90

化学名 5-Chloro-1-[1-[3-(5-fluoro-2-oxo-1-benzimidazolinyl)propyl]-4-piperidyl]-2-benzimidazolinone

5-氯-1-[1-[3-(5-氟-2-氧代-1-苯并咪唑啉基)丙基]-4-哌啶基]-2-苯并咪唑啉酮

CAS 登录号 75444-64-3

INN list 46

药效分类 镇吐药

氟美吗酮

Flumetramide（*INN*）

化学结构式

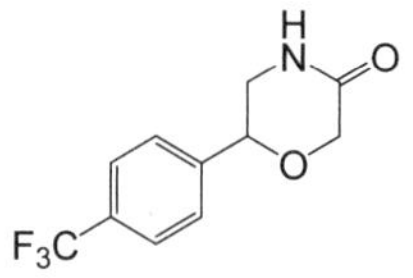

分子式和分子量 $C_{11}H_{10}F_3NO_2$ 245.20

化学名 6-(*α*,*α*,*α*-Trifluoro-*p*-tolyl)-3-morpholinone

6-(*α*,*α*,*α*-三氟-4-甲基苯基)-3-吗啉酮

CAS 登录号 7125-73-7

INN list 17

药效分类 骨骼肌松弛药

氟美西诺

Flumecinol（*INN*）

化学结构式

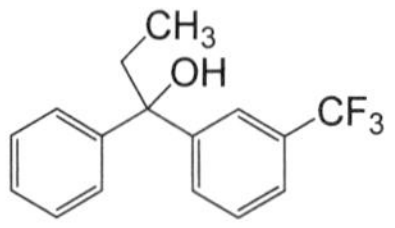

分子式和分子量 $C_{16}H_{15}F_3O$ 280.28

化学名 *α*-Ethyl-3-(trifluoromethyl)benzhydrol

α-乙基-3-(三氟甲基)二苯甲醇

CAS 登录号 56430-99-0

INN list 39

药效分类 代谢调节药

氟美烯酮

Flumedroxone（*INN*）

化学结构式

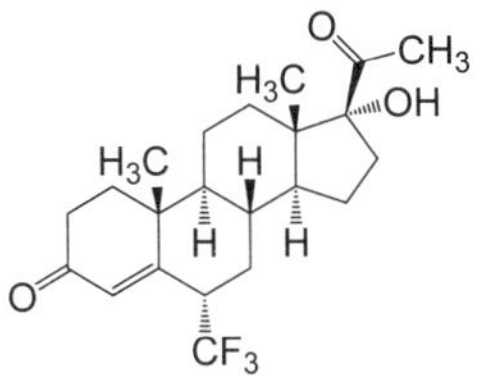

分子式和分子量 $C_{22}H_{29}F_3O_3$ 398.46

化学名 17-Hydroxy-6*α*-(trifluoromethyl)pregn-4-ene-3,20-dione

17-羟基-6*α*-(三氟甲基)孕甾-4-烯-3,20-二酮

CAS 登录号 15687-21-5

INN list 16

药效分类 抗偏头痛药

氟米龙

Fluorometholone（*INN*）

化学结构式

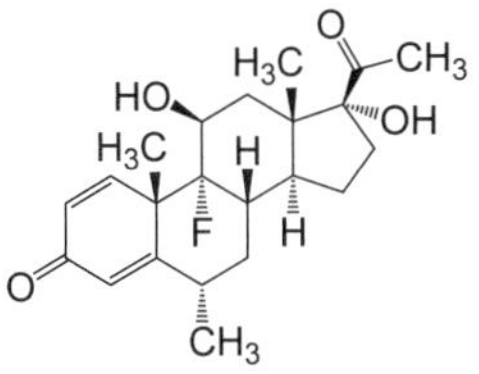

分子式和分子量 $C_{22}H_{29}FO_4$ 376.46

化学名 9-Fluoro-11*β*,17-dihydroxy-6*α*-methylpregna-1,4-diene-3,20-dione

9-氟-11*β*,17-二羟基-6*α*-甲基孕甾-1,4-二烯-3,20-二酮

CAS 登录号 426-13-1; 3801-06-7[乙酸酯]

INN list 8

药效分类 肾上腺皮质激素类药

ATC 分类 D07XB04

氟米松

Flumetasone（*INN*）

化学结构式

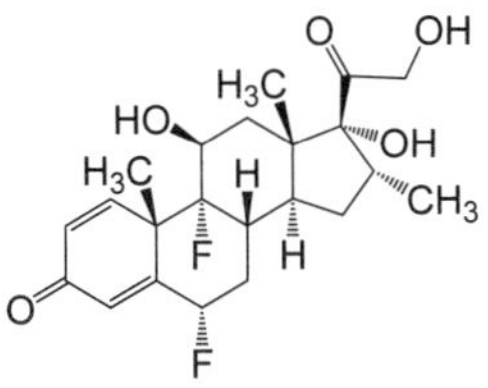

分子式和分子量 $C_{22}H_{28}F_2O_5$ 410.45

化学名 6*α*,9-Difluoro-11*β*,17,21-trihydroxy-16*α*-methylpregna-1,4-diene-3,20-dione

6*α*,9-二氟-11*β*,17,21-三羟基-16*α*-甲基孕甾-1,4-二烯-3,20-二酮

CAS 登录号 2135-17-3; 2002-29-1[21-特戊酸酯]

INN list 13

药效分类 肾上腺皮质激素类药

ATC 分类 D07XB01

氟莫奈德

Flumoxonide（*INN*）

化学结构式

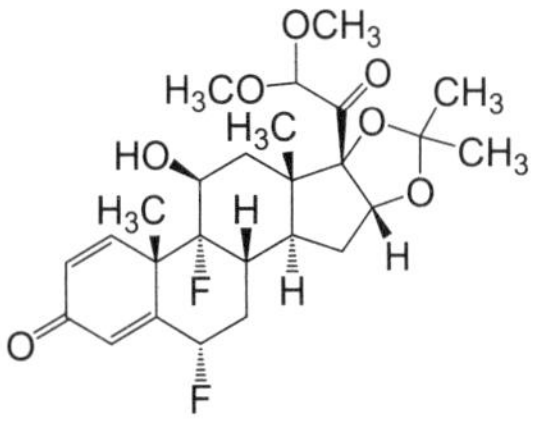

分子式和分子量 $C_{26}H_{34}F_2O_7$ 496.54

化学名 6*α*,9-Difluoro-11*β*,16*α*,17-trihydroxy-3,20-dioxopregna-1,4-dien-21-al 21-(dimethylacetal) cyclic 16,17-acetal with acetone

6*α*,9-二氟-11*β*,16*α*,17-三羟基-3,20-二氧代孕甾-1,4-二烯-21-醛 21-醛缩二甲醇环 16,17-缩丙酮

CAS 登录号 60135-22-0

INN list 38

药效分类 肾上腺皮质激素类药

氟那胺

Flunamine（*INN*）

化学结构式

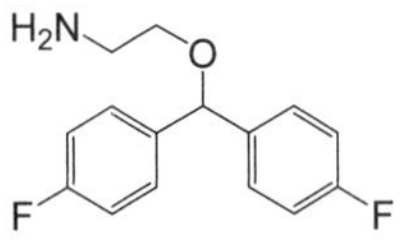

分子式和分子量 $C_{15}H_{15}F_2NO$ 263.28

化学名 2-[Bis(*p*-fluorophenyl)methoxy]ethylamine

2-[双(4-氟苯基)甲氧基]乙胺

CAS 登录号 50366-32-0

INN list 31

药效分类 抗震颤麻痹药

氟尼达莫

Falnidamol（*INN*）

化学结构式

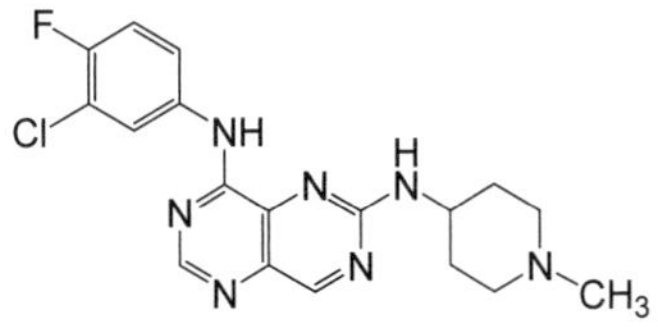

分子式和分子量 $C_{18}H_{19}ClFN_7$ 387.84

化学名 8-(3-Chloro-4-fluoroanilino)-2-[(1-methyl-4-piperidy)amino]pyrimido[5,4-*d*]pyrimidine

8-(3-氯-4-氟苯氨基)-2-[(1-甲基-4-哌啶基)氨基]嘧啶并[5,4-*d*]嘧啶

CAS 登录号 196612-93-8

INN list 81

药效分类 抗肿瘤药

氟尼缩松

Flunisolide（*INN*）

化学结构式

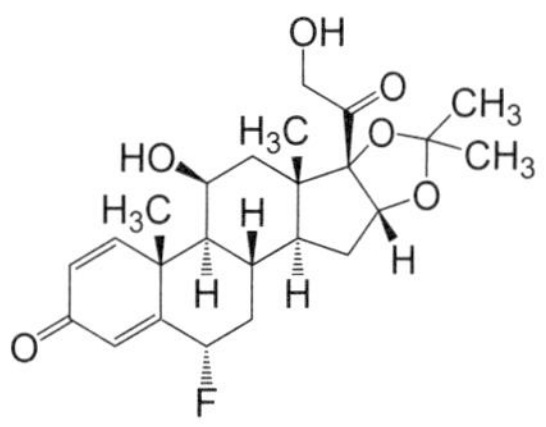

分子式和分子量 $C_{24}H_{31}FO_6$ 434.51

化学名 6*α*-Fluoro-11*β*,16*α*,17,21-tetrahydroxypregna-1,4-diene-3,20-dione cyclic 16,17-acetal with acetone

6*α*-氟-11*β*,16*α*,17,21-四羟基孕甾-1,4-二烯-3,20-二酮环 16,17-缩丙酮

CAS 登录号 3385-03-3; 77326-96-6[半水合物]; 4533-89-5[乙酸酯]

INN list 12

药效分类 肾上腺皮质激素类药

氟尼辛

Flunixin（*INN*）

化学结构式

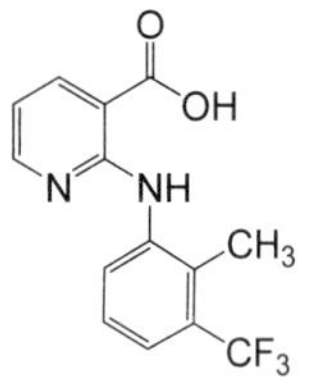

分子式和分子量 $C_{14}H_{11}F_3N_2O_2$ 296.24

化学名 2-(α^3,α^3,α^3-Trifluoro-2,3-xylidino)nicotinic acid

2-(α^3,α^3,α^3-三氟-2,3-二甲基苯氨基)烟酸

CAS 登录号 38677-85-9; 42461-84-7[葡甲胺盐(1∶1)]

INN list 31

药效分类 抗炎镇痛药

氟尿苷

Floxuridine（*INN*）

分子式和分子量 $C_9H_{11}FN_2O_5$ 246.19

化学结构式

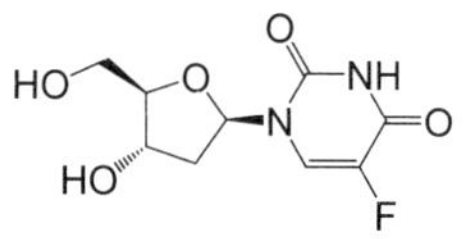

化学名 2'-Deoxy-5-fluorouridine

2'-脱氧-5-氟脲嘧啶

CAS 登录号 50-91-9

INN list 16

药效分类 抗病毒药，抗肿瘤药

氟尿嘧啶

Fluorouracil（*INN*）

化学结构式

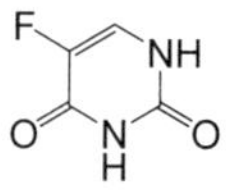

分子式和分子量 $C_4H_3FN_2O_2$ 130.08

化学名 5-Fluorouracil

5-氟尿嘧啶

CAS 登录号 51-21-8

INN list 13

药效分类 抗代谢类抗肿瘤药

ATC 分类 L01BC02

氟诺洛芬

Flunoxaprofen（*INN*）

化学结构式

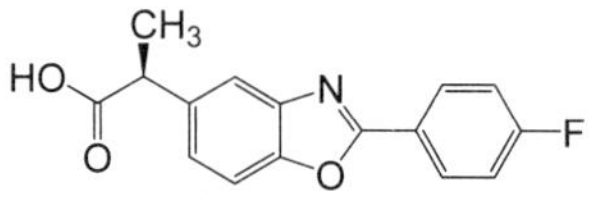

分子式和分子量 $C_{16}H_{12}FNO_3$ 285.27

化学名 (+)-2-(*p*-Fluorophenyl)-*α*-methyl-5-benzoxazoleacetic acid

(+)-2-(4-氟苯基)-*α*-甲基-5-苯并噁唑乙酸

CAS 登录号 66934-18-7

INN list 44

药效分类 抗炎镇痛药

氟诺前列素

Flunoprost（*INN*）

化学结构式

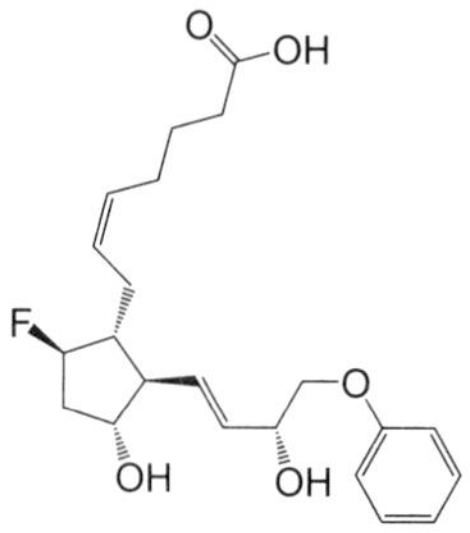

分子式和分子量 $C_{22}H_{29}FO_5$ 392.46

化学名 (*Z*)-7-[(1*R*,2*R*,3*R*,5*R*)-5-Fluoro-3-hydroxy-2-[(*E*)-(3*R*)-3-hydroxy-4-phenoxy-1-butenyl]cyclopentyl]-5-heptenoic acid

(*Z*)-7-[(1*R*,2*R*,3*R*,5*R*)-5-氟-3-羟基-2-[(*E*)-(3*R*)-3-羟基-4-苯氧基-1-丁烯基]环戊基]-5-庚烯酸

CAS 登录号 86348-98-3

INN list 53

药效分类 前列腺素类药

氟哌醇胺

Fluperamide（*INN*）

化学结构式

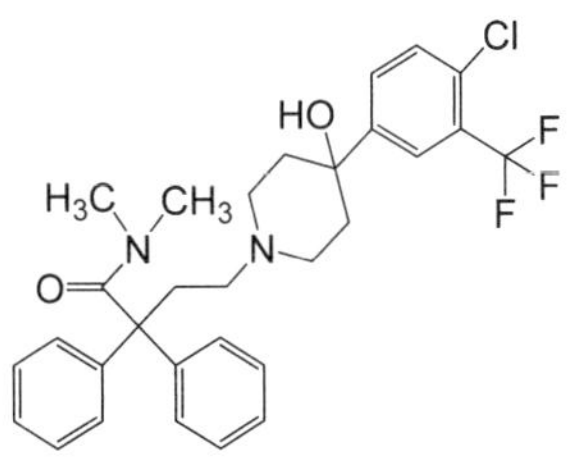

分子式和分子量 $C_{30}H_{32}ClF_3N_2O_2$ 545.04

化学名 4-(4-Chloro-*α*,*α*,*α*-trifluoro-*m*-tolyl)-4-hydroxy-*N*,*N*-dimethyl-*α*,*α*-diphenyl-1-piperidinebutyramide

4-(4-氯-*α*,*α*,*α*-三氟-3-甲基苯基)-4-羟基-*N*,*N*-二甲基-*α*,*α*-二苯基-1-哌啶丁酰胺

CAS 登录号 53179-10-5

INN list 26

药效分类 止泻药，抗肠蠕动药

氟哌啶醇

Haloperidol（*INN*）

化学结构式

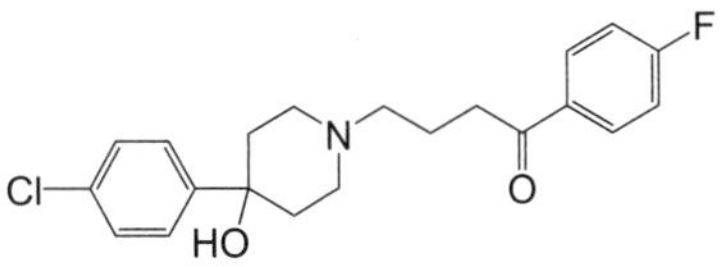

分子式和分子量 $C_{21}H_{23}ClFNO_2$ 375.86

化学名 4-[4-(*p*-Chlorophenyl)-4-hydroxypiperidino]-4'-fluorobutyrophenone

4-[4-(4-氯苯基)-4-羟基哌啶基]-4'-氟丁酰苯

CAS 登录号 52-86-8; 74050-97-8[癸酸]

INN list 10

药效分类 抗精神病药，抗运动障碍药

氟哌利多

Droperidol（*INN*）

分子式和分子量 $C_{22}H_{22}FN_3O_2$ 379.43

化学结构式

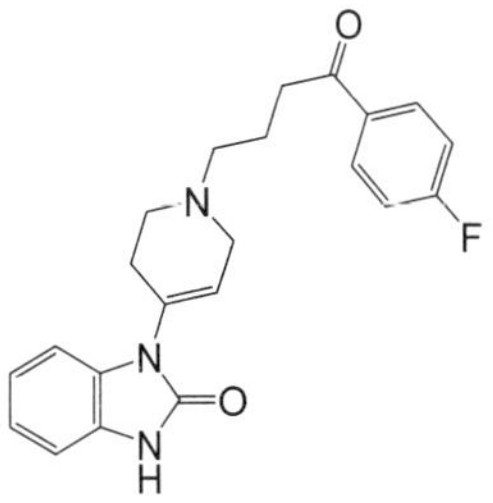

化学名 1-[1-[3-(*p*-Fluorobenzoyl)propyl]-1,2,3,6-tetrahydro-4-pyridyl]-2-benzimidazolinone

1-[1-[3-(4-氟苯甲酰基)丙基]-1,2,3,6-四氢-4-吡啶基]-2-苯并咪唑啉酮

CAS 登录号 548-73-2

INN list 14

药效分类 抗精神病药

氟哌马嗪

Flupimazine（*INN*）

化学结构式

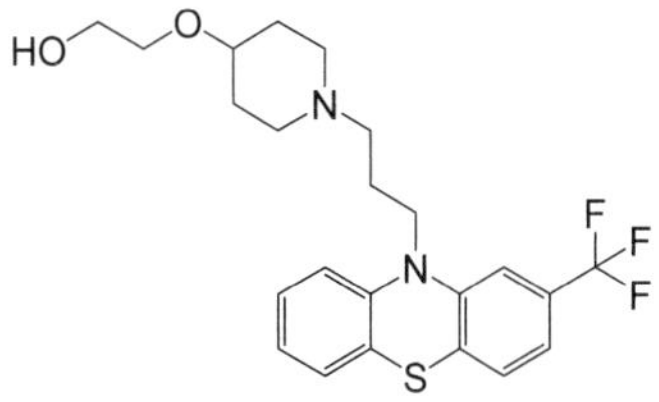

分子式和分子量 $C_{23}H_{27}F_3N_2O_2S$ 452.53

化学名 2-[[1-[3-[2-(Trifluoromethyl)phenothiazin-10-yl]propyl]-4-piperidyl]oxy]ethanol

2-[[1-[3-[2-(三氟甲基)吩噻嗪-10-基]丙基]-4-哌啶基]氧]乙醇

CAS 登录号 47682-41-7

INN list 34

药效分类 抗抑郁药

氟哌噻吨

Flupentixol（*INN*）

化学结构式

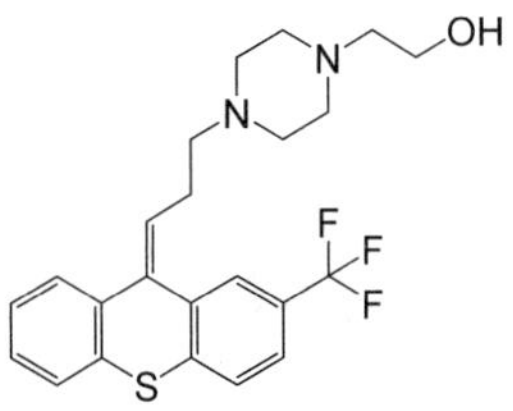

分子式和分子量 $C_{23}H_{25}F_3N_2OS$ 434.52

化学名 2-Trifluoromethyl-9-[3-[4-(2-hydroxyethyl)piperazin-1-yl] propylidene]thioxanthene

2-三氟甲基-9-[3-[4-(2-羟乙基)哌嗪-1-基]丙亚基]噻吨

CAS 登录号 2709-56-0

INN list 14

药效分类 抗精神病药

氟培拉平

Fluperlapine（*INN*）

化学结构式

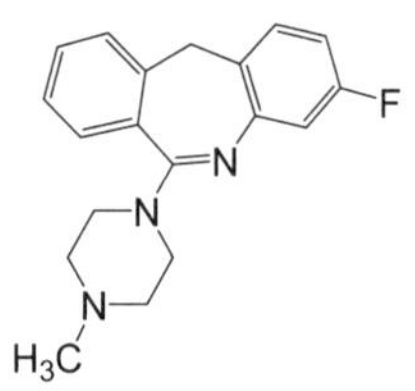

分子式和分子量　$C_{19}H_{20}FN_3$　309.38

化学名　3-Fluoro-6-(4-methyl-1-piperazinyl)morphanthridine

3-氟-6-(4-甲基-1-哌嗪基)吗吩烷啶

CAS 登录号　67121-76-0

INN list　46

药效分类　抗抑郁药

氟泼尼定

Fluprednidene（*INN*）

化学结构式

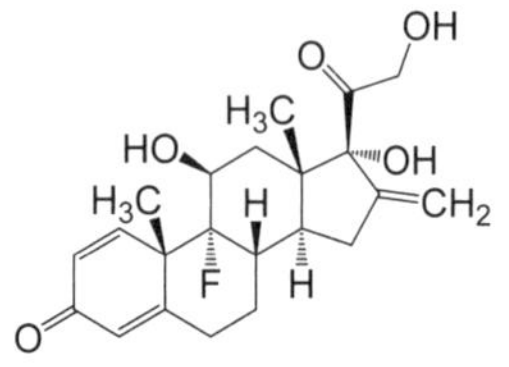

分子式和分子量　$C_{22}H_{27}FO_5$　390.45

化学名　9-Fluoro-11*β*,17,21-trihydroxy-16-methylenepregna-1,4-diene-3,20-dione

9-氟-11*β*,17,21-三羟基-16-甲亚基孕甾-1,4-二烯-3,20-二酮

CAS 登录号　2193-87-5

INN list　19

药效分类　肾上腺皮质激素类药

ATC 分类　D07XB03

氟泼尼龙

Fluprednisolone（*INN*）

化学结构式

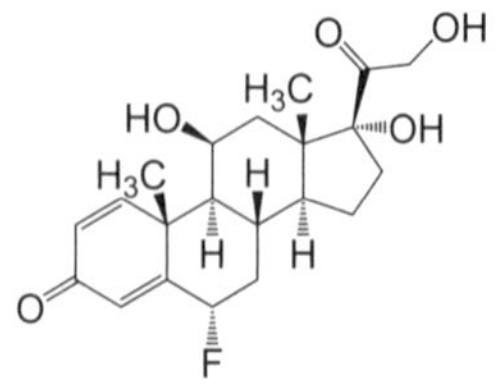

分子式和分子量　$C_{21}H_{27}FO_5$　378.43

化学名　6*α*-Fluoro-11*β*,17,21-trihydroxypregna-1,4-diene-3,20-dione

6*α*-氟-11*β*,17,21-三羟基孕甾-1,4-二烯-3,20-二酮

CAS 登录号　53-34-9; 23257-44-5[17-戊酸酯]

INN list　13

药效分类　肾上腺皮质激素类药

氟普拉嗪

Fluprazine（*INN*）

化学结构式

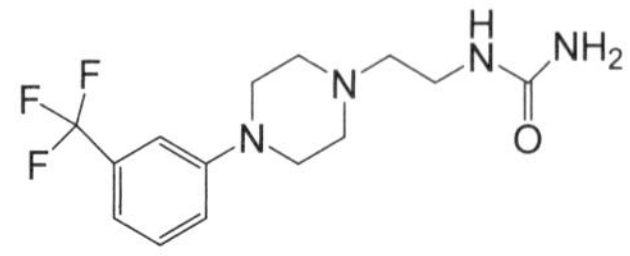

分子式和分子量　$C_{14}H_{19}F_3N_4O$　316.32

化学名　[2-[4-(*α*,*α*,*α*-Trifluoro-*m*-tolyl)-1-piperazinyl]ethyl]urea

[2-[4-(*α*,*α*,*α*-三氟-3-甲基苯基)-1-哌嗪基]乙基]脲

CAS 登录号　76716-60-4

INN list　47

药效分类　抗焦虑药

氟普拉酮

Flupranone（*INN*）

化学结构式

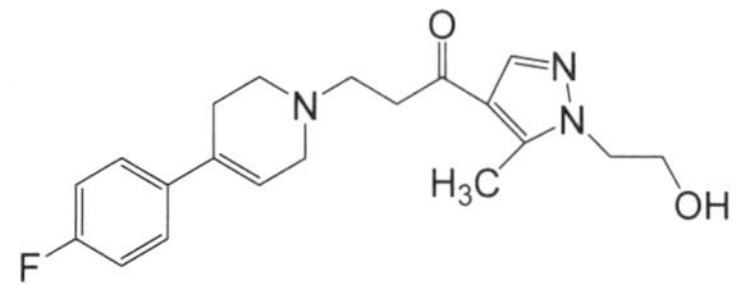

分子式和分子量　$C_{20}H_{24}FN_3O_2$　357.42

化学名　3-[4-(*p*-Fluorophenyl)-3,6-dihydro-1(2*H*)-pyridyl]-1-[1-(2-hydroxyethyl)-5-methylpyrazol-4-yl]-1-propanone

3-[4-(4-氟苯基)-3,6-二氢-1(2*H*)-吡啶基]-1-[1-(2-羟基乙基)-5-甲基吡唑-4-基]-1-丙酮

CAS 登录号　21686-10-2

INN list　28

药效分类　抗高血压药

氟齐胺

Fluzinamide（*INN*）

化学结构式

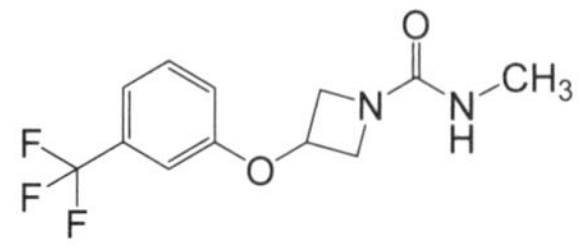

分子式和分子量　$C_{12}H_{13}F_3N_2O_2$　274.24

化学名　*N*-Methyl-3-[(*α*,*α*,*α*-trifluoro-*m*-tolyl)oxy]-1-azetidinecarboxamide

N-甲基-3-[(*α*,*α*,*α*-三氟-3-甲基苯基)氧基]-1-氮杂环丁烷甲酰胺

CAS 登录号　76263-13-3

INN list　50

药效分类　抗癫痫药

氟前列醇钠

Fluprostenol Sodium（*INN*）

化学结构式

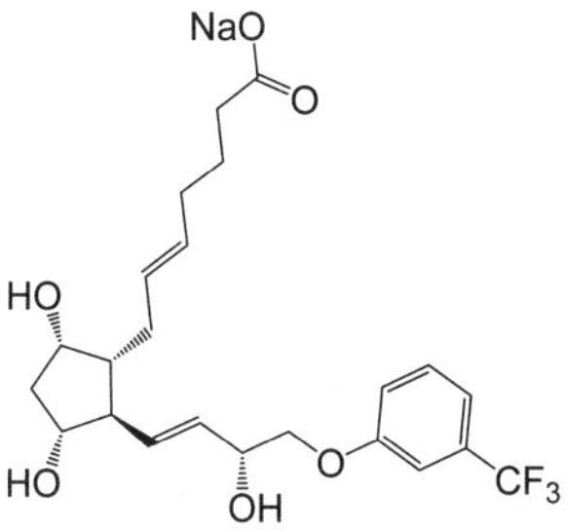

分子式和分子量 $C_{23}H_{28}F_3NaO_6$ 480.45

化学名 (±)Sodium (*Z*)-7-[(1*R**,2*R**,3*R**,5*S**)-3,5-dihydroxy-2-[(*E*)-(3*R**)-3-hydroxy-4-[(*α*,*α*,*α*-trifluoro-*m*-tolyl)oxy]-1-butenyl]cyclopentyl]-5-heptenoate

(±)(*Z*)-7-[(1*R**,2*R**,3*R**,5*S**)-3,5-二羟基-2-[(*E*)-(3*R**)-3-羟基-4-[(*α*,*α*,*α*-三氟-3-甲基苯基)氧基]-1-丁烯基]环戊基]-5-庚烯酸钠

CAS 登录号 55028-71-2; 40666-16-8[氟前列醇]

INN list 33

药效分类 前列腺素类药，抗不育症药

氟轻松

Fluocinolone Acetonide（*INN*）

化学结构式

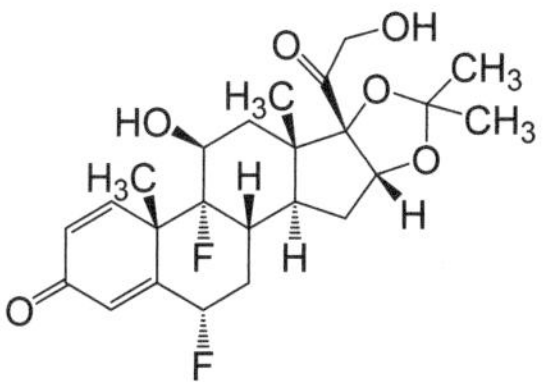

分子式和分子量 $C_{24}H_{30}F_2O_6$ 452.49

化学名 6*α*,9-Difluoro-11*β*,16*α*,17,21-tetrahydroxypregna-1,4-diene-3,20-dione,cyclic 16,17-acetal with acetone

6*α*,9-二氟-11*β*,16*α*,17,21-四羟基孕甾-1,4-二烯-3,20-二酮，环 16,17-缩丙酮

CAS 登录号 67-73-2; 356-12-7[乙酸酯]

INN list 11

药效分类 肾上腺皮质激素类药

ATC 分类 D07AC04

氟氢缩松

Fludroxycortide（*INN*）

化学结构式

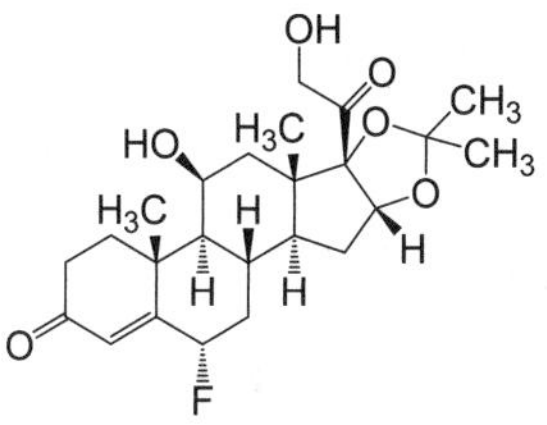

分子式和分子量 $C_{24}H_{33}FO_6$ 436.51

化学名 6*α*-Fluoro-11*β*,16*α*,17,21-tetrahydroxypregn-4-ene-3,20-dione,cyclic 16,17-acetal with acetone

6*α*-氟-11*β*,16*α*,17,21-四羟基孕甾-4-烯-3,20-二酮，环 16,17-缩丙酮

CAS 登录号 1524-88-5

INN list 12

药效分类 肾上腺皮质激素类药

ATC 分类 D07AC07

氟曲林

Flutroline（*INN*）

化学结构式

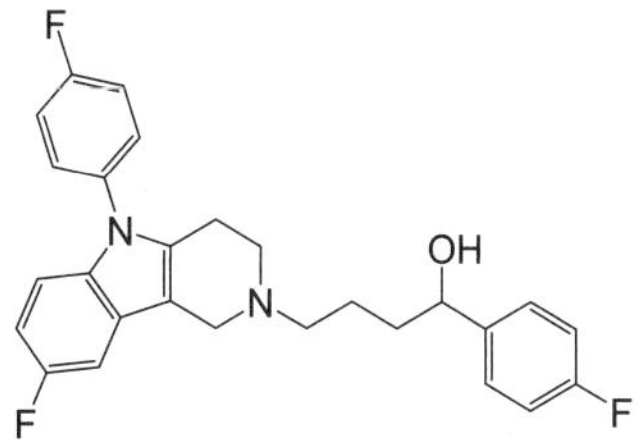

分子式和分子量 $C_{27}H_{25}F_3N_2O$ 450.50

化学名 (±)-8-Fluoro-*α*,5-bis(*p*-fluorophenyl)-1,3,4,5-tetrahydro-2*H*-pyrido [4,3-*b*]indole-2-butanol

(±)-8-氟-*α*,5-双(4-氟苯基)-1,3,4,5-四氢-2*H*-吡啶并[4,3-*b*]吲哚-2-丁醇

CAS 登录号 70801-02-4

INN list 43

药效分类 抗精神病药

氟曲马唑

Flutrimazole（*INN*）

化学结构式

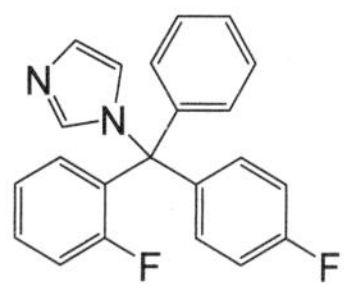

分子式和分子量 $C_{22}H_{16}F_2N_2$ 346.37

化学名 1-[*o*-Fluoro-*α*-(*p*-fluorophenyl)-*α*-phenylbenzyl]imidazole

1-[2-氟-*α*-(4-氟苯基)-*α*-苯基苄基]咪唑

CAS 登录号 119006-77-8

INN list 61

药效分类 抗真菌药

氟曲尼嗪

Flotrenizine（*INN*）

分子式和分子量 $C_{31}H_{38}F_2N_2O$ 492.64

化学结构式

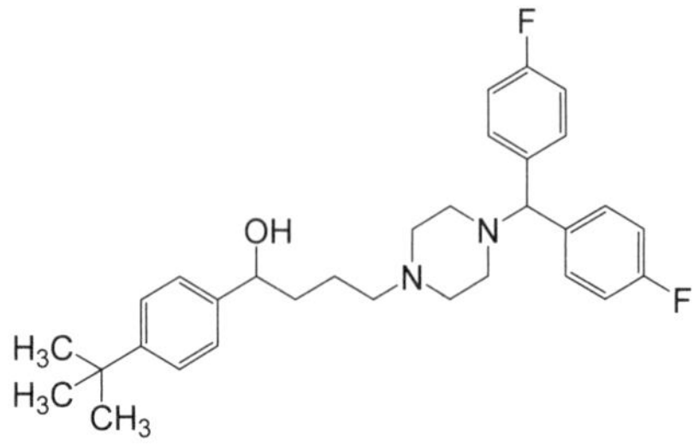

化学名 (±)-4-[Bis(*p*-fluorophenyl)methyl]-*α*-(*p*-*tert*-butylphenyl)-1-piperazinebutanol

(±)-4-[双(4-氟苯基)甲基]-*α*-(4-叔丁基苯基)-1-哌嗪丁醇

CAS 登录号 82190-92-9

INN list 48

药效分类 抗组胺药

氟曲辛

Fluotracen（*INN*）

化学结构式

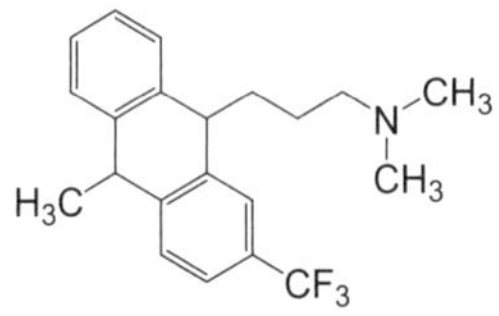

分子式和分子量 $C_{21}H_{24}F_3N$ 347.43

化学名 (±)-*cis*-9,10-Dihydro-*N*,*N*,10-trimethyl-2-(trifluoromethyl)-9-anthracenepropylamine

(±)-顺-9,10-二氢-*N*,*N*,10-三甲基-2-(三氟甲基)-9-蒽丙胺

CAS 登录号 35764-73-9; 57363-14-1[盐酸盐]

INN list 37

药效分类 抗精神病药，抗抑郁药

氟瑞托芬

Fluretofen（*INN*）

化学结构式

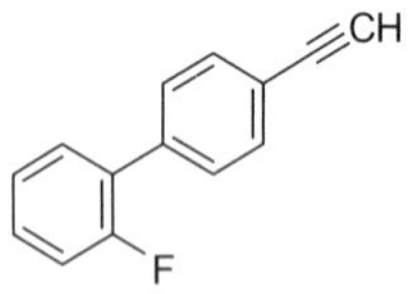

分子式和分子量 $C_{14}H_9F$ 196.22

化学名 4'-Ethynyl-2-fluorobiphenyl

4'-乙炔基-2-氟联苯

CAS 登录号 56917-29-4

INN list 40

药效分类 抗炎药，抗血栓药

氟沙地尔

Flosatidil（*INN*）

分子式和分子量 $C_{26}H_{34}F_3N_3O_3S$ 525.63

化学结构式

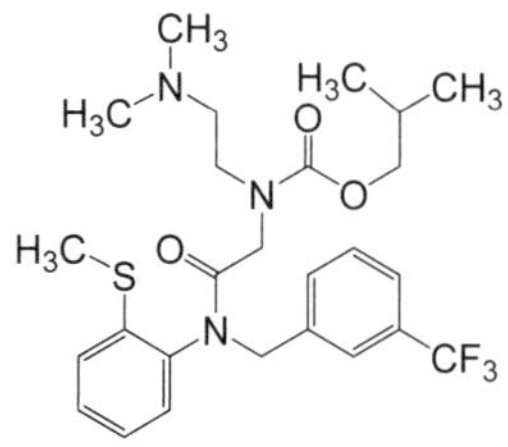

化学名 Isobutyl [2-(dimethylamino)ethyl][[[*o*-(methylthio)phenyl][*m*-(trifluoromethyl)benzyl]carbamoyl]methyl]carbamate

异丁基 [2-(二甲氨基)乙基][[[2-(甲硫基)苯基][3-(三氟甲基)苄基]氨基甲酰基]甲基]氨基甲酸酯

CAS 登录号 113593-34-3

INN list 64

药效分类 血管扩张药

氟沙仑

Fluorosalan

化学结构式

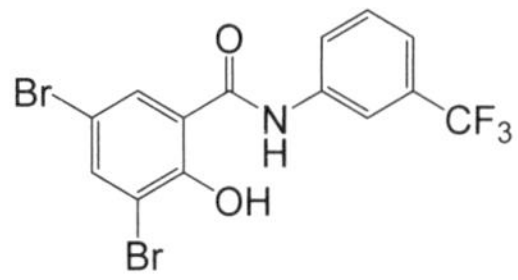

分子式和分子量 $C_{14}H_8Br_2F_3NO_2$ 439.02

化学名 3,5-Dibromo-*α*,*α*,*α*-trifluoro-*m*-salicylotoluidide

3,5-二溴-*α*,*α*,*α*-三氟水杨酰-3-甲基苯胺

CAS 登录号 4776-06-1

药效分类 消毒防腐药

氟舒胺

Flosulide（*INN*）

化学结构式

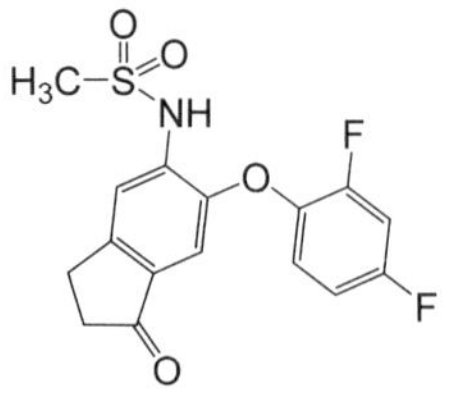

分子式和分子量 $C_{16}H_{13}F_2NO_4S$ 353.34

化学名 *N*-[6-(2,4-Difluorophenoxy)-1-oxo-5-indanyl]methanesulfonamide

N-[6-(2,4-二氟苯氧基)-1-氧代-1,2 -二氢茚-5-基]甲磺酰胺

CAS 登录号 80937-31-1

INN list 63

药效分类 抗炎镇痛药

氟司必林

Fluspirilene（*INN*）

分子式和分子量 $C_{29}H_{31}F_2N_3O$ 475.57

化学结构式

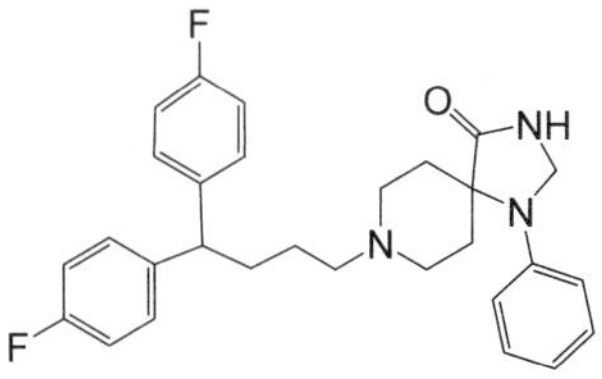

化学名 8-[4,4-Bis(*p*-fluorophenyl)butyl]-1-phenyl-1,3,8-triazaspiro[4.5]decan-4-one

8-[4,4-双(4-氟苯基)丁基]-1-苯基-1,3,8-三氮杂螺[4.5]癸-4-酮

CAS 登录号 1841-19-6

INN list 15

药效分类 抗精神病药

氟司喹南

Flosequinan（*INN*）

化学结构式

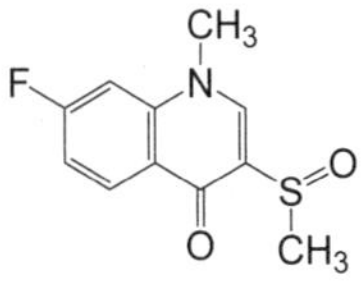

分子式和分子量 $C_{11}H_{10}FNO_2S$ 239.27

化学名 7-Fluoro-1-methyl-3-(methylsulfinyl)-4(1*H*)-quinolone

7-氟-1-甲基-3-(甲基亚磺酰基)-4(1*H*)-喹诺酮

CAS 登录号 76568-02-0

INN list 56

药效分类 抗心肌缺血药

ATC 分类 C01DB01

氟司洛尔

Flestolol（*INN*）

化学结构式

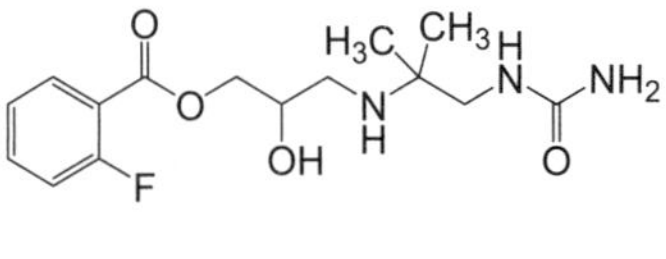

分子式和分子量 $C_{15}H_{22}FN_3O_4$ 327.36

化学名 [3-[[1-(Carbamoylamino)-2-methylpropan-2-yl]amino]-2-hydroxypropyl] 2-fluorobenzoate

[3-[[1-(氨甲酰氨基)-2-甲基丙-2-基]氨基]-2-羟基丙基]2-氟苯甲酸酯

CAS 登录号 87721-62-8; 88844-73-9[硫酸盐]

INN list 53

药效分类 β 受体拮抗药

氟司哌隆

Fluspiperone（*INN*）

分子式和分子量 $C_{23}H_{25}F_2N_3O_2$ 413.46

化学结构式

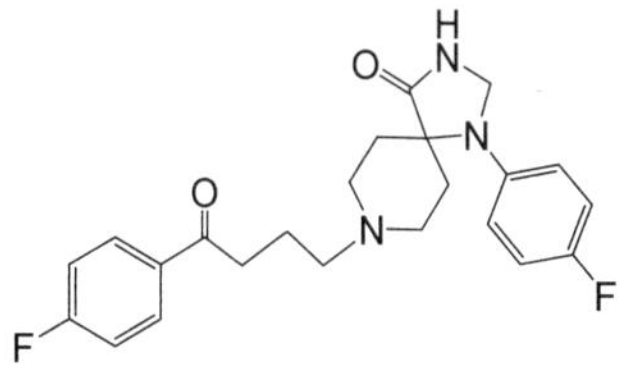

化学名 8-[3-(*p*-Fluorobenzoyl)propyl]-1-(*p*-fluorophenyl)-1,3,8-triazaspiro[4,5]decan-4-one

8-[3-(4-氟苯甲酰基)丙基]-1-(4-氟苯基)-1,3,8-三氮杂螺[4.5]癸-4-酮

CAS 登录号 54965-22-9

INN list 34

药效分类 抗精神病药

氟索洛尔

Flusoxolol（*INN*）

化学结构式

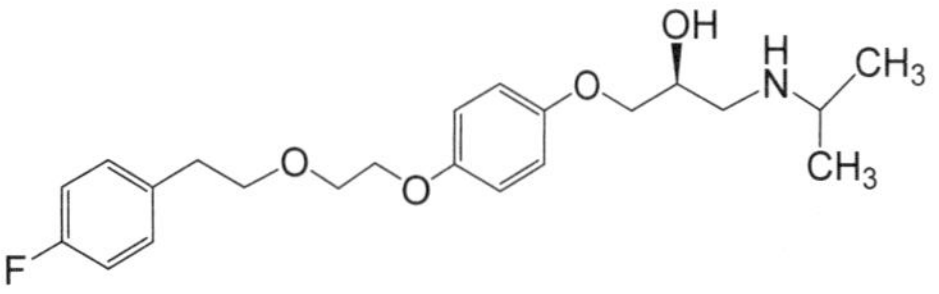

分子式和分子量 $C_{22}H_{30}FNO_4$ 391.48

化学名 (*S*)-1-[*p*-[2-[(*p*-Fluorophenethyl)oxy]ethoxy]phenoxy]-3-(isopropylamino)-2-propanol

(*S*)-1-[4-[2-[(4-氟苯乙基)氧基]乙氧基]苯氧基]-3-(异丙氨基)-2-丙醇

CAS 登录号 84057-96-5

INN list 50

药效分类 β 受体拮抗药

氟他胺

Flutamide（*INN*）

化学结构式

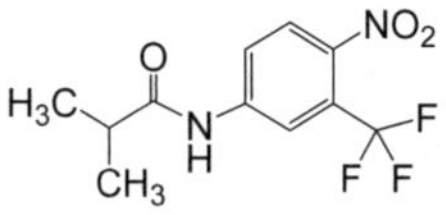

分子式和分子量 $C_{11}H_{11}F_3N_2O_3$ 276.21

化学名 *α,α,α*-Trifluoro-2-methyl-4'-nitro-*m*-propionotoluidide

α,α,α-三氟-2-甲基-4'-硝基丙酰-3-甲基苯胺

CAS 登录号 13311-84-7

INN list 33

药效分类 抗雄激素药，内分泌治疗用药

ATC 分类 L02BB01

氟他唑仑

Flutazolam（*INN*）

分子式和分子量 $C_{19}H_{18}ClFN_2O_3$ 376.81

化学结构式

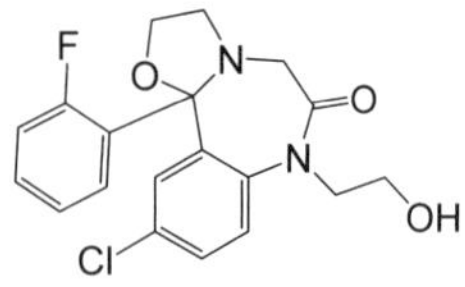

化学名　10-Chloro-11*b*-(*o*-fluorophenyl)-2,3,7,11*b*-tetrahydro-7-(2-hydroxyethyl)oxazolo[3,2-*d*][1,4]benzodiazepin-6(5*H*)-one

10-氯-11*b*-(2-氟苯基)-2,3,7,11*b*-四氢-7-(2-羟基乙基)噁唑并[3,2-*d*][1,4]苯并二氮杂䓬-6(5*H*)-酮

CAS 登录号　27060-91-9

INN list　32

药效分类　安定药

氟替阿嗪

Flutiazin（*INN*）

化学结构式

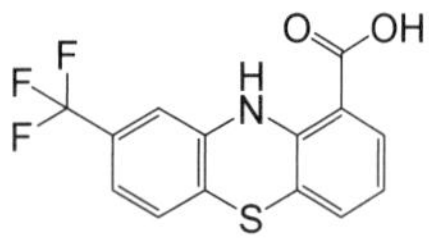

分子式和分子量　$C_{14}H_8F_3NO_2S$　311.28

化学名　8-(Trifluoromethyl)phenothiazine-1-carboxylic acid

8-(三氟甲基)吩噻嗪-1-羧酸

CAS 登录号　7220-56-6

INN list　22

药效分类　抗炎药

氟替尔

Flurotyl（*INN*）

化学结构式

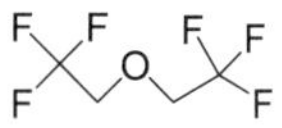

分子式和分子量　$C_4H_4F_6O$　182.06

化学名　Bis(2,2,2-trifluoroethyl)ether

双(2,2,2-三氟乙基)醚

CAS 登录号　333-36-8

INN list　13

药效分类　精神兴奋药

氟替马西泮

Flutemazepam（*INN*）

化学结构式

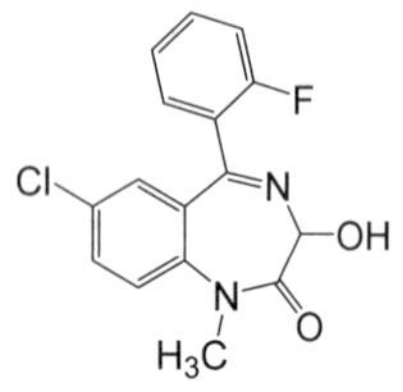

分子式和分子量　$C_{16}H_{12}ClFN_2O_2$　318.73

化学名　7-Chloro-5-(*o*-fluorophenyl)-1,3-dihydro-3-hydroxy-1-methyl-2*H*-1,4-benzodiazepin-2-one

7-氯-5-(2-氟苯基)-1,3-二氢-3-羟基-1-甲基-2*H*-1,4-苯并二氮杂䓬-2-酮

CAS 登录号　52391-89-6

INN list　58

药效分类　安定药

氟替噻醇

Flutizenol（*INN*）

化学结构式

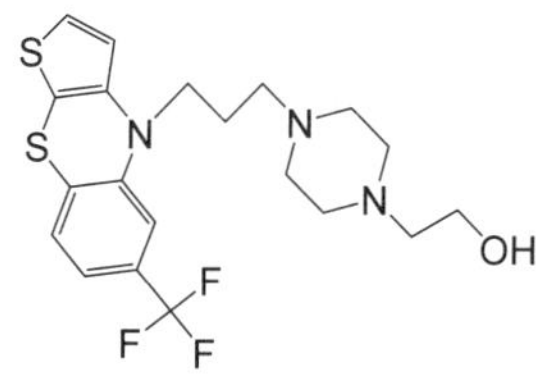

分子式和分子量　$C_{20}H_{24}F_3N_3OS_2$　443.55

化学名　4-[3-[6-Trifluoromethyl-4*H*-thieno[2,3-*b*][1,4]benzothiazin-4-yl]propyl]-1-piperazine ethanol

4-[3-[6-三氟甲基-4*H*-噻吩并[2,3-*b*][1,4]苯并噻唑-4-基]丙基]-1-哌嗪乙醇

CAS 登录号　10202-40-1

INN list　25

药效分类　安定药

氟托丙嗪

Ftorpropazine（*INN*）

化学结构式

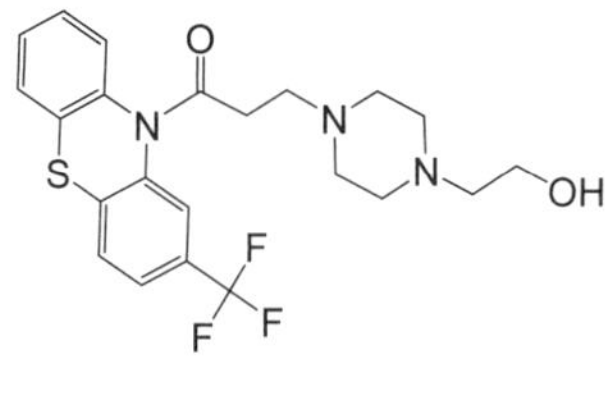

分子式和分子量　$C_{22}H_{24}F_3N_3O_2S$　451.51

化学名　10-[3-[4-(2-Hydroxyethyl)-1-piperazinyl]propionyl]-2-(trifluoromethyl)phenothiazine

10-[3-[4-(2-羟基乙基)-1-哌嗪基]丙酰基]-2-(三氟甲基)吩噻嗪

CAS 登录号　33414-36-7

INN list　22

药效分类　抗抑郁药

氟托咪酯

Flutomidate（*INN*）

分子式和分子量　$C_{14}H_{15}FN_2O_2$　262.28

化学结构式

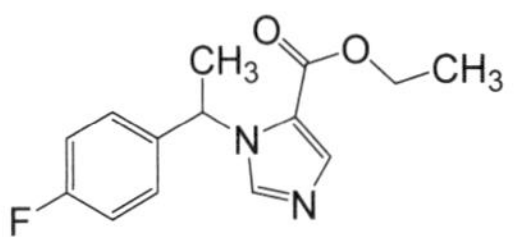

化学名 Ethyl (±)-1-(*p*-fluoro-*α*-methylbenzyl)imidazole-5-carboxylate

乙基 (±)-1-(4-氟-*α*-甲基苄基)咪唑-5-羧酸酯

CAS 登录号 84962-75-4

INN list 61

药效分类 全身麻醉药

氟托尼定

Flutonidine (*INN*)

化学结构式

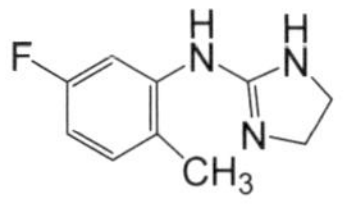

分子式和分子量 $C_{10}H_{12}FN_3$ 193.22

化学名 2-(5-Fluoro-*o*-toluidino)-2-imidazoline

2-(5-氟-2-甲基苯氨基)-2-咪唑啉

CAS 登录号 28125-87-3

INN list 31

药效分类 抗高血压药

氟托他嗪

Ftormetazine (*INN*)

化学结构式

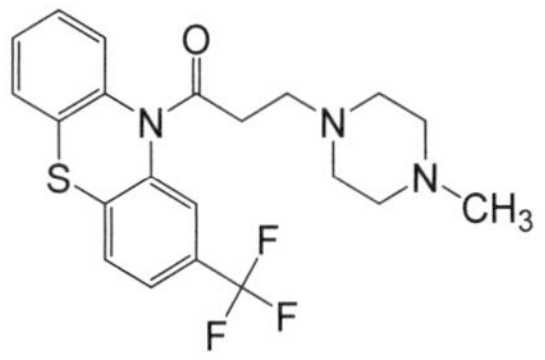

分子式和分子量 $C_{21}H_{22}F_3N_3OS$ 421.48

化学名 10-[3-(4-Methyl-1-piperazinyl)propionyl]-2-(trifluoromethyl) phenothiazine

10-[3-(4-甲基-1-哌嗪基)丙酰基]-2-(三氟甲基)吩噻嗪

CAS 登录号 33414-30-1

INN list 22

药效分类 抗结核药

氟托西泮

Flutoprazepam (*INN*)

化学结构式

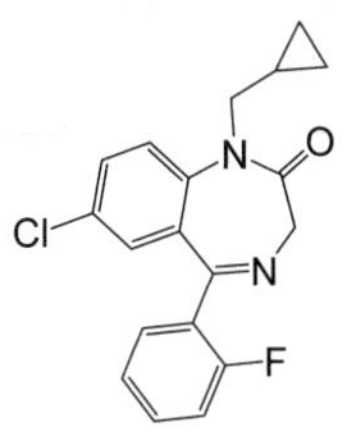

分子式和分子量 $C_{19}H_{16}ClFN_2O$ 342.79

化学名 7-Chloro-1-(cyclopropylmethyl)-5-(*o*-fluorophenyl)-1,3-dihydro-2*H*-1,4-benzodiazepin-2-one

7-氯-1-(环丙基甲基)-5-(2-氟苯基)-1,3-二氢-2*H*-1,4-苯并二氮杂䓬-2-酮

CAS 登录号 25967-29-7

INN list 45

药效分类 安定药

氟托溴铵

Flutropium Bromide (*INN*)

化学结构式

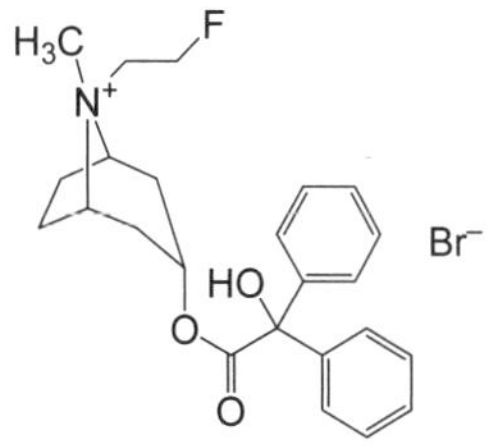

分子式和分子量 $C_{24}H_{29}BrFNO_3$ 478.39

化学名 (8*r*)-8-(2-Fluoroethyl)-3*α*-hydroxy-1*αH*,5*αH*-tropanium bromide,benzilate

溴化 (8*r*)-8-(2-氟乙基)-3*α*-羟基-1*αH*,5*αH*-托品烷鎓 二苯羟乙酸酯

CAS 登录号 63516-07-4

INN list 50

药效分类 抗胆碱药

氟烷

Halothane (*INN*)

化学结构式

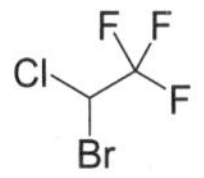

分子式和分子量 $C_2HBrClF_3$ 197.38

化学名 (±)-2-Bromo-2-chloro-1,1,1-trifluoroethane

(±)-2-溴-2-氯-1,1,1-三氟乙烷

CAS 登录号 151-67-7

INN list 6

药效分类 全身麻醉药

氟维司群

Fulvestrant (*INN*)

化学结构式

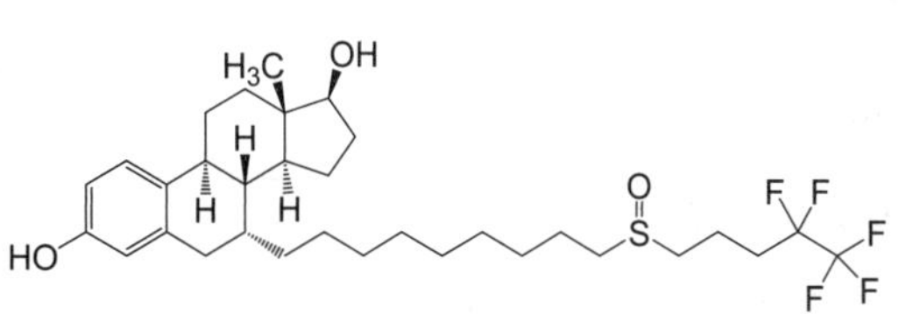

分子式和分子量　$C_{32}H_{47}F_5O_3S$　606.77

化学名　7*α*-[9-[(4,4,5,5,5-Pentafluoropentyl)sulfinyl]nonyl]estra-1,3,5(10)-triene-3,17*β*-diol

7*α*-[9-[(4,4,5,5,5-五氟戊基)亚磺酰基]壬基]雌甾-1,3,5(10)-三烯-3,17*β*-二醇

CAS 登录号　129453-61-8

INN list　78

药效分类　抗雌激素药，内分泌治疗用药

ATC 分类　L02BA03

氟西雷司

Flucetorex（*INN*）

化学结构式

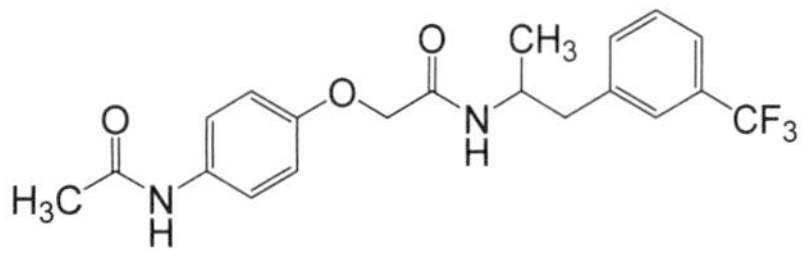

分子式和分子量　$C_{20}H_{21}F_3N_2O_3$　394.39

化学名　*α*-[[*α*-Methyl-*m*-(trifluoromethyl)phenethyl]carbamoyl]-*p*-acetanisidide

α-[[*α*-甲基-3-(三氟甲基)苯乙基]氨基甲酰基]乙酰-4-甲氧基苯胺

CAS 登录号　40256-99-3

INN list　30

药效分类　食欲抑制药

氟西哌嗪

Fluciprazine（*INN*）

化学结构式

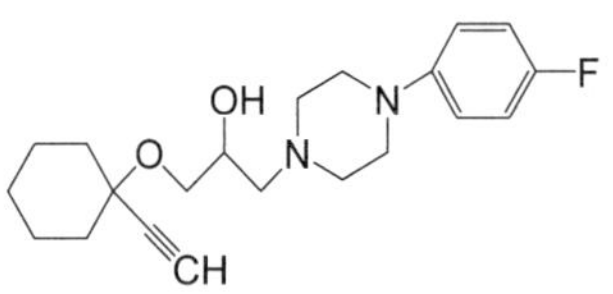

分子式和分子量　$C_{21}H_{29}FN_2O_2$　360.47

化学名　*α*-[[(1-Ethynylcyclohexyl)oxy]methyl]-4-(*p*-fluorophenyl)-1-piperazineethanol

α-[[(1-乙炔基环己基)氧基]甲基]-4-(4-氟苯基)-1-哌嗪乙醇

CAS 登录号　54340-64-6

INN list　31

药效分类　安定药

氟西泮

Flurazepam（*INN*）

分子式和分子量　$C_{21}H_{23}ClFN_3O$　387.88

化学结构式

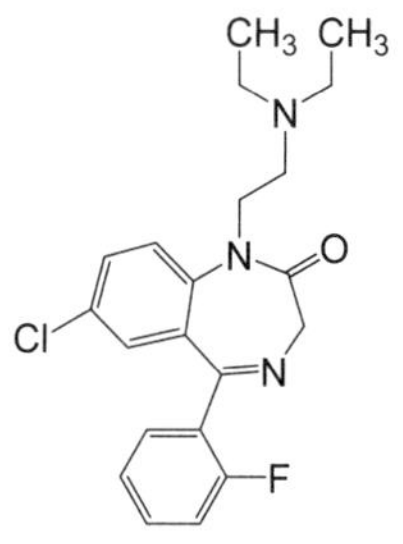

化学名　7-Chloro-1-[2-(diethylamino)ethyl]-5-(*o*-fluorophenyl)-1,3-dihydro-2*H*-1,4-benzodiazepin-2-one

7-氯-1-[2-(二乙氨基)乙基]-5-(2-氟苯基)-1,3-二氢-2*H*-1,4-苯并二氮杂草-2-酮

CAS 登录号　17617-23-1; 1172-18-5[盐酸盐]

INN list　20

药效分类　镇静催眠药，抗惊厥药

氟西嗪

Fluacizine（*INN*）

化学结构式

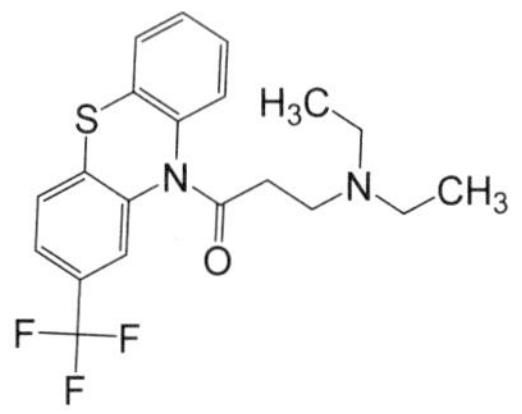

分子式和分子量　$C_{20}H_{21}F_3N_2OS$　394.45

化学名　10-[3-(Diethylamino)propionyl]-2-(trifluoromethyl)phenothiazine

10-[3-(二乙氨基)丙酰基]-2-(三氟甲基)吩噻嗪

CAS 登录号　30223-48-4

INN list　25

药效分类　抗抑郁药，抗心律失常药

氟西他滨

Flurocitabine（*INN*）

化学结构式

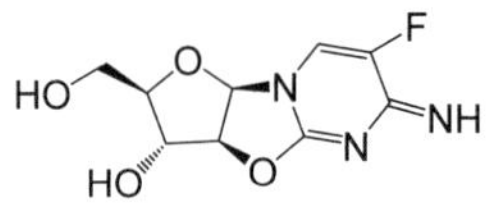

分子式和分子量　$C_9H_{10}FN_3O_4$　243.19

化学名　(2*R*,3*R*,3*aS*,9*aR*)-7-Fluoro-2,3,3*a*,9*a*-tetrahydro-3-hydroxy-6-imino-6*H*-furo[2',3':4,5]oxazolo[3,2-*a*]pyrimidine-2-methanol

(2*R*,3*R*,3*aS*,9*aR*)-7-氟-2,3,3*a*,9*a*-四氢-3-羟基-6-氨亚基-6*H*-呋喃并[2',3':4,5]噁唑并[3,2-*a*]嘧啶-2-甲醇

CAS 登录号　37717-21-8

INN list　38

药效分类　抗肿瘤药

氟西汀

Fluoxetine（*INN*）

化学结构式

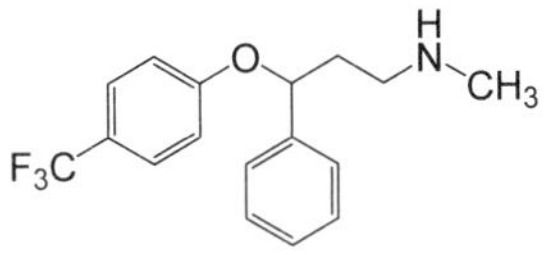

分子式和分子量 $C_{17}H_{18}F_3NO$ 309.33

化学名 (±)-*N*-Methyl-3-phenyl-3-[(*α*,*α*,*α*-trifluoro-*p*-tolyl)oxy] propylamine

(±)-*N*-甲基-3-苯基-3-[(*α*,*α*,*α*-三氟-4-甲基苯基)氧基]丙胺

CAS 登录号 54910-89-3; 59333-67-4 [盐酸盐]

INN list 34

药效分类 抗抑郁药

氟西吲哚

Flucindole（*INN*）

化学结构式

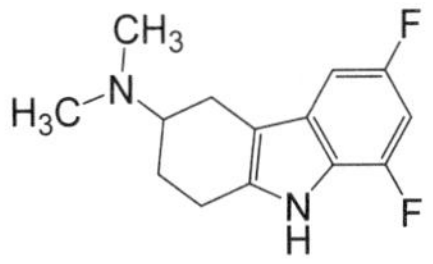

分子式和分子量 $C_{14}H_{16}F_2N_2$ 250.29

化学名 3-(Dimethylamino)-6,8-difluoro-1,2,3,4-tetrahydrocarbazole

3-(二甲氨基)-6,8-二氟-1,2,3,4-四氢咔唑

CAS 登录号 40594-09-0

INN list 38

药效分类 抗精神失常药

氟硝西泮

Flunitrazepam（*INN*）

化学结构式

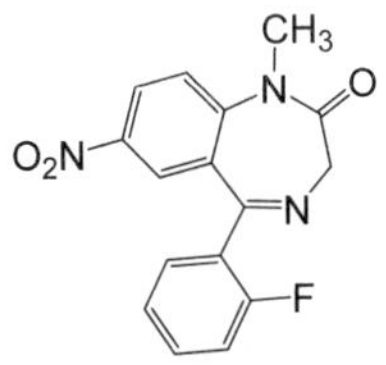

分子式和分子量 $C_{16}H_{12}FN_3O_3$ 313.28

化学名 5-(*o*-Fluorophenyl)-1,3-dihydro-1-methyl-7-nitro-2*H*-1,4-benzodiazepin-2-one

5-(2-氟苯基)-1,3-二氢-1-甲基-7-硝基-2*H*-1,4-苯并二氮杂䓬-2-酮

CAS 登录号 1622-62-4

INN list 24

药效分类 镇静催眠药

氟硝唑

Flunidazole（*INN*）

化学结构式

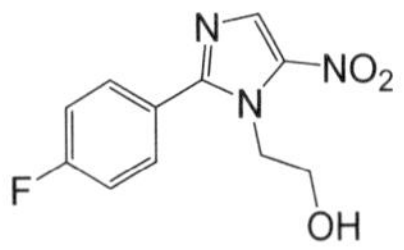

分子式和分子量 $C_{11}H_{10}FN_3O_3$ 251.21

化学名 2-(*p*-Fluorophenyl)-5-nitroimidazole-1-ethanol

2-(4-氟苯基)-5-硝基咪唑-1-乙醇

CAS 登录号 4548-15-6

INN list 21

药效分类 抗原虫药

氟辛克生

Flesinoxan（*INN*）

化学结构式

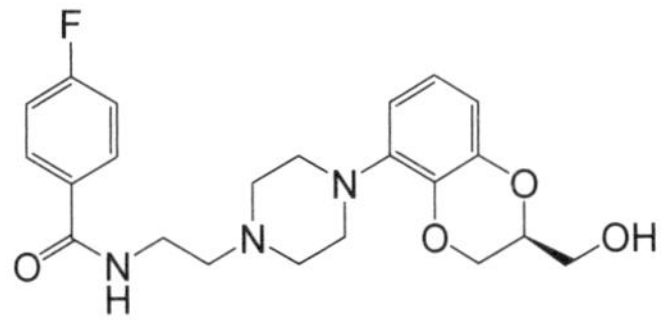

分子式和分子量 $C_{22}H_{26}FN_3O_4$ 415.46

化学名 (+)-(*S*)-*p*-Fluoro-*N*-[2-[4-[2-(hydroxymethyl)-1,4-benzodioxan-5-yl]-1-piperazinyl]ethyl]benzamide

(+)-(*S*)-4-氟-*N*-[2-[4-[2-(羟甲基)-1,4-苯并二氧六环-5-基]-1-哌嗪基]乙基]苯甲酰胺

CAS 登录号 98206-10-1

INN list 55

药效分类 抗高血压药

氟氧喷

Fludoxopone（*INN*）

化学结构式

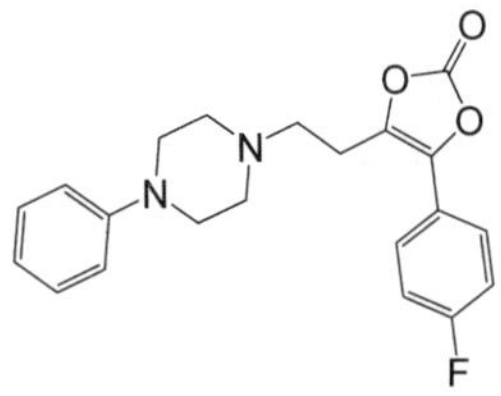

分子式和分子量 $C_{21}H_{21}FN_2O_3$ 368.40

化学名 4-(*p*-Fluorophenyl)-5-[2-(4-phenyl-1-piperazinyl)ethyl]-1,3-dioxol-2-one

4-(4-氟苯基)-5-[2-(4-苯基-1-哌嗪基)乙基]-1,3-二氧戊环烯-2-酮

CAS 登录号 71923-29-0

INN list 44

药效分类 降血脂药

氟氧前列素

Froxiprost（*INN*）

化学结构式

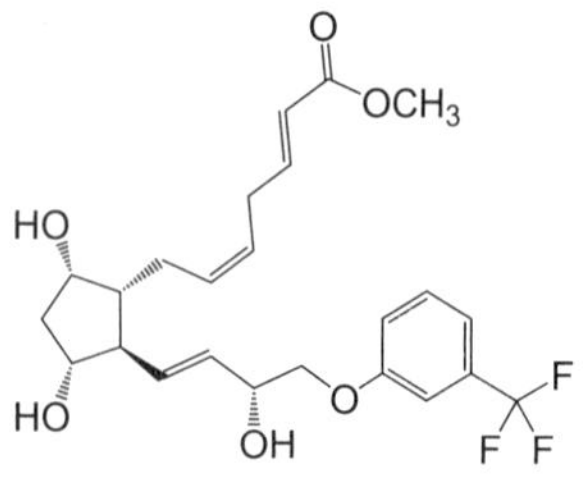

分子式和分子量 $C_{24}H_{29}F_3O_6$ 470.48

化学名 Methyl (2*E*,5*Z*)-7-[(1*R*,2*R*,3*R*,5*S*)-3,5-dihydroxy-2-[(*E*)-(3*R*)-3-hydroxy-4-[(*α,α,α*-trifluoro-*m*-tolyl)oxy]-1-butenyl]cyclopentyl]-2,5-heptadienoate

甲基 (2*E*,5*Z*)-7-[(1*R*,2*R*,3*R*,5*S*)-3,5-二羟基-2-[(*E*)-(3*R*)-3-羟基-4-[(*α,α,α*-三氟-3-甲基苯基)氧基]-1-丁烯基]环戊基]-2,5-庚二烯酸酯

CAS 登录号 62559-74-4

INN list 55

药效分类 前列腺素类药

氟氧头孢

Flomoxef（*INN*）

化学结构式

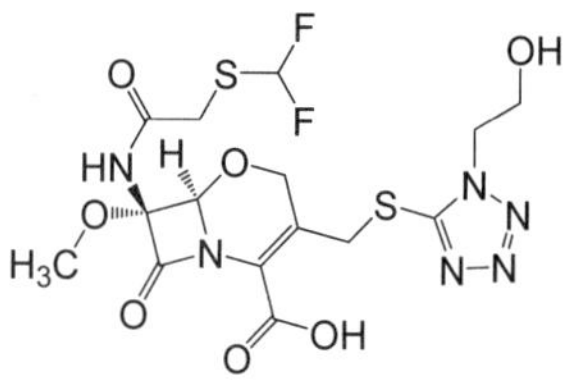

分子式和分子量 $C_{15}H_{18}F_2N_6O_7S_2$ 496.47

化学名 (−)-(6*R*,7*R*)-7-[2-[(Difluoromethyl)thio]acetamido]-3-[[[1-(2-hydroxyethyl)-1*H*-tetrazol-5-yl]thio]methyl]-7-methoxy-8-oxo-5-oxa-1-azabicyclo[4.2.0]oct-2-ene-2-carboxylic acid

(−)-(6*R*,7*R*)-7-[2-[(二氟甲基)硫基]乙酰氨基]-3-[[[1-(2-羟乙基)-1*H*-四氮唑-5-基]硫基]甲基]-7-甲氧基-8-氧代-5-氧杂-1-氮杂双环[4.2.0]辛-2-烯-2-羧酸

CAS 登录号 99665-00-6

INN list 55

药效分类 抗生素类药

氟乙西泮

Fletazepam（*INN*）

化学结构式

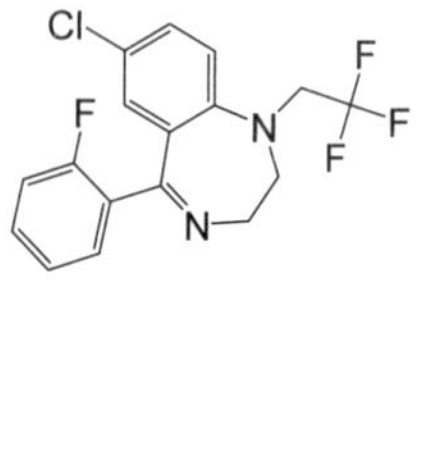

分子式和分子量 $C_{17}H_{13}ClF_4N_2$ 356.75

化学名 7-Chloro-5-(*o*-fluorophenyl)-2,3-dihydro-1-(2,2,2-trifluoroethyl)-1*H*-1,4-benzodiazepine

7-氯-5-(2-氟苯基)-2,3-二氢-1-(2,2,2-三氟乙基)-1*H*-1,4-苯并二氮杂䓬

CAS 登录号 34482-99-0

INN list 31

药效分类 骨骼肌松弛药

氟乙烯醚

Fluroxene（*INN*）

化学结构式

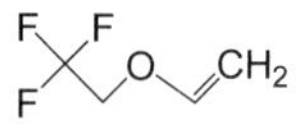

分子式和分子量 $C_4H_5F_3O$ 126.08

化学名 2,2,2-Trifluoroethyl vinyl ether

2,2,2-三氟乙基乙烯醚

CAS 登录号 406-90-6

INN list 12

药效分类 全身麻醉药

氟茚二酮

Fluindione（*INN*）

化学结构式

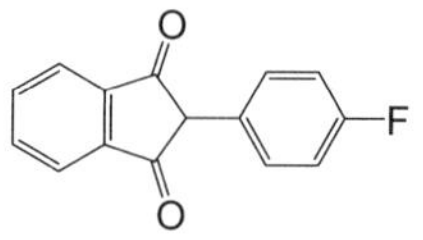

分子式和分子量 $C_{15}H_9FO_2$ 240.23

化学名 2-(*p*-Fluorophenyl)-1,3-indandione

2-(4-氟苯基)-2,3-二氢-1,3-茚二酮

CAS 登录号 957-56-2

INN list 40

药效分类 抗凝血药

氟茚香豆素

Fluindarol（*INN*）

化学结构式

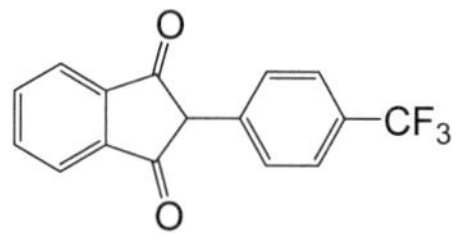

分子式和分子量 $C_{16}H_9F_3O_2$ 290.24

化学名 2-(*α,α,α*-Trifluoro-*p*-tolyl)indan-1,3-dione

2-(*α,α,α*-三氟-4-甲基苯基)-2,3-二氢-1,3-茚二酮

CAS 登录号 6723-40-6

INN list 16

药效分类 抗凝血药

氟孕酮

Flugestone（*INN*）

化学结构式

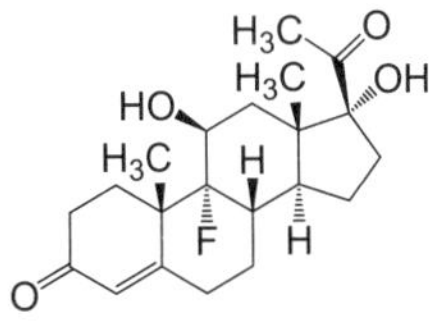

分子式和分子量　$C_{21}H_{29}FO_4$　364.45

化学名　9-Fluoro-11*β*,17-dihydroxypregn-4-ene-3,20-dione

9-氟-11*β*,17-二羟基孕甾-4-烯-3,20-二酮

CAS 登录号　2529-45-5

INN list　16

药效分类　孕激素类药

氟扎可特

Fluazacort（*INN*）

化学结构式

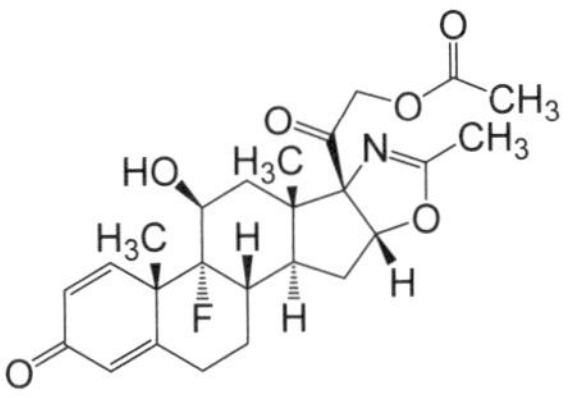

分子式和分子量　$C_{25}H_{30}FNO_6$　459.51

化学名　9-Fluoro-11*β*,21-dihydroxy-2'-methyl-5'*βH*-pregna-1,4-dieno[17,16-*d*]oxazole-3,20-dione 21-acetate

9-氟-11*β*,21-二羟基-2'-甲基-5'*βH*-孕甾-1,4-二烯并[17,16-*d*]噁唑-3,20-二酮 21-乙酸酯

CAS 登录号　19888-56-3

INN list　29

药效分类　肾上腺皮质激素类药

氟草斯汀

Flezelastine（*INN*）

化学结构式

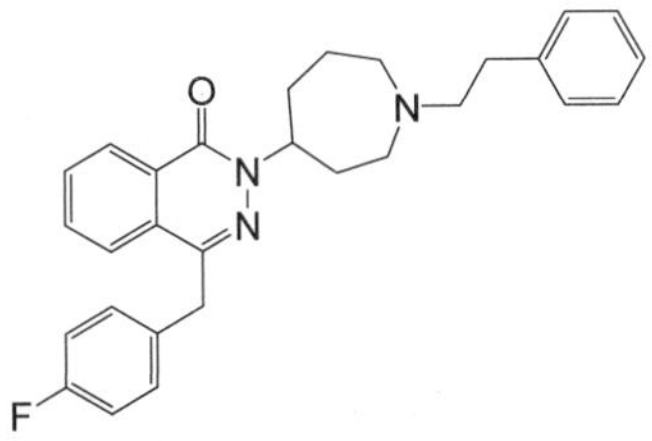

分子式和分子量　$C_{29}H_{30}FN_3O$　455.57

化学名　4-[(4-Fluorophenyl)methyl]-2-[1-(2-phenylethyl)azepan-4-yl]phthalazin-1-one

4-[(4-氟苯基)甲基]-2-[1-(2-苯乙基)氮杂䓬-4-基]二氮杂萘-1-酮

CAS 登录号　135381-77-0

INN list　67

药效分类　抗组胺药，平喘药

氟佐隆

Fluazuron（*INN*）

化学结构式

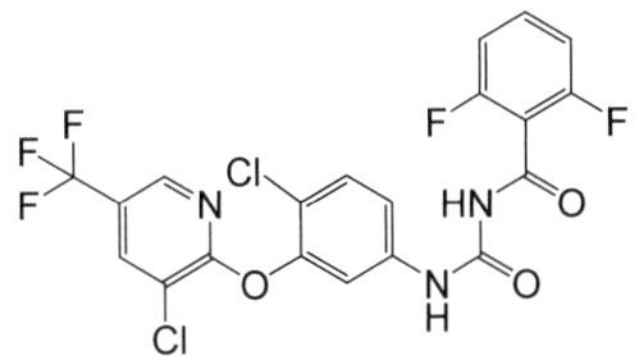

分子式和分子量　$C_{20}H_{10}Cl_2F_5N_3O_3$　506.21

化学名　1-[4-Chloro-3-[[3-chloro-5-(trifluoromethyl)-2-pyridyl]oxy]phenyl]-3-(2,6-difluorobenzoyl)urea

1-[4-氯-3-[[3-氯-5-(三氟甲基)-2-吡啶基]氧基]苯基]-3-(2,6-二氟苯甲酰基)脲

CAS 登录号　86811-58-7

INN list　65

药效分类　抗寄生虫药

氟唑氯铵

Fludazonium Chloride（*INN*）

化学结构式

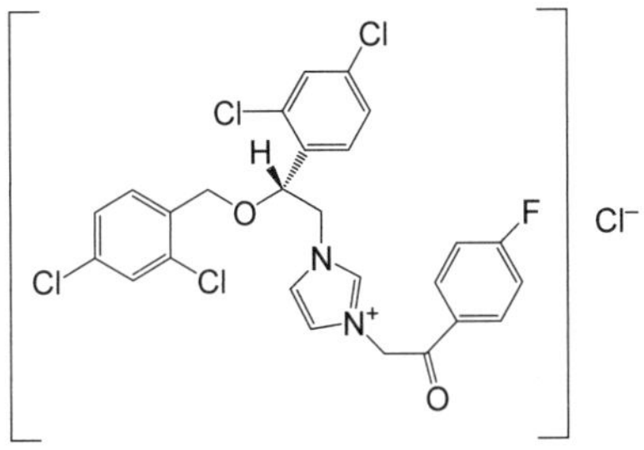

分子式和分子量　$C_{26}H_{20}Cl_5FN_2O_2$　588.71

化学名　1-[2,4-Dichloro-*β*-[(2,4-dichlorobenzyl)oxy]phenethyl]-3-(*p*-fluorophenacyl)imidazolium chloride

氯化 1-[2,4-二氯-*β*-[(2,4-二氯苄基)氧基]苯乙基]-3-(4-氟苯甲酰基)咪唑鎓

CAS 登录号　53597-28-7

INN list　33

药效分类　局部抗感染药

氟唑帕利

Fuzuloparib（*INN*）

化学结构式

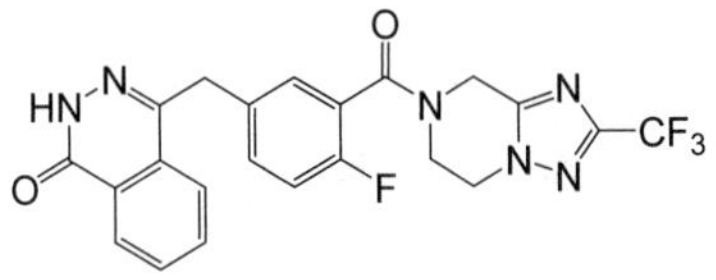

分子式和分子量　$C_{22}H_{16}F_4N_6O_2$　472.40

化学名　4-({4-Fluoro-3-[2-(trifluoromethyl)-5,6-dihydro[1,2,4]triazolo[1,5-*a*]pyrazine-7(8*H*)-carbonyl]phenyl}methyl)phthalazin-1(2*H*)-one

4-({4-氟-3-[2-(三氟甲基)-5,6-二氢[1,2,4]三氮唑并[1,5-*a*]哌嗪-7(8*H*)-羰基]苯基}甲基)酞嗪-1(2*H*)-酮

CAS 登录号　1358715-18-0

INN list　125

药效分类　聚 (ADP-核糖) 聚合酶 (PARP) 抑制药，抗肿瘤药

氟唑培啉

Fluzoperine（*INN*）

化学结构式

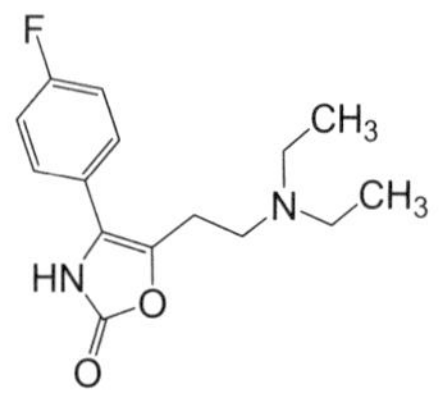

分子式和分子量　$C_{15}H_{19}FN_2O_2$　278.32

化学名　5-[2-(Diethylamino)ethyl]-4-(*p*-fluorophenyl)-4-oxazolin-2-one

5-[2-(二乙氨基)乙基]-4-(4-氟苯基)-4-噁唑啉-2-酮

CAS 登录号　52867-77-3

INN list　39

药效分类　抗心律失常药

福巴替尼

Futibatinib（*INN*）

化学结构式

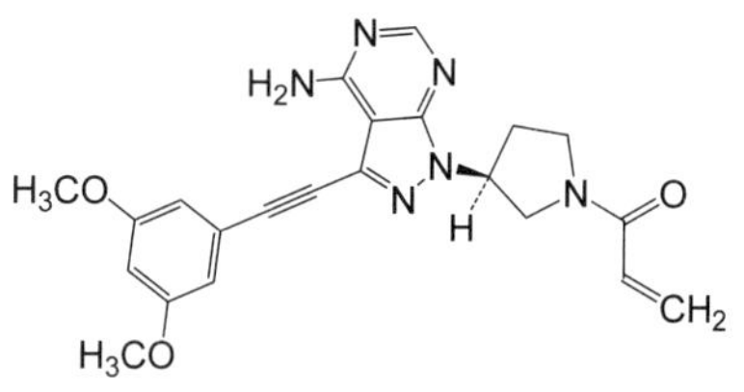

分子式和分子量　$C_{22}H_{22}N_6O_3$　418.46

化学名　1-[(3*S*)-3-{4-Amino-3-[(3,5-dimethoxyphenyl)ethynyl]-1*H*-pyrazolo[3,4-*d*]pyrimidin-1-yl}pyrrolidin-1-yl]prop-2-en-1-one

1-[(3*S*)-3-{4-氨基-3-[(3,5-二甲氧基苯基)乙炔基]-1*H*-吡唑并[3,4-*d*]嘧啶-1-基}吡咯烷-1-基]丙-2-烯-1-酮

CAS 登录号　1448169-71-8

INN list　119

药效分类　抗肿瘤药

福吡托林

Fopirtoline（*INN*）

化学结构式

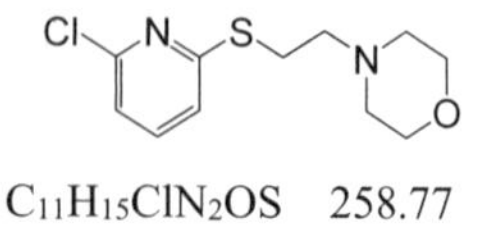

分子式和分子量　$C_{11}H_{15}ClN_2OS$　258.77

化学名　4-[2-[(6-Chloro-2-pyridyl)thio]ethyl]morpholine

4-[2-[(6-氯-2-吡啶基)硫基]乙基]吗啉

CAS 登录号　22514-23-4

INN list　20

药效分类　镇痛药

福波达星

Fobrepodacin（*INN*）

化学结构式

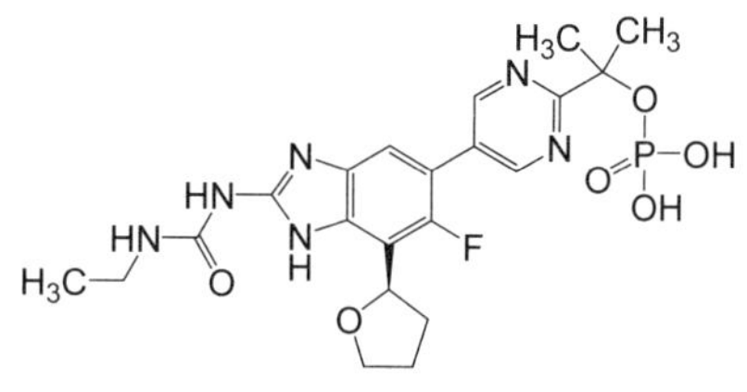

分子式和分子量　$C_{21}H_{26}FN_6O_6P$　508.45

化学名　2-(5-{2-[(Ethylcarbamoyl)amino]-6-fluoro-7-[(2*R*)-oxolan-2-yl]-1*H*-benzimidazol-5-yl}pyrimidin-2-yl)propan-2-yl dihydrogen phosphate

2-(5-{2-[(乙基氨甲酰基)氨基]-6-氟-7-[(2*R*)-氧杂环戊烷-2-基]-1*H*-苯并咪唑-5-基}嘧啶-2-基)丙烷-2-基 磷酸二氢酯

CAS 登录号　1384984-31-9

INN list　125

药效分类　抗菌药

福多司坦

Fudosteine（*INN*）

化学结构式

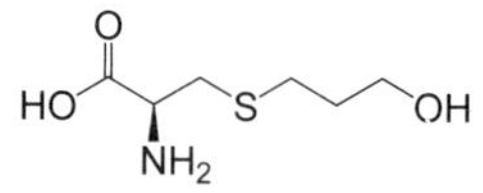

分子式和分子量　$C_6H_{13}NO_3S$　179.24

化学名　(−)-3-[(3-Hydroxypropyl)thio]-L-alanine

(−)-3-[(3-羟基丙基)硫基]-L-丙氨酸

CAS 登录号　13189-98-5

INN list　77

药效分类　黏液溶解药

福达考特

Fosdagrocorat（*INN*）

化学结构式

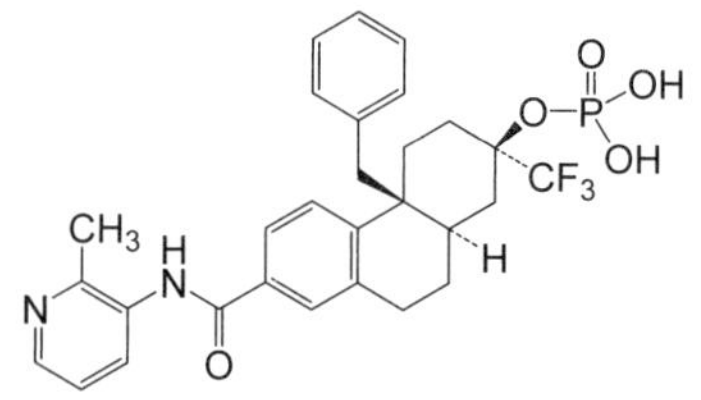

分子式和分子量　$C_{29}H_{30}F_3N_2O_5P$　574.54

化学名　(2*R*,4*aS*,10*aR*)-4*a*-Benzyl-7-[(2-methylpyridin-3-yl)carbamoyl]-2-(trifluoromethyl)-1,2,3,4,4*a*,9,10,10*a*-octahydrophenanthren-2-yldihydrogen phosphate

(2*R*,4*aS*,10*aR*)-4*a*-苄基-7-[(2-甲基吡啶-3-基)氨甲酰基]-2-(三氟甲基)-1,2,3,4,4*a*,9,10,10*a*-八氢菲-2-基 二氢磷酸酯

CAS 登录号　1044535-58-1

INN list　111

药效分类　糖皮质激素受体激动药，抗炎药

福德蝶呤

Fosdenopterin（*INN*）

化学结构式

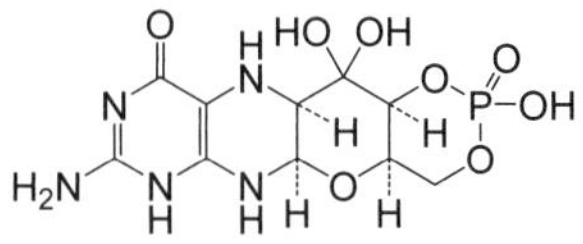

分子式和分子量　$C_{10}H_{14}N_5O_8P$　363.22

化学名　(4*aR*,5*aR*,11*aR*,12*aS*)-8-Amino-2,12,12-trihydroxy-4*a*,5*a*,6,7,11,11*a*,12,12*a*-octahydro-2*H*-2λ^5-[1,3,2]dioxaphosphinino[4',5':5,6]pyrano[3,2-*g*]pteridine-2,10(4*H*)-dione

(4*aR*,5*aR*,11*aR*,12*aS*)-8-氨基-2,12,12-三羟基-4*a*,5*a*,6,7,11,11*a*,12,12*a*-八氢-2*H*-2λ^5-[1,3,2]二氧杂磷杂环己熳并[4',5':5,6]吡喃并[3,2-*g*]蝶啶-2,10(4*H*)-二酮

CAS 登录号　150829-29-1

INN list　121

药效分类　治疗钼辅助因子缺乏药物

福德韦林

Fosdevirine（*INN*）

化学结构式

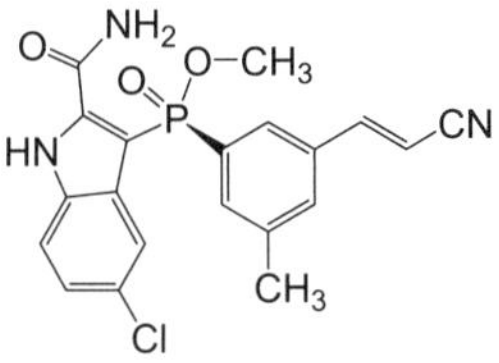

分子式和分子量　$C_{20}H_{17}ClN_3O_3P$　413.79

化学名　Methyl (*R*)-(2-carbamoyl-5-chloro-1*H*-indol-3-yl)[3-[(1*E*)-2-cyanoethen-1-yl]-5-methylphenyl]phosphinate

甲基 (*R*)-(2-氨基甲酰基-5-氯-1*H*-吲哚-3-基)[3-[(1*E*)-2-氰乙烯-1-基]-5-甲基苯基]膦酸酯

CAS 登录号　1018450-26-4

INN list　103

药效分类　抗病毒药

福地吡

Fodipir（*INN*）

化学结构式

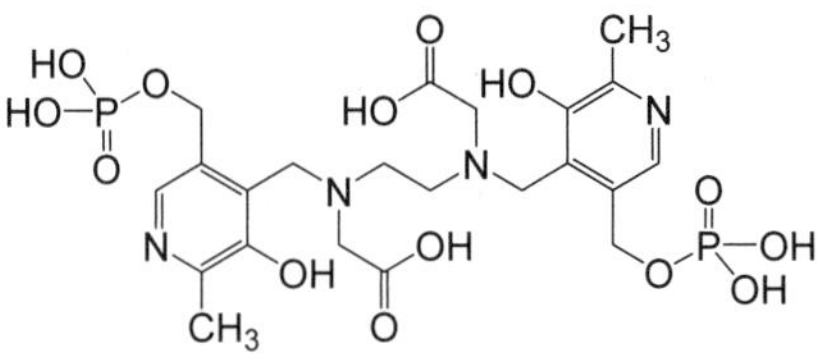

分子式和分子量　$C_{22}H_{32}N_4O_{14}P_2$　638.46

化学名　*N,N'*-Ethylenebis[*N*-[[3-hydroxy-5-(hydroxymethyl)-2-methyl-4-pyridyl]methyl]glycine] 5,5'-bis(dihydrogen phosphate)

N,N'-乙叉基双[*N*-[[3-羟基-5-(羟基甲基)-2-甲基-4-吡啶基]甲基]甘氨酸] 5,5'-双(二氢磷酸酯)

CAS 登录号　118248-91-2

INN list　72

药效分类　诊断用药

福尔可定

Pholcodine（*INN*）

化学结构式

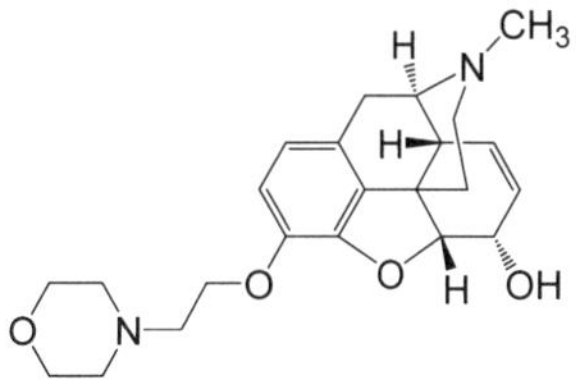

分子式和分子量　$C_{23}H_{30}N_2O_4$　398.50

化学名　Morpholinylethylmorphine

吗啉基乙基吗啡

CAS 登录号　509-67-1

INN list　1

药效分类　镇咳药

福酚美克

Forfenimex（*INN*）

化学结构式

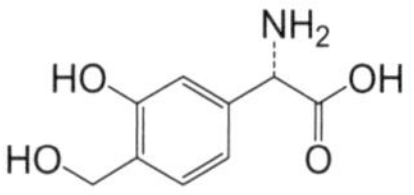

分子式和分子量　$C_9H_{11}NO_4$　197.19

化学名　(+)-(*S*)-2-(*α*,3-Dihydroxy-*p*-tolyl)glycine

(+)-(*S*)-2-(*α*,3-二羟基-4-甲基苯基)甘氨酸

CAS 登录号　72973-11-6

INN list　55

药效分类　免疫增强药

福格美通

Fosgonimeton（*INN*）

化学结构式

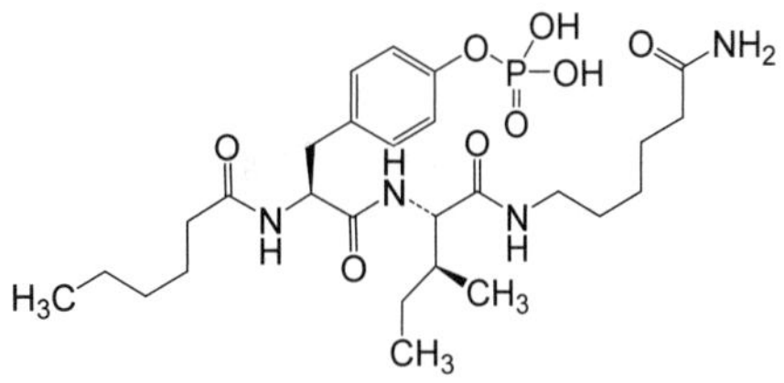

分子式和分子量　$C_{27}H_{45}N_4O_8P$　584.65

化学名　*N*-Hexanoyl-*O*-phosphono-L-tyrosyl-N^1-(6-amino-6-oxohexyl)-L-isoleucinamide

N-己酰基-*O*-膦酰基-L-酪氨酰-N^1-(6-氨基-6-氧代己基)-L-异亮酰胺

CAS 登录号 2093305-05-4
INN list 125
药效分类 肝细胞生长因子受体激动药

福拉沙坦

Forasartan（*INN*）

化学结构式

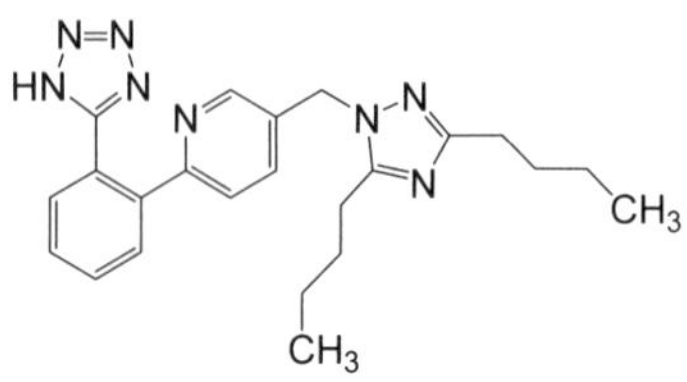

分子式和分子量 $C_{23}H_{28}N_8$ 416.52

化学名 5-[(3,5-Dibutyl-1*H*-1,2,4-triazol-1-yl)methyl]-2-(*o*-(1*H*-tetrazol-5-yl)phenyl)pyridine

5-[(3,5-二丁基-1*H*-1,2,4-三氮唑-1-基)甲基]-2-(2-(1*H*-四氮唑-5-基)苯基)吡啶

CAS 登录号 145216-43-9
INN list 74
药效分类 抗高血压药，血管紧张素Ⅱ受体拮抗药

福来君

Pholedrine（*INN*）

化学结构式

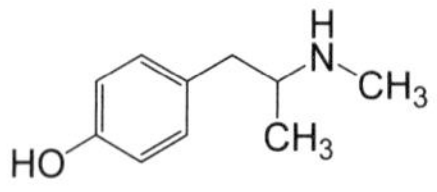

分子式和分子量 $C_{10}H_{15}NO$ 165.23

化学名 *p*-(2-Methylaminopropyl)phenol

4-(2-甲氨基丙基)苯酚

CAS 登录号 370-14-9
INN list 1
药效分类 升压药，血管收缩药

福罗帕泛

Foropafant（*INN*）

化学结构式

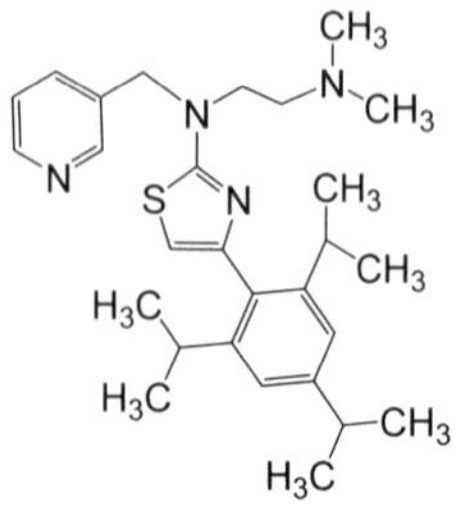

分子式和分子量 $C_{28}H_{40}N_4S$ 464.71

化学名 3-[[[2-(Dimethylamino)ethyl][4-(2,4,6-triisopropylphenyl)-2-thiazolyl]amino]methyl]pyridine

3-[[[2-(二甲氨基)乙基][4-(2,4,6-三异丙基苯基)-2-噻唑基]氨基]甲基]吡啶

CAS 登录号 136468-36-5
INN list 75
药效分类 血小板激活因子拮抗药

福美雷司

Formetorex（*INN*）

化学结构式

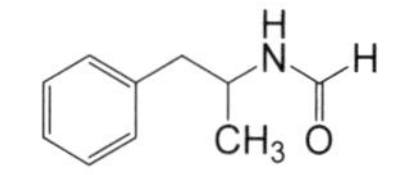

分子式和分子量 $C_{10}H_{13}NO$ 163.22

化学名 *N*-(*α*-Methylphenethyl)formamide

N-(*α*-甲基苯乙基)甲酰胺

CAS 登录号 15302-18-8
INN list 14
药效分类 食欲抑制药

福美坦

Formestane（*INN*）

化学结构式

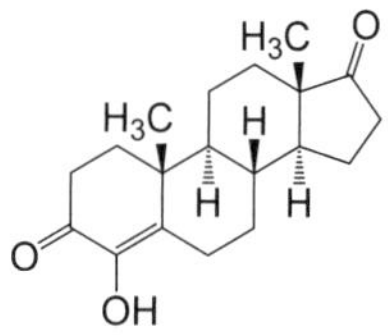

分子式和分子量 $C_{19}H_{26}O_3$ 302.41

化学名 4-Hydroxyandrost-4-ene-3,17-dione

4-羟基雄甾-4-烯-3,17-二酮

CAS 登录号 566-48-3
INN list 66
药效分类 酶抑制剂类内分泌治疗用药
ATC 分类 L02BG02

福米诺苯

Fominoben（*INN*）

化学结构式

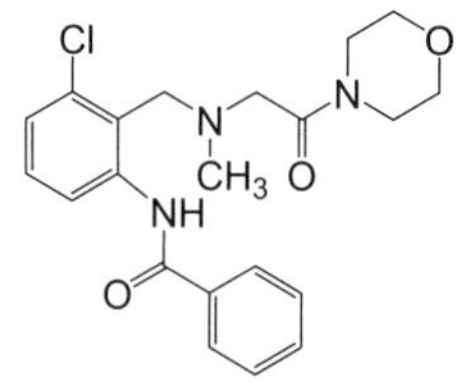

分子式和分子量 $C_{21}H_{24}ClN_3O_3$ 401.89

化学名 3'-Chloro-*α*-[methyl[(morpholinocarbonyl)methyl]amino]-*o*-benzotoluidide

3'-氯-*α*-[甲基[(吗啉甲酰基)甲基]氨基]苯甲酰-2-甲基苯胺

CAS 登录号 18053-31-1

INN list 28

药效分类 镇咳药

福米西林

Fomidacillin（*INN*）

化学结构式

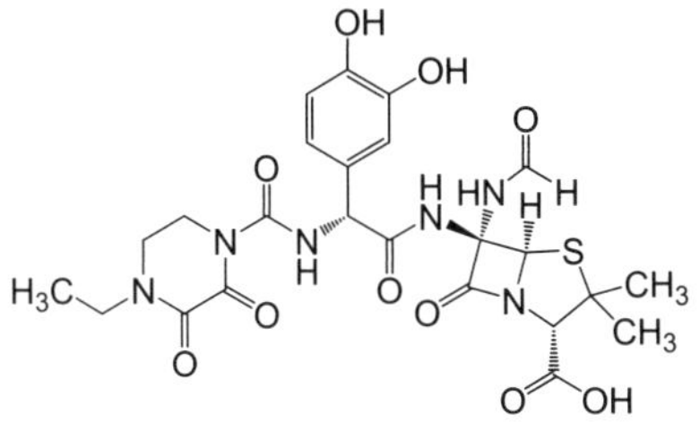

分子式和分子量 $C_{24}H_{28}N_6O_{10}S$ 592.58

化学名 (2*S*,5*R*,6*R*)-6-[(*R*)-2-(3,4-Dihydroxyphenyl)-2-(4-ethyl-2,3-dioxo-1-piperazinecarboxamido)acetamido]-6-formamido-3,3-dimethyl-7-oxo-4-thia-1-azabicyclo[3.2.0]heptane-2-carboxylic acid

(2*S*,5*R*,6*R*)-6-[(*R*)-2-(3,4-二羟基苯基)-2-(4-乙基-2,3-二氧代-1-哌嗪甲酰氨基)乙酰氨基]-6-甲酰氨基-3,3-二甲基-7-氧代-4-硫杂-1-氮杂双环[3.2.0]庚烷-2-羧酸

CAS 登录号 98048-07-8

INN list 55

药效分类 抗生素类药

福米硝唑

Forminitrazole（*INN*）

化学结构式

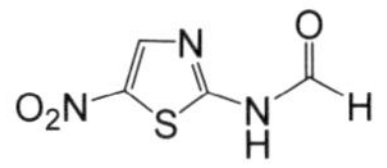

分子式和分子量 $C_4H_3N_3O_3S$ 173.15

化学名 2-Formamido-5-nitrothiazole

2-甲酰氨基-5-硝基噻唑

CAS 登录号 500-08-3

INN list 6

药效分类 抗滴虫药

福莫卡因

Fomocaine（*INN*）

化学结构式

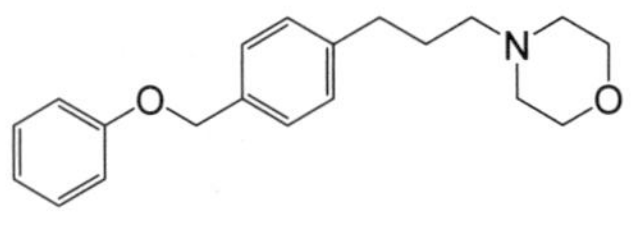

分子式和分子量 $C_{20}H_{25}NO_2$ 311.42

化学名 1-[3-[4-(Phenoxymethyl)phenyl]propyl]morpholine

1-[3-[4-(苯氧甲基)苯基]丙基]吗啉

CAS 登录号 17692-39-6

INN list 18

药效分类 局部麻醉药

福莫可他

Formocortal（*INN*）

化学结构式

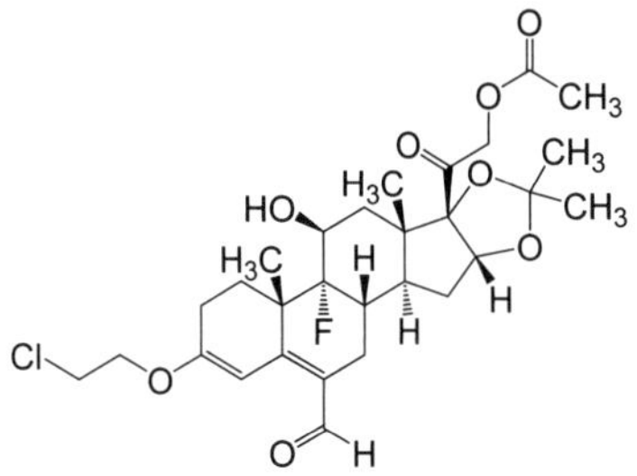

分子式和分子量 $C_{29}H_{38}ClFO_8$ 569.06

化学名 3-(2-Chloroethoxy)-9-fluoro-11*β*,16*α*,17,21-tetrahydroxy-20-oxo-3,5-pregnadiene-6-carboxaldehyde cyclic 16,17-acetal with acetone 21-acetate

3-(2-氯乙氧基)-9-氟-11*β*,16*α*,17,21-四羟基-20-氧代-3,5-孕甾二烯-6-甲醛环 16,17-缩丙酮 21-乙酸酯

CAS 登录号 2825-60-7

INN list 18

药效分类 肾上腺皮质激素类药

福莫司汀

Fotemustine（*INN*）

化学结构式

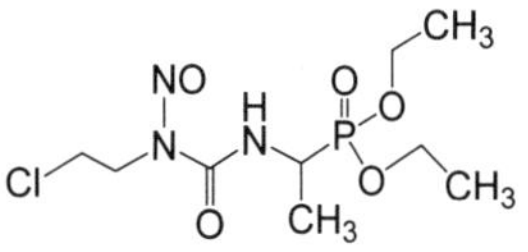

分子式和分子量 $C_9H_{19}ClN_3O_5P$ 315.69

化学名 (±)-Diethyl [1-[3-(2-chloroethyl)-3-nitrosoureido]ethyl] phosphonate

(±)-二乙基 [1-[3-(2-氯乙基)-3-亚硝基脲基]乙基]膦酸酯

CAS 登录号 92118-27-9

INN list 57

药效分类 烷化剂类抗肿瘤药

ATC 分类 L01AD05

福莫特罗

Formoterol（*INN*）

化学结构式

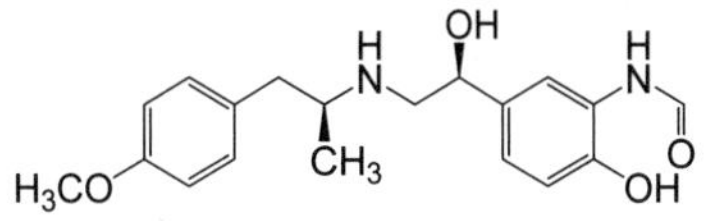

分子式和分子量 $C_{19}H_{24}N_2O_4$ 344.41

化学名 (±)-2'-Hydroxy-5'-[(*R**)-1-hydroxy-2-[[(*R**)-4-methoxyα-methylphenethyl]amino]ethyl]formanilide

(±)-2'-羟基-5'-[(*R**)-1-羟基-2-[[(*R**)-4-甲氧基-α-甲基苯乙基]氨基]乙基]甲酰苯胺

CAS 登录号 73573-87-2; 43229-80-7[富马酸盐]

INN list 44

药效分类 支气管舒张药

福那德帕

Fonadelpar（*INN*）

化学结构式

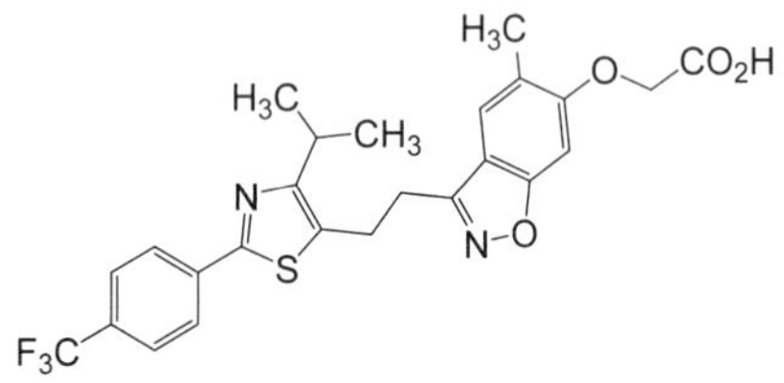

分子式和分子量 $C_{25}H_{23}F_3N_2O_4S$ 504.52

化学名 {[5-Methyl-3-(2-{4-(propan-2-yl)-2-[4-(trifluoromethyl)phenyl]-1,3-thiazol-5-yl}ethyl)-1,2-benzoxazol-6-yl]oxy}acetic acid

{[5-甲基-3-(2-{4-(丙-2-基)-2-[4-(三氟甲基)苯基]-1,3-噻唑-5-基}乙基)-1,2-苯并噁唑-6-基]氧基}乙酸

CAS 登录号 515138-06-4

INN list 114

药效分类 过氧化物酶体增殖物激活受体 δ(PPARδ)激动药

福诺雷生

Vornorexant（*INN*）

化学结构式

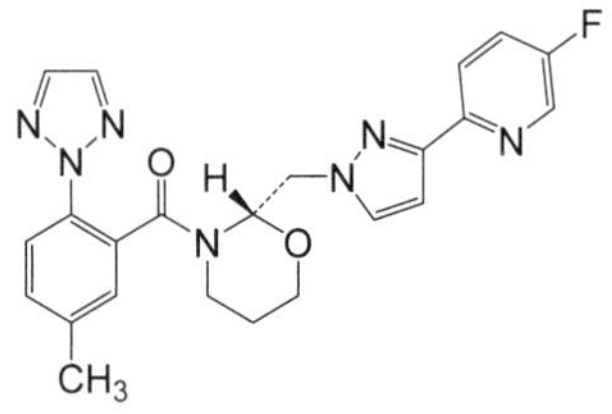

分子式和分子量 $C_{23}H_{22}FN_7O_2$ 447.47

化学名 [(2*S*)-2-[[3-(5-Fluoropyridin-2-yl)pyrazol-1-yl]methyl]-1,3-oxazinan-3-yl]-[5-methyl-2-(triazol-2-yl)phenyl]methanone

[(2*S*)-2-[[3-(5-氟吡啶-2-基)吡唑-1-基]甲基]-1,3-噁嗪-3-基]-[5-甲基-2-(三唑-2-基)苯基]甲酮

CAS 登录号 2265899-49-6

INN list 125

药效分类 促食欲素受体拮抗药

福齐夫定酯

FozivudineTidoxil（*INN*）

化学结构式

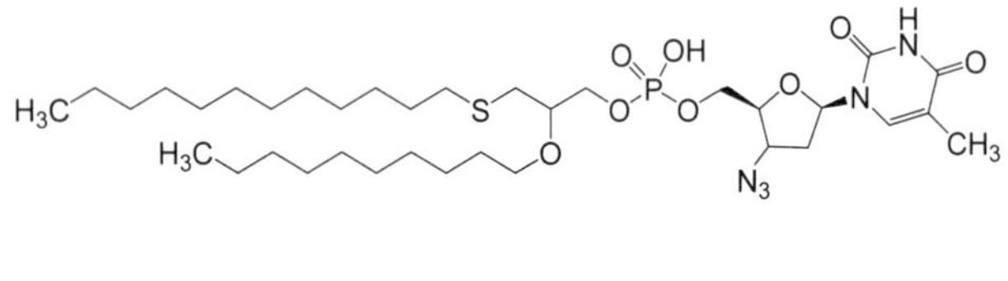

分子式和分子量 $C_{35}H_{64}N_5O_8PS$ 745.95

化学名 (2*RS*)-2-(Decyloxy)-3-(dodecylthio)propyl hydrogen 3'-azido-3'-deoxy-5'-thymidylate

(2*RS*)-2-(癸氧基)-3-(十二烷基硫基)丙基 氢 3'-叠氮基-3'-脱氧-5'-胸苷酸酯

CAS 登录号 141790-23-0

INN list 73

药效分类 抗病毒药

福曲他明

Fotretamine（*INN*）

化学结构式

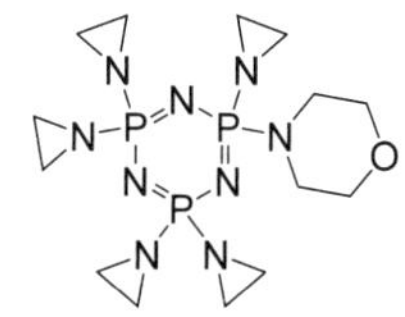

分子式和分子量 $C_{14}H_{28}N_9OP_3$ 431.35

化学名 2,2,4,4,6-Pentakis(1-aziridinyl)-2,2,4,4,6,6-hexahydro-6-morpholino-1,3,5,2,4,6-triazatriphosphorine

2,2,4,4,6-五(1-氮杂环丙基)-2,2,4,4,6,6-六氢-6-吗啉基-1,3,5,2,4,6-三氮杂三膦

CAS 登录号 37132-72-2

INN list 48

药效分类 抗肿瘤药

福瑞替尼

Foretinib（*INN*）

化学结构式

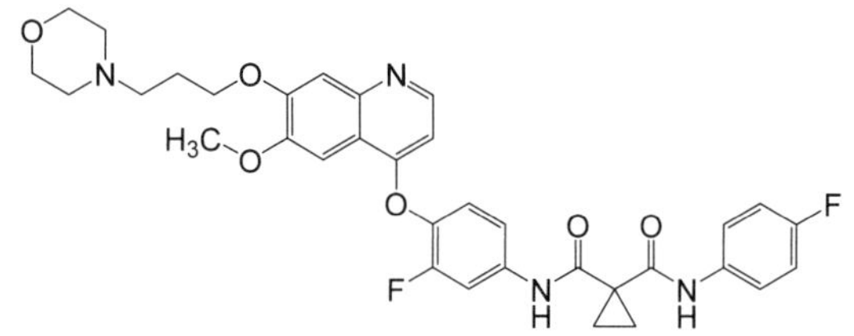

分子式和分子量 $C_{34}H_{34}F_2N_4O_6$ 632.65

化学名 *N*-[3-Fluoro-4-[[6-methoxy-7-[3-(morpholin-4-yl)propoxy]quinolin-4-yl]oxy]phenyl]-*N'*-(4-fluorophenyl)cyclopropane-1,1-dicarboxamide

N-[3-氟-4-[[6-甲氧基-7-[3-(吗啉-4-基)丙氧基]喹啉-4-基]氧基]苯基]-*N'*-(4-氟苯基)环丙烷-1,1-二甲酰胺

CAS 登录号 849217-64-7

INN list 102

药效分类 抗肿瘤药

福沙匹坦

Fosaprepitant（*INN*）

分子式和分子量 $C_{23}H_{22}F_7N_4O_6P$ 614.41

化学结构式

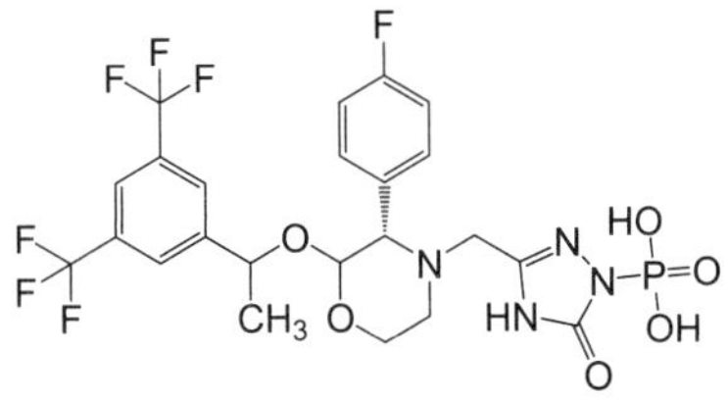

化学名 [3-[[(2*R*,3*S*)-2-[(1*R*)-1-[3,5-Bis(trifluoromethyl)phenyl] ethoxy]-3-(4-fluorophenyl)morpholin-4-yl]methyl]-5-oxo-4*H*-1,2,4-triazol-1-yl] phosphonic acid

[3-[[(2*R*,3*S*)-2-[(1*R*)-1-[3,5-双(三氟甲基)苯基]乙氧基]-3-(4-氟苯基)吗啉-4-基]甲基]-5-氧代-4*H*-1,2,4-三氮唑-1-基]膦酸

CAS 登录号 172673-20-0; 265121-04-8[二甲葡福沙匹坦]

INN list 94

药效分类 神经激肽 NK1 受体拮抗药

福司吡酯

Fospirate（*INN*）

化学结构式

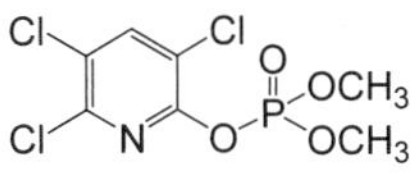

分子式和分子量 $C_7H_7Cl_3NO_4P$ 306.47

化学名 Dimethyl 3,5,6-trichloro-2-pyridyl phosphate

二甲基 3,5,6-三氯-2-吡啶基磷酸酯

CAS 登录号 5598-52-7

INN list 21

药效分类 抗蠕虫药

福司地尔

Fostedil（*INN*）

化学结构式

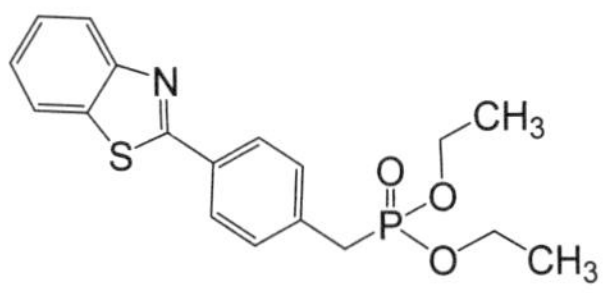

分子式和分子量 $C_{18}H_{20}NO_3PS$ 361.40

化学名 Diethyl [*p*-(2-benzothiazolyl)benzyl]phosphonate

二乙基 [4-(2-苯并噻唑基)苄基]膦酸酯

CAS 登录号 75889-62-2

INN list 51

药效分类 血管扩张药，钙通道阻滞药

福司肼

Fosenazide（*INN*）

分子式和分子量 $C_{14}H_{15}N_2O_2P$ 274.25

化学结构式

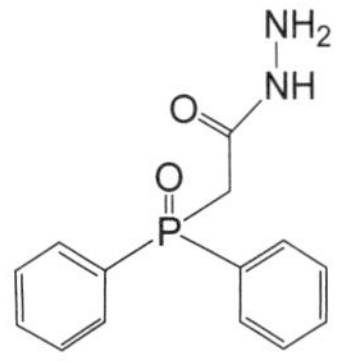

化学名 2-Diphenylphosphorylacetohydrazide

2-二苯基膦酰基乙酰肼

CAS 登录号 16543-10-5

INN list 46

药效分类 镇静催眠药

福司曲星

Fostriecin（*INN*）

化学结构式

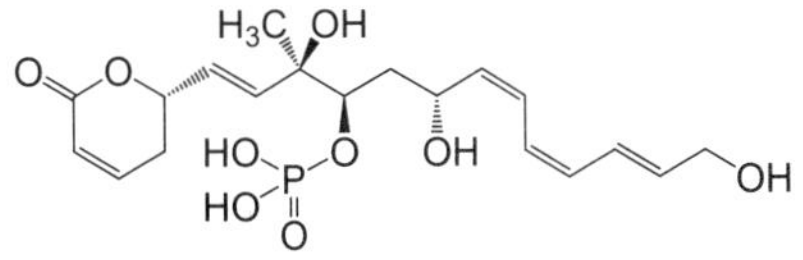

分子式和分子量 $C_{19}H_{27}O_9P$ 430.39

化学名 5,6-Dihydro-6-[3,4,6,13-tetrahydroxy-3-methyl-1,7,9,11-tridecatetraenyl]-2*H*-pyran-2-one 4-(dihydrogen phosphate)

5,6-二氢-6-[3,4,6,13-四羟基-3-甲基-1,7,9,11-十三碳四烯基]-2*H*-吡喃-2-酮 4-(二氢磷酸酯)

CAS 登录号 87810-56-8; 87860-39-7 [单钠盐]

INN list 55

药效分类 抗生素类抗肿瘤药

福酸林

Folitixorin（*INN*）

化学结构式

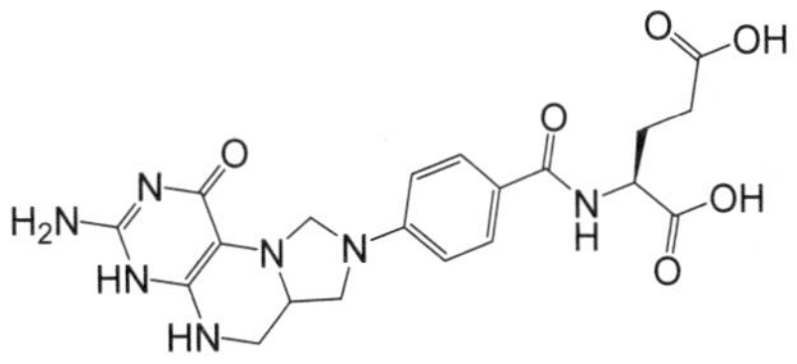

分子式和分子量 $C_{20}H_{23}N_7O_6$ 457.44

化学名 (2*S*)-2-[[4-(3-Amino-1-oxo-1,4,5,6,6*a*,7-hexahydroimidazo[1,5-*f*]pteridin-8(9*H*)-yl)benzoyl]amino]-pentanedioic acid

(2*S*)-2-[[4-(3-氨基-1-氧代-1,4,5,6,6*a*,7-六氢咪唑并[1,5-*f*]蝶啶-8(9*H*)-基)苯甲酰基]氨基]戊二酸

CAS 登录号 3432-99-3; 133978-75-3[钙盐]

INN list 98

药效分类 叶酸类衍生物

福他替尼

Fostamatinib（*INN*）

分子式和分子量 $C_{23}H_{26}FN_6O_9P$ 580.46

化学结构式

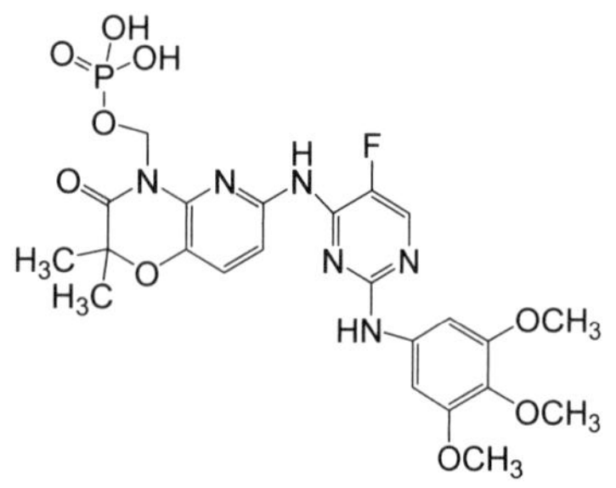

化学名 [6-[[5-Fluoro-2-[(3,4,5-trimethoxyphenyl)amino]pyrimidin-4-yl]amino]-2,2-dimethyl-3-oxo-2,3-dihydro-4*H*-pyrido[3,2-*b*][1,4]oxazin-4-yl]methyl dihydrogen phosphate

[6-[[5-氟-2-[(3,4,5-三甲氧苯基)氨基]嘧啶-4-基]氨基]-2,2-二甲基-3-氧代-2,3-二氢-4*H*-吡啶并[3,2-*b*][1,4]噁嗪-4-基]甲基 二氢磷酸酯

CAS 登录号 901119-35-5

INN list 100

药效分类 抗肿瘤药

福辛普利

Fosinopril（*INN*）

化学结构式

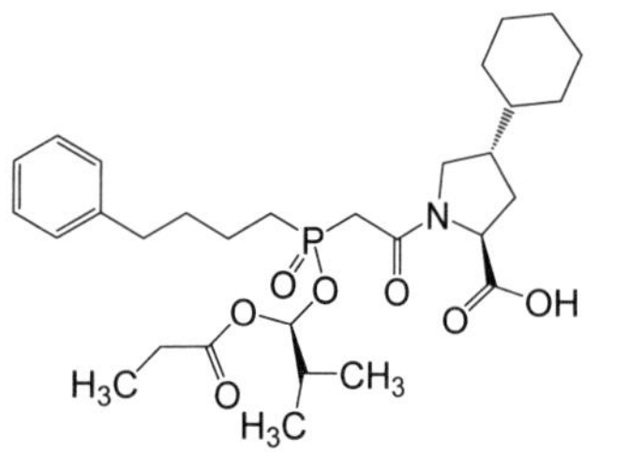

分子式和分子量 $C_{30}H_{46}NO_7P$ 563.66

化学名 (4*S*)-4-Cyclohexyl-1-[(*R*)-[(*S*)-1-hydroxy-2-methylpropoxy] (4-phenylbutyl)phosphinyl]acetyl-L-proline propionate(ester)

(4*S*)-4-环己基-1-[(*R*)-[(*S*)-1-羟基-2-甲基丙氧基](4-苯丁基)次膦酸基]乙酰基-L-脯氨酸 丙酸酯

CAS 登录号 98048-97-6; 88889-14-9; [钠盐]

INN list 69

药效分类 血管紧张素转换酶抑制药

ATC 分类 C09AA09

福辛普利拉

Fosinoprilat（*INN*）

化学结构式

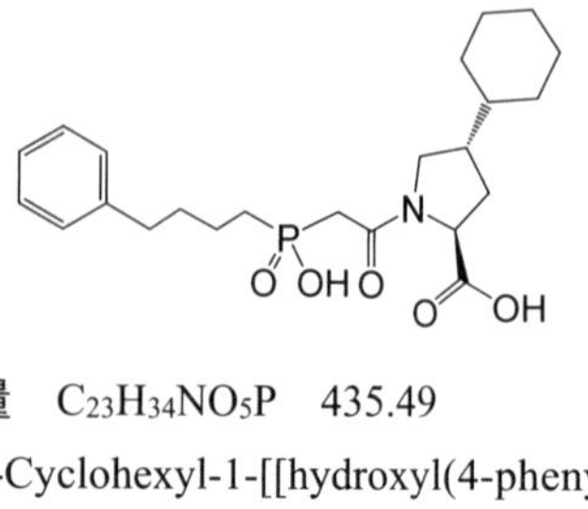

分子式和分子量 $C_{23}H_{34}NO_5P$ 435.49

化学名 (4*S*)-4-Cyclohexyl-1-[[hydroxyl(4-phenylbutyl)phosphinyl]acetyl]-L-proline

(4*S*)-4-环己基-1-[[羟基(4-苯丁基)次膦酸基]乙酰基]-L-脯氨酸

CAS 登录号 95399-71-6

INN list 62

药效分类 抗高血压药，血管紧张素转换酶抑制药

福兹可韦

Firzacorvir（*INN*）

化学结构式

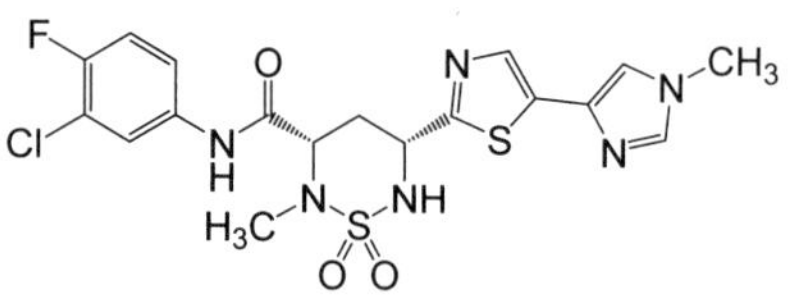

分子式和分子量 $C_{18}H_{18}ClFN_6O_3S_2$ 484.95

化学名 (3*S*,5*R*)-*N*-(3-Chloro-4-fluorophenyl)-2-methyl-5-[5-(1-methyl-1*H*-imidazol-4-yl)-1,3-thiazol-2-yl]-1,1-dioxo-1λ^6,2,6-thiadiazinane-3-carboxamide

(3*S*,5*R*)-*N*-(3-氯-4-氟苯基)-2-甲基-5-[5-(1-甲基-1*H*-咪唑-4-基)-1,3-噻唑-2-基]-1,1-二氧代-1λ^6,2,6-噻二嗪-3-甲酰胺

CAS 登录号 2243747-96-6

INN list 124

药效分类 抗病毒药

脯氨酸

Proline（*INN*）

化学结构式

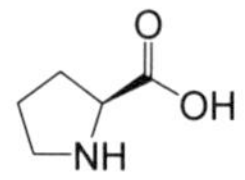

分子式和分子量 $C_5H_9NO_2$ 115.13

化学名 L-Proline

L-脯氨酸

CAS 登录号 147-85-3[L]

INN list 58

药效分类 氨基酸类药

辅酶 I

Nadide（*INN*）

化学结构式

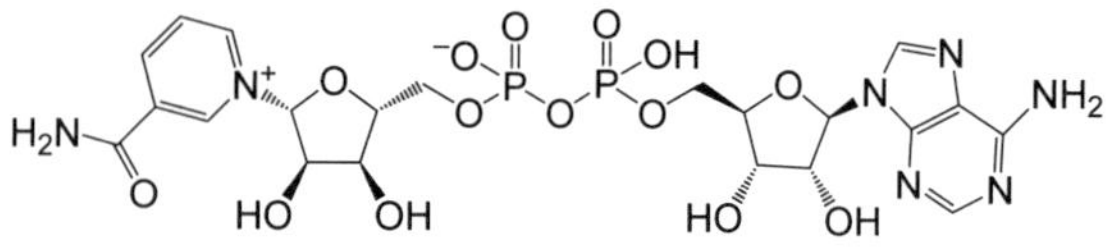

分子式和分子量 $C_{21}H_{27}N_7O_{14}P_2$ 663.43

化学名 [[(2*R*,3*S*,4*R*,5*R*)-5-(6-Aminopurin-9-yl)-3,4-dihydroxyoxolan-2-yl]methoxy-hydroxyphosphoryl] [(2*R*,3*S*,4*R*,5*R*)-5-(3-carbamoylpyridin-1-ium-1-yl)-3,4-dihydroxyoxolan-2-yl]methyl phosphate

[[(2*R*,3*S*,4*R*,5*R*)-5-(6-氨基嘌呤-9-基)-3,4-二羟基氧杂环戊烷-2-基]甲氧基-羟基磷酰基] [(2*R*,3*S*,4*R*,5*R*)-5-(3-氨基甲酰基吡啶-1-鎓-1-基)-3,4-二羟基氧杂环戊烷-2-基]甲基 磷酸酯

CAS 登录号 53-84-9

INN list 19

药效分类 解毒药

辅羧酶

Cocarboxylase（*INN*）

化学结构式

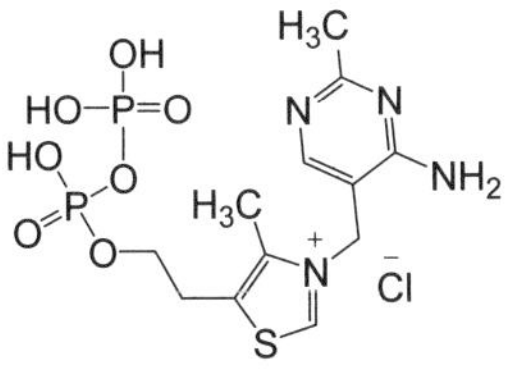

分子式和分子量 $C_{12}H_{19}N_4O_7P_2SCl$ 460.77

化学名 2-[3-[(4-Amino-2-methylpyrimidin-5-yl)methyl]-4-methyl-1,3-thiazol-3-ium-5-yl]ethyl phosphono hydrogen phosphate;chloride

氯化 2-[3-[(4-氨基-2-甲基嘧啶-5-基)甲基]-4-甲基-1,3-噻唑-3-鎓-5-基]乙基 磷酰基 氢 磷酸酯

CAS 登录号 154-87-0

INN list 1

药效分类 辅酶

副醛

Paraldehyde

化学结构式

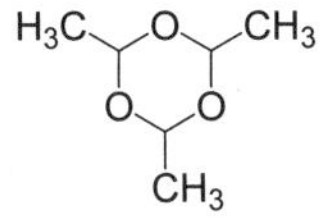

分子式和分子量 $C_6H_{12}O_3$ 132.16

化学名 2,4,6-trimethyl-1,3,5-trioxane

2,4,6-三甲基-1,3,5-三氧杂环己烷

CAS 登录号 123-63-7

药效分类 催眠药，抗癫痫药

富马地罗昔美

Diroximel Fumarate（*INN*）

化学结构式

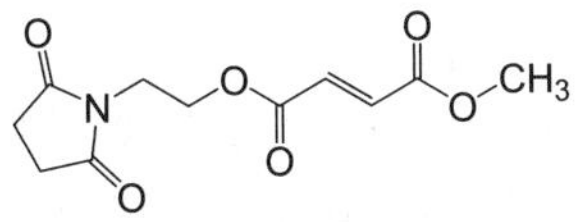

分子式和分子量 $C_{11}H_{13}NO_6$ 255.23

化学名 2-(2,5-Dioxopyrrolidin-1-yl)ethyl methyl (2*E*)-but-2-enedioate

2-(2,5-二氧代吡咯烷-1-基)乙基 甲基 (2*E*)-丁-2-烯二酸酯

CAS 登录号 1577222-14-0

INN list 115

药效分类 抗炎药

富马酸单甲酯

Monomethyl Fumarate（*INN*）

化学结构式

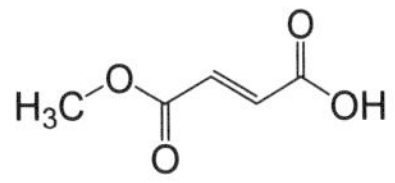

分子式和分子量 $C_5H_6O_4$ 130.10

化学名 (2*E*)-4-Methoxy-4-oxobut-2-enoic acid

(2*E*)-4-甲氧基-4-氧代丁-2-烯酸

CAS 登录号 2756-87-8

INN list 121

药效分类 抗炎药

富马酸替匹酰胺

Tepilamide Fumarate（*INN*）

化学结构式

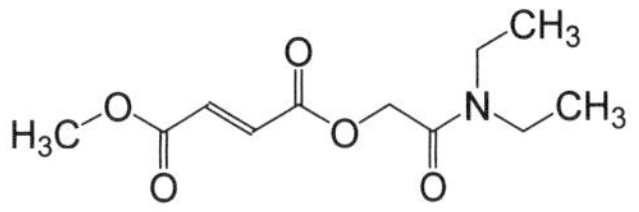

分子式和分子量 $C_{11}H_{17}NO_5$ 243.26

化学名 4-*O*-[2-(Diethylamino)-2-oxoethyl] 1-*O*-methyl (*E*)-but-2-enedioate

4-*O*-[2-(二乙氨基)-2-氧代乙基] 1-*O*-甲基 (*E*)-丁-2-烯二酸二酯

CAS 登录号 1208229-58-6

INN list 118

药效分类 抗炎药

富马酸亚铁

Ferrous Fumarate

化学结构式

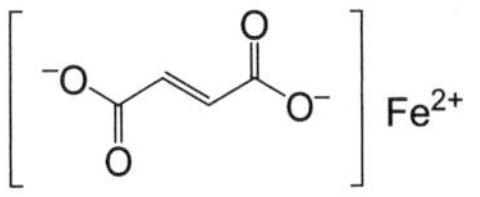

分子式和分子量 $C_4H_2FeO_4$ 169.90

化学名 (*E*)-but-2-enedioate;iron(2+)

(*E*)-J-2-二烯酸铁

CAS 登录号 141-01-5; 110-17-8

药效分类 抗贫血药

钆贝酸

Gadobenic Acid（*INN*）

分子式和分子量 $C_{22}H_{28}GdN_3O_{11}$ 667.72

化学结构式

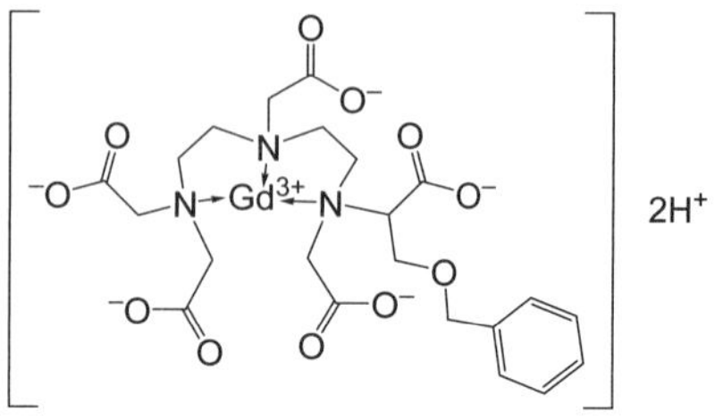

$2H^+$

化学名 Dihydrogen [(±)-4-carboxy-5,8,11-tris(carboxymethyl)-1-phenyl-2-oxa-5,8,11-triazatridecan-13-oato(5−)]gadolinite(2−)

二氢 [(±)-4-羧基-5,8,11-三(羧基甲基)-1-苯基-2-氧杂-5,8,11-三氮杂十三碳烷-13-羟酸根(5−)]合钆(2−)

CAS 登录号 113662-23-0

INN list 65

药效分类 诊断用药

钆吡醇

Gadopiclenol（*INN*）

化学结构式

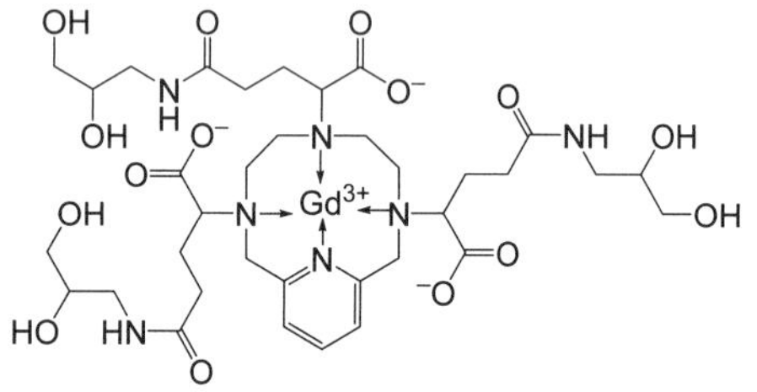

分子式和分子量 $C_{35}H_{54}GdN_7O_{15}$ 970.10

化学名 *rac*-[(2*R*,2'*Ξ*,2''*Ξ*)-2,2',2''-(3,6,9-triaza-κ^3N^3,N^6,N^9-1(2,6)-pyridina-κN^1-cyclodecaphane-3,6,9-triyl)tris(5-{[(2*Ξ*)-2,3-dihydroxypropyl]amino}-5-oxopentanoato-$\kappa^3O^1,O^{1'},O^{1''}$)(3−)]gadolinium

外消旋-[(2*R*,2'*Ξ*,2''*Ξ*)-2,2',2''-(3,6,9-三氮杂-κ^3N^3,N^6,N^9-1(2,6)-吡啶-κN^1-环癸烷-3,6,9-三基)三(5-{[(2*Ξ*)-2,3-二羟丙基]氨基}-5-氧代戊酸合-$\kappa^3O^1,O^{1'},O^{1''}$(3−)]合钆

CAS 登录号 933983-75-6

INN list 118

药效分类 诊断用药

钆布醇

Gadobutrol（*INN*）

化学结构式

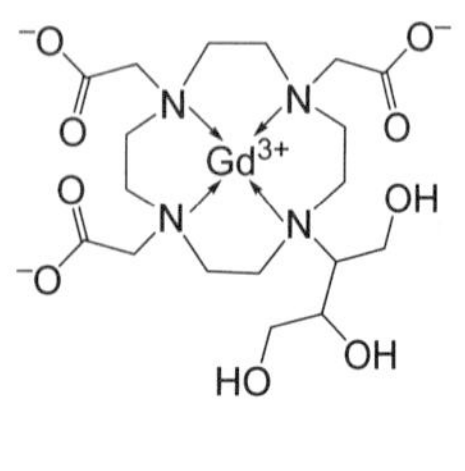

分子式和分子量 $C_{18}H_{31}GdN_4O_9$ 604.71

化学名 [10-[(1*RS*,2*SR*)-2,3-Dihydroxy-1-(hydroxymethyl)propyl]-1,4,7,10-tetraazacyclododecane-1,4,7-triacetato(3−)]gadolinium

[10-[(1*RS*,2*SR*)-2,3-二羟基-1-(羟甲基)丙基]-1,4,7,10-四氮杂环十二烷-1,4,7-三乙酸根(3−)]合钆

CAS 登录号 138071-82-6

INN list 103

药效分类 诊断用药

钆登酯

Gadodenterate（*INN*）

化学结构式

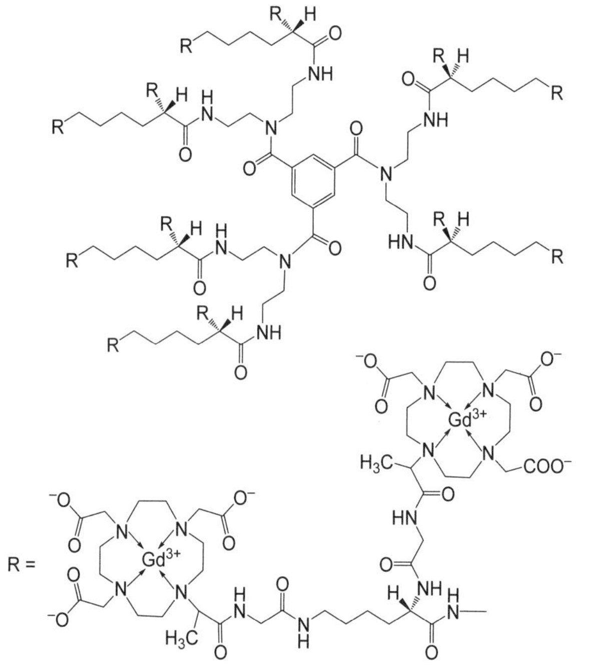

R =

分子式和分子量 $C_{585}H_{927}Gd_{24}N_{165}O_{213}$ 17453.56

化学名 10,10',10'',10''',10'''',10'''''.10'''''',10''''''',10 '''''''',10''''''''', 10'''''''''', 10''''''''''', 10 '''''''''''',10''''''''''''',10'''''''''''''', 10''''''''''''''', 10'''''''''''''''', 10 ''''''''''''''''', 10'''''''''''''''''', 10''''''''''''''''''', 10'''''''''''''''''''', 10 ''''''''''''''''''''', 10'''''''''''''''''''''', 10''''''''''' ''''''''''''-[Benzene-1,3,5-triyltris-[carbonyl nitrilo bis[(ethan-2,1-diylimino) [(5*S*)-6-oxohexane-6,1,5-triyl]bis[imino[(5*S*)-6-oxohexane-6,1,5-triyl]bis[(2-oxoethane-2,1-diyl)imino[(2*S*)-1-oxopropane-1,2-diyl]]]]]]]tetracosakis [1,4,7,10-tetraazacyclodecane-1,4,7-triacetato(3−) gadolinium (Ⅲ)]

10,10',10'',10''',10'''',10'''''.10'''''',10''''''',10 '''''''',10''''''''', 10'''''''''', 10''''''''''', 10 '''''''''''',10''''''''''''',10'''''''''''''', 10''''''''''''''', 10'''''''''''''''', 10 ''''''''''''''''', 10'''''''''''''''''', 10''''''''''''''''''', 10'''''''''''''''''''', 10''''''''''''''''''''', 10'''''''''''''''''''''', 10''''''''''' '''''''''''' -[苯-1,3,5-三基三[羰基次氮基双[(乙烷-2,1-二基氨叉基)[(5*S*)-6-氧代己烷-6,1,5-三基]双[氨叉基[(5*S*)-6-氧代己烷-6,1,5-三基]双[(2-氧代乙烷-2,1-二基)氨叉基[(2*S*)-1-氧代丙烷-1,2-二基]]]]]]]二十四烷合[1,4,7,10-四氮杂环癸烷-1,4,7-三乙酸根(3−)合钆(Ⅲ)]

CAS 登录号 544697-52-1

INN list 91

药效分类 诊断用药

钆弗塞胺

Gadoversetamide（*INN*）

化学结构式

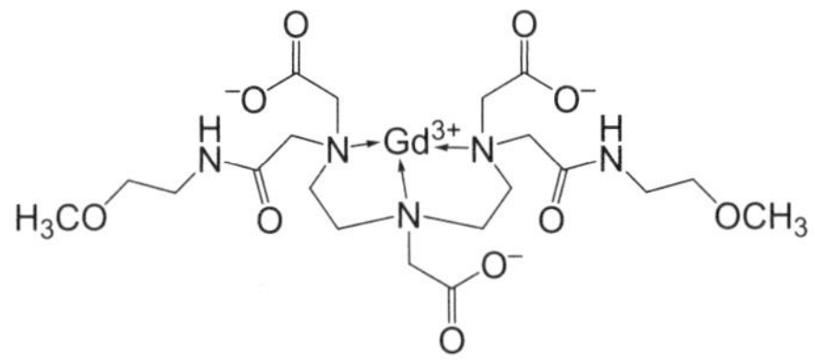

分子式和分子量 $C_{20}H_{34}GdN_5O_{10}$ 661.76

化学名 [*N,N*-Bis[2-[(carboxymethyl)[[(2-methoxyethyl)carbamoyl]methyl]amino]ethyl]glycinato(3−)]gadolinium

[*N,N*-双[2-[(羧甲基)[[(2-甲氧基乙基)氨基甲酰基]甲基]氨基]乙基]甘氨酸根(3−)]合钆

CAS 登录号 131069-91-5

INN list 71

药效分类 诊断用药

钆考酸

Gadocoletic Acid（*INN*）

化学结构式

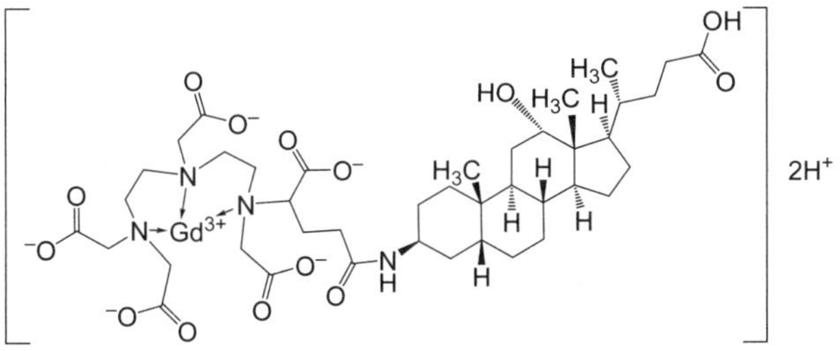

分子式和分子量 $C_{41}H_{63}GdN_4O_{14}$ 993.21

化学名 Trihydrogen [3*β*-[[(4*S*)-4-[bis[2-[bis[(carboxy-*κO*)methyl]amino-*κN*]ethyl]amino-*κN*]-4-(carboxy-*κO*)butanoyl]amino]-12*α*-hydroxy-5*β*-cholan-24-oato(6−)]gadolinite(3−)

三氢 [3*β*-[[(4*S*)-4-[双[2-[双[(羧基-*κO*)甲基]氨基-*κN*]乙基]氨基-*κN*]-4-(羧基-*κO*)丁酰基]氨基]-12*α*-羟基-5*β*-脱氧胆酸-24-羧酸根(6−)]合钆(3−)

CAS 登录号 280776-87-6

INN list 85

药效分类 诊断用药

钆磷维塞

Gadofosveset

化学结构式

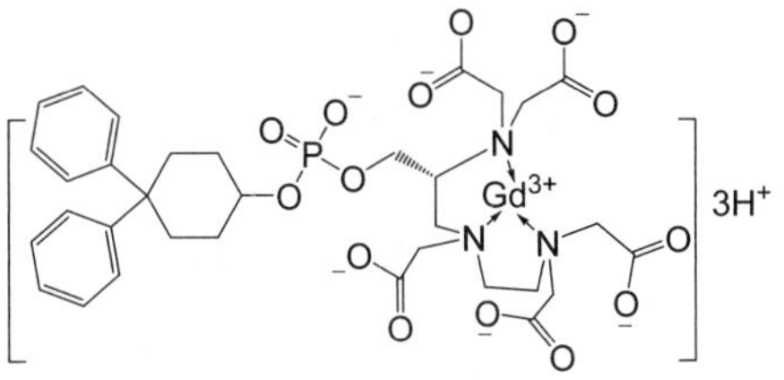

分子式和分子量 $C_{33}H_{41}GdN_3O_{14}P$ 891.91

化学名 [*N*-[2-[Bis(carboxymethyl)amino]ethyl]-*N*-[(*R*)-2-[bis-(carboxymethyl)amino]-3-hydroxypropyl]glycine 4,4-diphenylcyclohexyl hydrogen phosphato (6−)]gadolinate(3−)

[*N*-[2-[双(羧甲基)氨基]乙基]-*N*-[(*R*)-2-[双(羧甲基)氨基]-3-羟基丙基]甘氨酸 4,4-二苯基环己基磷酸根(6−)]合钆(3−)

CAS 登录号 201688-00-8

药效分类 诊断用药

钆美利醇

Gadomelitol（*INN*）

化学结构式

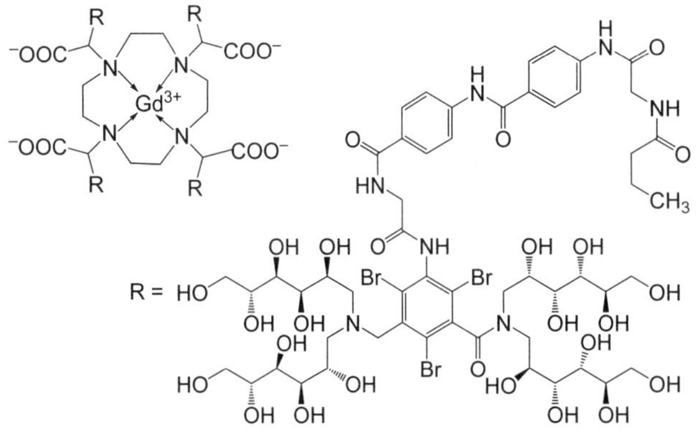

分子式和分子量 $C_{228}H_{313}Br_{12}GdN_{32}O_{116}$ 6474.17

化学名 Hydrogen[2,2',2'',2'''-[1,4,7,10-tetraazacyclododecane-1,4,7,10-triyl]tetrakis[5-[[2-[[4-[[4-[[2-[[3,5-bis[bis[(2*S*,3*R*,4*R*,5*R*)-2,3,4,5,6-pentahydroxyhexyl-2,4,6-tribromo]carbamoyl]phenyl]amino]-2-oxoethyl]carbamoyl]phenyl]carbamoyl]phenyl]amino]-2-oxoethyl]amino]-5-oxopentanoato](4−)]gadolinite(1−)

氢[2,2',2'',2'''-[1,4,7,10-四氮杂环十二烷-1,4,7,10-三基]四[5-[[2-[[4-[[4-[[2-[[3,5-双[双[(2*S*,3*R*,4*R*,5*R*)-2,3,4,5,6-五羟基己基-2,4,6-三溴]氨甲酰基]苯基]氨基]-2-氧代乙基]氨甲酰基]苯基]氨甲酰基]苯基]氨基]-2-氧代乙基]氨基]-5-氧代戊酸根](4−)]合钆(1−)

CAS 登录号 227622-74-4

INN list 85

药效分类 诊断用药

钆喷胺

Gadopenamide（*INN*）

化学结构式

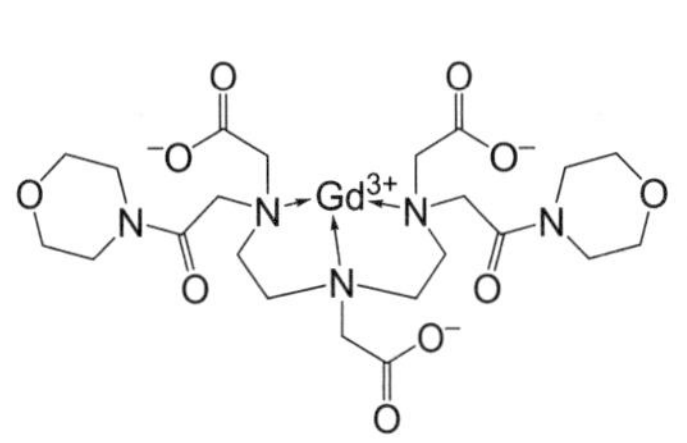

分子式和分子量 $C_{22}H_{34}GdN_5O_{10}$ 685.78

化学名 [*N,N*-Bis[2-[(carboxymethyl)[(morpholinocarbonyl)methyl]amino]ethyl]glycinato(3−)]gadolinium

[*N,N*-双[2-[(羧甲基)[(吗啉甲酰基)甲基]氨基]乙基]甘氨酸

根(3−)]合钆

CAS 登录号　117827-80-2

INN list　60

药效分类　诊断用药

钆喷酸

Gadopentetic Acid（*INN*）

化学结构式

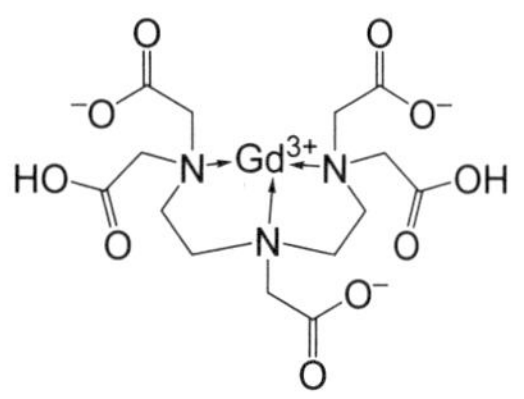

分子式和分子量　$C_{14}H_{20}GdN_3O_{10}$　547.57

化学名　Dihydrogen [*N*,*N*-bis[2-[bis(carboxymethyl)amino]ethyl]glycinato(5−)]gadolinite(2−)

二氢[*N*,*N*-双[2-[双(羧甲基)氨基]乙基]甘氨酸根(5−)]合钆(2−)

CAS 登录号　80529-93-7

INN list　50

药效分类　诊断用药

钆塞酸

Gadoxetic Acid（*INN*）

化学结构式

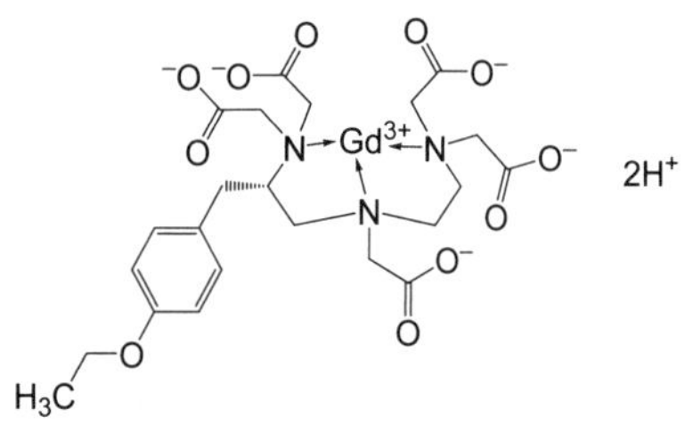

分子式和分子量　$C_{23}H_{30}GdN_3O_{11}$　681.75

化学名　Dihydrogen[*N*-[(2*S*)-2-[bis(carboxymethyl)amino]-3-(*p*-ethoxyphenyl)propyl]-*N*-[2-[bis(carboxymethyl)amino]ethyl]glycinato(5−)] gadolinite(2−)

二氢[*N*-[(2*S*)-2-[双(羧甲基)氨基]-3-(4-乙氧苯基)丙基]-*N*-[2-[双(羧甲基)氨基]乙基]甘氨酸根(5−)]合钆(2−)

CAS 登录号　135326-11-3; 135326-22-6[钆塞酸二钠]

INN list　71

药效分类　诊断用药

钆双胺

Gadodiamide（*INN*）

化学结构式

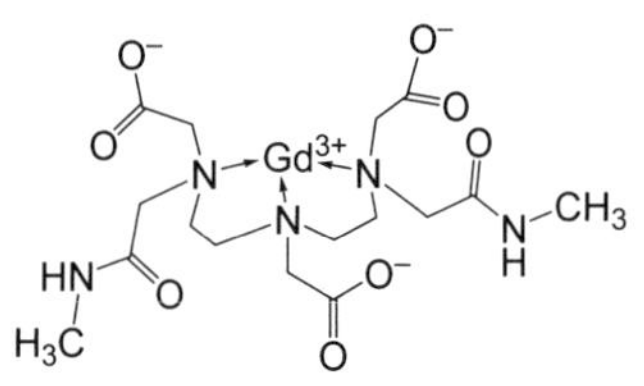

分子式和分子量　$C_{16}H_{26}GdN_5O_8$　573.66

化学名　[*N*,*N*-Bis[2-[(carboxymethyl)[(methylcarbamoyl)methyl]amino]ethyl]glycinato(3−)] gadolinium

[*N*,*N*-双[2-[(羧甲基)[(甲基氨基甲酰基)甲基]氨基]乙基]甘氨酸根(3−)]合钆

CAS 登录号　131410-48-5[无水]

INN list　70

药效分类　诊断用药

钆四胺烷

Gadoquatrane（*INN*）

化学结构式

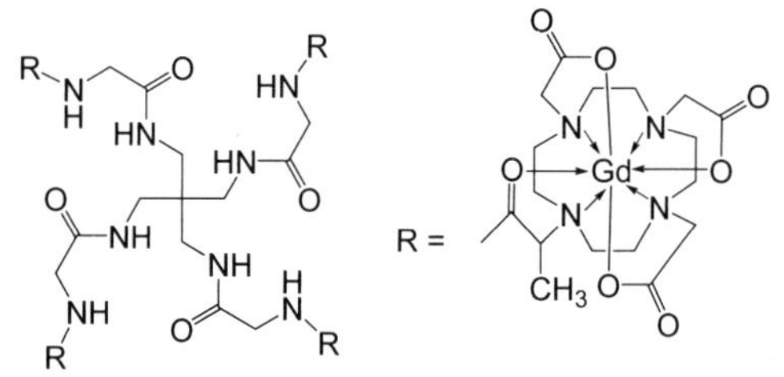

分子式和分子量　$C_{81}H_{128}Gd_4N_{24}O_{32}$　2579.02

化学名　*rac*-[{*μ*4-2,2',2'',2''',2'''',2'''''-[{(2*R*,16*Ξ*)-3,6,12,15-tetraoxo-1*κO*^{3}:2*κO*^{15}-9,9-bis[(2-{(2*Ξ*)-2-[4,7,10-tris(carboxy-3*κ*^{3}*O*^{4},*O*^{7},*O*^{10}:4*κ*^{3}*O*$^{4'}$,*O*$^{7'}$,*O*$^{10'}$-methyl)-1,4,7,10-tetraazacyclododecan-1-yl-3*κ*^{4}*N*^{1},*N*^{4},*N*^{7},*N*^{10}:4*κ*^{4}*N*$^{1'}$,*N*$^{4'}$,*N*$^{7'}$,*N*$^{10'}$]-propanamido-3*κO*:4*κO*'}acetamido)methyl]-4,7,11,14-tetraazaheptadecane-2,16-diyl}bis(1,4,7,10-tetraazacyclododecane-10,1,4,7-tetrayl-1*κ*^{4}*N*^{1},*N*^{4},*N*^{7},*N*^{10}:2*κ*^{4}*N*$^{1'}$,*N*$^{4'}$,*N*$^{7'}$,*N*$^{10'}$)]hexaacetato-1*κ*^{3}*O*^{1},*O*^{4},*O*^{7}:-2*κ*^{3}*O*$^{1'}$,*O*$^{4'}$,*O*$^{7'}$}(12−)]tetragadolinium

外消旋-[{*μ*4-2,2',2'',2''',2'''',2'''''-[{(2*R*,16*Ξ*)-3,6,12,15-四氧代-1*κO*^{3}:2*κO*^{15}-9,9-双[(2-{(2*Ξ*)-2-[4,7,10-三(羧基-3*κ*^{3}*O*^{4},*O*^{7},*O*^{10}:4*κ*^{3}*O*$^{4'}$,*O*$^{7'}$,*O*$^{10'}$-甲基)-1,4,7,10-四氮杂环十二烷-1-基-3*κ*^{4}*N*^{1},*N*^{4},*N*^{7},*N*^{10}:4*κ*^{4}*N*$^{1'}$,*N*$^{4'}$,*N*$^{7'}$,*N*$^{10'}$]-丙酰氨基-3*κO*:4*κO*'}乙酰氨基)甲基]-4,7,11,14-四氮杂十七烷-2,16-二基}双(1,4,7,10-四氮杂环十二烷-10,1,4,7-四基-1*κ*^{4}*N*^{1},*N*^{4},*N*^{7},*N*^{10}:2*κ*^{4}*N*$^{1'}$,*N*$^{4'}$,*N*$^{7'}$,*N*$^{10'}$)] 六乙酸根-1*κ*^{3}*O*^{1},*O*^{4},*O*^{7}:-2*κ*^{3}*O*$^{1'}$,*O*$^{4'}$,*O*$^{7'}$}(12−)]合四钆

CAS 登录号　2048221-65-2

INN list　125

药效分类　诊断显像剂

钆特醇

Gadoteridol（*INN*）

化学结构式

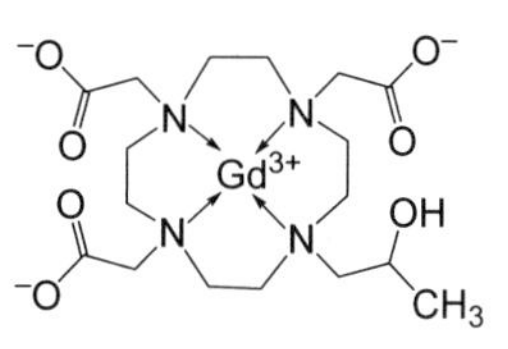

分子式和分子量　$C_{17}H_{29}GdN_4O_7$　558.68

化学名　(±)-[10-(2-Hydroxypropyl)-1,4,7,10-tetraazacyclododecane-1,4,7-triacetato(3−)]gadolinium

(±)-[10-(2-羟基丙基)-1,4,7,10-四氮杂环十二烷-1,4,7-三乙酸根(3−)]合钆

CAS 登录号 120066-54-8

INN list 64

药效分类 诊断用药

钆特酸

Gadoteric Acid（*INN*）

化学结构式

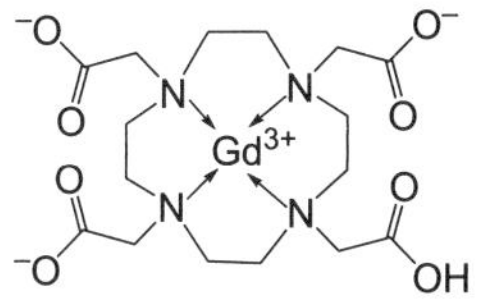

分子式和分子量 $C_{16}H_{25}GdN_4O_8$ 558.64

化学名 Hydrogen[1,4,7,10-tetraazacyclododecane-1,4,7,10-tetraacetato(4−)] gadolinate(1−)

氢[1,4,7,10-四氮杂环十二烷-1,4,7,10-四乙酸根(4−)]合钆(1−)

CAS 登录号 72573-82-1

INN list 59

药效分类 诊断用药

钙立醇

Calteridol（*INN*）

化学结构式

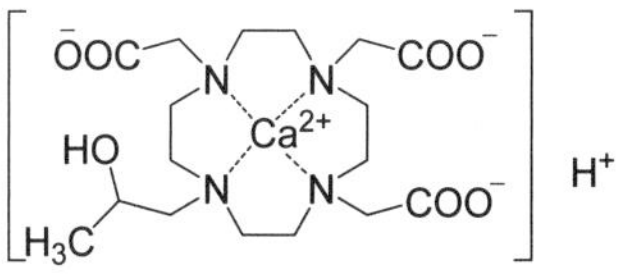

分子式和分子量 $C_{17}H_{30}CaN_4O_7$ 442.52

化学名 Hydrogen[(±)-10-(2-Hydroxypropyl)-1,4,7,10-tetraazacyclododecane-1,4,7-triacetato (3−)] calciate (1−)

氢 [(±)-10-(2-羟基丙基)-1,4,7,10-四氮杂环十二烷-1,4,7-乙酸根(3−)]合钙(1−)

CAS 登录号 132722-73-7

INN list 65

药效分类 药用辅料

甘氨酸

Glycine（*INN*）

化学结构式

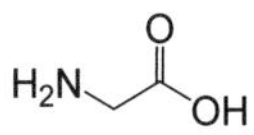

分子式和分子量 $C_2H_5NO_2$ 75.07

化学名 2-Aminoacetic acid

2-氨基乙酸

CAS 登录号 56-40-6

INN list 58

药效分类 氨基酸类药

甘铋胂

Glycobiarsol（*INN*）

化学结构式

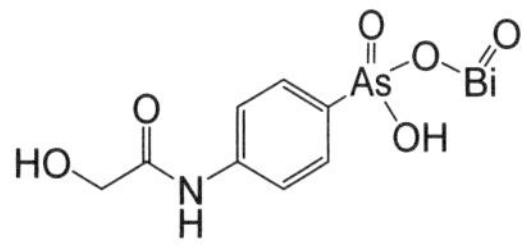

分子式和分子量 $C_8H_9AsBiNO_6$ 499.06

化学名 Bismuthyl 4-*N*-glycoloylaminophenyl arsinate

氧铋基 4-*N*-羟乙酰胺苯基次胂酸

CAS 登录号 116-49-4

INN list 1

药效分类 砷化合物类抗阿米巴虫药

ATC 分类 P01AR03

甘草次酸

Enoxolone（*INN*）

化学结构式

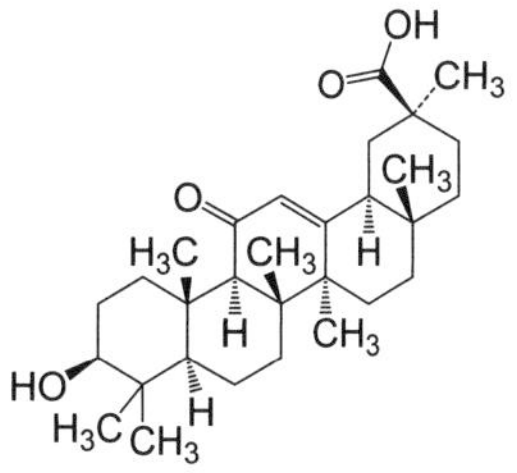

分子式和分子量 $C_{30}H_{46}O_4$ 470.68

化学名 3*β*-Hydroxy-11-oxoolean-12-en-30-oic acid

3*β*-羟基-11-氧代齐墩果-12-烯-30-酸

登录号 471-53-4

INN list 15

药效分类 抗炎药

甘草酸

Glycyrrhizin

化学结构式

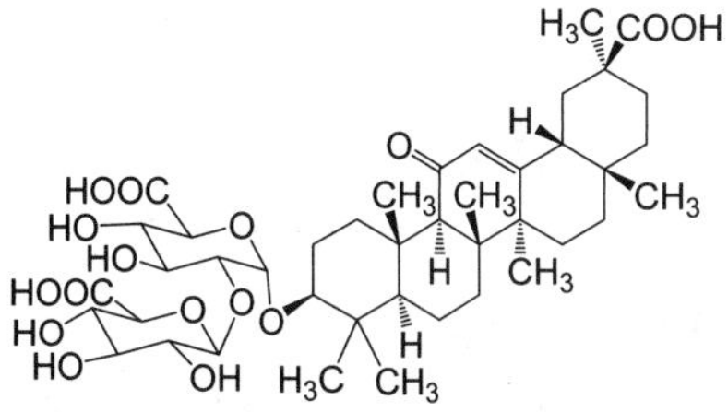

分子式和分子量 $C_{42}H_{62}O_{16}$ 822.93

化学名 20*β*-Carboxy-11-oxo-30-norolean-12-en-3*β*-yl-2-*O*-*β*-D-glucopyranuronosyl-*α*-D-glucopyranosduronic acid

20*β*-羧基-11-氧代-30-去甲齐墩果-12-烯-3*β*-基-2-*O*-*β*-D-吡

喃葡萄糖基-α-D-吡喃葡萄糖醛酸

CAS 登录号 1405-86-3; 68797-35-3[氢二钾盐]; 71277-79-7[氢二钠盐]; 56649-78-6[三钠盐]

药效分类 抗炎药

甘磷酸胆碱

Choline Alfoscerate（*INN*）

化学结构式

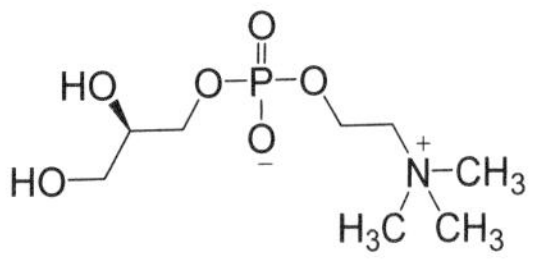

分子式和分子量 $C_8H_{20}NO_6P$ 257.22

化学名 [(2*R*)-2,3-Dihydroxypropyl] 2-(trimethylazaniumyl)ethyl phosphate

[(2*R*)-2,3-二羟基丙基] 2-(三甲基氮鎓基)乙基 磷酸酯

CAS 登录号 28319-77-9

INN list 60

药效分类 保肝药

甘露醇

Mannitol

化学结构式

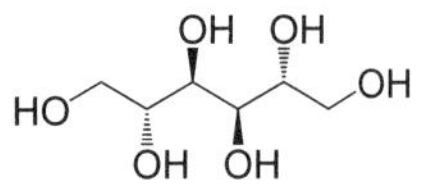

分子式和分子量 $C_6H_{14}O_6$ 182.17

化学名 (2*R*,3*R*,4*R*,5*R*)-Hexane-1,2,3,4,5,6-hexol

(2*R*,3*R*,4*R*,5*R*)-己烷-1,2,3,4,5,6-六醇

CAS 登录号 69-65-8

药效分类 利尿药，诊断用药

甘露六硝酯

Mannitol Hexanitrate（*INN*）

化学结构式

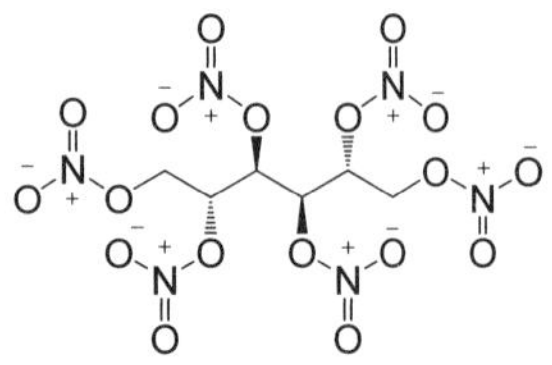

分子式和分子量 $C_6H_8N_6O_{18}$ 452.16

化学名 [(2*R*,3*R*,4*R*,5*R*)-1,2,4,5,6-Pentanitrooxyhexan-3-yl] nitrate

[(2*R*,3*R*,4*R*,5*R*)-1,2,4,5,6-五硝酰氧基己烷-3-基] 硝酸酯

CAS 登录号 15825-70-4

INN list 1

药效分类 抗心绞痛药

甘露莫司汀

Mannomustine（*INN*）

化学结构式

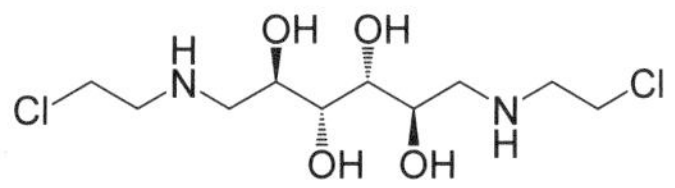

分子式和分子量 $C_{10}H_{22}Cl_2N_2O_4$ 305.20

化学名 (2*R*,3*R*,4*R*,5*R*)-1,6-Bis(2-chloroethylamino)hexane-2,3,4,5-tetrol

(2*R*,3*R*,4*R*,5*R*)-1,6-双(2-氯乙基氨基)己-2,3,4,5-四醇

CAS 登录号 576-68-1

INN list 8

药效分类 抗肿瘤药

甘露舒凡

Mannosulfan（*INN*）

化学结构式

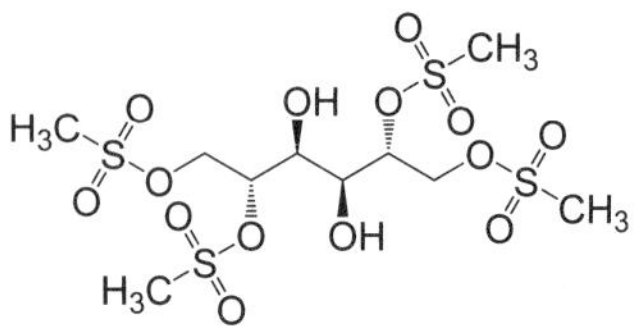

分子式和分子量 $C_{10}H_{22}O_{14}S_4$ 494.53

化学名 D-Mannitol 1,2,5,6-tetramethanesulfonate

D-甘露醇 1,2,5,6-四甲磺酸酯

CAS 登录号 7518-35-6

INN list 24

药效分类 烷化剂类抗肿瘤药

ATC 分类 L01AB03

甘露特钠

Sodium Oligomannate

化学结构式

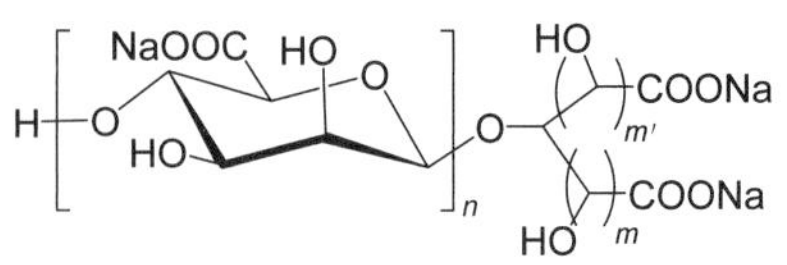

n=1～9; *m*=0,1,2; *m'*=0,1

分子式和分子量 $(C_6H_7O_6Na)_n(CH_2O)_{m+m'}C_3H_2O_5Na_2$, *n*=1～9; *m*=0, 1, 2; *m'*=0, 1 750～1010

化学名 Oligomer-β-1→4-D-mannuronic acid sodium diuronate

寡聚-β-1→4-D-甘露糖醛酸二酸钠

CAS 登录号 2169737-52-2

药效分类 治疗轻度至中度阿尔茨海默病药

甘露特酸

Aligomanuxic Acid（*INN*）

分子式 $(C_6H_8O_6)_n(CH_2O)_{m+m'}C_3H_4O_5$

化学结构式

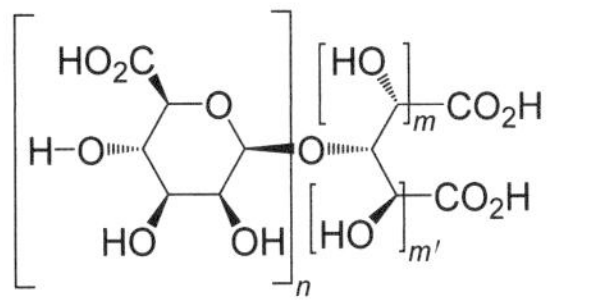

m=0,1　n=1 (10%～30%)
m'=0,1,2　n=2 (25%～30%)
n=3 (15%～30%)
n=1～9　n=4～9 (20%～40%)

化学名　*O*-[Oligo-(1→4)-*β*-D-mannopyranuronan-*β*-osyl]-(1→3)-D-mannaric, -(1→2)-D-arabinaric, -(1→3)-D-arabinaric, (1→2)-D-erythraric, -(1→2)-D-threaric, and -(1→2)-glyceraric acids

O-[寡聚-(1→4)-*β*-D-吡喃甘露糖醛酸-*β*-糖基]-(1→3)D-甘露糖二酸,-(1→2)-D-阿拉伯糖二酸,-(1→3)-D-阿拉伯糖二酸,(1→2)-D-赤藓糖二酸,-(1→2)-D-苏阿糖二酸和-(1→2)甘油二酸

CAS 登录号　105280-81-7

INN list　122

药效分类　淀粉样蛋白原纤维沉积抑制药

甘珀酸

Carbenoxolone（*INN*）

化学结构式

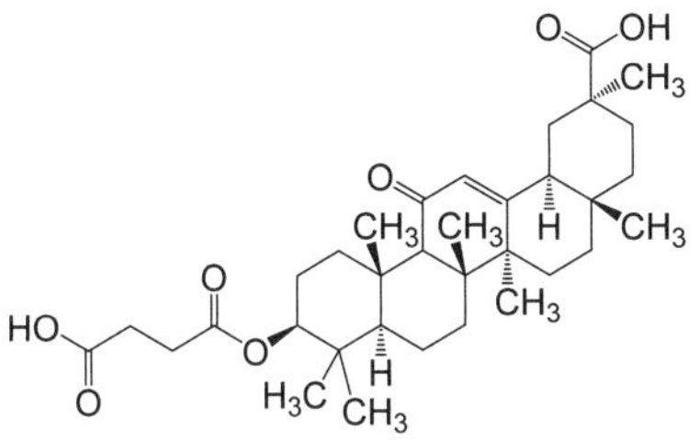

分子式和分子量　$C_{34}H_{50}O_7$　570.75

化学名　3*β*-(3-Carboxypropionyloxy)-11-oxo-olean-12-en-30-oic acid

3*β*-(3-羧酸基丙酰氧基)-11-氧代齐墩果烷-12-烯-30-酸

CAS 登录号　5697-56-3; 7421-40-1 [钠盐]

INN list　15

药效分类　肾上腺皮质激素类药

甘羟铝

Dihydroxyaluminum Aminoacetate

化学结构式

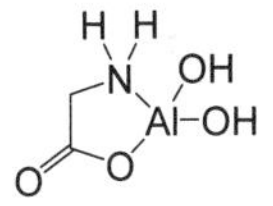

分子式和分子量　$C_2H_6AlNO_4$　135.05

化学名　Dihydroxy aluminum glycinate

二羟基合铝 甘氨酸盐

CAS 登录号　13682-92-3

药效分类　抗酸药

甘油

Glycerol（*INN*）

分子式和分子量　$C_3H_8O_3$　92.09

化学结构式

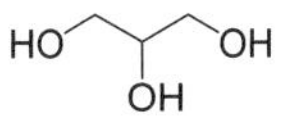

化学名　Glycerol

丙三醇

CAS 登录号　56-81-5

INN list　4

药效分类　导泻药，药用辅料

杆菌肽

Bacitracin（*INN*）

化学结构式

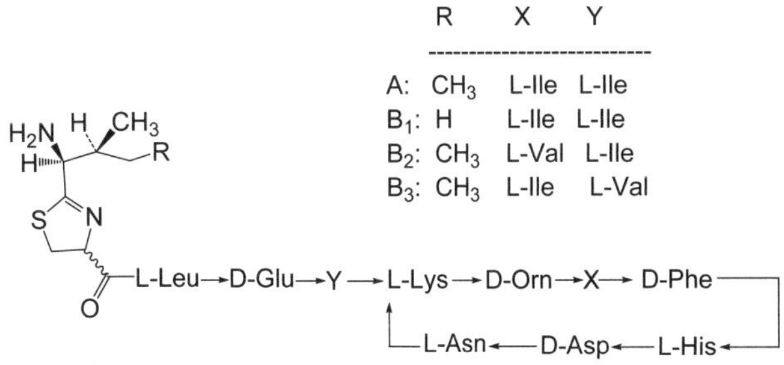

	R	X	Y
A:	CH_3	L-Ile	L-Ile
B_1:	H	L-Ile	L-Ile
B_2:	CH_3	L-Val	L-Ile
B_3:	CH_3	L-Ile	L-Val

化学名　Bacitracin

杆菌肽

CAS 登录号　1405-87-4

INN list　1

药效分类　抗生素类药

橄榄霉素

Olivomycin（*INN*）

药物描述　An antibiotic obtained from cultures of *Actinomyces olivoreticuli*, or the same substance obtained by any other means

从橄榄放线菌(*Actinomyces olivoreticuli*) 的培养液中得到抗生素，或通过其他手段获得的相同物质

CAS 登录号　11006-70-5

INN list　18

药效分类　抗生素类药

高泛酸

Hopantenic Acid（*INN*）

化学结构式

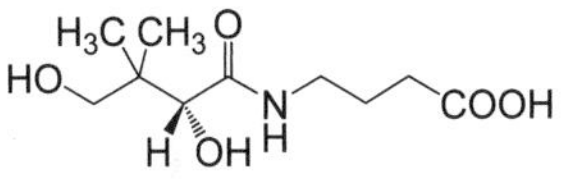

分子式和分子量　$C_{10}H_{19}NO_5$　233.26

化学名　D-(+)-4-(2,4-Dihydroxy-3,3-dimethylbutyramido)butyric acid

D-(+)-4-(2,4-二羟基-3,3-二甲基丁酰氨基)丁酸

CAS 登录号　18679-90-8

INN list　22

药效分类　精神兴奋药

高氟奋乃静

Homofenazine（*INN*）

化学结构式

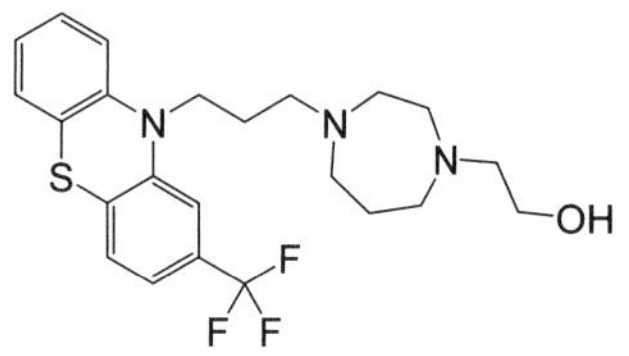

分子式和分子量　$C_{23}H_{28}F_3N_3OS$　451.55

化学名　Hexahydro-4-[3-[2-(trifluoromethyl)phenothiazin-10-yl]propyl]-1*H*-1,4-diazepine-1-ethanol

六氢-4-[3-[2-(三氟甲基)吩噻嗪-10-基]丙基]-1*H*-1,4-二氮杂草-1-乙醇

CAS 登录号　3833-99-6

INN list　15

药效分类　抗精神病药

高氯环秦

Homochlorcyclizine（*INN*）

化学结构式

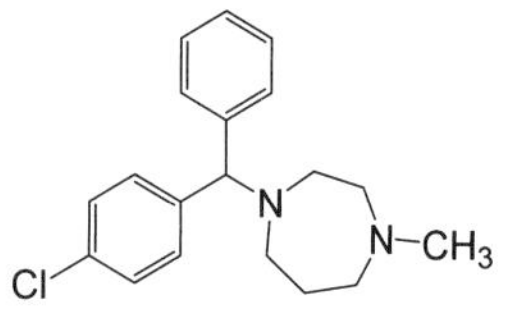

分子式和分子量　$C_{19}H_{23}ClN_2$　314.85

化学名　1-(*p*-Chlorodiphenylmethyl)-4-methyl-1,4-diazacycloheptane

1-(4-氯二苯基甲基)-4-甲基-1,4-二氮杂草

CAS 登录号　848-53-3

INN list　10

药效分类　抗组胺药

高氯酸硝胆碱

Nitricholine Perchlorate（*INN*）

化学结构式

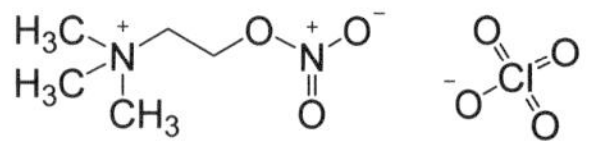

分子式和分子量　$C_5H_{13}ClN_2O_7$　248.62

化学名　2-Hydroxyethyltrimethylammonium nitric acid ester perchlorate

高氯酸化 2-羟基乙基三甲基铵 硝酸酯

CAS 登录号　7009-91-8

INN list　110

药效分类　抗胆碱药

高匹拉醇

Homopipramol（*INN*）

化学结构式

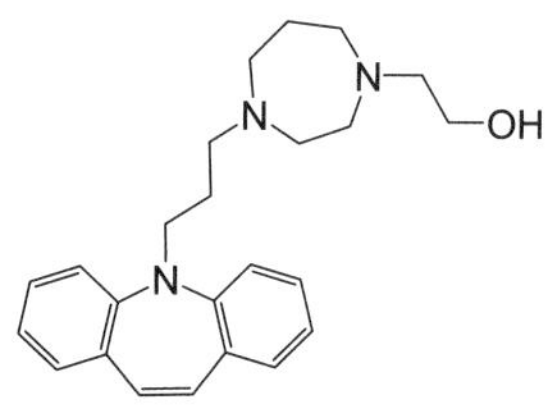

分子式和分子量　$C_{24}H_{31}N_3O$　377.52

化学名　4-[3-(5*H*-Dibenz[*b*,*f*]azepin-5-yl)propyl]hexahydro-1*H*-1,4-diazepine-1-ethanol

4-[3-(5*H*-二苯并[*b*,*f*]氮杂草-5-基)丙基]六氢-1*H*-1,4-二氮杂草-1-乙醇

CAS 登录号　35142-68-8

INN list　20

药效分类　安定药

高乌甲素

Lappaconitine（*INN*）

化学结构式

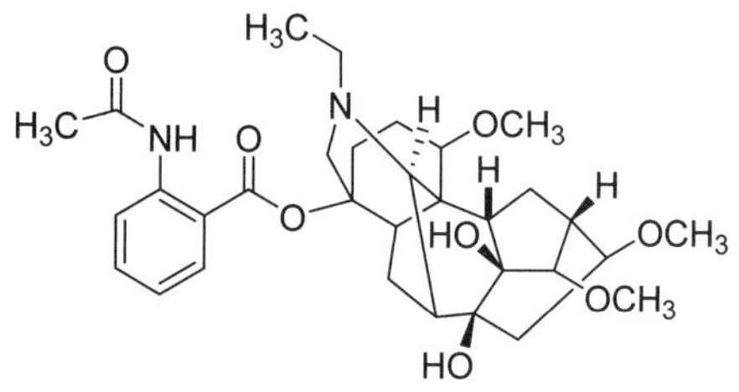

分子式和分子量　$C_{32}H_{44}N_2O_8$　584.64

化学名　(1*α*,14*α*,16*β*)-20-Ethyl-1,14,16-trimethoxyaconitane-4,8,9-triol 4-[2-(acetylamino)benzoate]

(1*α*,14*α*,16*β*)-20-乙基-1,14,16-三甲氧乌头烷-4,8,9 三醇 4-[2-(乙酰氨基)苯甲酸酯]

CAS 登录号　32854-75-4

药效分类　镇痛药

高血糖素

Glucagon（*INN*）

化学结构式

HSQGTFTSDY　SKYLDSRRAQ　DFVQWLMNT

分子式和分子量　$C_{153}H_{225}N_{43}O_{49}S$　3482.75

化学名　L-Histidyl-L-seryl-L-glutaminylglycyl-L-threonyl-L-phenylalanyl-L-threonyl-L-seryl-L-*α*-aspartyl-L-tyrosyl-L-seryl-L-lysyl-L-tyrosyl-L-leucyl-L-*α*-aspartyl-L-seryl-L-arginyl-L-arginyl-L-alanyl-L-glutaminyl-L-*α*-aspartyl-L-phenylalanyl-L-valyl-L-glutaminyl-L-tryptophyl-L-leucyl-L-methionyl-L-asparaginyl-L-threonine

L-组氨酰-L-丝氨酰-L-谷氨酰胺酰甘氨酰-L-苏氨酰-L-苯

丙氨酰-L-苏氨酰-L-丝氨酰-L-α-天冬氨酰-L-酪氨酰-L-丝氨酰-L赖氨酰-L-酪氨酰-L-亮氨酰-L-α-L-天冬氨酰-L-丝氨酰-L-精氨酰-L-精氨酰-L-丙氨酰-L-谷氨酰胺酰-L-α-天冬氨酰-L-苯丙氨酰-L-缬氨酰-L-谷氨酰胺酰-L-色氨酰-L-亮氨酰-L-甲硫氨酰-L-天冬酰胺酰-L-苏氨酸

CAS 登录号 16941-32-5

INN list 10

药效分类 升血糖药

ATC 分类 H04AA01

睾内酯

Testolactone（*INN*）

化学结构式

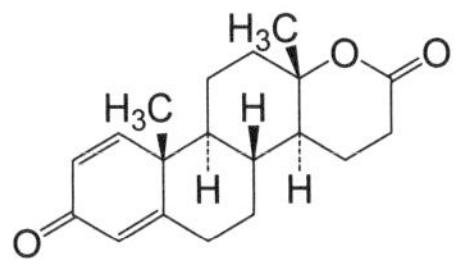

分子式和分子量 $C_{19}H_{24}O_3$ 300.39

化学名 13-Hydroxy-3-oxo-13,17-secoandrosta-l,4-dien-17-oic acid *δ*-lactone

13-羟基-3-氧代-13,17-断雄甾-l,4-二烯-17-酸 *δ*-内酯

CAS 登录号 968-93-4

INN list 15

药效分类 抗肿瘤药

睾酮

Testosterone（*INN*）

化学结构式

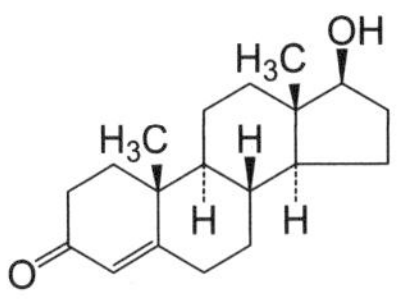

分子式和分子量 $C_{19}H_{28}O_2$ 288.42

化学名 17*β*-Hydroxyandrost-4-en-3-one

17*β*-羟基雄甾-4-烯-3-酮

CAS 登录号 58-22-0

INN list 4

药效分类 雄激素类药

ATC 分类 G03BA03

戈伐替尼

Golvatinib（*INN*）

化学结构式

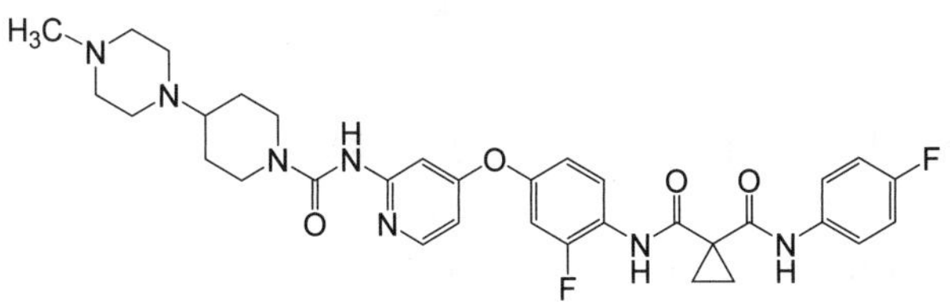

分子式和分子量 $C_{33}H_{37}F_2N_7O_4$ 633.29

化学名 *N*-[2-Fluoro-4-({2-[4-(4-methylpiperazin-1-yl)piperidine-1-carboxamido]pyridin-4-yl}oxy)phenyl]-*N'*-(4-fluorophenyl)cyclopropane-1,1-dicarboxamide

N-[2-氟-4-({2-[4-(4-甲基哌嗪-1-基)哌啶-1-甲酰氨基]吡啶-4-基}氧基)苯基]-*N'*-(4-氟苯基)环丙烷-1,1-二甲酰胺

CAS 登录号 928037-13-2

INN list 107

药效分类 抗肿瘤药

戈拉碘铵

Gallamine Triethiodide（*INN*）

化学结构式

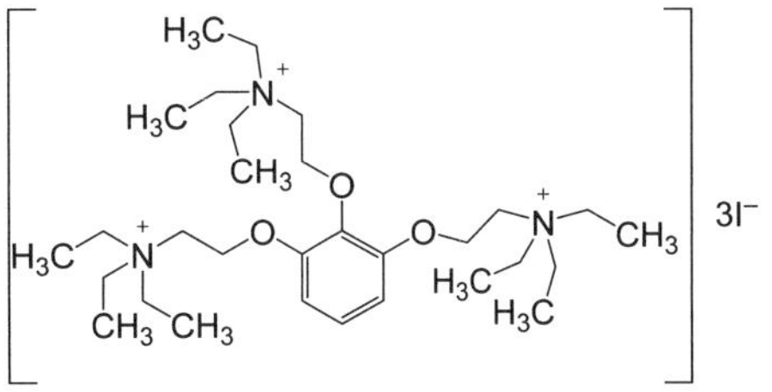

分子式和分子量 $C_{30}H_{60}I_3N_3O_3$ 891.53

化学名 2-[2,3-Bis[2-(triethylazaniumyl)ethoxy]phenoxy]ethyl-triethylazanium triiodide

三碘化 2-[2,3-双[2-(三乙基氮鎓基)乙氧基]苯氧基]乙基-三乙铵

CAS 登录号 65-29-2; 153-76-4[戈拉铵]

INN list 1

药效分类 神经肌肉阻断药

戈来诺隆

Golexanolone（*INN*）

化学结构式

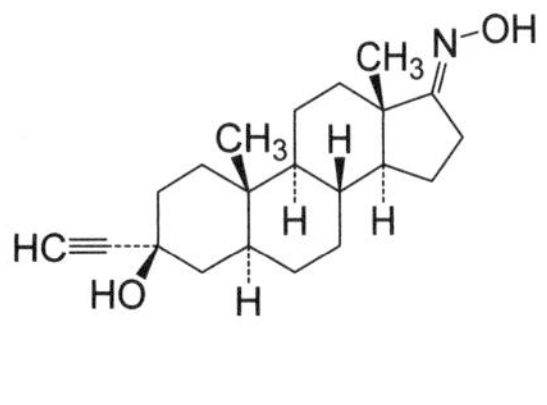

分子式和分子量 $C_{21}H_{31}NO_2$ 329.48

化学名 (17*E*)-3*α*-Ethynyl-17-(hydroxyimino)-5*α*-androstan-3*β*-ol

(17*E*)-3*α*-乙炔基-17-(羟基氨亚基)-5*α*-雄甾-3*β*-醇

CAS 登录号 2089238-18-4

INN list 119

药效分类 GABA-A 受体调节类固醇拮抗药

戈雷拉肽

Goralatide（*INN*）

分子式和分子量 $C_{20}H_{33}N_5O_9$ 487.50

化学结构式

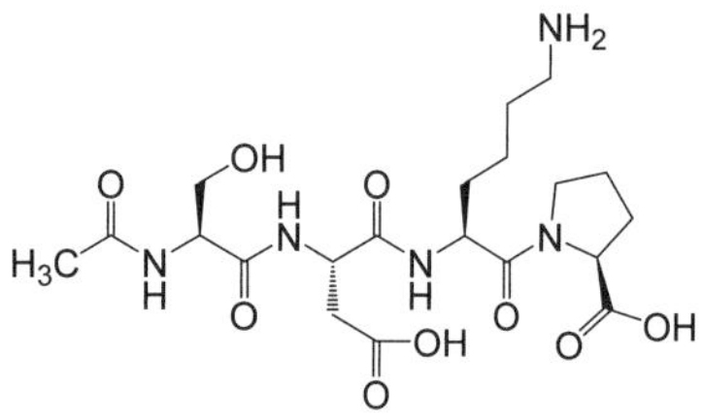

化学名 1-[N^2-[*N*-(*N*-Acetyl-L-seryl)-L-*α*-aspartyl]-L-lysyl]-L-proline

1-[N^2-[*N*-(*N*-乙酰基-L-丝氨酰)-L-*α*-天冬氨酰基]-L-赖氨酰]-L-脯氨酸

CAS 登录号 120081-14-3

INN list 72

药效分类 免疫调节药

戈利昔替尼

Golidocitinib（*INN*）

化学结构式

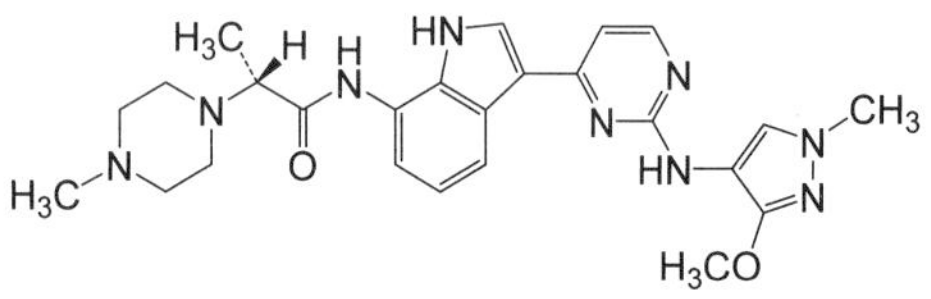

分子式和分子量 $C_{25}H_{31}N_9O_2$ 489.58

化学名 (2*R*)-*N*-(3-{2-[(3-Methoxy-1-methyl-1*H*-pyrazol-4-yl)amino]pyrimidin-4-yl}-1*H*-indol-7-yl)-2-(4-methylpiperazin-1-yl)propanamide

(2*R*)-*N*-(3-{2-[(3-甲氧基-1-甲基-1*H*-吡唑-4-基)氨基]嘧啶-4-基}-1*H*-吲哚-7-基)-2-(4-甲基哌嗪-1-基)丙酰胺

CAS 登录号 2091134-86-6

INN list 125

药效分类 Janus 激酶(JAK)抑制药，抗肿瘤药

戈洛莫德

Golotimod（*INN*）

化学结构式

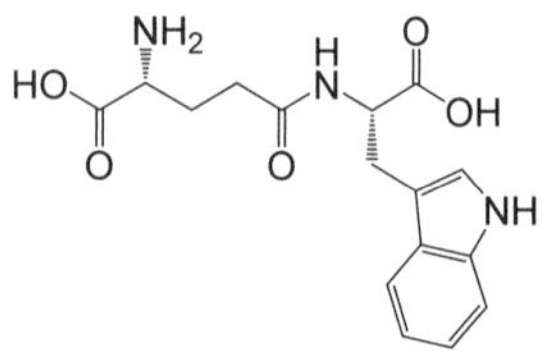

分子式和分子量 $C_{16}H_{19}N_3O_5$ 333.34

化学名 D-*γ*-glutamyl-L-tryptophan

D-*γ*-谷氨酰基-L-色氨酸

CAS 登录号 229305-39-9

INN list 97

药效分类 免疫调节药

戈沃瑞司他

Govorestat（*INN*）

化学结构式

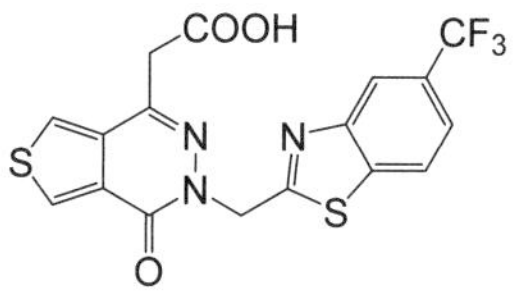

分子式和分子量 $C_{17}H_{10}F_3N_3O_3S_2$ 425.40

化学名 (4-Oxo-3-{[5-(trifluoromethyl)-1,3-benzothiazol-2-yl]methyl}-3,4-dihydrothieno[3,4-*d*]pyridazin-1-yl)acetic acid

(4-氧代-3-{[5-(三氟甲基)-1,3-苯并噻唑-2-基]甲基}-3,4-二氢噻吩并[3,4-*d*]哒嗪-1-基)乙酸

CAS 登录号 2170729-29-8

INN list 124

药效分类 醛糖还原酶抑制药

格奥卢司他

Olumacostat Glasaretil（*INN*）

化学结构式

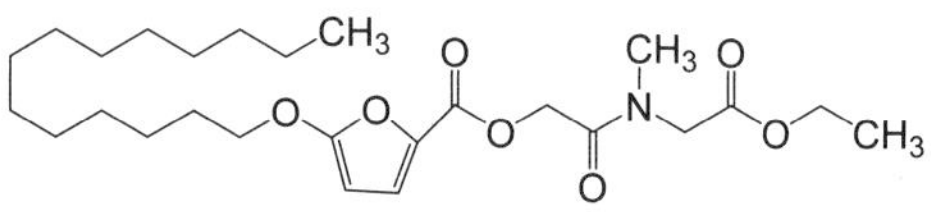

分子式和分子量 $C_{26}H_{43}NO_7$ 481.63

化学名 2-[(2-Ethoxy-2-oxoethyl)(methyl)amino]-2-oxoethyl 5-(tetradecyloxy)furan-2-carboxylate

2-[(2-乙氧基-2-氧代乙基)(甲基)氨基]-2-氧代乙基 5-(十四烷氧基)呋喃-2-甲酸酯

CAS 登录号 1261491-89-7

INN list 114

药效分类 乙酰辅酶 A 羧化酶抑制药

格卡瑞韦

Glecaprevir（*INN*）

化学结构式

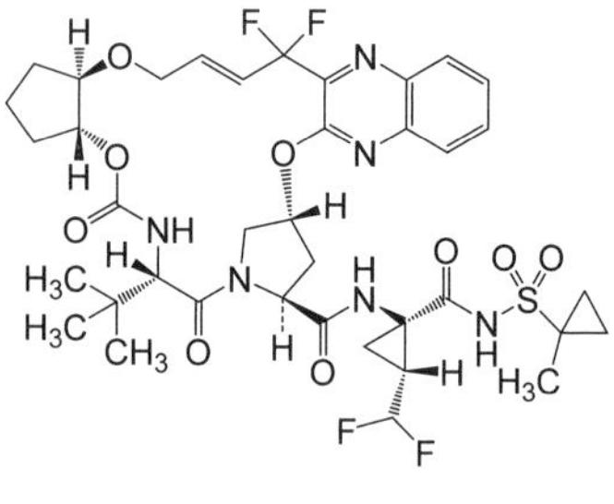

分子式和分子量 $C_{38}H_{46}F_4N_6O_9S$ 838.87

化学名 (3*aR*,7*S*,10*S*,12*R*,21*E*,24*aR*)-7-*tert*-Butyl-*N*-{(1*R*,2*R*)-2(difluoromethyl)-1-[(1-methylcyclopropane-1-sulfonyl)carbamoyl]

cyclopropyl}-20,20-difluoro-5,8-dioxo-2,3,3*a*,5,6,7,8,11,12,20,23,24*a*-dodecahydro-1*H*,10*H*-9,12-methanocyclopenta[18,19][1,10,17,3,6]trioxadiazacyclononadecino[11,12-*b*]quinoxaline-10-carboxamide

(3*aR*,7*S*,10*S*,12*R*,21*E*,24*aR*)-7-叔丁基-*N*-{(1*R*,2*R*)-2(二氟甲基)-1-[(1-甲基环丙基-1-磺酰基)氨基甲酰基]环丙基}-20,20-二氟-5,8-二氧代-2,3,3*a*,5,6,7,8,11,12,20,23,24*a*-十二氢-1*H*,10*H*-9,12-甲桥基环戊熳并[18,19][1,10,17,3,6]三氧杂二氮杂环十九熳并[11,12-*b*]喹喔啉-10-甲酰胺

CAS 登录号 1365970-03-1

INN list 114

药效分类 抗病毒药

格拉德吉

Glasdegib（*INN*）

化学结构式

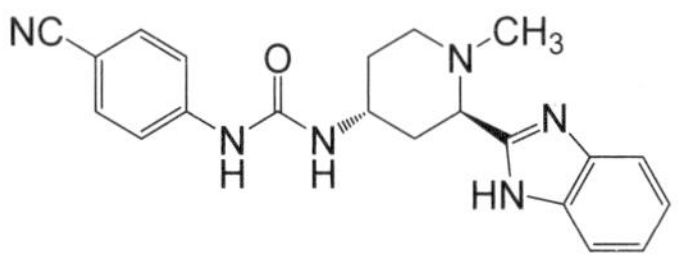

分子式和分子量 $C_{21}H_{22}N_6O$ 374.45

化学名 *N*-[(2*R*,4*R*)-2-(1*H*-Benzimidazol-2-yl)-1-methylpiperidin-4-yl]-*N*′-(4-cyanophenyl)urea

N-[(2*R*,4*R*)-2-(1*H*-苯并咪唑-2-基)-1-甲基哌啶-4-基]-*N*′-(4-氰基苯基)脲

CAS 登录号 1095173-27-5

INN list 111

药效分类 抗肿瘤药

格拉非宁

Glafenine（*INN*）

化学结构式

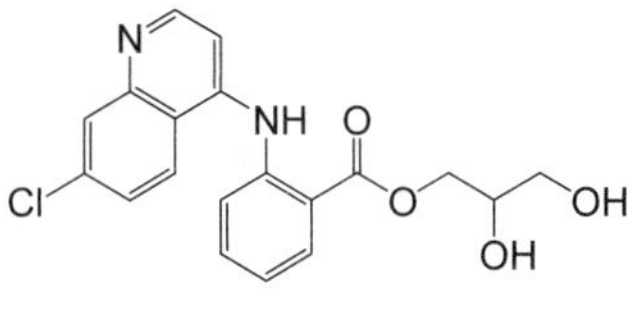

分子式和分子量 $C_{19}H_{17}ClN_2O_4$ 372.80

化学名 2,3-Dihydroxypropyl *N*-(7-chloro-4-quinolyl) anthranilate

2,3-二羟基丙基 *N*-(7-氯-4-喹啉基)邻氨基苯甲酸酯

CAS 登录号 3820-67-5

INN list 15

药效分类 镇痛药

格拉莫德

Glaspimod（*INN*）

分子式和分子量 $C_{48}H_{74}N_{12}O_{22}$ 1171.17

化学结构式

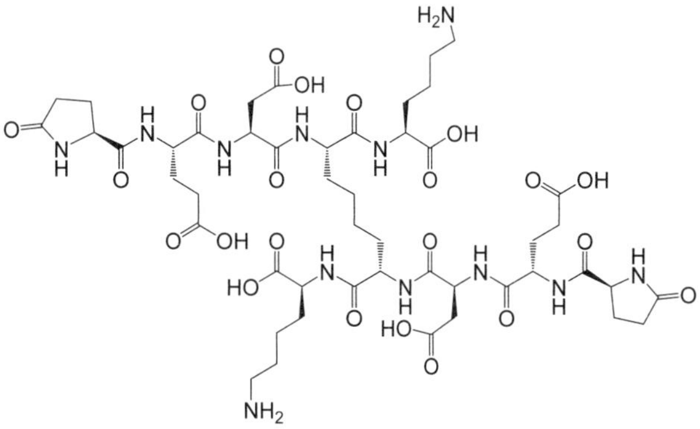

化学名 N^2,$N^{2'}$-[(2*S*,7*S*)-2,7-Bis[(2*S*)-3-carboxy-2-[(2*S*)-4-carboxy-2-[(2*S*)-5-oxo-2-pyrrolidinecarboxamido]butyramido]propionamido]octanedioyl]di-L-lysine

N^2,$N^{2'}$-[(2*S*,7*S*)-2,7-双[(2*S*)-3-羧基-2-[(2*S*)-4-羧基-2-[(2*S*)-5-氧代-2-吡咯烷甲酰氨基]丁酰氨基]丙酰氨基]辛二酰基]二-L-赖氨酸

CAS 登录号 134143-28-5

INN list 74

药效分类 免疫调节药

格拉匹仑

Grapiprant（*INN*）

化学结构式

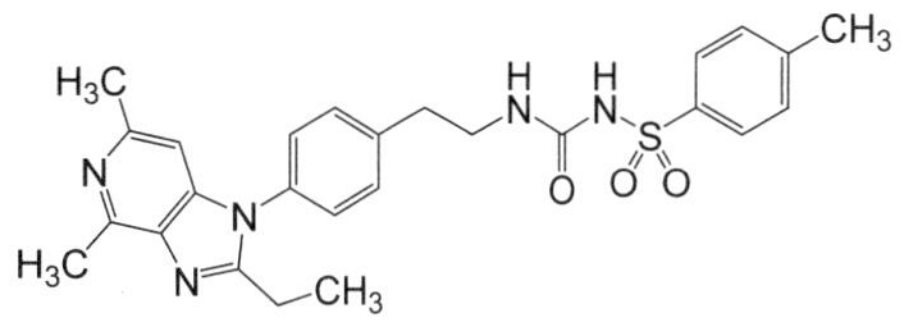

分子式和分子量 $C_{26}H_{29}N_5O_3S$ 491.61

化学名 *N*-{2-[4-(2-Ethyl-4,6-dimethyl-1*H*-imidazo[4,5-*c*]pyridine-1-yl)phenyl]ethyl}-*N*′-[(4-methylphenyl)sulfonyl]urea

N-{2-[4-(2-乙基-4,6-二甲基-1*H*-咪唑并[4,5-*c*]吡啶-1-基)苯基]乙基}-*N*′-[(4-甲苯基)磺酰基]脲

CAS 登录号 415903-37-6

INN list 110

药效分类 前列腺素受体拮抗药

格拉齐文

Glaziovine（*INN*）

化学结构式

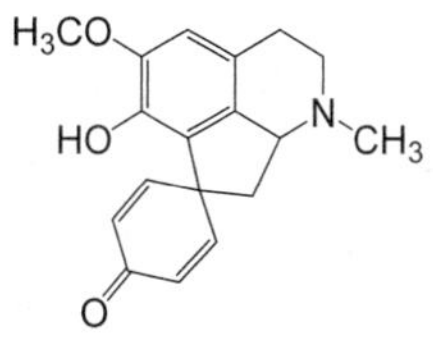

分子式和分子量 $C_{18}H_{19}NO_3$ 297.35

化学名 11-Hydroxy-10-methoxy-5-methylspiro[5-azatricyclo[6.3.1.0^{4,12}]dodeca-1(12),8,10-triene-2,4'-cyclohexa-2,5-diene]-1'-one

11-羟基-10-甲氧基-5-甲基螺[5-氮杂三环[6.3.1.0^{4,12}]十二烷-1(12),8,10-三烯-2,4'-环己-2,5-二烯]-1'-酮

CAS 登录号 17127-48-9

INN list 34

药效分类 安定药

格拉瑞韦

Grazoprevir（*INN*）

化学结构式

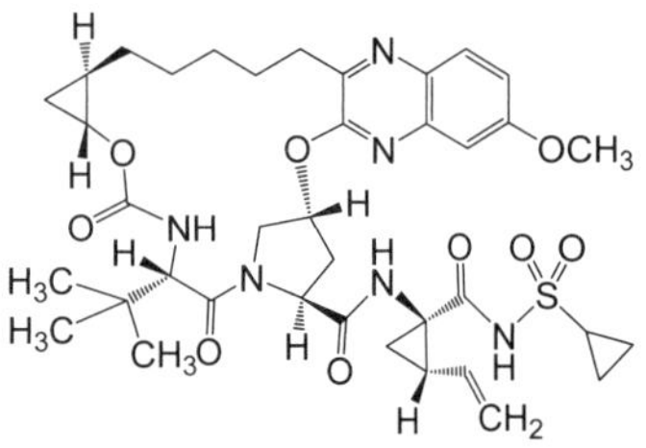

分子式和分子量 $C_{38}H_{50}N_6O_9S$ 766.91

化学名 (1*aR*,5*S*,8*S*,10*R*,22*aR*)-5-*tert*-Butyl-*N*-{(1*R*,2*S*)-1-[(cyclopropylsulfonyl)carbamoyl]-2-ethenylcyclopropyl}-14-methoxy-3,6-dioxo-1,1*a*,3,4,5,6,9,10,18,19,20,21,22,22*a*-tetradecahydro-8*H*-7,10-methanocyclopropa[18,19][1,10,3,6]dioxadiazacyclononadeca[11,12-*b*]quinoxaline-8-carboxamide

(1*aR*,5*S*,8*S*,10*R*,22*aR*)-5-叔丁基-*N*-{(1*R*,2*S*)-1-[(环丙磺酰基)氨基甲酰基]-2-乙烯基环丙基}-14-甲氧基-3,6-双氧代-1,1*a*,3,4,5,6,9,10,18,19,20,21,22,22*a*-十四氢-8*H*-7,10-甲桥基环丙烷并[18,19][1,10,3,6]二氧杂二氮杂环十九烷并[11,12-*b*]喹喔啉-8-甲酰胺

CAS 登录号 1350514-68-9

INN list 110

药效分类 抗病毒药

格拉司琼

Granisetron（*INN*）

化学结构式

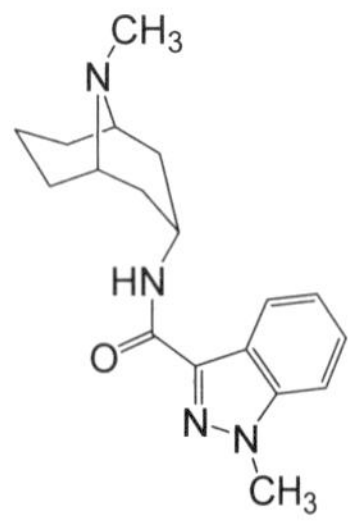

分子式和分子量 $C_{18}H_{24}N_4O$ 312.41

化学名 1-Methyl-*N*-(9-methyl-*endo*-9-azabicyclo[3.3.1]non-3-yl)-1*H*-indazole-3-carboxamide

1-甲基-*N*-(9-甲基-内-9-氮杂二环[3.3.1]壬-3-基)-1*H*-吲唑-3-甲酰胺

CAS 登录号 109889-09-0; 107007-99-8[盐酸盐]

INN list 59

药效分类 5-羟色胺受体拮抗药，镇吐药

格拉他派

Granotapide（*INN*）

化学结构式

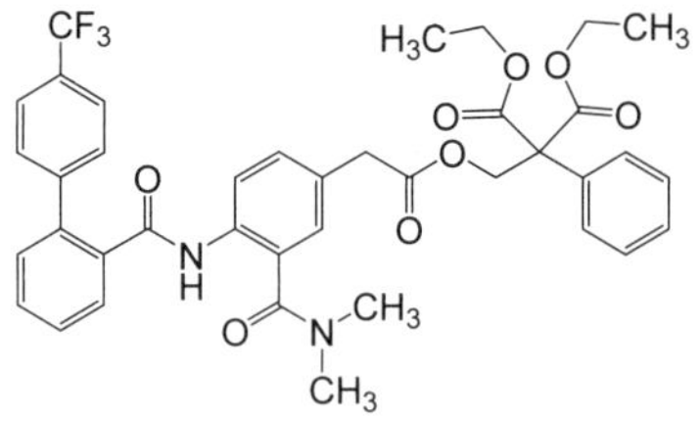

分子式和分子量 $C_{39}H_{37}F_3N_2O_8$ 718.71

化学名 Diethyl 2-[[2-[3-(dimethylcarbamoyl)-4-[4′-(trifluoromethyl)-(1,1′-biphenyl)-2-carboxamido]phenyl]acetyloxy]methyl]-2-phenylpropanedioate

二乙基 2-[[2-[3-(二甲基氨基甲酰基)-4-[4′-(三氟甲基)-(1,1′-联苯)-2-甲酰氨基]苯基]乙酰氧基]甲基]-2-苯基丙二酸酯

CAS 登录号 594842-13-4

INN list 104

药效分类 降血脂药

格来色林

Glemanserin（*INN*）

化学结构式

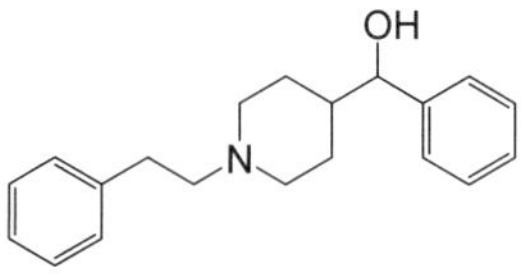

分子式和分子量 $C_{20}H_{25}NO$ 295.42

化学名 Phenyl-[1-(2-phenylethyl)piperidin-4-yl]methanol

苯基-[1-(2-苯乙基)哌啶-4-基]甲醇

CAS 登录号 132553-86-7

INN list 68

药效分类 抗焦虑药，5-羟色胺受体拮抗药

格来替尼

Glesatinib（*INN*）

化学结构式

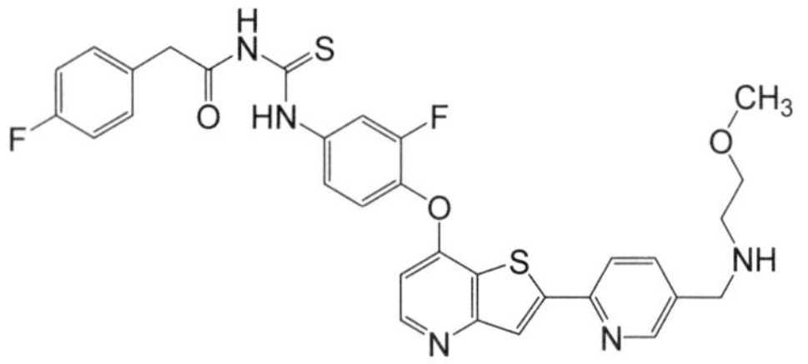

分子式和分子量 $C_{31}H_{27}F_2N_5O_3S_2$ 619.68

化学名 *N*-[(3-Fluoro-4-{[2-(5-{[(2-methoxyethyl)amino]methyl}

pyridin-2-yl)thieno[3,2-*b*]pyridin-7-yl]oxy}phenyl)carbamothioyl]-2-(4-fluorophenyl)acetamide

N-[(3-氟-4-{[2-(5-{[(2-甲氧基乙基)氨基]甲基}吡啶-2-基)噻吩并[3,2-*b*]吡啶-7-基]氧}苯基)氨基硫代甲酰基] -2-(4-氟苯基)乙酰胺

CAS 登录号 936694-12-1

INN list 114

药效分类 酪氨酸激酶抑制药，抗肿瘤药

格劳卡苷

Glaucarubin

化学结构式

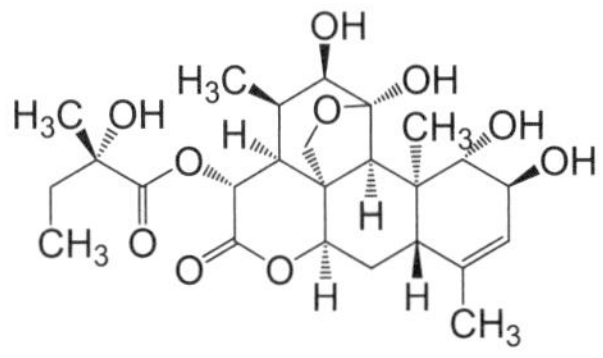

分子式和分子量 $C_{25}H_{36}O_{10}$ 496.55

化学名 [(1*S*,4*R*,5*R*,6*R*,7*S*,8*R*,11*R*,13*S*,16*S*,17*S*,18*S*,19*R*)-4,5,16,17-Tetrahydroxy-6,14,18-trimethyl-9-oxo-3,10-dioxapentacyclo[9.8.0.0^{1,7}.0^{4,19}.0^{13,18}]nonadec-14-en-8-yl] (2*S*)-2-hydroxy-2-methylbutanoate

[(1*S*,4*R*,5*R*,6*R*,7*S*,8*R*,11*R*,13*S*,16*S*,17*S*,18*S*,19*R*)-4,5,16,17-四羟基-6,14,18-三甲基-9-氧代-3,10-二氧杂五环[9.8.0.0^{1,7}.0^{4,19}.0^{13,18}]十九烷-14-烯-8-基] (2*S*)-2-羟基-2-甲基丁酸酯

CAS 登录号 1448-23-3

药效分类 抗阿米巴虫药

格列胺脲

Gliamilide（*INN*）

化学结构式

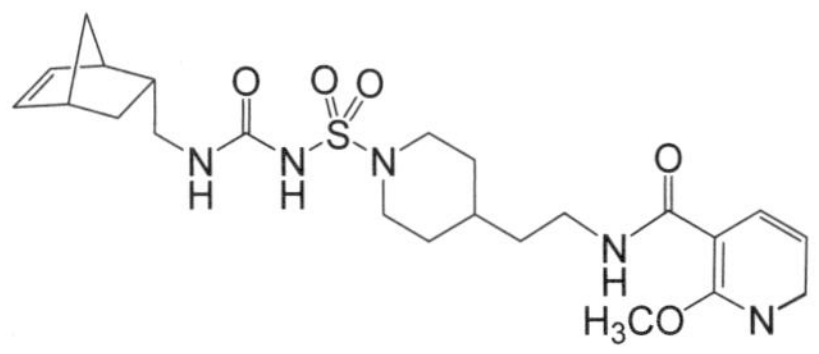

分子式和分子量 $C_{23}H_{33}N_5O_5S$ 491.60

化学名 *endo*-1-[[4-[2-(2-Methoxynicotinamido)ethyl]piperidino]sulfonyl]-3-(5-norbornen-2-ylmethyl)urea

内-1-[[4-[2-(2-甲氧烟酰氨基)乙基]哌啶基]磺酰基]-3-(5-降冰片烯-2-基甲基)脲

CAS 登录号 51876-98-3

INN list 33

药效分类 抗糖尿病药

格列本脲

Glibenclamide（*INN*）

分子式和分子量 $C_{23}H_{28}ClN_3O_5S$ 494.00

化学结构式

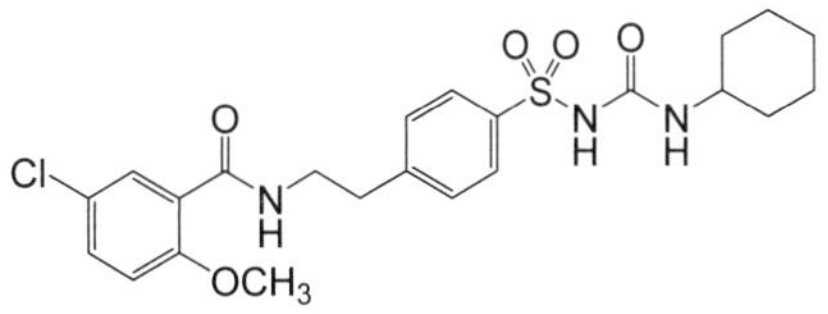

化学名 *N*-[2-(4-[[[(Cyclohexylamino)carbonyl]amino]sulfonyl]phenyl)ethyl]-2-methoxy-5-chloro-benzamide

N-[2-(4-[[[(环己氨基)羰基]氨基]磺酰基]苯基)乙基]-2-甲氧基-5-氯-苯甲酰胺

CAS 登录号 10238-21-8

INN list 18

药效分类 抗糖尿病药

ATC 分类 A10BB01

格列吡脲

Glyclopyramide（*INN*）

化学结构式

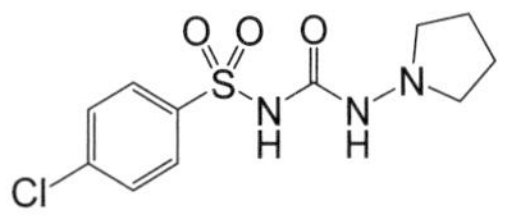

分子式和分子量 $C_{11}H_{14}ClN_3O_3S$ 303.77

化学名 1-[(*p*-Chlorophenyl)sulfonyl]-3-(1-pyrrolidinyl)urea

1-[(4-氯苯基)磺酰基]-3-(1-吡咯烷基)脲

CAS 登录号 631-27-6

INN list 17

药效分类 抗糖尿病药

格列吡嗪

Glipizide（*INN*）

化学结构式

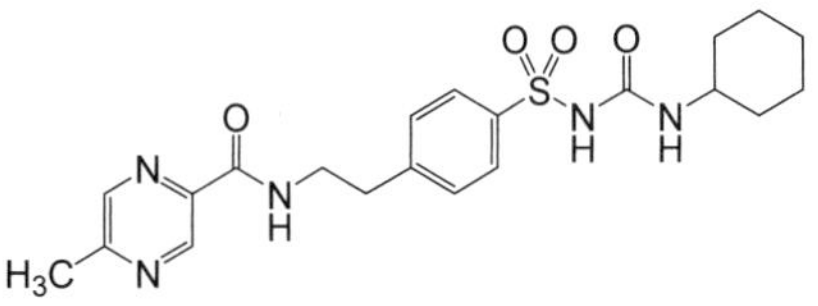

分子式和分子量 $C_{21}H_{27}N_5O_4S$ 445.54

化学名 1-Cyclohexyl-3-[[*p*-[2-(5-methylpyrazinecarboxamido)ethyl]phenyl]sulfonyl]urea

1-环己基-3-[[4-[2-(5-甲基吡嗪甲酰氨基)乙基]苯基]磺酰基]脲

CAS 登录号 29094-61-9

INN list 27

药效分类 抗糖尿病药

ATC 分类 A10BB07

格列丙唑

Glyprothiazol（*INN*）

分子式和分子量 $C_{11}H_{14}N_4O_2S_2$ 298.38

化学结构式

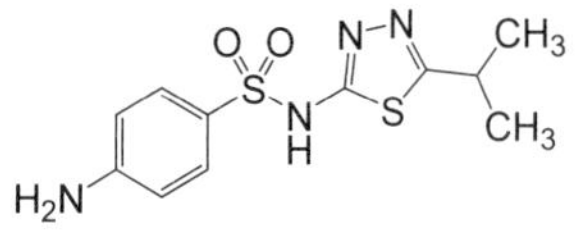

化学名 N^1-(5-Isopropyl-1,3,4-thiadiazol-2-yl)sulfanilamide

N^1-(5-异丙基-1,3,4-噻二唑-2-基)磺胺

CAS 登录号 80-34-2

INN list 8

药效分类 抗糖尿病药

格列波脲

Glibornuride（*INN*）

化学结构式

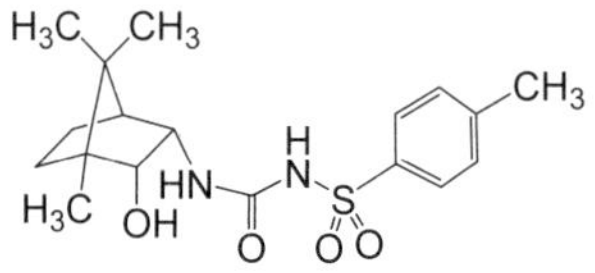

分子式和分子量 $C_{18}H_{26}N_2O_4S$ 366.48

化学名 1-[(1*S*,2*S*,3*R*,4*R*)-3-Hydroxy-4,7,7-trimethyl-2-bicyclo[2.2.1]heptanyl]-3-(4-methylphenyl)sulfonylurea

1-[(1*S*,2*S*,3*R*,4*R*)-3-羟基-4,7,7-三甲基-2-二环[2.2.1]庚烷基]-3-(4-甲基苯基)磺酰脲

CAS 登录号 26944-48-9

INN list 22

药效分类 抗糖尿病药

ATC 分类 A10BB04

格列布唑

Glysobuzole（*INN*）

化学结构式

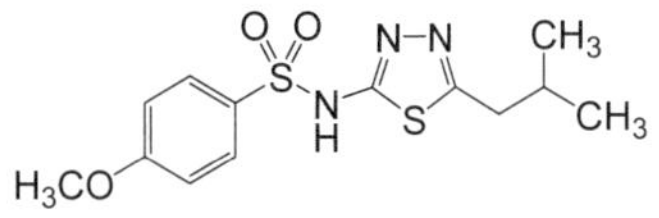

分子式和分子量 $C_{13}H_{17}N_3O_3S_2$ 327.42

化学名 *N*-(5-Isobutyl-1,3,4-thiadiazol-2-yl)-*p*-methoxybenzenesulfonamide

N-(5-异丁基-1,3,4-噻二唑-2-基)-4-甲氧基苯磺酰胺

CAS 登录号 3567-08-6

INN list 12

药效分类 抗糖尿病药

格列达脲

Glidazamide（*INN*）

化学结构式

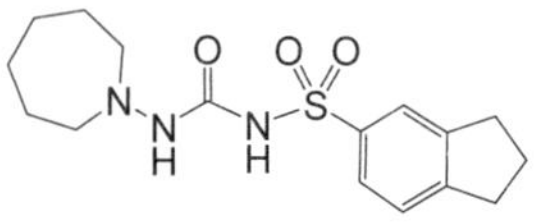

分子式和分子量 $C_{16}H_{23}N_3O_3S$ 337.44

化学名 1-(Hexahydro-1*H*-azepin-1-yl)-3-(5-indanylsulfonyl)urea

1-(六氢-1*H*-氮杂䓬-1-基)-3-(5-茚满磺酰基)脲

CAS 登录号 3074-35-9

INN list 24

药效分类 抗糖尿病药

格列丁胺

Glibutimine（*INN*）

化学结构式

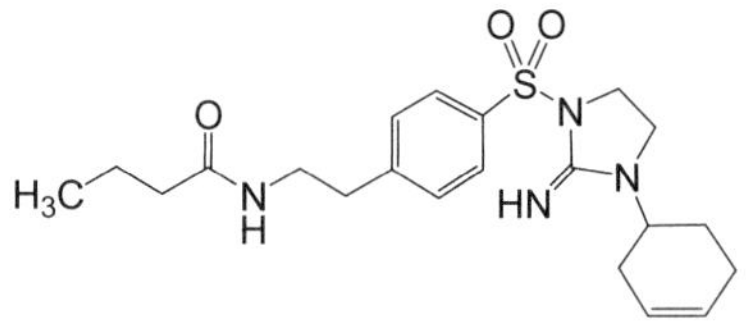

分子式和分子量 $C_{21}H_{30}N_4O_3S$ 418.55

化学名 *N*-[*p*-[[3-(3-Cyclohexen-1-yl)-2-imino-1-imidazolidinyl]sulfonyl]phenethyl]butyramide

N-[4-[[3-(3-环己烯-1-基)-2-氨亚基-1-咪唑烷基]磺酰基]苯乙基]丁酰胺

CAS 登录号 25859-76-1

INN list 31

药效分类 抗糖尿病药

格列丁唑

Glybuzole（*INN*）

化学结构式

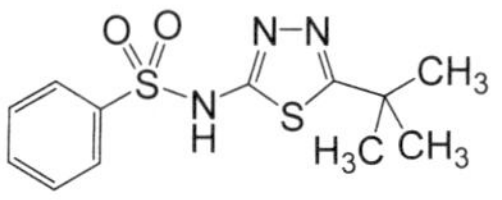

分子式和分子量 $C_{12}H_{15}N_3O_2S_2$ 297.40

化学名 *N*-(5-*tert*-Butyl-1,3,4-thiadiazol-2-yl)benzenesulfonamide

N-(5-叔丁基-1,3,4-噻二唑-2-基)苯磺酰胺

CAS 登录号 1492-02-0

INN list 15

药效分类 抗糖尿病药

格列氟胺

Gliflumide（*INN*）

化学结构式

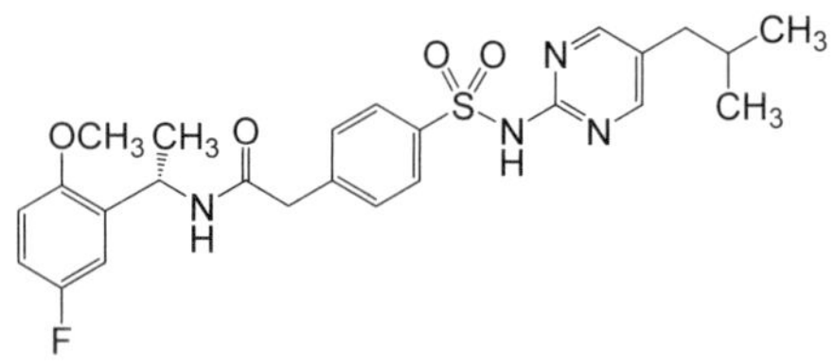

分子式和分子量 $C_{25}H_{29}FN_4O_4S$ 500.59

化学名 (−)-(*S*)-*N*-(5-Fluoro-2-methoxy-*α*-methylbenzyl)-2-[*p*-

[(5-isobutyl-2-pyrimidinyl)sulfamoyl]phenyl]acetamide

(−)-(*S*)-*N*-(5-氟-2-甲氧基-*α*-甲基苄基)-2-[4-[(5-异丁基-2-嘧啶基)氨磺酰基]苯基]乙酰胺

CAS 登录号 35273-88-2

INN list 33

药效分类 抗糖尿病药

格列环脲

Glycyclamide（*INN*）

化学结构式

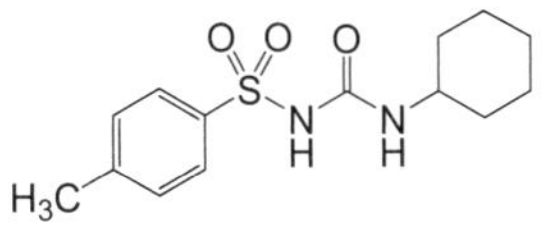

分子式和分子量 $C_{14}H_{20}N_2O_3S$ 296.39

化学名 1-Cyclohexyl-3-*p*-tolylsulfonylurea

1-环己基-3-(4-甲基苯磺酰基)脲

CAS 登录号 664-95-9

INN list 12

药效分类 抗糖尿病药

格列己脲

Glyhexamide（*INN*）

化学结构式

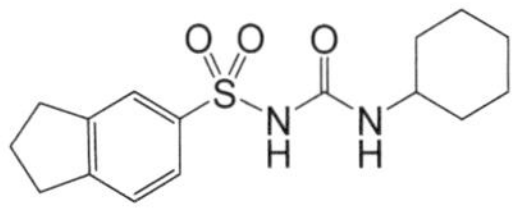

分子式和分子量 $C_{16}H_{22}N_2O_3S$ 322.42

化学名 1-Cyclohexyl-3-(5-indanylsulfonyl)urea

1-环己基-3-(5-茚满基磺酰基)脲

CAS 登录号 451-71-8

INN list 15

药效分类 抗糖尿病药

格列卡胺

Glicaramide（*INN*）

化学结构式

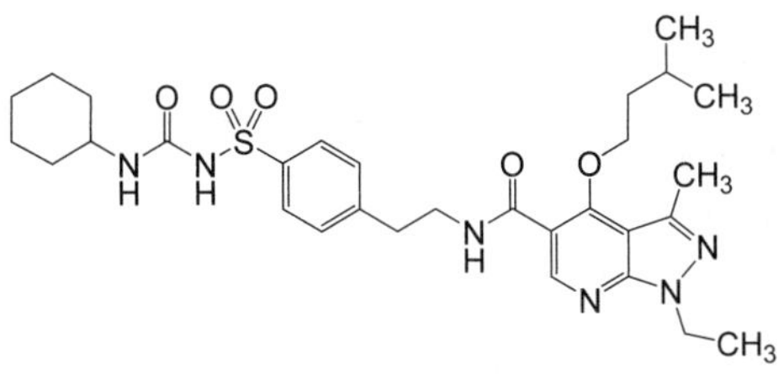

分子式和分子量 $C_{30}H_{42}N_6O_5S$ 598.76

化学名 *N*-[2-[4-(Cyclohexylcarbamoylsulfamoyl)phenyl]ethyl]-1-ethyl-3-methyl-4-(3-methylbutoxy)pyrazolo[3,4-*b*]pyridine-5-carboxamide

N-[2-[4-(环己基氨甲酰氨磺酰基)苯基]乙基]-1-乙基-3-甲基-4-(3-甲基丁氧基)吡唑并[3,4-*b*]吡啶-5-甲酰胺

CAS 登录号 36980-34-4

INN list 28

药效分类 抗糖尿病药

格列康胺

Glicondamide（*INN*）

化学结构式

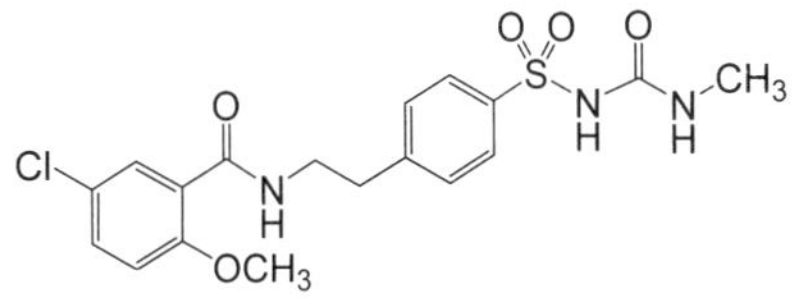

分子式和分子量 $C_{18}H_{20}ClN_3O_5S$ 425.89

化学名 1-[[*p*-[2-(5-Chloro-*o*-anisamido)ethyl]phenyl]sulfonyl]-3-methylurea

1-[[4-[2-(5-氯-2-甲氧基苯甲酰氨基)乙基]苯基]磺酰基]-3-甲基脲

CAS 登录号 52994-25-9

INN list 44

药效分类 抗糖尿病药

格列喹酮

Gliquidone（*INN*）

化学结构式

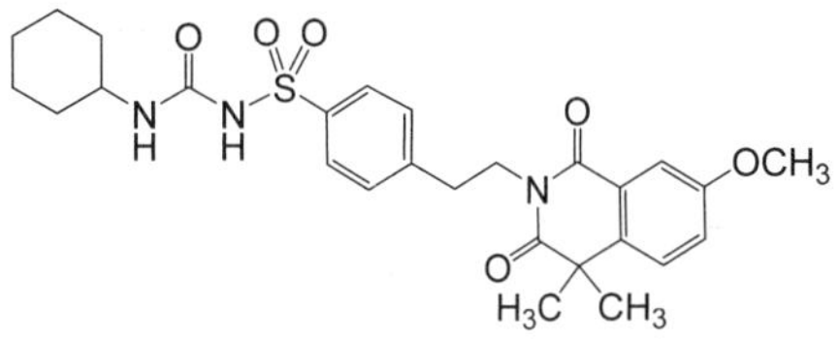

分子式和分子量 $C_{27}H_{33}N_3O_6S$ 527.63

化学名 1-Cyclohexyl-3-[[*p*-[2-(3,4-dihydro-7-methoxy-4,4-dimethyl-1,3-dioxo-2(1*H*)-isoquinolyl)ethyl]phenyl]sulfonyl]urea

1-环己基-3-[[4-[2-(3,4-二氢-7-甲氧基-4,4-二甲基-1,3-二氧代-2(1*H*)-异喹啉基)乙基]苯基]磺酰基]脲

CAS 登录号 33342-05-1

INN list 28

药效分类 抗糖尿病药

ATC 分类 A10BB08

格列美脲

Glimepiride（*INN*）

化学结构式

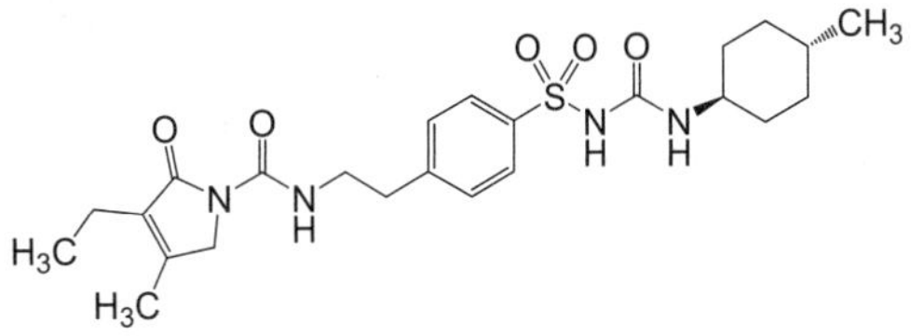

分子式和分子量 $C_{24}H_{34}N_4O_5S$ 490.62

化学名 1-[[*p*-[2-(3-Ethyl-4-methyl-2-oxo-3-pyrroline-1-carboxamido)ethyl]phenyl]sulfonyl]-3-(*trans*-4-methylcyclohexyl)urea

1-[[4-[2-(3-乙基-4-甲基-2-氧代-3-吡咯啉-1-甲酰氨基)乙基]苯基]磺酰基]-3-(反-4-甲基环己基)脲

CAS 登录号 93479-97-1

INN list 53

药效分类 抗糖尿病药

ATC 分类 A10BB12

格列嘧啶

Glymidine（*INN*）

化学结构式

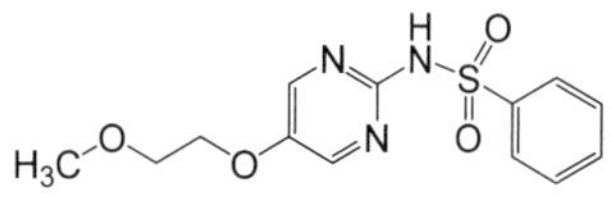

分子式和分子量 $C_{13}H_{15}N_3O_4S$ 309.34

化学名 *N*-[5-(2-Methoxyethoxy)-2-pyrimidinyl]benzenesulfonamido

N-[5-(2-甲氧基乙氧基)嘧啶-2-基]苯磺酰胺

CAS 登录号 339-44-6; 3459-20-9[钠盐]

INN list 15

药效分类 抗糖尿病药

ATC 分类 A10BC01

格列帕脲

Glyparamide

化学结构式

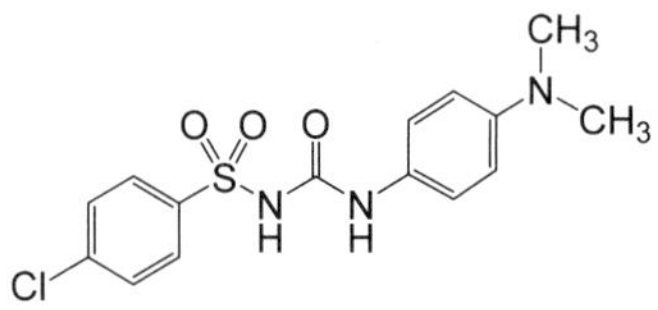

分子式和分子量 $C_{15}H_{16}ClN_3O_3S$ 353.82

化学名 1-[(*p*-Chlorophenyl)sulfonyl]-3-[*p*-(dimethylamino)phenyl]urea

1-[(4-氯苯基)磺酰基]-3-[4-(二甲氨基)苯基]脲

CAS 登录号 5581-42-0

药效分类 抗糖尿病药

格列派特

Glisoxepide（*INN*）

化学结构式

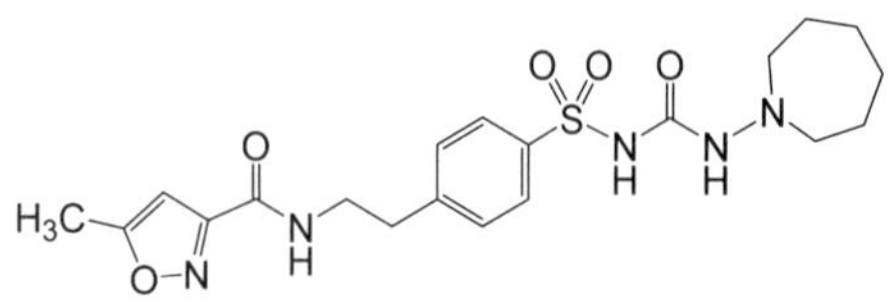

分子式和分子量 $C_{20}H_{27}N_5O_5S$ 449.52

化学名 1-(Hexahydro-1*H*-azepin-1-yl)-3-[[*p*-[2-(5-methyl-3-isoxazolecarboxamido)ethyl]phenyl]sulfonyl]urea

1-(六氢-1*H*-氮杂䓬-1-基)-3-[[4-[2-(5-甲基-3-异噁唑酰氨基)乙基]苯基]磺酰基]脲

CAS 登录号 25046-79-1

INN list 24

药效分类 抗糖尿病药

ATC 分类 A10BB11

格列平脲

Glypinamide（*INN*）

化学结构式

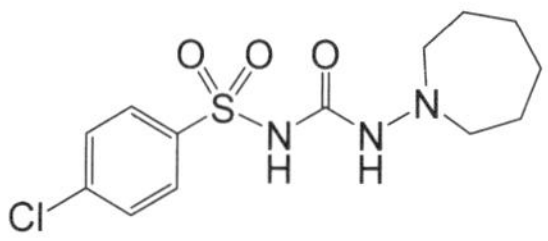

分子式和分子量 $C_{13}H_{18}ClN_3O_3S$ 331.82

化学名 1-[(*p*-Chlorophenyl)sulfonyl]-3-(hexahydro-1*H*-azepin-1-yl)urea

1-[(4-氯苯基)磺酰基]-3-(六氢-1*H*-氮杂䓬-1-基)脲

CAS 登录号 1228-19-9

INN list 13

药效分类 抗糖尿病药

格列齐特

Gliclazide（*INN*）

化学结构式

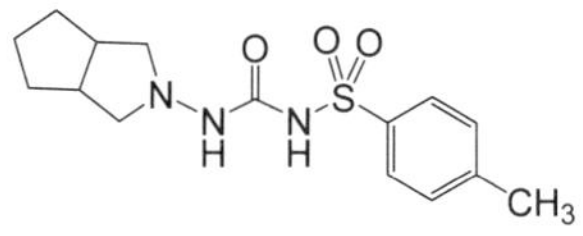

分子式和分子量 $C_{15}H_{21}N_3O_3S$ 323.41

化学名 1-(3-Azabicyclo[3.3.0]oct-3-yl)-3-(*p*-tolylsulfonyl)urea

1-(3-氮杂二环[3.3.0]辛烷-3-基)-3-(4-甲苯基磺酰基)脲

CAS 登录号 21187-98-4

INN list 25

药效分类 抗糖尿病药

ATC 分类 A10BB09

格列噻唑

Glybuthiazol（*INN*）

化学结构式

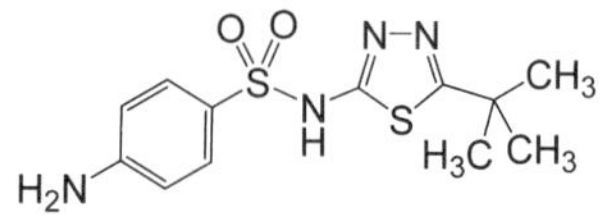

分子式和分子量 $C_{12}H_{16}N_4O_2S_2$ 312.41

化学名 N^1-(5-*tert*-Butyl-1,3,4-thiadiazol-2-yl)sulfanilamide

N^1-(5-叔丁基-1,3,4-噻二唑-2-基)磺胺

CAS 登录号 535-65-9

INN list 8

药效分类 抗糖尿病药

格列沙脲

Glisamuride（*INN*）

化学结构式

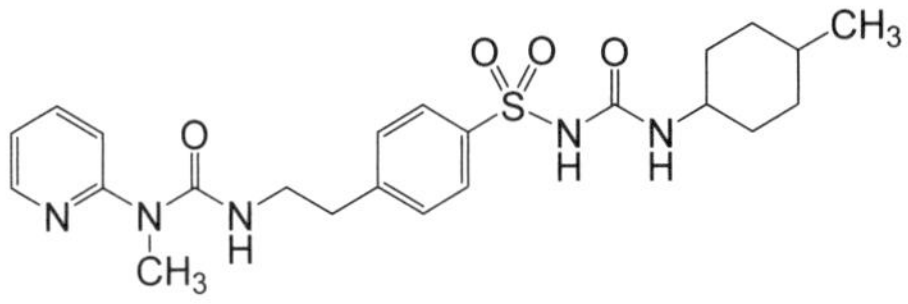

分子式和分子量 $C_{23}H_{31}N_5O_4S$ 473.59

化学名 1-Methyl-3-[*p*-[[3-(4-methylcyclohexyl)ureido]sulfonyl]phenethyl]-1-(2-pyridyl)urea

1-甲基-3-[4-[[3-(4-甲基环己基)脲基]磺酰基]苯乙基]-1-(2-吡啶基)脲

CAS 登录号 52430-65-6

INN list 45

药效分类 抗糖尿病药

格列生脲

Glisentide（*INN*）

化学结构式

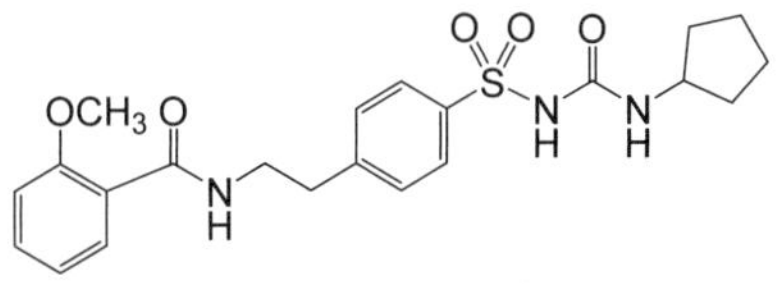

分子式和分子量 $C_{22}H_{27}N_3O_5S$ 445.53

化学名 1-Cyclopentyl-3-[[*p*-[2-(*o*-anisamido)ethyl]phenyl]sulfonyl]urea

1-环戊基-3-[[4-[2-(2-甲氧基苯甲酰氨基)乙基]苯基]磺酰基]脲

CAS 登录号 32797-92-5

INN list 58

药效分类 抗糖尿病药

格列索脲

Glisolamide（*INN*）

化学结构式

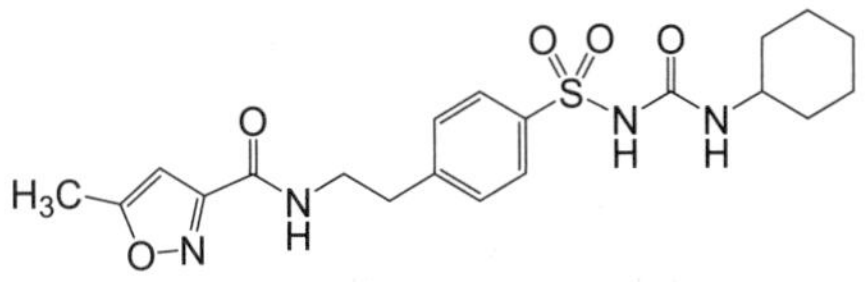

分子式和分子量 $C_{20}H_{26}N_4O_5S$ 434.51

化学名 1-Cyclohexyl-3-[[*p*-[2-(5-methyl-3-isoxazolecarboxamido)ethyl]phenyl]sulfonyl]urea

1-环己基-3-[[4-[2-(5-甲基-3-异噁唑甲酰氨基)乙基]苯基]磺酰基]脲

CAS 登录号 24477-37-0

INN list 43

药效分类 抗糖尿病药

格列他尼

Glicetanile（*INN*）

化学结构式

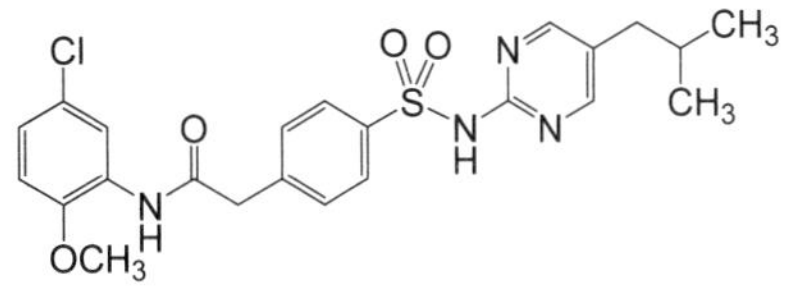

分子式和分子量 $C_{23}H_{25}ClN_4O_4S$ 488.99

化学名 *N*-(5-Chloro-2-methoxyphenyl)-2-[4-[[5-(2-methylpropyl)pyrimidin-2-yl]sulfamoyl]phenyl]acetamide

N-(5-氯-2-甲氧基苯基)-2-[4-[[5-(2-甲基丙基)嘧啶-2-基]氨磺酰基]苯基]乙酰胺

CAS 登录号 24455-58-1; 24428-71-5[钠盐]

INN list 37

药效分类 抗糖尿病药

格列酰胺

Glipalamide（*INN*）

化学结构式

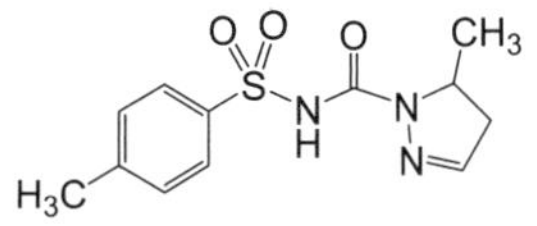

分子式和分子量 $C_{12}H_{15}N_3O_3S$ 281.33

化学名 (±)-5-Methyl-*N*-(*p*-tolylsulfonyl)-2-pyrazoline-1-carboxamide

(±)-5-甲基-*N*-(4-甲基苯磺酰基)-2-吡唑啉-1-甲酰胺

CAS 登录号 37598-94-0

INN list 62

药效分类 抗糖尿病药

格列辛脲

Glyoctamide（*INN*）

化学结构式

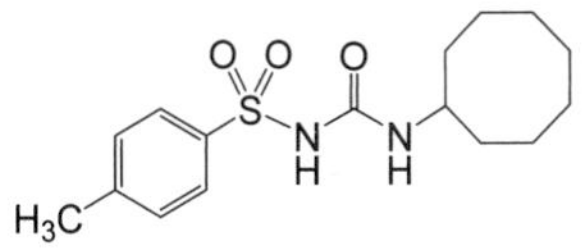

分子式和分子量 $C_{16}H_{24}N_2O_3S$ 324.44

化学名 1-Cyclooctyl-3-(*p*-tolylsulfonyl)urea

1-环辛基-3-(4-甲苯磺酰基)脲

CAS 登录号 1038-59-1

INN list 14

药效分类 抗糖尿病药

格列吲胺

Glisindamide（*INN*）

化学结构式

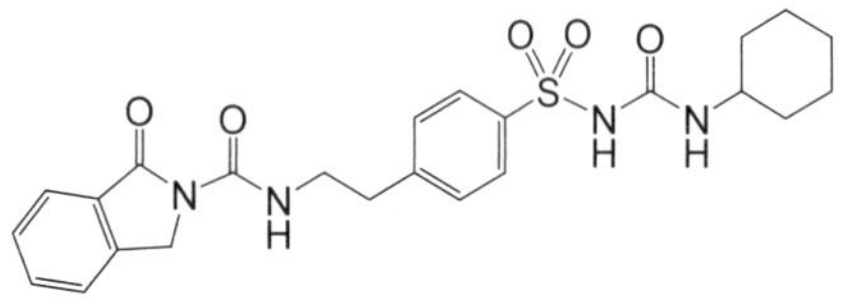

分子式和分子量 $C_{24}H_{28}N_4O_5S$ 484.57

化学名 1-Cyclohexyl-3-[[*p*-[2-(1-oxo-2-isoindolinecarboxamido) ethyl]phenyl]sulfonyl]urea

1-环己基-3-[[4-[2-(1-氧代-2-异吲哚啉甲酰氨基)乙基]苯基]磺酰基]脲

CAS 登录号 71010-45-2

INN list 43

药效分类 抗糖尿病药

格隆溴铵

Glycopyrronium Bromide（*INN*）

化学结构式

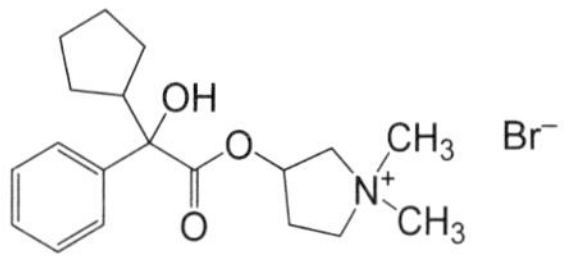

分子式和分子量 $C_{19}H_{28}BrNO_3$ 398.33

化学名 (1,1-Dimethylpyrrolidin-1-ium-3-yl) 2-cyclopentyl-2-hydroxy-2-phenylacetate bromide

溴化 (1,1-二甲基吡咯烷-1-鎓-3-基) 2-环戊基-2-羟基-2-苯乙酸酯

CAS 登录号 596-51-0

INN list 12

药效分类 抗胆碱药

格鲁米特

Glutethimide（*INN*）

化学结构式

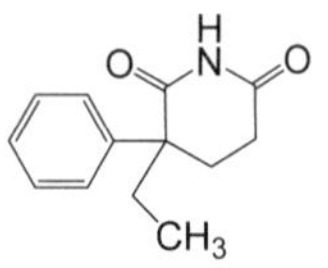

分子式和分子量 $C_{13}H_{15}NO_2$ 217.26

化学名 2-Ethyl-2-phenylglutarimide

2-乙基-2-苯基戊二酰亚胺

CAS 登录号 77-21-4

INN list 6

药效分类 催眠药

格仑伐他汀

Glenvastatin（*INN*）

化学结构式

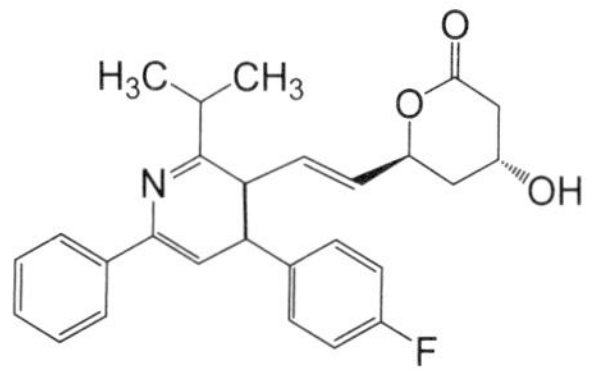

分子式和分子量 $C_{27}H_{26}FNO_3$ 431.50

化学名 (4*R*,6*S*)-6-[(*E*)-2-[4-(*p*-Fluorophenyl)-2-isopropyl-6-phenyl-3-pyridyl]vinyl]tetrahydro-4-hydroxy-2*H*-pyran-2-one

(4*R*,6*S*)-6-[(*E*)-2-[4-(4-氟苯基)-2-异丙基-6-苯基-3-吡啶基]乙烯基]四氢-4-羟基-2*H*-吡喃-2-酮

CAS 登录号 122254-45-9

INN list 70

药效分类 降血脂药

格洛莫南

Gloximonam（*INN*）

化学结构式

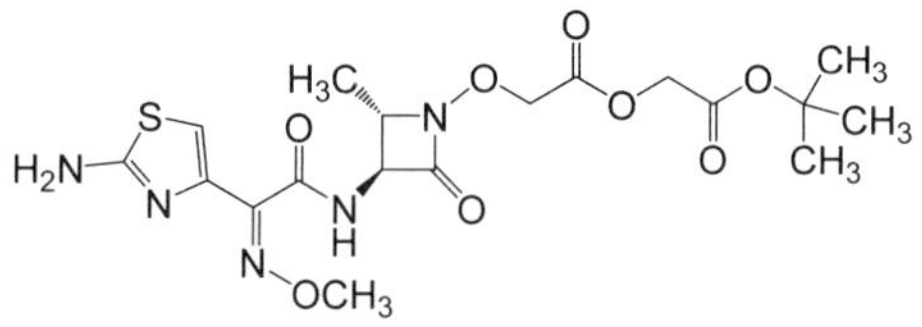

分子式和分子量 $C_{18}H_{25}N_5O_8S$ 471.48

化学名 *tert*-Butyl 2-[2-[(2*S*,3*S*)-3-[[(2*Z*)-2-(2-amino-1,3-thiazol-4-yl)-2-methoxyiminoacetyl]amino]-2-methyl-4-oxoazetidin-1-yl] oxyacetyl]oxyacetate

叔丁基 2-[2-[(2*S*,3*S*)-3-[[(2*Z*)-2-(2-氨基-1,3-噻唑-4-基)-2-甲氧基氨亚基乙酰基]氨基]-2-甲基-4-氧代氮杂环丁-1-基]氧基乙酰基]氧基乙酸酯

CAS 登录号 90850-05-8

INN list 54

药效分类 抗生素类药

格洛沙腙

Gloxazone（*INN*）

化学结构式

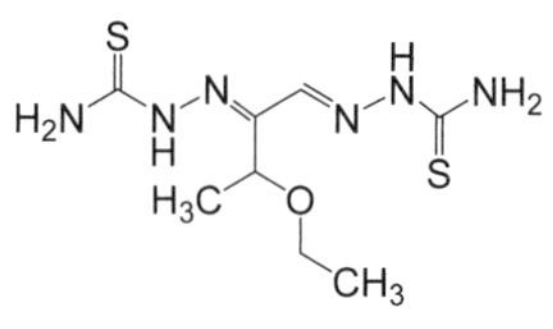

分子式和分子量 $C_8H_{16}N_6OS_2$ 276.38

化学名 [[1-(Carbamothioylhydrazinylidene)-3-ethoxybutan-2-ylidene]amino]thiourea

[[1-(硫代氨甲酰肼基亚基)-3-乙氧基丁-2-基亚基]氨基]硫脲

CAS 登录号 2507-91-7

INN list 20

药效分类 抗感染药

格牛磺酸

Glutaurine（*INN*）

化学结构式

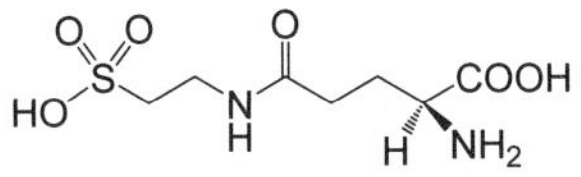

分子式和分子量 $C_7H_{14}N_2O_6S$ 254.26

化学名 (2*S*)-2-Amino-5-oxo-5-(2-sulfoethylamino)pentanoic acid

(2*S*)-2-氨基-5-氧代-5-(2-磺酸基乙氨基)戊酸

CAS 登录号 56488-60-9

INN list 35

药效分类 防辐射药

格帕沙星

Grepafloxacin（*INN*）

化学结构式

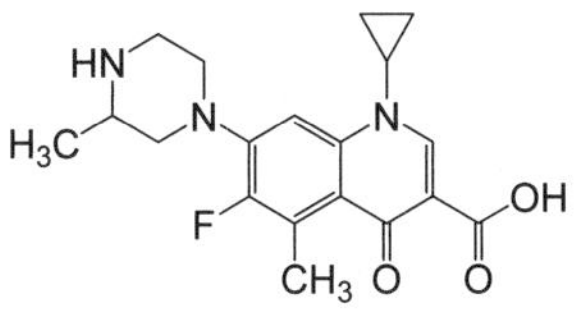

分子式和分子量 $C_{19}H_{22}FN_3O_3$ 359.40

化学名 (±)-1-Cyclopropyl-6-fluoro-1,4-dihydro-5-methyl-7-(3-methyl-1-piperazinyl)-4-oxo-3-quinolinecarboxylic acid

(±)-1-环丙基-6-氟-1,4-二氢-5-甲基-7-(3-甲基-1-哌嗪基)-4-氧代-3-喹啉甲酸

CAS 登录号 119914-60-2; 161967-81-3[盐酸盐]

INN list 68

药效分类 喹诺酮类抗微生物药

ATC 分类 J01MA11

葛根素

Puerarin

化学结构式

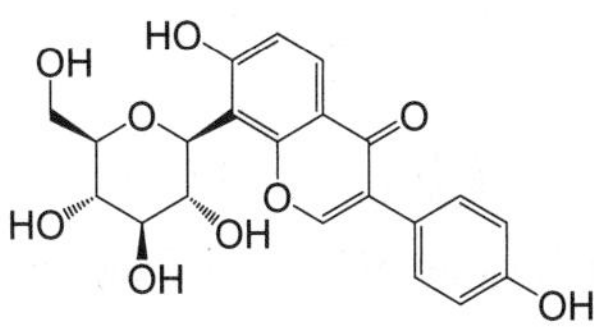

分子式和分子量 $C_{21}H_{20}O_9$ 416.38

化学名 8-*β*-D-Glucopyranosyl-4′,7-dihydroxyisoflavone

8-*β*-D-吡喃葡萄糖基-4′,7-二羟基异黄酮

CAS 登录号 3681-99-0

药效分类 血管扩张药

更度替尼

Gandotinib（*INN*）

化学结构式

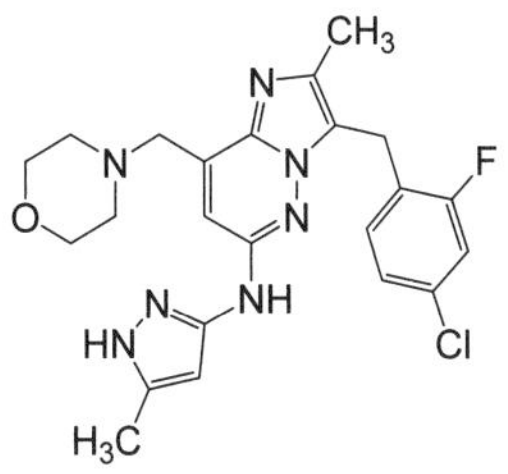

分子式和分子量 $C_{23}H_{25}ClFN_7O$ 469.94

化学名 3-[(4-Chloro-2-fluorophenyl)methyl]-2-methyl-*N*-(5-methyl-1*H*-pyrazol-3-yl)-8-[(morpholin-4-yl)methyl]imidazo[1,2-*b*]pyridazin-6-amine

3-[(4-氯-2-氟苯基)甲基]-2-甲基-*N*-(5-甲基-1*H*-吡唑-3-基)-8-[(吗啉-4-基)甲基]咪唑并[1,2-*b*]哒嗪-6-胺

CAS 登录号 1229236-86-5

INN list 108

药效分类 酪氨酸激酶抑制药，抗肿瘤药

更非辛

Gamfexine（*INN*）

化学结构式

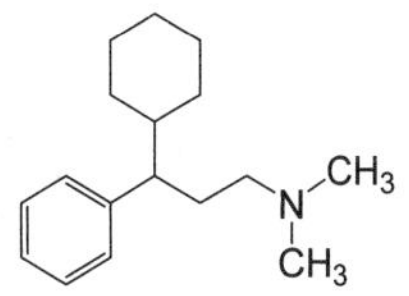

分子式和分子量 $C_{17}H_{27}N$ 245.40

化学名 *N,N*-Dimethyl-*γ*-phenyl-*γ*-cyclohexylpropylamine

N,N-二甲基-*γ*-苯基-*γ*-环己基丙胺

CAS 登录号 7273-99-6

INN list 17

药效分类 抗抑郁药

更利芬

Ganglefene（*INN*）

化学结构式

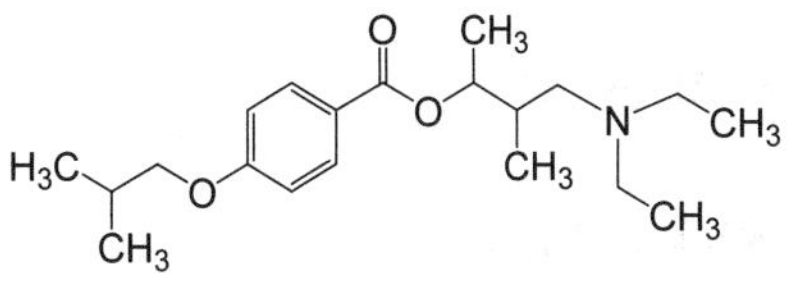

分子式和分子量 $C_{20}H_{33}NO_3$ 335.48

化学名 3-Diethylamino-1,2-dimethylpropyl *p*-isobutoxybenzoate

3-二乙氨基-1,2-二甲丙基 4-异丁氧基苯甲酸酯

CAS 登录号 299-61-6

INN list 12

药效分类 冠脉扩张药

更斯的明

Ganstigmine（*INN*）

化学结构式

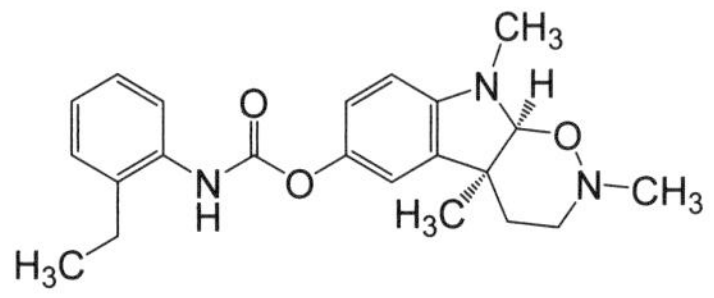

分子式和分子量 $C_{22}H_{27}N_3O_3$ 381.47

化学名 (4a*S*,9a*S*)-2,3,4,4*a*,9,9*a*-Hexahydro-2,4*a*,9-trimethyl-1,2-oxazino[6,5-*b*]indo-6-yl *o*-ethylcarbanilate

(4a*S*,9a*S*)-2,3,4,4*a*,9,9*a*-六氢-2,4*a*,9-三甲基-1,2-噁嗪并[6,5-*b*]吲哚-6-基 2-乙基苯氨甲酸酯

CAS 登录号 457075-21-7

INN list 81

药效分类 抗胆碱酯酶药

更他氯铵

Gantacurium Chloride（*INN*）

化学结构式

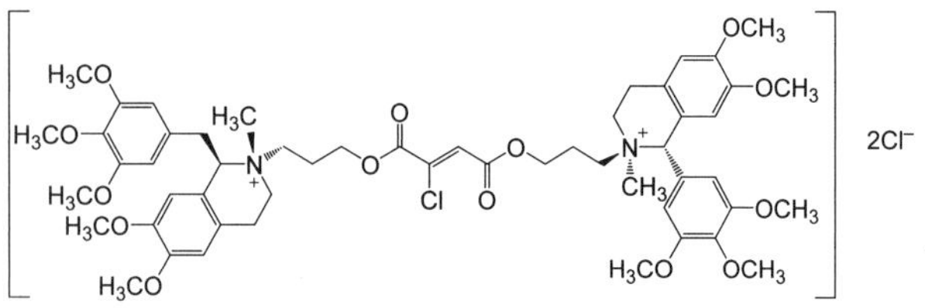

分子式和分子量 $C_{53}H_{69}Cl_3N_2O_{14}$ 1064.48

化学名 4-*O*-[3-[(1*S*,2*R*)-6,7-Dimethoxy-2-methyl-1-(3,4,5-trimethoxyphenyl)-3,4-dihydro-1*H*-isoquinolin-2-ium-2-yl]propyl] 1-*O*-[3-[(1*R*,2*S*)-6,7-dimethoxy-2-methyl-1-[(3,4,5-trimethoxyphenyl) methyl]-3,4-dihydro-1*H*-isoquinolin-2-ium-2-yl]propyl] (*Z*)-2-chlorobut-2-enedioate dichloride

二氯化 4-*O*-[3-[(1*S*,2*R*)-6,7-二甲氧基-2-甲基-1-(3,4,5-三甲氧基苯基)-3,4-二氢-1*H*-异喹啉-2-鎓-2-基]丙基] 1-*O*-[3-[(1*R*,2*S*)-6,7-二甲氧基-2-甲基-1-[(3,4,5-三甲氧基苯基)甲基]-3,4-二氢-1*H*-异喹啉-2-鎓-2-基]丙基] (*Z*)-2-氯丁-2-烯二酸二酯

CAS 登录号 213998-46-0

INN list 91

药效分类 神经肌肉阻断药

更托非班

Gantofiban（*INN*）

化学结构式

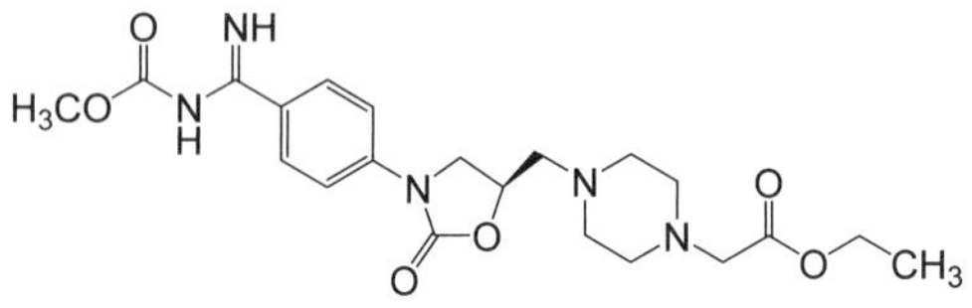

分子式和分子量 $C_{21}H_{29}N_5O_6$ 447.48

化学名 Ethyl 2-[4-[[(5*R*)-3-[4-(*N*-methoxycarbonylcarbamimidoyl) phenyl]-2-oxo-1,3-oxazolidin-5-yl]methyl]piperazin-1-yl]acetate

乙基 2-[4-[[(5*R*)-3-[4-(*N*-甲氧基甲酰基脒基)苯基]-2-氧代-1,3-噁唑烷-5-基]甲基]哌嗪-1-基]乙酸酯

CAS 登录号 183547-57-1

INN list 80

药效分类 纤维蛋白原受体拮抗药

更昔洛韦

Ganciclovir（*INN*）

化学结构式

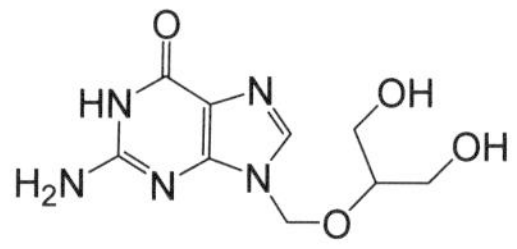

分子式和分子量 $C_9H_{13}N_5O_4$ 255.23

化学名 9-[[2-Hydroxy-1-(hydroxymethyl)ethoxy]methyl]guanine

9-[[2-羟基-1-(羟甲基)乙氧基]甲基]鸟嘌呤

CAS 登录号 82410-32-0

INN list 56

药效分类 核苷和核苷酸类抗病毒药

ATC 分类 J05AB06

庚齐啶

Hepzidine（*INN*）

化学结构式

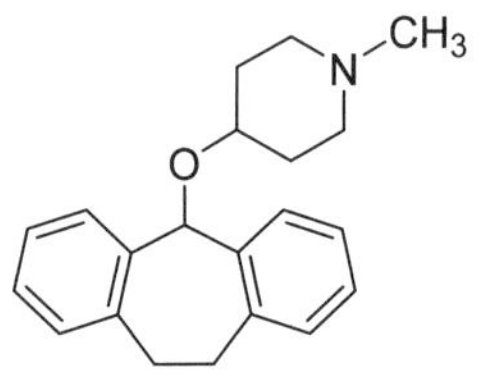

分子式和分子量 $C_{21}H_{25}NO$ 307.43

化学名 4-(10,11-Dihydro-5*H*-dibenzo[*a*,*d*]cyclohepten-5-yloxy)-1-methylpiperidine

4-(10,11-二氢-5*H*-二苯并[*a*,*d*]环庚烯-5-基氧基)-1-甲基哌啶

CAS 登录号 1096-72-6
INN list 15
药效分类 抗抑郁药

汞[197Hg]丙醇

Merisoprol[197Hg]（*INN*）

化学结构式

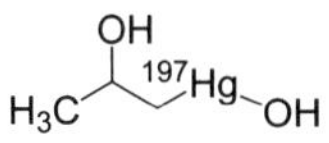

分子式和分子量 $C_3H_8{}^{197}HgO_2$ 273.06
化学名 Hydroxy(2-hydroxypropyl)mercury[197Hg]
羟基(2-羟丙基)汞[197Hg]
CAS 登录号 5579-94-2
INN list 24
药效分类 诊断用药

汞加芬

Hydrargaphen（*INN*）

化学结构式

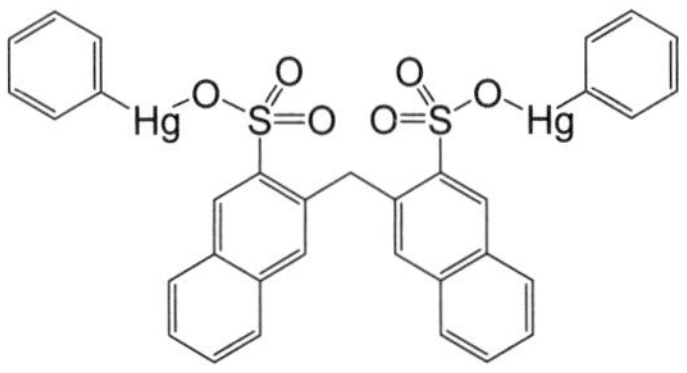

分子式和分子量 $C_{33}H_{24}Hg_2O_6S_2$ 981.85
化学名 Phenyl-[3-[[3-(phenylmercuriooxysulfonyl)naphthalen-2-yl]methyl]naphthalen-2-yl]sulfonyloxymercury
苯基-[3-[[3-(苯基汞基氧基磺酰基)萘-2-基]甲基]萘-2-基]磺酰基氧基汞
CAS 登录号 14235-86-0
INN list 10
药效分类 抗真菌药，消毒防腐药

汞拉米特

Mercuderamide（*INN*）

化学结构式

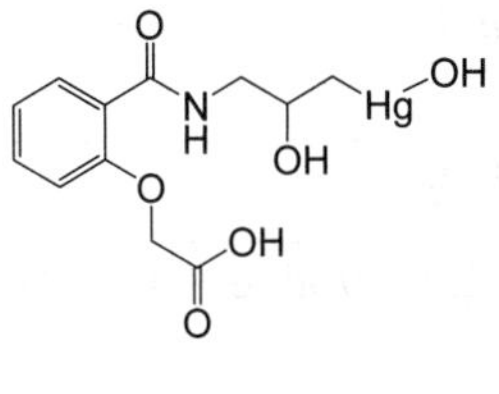

分子式和分子量 $C_{12}H_{15}HgNO_6$ 469.84
化学名 2-[[2-Hydroxy-3-(hydroxylmercuri)propyl]carbamoyl]phenoxyacetic acid
2-[[2-羟基-3-(羟基汞)丙基]氨甲酰基]苯氧乙酸

CAS 登录号 525-30-4
INN list 1
药效分类 利尿药

汞林

Meralein（*INN*）

化学结构式

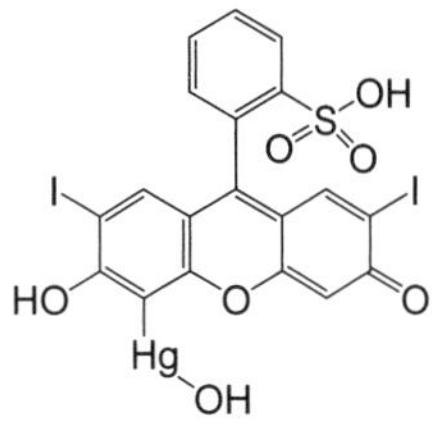

分子式和分子量 $C_{19}H_{10}HgI_2O_7S$ 836.74
化学名 Hydroxy[6-hydroxy-2,7-diiodo-3-oxo-9-(2-sulfophenyl)-3*H*-xanthen-5-yl]mercury
羟基[6-羟基-2,7-二碘代-3-氧代-9-(2-磺苯基)-3*H*-氧杂蒽-5-基]汞
CAS 登录号 71872-91-8; 4386-35-0 [一钠盐]
INN list 13
药效分类 局部抗感染药

汞罗茶碱

Mercurophylline（*INN*）

化学结构式

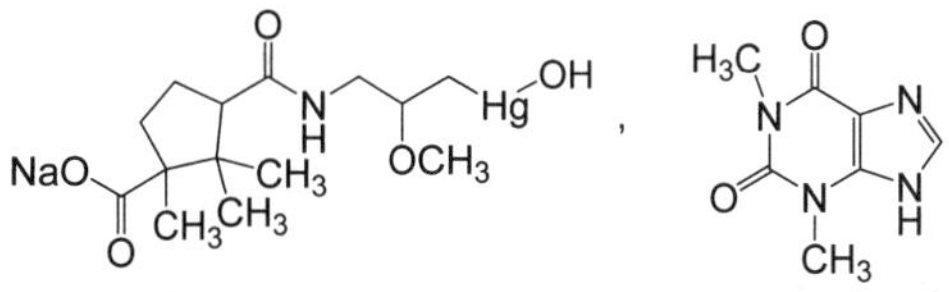

分子式和分子量 $C_{14}H_{24}HgNNaO_5 \cdot C_7H_8N_4O_2$ 690.09
药物描述 A mixture of sodium salt of *N*-[3-(hydroxymercuri)-2-methoxypropyl]camphoramic acid ($C_{14}H_{24}HgNNaO_5$) and theophylline ($C_7H_8N_4O_2$)
N-[3-(羟基汞基)-2-甲氧基丙基]樟脑酰氨酸钠盐($C_{14}H_{24}HgNNaO_5$)和茶碱($C_7H_8N_4O_2$)的混合物
CAS 登录号 8012-34-8
INN list 1
药效分类 利尿药

汞氯丁酚

Mercurobutol（*INN*）

化学结构式

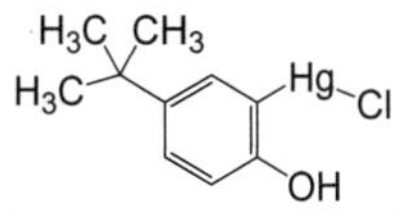

分子式和分子量 $C_{10}H_{13}ClHgO$ 385.25
化学名 4-*tert*-Butyl-2-chloromercuriphenol
4-叔丁基-2-氯汞基苯酚

CAS 登录号　498-73-7

INN list　1

药效分类　消毒防腐药

汞撒利

Mersalyl（*INN*）

化学结构式

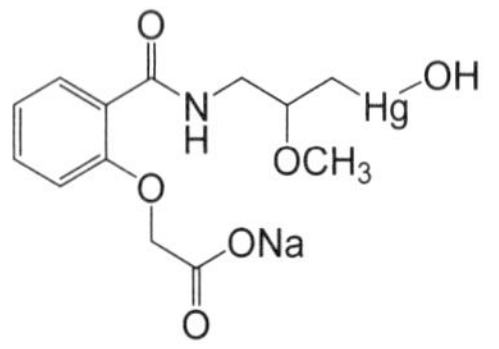

分子式和分子量　$C_{13}H_{16}HgNNaO_6$　505.85

化学名　Sodium salt of 2-[(3-hydroxymercuri-2-methoxypropyl) carbamoyl]phenoxyacetic acid

2-[(3-羟基汞基-2-甲氧基丙基)氨基甲酰基]苯氧基乙酸钠

CAS 登录号　492-18-2

INN list　4

药效分类　低效能利尿药

ATC 分类　C03BC01

汞香豆林钠

Mercumatilin Sodium（*INN*）

化学结构式

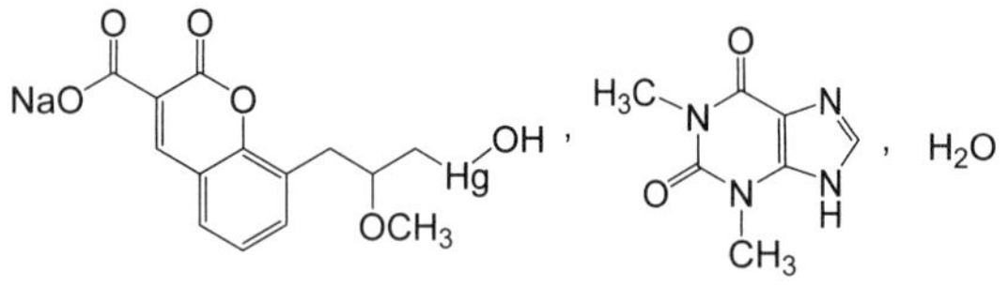

分子式和分子量　$C_{21}H_{21}HgN_4NaO_8 \cdot H_2O$　699.01

药物描述　A mixture of sodium salt of 8-[3-(hydroxylmercuri)-2-methoxypropyl]-2-oxo-2*H*-1-benzopyran-3-carboxylic acid and theophylline

8-[3-(羟基汞基)-2-甲氧基丙基]-2-氧代-2*H*-1-苯并吡喃-3-羧酸钠盐和茶碱的混合物

CAS 登录号　60135-06-0; 574-79-8[汞香豆林取代物]; 43043-01-2[汞香豆林]

INN list　4

药效分类　利尿药

汞溴红

Merbromin（*INN*）

化学结构式

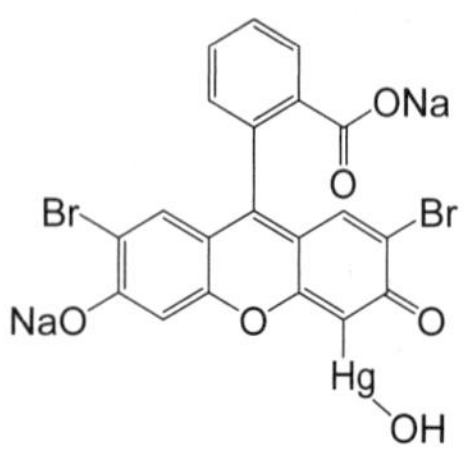

分子式和分子量　$C_{20}H_8Br_2HgNa_2O_6$　750.65

化学名　Disodium salt of 2,7-dibromo-4-hydroxymercurifluorescein

2,7-二溴-4-羟基汞荧光黄二钠盐

CAS 登录号　129-16-8

INN list　1

药效分类　消毒防腐药

古那替尼

Gunagratinib（*INN*）

化学结构式

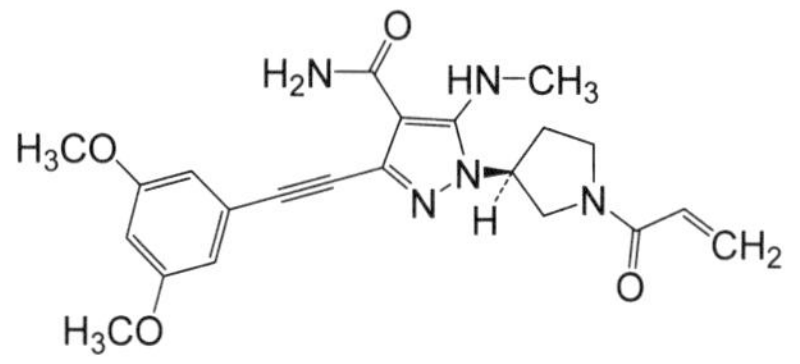

分子式和分子量　$C_{22}H_{25}N_5O_4$　423.47

化学名　3-[(3,5-Dimethoxyphenyl)ethynyl]-5-(methylamino)-1-[(3*S*)-1-(prop-2-enoyl)pyrrolidin-3-yl]-1*H*-pyrazole-4-carboxamide

3-[(3,5-二甲氧基苯基)乙炔基]-5-(甲氨基)-1-[(3*S*)-1-(丙-2-烯酰基)吡咯烷-3-基]-1*H*-吡唑-4-甲酰胺

CAS 登录号　2211082-53-8

INN list　125

药效分类　酪氨酸激酶抑制药，抗肿瘤药

谷赖胰岛素

Insulin Glulisine（*INN*）

化学结构式

```
H-Gly-Ile-Val-Glu-Gln-Cys-Cys-Thr-Ser-Ile-Cys-Ser-Leu-Tyr-Gln-Leu-
                                       10
Glu-Asn-Tyr-Cys-Asn-OH
             20
H-Phe-Val-Lys-Gln-His-Leu-Cys-Gly-Ser-His-Leu-Val-Glu-Ala-Leu-Tyr-
                                       10
Leu-Val-Cys-Gly-Glu-Arg-Gly-Phe-Phe-Tyr-Thr-Pro-Glu-Thr-OH
             20                                  30
```

分子式和分子量　$C_{258}H_{384}N_{64}O_{78}S_6$　5822.58

化学名　[3^B-L-Lysine,29^B-L-glutamic acid]insulin (human)

[3^B-L-赖氨酸,29^B-L-谷氨酸]胰岛素(人)

CAS 登录号　207748-29-6

INN list　84

药效分类　抗糖尿病药

ATC 分类　A10AB06

谷镥[^{177}Lu]扎达沃肽

Lutetium [^{177}Lu] Zadavotide Guraxetan（*INN*）

化学结构式（见后页）

分子式和分子量　$C_{63}H_{89}I^{177}LuN_{11}O_{23}$　1672.3

化学名　Lutetate(5−)-^{117}Lu,[*N*-[(4*R*)-4-(Carboxy-*κO*)-4-[4,7,10-tris[(carboxy-*κO*)methyl]-1,4,7,10-tetraazacyclododec-1-yl-*κN*^{1},

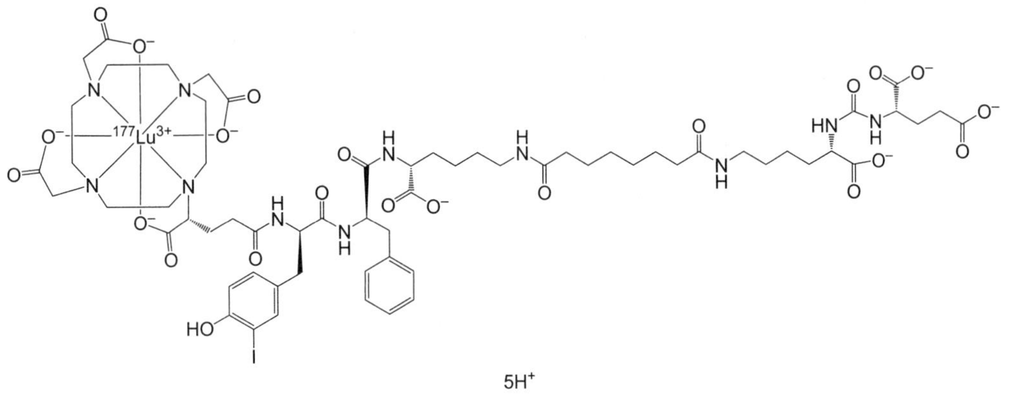

5H$^+$

谷镥[^{177}Lu]扎达沃肽

κN^4,κN^7,κN^{10}]-1-oxob-utyl]-3-iodo-D-tyrosyl-D-phenylalanyl-N^6-[8-[[(5*S*)-5-carboxy-5-[[[[(1*S*)-1,3-dicarboxypropyl]amino]carbonyl]amino]pentyl]amino]-1,8-dioxooctyl]-D-lysinato(8−)]-, hydrogen (1 : 5)

镥盐(5−)-^{177}Lu, [*N*-[(4*R*)-4-(羧基-κ*O*)-4-[4,7,10-三[(羧基-κ*O*)甲基]-1,4,7,10-四氮杂环十二烷-1-基-κN^1,κN^4,κN^7,κN^{10}]-1-氧代丁基]-3-碘-D-酪氨酰-D-苯丙氨酰-N^6-[8-[[(5*S*)-5-羧基-5-[[[[(1*S*)-1,3-二羧基丙基]氨基]甲酰基]氨基]苯基]氨基]-1,8-二氧代辛基]-D-赖氨酸盐(8−)]-, 氢 (1 : 5)

CAS 登录号 2447131-70-4

INN list 125

药效分类 抗肿瘤药

谷沙昔替尼

Gusacitinib（*INN*）

化学结构式

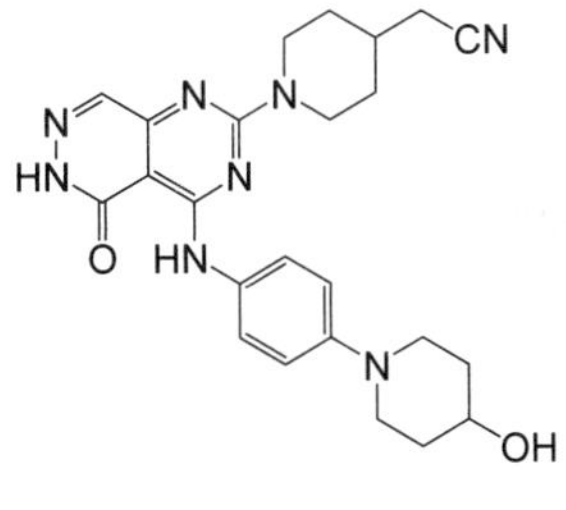

分子式和分子量 $C_{24}H_{28}N_8O_2$ 460.53

化学名 (1-{4-[4-(4-Hydroxypiperidin-1-yl)anilino]-5-oxo-5,6-dihydropyrimido[4,5-*d*]pyridazin-2-yl}piperidin-4-yl)acetonitrile

(1-{4-[4-(4-羟基哌啶-1-基)苯氨基]-5-氧代-5,6-二氢嘧啶并[4,5-*d*]哒嗪-2-基}哌啶-4-基)乙腈

CAS 登录号 1425381-60-7

INN list 120

药效分类 酪氨酸激酶抑制药

骨化二醇

Calcifediol（*INN*）

分子式和分子量 $C_{27}H_{44}O_2$ 400.65

化学结构式

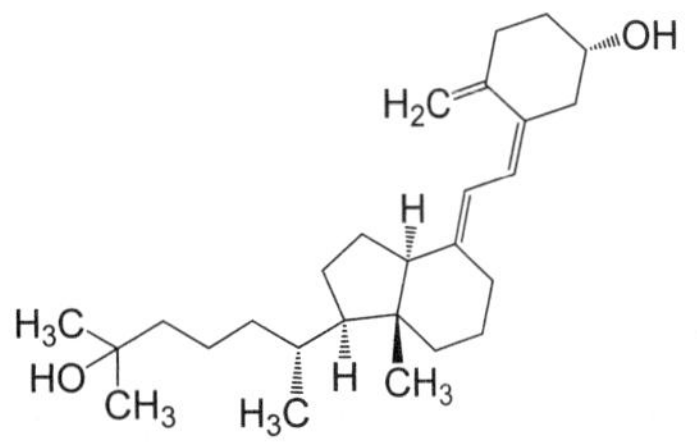

化学名 25-Hydroxycholecalciferol

25-羟基胆骨化醇

CAS 登录号 19356-17-3; 63283-36-3[一水合物]

INN list 26

药效分类 钙代谢调节药

骨化三醇

Calcitriol（*INN*）

化学结构式

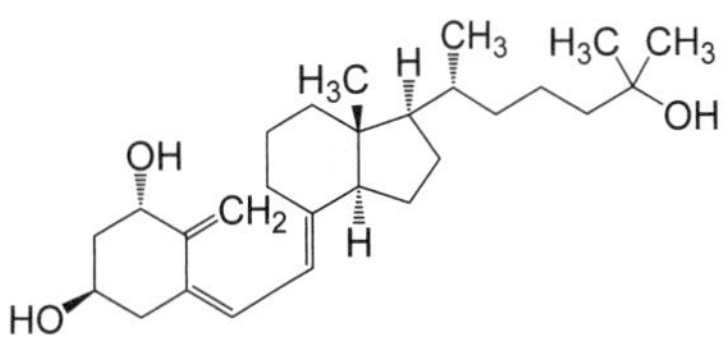

分子式和分子量 $C_{27}H_{44}O_3$ 416.64

化学名 (5*Z*,7*E*)-9,10-Secocholesta-5,7,10(19)-triene-1α,3β,25-triol

(5*Z*,7*E*)-9,10-开环胆甾-5,7,10(19)-三烯-1α,3β,25-三醇

CAS 登录号 32222-06-3

INN list 39

药效分类 钙代谢调节药

固瑞托莫德

Guretolimod（*INN*）

化学结构式

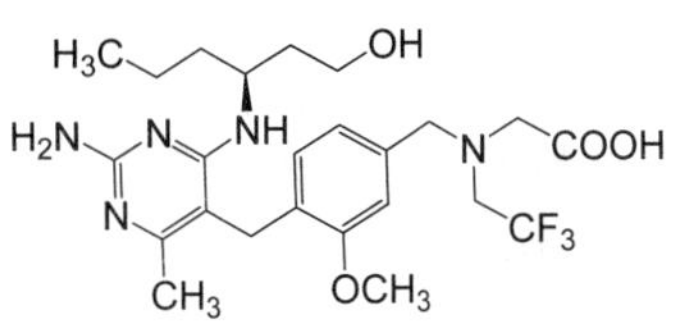

分子式和分子量 $C_{24}H_{34}F_3N_5O_4$ 513.56

化学名 [({4-[(2-Amino-4-{[(3*S*)-1-hydroxyhexan-3-yl]amino}-6-methylpyrimidin-5-yl)methyl]-3-methoxyphenyl}methyl)(2,2,2-trifluoroethyl)amino]acetic acid

[({4-[(2-氨基-4-{[(3*S*)-1-羟基己烷-3-基]氨基}-6-甲基嘧啶-5-基)甲基]-3-甲氧基苯基}甲基)(2,2,2-三氟乙基)氨基]乙酸

CAS 登录号 1488364-57-3

INN list 124

药效分类 Toll 样受体激动药，抗肿瘤药

呱氨托美丁

Amtolmetin Guacil（*INN*）

化学结构式

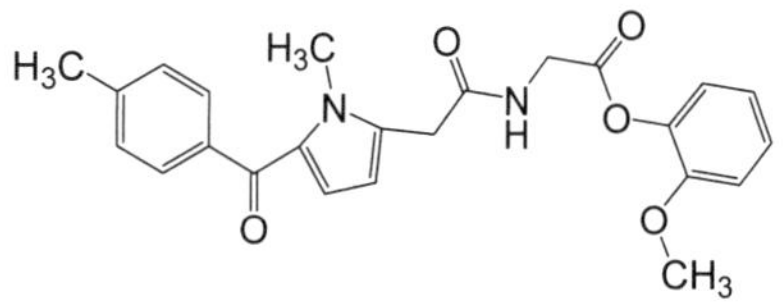

分子式和分子量 $C_{24}H_{24}N_2O_5$ 420.46

化学名 (2-Methoxyphenyl) 2-[[2-[1-methyl-5-(4-methylbenzoyl) pyrrol-2-yl]acetyl]amino]acetate

(2-甲氧基苯基) 2-[[2-[1-甲基-5-(4-甲基苯甲酰基)吡咯-2-基]乙酰基]氨基]乙酸酯

CAS 登录号 87344-06-7

INN list 65

药效分类 抗炎镇痛药

呱非卡诺

Guafecainol（*INN*）

化学结构式

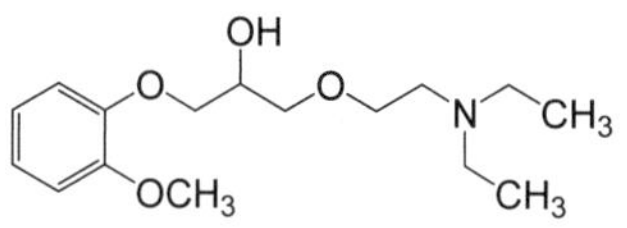

分子式和分子量 $C_{16}H_{27}NO_4$ 297.39

化学名 1-[2-(Diethylamino)ethoxy]-3-(*o*-methoxyphenoxy)-2-propanol

1-[2-(二乙氨基)乙氧基]-3-(2-甲氧基苯氧基)-2-丙醇

CAS 登录号 36199-78-7

INN list 38

药效分类 抗心律失常药

呱仑酸钠

Sodium Gualenate（*INN*）

化学结构式

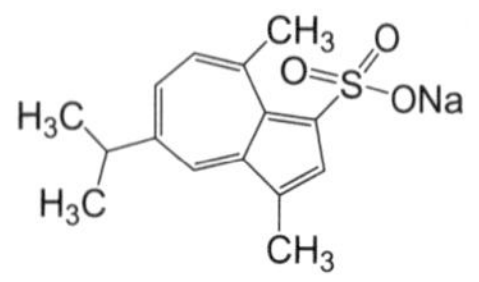

分子式和分子量 $C_{15}H_{18}NaO_3S$ 300.35

化学名 Sodium 5-isopropyl-3,8-dimethyl-1-azulene sulfonate

5-异丙基-3,8-二甲基-1-薁磺酸钠

CAS 登录号 6223-35-4; 16915-32-5 [呱仑酸]

INN list 14

药效分类 抗炎药

呱美柳

Guaimesal（*INN*）

化学结构式

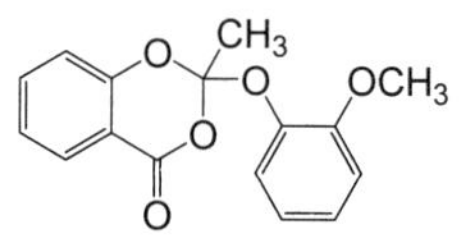

分子式和分子量 $C_{16}H_{14}O_5$ 286.28

化学名 (±)-2-(*o*-Methoxyphenoxy)-2-methyl-1,3-benzodioxan-4-one

(±)-2-(2-甲氧基苯氧基)-2-甲基-1,3-苯并二氧六环-4-酮

CAS 登录号 81674-79-5

INN list 50

药效分类 镇咳药

呱西替柳

Guacetisal（*INN*）

化学结构式

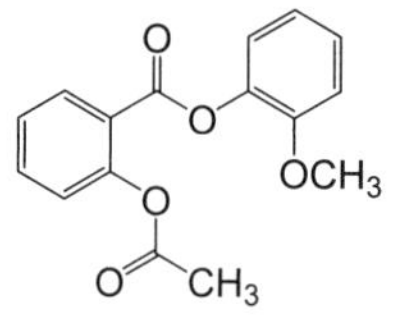

分子式和分子量 $C_{16}H_{14}O_5$ 286.28

化学名 *o*-Methoxyphenyl salicylate acetate

2-甲氧基苯基乙酰水杨酸酯

CAS 登录号 55482-89-8

INN list 40

药效分类 抗炎镇痛药

呱依托林

Guaietolin（*INN*）

化学结构式

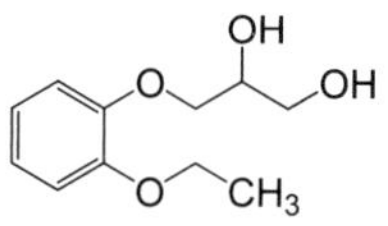

分子式和分子量 $C_{11}H_{16}O_4$ 212.24

化学名 3-(*o*-Ethoxyphenoxy)-1,2-propanediol

3-(2-乙氧基苯氧基)-1,2-丙二醇

CAS 登录号 63834-83-3

INN list 41

药效分类 祛痰镇咳药

胍苯克生

Guabenxan（*INN*）

化学结构式

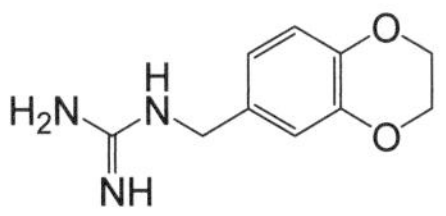

分子式和分子量 $C_{10}H_{13}N_3O_2$ 207.23

化学名 (1,4-Benzidioxan-6-ylmethyl)guanidine

(1,4-苯并二噁烷-6-基甲基)胍

CAS 登录号 19889-45-3

INN list 32

药效分类 抗高血压药

胍法辛

Guanfacine（*INN*）

化学结构式

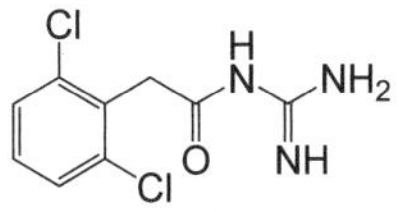

分子式和分子量 $C_9H_9Cl_2N_3O$ 246.09

化学名 *N*-Amidino-2-(2,6-dichlorophenyl)acetamide

N-脒基-2-(2,6-二氯苯基)乙酰胺

CAS 登录号 29110-47-2; 29110-48-3[盐酸盐]

INN list 36

药效分类 抗高血压药

ATC 分类 C02AC02

胍甲环素

Guamecycline（*INN*）

化学结构式

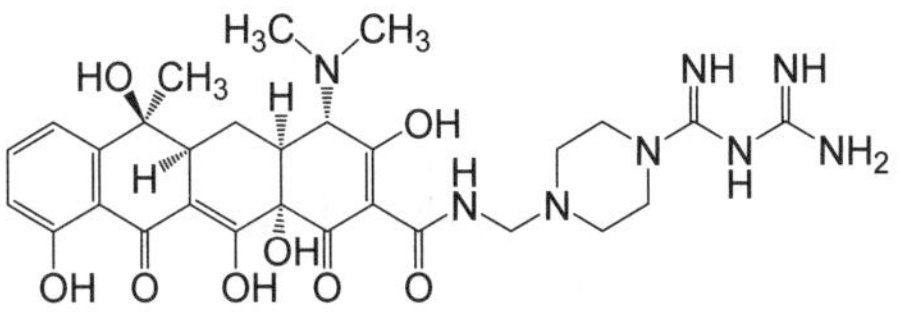

分子式和分子量 $C_{29}H_{38}N_8O_8$ 626.66

化学名 (4*S*,4*aS*,5*aS*,6*S*,12*aS*)-*N*-[[4-(Amidinoamidino)-1-piperazinyl]methyl]-4-(dimethylamino)-1,4,4*a*,5,5*a*,6,11,12*a*-octahydro-3,6,10,12,12*a*-pentahydroxy-6-methyl-1,11-dioxo-2-naphthacenecarboxamide

(4*S*,4*aS*,5*aS*,6*S*,12*aS*)-*N*-[[4-(脒基脒基)-1-哌嗪基]甲基]-4-(二甲氨基)-1,4,4*a*,5,5*a*,6,11,12*a*-八氢-3,6,10,12,12*a*-五羟基-6-甲基-1,11-二氧代-2-四并苯甲酰胺

CAS 登录号 16545-11-2

INN list 22

药效分类 抗生素类药

胍立莫司

Gusperimus（*INN*）

化学结构式

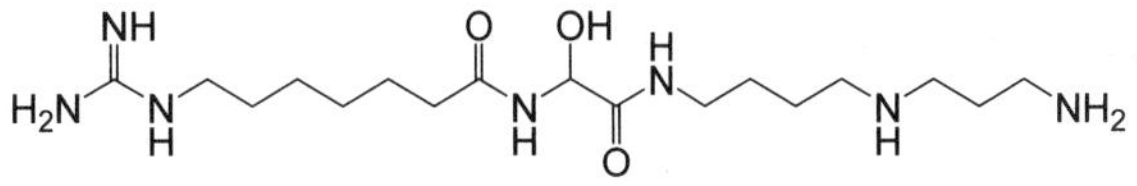

分子式和分子量 $C_{17}H_{37}N_7O_3$ 387.53

化学名 (±)-*N*-[[[4-[(3-Aminopropyl)amino]butyl]carbamoyl]hydroxymethyl]-7-guanidinoheptanamide

(±)-*N*-[[[4-[(3-氨基丙基)氨基]丁基]氨基甲酰基]羟甲基]-7-胍基庚酰胺

CAS 登录号 98629-43-7; 84937-45-1[单盐酸盐]; 85468-01-5[三盐酸盐]

INN list 68

药效分类 免疫抑制药

ATC 分类 L04AA19

胍氯芳

Guanclofine（*INN*）

化学结构式

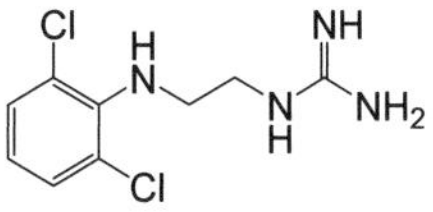

分子式和分子量 $C_9H_{12}Cl_2N_4$ 247.12

化学名 [2-(2,6-Dichloroanilino)ethyl]guanidine

[2-(2,6-二氯苯氨基)乙基]胍

CAS 登录号 55926-23-3

INN list 35

药效分类 抗高血压药

胍氯酚

Guanoclor（*INN*）

化学结构式

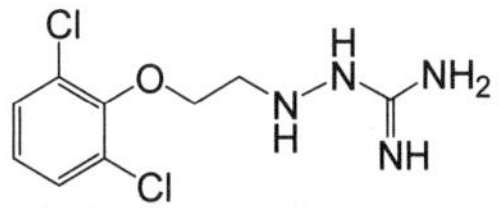

分子式和分子量 $C_9H_{12}Cl_2N_4O$ 263.12

化学名 [[2-(2,6-Dichlorophenoxy)ethyl]amino]guanidine

[[2-(2,6-二氯苯氧基)乙基]氨基]胍

CAS 登录号 5001-32-1; 551-48-4[硫酸盐]

INN list 15

药效分类 抗高血压药

胍那苄

Guanabenz（*INN*）

分子式和分子量 $C_8H_8Cl_2N_4$ 231.08

化学结构式

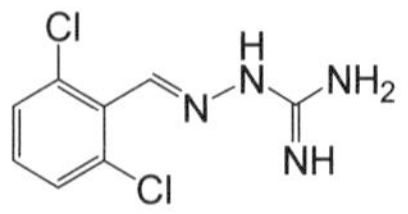

化学名 [(2,6-Dichlorobenzylidene)amino]guanidine
[(2,6-二氯苯甲亚基)氨基]胍
CAS 登录号 5051-62-7
INN list 26
药效分类 抗高血压药

胍那克林

Guanacline（*INN*）

化学结构式

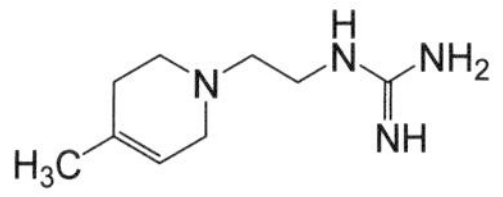

分子式和分子量 $C_9H_{18}N_4$ 182.27
化学名 [2-(3,6-Dihydro-4-methyl-1(2*H*)-pyridyl)]ethylguanidine
[2-(3,6-二氢-4-甲基-1(2*H*)-吡啶基)乙基]胍
CAS 登录号 1463-28-1; 1562-71-6[硫酸盐]; 23389-32-4[硫酸盐二水合物]
INN list 16
药效分类 抗高血压药

胍那屈尔

Guanadrel（*INN*）

化学结构式

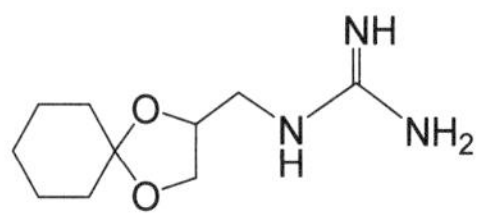

分子式和分子量 $C_{10}H_{19}N_3O_2$ 213.28
化学名 (1,4-Dioxaspiro[4,5]dec-2-ylmethyl)guanidine
(1,4-二氧杂螺[4,5]癸-2-基甲基)胍
CAS 登录号 40580-59-4; 22195-34-2[硫酸盐]
INN list 20
药效分类 抗高血压药

胍那佐定

Guanazodine（*INN*）

化学结构式

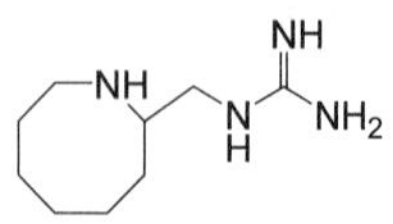

分子式和分子量 $C_9H_{20}N_4$ 184.28
化学名 [(Octahydro-2-azocinyl)methyl]guanidine
[(八氢-2-吖辛因基)甲基]胍
CAS 登录号 32059-15-7
INN list 27
药效分类 抗高血压药

胍尼索喹

Guanisoquine（*INN*）

化学结构式

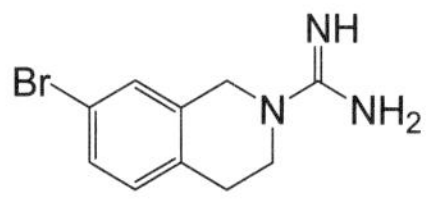

分子式和分子量 $C_{10}H_{12}BrN_3$ 254.13
化学名 7-Bromo-3,4-dihydro-2(1*H*)-isoquinolinecarboxamidine
7-溴-3,4-二氢-2(1*H*)-异喹啉甲脒
CAS 登录号 154-73-4; 1212-83-5[硫酸盐]
INN list 15
药效分类 抗高血压药

胍诺克汀

Guanoctine（*INN*）

化学结构式

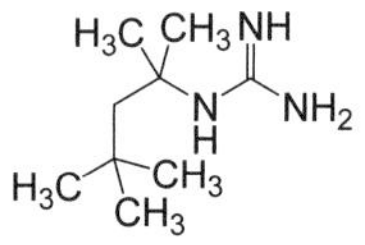

分子式和分子量 $C_9H_{21}N_3$ 171.29
化学名 (1,1,3,3-Tetramethylbutyl)guanidine
(1,1,3,3-四甲基丁基)胍
CAS 登录号 3658-25-1; 1070-95-7[盐酸盐]
INN list 16
药效分类 抗高血压药

胍诺沙苄

Guanoxabenz（*INN*）

化学结构式

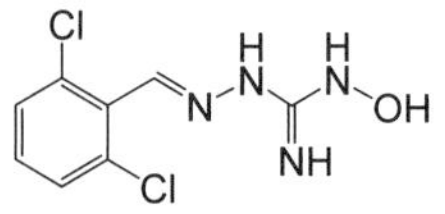

分子式和分子量 $C_8H_8Cl_2N_4O$ 247.08
化学名 1-[(2,6-Dichlorobenzylidene)amino]-3-hydroxyguanidine
1-[(2,6-二氯苯甲亚基)氨基]-3-羟基胍
CAS 登录号 24047-25-4
INN list 31
药效分类 抗高血压药

胍诺西芬

Guanoxyfen（*INN*）

分子式和分子量 $C_{10}H_{15}N_3O$ 193.25

化学结构式

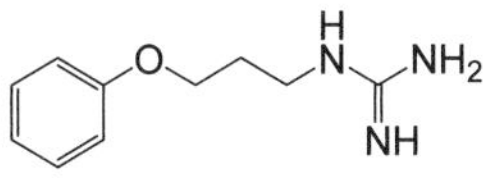

化学名 (3-Phenoxypropyl)guanidine
(3-苯氧基丙基)胍

CAS 登录号 13050-83-4; 1021-11-0[硫酸盐]

INN list 16

药效分类 抗高血压药，抗抑郁药

胍生

Guanoxan（*INN*）

化学结构式

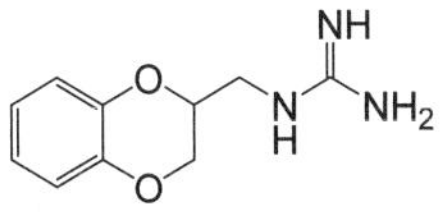

分子式和分子量 $C_{10}H_{13}N_3O_2$ 207.23

化学名 (1,4-Benzodioxan-2-ylmethyl)guanidine
(1,4-苯并二噁烷-2-基甲基)胍

CAS 登录号 2165-19-7; 5714-04-5[硫酸盐]

INN list 15

药效分类 抗高血压药

胍西定

Guancidine（*INN*）

化学结构式

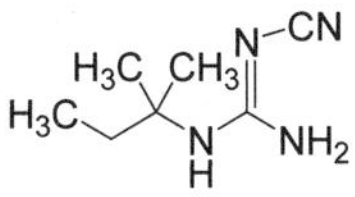

分子式和分子量 $C_7H_{14}N_4$ 154.21

化学名 1-Cyano-3-*tert*-pentylguanidine
1-氰基-3-叔戊基胍

CAS 登录号 1113-10-6

INN list 18

药效分类 抗高血压药

胍乙啶

Guanethidine（*INN*）

化学结构式

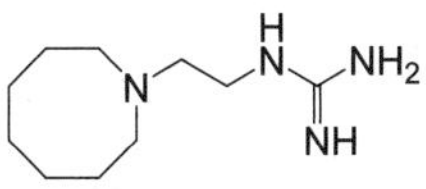

分子式和分子量 $C_{10}H_{22}N_4$ 198.31

化学名 [2-(Hexahydro-1(2*H*)-azocinyl)ethyl]guanidine
[2-(六氢-1(2*H*)-吖辛因基)乙基]胍

CAS 登录号 55-65-2; 645-43-2[硫酸盐]

INN list 11

药效分类 抗高血压药

ATC 分类 C02CC02

关附甲素

Acehytisine

化学结构式

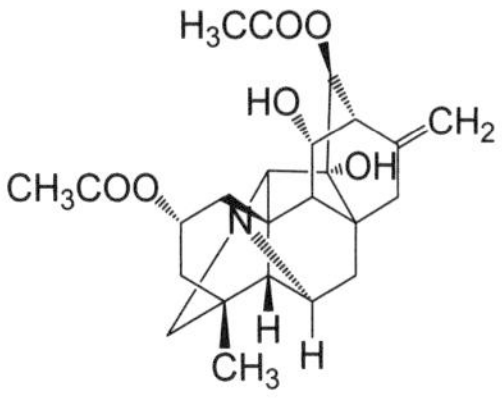

分子式和分子量 $C_{24}H_{31}NO_6$ 429.51

化学名 (2*α*,11*α*,13*R*)-Hetisan-2,11,13,14-tetrol 2,13-diacetate
(2*α*,11*α*,13*R*)-海替生烷基-2,11,13,14-四醇 2,13-二乙酸酯

CAS 登录号 1394-48-5; 618094-85-2[盐酸盐]

药效分类 抗心律失常药

硅雄酮

Silandrone（*INN*）

化学结构式

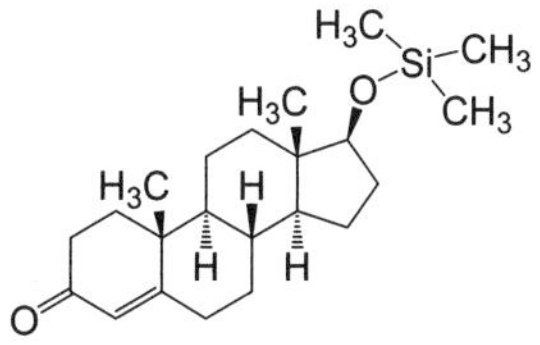

分子式和分子量 $C_{22}H_{36}O_2Si$ 360.61

化学名 17*β*-(Trimethylsiloxy)androst-4-en-3-one
17*β*-(三甲基硅氧基)雄甾-4-烯-3-酮

CAS 登录号 5055-42-5

INN list 18

药效分类 雄激素类药

鬼臼毒素

Podophyllotoxin

化学结构式

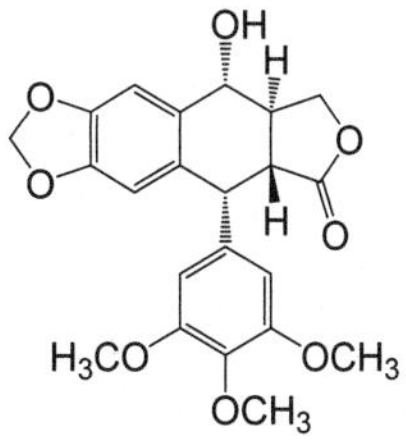

分子式和分子量 $C_{22}H_{22}O_8$ 414.41

化学名 (5*R*,5*aR*,8*aR*,9*R*)-5,8,8*a*,9-Tetrahydro-9-hydroxy-5-(3,4,5-trimethoxyphenyl)furo[3',4':6,7]naphtho[2,3-*d*]-1,3-dioxol-6(5*aH*)-one

(5*R*,5*aR*,8*aR*,9*R*)-5,8,8*a*,9-四氢-9-羟基-5-(3,4,5-三甲氧基苯基)呋喃并[3',4':6,7]萘并[2,3-*d*]-1,3-二氧杂环-6(5*aH*)-酮

CAS 登录号 518-28-5

药效分类 抗肿瘤药

癸烟酯

Hepronicate（*INN*）

化学结构式

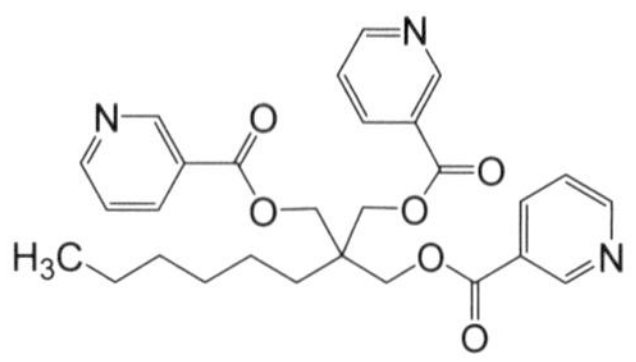

分子式和分子量 $C_{28}H_{31}N_3O_6$ 505.56

化学名 2-Hexyl-2-(hydroxymethyl)-1,3-propanediol trinicotinate

2-己基-2-(羟甲基)-1,3-丙二醇 三烟酸酯

CAS 登录号 7237-81-2

INN list 22

药效分类 外围血管扩张药

桂丙齐特

Cinpropazide（*INN*）

化学结构式

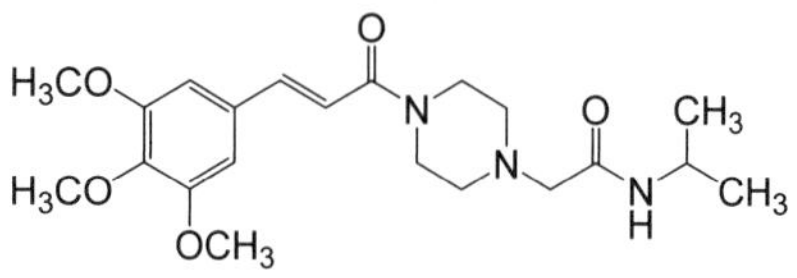

分子式和分子量 $C_{21}H_{31}N_3O_5$ 405.49

化学名 *N*-Isopropyl-4-(3,4,5-trimethoxycinnamoyl)-1-piperazineacetamide

N-异丙基-4-(3,4,5-三甲氧基肉桂酰基)-1-哌嗪乙酰胺

CAS 登录号 23887-47-0

INN list 30

药效分类 冠脉扩张药

桂非宁

Cinfenine（*INN*）

化学结构式

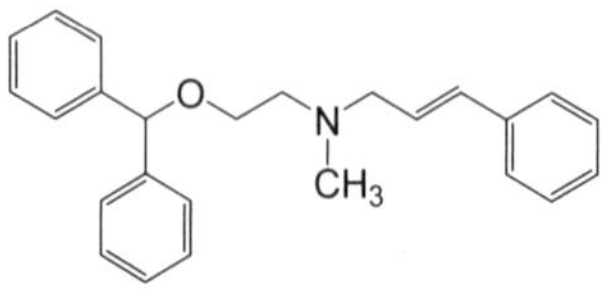

分子式和分子量 $C_{25}H_{27}NO$ 357.50

化学名 (*E*)-*N*-[2-(Diphenylmethoxy)ethyl]-*N*-methylcinnamylamine

(*E*)-*N*-[2-(二苯基甲氧基)乙基]-*N*-甲基肉桂基胺

CAS 登录号 54141-87-6

INN list 27

药效分类 抗抑郁药

桂克索龙

Cinoxolone（*INN*）

化学结构式

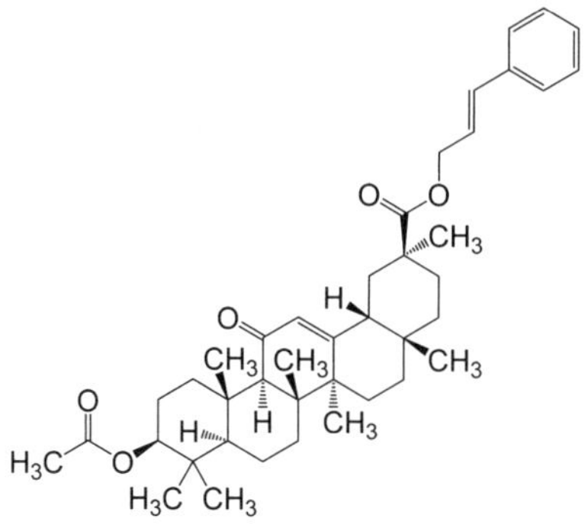

分子式和分子量 $C_{41}H_{56}O_5$ 628.88

化学名 3-Phenyl-2-propen-1-yl 3*β*-acetyloxy-11-oxoolean-12-en-30-oate

3-苯基-2-丙烯-1-基 3*β*-乙酰氧基-11-氧代齐墩果-12-烯-30-酸酯

CAS 登录号 31581-02-9

INN list 33

药效分类 抗炎药

桂拉唑

Cinprazole（*INN*）

化学结构式

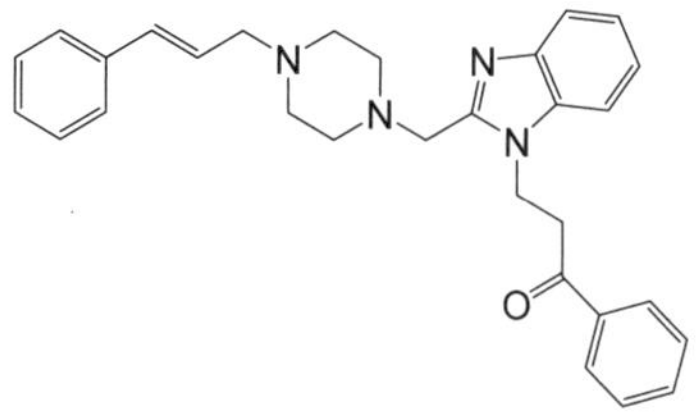

分子式和分子量 $C_{30}H_{32}N_4O$ 464.60

化学名 3-[2-[(4-Cinnamyl-1-piperazinyl)methyl]benzimidazol-1-yl]propiophenone

3-[2-[(4-肉桂基-1-哌嗪基)甲基]苯并咪唑-1-基]苯丙酮

CAS 登录号 51493-19-7

INN list 34

药效分类 抗溃疡药

桂利嗪

Cinnarizine（*INN*）

化学结构式

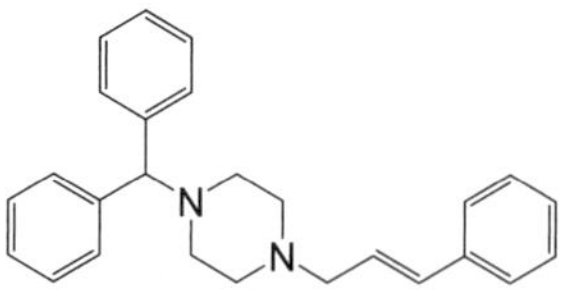

分子式和分子量 $C_{26}H_{28}N_2$ 368.51

化学名 1-*trans*-Cinnamyl-4-diphenylmethylpiperazine

1-反-肉桂基-4-二苯基甲基哌嗪

CAS 登录号 298-57-7

INN list 11

药效分类 抗组胺药，血管扩张药

桂利嗪氯贝特

Cinnarizine Clofibrate（*INN*）

化学结构式

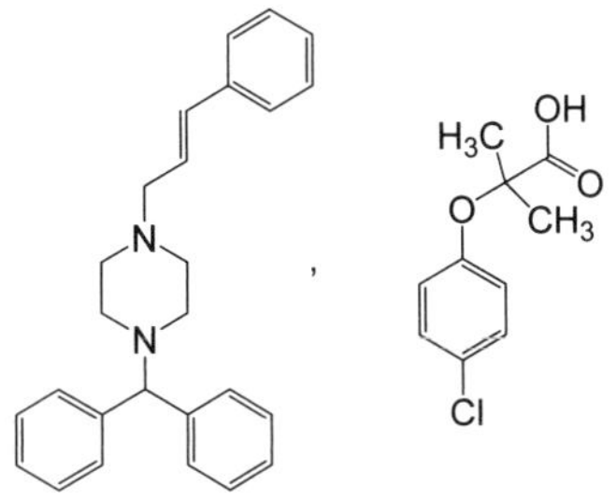

分子式和分子量 $C_{26}H_{28}N_2 \cdot C_{10}H_{11}ClO_3$ 583.16

化学名 2-(4-Chlorophenoxy)-2-methylpropionic acid compound with (*E*)-1-cinnamyl-4-(diphenylmethyl)piperazine(1 : 1)

2-(4-氯苯氧基)-2-甲基丙酸和(*E*)-1-苯丙烯基-4-(二苯甲基)哌嗪的复合物(1 : 1)

CAS 登录号 60763-49-7

INN list 38

药效分类 降血脂药

桂马维林

Cinnamaverine（*INN*）

化学结构式

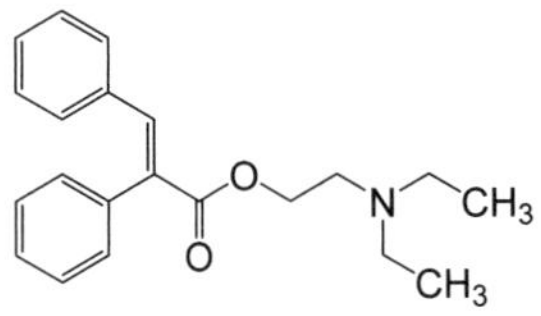

分子式和分子量 $C_{21}H_{25}NO_2$ 323.44

化学名 2-(Diethylamino)ethyl 2,3-diphenylprop-2-enoate

2-(二乙氨基)乙基 2,3-二苯基丙-2-烯酸酯

CAS 登录号 1679-75-0

INN list 10

药效分类 解痉药

桂美君

Cinnamedrine（*INN*）

化学结构式

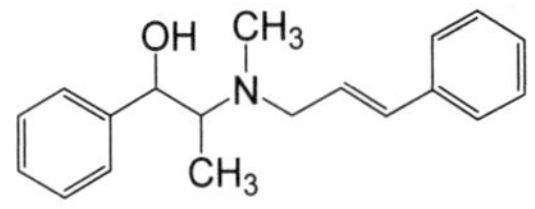

分子式和分子量 $C_{19}H_{23}NO$ 281.39

化学名 *α*-[1-(Cinnamylmethylamino)ethyl]benzyl alcohol

α-[1-(肉桂基甲氨基)乙基]苯甲醇

CAS 登录号 90-86-8

INN list 19

药效分类 解痉药

桂美酸

Cinametic Acid（*INN*）

化学结构式

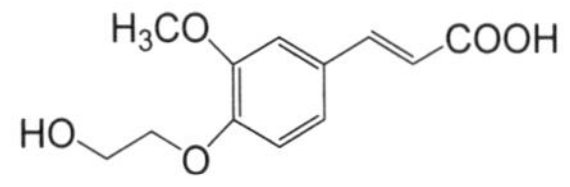

分子式和分子量 $C_{12}H_{14}O_5$ 238.24

化学名 4-(2-Hydroxyethoxy)-3-methoxycinnamic acid

4-(2-羟基乙氧基)-3-甲氧基肉桂酸

CAS 登录号 35703-32-3

INN list 25

药效分类 利胆药

桂美辛

Cinmetacin（*INN*）

化学结构式

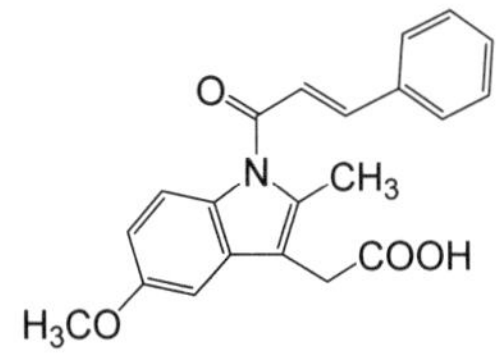

分子式和分子量 $C_{21}H_{19}NO_4$ 349.38

化学名 1-Cinnamoyl-5-methoxy-2-methylindole-3-acetic acid

1-肉桂酰基-5-甲氧基-2-甲基吲哚-3-乙酸

CAS 登录号 20168-99-4

INN list 24

药效分类 抗炎镇痛药

桂帕地尔

Cinepaxadil（*INN*）

化学结构式

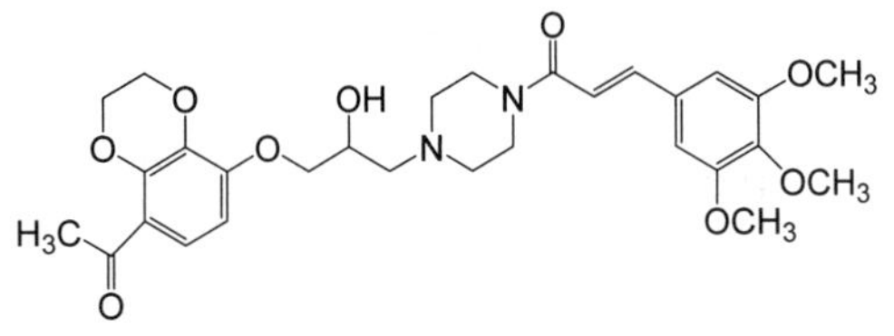

分子式和分子量 $C_{29}H_{36}N_2O_9$ 556.60

化学名 *α*-[[(8-Acetyl-1,4-benzodioxan-5-yl)oxy]methyl]-4-(3,4,5-trimethoxycinnamoyl)-1-piperazineethanol

α-[[(8-乙酰基-1,4-苯并二噁烷-5-基)氧基]甲基]-4-(3,4,5-三

甲氧基肉桂酰基)-1-哌嗪乙醇

CAS 登录号　69118-25-8

INN list　50

药效分类　血管扩张药

桂哌林

Cinperene（*INN*）

化学结构式

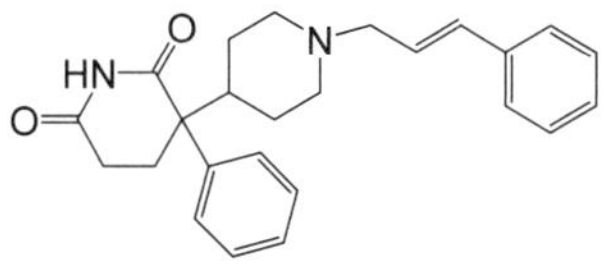

分子式和分子量　$C_{25}H_{28}N_2O_2$　388.50

化学名　2-(l-Cinnamyl-4-piperidyl)-2-phenylglutarimide

2-(l-肉桂基-4-哌啶基)-2-苯基戊二酰亚胺

CAS 登录号　14796-24-8

INN list　18

药效分类　抗精神病药

桂哌齐特

Cinepazide（*INN*）

化学结构式

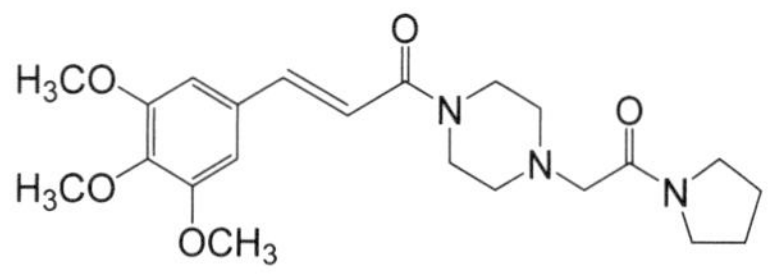

分子式和分子量　$C_{22}H_{31}N_3O_5$　417.50

化学名　1-[(1-Pyrrolidinylcarbonyl)methyl]-4-(3,4,5-trimethoxycinnamoyl)piperazine

l-[(l-吡咯烷甲酰基)甲基]-4-(3,4,5-三甲氧基肉桂酰基)哌嗪

CAS 登录号　23887-46-9

INN list　27

药效分类　外周血管扩张药

ATC 分类　C04AX27

桂哌酸

Cinepazic Acid（*INN*）

化学结构式

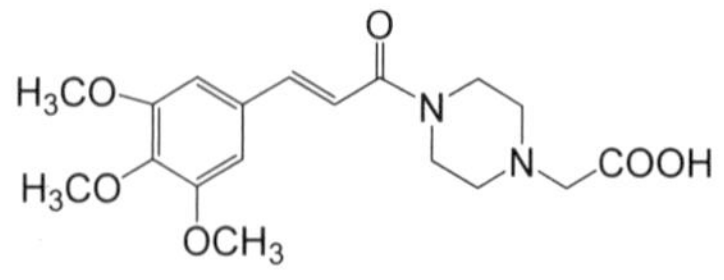

分子式和分子量　$C_{18}H_{24}N_2O_6$　364.39

化学名　4-(3,4,5-Trimethoxycinnamoyl)-1-piperazineacetic acid

4-(3,4,5-三甲氧基肉桂酰基)-1-哌嗪乙酸

CAS 登录号　54063-23-9

INN list　26

药效分类　冠脉扩张药

桂哌酯

Cinepazet（*INN*）

化学结构式

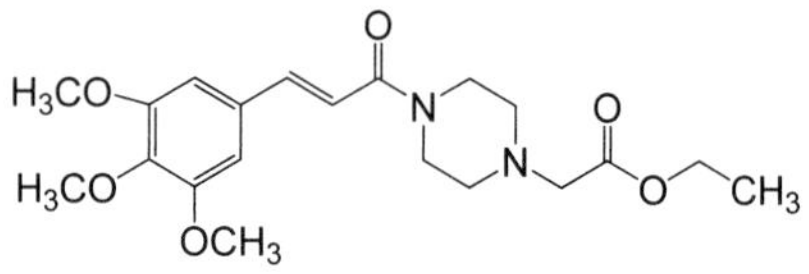

分子式和分子量　$C_{20}H_{28}N_2O_6$　392.45

化学名　Ethyl 4-(3,4,5-trimethoxycinnamoyl)-1-piperazine-acetate

乙基 4-(3,4,5-三甲氧基肉桂酰基)-1-哌嗪乙酸酯

CAS 登录号　23887-41-4; 50679-07-7[马来酸盐]

INN list　33

药效分类　抗心肌缺血药

ATC 分类　C01DX14

桂溴胺

Cinromide（*INN*）

化学结构式

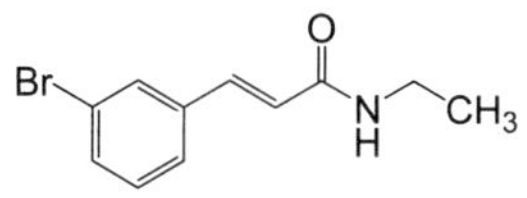

分子式和分子量　$C_{11}H_{12}BrNO$　254.12

化学名　(*E*)-*m*-Bromo-*N*-ethylcinnamamide

(*E*)-3-溴-*N*-乙基肉桂酰胺

CAS 登录号　58473-74-8

INN list　37

药效分类　抗惊厥药

果格列汀

Gosogliptin（*INN*）

化学结构式

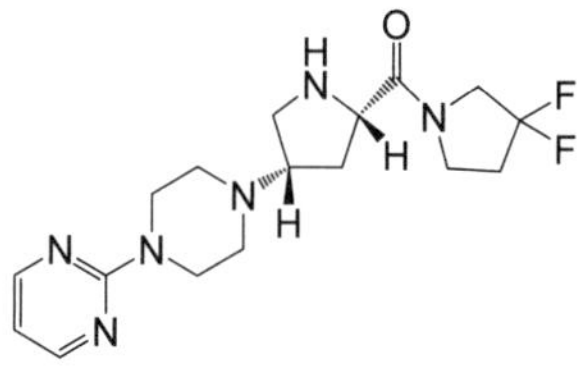

分子式和分子量　$C_{17}H_{24}F_2N_6O$　366.41

化学名　(3,3-Difluoropyrrolidin-1-yl)[(2*S*,4S)-4-[4-(pyrimidin-2-yl)piperazin-1-yl]pyrrolidin-2-yl]methanone

(3,3-二氟吡咯烷-1-基)[(2*S*,4*S*)-4-[4-(嘧啶-2-基)哌嗪-1-基]吡咯烷-2-基]甲酮

CAS 登录号　869490-23-3

INN list　101

药效分类　抗糖尿病药

果糖铁

Ferric Fructose（*INN*）

化学结构式

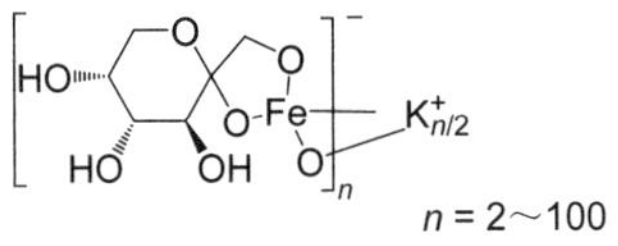

$n = 2\sim100$

分子式　$(C_6H_{10}FeO_7)_n \cdot K_{n/2}$　(n=2～100)

化学名　Fructose iron complex,compound with potassium (2∶1)

果糖铁复合物与钾形成的复合物(2∶1)

CAS 登录号　12286-76-9

INN list　19

药效分类　抗贫血药

过氧苯甲酰

Benzoyl Peroxide

化学结构式

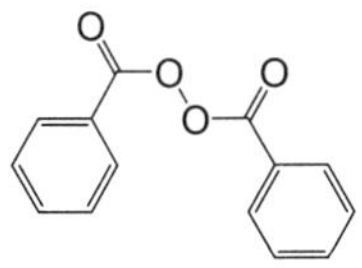

分子式和分子量　$C_{14}H_{10}O_4$　242.23

化学名　Benzoyl peroxide

过氧化苯甲酰

CAS 登录号　94-36-0

药效分类　消毒防腐药，角质溶解药

哈喹诺

Halquinol

化学结构式

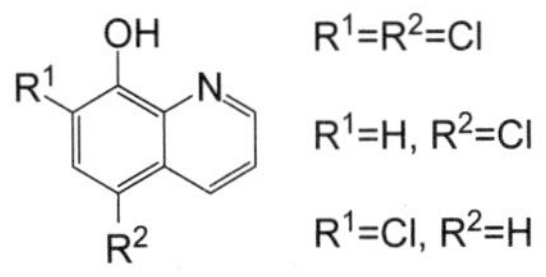

$R^1=R^2=Cl$

$R^1=H, R^2=Cl$

$R^1=Cl, R^2=H$

药物描述　5,7-Dichloro-8-quinolinol mixt with 5-chloro-8-quinolinol and 7-chloro-8-quinolinol

5,7-二氯-8-羟基喹啉和 5-氯-8-羟基喹啉和 7-氯-8-羟基喹啉的混合物

CAS 登录号　8067-69-4

药效分类　局部抗感染药

哈拉西泮

Halazepam（*INN*）

分子式和分子量　$C_{17}H_{12}ClF_3N_2O$　352.74

化学结构式

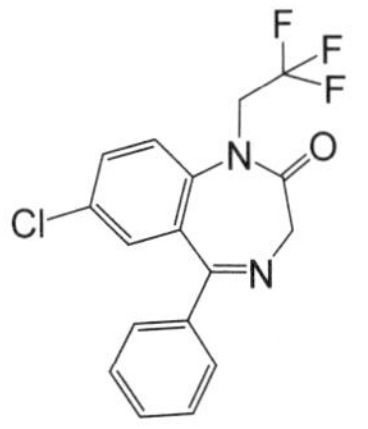

化学名　7-Chloro-1,3-dihydro-5-phenyl-1-(2,2,2-trifluoroethyl)-2*H*-1,4-benzodiazepin-2-one

7-氯-1,3-二氢-5-苯基-1-(2,2,2-三氟乙基)-2*H*-1,4-苯并二氮杂䓬-2-酮

CAS 登录号　23092-17-3

INN list　29

药效分类　镇静催眠药

哈拉宗

Halazone（*INN*）

化学结构式

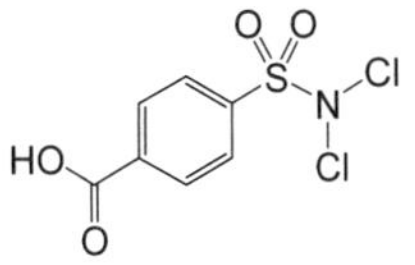

分子式和分子量　$C_7H_5Cl_2NO_4S$　270.09

化学名　*p*-(Dichlorosulfamoyl)benzoic acid

4-(二氯氨磺酰基)苯甲酸

CAS 登录号　80-13-7

INN list　41

药效分类　消毒防腐药

哈利他唑

Haletazole（*INN*）

化学结构式

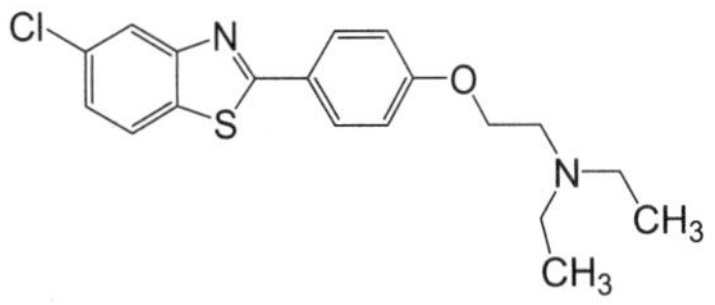

分子式和分子量　$C_{19}H_{21}ClN_2OS$　360.90

化学名　5-Chloro-2-[*p*-(2-diethylaminoethoxy)phenyl]benzothiazole

5-氯-2-[4-(2-二乙氨基乙氧基)苯基]苯并噻唑

CAS 登录号　15599-36-7

INN list　12

药效分类　消毒防腐药

哈洛克酮

Haloxon（*INN*）

分子式和分子量　$C_{14}H_{14}Cl_3O_6P$　415.59

化学结构式

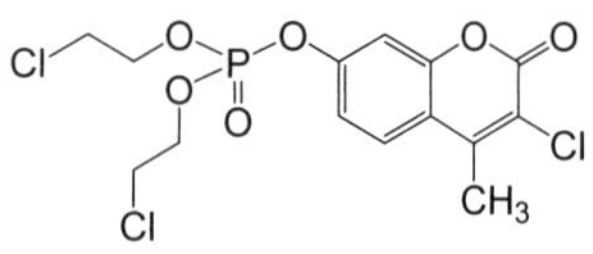

化学名　3-Chloro-7-hydroxy-4-methylcoumarin bis(2-chloroethyl) phosphate

3-氯-7-羟基-4-甲基香豆素双(2-氯乙基)磷酸酯

CAS 登录号　321-55-1

INN list　16

药效分类　抗蠕虫药

哈霉素

Hamycin（*INN*）

化学结构式（见下）

分子式和分子量　$C_{58}H_{86}N_2O_{19}$　1115.32

化学名　(19*E*,21*E*,23*E*,25*E*,27*E*,29*E*,31*E*)-33-[(2*S*,3*R*,4*R*,5*R*,6*S*)-4-Amino-3,5-dihydroxy-6-methyloxan-2-yl]oxy-17-[7-(4-aminophenyl)-5-hydroxy-7-oxoheptan-2-yl]-1,3,5,7,9,11,13,37-octahydroxy-18-methyl-15-oxo-16,39-dioxabicyclo[33.3.1]nonatriaconta-19,21,23,25,27,29,31-heptaene-36-carboxylic acidd

(19*E*,21*E*,23*E*,25*E*,27*E*,29*E*,31*E*)-33-[(2*S*,3*R*,4*R*,5*R*,6*S*)-4-氨基-3,5-二羟基-6-甲基环氧六烷-2-基]氧-17-[7-(4-氨基苯基)-5-羟基-7-氧代庚烷-2-基]-1,3,5,7,9,11,13,37-八羟基-18-甲基-15-氧代-16,39-二氧杂双环[33.3.1]三十九烷-19,21,23,25,27,29,31-七烯-36-羧酸

CAS 登录号　57515-51-2

INN list　17

药效分类　抗生素类药

哈西奈德

Halcinonide（*INN*）

化学结构式

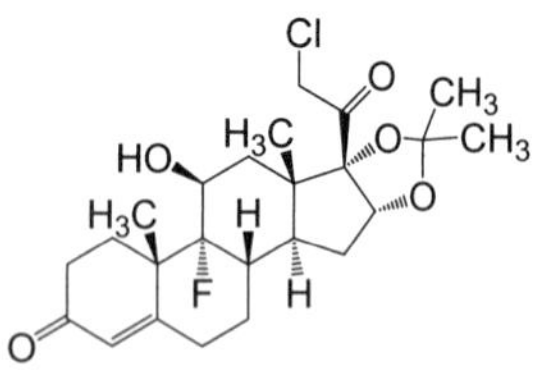

分子式和分子量　$C_{24}H_{32}ClFO_5$　454.96

化学名　21-Chloro-9*α*-fluoro-11*β*,16*α*,17*α*-trihydroxypregn-4-ene-3,20-dione cyclic 16,17-acetal with acetone

21-氯-9*α*-氟-11*β*,16*α*,17*α*-三羟基孕甾-4-烯-3,20-二酮环 16,17-缩丙酮

CAS 登录号　3093-35-4

INN list　29

药效分类　肾上腺皮质激素类药

ATC 分类　D07AD02

海博麦布

Hybutimibe

化学结构式

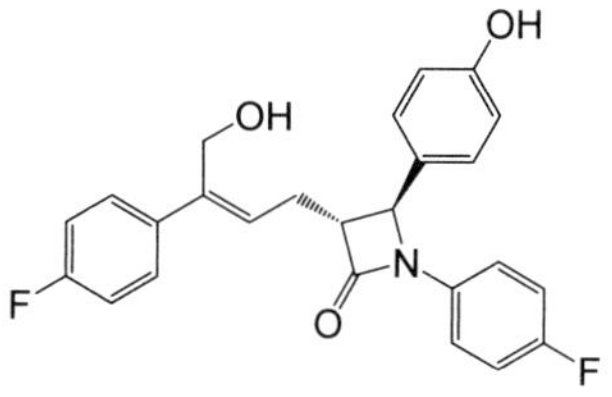

分子式和分子量　$C_{25}H_{21}F_2NO_3$　421.44

化学名　(3*R*,4*S*)-1-(4-Fluorophenyl)-3-[(*Z*)-3-(4-fluorophenyl)-4-hydroxybut-2-en-1-yl]-4-(4-hydroxyphenyl)azetidin-2-one

(3*R*,4*S*)-1-(4-氟苯基)-3-[(*Z*)-3-(4-氟苯基)-4-羟基丁-2-烯-1-基]-4-(4-羟基苯基)氮杂环丁烷-2-酮

CAS 登录号　1266548-75-7

药效分类　降血脂药

海葱次苷

Proscillaridin（*INN*）

化学结构式

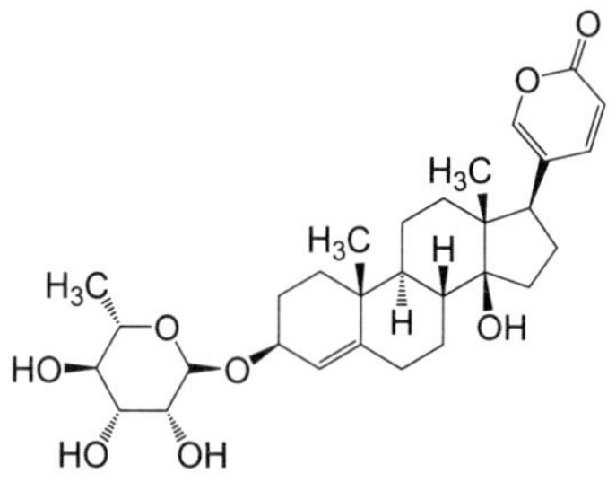

分子式和分子量　$C_{30}H_{42}O_8$　530.65

化学名　14-Hydroxy-3*β*-(*α*-L-rhamnopyranosyloxy)-14*β*-bufa-4,20,22-trienolide

14-羟基-3*β*-(*α*-L-吡喃鼠李糖基氧基)-14*β*-蟾甾-4,20,22-三烯内酯

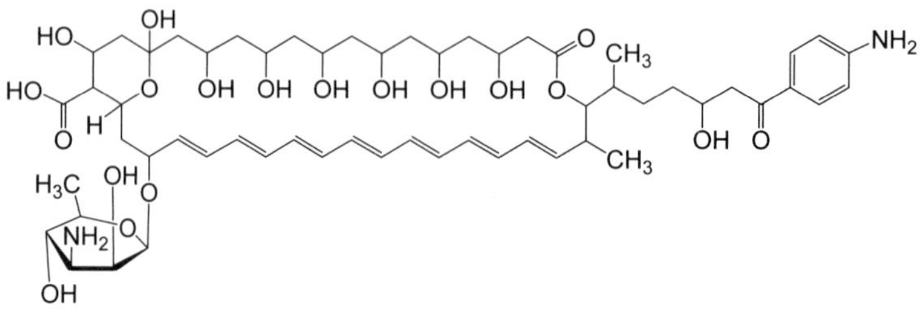

哈霉素

CAS 登录号 466-06-8
INN list 17
药效分类 强心药
ATC 分类 C01AB01

海达氯铵

Hedaquinium Chloride (*INN*)

化学结构式

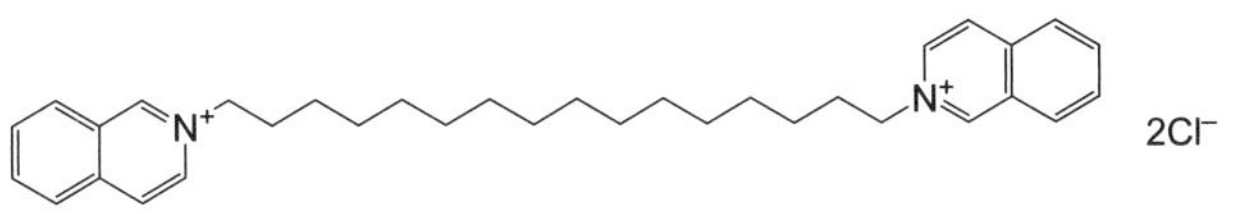

分子式和分子量 $C_{34}H_{46}Cl_2N_2$ 553.65
化学名 2-(16-Isoquinolin-2-ium-2-ylhexadecyl)isoquinolin-2-ium;dichloride
二氯化 2-(16-异喹啉-2-镓-2-基十六烷基)异喹啉-2-镓
CAS 登录号 4310-89-8
INN list 8
药效分类 抗真菌药，消毒防腐药

海恩酮

Hycanthone (*INN*)

化学结构式

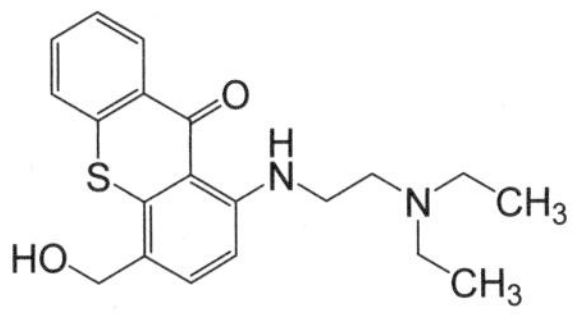

分子式和分子量 $C_{20}H_{24}N_2O_2S$ 356.48
化学名 1-[[2-(Diethylamino)ethyl]amino]-4-(hydroxymethyl)thioxanthen-9-one
1-[[2-(二乙氨基)乙基]氨基]-4-(羟甲基)硫杂蒽-9-酮
CAS 登录号 3105-97-3
INN list 17
药效分类 抗血吸虫药

海克卡因

Hexylcaine (*INN*)

化学结构式

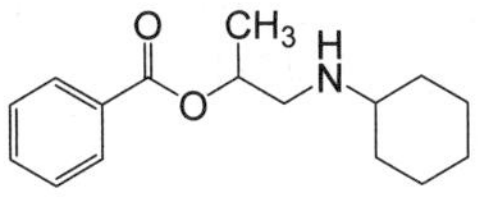

分子式和分子量 $C_{16}H_{23}NO_2$ 261.37
化学名 1-(Cyclohexylamino)-2-propanol benzoate (ester)
1-(环己基氨基)-2-丙基 苯甲酸酯
CAS 登录号 532-77-4; 532-76-3[盐酸盐]
INN list 4
药效分类 局部麻醉药

海克沙唑

Hexazole

化学结构式

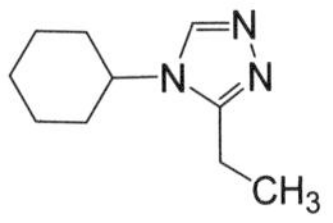

分子式和分子量 $C_{10}H_{17}N_3$ 179.26
化学名 4-Cyclohexyl-3-ethyl-1,2,4-triazole
4-环己基-3-乙基-1,2,4-三氮唑
CAS 登录号 4671-03-8
药效分类 解痉药

海克替啶

Hexetidine (*INN*)

化学结构式

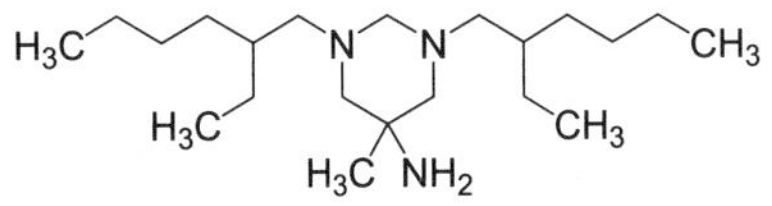

分子式和分子量 $C_{21}H_{45}N_3$ 339.60
化学名 5-Amino-1,3-bis(2-ethylhexyl)hexahydro-5-methylpyrimidine
5-氨基-1,3-双(2-乙基己基)六氢-5-甲基嘧啶
CAS 登录号 141-94-6
INN list 6
药效分类 抗真菌药

海克西定

Hexedine (*INN*)

化学结构式

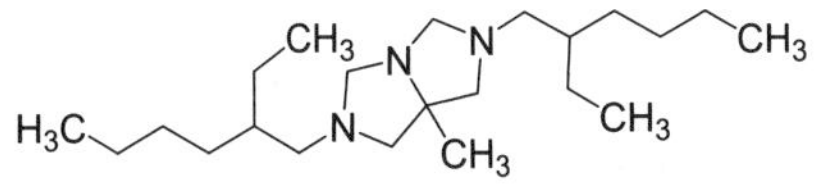

分子式和分子量 $C_{22}H_{45}N_3$ 351.61
化学名 2,6-Bis(2-ethylhexyl)-hexahydro-7*a*-methyl-1*H*-imidazo[1,5-*c*]imidazole
2,6-双(2-乙基己基)-六氢-7*a*-甲基-1*H*-咪唑并[1,5-*c*]咪唑
CAS 登录号 5980-31-4
INN list 15
药效分类 抗菌药

海利霉素

Heliomycin (*INN*)

化学结构式

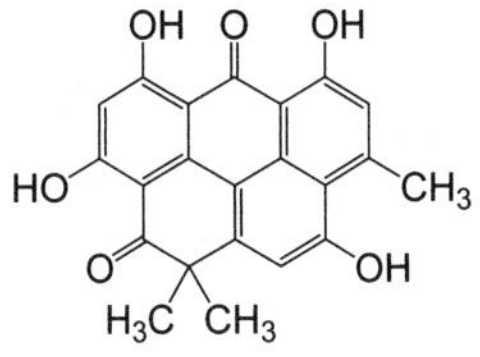

分子式和分子量 $C_{22}H_{16}O_6$ 376.36

化学名 3,5,7,10-Tetrahydroxy-1,1,9-trimethyl-1*H*-benzo[*c*,*d*]pyrene-2,6-dione

3,5,7,10-四羟基-1,1,9-三甲基-1*H*-苯并[*c*,*d*]芘-2,6-二酮

CAS 登录号 11029-70-2

INN list 25

药效分类 抗生素类药

海咯溴铵

Hexopyrronium Bromide（*INN*）

化学结构式

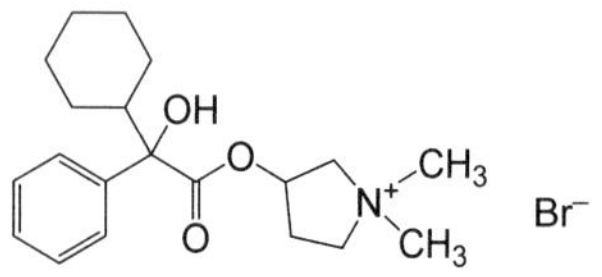

分子式和分子量 $C_{20}H_{30}BrNO_3$ 412.36

化学名 (1,1-Dimethylpyrrolidin-1-ium-3-yl) 2-cyclohexyl-2-hydroxy-2-phenylacetate;bromide

溴化 (1,1-二甲基吡咯烷-1-鎓-3-基) 2-环己基-2-羟基-2-苯基乙酸酯

CAS 登录号 3734-12-1

INN list 13

药效分类 抗胆碱药

海美溴铵

Hexadimethrine Bromide（*INN*）

化学结构式

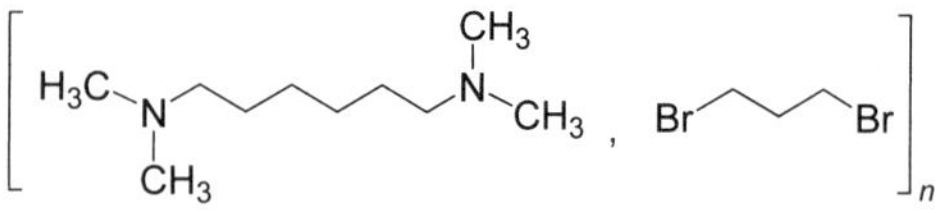

分子式 $(C_{13}H_{30}Br_2N_2)_n$

药物描述 *N,N,N',N'*-Tetramethyl-1,6-hexanediamine polymer with 1,3-dibromopropane

N,N,N',N'-四甲基-1,6-己烷二胺与 1,3-二溴丙烷的聚合物

CAS 登录号 9011-04-5

INN list 8

药效分类 肝素拮抗药

海姆泊芬

Hemoporfin

化学结构式

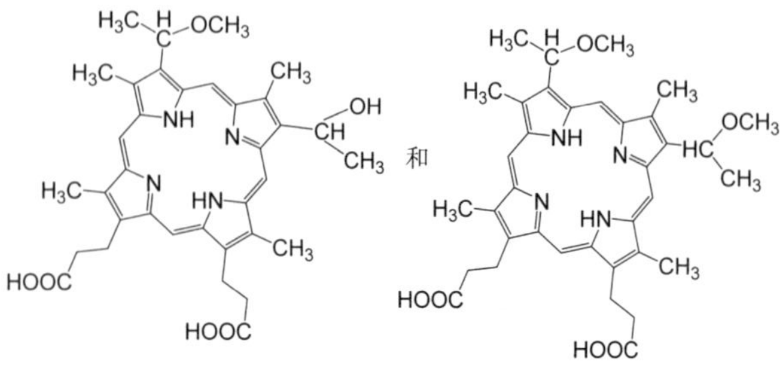

分子式和分子量 $C_{35}H_{40}N_4O_6$ 612.72 和 $C_{36}H_{42}N_4O_6$ 626.75

药物描述 7-(1-Methoxyethyl)-12-(1-hydroxyethyl)-3,8,13,17-tetramethyl-21*H*,23*H*-porphine-2,18-dipropionic acid and 12-(1-methoxyethyl)-7-(1-hydroxyethyl)-3,8,13,17-tetramethyl-21*H*,23*H*-porphine-2,18-dipropionic acid mixture

7-(1-甲氧基乙基)-12-(1-羟基乙基)-3,8,13,17-四甲基-21*H*,23*H*-卟吩-2,18-二丙酸和 12-(1-甲氧基乙基)-7-(1-羟基乙基)-3,8,13,17-四甲基-21*H*,23*H*-卟吩-2,18-二丙酸的混合物

药效分类 光动力药

海曲泊帕

Herombopag（*INN*）

化学结构式

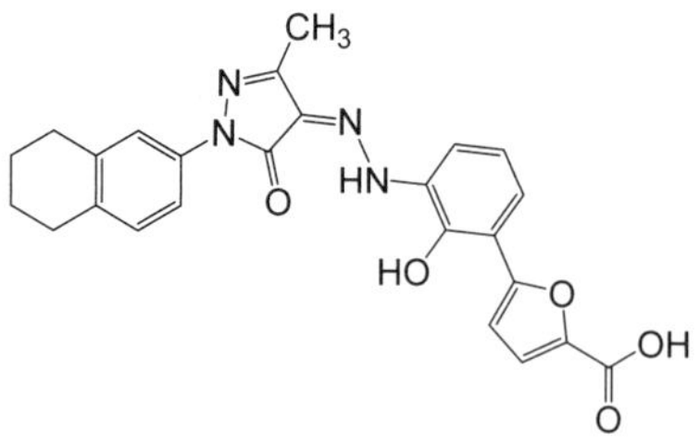

分子式和分子量 $C_{25}H_{22}N_4O_5$ 458.47

化学名 5-(2-Hydroxy-3-{2-[(4*Z*)-3-methyl-5-oxo-1-(5,6,7,8-tetrahydronaphthalen-2-yl)-4,5-dihydro-1*H*-pyrazol-4-ylidene]hydrazin-1-yl}phenyl)furan-2-carboxylate

5-(2-羟基-3-{2-[(4*Z*)-3-甲基-5-氧代-1-(5,6,7,8-四氢萘-2-基)-4,5-二氢-1*H*-吡唑-4-亚基]肼-1-基}苯基)呋喃-2-羧酸

CAS 登录号 1257792-41-8; 1257792-42-9[乙醇胺盐]

INN list 126 “Rafutrombopag 瑞福曲泊帕”

药效分类 止血药

海沙地林

Hexadiline（*INN*）

化学结构式

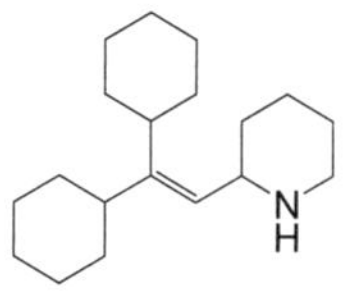

分子式和分子量 $C_{19}H_{33}N$ 275.47

化学名 2-(2,2-Dicyclohexylvinyl)piperidine

2-(2,2-二环己基乙烯基)哌啶

CAS 登录号 3626-67-3

INN list 13

药效分类 抗心绞痛药，血管扩张药

海松碘铵

Hexasonium Iodide（*INN*）

分子式和分子量 $C_{18}H_{27}IO_2S$ 434.38

化学结构式

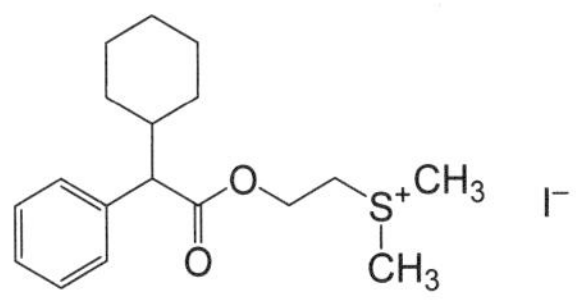

化学名 (2-Hydroxyethyl)dimethyl sulfonium iodide α-phenyl-α-cyclohexyl acetate

碘化 (2-羟基乙基)二甲基锍 α-苯基-α-环己基乙酸酯

CAS 登录号 3569-59-3

INN list 15

药效分类 抗胆碱药，解痉药

海索苯定

Hexobendine（*INN*）

化学结构式

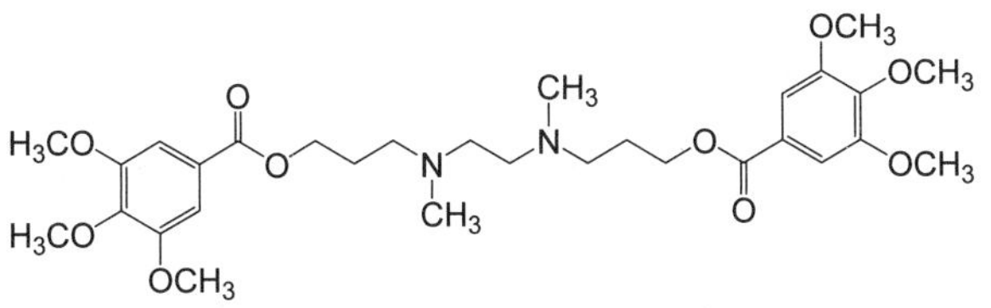

分子式和分子量 $C_{30}H_{44}N_2O_{10}$ 592.68

化学名 3-[Methyl-[2-[methyl-[3-(3,4,5-trimethoxybenzoyl)oxypropyl]amino]ethyl]amino]propyl 3,4,5-trimethoxybenzoate

3-[甲基-[2-[甲基-[3-(3,4,5-三甲氧基苯甲酰基)氧基丙基]氨基]乙基]氨基]丙基 3,4,5-三甲氧基苯甲酸酯

CAS 登录号 54-03-5

INN list 15

药效分类 抗心肌缺血药

ATC 分类 C01DX06

海索比妥

Hexobarbital（*INN*）

化学结构式

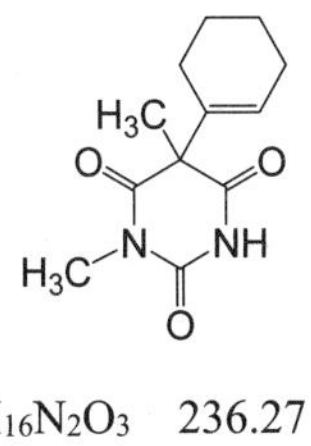

分子式和分子量 $C_{12}H_{16}N_2O_3$ 236.27

化学名 5-(1-Cyclohexen-1-yl)-1,5-dimethyl-barbituric acid

5-(1-环己烯-1-基)-1,5-二甲基-巴比妥酸

CAS 登录号 56-29-1

INN list 1

药效分类 镇静催眠药

海索那林

Hexoprenaline（*INN*）

分子式和分子量 $C_{22}H_{32}N_2O_6$ 420.51

化学结构式

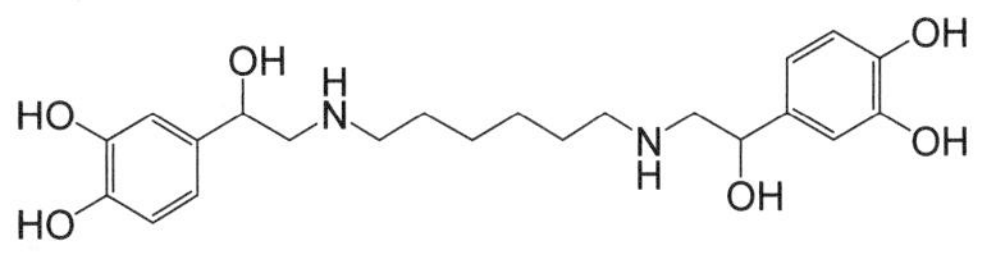

化学名 4-[2-[6-[[2-(3,4-Dihydroxyphenyl)-2-hydroxyethyl]amino]hexylamino]-1-hydroxyethyl]benzene-1,2-diol

4-[2-[6-[[2-(3,4-二羟基苯基)-2-羟乙基]氨基]己基氨基]-1-羟乙基]苯-1,2-二醇

CAS 登录号 3215-70-1; 32266-10-7[硫酸盐]

INN list 21

药效分类 支气管舒张药，保胎药

海他氟

Hetaflur（*INN*）

化学结构式

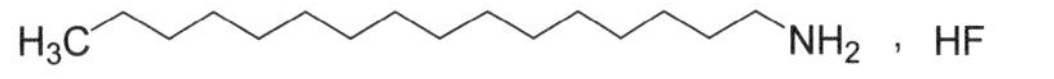

分子式和分子量 $C_{16}H_{35}N \cdot HF$ 261.46

化学名 Hexadecylamine hydrofluoride

十六烷基胺氢氟酸盐

CAS 登录号 3151-59-5; 143-27-1[十六烷基胺]

INN list 29

药效分类 口腔护理药

海他维林

Heptaverine（*INN*）

化学结构式

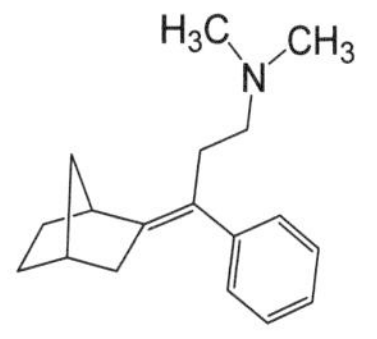

分子式和分子量 $C_{18}H_{25}N$ 255.40

化学名 3-(2-Bicyclo[2.2.1]heptanylidene)-*N,N*-dimethyl-3-phenylpropan-1-amine

3-(2-双环[2.2.1]庚亚基)-*N,N*-二甲基-3-苯基丙-1-胺

CAS 登录号 54063-48-8

INN list 16

药效分类 解痉药

海他西林

Hetacillin（*INN*）

化学结构式

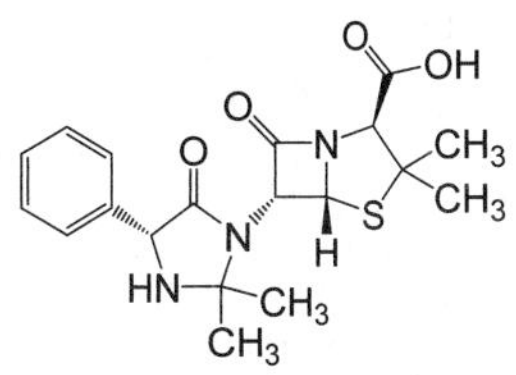

分子式和分子量　$C_{19}H_{23}N_3O_4S$　389.47

化学名　(2*S*,5*R*,6*R*)-6-[(4*R*)-2,2-Dimethyl-5-oxo-4-phenyl-1-imidazolidinyl]-3,3-dimethyl-7-oxo-4-thia-1-azabicyclo[3.2.0]heptane-2-carboxylic acid

(2*S*,5*R*,6*R*)-6-[(4*R*)-2,2-二甲基-5-氧代-4-苯基-1-咪唑烷基]-3,3-二甲基-7-氧代-4-硫杂-1-氮杂二环[3.2.0]庚烷-2-羧酸

CAS 登录号　3511-16-8

INN list　15

药效分类　广谱青霉素类抗微生物药

ATC 分类　J01CA18

海特溴铵

Heteronium Bromide（*INN*）

化学结构式

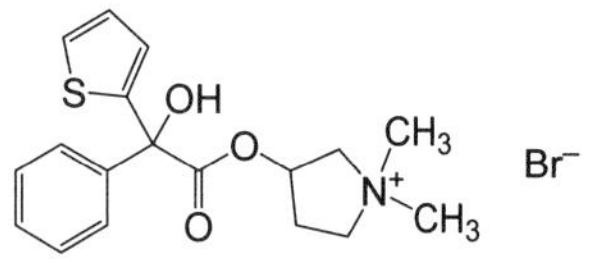

分子式和分子量　$C_{18}H_{22}BrNO_3S$　412.34

化学名　(±)-3-Hydroxy-1,1-dimethylpyrrolidinium bromide *α*-phenyl-2-thiopheneglycolate

溴化 (±)-3-羟基-1,1-二甲基吡咯烷鎓 *α*-苯基-2-噻吩羟乙酸酯

CAS 登录号　7247-57-6

INN list　14

药效分类　抗胆碱药

海托磺脲

Heptolamide（*INN*）

化学结构式

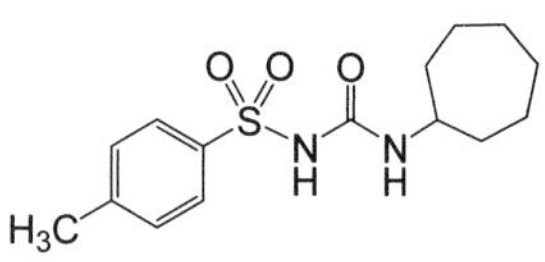

分子式和分子量　$C_{15}H_{22}N_2O_3S$　310.41

化学名　1-Cycloheptyl-3-*p*-tolylsulfonylurea

1-环庚基-3-(4-甲苯基磺酰基)脲

CAS 登录号　1034-82-8

INN list　12

药效分类　抗糖尿病药

汉防己甲素

Tetrandrine

化学结构式

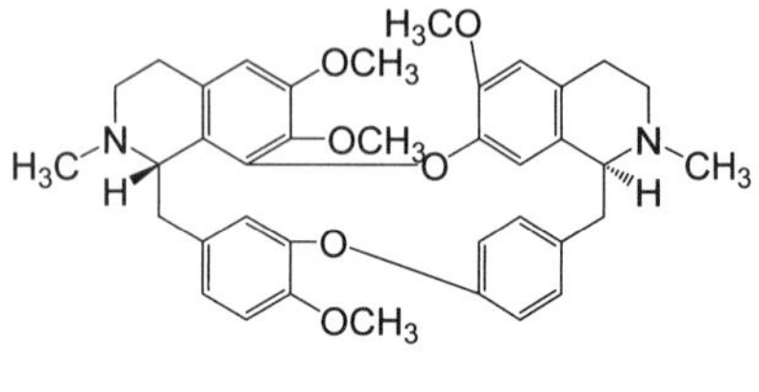

分子式和分子量　$C_{38}H_{42}N_2O_6$　622.75

化学名　(1*β*)-6,6',7,12-Tetramethoxy-2,2'-dimethylberbaman

(1*β*)-6,6',7,12-四甲氧基-2,2'-二甲基小檗烷

CAS 登录号　518-34-3

药效分类　抗风湿药，抗肿瘤辅助用药

蒿甲醚

Artemether（*INN*）

化学结构式

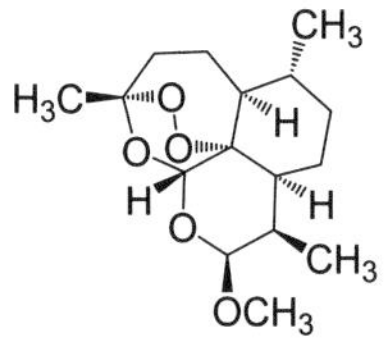

分子式和分子量　$C_{16}H_{26}O_5$　298.37

化学名　(3*R*,5*aS*,6*R*,8*aS*,9*R*,10*S*,12*R*,12*aR*)-Decahydro-10-methoxy-3,6,9-trimethyl-3,12-epoxy-12*H*-pyrano[4,3-*j*]-1,2-benzodioxepin

(3*R*,5*aS*,6*R*,8*aS*,9*R*,10*S*,12*R*,12*aR*)-十氢-10-甲氧基-3,6,9-三甲基-3,12-桥氧-12*H*-吡喃并[4,3-*j*]-1,2-苯并二噁庚英

CAS 登录号　71963-77-4

INN list　61

药效分类　青蒿素类抗疟药

ATC 分类　P01BE02

蒿乙醚

Artemotil（*INN*）

化学结构式

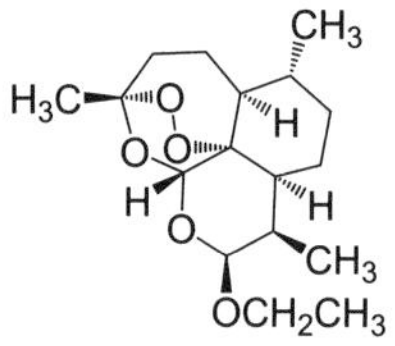

分子式和分子量　$C_{17}H_{28}O_5$　312.40

化学名　(3*R*,5*aS*,6*R*,8*aS*,9*R*,10*S*,12*R*,12*aR*)-10-Ethoxydecahydro-3,6,9-trimethyl-3,12-epoxy-12*H*-pyrano[4,3-*j*]-1,2-benzodioxepin

(3*R*,5*aS*,6*R*,8*aS*,9*R*,10*S*,12*R*,12*aR*)-10-乙氧基十氢-3,6,9-三甲基-3,12-桥氧-12*H*-吡喃并[4,3-*j*]-1,2-苯并二噁庚英

CAS 登录号　75887-54-6

INN list　80

药效分类　青蒿素类抗疟药

ATC 分类　P01BE04

核糖霉素

Ribostamycin（*INN*）

分子式和分子量　$C_{17}H_{34}N_4O_{10}$　454.47

化学结构式

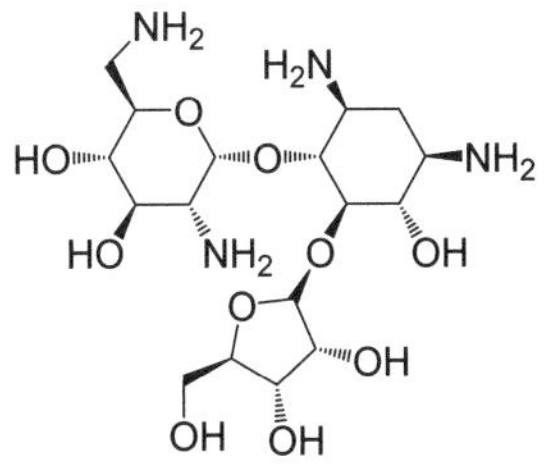

化学名 *O*-2,6-Diamino-2,6-dideoxy-*α*-D-glucopyranosyl(1→4)-*O*-[*β*-D-ribofuranosyl-(1→5)]-2-deoxystreptamine

O-2,6-二氨基-2,6-二脱氧-*α*-D-吡喃葡萄糖基(1→4)-*O*-[*β*-D-呋喃核糖基-(1→5)]-2-脱氧链霉胺

CAS 登录号 25546-65-0

INN list 27

药效分类 氨基糖苷类抗微生物药

ATC 分类 J01GB10

恒格列净

Henagliflozin

化学结构式

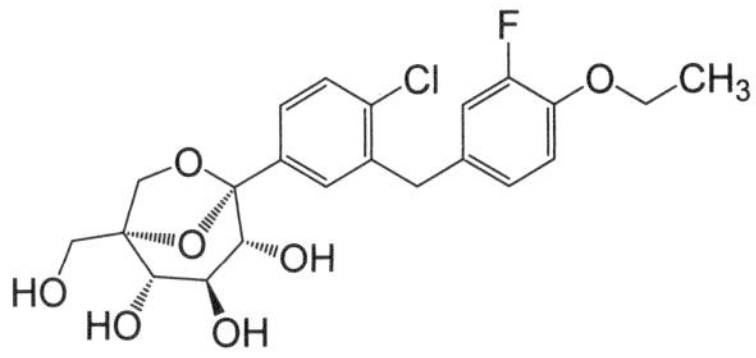

分子式和分子量 $C_{22}H_{24}ClFO_7$ 454.87

化学名 (1*R*,2*S*,3*S*,4*R*,5*R*)-5-[4-Chloro-3-[(4-ethoxy-3-fluorophenyl)methyl]phenyl]-1-(hydroxymethyl)-6,8-dioxabicyclo[3.2.1]octane-2,3,4-triol

(1*R*,2*S*,3*S*,4*R*,5*R*)-5-[4-氯-3-[(4-乙氧基-3-氟苯基)甲基]苯基]-1-(羟甲基)-6,8-二氧杂双环[3.2.1]辛烷-2,3,4-三醇

CAS 登录号 1623804-44-3; 1628281-24-2[脯氨酸盐一水合物]

药效分类 2 型糖尿病治疗药

红古豆醇酯

Cuscohygrine

化学结构式

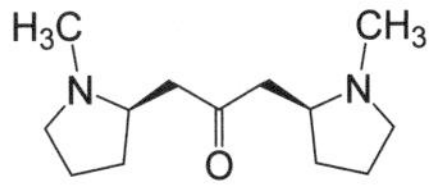

分子式和分子量 $C_{13}H_{24}N_2O$ 224.34

化学名 1,3-Bis(1-methyl-2-pyrrolidinyl)-2-propanone

1,3-双(1-甲基-2-吡咯烷基)-2-丙酮

CAS 登录号 454-14-8

药效分类 抗胆碱药

红霉素

Erythromycin（*INN*）

分子式和分子量 $C_{37}H_{67}NO_{13}$ 733.93

化学结构式

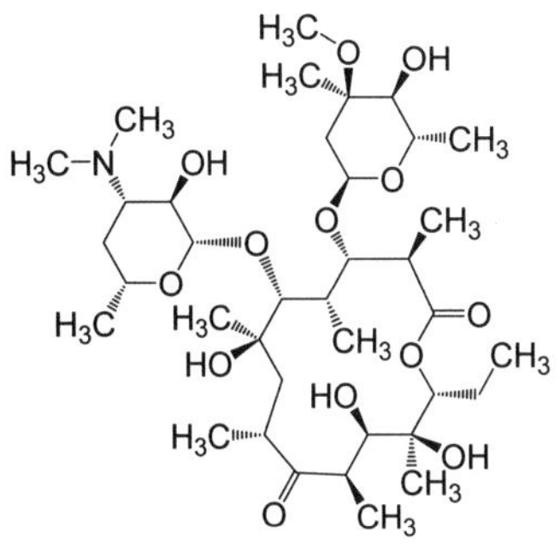

化学名 (3*R*,4*S*,5*S*,6*R*,7*R*,9*R*,11*R*,12*R*,13*S*,14*R*)-6-[(2*S*,3*R*,4*S*,6*R*)-4-(Dimethylamino)-3-hydroxy-6-methyloxan-2-yl]oxy-14-ethyl-7,12,13-trihydroxy-4-[(2*R*,4*R*,5*S*,6*S*)-5-hydroxy-4-methoxy-4,6-dimethyloxan-2-yl]oxy-3,5,7,9,11,13-hexamethyl-oxacyclotetradecane-2,10-dione

(3*R*,4*S*,5*S*,6*R*,7*R*,9*R*,11*R*,12*R*,13*S*,14*R*)-6-[(2*S*,3*R*,4*S*,6*R*)-4-(二甲基氨基)-3-羟基-6-甲基氧杂环己-2-基]氧基-14-乙基-7,12,13-三羟基-4-[(2*R*,4*R*,5*S*,6*S*)-5-羟基-4-甲氧基-4,6-二甲基氧杂环己-2-基]氧基-3,5,7,9,11,13-六甲基-氧杂环十四烷-2,10-二酮

CAS 登录号 114-07-8

INN list 4

药效分类 大环内酯类抗微生物药

ATC 分类 J01FA01

红霉素 B

Berythromycin（*INN*）

化学结构式

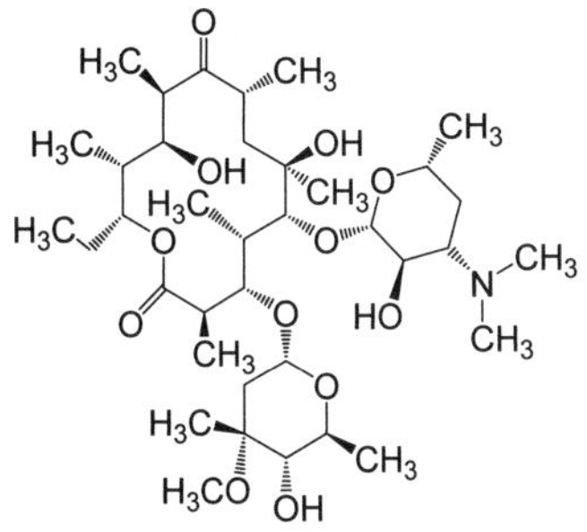

分子式和分子量 $C_{37}H_{67}NO_{12}$ 717.93

化学名 (3*R*,4*S*,5*S*,6*R*,7*R*,9*R*,11*R*,12*S*,13*R*,14*R*)-6-[(2*S*,3*R*,4*S*,6*R*)-4-(Dimethylamino)-3-hydroxy-6-methyloxan-2-yl]oxy-14-ethyl-7,12-dihydroxy-4-[(2*R*,4*R*,5*S*,6*S*)-5-hydroxy-4-methoxy-4,6-dimethyloxan-2-yl]oxy-3,5,7,9,11,13-hexamethyl-oxacyclotetradecane-2,10-dione

(3*R*,4*S*,5*S*,6*R*,7*R*,9*R*,11*R*,12*S*,13*R*,14*R*)-6-[(2*S*,3*R*,4*S*,6*R*)-4-(二甲基氨基)-3-羟基-6-甲基环己-2-基]氧基-14-乙基-7,12-二羟基-4-[(2*R*,4*R*,5*S*,6*S*)-5-羟基-4-甲氧基-4,6-二甲基环己-2-基]氧基-3,5,7,9,11,13-六甲基-氧杂环十四烷-2,10-二酮

CAS 登录号 527-75-3

INN list 26

药效分类 抗生素类药，抗阿米巴虫药

后马胺

Homarylamine（*INN*）

化学结构式

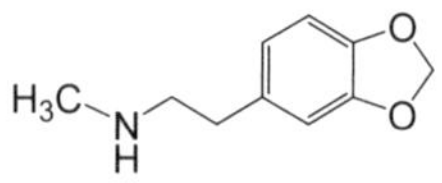

分子式和分子量　$C_{10}H_{13}NO_2$　179.22

化学名　2-(1,3-Benzodioxol-5-yl)-*N*-methylethanamine

2-(1,3-苯并二氧杂环戊-5-基)-*N*-甲基乙胺

CAS 登录号　451-77-4; 533-10-8[盐酸盐]

INN list　6

药效分类　镇咳药

后马托品

Homatropine（*INN*）

化学结构式

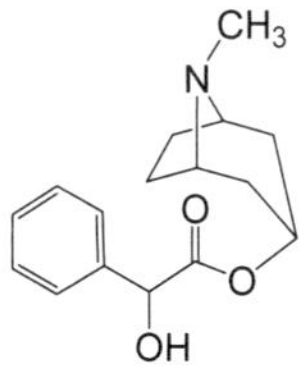

分子式和分子量　$C_{16}H_{21}NO_3$　275.35

化学名　(8-Methyl-8-azabicyclo[3.2.1]octan-3-yl) 2-hydroxy-2-phenylacetate

(8-甲基-8-氮杂双环[3.2.1]辛-3-基) 2-羟基-2-苯乙酸酯

CAS 登录号　87-00-3; 51-56-9[氢溴酸盐]

INN list　1

药效分类　抗胆碱药，散瞳药

胡丙诺啡

Homprenorphine（*INN*）

化学结构式

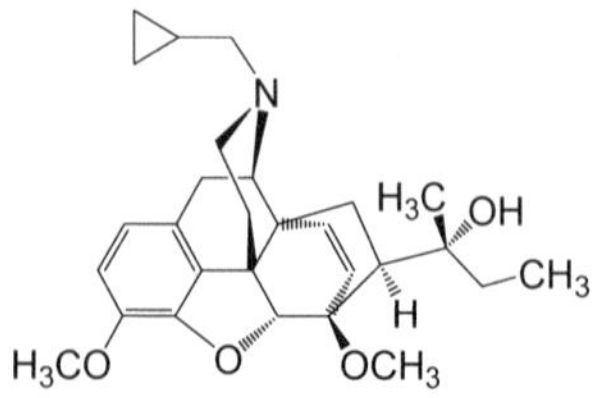

分子式和分子量　$C_{28}H_{37}NO_4$　451.60

化学名　22-Cyclopropyl-7*α*-((1*R*)-1-hydroxy-1-methylpropyl)-6,14-*endo*-ethenotetrahydrothebaine

22-环丙基-7*α*-((1*R*)-1-羟基-1-甲基丙基)-6,14-内-乙烯桥四氢蒂巴因

CAS 登录号　16549-56-7

INN list　25

药效分类　镇痛药

胡喹嗪

Hoquizil（*INN*）

化学结构式

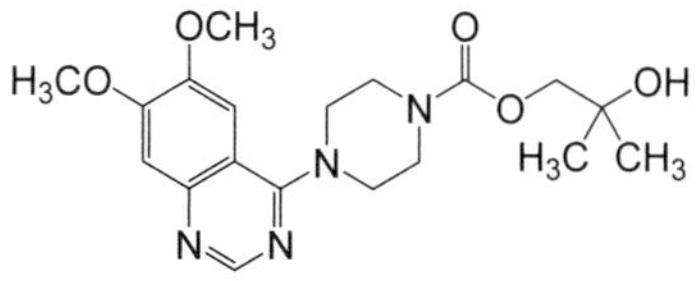

分子式和分子量　$C_{19}H_{26}N_4O_5$　390.44

化学名　2-Hydroxy-2-methylpropyl 4-(6,7-dimethoxy-4-quina-zolinyl)-1-piperazinecarboxylate

2-羟基-2-异丁基 4-(6,7-二甲氧基-4-喹唑啉基)-1-哌嗪羧酸酯

CAS 登录号　21560-59-8; 23256-28-2[盐酸盐]

INN list　21

药效分类　支气管舒张药

胡米溴铵

Homidium Bromide（*INN*）

化学结构式

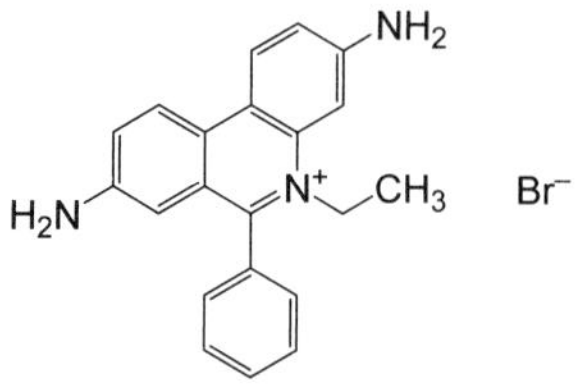

分子式和分子量　$C_{21}H_{20}BrN_3$　394.31

化学名　3,8-Diamino-5-ethyl-6-phenyl phenanthridinium bromide

溴化 3,8-二氨基-5-乙基-6-苯基菲啶鎓

CAS 登录号　1239-45-8

INN list　36

药效分类　抗感染药

胡莫柳酯

Homosalate（*INN*）

化学结构式

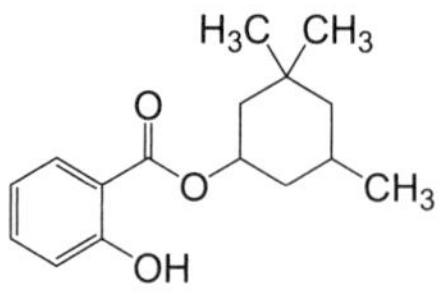

分子式和分子量　$C_{16}H_{22}O_3$　262.34

化学名　3,3,5-Trimethylcyclohexyl salicylate

3,3,5-三甲基环己基 水杨酸酯

CAS 登录号 118-56-9
INN list 28
药效分类 防晒药

葫芦素

Cucurbitacins

化学结构式

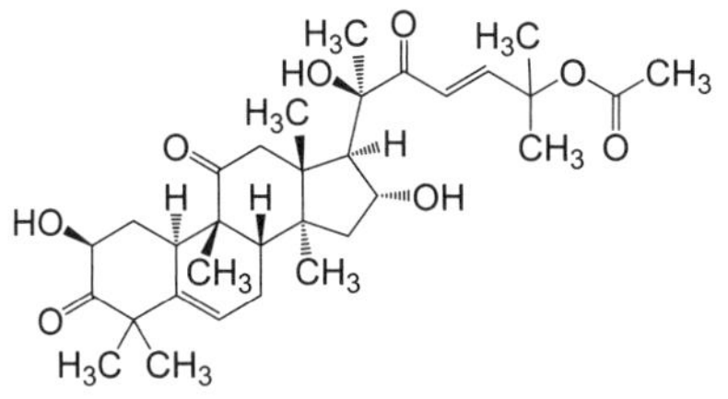

分子式和分子量 $C_{32}H_{46}O_8$ 558.70

化学名 (2,9,10,16,23*E*)-25-(Acetyloxy)-2,16,20-trihydroxy-9-methyl-19-norlanosta-5,23-diene-3,11,22-trione

(2,9,10,16,23*E*)-25-(乙酰氧)-2,16,20-三羟基-9-甲基-19-去甲羊毛甾-5,23-二烯-3,11,22-三酮

CAS 登录号 6199-67-3
药效分类 肝胆疾病辅助用药

糊精铁

Dextriferron（*INN*）

药物描述 A colloidal solution of ferric hydroxide in complex with partially hydrolysed dextrin

氢氧化铁的胶体溶液和水解糊精混合物

CAS 登录号 9004-51-7
INN list 17
药效分类 抗贫血药

琥布宗

Suxibuzone（*INN*）

化学结构式

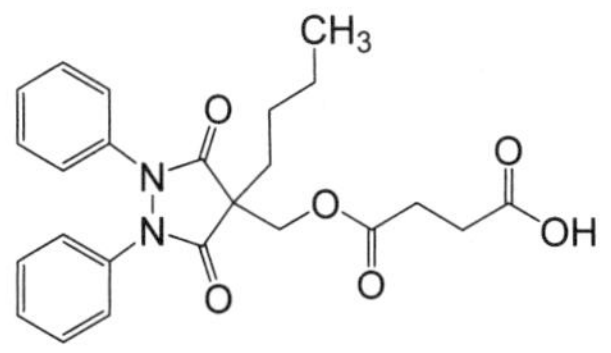

分子式和分子量 $C_{24}H_{26}N_2O_6$ 438.47

化学名 4-Butyl-4-(hydroxymethyl)-l,2-diphenyl-3,5-pyrazolidinedione hydrogen succinate (ester)

4-丁基-4-(羟甲基)-l,2-二苯基-3,5-吡唑烷二酮琥珀酸单酯

CAS 登录号 27470-51-5
INN list 24
药效分类 抗炎镇痛药

琥甲哌酯

Suxemerid（*INN*）

化学结构式

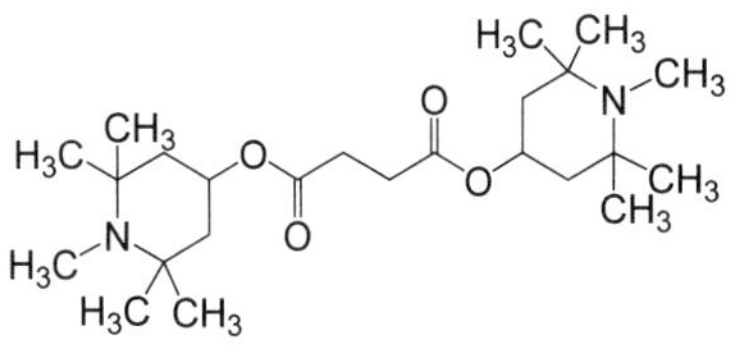

分子式和分子量 $C_{24}H_{44}N_2O_4$ 424.63

化学名 Bis(1,2,2,6,6-pentamethyl-4-piperidyl)succinate

双(1,2,2,6,6-五甲基-4-哌啶基)琥珀酸酯

CAS 登录号 47662-15-7; 34144-82-6[硫酸盐]
INN list 25
药效分类 镇咳药

琥氯非尼

Suclofenide（*INN*）

化学结构式

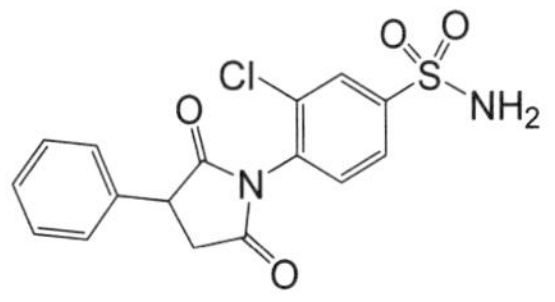

分子式和分子量 $C_{15}H_{13}ClN_2O_4S$ 364.80

化学名 3-Chloro-4-(2,5-dioxo-3-phenylpyrrolidin-1-yl)benzenesulfonamide

3-氯-4-(2,5-二氧代-3-苯基吡咯烷-1-基)苯磺酰胺

CAS 登录号 30279-49-3
INN list 36
药效分类 抗癫痫药

琥诺沙星

Norfloxacin Succinil（*INN*）

化学结构式

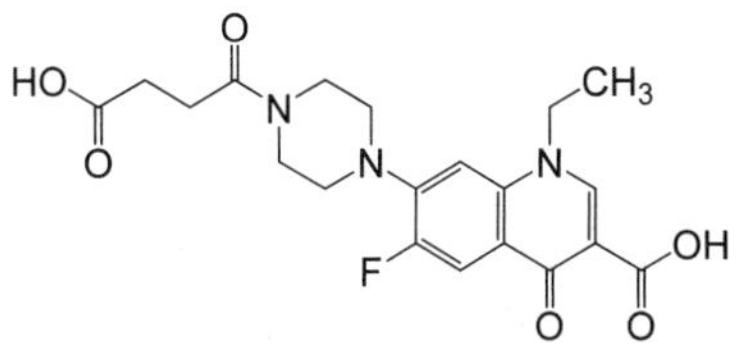

分子式和分子量 $C_{20}H_{22}FN_3O_6$ 419.40

化学名 7-[4-(3-Carboxypropionyl)-1-piperazinyl]-1-ethyl-6-fluoro-1,4-dihydro-4-oxo-3-quinolinecarboxylic acid

7-[4-(3-羧基丙酰基)-1-哌嗪基]-1-乙基-6-氟-1,4-二氢-4-氧代-3-喹啉羧酸

CAS 登录号 100587-52-8
INN list 58
药效分类 抗菌药

琥珀氨苯砜

Succisulfone（*INN*）

化学结构式

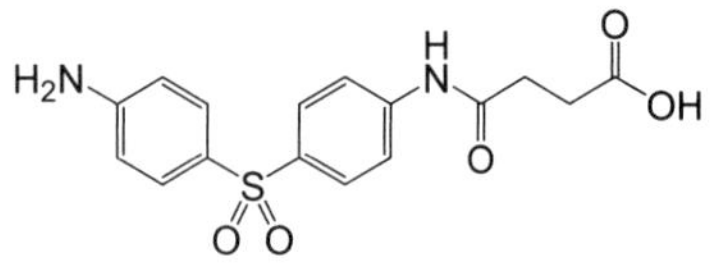

分子式和分子量 $C_{16}H_{16}N_2O_5S$ 348.37

化学名 4-[[4-(4-Aminophenyl)sulfonylphenyl]amino]-4-oxobutanoic acid

4-[[4-(4-氨基苯基)磺酰基苯基]氨基]-4-氧代丁酸

CAS 登录号 5934-14-5

INN list 36

药效分类 抗感染药

琥珀苯呋地尔

Benfurodil Hemisuccinate（*INN*）

化学结构式

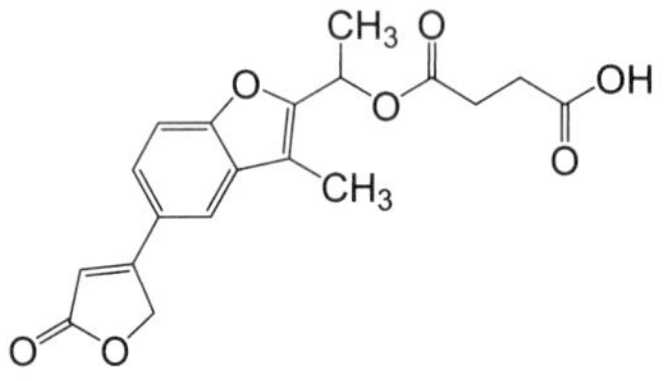

分子式和分子量 $C_{19}H_{18}O_7$ 358.34

化学名 2-(1-Hydroxyethyl)-*β*-(hydroxymethyl)-3-methyl-5-benzofuranacrylic acid *γ*-lactone hydrogen succinate

2-(1-羟乙基)-*β*-(羟甲基)-3-甲基-5-苯并呋喃丙烯酸 *γ*-内酯琥珀酸单酯

CAS 登录号 3447-95-8

INN list 16

药效分类 血管扩张药

琥珀布可

Succinobucol（*INN*）

化学结构式

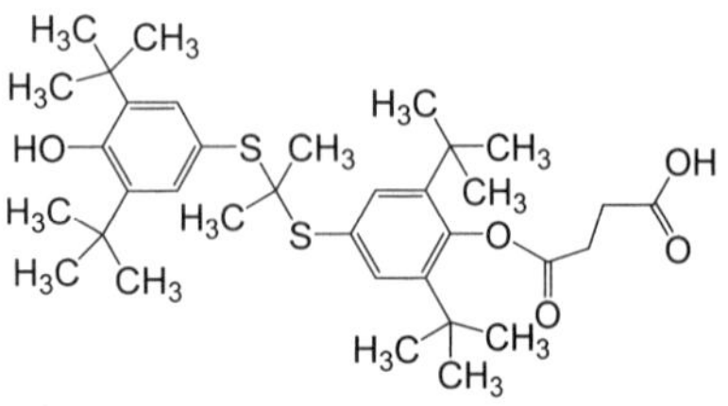

分子式和分子量 $C_{35}H_{52}O_5S_2$ 616.91

化学名 4-[4-[[1-[[3,5-Bis(1,1-dimethylethyl)-4-hydroxyphenyl]sulfanyl]-1-methylethyl]sulfanyl]-2,6-bis(1,1-dimethylethyl)phenoxy]-4-oxo-butanoic acid

4-[4-[[1-[[3,5-双(1,1-二甲基乙基)-4-羟基苯基]硫基]-1-甲基乙基]硫基]-2,6-双(1,1-二甲乙基)苯氧基]-4-氧代丁酸

CAS 登录号 216167-82-7

INN list 95

药效分类 抗炎药

琥珀雌三醇

Estriol Succinate（*INN*）

化学结构式

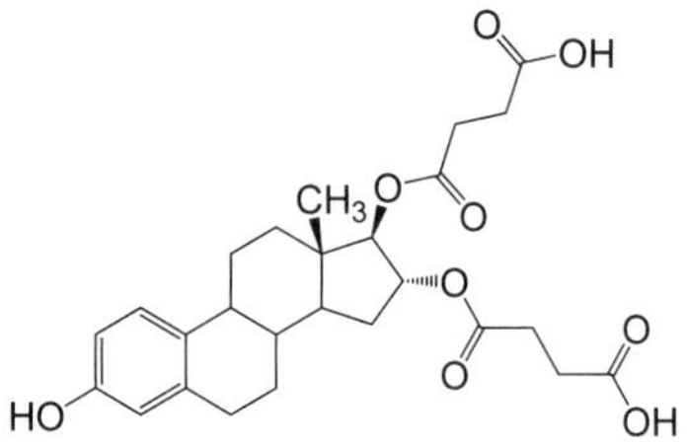

分子式和分子量 $C_{26}H_{32}O_9$ 488.53

化学名 3-Hydroxy-estra-1,3,5(10)-triene-16*α*,17*β*-diyl disuccinate

3-羟基-雌甾-1,3,5(10)-三烯-16*α*,17*β*-二基 二琥珀酸单酯

CAS 登录号 113-22-4

INN list 14

药效分类 雌激素类药

琥珀磺胺噻唑

Succinylsulfathiazole（*INN*）

化学结构式

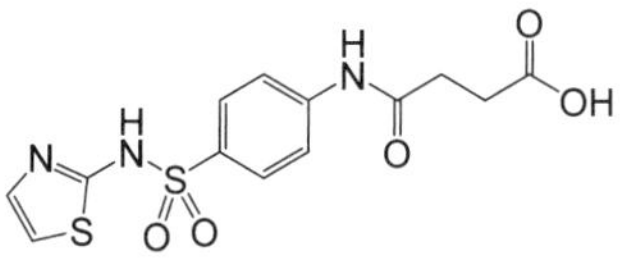

分子式和分子量 $C_{13}H_{13}N_3O_5S_2$ 355.39

化学名 4-Oxo-4-[[4-(1,3-thiazol-2-ylsulfamoyl)phenyl]amino]butanoic acid

4-氧代-4-[[4-(1,3-噻二唑-2-基氨磺酰基)苯基]氨基]丁酸

CAS 登录号 116-43-8

INN list 4

药效分类 磺胺类药

琥乙红霉素

Erythromycin Ethylsuccinate

化学结构式

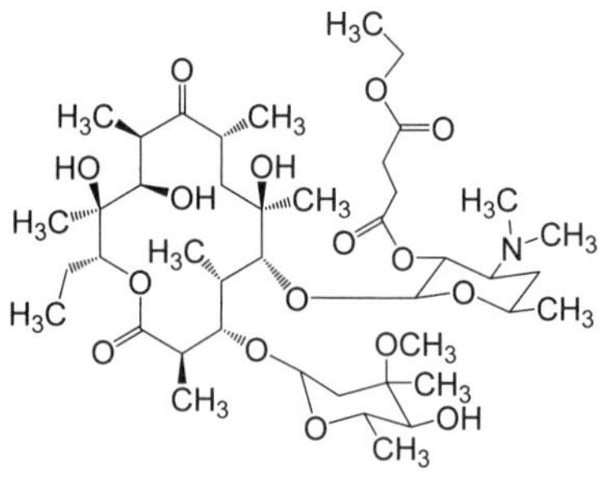

分子式和分子量 $C_{43}H_{75}NO_{16}$ 862.05

化学名 4-*O*-[(2*S*,3*R*,4*S*,6*R*)-4-(Dimethylamino)-2-[[(3*R*,4*S*,5*S*,6*R*,7*R*,9*R*,11*R*,12*R*,13*S*,14*R*)-14-ethyl-7,12,13-trihydroxy-4-[(2*R*,4*R*,5*S*,6*S*)-5-hydroxy-4-methoxy-4,6-dimethyloxan-2-yl]oxy-3,5,7,9,11,13-hexamethyl-2,10-dioxo-oxacyclotetradec-6-yl]oxy]-6-methyloxan-3-yl] 1-*O*-ethyl butanedioate

4-*O*-[(2*S*,3*R*,4*S*,6*R*)-4-(二甲基氨基)-2-[[(3*R*,4*S*,5*S*,6*R*,7*R*,9*R*,11*R*,12*R*,13*S*,14*R*)-14-乙基-7,12,13-三羟基-4-[(2*R*,4*R*,5*S*,6*S*)-5-羟基-4-甲氧基-4,6-二甲基氧杂环戊-2-基]氧基-3,5,7,9,11,13-六甲基-2,10-二氧代-氧杂环十四烷-6-基]氧基]-6-甲基氧杂环戊-3-基] 1-*O*-乙基丁二酸酯

CAS 登录号 1264-62-6; 114-07-8[乙红霉素]

药效分类 抗生素类药

琥乙氯铵

Suxethonium Chloride（*INN*）

化学结构式

分子式和分子量 $C_{16}H_{34}Cl_2N_2O_4$ 389.36

化学名 Ethyl-[2-[4-[2-[ethyl(dimethyl)azaniumyl]ethoxy]-4-oxobutanoyl]oxyethyl]-dimethylazanium;dichloride

二氯化 乙基-[2-[4-[2-[乙基(二甲基)铵基]乙氧基]-4-氧代丁酰基]氧基乙基]-二甲基铵

CAS 登录号 54063-57-9

INN list 1

药效分类 神经肌肉阻断药

华法林

Warfarin（*INN*）

化学结构式

分子式和分子量 $C_{19}H_{16}O_4$ 308.33

化学名 3-(*α*-Acetonylbenzyl)-4-hydroxycoumarin

3-(*α*-乙酰甲基苄基)-4-羟基香豆素

CAS 登录号 81-81-2; 2610-86-8[钾盐]; 129-06-6[钠盐]

INN list 23

药效分类 抗凝血药

槐定碱

Sophoridine

分子式和分子量 $C_{15}H_{24}N_2O$ 248.36

化学结构式

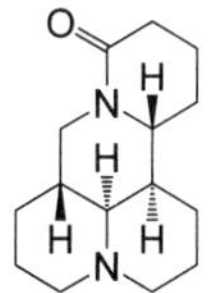

化学名 Dihydro-5-episophocarpine

二氢-5-表槐果碱

CAS 登录号 83148-91-8

药效分类 抗肿瘤药

环孢素

Ciclosporin（*INN*）

化学结构式

分子式和分子量 $C_{62}H_{111}N_{11}O_{12}$ 1202.61

化学名 Cyclo[[(*E*)-(2*S*,3*R*,4*R*)-3-hydroxy-4-methyl-2-(methylamino)-6-octenoyl]-L-2-aminobutyryl-*N*-methylglycyl-*N*-methyl-L-leucyl-L-valyl-*N*-methyl-L-leucyl-L-alanyl-D-alanyl-*N*-methyl-L-leucyl-*N*-methyl-L-leucyl-*N*-methyl-L-valyl]

环[[(*E*)-(2*S*,3*R*,4*R*)-3-羟基-4-甲基-2-(甲氨)-6-辛烯酰]-L-2-氨基丁酰-*N*-甲基甘氨酰-*N*-甲基-L-亮氨酰-L-缬氨酰-*N*-甲基-L-亮氨酰-L-丙氨酰-D-丙氨酰-*N*-甲基-L-亮氨酰-*N*-甲基-L-亮氨酰-*N*-甲基-L-缬氨酰]

CAS 登录号 59865-13-3

INN list 46

药效分类 免疫抑制药

ATC 分类 L04AD01

环苯达唑

Ciclobendazole（*INN*）

化学结构式

分子式和分子量 $C_{13}H_{13}N_3O_3$ 259.26

化学名 Methyl 5-(cyclopropylcarbonyl)-2-benzimidazolecarbamate

甲基 5-(环丙基甲酰基)-2-苯并咪唑氨基甲酸酯

CAS 登录号 31431-43-3

INN list 31

药效分类 抗线虫药

ATC 分类 P02CA04

环苯扎林

Cyclobenzaprine（*INN*）

化学结构式

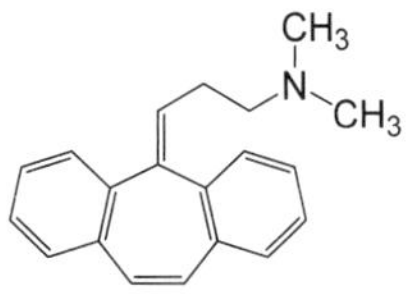

分子式和分子量 $C_{20}H_{21}N$ 275.39

化学名 3-(5*H*-Dibenzo[*a,d*]cyclohepten-5-ylidene)-*N,N*-dimethyl-1-propanamine

3-(5*H*-二苯并[*a,d*]环庚烯-5-基亚基)-*N,N*-二甲基-1-丙胺

CAS 登录号 303-53-7; 6202-23-9[盐酸盐]

INN list 8

药效分类 骨骼肌松弛药，抗痛性肌痉挛药

环吡酮

Ciclopirox（*INN*）

化学结构式

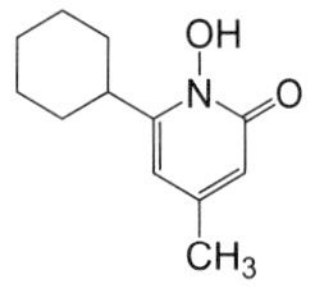

分子式和分子量 $C_{12}H_{17}NO_2$ 207.27

化学名 6-Cyclohexyl-1-hydroxy-4-methyl-2(1*H*)-pyridone

6-环己基-1-羟基-4-甲基-2(1*H*)-吡啶酮

CAS 登录号 29342-05-0

INN list 26

药效分类 抗真菌药

环吡溴铵

Cyclopyrronium Bromide（*INN*）

化学结构式

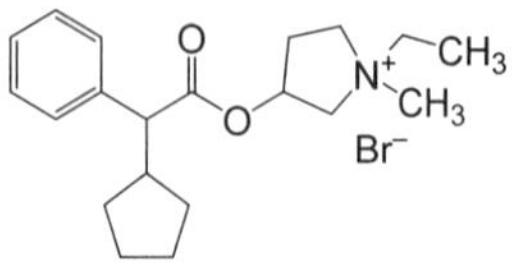

分子式和分子量 $C_{20}H_{30}BrNO_2$ 396.36

化学名 1-Ethyl-3-hydroxy-1-methylpyrrolidinium bromide α-cyclopentylphenylacetate

溴化 1-乙基-3-羟基-1-甲基吡咯烷鎓 α-环戊基苯乙酸酯

CAS 登录号 15599-22-1

INN list 12

药效分类 抗胆碱药

环扁桃酯

Cyclandelate（*INN*）

化学结构式

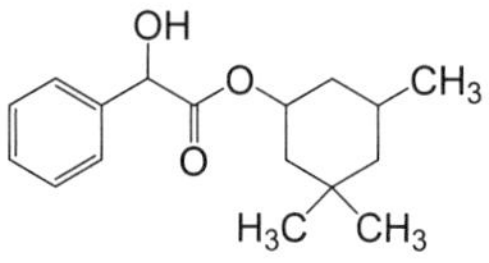

分子式和分子量 $C_{17}H_{24}O_3$ 276.37

化学名 3,3,5-Trimethylcyclohexyl 2-hydroxy-2-phenyl acetate

3,3,5-三甲基环己基 2-羟基-2-苯基乙酸酯

CAS 登录号 456-59-7

INN list 8

药效分类 外周血管扩张药

ATC 分类 C04AX01

环丙贝特

Ciprofibrate（*INN*）

化学结构式

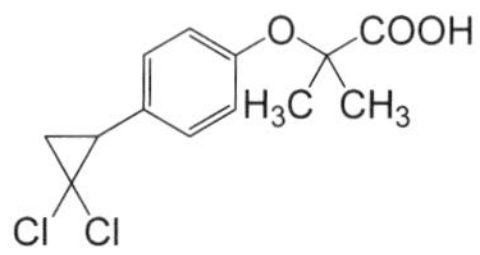

分子式和分子量 $C_{13}H_{14}Cl_2O_3$ 289.15

化学名 2-[*p*-(2,2-Dichlorocyclopropyl)phenoxy]-2-methylpropionic acid

2-[4-(2,2-二氯环丙基)苯氧基]-2-甲基丙酸

CAS 登录号 52214-84-3

INN list 36

药效分类 贝特类降血脂药

ATC 分类 C10AB08

环丙必利

Cipropride（*INN*）

化学结构式

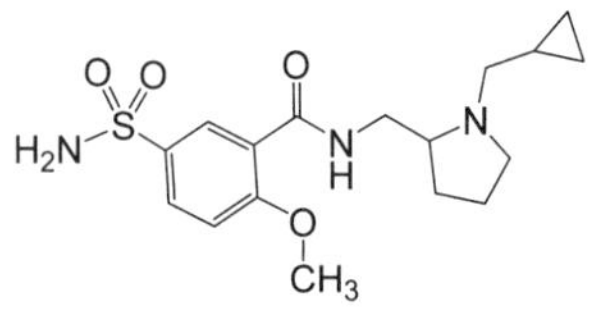

分子式和分子量 $C_{17}H_{25}N_3O_4S$ 367.46

化学名 *N*-[[1-(Cyclopropylmethyl)-2-pyrrolidinyl]methyl]-5-sulfamoyl-*o*-anisamide

N-[[l-(环丙基甲基)-2-吡咯烷基]甲基]-5-氨磺酰基-2-甲氧基苯甲酰胺

CAS 登录号 68475-40-1

INN list 41

药效分类 镇吐药

环丙地尔

Ecipramidil（*INN*）

化学结构式

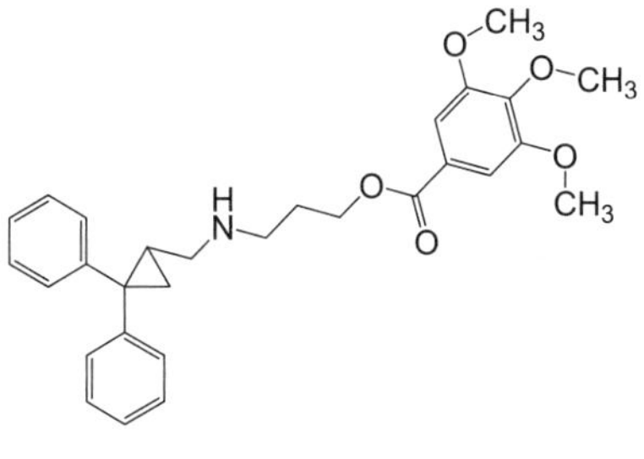

分子式和分子量 $C_{29}H_{33}NO_5$ 475.58

化学名 3-[[(2,2-Diphenylcyclopropyl)methyl]amino]propyl 3,4,5-trimethoxybenzoate

3-[[(2,2-二苯基环丙基)甲基]氨基]丙基 3,4,5-三甲氧基苯甲酸酯

登录号 64552-16-5

INN list 40

药效分类 血管扩张药

环丙法胺

Ciprafamide（*INN*）

化学结构式

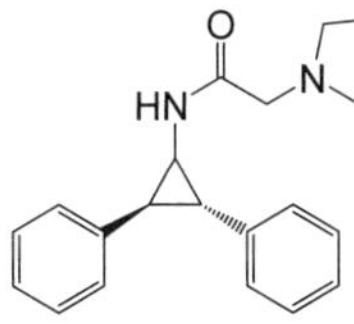

分子式和分子量 $C_{21}H_{24}N_2O$ 320.43

化学名 *N*-(*cis*-2,*trans*-3-Diphenylcyclopropyl)-1-pyrrolidineacetamide

N-(顺-2,反-3-二苯基环丙基)-1-吡咯烷乙酰胺

CAS 登录号 35452-73-4

INN list 36

药效分类 抗心律失常药

环丙法多

Ciprefadol（*INN*）

化学结构式

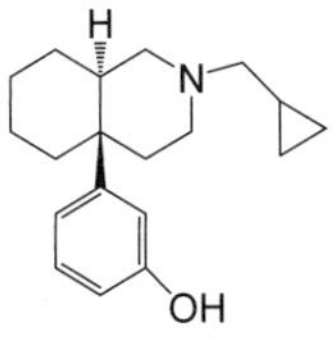

分子式和分子量 $C_{19}H_{27}NO$ 285.43

化学名 (−)-*m*-[2-(Cyclopropylmethyl)-1,3,4,5,6,7,8,8*aα*-octahydro-4*aβ*(2*H*)-isoquinolyl]phenol

(−)-3-[2-(环丙基甲基)-1,3,4,5,6,7,8,8*aα*-八氢-4*aβ*(2*H*)-异喹啉基]苯酚

CAS 登录号 59889-36-0; 60719-85-9[琥珀酸盐]

INN list 41

药效分类 镇痛药

环丙奋乃静

Ciclofenazine（*INN*）

化学结构式

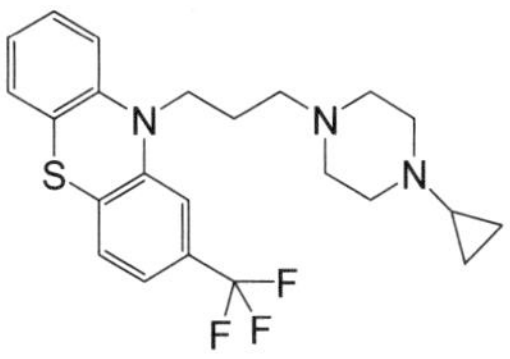

分子式和分子量 $C_{23}H_{26}F_3N_3S$ 433.54

化学名 10-[3-(4-Cyclopropyl-1-piperazinyl)propyl]-2-(trifluoromethyl)phenothiazine

10-[3-(4-环丙基-1-哌嗪基)丙基]-2-(三氟甲基)吩噻嗪

CAS 登录号 17692-26-1; 15686-74-5[盐酸盐]

INN list 18

药效分类 抗精神病药

环丙吉仑

Ciprokiren（*INN*）

化学结构式

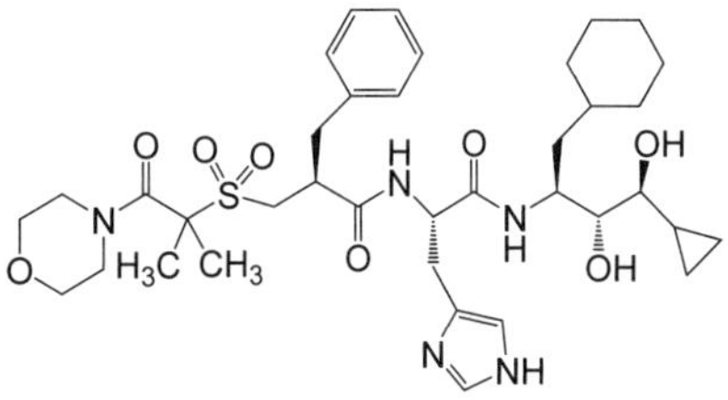

分子式和分子量 $C_{37}H_{55}N_5O_8S$ 729.93

化学名 (*αS*)-*N*-[(1*S*,2*R*,3*S*)-1-(Cyclohexylmethyl)-3-cyclopropyl-2,3-dihydroxypropyl]-*α*-[(*αS*)-*α*-[[[1-methyl-1-(morpholinocarbonyl)ethyl]sulfonyl]methyl]hydrocinnamamido]imidazole-4-propionamide

(*αS*)-*N*-[(1*S*,2*R*,3*S*)-1-(环己基甲基)-3-环丙基-2,3-二羟基丙基]-*α*-[(*αS*)-*α*-[[[1-甲基-1-(吗啉甲酰基)乙基]磺酰基]甲基]氢化肉桂酰氨基]咪唑-4-丙酰胺

CAS 登录号 143631-62-3

INN list 69

药效分类 肾素抑制药

环丙喹酯

Ciproquinate（*INN*）

化学结构式

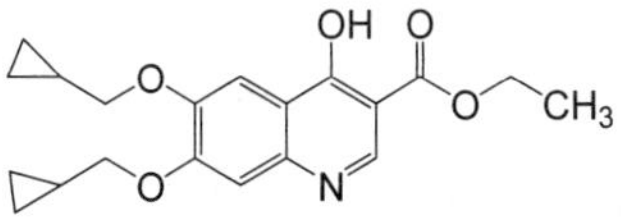

分子式和分子量 $C_{20}H_{23}NO_5$ 357.40

化学名 Ethyl 6,7-bis(cyclopropylmethoxy)-4-hydroxy-3-quinolinecarboxylate

乙基 6,7-双(环丙基甲氧基)-4-羟基-3-喹啉羧酸酯

CAS 登录号 19485-08-6

INN list 22

药效分类 抗球虫药

环丙喹宗

Ciproquazone（*INN*）

化学结构式

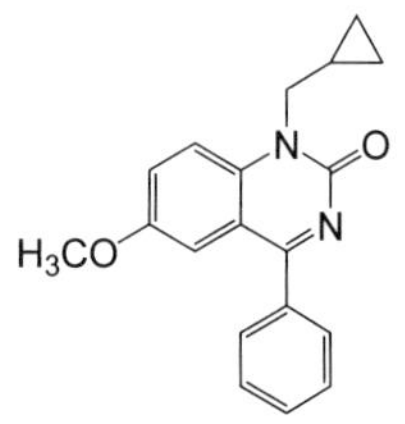

分子式和分子量 $C_{19}H_{18}N_2O_2$ 306.36

化学名 1-(Cyclopropylmethyl)-6-methoxy-4-phenyl-2(1*H*)-quinazolinone

1-(环丙基甲基)-6-甲氧基-4-苯基-2(1*H*)-喹唑啉酮

CAS 登录号 33453-23-5

INN list 39

药效分类 抗炎镇痛药

环丙利多

Cyprolidol（*INN*）

化学结构式

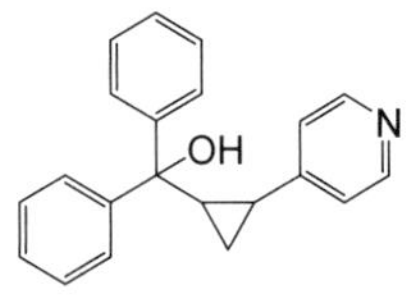

分子式和分子量 $C_{21}H_{19}NO$ 301.39

化学名 Diphenyl[2-(4-pyridyl)cyclopropyl]methanol

二苯[2-(4-吡啶基)环丙基]甲醇

CAS 登录号 4904-00-1; 2364-72-9[盐酸盐]

INN list 16

药效分类 抗抑郁药

环丙洛尔

Cicloprolol（*INN*）

化学结构式

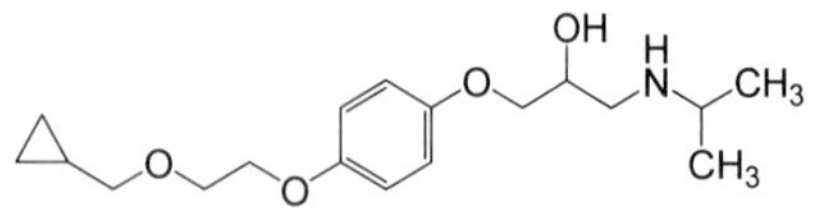

分子式和分子量 $C_{18}H_{29}NO_4$ 323.43

化学名 (±)-1-[*p*-[2-(Cyclopropylmethoxy)ethoxy]phenoxy]-3-(isopropylamino)-2-propanol

(±)-1-[4-[2-(环丙基甲氧基)乙氧基]苯氧基]-3-(异丙氨基)-2-丙醇

CAS 登录号 63659-12-1; 63686-79-3[盐酸盐]

INN list 48

药效分类 β 受体拮抗药

环丙马秦

Cyromazine（*INN*）

化学结构式

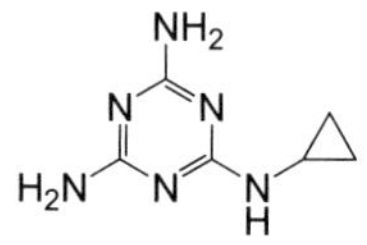

分子式和分子量 $C_6H_{10}N_6$ 166.18

化学名 *N*-Cyclopropyl-1,3,5-triazine-2,4,6-triamine

N-环丙基-1,3,5-三嗪-2,4,6-三胺

CAS 登录号 66215-27-8

INN list 60

药效分类 抗寄生虫药

环丙米特

Ciproximide（*INN*）

化学结构式

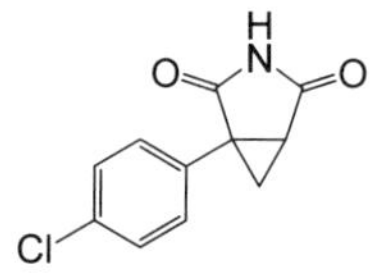

分子式和分子量 $C_{11}H_8ClNO_2$ 221.64

化学名 (1*R*,5*S*)-1-(4-Chlorophenyl)-3-azabicyclo[3.1.0]hexane-2,4-dione

(1*R*,5*S*)-1-(4-氯苯基)-3-氮杂双环[3.1.0]己烷-2,4-二酮

CAS 登录号 15518-76-0

INN list 18

药效分类 抗抑郁药

环丙奈德

Ciprocinonide（*INN*）

化学结构式

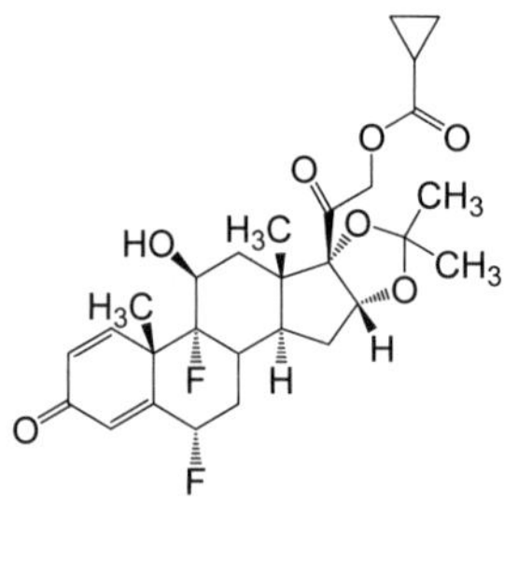

分子式和分子量 $C_{28}H_{34}F_2O_7$ 520.56

化学名 6α,9-Difluoro-11β,16α,17,21-tetrahydroxypregna-1,4-diene-3,20-dione cyclic 16,17-acetal with acetone, 21-cyclopropanecarboxylate

6α,9-二氟-11β,16α,17,21-四羟基孕甾-1,4-二烯-3,20-二酮 16,17-环缩丙酮，21-环丙烷羧酸酯

CAS 登录号 58524-83-7

INN list 38

药效分类 肾上腺皮质激素类药

环丙诺啡

Cyprenorphine（*INN*）

化学结构式

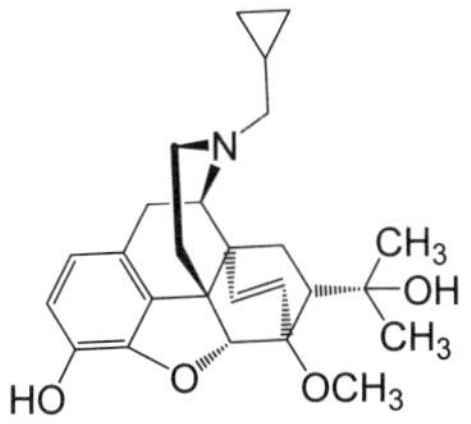

分子式和分子量 $C_{26}H_{33}NO_4$ 423.55

化学名 6,7,8,14-Tetrahydro-*N*-(cyclopropylmethyl)-7α-(1-hydroxy-1-methylethyl)-6,14-*endo*-ethenonororipavine

6,7,8,14-四氢-*N*-(环丙基甲基)-7α-(1-羟基-1-甲基乙基)-6,14-内-乙烯桥去甲东罂粟碱

CAS 登录号 4406-22-8; 16550-22-4[盐酸盐]

INN list 17

药效分类 镇痛药

环丙沙星

Ciprofloxacin（*INN*）

化学结构式

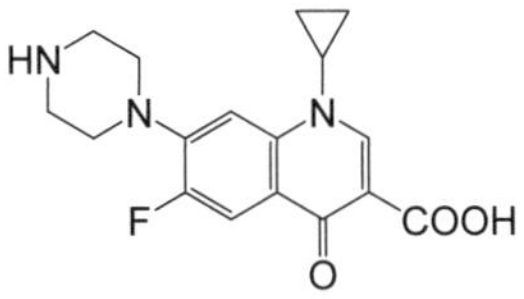

分子式和分子量 $C_{17}H_{18}FN_3O_3$ 331.34

化学名 1-Cyclopropyl-6-fluoro-1,4-dihydro-4-oxo-7-(1-piperazinyl)-3-quinolinecarboxylic acid

1-环丙基-6-氟-1,4-二氢-4-氧代-7-(1-哌嗪基)-3-喹啉羧酸

CAS 登录号 85721-33-1

INN list 50

药效分类 喹诺酮类抗微生物药

ATC 分类 J01MA02

环丙特龙

Cyproterone（*INN*）

分子式和分子量 $C_{22}H_{27}ClO_3$ 374.91

化学结构式

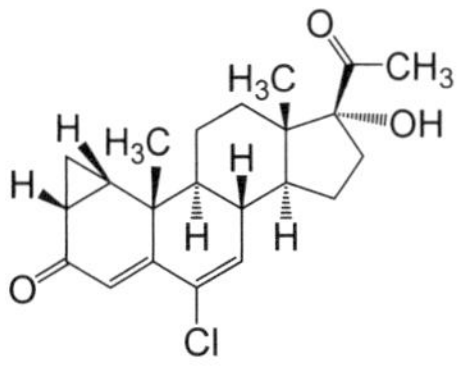

化学名 6-Chloro-1β,2β-dihydro-17-hydroxy-3'*H*-cyclopropa[1,2]pregna-4,6-diene-3,20-dione

6-氯-1β,2β-二氢-17-羟基-3'*H*-环丙[1,2]孕甾-4,6-二烯-3,20-二酮

CAS 登录号 2098-66-0; 427-51-0 [17-乙酸酯]

INN list 16

药效分类 抗雄激素类药

ATC 分类 G03HA01

环丙烷

Cyclopropane（*INN*）

化学结构式

分子式和分子量 C_3H_6 42.08

化学名 Cyclopropane

环丙烷

CAS 登录号 75-19-4

INN list 1

药效分类 全身麻醉药

环丙西泮

Cyprazepam（*INN*）

化学结构式

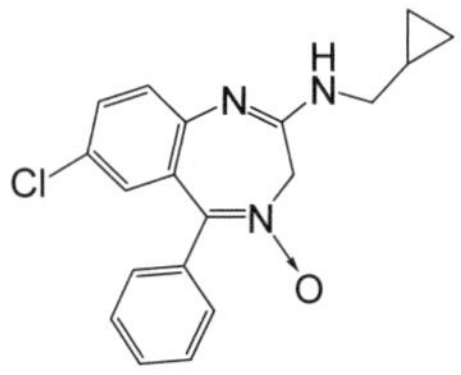

分子式和分子量 $C_{19}H_{18}ClN_3O$ 339.82

化学名 7-Chloro-2-[(cyclopropylmethyl)amino]-5-phenyl-3*H*-1,4-benzodiazepine 4-oxide

7-氯-2-[(环丙基甲基)氨基]-5-苯基-3*H*-1,4-苯二氮䓬 4-氧化物

CAS 登录号 15687-07-7

INN list 16

药效分类 镇静催眠药

环丙扎封

Ciprazafone（*INN*）

分子式和分子量 $C_{19}H_{18}Cl_2N_2O_2$ 377.26

化学结构式

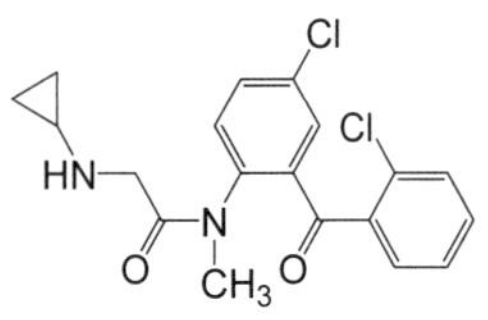

化学名 4'-Chloro-2'-(*o*-chlorobenzoyl)-2-(cyclopropylamino)-*N*-methylacetanilide

4'-氯-2'-(2-氯苯甲酰基)-2-(环丙氨基)-*N*-甲基乙酰苯胺

CAS 登录号 75616-03-4

INN list 50

药效分类 抗心绞痛药

环泊酚

Ciprofol

化学结构式

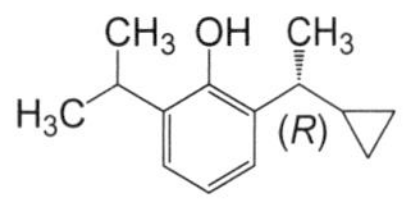

分子式和分子量 $C_{14}H_{20}O$ 204.31

化学名 2-[(1*R*)-1-Cyclopropylethyl]-6-propan-2-ylphenol

2-[(1*R*)-1-环丙基乙基]-6-丙-2-基苯酚

CAS 登录号 1637741-58-2

药效分类 麻醉药

环碘甲酚

Cicliomenol（*INN*）

化学结构式

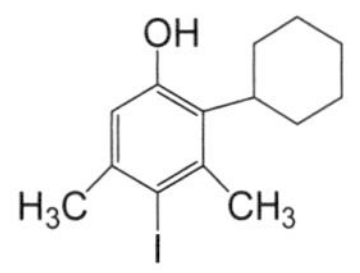

分子式和分子量 $C_{14}H_{19}IO$ 330.20

化学名 2-Cyclohexyl-4-iodo-3,5-xylenol

2-环己基-4-碘-3,5-二甲苯酚

CAS 登录号 10572-34-6

INN list 23

药效分类 消毒防腐药

环丁酸醇

Cyclobutyrol（*INN*）

化学结构式

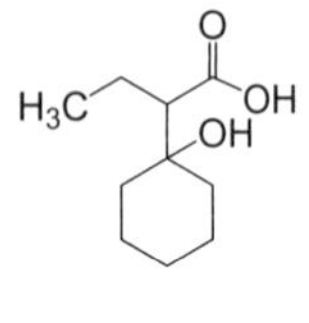

分子式和分子量 $C_{10}H_{18}O_3$ 186.25

化学名 *α*-Ethyl-1-hydroxycyclohexaneacetic acid

α-乙基-1-羟基环己基乙酸

CAS 登录号 512-16-3

INN list 12

药效分类 利胆药

环丁烯酸

Cicrotoic Acid（*INN*）

化学结构式

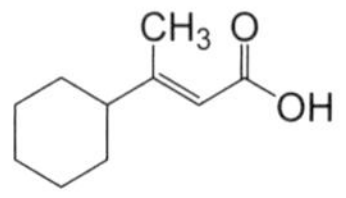

分子式和分子量 $C_{10}H_{16}O_2$ 168.23

化学名 *β*-Methylcyclohexaneacrylic acid

β-甲基环己基丙烯酸

CAS 登录号 25229-42-9

INN list 20

药效分类 利胆药

环芬尼

Cyclofenil（*INN*）

化学结构式

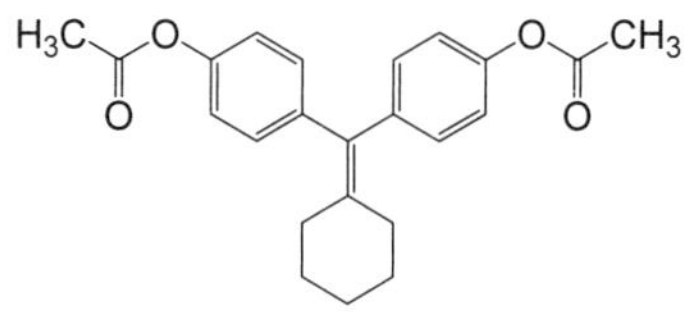

分子式和分子量 $C_{23}H_{24}O_4$ 364.43

化学名 [4-[(4-Acetyloxyphenyl)-cyclohexylidenemethyl]phenyl] acetate

[4-[(4-乙酰氧基苯基)-环己亚基甲基]苯基] 乙酸酯

CAS 登录号 2624-43-3

INN list 17

药效分类 抗不育症药

环格列酮

Ciglitazone（*INN*）

化学结构式

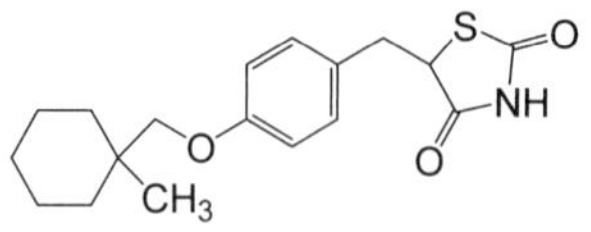

分子式和分子量 $C_{18}H_{23}NO_3S$ 333.45

化学名 (±)-5-[*p*-[(l-Methylcyclohexyl)methoxy]benzyl]-2,4-thiazolidinedione

(±)-5-[4-[(l-甲基环己基)甲氧基]苄基]-2,4-噻唑烷二酮

CAS 登录号 74772-77-3

INN list 50

药效分类 抗糖尿病药

环庚比妥

Heptabarb（*INN*）

化学结构式

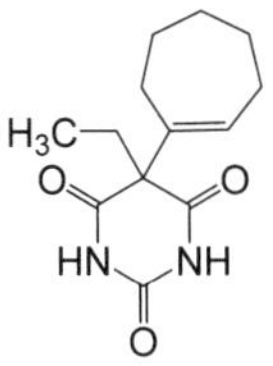

分子式和分子量 $C_{13}H_{18}N_2O_3$ 250.29

化学名 5-(1-Cyclohepten-1-yl)-5-ethyl barbituric acid

5-(1-环庚烯-1-基)-5-乙基巴比妥酸

CAS 登录号 509-86-4

INN list 14

药效分类 镇静催眠药

环庚噁烷

Ciheptolane（*INN*）

化学结构式

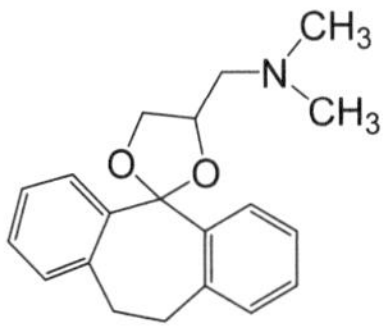

分子式和分子量 $C_{20}H_{23}NO_2$ 309.40

化学名 10,11-Dihydro-*N,N*-dimethylspiro[5*H*-dibenzo[*a,d*]cycloheptene-5,2'-[1,3]dioxolane]-4'-methylamine

10,11-二氢-*N,N*-二甲基螺[5*H*-二苯并[*a,d*]环庚烯-5,2'-[l,3]二氧戊环]-4'-甲胺

CAS 登录号 34753-46-3

INN list 31

药效分类 抗高血压药，镇痛药

环庚米特

Cyheptamide（*INN*）

化学结构式

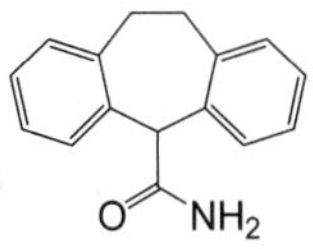

分子式和分子量 $C_{16}H_{15}NO$ 237.30

化学名 10,11-Dihydro-5*H*-dibenzo[*a,d*]cycloheptene-5-carboxamide

10,11-二氢-5*H*-二苯并[*a,d*]环庚烯-5-酰胺

CAS 登录号 7199-29-3

INN list 17

药效分类 抗惊厥药

环庚托品

Cyheptropine（*INN*）

化学结构式

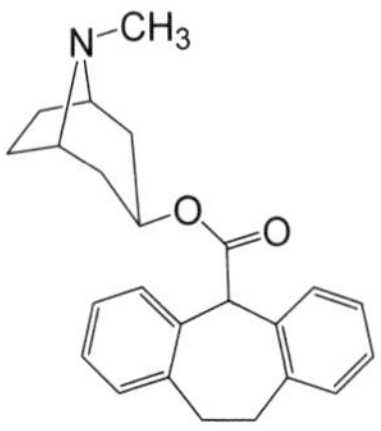

分子式和分子量 $C_{24}H_{27}NO_2$ 361.48

化学名 10,11-Dihydro-5*H*-dibenzo[*a,d*]cycloheptene-5-carboxylic acid tropine ester

10,11-二氢-5*H*-二苯并[*a,d*]环庚烯-5-羧酸托品酯

CAS 登录号 602-40-4

INN list 15

药效分类 抗心律失常药

环桂氟胺

Cinflumide（*INN*）

化学结构式

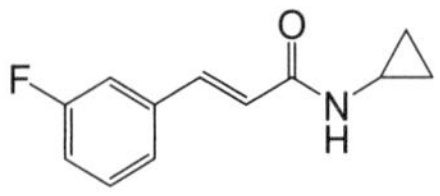

分子式和分子量 $C_{12}H_{12}FNO$ 205.23

化学名 (*E*)-*N*-Cyclopropyl-*m*-fluorocinnamamide

(*E*)-*N*-环丙基-3-氟肉桂酰胺

CAS 登录号 64379-93-7

INN list 52

药效分类 肌肉松弛药

环己巴比妥

Cyclobarbital（*INN*）

化学结构式

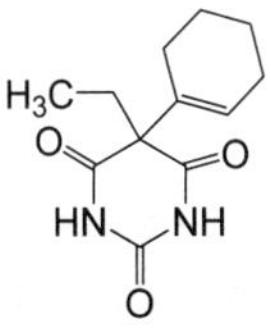

分子式和分子量 $C_{12}H_{16}N_2O_3$ 236.27

化学名 5-(1-Cyclohexen-1-yl)-5-ethylbarbituric acid

5-(1-环己烯-1-基)-5-乙基巴比妥酸

CAS 登录号 52-31-3

INN list 1

药效分类 镇静催眠药

环己米特

Cicloheximide（*INN*）

分子式和分子量 $C_{15}H_{23}NO_4$ 281.35

化学结构式

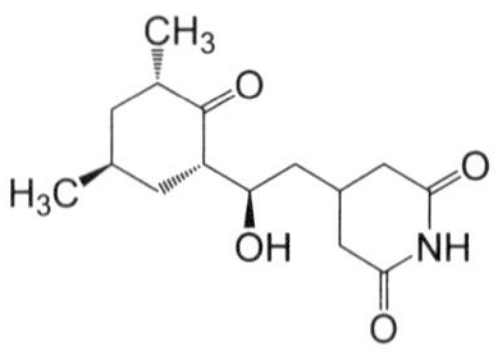

化学名 3-[(*R*)-2-[(1*S*,3*S*,5*S*)-3,5-Dimethyl-2-oxocyclohexyl]-2-hydroxyethyl]glutarimide

3-[(*R*)-2-[(1*S*,3*S*,5*S*)-3,5-二甲基-2-羰基环己基]-2-羟乙基]戊二酰亚胺

CAS 登录号 66-81-9

INN list 36

药效分类 抗银屑病药

环己羟丁酸

Cyclobutoic Acid（*INN*）

化学结构式

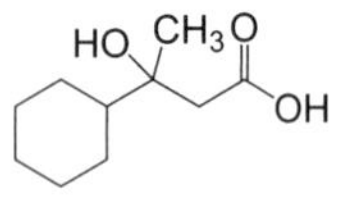

分子式和分子量 $C_{10}H_{18}O_3$ 186.25

化学名 *β*-Hydroxy-*β*-methylcyclohexanepropionic acid

β-羟基-*β*-甲基环己基丙酸

CAS 登录号 17692-20-5

INN list 18

药效分类 利胆药

环己西林

Ciclacillin（*INN*）

化学结构式

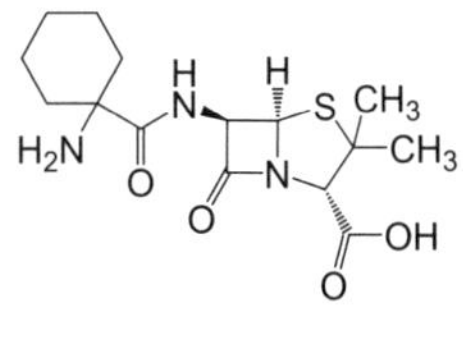

分子式和分子量 $C_{15}H_{23}N_3O_4S$ 341.43

化学名 (2*S*,5*R*,6*R*)-6-(1-Aminocyclohexanecarboxamido)-3,3-dimethyl-7-oxo-4-thia-1-azabicyclo[3.2.0]heptane-2-carboxylic acid

(2*S*,5*R*,6*R*)-6-(1-氨基环己基甲酰氨基)-3,3-二甲基-7-氧代-4-硫杂-1-氮杂双环[3.2.0]庚烷-2-羧酸

CAS 登录号 3485-14-1

INN list 22

药效分类 抗生素类药

环己亚油酰胺

Clinolamide（*INN*）

分子式和分子量 $C_{24}H_{43}NO$ 361.60

化学结构式

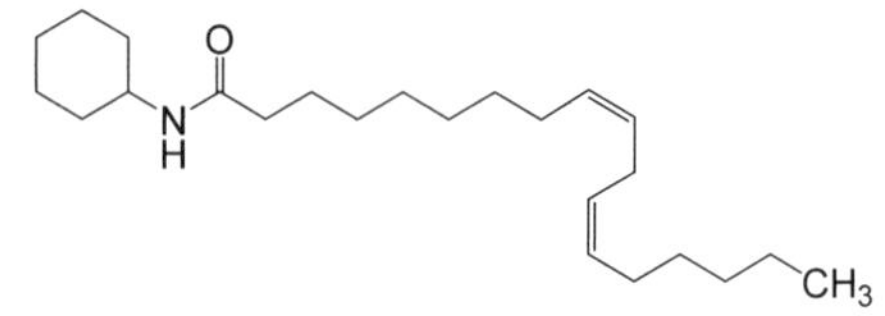

化学名 *N*-Cyclohexyllinoleamide

N-环己基亚油酰胺

CAS 登录号 3207-50-9

INN list 17

药效分类 营养药

环克索龙

Cicloxolone（*INN*）

化学结构式

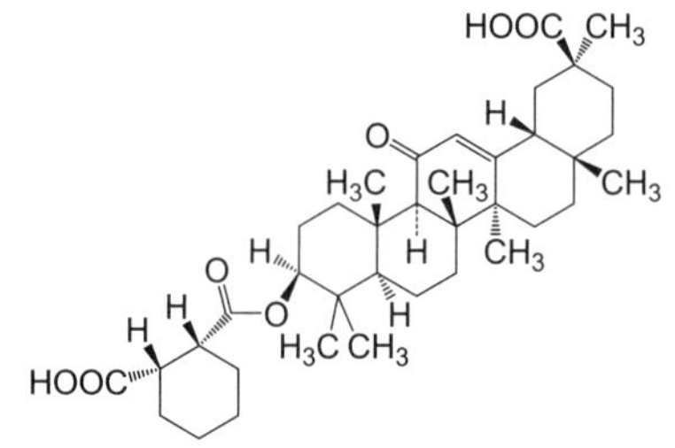

分子式和分子量 $C_{38}H_{56}O_7$ 624.85

化学名 3*β*-Hydroxy-11-oxoolean-12-en-30-oic acid hydrogen *cis*-1,2-cyclohexanedicarboxylate

3*β*-羟基-11-氧代齐墩果烷-12-烯-30-酸 顺-l,2-环己烷二羧酸单酯

CAS 登录号 52247-86-6

INN list 33

药效分类 抗炎药

环拉氨基比林

Aminophenazone Cyclamate（*INN*）

化学结构式

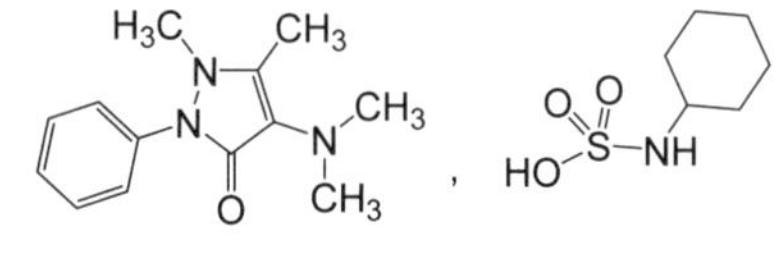

分子式和分子量 $C_{13}H_{17}N_3O \cdot C_6H_{13}NO_3S$ 410.53

化学名 4-Dimethylamino-2,3-dimethyl-1-phenyl-3-pyrazoline-5-one cyclohexylsulfamate

4-二甲氨基-2,3-二甲基-1-苯基-3-吡唑啉-5-酮环己基氨基磺酸盐

CAS 登录号 747-30-8

INN list 16

药效分类 解热镇痛药

环拉氨酯

Cyclarbamate（*INN*）

化学结构式

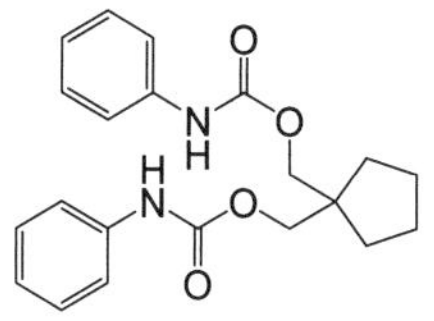

分子式和分子量 $C_{21}H_{24}N_2O_4$ 368.43

化学名 [1-(Phenylcarbamoyloxymethyl)cyclopentyl]methyl *N*-phenylcarbamate

[1-(苯基氨基甲酰基氧基甲基)环戊基]甲基 *N*-苯基氨基甲酸酯

CAS 登录号 5779-54-4

INN list 13

药效分类 安定药

环拉福林

Ciclafrine（*INN*）

化学结构式

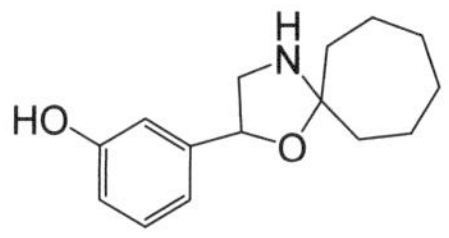

分子式和分子量 $C_{15}H_{21}NO_2$ 247.34

化学名 *m*-(l-Oxa-4-azaspiro[4.6]undec-2-yl)phenol

3-(l-氧杂-4-氮杂螺[4.6]十一烷-2-基)苯酚

CAS 登录号 55694-98-9; 51222-36-7[盐酸盐]

INN list 33

药效分类 升压药，血管收缩药

环拉酸钠

Sodium Cyclamate（*INN*）

化学结构式

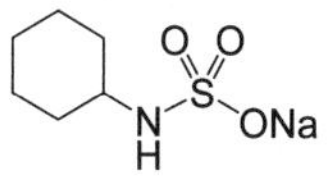

分子式和分子量 $C_6H_{12}NNaO_3S$ 201.22

化学名 Sodium cyclohexanesulfamate

环己基氨基磺酸钠

CAS 登录号 139-05-9; 100-88-9[环拉酸]

INN list 1

药效分类 甜味药

环磷酰胺

Cyclophosphamide（*INN*）

分子式和分子量 $C_7H_{15}Cl_2N_2O_2P$ 261.08

化学结构式

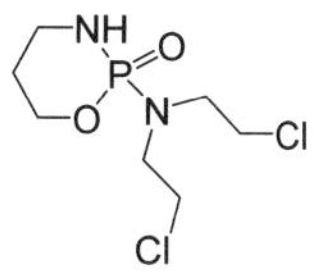

化学名 *N*,*N*-Bis(2-chloroethyl)-2-oxo-1,3,2λ^5-oxazaphosphinan-2-amine

N,*N*-双(2-氯乙基)-2-氧代-1,3,2λ^5-氧杂氮杂磷杂环己烷-2-胺

CAS 登录号 50-18-0; 6055-19-2[一水合物]

INN list 10

药效分类 烷化剂类抗肿瘤药

ATC 分类 L01AA01

环硫雄醇

Epitiostanol（*INN*）

化学结构式

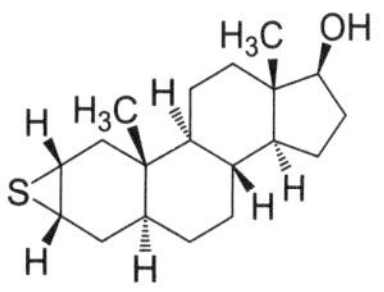

分子式和分子量 $C_{19}H_{30}OS$ 306.51

化学名 2*α*,3*α*-Epithio-5*α*-androstan-17*β*-ol

2*α*,3*α*-硫桥-5*α*-雄甾烷-17*β*-醇

登录号 2363-58-8

INN list 31

药效分类 雄激素类药

环隆溴铵

Ciclonium Bromide（*INN*）

化学结构式

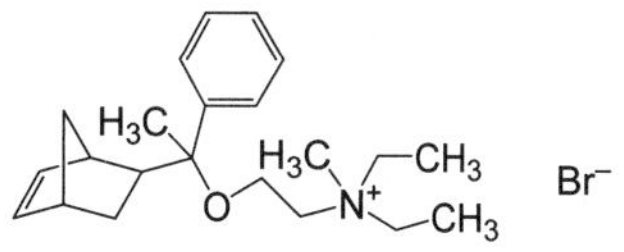

分子式和分子量 $C_{22}H_{34}BrNO$ 408.42

化学名 Diethyl methyl [2-[(*α*-methyl-*α*-5-norbornen-2-ylbenzyl)oxy]ethyl]ammonium bromide

溴化二乙基甲基[2-[(*α*-甲基-*α*-5-降冰片烯-2-基苄基)氧基]乙基]铵

CAS 登录号 29546-59-6

INN list 19

药效分类 解痉药

环洛芬

Cicloprofen（*INN*）

分子式和分子量 $C_{16}H_{14}O_2$ 238.28

化学结构式

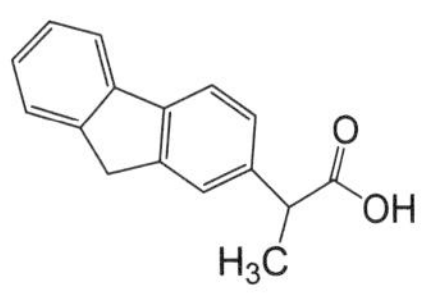

化学名 α-Methylfluorene-2-acetic acid

α-甲基芴-2-乙酸

CAS 登录号 36950-96-6

INN list 32

药效分类 抗炎镇痛药，抗痛风药

环氯茚酸

Clidanac（*INN*）

化学结构式

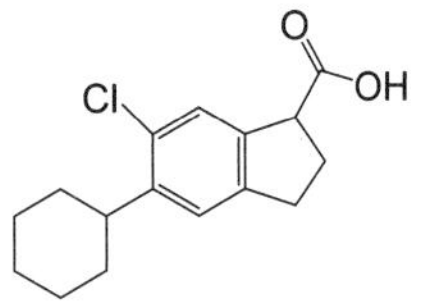

分子式和分子量 $C_{16}H_{19}ClO_2$ 278.77

化学名 6-Chloro-5-cyclohexyl-1-indancarboxylic acid

6-氯-5-环己基-1-茚满羧酸

CAS 登录号 34148-01-1

INN list 38

药效分类 抗炎镇痛药

环氯唑仑

Ciclotizolam（*INN*）

化学结构式

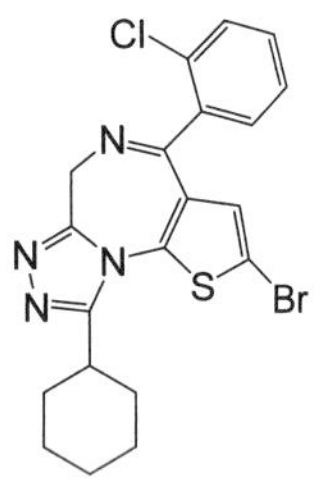

分子式和分子量 $C_{20}H_{18}BrClN_4S$ 461.81

化学名 2-Bromo-4-(2-chlorophenyl)-9-cyclohexyl-6*H*-thieno[3,2-*f*]-*s*-triazolo[4,3-*α*][l,4]diazepine

2-溴-4-(2-氯苯基)-9-环己基-6*H*-噻吩并[3,2-*f*]-1,2,4-三氮唑并[4,3-*α*][l,4]二氮杂䓬

CAS 登录号 58765-21-2

INN list 40

药效分类 安定药

环美酚

Cyclomenol（*INN*）

分子式和分子量 $C_{14}H_{20}O$ 204.31

化学结构式

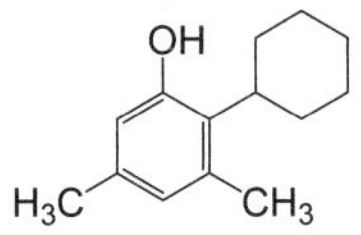

化学名 2-Cyclohexyl-3,5-xylenol

2-环己基-3,5-二甲酚

CAS 登录号 5591-47-9

INN list 13

药效分类 消毒防腐药

环美卡因

Cyclomethycaine（*INN*）

化学结构式

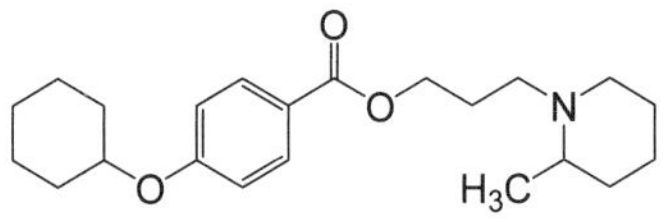

分子式和分子量 $C_{22}H_{33}NO_3$ 359.51

化学名 3-(2-Methylpiperidin-1-yl)propyl 4-cyclohexyloxybenzoate

3-(2-甲基哌啶-1-基)丙基 4-(环己基氧基)苯甲酸酯

CAS 登录号 139-62-8; 50978-10-4[硫酸盐]; 37-61-1[盐酸盐]

INN list 6

药效分类 局部麻醉药

环帕明

Ciclopramine（*INN*）

化学结构式

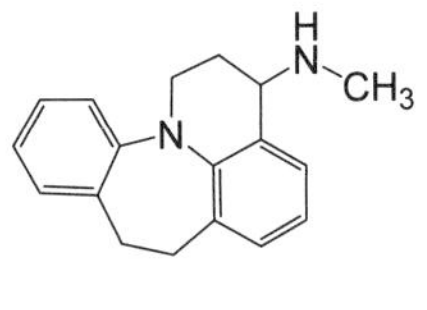

分子式和分子量 $C_{18}H_{20}N_2$ 264.36

化学名 *N*-methyl-1-azatetracyclo[8.7.1.0^{2,7}.0^{14,18}]octadeca-2,4,6,10(18),11,13-hexaen-15-amine

N-甲基-1-氮杂四环[8.7.1.0^{2,7}.0^{14,18}]十八烷-2,4,6,10(18),11,13-六烯-15-胺

CAS 登录号 33545-56-1

INN list 29

药效分类 抗抑郁药

环喷他明

Cyclopentamine（*INN*）

化学结构式

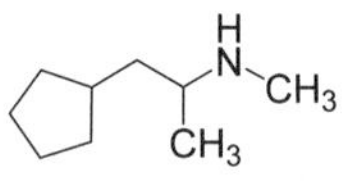

分子式和分子量 $C_9H_{19}N$ 141.26

化学名 *N*,*α*-Dimethyl-cyclopentaneethylamine

N,*α*-二甲基-环戊乙胺

CAS 登录号 102-45-4; 3459-06-1[盐酸盐]

INN list 1

药效分类 升压药，血管收缩药

环喷托酯

Cyclopentolate（*INN*）

化学结构式

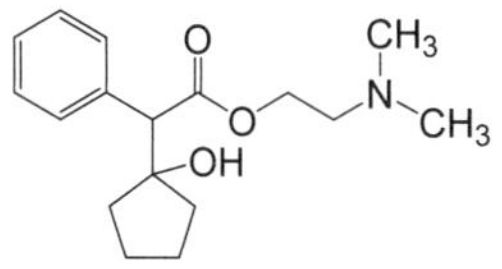

分子式和分子量 $C_{17}H_{25}NO_3$ 291.39

化学名 2-(Dimethylamino)ethyl (±)-1-hydroxy-*α*-phenylcyclopentaneacetate

2-(二甲氨基)乙基 (±)-1-羟基-*α*-苯基环戊乙酸酯

CAS 登录号 512-15-2; 5870-29-1[盐酸盐]

INN list 39

药效分类 抗胆碱药，散瞳药

环乳酯

Ciclactate（*INN*）

化学结构式

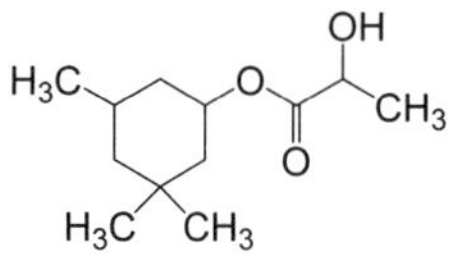

分子式和分子量 $C_{12}H_{22}O_3$ 214.30

化学名 3,3,5-Trimethylcyclohexyl lactate

3,3,5-三甲基环己基 乳酸酯

CAS 登录号 15145-14-9

INN list 18

药效分类 解痉药

环噻嗪

Cyclothiazide（*INN*）

化学结构式

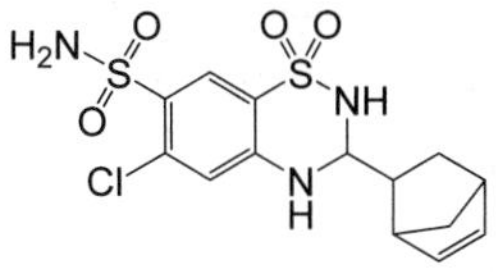

分子式和分子量 $C_{14}H_{16}ClN_3O_4S_2$ 389.88

化学名 6-Chloro-3,4-dihydro-3-(5-norbornen-2-yl)-2*H*-1,2,4-benzothiadiazine-7-sulfonamide 1,1-dioxide

6-氯-3,4-二氢-3-(5-降冰片烯-2-基)-2*H*-1,2,4-苯并噻二嗪-7-磺酰胺 1,1-二氧化物

CAS 登录号 2259-96-3

INN list 12

药效分类 低效能利尿药

ATC 分类 C03AA09

环沙酮

Cyclexanone（*INN*）

化学结构式

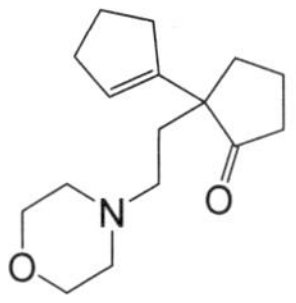

分子式和分子量 $C_{16}H_{25}NO_2$ 263.38

化学名 2-(Cyclopent-1-enyl)-2-[2-(morpholin-4-yl)ethyl]cyclopentanone

2-(环戊-1-烯基)-2-[2-(吗啉-4-基)乙基]环戊酮

CAS 登录号 15301-52-7

INN list 15

药效分类 镇咳药

环丝氨酸

Cycloserine（*INN*）

化学结构式

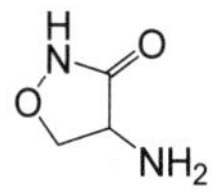

分子式和分子量 $C_3H_6N_2O_2$ 102.09

化学名 (±)-4-Amino-3-isoxazolidinone

(±)-4-氨基-3-异噁唑烷酮

CAS 登录号 68-41-7

INN list 6

药效分类 抗结核药

ATC 分类 J04AB01

环索奈德

Ciclesonide（*INN*）

化学结构式

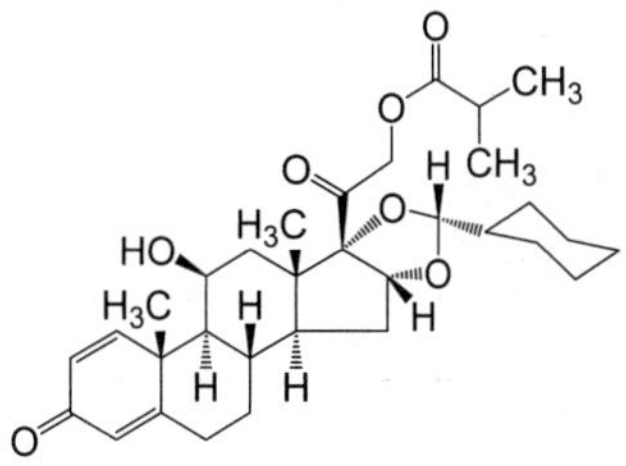

分子式和分子量 $C_{32}H_{44}O_7$ 540.69

化学名 (*R*)-11*β*,16*α*,17,21-Tetrahydroxypregna-1,4-diene-3,20-

dione cyclic 16,17-acetal with cyclohexanecarboxaldehyde, 21-isobutyrate

(*R*)-11*β*,16*α*,17,21-四羟基孕甾-l,4-二烯-3,20-二酮环 16,17-缩环己基甲醛 21-异丁酸酯

CAS 登录号 126544-47-6

INN list 62

药效分类 肾上腺皮质激素类药

环托溴铵

Ciclotropium Bromide（*INN*）

化学结构式

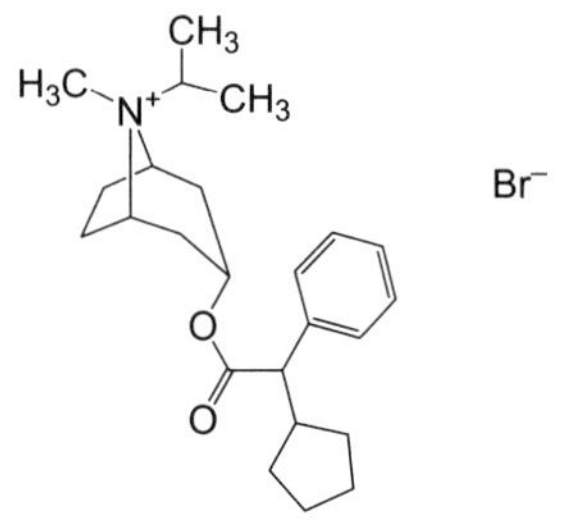

分子式和分子量 $C_{24}H_{36}BrNO_2$ 450.45

化学名 (8*r*)-3*α*-Hydroxy-8-isopropyl-1*αH*,5*αH*-tropanium bromide *α*-phenylcyclopentaneacetate

溴化 (8*r*)-3*α*-羟基-8-异丙基-l*αH*,5*αH*-托品鎓 *α*-苯基环戊基乙酸酯

CAS 登录号 85166-20-7

INN list 50

药效分类 抗胆碱药

环戊丙羟勃龙

Oxabolone Cipionate（*INN*）

化学结构式

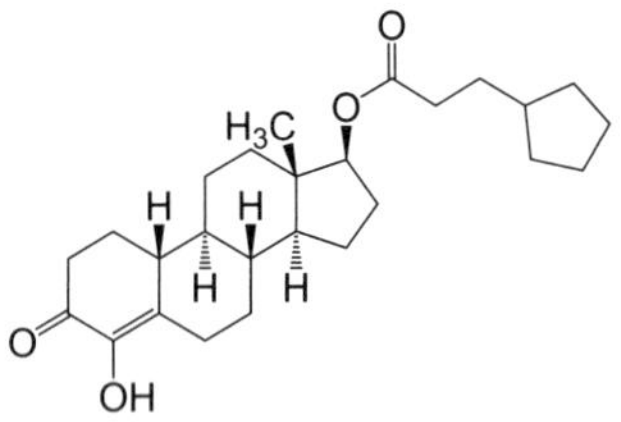

分子式和分子量 $C_{26}H_{38}O_4$ 414.58

化学名 4,17*β*-Dihydroxyestr-4-en-3-one 17-cyclopentanepropionate

4,17*β*-二羟基雌甾-4-烯-3-酮 17-环戊基丙酸酯

CAS 登录号 1254-35-9

INN list 14

药效分类 同化激素药

ATC 分类 A14AB03

环戊噻嗪

Cyclopenthiazide（*INN*）

分子式和分子量 $C_{13}H_{18}ClN_3O_4S_2$ 379.88

化学结构式

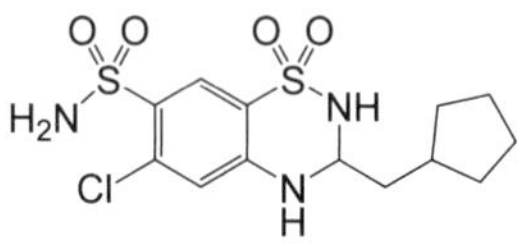

化学名 6-Chloro-3-(cyclopentylmethyl)-3,4-dihydro-2*H*-1,2,4-benzothiadiazine-7-sulfonamide-1,1-dioxide

6-氯-3-(环戊甲基)-3,4-二氢-2*H*-1,2,4-苯并噻二嗪-7-磺酰胺-1,1-二氧化物

CAS 登录号 742-20-1

INN list 12

药效分类 低效能利尿药

ATC 分类 C03AA07

环西多明

Ciclosidomine（*INN*）

化学结构式

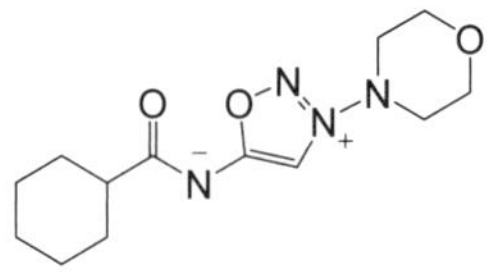

分子式和分子量 $C_{13}H_{20}N_4O_3$ 280.32

化学名 (*Z*)-*N*-(3-Morpholin-4-yloxadiazol-3-ium-5-yl)cyclohexanecarboximidate

(*Z*)-*N*-(3-吗啉-4-基氧杂二氮杂-3-鎓-5-基)环己烷甲酰亚胺

CAS 登录号 66564-16-7

INN list 40

药效分类 血管扩张药

环昔酸

Cicloxilic Acid（*INN*）

化学结构式

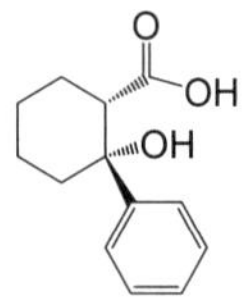

分子式和分子量 $C_{13}H_{16}O_3$ 220.26

化学名 *cis*-2-Hydroxy-2-phenylcyclohexanecarboxylic acid

顺-2-羟基-2-苯基环己基羧酸

CAS 登录号 57808-63-6

INN list 28

药效分类 利胆药

环香草酮

Cyclovalone（*INN*）

分子式和分子量 $C_{22}H_{22}O_5$ 366.41

化学结构式

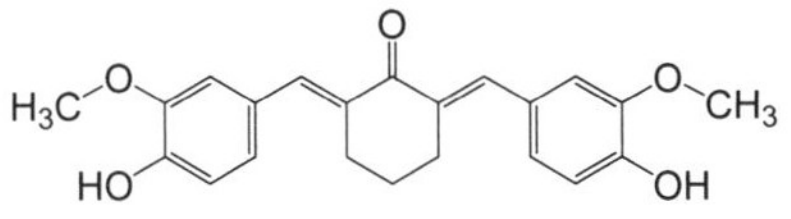

化学名 (2*E*,6*E*)-2,6-Bis[(4-hydroxy-3-methoxyphenyl)methylidene]cyclohexan-1-one

(2*E*,6*E*)-2,6-双[(4-羟基-3-甲氧基苯基)甲亚基]环己-1-酮

CAS 登录号 579-23-7

INN list 13

药效分类 利胆药

环辛曲美

Cinoctramide（*INN*）

化学结构式

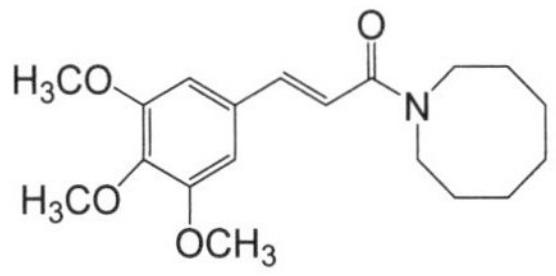

分子式和分子量 $C_{19}H_{27}NO_4$ 333.42

化学名 Octahydro-1-(3,4,5-trimethoxycinnamoyl)azocine

八氢-1-(3,4,5-三甲氧基肉桂酰基)吖辛因

CAS 登录号 28598-08-5

INN list 30

药效分类 镇静药

环烟酯

Ciclonicate（*INN*）

化学结构式

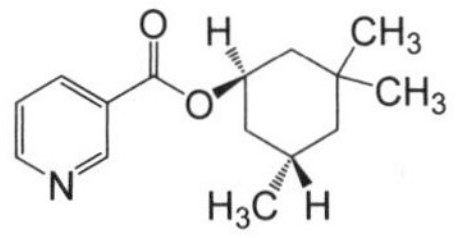

分子式和分子量 $C_{15}H_{21}NO_2$ 247.33

化学名 *trans*-3,3,5-Trimethylcyclohexyl nicotinate

反-3,3,5-三甲基环己基烟酸酯

CAS 登录号 53449-58-4

INN list 33

药效分类 外周血管扩张药

ATC 分类 C04AC07

环氧司坦

Epostane（*INN*）

化学结构式

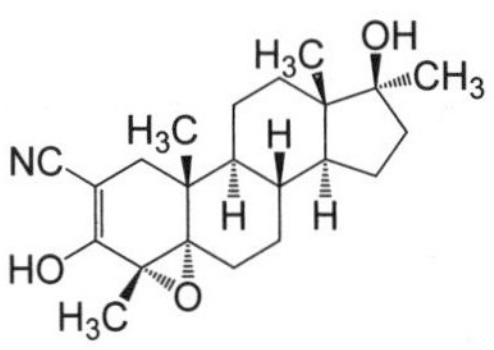

分子式和分子量 $C_{22}H_{31}NO_3$ 357.49

化学名 4*α*,5-Epoxy-3,17*β*-dihydroxy-4,17-dimethyl-5*α*-androst-2-ene-2-carbonitrile

4*α*,5-环氧-3,17*β*-二羟基-4,17-二甲基-5*α*-雄甾-2-烯-2-腈

CAS 登录号 80471-63-2

INN list 51

药效分类 引产药

环孕醇

Cyclopregnol（*INN*）

化学结构式

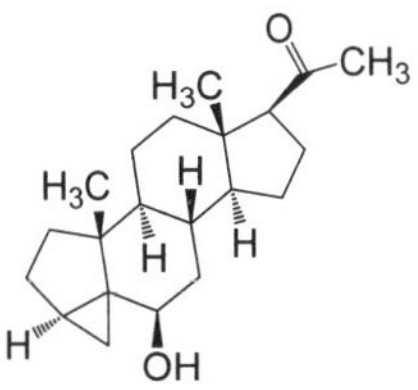

分子式和分子量 $C_{21}H_{32}O_2$ 316.48

化学名 6*β*-Hydroxy-3*β*,5*S*-cyclopregnan-20-one

6*β*-羟基-3*β*,5*S*-环孕甾-20-酮

CAS 登录号 465-53-2

INN list 8

药效分类 甾体激素类药

环佐辛

Cyclazocine（*INN*）

化学结构式

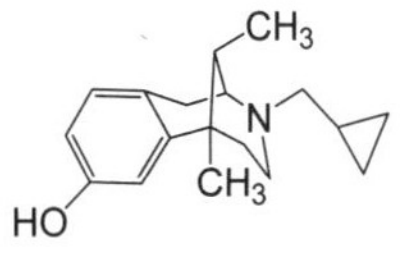

分子式和分子量 $C_{18}H_{25}NO$ 271.40

化学名 3-(Cyclopropylmethyl)-1,2,3,4,5,6-hexahydro-6,11-dimethyl-2,6-methano-3-benzazocin-8-ol

3-(环丙甲基)-1,2,3,4,5,6-六氢-6,11-二甲基-2,6-甲桥-3-苯并吖辛因-8-醇

CAS 登录号 3572-80-3

INN list 14

药效分类 镇痛药

环唑酮

Cyclazodone（*INN*）

化学结构式

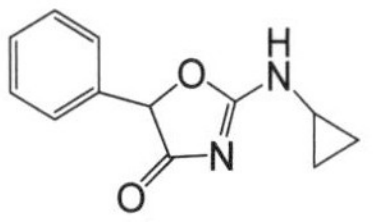

分子式和分子量 $C_{12}H_{12}N_2O_2$ 216.24

化学名 2-(Cyclopropylamino)-5-phenyl-2-oxazolin-4-one

2-(环丙氨基)-5-苯基-2-噁唑啉-4-酮

CAS 登录号 14461-91-7

INN list 17

药效分类 抗抑郁药

黄芩苷

Baicalin

化学结构式

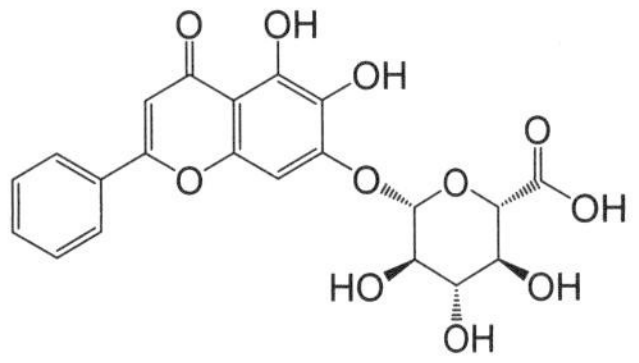

分子式和分子量 $C_{21}H_{18}O_{11}$ 446.36

化学名 5,6-Dihydroxy-4-oxo-2-phenyl-4*H*-1-benzopyran-7-yl-*β*-D-glucopyranosiduronic acid

5,6-二羟基-4-氧代-2-苯基-4*H*-1-苯并吡喃-7-基-*β*-D-吡喃葡萄糖醛酸苷

CAS 登录号 21967-41-9

药效分类 抗组胺药

黄体酮

Progesterone（*INN*）

化学结构式

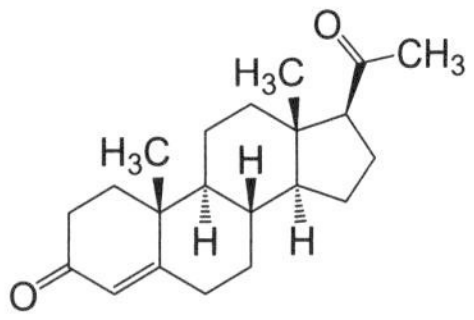

分子式和分子量 $C_{21}H_{30}O_2$ 314.46

化学名 Pregn-4-ene-3,20-dione

孕甾-4-烯-3,20-二酮

CAS 登录号 57-83-0

INN list 4

药效分类 孕激素类药

ATC 分类 G03DA04

黄酮胺

Flavamine（*INN*）

化学结构式

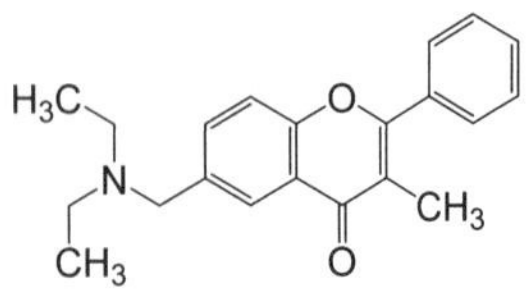

分子式和分子量 $C_{21}H_{23}NO_2$ 321.41

化学名 6-[(Diethylamino)methyl]-3-methylflavone

6-[(二乙氨基)甲基]-3-甲基黄酮

CAS 登录号 15686-60-9

INN list 17

药效分类 解痉药

黄酮地洛

Flavodilol（*INN*）

化学结构式

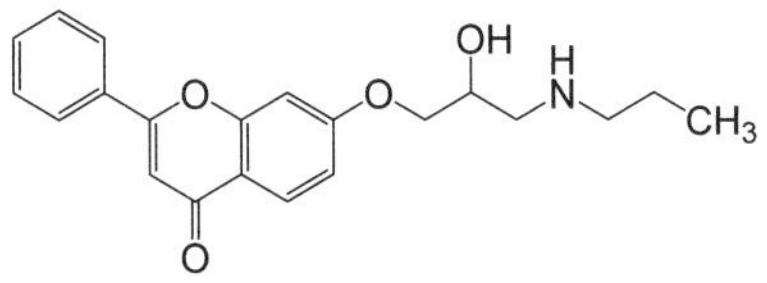

分子式和分子量 $C_{21}H_{23}NO_4$ 353.42

化学名 (±)-7-[2-Hydroxy-3-(propylamino)propoxy]flavone

(±)-7-[2-羟基-3-(丙氨基)丙氧基]黄酮

CAS 登录号 79619-31-1; 79619-32-2[马来酸盐]

INN list 48

药效分类 血管扩张药，β 受体拮抗药

黄酮哌酯

Flavoxate（*INN*）

化学结构式

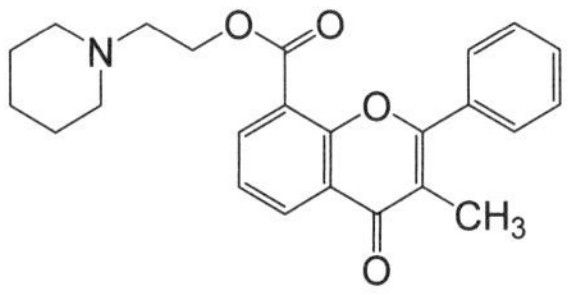

分子式和分子量 $C_{24}H_{25}NO_4$ 391.47

化学名 2-Piperidinoethyl 3-methyl-4-oxo-2-phenyl-4*H*-1-benzopyran-8-carboxylate

2-哌啶乙基 3-甲基-4-氧代-2-苯基-4*H*-1-苯并吡喃-8-羧酸酯

CAS 登录号 15301-69-6; 3717-88-2[盐酸盐]

INN list 15

药效分类 解痉药，平滑肌松弛药

黄酮酸

Flavodic Acid（*INN*）

化学结构式

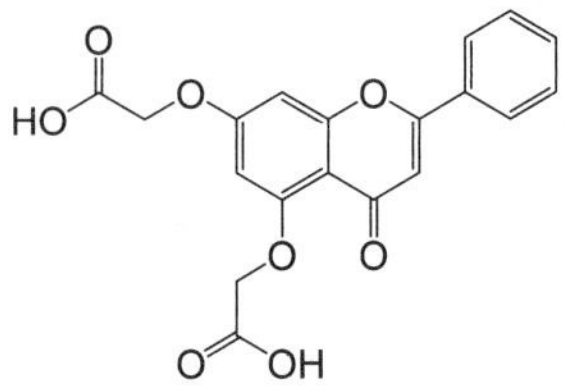

分子式和分子量 $C_{19}H_{14}O_8$ 370.31

化学名 [(4-Oxo-2-phenyl-4*H*-1-benzopyran-5,7-diyl)dioxy]diacetic acid

[(4-氧代-2-苯基-4*H*-1-苯并吡喃-5,7-二基)二氧基]二乙酸

CAS 登录号 37470-13-6

INN list 22

药效分类 毛细血管保护药

磺胺苯

Sulfabenz（*INN*）

化学结构式

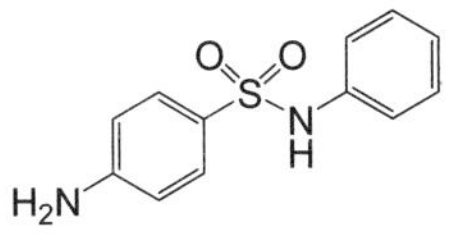

分子式和分子量 $C_{12}H_{12}N_2O_2S$ 248.30

化学名 Sulfanilanilide

对氨基苯磺酰苯胺

CAS 登录号 127-77-5

INN list 17

药效分类 磺胺类药

磺胺苯吡唑

Sulfaphenazole（*INN*）

化学结构式

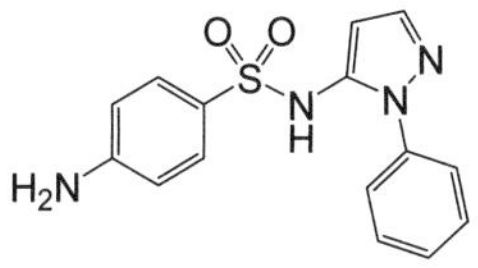

分子式和分子量 $C_{15}H_{14}N_4O_2S$ 314.36

化学名 N^1-(1-Phenylpyrazol-5-yl)sulfanilamide

N^1-(1-苯基-5-吡唑基)磺胺

CAS 登录号 526-08-9

INN list 10

药效分类 磺胺类抗微生物药

ATC 分类 J01ED08

磺胺苯砜

Sulfadiasulfone（*INN*）

化学结构式

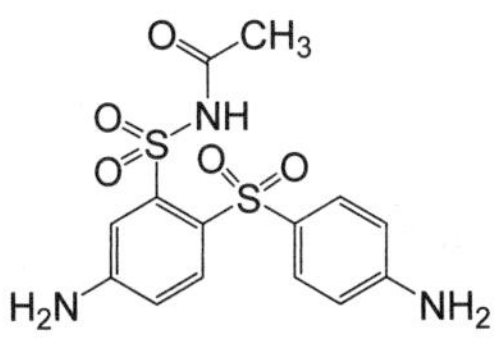

分子式和分子量 $C_{14}H_{15}N_3O_5S_2$ 369.41

化学名 *N*-[5-Amino-2-(4-aminophenyl)sulfonylphenyl]sulfonylacetamide

N-[5-氨基-2-(4-氨基苯基)磺酰基苯基]磺酰基乙酰胺

CAS 登录号 80-80-8; 128-12-1[钠盐]

INN list 1

药效分类 磺胺类药

磺胺苯酰

Sulfabenzamide（*INN*）

化学结构式

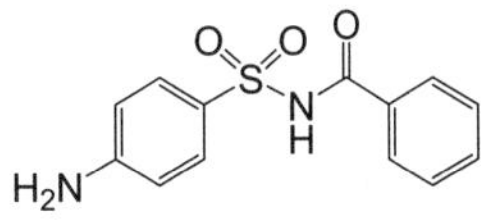

分子式和分子量 $C_{13}H_{12}N_2O_3S$ 276.31

化学名 *N*-(4-Aminophenyl)sulfonylbenzamide

N-(4-氨基苯基)磺酰基苯甲酰胺

CAS 登录号 127-71-9

INN list 27

药效分类 磺胺类药

磺胺吡啶

Sulfapyridine（*INN*）

化学结构式

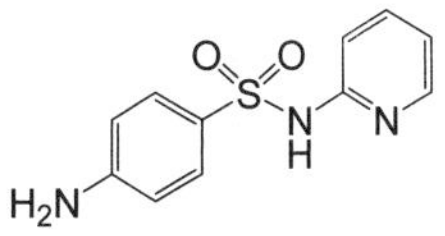

分子式和分子量 $C_{11}H_{11}N_3O_2S$ 249.29

化学名 4-Amino-*N*-pyridin-2-ylbenzenesulfonamide

4-氨基-*N*-吡啶-2-基苯磺酰胺

CAS 登录号 144-83-2; 127-57-1[钠盐]

INN list 1

药效分类 磺胺类抗微生物药

ATC 分类 J01EB04

磺胺吡唑

Sulfapyrazole（*INN*）

化学结构式

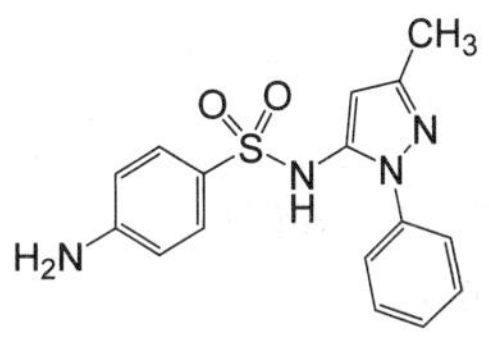

分子式和分子量 $C_{16}H_{16}N_4O_2S$ 328.39

化学名 N^1-(3-Methyl-1-phenylpyrazol-5-yl)sulfanilamide

N^1-(3-甲基-1-苯基吡唑-5-基)磺胺

CAS 登录号 852-19-7

INN list 18

药效分类 磺胺类药

磺胺醋酰

Sulfacetamide（*INN*）

分子式和分子量 $C_8H_{10}N_2O_3S$ 214.24

化学结构式

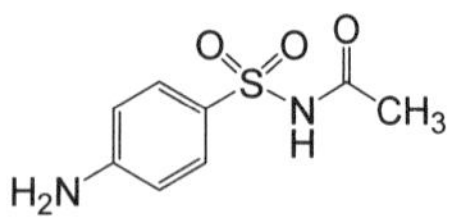

化学名 *N*-(4-Aminophenyl)sulfonylacetamide

N-(4-氨基苯基)磺酰基乙酰胺

CAS 登录号 144-80-9; 6209-17-2[钠盐]; 127-56-0[一水合物]

INN list 1

药效分类 磺胺类药

磺胺地索辛

Sulfadimethoxine（*INN*）

化学结构式

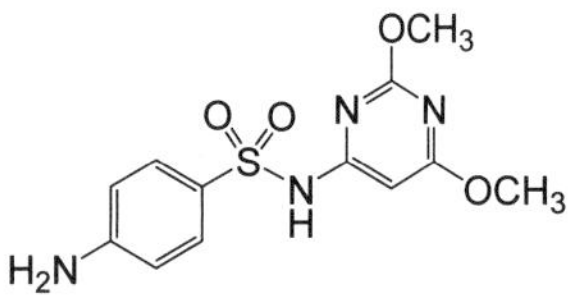

分子式和分子量 $C_{12}H_{14}N_4O_4S$ 310.33

化学名 N^1-(2,6-Dimethoxy-4-pyrimidinyl)sulfanilamide

N^1-(2,6-二甲氧基-嘧啶-4-基)磺胺

CAS 登录号 122-11-2; 1037-50-9[钠盐]

INN list 10

药效分类 磺胺类抗微生物药

ATC 分类 J01ED01

磺胺对甲氧嘧啶

Sulfametoxydiazine（*INN*）

化学结构式

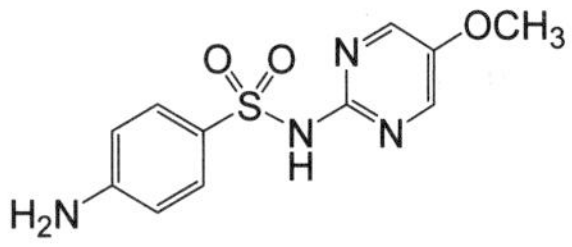

分子式和分子量 $C_{11}H_{12}N_4O_3S$ 280.30

化学名 N^1-(5-Methoxy-2-pyrimidinyl)sulfanilamide

N^1-(5-甲氧基-嘧啶-2-基)磺胺

CAS 登录号 651-06-9

INN list 17

药效分类 磺胺类抗微生物药

ATC 分类 J01ED04

磺胺多辛

Sulfadoxine（*INN*）

化学结构式

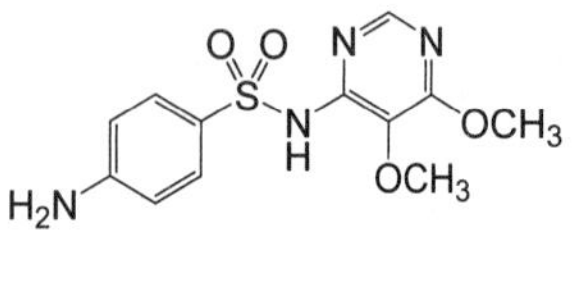

分子式和分子量 $C_{12}H_{14}N_4O_4S$ 310.33

化学名 N^1-(5,6-Dimethoxy-4-pyrimidinyl)sulfanilamide

N^1-(5,6-二甲氧基-嘧啶-4-基)磺胺

CAS 登录号 2447-57-6

INN list 20

药效分类 磺胺类药

磺胺噁唑

Sulfamoxole（*INN*）

化学结构式

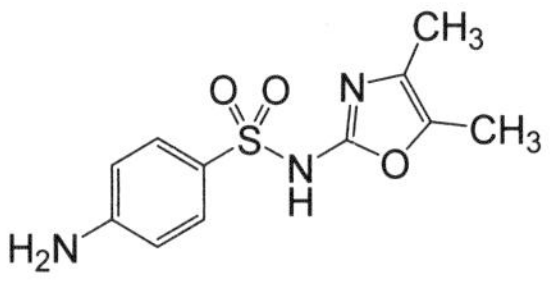

分子式和分子量 $C_{11}H_{13}N_3O_3S$ 267.30

化学名 N^1-(4,5-Dimethyl-2-oxazolyl)sulfanilamide

N^1-(4,5-二甲基-噁唑-2-基)磺胺

CAS 登录号 729-99-7

INN list 12

药效分类 磺胺类抗微生物药

ATC 分类 J01EC03

磺胺二甲嘧啶

Sulfadimidine（*INN*）

化学结构式

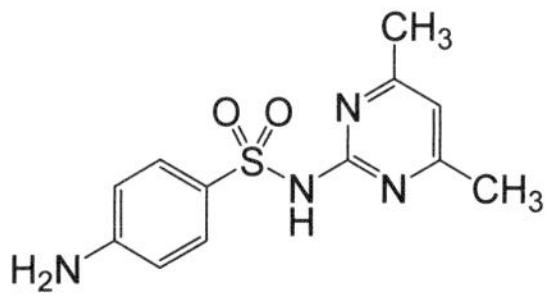

分子式和分子量 $C_{12}H_{14}N_4O_2S$ 278.33

化学名 N^1-(4,6-Dimethyl-2-pyrimidinyl)sulfanilamide

N^1-(4,6-二甲基-嘧啶-2-基)磺胺

CAS 登录号 57-68-1

INN list 1

药效分类 磺胺类抗微生物药

ATC 分类 J01EB03

磺胺胍诺

Sulfaguanole（*INN*）

化学结构式

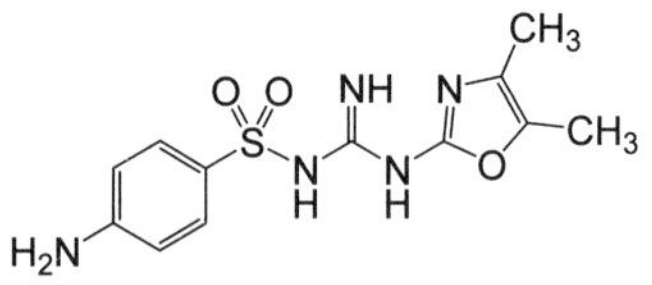

分子式和分子量 $C_{12}H_{15}N_5O_3S$ 309.34

化学名 N^1-[(4,5-Dimethyl-2-oxazolyl)amidino]sulfanilamide

N^1-[(4,5-二甲基-噁唑-2-基)脒基]磺胺

CAS 登录号 27031-08-9

INN list 23

药效分类 磺胺类药

磺胺琥珀酸

Sulfasuccinamide（*INN*）

化学结构式

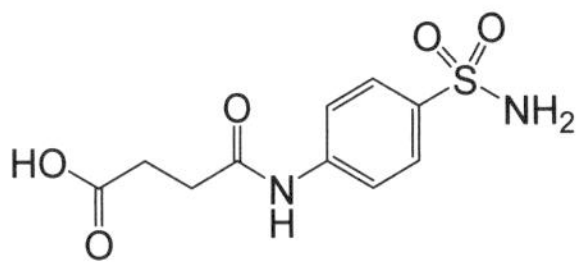

分子式和分子量 $C_{10}H_{12}N_2O_5S$ 272.28

化学名 4'-Sulfamoylsuccinanilic acid

4'-氨磺酰基琥珀酰苯胺酸

CAS 登录号 3563-14-2

INN list 41

药效分类 磺胺类药

磺胺甲噁唑

Sulfamethoxazole（*INN*）

化学结构式

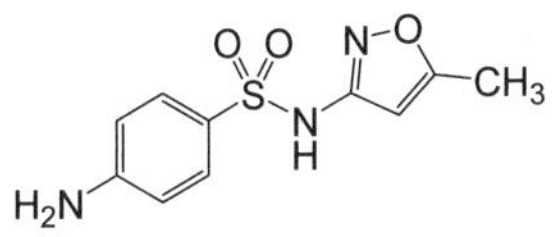

分子式和分子量 $C_{10}H_{11}N_3O_3S$ 253.25

化学名 N^1-(5-Methyl-3-isoxazolyl)sulfanilamide

N^1-(5-甲基-异噁唑-3-基)磺胺

CAS 登录号 723-46-6

INN list 14

药效分类 磺胺类抗微生物药

ATC 分类 J01EC01

磺胺甲二唑

Sulfamethizole（*INN*）

化学结构式

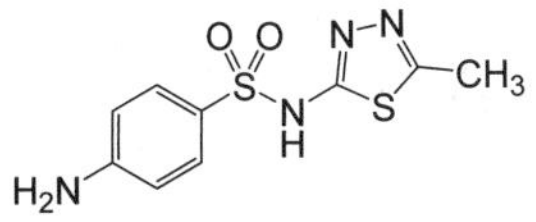

分子式和分子量 $C_9H_{10}N_4O_2S_2$ 270.33

化学名 N^1-(5-Methyl-1,3,4-thiadiazol-2-yl)sulfanilamide

N^1-(5-甲基-1,3,4-噻二唑-2-基)磺胺

CAS 登录号 144-82-1

INN list 1

药效分类 磺胺类抗微生物药

ATC 分类 J01EB02

磺胺甲嘧啶

Sulfamerazine（*INN*）

化学结构式

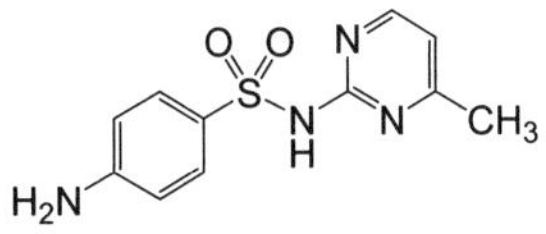

分子式和分子量 $C_{11}H_{12}N_4O_2S$ 264.30

化学名 N^1-(4-Methyl-2-pyrimidinyl)sulfanilamide

N^1-(4-甲基-嘧啶-2-基)磺胺

CAS 登录号 127-79-7; 127-58-2[钠盐]

INN list 4

药效分类 磺胺类抗微生物药

ATC 分类 J01ED07

磺胺甲氧嗪

Sulfamethoxypyridazine（*INN*）

化学结构式

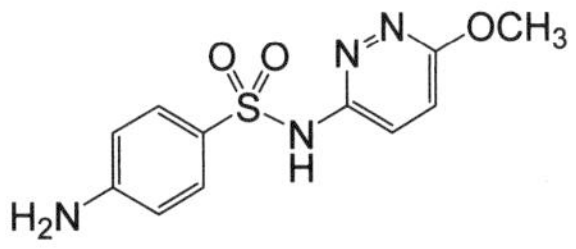

分子式和分子量 $C_{11}H_{12}N_4O_3S$ 280.30

化学名 N^1-(6-Methoxy-3-pyridazinyl)sulfanilamide

N^1-(6-甲氧基-哒嗪-3-基)磺胺

CAS 登录号 80-35-3

INN list 8

药效分类 磺胺类抗微生物药

ATC 分类 J01ED05

磺胺间甲氧嘧啶

Sulfamonomethoxine（*INN*）

化学结构式

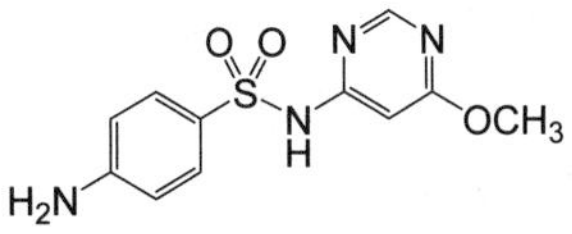

分子式和分子量 $C_{11}H_{12}N_4O_3S$ 280.30

化学名 N^1-(6-Methoxypyrimidin-4-yl)sulfanilamide

N^1-(6-甲氧基-嘧啶-4-基)磺胺

CAS 登录号 1220-83-3

INN list 11

药效分类 磺胺类药

磺胺均三嗪

Sulfasymazine（*INN*）

分子式和分子量 $C_{13}H_{17}N_5O_2S$ 307.37

化学结构式

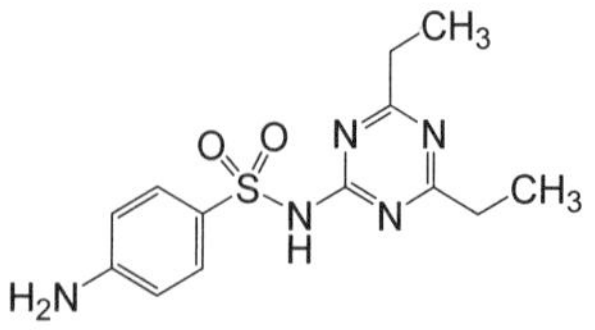

化学名 N^1-(4,6-Biethyl-1,3,5-triazin-2-yl)sulfanilamide
N^1-(4,6-二乙基-1,3,5-三嗪-2-基)磺胺
CAS 登录号 1984-94-7
INN list 12
药效分类 磺胺类药

磺胺柯定

Sulfachrysoidine（*INN*）

化学结构式

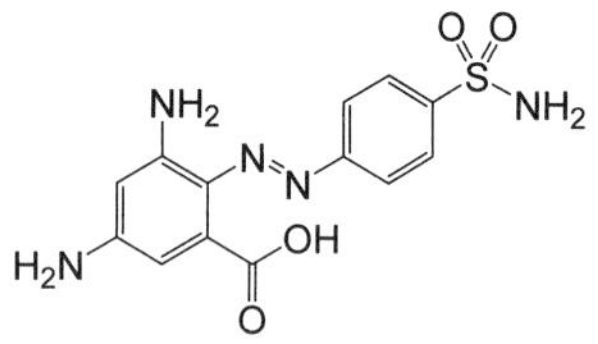

分子式和分子量 $C_{13}H_{13}N_5O_4S$ 335.34
化学名 3,5-Diamino-2-(*p*-sulfamoylphenylazo)benzoic acid
3,5-二氨基-2-(4-氨磺酰基苯偶氮基)苯甲酸
CAS 登录号 485-41-6
INN list 1
药效分类 磺胺类药

磺胺喹沙啉

Sulfaquinoxaline（*INN*）

化学结构式

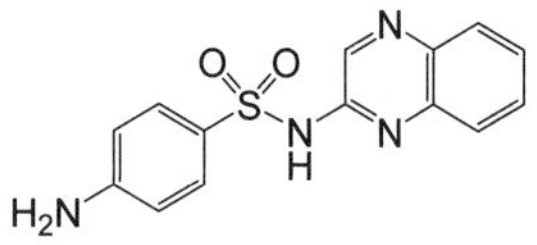

分子式和分子量 $C_{14}H_{12}N_4O_2S$ 300.34
化学名 N^1-2-Quinoxalinylsulfanilamide
N^1-(喹喔啉-2-基)磺胺
CAS 登录号 59-40-5
INN list 46
药效分类 磺胺类药，抗球虫药

磺胺林

Sulfalene（*INN*）

化学结构式

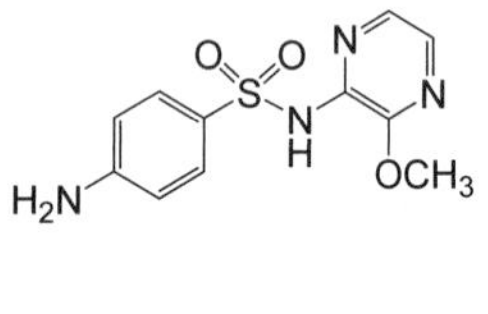

分子式和分子量 $C_{11}H_{12}N_4O_3S$ 280.30
化学名 N^1-(3-Methoxypyrazin-2-yl)sulfanilamide
N^1-(3-甲氧基-吡嗪-2-基)磺胺
CAS 登录号 152-47-6
INN list 12
药效分类 磺胺类抗微生物药
ATC 分类 J01ED02

磺胺硫脲

Sulfathiourea（*INN*）

化学结构式

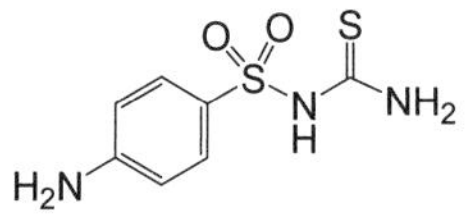

分子式和分子量 $C_7H_9N_3O_2S_2$ 231.30
化学名 (4-Aminophenyl)sulfonylthiourea
(4-氨基苯基)磺酰基硫脲
CAS 登录号 515-49-1
INN list 1
药效分类 磺胺类抗微生物药
ATC 分类 J01EB08

磺胺洛西酸

Sulfaloxic Acid（*INN*）

化学结构式

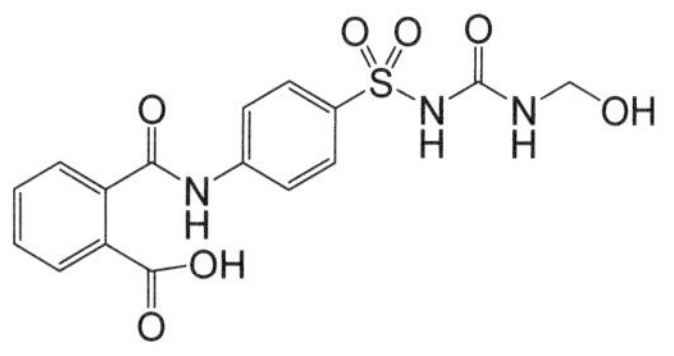

分子式和分子量 $C_{16}H_{15}N_3O_7S$ 393.37
化学名 4'-[(Hydroxymethylcarbamoyl)sulfamoyl]phthalanilic acid
4'-[(羟甲基氨基甲酰基)氨磺酰基]酞酰苯胺酸
CAS 登录号 14376-16-0
INN list 16
药效分类 磺胺类药

磺胺氯吡嗪

Sulfaclozine（*INN*）

化学结构式

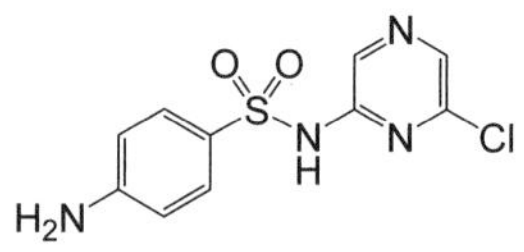

分子式和分子量 $C_{10}H_9ClN_4O_2S$ 284.72
化学名 N^1-(6-Chloropyrazin-2-yl)sulfanilamide
N^1-(6-氯吡嗪-2-基)磺胺

CAS 登录号 27890-59-1

INN list 25

药效分类 磺胺类药

磺胺氯达嗪

Sulfachlorpyridazine（*INN*）

化学结构式

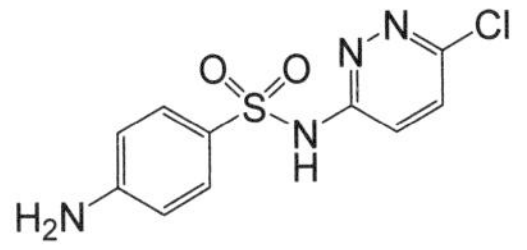

分子式和分子量 $C_{10}H_9ClN_4O_2S$ 284.72

化学名 *N*[1]-(6-Chloro-3-pyridazinyl)sulfanilamide

N[1]-(6-氯-哒嗪-3-基)磺胺

CAS 登录号 80-32-0

INN list 10

药效分类 磺胺类药

磺胺氯啶

Sulfaclomide（*INN*）

化学结构式

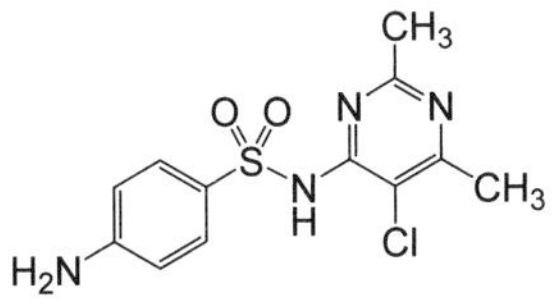

分子式和分子量 $C_{12}H_{13}ClN_4O_2S$ 312.78

化学名 *N*[1]-(5-Chloro-2,6-dimethyl-4-pyrimidinyl)sulfanilamide

N[1]-(5-氯-2,6-二甲基-嘧啶-4-基)磺胺

CAS 登录号 4015-18-3

INN list 17

药效分类 磺胺类药

磺胺氯唑

Sulfaclorazole（*INN*）

化学结构式

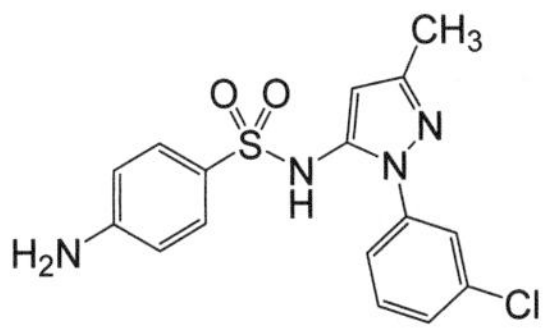

分子式和分子量 $C_{16}H_{15}ClN_4O_2S$ 362.83

化学名 *N*[1]-[1-(*m*-Chlorophenyl)-3-methyl-5-pyrazolyl]sulfanilamide

N[1]-[1-(3-氯苯基)-3-甲基-吡唑-5-基]磺胺

CAS 登录号 54063-55-7

INN list 25

药效分类 磺胺类药

磺胺马宗

Sulfamazone（*INN*）

化学结构式

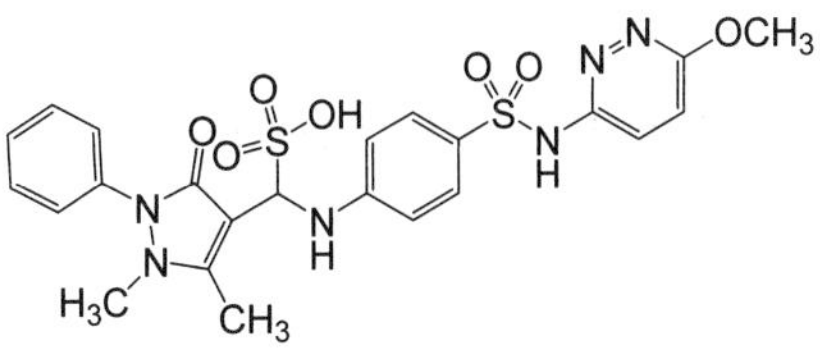

分子式和分子量 $C_{23}H_{24}N_6O_7S_2$ 560.60

化学名 *α*-[*p*-[(6-Methoxy-3-pyridazinyl)sulfamoyl]anilino]-2,3-dimethyl-5-oxo-1-phenyl-3-pyrazoline-4-methanesulfonic acid

α-[4-[(6-甲氧基-3-哒嗪基)氨磺酰基]苯氨基]-2,3-二甲基-5-氧代-1-苯基-3-吡唑啉-4-甲磺酸

CAS 登录号 65761-24-2

INN list 40

药效分类 磺胺类抗微生物药

ATC 分类 J01ED09

磺胺美曲

Sulfametrole（*INN*）

化学结构式

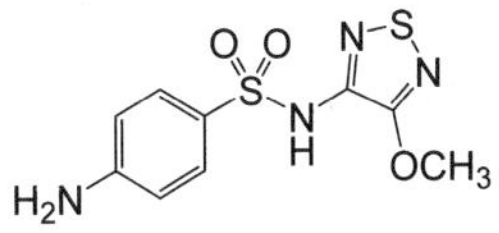

分子式和分子量 $C_9H_{10}N_4O_3S_2$ 286.33

化学名 *N*[1]-(4-Methoxy-1,2,5-thiadiazol-3-yl)sulfanilamide

N[1]-(4-甲氧基-1,2,5-噻二唑-3-基)磺胺

CAS 登录号 32909-92-5

INN list 31

药效分类 磺胺类抗微生物药

磺胺米隆

Mafenide（*INN*）

化学结构式

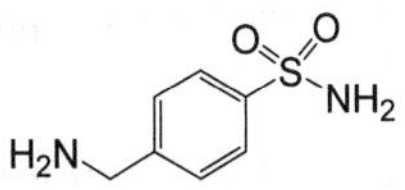

分子式和分子量 $C_7H_{10}N_2O_2S$ 186.23

化学名 4-(Aminomethyl)benzenesulfonamide

4-(氨基甲基)苯磺酰胺

CAS 登录号 138-39-6

INN list 1

药效分类 磺胺类药

磺胺脒

Sulfaguanidine（*INN*）

分子式和分子量 $C_7H_{10}N_4O_2S$ 214.24

化学结构式

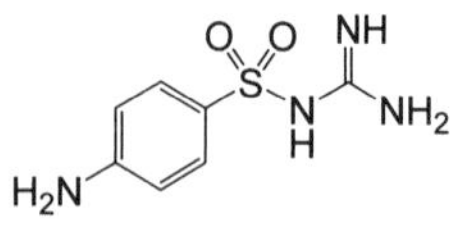

化学名 2-(4-Aminophenyl)sulfonylguanidine

2-(4-氨基苯基)磺酰基胍

CAS 登录号 57-67-0

INN list 4

药效分类 磺胺类药

磺胺嘧啶

Sulfadiazine（*INN*）

化学结构式

分子式和分子量 $C_{10}H_{10}N_4O_2S$ 250.28

化学名 *N*[1]-2-Pyrimidinylsulfanilamide

N[1]-(嘧啶-2-基)磺胺

CAS 登录号 68-35-9; 547-32-0[钠盐]; 22199-08-2[银盐]

INN list 4

药效分类 磺胺类抗微生物药

ATC 分类 J01EC02

磺胺莫林

Sulfamoprine

化学结构式

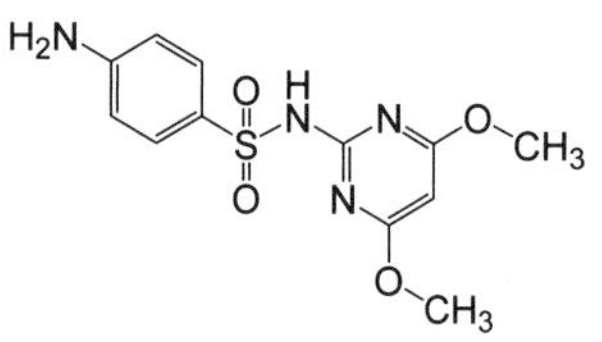

分子式和分子量 $C_{12}H_{14}N_4O_4S$ 310.33

化学名 4-Amino-*N*-(4,6-dimethoxypyrimidin-2-yl)benzenesulfonamide

4-氨基-*N*-(4,6-二甲氧基嘧啶-2-基)苯磺酰胺

CAS 登录号 155-91-9

药效分类 磺胺类药

磺胺脲

Sulfacarbamide（*INN*）

化学结构式

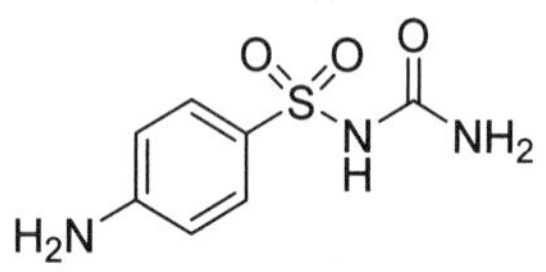

分子式和分子量 $C_7H_9N_3O_3S$ 215.23

化学名 (4-Aminophenyl)sulfonylurea

(4-氨基苯基)磺酰脲

CAS 登录号 547-44-4

INN list 12

药效分类 磺胺类药

磺胺培林

Sulfaperin（*INN*）

化学结构式

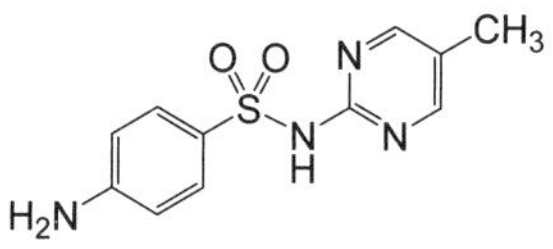

分子式和分子量 $C_{11}H_{12}N_4O_2S$ 264.30

化学名 *N*[1]-(5-Methyl-2-pyrimidinyl)sulfanilamide

N[1]-(5-甲基-嘧啶-2-基)磺胺

CAS 登录号 599-88-2

INN list 14

药效分类 磺胺类抗微生物药

ATC 分类 J01ED06

磺胺普罗林

Sulfaproxyline（*INN*）

化学结构式

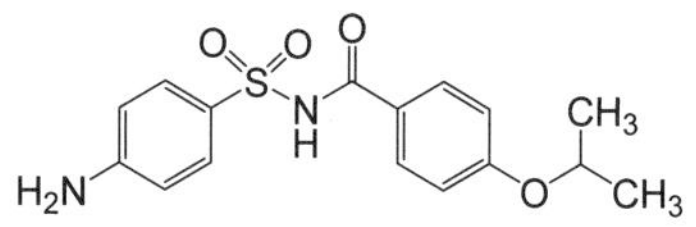

分子式和分子量 $C_{16}H_{18}N_2O_4S$ 334.39

化学名 *N*[1]-(4-Isopropoxybenzoyl)sulfanilamide

N[1]-(4-异丙氧基苯甲酰基)磺胺

CAS 登录号 116-42-7

INN list 4

药效分类 磺胺类药

磺胺曲沙唑

Sulfatroxazole（*INN*）

化学结构式

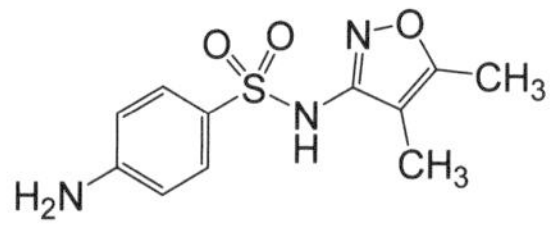

分子式和分子量 $C_{11}H_{13}N_3O_3S$ 267.30

化学名 *N*[1]-(4,5-Dimethyl-3-isoxazolyl)sulfanilamide

N[1]-(4,5-二甲基-异噁唑-3-基)磺胺

CAS 登录号 23256-23-7

INN list 29

药效分类 磺胺类药

磺胺曲唑

Sulfatrozole（*INN*）

化学结构式

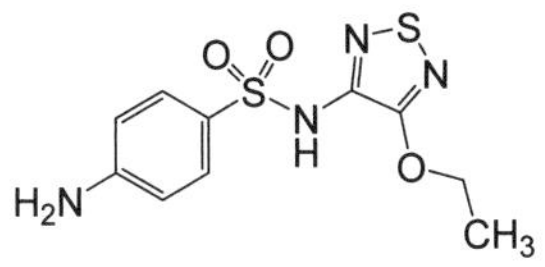

分子式和分子量 $C_{10}H_{12}N_4O_3S_2$ 300.36

化学名 N^1-(4-Ethoxy-1,2,5-thiadiazol-3-yl)sulfanilamide

N^1-(4-乙氧基-1,2,5-噻二唑-3-基)磺胺

CAS 登录号 13369-07-8

INN list 24

药效分类 磺胺类药

磺胺噻唑

Sulfathiazole（*INN*）

化学结构式

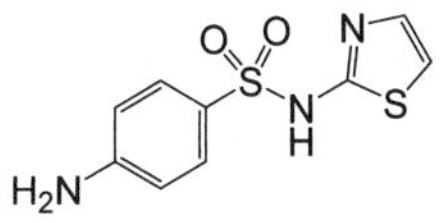

分子式和分子量 $C_9H_9N_3O_2S_2$ 255.32

化学名 N^1-2-Thiazolylsulfanilamide

N^1-(噻唑-2-基)磺胺

CAS 登录号 72-14-0

INN list 4

药效分类 磺胺类抗微生物药

ATC 分类 J01EB07

磺胺索嘧啶

Sulfisomidine（*INN*）

化学结构式

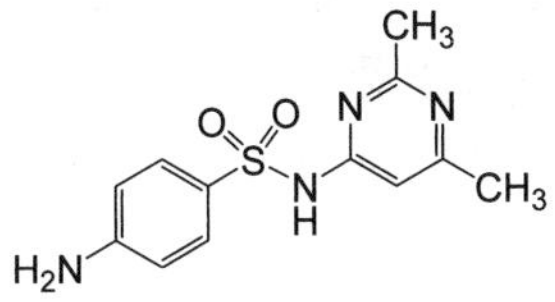

分子式和分子量 $C_{12}H_{14}N_4O_2S$ 278.33

化学名 N^1-(2,6-Dimethyl-4-pyrimidinyl)sulfanilamide

N^1-(2,6-二甲基-嘧啶-4-基)磺胺

CAS 登录号 515-64-0

INN list 1

药效分类 磺胺类药

磺胺托拉米

Sulfatolamide（*INN*）

化学结构式

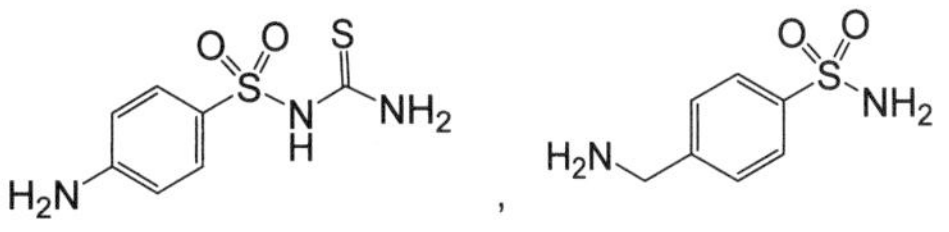

分子式和分子量 $C_7H_9N_3O_2S_2 \cdot C_7H_{10}N_2O_2S$ 417.53

化学名 (4-Aminobenzenesulfonyl)thiourea; 4-(aminomethyl) benzene-1-sulfonamide

(4-氨基苯磺酰基)硫脲; 4-(氨甲基)苯-1-磺酰胺

CAS 登录号 1161-88-2

INN list 10

药效分类 磺胺类药

磺胺托嘧啶

Sulfametomidine（*INN*）

化学结构式

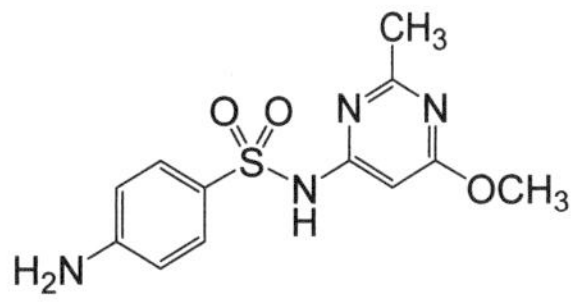

分子式和分子量 $C_{12}H_{14}N_4O_3S$ 294.33

化学名 N^1-(6-Methoxy-2-methyl-4-pyrimidinyl)sulfanilamide

N^1-(6-甲氧基-2-甲基-嘧啶-4-基)磺胺

CAS 登录号 3772-76-7

INN list 12

药效分类 磺胺类抗微生物药

ATC 分类 J01ED03

磺胺戊烯

Sulfadicramide（*INN*）

化学结构式

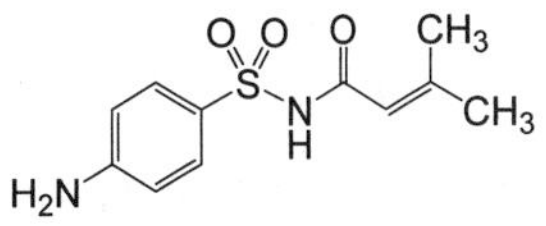

分子式和分子量 $C_{11}H_{14}N_2O_3S$ 254.31

化学名 N^1-(3,3-Dimethylacroyl)sulfanilamide

N^1-(3,3-二甲基丙烯酰基)磺胺

CAS 登录号 115-68-4

INN list 4

药效分类 磺胺类药

磺胺西考

Sulfacecole (*INN*)

化学结构式

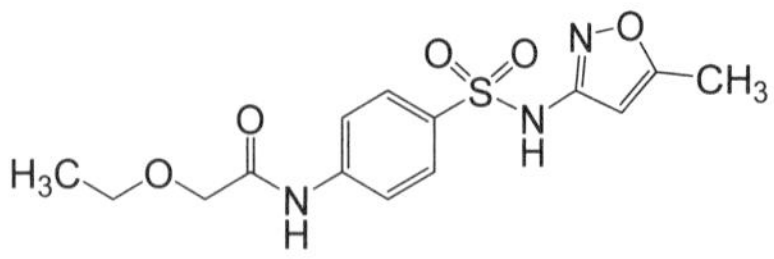

分子式和分子量 $C_{14}H_{17}N_3O_5S$ 339.37

化学名 2-Ethoxy-4'-[(5-methyl-3-isoxazolyl)sulfamoyl]acetanilide

2-乙氧基-4'-[(5-甲基-3-异噁唑基)氨基磺酰基]乙酰苯胺

CAS 登录号 21662-79-3

INN list 30

药效分类 磺胺类药

磺胺西汀

Sulfacitine (*INN*)

化学结构式

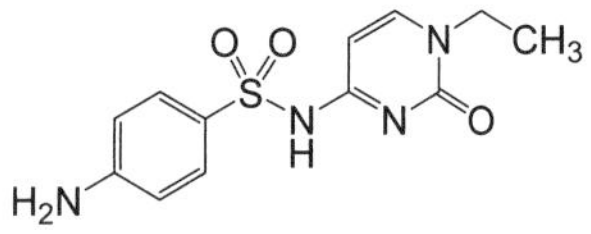

分子式和分子量 $C_{12}H_{14}N_4O_3S$ 294.33

化学名 *N*[1]-(1-Ethyl-1,2-dihydro-2-oxo-4-pyrimidinyl)sulfanilamide

N[1]-(1-乙基-1,2-二氢-2-氧代-嘧啶-4-基)磺胺

CAS 登录号 17784-12-2

INN list 23

药效分类 磺胺类药

磺胺硝苯

Sulfanitran (*INN*)

化学结构式

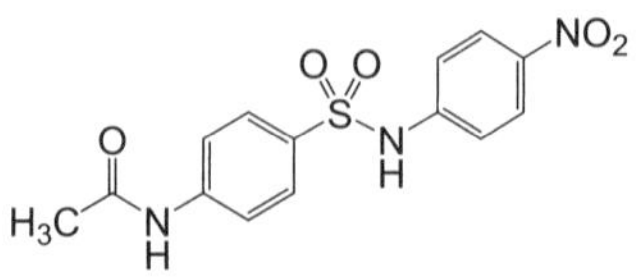

分子式和分子量 $C_{14}H_{13}N_3O_5S$ 335.34

化学名 4'-[(*p*-Nitrophenyl)sulfamoyl]acetanilide

4'-[(4-硝基苯基)氨磺酰基]乙酰苯胺

CAS 登录号 122-16-7

INN list 15

药效分类 磺胺类药

磺胺乙二唑

Sulfaethidole (*INN*)

化学结构式

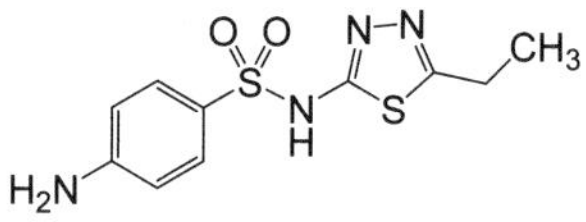

分子式和分子量 $C_{10}H_{12}N_4O_2S_2$ 284.36

化学名 *N*[1]-(5-Ethyl-1,3,4-thiadiazol-2-yl)sulfanilamide

N[1]-(5-乙基-1,3,4-噻二唑-2-基)磺胺

CAS 登录号 94-19-9

INN list 8

药效分类 磺胺类药

磺胺异噁唑

Sulfafurazole (*INN*)

化学结构式

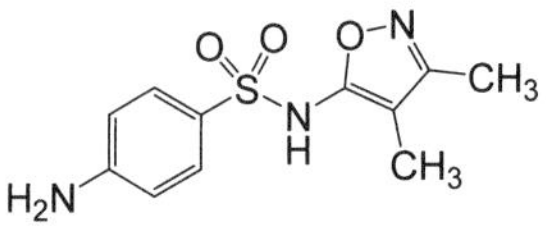

分子式和分子量 $C_{11}H_{13}N_3O_3S$ 267.30

化学名 *N*[1]-(3,4-Dimethyl-5-isoxazolyl)sulfanilamide

N[1]-(3,4-二甲基-异噁唑-5-基)磺胺

CAS 登录号 127-69-5

INN list 1

药效分类 磺胺类药

磺胺异噻唑

Sulfasomizole (*INN*)

化学结构式

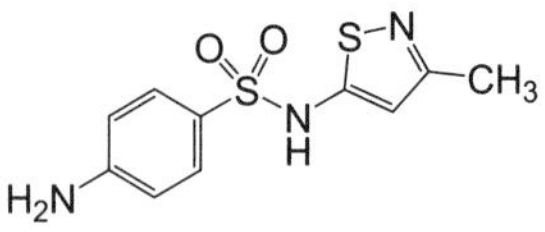

分子式和分子量 $C_{10}H_{11}N_3O_2S_2$ 269.34

化学名 *N*[1]-(3-Methyl-5-isothiazolyl)sulfanilamide

N[1]-(3-甲基-异噻唑-5-基)磺胺

CAS 登录号 632-00-8

INN list 10

药效分类 磺胺类药

磺吡酮

Sulfinpyrazone (*INN*)

分子式和分子量 $C_{23}H_{20}N_2O_3S$ 404.48

化学结构式

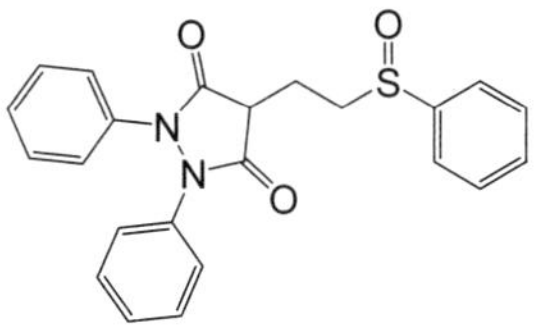

化学名 1,2-Diphenyl-4-[2-(phenylsulfinyl)ethyl]-3,5-pyrazolidinedione

1,2-二苯基-4-[2-(苯基亚磺酰基)乙基]-3,5-吡唑烷二酮

CAS 登录号 57-96-5

INN list 8

药效分类 抗痛风药，排尿酸药

磺苄西林

Sulbenicillin（*INN*）

化学结构式

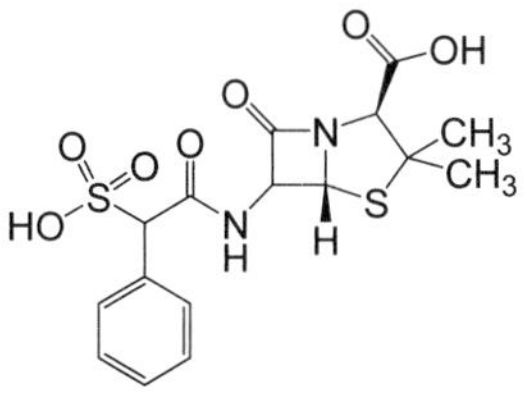

分子式和分子量 $C_{16}H_{18}N_2O_7S_2$ 414.45

化学名 3,3-Dimethyl-7-oxo-6-(2-phenyl-2-sulfoacetamido)-4-thia-1-azabicyclo-[3.2.0]heptane-2-carboxylic acid

3,3-二甲基-7-氧代-6-(2-苯基-2-磺酸乙酰氨基)-4-硫杂-1-氮杂二环[3.2.0]庚烷-2-羧酸

CAS 登录号 34779-28-7

INN list 26

药效分类 广谱青霉素类抗微生物药

ATC 分类 J01CA16

磺丙吡啶

Pridopidine（*INN*）

化学结构式

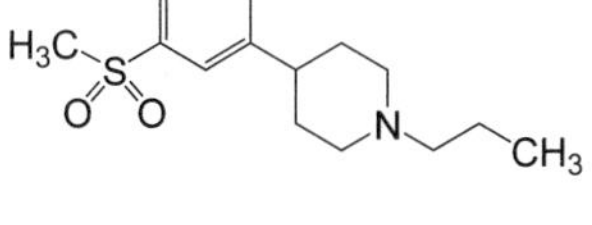

分子式和分子量 $C_{15}H_{23}NO_2S$ 281.41

化学名 4-[3-(Methanesulfonyl)phenyl]-1-propylpiperidine

4-[3-(甲磺酰基)苯基]-1-丙基哌啶

CAS 登录号 346688-38-8

INN list 102

药效分类 抗精神病药

磺丙柳

Sulprosal（*INN*）

分子式和分子量 $C_{10}H_{12}O_6S$ 260.26

化学结构式

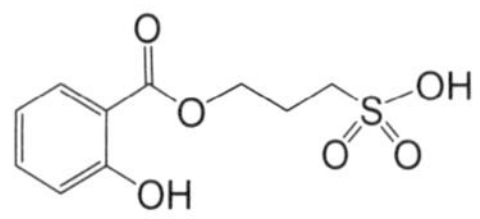

化学名 3-(2-Hydroxybenzoyl)oxypropane-1-sulfonic acid

3-(2-羟基苯甲酰基)氧基丙烷-1-磺酸

CAS 登录号 58703-77-8

INN list 36

药效分类 抗炎镇痛药

磺达肝素(癸)钠

Fondaparinux Sodium（*INN*）

化学结构式

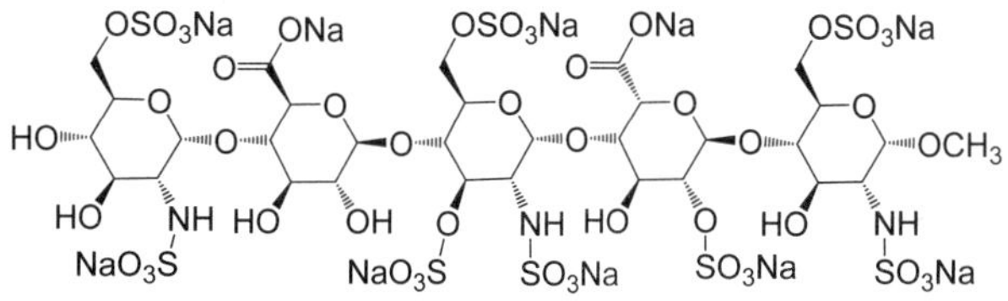

分子式和分子量 $C_{31}H_{43}N_3Na_{10}O_{49}S_8$ 1728.08

化学名 Methyl *O*-2-deoxy-6-*O*-sulfo-2-(sulfoamino)-*α*-D-glucopyranosyl-(1→4)-*O*-*β*-D-glucopyranuronosyl-(1→4)-*O*-2-deoxy-3,6-di-*O*-sulfo-2-(sulfoamino)-*α*-D-glucopyranosyl-(1→4)-*O*-2-*O*-sulfo-*α*-L-idopyranuronosyl-(1→4)-*O*-2-deoxy-6-*O*-sulfo-2-(sulfoamino)-*α*-D-glucopyranoside,decaodium salt

甲基 *O*-2-脱氧-6-*O*-磺基-2-(磺酰氨基)-*α*-D-吡喃葡萄糖基-(1→4)-*O*-*β*-D-吡喃葡萄糖基-(1→4)-*O*-2-脱氧-3,6-二-*O*-磺基-2-(磺酰氨基)-*α*-D-吡喃葡萄糖基-(1→4)-*O*-2-*O*-磺基-*α*-L-吡喃艾杜糖基-(1→4)-*O*-2-脱氧-6-*O*-磺基-2-(磺酰氨基)-*α*-D-吡喃葡萄糖苷十钠盐

CAS 登录号 114870-03-0

INN list 83

药效分类 抗血栓药

磺达嗪

Sulforidazine（*INN*）

化学结构式

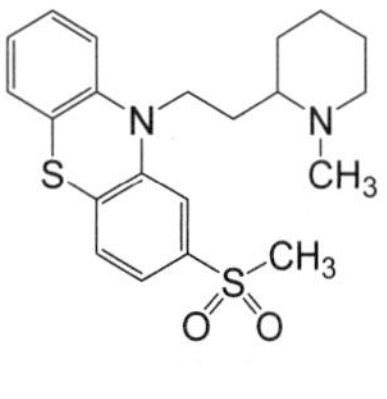

分子式和分子量 $C_{21}H_{26}N_2O_2S_2$ 402.57

化学名 10-[2-(1-Methyl-2-piperidyl)ethyl]-2-methylsulfonylphenothiazine

10-[2-(1-甲基-哌啶-2-基)乙基]-2-甲基磺酰基吩噻嗪

CAS 登录号 14759-06-9

INN list 18

药效分类 抗精神病药

磺酚丁

Sulisatin（*INN*）

化学结构式

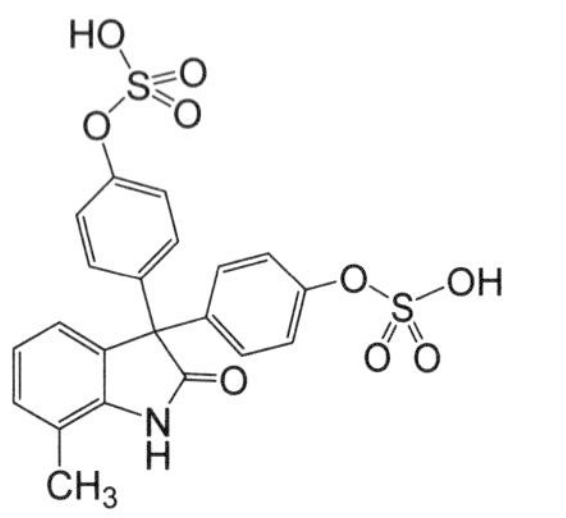

分子式和分子量 $C_{21}H_{17}NO_9S_2$ 491.49

化学名 3,3-Bis(*p*-hydroxyphenyl)-7-methyl-2-indolinone bis (hydrogen sulfate) (ester)

3,3-双(4-羟基苯基)-7-甲基-2-吲哚啉酮双硫酸氢酯

CAS 登录号 54935-03-4

INN list 34

药效分类 导泻药

磺庚甲泼尼龙

Methylprednisolone Suleptanate（*INN*）

化学结构式

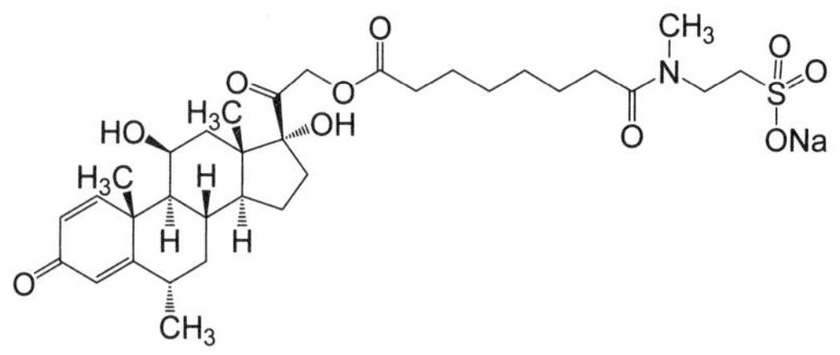

分子式和分子量 $C_{33}H_{48}NNaO_{10}S$ 673.79

化学名 Sodium 2-[[8-[(11*β*,17-dihydroxy-6*α*-methyl-3,20-dioxopregna-1,4-dien-21-yl)oxy]-8-oxooctanoyl](methyl)amino] ethane-1-sulfonate

2-[[8-[(11*β*,17-二羟基-6*α*-甲基-3,20-二氧代孕甾-1,4-二烯-21-基)氧基]-8-氧代辛酰基](甲基)氨基]乙烷-1-磺酸钠

CAS 登录号 90350-40-6

INN list 56

药效分类 肾上腺皮质激素类药

磺卡酯

Sulocarbilate（*INN*）

化学结构式

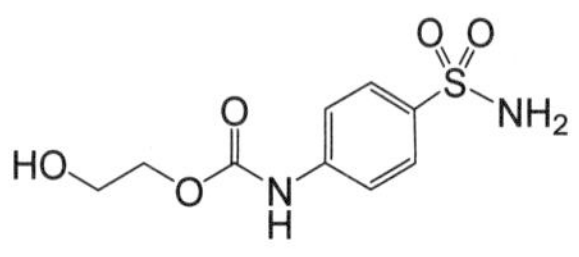

分子式和分子量 $C_9H_{12}N_2O_5S$ 260.26

化学名 2-Hydroxyethyl *p*-sulfamoylcarbanilate

2-羟乙基 4-氨磺酰基苯氨基甲酸酯

CAS 登录号 121-64-2

INN list 8

药效分类 利尿药

磺克利那

Sulicrinat（*INN*）

化学结构式

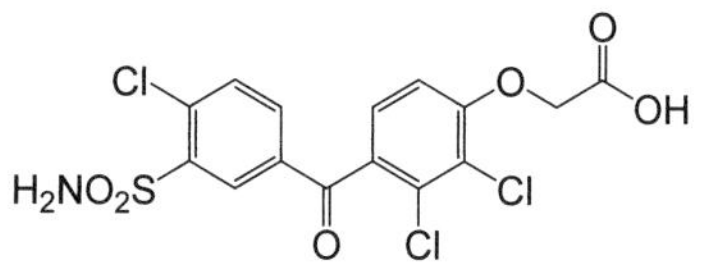

分子式和分子量 $C_{15}H_{10}Cl_3NO_6S$ 438.67

化学名 2-[2,3-Dichloro-4-(4-chloro-3-sulfamoylbenzoyl)phenoxy] acetic acid

2-[2,3-二氯-4-(4-氯-3-氨磺酰基苯甲酰基)苯氧基]乙酸

CAS 登录号 90207-12-8

INN list 52

药效分类 利尿药

磺磷酰胺

Sufosfamide（*INN*）

化学结构式

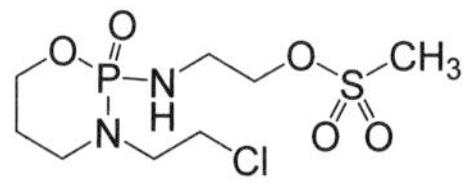

分子式和分子量 $C_8H_{18}ClN_2O_5PS$ 320.73

化学名 2-[[3-(2-Chloroethyl)-2-oxo-1,3,2λ^5-oxazaphosphinan-2-yl]amino]ethyl methanesulfonate

2-[[3-(2-氯乙基)-2-氧代-1,3,2λ^5-氧杂氮杂磷杂环己-2-基]氨基]乙基甲磺酸酯

CAS 登录号 37753-10-9

INN list 36

药效分类 抗肿瘤药

磺氯苯脲

Sulofenur（*INN*）

化学结构式

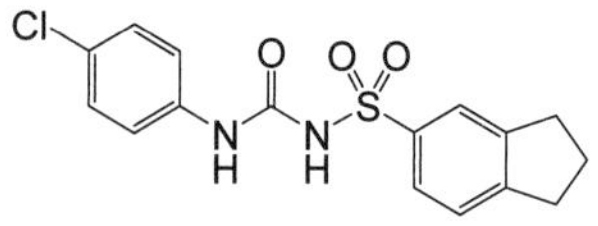

分子式和分子量 $C_{16}H_{15}ClN_2O_3S$ 350.82

化学名 1-(*p*-Chlorophenyl)-3-(5-indanylsulfonyl)urea

1-(4-氯苯基)-3-(茚满-5-基磺酰基)脲

CAS 登录号 110311-27-8

INN list 63

药效分类 抗肿瘤药

磺氯酰胺

Sulclamide（*INN*）

化学结构式

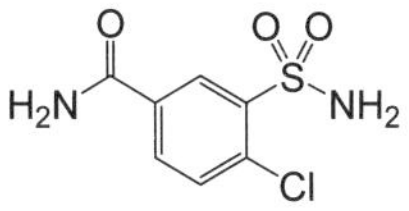

分子式和分子量 $C_7H_7ClN_2O_3S$ 234.65

化学名 4-Chloro-3-sulfamoyl benzamide

4-氯-3-氨磺酰基苯甲酰胺

CAS 登录号 2455-92-7

INN list 15

药效分类 利尿药

磺黏菌素

Sulfomyxin（*INN*）

化学结构式

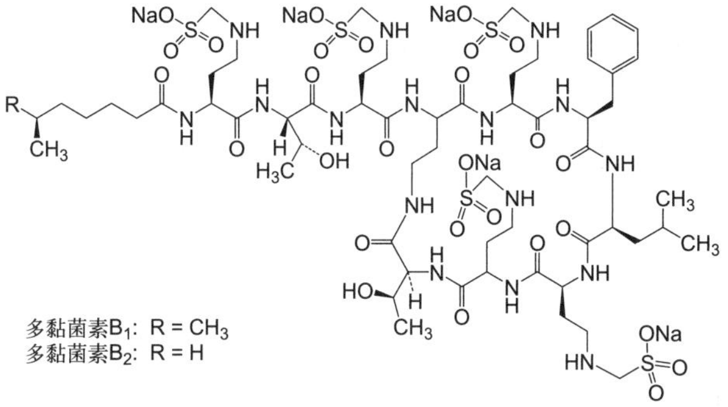

多黏菌素B_1: R = CH_3
多黏菌素B_2: R = H

分子式和分子量 多黏菌素 B_1: $C_{61}H_{103}N_{16}O_{28}Na_5S_5$ 1783.83

多黏菌素 B_2: $C_{60}H_{101}N_{16}O_{28}Na_5S_5$ 1769.80

化学名 Sodium penta-(*N*-sulfomethyl)polymyxin B

五-(*N*-磺酸钠基甲基)多黏菌素 B

CAS 登录号 1405-52-3

INN list 15

药效分类 抗生素类药

磺曲班

Sulotroban（*INN*）

化学结构式

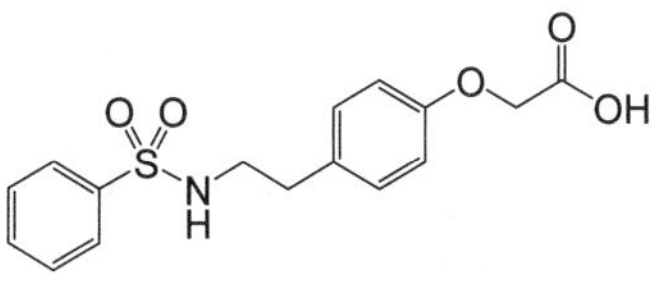

分子式和分子量 $C_{16}H_{17}NO_5S$ 335.37

化学名 2-[4-[2-(Benzenesulfonamido)ethyl]phenoxy]acetic acid

2-[4-[2-(苯磺酰氨基)乙基]苯氧基]乙酸

CAS 登录号 72131-33-0

INN list 55

药效分类 抗凝血药，抗肾小球性肾炎药

磺塞米

Sulosemide（*INN*）

化学结构式

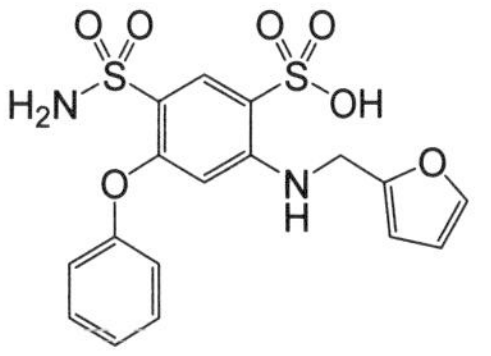

分子式和分子量 $C_{17}H_{16}N_2O_7S_2$ 424.44

化学名 2-(Furan-2-ylmethylamino)-4-phenoxy-5-sulfamoyl-benzenes-ulfonic acid

2-(呋喃-2-基甲基氨基)-4-苯氧基-5-氨磺酰基苯磺酸

CAS 登录号 82666-62-4

INN list 49

药效分类 利尿药

磺托酸

Sultosilic Acid（*INN*）

化学结构式

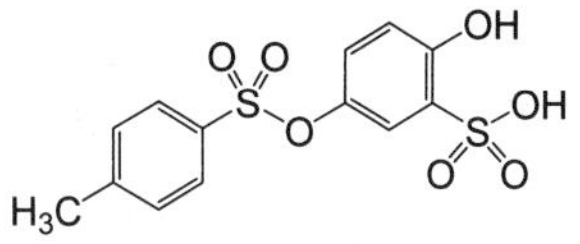

分子式和分子量 $C_{13}H_{12}O_7S_2$ 344.36

化学名 2-Hydroxy-5-(4-methylphenyl)sulfonyloxybenzenes-ulfonic acid

2-羟基-5-(4-甲基苯基)磺酰氧基苯磺酸

CAS 登录号 57775-26-5

INN list 37

药效分类 降血脂药

磺维必利

Sulverapride（*INN*）

化学结构式

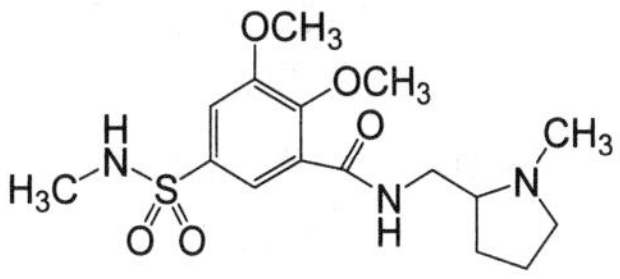

分子式和分子量 $C_{16}H_{25}N_3O_5S$ 371.45

化学名 2,3-Dimethoxy-*N*-[(1-methylpyrrolidin-2-yl)methyl]-5-(methylsulfamoyl)benzamide

2,3-二甲氧基-*N*-[(1-甲基吡咯烷-2-基)甲基]-5-(甲基氨磺酰基)苯甲酰胺

CAS 登录号 73747-20-3

INN list 44

药效分类 抗精神失常药

磺酰特罗

Sulfonterol（*INN*）

化学结构式

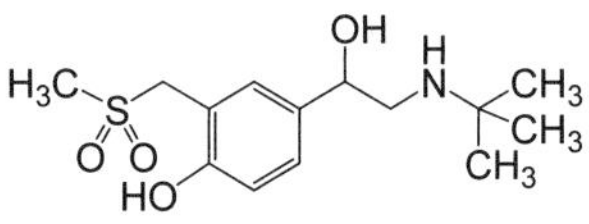

分子式和分子量 $C_{14}H_{23}NO_4S$ 301.40

化学名 *α*-[(*tert*-Butylamino)methyl]-4-hydroxy-3-[(methylsulfonyl)methyl]benzyl alcohol

α-[(叔丁氨基)甲基]-4-羟基-3-[(甲磺酰基)甲基]苄醇

CAS 登录号 42461-79-0; 42461-78-9[盐酸盐]

INN list 31

药效分类 支气管舒张药

磺溴酞钠

Sulfobromophthalein Sodium

化学结构式

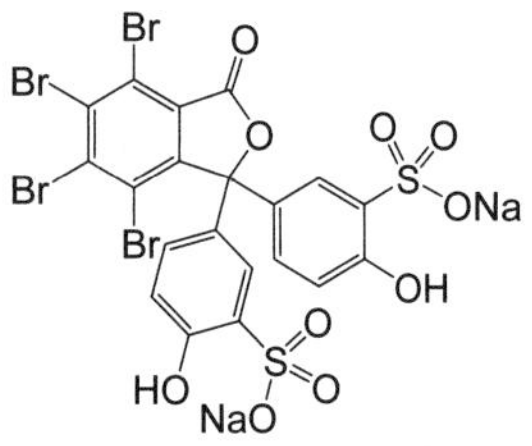

分子式和分子量 $C_{20}H_8Br_4Na_2O_{10}S_2$ 838.00

化学名 4,5,6,7-Tetrabromo-3',3''-disulfopheno phthalein disodium salt

4,5,6,7-四溴代-3',3''-二磺酸基酚酞二钠盐

CAS 登录号 71-67-0; 297-83-6[磺溴酞]

药效分类 诊断用药

灰黄霉素

Griseofulvin（*INN*）

化学结构式

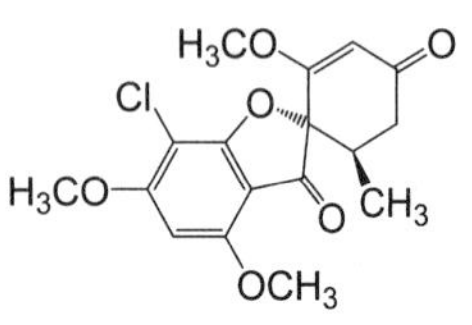

分子式和分子量 $C_{17}H_{17}ClO_6$ 352.77

化学名 7-Chloro-2',4,6-trimethoxy-6'*β*-methylspiro[benzofuran-2(3*H*),1'-[2]cyclohexene]-3,4'-dione

7-氯-2',4,6-三甲氧基-6'*β*-甲基螺[苯并呋喃-2(3*H*),1'-[2]环己烯]-3,4'-二酮

CAS 登录号 126-07-8

INN list 10

药效分类 抗生素类抗真菌药

茴三硫

Anetholtrithion

化学结构式

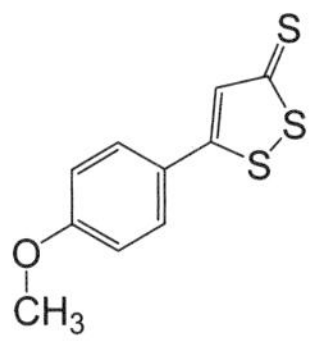

分子式和分子量 $C_{10}H_8OS_3$ 240.36

化学名 5-(*p*-Methoxyphenyl)-3*H*-1,2-dithiole-3-thione

5-(4-甲氧基苯基)-3*H*-1,2-二硫杂环戊烯-3-硫酮

CAS 登录号 532-11-6

药效分类 利胆药，药用辅料

茴香脑

Anethole

化学结构式

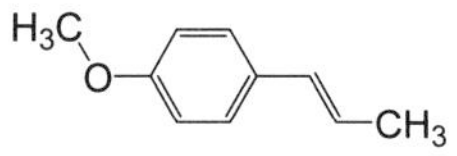

分子式和分子量 $C_{10}H_{12}O$ 148.20

化学名 (*E*)-*p*-Propenylanisole

(*E*)-4-丙烯基苯甲醚

CAS 登录号 4180-23-8[*E* 构型]; 104-46-1[合成]

药效分类 增白细胞药

茴茚二酮

Anisindione（*INN*）

化学结构式

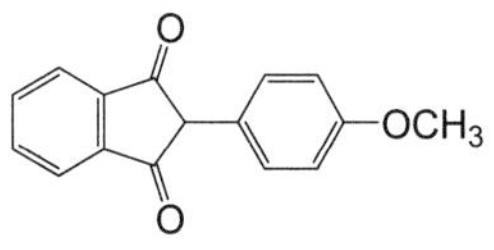

分子式和分子量 $C_{16}H_{12}O_3$ 252.26

化学名 2-(*p*-Methoxyphenyl)indane-1,3-dione

2-(4-甲氧基苯基)茚满-1,3-二酮

CAS 登录号　117-37-3

INN list　10

药效分类　抗凝血药

肌醇

Inositol（*INN*）

化学结构式

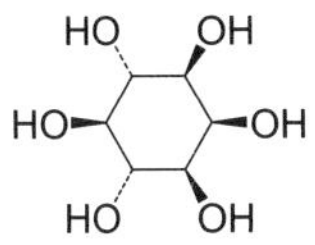

分子式和分子量　$C_6H_{12}O_6$　180.16

化学名　Cyclohexane-1,2,3,4,5,6-hexol

环己烷-1,2,3,4,5,6-六醇

CAS 登录号　87-89-8

INN list　116

药效分类　维生素类药

肌醇六磷酸钠

Hexasodium Fytate（*INN*）

化学结构式

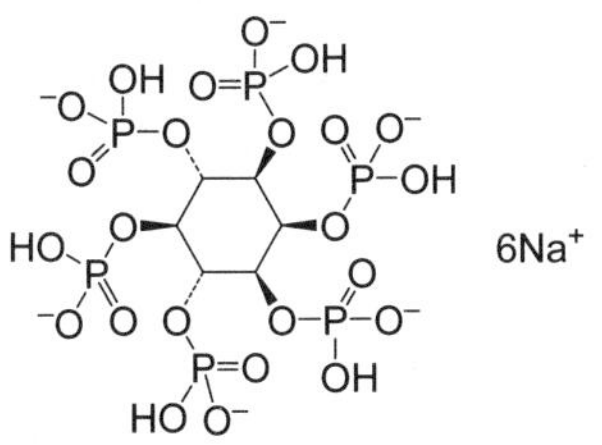

分子式和分子量　$C_6H_{12}Na_6O_{24}P_6$　791.92

化学名　Hexasodium (1*R*,2*S*,3*S*,4*R*,5*S*,6*S*)-cyclohexane-1,2,3,4,5,6-hexayl hexakis(hydrogen phosphate)

(1*R*,2*S*,3*S*,4*R*,5*S*,6*S*)-环己烷-1,2,3,4,5,6-环己基六(磷酸氢酯)六钠

CAS 登录号　34367-89-0

INN list　125

药效分类　羟基磷灰石形成抑制药

肌苷

Inosine（*INN*）

化学结构式

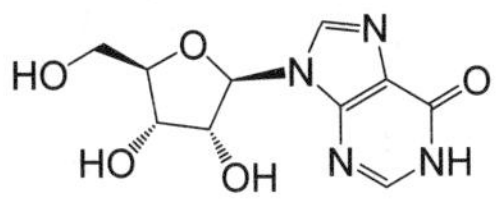

分子式和分子量　$C_{10}H_{12}N_4O_5$　268.23

化学名　6,9-Dihydro-9-*β*-D-ribofuranosyl-1*H*-purin-6-one

6,9-二氢-9-*β*-D-呋喃核糖基-1*H*-嘌呤-6-酮

CAS 登录号　58-63-9

INN list　116

药效分类　保肝药

吉泊达星

Gepotidacin（*INN*）

化学结构式

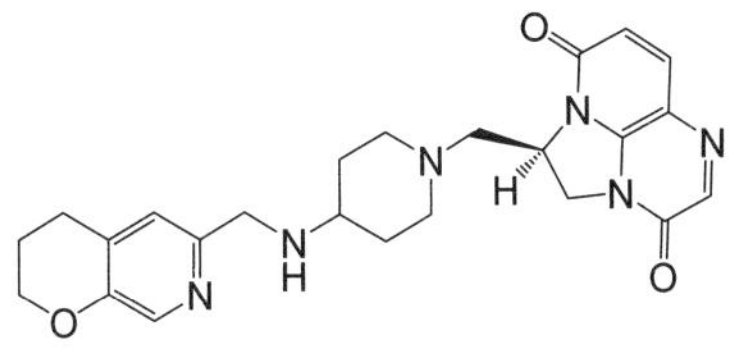

分子式和分子量　$C_{24}H_{28}N_6O_3$　448.22

化学名　(2*R*)-2-[(4-{[(3,4-Dihydro-2*H*-pyrano[2,3-*c*]pyridin-6-yl)methyl]amino}piperidin-1-yl)methyl]-1,2-dihydro-3*H*,8*H*-2*a*,5,8*a*-triazaacenaphthylene-3,8-dione

(2*R*)-2-[(4-{[(3,4-二氢-2*H*-吡喃并[2,3-*c*]吡啶-6-基)甲基]氨基}哌啶-1-基)甲基]-1,2-二氢-3*H*, 8*H*-2*a*, 5, 8*a*-三氮苊-3,8-二酮

CAS 登录号　1075236-89-3

INN list　112

药效分类　抗菌药

吉达利塞

Gedatolisib（*INN*）

化学结构式

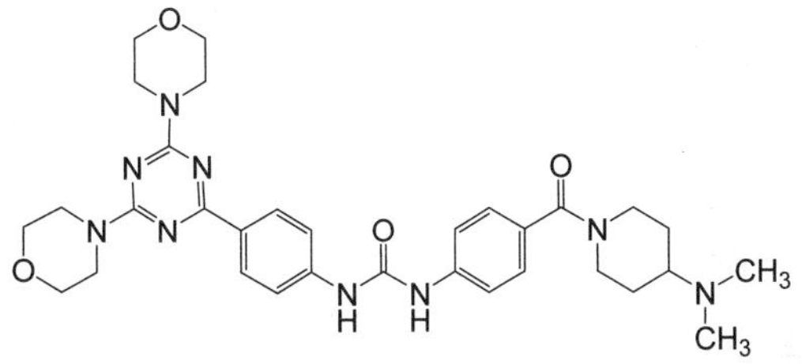

分子式和分子量　$C_{32}H_{41}N_9O_4$　615.74

化学名　*N*-(4-{[4-(Dimethylamino)piperidin-1-yl]carbonyl}phenyl)-*N'*-{4-[4,6-di(morpholin-4-yl)-1,3,5-triazin-2-yl]phenyl}urea

N-(4-{[4-(二甲基氨基)哌啶-1-基]甲酰基}苯基)-*N'*-{4-[4,6-二(吗啉-4-基)-1,3,5-三氮唑-2-基]苯基}脲

CAS 登录号　1197160-78-3

INN list　111

药效分类　抗肿瘤药

吉地那非

Gisadenafil（*INN*）

分子式和分子量　$C_{23}H_{33}N_7O_5S$　519.62

化学结构式

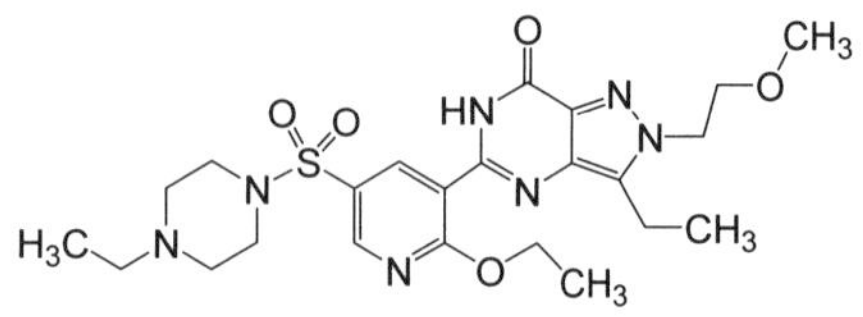

化学名 5-{2-Ethoxy-5-[(4-ethylpiperazin-1-yl)sulfonyl]pyridin-3-yl}-3-ethyl-2-(2-methoxyethyl)-2,6-dihydro-7*H*-pyrazolo[4,3-*d*]pyrimidin-7-one

5-{2-乙氧基-5-[(4-乙基哌嗪-1-基)磺酰基]吡啶-3-基}-3-乙基-2-(2-甲氧乙基)-2,6-二氢-7*H*-吡唑并[4,3-*d*]嘧啶-7-酮

CAS 登录号 334826-98-1

INN list 101

药效分类 血管扩张药

吉多卡尔

Gedocarnil（*INN*）

化学结构式

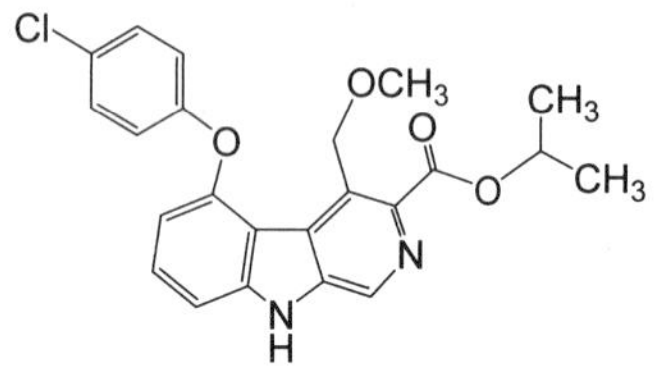

分子式和分子量 $C_{23}H_{21}ClN_2O_4$ 424.88

化学名 Isopropyl 5-(4-chlorophenoxy)-4-(methoxymethyl)-9*H*-pyrido[3,4-*b*]indole-3-carboxylate

异丙基 5-(4-氯苯氧基)-4-(甲氧基甲基)-9*H*-吡啶并[3,4-*b*]吲哚-3-羧酸酯

CAS 登录号 109623-97-4

INN list 61

药效分类 苯二氮䓬受体激动药

吉法匹生

Gefapixant（*INN*）

化学结构式

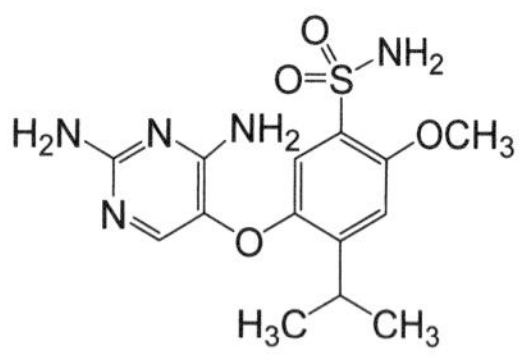

分子式和分子量 $C_{14}H_{19}N_5O_4S$ 353.40

化学名 5-[(2,4-Diaminopyrimidin-5-yl)oxy]-2-methoxy-4-(propan-2-yl)benzene-1-sulfonamide

5-[(2,4-二氨基嘧啶-5-基)氧基]-2-甲氧基-4-(丙-2-基)苯基-1-磺酰胺

CAS 登录号 1015787-98-0

INN list 118

药效分类 嘌呤能受体拮抗药

吉法酯

Gefarnate（*INN*）

化学结构式

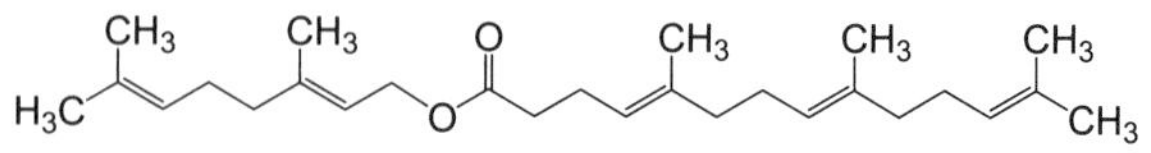

分子式和分子量 $C_{27}H_{44}O_2$ 400.64

化学名 *trans*-3,7-Dimethyl-2,6-octadienyl-5,9,13-trimethyl-4,8,12-tetradeca trienoate

反-3,7-二甲基-2,6-辛二烯基-5,9,13-三甲基-4,8,12-十四碳三烯酸酯

CAS 登录号 51-77-4

INN list 14

药效分类 解痉药

吉非罗齐

Gemfibrozil（*INN*）

化学结构式

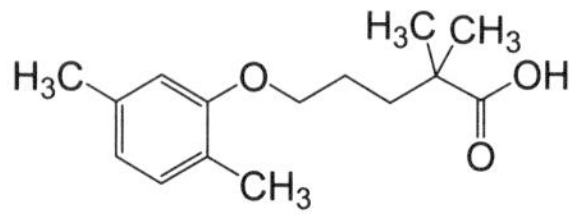

分子式和分子量 $C_{15}H_{22}O_3$ 250.33

化学名 2,2-Dimethyl-5-(2,5-xylyloxy)valeric acid

2,2-二甲基-5-(2,5-二甲苯氧基)戊酸

CAS 登录号 25812-30-0

INN list 34

药效分类 贝特类降血脂药

ATC 分类 C10AB04

吉非替尼

Gefitinib（*INN*）

化学结构式

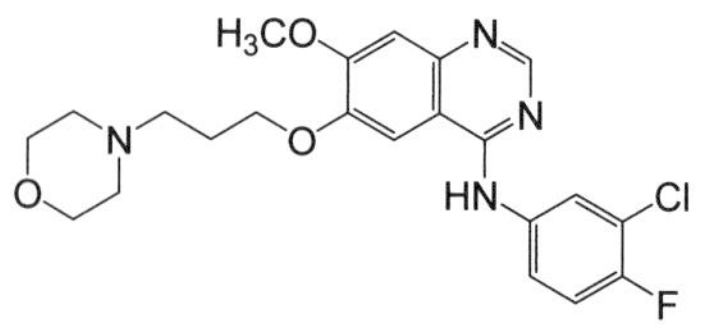

分子式和分子量 $C_{22}H_{24}ClFN_4O_3$ 446.90

化学名 *N*-(3-Chloro-4-fluorophenyl)-7-methoxy-6-(3-morpholin-4-ylpropoxy)quinazolin-4-amine

N-(3-氯-4-氟苯基)-7-甲氧基-6-(3-吗啉-4-基丙氧基)喹唑啉-4-胺

CAS 登录号 184475-35-2

INN list 85

药效分类 蛋白激酶抑制剂类抗肿瘤药

ATC 分类 L01XE02

吉伏曲林

Gevotroline（*INN*）

化学结构式

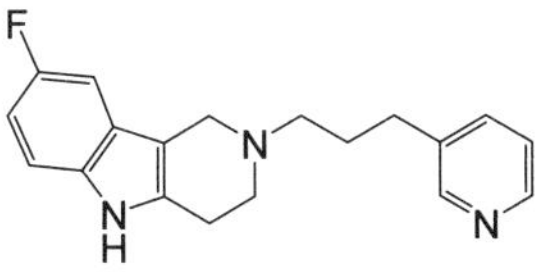

分子式和分子量 $C_{19}H_{20}FN_3$ 309.39

化学名 8-Fluoro-2,3,4,5-tetrahydro-2-[3-(3-pyridyl)propyl]-1*H*-pyrido[4,3-*b*]indole

8-氟-2,3,4,5-四氢-2-[3-(吡啶-3-基)丙基]-1*H*-吡啶并[4,3-*b*]吲哚

CAS 登录号 107266-06-8; 112243-58-0[盐酸盐]

INN list 85

药效分类 抗精神病药

吉环孢素

Geclosporin（*INN*）

化学结构式

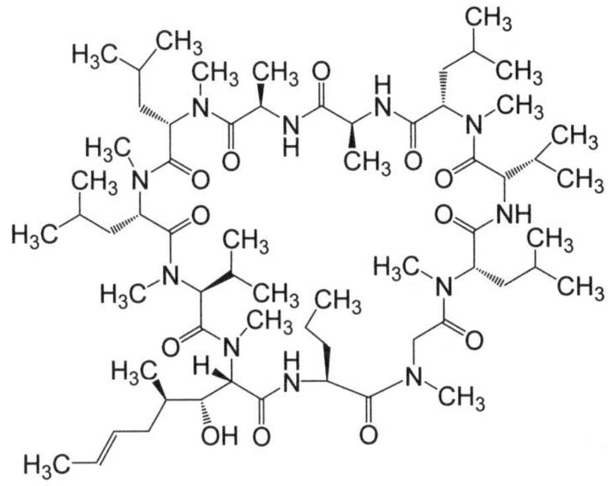

分子式和分子量 $C_{63}H_{113}N_{11}O_{12}$ 1216.64

化学名 Cyclo[[(2*S*,3*R*,4*R*,6*E*)-3-hydroxy-4-methyl-2-(methyl-amino)-6-octenoyl]-L-nor-valyl-*N*-methylglycyl-*N*-methyl-L-leucyl-L-valyl-*N*-methyl-L-leucyl-L-alanyl-D-alanyl-*N*-methyl-L-leucyl-*N*-methyl-L-leucyl-*N*-methyl-L-valyl]

环[[(2*S*,3*R*,4*R*,6*E*)-3-羟基-4-甲基-2-(甲氨基)-6-辛烯酰基]-L-正-缬氨酰-*N*-甲基甘氨酰-*N*-甲基-L-亮氨酰-L-缬氨酰-*N*-甲基-L-亮氨酰-L-丙氨酰-D-丙氨酰-*N*-甲基-L-亮氨酰-*N*-甲基-L-亮氨酰-*N*-甲基-L-缬氨酰]

CAS 登录号 74436-00-3

INN list 70

药效分类 免疫抑制药

吉卡宾

Gemcabene（*INN*）

化学结构式

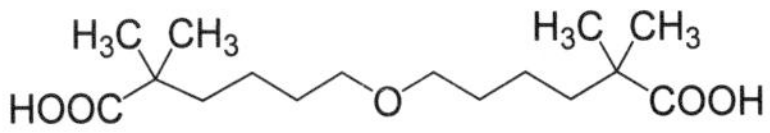

分子式和分子量 $C_{16}H_{30}O_5$ 302.41

化学名 6-(5-Carboxy-5-methylhexoxy)-2,2-dimethylhexanoic acid

6-(5-羧酸基-5-甲基己氧基)-2,2-二甲基己酸

CAS 登录号 183293-82-5; 209789-08-2[钙盐(2∶1)]

INN list 88

药效分类 降血脂药，抗动脉粥样硬化药

吉卡二醇

Gemcadiol（*INN*）

化学结构式

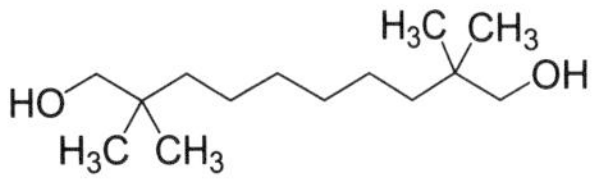

分子式和分子量 $C_{14}H_{30}O_2$ 230.39

化学名 2,2,9,9-Tetramethyl-1,10-decanediol

2,2,9,9-四甲基-1,10-癸二醇

CAS 登录号 35449-36-6

INN list 34

药效分类 降血脂药

吉拉达唑

Giracodazole（*INN*）

化学结构式

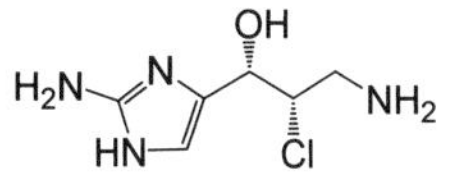

分子式和分子量 $C_6H_{11}ClN_4O$ 190.63

化学名 (α*S*)-2-Amino-*α*-[(1*S*)-2-amino-1-chloroethyl]imidazole-4-methanol

(α*S*)-2-氨基-*α*-[(1*S*)-2-氨基-1-氯乙基]咪唑-4-甲醇

CAS 登录号 110883-46-0

INN list 64

药效分类 抗肿瘤药

吉拉克肽

Giractide（*INN*）

化学结构式

Gly-Tyl-Ser-Met-Glu-His-Phe-Arg-Trp-Gly-Lys-Pro-Val-Gly-Lys-Lys-Arg-ArgNH2

分子式和分子量 $C_{100}H_{156}N_{34}O_{22}S$ 2218.59

化学名 1-Glycine-18-L-argininamide-α^{1-18}-corticotropin

1-甘氨酸-18-L-精氨酰胺-α^{1-18}-促皮质素

CAS 登录号 24870-04-0

INN list 29

药效分类 促皮质素类合成多肽

吉雷司群

Giredestrant（*INN*）

分子式和分子量 $C_{27}H_{31}F_5N_4O$ 522.56

化学结构式

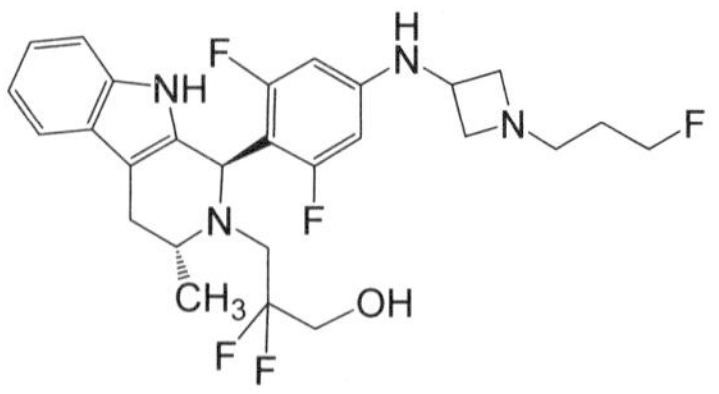

化学名 3-[(1*R*,3*R*)-1-(2,6-Difluoro-4-{[1-(3-fluoropropyl)azetidin-3-yl]amino}phenyl)-3-methyl-1,3,4,9-tetrahydro-2*H*-pyrido[3,4-*b*]indol-2-yl]-2,2-difluoropropan-1-ol

3-[(1*R*,3*R*)-1-(2,6-二氟-4-{[1-(3-氟丙基)氮杂环丁烷-3-基]氨基}苯基)-3-甲基-1,3,4,9-四氢-2*H*-吡啶并[3,4-*b*]吲哚-2-基]-2,2-二氟丙烷-1-醇

CAS 登录号 1953133-47-5

INN list 122

药效分类 抗雌激素药

吉立拉地

Giripladib（*INN*）

化学结构式

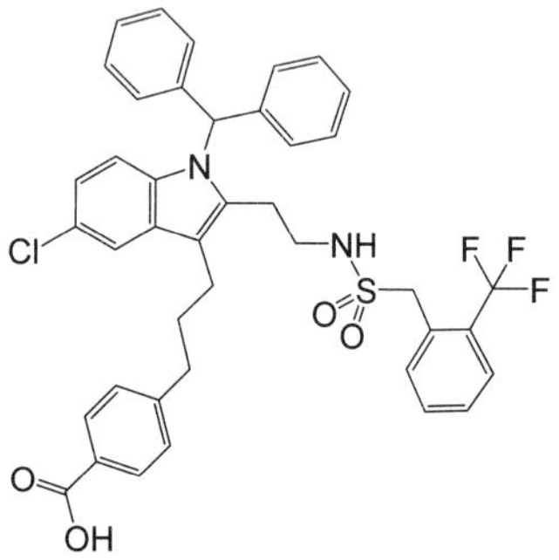

分子式和分子量 $C_{41}H_{36}ClF_3N_2O_4S$ 745.25

化学名 4-[3-[5-Chloro-1-(diphenylmethyl)-2-[2-[[[2-(trifluoromethyl)benzyl]sulfonyl]amino]ethyl]-1*H*-indol-3-yl]propyl]benzoic acid

4-[3-[5-氯-1-(二苯甲基)-2-[2-[[[2-(三氟甲基)苄基]磺酰基]氨基]乙基]-1*H*-吲哚-3-基]丙基]苯甲酸

CAS 登录号 865200-20-0

INN list 96

药效分类 磷脂酶 A_2 抑制药

吉立索泮

Girisopam（*INN*）

化学结构式

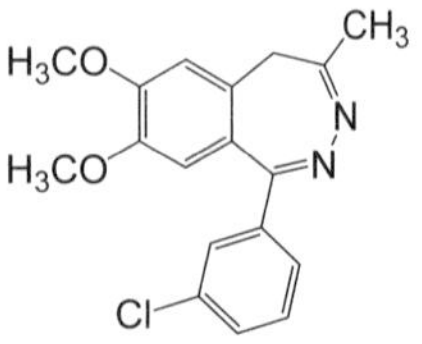

分子式和分子量 $C_{18}H_{17}ClN_2O_2$ 328.79

化学名 1-(*m*-Chlorophenyl)-7,8-dimethoxy-4-methyl-5*H*-2,3-benzodiazepine

1-(3-氯苯基)-7,8-二甲氧基-4-甲基-5*H*-2,3-苯二氮杂䓬

CAS 登录号 82230-53-3

INN list 62

药效分类 抗焦虑药

吉鲁司特

Gemilukast（*INN*）

化学结构式

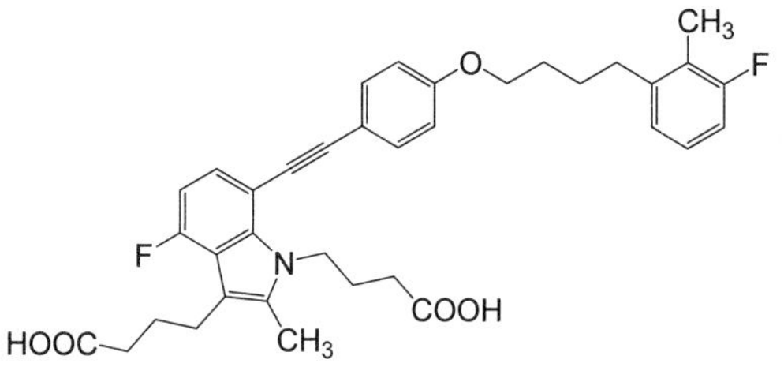

分子式和分子量 $C_{36}H_{37}F_2NO_5$ 601.69

化学名 4,4'-[4-Fluoro-7-(2-{4-[4-(3-fluoro-2-methylphenyl)butoxy]phenyl}ethnyl)-2-methyl-1*H*-indole-1,3-diyl]dibutanoic acid

4,4'-[4-氟-7-(2-{4-[4-(3-氟-2-甲基苯基)丁氧基]苯基}乙炔基)-2-甲基-1*H*-吲哚-1,3-二基]二丁酸

CAS 登录号 1232861-58-3

INN list 110

药效分类 白三烯受体拮抗药，平喘药

吉罗酚

Geroquinol（*INN*）

化学结构式

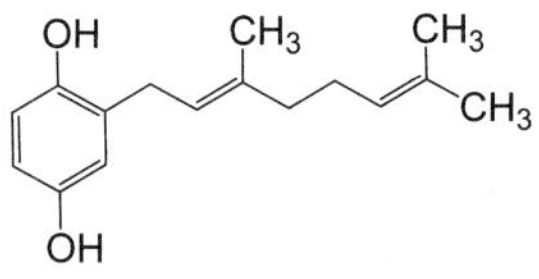

分子式和分子量 $C_{16}H_{22}O_2$ 246.34

化学名 2-Geranylhydroquinone

2-香叶基氢醌

CAS 登录号 10457-66-6

INN list 20

药效分类 防辐射药

吉马替康

Gimatecan（*INN*）

化学结构式

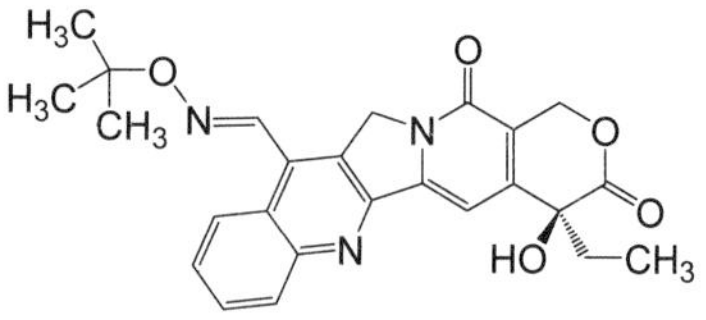

分子式和分子量　$C_{25}H_{25}N_3O_5$　447.48

化学名　(4*S*)-11-[(*E*)-[(1,1-Dimethylethoxy)imino]methyl]-4-ethyl-4-hydroxy-1,12-dihydro-14*H*-pyrano[3',4':6,7]indolizino[1,2-*b*]quinoline-3, 14(4*H*)-dione

(4*S*)-11-[(*E*)-[(1,1-二甲基乙氧基)氨亚基]甲基]-4-乙基-4-羟基-1,12-二氢-14*H*-吡喃并[3',4':6,7]吲哚嗪并[1,2-*b*]喹啉-3,14(4*H*)-二酮

CAS 登录号　292618-32-7

INN list　86

药效分类　抗肿瘤药

吉马佐辛

Gemazocine（*INN*）

化学结构式

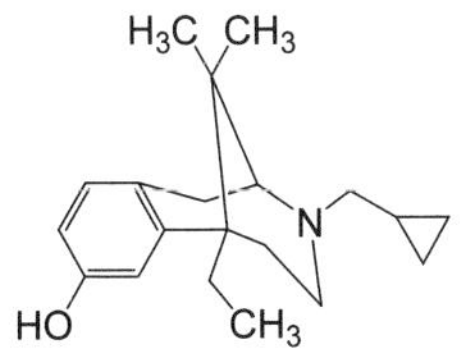

分子式和分子量　$C_{20}H_{29}NO$　299.45

化学名　3-(Cyclopropylmethyl)-6-ethyl-1,2,3,4,5,6-hexahydro-11,11-dimethyl-2,6-methano-3-benzazocin-8-ol

3-(环丙基甲基)-6-乙基-1,2,3,4,5,6-六氢-11,11-二甲基-2,6-甲桥-3-苯并吗吩烷-8-醇

CAS 登录号　54063-47-7

INN list　29

药效分类　镇痛药

吉美拉西

Gimeracil（*INN*）

化学结构式

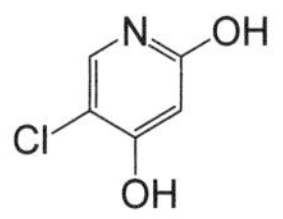

分子式和分子量　$C_5H_4ClNO_2$　145.54

化学名　5-Chloro-2,4-pyridinediol

5-氯-2,4-吡啶二醇

CAS 登录号　103766-25-2

INN list　80

药效分类　抗肿瘤辅助药

吉美前列素

Gemeprost（*INN*）

化学结构式

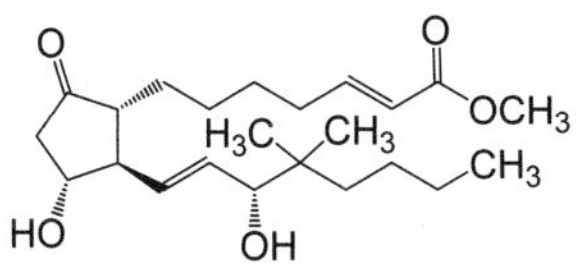

分子式和分子量　$C_{23}H_{38}O_5$　394.54

化学名　Methyl (*E*)-7-[(1*R*,2*R*,3*R*)-3-hydroxy-2-[(*E*)-(3*R*)-3-hydroxy-4,4-dimethyl-1-octenyl]-5-oxocyclopentyl]-2-heptenoate

甲基 (*E*)-7-[(1*R*,2*R*,3*R*)-3-羟基-2-[(*E*)-(3*R*)-3-羟基-4,4-二甲基-1-辛烯基]-5-氧代环戊基]-2-庚烯酸酯

CAS 登录号　64318-79-2

INN list　42

药效分类　前列腺素类药，子宫收缩药

吉米格列汀

Gemigliptin（*INN*）

化学结构式

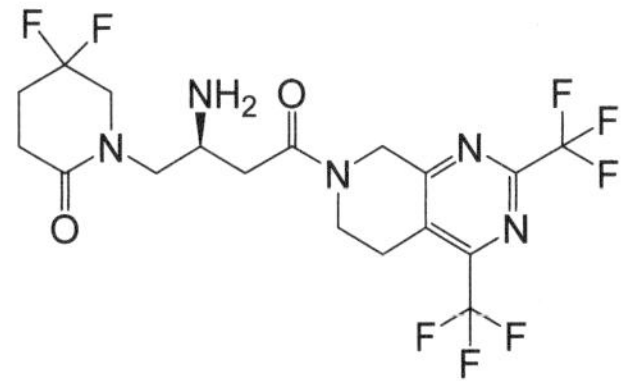

分子式和分子量　$C_{18}H_{19}F_8N_5O_2$　489.36

化学名　1-{(2*S*)-2-Amino-4-[2,4-bis(trifluoromethyl)-5,8-dihydropyrido[3,4-*d*]pyrimidin-7(6*H*)-yl]-4-oxobutyl}-5,5-difluoropiperidin-2-one

1-{(2*S*)-2-氨基-4-[2,4-双(三氟甲基)-5,8-二氢吡啶并[3,4-*d*]嘧啶-7(6*H*)-基]-4-氧代丁基}-5,5-二氟哌啶-2-酮

CAS 登录号　911637-19-9

INN list　103

药效分类　抗糖尿病药

吉米纳班

Giminabant（*INN*）

化学结构式

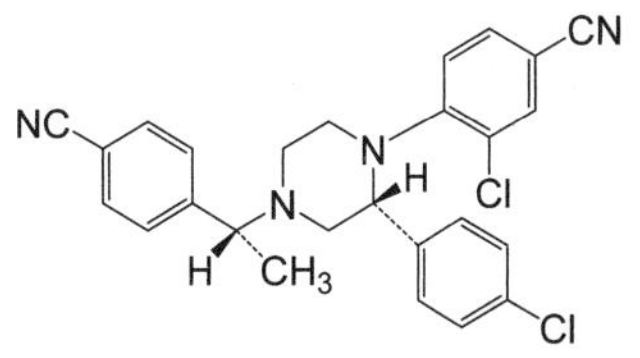

分子式和分子量　$C_{26}H_{22}Cl_2N_4$　460.12

化学名　3-Chloro-4-{(2*R*)-2-(4-chlorophenyl)-4-[(1*R*)-1-(4-cyanophenyl)ethyl]piperazin-1-yl}benzonitrile

3-氯-4-{(2*R*)-2-(4-氯苯基)-4-[(1*R*)-1-(4-氰基苯基)乙基]哌嗪-1-基}苯甲腈

CAS 登录号　890033-57-5

INN list　107

药效分类　大麻素受体拮抗药(兽用)

吉米沙星

Gemifloxacin（*INN*）

分子式和分子量　$C_{18}H_{20}FN_5O_4$　389.38

化学结构式

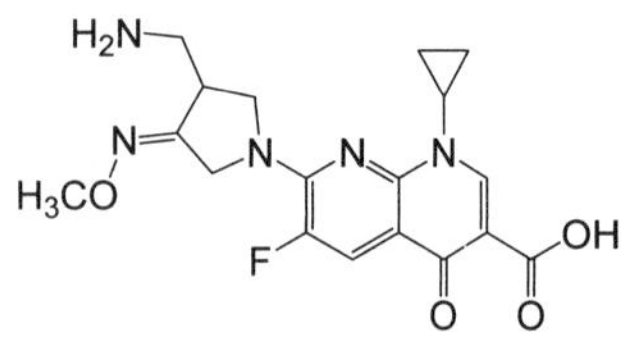

化学名 7-[(4*Z*)-3-(Aminomethyl)-4-methoxyiminopyrrolidin-1-yl]-1-cyclopropyl-6-fluoro-4-oxo-1,8-naphthyridine-3-carboxylic acid

7-[(4*Z*)-3-(氨基甲基)-4-甲氧基氨亚基吡咯烷-1-基]-1-环丙基-6-氟-4-氧代-1,8-萘啶-3-羧酸

CAS 登录号 204519-64-2

INN list 81

药效分类 喹诺酮类抗微生物药

ATC 分类 J01MA15

吉莫曲拉

Gemopatrilat（*INN*）

化学结构式

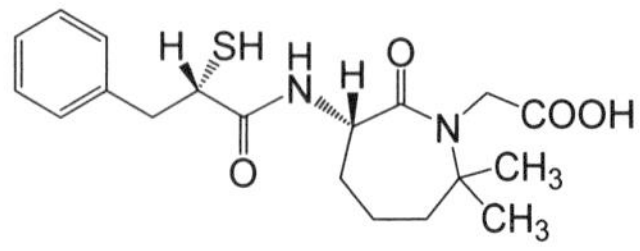

分子式和分子量 $C_{19}H_{26}N_2O_4S$ 378.49

化学名 (6*S*)-Hexahydro-6-[(α*S*)-α-mercaptohydrocinnamamido]-2,2-dimethyl-7-oxo-1*H*-azepine-1-acetic acid

(6*S*)-六氢-6-[(α*S*)-α-巯基氢化肉桂酰氨基]-2,2-二甲基-7-氧代-1*H*-氮杂䓬-1-乙酸

CAS 登录号 160135-92-2

INN list 84

药效分类 抗高血压药，血管紧张素转换酶抑制药

吉奈替尼

Gemnelatinib（*INN*）

化学结构式

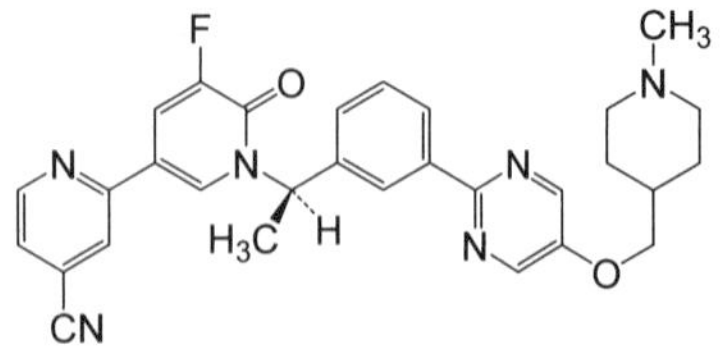

分子式和分子量 $C_{30}H_{29}FN_6O_2$ 524.60

化学名 2-[5-Fluoro-1-[(1*R*)-1-[3-[5-[(1-methylpiperidin-4-yl)methoxy]pyrimidin-2-yl]phenyl]ethyl]-6-oxopyridin-3-yl]pyridine-4-carbonitrile

2-[5-氟-1-[(1*R*)-1-[3-[5-[(1-甲基哌啶-4-基)甲氧基]嘧啶-2-基]苯基]乙基]-6-氧代吡啶-3-基]吡啶-4-甲腈

CAS 登录号 2225123-30-6

INN list 125

药效分类 酪氨酸激酶抑制药，抗肿瘤药

吉尼司腾

Genistein（*INN*）

化学结构式

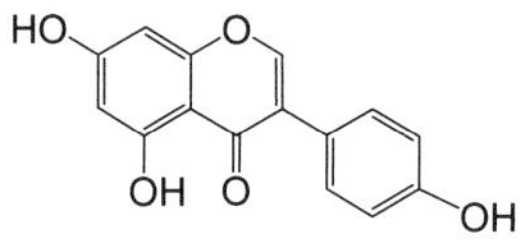

分子式和分子量 $C_{15}H_{10}O_5$ 270.24

化学名 5,7-Dihydroxy-3-(4-hydroxyphenyl)-4*H*-chromen-4-one

5,7-二羟基-3-(4-羟基苯基)-4*H*-苯并二氢吡喃-4-酮

CAS 登录号 446-72-0

INN list 122

药效分类 β 雌激素受体激动药

吉帕孟

Giparmen（*INN*）

化学结构式

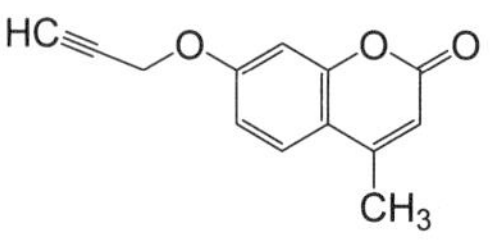

分子式和分子量 $C_{13}H_{10}O_3$ 214.22

化学名 4-Methyl-7-(2-propynyloxy)coumarin

4-甲基-7-(2-丙炔氧基)香豆素

CAS 登录号 67268-43-3

INN list 43

药效分类 镇痛药

吉哌隆

Gepirone（*INN*）

化学结构式

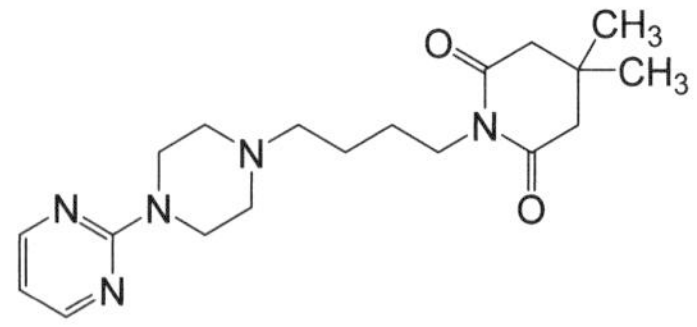

分子式和分子量 $C_{19}H_{29}N_5O_2$ 359.47

化学名 3,3-Dimethyl-1-[4-[4-(2-pyrimidinyl)-1-piperazinyl]butyl]glutarimide

3,3-二甲基-1-[4-[4-(嘧啶-2-基)-哌嗪-1-基]丁基]戊二酰亚胺

CAS 登录号 83928-76-1; 83928-66-9[盐酸盐]

INN list 54

药效分类 抗焦虑药

吉培福林

Gepefrine（*INN*）

分子式和分子量 $C_9H_{13}NO$ 151.21

化学结构式

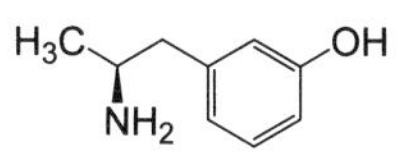

化学名 (+)-(*S*)-*m*-(2-Aminopropyl)phenol

(+)-(*S*)-3-(2-氨基丙基)苯酚

CAS 登录号 18840-47-6

INN list 38

药效分类 抗休克的血管活性药

ATC 分类 C01CA15

吉瑞替尼

Gilteritinib（*INN*）

化学结构式

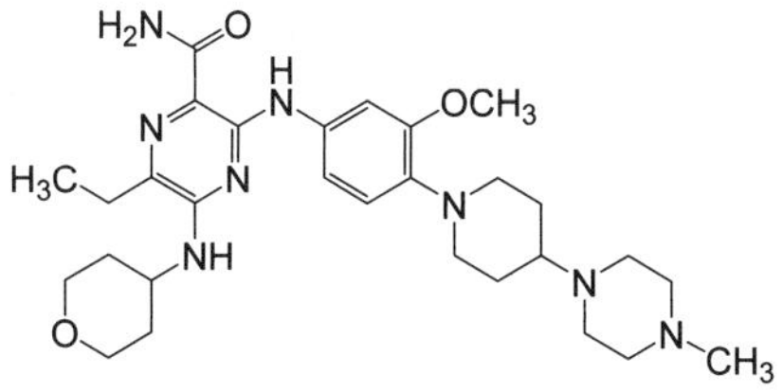

分子式和分子量 $C_{29}H_{44}N_8O_3$ 552.35

化学名 6-Ethyl-3-{3-methoxy-4-[4-(4-methylpiperazin-1-yl)piperidin-1-yl]anilino}-5-[(oxan-4-yl)amino]pyrazine-2-carboxamide

6-乙基-3-{3-甲氧基-4-[4-(4-甲基哌嗪-1-基)哌啶-1-基]苯氨基}-5-[(噁烷-4-基)氨基]吡嗪-2-甲酰胺

CAS 登录号 1254053-43-4

INN list 112

药效分类 酪氨酸激酶抑制药，抗肿瘤药

吉他洛辛

Gitaloxin（*INN*）

化学结构式

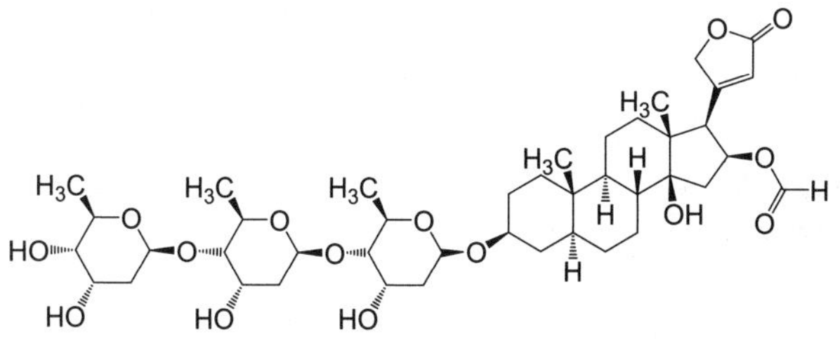

分子式和分子量 $C_{42}H_{64}O_{15}$ 808.95

化学名 [(3*S*,5*R*,8*R*,9*S*,10*S*,13*R*,14*S*,16*S*,17*R*)-3-[(2*R*,4*S*,5*S*,6*R*)-5-[(2*S*,4*S*,5*S*,6*R*)-5-[(2*S*,4*S*,5*S*,6*R*)-4,5-Dihydroxy-6-methyloxan-2-yl]oxy-4-hydroxy-6-methyloxan-2-yl]oxy-4-hydroxy-6-methyloxan-2-yl]oxy-14-hydroxy-10,13-dimethyl-17-(5-oxo-2*H*-furan-3-yl)-1,2,3,4,5,6,7,8,9,11,12,15,16,17-tetradecahydrocyclopenta[*a*]phenanthren-16-yl]formate

[(3*S*,5*R*,8*R*,9*S*,10*S*,13*R*,14*S*,16*S*,17*R*)-3-[(2*R*,4*S*,5*S*,6*R*)-5-[(2*S*,4*S*,5*S*,6*R*)-5-[(2*S*,4*S*,5*S*,6*R*)-4,5-二羟基-6-甲基噁烷-2-基]氧基-4-羟基-6-甲基噁烷-2-基]氧基-4-羟基-6-甲基噁烷-2-基]氧基-14-羟基-10,13-二甲基-17-(5-氧代-2*H*-呋喃-3-基)-1,2,3,4,5,6,7,8,9,11,12,15,16,17-十四氢环戊熳并[*a*]菲-16-基]甲酸酯

CAS 登录号 3261-53-8

INN list 37

药效分类 强心药

吉他霉素

Kitasamycin（*INN*）

化学结构式

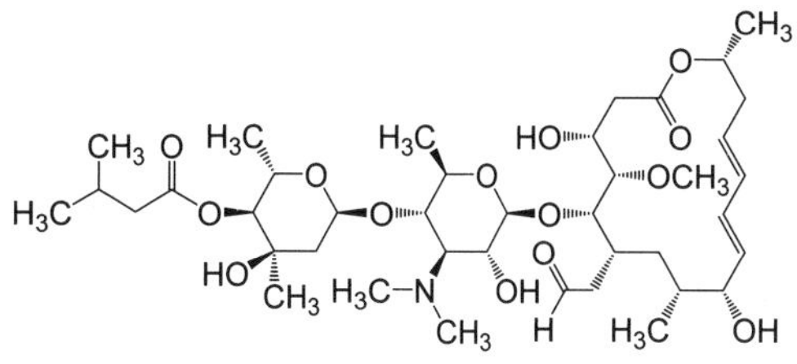

分子式和分子量 $C_{40}H_{67}NO_{14}$ 785.96

化学名 [(2*S*,3*S*,4*R*,6*S*)-6-[(2*R*,3*S*,4*R*,5*R*,6*S*)-6-[[(4*R*,5*S*,6*S*,7*R*,9*R*,10*R*,16*R*)-4,10-Dihydroxy-5-methoxy-9,16-dimethyl-2-oxo-7-(2-oxoethyl)-1-oxacyclohexadeca-11,13-dien-6-yl]oxy]-4-(dimethylamino)-5-hydroxy-2-methyloxan-3-yl]oxy-3-hydroxy-2,4-dimethyloxan-4-yl] 3-methylbutanoate

[(2*S*,3*S*,4*R*,6*S*)-6-[(2*R*,3*S*,4*R*,5*R*,6*S*)-6-[[(4*R*,5*S*,6*S*,7*R*,9*R*,10*R*,16*R*)-4,10-二羟基-5-甲氧基-9,16-二甲基-2-氧代-7-(2-氧代乙基)-1-氧杂十六环-11,13-二烯-6-基]氧基]-4-(二甲氨基)-5-羟基-2-甲基吡喃-3-基]氧-3-羟基-2,4-二甲基吡喃-4-基] 3-甲基丁酸酯

CAS 登录号 1392-21-8; 37280-56-1[酒石酸盐]

INN list 13

药效分类 抗生素类药

吉妥福酯

Gitoformate（*INN*）

化学结构式

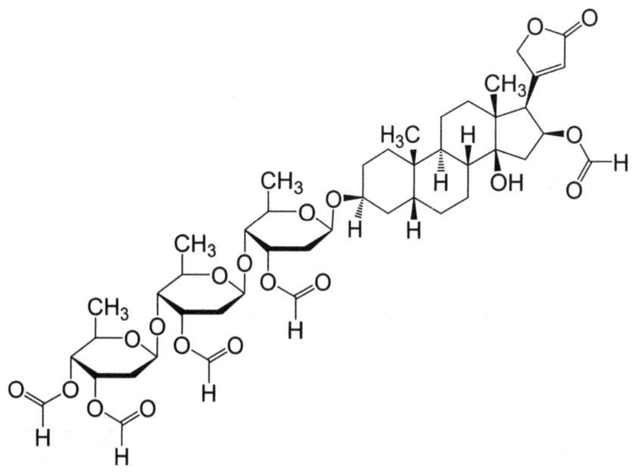

分子式和分子量 $C_{46}H_{64}O_{19}$ 920.99

化学名 [(2*R*,3*R*,4*S*,6*R*)-3-[(2*S*,4*S*,5*R*,6*R*)-5-[(2*S*,4*S*,5*R*,6*R*)-4,5-Diformyloxy-6-methyloxan-2-yl]oxy-4-formyloxy-6-methyloxan-2-yl]oxy-6-[[(3*S*,5*R*,8*R*,9*S*,10*S*,13*R*,14*S*,16*S*,17*R*)-16-formyloxy-14-hydroxy-10,13-dimethyl-17-(5-oxo-2*H*-furan-3-yl)-1,2,3,4,5,6,7,8,9,11,12,15,16,17-tetradecahydrocyclopenta[*a*]phenanthren-3-yl]oxy]-2-methyloxan-4-yl]formate

[(2*R*,3*R*,4*S*,6*R*)-3-[(2*S*,4*S*,5*R*,6*R*)-5-[(2*S*,4*S*,5*R*,6*R*)-4,5-二甲酰氧基-6-甲基氧杂环己-2-基]氧基-4-甲酰氧基-6-甲基氧杂环己-2-基]氧基-6-[[(3*S*,5*R*,8*R*,9*S*,10*S*,13*R*,14*S*,16*S*,17*R*)-16-甲酰氧基-14-羟基-10,13-二甲基-17-(5-氧代-2*H*-呋喃-3-基)-1,2,3,4,5,6,7,8,9,11,12,15,16,17-十四氢环戊熳并[*a*]菲-3-基]氧基]-2-甲基氧杂环己-4-基]甲酸酯

CAS 登录号 10176-39-3

INN list 27

药效分类 强心苷类药

ATC 分类 C01AA09

吉维司他

Givinostat（*INN*）

化学结构式

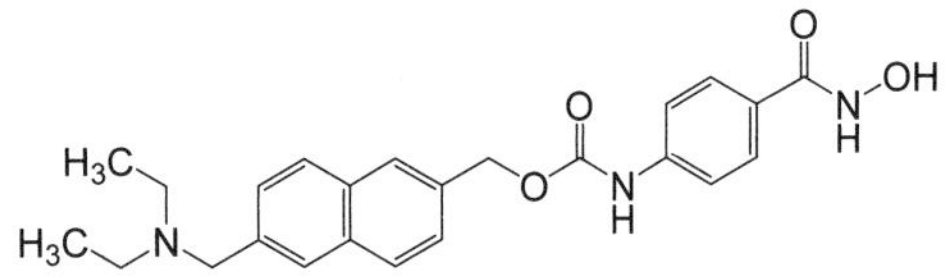

分子式和分子量 $C_{24}H_{27}N_3O_4$ 421.50

化学名 {6-[(Diethylamino)methyl]naphthalen-2-yl}methyl [4-(hydroxycarbamoyl)phenyl]carbamate

{6-[(二乙基氨)甲基]萘-2-基}甲基 [4-(羟基氨基甲酰基)苯基]氨基甲酸酯

CAS 登录号 497833-27-9

INN list 101

药效分类 抗肿瘤药

吉西他滨

Gemcitabine（*INN*）

化学结构式

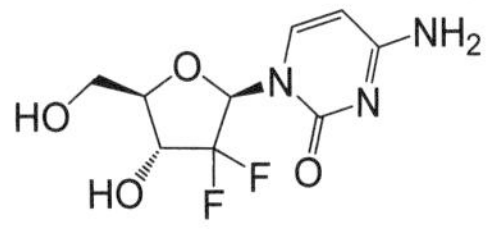

分子式和分子量 $C_9H_{11}F_2N_3O_4$ 263.20

化学名 2'-Deoxy-2',2'-difluorocytidine

2'-脱氧-2',2'-二氟胞苷

CAS 登录号 95058-81-4

INN list 62

药效分类 抗代谢类抗肿瘤药

ATC 分类 L01BC05

己丙氨酯

Hexapropymate（*INN*）

化学结构式

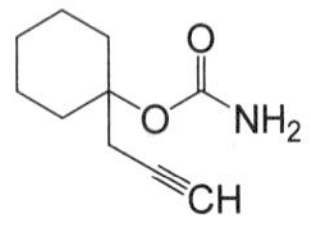

分子式和分子量 $C_{10}H_{15}NO_2$ 181.23

化学名 1-(2-Propynyl)cyclohexanol carbamate

1-(2-丙炔基)环己基 氨基甲酸酯

CAS 登录号 358-52-1

INN list 10

药效分类 安定药

己丙洛尔

Exaprolol（*INN*）

化学结构式

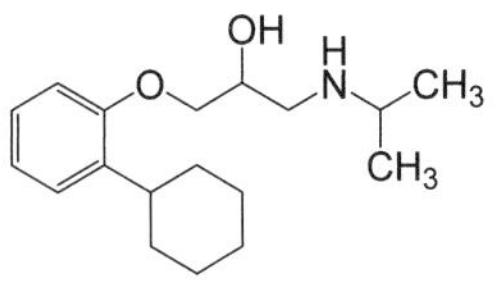

分子式和分子量 $C_{18}H_{29}NO_2$ 291.44

化学名 (±)-1-(*o*-Cyclohexylphenoxy)-3-(isopropylamino)-2-propanol

(±)-1-(2-环己基苯氧基)-3-(异丙氨基)-2-丙醇

CAS 登录号 55837-19-9; 59333-90-3[盐酸盐]

INN list 32

药效分类 β 受体拮抗药

己二烯雌酚

Dienestrol（*INN*）

化学结构式

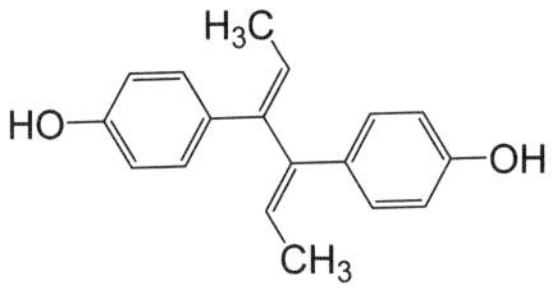

分子式和分子量 $C_{18}H_{18}O_2$ 266.33

化学名 4-[(2*E*,4*E*)-4-(4-Hydroxyphenyl)hexa-2,4-dien-3-yl]phenol

4-[(2*E*,4*E*)-4-(4-羟基苯基)己-2,4-二烯-3-基]苯酚

CAS 登录号 84-17-3; 13029-44-2 [*E*,*E*]

INN list 1

药效分类 雌激素类药

ATC 分类 G03CB01

己环酸钠

Hexacyclonate Sodium（*INN*）

化学结构式

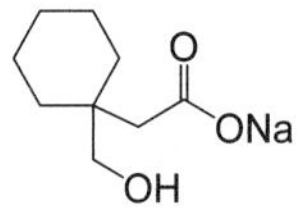

分子式和分子量 $C_9H_{15}NaO_3$ 194.20

化学名 Sodium 2-[1-(hydroxymethyl)cyclohexyl]acetate

2-[1-(羟甲基)环己基]乙酸钠

CAS 登录号 7009-49-6

INN list 10

药效分类 抗抑郁药

己雷琐辛

Hexylresorcinol

化学结构式

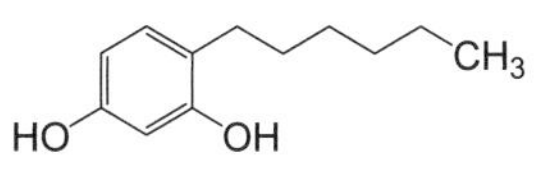

分子式和分子量 $C_{12}H_{18}O_2$ 194.27

化学名 4-Hexylbenzene-1,3-diol

4-己基苯-1,3-二醇

CAS 登录号 136-77-6

药效分类 抗蠕虫药

己洛芬

Hexaprofen（*INN*）

化学结构式

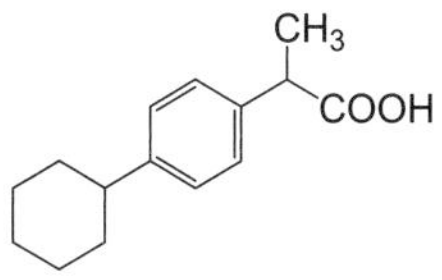

分子式和分子量 $C_{15}H_{20}O_2$ 232.32

化学名 2-(4-Cyclohexylphenyl)propionic acid

2-(4-环己基苯基)丙酸

CAS 登录号 24645-20-3

INN list 30

药效分类 抗炎镇痛药

己脒定

Hexamidine（*INN*）

化学结构式

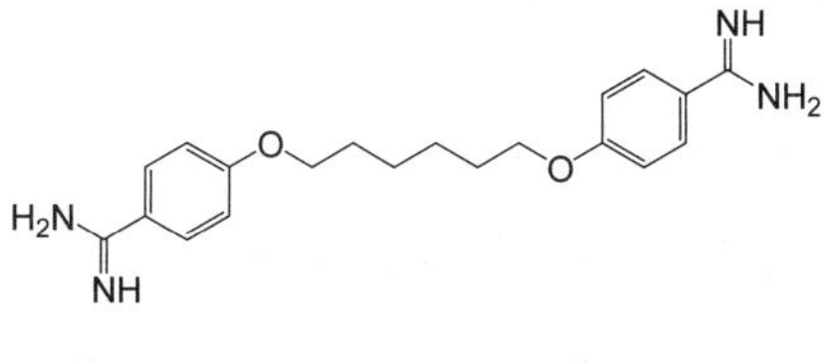

分子式和分子量 $C_{20}H_{26}N_4O_2$ 354.45

化学名 4,4'-(Hexamethylenedioxy)dibenzamidine

4,4'-(己叉基二氧基)二苯脒

CAS 登录号 3811-75-4; 659-40-5[羟乙磺酸己氧苯脒]

INN list 13

药效分类 消毒防腐药

己普拉醇

Hexapradol（*INN*）

分子式和分子量 $C_{19}H_{25}NO$ 283.41

化学结构式

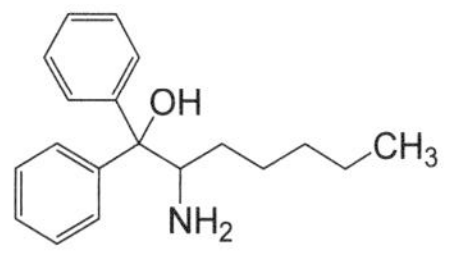

化学名 α-(1-Aminohexyl)benzhydrol

α-(1-氨基己基)二苯甲醇

CAS 登录号 15599-37-8

INN list 12

药效分类 中枢兴奋药

己曲安奈德

Triamcinolone Hexacetonide（*INN*）

化学结构式

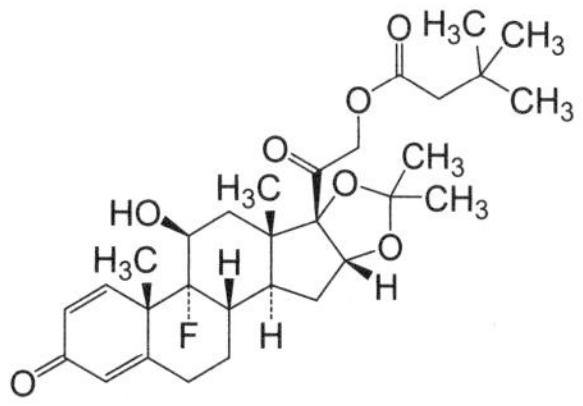

分子式和分子量 $C_{30}H_{41}FO_7$ 532.64

化学名 9-Fluoro-11β,16α,17,21-tetrahydroxypregna-1,4-diene-3,20-done cyclic 16,17-acetal with acetone 21-(3,3-dimethylbutyrate)

9-氟-11β,16α,17,21-四羟基孕甾-1,4-二烯-3,20-二酮 16,17-缩丙酮 21-(3,3-二甲基丁酸酯)

CAS 登录号 5611-51-8

INN list 8

药效分类 肾上腺皮质激素类药

己酸羟孕酮

Hydroxyprogesterone Caproate（*INN*）

化学结构式

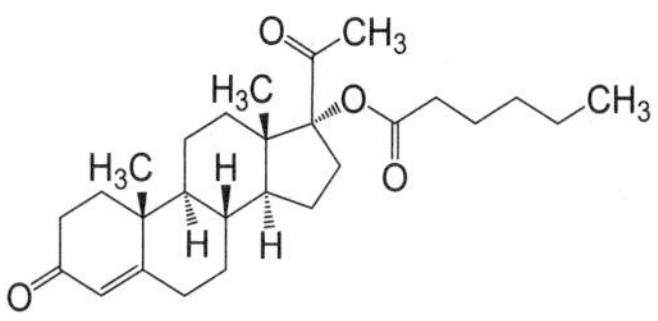

分子式和分子量 $C_{27}H_{40}O_4$ 428.60

化学名 (17α)-17-Hydroxypregn-4-ene-3,20-dione hexanoate

(17α)-17-羟基孕甾-4-烯-3,20-二酮 己酸酯

CAS 登录号 630-56-8; 68-96-2[羟孕酮]

INN list 8

药效分类 孕激素类药

己酸孕诺酮

Gestonorone Caproate（*INN*）

分子式和分子量 $C_{26}H_{38}O_4$ 414.58

化学结构式

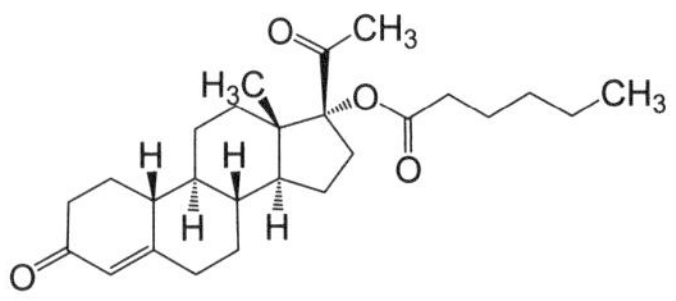

化学名 17-Hydroxy-19-norpregn-4-ene-3,20-dione hexanoate

17-羟基-19-去甲孕甾-4-烯-3,20-二酮己酸酯

CAS 登录号 1253-28-7

INN list 16

药效分类 孕激素类药

己酮可可碱

Pentoxifylline（*INN*）

化学结构式

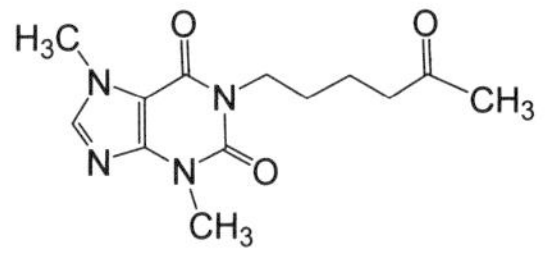

分子式和分子量 $C_{13}H_{18}N_4O_3$ 278.31

化学名 3,7-Dimethyl-1-(5-oxohexyl)purine-2,6-dione

3,7-二甲基-1-(5-氧代己基)嘌呤-2,6-二酮

CAS 登录号 6493-05-6

INN list 29

药效分类 外周血管扩张药

ATC 分类 C04AD03

己烷雌酚

Hexestrol（*INN*）

化学结构式

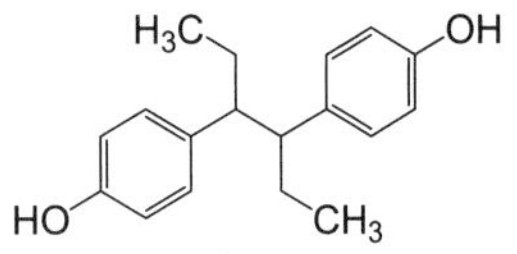

分子式和分子量 $C_{18}H_{22}O_2$ 270.37

化学名 4,4'-(1,2-Diethylethylene)diphenol

4,4'-(1,2-二乙基乙叉基)二苯酚

CAS 登录号 5635-50-7

INN list 8

药效分类 雌激素类药

己芴溴铵

Hexafluoronium Bromide（*INN*）

化学结构式

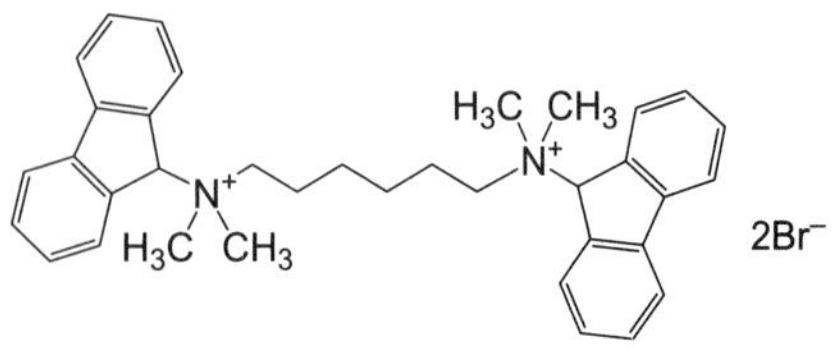

分子式和分子量 $C_{36}H_{42}Br_2N_2$ 662.54

化学名 Hexamethylenebis[fluoren-9-yldimethylammonium] dibromide

二溴化 己叉基双[芴-9-基二甲基铵]

CAS 登录号 317-52-2

药效分类 解痉药，骨骼肌松弛药

己西酮

Hexacyprone（*INN*）

化学结构式

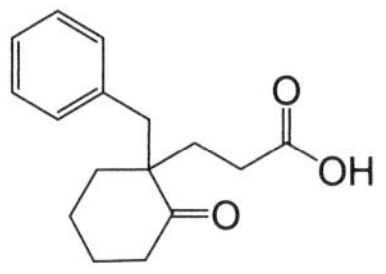

分子式和分子量 $C_{16}H_{20}O_3$ 260.33

化学名 1-Benzyl-2-oxocyclohexanepropionic acid

1-苄基-2-氧代环己基丙酸

CAS 登录号 892-01-3

INN list 17

药效分类 利胆药

己烯雌酚

Diethylstilbestrol（*INN*）

化学结构式

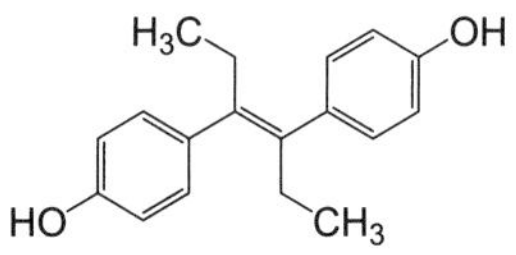

分子式和分子量 $C_{18}H_{20}O_2$ 268.35

化学名 4-[(*E*)-4-(4-Hydroxyphenyl)hex-3-en-3-yl]phenol

4-[(*E*)-4-(4-羟基苯基)己-3-烯-3-基]苯酚

登录号 56-53-1

INN list 4

药效分类 雌激素类药

加巴喷丁

Gabapentin（*INN*）

化学结构式

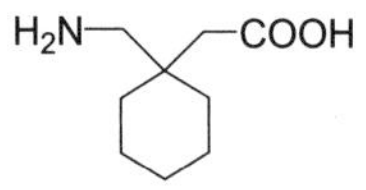

分子式和分子量 $C_9H_{17}NO_2$ 171.24

化学名 1-(Aminomethyl)cyclohexaneacetic acid

1-(氨甲基)环己基乙酸

CAS 登录号 60142-96-3

INN list 46

药效分类 抗惊厥药

加巴喷汀酯

Gabapentin Enacarbil（*INN*）

化学结构式

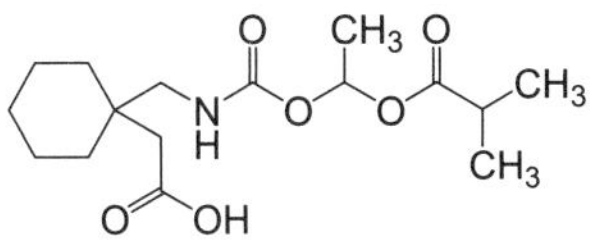

分子式和分子量 $C_{16}H_{27}NO_6$ 329.39

化学名 (1-{[({(1*RS*)-1-[(2-Methylpropanoyl)oxy]ethoxy}carbonyl)amino]methyl}cyclohexyl)acetic acid

(1-{[({(1*RS*)-1-[(2-甲基丙酰基)氧基]乙氧基}甲酰基)氨基]甲基}环己基)乙酸

CAS 登录号 478296-72-9

INN list 94

药效分类 拟氨基丁酸药

加贝酯

Gabexate（*INN*）

化学结构式

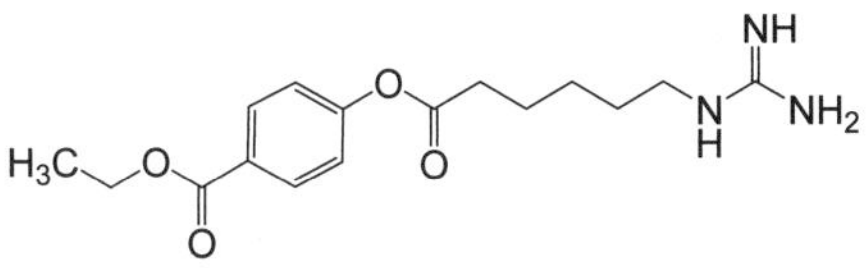

分子式和分子量 $C_{16}H_{23}N_3O_4$ 321.37

化学名 Ethyl *p*-hydroxybenzoate 6-guanidinohexanoate

乙基 4-羟基苯甲酸酯 6-胍基己酸酯

CAS 登录号 39492-01-8

INN list 35

药效分类 蛋白酶抑制药

加波沙多

Gaboxadol（*INN*）

化学结构式

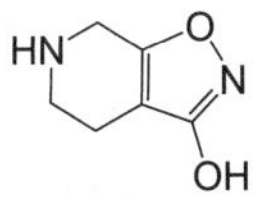

分子式和分子量 $C_6H_8N_2O_2$ 140.14

化学名 4,5,6,7-Tetrahydroisoxazolo[5,4-*c*]pyridin-3-ol

4,5,6,7-四氢异噁唑并[5,4-*c*]吡-3-醇

CAS 登录号 64603-91-4

INN list 48

药效分类 镇痛药

加丹司琼

Galdansetron（*INN*）

化学结构式

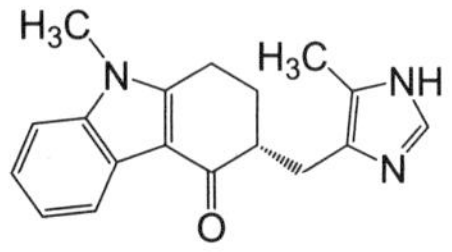

分子式和分子量 $C_{18}H_{19}N_3O$ 293.27

化学名 (3*R*)-2,3-Dihydro-9-methyl-3-[(5-methylimidazol-4-yl)methyl]carbazol-4(1*H*)-one

(3*R*)-2,3-二氢-9-甲基-3-[(5-甲基咪唑-4-基)甲基]咔唑-4(1*H*)-酮

CAS 登录号 116684-92-5; 156712-35-5[盐酸盐]

INN list 72

药效分类 5-HT_3 受体拮抗药

加环利定

Gacyclidine（*INN*）

化学结构式

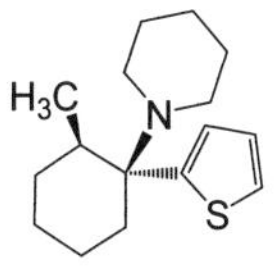

分子式和分子量 $C_{16}H_{25}NS$ 263.44

化学名 1-[*cis*-2-Methyl-1-(2-thienyl)cyclohexyl]piperidine

1-[顺-2-甲基-1-(噻吩-2-基)环己基]哌啶

CAS 登录号 68134-81-6

INN list 76

药效分类 NMDA 受体拮抗药

加来特龙

Galeterone（*INN*）

化学结构式

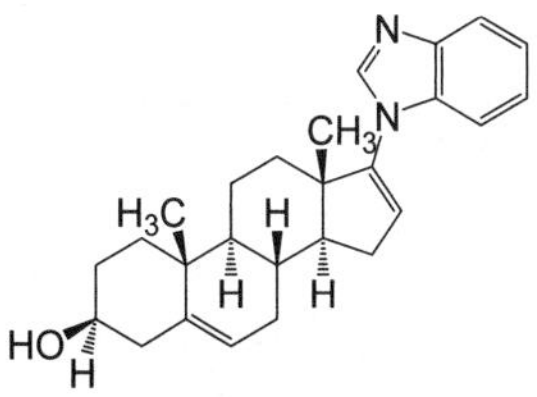

分子式和分子量 $C_{26}H_{32}N_2O$ 388.55

化学名 17-(1*H*-benzimidazol-1-yl)androsta-5,16-dien-3*β*-ol

17-(1*H*-苯并咪唑-1-基)雄甾-5,16-二烯-3*β*-醇

CAS 登录号 851983-85-2

INN list 105

药效分类 抗雄激素药

加兰他敏

Galantamine（*INN*）

分子式和分子量 $C_{17}H_{21}NO_3$ 287.35

化学结构式

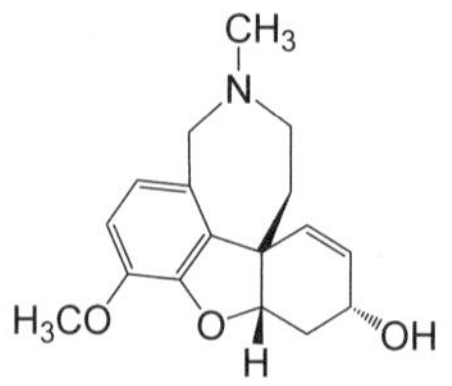

化学名 (4*aS*,6*R*,8*aS*)-4*a*,5,9,10,11,12-Hexahydro-3-methoxy-11-methyl-6*H*-benzofuro[3*a*,3,2-*ef*][2]benzazepin-6-ol

(4*aS*,6*R*,8*aS*)-4*a*,5,9,10,11,12-六氢-3-甲氧基-11-甲基-6*H*-苯并呋喃并[3*a*,3,2-*ef*][2]苯并氮杂䓬-6-醇

CAS 登录号 357-70-0 ; 1953-04-4[氢溴酸盐]

INN list 79

药效分类 抗胆碱酯酶药，抗早老性痴呆药

加利卡托

Galicaftor（*INN*）

化学结构式

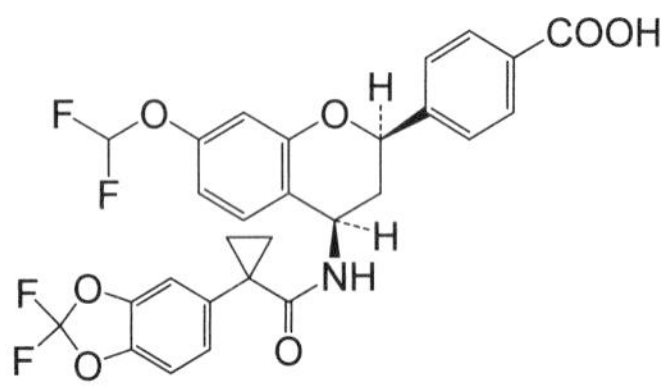

分子式和分子量 $C_{28}H_{21}F_4NO_7$ 559.47

化学名 4-[(2*R*,4*R*)-4-[1-(2,2-Difluoro-1,3-benzodioxol-5-yl) cyclopropane-1-carboxamido]-7-(difluoromethoxy)-3,4-dihydro-2*H*-1-benzopyran-2-yl]benzoic acid

4-[(2*R*,4*R*)-4-[1-(2,2-二氟-1,3-苯并二氧戊环-5-基)环丙烷-1-甲酰氨基]-7-(二氟甲氧基)-3,4-二氢-2*H*-1-苯并吡喃-2-基]苯甲酸

CAS 登录号 1918143-53-9

INN list 119

药效分类 囊性纤维化跨膜转导调节因子(CFTR)通道调节药

加卢色替

Galunisertib（*INN*）

化学结构式

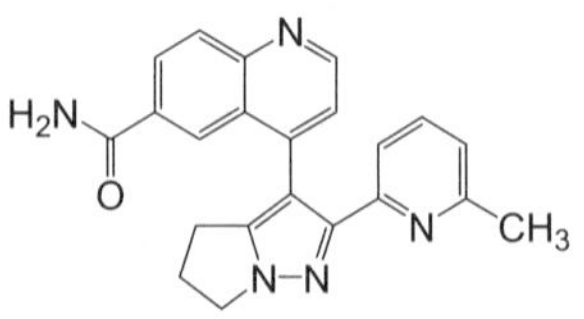

分子式和分子量 $C_{22}H_{19}N_5O$ 369.43

化学名 4-[2-(6-Methylpyridin-2-yl)-5,6-dihydro-4*H*-pyrrolo[1,2-*b*]pyrazol-3-yl]quinoline-6-carboxamide

4-[2-(6-甲基吡啶-2-基)-5,6-二氢-4*H*-吡咯并[1,2-*b*]吡唑-3-基]喹啉-6-甲酰胺

CAS 登录号 700874-72-2

INN list 109

药效分类 抗肿瘤药

加洛塞米

Galosemide（*INN*）

化学结构式

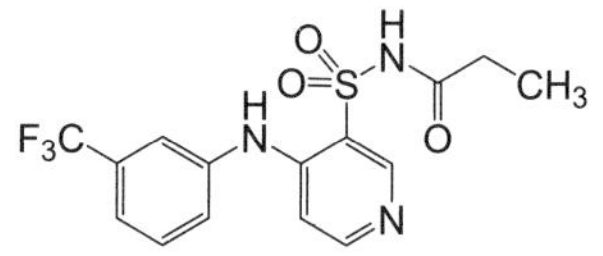

分子式和分子量 $C_{15}H_{14}F_3N_3O_3S$ 373.35

化学名 *N*-[4-[3-(Trifluoromethyl)anilino]pyridin-3-yl]sulfonylpropanamide

N-[4-[3-(三氟甲基)苯氨基]吡啶-3-基]磺酰基丙酰胺

CAS 登录号 52157-91-2

INN list 33

药效分类 利尿药

加洛他滨

Galocitabine（*INN*）

化学结构式

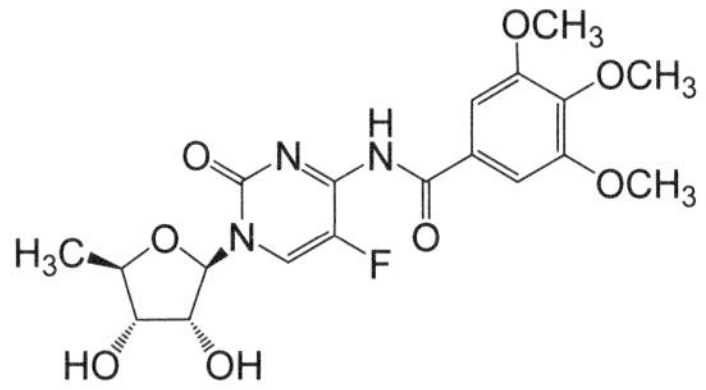

分子式和分子量 $C_{19}H_{22}FN_3O_8$ 439.39

化学名 *N*-[1-(5-Deoxy-*β*-D-ribofuranosyl)-5-fluoro-1,2-dihydro-2-oxo-4-pyrimidinyl]-3,4,5-trimethoxybenzamide

N-[1-(5-脱氧-*β*-D-呋喃核糖基)-5-氟-1,2-二氢-2-氧代-嘧啶-4-基]-3,4,5-三甲氧基苯甲酰胺

CAS 登录号 124012-42-6

INN list 65

药效分类 抗肿瘤药

加米霉素

Gamithromycin（*INN*）

化学结构式

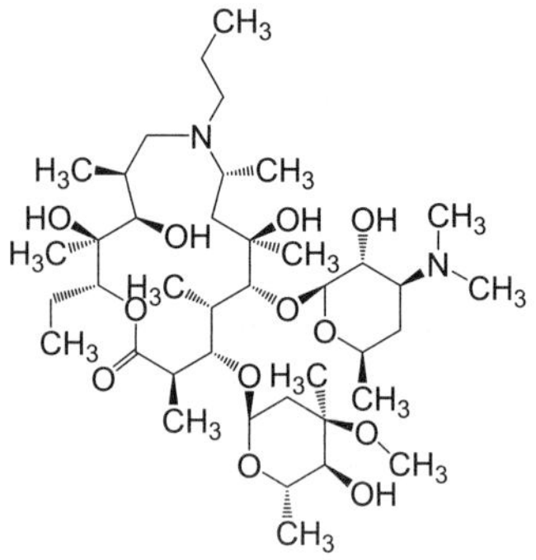

分子式和分子量 $C_{40}H_{76}N_2O_{12}$ 777.00

化学名 (2*R*,3*S*,4*R*,5*S*,8*R*,10*R*,11*R*,12*S*,13*S*,14*R*)-13-[(2,6-Dideoxy-3-*C*-methyl-3-*O*-methyl-*α*-L-*ribo*-hexopyranosyl)oxy]-2-ethyl-3,4,10-trihydroxy-3,5,8,10,12,14-hexamethyl-7-propyl-11-[[3,4,6-trideoxy-3-(dimethylamino)-*β*-D-*xylo*-hexopyranosyl]oxy]-1-oxa-7-azacyclopentadecan-15-one

(2*R*,3*S*,4*R*,5*S*,8*R*,10*R*,11*R*,12*S*,13*S*,14*R*)-13-[(2,6-二脱氧-3-*C*-甲基-3-*O*-甲基-*α*-L-核-吡喃己糖基)氧基]-2-乙基-3,4,10-三羟基-3,5,8,10,12,14-六甲基-7-丙基-11-[[3,4,6-三脱氧-3-(二甲氨基)-*β*-D-木-吡喃己糖基]氧基]-1-氧杂-7-氮杂环十五烷-15-酮

CAS 登录号 145435-72-9

INN list 95

药效分类 抗生素类药(兽用)

加莫司汀

Galamustine (*INN*)

化学结构式

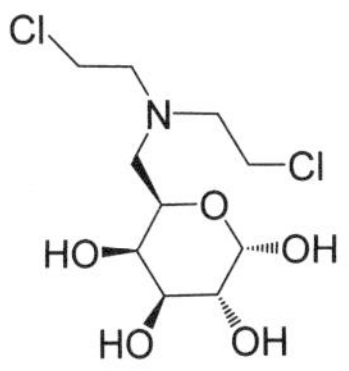

分子式和分子量 $C_{10}H_{19}Cl_2NO_5$ 304.17

化学名 6-[Bis(2-chloroethyl)amino]-6-deoxy-D-galactopyranose

6-[双(2-氯乙基)氨基]-6-脱氧-D-吡喃半乳糖

CAS 登录号 105618-02-8

INN list 61

药效分类 抗肿瘤药

加莫烯酸

Gamolenic Acid (*INN*)

化学结构式

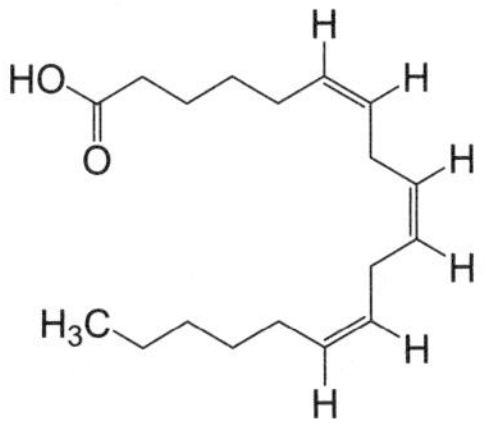

分子式和分子量 $C_{18}H_{30}O_2$ 278.44

化学名 (*Z,Z,Z*)-6,9,12-Octadecatrienoic acid

(*Z,Z,Z*)-6,9,12-十八碳三烯酸

CAS 登录号 506-26-3

INN list 23

药效分类 降血脂药

加那索龙

Ganaxolone (*INN*)

分子式和分子量 $C_{22}H_{36}O_2$ 332.52

化学结构式

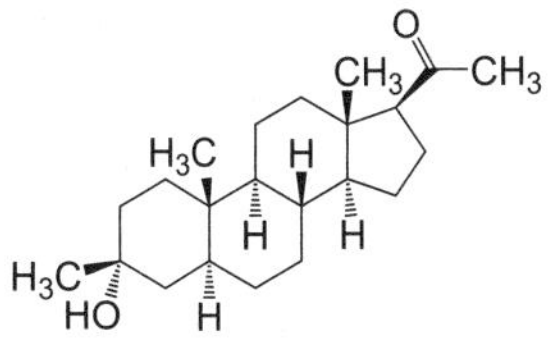

化学名 3*α*-Hydroxy-3-methyl-5*α*-pregnan-20-one

3*α*-羟基-3-甲基-5*α*-孕甾-20-酮

CAS 登录号 38398-32-2

INN list 76

药效分类 抗惊厥药，抗偏头痛药

加那西特

Ganaplacide (*INN*)

化学结构式

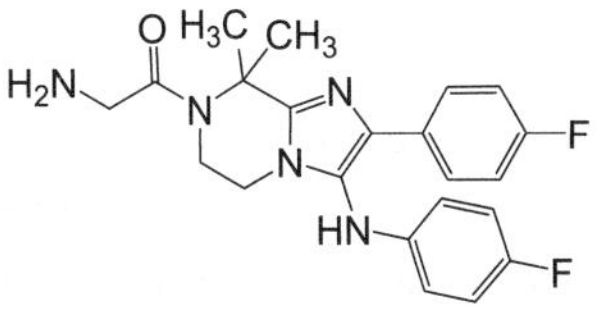

分子式和分子量 $C_{22}H_{23}F_2N_5O$ 411.46

化学名 2-Amino-1-[3-(4-fluoroanilino)-2-(4-fluorophenyl)-8,8-dimethyl-5,6-dihydroimidazo[1,2-*a*]pyrazin-7(8*H*)-yl]ethan-1-one

2-氨基-1-[3-(4-氟苯氨基)-2-(4-氟苯基)-8,8-二甲基-5,6-二氢咪唑并[1,2-*a*]吡嗪-7(8*H*)-基]乙基-1-酮

CAS 登录号 1261113-96-5

INN list 118

药效分类 抗疟药

加奈霉素

Ganefromycin (*INN*)

化学结构式

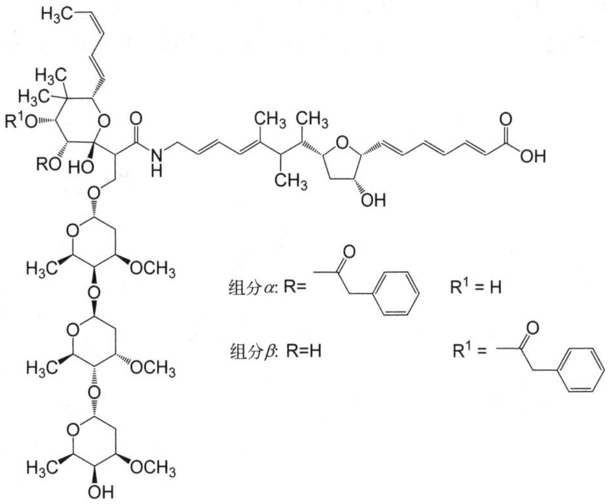

组分*α*: R= （苯乙酰基） R^1 = H

组分*β*: R=H R^1 = （苯乙酰基）

分子式和分子量 $C_{65}H_{95}NO_{21}$ 1226.44

化学名 组分 α：(2*E*,4*E*,6*E*)-7-[(2*R**,3*R**,5*R**)-5-[7-[(3*E*,5*E*)-3-[[*O*-2,6-Dideoxy-3-*O*-methyl-*α*-*lyxo*-hexopyranosyl-(1→4)-*O*-2,6-dideoxy-3-*O*-methyl-*β*-*ribo*-hexopyranosyl-(1→4)-2,6-dideoxy-3-*O*-methyl-*α*-*lyxo*-hexopyranosyl]oxy]-2-[(2*S**,3*S**,4*S**,6*R**)-tetrahydro-2,3,4-trihydroxy-5,5-dimethyl-6-[(1*E*,3*Z*)-1,3-pentadienyl]-2*H*-pyran-2-yl]propionamido]-2-methoxy-1,3-dimethyl-3,5-heptadienyl]tetrahydro-3-hydroxy-2-furyl]-2,4,6-heptatrienoic acid, 2[3]-phenylacetate.

(2*E*,4*E*,6*E*)-7-[(2*R**,3*R**,5*R**)-5-[7-[(3*E*,5*E*)-3-[[*O*-2,6-二脱氧-3-*O*-甲基-*α*-来苏-吡喃己糖基-(1→4)-*O*-2,6-二脱氧-3-*O*-甲基-*β*-核-吡喃己糖基 (1→4)-2,6-二脱氧-3-*O*-甲基-*α*-来苏-吡喃己糖基]氧基]-2-[(2*S**,3*S**,4*S**,6*R**)-四氢-2,3,4-三羟基-5,5-二甲基-6-[(1*E*,3*Z*)-1,3-戊二烯基]-2*H*-吡喃-2-基]丙酰氨基]-2-甲氧基-1,3-二甲基-3,5-庚二烯基]四氢-3-羟基-2-呋喃基]-2,4,6-庚三烯酸，2[3]-苯基乙酸酯

组分 β：(2*E*,4*E*,6*E*)-7-[(2*R**,3*R**,5*R**)-5-[7-[(3*E*,5*E*)-3-[[*O*-2,6-Dideoxy-3-*O*-methyl-*α*-*lyxo*-hexopyranosyl-(1→4)-*O*-2,6-dideoxy-3-*O*-methyl-*β*-*ribo*-hexopyranosyl(1→4)-2,6-dideoxy-3-*O*-methyl-*α*-*lyxo*-hexopyranosyl]oxy]-2-[(2*S**,3*S**,4*S**,6*R**)-tetrahydro-2,3,4-trihydroxy-5,5-dimethyl-6-[(1*E*,3*Z*)-1,3-pentadienyl]-2*H*-pyran-2-yl]propionamido]-2-methoxy-1,3-dimethyl-3,5-heptadienyl]tetrahydro-3-hydroxy-2-furyl]-2,4,6-heptatrienoic acid，2[4]-phenylacetate

(2*E*,4*E*,6*E*)-7-[(2*R**,3*R**,5*R**)-5-[7-[(3*E*,5*E*)-3-[[*O*-2,6-二脱氧-3-*O*-甲基-*α*-来苏-吡喃己糖基-(1→4)-*O*-2,6-二脱氧-3-*O*-甲基-*β*-核-吡喃己糖基 (1→4)-2,6-二脱氧-3-*O*-甲基-*α*-来苏-吡喃己糖基]氧基]-2-[(2*S**,3*S**,4*S**,6*R**)-四氢-2,3,4-三羟基-5,5-二甲基-6-[(1*E*,3*Z*)-1,3-戊二烯基]-2*H*-吡喃-2-基]丙酰氨基]-2-甲氧基-1,3-二甲基-3,5-庚二烯基]四氢-3-羟基-2-呋喃基]-2,4,6-庚三烯酸，2[4]-苯基乙酸酯

CAS 登录号 114451-31-9 [组分 *α*]; 114451-30-8 [组分 *β*]

INN list 68

药效分类 生长促进药，抗生素类药

加尼瑞克

Ganirelix（*INN*）

化学结构式（见下）

分子式和分子量 $C_{80}H_{113}ClN_{18}O_{13}$ 1570.35

化学名 *N*-Acetyl-3-(2-naphthyl)-D-alanyl-*p*-chloro-D-phenylalanyl-3-(3-pyridyl)-D-alanyl-L-seryl-L-tyrosyl-N^6-(*N*,*N*′-diethylamidino)-D-lysyl-L-leucyl-N^6-(*N*,*N*′-diethylamidino)-L-lysyl-L-prolyl-D-alanin amide

N-乙酰基-3-(2-萘基)-D-丙氨酰-4-氯-D-苯丙氨酰-3-(吡啶-3-基)-D-丙氨酰-L-丝氨酰-L-酪氨酰-N^6-(*N*,*N*′-二乙氨基)-D-赖氨酰-L-亮氨酰-N^6-(*N*,*N*′-二乙胺)-L-赖氨酰-L-脯氨酰-D-丙氨酰胺

CAS 登录号 124904-93-4; 129311-55-3[二乙酸盐]

INN list 65

药效分类 抗促性腺激素释放激素类药

ATC 分类 H01CC01

加尼瑞克

加诺沙星

Garenoxacin（*INN*）

化学结构式

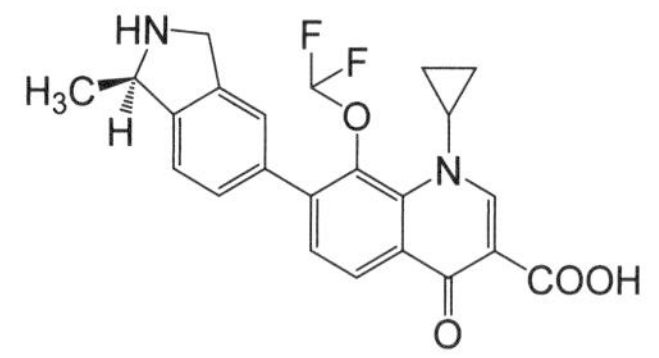

分子式和分子量 $C_{23}H_{20}F_2N_2O_4$ 426.42

化学名 1-Cyclopropyl-8-(difluoromethoxy)-7-[(1*R*)-1-methyl-2,3-dihydro-1*H*-isoindol-5-yl]-4-oxo-1,4-dihydroquinoline-3-carboxylic acid

1-环丙基-8-(二氟甲氧基)-7-[(1*R*)-1-甲基-2,3-二氢-1*H*-异吲哚-5-基]-4-氧代-1,4-二氢喹啉-3-羧酸

CAS 登录号 194804-72-3; 223652-82-2[甲磺酸盐]; 223652-90-2[甲磺酸盐一水合物]

INN list 98

药效分类 喹诺酮类抗微生物药

ATC 分类 J01MA19

加匹可明

Gapicomine（*INN*）

化学结构式

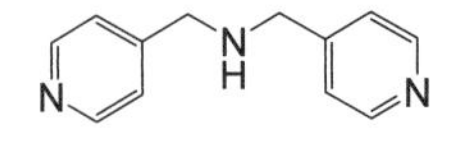

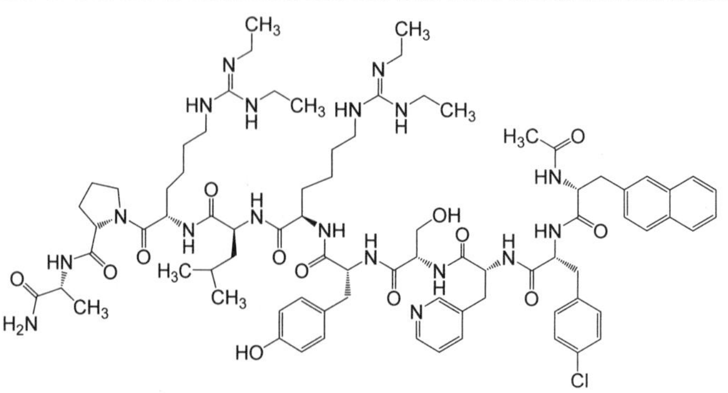

分子式和分子量　$C_{12}H_{13}N_3$　199.25

化学名　4,4'-(Iminodimethylene)dipyridine

4,4'-(氨叉基二甲叉基)二吡啶

CAS 登录号　1539-39-5

INN list　28

药效分类　冠脉扩张药

加普米定

Gapromidine（*INN*）

化学结构式

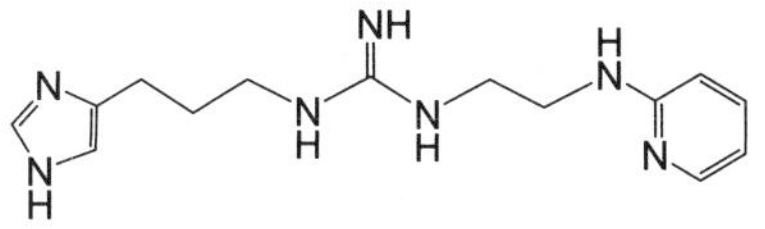

分子式和分子量　$C_{14}H_{21}N_7$　287.36

化学名　1-(3-Imidazol-4-ylpropyl)-3-[2-(2-pyridylamino)ethyl] guanidine

1-(3-咪唑-4-基丙基)-3-[2-[(吡啶-2-基)氨基]乙基]胍

CAS 登录号　106686-40-2

INN list　59

药效分类　组胺 H_2 受体激动药

加柔比星

Galarubicin（*INN*）

化学结构式

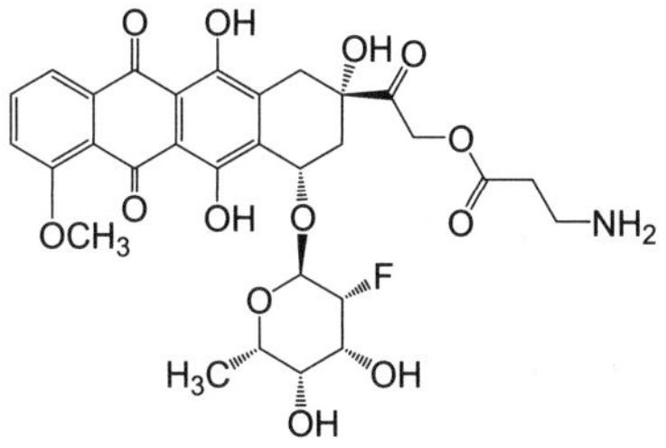

分子式和分子量　$C_{30}H_{32}FNO_{13}$　633.57

化学名　[2-[(2*S*,4*S*)-4-[(2*R*,3*R*,4*R*,5*S*,6*S*)-3-Fluoro-4,5-dihydroxy-6-methyloxan-2-yl]oxy-2,5,12-trihydroxy-7-methoxy-6,11-dioxo-3,4-dihydro-1*H*-tetracen-2-yl]-2-oxoethyl] 3-aminopropanoate

[2-[(2*S*,4*S*)-4-[(2*R*,3*R*,4*R*,5*S*,6*S*)-3-氟-4,5-二羟基-6-甲基氧杂环己-2-基]氧基-2,5,12-三羟基-7-甲氧基-6,11-二氧代-3,4-二氢-1*H*-并四苯-2-基]-2-氧代乙基] 3-氨基丙酸酯

CAS 登录号　140637-86-1

INN list　80

药效分类　抗生素类抗肿瘤药

加他帕生

Gataparsen（*INN*）

分子式和分子量　$C_{204}H_{278}N_{59}O_{111}P_{17}S_{17}$　6404.34

化学结构式　(3'→5')d(*P*-thio)(rU-rG-rU-rG-C-T-A-T-T-C-T-G-T-G-rA-rA-rU-rU)

修饰的核酸结构

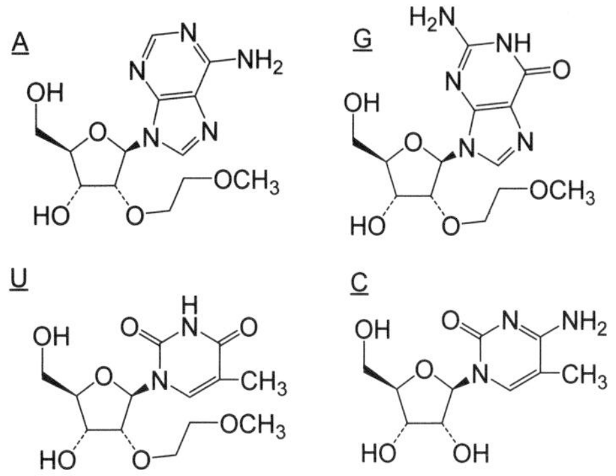

化学名　*all-P*-Ambo-2'-*O*-(2-methoxyethyl)-5-methyl-*P*-thiouridylyl-(3'→5')-2'-*O*-(2-methoxyethyl)-*P*-thioguanylyl-(3'→5')-2'-*O*-(2-methoxyethyl)-5-methyl-*P*-thiouridylyl-(3'→5')-2'-*O*-(2-methoxyethyl)-*P*-thioguanylyl-(3'→5')-2'-deoxy-5-methyl-*P*-thiocytidylyl-(3'→5')-*P*-thiothymidylyl-(3'→5')-2'-deoxy-*P*-thioadenylyl-(3'→5')-*P*-thiothymidylyl-(3'→5')-*P*-thiothymidylyl-(3'→5')-2'-deoxy-5-methyl-*P*-thioucytidylyl-(3'→5')-*P*-thiothymidylyl-(3'→5')-2'-deoxy-*P*-thioguanylyl-(3'→5')-*P*-thiothymidylyl-(3'→5')-2'-deoxy-*P*-thioguanylyl-(3'→5')-2'-*O*-(2-methoxyethyl)-*P*-thioadenylyl-(3'→5')-2'-*O*-(2-methoxyethyl)-*P*-thioadenylyl-(3'→5')-2'-*O*-(2-methoxyethyl)-5-methyl-*P*-thiouridylyl-(3'→5')-2'-*O*-(2-methoxyethyl)-5-methyluridine

全-*P*-双-2'-*O*-(2-甲氧基乙基)-5-甲基-*P*-硫尿核苷基-(3'→5')-2'-*O*-(2-甲氧基乙基)-*P*-硫鸟嘌呤基-(3'→5')-2'-*O*-(2-甲氧基乙基)-5-甲基-*P*-硫尿核苷基-(3'→5')-2'-*O*-(2-甲氧基乙基)-*P*-硫鸟嘌呤基-(3'→5')-2'-脱氧-5-甲基-*P*-硫胞苷酰-(3'→5')-*P*-硫胸苷酰-(3'→5')-2'-脱氧-*P*-硫腺苷酰-(3'→5')-*P*-硫胸苷酰-(3'→5')-*P*-硫胸苷酰-(3'→5')-2'-脱氧-5-甲基-*P*-硫胞苷酰-(3'→5')-*P*-硫胸苷基-(3'→5')-2'-脱氧-*P*-硫鸟苷酰-(3'→5')-*P*-硫胸苷基-(3'→5')-2'-脱氧-*P*-硫鸟苷酰-(3'→5')-2'-*O*-(2-甲氧基乙基)-*P*-硫腺苷酰-(3'→5')-2'-*O*-(2-甲氧基乙基)-*P*-硫腺苷酰-(3'→5')-2'-*O*-(2-甲氧基乙基)-5-甲基-*P*-硫尿苷酰基-(3'→5')-2'-*O*-(2-甲氧基乙基)-5-甲基尿苷

CAS 登录号　1065019-70-6

INN list　103

药效分类　抗肿瘤药

加特色替

Gartisertib（*INN*）

化学结构式

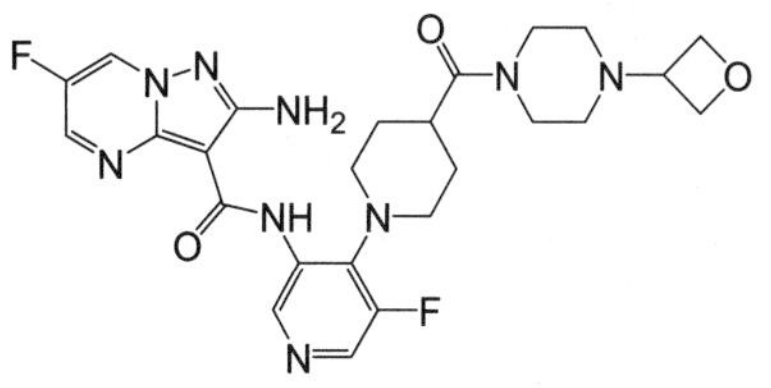

分子式和分子量 $C_{25}H_{29}F_2N_9O_3$ 541.56

化学名 2-Amino-6-fluoro-*N*-(5-fluoro-4-{4-[4-(oxetan-3-yl)piperazine-1-carbonyl]piperidin-1-yl}pyridin-3-yl)pyrazolo[1,5-*a*]pyrimidine-3-carboxamide

2-氨基-6-氟-*N*-(5-氟-4-{4-[4-(氧杂环丁烷-3-基)哌嗪-1-羰基]哌啶-1-基}吡啶-3-基)吡唑并[1,5-*a*]嘧啶-3-甲酰胺

CAS 登录号 1613191-99-3

INN list 125

药效分类 丝氨酸/苏氨酸激酶抑制药，抗肿瘤药

加特司匹

Ganetespib（*INN*）

化学结构式

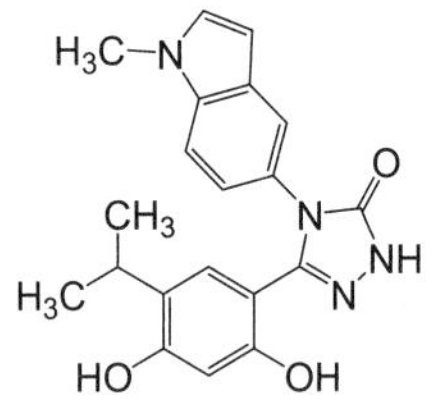

分子式和分子量 $C_{20}H_{20}N_4O_3$ 364.40

化学名 5-[2,4-Dihydroxy-5-(propan-2-yl)phenyl]-4-(1-methyl-1*H*-indol-5-yl)-2,4-dihydro-3*H*-1,2,4-triazol-3-one

5-[2,4-二羟基-5-(丙烷-2-基)苯基]-4-(1-甲基-1*H*-吲哚-5-基)-2,4-二氢-3*H*-1,2,4-三氮唑-3-酮

CAS 登录号 888216-25-9

INN list 105

药效分类 抗肿瘤药

加替苯宁

Galtifenin（*INN*）

化学结构式

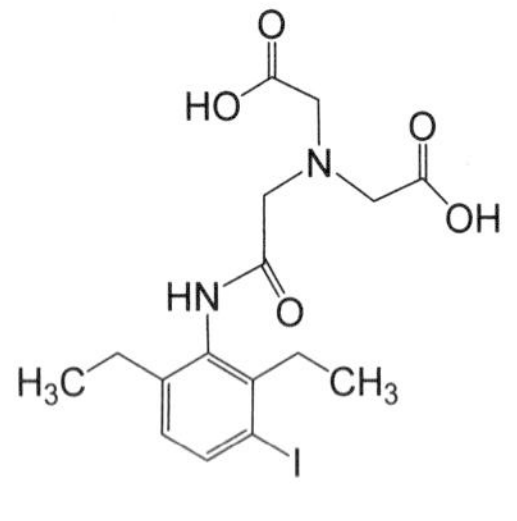

分子式和分子量 $C_{16}H_{21}IN_2O_5$ 448.25

化学名 2-[Carboxymethyl-[2-(2,6-diethyl-3-iodoanilino)-2-oxoethyl]amino]acetic acid

2-[羧甲基-[2-(2,6-二乙基-3-碘苯胺)-2-氧代乙基]氨基]乙酸

CAS 登录号 106719-74-8

INN list 59

药效分类 诊断用药

加替沙星

Gatifloxacin（*INN*）

分子式和分子量 $C_{19}H_{22}FN_3O_4$ 375.40

化学结构式

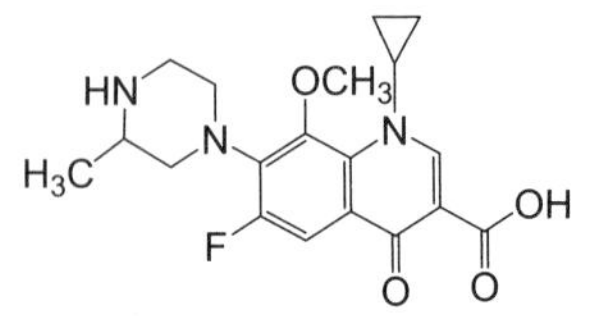

化学名 (±)-1-Cyclopropyl-6-fluoro-1,4-dihydro-8-methoxy-7-(3-methyl-1-piperazinyl)-4-oxo-3-quinolinecarboxylic acid

(±)-1-环丙基-6-氟-1,4-二氢-8-甲氧基-7-(3-甲基-哌嗪-1-基)-4-氧代-3-喹啉羧酸

CAS 登录号 112811-59-3; 180200-66-2[倍半水合物]

INN list 74

药效分类 喹诺酮类抗微生物药

ATC 分类 J01MA16

加瓦格列汀

Garvagliptin（*INN*）

化学结构式

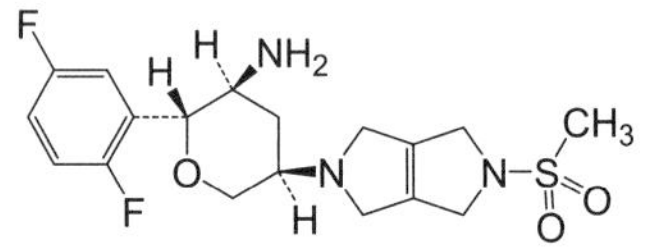

分子式和分子量 $C_{18}H_{23}F_2N_3O_3S$ 399.46

化学名 (2*R*,3*S*,5*R*)-2-(2,5-Difluorophenyl)-5-[5-(methanesulfonyl)-3,4,5,6-tetrahydropyrrolo[3,4-*c*]pyrrol-2(1*H*)-yl]oxan-3-amine

(2*R*,3*S*,5*R*)-2-(2,5-二氟苯基)-5-[5-(甲磺酰基)-3,4,5,6-四氢吡咯并[3,4-*c*]吡咯-2(1*H*)-基]噁烷-3-胺

CAS 登录号 1601479-87-1

INN list 117

药效分类 抗糖尿病药

加维斯替奈

Gavestinel（*INN*）

化学结构式

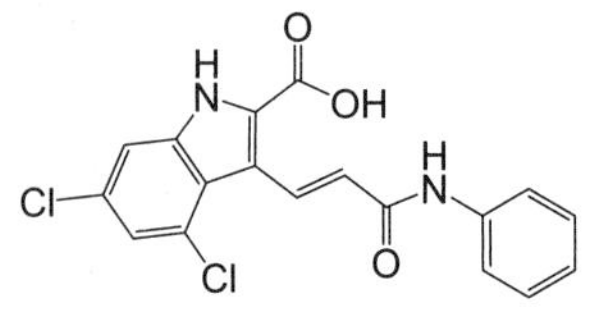

分子式和分子量 $C_{18}H_{12}Cl_2N_2O_3$ 375.21

化学名 4,6-Dichloro-3-[(*E*)-2-(phenylcarbamoyl)vinyl]indole-2-carboxylic acid

4,6-二氯-3-[(*E*)-2-(苯氨基甲酰基)乙烯基]吲哚-2-羧酸

CAS 登录号 153436-22-7

INN list 77

药效分类 NMDA 受体拮抗药，抗中风药

加压素

Vasopressin（*INN*）

分子式和分子量 赖氨酸型：$C_{46}H_{65}N_{13}O_{12}S_2$ 1056.22

精氨酸型：$C_{46}H_{65}N_{15}O_{12}S_2$ 1084.24

化学结构式

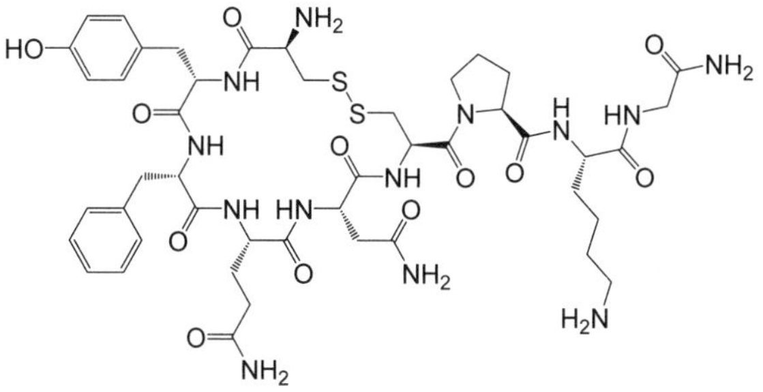

赖氨酸型

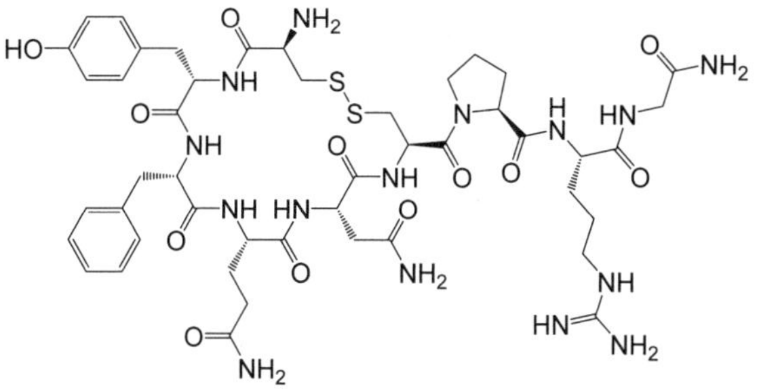

精氨酸型

化学名 赖氨酸型：Vasopressin，8-L-lysine-

8-L-赖氨酸-后叶加压素

精氨酸型：Vasopressin，8-L-arginine-

8-L-精氨酸-后叶加压素

CAS 登录号 50-57-7[赖氨酸型]; 113-79-1[精氨酸型]

INN list 16

药效分类 垂体后叶激素类药

ATC 分类 H01BA01

镓[^{68}Ga]戈泽肽

Gallium [^{68}Ga] Gozetotide（*INN*）

化学结构式

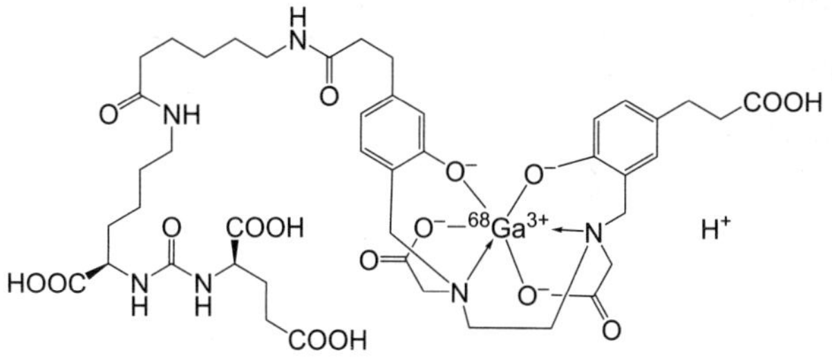

分子式和分子量 $C_{44}H_{59}{}^{68}GaN_6O_{17}$ 1011.91

化学名 {*N*-[(*N*^{6}-{6-[3-(3-{[{2-[{[5-(2-Carboxyethyl)-2-hydroxy-κ*O*-phenyl]methyl}(carboxy-κ*O*-methyl)amino-κ*N*]ethyl}(carboxy-κ*O*-methyl)amino-κ*N*]methyl}-4-hydroxy-κ*O*-phenyl)propanamido]hexanoyl}-L-lysin-*N*^{2}-yl)carbonyl]-L-glutamato(3−)}(^{68}Ga)gallium

{*N*-[(*N*^{6}-{6-[3-(3-{[{2-[{[5-(2-羧乙基)-2-羟基-κ*O*-苯基]甲基}(羧基-κ*O*-甲基)氨基-κ*N*]乙基}(羧基-κ*O*-甲基)氨基-κ*N*]甲基}-4-羟基-κ*O*-苯基)丙酰氨基]己酰基}-L-赖氨酸-*N*^{2}-基)羰基]-L-谷氨酸(3−)}合[^{68}Ga]镓

CAS 登录号 1906894-20-9

INN list 123

药效分类 诊断用药

甲氨蝶呤

Methotrexate（*INN*）

化学结构式

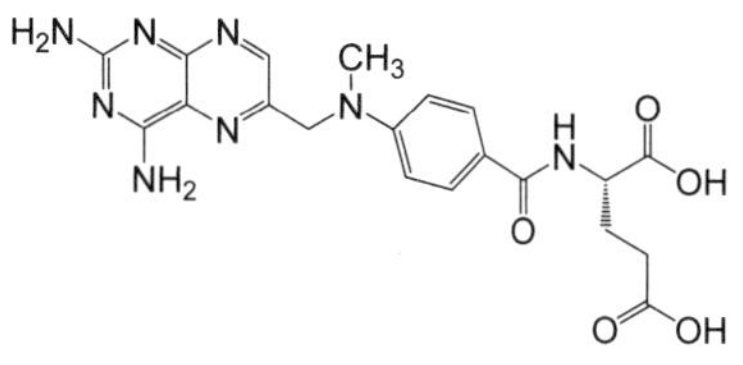

分子式和分子量 $C_{20}H_{22}N_8O_5$ 454.44

化学名 L-(+)-*N*-[*p*-[[(2,4-Diamino-6-pteridinyl)methyl]methylamino]benzoyl]glutamic acid

L-(+)-*N*-[4-[[(2,4-二氨基-蝶啶-6-基)甲基]甲氨基]苯甲酰基]谷氨酸

CAS 登录号 59-05-2

INN list 10

药效分类 抗代谢类抗肿瘤药

ATC 分类 L01BA01，L04AX03

甲胺苯丙酮

Metamfepramone（*INN*）

化学结构式

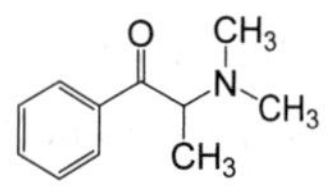

分子式和分子量 $C_{11}H_{15}NO$ 177.24

化学名 2-(Dimethylamino)propiophenone

2-(二甲氨基)苯丙酮

CAS 登录号 15351-09-4

INN list 14

药效分类 食欲抑制药

甲苯比妥

Methylphenobarbital（*INN*）

化学结构式

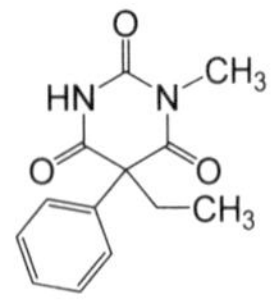

分子式和分子量　$C_{13}H_{14}N_2O_3$　246.26

化学名　5-Ethyl-1-methyl-5-phenylbarbituric acid

5-乙基-1-甲基-5-苯巴比妥酸

CAS 登录号　115-38-8

INN list　1

药效分类　镇静催眠药

甲苯地尔

Mefenidil（*INN*）

化学结构式

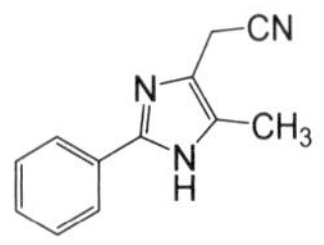

分子式和分子量　$C_{12}H_{11}N_3$　197.24

化学名　5-Methyl-2-phenylimidazole-4-acetonitrile

5-甲基-2-苯基咪唑-4-乙腈

CAS 登录号　58261-91-9; 83153-38-2[富马酸盐]

INN list　48

药效分类　脑血管扩张药

甲苯磺吡胺

Tolpyrramide（*INN*）

化学结构式

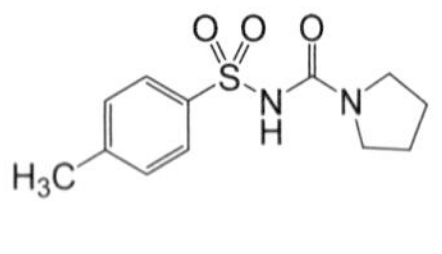

分子式和分子量　$C_{12}H_{16}N_2O_3S$　268.33

化学名　*N*-(*p*-Tolylsulfonyl)-1-pyrrolidinecarboxamide

N-(4-甲基苯磺酰基)-1-吡咯烷基甲酰胺

CAS 登录号　5588-38-5

INN list　13

药效分类　抗糖尿病药

甲苯磺丁脲

Tolbutamide（*INN*）

分子式和分子量　$C_{12}H_{18}N_2O_3S$　270.35

化学结构式

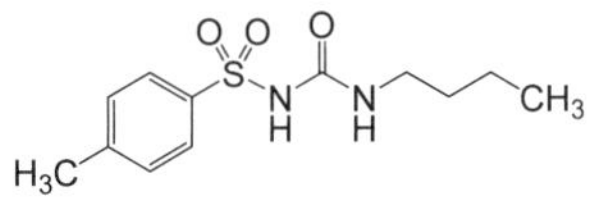

化学名　1-Butyl-3-(4-tolylsulfonyl)urea

1-丁基-3-(4-甲基苯磺酰基)脲

CAS 登录号　64-77-7

INN list　6

药效分类　口服降血糖药

ATC 分类　A10BB03

甲苯咪唑

Mebendazole（*INN*）

化学结构式

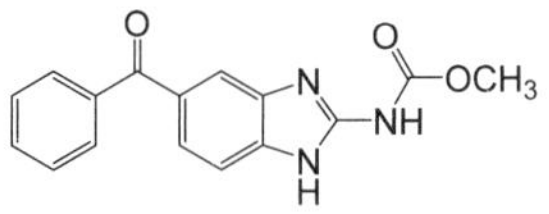

分子式和分子量　$C_{16}H_{13}N_3O_3$　295.29

化学名　Methyl 5-benzoyl-2-benzimidazole-carbamate

甲基 5-苯甲酰基-苯并咪唑-2-基氨基甲酸酯

CAS 登录号　31431-39-7

INN list　24

药效分类　抗线虫药

ATC 分类　P02CA01

甲吡罗索

Mepiroxol（*INN*）

化学结构式

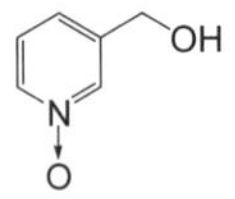

分子式和分子量　$C_6H_7NO_2$　125.13

化学名　3-Pyridinemethanol 1-oxide

3-吡啶甲醇 1-氧化物

CAS 登录号　6968-72-5

INN list　22

药效分类　抗糖尿病药

甲吡酮

Metipirox（*INN*）

化学结构式

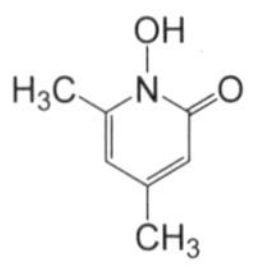

分子式和分子量 $C_7H_9NO_2$ 139.15

化学名 1-Hydroxy-4,6-dimethyl-2(1*H*)-pyridone

1-羟基-4,6-二甲基-2(1*H*)-吡啶酮

CAS 登录号 29342-02-7

INN list 26

药效分类 抗真菌药

甲吡唑

Fomepizole（*INN*）

化学结构式

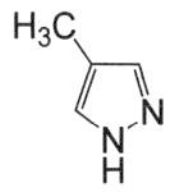

分子式和分子量 $C_4H_6N_2$ 82.10

化学名 4-Methylpyrazole

4-甲基吡唑

CAS 登录号 7554-65-6

INN list 63

药效分类 解毒药，乙醇脱氢酶抑制药

甲铋喹

Mebiquine（*INN*）

化学结构式

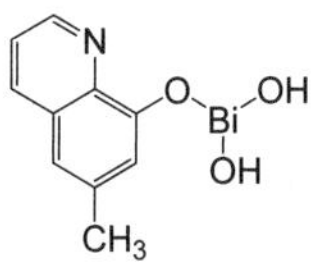

分子式和分子量 $C_{10}H_{10}BiNO_3$ 401.17

化学名 Dihydroxy(6-methyl-8-quinolinolato)bismuth

二羟基(6-甲基-8-羟基喹啉)铋

CAS 登录号 23910-07-8

INN list 29

药效分类 消毒防腐药

甲苄葡苷

Mebenoside（*INN*）

化学结构式

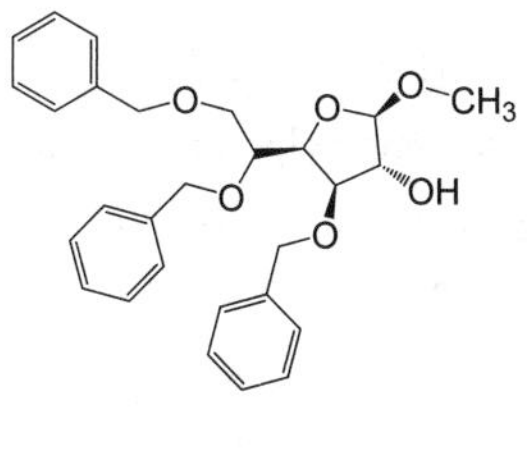

分子式和分子量 $C_{28}H_{32}O_6$ 464.55

化学名 Methyl 3,5,6-tri-*O*-benzyl-D-glucofuranoside

甲基 3,5,6-三-*O*-苄基-D-呋喃葡萄糖苷

CAS 登录号 55902-93-7

INN list 32

药效分类 抗炎药

甲苄索氯铵

Methylbenzethonium Chloride（*INN*）

化学结构式

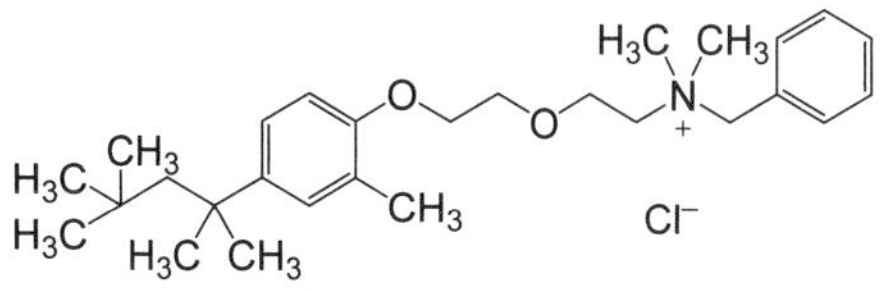

分子式和分子量 $C_{28}H_{44}ClNO_2$ 462.11

化学名 Benzyl-dimethyl-[2-[2-[2-methyl-4-(2,4,4-trimethylpentan-2-yl)phenoxy]ethoxy]ethyl]azanium;chloride

氯化 苄基-二甲基-[2-[2-[2-甲基-4-(2,4,4-三甲基戊-2-基)苯氧基]乙氧基]乙基]铵

CAS 登录号 25155-18-4

INN list 1

药效分类 消毒防腐药

甲苄香豆素

Xylocoumarol（*INN*）

化学结构式

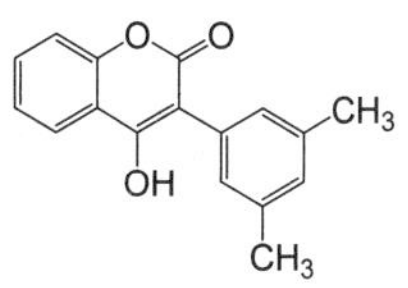

分子式和分子量 $C_{17}H_{14}O_3$ 266.29

化学名 4-Hydroxy-3-(3,5-xylyl)coumarin

4-羟基-3-(3,5-二甲基苯基)香豆素

CAS 登录号 15301-97-0

INN list 15

药效分类 抗凝血药

甲丙氨酯

Meprobamate（*INN*）

化学结构式

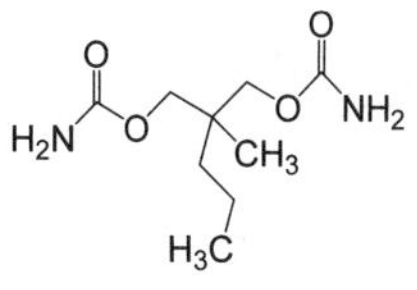

分子式和分子量 $C_9H_{18}N_2O_4$ 218.25

化学名 2-Methyl-2-propyl-1,3-propanediol dicarbamate

2-甲基-2-丙基-1,3-丙二基二氨基甲酸酯

CAS 登录号 57-53-4

INN list 6

药效分类 镇静催眠药

甲丙那林

Metiprenaline（*INN*）

化学结构式

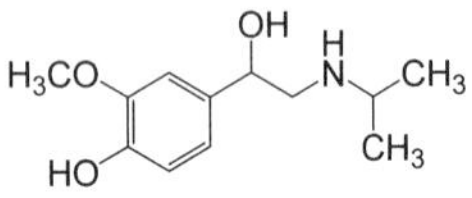

分子式和分子量 $C_{12}H_{19}NO_3$ 225.28

化学名 *α*-[(Isopropylamino)-methyl]vanillyl alcohol

α-[(异丙氨基)-甲基]香草醇

CAS 登录号 1212-03-9

INN list 24

药效分类 支气管舒张药

甲布芬

Metbufen（*INN*）

化学结构式

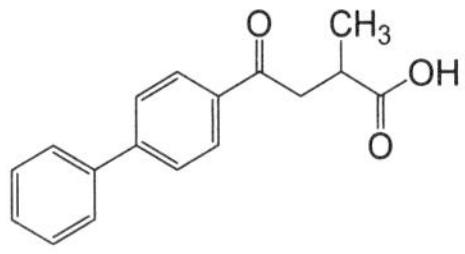

分子式和分子量 $C_{17}H_{16}O_3$ 268.31

化学名 3-(4-Biphenylylcarbonyl)-2-methylpropionic acid

3-(4-联苯甲酰基)-2-甲基丙酸

CAS 登录号 63472-04-8

INN list 43

药效分类 抗炎镇痛药

甲地高辛

Metildigoxin（*INN*）

化学结构式

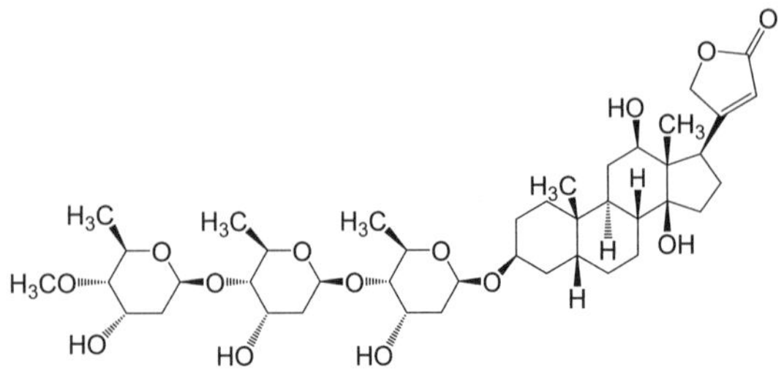

分子式和分子量 $C_{42}H_{66}O_{14}$ 794.97

化学名 4'''-*O*-Methyl-4-[(3*S*,5*R*,8*R*,9*S*,10*S*,12*R*,13*S*,14*S*)-3-[(2*S*,4*S*,5*R*,6*R*)-5-[(2*S*,4*S*,5*R*,6*R*)-5-[(2*S*,4*S*,5*R*,6*R*)-4,5-dihydroxy-6-methyl-oxan-2-yl]oxy-4-hydroxy-6-methyl-oxan-2-yl]oxy-4-hydroxy-6-methyl-oxan-2-yl]oxy-12,14-dihydroxy-10,13-dimethyl-1,2,3,4,5,6,7,8,9,11,12,15,16,17-tetradecahydrocyclopenta[*a*]phenanthren-17-yl]-5*H*-furan-2-one

4'''-*O*-甲基-4-[(3*S*,5*R*,8*R*,9*S*,10*S*,12*R*,13*S*,14*S*)-3-[(2*S*,4*S*,5*R*,6*R*)-5-[(2*S*,4*S*,5*R*,6*R*)-5-[(2*S*,4*S*,5*R*,6*R*)-4,5-二羟基-6-甲基-氧杂环己烷-2-基]氧-4-羟基-6-甲基-氧杂环己烷-2-基]氧-4-羟基-6-甲基-氧杂环己烷-2-基]氧-12,14-二羟基-10,13-二甲基-1,2,3,4,5,6,7,8,9,11,12,15,16,17-十四氢环戊熳并[*a*]菲-17-基]-5*H*-呋喃-2-酮

CAS 登录号 30685-43-9

INN list 36

药效分类 强心苷类药

ATC 分类 C01AA08

甲地嗪

Methdilazine（*INN*）

化学结构式

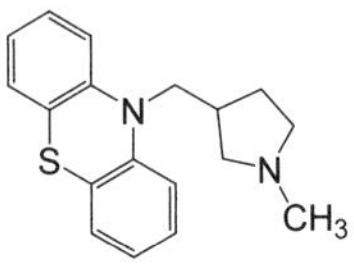

分子式和分子量 $C_{18}H_{20}N_2S$ 296.43

化学名 10-[(1-Methyl-3-pyrrolidinyl)methyl]phenothiazine

10-[(1-甲基-吡咯烷-3-基)甲基]吩噻嗪

CAS 登录号 1982-37-2

INN list 10

药效分类 抗组胺药，止痒药

甲地孕酮

Megestrol（*INN*）

化学结构式

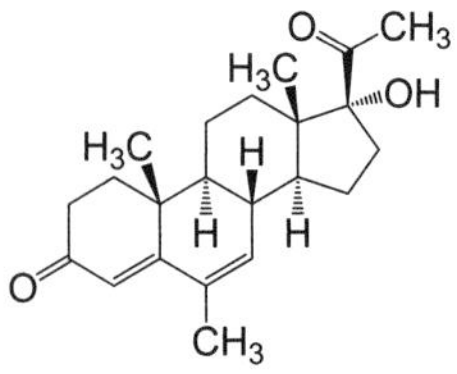

分子式和分子量 $C_{22}H_{30}O_3$ 342.48

化学名 17-Hydroxy-6-methylpregna-4,6-diene-3,20-dione

17-羟基-6-甲基孕甾-4,6-二烯-3,20-二酮

CAS 登录号 3562-63-8; 595-33-5[乙酸酯]

INN list 13

药效分类 孕激素类内分泌治疗用药

ATC 分类 L02AB01，G03DB02

甲碘布卓

Buzepide Metiodide（*INN*）

化学结构式

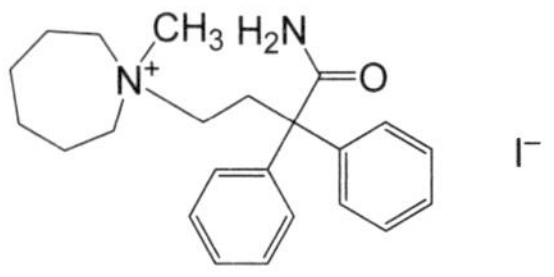

分子式和分子量　$C_{23}H_{31}IN_2O$　478.41

化学名　1-(3-Carbamoyl-3,3-diphenylpropyl)perhydro-1-methylazepinium iodide

碘化 1-(3-氨基甲酰基-3,3-二苯基丙基)全氢化-1-甲基氮杂䓬鎓

CAS 登录号　15351-05-0

INN list　14

药效分类　抗胆碱药

甲二氢吗啡

Methyldesorphine（*INN*）

化学结构式

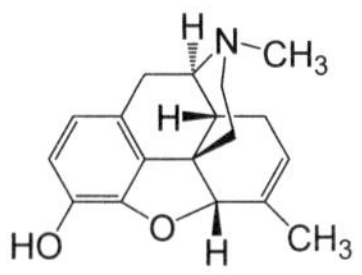

分子式和分子量　$C_{18}H_{21}NO_2$　283.36

化学名　6-Methyl-Δ^6-deoxymorphine

6-甲基-Δ^6-脱氧吗啡

CAS 登录号　16008-36-9

INN list　5

药效分类　镇痛药

甲泛葡胺

Metrizamide（*INN*）

化学结构式

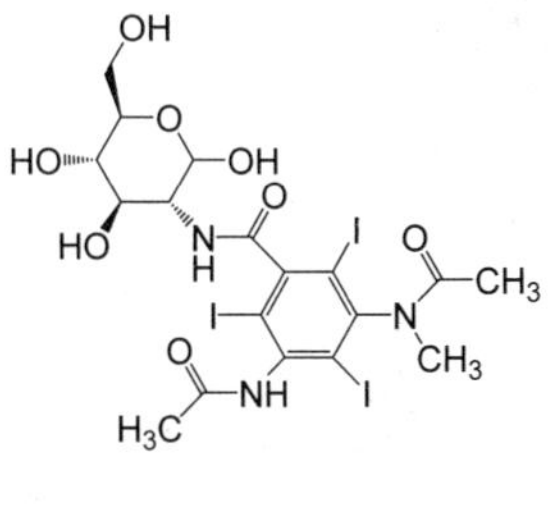

分子式和分子量　$C_{18}H_{22}I_3N_3O_8$　789.10

化学名　2-[3-Acetamido-2,4,6-triiodo-5-(*N*-methylacetamido)benzamido]-2-deoxy-D-glucose

2-[3-乙酰氨基-2,4,6-三碘代-5-(*N*-甲基乙酰氨基)苯甲酰氨基]-2-脱氧-D-葡萄糖

CAS 登录号　31112-62-6

INN list　26

药效分类　诊断用药

甲泛影钠

Sodium Metrizoate（*INN*）

化学结构式

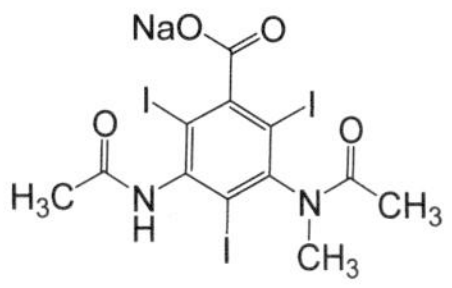

分子式和分子量　$C_{12}H_{10}I_3N_2NaO_4$　649.92

化学名　Sodium 3-acetamido-2,4,6-triiodo-5-(*N*-methylacetamido)benzoate

3-乙酰氨基-2,4,6-三碘代-5-(*N*-甲基乙酰氨基苯)苯甲酸钠

CAS 登录号　7225-61-8; 1949-45-7[甲泛影]

INN list　13

药效分类　诊断用药

甲芬那酸

Mefenamic Acid（*INN*）

化学结构式

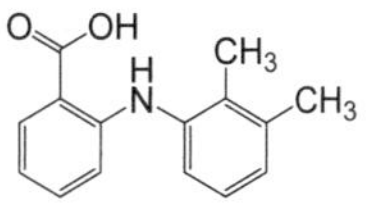

分子式和分子量　$C_{15}H_{15}NO_2$　241.29

化学名　*N*-2,3-Xylylanthranilic acid

N-(2,3-二甲苯基)氨基苯甲酸

CAS 登录号　61-68-7

INN list　13

药效分类　抗炎镇痛药

甲酚

Cresol

化学结构式

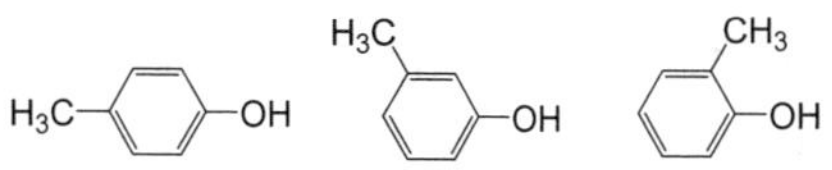

分子式和分子量　C_7H_8O　108.14

药物描述　A mixture of 4-Methylphenol, 3-Methylphenol, 2-Methylphenol

4-甲基苯酚、3-甲基苯酚和 2-甲基苯酚的混合物

CAS 登录号　1319-77-3[混合物]; 95-48-7[邻甲酚]; 108-39-4[间甲酚]; 106-44-5 [对甲酚]

药效分类　消毒防腐药

甲酚曲唑

Drometrizole（*INN*）

化学结构式

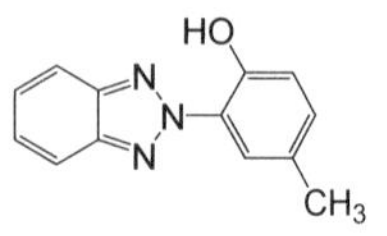

分子式和分子量　$C_{13}H_{11}N_3O$　225.25

化学名　2-(2*H*-Benzotriazol-2-yl)-4-cresol

2-(2*H*-苯并三唑-2-基)-4-甲基苯酚

CAS 登录号　2440-22-4

INN list　42

药效分类　防晒药

甲酚酰胺

Cresotamide（*INN*）

化学结构式

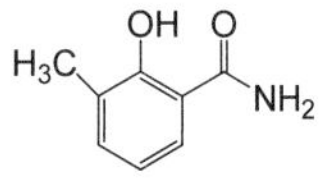

分子式和分子量　$C_8H_9NO_2$　151.16

化学名　2-Hydroxy-3-methylbenzamide

2-羟基-3-甲基苯甲酰胺

CAS 登录号　14008-60-7

INN list　28

药效分类　解热镇痛药

甲砜霉素

Thiamphenicol（*INN*）

化学结构式

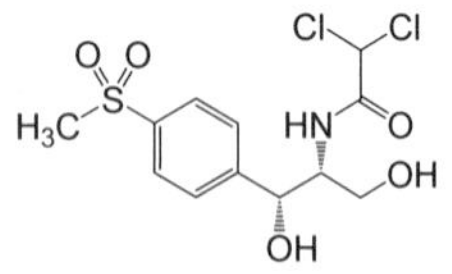

分子式和分子量　$C_{12}H_{15}Cl_2NO_5S$　356.22

化学名　D-(+)-*threo*-2,2-Dichioro-*N*-[*β*-hydroxy-*α*-(hydroxymethyl)-*p*-(methylsulfonyl)phenethyl]acetamide

D-(+)-苏-2,2-二氯-*N*-[*β*-羟基-*α*-(羟甲基)-4-(甲磺酰基)苯乙基]乙酰胺

CAS 登录号　15318-45-3

INN list　10

药效分类　酰胺醇类抗微生物药

ATC 分类　J01BA02

甲氟喹

Mefloquine（*INN*）

化学结构式

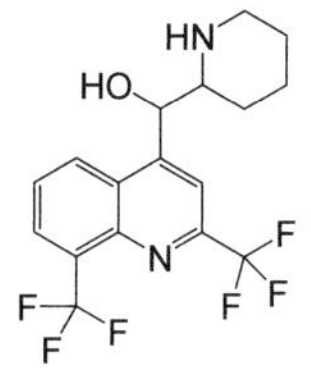

分子式和分子量　$C_{17}H_{16}F_6N_2O$　378.31

化学名　(DL-*erythro*-*α*-2-Piperidyl-2,8-bis(trifluoromethyl)-4-quinolinemethanol

(DL-赤-*α*-(哌啶-2-基)-2,8-双(三氟甲基)-喹啉-4-甲醇

CAS 登录号　53230-10-7

INN list　33

药效分类　双胍类抗疟药

ATC 分类　P01BC02

甲睾酮

Methyltestosterone（*INN*）

化学结构式

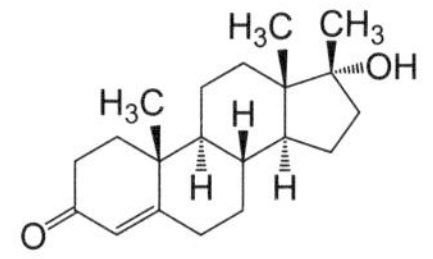

分子式和分子量　$C_{20}H_{30}O_2$　302.45

化学名　17*β*-Hydroxy-17-methylandrost-4-en-3-one

17*β*-羟基-17-甲睾酮-4-烯-3-酮

CAS 登录号　58-18-4

INN list　4

药效分类　雄激素类药

ATC 分类　G03BA02

甲钴胺

Mecobalamin（*INN*）

化学结构式

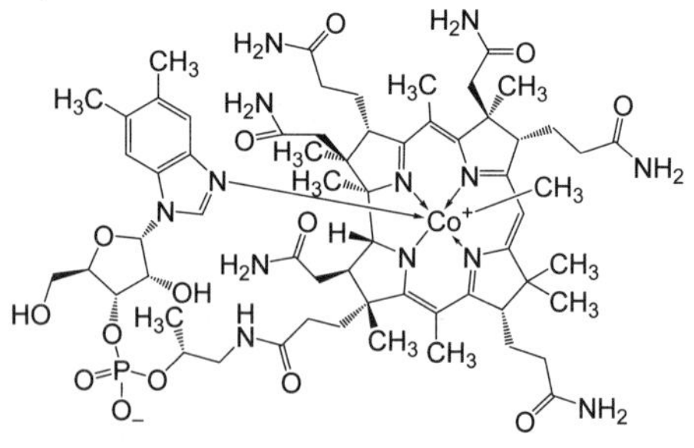

分子式和分子量 $C_{63}H_{91}CoN_{13}O_{14}P$ 1344.38

化学名 Cobinamide, *Co*-methyl derivative, hydroxide, dihydrogen phosphate (ester),inner salt, 3'-ester with 5,6-dimethyl-1-*α*-D-ribofuranosyl benzimidazole

钴啉醇酰胺,*Co*-甲基衍生物,氢氧化物,二氢磷酸酯,内盐,3'位与 5,6-二甲基-1-*α*-D-呋喃核糖基苯并咪唑成酯

CAS 登录号 13422-55-4

INN list 26

药效分类 维生素类药，抗贫血药

甲海葱次苷

Meproscillarin（*INN*）

化学结构式

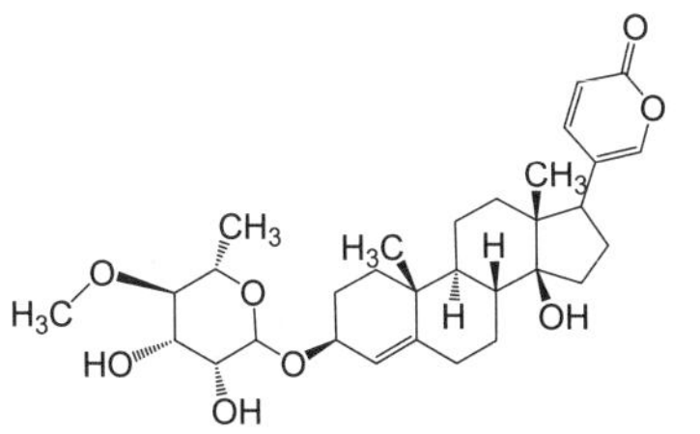

分子式和分子量 $C_{31}H_{44}O_8$ 544.68

化学名 3*β*-[(6-Deoxy-4-*O*-methyl-*α*-L-mannopyranosyl)oxy]-14-hydroxybufa-4,20,22-trienolide

3*β*-[(6-脱氧-4-*O*-甲基-*α*-L-吡喃甘露糖基)氧基]-14-羟基蟾甾-4,20,22-三烯羟酸内酯

CAS 登录号 33396-37-1

INN list 38

药效分类 强心药

甲琥胺

Mesuximide（*INN*）

化学结构式

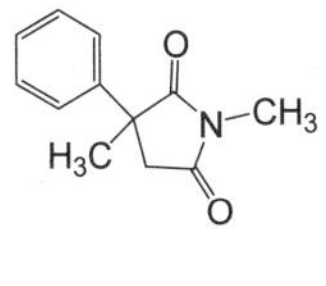

分子式和分子量 $C_{12}H_{13}NO_2$ 203.24

化学名 1,3-Dimethyl-3-phenylpyrrolidine-2,5-dione

1,3-二甲基-3-苯基吡咯-2,5-二酮

CAS 登录号 77-41-8

INN list 6

药效分类 抗癫痫药

甲磺塞托铵

Sevitropium Mesilate（*INN*）

分子式和分子量 $C_{24}H_{29}NO_5S_2$ 475.62

化学结构式

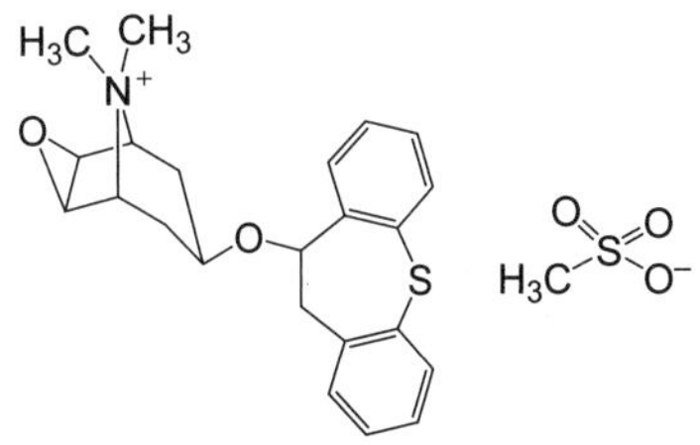

化学名 (±)-3*α*-[(6,11-Dihydrodibenzo[*b*,*e*]thiepin-11-yl)oxy]-6*β*,7*β*-epoxy-8-methyl-1*αH*,5*αH*-tropanium methanesulfonate

甲磺酸 (±)-3*α*-[(6,11-二氢苯并[*b*,*e*]噻庚英-11-基)氧基]-6*β*,7*β*-环氧-8-甲基-1*αH*,5*αH*-托品铵

CAS 登录号 88199-75-1

INN list 56

药效分类 支气管舒张药

甲磺司特

Suplatast Tosilate（*INN*）

化学结构式

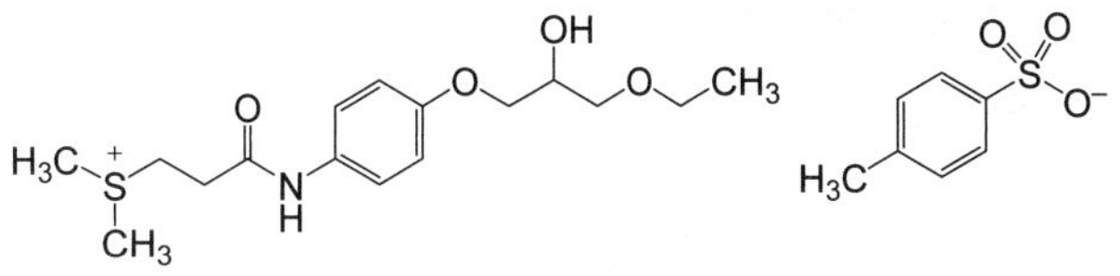

分子式和分子量 $C_{23}H_{33}NO_7S_2$ 499.64

化学名 (±)-[2-[[*p*-(3-Ethoxy-2-hydroxypropoxy)phenyl]carbamoyl]ethyl]dimethylsulfonium *p*-toluenesulfonate

4-甲苯磺酸 (±)-[2-[[4-(3-乙氧基-2-羟基丙氧基)苯基]氨基甲酰基]乙基]二甲基锍

CAS 登录号 94055-76-2

INN list 104

药效分类 抗过敏药

甲磺西泮

Tolufazepam（*INN*）

化学结构式

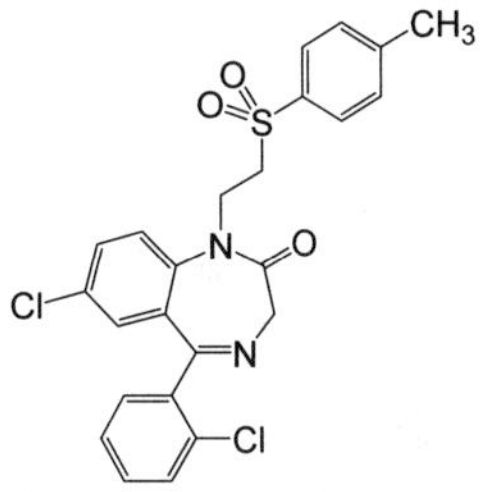

分子式和分子量 $C_{24}H_{20}Cl_2N_2O_3S$ 487.40

化学名 7-Chloro-5-(*o*-chlorophenyl)-1,3-dihydro-1-[2-(*p*-tolylsulfonyl)ethyl]-2*H*-1,4-benzodiazepin-2-one

7-氯-5-(2-氯苯基)-1,3-二氢-1-[2-(4-甲苯基磺酰基)乙基]-2*H*-1,4-苯并二氮杂草-2-酮

CAS 登录号 86273-92-9

INN list 51

药效分类 抗惊厥药，抗焦虑药

甲磺烟肼

Methaniazide（*INN*）

化学结构式

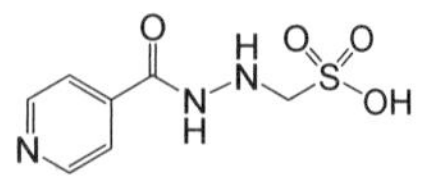

分子式和分子量 $C_7H_9N_3O_4S$ 231.23

化学名 2-Isonicotinoylhydrazinomethanesulphonic acid

2-异烟肼基甲磺酸

CAS 登录号 13447-95-5

INN list 15

药效分类 抗结核药

甲基斑蝥胺

Methylcantharidinimide

化学结构式

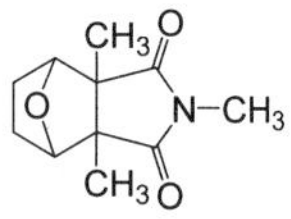

分子式和分子量 $C_{11}H_{15}NO_3$ 209.24

化学名 (3*aα*,4*β*,7*β*,7*aα*)-Hexahydro-2,3*a*,7*a*-trimethyl-4,7-epoxy-1*H*-isoindole-1,3(2*H*)-dione

(3*aα*,4*β*,7*β*,7*aα*)-六氢-2,3*a*,7*a*-三甲基六氢-1*H*-4,7-环氧异吲哚-1,3(2*H*)-二酮

CAS 登记号 946517-54-0

药效分类 抗肿瘤药

甲基多巴

Methyldopa（*INN*）

化学结构式

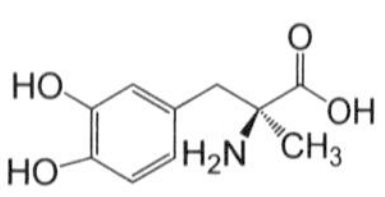

分子式和分子量 $C_{10}H_{13}NO_4$ 211.22

化学名 L-3-(3,4-Dihydroxyphenyl)-2-methylalanine

L-3-(3,4-二羟苯基)-2-甲基丙氨酸

CAS 登录号 555-30-6; 41372-08-1[倍半水合物]

INN list 12

药效分类 降血压药

ATC 分类 C02AB01

甲基纤维素

Methylcellulose（*INN*）

CAS 登录号 9004-67-5

INN list 4

药效分类 导泻药

甲卡拉芬

Metcaraphen

化学结构式

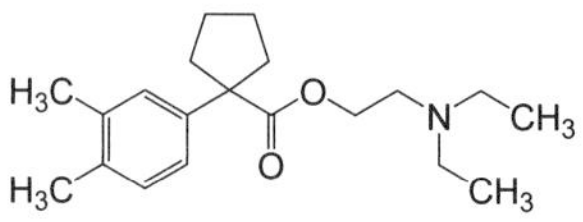

分子式和分子量 $C_{20}H_{31}NO_2$ 317.47

化学名 2-(Diethylamino)ethyl 1-(3,4-dimethylphenyl)cyclopentanecarboxylate

2-(二乙氨基)乙基 1-(3,4-二甲基苯基)环戊烷羧酸酯

CAS 登录号 561-79-5; 1950-31-8[盐酸盐]

药效分类 解痉药

甲喹碘铵

Mequitamium Iodide（*INN*）

化学结构式

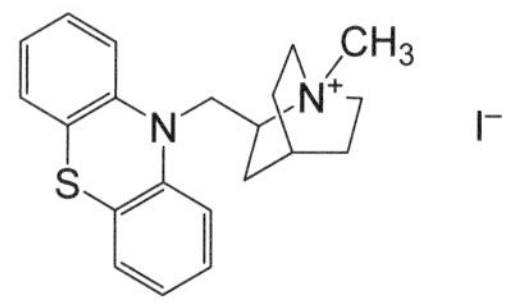

分子式和分子量 $C_{21}H_{25}IN_2S$ 464.41

化学名 (±)-1-Methyl-3-(phenothiazin-10-ylmethyl)quinuclidinium iodide

碘化 (±)-1-甲基-3-(吩噻嗪-10-基甲基)奎宁环铵

CAS 登录号 101396-42-3

INN list 61

药效分类 平喘药

甲喹司特

Melquinast（*INN*）

化学结构式

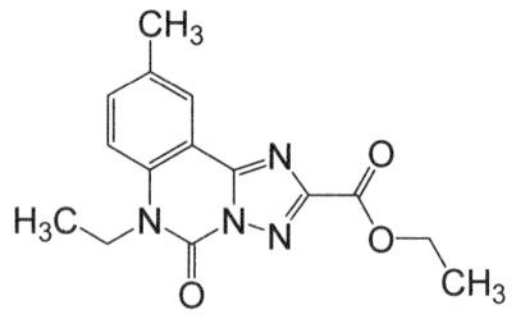

分子式和分子量 $C_{15}H_{16}N_4O_3$ 300.31

化学名 Ethyl 6-ethyl-9-methyl-5-oxo-[1,2,4]triazolo[1,5-*c*]quinazoline-2-carboxylate

乙基 6-乙基-9-甲基-5-氧代-[1,2,4]三氮唑并[1,5-*c*]喹唑啉-2-羧酸酯

CAS 登录号 87611-28-7

INN list 62

药效分类 平喘药，抗过敏药

甲喹酮

Methaqualone（*INN*）

化学结构式

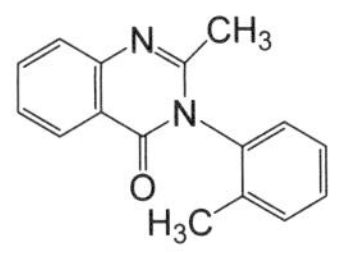

分子式和分子量 $C_{16}H_{14}N_2O$ 250.30

化学名 2-Methyl-3-(2-tolyl)-4(3*H*)-quinazolinone

2-甲基-3-(2-甲苯基)-4(3*H*)-喹唑啉酮

CAS 登录号 72-44-6

INN list 10

药效分类 镇静催眠药

甲酪氨酸

Metirosine（*INN*）

化学结构式

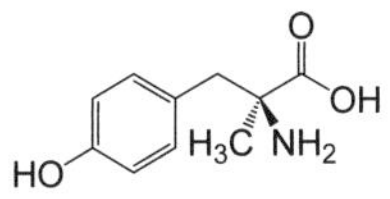

分子式和分子量 $C_{10}H_{13}NO_3$ 195.22

化学名 (−)-*α*-Methyl-L-tyrosine

(−)-*α*-甲基-L-酪氨酸

CAS 登录号 672-87-7; 620-30-4[消旋甲酪氨酸]

INN list 35

药效分类 降血压药

ATC 分类 C02KB01

甲硫阿美铵

Amezinium Metilsulfate（*INN*）

化学结构式

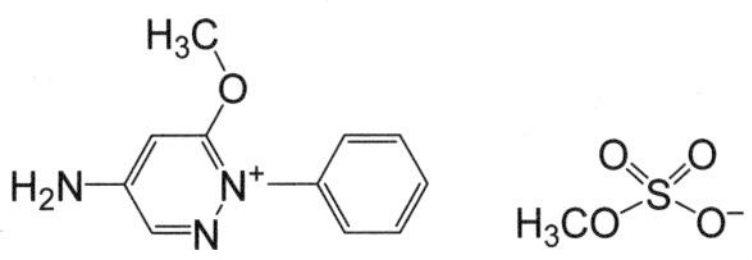

分子式和分子量 $C_{12}H_{15}N_3O_5S$ 313.33

化学名 4-Amino-6-methoxy-1-phenylpyridazinium methyl sulfate

4-氨基-6-甲氧基-1-苯基哒嗪鎓 硫酸单甲酯盐

CAS 登录号 30578-37-1

INN list 36

药效分类 升压药，血管收缩药

甲硫氨酸

Methionine（*INN*）

化学结构式

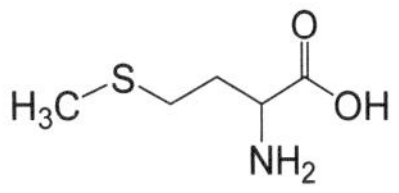

分子式和分子量 $C_5H_{11}NO_2S$ 149.21

化学名 DL-2-Amino-4-(methylthio)butyric acid

DL-2-氨基-4-甲硫基丁酸

CAS 登录号 59-51-8

INN list 4

药效分类 氨基酸类药

甲硫贝弗宁

Bevonium Metilsulfate（*INN*）

化学结构式

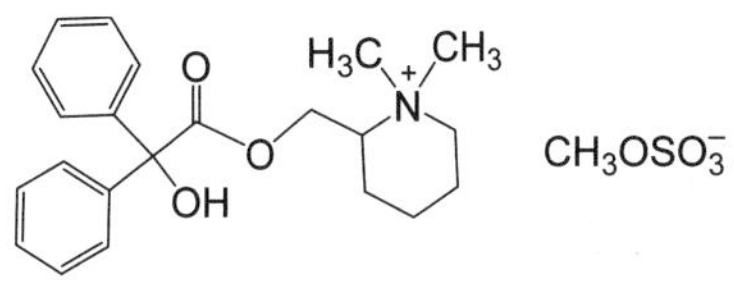

分子式和分子量 $C_{23}H_{31}NO_7S$ 465.56

化学名 (1,1-Dimethylpiperidin-1-ium-2-yl)methyl 2-hydroxy-2,2-diphenylacetate;methyl sulfate

(1,1-二甲基哌啶-1-鎓-2-基)甲基 2-羟基-2,2-二苯基乙酸酯 甲硫酸盐

CAS 登录号 5205-82-3; 33371-53-8[贝弗宁]

INN list 19

药效分类 抗胆碱药

甲硫泊尔定

Poldine Metilsulfate（*INN*）

化学结构式

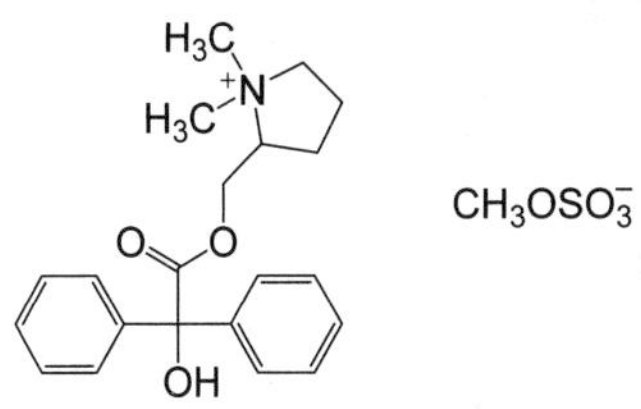

分子式和分子量 $C_{22}H_{29}NO_7S$ 451.53

化学名 (1,1-Dimethylpyrrolidin-1-ium-2-yl)methyl 2-hydroxy-2,2-diphenylacetate;methyl sulfate

(1,1-二甲基吡咯烷-1-鎓-2-基)甲基 2-羟基-2,2-二苯基乙酸酯 甲硫酸盐

CAS 登录号 545-80-2; 596-50-9 [泊尔定]

INN list 13

药效分类 抗胆碱药

甲硫地平

Mesudipine（*INN*）

化学结构式

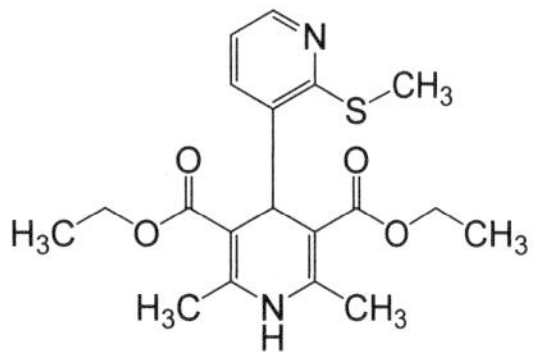

分子式和分子量 $C_{19}H_{24}N_2O_4S$ 376.47

化学名 Diethyl 1,4-dihydro-2,6-dimethyl-4-[2-(methylthio)pyrid-3-yl]-3,5-pyridinedicarboxylate

二乙基 1,4-二氢-2,6-二甲基-4-[(2-(甲硫基)吡啶-3-基]-3,5-吡啶二羧酸酯

CAS 登录号 62658-88-2

INN list 40

药效分类 血管扩张药，钙通道阻滞药

甲硫二苯马尼

Diphemanil Metilsulfate（*INN*）

化学结构式

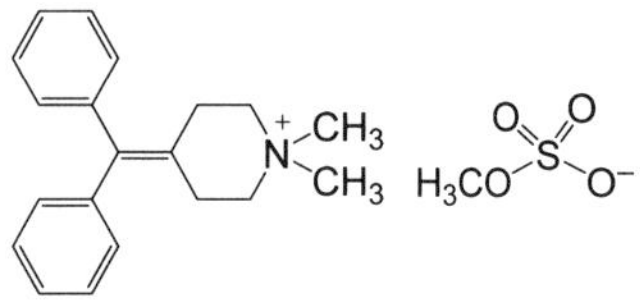

分子式和分子量 $C_{21}H_{27}NO_4S$ 389.51

化学名 4-(Diphenylmethylene)-1,1-dimethylpiperidinium methyl sulfate

4-(二苯基甲亚基)-1,1-二甲基哌啶鎓 硫酸单甲酯盐

CAS 登录号 62-97-5

INN list 4

药效分类 抗胆碱药

甲硫芬

Mesulfen（*INN*）

化学结构式

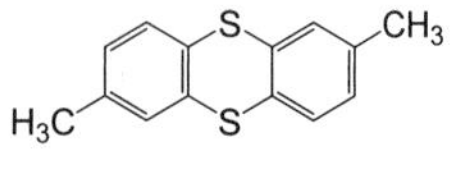

分子式和分子量 $C_{14}H_{12}S_2$ 244.38

化学名 2,7-Dimethylthianthrene

2,7-二甲基硫蒽

CAS 登录号 135-58-0

INN list 1

药效分类 杀虫药

ATC 分类 P03AA03

甲硫芬索铵

Fenclexonium Metilsulfate（*INN*）

化学结构式

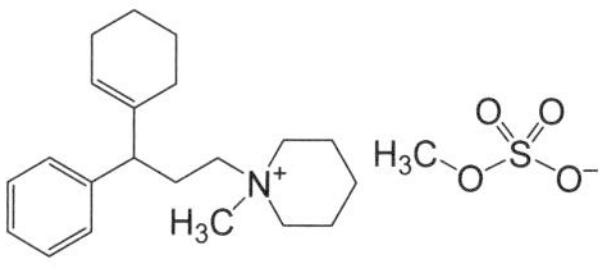

分子式和分子量 $C_{22}H_{35}NO_4S$ 409.58

化学名 1-[3-(1-Cyclohexenyl)-3-phenylpropyl]-1-methylpiperidinium methylsulfate

1-[3-(1-环己烯基)-3-苯丙基]-1-甲基哌啶鎓 硫酸单甲酯盐

CAS 登录号 30817-43-7; 27112-40-9[芬索铵]

INN list 20

药效分类 解痉药

甲硫己环铵

Hexocyclium Metilsulfate（*INN*）

化学结构式

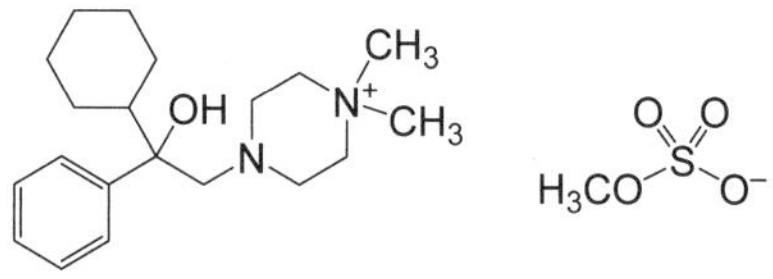

分子式和分子量 $C_{21}H_{36}N_2O_5S$ 428.59

化学名 4-(*β*-Cyclohexyl-*β*-hydroxyphenethyl)-1,1-dimethylpiperazinum methylsulfate

4-(*β*-环己基-*β*-羟基苯乙基)-1,1-二甲基哌嗪鎓 硫酸单甲酯盐

CAS 登录号 115-63-9; 6004-98-4[己环铵]

INN list 6

药效分类 抗胆碱药

甲硫己脲

Thiohexamide（*INN*）

化学结构式

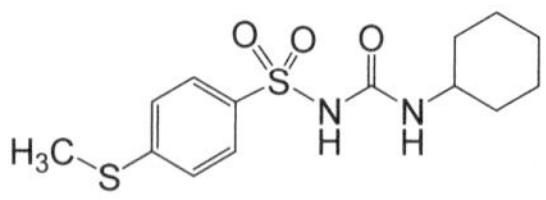

分子式和分子量 $C_{14}H_{20}N_2O_3S_2$ 328.45

化学名 l-Cyclohexyl-3-[*p*-(methylthio)phenylsulfonyl]urea

l-环己基-3-[4-(甲硫基)苯磺酰基]脲

CAS 登录号 3692-44-2

INN list 12

药效分类 抗糖尿病药

甲硫劳地铵

Laudexium Metilsulfate（*INN*）

化学结构式（见下）

分子式和分子量 $C_{54}H_{80}N_2O_{16}S_2$ 1077.35

化学名 2,2'-Decamethylenebis(1,2,3,4-tetrahydro)-6,7-dimethoxy-2-methyl-1-veratrylisoquinolium methylsulfate

2,2'-十甲叉基双(1,2,3,4-四氢)-6,7-二甲氧基-2-甲基-1-(3,4-二甲氧基苄基)异喹啉鎓 二硫酸单甲酯盐

CAS 登录号 3253-60-9

INN list 4

药效分类 消毒防腐药

甲硫利马唑

Rimazolium Metilsulfate（*INN*）

化学结构式

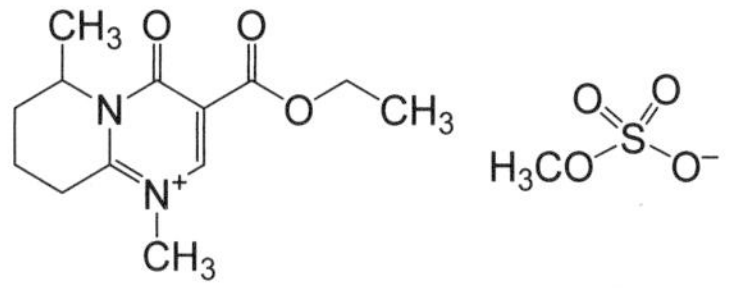

分子式和分子量 $C_{14}H_{22}N_2O_7S$ 362.40

化学名 3-(Ethoxycarbonyl)-6,7,8,9-tetrahydro-1,6-dimethyl-4-oxo-4*H*-pyrido[1,2-*a*]pyrimidinium methyl sulfate

3-(乙氧甲酰基)-6,7,8,9-四氢-1,6-二甲基-4-氧代-4*H*-吡啶并[1,2-*a*]嘧啶鎓 硫酸单甲酯盐

CAS 登录号 28610-84-6; 35615-72-6[利马唑]

INN list 26

药效分类 镇痛药，镇静药

甲硫咯克索铵

Roxolonium Metilsulfate（*INN*）

分子式和分子量 $C_{38}H_{63}NO_8S$ 693.97

化学结构式

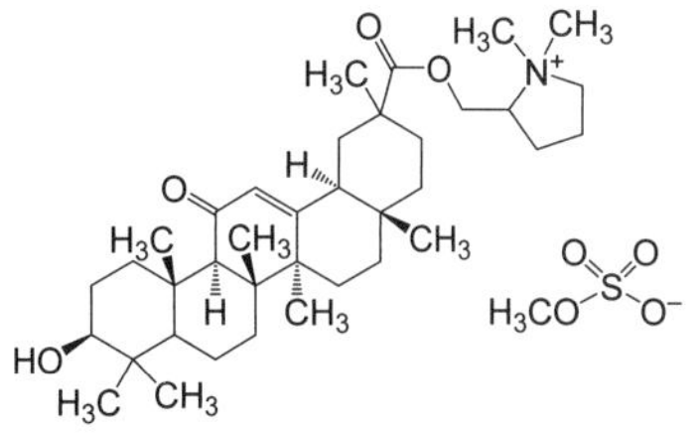

化学名 2-(Hydroxymethyl)-1,1-dimethylpyrrolidinium methyl sulfate 3*β*-hydroxy-11-oxoolean-12-en-30-oate

2-(羟甲基)-1,1-二甲基吡咯烷鎓 硫酸单甲酯盐 3*β*-羟基-11-氧代齐墩果酸-12-烯-30-羧酸酯

CAS 登录号 53862-80-9

INN list 33

药效分类 抗炎药

甲硫美芬铵

Mefenidramium Metilsulfate（*INN*）

化学结构式

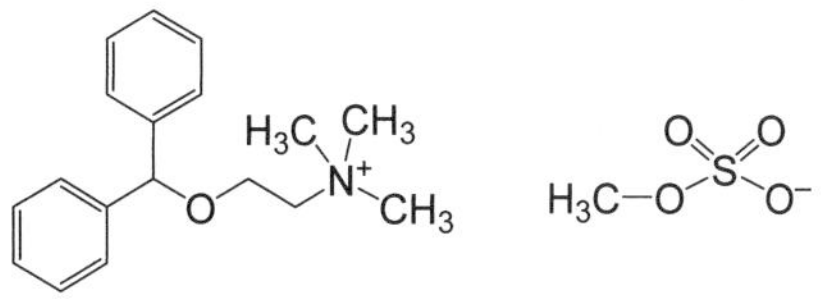

分子式和分子量 $C_{19}H_{27}NO_5S$ 381.49

化学名 [2-(Diphenylmethoxy)ethyl]trimethylammonium methyl sulfate

[2-(二苯基甲氧基)乙基]三甲基铵 硫酸单甲酯盐

CAS 登录号 4858-60-0

INN list 52

药效分类 抗过敏药

甲硫美嗪

Methiomeprazine（*INN*）

化学结构式

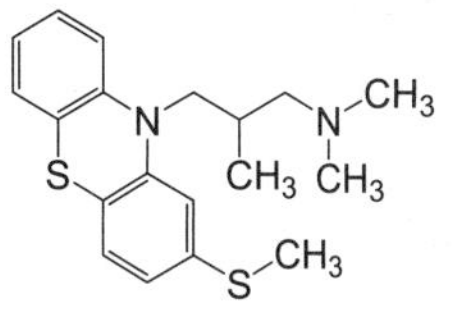

分子式和分子量 $C_{19}H_{24}N_2S_2$ 344.54

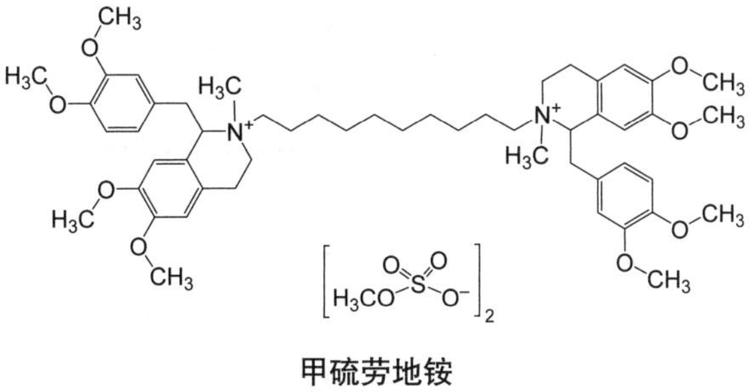

甲硫劳地铵

化学名 (±)-10-[3-(Dimethylamino)-2-methylpropy]-2-(methylthio) phenothiazine

(±)-10-[3-(二甲氨基)-2-甲基丙基]-2-(甲硫基) 吩噻嗪

CAS 登录号 7009-43-0; 14056-64-5[盐酸盐]

INN list 11

药效分类 抗组胺药

甲硫米特

Metiamide（*INN*）

化学结构式

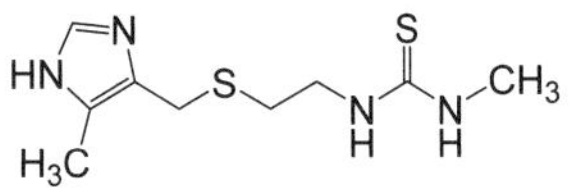

分子式和分子量 $C_9H_{16}N_4S_2$ 244.38

化学名 1-Methyl-3-[2-[[(5-methylimidazol-4-yl)methyl]thio] ethyl]-2-thiourea

1-甲基-3-[2-[[(5-甲基咪唑-4-基)甲基]硫基]乙基]-2-硫脲

CAS 登录号 34839-70-8

INN list 30

药效分类 组胺 H_2 受体拮抗药

甲硫平

Metiapine（*INN*）

化学结构式

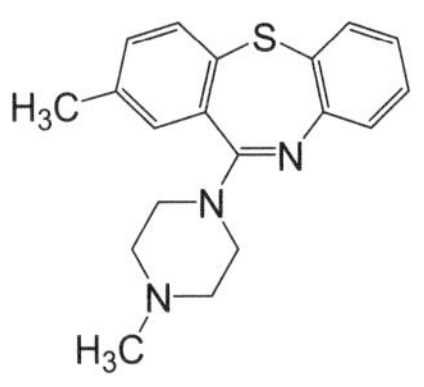

分子式和分子量 $C_{19}H_{21}N_3S$ 323.46

化学名 2-Methyl-11-(4-methyl-1-piperazinyl)dibenzo[*b*,*f*][1,4] thiazepine

2-甲基-11-(4-甲基-哌嗪-1-基)二苯并[*b*,*f*][1,4]硫氮杂䓬

CAS 登录号 5800-19-1

INN list 22

药效分类 抗精神病药

甲硫曲美替定

Trimethidinium Methosulfate（*INN*）

化学结构式

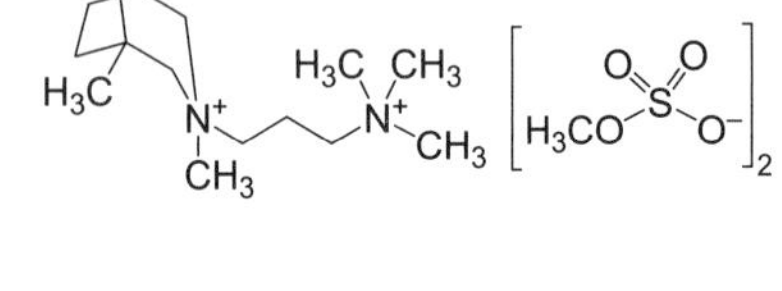

分子式和分子量 $C_{19}H_{42}N_2O_8S_2$ 490.68

化学名 1,3,8,8-Tetramethyl-3-[3-(trimethylammonio)propyl]-3-azoniabicyclo[3.2.1]octane bis(methyl sulfate)

1,3,8,8-四甲基-3-[3-(三甲铵基)丙基]-3-氮杂二环[3.2.1]辛烷 双(硫酸单甲酯盐)

CAS 登录号 14149-43-0; 2624-50-2 [曲美替定]

INN list 8

药效分类 抗高血压药

甲硫噻丙铵

Thiazinamium Metilsulfate（*INN*）

化学结构式

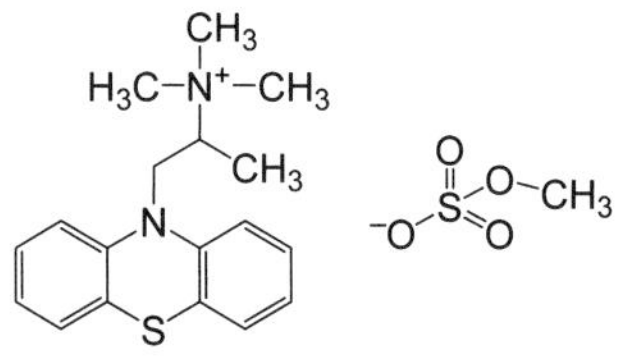

分子式和分子量 $C_{19}H_{26}N_2O_4S_2$ 410.55

化学名 Trimethyl(l-methyl-2-phenothiazin-10-ylethyl)ammonium methyl sulfate

三甲基[l-甲基-2-吩噻嗪-10-基乙基]铵 硫酸单甲酯盐

CAS 登录号 58-34-4; 2338-21-8 [噻丙铵]

INN list 37

药效分类 抗组胺药

甲硫托铵

Tematropium Methylsulfate（*INN*）

化学结构式

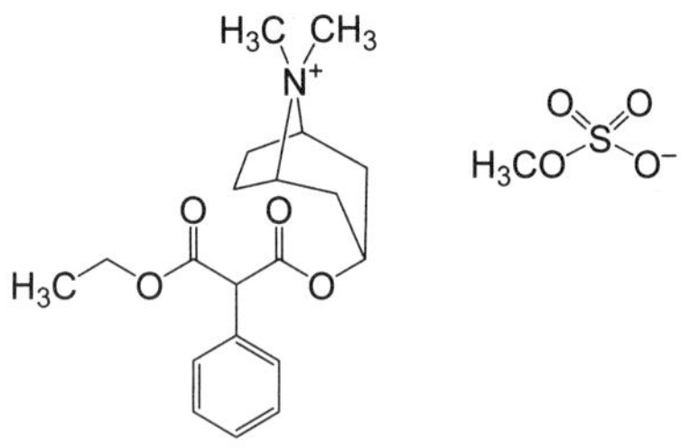

分子式和分子量 $C_{21}H_{31}NO_8S$ 457.54

化学名 1-*O*-[(1*R*,5*S*)-8,8-Dimethyl-8-azoniabicyclo[3.2.1]octan-3-yl] 3-*O*-ethyl 2-phenylpropanedioate;methyl sulfate

1-*O*-[(1*R*,5*S*)-8,8-二甲基-8-氮鎓杂双环[3.2.1]辛-3-基] 3-*O*-乙基 2-苯基丙二羧酸酯 甲硫酸盐

CAS 登录号 113932-41-5

INN list 64

药效分类 抗胆碱药

甲硫托洛铵

Toloconium Metilsulfate（*INN*）

分子式和分子量 $C_{23}H_{43}NO_4S$ 429.66

化学结构式

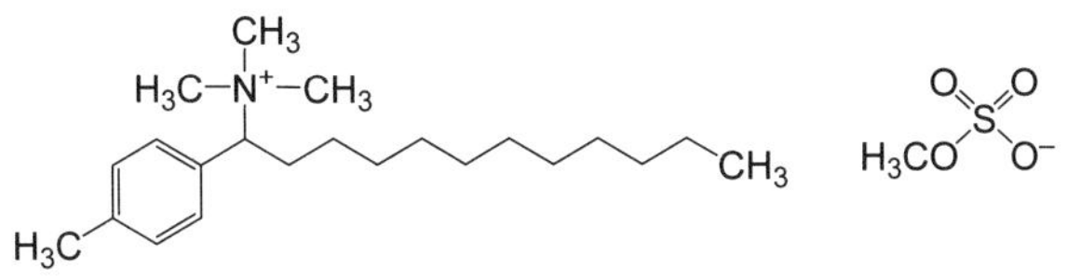

化学名 Trimethyl-[1-(4-methylphenyl)dodecyl]azanium; methyl sulfate

三甲基-[1-(4-甲基苯基)十二烷基]铵 甲硫酸盐

CAS 登录号 552-92-1

INN list 17

药效分类 消毒防腐药

甲硫戊哌铵

Pentapiperium Methylsulfate（*INN*）

化学结构式

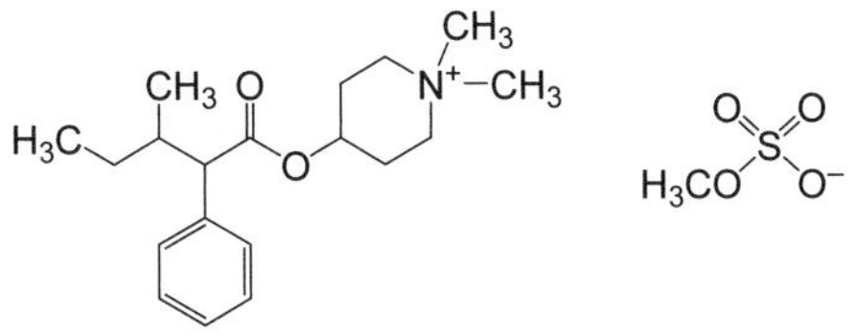

分子式和分子量 $C_{20}H_{33}NO_6S$ 415.54

化学名 (1,1-Dimethylpiperidin-1-ium-4-yl) 3-methyl-2-phenylpentanoate;methyl sulfate

(1,1-二甲基哌啶-1-鎓-4-基) 3-甲基-2-苯基戊酸酯 甲硫酸盐

CAS 登录号 7681-80-3; 26372-86-1 [戊哌铵]

INN list 26

药效分类 解痉药

甲硫氧甲苯

Tolmesoxide（*INN*）

化学结构式

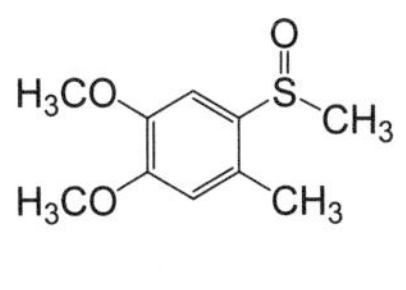

分子式和分子量 $C_{10}H_{14}O_3S$ 214.28

化学名 4,5-Dimethoxy-2-(methyl sulfinyl)toluene

4,5-二甲氧基-2-(甲基亚磺酰基)甲苯

CAS 登录号 38452-29-8

INN list 36

药效分类 抗高血压药

甲硫氧嘧啶

Methylthiouracil（*INN*）

分子式和分子量 $C_5H_6N_2OS$ 142.18

化学结构式

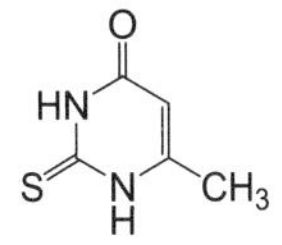

化学名 6-Methyl-2-thiouracil

6-甲基-2-硫脲嘧啶

CAS 登录号 56-04-2

INN list 1

药效分类 抗甲状腺药

ATC 分类 H03BA01

甲仑哌隆

Metrenperone（*INN*）

化学结构式

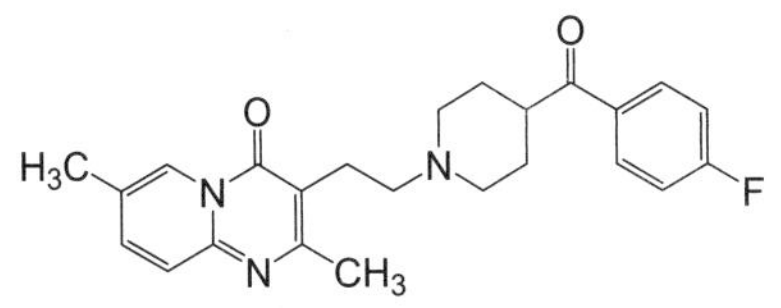

分子式和分子量 $C_{24}H_{26}FN_3O_2$ 407.48

化学名 3-[2-[4-(*p*-Fluorobenzoyl)piperidino]ethyl]-2,7-dimethyl-4*H*-pyrido[1,2-*a*]pyrimidin-4-one

3-[2-[4-(4-氟代苯甲酰基)哌啶-1-基]乙基]-2,7-二甲基-4*H*-吡啶并[1,2-*a*]嘧啶-4-酮

CAS 登录号 81043-56-3

INN list 56

药效分类 抗精神病药

甲氯芬那酸

Meclofenamic Acid（*INN*）

化学结构式

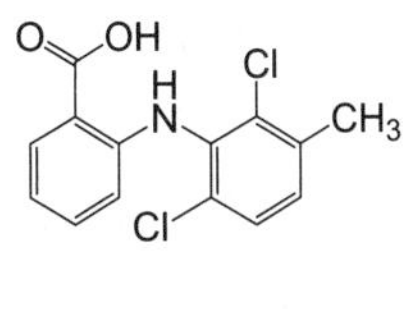

分子式和分子量 $C_{14}H_{11}Cl_2NO_2$ 296.15

化学名 *N*-(2,6-Dichloro-*m*-tolyl)anthranilic acid

N-(2,6-二氯-3-甲基苯基)邻氨基苯甲酸

CAS 登录号 644-62-2

INN list 17

药效分类 抗炎镇痛药

甲氯芬酯

Meclofenoxate（*INN*）

分子式和分子量 $C_{12}H_{16}ClNO_3$ 257.71

化学结构式

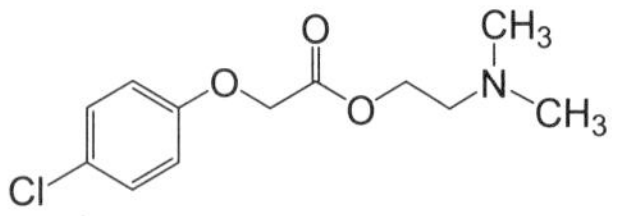

化学名 2-(Dimethylamino)ethyl (*p*-chlorophenoxy)acetate

2-(二甲氨基)乙基 (4-氯苯氧基)乙酸酯

CAS 登录号 51-68-3

INN list 15

药效分类 精神兴奋药

甲氯环素

Meclocycline（*INN*）

化学结构式

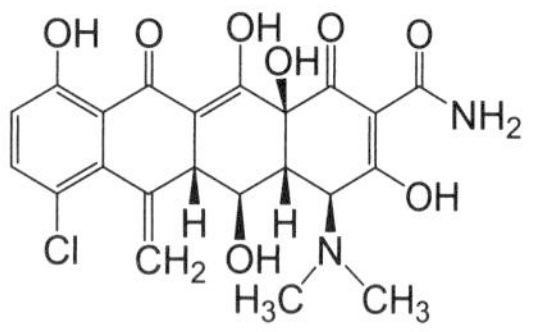

分子式和分子量 $C_{22}H_{21}ClN_2O_8$ 476.86

化学名 (4*S*,4*aR*,5*S*,5*aR*,12*aR*)-7-Chloro-4-(dimethylamino)-1,5,10,11,12*a*-pentahydroxy-6-methylidene-3,12-dioxo-4,4*a*,5,5*a*-tetrahydrotetracene-2-carboxamide

(4*S*,4*aR*,5*S*,5*aR*,12*aR*)-7-氯-4-(二甲基氨基)-1,5,10,11,12*a*-五羟基-6-甲亚基-3,12-二氧代-4,4*a*,5,5*a*-四氢并四苯-2-甲酰胺

CAS 登录号 2013-58-3

INN list 14

药效分类 抗生素类药

甲氯喹酮

Mecloqualone（*INN*）

化学结构式

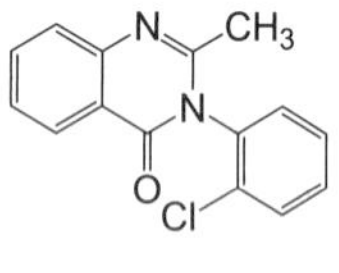

分子式和分子量 $C_{15}H_{11}ClN_2O$ 270.71

化学名 3-(*o*-Chlorophenyl)-2-methyl-4(3*H*)-quinazolinone

3-(2-氯苯基)-2-甲基-4(3*H*)-喹唑啉酮

CAS 登录号 340-57-8

INN list 12

药效分类 镇静催眠药

甲氯醛脲

Mecloralurea（*INN*）

分子式和分子量 $C_4H_7Cl_3N_2O_2$ 221.47

化学结构式

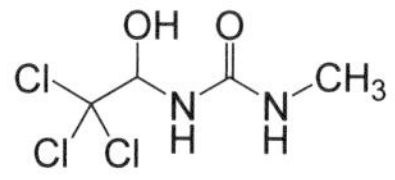

化学名 1-Methyl-3-(2,2,2-trichloro-1-hydroxyethyl)urea

1-甲基-3-(2,2,2-三氯-1-羟乙基)脲

CAS 登录号 1954-79-6

INN list 20

药效分类 安定药

甲氯噻嗪

Methyclothiazide

化学结构式

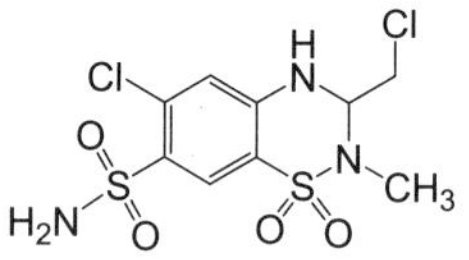

分子式和分子量 $C_9H_{11}Cl_2N_3O_4S_2$ 360.22

化学名 6-Chloro-3-(chloromethyl)-2-methyl-1,1-dioxo-3,4-dihydro-1λ^6,2,4-benzothiadiazine-7-sulfonamide

6-氯-3-(氯甲基)-2-甲基-1,1-二氧代-3,4-二氢-1λ^6,2,4-苯并噻二嗪-7-磺酰胺

CAS 登录号 135-07-9

药效分类 低效能利尿药

甲氯沙明

Mecloxamine（*INN*）

化学结构式

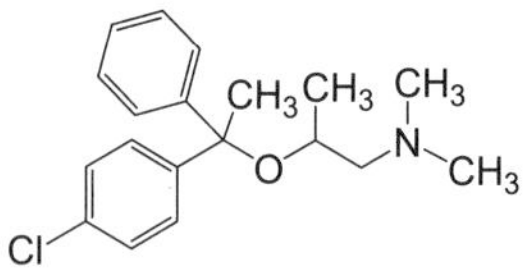

分子式和分子量 $C_{19}H_{24}ClNO$ 317.85

化学名 2-[(*p*-Chloro-*α*-methyl-*α*-phenylbenzyl)oxy]-*N*,*N*-dimethylpropy lamine

2-[(4-氯-*α*-甲基-*α*-苯基苄基)氧基]-*N*,*N*-二甲基丙胺

CAS 登录号 5668-06-4

INN list 13

药效分类 抗胆碱药

甲氯松

Meclorisone（*INN*）

分子式和分子量 $C_{22}H_{28}Cl_2O_4$ 427.36

化学结构式

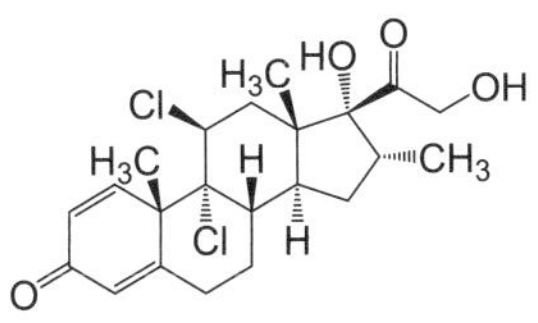

化学名 9,11*β*-Dichloro-17,21-dihydroxy-16*α*-methylpregna-1,4-diene-3,20-dione

9,11*β*-二氯-17,21-二羟基-16*α*-甲基孕甾-1,4-二烯-3,20-二酮

CAS 登录号 4732-48-3; 10549-91-4[二丁酸酯]

INN list 40

药效分类 肾上腺皮质激素类药

甲氯西泮

Meclonazepam（*INN*）

化学结构式

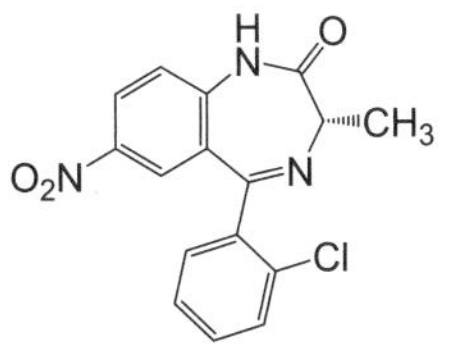

分子式和分子量 $C_{16}H_{12}ClN_3O_3$ 329.74

化学名 (+)-(*S*)-5-(2-Chlorophenyl)-1,3-dihydro-3-methyl-7-nitro-2*H*-1,4-benzodiazepin-2-one

(+)-(*S*)-5-(2-氯苯基)-1,3-二氢-3-甲基-7-硝基-2*H*-1,4-苯二氮䓬-2-酮

CAS 登录号 58662-84-3

INN list 44

药效分类 安定药

甲麻黄碱

Methylephedrine

化学结构式

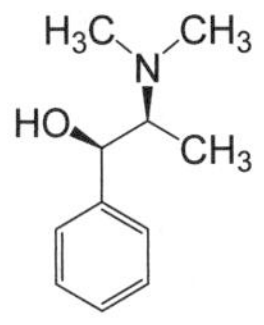

分子式和分子量 $C_{11}H_{17}NO$ 179.26

化学名 (1*R*,2*S*)-2-Dimethylamino-1-phenylpropan-1-ol

(1*R*,2*S*)-2-二甲氨基-1-苯丙-1-醇

CAS 登录号 552-79-4; 38455-90-2[盐酸盐]

药效分类 平喘药

甲麦角胺

Metergotamine（*INN*）

分子式和分子量 $C_{34}H_{37}N_5O_5$ 595.69

化学结构式

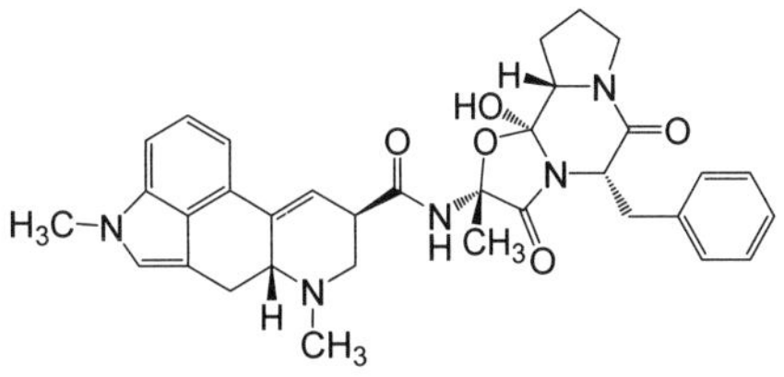

化学名 (6*aR*,9*R*)-*N*-[(1*S*,2*S*,4*R*,7*S*)-7-Benzyl-2-hydroxy-4-methyl-5,8-dioxo-3-oxa-6,9-diazatricyclo[7.3.0.0^{2,6}]dodecan-4-yl]-4,7-dimethyl-6,6*a*,8,9-tetrahydroindolo[4,3-*fg*]quinoline-9-carboxamide

(6*aR*,9*R*)-*N*-[(1*S*,2*S*,4*R*,7*S*)-7-苄基-2-羟基-4-甲基-5,8-二氧代-3-氧杂-6,9-二氮杂三环[7.3.0.0^{2,6}]十二烷-4-基]-4,7-二甲基-6,6*a*,8,9-四氢吲哚并[4,3-*fg*]喹啉-9-甲酰胺

CAS 登录号 22336-84-1

INN list 29

药效分类 子宫收缩药

甲麦角林

Metergoline（*INN*）

化学结构式

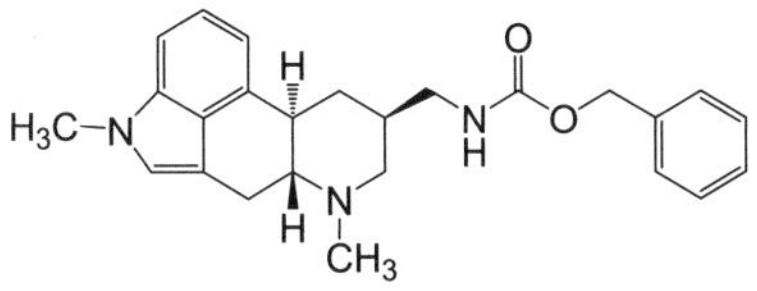

分子式和分子量 $C_{25}H_{29}N_3O_2$ 403.52

化学名 Benzyl (8*S*,10*S*)-(1,6-dimethylergolin-8-ylmethyl)carbamate

苄基 (8*S*,10*S*)-(1,6-二甲基麦角林-8-基甲基)氨基甲酸酯

CAS 登录号 17692-51-2

INN list 18

药效分类 5-羟色胺受体拮抗药

甲麦角新碱

Methylergometrine（*INN*）

化学结构式

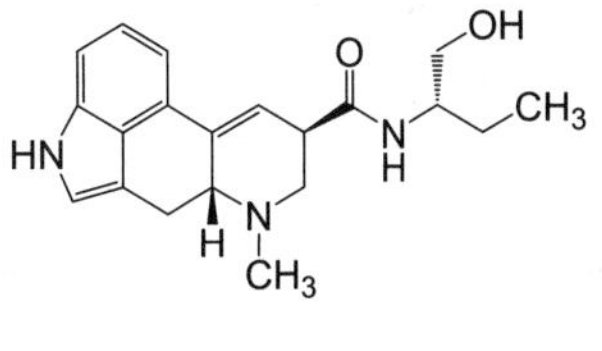

分子式和分子量 $C_{20}H_{25}N_3O_2$ 339.44

化学名 (6*aR*,9*R*)-*N*-[(2*S*)-1-Hydroxybutan-2-yl]-7-methyl-6,6*a*,8,9-tetrahydro-4*H*-indolo[4,3-*fg*]quinoline-9-carboxamide

(6*aR*,9*R*)-*N*-[(2*S*)-1-羟基丁-2-基]-7-甲基-6,6*a*,8,9-四氢-4*H*-吲哚并[4,3-*fg*]喹啉-9-甲酰胺

CAS 登录号 113-42-8; 57432-61-8[马来酸盐]

INN list 1

药效分类 子宫收缩药

甲麦角隐亭

Mergocriptine（*INN*）

化学结构式

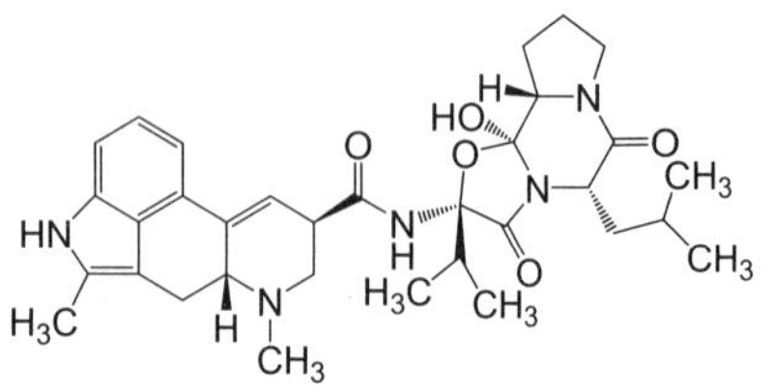

分子式和分子量 $C_{33}H_{43}N_5O_5$ 589.73

化学名 (6*aR*,9*R*)-*N*-[(1*S*,2*S*,4*R*,7*S*)-2-Hydroxy-7-(2-methylpropyl)-5,8-dioxo-4-propan-2-yl-3-oxa-6,9-diazatricyclo[7.3.0.0^{2,6}]dodecan-4-yl]-5,7-dimethyl-6,6*a*,8,9-tetrahydro-4*H*-indolo[4,3-*fg*]quinoline-9-carboxamide

(6*aR*,9*R*)-*N*-[(1*S*,2*S*,4*R*,7*S*)-2-羟基-7-(2-甲基丙基)-5,8-二氧代-4-丙基-2-基-3-氧杂-6,9-二氮杂三环[7.3.0.0^{2,6}]十二烷-4-基]-5,7-二甲基-6,6*a*,8,9-四氢-4*H*-吲哚并[4,3-*fg*]喹啉-9-甲酰胺

CAS 登录号 81968-16-3

INN list 54

药效分类 5-羟色胺受体拮抗药

甲萘多昔

Menadoxime

化学结构式

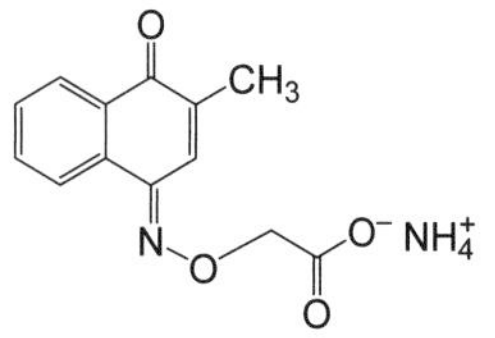

分子式和分子量 $C_{13}H_{14}N_2O_4$ 262.26

化学名 [[(3-Methyl-4-oxo-1(4*H*)-naphthalenylidene)amino]oxy] acetic acid ammonium salt

[[(3-甲基-4-氧代-1(4*H*)-萘亚基)氨基]氧基]乙酸铵

CAS 登录号 6146-99-2

药效分类 止血药

甲萘醌

Menadione

化学结构式

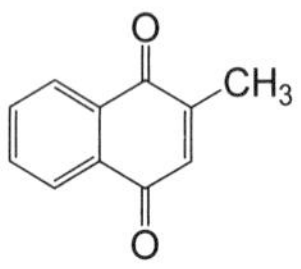

分子式和分子量 $C_{11}H_8O_2$ 172.18

化学名 2-Methyl-1,4-naphthoquinone

2-甲基-1,4-萘醌

CAS 登录号 58-27-5

药效分类 止血药

甲萘醌亚硫酸氢钠

Menadione Sodium Bisulfite（*INN*）

化学结构式

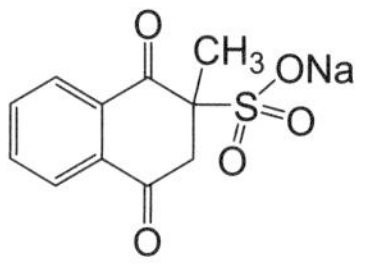

分子式和分子量 $C_{11}H_9NaO_5S$ 276.24

化学名 Sodium 1,2,3,4-tetrahydro-2-methyl-1,4-dioxo-2-naphthalene sulfonate

1,2,3,4-四氢-2-甲基-1,4-二氧代-萘-2-磺酸钠

CAS 登录号 130-37-0; 6147-37-1[三水亚硫酸氢钠甲萘醌]; 58-27-5[甲萘醌]; 1612-30-2[甲萘氢醌硫酸钠]

INN list 1

药效分类 止血药

甲萘氢醌二磷酸酯四钠

Menadiol Sodium Diphosphate

化学结构式

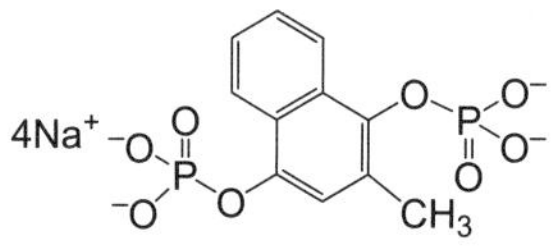

分子式和分子量 $C_{11}H_8Na_4O_8P_2$ 422.08

化学名 Sodium 2-methylnaphthalene-1,4-diyl bis(phosphate)

2-甲基萘-1,4-二基双磷酸酯四钠盐

CAS 登录号 131-13-5; 6700-42-1[甲萘氢醌二磷酸酯四钠六水合物]; 84-98-0 [甲萘氢醌二磷酸酯]; 481-85-6 [甲萘氢醌]

药效分类 止血药

甲尼辛

Metanixin（*INN*）

化学结构式

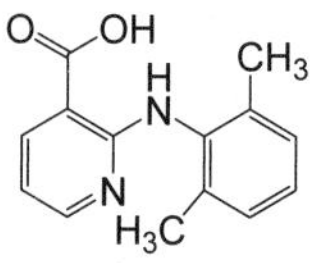

分子式和分子量 $C_{14}H_{14}N_2O_2$ 242.27

化学名 2-(2,6-Xylidino)nicotinic acid

2-(2,6-二甲基苯氨基)烟酸

CAS 登录号 4394-04-1

INN list 31

药效分类 抗炎镇痛药

甲诺醇

Methynodiol（*INN*）

化学结构式

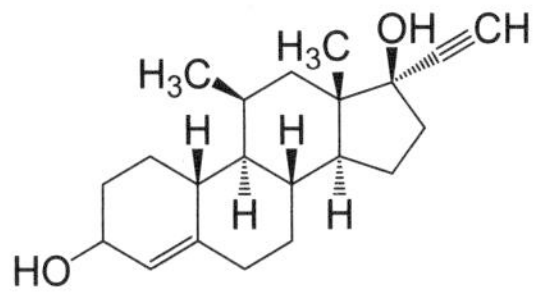

分子式和分子量 $C_{21}H_{30}O_2$ 314.46

化学名 11*β*-Methyl-19-nor-17*α*-pregn-4-en-20-yne-3*β*,17-diol

11*β*-甲基-19-去甲-17*α*-孕甾-4-烯-20-炔-3*β*,17-二醇

CAS 登录号 23163-42-0; 23163-51-1[二乙酸酯]

INN list 27

药效分类 孕激素类药

甲哌卡因

Mepivacaine（*INN*）

化学结构式

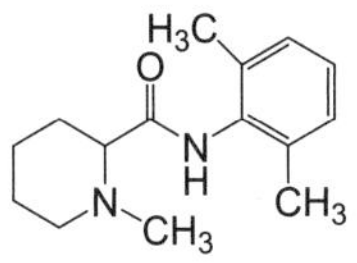

分子式和分子量 $C_{15}H_{22}N_2O$ 246.35

化学名 *N*-(2,6-Dimethylphenyl)-1-methylpiperidine-2-carboxamide

N-(2,6-二甲基苯基)-1-甲基哌啶-2-甲酰胺

CAS 登录号 96-88-8; 1722-62-9[盐酸盐]

INN list 11

药效分类 局部麻醉药

甲哌咕诺

Mepixanox（*INN*）

化学结构式

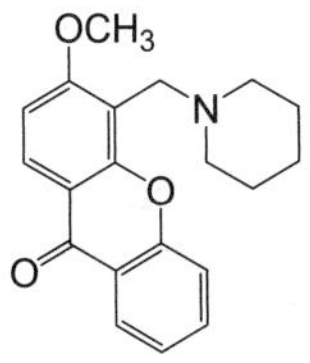

分子式和分子量 $C_{20}H_{21}NO_3$ 323.39

化学名 3-Methoxy-4-(piperidinomethyl)xanthen-9-one

3-甲氧基-4-(哌啶甲基)咕吨-9-酮

CAS 登录号 17854-59-0

INN list 49

药效分类 抗过敏药

甲泼尼龙

Methylprednisolone（*INN*）

化学结构式

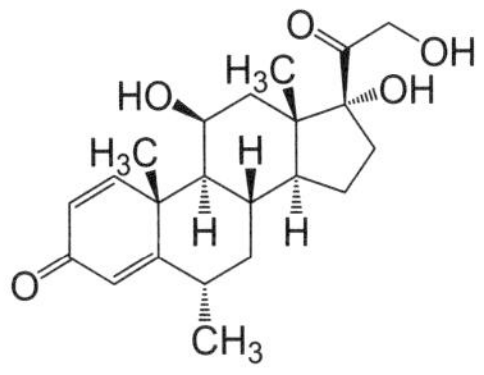

分子式和分子量 $C_{22}H_{30}O_5$ 374.47

化学名 11*β*,17,21,-Trihydroxy-6*α*-methylpregna-1,4-diene-3,20-dione

11*β*,17,21,-三羟基-6*α*-甲基孕甾-1,4-二烯-3,20-二酮

CAS 登录号 83-43-2; 53-36-1[乙酸酯]; 2921-57-5[琥珀酸酯]

INN list 8

药效分类 糖皮质激素类药

ATC 分类 H02AB04

甲葡环素

Meglucycline（*INN*）

化学结构式

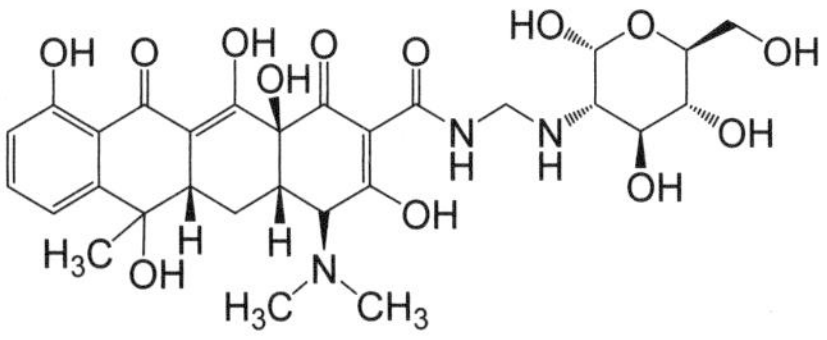

分子式和分子量 $C_{29}H_{37}N_3O_{13}$ 635.62

化学名 2-Deoxy-2-[[[4-(dimethylamino)-1,4,4*a*,5,5*a*,6,11,12*a*-octahydro-3,6,10,12,12*a*-pentahydroxy-6-methyl-1,11-dioxo-2-naphthacene-carboxamido]methyl]amino]-*β*-D-glucopyranose

2-脱氧-2-[[[4-(二甲氨基)-1,4,4*a*,5,5*a*,6,11,12*a*-八氢-3,6,10,12,12*a*-五羟基-6-甲基-1,11-二氧代-并四苯-2-甲酰氨基]甲基]氨基]-*β*-D-吡喃葡萄糖

CAS 登录号 31770-79-3

INN list 22

药效分类 抗生素类药

甲七叶茶碱

Metescufylline（*INN*）

分子式和分子量 $C_{25}H_{31}N_5O_8$ 529.54

化学结构式

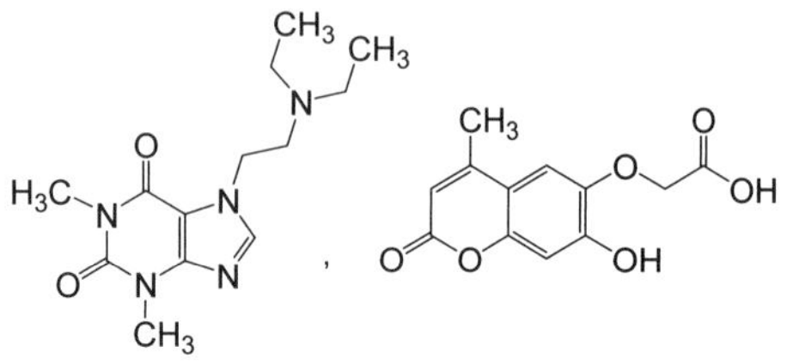

化学名 7-[2-(Diethylamino)ethyl]-1,3-dimethylpurine-2,6-dione; 2-(7-hydroxy-4-methyl-2-oxochromen-6-yl)oxyacetic acid

7-[2-(二乙氨基)乙基]-1,3-二甲基嘌呤-2,6-二酮; 2-(7-羟基-4-甲基-2-氧代色烯-6-基)氧基]乙酸复合物

CAS 登录号 15518-82-8

INN list 15

药效分类 毛细血管保护药

甲羟喹

Tiliquinol（*INN*）

化学结构式

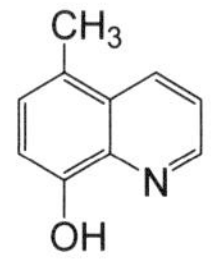

分子式和分子量 $C_{10}H_9NO$ 159.18

化学名 5-Methyl-8-quinolinol

5-甲基-8-喹啉醇

CAS 登录号 5541-67-3

INN list 45

药效分类 抗感染药

甲羟松

Medrysone（*INN*）

化学结构式

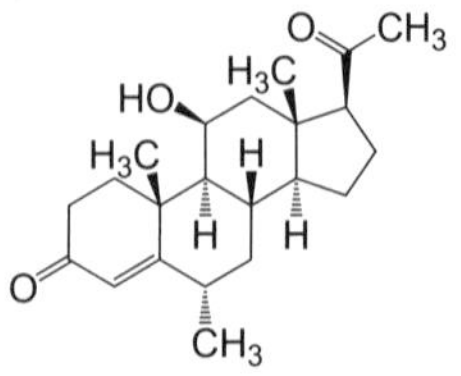

分子式和分子量 $C_{22}H_{32}O_3$ 344.49

化学名 11*β*-Hydroxy-6*α*-methylpregn-4-ene-3,20-dione

11*β*-羟基-6*α*-甲基孕甾-4-烯-3,20-二酮

CAS 登录号 2668-66-8

INN list 16

药效分类 肾上腺皮质激素类药

甲羟孕酮

Medroxyprogesterone（*INN*）

化学结构式

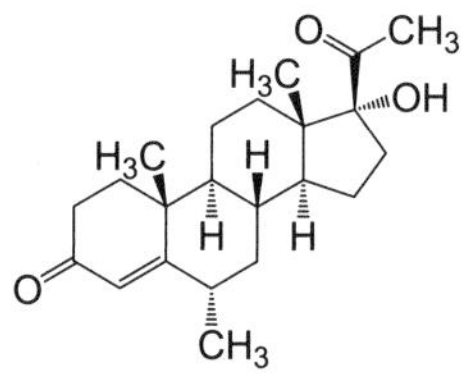

分子式和分子量 $C_{22}H_{32}O_3$ 344.50

化学名 6*α*-Methyl-17*α*-Hydroxypregn-4-ene-3,20-dione

6*α*-甲基-17*α*-羟基孕甾-4-烯-3,20-二酮

CAS 登录号 520-85-4; 71-58-9[乙酸酯]

INN list 10

药效分类 孕激素类内分泌治疗用药，孕激素类药

ATC 分类 L02AB02，G03DA02

甲嗪酸

Metiazinic Acid（*INN*）

化学结构式

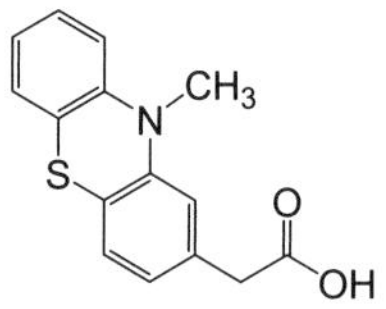

分子式和分子量 $C_{15}H_{13}NO_2S$ 271.33

化学名 10-Methylphenothiazine-2-acetic acid

10-甲基吩噻嗪-2-乙酸

CAS 登录号 13993-65-2

INN list 20

药效分类 抗炎镇痛药

甲巯咪唑

Thiamazole（*INN*）

化学结构式

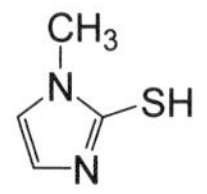

分子式和分子量 $C_4H_6N_2S$ 114.17

化学名 1-Methylimdazole-2-thiol

1-甲基咪唑-2-硫醇

CAS 登录号 60-56-0

INN list 1

药效分类 抗甲状腺药

ATC 分类 H03BB02

甲噻克酯

Metioxate（*INN*）

化学结构式

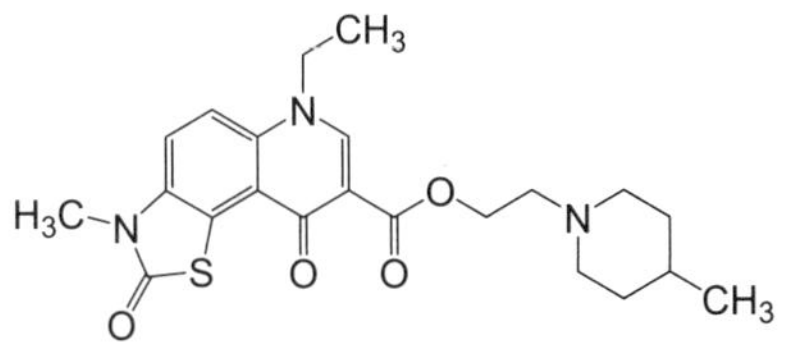

分子式和分子量　$C_{22}H_{27}N_3O_4S$　429.53

化学名　2-(4-Methylpiperidino)ethyl 6-ethyl-2,3,6,9-tetrahydro-3-methyl-2,9-dioxothiazolo[5,4-*f*]quinoline-8-carboxylate

2-(4-甲基哌啶)乙基 6-乙基-2,3,6,9-四氢-3-甲基-2,9-二氧噻唑并[5,4-*f*]喹啉-8-羧酸酯

CAS 登录号　42110-58-7

INN list　34

药效分类　抗感染药

甲色酮

Methylchromone（*INN*）

化学结构式

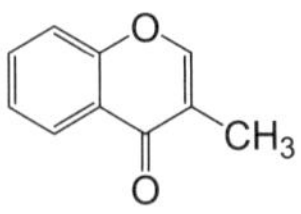

分子式和分子量　$C_{10}H_8O_2$　160.17

化学名　3-Methyl-4(*H*)-chromen-4-one

3-甲基-4(*H*)-色烯-4-酮

CAS 登录号　85-90-5

INN list　10

药效分类　冠脉扩张药

甲胂酸钠

Sodium Cacodylate

化学结构式

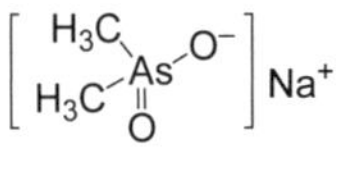

分子式和分子量　$C_2H_6AsNaO_2$　159.98

化学名　Sodium dimethylarsinate

二甲基胂酸钠

CAS 登录号　124-65-2; 75-60-5 [甲胂酸]

药效分类　皮肤科用药

甲他唑巴坦

Enmetazobactam（*INN*）

分子式和分子量　$C_{11}H_{14}N_4O_5S$　314.32

化学结构式

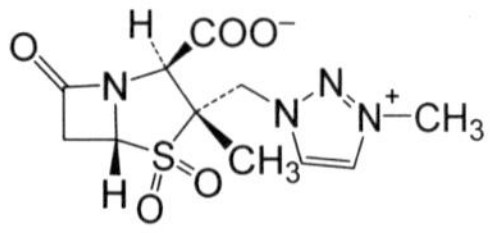

化学名　(2*S*,3*S*,5*R*)-3-Methyl-3-[(3-methyl-1*H*-1,2,3-triazol-3-ium-1-yl)methyl]-4,4,7-trioxo-4λ^6-thia-1-azabicyclo[3.2.0]heptane-2-carboxylate

(2*S*,3*S*,5*R*)-3-甲基-3-[(3-甲基-1*H*-1,2,3-三唑-3-鎓-1-基)甲基]-4,4,7-三氧代-4λ^6-硫杂-1-氮杂双环[3.2.0]庚烷-2-羧酸内盐

CAS 登录号　1001404-83-6

INN list　121

药效分类　β-内酰胺酶抑制药

甲替胺

Meletimide（*INN*）

化学结构式

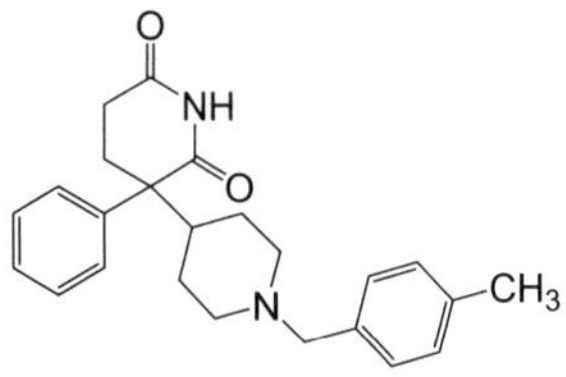

分子式和分子量　$C_{24}H_{28}N_2O_2$　376.49

化学名　(±)-2-[1-(*p*-Methylbenzyl)-4-piperidyl]-2-phenylglutarimide

(±)-2-[1-(4-甲基苄基)-哌啶-4-基]-2-苯基戊二酰亚胺

CAS 登录号　14745-50-7

INN list　14

药效分类　抗胆碱药

甲替平

Metitepine（*INN*）

化学结构式

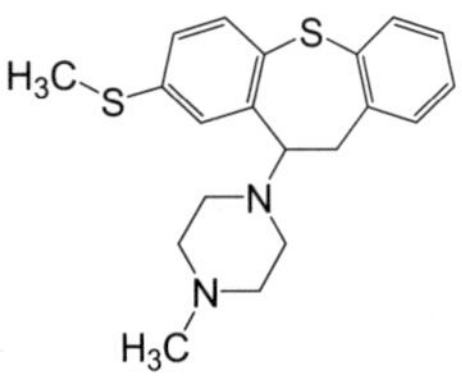

分子式和分子量　$C_{20}H_{24}N_2S_2$　356.55

化学名　1-[10,11-Dihydro-8-(methylthio)dibenzo[*b*,*f*]thiepin-10-yl]-4-methylpiperazine

1-[10,11-二氢-8-(甲硫基)二苯并[*b*,*f*]噻庚英-10-基]-4-甲基哌啶

CAS 登录号　20229-30-5

INN list　27

药效分类　抗精神失常药

甲肟阿替加群

Atecegatran Fexenetil（*INN*）

化学结构式

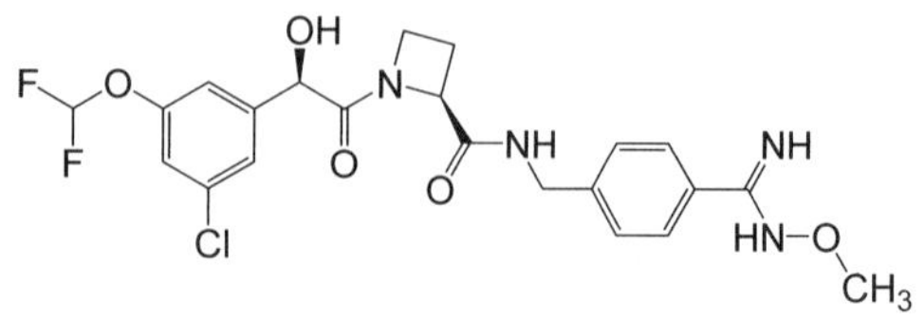

分子式和分子量　$C_{22}H_{23}ClF_2N_4O_5$　496.90

化学名　(2*S*)-1-{(2*R*)-2-[3-Chloro-5-(difluoromethoxy)phenyl]-2-hydroxyacetyl}-*N*-({4-[(*Z*)-*N*'-methoxycarbamimidoyl]phenyl}methyl)azetidine-2-carboxamide

(2*S*)-1-{(2*R*)-2-[3-氯-5-(二氟甲氧基)苯基]-2-羟基乙酰基}-*N*-({4-[(*Z*)-*N*'-甲氧基脒基]苯基}甲基)氮杂环丁烷-2-甲酰胺

CAS 登录号　433937-93-0

INN list　103

药效分类　凝血酶抑制药

甲戊炔醇

Methylpentynol（*INN*）

化学结构式

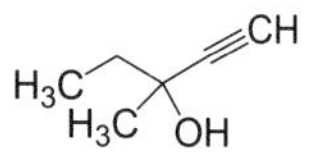

分子式和分子量　$C_6H_{10}O$　98.14

化学名　3-Methyl-1-pentyn-3-ol

3-甲基-1-戊炔-3-醇

CAS 登录号　77-75-8

INN list　4

药效分类　镇静催眠药

甲烯前列素

Meteneprost（*INN*）

化学结构式

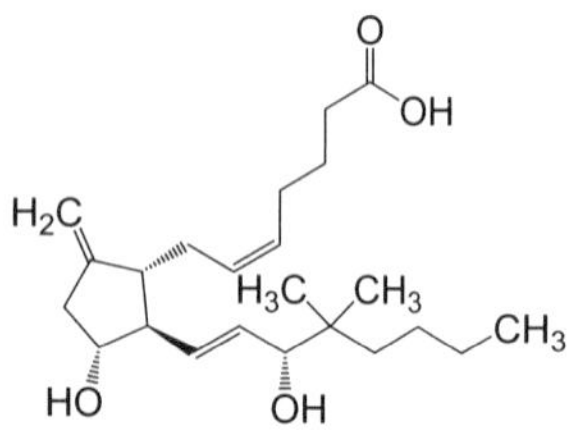

分子式和分子量　$C_{23}H_{38}O_4$　378.55

化学名　(*Z*)-7-[(1*R*,2*R*,3*R*)-3-Hydroxy-2-[(*E*)-(3*R*)-3-hydroxy-4,4-dimethyl-1-octenyl]-5-methylenecyclopentyl]-5-heptenoic acid

(*Z*)-7-[(1*R*,2*R*,3*R*)-3-羟基-2-[(*E*)-(3*R*)-3-羟基-4,4-二甲基-1-辛烯]-5-甲亚基环戊基]-5-庚烯酸

CAS 登录号　61263-35-2

INN list　45

药效分类　前列腺素类药，子宫收缩药

甲酰勃龙

Formebolone（*INN*）

化学结构式

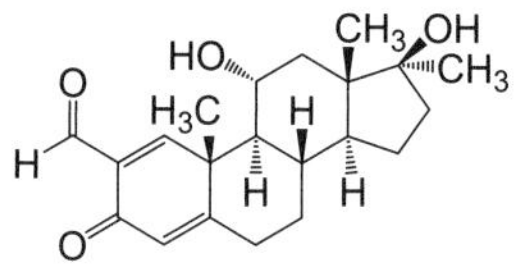

分子式和分子量　$C_{21}H_{28}O_4$　344.44

化学名　11*α*,17*β*-Dihydroxy-17-methyl-3-oxoandrosta-1,4-diene-2-carboxaldehyde

11*α*,17*β*-二羟基-17-甲基-3-氧代雄甾-1,4-二烯-2-甲醛

CAS 登录号　2454-11-7

INN list　31

药效分类　雄激素，同化激素类药

甲硝阿托品

Atropine Methonitrate（*INN*）

化学结构式

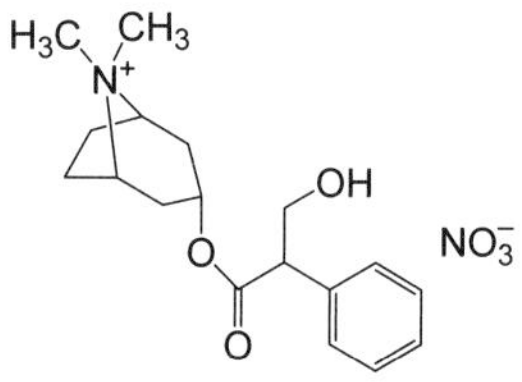

分子式和分子量　$C_{18}H_{26}N_2O_6$　366.41

化学名　[(1*R*,5*S*)-8,8-Dimethyl-8-azoniabicyclo[3.2.1]octan-3-yl] 3-hydroxy-2-phenylpropanoate;nitrate

[(1*R*,5*S*)-8,8-二甲基-8-氮鎓杂双环[3.2.1]辛-3-基] 3-羟基-2-苯基丙酸酯 硝酸盐

CAS 登录号　52-88-0

INN list　4

药效分类　抗胆碱药

甲硝西泮

Menitrazepam（*INN*）

化学结构式

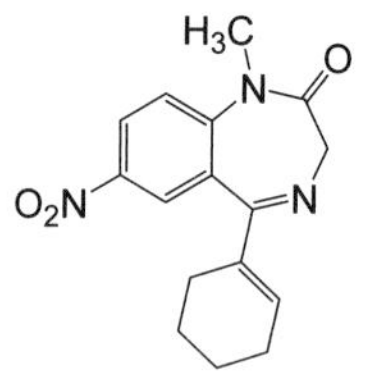

分子式和分子量　$C_{16}H_{17}N_3O_3$　299.32

化学名　5-(1-Cyclohexen-1-yl)-1,3-dihydro-1-methyl-7-nitro-2*H*-1,4-benzodiazepin-2-one

5-(1-环己烯-1-基)-1,3-二氢-1-甲基-7-硝基-2*H*-1,4-苯二氮䓬-2-酮

CAS 登录号 28781-64-8

INN list 22

药效分类 安定药

甲硝唑

Metronidazole（*INN*）

化学结构式

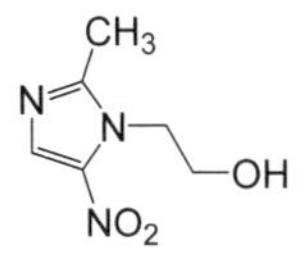

分子式和分子量 $C_6H_9N_3O_3$ 171.15

化学名 2-Methyl-5-nitroimidazole-1-ethanol

2-甲基-5-硝基咪唑-1-乙醇

CAS 登录号 443-48-1; 13182-89-3[苯酸盐]; 73334-05-1[磷酸盐]

INN list 11

药效分类 咪唑类抗微生物药，硝基咪唑抗阿米巴虫药

ATC 分类 J01XD01，P01AB01

甲溴苯宁

Mebrofenin（*INN*）

化学结构式

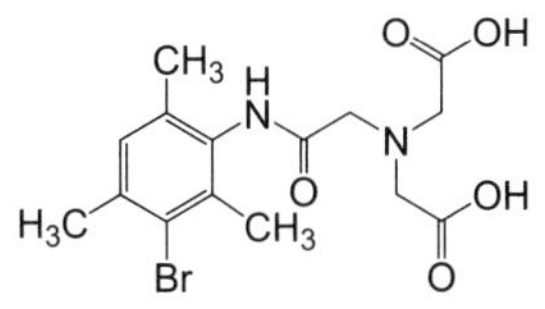

分子式和分子量 $C_{15}H_{19}BrN_2O_5$ 387.23

化学名 2-[[2-(3-Bromo-2,4,6-trimethylanilino)-2-oxoethyl]-(carboxymethyl)amino]acetic acid

2-[[2-(3-溴-2,4,6-三甲基苯氨基)-2-氧代乙基]-(羧甲基)氨基]乙酸

CAS 登录号 78266-06-5

INN list 47

药效分类 诊断用药

甲溴东莨菪碱

Scopolamine Methobromide

化学结构式

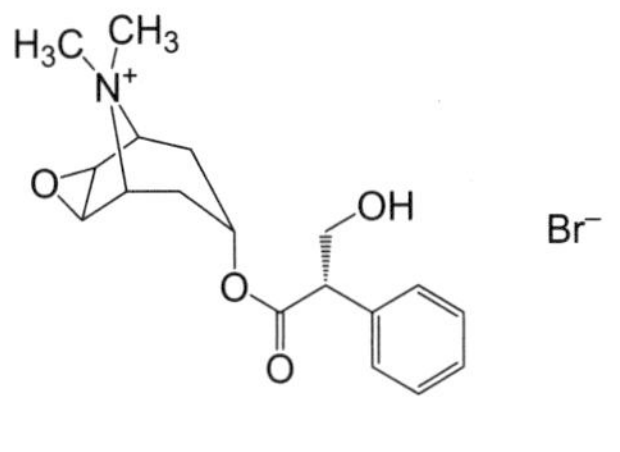

分子式和分子量 $C_{18}H_{24}BrNO_4$ 398.29

化学名 [(1*R*,2*R*,4*S*,5*S*)-9,9-Dimethyl-3-oxa-9-azoniatricyclo[3.3.1.0^{2,4}]nonan-7-yl] (2S)-3-hydroxy-2-phenylpropanoate;bromide

溴化 [(1*R*,2*R*,4*S*,5*S*)-9,9-甲基-3-氧杂-9-氮鎓杂三环[3.3.1.0^{2,4}]壬-7-基] (2S)-3-羟基-2-苯基丙酸酯

CAS 登录号 155-41-9

药效分类 抗胆碱药

甲溴后马托品

Homatropine Methylbromide（*INN*）

化学结构式

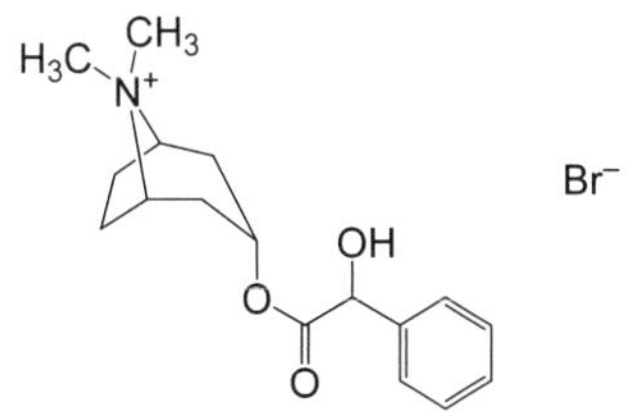

分子式和分子量 $C_{17}H_{24}BrNO_3$ 370.28

化学名 3*α*-Hydroxy-8-methyl-1*αH*,5*αH*-tropanium bromide mandelate

3*α*-羟基-8-甲基-1*αH*,5*αH*-溴化托品铵扁桃酸酯

CAS 登录号 80-49-9; 87-00-3[后马托品]

INN list 1

药效分类 抗胆碱药，散瞳药

甲溴羟喹

Tilbroquinol（*INN*）

化学结构式

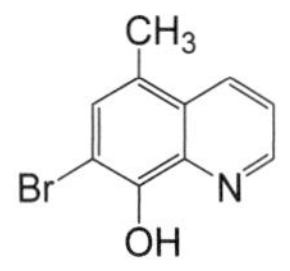

分子式和分子量 $C_{10}H_8BrNO$ 238.08

化学名 7-Bromo-5-methyl-8-quinolinol

7-溴-5-甲基-8-喹啉醇

CAS 登录号 7175-09-9

INN list 45

药效分类 羟基喹啉类抗阿米巴虫药

ATC 分类 P01AA05

甲溴噻昔诺

Thihexinol Methylbromide（*INN*）

化学结构式

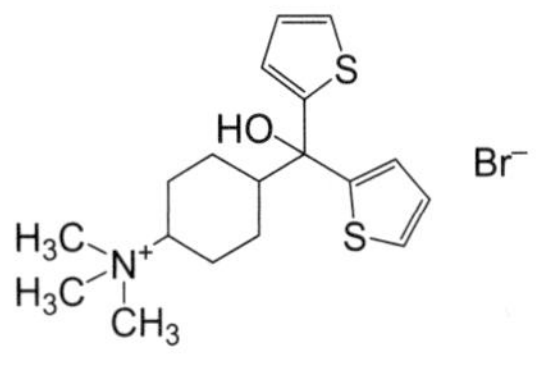

分子式和分子量　$C_{18}H_{26}BrNOS_2$　416.44

化学名　[4-(Hydroxydithien-2-ylmethyl)cyclohexyl]trimethylammonium bromide

溴化 [4-(羟基二噻吩-2-基甲基)环己基]三甲基铵

CAS 登录号　7219-91-2

INN list　10

药效分类　止泻药

甲溴辛托品

Octatropine Methylbromide（*INN*）

化学结构式

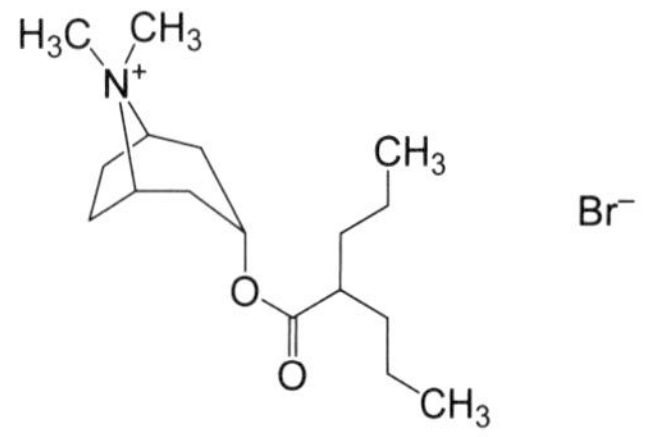

分子式和分子量　$C_{17}H_{32}BrNO_2$　362.35

化学名　[(1*S*,5*R*)-8,8-Dimethyl-8-azoniabicyclo[3.2.1]octan-3-yl] 2-propylpentanoate;bromide

溴化 [(1*S*,5*R*)-8,8-二甲基-8-氮鎓杂双环[3.2.1]辛-3-基] 2-丙基戊酸酯

CAS 登录号　80-50-2

INN list　10

药效分类　抗胆碱药

甲烟肼

Metazide（*INN*）

化学结构式

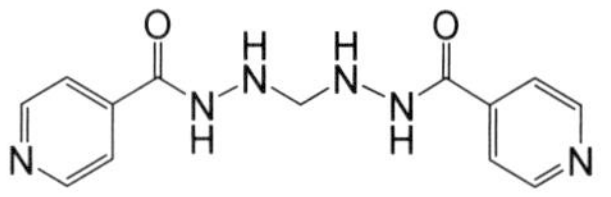

分子式和分子量　$C_{13}H_{14}N_6O_2$　286.29

化学名　*N*'-[[2-(Pyridine-4-carbonyl)hydrazinyl]methyl]pyridine-4-carbohydrazide

N'-[[2-(吡啶-4-甲酰基)肼基]甲基]吡啶-4-甲酰肼

CAS 登录号　1707-15-9

INN list　25

药效分类　抗结核药

甲氧苯汀

Meobentine（*INN*）

化学结构式

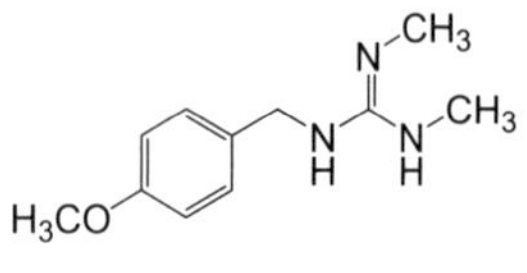

分子式和分子量　$C_{11}H_{17}N_3O$　207.28

化学名　1-(*p*-Methoxybenzyl)-2,3-dimethyl-guanidine

1-(4-甲氧苄基)-2,3-二甲基胍

CAS 登录号　46464-11-3; 58503-79-0[硫酸盐]

INN list　38

药效分类　抗心律失常药

甲氧苄啶

Trimethoprim（*INN*）

化学结构式

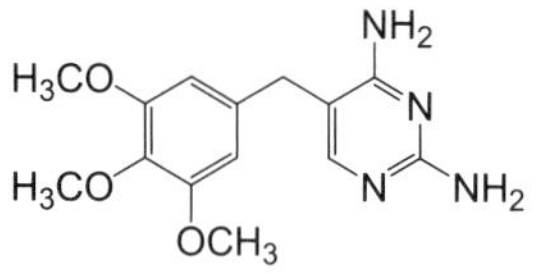

分子式和分子量　$C_{14}H_{18}N_4O_3$　290.32

化学名　2,4-Diamino-5-(3,4,5-trimethoxybenzyl)pyrimidine

2,4-二氨基-5-(3,4,5-三甲氧基苄基)嘧啶

CAS 登录号　738-70-5

INN list　11

药效分类　抗微生物药

ATC 分类　J01EA01

甲氧丙喹

Moxipraquine（*INN*）

化学结构式

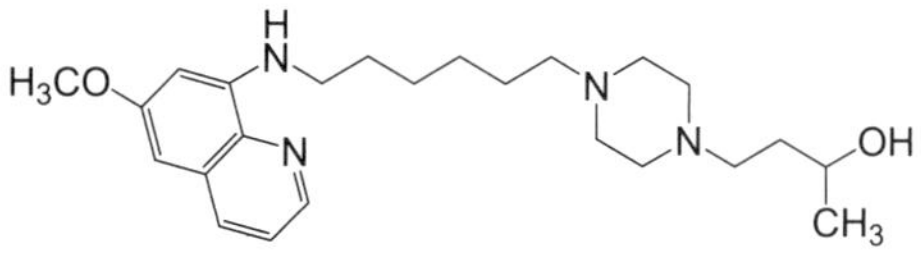

分子式和分子量　$C_{24}H_{38}N_4O_2$　414.58

化学名　4-[6-[(6-Methoxy-8-quinolyl)amino]hexyl]-*α*-methy-1-piperazinepropanol

4-[6-[(6-甲氧基-喹啉-8-基)氨基]己基]-*α*-甲基-1-哌嗪丙醇

CAS 登录号　23790-08-1

INN list　26

药效分类　抗疟药

甲氧非君

Methoxyphedrine（*INN*）

化学结构式

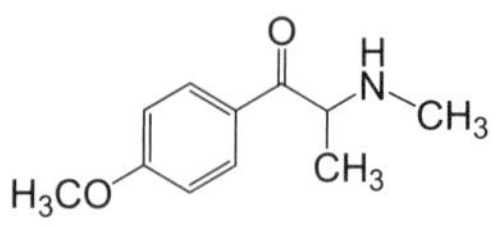

分子式和分子量　$C_{11}H_{15}NO_2$　193.24

化学名　1-(*p*-Methoxyphenyl)-2-methylaminopropan-1-one

1-(4-甲氧基苯基)-2-甲氨基丙-1-酮

CAS 登录号 530-54-1

INN list 6

药效分类 升压药，血管收缩药

甲氧夫啉

Metofoline（*INN*）

化学结构式

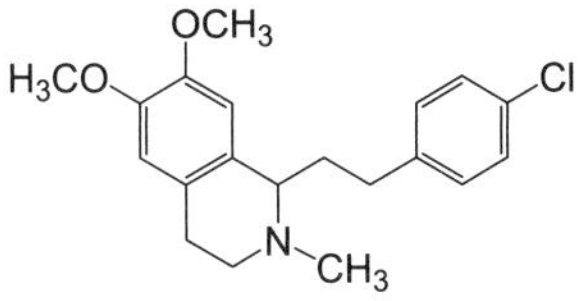

分子式和分子量 $C_{20}H_{24}ClNO_2$ 345.86

化学名 1-(*p*-Chlorophenethyl)-1,2,3,4-tetrahydro-6,7-dimethoxy-2-methylisoqui noline

1-(4-氯苯乙基)-1,2,3,4-四氢-6,7-二甲氧基-2-甲基异喹啉

CAS 登录号 2154-02-1

INN list 12

药效分类 镇痛药

甲氧氟烷

Methoxyflurane（*INN*）

化学结构式

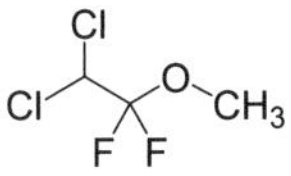

分子式和分子量 $C_3H_4Cl_2F_2O$ 164.97

化学名 2,2-Dichloro-1,1-difluoroethyl methyl ether

2,2-二氯-1,1-二氟乙基甲醚

CAS 登录号 76-38-0

INN list 11

药效分类 全身麻醉药

甲氧拉敏

Medrylamine（*INN*）

化学结构式

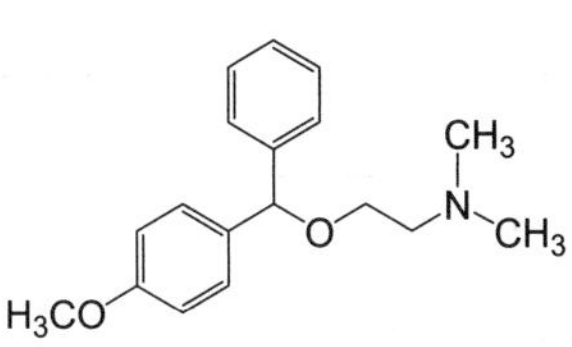

分子式和分子量 $C_{18}H_{23}NO_2$ 285.38

化学名 2-(*p*-Methoxy-*α*-phenylbenzyloxy)-*N*,*N*-dimethylethylamine

2-(4-甲氧基-*α*-苯基苄氧基)-*N*,*N*-二甲基乙胺

CAS 登录号 524-99-2

INN list 1

药效分类 抗组胺药

甲氧氯普胺

Metoclopramide（*INN*）

化学结构式

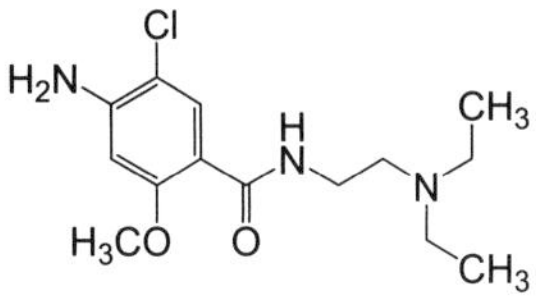

分子式和分子量 $C_{14}H_{22}ClN_3O_2$ 299.80

化学名 4-Amino-5-chloro-*N*-[2-(diethylamino)ethyl]-*o*-anisamide

4-氨基-5-氯-*N*-[2-(二乙氨)乙基]-2-甲氧基苯甲酰胺

CAS 登录号 364-62-5; 7232-21-5[盐酸盐]; 54143-57-6[盐酸盐一水合物]

INN list 14

药效分类 镇吐药

甲氧明

Methoxamine（*INN*）

化学结构式

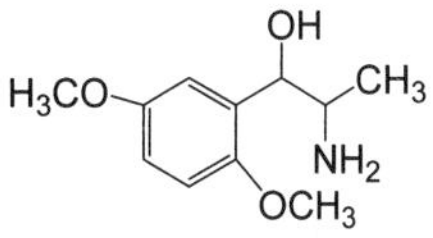

分子式和分子量 $C_{11}H_{17}NO_3$ 211.26.

化学名 (±)-*α*-(1-Aminoethyl)-2,5-dimethoxybenzyl alohol

(±)-*α*-(1-氨乙基)-2,5-二甲氧基苄醇

CAS 登录号 390-28-3; 61-16-5[盐酸盐]

INN list 4

药效分类 抗休克的血管活性药

ATC 分类 C01CA10

甲氧那明

Methoxyphenamine（*INN*）

化学结构式

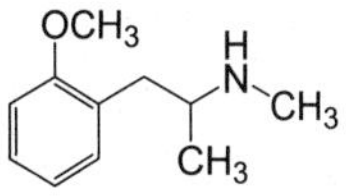

分子式和分子量 $C_{11}H_{17}NO$ 179.26

化学名 *o*-Methoxy-*N*,*α*-dimethylphenethylamine

2-甲氧基-*N*,*α*-二甲基苯乙胺

CAS 登录号 93-30-1; 5588-10-3[盐酸盐]

INN list 1

药效分类 平喘药，血管收缩药

甲氧普烯

Methoprene（*INN*）

化学结构式

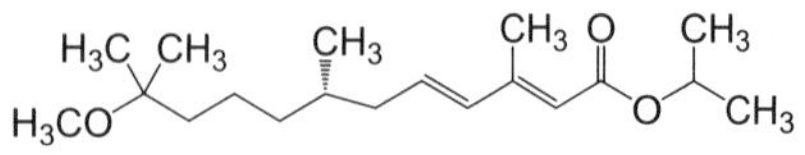

分子式和分子量　$C_{19}H_{34}O_3$　310.47

化学名　Isopropyl (2*E*,4*E*)-(7*S*)-11-methoxy-3,7,11-trimethyl-2,4-dodecadienoate

异丙基 (2*E*,4*E*)-(7*S*)-11-甲氧基-3,7,11-三甲基-2,4-十二烯酸酯

CAS 登录号　40596-69-8

INN list　60

药效分类　杀虫药

甲氧塞平

Metoxepin（*INN*）

化学结构式

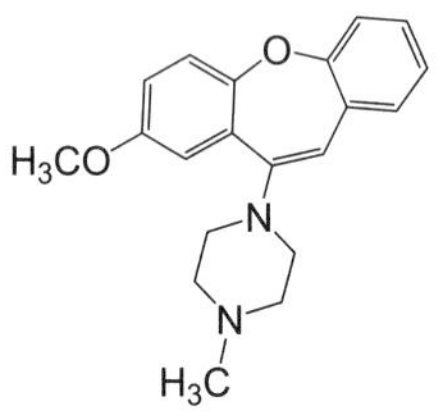

分子式和分子量　$C_{20}H_{22}N_2O_2$　322.40

化学名　1-(8-Methoxydibenz[*b*,*f*]oxepin-10-yl)-4-methylpiperazine

1-(8-甲氧基二苯并[*b*,*f*]噁庚英-10-基)-4-甲基哌啶

CAS 登录号　22013-23-6

INN list　33

药效分类　抗抑郁药

甲氧沙林

Methoxsalen

化学结构式

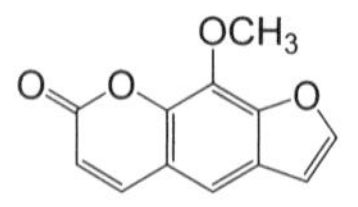

分子式和分子量　$C_{12}H_8O_4$　216.19

化学名　9-Methoxy-7*H*-furo[3,2-*g*][1]benzopyran-7-one

9-甲氧基-7*H*-呋喃并[3,2-*g*][1]苯并吡喃-7-酮

CAS 登录号　298-81-7

药效分类　着色药

甲乙哌酮

Methyprylon（*INN*）

分子式和分子量　$C_{10}H_{17}NO_2$　183.25

化学结构式

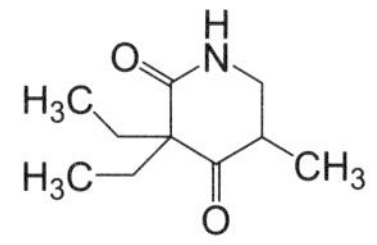

化学名　3,3-Diethyl-5-methyl-2,4-piperidinedione

3,3-二乙基-5-甲基-2,4-哌啶二酮

CAS 登录号　125-64-4

INN list　6

药效分类　镇静催眠药

甲乙双酮

Paramethadione（*INN*）

化学结构式

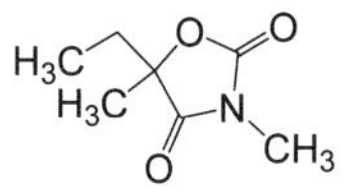

分子式和分子量　$C_7H_{11}NO_3$　157.17

化学名　5-Ethyl-3,5-dimethyl-2,4-oxazolidinedione

5-乙基-3,5-二甲基-2,4-噁唑烷二酮

CAS 登录号　115-67-3

INN list　1

药效分类　抗癫痫药

甲吲洛尔

Mepindolol（*INN*）

化学结构式

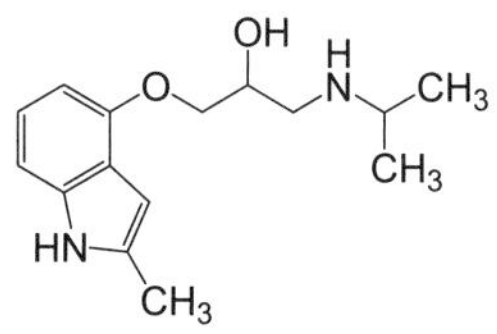

分子式和分子量　$C_{15}H_{22}N_2O_2$　262.35

化学名　1-(Isopropylamino)-3-[(2-methylindol-4-yl)oxy]-2-propanol

1-(异丙氨基)-3-[(2-甲基吲哚-4-基)氧基]-2-丙醇

CAS 登录号　23694-81-7

INN list　36

药效分类　β 受体拮抗药

ATC 分类　C07AA14

甲茚扎特

Metindizate（*INN*）

化学结构式

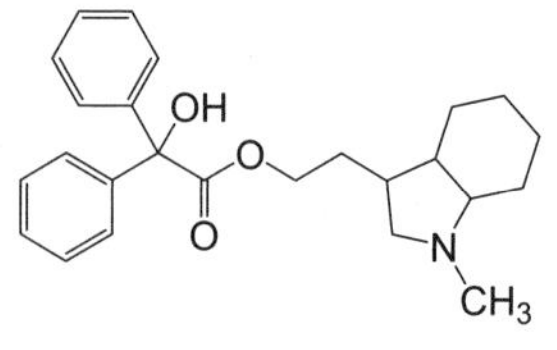

分子式和分子量 $C_{25}H_{31}NO_3$ 393.52

化学名 2-(Hexahydro-1-methyl-3-indolinyl)ethyl benzilate

2-(六氢-1-甲基-吲哚-3-基)乙基 二苯基乙酸酯

CAS 登录号 15687-33-9

INN list 16

药效分类 解痉药

甲状丙酸

Thyropropic Acid（*INN*）

化学结构式

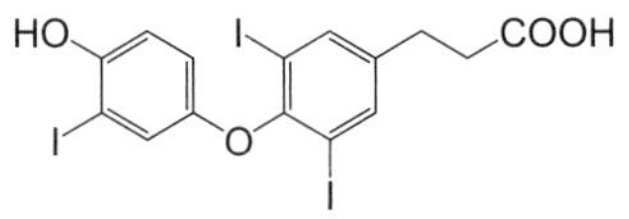

分子式和分子量 $C_{15}H_{11}I_3O_4$ 635.96

化学名 4-(4-Hydroxy-3-iodophenoxy)-3,5-diiodohydrocinnamic acid

4-(4-羟基-3-碘苯氧基)-3,5-二碘氢化肉桂酸

CAS 登录号 51-26-3

INN list 10

药效分类 甲状腺激素类药

甲紫

Methylrosanilinium Chloride（*INN*）

化学结构式

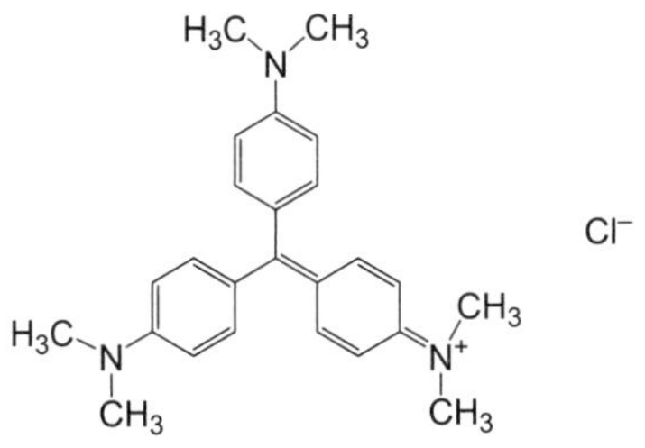

分子式和分子量 $C_{25}H_{30}ClN_3$ 407.98

化学名 [4-[Bis[4-(dimethylamino)phenyl]methylidene]cyclohexa-2,5-dien-1-ylidene]-dimethylazanium;chloride

氯化 [4-[双[4-(二甲基氨基)苯基]甲亚基]环己-2,5-二烯-1-基亚基]-二甲基铵

CAS 登录号 548-62-9

INN list 1

药效分类 局部抗感染药

间羟胺

Metaraminol（*INN*）

化学结构式

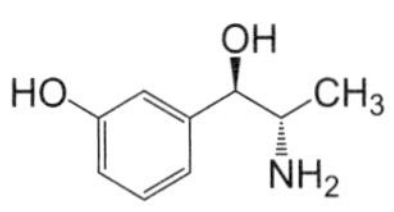

分子式和分子量 $C_9H_{13}NO_2$ 167.21

化学名 (−)-*α*-(1-Aminoethyl)-*m*-hydroxybenzyl alcohol

(−)-*α*-(1-氨乙基)-3-羟基苄醇

CAS 登录号 54-49-9; 33402-03-8[酒石酸盐]

INN list 1

药效分类 抗休克的血管活性药

ATC 分类 C01CA09

碱式醋酸锌

Zinc Acetate,Basic（*INN*）

化学结构式

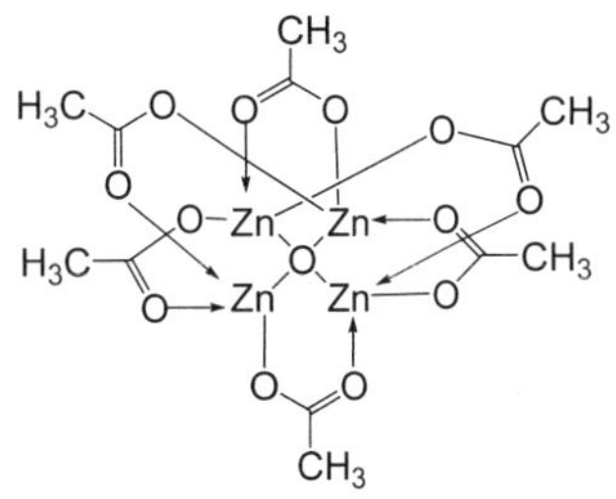

分子式和分子量 $C_{12}H_{18}O_{13}Zn_4$ 631.82

化学名 Hexakis(μ-acetato)-μ^4-oxotetrazinc

六(μ-乙酸根)-μ^4-氧合四锌

CAS 登录号 12129-82-7

INN list 51

药效分类 抗病毒药

碱式没食子酸铋

Bismuth Subgallate

化学结构式

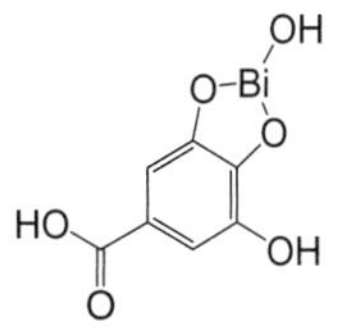

分子式和分子量 $C_7H_5BiO_6$ 394.09

化学名 2,7-Dihydroxy-1,3,2-benzodioxabismole-5-carboxylic acid

2,7-二羟基-1,3,2-苯并二氧合铋-5-羧酸

CAS 登录号 99-26-3; 149-91-7[没食子酸铋]

药效分类 消毒防腐药

碱式碳酸铋

Bismuth Subcarbonate

化学结构式

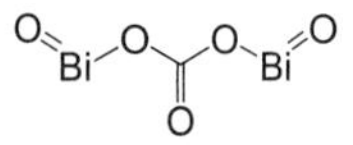

分子式和分子量 CBi_2O_5 509.97

化学名 Bis(oxobismuthanyl) carbonate

双(氧代铋基)碳酸酯

CAS 登录号 5892-10-4

药效分类 止泻药，局部保护药

交沙霉素

Josamycin（*INN*）

化学结构式

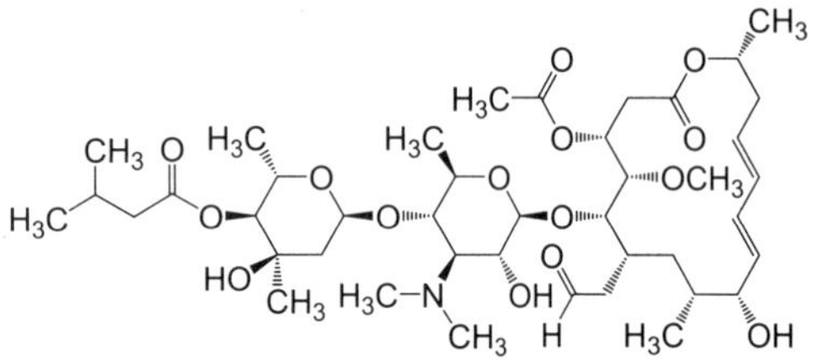

分子式和分子量 $C_{42}H_{69}NO_{15}$ 827.99

化学名 Stereoisomer of 4-(acetyloxy)-6-[[3,6-dideoxy-4-*O*-[2,6-dideoxy-3-*C*-methyl-4-*O*-(3-methyl-1-oxobutyl)-*α*-L-*ribo*-hexopyranosyl]-3-(dimethylamino)-*β*-D-glucopyranosyl]oxy]-10-hydroxy-5-methoxy-9,16-dimethyl-2-oxooxacyclohexadeca-11,13-diene-7-acetaldehyde

4-(乙酰氧基)-6-[[3,6-二脱氧-4-*O*-[2,6-二脱氧-3-*C*-甲基-4-*O*-(3-甲基-1-氧丁基)-*α*-L-核-吡喃己糖基]-3-(二甲氨基)-*β*-D-吡喃葡萄糖基]氧基]-10-羟基-5-甲氧基-9,16-二甲基-2-氧代氧杂环十六-11,13-二烯-7-乙醛的立体异构体

CAS 登录号 16846-24-5

INN list 23

药效分类 大环内酯类抗微生物药

ATC 分类 J01FA07

角鲨烷

Squalane

化学结构式（见下）

分子式和分子量 $C_{30}H_{62}$ 422.81

化学名 2,6,10,15,19,23-Hexamethyltetracosane

2,6,10,15,19,23-六甲基二十四烷

CAS 登录号 111-01-3

药效分类 营养药

截短侧耳素

Pleuromulin（*INN*）

分子式和分子量 $C_{22}H_{34}O_5$ 378.50

化学结构式

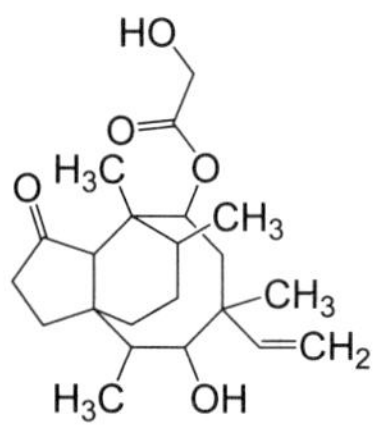

化学名 [(2*R*,3*S*,4*S*,6*R*,8*R*,14*R*)-4-Ethenyl-3-hydroxy-2,4,7,14-tetramethyl-9-oxo-6-tricyclo[5.4.3.0^{1,8}]tetradecanyl] 2-hydroxyacetate

[(2*R*,3*S*,4*S*,6*R*,8*R*,14*R*)-4-乙烯基-3-羟基-2,4,7,14-四甲基-9-氧代-6-三环[5.4.3.0^{1,8}]十四基] 2-羟基乙酸酯

CAS 登录号 125-65-5

INN list 35

药效分类 抗感染药

金刚贝隆

Mantabegron（*INN*）

化学结构式

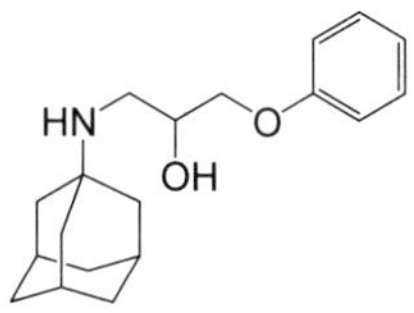

分子式和分子量 $C_{19}H_{27}NO_2$ 301.42

化学名 (2*RS*)-1-(Adamantan-1-ylamino)-3-phenoxypropan-2-ol

(2*RS*)-1-(金刚烷-1-基氨基)-3-苯氧基丙-2-醇

CAS 登录号 36144-08-8

INN list 88

药效分类 $β_3$受体激动药

金刚芬酯

Adafenoxate（*INN*）

化学结构式

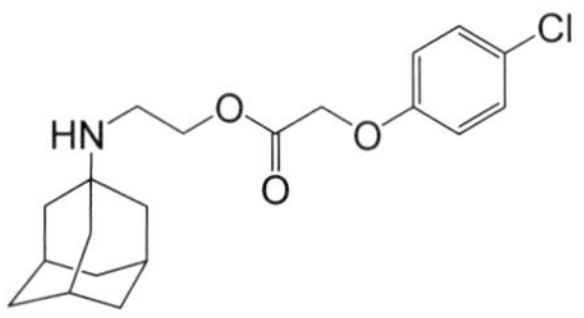

分子式和分子量 $C_{20}H_{26}ClNO_3$ 363.88

化学名 2-(1-Adamantylamino) ethyl (4-chlorophenoxy) acetate

2-(1-金刚烷氨基)乙基 (4-氯苯氧基)乙酸酯

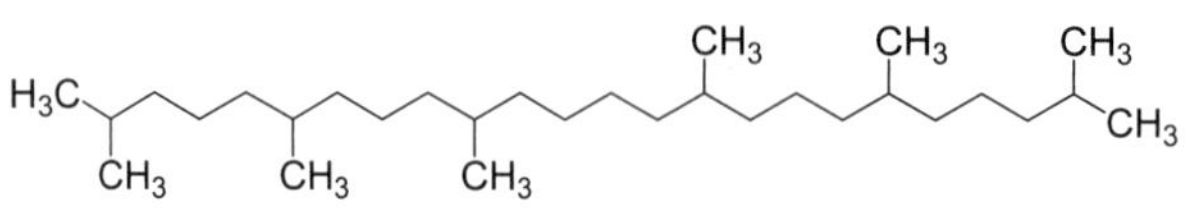

角鲨烷

CAS 登录号 82168-26-1
INN list 48
药效分类 精神兴奋药

金刚克新

Adamexine（*INN*）

化学结构式

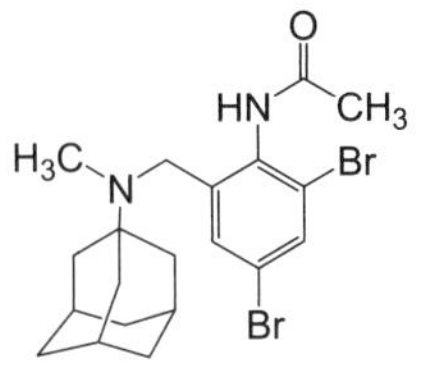

分子式和分子量 $C_{20}H_{26}Br_2N_2O$ 470.24

化学名 *N*-[2-[[1-Adamantyl(methyl)amino]methyl]-4,6-dibromophenyl] ethanamide

N-[2-[[1-金刚烷基(甲基)氨基]甲基]-4,6-二溴苯基]乙酰胺

CAS 登录号 54785-02-3
INN list 36
药效分类 祛痰药

金刚烷胺

Amantadine（*INN*）

化学结构式

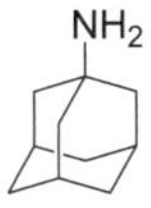

分子式和分子量 $C_{10}H_{17}N$ 151.25

化学名 1-Adamantanamine

1-金刚烷胺

CAS 登录号 768-94-5; 665-66-7[盐酸盐]
INN list 15
药效分类 抗震颤麻痹药，抗病毒药，抗组胺药

金刚西林

Amantocillin（*INN*）

化学结构式

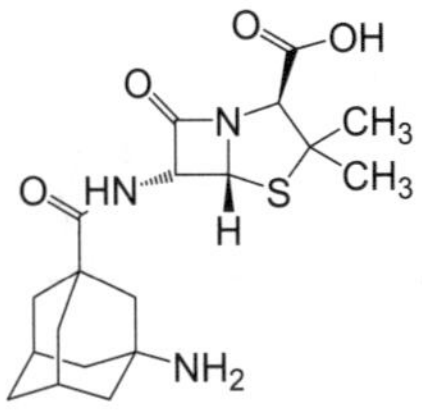

分子式和分子量 $C_{19}H_{27}N_3O_4S$ 393.50

化学名 6-(3-Amino-1-adamantanecarboxamido)-3,3-dimethyl-7-oxo-4-thia-1-azabicyclo[3.2.0]heptane-2-carboxylic acid

6-(3-氨基-1-金刚烷甲酰氨基)-3,3-二甲基-7-氧代-4-硫杂-1-氮杂二环[3.2.0]庚烷-2-羧酸

CAS 登录号 10004-67-8
INN list 17
药效分类 抗生素类药

金刚溴铵

Amantanium Bromide（*INN*）

化学结构式

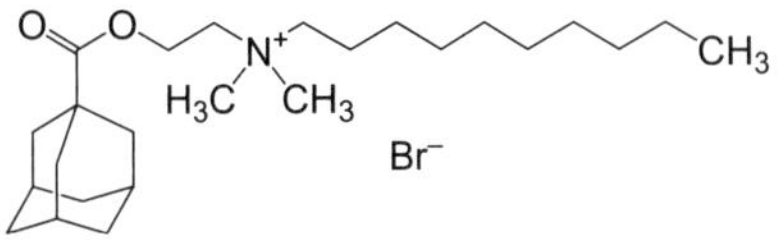

分子式和分子量 $C_{25}H_{46}BrNO_2$ 472.54

化学名 Dccyl(2-hydroxyethyl) dimethylammonium bromide 1-adamantane carboxylate

溴化癸基(2-羟乙基)二甲铵基 1-金刚烷甲酸酯

CAS 登录号 58158-77-3
INN list 39
药效分类 消毒药

金刚乙胺

Rimantadine（*INN*）

化学结构式

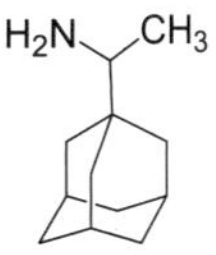

分子式和分子量 $C_{12}H_{21}N$ 179.31

化学名 *α*-Methyl-1-adamantanemethylamine

α-甲基-1-金刚烷甲胺

CAS 登录号 13392-28-4; 1501-84-4[盐酸盐]
INN list 17
药效分类 环胺类抗病毒药
ATC 分类 J05AC02

金硫醋苯胺

Aurothioglycanide（*INN*）

化学结构式

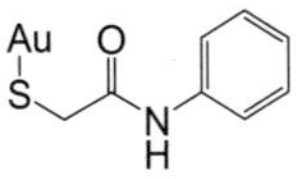

分子式和分子量 C_8H_8AuNOS 363.19

化学名 [[(Phenylcarbamoyl)methyl]thio]gold

[[(苯基氨基甲酰基)甲基]硫基]金

CAS 登录号 16925-51-2
INN list 1

药效分类 抗炎镇痛药

金硫葡糖

Aurothioglucose

化学结构式

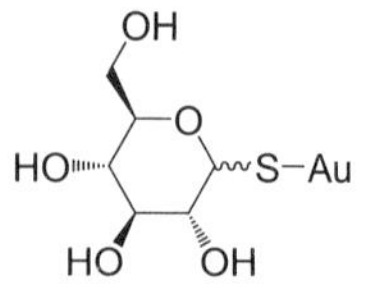

分子式和分子量 $C_6H_{11}AuO_5S$ 392.18

化学名 (1-Thio-D-glucopyranosato)gold

(1-硫代-D-吡喃葡萄糖苷)金

CAS 登录号 12192-57-3

药效分类 抗风湿药，抗炎镇痛药

金霉素

Chlortetracycline（*INN*）

化学结构式

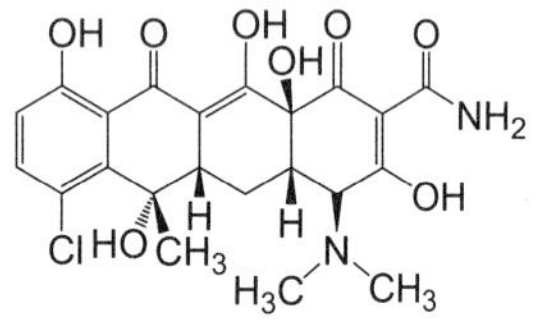

分子式和分子量 $C_{22}H_{23}ClN_2O_8$ 478.88

化学名 7-Chloro-4-(dimethylamino)-1,4,4*a*,5,5*a*,6,10,12*a*-octahydro-3,6,10,12,12*a*-pentahydroxy-6-methyl-1,11-dioxo-2-naphthacenecarboxamide

7-氯-4-(二甲氨基)-1,4,4*a*,5,5*a*,6,10,12*a*-八氢-3,6,10,12,12*a*-五羟基-6-甲基-1,1 1-二氧代-并四苯-2-甲酰胺

CAS 登录号 57-62-5; 64-72-2[盐酸盐]

INN list 4

药效分类 四环素类抗微生物药

ATC 分类 J01AA03

金诺芬

Auranofin（*INN*）

化学结构式

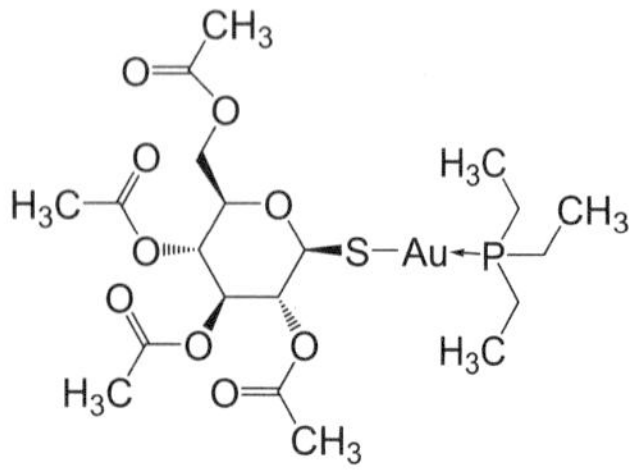

分子式和分子量 $C_{20}H_{34}AuO_9PS$ 678.48

化学名 (1-Thio-*β*-D-glucopyranosato)(triethylphosphine)gold-2,3,4,6-tetraacetate

(1-硫代-*β*-D-吡喃葡萄糖苷)(三乙基膦)金-2,3,4,6-四乙酸酯

CAS 登录号 34031-32-8

INN list 35

药效分类 抗风湿药，抗关节炎药

腈美克松

Ciamexon（*INN*）

化学结构式

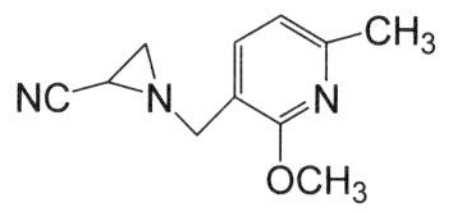

分子式和分子量 $C_{11}H_{13}N_3O$ 203.24

化学名 (±)-1-[(2-Methoxy-6-methyl-3-pyridyl)methyl]-2-aziridinecarbonitrile

(±)-1-[(2-甲氧基-6-甲基-吡啶-3-基)甲基]-2-氮丙啶甲腈

CAS 登录号 75985-31-8

INN list 52

药效分类 免疫增强药

精氨酸

Arginine（*INN*）

化学结构式

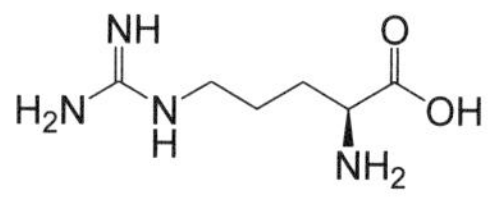

分子式和分子量 $C_6H_{14}N_4O_2$ 174.20

化学名 (*S*)-2-Amino-5-guanidinopentanoic acid

(*S*)-2-氨基-5-胍基戊酸

CAS 登录号 74-79-3; 1119-34-2[单盐酸盐]

INN list 14

药效分类 氨基酸类药

精氨缩宫素

Argiprestocin（*INN*）

化学结构式

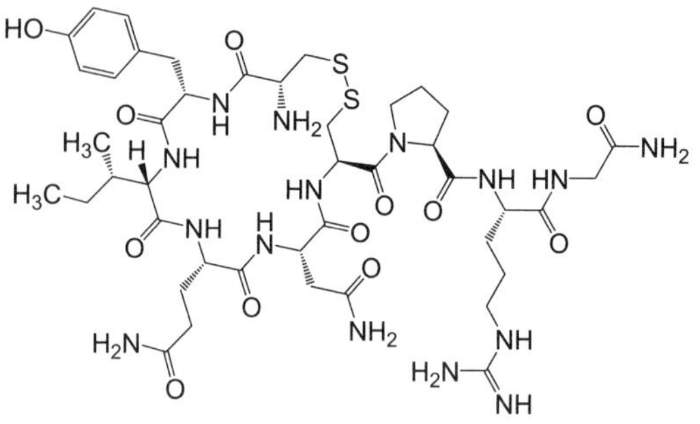

分子式和分子量 $C_{43}H_{67}N_{15}O_{12}S_2$ 1050.22

化学名 8-Arginineoxytocin

8-精氨酸催产素

CAS 登录号 113-80-4

INN list 13

药效分类 子宫收缩药

精氨胰岛素

Insulin Argine（*INN*）

化学结构式

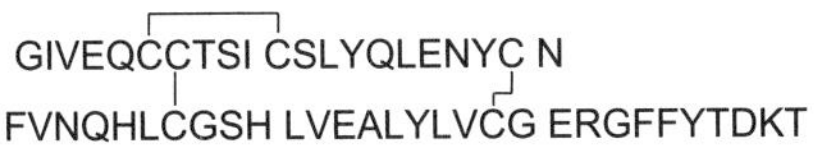

GIVEQCCTSICSLYQLENYCN
FVNQHLCGSHLVEALYLVCGERGFFYTDKT

分子式和分子量 $C_{269}H_{407}N_{73}O_{79}S_6$ 6119.94

化学名 30^{B}a-L-Arginine-30^{B}b-L-arginineinsulin(human)

30^{B}a-L-精氨酸-30^{B}b-L-精氨胰岛素(人)

CAS 登录号 68859-20-1

INN list 58

药效分类 抗糖尿病药

精美司那

Argimesna（*INN*）

化学结构式

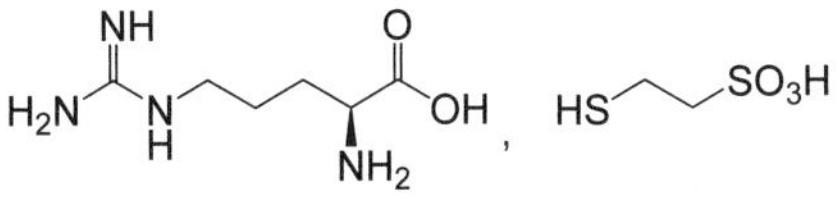

分子式和分子量 $C_8H_{20}N_4O_5S_2$ 316.40

化学名 L-Arginine mono (2-mercaptoethanesulfonate)

L-精氨酸单(2-巯基乙磺酸盐)

CAS 登录号 106854-46-0

INN list 60

药效分类 解毒药

肼多司

Drazidox（*INN*）

化学结构式

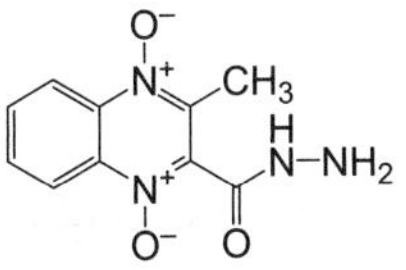

分子式和分子量 $C_{10}H_{10}N_4O_3$ 234.21

化学名 3-Methyl-2-quinoxalinecarboxylic acid hydrazide 1,4-dioxide

3-甲基-2-喹喔啉甲酰肼 1,4-二氧化物

CAS 登录号 27314-77-8

INN list 24

药效分类 抗菌药

肼卡巴嗪

Hydracarbazine（*INN*）

化学结构式

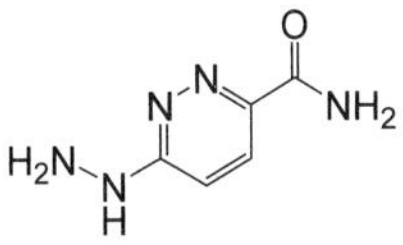

分子式和分子量 $C_5H_7N_5O$ 153.14

化学名 6-Hydrazino-3-pyridazinecarboxamide

6-肼基-3-哒嗪甲酰胺

CAS 登录号 3614-47-9

INN list 14

药效分类 利尿药

肼屈嗪

Hydralazine（*INN*）

化学结构式

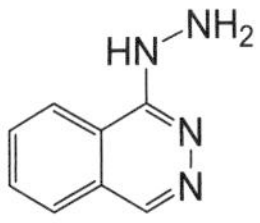

分子式和分子量 $C_8H_8N_4$ 160.18

化学名 1-Hydrazinophthalazine

1-肼基酞嗪

CAS 登录号 86-54-4; 304-20-1[盐酸盐]

INN list 1

药效分类 抗高血压药

净司他丁酯

Zinostatin Stimalamer（*INN*）

化学结构式

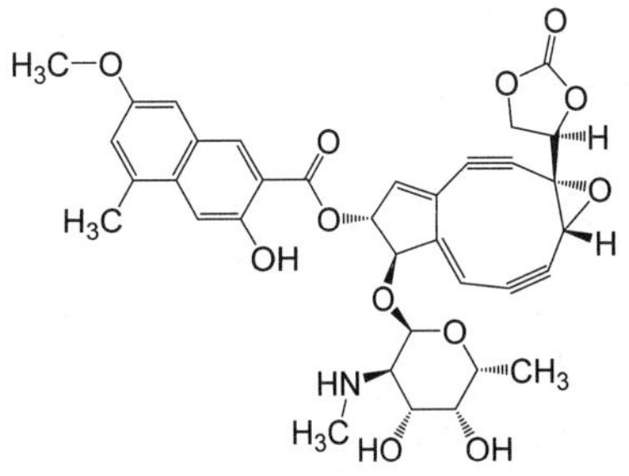

分子式和分子量 $C_{35}H_{35}NO_{12}$ 661.65

化学名 (1*aS*,5*R*,6*R*,6*aE*)-6-{[(2*R*,3*R*,4*R*,5*R*,6*R*)-4,5-Dihydroxy-6-methyl-3-(methylamino)tetrahydro-2*H*-pyran-2-yl]oxy}-1*a*-(2-oxo-1,3-dioxolan-4-yl)-2,3,8,9-tetradehydro-1*a*,5,6,9*a*-tetrahydro-cyclopenta[5,6]cyclonona[1,2-*b*]oxiren-5-yl-2-hydroxy-7-methoxy-5-methyl-1-naphthoate

(1*aS*,5*R*,6*R*,6*aE*)-6-{[(2*R*,3*R*,4*R*,5*R*,6*R*)-4,5-二羟基-6-甲基-3-(甲氨基)四氢-2*H*-吡喃-2-基]氧}-1*a*-(2-氧代-1,3-二氧戊环-4-

基)-2,3,8,9-四脱氢-1*a*,5,6,9*a*-四氢环戊熳并[5,6]环壬烷[1,2-*b*]环氧烯-5-基-2-羟基-7-甲氧基-5-甲基-1-萘甲酸酯

CAS 登录号 9014-02-2

INN list 74

药效分类 抗肿瘤药

净特罗

Zinterol（*INN*）

化学结构式

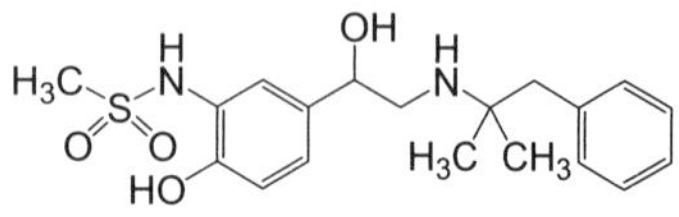

分子式和分子量 $C_{19}H_{26}N_2O_4S$ 378.49

化学名 5'-[2-[(α, α-Dimethylphenethyl)amino]-1-hydroxyethyl]-2'-hydroxymethanesulfonanilide

5'-[2-[(α, α-二甲基苯基)氨基]-1-羟基乙基]-2'-羟基甲磺酰苯胺

CAS 登录号 37000-20-7; 38241-28-0[盐酸盐]

INN list 38

药效分类 支气管舒张药

净韦肟

Zinviroxime（*INN*）

化学结构式

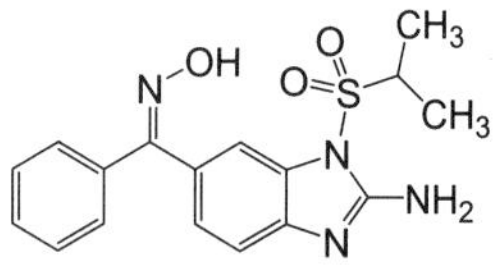

分子式和分子量 $C_{17}H_{18}N_4O_3S$ 358.41

化学名 (*Z*)-2-Amino-6-benzoyl-1-(isopropysulfonyl)benzimidazole oxime

(*Z*)-2-氨基-6-苯甲酰基-1-(异丙基磺酰基)苯并咪唑肟

CAS 登录号 72301-78-1

INN list 44

药效分类 抗病毒药

酒石酸羟吡啶

Hydroxypyridine Tartrate

化学结构式

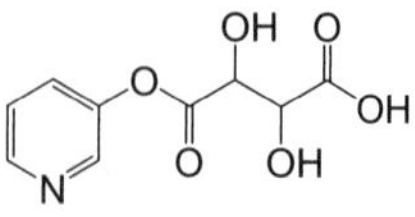

分子式和分子量 $C_9H_9NO_6$ 227.17

化学名 (2*R*,3*R*)-2,3-Dihydroxy-4-oxo-4-pyridin-3-yloxybutanoic acid

(2*R*,3*R*)-2,3-二羟基-4-氧代-4-吡啶-3-基氧代丁酸酯

CAS 登录号 7008-17-5; 109-00-2[3-羟吡啶]

枸糖铁

Cideferron（*INN*）

化学结构式

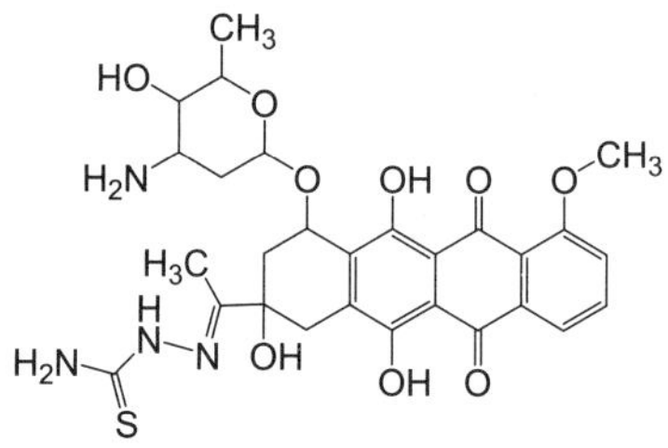

分子式和分子量 $C_{28}H_{32}N_4O_9S$ 600.64

化学名 [(*E*)-1-[4-(4-Amino-5-hydroxy-6-methyloxan-2-yl)oxy-2,5,12-trihydroxy-7-methoxy-6,11-dioxo-3,4-dihydro-1*H*-tetracen-2-yl]ethylideneamino]thiourea

[(*E*)-1-[4-(4-氨基-5-羟基-6-甲基噁烷-2-基)氧基-2,5,12-三羟基-7-甲氧基-6,11-双氧代-3,4-二氢-1*H*-并四苯-2-基]乙亚基氨基]硫脲

CAS 登录号 64440-87-5

INN list 39

药效分类 抗贫血药

枸橼酸镓[^{67}Ga]

Gallium[^{67}Ga] Citrate（*INN*）

化学结构式

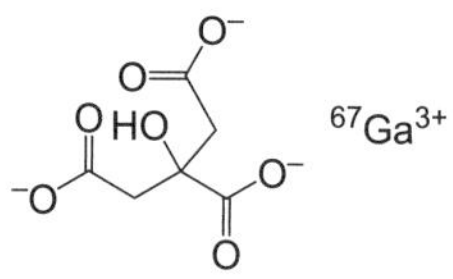

分子式和分子量 $C_6H_5{}^{67}GaO_7$ 256.03

化学名 Gallium-^{67}(3+) citrate(1 : 1)

枸橼酸镓 ^{67}(1 : 1)

CAS 登录号 41183-64-6; 52260-70-5[取代物]

INN list 33

药效分类 诊断用药

枸橼酸钾

Potassium Citrate

化学结构式

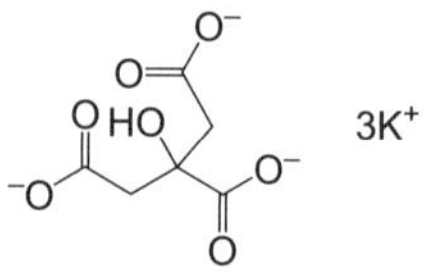

分子式和分子量 $C_6H_5K_3O_7$ 306.39

化学名 Tripotassium citrate

枸橼酸三钾

CAS 登录号 866-84-2; 6100-05-6[一水合物]

药效分类 防治低钾血症药

枸橼酸锂

Lithium Citrate

化学结构式

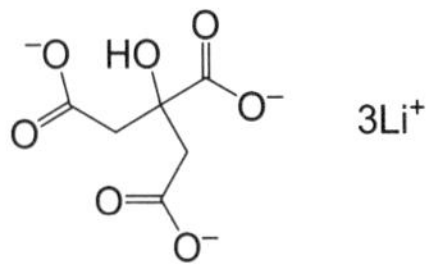

分子式和分子量 $C_6H_5Li_3O_7$ 209.22

化学名 Trilithium citrate

枸橼酸三锂

CAS 登录号 919-16-4; 6080-58-6[四水合物]

药效分类 抗躁狂药

枸橼酸钠

Sodium Citrate

化学结构式

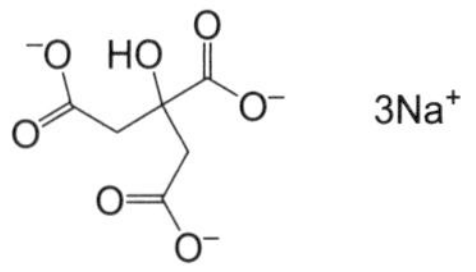

分子式和分子量 $C_6H_5Na_3O_7$ 258.07

化学名 Trisoditsm citrate

枸橼酸三钠

CAS 登录号 68-04-2; 6132-04-3[二水合物]

药效分类 抗凝血药

聚氨葡糖

Poliglusam（*INN*）

化学结构式

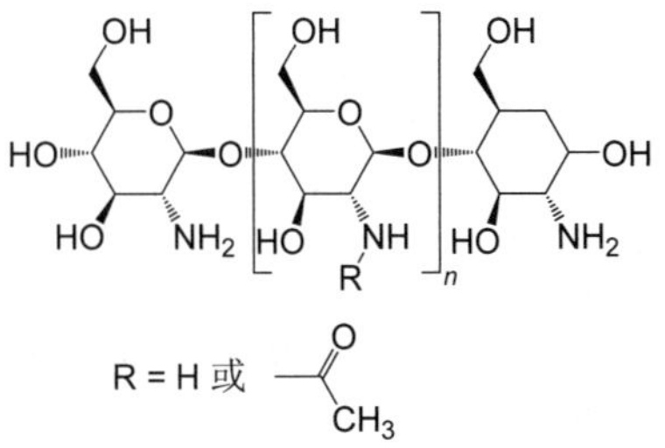

R = H 或 $-\overset{O}{\|}C-CH_3$

化学名 Chitosan

脱乙酰基壳多糖

CAS 登录号 9012-76-4

INN list 66

药效分类 止血药#####

聚苯胂酸

Polybenzarsol（*INN*）

化学结构式

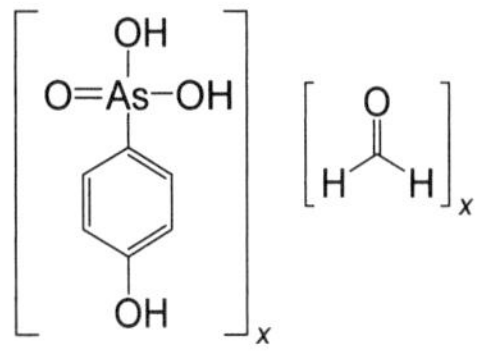

分子式 $(C_7H_9AsO_5)_x$

药物描述 A mixture of polymers formed by reacting formaldehyde with 4-hydroxybenzenearsonic acid

甲醛和 4-羟基苯胂酸聚合体的混合物

CAS 登录号 54531-52-1

INN list 8

药效分类 抗感染药

聚多卡醇

Polidocanol（*INN*）

化学结构式

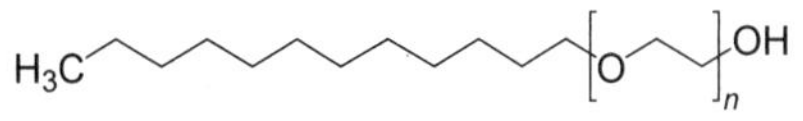

药物描述 Polyethylene glycol monododecyl ether (average polymer, n = 9; nonaethylene glycol monododecyl ether)

聚乙二醇单十二烷基醚(平均聚合体 n = 9;九乙二醇单十二烷基醚)

CAS 登录号 3055-99-0

INN list 26

药效分类 抗静脉曲张药

ATC 分类 C05BB02

聚谷紫杉醇

Paclitaxel Poliglumex（*INN*）

化学结构式

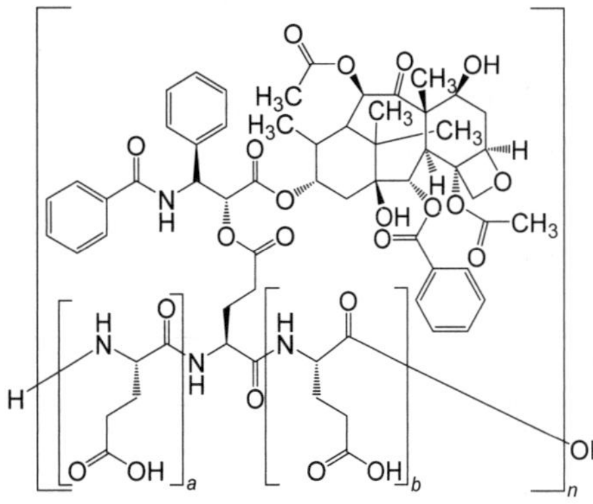

分子式 $(C_{52}H_{56}N_2O_{16})_n(C_5H_7NO_3)_x$

化学名 Poly(L-glutamic acid) partly *γ*-esterified by (2*R*,3*S*)-3-benzamido-1-{[4,10*β*-bis(acetoxy)-2*α*-(benzoyloxy)-1,7*β*-dihydroxy-9-oxo-5,20-epoxytax-11-en-13*α*-yl]oxy}-1-oxo-3-phenylpropan-2-yl

聚(L-谷氨酸)部分 *γ*-酯化 (2*R*,3*S*)-3-苯甲酰氨基-1-{[4,10*β*-双(乙酰氧基)-2*α*-(苯甲酰基氧基)-1,7*β*-二羟基-9-氧代-5,20-氧桥紫杉烷-11-烯-13*α*-基]氧基}-1-氧代-3-苯基丙-2-基

CAS 登录号 263351-82-2

INN list 90

药效分类 抗肿瘤药

聚己缩胍

Polihexanide（*INN*）

化学结构式

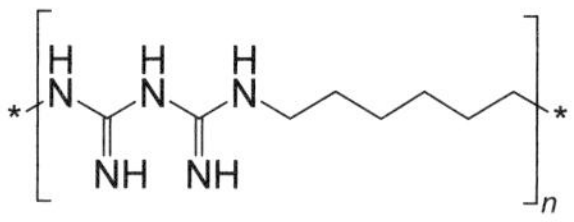

分子式 $(C_8H_{17}N_5)_n$

化学名 Poly(iminoimidocarbonyl-iminoimidocarbonylimino hexamethylene)

聚(亚氨基亚氨甲酰基-亚氨基亚氨甲酰基亚氨基六亚甲基)

CAS 登录号 32289-58-0[盐酸盐]; 28757-48-4[取代物]

INN list 24

药效分类 抗感染药

聚甲酚磺醛

Policresulen（*INN*）

化学结构式

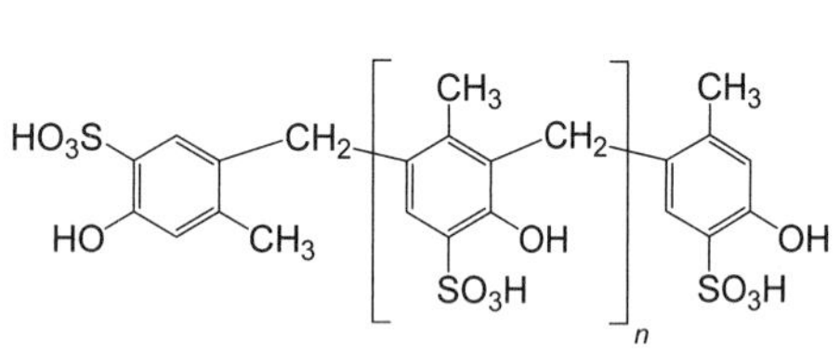

分子式 $(C_8H_9O_4S)(C_8H_8O_4S)_n(C_7H_7O_4S)$

化学名 2-Hydroxy-*p*-toluenesulfonic acid, polymer with formaldehyde

2-羟基-4-甲基苯磺酸和甲醛的聚合物

CAS 登录号 101418-00-2

INN list 55

药效分类 抗菌药，止血药

聚卡波非

Polycarbophil（*INN*）

分子式 $(C_3H_3Ca_{1/2}O_2)_a(C_6H_{10}O_2)_b$

化学结构式

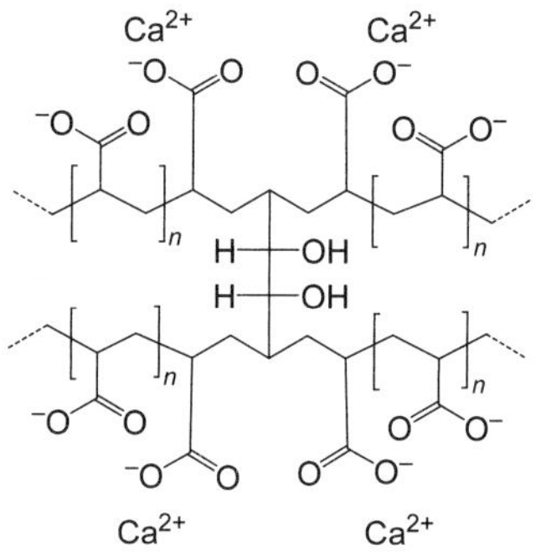

化学名 Polycarbophil calcium

聚卡波非钙

CAS 登录号 9003-97-8

INN list 10

药效分类 导泻药

聚磷酸雌二醇

Polyestradiol Phosphate（*INN*）

化学结构式

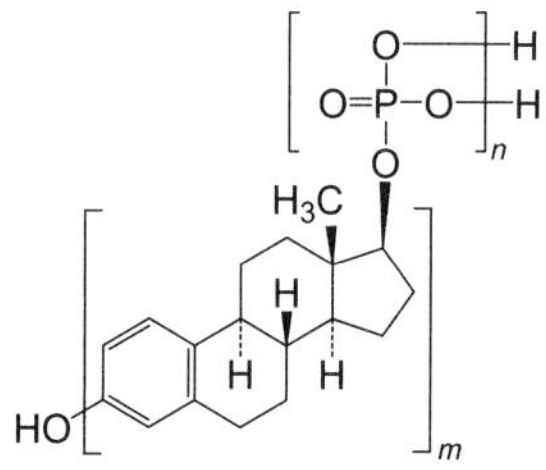

分子式 $(C_{18}H_{22})_m(O_4P)_n$

化学名 (17*β*)-Estra-1,3,5(10)-triene-3,17-diol phosphate, homopolymer

(17*β*)-雌甾-1,3,5(10)-三烯-3,17-二醇磷酸酯均聚合物

CAS 登录号 28014-46-2

INN list 36

药效分类 雌激素类内分泌治疗用药

ATC 分类 L02AA02

聚马醚亚铁

Ferropolimaler（*INN*）

化学结构式

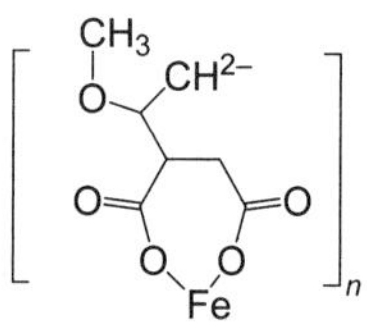

分子式 $(C_7H_8FeO_5)_n$

化学名 Maleic acid polymer with methyl vinyl ether,iron(2+)salt

马来酸与甲基乙烯基醚形成的聚合物的铁盐[Ⅱ]

CAS 登录号 54063-44-4

INN list 26

药效分类 抗贫血药

聚诺昔林

Polynoxylin（*INN*）

化学结构式

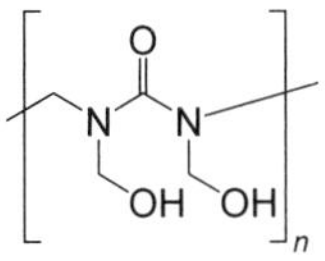

分子式 $(C_4H_8N_2O_3)_n$

化学名 Methylene-*N*,*N*'-bis(hydroxymethyl)urea polymer

甲基-*N*,*N*'-双(羟甲基)脲聚合物

CAS 登录号 9011-05-6

INN list 12

药效分类 抗真菌药

聚普瑞锌

Polaprezinc（*INN*）

化学结构式

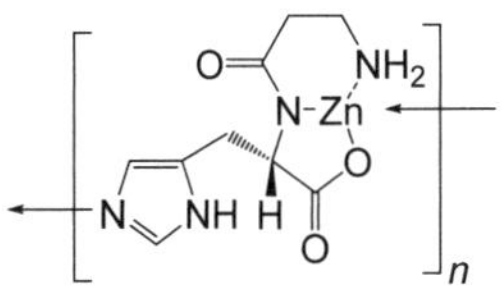

分子式 $(C_9H_{12}N_4O_3Zn)_n$

化学名 *catena*-Poly[zinc-*μ*-[*β*-alanyl-L-histidinato(2−)-*N*,*N*^N^,*O*:*N*]]

链-聚[锌-*μ*-[*β*-丙氨酰-L-组氨酸根(2−)-*N*,*N*^N^,*O*:*N*]]

CAS 登录号 107667-60-7

INN list 66

药效分类 抗氧剂，抗炎药，抗溃疡药

聚塞氯铵

Polixetonium Chloride（*INN*）

化学结构式

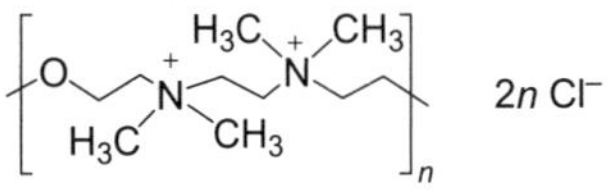

分子式 $(C_{10}H_{24}Cl_2N_2O)_n$

化学名 Poly[oxyethylene(dimethyliminio) ethylene(dimethyliminio)ethylene dichloride]

聚[氧基乙叉基(二甲基铵基)乙叉基(二甲基铵基)乙叉基二氯化物]

CAS 登录号 31512-74-0

INN list 70

药效分类 药用辅料，消毒防腐药

聚四氟乙烯

Politef（*INN*）

分子式 $(C_2F_4)_n$

化学结构式

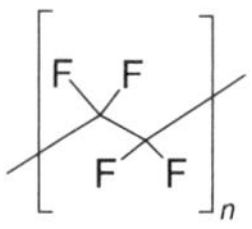

化学名 Poly(tetrafluoroethylene)

聚(四氟乙烯)

CAS 登录号 9002-84-0

INN list 22

药效分类 整复材料

聚糖酐

Dextranomer（*INN*）

化学名 Dextran 2,3-dihydroxypropyl 2-hydroxy-1,3-propanediyl ethers

右旋糖苷 2,3-二羟丙基 2-羟基-1,3-丙二醚

CAS 登录号 56087-11-7

INN list 33

药效分类 外科用药

聚维酮

Povidone（*INN*）

化学结构式

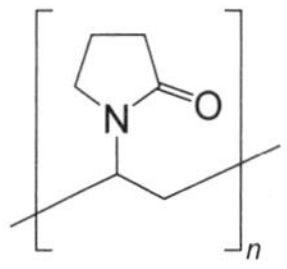

分子式 $(C_6H_9NO)_n$

化学名 1-Vinyl-2-pyrrolidinone polymer

1-乙烯基-2-吡咯烷酮聚合物

CAS 登录号 9003-39-8; 25655-41-8 [聚维酮碘]

INN list 74

药效分类 药用辅料

聚乙醇酸

Polyglycolic Acid（*INN*）

化学结构式

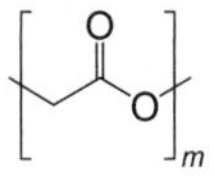

分子式 $(C_2H_2O_2)_m$

化学名 Poly(glycolic acid)

聚乙醇酸

CAS 登录号 26009-03-0

INN list 24

药效分类 外科缝合材料

卷曲霉素

Capreomycin（*INN*）

化学结构式

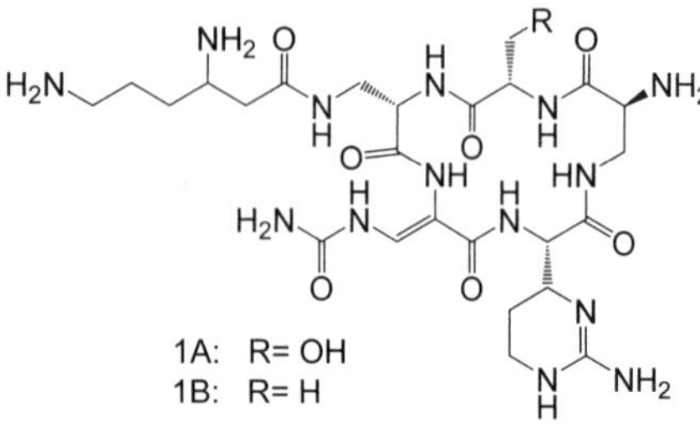

分子式和分子量　1A：$C_{25}H_{44}N_{14}O_8$　668.72; 1B：$C_{25}H_{44}N_{14}O_7$　652.72

化学名　1A:(3*S*)-3,6-Diamino-*N*-[[(2*S*,5*S*,8*E*,11*S*,15*S*)-15-amino-11-[(6*R*)-2-amino-1,4,5,6-tetrahydropyrimidin-6-yl]-8-[(carbamoylamino)methylidene]-2-(hydroxymethyl)-3,6,9,12,16-pentaoxo-1,4,7,10,13-pentazacyclohexadec-5-yl]methyl]hexanamide

(3*S*)-3,6-二氨基-*N*-[[(2*S*,5*S*,8*E*,11*S*,15*S*)-15-氨基-11-[(6*R*)-2-氨基-1,4,5,6-四氢嘧啶-6-基]-8-[(氨基甲酰基氨基)甲亚基]-2-(羟甲基)-3,6,9,12,16-五氧代-1,4,7,10,13-五氮杂环十六烷-5-基]甲基]己酰胺

1B:(3*S*)-3,6-Diamino-*N*-[[(2*S*,5*S*,8*E*,11*S*,15*S*)-15-amino-11-[(6*R*)-2-amino-1,4,5,6-tetrahydropyrimidin-6-yl]-8-[(carbamoylamino)methylidene]-2-methyl-3,6,9,12,16-pentaoxo-1,4,7,10,13-pentazacyclohexadec-5-yl]methyl]hexanamide

(3*S*)-3,6-二氨基-*N*-[[(2*S*,5*S*,8*E*,11*S*,15*S*)-15-氨基-11-[(6*R*)-2-氨基-1,4,5,6-四氢嘧啶-6-基]-8-[(氨基甲酰基氨基)甲亚基]-2-甲基-3,6,9,12,16-五氧代-1,4,7,10,13-五氮杂环十六烷-5-基]甲基]己酰胺

CAS 登录号　11003-38-6; 1405-37-4[硫酸盐]

INN list　12

药效分类　抗结核药

ATC 分类　J04AB30

咖啡氨醇

Cafaminol（*INN*）

化学结构式

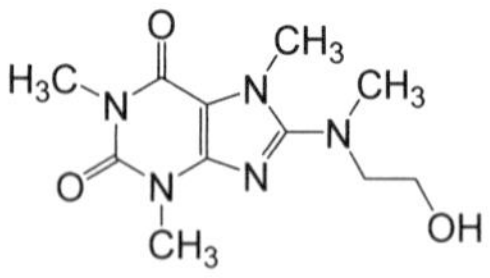

分子式和分子量　$C_{11}H_{17}N_5O_3$　267.28

化学名　8-[(2-Hydroxyethyl)methylamino]caffeine

8-[(2-羟乙基)甲氨基]咖啡因

CAS 登录号　30924-31-3

INN list　34

药效分类　血管收缩药

咖啡君

Cafedrine（*INN*）

分子式和分子量　$C_{18}H_{23}N_5O_3$　357.41

化学结构式

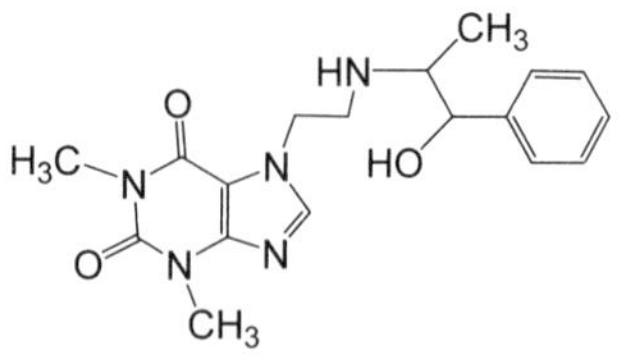

化学名　7-[2-(2-Hydroxy-1-methyl-phenethylamino)ethyl]theophylline

7-[2-(2-羟基-1-甲基-苯乙氨基)乙基]茶碱

CAS 登录号　58166-83-9

INN list　14

药效分类　抗休克的血管活性药

ATC 分类　C01CA21

咖啡因

Caffeine

化学结构式

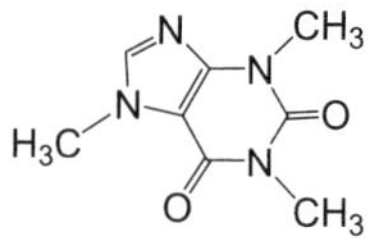

分子式和分子量　$C_8H_{10}N_4O_2$　194.19

化学名　1,3,7-Trimethylxanthine

1,3,7-三甲基黄嘌呤

CAS 登录号　58-08-2; 5743-12-4 [一水合物]

药效分类　利尿药，中枢神经兴奋药

卡巴胆碱

Carbachol（*INN*）

化学结构式

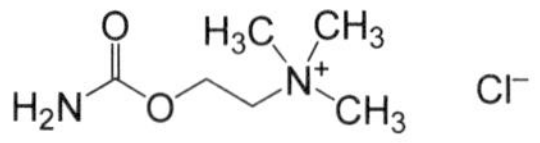

分子式和分子量　$C_6H_{15}ClN_2O_2$　182.65

化学名　2-[(Aminocarbonyl)oxy]-*N,N,N*-trimethylethanaminium chloride

氯化 2-[(氨基甲酰基)氧]-*N,N,N*-三甲基乙铵

CAS 登录号　51-83-2

INN list　4

药效分类　拟胆碱药

卡巴多司

Carbadox（*INN*）

化学结构式

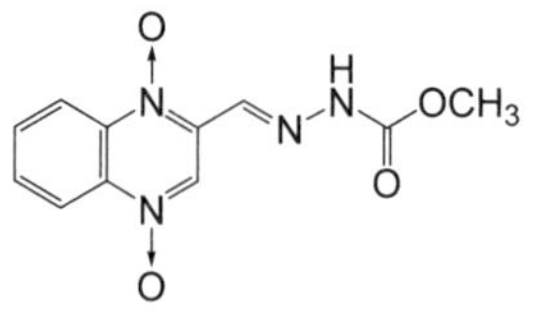

分子式和分子量　$C_{11}H_{10}N_4O_4$　262.22

化学名　Methyl *N*-[(*E*)-(1,4-dioxidoquinoxaline-1,4-diium-2-yl)methylideneamino]carbamate

甲基 *N*-[(*E*)-(1,4-二氧化喹喔啉-1,4-二鎓-2-基)甲亚基氨基]氨基甲酸酯

CAS 登录号　6804-07-5

INN list　19

药效分类　抗菌药

卡巴克络

Carbazochrome（*INN*）

化学结构式

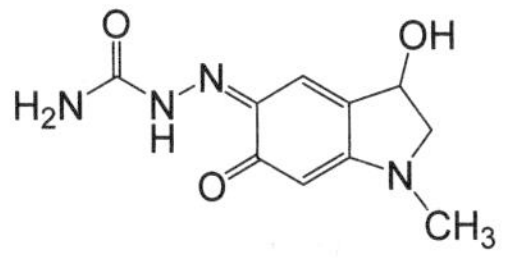

分子式和分子量　$C_{10}H_{12}N_4O_3$　236.23

化学名　3-Hydroxy-1-methyl-5,6-indolinedione semicarbazone

3-羟基-1-甲基-5,6-吲哚啉二酮缩氨基脲

CAS 登录号　69-81-8

INN list　20

药效分类　止血药

卡巴立

Carbaril（*INN*）

化学结构式

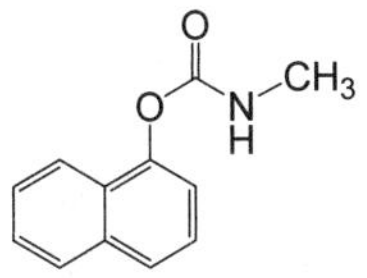

分子式和分子量　$C_{12}H_{11}NO_2$　201.22

化学名　1-Naphthyl methylcarbamate

1-萘基甲氨基甲酸酯

CAS 登录号　63-25-2

INN list　23

药效分类　杀虫药

卡巴铝

Carbaldrate（*INN*）

化学结构式

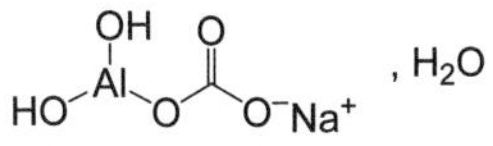

分子式和分子量　CH_4AlNaO_6　162.01

化学名　Dihydroxyaluminium sodium carbonate hydrate

碳酸二羟基铝钠水合物

CAS 登录号　41342-54-5

INN list　53

药效分类　抗酸药

卡巴匹林钙

Carbasalate Calcium（*INN*）

化学结构式

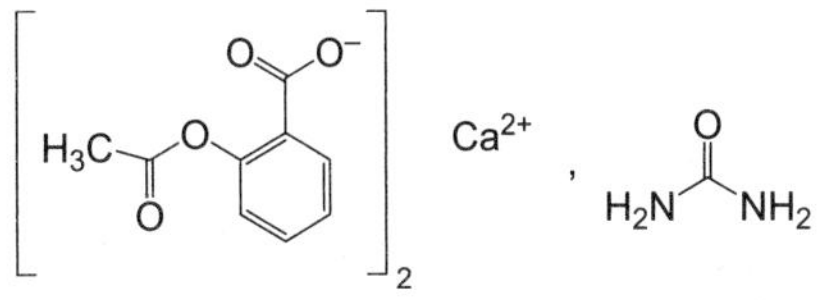

分子式和分子量　$C_{19}H_{18}CaN_2O_9$　458.43

化学名　Salicylic acid acetate calcium salt, compound with urea (1∶1)complex

乙酰水杨酸钙与脲 (1∶1) 复合物

CAS 登录号　5749-67-7

INN list　27

药效分类　解热镇痛药

卡巴胂

Carbarsone（*INN*）

化学结构式

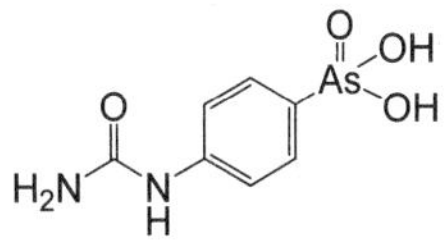

分子式和分子量　$C_7H_9AsN_2O_4$　260.08

化学名　[4-(Carbamoylamino)phenyl]arsonic acid

[4-(氨甲酰基氨基)苯基]胂酸

CAS 登录号　121-59-5

INN list　4

药效分类　抗阿米巴虫药

卡巴他赛

Cabazitaxel（*INN*）

化学结构式

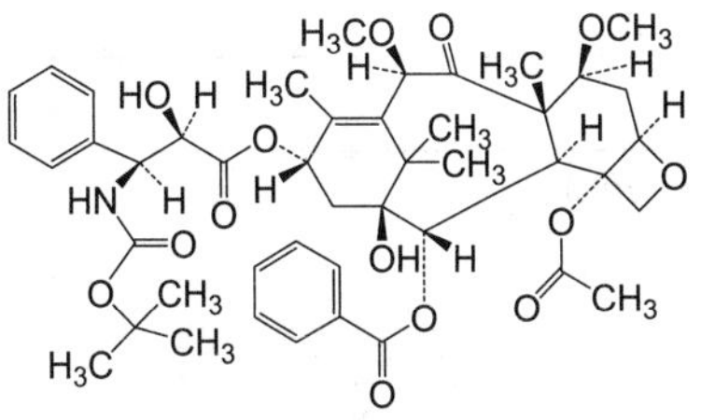

分子式和分子量　$C_{45}H_{57}NO_{14}$　835.93

化学名　1-Hydroxy-7*β*,10*β*-dimethoxy-9-oxo-5*β*,20-epoxytax-11-ene-2*α*,4,13*α*-triyl 4-acetate 2-benzoate 13-[(2*R*,3*S*)-3-[[(*tert*-butoxy)carbonyl]amino]-2-hydroxy-3-phenylpropanoate]

1-羟基-7*β*,10*β*-二甲氧基-9-氧代-5*β*,20-环氧紫杉-11-烯-2*α*,4,13*α*-三基 4-乙酸酯 2-苯甲酸酯 13-[(2*R*,3*S*)-3-[[(叔丁氧基)羰基]氨基]-2-羟基-3-苯丙酸酯]

CAS 登录号　183133-96-2
INN list　98
药效分类　抗肿瘤药

卡巴泽伦

Carbazeran（*INN*）

化学结构式

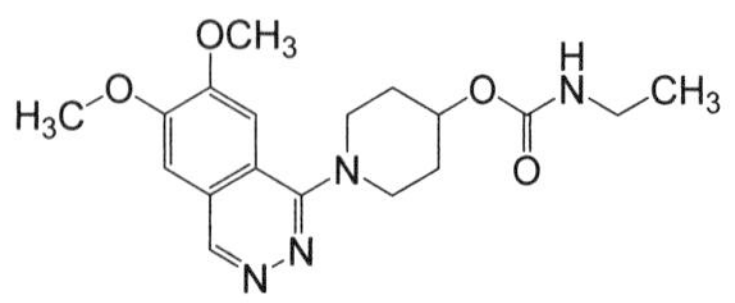

分子式和分子量　$C_{18}H_{24}N_4O_4$　360.41

化学名　1-(6,7-Dimethoxy-1-phthalazinyl)-4-piperidyl ethylcarbamate

1-(6,7-二甲氧基-1-酞嗪基)-4-哌啶基乙氨基甲酸酯

CAS 登录号　70724-25-3
INN list　44
药效分类　强心药

卡巴佐辛

Carbazocine（*INN*）

化学结构式

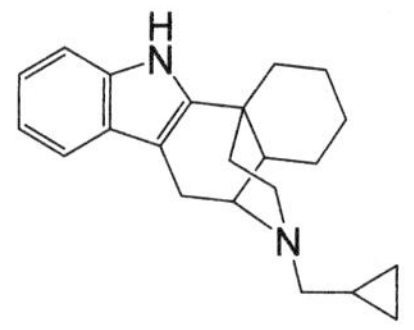

分子式和分子量　$C_{22}H_{28}N_2$　320.47

化学名　14-(Cyclopropylmethyl)-1,2,3,4,4*a*,5,6,11-octahydro-5,11*b*-iminoethano-11*bH*-benzo[*a*]carbazole

14-(环丙甲基)-1,2,3,4,4*a*,5,6,11-八氢-5,11*b*-偕亚氨乙基-11*bH*-苯并[*a*]咔唑

CAS 登录号　15686-38-1
INN list　16
药效分类　镇痛药

卡班太尔

Carbantel（*INN*）

化学结构式

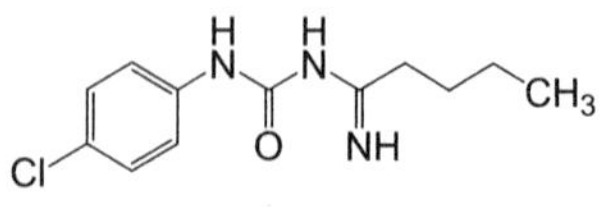

分子式和分子量　$C_{12}H_{16}ClN_3O$　253.73

化学名　1-(*p*-Chlorophenyl)-3-valerimidoylurea

1-(4-氯苯基)-3-戊亚胺酰基脲

CAS 登录号　54644-15-4; 22790-84-7[卡班太尔]
INN list　35
药效分类　抗蠕虫药

卡贝缩宫素

Carbetocin（*INN*）

化学结构式

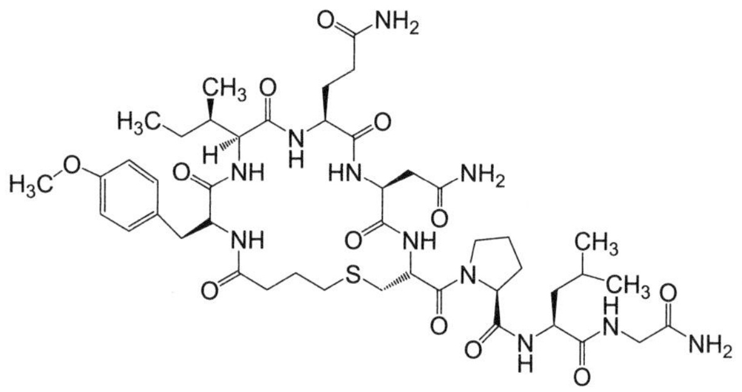

分子式和分子量　$C_{45}H_{69}N_{11}O_{12}S$　988.16

化学名　1-Butyric acid-2-[3-(*p*-methoxyphenyl)-L-alanine] oxytocin

1-丁酸-2-[3-(4-甲氧基苯基)-L-丙氨酸]催产素

CAS 登录号　37025-55-1
INN list　45
药效分类　催产素及其类似药
ATC 分类　H01BB03

卡贝替姆

Carbetimer（*INN*）

化学结构式

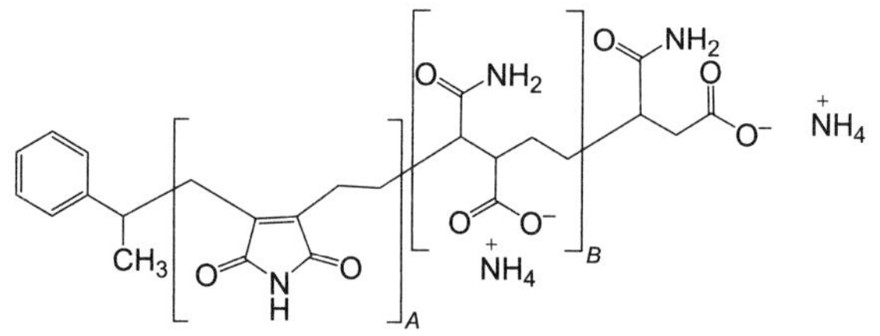

药物描述　Maleic anhydride polymer with ethylene, reaction product with ammonia

马来酸酐与乙烯的聚合物，与氨水反应所得的产物

CAS 登录号　82230-03-3
INN list　50
药效分类　抗肿瘤药

卡苯肼

Carbenzide（*INN*）

化学结构式

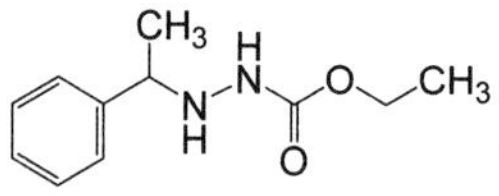

分子式和分子量　$C_{11}H_{16}N_2O_2$　208.26

化学名　Ethyl 3-(*α*-methylbenzyl)carbazate

乙基 3-(*α*-甲基苄基)肼基甲酸酯

CAS 登录号 3240-20-8
INN list 11
药效分类 抗抑郁药

卡比多巴

Carbidopa（*INN*）

化学结构式

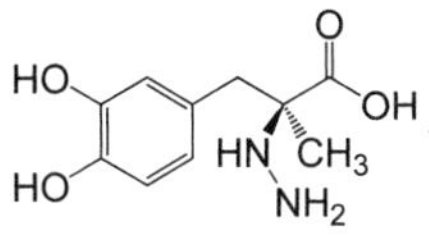

分子式和分子量 $C_{10}H_{14}N_2O_4$ 226.23

化学名 (−)-L-*α*-Hydrazino-3,4-dihydroxy-*α*-methylhydrocinnamic acid

(−)-L-*α*-肼基-3,4-二羟基-*α*-甲基氢化肉桂酸

CAS 登录号 28860-95-9; 38821-49-7[一水合物]
INN list 28
药效分类 脱缩酶抑制药

卡比芬

Carbifene（*INN*）

化学结构式

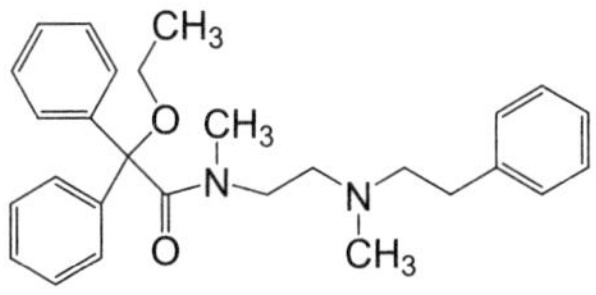

分子式和分子量 $C_{28}H_{34}N_2O_2$ 430.59

化学名 2-Ethoxy-*N*-methyl-*N*-[2-(methylphenethylamino)ethyl]-2,2-diphenylacetamide

2-乙氧基-*N*-甲基-*N*-[2-(甲基苯乙氨基)乙基]-2,2-二苯基乙酰胺

CAS 登录号 15687-16-8; 467-22-1[盐酸盐]
INN list 22
药效分类 镇痛药

卡比马唑

Carbimazole（*INN*）

化学结构式

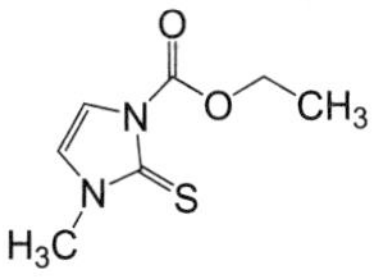

分子式和分子量 $C_7H_{10}N_2O_2S$ 186.23

化学名 Ethyl 3-methyl-2-thio-imidazoline-1-carboxylate

乙基 3-甲基-2-硫代-咪唑啉-1-羧酸酯

CAS 登录号 22232-54-8
INN list 4
药效分类 抗甲状腺药
ATC 分类 H03BB01

卡比曲西

Cabiotraxetan（*INN*）

化学结构式

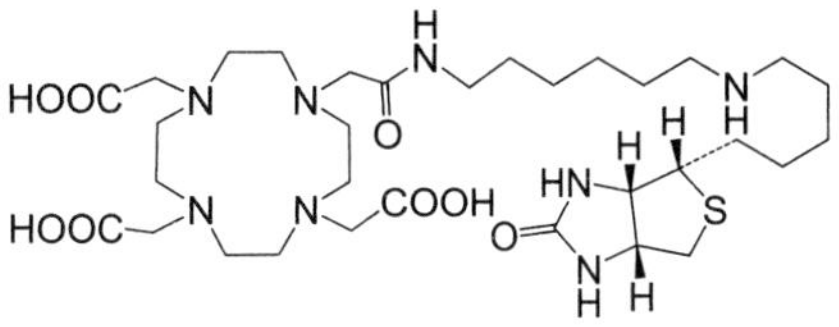

分子式和分子量 $C_{32}H_{58}N_8O_8S$ 714.92

化学名 2,2',2''-[10-(2-[[6-({5-[(3*aS*,4*S*,6*aR*)-2-Oxohexahydro-1*H*-thieno[3,4-*d*]imidazol-4-yl]pentyl}amino)hexyl]amino]-2-oxoethyl)-1,4,7,10-tetraazadodecane-1,4,7-triyl]triacetic acid

2,2',2''-[10-(2-[[6-({5-[(3*aS*,4*S*,6*aR*)-2-氧代六氢-1*H*-噻吩并[3,4-*d*]咪唑-4-基]戊基}氨基)己基]氨基]-2-氧代乙基)-1,4,7,10-四氮杂环十二烷-1,4,7-三基]三乙酸

CAS 登录号 451478-45-8
INN list 102
药效分类 治疗载体

卡比沙明

Carbinoxamine（*INN*）

化学结构式

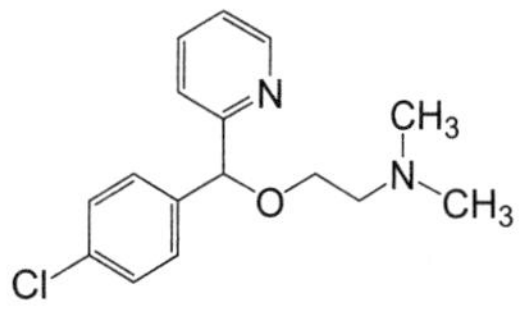

分子式和分子量 $C_{16}H_{19}ClN_2O$ 290.79

化学名 2-[*p*-Chloro-*α*-[2-(dimethylamino)ethoxy]benzyl]pyridine

2-[4-氯-*α*-[2-(二甲氨基)乙氧基]苄基]吡啶

CAS 登录号 486-16-8; 3505-38-2[马来酸盐]
INN list 4
药效分类 抗组胺药

卡波醌

Carboquone（*INN*）

化学结构式

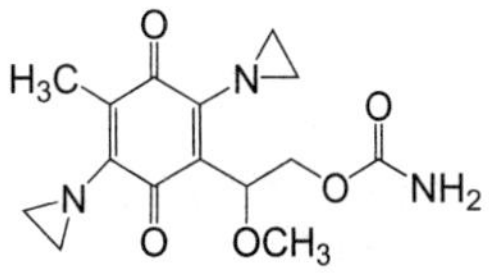

分子式和分子量 $C_{15}H_{19}N_3O_5$ 321.33

化学名 2,5-Bis(1-aziridinyl)-3-(2-hydroxy-1-methoxyethyl)-6-methyl-1,4-benzoquinone carbamater (ester)

2,5-双(1-氮杂环丙基)-3-(2-羟基-1-甲氧基)-6-甲基-1,4-苯

醌氨基甲酸酯
CAS 登录号 24279-91-2
INN list 32
药效分类 烷化剂类抗肿瘤药
ATC 分类 L01AC03

卡波硫磷

Carbofenotion（*INN*）

化学结构式

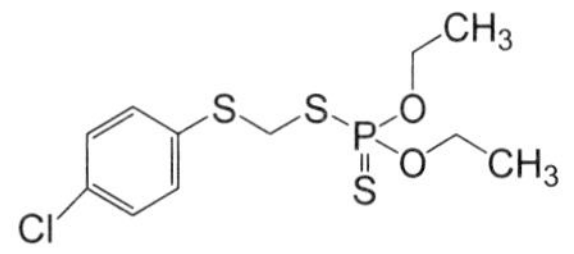

分子式和分子量 $C_{11}H_{16}ClO_2PS_3$ 342.87

化学名 *S*-[[(*p*-Chlorophenyl)thio]methyl] *O*,*O*-diethyl phosphorodithioate

S-[[(4-氯苯基)硫基]甲基] *O*,*O*-二乙基二硫代磷酸酯

CAS 登录号 786-19-6
INN list 23
药效分类 杀虫药

卡波罗孟

Carbocromen（*INN*）

化学结构式

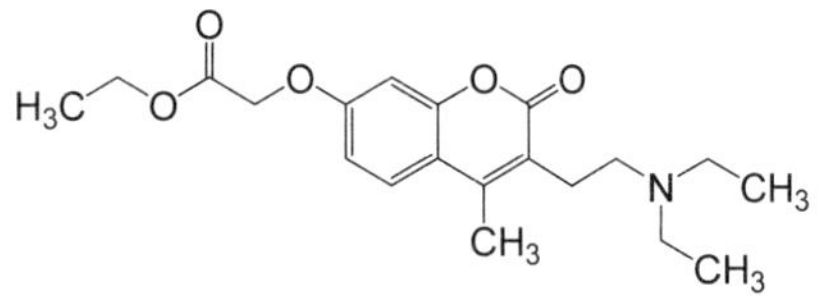

分子式和分子量 $C_{20}H_{27}NO_5$ 361.44

化学名 [[3-[2-(Diethylamino)ethyl]-4-methyl-2-oxo-2*H*-1-benzopyran-7-yl]oxy]acetic acid ethyl ester

[[3-[2-(二乙氨基)乙基]-4-甲基-2-氧代-2*H*-1-苯并吡喃-7-基]氧基]乙酸乙酯

CAS 登录号 804-10-4; 655-35-6[盐酸盐]
INN list 14
药效分类 抗心肌缺血药
ATC 分类 C01DX05

卡波氯醛

Carbocloral（*INN*）

化学结构式

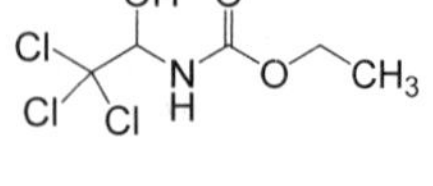

分子式和分子量 $C_5H_8Cl_3NO_3$ 236.48

化学名 Ethyl (2,2,2-trichloro-1-hydroxyethyl) carbamate

乙基 (2,2,2-三氯-1-羟乙基)氨基甲酸酯

CAS 登录号 541-79-7
INN list 17
药效分类 催眠药

卡波霉素

Carbomycin（*INN*）

化学结构式

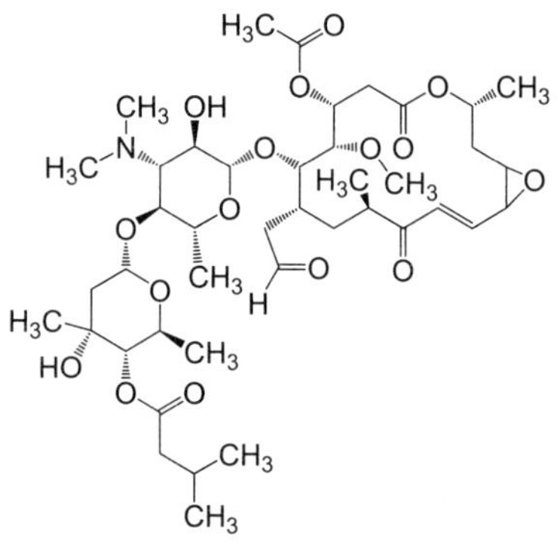

分子式和分子量 $C_{42}H_{67}NO_{16}$ 841.98

化学名 [(2*S*,3*S*,4*R*,6*S*)-6-[(2*R*,3*S*,4*R*,5*R*,6*S*)-6-[[(1*S*,3*R*,7*R*,8*S*,9*S*,10*R*,12*R*,14*E*,16*S*)-7-Acetyloxy-8-methoxy-3,12-dimethyl-5,13-dioxo-10-(2-oxoethyl)-4,17-dioxabicyclo[14.1.0]heptadec-14-en-9-yl]oxy]-4-(dimethylamino)-5-hydroxy-2-methyloxan-3-yl]oxy-4-hydroxy-2,4-dimethyloxan-3-yl] 3-methylbutanoate

[(2*S*,3*S*,4*R*,6*S*)-6-[(2*R*,3*S*,4*R*,5*R*,6*S*)-6-[[(1*S*,3*R*,7*R*,8*S*,9*S*,10*R*,12*R*,14*E*,16*S*)-7-乙酰氧基-8-甲氧基-3,12-二甲基-5,13-二氧代-10-(2-氧代乙基)-4,17-二氧杂二环[14.1.0]十七烷-14-烯-9-基]氧基]-4-(二甲氨基)-5-羟基-2-甲基氧杂环己-3-基]氧基-4-羟基-2,4-二甲基氧杂环己-3-基] 3-甲基丁酸酯

CAS 登录号 4564-87-8
INN list 1
药效分类 抗生素类药

卡波三唑

Carboxyamidotriazole

化学结构式

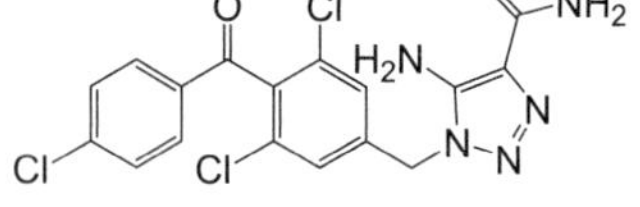

分子式和分子量 $C_{17}H_{12}Cl_3N_5O_2$ 424.67

化学名 5-Amino-1-[[3,5-dichloro-4-(4-chlorobenzoyl)phenyl]methyl]triazole-4-carboxamide

5-氨基-1-[[3,5-二氯-4-(4-氯苯甲酰基)苯基]甲基]三唑-4-甲酰胺

CAS 登录号 99519-84-3
药效分类 抗肿瘤药

卡波替尼

Cabozantinib（*INN*）

分子式和分子量 $C_{28}H_{24}FN_3O_5$ 501.17

化学结构式

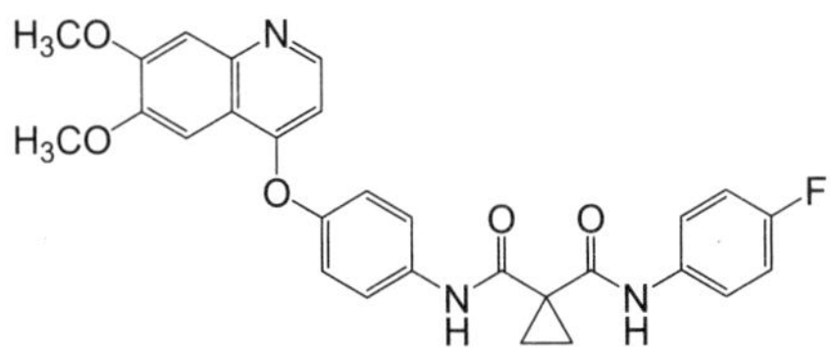

化学名 *N*-[4-[(6,7-Dimethoxyquinolin-4-yl)oxy]phenyl]-*N'*-(4-fluorophenyl)cyclopropane-1,1-dicarboxamide

N-[4-[(6,7-二甲氧基喹啉-4-基)氧]苯基]-*N'*-(4-氟苯基)环丙烷-1,1-二甲酰胺

CAS 登录号 849217-68-1

INN list 105

药效分类 抗肿瘤药

卡泊芬净

Caspofungin（*INN*）

化学结构式

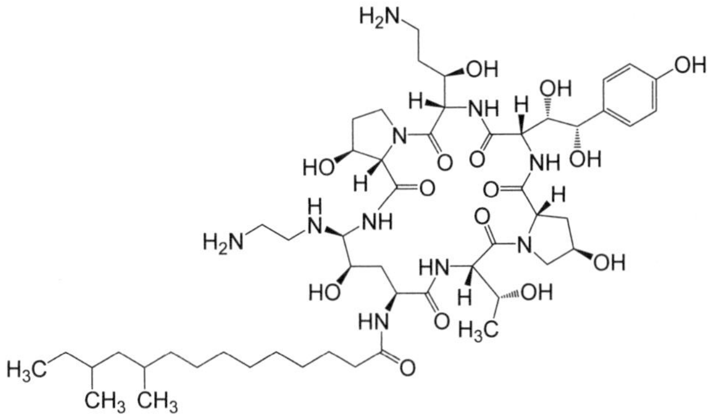

分子式和分子量 $C_{52}H_{88}N_{10}O_{15}$ 1093.31

化学名 *N*-[(3*S*,6*S*,9*S*,11*R*,15*S*,18*S*,20*R*,21*S*,24*S*,25*S*)-21-(2-Aminoethylamino)-3-[(1*R*)-3-amino-1-hydroxypropyl]-6-[(1*S*,2*S*)-1,2-dihydroxy-2-(4-hydroxyphenyl)ethyl]-11,20,25-trihydroxy-15-[(1*R*)-1-hydroxyethyl]-2,5,8,14,17,23-hexaoxo-1,4,7,13,16,22-hexazatricyclo[22.3.0.0^{9,13}]heptacosan-18-yl]-10,12-dimethyltetr-adecanamide

N-[(3*S*,6*S*,9*S*,11*R*,15*S*,18*S*,20*R*,21*S*,24*S*,25*S*)-21-(2-氨基乙基氨基)-3-[(1*R*)-3-氨基-1-羟丙基]-6-[(1*S*,2*S*)-1,2-二羟基-2-(4-羟基苯基)乙基]-11,20,25-三羟基-15-[(1*R*)-1-羟乙基]-2,5,8,14,17,23-六氧代-1,4,7,13,16,22-六氮杂三环[22.3.0.0^{9,13}]二十七烷-18-基]-10,12-二甲基十四酰胺

CAS 登录号 162808-62-0

INN list 80

药效分类 抗真菌药

ATC 分类 J02AX04

卡泊三醇

Calcipotriol（*INN*）

分子式和分子量 $C_{27}H_{40}O_3$ 412.60

化学结构式

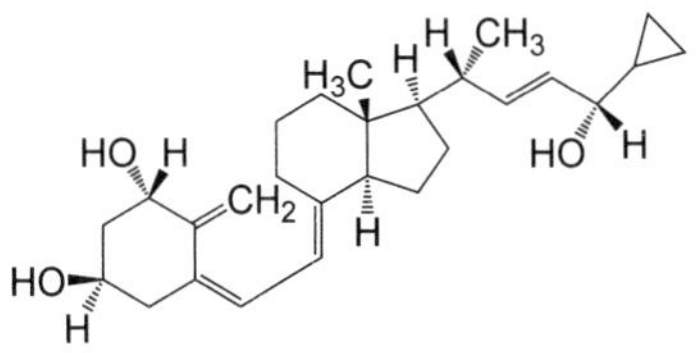

化学名 (5*Z*,7*E*,22*E*,24*S*)-24-Cyclopropyl-9,10-secochola-5,7,10(19),22-tetraene-1*α*,3*β*,24-triol

(5*Z*,7*E*,22*E*,24*S*)-24-环丙基-9,10-开环胆甾-5,7,10(19),22-四烯-1*α*,3*β*,24-三醇

CAS 登录号 112965-21-6

INN list 61

药效分类 抗银屑病药

卡泊酸

Capobenic Acid（*INN*）

化学结构式

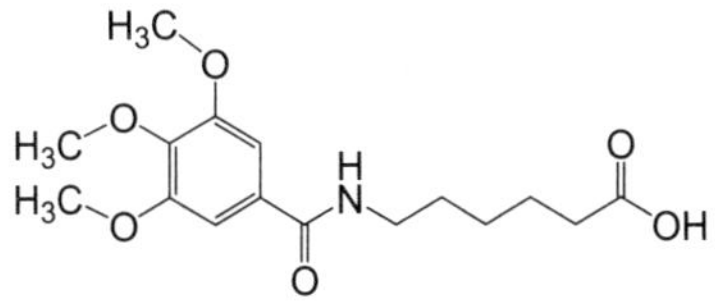

分子式和分子量 $C_{16}H_{23}NO_6$ 325.26

化学名 6-(3,4,5-Trimethoxybenzamido)hexanoic acid

6-(3,4,5-三甲氧基苯甲酰氨基)己酸

CAS 登录号 21434-91-3

INN list 25

药效分类 抗心绞痛药，抗心律失常药

卡铂

Carboplatin（*INN*）

化学结构式

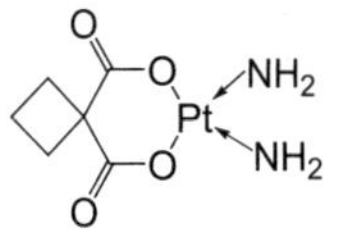

分子式和分子量 $C_6H_{10}N_2O_4Pt$ 369.23

化学名 *cis*-Diammine (1,1-cyclobutanedicarboxylato)platinum

顺-二氨(1,1-环丁烷二羧基)铂

CAS 登录号 41575-94-4

INN list 48

药效分类 铂化合物类抗肿瘤药

ATC 分类 L01XA02

卡布比妥

Carbubarb（*INN*）

分子式和分子量 $C_{11}H_{17}N_3O_5$ 271.27

化学结构式

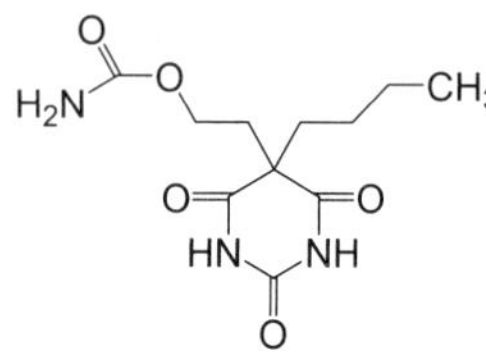

化学名 5-Butyl-5-(2-carbamoyloxyethyl) barbituric acid

5-丁基-5-(2-氨基甲酰氧乙基)巴比妥酸

CAS 登录号 960-05-4

INN list 14

药效分类 镇静催眠药

卡布特罗

Carbuterol（*INN*）

化学结构式

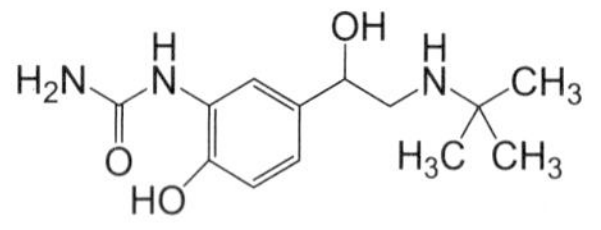

分子式和分子量 $C_{13}H_{21}N_3O_3$ 267.33

化学名 [5-[2-(*tert*-Butylamino)-1-hydroxyethyl]-2-hydroxyphenyl]urea

[5-[2-(叔丁氨基)-1-羟乙基]-2-羟基苯基]脲

CAS 登录号 34866-47-2; 34866-46-1[盐酸盐]

INN list 29

药效分类 支气管舒张药

卡布西泮

Carburazepam（*INN*）

化学结构式

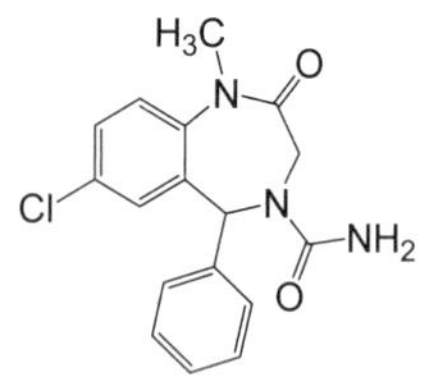

分子式和分子量 $C_{17}H_{16}ClN_3O_2$ 329.78

化学名 7-Chloro-1,2,3,5-tetrahydro-1-methyl-2-oxo-5-phenyl-4*H*-1,4-benzodiazepine-4-carboxamide

7-氯-1,2,3,5-四氢-1-甲基-2-氧代-5-苯基-4*H*-1,4-苯并二氮杂草-4-甲酰胺

CAS 登录号 59009-93-7

INN list 39

药效分类 安定药

卡醋胺

Caracemide（*INN*）

分子式和分子量 $C_6H_{11}N_3O_4$ 189.17

化学结构式

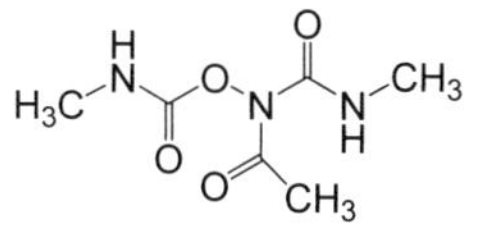

化学名 *N*-Acetyl-*N*,*O*-bis(methylcarbamoyl) hydroxylamine

N-乙酰基-*N*,*O*-双(甲基氨基甲酰基)羟胺

CAS 登录号 81424-67-1

INN list 49

有效分类 抗肿瘤药

卡达瑞特

Caldaret（*INN*）

化学结构式

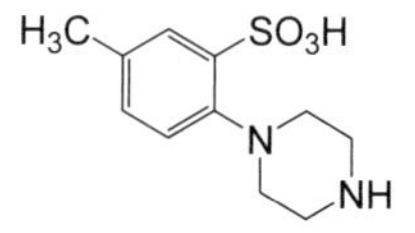

分子式和分子量 $C_{11}H_{16}N_2O_3S$ 256.32

化学名 5-Methyl-2-(piperazin-1-yl) benzenesulfonic acid

5-甲基-2-(哌嗪-1-基)苯磺酸

CAS 登录号 133804-44-1

INN list 85

药效分类 强心药

卡达唑利德

Cadazolid（*INN*）

化学结构式

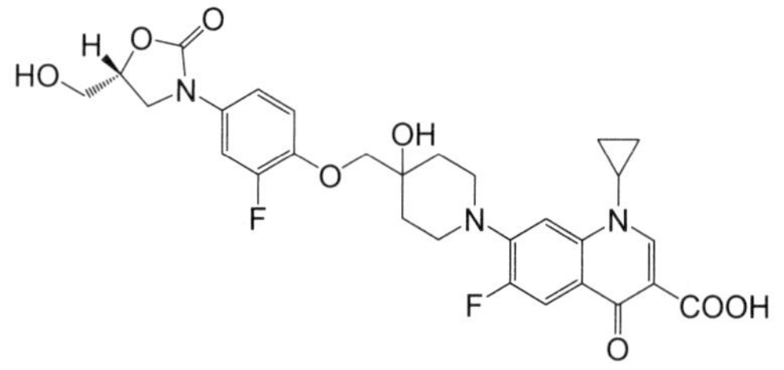

分子式和分子量 $C_{29}H_{29}F_2N_3O_8$ 585.55

化学名 1-Cyclopropyl-6-fluoro-7-[4-([2-fluoro-4-[(5*R*)-5-(hydroxymethyl)-2-oxo-1,3-oxazolidin-3-yl]phenoxy]methyl)-4-hydroxypiperidin-1-yl]-4-oxo-1,4-dihydroquinolin-3-carboxylic acid

1-环丙基-6-氟-7-[4-([2-氟-4-[(5*R*)-5-(羟甲基)-2-氧代-1,3-噁唑烷-3-基]苯氧基]甲基)-4-羟基哌啶-1-基]-4-氧代-1,4-二氢喹啉-3-羧酸

CAS 登录号 1025097-10-2

INN list 104

药效分类 抗菌药

卡地姆碘

Cadexomer Iodine（*INN*）

药物描述 Product of reaction of dextrin with epichlorohydrin coupled with ion-exchange groups and iodine

由糊精与环氧氯丙烷反应后再与离子交换基团和碘耦合所得的产品

CAS 登录号 94820-09-4

INN list 46

药效分类 局部抗菌药，抗溃疡药

卡非氨酯

Carfimate（*INN*）

化学结构式

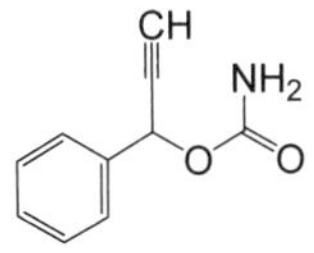

分子式和分子量 $C_{10}H_9NO_2$ 175.18

化学名 1-Phenyl-2-propynyl carbamate

1-苯基-2-丙炔基氨基甲酸酯

CAS 登录号 3567-38-2

INN list 15

药效分类 镇静催眠药

卡非西林

Carfecillin（*INN*）

化学结构式

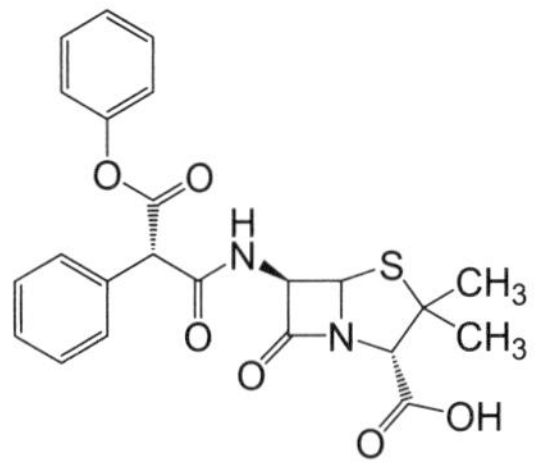

分子式和分子量 $C_{23}H_{22}N_2O_6S$ 454.50

化学名 *N*-(2-Carboxy-3,3-dimethyl-7-oxo-4-thia-1-azabicyclo[3.2.0]hept-6-yl)-2-phenylmalonamic acid 1-phenyl ester

N-(2-羧基-3,3-二甲基-7-氧代-4-硫杂-1-氮杂双环[3.2.0]庚-6-基)-2-苯基丙酰胺酸 1-苯酯

CAS 登录号 27025-49-6; 21649-57-0[钠盐]

INN list 30

药效分类 抗生素类药

卡非佐米

Carfilzomib（*INN*）

化学结构式

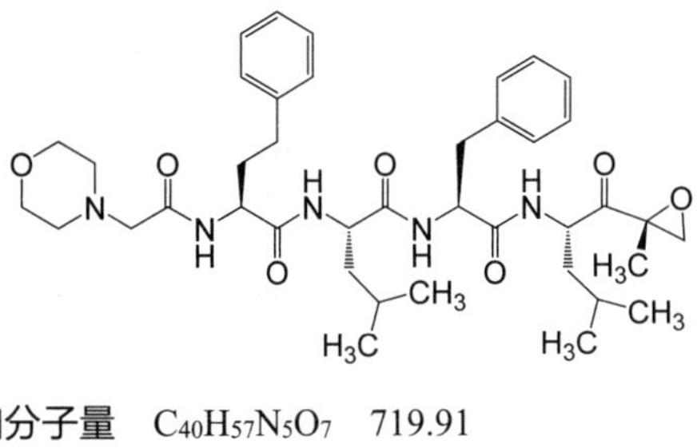

分子式和分子量 $C_{40}H_{57}N_5O_7$ 719.91

化学名 [(2*S*)-2-[(Morpholin-4-yl)acetamido]-4-phenylbutanoyl]-L-leucyl-*N*[1]-[(2*S*)-1-[(2*R*)-2-methyloxiran-2-yl]-4-methyl-1-oxopentan-2-yl]-L-phenylalaninamide

[(2*S*)-2-[(吗啉-4-基)乙酰氨基]-4-苯基丁酰基]-L-亮氨酰-*N*[1]-[(2*S*)-1-[(2*R*)-2-甲基环氧乙-2-基]-4-甲基-1-氧代戊-2-基]-L-苯基丙氨酰胺

CAS 登录号 868540-17-4

INN list 97

药效分类 抗肿瘤药

卡菲瑞司他

Caficrestat（*INN*）

化学结构式

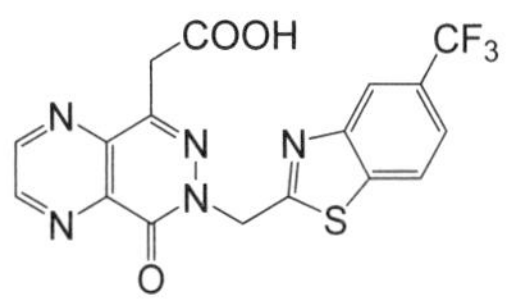

分子式和分子量 $C_{17}H_{10}F_3N_5O_3S$ 421.35

化学名 (8-Oxo-7-{[5-(trifluoromethyl)-1,3-benzothiazol-2-yl]methyl}-7,8-dihydropyrazino[2,3-*d*]pyridazin-5-yl)acetic acid

(8-氧代-7-{[5-(三氟甲基)-1,3-苯并噻唑-2-基]甲基}-7,8-二氢吡嗪并[2,3-*d*]哒嗪-5-基)乙酸

CAS 登录号 1355612-71-3

INN list 124

药效分类 醛糖还原酶抑制药

卡芬太尼

Carfentanil（*INN*）

化学结构式

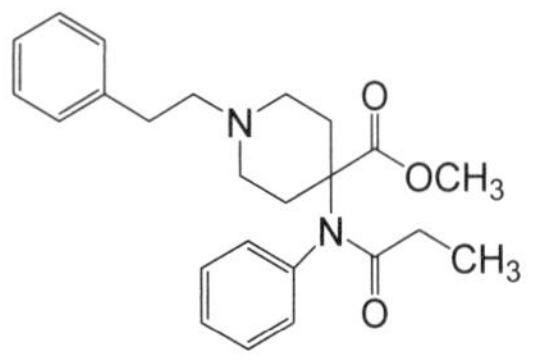

分子式和分子量 $C_{24}H_{30}N_2O_3$ 394.52

化学名 Methyl 1-phenethyl-4-(*N*-phenylpropionamido)isonipecotate

甲基 1-苯乙基-4-(*N*-苯基丙酰氨基)-4-哌啶甲酸酯

CAS 登录号 59708-52-0; 61380-27-6[枸橼酸盐]

INN list 39

药效分类 镇痛药

卡奋乃静

Carphenazine（*INN*）

化学结构式

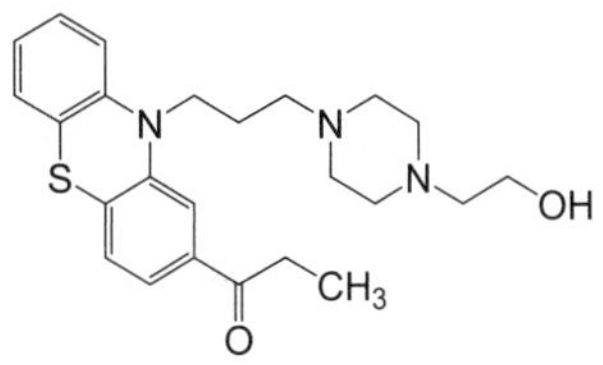

分子式和分子量 $C_{24}H_{31}N_3O_2S$ 425.59

化学名 1-[10-[3-[4-(2-Hydroxyethyl)-1-piperazinyl]propyl]phenothiazin-2-yl]-1-propanone

1-[10-[3-[4-(2-羟乙基)-1-哌嗪基]丙基]吩噻嗪-2-基]-1-丙酮

CAS 登录号 2622-30-2; 2975-34-0[马来酸盐]

INN list 12

药效分类 抗精神病药

卡伏格列扎

Carfloglitazar（*INN*）

化学结构式

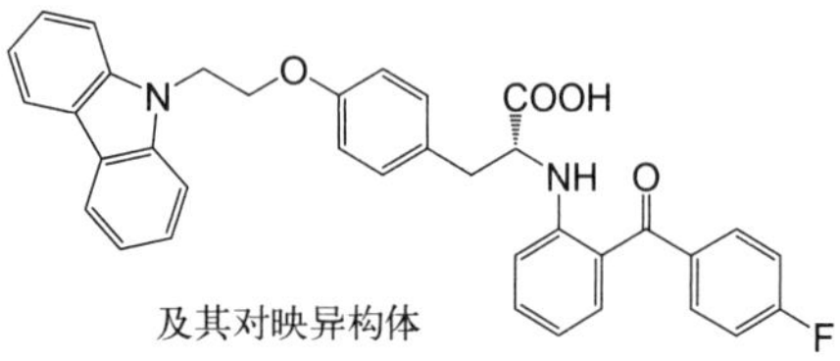

及其对映异构体

分子式和分子量 $C_{36}H_{29}FN_2O_4$ 572.64

化学名 *O*-[2-(9*H*-carbazol-9-yl)ethyl]-*N*-[2-(4-fluorobenzoyl)phenyl]-DL-tyrosine

O-[2-(9*H*-咔唑-9-基)乙基]-*N*-[2-(4-氟苯甲酰基)苯基]-DL-酪氨酸

CAS 登录号 2213406-75-6

INN list 123

药效分类 过氧化物酶体增殖物激活受体(PPAR)激动药

卡伏曲林

Carvotroline（*INN*）

化学结构式

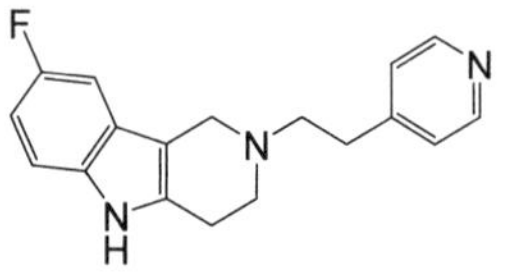

分子式和分子量 $C_{18}H_{18}FN_3$ 295.36

化学名 8-Fluoro-2,3,4,5-tetrahydro-2-[2-(4-pyridyl)ethyl]-1*H*-pyrido[4,3-*b*]indole

8-氟-2,3,4,5-四氢-2-[2-(4-吡啶基)乙基]-1*H*-吡啶并[4,3-*b*]吲哚

CAS 登录号 107266-08-0; 136777-43-0[盐酸盐]

INN list 69

药效分类 抗精神病药

卡伏索司他

Cavosonstat（*INN*）

化学结构式

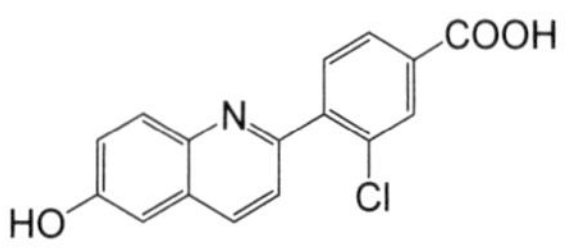

分子式和分子量 $C_{16}H_{10}ClNO_3$ 299.71

化学名 3-Chloro-4-(6-hydroxyquinolin-2-yl)benzoic acid

3-氯-4-(6-羟基喹啉-2-基)苯甲酸

CAS 登录号 1371587-51-7

INN list 116

药效分类 醇脱氢酶抑制药

卡氟革乙酯

Ethyl Carfluzepate（*INN*）

化学结构式

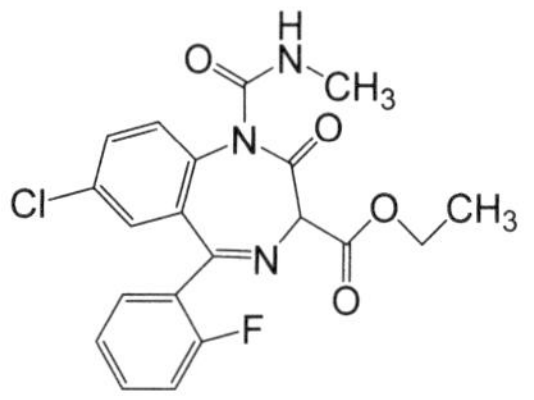

分子式和分子量 $C_{20}H_{17}ClFN_3O_4$ 417.82

化学名 Ethyl 7-chloro-5-(2-fluorophenyl)-1-(methylcarbamoyl)-2-oxo-1*H*-1,4-benzodiazepine-3-carboxylate

乙基 7-氯-5-(2-氟苯基)-1-(甲基氨甲酰基)-2-氧代-1*H*-1,4-苯并二氮䓬-3-羧酸酯

CAS 登录号 65400-85-3

INN list 43

药效分类 抗焦虑药

卡格列波糖

Camiglibose（*INN*）

化学结构式

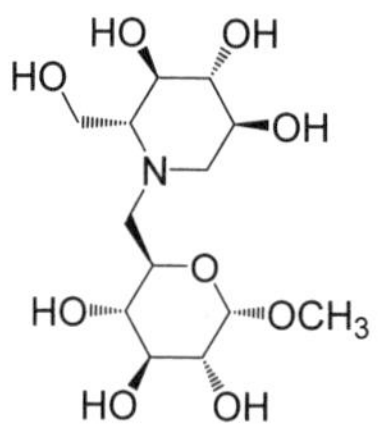

分子式和分子量 $C_{13}H_{25}NO_9$ 339.34

化学名 Methyl 6-deoxy-6-[(2*R*,3*R*,4*R*,5*S*)-3,4,5-trihydroxy-2-(hydroxymethyl)piperidino]-*α*-D-glucopyranoside

甲基 6-脱氧-6-[(2*R*,3*R*,4*R*,5*S*)-3,4,5-三羟基-2-(羟甲基)哌啶基]-*α*-D-吡喃葡萄糖苷

CAS 登录号 127214-23-7; 132438-21-2[倍半水合物]

INN list 67

药效分类 抗糖尿病药

卡格列净

Canagliflozin（*INN*）

分子式和分子量 $C_{24}H_{25}FO_5S$ 444.52

化学结构式

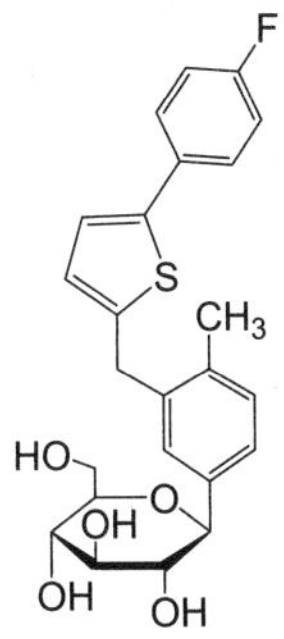

化学名 (1*S*)-1,5-Anhydro-1-*C*-(3-[[5-(4-fluorophenyl)thiophen-2-yl]methyl]-4-methylphenyl)-D-glucitol

(1*S*)-1,5-二脱水-1-*C*-(3-[[5-(4-氟苯基)噻吩-2-基]甲基]-4-甲基苯基)-D-葡萄醇

CAS 登录号 842133-18-0

INN list 102

药效分类 抗糖尿病药

卡格列汀

Carmegliptin（*INN*）

化学结构式

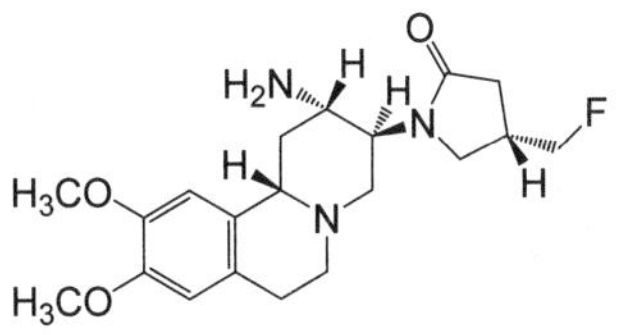

分子式和分子量 $C_{20}H_{28}FN_3O_3$ 377.45

化学名 (4*S*)-1-[(2*S*,3*S*,11*bS*)-2-Amino-9,10-dimethoxy-1,3,4,6,7,11*b*-hexahydro-2*H*-benzo[*a*]quinolizin-3-yl]-4-(fluoromethyl)pyrrolidin-2-one

(4*S*)-1-[(2*S*,3*S*,11*bS*)-2-氨基-9,10-二甲氧基-1,3,4,6,7,11*b*-六氢-2*H*-苯并[*a*]喹嗪-3-基]-4-(氟甲基)四氢吡咯-2-酮

CAS 登录号 813452-18-5

INN list 98

药效分类 抗糖尿病药

卡古缩宫素

Cargutocin（*INN*）

化学结构式

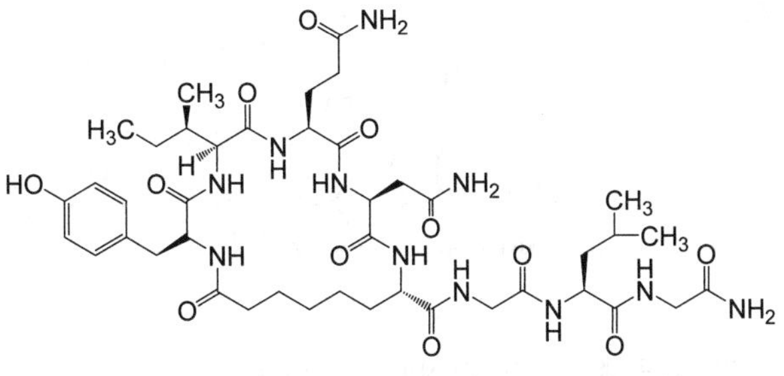

分子式和分子量 $C_{42}H_{65}N_{11}O_{12}$ 916.03

化学名 1-Butyric acid-6-(L-2-aminobutyric acid)-7-glycineoxytocin

1-丁酸-6-(L-2-氨基丁酸)-7-甘氨酸催产素

CAS 登录号 33605-67-3

INN list 35

药效分类 子宫收缩药

卡谷氨酸

Carglumic Acid（*INN*）

化学结构式

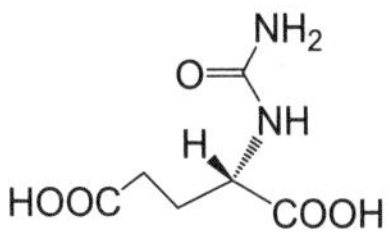

分子式和分子量 $C_6H_{10}N_2O_5$ 190.15

化学名 *N*-Carbamoyl-L-glutamic acid

N-氨甲酰基-L-谷氨酸

CAS 登录号 1188-38-1

INN list 84

药效分类 高氨血症治疗药

卡金刚酸

Carmantadine（*INN*）

化学结构式

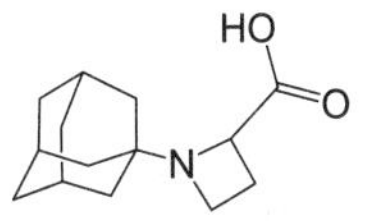

分子式和分子量 $C_{14}H_{21}NO_2$ 235.32

化学名 1-(1-Adamantyl)-2-azetidinecarboxylic acid

1-(1-金刚烷基)-2-吖啶羧酸

CAS 登录号 38081-67-3

INN list 31

药效分类 抗震颤麻痹药，抗组胺药

卡奎替尼

Catequentinib（*INN*）

化学结构式

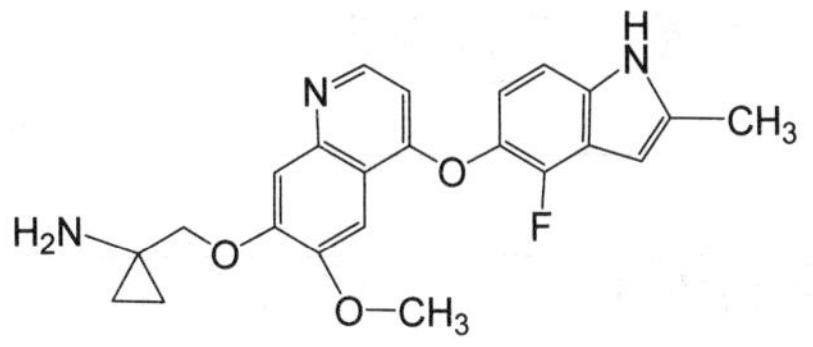

分子式和分子量 $C_{23}H_{22}FN_3O_3$ 407.45

化学名 1-[({4-[(4-Fluoro-2-methyl-1*H*-indol-5-yl)oxy]-6-methoxyquinolin-7-yl}oxy)methyl]cyclopropan-1-amine

1-[({4-[(4-氟-2-甲基-1*H*-吲哚-5-基)氧基]-6-甲氧基喹啉-7-基}氧基)甲基]环丙烷-1-胺

CAS 登录号 1058156-90-3

INN list 121

药效分类　酪氨酸激酶抑制药

卡拉博沙

Carabersat（*INN*）

化学结构式

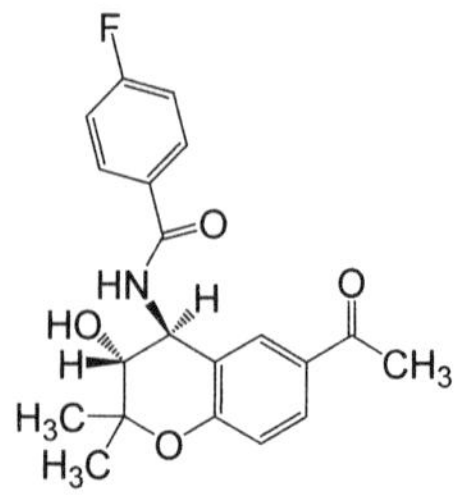

分子式和分子量　$C_{20}H_{20}FNO_4$　357.38

化学名　*N*-[(3*R*,4*S*)-6-Acetyl-3-hydroxyl-2,2-dimethylchroman-4-yl]-4-fluorobenzamide

N-[(3*R*,4*S*)-6-乙酰基-3-羟基-2,2-二甲基苯并二氢吡喃-4-基]-4-氟苯甲酰胺

CAS 登录号　184653-84-7

INN list　80

药效分类　抗惊厥药

卡拉非班

Carafiban（*INN*）

化学结构式

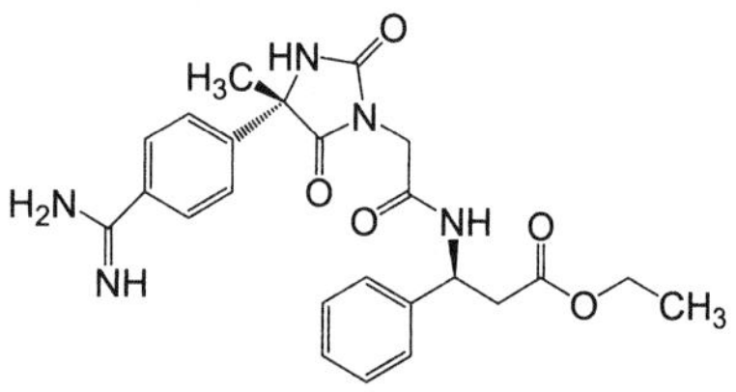

分子式和分子量　$C_{24}H_{27}N_5O_5$　465.50

化学名　Ethyl (*S*)-*β*-[2-[(*S*)-4-(4-amidinophenyl)-4-methyl-2,5-dioxo-1-imidazolidinyl]-acetamido] hydrocinnamate

乙基 (*S*)-*β*-[2-[(*S*)-4-(4-脒基苯基)-4-甲基-2,5-二氧代-咪唑-1-基]-乙酰氨基]氢化肉桂酸酯

CAS 登录号　177563-40-5

INN list　78

药效分类　纤维蛋白原受体拮抗药

卡拉芬净

Kalafungin（*INN*）

化学结构式

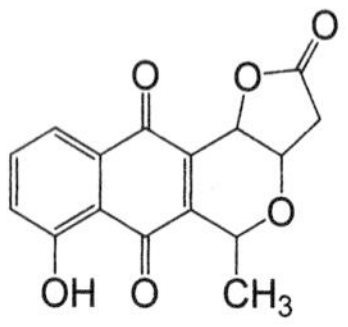

分子式和分子量　$C_{16}H_{12}O_6$　300.26

化学名　4-Hydroxy-17-methyl-12,16-dioxatetracyclo[8.7.0.0^{3,8}.0^{11,15}]heptadeca-1(10),3(8),4,6-tetraene-2,9,13-trione

4-羟基-17-甲基-12,16-二氧杂四环[8.7.0.0^{3,8}.0^{11,15}]十七烷-1(10),3(8),4,6-四烯-2,9,13-三酮

CAS 登录号　11048-15-0

INN list　20

药效分类　抗生素类抗真菌药

卡拉洛尔

Carazolol（*INN*）

化学结构式

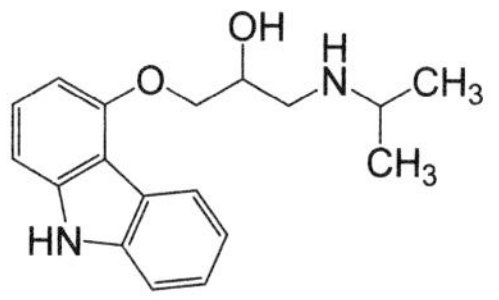

分子式和分子量　$C_{18}H_{22}N_2O_2$　298.38

化学名　1-(Carbazol-4-yloxy)-3-(isopropylamino)-2-propanol

1-(咔唑-4-基氧基)-3-(异丙氨基)-2-丙醇

CAS 登录号　57775-29-8

INN list　36

药效分类　β 受体拮抗药

卡拉美芬

Caramiphen（*INN*）

化学结构式

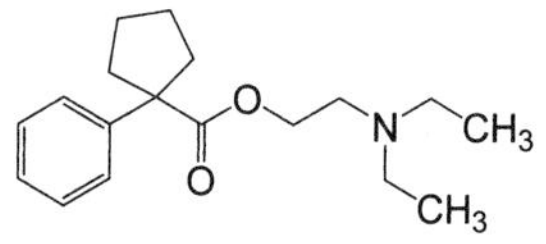

分子式和分子量　$C_{18}H_{27}NO_2$　289.42

化学名　2-Diethylaminoethyl 1-phenylcyclopentane-1-carboxylate

2-二乙氨基乙基 1-苯基环戊烷-1-甲酸酯

CAS 登录号　77-22-5; 125-85-9[盐酸盐]

INN list　1

药效分类　镇咳药

卡拉韦林

Capravirine（*INN*）

化学结构式

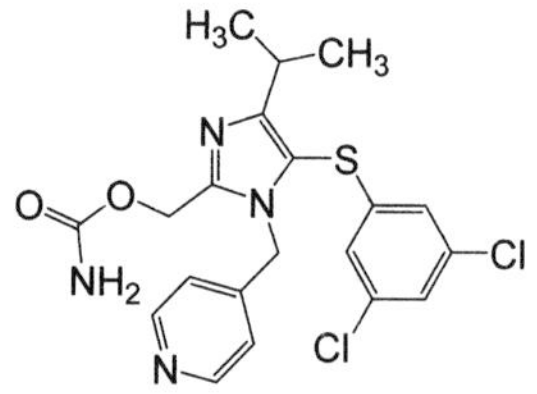

分子式和分子量　$C_{20}H_{20}Cl_2N_4O_2S$　451.37

化学名　5-[(3,5-Dichlorophenyl)thio]-4-isopropyl-1-(4-pyridyl-methyl)imidazole-2-methanol carbamate (ester)

5-[(3,5-二氯苯基)硫基]-4-异丙基-1-(吡啶-4-甲基)咪唑-2-甲基 氨基甲酸酯

CAS 登录号 178979-85-6

INN list 83

药效分类 抗病毒药

卡立氨酯

Carisbamate (*INN*)

化学结构式

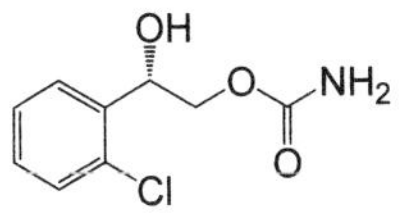

分子式和分子量 $C_9H_{10}ClNO_3$ 215.63

化学名 (+)-(2*S*)-2-(2-Chlorophenyl)-2-hydroxyethyl carbamate

(+)-(2*S*)-2-(2-氯苯基)-2-羟乙基氨基甲酸酯

CAS 登录号 194085-75-1

INN list 96

药效分类 抗惊厥药

卡立泊来德

Cariporide (*INN*)

化学结构式

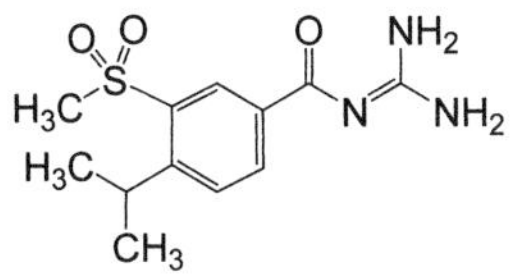

分子式和分子量 $C_{12}H_{17}N_3O_3S$ 283.35

化学名 *N*-(Diaminomethylene)-4-isopropyl-3-(methylsulfonyl) benzamide

N-(二氨基甲亚基)-4-异丙基-3-(甲磺酰基)苯甲酰胺

CAS 登录号 159138-80-4

INN list 74

药效分类 钠氢转运抑制药

卡立哌嗪

Cariprazine (*INN*)

化学结构式

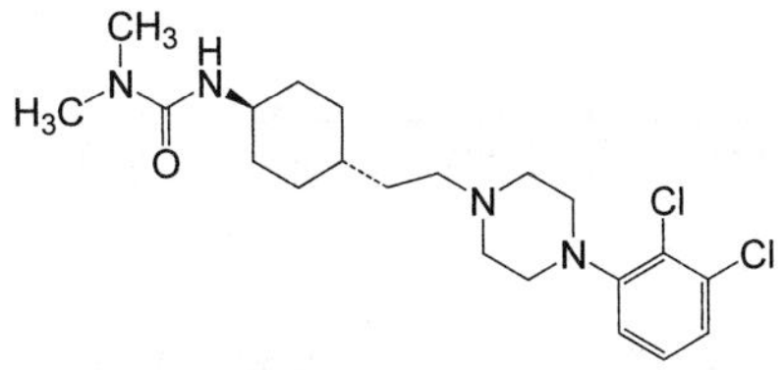

分子式和分子量 $C_{21}H_{32}Cl_2N_4O$ 427.41

化学名 3-[*trans*-4-[2-[4-(2,3-Dichlorophenyl)piperazin-1-yl]ethyl] cyclohexyl]-1,1-dimethylurea

3-[反-4-[2-[4-(2,3-二氯苯基)哌嗪-1-基]乙基]环已基]-1,1-二甲脲

CAS 登录号 839712-12-8

INN list 98

药效分类 安定药

卡立普多

Carisoprodol (*INN*)

化学结构式

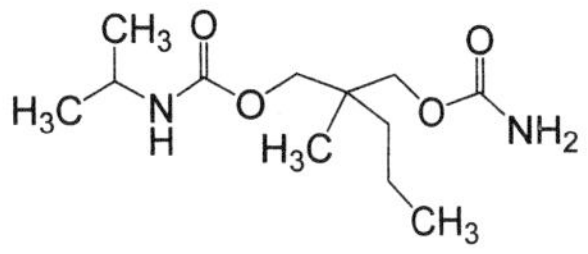

分子式和分子量 $C_{12}H_{24}N_2O_4$ 260.33

化学名 (±)-2-Methyl-2-propyl-1,3-propanediol carbamate isopropylcarbamate

(±)-2-甲基-2-丙基-1,3-丙二醇 氨基甲酸酯 异丙基氨基甲酸酯

CAS 登录号 78-44-4

INN list 10

药效分类 安定药，肌肉松弛药

卡芦睾酮

Calusterone (*INN*)

化学结构式

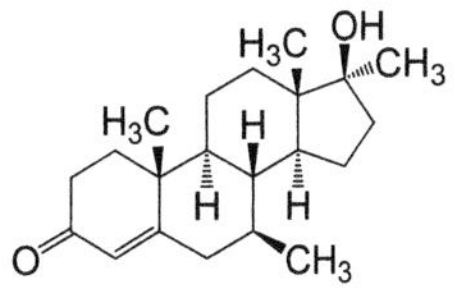

分子式和分子量 $C_{21}H_{32}O_2$ 316.48

化学名 7*β*,17*α*-Dimethyltestosterone

7*β*,17*α*-二甲基睾酮

CAS 登录号 17021-26-0

INN list 23

药效分类 雄激素类药，抗肿瘤药

卡罗卡尼

Carocainide (*INN*)

化学结构式

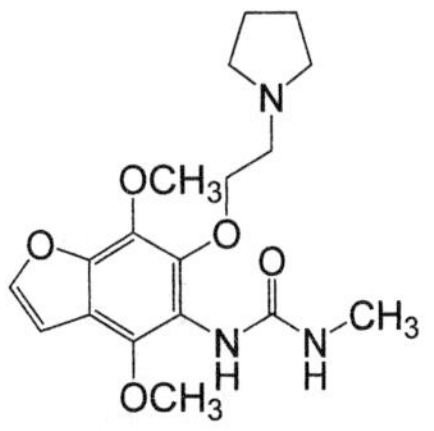

分子式和分子量 $C_{18}H_{25}N_3O_5$ 363.41

化学名 1-[4,7-Dimethoxy-6-[2-(1-pyrrolidinyl)ethoxy]-5-benzofuranyl]-3-methylurea

1-[4,7-二甲氧基-6-[2-(1-吡咯烷基)乙氧基]-苯并呋喃-5-基]-

3-甲基脲
CAS 登录号　66203-00-7
INN list　46
药效分类　抗心律失常药

卡罗沙酮

Caroxazone（*INN*）

化学结构式

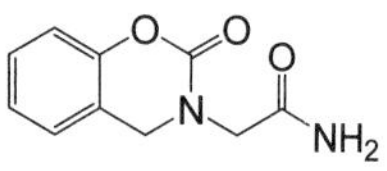

分子式和分子量　$C_{10}H_{10}N_2O_3$　206.20
化学名　2-Oxo-2*H*-1,3-benzoxazine-3(4*H*)-acetamide
2-氧代-2*H*-1,3-苯并噁嗪-3(4*H*)-乙酰胺
CAS 登录号　18464-39-6
INN list　29
药效分类　抗抑郁药

卡罗司特

Carotegrast（*INN*）

化学结构式

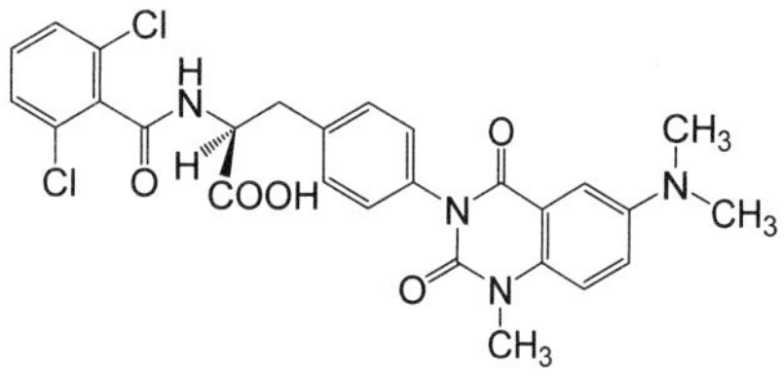

分子式和分子量　$C_{27}H_{24}Cl_2N_4O_5$　555.41
化学名　(2*S*)-2-(2,6-Dichlorobenzamido)-3-[4-[6-(dimethylamino)-1-methyl-2,4-dioxo-1,4-dihydroquinazolin-3(2*H*)-yl]phenyl]propanoic acid
(2*S*)-2-(2,6-二氯苯甲酰氨基)-3-[4-[6-(二甲氨基)-1-甲基-2,4-二氧代-1,4-二氢喹唑啉-3(2*H*)-基]苯基]丙酸
CAS 登录号　401904-75-4
INN list　102
药效分类　抗炎药

卡罗维林

Caroverine（*INN*）

化学结构式

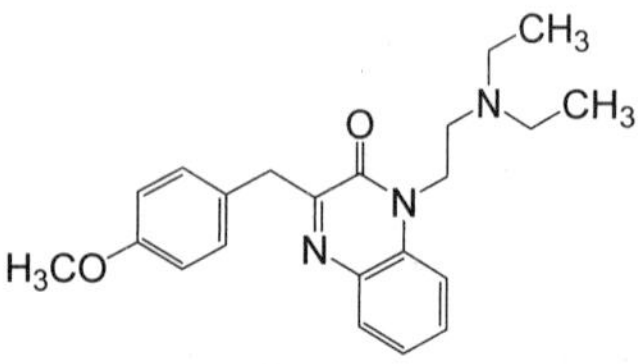

分子式和分子量　$C_{22}H_{27}N_3O_2$　365.47
化学名　1-[2-(Diethylamino)ethyl]-3-(*p*-methoxybenzyl)-2(1*H*)-quinoxalinone
1-[2-(二乙氨基)乙基]-3-(4-甲氧苄基)-2(1*H*)-喹喔啉酮
CAS 登录号　23465-76-1
INN list　28
药效分类　谷氨酸受体拮抗药，钙离子通道阻滞药

卡洛芬

Carprofen（*INN*）

化学结构式

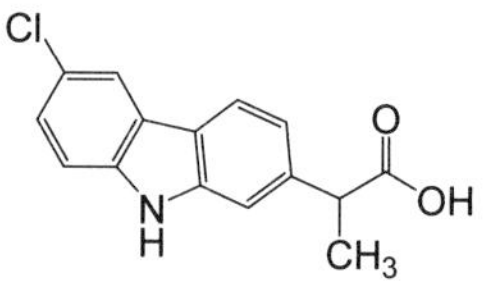

分子式和分子量　$C_{15}H_{12}ClNO_2$　273.71
化学名　(±)-6-Chloro-*α*-methylcarbazole-2-acetic acid
(±)-6-氯-*α*-甲基咔唑-2-乙酸
CAS 登录号　53716-49-7
INN list　35
药效分类　抗炎镇痛药

卡洛酸

Caloxetic Acid（*INN*）

化学结构式

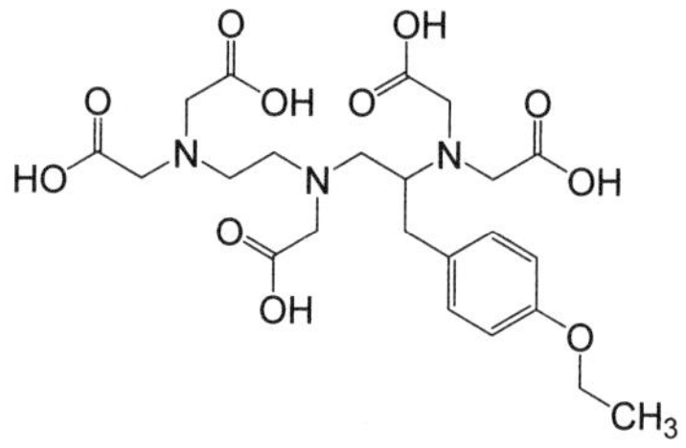

分子式和分子量　$C_{23}H_{33}N_3O_{11}$　527.5
化学名　2-[[2-[Bis(carboxymethyl)amino]-3-(4-ethoxyphenyl) propyl]-[2-[bis(carboxymethyl)amino]ethyl]amino]acetic acid
2-[[2-[双(羧甲基)氨基]-3-(4-乙氧基苯基)丙基]-[2-[双(羧甲基)氨基]乙基]氨基]乙酸
CAS 登录号　135306-78-4; 158599-72-5[2*S*-卡洛酸]; 207230-20-4[卡络酸钙三钠盐]
INN list　81
药效分类　药用辅料

卡络磺钠

Carbazochrome Sodium Sulfonate（*INN*）

化学结构式

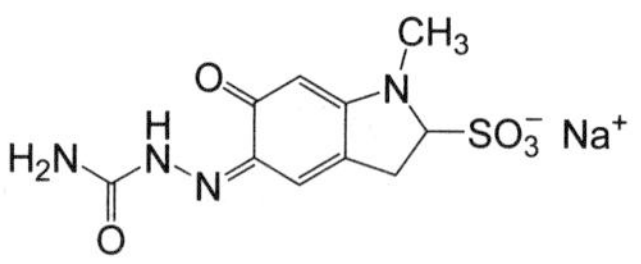

分子式和分子量　$C_{10}H_{11}N_4NaO_5S$　322.27
化学名　Sodium salt of 5,6-dihydro-1-methyl-5,6-dioxo-2-

indoline sulfonic acid 5-semicarbazone

5,6-二氢-1-甲基-5,6-二氧代-2-吲哚啉磺酸钠盐 5-缩氨基脲

CAS 登录号 51460-26-5

INN list 10

药效分类 止血药

卡络柳钠

Carbazochrome Salicylate（*INN*）

化学结构式

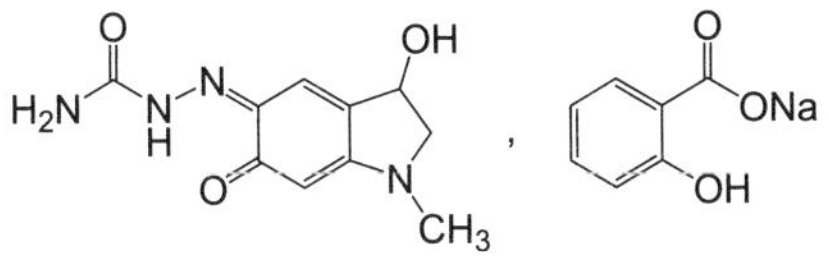

分子式和分子量 $C_{10}H_{12}N_4O_3 \cdot C_7H_5NaO_3$ 396.33

化学名 Sodium;2-hydroxybenzoate;[(3-hydroxy-1-methyl-6-oxo-2,3-dihydroindol-5-ylidene)amino]urea

[(3-羟基-1-甲基-6-氧代-2,3-二氢吲哚-5-基亚基)氨基]脲；2-羟基苯甲酸钠

CAS 登录号 13051-01-9

INN list 6

药效分类 止血药

卡氯铵

Carcainium Chloride（*INN*）

化学结构式

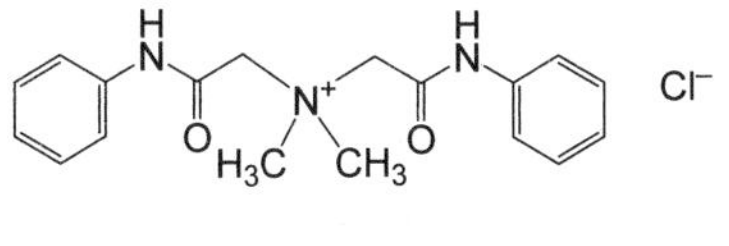

分子式和分子量 $C_{18}H_{22}ClN_3O_2$ 347.84

化学名 Dimethyl bis[(phenylcarbamoyl)methyl]ammonium chloride

氯化 双[(苯基氨基甲酰基)甲基]二甲铵

CAS 登录号 1042-42-8

INN list 36

药效分类 抗心律失常药

卡马替尼

Capmatinib（*INN*）

化学结构式

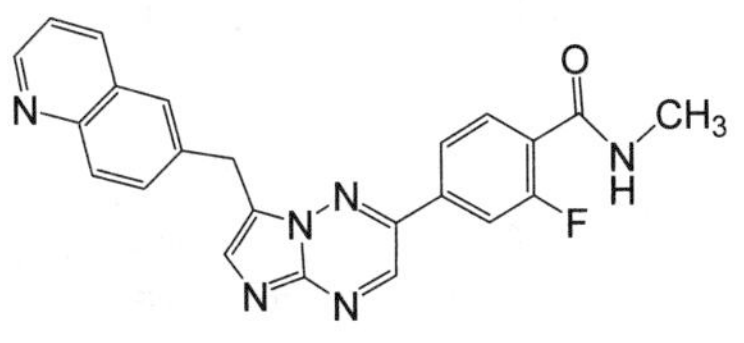

分子式和分子量 $C_{23}H_{17}FN_6O$ 412.43

化学名 2-Fluoro-*N*-methyl-4-{7-[(quinolin-6-yl)methyl]imidazo[1,2-*b*][1,2,4]triazin-2-yl}benzamide

2-氟-*N*-甲基-4-{7-[(喹啉-6-基)甲基]咪唑并[1,2-*b*][1,2,4]三嗪-2-基}苯甲酰胺

CAS 登录号 1029712-80-8

INN list 111

药效分类 酪氨酸激酶抑制药，抗肿瘤药

卡马西泮

Camazepam（*INN*）

化学结构式

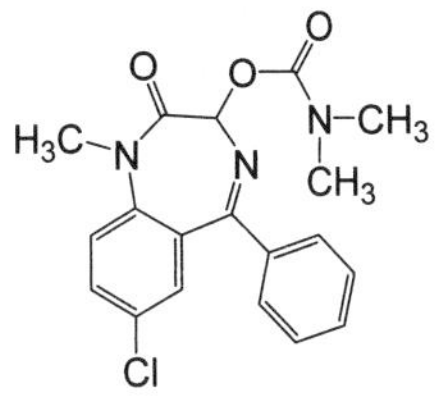

分子式和分子量 $C_{19}H_{18}ClN_3O_3$ 371.82

化学名 7-Chloro-1,3-dihydro-3-hydroxyl-1-methyl-5-phenyl-2*H*-1,4-benzodiazepine-2-one dimethylcarbamate (ester)

7-氯-1,3-二氢-3-羟基-1-甲基-5-苯基-2*H*-1,4-苯并二氮杂䓬-2-酮二甲基氨基甲酸酯

CAS 登录号 36104-80-0

INN list 30

药效分类 安定药，抗抑郁药

卡马西平

Carbamazepine（*INN*）

化学结构式

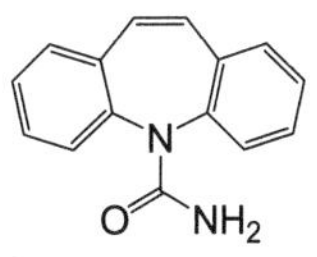

分子式和分子量 $C_{15}H_{12}N_2O$ 236.27

化学名 5*H*-Dibenzo[*b,f*]azepine-5-carboxamide

5*H*-二苯并[*b,f*]氮杂䓬-5-甲酰胺

CAS 登录号 298-46-4

INN list 15

药效分类 抗惊厥药，镇痛药

卡麦角林

Cabergoline（*INN*）

化学结构式

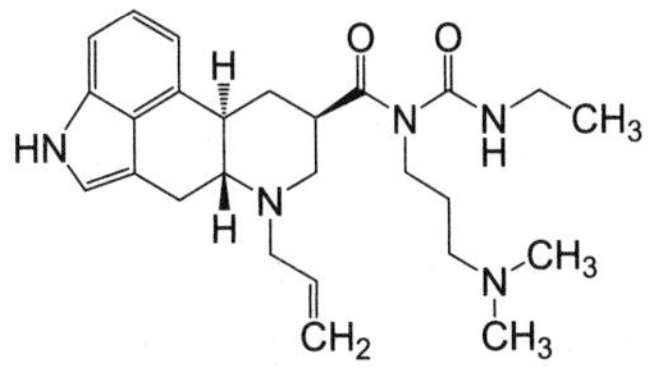

分子式和分子量 $C_{26}H_{37}N_5O_2$ 451.60

化学名 1-[(6-Allylergolin-8*β*-yl)carbonyl]-1-[3-(dimethylamino)propyl]-3-ethylurea

1-[(6-烯丙基麦角灵-8*β*-基)甲酰基]-1-[3-(二甲氨基)丙基]-

3-乙基脲
CAS 登录号 81409-90-7
INN list 54
药效分类 催乳素抑制药，抗运动障碍药，多巴胺激动药

卡美噻嗪

Carmetizide（*INN*）

化学结构式

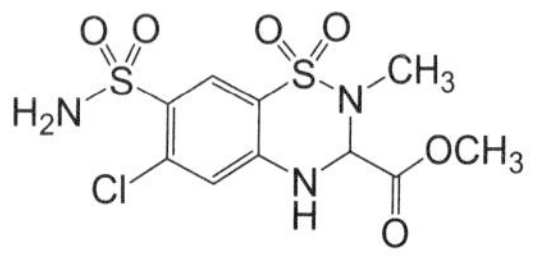

分子式和分子量 $C_{10}H_{12}ClN_3O_6S_2$ 369.80

化学名 Methyl 6-chloro-3,4-dihydro-2-methyl-7-sulfamoyl-2*H*-1,2,4-benzothiadiazine-3-carboxylate-1,1-dioxide

甲基 6-氯-3,4-二氢-2-甲基-7-氨磺酰基-2*H*-1,2,4-苯并噻二嗪-3-羧酸酯-1,1-二氧化物

CAS 登录号 42583-55-1
INN list 30
药效分类 利尿药

卡米罗芬

Camylofin（*INN*）

化学结构式

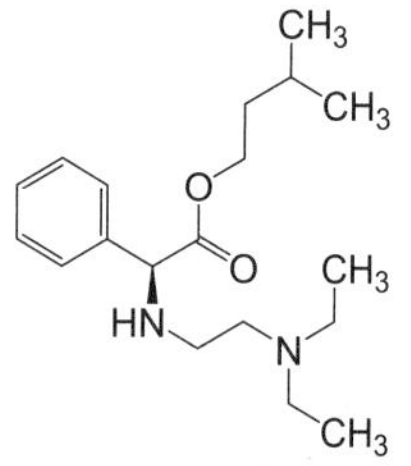

分子式和分子量 $C_{19}H_{32}N_2O_2$ 320.47

化学名 *N*-[2-(Diethylamino)ethyl]-2-phenylglycine, isopentyl ester

N-[2-(二乙氨基)乙基]-2-苯基甘氨酸异戊酯

CAS 登录号 54-30-8
INN list 12
药效分类 解痉药

卡米维林

Camiverine（*INN*）

化学结构式

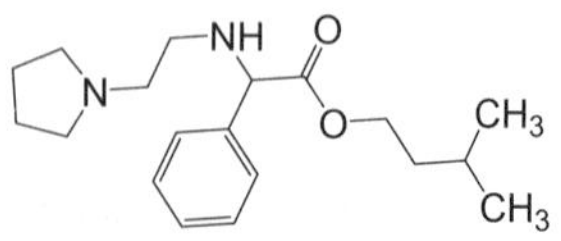

分子式和分子量 $C_{19}H_{30}N_2O_2$ 318.45

化学名 2-Phenyl-*N*-[2-(1-pyrrolidinyl)ethyl]glycine isopentyl ester

2-苯基-*N*-[2-(1-吡咯烷基)乙基]甘氨酸异戊酯

CAS 登录号 54063-28-4
INN list 29
药效分类 解痉药

卡米司群

Camizestrant（*INN*）

化学结构式

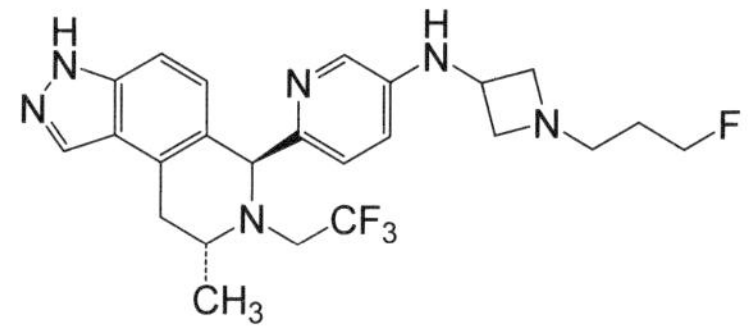

分子式和分子量 $C_{24}H_{28}F_4N_6$ 476.52

化学名 *N*-[1-(3-Fluoropropyl)azetidin-3-yl]-6-[(6*S*,8*R*)-8-methyl-7-(2,2,2-trifluoroethyl)-6,7,8,9-tetrahydro-3*H*-pyrazolo[4,3-*f*]isoquinolin-6-yl]pyridin-3-amine

N-[1-(3-氟丙基)氮杂环丁烷-3-基]-6-[(6*S*,8*R*)-8-甲基-7-(2,2,2-三氟乙基)-6,7,8,9-四氢-3*H*-吡唑并[4,3-*f*]异喹啉-6-基]吡啶-3-胺

CAS 登录号 2222844-89-3
INN list 125
药效分类 抗雌激素药，抗肿瘤药

卡米西那

Camicinal（*INN*）

化学结构式

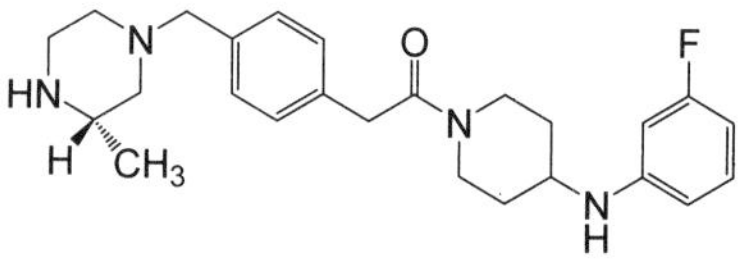

分子式和分子量 $C_{25}H_{33}FN_4O$ 424.55

化学名 1-{4-[(3-Fluorophenyl)amino]piperidin-1-yl}-2-(4-{[(3*S*)-3-methylpiperazin-1-yl]methyl}phenyl)ethan-1-one

1-{4-[(3-氟苯基)氨基]哌啶-1-基}-2-(4-{[(3*S*)-3-甲基哌嗪-1-基]甲基}苯基)乙-1-酮

CAS 登录号 923565-21-3
INN list 106
药效分类 助消化药

卡莫布可

Camobucol（*INN*）

化学结构式

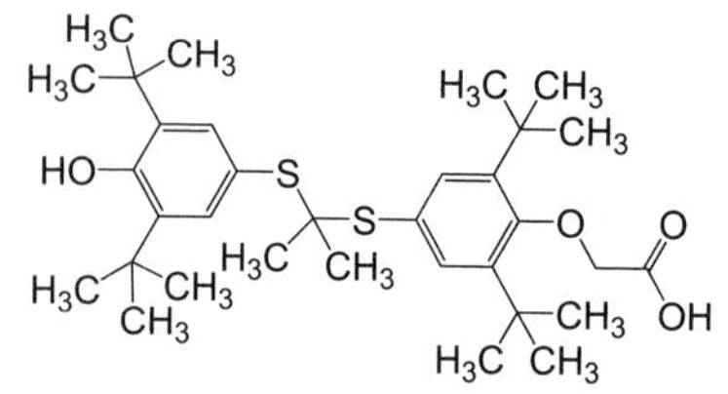

分子式和分子量 $C_{33}H_{50}O_4S_2$ 574.88

化学名 [4-[[1-[[3,5-Bis(1,1-dimethylethyl)-4-hydroxyphenyl]sulfanyl]-1-methylethyl]sulfanyl]-2,6-bis(1,1-dimethylethyl)phenoxy]acetic acid

[4-[[1-[[3,5-双(1,1-二甲基乙基)-4-羟基苯基]硫基]-1-甲基乙基]硫基]-2,6-双(1,1-二甲基乙基)苯氧基]乙酸

CAS 登录号 216167-92-9

INN list 95

药效分类 抗炎药

卡莫氟

Carmofur（*INN*）

化学结构式

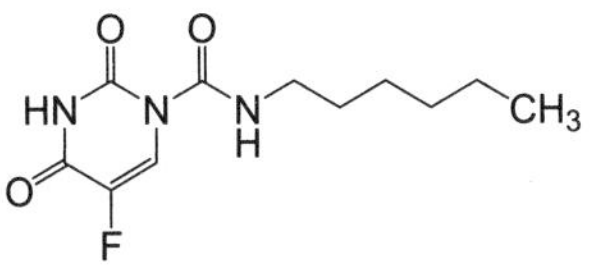

分子式和分子量 $C_{11}H_{16}FN_3O_3$ 257.26

化学名 5-Fluoro-*N*-hexyl-3,4-dihydro-2,4-dioxo-1(2*H*)-pyrimidinecarboxamide

5-氟-*N*-己基-3,4-二氢-2,4-二氧代-1(2*H*)-嘧啶甲酰胺

CAS 登录号 61422-45-5

INN list 45

药效分类 抗代谢类抗肿瘤药

ATC 分类 L01BC04

卡莫格雷

Camonagrel（*INN*）

化学结构式

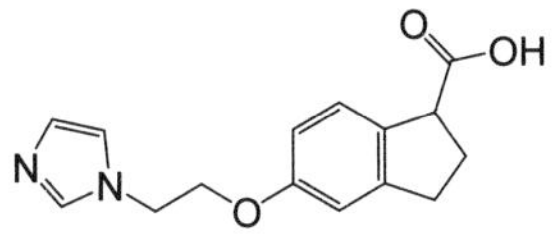

分子式和分子量 $C_{15}H_{16}N_2O_3$ 272.30

化学名 (±)-5-(2-Imidazol-1-ylethoxy)-1-indancarboxylic acid

(±)-5-(2-咪唑-1-基乙氧基)-1-茚满羧酸

CAS 登录号 105920-77-2

INN list 61

药效分类 抗血小板聚集药

卡莫瑞林

Capromorelin（*INN*）

化学结构式

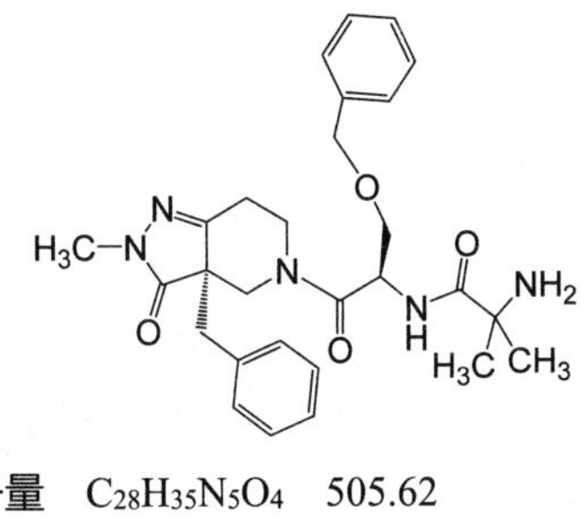

分子式和分子量 $C_{28}H_{35}N_5O_4$ 505.62

化学名 2-Amino-*N*-[(1*R*)-1-[[(3*aR*)-3*a*-benzyl-2,3,3*a*,4,6,7-hexahydro-2-methyl-3-oxo-5*H*-pyrazolo[4,3-*c*]pyridine-5-yl]carbonyl]-2-(benzyloxy)ethyl]-2-methylpropionamide

2-氨基-*N*-[(1*R*)-1-[[(3*aR*)-3*a*-苄基-2,3,3*a*,4,6,7-六氢-2-甲基-3-氧代-5*H*-吡唑并[4,3-*c*]吡啶-5-基]甲酰基]-2-(苄氧基)乙基]-2-甲基丙酰胺

CAS 登录号 193273-66-4; 193273-69-7[酒石酸盐]

INN list 83

药效分类 促生长素释放肽类药

卡莫司他

Camostat（*INN*）

化学结构式

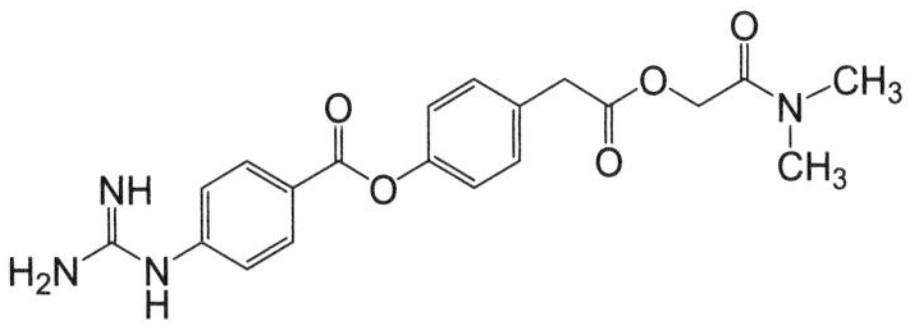

分子式和分子量 $C_{20}H_{22}N_4O_5$ 398.41

化学名 [4-[2-[2-(Dimethylamino)-2-oxoethoxy]-2-oxoethyl] phenyl] 4-(diaminomethylideneamino)benzoate

[4-[2-[2-(二甲基氨基)-2-氧代乙氧基]-2-氧代乙基]苯基] 4-(胍基氨基)苯甲酸酯

CAS 登录号 59721-28-7

INN list 46

药效分类 酶抑制药

卡莫司汀

Carmustine（*INN*）

化学结构式

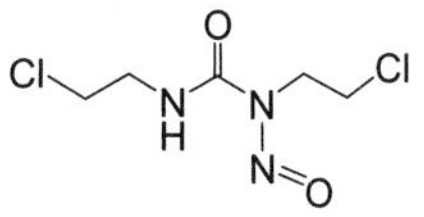

分子式和分子量 $C_5H_9Cl_2N_3O_2$ 214.05

化学名 1,3-Bis(2-chloroethyl)-1-nitrosourea

1,3-双(2-氯乙基)-1-亚硝基脲

CAS 登录号 154-93-8

INN list 24

药效分类 烷化剂类抗肿瘤药

ATC 分类 L01AD01

卡莫特罗

Carmoterol（*INN*）

化学结构式

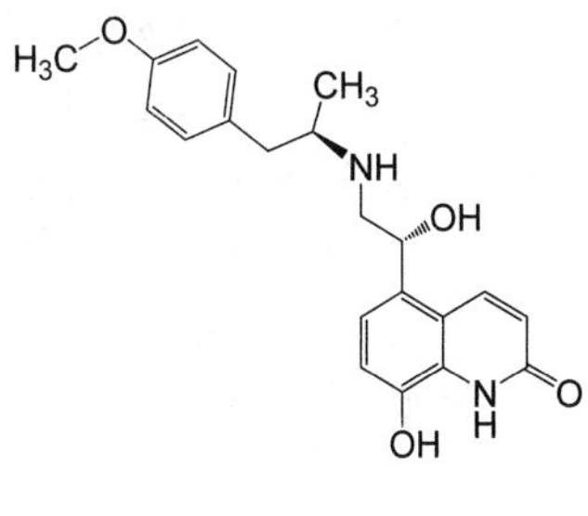

分子式和分子量 $C_{21}H_{24}N_2O_4$ 368.43

化学名 8-Hydroxy-5-[(1*R*)-1-hydroxy-2-[[(1*R*)-2-(4-methoxyphenyl)-1-methylethyl]amino]ethyl]quinolin-2(1*H*)-one

8-羟基-5-[(1*R*)-1-羟基-2-[[(1*R*)-2-(4-甲氧基苯基)-1-甲基乙基]氨基]乙基]喹啉-2(1*H*)-酮

CAS 登录号 147568-66-9

INN list 91

药效分类 支气管舒张药

卡莫昔罗

Carmoxirole（*INN*）

化学结构式

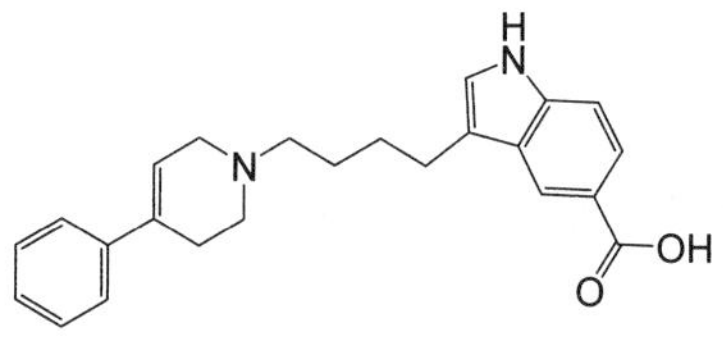

分子式和分子量 $C_{24}H_{26}N_2O_2$ 374.48

化学名 3-[4-(3,6-Dihydro-4-phenyl-1(2*H*)-pyridyl)butyl]indole-5-carboxylic acid

3-[4-(3,6-二氢-4-苯基-1(2*H*)-吡啶基)丁基]吲哚-5-羧酸

CAS 登录号 98323-83-2

INN list 61

药效分类 多巴胺受体激动药

卡那霉素

Kanamycin（*INN*）

化学结构式

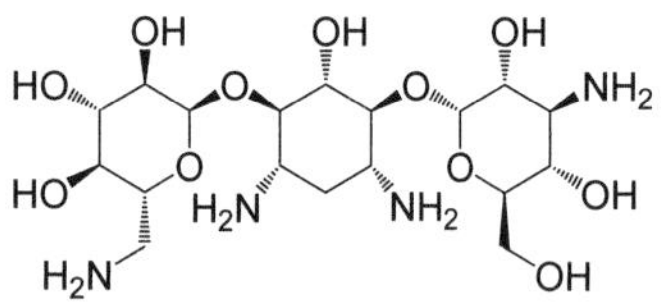

分子式和分子量 $C_{18}H_{36}N_4O_{11}$ 484.50

化学名 (2*R*,3*S*,4*S*,5*R*,6*R*)-2-(Aminomethyl)-6-[(1*R*,2*R*,3*S*,4*R*,6*S*)-4,6-diamino-3-[(2*S*,3*R*,4*S*,5*S*,6*R*)-4-amino-3,5-dihydroxy-6-(hydroxymethyl)oxan-2-yl]oxy-2-hydroxycyclohexyl]oxyoxane-3,4,5-triol

(2*R*,3*S*,4*S*,5*R*,6*R*)-2-(氨甲基)-6-[(1*R*,2*R*,3*S*,4*R*,6*S*)-4,6-二氨基-3-[(2*S*,3*R*,4*S*,5*S*,6*R*)-4-氨基-3,5-二羟基-6-(羟甲基)氧杂环己-2-基]氧基-2-羟基环己基]氧基氧杂环己烷-3,4,5-三醇

CAS 登录号 59-01-8; 25389-94-0[硫酸盐]; 133-92-6[取代物]

INN list 10

药效分类 氨基糖苷类抗微生物药

ATC 分类 J01GB04

卡那霉素 B

Bekanamycin（*INN*）

化学结构式

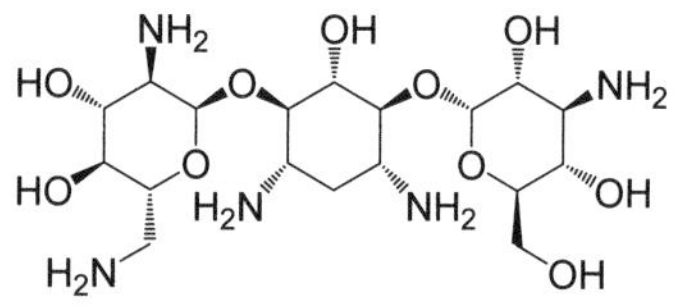

分子式和分子量 $C_{18}H_{37}N_5O_{10}$ 483.51

化学名 (2*R*,3*S*,4*R*,5*R*,6*R*)-5-Amino-2-(aminomethyl)-6-[(1*R*,2*S*,3*S*,4*R*,6*S*)-4,6-diamino-3-[(2*S*,3*R*,4*S*,5*S*,6*R*)-4-amino-3,5-dihydroxy-6-(hydroxymethyl)oxan-2-yl]oxy-2-hydroxycyclohexyl]oxyoxane-3,4-diol

(2*R*,3*S*,4*R*,5*R*,6*R*)-5-氨基-2-(氨甲基)-6-[(1*R*,2*S*,3*S*,4*R*,6*S*)-4,6-二氨基-3-[(2*S*,3*R*,4*S*,5*S*,6*R*)-4-氨基-3,5-二羟基-6-(羟甲基)氧杂环己-2-基]氧基-2-羟基环己基]氧基氧杂环己烷-3,4-二醇

CAS 登录号 4696-76-8

INN list 24

药效分类 抗生素类药

卡尼汀

Carnitine（*INN*）

化学结构式

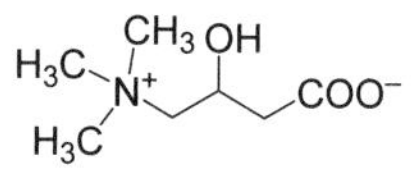

分子式和分子量 $C_7H_{15}NO_3$ 161.20

化学名 (3-Carboxy-2-hydroxypropyl)trimethyammonium hydroxide inner salt

(3-羧基-2-羟丙基)三甲基铵内盐

CAS 登录号 461-06-3

INN list 36

药效分类 食欲增进药

卡纽替尼

Canertinib（*INN*）

化学结构式

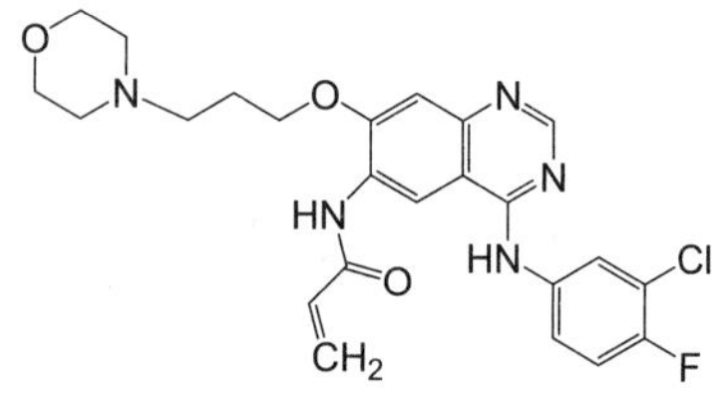

分子式和分子量 $C_{24}H_{25}ClFN_5O_3$ 485.94

化学名 *N*-[4-[(3-Chloro-4-fluorophenyl)amino]-7-[(3-morpholin-4-yl)propoxy]quinazolin-6-yl]prop-2-enamide

N-[4-[(3-氯-4-氟苯基)氨基]-7-[(3-吗啉-4-基)丙氧基]喹唑啉-6-基]-2-丙烯酰胺

CAS 登录号 267243-28-7; 289499-45-2[盐酸盐]

INN list 87

药效分类 抗肿瘤药

卡诺麦布

Canosimibe（*INN*）

化学结构式

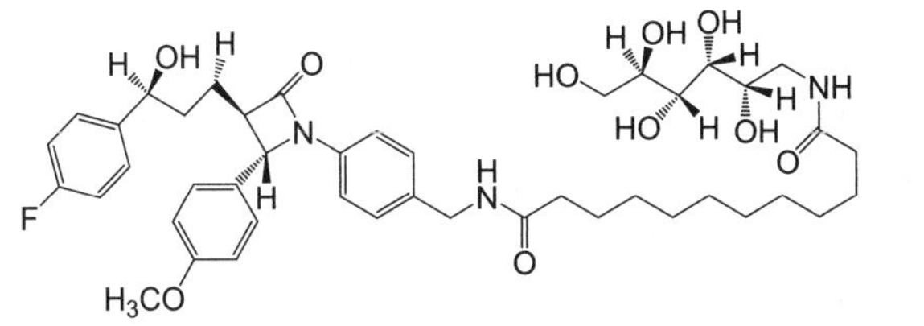

分子式和分子量 $C_{44}H_{60}FN_3O_{10}$ 809.96

化学名 *N*-(1-Deoxy-L-glucitol-1-*C*-yl)-*N'*-[(4-[(2*S*,3*R*)-3-[(3*S*)-3-(4-fluorophenyl)-3-hydroxypropyl]-2-(4-methoxyphenyl)-4-oxoazetidin-1-yl]phenyl)methyl]dodecanediamide

N-(1-脱氧-L-山梨醇-1-*C*-基)-*N'*-[(4-[(2S,3R)-3-[(3S)-3-(4-氟苯基)-3-羟丙基]-2-(4-甲氧苯基)-4-氧代吖丁啶-1-基]苯基)甲基]十二烷二酰胺

CAS 登录号 768394-99-6

INN list 100

药效分类 降血脂药

卡帕诺生

Capadenoson（*INN*）

化学结构式

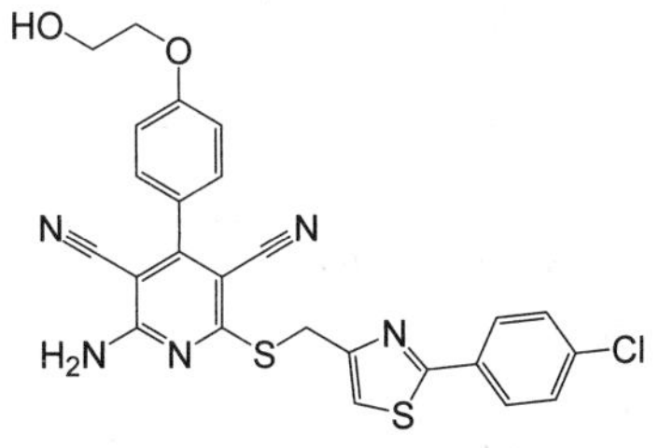

分子式和分子量 $C_{25}H_{18}ClN_5O_2S_2$ 520.03

化学名 2-Amino-6-[[[2-(4-chlorophenyl)-1,3-thiazol-4-yl]methyl]sulfanyl]-4-[4-(2-hydroxyethoxy)phenyl]pyridine-3,5-dicarbonitrile

2-氨基-6-[[[2-(4-氯苯基)-1,3-噻唑-4-基]甲基]硫基]-4-[4-(2-羟乙氧基)苯基]吡啶-3,5-二甲腈

CAS 登录号 544417-40-5

INN list 95

药效分类 腺苷 A_1 受体激动药

卡哌利定

Carperidine（*INN*）

分子式和分子量 $C_{17}H_{24}N_2O_3$ 304.38

化学结构式

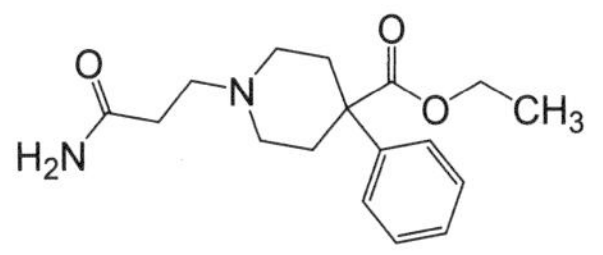

化学名 Ethyl 1-(2-carbamoylethyl)-4-phenylpiperidine-4-carboxylate

乙基 1-(2-氨甲酰基乙基)-4-苯基哌啶-4-羧酸酯

CAS 登录号 7528-13-4

INN list 11

药效分类 镇痛药

卡哌隆

Carperone（*INN*）

化学结构式

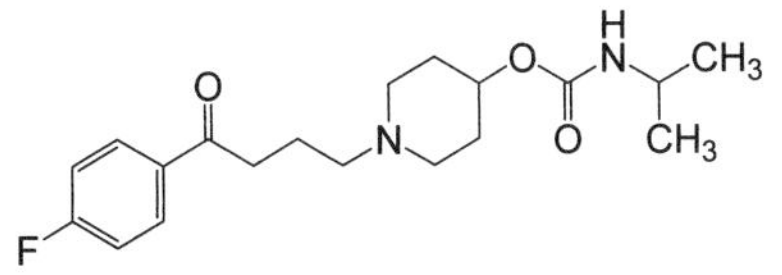

分子式和分子量 $C_{19}H_{27}FN_2O_3$ 350.43

化学名 1-[4-(4-Fluorophenyl)-4-oxobutyl]piperidin-4-yl isopropylcarbamate

1-[4-(4-氟苯基)-4-氧代丁基]哌啶-4-基异丙基氨基甲酸酯

CAS 登录号 20977-50-8

INN list 24

药效分类 抗焦虑药

卡培色罗

Capeserod（*INN*）

化学结构式

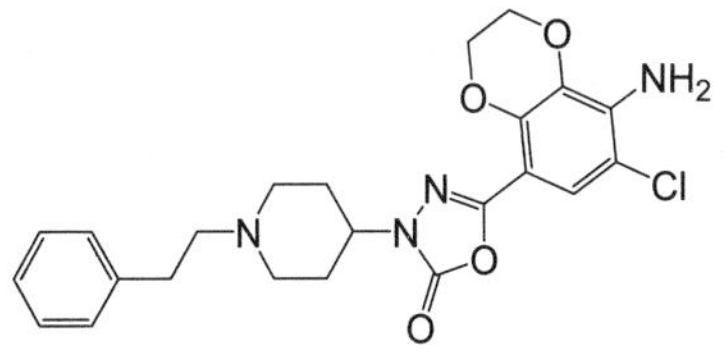

分子式和分子量 $C_{23}H_{25}ClN_4O_4$ 456.92

化学名 5-(8-Amino-7-chloro-2,3-dihydro-1,4-benzodioxin-5-yl)-3-[1-(2-phenylethyl)piperidin-4-yl]-1,3,4-oxadiazol-2(3*H*)-one

5-(8-氨基-7-氯-2,3-二氢-1,4-苯并二氧六环-5-基)-3-[1-(2-苯基乙基)哌啶-4-基]-1,3,4-噁二唑-2(3*H*)-酮

CAS 登录号 769901-96-4

INN list 94

药效分类 5-羟色胺受体部分激动药

卡培他滨

Capecitabine（*INN*）

分子式和分子量 $C_{15}H_{22}FN_3O_6$ 359.35

化学结构式

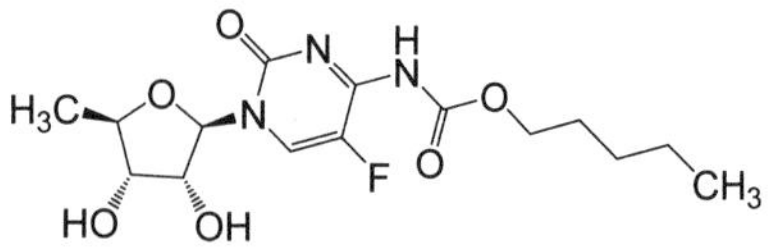

化学名 Pentyl 1-(5-deoxy-*β*-D-ribofuranosyl)-5-fluoro-1,2-dihydro-2-oxo-4-pyrimidinecarbamate

戊基 1-(5-脱氧-*β*-D-呋喃核糖基)-5-氟-1,2-二氢-2-氧代-4-嘧啶氨基甲酸酯

CAS 登录号 154361-50-9

INN list 72

药效分类 抗代谢类抗肿瘤药

ATC 分类 L01BC06

卡匹帕明

Carpipramine（*INN*）

化学结构式

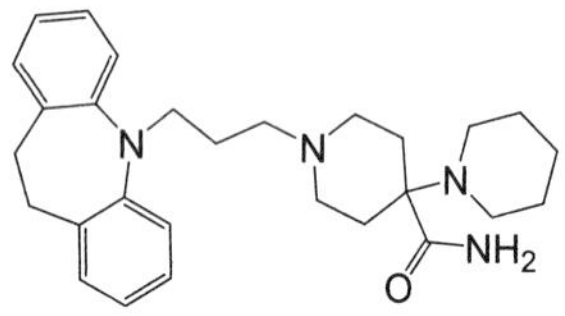

分子式和分子量 $C_{28}H_{38}N_4O$ 446.64

化学名 1'-[3-(10,11-Dihydro-5*H*-dibenz[*b,f*]azepin-5-yl)propyl]-(1,4'-bipiperidine)-4'-carboxamide

1'-[3-(10,11-二氢-5*H*-二苯并[*b,f*]氮杂䓬-5-基)丙基]-(1,4'-二哌啶基)-4'-甲酰胺

CAS 登录号 5942-95-0; 7075-03-8[二盐酸盐一水合物]

INN list 16

药效分类 抗抑郁药

卡匹色替

Capivasertib（*INN*）

化学结构式

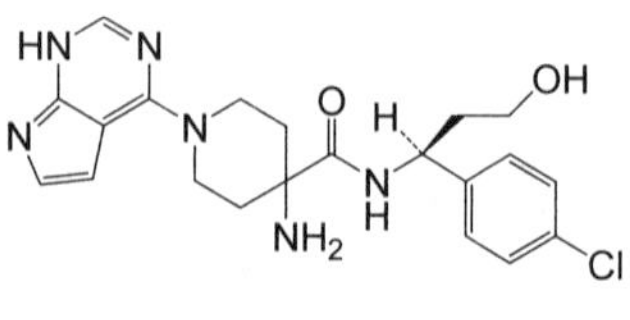

分子式和分子量 $C_{21}H_{25}ClN_6O_2$ 428.92

化学名 4-Amino-*N*-[(1*S*)-1-(4-chlorophenyl)-3-hydroxypropyl]-1-(1*H*-pyrrolo[2,3-*d*]pyrimidin-4-yl)piperidine-4-carboxamide

4-氨基-*N*-[(1*S*)-1-(4-氯苯基)-3-羟基丙基]-1-(1*H*-吡咯并[2,3-*d*]嘧啶-4-基)哌啶-4-甲酰胺

CAS 登录号 1143532-39-1

INN list 117

药效分类 抗肿瘤药

卡普地尔

Carprazidil（*INN*）

化学结构式

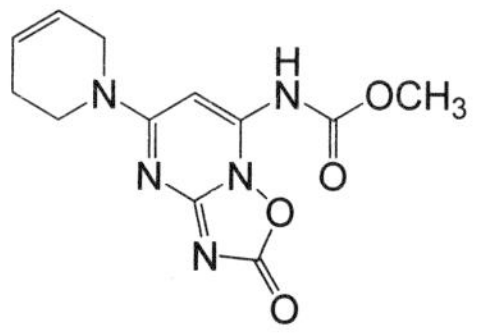

分子式和分子量 $C_{12}H_{13}N_5O_4$ 291.26

化学名 Methyl 5-(3,6-dihydro-(2*H*)-pyridyl)-2-oxo-2*H*-[1,2,4]oxadiazolo[2,3-*a*]pyrimidine-7-carbamate

甲基 5-(3,6-二氢-(2*H*)-吡啶基)-2-氧代-2*H*-[1,2,4]噁二唑并[2,3-*a*]嘧啶-7-氨基甲酸酯

CAS 登录号 68020-77-9

INN list 45

药效分类 血管扩张药

卡普罗胺

Caproxamine（*INN*）

化学结构式

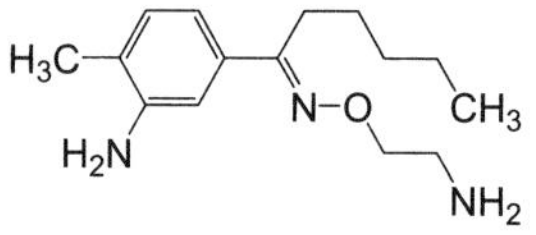

分子式和分子量 $C_{15}H_{25}N_3O$ 263.38

化学名 3'-Amino-4'-methylhexanophenone *O*-(2-aminoethyl) oxime

3'-氨基-4'-甲基苯己酮 *O*-(2-氨乙基)肟

CAS 登录号 24047-16-3

INN list 28

药效分类 升压药，血管收缩药

卡普氯铵

Carpronium Chloride（*INN*）

化学结构式

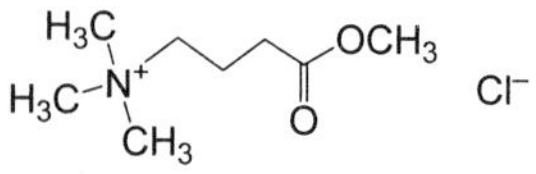

分子式和分子量 $C_8H_{18}ClNO_2$ 195.69

化学名 (4-Methoxy-4-oxobutyl)-trimethylazanium;chloride

氯化 (4-甲氧基-4-氧代丁基)-三甲基铵

CAS 登录号 13254-33-6

INN list 23

药效分类 抗胆碱药，解痉药

卡普脲

Capuride（*INN*）

分子式和分子量 $C_9H_{18}N_2O_2$ 186.25

化学结构式

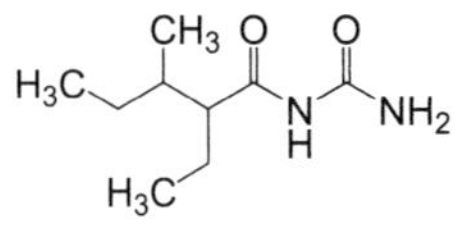

化学名 (2-Ethyl-3-methylvaleryl)urea

(2-乙基-3-甲基戊酰基)脲

CAS 登录号 5579-13-5

INN list 14

药效分类 镇静催眠药

卡普他明

Captamine（*INN*）

化学结构式

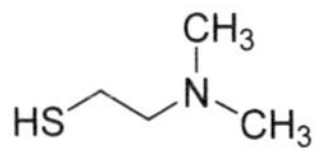

分子式和分子量 $C_4H_{11}NS$ 105.20

化学名 *N*-(2-Mercaptoethyl) dimethylamine

N-(2-巯乙基)二甲胺

CAS 登录号 108-02-1; 13242-44-9[盐酸盐]

INN list 18

药效分类 脱色素药

卡普托胺

Captodiame（*INN*）

化学结构式

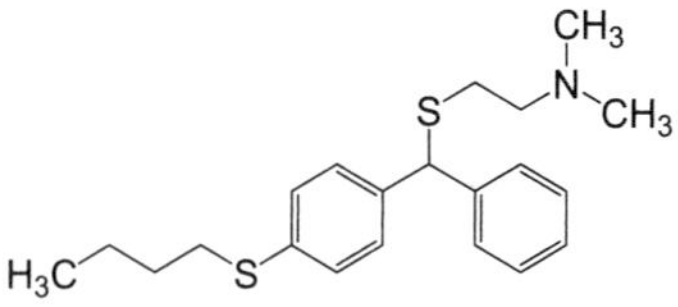

分子式和分子量 $C_{21}H_{29}NS_2$ 359.59

化学名 2-[*p*-(Butylthio)-*α*-phenylbenzylthio]-*N*,*N*-dimethylethylamine

2-[4-(丁硫基)-*α*-苯基苄硫基]-*N*,*N*-二甲基乙胺

CAS 登录号 486-17-9; 904-04-1[盐酸盐]

INN list 6

药效分类 安定药，抗焦虑药

卡前列素

Carboprost（*INN*）

化学结构式

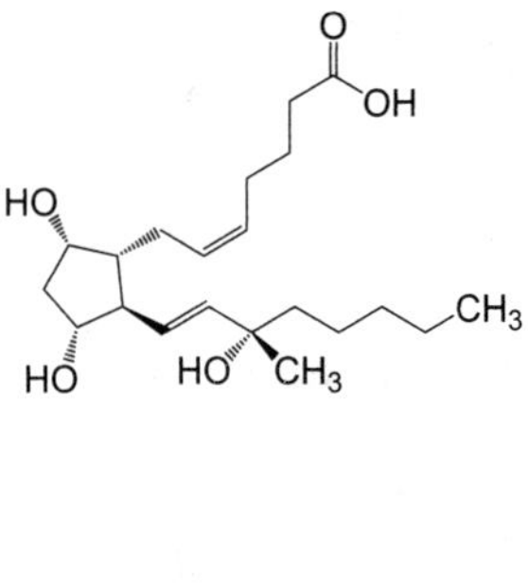

分子式和分子量 $C_{21}H_{36}O_5$ 368.51

化学名 (*Z*)-7-[(1*R*,2*R*,3*R*,5*S*)-3,5-dihydroxy-2-[(*E*,3*S*)-3-hydroxy-3-methyloct-1-enyl]cyclopentyl]hept-5-enoic acid

(*Z*)-7-[(1*R*,2*R*,3*R*,5*S*)-3,5-二羟基-2-[(*E*,3*S*)-3-羟基-3-甲基辛-1-烯基]环戊基]庚-5-烯酸

CAS 登录号 35700-23-3; 35700-21-1[卡前列甲酯]

INN list 36

药效分类 前列腺素类药，子宫收缩药

卡曲司特

Catramilast（*INN*）

化学结构式

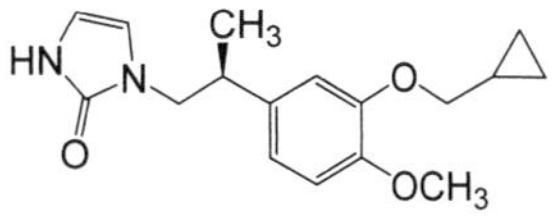

分子式和分子量 $C_{17}H_{22}N_2O_3$ 302.40

化学名 1-[(2*S*)-2-[3-(Cyclopropylmethoxy)-4-methoxyphenyl]propyl]-1,3-dihydro-2*H*-imidazol-2-one

1-[(2*S*)-2-[3-(环丙基甲氧基)-4-甲氧基苯基]丙基]-1,3-二氢-2*H*-咪唑-2-酮

CAS 登录号 183659-72-5

INN list 95

药效分类 磷酸二酯酶Ⅳ抑制药

卡屈嗪

Cadralazine（*INN*）

化学结构式

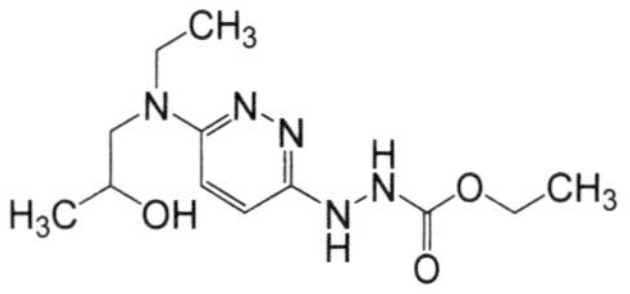

分子式和分子量 $C_{12}H_{21}N_5O_3$ 283.33

化学名 Ethyl 6-[[ethyl(2-hydroxypropyl)amino]-3-pyridazine]carbazate

乙基 6-[[乙基(2-羟丙基)氨基]-哒嗪-3-基]氨基甲酸酯

CAS 登录号 64241-34-5

INN list 41

药效分类 抗高血压药

卡屈沙星

Cadrofloxacin（*INN*）

化学结构式

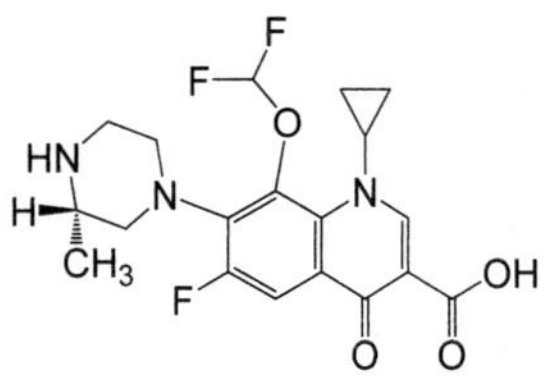

分子式和分子量 $C_{19}H_{20}F_3N_3O_4$ 411.38

化学名 (−)-1-Cyclopropyl-8-(difluoromethoxy)-6-fluoro-1,4-dihydro-7-[(*S*)-3-methyl-1-piperazinyl]-4-oxo-3-quinolinecarboxylic acid

(−)-1-环丙基-8-(二氟甲氧基)-6-氟-1,4-二氢-7-[(*S*)-3-甲基-1-哌嗪基]-4-氧代喹啉-3-羧酸

CAS 登录号 153808-85-6

INN list 81

药效分类 抗菌药

卡柔比星

Carubicin（*INN*）

化学结构式

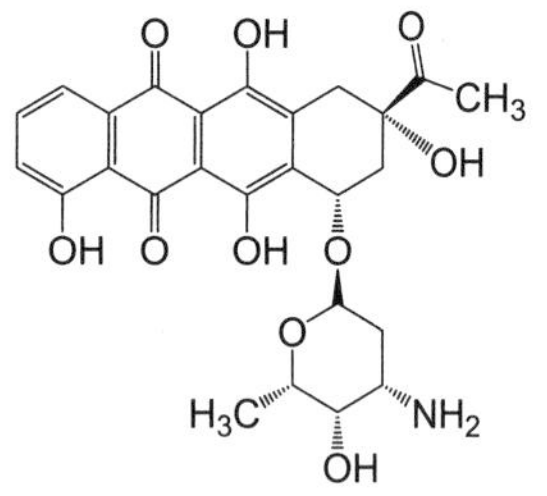

分子式和分子量 $C_{26}H_{27}NO_{10}$ 513.50

化学名 (1*S*,3*S*)-3-Acetyl-1,2,3,4,6,11-hexahydro-3,5,10,12-tetrahydroxy-6,11-dioxo-1-naphthacenyl 3-amino-2,3,6-trideoxy-*α*-L-*lyxo*-hexopyranoside

(1*S*,3*S*)-3-乙酰基-1,2,3,4,6,11-六氢-3,5,10,12-四羟基-6,11-二氧代-1-并四苯 3-氨基-2,3,6-三脱氧-*α*-L-来苏-吡喃己糖苷

CAS 登录号 50935-04-1; 52794-97-5[盐酸盐]

INN list 40

药效分类 抗生素类抗肿瘤药

卡瑞斯汀

Carebastine（*INN*）

化学结构式

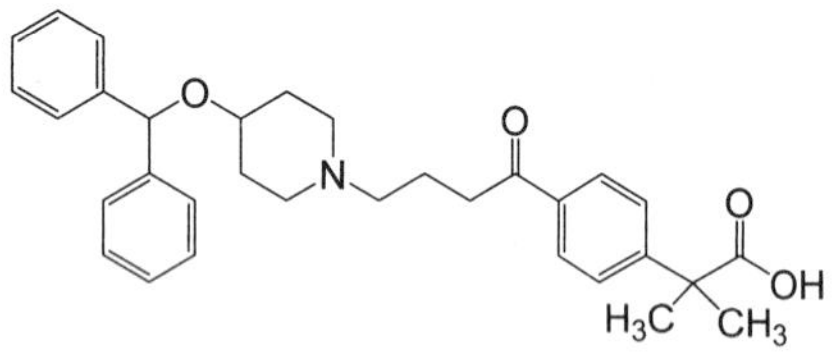

分子式和分子量 $C_{32}H_{37}NO_4$ 499.64

化学名 *p*-[4-[4-(Diphenylmethoxy)piperidino]butyryl]-*α*-methylhydratropic acid

4-[4-[4-(二苯基甲氧基)哌啶基]丁酰基]-*α*-甲基氢化阿托酸

CAS 登录号 90729-42-3

INN list 52

药效分类 抗组胺药

卡沙兰

Carsalam（*INN*）

分子式和分子量 $C_8H_5NO_3$ 163.13

化学结构式

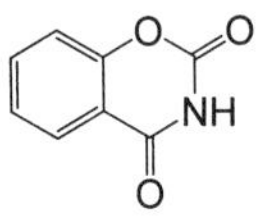

化学名 2*H*-1,3-Benzoxazine-2,4(3*H*)-dione

2*H*-1,3-苯并噁嗪-2,4(3*H*)-二酮

CAS 登录号 2037-95-8

INN list 13

药效分类 镇痛药

卡沙群

Carsatrin（*INN*）

化学结构式

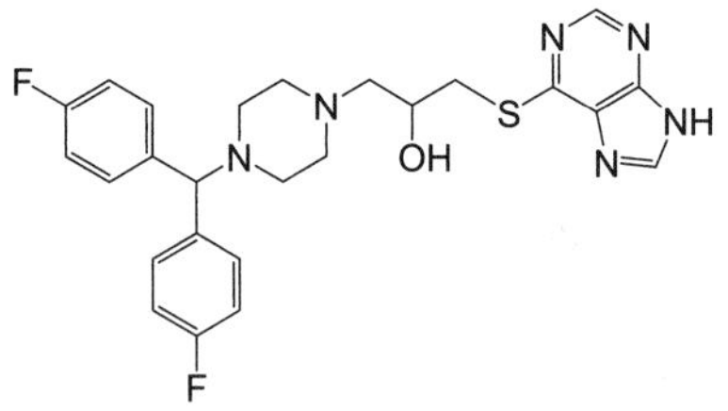

分子式和分子量 $C_{25}H_{26}F_2N_6OS$ 496.58

化学名 1-[4-[Bis(4-fluorophenyl)methyl]piperazin-1-yl]-3-(7*H*-purin-6-ylsulfanyl)propan-2-ol

1-[4-[双(4-氟苯基)甲基]哌嗪-1-基]-3-(7*H*-嘌呤-6-基硫基)丙-2-醇

CAS 登录号 125363-87-3; 132199-13-4[琥珀酸盐]

INN list 67

药效分类 强心药

卡索胺

Casokefamide（*INN*）

化学结构式

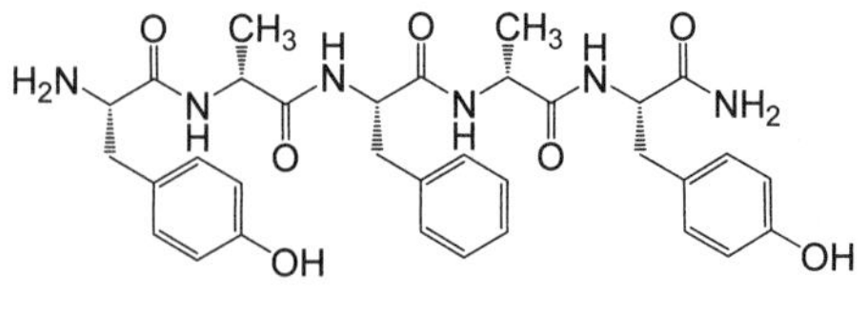

分子式和分子量 $C_{33}H_{40}N_6O_7$ 632.71

化学名 L-Tyrosyl-D-alanyl-L-phenylalanyl-D-alanyl-L-tyrosinamide

L-酪氨酰-D-丙氨酰-L-苯基丙氨酰-D-丙氨酰-L-酪氨酰胺

CAS 登录号 98815-38-4

INN list 65

药效分类 脑啡肽受体激动药

卡索匹坦

Casopitant（*INN*）

分子式和分子量 $C_{30}H_{35}F_7N_4O_2$ 616.62

化学结构式

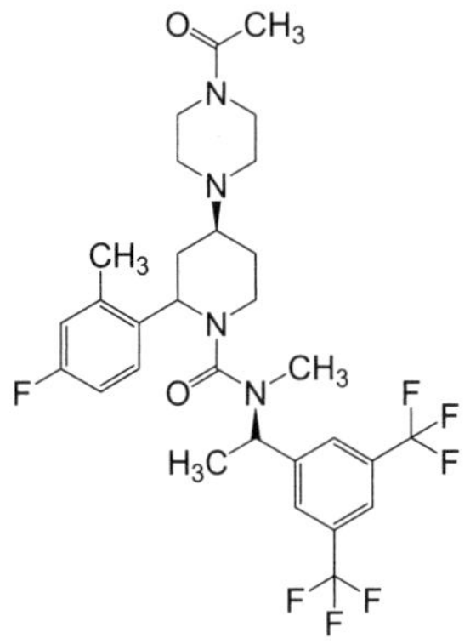

化学名 (2*R*,4*S*)-4-(4-Acetylpiperazin-1-yl)-*N*-[(1*R*)-1-[3,5-bis(trifluoromethyl)phenyl]ethyl]-2-(4-fluoro-2-methylphenyl)-*N*-methylpiperidine-1-carboxamide

(2*R*,4*S*)-4-(4-乙酰基哌嗪-1-基)-*N*-[(1*R*)-1-[3,5-双(三氟甲基)苯基]乙基]-2-(4-氟-2-甲基苯基)-*N*-甲基哌啶-1-甲酰胺

CAS 登录号 414910-27-3; 414910-30-8[甲磺酸盐]

INN list 94

药效分类 神经激肽 NK1 受体拮抗药

卡他司坦

Cartasteine（*INN*）

化学结构式

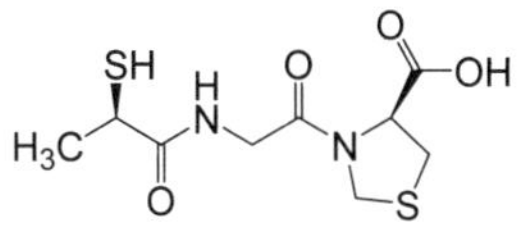

分子式和分子量 $C_9H_{14}N_2O_4S_2$ 278.35

化学名 (*S*)-3-[*N*-[(*R*)-2-Mercaptopropionyl]glycyl]-4-thiazolidinecarboxylic acid

(*S*)-3-[*N*-[(*R*)-2-巯基丙酰基]甘氨酰]-4-噻唑烷甲酸

CAS 登录号 149079-51-6

INN list 72

药效分类 黏液溶解药

卡他唑酯

Cartazolate（*INN*）

化学结构式

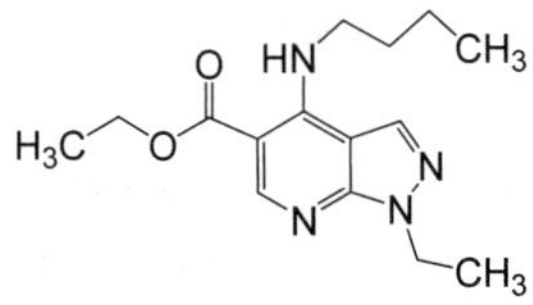

分子式和分子量 $C_{15}H_{22}N_4O_2$ 290.36

化学名 Ethyl 4-(butylamino)-1-ethyl-1*H*-pyrazolo[3,4-*b*]pyridine-5-carboxylate

乙基 4-(丁氨基)-1-乙基-1*H*-吡唑并[3,4-*b*]吡啶-5-羧基酯

CAS 登录号 34966-41-1

INN list 33

药效分类 抗抑郁药

卡替拉韦

Cabotegravir（*INN*）

化学结构式

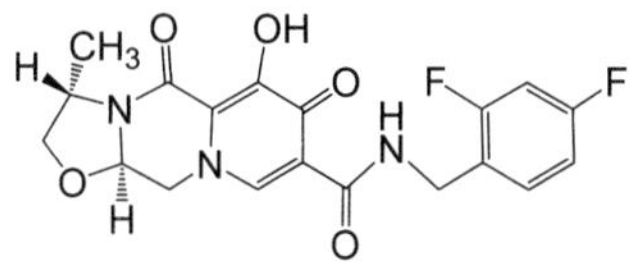

分子式和分子量 $C_{19}H_{17}F_2N_3O_5$ 405.36

化学名 (3*S*,11*aR*)-*N*-[(2,4-Difluorophenyl)methyl]-6-hydroxy-3-methyl-5,7-dioxo-2,3,5,7,11,11*a*-hexahydrooxazolo[3,2-*a*]pyrido[1,2-*d*]pyrazine-8-carboxamide

(3*S*,11*aR*)-*N*-[(2,4-二氟苯基)甲基]-6-羟基-3-甲基-5,7-二氧代-2,3,5,7,11,11*a*-六氢噁唑并[3,2-*a*]吡啶并[1,2-*d*]吡嗪-8-甲酰胺

CAS 登录号 1051375-10-0

INN list 111

药效分类 抗病毒药

卡替洛尔

Carteolol（*INN*）

化学结构式

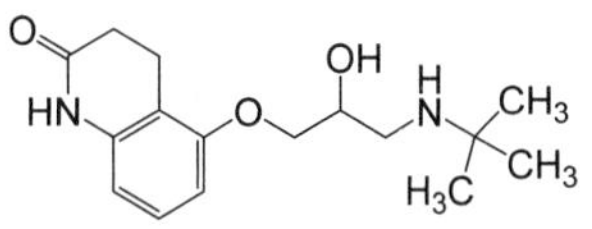

分子式和分子量 $C_{16}H_{24}N_2O_3$ 292.38

化学名 5-[3-(*tert*-Butylamino)-2-hydroxypropoxy]-3,4-dihydro-1*H*-quinolin-2-one

5-[3-(叔丁基氨基)-2-羟基丙氧基]-3,4-二氢-1*H*-喹啉-2-酮

CAS 登录号 51781-06-7; 51781-21-6[盐酸盐]

INN list 35

药效分类 β 受体拮抗药

ATC 分类 C07AA15

卡托普利

Captopril（*INN*）

化学结构式

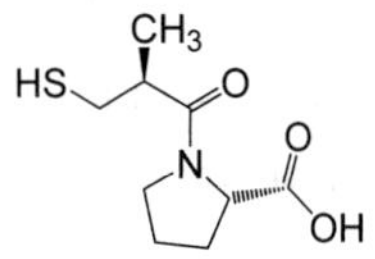

分子式和分子量 $C_9H_{15}NO_3S$ 217.29

化学名 1-[(2*S*)-3-Mercapto-2-methylpropionyl]-L-proline

1-[(2*S*)-3-巯基-2-甲基丙酰基]-L-脯氨酸

CAS 登录号 62571-86-2

INN list 39

药效分类 血管紧张素转换酶抑制药

ATC 分类 C09AA01

卡维地洛

Carvedilol（*INN*）

化学结构式

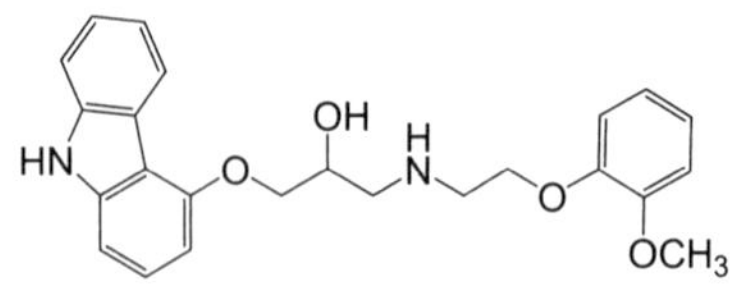

分子式和分子量　$C_{24}H_{26}N_2O_4$　406.47

化学名　(±)-1-[(Carbazol-4-yl)oxy]-3-[[2-(2-methoxyphenoxy)ethyl]amino]-2-propanol

(±)-1-[(咔唑-4-基)氧基]-3-[[2-(2-甲氧基苯氧基)乙基]氨基]-2-丙醇

CAS 登录号　72956-09-3

INN list　50

药效分类　β 受体拮抗药

ATC 分类　C07AG02

卡西尼特

Carzenide（*INN*）

化学结构式

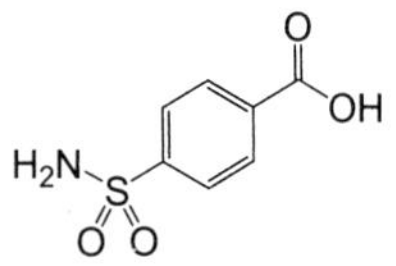

分子式和分子量　$C_7H_7NO_4S$　201.20

化学名　*p*-Sulfamoylbenzoic acid

4-氨磺酰基苯甲酸

CAS 登录号　138-41-0

INN list　4

药效分类　利尿药

卡西酮

Cathinone（*INN*）

化学结构式

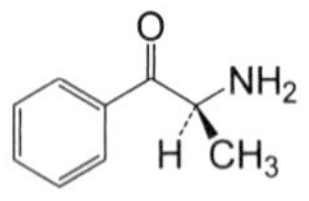

分子式和分子量　$C_9H_{11}NO$　149.19

化学名　(*S*)-2-Aminopropiophenone

(*S*)-2-氨基苯丙酮

CAS 登录号　71031-15-7

INN list　44

药效分类　中枢兴奋药，食欲抑制药

卡硝唑

Carnidazole（*INN*）

分子式和分子量　$C_8H_{12}N_4O_3S$　244.27

化学结构式

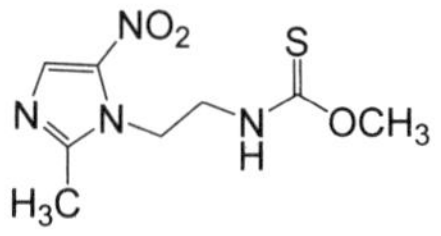

化学名　*o*-Methyl [2-(2-methyl-5-nitroimidazol-1-yl)ethyl]thiocarbamate

2-甲基 [2-(2-甲基-5-硝基咪唑-1-基)乙基]氨基硫代甲酸酯

CAS 登录号　42116-76-7

INN list　32

药效分类　抗原虫药

卡吲洛尔

Carpindolol（*INN*）

化学结构式

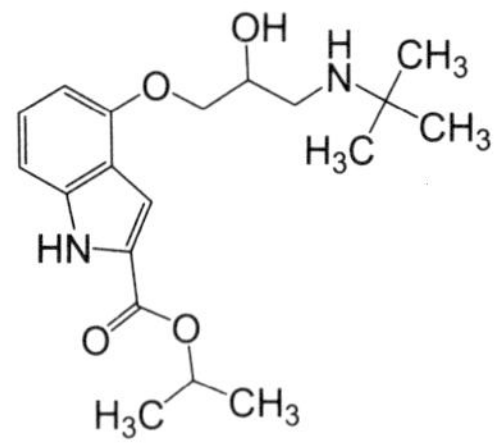

分子式和分子量　$C_{19}H_{28}N_2O_4$　348.44

化学名　Isopropyl (±)-4-[3-(*tert*-butylamino)-2-hydroxypropoxy]indole-2-carboxylate

异丙基 (±)-4-[3-(叔丁氨基)-2-羟丙基]吲哚-2-羧酸酯

CAS 登录号　39731-05-0

INN list　42

药效分类　β 受体拮抗药

卡茚西林

Carindacillin（*INN*）

化学结构式

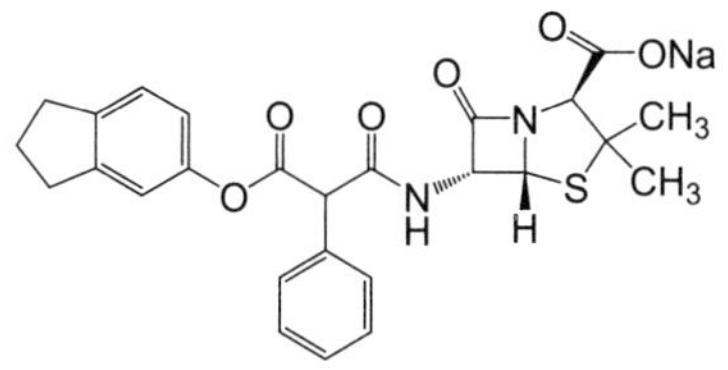

分子式和分子量　$C_{26}H_{25}N_2NaO_6S$　516.54

化学名　Sodium(6*R*)-6-[2-(indan-5-yloxycarbonyl)-2-phenylacetamido]penicillanate

(6*R*)-6-[2-(茚满-5-基氧基酰基)-2-苯基乙酰氨基]青霉素钠

CAS 登录号　26605-69-6; 35531-88-5[二氢茚基卡茚西林]

INN list　29

药效分类　广谱青霉素类抗微生物药

ATC 分类　J01CA05

卡英酸

Kainic Acid（*INN*）

分子式和分子量　$C_{10}H_{15}NO_4$　213.23

化学结构式

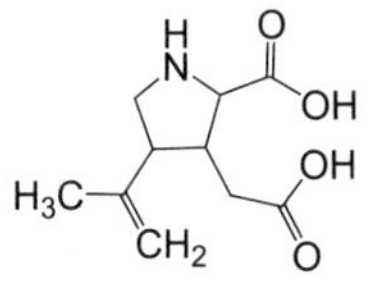

化学名 2-Carboxy-4-isopropenyl-3-pyrrolidineacetic acid

2-羧基-4-异丙烯基-3-吡咯烷乙酸

CAS 登录号 487-79-6

INN list 13

药效分类 抗蠕虫药

卡泽来新

Carzelesin（*INN*）

化学结构式

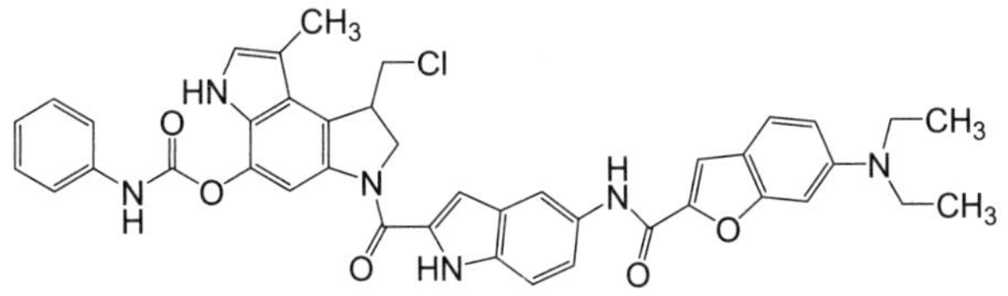

分子式和分子量 $C_{41}H_{37}ClN_6O_5$ 729.22

化学名 *N*-[2-[[(*S*)-1-(Chloromethyl)-1,6-dihydro-5-hydroxy-8-methylbenzo [1,2-*b*:4,3-*b*']dipyrrol-3(2*H*)-yl]carbonyl]indol-5-yl]-6-(diethylamino)-2-benzofurancarboxamide cabanilate(ester)

N-[2-[[(*S*)-1-(氯甲基)-1,6-二氢-5-羟基-8-甲基苯并[1,2-*b*：4,3-*b*']二吡咯-3(2*H*)-基]甲酰基]吲哚-5-基]-6-(二乙氨基)-2-苯并呋喃甲酰胺 苯氨基甲酸酯

CAS 登录号 119813-10-4

INN list 67

药效分类 抗肿瘤药

凯布宗

Kebuzone（*INN*）

化学结构式

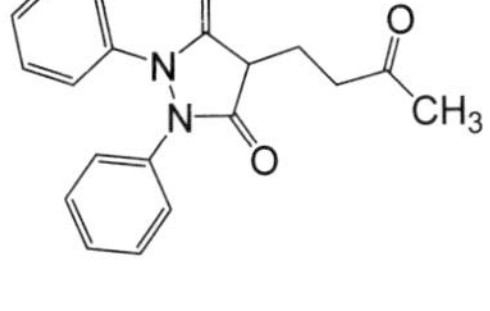

分子式和分子量 $C_{19}H_{18}N_2O_3$ 322.36

化学名 4-(3-Oxobutyl)-1,2-diphenyl-3,5-pyrazolidinedione

4-(3-氧代丁基)-1,2-二苯基-3,5-吡唑二酮

CAS 登录号 853-34-9

INN list 19

药效分类 抗炎镇痛药

凯拉花青

Keracyanin（*INN*）

分子式和分子量 $C_{27}H_{31}ClO_{15}$ 630.98

化学结构式

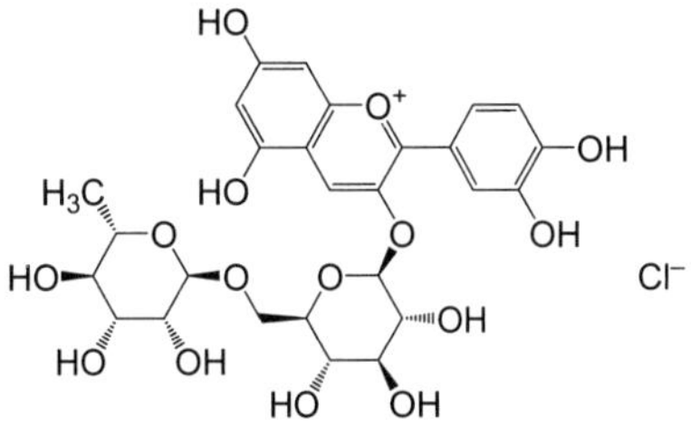

化学名 (2*R*,3*R*,4*R*,5*R*,6*S*)-2-[[(2*R*,3*S*,4*S*,5*R*,6*S*)-6-[2-(3,4-Dihydroxyphenyl)-5,7-dihydroxychromenylium-3-yl]oxy-3,4,5-trihydroxyoxan-2-yl]methoxy]-6-methyloxane-3,4,5-triol;chloride

氯化 (2*R*,3*R*,4*R*,5*R*,6*S*)-2-[[(2*R*,3*S*,4*S*,5*R*,6*S*)-6-[2-(3,4-二羟基苯基)-5,7-二羟基色烯基鎓-3-基]氧基-3,4,5-三羟基氧杂环己-2-基]甲氧基]-6-甲基氧杂环己烷-3,4,5-三醇

CAS 登录号 18719-76-1

INN list 31

药效分类 视紫质再生药

凯林

Khellin（*INN*）

化学结构式

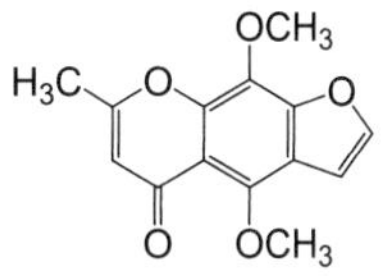

分子式和分子量 $C_{14}H_{12}O_5$ 260.24

化学名 4,9-Dimethoxy-7-methyl-5*H*-furo[3,2-*g*][1]benzopyran-5-one

4,9-二甲氧基-7-甲基-5*H*-呋喃并[3,2-*g*][1]苯并吡喃-5-酮

CAS 登录号 82-02-0

INN list 1

药效分类 血管扩张药

凯林苷

Khelloside（*INN*）

化学结构式

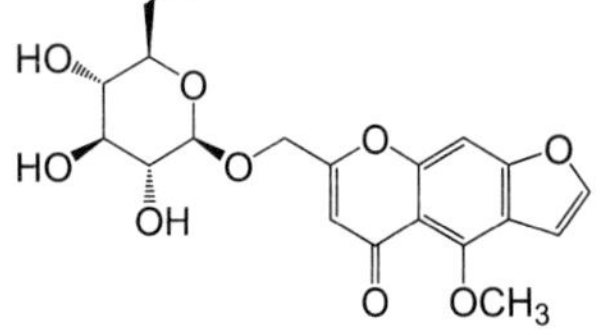

分子式和分子量 $C_{19}H_{20}O_{10}$ 408.36

化学名 7-Hydroxymethyl-4-methoxy-5*H*-furo[3,2-*g*][1]benzopyran-5-one glucoside

7-羟甲基-4-甲氧基-5*H*-呋喃并[3,2-*g*][1]苯并吡喃-5-酮葡萄糖苷

CAS 登录号 17226-75-4

INN list 8

药效分类　血管扩张药

凯他唑仑

Ketazolam（*INN*）

化学结构式

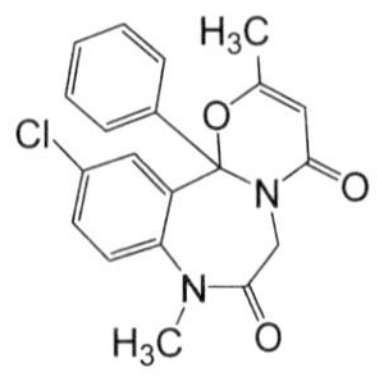

分子式和分子量　$C_{20}H_{17}ClN_2O_3$　368.81

化学名　11-Chloro-8,12*b*-dihydro-2,8-dimethyl-12*b*-phenyl-4*H*-[1,3]-oxazino [3,2-*d*][1,4]benzodiazepine-4,7(6*H*)dione

11-氯-8,12*b*-二氢-2,8-二甲基-12*b*-苯基-4*H*-[1,3]-噁嗪[3,2-*d*][1,4]苯并二氮杂䓬-4,7(6*H*)二酮

CAS 登录号　27223-35-4

INN list　26

药效分类　安定药

凯替帕明

Ketimipramine（*INN*）

化学结构式

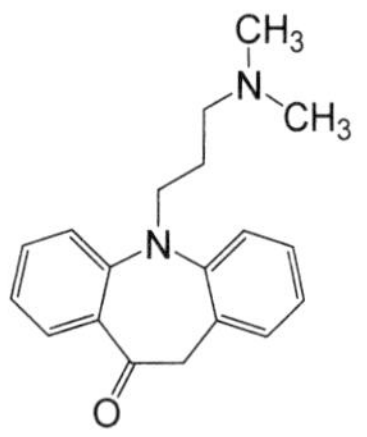

分子式和分子量　$C_{19}H_{22}N_2O$　294.40

化学名　5-[3-(Dimethylamino)propyl]-5,11-dihydro-10*H*-dibenz[*b*,*f*]azepin-10-one

5-[3-(二甲氨基)丙基]-5,11-二氢-10*H*-二苯并[*b*,*f*]氮杂䓬-10-酮

CAS 登录号　796-29-2; 17243-32-2[富马酸盐]

INN list　17

药效分类　抗抑郁药

凯托卡诺

Ketocainol（*INN*）

化学结构式

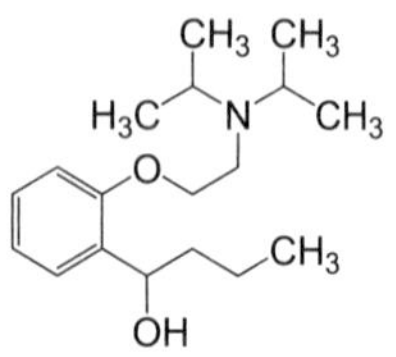

分子式和分子量　$C_{18}H_{31}NO_2$　293.44

化学名　2-[2-(Diisopropylamino)ethoxy]-*α*-propylbenzyl alcohol

2-[2-(二异丙基氨基)乙氧基]-*α*-丙基苄醇

CAS 登录号　7488-92-8.

INN list　32

药效分类　抗心律失常药

凯托卡因

Ketocaine（*INN*）

化学结构式

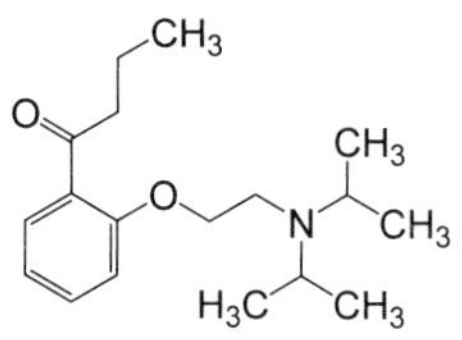

分子式和分子量　$C_{18}H_{29}NO_2$　291.43

化学名　2'-[2-(Diisopropylamino)ethoxy]butyrophenone

2'-[2-(二异丙基氨基)乙氧基]苯基丁基酮

CAS 登录号　1092-46-2

INN list　15

药效分类　局部麻醉药

凯托米酮

Ketobemidone（*INN*）

化学结构式

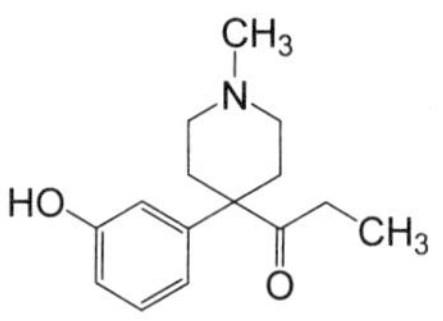

分子式和分子量　$C_{15}H_{21}NO_2$　247.33

化学名　4-(*m*-Hydroxyphenyl)-1-methyl-4-propionylpiperidine

4-(3-羟基苯基)-1-甲基-4-丙酰基哌啶

CAS 登录号　469-79-4

INN list　1

药效分类　镇痛药

凯托沙

Ketoxal（*INN*）

化学结构式

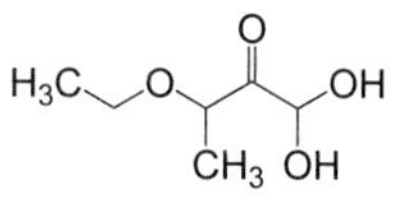

分子式和分子量　$C_6H_{12}O_4$　148.16

化学名　3-Ethoxy-1,1-dihydroxy-2-butanone

3-乙氧基-1,1-二羟基-2-丁酮

CAS 登录号　27762-78-3

INN list　22

药效分类　抗病毒药

坎苯达唑

Cambendazole（*INN*）

化学结构式

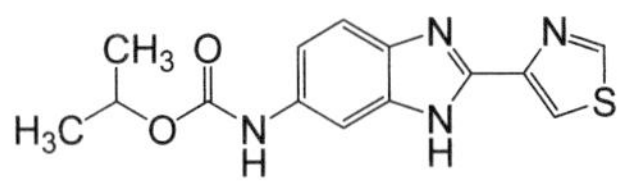

分子式和分子量 $C_{14}H_{14}N_4O_2S$ 302.35

化学名 Isopropyl 2-(4-thiazolyl)-5-benzimidazole carbamate

异丙基 2-(噻唑-4-基)-苯并咪唑-5-基氨基甲酸酯

CAS 登录号 26097-80-3

INN list 24

药效分类 抗蠕虫药

坎比醇

Canbisol（*INN*）

化学结构式

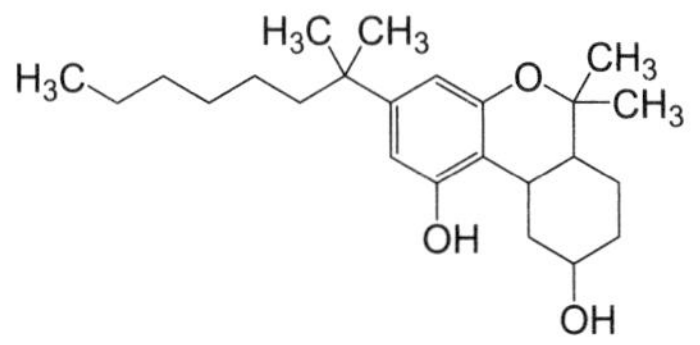

分子式和分子量 $C_{24}H_{38}O_3$ 374.56

化学名 (±)-3-(1,1-Dimethylheptyl)-6*aβ*,7,8,9,10,10*aα*-hexahydro-6,6-dimethyl-6*H*-dibenzo[*b*,*d*]pyran-1,9-diol

(±)-3-(1,1-二甲基庚基)-6*aβ*,7,8,9,10,10*aα*-六氢-6,6-二甲基-6*H*-二苯并[*b*,*d*]吡喃-1,9-二醇

CAS 登录号 56689-43-1

INN list 38

药效分类 抗高血压药

坎地沙坦

Candesartan（*INN*）

化学结构式

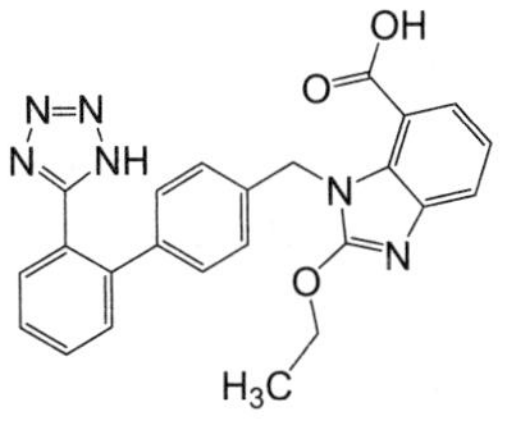

分子式和分子量 $C_{24}H_{20}N_6O_3$ 440.45

化学名 2-Ethoxy-1-[4-(2-1*H*-tetrazol-5-ylphenyl)benzyl]-7-benzimidazolecarboxylicacid

2-乙氧基-1-[4-(2-1*H*-四氮唑-5-基苯基)苄基]-7-苯并咪唑羧酸

CAS 登录号 139481-59-7

INN list 71

药效分类 血管紧张素Ⅱ受体拮抗药

ATC 分类 C09CA06

坎格雷洛

Cangrelor（*INN*）

化学结构式

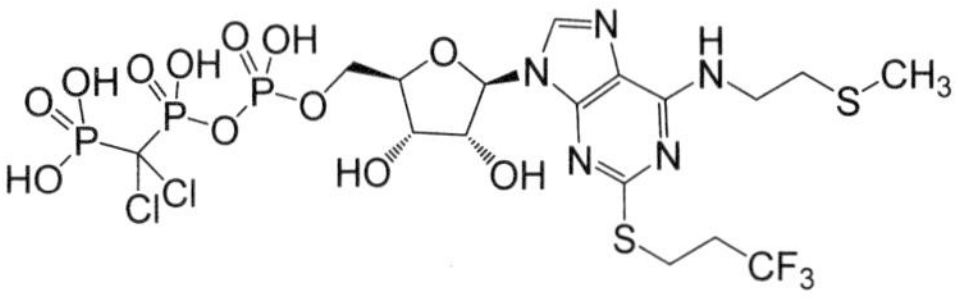

分子式和分子量 $C_{17}H_{25}Cl_2F_3N_5O_{12}P_3S_2$ 776.36

化学名 (Dichloromethylene)diphosphonic *N*-[2-(methylsulfanyl)ethyl]-2-[(3,3,3-trifluoropropyl) sulfanyl]-5'-adenylic monoanhydride

(二氯甲叉基)双膦酸 *N*-[2-(甲硫基)乙基]-2-[(3,3,3-三氟丙基)硫基]-5'-腺苷酸 脱水合物

CAS 登录号 163706-06-7

INN list 82

药效分类 抗血小板聚集药

坎库碘铵

Candocuronium Iodide（*INN*）

化学结构式

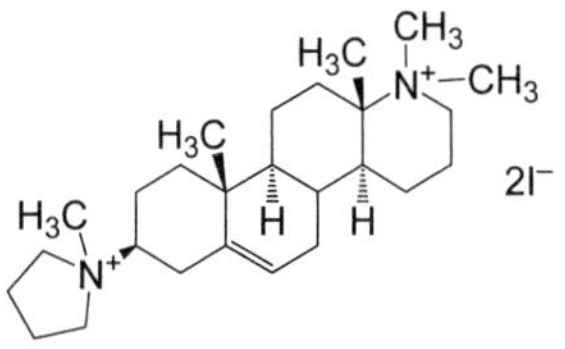

分子式和分子量 $C_{26}H_{46}I_2N_2$ 640.47

化学名 17*α*,17*α*-Dimethyl-3*β*-(1-methylpyrrolidinio)-17*α*-azonia-D-homoandrost-5-ene diiodide

17*α*,17*α*-二甲基-3*β*-(1-甲基吡咯烷鎓基)-17*α*-氮鎓-D-同雄(甾)-5-烯 二碘化物

CAS 登录号 54278-85-2

INN list 70

药效分类 神经肌肉阻断药

坎利酸

Canrenoic Acid

化学结构式

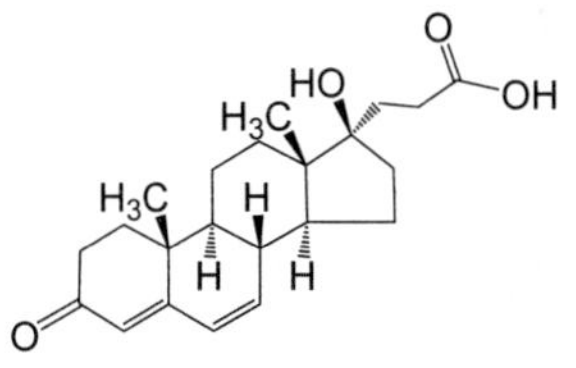

分子式和分子量 $C_{22}H_{30}O_4$ 358.47

化学名 17-Hydroxyl-3-oxo-17*α*-pregna-4,6-diene-21-carboxylate

17-羟基-3-氧代-17*α*-孕甾-4,6-二烯-21-羧酸

CAS 登录号 4138-96-9; 2181-04-6[钾盐]

药效分类 保钾利尿药

ATC 分类 C03DA02

坎利酮

Canrenone（*INN*）

化学结构式

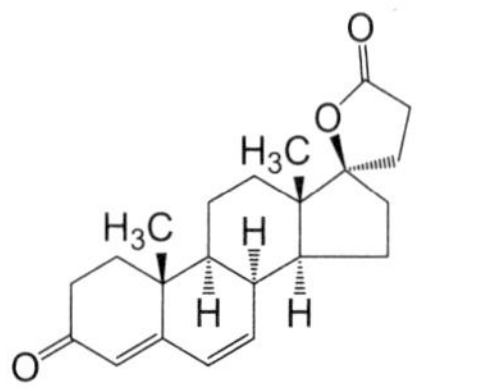

分子式和分子量 $C_{22}H_{28}O_3$ 340.46

化学名 17*α*-(2-Carboxyethyl)-17*β*-hydroxyandrosta-4,6-dien-3-one lactone

17*α*-(2-羧乙基)-17*β*-羟基雄甾-4,6-二烯-3-酮内酯

CAS 登录号 976-71-6

INN list 20

药效分类 保钾利尿药

ATC 分类 C03DA03

坎磷酰胺

Canfosfamide（*INN*）

化学结构式

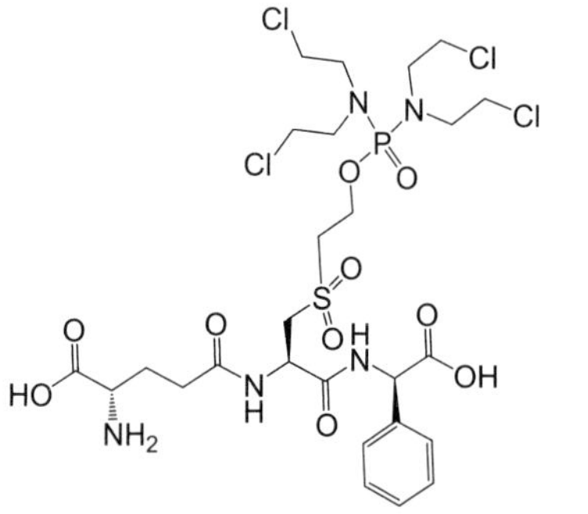

分子式和分子量 $C_{26}H_{40}Cl_4N_5O_{10}PS$ 787.46

化学名 (2*S*)-2-Amino-5-[[(1*R*)-1-[[[2-[[bis[bis(2-chloroethyl)amino]phosphinyl]oxy]ethyl]sulfonyl]methyl]-2-oxoethyl]amino]-5-oxopentanoic acid

(2*S*)-2-氨基-5-[[(1*R*)-1-[[[2-[[双[双(2-氯乙基)氨基]膦酰基]氧基]乙基]磺酰基]甲基]-2-氧代乙基]氨基]-5-氧代戊酸

CAS 登录号 158382-37-7; 439943-59-6[盐酸盐]

INN list 92

药效分类 抗肿瘤药

坎沙曲

Candoxatril（*INN*）

化学结构式

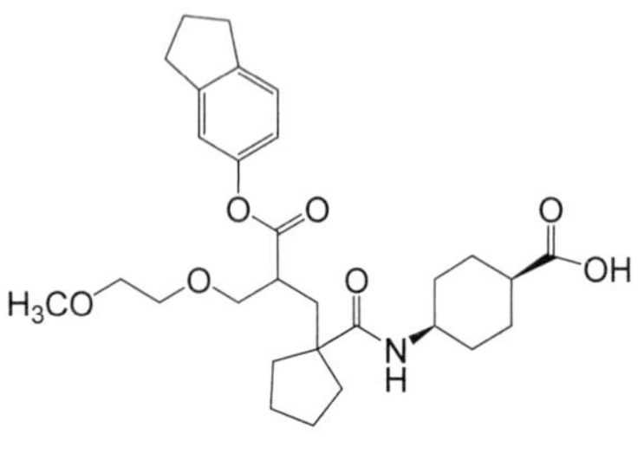

分子式和分子量 $C_{29}H_{41}NO_7$ 515.64

化学名 4-[[1-[(2*S*)-3-(2,3-Dihydro-1*H*-inden-5-yloxy)-2-(2-methoxyethoxymethyl)-3-oxopropyl]cyclopentanecarbonyl]amino]cyclohexane-1-carboxylic acid

4-[[1-[(2*S*)-3-(2,3-二氢-1*H*-茚-5-基氧基)-2-(2-甲氧基乙氧基甲基)-3-氧代丙基]环戊甲酰基]氨基]环己烷-1-羧酸

CAS 登录号 123122-55-4

INN list 62

药效分类 抗高血压药

坎沙曲拉

Candoxatrilat（*INN*）

化学结构式

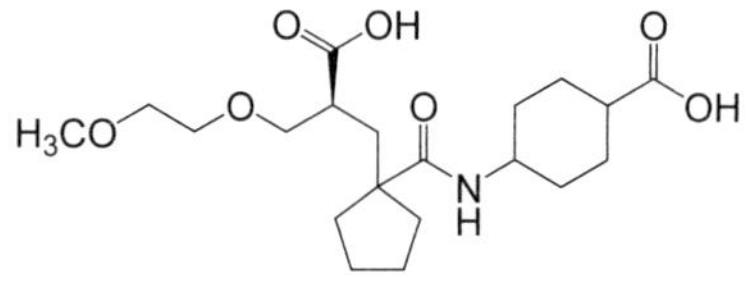

分子式和分子量 $C_{20}H_{33}NO_7$ 399.48

化学名 4-[[1-[(2*S*)-2-Carboxy-3-(2-methoxyethoxy)propyl]cyclopentanecarbonyl]amino]cyclohexane-1-carboxylic acid

4-[[1-[(2*S*)-2-羧基-3-(2-甲氧基乙氧基)丙基]环戊烷羰基]氨基]环己基-1-羧酸

CAS 登录号 123122-54-3

INN list 62

药效分类 抗高血压药

坎西柔比星

Camsirubicin（*INN*）

化学结构式

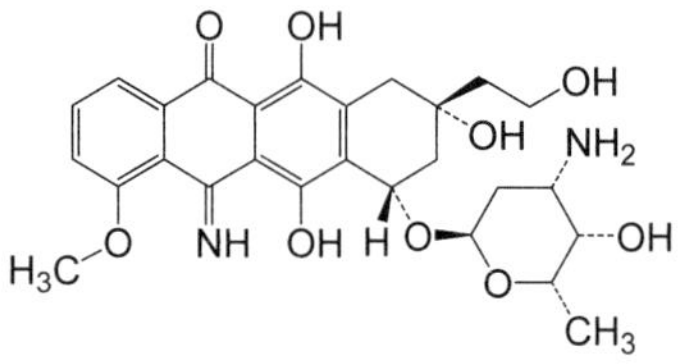

分子式和分子量 $C_{27}H_{32}N_2O_9$ 528.56

化学名 (8*R*,10*S*)-10-[(3-Amino-2,3,6-trideoxy-*α*-L-*lyxo*-hexopyranosyl)oxy]-6,8,11-trihydroxy-8-(2-hydroxyethyl)-12-imino-1-methoxy-7,9,10,12-tetrahydrotetracen-5(8*H*)-one

(8*R*,10*S*)-10-[(3-氨基-2,3,6-三去氧-*α*-L-来苏-吡喃己糖基)氧基]-6,8,11-三羟基-8-(2-羟乙基)-12-氨亚基-1-甲氧基-7,9,10,12-四氢并四苯-5(8*H*)-酮

CAS 登录号 236095-26-4

INN list 119

药效分类 抗肿瘤药

康特替尼

Conteltinib（*INN*）

分子式和分子量 $C_{32}H_{45}N_9O_3S$ 635.83

化学结构式

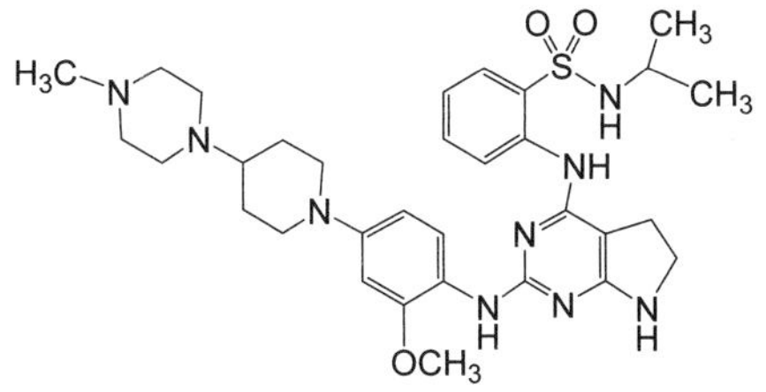

化学名 2-[(2-{2-Methoxy-4-[4-(4-methylpiperazin-1-yl)piperidin-1-yl]anilino}-6,7-dihydro-5*H*-pyrrolo[2,3-*d*]pyrimidin-4-yl)amino]-*N*-(propan-2-yl)benzene-1-sulfonamide

2-[(2-{2-甲氧基-4-[4-(4-甲基哌嗪-1-基)哌啶-1-基]苯氨基}-6,7-二氢-5*H*-吡咯并[2,3-*d*]嘧啶-4-基)氨基]-*N*-(丙-2-基)苯-1-磺酰胺

CAS 登录号 1384860-29-0

INN list 118

药效分类 酪氨酸激酶抑制药，抗肿瘤药

康替唑胺

Contezolid（*INN*）

化学结构式

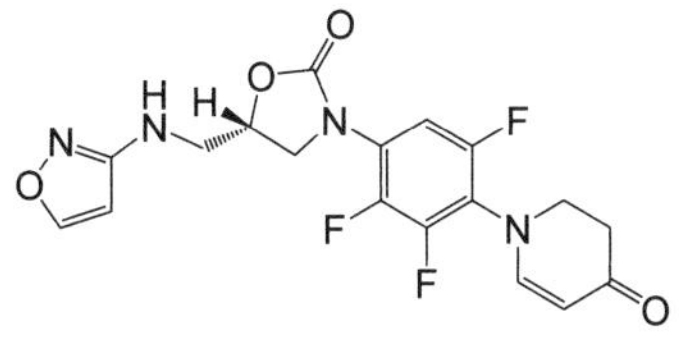

分子式和分子量 $C_{18}H_{15}F_3N_4O_4$ 408.34

化学名 1-{2,3,6-Trifluoro-4-[(5*S*)-5-{[(1,2-oxazol-3-yl)amino]methyl}-2-oxo-1,3-oxazolidin-3-yl]phenyl}-2,3-dihydropyridin-4(1*H*)-one

1-{2,3,6-三氟-4-[(5*S*)-5-{[(1,2-噁唑-3-基)氨基]甲基}-2-氧代-1,3-噁唑烷-3-基]苯基}-2,3-二氢吡啶-4(1*H*)-酮

CAS 登录号 1112968-42-9

INN list 118

药效分类 抗菌药

糠酸二氯沙奈

Diloxanide Furoate（*INN*）

化学结构式

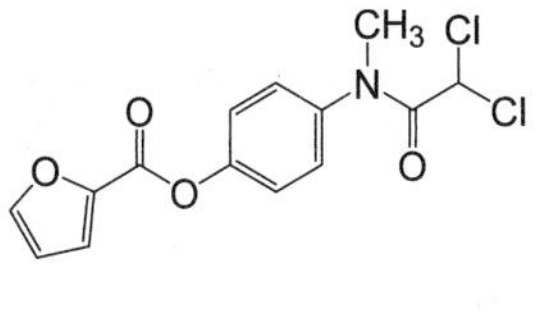

分子式和分子量 $C_{14}H_{11}Cl_2NO_4$ 328.15

化学名 2,2-Dichloroacetamido-4-*N*-methylphenyl 2-furoate

2,2-二氯乙酰氨基-4-*N*-甲基苯基 2-呋喃甲酸酯

CAS 登录号 3736-81-0

INN list 8

药效分类 抗阿米巴虫药

糠酸氟替卡松

Fluticasone Furoate（*INN*）

化学结构式

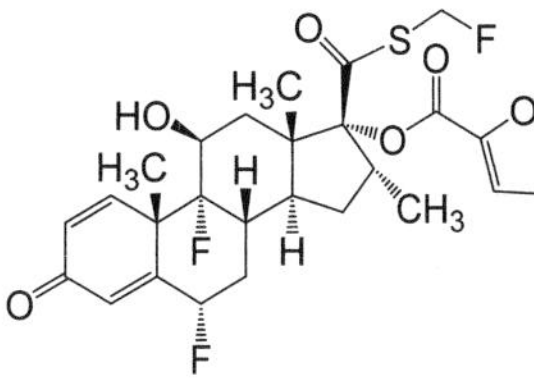

分子式和分子量 $C_{27}H_{29}F_3O_6S$ 538.60

化学名 6*α*,9-Difluoro-17-[[(fluoromethyl)sulfanyl]carbonyl]-11*β*-hydroxy-16*α*-methyl-3-oxoandrosta-1,4-dien-17*α*-yl furan-2-carboxylate

6*α*,9-二氟-17-[[(氟甲基)硫基]甲酰基]-11*β*-羟基-16*α*-甲基-3-氧代雄甾-1,4-二烯-17*α*-基 呋喃-2-羧酸酯

CAS 登录号 397864-44-7; 80474-14-2[丙酸氟替卡松]; 90566-53-3[氟替卡松]

INN list 95

药效分类 糖皮质激素类药

ATC 分类 D07AC17

考比司他

Cobicistat（*INN*）

化学结构式

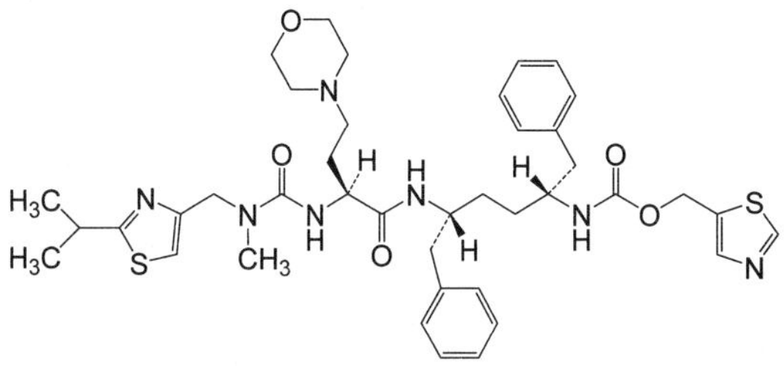

分子式和分子量 $C_{40}H_{53}N_7O_5S_2$ 776.02

化学名 (1,3-Thiazol-5-yl)methyl (5*S*,8*R*,11*R*)-8,11-dibenzyl-2-methyl-5-[2-(morpholin-4-yl)ethyl]-1-[2-(propan-2-yl)-1,3-thiazol-4-yl]-3,6-dioxo-2,4,7,12-tetraazatridecan-13-oate

(1,3-噻唑-5-基)甲基 (5*S*,8*R*,11*R*)-8,11-二苄基-2-甲基-5-[2-(吗啉-4-基)乙基]-1-[2-异丙基-1,3-噻唑-4-基]-3,6-二氧代-2,4,7,12-四氮杂十三-13-酸酯

CAS 登录号 1004316-88-4

INN list 103

药效分类 细胞色素 P450 3A4(CYP3A4)抑制药

考布曲钙

Calcobutrol（*INN*）

分子式和分子量 $C_{18}H_{32}CaN_4O_9$ 488.55

化学结构式

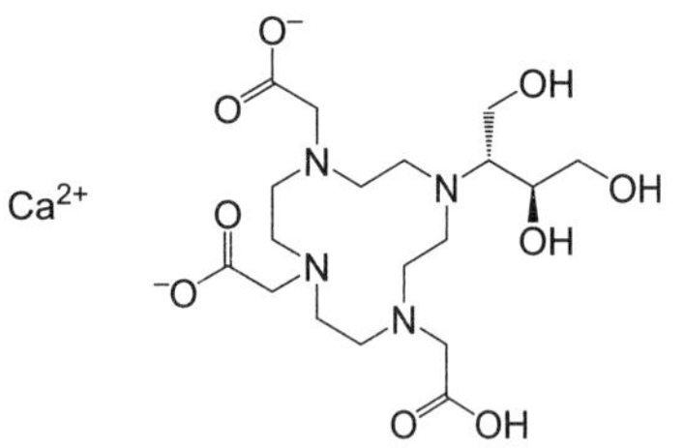

化学名　Calcium;2-[4-(carboxylatomethyl)-10-(carboxymethyl)-7-[(2*R*,3*S*)-1,3,4-trihydroxybutan-2-yl]-1,4,7,10-tetrazacyclododec-1-yl]acetate

钙盐 2-[4-(羧酸盐甲基)-10-(羧酸甲基)-7-[(2*R*,3*S*)-1,3,4-三羟基丁-2-基]-1,4,7,10-四氮杂环十二-1-基]乙酸盐

CAS 登录号　151878-23-8

INN list　79

药效分类　药用辅料

考芬那酯

Colfenamate（*INN*）

化学结构式

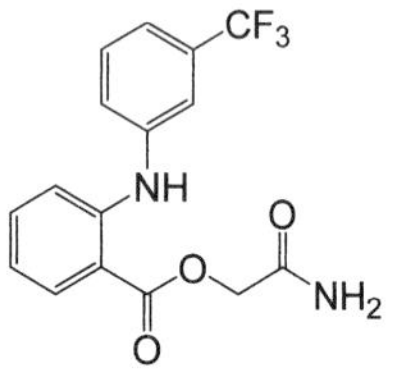

分子式和分子量　$C_{16}H_{13}F_{3}N_{2}O_{3}$　338.28

化学名　(2-Amino-2-oxoethyl) 2-[3-(trifluoromethyl)anilino]benzoate

(2-氯基-2-氧代乙基) 2-[3-(三氟甲基)苯氨基]苯甲酸酯

CAS 登录号　30531-86-3

INN list　29

药效分类　抗炎镇痛药

考福新

Colforsin（*INN*）

化学结构式

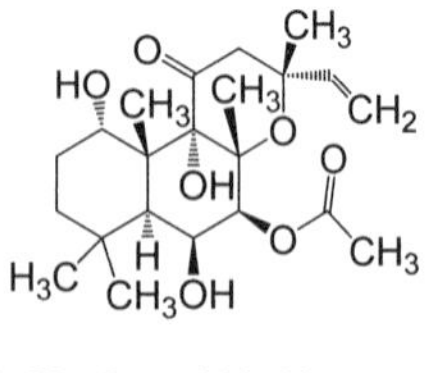

分子式和分子量　$C_{22}H_{34}O_{7}$　410.50

化学名　(3*R*,4*aR*,5*S*,6*S*,6*aS*,10*S*,10*aS*,10*aR*,10*bS*)-Dodecahydro5,6,10,10*b*-tetrahydroxy-3,4*a*,7,7,10*a*-pentamethyl-3-vinyl-1*H*-naphtho[2,1-*b*]pyran-1-one-5-acetate

(3*R*,4*aR*,5*S*,6*S*,6*aS*,10*S*,10*aS*,10*aR*,10*bS*)-十二氢-5,6,10,10*b*-四羟基-3,4*a*,7,7,10*a*-五甲基-3-乙烯基-1*H*-萘[2,1-*b*]吡喃-1-酮-5-乙酸酯

CAS 登录号　66575-29-9

INN list　51

药效分类　抗青光眼药

考拉西坦

Coluracetam（*INN*）

化学结构式

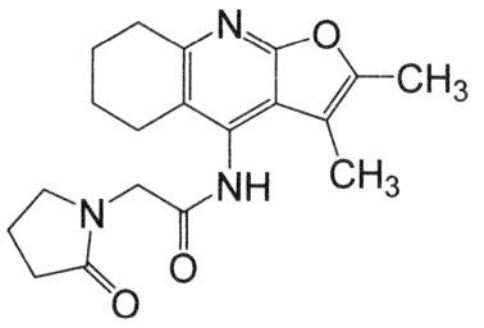

分子式和分子量　$C_{19}H_{23}N_{3}O_{3}$　341.40

化学名　*N*-(2,3-Dimethyl-5,6,7,8-tetrahydrofuro[2,3-*b*]quinolin-4-yl)-2-(2-oxopyrrolidin-1-yl)acetamide

N-(2,3-二甲基-5,6,7,8-四氢呋喃并[2,3-*b*]喹啉-4-基)-2-(2-氧代吡咯烷-1-基)乙酰胺

CAS 登录号　135463-81-9

INN list　86

药效分类　促智药

考来糖酐

Colextran（*INN*）

化学名　Dextran 2-(diethylamino)ethyl ether

葡聚糖 2-(二乙氨基)乙基醚

CAS 登录号　9015-73-0

INN list　60

药效分类　降血脂药

ATC 分类　C10AC03

考来替泊

Colestipol（*INN*）

化学结构式

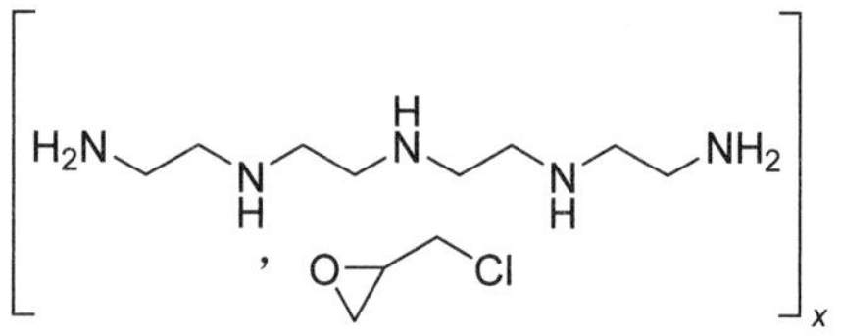

分子式和分子量　$(C_{8}H_{23}N_{5}\cdot C_{3}H_{5}ClO)_{x}$　281.83x

化学名　*N*'-[2-[2-(2-Aminoethylamino)ethylamino]ethyl]ethane-1,2-diamine;2-(chloromethyl)oxirane

N'-[2-[2-(2-氨乙基氨基)乙氨基]乙基]乙-1,2-二胺和 2-(氯甲基)氧杂环丙烷的共聚物

CAS 登录号　26658-42-4; 37296-80-3[盐酸盐]

INN list　22

药效分类　降血脂药

ATC 分类　C10AC02

考来替兰

Colestilan（*INN*）

分子式和分子量　$(C_{4}H_{6}N_{2}\cdot C_{3}H_{5}ClO)_{n}$　174.63$_{n}$

化学结构式

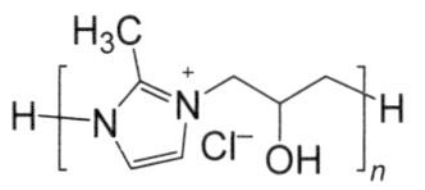

化学名 2-Methylimidazole polymer with 1-chloro-2,3-epoxypropane

2-甲基咪唑与1-氯-2,3-环氧丙烷的聚合物

CAS 登录号 95522-45-5

INN list 74

药效分类 降血脂药

考来酮

Colestolone（*INN*）

化学结构式

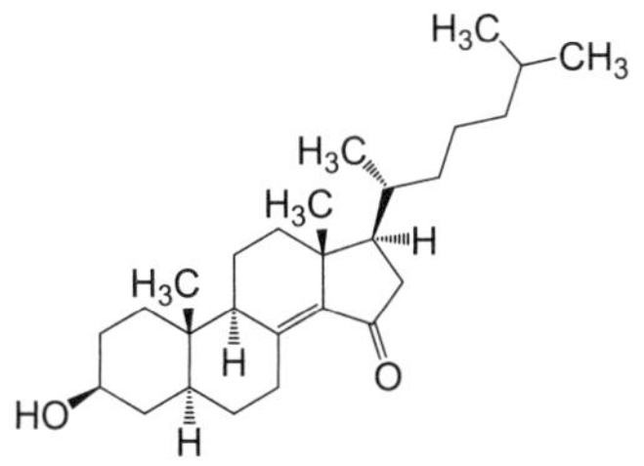

分子式和分子量 $C_{27}H_{44}O_2$ 400.64

化学名 3*β*-Hydroxy-5*α*-cholest-8(14)-en-15-one

3*β*-羟基-5*α*-胆甾-8(14)-烯-15-酮

CAS 登录号 50673-97-7

INN list 59

药效分类 降血脂药

考来维仑

Colesevelam（*INN*）

化学结构式

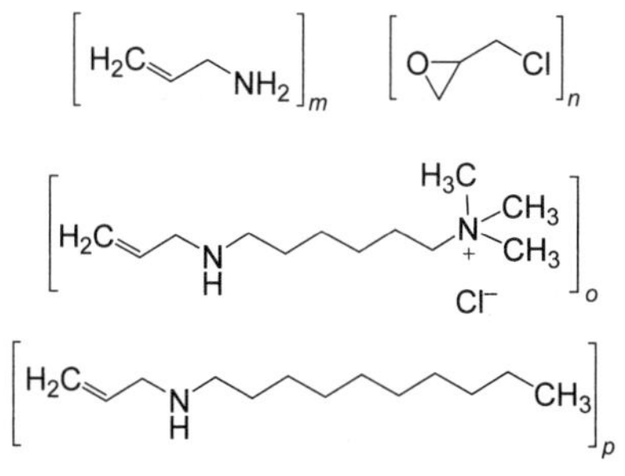

分子式 $(C_3H_7N)_m(C_3H_5ClO)_n(C_{12}H_{27}ClN_2)_o(C_{12}H_{27}N)_p$

化学名 Allylamine polymer with 1-chloro-2,3-epoxypropane, [6-(allylamino)hexyl]trimethylammonium chloride and *N*-allyldecylamine

烯丙胺与1-氯-2,3-环氧丙烷，氯化[6-(烯丙基氨基)己基]三甲基铵和*N*-烯丙基癸基胺的聚合物

CAS 登录号 182815-43-6; 182815-44-7[盐酸盐]

INN list 77

药效分类 降血脂药

ATC 分类 C10AC04

考尼伐坦

Conivaptan（*INN*）

化学结构式

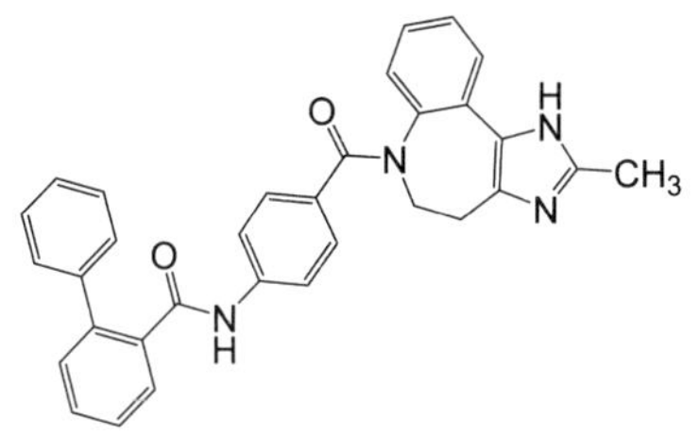

分子式和分子量 $C_{32}H_{26}N_4O_2$ 498.57

化学名 *N*-[4-(2-Methyl-4,5-dihydro-3*H*-imidazo[4,5-*d*][1]benzazepine-6-carbonyl)phenyl]-2-phenylbenzamide

N-[4-(2-甲基-4,5-二氢-3*H*-咪唑并[4,5-*d*][1]苯并氮杂䓬-6-甲酰基)苯基]-2-苯基苯甲酰胺

CAS 登录号 210101-16-9

INN list 82

药效分类 加压素受体拮抗药

考诺封

Conorfone（*INN*）

化学结构式

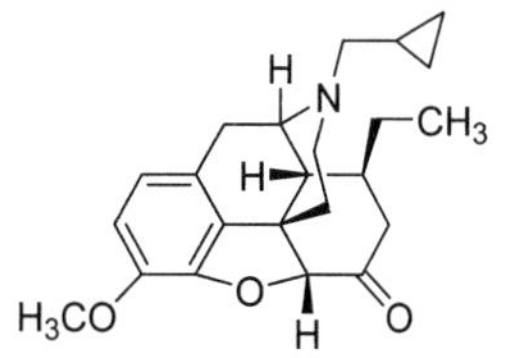

分子式和分子量 $C_{23}H_{29}NO_3$ 367.49

化学名 17-(Cyclopropylmethyl)-4,5*α*-epoxy-8*β*-ethyl-3-methoxymorphinan-6-one

17-(环丙甲基)-4,5*α*-环氧-8*β*-乙基-3-甲氧基吗啡喃-6-酮

CAS 登录号 72060-05-0; 70865-14-4[盐酸盐]

INN list 46

药效分类 镇痛药

考前列酮

Cobiprostone（*INN*）

化学结构式

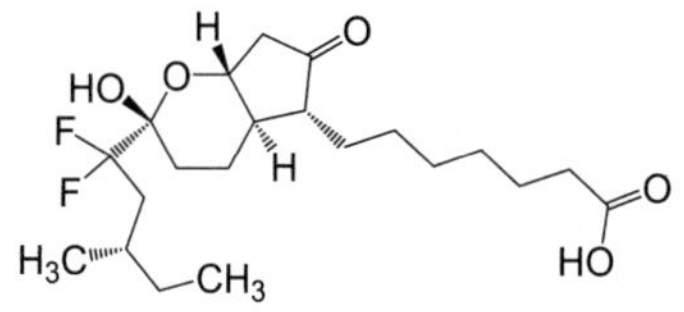

分子式和分子量 $C_{21}H_{34}F_2O_5$ 404.50

化学名 7-[(2*R*,4*aR*,5*R*,7*aR*)-2-[(3*S*)-1,1-Difluoro-3-methylpentyl]-2-hydroxy-6-oxooctahydrocyclopenta[*b*]pyran-5-yl]heptanoic acid

7-[(2*R*,4*aR*,5*R*,7*aR*)-2-[(3*S*)-1,1-二氟-3-甲基戊基]-2-羟基-6-氧代八氢环戊熳并[*b*]吡喃-5-基]庚酸

CAS 登录号　333963-42-1

INN list　98

药效分类　前列腺素类药

考曲替林

Cotriptyline（*INN*）

化学结构式

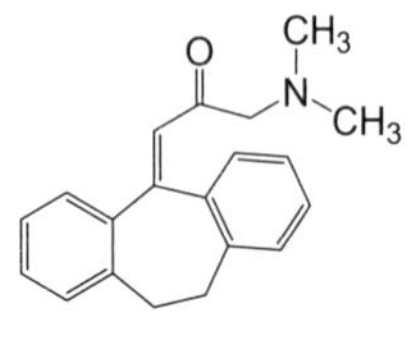

分子式和分子量　$C_{20}H_{21}NO$　291.39

化学名　1-(Dimethylamino)-3-(10,11-dihydro-5*H*-dibenzo[*a,d*]cyclohepten-5-ylidene)-2-propanone

1-(二甲氨基)-3-(10,11-二氢-5*H*-二苯并[*a,d*]环庚烯-5-基亚基)-2-丙酮

CAS 登录号　34662-67-4

INN list　26

药效分类　抗抑郁药

柯拉特龙

Clascoterone（*INN*）

化学结构式

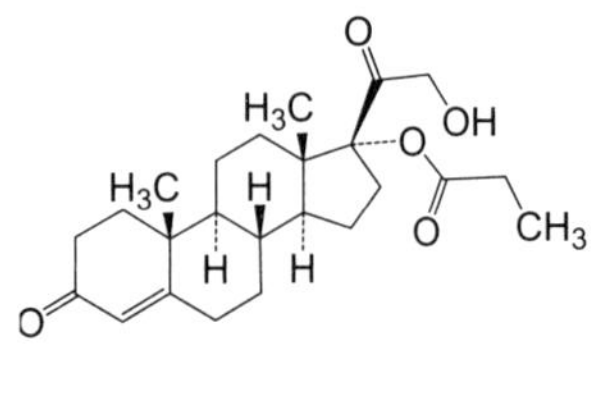

分子式和分子量　$C_{24}H_{34}O_5$　402.52

化学名　21-Hydroxy-3,20-dioxopregn-4-en-17-yl propanoate

21-羟基-3,20-二氧代孕甾-4-烯-17-丙酸酯

CAS 登录号　19608-29-8

INN list　120

药效分类　抗雄激素药

可巴君

Corbadrine（*INN*）

化学结构式

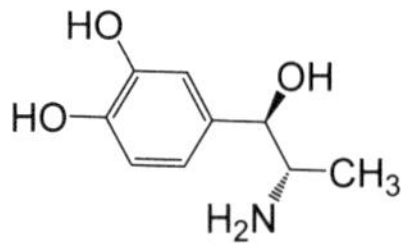

分子式和分子量　$C_9H_{13}NO_3$　183.20

化学名　(−)-*α*-(l-Aminoethyl)-3,4-dihydroxybenzyl alcohol

(−)-*α*-(l-氨乙基)-3,4-二羟基苄醇

CAS 登录号　829-74-3 ; 18829-78-2 [取代物]

INN list　1

药效分类　血管收缩药

可达克肽

Codactide（*INN*）

化学结构式（见下）

分子式和分子量　$C_{101}H_{158}N_{30}O_{23}S$　2192.59

化学名　1-D-Serine-17-L-lysine-18-L-lysinamide-α^{1-18}-corticotropin

1-D-丝氨酰-17-L-赖氨酰-18-L-赖氨酰胺-α^{1-18}-促肾上腺皮质素

CAS 登录号　22572-04-9

INN list　24

药效分类　促皮质素类合成多肽

可待因

Codeine

分子式和分子量　$C_{18}H_{21}NO_3$　317.38

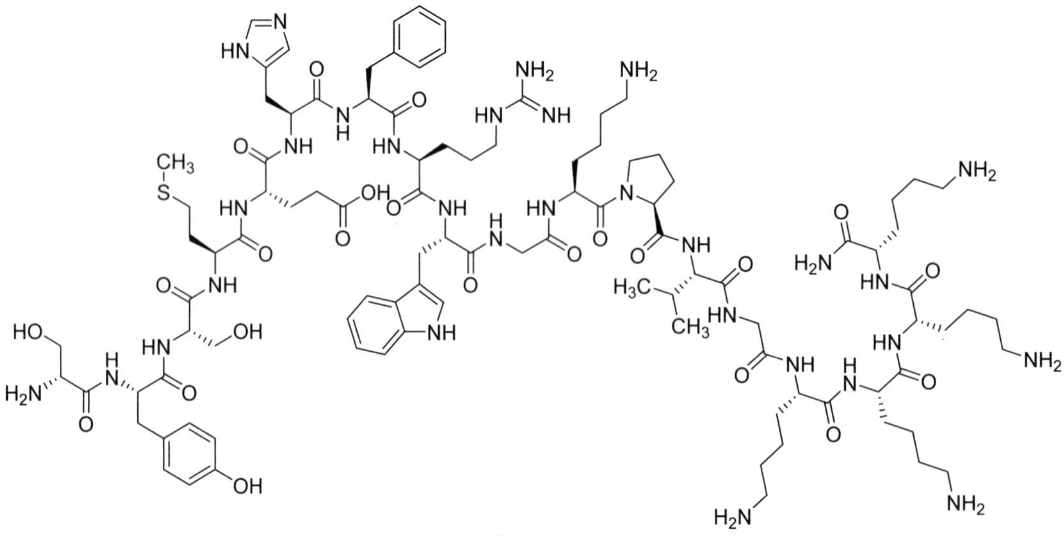

可达克肽

化学结构式

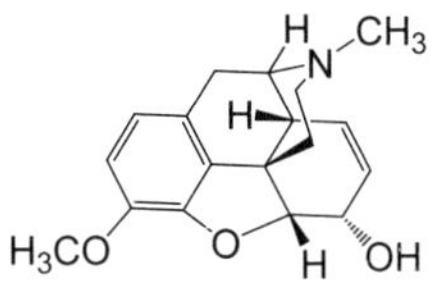

化学名 7,8-Didehydro-4,5α-epoxy-3-methoxy-17-methylmorphinan-6α-ol

7,8-二去氢-4,5α-环氧-3-甲氧基-17-甲基吗啡喃-6α-醇

CAS 登录号 76-57-3; 6059-47-8[一水合物]; 52-28-8[磷酸盐]

药效分类 镇痛药，镇咳药

可的伐唑

Cortivazol（*INN*）

化学结构式

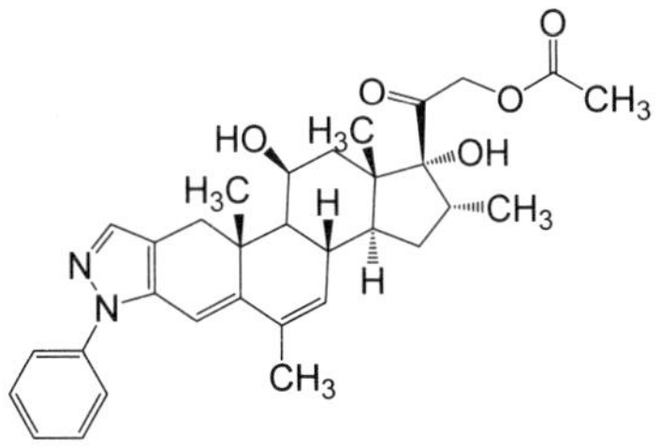

分子式和分子量 $C_{32}H_{38}N_2O_5$ 530.65

化学名 11β,17,21-Trihydroxy-6,16α-dimethyl-2'-phenyl-2'*H*-pregna-2,4,6-trieno[3,2-*c*]pyrazol-20-one 21-acetate

11β,17,21-三羟基-6,16α-二甲基-2'-苯基-2'*H*-孕甾-2,4,6-三烯并[3,2-*c*]吡唑-20-酮 21-乙酸酯

CAS 登录号 1110-40-3

INN list 23

药效分类 糖皮质激素类药

ATC 分类 H02AB17

可的磺唑

Cortisuzol（*INN*）

化学结构式

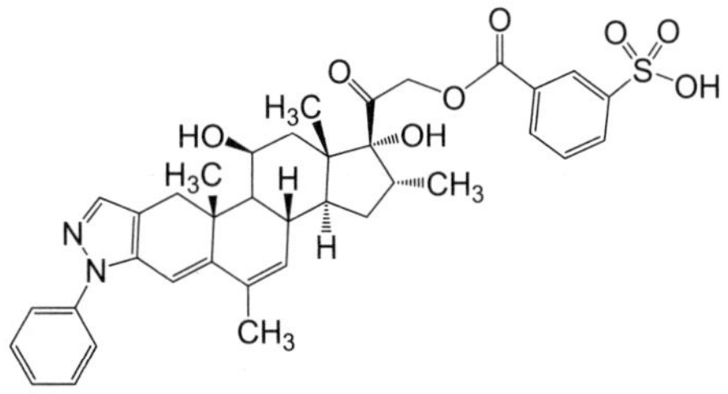

分子式和分子量 $C_{37}H_{40}N_2O_8S$ 672.79

化学名 11β,17,21-Trihydroxy-6,16α-dimethyl-2'-phenyl-2'*H*-pregna-2,4,6-trieno[3,2-*c*]pyrazol-20-one 21-(*m*-sulfobenzoate)

11β,17,21-三羟基-6,16α-二甲基-2'-苯基-2'*H*-孕甾-2,4,6-三烯并[3,2-*c*]吡唑-20-酮 21-(3-磺基苯甲酸酯)

CAS 登录号 50801-44-0

INN list 30

药效分类 抗炎药

可的松

Cortisone（*INN*）

化学结构式

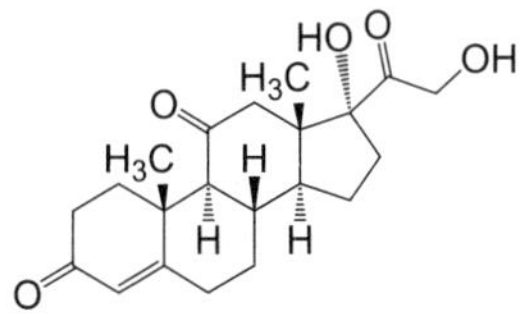

分子式和分子量 $C_{21}H_{28}O_5$ 360.45

化学名 17,21-Dihydroxypregn-4-ene-3,11,20-trione

17,21-二羟基孕甾-4-烯-3,11,20-三酮

CAS 登录号 53-06-5; 50-04-4[乙酸酯]

INN list 1

药效分类 糖皮质激素类药

ATC 分类 H02AB10

可多克辛

Codoxime（*INN*）

化学结构式

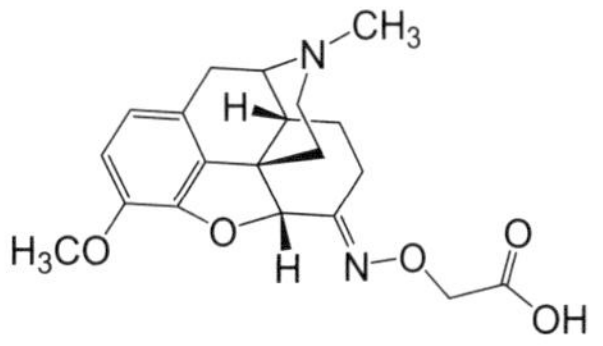

分子式和分子量 $C_{20}H_{24}N_2O_5$ 372.41

化学名 [[[4,5α-Epoxy-3-methoxy-17-methylmorphinan-6-ylidene]amino]oxy]acetic acid

[[[4,5α-环氧-3-甲氧基-17-甲基吗啡喃-6-基亚基]氨基]氧基]乙酸

CAS 登录号 7125-76-0

INN list 15

药效分类 镇咳药

可尔特罗

Colterol（*INN*）

化学结构式

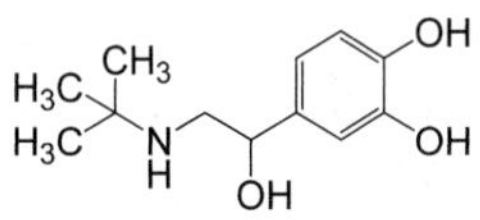

分子式和分子量 $C_{12}H_{19}NO_3$ 225.29

化学名 (±)-α-[(*tert*-Butylamino)methyl]-3,4-dihydtoxybenzyl alcohol

(±)-α-[(叔丁氨)甲基]-3,4-二羟基苄醇

CAS 登录号 18866-78-9; 17605-73-1[甲磺酸盐]

INN list 36

药效分类 支气管舒张药

可加佐辛

Cogazocine（*INN*）

化学结构式

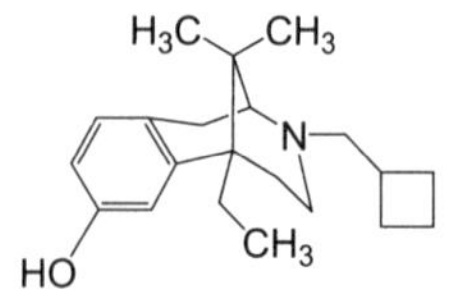

分子式和分子量　$C_{21}H_{31}NO$　313.48

化学名　3-(Cyclobutylmethyl)-6-ethyl-1,2,3,4,5,6-hexahydro-11,11-dimethyl-2,6-methano-3-benzazocin-8-ol

3-(环丁烷甲基)-6-乙基-1,2,3,4,5,6-六氢-11,11-二甲基-2,6-甲桥-3-苯并吖辛因-8-醇

CAS 登录号　57653-29-9

INN list　36

药效分类　镇痛药

可卡因

Cocaine

化学结构式

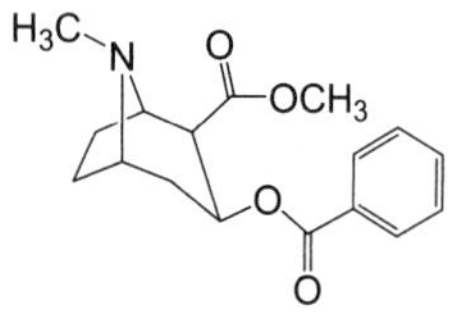

分子式和分子量　$C_{17}H_{21}NO_4$　303.35

化学名　Methyl 3*β*-hydroxy-1*αH*,5*αH*-tropane-2*β*-carboxylate benzoate(ester)

甲基 3*β*-羟基-1*αH*,5*αH*-托烷-2*β*-羧酸酯 苯甲酸酯

CAS 登录号　50-36-2; 53-21-4[盐酸盐]

药效分类　局部麻醉药

可可碱水杨酸钠

Theobromine Sodium Salicylate

化学结构式

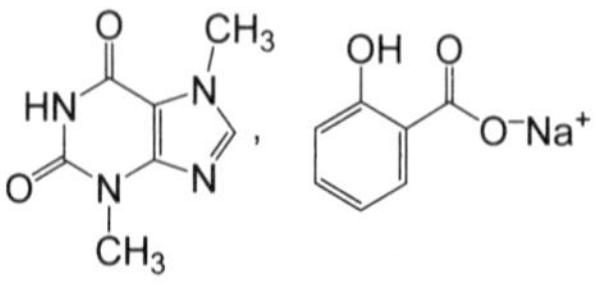

分子式和分子量　$C_7H_8N_4O_2 \cdot C_7H_5NaO_3$　340.27

化学名　3,7-Dihydro-3,7-dimethyl-1*H*-purine-2,6-dione，sodium 2-hydroxybenzoate(1 : 1)

3,7-二氢-3,7-二甲基-1*H*-嘌呤-2,6-二酮, 2-羟基苯甲酸钠(1 : 1)

CAS 登录号　8048-31-5; 83-67-0 [可可碱]

药效分类　低效能利尿药

ATC 分类　C03BD01

可乐定

Clonidine（*INN*）

化学结构式

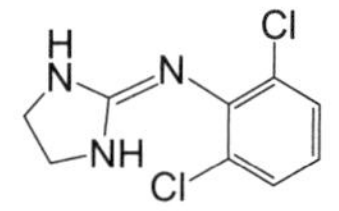

分子式和分子量　$C_9H_9Cl_2N_3$　230.09

化学名　2-[(2,6-Dichlorophenyl)imino]imidazolidine

2-[(2,6-二氯苯基)氨亚基]咪唑啉

CAS 登录号　4205-90-7

INN list　21

药效分类　降血压药

ATC 分类　C02AC01

可洛派韦

Coblopasvir（*INN*）

化学结构式

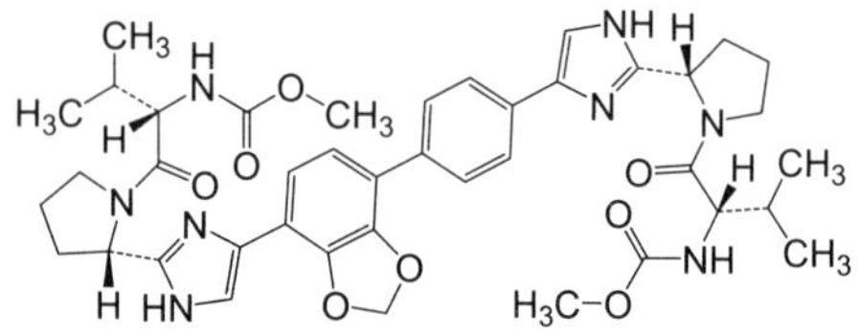

分子式和分子量　$C_{41}H_{50}N_8O_8$　782.90

化学名　Methyl {(2*S*)-1-[(2*S*)-2-(4-{4-[7-(2-[(2*S*)-1-{(2*S*)-2-[(methoxycarbonyl)amino]-3-methylbutanoyl}pyrrolidin-2-yl]-1*H*-imidazol-4-yl)-2*H*-1,3-benzodioxol-4-yl]phenyl}-1*H*-imidazol-2-yl)pyrrolidin-1-yl]-3-methyl-1-oxobutan-2-yl}carbamate

甲基 {(2*S*)-1-[(2*S*)-2-(4-{4-[7-(2-[(2*S*)-1-{(2*S*)-2-[(甲氧羰基)氨基]-3-甲基丁酰基}吡咯烷-2-基]-1*H*-咪唑-4-基)-2*H*-1,3-苯并二氧戊环-4-基]苯基}-1*H*-咪唑-2-基)吡咯烷-1-基]-3-甲基-1-氧代丁烷-2-基}氨基甲酸酯

CAS 登录号　1312608-46-0

INN list　119

药效分类　抗病毒药

可美替尼

Cobimetinib（*INN*）

化学结构式

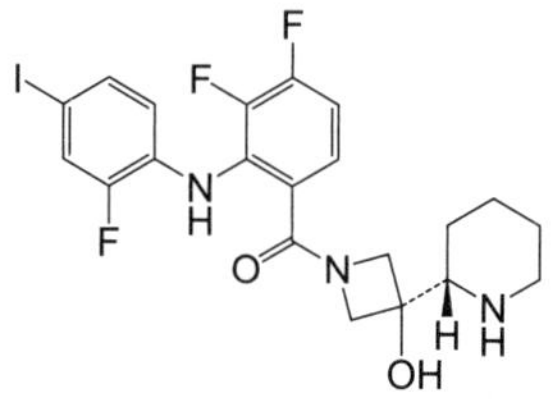

分子式和分子量　$C_{21}H_{21}F_3IN_3O_2$　531.06

化学名　[3,4-Difluoro-2-(2-fluoro-4-iodoanilino)phenyl]{3-hydroxy-3-[(2*S*)-piperidin-2-yl]azetidin-1-yl}methanone

[3,4-二氟-2-(2-氟-4-碘苯氨基)苯基]{3-羟基-3-[(2*S*)-哌啶-2-基]氮杂环丁烷-1-基}甲酮

CAS 登录号 934660-93-2

INN list 107

药效分类 抗肿瘤药

可米松

Cormethasone（*INN*）

化学结构式

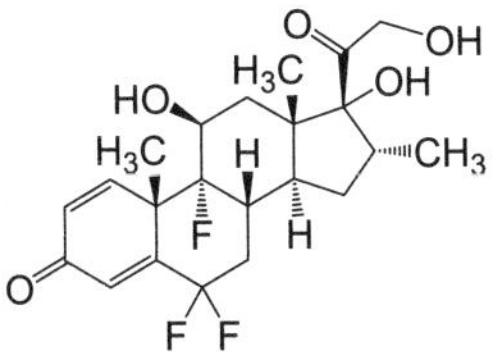

分子式和分子量 $C_{22}H_{27}F_3O_5$ 428.44

化学名 6,6,9-Trifluoro-11*β*,17,21-trihydroxy-16*α*-methylpregna-1,4-diene-3,20-dione

6,6,9-三氟-11*β*,17,21-三羟基-16*α*-甲基孕甾-1,4-二烯-3,20-二酮

CAS 登录号 35135-68-3; 35135-67-2[乙酸酯]

INN list 29

药效分类 肾上腺皮质激素类药

可内新

Conessine（*INN*）

化学结构式

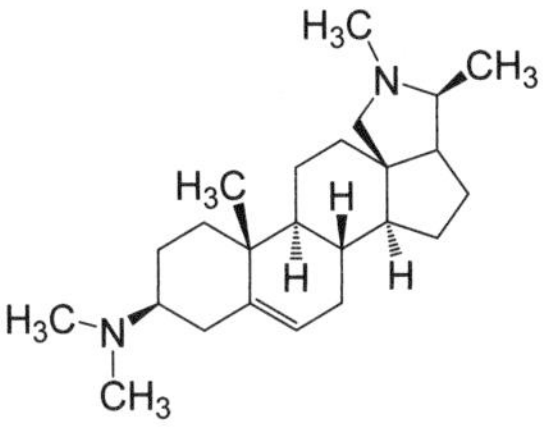

分子式和分子量 $C_{24}H_{40}N_2$ 356.60

化学名 (3*β*)-*N*,*N*-Dimethylcon-5-enin-3-amine

(3*β*)-*N*,*N*-二甲基锥丝烷-5-烯-3-胺

CAS 登录号 546-06-5; 5913-82-6[氢溴酸盐(1∶2)]

INN list 4

药效分类 组胺 H_3 受体拮抗药

可泮利塞

Copanlisib（*INN*）

化学结构式

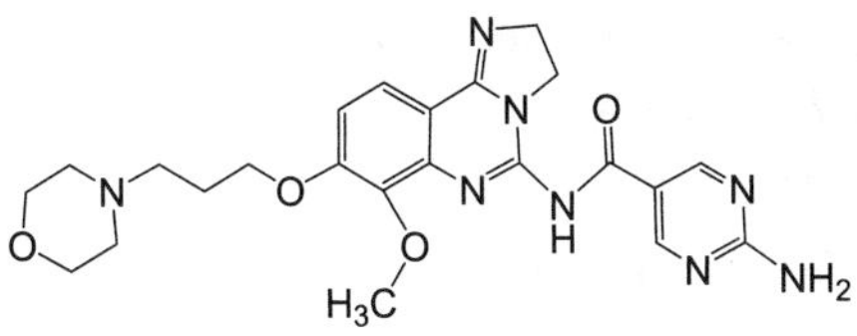

分子式和分子量 $C_{23}H_{28}N_8O_4$ 480.53

化学名 2-Amino-*N*-{7-methoxy-8-[3-(morpholin-4-yl)propoxy]-2,3-dihydroimidazo[1,2-*c*]quinazolin-5-yl}pyrimidine-5-carboxamide

2-氨基-*N*-{7-甲氧基-8-[3-(吗啉-4-基)丙氧基]-2,3-二氢咪唑并[1,2-*c*]喹唑啉-5-基}嘧啶-5-甲酰胺

CAS 登录号 1032568-63-0

INN list 108

药效分类 抗肿瘤药

可瑞沙拉秦

Crisdesalazine（*INN*）

化学结构式

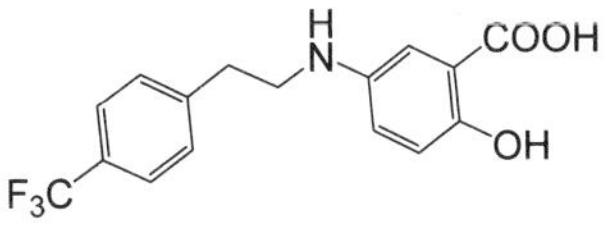

分子式和分子量 $C_{16}H_{14}F_3NO_3$ 325.28

化学名 2-Hydroxy-5-({2-[4-(trifluoromethyl)phenyl]ethyl}amino) benzoic acid

2-羟基-5-({2-[4-(三氟甲基)苯基]乙基}氨基)苯甲酸

CAS 登录号 927685-43-6

INN list 120

药效分类 神经保护药

可瑞舍封

Crinecerfont（*INN*）

化学结构式

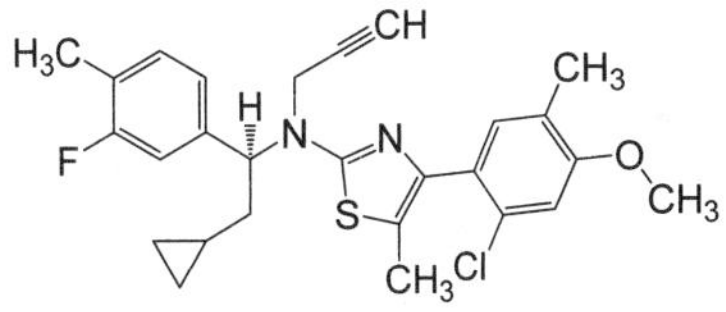

分子式和分子量 $C_{27}H_{28}ClFN_2OS$ 483.04

化学名 4-(2-Chloro-4-methoxy-5-methylphenyl)-*N*-[(1*S*)-2-cyclopropyl-1-(3-fluoro-4-methylphenyl)ethyl]-5-methyl-*N*-(2-propyn-1-yl)-1,3-thiazol-2-amine

4-(2-氯-4-甲氧基-5-甲基苯基)-*N*-[(1*S*)-2-环丙基-1-(3-氟-4-甲基苯基)乙基]-5-甲基-*N*-(2-丙炔-1 基)-1,3-噻唑-2-胺

CAS 登录号 752253-39-7

INN list 120

药效分类 促肾上腺皮质激素释放因子(CRF)拮抗药

可替宁

Cotinine（*INN*）

化学结构式

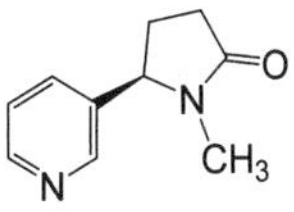

分子式和分子量 $C_{10}H_{12}N_2O$ 176.22

化学名 (−)-1-Methyl-5-(3-pyridyl)-2-pyrrolidinone

(−)-1-甲基-5-(3-吡啶基)-2-吡咯烷酮

CAS 登录号 486-56-6; 5695-98-7[富马酸盐]

INN list 14

药效分类 精神兴奋药，抗抑郁药

可托多松

Cortodoxone（*INN*）

化学结构式

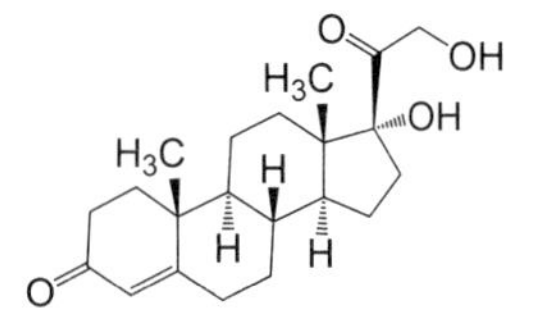

分子式和分子量 $C_{21}H_{30}O_4$ 346.46

化学名 17,21-Dihydroxypregn-4-ene-3,20-dione

17,21-二羟基孕甾-4-烯-3,20-二酮

CAS 登录号 152-58-9

INN list 15

药效分类 肾上腺皮质激素类药

可托舒地尔

Cotosudil（*INN*）

化学结构式

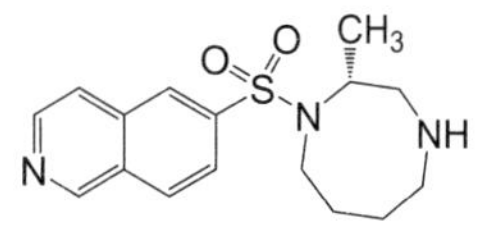

分子式和分子量 $C_{16}H_{21}N_3O_2S$ 319.42

化学名 6-[(2*R*)-2-Methyl-1,4-diazocane-1-sulfonyl]isoquinoline

6-[(2*R*)-2-甲基-1,4-二氮杂环辛烷-1-磺酰基]异喹啉

CAS 登录号 1258833-31-6

INN list 123

药效分类 Rho 相关(ROCK)激酶抑制药

克醋茶碱

Acefylline Clofibrol（*INN*）

化学结构式

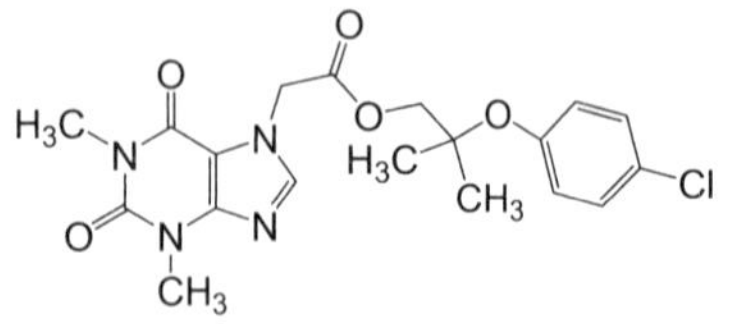

分子式和分子量 $C_{19}H_{21}ClN_4O_5$ 420.85

化学名 2-(4-Chlorophenoxy)-2-methylpropyl 1,2,3,6-tetrahydro-1,3-dimethyl-2,6-dioxopurine-7-acetate

2-(4-氯苯氧基)-2-甲基丙基 1,2,3,6-四氢-1,3-二甲基-2,6-二氧代嘌呤-7-乙酸酯

CAS 登录号 70788-27-1

INN list 44

药效分类 血管扩张药

克伐他汀

Crilvastatin（*INN*）

化学结构式

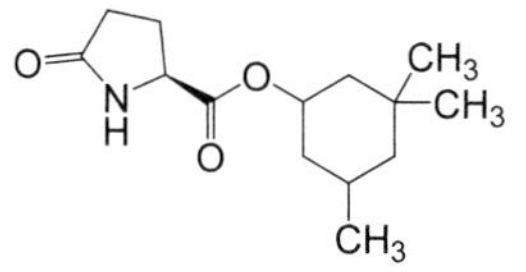

分子式和分子量 $C_{14}H_{23}NO_3$ 253.34

化学名 (3,3,5-Trimethylcyclohexyl) (2*S*)-5-oxopyrrolidine-2-carboxylate

(3,3,5-三甲基环己基) (2*S*)-5-氧代吡咯烷-2-羧酸酯

CAS 登录号 120551-59-9

INN list 63

药效分类 降血脂药

克拉度酸

Clamidoxic Acid（*INN*）

化学结构式

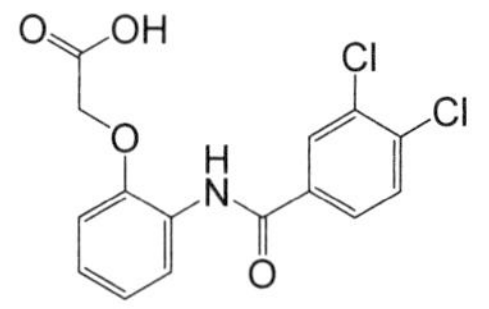

分子式和分子量 $C_{15}H_{11}Cl_2NO_4$ 340.16

化学名 [2-(3,4-Dichlorobenzamido)phenoxy]acetic acid

[2-(3,4-二氯苯甲酰氨基)苯氧基]乙酸

CAS 登录号 6170-69-0

INN list 17

药效分类 抗炎镇痛药

克拉霉素

Clarithromycin（*INN*）

化学结构式

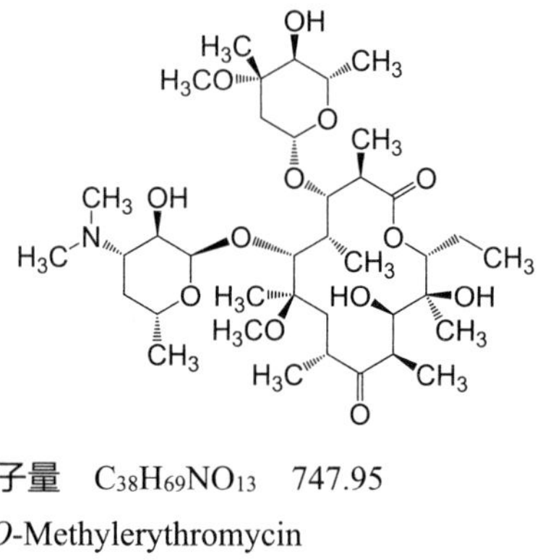

分子式和分子量 $C_{38}H_{69}NO_{13}$ 747.95

化学名 6-*O*-Methylerythromycin

6-*O*-甲基红霉素

CAS 登录号 81103-11-9

INN list 59

药效分类 大环内酯类抗微生物药

ATC 分类 J01FA09

克拉尼布

Crenolanib（*INN*）

化学结构式

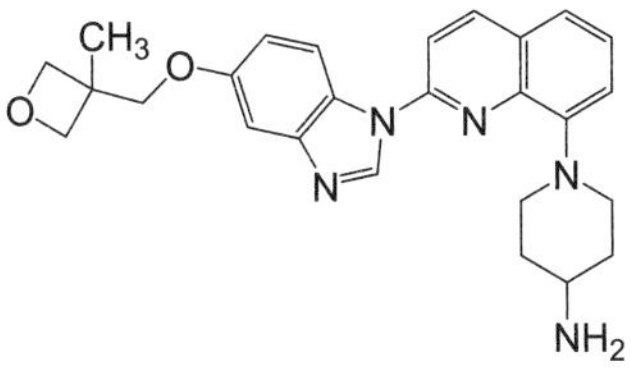

分子式和分子量 $C_{26}H_{29}N_5O_2$ 443.54

化学名 1-(2-[5-[(3-Methyloxetan-3-yl)methoxy]-1*H*-benzimidazol-1-yl]quinolin-8-yl)piperidin-4-amine

1-(2-[5-[(3-甲基氧杂环丁烷-3-基)甲氧基]-1*H*-苯并咪唑-1-基]喹啉-8-基)哌啶-4-胺

CAS 登录号 670220-88-9

INN list 105

药效分类 抗肿瘤药

克拉屈滨

Cladribine（*INN*）

化学结构式

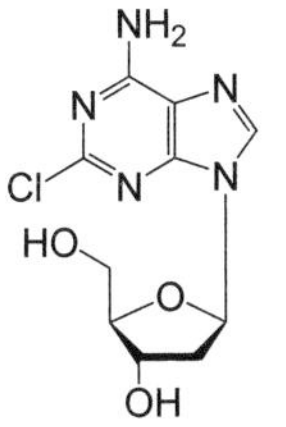

分子式和分子量 $C_{10}H_{12}ClN_5O_3$ 285.69

化学名 2-Chloro-2'-deoxyadenosine

2-氯-2'-脱氧腺苷

CAS 登录号 4291-63-8

INN list 68

药效分类 抗代谢类抗肿瘤药

ATC 分类 L01BB04

克拉生坦

Clazosentan（*INN*）

化学结构式

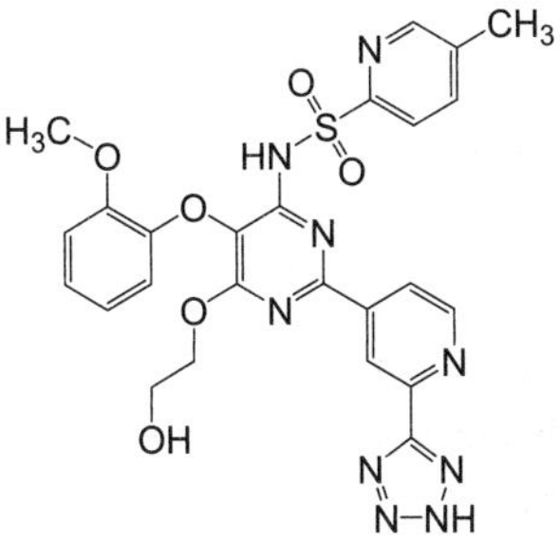

分子式和分子量 $C_{25}H_{23}N_9O_6S$ 577.57

化学名 *N*-[6-(2-Hydroxyethoxy)-5-(2-methoxyphenoxy)-2-[2-(1*H*-tetrazol-5-yl)-pyridin-4-yl]pyrimidin-4-yl]-5-methylpyridine-2-sulfonamide

N-[6-(2-羟基乙氧基)-5-(2-甲氧基苯氧基)-2-[2-(1*H*-四氮唑-5-基)-吡啶-4-基]嘧啶-4-基]-5-甲基吡啶-2-磺酰胺

CAS 登录号 180384-56-9

INN list 90

药效分类 内皮素受体拮抗药

克拉维酸

Clavulanic Acid（*INN*）

化学结构式

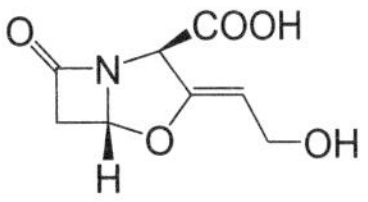

分子式和分子量 $C_8H_9NO_5$ 199.16

化学名 (*Z*)-(2*R*,5*R*)-3-(2-Hydroxyethylidene)-7-oxo-4-oxa-1-azabicyclo[3.2.0]heptane-2-carboxylic acid

(*Z*)-(2*R*,5*R*)-3-(2-羟基乙亚基)-7-氧代-4-氧杂-1-氮杂双环[3.2.0]庚烷-2-羧酸

CAS 登录号 58001-44-8

INN list 44

药效分类 抗生素类药

克拉珠利

Clazuril（*INN*）

化学结构式

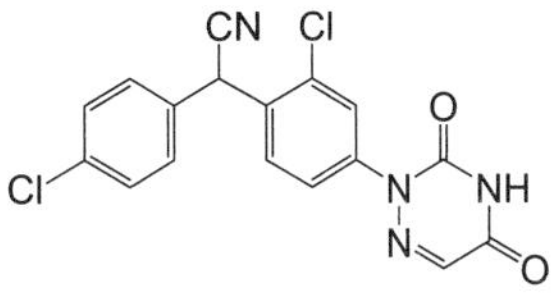

分子式和分子量 $C_{17}H_{10}Cl_2N_4O_2$ 373.19

化学名 [2-Chloro-4-(4,5-dihydro-3,5-dioxo-*as*-triazin-2(3*H*)-yl)phenyl](*p*-chlorophenyl)acetonitrile

[2-氯-4-(4,5-二氢-3,5-二氧代-1,2,4-三嗪-2(3*H*)-基)苯基](4-氯苯基)乙腈

CAS 登录号 101831-36-1

INN list 56

药效分类 抗球虫药

克拉唑胺

Clazolimine（*INN*）

化学结构式

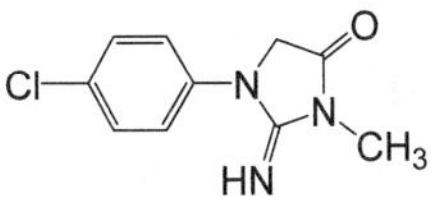

分子式和分子量　$C_{10}H_{10}ClN_3O$　223.66

化学名　1-(*p*-Chlorophenyl)-2-imino-3-methyl-4-imidizolidinone

1-(4-氯苯基)-2-氨亚基-3-甲基-4-咪唑啉酮

CAS 登录号　40828-44-2

INN list　32

药效分类　利尿药

克拉唑仑

Clazolam（*INN*）

化学结构式

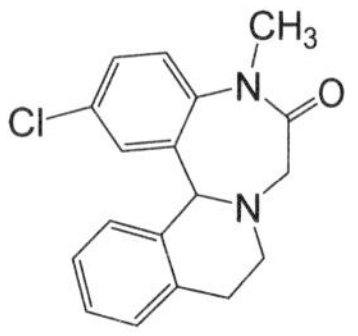

分子式和分子量　$C_{18}H_{17}ClN_2O$　312.79

化学名　2-Chloro-5,9,10,14*b*-tetrahydro-5-methylisoquino[2,1-*d*][1,4]-benzodiazepin-6(7*H*)-one

2-氯-5,9,10,14*b*-四氢-5-甲基异喹啉并[2,1-*d*][1,4]-苯二氮杂䓬-6(7*H*)-酮

CAS 登录号　7492-29-7

INN list　29

药效分类　安定药

克来夫定

Clevudine（*INN*）

化学结构式

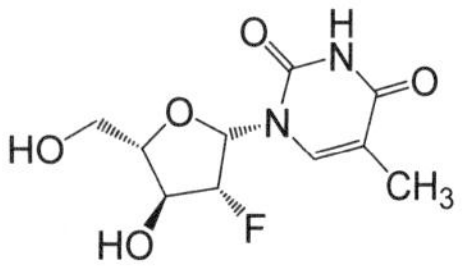

分子式和分子量　$C_{10}H_{13}FN_2O_5$　260.22

化学名　1-(2-Deoxy-2-fluoro-*β*-L-arabinofuranosyl)thymine

1-(2-脱氧-2-氟-*β*-L-呋喃阿拉伯糖基)胸腺嘧啶

CAS 登录号　163252-36-6

INN list　78

药效分类　抗病毒药，抗肝炎药

克兰氟脲

Clanfenur（*INN*）

化学结构式

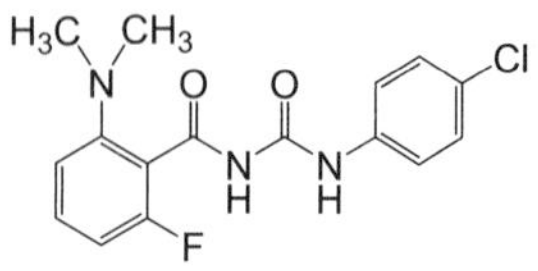

分子式和分子量　$C_{16}H_{15}ClFN_3O_2$　335.76

化学名　*N*-[(4-Chlorophenyl)carbamoyl]-2-(dimethylamino)-6-fluorobenzamide

N-[(4-氯苯基)氨基甲酰基]-2-(二甲基氨基)-6-氟苯甲酰胺

CAS 登录号　51213-99-1

INN list　58

药效分类　抗肿瘤药

克雷考司他

Clesacostat（*INN*）

化学结构式

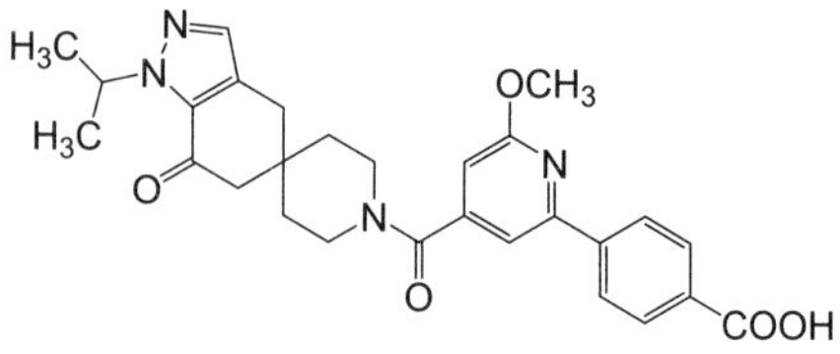

分子式和分子量　$C_{28}H_{30}N_4O_5$　502.57

化学名　4-{6-Methoxy-4-[7-oxo-1-(propan-2-yl)-1,4,6,7-tetrahydrospiro[indazole-5,4'-piperidine]-1'-carbonyl]pyridin-2-yl}benzoic acid

4-{6-甲氧基-4-[7-氧代-1-(丙-2-基)-1,4,6,7-四氢螺[吲唑-5,4'-哌啶]-1'-羰基]吡啶-2-基}苯甲酸

CAS 登录号　1370448-25-1

INN list　124

药效分类　乙酰辅酶 A 羧化酶(ACC)抑制药

克立法胺

Clefamide（*INN*）

化学结构式

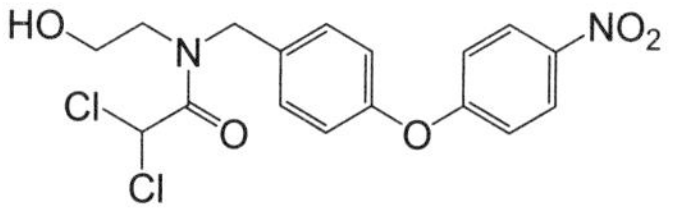

分子式和分子量　$C_{17}H_{16}Cl_2N_2O_5$　399.23

化学名　2,2-Dichloro-*N*-(2-hydroxyethyl)-*N*-[*p*-(*p*-nitrophenoxy)benzyl]acetamide

2,2-二氯-*N*-(2-羟基乙基)-*N*-[4-(4-硝基苯氧基)苄基]乙酰胺

CAS 登录号　3576-64-5

INN list　13

药效分类　二氯乙酰胺类抗阿米巴虫药

ATC 分类　P01AC02

克立氟烷

Cryofluorane（*INN*）

化学结构式

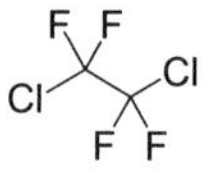

分子式和分子量　$C_2Cl_2F_4$　170.92

化学名　1,2-Dichlorotetrafluoroethane

1,2-二氯四氟乙烷

CAS 登录号 76-14-2

INN list 6

药效分类 全身麻醉药

克立咪唑

Clemizole（*INN*）

化学结构式

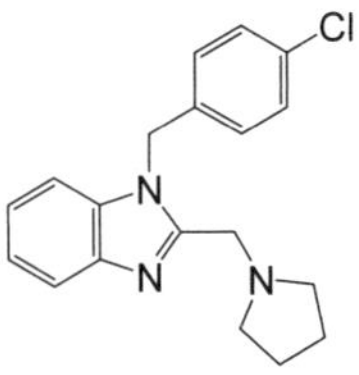

分子式和分子量 $C_{19}H_{20}ClN_3$ 325.84

化学名 1-(*p*-Chlorobenzyl)-2-(1-pyrrolidinylmethyl)benzimidazole

1-(4-氯苄基)-2-(1-吡咯烷基甲基)苯并咪唑

CAS 登录号 442-52-4; 1163-36-6 [盐酸盐]

INN list 8

药效分类 抗组胺药

克立莫德

Cridanimod（*INN*）

化学结构式

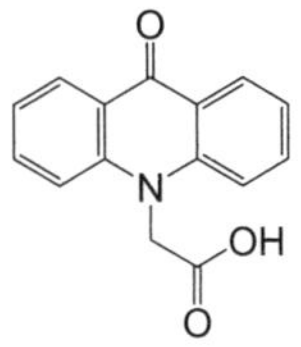

分子式和分子量 $C_{15}H_{11}NO_3$ 253.25

化学名 9-Oxo-10-acridanacetic acid

9-氧代-10-二氢吖啶乙酸

CAS 登录号 38609-97-1

INN list 83

药效分类 免疫调节药

克立诺姆

Crilanomer（*INN*）

化学结构式

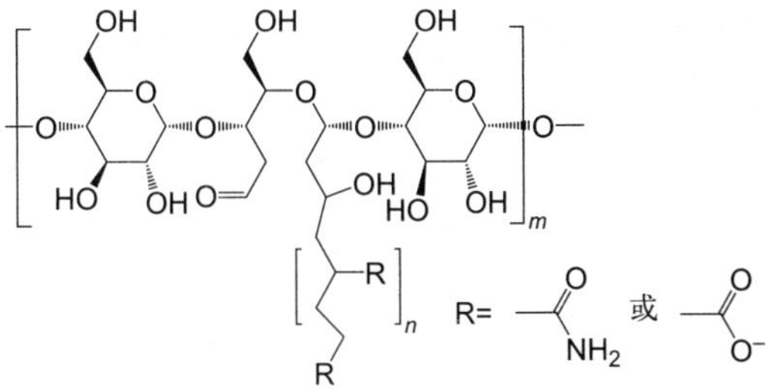

药物描述 A starch polymer with acrylonitrile

淀粉与丙烯腈的聚合物

INN list 53

药效分类 外科用药

克立硼罗

Crisaborole（*INN*）

化学结构式

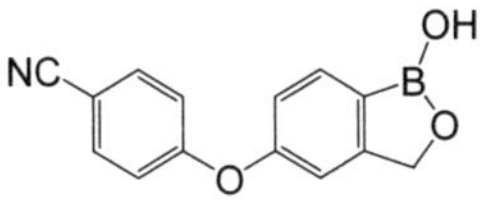

分子式和分子量 $C_{14}H_{10}BNO_3$ 251.08

化学名 4-[(1-Hydroxy-1,3-dihydro-2,1-benzoxaborol-5-yl)oxy]benzonitrile

4-[(1-羟基-1,3-二氢-2,1-苯并噁硼唑-5-基)氧基]苯甲腈

CAS 登录号 906673-24-3

INN list 112

药效分类 非甾体类抗炎药

克利巴胺

Cliropamine（*INN*）

化学结构式

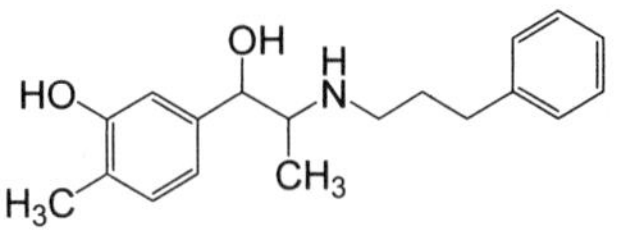

分子式和分子量 $C_{19}H_{25}NO_2$ 299.41

化学名 (±)-(*αR**)-3-Hydroxy-4-methyl-*α*-[(1*S**)-1-[(3-phenylpropyl)amino]ethyl]benzylalcohol

(±)-(*αR**)-3-羟基-4-甲基-*α*-[(1*S**)-1-[(3-苯基丙基)氨基]乙基]苄醇

CAS 登录号 109525-44-2

INN list 59

药效分类 强心药

克利贝特

Clinofibrate（*INN*）

化学结构式

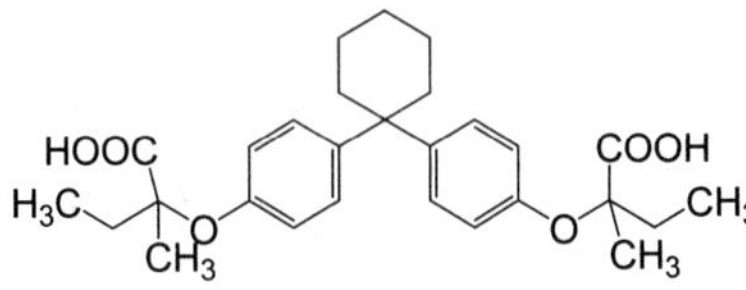

分子式和分子量 $C_{28}H_{36}O_6$ 468.58

化学名 2,2'-[Cyclohexylidenebis(4-phenyleneoxy)]bis[2-methylbutyric acid]

2,2'-[环己基叉基双(4-苯氧基)]二[2-甲基丁酸]

CAS 登录号 30299-08-2

INN list 39

药效分类 降血脂药

克利洛芬

Cliprofen（*INN*）

化学结构式

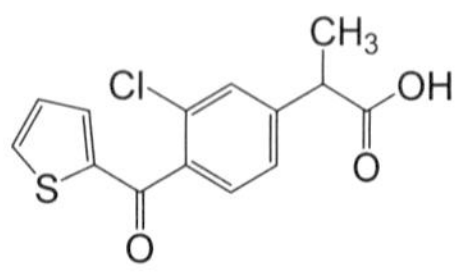

分子式和分子量 $C_{14}H_{11}ClO_3S$ 294.75

化学名 3-Chloro-4-(2-thenoyl)hydratropic acid

3-氯-4-(2-噻吩甲酰基)氢托酸

CAS 登录号 51022-75-4

INN list 32

药效分类 抗炎镇痛药

克利西班

Cligosiban（*INN*）

化学结构式

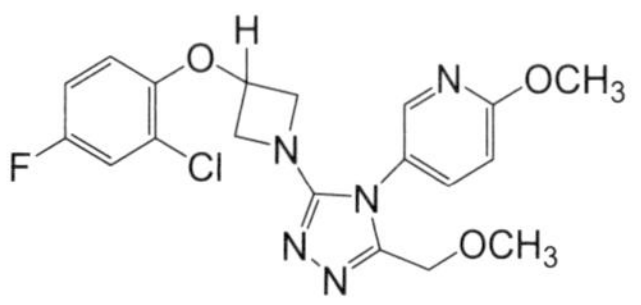

分子式和分子量 $C_{19}H_{19}ClFN_5O_3$ 419.84

化学名 5-{3-[3-(2-Chloro-4-fluorophenoxy)azetidin-1-yl]-5-(methoxymethyl)-4*H*-1,2,4-triazol-4-yl}-2-methoxypyridine

5-{3-[3-(2-氯-4-氟苯氧基)氮杂环丁烷-1-基]-5-(甲氧基甲基)-4*H*-1,2,4-三唑-4-基}-2-甲氧基吡啶

CAS 登录号 900510-03-4

INN list 118

药效分类 催产素拮抗药

克利溴铵

Clidinium Bromide（*INN*）

化学结构式

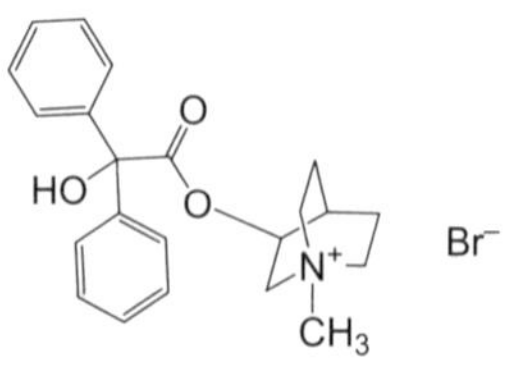

分子式和分子量 $C_{22}H_{26}BrNO_3$ 432.35

化学名 (±)-3-Hydroxy-1-methylquinuclidinium bromide benzilate

溴化(±)-3-羟基-1-甲基奎宁环鎓 二苯羟乙酸酯

CAS 登录号 3485-62-9

INN list 6

药效分类 抗胆碱药，解痉药

克林霉素

Clindamycin（*INN*）

化学结构式

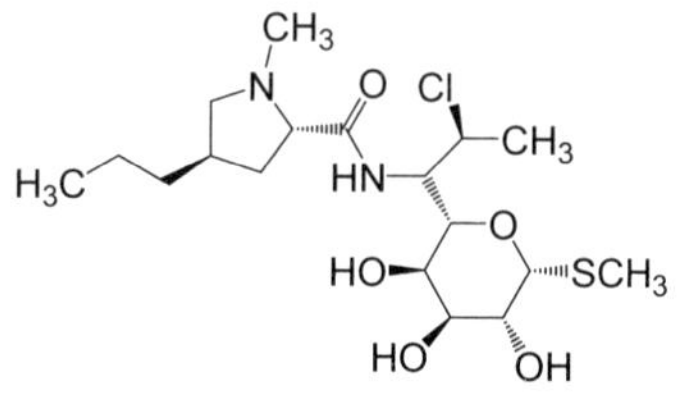

分子式和分子量 $C_{18}H_{33}ClN_2O_5S$ 424.98

化学名 (2*S*,4*R*)-*N*-[(1*S*,2*S*)-2-Chloro-1-[(2*R*,3*R*,4*S*,5*R*,6*R*)-3,4,5-trihydroxy-6-methylsulfanyloxan-2-yl]propyl]-1-methyl-4-propylpyrrolidine-2-carboxamide

(2*S*,4*R*)-*N*-[(1*S*,2*S*)-2-氯-1-[(2*R*,3*R*,4*S*,5*R*,6*R*)-3,4,5-三羟基-6-甲基硫基氧杂环己-2-基]丙基]-1-甲基-4-丙基吡咯烷-2-甲酰胺

CAS 登录号 18323-44-9; 21462-39-5[盐酸盐]; 58207-19-5 [一水合物]

INN list 21

药效分类 抗生素类药

ATC 分类 J01FF01

克林前列素

Clinprost（*INN*）

化学结构式

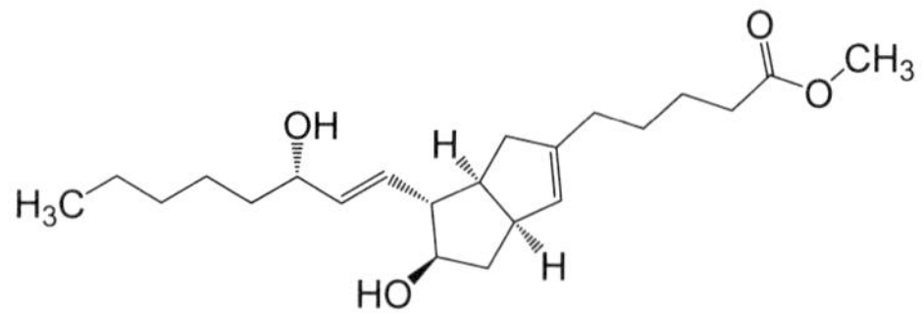

分子式和分子量 $C_{22}H_{36}O_4$ 364.52

化学名 (+)-Methyl (3*aS*,5*R*,6*R*,6*aS*)-1,3*a*,4,5,6,6*a*-hexahydro-5-hydroxy-6-[(*E*)-(3*S*)-3-hydroxy-1-octenyl]-2-pentalenevalerate

(+)-甲基 (3*aS*,5*R*,6*R*,6*aS*)-1,3*a*,4,5,6,6*a*-六氢-5-羟基-6-[(*E*)-(3*S*)-3-羟基-1-辛烯基]-2-并环戊二烯戊酸酯

CAS 登录号 88931-51-5

INN list 68

药效分类 前列腺素类药，抗血小板聚集药

克林沙星

Clinafloxacin（*INN*）

化学结构式

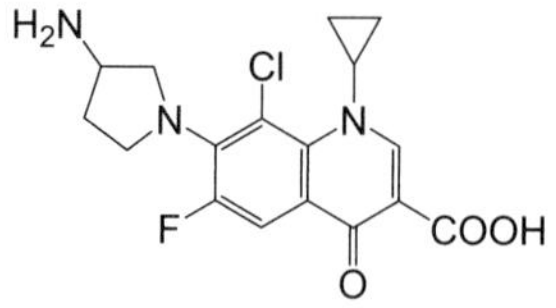

分子式和分子量 $C_{17}H_{17}ClFN_3O_3$ 365.79

化学名 (±)-7-(3-Amino-1-pyrrolidinyl)-8-chloro-1-cyclopropyl-

6-fluoro-1,4-dihydro-4-oxo-3-quinolinecarboxylic acid

(±)-7-(3-氨基-1-吡咯烷基)-8-氯-1-环丙基-6-氟-1,4-二氢-4-氧代-3-喹啉甲酸

CAS 登录号 105956-97-6; 105956-99-8[盐酸盐]

INN list 67

药效分类 抗菌药

克芦磷酯

Crufomate（*INN*）

化学结构式

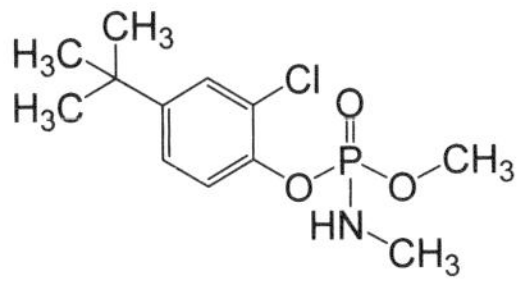

分子式和分子量 $C_{12}H_{19}ClNO_3P$ 291.71

化学名 4-*tert*-Butyl-2-chlorophenyl methyl methylphosphoramidate

4-叔丁基-2-氯苯基甲基甲氨基磷酸酯

CAS 登录号 299-86-5

INN list 16

药效分类 抗蠕虫药

克仑吡林

Clenpirin（*INN*）

化学结构式

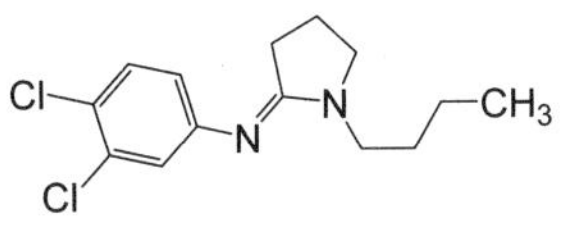

分子式和分子量 $C_{14}H_{18}Cl_2N_2$ 285.21

化学名 1-Butyl-2-[(3,4-dichlorophenyl)imino]pyrrolidine

1-丁基-2-[(3,4-二氯苯基)氨亚基]吡咯烷

CAS 登录号 27050-41-5

INN list 24

药效分类 杀虫药

克仑硫䓬

Clentiazem（*INN*）

化学结构式

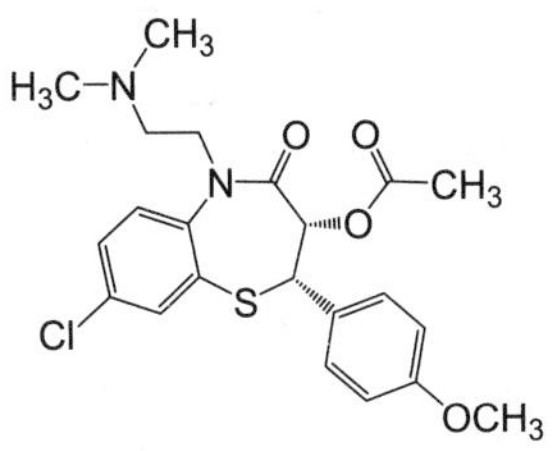

分子式和分子量 $C_{22}H_{25}ClN_2O_4S$ 448.96

化学名 [(2*S*,3*S*)-8-Chloro-5-[2-(dimethylamino)ethyl]-2-(4-methoxyphenyl)-4-oxo-2,3-dihydro-1,5-benzothiazepin-3-yl]acetate

[(2*S*,3*S*)-8-氯-5-[2-(二甲基氨基)乙基]-2-(4-甲氧基苯基)-4-氧代-2,3-二氢-1,5-苯并硫氮杂䓬-3-基]乙酸酯

CAS 登录号 96125-53-0; 96128-92-6[马来酸盐]

INN list 61

药效分类 钙通道阻滞药，冠脉扩张药

克仑特罗

Clenbuterol（*INN*）

化学结构式

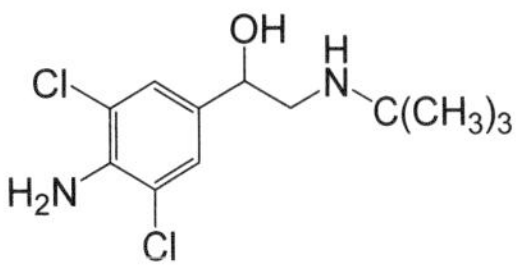

分子式和分子量 $C_{12}H_{18}Cl_2N_2O$ 277.19

化学名 4-Amino-*α*-[(*tert*-butylamino)methyl]-3,5-dichlorobenzyl alcohol

4-氨基-*α*-[(叔丁氨基)甲基]-3,5-二氯苄醇

CAS 登录号 37148-27-9

INN list 28

药效分类 黏液溶解药

克罗丙胺

Cropropamide（*INN*）

化学结构式

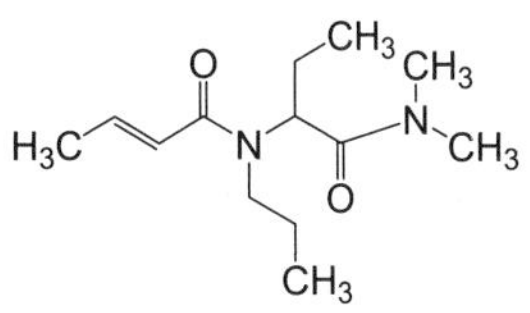

分子式和分子量 $C_{13}H_{24}N_2O_2$ 240.34

化学名 *N*-[1-(Dimethylcarbamoyl)propyl]-*N*-propylcrotonamide

N-[1-(二甲基氨甲酰基)丙基]-*N*-丙基丁烯酰胺

CAS 登录号 633-47-6

INN list 36

药效分类 中枢神经兴奋药

克罗布林

Crolibulin（*INN*）

化学结构式

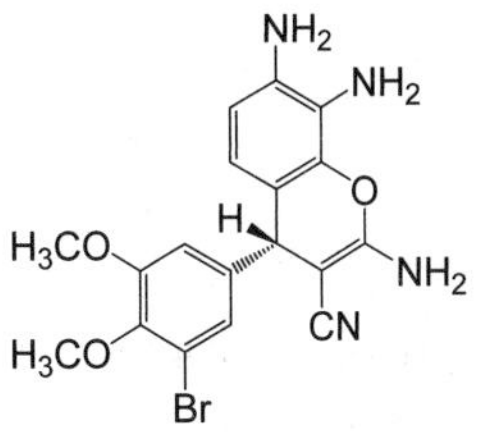

分子式和分子量 $C_{18}H_{17}BrN_4O_3$ 417.26

化学名 (4*R*)-2,7,8-Triamino-4-(3-bromo-4,5-dimethoxyphenyl)-4*H*-chromene-3-carbonitrile

(4*R*)-2,7,8-三氨基-4-(3-溴-4,5-二甲氧基苯基)-4*H*-色烯-3-腈

CAS 登录号 1000852-17-4

INN list 104

药效分类 抗肿瘤药

克罗米腈

Cromitrile（*INN*）

化学结构式

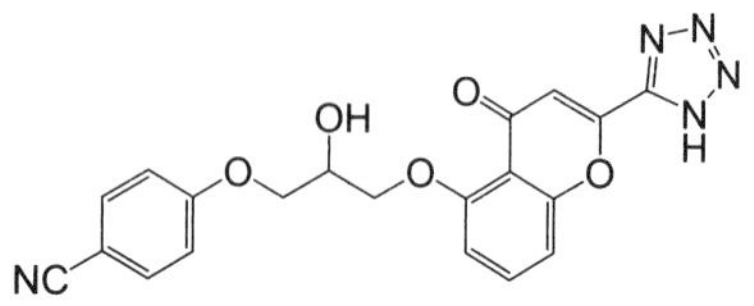

分子式和分子量 $C_{20}H_{15}N_5O_5$ 450.36

化学名 4-[2-Hydroxy-3-[4-oxo-2-(2*H*-tetrazol-5-yl)chromen-5-yl]oxypropoxy]benzonitrile

4-[2-羟基-3-[4-氧代-2-(2*H*-四氮杂-5-基)色烯-5-基]氧基丙氧基]苯甲腈

CAS 登录号 53736-51-9; 53736-52-0 [单钠盐]

INN list 46

药效分类 平喘药

克罗米通

Crotamiton（*INN*）

化学结构式

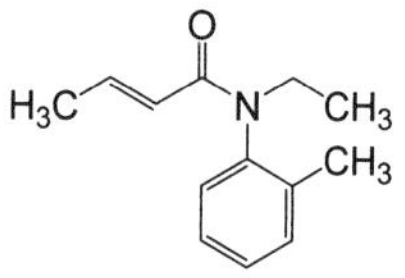

分子式和分子量 $C_{13}H_{17}NO$ 203.28

化学名 (*E*)-*N*-Ethyl-*N*-(2-methylphenyl)but-2-enamide

(*E*)-*N*-乙基-*N*-(2-甲基苯基)丁-2-烯酰胺

CAS 登录号 483-63-6

INN list 6

药效分类 抗疥螨药

克罗奈汀

Crobenetine（*INN*）

化学结构式

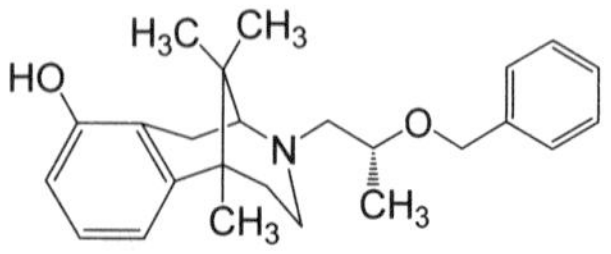

分子式和分子量 $C_{25}H_{33}NO_2$ 379.54

化学名 (2*R*,6*S*)-3-[(2*S*)-2-(Benzyloxy)propy]-1,2,3,4,5,6-hexahydro-6,11,11-trimethyl-2,6-methano-3-benzazocin-10-ol

(2*R*,6*S*)-3-[(2*S*)-2-(苄氧基)丙基]-1,2,3,4,5,6-六氢-6,11,11-三甲基-2,6-甲桥-3-苯并吖辛因-10-醇

CAS 登录号 221019-25-6

INN list 82

药效分类 钠通道阻滞药

克罗乙胺

Crotetamide（*INN*）

化学结构式

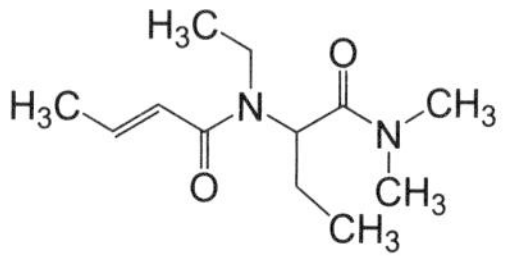

分子式和分子量 $C_{12}H_{22}N_2O_2$ 226.32

化学名 *N*-[1-(Dimethylcarbamoyl)propyl]-*N*-ethylcrotonamide

N-[1-(二甲基氨甲酰基)丙基]-*N*-乙基丁烯酰胺

CAS 登录号 6168-76-9

INN list 36

药效分类 中枢兴奋药

克洛喹嗪

Cloquinozine（*INN*）

化学结构式

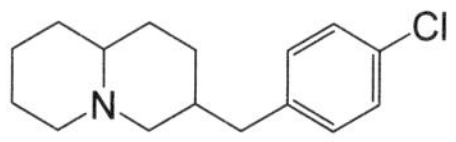

分子式和分子量 $C_{16}H_{22}ClN$ 263.81

化学名 3-(*p*-Chlorobenzyl)octahydroquinolizine

3-(4-氯苄基)八氢喹嗪

CAS 登录号 5220-68-8

INN list 17

药效分类 催产药

克霉唑

Clotrimazole（*INN*）

化学结构式

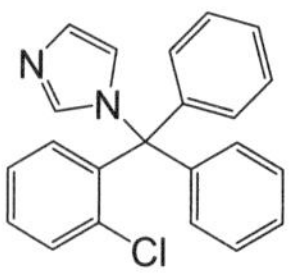

分子式和分子量 $C_{22}H_{17}ClN_2$ 344.84

化学名 1-(*o*-Chloro-*α*,*α*-diphenylbenzyl)imidazole

1-(2-氯-*α*,*α*-二苯基苄基)咪唑

CAS 登录号 23593-75-1

INN list 24

药效分类 抗真菌药

克咪西林

Clemizole Penicillin（*INN*）

分子式和分子量 $C_{35}H_{38}ClN_5O_4S$ 660.23

化学结构式

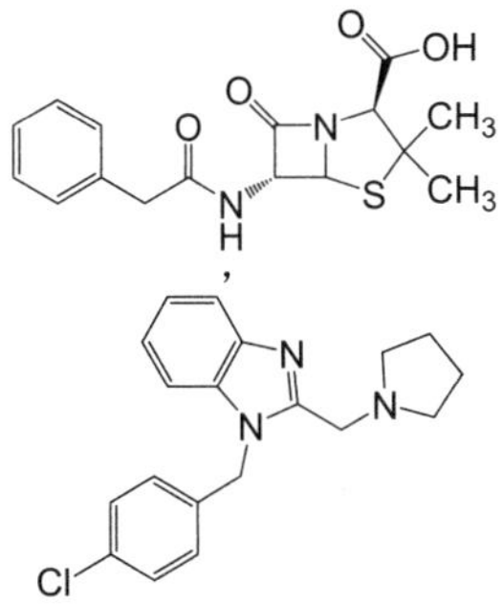

化学名 1-[(4-Chlorophenyl)methyl]-2-(pyrrolidin-1-ylmethyl) benzimidazole; (2*S*,5*R*,6*R*)-3,3-dimethyl-7-oxo-6-(2-phenylacetamido)-4-thia-1-azabicyclo[3.2.0]heptane-2-carboxylic acid

1-[(4-氯苯基)甲基]-2-(吡咯烷-1-基甲基)苯并咪唑；(2*S*,5*R*,6*R*)-3,3-二甲基-7-氧代-6-(2-苯乙酰氨基)-4-硫杂-1-氮杂双环[3.2.0]庚烷-2-羧酸

CAS 登录号 6011-39-8

INN list 8

药效分类 抗生素类药

克念菌素

Candicidin（*INN*）

化学结构式（见下）

分子式和分子量 $C_{59}H_{84}N_2O_{18}$ 1109.30

化学名 (23*E*,25*E*,27*E*,29*E*,31*E*,33*E*,35*E*)-22-[(3*S*,4*S*,5*S*,6*R*)-4-Amino-3,5-dihydroxy-6-methyloxan-2-yl]oxy-38-[7-(4-aminophenyl)-5-hydroxy-4-methyl-7-oxoheptan-2-yl]-10,12,14,18,20-pentahydroxy-37-methyl-2,4,8,16-tetraoxo-1-oxacyclooctatriaconta-23,25,27,29,31,33,35-heptaene-19-carboxylic acid

(23*E*,25*E*,27*E*,29*E*,31*E*,33*E*,35*E*)-22-[(3*S*,4*S*,5*S*,6*R*)-4-氨基-3,5-二羟基-6-甲基环氧己烷-2-基]氧-38-[7-(4-氨基苯基)-5-羟基-4-甲基-7-氧代庚烷-2-基]-10,12,14,18,20-五羟基-37-甲基-2,4,8,16-四氧代-1-氧杂环三十八烷-23,25,27,29,31,33,35-七烯-19-羧酸

CAS 登录号 1403-17-4

INN list 17

药效分类 抗生素类抗真菌药

克瑞加司他

Crenigacestat（*INN*）

化学结构式

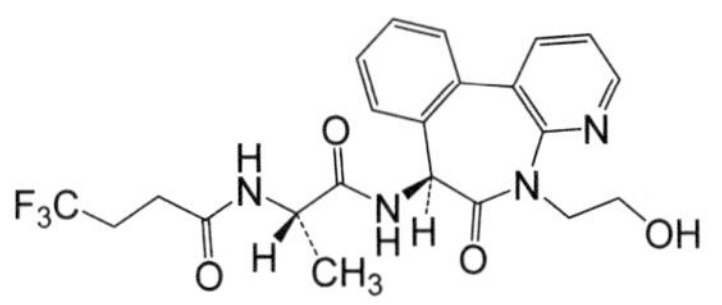

分子式和分子量 $C_{22}H_{23}F_3N_4O_4$ 464.45

化学名 4,4,4-Trifluoro-*N*-[(2*S*)-1-{[(7*S*)-5-(2-hydroxyethyl)-6-oxo-6,7-dihydro-5*H*-pyrido[3,2-*a*][3]benzoxazepin-7-yl]amino}-1-oxopropan-2-yl]butanamide

4,4,4-三氟-*N*-[(2*S*)-1-{[(7*S*)-5-(2-羟基乙基)-6-氧代-6,7-二氢-5*H*-吡啶并[3,2-*a*][3]苯并氮杂䓬-7-基]氨基}-1-氧代丙烷-2-基]丁酰胺

CAS 登录号 1421438-81-4

INN list 117

药效分类 γ 分泌酶抑制药，抗肿瘤药

克瑞那托

Crisnatol（*INN*）

化学结构式

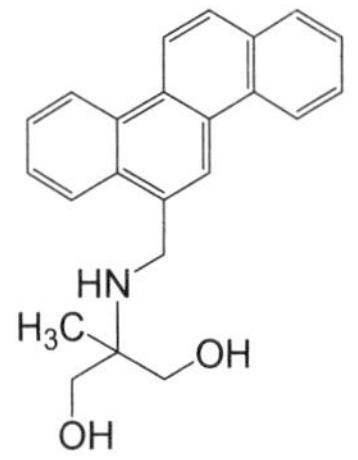

分子式和分子量 $C_{23}H_{23}NO_2$ 345.44

化学名 2-[(6-Chrysenylmethyl)amino]-2-methyl-1,3-propanediol

2-[(6-䓛基甲基)氨基]-2-甲基-1,3-丙二醇

CAS 登录号 96389-68-3; 96389-69-4[甲磺酸盐]

INN list 58

药效分类 抗肿瘤药

克唑替尼

Crizotinib（*INN*）

化学结构式

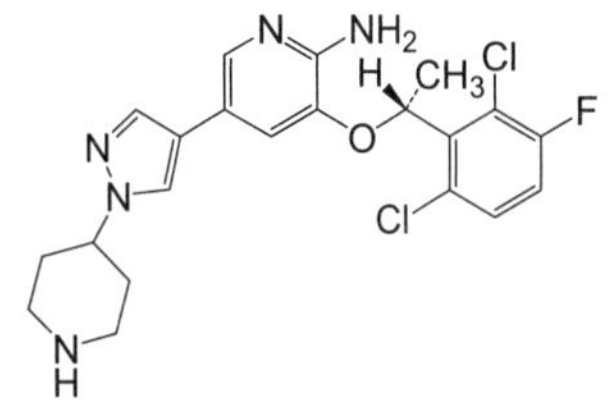

分子式和分子量 $C_{21}H_{22}Cl_2FN_5O$ 450.34

化学名 3-[(1*R*)-1-(2,6-Dichloro-3-fluorophenyl)ethoxy]-5-[1-(piperidin-4-yl)-1*H*-pyrazol-4-yl]pyridin-2-amine

3-[(1*R*)-1-(2,6-二氯-3-氟苯基)乙氧基]-5-[1-(哌啶-4-基)-1*H*-吡唑-4-基]吡啶-2-胺

CAS 登录号 877399-52-5

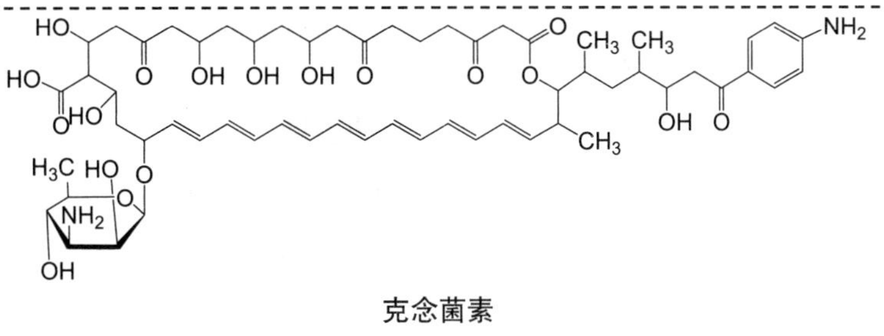

克念菌素

INN list 103
药效分类 抗肿瘤药

苦参碱

Matrine

化学结构式

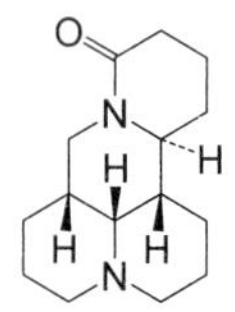

分子式和分子量 $C_{15}H_{24}N_2O$ 248.36

化学名 (7*aS*,13*aR*,13*bR*,13*cS*)-Dodecahydro-1*H*,5*H*,10*H*-dipyrido[2,1-*f*:3′,2′,1′-*ij*][1,6]naphthyridin-10-one

(7*aS*,13*aR*,13*bR*,13*cS*)-二十四氢-1*H*,5*H*,10*H*-二吡啶并[2,1-*f*:3′,2′,1′-*ij*][1,6]萘啶-10-酮

CAS 登录号 519-02-8

药效分类 抗菌抗炎药，抗肝炎药

库马磷

Coumafos（*INN*）

化学结构式

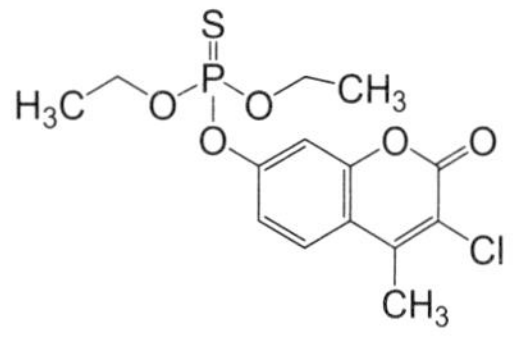

分子式和分子量 $C_{14}H_{16}ClO_5PS$ 362.77

化学名 *O*-3-Chloro-4-methyl-7-coumarinyl-*O*,*O*-diethyl phosphorothioate

O-3-氯-4-甲基-7-香豆素基-*O*,*O*-二乙基 硫代磷酸酯

CAS 登录号 56-72-4

INN list 16

药效分类 抗蠕虫药

库马霉素

Coumermycin

化学结构式

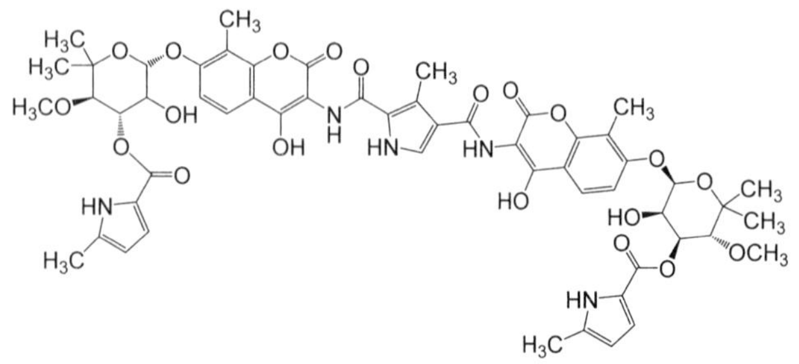

分子式和分子量 $C_{55}H_{59}N_5O_{20}$ 1110.08

化学名 [(3*R*,4*S*,5*R*,6*R*)-5-Hydroxy-6-[4-hydroxy-3-[[5-[[4-hydroxy-7-[(2*R*,3*R*,4*S*,5*R*)-3-hydroxy-5-methoxy-6,6-dimethyl-4-(5-methyl-1*H*-pyrrole-2-carbonyl)oxyoxan-2-yl]oxy-8-methyl-2-oxochromen-3-yl]carbamoyl]-4-methyl-1*H*-pyrrole-3-carbonyl]amino]-8-methyl-2-oxochromen-7-yl]oxy-3-methoxy-2,2-dimeth-yloxan-4-yl] 5-methyl-1*H*-pyrrole-2-carboxylate

[(3*R*,4*S*,5*R*,6*R*)-5-羟基-6-[4-羟基-3-[[5-[[4-羟基-7-[(2*R*,3*R*,4*S*,5*R*)-3-羟基-5-甲氧基-6,6-二甲基-4-(5-甲基-1*H*-吡咯-2-甲酰基)氧基氧杂环己-2-基]氧基-8-甲基-2-氧代色烯-3-基]甲酰基]-4-甲基-1*H*-吡咯-3-甲酰基]氨基]-8-甲基-2-氧代色烯-7-基]氧基-3-甲氧基-2,2-二甲基氧杂环己-4-基] 5-甲基-1*H*-吡咯-2-羧酸酯

CAS 登录号 4434-05-3

药效分类 抗生素类药

库马唑啉

Coumazoline（*INN*）

化学结构式

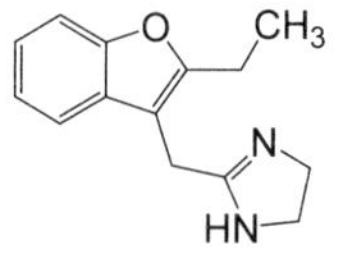

分子式和分子量 $C_{14}H_{16}N_2O$ 228.29

化学名 2-[(2-Ethylbenzofuran-3-yl)methyl]-imidazoline

2-[(2-乙基苯并呋喃-3-基)甲基]-咪唑啉

CAS 登录号 37681-00-8

INN list 26

药效分类 血管收缩药

库美香豆素

Coumetarol（*INN*）

化学结构式

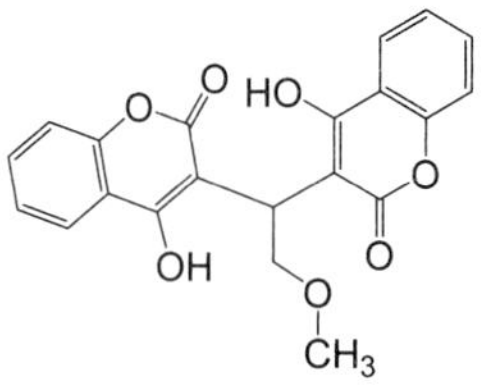

分子式和分子量 $C_{21}H_{16}O_7$ 380.35

化学名 4-Hydroxy-3-[1-(4-hydroxy-2-oxochromen-3-yl)-2-methoxyethyl]chromen-2-one

4-羟基-3-[1-(4-羟基-2-氧代色烯-3-基)-2-甲氧基乙基]色烯-2-酮

CAS 登录号 4366-18-1

INN list 13

药效分类 抗凝血药

库他美新

Cutamesine（*INN*）

分子式和分子量 $C_{23}H_{32}N_2O_2$ 368.51

化学结构式

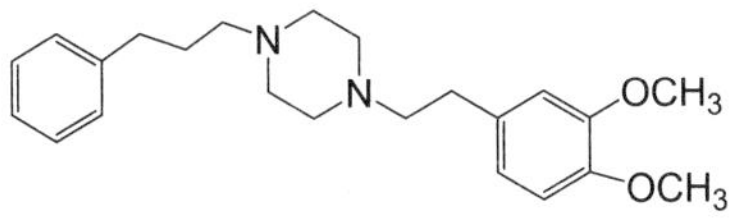

化学名 1-[2-(3,4-Dimethoxyphenyl)ethyl]-4-(3-phenylpropyl) piperazine

1-[2-(3,4-二甲氧基苯基)乙基]-4-(3-苯丙基)哌嗪

CAS 登录号 165377-43-5

INN list 100

药效分类 抗抑郁药

夸达佐辛

Quadazocine（*INN*）

化学结构式

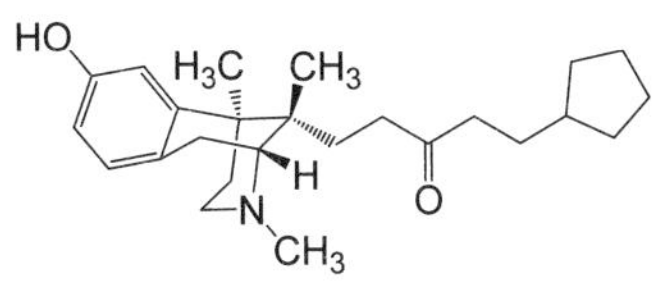

分子式和分子量 $C_{25}H_{37}NO_2$ 383.58

化学名 1-Cyclopentyl-5-[(1*S*,9*R*)-4-hydroxy-1,10,13-trimethyl-10-azatricyclo[7.3.1.0^{2,7}]trideca-2(7),3,5-trien-13-yl]pentan-3-one

1-环戊基-5-[(1*S*,9*R*)-4-羟基-1,10,13-三甲基-10-氮杂三环[7.3.1.0^{2,7}]十三烷-2(7),3,5-三烯-13-基]戊-3-酮

CAS 登录号 71276-43-2; 71276-44-3[甲磺酸盐]

INN list 54

药效分类 镇痛药

夸屈硅烷

Quadrosilan（*INN*）

化学结构式

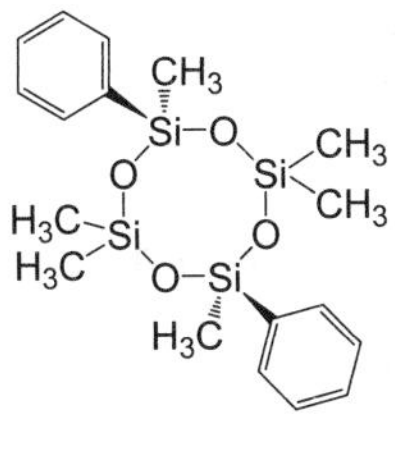

分子式和分子量 $C_{18}H_{28}O_4Si_4$ 420.75

化学名 *cis*-2,2,4,6,6,8-Hexamethyl-4,8-diphenylcyclotetrasiloxane

顺-2,2,4,6,6,8-六甲基-4,8-二苯基环四硅氧烷

CAS 登录号 33204-76-1

INN list 40

药效分类 抗雄激素药

夸他卡因

Quatacaine（*INN*）

分子式和分子量 $C_{14}H_{22}N_2O$ 234.34

化学结构式

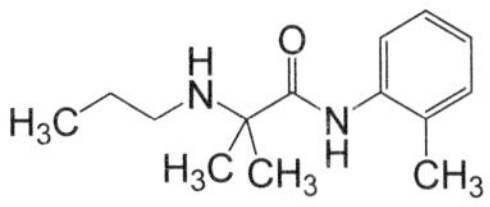

化学名 2-Methyl-*N*-(2-methylphenyl)-2-(propylamino)propanamide

2-甲基-*N*-(2-甲基苯基)-2-(丙基氨基)丙酰胺

CAS 登录号 17692-45-4

INN list 18

药效分类 局部麻醉药

夸西泮

Quazepam（*INN*）

化学结构式

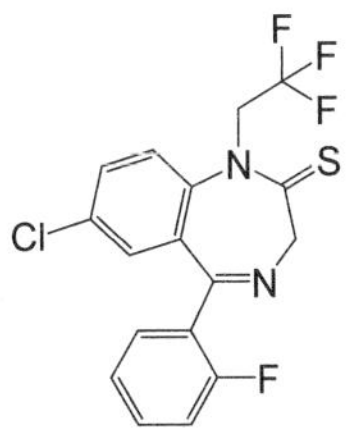

分子式和分子量 $C_{17}H_{11}ClF_4N_2S$ 386.79

化学名 7-Chloro-5-(*o*-fluorophenyl)-1,3-dihydro-1-(2,2,2-trifluoroethyl)-2*H*-1,4-benzodiazepine-2-thione

7-氯-5-(2-氟苯基)-1,3-二氢-1-(2,2,2-三氟乙基)-2*H*-1,4-苯并二氮䓬-2-硫酮

CAS 登录号 36735-22-5

INN list 36

药效分类 镇静催眠药

夸唑定

Quazodine（*INN*）

化学结构式

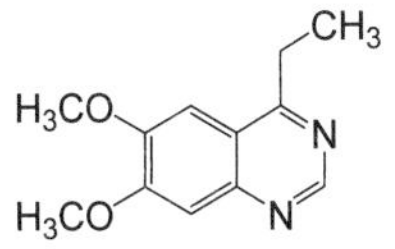

分子式和分子量 $C_{12}H_{14}N_2O_2$ 218.25

化学名 4-Ethyl-6,7-dimethoxy quinazoline

4-乙基-6,7-二甲氧基喹唑啉

CAS 登录号 4015-32-1

INN list 20

药效分类 强心药，支气管舒张药

奎勃龙

Quinbolone（*INN*）

化学结构式

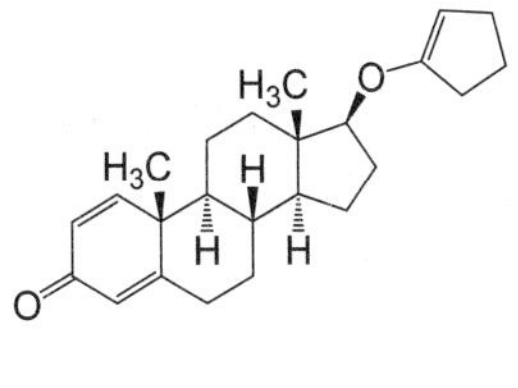

分子式和分子量 $C_{24}H_{32}O_2$ 352.51

化学名 17*β*-(1-Cyclopenten-1-yloxy)androstra-1,4-dien-3-one

17*β*-(1-环戊烯-1-基氧基)雄甾-1,4-二烯-3-酮

CAS 登录号 2487-63-0

INN list 14

药效分类 同化激素药

ATC 分类 A14AA06

奎雌醇

Quinestradol（*INN*）

化学结构式

分子式和分子量 $C_{23}H_{32}O_3$ 356.50

化学名 3-(Cyclopentyloxy)estra-1,3,5(10)-triene-16*α*,17*β*-diol

3-(环戊氧基)雌甾-1,3,5(10)-三烯-16*α*,17*β*-二醇

CAS 登录号 1169-79-5

INN list 15

药效分类 雌激素类药

奎非那定

Quifenadine（*INN*）

化学结构式

分子式和分子量 $C_{20}H_{23}NO$ 293.40

化学名 *α*,*α*-Diphenyl-3-quinuclidinemethanol

α,*α*-二苯基-3-喹宁环甲醇

CAS 登录号 10447-39-9

INN list 42

药效分类 抗组胺药

奎利克鲁司他

Quemliclustat（*INN*）

化学结构式

分子式和分子量 $C_{20}H_{24}ClFN_4O_9P_2$ 580.83

化学名 [[(2*R*,3*S*,4*R*,5*R*)-5-[6-Chloro-4-[[(1*S*)-1-(2-fluorophenyl)ethyl]amino]pyrazolo[3,4-*b*]pyridin-1-yl]-3,4-dihydroxyoxolan-2-yl]methoxy-hydroxyphosphoryl]methylphosphonic acid

[[(2*R*,3*S*,4*R*,5*R*)-5-[6-氯-4-[[(1*S*)-1-(2-氟苯基)乙基]氨基]吡唑并[3,4-*b*]吡啶-1-基]-3,4-二羟基氧杂环戊烷-2-基]甲氧基-羟基膦酰基]甲基膦酸

CAS 登录号 2105904-82-1

INN list 124

药效分类 5'-核苷酸酶(CD73)抑制药，抗肿瘤药

奎尼丁

Quinidine

化学结构式

分子式和分子量 $C_{20}H_{24}N_2O_2$ 324.42

化学名 (*S*)-[(2*R*,4*S*,5*R*)-5-Ethenyl-1-azabicyclo[2.2.2]octan-2-yl]-(6-methoxyquinolin-4-yl)methanol

(*S*)-[(2*R*,4*S*,5*R*)-5-乙烯基-1-氮杂双环[2.2.2]辛-2-基]-(6-甲氧基喹啉-4-基)甲醇

CAS 登录号 56-54-2

药效分类 抗心律失常药

ATC 分类 C01BA01

奎宁

Quinine

化学结构式

分子式和分子量 $C_{20}H_{24}N_2O_2$ 324.42

化学名 (*R*)-[(2*S*,4*S*,5*R*)-5-Ethenyl-1-azabicyclo[2.2.2]octan-2-yl]-(6-methoxyquinolin-4-yl)methanol

(*R*)-[(2*S*,4*S*,5*R*)-5-乙烯基-1-氮杂双环[2.2.2]辛-2-基]-(6-甲氧基喹啉-4-基)甲醇

CAS 登录号 130-95-0

药效分类 双胍类抗疟药

ATC 分类 P01BC01

奎纽帕明

Quinupramine（*INN*）

化学结构式

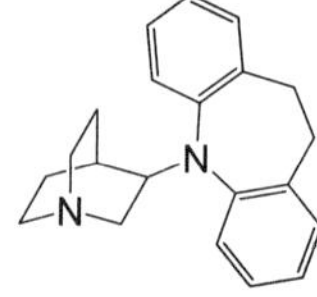

分子式和分子量 $C_{21}H_{24}N_2$ 304.43

化学名 10,11-Dihydro-5-(3-quinuclidinyl)-5*H*-dibenz[*b*,*f*]azepine

10,11-二氢-5-(3-奎宁基)-5*H*-二苯并[*b*,*f*]氮杂䓬

CAS 登录号 31721-17-2

INN list 32

药效分类 抗抑郁药

奎纽溴铵

Quinuclium Bromide（*INN*）

化学结构式

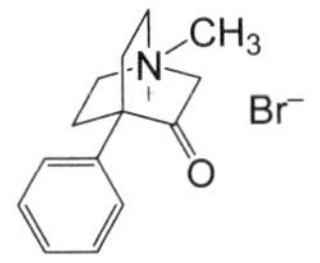

分子式和分子量 $C_{14}H_{18}BrNO$ 296.21

化学名 1-Methyl-3-oxo-4-phenylquinuclidinium bromide

溴化 1-甲基-3-氧代-4-苯基奎宁环鎓

CAS 登录号 35425-83-3; 64755-06-2[半水合物]

INN list 40

药效分类 抗高血压药

奎奴普丁

Quinupristin（*INN*）

化学结构式

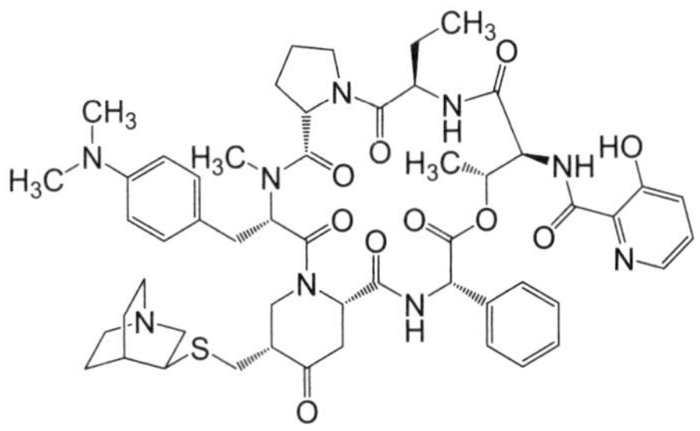

分子式和分子量 $C_{53}H_{67}N_9O_{10}S$ 1022.22

化学名 *N*-[(6*R*,9*S*,10*R*,13*S*,15*aS*,18*R*,22*S*,24*aS*)-22-[*p*-(Dimethylamino)benzyl]-6-ethyldocosahydro-10,23-dimethyl-5,8,12,17,21,24-heptaoxo-13-phenyl-18-[[(3*S*)-3-quinuclidinylthio]methyl]-12*H*-pyrido[2,1-*f*]pyrrolo[2,1-*l*][1,4,7,10,13,16]oxapentaazacyclononadecin-9-yl]-3-hydroxypicolinamide

N-[(6*R*,9*S*,10*R*,13*S*,15*aS*,18*R*,22*S*,24*aS*)-22-[4-(二甲氨基)苄基]-6-乙基二十二氢-10,23-二甲基-5,8,12,17,21,24-六氧代-13-苯基-18-[[(3*S*)-3-奎宁环基硫基]甲基]-12*H*-吡啶并[2,1-*f*]吡咯并[2,1-*l*][1,4,7,10,13,16]氧杂戊氮杂环十九烷-9-基]-3-羟基吡啶甲酰胺

CAS 登录号 120138-50-3

INN list 64

药效分类 抗菌药

奎诺司他

Quisinostat（*INN*）

分子式和分子量 $C_{21}H_{26}N_6O_2$ 394.48

化学结构式

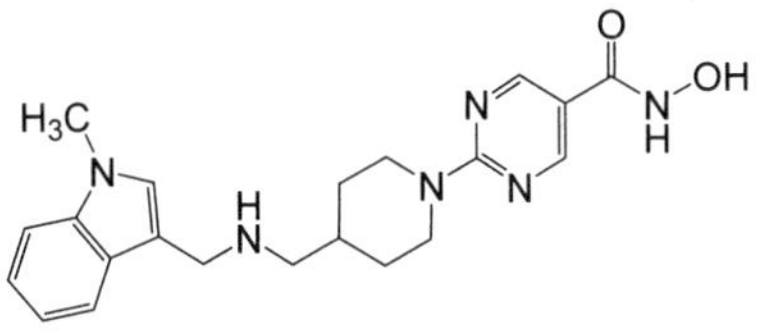

化学名 *N*-Hydroxy-2-[4-({[(1-methyl-1*H*-indol-3-yl)methyl]amino}methyl)piperidin-1-yl]pyrimidine-5-carboxamide

N-羟基-2-[4-({[(1-甲基-1*H*-吲哚-3-基)甲基]氨基}甲基)哌啶-1-基]嘧啶-5-甲酰胺

CAS 登录号 875320-29-9

INN list 107

药效分类 抗肿瘤药

奎舒他嗪

Quisultazine（*INN*）

化学结构式

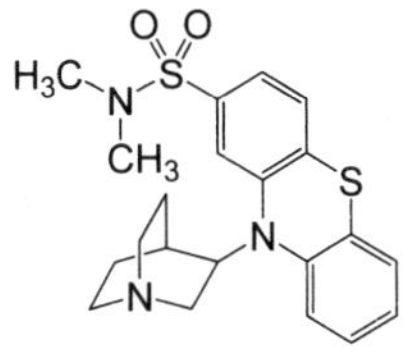

分子式和分子量 $C_{21}H_{25}N_3O_2S_2$ 415.57

化学名 *N*,*N*-Dimethyl-10-(3-quinuclidinyl)phenothiazine-2-sulfonamide

N,*N*-二甲基-10-(3-奎宁环基)吩噻嗪-2-磺酰胺

CAS 登录号 64099-44-1

INN list 51

药效分类 抗溃疡药

奎司康唑

Quilseconazole（*INN*）

化学结构式

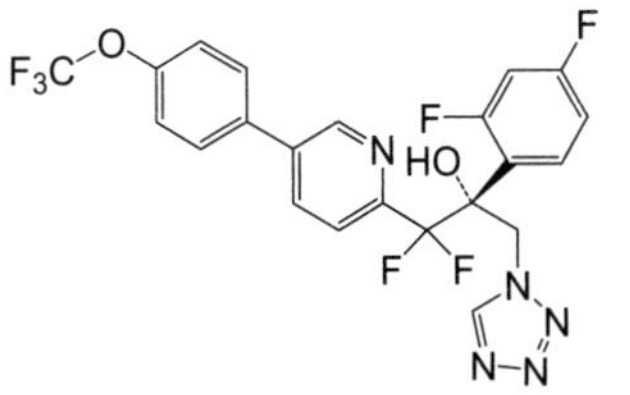

分子式和分子量 $C_{22}H_{14}F_7N_5O_2$ 513.38

化学名 (2*R*)-2-(2,4-Difluorophenyl)-1,1-difluoro-3-(1*H*-tetrazol-1-yl)-1-{5-[4-(trifluoromethoxy)phenyl]pyridin-2-yl}propan-2-ol

(2*R*)-2-(2,4-二氟苯基)-1,1-二氟-3-(1*H*-四唑-1-基)-1-{5-[4-(三氟甲氧基)苯基]吡啶-2-基}丙-2-醇

CAS 登录号 1340593-70-5

INN list 116

药效分类 抗真菌药

奎孕醇

Quingestanol（*INN*）

化学结构式

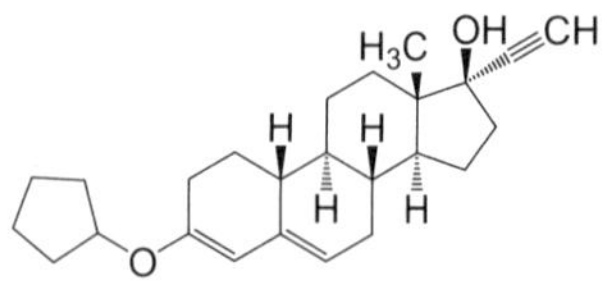

分子式和分子量　$C_{25}H_{34}O_2$　366.55

化学名　3-(Cyclopentyloxy)-19-nor-17*α*-pregna-3,5-dien-20-yn-17-ol

3-(环戊氧基)-19-去甲基-17*α*-孕甾-3,5-二烯-20-炔-17-醇

CAS 登录号　10592-65-1; 3000-39-3[17-乙酸酯]

INN list　15

药效分类　孕激素类药

奎孕酮

Quingestrone（*INN*）

化学结构式

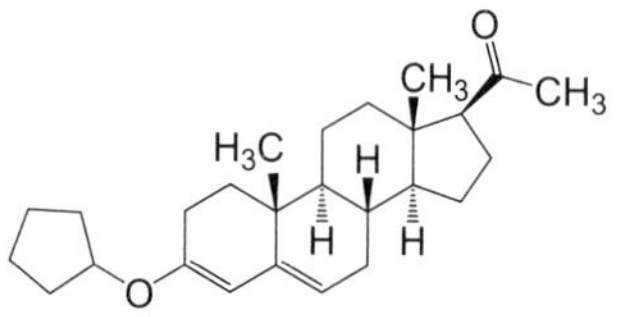

分子式和分子量　$C_{26}H_{38}O_2$　382.58

化学名　3-(Cyclopentyloxy)pregna-3,5-dien-20-one

3-(环戊氧基)孕甾-3,5-二烯-20-酮

CAS 登录号　67-95-8

INN list　13

药效分类　孕激素类药

奎扎替尼

Quizartinib（*INN*）

化学结构式

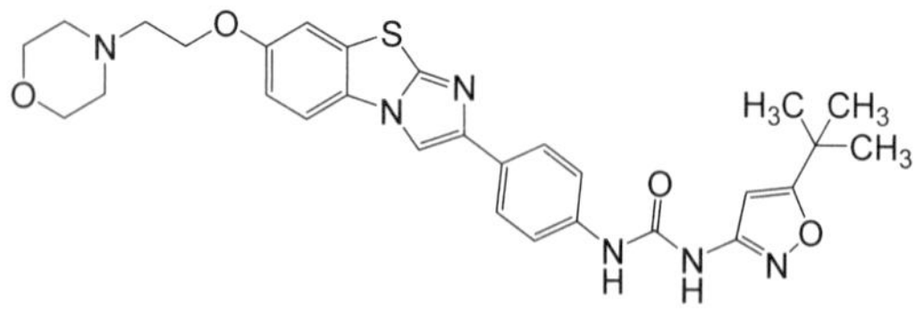

分子式和分子量　$C_{29}H_{32}N_6O_4S$　560.67

化学名　1-(5-Tertbutyl-1,2-oxazol-3-yl)-3-(4-[7-[2-(morpholin-4-yl)ethoxy]imidazo[2,1-*b*][1,3]benzothiazol-2-yl]phenyl)urea

1-(5-叔丁基-1,2-噁唑-3-基)-3-(4-[7-[2-(吗啉-4-基)乙氧基]咪唑并[2,1-*b*][1,3]苯并噻唑-2-基]苯基)脲

CAS 登录号　950769-58-1

INN list　104

药效分类　抗肿瘤药

喹吡罗

Quinpirole（*INN*）

化学结构式

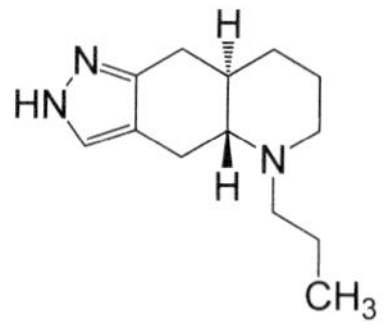

分子式和分子量　$C_{13}H_{21}N_3$　219.33

化学名　(−)-(4*aR*,8*aR*)-4,4*a*,5,6,7,8,8*a*,9-Octahydro-5-propyl-1*H*-pyrazolo[3,4-*g*]quinoline

(−)-(4*aR*,8*aR*)-4,4*a*,5,6,7,8,8*a*,9-八氢-5-丙基-1*H*-吡唑并[3,4-*g*]喹啉

CAS 登录号　85760-74-3; 85798-08-9[盐酸盐]

INN list　52

药效分类　抗高血压药

喹丙那林

Quinprenaline（*INN*）

化学结构式

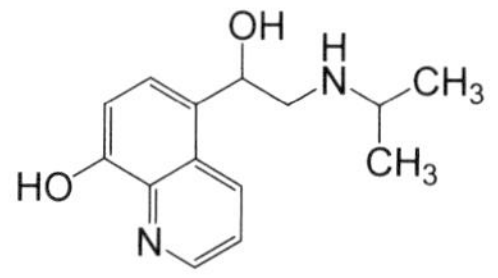

分子式和分子量　$C_{14}H_{18}N_2O_2$　246.31

化学名　8-Hydroxy-*α*-[(isopropylamino)methyl]-5-quinolinemethanol

8-羟基-*α*-[(异丙氨基)甲基]-5-喹啉甲醇

CAS 登录号　13757-97-6; 13758-23-1[硫酸盐]

INN list　17

药效分类　支气管舒张药

喹地卡明

Quindecamine（*INN*）

化学结构式

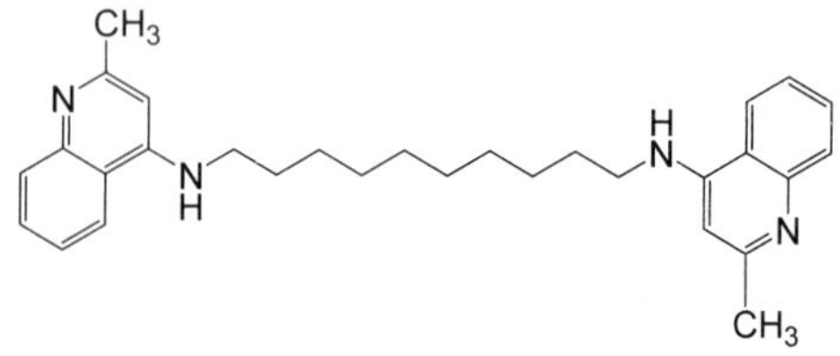

分子式和分子量　$C_{30}H_{38}N_4$　454.66

化学名　*N*,*N*'-Bis(2-methylquinolin-4-yl)decane-1,10-diamine

N,*N*'-双(2-甲基喹啉-4-基)癸烷-1,10-二胺

CAS 登录号　19056-26-9; 19146-62-4[二乙酸盐]; 5714-05-6[二乙酸盐二水合物]

INN list　15

药效分类　消毒防腐药

喹碘方

Chiniofon（*INN*）

化学结构式

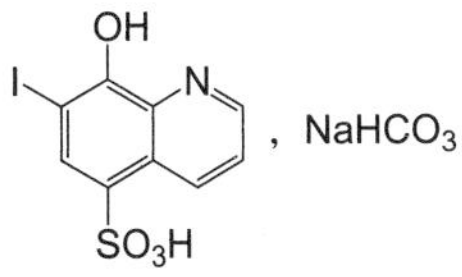

分子式和分子量　$C_9H_6INO_4S \cdot NaHCO_3$　435.12

化学名　Sodium;hydrogen carbonate;8-hydroxy-7-iodoquinoline-5-sulfonic acid

钠盐;碳酸氢盐;8-羟基-7-碘喹啉-5-磺酸

CAS 登录号　8002-90-2

INN list　4

药效分类　抗阿米巴虫药

ATC 分类　P01AX01

喹度溴铵

Quindonium Bromide（*INN*）

化学结构式

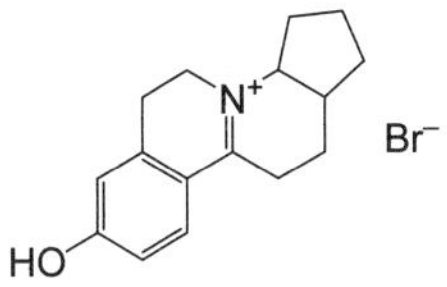

分子式和分子量　$C_{16}H_{20}BrNO$　322.24

化学名　2,3,3*a*,5,6,11,12,12*a*-Octahydro-8-hydroxy-1*H*-benzo[*a*]cyclopenta[*f*]quinolizinium bromide

溴化 2,3,3*a*,5,6,11,12,12*a*-八氢-8-羟基-1*H*-苯并[*a*]环戊熳并[*f*]喹啉鎓

CAS 登录号　130-81-4

INN list　14

药效分类　抗心律失常药

喹多克辛

Quindoxin（*INN*）

化学结构式

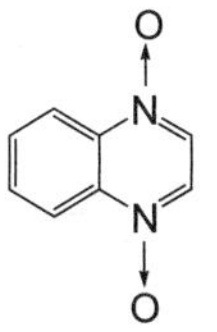

分子式和分子量　$C_8H_6N_2O_2$　162.15

化学名　Quinoxaline 1,4-dioxide

喹喔啉 1,4-二氧化物

CAS 登录号　2423-66-7

INN list　26

药效分类　生长促进药

喹法米特

Quinfamide（*INN*）

化学结构式

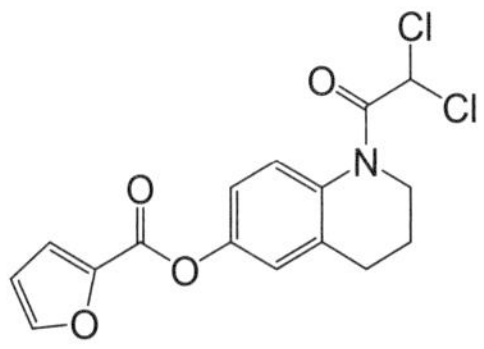

分子式和分子量　$C_{16}H_{13}Cl_2NO_4$　354.18

化学名　[1-(2,2-Dichloroacetyl)-3,4-dihydro-2*H*-quinolin-6-yl] furan-2-carboxylate

[1-(2,2-二氯乙酰基)-3,4-二氢-2*H*-喹啉-6-基]呋喃-2-羧酸酯

CAS 登录号　62265-68-3

INN list　40

药效分类　抗阿米巴虫药

喹夫拉朋

Quiflapon（*INN*）

化学结构式

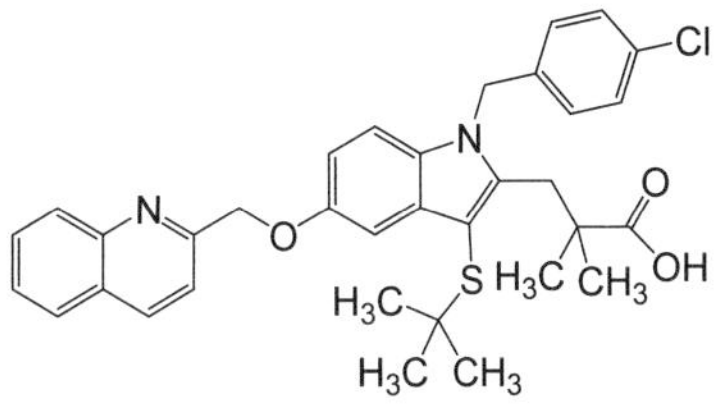

分子式和分子量　$C_{34}H_{35}ClN_2O_3S$　587.17

化学名　3-[3-*tert*-Butylsulfanyl-1-[(4-chlorophenyl)methyl]-5-(quinolin-2-ylmethoxy)indol-2-yl]-2,2-dimethylpropanoate

3-[3-叔丁基硫基-1-[(4-氯苯基)甲基]-5-(喹啉-2-基甲氧基)吲哚-2-基]-2,2-二甲基丙酸

CAS 登录号　136668-42-3; 147030-01-1[钠盐]

INN list　72

药效分类　FLAP 抑制药，平喘药，抗炎性肠病药

喹氟拉辛

Quarfloxin（*INN*）

化学结构式

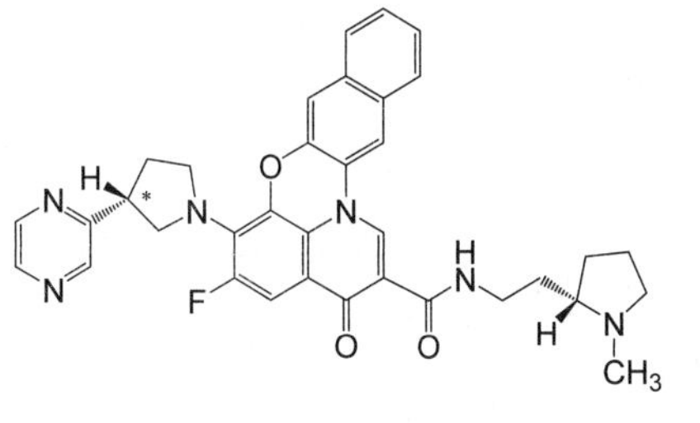

分子式和分子量　$C_{35}H_{33}FN_6O_3$　604.67

化学名　5-Fluoro-*N*-[2-[(2*S*)-1-methylpyrrolidin-2-yl]ethyl]-3-oxo-6-[(3*RS*)-3-(pyrazin-2-yl)pyrrolidin-1-yl]-3*H*-benzo[*b*]pyrido[3,2,1-*kl*]phenoxazine-2-carboxamide

5-氟-*N*-[2-[(2*S*)-1-甲基四氢吡咯-2-基]乙基]-3-氧代-6-[(3*R*S)-3-(吡嗪-2-基)四氢吡咯-1-基]-3*H*-苯并[*b*]吡啶并[3,2,1-*kl*]吩噁嗪-2-甲酰胺

CAS 登录号 865311-47-3

INN list 98

药效分类 抗肿瘤药

喹高莱

Quinagolide（*INN*）

化学结构式

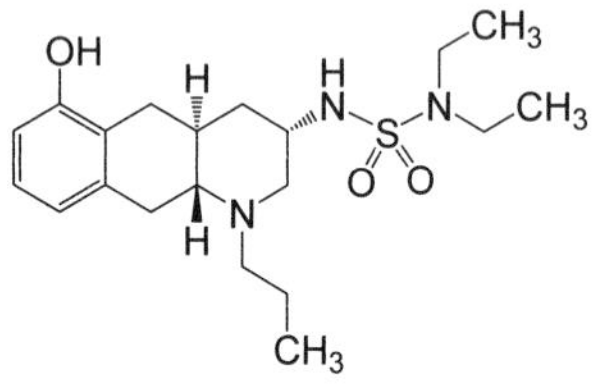

分子式和分子量 $C_{20}H_{33}N_3O_3S$ 395.56

化学名 (±)-*N*,*N*-Diethyl-*N*-[(3*R**,4*aR**,10*aS**)-1,2,3,4,4*a*,5,10,10*a*-octahydro-6-hydroxy-1-propylbenzo[*g*]quinolin-3-yl]sulfamide

(±)-*N*,*N*-二乙基-*N*-[(3*R**,4*aR**,10*aS**)-1,2,3,4,4*a*,5,10,10*a*-八氢-6-羟基-1-丙基苯并[*g*]喹啉-3-基]磺酰胺

CAS 登录号 87056-78-8; 94424-50-7[盐酸盐]

INN list 62

药效分类 多巴胺受体激动药

喹卡酯

Quincarbate（*INN*）

化学结构式

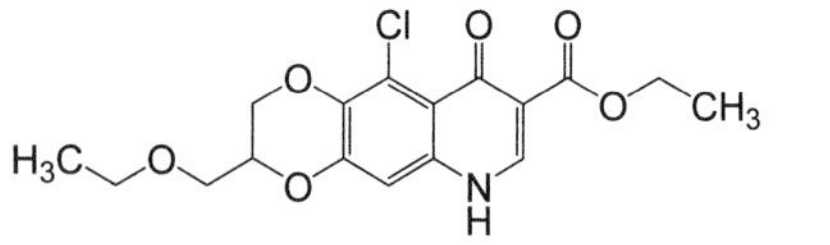

分子式和分子量 $C_{17}H_{18}ClNO_6$ 367.78

化学名 Ethyl 10-chloro-3-(ethoxymethyl)-2,3,6,9-tetrahydro-9-oxo-*p*-dioxino[2,3-*g*]quinoline-8-carboxylate

乙基 10-氯-3-(乙氧甲基)-2,3,6,9-四氢-9-氧代-1,4-二氧六环并[2,3-*g*]喹啉-8-羧酸酯

CAS 登录号 54340-59-9

INN list 31

药效分类 利尿药

喹利复林

Quillifoline（*INN*）

化学结构式

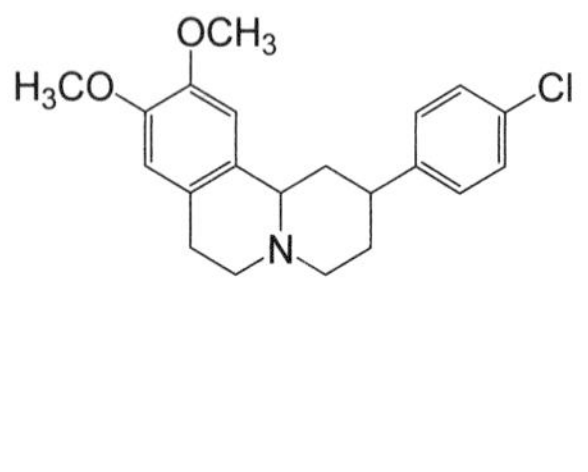

分子式和分子量 $C_{21}H_{24}ClNO_2$ 357.87

化学名 2-(*p*-Chlorophenyl)-1,3,4,6,7,11*b*-hexahydro-9,10-dimethoxy-2*H*-benzo[*a*]quinolizine

2-(4-氯苯基)-1,3,4,6,7,11*b*-六氢-9,10-二甲氧基-2*H*-苯并[*a*]喹嗪

CAS 登录号 15301-89-0

INN list 15

药效分类 镇痛药，阿片受体拮抗药

喹硫磷

Quintiofos（*INN*）

化学结构式

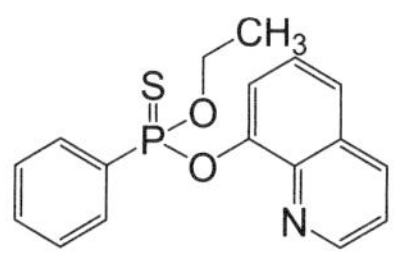

分子式和分子量 $C_{17}H_{16}NO_2PS$ 329.35

化学名 *O*-Ethyl *O*-(8-quinolyl)phenylphosphonothioate

O-乙基 *O*-(8-喹啉基)苯基硫代膦酸酯

CAS 登录号 1776-83-6

INN list 25

药效分类 杀虫药

喹硫平

Quetiapine（*INN*）

化学结构式

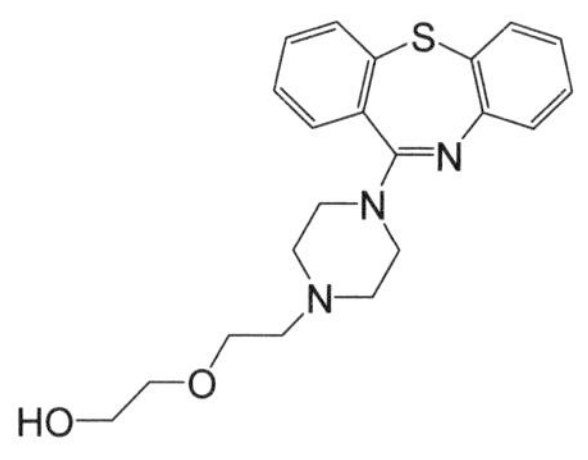

分子式和分子量 $C_{21}H_{25}N_3O_2S$ 383.51

化学名 2-[2-(4-Dibenzo[*b*,*f*][1,4]thiazepin-11-yl-1-piperazinyl)ethoxy]ethanol

2-[2-(4-二苯并[*b*,*f*][1,4]硫氮杂䓬-11-基-1-哌嗪基)乙氧基]乙醇

CAS 登录号 111974-69-7; 111974-72-2[富马酸盐]

INN list 74

药效分类 抗精神病药

喹洛雷

Quinelorane（*INN*）

化学结构式

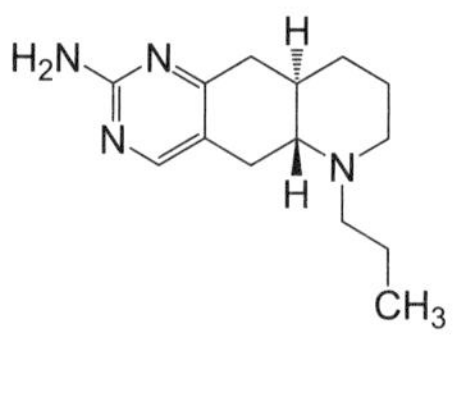

分子式和分子量 $C_{14}H_{22}N_4$ 246.36

化学名 (−)-(5*aR*,9*aR*)-2-Amino-5,5*a*,6,7,8,9,9*a*,10-octahydro-6-propylpyrido[2,3-*g*]quinazoline

(−)-(5*aR*,9*aR*)-2-氨基-5,5*a*,6,7,8,9,9*a*,10-八氢-6-丙基吡啶并[2,3-*g*]喹唑啉

CAS 登录号 97466-90-5; 97548-97-5[盐酸盐]

INN list 60

药效分类 多巴胺受体激动药，抗高血压药，抗震颤麻痹药

喹洛斯的明

Quilostigmine（*INN*）

化学结构式

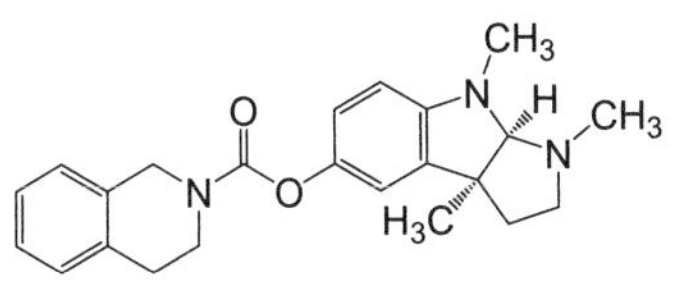

分子式和分子量 $C_{23}H_{27}N_3O_2$ 377.48

化学名 (3*aS*,8*aR*)-1,2,3,3*a*,8,8*a*-Hexahydro-1,3*a*,8-trimethylpyrrolo[2,3-*b*]indol-5-yl 3,4-dihydro-2(1*H*)-isoquinolinecarboxylate

(3*aS*,8*aR*)-1,2,3,3*a*,8,8*a*-六氢-1,3*a*,8-三甲基吡咯烷并[2,3-*b*]吲哚-5-基 3,4-二氢-2(1*H*)-异喹啉羧酸酯

CAS 登录号 139314-01-5

INN list 76

药效分类 抗胆碱酯酶药

喹那定蓝

Quinaldine Blue（*INN*）

化学结构式

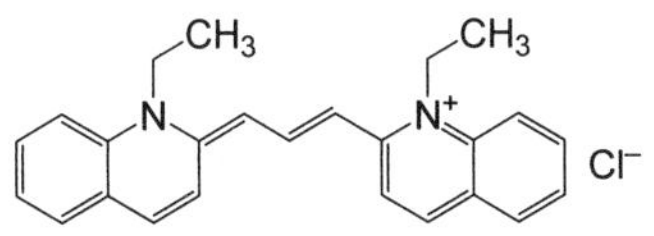

分子式和分子量 $C_{25}H_{25}ClN_2$ 388.93

化学名 1-Ethyl-2-[3-(1-ethyl-2(1*H*)quinolylidene)propenyl] quinolinium chloride

氯化 1-乙基-2-[3-(1-乙基-2(1*H*)喹啉亚基)丙烯基]喹啉鎓

CAS 登录号 2768-90-3

INN list 17

药效分类 诊断用药

拉贝洛尔

Labetalol（*INN*）

化学结构式

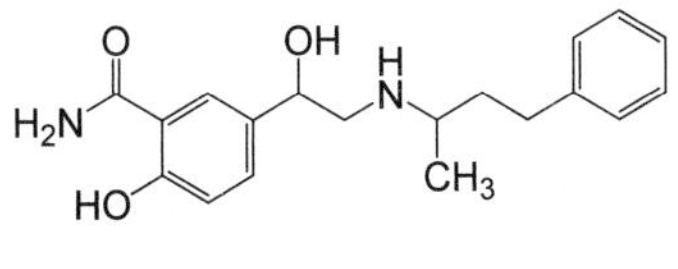

分子式和分子量 $C_{19}H_{24}N_2O_3$ 328.40

化学名 5-[1-Hydroxy-2-[(1-methyl-3-phenylpropyl)amino]ethyl] salicylamide

5-[1-羟基-2-[(1-甲基-3-苯丙基)氨基]乙基]水杨酰胺

CAS 登录号 36894-69-6; 32780-64-6[盐酸盐]

INN list 35

药效作用 β 受体拮抗药

ATC 分类 C07AG01

拉达立辛

Ladarixin（*INN*）

化学结构式

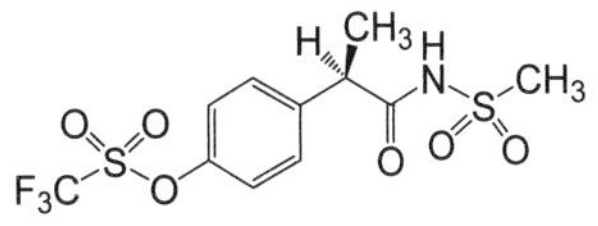

分子式和分子量 $C_{11}H_{12}F_3NO_6S_2$ 375.34

化学名 4-[(2*R*)-1-Oxo-1-(methanesulfonamido)propan-2-yl] phenyl trifluoromethanesulfonate

4-[(2*R*)-1-氧代-1-(甲磺酰氨基)丙烷-2-基]苯基 三氟甲磺酸酯

CAS 登录号 849776-05-2

INN list 105

药效分类 白介素 8 抑制药

拉度格塞

Laduviglusib（*INN*）

化学结构式

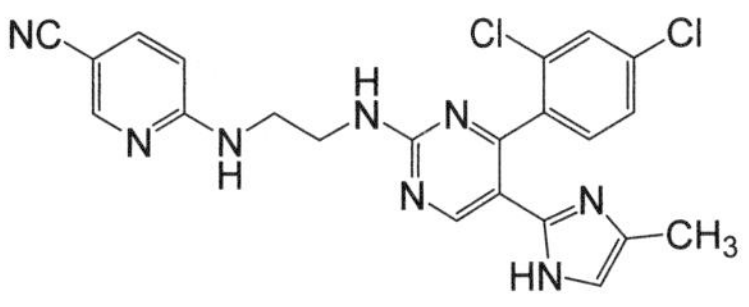

分子式和分子量 $C_{22}H_{18}Cl_2N_8$ 465.34

化学名 6-[(2-{[4-(2,4-Dichlorophenyl)-5-(4-methyl-1*H*-imidazol-2-yl)pyrimidin-2-yl]amino}ethyl)amino]pyridine-3-carbonitrile

6-[(2-{[4-(2,4-二氯苯基)-5-(4-甲基-1*H*-咪唑-2-基)嘧啶-2-基]氨基}乙基)氨基]吡啶-3-甲腈

CAS 登录号 252917-06-9

INN list 123

药效分类 糖原合成酶激酶抑制药

拉多替吉

Ladostigil（*INN*）

化学结构式

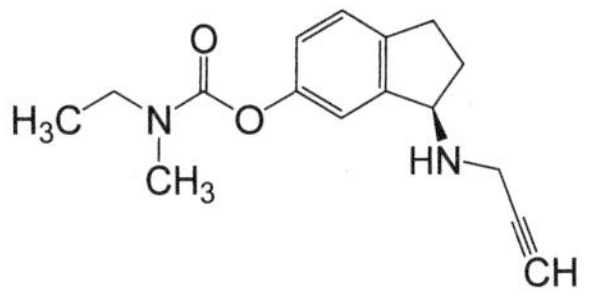

分子式和分子量　$C_{16}H_{20}N_2O_2$　272.35

化学名　[(3*R*)-3-(Prop-2-ynylamino)-2,3-dihydro-1*H*-inden-5-yl] *N*-ethyl-*N*-methylcarbamate

[(3*R*)-3-(丙-2-炔基氨基)-2,3-二氢-1*H*-茚-5-基] *N*-乙基-*N*-甲基氨基甲酸酯

CAS 登录号　209394-27-4; 209394-46-7[酒石酸盐]

INN list　89

药效分类　抗胆碱酯酶药，单胺氧化酶抑制药

拉非格雷

Rafigrelide（*INN*）

化学结构式

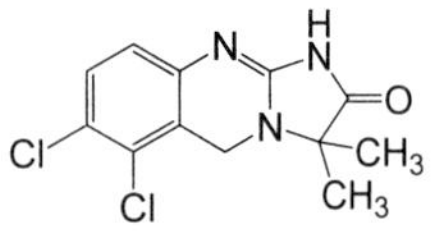

分子式和分子量　$C_{12}H_{11}Cl_2N_3O$　284.14

化学名　6,7-Dichloro-3,3-dimethyl-5,10-dihydroimidazo[2,1-*b*]quinazolin-2(3*H*)-one

化学名　6,7-二氯-3,3-二甲基-5,10-二氢咪唑并[2,1-*b*]喹唑啉-2(3*H*)-酮

CAS 登录号　1029711-88-3

INN list　106

药效分类　血小板聚集抑制药

拉非酰胺

Ralfinamide（*INN*）

化学结构式

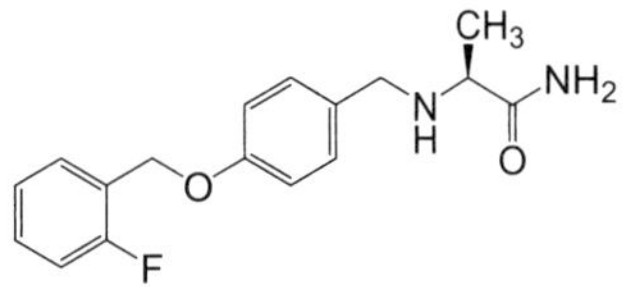

分子式和分子量　$C_{17}H_{19}FN_2O_2$　302.34

化学名　(2*S*)-2-[4-(2-Fluorobenzyloxy)benzylamino]propanamide

(2*S*)-2-[4-(2-氟苄基氧基)苄基氨基]丙酰胺

CAS 登录号　133865-88-0

INN list　89

药效分类　镇痛药，钠通道阻滞药

拉呋替丁

Lafutidine（*INN*）

化学结构式

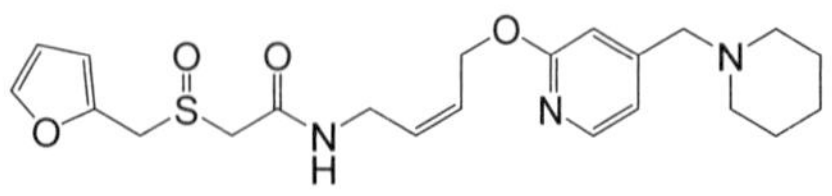

分子式和分子量　$C_{22}H_{29}N_3O_4S$　431.55

化学名　(±)-2-(Furfurylsulfinyl)-*N*-[(*Z*)-4-[[4-(piperidinomethyl)-2-pyridyl]oxy]-2-butenyl]acetamide

(±)-2-(糠基亚磺酰)-*N*-[(*Z*)-4-[[4-(哌啶基甲基)-2-吡啶基]氧基]-2-丁烯基]乙酰胺

CAS 登录号　118288-08-7

INN list　70

药效分类　组胺 H_2 受体拮抗药

拉伏替丁

Lavoltidine（*INN*）

化学结构式

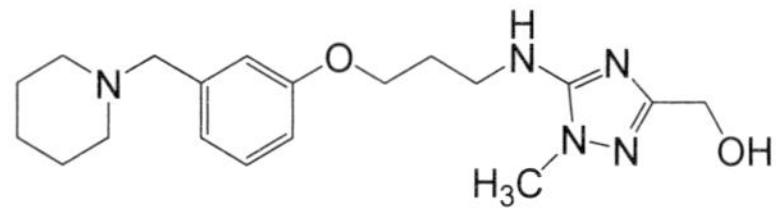

分子式和分子量　$C_{19}H_{29}N_5O_2$　359.47

化学名　1-Methyl-5-[[3-[(*α*-piperidino-m-tolyl)oxy]propyl]amino]-1*H*-1,2,4-triazole-3-methanol

1-甲基-5-[[3-[(*α*-哌啶基-3-甲苯基)氧基]丙基]氨基]-1*H*-1,2,4-三氮唑-3-甲醇

CAS 登录号　76956-02-0; 86160-82-9[琥珀酸盐]

INN list　61

药效分类　组胺 H_2 受体拮抗药

拉伏替尼

Ravoxertinib（*INN*）

化学结构式

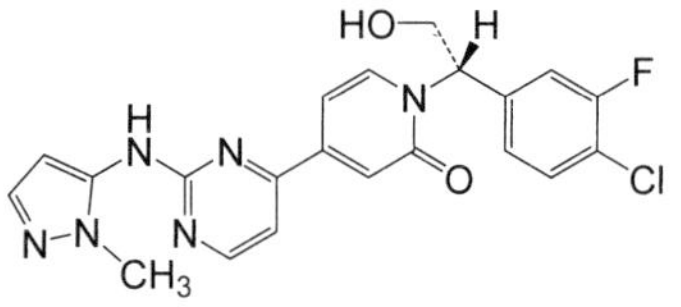

分子式和分子量　$C_{21}H_{18}ClFN_6O_2$　440.86

化学名　1-[(1*S*)-1-(4-Chloro-3-fluorophenyl)-2-hydroxyethyl]-4-{2-[(1-methyl-1*H*-pyrazol-5-yl)amino]pyrimidin-4-yl}pyridin-2(1*H*)-one

1-[(1*S*)-1-(4-氯-3-氟苯基)-2-羟乙基]-4-{2-[(1-甲基-1*H*-吡唑-5-基)氨基]嘧啶-4-基}吡啶-2(1*H*)-酮

CAS 登录号　1453848-26-4

INN list　115

药效分类　酪氨酸激酶抑制药，抗肿瘤药

拉氟莫司

Laflunimus（*INN*）

化学结构式

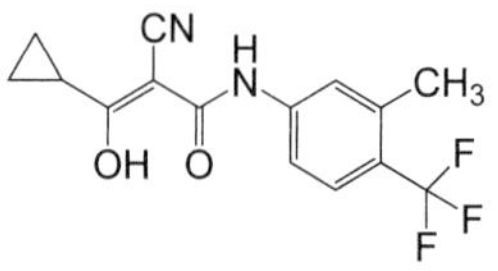

分子式和分子量　$C_{15}H_{13}F_3N_2O_2$　310.27

化学名　(*Z*) 2-Cyano-3-cyclopropyl-3-hydroxy-*N*-[3-methyl-4-

(trifluoromethyl)phenyl]prop-2-enamide

(*Z*) 2-氰基-3-环丙基-3-羟基-*N*-[3-甲基-4-(三氟甲基)苯基]丙-2-烯酰胺

CAS 登录号 147076-36-6

INN list 70

药效分类 免疫抑制药

拉格列扎

Ragaglitazar（*INN*）

化学结构式

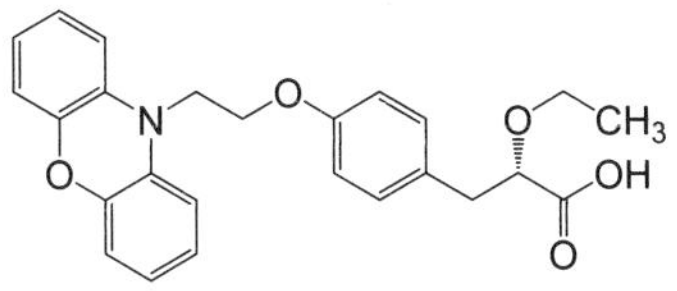

分子式和分子量 $C_{25}H_{25}NO_5$ 419.47

化学名 (−)-(2*S*)-2-Ethoxy-3-[4-[2-(10*H*-phenoxazin-10-yl)ethoxy]phenyl]propanoic acid

(−)-(2*S*)-2-乙氧基-3-[4-[2-(10*H*-吩噁嗪-10-基)乙氧基]苯基]丙酸

CAS 登录号 222834-30-2

INN list 85

药效分类 抗糖尿病药

拉考沙胺

Lacosamide（*INN*）

化学结构式

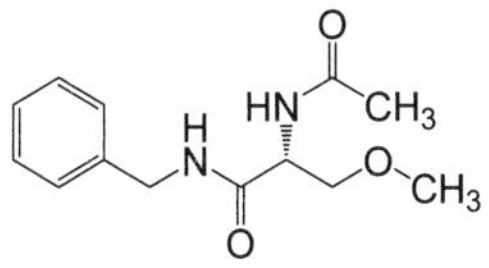

分子式和分子量 $C_{13}H_{18}N_2O_3$ 250.29

化学名 (+)-(2*R*)-2-(Acetylamino)-*N*-benzyl-3-methoxypropanamide

(+)-(2*R*)-2-(乙酰基氨基)-*N*-苄基-3-甲氧基丙酰胺

CAS 登录号 175481-36-4

INN list 90

药效分类 抗惊厥药

拉克替醇

Lactitol（*INN*）

化学结构式

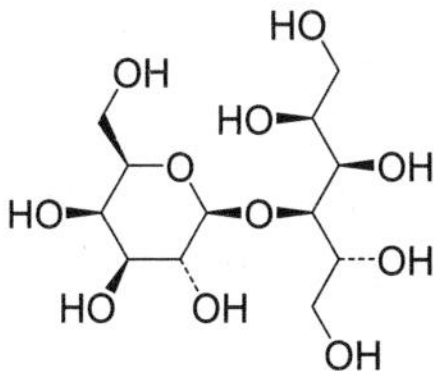

分子式和分子量 $C_{12}H_{24}O_{11}$ 344.31

化学名 4-*O*-*β*-D-Galactopyranosyl-D-glucitol

4-*O*-*β*-D-吡喃半乳糖基-D-山梨醇

CAS 登录号 585-86-4; 81025-03-8[二水化物]; 81025-04-9 [一水合物]

INN list 61

药效分类 甜味药

拉库沙星

Lascufloxacin（*INN*）

化学结构式

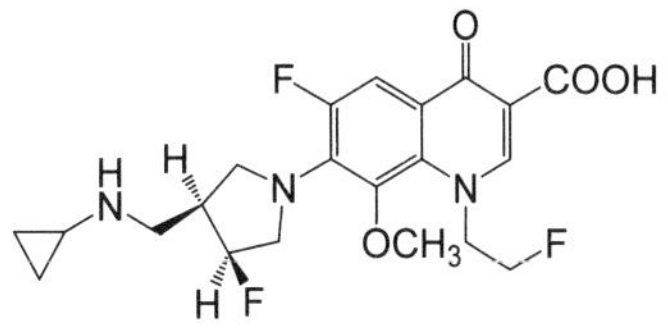

分子式和分子量 $C_{21}H_{24}F_3N_3O_4$ 439.43

化学名 7-{(3*S*,4*S*)-3-[(Cyclopropylamino)methyl]-4-fluoropyrrolidin-1-yl}-6-fluoro-1-(2-fluoroethyl)-8-methoxy-4-oxo-1,4-dihydroquinoline-3-carboxylic acid

7-{(3*S*,4*S*)-3-[(环丙氨基)甲基]-4-氟吡咯烷-1-基}-6-氟-1-(2-氟乙基)-8-甲氧基-4-氧代-1,4-二氢喹啉-3-羧酸

CAS 登录号 848416-07-9

INN list 112

药效分类 喹诺酮类抗菌药

拉喹莫德

Laquinimod（*INN*）

化学结构式

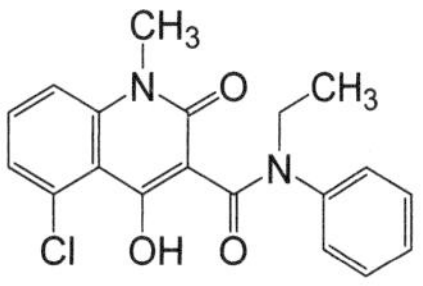

分子式和分子量 $C_{19}H_{18}ClN_2O_3$ 357.81

化学名 5-Chloro-3-(ethylphenylcarbamoyl)-1-methyl-2-oxo-1,2-dihydroquinolin-4-olate

5-氯-3-(乙基苯基氨基甲酰基)-1-甲基-2-氧代-1,2-二氢喹啉-4-酚

CAS 登录号 248281-84-7; 248282-07-7[钠盐]

INN list 85

药效分类 免疫调节药

拉雷地米

Labradimil（*INN*）

化学结构式

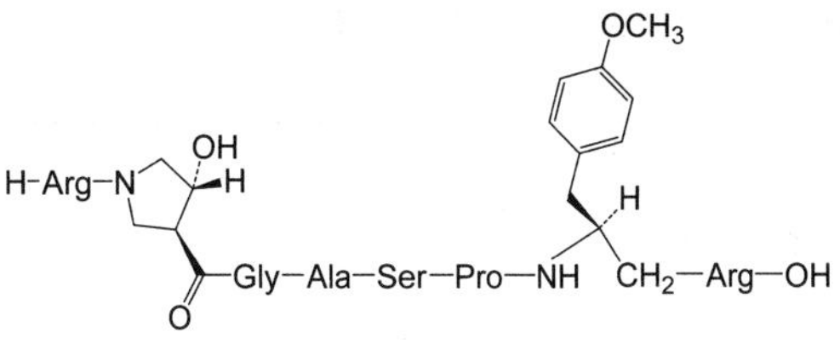

H-Arg—N ... C(=O)—Gly—Ala—Ser—Pro—NH ... CH₂—Arg—OH

分子式和分子量 $C_{49}H_{75}N_{15}O_{12}S$ 1098.28

化学名 N^2-[(*S*)-2-[L-Arginyl-L-prolyl-*trans*-4-hydroxy-L-prolylglycyl-3-(2-thienyl)-L-alanyl-L-seryl-L-prolinamido]-3-(*p*-methoxyphenyl)propyl]-L-arginine

N^2-[(*S*)-2-[L-精氨酰-L-脯氨酰-反-4-羟基-L-脯氨酰甘氨酰-3-(2-噻吩基)-L-丙氨酰-L-丝氨酰-L-脯氨酸氨基]-3-(4-甲氧苯基)丙基]-L-精氨酸

CAS 登录号 159768-75-9

INN list 83

药效作用 缓激肽受体激动药

拉罗莫司汀

Laromustine（*INN*）

化学结构式

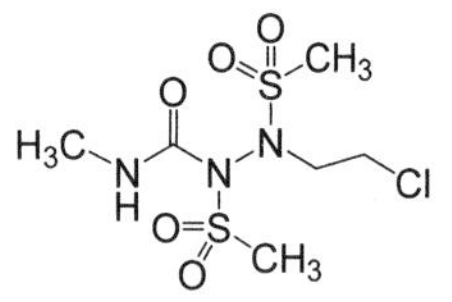

分子式和分子量 $C_6H_{14}ClN_3O_5S_2$ 307.78

化学名 2'-(2-Chloroethyl)-1,2-bis(methanesulfonyl)-*N*-methylhydrazinecarboxamide

2-(2-氯乙基)-1,2-双(甲磺酰基)-*N*-甲基肼甲酰胺

CAS 登录号 173424-77-6

INN list 98

药效分类 抗肿瘤药

拉罗匹仑

Laropiprant（*INN*）

化学结构式

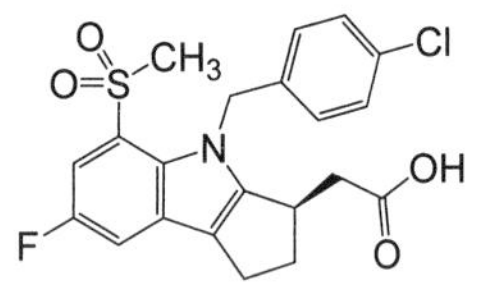

分子式和分子量 $C_{21}H_{19}ClFNO_4S$ 435.90

化学名 [(3*R*)-4-[(4-Chlorophenzyl)methyl]-7-fluoro-5-(methylsulfonyl)-1,2,3,4-tetrahydrocyclopenta[*b*]indol-3-yl]acetic acid

[(3*R*)-4-[(4-氯苯基)甲基]-7-氟-5-(甲磺酰基)-1,2,3,4-四氢化环戊熳并[*b*]吲哚-3-基]乙酸

CAS 登录号 571170-77-9

INN list 97

药效分类 类前列腺素 DP1 受体拮抗药

拉罗他赛

Larotaxel（*INN*）

分子式和分子量 $C_{45}H_{53}NO_{14}$ 831.90

化学结构式

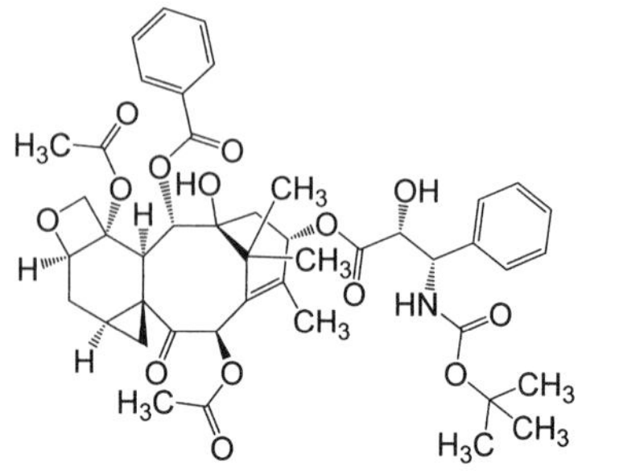

化学名 1-Hydroxy-9-oxo-5*β*,20-epoxy-7*β*,19-cyclotax-11-ene-2*α*,4,10*β*,13*α*-tetrayl-4,10-diacetate-2-benzoate-13-[(2*R*,3*S*)-3-[(*tert*-butoxycarbonyl)amino]-2-hydroxy-3-phenylpropanoate]

1-羟基-9-氧代-5*β*,20-环氧-7*β*,19-环十七烷-11-烯-2*α*,4,10*β*,13*α*-四基-4,10-二乙酸酯-2-苯甲酸-13-[(2*R*,3*S*)-3-[(叔丁氧基甲酰基)氨基]-2-羟基-3-苯基丙酸酯]

CAS 登录号 156294-36-9

INN list 94

药效分类 抗肿瘤药

拉罗替尼

Larotrectinib（*INN*）

化学结构式

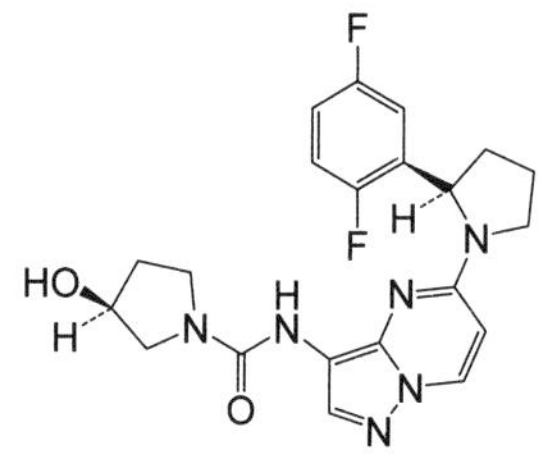

分子式和分子量 $C_{21}H_{22}F_2N_6O_2$ 428.44

化学名 (3*S*)-*N*-{5-[(2*R*)-2-(2,5-Difluorophenyl)pyrrolidin-1-yl]pyrazolo[1,5-*a*]pyrimidin-3-yl}-3-hydroxypyrrolidine-1-carboxamide

(3*S*)-*N*-{5-[(2*R*)-2-(2,5-二氟苯基)吡咯烷-1-基]吡唑并[1,5-*a*]嘧啶-3-基}-3-羟基吡咯烷-1-甲酰胺

CAS 登录号 1223403-58-4

INN list 115

药效分类 酪氨酸激酶抑制药，抗肿瘤药

拉米地坦

Lasmiditan（*INN*）

化学结构式

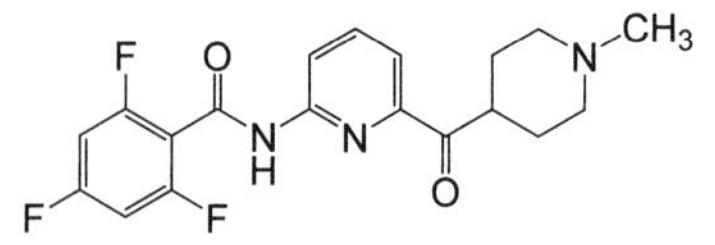

分子式和分子量 $C_{19}H_{18}F_3N_3O_2$ 377.36

化学名 2,4,6-Trifluoro-*N*-[6-[(1-methylpiperidine-4-yl)carbonyl]pyridin-2-yl]benzamide

2,4,6-三氟-*N*-[6-[(1-甲基哌啶-4-基)羰基]吡啶-2-基]苯甲酰胺

CAS 登录号 439239-90-4

INN list 102

药效分类 5-羟色胺受体激动药

拉米非班

Lamifiban（*INN*）

化学结构式

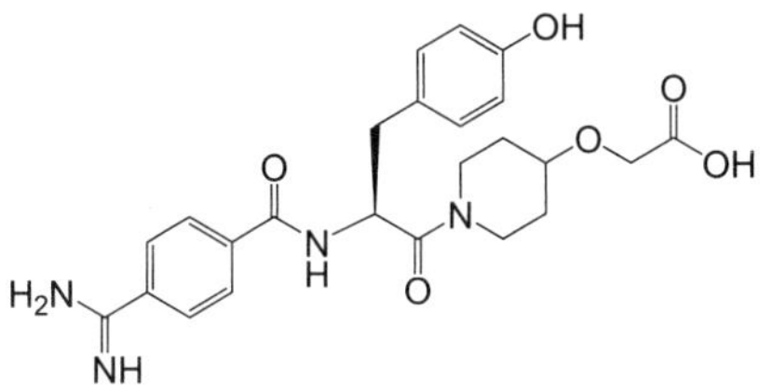

分子式和分子量 $C_{24}H_{28}N_4O_6$ 468.50

化学名 [[1-[*N*-(*p*-Amidinobenzoyl)-L-tyrosyl]-4-piperidyl]oxy] acetic acid

[[1-[*N*-(4-脒基苯甲酰基)-L-酪氨酰]-4-哌啶基]氧杂]乙酸

CAS 登录号 144412-49-7; 243835-65-6[盐酸盐]

INN list 72

药效作用 纤维蛋白原受体拮抗药，抗血栓药

拉米夫定

Lamivudine（*INN*）

化学结构式

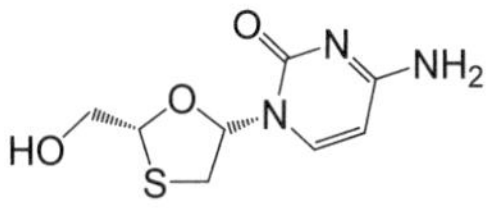

分子式和分子量 $C_8H_{11}N_3O_3S$ 229.26

化学名 (−)-1-[(2*R*,5*S*)-2-(Hydroxymethyl)-1,3-oxathiolan-5-yl] cytosine

(−)-1-[(2*R*,5*S*)-2-(羟甲基)-1,3-氧硫杂环戊基-5-基]胞嘧啶

CAS 登录号 134678-17-4

INN list 66

药效分类 核苷及核苷酸逆转录酶抑制剂类抗病毒药

ATC 分类 J05AF05

拉米隆特

Ralmitaront（*INN*）

化学结构式

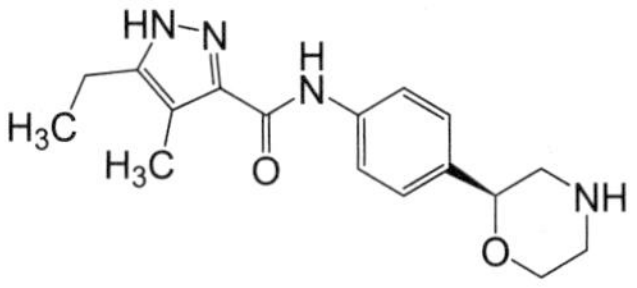

分子式和分子量 $C_{17}H_{22}N_4O_2$ 314.39

化学名 5-Ethyl-4-methyl-*N*-{4-[(2*S*)-morpholin-2-yl]phenyl}-1*H*-pyrazole-3-carboxamide

5-乙基-4-甲基-*N*-{4-[(2*S*)-吗啉-2-基]苯基}-1*H*-吡唑-3-甲酰胺

CAS 登录号 2133417-13-5

INN list 121

药效分类 神经松弛药，精神安定药

拉米司特

Lavamilast（*INN*）

化学结构式

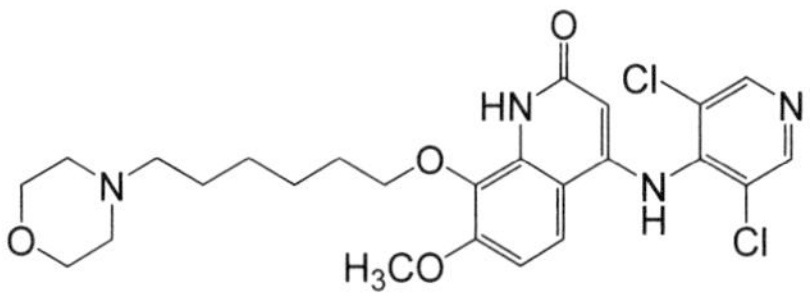

分子式和分子量 $C_{25}H_{30}Cl_2N_4O_4$ 521.44

化学名 4-[(3,5-Dichloropyridin-4-yl)amino]-7-methoxy-8-{[6-(morpholin-4-yl)hexyl]oxy}quinolin-2(1*H*)-one

4-[(3,5-二氯吡啶-4-基)氨基]-7-甲氧基-8-{[6-(吗啉-4-基)己基]氧}喹啉-2(1*H*)-酮

CAS 登录号 1218778-89-2

INN list 112

药效分类 磷酸二酯酶Ⅳ抑制药

拉莫三嗪

Lamotrigine（*INN*）

化学结构式

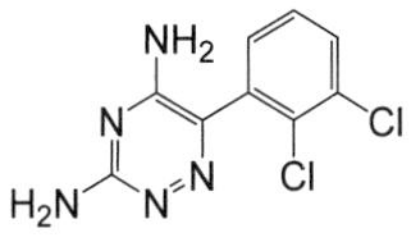

分子式和分子量 $C_9H_7Cl_2N_5$ 256.09

化学名 3,5-Diamino-6-(2,3-dichlorophenyl-1,2,4-triazine

3,5-二氨基-6-(2,3-二氯苯基)-1,2,4-三嗪

CAS 登录号 84057-84-1

INN list 52

药效作用 抗癫痫药

拉那倍司他

Lanabecestat（*INN*）

化学结构式

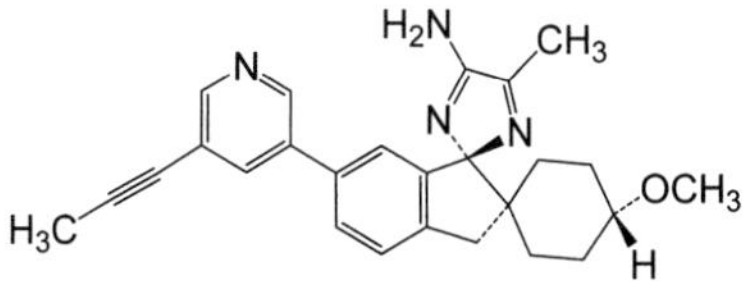

分子式和分子量 $C_{26}H_{28}N_4O$ 412.54

化学名 (1,4-*trans*,1'*R*)-4-Methoxy-5''-methyl-6'-[5-(prop-1-yn-1-yl)pyridin-3-yl]-3'*H*-dispiro[cyclohexane-1,2'-indene-1',2''-imidazol]-4''-amine

(1,4-反,1'*R*)-4-甲氧基-5''-甲基-6'-[5-(丙-1-炔-1-基)吡啶-3-基]-3'*H*-双螺[环己烷-1,2'-茚-1',2''-咪唑]-4''-胺

CAS 登录号 1383982-64-6

INN list 116

药效分类 β分泌酶抑制药

拉奈匹坦

Lanepitant（*INN*）

化学结构式

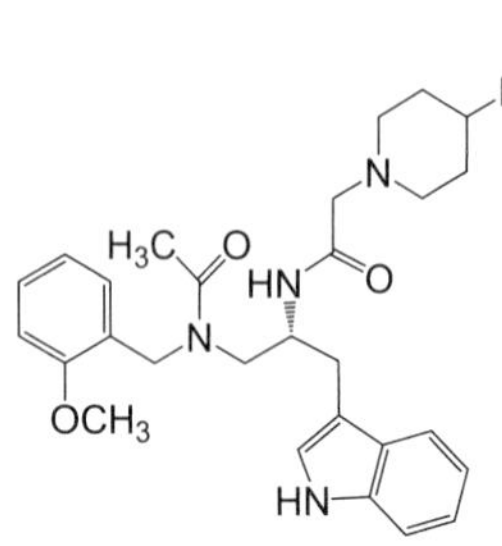

分子式和分子量　$C_{33}H_{45}N_5O_3$　559.74

化学名　*N*-[(*R*)-2-Indol-3-yl-1-[[*N*-(*o*-methoxybenzyl)acetamido]methyl]ethyl][1,4'-bipiperidine]-1'-acetamide

N-[(*R*)-2-吲哚-3-基-1-[[*N*-(2-甲氧基苄基)乙酰氨基]甲基]乙基][1,4'-二哌啶]-1'-乙酰胺

CAS 登录号　170566-84-4

INN list　77

药效分类　神经激肽 NK1 受体拮抗药

拉尼喹达

Laniquidar（*INN*）

化学结构式

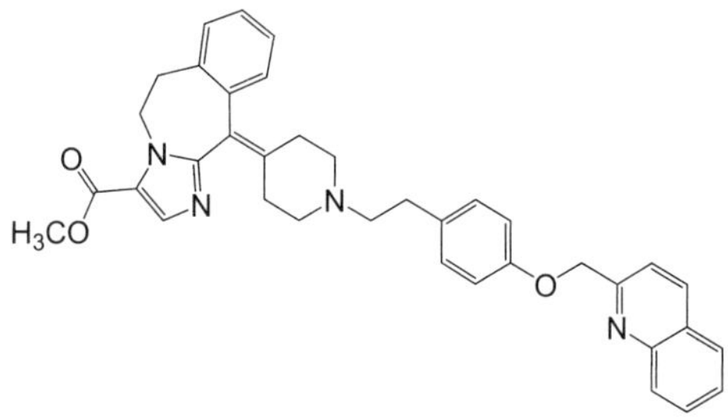

分子式和分子量　$C_{37}H_{36}N_4O_3$　584.71

化学名　Methyl 6,11-dihydro-11-[1-[2-[4-(2-quinolylmethoxy)phenyl]ethyl]-4-piperidinylidene]-5*H*-imidazo[2,1-*b*][3]benzazepine-3-carboxylate

甲基 6,11-二氢-11-[1-[2-[4-(2-喹啉基甲氧基)苯基]乙基]-4-哌啶基亚基]-5*H*-咪唑并[2,1-*b*][3]苯并氮杂䓬-3-羧酸酯

CAS 登录号　197509-46-9

INN list　85

药效分类　抗肿瘤药

拉尼兰诺

Lanifibranor（*INN*）

化学结构式

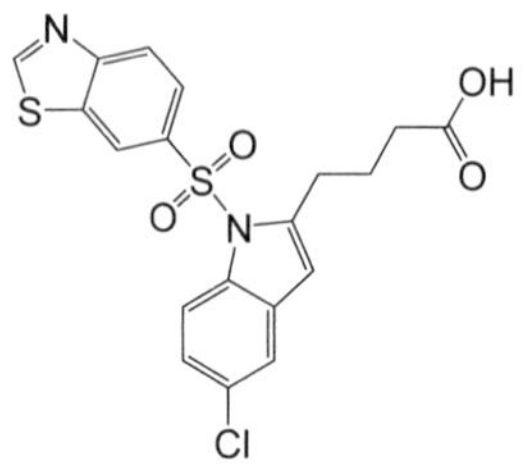

分子式和分子量　$C_{19}H_{15}ClN_2O_4S_2$　434.91

化学名　4-[1-(1,3-Benzothiazole-6-sulfonyl)-5-chloro-1*H*-indol-2-yl]butanoic acid

4-[1-(1,3-苯并噻唑-6-磺酰基)-5-氯-1*H*-吲哚-2-基]丁酸

CAS 登录号　927961-18-0

INN list　116

药效分类　过氧化物酶体增殖物激活受体(PPAR)激动药

拉尼米韦

Laninamivir（*INN*）

化学结构式

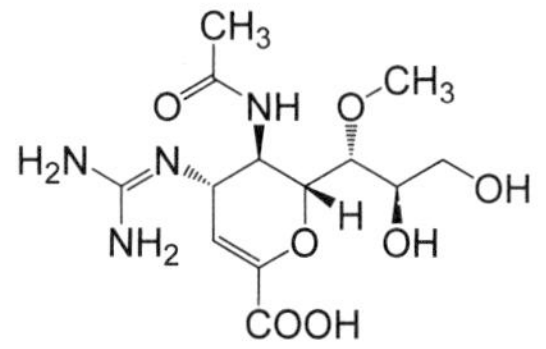

分子式和分子量　$C_{13}H_{22}N_4O_7$　346.34

化学名　(2*R*,3*R*,4*S*)-3-Acetamido-2-((1*R*,2*R*)-2,3-dihydroxy-1-methoxypropyl)-4-guanidino-3,4-dihydro-2*H*-pyran-6-carboxylic acid

(2*R*,3*R*,4*S*)-3-乙酰氨基-2-((1*R*,2*R*)-2,3-二羟基-1-甲氧基丙基)-4-胍基-3,4-二氢-2*H*-吡喃-6-羧酸

CAS 登录号　203120-17-6

INN list　100

药效分类　抗病毒药

拉尼西明

Lanicemine（*INN*）

化学结构式

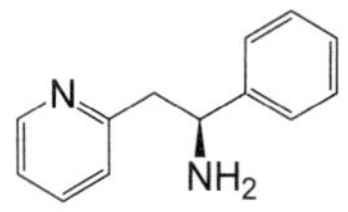

分子式和分子量　$C_{13}H_{14}N_2$　198.26

化学名　(+)-2-[(*S*)-*β*-Aminophenethyl]pyridine

(+)-2-[(*S*)-*β*-氨基苯乙基]吡啶

CAS 登录号　153322-05-5

INN list　82

药效分类　抗恶性脑胶质瘤药

拉诺康唑

Lanoconazole（*INN*）

化学结构式

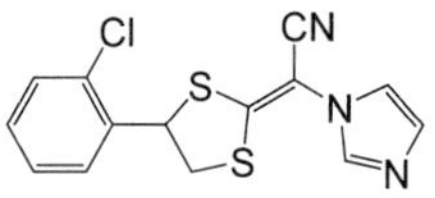

分子式和分子量　$C_{14}H_{10}ClN_3S_2$　319.83

化学名　(±)-*α*-[(*E*)-4-(*o*-Chlorophenyl)-1,3-dithiolan-2-ylidene]imidazole-1-acetonitrile

(±)-*α*-[(*E*)-4-(2-氯苯基)-1,3-二硫戊环-2-基亚基]咪唑-1-乙腈

CAS 登录号 101530-10-3

INN list 66

药效分类 抗真菌药

拉诺培登

Lanopepden（*INN*）

化学结构式

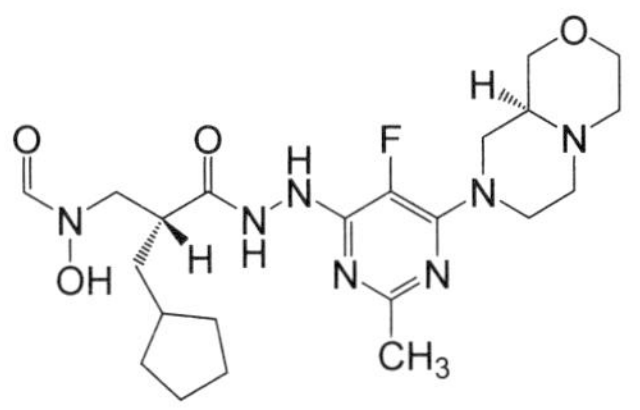

分子式和分子量 $C_{22}H_{34}FN_7O_4$ 479.55

化学名 *N*-[(2*R*)-2-(Cyclopentylmethyl)-3-(2-{5-fluoro-6-[(9*aS*)-hexahydropyrazino[2,1-*c*][1,4]oxazin-8(1*H*)-yl]-2-methylpyrimidin-4-yl}hydrazin-1-yl)-3-oxopropyl]-*N*-hydroxyformamide

N-[(2*R*)-2-(环戊基甲基)-3-(2-{5-氟-6-[(9*aS*)-六氢吡嗪并[2,1-*c*][1,4]噁嗪-8(1*H*)-基]-2-甲基嘧啶-4-基}肼-1-基)-3-氧代丙基]-*N*-羟基甲酰胺

CAS 登录号 1152107-25-9

INN list 112

药效分类 抗菌药

拉帕司他

Lapaquistat（*INN*）

化学结构式

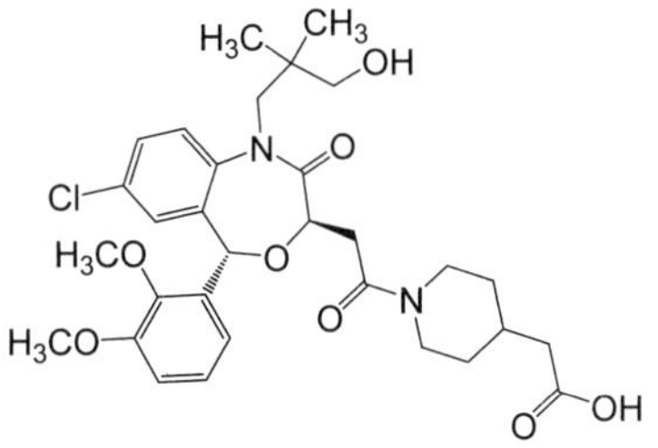

分子式和分子量 $C_{31}H_{39}ClN_2O_8$ 603.10

化学名 (1-{[(3*R*,5*S*)-7-Chloro-5-(2,3-dimethoxyphenyl)-1-(3-hydroxy-2,2-dimethylpropyl)-2-oxo-1,2,3,5-tetrahydro-4,1-benzoxazepin-3-yl]acetyl}piperidin-4-yl)acetic acid

(1-{[(3*R*,5*S*)-7-氯-5-(2,3-二甲氧苯基)-1-(3-羟基-2,2-二甲基丙基)-2-氧代-1,2,3,5-四氢-4,1-苯并氧氮杂草-3-基]乙酰基}哌啶-4-基)乙酸

CAS 登录号 189059-71-0; 189060-13-7[乙酸酯]

INN list 96

药效分类 角鲨烯合成酶抑制药

拉帕替尼

Lapatinib（*INN*）

分子式和分子量 $C_{29}H_{26}ClFN_4O_4S$ 581.06

化学结构式

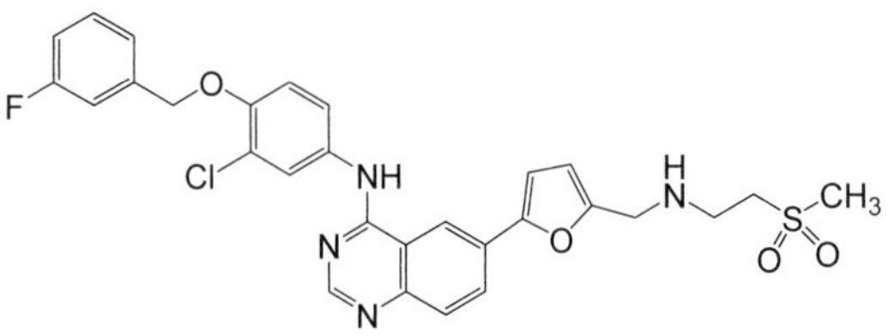

化学名 *N*-[3-Chloro-4-[(3-fluorobenzyl)oxy]phenyl]-6-[5-[[[2-(methylsulfonyl)ethyl]amino]methyl]furan-2-yl]quinazolin-4-amine

N-[3-氯-4-[(3-氟苄基)氧基]苯基]-6-[5-[[[2-(甲基磺酰)乙基]氨基]甲基]呋喃-2-基]喹唑啉-4-胺

CAS 登录号 231277-92-2; 388082-78-8[二对甲苯磺酸盐一水合物]

INN list 89

药效分类 蛋白激酶抑制剂类抗肿瘤药

ATC 分类 L01XE07

拉匹氯铵

Lapirium Chloride（*INN*）

化学结构式

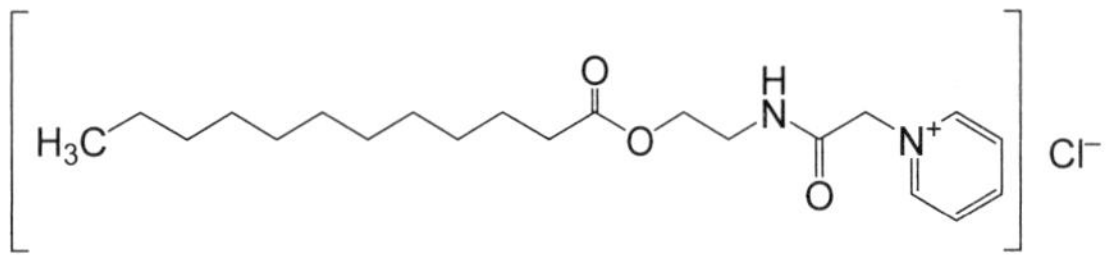

分子式和分子量 $C_{21}H_{35}ClN_2O_3$ 398.97

化学名 2-[(2-Pyridin-1-ium-1-ylacetyl)amino]ethyl dodecanoate; chloride

氯化 2-[(2-吡啶-1-鎓-1-基乙酰基)氨基]乙基十二烷酸盐

CAS 登录号 6272-74-8

INN list 27

药效分类 药用辅料，表面活性药

拉匹雄胺

Lapisteride（*INN*）

化学结构式

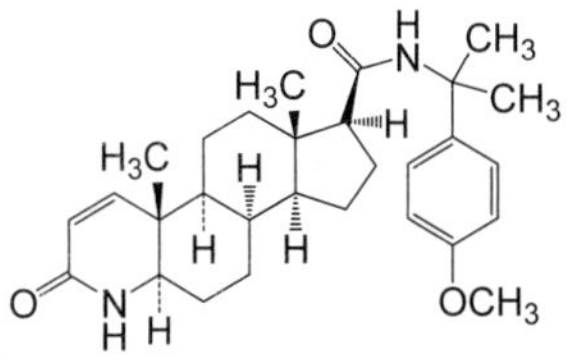

分子式和分子量 $C_{29}H_{40}N_2O_3$ 464.64

化学名 *N*-[1-(4-Methoxyphenyl)-1-methylethyl]-3-oxo-4-aza-5*α*-androst-1-ene-17*β*-carboxamide

N-[1-(4-甲氧基苯基)-1-甲基乙基]-3-氧代-4-氮杂-5*α*-雄甾-1-烯-17*β*-甲酰胺

CAS 登录号 142139-60-4

INN list 85

药效分类 睾酮还原酶抑制药，抗肿瘤药

拉普茶碱

Laprafylline（*INN*）

化学结构式

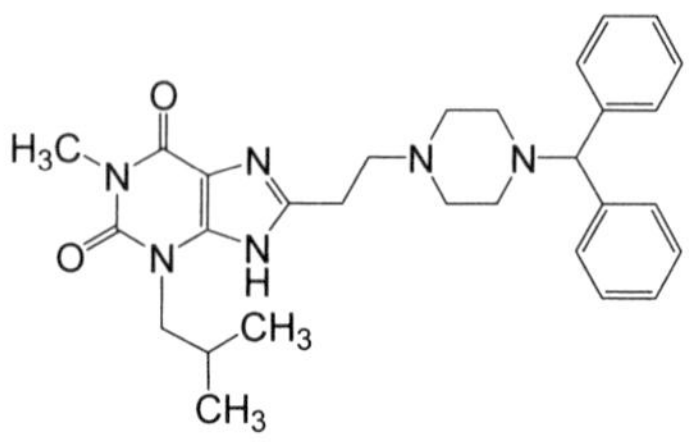

分子式和分子量　$C_{29}H_{36}N_6O_2$　500.64

化学名　8-[2-[4-(Diphenylmethyl)-1-piperazinyl]ethyl]-3-isobutyl-1-methylxanthine

8-[2-[4-(二苯基甲基)-1-哌嗪基]乙基]-3-异丁基-1-甲基黄嘌呤

CAS 登录号　90749-32-9

INN list　60

药效分类　支气管舒张药

拉曲吡啶

Latrepirdine（*INN*）

化学结构式

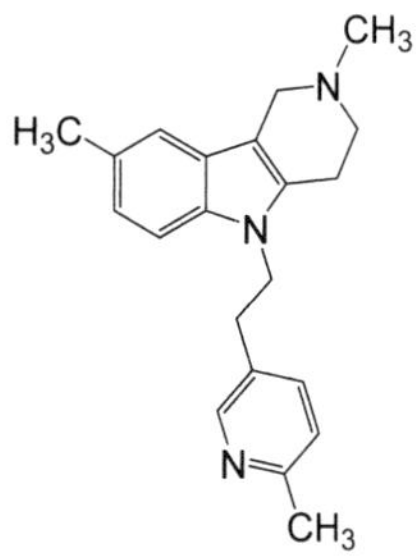

分子式和分子量　$C_{21}H_{25}N_3$　319.44

化学名　2,8-Dimethyl-5-[2-(6-methylpyridin-3-yl)ethyl]-2,3,4,5-tetrahydro-1*H*-pyrido[4,3-*b*]indole

2,8-二甲基-5-[2-(6-甲基吡啶-3-基)乙基]-2,3,4,5-四氢-1*H*-吡啶并[4,3-*b*]吲哚

CAS 登录号　3613-73-8

INN list　102

药效分类　抗组胺药，促智药

拉柔比星

Ladirubicin（*INN*）

化学结构式

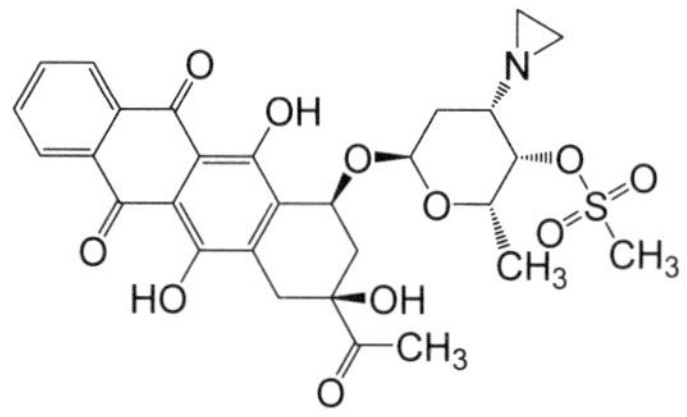

分子式和分子量　$C_{29}H_{31}NO_{11}S$　601.62

化学名　(1*S*,3*S*)-3-Acetyl-1,2,3,4,6,11,hexahydro-3,5,12-trihydroxy-6,11-dioxo-1-naphthacenyl-3-(1-aziridinyl)-2,3,6-trideoxy-4-*O*-(methylsulfonyl)-*α*-L-*lyxo*-hexopyranoside

(1*S*,3*S*)-3-乙酰基-1,2,3,4,6,11,六氢-3,5,12-三羟基-6,11-二氧代-1-并四苯基-3-(1-氮杂环丙基)-2,3,6-三脱氧-4-*O*-(甲基磺酰基)-*α*-L-来苏-吡喃己糖苷

CAS 登录号　171047-47-5

INN list　83

药效分类　抗生素类抗肿瘤药

拉瑞托莫德

Lapretolimod（*INN*）

化学结构式（见下）

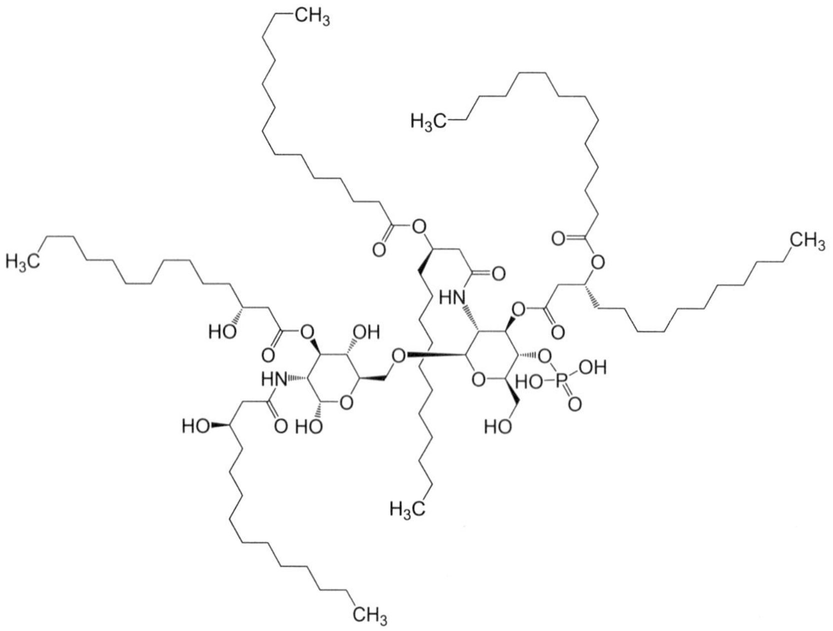

拉瑞托莫德

分子式和分子量 $C_{96}H_{181}N_2O_{22}P$ 1746.44

化学名 2-Deoxy-6-*O*-{2-deoxy-4-*O*-phosphono-2-[(3*R*)-3-(tetradecanoyloxy)tetradecanamido]-3-*O*-[(3*R*)-3-(tetradecanoyloxy)tetradecanoyl]-*β*-D-glucopyranosyl}-2-[(3*R*)-3-hydroxytetradecanamido]-*α*-D-glucopyranose 3-[(3*R*)-3-hydroxytetradecanoate]

2-脱氧-6-*O*-{2-脱氧-4-*O*-磷酸基-2-[(3*R*)-3-(十四烷酰氧基)十四烷酰氨基]-3-*O*-[(3*R*)-3-(十四烷酰氧基)十四烷酰基]-*β*-D-吡喃葡萄糖基}-2-[(3*R*)-3-羟基十四烷酰氨基]-*α*-D-吡喃葡萄糖 3-[(3*R*)-3-羟基十四烷酸酯]

CAS 登录号 960324-04-3

INN list 120

药效分类 免疫调节药，抗肿瘤药

拉沙洛西

Lasalocid（*INN*）

化学结构式

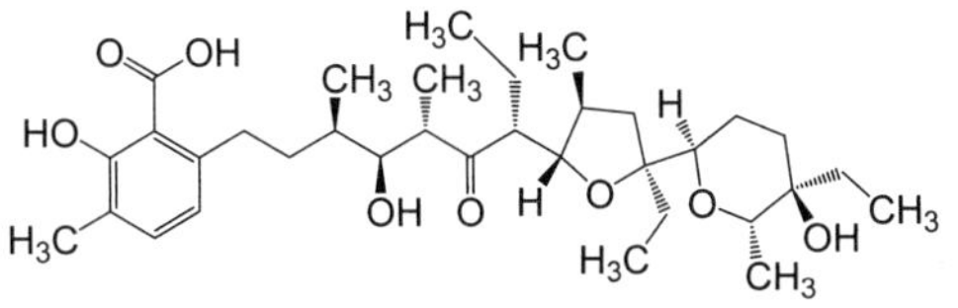

分子式和分子量 $C_{34}H_{54}O_8$ 590.79

化学名 6-[(3*R*,4*S*,5*S*,7*R*)-7-[(2*S*,3*S*,5*S*)-5-Ethyl-5-[(2*R*,5*R*,6*S*)-5-ethyl-5-hydroxy-6-methyloxan-2-yl]-3-methyloxolan-2-yl]-4-hydroxy-3,5-dimethyl-6-oxononyl]-2-hydroxy-3-methylbenzoic acid

6-[(3*R*,4*S*,5*S*,7*R*)-7-[(2*S*,3*S*,5*S*)-5-乙基-5-[(2*R*,5*R*,6*S*)-5-乙基-5-羟基-6-甲基氧杂环己-2-基]-3-甲基氧杂环戊-2-基]-4-羟基-3,5-二甲基-6-氧代壬基]-2-羟基-3-甲基苯甲酸

CAS 登录号 25999-31-9

INN list 30

药效分类 抗球虫药

拉舒胆醇

Larsucosterol（*INN*）

化学结构式

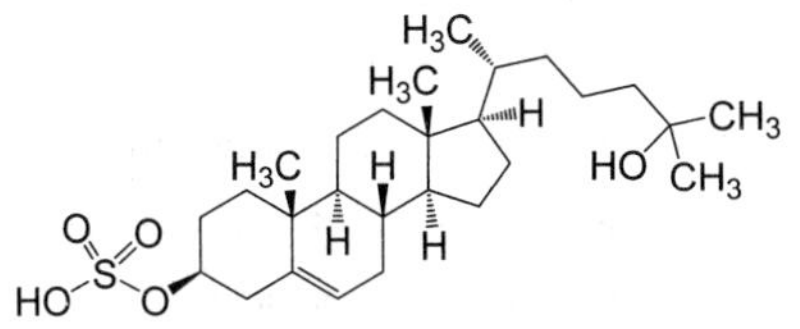

分子式和分子量 $C_{27}H_{46}O_5S$ 482.72

化学名 25-Hydroxycholest-5-en-3*β*-yl hydrogen sulfate

25-羟基胆甾-5-烯-3*β*-基硫酸氢酯

CAS 登录号 884905-07-1

INN list 124

药效分类 肝脏 X 受体拮抗药

拉司谷兰

Raseglurant（*INN*）

分子式和分子量 $C_{15}H_{13}FN_2$ 240.28

化学结构式

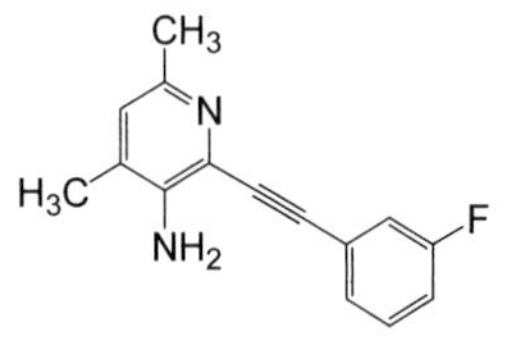

化学名 2-[2-(3-Fluorophenyl)ethynyl]-4,6-dimethylpyridin-3-amine

2-[2-(3-氟苯)乙炔基]-4,6-二甲基吡啶-3-胺

CAS 登录号 757950-09-7

INN list 102

药效分类 谷氨酸受体调节药

拉索昔芬

Lasofoxifene（*INN*）

化学结构式

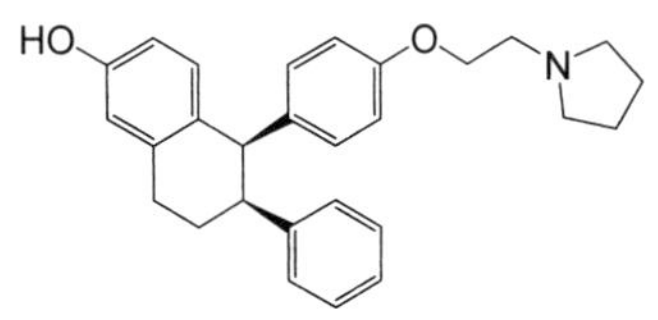

分子式和分子量 $C_{28}H_{31}NO_2$ 413.55

化学名 (−)-*cis*-5,6,7,8-Tetrahydro-6-phenyl-5-[*p*-[2-(1-pyrrolidinyl)ethoxy]phenyl]-2-naphthol

(−)-顺-5,6,7,8-四氢化-6-苯基-5-[4-[2-(1-吡咯烷基)乙氧基]苯基]-2-萘酚

CAS 登录号 180916-16-9; 190791-29-8[D-酒石酸盐(1∶1)]

INN list 81

药效分类 部分雌激素激动/拮抗药

拉坦前列素

Latanoprost（*INN*）

化学结构式

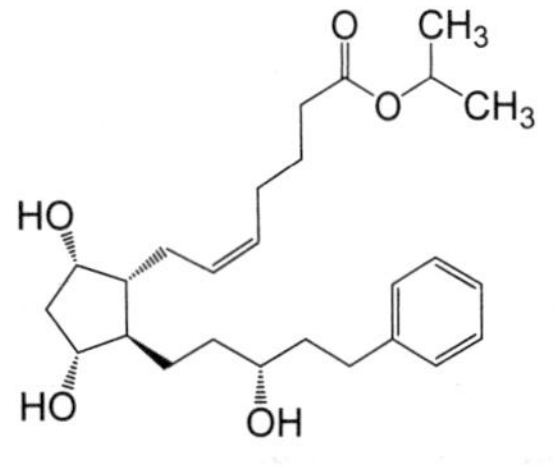

分子式和分子量 $C_{26}H_{40}O_5$ 432.59

化学名 Isopropyl (*Z*)-7-[(1*R*,2*R*,3*R*,5*S*)-3,5-dihydroxy-2-[(3*R*)-3-hydroxy-5-phenylpentyl]cyclopentyl]-5-heptenoate

异丙基 (*Z*)-7-[(1*R*,2*R*,3*R*,5*S*)-3,5-二羟基-2-[(3*R*)-3-羟基-5-苯基戊基]环戊基]-5-庚烯酸酯

CAS 登录号 130209-82-4

INN list 67

药效分类 前列腺素类药，抗青光眼药

拉坦前列烯酯

Latanoprostene Bunod（*INN*）

化学结构式

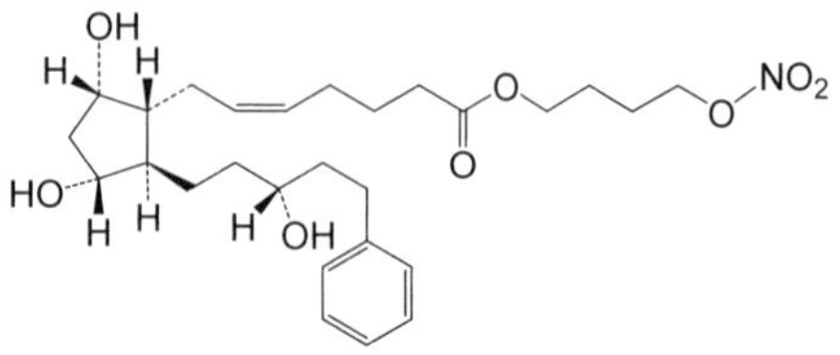

分子式和分子量 $C_{27}H_{41}NO_8$ 507.62

化学名 4-(Nitrooxy)butyl (5*Z*)-7-{(1*R*,2*R*,3*R*,5*S*)-3,5-dihydroxy-2-[(3*R*)-3-hydroxy-5-phenylpentyl]cyclopentyl}hept-5-enoate

4-(硝基氧基)丁基 (5*Z*)-7-{(1*R*,2*R*,3*R*,5*S*)-3,5-二羟基-2-[(3*R*)-3-羟基-5-苯基戊基]环戊基}庚-5-烯酸酯

CAS 登录号 860005-21-6

INN list 107

药效分类 抗青光眼药

拉替待克丁

Latidectin（*INN*）

化学结构式

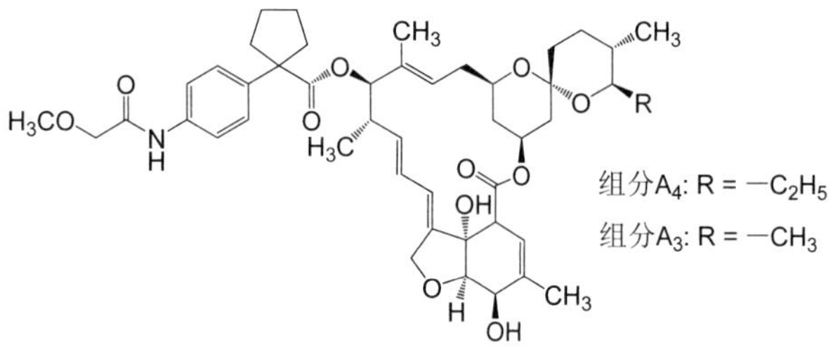

分子式和分子量 组分 A_3:$C_{46}H_{61}NO_{11}$ 803.98; 组分 A_4:$C_{47}H_{63}NO_{11}$ 818.00

药物描述 Mixture of components A_4 and A_3:

Component A_4, [(1*R*,4*S*,5'*S*,6*R*,6'*R*,8*R*,10*E*,12*R*,13*S*,14*E*,16*E*,20*R*,21*R*,24*S*)-6'-ethyl-21,24-dihydroxy-5',11,13,22-tetramethyl-2-oxospiro[3,7,19-trioxatetracyclo[15.6.1.1^{4,8}.0^{20,24}]pentacosa-10,14,16,22-tetraene-6,2'-oxane]-12-yl] 1-[4-[(2-methoxyacetyl)amino]phenyl]cyclopentane-1-carboxylate;

Component A_3,[(1*R*,4*S*,5'*S*,6*R*,6'*R*,8*R*,10*E*,12*R*,13*S*,14*E*,16*E*,20*R*,21*R*,24*S*)-21,24-dihydroxy-5',6',11,13,22-pentamethyl-2-oxospiro[3,7,19-trioxatetracyclo[15.6.1.1^{4,8}.0^{20,24}]pentacosa-10,14,16,22-tetraene-6,2'-oxane]-12-yl] 1-[4-[(2-methoxyacetyl)amino]phenyl]cyclopentane-1-carboxylate

组分 A_4 和 A_3 的混合物:

组分 A_4, [(1*R*,4*S*,5'*S*,6*R*,6'*R*,8*R*,10*E*,12*R*,13*S*,14*E*,16*E*,20*R*,21*R*,24*S*)-6'-乙基-21,24-二羟基-5',11,13,22-四甲基-2-氧螺[3,7,19-三氧杂四环[15.6.1.1^{4,8}.0^{20,24}]二十五烷-10,14,16,22-四烯-6,2'-噁烷]-12-基] 1-[4-[(2-甲氧基乙酰基)氨基]苯基]环戊烷-1-羧酸酯

组分 A_3, [(1*R*,4*S*,5'*S*,6*R*,6'*R*,8*R*,10*E*,12*R*,13*S*,14*E*,16*E*,20*R*,21*R*,24*S*)-21,24-二羟基-5',6',11,13,22-五甲基-2-氧螺[3,7,19-三氧杂四环[15.6.1.1^{4,8}.0^{20,24}]二十五烷-10,14,16,22-四烯-6,2'-噁烷]-12-基] 1-[4-[(2-甲氧基乙酰基)氨基]苯基]环戊烷-1-羧酸酯

CAS 登录号 371918-51-3 [组分 A_3]; 371918-44-4 [组分 A_4]

INN list 88

药效分类 抗寄生虫药

拉替拉韦

Raltegravir（*INN*）

化学结构式

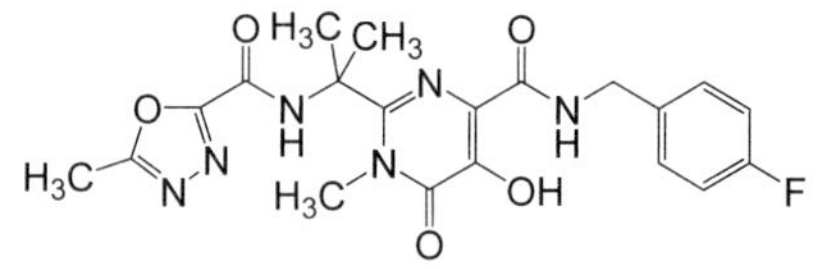

分子式和分子量 $C_{20}H_{21}FN_6O_5$ 444.42

化学名 *N*-[2-[4-[(4-Fluorophenyl)methylcarbamoyl]-5-hydroxy-1-methyl-6-oxopyrimidin-2-yl]propan-2-yl]-5-methyl-1,3,4-oxadiazole-2-carboxamide

N-[2-[4-[(4-氟苯基)甲基氨甲酰基]-5-羟基-1-甲基-6-氧代嘧啶-2-基]丙-2-基]-5-甲基-1,3,4-噁二唑-2-甲酰胺

CAS 登录号 518048-05-0

INN list 97

药效分类 抗病毒药

拉维达韦

Ravidasvir（*INN*）

化学结构式

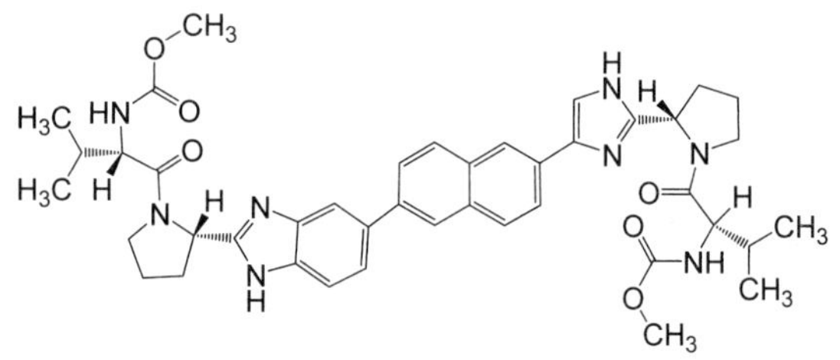

分子式和分子量 $C_{42}H_{50}N_8O_6$ 762.90

化学名 Methyl *N*-[(2*S*)-1-{(2*S*)-2-[5-(6-{2-[(2*S*)-1-{(2*S*)-2-[(methoxycarbonyl)amino]-3-methylbutanoyl}pyrrolidin-2-yl]-1*H*-imidazol-4-yl}naphthalen-2-yl)-1*H*-benzimidazol-2-yl]pyrrolidin-1-yl}-3-methyl-1-oxobutan-2-yl]carbamate

甲基 *N*-[(2*S*)-1-{(2*S*)-2-[5-(6-{2-[(2*S*)-1-{(2*S*)-2-[(甲氧羰酰基)氨基]-3-甲基丁酰基}吡咯-2-基]-1*H*-咪唑-4-基}萘-2-基)-1*H*-苯并咪唑-2-基]吡咯-1-基}-3-甲基-1-氧代丁烷-2-基]氨基甲酸酯

CAS 登录号 1242087-93-9

INN list 113

药效分类 抗病毒药

拉西地平

Lacidipine（*INN*）

分子式和分子量 $C_{26}H_{33}NO_6$ 455.54

化学结构式

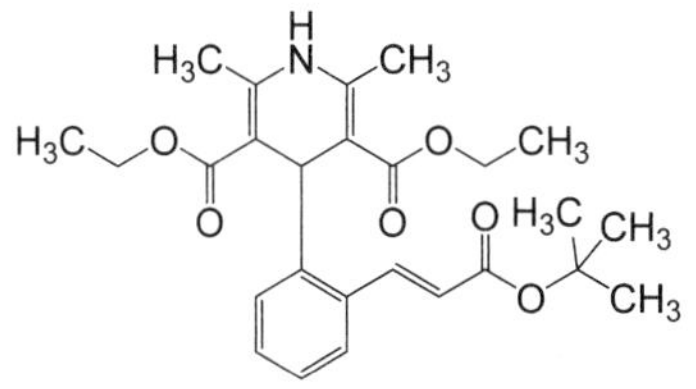

化学名 Diethyl 2,6-dimethyl-4-[2-[(*E*)-3-[(2-methylpropan-2-yl)oxy]-3-oxoprop-1-enyl]phenyl]-1,4-dihydropyridine-3,5-dicarboxylate

二乙基 2,6-二甲基-4-[2-[(*E*)-3-[(2-甲基丙-2-基)氧基]-3-氧代丙-1-烯基]苯基]-1,4-二氢吡啶-3,5-二羧酸酯

CAS 登录号 103890-78-4

INN list 57

药效作用 钙通道阻滞类抗高血压药

ATC 分类 C08CA09

拉西那韦

Lasinavir（*INN*）

化学结构式

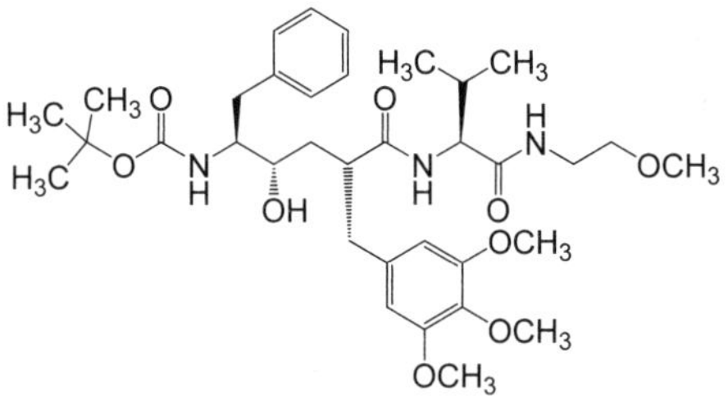

分子式和分子量 $C_{35}H_{53}N_3O_9$ 659.81

化学名 *tert*-Butyl [(*αS*)-*α*-[(1*S*,3*R*)-1-hydroxy-3-[[(1*S*)-1-[(2-methoxyethyl)carbamoyl]-2-methylpropyl]carbamoyl]-4-(2,3,4-trimethoxyphenyl)butyl]phenethyl]carbamate

叔丁基 [(*αS*)-*α*-[(1*S*,3*R*)-1-羟基-3-[[(1*S*)-1-[(2-甲氧乙基)氨基甲酰基]-2-甲基丙基]氨基甲酰基]-4-(2,3,4-三甲氧基苯基)丁基]苯乙基]氨基甲酸酯

CAS 登录号 175385-62-3

INN list 76

药效分类 抗病毒药，HIV 蛋白酶抑制药

拉氧头孢

Latamoxef（*INN*）

化学结构式

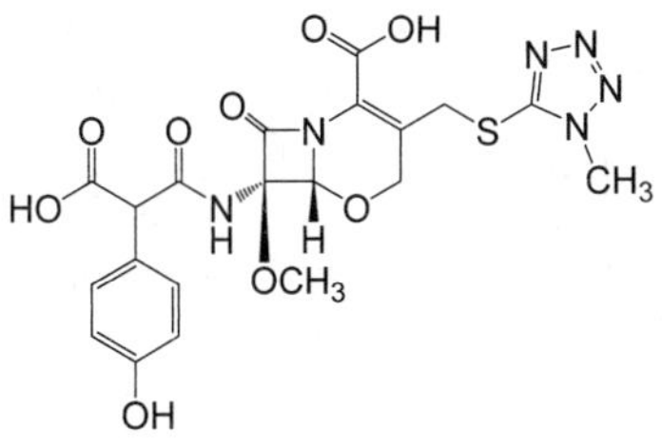

分子式和分子量 $C_{20}H_{20}N_6O_9S$ 520.47

化学名 (6*R*,7*R*)-7-[[2-Carboxy-2-(4-hydroxyphenyl)acetyl]amino]-7-methoxy-3-[(1-methyltetrazol-5-yl)sulfanylmethyl]-8-oxo-5-oxa-1-azabicyclo[4.2.0]oct-2-ene-2-carboxylic acid

(6*R*,7*R*)-7-[[2-羧基-2-(4-羟苯基)乙酰基]氨基]-7-甲氧基-3-[(1-甲基四氮唑-5-基)硫基甲基]-8-氧代-5-氧杂-1-氮杂双环[4.2.0]辛-2-烯-2-羧酸

CAS 登录号 64952-97-2; 64953-12-4[二钠盐]

INN list 46

药效分类 头孢菌素类抗微生物药

ATC 分类 J01DD06

拉扎贝胺

Lazabemide（*INN*）

化学结构式

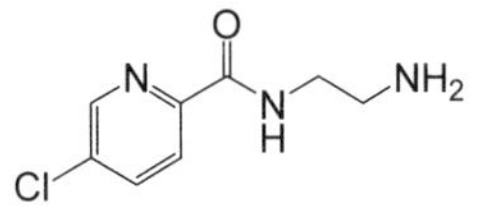

分子式和分子量 $C_8H_{10}ClN_3O$ 199.64

化学名 *N*-(2-Aminoethyl)-5-chloro-2-picolinamide

N-(2-氨乙基)-5-氯-2-吡啶酰胺

CAS 登录号 103878-84-8; 103878-83-7[盐酸盐]

INN list 66

药效分类 抗震颤麻痹药

拉珠西孟

Lazucirnon（*INN*）

化学结构式

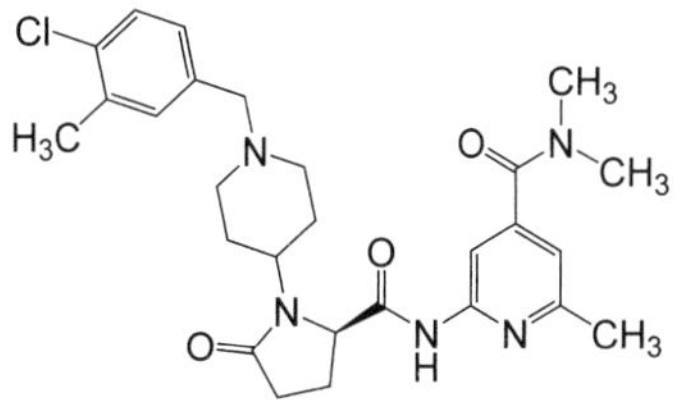

分子式和分子量 $C_{27}H_{34}ClN_5O_3$ 512.05

化学名 2-[[(2*R*)-1-[1-[(4-Chloro-3-methylphenyl)methyl]piperidin-4-yl]-5-oxopyrrolidine-2-carbonyl]amino]-*N*,*N*,6-trimethylpyridine-4-carboxamide

2-[[(2*R*)-1-[1-[(4-氯-3-甲基苯基)甲基]吡啶-4-基]-5-氧代吡咯烷-2-甲酰基]氨基]-*N*,*N*,6-三甲基吡啶-4-甲酰胺

CAS 登录号 1251528-23-0

INN list 123

药效分类 趋化因子受体 3(CCR3)拮抗药

拉组伐帕戈

Lazuvapagon（*INN*）

化学结构式

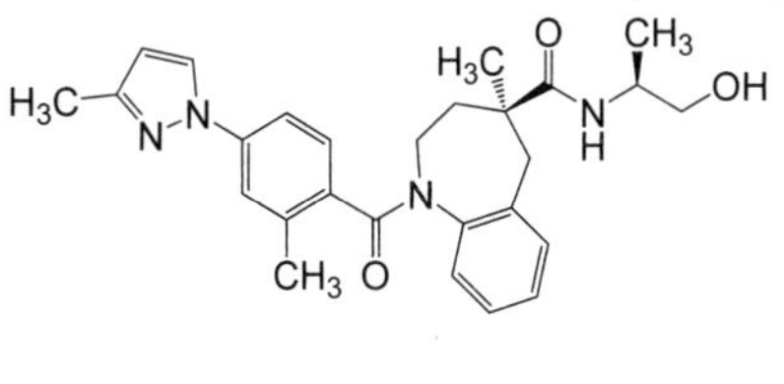

分子式和分子量 $C_{27}H_{32}N_4O_3$ 460.58

化学名 (4*S*)-*N*-[(2*S*)-1-Hydroxypropan-2-yl]-methyl-1-[2-methyl-4-(3-methyl-1*H*-pyrazol-1-yl)benzoyl]-2,3,4,5-tetrahydro-1*H*-1-benzazepine-4-carboxamide

(4*S*)-*N*-[(2*S*)-1-羟基丙-2-基]-甲基-1-[2-甲基-4-(3-甲基-1*H*-吡唑-1-基)苯甲酰基]-2,3,4,5-四氢-1*H*-1-苯并氮杂䓬-4-甲酰胺

CAS 登录号 2379889-71-9

INN list 122

药效分类 加压素 V2 受体激动药

拉唑培南

Razupenem（*INN*）

化学结构式

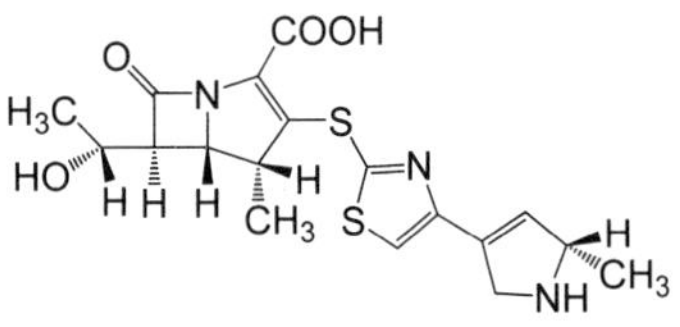

分子式和分子量 $C_{18}H_{21}N_3O_4S_2$ 407.51

化学名 (4*R*,5*S*,6*S*)-6-[(1*R*)-1-Hydroxyethyl]-4-methyl-3-([4-[(5*S*)-5-methyl-2,5-dihydro-1*H*-pyrrol-3-yl]-1,3-thiazol-2-yl]sulfanyl)-7-oxo-1-azabicyclo[3.2.0]hept-2-ene-2-carboxylic acid

(4*R*,5*S*,6*S*)-6-[(1*R*)-1-羟乙基]-4-甲基-3-([4-[(5*S*)-5-甲基-2,5-二氢-1*H*-吡咯-3-基]-1,3-噻唑-2-基]硫烷基)-7-氧代-1-氮杂二环[3.2.0]庚烷-2-烯-2-羧酸

CAS 登录号 426253-04-5

INN list 101

药效分类 抗生素类药

辣椒碱

Capsaicin（*INN*）

化学结构式

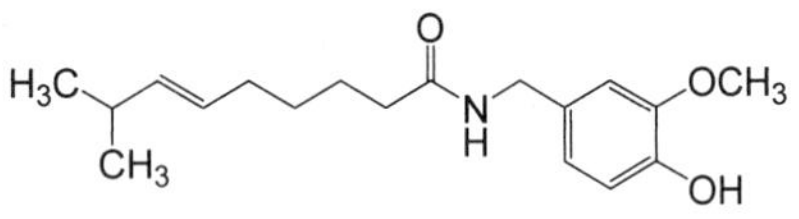

分子式和分子量 $C_{18}H_{27}NO_3$ 305.41

化学名 (6*E*)-*N*-[(4-Hydroxy-3-methoxyphenyl)methyl]-8-methylnon-6-enamide

(6*E*)-*N*-[(4-羟基-3-甲氧基苯基)甲基]-8-甲基壬-6-烯酰胺

CAS 登录号 404-86-4

INN list 113

药效分类 镇痛药

来苯醇醚

Lemoxinol（*INN*）

化学结构式

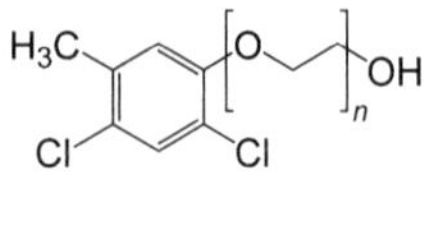

分子式 $C_7H_6OCl_2(C_2H_4O)_n$

化学名 *α*-(4,6-Dichloro-3-tolyl)-oxy-*ω*-hydroxypoly(oxyethylene)

α-(4,6-二氯-3-甲苯基)-氧-*ω*-氢化聚羟乙烯

INN list 70

药效分类 消毒防腐药

来达醇

Ledazerol（*INN*）

化学结构式

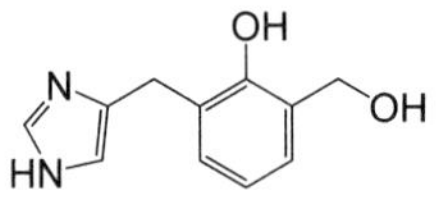

分子式和分子量 $C_{11}H_{12}N_2O_2$ 204.23

化学名 2-Hydroxy-3-(imidazol-4-ylmethyl)benzyl alcohol

2-羟基-3-(咪唑-4-基甲基)苯甲醇

CAS 登录号 116795-97-2

INN list 63

药效分类 抗心绞痛药

来达非班

Lefradafiban（*INN*）

化学结构式

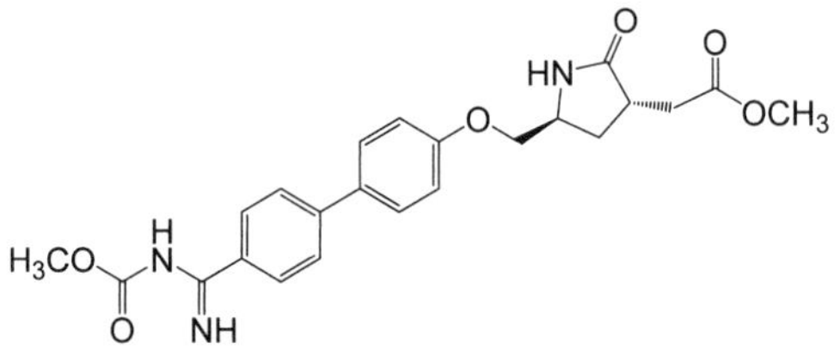

分子式和分子量 $C_{23}H_{25}N_3O_6$ 439.46

化学名 Methyl 2-[(3*S*,5*S*)-5-[[4-[4-(*N*-methoxycarbonylcarbamimidoyl)phenyl]phenoxy]methyl]-2-oxopyrrolidin-3-yl]acetate

甲基 2-[(3*S*,5*S*)-5-[[4-[4-(*N*-甲氧基甲酰基脒基)苯基]苯氧基]甲基]-2-氧代吡咯烷-3-基]乙酸酯

CAS 登录号 149503-79-7

INN list 75

药效分类 纤维蛋白原受体拮抗药

来迪派韦

Ledipasvir（*INN*）

化学结构式

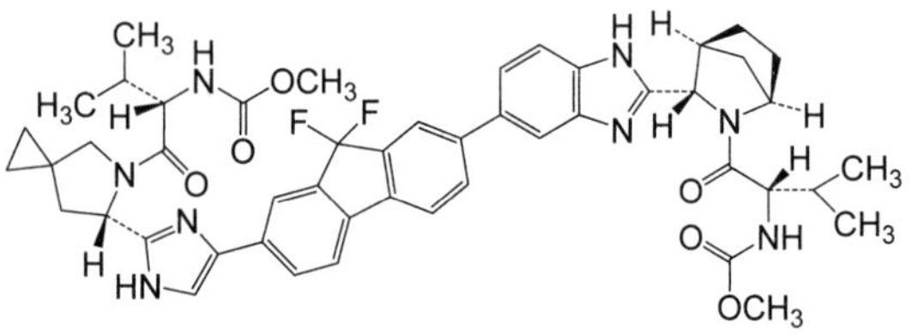

分子式和分子量 $C_{49}H_{54}F_2N_8O_6$ 889.02

化学名 Methyl [(1*S*)-1-{(1*R*,3*S*,4*S*)-3-[5-(9,9-difluoro-7-{2-[(6*S*)-5-{(2*S*)-2-[(methoxycarbonyl)amino]-3-methylbutanoyl}-5-azaspiro

[2.4]hept-6-yl]-1*H*-imidazol-4-yl}-9*H*-fluoren-2-yl)-1*H*-benzimidazol-2-yl]-2-azabicyclo[2.2.1]heptane-2-carbonyl}-2-methylpropyl] carbamate

甲基 [(1*S*)-1-{(1*R*,3*S*,4*S*)-3-[5-(9,9-二氟-7-{2-[(6*S*)-5-{(2*S*)-2-[(甲氧羰基)氨基]-3-甲基丁酰基}-5-氮杂螺[2.4]庚烷-6-基]-1*H*-咪唑-4-基}-9*H*-芴酮-2-基)-1*H*-苯并咪唑-2-基]-2-氮杂双环[2.2.1]庚烷-2-羰基}-2-甲基丙基]氨基甲酸酯

CAS 登录号 1256388-51-8

INN list 109

药效分类 抗病毒药

来法莫林

Lefamulin（*INN*）

化学结构式

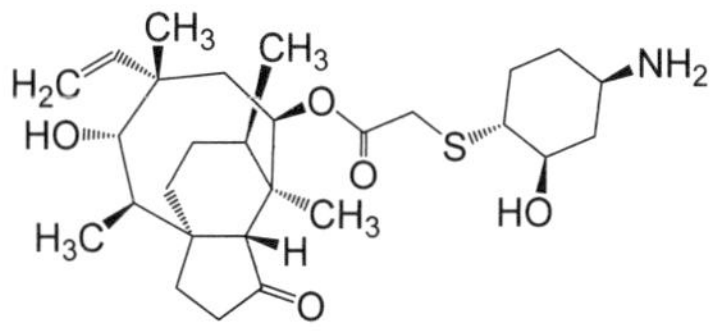

分子式和分子量 $C_{28}H_{45}NO_5S$ 507.73

化学名 (3*aS*,4*R*,5*S*,6*S*,8*R*,9*aR*,10*R*)-6-Ethenyl-5-hydroxy-4,6,9,10-tetramethyl-1-oxodecahydro-3*a*,9-propanocyclopenta[8]annulen-8-yl [(1*R*,2*R*,4*R*)-4-amino-2-hydroxycyclohexyl]sulfanyl]acetate

(3*aS*,4*R*,5*S*,6*S*,8*R*,9*aR*,10*R*)-6-乙烯基-5-羟基-4,6,9,10-四甲基-1-氧代十氢-3-*a*,9-丙基环戊熳并[8]轮烯-8-基[(1*R*,2*R*,4*R*)-4-氨基-2-羟基环己基]硫]乙酸酯

CAS 登录号 1061337-51-6

INN list 110

药效分类 抗生素类药

来伏林

Levorin（*INN*）

化学结构式（见下）

分子式和分子量 $C_{59}H_{84}N_2O_{18}$ 1109.32

化学名 (23*E*,25*E*,27*E*,29*E*,31*E*,33*E*,35*E*)-22-[(2*R*,4*R*,5*S*)-4-Amino-3,5-dihydroxy-6-methyloxan-2-yl]oxy-38-[7-(4-aminophenyl)-5-hydroxy-4-methyl-7-oxoheptan-2-yl]-10,12,14,18,20-pentahydroxy-37-methyl-2,4,8,16-tetraoxo-1-oxacyclooctatriaconta-23,25,27,29,31,33,35-heptaene-19-carboxylic acid

(23*E*,25*E*,27*E*,29*E*,31*E*,33*E*,35*E*)-22-[(2*R*,4*R*,5*S*)-4-氨基-3,5-二羟基-6-甲基氧杂环己烷-2-基]氧-38-[7-(4-氨基苯基)-5-羟基-4-甲基-7-氧代庚烷-2-基]-10,12,14,18,20-五羟基-37-甲基-2,4,8,16-四氧代-1-氧杂环三十八烷-23,25,27,29,31,33,35-庚烯-19-羧酸

CAS 登录号 11014-70-3

INN list 15

药效分类 抗菌药

来氟米特

Leflunomide（*INN*）

化学结构式

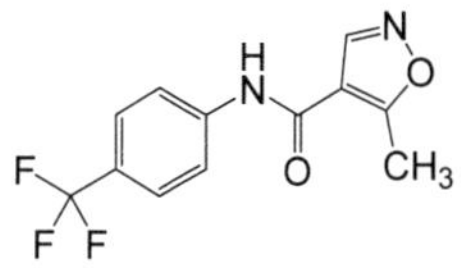

分子式和分子量 $C_{12}H_9F_3N_2O_2$ 270.21

化学名 5-Methyl-*N*-[4-(trifluoromethyl)phenyl]-1,2-oxazole-4-carboxamide

5-甲基-*N*-[4-(三氟甲基)苯基]-1,2-噁唑-4-甲酰胺

CAS 登录号 75706-12-6

INN list 46

药效分类 抗炎镇痛药，抗肿瘤药

ATC 分类 L04AA13

来氟曲唑

Leflutrozole（*INN*）

化学结构式

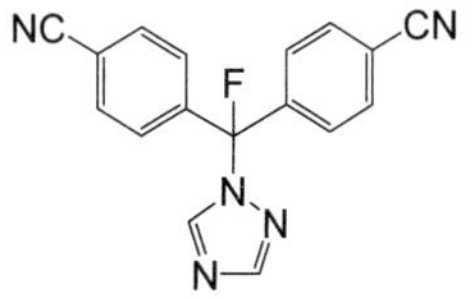

分子式和分子量 $C_{17}H_{10}FN_5$ 303.30

化学名 4,4'-[Fluoro(1*H*-1,2,4-triazol-1-yl)methylene]dibenzonitrile

4,4'-[氟(1*H*-1,2,4-三唑-1-基)甲叉基]二苯甲腈

CAS 登录号 143030-47-1

INN list 117

药效分类 芳香化酶抑制药，抗肿瘤药

来红霉素

Lexithromycin（*INN*）

化学结构式

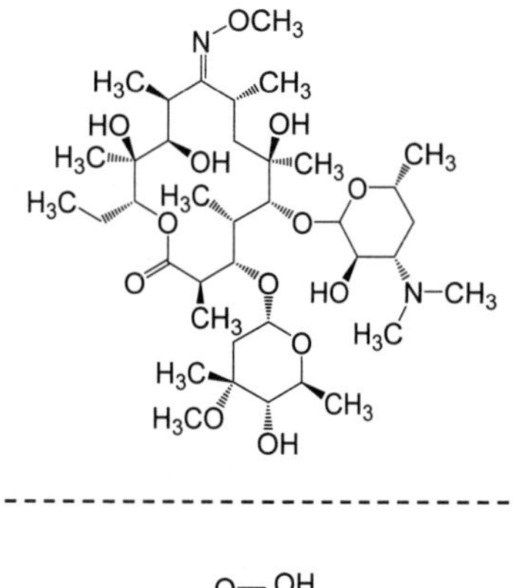

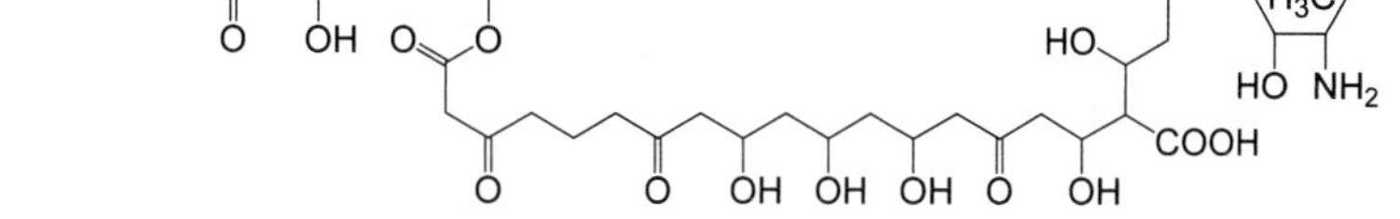

来伏林

分子式和分子量　$C_{38}H_{70}N_2O_{13}$　762.97

化学名　9-(*O*-Methyloxime)erythromycin

9-(*O*-甲基肟)红霉素

CAS 登录号　53066-26-5

INN list　65

药效分类　抗生素类药

来考佐坦

Lecozotan（*INN*）

化学结构式

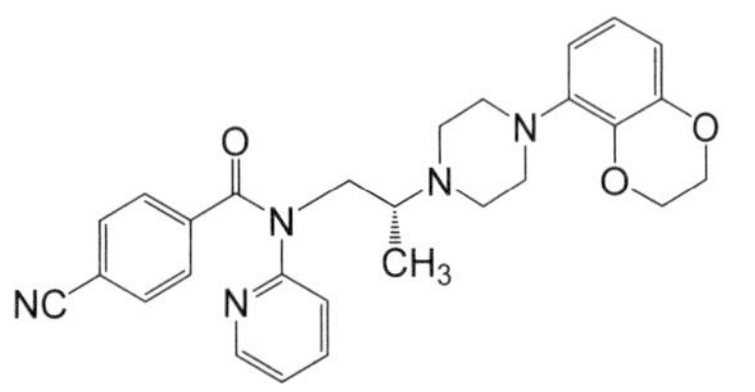

分子式和分子量　$C_{28}H_{29}N_5O_3$　483.57

化学名　4-Cyano-*N*-[(2*R*)-2-[4-(2,3-dihydro-1,4-benzodioxin-5-yl)piperazin-1-yl]propyl]-*N*-(pyridin-2-yl)benzamide

4-氰基-*N*-[(2*R*)-2-[4-(2,3-二氢-1,4-苯并二噁英-5-基)哌嗪-1-基]丙基]-*N*-(吡啶-2-基)苯甲酰胺

CAS 登录号　434283-16-6; 433282-68-9[盐酸盐]

INN list　93

药效分类　5-羟色胺受体拮抗药

来克芬酸

Lexofenac（*INN*）

化学结构式

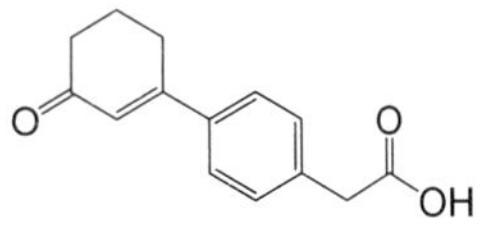

分子式和分子量　$C_{14}H_{14}O_3$　230.26

化学名　[4-(3-Oxo-1-cyclohexen-l-yl)phenyl]acetic acid

[4-(3-氧代-1-环己烯-1-基)苯基]乙酸

CAS 登录号　41387-02-4

INN list　38

药效分类　解热镇痛药

来立司琼

Lerisetron（*INN*）

化学结构式

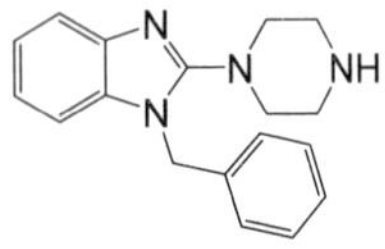

分子式和分子量　$C_{18}H_{20}N_4$　292.38

化学名　1-Benzyl-2-(1-piperazinyl)-benzimidazole

1-苄基-2-(1-哌嗪基)-苯并咪唑

CAS 登录号　143257-98-1

INN list　69

药效分类　5-羟色胺受体拮抗药

来罗西利

Lerociclib（*INN*）

化学结构式

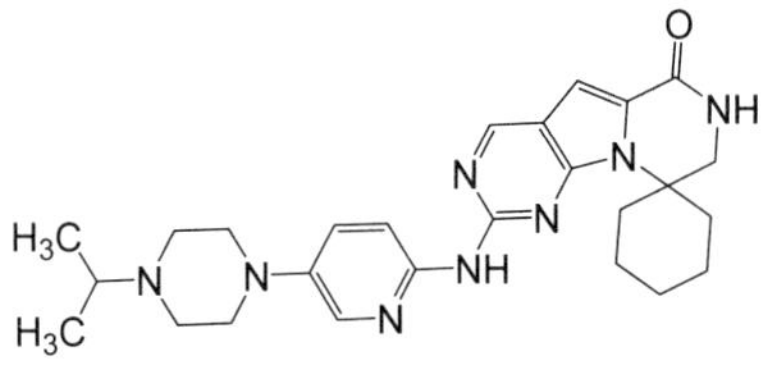

分子式和分子量　$C_{26}H_{34}N_8O$　474.60

化学名　2'-({5-[4-(Propan-2-yl)piperazin-1-yl]pyridin-2-yl}amino)-7',8'-dihydro-6'*H*-spiro[cyclohexane-1,9'-pyrazino[1',2':1,5]pyrrolo[2,3-*d*]pyrimidin]-6'-one

2'-({5-[4-(丙-2-基)哌嗪-1-基]吡啶-2-基}氨基)-7',8'-二氢-6'*H*-螺[环己烷-1,9'-吡嗪并[1',2':1,5]吡咯并[2,3-*d*]嘧啶]-6'-酮

CAS 登录号　1628256-23-4

INN list　120

药效分类　抗肿瘤药

来罗唑

Letrozole（*INN*）

化学结构式

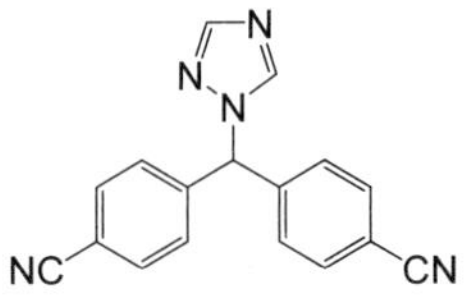

分子式和分子量　$C_{17}H_{11}N_5$　285.30

化学名　4-[(4-cyanophenyl)-(1,2,4-triazol-1-yl)methyl]benzonitrile

4-[(4-氰基苯基)-(1,2,4-三唑-1-基)甲基]苯甲腈

CAS 登录号　112809-51-5

INN list　70

药效分类　芳酶抑制药，抗肿瘤药

ATC 分类　L02BG04

来洛霉素

Laidlomycin（*INN*）

化学结构式

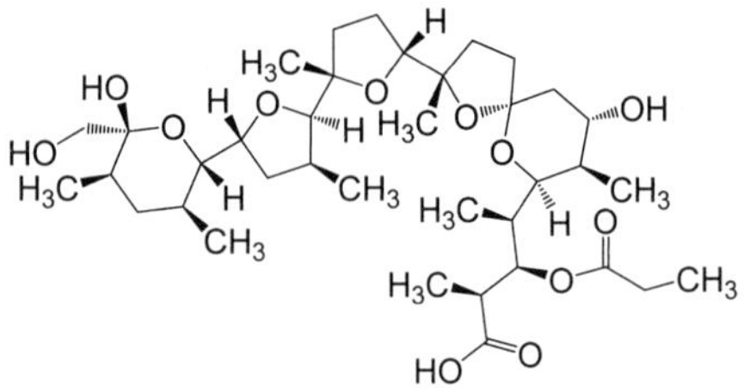

分子式和分子量　$C_{37}H_{62}O_{12}$　698.88

化学名　(2*S*,3*R*,4*R*)-4-[(2*S*,5*R*,7*S*,8*R*,9*S*)-7-Hydroxy-2-[(2*R*,5*S*)-5-[(2*R*,3*S*,5*R*)-5-[(2*S*,3*S*,5*R*,6*R*)-6-hydroxy-6-(hydroxymethyl)-3,5-dimethyloxan-2-yl]-3-methyloxolan-2-yl]-5-methyloxolan-2-yl]-2,8-dimethyl-1,10-dioxaspiro[4.5]decan-9-yl]-2-methyl-3-propanoyloxypentanoic acid

(2*S*,3*R*,4*R*)-4-[(2*S*,5*R*,7*S*,8*R*,9*S*)-7-羟基-2-[(2*R*,5*S*)-5-[(2*R*,3*S*,5*R*)-5-[(2*S*,3*S*,5*R*,6*R*)-6-羟基-6-(羟甲基)-3,5-二甲基环氧戊环-2-基]-3-甲基环氧戊环-2-基]-5-甲基环氧戊环-2-基]-2,8-二甲基-1,10-二氧杂螺[4.5]癸烷-9-基]-2-甲基-3-丙酰氧基戊酸

CAS 登录号　56283-74-0; 84799-02-0[来洛霉素丙酸钾]

INN list　61

药效分类　抗生素类药

来玛唑啉

Lerimazoline（*INN*）

化学结构式

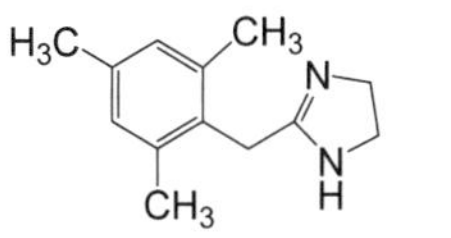

分子式和分子量　$C_{13}H_{18}N_2$　202.30

化学名　2-[(2,4,6,-Trimethylphenyl)methyl]-4,5-dihydro-1*H*-imidazole

2-[(2,4,6,-三甲基苯基)甲基]-4,5-二氢-1*H*-咪唑

CAS 登录号　54765-26-3

INN list　110

药效分类　拟交感神经药

来米地平

Lemildipine（*INN*）

化学结构式

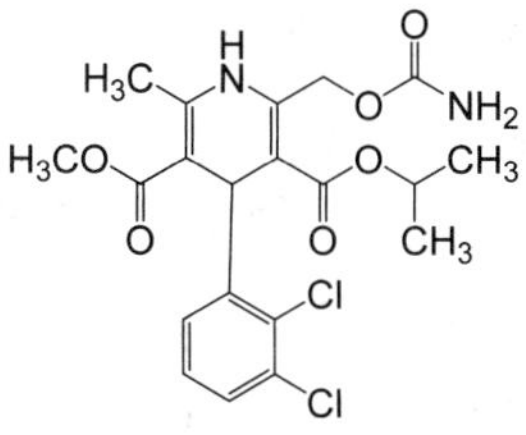

分子式和分子量　$C_{20}H_{22}Cl_2N_2O_6$　457.30

化学名　5-*O*-Methyl 3-*O*-propan-2-yl 2-(carbamoyloxymethyl)-4-(2,3-dichlorophenyl)-6-methyl-1,4-dihydropyridine-3,5-dicarboxylate

5-*O*-甲基 3-*O*-丙-2-基 2-(氨基甲酰基氧基甲基)-4-(2,3-二氯苯基)-6-甲基-1,4-二氢吡啶-3,5-二羧酸酯

CAS 登录号　125729-29-5

INN list　69

药效分类　钙通道阻滞药

来米多舒

Lemidosul（*INN*）

化学结构式

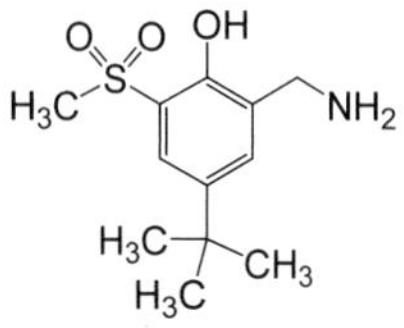

分子式和分子量　$C_{12}H_{19}NO_3S$　257.35

化学名　2-(Aminomethyl)-4-*tert*-butyl-6-methylsulfonylphenol

2-(氨基甲基)-4-叔丁基-6-甲基磺酰基苯酚

CAS 登录号　88041-40-1

INN list　52

药效分类　利尿药

来明拉唑

Leminoprazole（*INN*）

化学结构式

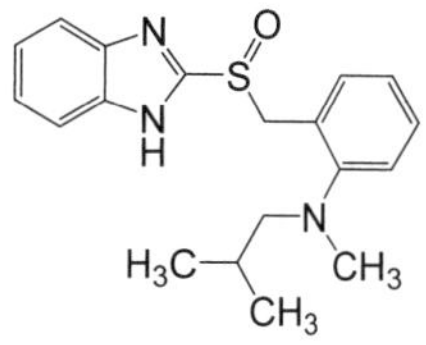

分子式和分子量　$C_{19}H_{23}N_3OS$　341.47

化学名　(±)-2-[[*o*-(Isobutylmethylamino)benzyl]sulfinyl]benzimidazole

(±)-2-[[2-(异丁基甲基氨基)苄基]亚磺酰基]苯并咪唑

CAS 登录号　104340-86-5

INN list　68

药效分类　抗溃疡药

来莫泊芬

Lemuteporfin（*INN*）

化学结构式

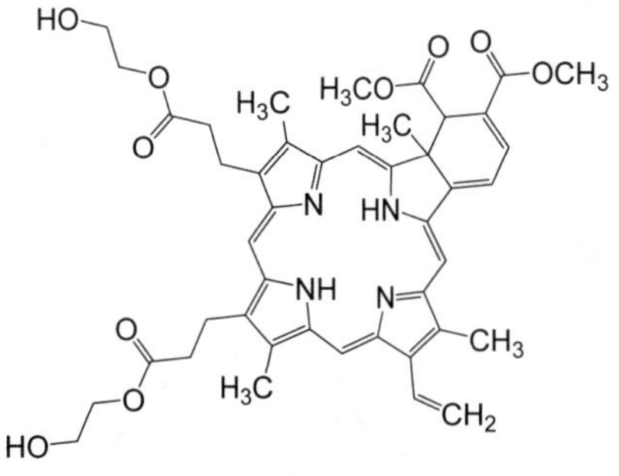

分子式和分子量　$C_{44}H_{48}N_4O_{10}$　792.87

化学名　Dimethyl (2*RS*, 2^1*SR*)-8-ethenyl-13,17-bis[3-(2-hydroxyethoxycarbonyl)-3-oxopropyl]-2,7,12,18-tetramethyl-2,2^1-dihydrobenzo[*b*]porphyrin-2^1,2^2-dicarboxylate

二甲基 (2*RS*, 2^1*SR*)-8-乙烯基-13,17-双[3-(2-羟基乙氧基羰基)-3-氧代丙基]-2,7,12,18-四甲基-2, 2^1-二氢苯并[*b*]卟啉-2^1,2^2-二羧酸酯

CAS 登录号 215808-49-4
INN list 91
药效分类 光增敏药

来那巴舒

Lenabasum（*INN*）

化学结构式

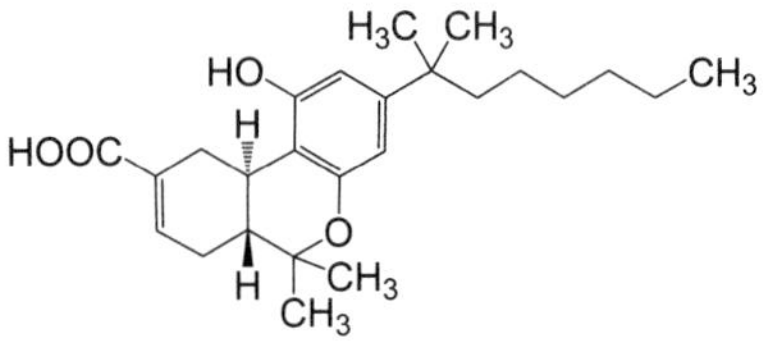

分子式和分子量 $C_{25}H_{36}O_4$ 400.56

化学名 (6*aR*,10*aR*)-1-Hydroxy-6,6-dimethyl-3-(2-methyloctan-2-yl)-6*a*,7,10,10*a*-tetrahydro-6*H*-dibenzo[*b*,*d*]pyran-9-carboxylic acid

(6*aR*,10*aR*)-1-羟基-6,6-二甲基-3-(2-甲基辛烷-2-基)-6*a*,7,10,10*a*-四氢-6*H*-二苯并[*b*,*d*]吡喃-9-羧酸

CAS 登录号 137945-48-3
INN list 118
药效分类 大麻素受体激动药

来那度胺

Lenalidomide（*INN*）

化学结构式

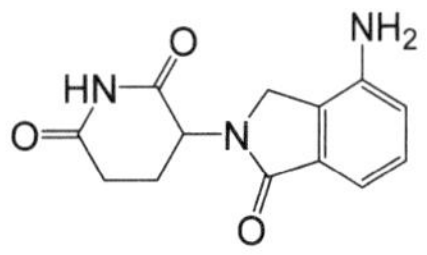

分子式和分子量 $C_{13}H_{13}N_3O_3$ 259.26

化学名 3-(4-Amino-1-oxo-1,3-dihydro-2*H*-isoindol-2-yl)piperidine-2,6-dione

3-(4-氨基-1-氧代-1,3-二氢-2*H*-异吲哚-2-基)哌啶-2,6-二酮

CAS 登录号 191732-72-6
INN list 91
药效分类 抗肿瘤药
ATC 分类 L04AX04

来那帕韦

Lenacapavir（*INN*）

化学结构式

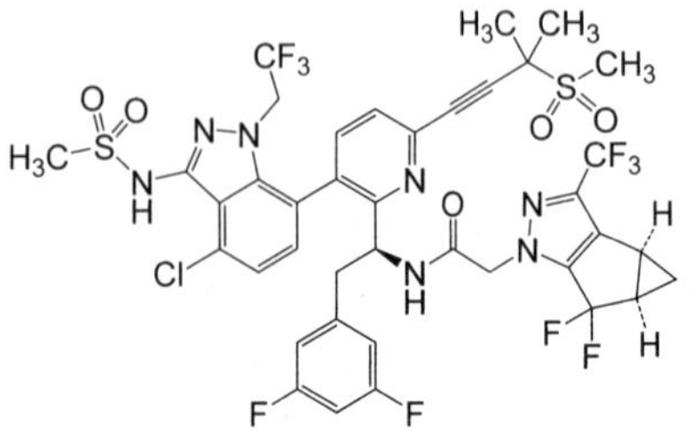

分子式和分子量 $C_{39}H_{32}ClF_{10}N_7O_5S_2$ 968.28

化学名 *N*-[(1*S*)-1-{3-[4-Chloro-3-(methanesulfonamido)-1-(2,2,2-trifluoroethyl)-1*H*-indazol-7-yl]-6-[3-(methanesulfonyl)-3-methylbut-1-yn-1-yl]pyridin-2-yl}-2-(3,5-difluorophenyl)ethyl]-2-[(3*bS*,4*aR*)-5,5-difluoro-3-(trifluoromethyl)-3*b*,4,4*a*,5-tetrahydro-1*H*-cyclopropa[3,4]cyclopenta[1,2-*c*]pyrazol-1-yl]acetamide

N-[(1*S*)-1-{3-[4-氯-3-(甲磺酰氨基)-1-(2,2,2-三氟乙基)-1*H*-吲唑-7-基]-6-[3-(甲磺酰基)-3-甲基丁-1-炔-1-基]吡啶-2-基}-2-(3,5-二氟苯基)乙基]-2-[(3*bS*,4*aR*)-5,5-二氟-3-(三氟甲基)-3*b*,4,4*a*,5-四氢-1*H*-环丙烷[3,4]环戊熳并[1,2-*c*]吡唑-1-基]乙酰胺

CAS 登录号 2189684-44-2
INN list 121
药效分类 抗病毒药

来那培南

Lenapenem（*INN*）

化学结构式

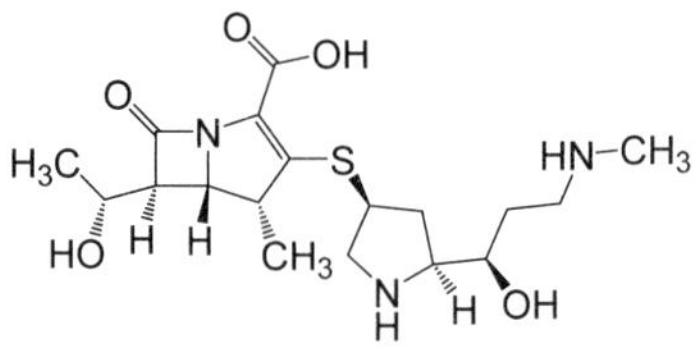

分子式和分子量 $C_{18}H_{29}N_3O_5S$ 399.50

化学名 (+)-(4*R*,5*S*,6*S*)-6-[(*R*)-1-Hydroxyethyl]-3-[[(3*S*,5*S*)-5-[(*R*)-1-hydroxy-3-(methylamino)propyl]-3-pyrrolidinyl]thio]-4-methyl-7-oxo-1-azabicyclo[3.2.0]hept-2-ene-2-carboxylic acid

(+)-(4*R*,5*S*,6*S*)-6-[(*R*)-1-羟基乙基]-3-[[(3*S*,5*S*)-5-[(*R*)-1-羟基-3-(甲氨基)丙基]-3-吡咯烷基]硫基]-4-甲基-7-氧-1-氮杂二环[3.2.0]庚-2-烯-2-甲酸

CAS 登录号 149951-16-6
INN list 73
药效分类 抗生素类药

来尼喹新

Leniquinsin（*INN*）

化学结构式

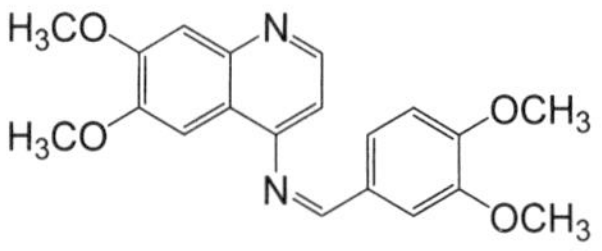

分子式和分子量 $C_{20}H_{20}N_2O_4$ 352.38

化学名 6,7-Dimethoxy-4-(veratrylideneamino) quinoline

6,7-二甲氧基-4-(藜芦基亚基氨基)喹啉

CAS 登录号 10351-50-5
INN list 18
药效分类 抗高血压药

来硼巴坦

Ledaborbactam（*INN*）

分子式和分子量 $C_{12}H_{14}BNO_5$ 263.06

化学结构式

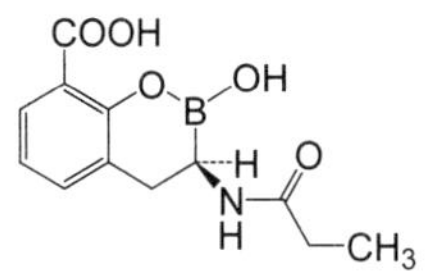

化学名 (3*R*)-2-Hydroxy-3-(propanamido)-3,4-dihydro-1,2-benzoxaborinine-8-carboxylic acid

(3*R*)-2-羟基-3-(丙酰氨基)-3,4-二氢-1,2-苯并氧杂硼杂环己熳-8-羧酸

CAS 登录号 1842397-36-7

INN list 125

药效分类 β-内酰胺酶抑制药

来硼巴坦酯

Ledaborbactam Etzadroxil（*INN*）

化学结构式

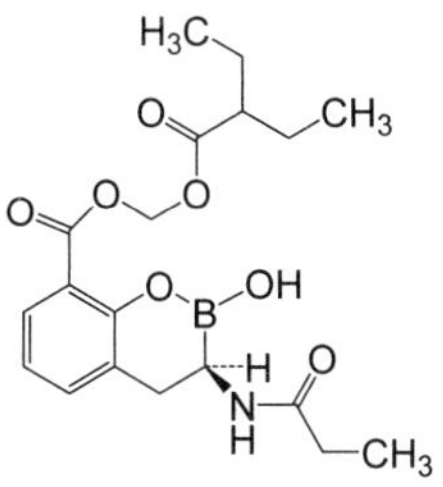

分子式和分子量 $C_{19}H_{26}BNO_7$ 391.23

化学名 [(2-Ethylbutanoyl)oxy]methyl (3*R*)-2-hydroxy-3-(propanamido)-3,4-dihydro-1,2-benzoxaborinine-8-carboxylate

[(2-乙基丁酰基)氧]甲基 (3*R*)-2-羟基-3-(丙酰氨基)-3,4-二氢-1,2-苯并氧杂硼杂环己熳-8-羧酸酯

CAS 登录号 1842399-68-1

INN list 125

药效分类 β-内酰胺酶抑制药

来普立宁

Leteprinim（*INN*）

化学结构式

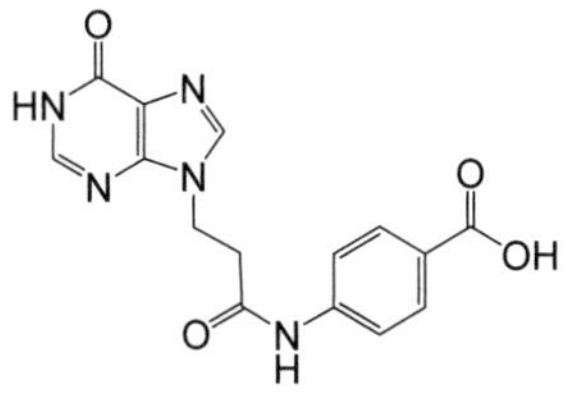

分子式和分子量 $C_{15}H_{13}N_5O_4$ 327.29

化学名 *p*-[3-(1,6-Dihydro-6-oxo-9*H*-purin-9-yl)propionamido] benzoic acid

4-[3-(1,6-二氢-6-氧代-9*H*-嘌呤-9-基)丙酰氨基]苯甲酸

CAS 登录号 138117-50-7; 192564-13-9[钾盐]

INN list 80

药效分类 促智药，抗早老性痴呆药

来普他林

Leptacline（*INN*）

化学结构式

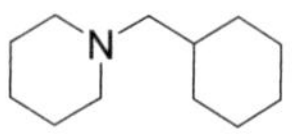

分子式和分子量 $C_{12}H_{23}N$ 181.32

化学名 1-(Cyclohexylmethyl)piperidine

1-(环己基甲基)哌啶

CAS 登录号 5005-72-1

INN list 17

药效分类 兴奋药

来曲珠利

Letrazuril（*INN*）

化学结构式

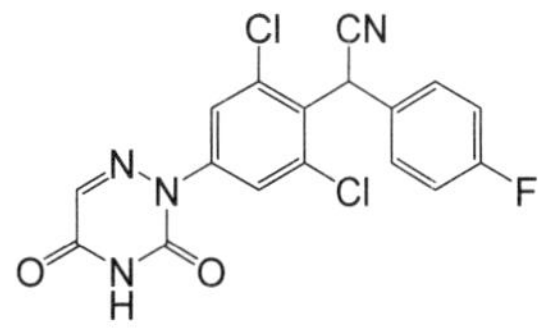

分子式和分子量 $C_{17}H_9Cl_2FN_4O_2$ 391.18

化学名 (±)-[2,6-Dichloro-4-(4,5-dihydro-3,5-dioxo-*as*-triazin-2(3*H*)-yl)phenyl](*p*-fluorophenyl)acetonitrile

(±)-[2,6-二氯-4-(4,5-二氢-3,5-二氧代-1,2,4-三嗪-2(3*H*)-基)苯基](4-氟苯基)乙腈

CAS 登录号 103337-74-2

INN list 61

药效分类 抗寄生虫药

来沙骨化醇

Lexacalcitol（*INN*）

化学结构式

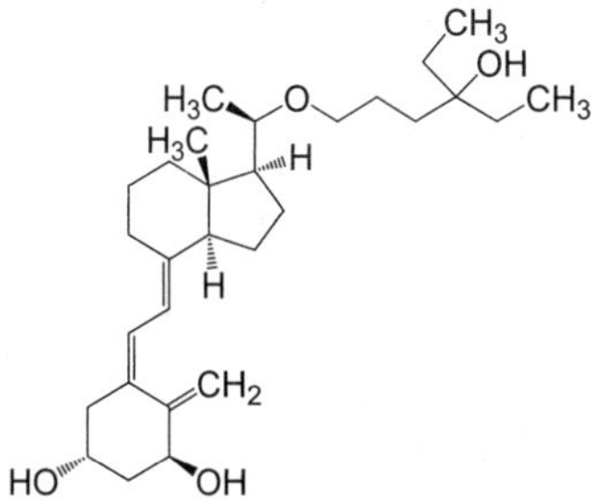

分子式和分子量 $C_{29}H_{48}O_4$ 460.69

化学名 (5*Z*,7*E*,20*R*)-20-[(4-Ethyl-4-hydroxyhexyl)oxy]-9,10-secopregna-5,7,10(19)-triene-l*α*,3*β*-diol

(5*Z*,7*E*,20*R*)-20-[(4-乙基-4-羟基己基)氧基]-9,10-开环孕甾-5,7,10(19)-三烯-l*α*,3*β*-二醇

CAS 登录号 131875-08-6

INN list 71

药效分类 维生素类药

来司诺雷

Lesinurad（*INN*）

化学结构式

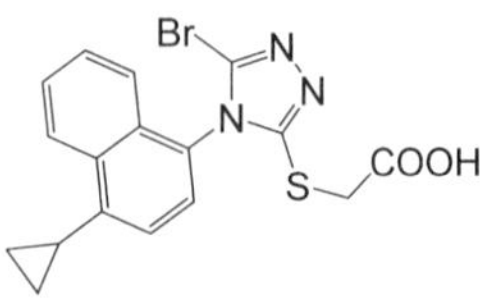

分子式和分子量　$C_{17}H_{14}BrN_3O_2S$　404.28

化学名　2-[[5-Bromo-4-(4-cyclopropylnaphthalen-1-yl)-4*H*-1,2,4-triazol-3-yl]sulfanyl]acetic acid

2-[[5-溴-4-(4-环丙基萘-1-基)-4*H*-1,2,4-三氮唑-3-基]硫基]乙酸

CAS 登录号　878672-00-5

INN list　105

药效分类　尿酸传输抑制药

来司哌嗪

Lensiprazine（*INN*）

化学结构式

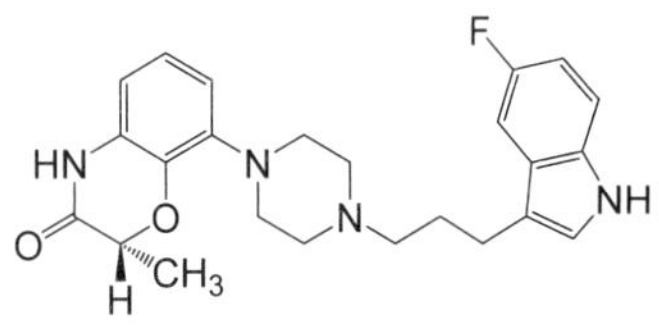

分子式和分子量　$C_{24}H_{27}FN_4O_2$　422.50

化学名　(2*R*)-8-[4-[3-(5-Fluoro-1*H*-indol-3-yl)propyl]piperidin1-yl]-2-methyl-2*H*-1,4-benzoxazin-3(4*H*)-one

(2*R*)-8-[4-[3-(5-氟-1*H*-吲哚-3-基)丙基]哌啶-1-基]-2-甲基-2*H*-1,4-苯并噁嗪-3(4*H*)-酮

CAS 登录号　327026-93-7

INN list　99

药效分类　抗抑郁药

来索吡琼

Lesopitron（*INN*）

化学结构式

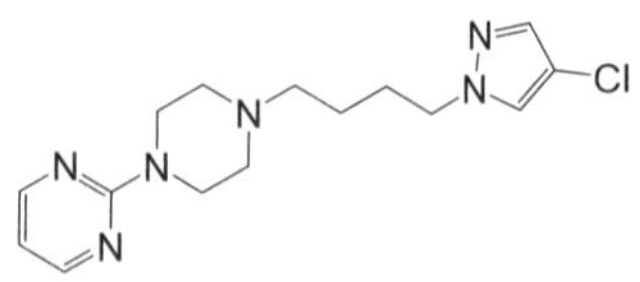

分子式和分子量　$C_{15}H_{21}ClN_6$　320.82

化学名　2-[4-[4-(4-Chloropyrazol-1-yl)butyl]-1-piperazinyl]pyrimidine

2-[4-[4-(4-氯吡唑-1-基)丁基]-1-哌嗪基]嘧啶

CAS 登录号　132449-46-8

INN list　66

药效分类　抗焦虑药

来他沙班

Letaxaban（*INN*）

化学结构式

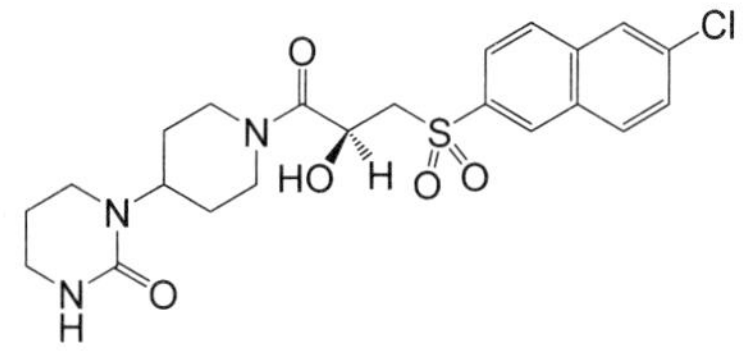

分子式和分子量　$C_{22}H_{26}ClN_3O_5S$　479.98

化学名　1-(1-[(2*S*)-3-[(6-Chloronaphthalen-2-yl)sulfonyl]-2-hydroxypropanoyl]piperidin-4-yl)tetrahydropyrimidin-2(1*H*)-one

1-(1-[(2*S*)-3-[(6-氯萘-2-基)磺酰基]-2-羟基丙酰基]哌啶-4-基)四氢嘧啶-2(1*H*)-酮

CAS 登录号　870262-90-1

INN list　104

药效分类　凝血因子Xa 抑制药

来特莫韦

Letermovir（*INN*）

化学结构式

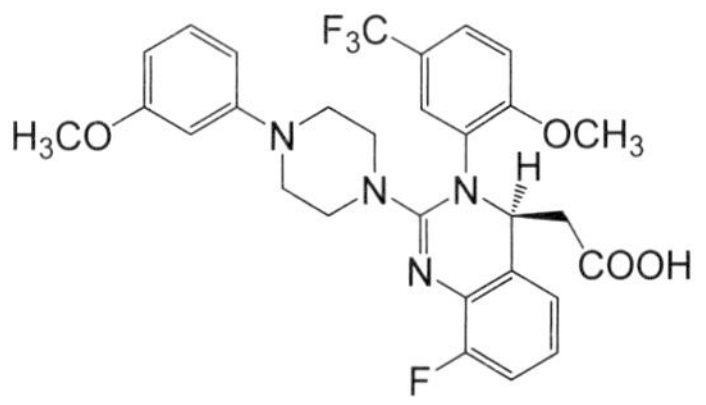

分子式和分子量　$C_{29}H_{28}F_4N_4O_4$　572.55

化学名　(4*S*)-2-[8-Fluoro-2-[4-(3-methoxyphenyl)piperazin-1-yl]-3-[2-methoxy-5-(trifluoromethyl)phenyl]-3,4-dihydroquinazolin-4-yl]acetic acid

(4*S*)-2-[8-氟-2-[4-(3-甲氧基苯基)哌嗪-1-基]-3-[2-甲氧基-5-(三氟甲基)苯基]-3,4-二氢喹唑啉-4-基]乙酸

CAS 登录号　917389-32-3

INN list　104

药效分类　抗病毒药

来替米特

Letimide（*INN*）

化学结构式

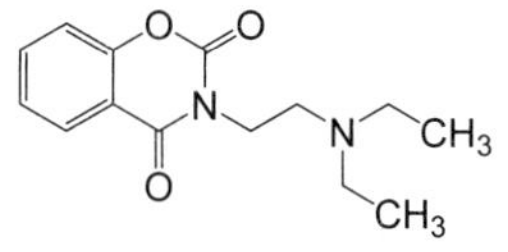

分子式和分子量　$C_{14}H_{18}N_2O_3$　262.31

化学名　3-[2-(Diethylamino)ethyl]-2*H*-1,3-benzoxazine-2,4(3*H*)-dione

3-[2-(二乙基氨基)乙基]-2*H*-1,3-苯并噁嗪-2,4(3*H*)-二酮

CAS 登录号　26513-90-6; 21791-39-9[盐酸盐]

INN list　25

药效分类 镇痛药

来托司坦

Letosteine（*INN*）

化学结构式

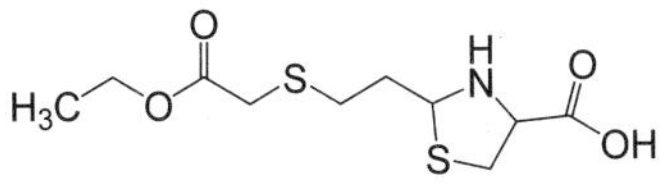

分子式和分子量 $C_{10}H_{17}NO_4S_2$ 279.38

化学名 2-[2-(2-Ethoxy-2-oxoethyl)sulfanylethyl]-1,3-thiazolidine-4-carboxylic acid

2-[2-(2-乙氧基-2-氧代乙基)硫基乙基]-1,3-噻唑烷-4-羧酸

CAS 登录号 53943-88-7

INN list 38

药效分类 黏液溶解药

来妥替尼

Lestaurtinib（*INN*）

化学结构式

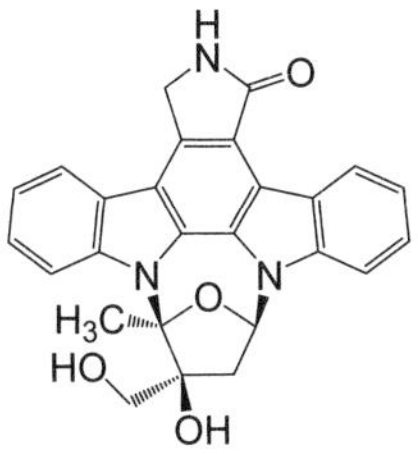

分子式和分子量 $C_{26}H_{21}N_3O_4$ 439.46

化学名 (9*S*,10*S*,12*R*)-10-Hydroxy-10-(hydroxymethyl)-9-methyl-2,3,9,10,11,12-hexahydro-9,12-epoxy-1*H*-diindolo[1,2,3-*fg*:3',2',1'-*kl*]pyrrolo[3,4-*i*][1,6]benzodiazocin-1-one

(9*S*,10*S*,12*R*)-10-羟基-10-(羟甲基)-9-甲基-2,3,9,10,11,12-六氢-9,12-环氧-1*H*-二吲哚并[1,2,3-*fg*:3',2',1'-*kl*]吡咯并[3,4-*i*][1,6]苯并二氮芳辛-1-酮

CAS 登录号 111358-88-4

INN list 91

药效分类 抗肿瘤药

来西贝特

Lecimibide（*INN*）

化学结构式

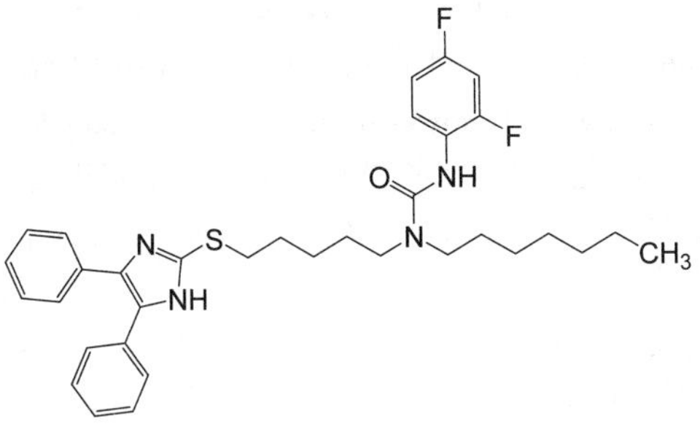

分子式和分子量 $C_{34}H_{40}F_2N_4OS$ 590.77

化学名 3-(2,4-Difluorophenyl)-1-[5-[(4,5-diphenylimidazol-2-yl)thio]pentyl]-1-heptylurea

3-(2,4-二氟苯基)-1-[5-[(4,5-二苯基咪唑-2-基)硫基]戊基]-1-庚基脲

CAS 登录号 130804-35-2

INN list 70

药效分类 降血脂药

来西布林

Lexibulin（*INN*）

化学结构式

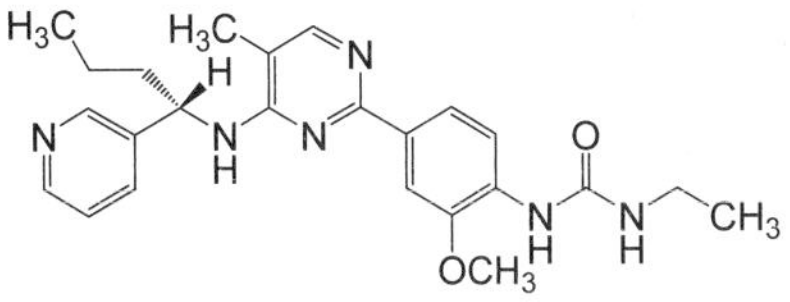

分子式和分子量 $C_{24}H_{30}N_6O_2$ 434.53

化学名 1-Ethyl-3-[2-methoxy-4-(5-methyl-4-[[(1*S*)-1-(pyridin-3-yl)butyl]amino]pyrimidin-2-yl)phenyl]urea

1-乙基-3-[2-甲氧基-4-(5-甲基-4-[[(1*S*)-1-(吡啶-3-基)丁基]氨基]嘧啶-2-基)苯基]脲

CAS 登录号 917111-44-5

INN list 105

药效分类 抗肿瘤药

来昔洛韦

Lagociclovir（*INN*）

化学结构式

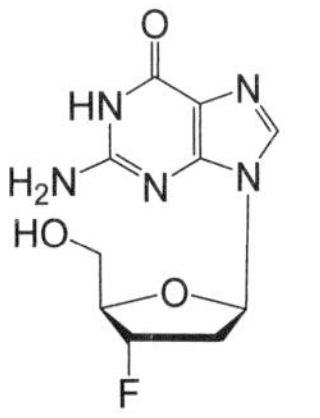

分子式和分子量 $C_{10}H_{12}FN_5O_3$ 269.23

化学名 2-Amino-9-(2,3-dideoxy-3-fluoro-*β*-D-*erythro*-pentofuranosyl)-1,9-dihydro-6*H*-purin-6-one

2-氨基-9-(2,3-双脱氧-3-氟-*β*-D-赤-呋喃戊糖基)-1,9-二氢-6*H*-嘌呤-6-酮

CAS 登录号 92562-88-4

INN list 101

药效分类 抗病毒药

来昔帕泛

Lexipafant（*INN*）

分子式和分子量 $C_{23}H_{30}N_4O_4S$ 458.57

化学结构式

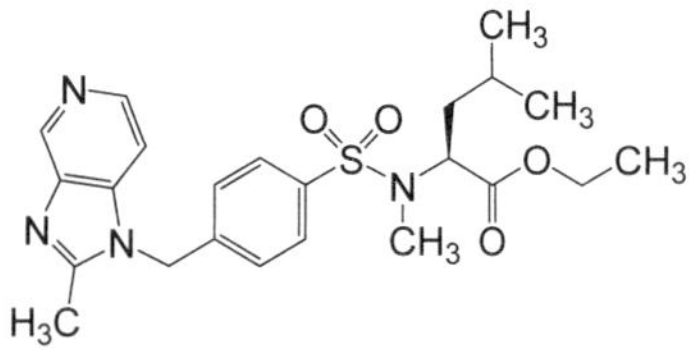

化学名 Ethyl (2*S*)-4-methyl-2-[methyl-[4-[(2-methylimidazo[4,5-*c*]pyridin-1-yl)methyl]phenyl]sulfonylamino]pentanoate

乙基 (2*S*)-4-甲基-2-[甲基-[4-[(2-甲基咪唑并[4,5-*c*]吡啶-1-基)甲基]苯基]磺酰基氨基]戊酸酯

CAS 登录号 139133-26-9

INN list 70

药效分类 血小板激活因子拮抗药

来昔屈南钐[153Sm]

Samarium[153Sm]Lexidronam（*INN*）

化学结构式

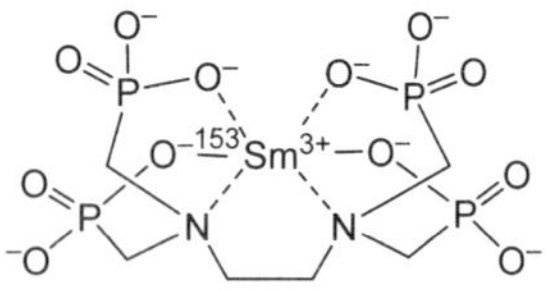

分子式和分子量 $C_6H_{12}N_2O_{12}P_4{}^{153}Sm$ 586.02

化学名 Samarium-153(3+);*N*,*N*,*N'*,*N'*-tetrakis(phosphonatomethyl)ethane-1,2-diamine

钐[153Sm](3+); *N*,*N*,*N'*,*N'*-四(膦酸盐甲基)乙-1,2-二胺

CAS 登录号 154427-83-5

INN list 74

药效分类 诊断用药

莱博雷生

Lemborexant（*INN*）

化学结构式

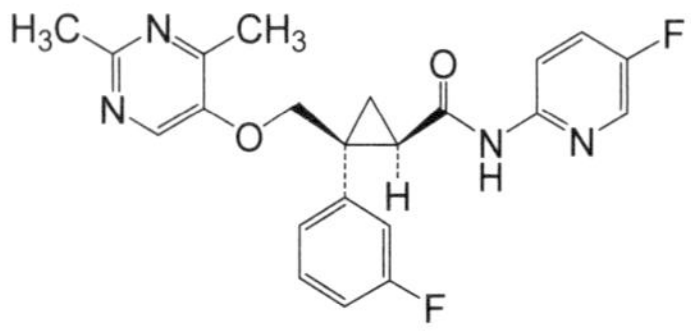

分子式和分子量 $C_{22}H_{20}F_2N_4O_2$ 218.11

化学名 (1*R*,2*S*)-2-{[(2,4-Dimethylpyrimidin-5-yl)oxy]methyl}-2-(3-fluorophenyl)-*N*-(5-fluoropyridin-2-yl)cyclopropanecarboxamide

(1*R*,2*S*)-2-{[(2,4-二甲基嘧啶-5-基)氧]甲基}-2-(3-氟苯基)-*N*-(5-氟吡啶-2-基)环丙烷甲酰胺

CAS 登录号 1369764-02-2

INN list 111

药效分类 食欲素受体拮抗药

莱尼利塞

Leniolisib（*INN*）

分子式和分子量 $C_{21}H_{25}F_3N_6O_2$ 450.47

化学结构式

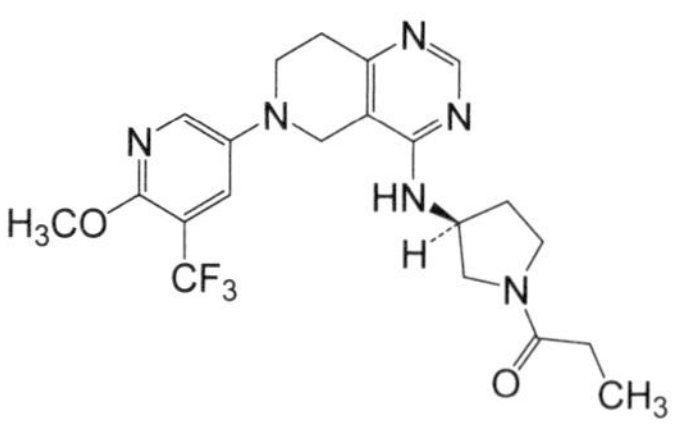

化学名 1-[(3*S*)-3-({6-[6-Methoxy-5-(trifluoromethyl)pyridin-3-yl]-5,6,7,8-tetrahydropyrido[4,3-*d*]pyrimidin-4-yl}amino)pyrrolidin-1-yl]propan-1-one

1-[(3*S*)-3-({6-[6-甲氧基-5-(三氟甲基)吡啶-3-基]-5,6,7,8-四氢吡啶并[4,3-*d*]嘧啶-4-基}氨基)吡咯-1-基]丙-1-酮

CAS 登录号 1354690-24-6

INN list 114

药效分类 磷脂酰肌醇 3-激酶抑制药

赖苯普利

Libenzapril（*INN*）

化学结构式

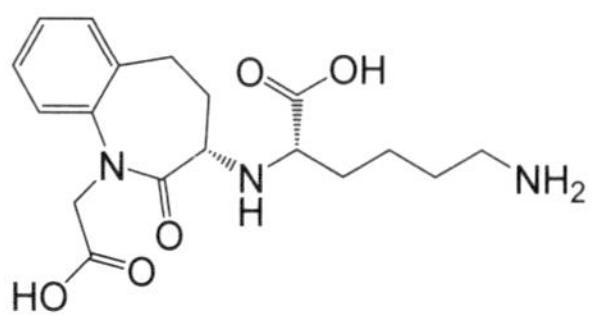

分子式和分子量 $C_{18}H_{25}N_3O_5$ 363.41

化学名 *N*-[(3*S*)-1-(Carboxymethyl)-2,3,4,5-tetrahydro-2-oxo-1*H*-l-benzazepin-3-yl]-L-lysine

N-[(3*S*)-1-(羧甲基)-2,3,4,5-四氢-2-氧代-1*H*-1-苯并氮杂䓬-3-基]-L-赖氨酸

CAS 登录号 109214-55-3

INN list 58

药效分类 抗高血压药，血管紧张素转换酶抑制药

赖甲环素

Lymecycline（*INN*）

化学结构式

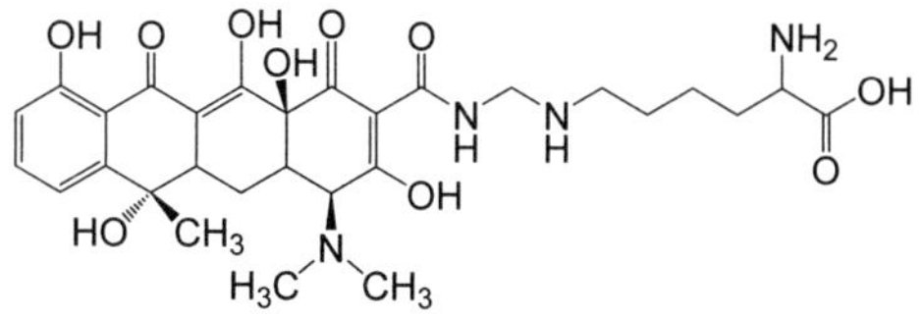

分子式和分子量 $C_{29}H_{38}N_4O_{10}$ 602.63

化学名 (+)-*N*-(5-Amino-5-carboxypentylaminomethyl)-4-dimethylamino-1,4,4*a*,5,5*a*,6,11,12*a*-octahydro-3,6,10,12,12*a*-pentahydroxy-6-methyl-1,11-dioxonaphthacene-2-carboxamide

(+)-N-(5-氨基-5-羧基戊氨基甲基)-4-二甲氨基-1,4,4*a*,5,5*a*,6,11,12*a*-八氢-3,6,10,12,12*a*-五羟基-6-甲基-1,11-二氧代萘并萘-2-羧胺

CAS 登录号 992-21-2

INN list 14

药效分类 四环素类抗微生物药

ATC 分类 J01AA04

赖诺普利

Lisinopril（*INN*）

化学结构式

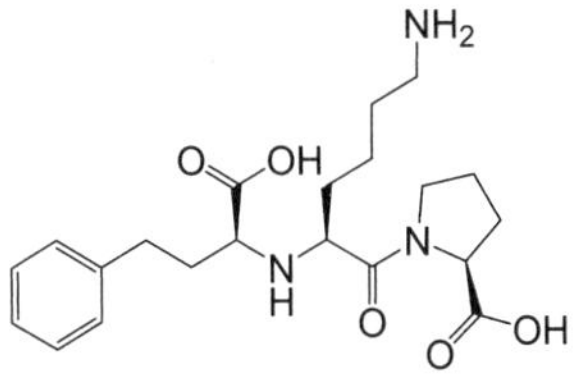

分子式和分子量 $C_{21}H_{31}N_3O_5$ 405.50

化学名 1-[N^2-[(*S*)-1-Carboxy-3-phenylpropyl]-L-lysyl]-L-proline

1-[N^2-[(*S*)-1-羧基-3-苯基丙基]-L-赖氨酰基]-L-脯氨酸

CAS 登录号 76547-98-3; 83915-83-7[二水合物]

INN list 50

药效分类 血管紧张素转换酶抑制药

ATC 分类 C09AA03

赖色甘酯

Cromoglicate Lisetil（*INN*）

化学结构式

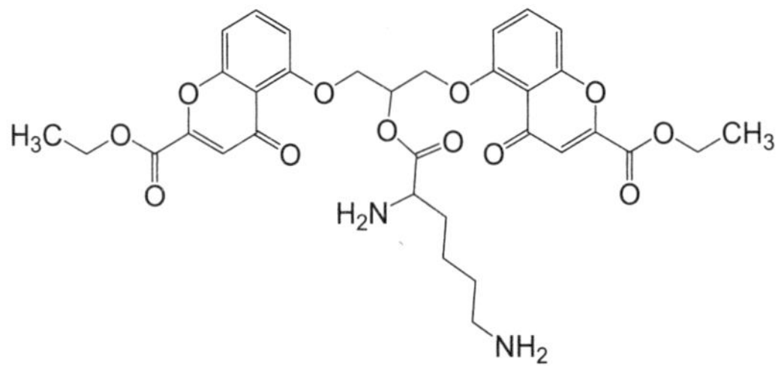

分子式和分子量 $C_{33}H_{36}N_2O_{12}$ 652.65

化学名 Ethyl 5-[2-[(2*S*)-2,6-diaminohexanoyl]oxy-3-(2-ethoxycarbonyl-4-oxochromen-5-yl)oxypropoxy]-4-oxochromene-2-carboxylate

乙基 5-[2-[(2*S*)-2,6-二氨基己酰基]氧基-3-(2-乙氧基甲酰基-4-氧代色烯-5-基)氧基丙氧基]-4-氧代色烯-2-羧酸酯

CAS 登录号 110816-79-0

INN list 72

药效分类 抗过敏药，平喘药

赖荧光素

Fluorescein Lisicol（*INN*）

化学结构式

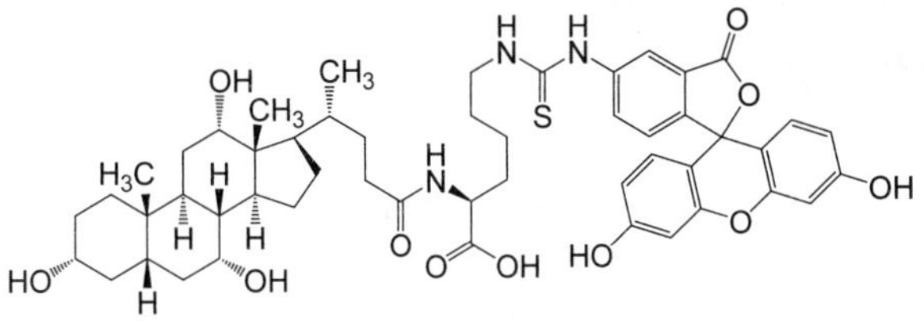

分子式和分子量 $C_{51}H_{63}N_3O_{11}S$ 926.12

化学名 N^6-([3',6'-Dihydroxy-3-oxospirol[isobenzofuran-1(3*H*),9'-xanthene]-5-yl]thiocarbamoyl)-N^2-(3*α*,7*α*,12*α*-trihydroxy-5*β*-cholan-24-oyl)-L-lysine

N^6-([3',6'-二羟基-3-氧代螺[异苯并呋喃-1(3*H*),9'-呫吨]-5-基]硫代氨甲酰)-N^2-(3*α*,7*α*,12*α*-三羟基-5*β*-脱氧胆酸-24-酰)-L-赖氨酸

CAS 登录号 140616-46-2

INN list 89

药效分类 诊断用药

兰吡立松

Lanperisone（*INN*）

化学结构式

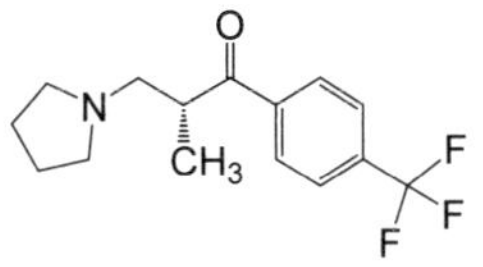

分子式和分子量 $C_{15}H_{18}F_3NO$ 285.30

化学名 (−)-(*R*)-2-Methyl-3-(1-pyrrolidinyl)-4'-(trifluoromethyl) propiophenone

(−)-(*R*)-2-甲基-3-(1-吡咯烷基)-4'-(三氟甲基)苯丙酮

CAS 登录号 116287-14-0

INN list 72

药效分类 肌肉松弛药

兰地洛尔

Landiolol（*INN*）

化学结构式

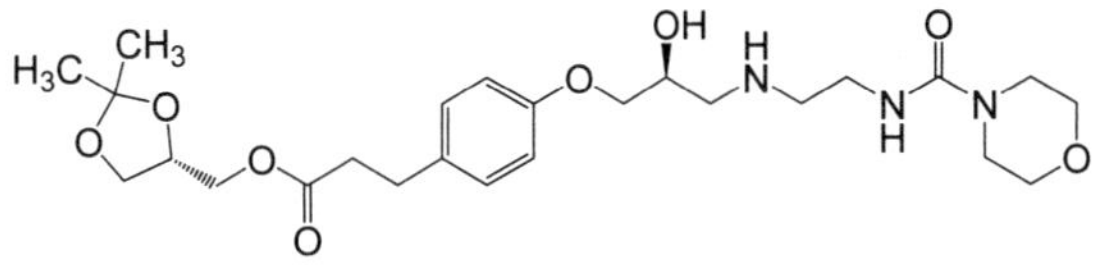

分子式和分子量 $C_{25}H_{39}N_3O_8$ 509.59

化学名 (−)-[(*S*)-2,2-Dimethyl-1,3-dioxolan-4-yl]methyl *p*-[(*S*)-2-hydroxy-3-[[2-(4-morpholinecarboxamido)ethyl]amino]propoxy] hydrocinnamate

(−)-[(*S*)-2,2-二甲基-1,3-二噁戊烷-4-基]甲基 4-[(*S*)-2-羟基-3-[[2-(4-吗啉氨甲酰)乙基]氨基]丙氧基]氢肉桂酸酯

CAS 登录号 133242-30-5

INN list 75

药效分类 β 受体拮抗药

兰地匹定

Landipirdine（*INN*）

化学结构式

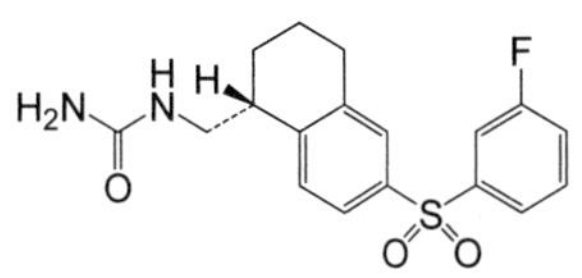

分子式和分子量 $C_{18}H_{19}FN_2O_3S$ 362.42

化学名 {[(1*R*)-6-(3-Fluorobenzenesulfonyl)-1,2,3,4-tetrahydronaphthalen-1-yl]methyl}urea

{[(1*R*)-6-(3-氟苯磺酰基)-1,2,3,4-四氢萘-1-基]甲基}脲

CAS 登录号 1000308-25-7

INN list 116

药效分类 5-羟色胺受体拮抗药

兰拉尼布

Lanraplenib（*INN*）

化学结构式

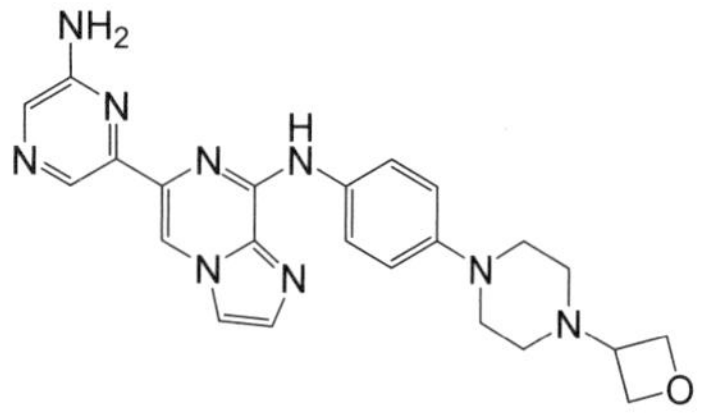

分子式和分子量 $C_{23}H_{25}N_9O$ 443.51

化学名 6-(6-Aminopyrazin-2-yl)-*N*-[4-[4-(oxetan-3-yl)piperazin-1-yl]phenyl]imidazo[1,2-*a*]pyrazin-8-amine

6-(6-氨基吡嗪-2-基)-*N*-[4-[4-(氧杂环丁烷-3-基)哌嗪-1-基]苯基]咪唑并[1,2-*a*]吡嗪-8-胺

CAS 登录号 1800046-95-0

INN list 118

药效分类 酪氨酸激酶抑制药

兰利泊顿

Lenrispodun（*INN*）

化学结构式

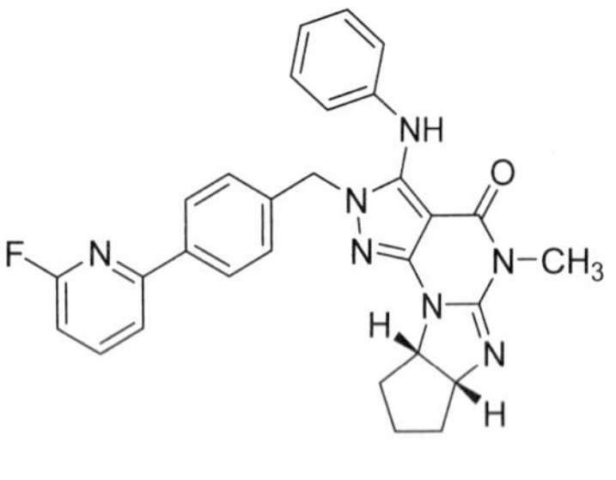

分子式和分子量 $C_{29}H_{26}FN_7O$ 507.57

化学名 (6a*R*,9a*S*)-3-Anilino-2-{[4-(6-fluoropyridin-2-yl)phenyl]methyl}-5-methyl-5,6*a*,7,8,9,9*a*-hexahydrocyclopenta[4,5]imidazo[1,2-*a*]pyrazolo[4,3-*e*]pyrimidin-4(2*H*)-one

(6a*R*,9a*S*)-3-苯氨基-2-{[4-(6-氟吡啶-2-基)苯基]甲基}-5-甲基-5,6*a*,7,8,9,9*a*-六氢环戊熳并[4,5]咪唑并[1,2-*a*]吡唑并[4,3-*e*]嘧啶-4(2*H*)-酮

CAS 登录号 1160521-50-5

INN list 124

药效分类 磷酸二酯酶 1(PDE1)抑制药

兰诺地近

Ramnodigin（*INN*）

化学结构式

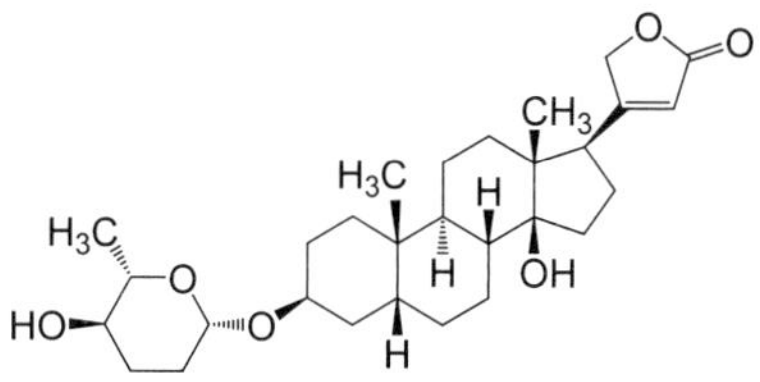

分子式和分子量 $C_{29}H_{44}O_6$ 488.66

化学名 3-[(3*S*,5*R*,8*R*,9*S*,10*S*,13*R*,14*S*,17*R*)-14-Hydroxy-3-[(2*R*,5*R*,6*S*)-5-hydroxy-6-methyloxan-2-yl]oxy-10,13-dimethyl-1,2,3,4,5,6,7,8,9,11,12,15,16,17-tetradecahydrocyclopenta[*a*]phenanthren-17-yl]-2*H*-furan-5-one

3-[(3*S*,5*R*,8*R*,9*S*,10*S*,13*R*,14*S*,17*R*)-14-羟基-3-[(2*R*,5*R*,6*S*)-5-羟基-6-甲基氧杂环己-2-基]氧基-10,13-二甲基-1,2,3,4,5,6,7,8,9,11,12,15,16,17-十四氢环戊熳并[*a*]菲-17-基]-2*H*-呋喃-5-酮

CAS 登录号 33156-28-4

INN list 38

药效分类 强心药

兰前列酮

Lanproston（*INN*）

化学结构式

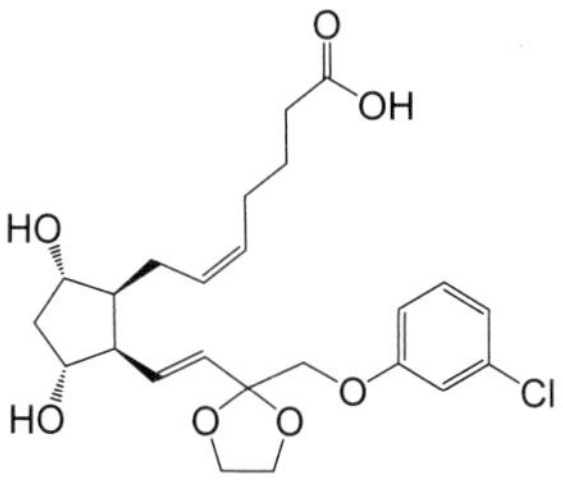

分子式和分子量 $C_{24}H_{31}ClO_7$ 466.95

化学名 (*Z*)-7-[(1*R*,2*R*,3*R*,5*S*)-2-[(*E*)-2-[2-[(*m*-Chlorophenoxy)methyl]-1,3-dioxolan-2-yl]ethenyl]-3,5-dihydroxycyclopentyl]hept-5-enoic acid

(*Z*)-7-[(1*R*,2*R*,3*R*,5*S*)-2-[(*E*)-2-[2-[(3-氯苯氧基)甲基]-1,3-二氧杂环戊-2-基]乙烯基]-3,5-二羟基环戊基]庚-5-烯酸

CAS 登录号 105674-77-9

INN list 72

药效分类 前列腺素类药

兰索拉唑

Lansoprazole（*INN*）

化学结构式

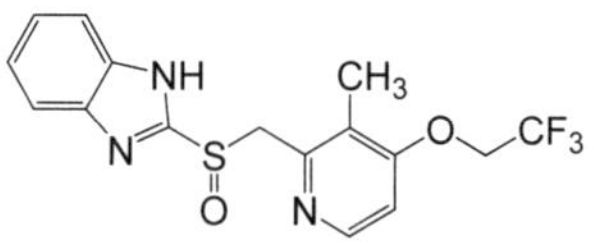

分子式和分子量 $C_{16}H_{14}F_3N_3O_2S$ 369.36

化学名 2-[[[3-Methyl-4-(2,2,2-trifluoroethoxy)-2-pyridyl]methyl]sulfinyl]benzimidazole

2-[[[3-甲基-4-(2,2,2-三氟乙氧基)-2-吡啶基]甲基]亚磺酰基]苯并咪唑

CAS 登录号 103577-45-3

INN list 60

药效分类 抗溃疡药

兰替丁

Lamtidine（*INN*）

化学结构式

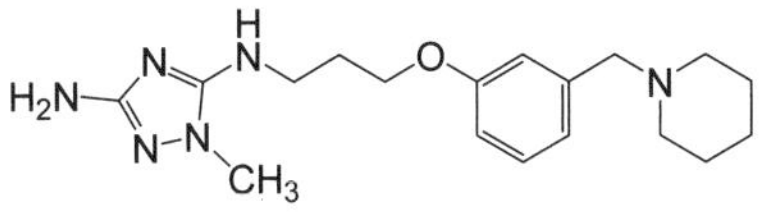

分子式和分子量 $C_{18}H_{28}N_6O$ 344.45

化学名 1-[*m*-[3-[(3-Amino-1-methyl-1*H*-1,2,4-triazol-5-yl)amino]propoxy]benzyl]piperidine

1-[3-[3-[(3-氨基-1-甲基-1*H*-1,2,4-三氮唑-5-基)氨基]丙氧基]苄基]哌啶

CAS 登录号 73278-54-3

INN list 48

药效分类 组胺 H_2 受体拮抗药

兰泽替尼

Lazertinib（*INN*）

化学结构式

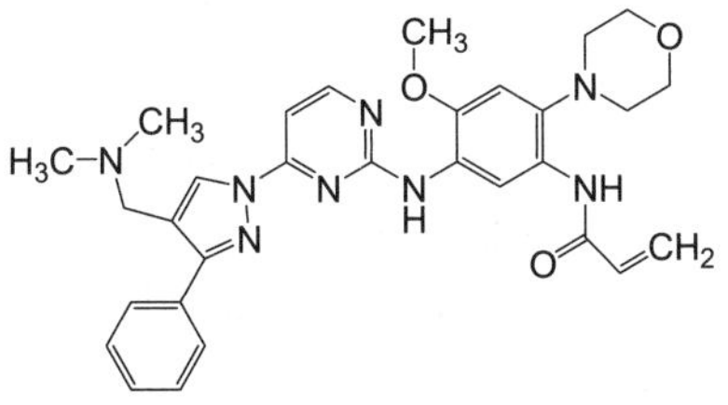

分子式和分子量 $C_{30}H_{34}N_8O_3$ 554.66

化学名 *N*-{5-[(4-{4-[(Dimethylamino)methyl]-3-phenyl-1*H*-pyrazol-1-yl}pyrimidin-2-yl)amino]-4-methoxy-2-(morpholin-4-yl)phenyl}prop-2-enamide

N-{5-[(4-{4-[(二甲氨基)甲基]-3-苯基-1*H*-吡唑-1-基}嘧啶-2-基)氨基]-4-甲氧基-2-(吗啉-4-基)苯基}丙基-2-烯酰胺

CAS 登录号 1903008-80-9

INN list 117

药效分类 酪氨酸激酶抑制药，抗肿瘤药

莨菪碱

Hyoscyamine（*INN*）

分子式和分子量 $C_{17}H_{23}NO_3$ 289.37

化学结构式

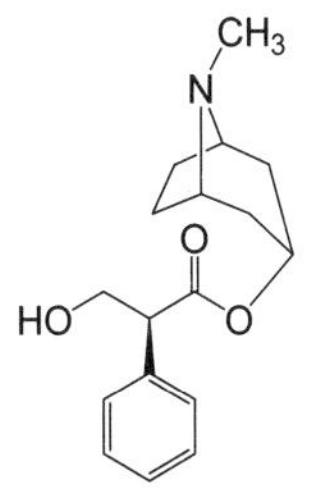

化学名 1*αH*,5*αH*-Tropan-3*α*-ol(−)-tropate (ester)

1*αH*,5*αH*-托烷-3*α*-醇(−)-托品酸酯

CAS 登录 101-31-5

药效分类 解痉药，散瞳药，抗胆碱药

劳氨酯

Lorbamate（*INN*）

化学结构式

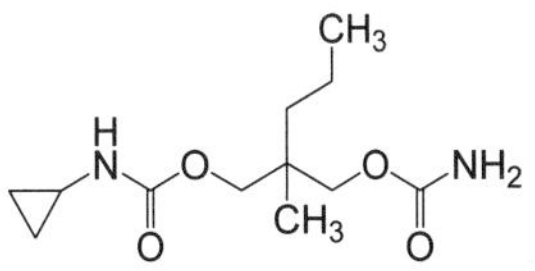

分子式和分子量 $C_{12}H_{22}N_2O_4$ 258.31

化学名 2-[(Carbamoyloxy)methyl]-2-methylpentyl cyclopropylcarbamate

2-[(氨甲酰氧基)甲基]-2-甲基戊基环丙氨基甲酸酯

CAS 登录号 24353-88-6

INN list 24

药效分类 肌肉松弛药

劳卡尼

Lorcainide（*INN*）

化学结构式

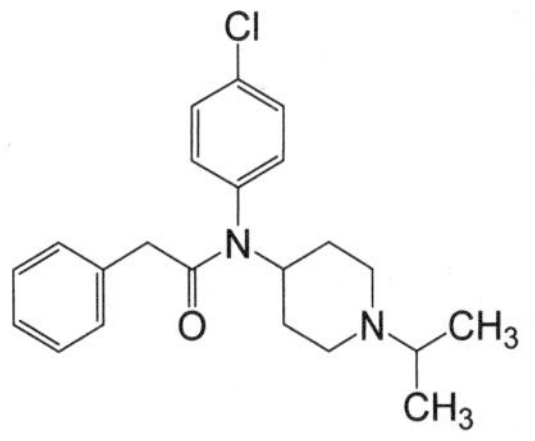

分子式和分子量 $C_{22}H_{27}ClN_2O$ 370.92

化学名 4'-Chloro-*N*-(l-isopropyl-4-piperidyl)-2-phenylacetanilide

4'-氯-*N*-(l-异丙基-4-哌啶基)-2-苯乙酰苯胺

CAS 登录号 59729-31-6; 58934-46-6[盐酸盐]

INN list 38

药效分类 抗心律失常药

ATC 分类 C01BC07

劳拉氯铵

Lauralkonium Chloride（*INN*）

分子式和分子量 $C_{29}H_{44}ClNO_2$ 474.12

化学结构式

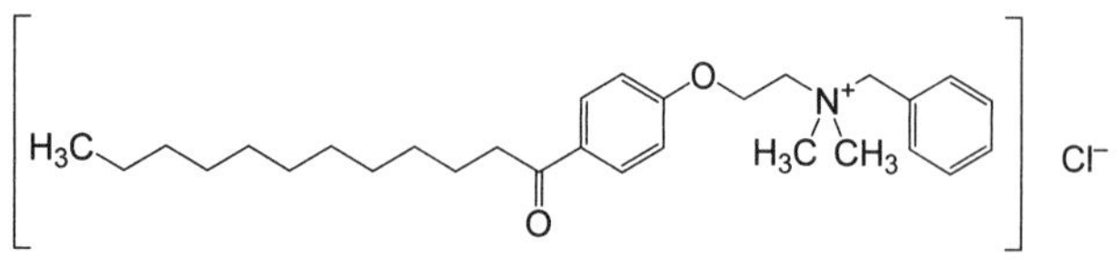

化学名 Benzyl[2-[p-(lauroyl)phenoxy]ethyl]dimethylammonium chloride

氯化 苄基[2-[4-(月桂酰基)苯氧基]乙基]二甲基铵

CAS 登录号 19486-61-4

INN list 6

药效分类 消毒防腐药

劳立沙明

Laurixamine（*INN*）

化学结构式

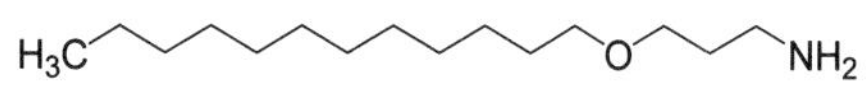

分子式和分子量 $C_{15}H_{33}NO$ 243.43

化学名 3-(Dodecyloxy)propylamine

3-(十二烷基氧基)丙胺

CAS 登录号 7617-74-5

INN list 50

药效分类 抗心律失常药

ATC 分类 C01BA12

劳塞溴铵

Laurcetium Bromide（*INN*）

化学结构式

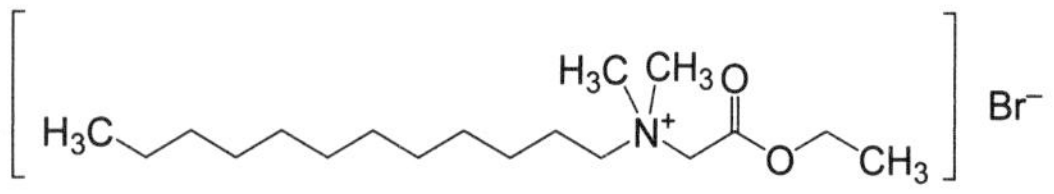

分子式和分子量 $C_{18}H_{38}BrNO_2$ 380.40

化学名 Dodecyl-(2-ethoxy-2-oxoethyl)-dimethylazanium;bromide

溴化 十二烷基-(2-乙氧基-2-氧代乙基)-二甲基铵

CAS 登录号 1794-75-8

INN list 70

药效分类 消毒防腐药

酪泮酸钠

Sodium Tyropanoate（*INN*）

化学结构式

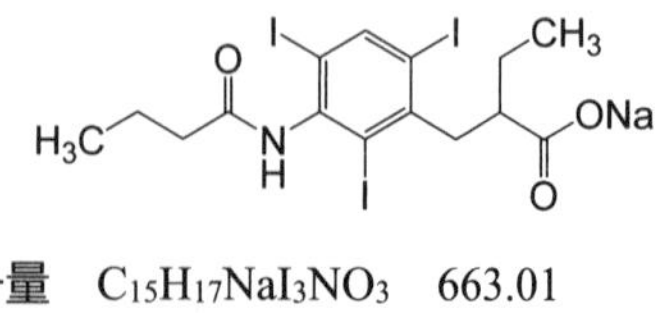

分子式和分子量 $C_{15}H_{17}NaI_3NO_3$ 663.01

化学名 Sodium;2-[[3-(butanoylamino)-2,4,6-triiodophenyl]methyl] butanoate

2-[[3-(丁酰基氨基)-2,4,6-三碘苯基]甲基]丁酸钠

CAS 登录号 7246-21-1; 27293-82-9 [酪泮酸]

INN list 12

药效分类 诊断用药

乐卡地平

Lercanidipine（*INN*）

化学结构式

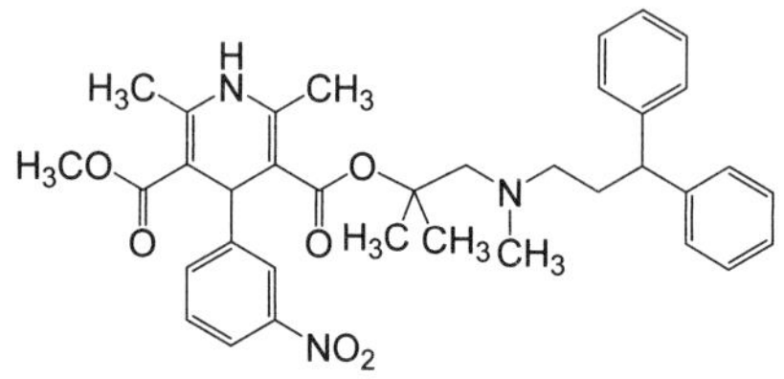

分子式和分子量 $C_{36}H_{41}N_3O_6$ 611.74

化学名 5-*O*-[1-[3,3-Diphenylpropyl(methyl)amino]-2-methylpropan-2-yl] 3-*O*-methyl 2,6-dimethyl-4-(3-nitrophenyl)-1,4-dihydropyridine-3,5-dicarboxylate

5-*O*-[1-[3,3-二苯基丙基(甲基)氨基]-2-甲基丙-2-基] 3-*O*-甲基 2,6-二甲基-4-(3-硝基苯基)-1,4-二氢吡啶-3,5-二羧酸酯

CAS 登录号 100427-26-7; 132866-11-6[盐酸盐]

INN list 69

药效分类 钙通道阻滞药

ATC 分类 C08CA13

乐立格列酮

Leriglitazone（*INN*）

化学结构式

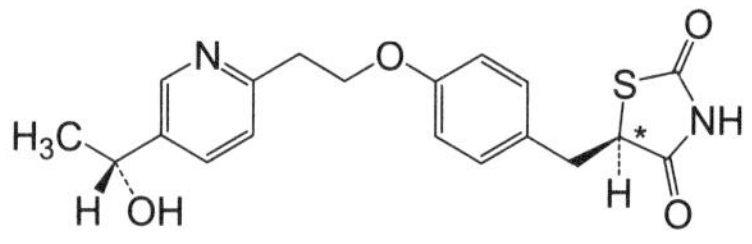

C*的差向异构体及其对映异构体

分子式和分子量 $C_{19}H_{20}N_2O_4S$ 372.44

化学名 5-[[4-[2-[5-(1-Hydroxyethyl)pyridin-2-yl]ethoxy]phenyl] methyl]-1,3-thiazolidine-2,4-dione

5-[[4-[2-[5-(1-羟乙基)吡啶-2-基]乙氧基]苯基]甲基]-1,3-噻唑烷-2,4-二酮

CAS 登录号 146062-44-4

INN list 119

药效分类 过氧化物酶体增殖物激活受体(PPAR) γ 激动药

勒托替康

Lurtotecan（*INN*）

化学结构式

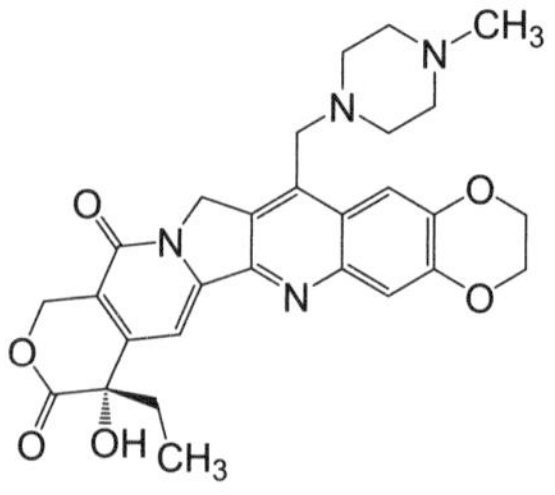

分子式和分子量 $C_{28}H_{30}N_4O_6$ 518.17

化学名 (8*S*)-8-Ethyl-2,3-dihydro-8-hydroxy-15-[(4-methyl-1-piperazinyl)methyl]-11*H*-*p*-dioxino[2,3-*g*]pyrano[3',4':6,7]indolizino[1,2-*b*]quinoline-9,12(8*H*,14*H*)-dione

(8*S*)-8-乙基-2,3-二氢-8-羟基-15-[(4-甲基-1-哌嗪)甲基]-11*H*-4-二噁唑[2,3-*g*]吡喃并[3',4'：6,7]吲嗪并[1,2-*b*]喹啉-9,12(8*H*,14*H*)-二酮

CAS 登录号 149882-10-0; 155773-58-3[盐酸盐]

INN list 74

药效分类 抗肿瘤药，拓扑异构酶 I 抑制药

雷胺环烷

Ramciclane（*INN*）

化学结构式

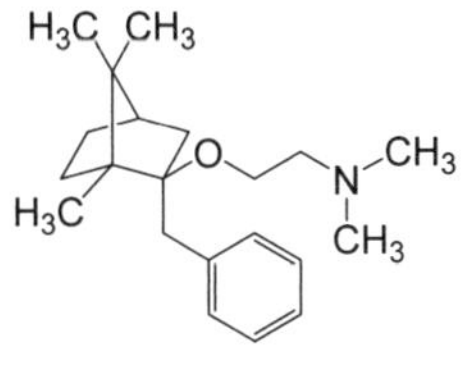

分子式和分子量 $C_{21}H_{33}NO$ 315.49

化学名 2-[(2-Benzyl-2-bornyl)oxy]-*N,N*-dimethylethylamine

2-[(2-苄基-2-莰烷基)氧基]-*N,N*-二甲基乙胺

CAS 登录号 96743-96-3

INN list 54

药效分类 抗焦虑药

雷巴沙定

Rabacfosadine（*INN*）

化学结构式

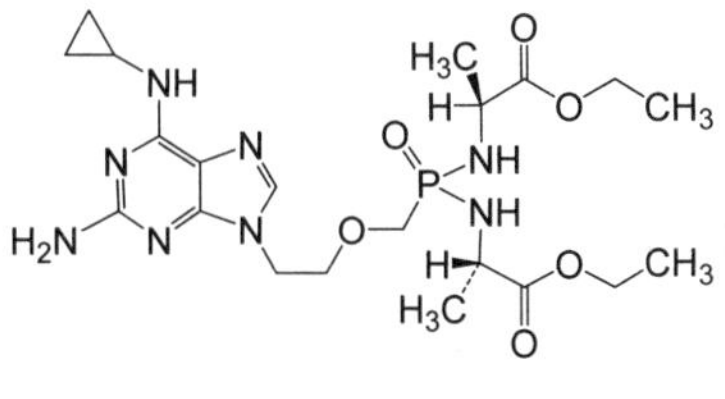

分子式和分子量 $C_{21}H_{35}N_8O_6P$ 526.24

化学名 Ethyl (2*S*)-2-[[2-[2-amino-6-(cyclopropylamino)purin-9-yl]ethoxymethyl-[[(2*S*)-1-ethoxy-1-oxopropan-2-yl]amino]phosphoryl]amino]propanoate

乙基 (2*S*)-2-[[2-[2-氨基-6-(环丙基氨基)嘌呤-9-基]乙氧基甲基-[[(2*S*)-1-乙氧基-1-氧代丙-2-基]氨基]膦酰基]氨基]丙酸酯

CAS 登录号 859209-74-8

INN list 111

药效分类 抗肿瘤药(兽用)

雷贝拉唑

Rabeprazole（*INN*）

分子式和分子量 $C_{18}H_{21}N_3O_3S$ 359.44

化学结构式

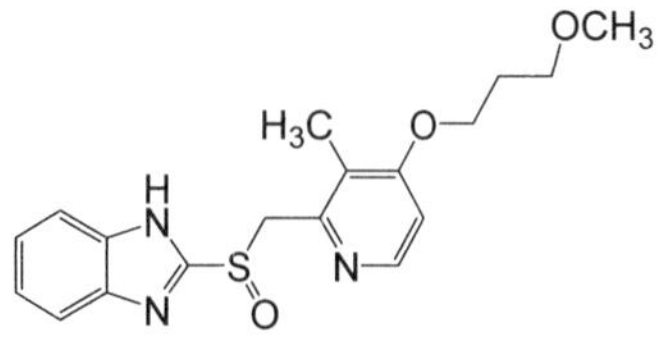

化学名 2-[[[4-(3-Methoxypropoxy)-3-methyl-2-pyridyl]methyl]sulfinyl]benzimidazole

2-[[[4-(3-甲氧基丙氧基)-3-甲基-2-吡啶基]甲基]亚磺酰基]苯并咪唑

CAS 登录号 117976-89-3; 117976-90-6[钠盐]

INN list 69

药效分类 抗溃疡药，胃酸泵抑制药

雷贝莫德

Rabeximod（*INN*）

化学结构式

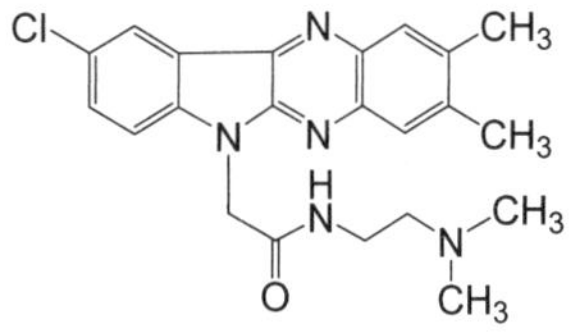

分子式和分子量 $C_{22}H_{24}ClN_5O$ 409.92

化学名 2-(9-Chloro-2,3-dimethyl-6*H*-indolo[2,3-*b*]quinoxalin-6-yl)-*N*-[2-(dimethylamino)ethyl]acetamide

2-(9-氯-2,3-二甲基-6*H*-吲哚并[2,3-*b*]喹噁啉-6-基)-*N*-(2-二甲氨基)乙基]乙酰胺

CAS 登录号 872178-65-9

INN list 97

药效分类 免疫调节药

雷布色替

Rabusertib（*INN*）

化学结构式

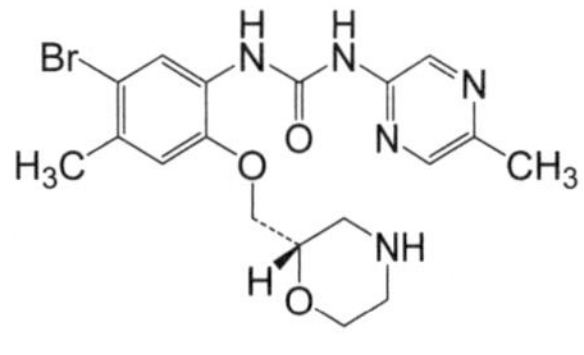

分子式和分子量 $C_{18}H_{22}BrN_5O_3$ 436.31

化学名 1-[5-Bromo-4-methyl-2-[[(2*S*)-morpholin-2-yl]methoxy]phenyl]-3-(5-methylpyrazin-2-yl)urea

1-[5-溴-4-甲基-2-[[(2*S*)-吗啉-2-基]甲氧基]苯基]-3-(5-甲基吡嗪-2-基)脲

CAS 登录号 911222-45-2

INN list 107

药效分类 抗肿瘤药

雷达法辛

Radafaxine（*INN*）

化学结构式

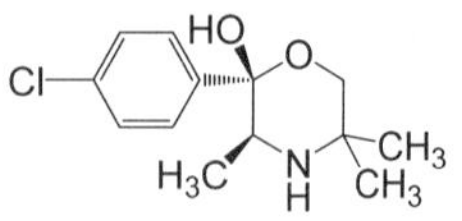

分子式和分子量　$C_{13}H_{18}ClNO_2$　255.74

化学名　(+)-(2*S*,3*S*)-2-(3-Chlorophenyl)-3,5,5-trimethylmorpholin-2-ol

(+)-(2*S*,3*S*)-2-(3-氯苯基)-3,5,5-三甲基吗啉-2-醇

CAS 登录号　192374-14-4; 106083-71-0[盐酸盐]

INN list　91

药效分类　抗抑郁药

雷德唑胺

Radezolid（*INN*）

化学结构式

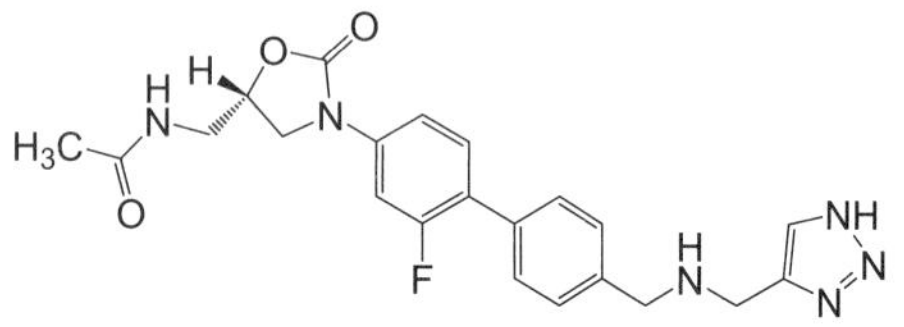

分子式和分子量　$C_{22}H_{23}FN_6O_3$　438.45

化学名　*N*-[[(5*S*)-3-(2-Fluoro-4'-[[([1*H*-1,2,3-triazol-4-yl]methyl)amino]methyl][1,1'-biphenyl]-4-yl)-2-oxo-1,3-oxazolidin-5-yl]methyl]acetamide

N-[[(5*S*)-3-(2-氟-4'-[[([1*H*-1,2,3-三唑-4-基]甲基)氨基]甲基][1,1'-联苯基]-4-基)-2-氧代-1,3-噁唑烷-5-基]甲基]乙酰胺

CAS 登录号　869884-78-6

INN list　99

药效分类　抗菌药

雷度替尼

Radotinib（*INN*）

化学结构式

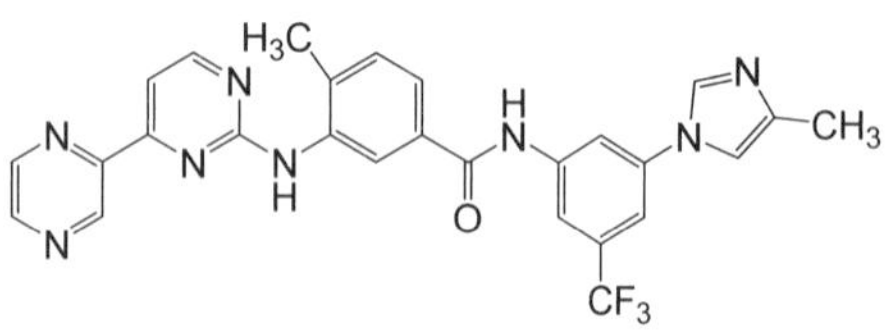

分子式和分子量　$C_{27}H_{21}F_3N_8O$　530.50

化学名　4-Methyl-*N*-[3-(4-methyl-1*H*-imidazol-1-yl)-5-(trifluoromethyl)phenyl]-3-[[4-(pyrazin-2-yl)pyrimidin-2-yl]amino]benzamide

4-甲基-*N*-[3-(4-甲基-1*H*-咪唑-1-基)-5-(三氟甲基)苯基]-3-[[4-(吡嗪-2-基)嘧啶-2-基]氨基]苯甲酰胺

CAS 登录号　926037-48-1

INN list　104

药效分类　抗肿瘤药

雷夫康唑

Ravuconazole（*INN*）

化学结构式

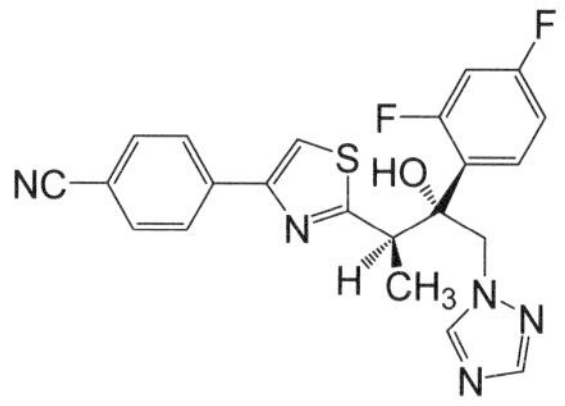

分子式和分子量　$C_{22}H_{17}F_2N_5OS$　437.47

化学名　*p*-[2-[(*αR*,*βR*)-2,4-Difluoro-*β*-hydroxy-*α*-methyl-*β*-(1*H*-1,2,4-triazol-1-yl-methyl)phenethyl]-4-thiazolyl]benzonitrile

4-[2-[(*αR*,*βR*)-2,4-二氟-*β*-羟基-*α*-甲基-*β*-(1*H*-1,2,4-三氮唑-1-基-甲基)苯乙基]-4-噻唑基]苄腈

CAS 登录号　182760-06-1

INN list　83

药效分类　抗真菌药

雷复沙奈

Rafoxanide（*INN*）

化学结构式

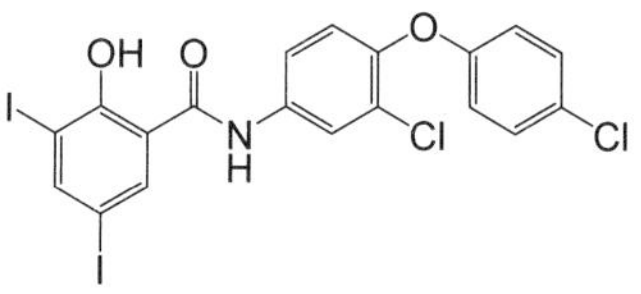

分子式和分子量　$C_{19}H_{11}Cl_2I_2NO_3$　626.01

化学名　3'-Chloro-4'-(*p*-chlorophenoxy)-3,5-diiodosalicylanilide

3'-氯-4'-(4-氯苯氧基)-3,5-二碘水杨酰胺

CAS 登录号　22662-39-1

INN list　24

药效分类　抗蠕虫药

雷戈西他滨

Radgocitabine（*INN*）

化学结构式

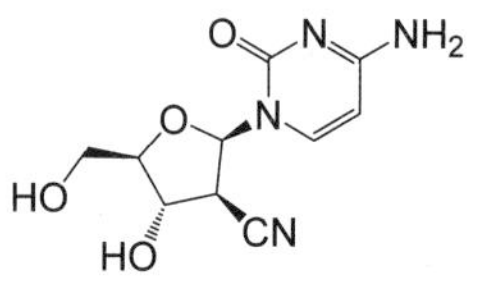

分子式和分子量　$C_{10}H_{12}N_4O_4$　252.23

化学名　4-Amino-1-(2-cyano-2-deoxy-*β*-D-arabinofuranosyl)pyrimidin-2(1*H*)-one

4-氨基-1-(2-氰基-2-脱氧-*β*-D-呋喃阿拉伯糖基)嘧啶-2(1*H*)-酮

CAS 登录号　135598-68-4

INN list　123

药效分类　抗肿瘤药

雷公藤内酯

Triptolide

化学结构式

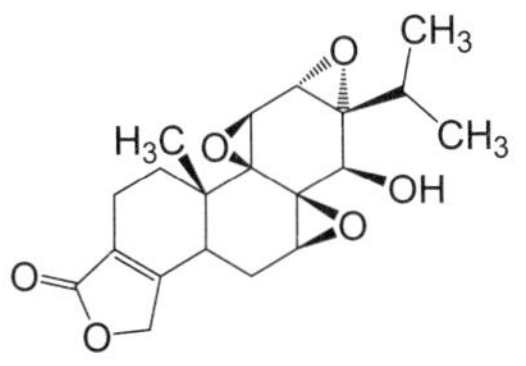

分子式和分子量 $C_{20}H_{24}O_6$ 360.40

化学名 (1*S*,2*S*,4*S*,5*S*,7*R*,8*R*,9*S*,11*S*,13*S*)-8-Hydroxy-1-methyl-7-propan-2-yl-3,6,10,16-tetraoxaheptacyclo[11.7.0.$0^{2,4}$.$0^{2,9}$.$0^{5,7}$.$0^{9,11}$.$0^{14,18}$]icos-14(18)-en-17-one

(1*S*,2*S*,4*S*,5*S*,7*R*,8*R*,9*S*,11*S*,13*S*)-8-羟基-1-甲基-7-丙-2-基-3,6,10,16-四氧杂七环[11.7.0.$0^{2,4}$.$0^{2,9}$.$0^{5,7}$.$0^{9,11}$.$0^{14,18}$]二十烷-14(18)-烯-17-酮

CAS 登录号 38748-32-2

药效分类 抗银屑病药

雷甲状宁

Rathyronine（*INN*）

化学结构式

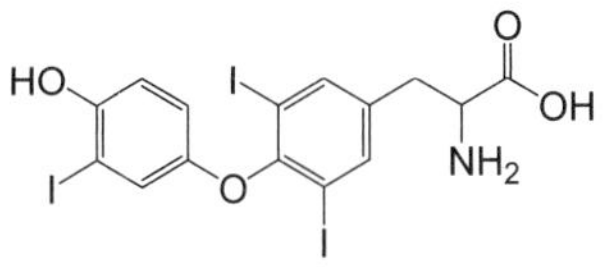

分子式和分子量 $C_{15}H_{12}I_3NO_4$ 650.97

化学名 DL-3-[4-(4-Hydroxy-3-iodophenoxy)-3,5-diiodophenyl]alanine

DL-3-[4-(4-羟基-3-碘代苯氧基)-3,5-二碘苯基]丙氨酸

CAS 登录号 3130-96-9

INN list 28

药效分类 甲状腺激素类药

雷拉地尔

Radiprodil（*INN*）

化学结构式

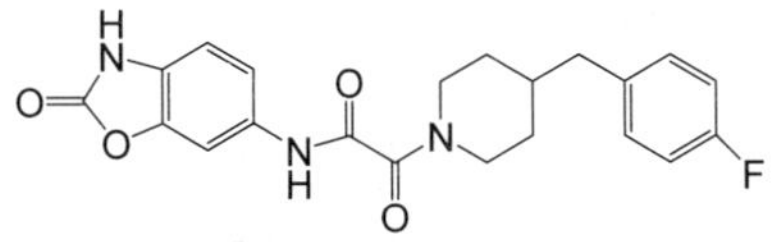

分子式和分子量 $C_{21}H_{20}FN_3O_4$ 397.40

化学名 2-[4-[(4-Fluorophenyl)methyl]piperidin-1-yl]-2-oxo-*N*-(2-oxo-3*H*-1,3-benzoxazol-6-yl)acetamide

2-[4-[(4-氟苯基)甲基]哌啶-1-基]-2-氧代-*N*-(2-氧代-3*H*-1,3-苯并噁唑-6-基)乙酰胺

CAS 登录号 496054-87-6

INN list 98

药效分类 NMDA 受体拮抗药，止痛药

雷拉尼腾

Ralaniten（*INN*）

化学结构式

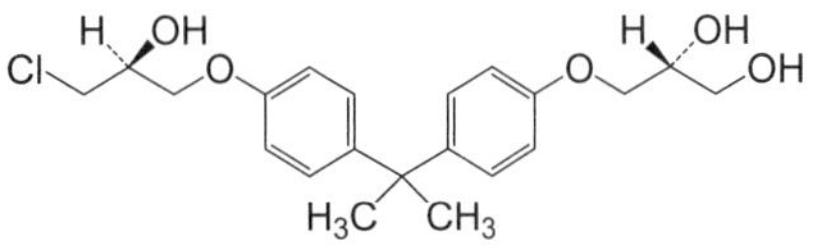

分子式和分子量 $C_{21}H_{27}ClO_5$ 394.89

化学名 (2*R*)-3-[4-(2-{4-[(2*S*)-3-Chloro-2-hydroxypropoxy]phenyl}propan-2-yl)phenoxy]propane-1,2-diol

(2*R*)-3-[4-(2-{4-[(2*S*)-3-氯代-2-羟丙氧基]苯基}丙-2-基)苯氧基]丙烷-1,2-二醇

CAS 登录号 1203490-23-6

INN list 117

药效分类 抗雄激素药

雷拉瑞林

Relamorelin（*INN*）

化学结构式

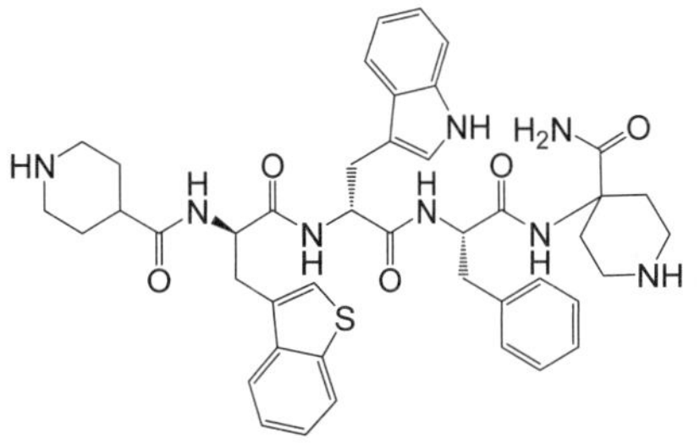

分子式和分子量 $C_{43}H_{50}N_8O_5S$ 790.98

化学名 4-[[(2*S*)-2-[[(2*R*)-2-[[(2*R*)-3-(1-Benzothiophen-3-yl)-2-(piperidine-3-carbonylamino)propanoyl]amino]-3-(1*H*-indol-3-yl)propanoyl]amino]-3-phenylpropanoyl]amino]piperidine-4-carboxamide

4-[[(2*S*)-2-[[(2*R*)-2-[[(2*R*)-3-(1-苯并噻吩-3-基)-2-(哌啶-3-甲酰基氨基)丙酰基]氨基]-3-(1*H*-吲哚-3-基)丙酰基]氨基]-3-苯基丙酰基]氨基]哌啶-4-甲酰胺

CAS 登录号 661472-41-9

INN list 110

药效分类 促生长激素释放药

雷利奈帕格

Ralinepag（*INN*）

化学结构式

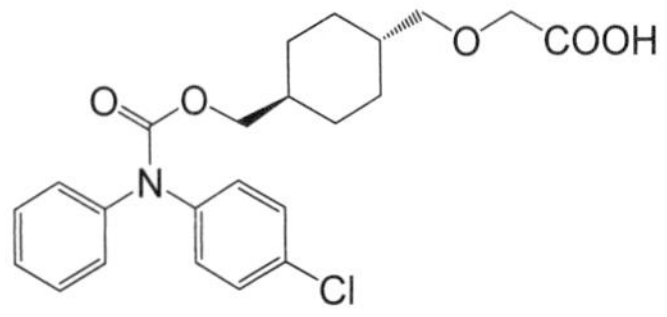

分子式和分子量 $C_{23}H_{26}ClNO_5$ 431.91

化学名 {[*trans*-4-({[(4-Chlorophenyl)(phenyl)carbamoyl]oxy}methyl)cyclohexyl]methoxy}acetic acid

{[反-4-({[(4-氯苯基)(苯基)氨基甲酰基]氧基}甲基)环己基]

甲氧基}乙酸

CAS 登录号 1187856-49-0

INN list 112

药效分类 前列腺素受体激动药

雷利替尼

Ralimetinib（*INN*）

化学结构式

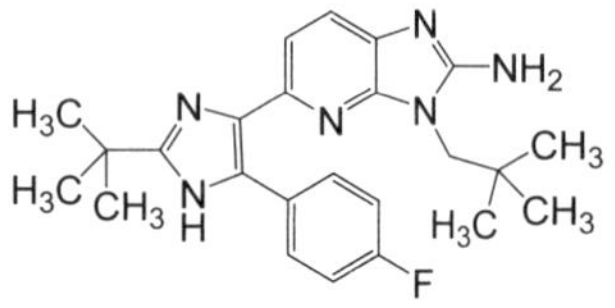

分子式和分子量 $C_{24}H_{29}FN_6$ 420.54

化学名 5-[2-*tert*-Butyl-5-(4-fluorophenyl)-1*H*-imidazol-4-yl]-3-(2,2-dimethylpropyl)-3*H*-imidazo[4,5-*b*]pyridin-2-amine

5-[2-叔丁基-5-(4-氟苯基)-1*H*-咪唑-4-基]-3-(2,2-二甲丙基)-3*H*-咪唑并[4,5-*b*]吡啶-2-胺

CAS 登录号 862505-00-8

INN list 109

药效分类 酪氨酸激酶抑制药，抗肿瘤药

雷利托林

Ralitoline（*INN*）

化学结构式

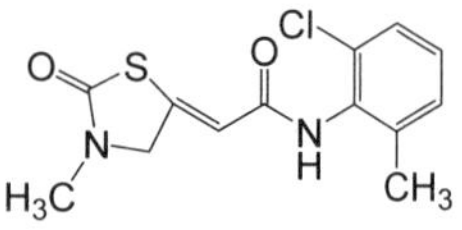

分子式和分子量 $C_{13}H_{13}ClN_2O_2S$ 296.77

化学名 (*Z*)-6'-Chloro-3-methyl-4-oxo-$\Delta^{2,\alpha}$-thiazolidineaceto-*o*-toludide

(*Z*)-6'-氯-3-甲基-4-氧代-$\Delta^{2,\alpha}$-噻唑烷乙酰-2-甲苯胺

CAS 登录号 93738-40-0

INN list 53

药效分类 抗惊厥药

雷罗他非

Razuprotafib（*INN*）

化学结构式

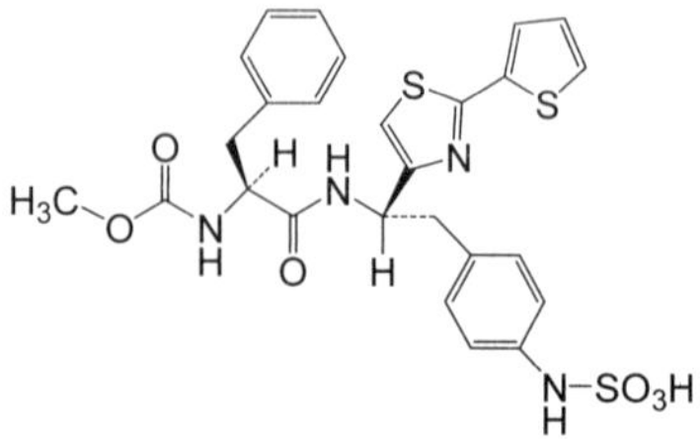

分子式和分子量 $C_{26}H_{26}N_4O_6S_3$ 586.70

化学名 *N*-(4-{(2*S*)-2-{(2*S*)-2-[(Methoxycarbonyl)amino]-3-phenyl propanamido}-2-[2-(thiophen-2-yl)-1,3-thiazol-4-yl]ethyl}phenyl)sulfamic acid

N-(4-{(2*S*)-2-{(2*S*)-2-[(甲氧羰基)氨基]-3-苯基丙酰氨基}-2-[2-(噻吩-2-基)-1,3-噻唑-4-基]乙基}苯基)氨基磺酸

CAS 登录号 1008510-37-9

INN list 116

药效分类 蛋白酪氨酸磷酸酶抑制药

雷洛昔芬

Raloxifene（*INN*）

化学结构式

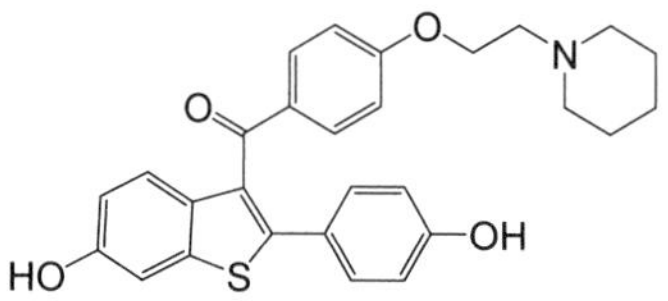

分子式和分子量 $C_{28}H_{27}NO_4S$ 473.59

化学名 6-Hydroxy-2-(*p*-hydroxyphenyl)benzo[*b*]thien-3-yl-*p*-(2-piperidinoethoxy)phenyl ketone

6-羟基-2-(4-羟基苯基)苯并[*b*]噻吩-3-基-4-(2-哌啶乙氧基)苯基甲酮

CAS 登录号 84449-90-1; 82640-04-8[盐酸盐]

INN list 54

药效分类 抗雌激素药

雷氯必利

Raclopride（*INN*）

化学结构式

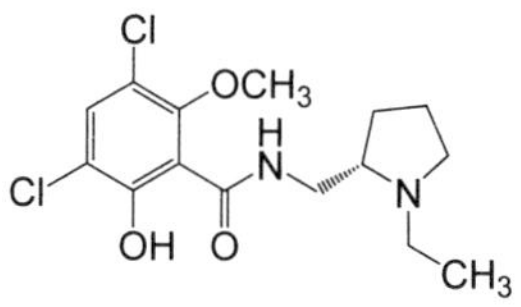

分子式和分子量 $C_{15}H_{20}Cl_2N_2O_3$ 347.24

化学名 (*S*)-3,5-Dichloro-*N*-[(1-ethyl-2-pyrrolidinyl)methyl]-6-hydroxy-*o*-anisamide

(*S*)-3,5-二氯-*N*-[(1-乙基-2-吡咯烷基)甲基]-6-羟基-2-茴香酰胺

CAS 登录号 84225-95-6; 97849-54-2[^{11}C 标记雷氯必利]

INN list 52

药效分类 抗精神病药

雷马曲班

Ramatroban（*INN*）

化学结构式

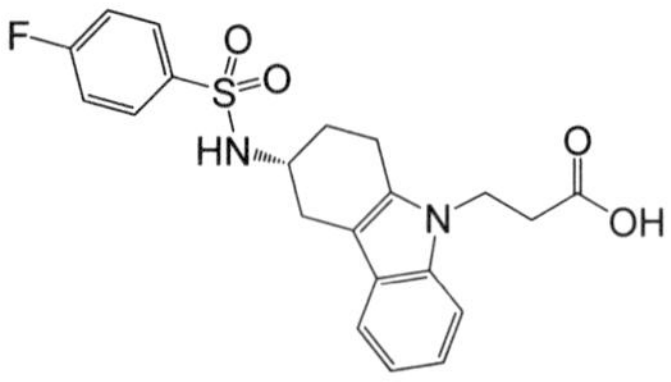

分子式和分子量 $C_{21}H_{21}FN_2O_4S$ 416.47

化学名 (+)-(3*R*)-3-(*p*-Fluorobenzenesulfonamido)-1,2,3,4-tetrahydrocarbazole-9-propionic acid

(+)-(3*R*)-3-(4-氟苯磺酰氨基)-1,2,3,4-四氢咔唑-9-丙酸

CAS 登录号 116649-85-5

INN list 73

药效分类 抗血栓药

雷米那酮

Ramifenazone（*INN*）

化学结构式

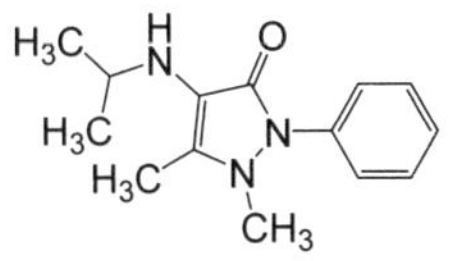

分子式和分子量 $C_{14}H_{19}N_3O$ 245.32

化学名 4-(Isopropylamino)-2,3-dimethyl-1-phenyl-3-pyrazolin-5-one

4-(异丙氨基)-2,3-二甲基-1-苯基-3-吡唑啉-5-酮

CAS 登录号 3615-24-5

INN list 51

药效分类 抗炎镇痛药

雷米普利

Ramipril（*INN*）

化学结构式

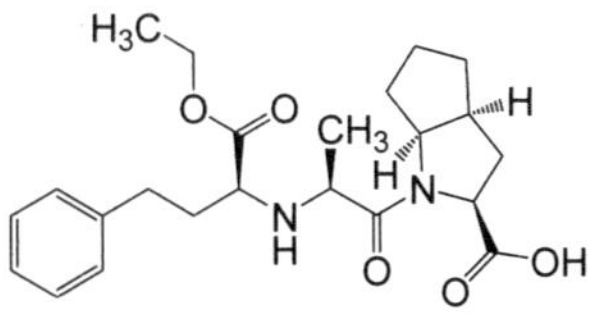

分子式和分子量 $C_{23}H_{32}N_2O_5$ 416.51

化学名 (2*S*,3*aS*,6*aS*)-1-[(2*S*)-2-[[(2*S*)-1-Ethoxy-1-oxo-4-phenylbutan-2-yl]amino]propanoyl]-3,3*a*,4,5,6,6*a*-hexahydro-2*H*-cyclopenta[*b*]pyrrole-2-carboxylic acid

(2*S*,3*aS*,6*aS*)-1-[(2*S*)-2-[[(2*S*)-1-乙氧基-1-氧代-4-苯基丁-2-基]氨基]丙酰基]-3,3*a*,4,5,6,6*a*-六氢-2*H*-环戊熳并[*b*]吡咯-2-羧酸

CAS 登录号 87333-19-5

INN list 52

药效分类 血管紧张素转换酶抑制药

ATC 分类 C09AA05

雷米普利拉

Ramiprilat（*INN*）

化学结构式

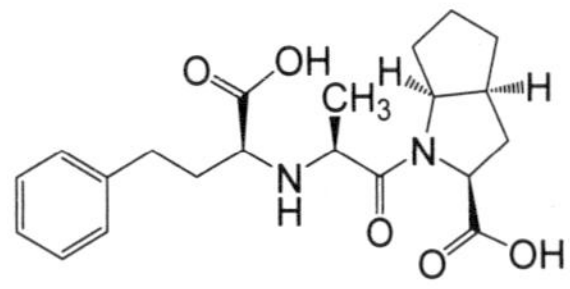

分子式和分子量 $C_{21}H_{28}N_2O_5$ 388.46

化学名 (2*S*,3*aS*,6*aS*)-1-[(*S*)-*N*-[(*S*)-1-Carboxy-3-phenylpropyl]alanyl]octahydrocyclopenta[*b*]pyrrole-2-carboxylic acid

(2*S*,2*aS*,6*aS*)-1-[(*S*)-*N*-[(*S*)-1-羧基-3-苯丙基]丙氨酰]八氢环戊熳并[*b*]吡咯-2-羧酸

CAS 登录号 87269-97-4

INN list 53

药效分类 抗高血压药，血管紧张素转换酶抑制药

雷莫拉宁

Ramoplanin（*INN*）

化学结构式（见下）

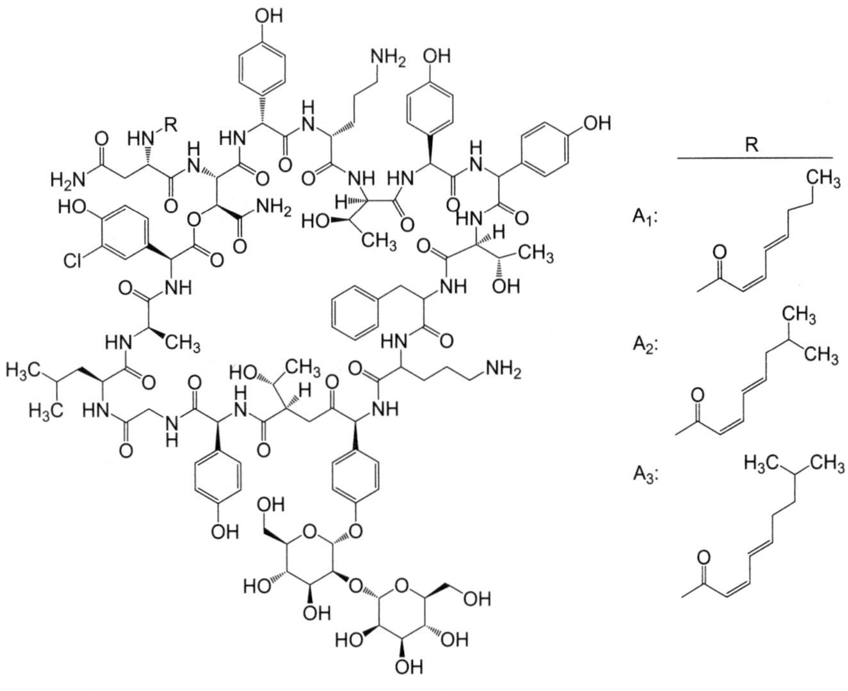

雷莫拉宁

分子式和分子量 $C_{112\sim120}H_{142\sim156}ClN_{21}O_{35\sim40}$ 2377.90～2554.07

药物描述 Glycolipodepsipeptide antibiotic produced by *actinoplanes* species ATCC33076. Ramoplanin is a complex antibiotic consisting of a main component designated as ramoplanin A_2 and a small amount of related substances,ramoplanin A_1, A'_1,A'_2,A_3, and A'_3

放线菌株 ATCC33076 产生的糖脂缩肽类抗生素。雷莫拉宁的成分比较复杂，以雷莫拉宁 A_2 为主和少量的类似物，如雷莫拉宁 A_1、A'_1、A'_2、A_3 与 A'_3 组成

CAS 登录号 76168-82-6; 81988-87-6[雷莫拉宁 A_1]; 124884-28-2 [雷莫拉宁 A'_1]; 81988-88-7[雷莫拉宁 A_2]; 124884-29-3[雷莫拉宁 A'_2]; 81988-89-8[雷莫拉宁 A_3]; 124884-30-6 [雷莫拉宁 A'_3]

INN list 57

药效分类 抗生素类药

雷莫瑞克

Ramorelix（*INN*）

化学结构式（见下）

分子式和分子量 $C_{74}H_{95}ClN_{16}O_{18}$ 1532.10

化学名 1-[*N*-Acetyl-3-(2-naphthyl)-D-alanyl-*p*-chloro-D-tryptophyl-L-seryl-L-tyrosyl-*O*-(6-deoxy-*α*-L-mannopyranosyl)-D-seryl-L-leucyl-L-arginyl-L-prolyl]semicarbazide

1-[*N*-乙酰基-3-(2-萘基)-D-丙氨酰-4-氯-D-色氨酰-L-丝氨酰-L-酪氨酰-*O*-(6-脱氧-*α*-L-吡喃甘露糖基)-D-丝氨酰-L-亮氨酰-L-精氨酰-L-脯氨酰]氨基脲

CAS 登录号 127932-90-5

INN list 68

药效分类 垂体激素释放抑制药

雷莫司琼

Ramosetron（*INN*）

化学结构式

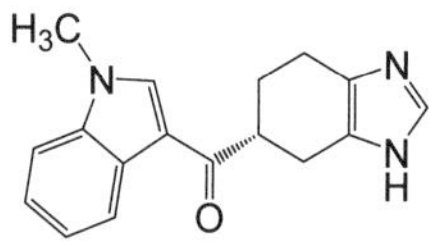

分子式和分子量 $C_{17}H_{17}N_3O$ 279.34

化学名 (−)-(*R*)-1-Methylindol-3-yl-4,5,6,7-tetrahydro-5-benzimidazolyl ketone

(−)-(*R*)-1-甲基吲哚-3-基-4,5,6,7-四氢-5-苯并咪唑基甲酮

CAS 登录号 132036-88-5

INN list 70

药效分类 5-羟色胺受体拮抗药

雷莫司汀

Ranimustine（*INN*）

化学结构式

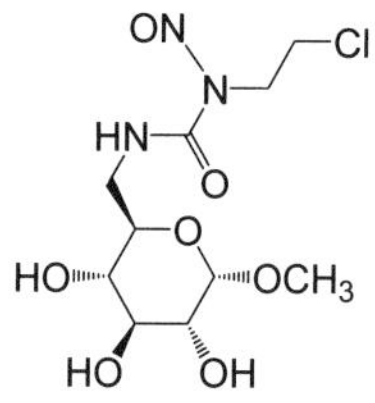

分子式和分子量 $C_{10}H_{18}ClN_3O_7$ 327.72

化学名 Methyl 6-[3-(2-chloroethyl)-3-nitrosoureido]-6-deoxy-*α*-D-glucopyranoside

甲基 6-[3-(2-氯乙基)-3-亚硝基脲]-6-脱氧-*α*-D-吡喃葡萄糖苷

CAS 登录号 58994-96-0

INN list 55

药效分类 烷化剂类抗肿瘤药

ATC 分类 L01AD07

雷那诺龙

Renanolone（*INN*）

化学结构式

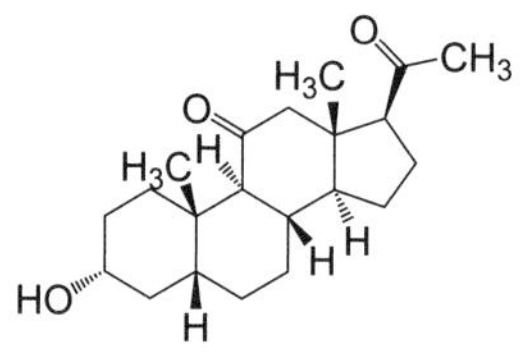

分子式和分子量 $C_{21}H_{32}O_3$ 332.48

化学名 3*α*-Hydroxy-5*β*-pregnane-11,20-dione

3*α*-羟基-5*β*-孕甾-11,20-二酮

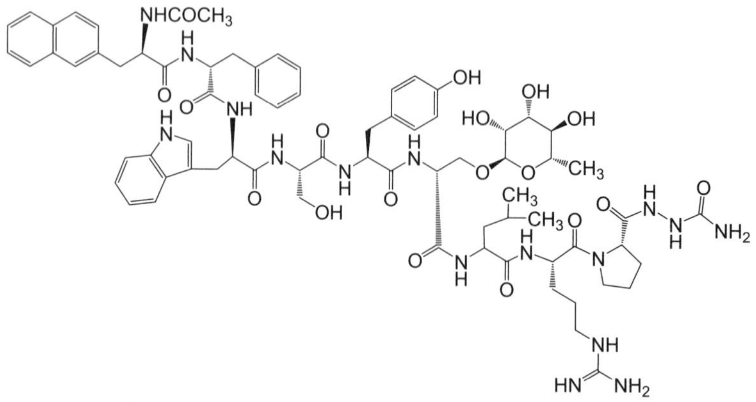

雷莫瑞克

CAS 登录号 565-99-1

INN list 8

药效分类 全身麻醉药

雷奈酸

Ranelic Acid（*INN*）

化学结构式

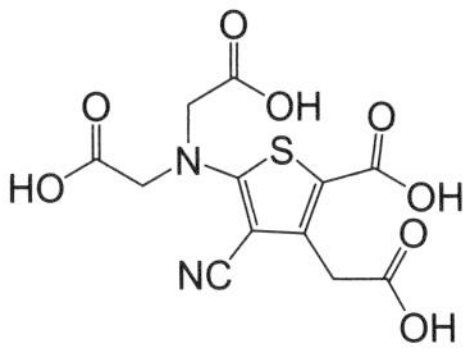

分子式和分子量 $C_{12}H_{10}N_2O_8S$ 342.28

化学名 5-[Bis(carboxymethyl)amino]-2-carboxy-4-cyano-3-thiopheneacetic acid

5-[双(羧甲基)氨基]-2-羧基-4-氰基-3-噻吩乙酸

CAS 登录号 135459-90-4

INN list 74

药效分类 钙代谢调节药

雷尼霉素

Ranimycin（*INN*）

化学结构式

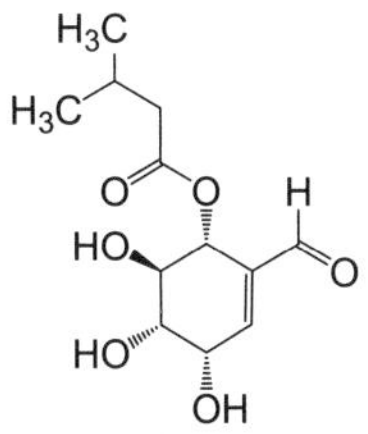

分子式和分子量 $C_{12}H_{18}O_6$ 258.27

化学名 [(1*R*,4*S*,5*S*,6*R*)-2-Formyl-4,5,6-trihydroxycyclohex-2-en-1-yl] 3-methylbutanoate

[(1*R*,4*S*,5*S*,6*R*)-2-甲酰基-4,5,6-三羟基环己-2-烯-1-基] 3-甲基丁酸酯

CAS 登录号 11056-09-0

INN list 20

药效分类 抗生素类药

雷尼司他

Ranirestat（*INN*）

化学结构式

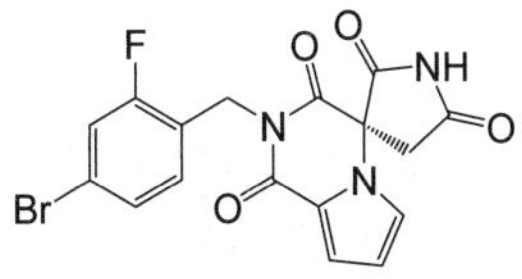

分子式和分子量 $C_{17}H_{11}BrFN_3O_4$ 420.19

化学名 (3*R*)-2'-(4-Bromo-2-fluorobenzyl)spiro[pyrrolidine-3,4'-(1'*H*)-pyrrolo[1,2-*a*]pyrazine]-1',2,3',5(2'*H*)-tetrone

(3*R*)-2'-(4-溴-2-氟苯基)螺[吡咯烷-3,4'-(1'*H*)-吡咯并[1,2-*a*]吡嗪]-1',2,3',5(2'*H*)-四酮

CAS 登录号 147254-64-6

INN list 91

药效分类 醛糖还原酶抑制药

雷尼替丁

Ranitidine（*INN*）

化学结构式

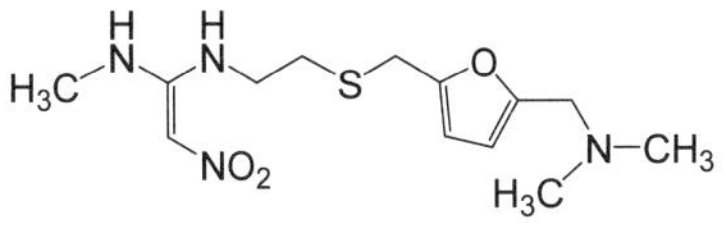

分子式和分子量 $C_{13}H_{22}N_4O_3S$ 314.40

化学名 *N*-[2-[[5-(Dimethylamino)methyl]furfuryl]thio]ethyl]-*N*'-methyl-2-nitro-1,1-ethenediamine

N-[2-[[5-(二甲氨基)甲基]呋喃甲基]硫基]乙基]-*N*'-甲基-2-硝基-1,1-乙烯二胺

CAS 登录号 66357-35-5

INN list 41

药效分类 组胺 H_2 受体拮抗药

雷诺嗪

Ranolazine（*INN*）

化学结构式

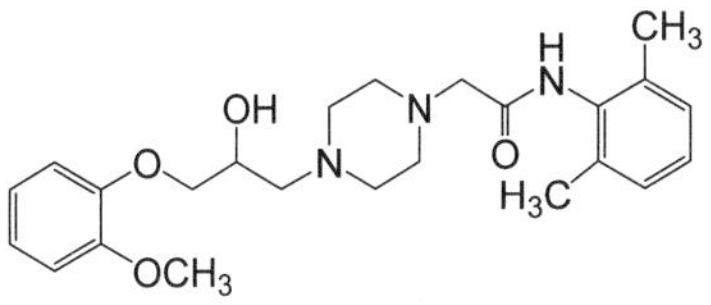

分子式和分子量 $C_{24}H_{33}N_3O_4$ 427.54

化学名 (±)-*N*-(2,6-Dimethylphenyl)-4-[2-hydroxy-3-(2-methoxyphenoxy)propyl]-1-piperazineacetamide

(±)-*N*-(2,6-二甲苯基)-4-[2-羟基-3-(2-甲氧基苯氧基)丙基]-1-哌嗪乙酰胺

CAS 登录号 95635-55-5

INN list 57

药效分类 循环系统药

ATC 分类 C01EB18

雷帕替奈

Rapastinel（*INN*）

化学结构式

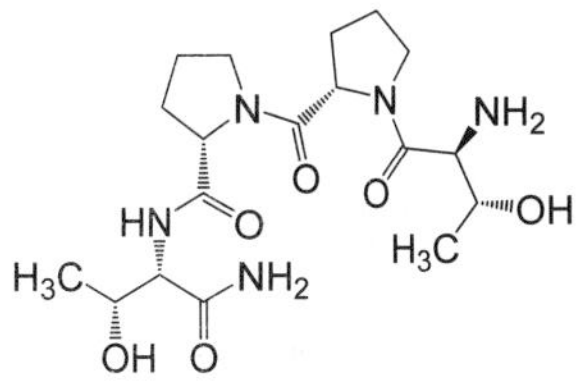

分子式和分子量 $C_{18}H_{31}N_5O_6$ 413.23

化学名 (2*S*)-1-[(2*S*)-1-[(2*S*,3*R*)-2-Amino-3-hydroxybutanoyl]

pyrrolidine-2-carbonyl]-*N*-[(2*S*,3*R*)-1-amino-3-hydroxy-1-oxobutan-2-yl]pyrrolidine-2-carboxamide

(2*S*)-1-[(2*S*)-1-[(2*S*,3*R*)-2-氨基-3-羟基丁酰基]吡咯烷-2-甲酰基]-*N*-[(2*S*,3*R*)-1-氨基-3-羟基-1-氧代丁-2-基]吡咯烷-2-甲酰胺

CAS 登录号　117928-94-6

INN list　111

药效分类　NMDA 受体部分激动药

雷嗪地尔

Razinodil（*INN*）

化学结构式

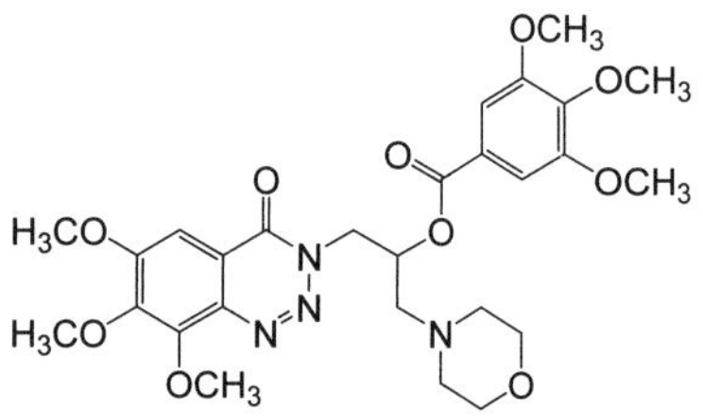

分子式和分子量　$C_{27}H_{34}N_4O_{10}$　574.58

化学名　[1-Morpholin-4-yl-3-(6,7,8-trimethoxy-4-oxo-1,2,3-benzotriazin-3-yl)propan-2-yl] 3,4,5-trimethoxybenzoate

[1-吗啉-4-基-3-(6,7,8-三甲氧基-4-氧代-1,2,3-苯并三嗪-3-基)丙-2-基] 3,4,5-三甲氧基苯甲酸酯

CAS 登录号　30271-85-3

INN list　38

药效分类　血管扩张药

雷沙吉兰

Rasagiline（*INN*）

化学结构式

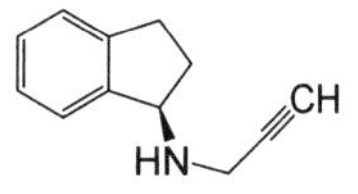

分子式和分子量　$C_{12}H_{13}N$　171.24

化学名　(*R*)-*N*-2-Propynyl-1-indanamine

(*R*)-*N*-2-丙炔基-1-茚胺

CAS 登录号　136236-51-6; 161735-79-1[甲磺酸盐]

INN list　70

药效分类　抗震颤麻痹药

雷沙帕多

Lexanopadol（*INN*）

化学结构式

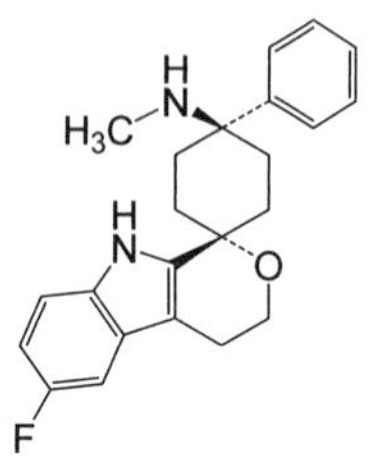

分子式和分子量　$C_{23}H_{25}FN_2O$　364.46

化学名　*trans*-6'-Fluoro-*N*-methyl-4-phenyl-4',9'-dihydro-3'*H*-spiro[cyclohexane-1,1'-pyrano[3,4-*b*]indol]-4-amine

反-6'-氟-*N*-甲基-4-苯基-4',9'-二氢-3'*H*-螺[环己烷-1,1'-吡喃并[3,4-*b*]吲哚]-4-胺

CAS 登录号　1357348-09-4

INN list　109

药效分类　镇痛药

雷索司特

Raxofelast（*INN*）

化学结构式

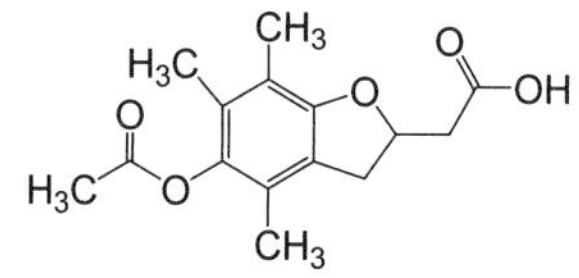

分子式和分子量　$C_{15}H_{18}O_5$　278.30

化学名　2-(5-Acetyloxy-4,6,7-trimethyl-2,3-dihydro-1-benzofuran-2-yl)acetic acid

2-(5-乙酰氧基-4,6,7-三甲基-2,3-二氢-1-苯并呋喃-2-基)乙酸

CAS 登录号　128232-14-4

INN list　68

药效分类　平喘药，抗过敏药

雷索替丁

Ramixotidine（*INN*）

化学结构式

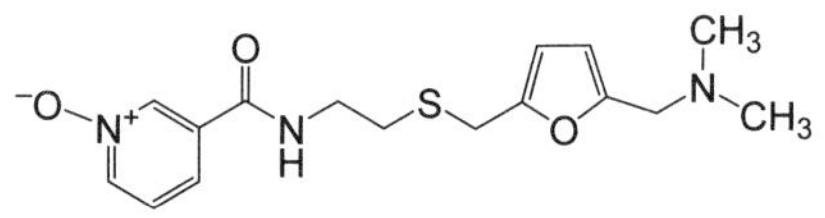

分子式和分子量　$C_{16}H_{21}N_3O_3S$　335.42

化学名　*N*-[2-[[5-[(Dimethylamino)methyl]furfuryl]thio]ethyl]nicotinamide 1-oxide

N-[2-[[5-[(二甲氨基)甲基]呋喃甲基]硫基]乙基]烟酰胺 1-氧化物

CAS 登录号　84071-15-8

INN list　55

药效分类　组胺 H_2 受体拮抗药

雷琐太尔

Resorantel（*INN*）

化学结构式

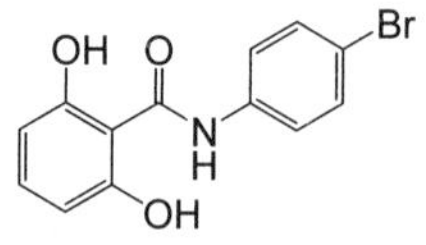

分子式和分子量　$C_{13}H_{10}BrNO_3$　308.13

化学名　*N*-(4-Bromophenyl)-2,6-dihydroxybenzamide

N-(4-溴苯基)-2,6-二羟基苯甲酰胺

CAS 登录号 20788-07-2

INN list 23

药效分类 抗蠕虫药

雷替曲塞

Raltitrexed（*INN*）

化学结构式

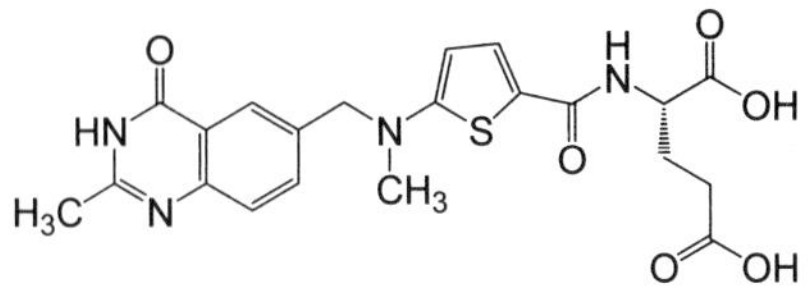

分子式和分子量 $C_{21}H_{22}N_4O_6S$ 458.49

化学名 *N*-[5-[[(3,4-Dihydro-2-methyl-4-oxo-6-quinazolinyl)methyl]methylamino]-2-thenoyl]-L-glutamic acid

N-[5-[[(3,4-二氢-2-甲基-4-氧代-6-喹唑啉基)甲基]甲氨基]-2-噻吩甲酰]-L-谷氨酸

CAS 登录号 112887-68-0

INN list 74

药效分类 抗代谢类抗肿瘤药

ATC 分类 L01BA03

雷托巴胺

Ractopamine（*INN*）

化学结构式

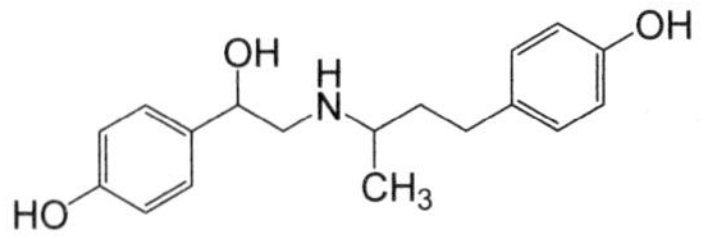

分子式和分子量 $C_{18}H_{23}NO_3$ 301.39

化学名 4-[3-[[2-Hydroxy-2-(4-hydroxyphenyl)ethyl]amino]butyl]phenol

4-[3-[[2-羟基-2-(4-羟基苯基)乙基]氨基]丁基]苯酚

CAS 登录号 97825-25-7; 90274-24-1[盐酸盐]

INN list 54

药效分类 多巴胺激动药，生长刺激药(兽用)

雷扎沙班

Razaxaban（*INN*）

化学结构式

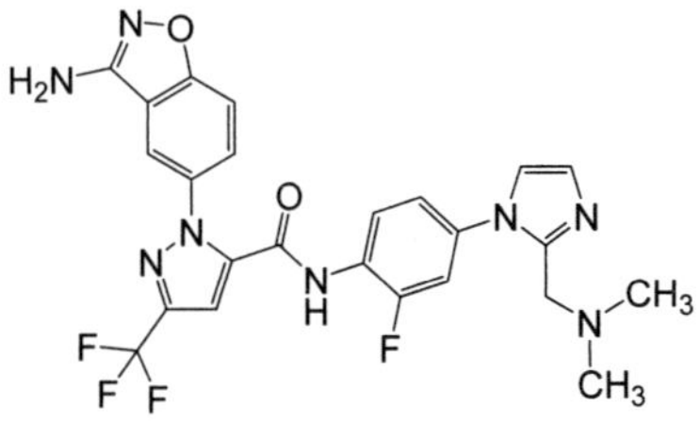

分子式和分子量 $C_{24}H_{20}F_4N_8O_2$ 528.47

化学名 1-(3-Amino-1,2-benzisoxazol-5-yl)-*N*-[4-[2-[(dimethylamino)methyl]-1*H*-imidazol-1-yl]-2-fluorophenyl]-3-(trifluoromethyl)-1*H*-pyrazole-5-carboxamide

1-(3-氨基-1,2-苯并异噁唑-5-基)-*N*-[4-[2-[(二甲氨基)甲基]-1*H*-咪唑-1-基]-2-氟苯基]-3-(三氟甲基)-1*H*-吡唑-5-甲酰胺

CAS 登录号 218298-21-6; 405940-76-3[盐酸盐]

INN list 90

药效分类 抗凝血药

雷佐生

Razoxane（*INN*）

化学结构式

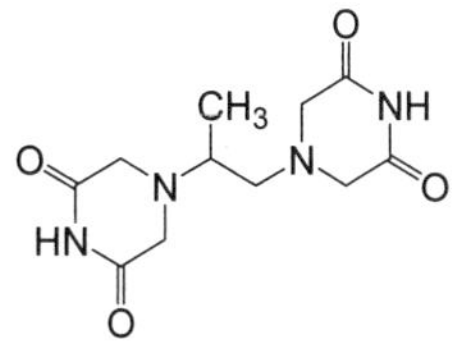

分子式和分子量 $C_{11}H_{16}N_4O_4$ 268.27

化学名 (±)-[4,4'-(Propane-1,2-dily)]-bis(2,6-piperazinedione)

(±)-[4,4'-(丙烷-1,2-二基)]-双(2,6-哌嗪二酮)

CAS 登录号 21416-87-5

INN list 32

药效分类 抗肿瘤药

雷唑巴占

Razobazam（*INN*）

化学结构式

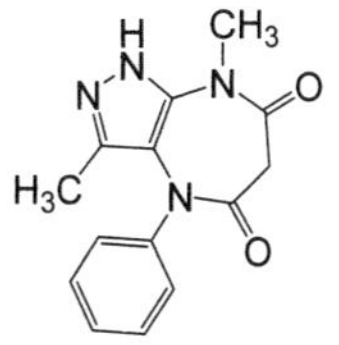

分子式和分子量 $C_{14}H_{14}N_4O_2$ 270.29

化学名 4,8-Dihydro-3,8-dimethyl-4-phenylpyrazolo[3,4-*b*][1,4]diazepine-5,7(1*H*,6*H*)-dione

4,8-二氢-3,8-二甲基-4-苯基吡唑并[3,4-*b*][1,4]二氮杂草-5,7(1*H*,6*H*)-二酮

CAS 登录号 78466-98-5

INN list 52

药效分类 促智药

利阿芬辛

Liafensine（*INN*）

化学结构式

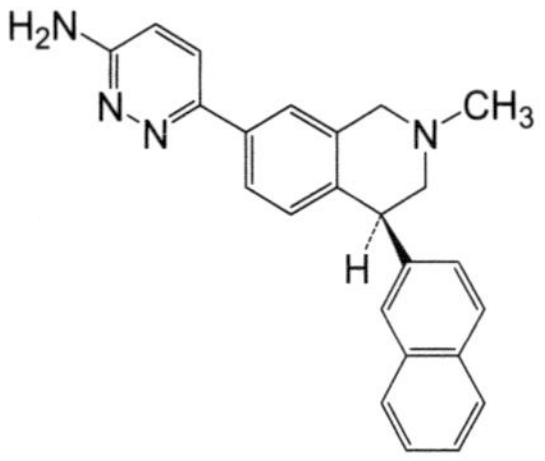

分子式和分子量 $C_{24}H_{22}N_4$ 366.47

化学名 6-[(4*S*)-2-Methyl-4-(naphthalen-2-yl)-1,2,3,4-tetrahydroisoquinolin-7-yl]pyridazin-3-amine

6-[(4*S*)-2-甲基-4-(萘-2-基)-1,2,3,4-四氢异喹啉-7-基]哒嗪-3-胺

CAS 登录号 1198790-53-2

INN list 109

药效分类 抗抑郁药

利奥吡咯

Leiopyrrole（*INN*）

化学结构式

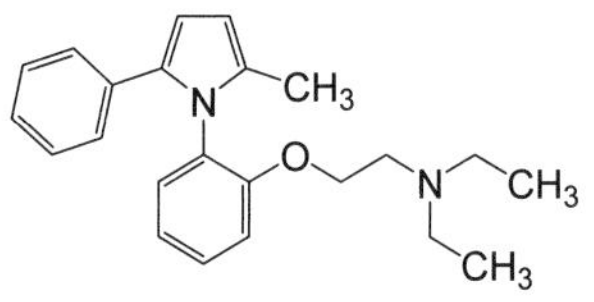

分子式和分子量 $C_{23}H_{28}N_2O$ 348.48

化学名 1-[*o*-[2-(Diethylamino)ethoxy]phenyl]-2-methyl-5-phenylpyrrole

1-[2-[2-(二乙氨基)乙氧基]苯基]-2-甲基-5-苯吡咯

CAS 登录号 5633-16-9

INN list 13

药效分类 解痉药

利奥地平

Riodipine（*INN*）

化学结构式

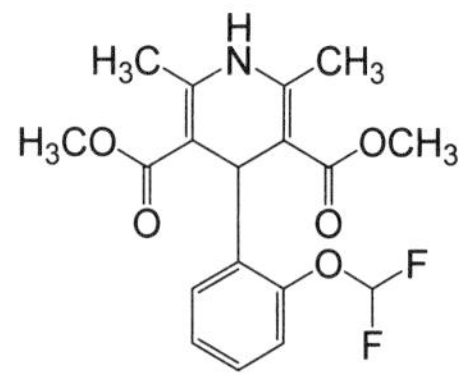

分子式和分子量 $C_{18}H_{19}F_2NO_5$ 367.34

化学名 Dimethyl 4-[*o*-(difluoromethoxy)phenyl]-1,4-dihydro-2,6-dimethyl-3,5-pyridinedicarboxylate

二甲基 4-[2-(二氟甲氧基)苯基]-1,4-二氢-2,6-二甲基-3,5-吡啶羧酸二酯

CAS 登录号 71653-63-9

INN list 51

药效分类 冠脉扩张药，钙通道阻滞药

利奥前列素

Rioprostil（*INN*）

化学结构式

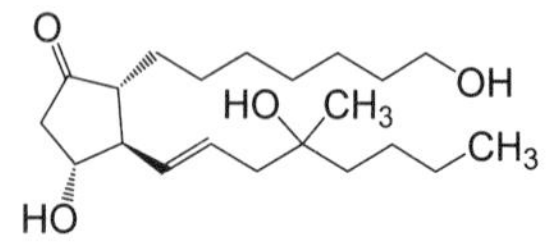

分子式和分子量 $C_{21}H_{38}O_4$ 354.52

化学名 (2*R*,3*R*,4*R*)-4-Hydroxy-2-(7-hydroxyheptyl)-3-[(*E*)-(4*RS*)-(4-hydroxy-4-methyl-1-octenyl)]cyclopentanone

(2*R*,3*R*,4*R*)-4-羟基-2-(7-羟基庚基)-3-[(*E*)-(4*RS*)-(4-甲基-4-羟基-1-辛烯基)]环戊酮

CAS 登录号 77287-05-9

INN list 49

药效分类 前列腺素类药，抗溃疡药

利奥西呱

Riociguat（*INN*）

化学结构式

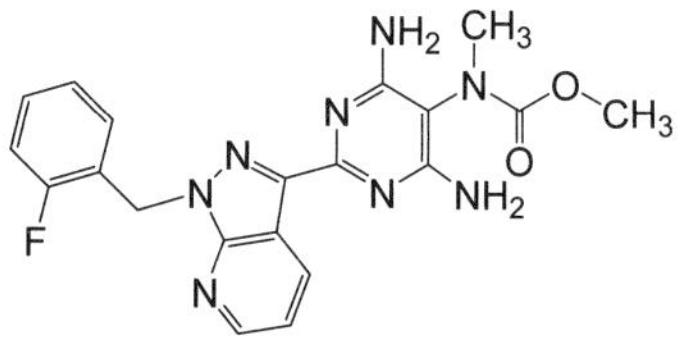

分子式和分子量 $C_{20}H_{19}FN_8O_2$ 422.42

化学名 Methyl *N*-(4,6-diamino-2-[1-[(2-fluorophenyl)methyl]-1*H*-pyrazolo[3,4-*b*]pyridin-3-yl]pyrimidin-5-yl)-*N*-methylcarbamate

甲基 *N*-(4,6-二氨基-2-[1-[(2-氟苯基)甲基]-1*H*-吡唑并[3,4-*b*]吡啶-3-基]嘧啶-5-基)-*N*-甲基氨基甲酸酯

CAS 登录号 625115-55-1

INN list 98

药效分类 鸟苷酸环化酶活化药

利巴韦林

Ribavirin（*INN*）

化学结构式

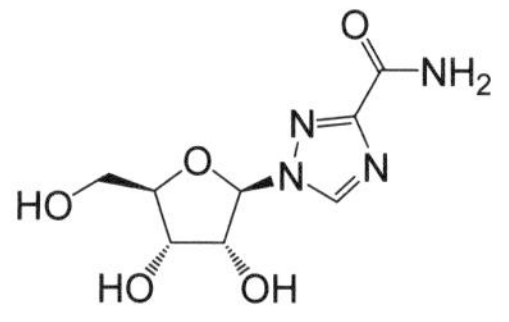

分子式和分子量 $C_8H_{12}N_4O_5$ 244.20

化学名 1-*β*-D-Ribofuranosyl-1*H*-1,2,4-triazole-3-carboxamide

1-*β*-D-呋喃核糖基-1*H*-1,2,4-三氮唑-3-甲酰胺

CAS 登录号 36791-04-5

INN list 31

药效分类 核苷和核苷酸类抗病毒药

ATC 分类 J05AB04

利贝特

Lifibrate（*INN*）

化学结构式

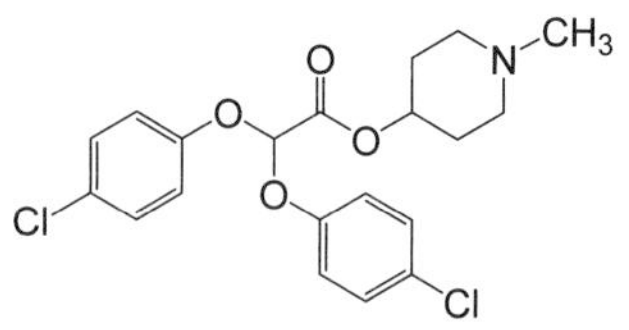

分子式和分子量 $C_{20}H_{21}Cl_2NO_4$ 410.29

化学名 (1-Methylpiperidin-4-yl) 2,2-bis(4-chlorophenoxy)acetate

(1-甲基哌啶-4-基) 2,2-双(4-氯苯氧基)乙酸酯

CAS 登录号 22204-91-7

INN list 30

药效分类 降血脂药

利贝西来

Libecillide（*INN*）

化学结构式

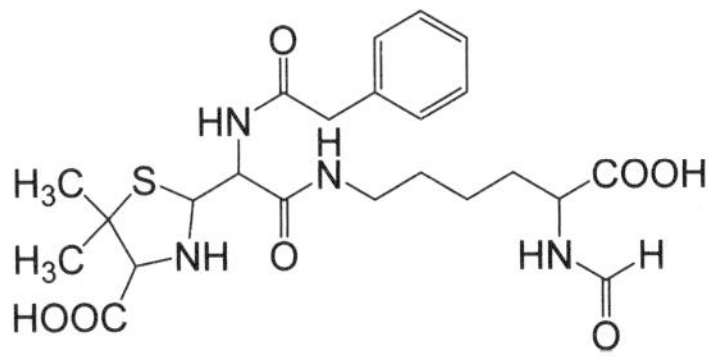

分子式和分子量 $C_{23}H_{32}N_4O_7S$ 508.59

化学名 2-[[(5-Carboxy-5-formamidopentyl)carbamoyl](2-phenylacetamido)methyl]-5,5-dimethyl-4-thiazolidinecarboxylic acid

2-[[(5-羧基-5-甲酰氨基戊基)氨甲酰基](2-苯基乙酰氨基)甲基]-5,5-二甲基-4-噻唑烷酸

CAS 登录号 27826-45-5

INN list 32

药效分类 抗生素类药

利吡咯溴铵

Ritropirronium Bromide（*INN*）

化学结构式

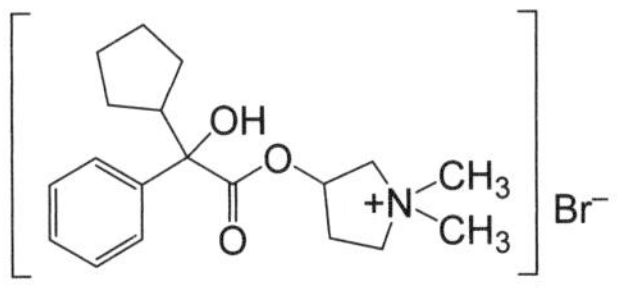

分子式和分子量 $C_{19}H_{28}BrNO_3$ 398.33

化学名 *erythro*-3-Hydroxy-1,1-dimethylpyrrolidinium bromide *α*-cyclopentylmandelate

溴化 赤-3-羟基-1,1-二甲基吡咯烷铵 *α*-环戊基羟基苯乙酸酯

CAS 登录号 53808-86-9

INN list 33

药效分类 抗胆碱药

利波腺苷

Riboprine（*INN*）

化学结构式

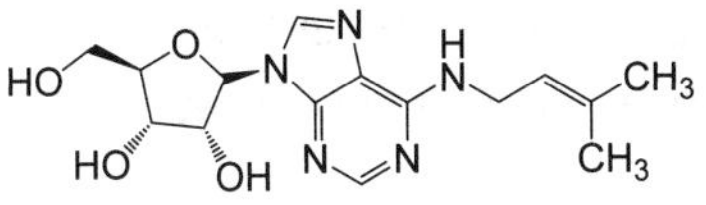

分子式和分子量 $C_{15}H_{21}N_5O_4$ 335.36

化学名 6-*N*-[(3-Methyl-2-butenyl)amino]-9-*β*-D-ribofuranosyl-9*H*-purine

6-*N*-[(3-甲基-2-丁烯基)氨基]-9-*β*-D-呋喃核糖基-9*H*-嘌呤

CAS 登录号 7724-76-7

INN list 20

药效分类 抗肿瘤药

利泊伐曲普

Libvatrep（*INN*）

化学结构式

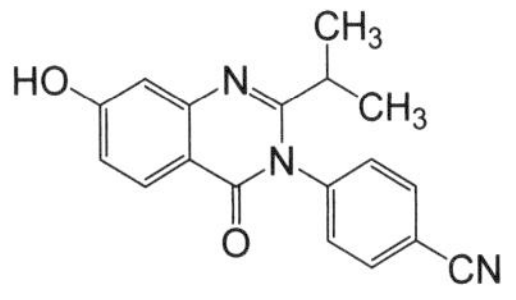

分子式和分子量 $C_{18}H_{15}N_3O_2$ 305.34

化学名 4-[7-Hydroxy-4-oxo-2-(propan-2-yl)quinazolin-3(4*H*)-yl]benzonitrile

4-[7-羟基-4-氧代-2-(丙-2-基)喹唑啉-3(4*H*)-基]苯甲腈

CAS 登录号 871814-52-7

INN list 124

药效分类 瞬时受体电位香草酸亚型离子通道 1(TRPV1)拮抗药

利泊来德

Rimeporide（*INN*）

化学结构式

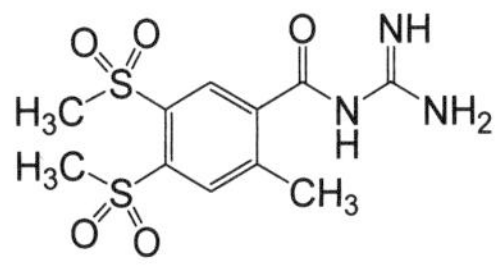

分子式和分子量 $C_{11}H_{15}N_3O_5S_2$ 333.38

化学名 *N*-(Diaminomethylidene)-2-methyl-4,5-bis(methylsulfonyl)benzamide

N-(二氨基甲亚基)-2-甲基-4,5-双(甲基磺酰基)苯甲酰胺

CAS 登录号 187870-78-6

INN list 92

药效分类 钠氢转运抑制药

利达膦酸

Lidadronic Acid（*INN*）

化学结构式

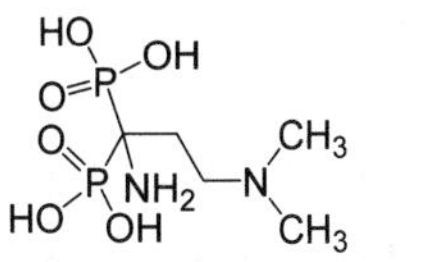

分子式和分子量 $C_5H_{16}N_2O_6P_2$ 262.14

化学名 [1-Amino-3-(dimethylamino)-1-phosphonopropyl]phosphonic acid

[1-氨基-3-(二甲基氨基)-1-膦酸基丙基]膦酸

CAS 登录号　63132-38-7

INN list　84

药效分类　钙代谢调节药，载体药

利达洛尔

Ridazolol（*INN*）

化学结构式

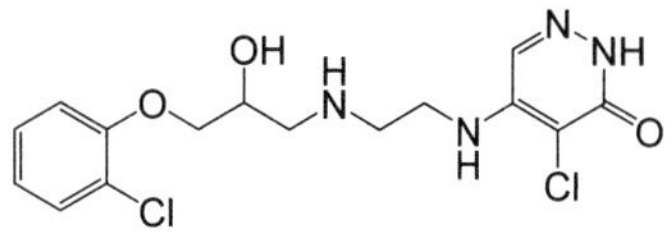

分子式和分子量　$C_{15}H_{18}Cl_2N_4O_3$　373.23

化学名　(±)-4-Chloro-5-[[2-[[3-(*o*-chlorophenoxy)-2-hydroxypropyl]amino]ethyl]amino]-3(2*H*)-pyridazinone

(±)-4-氯-5-[[2-[[3-(2-氯苯基)-2-羟丙基]氨基]乙基]氨基]-3(2*H*)-哒嗪酮

CAS 登录号　83395-21-5

INN list　51

药效分类　β 受体拮抗药

利达脒

Lidamidine（*INN*）

化学结构式

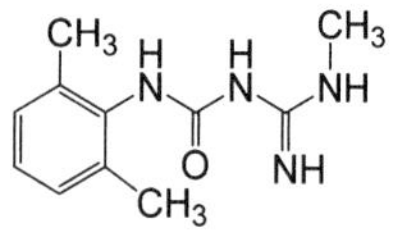

分子式和分子量　$C_{11}H_{16}N_4O$　220.28

化学名　l-(Methylamidino)-3-(2,6-xylyl)urea

1-(甲基脒基)-3-(2,6-二甲苯基)脲

CAS 登录号　66871-56-5; 65009-35-0[盐酸盐]

INN list　41

药效分类　止泻药，抗肠蠕动药

利丹色林

Lidanserin（*INN*）

化学结构式

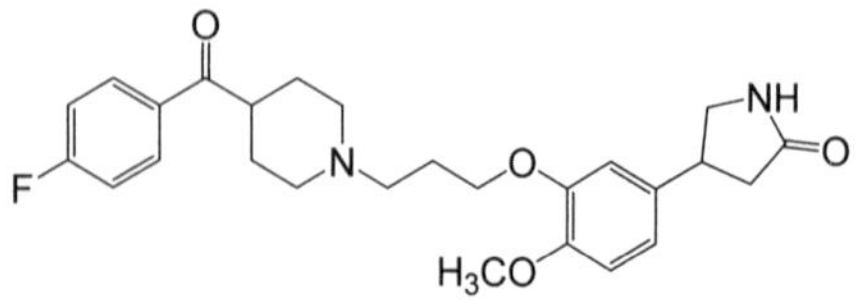

分子式和分子量　$C_{26}H_{31}FN_2O_4$　454.53

化学名　(±)-4-[3-[3-[4-(*p*-Fluorobenzoyl)piperidino]propoxy]-4-methoxyphenyl]-2-pyrrolidinone

(±)-4-[3-[3-[4-(4-氟苯甲酰基)哌啶]丙氧基]-4-甲氧基苯基]-2-吡咯酮

CAS 登录号　73725-85-6

INN list　62

药效分类　5-羟色胺受体拮抗药

利地利唑

Ridinilazole（*INN*）

化学结构式

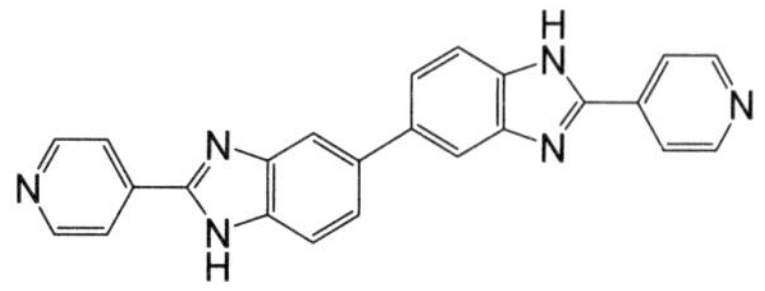

分子式和分子量　$C_{24}H_{16}N_6$　388.42

化学名　2-Pyridin-4-yl-6-(2-pyridin-4-yl-3*H*-benzimidazol-5-yl)-1*H*-benzimidazole

2-吡啶-4-基-6-(2-吡啶-4-基-3*H*-苯并咪唑-5-基)-1*H*-苯并咪唑

CAS 登录号　308362-25-6

INN list　112

药效分类　抗生素类药

利地霉素

Lidimycin（*INN*）

化学结构式

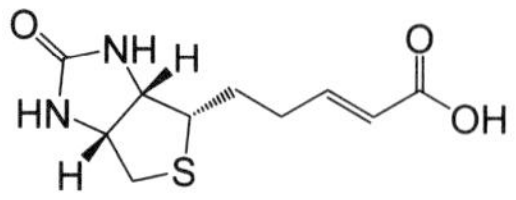

分子式和分子量　$C_{10}H_{14}N_2O_3S$　242.29

化学名　[3*aS*(3*aS*,4*β*,6*aα*)]-5-(Hexahydro-2-oxo-1*H*-thieno[3,4-*d*]imidazol-4-yl)-2-pentenoic acid

[3*aS*(3*aS*,4*β*,6*aα*)]-5-(六氢-2-氧代-1*H*-噻吩并[3,4-*d*]咪唑-4-基)-2-戊烯酸

CAS 登录号　10118-85-1

INN list　20

药效分类　抗生素类药

利多苯宁

Lidofenin（*INN*）

化学结构式

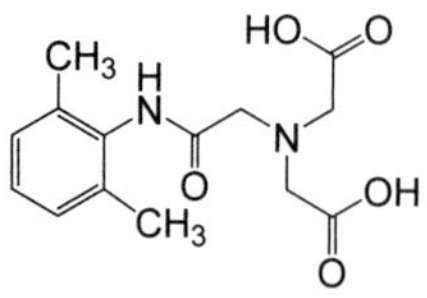

分子式和分子量　$C_{14}H_{18}N_2O_5$　294.30

化学名　2-[Carboxymethyl-[2-(2,6-dimethylanilino)-2-oxoethyl]amino]acetic acid

2-[羧基甲基-[2-(2,6-二甲基苯氨基)-2-氧代乙基]氨基]乙酸

CAS 登录号 59160-29-1

INN list 39

药效分类 诊断用药

利多氟嗪

Lidoflazine（*INN*）

化学结构式

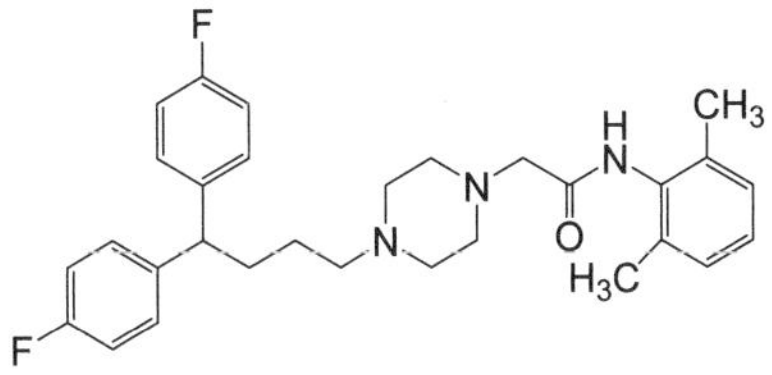

分子式和分子量 $C_{30}H_{35}F_2N_3O$ 491.62

化学名 4-[4,4-Bis(*p*-fluorophenyl)butyl]-1-pipcrazincaccto-2',6'-xylidide

4-[4,4-双(4-氟苯基)丁基]-1-哌嗪乙酰-2',6'-二甲苯胺

CAS 登录号 3416-26-0

INN list 15

药效分类 钙通道阻滞药

ATC 分类 C08EX01

利多格雷

Ridogrel（*INN*）

化学结构式

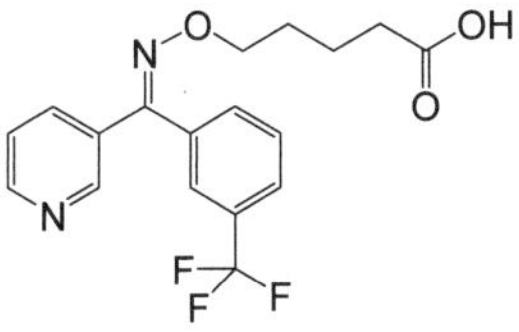

分子式和分子量 $C_{18}H_{17}F_3N_2O_3$ 366.33

化学名 (*E*)-5-[[[*α*-3-Pyridyl-3-(trifluoromethyl)benzylidene]amino]oxy]valeric acid

(*E*)-5-[[[*α*-3-吡啶基-3-(三氟甲基)苯甲亚基]氨基]氧基]戊酸

CAS 登录号 110140-89-1

INN list 59

药效分类 抗血小板聚集药，血栓素合成酶抑制药

利多卡因

Lidocaine（*INN*）

化学结构式

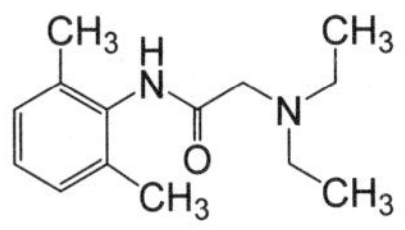

分子式和分子量 $C_{14}H_{22}N_2O$ 234.34

化学名 2-(Diethylamino)-2',6'-acetoxylidide

2-(二乙氨基)-2',6'-乙酰二甲苯胺

CAS 登录号 137-58-6

INN list 1

药效分类 抗心律失常药

ATC 分类 C01BB01

利多司他

Lidorestat（*INN*）

化学结构式

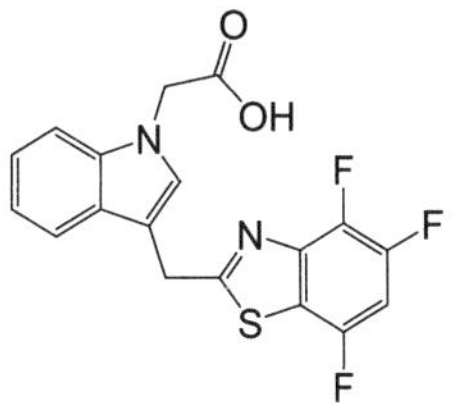

分子式和分子量 $C_{18}H_{11}F_3N_2O_2S$ 376.35

化学名 3-[[(4,5,7-Triflurobenzothiazol-2-yl)methyl]-l*H*-indol-l-yl]acetic acid

3-[[(4,5,7-三氟苯并噻唑-2-基)甲基]-1*H*-吲哚-1-基]乙酸

CAS 登录号 245116-90-9

INN list 87

药效分类 醛糖还原酶抑制药，抗糖尿病并发症药

利厄替尼

Limertinib

化学结构式

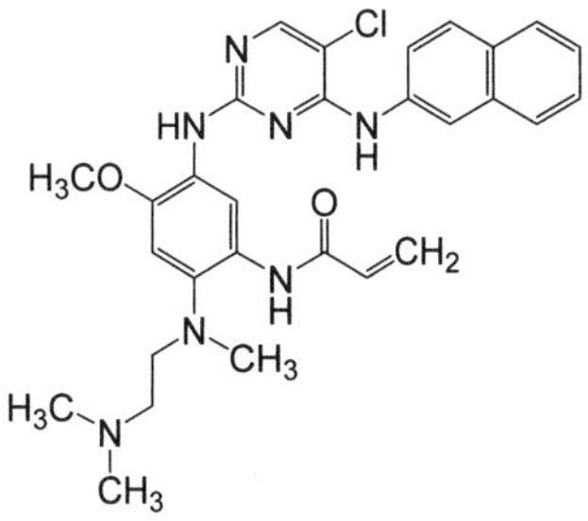

分子式和分子量 $C_{29}H_{32}ClN_7O_2$ 546.07

化学名 *N*-(5-{[5-Chloro-4-(naphthalen-2-ylamino)pyrimidin-2-yl]amino}-2-{[2-(dimethylamino)ethyl]methylamino}-4-methoxyphenyl)acrylamide

N-(5-{[5-氯-4-(萘-2-基氨基)嘧啶-2-基]氨基}-2-{[2-(二甲氨基)乙基]甲氨基}-4-甲氧基苯基)丙烯酰胺

CAS 登录号 1934259-00-3

药效分类 表皮生长因子受体(EGFR)抑制药，抗肿瘤药

利伐尼克兰

Rivanicline（*INN*）

化学结构式

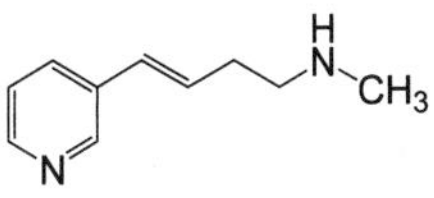

分子式和分子量 $C_{10}H_{14}N_2$ 162.24

化学名 (3*E*)-*N*-Methyl-4-(pyridin-3-yl)but-3-en-1-amine

(3*E*)-*N*-甲基-4-(吡啶-3-基)-3-丁烯-1-胺

CAS 登录号 15585-43-0; 675132-86-2[半乳糖盐]

INN list 93

药效分类 烟碱型乙酰胆碱受体激动药

利伐沙班

Rivaroxaban（*INN*）

化学结构式

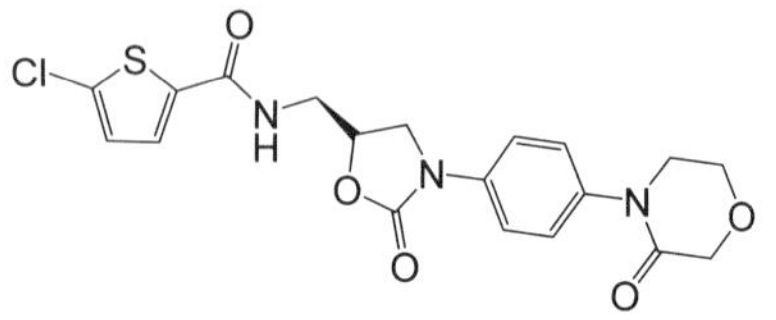

分子式和分子量 $C_{19}H_{18}ClN_3O_5S$ 435.88

化学名 5-Chloro-*N*-([(5*S*)-2-oxo-3-[4-(3-oxomorpholin-4-yl)phenyl]-1,3-oxazolidin-5-yl]methyl)thiophene-2-carboxamide

5-氯-*N*-([(5*S*)-2-氧代-3-[4-(3-氧代吗啉-4-基)苯基]-1,3-噁唑烷-5-基]甲基)噻吩-2-甲酰胺

CAS 登录号 366789-02-8

INN list 90

药效分类 凝血因子Ⅹa 抑制药，抗血栓药

利法利嗪

Lifarizine（*INN*）

化学结构式

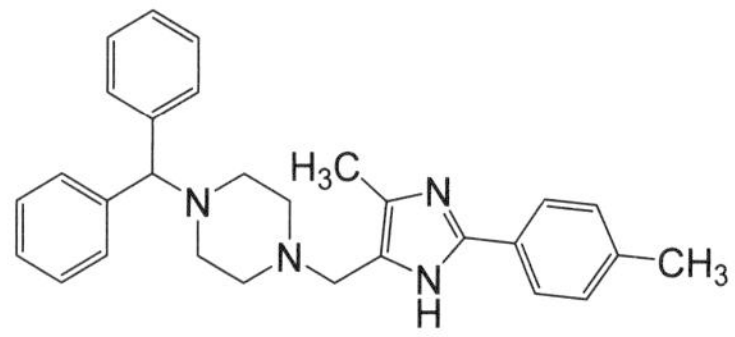

分子式和分子量 $C_{29}H_{32}N_4$ 436.59

化学名 1-Benzhydryl-4-[[5-methyl-2-(4-methylphenyl)-1*H*-imidazol-4-yl]methyl]piperazine

1-二苯甲基-4-[[5-甲基-2-(4-甲基苯基)-1*H*-咪唑-4-基]甲基]哌嗪

CAS 登录号 119514-66-8

INN list 66

药效分类 抗血小板聚集药，血管扩张药

利非贝罗

Lifibrol（*INN*）

化学结构式

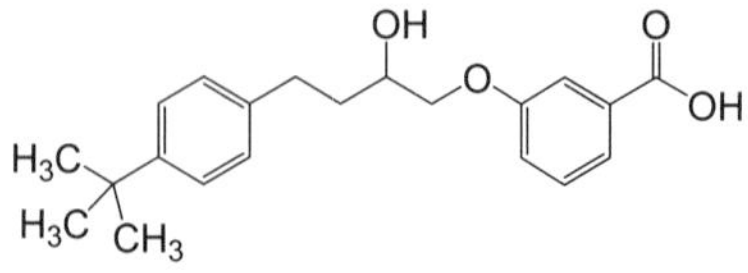

分子式和分子量 $C_{21}H_{26}O_4$ 342.43

化学名 (±)-*p*-[4-(*p*-*tert*-Butylphenyl)-2-hydroxybutoxy]benzoic acid

(±)-4-[4-(4-叔丁基苯基)-2-羟基丁氧基]苯甲酸

CAS 登录号 96609-16-4

INN list 62

药效分类 降血脂药

利非拉非尼

Lifirafenib（*INN*）

化学结构式

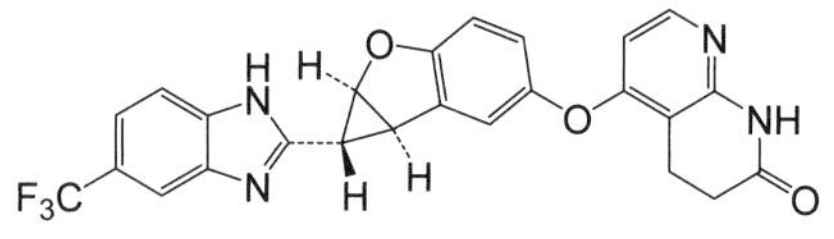

分子式和分子量 $C_{25}H_{17}F_3N_4O_3$ 478.43

化学名 5-({(1*R*,1*aS*,6*bR*)-1-[5-(Trifluoromethyl)-1*H*-benzimidazol-2-yl]-1*a*,6*b*-dihydro-1*H*-cyclopropa[*b*][1]benzofuran-5-yl}oxy)-3,4-dihydro-1,8-naphthyridin-2(1*H*)-one

5-({(1*R*,1*aS*,6*bR*)-1-[5-(三氟甲基)-1*H*-苯并咪唑-2-基]-1*a*,6*b*-二氢-1*H*-环丙烷并[*b*][1]苯并呋喃-5-基}氧基)-3,4-二氢-1,8-萘啶-2(1*H*)-酮

CAS 登录号 1446090-79-4

INN list 117

药效分类 抗肿瘤药

利非司特

Lifitegrast（*INN*）

化学结构式

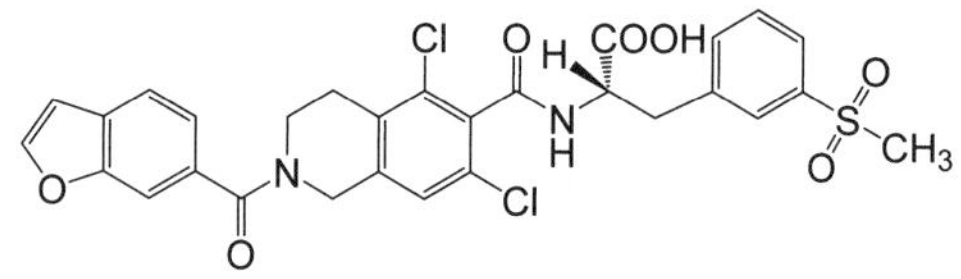

分子式和分子量 $C_{29}H_{24}Cl_2N_2O_7S$ 613.07

化学名 (2*S*)-2-[[2-(1-Benzofuran-6-carbonyl)-5,7-dichloro-3,4-dihydro-1*H*-isoquinoline-6-carbonyl]amino]-3-(3-methylsulfonylphenyl)propanoic acid

(2*S*)-2-[[2-(1-苯并呋喃-6-甲酰基)-5,7-二氯-3,4-二氢-1*H*-异喹啉-6-甲酰基]氨基]-3-(3-甲基磺酰基苯基)丙酸

CAS 登录号 1025967-78-5

INN list 107

药效分类 抗炎药

利非他明

Lefetamine（*INN*）

化学结构式

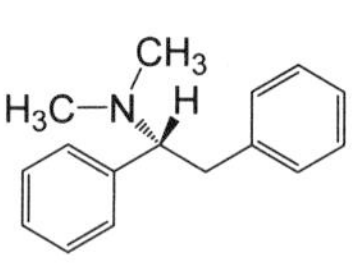

分子式和分子量 $C_{16}H_{19}N$ 225.33

化学名 (−)-*N*,*N*-Dimethyl-1,2-diphenylethylamine

(−)-*N*,*N*-二甲基-1,2-二苯基乙胺

CAS 登录号 7262-75-1

INN list 30

药效分类 镇痛药

利非西呱

Lificiguat（*INN*）

化学结构式

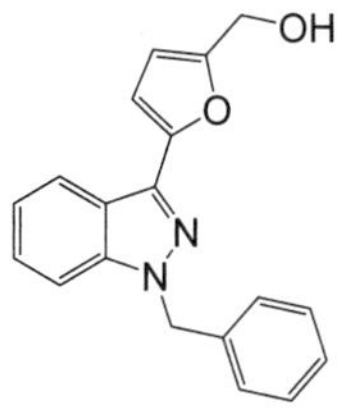

分子式和分子量 $C_{19}H_{16}N_2O_2$ 308.15

化学名 [5-(1-Benzyl-l*H*-indazol-3-yl)furan-2-yl]methanol

[5-(1-苄基-1*H*-吲唑-3-基)-2-呋喃基]甲醇

CAS 登录号 170632-47-0

INN list 95

药效分类 鸟苷酸环化酶活化药

利伏尼布

Rivoceranib（*INN*）

化学结构式

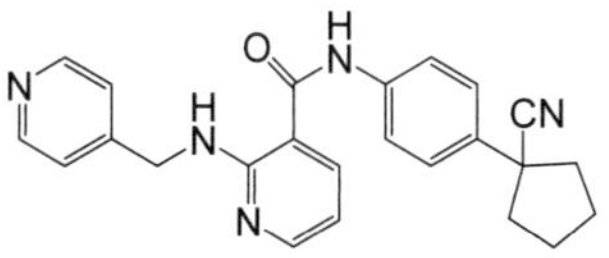

分子式和分子量 $C_{24}H_{23}N_5O$ 397.48

化学名 *N*-[4-(1-Cyanocyclopentyl)phenyl]-2-{[(pyridin-4-yl)methyl]amino}pyridine-3-carboxamide

N-[4-(1-氰基环戊基)苯基]-2-{[(吡啶-4-基)甲基]氨基}吡啶-3-甲酰胺

CAS 登录号 811803-05-1

INN list 117

药效分类 血管生成抑制药，抗肿瘤药

利福布汀

Rifabutin（*INN*）

化学结构式

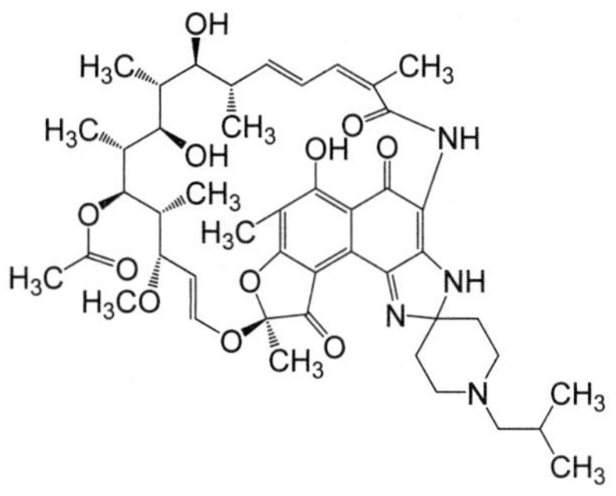

分子式和分子量 $C_{46}H_{62}N_4O_{11}$ 847.00

化学名 (9*S*,12*E*,14*S*,15*R*,16*S*,17*R*,18*R*,19*R*,20*S*,21*S*,22*E*,24*Z*)-6,16,18,20-Tetrahydroxy-1'-isobutyl-14-methoxy-7,9,15,17,19,21,25-heptamethylspiro[9,4-(epoxypentadeca[1,11,13]trienimino)-2*H*-furo[2',3'：7,8]naphtho[1,2-*d*]imidazole-2,4'-piperidine]-5,10,26(3*H*,9*H*)-trione,16-acetate

(9*S*,12*E*,14*S*,15*R*,16*S*,17*R*,18*R*,19*R*,20*S*,21*S*,22*E*,24*Z*)-6,16,18,20-四羟基-1'-异丁基-14-甲氧基-7,9,15,17,19,21,25-七甲基螺[9,4-(氧桥十五碳烷[1,11,13]三烯氨叉基)-2*H*-呋喃并[2',3':7,8]萘并[1,2-*d*]咪唑-2,4'-哌啶]-5,10,26(3*H*,9*H*)-三酮,16-乙酸酯

CAS 登录号 72559-06-9

INN list 52

药效分类 抗结核药

ATC 分类 J04AB04

利福克昔

Rifamexil（*INN*）

化学结构式

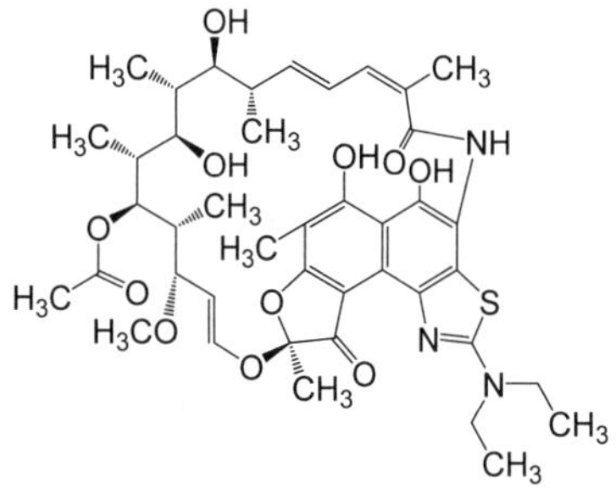

分子式和分子量 $C_{42}H_{55}N_3O_{11}S$ 809.96

化学名 (9*S*,12*E*,14*S*,15*S*,16*S*,17*R*,18*R*,19*R*,20*S*,21*S*,22*E*,24*Z*)-2-(Diethylamino)-5,6,16,18,20-pentahydroxy-14-methoxy-7,9,15,17,19,21,25-heptamethyl-9,4-(epoxypentadeca[1,11,13]trienimino)furo[2',3':7,8]naphtho[1,2-*d*]thiazole-10,26(9*H*)-dione,16-acetate

(9*S*,12*E*,14*S*,15*S*,16*S*,17*R*,18*R*,19*R*,20*S*,21*S*,22*E*,24*Z*)-2-(二乙氨基)-5,6,16,18,20-五羟基-14-甲氧基-7,9,15,17,19,21,25-七甲基-9,4-(氧桥十五烷[1,11,13]三烯氨叉基)呋喃并[2',3':7,8]萘并[1,2-*d*]噻唑-10,26(9*H*)-二酮,16-乙酸酯

CAS 登录号 113102-19-5

INN list 67

药效分类 抗菌药

利福拉齐

Rifalazil（*INN*）

化学结构式

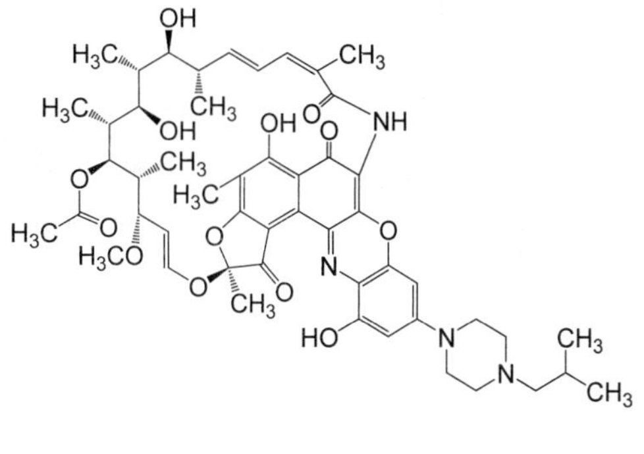

分子式和分子量 $C_{51}H_{64}N_{4}O_{13}$ 941.07

化学名 (2*S*,16*Z*,18*E*,20*S*,21*S*,22*R*,23*R*,24*R*,25*S*,26*R*,27*S*,28*E*)-5,12,21,23,25-Pentahydroxy-10-(4-isobutyl-1-piperazinyl)-27-methoxy-2,4,16,20,22,24,26-heptamethyl-2,7-(epoxypentadeca[1,11,13]trienimino)-6*H*-benzofuro[4,5-*a*]phenoxazine-1(2*H*),6,15-trione, 25-acetate

(2*S*,16*Z*,18*E*,20*S*,21*S*,22*R*,23*R*,24*R*,25*S*,26*R*,27*S*,28*E*)-5,12,21,23,25-五羟基-10-(4-异丁基-1-哌嗪基)-27-甲氧基-2,4,16,20,22,24,26-七甲基-2,7-(氧桥十五烷[1,11,13]三烯氨叉基)-6*H*-苯并呋喃并[4,5-*a*]吩噁嗪-1(2*H*),6,15-三酮, 25-乙酸酯

CAS 登录号 129791-92-0

INN list 78

药效分类 抗菌药

利福霉素

Rifamycin SV

化学结构式

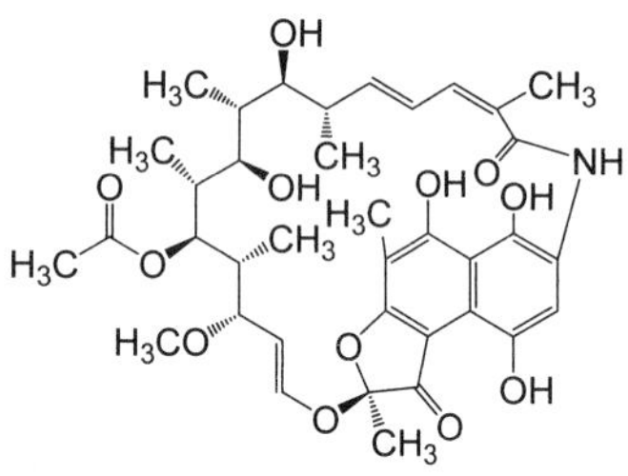

分子式和分子量 $C_{37}H_{47}NO_{12}$ 697.77

化学名 [(7*S*,9*E*,11*S*,12*R*,13*S*,14*R*,15*R*,16*R*,17*S*,18*S*,19*E*,21*Z*)-2,15,17,27,29-Pentahydroxy-11-methoxy-3,7,12,14,16,18,22-heptamethyl-6,23-dioxo-8,30-dioxa-24-azatetracyclo[23.3.1.$1^{4,7}$.$0^{5,28}$]triaconta-1(29),2,4,9,19,21,25,27-octaen-13-yl]acetate

[(7*S*,9*E*,11*S*,12*R*,13*S*,14*R*,15*R*,16*R*,17*S*,18*S*,19*E*,21*Z*)-2,15,17,27,29-五羟基-11-甲氧基-3,7,12,14,16,18,22-七甲基-6,23-二氧代-8,30-二氧杂-24-氮杂四环[23.3.1.$1^{4,7}$.$0^{5,28}$]三十烷-1(29),2,4,9,19,21,25,27-八烯-13-基]乙酸酯

CAS 登录号 6998-60-3

药效分类 抗结核药

ATC 分类 J04AB03

利福美坦

Rifametane（*INN*）

化学结构式

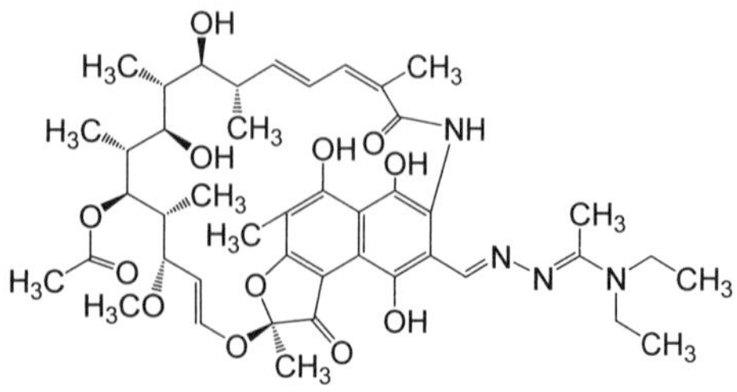

分子式和分子量 $C_{44}H_{60}N_{4}O_{12}$ 836.97

化学名 [(7*S*,9*E*,11*S*,12*R*,13*S*,14*R*,15*R*,16*R*,17*S*,18*S*,19*E*,21*Z*)-26-[(*E*)-[(*E*)-1-(Diethylamino)ethylidenehydrazinylidene]methyl]-2,15,17,27,29-pentahydroxy-11-methoxy-3,7,12,14,16,18,22-heptamethyl-6,23-dioxo-8,30-dioxa-24-azatetracyclo[23.3.1.$1^{4,7}$.$0^{5,28}$]triaconta-1(29),2,4,9,19,21,25,27-octaen-13-yl]acetate

[(7*S*,9*E*,11*S*,12*R*,13*S*,14*R*,15*R*,16*R*,17*S*,18*S*,19*E*,21*Z*)-26-[(*E*)-[(*E*)-1-(二乙基氨基)乙亚基肼亚基]甲基]-2,15,17,27,29-五羟基-11-甲氧基-3,7,12,14,16,18,22-七甲基-6,23-二氧代-8,30-二氧杂-24-氮杂四环[23.3.1.$1^{4,7}$.$0^{5,28}$]三十烷-1(29),2,4,9,19,21,25,27-八烯-13-基]乙酸酯

CAS 登录号 94168-98-6

INN list 61

药效分类 抗菌药

利福米特

Rifamide（*INN*）

化学结构式

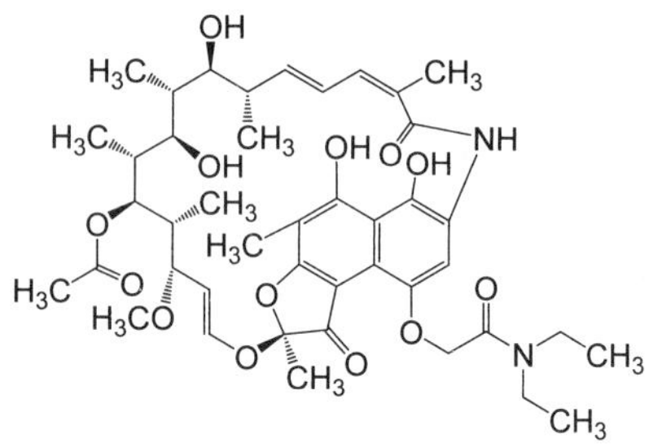

分子式和分子量 $C_{43}H_{58}N_{2}O_{13}$ 810.93

化学名 [(7*S*,9*E*,11*S*,12*R*,13*S*,14*R*,15*R*,16*R*,17*S*,18*S*,19*E*,21*Z*)-27-[2-(Diethylamino)-2-oxoethoxy]-2,15,17,29-tetrahydroxy-11-methoxy-3,7,12,14,16,18,22-heptamethyl-6,23-dioxo-8,30-dioxa-24-azatetracyclo[23.3.1.$1^{4,7}$.$0^{5,28}$]triaconta-1(29),2,4,9,19,21,25,27-octaen-13-yl]acetate

[(7*S*,9*E*,11*S*,12*R*,13*S*,14*R*,15*R*,16*R*,17*S*,18*S*,19*E*,21*Z*)-27-[2-(二乙基氨基)-2-氧代乙氧基]-2,15,17,29-四羟基-11-甲氧基-3,7,12,14,16,18,22-七甲基-6,23-二氧代-8,30-二氧杂-24-氮杂四环[23.3.1.$1^{4,7}$.$0^{5,28}$]三十烷-1(29),2,4,9,19,21,25,27-八烯-13-基]乙酸酯

CAS 登录号 2750-76-7

INN list 15

药效分类 抗菌药

利福喷汀

Rifapentine（*INN*）

化学结构式

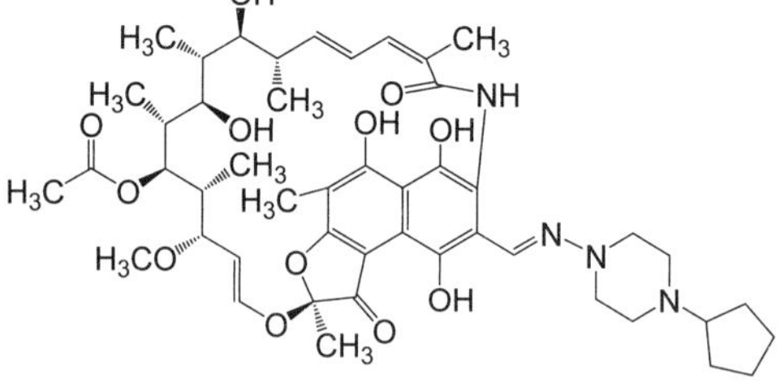

分子式和分子量 $C_{47}H_{64}N_4O_{12}$ 877.03

化学名 3-[*N*-(4-Cyclopentyl-1-piperazinyl)formimidoyl]rifamycin

3-[*N*-(4-环戊基-1-哌嗪基)氨亚基甲基]利福霉素

CAS 登录号 61379-65-5

INN list 43

药效分类 抗结核药

ATC 分类 J04AB05

利福平

Rifampicin（*INN*）

化学结构式

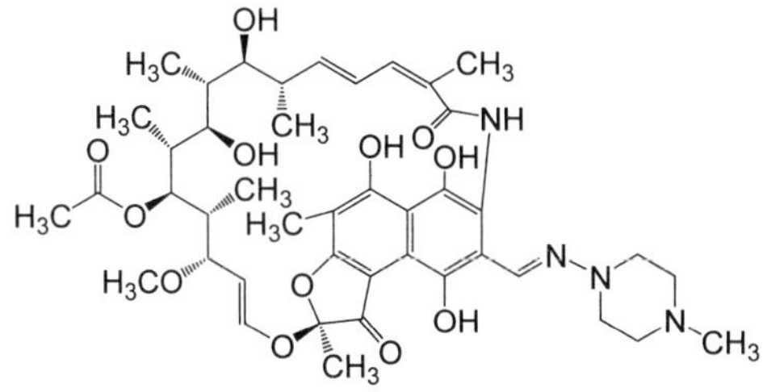

分子式和分子量 $C_{43}H_{58}N_4O_{12}$ 822.94

化学名 5,6,9,17,19,21-Hexahydroxy-23-methoxy-2,4,12,16,18,20,22-heptamethyl-8-[*N*-(4-methyl-1-piperazinyl)formimidoyl]-2,7-(epoxypentadeca[1,11,13]trienimino)naphtho[2,1-*b*]furan-1,11(2*H*)-dione, 21-acetate

5,6,9,17,19,21-六羟基-23-甲氧基-2,4,12,16,18,20,22-七甲基-8-[*N*-(4-甲基-1-哌嗪基) 氨亚基甲基]-2,7-(氧桥十五烷[1,11,13]三烯氨叉基)萘并[2,1-*b*]呋喃-1,11(2*H*)-二酮, 21-乙酸酯

CAS 登录号 13292-46-1

INN list 17

药效分类 抗结核药

ATC 分类 J04AB02

利福昔明

Rifaximin（*INN*）

化学结构式

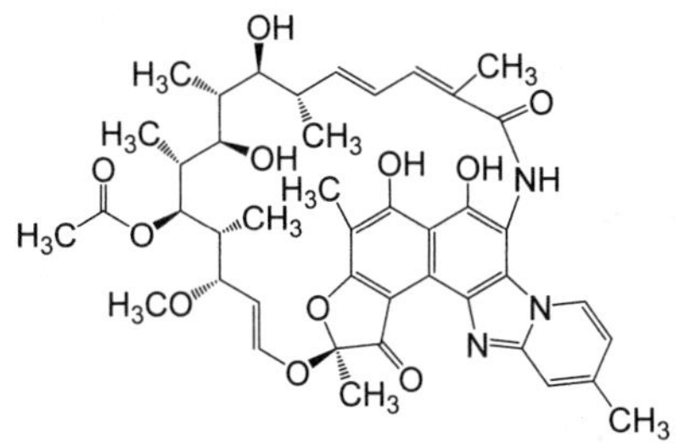

分子式和分子量 $C_{43}H_{51}N_3O_{11}$ 785.88

化学名 (2*S*,16*Z*,18*E*,20*S*,21*S*,22*R*,23*R*,24*R*,25*S*,26*S*,27*S*,28*E*)-5,6,21,23,25-Pentahydroxy-27-methoxy-2,4,11,16,20,22,24,26-octamethyl-2,7-(epoxypentadeca[1,11,13]trienimino)benzofuro[4,5-*e*]pyrido[1,2-*a*]benzimidazole-1,15(2*H*)-dione,25-acetate

(2*S*,16*Z*,18*E*,20*S*,21*S*,22*R*,23*R*,24*R*,25*S*,26*S*,27*S*,28*E*)-5,6,21,23,25-五羟基-27-甲氧基-2,4,11,16,20,22,24,26-八甲基-2,7-(氧桥十五烷[1,11,13]三烯氨叉基)苯并呋喃并[4,5-*e*]吡啶并[1,2-*a*]苯并咪唑-1,15(2*H*)-二酮,25-乙酸酯

CAS 登录号 80621-81-4

INN list 49

药效分类 抗菌药

利戈色替

Rigosertib（*INN*）

化学结构式

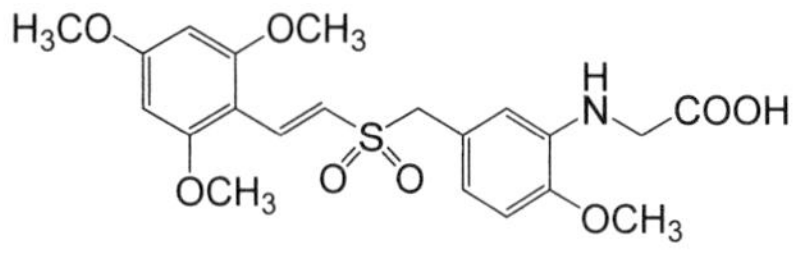

分子式和分子量 $C_{21}H_{25}NO_8S$ 451.49

化学名 *N*-[2-Methoxy-5-({[(1*E*)-2-(2,4,6-trimethoxyphenyl)ethenyl]sulfonyl}methyl)phenyl]glycine

N-[2-甲氧基-5-({[(1*E*)-2-(2,4,6-三甲氧基苯基)乙烯基]磺酰基}甲基)苯基]甘氨酸

CAS 登录号 592542-59-1

INN list 106

药效分类 抗肿瘤药

利格列汀

Linagliptin（*INN*）

化学结构式

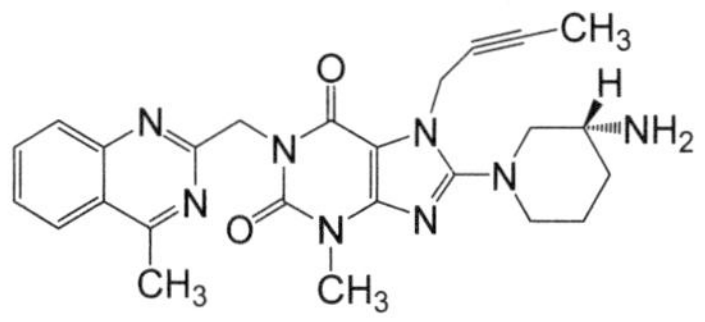

分子式和分子量 $C_{25}H_{28}N_8O_2$ 472.54

化学名 8-[(3*R*)-3-Aminopiperidin-1-yl]-7-(but-2-yn-1-yl)-3-methyl-1-[(4-methylquinazolin-2-yl)methyl]-3,7-dihydro-1*H*-purine-2,6-dione

8-[(3*R*)-3-氨基哌啶-1-基]-7-(丁-2-炔-1-基)-3-甲基-1-[(4-甲基喹唑啉-2-基)甲基]-3,7-二氢-1*H*-嘌呤-2,6-二酮

CAS 登录号 668270-12-0

INN list 99

药效分类 抗糖尿病药

利格列酮

Rivoglitazone（*INN*）

化学结构式

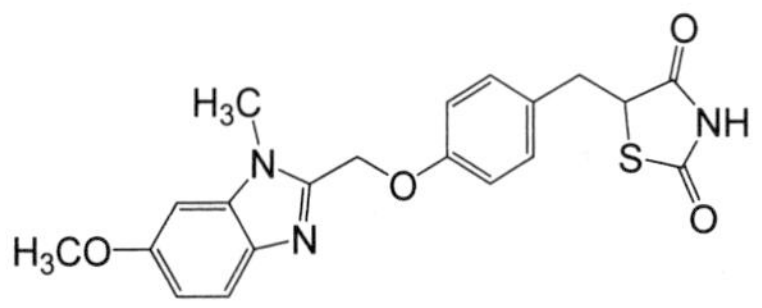

分子式和分子量 $C_{20}H_{19}N_3O_4S$ 397.45

化学名 (±)-5-[*p*-[(6-Methoxy-1-methyl-2-benzimidazolyl)methoxy]benzyl]-2,4-thiazolidinedione

(±)-5-[4-[(6-甲氧基-1-甲基-2-苯并咪唑基)甲氧基]苄基]-2,

4-噻唑烷二酮
CAS 登录号　185428-18-6
INN list　84
药效分类　抗糖尿病药

利卡司琼

Ricasetron（*INN*）

化学结构式

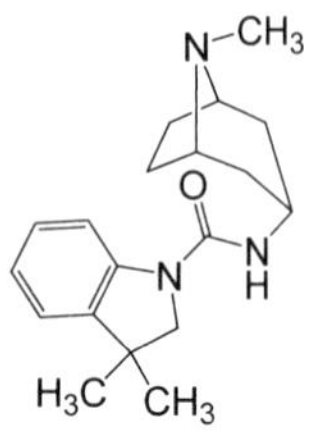

分子式和分子量　$C_{19}H_{27}N_3O$　313.44
化学名　3,3-Dimethyl-*N*-1*αH*,5*αH*-tropan-3*α*-yl-1-indolinecarboxamide
3,3-二甲基-*N*-1*αH*,5*αH*-托品烷-3*α*-基-1-二氢吲哚甲酰胺
CAS 登录号　117086-68-7
INN list　70
药效分类　5-羟色胺受体拮抗药

利卡西平

Licarbazepine（*INN*）

化学结构式

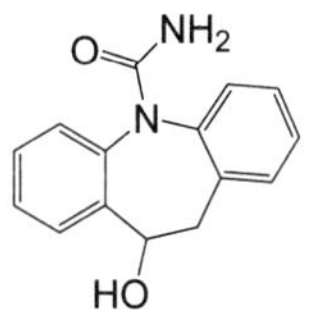

分子式和分子量　$C_{15}H_{14}N_2O_2$　254.28
化学名　10,11-Dihydro-10-hydroxy-5*H*-dibenz[*b,f*]azepine-5-carboxamide
10,11-二氢-10-羟基-5*H*-二苯[*b,f*]氮杂䓬-5-甲酰胺
CAS 登录号　29331-92-8
INN list　81
药效分类　抗惊厥药

利考非隆

Licofelone（*INN*）

化学结构式

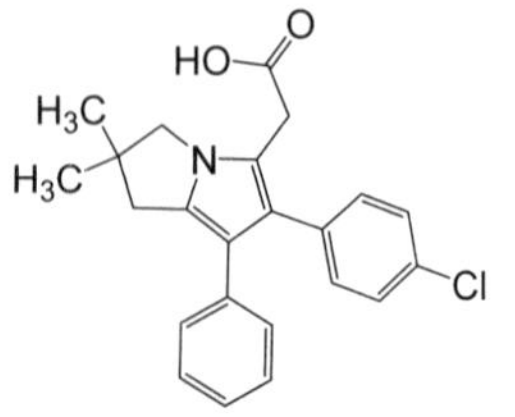

分子式和分子量　$C_{23}H_{22}ClNO_2$　397.88
化学名　[6-(4-Chlorophenyl)-2,2-dimethyl-7-phenyl-2,3-dihydro-1*H*-pyrrolizin-5-yl]acetic acid
[6-(4-氯苯基)-2,2-二甲基-7-苯基-2,3-二氢-1*H*-5-吡咯烷基]乙酸
CAS 登录号　156897-06-2
INN list　86
药效分类　抗炎药

利可格列净

Licogliflozin（*INN*）

化学结构式

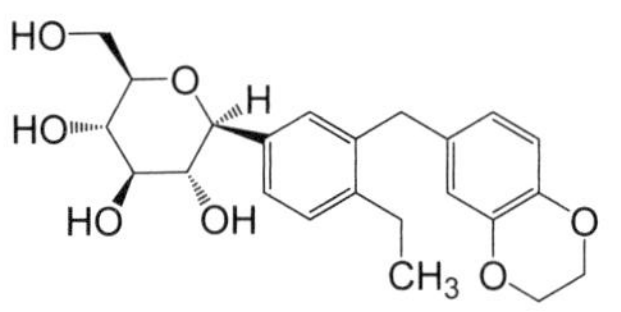

分子式和分子量　$C_{23}H_{28}O_7$　416.47
化学名　(1*S*)-1,5-Anhydro-1-*C*-{3-[(2,3-dihydro-1,4-benzodioxin-6-yl)methyl]-4-ethylphenyl}-D-glucitol
(1*S*)-1,5-脱水-1-*C*-{3-[(2,3-二氢-1,4-苯并二氧杂环己熳-6-基)甲基]-4-乙基苯基}-D-葡萄糖醇
CAS 登录号　1291094-73-9
INN list　118
药效分类　钠葡萄糖共转运蛋白抑制药

利可替奈

Licostinel（*INN*）

化学结构式

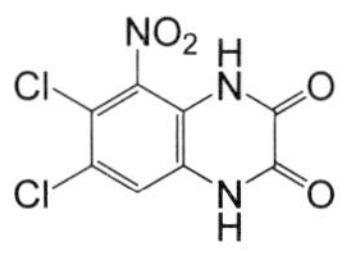

分子式和分子量　$C_8H_3Cl_2N_3O_4$　276.03
化学名　6,7-Dichloro-1,4-dihydro-5-nitro-2,3-quinoxalinedione
6,7-二氯-1,4-二氢-5-硝基-2,3-喹噁啉二酮
CAS 登录号　153504-81-5
INN list　77
药效分类　NMDA 受体拮抗药

利拉地

Rilapladib（*INN*）

化学结构式

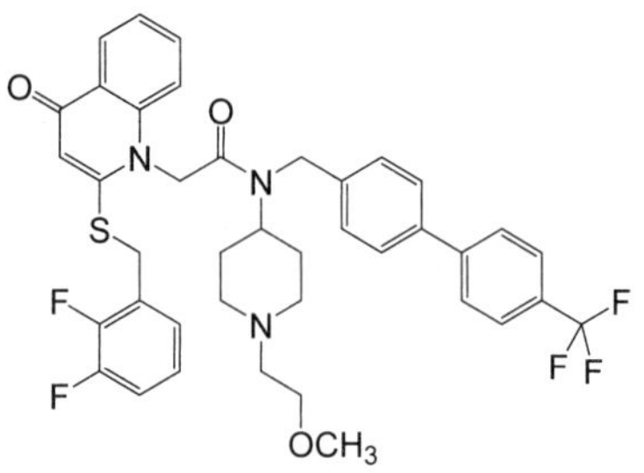

分子式和分子量 $C_{40}H_{38}F_5N_3O_3S$ 735.81

化学名 2-[2-[(2,3-Difluorobenzyl)sulfanyl]-4-oxoquinolin-1(4*H*)-yl]-*N*-[1-(2-methoxyethyl)piperidin-4-yl]-*N*-[[4'-(trifluoromethyl)biphenyl-4-yl]methyl]acetamide

2-[2-[(2,3-二氟苯甲基)硫基]-4-氧代喹啉-1(4*H*)-基]-*N*-[1-(2-甲氧基乙基)哌啶-4-基]-*N*-[[4'-(三氟甲基)联苯基-4-基]甲基]乙酰胺

CAS 登录号 412950-08-4

INN list 94

药效分类 磷脂酶 A_2 抑制药

利拉萘酯

Liranaftate（*INN*）

化学结构式

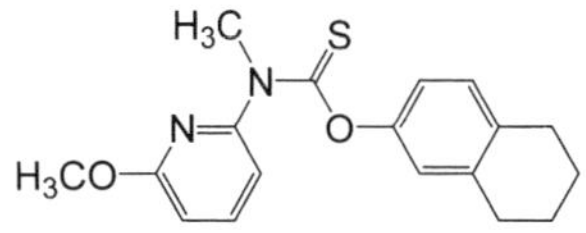

分子式和分子量 $C_{18}H_{20}N_2O_2S$ 328.43

化学名 *O*-(5,6,7,8-Tetrahydro-2-naphthyl)-6-methoxy-*N*-methylthio-2-pyridinecarbamate

O-(5,6,7,8-四氢-2-萘基)-6-甲氧基-*N*-甲硫基-2-吡啶氨基甲酸酯

CAS 登录号 88678-31-3

INN list 64

药效分类 抗真菌药

利拉平

Rilapine（*INN*）

化学结构式

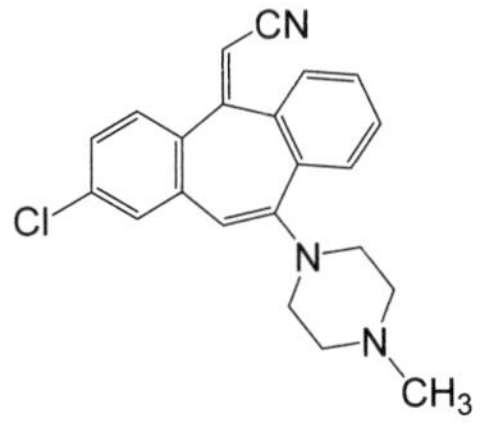

分子式和分子量 $C_{22}H_{20}ClN_3$ 361.87

化学名 (*Z*)-2-Chloro-10-(4-methyl-1-piperazinyl)-5*H*-dibenzo[*a,d*]cycloheptene-$\Delta^{5,\alpha}$-acetonitrile

(*Z*)-2-氯-10-(4-甲基-1-哌嗪基)-5*H*-二苯并[*a,d*]环庚烯-$\Delta^{5,\alpha}$-乙腈

CAS 登录号 79781-95-6

INN list 52

药效分类 抗精神病药

利来莫肽

Riletamotide（*INN*）

化学结构式（见下）

分子式和分子量 $C_{76}H_{132}N_{22}O_{21}$ 1689.99

化学名 L-Alanyl-L-*α*-glutamyl-L-arginyl-L-leucyl-L-threonyl-L-seryl-L-arginyl-L-valyl-L-lysyl-L-alanyl-L-leucyl-L-phenylalanyl-L-seryl-L-valyl-L-leucine

L-丙氨酰-L-*α*-谷氨酰-L-精氨酰-L-亮氨酰-L-苏氨酰-L-丝氨酰-L-精氨酰-L-缬氨酰-L-赖氨酰-L-丙氨酰-L-亮氨酰-L-苯丙氨酰-L-丝氨酰-L-缬氨酰-L-亮氨酸

CAS 登录号 524061-04-9

INN list 125

药效分类 主动免疫用药

利来南达

Rislenemdaz（*INN*）

化学结构式

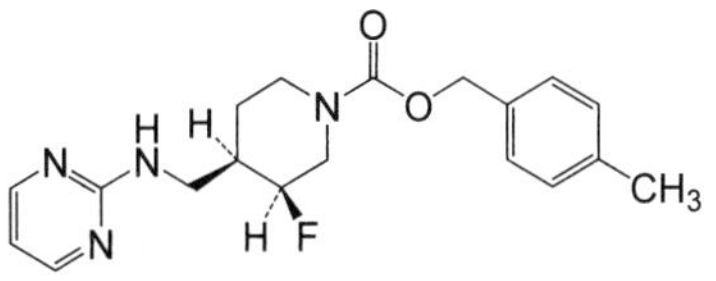

分子式和分子量 $C_{19}H_{23}FN_4O_2$ 358.42

化学名 (4-Methylphenyl)methyl (3*S*,4*R*)-3-fluoro-4-{[(pyrimidin-2-yl)amino]methyl}piperidine-1-carboxylate

(4-甲基苯基)甲基 (3*S*,4*R*)-3-氟-4-{[(嘧啶)-2-基)氨基]甲基}哌啶-1-羧酸酯

CAS 登录号 808732-98-1

INN list 116

药效分类 NMDA 受体拮抗药

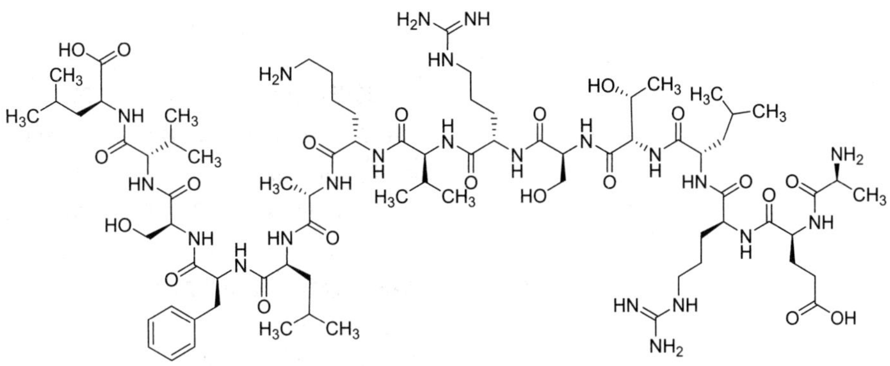

利来莫肽

利雷美妥司他

Lirametostat（*INN*）

化学结构式

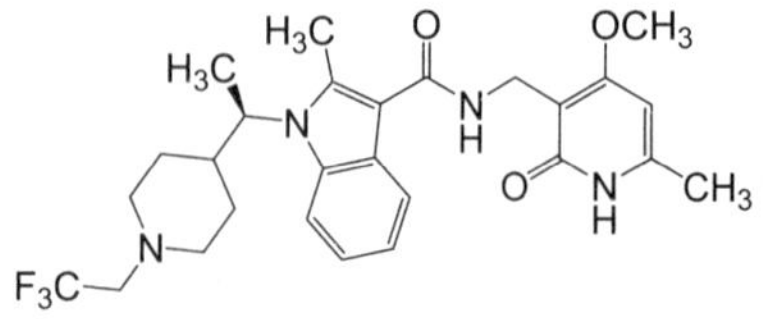

分子式和分子量　$C_{27}H_{33}F_3N_4O_3$　518.58

化学名　*N*-[(4-Methoxy-6-methyl-2-oxo-1,2-dihydropyridin-3-yl)methyl]-2-methyl-1-{(1*R*)-1-[1-(2,2,2-trifluoroethyl)piperidin-4-yl]ethyl}-1*H*-indole-3-carboxamide

N-[(4-甲氧基-6-甲基-2-氧代-1,2-二氢吡啶-3-基)甲基]-2-甲基-1-{(1*R*)-1-[1-(2,2,2-三氟乙基)哌啶-4-基]乙基}-1*H*-吲哚-3-甲酰胺

CAS 登录号　1621862-70-1

INN list　123

药效分类　抗肿瘤药

利雷托韦

Rilematovir（*INN*）

化学结构式

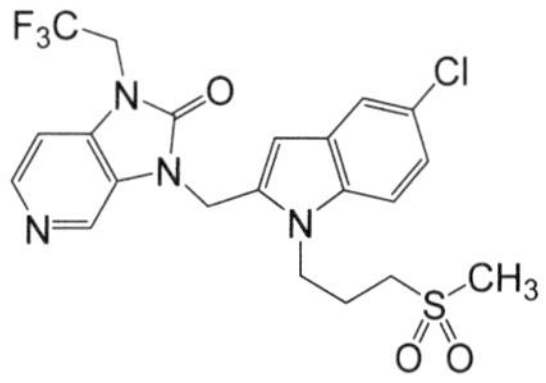

分子式和分子量　$C_{21}H_{20}ClF_3N_4O_3S$　500.92

化学名　3-({5-Chloro-1-[3-(methanesulfonyl)propyl]-1*H*-indol-2-yl}methyl)-1-(2,2,2-trifluoroethyl)-1,3-dihydro-2*H*-imidazo[4,5-*c*]pyridin-2-one

3-({5-氯-1-[3-(甲磺酰基)丙基]-1*H*-吲哚-2-基}甲基)-1-(2,2,2-三氟乙基)-1,3-二氢-2*H*-咪唑并[4,5-*c*]吡啶-2-酮

CAS 登录号　1383450-81-4

INN list　122

药效分类　抗病毒药

利硫美坦

Ritiometan（*INN*）

化学结构式

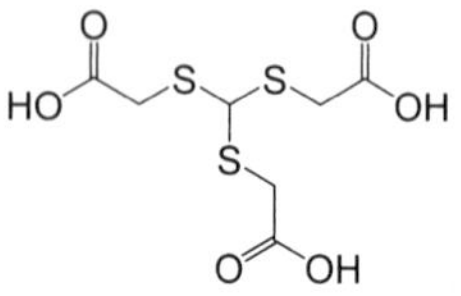

分子式和分子量　$C_7H_{10}O_6S_3$　286.35

化学名　(Methylidynetrithio)triacetic acid

(甲爪基三硫代)三乙酸

CAS 登录号　34914-39-1

INN list　56

药效分类　皮肤科用药

利鲁司特

Ritolukast（*INN*）

化学结构式

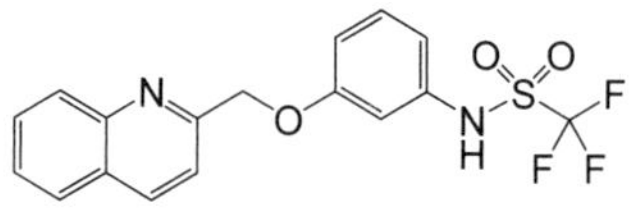

分子式和分子量　$C_{17}H_{13}F_3N_2O_3S$　382.36

化学名　1,1,1-Trifluoro-*α*-2-quinolylmethanesulfon-*m*-anisidide

1,1,1-三氟-*α*-2-喹啉基甲磺酰胺-3-苯甲醚

CAS 登录号　111974-60-8

INN list　64

药效分类　平喘药，抗过敏药，白三烯受体拮抗药

利鲁唑

Riluzole（*INN*）

化学结构式

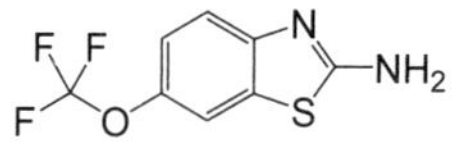

分子式和分子量　$C_8H_5F_3N_2OS$　234.20

化学名　2-Amino-6-(trifluoromethoxy)benzothiazole

2-氨基-6-(三氟甲氧基)苯并噻唑

CAS 登录号　1744-22-5

INN list　60

药效分类　抗肌萎缩侧索硬化药，谷氨酸拮抗药

利罗定

Liroldine（*INN*）

化学结构式

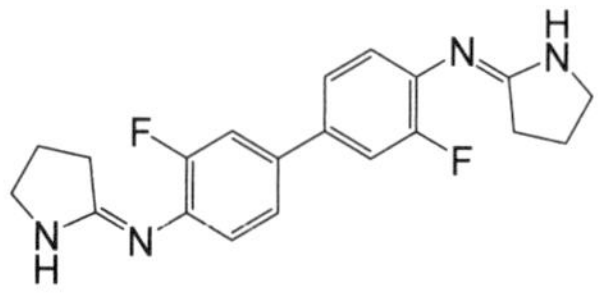

分子式和分子量　$C_{20}H_{20}F_2N_4$　354.40

化学名　*N*-[4-[4-(3,4-Dihydro-2*H*-pyrrol-5-ylamino)-3-fluorophenyl]-2-fluorophenyl]-3,4-dihydro-2*H*-pyrrol-5-amine

N-[4-[4-(3,4-二氢-2*H*-吡咯-5-基氨基)-3-氟苯基]-2-氟苯基]-3,4-二氢-2*H*-吡咯-5-胺

CAS 登录号　105102-20-3

INN list　56

药效分类　抗阿米巴虫药

利罗唑

Liarozole（*INN*）

化学结构式

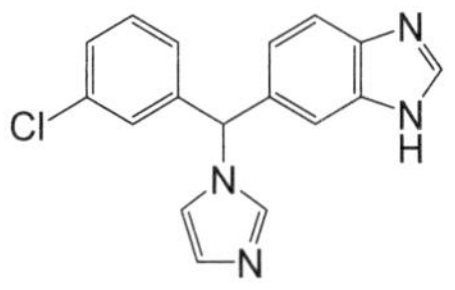

分子式和分子量 $C_{17}H_{13}ClN_4$ 308.77

化学名 (±)-5-(*m*-Chloro-*α*-imidazol-1-ylbenzyl)benzimidazole

(±)-5-(3-氯-*α*-咪唑基-1-基苄基)苯并咪唑

CAS 登录号 115575-11-6; 145858-50-0[盐酸盐]

INN list 64

药效分类 芳酶抑制药，抗肿瘤药，抗银屑病药

利洛吡酮

Rilopirox（*INN*）

化学结构式

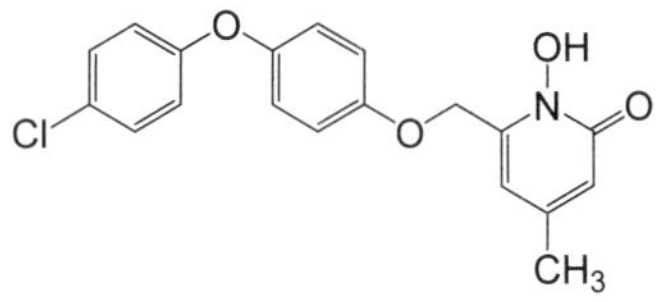

分子式和分子量 $C_{19}H_{16}ClNO_4$ 57.79

化学名 6-[[*p*-(*p*-Chlorophenoxy)phenoxy]methyl]-1-hydroxy-4-methyl-2(1*H*)-pyridone

6-[[4-(4-氯苯氧基)苯氧基]甲基]-1-羟基-4-甲基-2(1*H*)-吡啶酮

CAS 登录号 104153-37-9

INN list 56

药效分类 抗真菌药

利洛司酮

Lilopristone（*INN*）

化学结构式

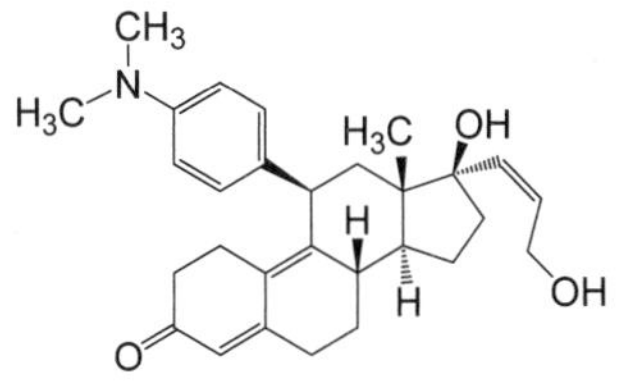

分子式和分子量 $C_{29}H_{37}NO_3$ 447.61

化学名 11*β*-[*p*-(Dimethylamino)phenyl]-17*β*-hydroxy-17-[(*Z*)-3-hydroxypropenyl]estra-4,9-dien-3-one

11*β*-[4-(二甲氨基)苯基]-17*β*-羟基-17-[(*Z*)-3-羟基丙烯基]雌甾-4,9-二烯-3-酮

CAS 登录号 97747-88-1

INN list 54

药效分类 孕酮受体拮抗药

利洛扎隆

Rilozarone（*INN*）

化学结构式

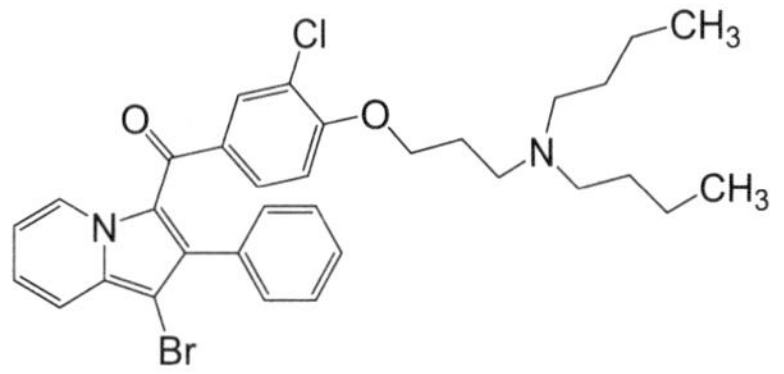

分子式和分子量 $C_{32}H_{36}BrClN_2O_2$ 596.00

化学名 1-Bromo-2-phenyl-3-indolizinyl-3-chloro-4-[3-(dibutylamino)propoxy]phenyl ketone

1-溴-2-苯基-3-氮茚基-3-氯-4-[3-(二丁氨基)丙氧基]苯基甲酮

CAS 登录号 79282-39-6

INN list 58

药效分类 抗心律失常药

利马卡利

Rimacalib（*INN*）

化学结构式

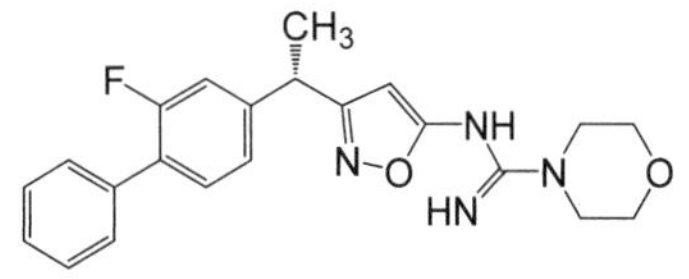

分子式和分子量 $C_{22}H_{23}FN_4O_2$ 394.44

化学名 *N*-[3-[(1*S*)-1-(2-Fluorobiphenyl-4-yl)ethyl]-1,2-oxazol-5-yl]morpholine-4-carboximidamide

N-[3-[(1*S*)-1-(2-氟联苯基-4-基)乙基]-1,2-异噁唑-5-基]吗啉-4-脒

CAS 登录号 215174-50-8

INN list 93

药效分类 抗炎药

利马卡林

Rilmakalim（*INN*）

化学结构式

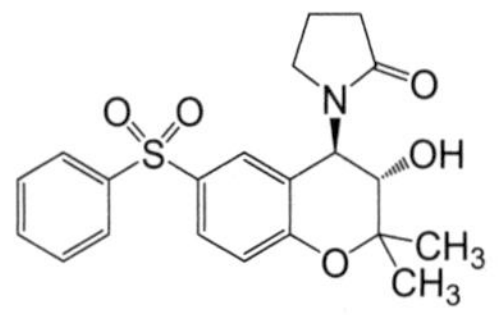

分子式和分子量 $C_{21}H_{23}NO_5S$ 401.48

化学名 (+)-1-[(3*S*,4*R*)-3-Hydroxy-2,2-dimethyl-6-(phenylsulfonyl)-4-chromanyl]-2-pyrrolidinone

(+)-1-[(3*S*,4*R*)-3-羟基-2,2-二甲基-6-(苯磺酰基)-4-苯并二氢吡喃基]-2-吡咯烷酮

CAS 登录号 132014-21-2

INN list 65

药效分类 钾通道激活药

利马前列素

Limaprost（*INN*）

化学结构式

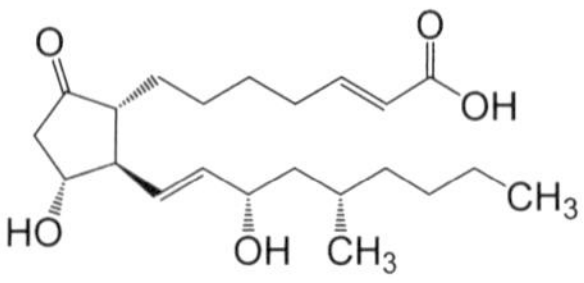

分子式和分子量　$C_{22}H_{36}O_5$　380.52

化学名　(*E*)-7-[(1*R*,2*R*,3*R*)-3-Hydroxy-2-[(*E*)-(3*S*,5*S*)-3-hydroxy-5-methyl-1-nonenyl]-5-oxocyclopentyl]-2-heptenoic acid

(*E*)-7-[(1*R*,2*R*,3*R*)-3-羟基-2-[(*E*)-(3*S*,5*S*)-3-羟基-5-甲基-1-壬基]-5-氧代环戊基]-2-庚烯酸

CAS 登录号　88852-12-4

INN list　56

药效分类　前列腺素类药

利马西克

Limazocic（*INN*）

化学结构式

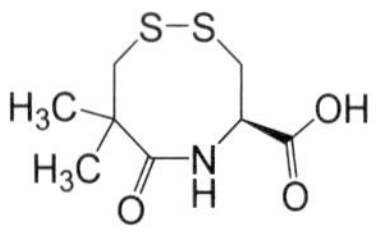

分子式和分子量　$C_8H_{13}NO_3S_2$　235.32

化学名　(−)-(*R*)-Hexahydro-7,7-dimethyl-6-oxo-1,2,5-dithiazocine-4-carboxylic acid

(−)-(*R*)-六氢-7,7-二甲基-6-氧代-1,2,5-二硫氮杂环辛基-4-羧酸

CAS 登录号　128620-82-6

INN list　69

药效分类　保肝药

利马扎封

Rilmazafone（*INN*）

化学结构式

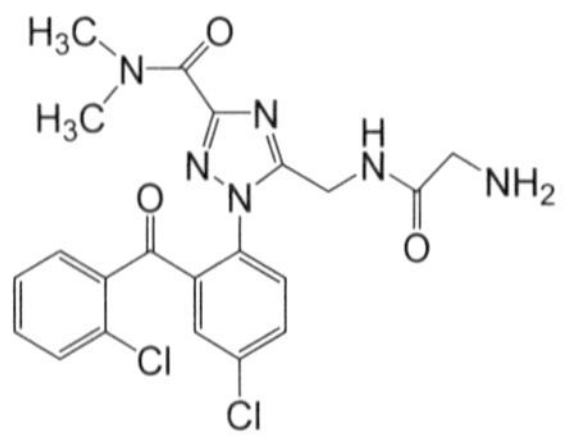

分子式和分子量　$C_{21}H_{20}Cl_2N_6O_3$　475.33

化学名　5-[(2-Aminoacetamido)methyl]-1-[4-chloro-2-(*o*-chlorobenzoyl)phenyl]-*N*,*N*-dimethyl-1*H*-1,2,4-triazole-3-carboxamide

5-[(2-氨基乙酰氨基)甲基]-1-[4-氯-2-(2-氯苯甲酰基)苯基]-*N*,*N*-二甲基-1*H*-1,2,4-三氮唑-3-甲酰胺

CAS 登录号　99593-25-6

INN list　55

药效分类　催眠药

利美尼定

Rilmenidine（*INN*）

化学结构式

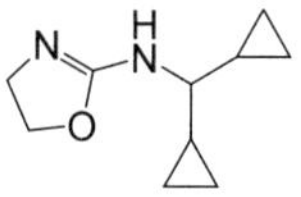

分子式和分子量　$C_{10}H_{16}N_2O$　180.25

化学名　*N*-(Dicyclopropylmethyl)-4,5-dihydro-1,3-oxazol-2-amine

N-(二环丙基甲基)-4,5-二氢-1,3-噁唑-2-胺

CAS 登录号　54187-04-1

INN list　57

药效分类　降血压药

ATC 分类　C02AC06

利美索龙

Rimexolone（*INN*）

化学结构式

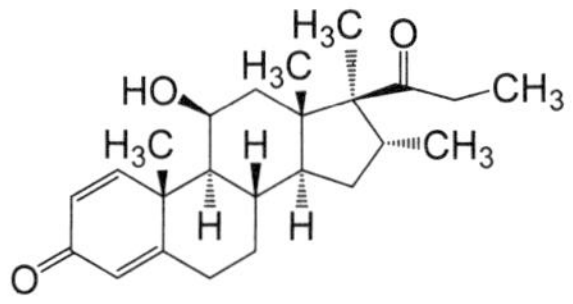

分子式和分子量　$C_{24}H_{34}O_3$　370.52

化学名　11*β*-Hydroxy-16*α*,17*α*-dimethyl-17-propionylandrosta-1,4-dien-3-one

11*β*-羟基-16*α*,17*α*-二甲基-17-丙酰基雄甾-1,4-二烯-3-酮

CAS 登录号　49697-38-3

INN list　38

药效分类　肾上腺皮质激素类药

ATC 分类　H02AB12

利米多赛

Rimiducid（*INN*）

化学结构式

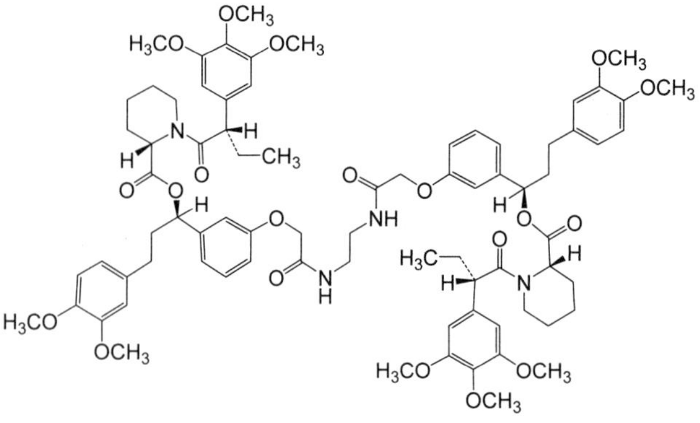

分子式和分子量 $C_{78}H_{98}N_4O_{20}$ 1411.63

化学名 [(1*R*)-3-(3,4-Dimethoxyphenyl)-1-[3-[2-[2-[[2-[3-[(1*R*)-3-(3,4-dimethoxyphenyl)-1-[(2*S*)-1-[(2*S*)-2-(3,4,5-trimethoxyphenyl)butanoyl]piperidine-2-carbonyl]oxypropyl]phenoxy]acetyl]amino]ethylamino]-2-oxoethoxy]phenyl]propyl] (2*S*)-1-[(2*S*)-2-(3,4,5-trimethoxyphenyl)butanoyl]piperidine-2-carboxylate

[(1*R*)-3-(3,4-二甲氧基苯基)-1-[3-[2-[2-[[2-[3-[(1*R*)-3-(3,4-二甲氧基苯基)-1-[(2*S*)-1-[(2*S*)-2-(3,4,5-三甲氧基苯基)丁酰基]哌啶-2-甲酰基]氧基丙基]苯氧基]乙酰基]氨基]乙基氨基]-2-氧代乙氧基]苯基]丙基] (2*S*)-1-[(2*S*)-2-(3,4,5-三甲氧基苯基)丁酰基]哌啶-2-羧酸酯

CAS 登录号 195514-63-7

INN list 111

药效分类 免疫抑制药

利米洛韦

Riamilovir（*INN*）

化学结构式

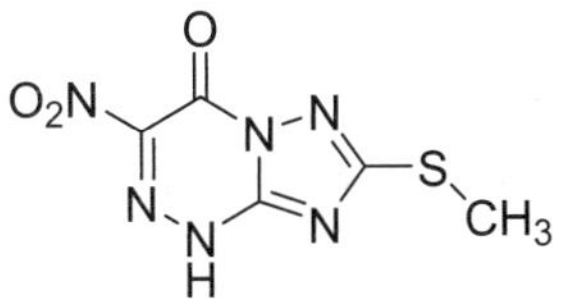

分子式和分子量 $C_5H_4N_6O_3S$ 228.19

化学名 7-(Methylsulfanyl)-3-nitro[1,2,4]triazolo[5,1-*c*][1,2,4]triazin-4(1*H*)-one

7-(甲基硫基)-3-硝基[1,2,4]三唑并[5,1-*c*][1,2,4]三嗪-4(1*H*)-酮

CAS 登录号 123606-06-4

INN list 117

药效分类 抗病毒药

利米司特

Lirimilast（*INN*）

化学结构式

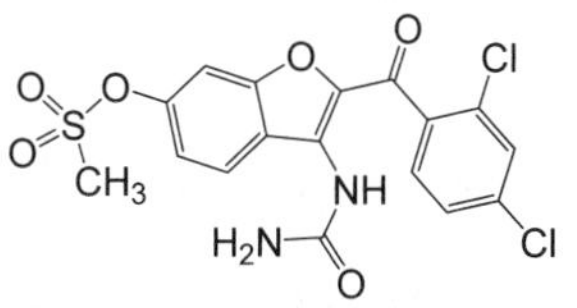

分子式和分子量 $C_{17}H_{12}Cl_2N_2O_6S$ 443.26

化学名 2-(2,4-Dichlorobenzoyl)-3-ureidobenzofuran-6-yl methanesulfonate

2-(2,4-二氯苯甲酰基)-3-脲基苯并-6-呋喃基 甲磺酸酯

CAS 登录号 329306-27-6

INN list 85

药效分类 平喘药，抗过敏药

利米特罗

Rimiterol（*INN*）

分子式和分子量 $C_{12}H_{17}NO_3$ 223.27

化学结构式

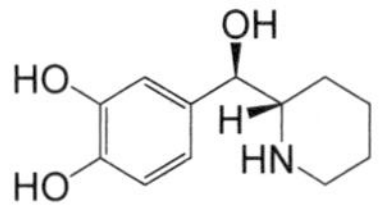

化学名 4-[(*S*)-Hydroxy-[(2*R*)-piperidin-2-yl]methyl]benzene-1,2-diol

4-[(*S*)-羟基-[(2*R*)-哌啶-2-基]甲基]苯-1,2-二醇

CAS 登录号 32953-89-2; 31842-61-2[氢溴酸盐]

INN list 26

药效分类 支气管舒张药

利莫罗近

Rimoprogin（*INN*）

化学结构式

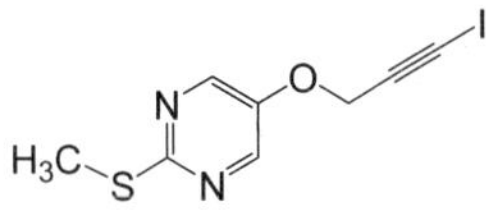

分子式和分子量 $C_8H_7IN_2OS$ 306.12

化学名 5-[(3-Iodo-2-propynyl)oxy]-2-(methylthio)pyrimidine

5-[(3-碘-2-丙炔基)氧基]-2-(甲硫基)嘧啶

CAS 登录号 37750-83-7

INN list 56

药效分类 抗真菌药

利莫纳班

Rimonabant（*INN*）

化学结构式

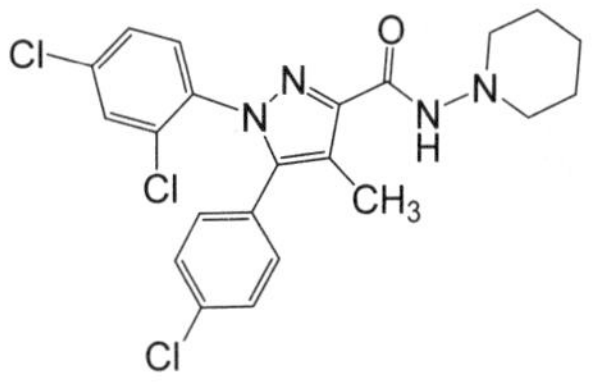

分子式和分子量 $C_{22}H_{21}Cl_3N_4O$ 463.79

化学名 5-(4-Chlorophenyl)-1-(2,4-dichlorophenyl)-4-methyl-*N*-piperidin-1-ylpyrazole-3-carboxamide

5-(4-氯苯基)-1-(2,4-二氯苯基)-4-甲基-*N*-哌啶基-1-基吡唑-3-甲酰胺

CAS 登录号 168273-06-1

INN list 83

药效分类 大麻素受体拮抗药

利那拉生

Linaprazan（*INN*）

化学结构式

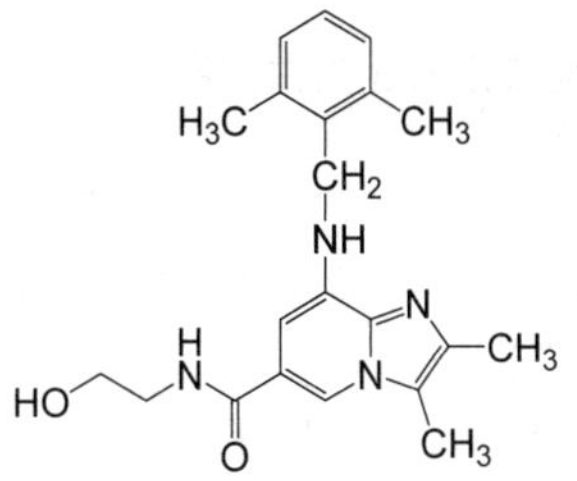

分子式和分子量 $C_{21}H_{26}N_4O_2$ 366.46

化学名 8-[[(2,6-Dimethylphenyl)methyl]amino]-*N*-(2-hydroxyethyl)-2,3-dimethylimidazo[1,2-*a*]pyridine-6-carboxamide

8-[[(2,6-二甲基苯基)甲基]氨基]-*N*-(2-羟乙基)-2,3-二甲基咪唑并[1,2-*a*]吡啶-6-羧酰胺

CAS 登录号 248919-64-4

INN list 92

药效分类 酸泵抑制药

利奈他斯汀

Linetastine（*INN*）

化学结构式

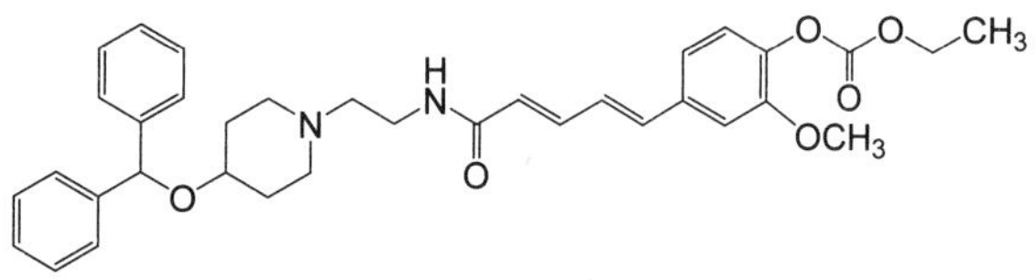

分子式和分子量 $C_{35}H_{40}N_2O_6$ 584.70

化学名 (2*E*,4*E*)-*N*-[2-[4-(Diphenylmethoxy)piperidino]ethyl]-5-(4-hydroxy-3-methoxyphenyl)-2,4-pentadienamide ethyl carbonate (ester)

(2*E*,4*E*)-*N*-[2-[4-(二苯基甲氧基)哌啶]乙基]-5-(4-羟基-3-甲氧基苯基)-2,4-戊二烯酰胺碳酸乙酯

CAS 登录号 159776-68-8

INN list 74

药效分类 抗过敏药

利奈昔巴特

Linerixibat（*INN*）

化学结构式

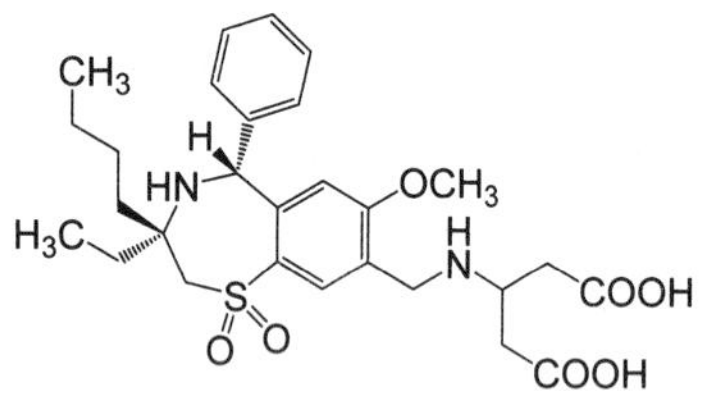

分子式和分子量 $C_{28}H_{38}N_2O_7S$ 546.68

化学名 3-({[(3*R*,5*R*)-3-Butyl-3-ethyl-7-methoxy-1,1-dioxo-5-phenyl-2,3,4,5-tetrahydro-1*H*-1λ^6,4-benzothiazepin-8-yl]methyl}amino)pentanedioic acid

3-({[(3*R*,5*R*)-3-丁基-3-乙基-7-甲氧基-1,1-二氧代-5-苯基-2,3,4,5-四氢-1*H*-1λ^6,4-苯并硫氮䓬-8-基]甲基}氨基)戊二酸

CAS 登录号 1345982-69-5

INN list 118

药效分类 回肠胆汁酸转运蛋白抑制药

利奈孕酮

Lynestrenol（*INN*）

分子式和分子量 $C_{20}H_{28}O$ 284.44

化学结构式

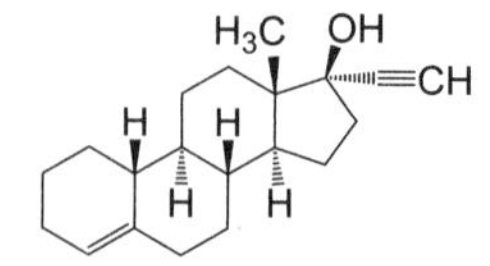

化学名 19-Nor-17*α*-pregn-4-en-20-yn-17-ol

19-去甲-17*α*-孕甾-4-烯-20-炔-17-醇

CAS 登录号 52-76-6

INN list 13

药效分类 孕激素类药

ATC 分类 G03DC03

利奈唑胺

Linezolid（*INN*）

化学结构式

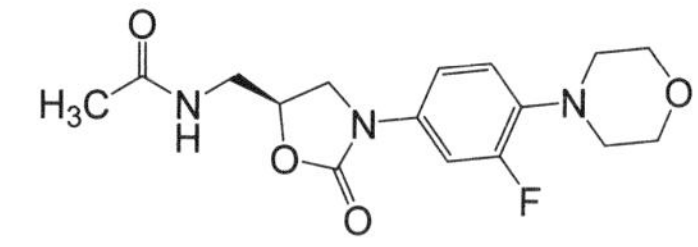

分子式和分子量 $C_{16}H_{20}FN_3O_4$ 337.35

化学名 *N*-[[(5*S*)-3-(3-Fluoro-4-morpholin-4-ylphenyl)-2-oxo-1,3-oxazolidin-5-yl]methyl]acetamide

N-[[(5*S*)-3-(3-氟-4-吗啉-4-基苯基)-2-氧代-1,3-噁唑烷-5-基]甲基]乙酰胺

CAS 登录号 165800-03-3

INN list 76

药效分类 抗微生物药

ATC 分类 J01XX08

利诺吡啶

Linopirdine（*INN*）

化学结构式

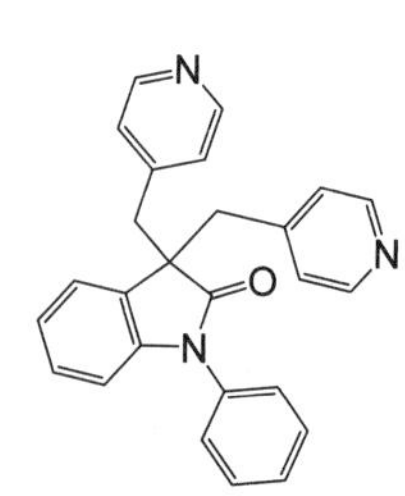

分子式和分子量 $C_{26}H_{21}N_3O$ 391.46

化学名 l-Phenyl-3,3-bis(pyridin-4-ylmethyl)indol-2-one

1-苯基-3,3-双(吡啶-4-基甲基)吲哚-2-酮

CAS 登录号 105431-72-9

INN list 67

药效分类 促智药，抗早老性痴呆药

利诺格列

Linoglíride（*INN*）

分子式和分子量 $C_{16}H_{22}N_4O$ 286.37

化学结构式

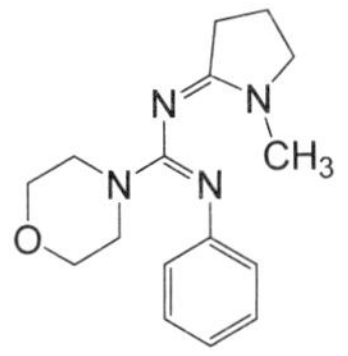

化学名 N-(1-Methyl-2-pyrrolidinylidene)-*N′*-phenyl-4-morpholinecarboxamidine

N-(1-甲基-2-吡咯烷亚基)-*N′*-苯基-4-吗啉甲脒

CAS 登录号 75358-37-1

INN list 48

药效分类 抗糖尿病药

利诺普丁

Linopristin（*INN*）

化学结构式

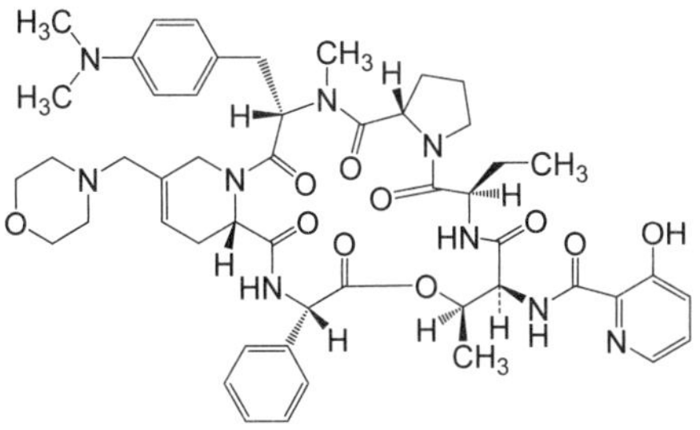

分子式和分子量 $C_{50}H_{63}N_9O_{10}$ 950.09

化学名 *N*-[(6*R*,9*S*,10*R*,13*S*,15*aS*,22*S*,24*aS*)-22-[[4-(Dimethylamino)phenyl]methyl]-6-ethyl-10,23-dimethyl-18-[(morpholin-4-yl)methyl]-5,8,12,15,21,24-hexaoxo-13-phenyl-1,2,3,5,6,7,8,9,10,11,12,13,14,15,15*a*,16,19,21,22,23,24,24*a*-docosahydropyrido[2,1-*f*]pyrrolo[2,1-*l*][1,4,7,10,13,16]-oxapentaazacyclo nonadecin-9-yl]-3-hydroxypyridine-2-carboxamide

N-[(6*R*,9*S*,10*R*,13*S*,15*aS*,22*S*,24*aS*)-22-[[4-(二甲氨基)苯基]甲基]-6-乙基-10,23-二甲基-18-[(吗啉-4-基)甲基]-5,8,12,15,21,24-六氧代-13-苯基-1,2,3,5,6,7,8,9,10,11,12,13,14,15,15*a*,16,19,21,22,23,24,24*a*-二十二氢吡啶并[2,1-*f*]吡咯并[2,1-*l*][1,4,7,10,13,16]-氧杂五氮杂环十九烷-9-基]-3-羟基吡啶-2-甲酰胺

CAS 登录号 325965-23-9

INN list 98

药效分类 抗菌药

利诺曲班

Linotroban（*INN*）

化学结构式

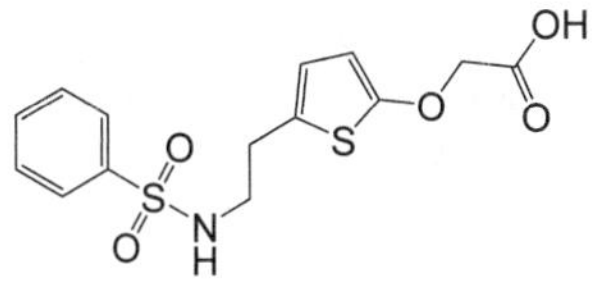

分子式和分子量 $C_{14}H_{15}NO_5S_2$ 341.40

化学名 [[5-(2-Benzenesulfonamidoethyl)-2-thienyl]oxy] acetic acid

[[5-(2-苯磺酰氨基乙基)-2-噻吩]氧基]乙酸

CAS 登录号 120824-08-0

INN list 69

药效分类 抗血栓药

利帕西泮

Ripazepam（*INN*）

化学结构式

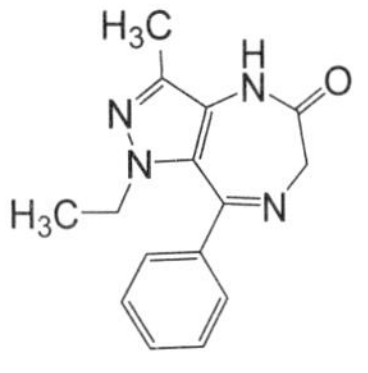

分子式和分子量 $C_{15}H_{16}N_4O$ 268.31

化学名 1-Ethyl-4,6-dihydro-3-methyl-8-phenylpyrazolo[4,3-*e*][1,4]diazepin-5(1*H*)-one

1-乙基-4,6-二氢-3-甲基-8-苯基吡唑并[4,3-*e*][1,4]二氮杂䓬-5(1*H*)-酮

CAS 登录号 26308-28-1

INN list 33

药效分类 抗抑郁药

利培酮

Risperidone（*INN*）

化学结构式

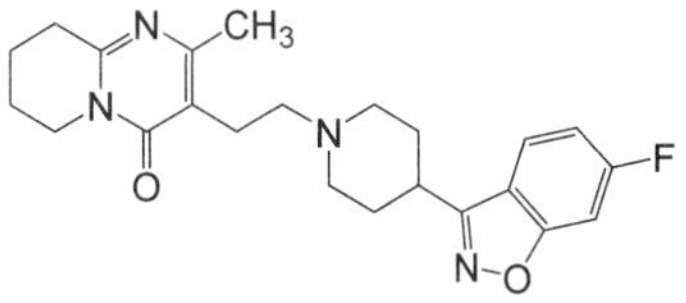

分子式和分子量 $C_{23}H_{27}FN_4O_2$ 410.48

化学名 3-[2-[4-(6-Fluoro-1,2-benzisoxazol-3-yl)-1-piperidino]ethyl]-6,7,8,9-tetrahydro-2-methyl-4*H*-pyrido[1,2-*a*]pyrimidin-4-one

3-[2-[4-(6-氟-1,2-苯并异噁唑-3-基)-1-哌啶基]乙基]-6,7,8,9-四氢-2-甲基-4*H*-哌啶并[1,2-*a*]嘧啶-4-酮

CAS 登录号 106266-06-2

INN list 57

药效分类 抗精神病药

利喷西平

Rispenzepine（*INN*）

化学结构式

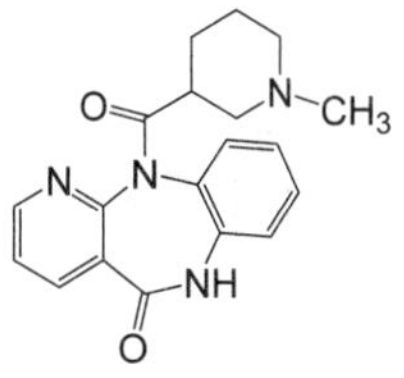

分子式和分子量 $C_{19}H_{20}N_4O_2$ 336.39

化学名 (±)-6,11-Dihydro-11-(1-methylnipecotoyl)-5*H*-pyrido[2,3-*b*][1,5]benzodiazepin-5-one

(±)-6,11-二氢-11-(1-甲基哌啶甲酰基)-5*H*-吡啶并[2,3-*b*][1,5]二氮杂草-5-酮

CAS 登录号 96449-05-7

INN list 63

药效分类 解痉药

利匹沙坦

Ripisartan（*INN*）

化学结构式

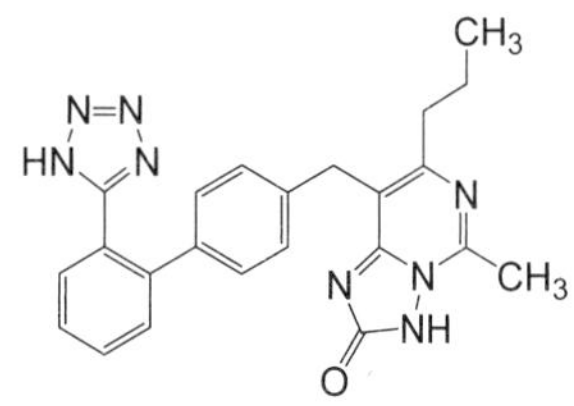

分子式和分子量 $C_{23}H_{22}N_8O$ 426.47

化学名 5-Methyl-7-propyl-8-[*p*-(*o*-1*H*-tetrazol-5-ylphenyl)benzyl]-*s*-triazolo[1,5-*c*]pyrimidin-2(3*H*)-one

5-甲基-7-丙基-8-[4-(2-1*H*-四氮唑-5-基苯基)苄基]-1,3,5-三氮唑并[1,5-*c*]嘧啶-2(3*H*)-酮

CAS 登录号 148504-51-2

INN list 73

药效分类 抗高血压药，血管紧张素Ⅱ受体拮抗药

利匹韦林

Rilpivirine（*INN*）

化学结构式

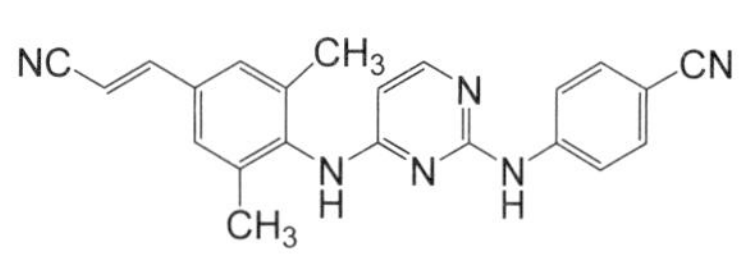

分子式和分子量 $C_{22}H_{18}N_6$ 366.22

化学名 4-[[4-([4-[(1*E*)-2-Cyanoethenyl]-2,6-dimethylphenyl]amino)pyrimidin-2-yl]amino]benzonitrile

4-[[4-([4-[(1*E*)-2-氰基乙烯基]-2,6-二甲基苯基]氨基)嘧啶-2-基]氨基]苯甲腈

CAS 登录号 500287-72-9

INN list 91

药效分类 抗病毒药

利曲尼塞

Litronesib（*INN*）

化学结构式

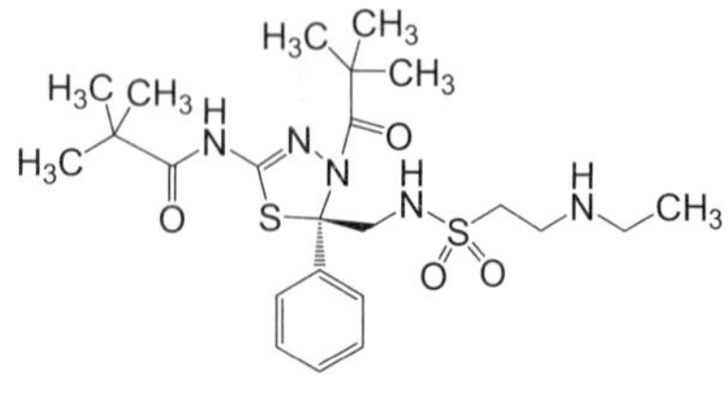

分子式和分子量 $C_{23}H_{37}N_5O_4S_2$ 511.70

化学名 (−)-*N*-[4-(2,2-Dimethylpropanoyl)-5-[[2-(ethylamino)ethanesulfonamido]methyl]-5-phenyl-4,5-dihydro-1,3,4-thiadiazol-2-yl]-2,2-dimethylpropanamide

(−)-*N*-[4-(2,2-二甲基丙酰基)-5-[[2-(乙氨基)乙磺酰氨基]甲基]-5-苯基-4,5-二氢-1,3,4-噻二氮唑-2-基]-2,2-二甲基丙酰胺

CAS 登录号 910634-41-2

INN list 101

药效分类 抗肿瘤药

利曲舒凡

Ritrosulfan（*INN*）

化学结构式

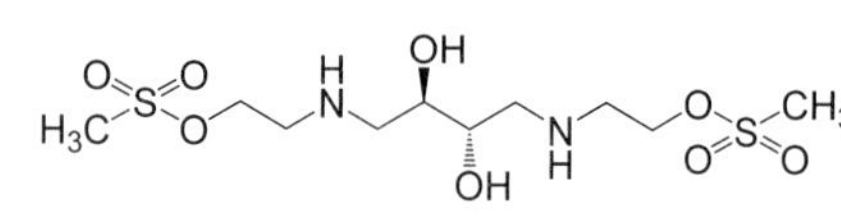

分子式和分子量 $C_{10}H_{24}N_2O_8S_2$ 364.44

化学名 1,4-Dideoxy-1,4-bis[(2-hydroxyethyl)amino]erythritol 1,4-dimethanesulfonate(ester)

1,4-二脱氧-1,4-双[(2-羟乙基)氨基]赤藓糖醇 1,4-二甲磺酸酯

CAS 登录号 4148-16-7

INN list 33

药效分类 抗肿瘤药

利曲辛

Litracen（*INN*）

化学结构式

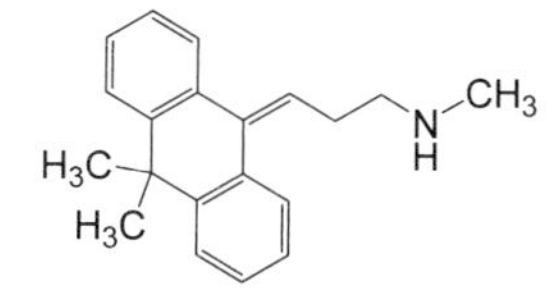

分子式和分子量 $C_{20}H_{23}N$ 277.40

化学名 9-(3-Methylaminopropylidene)-10,10-dimethyl-9,10-dihydroanthracene

9-(3-甲基氨基丙亚基)-10,10-二甲基-9,10-二氢蒽

CAS 登录号 5118-30-9

INN list 14

药效分类 抗抑郁药

利瑞奎尼

Lirequinil（*INN*）

化学结构式

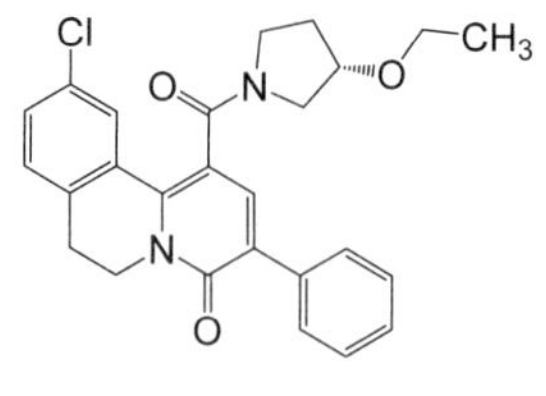

分子式和分子量 $C_{26}H_{25}ClN_2O_3$ 448.94

化学名 (3*S*)-l-[(10-Chloro-6,7-dihydro-4-oxo-3-phenyl-4*H*-benzo[*a*]quinolizin-1-yl)carbonyl]-3-ethoxypyrrolidine

(3*S*)-1-[(10-氯-6,7-二氢-4-氧代-3-苯基-4*H*-苯并[*a*]喹嗪-1-基)羰基]-3-乙氧基四氢吡咯

CAS 登录号 143943-73-1

INN list 72

药效分类 苯二氮䓬受体激动药

利塞膦酸

Risedronic Acid（*INN*）

化学结构式

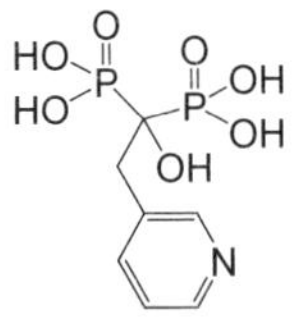

分子式和分子量 $C_7H_{11}NO_7P_2$ 283.11

化学名 [1-Hydroxy-2-(3-pyridy)ethylidene]diphosphonic acid

[1-羟基-2-(3-吡啶基)乙叉基]二膦酸

CAS 登录号 105462-24-6

INN list 62

药效分类 抗炎镇痛药

利赛伐坦

Lixivaptan（*INN*）

化学结构式

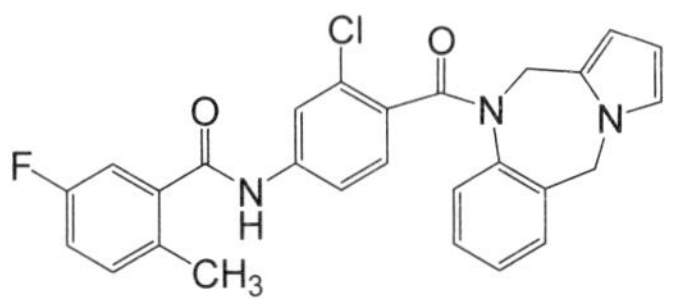

分子式和分子量 $C_{27}H_{21}ClFN_3O_2$ 473.93

化学名 *N*-[3-Chloro-4-(6,11-dihydropyrrolo[2,1-*c*][1,4]benzodiazepine-5-carbonyl)phenyl]-5-fluoro-2-methylbenzamide

N-[3-氯-4-(6,11-二氢吡咯并[2,1-*c*][1,4]苯并二氮䓬-5-甲酰基)苯基]-5-氟-2-甲基苯甲酰胺

CAS 登录号 168079-32-1

INN list 83

药效分类 加压素 V2 受体拮抗药，抗低钠血症药

利沙必利

Lirexapride（*INN*）

化学结构式

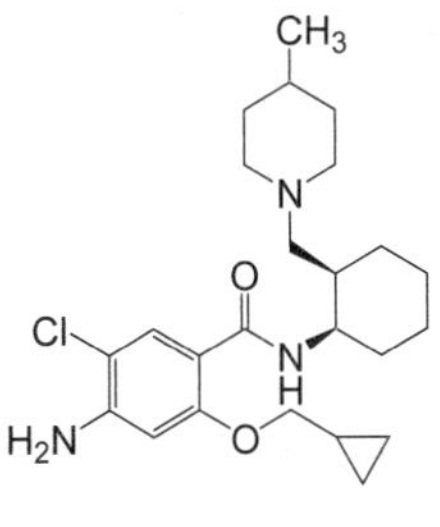

分子式和分子量 $C_{24}H_{36}ClN_3O_2$ 434.01

化学名 4-Amino-5-chloro-*α*-cyclopropylmethoxy-*N*-[(l*R*,2*R*)-2-[(4-methylpiperidino)methyl]cyclohexyl]-2-anisamide

4-氨基-5-氯-*α*-环丙基甲氧基-*N*-[(l*R*,2*R*)-2-[(4-甲基哌啶)甲基]环己基]-2-茴香酰胺

CAS 登录号 145414-12-6

INN list 74

药效分类 5-羟色胺受体激动药

利沙布林

Lisavanbulin（*INN*）

化学结构式

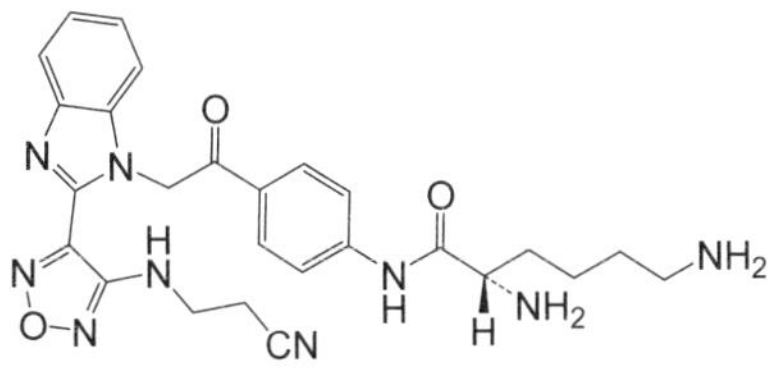

分子式和分子量 $C_{26}H_{29}N_9O_3$ 515.58

化学名 (2*S*)-2,6-Diamino-*N*-{4-[2-(2-{4-[(2-cyanoethyl)amino]-1,2,5-oxadiazol-3-yl}-1*H*-benzimidazol-1-yl)acetyl]phenyl}hexanamide

(2*S*)-2,6-二氨基-*N*-{4-[2-(2-{4-[(2-氰基乙基)氨基]-1,2,5-噁二唑-3-基}-1*H*-苯并咪唑-1-基)乙酰基]苯基}己酰胺

CAS 登录号 1263384-43-5

INN list 115

药效分类 β-微管蛋白聚合抑制药，抗肿瘤药

利沙地酯

Lisadimate（*INN*）

化学结构式

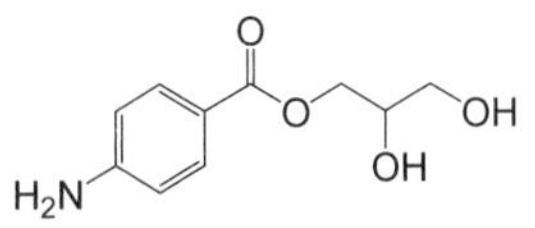

分子式和分子量 $C_{10}H_{13}NO_4$ 211.21

化学名 (±)-Glycerol 1-(*p*-aminobenzoate)

(±)-甘油 1-(4-氨基苯甲酸酯)

CAS 登录号 136-44-7

INN list 63

药效分类 防晒药

利沙齐农

Lixazinone（*INN*）

化学结构式

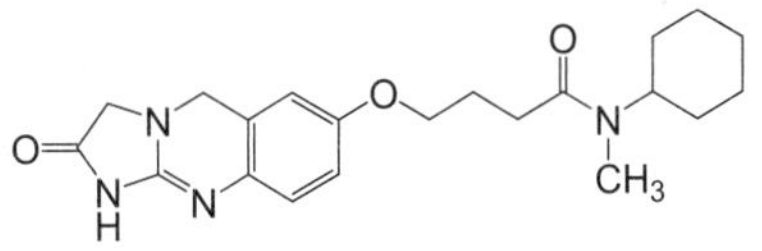

分子式和分子量 $C_{21}H_{28}N_4O_3$ 384.48.

化学名 *N*-Cyclohexyl-*N*-methyl-4-[(l,2,3,5-tetrahydro-2-oxoimidazo[2,1-*b*]quinazolin-7-yl)oxy]butyramide

N-环己基-*N*-甲基-4-[(1,2,3,5-四氢-2-氧代咪唑并[2,1-*b*]喹唑啉-7-基)氧基]丁酰胺

CAS 登录号 94192-59-3; 101626-67-9[硫酸盐]

INN list 57

药效分类 强心药

利沙司他

Risarestat（*INN*）

化学结构式

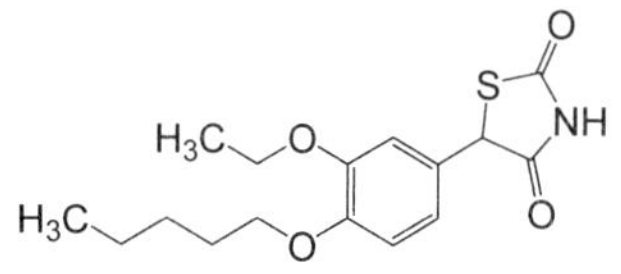

分子式和分子量 $C_{16}H_{21}NO_4S$ 323.41

化学名 (±)-5-[3-Ethoxy-4-(pentyloxy)phenyl]-2,4-thiazolidinedione

(±)-5-[3-乙氧基-4-(戊氧基)苯基]-2,4-噻唑烷二酮

CAS 登录号 79714-31-1

INN list 82

药效分类 醛糖还原酶抑制药

利沙托克拉

Lisaftoclax（*INN*）

化学结构式

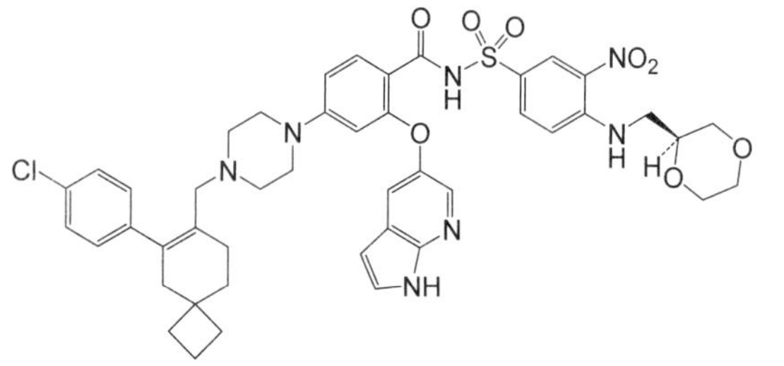

分子式和分子量 $C_{45}H_{48}ClN_7O_8S$ 882.43

化学名 4-[4-[[8-(4-Chlorophenyl)spiro[3.5]non-7-en-7-yl]methyl]piperazin-1-yl]-*N*-[4-[[(2*S*)-1,4-dioxan-2-yl]methylamino]-3-nitrophenyl]sulfonyl-2-(1*H*-pyrrolo[2,3-*b*]pyridin-5-yloxy)benzamide

4-[4-[[8-(4-氯苯基)螺环[3.5]壬-7-烯-7-基]甲基]哌嗪-1-基]-*N*-[4-[[(2*S*)-1,4-二噁烷-2-基]甲氨基]-3-硝基苯基]磺酰基-2-(1*H*-吡咯并[2,3-*b*]吡啶-5-基氧)苯甲酰胺

CAS 登录号 2180923-05-9

INN list 125

药效分类 抗肿瘤药

利舒地尔

Ripasudil（*INN*）

化学结构式

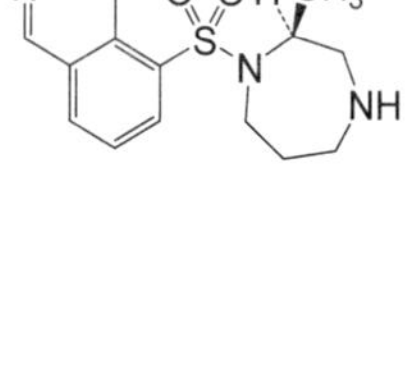

分子式和分子量 $C_{15}H_{18}FN_3O_2S$ 323.39

化学名 4-Fluoro-5-{[(2*S*)-2-methyl-1,4-diazepan-1-yl]sulfonyl}-isoquinoline

4-氟-5-{[(2*S*)-2-甲基-1,4-二氮杂䓬-1-基]磺酰基}异喹啉

CAS 登录号 223645-67-8

INN list 109

药效分类 抗青光眼药

利舒脲

Lisuride（*INN*）

化学结构式

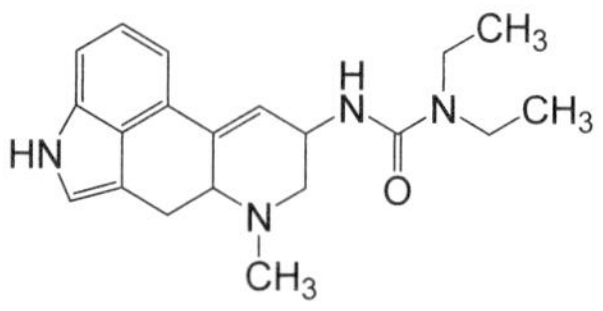

分子式和分子量 $C_{20}H_{26}N_4O$ 338.45

化学名 3-(9,10-Didehydro-6-methylergolin-8*α*-yl)-1,1-diethylurea

3-(9,10-二去氢-6-甲基-8*α*-麦角灵基)-1,1-二乙基脲

CAS 登录号 18016-80-3

INN list 25

药效分类 多巴胺受体激动药

利司硫醇

Ristianol（*INN*）

化学结构式

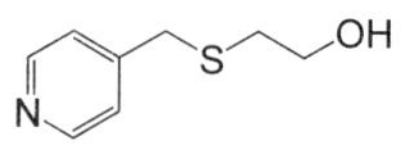

分子式和分子量 $C_8H_{11}NOS$ 169.24

化学名 2-(4-Pyridylmethyl)thioethanol

2-(4-吡啶甲基)硫基乙醇

CAS 登录号 78092-65-6; 78092-66-7[磷酸盐]

INN list 51

药效分类 免疫调节药

利司扑兰

Risdiplam（*INN*）

化学结构式

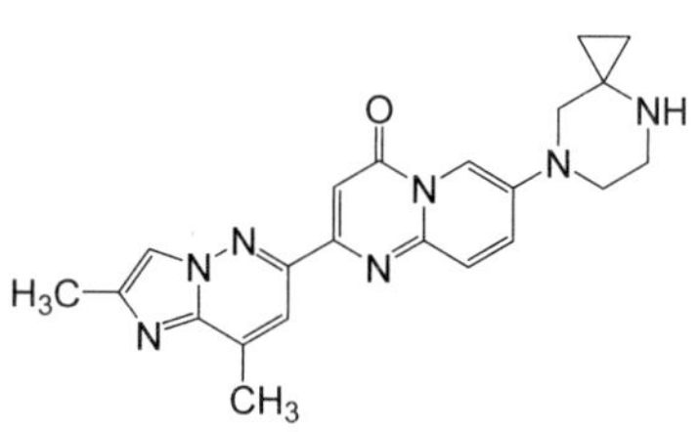

分子式和分子量 $C_{22}H_{23}N_7O$ 401.47

化学名 7-(4,7-Diazaspiro[2.5]octan-7-yl)-2-(2,8-dimethylimidazo[1,2-*b*]pyridazin-6-yl)-4*H*-pyrido[1,2-*a*]pyrimidin-4-one

7-(4,7-二氮杂螺[2.5]辛烷-7-基)-2-(2,8-二甲基咪唑并[1,2-*b*]哒嗪-6-基)-4*H*-吡啶并[1,2-*a*]嘧啶-4-酮

CAS 登录号 1825352-65-5

INN list 118

药效分类 基因剪接调节药(神经肌肉疾病)

利司韦林

Lersivirine（*INN*）

化学结构式

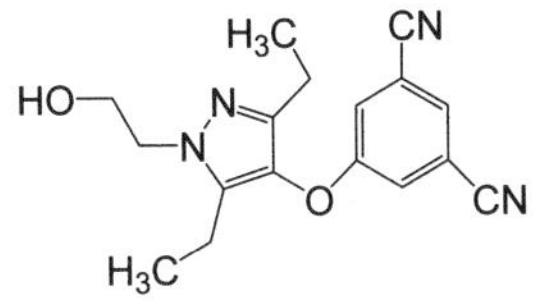

分子式和分子量 $C_{17}H_{18}N_4O_2$ 310.35

化学名 5-[[3,5-Diethyl-1-(2-hydroxyethyl)-1*H*-pyrazol-4-yl]oxy]benzene-1,3-dicarbonitrile

5-[[3,5-二乙基-1-(2-羟乙基)-1*H*-吡唑-4-基]氧基]苯-1,3-二腈

CAS 登录号 473921-12-9

INN list 101

药效分类 抗病毒药

利斯的明

Rivastigmine（*INN*）

化学结构式

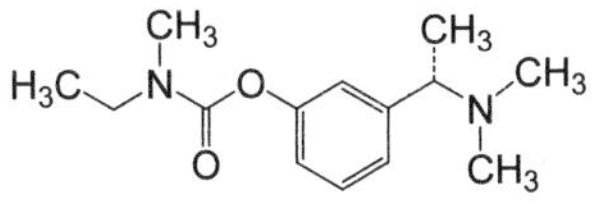

分子式和分子量 $C_{14}H_{22}N_2O_2$ 250.34

化学名 *m*-[(*S*)-1-(Dimethylamino)ethyl]phenyl ethylmethylcarbamate

3-[(*S*)-1-(二甲氨基)乙基]苯基甲基乙基氨基甲酸酯

CAS 登录号 123441-03-2

INN list 77

药效分类 抗早老性痴呆药，抗胆碱酯酶药

利索茶碱

Lisofylline（*INN*）

化学结构式

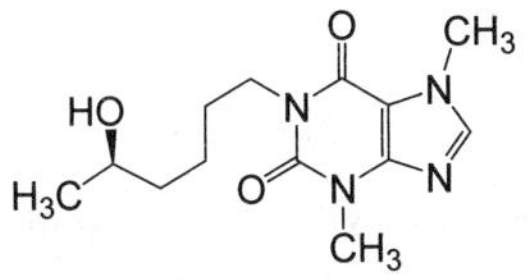

分子式和分子量 $C_{13}H_{20}N_4O_3$ 280.32

化学名 1-[(*R*)-5-Hydroxyhexyl]theobromine

1-[(*R*)-5-羟基己基]可可碱

CAS 登录号 100324-81-0

INN list 72

药效分类 抗炎镇痛药，免疫调节药

利索卡因

Risocaine（*INN*）

化学结构式

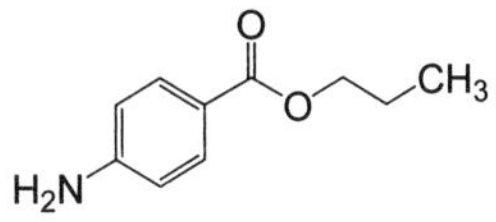

分子式和分子量 $C_{10}H_{13}NO_2$ 179.22

化学名 Propyl *p*-aminobenzoate

丙基 4-氨基苯甲酸酯

CAS 登录号 94-12-2

INN list 26

药效分类 局部麻醉药

利索利特

Risotilide（*INN*）

化学结构式

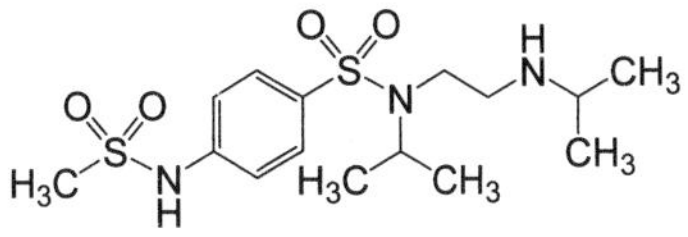

分子式和分子量 $C_{15}H_{27}N_3O_4S_2$ 377.52

化学名 4'-[Isopropyl[2-(isopropylamino)ethyl]sulfamoyl]methanesulfonanilide

4'-[异丙基[2-(异丙氨基)乙基]氨磺酰基]甲磺酰苯胺

CAS 登录号 120688-08-6；116907-13-2[盐酸盐]

INN list 62

药效分类 抗心律失常药

利坦色林

Ritanserin（*INN*）

化学结构式

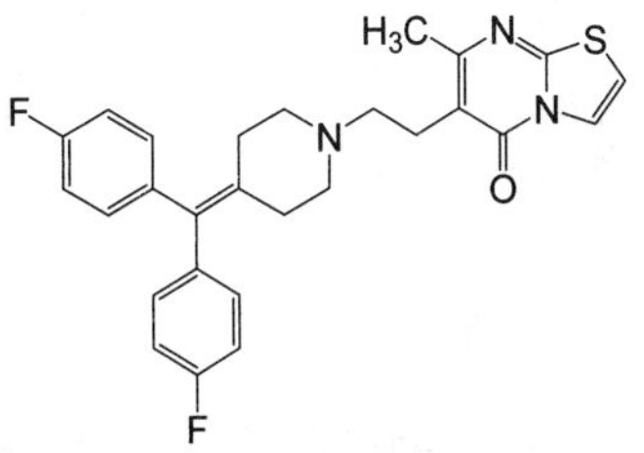

分子式和分子量 $C_{27}H_{25}F_2N_3OS$ 477.57

化学名 6-[2-[4-[Bis(*p*-fluorophenyl)methylene]piperidino]ethyl]-7-methyl-5*H*-thiazolo-[3,2-*a*]pyrimidin-5-one

6-[2-[4-[双(4-氟苯基)甲亚基]哌啶基]乙基]-7-甲基-5*H*-噻唑并[3,2-*a*]嘧啶-5-酮

CAS 登录号 87051-43-2

INN list 51

药效分类 5-羟色胺受体拮抗药

利特昔替尼

Ritlecitinib（*INN*）

化学结构式

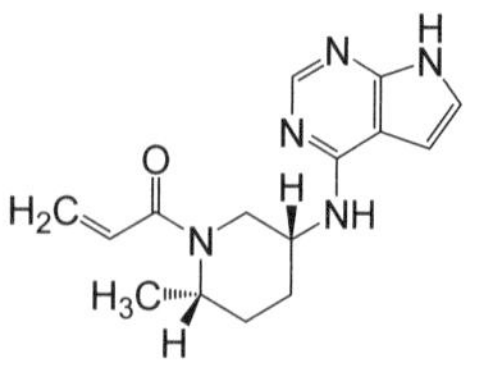

分子式和分子量　$C_{15}H_{19}N_5O$　285.35

化学名　1-{(2*S*,5*R*)-2-Methyl-5-[(7*H*-pyrrolo[2,3-*d*]pyrimidin-4-yl)amino]piperidin-1-yl}prop-2-en-1-one

1-{(2*S*,5*R*)-2-甲基-5-[(7*H*-吡咯并[2,3-*d*]嘧啶-4-基)氨基]哌啶-1-基}丙-2-烯-1-酮

CAS 登录号　1792180-81-4

INN list　121

药效分类　Janus 酪氨酸激酶抑制药

利替培南

Ritipenem（*INN*）

化学结构式

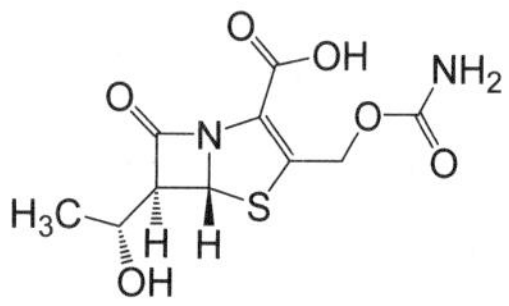

分子式和分子量　$C_{10}H_{12}N_2O_6S$　288.28

化学名　(5*R*,6*S*)-3-(Carbamoyloxymethyl)-6-((*R*)-1-hydroxyethyl)-7-oxo-4-thia-1-azabicyclo[3.2.0]hept-2-ene-2-carboxylic acid

(5*R*,6*S*)-3-(氨甲酰氧甲基)-6-((*R*)-1-羟乙基)-7-羰基-4-硫基-1-氮杂双环[3.2.0]庚-2-烯-2-羧酸

CAS 登录号　84845-57-8

INN list　67

药效分类　抗生素类药

利托贝隆

Ritobegron（*INN*）

化学结构式

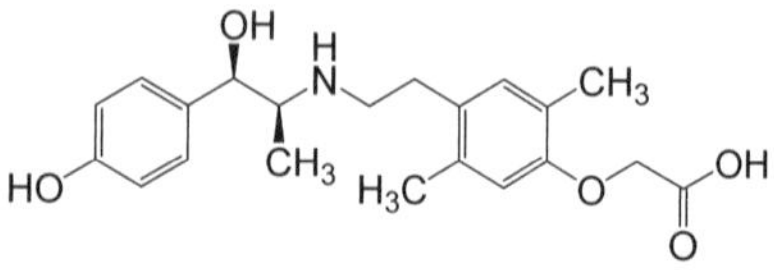

分子式和分子量　$C_{21}H_{27}NO_5$　373.44

化学名　[4-(2-[[(1*R*,2*S*)-1-Hydroxy-1-(4-hydroxyphenyl)propan-2-yl]amino]ethyl)-2,5-dimethylphenoxy]acetic acid

[4-(2-[[(1*R*,2*S*)-1-羟基-1-(4-羟基苯基)丙基-2-基]氨基]乙基)-2,5-二甲基苯氧基]乙酸

CAS 登录号　255734-04-4

INN list　91

药效分类　β_3受体激动药

利托君

Ritodrine（*INN*）

化学结构式

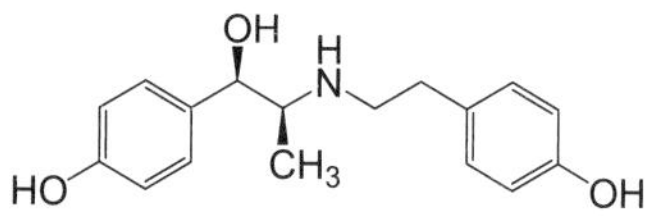

分子式和分子量　$C_{17}H_{21}NO_3$　287.35

化学名　*erythro*-*p*-Hydroxy-*α*-[1-[(4-hydroxyphenethyl)amino]ethyl]benzyl alcohol

赤-4-羟基-*α*-[1-[(4-羟基苯乙基)氨基]乙基]苯甲醇

CAS 登录号　26652-09-5

INN list　22

药效分类　平滑肌松弛药

利托卡普

Rimtuzalcap（*INN*）

化学结构式

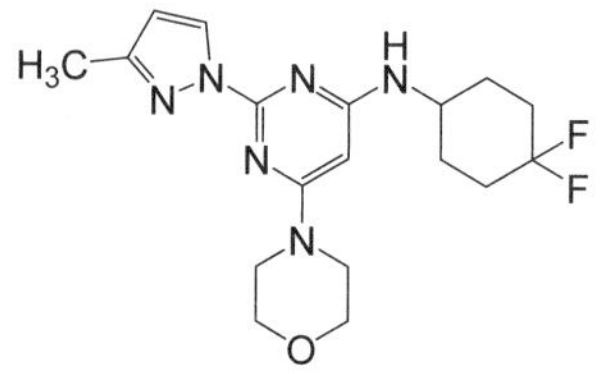

分子式和分子量　$C_{18}H_{24}F_2N_6O$　378.43

化学名　*N*-(4,4-Difluorocyclohexyl)-2-(3-methyl-1*H*-pyrazol-1-yl)-6-(morpholin-4-yl)pyrimidin-4-amine

N-(4,4-二氟环己基)-2-(3-甲基-1*H*-吡唑-1-基)-6-(吗啉-4-基)嘧啶-4-胺

CAS 登录号　2167246-24-2

INN list　121

药效分类　小电导钙激活钾通道调节药

利托洛韦

Litomeglovir（*INN*）

化学结构式

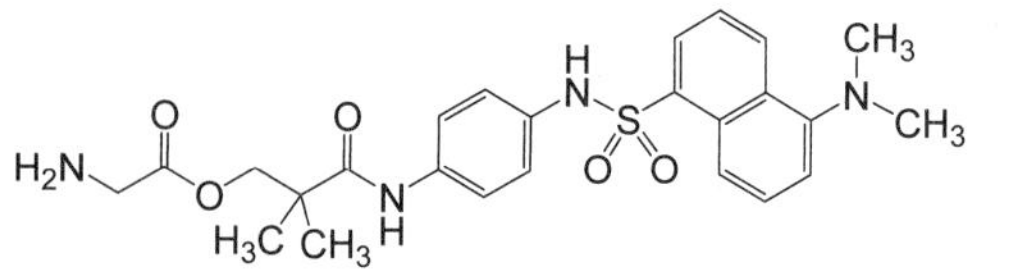

分子式和分子量　$C_{25}H_{30}N_4O_5S$　498.59

化学名　2-[[4-[[5-(Dimethylamino)-1-naphthyl]sulfonamido]phenyl]carbamoyl]-2-methylpropyl glycinate

2-[[4-[[5-(二甲氨基)-1-萘基]磺氨基]苯基]氨甲酰基]-2-甲基丙基甘氨酸酯

CAS 登录号　321915-31-5

INN list　84

药效分类　抗病毒药

利托那韦

Ritonavir（*INN*）

化学结构式

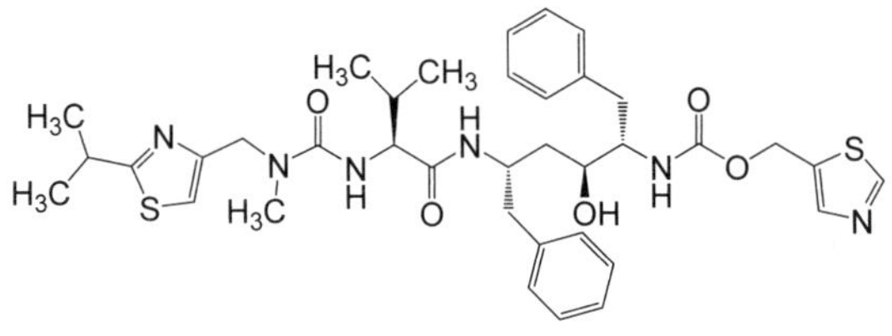

分子式和分子量　$C_{37}H_{48}N_6O_5S_2$　720.94

化学名　5-Thiazolylmethyl [(*αS*)-*α*-[(1*S*,3*S*)-1-hydroxy-3-[(2*S*)-2-[3-[(2-isopropyl-4-thiazolyl)methyl]-3-methylureido]-3-methylbutyramido]-4-phenylbutyl]phenethyl]carbamate

5-噻唑甲基 [(*αS*)-*α*-[(1*S*,3*S*)-1-羟基-3-[(2*S*)-2-[3-[(2-异丙基-4-噻唑)甲基]-3-甲基脲基]-3-甲基丁酰胺]-4-苯丁基]苯乙基]氨基甲酸酯

CAS 登录号　155213-67-5

INN list　74

药效分类　蛋白酶抑制剂类抗病毒药

ATC 分类　J05AE03

利托西汀

Litoxetine（*INN*）

化学结构式

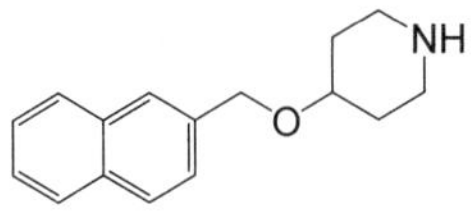

分子式和分子量　$C_{16}H_{19}NO$　241.33

化学名　4-(2-Naphthylmethoxy)piperidine

4-(2-萘基甲氧基)哌啶

CAS 登录号　86811-09-8

INN list　64

药效分类　抗抑郁药

利维霉素

Lividomycin（*INN*）

化学结构式

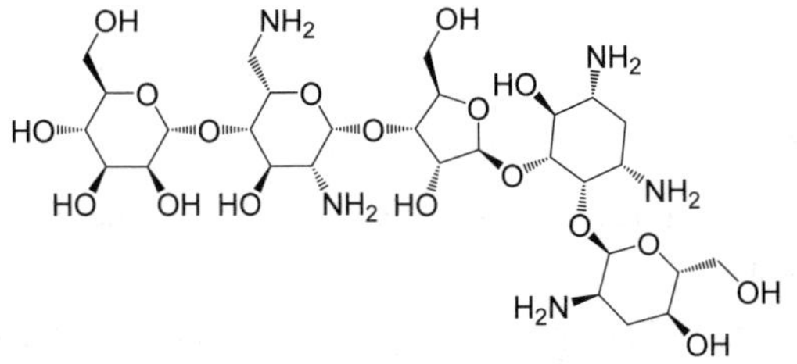

分子式和分子量　$C_{29}H_{55}N_5O_{18}$　761.77

化学名　*O*-2-Amino-2,3-dideoxy-*α*-D-*ribo*-hexopyranosyl-(1→4)-*O*-[*O*-*α*-D-mannopyranosyl-(1→4)-*O*-2,6-diamino-2,6-dideoxy-*β*-L-idopyranosyl-(1→3)-*β*-D-ribofuranosyl-(1→5)]-2-deoxy-D-streptamine

O-2-氨基-2,3-二脱氧-*α*-D-核-吡喃己糖基-(1→4)-*O*-[*O*-*α*-D-吡喃甘露糖基-(1→4)-*O*-2,6-二氨基-2,6-二脱氧-*β*-L-吡喃艾杜糖基-(1→3)-*β*-D-呋喃核糖基-(1→5)]-2-脱氧-D-链霉胺

CAS 登录号　36441-41-5

INN list　32

药效分类　抗生素类药

利维泮塞

Rivipansel（*INN*）

化学结构式

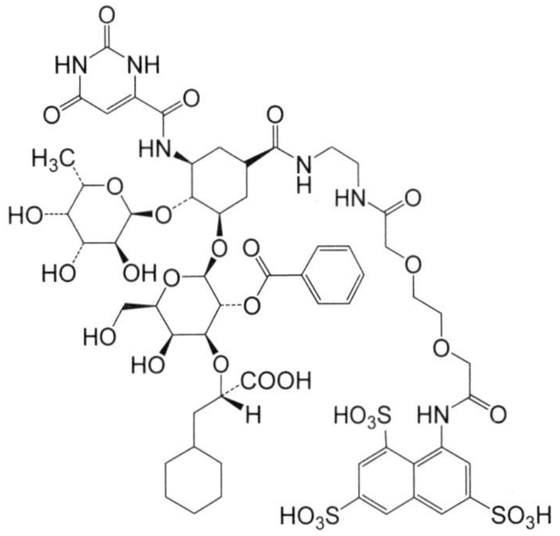

分子式和分子量　$C_{58}H_{74}N_6O_{31}S_3$　1447.42

化学名　(2*S*)-3-Cyclohexyl-2-([(1*R*,2*R*,3*S*,5*R*)-2-[(6-deoxy-*α*-L-galactopyranosyl)oxy]-3-(2,6-dioxo-1,2,3,6-tetrahydropyrimidin-4-carboxamido)-5-{13-[(3,6,8-trisulfonatonaphthalene-1-yl)amino]-6,13-dioxo-2,5-diaza-8,11-dioxatridecanoyl}cyclohexyl]{2-*O*-benzoyl-*β*-D-galactopyranosid- 3-*O*-yl})propanoic acid

(2*S*)-3-环己基-2-([(1*R*,2*R*,3*S*,5*R*)-2-[(6-脱氧-*α*-L-吡喃半乳糖基)氧基]-3-(2,6-二氧-1,2,3,6-四氢嘧啶-4-甲酰氨基)-5-{13-[(3,6,8-三磺酸基萘-1-基)氨基]-6,13-二氧代-2,5-二氮杂-8,11-二氧杂十三酰基}环己基] {2-*O*-苯甲酰基-*β*-D-吡喃半乳糖苷-3-*O*-基})丙酸

CAS 登录号　927881-99-0

INN list　109

药效分类　细胞黏附剂

利维西利

Riviciclib（*INN*）

化学结构式

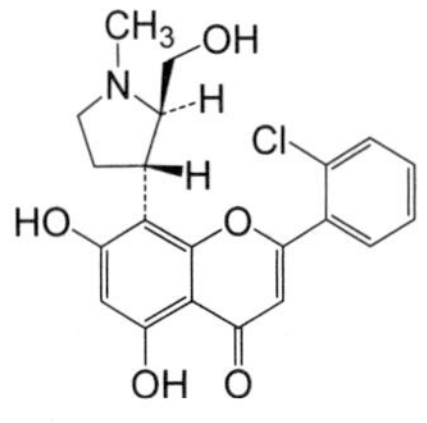

分子式和分子量　$C_{21}H_{20}ClNO_5$　401.84

化学名 2-(2-Chlorophenyl)-5,7-dihydroxy-8-[(2*R*,3*S*)-2-(hydroxymethyl)-1-methylpyrrolidin-3-yl]-4*H*-1-benzopyran-4-one

2-(2-氯苯基)-5,7-二羟基-8-[(2*R*,3*S*)-2-(羟甲基)-1-甲基吡咯烷-3-基]-4*H*-1-苯并吡喃-4-酮

CAS 登录号 920113-02-6

INN list 109

药效分类 激酶抑制药，抗肿瘤药

利文前列素

Rivenprost（*INN*）

化学结构式

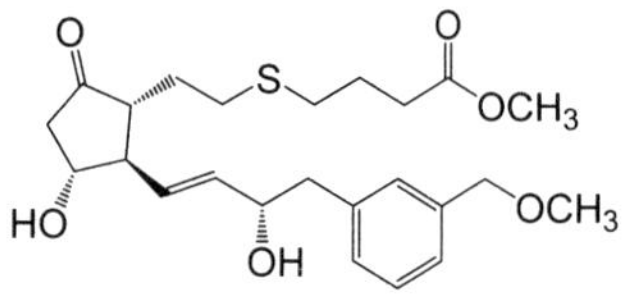

分子式和分子量 $C_{24}H_{34}O_6S$ 450.59

化学名 Methyl 4-([2-[(1*R*,2*R*,3*R*)-3-hydroxy-2-[(1*E*,3*S*)-3-hydroxy-4-[3-(methoxymethyl)phenyl]but-1-en-1-yl]-5-oxocyclopentyl]ethyl]sulfanyl)butanoate

甲基 4-([2-[(1*R*,2*R*,3*R*)-3-羟基-2-[(1*E*,3*S*)-3-羟基-4-[3-(甲氧基甲基)苯基]-1-丁烯-1-基]-5-氧基环戊基]乙基]硫基)丁酸酯

CAS 登录号 256382-08-8

INN list 93

药效分类 前列腺素受体拮抗药

利血平

Reserpine（*INN*）

化学结构式

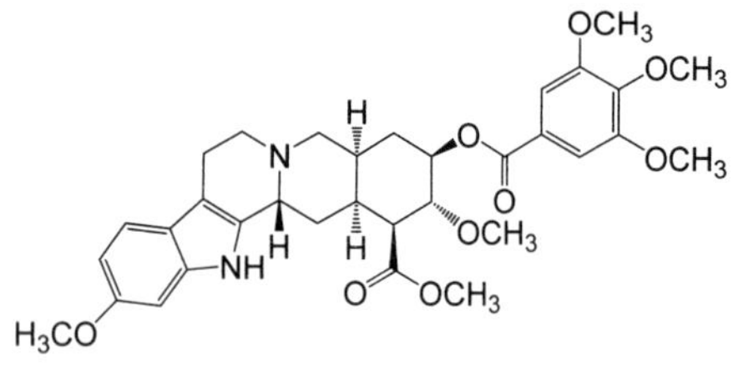

分子式和分子量 $C_{33}H_{40}N_2O_9$ 608.68

化学名 Methyl 18*β*-hydroxy-11,17*α*-dimethoxy-3*β*,20*α*-yohimban-16*β*-carboxylate 3,4,5-trimethoxybenzoate (ester)

甲基 18*β*-羟基-11,17*α*-二甲氧基-3*β*,20*α*-育亨烷-16*β*-羧酸甲酯 3,4,5-三甲氧基苯甲酸酯

CAS 登录号 50-55-5

INN list 4

药效分类 降血压药

ATC 分类 C02AA02

利右苯丙胺

Lisdexamfetamine（*INN*）

分子式和分子量 $C_{15}H_{25}N_3O$ 263.39

化学结构式

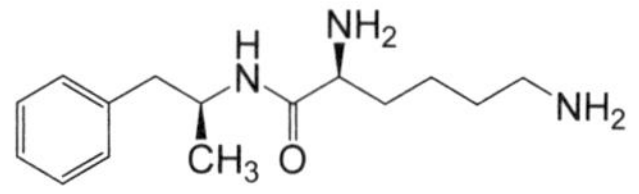

化学名 (2*S*)-2,6-Diamino-*N*-[(1*S*)-1-methyl-2-phenylethyl]hexanamide

(2*S*)-2,6-二氨基-*N*-[(1*S*)-1-甲基-2-苯基乙基]己酰胺

CAS 登录号 608137-32-2；608137-33-3[甲磺酸盐]

INN list 94

药效分类 中枢兴奋药

利扎布替尼

Rilzabrutinib（*INN*）

化学结构式

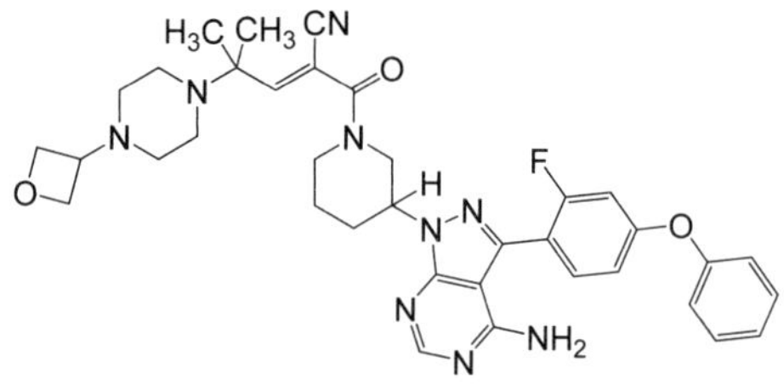

分子式和分子量 $C_{36}H_{40}FN_9O_3$ 665.77

化学名 (*E*)-2-[(3*R*)-3-[4-Amino-3-(2-fluoro-4-phenoxyphenyl)pyrazolo[3,4-*d*]pyrimidin-1-yl]piperidine-1-carbonyl]-4-methyl-4-[4-(oxetan-3-yl)piperazin-1-yl]pent-2-enenitrile

(*E*)-2-[(3*R*)-3-[4-氨基-3-(2-氟-4-苯氧基苯基)吡唑并[3,4-*d*]嘧啶-1-基]哌啶-1-羰基]-4-甲基-4-[4-(氧杂环丁烷-3-基)哌嗪-1-基]戊-2-烯腈

CAS 登录号 1575591-66-0

INN list 121

药效分类 Bruton 酪氨酸激酶抑制药

利扎曲普坦

Rizatriptan（*INN*）

化学结构式

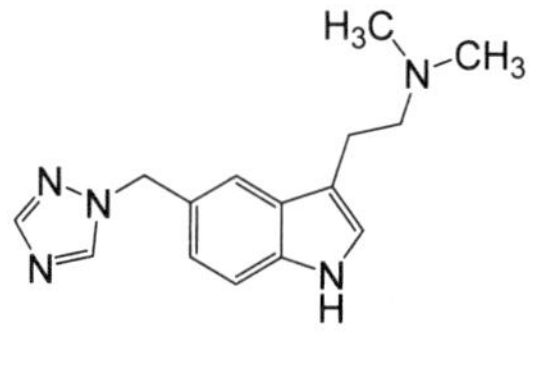

分子式和分子量 $C_{15}H_{19}N_5$ 269.35

化学名 3-[2-(Dimethylamino)ethyl]-5-(1*H*-1,2,4-triazol-1-ylmethyl)indole

3-[2-(二甲氨基)乙基]-5-(1*H*-1,2,4-三氮唑-1-基甲基)吲哚

CAS 登录号 144034-80-0；145202-66-0[苯甲酸盐]

INN list 75

药效分类 5-羟色胺受体激动药，抗偏头痛药

联苯苄唑

Bifonazole（*INN*）

化学结构式

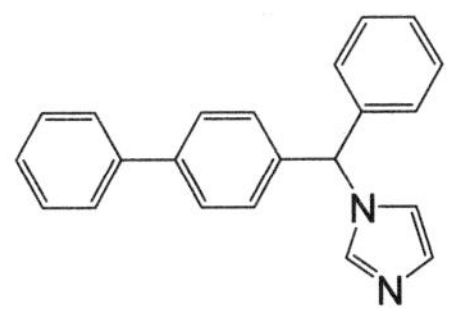

分子式和分子量　$C_{22}H_{18}N_2$　310.39

化学名　(±)-1-(*p*,*α*-Diphenylbenzyl)imidazole

(±)-1-(4,*α*-联苯基苄基)咪唑

CAS 登录号　60628-96-8

INN list　44

药效分类　抗真菌药

联苯丁酸

Xenbucin（*INN*）

化学结构式

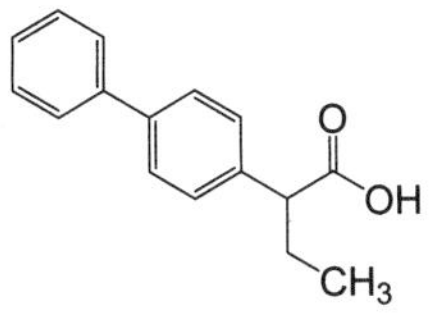

分子式和分子量　$C_{16}H_{16}O_2$　240.30

化学名　(±)-*α*-Ethyl-4-biphenylacetic acid

(±)-*α*-乙基-4-联苯乙酸

CAS 登录号　959-10-4

INN list　31

药效分类　降血脂药

联苯利平

Xenalipin（*INN*）

化学结构式

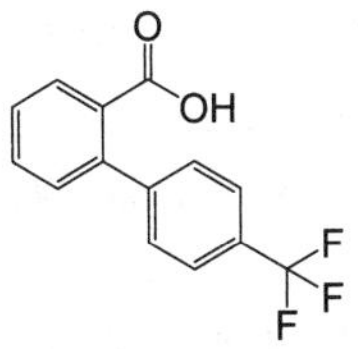

分子式和分子量　$C_{14}H_9F_3O_2$　266.22

化学名　4'-(Trifluoromethyl)-2-biphenylcarboxylic acid

4'-(三氟甲基)-2-联苯甲酸

CAS 登录号　84392-17-6

INN list　55

药效分类　降血脂药

联苯芦诺

Bifeprunox（*INN*）

分子式和分子量　$C_{24}H_{23}N_3O_2$　385.46

化学结构式

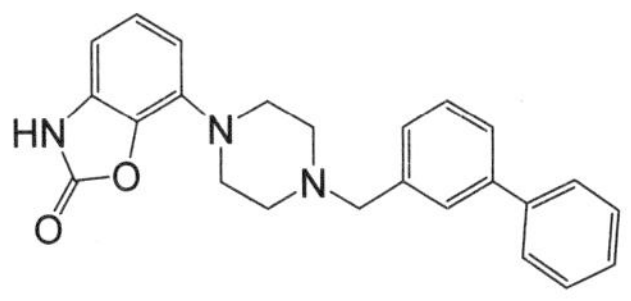

化学名　7-[4-(Biphenyl-3-ylmethyl)piperazin-1-yl]benzoxazol-2(3*H*)-one

7-[4-(联苯-3-基甲基)哌嗪-1-基]苯并噁唑-2(3*H*)-酮

CAS 登录号　350992-10-8；350992-13-1[甲磺酸酯]

INN list　87

药效分类　抗精神病药

联苯洛芬

Bifeprofen（*INN*）

化学结构式

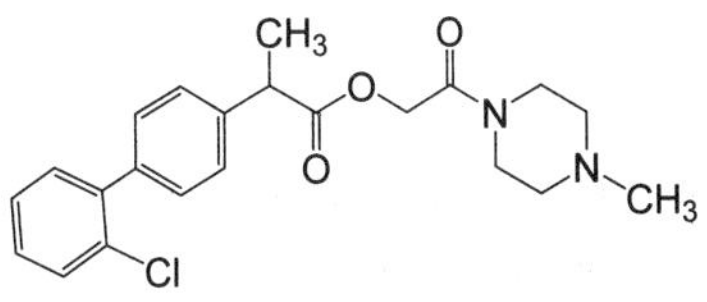

分子式和分子量　$C_{22}H_{25}ClN_2O_3$　400.90

化学名　[2-(4-Methylpiperazin-1-yl)-2-oxoethyl] 2-[4-(2-chlorophenyl)phenyl]propanoate

[2-(4-甲基哌嗪-1-基)-2-氧代乙基] 2-[4-(2-氯苯基)苯基]丙酸酯

CAS 登录号　108210-73-7

INN list　57

药效分类　抗炎镇痛药

联苯普胺

Bifepramide（*INN*）

化学结构式

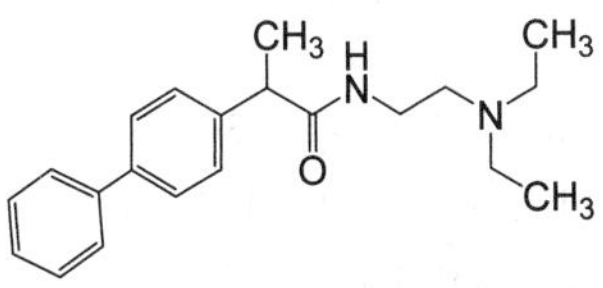

分子式和分子量　$C_{21}H_{28}N_2O$　324.46

化学名　(±)-*N*-[2-(Diethylamino)ethyl]-*α*-methyl-4-biphenylacetamide

(±)-*N*-[2-(二乙氨基)乙基]-*α*-甲基-4-联苯乙酰胺

CAS 登录号　70976-76-0

INN list　49

药效分类　解痉药

联苯戊烯酮

Xenipentone（*INN*）

分子式和分子量　$C_{17}H_{16}O$　236.31

化学结构式

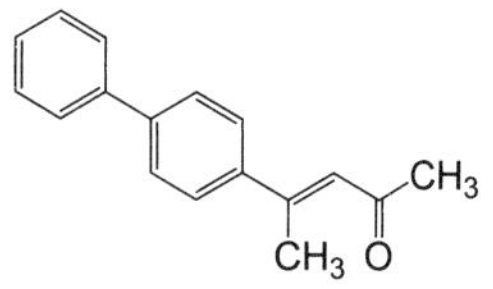

化学名 (*E*)-4-(4-Biphenylyl)-3-penten-2-one

(*E*)-4-(4-联苯基)-3-戊烯-2-酮

CAS 登录号 55845-78-8

INN list 44

药效分类 抗炎镇痛药

联苯乙酸

Felbinac（*INN*）

化学结构式

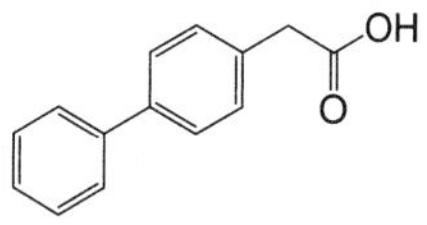

分子式和分子量 $C_{14}H_{12}O_2$ 212.24

化学名 4-Biphenylacetic acid

4-联苯乙酸

CAS 登录号 5728-52-9

INN list 54

药效分类 抗炎镇痛药

联硝氯酚

Niclofolan（*INN*）

化学结构式

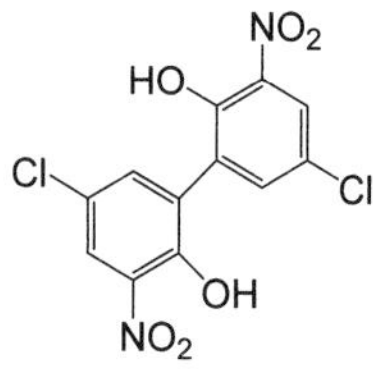

分子式和分子量 $C_{12}H_6Cl_2N_2O_6$ 345.09

化学名 4,4'-Dichloro-6,6'-dinitro-1,1'-biphenol

4,4'-二氯-6,6'-二硝基-1,1'-二苯酚

CAS 登录号 10331-57-4

INN list 20

药效分类 抗蠕虫药

链伐立星

Streptovarycin（*INN*）

药物描述 An antibiotic substance composed of several related components obtained from cultures of *Streptomyces variabilis*

一种从变异链霉菌中得到的几种相关物质组成的抗生素

CAS 登录号 1404-74-6[链伐立星 C]; 23344-16-3[链伐立星 A]; 11031-82-6[链伐立星 B]

INN list 6

药效分类 抗生素类抗肿瘤药

链黑霉素

Rufocromomycin（*INN*）

化学结构式

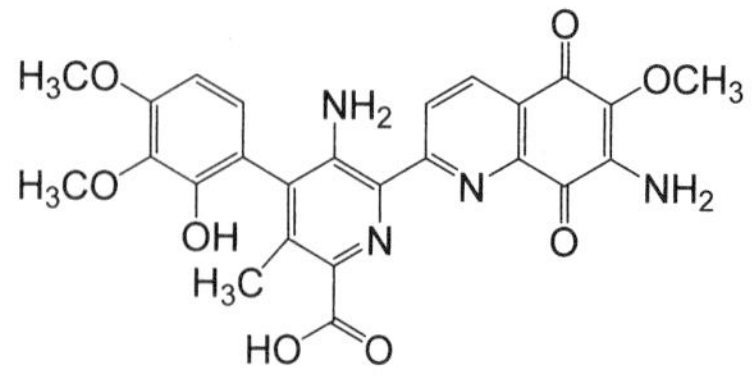

分子式和分子量 $C_{25}H_{22}N_4O_8$ 506.46

化学名 5-Amino-6-(7-amino-5,8-dihydro-6-methoxy-5,8-dioxo-2-quinolyl)-4-(2-hydroxy-3,4-dimethoxyphenyl)-3-methylpicolinic acid

5-氨基-6-(7-氨基-5,8-二氢-6-甲氧基-5,8-二氧基-2-喹啉基)-4-(2-羟基-3,4-二甲氧基苯基)-3-甲基吡啶-2-甲酸

CAS 登录号 3930-19-6

INN list 12

药效分类 抗生素类药

链霉素

Streptomycin（*INN*）

化学结构式

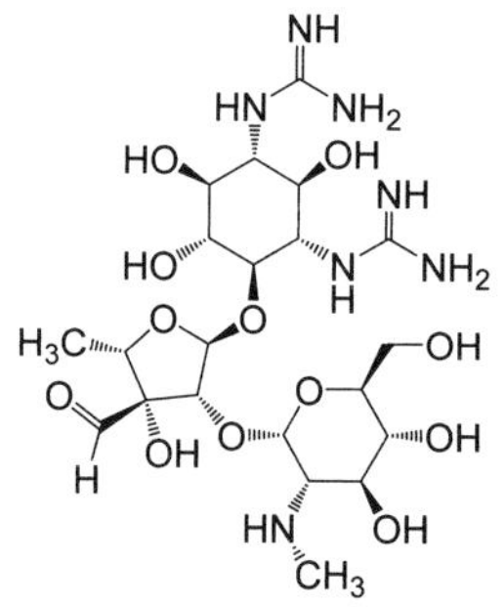

分子式和分子量 $C_{21}H_{39}N_7O_{12}$ 581.58

化学名 *O*-2-Methylamino-2-deoxy-*α*-L-glucopyranosyl-(1→2)-*O*-5-deoxy-3-*C*-formyl-*α*-L-lyxofuranosyl-(1→4)-N^1,N^3-bis(amidino)-D-streptamine

O-2-甲氨基-2-脱氧-*α*-L-吡喃葡萄糖基-(1→2)-*O*-5-脱氧-3-*C*-甲酰基-*α*-L-呋喃来苏糖基-(1→4)-N^1,N^3-二(脒基)-D-链霉胺

CAS 登录号 57-92-1; 3510-74-0[硫酸盐]

INN list 1

药效分类 氨基糖苷类抗微生物药

ATC 分类 J01GA01

链双霉素

Streptoduocin

药物描述 A combination of equal parts of streptomycin and dihydrostreptomycin

硫酸链霉素和硫酸二氢链霉素的等比例混合物

CAS 登录号 8027-25-6

药效分类 抗生素类药

ATC 分类 J01GA02

链异烟肼

Streptoniazid（*INN*）

化学结构式

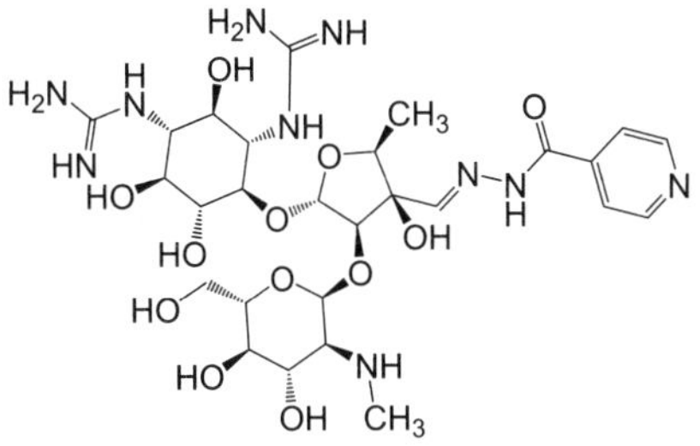

分子式和分子量 $C_{27}H_{44}N_{10}O_{12}$ 700.71

化学名 *N*-[[(2*S*,3*R*,4*R*,5*R*)-5-[(1*R*,2*S*,3*R*,4*R*,5*S*,6*R*)-2,4-Bis(diaminomethylideneamino)-3,5,6-trihydroxycyclohexyl]oxy-4-[(2*S*,3*S*,4*S*,5*R*,6*S*)-4,5-dihydroxy-6-(hydroxymethyl)-3-(methylamino)oxan-2-yl]oxy-3-hydroxy-2-methyloxolan-3-yl]methylideneamino]pyridine-4-carboxamide

N-[[(2*S*,3*R*,4*R*,5*R*)-5-[(1*R*,2*S*,3*R*,4*R*,5*S*,6*R*)-2,4-双(胍基)-3,5,6-三羟基环己基]氧基-4-[(2*S*,3*S*,4*S*,5*R*,6*S*)-4,5-二羟基-6-(羟甲基)-3-(甲基氨基)氧杂环己-2-基]氧基-3-羟基-2-甲基氧杂环戊-3-基]甲亚基氨基]吡啶-4-甲酰胺

CAS 登录号 4480-58-4; 5667-71-0[硫酸盐]

INN list 13

药效分类 抗结核药

链佐星

Streptozocin（*INN*）

化学结构式

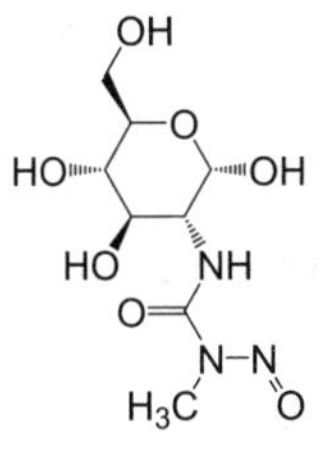

分子式和分子量 $C_8H_{15}N_3O_7$ 265.22

化学名 2-Deoxy-2-(3-methyl-3-nitrosoureido)-D-glucopyranose

2-脱氧-2-(3-甲基-3-亚硝基脲基)-D-吡喃葡萄糖

CAS 登录号 18883-66-4

INN list 33

药效分类 烷化剂类抗肿瘤药

ATC 分类 L01AD04

两性霉素 B

Amphotericin B（*INN*）

分子式和分子量 $C_{47}H_{73}NO_{17}$ 924.08

化学结构式

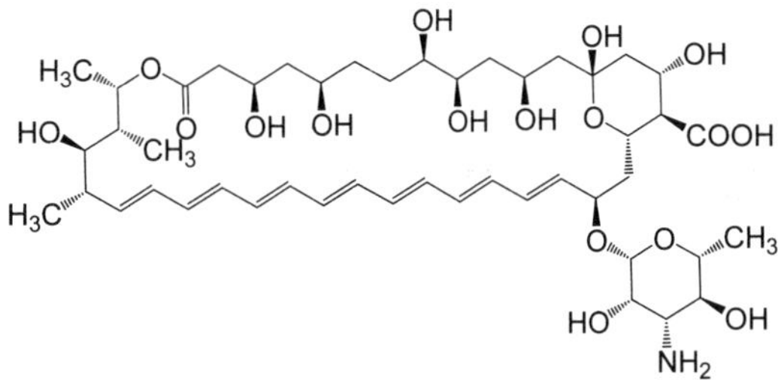

化学名 (1*R*,3*S*,5*R*,6*R*,9*R*,11*R*,15*S*,16*R*,17*R*,18*S*,19*E*,21*E*,23*E*,25*E*,27*E*,29*E*,31*E*,33*R*,35*S*,36*R*,37*S*)-33-[(2*R*,3*S*,4*S*,5*S*,6*R*)-4-Amino-3,5-dihydroxy-6-methyloxan-2-yl]oxy-1,3,5,6,9,11,17,37-octahydroxy-15,16,18-trimethyl-13-oxo-14,39-dioxabicyclo[33.3.1]nonatriaconta-19,21,23,25,27,29,31-heptaene-36-carboxylic acid

(1*R*,3*S*,5*R*,6*R*,9*R*,11*R*,15*S*,16*R*,17*R*,18*S*,19*E*,21*E*,23*E*,25*E*,27*E*,29*E*,31*E*,33*R*,35*S*,36*R*,37*S*)-33-[(2*R*,3*S*,4*S*,5*S*,6*R*)-4-氨基-3,5-二羟基-6-甲基氧杂环己-2-基]氧基-1,3,5,6,9,11,17,37-八羟基-15,16,18-三甲基-13-氧代-14,39-二氧杂双环[33.3.1]三十九烷-19,21,23,25,27,29,31-七烯-36-羧酸

CAS 登录号 1397-89-3

INN list 10

药效分类 抗生素类抗真菌药

ATC 分类 J02AA01

亮氨卡因

Leucinocaine（*INN*）

化学结构式

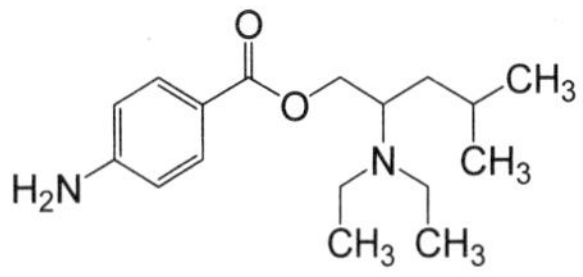

分子式和分子量 $C_{17}H_{28}N_2O_2$ 292.42

化学名 2-(Diethylamino)-4-methyl-1-pentanol *p*-aminobenzoate (ester)

2-(二乙氨基)-4-甲基-1-戊醇 4-氨基苯甲酸酯

CAS 登录号 92-23-9

INN list 17

药效分类 局部麻醉药

亮氨酸

Leucine（*INN*）

化学结构式

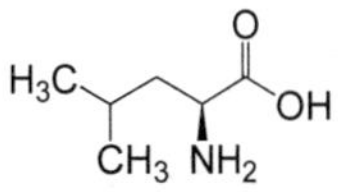

分子式和分子量 $C_6H_{13}NO_2$ 131.17

化学名 L-Leucine

L-亮氨酸

CAS 登录号 61-90-5

INN list　58

药效分类　氨基酸类药

亮丙瑞林

Leuprorelin（*INN*）

化学结构式

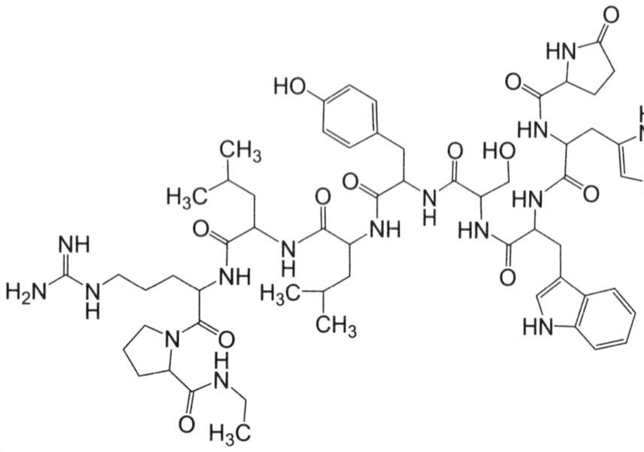

分子式和分子量　$C_{59}H_{84}N_{16}O_{12}$　1209.42

化学名　5-Oxo-L-prolyl-L-histidyl-L-tryptophyl-L-seryl-L-tryosyl-D-leucyl-L-leucyl-L-arginyl-*N*-ethyl-L-prolinamide

5-氧代-L-脯氨酰-L-组氨酰-L-色氨酰-L-丝氨酰-L-酪氨酰-D-亮氨酰-L-亮氨酰-L-精氨酰-*N*-乙基-L-脯氨酰胺

CAS 登录号　53714-56-0; 74381-53-6[乙酸酯]

INN list　47

药效分类　促性腺激素类药

ATC 分类　L02AE02

亮谷姆

Leuciglumer（*INN*）

化学结构式

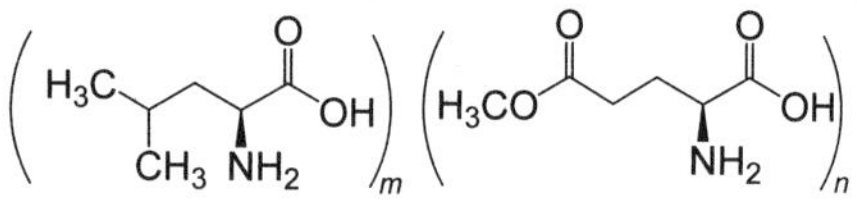

分子式　$(C_6H_{13}NO_2)_m(C_6H_{11}NO_4)_n$

药物描述　L-Leucine polymer with 5-methyl hydrogen L-glutamate

L-亮氨酸和 5-甲基 L-谷氨酸氢酯的聚合体

CAS 登录号　41385-14-2

INN list　64

药效分类　皮肤科用药

林旦

Lindane（*INN*）

化学结构式

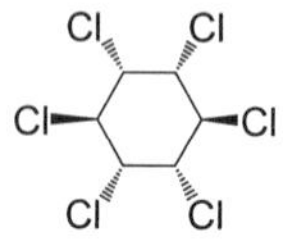

分子式和分子量　$C_6H_6Cl_6$　290.83

化学名　*γ*-1,2,3,4,5,6-Hexachlorocyclohexane

γ-1,2,3,4,5,6-六氯环己烷

CAS 登录号　58-89-9

INN list　44

药效分类　杀虫药

ATC 分类　P03AB02

林法尼布

Linifanib（*INN*）

化学结构式

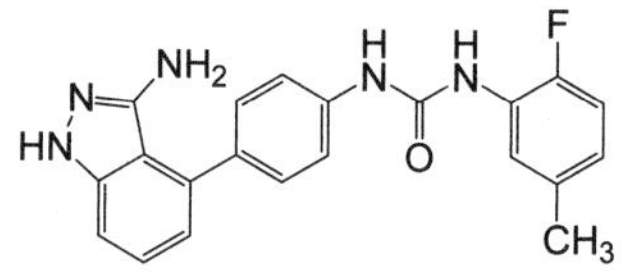

分子式和分子量　$C_{21}H_{18}FN_5O$　375.40

化学名　1-[4-(3-Amino-1*H*-indazol-4-yl)phenyl]-3-(2-fluoro-5-methylphenyl)urea

1-[4-(3-氨基-1*H*-吲唑-4-基)苯基]-3-(2-氟-5-甲基苯基)尿素

CAS 登录号　796967-16-3

INN list　102

药效分类　抗肿瘤药

林格列哚

Limiglidole（*INN*）

化学结构式

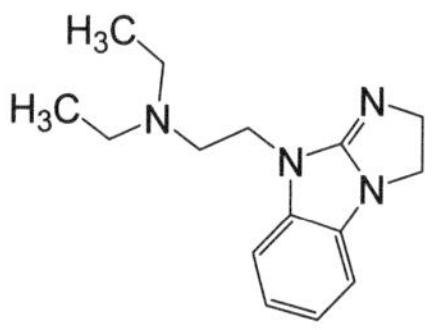

分子式和分子量　$C_{15}H_{22}N_4$　258.36

化学名　2-(2,3-Dihydro-9*H*-imidazo[1,2-*a*]benzimidazol-9-yl)-*N,N*-dimethylethanamine

2-(2,3-二氢-9*H*-咪唑并[1,2-*a*]苯并咪唑-9-基)-*N,N*-二甲基乙胺

CAS 登录号　64644-54-8

INN list　100

药效分类　抗糖尿病药

林卡唑

Rimcazole（*INN*）

化学结构式

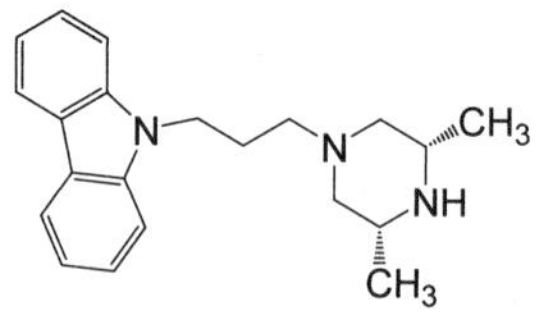

分子式和分子量 $C_{21}H_{27}N_3$ 321.47

化学名 9-[3-(*cis*-3,5-Dimethyl-1-piperazinyl)propyl]carbazole

9-[3-(顺-3,5-二甲基-1-哌嗪基)丙基]咔唑

CAS 登录号 75859-04-0; 75859-03-9[盐酸盐]

INN list 54

药效分类 抗精神病药

林可霉素

Lincomycin（*INN*）

化学结构式

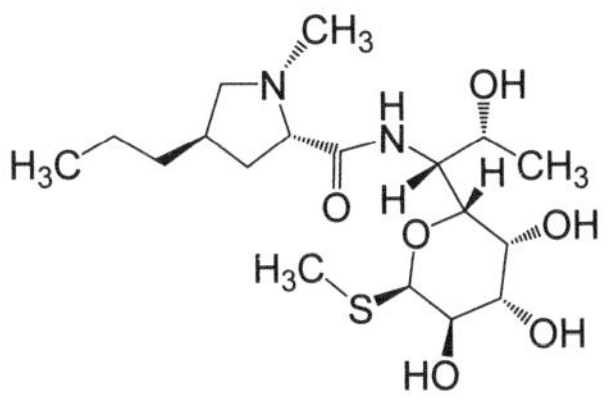

分子式和分子量 $C_{18}H_{34}N_2O_6S$ 406.54

化学名 Methyl 6,8-dideoxy-6-*trans*-(l-methyl-4-propyl-L-2-pyrrolidinecarboxamido)-1-thio-D-*erythro*-*α*-D-*galacto*-octopyranoside

甲基 6,8-二脱氧-6-反-(l-甲基-4-丙基-L-2-吡咯酰胺)-1-硫基-D-赤-*α*-D-半乳-吡喃辛糖苷

CAS 登录号 154-21-2

INN list 13

药效分类 大环内酯类抗微生物药

ATC 分类 J01FF02

林罗司他

Linrodostat（*INN*）

化学结构式

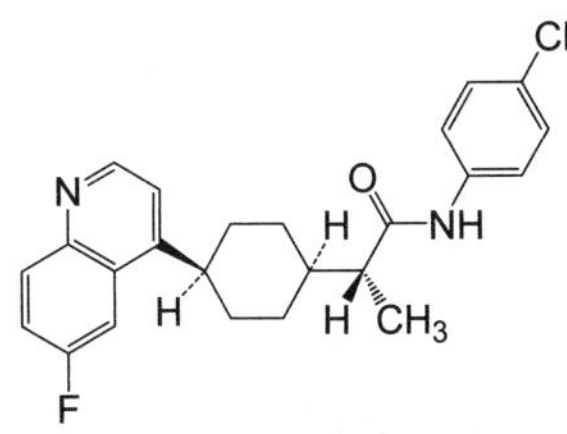

分子式和分子量 $C_{24}H_{24}ClFN_2O$ 410.92

化学名 (2*R*)-*N*-(4-Chlorophenyl)-2-[*cis*-4-(6-fluoroquinolin-4-yl)cyclohexyl]propanamide

(2*R*)-*N*-(4-氯苯基)-2-[顺-4-(6-氟喹啉-4-基)环己基]丙酰胺

CAS 登录号 1923833-60-6

INN list 119

药效分类 抗肿瘤药

林那罗汀

Linarotene（*INN*）

分子式和分子量 $C_{23}H_{30}N_2O_2S$ 398.56

化学结构式

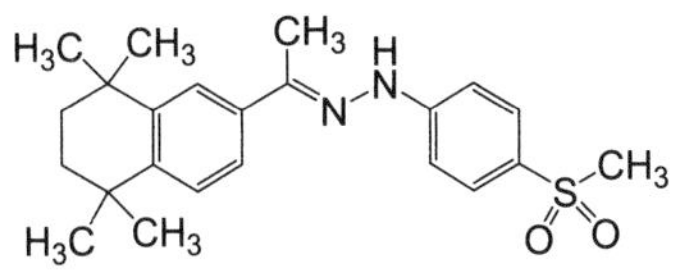

化学名 4-Methylsulfonyl-*N*-[(*E*)-1-(5,5,8,8-tetramethyl-6,7-dihydronaphthalen-2-yl)ethylideneamino]aniline

4-甲基磺酰基-*N*-[(*E*)-1-(5,5,8,8-四甲基-6,7-二氢萘-2-基)乙亚基氨基]苯胺

CAS 登录号 127304-28-3

INN list 65

药效分类 角质溶解药

林普利塞

Linperlisib（*INN*）

化学结构式

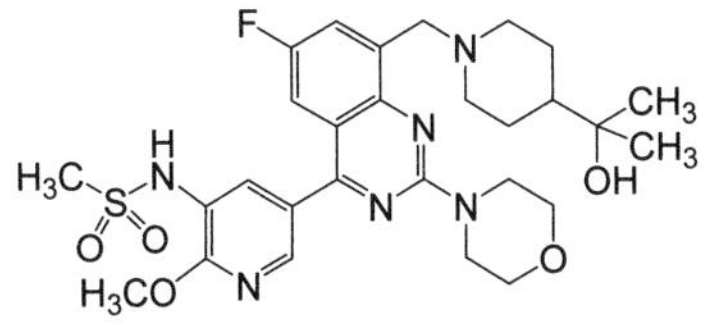

分子式和分子量 $C_{28}H_{37}FN_6O_5S$ 588.70

化学名 *N*-{5-[6-Fluoro-8-{[4-(2-hydroxypropan-2-yl)piperidin-1-yl]methyl}-2-(morpholin-4-yl)quinazolin-4-yl]-2-methoxypyridin-3-yl}methanesulfonamide

N-{5-[6-氟-8-{[4-(2-羟基丙-2-基)哌啶-1-基]甲基}-2-(吗啉-4-基)喹唑啉-4-基]-2-甲氧基吡啶-3-基}甲磺酰胺

CAS 登录号 1702816-75-8

INN list 121

药效分类 磷脂酰肌醇-3 激酶(PI3K)抑制药，抗肿瘤药

林特吉贝

Rineterkib（*INN*）

化学结构式

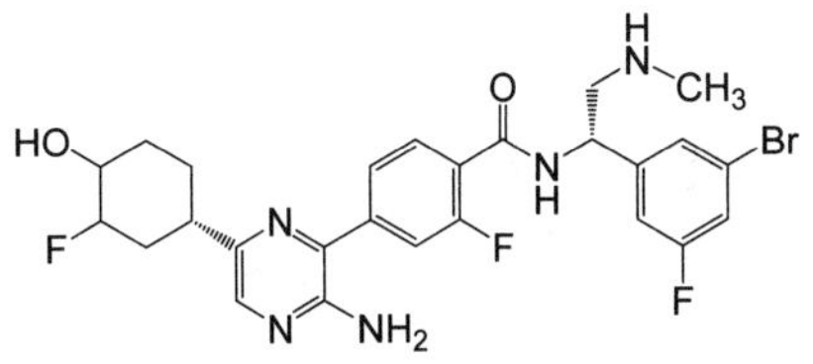

分子式和分子量 $C_{26}H_{27}BrF_3N_5O_2$ 578.43

化学名 4-{3-Amino-6-[(1*S*,3*S*,4*S*)-3-fluoro-4-hydroxycyclohexyl]pyrazin-2-yl}-*N*-[(1*S*)-1-(3-bromo-5-fluorophenyl)-2-(methylamino)ethyl]-2-fluorobenzamide

4-{3-氨基-6-[(1*S*,3*S*,4*S*)-3-氟-4-羟基环己基]吡嗪-2-基}-*N*-[(1*S*)-1-(3-溴-5-氟苯基)-2-(甲氨基)乙基]-2-氟苯甲酰胺

CAS 登录号 1715025-32-3

INN list 123

药效分类 抗肿瘤药

林替曲特

Lintitript（*INN*）

化学结构式

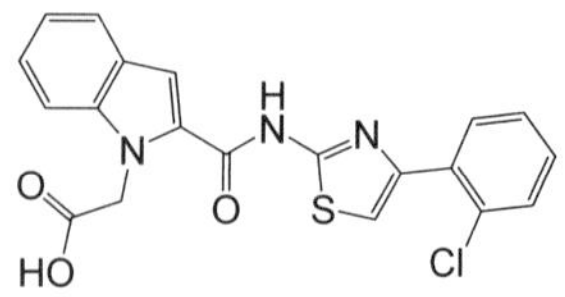

分子式和分子量 $C_{20}H_{14}ClN_3O_3S$ 411.86

化学名 2-[[4-(*o*-Chlorophenyl)-2-thiazolyl]carbamoyl]indole-l-acetic acid

2-[[4-(2-氯苯基)-2-噻唑基]氨甲酰基]吲哚-1-乙酸

CAS 登录号 136381-85-6

INN list 74

药效分类 缩胆囊素受体拮抗药

林托必利

Lintopride（*INN*）

化学结构式

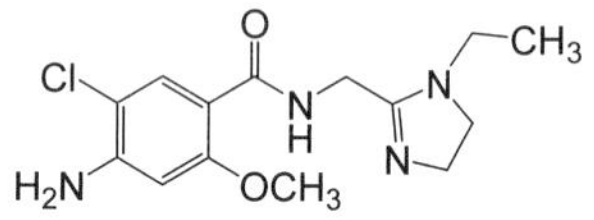

分子式和分子量 $C_{14}H_{19}ClN_4O_2$ 310.78

化学名 4-Amino-5-chloro-*N*-[(l-ethyl-2-imidazolin-2-yl)methyl]-*o*-anisamide

4-氨基-5-氯-*N*-[(l-乙基-2-咪唑啉-2-基)甲基]-2-茴香酰胺

CAS 登录号 107429-63-0

INN list 65

药效分类 镇吐药

林托司群

Rintodestrant（*INN*）

化学结构式

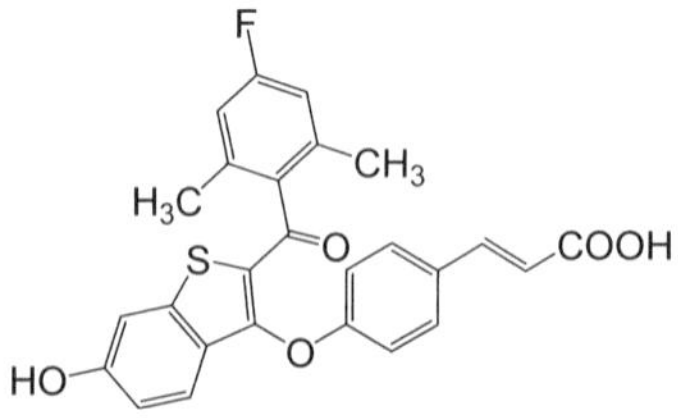

分子式和分子量 $C_{26}H_{19}FO_5S$ 462.49

化学名 (2*E*)-3-(4-{[2-(4-Fluoro-2,6-dimethylbenzoyl)-6-hydroxy-1-benzothiophen-3-yl]oxy}phenyl)prop-2-enoic acid

(2*E*)-3-(4-{[2-(4-氟-2,6-二甲基苯甲酰基)-6-羟基-1-苯并噻吩-3-基]氧基}苯基)丙-2-烯酸

CAS 登录号 2088518-51-6

INN list 123

药效分类 抗雌激素药

林西多明

Linsidomine（*INN*）

化学结构式

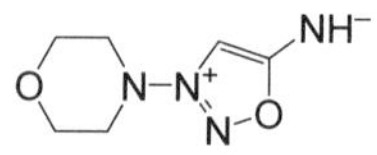

分子式和分子量 $C_6H_{10}N_4O_2$ 170.17

化学名 3-Morpholinosydnone imine

3-吗啉代悉尼酮亚胺

CAS 登录号 33876-97-0

INN list 58

药效分类 抗心肌缺血药

ATC 分类 C01DX18

林西替尼

Linsitinib（*INN*）

化学结构式

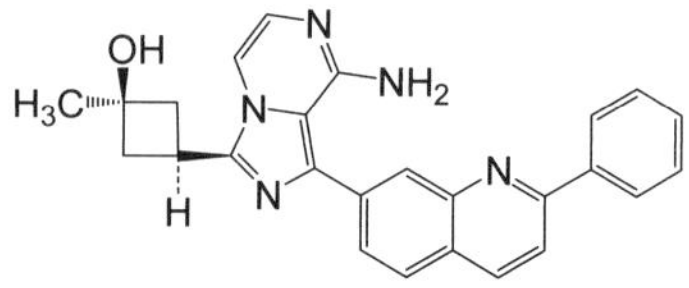

分子式和分子量 $C_{26}H_{23}N_5O$ 421.49

化学名 (1*S*,3*R*)-3-[8-Amino-1-(2-phenylquinolin-7-yl)imidazo[1,5-*a*]pyrazin-3-yl]-1-methylcyclobutan-1-ol

(1*S*,3*R*)-3-[8-氨基-1-(2-苯基喹啉-7-基)咪唑并[1,5-*a*]吡嗪-3-基]-1-甲基环丁基-1-醇

CAS 登录号 867160-71-2

INN list 104

药效分类 抗肿瘤药

林扎戈利

Linzagolix（*INN*）

化学结构式

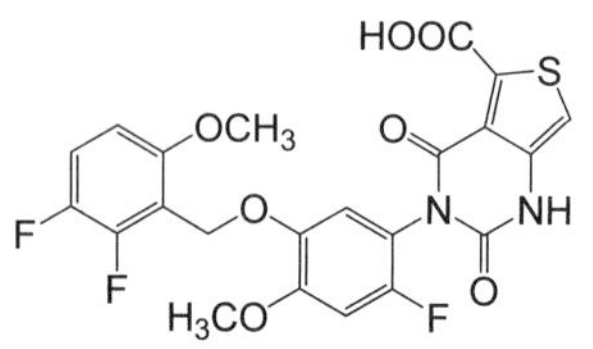

分子式和分子量 $C_{22}H_{15}F_3N_2O_7S$ 508.42

化学名 3-{5-[(2,3-Difluoro-6-methoxyphenyl)methoxy]-2-fluoro-4-methoxyphenyl}-2,4-dioxo-1,2,3,4-tetrahydrothieno[3,4-*d*]pyrimidine-5-carboxylic acid

3-{5-[(2,3-二氟-6-甲氧基苯基)甲氧基]-2-氟-4-甲氧基苯基}-2,4-二氧代-1,2,3,4-四氢噻吩并[3,4-*d*]嘧啶-5-羧酸

CAS 登录号 935283-04-8

INN list 118

药效分类 促性腺激素释放激素(GnRH)拮抗药

磷巴胺

Fosopamine（*INN*）

化学结构式

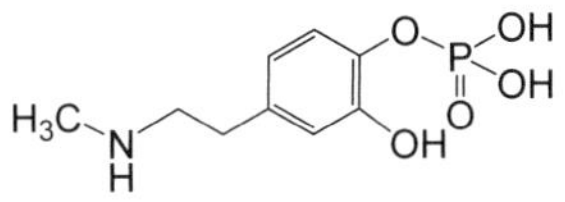

分子式和分子量　$C_9H_{14}NO_5P$　247.18

化学名　[2-Hydroxy-4-[2-(methylamino)ethyl]phenyl]dihydrogen phosphate

[2-羟基-4-[2-(甲基氨基)乙基]苯基]二氢磷酸酯

CAS 登录号　103878-96-2

INN list　69

药效分类　多巴胺受体激动药

磷苯妥英

Fosphenytoin（*INN*）

化学结构式

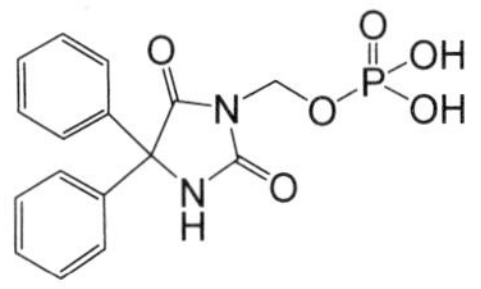

分子式和分子量　$C_{16}H_{15}N_2O_6P$　362.28

化学名　(2,5-Dioxo-4,4-diphenylimidazolidin-1-yl)methyl dihydrogen phosphate

(2,5-二氧代-4,4-二苯基咪唑烷-1-基)甲基二氢磷酸酯

CAS 登录号　93390-81-9；92134-98-0[钠盐]

INN list　62

药效分类　抗癫痫药

磷丙泊酚

Fospropofol（*INN*）

化学结构式

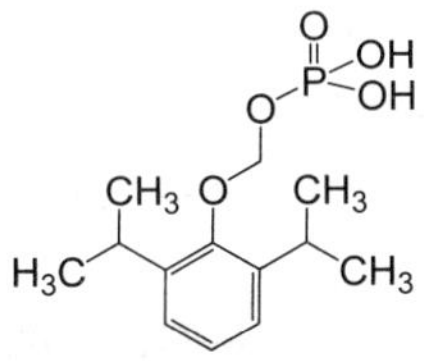

分子式和分子量　$C_{13}H_{21}O_5P$　288.28

化学名　[2,6-Di(propan-2-yl)phenoxy]methyl dihydrogen phosphate

[2,6-二(丙-2-基)苯氧基]甲基二氢磷酸酯

CAS 登录号　258516-89-1；258516-87-9[二钠盐]

INN list　94

药效分类　全身麻醉药

磷夫定酯

Fosalvudine Tidoxil（*INN*）

化学结构式

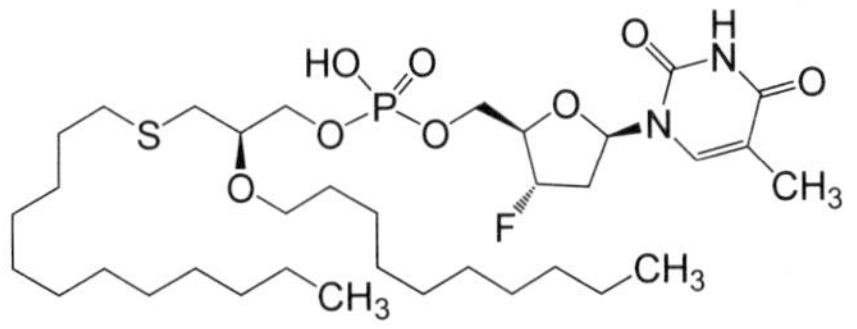

分子式和分子量　$C_{35}H_{64}FN_2O_8PS$　722.93

化学名　(2*RS*)-2-(Decyloxy)-3-[(dodecyl)sulfanyl]propyl[(2*R*,3*S*,5*R*)-3-fluoro-5-(5-methyl-2,4-dioxo-3,4-dihydropyrimidin-[(2*H*)-yl] tetrahydrofuran-2-yl)methyl hydrogen phosphate

(2*RS*)-2-(癸氧基)-3-[(十二烷基)硫基]丙基[(2*R*,3*S*,5*R*)-3-氟-5-(5-甲基-2,4-二氧基-3,4-二氢嘧啶-[(2*H*)-基]四氢呋喃-2-基)甲基氢磷酸酯

CAS 登录号　763903-67-9

INN list　95

药效分类　抗病毒药

磷氟啶酯

Fosfluridine Tidoxil（*INN*）

化学结构式

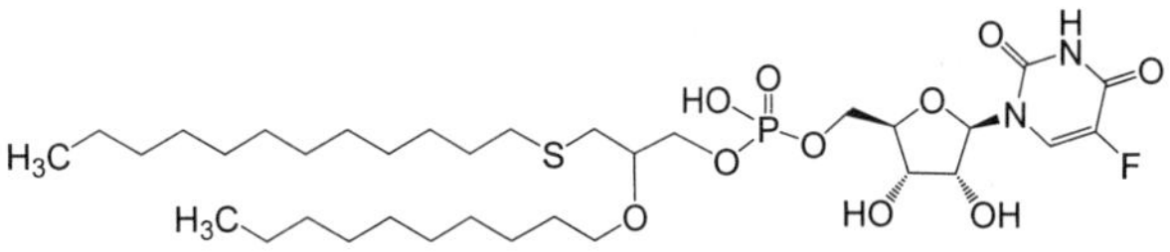

分子式和分子量　$C_{34}H_{62}FN_2O_{10}PS$　740.90

化学名　(2-Decoxy-3-dodecylsulfanylpropyl) [(2*R*,3*S*,4*R*,5*R*)-5-(5-fluoro-2,4-dioxopyrimidin-1-yl)-3,4-dihydroxyoxolan-2-yl]methyl hydrogen phosphate

(2-癸氧基-3-十二烷基硫基丙基) [(2*R*,3*S*,4*R*,5*R*)-5-(5-氟-2,4-二氧杂嘧啶-1-基)-3,4-二羟基氧杂环戊-2-基]甲基氢磷酸酯

CAS 登录号　174638-15-4

INN list　93

药效分类　抗肿瘤药

磷氟康唑

Fosfluconazole（*INN*）

化学结构式

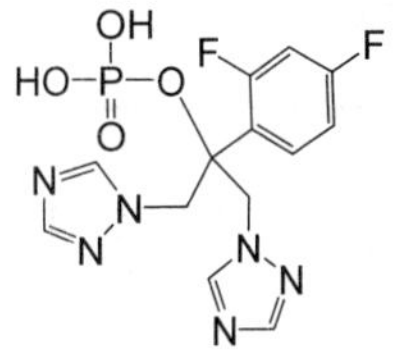

分子式和分子量　$C_{13}H_{13}F_2N_6O_4P$　386.25

化学名　2,4-Difluoro-*α*,*α*-bis(1*H*-1,2,4-triazol-1-ylmethyl)benzyl alcohol, dihydrogen phosphate (ester)

2,4-二氟-α,α-双(1*H*-1,2,4-三氮唑-1-基甲基)苄基乙醇，二氢磷酸酯

CAS 登录号　194798-83-9

INN list　83

药效分类　抗真菌药

磷环吡酮

Fosciclopirox（*INN*）

化学结构式

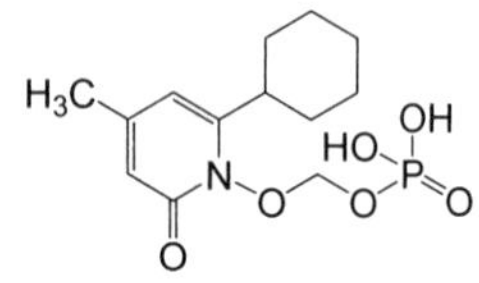

分子式和分子量　$C_{13}H_{20}NO_6P$　317.28

化学名　[(6-Cyclohexyl-4-methyl-2-oxopyridin-1(2*H*)-yl)oxy]methyl dihydrogen phosphate

[(6-环己基-4-甲基-2-氧代吡啶-1(2*H*)-基)氧基]甲基二氢磷酸酯

CAS 登录号　1380539-06-9

INN list　122

药效分类　抗真菌药，抗肿瘤药

磷甲泛酸酯

Fosmetpantotenate（*INN*）

化学结构式

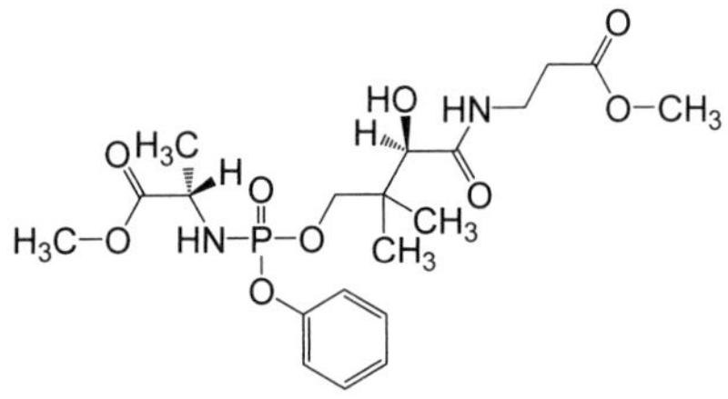

分子式和分子量　$C_{20}H_{31}N_2O_9P$　474.45

化学名　Methyl (2*S*)-2-[[[(3*R*)-3-hydroxy-4-[(3-methoxy-3-oxopropyl)amino]-2,2-dimethyl-4-oxobutoxy]-phenoxyphosphoryl]amino]propanoate

甲基 (2*S*)-2-[[[(3*R*)-3-羟基-4-[(3-甲氧基-3-氧代丙基)氨基]-2,2-二甲基-4-氧代丁氧基]-苯氧基膦酰基]氨基]丙酸酯

CAS 登录号　1858268-66-2

INN list　116

药效分类　免疫调节药

磷卡比多巴

Foscarbidopa（*INN*）

化学结构式

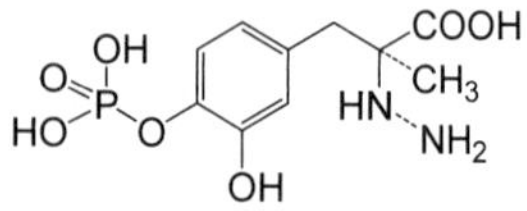

分子式和分子量　$C_{10}H_{15}N_2O_7P$　306.21

化学名　(2*S*)-2-Hydrazinyl-3-[3-hydroxy-4-(phosphonooxy)phenyl]-2-methylpropanoic acid

(2*S*)-2-肼基-3-[3-羟基-4-(磷酸酰氧基)苯基]-2-甲基丙酸

CAS 登录号　1907685-81-7

INN list　120

药效分类　多巴胺受体激动药

磷喹酮

Fosquidone（*INN*）

化学结构式

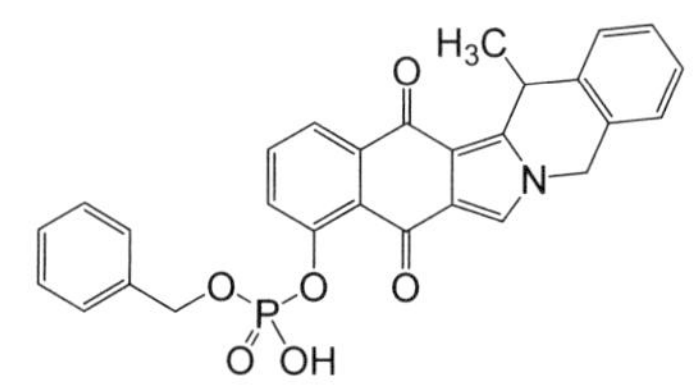

分子式和分子量　$C_{28}H_{22}NO_6P$　499.45

化学名　Benzyl (±)-5,8,13,14-tetrahydro-14-methyl-8,13-dioxo-benz[5,6]isoindolo[2,1-*b*]isoquinolin-9-yl hydrogen phosphate

苄基 (±)-5,8,13,14-四氢-14-甲基-8,13-二氧代苯并[5,6]异吲哚[2,1-*b*]异喹啉-9-基氢磷酸酯

CAS 登录号　114517-02-1

INN list　62

药效分类　抗肿瘤药

磷雷夫康唑

Fosravuconazole（*INN*）

化学结构式

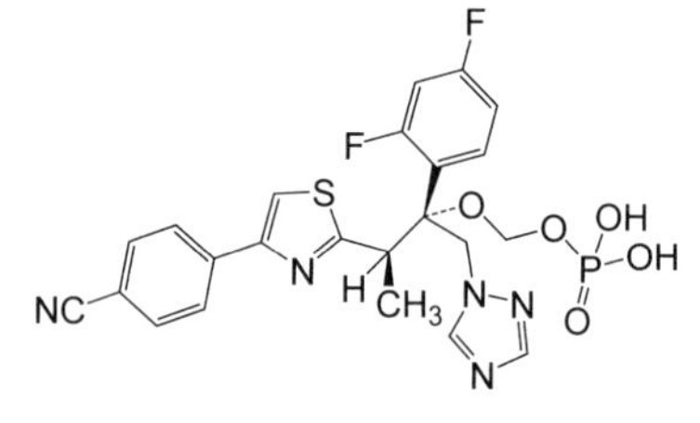

分子式和分子量　$C_{23}H_{20}F_2N_5O_5PS$　547.47

化学名　{(1*R*,2*R*)-2-[4-(4-Cyanophenyl)-1,3-thiazol-2-yl]-1-(2,4-difluorophenyl)-1-[(1*H*-1,2,4-triazol-1-yl)methyl]propoxy}methyl dihydrogen phosphate

{(1*R*,2*R*)-2-[4-(4-氰基苯基)-1,3-噻唑-2-基]-1-(2,4-二氟苯基)-1-[(1*H*-1,2,4-三唑-1-基)甲基]丙氧基}甲基二氢磷酸酯

CAS 登录号　351227-64-0

INN list　110

药效分类　抗真菌药

磷硫胺

Monophosphothiamine（*INN*）

分子式和分子量　$C_{12}H_{18}ClN_4O_4PS$　380.79

化学结构式

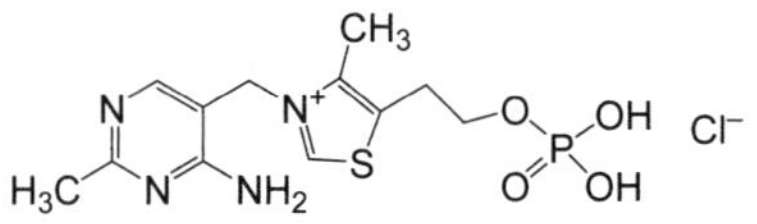

化学名 2-[3-[(4-Amino-2-methylpyrimidin-5-yl)methyl]-4-methyl-1,3-thiazol-3-ium-5-yl]ethyl dihydrogen phosphate;chloride

氯化 2-[3-[(4-氨基-2-甲基嘧啶-5-基)甲基]-4-甲基-1,3-噻唑-3-鎓-5-基]乙基二氢磷酸酯

CAS 登录号 532-40-1

INN list 8

药效分类 维生素类药

磷柳酸

Fosfosal（*INN*）

化学结构式

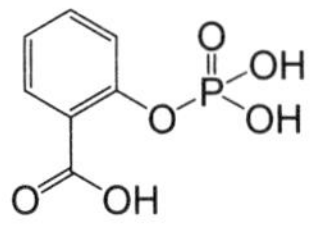

分子式和分子量 $C_7H_7O_6P$ 218.10

化学名 Salicylic acid dihydrogen phosphate

水杨酸二氢磷酸酯

CAS 登录号 6064-83-1

INN list 37

药效分类 解热镇痛药

磷马吉匹

Fosmanogepix（*INN*）

化学结构式

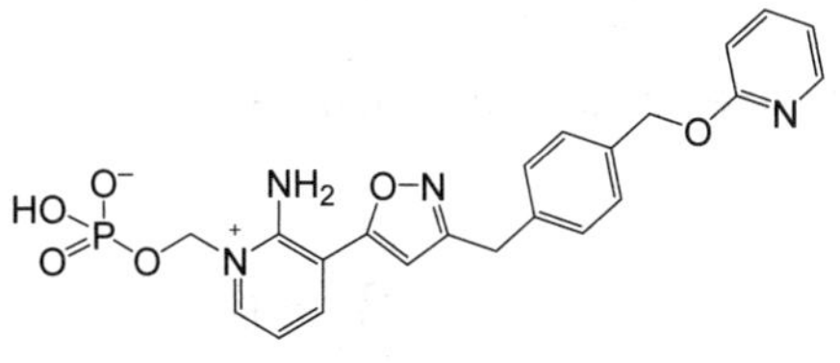

分子式和分子量 $C_{22}H_{21}N_4O_6P$ 468.41

化学名 [2-Amino-3-[3-[[4-(pyridin-2-yloxymethyl)phenyl]methyl]-1,2-oxazol-5-yl]pyridin-1-ium-1-yl]methyl hydrogen phosphate

[2-氨基-3-[3-[[4-(吡啶-2-基氧甲基)苯基]甲基]-1,2-噁唑-5-基]吡啶-1-鎓-1-基]甲基氢磷酸酯

CAS 登录号 2091769-17-2

INN list 119

药效分类 抗真菌药

磷霉素

Fosfomycin（*INN*）

分子式和分子量 $C_3H_7O_4P$ 138.06

化学结构式

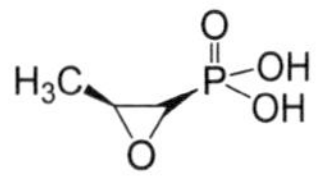

化学名 (−)-(1*R*,2*S*)-(1,2-Epoxypropyl)phosphonic acid

(−)-(1*R*,2*S*)-(1,2-环氧丙基)膦酸

CAS 登录号 23155-02-4

INN list 25

药效分类 抗微生物药

ATC 分类 J01XX01

磷那尼布

Foslinanib（*INN*）

化学结构式

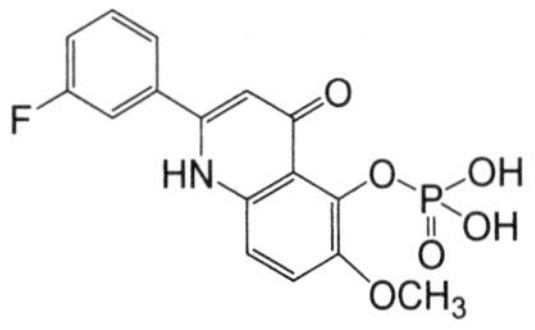

分子式和分子量 $C_{16}H_{13}FNO_6P$ 365.25

化学名 2-(3-Fluorophenyl)-6-methoxy-4-oxo-1,4-dihydroquinolin-5-yl dihydrogen phosphate

2-(3-氟苯基)-6-甲氧基-4-氧代-1,4-二氢喹啉-5-基二氢磷酸酯

CAS 登录号 1256037-60-1

INN list 119

药效分类 抗肿瘤药

磷奈匹坦

Fosnetupitant（*INN*）

化学结构式

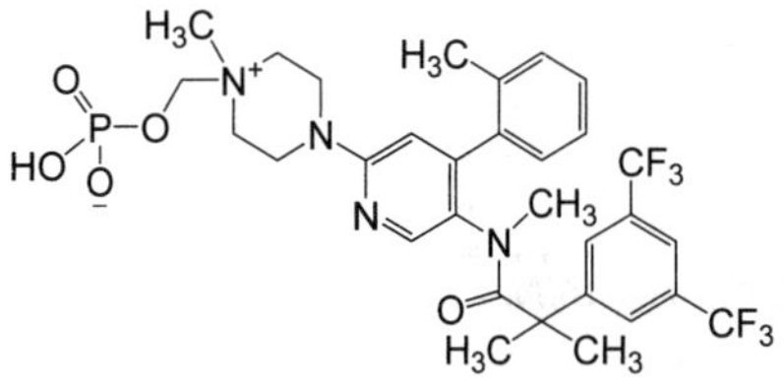

分子式和分子量 $C_{31}H_{35}F_6N_4O_5P$ 688.22

化学名 {4-[5-{2-[3,5-Bis(trifluoromethyl)phenyl]-*N*,2-dimethylpropanamido}-4-(2-methylphenyl)pyridin-2-yl]-1-methylpiperazin-1-ium-1-yl}methyl hydrogen phosphate

{4-[5-{2-[3,5-二(三氟甲基)苯基]-*N*,2-二甲基丙酰氨基}-4-(2-甲基苯基)吡啶-2-基]-1-甲基哌嗪-1-鎓-1-基}甲基氢磷酸酯

CAS 登录号 1703748-89-3

INN list 113

药效分类 神经激肽受体拮抗药

磷塞文特

Foscenvivint（*INN*）

化学结构式

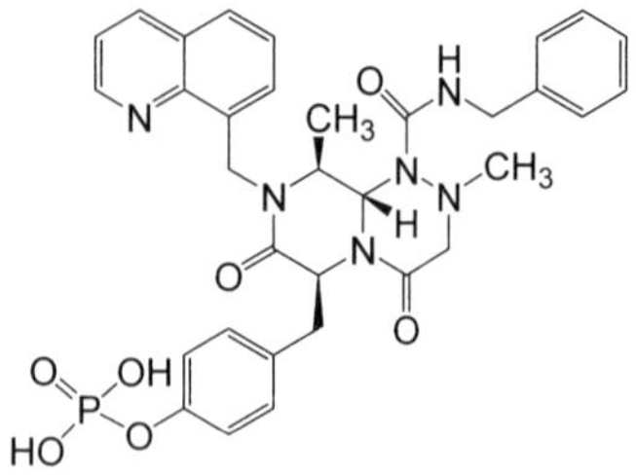

分子式和分子量　$C_{33}H_{35}N_6O_7P$　658.65

化学名　4-({(6*S*,9*S*,9*aS*)-1-(Benzylcarbamoyl)-2,9-dimethyl-4,7-dioxo-8-[(quinolin-8-yl)methyl]octahydro-2*H*-pyrazino[2,1-*c*][1,2,4]triazin-6-yl}methyl)phenyl dihydrogen phosphate

4-({(6*S*,9*S*,9*aS*)-1-(苄氨基甲酰基)-2,9-二甲基-4,7-二氧代-8-[(喹啉-8-基)甲基]八氢-2*H*-吡嗪并[2,1-*c*][1,2,4]三嗪-6-基}甲基)苯基二氢磷酸酯

CAS 登录号　1422253-38-0

INN list　124

药效分类　Wnt 通路抑制药

磷酸吡多胺

Pyridoxamine Phosphate

化学结构式

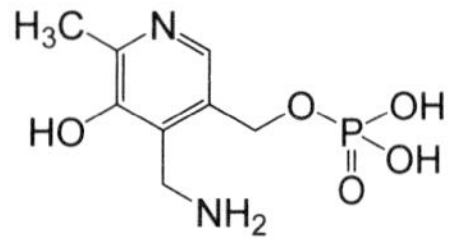

分子式和分子量　$C_8H_{13}N_2O_5P$　248.17

化学名　4-Aminomethyl-3-hydroxy-2-methyl-5-[(phosphonooxy)methyl]pyridine dihydrate

4-氨甲基-3-羟基-2-甲基-5-[(磷酰氧)甲基]吡啶二水合物

CAS 登录号　529-96-4

药效分类　维生素类药

磷酸肌酐

Fosfocreatinine（*INN*）

化学结构式

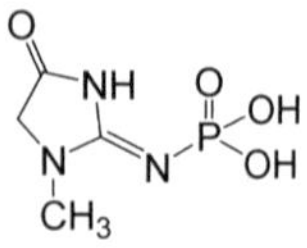

分子式和分子量　$C_4H_8N_3O_4P$　193.10

化学名　(1-Methyl-4-oxo-2-imidazolidinylidene)phosphoramidic acid

(1-甲基-4-氧代-2-咪唑烷基亚基)磷酰胺酸

CAS 登录号　5786-71-0

INN list　50

药效分类　循环系统药

ATC 分类　C01EB06

磷酸铝

Aluminum Phosphate

化学结构式

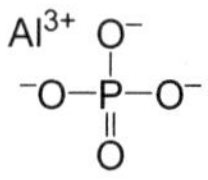

分子式和分子量　AlO_4P　121.95

化学名　Aluminum Phosphate(1∶1)

铝∶磷酸(1∶1)

CAS 登录号　7784-30-7

药效分类　抗酸药

磷酸氯非铵

Clofilium Phosphate（*INN*）

化学结构式

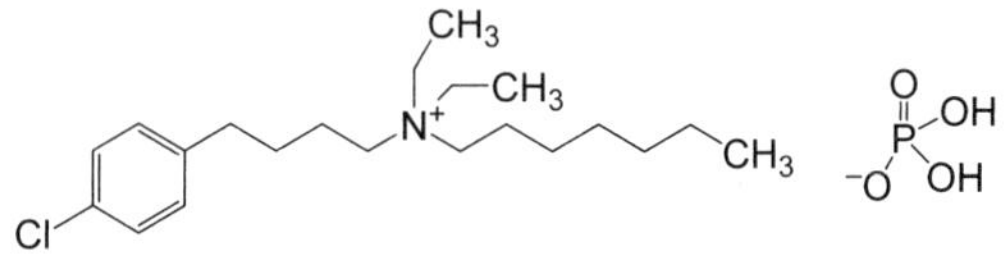

分子式和分子量　$C_{21}H_{39}ClNO_4P$　435.97

化学名　[4-(*p*-Chlorophenyl)butyl]diethylheptylammonium phosphate(1∶1)

磷酸化 [4-(4-氯苯基)丁基]二乙基庚铵(1∶1)

CAS 登录号　68379-03-3

INN list　42

药效分类　抗心律失常药

磷酸左奥硝唑酯二钠

Levornidazole Disodium Phosphate

化学结构式

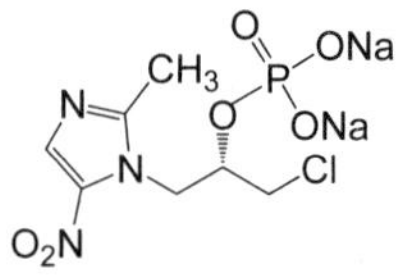

分子式和分子量　$C_7H_9ClN_3Na_2O_6P$　343.57

化学名　*S*-(−)-1-Chloro-3-(2-methyl-5-nitroimidazol-1-yl)propanol-2-yl phosphate disodium

S-(−)-1-氯-3-(2-甲基-5-硝基咪唑-1-基)丙-2-基磷酸酯二钠

CAS 登录号　1030019-20-5

药效分类　抗感染药

磷坦姆沙韦

Fostemsavir（*INN*）

分子式和分子量　$C_{25}H_{26}N_7O_8P$　583.50

化学结构式

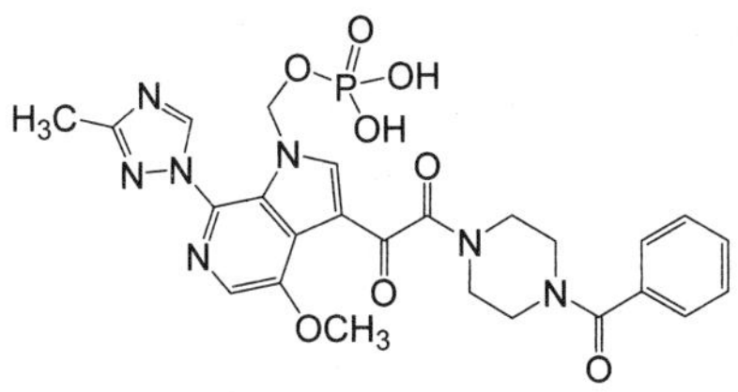

化学名 {3-[(4-Benzoylpiperazin-1-yl)-oxoacetyl]-4-methoxy-7-(3-methyl-1*H*-1,2,4-triazol-1-yl)-1*H*-pyrrolo[2,3-*c*]pyridine-1-yl} methyl dihydrogen phosphate

{3-[(4-苯甲酰基哌嗪-1-基)-氧代乙酰基]-4-甲氧基-7-(3-甲基-1*H*-1,2,4-三唑-1-基)-1*H*-吡咯并[2,3-*c*]吡啶基-1-基}甲基二氢磷酸酯

CAS 登录号 864953-29-7

INN list 115

药效分类 抗病毒药

磷维塞

Fosveset（*INN*）

化学结构式

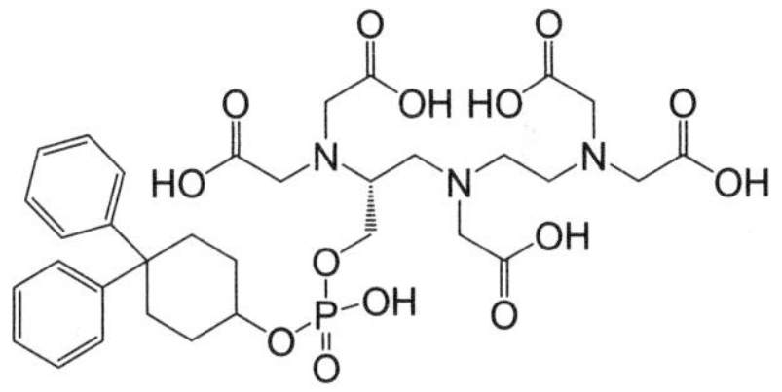

分子式和分子量 $C_{33}H_{44}N_3O_{14}P$ 737.69

化学名 *N*-[2-[Bis(carboxymethyl)amino]ethyl]-*N*-[(*R*)-2-[bis(carboxymethyl)amino]-3-hydroxypropyl]glycine,4,4-diphenylcyclohexyl hydrogen phosphate(ester)

N-[2-[双(羧甲基)氨基]乙基]-*N*-[(*R*)-2-[双(羧甲基)氨基]-3-羟丙基]甘氨酸,4,4-二苯基环己基氢磷酸酯

CAS 登录号 193901-91-6

INN list 83

药效分类 药用辅料

磷伊达昔替尼

Fosifidancitinib（*INN*）

化学结构式

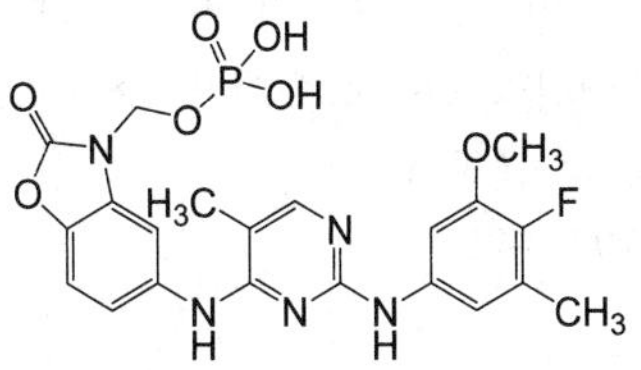

分子式和分子量 $C_{21}H_{21}FN_5O_7P$ 505.40

化学名 (5-{[2-(4-Fluoro-3-methoxy-5-methylanilino)-5-methylpyrimidin-4-yl]amino}-2-oxo-1,3-benzoxazol-3(2*H*)-yl)methyl dihydrogen phosphate

(5-{[2-(4-氟-3-甲氧基-5-甲基苯氨基)-5-甲基嘧啶-4-基]氨基}-2-氧代-1,3-苯并噁唑-3(2*H*)-基)甲基二氢磷酸酯

CAS 登录号 1237168-58-9

INN list 122

药效分类 Janus 激酶抑制药

磷左多巴

Foslevodopa（*INN*）

化学结构式

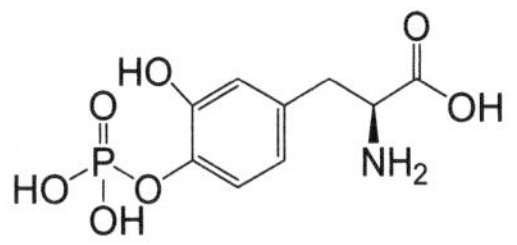

分子式和分子量 $C_9H_{12}NO_7P$ 277.17

化学名 3-Hydroxy-*O*-phosphono-L-tyrosine

3-羟基-*O*-磷酸基-L-酪氨酸

CAS 登录号 97321-87-4

INN list 120

药效分类 多巴胺受体激动药

膦胺霉素

Fosmidomycin（*INN*）

化学结构式

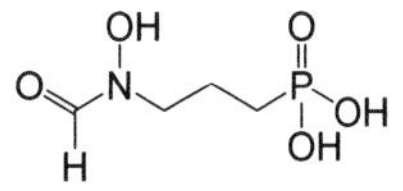

分子式和分子量 $C_4H_{10}NO_5P$ 183.10

化学名 [3-(*N*-Hydroxyformamido)propyl]phosphonic acid

[3-(*N*-羟基甲酰氨基)丙基]膦酸

CAS 登录号 66508-53-0

INN list 46

药效分类 抗生素类药

膦甲酸钠

Foscarnet Sodium（*INN*）

化学结构式

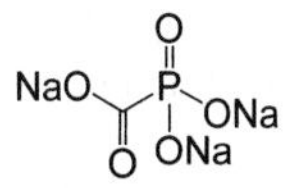

分子式和分子量 CNa_3O_5P 191.95

化学名 Trisodium Phosphonatoformate

三钠；膦酸盐甲酸盐

CAS 登录号 63585-09-1

INN list 42

药效分类 膦酸类抗病毒药

ATC 分类 J05AD01

膦利酯

Fosarilate（*INN*）

分子式和分子量 $C_{17}H_{28}ClO_5P$ 378.83

化学结构式

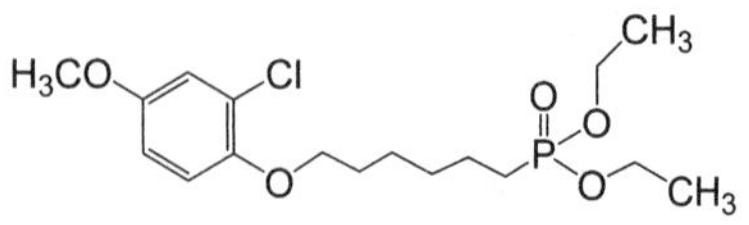

化学名 Diethyl [6-(2-chloro-4-methoxyphenoxy)hexyl]phosphonate

二乙基 [6-(2-氯-4-甲氧基苯氧基)己基]膦酸酯

CAS 登录号 73514-87-1

INN list 53

药效分类 抗病毒药

膦美酸

Fosmenic Acid（*INN*）

化学结构式

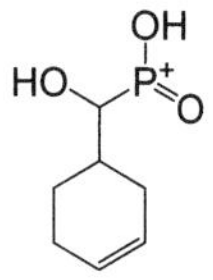

分子式和分子量 $C_7H_{12}O_3P^+$ 175.14

化学名 [Cyclohex-3-en-1-yl(hydroxy)methyl]-hydroxy-oxophosphanium

[(环己-3-烯-1-基(羟基)甲基]-羟基-氧代膦离子

CAS 登录号 13237-70-2

INN list 49

药效分类 强心药

膦门冬酸

Sparfosic Acid（*INN*）

化学结构式

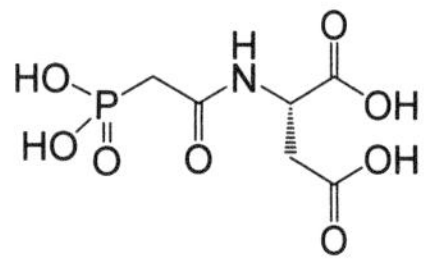

分子式和分子量 $C_6H_{10}NO_8P$· 255.12

化学名 *N*-(Phosphonoacetyl)-L-aspartic acid

N-(膦酰基乙酰基)-L-天冬氨酸

CAS 登录号 51321-79-0; 66569-27-5[钠盐]

INN list 46

药效分类 抗肿瘤药

膦西泮

Fosazepam（*INN*）

化学结构式

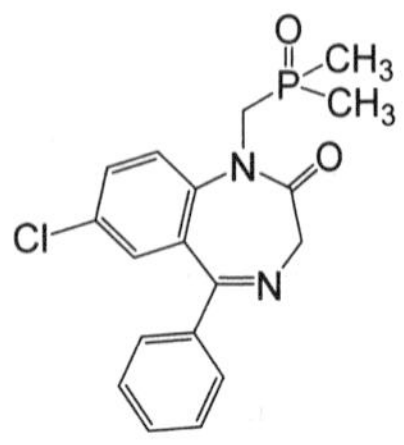

分子式和分子量 $C_{18}H_{18}ClN_2O_2P$ 360.77

化学名 7-Chlorol-[(dimethylphosphinyl)methyl]-1,3-dihydro-5-phenyl-2*H*-1,4-benzodiazepin-2-one

7-氯-[(二甲基膦酰基)甲基]-1,3-二氢-5-苯基-2*H*-1,4-苯并二氮杂䓬-2-酮

CAS 登录号 35322-07-7

INN list 27

药效分类 安定药

膦乙酸

Fosfonet（*INN*）

化学结构式

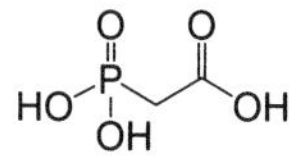

分子式和分子量 $C_2H_5O_5P$ 140.30

化学名 Phosphonoacetic acid

膦酸基乙酸

CAS 登录号 4408-78-0; 36983-81-0[钠盐]; 54870-27-8[钠盐水合物]

INN list 35

药效分类 膦酸类抗病毒药

ATC 分类 J05AD02

流柔比星

Leurubicin（*INN*）

化学结构式

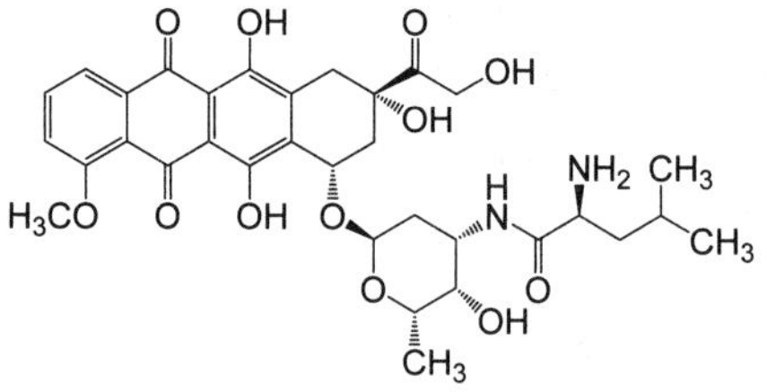

分子式和分子量 $C_{33}H_{40}N_2O_{12}$ 656.68

化学名 (8*S*,10*S*)-10-[[3-[(*S*)-2-Amino-4-methylvaleramido]-2,3,6-trideoxy-*α*-L-*lyxo*-hexopyranosyl]oxy]-8-glycoloyl-7,8,9,10-tetrahydro-6,8,11-trihydroxy-1-methoxy-5,12-naphthacenedione

(8*S*,10*S*)-10-[[3-[(*S*)-2-氨基-4-甲基戊酰氨基]-2,3,6-三脱氧-*α*-L-来苏-吡喃己糖基]氧基]-8-乙醇酰基-7,8,9,10-四氢-6,8,11-三羟基-1-甲氧基-5,12-萘并萘二酮

CAS 登录号 70774-25-3

INN list 64

药效分类 抗生素类抗肿瘤药

硫安布新

Thiambutosine（*INN*）

分子式和分子量 $C_{19}H_{25}N_3OS$ 343.49

化学结构式

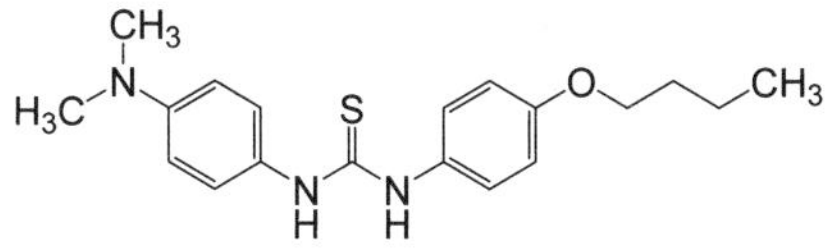

化学名 1-(*p*-Butoxyphenyl)-3-(*p*-dimethylaminophenyl)-2-thiourea

1-(4-丁氧基苯基)-3-(4-二甲氨基苯基)-2-硫脲

CAS 登录号 500-89-0

INN list 8

药效分类 抗麻风药

硫贝特

Tiafibrate（*INN*）

化学结构式（见下）

分子式和分子量 $C_{34}H_{48}Cl_2O_6S_2$ 687.78

化学名 2-[10-[2-[2-(4-Chlorophenoxy)-2-methylpropanoyl]oxyethylsulfanyl]decylsulfanyl]ethyl 2-(4-chlorophenoxy)-2-methylpropanoate

2-[10-[2-[2-(4-氯苯氧基)-2-甲基丙酰基]氧乙基硫基]癸基硫基]乙基 2-(4-氯苯氧基)-2-甲基丙酸酯

CAS 登录号 55837-28-0

INN list 33

药效分类 降血脂药

硫苯司特钠

Tibenelast Sodium（*INN*）

化学结构式

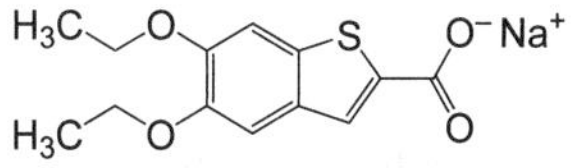

分子式和分子量 $C_{13}H_{13}NaO_4S$ 288.29

化学名 Sodium 5,6-diethoxybenzo[*b*]thiophene-2-carboxylate

5,6-二乙氧基苯并[*b*]噻吩-2-甲酸钠

CAS 登录号 105102-18-9

INN list 58

药效分类 平喘药，抗过敏药，支气管舒张药

硫必利

Tiapride（*INN*）

化学结构式

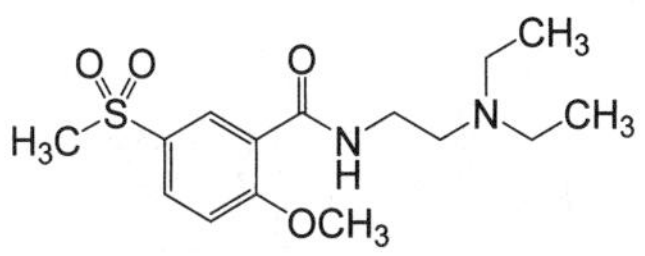

分子式和分子量 $C_{15}H_{24}N_2O_4S$ 328.43

化学名 *N*-[2-(Diethylamino)ethyl]-5-(methylsulfonyl)-*o*-anisamide

N-[2-(二乙氨基)乙基]-5-(甲基磺酰基)-2-茴香酰胺

CAS 登录号 51012-32-9

INN list 28

药效分类 抗精神病药

硫丙拉嗪

Thioproperazine（*INN*）

化学结构式

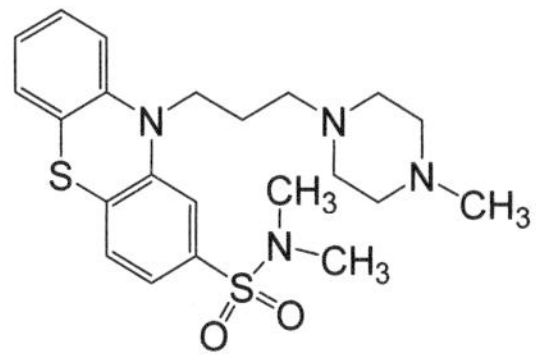

分子式和分子量 $C_{22}H_{30}N_4O_2S_2$ 446.63

化学名 *N*, *N*-Dimethyl-10-[3-(4-methylpiperazin-1-yl)propyl]-10*H*-phenothiazine-2-sulfonamide

N, *N*-二甲基-10-[3-(4-甲基哌嗪-1-基)丙基]-10*H*-吩噻嗪-2-磺酰胺

CAS 登录号 316-81-4; 2347-80-0[甲磺酸盐]

INN list 10

药效分类 抗过敏药，安定药

硫达唑嗪

Tiodazosin（*INN*）

化学结构式

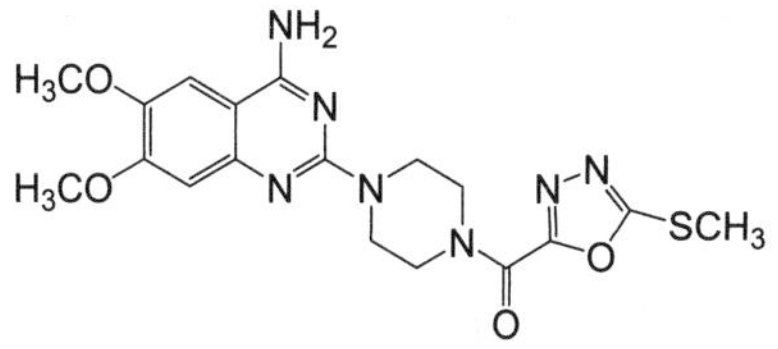

分子式和分子量 $C_{18}H_{21}N_7O_4S$ 431.47

化学名 1-(4-Amino-6,7-dimethoxy-2-quinazolinyl)-4-[[5-(methylthio)-1,3,4-oxadiazol-2-yl]carbonyl]-piperazine

1-(4-氨基-6,7-二甲氧基-2-喹唑啉基)-4-[[5-(甲硫基)-1,3,4-噁二唑-2-基]甲酰基]哌嗪

CAS 登录号 66969-81-1

INN list 41

药效分类 抗高血压药

硫地醇

Tiadenol（*INN*）

分子式和分子量 $C_{14}H_{30}O_2S_2$ 294.52

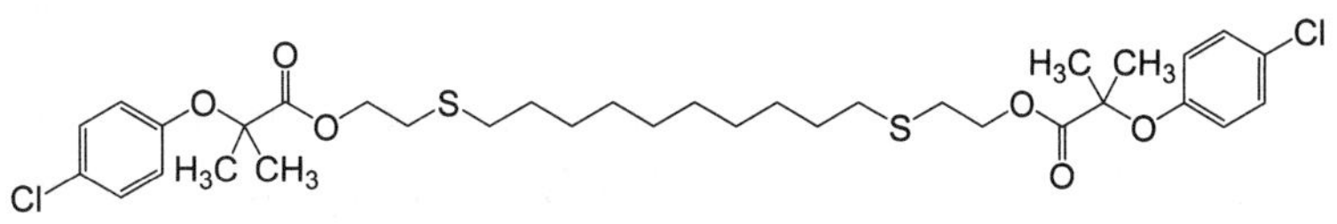

硫贝特

化学结构式

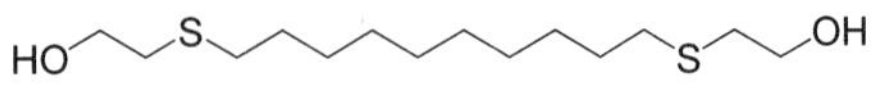

化学名 2,2'-(Decamethylenedithio)-diethanol

2,2'-(十甲叉基二硫基)-二乙醇

CAS 登录号 6964-20-1

INN list 28

药效分类 降血脂药

ATC 分类 C10AX03

硫噁洛芬

Tioxaprofen（*INN*）

化学结构式

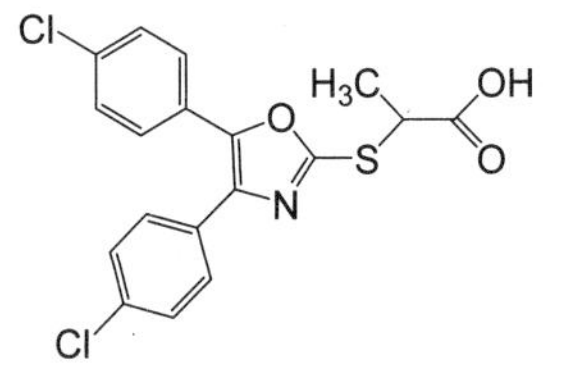

分子式和分子量 $C_{18}H_{13}Cl_2NO_3S$ 394.27

化学名 2-[[4,5-Bis(*p*-chlorophenyl)-2-oxazolyl]thio]propionic acid

2-[[4,5-双(4-氯苯基)-2-噁唑基]硫代]丙酸

CAS 登录号 40198-53-6

INN list 39

药效分类 抗炎镇痛药

硫蒽酮

Lucanthone（*INN*）

化学结构式

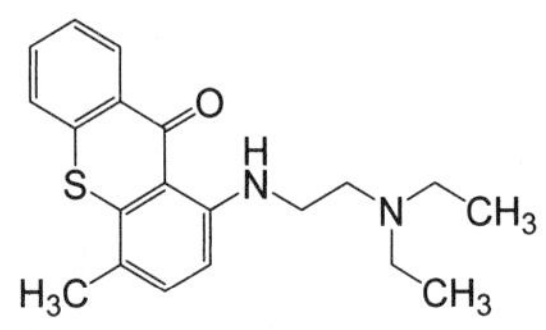

分子式和分子量 $C_{20}H_{24}N_2OS$ 340.49

化学名 1-[[2-(Diethylamino)ethyl]amino]-4-methylthioxanthen-9-one

1-[[2-(二乙氨基)乙基]氨基]-4-甲基噻吨-9-酮

CAS 登录号 479-50-5; 548-57-2[盐酸盐]

INN list 4

药效分类 抗血吸虫药

硫夫拉定

Thiofuradene（*INN*）

化学结构式

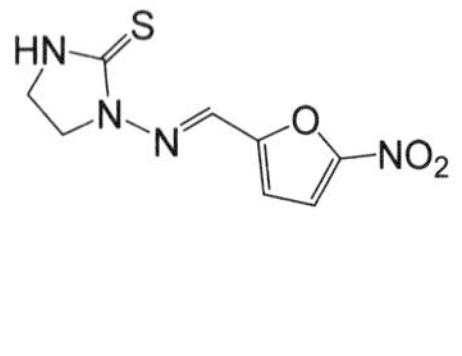

分子式和分子量 $C_8H_8N_4O_3S$ 240.24

化学名 1-(5-Nitrofurfurylideneamino)-2-imidazolidinethione

1-(5-硝基呋喃甲亚基氨基)-2-咪唑烷硫酮

CAS 登录号 2240-21-3

INN list 11

药效分类 抗寄生虫药

硫汞苯磺钠

Sodium Timerfonate（*INN*）

化学结构式

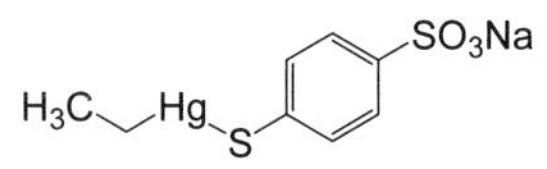

分子式和分子量 $C_8H_9HgNaO_3S_2$ 440.87

化学名 4-[Ethylmercurio(Ⅱ)thio]benzenesulfonic acid sodium salt

4-[乙基汞(Ⅱ)硫基]苯磺酸钠

CAS 登录号 5964-24-9; 33305-56-5[硫汞苯磺]

INN list 13

药效分类 局部抗感染药

硫汞林

Mercaptomerin（*INN*）

化学结构式

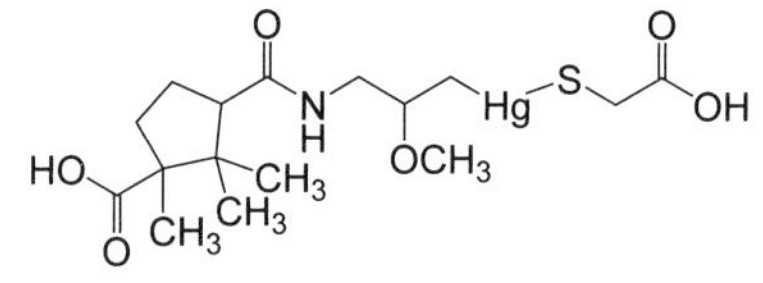

分子式和分子量 $C_{16}H_{27}HgNO_6S$ 562.04

化学名 [3-(3-Carboxy-2,2,3-trimethylcyclopentanecarboxamido)-2-methoxypropyl]mercury(1+);hydrogen;2-sulfidoacetate

[3-(3-羧基-2,2,3-三甲基环戊烷甲酰氨基)-2-甲氧基丙基]汞(1+); 氢;2-硫基乙酸盐

CAS 登录号 20223-84-1; 21259-76-7 [二钠盐]

INN list 1

药效分类 利尿药

硫甲睾酮

Tiomesterone（*INN*）

化学结构式

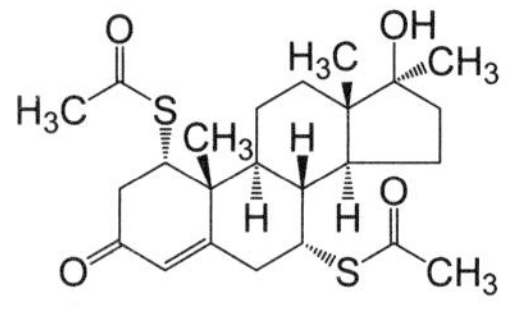

分子式和分子量 $C_{24}H_{34}O_4S_2$ 450.65

化学名 1α,7α-Diacetylthio-17β-hydroxy-17-methylandrost-4-en-3-one

1α,7α-二乙酰基硫基-17β-羟基-17-甲基雄甾-4-烯-3-酮

CAS 登录号 2205-73-4

INN list 14

药效分类 雄激素，同化激素类药

硫卡利特

Tiocarlide（*INN*）

化学结构式

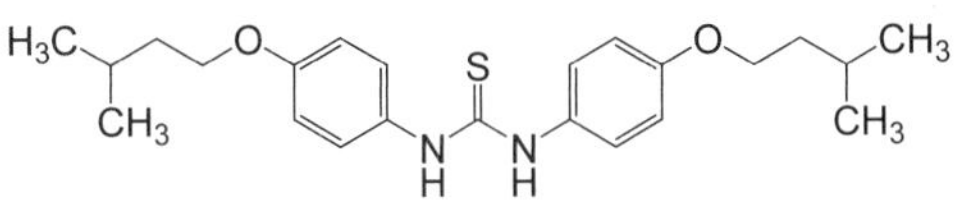

分子式和分子量 $C_{23}H_{32}N_2O_2S$ 400.58

化学名 4,4'-Bis(isopentyloxy)thiocarbanilide

4,4'-双(异戊氧基苯基)硫脲

CAS 登录号 910-86-1

INN list 14

药效分类 抗结核药

ATC 分类 J04AD02

硫康唑

Sulconazole（*INN*）

化学结构式

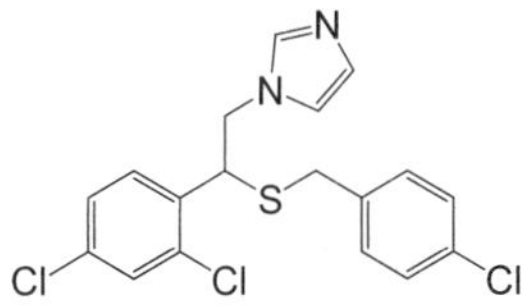

分子式和分子量 $C_{18}H_{15}Cl_3N_2S$ 397.74

化学名 (±)-1-[2,4-Dichloro-*β*-[(*p*-chlorobenzyl)thio]phenethyl]imidazole

(±)-1-[2,4-二氯-*β*-[(4-氯苯甲基)硫基]苯乙基]咪唑

CAS 登录号 61318-90-9；61318-91-0[硝酸盐]

INN list 38

药效分类 抗真菌药

硫克司特

Tiacrilast（*INN*）

化学结构式

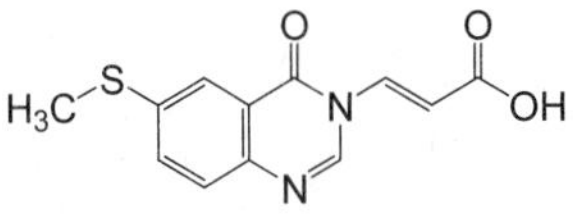

分子式和分子量 $C_{12}H_{10}N_2O_3S$ 262.28

化学名 (*E*)-6-Methythio-4-oxo-3(4*H*)-quinazolineacrylic acid

(*E*)-6-甲硫基-4-氧代-3(4*H*)-喹唑啉丙烯酸

CAS 登录号 78299-53-3；111868-63-4[钠盐一水合物]

INN list 52

药效分类 平喘药，抗过敏药

硫类肝素钠

Suleparoid Sodium（*INN*）

分子式 $(C_{14}H_{18}NO_{17}S_2Na_3)_n$

化学名 Heparitin sulfate sodium salt

硫酸乙酰肝素钠盐

CAS 登录号 57459-72-0

INN list 63

药效分类 抗凝血药

硫利达嗪

Thioridazine（*INN*）

化学结构式

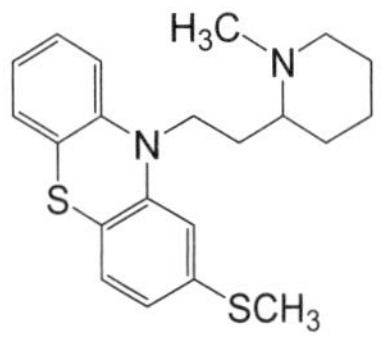

分子式和分子量 $C_{21}H_{26}N_2S_2$ 370.57

化学名 10-[2-(l-Methyl-2-piperidyl)ethyl]-2-methylthiophenothiazine

10-[2-(l-甲基-2-哌啶基)乙基]-2-甲硫基吩噻嗪

CAS 登录号 50-52-2；130-61-0[盐酸盐]

INN list 8

药效分类 抗精神病药，镇静催眠药

硫柳汞

Thiomersal（*INN*）

化学结构式

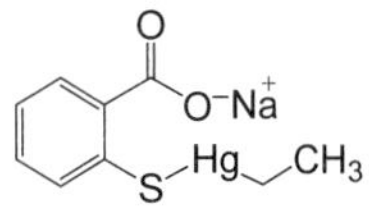

分子式和分子量 $C_9H_9HgNaO_2S$ 404.81

化学名 Sodium;(2-carboxylatophenyl)sulfanyl-ethylmercury

(2-羧酸钠苯基)硫基-乙基汞

CAS 登录号 54-64-8

INN list 1

药效分类 局部抗感染药，药用辅料，防腐药

硫鲁司特

Sulukast（*INN*）

化学结构式

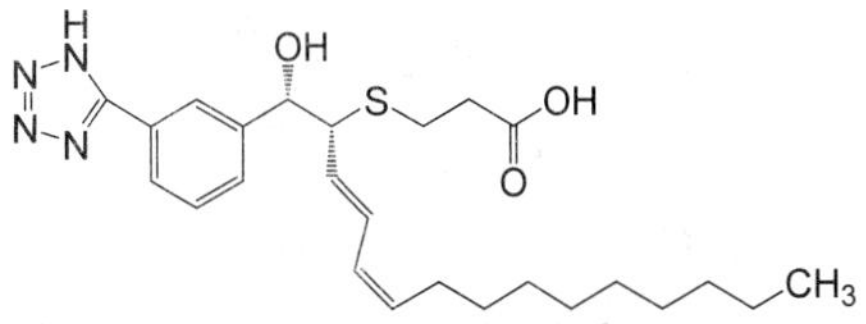

分子式和分子量 $C_{25}H_{36}N_4O_3S$ 472.64

化学名 3-[[(lR,2E,4Z)-l-[(αS)-α-Hydroxy-m-lH-tetrazol-5-ylbenzyl]-2,4-tetradecadienyl]thio]propionic acid

3-[[(lR,2E,4Z)-l-[(αS)-α-羟基-3-lH-四唑-5-基苄基]-2,4-十四碳二烯基]硫基]丙酸

CAS 登录号 98116-53-1

INN list 63

药效分类 平喘药，抗过敏药，白三烯受体拮抗药

硫氯酚

Bithionol（INN）

化学结构式

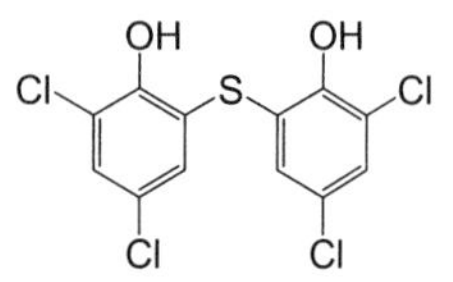

分子式和分子量 $C_{12}H_6Cl_4O_2S$ 356.05

化学名 2,2'-Thiobis(4,6-dichlorophenol)

2,2'-硫基双(4,6-二氯苯酚)

CAS 登录号 97-18-7；6385-58-6[二钠盐]

INN list 1

药效分类 抗吸虫药

ATC 分类 P02BX01

硫马林

Sulmarin（INN）

化学结构式

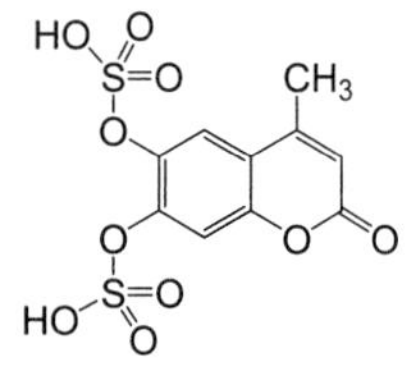

分子式和分子量 $C_{10}H_8O_{10}S_2$ 352.29

化学名 6,7-Dihydroxy-4-methylcoumarin bis(hydrogen sulfate)

6,7-二羟基-4-甲基香豆素双氢硫酸酯

CAS 登录号 29334-07-4

INN list 34

药效分类 止血药

硫马唑

Sulmazole（INN）

化学结构式

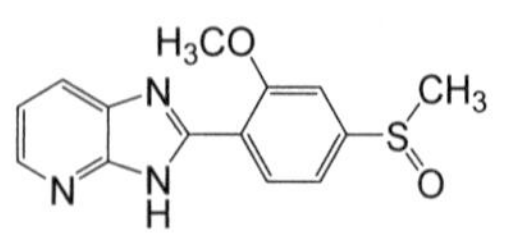

分子式和分子量 $C_{14}H_{13}N_3O_2S$ 287.34

化学名 2-[2-Methoxy-4-(methylsulfinyl)phenyl]-3H-imidazo[4,5-b]pyridine

2-[2-甲氧基-4-(甲基亚磺酰基)苯基]-3H-咪唑并[4,5-b]吡啶

CAS 登录号 73384-60-8

INN list 44

药效分类 强心药

硫麦角林

Tiomergine（INN）

化学结构式

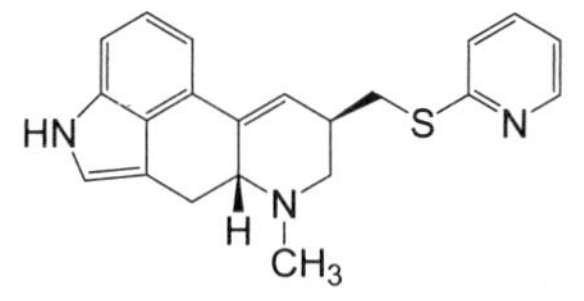

分子式和分子量 $C_{21}H_{21}N_3S$ 347.48

化学名 9,10-Didehydro-6-methyl-8β-[(2-pyridylthio)methyl]ergoline

9,10-二脱氢-6-甲基-8β-[(2-吡啶基硫基)甲基]麦角灵

CAS 登录号 57935-49-6

INN list 42

药效分类 中枢多巴胺受体拮抗药

硫美碘铵

Tiametonium Iodide（INN）

化学结构式

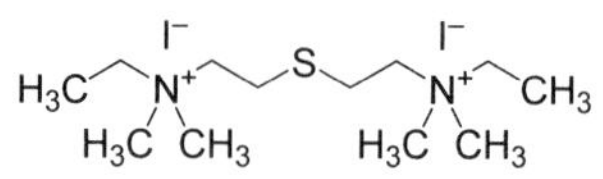

分子式和分子量 $C_{12}H_{30}I_2N_2S$ 488.25

化学名 (Thiodiethylene)-bis(ethyldimethylammonium iodide)

(硫二乙叉基)-双(乙基二甲基碘铵)

CAS 登录号 10433-71-3

INN list 15

药效分类 抗高血压药

硫米嘌呤

Tiamiprine（INN）

化学结构式

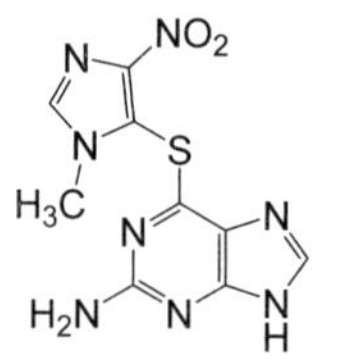

分子式和分子量 $C_9H_8N_8O_2S$ 292.28

化学名 2-Amino-6-[(l-methyl-4-nitroimidazol-5-yl)thio]purine

2-氨基-6-[(l-甲基-4-硝基咪唑-5-基)硫基]嘌呤

CAS 登录号 5581-52-2

INN list 15

药效分类 抗肿瘤药

硫米齐特

Tiamizide（*INN*）

化学结构式

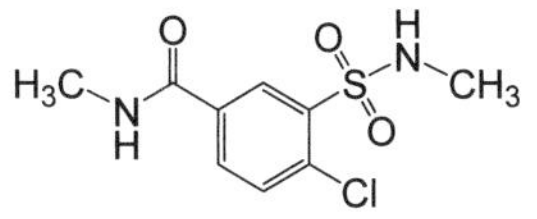

分子式和分子量 $C_9H_{11}ClN_2O_3S$ 262.71

化学名 4-Chloro-*N*-methyl-3-(methylsulfamoyl)benzamide

4-氯-*N*-甲基-3-(甲基氨磺酰基)苯甲酰胺

CAS 登录号 3688-85-5

INN list 16

药效分类 利尿药，抗高血压药

硫姆林

Tiamulin（*INN*）

化学结构式

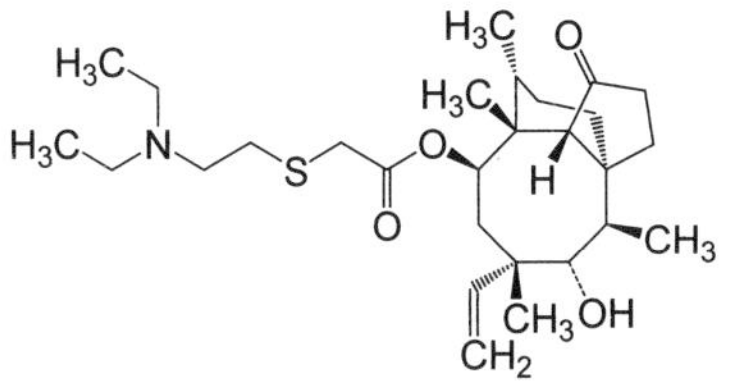

分子式和分子量 $C_{28}H_{47}NO_4S$ 493.74

化学名 [(1*S*,2*R*,3*S*,4*S*,6*R*,7*R*,8*R*,14*R*)-4-Ethenyl-3-hydroxy-2,4,7,14-tetramethyl-9-oxo-6-tricyclo[5.4.3.0^{1,8}]tetradecanyl] 2-[2-(diethylamino)ethylsulfanyl]acetate

[(1*S*,2*R*,3*S*,4*S*,6*R*,7*R*,8*R*,14*R*)-4-乙烯基-3-羟基-2,4,7,14-四甲基-9-氧代-6-三环[5.4.3.0^{1,8}]十四烷基] 2-[2-(二乙氨基)乙基硫基]乙酸酯

CAS 登录号 55297-95-5；55297-96-6[富马酸盐]

INN list 35

药效分类 抗感染药

硫脲尼定

Thiocarbanidin

化学结构式

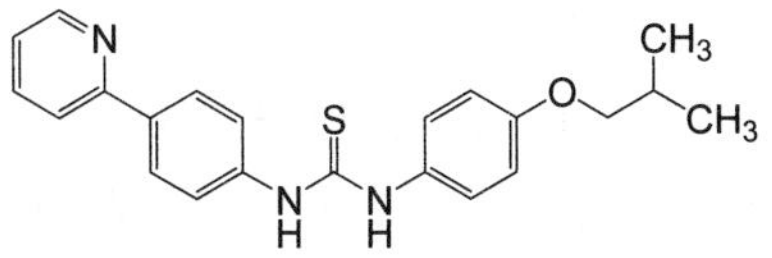

分子式和分子量 $C_{22}H_{23}N_3OS$ 377.5

化学名 *N*-[4-(2-Methylpropoxy)phenyl]-*N'*-[4-(2-pyridinyl)phenyl]thiourea

N-[4-(2-甲基丙氧基)苯基]-*N'*-[4-(2-吡啶基)苯基]硫脲

CAS 登录号 92-97-7

药效分类 抗结核药

硫培南

Sulopenem（*INN*）

化学结构式

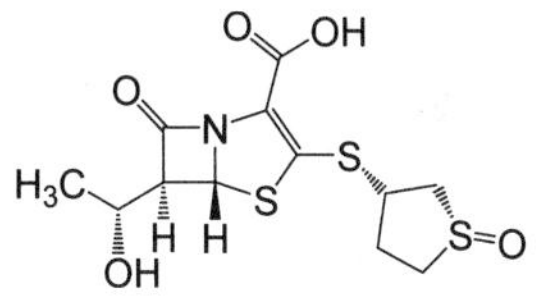

分子式和分子量 $C_{12}H_5NO_5S_3$ 349.45

化学名 (5*R*,6*S*)-6-[(1*R*)-1-Hydroxyethyl]-7-oxo-3-[(1*R*,3*S*)-1-oxothiolan-3-yl]sulfanyl-4-thia-1-azabicyclo[3.2.0]hept-2-ene-2-carboxylic acid

(5*R*,6*S*)-6-[(1*R*)-1-羟乙基]-7-氧代-3-[(1*R*,3*S*)-1-氧代硫杂环戊-3-基]硫基-4-硫杂-1-氮杂双环[3.2.0]庚-2-烯-2-羧酸

CAS 登录号 120788-07-0

INN list 68

药效分类 抗生素类药

硫喷妥

Thiopental（*INN*）

化学结构式

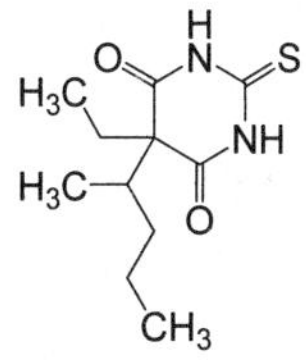

分子式和分子量 $C_{11}H_{18}N_2O_2S$ 242.34

化学名 5-Ethyl-5-(pentan-2-yl)-2-sulfanylidene-1,3-diazinane-4,6-dione

5-乙基-5-(戊烷-2-基)-2-硫亚基-1,3-二氮杂烷-4,6 二酮

CAS 登录号 76-75-5；71-73-8[钠盐]

INN list 4

药效分类 全身麻醉药

硫平酸

Tiopinac（*INN*）

化学结构式

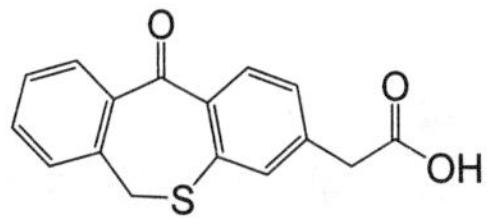

分子式和分子量 $C_{16}H_{12}O_3S$ 284.33

化学名 6,11-Dihydro-11-oxodibenzo[*b*,*e*]thiepin-3-acetic acid

6,11-二氢-11-氧代二苯并[*b*,*e*]硫杂草-3-乙酸

CAS 登录号 61220-69-7

INN list 40

药效分类　抗炎镇痛药

硫普罗宁

Tiopronin（*INN*）

化学结构式

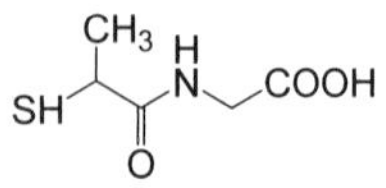

分子式和分子量　$C_5H_9NO_3S$　163.19

化学名　*N*-(2-Mercaptopropionyl)glycine

N-(2-巯基丙酰基)甘氨酸

CAS 登录号　1953-02-2

INN list　31

药效分类　抗风湿药，抗尿结石药

硫前列酮

Sulprostone（*INN*）

化学结构式

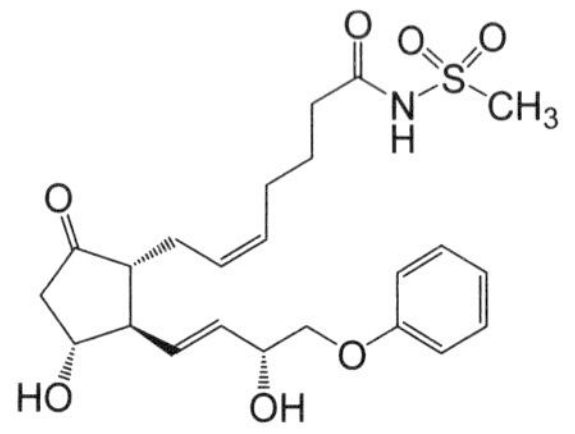

分子式和分子量　$C_{23}H_{31}NO_7S$　465.56

化学名　(*Z*)-7-[(1*R*,2*R*,3*R*)-3-Hydroxy-2-[(*E*)-(3*R*)-(3-hydroxy-4-phenoxy-1-butenyl)]-5-oxocyclopentyl]-*N*-(methylsulfonyl)-5-heptenamide

(*Z*)-7-[(1*R*,2*R*,3*R*)-3-羟基-2-[(*E*)-(3*R*)-(3-羟基-4-苯氧基-1-丁烯基)]-5-环戊酮基]-*N*-(甲基磺酰基)-5-庚烯酰胺

CAS 登录号　60325-46-4

INN list　37

药效分类　前列腺素类药，堕胎药

硫氰酸钾

Potassium Thiocyanate

化学结构式

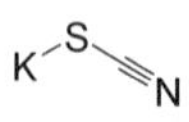

分子式和分子量　CKNS　97.18

CAS 登录号　333-20-0；540-72-7[硫氰酸钠]

药效分类　镇静药

硫秋水仙苷

Thiocolchicoside（*INN*）

分子式和分子量　$C_{27}H_{33}NO_{10}S$　563.62

化学结构式

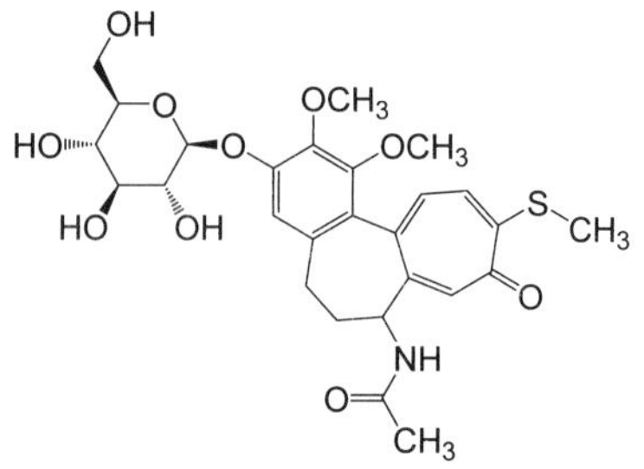

化学名　*N*-[(7*S*)-1,2-Dimethoxy-10-methylsulfanyl-9-oxo-3-[(2*S*,3*R*,4*S*,5*S*,6*R*)-3,4,5-trihydroxy-6-(hydroxymethyl)oxan-2-yl]oxy-6,7-dihydro-5*H*-benzo[*a*]heptalen-7-yl]acetamide

N-[(7*S*)-1,2-甲氧基-10-甲硫基-9-氧代-3-[(2*S*,3*R*,4*S*,5*S*,6*R*)-3,4,5-三羟基-6-(羟甲基)噁烷-2-基]氧基-6,7-二氢-5*H*-苯并[*a*]并环庚熳-7-基]乙酰胺

CAS 登录号　602-41-5

INN list　8

药效分类　肌肉松弛药

硫胂胺钠

Thiacetarsamide sodium（*INN*）

化学结构式

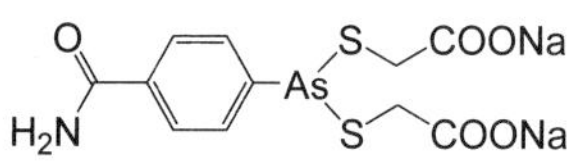

分子式和分子量　$C_{11}H_{10}AsNNa_2O_5S_2$　421.23

化学名　Disodium 2-[(4-carbamoylphenyl)-(carboxymethylsulfanyl)arsanyl]sulfanyl acetic acid

2-[(4-氨甲酰基苯基)-(羧基甲硫基)砷基]硫基乙酸二钠盐

CAS 登录号　531-72-6

INN list　1

药效分类　抗感染药

硫胂凡纳明

Sulfarsphenamine（*INN*）

化学结构式

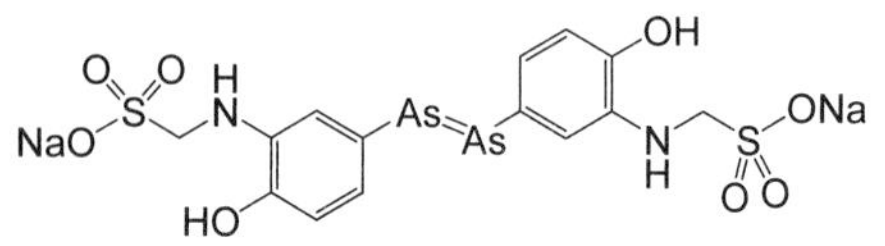

分子式和分子量　$C_{14}H_{14}As_2N_2Na_2O_8S_2$　598.22

化学名　Disodium;[2-hydroxy-5-[4-hydroxy-3-(sulfonatomethylamino)phenyl]arsanylidenearsanylanilino]methanesulfonate

[2-羟基-5-[4-羟基-3-(磺酸盐甲基氨基)苯基]砷基亚基砷基苯氨基]甲磺酸盐 二钠盐

CAS 登录号　618-82-6

INN list　4

药效分类　抗感染药

硫双乙醇

Thiodiglycol（*INN*）

化学结构式

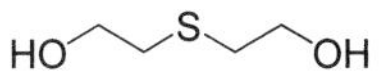

分子式和分子量 $C_4H_{10}O_2S$ 122.19

化学名 2,2'-Thiodiethanol

2,2'-硫二乙醇

CAS 登录号 111-48-8

INN list 1

药效分类 抗肿瘤药

硫酸哌嗪雌酮

Estropipate

化学结构式

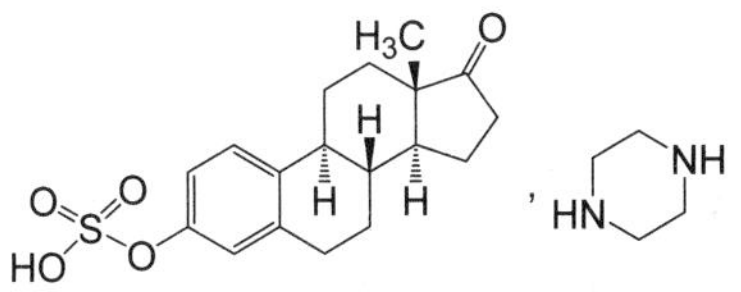

分子式和分子量 $C_{18}H_{22}O_5S \cdot C_4H_{10}N_2$ 436.56

化学名 Estrone hydrogen sulfate compound with piperazine (1 : 1)

雌酮硫酸氢酯与哌嗪形成的复合物(1 : 1)

CAS 登录号 7280-37-7

药效分类 雌激素类药

硫糖铝

Sucralfate（*INN*）

化学结构式

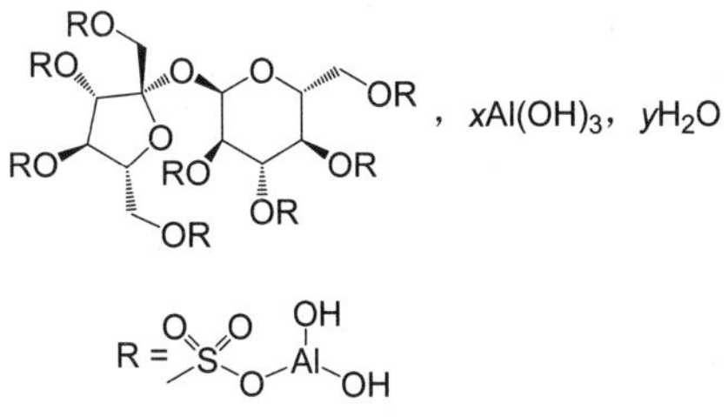

分子式 $Al_8(OH)_{16}(C_{12}H_{14}O_{35}S_8) \cdot x[Al(OH)_3] \cdot y(H_2O)$

x=8～10, y=22～31

化学名 Sucrose hydrogen sulfate basic aluminium salt

蔗糖氢硫酸碱式铝盐

CAS 登录号 54182-58-0

INN list 22

药效分类 抗溃疡药

硫糖酯

Sucrosofate（*INN*）

分子式和分子量 $C_{12}H_{22}O_{35}S_8$ 982.75

化学结构式

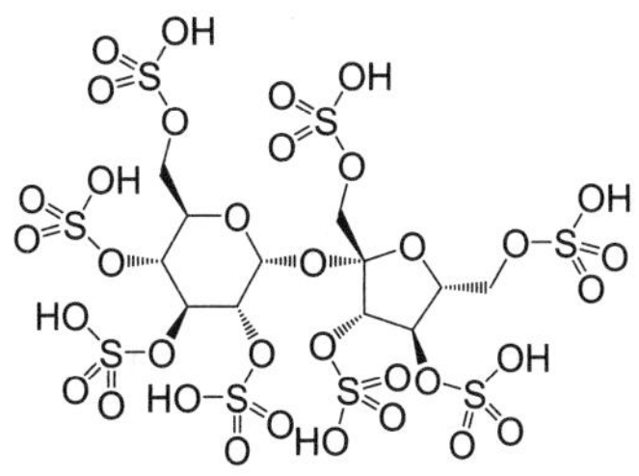

化学名 Sucrose octasulfate

蔗糖八硫酸酯

CAS 登录号 57680-56-5; 76578-81-9[钾盐七水合物]

INN list 63

药效分类 抗溃疡药

硫替比妥

Thiotetrabarbital（*INN*）

化学结构式

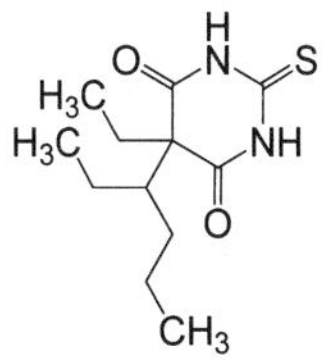

分子式和分子量 $C_{12}H_{20}N_2O_2S$ 256.36

化学名 5-Ethyl-5-(l-ethylbutyl)-2-thiobarbituric acid

5-乙基-5-(l-乙基丁基)-2-硫代巴比妥酸

CAS 登录号 467-38-9

INN list 4

药效分类 全身麻醉药

硫替丁

Tiotidine（*INN*）

化学结构式

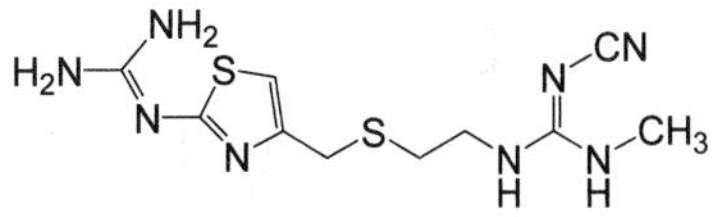

分子式和分子量 $C_{10}H_{16}N_8S_2$ 312.42

化学名 2-Cyano-1-[2-[[[2-[(diaminomethylene)amino]-4-thiazolyl]methyl]thio]ethyl]-3-methylguanidine

2-氰基-1-[2-[[[2-[(二氨甲亚基)氨基]-4-噻唑基]甲基]硫基]乙基]-3-甲基胍

CAS 登录号 69014-14-8

INN list 44

药效分类 组胺 H_2 受体拮抗药

硫戊比妥钠

Thiamylal Sodium

分子式和分子量 $C_{12}H_{17}N_2NaO_2S$ 276.33

化学结构式

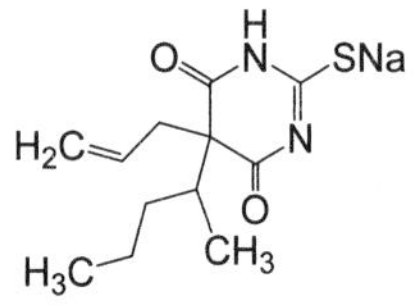

化学名　Sodium 5-allyl-5-(1-methylbutyl)-2-thiobarbiturate

5-烯丙基-5-(1-甲基丁基)-2-硫代巴比妥酸钠

CAS 登录号　337-47-3

药效分类　全身麻醉药

硫西泮

Sulazepam（*INN*）

化学结构式

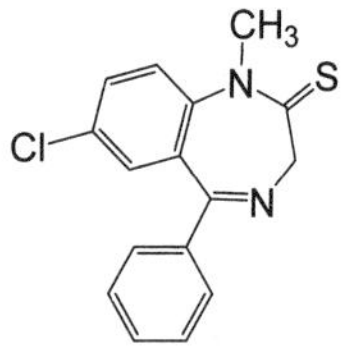

分子式和分子量　$C_{16}H_{13}ClN_2S$　300.81

化学名　7-Chloro-1,3-dihydro-1-methyl-5-phenyl-2*H*-1,4-benzodiazepine-2-thione

7-氯-1,3-二氢-1-甲基-5-苯基-2*H*-1,4-苯并二氮杂䓬-2-硫酮

CAS 登录号　2898-13-7

INN list　14

药效分类　安定药

硫西新

Tiazesim（*INN*）

化学结构式

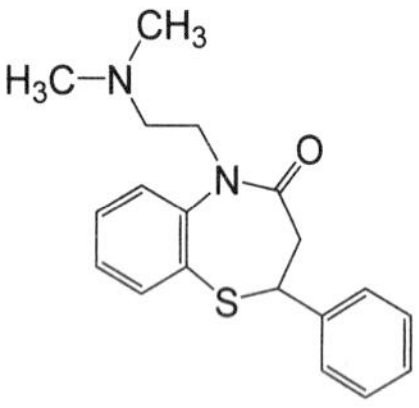

分子式和分子量　$C_{19}H_{22}N_2OS$　326.46

化学名　5-[2-(Dimethylamino)ethyl]-2,3-dihydro-2-phenyl-1,5-benzothiazepin-4(5*H*)-one

5-[2-(二甲氨基)乙基]-2,3-二氢-2-苯基-1,5-苯并硫氮杂䓬-4(5*H*)-酮

CAS 登录号　5845-26-1；3122-01-8[盐酸盐]

INN list　17

药效分类　抗抑郁药

硫烯比妥

Thialbarbital（*INN*）

分子式和分子量　$C_{13}H_{16}N_2O_2S$　264.34

化学结构式

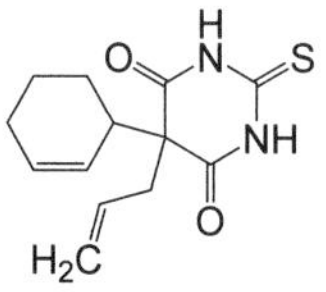

化学名　5-Allyl-5-(2-cyclohexen-1-yl)-2-thiobarbituric acid

5-烯丙基-5-(2-环己烯-1-基)-2-硫代巴比妥酸

CAS 登录号　467-36-7

INN list　4

药效分类　全身麻醉药

硫辛酸

Thioctic Acid

化学结构式

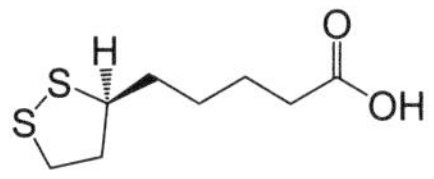

分子式和分子量　$C_8H_{14}O_2S_2$　206.33

化学名　(*R*)-5-(1,2-Dithiolane-3-yl)pentanoic acid

(*R*)-5-(1,2-二硫戊环-3-基)戊酸

CAS 登录号　62-46-4

药效分类　保肝药

硫辛酰胺

Thioctamide

化学结构式

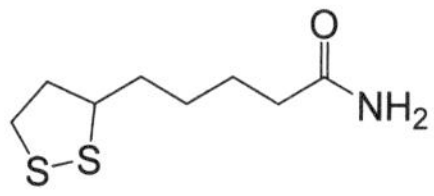

分子式和分子量　$C_8H_{15}NOS_2$　205.34

化学名　1,2-Dithiolane-3-pentanamide

1,2-二硫戊环-3-戊酰胺

CAS 登录号　3206-73-3

药效分类　保肝药

硫氧钴酸

Tixanox（*INN*）

化学结构式

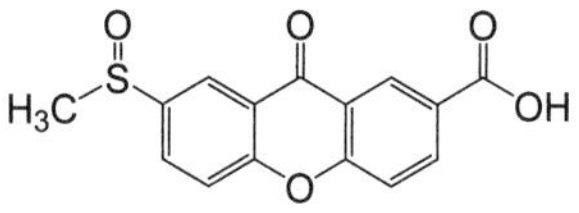

分子式和分子量　$C_{15}H_{10}O_5S$　302.30

化学名　7-Methylsulfinyl-9-oxoxanthene-2-carboxylic acid

7-甲基亚磺酰基-9-呫吨酮-2-羧酸

CAS 登录号　40691-50-7

INN list　37

药效分类　抗过敏药

硫氧洛尔

Sulfinalol（*INN*）

化学结构式

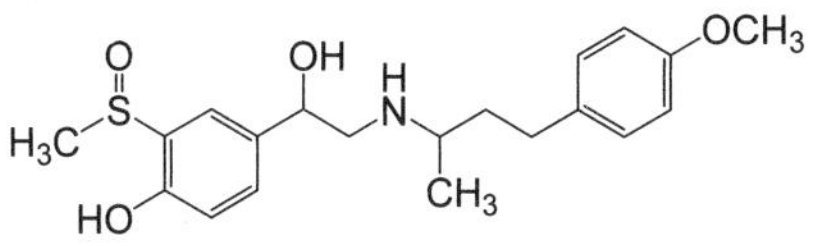

分子式和分子量　$C_{20}H_{27}NO_4S$　377.50

化学名　4-Hydroxy-*α*-[[[3-(*p*-methoxyphenyl)-1-methylpropyl]amino]methyl]-3-(methylsulfinyl)benzylalcohol

4-羟基-*α*-[[[3-(4-甲氧基苯基)-1-甲基丙基]氨基]甲基]-3-(甲基亚磺酰基)苯甲醇

CAS 登录号　66264-77-5; 63251-39-8[盐酸盐]

INN list　41

药效分类　抗高血压药，α,β 受体拮抗药

硫乙拉嗪

Thiethylperazine（*INN*）

化学结构式

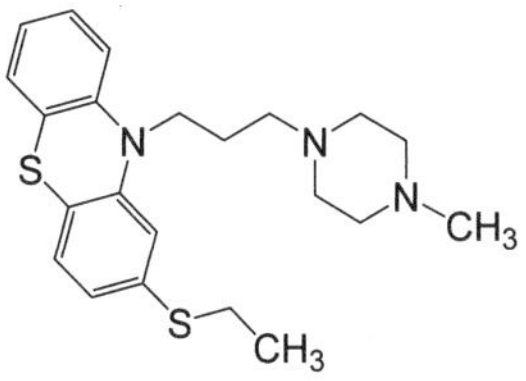

分子式和分子量　$C_{22}H_{29}N_3S_2$　399.62

化学名　2-(Ethylthio)-10-[3-(4-methyl-l-piperazinyl)propyl]phenothiazine

2-(乙硫基)-10-[3-(4-甲基-l-哌嗪基)丙基]吩噻嗪

CAS 登录号　1420-55-9; 1179-69-7[马来酸盐(1∶2)]

INN list　11

药效分类　镇吐药，抗组胺药

硫珠利

Tiazuril（*INN*）

化学结构式

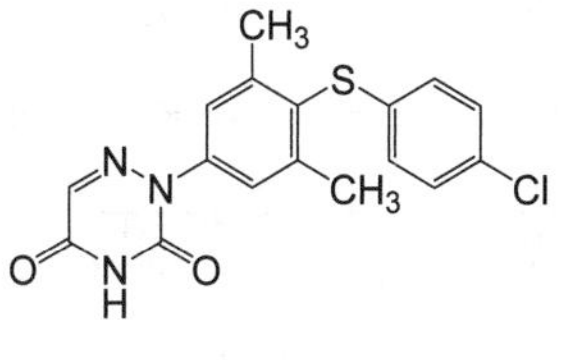

分子式和分子量　$C_{17}H_{14}ClN_3O_2S$　359.83

化学名　2-[4-[(*p*-Chlorophenyl)thio]-3,5-xylyl]-*as*-triazine-3,5-(2*H*,4*H*)-dione

2-[4-[(4-氯苯基)硫基]-3,5-二甲苯基]-1,2,4-三嗪-3,5-(2*H*,4*H*)-二酮

CAS 登录号　35319-70-1

INN list　30

药效分类　抗球虫药

硫唑嘌呤

Azathioprine（*INN*）

化学结构式

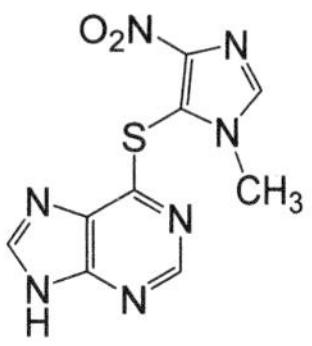

分子式和分子量　$C_9H_7N_7O_2S$　277.26

化学名　6-[(1-Methyl-4-nitroimidazol-5-yl)thio]purine

6-[(1-甲基-4-硝基咪唑-5-基)硫代]嘌呤

CAS 登录号　446-86-6

INN list　12

药效分类　抗肿瘤药，免疫抑制药

ATC 分类　L04AX01

硫唑酸

Tiazotic Acid（*INN*）

化学结构式

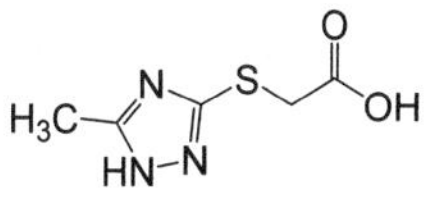

分子式和分子量　$C_5H_7N_3O_2S$　173.19

化学名　[(5-Methyl-1*H*-1,2,4-triazol-3-yl)sulfanyl]acetic acid

[(5-甲基-1*H*-1,2,4-三氮唑-3-基)硫基]乙酸

CAS 登录号　64679-65-8

INN list　106

药效分类　抗氧剂

柳胺酚

Osalmid（*INN*）

化学结构式

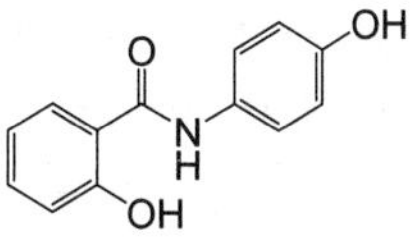

分子式和分子量　$C_{13}H_{11}NO_3$　229.23

化学名　4'-Hydroxysalicylanilide

4'-羟基水杨酰苯胺

CAS 登录号　526-18-1

INN list　15

药效分类　利胆药

柳胆来司

Salcolex（*INN*）

分子式和分子量　$(C_{12}H_{19}NO_4)_2 \cdot MgSO_4 \cdot 4H_2O$　675.00

化学结构式

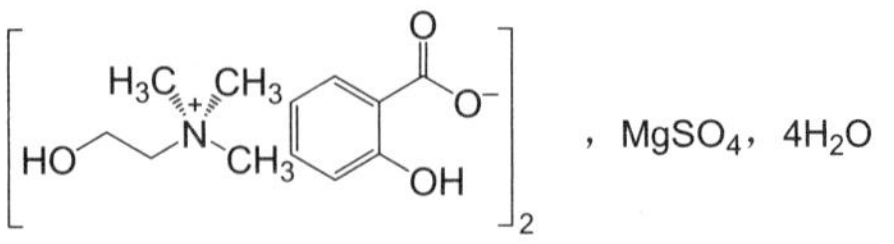

化学名 Choline salicylate (salt) compound with magnesium sulfate (2：1)tetrahydrate

胆碱水杨酸盐合硫酸镁(2：1)四水合物

CAS 登录号 28038-04-2; 51194-00-2[无水]

INN list 23

药效分类 抗炎镇痛药

柳氮定

Salazodine（*INN*）

化学结构式

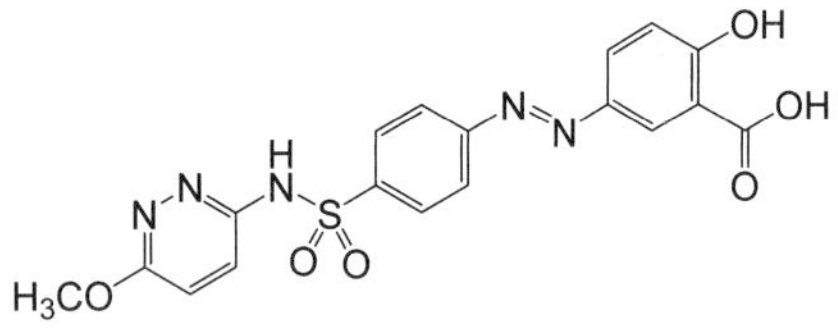

分子式和分子量 $C_{18}H_{15}N_5O_6S$ 429.41

化学名 5-[[*p*-[(6-Methoxy-3-pyridazinyl)sulfamoyl]phenyl]azo] salicylic acid

5-[[4-[(6-甲氧基-3-哒嗪基)氨磺酰基]苯基]偶氮基]水杨酸

CAS 登录号 22933-72-8

INN list 22

药效分类 抗菌药

柳氮磺胺

Salazosulfamide（*INN*）

化学结构式

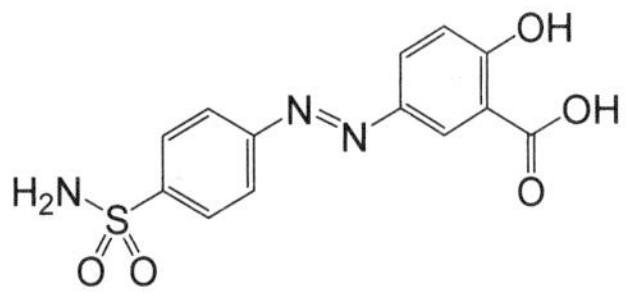

分子式和分子量 $C_{13}H_{11}N_3O_5S$ 321.31

化学名 5-(*p*-Sulfamoylphenylazo)salicylic acid

5-(4-氨磺酰基苯偶氮基)水杨酸

CAS 登录号 139-56-0

INN list 1

药效分类 磺胺类抗菌药

柳氮磺吡啶

Sulfasalazine（*INN*）

化学结构式

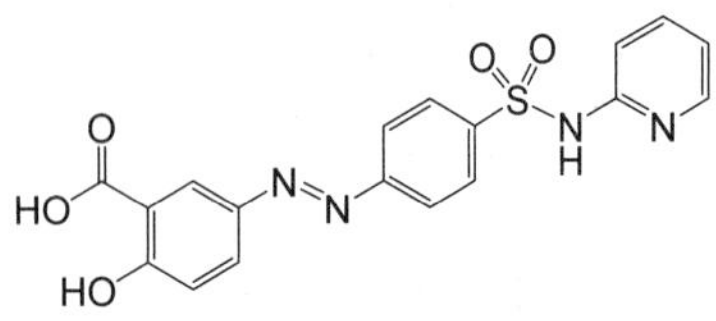

分子式和分子量 $C_{18}H_{14}N_4O_5S$ 398.39

化学名 5-[[*p*-(2-Pyridylsulfamoyl)phenyl]azo]salicylic acid

5-[[4-(2-吡啶基氨磺酰基)苯基]偶氮基]水杨酸

CAS 登录号 599-79-1

INN list 55

药效分类 磺胺类抗菌药

柳氮磺嘧啶

Salazosulfadimidine（*INN*）

化学结构式

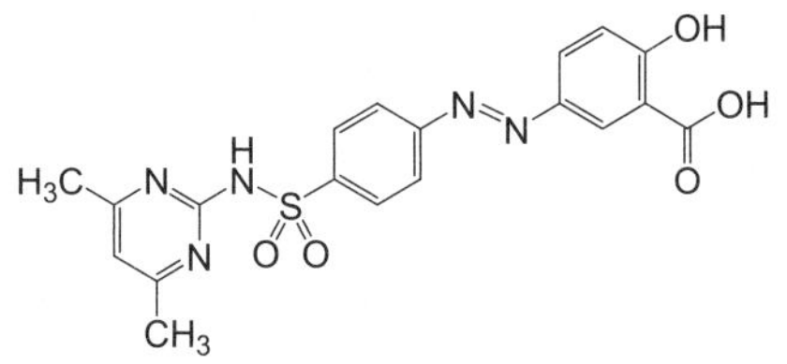

分子式和分子量 $C_{19}H_{17}N_5O_5S$ 427.43

化学名 5-[*p*-[(4,6-Dimethyl-2-pyrimdinyl)sulfamoyl]phenylazo] salicylic acid

5-[4-[(4,6-二甲基-2-嘧啶基)氨磺酰基]苯偶氮基]水杨酸

CAS 登录号 2315-08-4

INN list 11

药效分类 磺胺类抗菌药

柳氮磺噻唑

Salazosulfathiazole（*INN*）

化学结构式

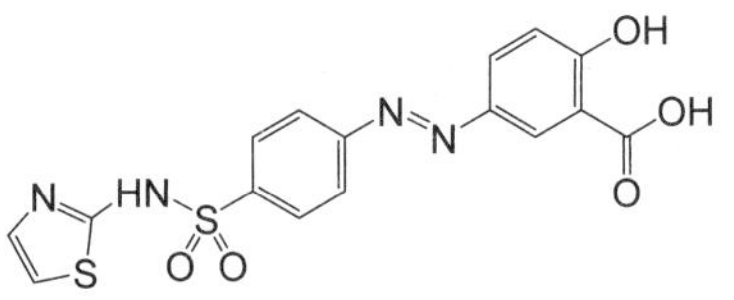

分子式和分子量 $C_{16}H_{12}N_4O_5S_2$ 404.42

化学名 5-[*p*-(2-Thiazolylsulfamoyl)phenylazo]salicylic acid

5-[4-(2-噻唑基氨磺酰基)苯偶氮基]水杨酸

CAS 登录号 515-58-2

INN list 1

药效分类 磺胺类抗菌药

柳氟维林

Salfluverine（*INN*）

化学结构式

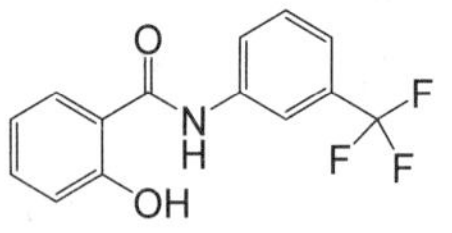

分子式和分子量 $C_{14}H_{10}F_3NO_2$ 281.23

化学名 2-Hydroxy-*N*-[3-(trifluoromethyl)phenyl]benzamide

2-羟基-*N*-[3-(三氟甲基)苯基]苯甲酰胺

CAS 登录号 587-49-5
INN list 29
药效分类 解痉药

柳卡罗酸

Salcaprozic Acid（*INN*）

化学结构式

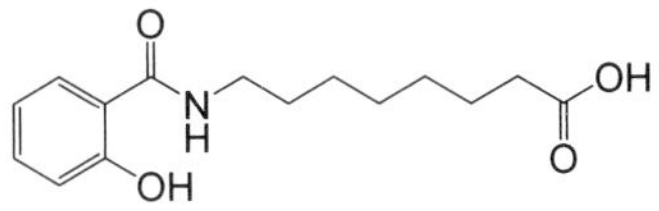

分子式和分子量 $C_{15}H_{21}NO_4$ 279.33
化学名 8-(2-Hydroxybenzamido)octanoate acid
8-(2-羟苯甲酰氨基)辛酸
CAS 登录号 183990-46-7
INN list 88
药效分类 口服吸收促进药

六甲蜜胺

Altretamine（*INN*）

化学结构式

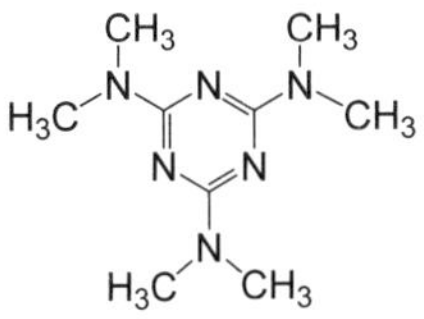

分子式和分子量 $C_9H_{18}N_6$ 210.28
化学名 2,4,6-Tris(dimethylamino)-*s*-triazin
2,4,6-三(二甲氨基)-均三嗪
CAS 登录号 645-05-6
INN list 44
药效分类 抗肿瘤药
ATC 分类 L01XX03

六甲溴铵

Hexamethonium Bromide（*INN*）

化学结构式

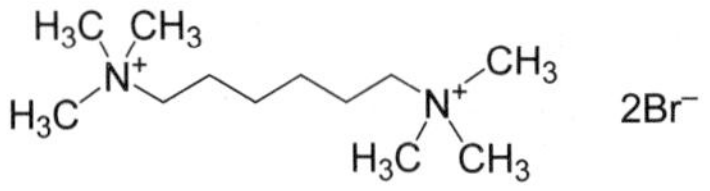

分子式和分子量 $C_{12}H_{30}Br_2N_2$ 362.19
化学名 Hexamethylenebis(trimethylammonium bromide)
六甲叉基双(三甲基溴铵)
CAS 登录号 55-97-0
INN list 1
药效分类 抗高血压药，血管扩张药

六氯酚

Hexachlorophene（*INN*）

化学结构式

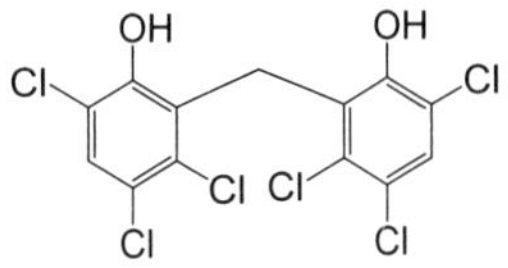

分子式和分子量 $C_{13}H_6Cl_6O_2$ 406.90
化学名 2,2'-Methylenebis[3,4,6-trichlorophenol]
2,2'-甲叉基双[3,4,6-三氯苯酚]
CAS 登录号 70-30-4
INN list 1
药效分类 消毒防腐药

六氢芬宁

Drofenine（*INN*）

化学结构式

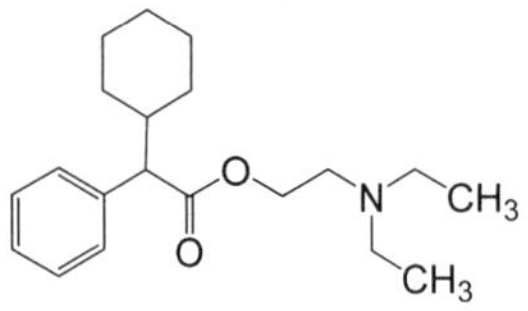

分子式和分子量 $C_{20}H_{31}NO_2$ 317.47
化学名 2-(Diethylamino)ethyl *α*-phenylcyclohexaneacetate
2-(二乙氨基)乙基 *α*-苯基环己烷乙酸酯
CAS 登录号 1679-76-1
INN list 26
药效分类 解痉药

龙胆酸

Gentisic Acid（*INN*）

化学结构式

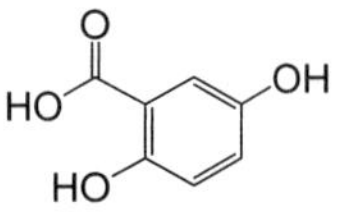

分子式和分子量 $C_7H_6O_4$ 154.12
化学名 2,5-Dihydroxybenzoic acid
2,5-二羟基苯甲酸
CAS 登录号 490-79-9; 4955-90-2[钠盐]
INN list 1
药效分类 解热镇痛药

龙胆酸乙醇酰胺

Gentisic Acid Ethanolamide

分子式和分子量 $C_9H_{11}NO_4$ 197.19

化学结构式

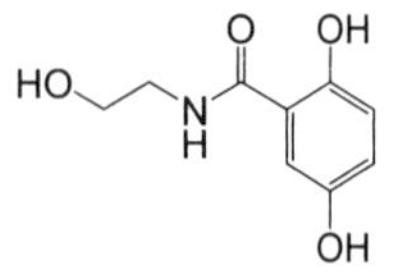

化学名　2,5-Dihydroxy-*N*-(2-hydroxyethyl)benzamide

2,5-二羟基-*N*-(2-羟乙基)苯甲酰胺

CAS 登录号　61969-53-7

药效分类　解热镇痛药

隆巴唑

Lombazole（*INN*）

化学结构式

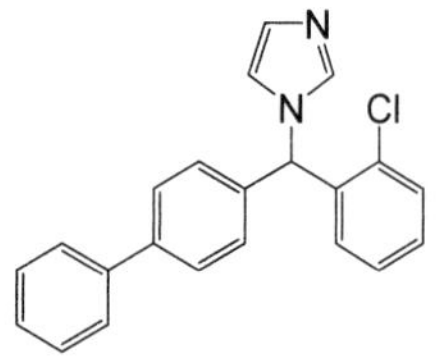

分子式和分子量　$C_{22}H_{17}ClN_2$　344.84

化学名　1-[(2-Chlorophenyl)-(4-phenylphenyl)methyl]imidazole

1-[(2-氯苯基)-(4-苯基苯基)甲基]咪唑

CAS 登录号　60628-98-0

INN list　42

药效分类　防腐药

卢巴贝隆

Lubabegron（*INN*）

化学结构式

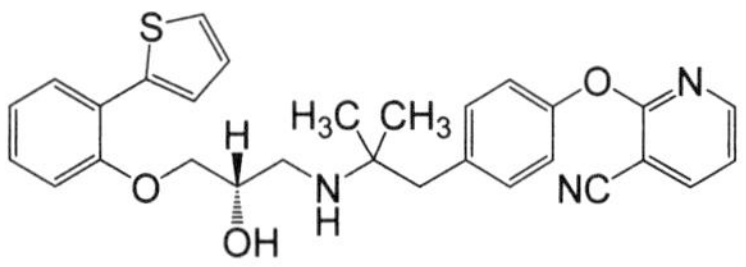

分子式和分子量　$C_{29}H_{29}N_3O_3S$　499.63

化学名　2-{4-[2-({(2*S*)-2-Hydroxy-3-[2-(thiophen-2-yl)phenoxy]propyl}amino)-2-methylpropyl]phenoxy}pyridine-3-carbonitrile

2-{4-[2-({(2*S*)-2-羟基-3-[2-(噻吩-2-基)苯氧基]丙基}氨基)-2-甲基丙基]苯氧基}吡啶-3-甲腈

CAS 登录号　391920-32-4

INN list　109

药效分类　$β_3$-肾上腺素能受体拮抗药(兽用)

卢达特龙

Ludaterone（*INN*）

化学结构式

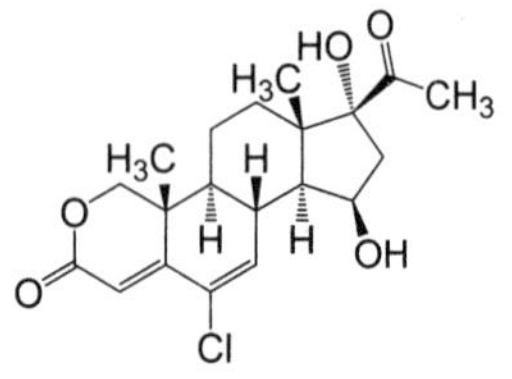

分子式和分子量　$C_{20}H_{25}ClO_5$　380.87

化学名　6-Chloro-15*β*,17-dihydroxy-2-oxapregna-4,6-diene-3,20-dione

6-氯-15*β*,17-二羟基-2-氧杂孕甾-4,6-二烯-3,20-二酮

CAS 登录号　124548-08-9

INN list　123

药效分类　抗雄激素药

卢夫特韦

Lufotrelvir（*INN*）

化学结构式

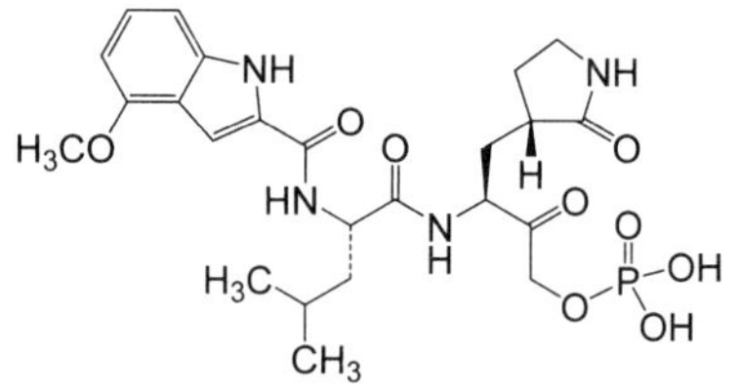

分子式和分子量　$C_{24}H_{33}N_4O_9P$　552.52

化学名　(3*S*)-3-[(2*S*)-2-(4-Methoxy-1*H*-indole-2-carboxamido)-4-methyl pentanamido]-2-oxo-4-[(3*S*)-2-oxopyrrolidin-3-yl]butyl dihydrogen phosphate

(3*S*)-3-[(2*S*)-2-(4-甲氧基-1*H*-吲哚-2-甲酰氨基)-4-甲基戊酰氨基]-2-氧代-4-[(3*S*)-2-氧代吡咯-3-基]丁基二氢磷酸酯

CAS 登录号　2468015-78-1

INN list　125

药效分类　抗病毒药

卢美哌隆

Lumateperone（*INN*）

化学结构式

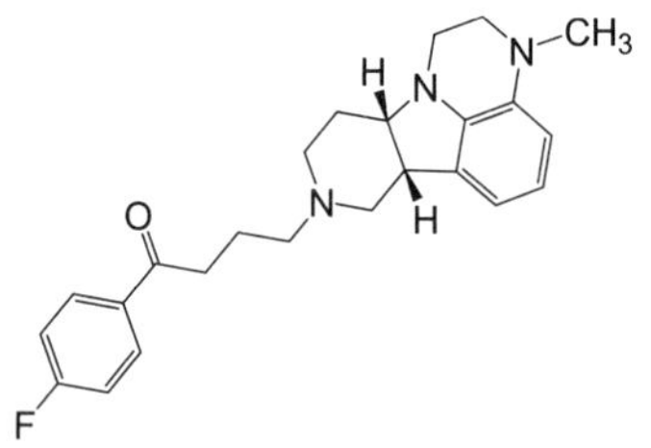

分子式和分子量　$C_{24}H_{28}FN_3O$　393.51

化学名　1-(4-Fluorophenyl)-4-[(6*bR*,10*aS*)-3-methyl-2,3,6*b*,9,10,10*a*-hexahydro-1*H*-pyrido[3',4':4,5]pyrrolo[1,2,3-*de*]quinoxalin-8(7*H*)-yl]butan-1-one

1-(4-氟苯基)-4-[(6*bR*,10*aS*)-3-甲基-2,3,6*b*,9,10,10*a*-六氢-1*H*-吡啶并[3',4':4,5]吡咯 [1,2,3-*de*]喹喔啉-8(7*H*)-基]丁-1-酮

CAS 登录号　313368-91-1

INN list　114

药效分类　抗精神病药

卢米西他滨

Lumicitabine（*INN*）

分子式和分子量　$C_{18}H_{25}ClFN_3O_6$　433.86

化学结构式

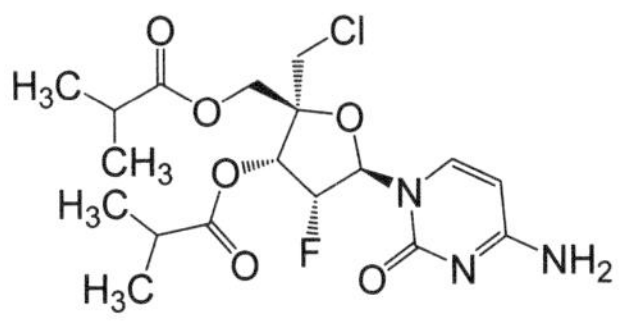

化学名 [(2*R*,3*R*,4*R*,5*R*)-5-(4-Amino-2-oxopyrimidin-1-yl)-2-(chloromethyl)-4-fluoro-3-(2-methylpropanoyloxy)oxolan-2-yl] methyl 2-methylpropanoate

[(2*R*,3*R*,4*R*,5*R*)-5-(4-氨基-2-氧代嘧啶-1-基)-2-(氯甲基)-4-氟-3-(2-甲基丙酰基氧基)氧杂环戊-2-基]甲基 2-甲基丙酸酯

CAS 登录号 1445385-02-3

INN list 115

药效分类 胞苷类似物，抗病毒药

卢他尼布

Lucitanib（*INN*）

化学结构式

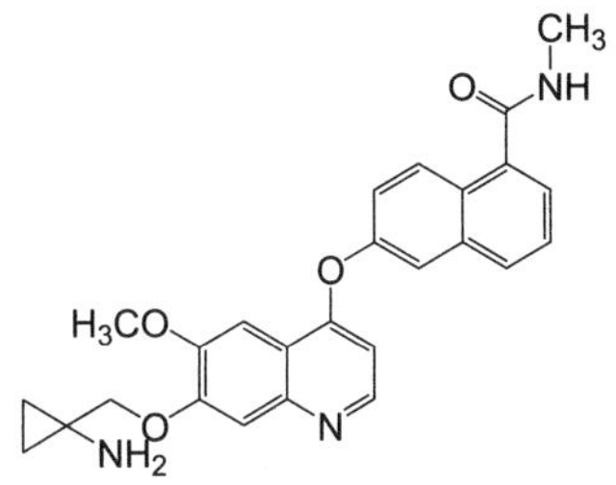

分子式和分子量 $C_{26}H_{25}N_3O_4$ 443.18

化学名 6-({7-[(1-Aminocyclopropyl)methoxy]-6-methoxyquinolin-4-yl}oxy)-*N*-methylnaphthalene-1-carboxamide

6-({7-[(1-氨基环丙基)甲氧基]-6-甲氧基喹啉-4-基}氧基)-*N*-甲基萘-1-甲酰胺

CAS 登录号 1058137-23-7

INN list 107

药效分类 抗肿瘤药

芦巴佐咚

Lubazodone（*INN*）

化学结构式

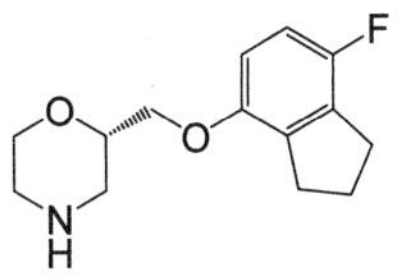

分子式和分子量 $C_{14}H_{18}FNO_2$ 251.30

化学名 (*S*)-2-[[(7-Fluoro-4-indanyl)oxy]methyl]morpholine

(*S*)-2-[[(7-氟-4-茚满基)氧基]甲基]吗啉

CAS 登录号 161178-07-0; 161178-10-5[盐酸盐]

INN list 86/87

药效分类 抗抑郁药

芦贝鲁唑

Lubeluzole（*INN*）

化学结构式

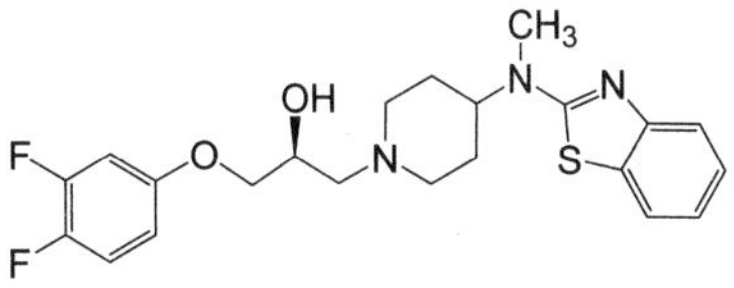

分子式和分子量 $C_{22}H_{25}F_2N_3O_2S$ 433.51

化学名 (+)-(*S*)-4-(2-Benzothiazolylmethylamino)-*α*-[(3,4-difluorophenoxy)methyl]-l-piperidineethanol

(+)-(*S*)-4-(2-苯噻唑甲氨基)-*α*-[(3,4-二氟苯氧基)甲基]-1-哌啶乙醇

CAS 登录号 144665-07-6

INN list 70

药效分类 神经保护药，抗中风药

芦比前列酮

Lubiprostone（*INN*）

化学结构式

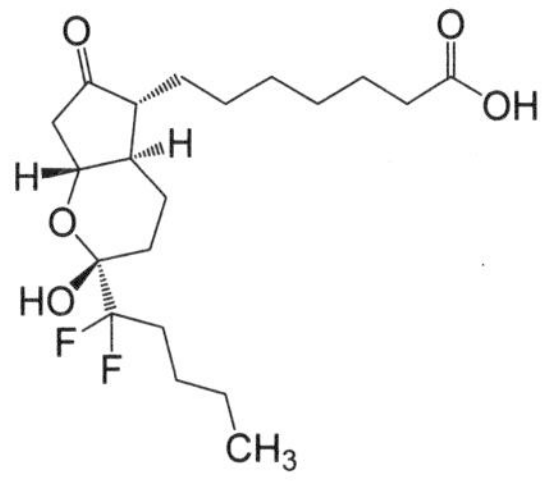

分子式和分子量 $C_{20}H_{32}F_2O_5$ 390.46

化学名 (−)-7-[(2*R*,4*aR*,5*R*,7*aR*)-2-(1,l-Difluoropentyl)-2-hydroxy-6-oxooctahydrocyclopenta[*b*]pyran-5-yl]heptanoic acid

(−)-7-[(2*R*,4*aR*,5*R*,7*aR*)-2-(1,l-二氟戊基)-2-羟基-6-氧基八氢环戊熳并[*b*]吡喃-5-基]庚酸

CAS 登录号 136790-76-6

INN list 87

药效分类 前列腺素类药，抗便秘药

芦比替定

Lurbinectedin（*INN*）

化学结构式

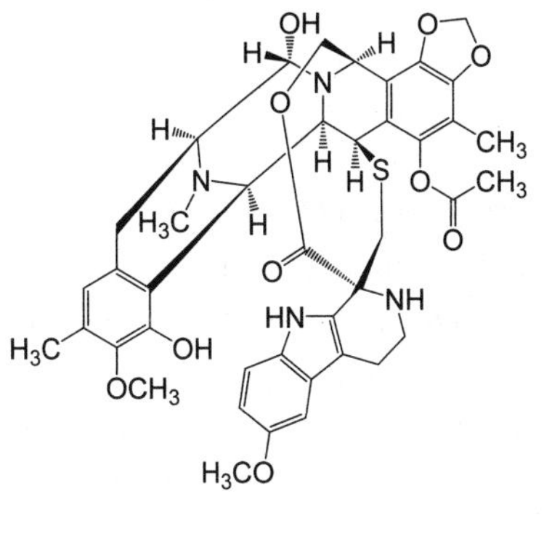

分子式和分子量　$C_{41}H_{44}N_4O_{10}S$　784.87

化学名　[(1*R*,2*R*,3*R*,11*S*,12*S*,14*R*,26*R*)-5,12-Dihydroxy-6,6'-dimethoxy-7,21,30-trimethyl-27-oxospiro[17,19,28-trioxa-24-thia-13,30-diazaheptacyclo[12.9.6.1^{3,11}.0^{2,13}.0^{4,9}.0^{15,23}.0^{16,20}]triaconta-4(9),5,7,15,20,22-hexaene-26,1'-2,3,4,9-tetrahydropyrido[3,4-*b*]indole]-22-yl]acetate

[(1*R*,2*R*,3*R*,11*S*,12*S*,14*R*,26*R*)-5,12-二羟基-6,6'-二甲氧基-7,21,30-三甲基-27-氧代螺[17,19,28-三氧杂-24-硫杂-13,30-二氮杂七环[12.9.6.1^{3,11}.0^{2,13}.0^{4,9}.0^{15,23}.0^{16,20}]三十烷-4(9),5,7,15,20,22-六烯-26,1'-2,3,4,9-四氢吡啶并[3,4-*b*]吲哚]-22-基]乙酸酯

CAS 登录号　497871-47-3

INN list　105

药效分类　抗肿瘤药

芦比替康

Rubitecan（*INN*）

化学结构式

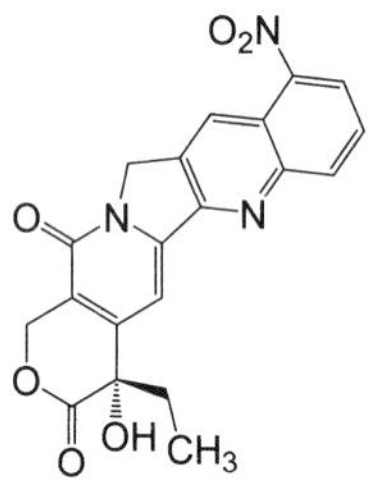

分子式和分子量　$C_{20}H_{15}N_3O_6$　393.35

化学名　(4*S*)-4-Ethyl-4-hydroxy-10-nitro-1,12-dihydro-14*H*-pyrano[3',4':6,7]indolizino[1,2-*b*]quinoline-3,14(4*H*)-dione

(4*S*)-4-乙基-4-羟基-10-硝基-1,12-二氢-14*H*-吡喃并[3',4':6,7]吲哚嗪并[1,2-b]喹啉-3,14(4*H*)-二酮

CAS 登录号　91421-42-0

INN list　82

药效分类　抗肿瘤药，拓扑异构酶 I 抑制药

芦布妥林

Ruboxistaurin（*INN*）

化学结构式

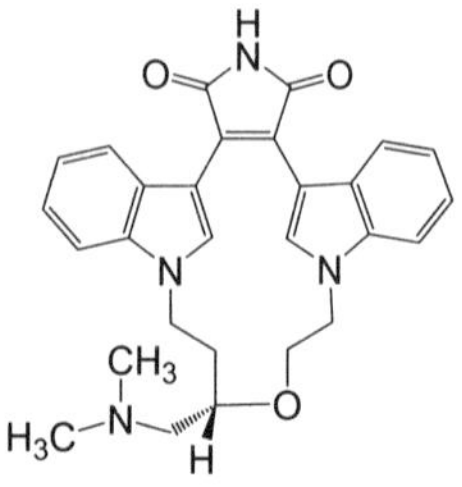

分子式和分子量　$C_{28}H_{28}N_4O_3$　468.55

化学名　(18*S*)-18-[(Dimethylamino)methyl]-17-oxa-4,14,21-triazahexacyclo[19.6.1.1^{7,14}.0^{2,6}.0^{8,13}.0^{22,27}]nonacosa-1(28),2(6),7(29),8,10,12,22,24,26-nonaene-3,5-dione

(18*S*)-18-[(二甲基氨基)甲基]-17-氧杂-4,14,21-三氮杂六环[19.6.1.1^{7,14}.0^{2,6}.0^{8,13}.0^{22,27}]二十九烷-1(28),2(6),7(29),8,10,12,22,24,26-九烯-3,5-二酮

CAS 登录号　169939-94-0

INN list　85

药效分类　蛋白激酶 C 抑制药

芦丁

Rutoside（*INN*）

化学结构式

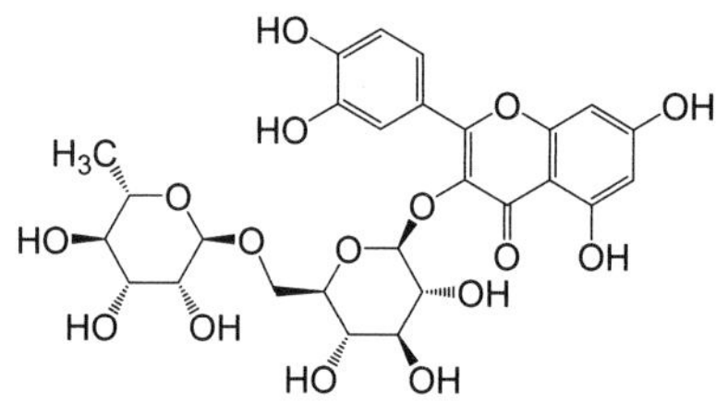

分子式和分子量　$C_{27}H_{30}O_{16}$　610.52

化学名　2-(3,4-Dihydroxyphenyl)-5,7-dihydroxy-4*H*-chromen-4-one-3-yl-6-*O*-*α*-L-rhamnopyranosyl-*β*-D-glucoside

2-(3,4-二羟苯基)-5,7-二羟基-4*H*-色烯-4-酮-3-基-6-*O*-*α*-L-吡喃鼠李糖基-*β*-D-葡萄糖苷

CAS 登录号　153-18-4

INN list　1

药效分类　毛细血管稳定药

ATC 分类　C05CA01

芦伐腙

Ruvazone（*INN*）

化学结构式

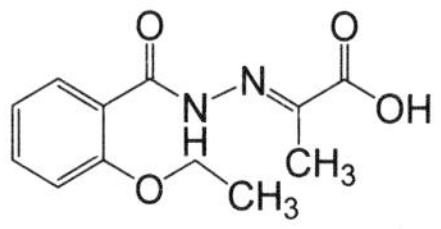

分子式和分子量　$C_{12}H_{14}N_2O_4$　250.25

化学名　*o*-Ethoxybenzoic acid(1-carboxyethylidene)hydrazide

2-乙氧基苯甲酰(1-羧基乙亚基)肼

CAS 登录号　20228-27-7

INN list　26

药效分类　抗炎镇痛药

芦非酰胺

Rufinamide（*INN*）

化学结构式

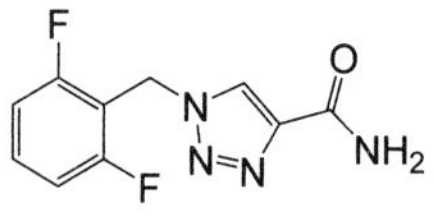

分子式和分子量　$C_{10}H_8F_2N_4O$　238.19

化学名　1-(2,6-Difluorobenzyl)-1*H*-1,2,3-triazole-4-carboxamide

1-(2,6-二氟苯甲基)-1*H*-1,2,3-三氮唑-4-甲酰胺

CAS 登录号　106308-44-5

INN list 73

药效分类 抗癫痫药

芦氟沙星

Rufloxacin（*INN*）

化学结构式

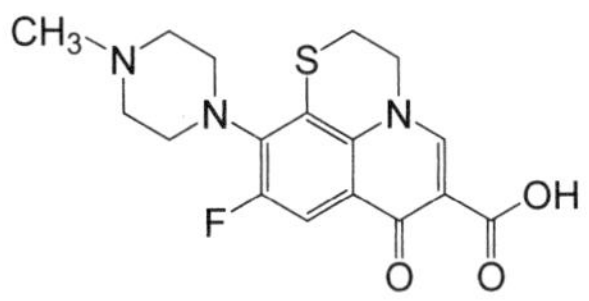

分子式和分子量 $C_{17}H_{18}FN_3O_3S$ 363.41

化学名 9-Fluoro-2,3-dihydro-10-(4-methyl-1-piperazinyl)-7-oxo-7*H*-pyrido[1,2,3-*de*]-1,4-benzothiazine-6-carboxylic acid

9-氟-2,3-二氢-10-(4-甲基-1-哌嗪基)-7-氧代-7*H*-吡啶并[1,2,3-*de*]-1,4-苯并噻嗪-6-甲酸

CAS 登录号 101363-10-4

INN list 57

药效分类 喹诺酮类抗微生物药

ATC 分类 J01MA10

芦格列净

Luseogliflozin（*INN*）

化学结构式

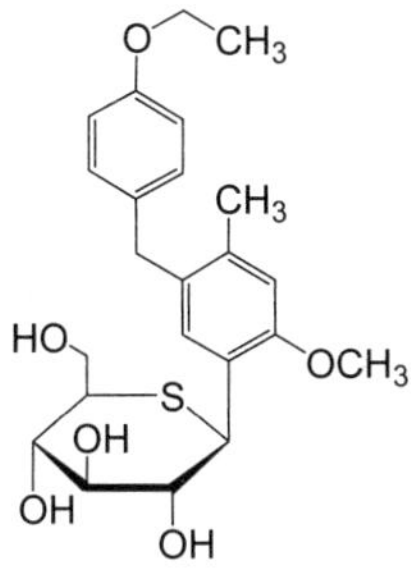

分子式和分子量 $C_{23}H_{30}O_6S$ 434.55

化学名 (2*S*,3*R*,4*R*,5*S*,6*R*)-2-[5-[(4-Ethoxyphenyl)methyl]-2-methoxy-4-methylphenyl]-6-(hydroxymethyl)thiane-3,4,5-triol

(2*S*,3*R*,4*R*,5*S*,6*R*)-2-[5-[(4-乙氧苯基)甲基]-2-甲氧基-4-甲基苯基]-6-(羟甲基)硫杂环己烷基-3,4,5-三醇

CAS 登录号 898537-18-3

INN list 104

药效分类 抗糖尿病药

芦卡帕利

Rucaparib（*INN*）

化学结构式

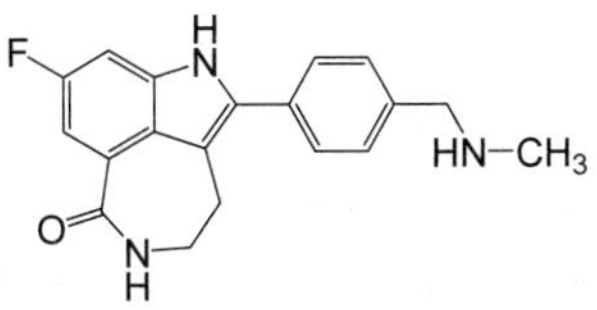

分子式和分子量 $C_{19}H_{18}FN_3O$ 323.36

化学名 8-Fluoro-2-[4-[(methylamino)methyl]phenyl]-1,3,4,5-tetrahydro-6*H*-pyrrolo[4,3,2-*ef*][2]benzazepin-6-one

8-氟-2-[4-[(甲氨基)甲基]苯基]-1,3,4,5-四氢-6*H*-吡咯并[4,3,2-*ef*][2]苯并氮杂䓬-6-酮

CAS 登录号 283173-50-2

INN list 105

药效分类 抗肿瘤药

芦可替尼

Ruxolitinib（*INN*）

化学结构式

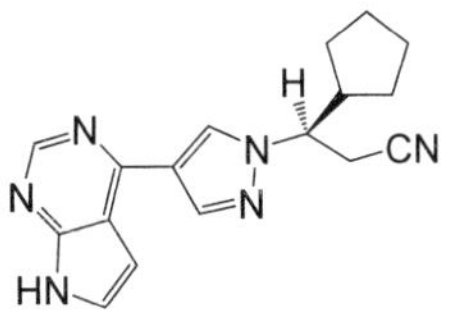

分子式和分子量 $C_{17}H_{18}N_6$ 306.37

化学名 (3*R*)-3-Cyclopentyl-3-[4-(7*H*-pyrrolo[2,3-*d*]pyrimidin-4-yl)-1*H*-pyrazol-1-yl]propanenitrile

(3*R*)-3-环戊基-3-[4-(7*H*-吡咯[2,3-*d*]嘧啶-4-基)-1*H*-吡唑-1-基]丙腈

CAS 登录号 941678-49-5

INN list 103

药效分类 抗肿瘤药

芦罗司琼

Lurosetron（*INN*）

化学结构式

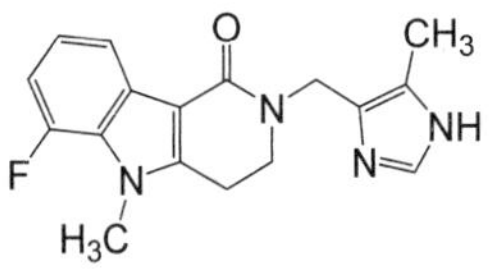

分子式和分子量 $C_{17}H_{17}FN_4O$ 312.35

化学名 6-Fluoro-2,3,4,5-tetrahydro-5-methyl-2-[(5-methylimidazol-4-yl)methyl]-1*H*-pyrido[4,3-*b*]indol-1-one

6-氟-2,3,4,5-四氢-5-甲基-2-[(5-甲基咪唑-4-基)甲基]-1*H*-吡啶并[4,3-*b*]吲哚-1-酮

CAS 登录号 128486-54-4；143486-90-2[甲磺酸盐]

INN list 69

药效分类 5-羟色胺受体拮抗药，镇吐药

芦马卡托

Lumacaftor（*INN*）

化学结构式

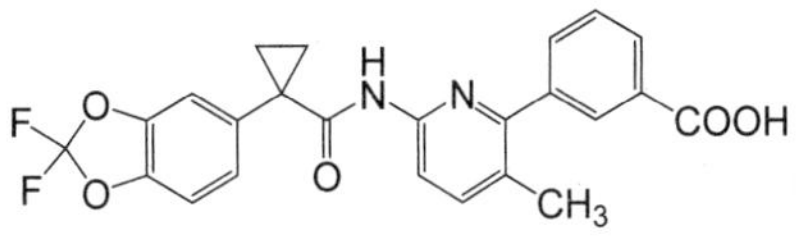

分子式和分子量 $C_{24}H_{18}F_2N_2O_5$ 452.41

化学名 3-[6-[1-(2,2-Difluoro-1,3-benzodioxol-5-yl)cyclopropane-1-carboxamido]-3-methylpyridin-2-yl]benzoic acid

3-[6-[1-(2,2-二氟-1,3-苯并二氧戊环-5-基)环丙烷-1-甲酰氨基]-3-甲基吡啶-2-基]苯甲酸

CAS 登录号 936727-05-8

INN list 105

药效分类 囊性纤维化跨膜调节蛋白(CFTR)通道激活药

芦米考昔

Lumiracoxib（*INN*）

化学结构式

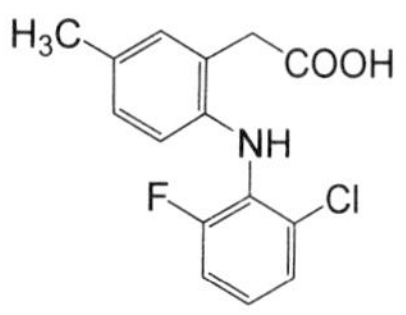

分子式和分子量 $C_{15}H_{13}ClFNO_2$ 293.72

化学名 2-[[(2-Chloro-6-fluorophenyl)amino]-5-methylphenyl] acetic acid

2-[[(2-氯-6-氟苯基)氨基]-5-甲苯基]乙酸

CAS 登录号 220991-20-8

INN list 87

药效分类 环氧酶 2 抑制药，抗炎镇痛药

芦米司匹

Luminespib（*INN*）

化学结构式

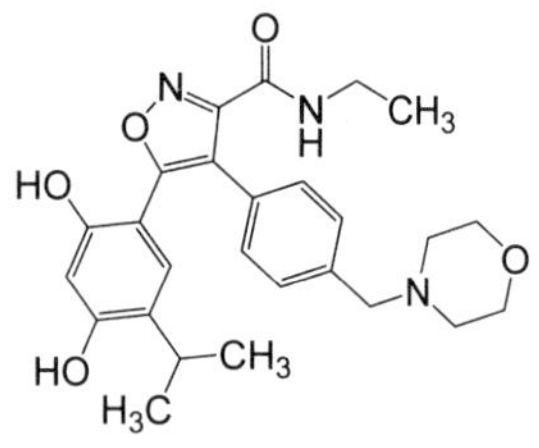

分子式和分子量 $C_{26}H_{31}N_3O_5$ 465.55

化学名 5-[2,4-Dihydroxy-5-(propan-2-yl)phenyl]-*N*-ethyl-4-{4-[(morpholin-4-yl)methyl]phenyl}-1,2-oxazole-3-carboxamide

5-[2,4-二羟基-5-(丙-2-基)苯基]-*N*-乙基-4-{4-[(吗啉-4-基)甲基]苯基}-1,2-噁唑-3-甲酰胺

CAS 登录号 747412-49-3

INN list 108

药效分类 抗肿瘤药

芦帕他定

Rupatadine（*INN*）

分子式和分子量 $C_{26}H_{26}ClN_3$ 415.96

化学结构式

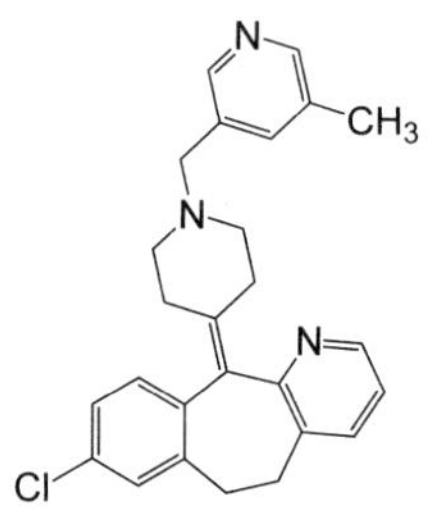

化学名 8-Chloro-6,11-dihydro-11-[1-[(5-methyl-3-pyridyl)methyl]-4-piperidylidene]-5*H*-benzo[5,6]cyclohepta[1,2-*b*]pyridine

8-氯-6,11-二氢-11-[1-[(5-甲基-3-吡啶基)甲基]-4-哌啶亚基]-5*H*-苯并[5,6]环庚烷并[1,2-*b*]吡啶

CAS 登录号 158876-82-5

INN list 74

药效分类 抗凝血药，抗组胺药

芦平曲韦

Rupintrivir（*INN*）

化学结构式

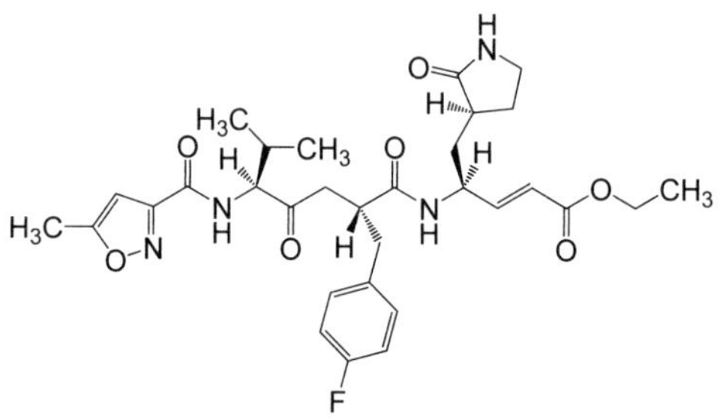

分子式和分子量 $C_{31}H_{39}FN_4O_7$ 598.66

化学名 Ethyl (2*E*,4*S*)-4-[[(2*R*,5*S*)-2-(4-fluorobenzyl)-6-methyl-5-[[(5-methyl isoxazol-3-yl)carbonyl]amino]-4-oxoheptanoyl]amino]-5-[(3*S*)-2-oxopyrrolidin-3-yl]pent-2-enoate

乙基 (2*E*,4*S*)-4-[[(2*R*,5*S*)-2-(4-氟苄基)-6-甲基-5-[[(5-甲基异噁唑-3-基)甲酰基]氨基]-4-氧代庚酰基]氨基]-5-[(3*S*)-2-氧代吡咯烷-3-基]戊-2-烯酸酯

CAS 登录号 223537-30-2

INN list 88

药效分类 抗病毒药，鼻病毒 3C 蛋白酶抑制药

芦曲泊帕

Lusutrombopag（*INN*）

化学结构式

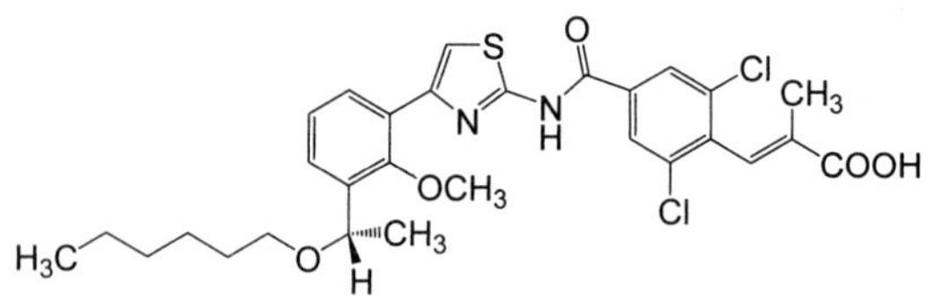

分子式和分子量 $C_{29}H_{32}Cl_2N_2O_5S$ 591.55

化学名 (2*E*)-3-[2,6-Dichloro-4-[(4-[3-[(1*S*)-1-(hexyloxy)ethyl]-2-methoxyphenyl]-1,3-thiazol-2-yl)carbamoyl]phenyl]-2-methylprop-

2-enoic acid

(2*E*)-3-[2,6-二氯-4-[(4-[3-[(1*S*)-1-(己氧基)乙基]-2-甲氧苯基]-1,3-噻唑-2-基)氨甲酰基]苯基]-2-甲基丙-2-烯酸

CAS 登录号 1110766-97-6

INN list 104

药效分类 血小板生成素受体激动药

芦沙哌酮

Lusaperidone（*INN*）

化学结构式

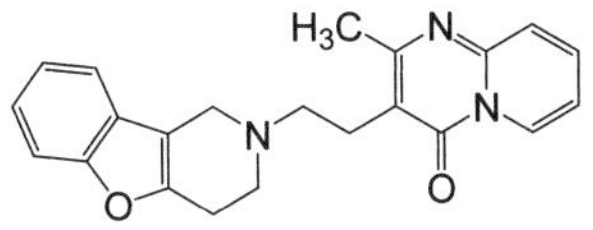

分子式和分子量 $C_{22}H_{21}N_3O_2$ 359.42

化学名 3-[2-(3,4-Dihydrobenzofuro[3,2-*c*]pyridin-2(1*H*)-yl)ethyl]-2-methyl-4*H*-pyrido[1,2-*a*]pyrimidin-4-one

3-[2-(3,4-二氢苯并呋喃[3,2-*c*]吡啶-2(1*H*)-基)乙基]-2-甲基-4*H*-吡啶并[1,2-*a*]嘧啶-4-酮

CAS 登录号 214548-46-6

INN list 82

药效分类 抗精神病药

芦舍司他

Lucerastat（*INN*）

化学结构式

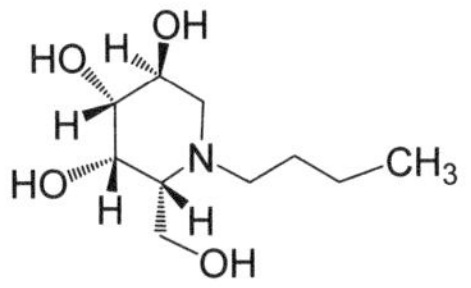

分子式和分子量 $C_{10}H_{21}NO_4$ 219.5

化学名 (2*R*,3*S*,4*R*,5*S*)-1-Butyl-2-(hydroxymethyl)piperidine-3,4,5-triol

(2*R*,3*S*,4*R*,5*S*)-1-丁基-2-(羟甲基)哌啶-3,4,5-三醇

CAS 登录号 141206-42-0

INN list 106

药效分类 神经酰胺葡糖基转移酶抑制药

芦他霉素

Rutamycin（*INN*）

化学结构式

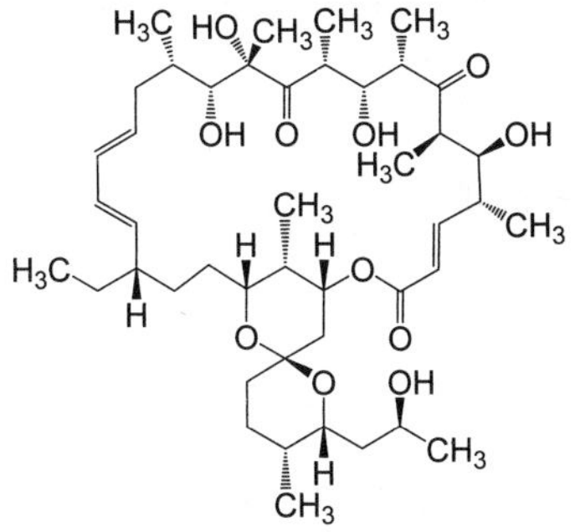

分子式和分子量 $C_{44}H_{72}O_{11}$ 777.042

化学名 (1*R*,4*S*,5*E*,5'*R*,6'*R*,7*E*,10*S*,11*R*,12*S*,14*R*,15*S*,16*S*,18*R*,19*S*,20*R*,21*E*,25*R*,27*S*,29*S*)-4-Ethyl-11,12,15,19-tetrahydroxy-6'-[(2*S*)-2-hydroxypropyl]-5',10,12,14,16,18,20,29-octamethylspiro[24,28-dioxabicyclo[23.3.1]nonacosa-5,7,21-triene-27,2'-oxane]-13,17,23-trione

(1*R*,4*S*,5*E*,5'*R*,6'*R*,7*E*,10*S*,11*R*,12*S*,14*R*,15*S*,16*S*,18*R*,19*S*,20*R*,21*E*,25*R*,27*S*,29*S*)-4-乙基-11,12,15,19-四羟基-6'-[(2*S*)-2-羟丙基]-5',10,12,14,16,18,20,29-八甲基螺[24,28-二氧杂双环[23.3.1]二十九烷-5,7,21-三烯-27,2'-噁烷]-13,17,23-三酮

CAS 登录号 1404-59-7

INN list 14

药效分类 抗生素类抗真菌药

芦扎多仑

Ruzadolane（*INN*）

化学结构式

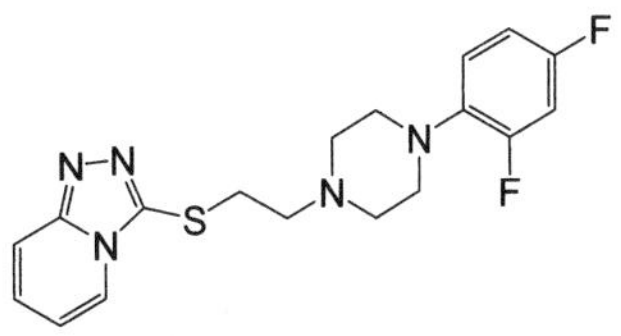

分子式和分子量 $C_{18}H_{19}F_2N_5S$ 375.44

化学名 3-[[2-[4-(2,4-Difluprpphenyl)-1-piperazinyl]ethyl]thio]-triazolo[4,3-*a*]pyridine

3-[[2-[4-(2,4-二氟苯基)-1-哌嗪基]乙基]硫基]-三氮唑并[4,3-*a*]吡啶

CAS 登录号 115762-17-9

INN list 71

药效分类 镇痛药

卤泛群

Halofantrine（*INN*）

化学结构式

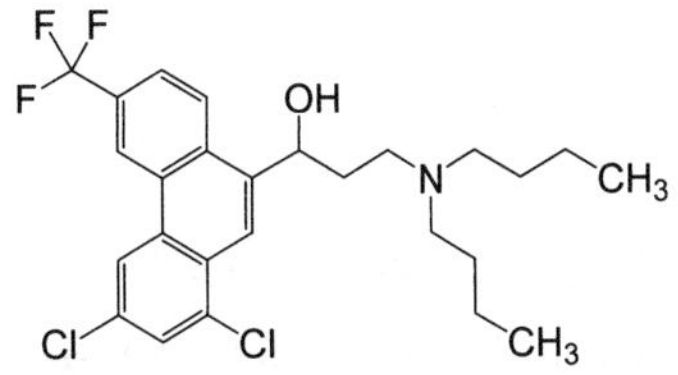

分子式和分子量 $C_{26}H_{30}Cl_2F_3NO$ 500.43

化学名 1,3-Dichloro-*α*-[2-(dibutylamino)ethyl]-6-(trifluoromethyl)-9-phenan threnemethanol

1,3-二氯-*α*-[2-(二丁基氨基)乙基]-6-(三氟甲基)-9-菲甲醇

CAS 登录号 69756-53-2；36167-63-2[盐酸盐]

INN list 43

药效分类 抗疟药

ATC 分类 P01BX01

卤芬酯

Halofenate（*INN*）

化学结构式

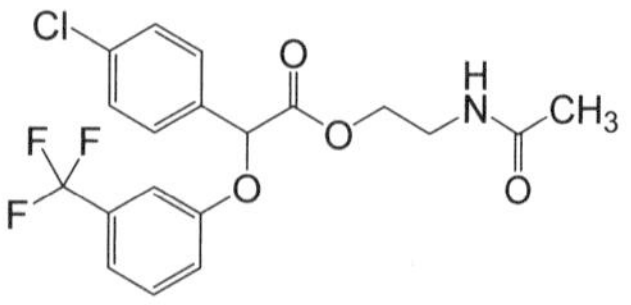

分子式和分子量 $C_{19}H_{17}ClF_3NO_4$ 415.79

化学名 2-Acetamidoethyl 2-(4-chlorophenyl)-2-(3-(trifluoromethyl)phenoxy)acetate

2-乙酰氨基乙基 2-(4-氯苯基)-2-(3-(三氟甲基)苯氧基)乙酸酯

CAS 登录号 26718-25-2

INN list 20

药效分类 降血脂药，排尿酸药

卤夫酮

Halofuginone（*INN*）

化学结构式

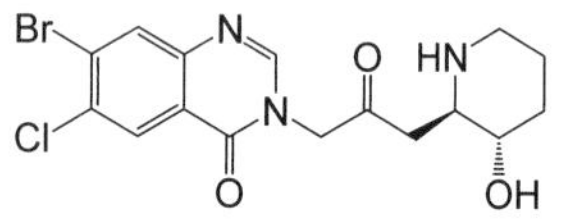

分子式和分子量 $C_{16}H_{17}BrClN_3O_3$ 411.68

化学名 (±)-*trans*-7-Bromo-6-chloro-3-[3-(3-hydroxy-2-piperidyl)acetonyl]-4(3*H*)-quinazolinone

(±)-反-7-溴-6-氯-3-[3-(3-羟基-2-哌啶基)丙酮基]-4(3*H*)-喹唑啉酮

CAS 登录号 55837-20-2；64924-67-0[氢溴酸盐]

INN list 32

药效分类 抗球虫药

卤卡班

Halocarban（*INN*）

化学结构式

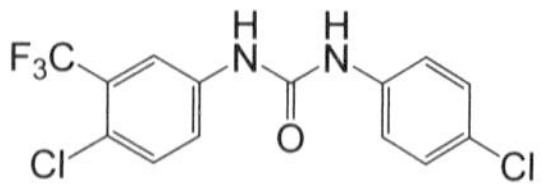

分子式和分子量 $C_{14}H_9Cl_2F_3N_2O$ 349.14

化学名 4,4'-Dichloro-3-(trifluoromethyl)carbanilide

4,4'-二氯-3-(三氟甲基)二苯基脲

CAS 登录号 369-77-7

INN list 16

药效分类 抗真菌药，消毒防腐药

卤可托龙

Halocortolone（*INN*）

分子式和分子量 $C_{22}H_{27}ClF_2O_3$ 412.90

化学结构式

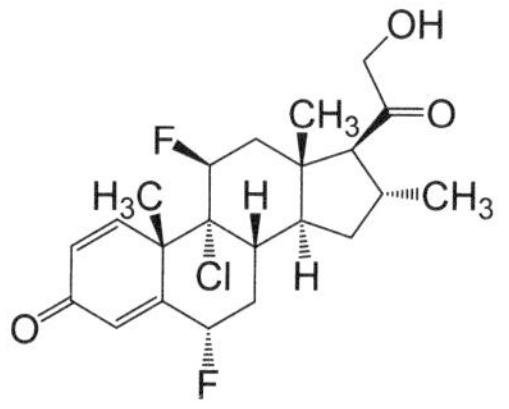

化学名 9*α*-Chloro-6*α*,11*β*-difluoro-21-hydroxy-16*α*-methylpregna-1,4-diene-3,20-dione

9*α*-氯-6*α*,11*β*-二氟-21-羟基-16*α*-甲基孕甾-1,4-二烯-3,20-二酮

CAS 登录号 24320-27-2

INN list 31

药效分类 肾上腺皮质激素类药

卤米松

Halometasone（*INN*）

化学结构式

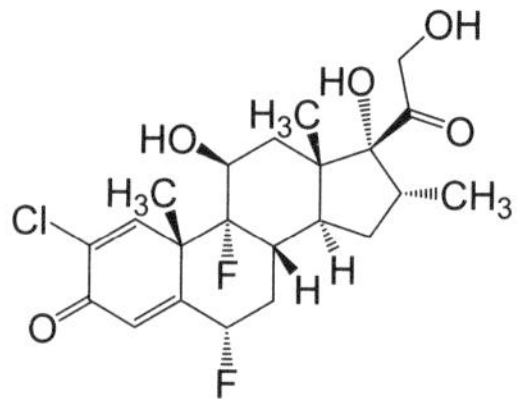

分子式和分子量 $C_{22}H_{27}ClF_2O_5$ 444.90

化学名 2-Chloro-6*α*,9-difluoro-11*β*,17,21-trihydroxy-16*α*-methylpregna-1,4-diene-3,20-dione

2-氯-6*α*,9-二氟-11*β*,17,21-三羟基-16*α*-甲基孕甾-1,4-二烯-3,20-二酮

CAS 登录号 50629-82-8

INN list 41

药效分类 糖皮质激素类药

ATC 分类 D07AC12

卤那胺

Halonamine（*INN*）

化学结构式

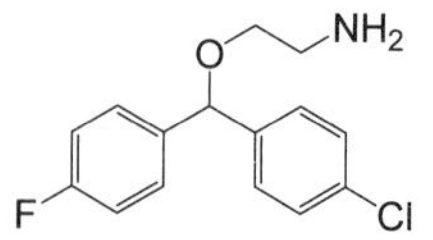

分子式和分子量 $C_{15}H_{15}ClFNO$ 279.74

化学名 2-[[*p*-Chloro-*α*-(*p*-fluorophenyl)benzyl]oxy]ethylamine

2-[[4-氯-*α*-(4-氟苯基)苯甲基]氧基]乙胺

CAS 登录号 50583-06-7

INN list 31

药效分类 抗震颤麻痹药

卤培氯铵

Halopenium Chloride（*INN*）

分子式和分子量 $C_{22}H_{30}BrCl_2NO$ 475.29

化学结构式

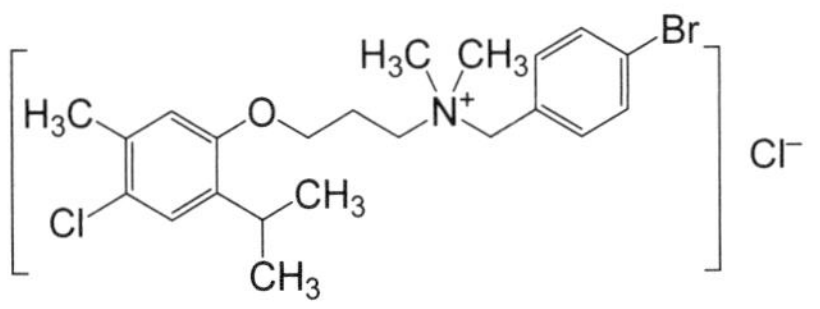

化学名 4-Bromobenzyl[3-(4-chloro-5-methyl-2-isopropylphenoxy)propyl]dimethylammonium chloride

氯化 4-溴苯甲基[3-(4-氯-5-甲基-2-异丙基苯氧基)丙基]二甲基铵

CAS 登录号 7008-13-1

INN list 10

药效分类 抗真菌药，消毒防腐药

卤培米特

Halopemide（*INN*）

化学结构式

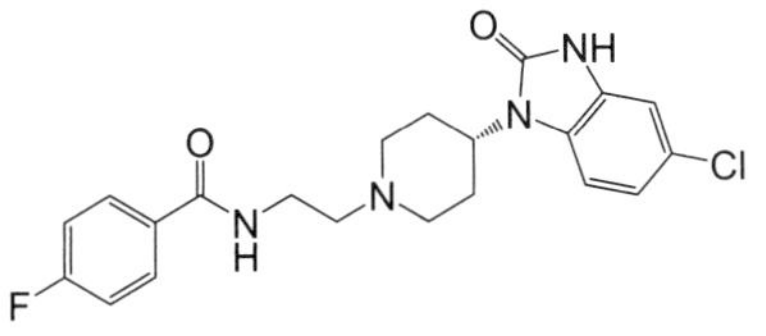

分子式和分子量 $C_{21}H_{22}ClFN_4O_2$ 416.88

化学名 *N*-[2-[4-(5-Chloro-2-oxo-1-benzimidazolinyl)piperidino]ethyl]-*p*-fluoro benzamide

N-[2-[4-(5-氯-2-氧代-1-苯并咪唑啉基)哌啶基]乙基]-4-氟苯甲酰胺

CAS 登录号 59831-65-1

INN list 38

药效分类 抗精神病药

卤泼尼松

Halopredone（*INN*）

化学结构式

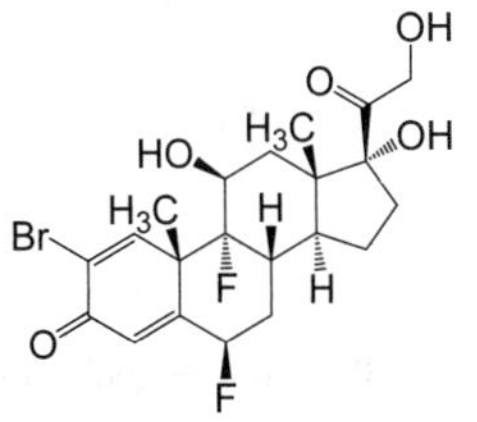

分子式和分子量 $C_{21}H_{25}BrF_2O_5$ 475.33

化学名 2-Bromo-6*β*,9-difluoro-11*β*,17,21-trihydroxypregna-1,4-diene-3,20-dione

2-溴-6*β*,9-二氟-11*β*,17,21-三羟基孕甾-1,4-二烯-3,20-二酮

CAS 登录号 57781-15-4; 57781-14-3[乙酸卤泼尼松(17,21-二乙酸酯)]

INN list 36

药效分类 肾上腺皮质激素类药

卤普罗近

Haloprogin（*INN*）

化学结构式

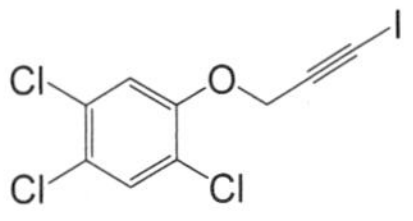

分子式和分子量 $C_9H_4Cl_3IO$ 361.39

化学名 3-Iodo-2-propynyl-2,4,5-trichlorophenyl ether

3-碘-2-丙炔基-2,4,5-三氯苯基醚

CAS 登录号 777-11-7

INN list 17

药效分类 抗真菌药，消毒防腐药

卤沙唑仑

Haloxazolam（*INN*）

化学结构式

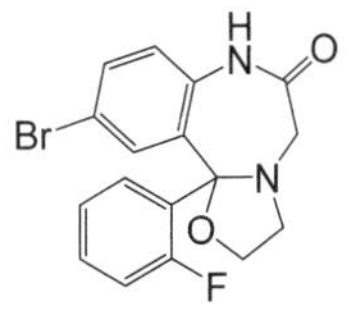

分子式和分子量 $C_{17}H_{14}BrFN_2O_2$ 377.21

化学名 10-Bromo-11*b*-(*o*-fluorophenyl)-2,3,7,11*b*-tetrahydrooxazolo[3,2-*d*][1,4]benzodiazepin-6(5*H*)-one

10-溴-11*b*-(2-氟苯基)-2,3,7,11*b*-四氢噁唑并[3,2-*d*][1,4]苯并二氮杂䓬-6(5*H*)-酮

CAS 登录号 59128-97-1

INN list 38

药效分类 催眠药

卤孕酮

Haloprogesterone（*INN*）

化学结构式

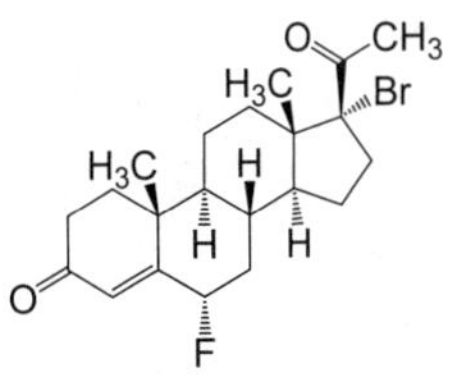

分子式和分子量 $C_{21}H_{28}BrFO_2$ 411.35

化学名 17-Bromo-6*α*-fluoropregn-4-ene-3,20-dione

17-溴-6*α*-氟孕甾-4-烯-3,20-二酮

CAS 登录号 3538-57-6

INN list 11

药效分类 孕激素类药

鲁苯达唑

Luxabendazole（*INN*）

化学结构式

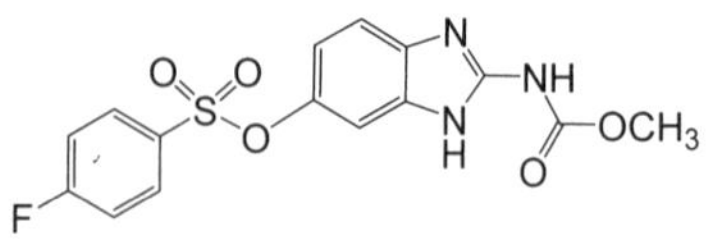

分子式和分子量　$C_{15}H_{12}FN_3O_5S$　365.34

化学名　Methyl 5-hydroxy-2-benzimidazolecarbamate,*p*-fluorobenzenesulfonate (ester)

甲基 5-羟基-2-苯并咪唑氨基甲酸酯，4-氟苯磺酸酯

CAS 登录号　90509-02-7

INN list　52

药效分类　抗蠕虫药

鲁非罗尼

Lufironil（*INN*）

化学结构式

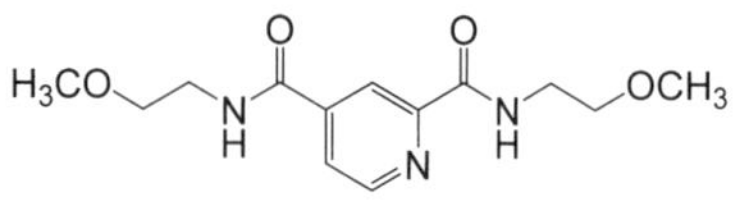

分子式和分子量　$C_{13}H_{19}N_3O_4$　281.31

化学名　*N,N'*-Bis(2-methoxyethyl)-2,4-pyridinedicarboxamide

N,N'-双(2-甲氧基乙基)-2,4-吡啶二甲酰胺

CAS 登录号　128075-79-6

INN list　64

药效分类　胶原抑制药

鲁夫拉朵

Lufuradom（*INN*）

化学结构式

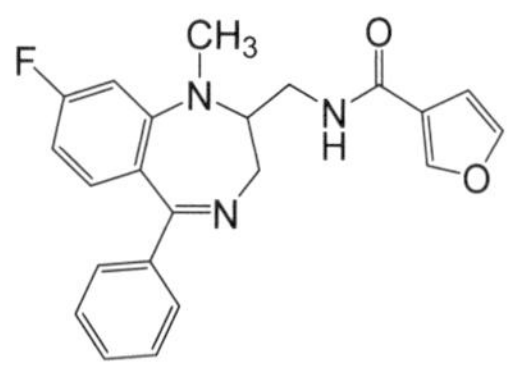

分子式和分子量　$C_{22}H_{20}FN_3O_2$　377.41

化学名　(±)-*N*-[(8-Fluoro-2,3-dihydro-1-methyl-5-phenyl-1*H*-1,4-benzodiazepin-2-yl)-methyl]-3-furamide

(±)-*N*-[(8-氟-2,3-二氢-1-甲基-5-苯基-1*H*-1,4-苯二氮䓬-2-基)-甲基]-3-呋喃甲酰胺

CAS 登录号　85118-42-9

INN list　50

药效分类　镇痛药

鲁骨化醇

Lunacalcipol（*INN*）

分子式和分子量　$C_{28}H_{42}O_4S$　474.70

化学结构式

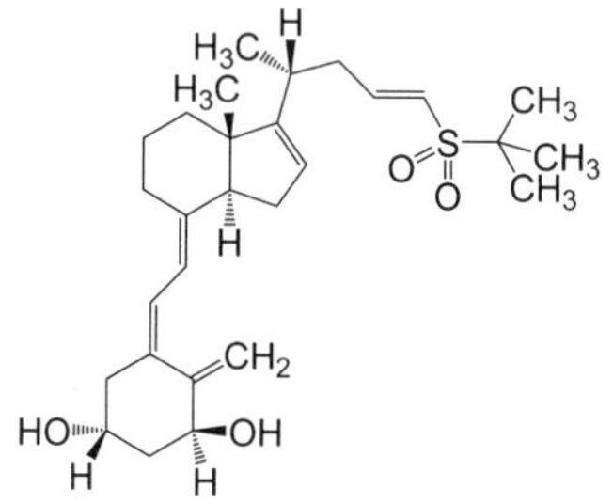

化学名　(1*S*,3*R*,5*Z*,7*E*,23*E*)-24-(2-Methylpropane-2-sulfonyl)-9,10-secochola-5,7,10 (19),16,23-pentaene-1,3-diol

(1*S*,3*R*,5*Z*,7*E*,23*E*)-24-(2-甲基丙基-2-磺酰基)-9,10-开环胆烷-5,7,10(19),16,23-戊烯-1,3-二醇

CAS 登录号　250384-82-8

INN list　102

药效分类　维生素 D 类药

鲁卡他胺

Lucartamide（*INN*）

化学结构式

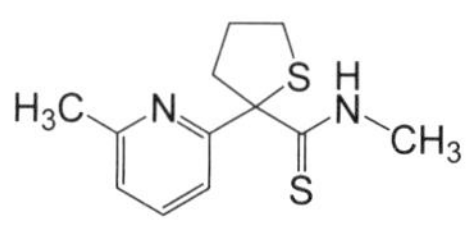

分子式和分子量　$C_{12}H_{16}N_2S_2$　252.40

化学名　*N*-Methyl-2-(6-methylpyridin-2-yl)thiolane-2-carbothioamide

N-甲基-2-(6-甲基吡啶-2-基)硫杂环戊烷-2-硫代甲酰胺

CAS 登录号　76743-10-7

INN list　53

药效分类　抗溃疡药

鲁可帕锰

Rucosopasem Manganese（*INN*）

化学结构式

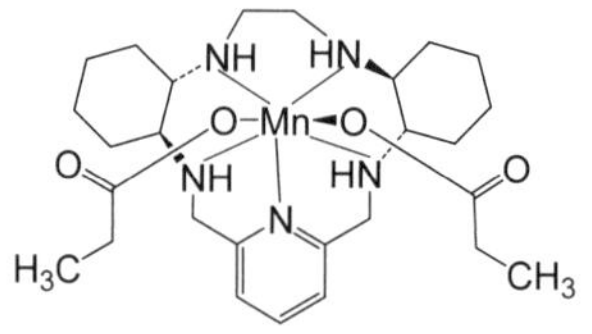

分子式和分子量　$C_{27}H_{45}MnN_5O_4$　558.63

化学名　(*PB*-7-11-2344'3')-di(propanoato-*κO*)[(4*aS*,5*R*,13*R*,13*aS*,17*aS*,18*R*,21*R*,21*aS*)-1,2,3,4,4*a*,5,6,12,13,13*a*,14,15,16,17,17*a*,18,19,20,21,21*a*-eicosahydro-11,7-nitrilo-7*H*-dibenzo[*b,h*][1,4,7,10]tetraazacycloheptadecine-κN^5,κN^{13},κN^{18},κN^{21},κN^{22}]manganese

(*PB*-7-11-2344'3')-二(丙酸根-*κO*)[(4*aS*,5*R*,13*R*,13*aS*,17*aS*,18*R*,21*R*,21*aS*)-1,2,3,4,4*a*,5,6,12,13,13*a*,14,15,16,17,17*a*,18,19,20,21,21*a*-二十氢-11,7-氨爪基-7*H*-二苯并[*b,h*][1,4,7,10]四氮杂环十七熳-κN^5,κN^{13},κN^{18},κN^{21},κN^{22}]合锰

CAS 登录号　2081067-45-8

INN list 125

药效分类 超氧化物歧化酶(SOD)模拟物

鲁可替尼

Luxeptinib（*INN*）

化学结构式

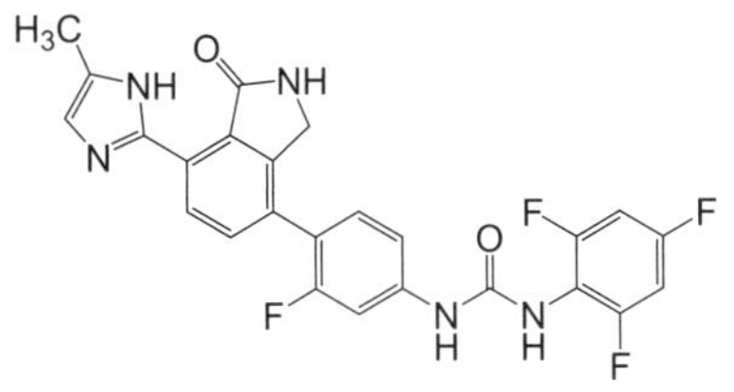

分子式和分子量 $C_{25}H_{17}F_4N_5O_2$ 495.44

化学名 *N*-{3-Fluoro-4-[7-(4-methyl-1*H*-imidazol-2-yl)-1-oxo-2,3-dihydro-1*H*-isoindol-4-yl]phenyl}-*N'*-(2,4,6-trifluorophenyl)urea

N-{3-氟-4-[7-(4-甲基-1*H*-咪唑-2-基)-1-氧代-2,3-二氢-1*H*-异吲哚-4-基]苯基}-*N'*-(2,4,6-三氟苯基)脲

CAS 登录号 1616428-23-9

INN list 125

药效分类 酪氨酸激酶抑制药，抗肿瘤药

鲁拉西酮

Lurasidone（*INN*）

化学结构式

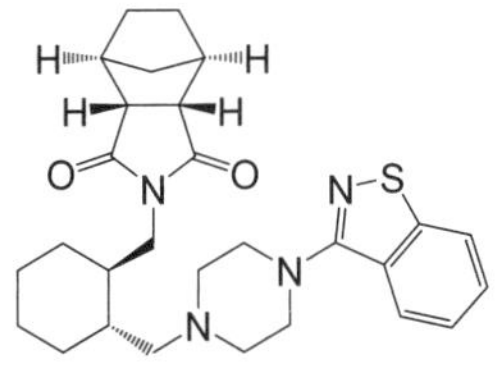

分子式和分子量 $C_{28}H_{36}N_4O_2S$ 492.68

化学名 (1*R*,2*S*,6*R*,7*S*)-4-[[(1*R*,2*R*)-2-[[4-(1,2-Benzothiazol-3-yl)piperazin-1-yl]methyl]cyclohexyl]methyl]-4-azatricyclo[5.2.1.$0^{2,6}$]decane-3,5-dione

(1*R*,2*S*,6*R*,7*S*)-4-[[(1*R*,2*R*)-2-[[4-(1,2-苯并噻唑-3-基)哌嗪-1-基]甲基]环己基]甲基]-4-氮杂三环[5.2.1.$0^{2,6}$]癸烷-3,5-二酮

CAS 登录号 367514-87-2; 367514-88-3[盐酸盐]

INN list 88

药效分类 抗精神病药

鲁匹替丁

Lupitidine（*INN*）

化学结构式

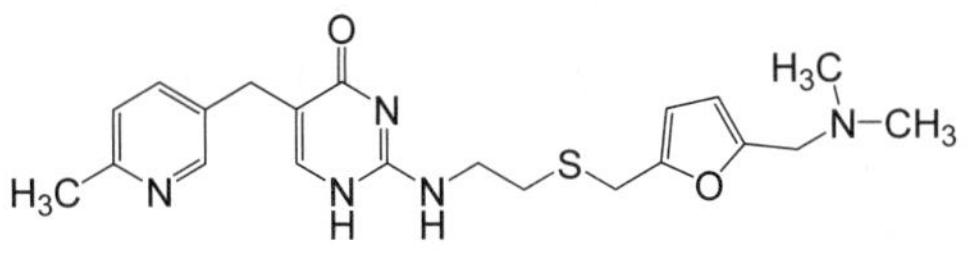

分子式和分子量 $C_{21}H_{27}N_5O_2S$ 413.54

化学名 2-[[2-[[5-[(Dimethylamino)methyl]furfuryl]thio]ethyl]arnino]-5-[(6-methyl-3-pyridyl)methyl]-4-(1*H*)-pyrimidinone

2-[[2-[[5-[(二甲氨基)甲基]糠基]硫代]乙基]氨基]-5-[(6-甲基-3-吡啶)甲基]-4-(1*H*)-嘧啶酮

CAS 登录号 83903-06-4; 72716-75-7[盐酸盐]

INN list 53

药效分类 组胺 H_2 受体拮抗药

鲁前列醇

Luprostiol（*INN*）

化学结构式

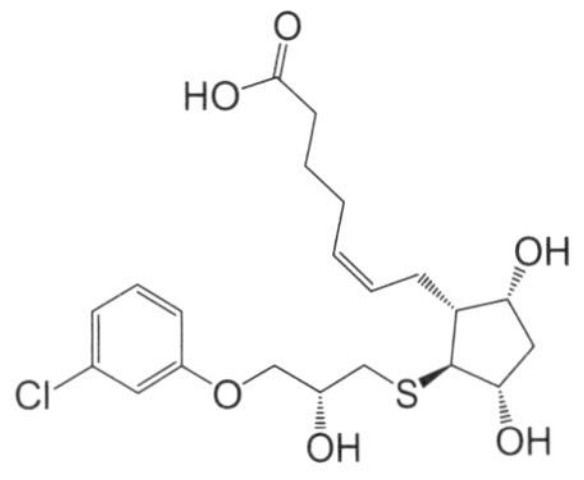

分子式和分子量 $C_{21}H_{29}ClO_6S$ 444.97

化学名 (±)-(*Z*)-7-[(1*R*,2*S*,3*S*,5*R*)-2-[[(2*R*)-3-(*m*-Chlorophenoxy)-2-hydroxypropyl]thio]-3,5-dihydroxycyclopentyl]-5-heptenoic acid

(±)-(*Z*)-7-[(1*R*,2*S*,3*S*,5*R*)-2-[[(2*R*)-3-(3-氯苯氧基)-2-羟基丙基]硫基]-3,5-二羟基环戊基]-5-庚烯酸

CAS 登录号 67110-79-6

INN list 44

药效分类 前列腺素类药，子宫收缩药

鲁司菲肽

Rusfertide（*INN*）

化学结构式

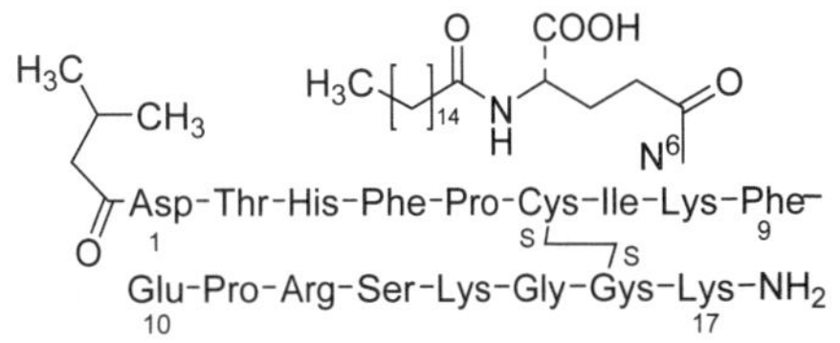

分子式和分子量 $C_{114}H_{181}N_{27}O_{28}S_2$ 2441.98

化学名 S^6,S^{16}-Cyclo[*N*-(3-methylbutanoyl)-L-*α*-aspartyl-L-threonyl-L-histidyl-L-phenylalanyl-L-prolyl-L-cysteinyl-L-isoleucyl-N^6-(*N*-hexadecanoyl-L-*γ*-glutamyl)-L-lysyl-L-phenylalanyl-L-*α*-glutamyl-L-prolyl-L-arginyl-L-seryl-L-lysylglycyl-L-cysteinyl-L-lysinamide]

S^6,S^{16}-环[*N*-(3-甲基丁酰基)-L-*α*-天冬氨酰-L-苏氨酰-L-组氨酰-L-苯丙氨酰-L-脯氨酰-L-半胱氨酰-L-异亮氨酰-N^6-(*N*-十六烷酰基-L-*γ*-谷氨酰)-L-赖氨酰-L-苯丙氨酰-L-*α*-谷氨酰-L-脯氨酰-L-精氨酰-L-丝氨酰-L-赖氨酰甘氨酰-L-半胱氨酰-L-赖氨酰胺]

CAS 登录号 1628323-80-7

INN list 125

药效分类 类肝素药

鲁瓦西司他

Luvadaxistat（*INN*）

化学结构式

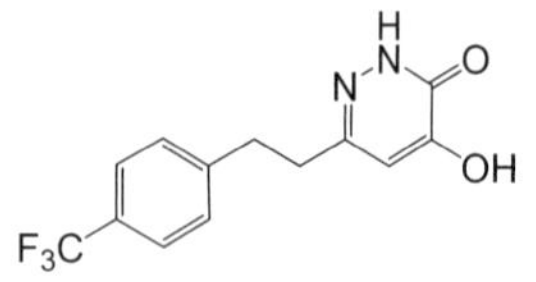

分子式和分子量 $C_{13}H_{11}F_3N_2O_2$ 284.24

化学名 4-Hydroxy-6-{2-[4-(trifluoromethyl)phenyl]ethyl}pyridazin-3(2*H*)-one

4-羟基-6-{2-[4-(三氟甲基)苯基]乙基}哒嗪-3(2*H*)-酮

CAS 登录号 1425511-32-5

INN list 122

药效分类 D-氨基酸氧化酶(DAAO)抑制药

鲁西霉素

Lucimycin（*INN*）

化学结构式

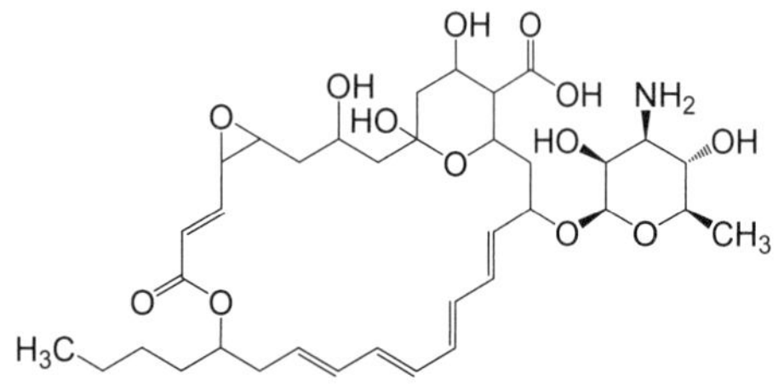

分子式和分子量 $C_{36}H_{53}NO_{13}$ 707.80

药物描述 Antibiotic obtained from cultures of *Streptomyces lucensis*, or the same substance produced by any other means

一种从鲁萨链霉菌中提取或从其他途径中得到的抗生素

CAS 登录号 13058-67-8

INN list 13

药效分类 抗生素类药

鲁扎韦

Ruzasvir（*INN*）

化学结构式

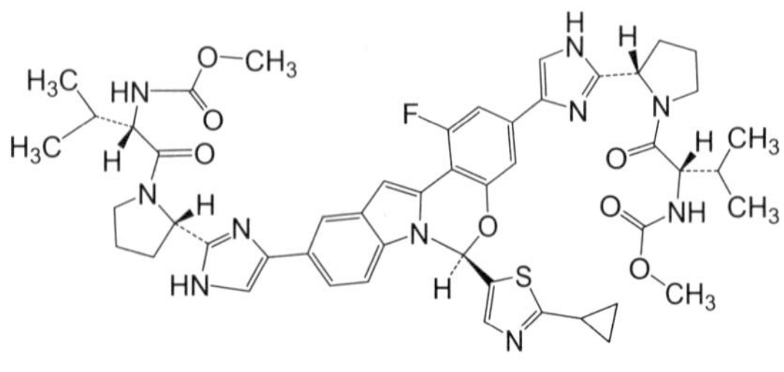

分子式和分子量 $C_{49}H_{55}FN_{10}O_7S$ 947.10

化学名 Dimethyl *N,N'*-([(6*S*)-6-(2-cyclopropyl-1,3-thiazol-5-yl)-1-fluoro-6*H*-indolo[1,2-*c*][1,3]benzoxazine-3,10-diyl]bis{(1*H*-imidazole-4,2-diyl)[(2*S*)-pyrrolidine-2,1-diyl][(2*S*)-3-methyl-1-oxobutane-1,2-diyl]})dicarbamate

二甲基 *N,N'*-([(6*S*)-6-(2-环丙基-1,3-噻唑-5-基)-1-氟-6*H*-吲哚并[1,2-*c*][1,3]苯并噁嗪-3,10-二基]双{(1*H*-咪唑-4,2-二基)[(2*S*)-吡咯-2,1-二基][(2*S*)-3-甲基-1-氧代丁烷-1,2-二基]})二氨基甲酸酯

CAS 登录号 1613081-64-3

INN list 114

药效分类 抗病毒药

鲁兹诺雷

Ruzinurad（*INN*）

化学结构式

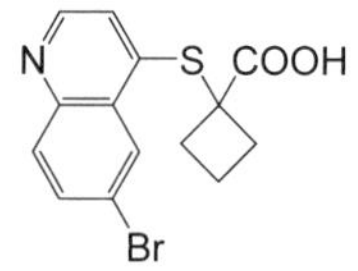

分子式和分子量 $C_{14}H_{12}BrNO_2S$ 338.22

化学名 1-[(6-Bromoquinolin-4-yl)sulfanyl]cyclobutane-1-carboxylic acid

1-[(6-溴喹啉-4-基)硫基]环丁烷-1-羧酸

CAS 登录号 1638327-48-6

INN list 125

药效分类 尿酸转运蛋白抑制药

镥[^{18}Lu]特昔维匹肽

Lutetium[^{177}Lu] Vipivotide Tetraxetan（*INN*）

化学结构式

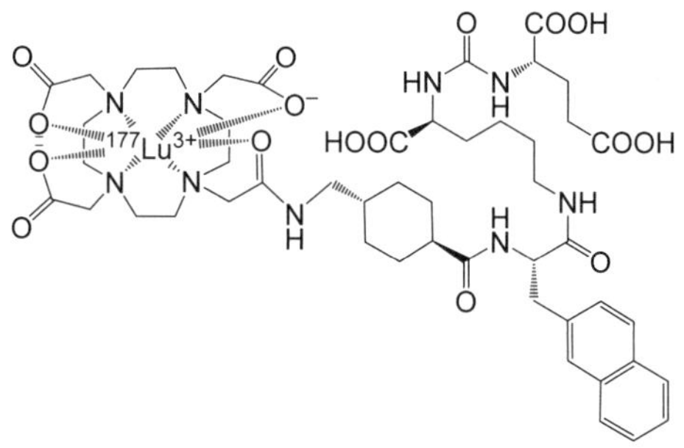

分子式和分子量 $C_{49}H_{68}{}^{177}LuN_9O_{16}$ 1216.07

化学名 {*N*-[(*N*^{6}-{3-(Naphthalen-2-yl)-*N*-[*trans*-4-({2-[4,7,10-tris(carboxy-*κ*^{3}*O*^{4},*O*^{7},*O*^{10}-methyl)-1,4,7,10-tetraazacyclododecan-1-yl-*κ*^{4}*N*^{1},*N*^{4},*N*^{7},*N*^{10}]acetamido-*κO*}methyl)cyclohexane-1-carbonyl]-L-alanyl}-L-lysin-*N*^{2}-yl)carbonyl]-L-glutamato(3−)}(^{177}Lu)lutetium

{*N*-[(*N*^{6}-{3-(萘-2-基)-*N*-[反-4-({2-[4,7,10-三(羧基-*κ*^{3}*O*^{4},*O*^{7},*O*^{10}-甲基)-1,4,7,10-四氮杂环十二烷-1-基-*κ*^{4}*N*^{1},*N*^{4},*N*^{7},*N*^{10}]乙酰氨基-*κO*}甲基)环己烷-1-羰基]-L-丙氨酰}-L-赖氨酸-*N*^{2}-基)羰基]-L-谷氨酸合(3−)}(^{177}Lu)镥

CAS 登录号 1703749-62-5

INN list 123

药效分类 抗肿瘤药

仑氨西林

Lenampicillin（*INN*）

化学结构式

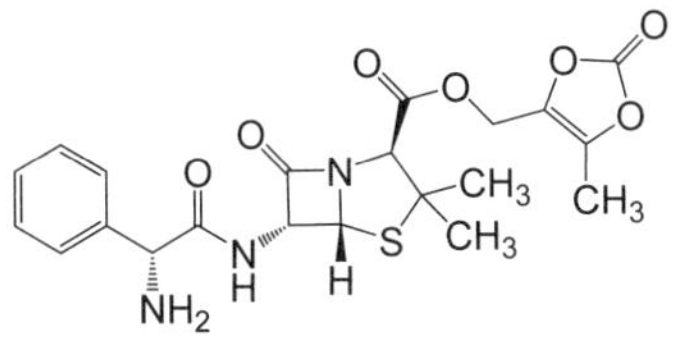

分子式和分子量　$C_{21}H_{23}N_3O_7S$　461.49

化学名　(5-Methyl-2-oxo-1,3-dioxol-4-yl)methyl ester,(2*S*,5*R*,6*R*)-6-[[(*R*)-2-amino-2-phenylacetyl]amino]-3,3-dimethyl-7-oxo-4-thia-1-azabicyclo[3.2.0]heptane-2-carboxylic acid

(5-甲基-2-氧代-1,3-二氧杂环戊烯-4-基)甲基酯,(2*S*,5*R*,6*R*)-6-[[(*R*)-2-氨基-2-苯基乙酰基]氨基]-3,3-二甲基-7-氧代-4-硫杂-1-氮杂双环[3.2.0]庚烷-2-羧酸

CAS 登录号　86273-18-9

INN list　50

药效分类　抗生素类药

仑伐替尼

Lenvatinib（*INN*）

化学结构式

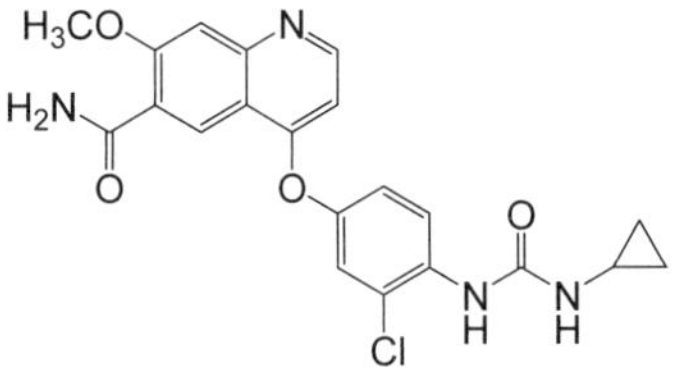

分子式和分子量　$C_{21}H_{19}ClN_4O_4$　426.85

化学名　4-[3-Chloro-4-[(cyclopropylcarbamoyl)amino]phenoxy]-7-methoxyquinoline-6-carboxamide

4-[3-氯-4-[(环丙基氨甲酰基)氨基]苯氧基]-7-甲氧基喹啉-6-甲酰胺

CAS 登录号　417716-92-8

INN list　104

药效分类　抗肿瘤药

仑卡西呱

Runcaciguat（*INN*）

化学结构式

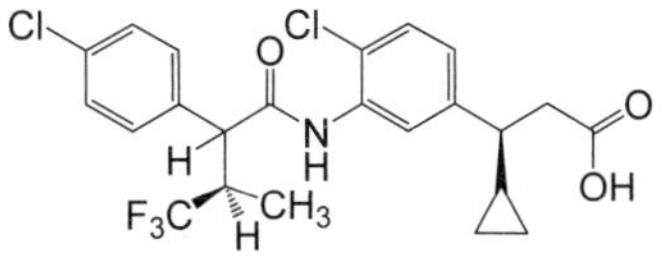

分子式和分子量　$C_{23}H_{22}Cl_2F_3NO_3$　488.327

化学名　(3*S*)-3-{4-Chloro-3-[(2*S*,3*R*)-2-(4-chlorophenyl)-4,4,4-trifluoro-3-methylbutanamido]phenyl}-3-cyclopropylpropanoic acid

(3*S*)-3-{4-氯-3-[(2*S*,3*R*)-2-(4-氯苯基)-4,4,4-三氟-3-甲基丁酰氨基]苯基}-3-环丙基丙酸

CAS 登录号　1402936-61-1

INN list　120

药效分类　鸟苷酸环化酶激活药

仑哌隆

Lenperone（*INN*）

化学结构式

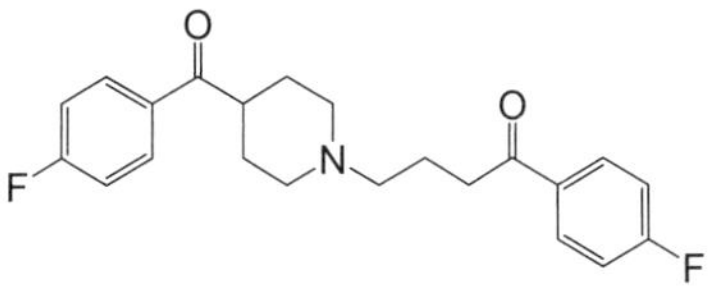

分子式和分子量　$C_{22}H_{23}F_2NO_2$　371.42

化学名　4'-Fluoro-4-[4-(*p*-fluorobenzoyl)piperidino]butyrophenone

4'-氟-4-[4-(4-氟苯甲酰基)哌啶基]丁酰苯

CAS 登录号　24678-13-5

INN list　27

药效分类　抗精神病药

伦扎必利

Renzapride（*INN*）

化学结构式

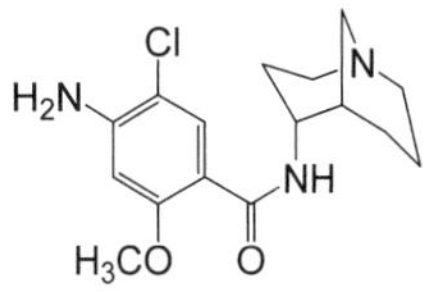

分子式和分子量　$C_{16}H_{22}ClN_3O_2$　323.82

化学名　[(±)-*endo*]-4-Amino-*N*-(1-azabicyclo[3.3.1]non-4-yl)-5-chloroanisamide

[(±)-内]-4-氨基-*N*-(1-氮杂双环[3.3.1]壬-4-基)-5-氯茴香酰胺

CAS 登录号　88721-77-1

INN list　60

药效分类　镇吐药

伦唑普利

Rentiapril（*INN*）

化学结构式

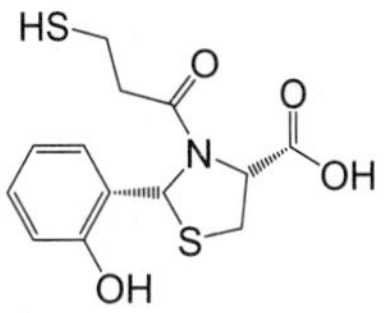

分子式和分子量　$C_{13}H_{15}NO_4S_2$　313.39

化学名　(2*R*,4*R*)-2-(*o*-Hydroxyphenyl)-3-(3-mercaptopropionyl)-4-thiazolidinecarboxylic acid

(2*R*,4*R*)-2-(2-羟基苯基)-3-(3-巯基丙酰基)-4-噻唑烷酸

CAS 登录号　80830-42-8

INN list 55

药效分类 抗高血压药，血管紧张素转换酶抑制药

罗巴佐坦

Robalzotan（*INN*）

化学结构式

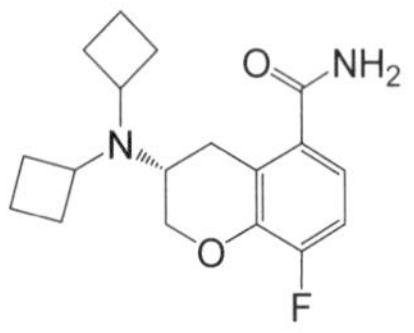

分子式和分子量 $C_{18}H_{23}FN_2O_2$ 318.39

化学名 (*R*)-3-(Dicyclobutylamino)-8-fluoro-5-chromancarboxamide

(*R*)-3-(二环丁氨基)-8-氟-5-苯并二氢吡喃甲酰胺

CAS 登录号 169758-66-1

INN list 78

药效分类 5-羟色胺受体激动药

罗贝胍

Robenidine（*INN*）

化学结构式

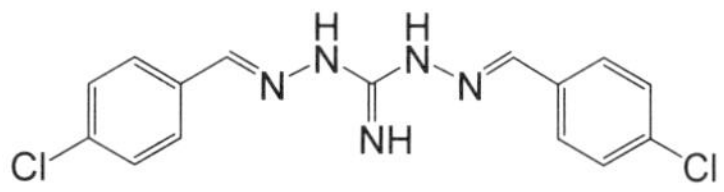

分子式和分子量 $C_{15}H_{13}Cl_2N_5$ 334.20

化学名 1,3-Bis[(*p*-Chlorobenzylidene)amino]guanidine

1,3-双[(4-氯苯甲亚基)氨基]胍

CAS 登录号 25875-51-8; 25875-50-7[盐酸盐]

INN list 25

药效分类 抗球虫药

罗贝考昔

Robenacoxib（*INN*）

化学结构式

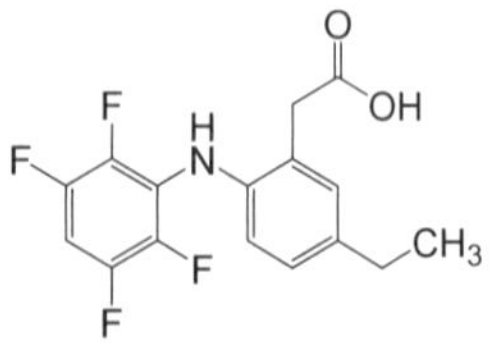

分子式和分子量 $C_{16}H_{13}F_4NO_2$ 327.27

化学名 [5-Ethyl-2-[(2,3,5,6-tetrafluorophenyl)amino]phenyl] acetic acid

[5-乙基-2-[(2,3,5,6-四氟苯基)氨基]苯基]乙酸

CAS 登录号 220991-32-2

INN list 91

药效分类 环氧酶 2 抑制药，抗炎镇痛药

罗布替尼

Roblitinib（*INN*）

化学结构式

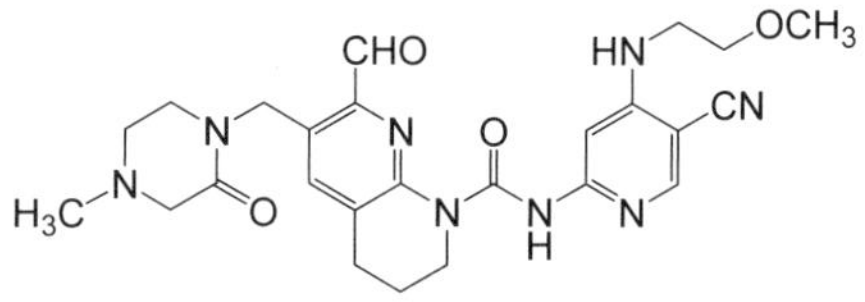

分子式和分子量 $C_{25}H_{30}N_8O_4$ 506.57

化学名 *N*-{5-Cyano-4-[(2-methoxyethyl)amino]pyridin-2-yl}-7-formyl-6-[(4-methyl-2-oxopiperazin-1-yl)methyl]-3,4-dihydro-1,8-naphthyridine-1(2*H*)-carboxamide

N-{5-氰基-4-[(2-甲氧基乙基)氨基]吡啶-2-基}-7-甲酰基-6-[(4-甲基-2-氧代哌嗪-1-基)甲基]-3,4-二氢-1,8-萘啶-1(2*H*)-甲酰胺

CAS 登录号 1708971-55-4

INN list 118

药效分类 酪氨酸激酶抑制药，抗肿瘤药

罗达曲司他

Rodatristat（*INN*）

化学结构式

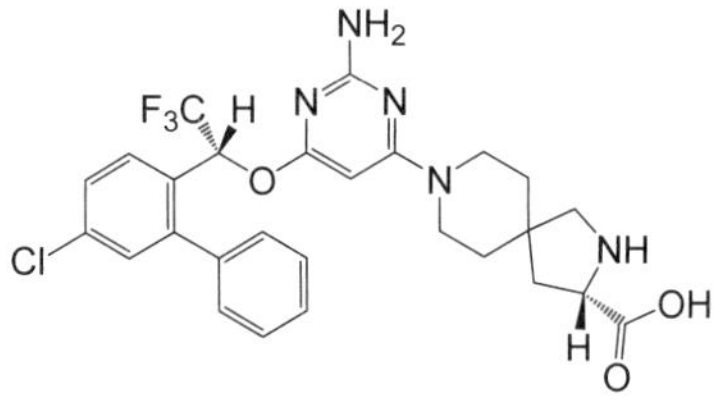

分子式和分子量 $C_{27}H_{27}ClF_3N_5O_3$ 561.99

化学名 (3*S*)-8-[2-Amino-6-[(1*R*)-1-(4-chloro-2-phenylphenyl)-2,2,2-trifluoroethoxy]pyrimidin-4-yl]-2,8-diazaspiro[4.5]decane-3-carboxylic acid

(3*S*)-8-[2-氨基-6-[(1*R*)-1-(4-氯-2-苯基苯基)-2,2,2-三氟乙氧基]嘧啶-4-基]-2,8-二氮杂螺[4.5]癸烷-3-羧酸

CAS 登录号 1673568-73-4; 1673571-51-1[3-乙酯]

INN list 119

药效分类 色氨酸羟化酶抑制药

罗度西他滨

Roducitabine（*INN*）

化学结构式

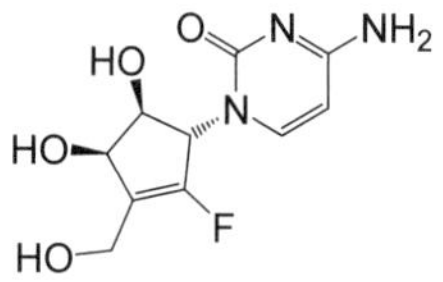

分子式和分子量 $C_{10}H_{12}FN_3O_4$ 257.22

化学名 4-Amino-1-[(1*S*,4*R*,5*S*)-2-fluoro-4,5-dihydroxy-3-(hydroxymethyl)cyclo-pent-2-en-1-yl]pyrimidin-2(1*H*)-one

4-氨基-1-[(1*S*,4*R*,5*S*)-2-氟-4,5-二羟基-3-(羟甲基)环戊-2-烯-1-基]嘧啶-2(1*H*)-酮

CAS 登录号 865838-26-2

INN list 123

药效分类 抗肿瘤药

罗多比星

Rodorubicin（*INN*）

化学结构式

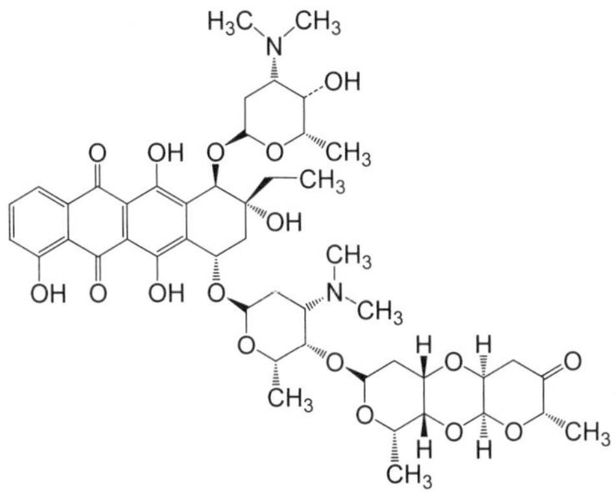

分子式和分子量 $C_{48}H_{64}N_2O_{17}$ 941.02

化学名 (7*S*,9*R*,10*R*)-7-[(2*R*,4*S*,5*S*,6*S*)-4-(Dimethylamino)-5-[[(1*R*,3*R*,5*S*,8*S*,10*S*,12*S*,14*S*)-5,14-dimethyl-6-oxo-2,4,9,13-tetraoxatricyclo[8.4.0.0^{3,8}]tetradecan-12-yl]oxy]-6-methyloxan-2-yl]oxy-10-[(2*S*,4*S*,5*S*,6*S*)-4-(dimethylamino)-5-hydroxy-6-methyloxan-2-yl]oxy-9-ethyl-4,6,9,11-tetrahydroxy-8,10-dihydro-7*H*-tetracene-5,12-dione

(7*S*,9*R*,10*R*)-7-[(2*R*,4*S*,5*S*,6*S*)-4-(二甲基氨基)-5-[[(1*R*,3*R*,5*S*,8*S*,10*S*,12*S*,14*S*)-5,14-二甲基-6-氧代-2,4,9,13-四氧杂三环[8.4.0.0^{3,8}]十四烷-12-基]氧基]-6-甲基氧杂环己-2-基]氧基-10-[(2*S*,4*S*,5*S*,6*S*)-4-(二甲基氨基)-5-羟基-6-甲基环己-2-基]氧基-9-乙基-4,6,9,11-四羟基-8,10-二氢-7*H*-并四苯-5,12-二酮

CAS 登录号 96497-67-5

INN list 54

药效分类 抗生素类抗肿瘤药

罗多卡因

Rodocaine（*INN*）

化学结构式

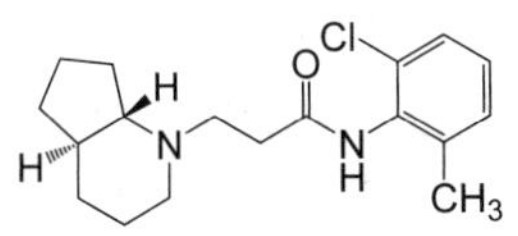

分子式和分子量 $C_{18}H_{25}ClN_2O$ 320.86

化学名 *trans*-6'-Chloro-2,3,4,4*a*,5,6,7,7*a*-octahydro-1*H*-1-pyrindine-1-propiono-*o*-toluidide

反-6'-氯-2,3,4,4*a*,5,6,7,7*a*-八氢-1*H*-1-氮茚-1-丙酰-2-甲苯胺

CAS 登录号 38821-80-6

INN list 27

药效分类 局部麻醉药

罗伐瑞林

Rovatirelin（*INN*）

化学结构式

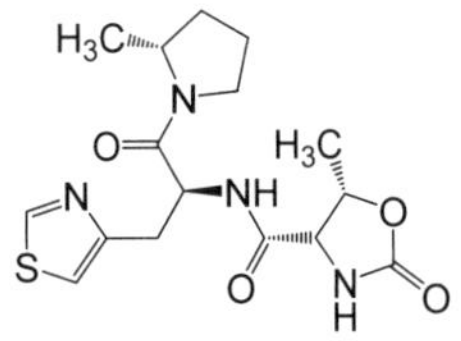

分子式和分子量 $C_{16}H_{22}N_4O_4S$ 366.14

化学名 (4*S*,5*S*)-5-Methyl-*N*-{(2S)-1-[(2*R*)-2-methylpyrrolidin-1-yl]-1-oxo-3-(1,3-thiazol-4-yl)propan-2-yl}-2-oxo-1,3-oxazolidine-4-carboxamide

(4*S*,5*S*)-5-甲基-*N*-{(2S)-1-[(2*R*)-2-甲基吡咯烷-1-基]-1-氧代-3-(1,3-噻唑-4-基)丙-2-基}-2-氧代-1,3-噁唑烷-4-甲酰胺

CAS 登录号 9204386-76-5; 879122-87-9[三水合物]

INN list 111

药效分类 促甲状腺素释放激素类似物，神经退行性疾病治疗药

罗伐唑酸酯

Rovazolac（*INN*）

化学结构式

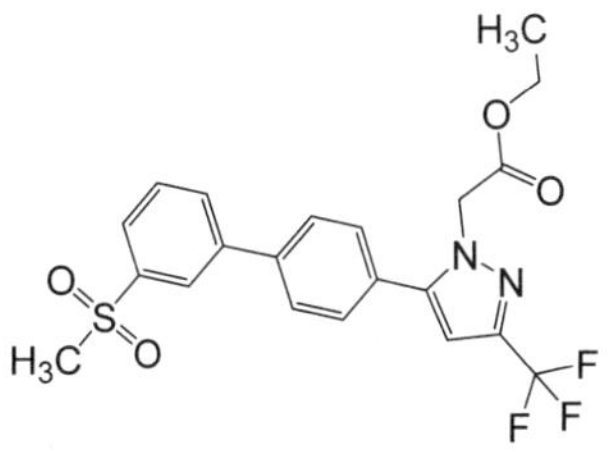

分子式和分子量 $C_{21}H_{19}F_3N_2O_4S$ 452.45

化学名 Ethyl {5-[3'-(methanesulfonyl)[1,1'-biphenyl]-4-yl]-3-(trifluoromethyl)-1*H*-pyrazol-1-yl}acetate

乙基 {5-[3'-(甲磺酰基)[1,1'-联苯]-4-基]-3-(三氟甲基)-1*H*-吡唑-1-基}乙酸酯

CAS 登录号 1454288-88-0

INN list 117

药效分类 消炎药

罗非考昔

Rofecoxib（*INN*）

化学结构式

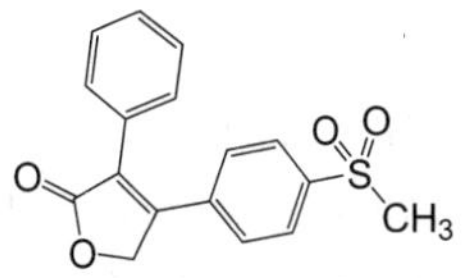

分子式和分子量 $C_{17}H_{14}O_4S$ 314.36

化学名 4-[*p*-(Methylsulfonyl)phenyl]-3-phenyl-2(5*H*)-furanone

4-[4-(甲磺酰基)苯基]-3-苯基-2(5*H*)-呋喃酮

CAS 登录号 162011-90-7

INN list 80

药效分类 环氧酶 2 抑制药，抗炎镇痛药

罗非咯啶

Rofelodine（*INN*）

化学结构式

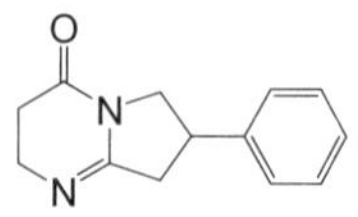

分子式和分子量 $C_{13}H_{14}N_2O$ 214.26

化学名 (±)-2,6,7,8-Tetrahydro-7-phenylpyrrolo[1,2-*a*]pyrimidin-4(3*H*)-one

(±)-2,6,7,8-四氢-7-苯基吡咯烷并[1,2-*a*]嘧啶-4(3*H*)-酮

CAS 登录号 76696-97-4

INN list 48

药效分类 抗抑郁药

罗氟奈德

Rofleponide（*INN*）

化学结构式

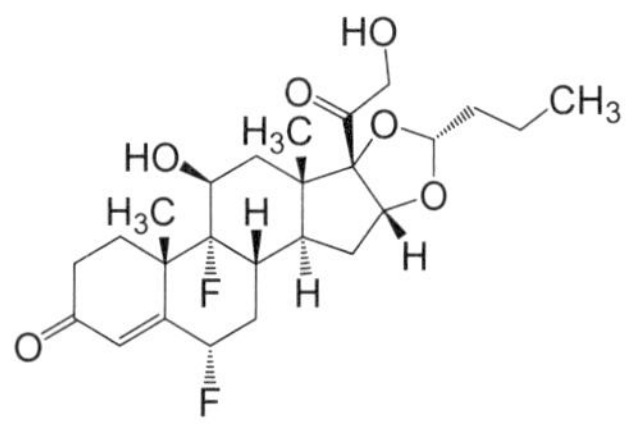

分子式和分子量 $C_{25}H_{34}F_2O_6$ 468.53

化学名 6*α*,9-Difluoro-11*β*,16*α*,17,21-tetrahydroxypregn-4-ene-3,20-dione,cyclic(*R*)-16,17-acetal with butyraldehyde

6*α*,9-二氟-11*β*,16*α*,17,21-四羟基孕甾-4-烯-3,20-二酮,环(*R*)-16,17-缩丁醛

CAS 登录号 144459-70-1

INN list 72

药效分类 肾上腺皮质激素类药

罗氟司特

Roflumilast（*INN*）

化学结构式

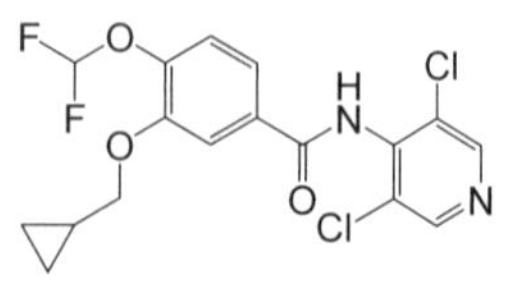

分子式和分子量 $C_{17}H_{14}Cl_2F_2N_2O_3$ 403.21

化学名 3-Cyclopropylmethyoxy-*N*-(3,5-dichloropyridin-4-yl)-4-(difluoromethoxy)benzamide

3-环丙甲氧基-*N*-(3,5-二氯吡啶-4-基)-4-(二氟甲氧基)苯甲酰胺

CAS 登录号 162401-32-3

INN list 77

药效分类 平喘药，抗过敏药，抗慢性阻塞性肺病药

罗氟烷

Roflurane（*INN*）

化学结构式

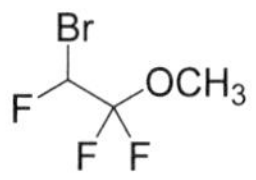

分子式和分子量 $C_3H_4BrF_3O$ 192.96

化学名 2-Bromo-1,1,2-trifluoro-ethyl methyl ether

2-溴-1,1,2-三氟乙基甲基醚

CAS 登录号 679-90-3

INN list 12

药效分类 全身麻醉药

罗格列酮

Rosiglitazone（*INN*）

化学结构式

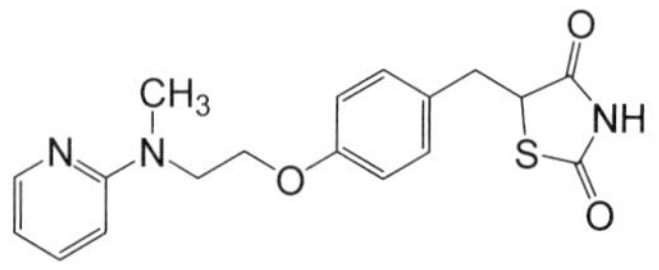

分子式和分子量 $C_{18}H_{19}N_3O_3S$ 357.43

化学名 (±)-5-[*p*-[2-(Methyl-2-pyridylamino)ethoxy]benzyl]-2,4-thiazolidinedione

(±)-5-[4-[2-(甲基-2-吡啶氨基)乙氧基]苄基]-2,4-噻唑烷二酮

CAS 登录号 122320-73-4; 155141-29-0[马来酸盐]

INN list 78

药效分类 抗糖尿病药

罗谷亚胺

Rogletimide（*INN*）

化学结构式

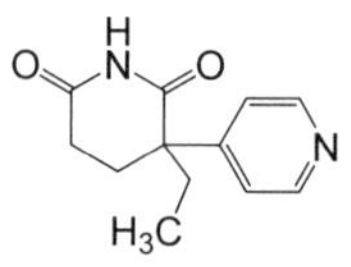

分子式和分子量 $C_{12}H_{14}N_2O_2$ 218.25

化学名 (±)-2-Ethyl-2-(4-pyridyl)glutarimide

(±)-2-乙基-2-(4-吡啶基)戊二酰亚胺

CAS 登录号 121840-95-7

INN list 65

药效分类 抗肿瘤药

罗红霉素

Roxithromycin（*INN*）

分子式和分子量 $C_{41}H_{76}N_2O_{15}$ 837.05

化学结构式

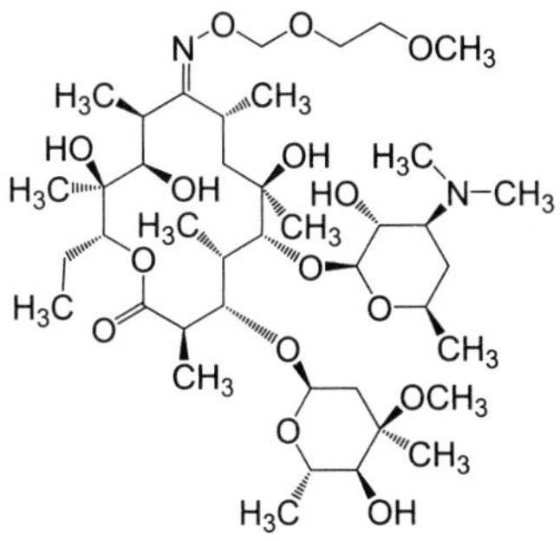

化学名 Erythromycin 9-[*O*-[(2-methoxyethoxy)methyl]oxime]

红霉素 9-[*O*-[(2-甲氧基乙氧基)甲基]肟]

CAS 登录号 80214-83-1

INN list 54

药效分类 大环内酯类抗微生物药

ATC 分类 J01FA06

罗环孢素

Ruclosporin（*INN*）

化学结构式

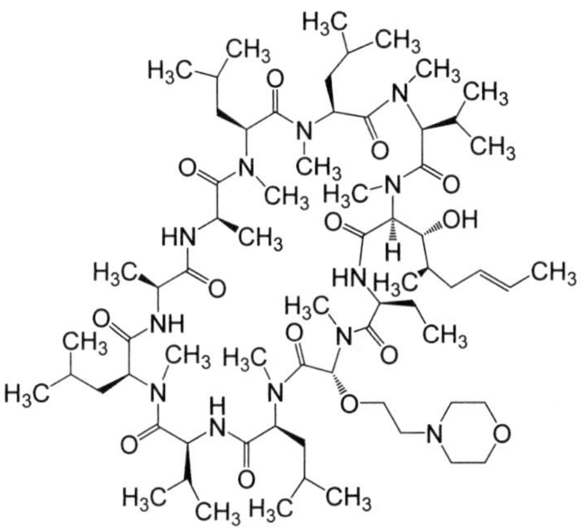

分子式和分子量 $C_{68}H_{122}N_{12}O_{14}$ 1331.79

化学名 Cyclo[L-alanyl-D-alanyl-*N*-methyl-L-leucyl-*N*-methyl-L-leucyl-*N*-methyl-L-valyl-(3*R*,4*R*,6*E*)-3-hydroxy-*N*,4-dimethyl-L-2-aminooct-6-enoyl-L-2-aminobutanoyl-(2*R*)-*N*-methyl-2-[2-(morpholin-4-yl)ethoxy]glycyl-*N*-methyl-L-leucyl-L-valyl-*N*-methyl-L-leucyl]

环[L-丙氨酰基-D-丙氨酰基-*N*-甲基-L-亮氨酰基-*N*-甲基-L-亮氨酰基-*N*-甲基-L-缬氨酰-(3*R*,4*R*,6*E*)-3-羟基-*N*,4-二甲基-L-2-氨基辛-6-烯酰基-L-2-氨基丁酰基-(2*R*)-*N*-甲基-2-[2-(吗啉-4-基)乙氧基]甘氨酰基-*N*-甲基-L-亮氨酰-L-缬氨酰-*N*-甲基-L-亮氨酰]

CAS 登录号 882569-97-3

INN list 114

药效分类 免疫调节药(兽用)

罗加米定

Rolgamidine（*INN*）

分子式和分子量 $C_9H_{16}N_4O$ 196.25

化学结构式

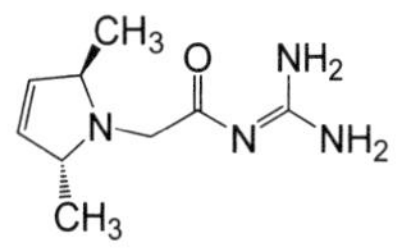

化学名 *trans*-*N*-(Diaminomethylene)-2,5-dimethyl-3-pyrroline-1-acetamide

反-*N*-(二氨基甲亚基)-2,5-二甲基-3-吡咯啉-1-乙酰胺

CAS 登录号 66608-04-6

INN list 49

药效分类 止泻药

罗加替尼

Rogaratinib（*INN*）

化学结构式

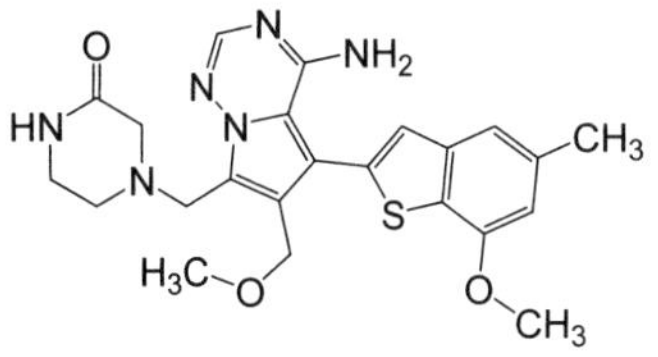

分子式和分子量 $C_{23}H_{26}N_6O_3S$ 466.56

化学名 4-{[4-Amino-6-(methoxymethyl)-5-(7-methoxy-5-methyl-1-benzothiophen-2-yl)pyrrolo[2,1-*f*][1,2,4]triazin-7-yl]methyl}piperazin-2-one

4-{[4-氨基-6-(甲氧基甲基)-5-(7-甲氧基-5-甲基-1-苯并噻吩-2-基)吡咯并[2,1-*f*][1,2,4]三嗪-7-基]甲基}哌嗪-2-酮

CAS 登录号 1443530-05-9

INN list 115

药效分类 酪氨酸激酶抑制药，抗肿瘤药

罗卡塞曲匹

Rocacetrapib（*INN*）

化学结构式

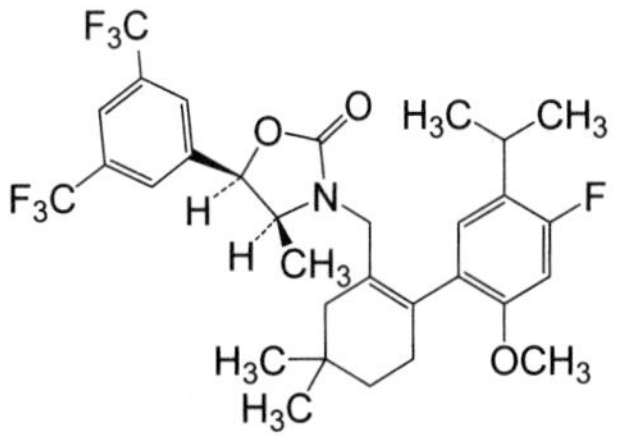

分子式和分子量 $C_{31}H_{34}F_7NO_3$ 601.61

化学名 (4*S*,5*R*)-5-[3,5-Bis(trifluoromethyl)phenyl]-3-({2-[4-fluoro-2-methoxy-5-(propan-2-yl)phenyl]-5,5-dimethylcyclohex-1-en-1-yl}methyl)-4-methyl-1,3-oxazolidin-2-one

(4*S*,5*R*)-5-[3,5-双(三氟甲基)苯基]-3-({2-[4-氟-2-甲氧基-5-(丙-2-基)苯基]-5,5-二甲基环己-1-烯-1-基}-甲基)-4-甲基-1,3-噁唑烷-2-酮

CAS 登录号 1402796-27-3

INN list 119

药效分类 降血脂药

罗卡斯汀

Rocastine（*INN*）

化学结构式

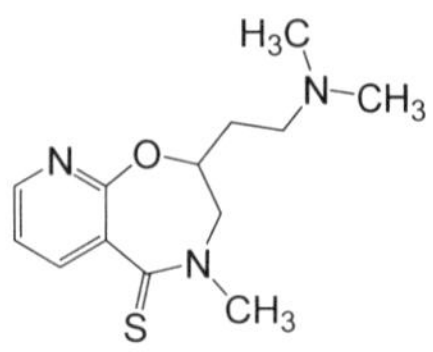

分子式和分子量 $C_{13}H_{19}N_3OS$ 265.38

化学名 (±)-2-[2-(Dimethylamino)ethyl]-3,4-dihydro-4-methyl-pyrido[3,2-*f*]-1,4-oxazepine-5(2*H*)-thione

(±)-2-[2-(二甲氨基)乙基]-3,4-二氢-4-甲基吡啶并[3,2-*f*]-1,4-氧氮杂䓬-5(2*H*)-硫酮

CAS 登录号 91833-77-1；99617-35-3[盐酸盐]

INN list 57

药效分类 抗组胺药

罗克吲哚

Roxindole（*INN*）

化学结构式

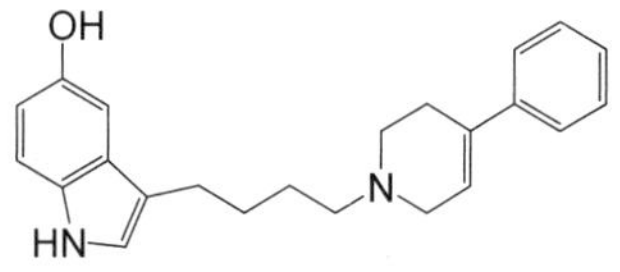

分子式和分子量 $C_{23}H_{26}N_2O$ 346.47

化学名 3-[4-(3,6-Dihydro-4-phenyl-1(2*H*)-pyridylbutyl)indol-5-ol

3-[4-(3,6-二氢-4-苯基-1(2*H*)-吡啶丁基)]-5-羟基吲哚

CAS 登录号 112192-04-8

INN list 59

药效分类 多巴胺受体激动药

罗库溴铵

Rocuronium Bromide（*INN*）

化学结构式

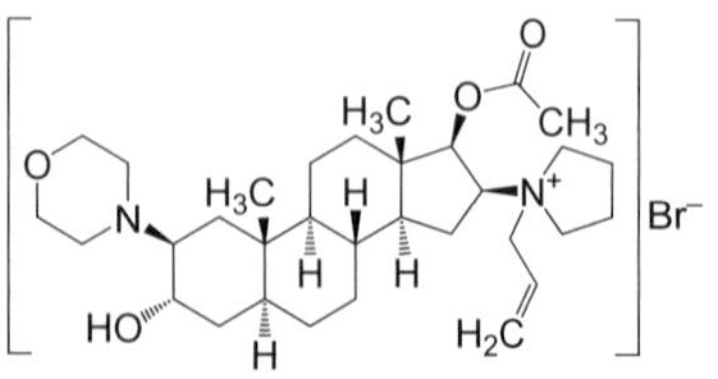

分子式和分子量 $C_{32}H_{53}BrN_2O_4$ 609.68

化学名 1-Allyl-1-[3*α*,17*β*-(dihydroxy)-2*β*-(morpholino-1-yl)-5*α*-androstan-16*β*-yl]pyrrolidinium-17-acetate bromide

溴化 1-烯丙基-1-[3*α*,17*β*-(二羟基)-2*β*-(吗啉-1-基)-5*α*-雄甾-16*β*-基]吡咯烷鎓-17-乙酸酯

CAS 登录号 119302-91-9

INN list 66

药效分类 神经肌肉阻滞药

罗喹美克

Roquinimex（*INN*）

化学结构式

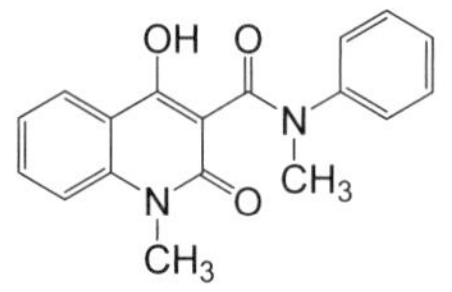

分子式和分子量 $C_{18}H_{16}N_2O_3$ 308.33

化学名 1,2-Dihydro-4-hydroxy-*N*,1-dimethyl-2-oxo-3-quinolinecarboxanilide

1,2-二氢-4-羟基-*N*,1-二甲基-2-氧代-3-喹啉甲酰苯胺

CAS 登录号 84088-42-6

INN list 53

药效分类 免疫增强药

ATC 分类 L03AX02

罗拉格雷

Rolafagrel（*INN*）

化学结构式

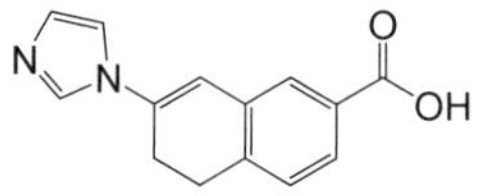

分子式和分子量 $C_{14}H_{12}N_2O_2$ 240.26

化学名 5,6-Dihydro-7-imidazol-1-yl-2-naphthoic acid

5,6-二氢-7-咪唑-1-基-2-萘甲酸

CAS 登录号 89781-55-5

INN list 65

药效分类 抗血小板聚集药

罗拉匹坦

Rolapitant（*INN*）

化学结构式

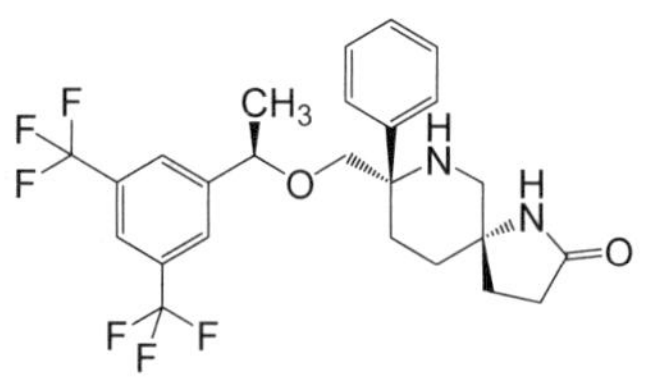

分子式和分子量 $C_{25}H_{26}F_6N_2O_2$ 500.49

化学名 (5*S*,8*S*)-8-[[(1*R*)-1-[3,5-Bis(trifluoromethyl)phenyl]ethoxy]methyl]-8-phenyl-1,7-diazaspiro[4.5]decan-2-one

(5*S*,8*S*)-8-[[(1*R*)-1-[3,5-双(三氟甲基)苯基]乙氧基]甲基]-8-苯基-1,7-二氮杂螺[4.5]癸-2-酮

CAS 登录号 552292-08-7；914462-92-3[盐酸盐]

INN list 97

药效分类　神经激肽 NK1 受体拮抗药

罗拉西坦

Rolziracetam（*INN*）

化学结构式

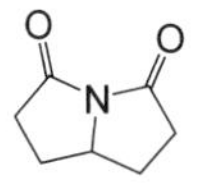

分子式和分子量　$C_7H_9NO_2$　139.15

化学名　Dihydro-1*H*-pyrrolizine-3,5(2*H*,6*H*)-dione

二氢-1*H*-吡咯双烷-3,5(2*H*,6*H*)-二酮

CAS 登录号　18356-28-0

INN list　54

药效分类　促智药

罗利环素

Rolitetracycline（*INN*）

化学结构式

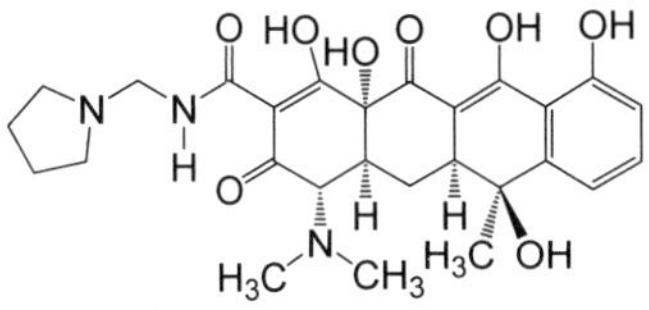

分子式和分子量　$C_{27}H_{33}N_3O_8$　527.57

化学名　(4*S*,4*aS*,5*aS*,6*S*,12*aR*)-4-(Dimethylamino)-1,6,10,11,12*a*-pentahydroxy-6-methyl-3,12-dioxo-*N*-(pyrrolidin-1-ylmethyl)-4,4*a*,5,5*a*-tetrahydrotetracene-2-carboxamide

(4*S*,4*aS*,5*aS*,6*S*,12*aR*)-4-(二甲基氨基)-1,6,10,11,12*a*-五羟基-6-甲基-3,12-二氧代-*N*-(吡咯烷-1-基甲基)-4,4*a*,5,5*a*-四氢并四苯-2-甲酰胺

CAS 登录号　751-97-3

INN list　11

药效分类　四环素类抗微生物药

ATC 分类　J01AA09

罗利普令

Rolicyprine（*INN*）

化学结构式

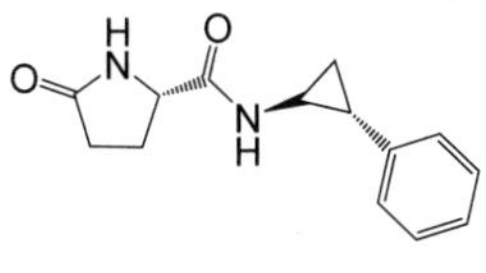

分子式和分子量　$C_{14}H_{16}N_2O_2$　244.29

化学名　L-*trans*-(+)-5-Oxo-*N*-(2-phenylcyclopropyl)-2-pyrrolidinecarboxamide

L-反-(+)-5-氧代-*N*-(2-苯基环丙基)-2-吡咯烷甲酰胺

CAS 登录号　2829-19-8

INN list　14

药效分类　抗抑郁药

罗利普隆

Lorediplon（*INN*）

化学结构式

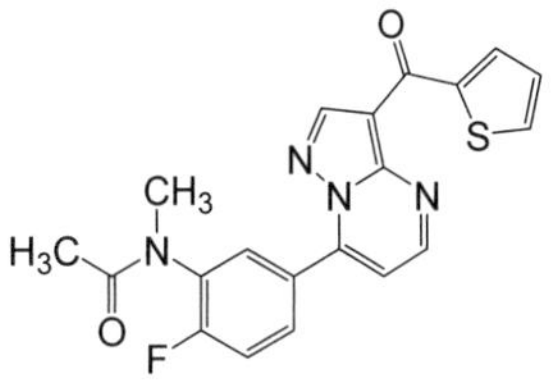

分子式和分子量　$C_{20}H_{15}FN_4O_2S$　394.42

化学名　*N*-[2-Fluoro-5-[3-(thiophene-2-carbonyl)pyrazolo[1,5-*a*]pyrimidin-7-yl]phenyl]-*N*-methylacetamide

N-[2-氟-5-[3-(噻吩-2-甲酰基)吡唑并[1,5-*a*]嘧啶-7-基]苯基]-*N*-甲基乙酰胺

CAS 登录号　917393-39-6

INN list　105

药效分类　抗焦虑药

罗鲁哌酮

Roluperidone（*INN*）

化学结构式

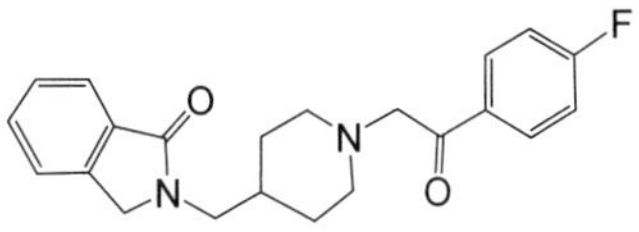

分子式和分子量　$C_{22}H_{23}FN_2O_2$　366.44

化学名　2-({1-[2-(4-Fluorophenyl)-2-oxoethyl]piperidin-4-yl}methyl)-2,3-dihydro-1*H*-isoindol-1-one

2-({1-[2-(4-氟苯基)-2-氧代乙基]哌啶-4-基}甲基)-2,3-二氢-1*H*-异吲哚-1-酮

CAS 登录号　359625-79-9

INN list　119

药效分类　抗精神病药

罗咯茶碱

Rolofylline（*INN*）

化学结构式

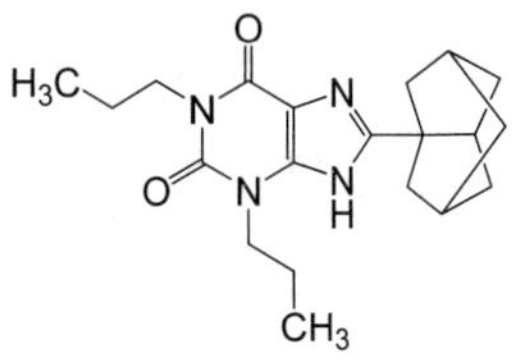

分子式和分子量　$C_{20}H_{28}N_4O_2$　356.50

化学名　1,3-Dipropyl-8-(tricyclo[3.3.1.0$^{3.7}$]non-3-yl)-3,7-dihydro-1*H*-purine-2,6-dione

1,3-二丙基-8-(三环[3.3.1.0$^{3.7}$]壬-3-基)-3,7-二氢-1*H*-嘌呤-2,

6-二酮

CAS 登录号 136199-02-5

INN list 98

药效分类 益智药

罗咯定

Rolodine（*INN*）

化学结构式

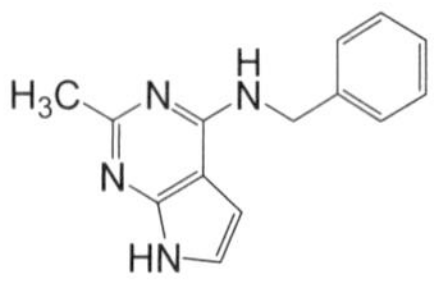

分子式和分子量 $C_{14}H_{14}N_4$ 238.29

化学名 4-(Benzylamino)-2-methyl-7*H*-pyrrolo[2,3-*d*]pyrimidine

4-苄氨基-2-甲基-7*H*-吡咯并[2,3-*d*]嘧啶

CAS 登录号 1866-43-9

INN list 98

药效分类 骨骼肌松弛药

罗麦角林

Romergoline（*INN*）

化学结构式

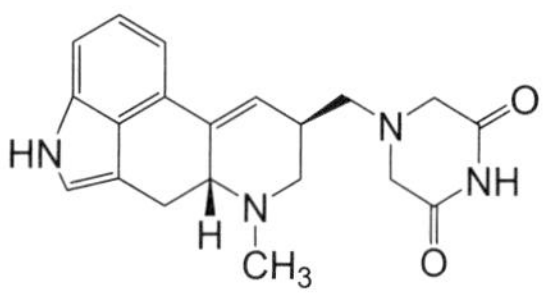

分子式和分子量 $C_{20}H_{22}N_4O_2$ 350.41

化学名 4-[(9,10-Didehydro-6-methylergolin-8*β*-yl)methyl]-2,6-piperazinedione

4-[(9,10-二氢-6-甲基麦角灵-8*β*-基)甲基]-2,6-哌嗪二酮

CAS 登录号 107052-56-2

INN list 66

药效分类 抗震颤麻痹药，抗精神病药

罗米地新

Romidepsin（*INN*）

化学结构式

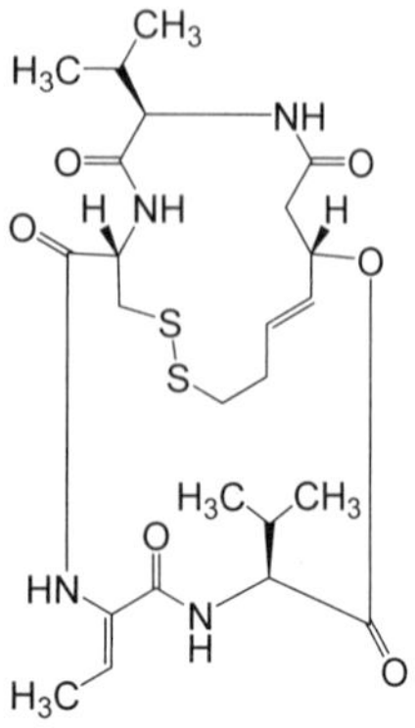

分子式和分子量 $C_{24}H_{36}N_4O_6S_2$ 540.70

化学名 (1*S*,4*S*,7*Z*,10*S*,16*E*,21*R*)-7-Ethylidene-4,21-bis(1-methylethyl)-2-oxa-12,13-dithia-5,8,20,23-tetraazabicyclo[8.7.6]tricos-16-ene-3,6,9,19,22-pentone

(1*S*,4*S*,7*Z*,10*S*,16*E*,21*R*)-7-乙亚基-4,21-双(1-甲基乙基)-2-氧杂-12,13-二硫杂-5,8,20,23-四氮杂二环[8.7.6]16-二十三碳烯-3,6,9,19,22-五酮

CAS 登录号 128517-07-7

INN list 94

药效分类 抗肿瘤药

罗米非定

Romifidine（*INN*）

化学结构式

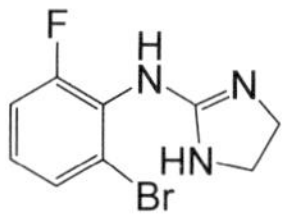

分子式和分子量 $C_9H_9BrFN_3$ 258.09

化学名 2-(2-Bromo-6-fluoroanilino)-2-imidazoline

2-(2-溴-6-氟苯氨基)-2-咪唑啉

CAS 登录号 65896-16-4; 65896-14-2[盐酸盐]

INN list 58

药效分类 镇痛药

罗米芬酮

Romifenone（*INN*）

化学结构式

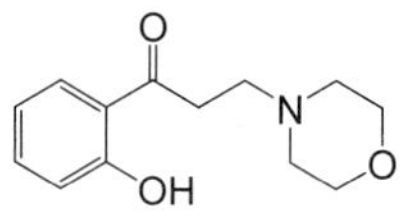

分子式和分子量 $C_{13}H_{17}NO_3$ 235.28

化学名 2'-Hydroxy-3-morpholinopropiophenone

2'-羟基-3-吗啉代苯丙酮

CAS 登录号 38373-83-0

INN list 30

药效分类 消毒防腐药

罗米司特

Ronomilast（*INN*）

化学结构式

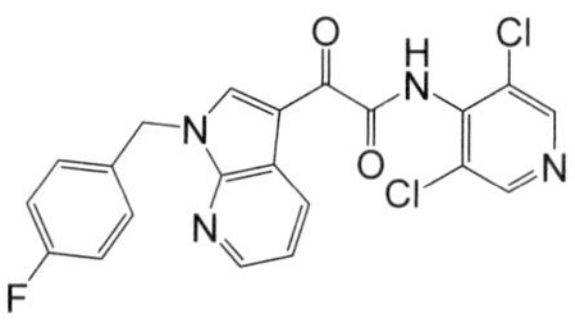

分子式和分子量 $C_{21}H_{13}Cl_2FN_4O_2$ 443.26

化学名 *N*-(3,5-Dichloropyridin-4-yl)-2-[1-[(4-fluorophenyl)methyl]-1*H*-pyrrolo[2,3-*b*]pyridin-3-yl]-2-oxoacetamide

N-(3,5-二氯吡啶-4-基)-2-[1-[(4-氟苯基)甲基]-1*H*-吡咯并[2,3-*b*]并吡啶-3-基]-2-氧代乙酰胺

CAS 登录号 418794-42-0

INN list 104

药效分类 磷酸二酯酶Ⅳ抑制药

罗莫肽

Romurtide（*INN*）

化学结构式

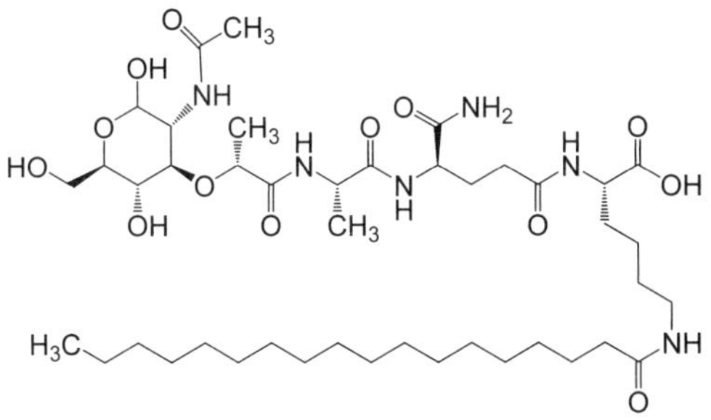

分子式和分子量 $C_{43}H_{78}N_6O_{13}$ 887.11

化学名 2-Acetamido-3-*O*-[(*R*)-1-[[(*S*)-1-[[(*R*)-1-carbamoyl-3-[[(*S*)-1-carboxy-5-stearamidopentyl]carbamoyl]propyl]carbamoyl]ethyl]carbamoyl]ethyl]-2-deoxy-D-glucopyranose

2-乙酰氨基-3-*O*-[(*R*)-1-[[(*S*)-1-[[(*R*)-1-氨甲酰基-3-[[(*S*)-1-羧基-5-十八碳酰氨基戊基]氨甲酰基]丙基]氨甲酰基]乙基]氨甲酰基]乙基]-2-脱氧-D-吡喃葡萄糖

CAS 登录号 78113-36-7

INN list 61

药效分类 免疫调节药

罗那卡瑞

Ronacaleret（*INN*）

化学结构式

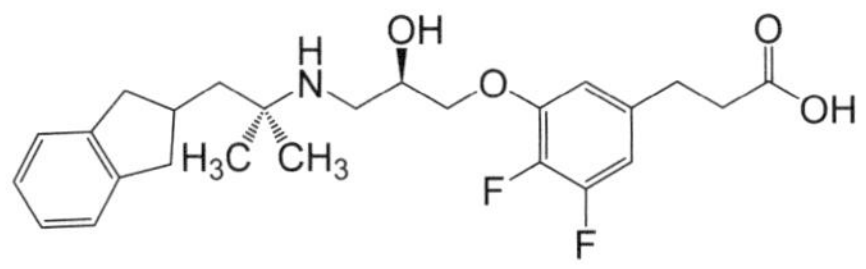

分子式和分子量 $C_{25}H_{31}F_2NO_4$ 447.52

化学名 3-[3-[(2*R*)-3-[[2-(2,3-Dihydro-1*H*-inden-2-yl)-1,1-dimethylethyl]amino]-2-hydroxypropoxy]-4,5-difluorophenyl]propanoic acid

3-[3-[(2*R*)-3-[[2-(2,3-二氢-1*H*-茚-2-基)-1,1-二甲基乙基]氨基]-2-羟基丙氧基]-4,5-二氟苯基]丙酸

CAS 登录号 753449-67-1；702686-96-2[盐酸盐]

INN list 97

药效分类 G蛋白偶联钙传感受体拮抗药

罗那洛尔

Ronactolol（*INN*）

分子式和分子量 $C_{20}H_{26}N_2O_4$ 358.43

化学结构式

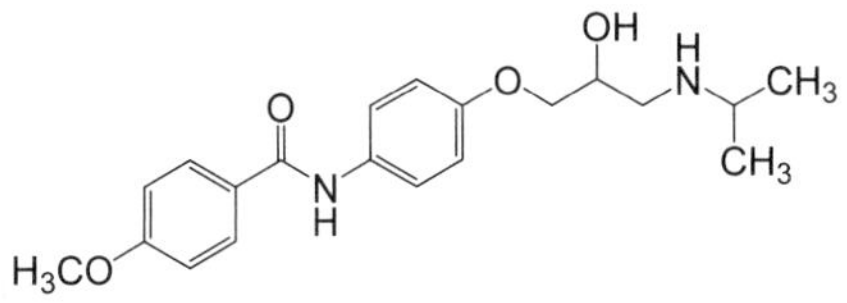

化学名 (±)-4'-[2-Hydroxy-3-(isopropylamino)propoxy]-*p*-anisanilide

(±)-4'-[2-羟基-3-(异丙氨基)丙氧基]-4-甲氧基苯甲酰苯胺

CAS 登录号 90895-85-5

INN list 57

药效分类 β受体拮抗药

罗尼帕米

Ronipamil（*INN*）

化学结构式

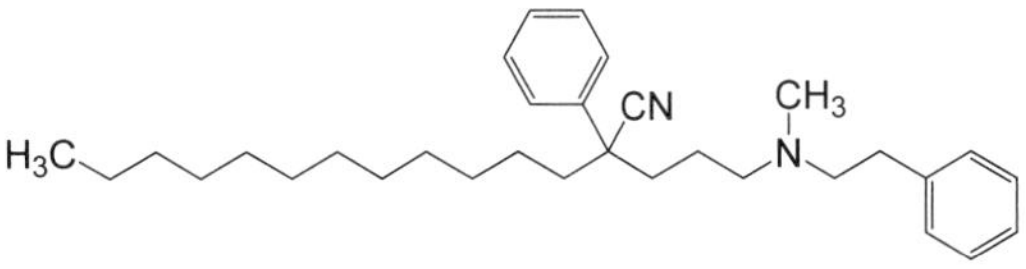

分子式和分子量 $C_{32}H_{48}N_2$ 460.74

化学名 (±)-2-[3-(Methylphenethylamino)propyl]-2-phenyltetradecanenitrile

(±)-2-[3-(甲基苯基乙氨基)丙基]-2-苯基十四碳腈

CAS 登录号 85247-77-4

INN list 51

药效分类 冠脉扩张药

罗尼西利

Roniciclib（*INN*）

化学结构式

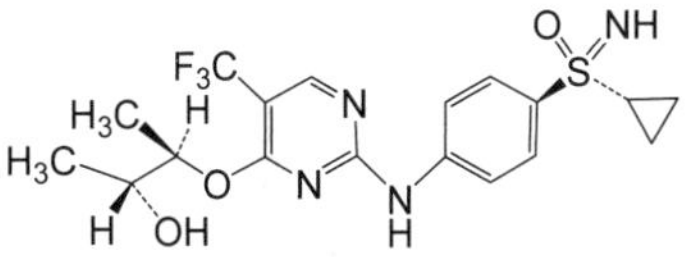

分子式和分子量 $C_{18}H_{21}F_3N_4O_3S$ 430.45

化学名 Cyclopropyl(4-{[4-{[(2*R*,3*R*)-3-hydroxybutan-2-yl]oxy}-5-(trifluoromethyl)pyrimidin-2-yl]amino}phenyl)imino-λ^5-sulfanone

环丙基(4-{[4-{[(2*R*,3*R*)-3-羟基丁烷-2-基]氧基}-5-(三氟甲基)嘧啶-2-基]氨基}苯基)氨亚基-λ^5-硫酮

CAS 登录号 1223498-69-8

INN list 109

药效分类 激酶抑制药，抗肿瘤药

罗诺蝶呤

Ronopterin（*INN*）

分子式和分子量 $C_9H_{16}N_6O_2$ 240.13

化学结构式

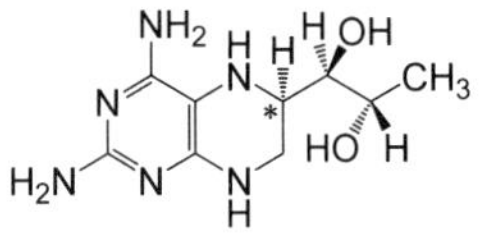

及其在C*处的差向异构体

化学名 (1*R*,2*S*)-1-[(6*RS*)-2,4-Diamino-5,6,7,8-tetrahydropteridin-6-yl]propane-1,2-diol

(1*R*,2*S*)-1-[(6*RS*)-2,4-二氨基-5,6,7,8-四氢蝶呤-6-基]丙烷-1,2-二醇

CAS 登录号 206885-38-3

INN list 113

药效分类 一氧化氮合酶抑制药

罗帕尼坎

Ropanicant (*INN*)

化学结构式

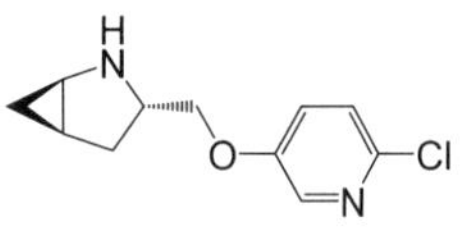

分子式和分子量 $C_{11}H_{13}ClN_2O$ 224.69

化学名 (1*R*,3*S*,5*R*)-3-{[(6-Chloropyridin-3-yl)oxy]methyl}-2-azabicyclo[3.1.0]hexane

(1*R*,3*S*,5*R*)-3-{[(6-氯吡啶-3-基)氧基]甲基}-2-氮杂双环[3.1.0]己烷

CAS 登录号 2414674-70-5

INN list 124

药效分类 烟碱 $\alpha_4\beta_2$ 受体拮抗药

罗哌卡因

Ropivacaine (*INN*)

化学结构式

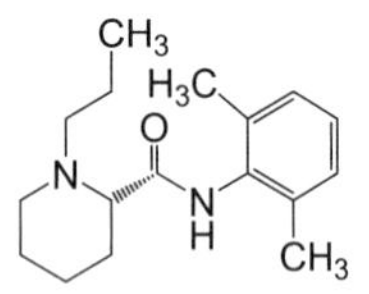

分子式和分子量 $C_{17}H_{26}N_2O$ 274.41

化学名 (*S*)-(−)-1-Propyl-*N*-(2,6-dimethylphenyl)-2-piperidinecarboxamide

(*S*)-(−)-1-丙基-*N*-(2,6-二甲苯基)-2-哌啶甲酰胺

CAS 登录号 84057-95-4；132112-35-7[盐酸盐]

INN list 50

药效分类 局部麻醉药

罗匹尼罗

Ropinirole (*INN*)

分子式和分子量 $C_{16}H_{24}N_2O$ 260.40

化学结构式

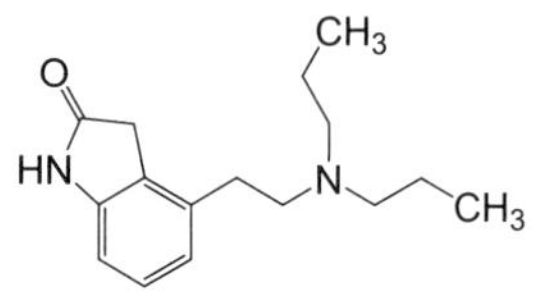

化学名 4-[2-(Dipropylamino)ethyl]-1,3-dihydro-2*H*-indol-2-one

4-[2-(二丙氨基)乙基]-1,3-二氢-2*H*-吲哚-2-酮

CAS 登录号 91374-21-9

INN list 61

药效分类 多巴胺受体激动药

罗匹尿苷

Ropidoxuridine (*INN*)

化学结构式

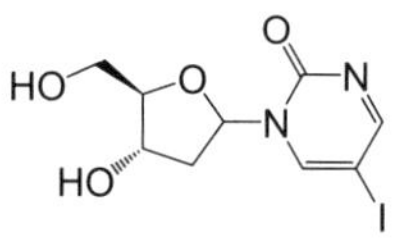

分子式和分子量 $C_9H_{11}IN_2O_4$ 338.00

化学名 1-(2-Deoxy-*β*-D-*erythro*-pentofuranosyl)-5-iodopyrimidin-2(1*H*)-one

1-(2-脱氧-*β*-D-赤-呋喃戊糖基)-5-碘代嘧啶-2(1*H*)-酮

CAS 登录号 93265-81-7

INN list 97

药效分类 抗肿瘤药

罗匹嗪

Ropizine (*INN*)

化学结构式

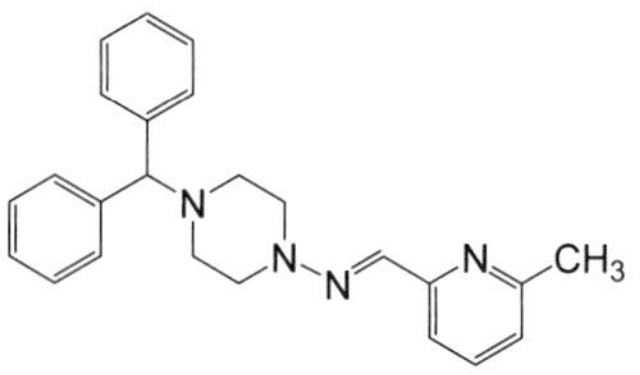

分子式和分子量 $C_{24}H_{26}N_4$ 370.49

化学名 1-(Diphenylmethyl)-4-[[(6-methyl-2-pyridyl)methylene]amino]piperazine

1-(二苯甲基)-4-[[(6-甲基-2-吡啶基)甲亚基]氨基]哌嗪

CAS 登录号 3601-19-2

INN list 36

药效分类 抗惊厥药

罗匹妥英

Ropitoin (*INN*)

分子式和分子量 $C_{30}H_{33}N_3O_3$ 483.61

化学结构式

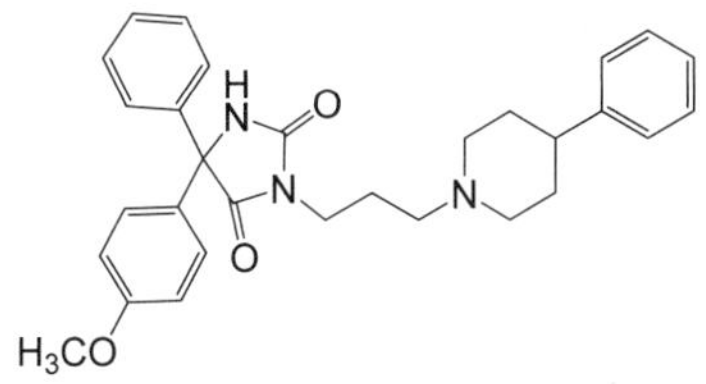

化学名 5-(*p*-Methoxyphenyl)-5-phenyl-3-[3-(4-phenylpiperidino)propyl]hydantoin

5-(4-甲氧苯基)-5-苯基-3-[3-(4-苯基哌啶基)丙基]乙内酰脲

CAS 登录号 56079-81-3; 56079-80-2[盐酸盐]

INN list 50

药效分类 抗心律失常药

罗曲酸

Rotraxate（*INN*）

化学结构式

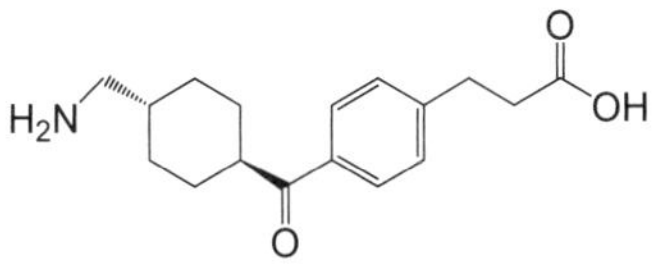

分子式和分子量 $C_{17}H_{23}NO_3$ 289.37

化学名 *p*-[(*trans*-4-(Aminomethyl)-cyclohexyl)carbonyl]hydrocinnamic acid

4-[(反-4-(氨甲基)-环己基)甲酰基]氢化肉桂酸

CAS 登录号 92071-51-7

INN list 57

药效分类 抗溃疡药

罗塞帕泛

Rocepafant（*INN*）

化学结构式

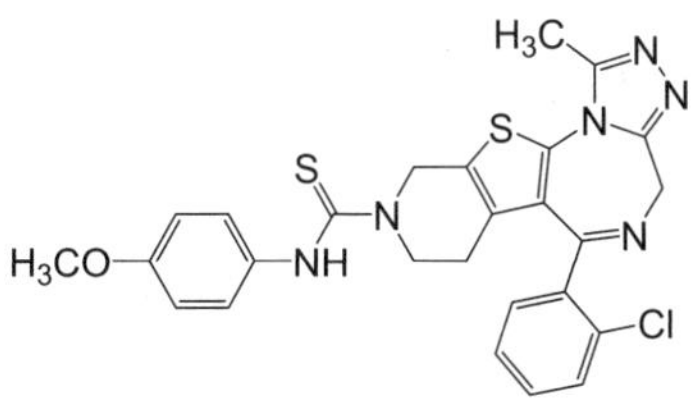

分子式和分子量 $C_{26}H_{23}ClN_6OS_2$ 535.08

化学名 6-(*o*-Chlorophenyl)-7,10-dihydro-1-methylthio-4*H*-pyrido[4',3':4,5]thieno[3,2-*f*]-1,2,4-triazolo[4,3-*a*][1,4]diazepine-9(8*H*)-carboxy-*p*-anisidide

6-(2-氯苯基)-7,10-二氢-1-甲基硫基-4*H*-吡啶并[4',3':4,5]噻吩并[3,2-*f*]-1,2,4-三氮唑并[4,3-*a*][1,4]二氮杂草-9(8*H*)-羧基-4-甲氧基苯胺

CAS 登录号 132418-36-1

INN list 71

药效分类 血小板激活因子拮抗药

罗沙布林

Rosabulin（*INN*）

化学结构式

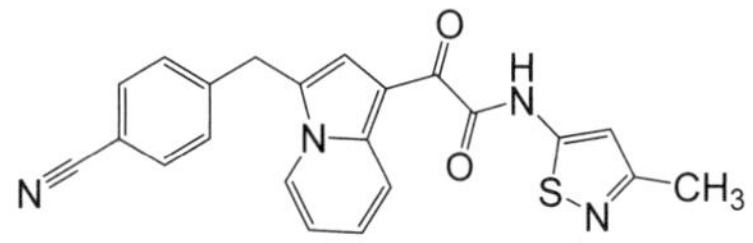

分子式和分子量 $C_{22}H_{16}N_4O_2S$ 400.45

化学名 2-[3-(4-Cyanobenzyl)indolizin-1-yl]-*N*-(3-methylisothiazol-5-yl)-2-oxoacetamide

2-[3-(4-氰基苄基)吲哚嗪-1-基]-*N*-(3-甲基异噻唑-5-基)-2-氧代乙酰胺

CAS 登录号 501948-05-6

INN list 95

药效分类 抗肿瘤药

罗沙米星

Rosaramicin（*INN*）

化学结构式

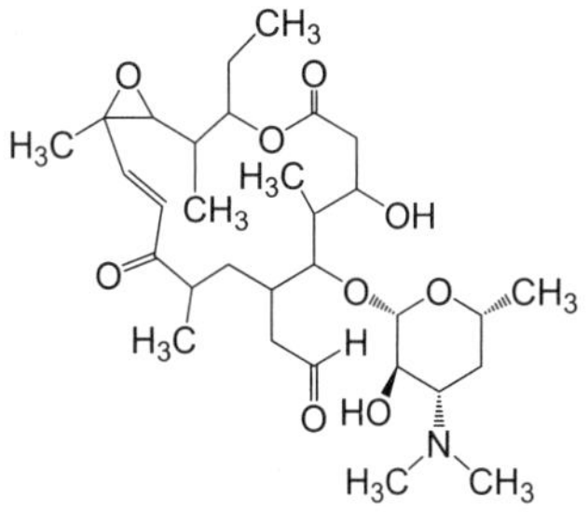

分子式和分子量 $C_{31}H_{51}NO_9$ 581.74

化学名 2-[(1*S*,2*R*,3*R*,7*R*,8*S*,9*S*,10*R*,12*R*,14*E*,16*S*)-9-[(2*S*,3*R*,4*S*,6*R*)-4-(Dimethylamino)-3-hydroxy-6-methyloxan-2-yl]oxy-3-ethyl-7-hydroxy-2,8,12,16-tetramethyl-5,13-dioxo-4,17-dioxabicyclo[14.1.0]heptadec-14-en-10-yl]acetaldehyde

2-[(1*S*,2*R*,3*R*,7*R*,8*S*,9*S*,10*R*,12*R*,14*E*,16*S*)-9-[(2*S*,3*R*,4*S*,6*R*)-4-(二甲氨基)-3-羟基-6-甲基氧杂环己-2-基]氧基-3-乙基-7-羟基-2,8,12,16-四甲基-5,13-二氧代-4,17-二氧杂双环[14.1.0]十七烷-14-烯-10-基]乙醛

CAS 登录号 35834-26-5; 51547-64-9[硬脂酸盐]; 60802-40-6[磷酸二氢钠混合物(1∶1)]; 51481-64-2[丙酸酯]

INN list 41

药效分类 抗生素类药

罗沙前列醇

Rosaprostol（*INN*）

化学结构式

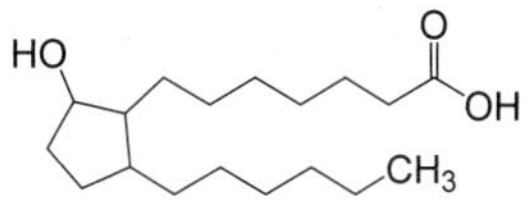

分子式和分子量 $C_{18}H_{34}O_3$ 298.46

化学名 7-[(1*R*,2*S*)-2-Hexyl-5-hydroxycyclopentyl]heptanoic acid

7-[(1*R*,2*S*)-2-己基-5-羟基环戊基]庚酸

CAS 登录号 56695-65-9

INN list 48

药效分类 前列腺素类药

罗沙胂

Roxarsone（*INN*）

化学结构式

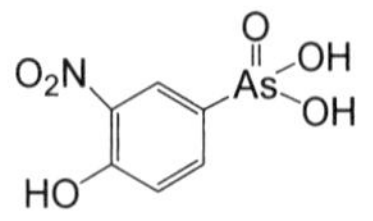

分子式和分子量 $C_6H_6AsNO_6$ 263.04

化学名 4-Hydroxy-3-nitrobenzenearsonic acid

4-羟基-3-硝基苯胂酸

CAS 登录号 121-19-7

INN list 17

药效分类 抗感染药

罗沙司他

Roxadustat（*INN*）

化学结构式

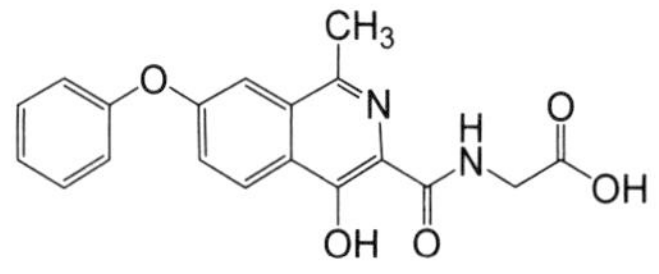

分子式和分子量 $C_{19}H_{16}N_2O_5$ 352.34

化学名 *N*-[(4-Hydroxy-1-methyl-7-phenoxyisoquinolin-3-yl)carbonyl]glycine

N-[(4-羟基-1-甲基-7-苯氧基异喹啉-3-基)羰基]甘氨酸

CAS 登录号 808118-40-3

INN list 108

药效分类 抗贫血药

罗沙替丁

Roxatidine（*INN*）

化学结构式

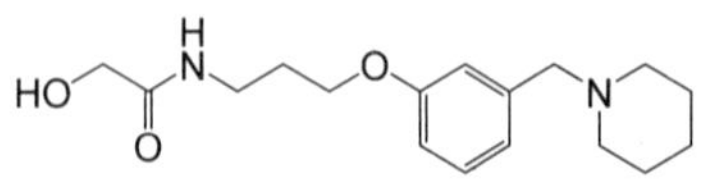

分子式和分子量 $C_{17}H_{26}N_2O_3$ 306.40

化学名 2-Hydroxy-*N*-[3-[3-(piperidin-1-ylmethyl)phenoxy]propyl]acetamide

2-羟基-*N*-[3-[3-(哌啶-1-基甲基)苯氧基]丙基]乙酰胺

CAS 登录号 78273-80-0; 78628-28-1[乙酸酯]; 93793-83-0[乙酸酯盐酸盐]

INN list 54

药效分类 组胺 H_2 受体拮抗药

罗沙酯

Roxadimate（*INN*）

化学结构式

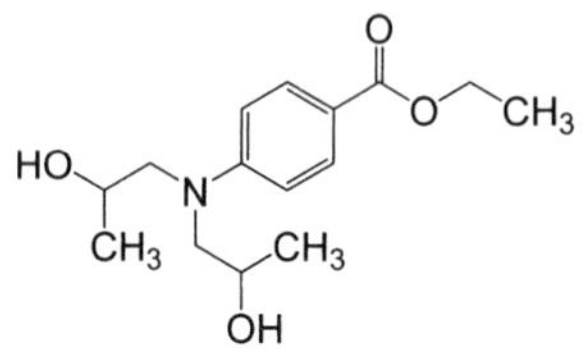

分子式和分子量 $C_{15}H_{23}NO_4$ 281.35

化学名 Ethyl (±)-*p*-[bis(2-hydroxypropyl)amino]benzoate

乙基 (±)-4-[双(2-羟丙基)氨基]苯甲酸酯

CAS 登录号 58882-17-0

INN list 63

药效分类 防晒药

罗索纳班

Rosonabant（*INN*）

化学结构式

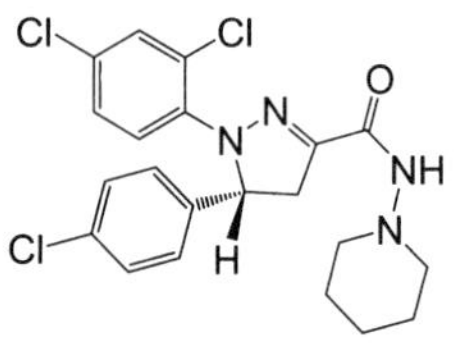

分子式和分子量 $C_{21}H_{21}Cl_3N_4O$ 451.78

化学名 (5*RS*)-5-(4-Chlorophenyl)-1-(2,4-dichlorophenyl)-*N*-(piperidin-1-yl)-4,5-dihydro-1*H*-pyrazole-3-carboxamide

(5*RS*)-5-(4-氯苯基)-1-(2,4-二氯苯基)-*N*-(哌啶-1-基)-4,5-二氢-1*H*-吡唑-3-甲酰胺

CAS 登录号 861151-12-4

INN list 97

药效分类 大麻素受体拮抗药

罗索哌隆

Roxoperone（*INN*）

化学结构式

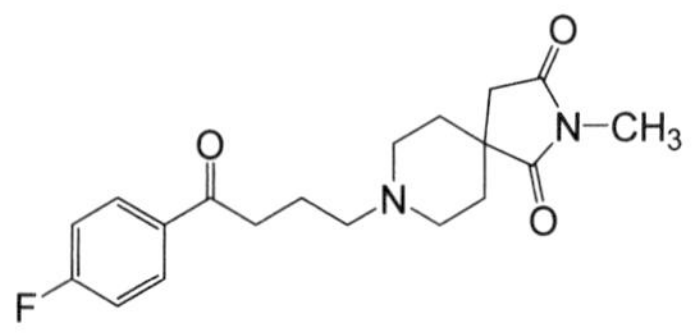

分子式和分子量 $C_{19}H_{23}FN_2O_3$ 346.40

化学名 8-[3-(*p*-Fluorobenzoyl)propyl]-2-methyl-2,8-diazaspiro[4.5]decane-1,3-dione

8-[3-(4-氟苯甲酰基)丙基]-2-甲基-2,8-二氮杂螺环[4.5]癸烷-1,3-二酮

CAS 登录号 2804-00-4

INN list 17

药效分类 抗精神病药

罗索沙星

Rosoxacin（*INN*）

化学结构式

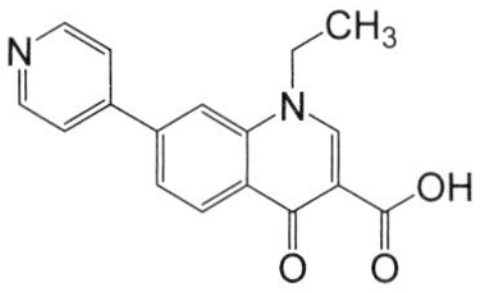

分子式和分子量 $C_{17}H_{14}N_2O_3$ 294.30

化学名 1-Ethyl-1,4-dihydro-4-oxo-7-(4-pyridyl)-3-quinolinecarboxylic acid

1-乙基-1,4-二氢-4-氧代-7-(4-吡啶基)-3-喹啉羧酸

CAS 登录号 40034-42-2

INN list 36

药效分类 喹诺酮类抗微生物药

ATC 分类 J01MB01

罗他泊芬

Rostaporfin（*INN*）

化学结构式

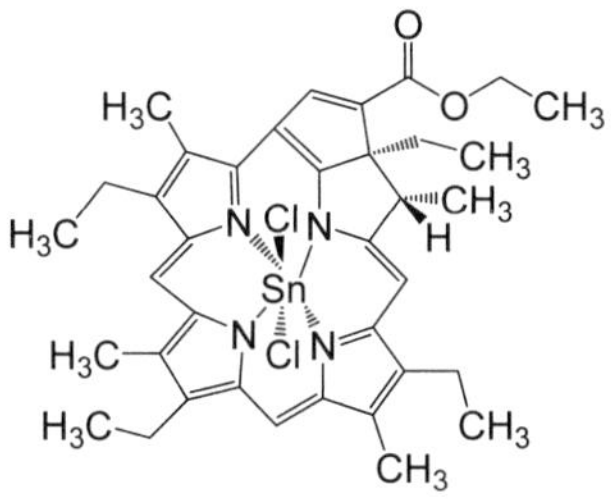

分子式和分子量 $C_{37}H_{42}Cl_2N_4O_2Sn$ 764.37

化学名 (*OC*-6-13)-Dichloro[rel-ethyl(18*R*,19*S*)-3,4,20,21-tetradehydro-4,9,14,19-tetraethyl-18,19-dihydro-3,8,13,18-tetramethyl-20-phorbinecarboxylato (2−)-N^{23}, N^{24},N^{25},N^{26}]tin

(*OC*-6-13)-二氯[rel-乙基(18*R*,19*S*)-3,4,20,21-四氢-4,9,14,19-四乙基-18,19-二氢-3,8,13,18-四甲基-20-脱镁叶绿环羧化物(2−)-N^{23}, N^{24}, N^{25}, N^{26}]锡

CAS 登录号 284041-10-7

INN list 83

药效分类 抗老年性黄斑变性药，光增敏药

罗他福辛

Rostafuroxin（*INN*）

化学结构式

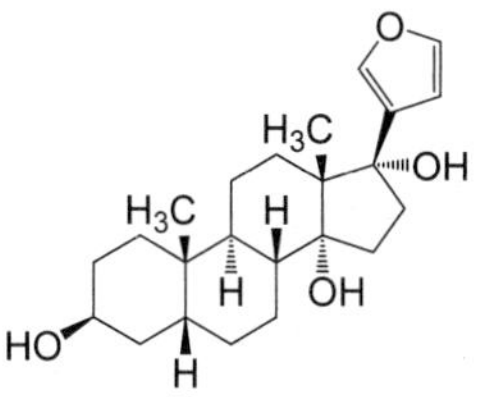

分子式和分子量 $C_{23}H_{34}O_4$ 374.51

化学名 21,23-Epoxy-24-nor-14*β*,5*β*-chola-20,21-diene-3*β*,14,17*α*-triol

21,23-环氧-24-去甲基-14*β*,5*β*-胆甾-20,21-二烯-3*β*,14,17*α*-三醇

CAS 登录号 156722-18-8

INN list 91

药效分类 抗高血压药

罗他霉素

Rokitamycin（*INN*）

化学结构式

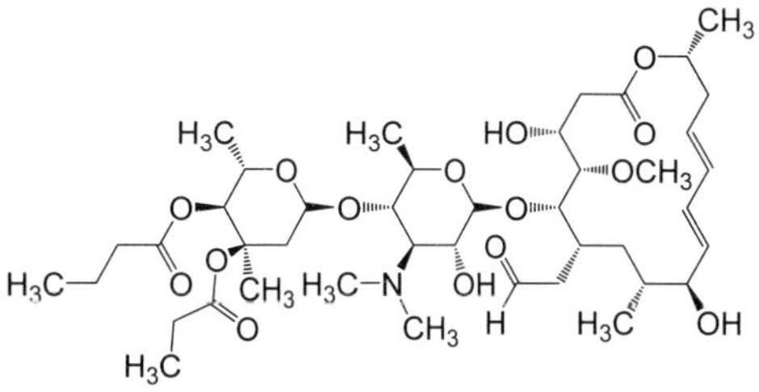

分子式和分子量 $C_{42}H_{69}NO_{15}$ 827.99

化学名 [(4*R*,5*S*,6*S*,7*R*,9*R*,10*R*,11*E*,13*E*,16*R*)-7-(Formylmethyl)-4,10-dihydroxy-5-methoxy-9,16-dimethyl-2-oxooxacyclohexadeca-11,13-dien-6-yl]-3,6-dideoxy-4-*O*-(2,6-dideoxy-3-*C*-methyl-*α*-L-*ribo*-hexopyranosyl)-3-(dimethylamino)-*β*-D-glucopyranoside 4"-butyrate 3"-propionate

[(4*R*,5*S*,6*S*,7*R*,9*R*,10*R*,11*E*,13*E*,16*R*)-7-(甲酰基甲基)-4,10-二羟基-5-甲氧基-9,16-二甲基-2-氧代氧杂环十六碳-11,13-二烯-6-基]-3,6-二脱氧-4-*O*-(2,6-二脱氧-3-*C*-甲基-*α*-L-核-吡喃已糖基)-3-(二甲氨基)-*β*-D-吡喃葡萄糖苷 4"-丁酸酯 3"-丙酸酯

CAS 登录号 74014-51-0

INN list 53

药效分类 大环内酯类抗微生物药

ATC 分类 J01FA12

罗坦西林

Rotamicillin（*INN*）

化学结构式

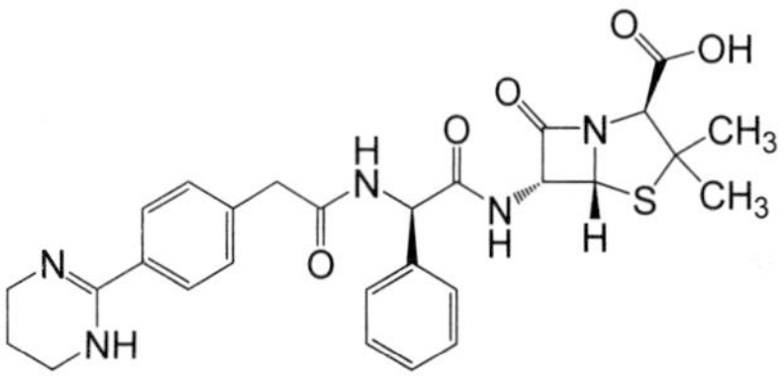

分子式和分子量 $C_{28}H_{31}N_5O_5S$ 549.64

化学名 (2*S*,5*R*,6*R*)-3,3-Dimethyl-7-oxo-6-[[(2*R*)-2-phenyl-2-[[2-[4-(1,4,5,6-tetrahydropyrimidin-2-yl)phenyl]acetyl]amino]acetyl]amino]-4-thia-1-azabicyclo[3.2.0]heptane-2-carboxylic acid

(2*S*,5*R*,6*R*)-3,3-二甲基-7-氧代-6-[[(2*R*)-2-苯基-2-[[2-[4-(1,4,5,6-四氢嘧啶-2-基)苯基]乙酰基]氨基]乙酰基]氨基]-4-硫杂-1-氮杂双环[3.2.0]庚烷-2-羧酸

CAS 登录号 55530-41-1

INN list 35

药效分类 抗生素类药

罗替高汀

Rotigotine（*INN*）

化学结构式

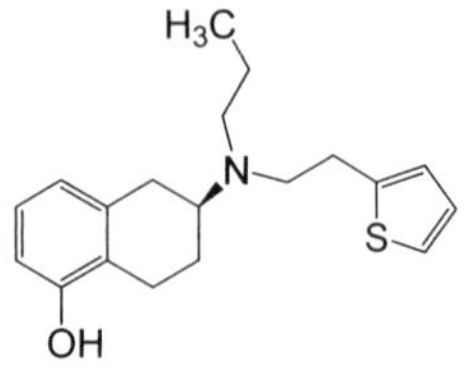

分子式和分子量 $C_{19}H_{25}NOS$ 315.47

化学名 (−)-(*S*)-5,6,7,8-Terahydro-6-[propyl[2-(2-thienyl)ethyl]amino]-1-naphthol

(−)-(*S*)-5,6,7,8-四氢-6-[丙基[2-(2-噻吩基)乙基]氨基]-1-萘酚

CAS 登录号 99755-59-6

INN list 83

药效分类 多巴胺受体激动药

罗替加肽

Rotigaptide（*INN*）

化学结构式

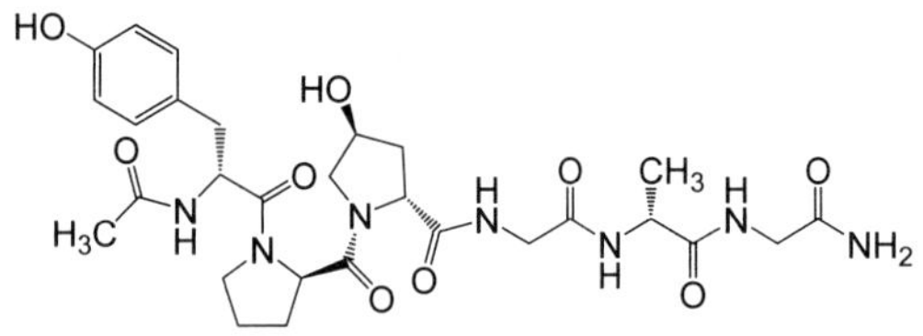

分子式和分子量 $C_{28}H_{39}N_7O_9$ 617.65

化学名 *N*-Acetyl-D-tyrosyl-D-prolyl-(4*S*)-4-hydroxy-D-prolylglycyl-D-alanylglycinamide

N-乙酰基-D-酪氨酰-D-脯氨酰-(4*S*)-4-羟基-D-脯氨酰甘氨酰-D-丙氨酰甘氨酰胺

CAS 登录号 355151-12-1

INN list 94

药效分类 抗心律失常药

罗托沙敏

Rotoxamine（*INN*）

化学结构式

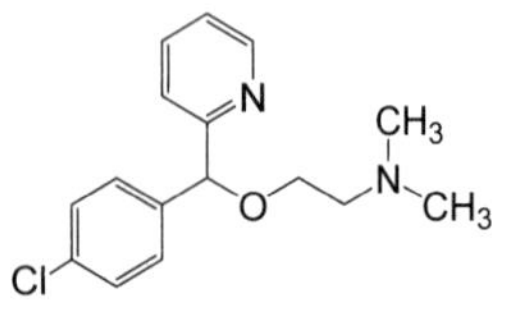

分子式和分子量 $C_{16}H_{19}ClN_2O$ 290.79

化学名 (−)-2-[*p*-Chloro-*α*-[2-dimethylaminoethoxy]benzyl]pyridine

(−)-2-[4-氯-*α*-[2-二甲氨基乙氧基]苄基]吡啶

CAS 登录号 5560-77-0

INN list 11

药效分类 抗组胺药

罗西普托

Rosiptor（*INN*）

化学结构式

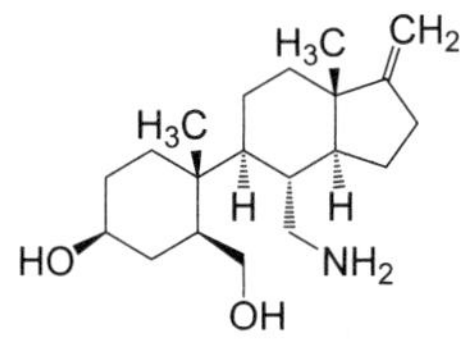

分子式和分子量 $C_{20}H_{35}NO_2$ 321.50

化学名 7-Amino-17-methylidene-6,7-seco-5*α*-androstane-3*β*,6-diol

7-氨基-17-甲亚基-6,7-开环-5*α*-雄甾烷-3*β*,6-二醇

CAS 登录号 782487-28-9

INN list 115

药效分类 抗炎药

罗西替尼

Rociletinib（*INN*）

化学结构式

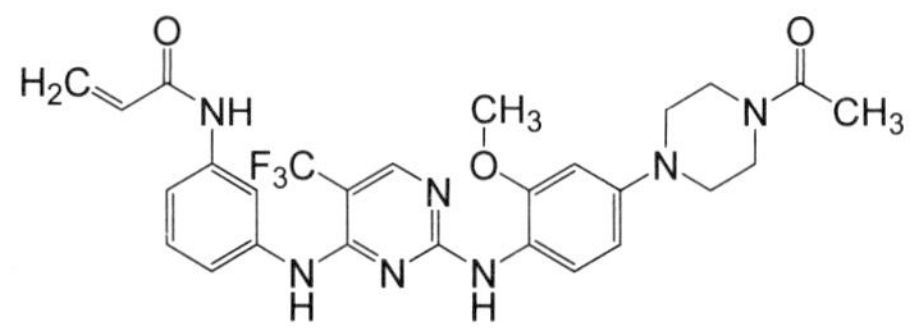

分子式和分子量 $C_{27}H_{28}F_3N_7O_3$ 555.22

化学名 *N*-[3-({2-[4-(4-Acetylpiperazin-1-yl)-2-methoxyanilino]-5-(trifluoromethyl)pyrimidin-4-yl}amino)phenyl]prop-2-enamide

N-[3-({2-[4-(4-乙酰基哌嗪-1-基)-2-甲氧基苯氨基]-5-(三氟甲基)嘧啶-4-基}氨基)苯基]-2-丙烯酰胺

CAS 登录号 1374640-70-6

INN list 111

药效分类 酪氨酸激酶抑制药，抗肿瘤药

罗西维林

Rociverine（*INN*）

化学结构式

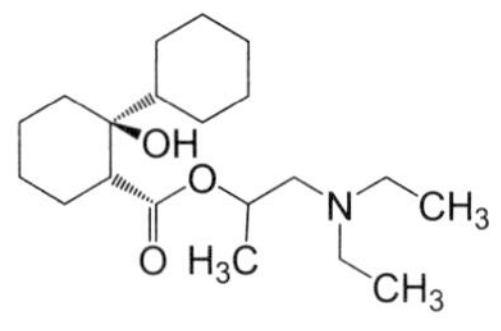

分子式和分子量 $C_{20}H_{37}NO_3$ 339.51

化学名 1-(Diethylamino)propan-2-yl 2-cyclohexyl-2-hydroxycyclohexane-1-carboxylate

1-(二乙基氨基)丙-2-基 2-环己基-2-羟基环己烷-1-羧酸酯

CAS 登录号 53716-44-2

INN list 33

药效分类 解痉药

罗昔勃龙

Roxibolone（*INN*）

化学结构式

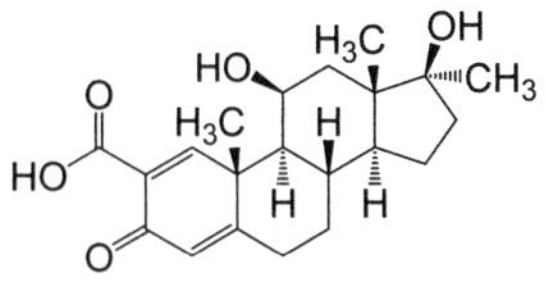

分子式和分子量 $C_{21}H_{28}O_5$ 360.44

化学名 11*β*,17*β*-Dihydroxy-17-methyl-3-oxoandrosta-1,4-diene-2-carboxylic acid

11*β*,17*β*-二羟基-17-甲基-3-氧代雄甾-1,4-二烯-2-羧酸

CAS 登录号 60023-92-9

INN list 40

药效分类 同化激素类药

罗昔非班

Roxifiban（*INN*）

化学结构式

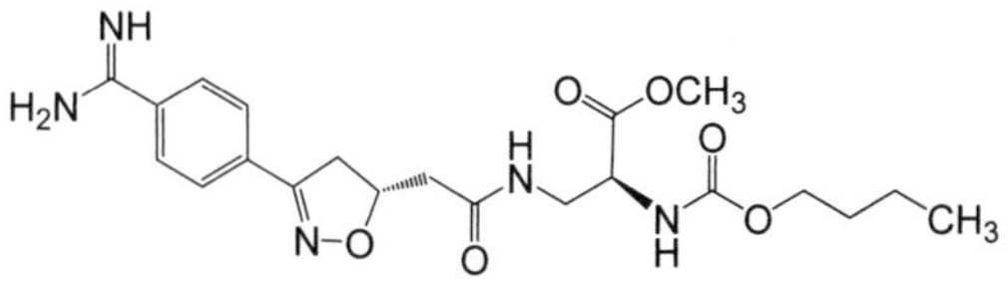

分子式和分子量 $C_{21}H_{29}N_5O_6$ 447.49

化学名 Methyl (*S*)-2-((butoxycarbonyl)amino)-3-(2-((*R*)-3-(4-carbamimidoylphenyl)-4,5-dihydroisoxazol-5-yl)acetamido)propanoate

甲基 (*S*)-2-((丁氧羰基)氨基)-3-(2-((*R*)-3-(4-脒基苯基)-4,5-二氢异噁唑-5-基)乙酰氨基)丙酸酯

CAS 登录号 170902-47-3；176022-59-6[乙酸盐]

INN list 77

药效分类 抗血栓药，纤维蛋白原受体拮抗药

罗昔洛韦

Rociclovir（*INN*）

化学结构式

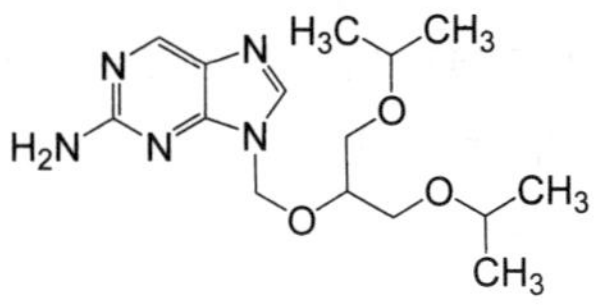

分子式和分子量 $C_{15}H_{25}N_5O_3$ 323.39

化学名 2-Amino-9-[[2-isopropoxy-1-(isopropoxymethyl)ethoxy]methyl]purine

2-氨基-9-[[2-异丙氧基-1-(异丙氧甲基)乙氧基]甲基]嘌呤

CAS 登录号 108436-80-2

INN list 62

药效分类 抗病毒药

罗昔替尼

Ropsacitinib（*INN*）

化学结构式

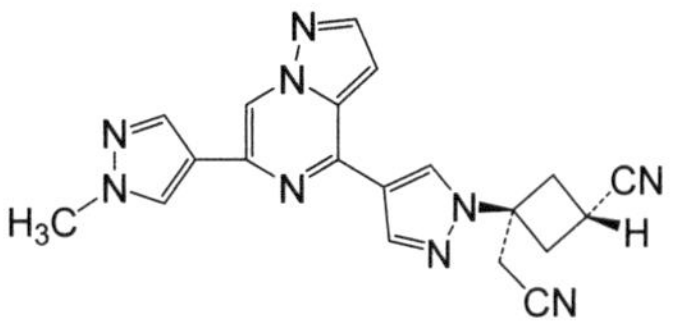

分子式和分子量 $C_{20}H_{17}N_9$ 383.42

化学名 (1*r*,3*r*)-3-(Cyanomethyl)-3-{4-[6-(1-methyl-1*H*-pyrazol-4-yl)pyrazolo[1,5-*a*]pyrazin-4-yl]-1*H*-pyrazol-1-yl}cyclobutane-1-carbonitrile

(1*r*,3*r*)-3-(氰基甲基)-3-{4-[6-(1-甲基-1*H*-吡唑-4-基)吡唑并[1,5-*a*]吡嗪-4-基]-1*H*-吡唑-1-基}环丁烷-1-甲腈

CAS 登录号 2127109-84-4

INN list 125

药效分类 Janus 激酶抑制药

罗硝唑

Ronidazole（*INN*）

化学结构式

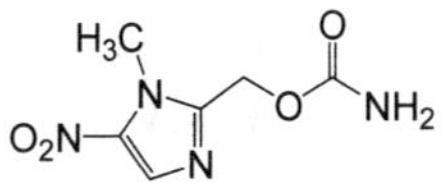

分子式和分子量 $C_6H_8N_4O_4$ 200.15

化学名 1-Methyl-5-nitroimidazole-2-methanol carbamate ester

1-甲基-5-硝基咪唑-2-甲醇 氨基甲酸酯

CAS 登录号 7681-76-7

INN list 18

药效分类 抗原虫药

罗雄龙

Rosterolone（*INN*）

化学结构式

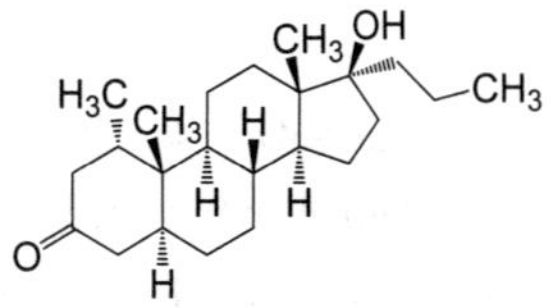

分子式和分子量 $C_{23}H_{38}O_2$ 346.55

化学名 17*β*-Hydroxy-1*α*-methyl-17-propyl-5*α*-androstan-3-one

17*β*-羟基-1*α*-甲基-17-丙基-5*α*-雄甾-3-酮

CAS 登录号 79243-67-7

INN list 60

药效分类 抗雄激素药

螺铂

Spiroplatin（*INN*）

化学结构式

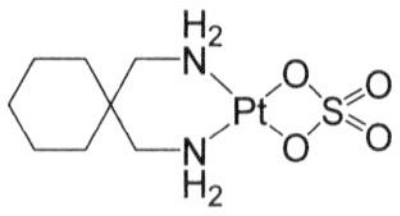

分子式和分子量 $C_8H_{18}N_2O_4PtS$ 433.39

化学名 *cis*-[1,1-Cyclohexanebis(methylamine)](sulfato)platinum

顺-[1,1-环己烷双(甲氨基)](硫酸根合)铂

CAS 登录号 74790-08-2

INN list 48

药效分类 抗肿瘤药

螺茶碱

Spirofylline（*INN*）

化学结构式

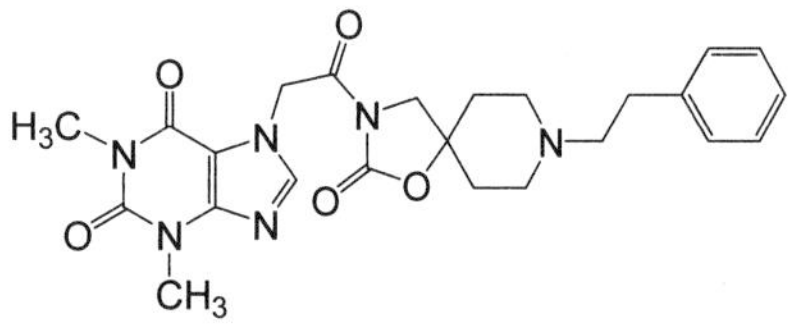

分子式和分子量 $C_{24}H_{28}N_6O_5$ 480.52

化学名 8-Phenethyl-3-[(1,2,3,6-tetrahydro-1,3-dimethyl-2,6-dioxopurin-7-yl)acetyl]-1-oxa-3,8-diazaspiro[4,5]decan-2-one

8-苯乙基-3-[(1,2,3,6-四氢-1,3-二甲基-2,6-二氧代嘌呤-7-基)乙酰基]-1-氧杂-3,8-二氮杂螺[4,5]癸-2-酮

CAS 登录号 98204-48-9

INN list 58

药效分类 支气管舒张药

螺多林

Spiradoline（*INN*）

化学结构式

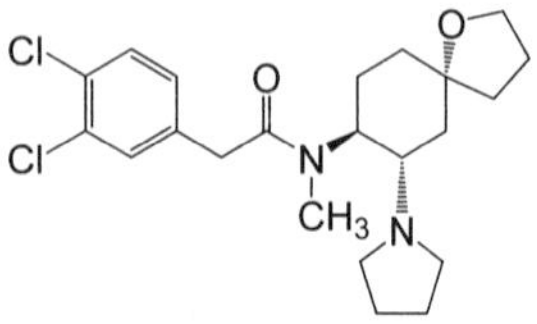

分子式和分子量 $C_{22}H_{30}Cl_2N_2O_2$ 425.39

化学名 (±)-2-(3,4-Dichlorophenyl)-*N*-methyl-*N*-[(5*R**,7*S**,8*S**)-7-(1-pyrrolidinyl)-1-oxaspiro[4.5]dec-8-yl]acetamide

(±)-2-(3,4-二氯苯基)-*N*-甲基-*N*-[(5*R**,7*S**,8*S**)-7-(1-吡咯烷基)-1-氧杂螺[4.5]-8-癸基]乙酰胺

CAS 登录号 87151-85-7; 87173-97-5[甲磺酸盐]

INN list 53

药效分类 镇痛药

螺谷胺

Spiroglumide（*INN*）

化学结构式

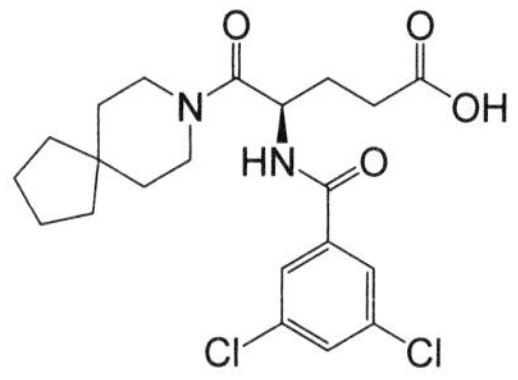

分子式和分子量 $C_{21}H_{26}Cl_2N_2O_4$ 441.35

化学名 (*R*)-*γ*-(3,5-Dichlorobenzamido)-*δ*-oxo-8-azaspiro[4.5]decane-8-valeric acid

(*R*)-*γ*-(3,5-二氯苯甲酰氨基-*δ*-氧代-8-氮杂螺[4.5]癸烷-8-戊酸

CAS 登录号 137795-35-8

INN list 70

药效分类 抗溃疡药

螺吉汀

Spirgetine（*INN*）

化学结构式

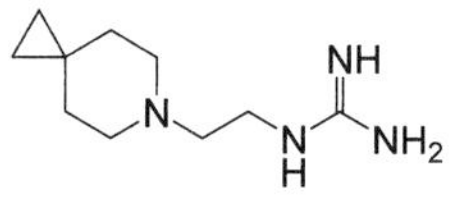

分子式和分子量 $C_{10}H_{20}N_4$ 196.29

化学名 [2-(6-Azaspiro[2.5]oct-6-ly)ethyl]guanidine

[2-(6-氮杂螺[2.5]辛-6-基)乙基]胍

CAS 登录号 144-45-6

INN list 21

药效分类 平喘药

螺克拉明

Spiclamine（*INN*）

化学结构式

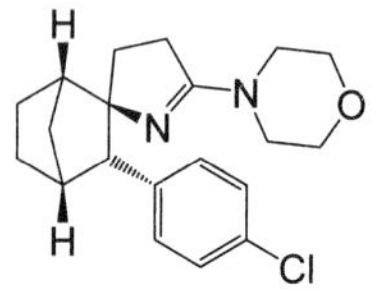

分子式和分子量 $C_{20}H_{25}ClN_2O$ 344.88

化学名 (−)-(1*R*,2*R*,3*S*,4*S*)-3-(*p*-Chlorophenyl)-2'-morpholinospiro[norbornane-2,5'-[1]pyrroline]

(−)-(1*R*,2*R*,3*S*,4*S*)-3-(4-氯苯基)-2'-吗啉代螺[降冰片烷-2,5'-[1]吡咯啉]

CAS 登录号 90243-97-3

INN list 52

药效分类 抗抑郁药

螺克塞平

Spiroxepin（*INN*）

化学结构式

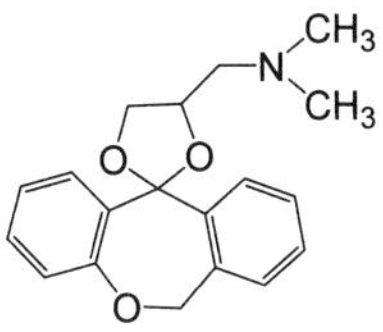

分子式和分子量 $C_{19}H_{21}NO_3$ 311.37

化学名 *N*,*N*-Dimethylspiro[dibenz[*b*,*e*]oxepin-11(6*H*),2'-[1,3]dioxolane]-4'-methylamine

N,*N*-二甲基螺[二苯并[*b*,*e*]氧杂环庚熳-11(6*H*),2'-[1,3]二氧戊环]-4'-甲胺

CAS 登录号 47254-05-7

INN list 32

药效分类 抗抑郁药

螺拉秦

Spirazine（*INN*）

化学结构式

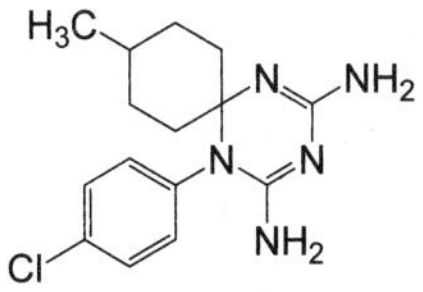

分子式和分子量 $C_{15}H_{20}ClN_5$ 305.81

化学名 2,4-Diamino-5-(*p*-chlorophenyl)-9-methyl-1,3,5-triazaspiro[5.5]undeca-1,3-diene

2,4-二氨基-5-(4-氯苯基)-9-甲基-1,3,5-三氮杂螺[5.5]十一-1,3-二烯

CAS 登录号 15599-44-7

INN list 12

药效分类 抗蠕虫药

螺立林

Spirilene（*INN*）

化学结构式

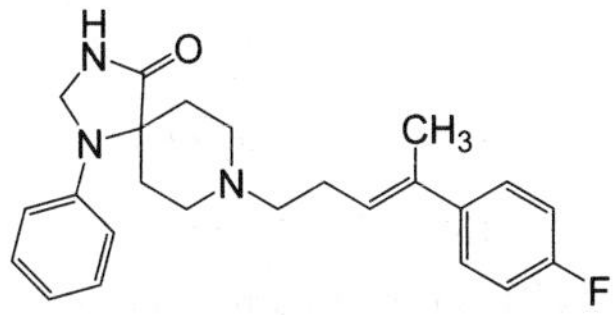

分子式和分子量 $C_{24}H_{28}FN_3O$ 393.50

化学名 8-[4-(*p*-Fluorophenyl)-3-pentenyl]-1-phenyl-1,3,8-triazaspiro[4,5]decan-4-one

8-[4-(4-氟苯基)-3-戊烯基]-1-苯基-1,3,8-三氮杂螺[4,5]癸-4-酮

CAS 登录号 357-66-4

INN list 15

药效分类 抗精神病药

螺利酮

Spirorenone（*INN*）

化学结构式

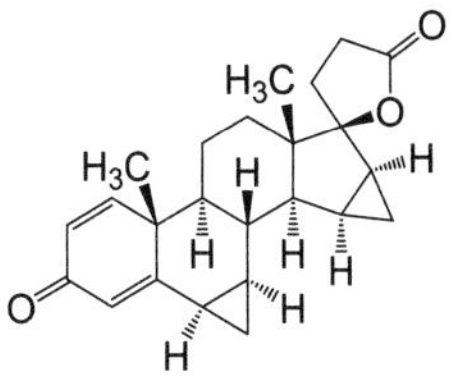

分子式和分子量 $C_{24}H_{28}O_3$ 364.48

化学名 (6*R*,7*R*,8*R*,9*S*,10*R*,13*S*,14*R*,15*S*,16*S*,17*S*)-3',4',6,7,8,9,11,12,13,14,15,16,20,21-Tetradecahydro-10,13-dimethylspiro[17*H*-dicyclopropa[6,7:15,16]cyclopenta[*α*]phenanthrene-17,2'(5'*H*)-furan]-3(10*H*),5'-dione

(6*R*,7*R*,8*R*,9*S*,10*R*,13*S*,14*R*,15*S*,16*S*,17*S*)-3',4',6,7,8,9,11,12,13,14,15,16,20,21-十四氢-10,13-二甲基螺[17*H*-二环丙基[6,7：15,16]环戊熳并[*α*]菲-17,2'(5'*H*)-呋喃]-3(10*H*),5'-二酮

CAS 登录号 74220-07-8

INN list 45

药效分类 抗醛固酮药

螺仑洛尔

Spirendolol（*INN*）

化学结构式

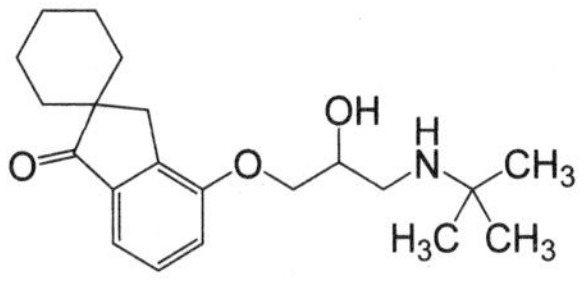

分子式和分子量 $C_{21}H_{31}NO_3$ 345.48

化学名 (±)-4'-[3-(*tert*-Butylamino)-2-hydroxypropoxy]spiro[cyclohexane-1,2'-indan]-1'-one

(±)-4'-[3-(叔丁氨基)-2-羟基丙氧基]螺[环己烷-1,2'-茚满]-1'-酮

CAS 登录号 65429-87-0

INN list 46

药效分类 β 受体拮抗药

螺氯马嗪

Spiclomazine（*INN*）

化学结构式

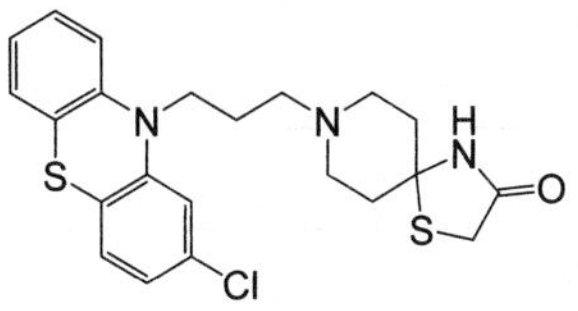

分子式和分子量 $C_{22}H_{24}ClN_3OS_2$ 446.03

化学名 8-[3-(2-Chloro-10-phenothiazinyl)propyl]-1-thia-4,8-diazaspiro[4,5]decan-3-one

8-[3-(2-氯-10-吩噻嗪基)丙基]-1-硫杂-4,8-二氮杂螺[4,5]癸-3-酮

CAS 登录号 24527-27-3

INN list 25

药效分类 抗肿瘤药

螺莫司汀

Spiromustine (*INN*)

化学结构式

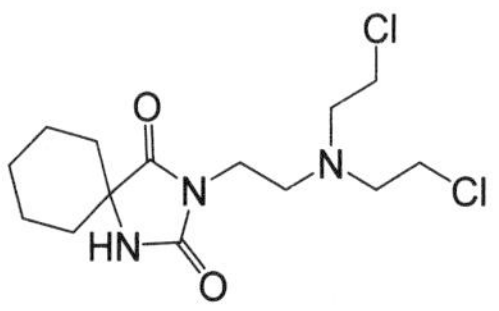

分子式和分子量 $C_{14}H_{23}Cl_2N_3O_2$ 336.26

化学名 3-[2-[Bis(2-chloroethyl)amino]ethyl]-1,3-diazaspiro[4.5]decane-2,4-dione

3-[2-[双(2-氯乙基)氨基]乙基]-1,3-二氮杂螺[4.5]癸烷-2,4-二酮

CAS 登录号 56605-16-4

INN list 47

药效分类 抗肿瘤药

螺内酯

Spironolactone (*INN*)

化学结构式

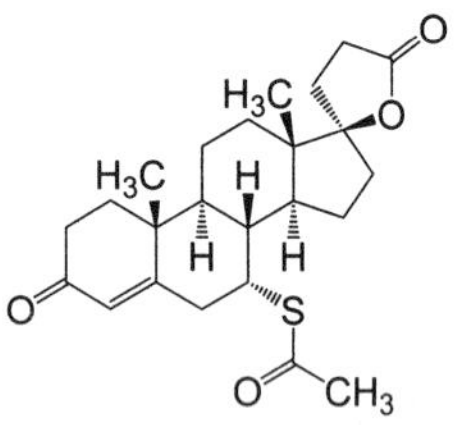

分子式和分子量 $C_{24}H_{32}O_4S$ 416.57

化学名 17*β*-Hydroxy-3-oxo-7*α*-(acetylsufanyl)-17*α*-pregn-4-ene-21-carboxylic-*γ*-lactone

17*β*-羟基-3-氧代-7*α*-(乙酰硫基)-17*α*-孕甾-4-烯-21-羧酸-*γ*-内酯

CAS 登录号 52-01-7

INN list 11

药效分类 保钾利尿药

ATC 分类 C03DA01

螺哌隆

Spiperone (*INN*)

分子式和分子量 $C_{23}H_{26}FN_3O_2$ 395.47

化学结构式

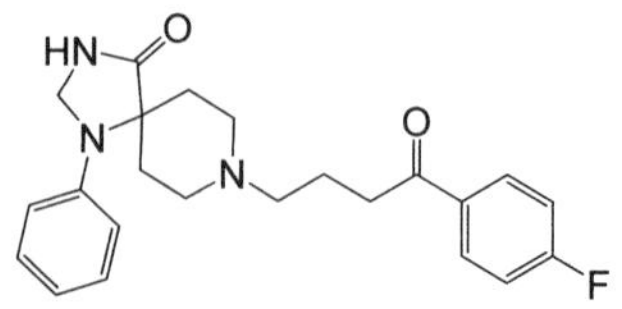

化学名 8-[3-(*p*-Fluorobenzoyl)propyl]-1-phenyl-1,3,8-triazaspiro[4.5]decan-4-one

8-[3-(4-氟苯甲酰基)丙基]-1-苯基-1,3,8-三氮杂螺[4.5]癸-4-酮

CAS 登录号 749-02-0

INN list 17

药效分类 抗精神病药

螺普利

Spirapril (*INN*)

化学结构式

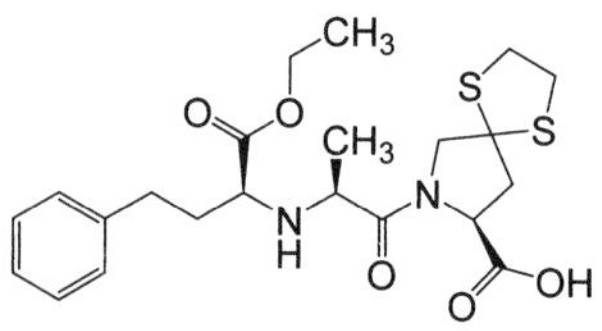

分子式和分子量 $C_{22}H_{30}N_2O_5S_2$ 466.61

化学名 1-Ethyl (8*S*)-7-[(*S*)-*N*-[(*S*)-1-carboxy-3-phenylpropyl]alanyl]-1,4-dithia-7-azaspiro[4.4]nonane-8-carboxylate

1-乙基 (8*S*)-7-[(*S*)-*N*-[(*S*)-1-羧基-3-苯基丙基]丙氨酰基]-1,4-二硫杂-7-氮杂螺[4.4]壬烷-8-羧酸酯

CAS 登录号 83647-97-6; 94841-17-5[盐酸盐]

INN list 56

药效分类 血管紧张素转换酶抑制药

ATC 分类 C09AA11

螺普利拉

Spiraprilat (*INN*)

化学结构式

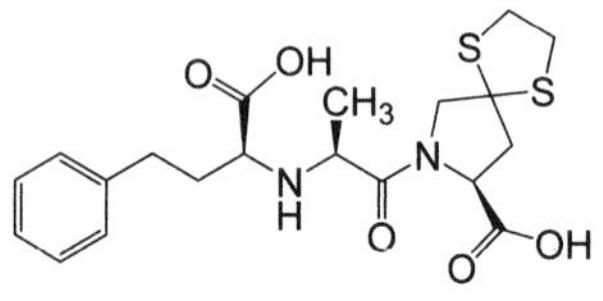

分子式和分子量 $C_{20}H_{26}N_2O_5S_2$ 438.56

化学名 (8*S*)-7-[(*S*)-*N*-[(*S*)-1-Carboxy-3-phenylpropyl]alanyl]-1,4-dithia-7-azaspiro[4.4]nonane-8-carboxylic acid

(8*S*)-7-[(*S*)-*N*-[(*S*)-1-羧基-3-苯基丙基]丙氨酰基]-1,4-二硫杂-7-氮杂螺[4.4]壬烷-8-羧酸

CAS 登录号 83602-05-5

INN list 60

药效分类 抗高血压药，血管紧张素转换酶抑制药

螺前列素

Spiriprostil（*INN*）

化学结构式

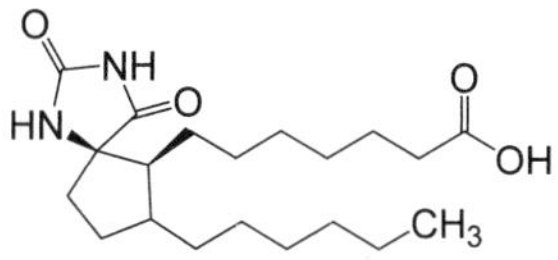

分子式和分子量　$C_{20}H_{34}N_2O_4$　366.49

化学名　(±)-(5*R**,6*S**,7*R**)-7-Hexyl-2,4-dioxo-1,3-diazaspiro[4.4]nonane-6-heptanoic acid

(±)-(5*R**,6*S**,7*R**)-7-己基-2,4-二氧代-1,3-二氮杂螺[4.4]壬烷-6-庚酸

CAS 登录号　122946-42-3

INN list　63

药效分类　前列腺素类药，抗溃疡药

螺沙群

Spiroxatrine（*INN*）

化学结构式

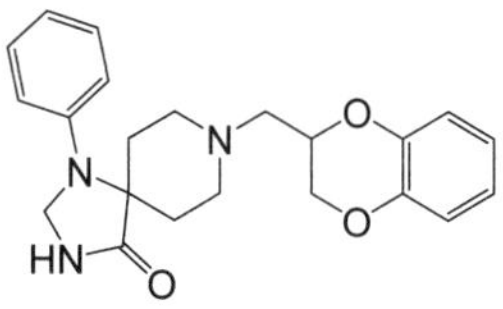

分子式和分子量　$C_{22}H_{25}N_3O_3$　379.45

化学名　8-(1,4-Benzodioxan-2-ylmethyl)-1-phenyl-1,3,8-triazaspiro[4.5]decane-4-one

8-(1,4-苯并二噁烷-2-基甲基)-1-苯基-1,3,8-三氮杂螺[4.5]癸烷-4-酮

CAS 登录号　1054-88-2

INN list　14

药效分类　抗精神病药

螺沙宗

Spiroxasone（*INN*）

化学结构式

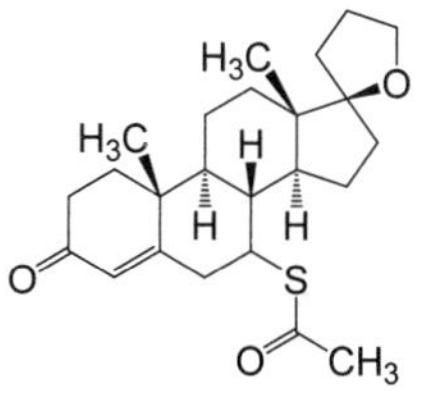

分子式和分子量　$C_{24}H_{34}O_3S$　402.59

化学名　4',5'-Dihydro-7*α*-mercaptospiro[androst-4-ene-17,2'-(3'*H*)-furan]-3-one acetate

4',5'-二氢-7*α*-巯基螺[雄甾-4-烯-17,2'-(3'*H*)-呋喃]-3-酮乙酸酯

CAS 登录号　6673-97-8

INN list　14

药效分类　利尿药

螺酰胺

Spiramide（*INN*）

化学结构式

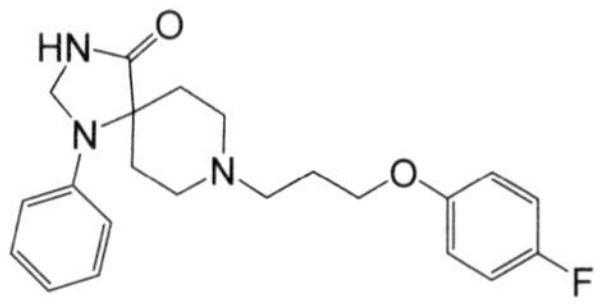

分子式和分子量　$C_{22}H_{26}FN_3O_2$　383.46

化学名　8-[3-(4-Fluorophenoxy)propyl]-1-phenyl-1,3,8-triazaspiro[4.5]decan-4-one

8-[3-(4-氟苯氧基)丙基]-1-苯基-1,3,8-三氮杂螺[4.5]癸-4-酮

CAS 登录号　510-74-7

INN list　14

药效分类　安定药

螺旋霉素

Spiramycin（*INN*）

化学结构式

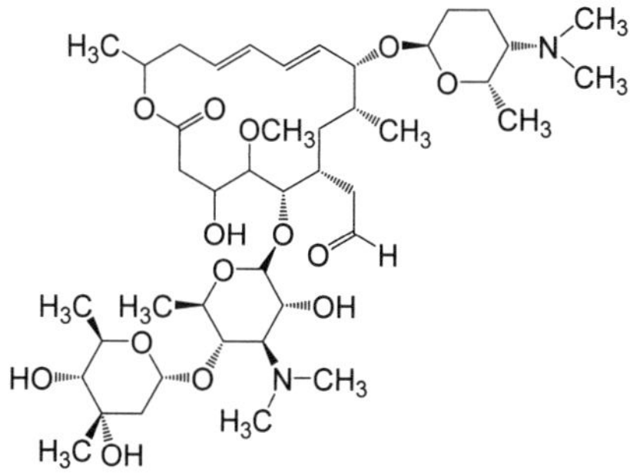

分子式和分子量　$C_{43}H_{74}N_2O_{14}$　843.05

化学名　(4*R*,5*S*,6*R*,7*R*,9*R*,10*R*,11*E*,13*E*,16*R*)-10-{[(2*R*,5*S*,6*R*)-5-(Dimethylamino)-6-methyltetrahydro-2*H*-pyran-2-yl]oxy}-9,16-dimethyl-5-methoxy-2-oxo-7-(2-oxoethyl)oxacyclohexadeca-11,13-dien-6-yl 3,6-dideoxy-4-*O*-(2,6-dideoxy-3-*C*-methyl-*α*-L-*ribo*-hexopyranosyl)-3-(dimethylamino)-*α*-D-glucopyranoside

(4*R*,5*S*,6*R*,7*R*,9*R*,10*R*,11*E*,13*E*,16*R*)-10-{[(2*R*,5*S*,6*R*)-5-(二甲氨基)-6-甲基四氢-2*H*-吡喃-2-基]氧}-9,16-二甲基-5-甲氧基-2-氧代-7-(2-氧代乙基)氧杂环十六烷-11,13-二烯-6-基 3,6-二脱氧-4-*O*-(2,6-二脱氧-3-*C*-甲基-*α*-L-核-吡喃己糖基)-3-(二甲氨基)-*α*-D-吡喃葡萄糖苷

CAS 登录号　8025-81-8

INN list　6

药效分类　大环内酯类抗微生物药

ATC 分类　J01FA02

螺佐呋酮

Spizofurone（*INN*）

化学结构式

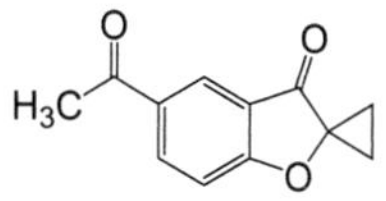

分子式和分子量 $C_{12}H_{10}O_3$ 202.21

化学名 5-Acetylspiro[benzofuran-2(3*H*),1'-cyclopropan]-3-one

5-乙酰基螺[苯并呋喃-2(3*H*),1'-环丙烷]-3-酮

CAS 登录号 72492-12-7

INN list 55

药效分类 抗肿瘤药

咯环利定

Rolicyclidine（*INN*）

化学结构式

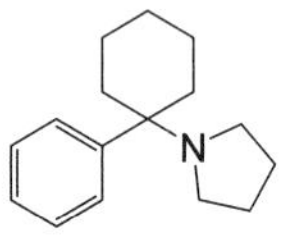

分子式和分子量 $C_{16}H_{23}N$ 229.36

化学名 1-(1-Phenylcyclohexyl)pyrrolidine

1-(1-苯基环己基)吡咯烷

CAS 登录号 2201-39-0

INN list 44

药效分类 抗焦虑药

咯来米特

Roletamide（*INN*）

化学结构式

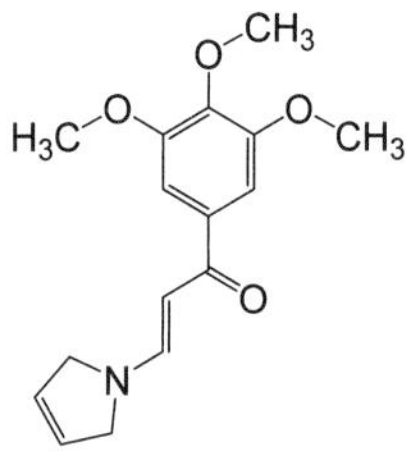

分子式和分子量 $C_{16}H_{19}NO_4$ 289.33

化学名 3',4',5'-Trimethoxy-3-(3-pyrrolin-l-yl)acrylophenone

3',4',5'-三甲氧基-3-(3-吡咯啉-1-基)苯丙烯酮

CAS 登录号 10078-46-3

INN list 17

药效分类 镇静催眠药

咯利普兰

Rolipram（*INN*）

化学结构式

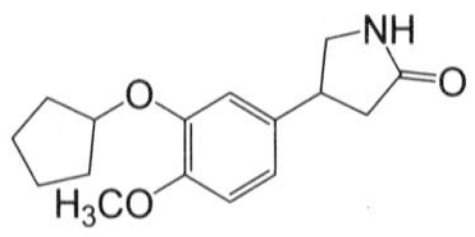

分子式和分子量 $C_{16}H_{21}NO_3$ 275.34

化学名 4-[3-(Cyclopentyloxy)-4-methoxyphenyl]-2-pyrrolidinone

4-[3-(环戊氧基)-4-甲氧基苯基]-2-吡咯烷酮

CAS 登录号 61413-54-5

INN list 38

药效分类 抗抑郁药

洛贝格列酮

Lobeglitazone（*INN*）

化学结构式

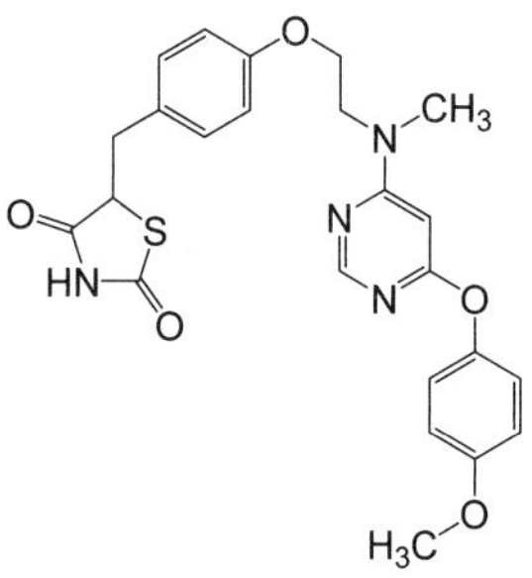

分子式和分子量 $C_{24}H_{24}N_4O_5S$ 480.54

化学名 (5*RS*)-5-[4-(2-[[6-(4-Methoxyphenoxy)pyrimidin-4-yl] methylamino]ethoxy)phenyl methyl]-1,3-thiazolidine-2,4-dione

(5*RS*)-5-[4-(2-[[6-(4-甲氧苯氧基)-4-嘧啶基]甲氨基]乙氧基)苯基甲基]-1,3-噻唑烷-2,4-二酮

CAS 登录号 607723-33-1

INN list 95

药效分类 抗糖尿病药

洛贝林

Lobeline（*INN*）

化学结构式

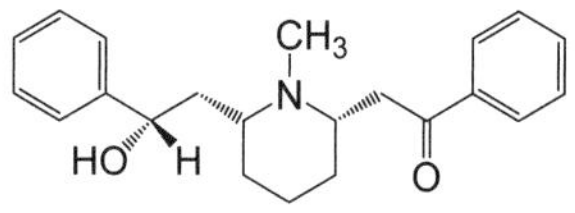

分子式和分子量 $C_{22}H_{27}NO_2$ 337.46

化学名 2-[6-(*β*-Hydroxyphenethyl)-l-methyl-2-piperidyl]acetophenone

2-[6-(*β*-羟基苯乙基)-1-甲基-2-哌啶基]苯乙酮

CAS 登录号 90-69-7

INN list 4

药效分类 中枢兴奋药

洛苯达唑

Lobendazole（*INN*）

化学结构式

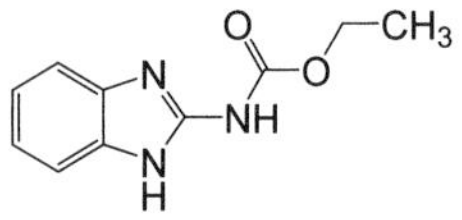

分子式和分子量 $C_{10}H_{11}N_3O_2$ 205.21

化学名 Ethyl 2-benzimidazolecarbamate

乙基 2-苯并咪唑氨基甲酸酯

CAS 登录号 6306-71-4

INN list 28

药效分类 抗蠕虫药

洛吡莫德

Losmapimod（*INN*）

化学结构式

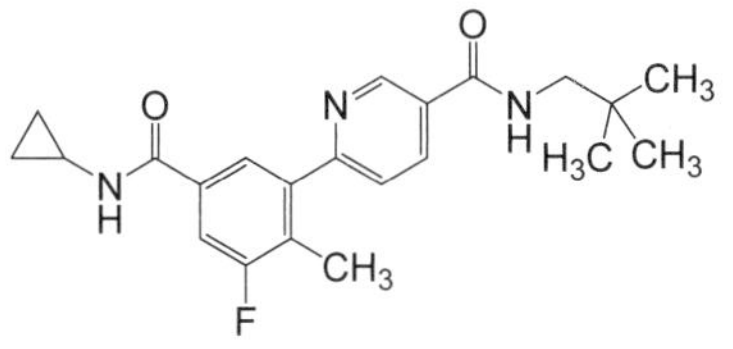

分子式和分子量 $C_{22}H_{26}FN_3O_2$ 383.46

化学名 6-[5-(Cyclopropylcarbamoyl)-3-fluoro-2-methylphenyl]-*N*-(2,2-dimethyl-propyl)pyridine-3-carboxamide

6-[5-(环丙基氨基甲酰基)-3-氟-2-甲基苯基]-*N*-(2,2-二甲基丙基)吡啶-3-甲酰胺

CAS 登录号 585543-15-3

INN list 101

药效分类 免疫调节药

洛吡哌唑

Lorpiprazole（*INN*）

化学结构式

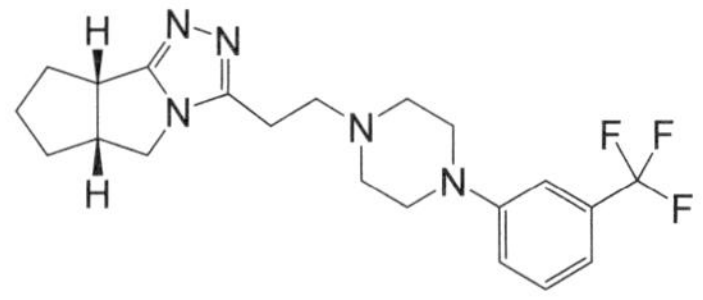

分子式和分子量 $C_{21}H_{26}F_3N_5$ 405.46

化学名 (±)-*cis*-5,5*a*,6,7,8,8*a*-Hexahydro-3-[2-[4-(*α,α,α*-trifluoro-*m*-tolyl)-1-piperazinyl]ethyl]cyclopenta[3,4]pyrrolo[2,l-*c*]-*s*-triazole

(±)-顺-5,5*a*,6,7,8,8*a*-六氢-3-[2-[4-(*α,α,α*-三氟-3-甲苯基)-1-哌嗪基]乙基]环戊熳并[3,4]吡咯并[2,l-*c*]-1,3,4-三唑

CAS 登录号 108785-69-9

INN list 60

药效分类 抗精神病药

洛丙二醇

Loprodiol（*INN*）

化学结构式

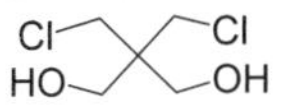

分子式和分子量 $C_5H_{10}Cl_2O_2$ 173.04

化学名 2,2-Bis(chloromethyl)-1,3-propanediol

2,2-双(氯甲基)-1,3-丙二醇

CAS 登录号 2209-86-1

INN list 43

药效分类 安定药

洛泊布坦

Lopobutan（*INN*）

分子式和分子量 $C_{19}H_{39}NO_3$ 329.52

化学结构式

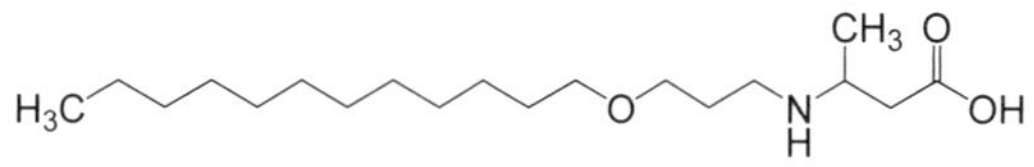

化学名 (±)-3-[[3-(Dodecyloxy)propyl]amino]butyric acid

(±)-3-[[3-(十二烷基氧基)丙基]氨基]丁酸

CAS 登录号 6582-30-5

INN list 70

药效分类 消毒防腐药

洛铂

Lobaplatin（*INN*）

化学结构式

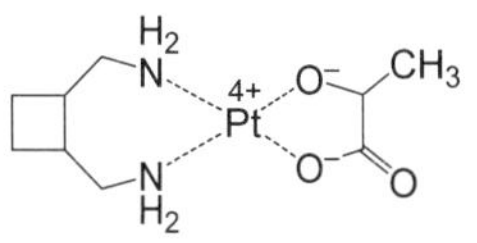

分子式和分子量 $C_9H_{18}N_2O_3Pt$ 397.33

化学名 [2-(Aminomethyl)cyclobutyl]methanamine; 2-oxidopropanoate; platinum(4+)

[2-(氨基甲基)环丁基]甲胺; 2-氧负离子丙酸; 铂(4+)

CAS 登录号 135558-11-1

INN list 65

药效分类 抗肿瘤药

洛布卡韦

Lobucavir（*INN*）

化学结构式

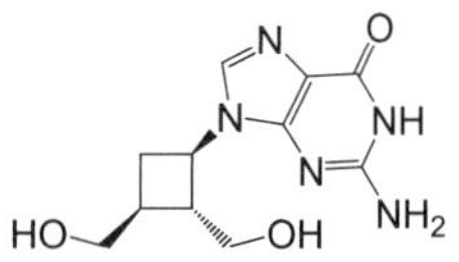

分子式和分子量 $C_{11}H_{15}N_5O_3$ 265.27

化学名 9-[(l*R*,2*R*,3*S*)-2,3-Bis(hydroxymethyl)cyclobutyl]guanine

9-[(l*R*,2*R*,3*S*)-2,3-双(羟甲基)环丁基]鸟嘌呤

CAS 登录号 127759-89-1

INN list 72

药效分类 抗病毒药

洛达普令

Lodaxaprine（*INN*）

化学结构式

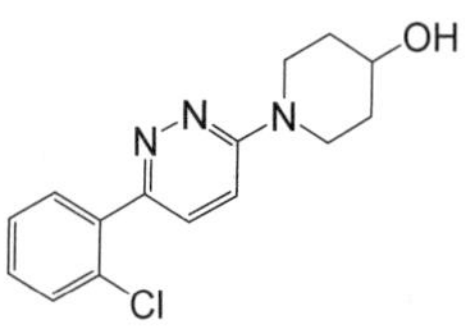

分子式和分子量 $C_{15}H_{16}ClN_3O$ 289.76

化学名 1-[6-(*o*-Chlorophenyl)-3-pyridazinyl]-4-piperidinol
1-[6-(2-氯苯基)-3-哒嗪基]-4-哌啶醇
CAS 登录号 93181-81-8
INN list 57
药效分类 抗癫痫药

洛德腺苷

Lodenosine（*INN*）

化学结构式

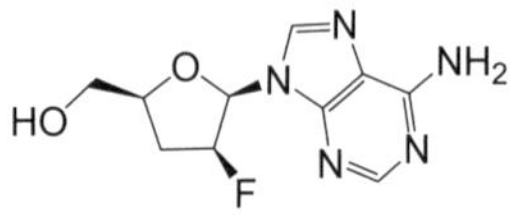

分子式和分子量 $C_{10}H_{12}FN_5O_2$ 253.23
化学名 9-(2,3-Dideoxy-2-fluoro-*β*-D-*threo*-pentofuranosyl)adenine
9-(2,3-二脱氧-2-氟-*β*-D-苏-呋喃戊糖基)腺嘌呤
CAS 登录号 110143-10-7
INN list 78
药效分类 抗病毒药

洛度沙胺

Lodoxamide（*INN*）

化学结构式

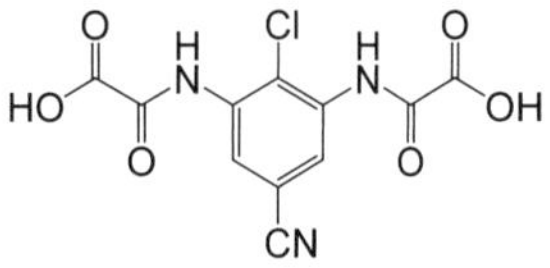

分子式和分子量 $C_{11}H_6ClN_3O_6$ 311.63
化学名 2-[2-Chloro-5-cyano-3-(oxaloamino)anilino]-2-oxoacetic acid
2-[2-氯-5-氰基-3-(草酸酰氨基)苯氨基]-2-氧代乙酸
CAS 登录号 53882-12-5; 53882-13-6[洛度沙胺乙酯]; 63610-09-3[洛度沙胺氨丁三醇]
INN list 38
药效分类 抗过敏药，平喘药

洛伐他汀

Lovastatin（*INN*）

化学结构式

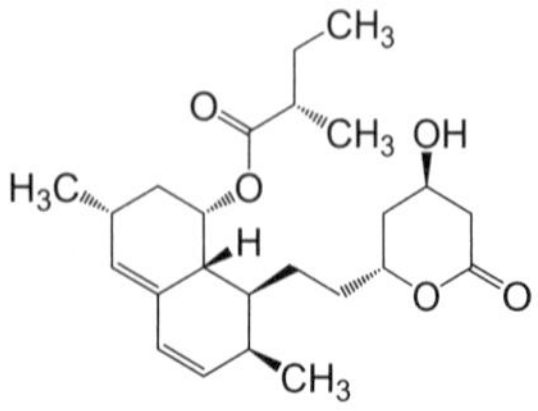

分子式和分子量 $C_{24}H_{36}O_5$ 404.54
化学名 [(1*S*,3*R*,7*S*,8*S*,8*aR*)-8-[2-[(2*R*,4*R*)-4-Hydroxy-6-oxooxan-2-yl]ethyl]-3,7-dimethyl-1,2,3,7,8,8*a*-hexahydronaphthalen-1-yl] (2*S*)-2-methylbutanoate
[(1*S*,3*R*,7*S*,8*S*,8*aR*)-8-[2-[(2*R*,4*R*)-4-羟基-6-氧代氧杂环己-2-基]乙基]-3,7-二甲基-1,2,3,7,8,8*a*-六氢萘-1-基] (2*S*)-2-甲基丁酸酯
CAS 登录号 75330-75-5
INN list 57
药效分类 他汀类降血脂药
ATC 分类 C10AA02

洛非咪唑

Lofemizole（*INN*）

化学结构式

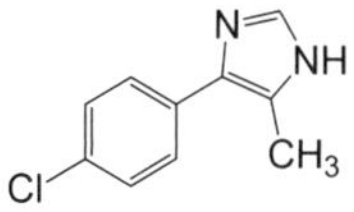

分子式和分子量 $C_{10}H_9ClN_2$ 192.65
化学名 4-(*p*-Chlorophenyl)-5-methylimidazole
4-(4-氯苯基)-5-甲基咪唑
CAS 登录号 65571-68-8; 70169-80-1[盐酸盐]
INN list 47
药效分类 抗炎镇痛药

洛非帕明

Lofepramine（*INN*）

化学结构式

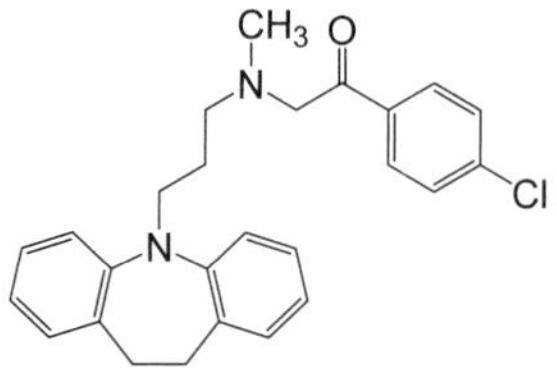

分子式和分子量 $C_{26}H_{27}ClN_2O$ 418.97
化学名 4'-Chloro-2-[[3-(10,11-dihydro-5*H*-dibenz[*b*,*f*]azepin-5-yl)propyl]methylamino]acetophenone
4'-氯-2-[[3-(10,11-二氢-5*H*-二苯并[*b*,*f*]氮杂䓬-5-基)丙基]甲氨基]苯乙酮
CAS 登录号 23047-25-8；26786-32-3[盐酸盐]
INN list 34
药效分类 抗抑郁药

洛非西定

Lofexidine（*INN*）

化学结构式

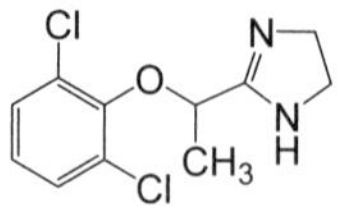

分子式和分子量 $C_{11}H_{12}Cl_2N_2O$ 259.13
化学名 2-[1-(2,6-Dichlorophenoxy)ethyl]-2-imidazoline

2-[1-(2,6-二氯苯氧基)乙基]-2-咪唑啉

CAS 登录号 31036-80-3; 21498-08-8[盐酸盐]

INN list 33

药效分类 抗高血压药

洛芬达占

Lofendazam（*INN*）

化学结构式

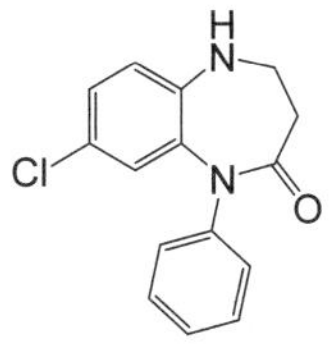

分子式和分子量 $C_{15}H_{13}ClN_2O$ 272.73

化学名 8-Chloro-1,3,4,5-tetrahydro-1-phenyl-2*H*-1,5-benzodiazepin-2-one

8-氯-1,3,4,5-四氢-1-苯基-2*H*-1,5-苯二氮䓬-2-酮

CAS 登录号 29176-29-2

INN list 36

药效分类 安定药

洛芬太尼

Lofentanil（*INN*）

化学结构式

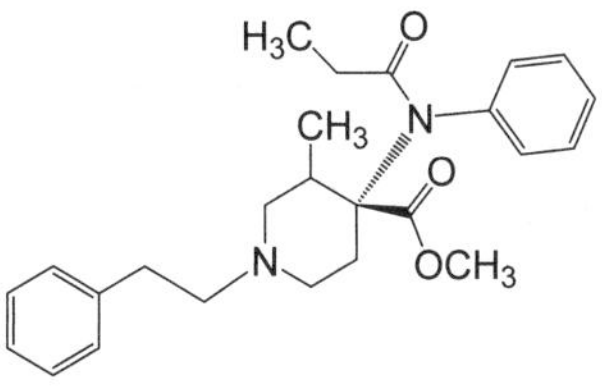

分子式和分子量 $C_{25}H_{32}N_2O_3$ 408.54

化学名 (−)-Methyl *cis*-3-methyl-l-phenethyl-4-(*N*-phenylpropionamido)isonipecotate

(−)-甲基 顺-3-甲基-1-苯乙基-4-(*N*-苯基丙酰氨基)异哌啶甲酸酯

CAS 登录号 61380-40-3; 61380-41-4[草酸盐]

INN list 43

药效分类 镇痛药

洛拉替尼

Lorlatinib（*INN*）

化学结构式

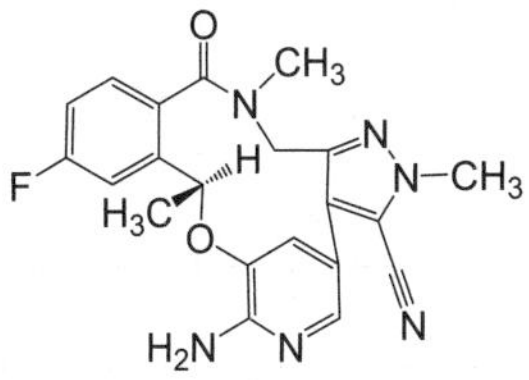

分子式和分子量 $C_{21}H_{19}FN_6O_2$ 406.42

化学名 (10*R*)-7-Amino-12-fluoro-2,10,16-trimethyl-15-oxo-10,15,16,17-tetrahydro-2*H*-4,8-methenopyrazolo[4,3-*h*][2,5,11]benzoxadiazacyclo tetradecine-3-carbonitrile

(10*R*)-7-氨基-12-氟-2,10,16-三甲基-15-氧代-10,15,16,17-四氢-2*H*-4,8-甲桥吡唑并[4,3-*h*][2,5,11]苯并氧杂二氮杂环十四熳-3-甲腈

CAS 登录号 1454846-35-5

INN list 114

药效分类 抗肿瘤药

洛硫嗪

Losulazine（*INN*）

化学结构式

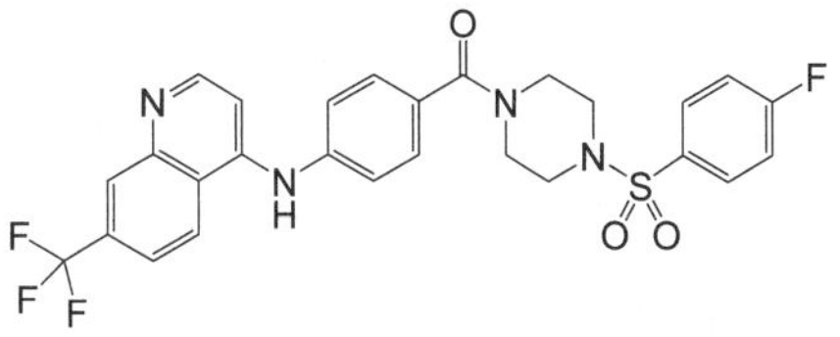

分子式和分子量 $C_{27}H_{22}F_4N_4O_3S$ 558.55

化学名 1-[(*p*-Fluorophenyl)sulfonyl]-4-[*p*-[[7-(trifluoromethyl)-4-quinolyl]amino]benzoyl]piperazine

1-[(4-氟苯基)磺酰基]-4-[4-[[7-(三氟甲基)-4-喹啉基]氨基]苯甲酰]哌嗪

CAS 登录号 72141-57-2; 81435-67-8[盐酸盐]

INN list 51

药效分类 抗高血压药

洛美呱曲

Lomeguatrib（*INN*）

化学结构式

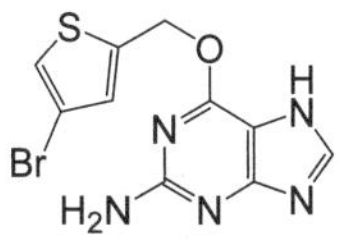

分子式和分子量 $C_{10}H_8BrN_5OS$ 326.17

化学名 6-[(4-Bromo-2-thienyl)methoxyl]purin-2-amine

6-[(4-溴-2-噻吩基)甲氧基]嘌呤-2-胺

CAS 登录号 192441-08-0

INN list 89

药效分类 烷基尿嘌呤烷基转移酶抑制药

洛美利嗪

Lomerizine（*INN*）

化学结构式

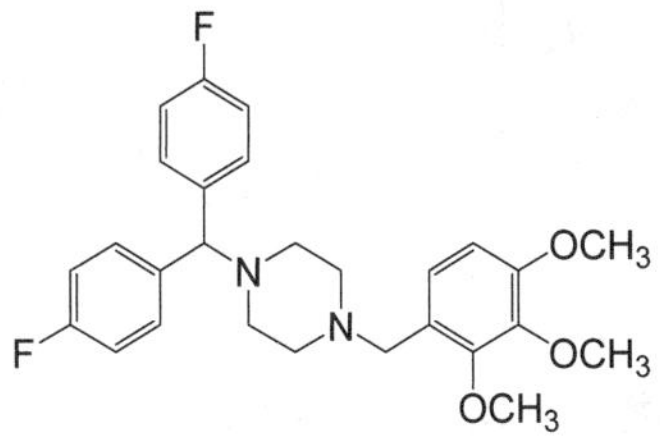

分子式和分子量 $C_{27}H_{30}F_2N_2O_3$ 468.54

化学名 1-[Bis(*p*-fluorophenyl)methyl]-4-(2,3,4-trimethoxybenzyl) piperazine

1-[双(4-氟苯基)甲基]-4-(2,3,4-三甲氧基苄基)哌嗪

CAS 登录号 101477-55-8

INN list 68

药效分类 脑血管扩张药

洛美内酯

Lomevactone（*INN*）

化学结构式

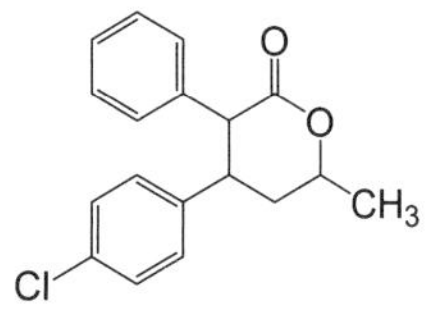

分子式和分子量 $C_{18}H_{17}ClO_2$ 300.78

化学名 4-(*p*-Chlorophenyl)tetrahydro-6-methyl-3-phenyl-2*H*-pyran-2-one

4-(4-氯苯基)四氢-6-甲基-3-苯基-2*H*-吡喃-2-酮

CAS 登录号 81478-25-3

INN list 48

药效分类 抗抑郁药

洛美曲林

Lometraline（*INN*）

化学结构式

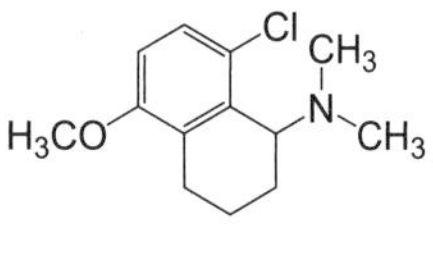

分子式和分子量 $C_{13}H_{18}ClNO$ 239.74

化学名 8-Chloro-1,2,3,4-tetrahydro-5-methoxy-*N*,*N*-dimethyl-1-naphthylamine

8-氯-1,2,3,4-四氢-5-甲氧基-*N*,*N*-二甲基-1-萘胺

CAS 登录号 39951-65-0; 34552-78-8[盐酸盐]

INN list 28

药效分类 抗精神病药，抗震颤麻痹药

洛美曲索

Lometrexol（*INN*）

化学结构式

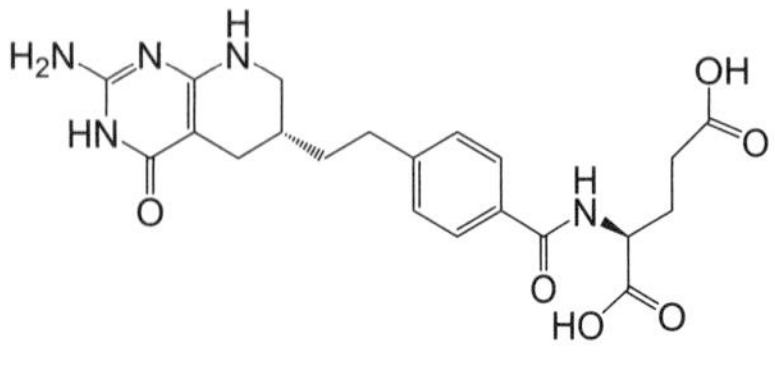

分子式和分子量 $C_{21}H_{25}N_5O_6$ 443.46

化学名 *N*-[*p*-[2-[(*R*)-2-Amino-3,4,5,6,7,8-hexahydro-4-oxopyrido[2,3-*d*]pyrimidin-6-yl]ethyl]benzoyl]-L-glutamic acid

N-[4-[2-[(*R*)-2-氨基-3,4,5,6,7,8-六氢-4-氧代吡啶并[2,3-*d*]嘧啶-6-基]乙基]苯甲酰]-L-谷氨酸

CAS 登录号 106400-81-1; 120408-07-3[二钠盐]

INN list 63

药效分类 抗肿瘤药

洛美沙星

Lomefloxacin（*INN*）

化学结构式

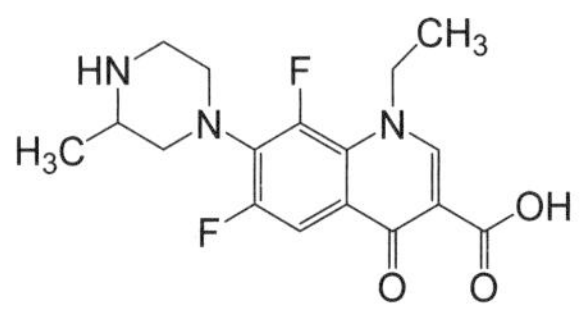

分子式和分子量 $C_{17}H_{19}F_2N_3O_3$ 351.35

化学名 (±)-1-Ethyl-6,8-difluoro-1,4-dihydro-7-(3-methyl-1-piperazinyl)-4-oxo-3-quinolinecarboxylic acid

(±)-1-乙基-6,8-二氟-1,4-二氢-7-(3-甲基-1-哌嗪基)-4-氧代-3-喹啉羧酸

CAS 登录号 98079-51-7

INN list 58

药效分类 氟喹诺酮抗菌药

ATC 分类 J01MA07

洛美他派

Lomitapide（*INN*）

化学结构式

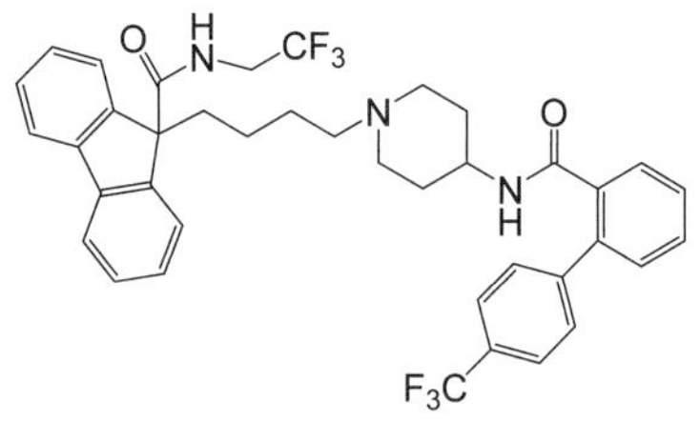

分子式和分子量 $C_{39}H_{37}F_6N_3O_2$ 693.72

化学名 *N*-(2,2,2-Trifluoroethyl)-9-(4-[4-[4'-(trifluoromethyl)[1,1'-biphenyl]-2-carboxamido]piperidin-1-yl]butyl)-9*H*-fluorene-9-carboxamide

N-(2,2,2-三氟乙基)-9-(4-[4-[4'-(三氟甲基)[1,1'-联苯]-2-甲酰氨基]哌啶-1-基]丁基)-9*H*-芴-9-甲酰胺

CAS 登录号 182431-12-5

INN list 101

药效分类 降血脂药

洛米布韦

Lomibuvir（*INN*）

分子式和分子量 $C_{25}H_{35}NO_4S$ 445.23

化学结构式

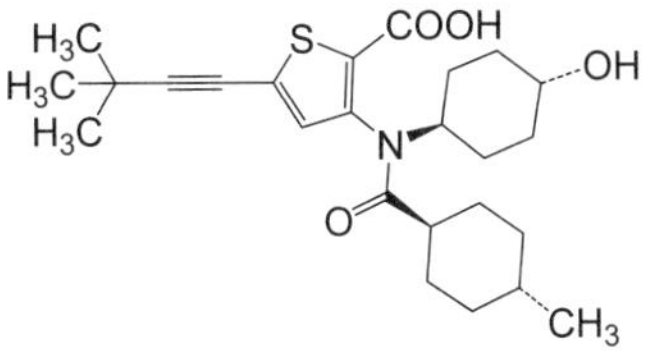

化学名 5-(3,3-Dimethylbut-1-yn-1-yl)-3-{(*trans*-4-hydroxycyclohexyl)[(*trans*-4-methylcyclohexyl)carbonyl]amino}thiophene-2-carboxylic acid

5-(3,3-二甲基丁-1-炔-1-基)-3-{(反-4-羟基环己基)[(反-4-甲基环己基)羰基]氨基}噻吩-2-甲酸

CAS 登录号 1026785-55-6

INN list 107

药效分类 抗病毒药

洛米茶碱

Lomifylline（*INN*）

化学结构式

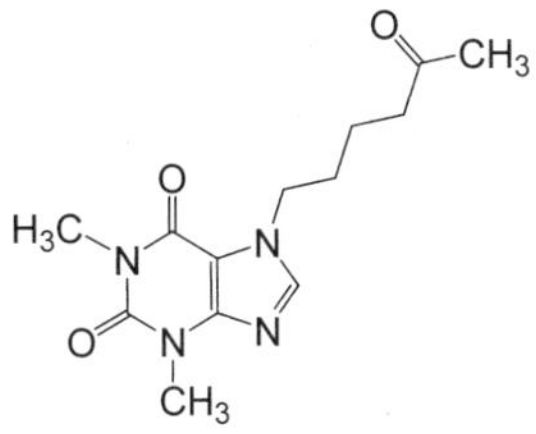

分子式和分子量 $C_{13}H_{18}N_4O_3$ 278.31

化学名 7-(5-Oxohexyl)theophylline

7-(5-氧代己基)茶碱

CAS 登录号 10226-54-7

INN list 37

药效分类 血管扩张药

洛莫司汀

Lomustine（*INN*）

化学结构式

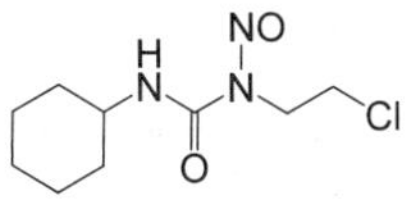

分子式和分子量 $C_9H_{16}ClN_3O_2$ 233.70

化学名 1-(2-Chloroethyl)-3-cyclohexyl-1-nitrosourea

1-(2-氯乙基)-3-环己基-1-亚硝基脲

CAS 登录号 13010-47-4

INN list 27

药效分类 烷化剂类抗肿瘤药

ATC 分类 L01AD02

洛那立生

Lonaprisan（*INN*）

分子式和分子量 $C_{28}H_{29}F_5O_3$ 508.52

化学结构式

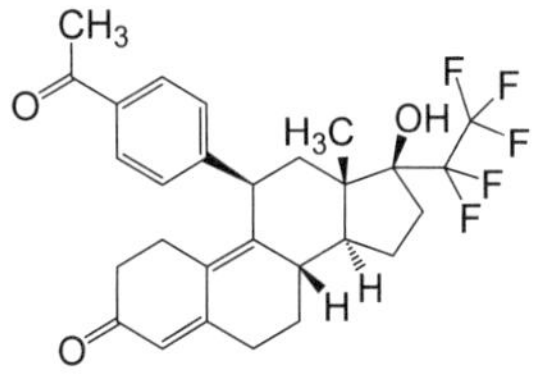

化学名 11*β*-(4-Acetylphenyl)-20,20,21,21,21-pentafluoro-17-hydroxy-19-nor-17*α*-pregna-5,9-dien-3-one

11*β*-(4-乙酰苯基)-20,20,21,21,21-五氟-17-羟基-19-去甲-17*α*-孕甾-5,9-二烯-3-酮

CAS 登录号 211254-73-8

INN list 97

药效分类 孕酮受体拮抗药

洛那替康

Locnartecan（*INN*）

化学结构式

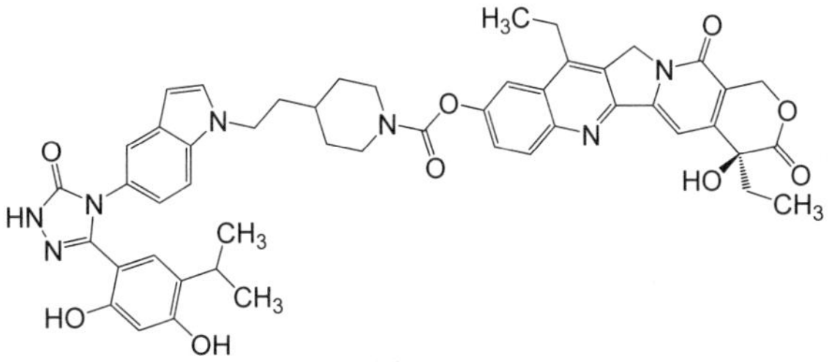

分子式和分子量 $C_{49}H_{49}N_7O_9$ 879.97

化学名 (4*S*)-4,11-Diethyl-4-hydroxy-3,14-dioxo-3,4,12,14-tetrahydro-1*H*-pyrano[3',4':6,7]indolizino[1,2-*b*]quinolin-9-yl 4-[2-(5-{3-[2,4-dihydroxy-5-(propan-2-yl)phenyl]-5-oxo-1,5-dihydro-4*H*-1,2,4-triazol-4-yl}-1*H*-indol-1-yl)ethyl]piperidine-1-carboxylate

(4*S*)-4,11-二乙基-4-羟基-3,14-二氧代-3,4,12,14-四氢-1*H*-吡喃并[3',4':6,7]吲哚嗪并[1,2-*b*]喹啉-9-基 4-[2-(5-{3-[2,4-二羟基-5-(丙-2-基)苯基]-5-氧代-1,5-二氢-4*H*-1,2,4-三氮唑-4-基}-1*H*-吲哚-1-基)乙基]哌啶-1-甲酸酯

CAS 登录号 1472614-83-7

INN list 124

药效分类 拓扑异构酶 I 抑制药，抗肿瘤药

洛哌丁胺

Loperamide（*INN*）

化学结构式

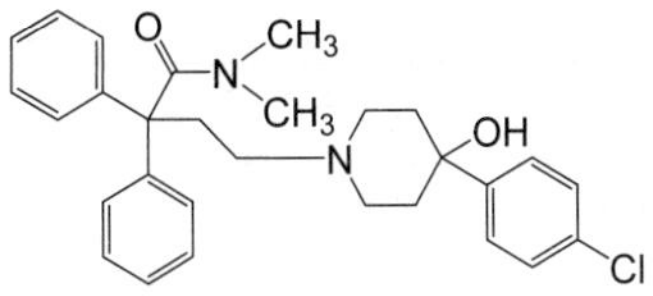

分子式和分子量 $C_{29}H_{33}ClN_2O_2$ 477.05

化学名 4-(*p*-Chlorophenyl)-4-hydroxy-*N*,*N*-dimethyl-*α*,*α*-diphenyl-1-piperidinebutyramide

4-(4-氯苯基)-4-羟基-*N*,*N*-二甲基-*α*,*α*-二苯基-1-哌啶丁酰胺

CAS 登录号 53179-11-6；34552-83-5[盐酸盐]

INN list 26

药效分类 止泻药，抗肠蠕动药

洛匹那韦

Lopinavir（*INN*）

化学结构式

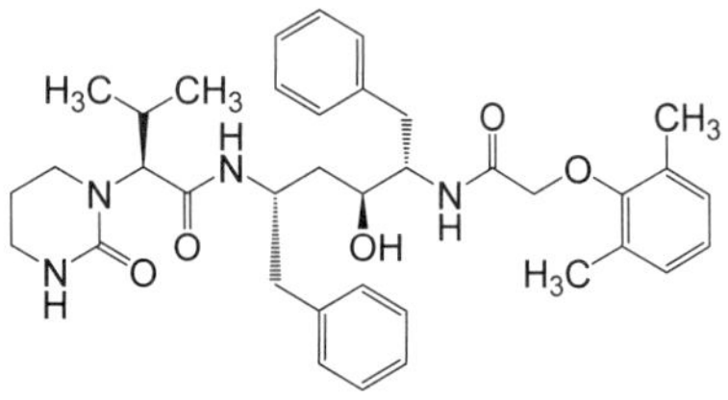

分子式和分子量 $C_{37}H_{48}N_4O_5$ 628.80

化学名 (*αS*)-Tetrahydro-*N*-[(*αS*)-*α*-[(2*S*,3*S*)-2-hydroxy-4-phenyl-3-[2-(2,6-xylyloxy)acetamido]butyl]phenethyl]-*α*-isopropy1-2-oxo-1(2*H*)-pyrimidineacetamide

(*αS*)-四氢-*N*-[(*αS*)-*α*-[(2*S*,3*S*)-2-羟基-4-苯基-3-[2-(2,6-二甲苯氧基)乙酰氨基]丁基]苯乙基]-*α*-异丙基-2-氧代-1(2*H*)-嘧啶乙酰胺

CAS 登录号 192725-17-0

INN list 80

药效分类 蛋白酶抑制剂类抗病毒药

ATC 分类 J05AE06

洛普昔替尼

Lorpucitinib（*INN*）

化学结构式

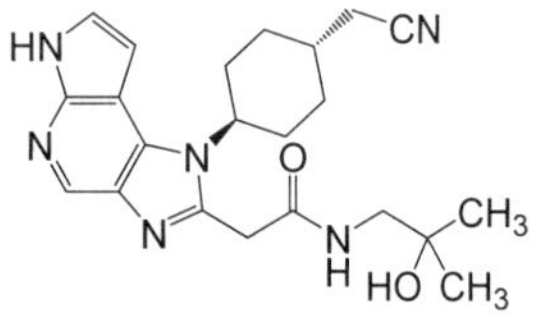

分子式和分子量 $C_{22}H_{28}N_6O_2$ 408.51

化学名 2-{1-[*trans*-4-(Cyanomethyl)cyclohexyl]-1,6-dihydroimidazo[4,5-*d*]pyrrolo[2,3-*b*]pyridin-2-yl}-*N*-(2-hydroxy-2-methylpropyl)acetamide

2-{1-[反-4-(氰基甲基)环己基]-1,6-二氢咪唑并[4,5-*d*]吡咯并[2,3-*b*]吡啶-2-基}-*N*-(2-羟基-2-甲基丙基)乙酰胺

CAS 登录号 2230282-02-5

INN list 122

药效分类 Janus 激酶抑制药

洛曲非班

Lotrafiban（*INN*）

化学结构式

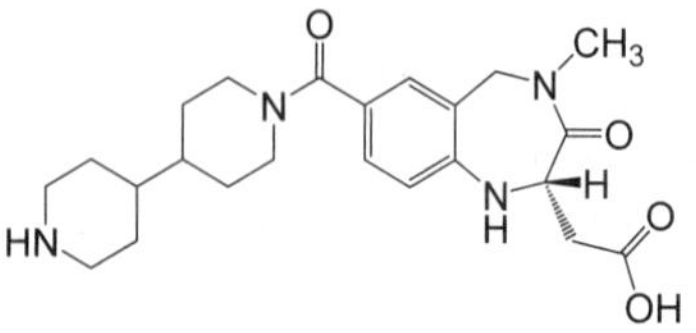

分子式和分子量 $C_{23}H_{32}N_4O_4$ 428.53

化学名 (*S*)-2,3,4,5-Tetrahydro-4-methyl-3-oxo-7-[[4-(4-piperidyl)piperidino]carbonyl]-1*H*-1,4-benzodiazepine-2-acetic acid

(S)-2,3,4,5-四氢-4-甲基-3-氧代-7-[[4-(4-哌啶基)哌啶基]羰基]-1*H*-1,4-苯二氮草-2-乙酸

CAS 登录号 171049-14-2；179599-82-7[盐酸盐]

INN list 78

药效分类 纤维蛋白原受体拮抗药，抗血栓药，抗血小板药

洛瑞文特

Lorecivivint（*INN*）

化学结构式

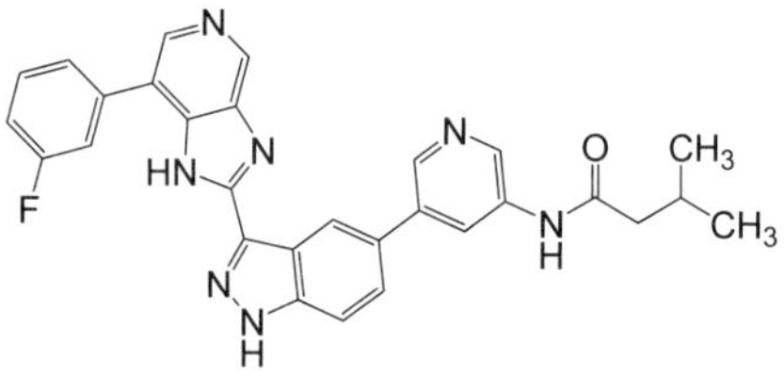

分子式和分子量 $C_{29}H_{24}FN_7O$ 505.56

化学名 *N*-(5-{3-[7-(3-Fluorophenyl)-1*H*-imidazo[4,5-*c*]pyridin-2-yl]-1*H*-indazol-5-yl}pyridin-3-yl)-3-methylbutanamide

N-(5-{3-[7-(3-氟苯基)-1*H*-咪唑并[4,5-*c*]吡啶-2-基]-1*H*-吲唑-5-基}吡啶-3-基)-3-甲基丁酰胺

CAS 登录号 1467013-03-3

INN list 117

药效分类 Wnt 途径抑制药，免疫调节药

洛沙平

Loxapine（*INN*）

化学结构式

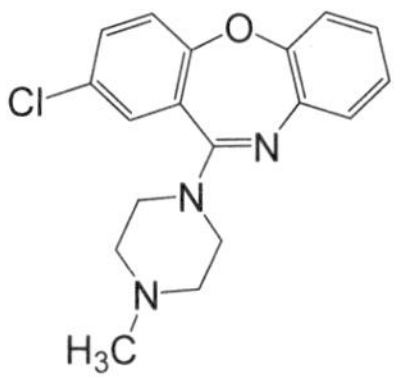

分子式和分子量 $C_{18}H_{18}ClN_3O$ 327.81

化学名 2-Chloro-11-(4-methyl-l-piperazinyl)dibenz[*b*,*f*][1,4]oxazepine

2-氯-11-(4-甲基-1-哌嗪基)二苯并[*b*,*f*][1,4]氧氮杂草

CAS 登录号 1977-10-2

INN list 22

药效分类 抗精神病药

洛沙司特

Loxanast（*INN*）

化学结构式

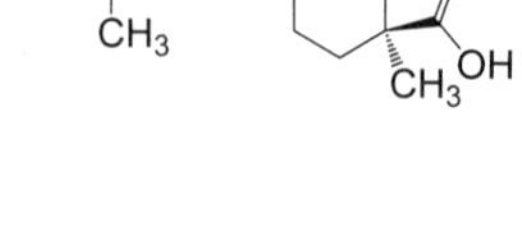

分子式和分子量 $C_{14}H_{26}O_2$ 226.36

化学名 *cis*-4-Isohexyl-l-methylcyclohexanecarboxylic acid

顺-4-异己基-1-甲基环己烷羧酸

CAS 登录号 69915-62-4

INN list 46

药效分类 平喘药，抗过敏药

洛索蒽醌

Losoxantrone（*INN*）

化学结构式

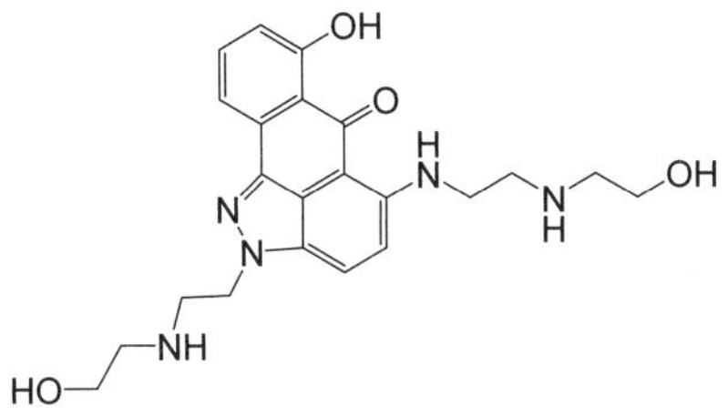

分子式和分子量 $C_{22}H_{27}N_5O_4$ 425.49

化学名 7-Hydroxy-2-[2-[(2-hydroxyethyl)amino]ethyl]-5-[[2-[(2-hydroxyethyl)amino]ethyl]amino]anthra[1,9-*cd*]pyrazol-6(2*H*)-one

7-羟基-2-[2-[(2-羟乙基)氨基]乙基]-5-[[2-[(2-羟乙基)氨基]乙基]氨基]蒽并[1,9-*cd*]吡唑-6(2*H*)-酮

CAS 登录号 88303-60-0; 132937-89-4[盐酸盐]

INN list 68

药效分类 抗肿瘤药

洛索立宾

Loxoribine（*INN*）

化学结构式

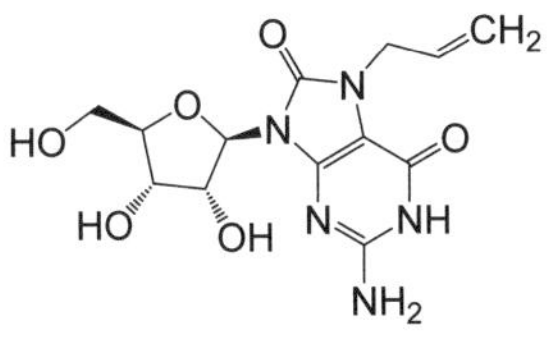

分子式和分子量 $C_{13}H_{17}N_5O_6$ 339.30

化学名 7-Allyl-2-amino-9-*β*-D-ribofuranosylpurine-6,8(1*H*,9*H*)-dione

7-烯丙基-2-氨基-9-*β*-D-呋喃核糖基嘌呤-6,8(1*H*,9*H*)-二酮

CAS 登录号 121288-39-9

INN list 64

药效分类 免疫增强药，疫苗佐剂

洛索洛芬

Loxoprofen（*INN*）

化学结构式

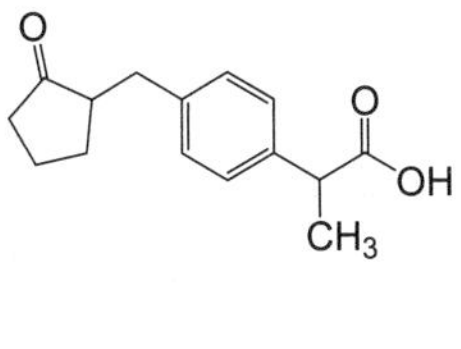

分子式和分子量 $C_{15}H_{18}O_3$ 246.30

化学名 (±)-*p*-[(2-Oxocyclopentyl)methyl]hydratropic acid

(±)-4-[(2-氧代环戊基)甲基]氢化阿托酸

CAS 登录号 68767-14-6

INN list 50

药效分类 抗炎镇痛药

洛他米司特

Lotamilast（*INN*）

化学结构式

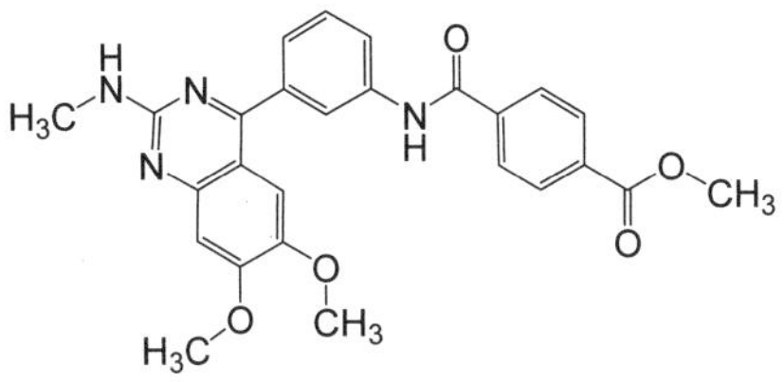

分子式和分子量 $C_{26}H_{24}N_4O_5$ 472.50

化学名 Methyl 4-({3-[6,7-dimethoxy-2-(methylamino)quinazolin-4-yl]phenyl}carbamoyl)benzoate

甲基 4-({3-[6,7-二甲氧基-2-(甲基氨基)喹唑啉-4-基]苯基}氨基甲酰基)苯甲酸酯

CAS 登录号 947620-48-6

INN list 118

药效分类 磷酸二酯酶Ⅳ抑制药

洛替拉纳

Lotilaner（*INN*）

化学结构式

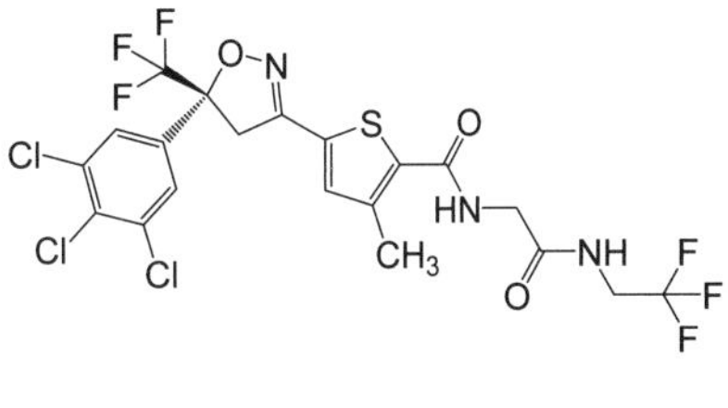

分子式和分子量 $C_{20}H_{14}Cl_3F_6N_3O_3S$ 596.76

化学名 3-Methyl-*N*-{2-oxo-2-[(2,2,2-trifluoroethyl)amino]ethyl}-5-[(5*S*)-5-(3,4,5-trichlorophenyl)-5-(trifluoromethyl)-4,5-dihydro-1,2-oxazol-3-yl]thiophene-2-carboxamide

3-甲基-*N*-{2-氧代-2-[(2,2,2-三氟乙基)氨基]乙基}-5-[(5*S*)-5-(3,4,5-三氯苯基)-5-(三氟甲基)-4,5-二氢-1,2-噁唑-3-基]噻吩-2-甲酰胺

CAS 登录号 1369852-71-0

INN list 110

药效分类 杀虫药(兽用)

洛替利肽

Lotilibcin（*INN*）

分子式和分子量 $C_{73}H_{111}N_{17}O_{21}$ 1562.76

化学结构式

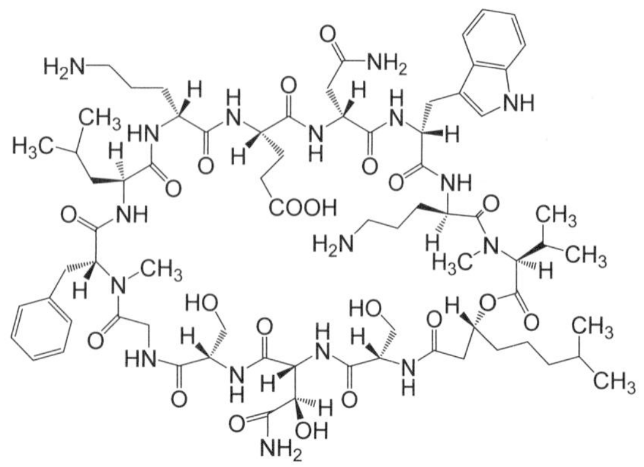

化学名 3-[(3*S*,6*R*,9*R*,12*R*,15*S*,18*R*,21*S*,24*R*,30*S*,33*R*,36*S*,40*R*)-33-[(1*R*)-2-Amino-1-hydroxy-2-oxoethyl]-12-(2-amino-2-oxoethyl)-6,18-bis(3-aminopropyl)-24-benzyl-30,36-bis(hydroxymethyl)-9-(1*H*-indol-3-ylmethyl)-4,25-dimethyl-40-(4-methylpentyl)-21-(2-methylpropyl)-3-(propan-2-yl)-2,5,8,11,14,17,20,23,26,29,32,35,38-tridecaoxo-1-oxa-4,7,10,13,16,19,22,25,28,31,34,37-dodecaazatetracontan-15-yl]propanoic acid

3-[(3*S*,6*R*,9*R*,12*R*,15*S*,18*R*,21*S*,24*R*,30*S*,33*R*,36*S*,40*R*)-33-[(1*R*)-2-氨基-1-羟基-2-氧代乙基]-12-(2-氨基-2-氧代乙基)-6,18-双(3-氨基丙基)-24-苄基-30,36-双(羟甲基)-9-(1*H*-吲哚-3-基甲基)-4,25-二甲基-40-(4-甲戊基)-21-(2-甲丙基)-3-(丙烷-2-基)-2,5,8,11,14,17,20,23,26,29,32,35,38-十三氧代-1-氧杂-4,7,10,13,16,19,22,25,28,31,34,37-十二氮杂四十烷-15-基]丙酸

CAS 登录号 169148-84-9

INN list 100

药效分类 抗生素

洛土卡因

Lotucaine（*INN*）

化学结构式

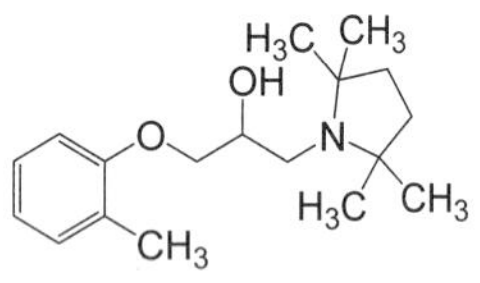

分子式和分子量 $C_{18}H_{29}NO_2$ 291.43

化学名 2,2,5,5-Tetramethyl-*α*-[(*o*-tolyloxy)methyl]-l-pyrrolidineethanol

2,2,5,5-四甲基-*α*-[(2-甲苯氧基)甲基]-1-吡咯烷乙醇

CAS 登录号 52304-85-5

INN list 27

药效分类 局部麻醉药

洛韦胺

Loviride（*INN*）

分子式和分子量 $C_{17}H_{16}Cl_2N_2O_2$ 351.23

化学结构式

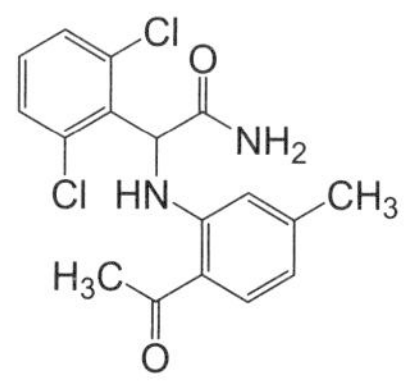

化学名 (±)-2-(6-Acetyl-*m*-toluidino)-2-(2,6-dichlorophenyl)acetamide

(±)-2-(6-乙酰基-3-甲基苯氨基)-2-(2,6-二氯苯基)乙酰胺

CAS 登录号 147362-57-0

INN list 70

药效分类 抗病毒药

洛西那多

Lorcinadol（*INN*）

化学结构式

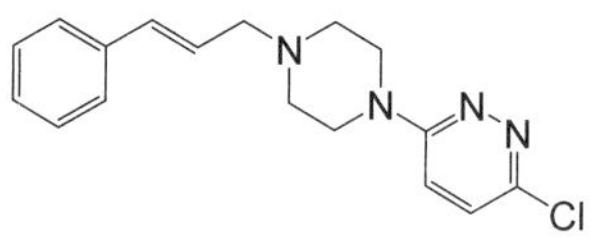

分子式和分子量 $C_{17}H_{19}ClN_4$ 314.81

化学名 (*E*)-3-Chloro-6-(4-cinnamyl-1-piperazinyl)pyridazine

(*E*)-3-氯-6-(4-肉桂基-1-哌嗪基)哒嗪

CAS 登录号 104719-71-3

INN list 57

药效分类 镇痛药

洛昔地戈

Loxicodegol（*INN*）

化学结构式

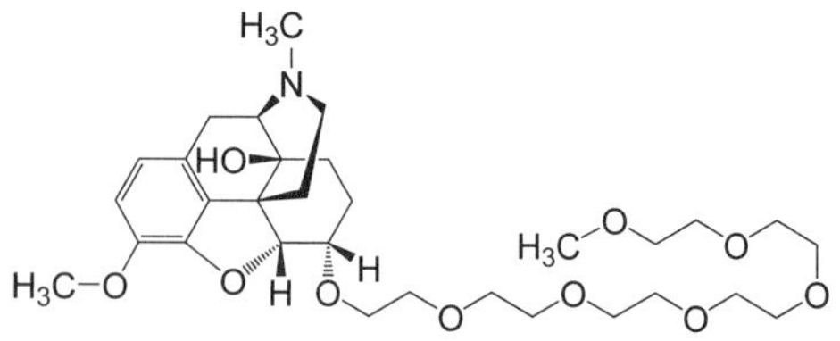

分子式和分子量 $C_{31}H_{49}NO_{10}$ 595.73

化学名 4,5*α*-Epoxy-6*α*-[(2,5,8,11,14,17-hexaoxanonadecan-19-yl)oxy]-3-methoxy-17-methylmorphinan-14-ol

4,5*α*-环氧-6*α*-[(2,5,8,11,14,17-六氧杂十九烷-19-基)氧]-3-甲氧基-17-甲基吗啡喃-14-醇

CAS 登录号 1211231-76-3

INN list 117

药效分类 μ 阿片受体激动药

洛辛哚

Losindole（*INN*）

分子式和分子量 $C_{19}H_{20}ClN$ 297.82

化学结构式

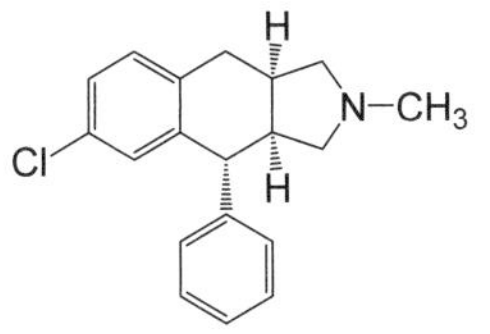

化学名 (±)-(3a*α*,4*α*,9a*α*)-6-Chloro-3*a*,4,9,9*a*-tetrahydro-2-methyl-4-phenylbenz[*f*]isoindoline

(±)-(3a*α*,4*α*,9a*α*)-6-氯-3*a*,4,9,9*a*-四氢-2-甲基-4-苯基苯并[*f*]异吲哚啉

CAS 登录号 69175-77-5

INN list 42

药效分类 抗抑郁药

洛右苯丙胺

Lomardexamfetamine（*INN*）

化学结构式

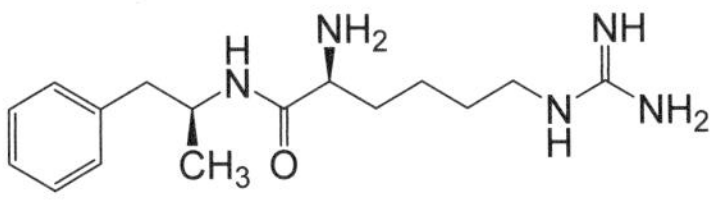

分子式和分子量 $C_{16}H_{27}N_5O$ 305.43

化学名 (2*S*)-2-Amino-6-(carbamimidoylamino)-*N*-[(2*S*)-1-phenylpropan-2-yl]hexanamide

(2*S*)-2-氨基-6-(脒基氨基)-*N*-[(2*S*)-1-苯基丙-2-基]己酰胺

CAS 登录号 1032291-80-7

INN list 121

药效分类 神经刺激药，中枢兴奋药

铝克洛沙

Alcloxa（*INN*）

化学结构式

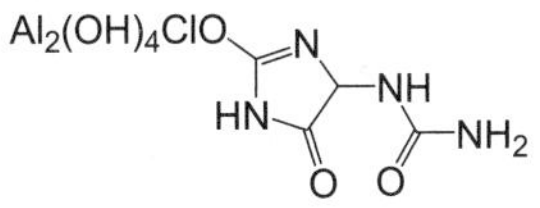

分子式和分子量 $C_4H_9Al_2ClN_4O_7$ 314.58

化学名 Chloro tetrahydroxy[(2-hydroxy-5-oxo-2-imidazolin-4-yl)ureato] dialuminum

氯化四羟基[(2-羟基-5-氧代-2-咪唑啉-4-基)脲]二铝

CAS 登录号 1317-25-5

INN list 14

药效分类 收敛药，角质溶解药

铝碳酸镁

Hydrotalcite（*INN*）

分子式和分子量 $Mg_6Al_2(OH)_{16}CO_3 \cdot 4H_2O$ 603.98

化学名 Aluminum damagnesium carbonate hexahydroxide tetrahydrate

碳酸十六羟基二铝六镁四水合物

登录号 12304-65-3

INN list 23

药效分类 抗酸药

铝糖醇钠

Alexitol Sodium（*INN*）

化学结构式

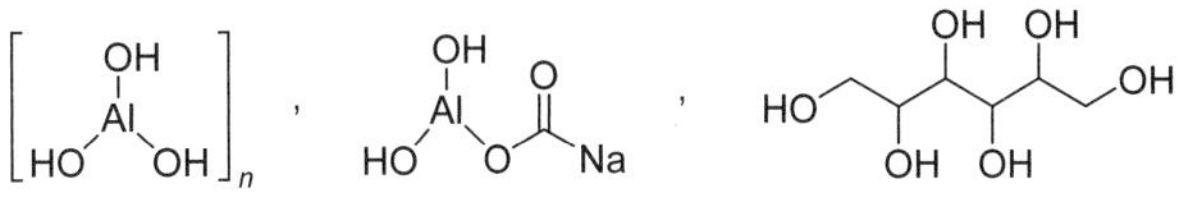

药物描述 Sodium polyhydroxyaluminium monocarbonate hexitol complex where *n*=0 or an integer, controlled by the preparative conditions

钠盐聚氢氧化铝单碳酸盐己糖醇复合物，由于制备条件的不同，*n* 可以取 0 或其他整数

CAS 登录号 66813-51-2

INN list 45

药效分类 抗酸药

绿黄菌素

Viridofulvin（*INN*）

化学结构式

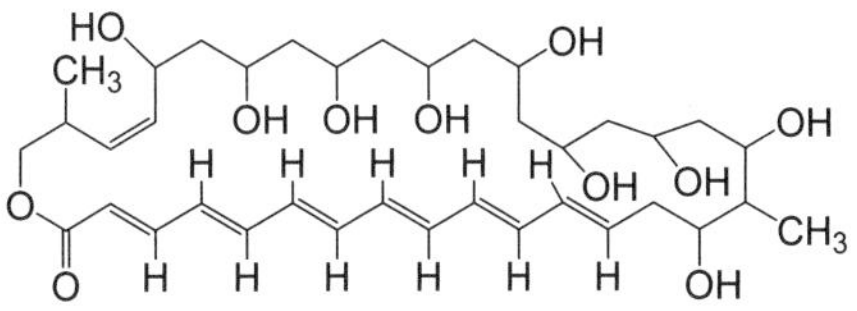

分子式和分子量 $C_{37}H_{58}O_{11}$ 678.85

化学名 (3*E*,5*E*,7*E*,9*E*,11*E*,13*E*,33*Z*)-16,18,20,22,24,26,28,30,32-Nonahydroxy-17,35-dimethyl-1-oxacyclohexatriaconta-3,5,7,9,11,13,33-heptaen-2-one

(3*E*,5*E*,7*E*,9*E*,11*E*,13*E*,33*Z*)-16,18,20,22,24,26,28,30,32-九羟基-17,35-二甲基-1-氧杂环三十六烷-3,5,7,9,11,13,33-庚烯-2-酮

CAS 登录号 1405-00-1

INN list 16

药效分类 抗生素类抗真菌药

绿藜芦碱

Veratrine

化学结构式

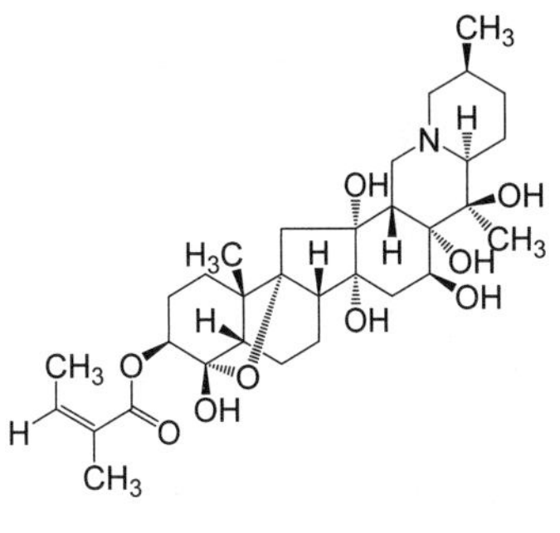

分子式和分子量 $C_{32}H_{49}NO_9$ 591.73

化学名 4,9-Epoxy-cevane-3,4,12,14,16,17,20-heptol-3-(2-methyl-2-butenoate)

4,9-氧桥-西藜芦烷-3,4,12,14,16,17,20-七羟基-3-(2-甲基-2-丁烯酸酯)

CAS 登录号 8051-02-3

药效分类 抗高血压药

氯艾沙康唑

Isavuconazonium Chloride（*INN*）

化学结构式

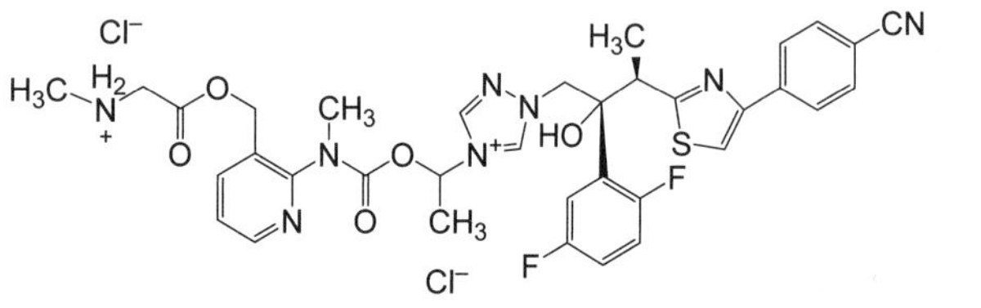

分子式和分子量 $C_{35}H_{36}Cl_2F_2N_8O_5S$ 789.68

化学名 1-[(2*R*,3*R*)-3-[4-(4-Cyanophenyl)-1,3-thiazol-2-yl]-2-(2,5-difluorophenyl)-2-hydroxybutyl]-4-[(1*RS*)-1-[methyl-(3-[[(methylamino)acetyloxy]methyl]pyridine-2-yl)carbamoyloxy]ethyl]-1,2,4-triazolium chloride

氯化 1-[(2*R*,3*R*)-3-[4-(4-氰基苯基)-1,3-噻唑-2-基]-2-(2,5-二氟苯基)-2-羟基丁基]-4-[(1*RS*)-1-[甲基-(3-[[(甲氨基)乙酰氧基]甲基]吡啶-2-基)氨甲酰氧基]乙基]-1,2,4-三氮唑鎓

CAS 登录号 338990-84-4

INN list 96

药效分类 抗真菌药

氯氨雷司

Clominorex（*INN*）

化学结构式

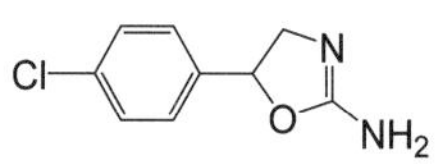

分子式和分子量 $C_9H_9ClN_2O$ 196.63

化学名 2-Amino-5-(*p*-chlorophenyl)-2-oxazoline

2-氨基-5-(4-氯苯基)-2-噁唑啉

CAS 登录号 3876-10-6

INN list 14

药效分类 食欲抑制药

氯胺羟喹

Clamoxyquine（*INN*）

化学结构式

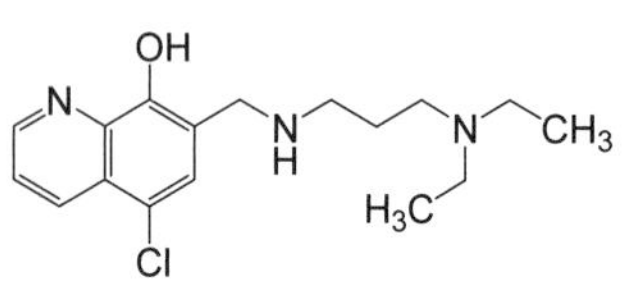

分子式和分子量 $C_{17}H_{24}ClN_3O$ 321.85

化学名 5-Chloro-7-[[[3-(diethylamino)propyl]amino]methyl]-8-quinolinol

5-氯-7-[[[3-(二乙氨基)丙基]氨基]甲基]-8-喹啉醇

CAS 登录号 2545-39-3；4724-59-8[盐酸盐]

INN list 16

药效分类 抗阿米巴药

氯胺 T 钠

Tosylchloramide Sodium（*INN*）

化学结构式

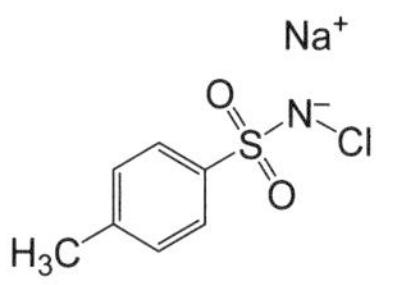

分子式和分子量 $C_7H_7ClNNaO_2S$ 227.64

化学名 Sodium;chloro-(4-methylphenyl)sulfonylazanide

氯-(4-甲基苯基)磺酰基氮负离子钠盐

CAS 登录号 127-65-1

INN list 04

药效分类 食欲抑制药

氯胺酮

Ketamine（*INN*）

化学结构式

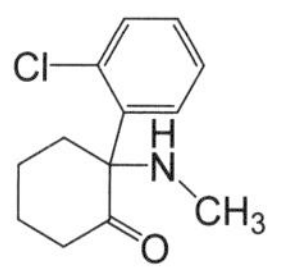

分子式和分子量 $C_{13}H_{16}ClNO$ 237.73

化学名 2-(2-Chlorophenyl)-2-(methylamino)cyclohexanone

2-(2-氯苯基)-2-(甲氨基)环己酮

CAS 登录号 6740-88-1；1867-66-9[盐酸盐]

INN list 16

药效分类 全身麻醉药

氯巴占

Clobazam（*INN*）

化学结构式

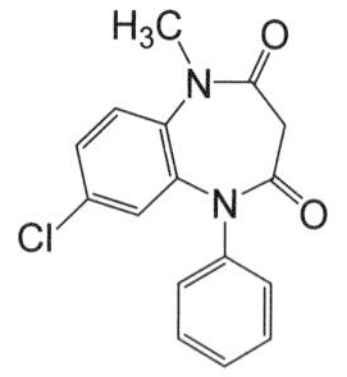

分子式和分子量 $C_{16}H_{13}ClN_2O_2$ 300.74

化学名 7-Chloro-1-methyl-5-phenyl-1*H*-1,5-benzodiazepine-2,4-(3*H*,5*H*)-dione

7-氯-1-甲基-5-苯基-1*H*-1,5-苯并二氮杂䓬-2,4-(3*H*,5*H*)-二酮

CAS 登录号　22316-47-8

INN list　25

药效分类　安定药

氯贝胺

Clofibride（*INN*）

化学结构式

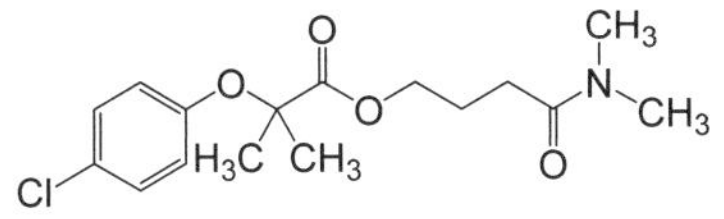

分子式和分子量　$C_{16}H_{22}ClNO_4$　327.80

化学名　3-(Dimethylcarbamoyl)propyl 2-(4-chlorophenoxy)-2-methylpropanoate

3-(二甲基氨甲酰基)丙基 2-(4-氯苯氧基)-2-甲基丙酸酯

CAS 登录号　26717-47-5

INN list　28

药效分类　贝特类降血脂药

ATC 分类　C10AB10

氯贝胆碱

Bethanechol Chloride

化学结构式

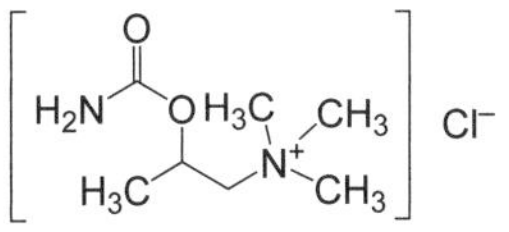

分子式和分子量　$C_7H_{17}ClN_2O_2$　196.68

化学名　2-Carbamoyloxypropyl(trimethyl)azanium chloride

氯化 2-氨基甲酰氧基丙基(三甲基)铵

CAS 登录号　674-38-4; 590-63-6[盐酸盐]

药效分类　拟胆碱药

氯贝丁酯

Clofibrate（*INN*）

化学结构式

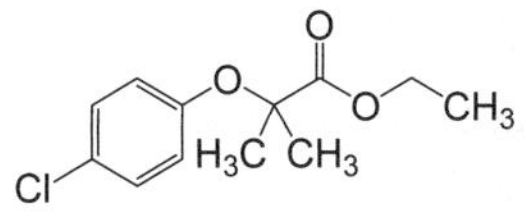

分子式和分子量　$C_{12}H_{15}ClO_3$　242.70

化学名　Ethyl 2-methyl-2-(4-chlorophenoxy)propionate

乙基 2-甲基-2-(4-氯苯氧基)丙酸酯

CAS 登录号　637-07-0

INN list　13/31

药效分类　贝特类降血脂药

ATC 分类　C10AB01

氯贝酸

Clofibric Acid（*INN*）

化学结构式

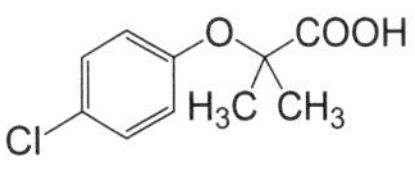

分子式和分子量　$C_{10}H_{11}ClO_3$　214.65

化学名　2-Methyl-2-(4-chlorophenoxy)propionic acid

2-甲基-2-(4-氯苯氧基)丙酸

CAS 登录号　882-09-7; 39078-48-4[钙盐(2∶1)]; 14613-30-0[镁盐(2∶1)]

INN list　20

药效分类　降血脂药

氯贝酸铝

Aluminum Clofibrate

化学结构式

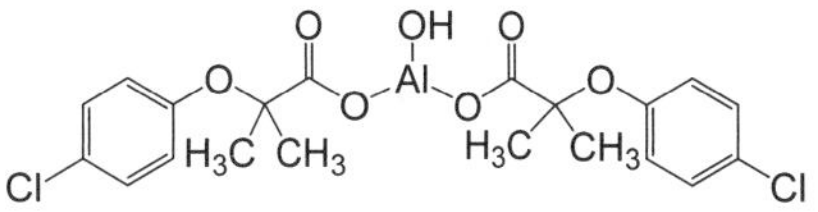

分子式和分子量　$C_{20}H_{21}AlCl_2O_7$　471.26

化学名　Bis[2-(4-chlorophenoxy)-2-methylpropanoate]hydroxyaluminum

双[2-(4-氯苯氧基)-2-甲基丙酸酯]羟基酸

CAS 登录号　14613-01-5

药效分类　贝特类降血脂药

ATC 分类　C10AB03

氯倍他胺

Chlorbetamide（*INN*）

化学结构式

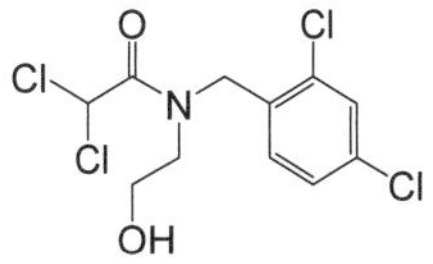

分子式和分子量　$C_{11}H_{11}Cl_4NO_2$　331.02

化学名　2,2-Dichloro-*N*-2,4-dichlorobenzyl-*N*-2-hydroxyethylacetamide

2,2-二氯-*N*-2,4-二氯苯甲基-*N*-2-羟基乙基乙酰胺

CAS 登录号　97-27-8

INN list　4

药效分类　抗寄生虫药

氯倍他松

Clobetasone（*INN*）

分子式和分子量　$C_{22}H_{26}ClFO_4$　408.89

化学结构式

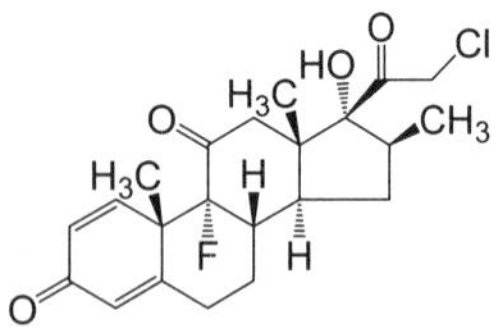

化学名 21-Chloro-9-fluoro-17-hydroxy-16*β*-methylpregna-1,4-diene-3,11,20-trione

21-氯-9-氟-17-羟基-16*β*-甲基孕甾-l,4-二烯-3,11,20-三酮

CAS 登录号 54063-32-0；25122-57-0[丁酸酯]

INN list 26

药效分类 肾上腺皮质激素类药

ATC 分类 D07AB01

氯倍他索

Clobetasol（*INN*）

化学结构式

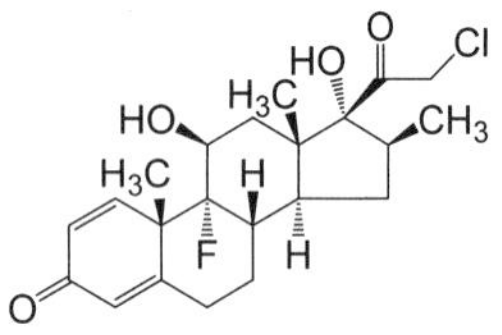

分子式和分子量 $C_{22}H_{28}ClFO_4$ 410.91

化学名 21-Chloro-9-fluoro-11*β*,17-dihydroxy-16*β*-methylpregna-l,4-diene-3,20-dione

21-氯-9-氟-11*β*,17-二羟基-16*β*-甲基孕甾-l,4-二烯-3,20-二酮

CAS 登录号 25122-41-2；25122-46-7[丙酸酯]

INN list 26

药效分类 肾上腺皮质激素类药

ATC 分类 D07AD01

氯苯达诺

Clofedanol（*INN*）

化学结构式

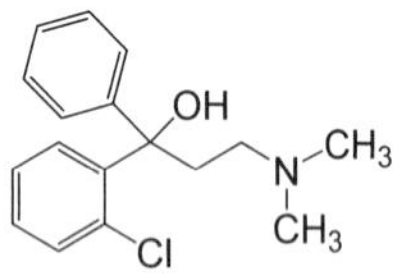

分子式和分子量 $C_{17}H_{20}ClNO$ 289.80

化学名 2-Chloro-*α*-[2-(dimethylamino)ethyl]benzhydrol

2-氯-*α*-[2-(二甲氨基)乙基]二苯甲醇

CAS 登录号 791-35-5；511-13-7[盐酸盐]

INN list 12

药效分类 镇咳药

氯苯碘

Feniodium Chloride（*INN*）

分子式和分子量 $C_{12}H_6Cl_5I$ 454.35

化学结构式

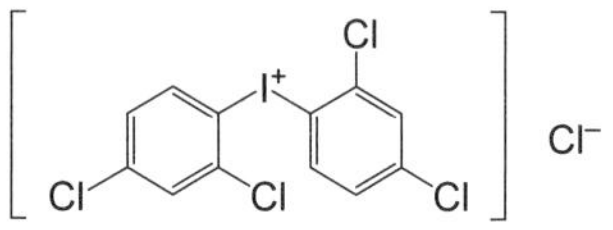

化学名 Bis(2,4-dichlorophenyl)iodonium chloride

氯化 双(2,4-二氯苯基)碘正离子

CAS 登录号 34563-73-0

INN list 23

药效分类 抗蠕虫药

氯苯甘油氨酯

Chlorphenesin Carbamate

化学结构式

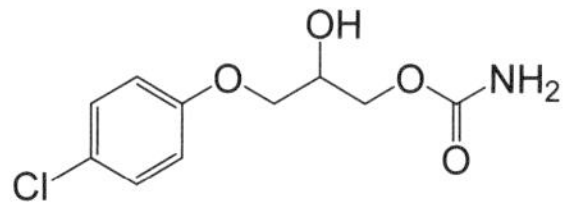

分子式和分子量 $C_{10}H_{12}ClNO_4$ 245.66

化学名 3-(*p*-Chlorophenoxy)-1,2-propanediol-1-carbamate

3-(4-氯苯氧基)-1,2-丙二醇-1-氨基甲酸酯

CAS 登录号 886-74-8；104-29-0[氯苯甘醚]

药效分类 肌肉松弛药

氯苯环仑

Clofenciclan（*INN*）

化学结构式

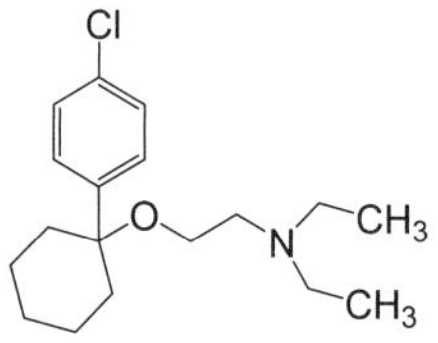

分子式和分子量 $C_{18}H_{28}NClO$ 309.87

化学名 2-[[l-(*p*-Chlorophenyl)cyclohexyl]oxy]triethylamine

2-[[l-(4-氯苯基)环己基]氧基]三乙胺

CAS 登录号 5632-52-0

INN list 17

药效分类 精神兴奋药

氯苯磺酸西尼铵

Thenium Closilate（*INN*）

化学结构式

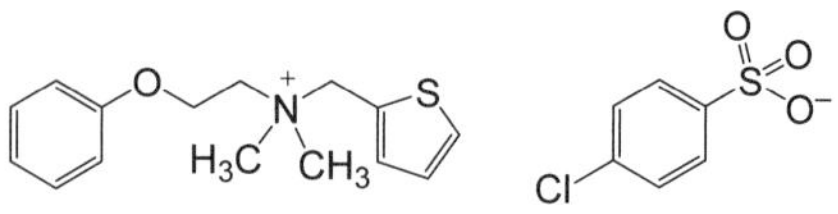

分子式和分子量 $C_{21}H_{24}ClNO_4S_2$ 454.00

化学名 4-Chlorobenzenesulfonate dimethyl-(2-phenoxyethyl)-(thiophen-2-ylmethyl)azanium

4-氯苯磺酸化二甲基-(2-苯氧基乙基)-(噻吩-2-基甲基)铵

CAS 登录号 4304-40-9

INN list 12

药效分类 抗蠕虫药

氯苯醚特

Clofenoxyde（*INN*）

化学结构式

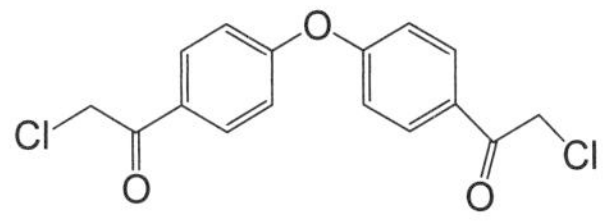

分子式和分子量 $C_{16}H_{12}Cl_2O_3$ 323.17

化学名 4,4'-Oxybis(2-chloroacetophenone)

4,4'-氧基双(2-氯苯乙酮)

CAS 登录号 3030-53-3

INN list 14

药效分类 抗真菌药

氯苯那敏

Chlorphenamine（*INN*）

化学结构式

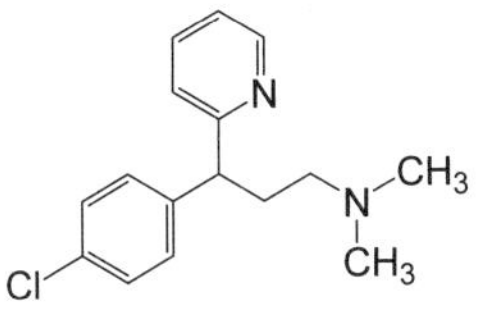

分子式和分子量 $C_{16}H_{19}ClN_2$ 274.79

化学名 2-[4-Chloro-*α*-[2-(dimethylamino)ethyl]benzyl]pyridine

2-[4-氯-*α*-[2-(二甲氨基)乙基]苯甲基]吡啶

CAS 登录号 132-22-9; 113-92-8[马来酸盐]

INN list 4

药效分类 抗组胺药

氯苯沙明

Chlorphenoxamine（*INN*）

化学结构式

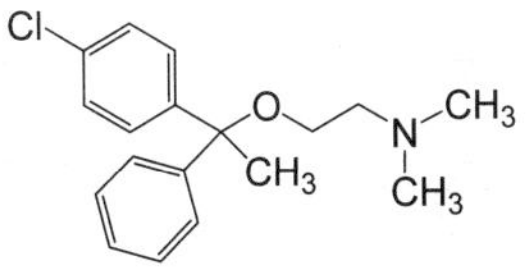

分子式和分子量 $C_{18}H_{22}ClNO$ 303.83

化学名 2-[(*p*-Chloro-*α*-methyl-*α*-phenylbenzyl)oxy]-*N*,*N*-dimethylethylamine

2-[(4-氯-*α*-甲基-*α*-苯基苯甲基)氧基]-*N*,*N*-二甲基乙胺

CAS 登录号 77-38-3; 562-09-4[盐酸盐]

INN list 10

药效分类 抗震颤麻痹药，抗胆碱药

氯苯他明

Clofenetamine（*INN*）

化学结构式

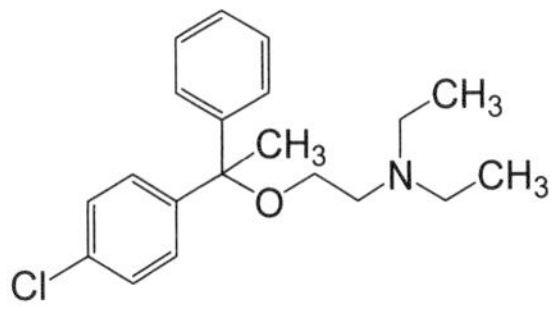

分子式和分子量 $C_{20}H_{26}ClNO$ 331.88

化学名 2-(*p*-Chloro-*α*-methyl-*α*-phenylbenzyloxy)triethylamine

2-(4-氯-*α*-甲基-*α*-苯基苯甲基氧基)三乙胺

CAS 登录号 511-46-6; 2019-16-1[盐酸盐]

INN list 12

药效分类 抗胆碱药

氯苯维林

Clofeverine（*INN*）

化学结构式

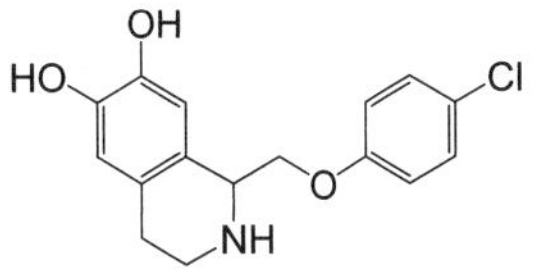

分子式和分子量 $C_{16}H_{16}ClNO_3$ 305.76

化学名 1-[(*p*-Chlorophenoxy)methyl]-1,2,3,4-tetrahydro-6,7-isoquinolinediol

1-[(4-氯苯氧基)甲基]-1,2,3,4-四氢-6,7-异喹啉二醇

CAS 登录号 54340-63-5

INN list 31

药效分类 解痉药

氯苯西泮

Clobenzepam（*INN*）

化学结构式

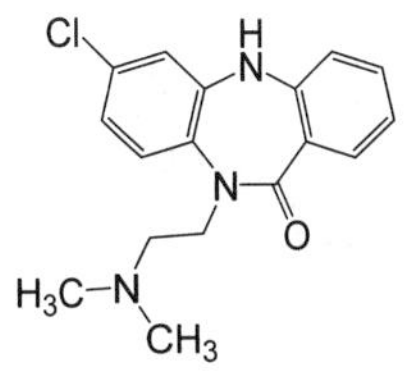

分子式和分子量 $C_{17}H_{18}ClN_3O$ 315.80

化学名 7-Chloro-10-[2-(dimethylamino)ethyl]-5,10-dihydro-11*H*-dibenzo[*b*,*e*][1,4]diazepin-11-one

7-氯-10-[2-(二甲氨基)乙基]-5,10-二氢-11*H*-二苯并[*b*,*e*][1,4]二氮杂䓬-11-酮

CAS 登录号 1159-93-9

INN list 25

药效分类 安定药

氯苯扎利钠

Lobenzarit Sodium（*INN*）

化学结构式

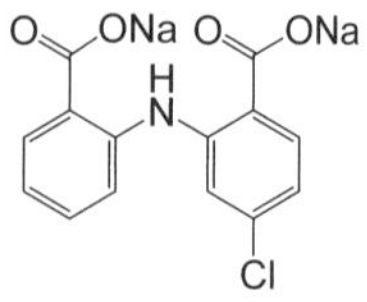

分子式和分子量 $C_{14}H_{8}ClNNa_{2}O_{4}$ 335.65

化学名 Disodium 4-chloro-2,2'-iminodibenzoate

4-氯-2,2'-亚氨基二苯甲酸二钠

CAS 登录号 64808-48-6；63329-53-3[氯苯扎利]

INN list 46

药效分类 抗关节炎药，抗风湿药

氯苯唑胺

Zoxazolamine（*INN*）

化学结构式

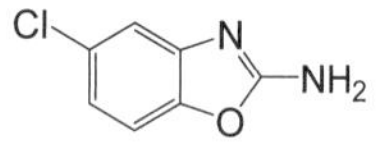

分子式和分子量 $C_{7}H_{5}ClN_{2}O$ 168.58

化学名 2-Amino-5-chlorobenzoxazole

2-氨基-5-氯苯并噁唑

CAS 登录号 61-80-3

INN list 6

药效分类 神经肌肉阻滞药

氯苯唑酸

Tafamidis（*INN*）

化学结构式

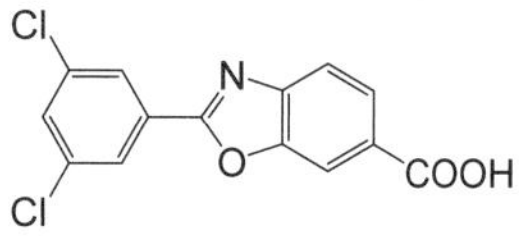

分子式和分子量 $C_{14}H_{7}Cl_{2}NO_{3}$ 308.12

化学名 2-(3,5-Dichlorophenyl)-1,3-benzoxazole-6-carboxylic acid

2-(3,5-二氯苯基)-1,3-苯并噁唑-6-羧酸

CAS 登录号 594839-88-0

INN list 101

药效分类 转甲状腺素淀粉样变性心肌病(ATTR-CM)治疗药

氯吡多

Clopidol（*INN*）

化学结构式

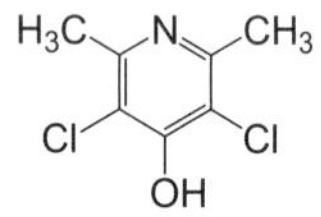

分子式和分子量 $C_{7}H_{7}Cl_{2}NO$ 192.04

化学名 3,5-Dichloro-2,6-dimethyl-4-pyridinol

3,5-二氯-2,6-二甲基-4-吡啶醇

CAS 登录号 2971-90-6

INN list 20

药效分类 抗球虫药

氯吡格雷

Clopidogrel（*INN*）

化学结构式

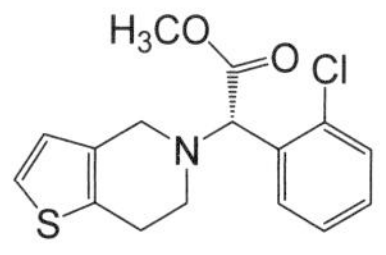

分子式和分子量 $C_{16}H_{16}ClNO_{2}S$ 321.82

化学名 Methyl (*S*)-(+)-2-(2-chlorophenyl)-2-(4,5,6,7-tetrahydrothieno[3,2-*c*]pyridin-5-yl)acetate

甲基 (*S*)-(+)-2-(2-氯苯基)-2-(4,5,6,7-四氢噻吩并[3,2-*c*]吡啶-5-基)乙酸酯

CAS 登录号 113665-84-2; 120202-66-6[硫酸盐]

INN list 57

药效分类 抗血小板聚集药

氯吡拉敏

Chloropyramine（*INN*）

化学结构式

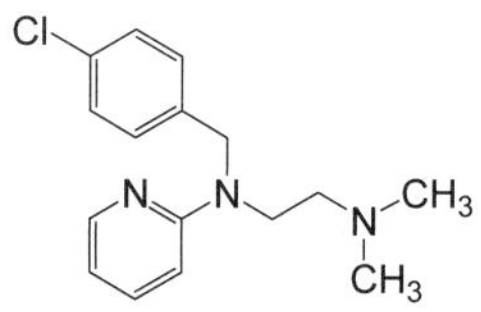

分子式和分子量 $C_{16}H_{20}ClN_{3}$ 289.80

化学名 *N'*-[(4-Chlorophenyl)methyl]-*N,N*-dimethyl-*N'*-pyridin-2-ylethane-1,2-diamine

N'-[(4-氯苯基)甲基]-*N,N*-二甲基-*N'*-吡啶-2-基乙烷-1,2-二胺

CAS 登录号 59-32-5

INN list 1

药效分类 抗组胺药

氯吡林

Chloropyrilene（*INN*）

化学结构式

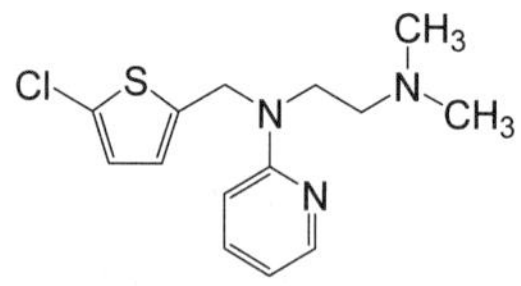

分子式和分子量 $C_{14}H_{18}ClN_{3}S$ 295.83

化学名 2-[(5-Chloro-2-thenyl)[2-(dimethlamine)ehtyl]amino]

pyridine

2-[(5-氯-2-噻吩甲基)[2-(二甲氨基)乙基]氨基]吡啶

CAS 登录号 148-65-2; 148-64-1[枸橼酸盐]

INN list 1

药效分类 抗组胺药

氯吡哌醇

Bimoclomol（*INN*）

化学结构式

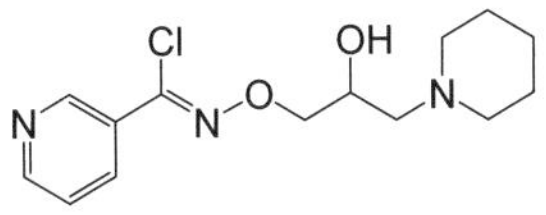

分子式和分子量 $C_{14}H_{20}ClN_3O_2$ 297.78

化学名 (±)-*N*-(2-Hydroxy-3-piperidinopropoxy)nicotinimidoyl chloride

(±)-*N*-(2-羟基-3-哌啶丙氧基)烟酰胺氯化物

CAS 登录号 130493-03-7

INN list 76

药效分类 抗糖尿病药

氯吡酸

Clopirac（*INN*）

化学结构式

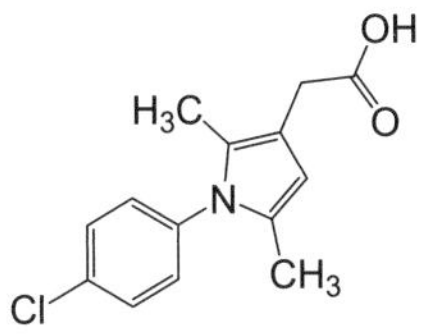

分子式和分子量 $C_{14}H_{14}ClNO_2$ 263.72

化学名 1-(*p*-Chlorophenyl)-2,5-dimethylpyrrole-3-acetic acid

1-(4-氯苯)-2,5-二甲基吡咯-3-乙酸

CAS 登录号 42779-82-8

INN list 30

药效分类 抗炎镇痛药

氯吡西泮

Lopirazepam（*INN*）

化学结构式

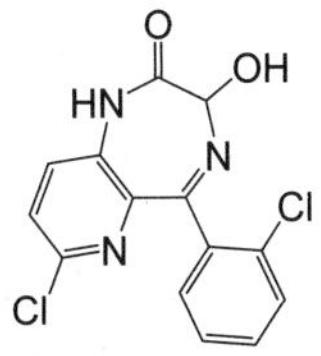

分子式和分子量 $C_{14}H_9Cl_2N_3O_2$ 322.15

化学名 7-Chloro-5-(*o*-chlorophenyl)-l,3-dihydro-3-hydroxy-2*H*-pyrido[3,2-*e*]-l,4-diazepin-2-one

7-氯-5-(2-氯苯基)-l,3-二氢-3-羟基-2*H*-吡啶并[3,2-*e*]-l,4-二氮杂草-2-酮

CAS 登录号 42863-81-0

INN list 36

药效分类 安定药

氯苄酚

Clorofene（*INN*）

化学结构式

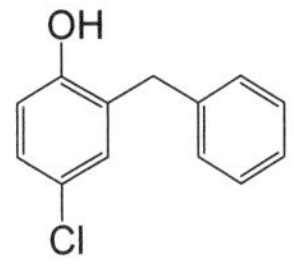

分子式和分子量 $C_{13}H_{11}ClO$ 218.68

化学名 4-Chloro-*α*-phenyl-*o*-cresol

4-氯-*α*-苯基-2-甲酚

CAS 登录号 120-32-1

INN list 16

药效分类 消毒防腐药

氯苄苷

Clobenoside（*INN*）

化学结构式

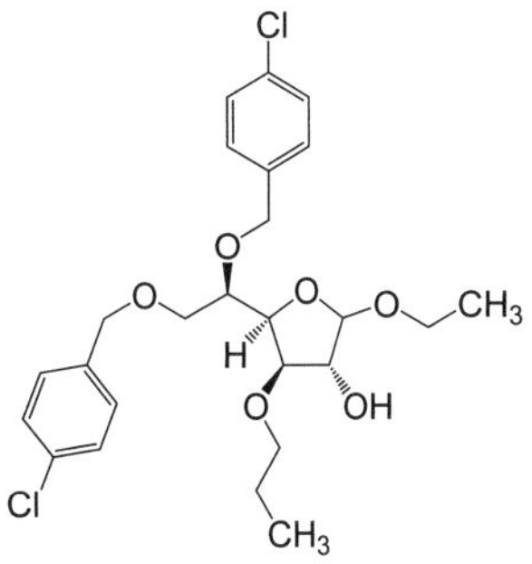

分子式和分子量 $C_{25}H_{32}Cl_2O_6$ 499.42

化学名 Ethyl 5,6-bis-*O*-(*p*-chlorobenzyl)-3-*O*-propyl-D-glucofuranoside

乙基 5,6-双-*O*-(4-氯苯甲基)-3-*O*-丙基-D-呋喃葡萄糖苷

CAS 登录号 29899-95-4

INN list 24

药效分类 血管扩张药，抗炎药

氯苄雷司

Clobenzorex（*INN*）

化学结构式

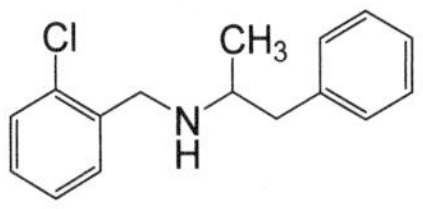

分子式和分子量 $C_{16}H_{18}ClN$ 259.77

化学名 (+)-*N*-(*o*-Chlorobenzyl)-*α*-methylphenethylamine

(+)-*N*-(2-氯苯甲基)-*α*-甲基苯乙胺

CAS 登录号　13364-32-4
INN list　18
药效分类　食欲抑制药

氯苄沙明

Chlorbenzoxamine（*INN*）

化学结构式

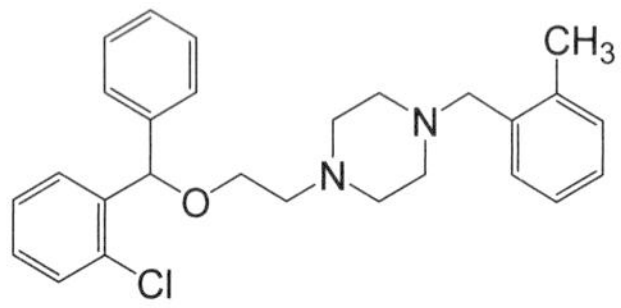

分子式和分子量　$C_{27}H_{31}ClN_2O$　435.01
化学名　1-[2-[(2-Chlorophenyl)-phenylmethoxy]ethyl]-4-[(2-methylphenyl)methyl]piperazine
　1-[2-[(2-氯苯基)-苯基甲氧基]乙基]-4-[(2-甲基苯基)甲基]哌嗪
CAS 登录号　522-18-9；5576-62-5[盐酸盐]
INN list　8
药效分类　抗胆碱药

氯苄托品

Clobenztropine（*INN*）

化学结构式

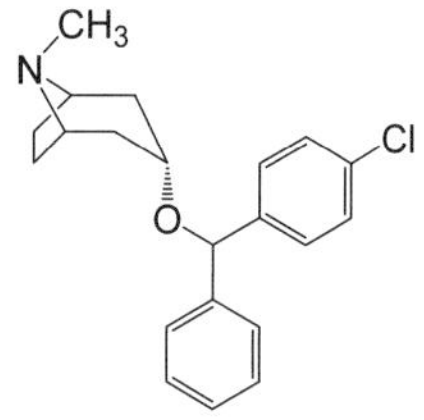

分子式和分子量　$C_{21}H_{24}ClNO$　341.87
化学名　3-[(*p*-Chloro-*α*-phenylbenzyl)oxy]tropane
　3-[(4-氯-*α*-苯基苯甲基)氧基]莨菪烷
CAS 登录号　5627-46-3
INN list　13
药效分类　抗组胺药

氯丙胍

Chlorproguanil（*INN*）

化学结构式

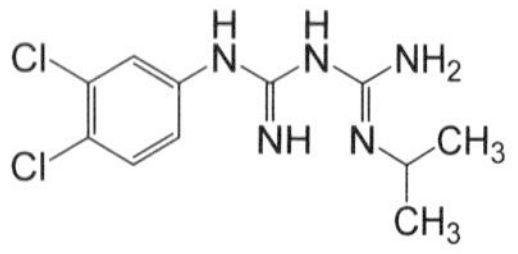

分子式和分子量　$C_{11}H_{15}Cl_2N_5$　288.18
化学名　1-(3,4-Dichlorophenyl)-5-isopropyl biguanide
　1-(3,4-二氯苯基)-5-异丙基双胍
CAS 登录号　537-21-3；15537-76-5[盐酸盐]
INN list　8
药效分类　抗疟药

氯丙那林

Clorprenaline（*INN*）

化学结构式

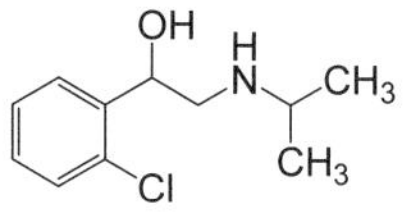

分子式和分子量　$C_{11}H_{16}ClNO$　213.71
化学名　1-(2-Chlorophenyl)-2-(propan-2-ylamino)ethanol
　1-(2-氯苯基)-2-(丙-2-基氨基)乙醇
CAS 登录号　3811-25-4；6933-90-0 [盐酸盐]；5588-22-7[盐酸盐水合物]
INN list　14
药效分类　支气管舒张药

氯丙嗪

Chlorpromazine（*INN*）

化学结构式

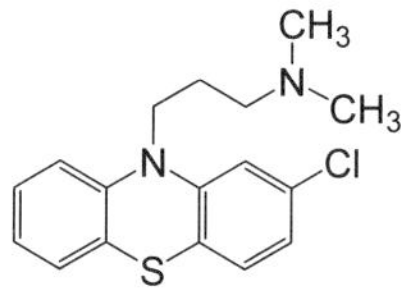

分子式和分子量　$C_{17}H_{19}ClN_2S$　318.86
化学名　3-(2-Chlorophenothiazin-10-yl)-*N,N*-dimethylpropan-1-amine
　3-(2-氯吩噻嗪-10-基)-*N,N*-二甲基丙-1-胺
CAS 登录号　50-53-3
INN list　1
药效分类　抗精神病药，镇吐药

氯丙沙嗪

Chlorproethazine（*INN*）

化学结构式

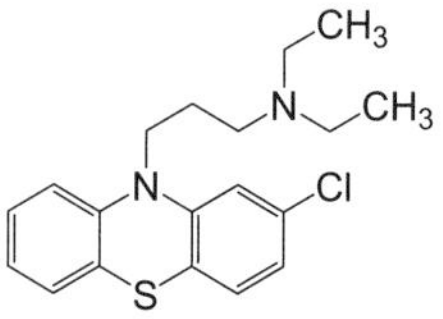

分子式和分子量　$C_{19}H_{23}ClN_2S$　346.92
化学名　2-Chloro-10-(3-diethylaminopropyl)phenothiazine
　2-氯-10-(3-二乙氨基丙基)吩噻嗪
CAS 登录号　84-01-5；4611-02-3[盐酸盐]
INN list　12
药效分类　抗精神病药

氯波必利

Clebopride（*INN*）

化学结构式

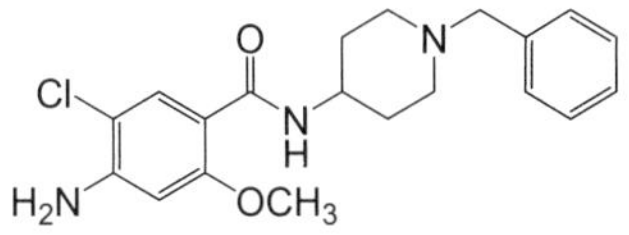

分子式和分子量 $C_{20}H_{24}ClN_3O_2$ 373.88

化学名 4-Amino-*N*-(1-benzylpiperidin-4-yl)-5-chloro-2-methoxybenzamide

4-氨基-*N*-(1-苄基哌啶-4-基)-5-氯-2-甲氧基苯甲酰胺

CAS 登录号 55905-53-8

INN list 32

药效分类 镇吐药

氯泊酮

Cloponone（*INN*）

化学结构式

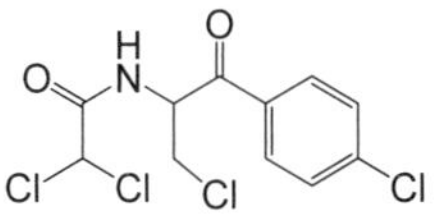

分子式和分子量 $C_{11}H_9Cl_4NO_2$ 329.01

化学名 (±)-2,2-Dichloro-*N*-[*p*-chloro-*o*-(chloromethyl)phenacyl]acetamide

(±)-2,2-二氯-*N*-[4-氯-2-(氯甲基)苯甲酰甲基]乙酰胺

CAS 登录号 15301-50-5

INN list 15

药效分类 抗感染药

氯布洛芬

Lobuprofen（*INN*）

化学结构式

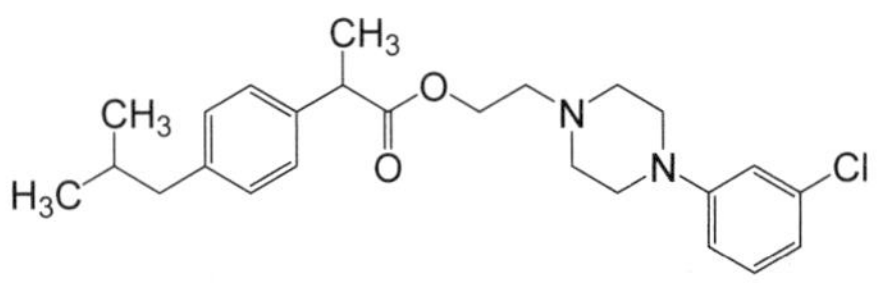

分子式和分子量 $C_{25}H_{33}ClN_2O_2$ 428.99

化学名 2-[4-(*m*-Chlorophenyl)-l-piperazinyl]ethyl (±)-*p*-isobutylhydratropate

2-[4-(3-氯苯基)-1-哌嗪基]乙基 (±)-4-异丁基氢托品酸酯

CAS 登录号 96128-90-4

INN list 53

药效分类 抗炎镇痛药

氯醋甲胆碱

Methacholine Chloride（*INN*）

分子式和分子量 $C_8H_{18}ClNO_2$ 195.69

化学结构式

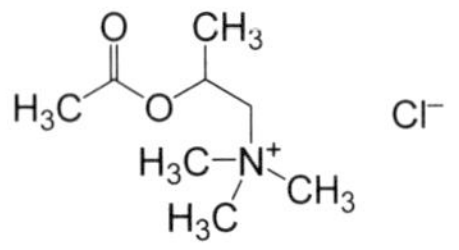

化学名 (±)-(2-Hydroxypropyl)trimethylammonium chloride acetate

氯化 (±)-(2-羟基丙基)三甲基铵乙酸酯

CAS 登录号 62-51-1; 55-92-5[醋甲胆碱]

INN list 110

药效分类 拟胆碱药

氯达非定

Clidafidine（*INN*）

化学结构式

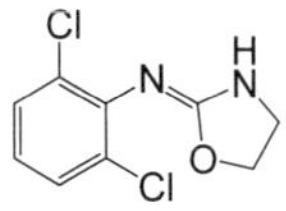

分子式和分子量 $C_9H_8Cl_2N_2O$ 231.08

化学名 2-[(2,6-Dichlorophenyl)imino]oxazolidine

2-[(2,6-二氯苯基)氨亚基]噁唑烷

CAS 登录号 33588-20-4

INN list 52

药效分类 镇静药，镇痛药

氯达卡因

Clodacaine（*INN*）

化学结构式

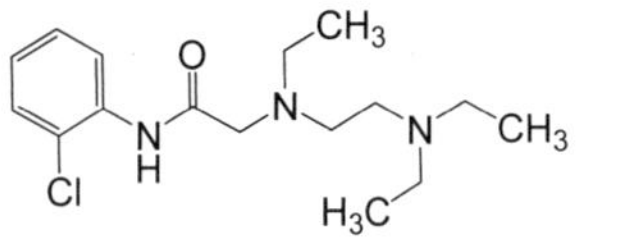

分子式和分子量 $C_{16}H_{26}ClN_3O$ 311.85

化学名 2'-Chloro-2-[[2-(diethylamino)ethyl]ethylamino]acetanilide

2'-氯-2-[[2-(二乙氨基)乙基]乙氨基]乙酰苯胺

CAS 登录号 5626-25-5

INN list 13

药效分类 局部麻醉药

氯达诺林

Clodanolene（*INN*）

化学结构式

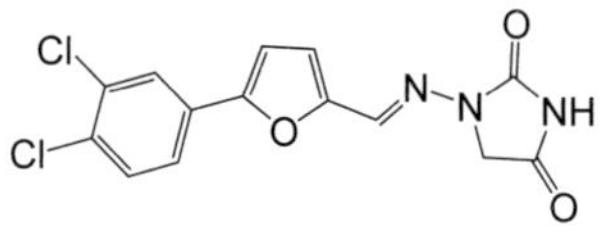

分子式和分子量 $C_{14}H_9Cl_2N_3O_3$ 338.15

化学名 1-[[5-(3,4-Dichlorophenyl)furfurylidene]amino]hydantoin

1-[[5-(3,4-二氯苯基)呋喃甲亚基]氨基]乙内酰脲

CAS 登录号　14796-28-2

INN list　35

药效分类　骨骼肌松弛药

氯达酮

Clodazon（*INN*）

化学结构式

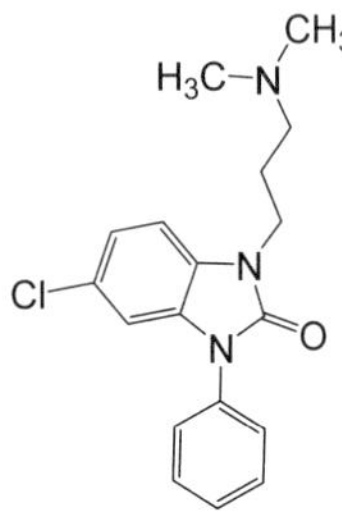

分子式和分子量　$C_{18}H_{20}ClN_3O$　329.83

化学名　5-Chloro-1-[3-(dimethylamino)propyl]-3-phenyl-2-benzimidazolinone

5-氯-l-[3-(二甲氨基)丙基]-3-苯基-2-苯并咪唑酮

CAS 登录号　4755-59-3；4913-61-5[盐酸盐]；31959-88-3[盐酸盐一水合物]

INN list　21

药效分类　抗抑郁药

氯达西卡

Lodazecar（*INN*）

化学结构式

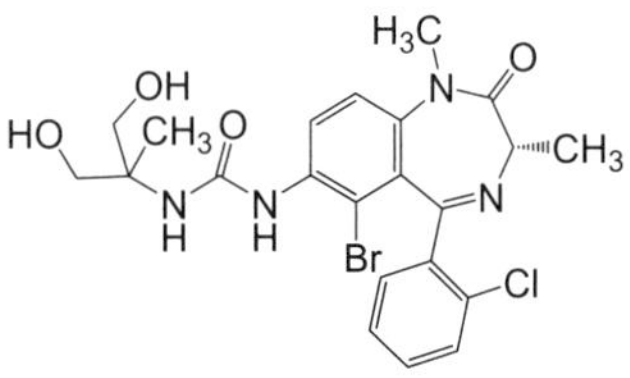

分子式和分子量　$C_{22}H_{24}BrClN_4O_4$　523.81

化学名　l-[l,l-Bis(hydroxymethyl)ethyl]-3-[(*S*)-6-bromo-5-(*o*-chlorophenyl)-2,3-dihydro-1,3-dimethyl-2-*oxo*-1*H*-1,4-benzodiazepin-7-yl]urea

l-[l,l-双(羟甲基)乙基]-3-[(*S*)-6-溴-5-(2-氯苯基)-2,3-二氢-1,3-二甲基-2-氧代-1*H*-1,4-苯二氮䓬-7-基]脲

CAS 登录号　87646-83-1

INN list　54

药效分类　降血脂药

氯达香豆素

Cloridarol（*INN*）

化学结构式

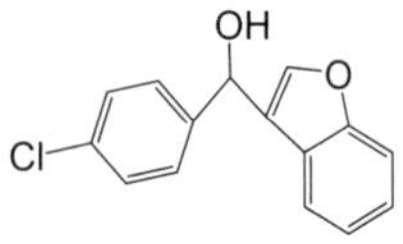

分子式和分子量　$C_{15}H_{11}ClO_2$　258.70

化学名　1-Benzofuran-2-yl-(4-chlorophenyl)methanol

1-苯并呋喃-2-基-(4-氯苯基)甲醇

CAS 登录号　3611-72-1

INN list　29

药效分类　抗心肌缺血药

ATC 分类　C01DX15

氯氮平

Clozapine（*INN*）

化学结构式

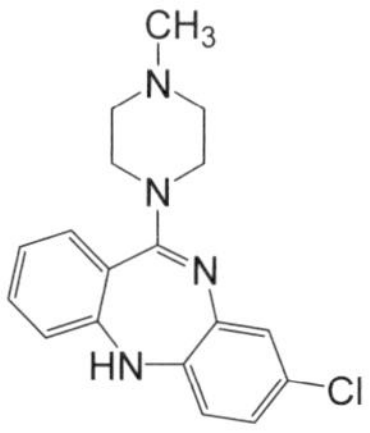

分子式和分子量　$C_{18}H_{19}ClN_4$　326.82

化学名　8-Chloro-11-(4-methyl-1-piperazinyl)-5*H*-dibenzo[*b,e*][1,4]diazepine

8-氯-11-(4-甲基-1-哌嗪基)-5*H*-二苯并[*b,e*][1,4]二氮杂䓬

CAS 登录号　5786-21-0

INN list　22

药效分类　抗精神病药

氯氮䓬

Chlordiazepoxide（*INN*）

化学结构式

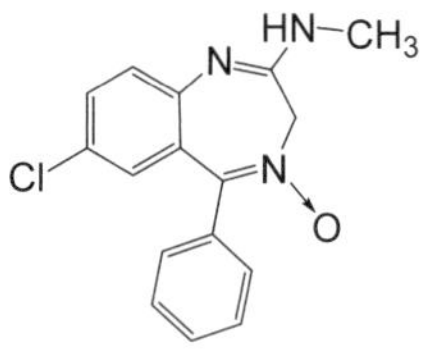

分子式和分子量　$C_{16}H_{14}ClN_3O$　299.76

化学名　7-Chloro-2-(methylamino)-5-phenyl-3*H*-l,4-benzodiazepine-4-oxide

7-氯-2-(甲氨基)-5-苯基-3*H*-l,4-苯并二氮杂䓬-4-氧化物

CAS 登录号　58-25-3；438-41-5[盐酸盐]

INN list　11

药效分类　镇静催眠药

氯德拉苯

Lodelaben（*INN*）

化学结构式

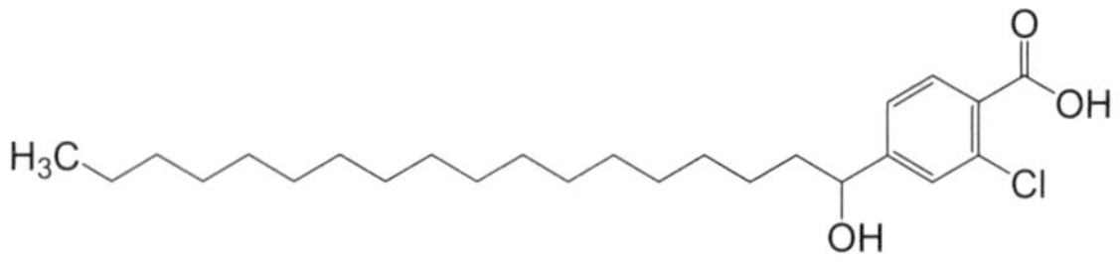

分子式和分子量 $C_{25}H_{41}ClO_3$ 425.04

化学名 (±)-2-Chloro-4-(1-hydroxyoctadecyl)benzoic acid

(±)-2-氯-4-(1-羟基十八烷基)苯甲酸

CAS 登录号 111149-90-7; 93105-81-8[取代物]

INN list 60

药效分类 抗关节炎药

氯登妥因

Chlordantoin（*INN*）

化学结构式

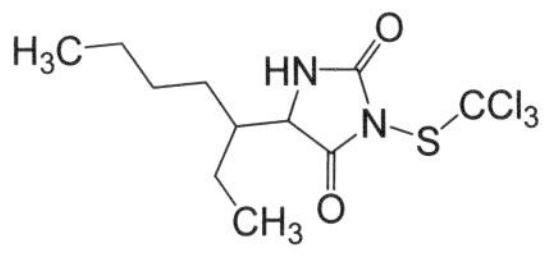

分子式和分子量 $C_{11}H_{17}Cl_3N_2O_2S$ 347.69

化学名 5-Heptan-3-yl-3-(trichloromethylsulfanyl)imidazolidine-2,4-dione

5-庚-3-基-3-(三氯甲基硫基)咪唑烷-2,4-二酮

CAS 登录号 5588-20-5

INN list 13

药效分类 抗真菌药

氯地吗啉

Chlordimorine（*INN*）

化学结构式

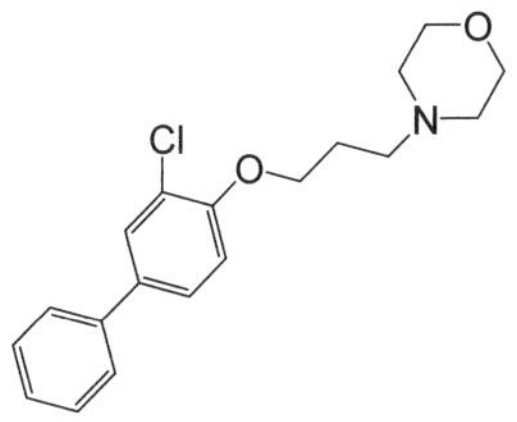

分子式和分子量 $C_{19}H_{22}ClNO_2$ 331.84

化学名 4-[3-(3-Chloro-4-biphenylyloxy)propyl]morpholine

4-[3-(3-氯-4-联苯基氧基)丙基]吗啉

CAS 登录号 494-14-4

INN list 6

药效分类 抗真菌药

氯地哌隆

Lodiperone（*INN*）

化学结构式

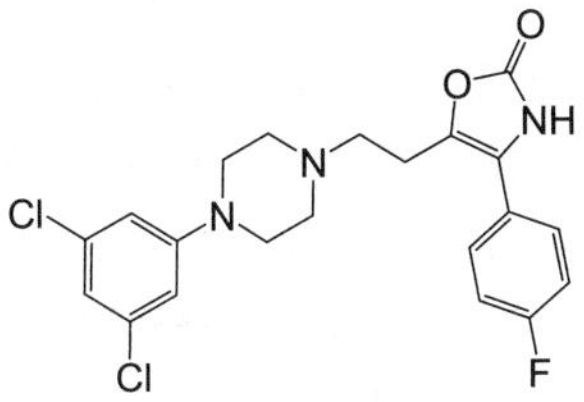

分子式和分子量 $C_{21}H_{20}Cl_2FN_3O_2$ 436.31

化学名 5-[2-[4-(3,5-Dichlorophenyl)-l-piperazinyl]ethyl]-4-(*p*-fluorophenyl)-4-oxazolin-2-one

5-[2-[4-(3,5-二氯苯基)-1-哌嗪]乙基]-4-(4-氟苯基)-4-噁唑啉-2-酮

CAS 登录号 72444-63-4

INN list 44

药效分类 抗精神病药

氯地昔尔

Lodinixil（*INN*）

化学结构式

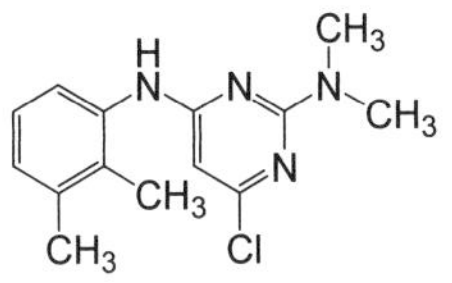

分子式和分子量 $C_{14}H_{17}ClN_4$ 276.76

化学名 6-Chloro-N^4-(2,3-dimethylphenyl)-N^2,N^2-dimethylpyrimidine-2,4-diamine

6-氯-N^4-(2,3-二甲基苯基)-N^2,N^2-二甲基嘧啶-2,4-二胺

CAS 登录号 86627-50-1

INN list 52

药效分类 降血脂药

氯地孕酮

Chlormadinone（*INN*）

化学结构式

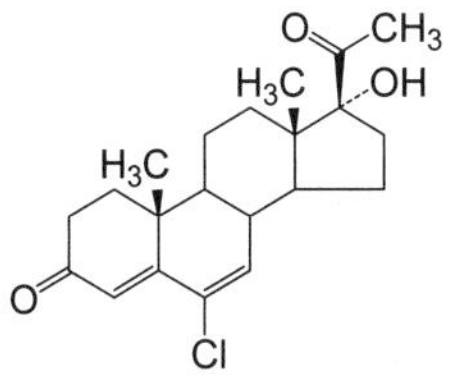

分子式和分子量 $C_{21}H_{27}ClO_3$ 362.89

化学名 17*α*-Hydroxy-6-chloropregna-4,6-diene-3,20-dione

17*α*-羟基-6-氯孕甾-4,6-二烯-3,20-二酮

CAS 登录号 1961-77-9; 302-22-7[乙酸酯]

INN list 12

药效分类 孕激素类药

ATC 分类 G03DB06

氯碘羟喹

Clioquinol（*INN*）

化学结构式

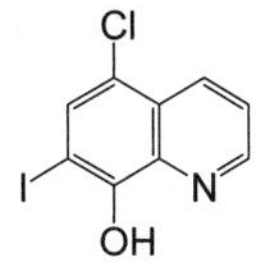

分子式和分子量 C_9H_5ClINO 305.50

化学名 5-Chloro-7-iodo-8-qninolinol

5-氯-7-碘-8-羟基喹啉

CAS 登录号 130-26-7

INN list 16

药效分类 羟基喹啉类抗阿米巴虫药

ATC 分类 P01AA02

氯碘沙奈

Clioxanide（*INN*）

化学结构式

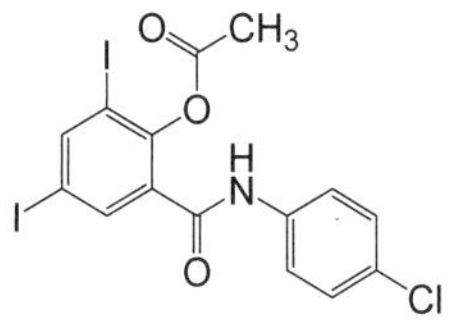

分子式和分子量 $C_{15}H_{10}ClI_2NO_3$ 541.51

化学名 4'-Chloro-3,5-diiodosalicylanilide acetate

4'-氯-3,5-二碘水杨酰苯胺乙酸酯

CAS 登录号 14437-41-3

INN list 19

药效分类 抗蠕虫药

氯丁卡因

Clibucaine（*INN*）

化学结构式

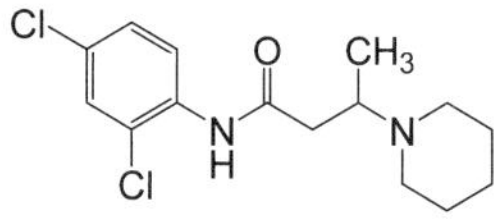

分子式和分子量 $C_{15}H_{20}Cl_2N_2O$ 315.24

化学名 2',4'-Dichloro-*β*-piperidinobutyranilide

2',4'-二氯-*β*-哌啶丁酰苯胺

CAS 登录号 15302-10-0

INN list 14

药效分类 局部麻醉药

氯丁替诺

Clobutinol（*INN*）

化学结构式

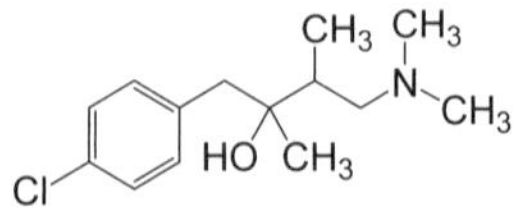

分子式和分子量 $C_{14}H_{22}ClNO$ 255.78

化学名 *p*-Chloro-*α*-[2-(dimethylamino)-1-methylethyl]-*α*-methylphenethyl alcohol

4-氯-*α*-[2-(二甲氨基)-1-甲基乙基]-*α*-甲基苯乙醇

CAS 登录号 14860-49-2

INN list 19

药效分类 镇咳药

氯丁扎利

Clobuzarit（*INN*）

化学结构式

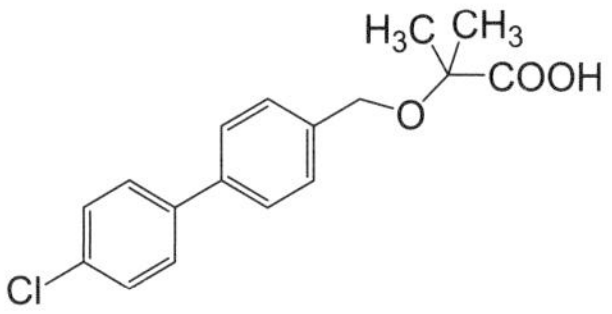

分子式和分子量 $C_{17}H_{17}ClO_3$ 304.77

化学名 2-[(4'-Chloro-4-biphenylyl)methoxy]-2-methyl propionic acid

2-[(4'-氯-4-联苯基)甲氧基]-2-甲基丙酸

CAS 登录号 22494-47-9

INN list 44

药效分类 抗关节炎药

氯二甲酚

Chloroxylenol（*INN*）

化学结构式

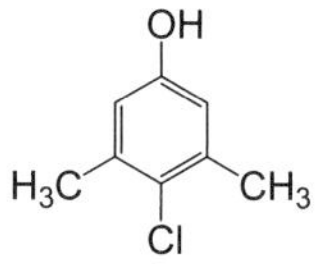

分子式和分子量 C_8H_9ClO 156.61

化学名 4-Chloro-3,5-xylenol

4-氯-3,5-二甲基苯酚

CAS 登录号 88-04-0

INN list 6

药效分类 消毒防腐药

氯二甲箭毒

Dimethyltubocurarinium Chloride（*INN*）

化学结构式

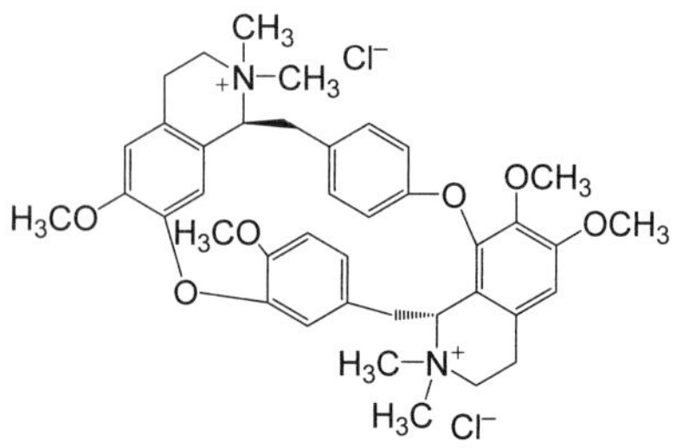

分子式和分子量 $C_{40}H_{48}Cl_2N_2O_6$ 723.72

化学名 (1*S*,16*R*)-9,10,21,25-Tetramethoxy-15,15,30,30-tetramethyl-7,23-dioxa-15,30-diazaheptacyclo[22.6.2.2^{3,6}.1^{8,12}.1^{18,22}.0^{27,31}.0^{16,34}]hexatriaconta-3,5,8(34),9,11,18(33),19,21,24,26,31,35-dodecaene-15,30-diium dichlorides

(1*S*,16*R*)-9,10,21,25-四甲氧基-15,15,30,30-四甲基-7,23-二

氧杂-15,30-二氮杂庚环[22.6.2.2^{3,6}.1^{8,12}.1^{18,22}.0^{27,31}.0^{16,34}]三十一烷-3,5,8(34),9,11,18(33),19,21,24,26,31,35-十二烯-15,30-鎓二氯化物

CAS 登录号 33335-58-9

INN list 1

药效分类 神经肌肉阻滞药

氯噁唑仑

Cloxazolam（*INN*）

化学结构式

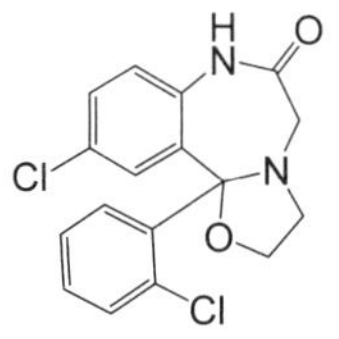

分子式和分子量 $C_{17}H_{14}Cl_2N_2O_2$ 349.21

化学名 10-Chloro-11*b*-(*o*-chlorophenyl)-2,3,7,11*b*-tetrahydrooxazolo[3,2-*d*][1,4]benzodiazepine-6(5*H*)-one

10-氯-11*b*-(2-氯苯基)-2,3,7,11*b*-四氢噁唑并[3,2-*d*][1,4]苯并二氮杂䓬-6(5*H*)-酮

CAS 登录号 24166-13-0

INN list 29

药效分类 安定药

氯法拉滨

Clofarabine（*INN*）

化学结构式

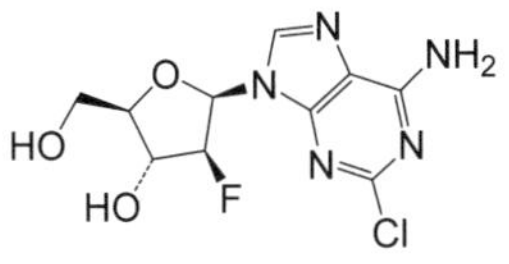

分子式和分子量 $C_{10}H_{11}ClFN_5O_3$ 303.68

化学名 2-Chloro-9-(2-deoxy-2-fluoro-*β*-D-arabinofuranosyl)-9*H*-purin-6-amine

2-氯-9-(2-脱氧-2-氟-*β*-D-呋喃阿拉伯糖基)-9*H*-嘌呤-6-胺

CAS 登录号 123318-82-1

INN list 90

药效分类 抗代谢类抗肿瘤药

ATC 分类 L01BB06

氯法齐明

Clofazimine（*INN*）

化学结构式

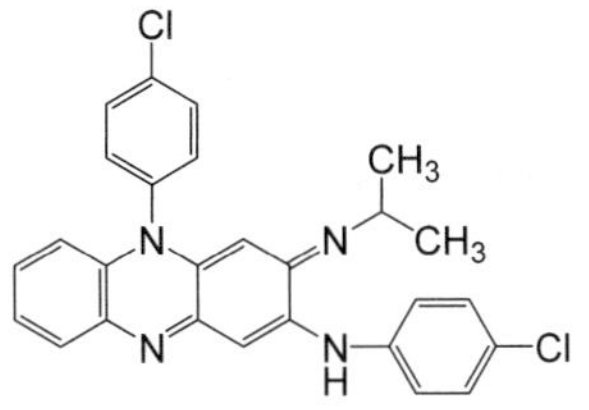

分子式和分子量 $C_{27}H_{22}Cl_2N_4$ 473.40

化学名 3-(*p*-Chloroanilino)-10-(*p*-chlorophenyl)-2,10-dihydro-2-(isopropylimino)phenazine

3-(4-氯苯氨基)-10-(4-氯苯基)-2,10-二氢-2-(异丙基氨亚基)吩嗪

CAS 登录号 2030-63-9

INN list 17

药效分类 抗麻风药

ATC 分类 J04BA01

氯法替班特

Fasitibant Chloride（*INN*）

化学结构式

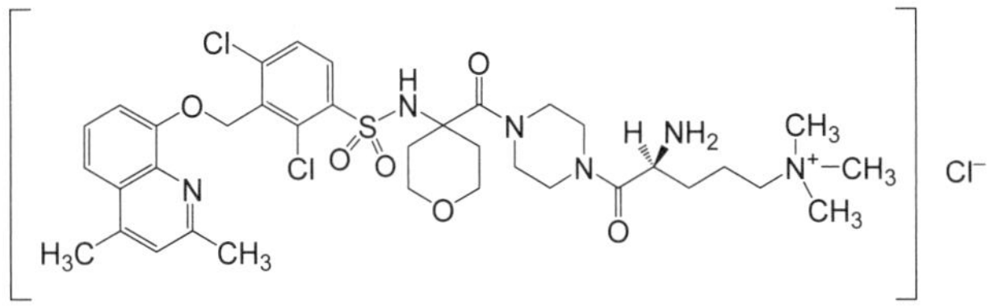

分子式和分子量 $C_{36}H_{49}Cl_3N_6O_6S$ 800.23

化学名 (4*S*)-4-Amino-5-{4-[4-(2,4-dichloro-3-[[(2,4-dimethylquinolin-8-yl)oxy]methyl]benzenesulfonamido)oxane-4-carbonyl]piperazin-1-yl}-*N*,*N*,*N*-trimethyl-5-oxopentan-1-aminium chloride

氯化 (4*S*)-4-氨基-5-{4-[4-(2,4-二氯-3-[[(2,4-二甲基喹啉-8-基)氧基]甲基]苯磺酰氨基)噁烷-4-羰基]哌嗪-1-基}-*N*,*N*,*N*-三甲基-5-氧代戊-1-铵

CAS 登录号 1157852-02-2

INN list 103

药效分类 缓激肽 B_2 受体拮抗药

氯非那胺

Clofenamide（*INN*）

化学结构式

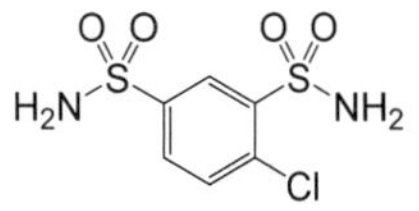

分子式和分子量 $C_6H_7ClN_2O_4S_2$ 270.71

化学名 4-Chloro-1,3-benzenedisulfonamide

4-氯-1,3-苯二磺酰胺

CAS 登录号 671-95-4

INN list 13

药效分类 低效能利尿药

ATC 分类 C03BA07

氯非沙胺

Clofexamide（*INN*）

分子式和分子量 $C_{14}H_{21}ClN_2O_2$ 284.78

化学结构式

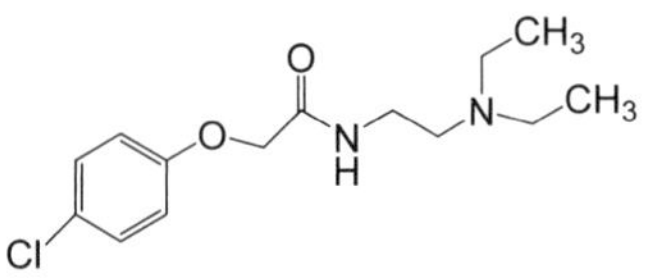

化学名 2-(*p*-Chlorophenoxy)-*N*-[2-(diethylamino)ethyl]acetamide

2-(4-氯苯氧基)-*N*-[2-(二乙氨基)乙基]乙酰胺

CAS 登录号 1223-36-5

INN list 14

药效分类 抗炎镇痛药

氯非宗

Clofezone（*INN*）

化学结构式

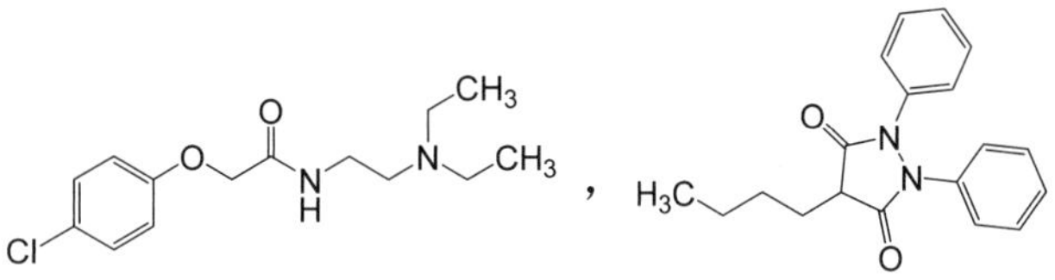

分子式和分子量 $C_{14}H_{21}ClN_2O_2 \cdot C_{19}H_{20}N_2O_2$ 593.16

化学名 4-Butyl-1,2-diphenylpyrazolidine-3,5-dione;2-(4-chlorophenoxy)-*N*-[2-(diethylamino)ethyl]acetamide

4-丁基-1,2-二苯基吡唑烷-3,5-二酮; 2-(4-氯苯氧基)-*N*-[2-(二乙基氨基)乙基]乙酰胺

CAS 登录号 17449-96-6; 60104-29-2[二水合物]

INN list 17

药效分类 抗炎镇痛药

氯芬磷

Clofenvinfos（*INN*）

化学结构式

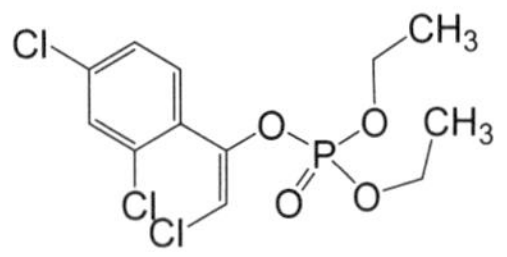

分子式和分子量 $C_{12}H_{14}Cl_3O_4P$ 359.57

化学名 2-Chloro-1-(2,4-dichlorophenyl)vinyl diethyl phosphate

2-氯-1-(2,4-二氯苯基)乙烯基二乙基磷酸酯

CAS 登录号 470-90-6

INN list 23

药效分类 杀虫药

氯芬那酸

Clofenamic Acid（*INN*）

化学结构式

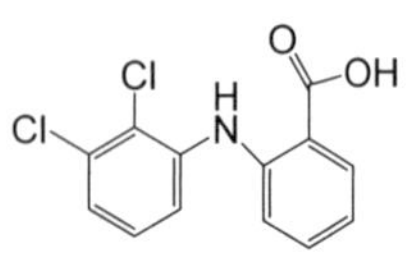

分子式和分子量 $C_{13}H_9Cl_2NO_2$ 282.12

化学名 *N*-(2,3-Dichlorophenyl)anthranilic acid

N-(2,3-二氯苯基)邻氨基苯甲酸

CAS 登录号 4295-55-0

INN list 13

药效分类 抗炎镇痛药

氯芬奴隆

Lufenuron（*INN*）

化学结构式

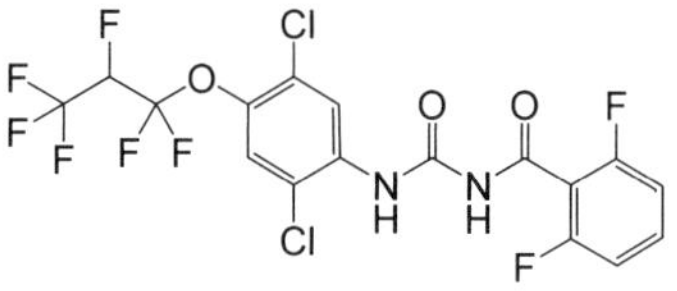

分子式和分子量 $C_{17}H_8Cl_2F_8N_2O_3$ 511.15

化学名 l-[2,5-Dichloro-4-(1,1,2,3,3,3-hexafluoropropoxy)phenyl]-3-(2,6-difluorobenzoyl)urea

l-[2,5-二氯-4-(1,1,2,3,3,3-六氟丙氧基)苯基]-3-(2,6-二氟苯甲酰基)脲

CAS 登录号 103055-07-8

INN list 65

药效分类 抗寄生虫药

氯芬扎宁

Alazanine Triclofenate（*INN*）

化学结构式

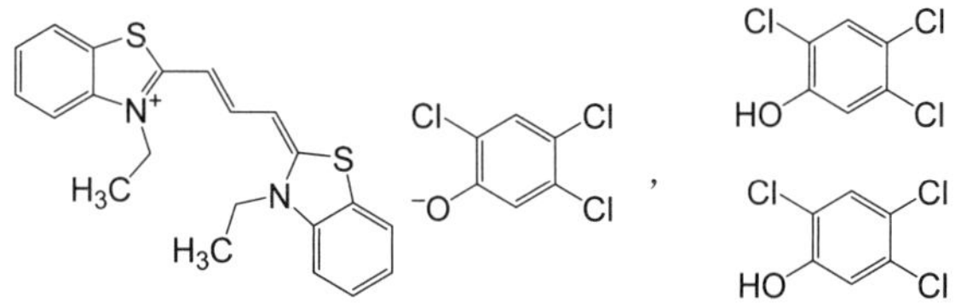

分子式和分子量 $C_{27}H_{23}Cl_3N_2OS_2 \cdot (C_6H_3Cl_3O)_2$ 956.84

化学名 (2*E*)-3-Ethyl-2-[(*E*)-3-(3-ethyl-1,3-benzothiazol-3-ium-2-yl)prop-2-enylidene]-1,3-benzothiazole;2,4,5-trichlorophenol;2,4,5-trichlorophenolate

(2*E*)-3-乙基-2-[(*E*)-3-(3-乙基-1,3-苯并噻唑-3-鎓-2-基)丙-2-烯亚基]-1,3-苯并噻唑; 2,4,5-三氯苯酚; 2,4,5-三氯苯酚盐

CAS 登录号 5779-59-9

INN list 13

药效分类 抗蠕虫药

氯呋酸

Clofurac（*INN*）

化学结构式

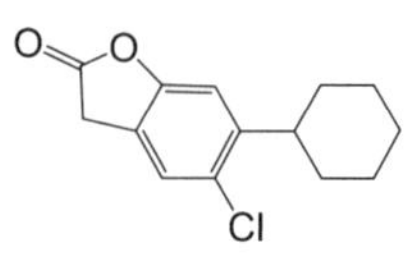

分子式和分子量 $C_{14}H_{15}ClO_2$ 250.72

化学名 5-Chloro-6-cyclohexyl-2(3*H*)-benzofuranone

5-氯-6-环己基-2(3*H*)-苯并呋喃酮

CAS 登录号 60986-89-2

INN list 42

药效分类 抗炎镇痛药

氯伏胺

Clovoxamine（*INN*）

化学结构式

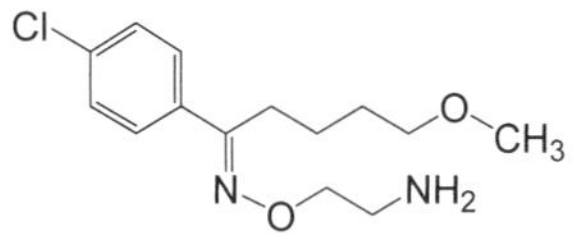

分子式和分子量 $C_{14}H_{21}ClN_2O_2$ 284.78

化学名 2-[(*E*)-[1-(4-Chlorophenyl)-5-methoxypentylidene]amino]oxyethanamine

2-[(*E*)-[1-(4-氯苯基)-5-甲氧基戊基亚基]氨基]氧基乙胺

CAS 登录号 54739-19-4

INN list 34

药效分类 抗抑郁药

氯氟卡班

Loflucarban（*INN*）

化学结构式

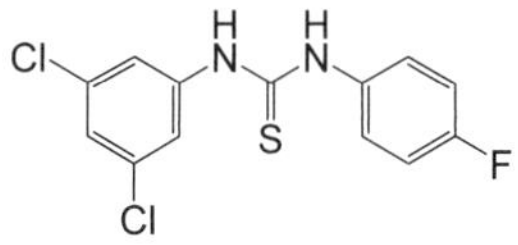

分子式和分子量 $C_{13}H_9Cl_2FN_2S$ 315.20

化学名 3,5-Dichloro-4'-fluorothiocarbanilide

3,5-二氯-4'-氟二苯硫脲

CAS 登录号 790-69-2

INN list 52

药效分类 抗菌药

氯氟哌醇

Clofluperol（*INN*）

化学结构式

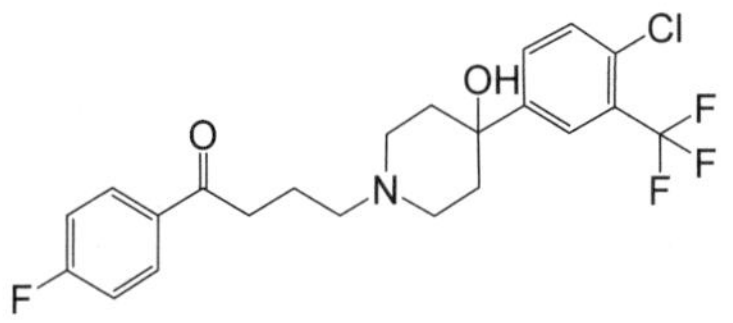

分子式和分子量 $C_{22}H_{22}ClF_4NO_2$ 443.87

化学名 4-[4-(4-Chloro-*α*,*α*,*α*-trifluoro-*m*-tolyl)-4-hydroxypiperidino]-4'-fluorobutyrophenone

4-[4-(4-氯-*α*,*α*,*α*-三氟-3-甲苯基)-4-羟基哌啶基]-4'-氟苯丁酮

CAS 登录号 10457-91-7; 17230-87-4[盐酸盐]

INN list 18

药效分类 抗精神病药

氯氟䓬乙酯

Ethyl Loflazepate（*INN*）

化学结构式

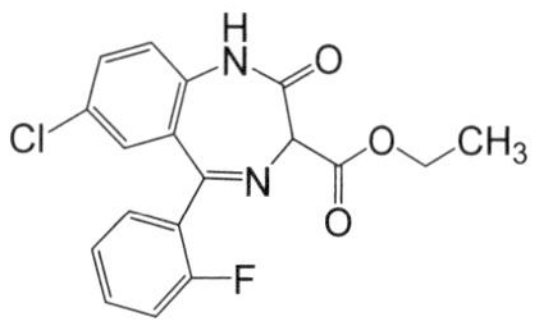

分子式和分子量 $C_{18}H_{14}ClFN_2O_3$ 360.77

化学名 Ethyl 7-chloro-5-(2-fluorophenyl)-2,3-dihydro-2-oxo-1*H*-1,4-benzodiazepine-3-carboxylate

乙基 7-氯-5-(2-氟苯基)-2,3-二氢-2-氧代-1*H*-1,4-苯并二氮䓬-3-羧酸酯

CAS 登录号 29177-84-2

INN list 43

药效分类 安定药

氯福克酚

Clofoctol（*INN*）

化学结构式

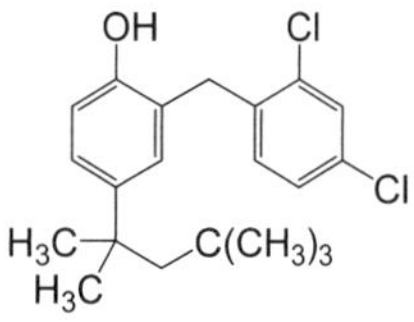

分子式和分子量 $C_{21}H_{26}Cl_2O$ 365.34

化学名 *α*-(2,4-Dichlorophenyl)-4-(1,1,3,3-tetramethylbutyl)-*o*-cresol

α-(2,4-二氯苯基)-4-(1,1,3,3-四甲基丁基)-2-甲酚

CAS 登录号 37693-01-9

INN list 37

药效分类 抗微生物药

ATC 分类 J01XX03

氯福雷司

Cloforex（*INN*）

化学结构式

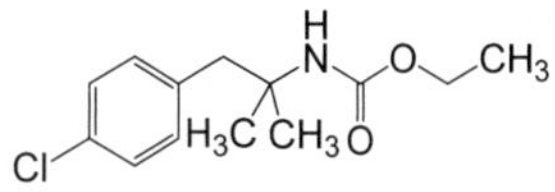

分子式和分子量 $C_{13}H_{18}ClNO_2$ 255.74

化学名 Ethyl (*p*-chloro-*α*,*α*-dimethylphenethyl)carbamate

乙基 (4-氯-*α*,*α*-二甲基苯乙基)氨基甲酸酯

CAS 登录号 14261-75-7

INN list 16

药效分类　食欲抑制药

氯汞君

Chlormerodrin（*INN*）

化学结构式

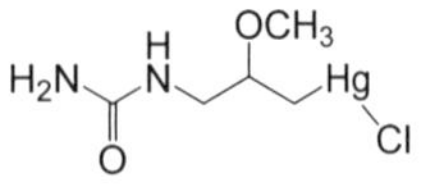

分子式和分子量　$C_5H_{11}ClHgN_2O_2$　367.20

化学名　[3-(Chloromercuri)-2-methoxypropyl]urea

[3-(氯汞基)-2-甲氧基丙基]脲

CAS 登录号　62-37-3

INN list　149

药效分类　利尿药

氯汞[^{197}Hg]君

Chlormerodrin [^{197}Hg]（*INN*）

化学结构式

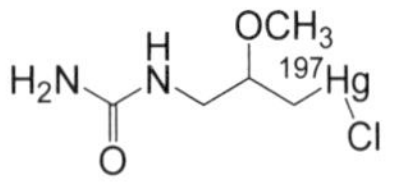

分子式和分子量　$C_5H_{11}Cl^{197}HgN_2O_2$　363.57

化学名　Chloro(2-methoxy-3-ureidopropyl)mercury-^{197}Hg

氯代(2-甲氧基-3-脲基丙基)汞[^{197}Hg]

CAS 登录号　10375-56-1

INN list　24

药效分类　诊断用药

氯汞[^{203}Hg]君

Chlormerodrin [^{203}Hg]

化学结构式

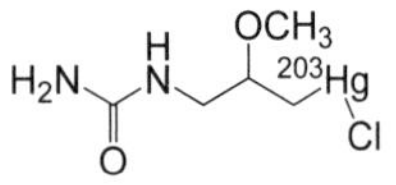

分子式和分子量　$C_5H_{11}Cl^{203}HgN_2O_2$　369.57

化学名　Chloro(2-methoxy-3-ureidopropyl)mercury-^{203}Hg

氯代(2-甲氧基-3-脲基丙基)汞[^{203}Hg]

CAS 登录号　2042-50-4

药效分类　诊断用药

氯谷胺

Lorglumide（*INN*）

化学结构式

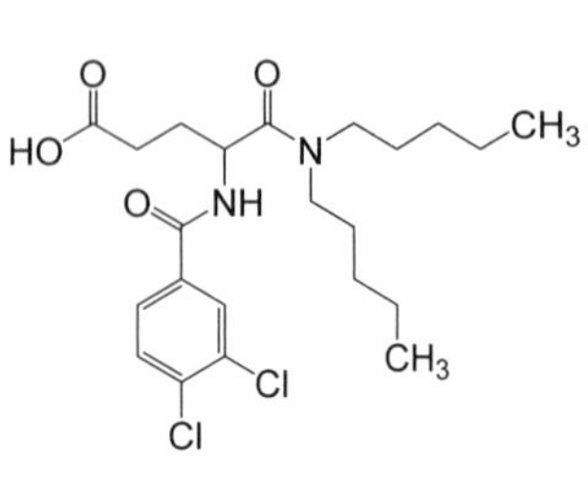

分子式和分子量　$C_{22}H_{32}Cl_2N_2O_4$　459.41

化学名　(±)-4-(3,4-Dichlorobenzamido)-*N,N*-dipentylglutaramic acid

(±)-4-(3,4-二氯苯甲酰氨基)-*N,N*-二戊基戊酰胺酸

CAS 登录号　97964-56-2

INN list　56

药效分类　缩胆囊素受体拮抗药

氯胍

Proguanil（*INN*）

化学结构式

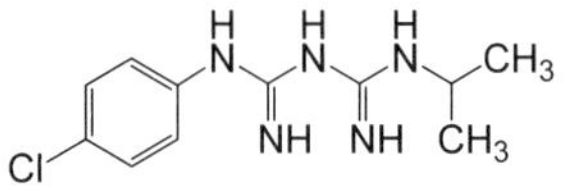

分子式和分子量　$C_{11}H_{16}ClN_5$　253.73

化学名　1-(*p*-Chlorophenyl)-5-isopropylbiguanide

1-(4-氯苯基)-5-异丙基二胍

CAS 登录号　500-92-5; 637-32-1[盐酸盐]

INN list　4

药效分类　氨基喹啉类抗疟药

ATC 分类　P01BB01

氯胍脒

Cloguanamil（*INN*）

化学结构式

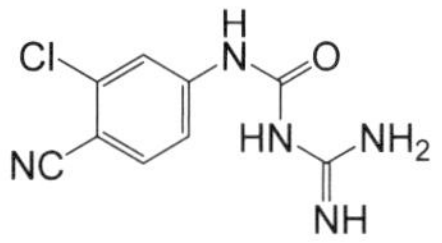

分子式和分子量　$C_9H_8ClN_5O$　237.65

化学名　1-Amidino-3-(3-chloro-4-cyanophenyl)urea

1-脒基-3-(3-氯-4-氰基苯基)脲

CAS 登录号　21702-93-2

INN list　27

药效分类　抗疟药

氯琥珀胆碱

Suxamethonium Chloride（*INN*）

化学结构式

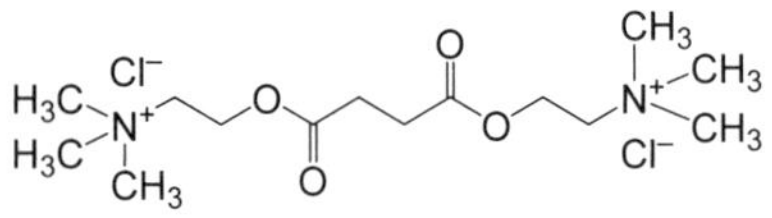

分子式和分子量　$C_{14}H_{30}Cl_2N_2O_4$　361.30

化学名　Trimethyl-[2-[4-oxo-4-[2-(trimethylazaniumyl)ethoxy]butanoyl]oxyethyl]azanium dichloride

二氯化 三甲基-[2-[4-氧代-4-[2-(三甲基氨基)乙氧基]丁酰基]氧乙基]铵

CAS 登录号 71-27-2; 55-94-7[溴琥珀胆碱]

INN list 1

药效分类 神经肌肉阻断药

氯化胆碱

Choline Chloride（*INN*）

化学结构式

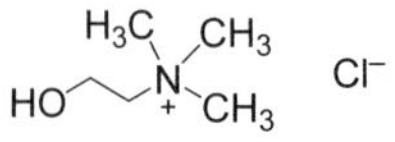

分子式和分子量 $C_5H_{14}ClNO$ 139.62

化学名 2-Hydroxy-*N*,*N*,*N*-trimethylethanaminium chloride

氯化 2-羟基-*N*,*N*,*N*-三甲基乙铵

CAS 登录号 67-48-1; 62-49-7[胆碱]

INN list 4

药效分类 拟胆碱药

氯化锝[^{99m}Tc]曲福司他

Technetium [^{99m}Tc] Trofolastat Chloride（*INN*）

化学结构式

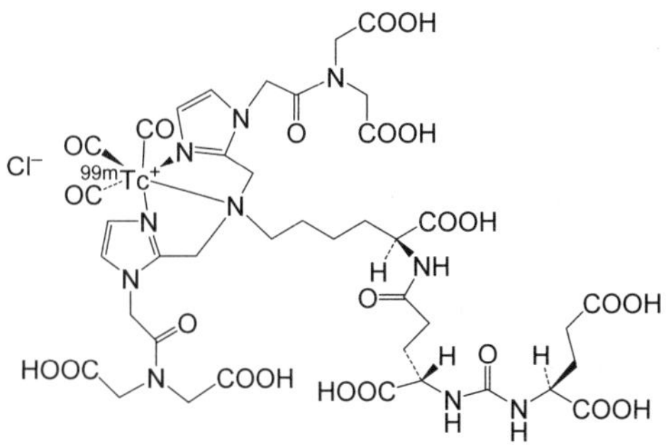

分子式和分子量 $C_{40}H_{50}ClN_{10}O_{23}{}^{99m}Tc$ 1128.23

化学名 (*OC*-6-33)-Tricarbonyl{(2*S*)-2-[({(1*S*)-1-carboxy-4-{[(1*S*)-1-carboxy-5-(bis{[1-(2-{[bis(carboxymethyl)]amino}-2-oxoethyl)-1*H*-imidazol-2-yl-κN^3]methyl}amino-κN)pentyl]amino}-4-oxobutyl}carbamoyl,amino]pentanedioic acid}(^{99m}Tc)technetium chloride

(*OC*-6-33)-三羰基{(2*S*)-2-[({(1*S*)-1-羧基-4-{[(1*S*)-1-羧基-5-(二{[1-(2-{[二(羧甲基)]氨基}-2-氧代乙基)-1*H*-咪唑-2-基-κN^3]甲基}氨基-κN)戊基]氨基}-4-氧代丁基}氨基甲酰基)氨基]戊二酸}(^{99m}Tc)氯化锝

CAS 登录号 1333117-95-5

INN list 109

药效分类 诊断用药

氯化双甲苯碘

Toliodium Chloride（*INN*）

化学结构式

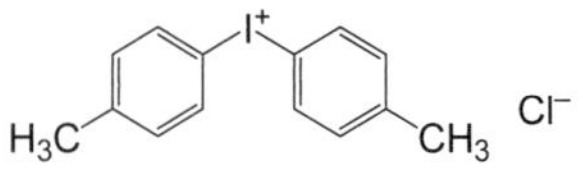

分子式和分子量 $C_{14}H_{14}ClI$ 344.62

化学名 Di-*p*-tolyliodonium chloride

氯化 (二-4-甲基苯基)碘

CAS 登录号 19028-28-5

INN list 36

药效分类 抗菌药

氯环胍

Clociguanil（*INN*）

化学结构式

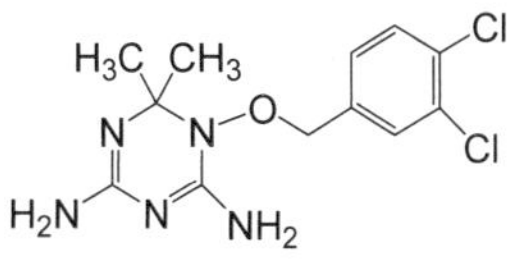

分子式和分子量 $C_{12}H_{15}Cl_2N_5O$ 316.19

化学名 4,6-Diamino-1-[(3,4-dichlorobenzyl)oxy]-1,2-dihydro-2,2-dimethyl-*s*-triazine

4,6-二氨基-1-[(3,4-二氯苄基)氧基]-1,2-二氢-2,2-二甲基-1,3,5-三嗪

CAS 登录号 3378-93-6

INN list 26

药效分类 抗疟药

氯环力嗪

Chlorcyclizine（*INN*）

化学结构式

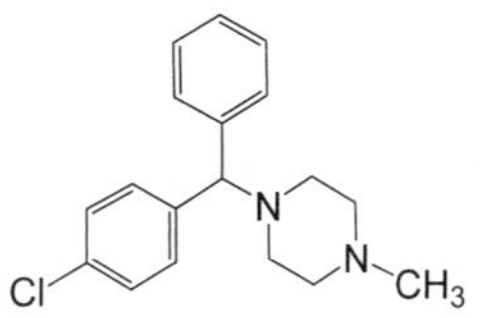

分子式和分子量 $C_{18}H_{21}ClN_2$ 300.83

化学名 1-(*p*-Chloro-*α*-phenylbenzyl)-4-methylpiperazine

1-(4-氯-*α*-苯基苄基)-4-甲基哌嗪

CAS 登录号 82-93-9; 1620-21-9[盐酸盐]

INN list 1

药效分类 抗组胺药

氯磺丙脲

Chlorpropamide（*INN*）

化学结构式

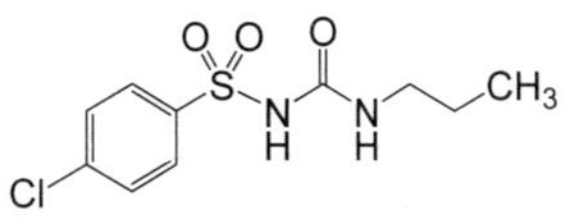

分子式和分子量 $C_{10}H_{13}ClN_2O_3S$ 276.74

化学名 1-[(*p*-Chlorophenyl)sulfonyl]-3-propylurea

1-[(4-氯苯基)磺酰基]-3-丙基脲

CAS 登录号 94-20-2

INN list 8

药效分类 口服降血糖药

ACT 分类 A10BB02

氯吉兰

Clorgiline (*INN*)

化学结构式

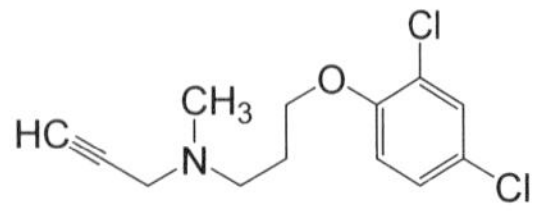

分子式和分子量 $C_{13}H_{15}Cl_2NO$ 272.17

化学名 *N*-[3-(2,4-Dichlorophenoxy)propyl]-*N*-methyl-2-propynylamine

N-[3-(2,4-二氯苯氧基)丙基]-*N*-甲基-2-丙炔胺

CAS 登录号 17780-72-2

INN list 23

药效分类 抗抑郁药

氯己定

Chlorhexidine (*INN*)

化学结构式

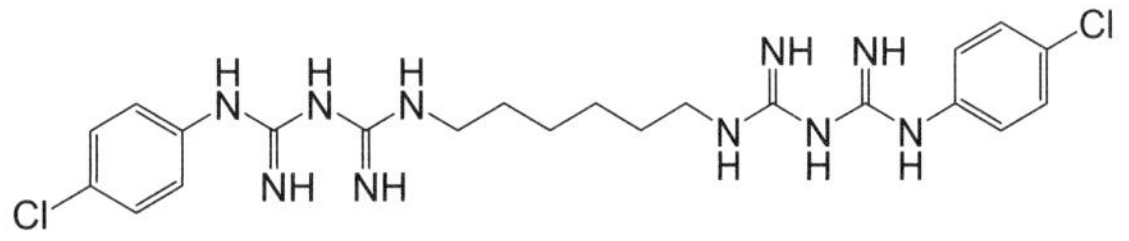

分子式和分子量 $C_{22}H_{30}Cl_2N_{10}$ 505.45

化学名 1,1'-Hexamethylenebis[5-(4-chlorophenyl)biguanide]

1,l'-己叉基双[5-(4-氯苯基)双胍]

CAS 登录号 55-56-1；3697-42-5[盐酸盐]

INN list 6

药效分类 消毒防腐药

氯甲酚

Chlorocresol (*INN*)

化学结构式

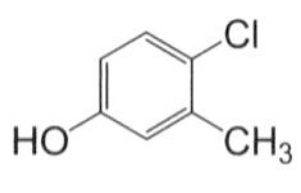

分子式和分子量 C_7H_7ClO 142.58

化学名 4-Chloro-*m*-cresol

4-氯-3-甲基苯酚

CAS 登录号 59-50-7

INN list 4

药效分类 消毒防腐药

氯甲沙米啡烷

Methylsamidorphan Chloride (*INN*)

分子式和分子量 $C_{22}H_{29}ClN_2O_4$ 420.93

化学结构式

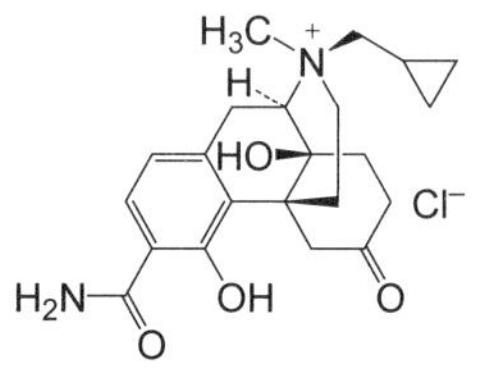

化学名 (17*R*)-3-Carbamoyl-17-(cyclopropylmethyl)-4,14-dihydroxy-17-methyl-6-oxomorphinan-17-ium chloride

氯化 (17*R*)-3-氨基甲酰基-17-(环丙烷甲基)-4,14-二羟基-17-甲基-6-氧代吗啡喃-17-鎓

CAS 登录号 1118885-67-8

INN list 109

药效分类 中枢镇痛药

氯甲西林

Clometocillin (*INN*)

化学结构式

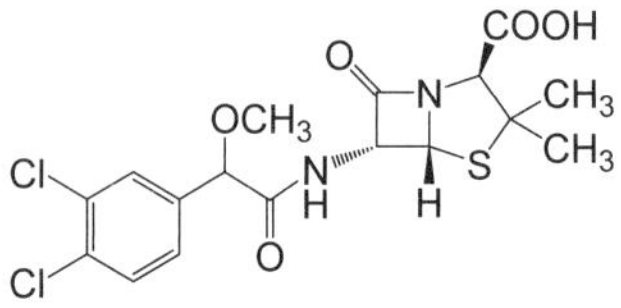

分子式和分子量 $C_{17}H_{18}Cl_2N_2O_5S$ 433.31

化学名 (3,4-Dichloro-*α*-methoxybenzyl)penicillin

(3,4-二氯-*α*-甲氧基苄基)青霉素

CAS 登录号 1926-49-4

INN list 12

药效分类 对 β-内酰胺酶敏感的青霉素类抗微生物药

ATC 分类 J01CE07

氯甲西泮

Lormetazepam (*INN*)

化学结构式

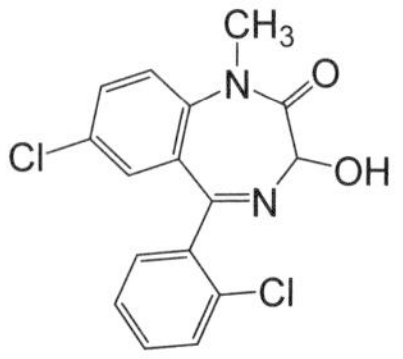

分子式和分子量 $C_{16}H_{12}Cl_2N_2O_2$ 335.18

化学名 7-Chloro-5-(2-chlorophenyl)-1,3-dihydro-3-hydroxy-1-methyl-2*H*-1,4-benzodiazepin-2-one

7-氯-5-(2-氯苯基)-1,3-二氢-3-羟基-1-甲基-2*H*-1,4-苯二氮杂䓬-2-酮

CAS 登录号 848-75-9

INN list 38

药效分类 催眠药

氯甲孕酮

Clometerone（*INN*）

化学结构式

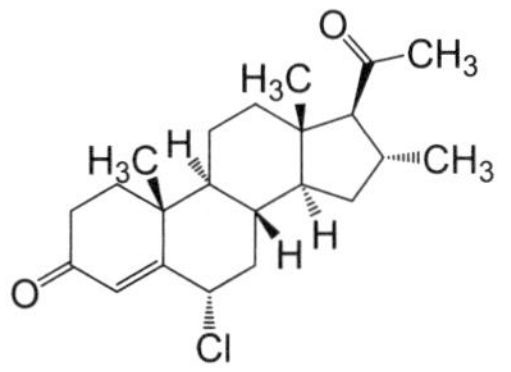

分子式和分子量　$C_{22}H_{31}ClO_2$　362.93

化学名　6*α*-Chloro-16*α*-methylpregn-4-ene-3,20-dione

6*α*-氯-16*α*-甲基孕甾-4-烯-3,20-二酮

CAS 登录号　5591-27-5

INN list　15

药效分类　抗雌激素药

氯解磷定

Pralidoxime Chloride

化学结构式

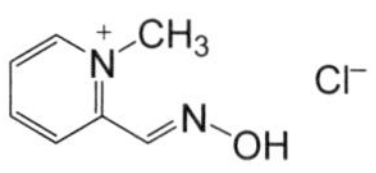

分子式和分子量　$C_7H_9ClN_2O$　172.61

化学名　(*NE*)-*N*-[(1-Methylpyridin-1-ium-2-yl)methylidene]hydroxylamine;chloride

氯化 (*NE*)-*N*-[(1-甲基吡啶-1-鎓-2-基)甲亚基]羟胺

CAS 登录号　51-15-0

药效分类　解毒药，胆碱酯酶复活药

氯卡帕明

Clocapramine（*INN*）

化学结构式

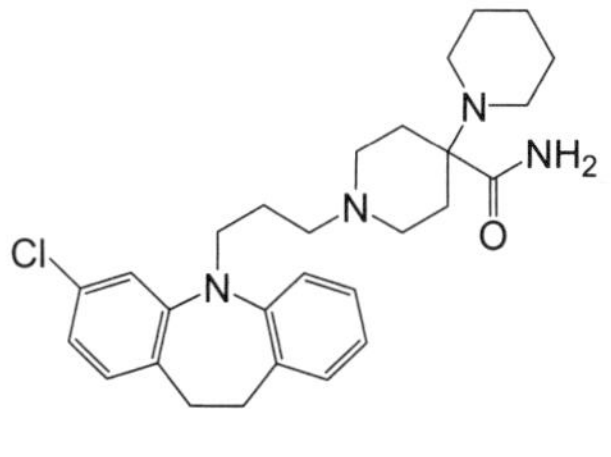

分子式和分子量　$C_{28}H_{37}ClN_4O$　481.07

化学名　1'-[3-(3-Chloro-10,11-dihydro-5*H*-dibenz[*b,f*]azepin-5-yl)propyl][1,4'-bipiperidine]-4'-carboxamide

1'-[3-(3-氯-10,11-二氢-5*H*-二苯并[*b,f*]氮杂草-5-基)丙基][1,4'-二哌啶]-4'-甲酰胺

CAS 登录号　47739-98-0

INN list　28

药效分类　抗抑郁药

氯卡色林

Lorcaserin（*INN*）

化学结构式

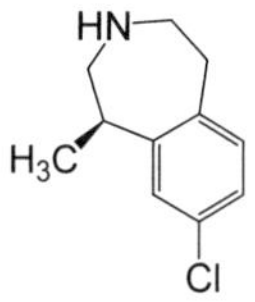

分子式和分子量　$C_{11}H_{14}ClN$　195.67

化学名　(1*R*)-8-Chloro-l-methyl-2,3,4,5-tetrahydro-1*H*-3-benzazepine

(1*R*)-8-氯-1-甲基-2,3,4,5-四氢-1*H*-3-苯并氮䓬

CAS 登录号　616202-92-7；846589-98-8[盐酸盐]

INN list　95

药效分类　5-羟色胺受体激动药

氯坎法胺

Clocanfamide（*INN*）

化学结构式

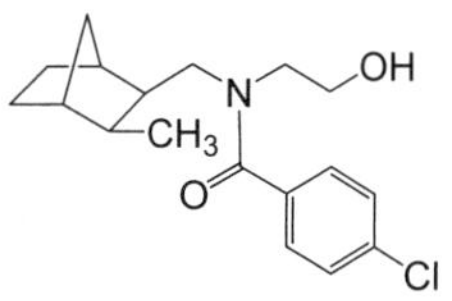

分子式和分子量　$C_{18}H_{24}ClNO_2$　321.84

化学名　*p*-Chloro-*N*-(2-hydroxyethyl)-*N*-[(3-methyl-2-norbornyl)methyl]benzamide

4-氯-*N*-(2-羟基乙基)-*N*-[(3-甲基-2-降冰片基)甲基]苯甲酰胺

CAS 登录号　18966-32-0

INN list　29

药效分类　抗关节炎药

氯康唑

Croconazole（*INN*）

化学结构式

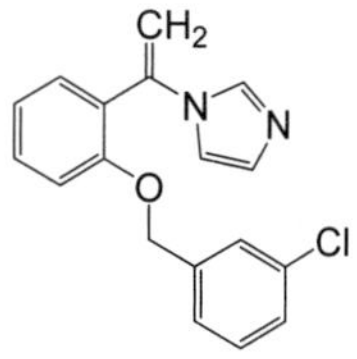

分子式和分子量　$C_{18}H_{15}ClN_2O$　310.78

化学名　1-[1-[*o*-[(*m*-Chlorobenzyl)oxy]phenyl]vinyl]imidazole

1-[1-[2-[(3-氯苄基)氧基]苯基]乙烯基]咪唑

CAS 登录号　77175-51-0

INN list　55

药效分类　抗真菌药

氯可托龙

Clocortolone（*INN*）

化学结构式

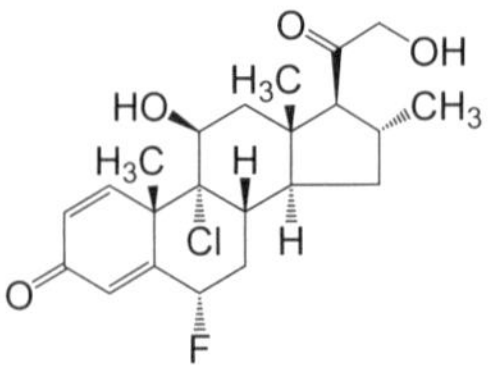

分子式和分子量　$C_{22}H_{28}ClFO_4$　410.91

化学名　9-Chloro-6*α*-fluoro-11*β*,21-dihydroxy-16*α*-methylpregna-1,4-diene-3,20-dione

9-氯-6*α*-氟-11*β*,21-二羟基-16*α*-甲基孕甾-1,4-二烯-3,20-二酮

CAS 登录号　4828-27-7; 4258-85-9[乙酸酯]

INN list　16

药效分类　肾上腺皮质激素类药

ATC 分类　D07AB21

氯克雌醇

Cloxestradiol（*INN*）

化学结构式

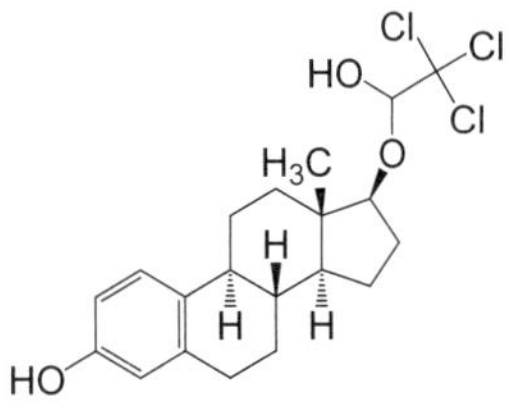

分子式和分子量　$C_{20}H_{25}Cl_3O_3$　419.77

化学名　17*β*-(2,2,2-Trichloro-1-hydroxyethoxy)estra-1,3,5(10)-trien-3-ol

17*β*-(2,2,2-三氯-1-羟基乙氧基)雌甾-1,3,5(10)-三烯-3-醇

CAS 登录号　54063-33-1

INN list　12

药效分类　雌激素类药

氯克罗孟

Cloricromen（*INN*）

化学结构式

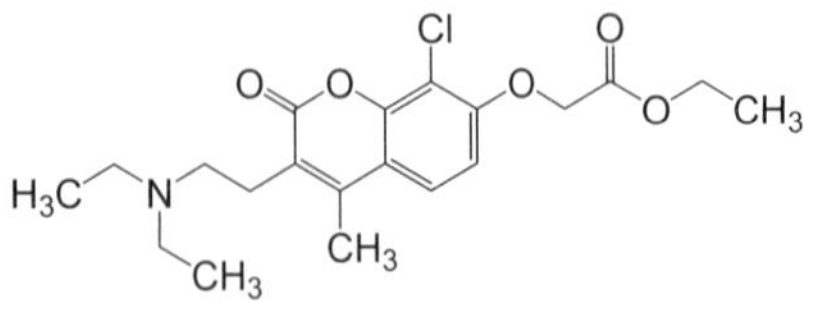

分子式和分子量　$C_{20}H_{26}ClNO_5$　395.88

化学名　Ethyl [[8-chloro-3-[2-(diethylamino)ethyl]-4-methyl-2-oxo-2*H*-1-benzopyran-7-yl]oxy]acetate

乙基 [[8-氯-3-[2-(二乙氨基)乙基]-4-甲基-2-氧代-2*H*-1-苯并吡喃-7-基]氧基]乙酸酯

CAS 登录号　68206-94-0

INN list　52

药效分类　抗凝血药

氯克昔酯

Cloximate（*INN*）

化学结构式

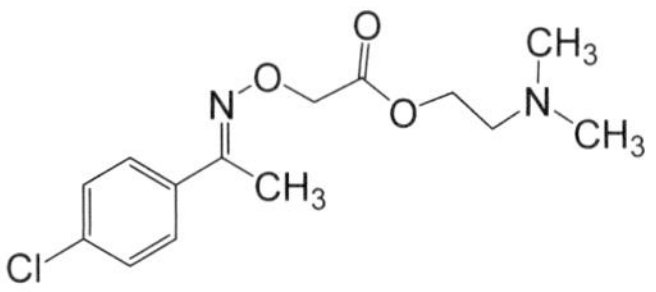

分子式和分子量　$C_{14}H_{19}ClN_2O_3$　298.77

化学名　2-(Dimethylamino)ethyl (*E*)[[(*p*-chloro-*α*-methylbenzylidene)amino]oxy]acetate

2-(二甲氨基)乙基 (*E*)[[(4-氯-*α*-甲基苯甲亚基)氨基]氧基]乙酸酯

CAS 登录号　58832-68-1

INN list　36

药效分类　抗炎镇痛药

氯喹

Chloroquine（*INN*）

化学结构式

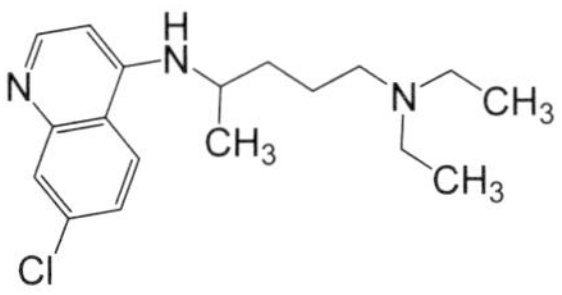

分子式和分子量　$C_{18}H_{26}ClN_3$　319.87

化学名　7-Chloro-4-[[4-(diethylamino)-1-methylbutyl]amino]quinoline

7-氯-4-[[4-(二乙氨基)-1-甲基丁基]氨基]喹啉

CAS 登录号　54-05-7; 3545-67-3[二盐酸盐]; 50-63-5[磷酸盐(1∶2)]

INN list　4

药效分类　氨基喹啉类抗疟药

ATC 分类　P01BA01

氯喹那多

Chlorquinaldol（*INN*）

化学结构式

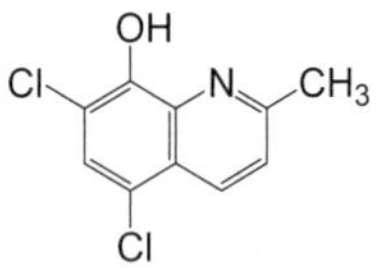

分子式和分子量　$C_{10}H_7Cl_2NO$　228.07

化学名　5,7-Dichloro-2-methyl-8-quinolinol

5,7-二氯-2-甲基-8-羟基喹啉

CAS 登录号　72-80-0

INN list 1
药效分类 羟基喹啉类抗阿米巴虫药
ATC 分类 P01AA04

氯喹那特

Cloquinate（*INN*）

化学结构式

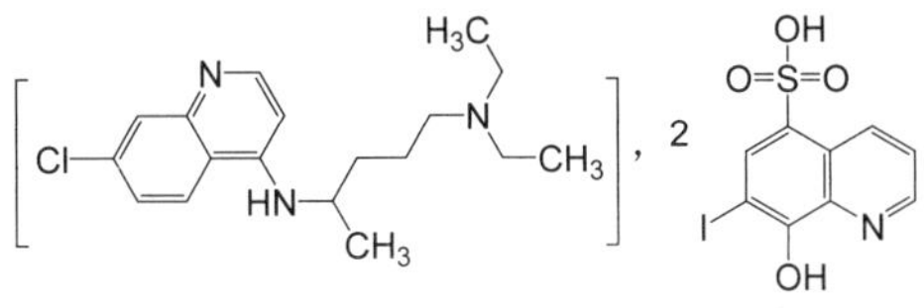

分子式和分子量 $C_{18}H_{26}ClN_3 \cdot (C_9H_6INO_4S)_2$ 1022.11

化学名 7-Chloro-4-[(4-diethylamino-1-methylbutyl)amino]quinoline di[8-hydroxy-7-iodo-5-quinolinesulfonate]

7-氯-4-[(4-二乙氨基-1-甲基丁基)氨基]喹啉 二[8-羟基-7-碘-5-喹啉磺酸盐]

CAS 登录号 7270-12-4
INN list 11
药效分类 抗疟药

氯喹酮

Cloroqualone（*INN*）

化学结构式

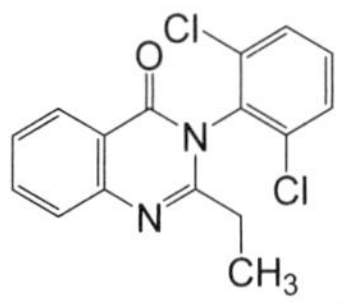

分子式和分子量 $C_{16}H_{12}Cl_2N_2O$ 319.19

化学名 3-(2,6-Dichlorophenyl)-2-ethyl-4(3*H*)-quinazolinone

3-(2,6-二氯苯基)-2-乙基-4(3*H*)-喹唑酮

CAS 登录号 25509-07-3
INN list 30
药效分类 镇咳药

氯拉必利

Lorapride（*INN*）

化学结构式

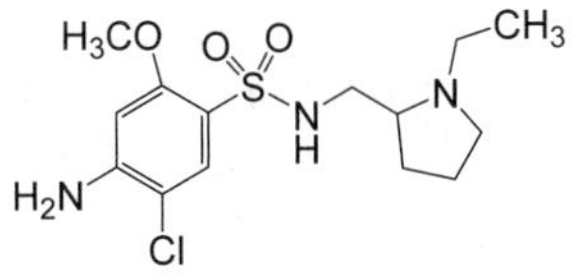

分子式和分子量 $C_{14}H_{22}ClN_3O_3S$ 347.86

化学名 5-Chloro-N^1-[(1-ethyl-2-pyrrolidinyl)methyl]-2-methoxysulfanilamide

5-氯-N^1-[(1-乙基-2-吡咯烷基)甲基]-2-甲氧基磺胺

CAS 登录号 68677-06-5
INN list 44
药效分类 镇吐药

氯拉洛尔

Cloranolol（*INN*）

化学结构式

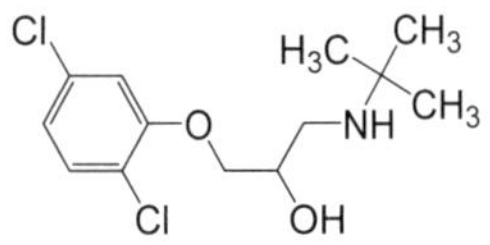

分子式和分子量 $C_{13}H_{19}Cl_2NO_2$ 292.20

化学名 1-(*tert*-Butylamino)-3-(2,5-dichlorophenoxy)-2-propanol

1-(叔丁基氨基)-3-(2,5-二氯苯氧基)-2-丙醇

CAS 登录号 39563-28-5
INN list 41
药效分类 β 受体拮抗药
ATC 分类 C07AA27

氯拉西泮

Lorazepam（*INN*）

化学结构式

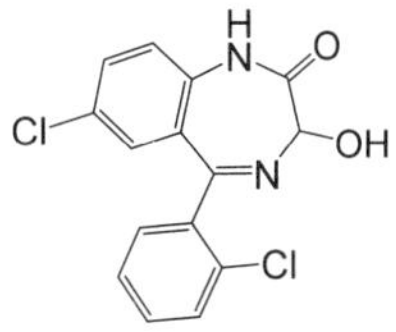

分子式和分子量 $C_{15}H_{10}Cl_2N_2O_2$ 321.16

化学名 (±)-7-Chloro-5-(2-chlorophenyl)-1,3-dihydro-3-hydroxy-2*H*-1,4-benzodiazepin-2-one

(±)-7-氯-5-(2-氯苯基)-1,3-二氢-3-羟基-2*H*-1,4-苯并二氮杂䓬-2-酮

CAS 登录号 846-49-1
INN list 23
药效分类 安定药

氯拉西嗪

Chloracyzine（*INN*）

化学结构式

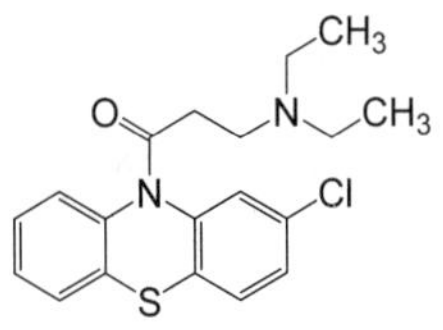

分子式和分子量 $C_{19}H_{21}ClN_2OS$ 360.90

化学名 2-Chloro-10-(3-diethylaminopropionyl)phenothiazine

2-氯-10-(3-二乙氨基丙酰基)吩噻嗪

CAS 登录号 800-22-6
INN list 12
药效分类 冠脉扩张药

氯拉义明

Lorajmine（*INN*）

化学结构式

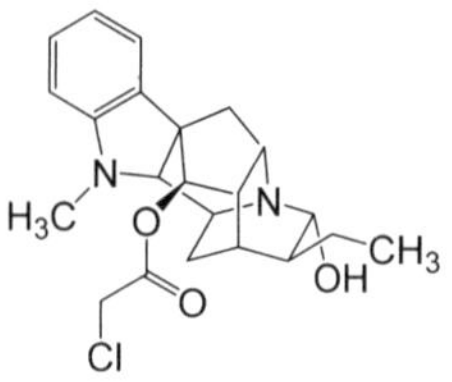

分子式和分子量　$C_{22}H_{27}ClN_2O_3$　402.91

化学名　(1*R*,9*R*,10*S*,13*R*,14*R*,16*S*,18*S*)-13-Ethyl-8-methyl-14-hydroxy-8,15-diazahexacyclo[14.2.1.0^{1,9}.0^{2,7}.0^{10,15}.0^{12,17}]nonadeca-2(7),3,5-triene-18-yl 2-chloroacetate

(1*R*,9*R*,10*S*,13*R*,14*R*,16*S*,18*S*)-13-乙基-8-甲基-14-羟基-8,15-二氮杂六环[14.2.1.0^{1,9}.0^{2,7}.0^{10,15}.0^{12,17}]十九烷-2(7),3,5-三烯-18-基 2-氯乙酸酯

CAS 登录号　47562-08-3；40819-93-0[盐酸盐]

INN list　34

药效分类　抗心律失常药

氯拉扎尼

Chlorazanil（*INN*）

化学结构式

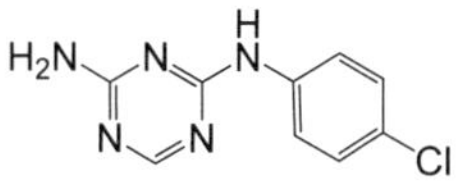

分子式和分子量　$C_9H_8ClN_5$　221.65

化学名　2-Amino-4-(4-chloroanilino)-*s*-triazine

2-氨基-4-(4-氯苯氨基)-1,3,5-三嗪

CAS 登录号　500-42-5；2019-25-2[盐酸盐]

INN list　8

药效分类　利尿药

氯雷他定

Loratadine（*INN*）

化学结构式

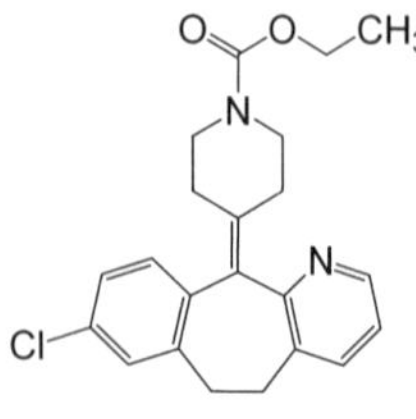

分子式和分子量　$C_{22}H_{23}ClN_2O_2$　382.88

化学名　Ethyl 4-(8-chloro-5,6-dihydro-11*H*-benzo[5,6]cyclohepta[1,2-*b*]pyridin-11-ylidene)-1-piperidine carboxylate

乙基 4-(8-氯-5,6-二氢-11*H*-苯并[5,6]环庚并[1,2-*b*]吡啶-11-亚基)-1-哌啶羧酸酯

CAS 登录号　79794-75-5

INN list　54

药效分类　抗组胺药

氯利康唑

Luliconazole（*INN*）

化学结构式

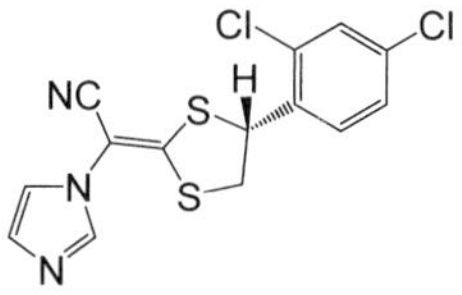

分子式和分子量　$C_{14}H_9Cl_2N_3S_2$　354.28

化学名　(−)-(*E*)-[(4*R*)-4-(2,4-Dichlorophenyl)-l,3-dithiolan-2-ylidene](1*H*-imidazol-l-yl)acetonitrile

(−)-(*E*)-[(4*R*)-4-(2,4-二氯苯基)-l,3-二硫杂环戊-2-基亚基](1*H*-咪唑-1-基)乙腈

CAS 登录号　187164-19-8

INN list　86

药效分类　抗真菌药

氯硫噁酮

Clotioxone（*INN*）

化学结构式

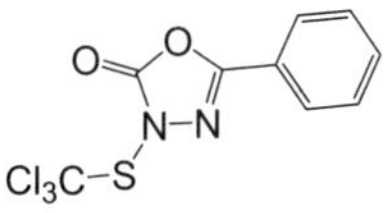

分子式和分子量　$C_9H_5Cl_3N_2O_2S$　311.57

化学名　2-Phenyl-4-[(trichloromethyl)thio]-Δ^2-1,3,4-oxadiazolin-5-one

2-苯基-4-[(三氯甲基)硫基]-Δ^2-1,3,4-噁二唑啉-5-酮

CAS 登录号　1856-34-4

INN list　20

药效分类　抗真菌药

氯硫卡松

Cloticasone（*INN*）

化学结构式

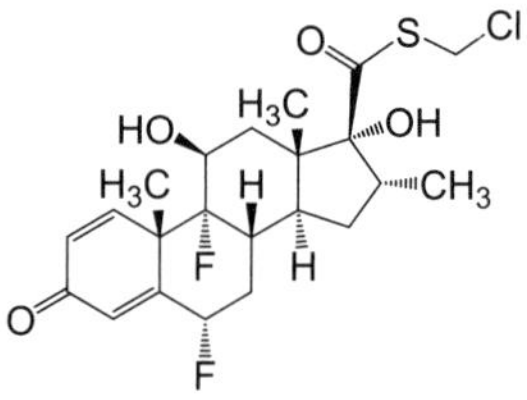

分子式和分子量　$C_{22}H_{27}ClF_2O_4S$　460.92

化学名　*S*-(Chloromethyl) 6*α*,9-difluoro-11*β*,17-dihydroxy-16*α*-methyl-3-oxoandrosta-1,4-diene-17*β*-carbothioate

S-(氯甲基) 6*α*,9-二氟-11*β*,17-二羟基-16*α*-甲基-3-氧代雄甾-1,4-二烯-17*β*-硫代羧酸酯

CAS 登录号 87556-66-9; 80486-69-7[丙酸酯]

INN list 52

药效分类 肾上腺皮质激素类药

氯罗昔巴特

Lopixibat Chloride（*INN*）

化学结构式

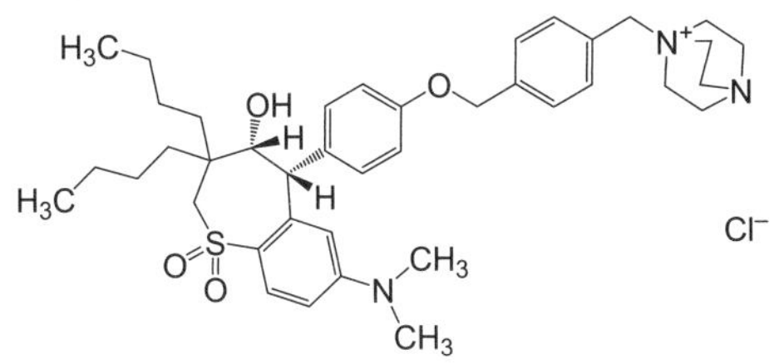

分子式和分子量 $C_{40}H_{56}ClN_3O_4S$ 709.37

化学名 1-{[4-({4-[(4*R*,5*R*)-3,3-Dibutyl-7-(dimethylamino)-4-hydroxy-1,1-dioxo-2,3,4,5-tetrahydro-1*H*-1λ[6]-benzothiepin-5-yl]phenoxy}methyl)phenyl]methyl}-1,4-diazabicyclo[2.2.2]octan-1-ium chloride

氯化 1-{[4-({4-[(4*R*,5*R*)-3,3-二丁基-7-(二甲氨基)-4-羟基-1,1-二氧-2,3,4,5-四氢-1*H*-1λ[6]-苯并硫杂环庚熳-5-基]苯氧基}甲基)苯基]甲基}-1,4-二氮杂双环[2.2.2]辛烷-1-鎓

CAS 登录号 228113-66-4

INN list 112

药效分类 回肠胆汁酸转运体抑制药

氯马克仑

Clomacran（*INN*）

化学结构式

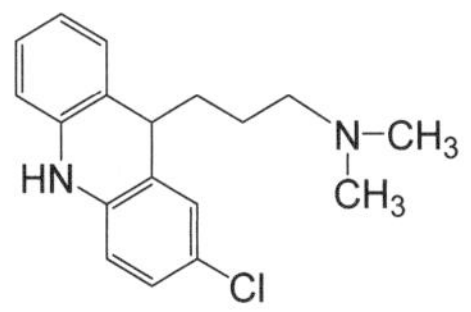

分子式和分子量 $C_{18}H_{21}ClN_2$ 300.83

化学名 2-Chloro-9-[3-(dimethylamino)propyl]acridan

2-氯-9-[3-(二甲氨基)丙基]二氢吖啶

CAS 登录号 5310-55-4; 22199-46-8[磷酸盐]

INN list 19

药效分类 抗抑郁药

氯马斯汀

Clemastine（*INN*）

化学结构式

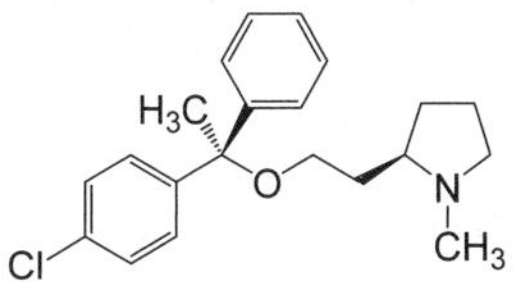

分子式和分子量 $C_{21}H_{26}ClNO$ 343.89

化学名 (+)-(2*R*)-2-[2-[[(*R*)-*p*-Chloro-*α*-methyl-*α*-phenylbenzyl]oxy]ethyl]-1-methylpyrrolidine

(+)-(2*R*)-2-[2-[[(*R*)-4-氯-*α*-甲基-*α*-苯基苄基]氧基]乙基]-1-甲基吡咯烷

CAS 登录号 15686-51-8

INN list 22

药效分类 抗组胺药

氯马扎利

Romazarit（*INN*）

化学结构式

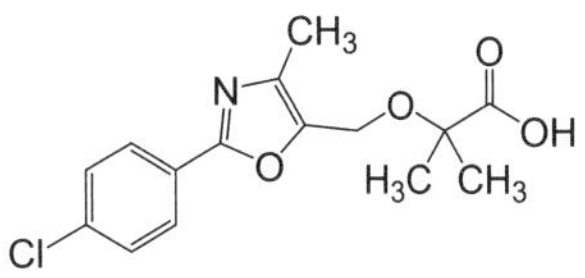

分子式和分子量 $C_{15}H_{16}ClNO_4$ 309.74

化学名 2-[[2-(*p*-Chlorophenyl)-4-methyl-5-oxazoly]methoxy]-2-methylpropionic acid

2-[[2-(4-氯苯基)-4-甲基-5-噁唑基]甲氧基]-2-甲基丙酸

CAS 登录号 109543-76-2

INN list 60

药效分类 抗关节炎药，抗风湿药

氯马唑仑

Climazolam（*INN*）

化学结构式

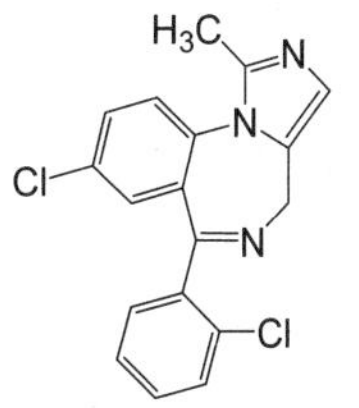

分子式和分子量 $C_{18}H_{13}Cl_2N_3$ 342.22

化学名 8-Chloro-6-(*o*-chlorophenyl)-1-methyl-4*H*-imidazo[1,5-*a*][1,4]benzodiazepine

8-氯-6-(2-氯苯基)-1-甲基-4*H*-咪唑并[1,5-*a*][1,4]苯并二氮杂䓬

CAS 登录号 59467-77-5

INN list 51

药效分类 抗焦虑药

氯霉素

Chloramphenicol（*INN*）

化学结构式

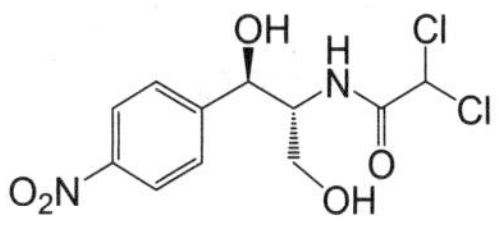

分子式和分子量 $C_{11}H_{12}Cl_2N_2O_5$ 323.13

化学名 D-*threo*-(−)-2,2-Dichloro-*N*-[*β*-hydroxy-*α*-(hydroxymethyl)-*p*-nitrophenethyl]acetamide

D-苏-(−)-2,2-二氯-*N*-[*β*-羟基-*α*-(羟基甲基)-4-硝基苯乙基]乙酰胺

CAS 登录号 56-75-7；31342-36-6[泛酸钙盐（2：1）]

INN list 1

药效分类 酰胺醇类抗微生物药

ATC 分类 J01BA01

氯美醇

Clemeprol（*INN*）

化学结构式

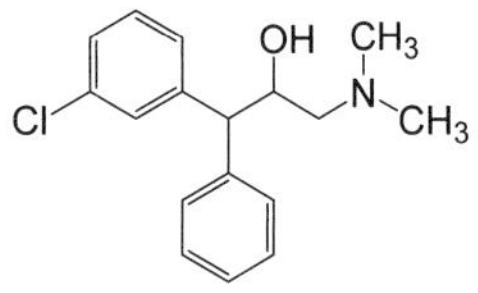

分子式和分子量 $C_{17}H_{20}ClNO$ 289.80

化学名 *m*-Chloro-*α*-[(dimethylamino)methyl]-*β*-phenylphenetyl alcohol

3-氯-*α*-[(二甲基氨基)甲基]-*β*-苯基苯乙醇

CAS 登录号 71827-56-0

INN list 47

药效分类 抗抑郁药

氯美卡因

Clormecaine（*INN*）

化学结构式

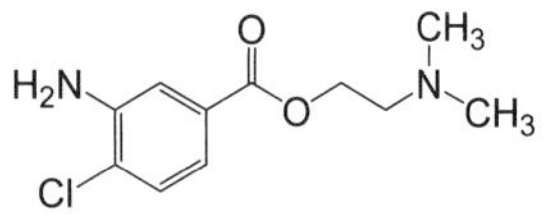

分子式和分子量 $C_{11}H_{15}ClN_2O_2$ 242.70

化学名 2-(Dimethylamino)ethyl-3-amino-4-chlorobenzoate ester

2-(二甲基氨基)乙基-3-氨基-4-氯苯甲酸酯

CAS 登录号 13930-34-2

INN list 17

药效分类 局部麻醉药

氯美噻唑

Clomethiazole（*INN*）

化学结构式

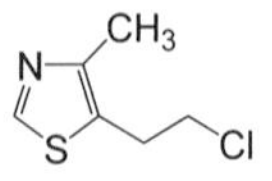

分子式和分子量 C_6H_8ClNS 161.65

化学名 5-(2-Chloroethyl)-4-methylthiazole

5-(2-氯乙基)-4-甲基噻唑

CAS 登录号 533-45-9

INN list 14

药效分类 镇静催眠药

氯美辛

Clometacin（*INN*）

化学结构式

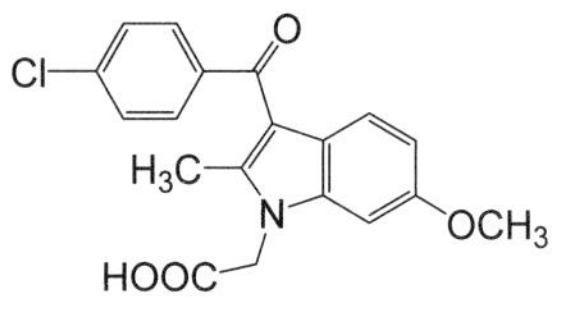

分子式和分子量 $C_{19}H_{16}ClNO_4$ 357.79

化学名 3-(*p*-Chlorobenzoyl)-6-methoxy-2-methyl-1*H*-indole-1-acetic acid

3-(4-氯苯甲酰基)-6-甲氧基-2-甲基-1*H*-吲哚-1-乙酸

CAS 登录号 25803-14-9

INN list 27

药效分类 抗炎镇痛药

氯美孕酮

Clomegestone（*INN*）

化学结构式

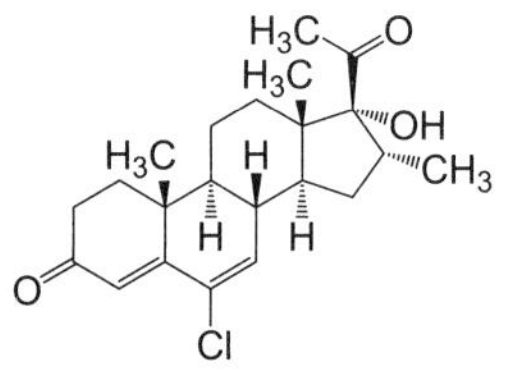

分子式和分子量 $C_{22}H_{29}ClO_3$ 376.92

化学名 6-Chloro-17-hydroxy-16*α*-methylpregna-4,6-diene-3,20-dione

6-氯-17-羟基-16*α*-甲基孕甾-4,6-二烯-3,20-二酮

CAS 登录号 5367-84-0；424-89-5[乙酸酯]

INN list 20

药效分类 孕激素类药

氯美扎酮

Chlormezanone（*INN*）

化学结构式

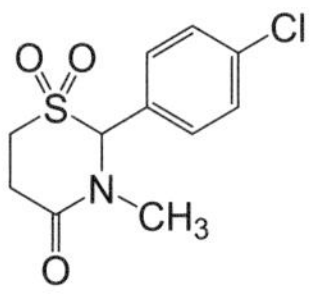

分子式和分子量 $C_{11}H_{12}ClNO_3S$ 273.74

化学名 2-(*p*-Chlorophenyl)-tetrathydro-3-methyl-4*H*-1,3-thiazin-4-one-1,1-dioxide

2-(4-氯苯基)-四氢-3-甲基-4*H*-1,3-噻嗪-4-酮-1,1-二氧化物

CAS 登录号 80-77-3

INN list 8

药效分类 安定药

氯咪巴唑

Climbazole（*INN*）

化学结构式

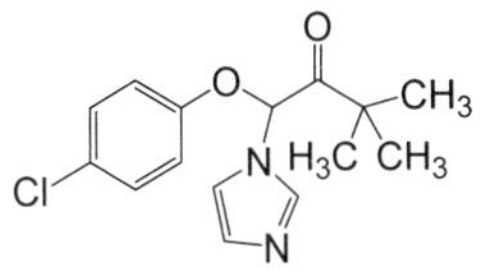

分子式和分子量　$C_{15}H_{17}ClN_2O_2$　292.76

化学名　1-(*p*-Chlorophenoxy)-1-imidazol-1-yl-3,3-dimethyl-2-butanone

1-(4-氯苯氧基)-1-咪唑-1-基-3,3-二甲基-2-丁酮

CAS 登录号　38083-17-9

INN list　38

药效分类　抗真菌药

氯咪喹啉

Climiqualine（*INN*）

化学结构式

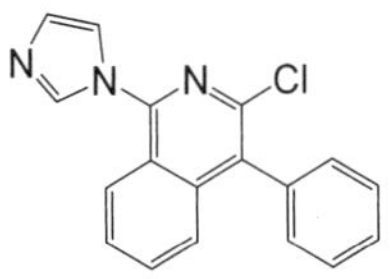

分子式和分子量　$C_{18}H_{12}ClN_3$　305.76

化学名　3-Chloro-1-imidazol-1-yl-4-phenylisoquinoline

3-氯-1-咪唑-1-基-4-苯基异喹啉

CAS 登录号　55150-67-9

INN list　33

药效分类　降血脂药

氯米达唑

Chlormidazole（*INN*）

化学结构式

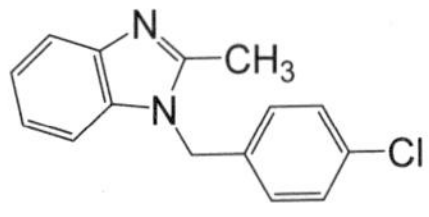

分子式和分子量　$C_{15}H_{13}ClN_2$　256.73

化学名　1-(*p*-Chlorobenzyl)-2-methylbenzimidazole

1-(4-氯苄基)-2-甲基苯并咪唑

CAS 登录号　3689-76-7

INN list　11

药效分类　抗真菌药

氯米芬

Clomiphene（*INN*）

分子式和分子量　$C_{26}H_{28}ClNO$　405.97

化学结构式

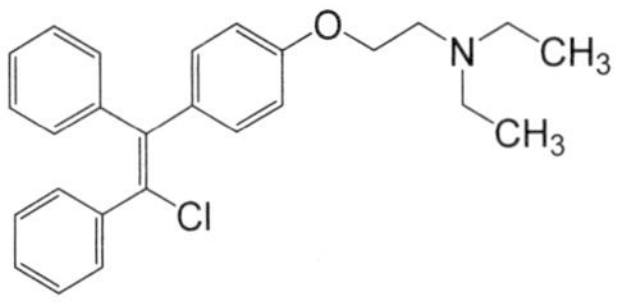

化学名　2-[*p*-(2-Chloro-1,2-diphenylvinyl)phenoxy]triethylamine

2-[4-(2-氯-1,2-二苯基乙烯基)苯氧基]三乙胺

CAS 登录号　911-45-5; 50-41-9[枸橼酸盐]

INN list　12

药效分类　抗不育症药

氯米卡兰

Clamikalant（*INN*）

化学结构式

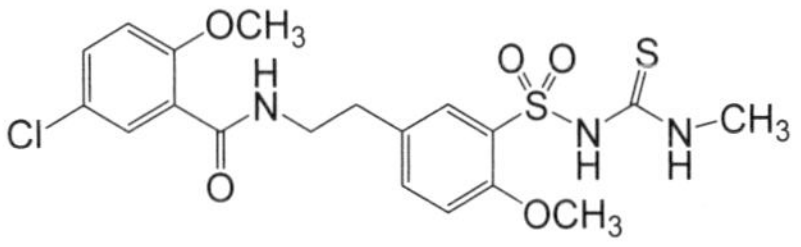

分子式和分子量　$C_{19}H_{22}ClN_3O_5S_2$　471.98

化学名　5-Chloro-2-methoxy-*N*-[2-[4-methoxy-3-(methylcarbamothioylsulfamoyl)phenyl]ethyl]benzamide

5-氯-2-甲氧基-*N*-[2-[4-甲氧基-3-(甲基硫代脒基磺酰基)苯基]乙基]苯甲酰胺

CAS 登录号　158751-64-5

INN list　81

药效分类　钾通道阻滞药

氯米洛芬

Losmiprofen（*INN*）

化学结构式

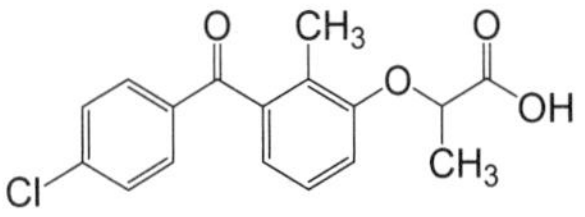

分子式和分子量　$C_{17}H_{15}ClO_4$　318.75

化学名　(±)-2-[[3-(*p*-Chlorobenzoyl)-*o*-tolyl]oxy]propionic acid

(±)-2-[[3-(4-氯苯甲酰基)-2-甲苯基]氧基]丙酸

CAS 登录号　74168-08-4

INN list　61

药效分类　抗炎镇痛药

氯米帕明

Clomipramine（*INN*）

化学结构式

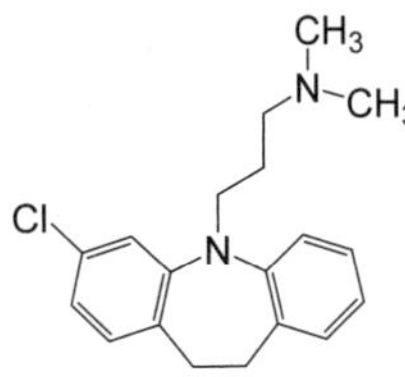

分子式和分子量 $C_{19}H_{23}ClN_2$ 314.86

化学名 3-Chloro-5-[3-(dimethylamino)propyl]-10,11-dihydro-5*H*-dibenz[*b,f*]azepine

3-氯-5-[3-(二甲氨基)丙基]-10,11-二氢-5*H*-二苯并[*b,f*]氮杂草

CAS 登录号 303-49-1; 17321-77-6[盐酸盐]

INN list 17

药效分类 抗抑郁药

氯胍佐定

Chlorazodin（*INN*）

化学结构式

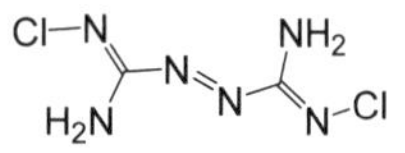

分子式和分子量 $C_2H_4Cl_2N_6$ 183.00

化学名 1,1'-Azobis[*N*-chloroformamidine]

1,1'-偶氮双[*N*-氯甲脒]

CAS 登录号 502-98-7

INN list 1

药效分类 消毒防腐药

氯莫环素

Clomocycline（*INN*）

化学结构式

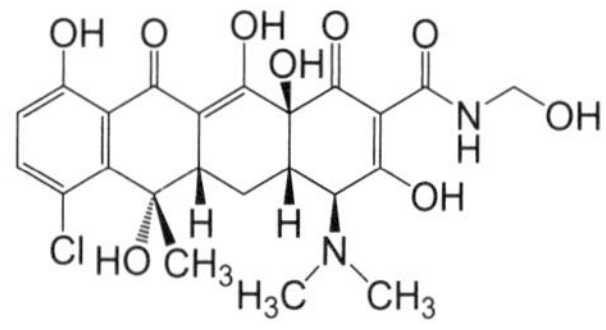

分子式和分子量 $C_{23}H_{25}ClN_2O_9$ 508.91

化学名 7-Chloro-4-(dimethylamino)-1,4,4*a*,5,5*a*,6,11,12*a*-octahydro-3,6,10,12,12*a*-pentahydroxy-*N*-(hydroxymethyl)-6-methyl-1,11-dioxo-2-naphthacenecarboxamide

7-氯-4-(二甲氨基)-1,4,4*a*,5,5*a*,6,11,12*a*-八氢-3,6,10,12,12*a*-五羟基-*N*-(羟甲基)-6-甲基-1,11-二氧代-2-并四苯甲酰胺

CAS 登录号 1181-54-0

INN list 16

药效分类 抗生素类药

ATC 分类 J01AA11

氯莫克舍

Clomoxir（*INN*）

化学结构式

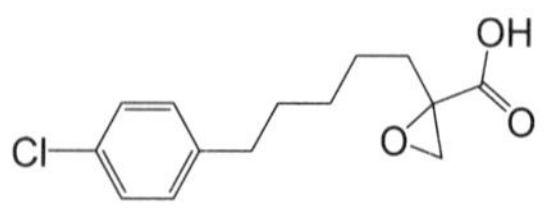

分子式和分子量 $C_{14}H_{17}ClO_3$ 268.74

化学名 2-[5-(4-Chlorophenyl)pentyl]oxirane-2-carboxylic acid

2-[5-(4-氯苯基)戊基]环氧乙烷-2-羧酸

CAS 登录号 88431-47-4

INN list 52

药效分类 心脏保护药

氯那法尼

Lonafarnib（*INN*）

化学结构式

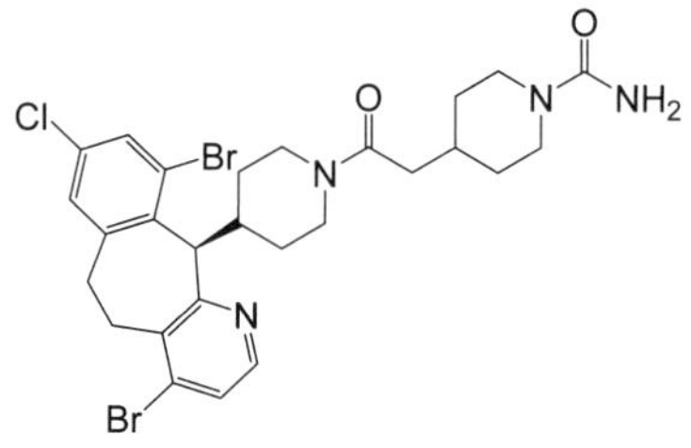

分子式和分子量 $C_{27}H_{31}Br_2ClN_4O_2$ 638.82

化学名 (+)-4-[2-[4-[(11*R*)-3,10-Dibromo-8-chloro-6,11-dihydro-5*H*-benzo[5,6]cyclohepta[1,2-*b*]pyridin-11-yl]-piperidin-1-yl]-2-oxoethyl]-piperidine-l-carboxamide

(+)-4-[2-[4-[(11*R*)-3,10-二溴-8-氯-6,11-二氢-5*H*-苯并[5,6]环庚熳并[1,2-*b*]吡啶-11-基]哌啶-1-基]-2-氧代乙基]哌啶-1-甲酰胺

CAS 登录号 193275-84-2

INN list 86

药效分类 抗肿瘤药，法尼基转移酶抑制药

氯那唑酸

Lonazolac（*INN*）

化学结构式

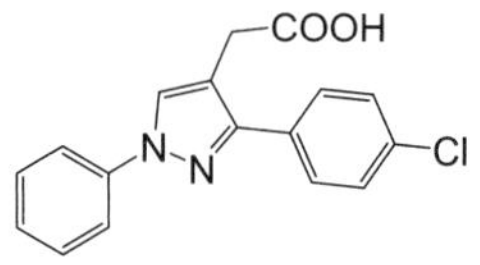

分子式和分子量 $C_{17}H_{13}ClN_2O_2$ 312.75

化学名 3-(*p*-Chlorophenyl)-1-phenylpyrazole-4-acetic acid

3-(4-氯苯基)-1-苯基吡唑-4-乙酸

CAS 登录号 53808-88-1

INN list 34

药效分类 抗炎镇痛药

氯萘洛芬

Lonaprofen（*INN*）

化学结构式

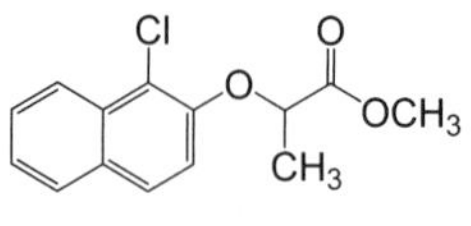

分子式和分子量 $C_{14}H_{13}ClO_3$ 264.70

化学名 Methyl 2-[(1-chloro-2-naphthyl)oxy]propionate

甲基 2-[(1-氯-2-萘基)氧基]丙酸酯

CAS 登录号 41791-49-5

INN list 44

药效分类 抗炎镇痛药

氯萘帕林

Lonapalene（*INN*）

化学结构式

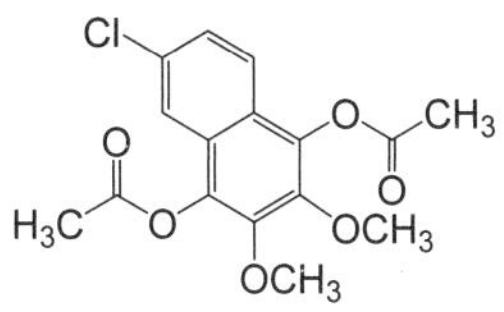

分子式和分子量 $C_{16}H_{15}ClO_6$ 338.74

化学名 6-Chloro-2,3-dimethoxy-1,4-naphthalenediol diacetate

6-氯-2,3-二甲氧基-1,4-萘二醇 二乙酸酯

CAS 登录号 91431-42-4

INN list 55

药效分类 抗银屑病药

氯萘唑啉

Clonazoline（*INN*）

化学结构式

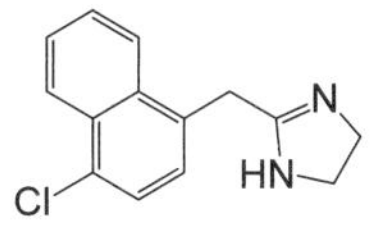

分子式和分子量 $C_{14}H_{13}ClN_2$ 244.72

化学名 2-(4-Chloro-1-naphthylmethyl)-2-imidazoline

2-(4-氯-l-萘基甲基)-2-咪唑啉

CAS 登录号 17692-28-3

INN list 18

药效分类 血管扩张药

氯尼达明

Lonidamine（*INN*）

化学结构式

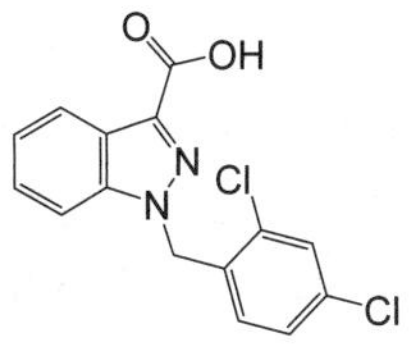

分子式和分子量 $C_{15}H_{10}Cl_2N_2O_2$ 321.16

化学名 l-(2,4-Dichlorobenzyl)-1*H*-indazole-3-carboxylic acid

l-(2,4-二氯苄基)-1*H*-吲唑-3-羧酸

CAS 登录号 50264-69-2

INN list 38

药效分类 抗肿瘤药

ATC 分类 L01XX07

氯尼塞利

Clonixeril（*INN*）

化学结构式

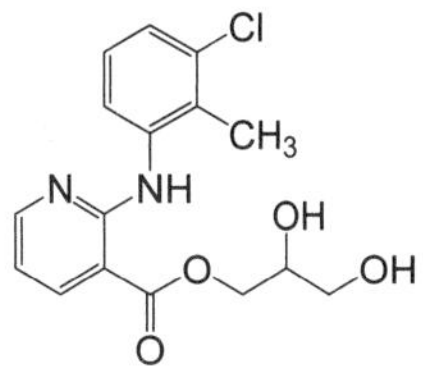

分子式和分子量 $C_{16}H_{17}ClN_2O_4$ 336.77

化学名 2,3-Dihydroxypropyl-2-(3-chloro-*o*-toluidino)nicotinate

2,3-二羟基丙基-2-(3-氯-2-甲苯氨基)烟酸酯

CAS 登录号 21829-22-1

INN list 22

药效分类 镇痛药

氯尼他秦

Clonitazene（*INN*）

化学结构式

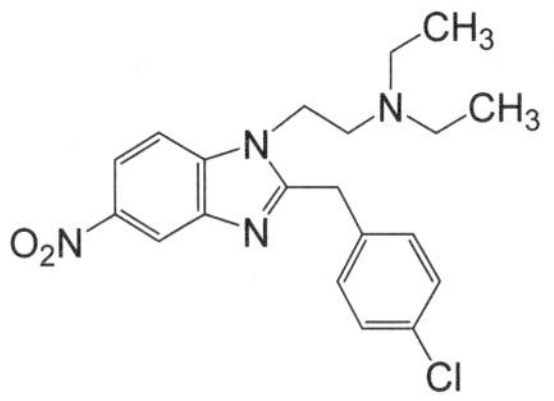

分子式和分子量 $C_{20}H_{23}ClN_4O_2$ 386.88

化学名 2-(*p*-Chlorobenzyl)-1-(2-diethylaminoethyl)-5-nitrobenzimidazole

2-(4-氯苄基)-l-(2-二乙氨基乙基)-5-硝基苯并咪唑

CAS 登录号 3861-76-5

INN list 11

药效分类 镇痛药

氯尼辛

Clonixin（*INN*）

化学结构式

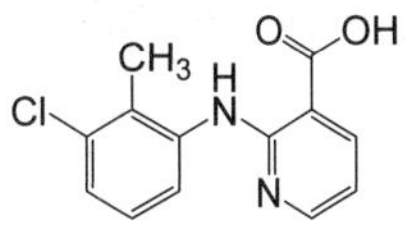

分子式和分子量 $C_{13}H_{11}ClN_2O_2$ 262.69

化学名 2-(3-Chloro-*o*-toluidino)nicotinic acid

2-(3-氯-2-甲苯氨基)烟酸

CAS 登录号 17737-65-4

INN list 22

药效分类 抗炎镇痛药

氯诺布汀

Clanobutin（*INN*）

化学结构式

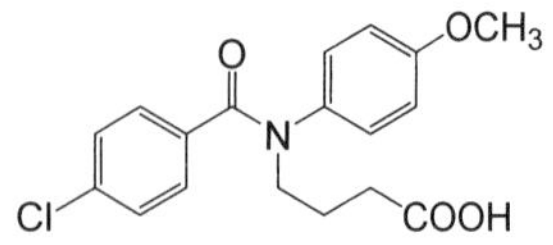

分子式和分子量　$C_{18}H_{18}ClNO_4$　347.79

化学名　4-[*p*-Chloro-*N*-(*p*-methoxyphenyl)benzamido]butyric acid

4-[4-氯-*N*-(4-甲氧基苯基)苯甲酰氨基]丁酸

CAS 登录号　30544-61-7

INN list　24

药效分类　利胆药

氯诺昔康

Lornoxicam（*INN*）

化学结构式

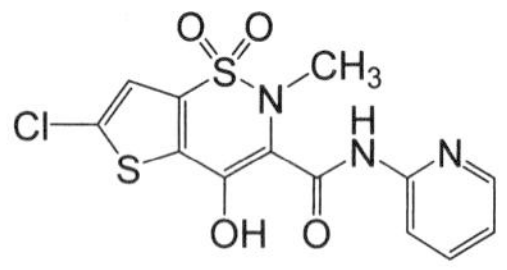

分子式和分子量　$C_{13}H_{10}ClN_3O_4S_2$　371.82

化学名　6-Chloro-4-hydroxy-2-methyl-*N*-2-pyridyl-2*H*-thieno[2,3-*e*]-1,2-thiazine-3-carboxamide 1,1-dioxide

6-氯-4-羟基-2-甲基-*N*-2-吡啶基-2*H*-噻吩并[2,3-*e*]-1,2-噻嗪-3-甲酰胺 1,1-二氧化物

CAS 登录号　70374-39-9

INN list　59

药效分类　抗炎镇痛药

氯帕胺

Clopamide（*INN*）

化学结构式

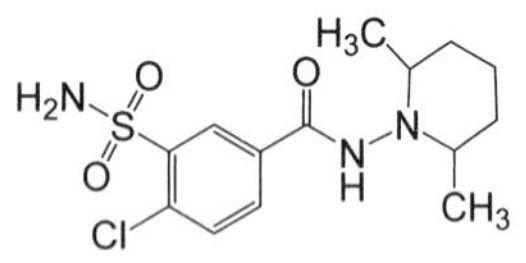

分子式和分子量　$C_{14}H_{20}ClN_3O_3S$　345.84

化学名　4-Chloro-*N*-(2,6-dimethylpiperidino)-3-sulfamoylbenzamide

4-氯-*N*-(2,6-二甲基哌啶基)-3-氨磺酰基苯甲酰胺

CAS 登录号　636-54-4

INN list　13

药效分类　低效能利尿药

ATC 分类　C03BA03

氯哌隆

Cloroperone（*INN*）

分子式和分子量　$C_{22}H_{23}ClFNO_2$　387.88

化学结构式

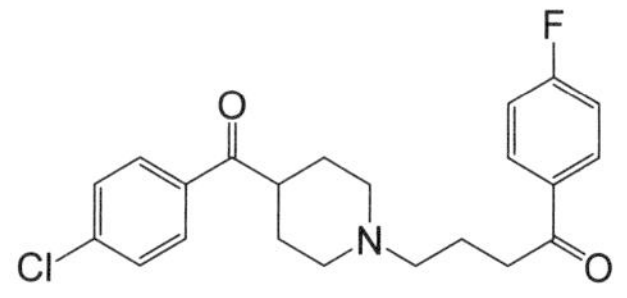

化学名　4-[4-(*p*-Chlorobenzoyl)piperidino]-4'-fluorobutyrophenone

4-[4-(4-氯苯甲酰基)哌啶基]-4'-氟丁基苯基酮

CAS 登录号　61764-61-2；55695-56-2[盐酸盐]

INN list　38

药效分类　抗精神病药

氯哌莫齐

Clopimozide（*INN*）

化学结构式

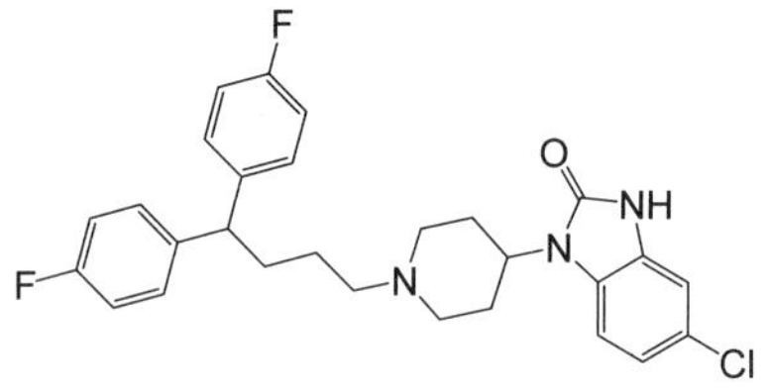

分子式和分子量　$C_{28}H_{28}ClF_2N_3O$　495.99

化学名　1-[1-[4,4-Bis(*p*-fluorophenyl)butyl]-4-piperidyl]-5-chloro-2-benzimidazolinone

l-[l-[4,4-双(4-氟苯基)丁基]-4-哌啶基]-5-氯-2-苯并咪唑啉酮

CAS 登录号　53179-12-7

INN list　33

药效分类　抗精神病药

氯哌帕生

Clopipazan（*INN*）

化学结构式

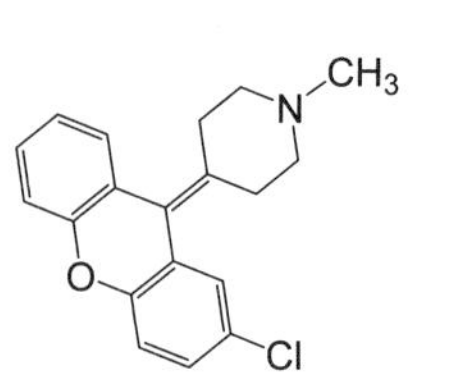

分子式和分子量　$C_{19}H_{18}ClNO$　311.81

化学名　4-(2-Chloroxanthen-9-ylidene)-1-methylpiperidine

4-(2-氯代氧杂蒽-9-基亚基)-1-甲基哌啶

CAS 登录号　60085-78-1；60086-22-8[甲磺酸盐]

INN list　40

药效分类　抗精神病药

氯哌噻吨

Clopenthixol（*INN*）

分子式和分子量　$C_{22}H_{25}ClN_2OS$　400.96

化学结构式

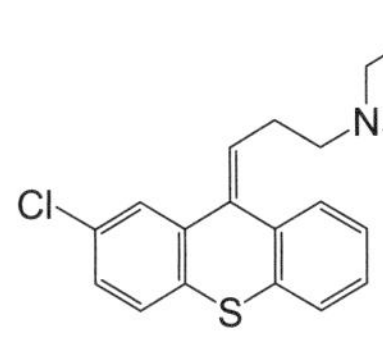

化学名 2-[4-[(3*E*)-3-(2-Chlorothioxanthen-9-ylidene)propyl] piperazin-1-yl]ethanol

2-[4-[(3*E*)-3-(2-氯噻吨-9-基亚基)丙基]哌嗪-1-基]乙醇

CAS 登录号 982-24-1

INN list 12

药效分类 抗精神病药

氯哌丁

Cloperastine（*INN*）

化学结构式

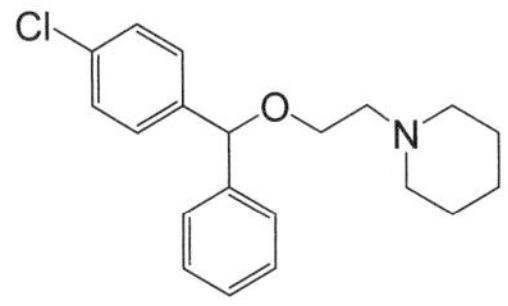

分子式和分子量 $C_{20}H_{24}ClNO$ 329.86

化学名 1-[2-[(*p*-Chloro-*α*-phenylbenzyl)oxy]ethyl]piperidine

1-[2-[(4-氯-*α*-苯基苄基)氧基]乙基]哌啶

CAS 登录号 3703-76-2

INN list 18

药效分类 镇咳药

氯哌酮

Cloperidone（*INN*）

化学结构式

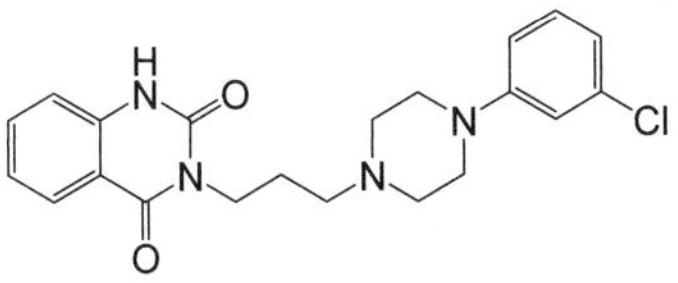

分子式和分子量 $C_{21}H_{23}ClN_4O_2$ 398.89

化学名 3-[3-[4-(*m*-Chlorophenyl)-1-piperazinyl]propyl]-2,4-(1*H*,3*H*)-quinazolinedione

3-[3-[4-(3-氯苯基)-1-哌嗪基]丙基]-2,4-(1*H*,3*H*)-喹唑啉二酮

CAS 登录号 4052-13-5; 525-26-8[盐酸盐]

INN list 17

药效分类 抗精神病药

氯泼尼醇

Cloprednol（*INN*）

分子式和分子量 $C_{21}H_{25}ClO_5$ 392.87

化学结构式

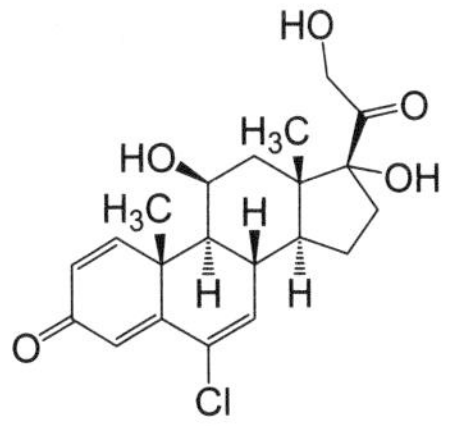

化学名 6-Chloro-11*β*,17,21-trihydroxypregna-1,4,6-triene-3,20-dione

6-氯-11*β*,17,21-三羟基孕甾-1,4,6-三烯-3,20-二酮

CAS 登录号 5251-34-3

INN list 31

药效分类 糖皮质激素类药

ATC 分类 H02AB14

氯泼尼松

Chloroprednisone（*INN*）

化学结构式

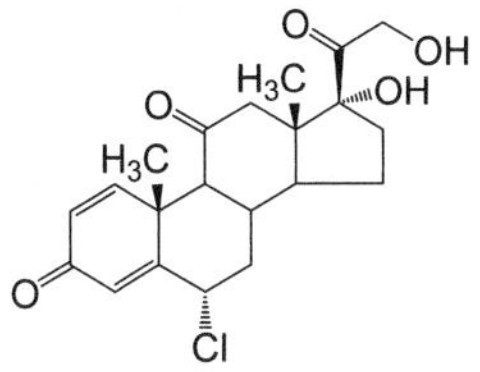

分子式和分子量 $C_{21}H_{25}ClO_5$ 392.88

化学名 6*α*-Chloro-17,21-dihydroxypregna-1,4-diene-3,11,20-trione

6*α*-氯-17,21-二羟基孕甾-1,4-二烯-3,11,20-三酮

CAS 登录号 52080-57-6; 14066-79-6[乙酸酯]

INN list 12

药效分类 肾上腺皮质激素类药

氯普鲁卡因

Chloroprocaine（*INN*）

化学结构式

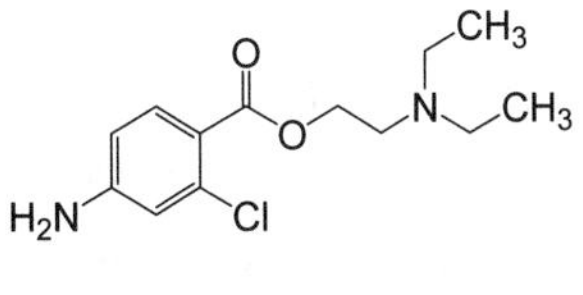

分子式和分子量 $C_{13}H_{19}ClN_2O_2$ 270.76

化学名 2-(Diethylamino)ethyl 4-amino-2-chlorobenzoate

2-(二乙氨基)乙基 4-氨基-2-氯苯甲酸酯

CAS 登录号 133-16-4; 3858-89-7[盐酸盐]

INN list 6

药效分类 局部麻醉药

氯普噻吨

Chlorprothixene（*INN*）

分子式和分子量 $C_{18}H_{18}ClNS$ 315.86

化学结构式

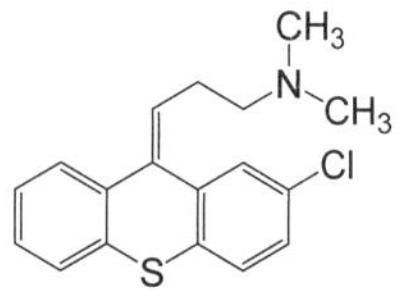

化学名　(*Z*)-2-Chloro-*N*,*N*-dimethylthioxanthene-$\Delta^{9,\gamma}$-propylamine

(*Z*)-2-氯-*N*,*N*-二甲基噻吨-$\Delta^{9,\gamma}$-丙胺

CAS 登录号　113-59-7

INN list　10

药效分类　抗精神病药

氯普噻唑

Cloprothiazole（*INN*）

化学结构式

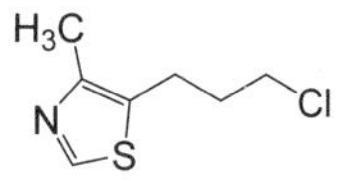

分子式和分子量　$C_7H_{10}ClNS$　175.68

化学名　5-(3-Chloropropyl)-4-methylthiazole

5-(3-氯丙基)-4-甲基噻唑

CAS 登录号　6469-36-9

INN list　20

药效分类　抗真菌药

氯普唑仑

Loprazolam（*INN*）

化学结构式

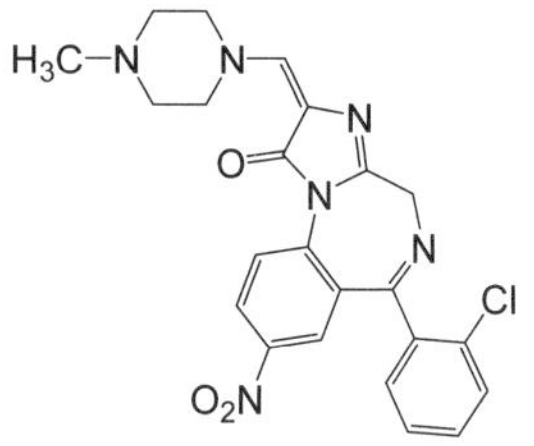

分子式和分子量　$C_{23}H_{21}ClN_6O_3$　464.90

化学名　(*Z*)-6-(*o*-Chlorophenyl)-2,4-dihydro-2-[(4-methyl-1-piperazinyl)methylene]-8-nitro-1*H*-imidazo[1,2-*α*][1,4]benzodiazepin-1-one

(*Z*)-6-(2-氯苯基)-2,4-二氢-2-[(4-甲基-1-哌嗪基)甲亚基]-8-硝基-1*H*-咪唑并[1,2-*α*][1,4]苯二氮䓬-1-酮

CAS 登录号　61197-73-7

INN list　44

药效分类　催眠药

氯齐脲

Lozilurea（*INN*）

分子式和分子量　$C_{10}H_{13}ClN_2O$　212.68

化学结构式

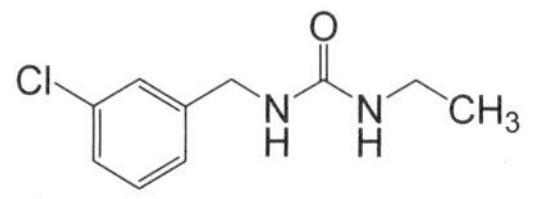

化学名　1-(*m*-Chlorobenzyl)-3-ethylurea

1-(3-氯苄基)-3-乙脲

CAS 登录号　71475-35-9

INN list　44

药效分类　抗溃疡药

氯前列醇

Cloprostenol（*INN*）

化学结构式

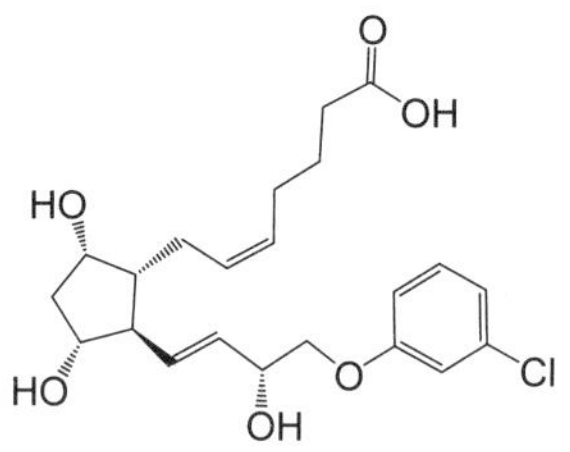

分子式和分子量　$C_{22}H_{29}ClO_6$　424.92

化学名　(±)-(*Z*)-7[(1*R**,2*R**,3*R**,5*S**)-2-[(*E*)-(3*R**)-4-(3-Chlrorophenoxy)-3-hydroxy-1-butenyl]-3,5-dihydroxycyclopentyl]-5-heptenoic acid

(±)-(*Z*)-7[(1*R**,2*R**,3*R**,5*S**)-2-[(*E*)-(3*R**)-4-(3-氯代苯氧基)-3-羟基-1-丁烯基]-3,5-二羟基环戊基]-5-庚烯酸

CAS 登录号　; 40665-92-7; 55028-72-3[钠盐]

INN list　33

药效分类　前列腺素类，抗不育症药

氯羟喹

Cloxiquine（*INN*）

化学结构式

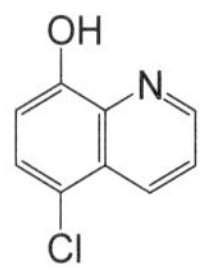

分子式和分子量　C_9H_6ClNO　179.60

化学名　5-Chloro-8-quinolinol

5-氯-8-羟基喹啉

CAS 登录号　130-16-5

INN list　30

药效分类　消毒防腐药

氯羟喷地

Cloxypendyl（*INN*）

分子式和分子量　$C_{20}H_{25}ClN_4OS$　404.96

化学结构式

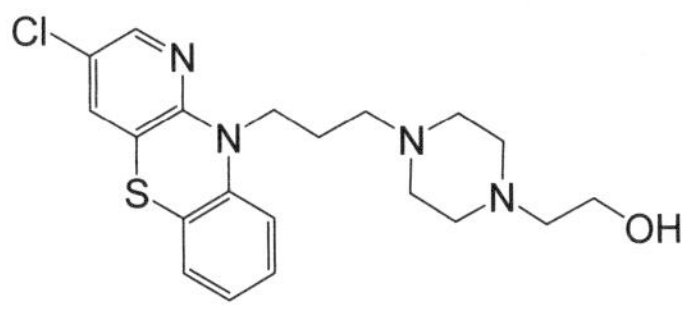

化学名 4-[3-(3-Chloro-10*H*-pyrido[3,2-*b*][1,4]benzothiazin-10-yl)propyl]-1-piperazine ethanol

4-[3-(3-氯-10*H*-吡啶并[3,2-*b*][1,4]苯并噻嗪-10-基)丙基]-1-哌嗪乙醇

CAS 登录号 15311-77-0

INN list 15

药效分类 抗精神病药

氯屈膦酸

Clodronic Acid（*INN*）

化学结构式

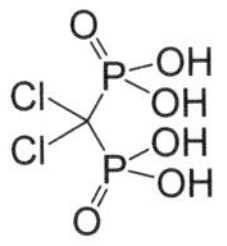

分子式和分子量 $C_{}H_4Cl_2O_6P_2$ 244.89

化学名 (Dichloromethylene)diphosphonic acid

(二氯甲叉基)二膦酸

CAS 登录号 10596-23-3

INN list 37

药效分类 钙代谢调节药

氯曲芬

Lotrifen（*INN*）

化学结构式

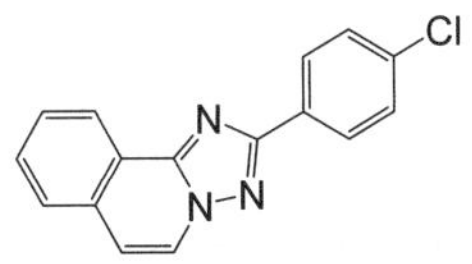

分子式和分子量 $C_{16}H_{10}ClN_3$ 279.72

化学名 2-(*p*-Chlorophenyl)-*s*-triazolo[5,l-*α*]isoquinoline

2-(4-氯苯基)-1,3,4-三唑并[5,l-*α*]异喹啉

CAS 登录号 66535-86-2

INN list 52

药效分类 抗生育药

氯醛比林

Dichloralphenazone

化学结构式

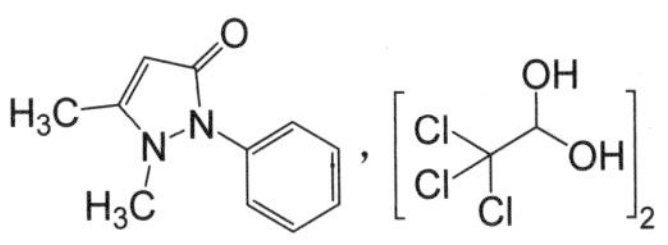

分子式和分子量 $C_{15}H_{18}Cl_6N_2O_5$ 519.03

化学名 1,2-Dihydro-1,5-dimethyl-2-phenyl-3*H*-pyrazol-3-one compound with 2,2,2-trichloro-1,1-ethanediol(1：2)

1,2-二氢-1,5-二甲基-2-苯基-3*H*-吡唑-3-酮与2,2,2-三氯-1,1-乙二醇(1：2)复合物

CAS 登录号 480-30-8

药效分类 催眠药

氯醛己醇

Chloralodol（*INN*）

化学结构式

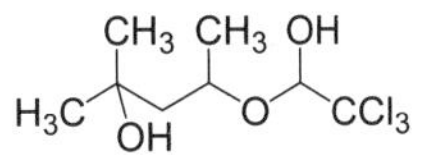

分子式和分子量 $C_8H_{15}Cl_3O_3$ 265.56

化学名 2-Methyl-4-(2,2,2-trichloro-1-hydroxyethoxy)pentan-2-ol

2-甲基-4-(2,2,2-三氯-l-羟基乙氧基)戊-2-醇

CAS 登录号 3563-58-4

INN list 12

药效分类 催眠药

氯醛糖

Chloralose（*INN*）

化学结构式

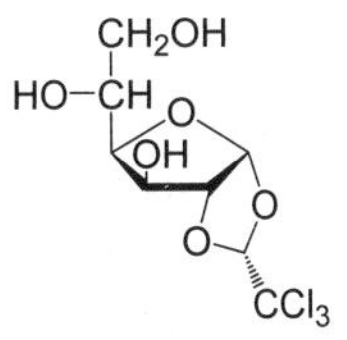

分子式和分子量 $C_8H_{11}Cl_3O_6$ 309.53

化学名 1,2-*O*-[(1*R*)-2,2,2-Trichloroethylidene]-*α*-D-glucofuranose

1,2-*O*-[(1*R*)-2,2,2-三氯乙-1,1-叉基]-*α*-D-呋喃葡萄糖

CAS 登录号 15879-93-3

INN list 36

药效分类 镇静催眠药

氯醛甜菜碱

Cloral Betaine（*INN*）

化学结构式

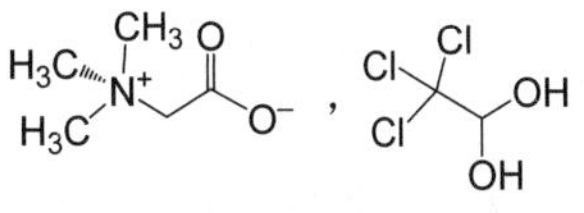

分子式和分子量 $C_7H_{14}Cl_3NO_4$ 282.55

化学名 2,2,2-Trichloroethane-1,1-diol 2-(trimethylazaniumyl)acetate

2,2,2,-三氯乙烷-1,1-二醇 乙酸化 2-(三甲基铵)

CAS 登录号 2218-68-0

INN list 13

药效分类 镇静催眠药

氯炔诺酮

Ethynerone（*INN*）

化学结构式

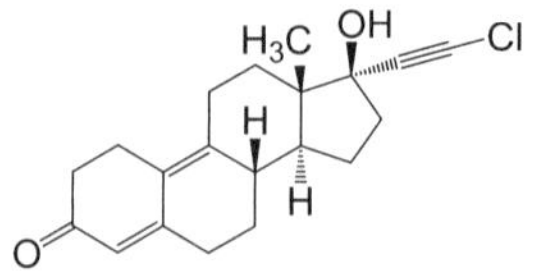

分子式和分子量 $C_{20}H_{23}ClO_2$ 330.85

化学名 21-Chloro-17-hydroxy-19-nor-17*α*-pregna-4,9-dien-20-yn-3-one

21-氯-17-羟基-19-降-17*α*-孕甾-4,9-二烯-20-炔-3-酮

CAS 登录号 3124-93-4

INN list 17

药效分类 孕激素类药

氯瑞唑

Loreclezole（*INN*）

化学结构式

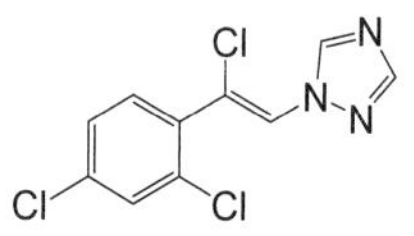

分子式和分子量 $C_{10}H_6Cl_3N_3$ 274.53

化学名 (*Z*)-1-(*β*,2,4-Trichlorostyryl)-l*H*-1,2,4-triazole

(*Z*)-1-(*β*,2,4-三氯苯乙烯基)-l*H*-1,2,4-三唑

CAS 登录号 117857-45-1

INN list 60

药效分类 抗癫痫药

氯噻吨胺

Clotixamide（*INN*）

化学结构式

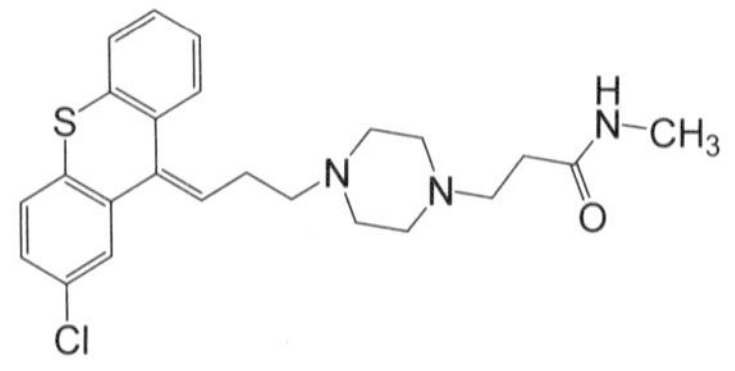

分子式和分子量 $C_{24}H_{28}ClN_3OS$ 442.02

化学名 4-[3-(2-Chlorothioxanthen-9-ylidene)propyl]-*N*-methyl-1-piperazinepropionamide

4-[3-(2-氯噻吨-9-基亚基)丙基]-*N*-甲基-1-哌嗪丙酰胺

CAS 登录号 4177-58-6; 4434-20-2[马来酸盐(1∶2)]

INN list 15

药效分类 抗组胺药

氯噻平

Clotiapine（*INN*）

化学结构式

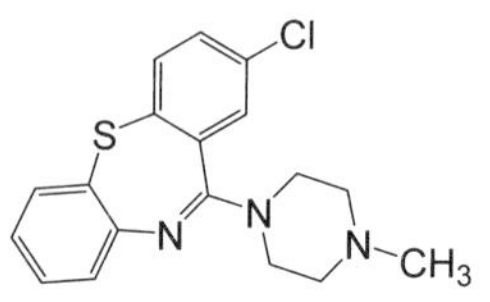

分子式和分子量 $C_{18}H_{18}ClN_3S$ 343.87

化学名 2-Chloro-11-(4-methyl-1-piperazinyl)dibenzo[*b*,*f*][1,4]thiazepine

2-氯-11-(4-甲基-1-哌嗪基)二苯并[*b*,*f*][1,4]硫氮杂䓬

CAS 登录号 2058-52-8

INN list 16

药效分类 抗精神病药

氯噻嗪

Chlorothiazide（*INN*）

化学结构式

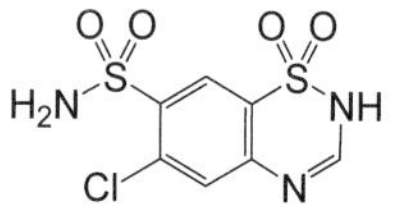

分子式和分子量 $C_7H_6ClN_3O_4S_2$ 295.72

化学名 6-Chloro-2*H*-1,2,4-benzothiadiazine-7-sulfonamide 1,1-dioxide

6-氯-2*H*-l,2,4-苯并噻二嗪-7-磺酰胺 1,1-二氧化物

CAS 登录号 58-94-6

INN list 8

药效分类 低效能利尿药

ATC 分类 C03AA04

氯噻酮

Chlortalidone（*INN*）

化学结构式

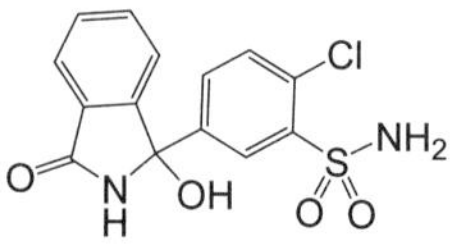

分子式和分子量 $C_{14}H_{11}ClN_2O_4S$ 338.77

化学名 2-Chloro-5-(1-hydroxy-3-oxo-1-isoindolinyl)benzenesulfonamide

2-氯-5-(1-羟基-3-氧代-1-异吲哚啉基)苯磺酰胺

CAS 登录号 77-36-1

INN list 12

药效分类 低效能利尿药

ATC 分类 C03BA04

氯噻西泮

Clotiazepam（*INN*）

化学结构式

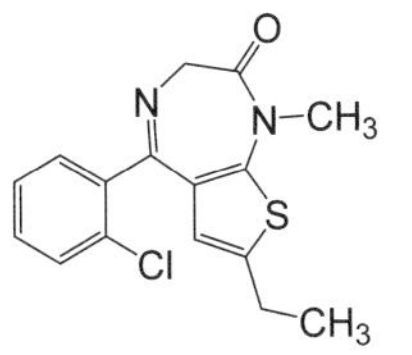

分子式和分子量 $C_{16}H_{15}ClN_2OS$ 318.82

化学名 5-(*o*-Chlorophenyl)-7-ethyl-1,3-dihydro-1-methyl-2*H*-thieno[2,3-*e*]-1,4-diazepin-2-one

5-(2-氯苯基)-7-乙基-1,3-二氢-1-甲基-2*H*-噻吩并[2,3-*e*]-1,4-二氮杂䓬-2-酮

CAS 登录号 33671-46-4

INN list 30

药效分类 安定药

氯沙必利

Cloxacepride（*INN*）

化学结构式

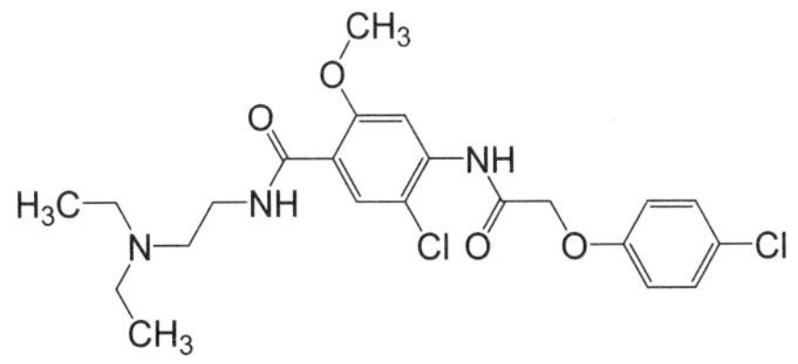

分子式和分子量 $C_{22}H_{27}Cl_2N_3O_4$ 468.37

化学名 5-Chloro-4-[2-(*p*-chlorophenoxy)acetamido]-*N*-[2-(diethylamino)ethyl]-*o*-anisamide

5-氯-4-[2-(4-氯代苯氧基)乙酰氨基]-*N*-[2-(二乙氨基)乙基]-2-茴香酰胺

CAS 登录号 65569-29-1

INN list 42

药效分类 抗过敏药

氯沙坦

Losartan（*INN*）

化学结构式

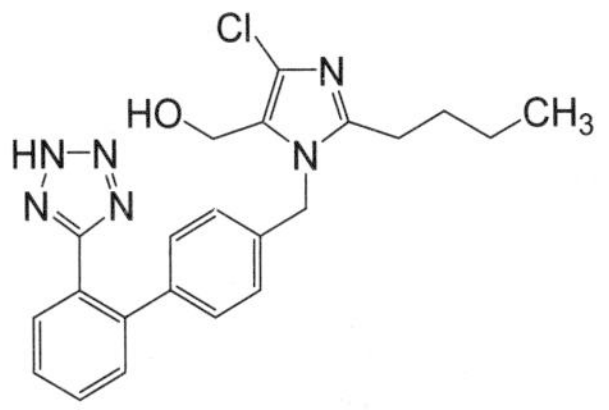

分子式和分子量 $C_{22}H_{23}ClN_6O$ 422.91

化学名 2-Butyl-4-chloro-1-[4-(2-1*H*-tetrazol-5-ylphenyl)benzyl]imidazole-5-methanol

2-丁基-4-氯-1-[4-(2-1*H*-四唑-5-基苯基)苄基]咪唑-5-甲醇

CAS 登录号 114798-26-4; 124750-99-8[钾盐]

INN list 66

药效分类 血管紧张素Ⅱ拮抗药

ATC 分类 C09CA01

氯舍平

Chloroserpidine（*INN*）

化学结构式

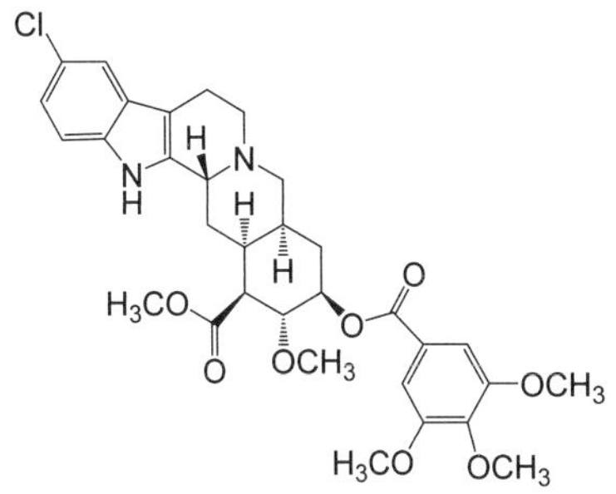

分子式和分子量 $C_{32}H_{37}ClN_2O_8$ 613.10

化学名 10-Chloro-18*β*-hydroxy-17*α*-methoxy-3*β*,20*α*-yohimban-16*β*-carboxylic acid, methyl ester, 3,4,5-trimethoxybenzoate (ester)

10-氯-18*β*-羟基-17*α*-甲氧基-3*β*,20*α*-育亨宾-16*β*-羧酸甲酯, 3,4,5-三甲氧基苯钾酸酯

CAS 登录号 7008-24-4

INN list 11

药效分类 抗精神病药

氯麝酚

Chlorothymol

化学结构式

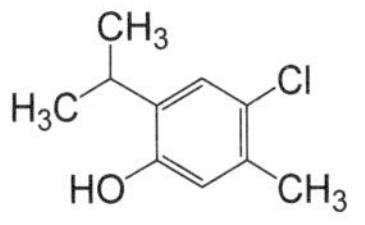

分子式和分子量 $C_{10}H_{13}ClO$ 184.67

化学名 4-Chloro-2-isopropyl-5-methylphenol

4-氯-2-异丙基-5-甲基苯酚

CAS 登录号 89-68-9

药效分类 抗菌药

氯生太尔

Closantel（*INN*）

化学结构式

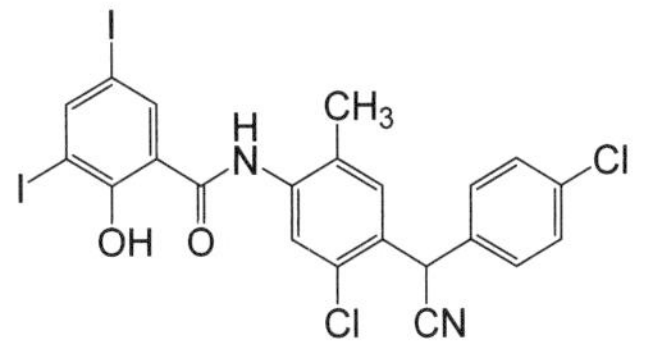

分子式和分子量　$C_{22}H_{14}Cl_2I_2N_2O_2$　663.07

化学名　*N*-[5-Chloro-4-[(4-chlorophenyl)cyanomethyl]-2-methylphenyl]-2-hydroxy-3,5-diiodobenzamide

N-[5-氯-4-[(4-氯苯基)氰甲基]-2-甲苯基]-2-羟基-3,5-二碘苯甲酰胺

CAS 登录号　57808-65-8

INN list　36

药效分类　抗蠕虫药

氯舒隆

Clorsulon（*INN*）

化学结构式

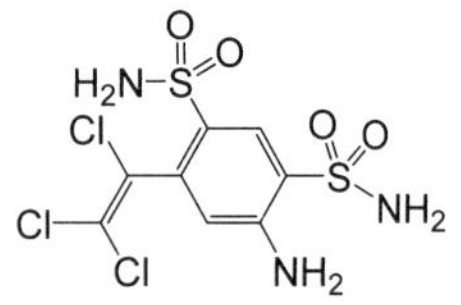

分子式和分子量　$C_8H_8Cl_3N_3O_4S_2$　380.66

化学名　4-Amino-6-(trichlorovinyl)-1,3-benzenedisulfonamide

4-氨基-6-(三氯乙烯基)-1,3-苯二磺胺

CAS 登录号　60200-06-8

INN list　48

药效分类　抗蠕虫药

氯司帕唑

Sepazonium Chloride（*INN*）

化学结构式

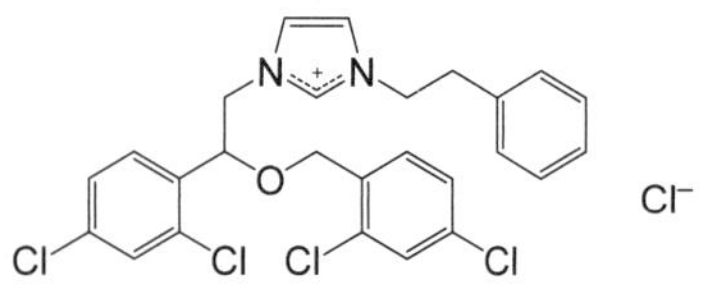

分子式和分子量　$C_{26}H_{23}Cl_5N_2O$　556.74

化学名　1-[2,4-Dichloro-*β*-[(2,4-dichlorobenzyl)oxy]phenethyl]-3-phenethylimidazolium chloride

1-[2,4-二氯-*β*-[(2,4-二氯苄基)氧基]苯乙基]-3-苯乙基咪唑氯鎓

CAS 登录号　54143-54-3

INN list　34

药效分类　局部抗感染药

氯司替勃

Clostebol（*INN*）

化学结构式

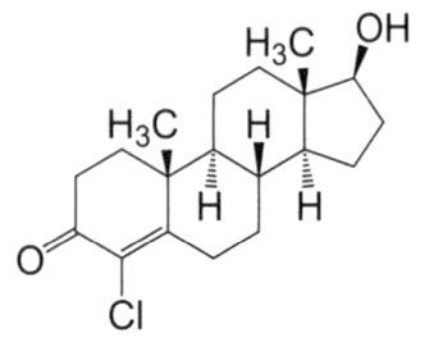

分子式和分子量　$C_{19}H_{27}ClO_2$　322.87

化学名　4-Chloro-17*β*-hydroxyandrost-4-en-3-one

4-氯-17*β*-羟基雄甾-4-烯-3-酮

CAS 登录号　1093-58-9

INN list　22

药效分类　雄激素类药，同化激素类药

氯索睾酮

Cloxotestosterone（*INN*）

化学结构式

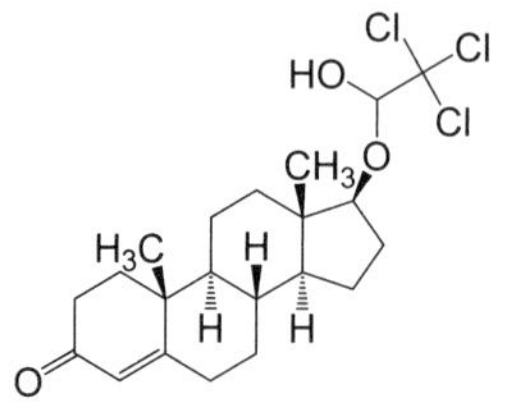

分子式和分子量　$C_{21}H_{29}Cl_3O_3$　435.81

化学名　17*β*-(2,2,2-Trichloro-1-hydroxyethoxy)androst-4-en-3-one

17*β*-(2,2,2-三氯-1-羟基乙氧基)雄甾-4-烯-3-酮

CAS 登录号　53608-96-1

INN list　12

药效分类　雄激素类药

氯索隆

Clorexolone（*INN*）

化学结构式

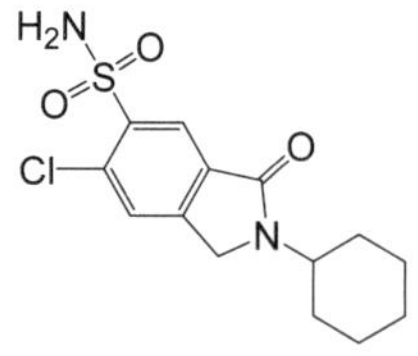

分子式和分子量　$C_{14}H_{17}ClN_2O_3S$　328.81

化学名　6-Chloro-2-cyclohexyl-3-oxo-5-isoindolinesulfonamide

6-氯-2-环己基-3-氧代-5-异吲哚啉磺酰胺

CAS 登录号　2127-01-7

INN list　15

药效分类　低效能利尿药

ATC 分类　C03BA12

氯他拉明

Lortalamine（*INN*）

化学结构式

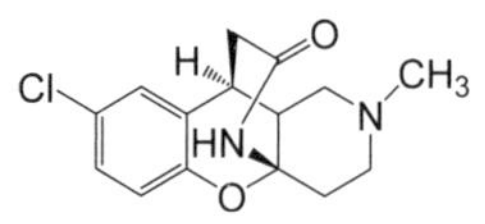

分子式和分子量　$C_{15}H_{17}ClN_2O_2$　292.76

化学名 (±)-(4*aR**,10*R**,10*aS**)-8-Chloro-1,2,3,4,10,10*a*-hexahydro-2-methyl-4*a*,10-(iminoethano)-4*aH*-[1]benzopyrano[3,2-*c*]pyridin-12-one

(±)-(4*aR**,10*R**,10*aS**)-8-氯-1,2,3,4,10,10*a*-六氢-2-甲基-4*a*,10-(氨乙叉基)-4*aH*-[1]苯并吡喃并[3,2-*c*]吡啶-12-酮

CAS 登录号 70384-91-7

INN list 46

药效分类 抗抑郁药

氯碳头孢

Loracarbef（*INN*）

化学结构式

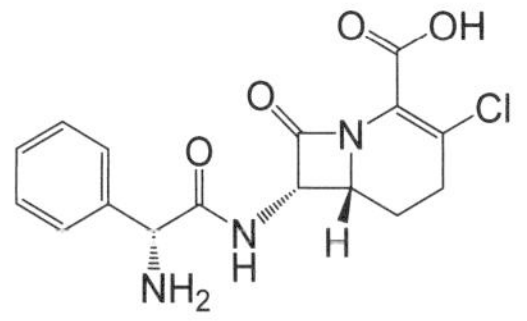

分子式和分子量 $C_{16}H_{16}ClN_3O_4$ 349.77

化学名 (6*R*,7*S*)-7-[(*R*)-2-Amino-2-phenylacetamido]-3-chloro-8-oxo-1-azabicyclo[4.2.0]oct-2-ene-2-carboxylic acid

(6*R*,7*S*)-7-[(*R*)-2-氨基-2-苯基乙酰氨基]-3-氯-8-氧代-1-氮杂二环[4.2.0]辛-2-烯-2-羧酸

CAS 登录号 121961-22-6; 76470-66-1[一水合物]

INN list 60

药效分类 头孢菌素类抗微生物药

ATC 分类 J01DC08

氯特胺

Clortermine（*INN*）

化学结构式

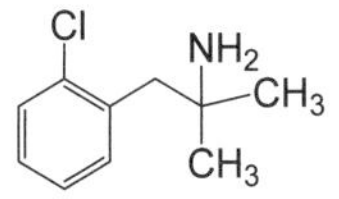

分子式和分子量 $C_{10}H_{14}ClN$ 183.68

化学名 *o*-Chloro-*α*,*α*-dimethylphenethylamine

2-氯-*α*,*α*-二甲基苯乙胺

CAS 登录号 10389-73-8; 10389-72-7[盐酸盐]

INN list 22

药效分类 食欲抑制药

氯特利那

Teglarinad Chloride（*INN*）

化学结构式

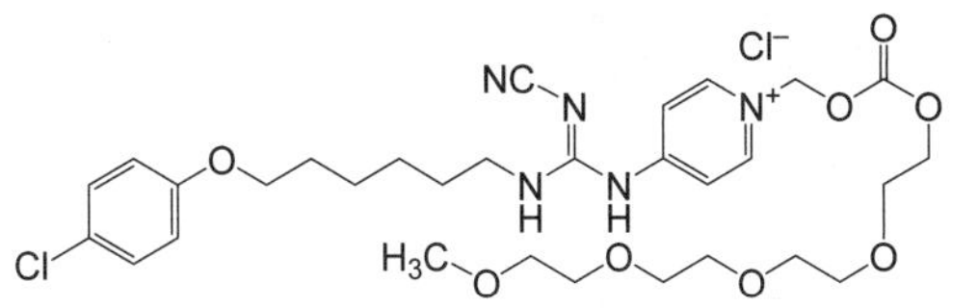

分子式和分子量 $C_{30}H_{43}Cl_2N_5O_8$ 672.61

化学名 [4-[[*N'*-[6-(4-Chlorophenoxy)hexyl]-*N*-cyanocarbamimidoyl]amino]pyridin-1-ium-1-yl]methyl 2-[2-[2-(2-methoxyethoxy)ethoxy]ethoxy]ethyl carbonate

[4-[[*N'*-[6-(4-氯苯氧基)己基]-*N*-氰基氨基甲酰亚氨基]氨基]吡啶-1-鎓-1-基]甲基 2-[2-[2-(2-甲氧基乙氧基)乙氧基]乙氧基]碳酸乙酯

CAS 登录号 432037-57-5

INN list 101

药效分类 抗肿瘤药

氯替法唑

Lotifazole（*INN*）

化学结构式

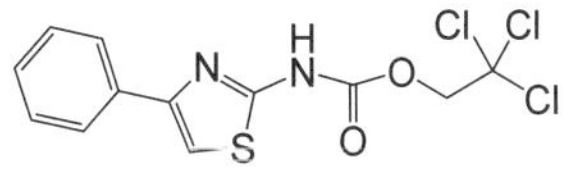

分子式和分子量 $C_{12}H_9Cl_3N_2O_2S$ 351.64

化学名 2,2,2-Trichloroethyl 4-phenyl-2-thiazolecarbamate

2,2,2-三氯乙基 4-苯基-2-噻唑氨基甲酸酯

CAS 登录号 71119-10-3

INN list 45

药效分类 免疫调节药

氯替芬

Clantifen（*INN*）

化学结构式

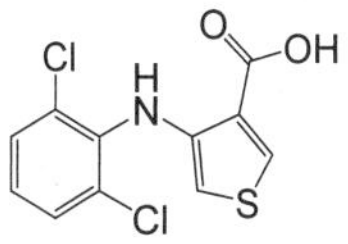

分子式和分子量 $C_{11}H_7Cl_2NO_2S$ 288.15

化学名 4-(2,6-Dichloroanilino)-3-thiophenecarboxylic acid

4-(2,6-二氯苯氨基)-3-噻吩甲酸

CAS 登录号 16562-98-4

INN list 24

药效分类 抗炎镇痛药

氯替平

Clorotepine（*INN*）

化学结构式

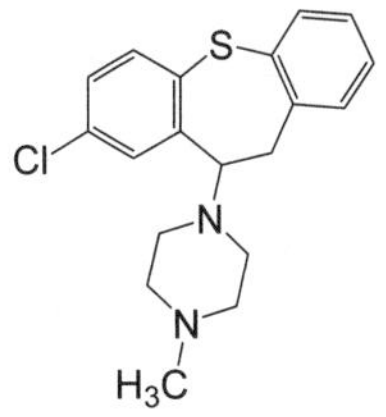

分子式和分子量 $C_{19}H_{21}ClN_2S$ 344.90

化学名 1-(8-Chloro-10,11-dihydrodibenzo[*b*,*f*]thiepin-10-yl)-4-methylpiperazine

1-(8-氯-10,11-二氢二苯并[*b,f*]噻庚英-10-基)-4-甲基哌嗪
CAS 登录号　13448-22-1
INN list　29
药效分类　抗精神病药

氯替泼诺

Loteprednol（*INN*）

化学结构式

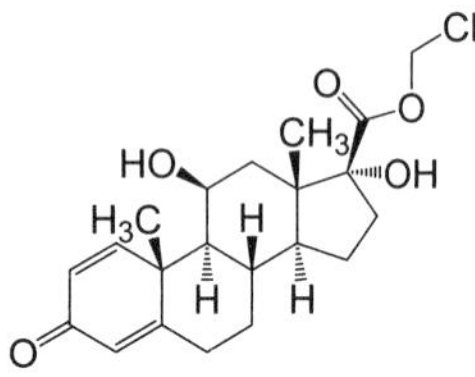

分子式和分子量　$C_{21}H_{27}ClO_5$　394.89
化学名　Chloromethyl 11*β*,17-dihydroxy-3-oxo-androsta-1,4-diene-17*β*-carboxylate
　　氯甲基 11*β*,17-二羟基-3-氧代-雄甾-1,4-二烯-17*β*-羧酸酯
CAS 登录号　129260-79-3; 82034-46-6[依碳酸氯替泼诺]
INN list　64
药效分类　肾上腺皮质激素类药

氯筒箭毒碱

Tubocurarine Chloride（*INN*）

化学结构式

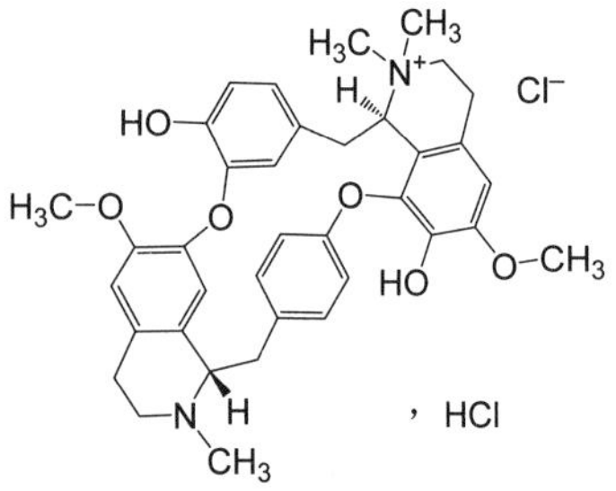

分子式和分子量　$C_{37}H_{41}ClN_2O_6$　630.16
化学名　7',12'-Dihydroxy-6,6'-dimethoxy-2,2',2'-trimethyltubocuraranium chloride, hydrochloride
　　氯化 7',12'-二羟基-6,6'-二甲氧基-2,2',2'-三甲基筒箭毒碱正离子盐酸盐
CAS 登录号　57-94-3; 57-95-4[筒箭毒碱]; 6989-98-6[五水合物]
INN list　1
药效分类　神经肌肉阻滞药

氯托喹

Cletoquine（*INN*）

化学结构式

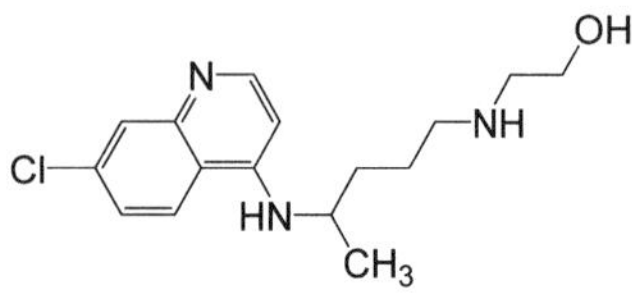

分子式和分子量　$C_{16}H_{22}ClN_3O$　307.82
化学名　2-[[4-[(7-Chloro-4-quinolyl)amino]pentyl]amino]ethanol
　　2-[[4-[(7-氯-4-喹啉基)氨基]戊基]氨基]乙醇
CAS 登录号　4298-15-1
INN list　20
药效分类　抗阿米巴虫药

氯维地平

Clevidipine（*INN*）

化学结构式

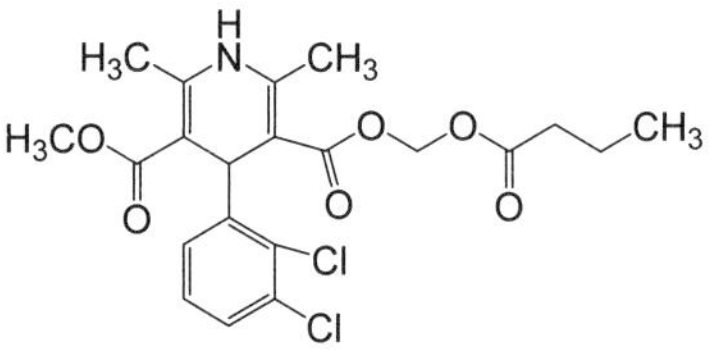

分子式和分子量　$C_{21}H_{23}Cl_2NO_6$　456.32
化学名　5-*O*-(Butanoyloxymethyl) 3-*O*-methyl 4-(2,3-dichlorophenyl)-2,6-dimethyl-1,4-dihydropyridine-3,5-dicarboxylate
　　5-*O*-(丁酰氧基甲基) 3-*O*-甲基 4-(2,3-二氯苯基)-2,6-二甲基-1,4-二氢吡啶-3,5-二羧酸酯
CAS 登录号　167221-71-8
INN list　75
药效分类　钙通道阻滞药

氯西加酮

Losigamone（*INN*）

化学结构式

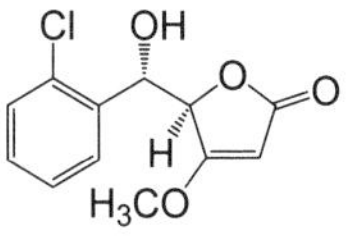

分子式和分子量　$C_{12}H_{11}ClO_4$　254.67
化学名　(5*R**)-5-[(*αS**)-2-Chloro-*α*-hydroxybenzyl]-4-methoxy-2(5*H*)-furanone
　　(5*R**)-5-[(*αS**)-2-氯-*α*-羟基苄基]-4-甲氧基-2(5*H*)-呋喃酮
CAS 登录号　112856-44-7
INN list　61
药效分类　抗癫痫药

氯西拉敏

Closiramine（*INN*）

化学结构式

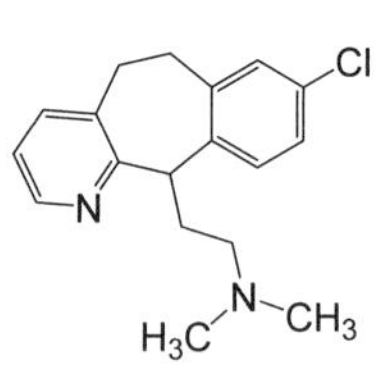

分子式和分子量　$C_{18}H_{21}ClN_2$　300.82
化学名　8-Chloro-11-[2-(dimetylamino)ethyl]-6,11-dihydro-5*H*-

benzo[5,6]cyclohepta[1,2-*b*]pyridine

8-氯-11-[2-(二甲氨基)乙基]-6,11-二氢-5*H*-苯并[5,6]环庚[1,2-*b*]吡啶

CAS 登录号 47135-88-6

INN list 22

药效分类 抗组胺药

氯西尼嗪

Clocinizine（*INN*）

化学结构式

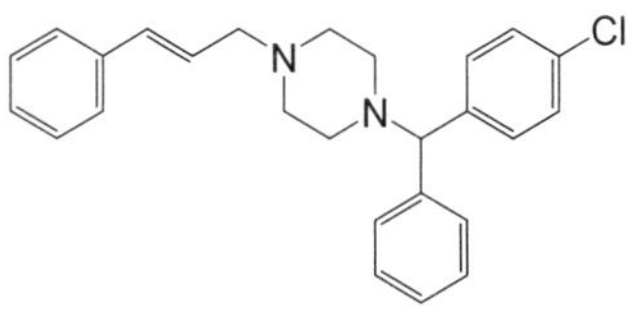

分子式和分子量 $C_{26}H_{27}ClN_2$ 402.96

化学名 1-(*p*-Chloro-*α*-phenylbenzyl)-4-cinnamylpiperazine

1-(4-氯-*α*-苯基苄基)-4-肉桂基哌嗪

CAS 登录号 298-55-5

INN list 15

药效分类 抗组胺药

氯西诺嗪

Chlorthenoxazine（*INN*）

化学结构式

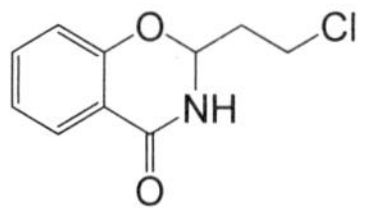

分子式和分子量 $C_{10}H_{10}ClNO_2$ 211.64

化学名 2-(2-Chloroethyl)-2,3-dihydro-4*H*-1,3-benzoxazin-4-one

2-(2-氯乙基)-2,3-二氢-4*H*-l,3-苯并噁嗪-4-酮

CAS 登录号 132-89-8

INN list 10

药效分类 解热镇痛药

氯西他多

Cloracetadol（*INN*）

化学结构式

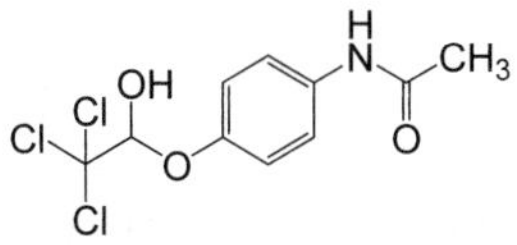

分子式和分子量 $C_{10}H_{10}Cl_3NO_3$ 298.55

化学名 *N*-[4-(2,2,2-Trichloro-1-hydroxyethoxy)phenyl]acetamide

N-[4-(2,2,2-三氯-1-羟乙氧基)苯基]乙酰胺

CAS 登录号 15687-05-5

INN list 16

药效分类 镇痛药

氯昔谷胺

Loxiglumide（*INN*）

化学结构式

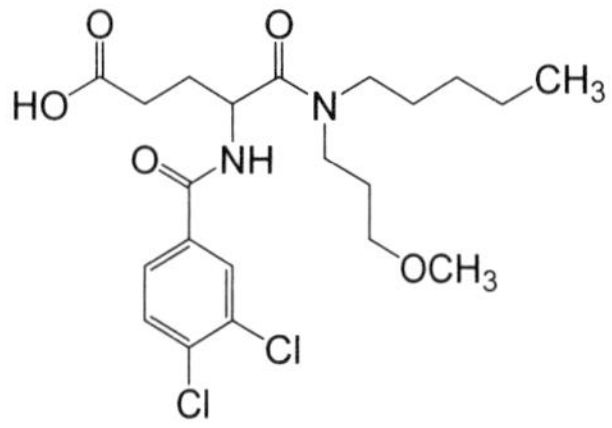

分子式和分子量 $C_{21}H_{30}Cl_2N_2O_5$ 461.38

化学名 (±)-4-(3,4-Dichlorobenzamido)-*N*-(3-methoxypropyl)-*N*-pentylglutaramic acid

(±)-4-(3,4-二氯苯甲酰氨基)-*N*-(3-甲氧基丙基)-*N*-戊基谷氨酸

CAS 登录号 107097-80-3

INN list 57

药效分类 胃肠功能改善药

氯烯雌醚

Chlorotrianisene（*INN*）

化学结构式

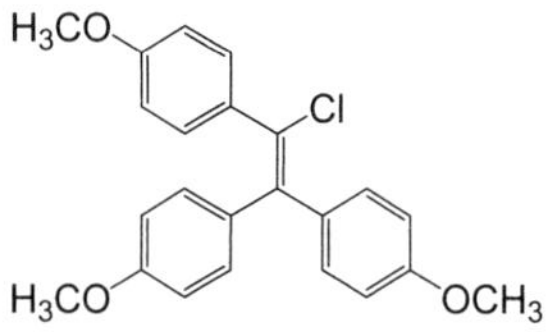

分子式和分子量 $C_{23}H_{21}ClO_3$ 380.86

化学名 Chlorotris(*p*-methoxyphenyl)ethylene

氯代三(4-甲氧基苯基)乙烯

CAS 登录号 569-57-3

INN list 6

药效分类 雌激素类药

ATC 分类 G03CA06

氯香豆素

Clocoumarol（*INN*）

化学结构式

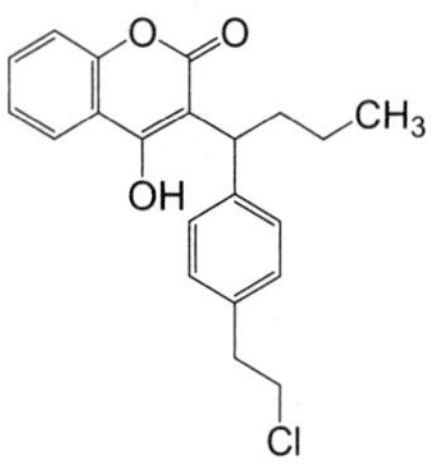

分子式和分子量 $C_{21}H_{21}ClO_3$ 356.84

化学名 3-[*p*-(2-Chloroethyl)-*α*-propylbenzyl]-4-hydroxycoumarin

3-[4-(2-氯乙基)-*α*-丙基苄基]-4-羟基香豆素

CAS 登录号 35838-63-2

INN list　31

药效分类　抗凝血药

氯硝地平

Cronidipine（*INN*）

化学结构式

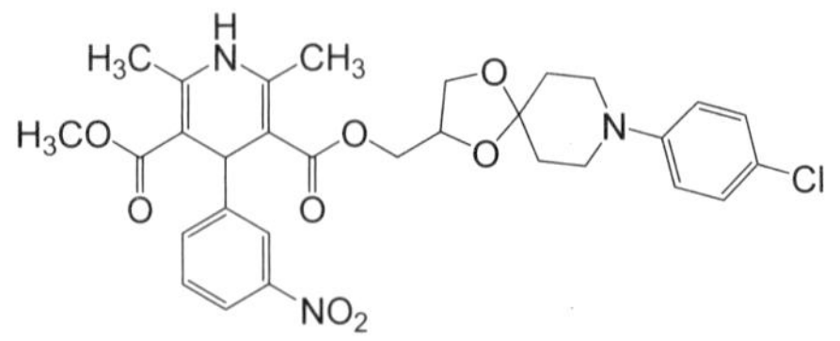

分子式和分子量　$C_{30}H_{32}ClN_3O_8$　598.04

化学名　[8-(*p*-Chlorophenyl)-1,4-dioxa-8-azaspiro[4.5]dec-2-yl] methyl methyl 1,4-dihydro-2,6-dimethyl-4-(*m*-nitrophenyl)-3,5-pyridinedicarboxylate

[8-(4-氯苯基)-1,4-二氧杂-8-氮杂螺[4,5]癸-2-基]甲基 甲基 1,4-二氢-2,6-二甲基-4-(3-硝基苯基)-3,5-吡啶二羧酸二酯

CAS 登录号　113759-50-5

INN list　61

药效分类　血管扩张药，钙通道阻滞药

氯硝甘油

Clonitrate（*INN*）

化学结构式

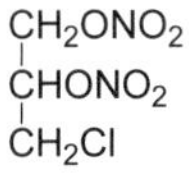

CH₂ONO₂
CHONO₂
CH₂Cl

分子式和分子量　$C_3H_5ClN_2O_6$　200.53

化学名　3-Chloro-1,2-propanediol dinitrate

3-氯-1,2-丙二醇 二硝酸盐

CAS 登录号　2612-33-1

INN list　13

药效分类　抗心绞痛药，冠脉扩张药

氯硝柳胺

Niclosamide（*INN*）

化学结构式

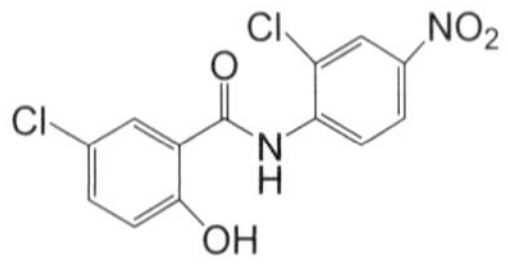

分子式和分子量　$C_{13}H_8Cl_2N_2O_4$　327.12

化学名　2',5-Dichloro-4'-nitrosalicylanilide

2',5-二氯-4'-硝基水杨苯胺

CAS 登录号　50-65-7

INN list　13

药效分类　抗绦虫药

ATC 分类　P02DA01

氯硝西泮

Clonazepam（*INN*）

化学结构式

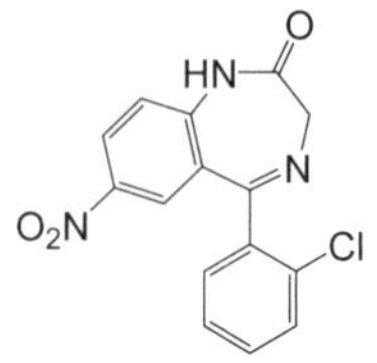

分子式和分子量　$C_{15}H_{10}ClN_3O_3$　315.71

化学名　1,3-Dihydro-7-nitro-5-(2-chlorophenyl)-2*H*-1,4-benzodiazepin-2-one

1,3-二氢-7-硝基-5-(2-氯苯基)-2*H*-1,4-苯并二氮杂䓬-2-酮

CAS 登录号　1622-61-3

INN list　22

药效分类　抗惊厥药

氯烟贝特

Ronifibrate（*INN*）

化学结构式

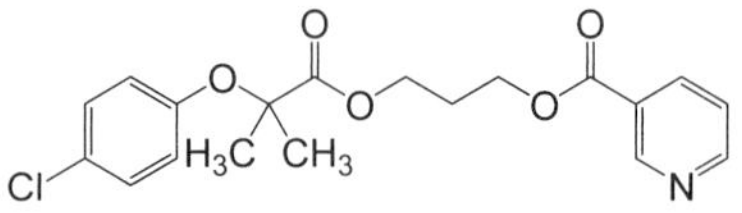

分子式和分子量　$C_{19}H_{20}ClNO_5$　377.82

化学名　3-Pyridinecarboxylic acid 3-[2-(4-chlorophenoxy)-2-methyl-1-oxopropoxy]propyl ester

3-吡啶甲羧酸 3-[2-(4-氯苯氧基)-2-甲基-1-氧代丙氧基]丙酯

CAS 登录号　42597-57-9

INN list　55

药效分类　降血脂药

ATC 分类　C10AB07

氯氧喷

Clodoxopone（*INN*）

化学结构式

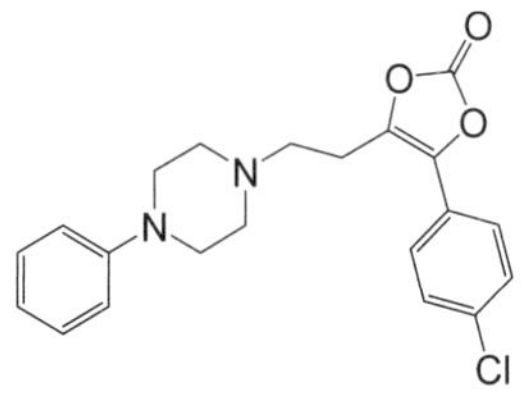

分子式和分子量　$C_{21}H_{21}ClN_2O_3$　384.86

化学名　4-(*p*-Chlorophenyl)-5-[2-(4-phenyl-1-piperazinyl)ethyl]-1,3-dioxol-2-one

4-(4-氯苯基)-5-[2-(4-苯基-1-哌嗪基)乙基]-1,3-二氧杂环戊烯-2-酮

CAS 登录号　71923-34-7

INN list　44

药效分类 降血脂药

氯氧三嗪

Symclosene（*INN*）

化学结构式

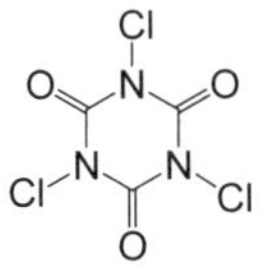

分子式和分子量 $C_3Cl_3N_3O_3$ 232.41

化学名 1,3,5-Trichloro-*s*-triazine-2,4,6(1*H*,3*H*,5*H*)-trione

1,3,5-三氯-1,3,5-三嗪-2,4,6(1*H*,3*H*,5*H*)-三酮

CAS 登录号 87-90-1

INN list 15

药效分类 局部抗感染药

氯乙双酯

Cloretate（*INN*）

化学结构式

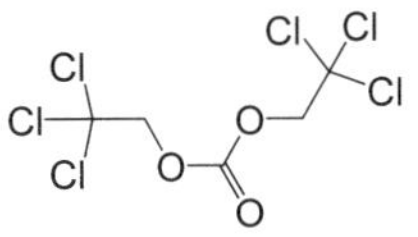

分子式和分子量 $C_5H_4Cl_6O_3$ 324.80

化学名 Bis(2,2,2-trichloroethyl)carbonate

双(2,2,2-三氯乙基)碳酸酯

CAS 登录号 5634-37-7

INN list 15

药效分类 镇静催眠药

氯乙烷

Ethyl Chloride

化学结构式

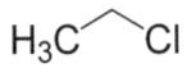

分子式和分子量 C_2H_5Cl 64.51

化学名 Chloroethane

氯乙烷

CAS 登录号 75-00-3

药效分类 局部麻醉药

氯乙酰胆碱

Acetylcholine Chloride（*INN*）

化学结构式

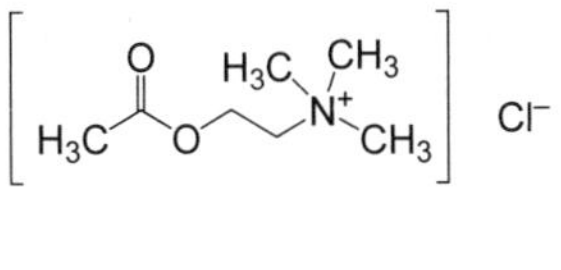

分子式和分子量 $C_7H_{16}ClNO_2$ 181.66

化学名 2-(Acetyloxy)-*N,N,N*-trimethlethanaminium chloride

氯化 2-(乙酰基氧)-*N,N,N*-三甲基乙铵

CAS 登录号 60-31-1

INN list 4

药效分类 拟胆碱药

氯茚二酮

Clorindione（*INN*）

化学结构式

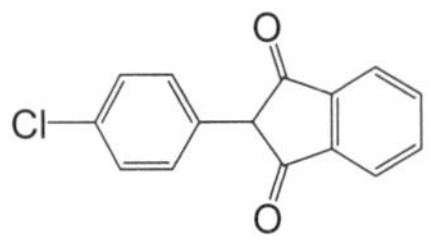

分子式和分子量 $C_{15}H_9ClO_2$ 256.68

化学名 2-(*p*-Chlorophenyl)-1,3-indandione

2-(4-氯苯基)-1,3-茚满二酮

CAS 登录号 1146-99-2

INN list 13

药效分类 抗凝血药

氯茚酚

Clorindanol（*INN*）

化学结构式

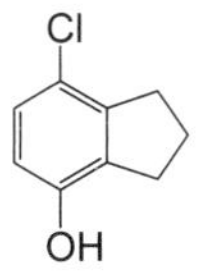

分子式和分子量 C_9H_9ClO 168.62

化学名 7-Chloro-4-indanol

7-氯-4-茚满醇

CAS 登录号 145-94-8

INN list 14

药效分类 杀精子药

氯茚酚酸

Clorindanic Acid（*INN*）

化学结构式

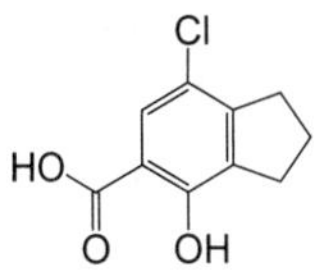

分子式和分子量 $C_{10}H_9ClO_3$ 212.63

化学名 7-Chloro-4-hydroxy-5-indancarboxylic acid

7-氯-4-羟基-5-茚满羧酸

CAS 登录号 153-43-5

INN list 20

药效分类 利胆药

氯孕酮

Clogestone（*INN*）

化学结构式

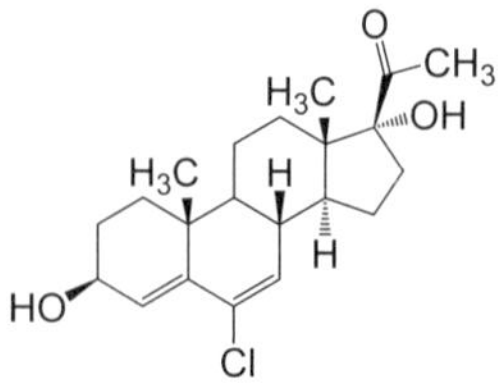

分子式和分子量　$C_{21}H_{29}ClO_3$　364.91

化学名　6-Chloro-3*β*,17-dihydroxypregna-4,6-dien-20-one

6-氯-3*β*,17-二羟基孕甾-4,6-二烯-20-酮

CAS 登录号　20047-75-0; 3044-32-4[二乙酸酯]

INN list　21

药效分类　孕激素类药

氯扎封

Lorzafone（*INN*）

化学结构式

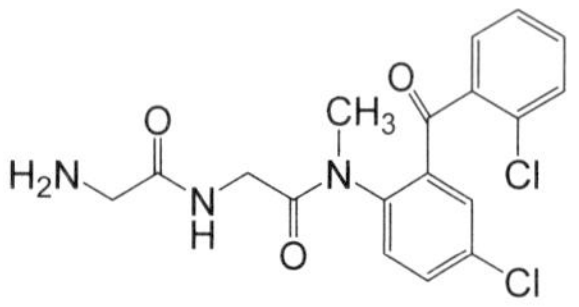

分子式和分子量　$C_{18}H_{17}Cl_2N_3O_3$　394.25

化学名　2-(2-Aminoacetamido)-4'-chloro-2'-(*o*-chlorobenzoyl)-*N*-methylacetanilide

2-(2-氨基乙酰氨基)-4'-氯-2'-(2-氯苯甲酰基)-*N*-甲基乙酰氨基苯

CAS 登录号　59179-95-2; 81603-65-8[水合物]

INN list　48

药效分类　安定药

氯䓬酸钾

Dipotassium Clorazepate（*INN*）

化学结构式

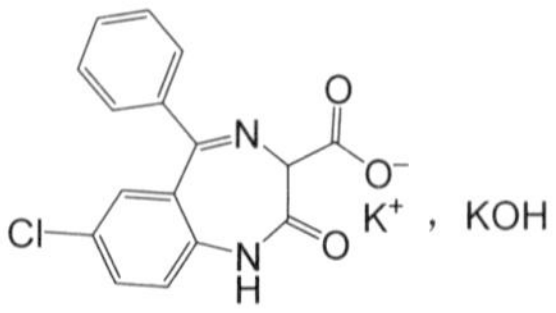

分子式和分子量　$C_{16}H_{11}ClK_2N_2O_4$　408.92

化学名　Potassium 7-chloro-2,3-dihydro-2-oxo-5-phenyl-1*H*-1,4-benzodiazepine -3-carboxylate compound with potassium hydroxide(1 : 1)

7-氯-2,3-二氢-2-氧代-5-苯基-1*H*-1,4-苯并二氮杂䓬-3-羧酸钾盐与氢氧化钾(1 : 1)的复合物

CAS 登录号　57109-90-7; 20432-69-3[氯氮䓬酸]

INN list　17

药效分类　安定药

氯唑沙宗

Chlorzoxazone（*INN*）

化学结构式

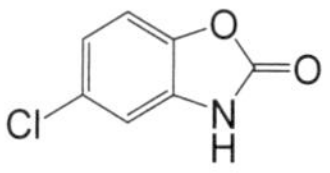

分子式和分子量　$C_7H_4ClNO_2$　169.57

化学名　5-Chloro-2-benzoxazolinone

5-氯-2-苯并噁唑啉酮

CAS 登录号　95-25-0

INN list　8

药效分类　肌肉松弛药

氯唑西林

Cloxacillin（*INN*）

化学结构式

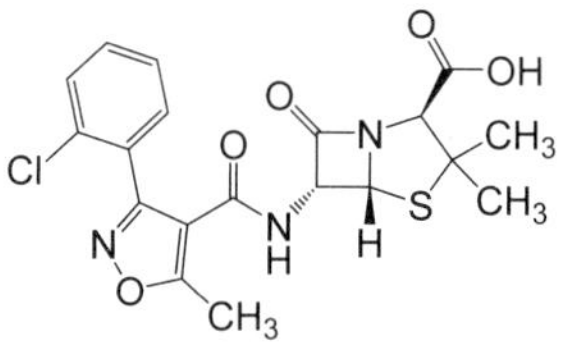

分子式和分子量　$C_{19}H_{18}ClN_3O_5S$　435.88

化学名　(2*S*,5*R*,6*R*)-6-[3-(*o*-Chlorophenyl)-5-methyl-4-isoxazolecarboxamido]-3,3-dimethyl-7-oxo-4-thia-1-azabicyclo[3.2.0]heptane-2-carboxylic acid

(2*S*,5*R*,6*R*)-6-[3-(2-氯苯基)-5-甲基-4-异噁唑甲酰氨基]-3,3-二甲基-7-氧代-4-硫杂-1-氮杂双环[3.2.0]庚烷-2-羧酸

CAS 登录号　61-72-3; 642-78-4[钠盐水合物]; 7081-44-9[水合物]

INN list　13

药效分类　对 β-内酰胺酶耐受的青霉素

ATC 分类　J01CF02

麻黄碱

Ephedrine

化学结构式

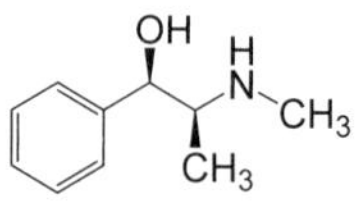

分子式和分子量　$C_{10}H_{15}NO$　165.23

化学名　[*R*-(*R**, *S**)]-*α*-[1-(Methylamino)ethyl]benzenemethanol

[*R*-(*R**, *S**)]-*α*-[1-(甲氨基)乙基]苯甲醇

CAS 登录号　299-42-3; 50906-05-3[半水合物]; 50-98-6[盐酸盐]; 134-72-5[硫酸盐(2 : 1)]

INN list　66（消旋麻黄碱）

药效分类 平喘药，血管收缩药

马波沙星

Marbofloxacin（*INN*）

化学结构式

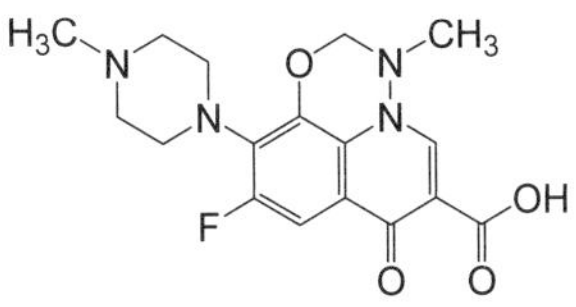

分子式和分子量 $C_{17}H_{19}FN_4O_4$ 362.36

化学名 9-Fluoro-2,3-dihydro-3-methyl-10-(4-methyl-1-piperazinyl)-7-oxo-7*H*-pyrido-[3,2,l-*ij*][4,1,2]benzoxadiazine-6-carboxylic acid

9-氟-2,3-二氢-3-甲基-10-(4-甲基-1-哌嗪基)-7-氧代-7*H*-吡啶并[3,2,l-*ij*][4,1,2]苯并噁二嗪-6-羧酸

CAS 登录号 115550-35-1

INN list 65

药效分类 抗菌药

马布洛芬

Mabuprofen（*INN*）

化学结构式

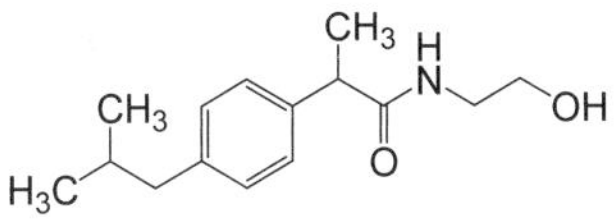

分子式和分子量 $C_{15}H_{23}NO_2$ 249.35

化学名 (±)-*N*-(2-Hydroxyethyl)-2-[4-(2-methylpropyl)phenyl]propanamide

(±)-*N*-(2-羟基乙基)-2-[4-(2-甲基丙基)苯基]丙酰胺

CAS 登录号 82821-47-4

INN list 64

药效分类 抗炎镇痛药

马布特罗

Mabuterol（*INN*）

化学结构式

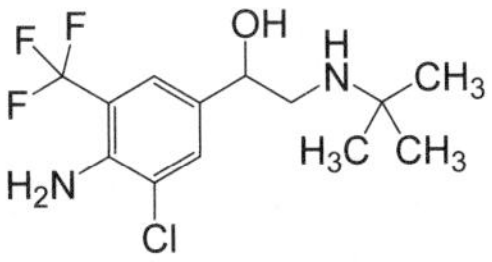

分子式和分子量 $C_{13}H_{18}ClF_3N_2O$ 310.74

化学名 1-[4-Amino-3-chloro-5-(trifluoromethyl)phenyl]-2-(*tert*-butylamino)ethanol

1-[4-氨基-3-氯-5-(三氟甲基)苯基]-2-(叔丁氨基)乙醇

CAS 登录号 56341-08-3

INN list 47

药效分类 支气管舒张药，止喘药

马地泊德

Mardepodect（*INN*）

化学结构式

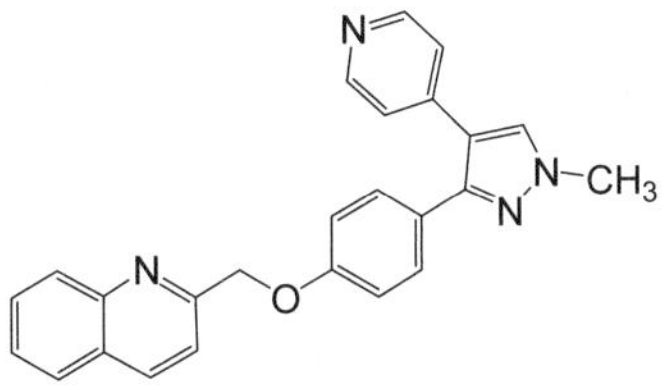

分子式和分子量 $C_{25}H_{20}N_4O$ 392.46

化学名 2-({4-[1-Methyl-4-(pyridin-4-yl)-1*H*-pyrazol-3-yl]phenoxy}methyl)quinoline

2-({4-[1-甲基-4-(吡啶-4-基)-1*H*-吡唑-3-基]苯氧基}甲基)喹啉

CAS 登录号 898562-94-2

INN list 117

药效分类 磷酸二酯酶 10A(PDE10A)抑制药

马度米星

Maduramicin（*INN*）

化学结构式

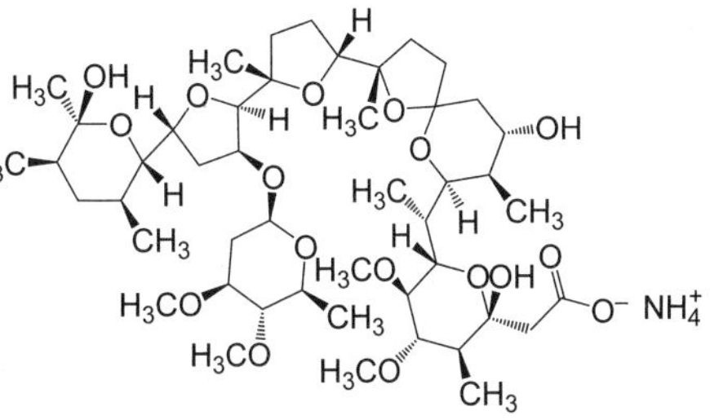

分子式和分子量 $C_{47}H_{83}NO_{17}$ 934.16

化学名 Ammonium (2*R*,3*S*,4*S*,5*R*,6*S*)-tetrahydro-2-hydroxy-6-[(*R*)-1-[(2*S*,5*R*,7*S*,8*R*,9*S*)-9-hydroxy-2,8-dimethyl-2-[(2*S*,2'*R*,3'*S*,5*R*,5'*R*)-octahydro-2-methyl-3'-[[(2*R*,4*S*,5*S*,6*S*)-tetrahydro-4,5-dimethoxy-6-methyl-2*H*-pyran-2-yl]oxy]-5'-[(2*S*,3*S*,5*R*,6*S*)-tetrahydro-6-hydroxy-3,5,6-trimethyl-2*H*-pyran-2-yl][2,2'-bifuran]-5-yl]-l,6-dioxaspiro[4.5]dec-7-yl]ethyl]-4,5-dimethoxy-3-methyl-2*H*-pyran-2-acetate

(2*R*,3*S*,4*S*,5*R*,6*S*)-四氢-2-羟基-6-[(*R*)-l-[(2*S*,5*R*,7*S*,8*R*,9*S*)-9-羟基-2,8-二甲基-2-[(2*S*,2'*R*,3'*S*,5*R*,5'*R*)-八氢-2-甲基-3'-[[(2*R*,4*S*,5*S*,6*S*)-四氢-4,5-二甲氧基-6-甲基-2*H*-吡喃-2-基]氧代]-5'-[(2*S*,3*S*,5*R*,6*S*)-四氢-6-羟基-3,5,6-三甲基-2*H*-吡喃-2-基][2,2'-二呋喃]-5-基]-l,6-二氧杂螺环[4.5]癸-7-基]乙基]-4,5-二甲氧基-3-甲基-2*H*-吡喃-2-乙酸铵

CAS 登录号 84878-61-5

INN list 52

药效分类 抗生素类药，抗球虫药

马多汀

Mafodotin（*INN*）

分子式和分子量 $C_{49}H_{76}N_6O_{11}$ 925.18

化学结构式

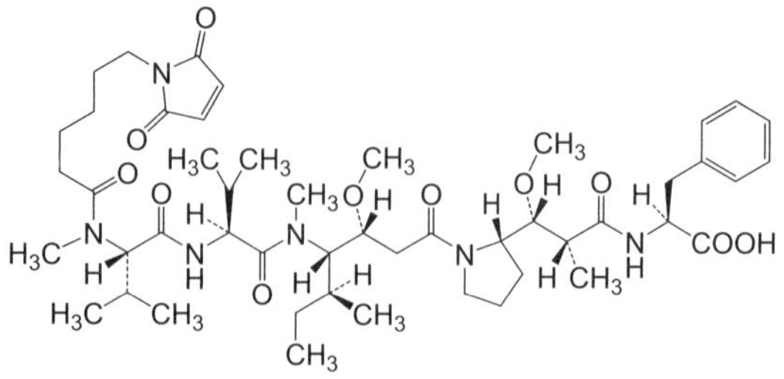

化学名 *N*-{(2*R*,3*R*)-3-[(2*S*)-1-[(3*R*,4*S*,5*S*)-4-({*N*-[6-(2,5-dioxo-2,5-dihydro-1*H*-pyrrol-1-yl)hexanoyl]-*N*-methyl-L-valyl-L-valyl}methylamino)-3-methoxy-5-methylheptanoyl]pyrrolidin-2-yl]-3-methoxy-2-methylpropanoyl}-L-phenylalanine

N-{(2*R*,3*R*)-3-[(2*S*)-1-[(3*R*,4*S*,5*S*)-4-({*N*-[6-(2,5-二氧代-2,5-二氢-1*H*-吡咯-1-基)己酰基]-*N*-甲基-L-缬氨酰-L-缬氨酰}甲氨基)-3-甲氧基-5-甲基庚酰基]吡咯烷-2-基]-3-甲氧基-2-甲基丙酰基}-L-苯丙氨酸

CAS 登录号 863971-19-1

INN list 107

药效分类 抗有丝分裂药

马伐考昔

Mavacoxib（*INN*）

化学结构式

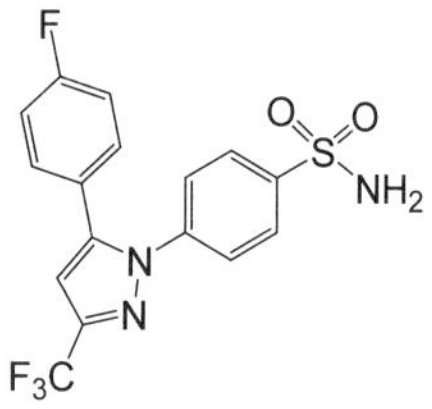

分子式和分子量 $C_{16}H_{11}F_4N_3O_2S$ 385.34

化学名 4-[5-(4-Fluorophenyl)-3-(trifluoromethyl)-1*H*-pyrazol-l-yl]benzenesulfonamide

4-[5-(4-氟苯基)-3-(三氟甲基)-1*H*-吡唑-1-基]苯磺酰胺

CAS 登录号 170569-88-7

INN list 94

药效分类 环氧酶 2 抑制药

马伏谷兰

Mavoglurant（*INN*）

化学结构式

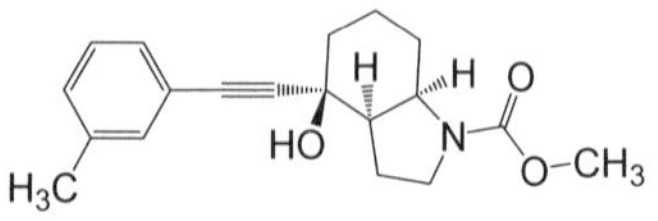

分子式和分子量 $C_{19}H_{23}NO_3$ 313.39

化学名 Methyl (3*aR*,4*S*,7*aR*)-4-hydroxy-4-[2-(3-methylphenyl)ethynyl]octahydro-1*H*-indole-1-carboxylate

甲基 (3*aR*,4*S*,7*aR*)-4-羟基-4-[2-(3-甲基苯基)乙炔基]八氢-1*H*-吲哚-1-羧酸酯

CAS 登录号 543906-09-8

INN list 104

药效分类 谷氨酸受体拮抗药

马伏沙福

Mavorixafor（*INN*）

化学结构式

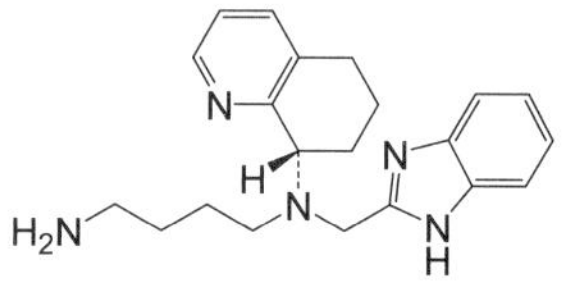

分子式和分子量 $C_{21}H_{27}N_5$ 349.48

化学名 *N*[1]-[(1*H*-benzimidazol-2-yl)methyl]-*N*[1]-[(8*S*)-5,6,7,8-tetrahydroquinolin-8-yl]butane-1,4-diamine

N[1]-[(1*H*-苯并咪唑-2-基)甲基]-*N*[1]-[(8*S*)-5,6,7,8-四氢喹啉-8-基]丁烷-1,4-二胺

CAS 登录号 558447-26-0

INN list 118

药效分类 CXC 趋化因子受体 4 型(CXCR4)拮抗药

马福拉嗪

Mafoprazine（*INN*）

化学结构式

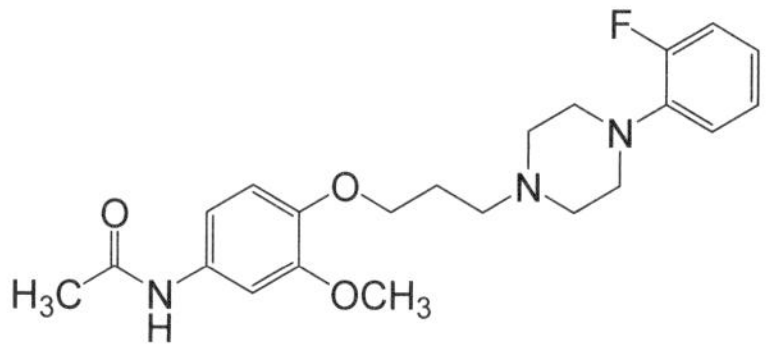

分子式和分子量 $C_{22}H_{28}FN_3O_3$ 401.47

化学名 4'-[3-[4-(*o*-Fluorophenyl)-l-piperazinyl]propoxy]-*m*-acetanisidide

4'-[3-[4-(2-氟苯基)-1-哌嗪基]丙氧基]-3-甲氧基乙酰苯胺

CAS 登录号 80428-29-1

INN list 57

药效分类 抗精神病药

马环拉肽

Maraciclatide（*INN*）

化学结构式

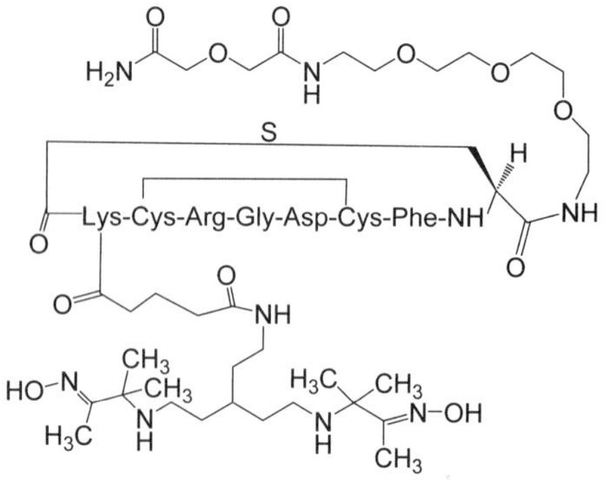

分子式和分子量 $C_{72}H_{120}N_{20}O_{21}S_3$ 1698.05

化学名 N^6-(5-[[5-[[3-(Hydroxyimino)-2-methylbutan-2-yl]amino]-3-(2-[[3-(hydroxyimino)-2-methylbutan-2-yl]amino]ethyl)pentyl]amino]-5-oxopentanoyl)-N^2-(2-sulfanylacetyl)-L-lysyl-L-cysteinyl-L-arginylglycyl-L-*α*-aspartyl-L-cysteinyl-L-phenylalanyl-*N*-(17-amino-13,17-dioxo-3,6,9,15-tetraoxa-12-azaheptadecyl)-L-cysteinamidecyclic(2→6)-disulfide cyclic (1→8)-thioether

N^6-(5-[[5-[[3-(羟基氨亚基)-2-甲基丁-2-基]氨基]-3-(2-[[3-(羟基氨亚基)-2-甲基丁-2-基]氨基]乙基)戊基]氨基]-5-氧代戊酮基)-N^2-(2-硫烷基乙酰基)-L-赖氨酰-L-半胱氨酰-L-精氨酰甘氨酰-L-*α*-天冬氨酰-L-半胱氨酰-L-苯丙氨酰基-*N*-(17-氨基-13,17-二氧代-3,6,9,15-四氧杂-12-氮杂十七烷基)-L-半胱酰胺环(2→6)-二硫键环(1→8)-硫醚

CAS 登录号 489427-17-0

INN list 103

药效分类 诊断用药

马考齐酮

Macozinone（*INN*）

化学结构式

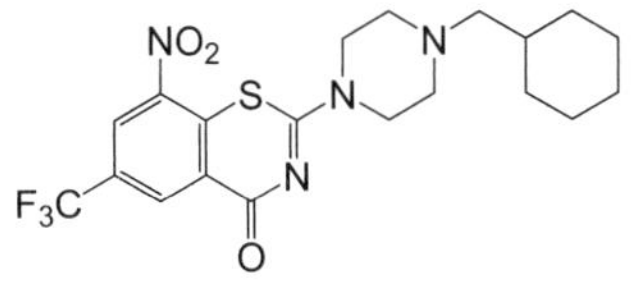

分子式和分子量 $C_{20}H_{23}F_3N_4O_3S$ 456.48

化学名 2-[4-(Cyclohexylmethyl)piperazin-1-yl]-8-nitro-6-(trifluoromethyl)-4*H*-1,3-benzothiazin-4-one

2-[4-(环己基甲基)哌嗪-1-基]-8-硝基-6-(三氟甲基)-4*H*-1,3-苯并噻嗪-4-酮

CAS 登录号 1377239-83-2

INN list 118

药效分类 抗结核药

马拉硫磷

Malathion（*INN*）

化学结构式

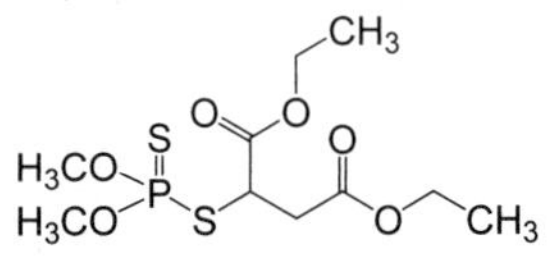

分子式和分子量 $C_{10}H_{19}O_6PS_2$ 330.36

化学名 Diethyl 2-dimethoxyphosphinothioylsulfanylbutanedioate

二乙基 2-二甲氧基硫代膦基硫基丁二酸酯

CAS 登录号 121-75-5

INN list 46

药效分类 杀虫药

ATC 分类 P03AX03

马拉韦罗

Maraviroc（*INN*）

化学结构式

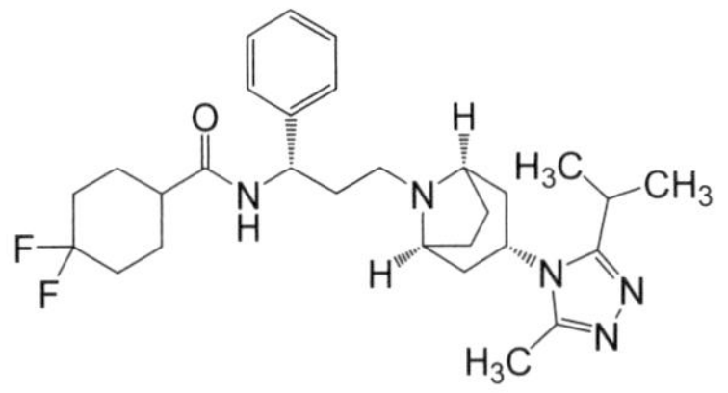

分子式和分子量 $C_{29}H_{41}F_2N_5O$ 513.67

化学名 4,4-Difluoro-*N*-[(1*S*)-3-[(1*R*,3*S*,5*S*)-3-[3-methyl-5-(propan-2-yl)-4*H*-l,2,4-triazol-4-yl]-8-azabicyclo[3.2.l]octan-8-yl]-l-phenylpropyl]cyclohexanecarboxamide

4,4-二氟-*N*-[(1*S*)-3-[(1*R*,3*S*,5*S*)-3-[3-甲基-5-(丙-2-基)-4*H*-l,2,4-三唑-4-基]-8-氮杂二环[3.2.l]辛-8-基]-1-苯基丙基]环己基甲酰胺

CAS 登录号 376348-65-1

INN list 91

药效分类 抗病毒药

ATC 分类 J05AX08

马来磺胺噻唑

Maleylsulfathiazole（*INN*）

化学结构式

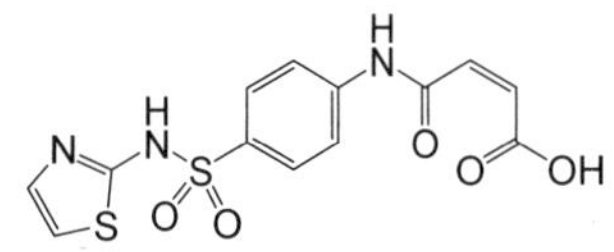

分子式和分子量 $C_{13}H_{11}N_3O_5S_2$ 353.37

化学名 4'-(2-Thiazolyl-sulfamoyl)maleanilic acid

4'-(2-噻唑氨磺酰基)马来酰苯胺酸

CAS 登录号 515-57-1

INN list 1

药效分类 磺胺类药

马来他姆

Maletamer（*INN*）

化学结构式

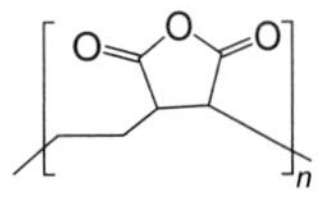

分子式和分子量 $(C_6H_6O_3)_n$ $(126.03)_n$

药物描述 Maleic anhydride polymer with ethylene and vinyl crotonate

马来酸酐与乙烯和巴豆酸乙烯酯的聚合物

CAS 登录号 67832-40-0

INN list 14

药效分类 止泻药，抗肠蠕动药

马立巴韦

Maribavir（*INN*）

化学结构式

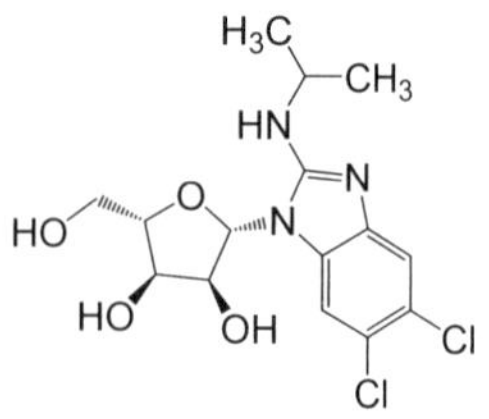

分子式和分子量　$C_{15}H_{19}Cl_2N_3O_4$　376.24

化学名　5,6-Dichloro-2-(isopropylamino)-1-*β*-L-ribofuranosylbenzimidazole

5,6-二氯-2-(异丙氨基)-1-*β*-L-呋喃核糖基苯并咪唑

CAS 登录号　176161-24-3

INN list　80

药效分类　抗病毒药

马立马司他

Marimastat（*INN*）

化学结构式

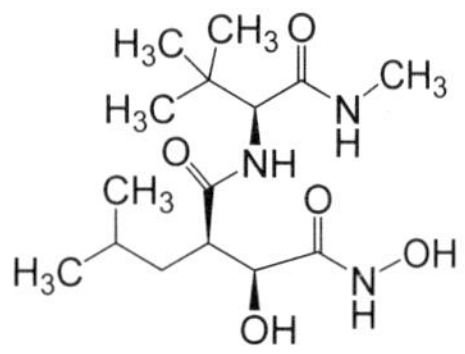

分子式和分子量　$C_{15}H_{29}N_3O_5$　331.41

化学名　(2*S*,3*R*)-3-[[(1*S*)-2,2-Dimethyl-1-(methylcarbamoyl)propyl]carbamoyl]-2-hydroxy-5-methylhexanohydroxamic acid

(2*S*,3*R*)-3-[[(1*S*)-2,2-二甲基-1-(甲基氨甲酰基)丙基]氨甲酰基]-2-羟基-5-甲基己异羟肟酸

CAS 登录号　154039-60-8

INN list　75

药效分类　基质金属蛋白酶抑制药，抗肿瘤药

马立霉素

Maridomycin（*INN*）

化学结构式

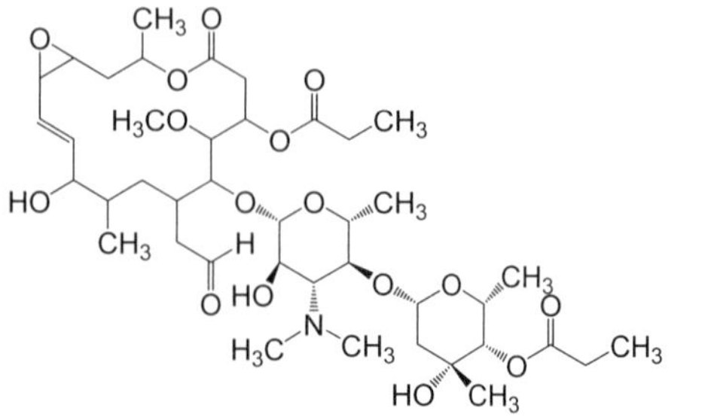

分子式和分子量　$C_{41}H_{67}NO_{16}$　829.97

化学名　10-(Formylmethyl)-7,13-dihydroxy-8-methoxy-3,12-dimethyl-5-oxo-4,17-dioxabicyclo[14.1.0]heptadec-14-en-9-yl 3,6-dideoxy-4-*O*-(2,6-dideoxy-3-*C*-methyl-*α*-L-*ribo*-hexopyranosyl)-3-(dimethylamino)-*β*-D-glucopyranoside 4'',7'-dipropionate (ester)

10-(甲酰甲基)-7,13-二羟基-8-甲氧基-3,12-二甲基-5-氧代-4,17-二氧二环[14.1.0]十七烷-14-烯-9-基 3,6-二脱氧-4-*O*-(2,6-二脱氧-3-*C*-甲基-*α*-L-核-吡喃己糖基)-3-(二甲基氨基)-*β*-D-吡喃葡萄糖苷 4'',7'-二丙酸酯

CAS 登录号　35775-82-7

INN list　32

药效分类　抗生素类药

马立替林

Mariptiline（*INN*）

化学结构式

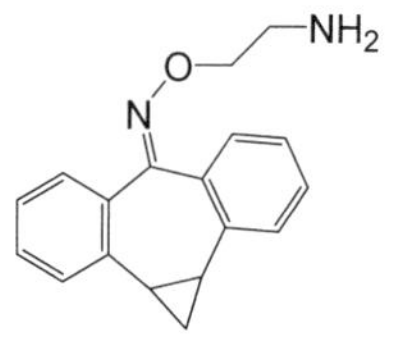

分子式和分子量　$C_{18}H_{18}N_2O$　278.35

化学名　1*a*,10*b*-Dihydrodibenzo[*a,e*]cyclopropa[*c*]cyclohepten-6(1*H*)-one *O*-(2-aminoethyl)oxime

1*a*,10*b*-二氢二苯并[*a,e*]环丙[*c*]环庚烯-6(1*H*)-酮 *O*-(2-氨乙基)肟

CAS 登录号　60070-14-6

INN list　44

药效分类　抗抑郁药

马利佐米

Marizomib（*INN*）

化学结构式

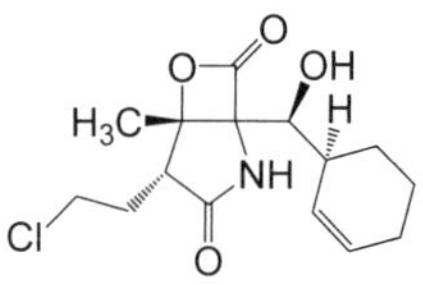

分子式和分子量　$C_{15}H_{20}ClNO_4$　313.78

化学名　(1*R*,4*R*,5*S*)-4-(2-Chloroethyl)-1-[(*S*)-[(1*S*)-cyclohex-2-en-1-yl](hydroxy)methyl]-5-methyl-6-oxa-2-azabicyclo[3.2.0]heptane-3,7-dione

(1*R*,4*R*,5*S*)-4-(2-氯乙基)-1-[(*S*)-[(1*S*)-环己-2-烯-1-基](羟基)甲基]-5-甲基-6-氧杂-2-氮杂环[3.2.0]庚烷-3,7-二酮

CAS 登录号　437742-34-2

INN list　102

药效分类　抗肿瘤药

马磷酰胺

Mafosfamide（*INN*）

分子式和分子量　$C_9H_{19}Cl_2N_2O_5PS_2$　401.27

化学结构式

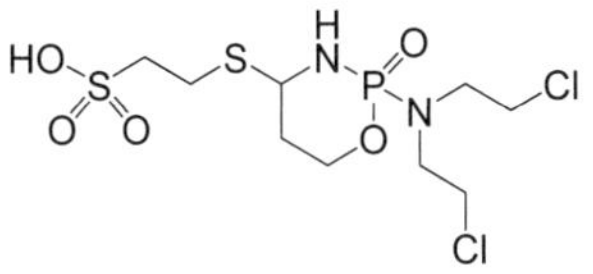

化学名 (±)-2-[[2-[Bis(2-chloroethyl)amino]tetrahydro-2*H*-l,3,2-oxazaphosphorin-4-yl]thio]ethanesulfonic acid *P*-*cis*-oxide

(±)-2-[[2-[双(2-氯乙基)氨基]四氢-2*H*-l,3,2-氧杂氮杂磷杂环己烷-4-基]硫代]乙磺酸 *P*-顺-氧化物

CAS 登录号 88859-04-5

INN list 51

药效分类 抗肿瘤药

马鲁司特

Masilukast（*INN*）

化学结构式

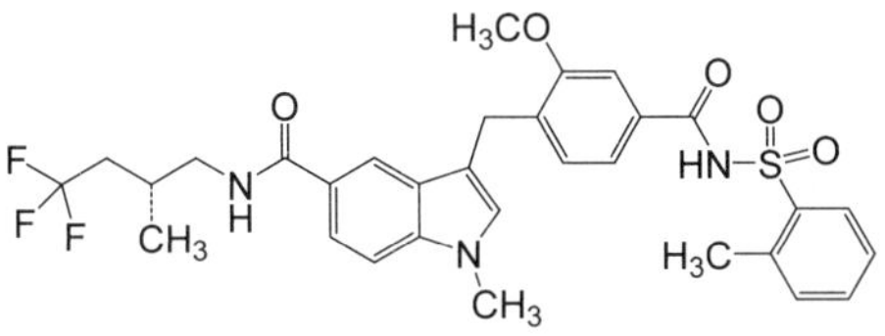

分子式和分子量 $C_{31}H_{32}F_3N_3O_5S$ 615.66

化学名 3-[(2-Methoxy-4-[[(2-methylphenyl)sulfonyl]carbamoyl]phenyl)methyl]-1-methyl-*N*-[(2*R*)-4,4,4-trifluoro-2-methylbutyl]-1*H*-indole-5-carboxamide

3-[(2-甲氧基-4-[[(2-甲苯基)磺酰基]氨甲酰基]苯基)甲基]-1-甲基-*N*-[(2*R*)-4,4,4-三氟-2-甲基丁基]-1*H*-吲哚-5-甲酰胺

CAS 登录号 136564-68-6

INN list 94

药效分类 白三烯受体拮抗药

马罗匹坦

Maropitant（*INN*）

化学结构式

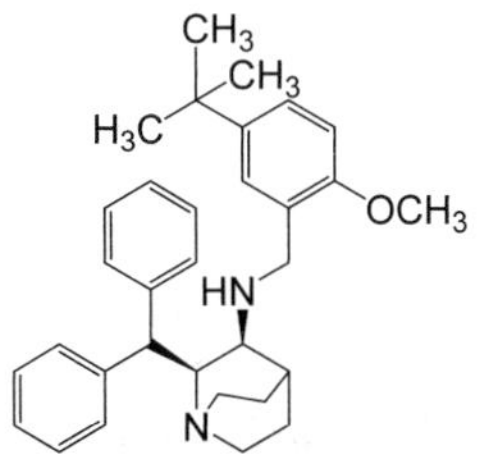

分子式和分子量 $C_{32}H_{40}N_2O$ 468.69

化学名 (2*S*,3*S*)-*N*-[5-(1,1-Dimethylethyl)-2-methoxybenzyl]-2-(diphenylmethyl)-1-azabicyclo[2.2.2]octan-3-amine

(2*S*,3*S*)-*N*-[5-(l,1-二甲基乙基)-2-甲氧基苄基]-2-(二苯基甲基)-1-氮杂二环[2.2.2]辛-3-胺

CAS 登录号 147116-67-4; 359875-09-5[枸橼酸盐一水合物]

INN list 90

药效分类 神经激肽 NK1 受体拮抗药

马罗塞平

Maroxepin（*INN*）

化学结构式

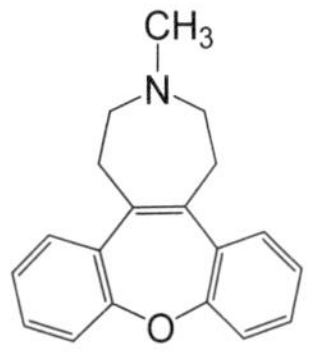

分子式和分子量 $C_{19}H_{19}NO$ 277.36

化学名 2,3,4,5-Tetrahydro-3-methyl-1*H*-dibenz[2,3:6,7]oxepino[4,5-*d*]azepine

2,3,4,5-四氢-3-甲基-1*H*-二苯并[2,3:6,7]氧杂环庚三烯并[4,5-*d*]氮杂草

CAS 登录号 65509-24-2

INN list 54

药效分类 抗抑郁药

马洛替酯

Malotilate（*INN*）

化学结构式

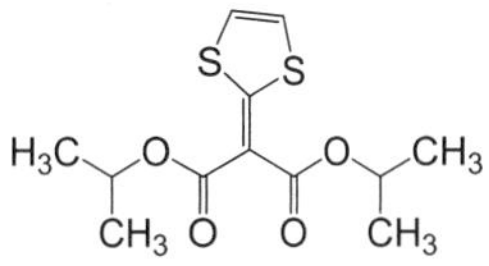

分子式和分子量 $C_{12}H_{16}O_4S_2$ 288.38

化学名 Diisopropyl 1,3-dithiole-2-ylidenemalonate

二异丙基 1,3-二硫代-2-亚基丙二酸酯

CAS 登录号 59937-28-9

INN list 44

药效分类 保肝药

马尼地平

Manidipine（*INN*）

化学结构式

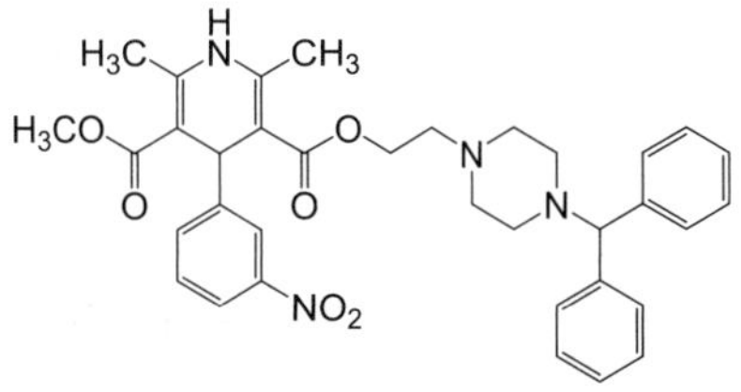

分子式和分子量 $C_{35}H_{38}N_4O_6$ 610.70

化学名 5-*O*-[2-(4-Benzhydrylpiperazin-1-yl)ethyl] 3-*O*-methyl 2,6-dimethyl-4-(3-nitrophenyl)-1,4-dihydropyridine-3,5-dicarboxylate

5-*O*-[2-(4-二苯甲基哌嗪-1-基)乙基] 3-*O*-甲基 2,6-二甲基-4-(3-硝基苯基)-1,4-二氢吡啶-3,5-二羧酸酯

CAS 登录号 120092-68-4

INN list 59

药效分类 钙通道阻滞药

ATC 分类 C08CA11

马尼法辛

Manifaxine（*INN*）

化学结构式

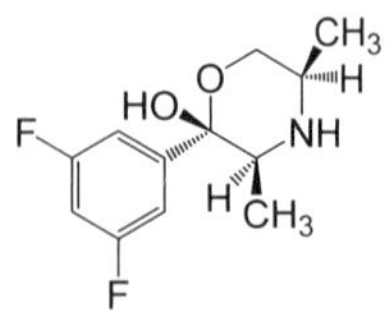

分子式和分子量 $C_{12}H_{15}F_2NO_2$ 243.25

化学名 (2*S*,3*S*,5*R*)-2-(3,5-Difluorophenyl)-3,5-dimethylmorpholin-2-ol

(2*S*,3*S*,5*R*)-2-(3,5-二氟苯基)-3,5-二甲基吗啉-2-醇

CAS 登录号 135306-39-7

INN list 85

药效分类 抗抑郁药

马尼莫司

Manitimus（*INN*）

化学结构式

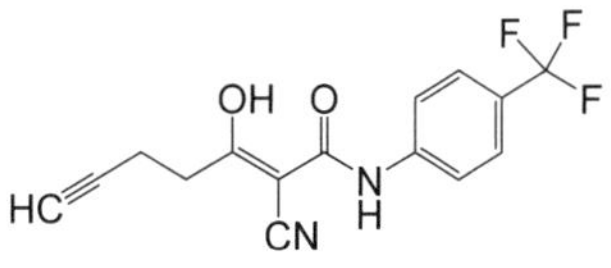

分子式和分子量 $C_{15}H_{11}F_3N_2O_2$ 308.26

化学名 (2*Z*)-2-Cyano-3-hydroxy-*N*-[4-(trifluoromethyl)phenyl]hept-2-en-6-ynamide

(2*Z*)-2-氰基-3-羟基-*N*-[4-(三氟甲基)苯基]庚-2-烯-6-炔酰胺

CAS 登录号 202057-76-9

INN list 93

药效分类 免疫抑制药

马诺地尔

Manozodil（*INN*）

化学结构式

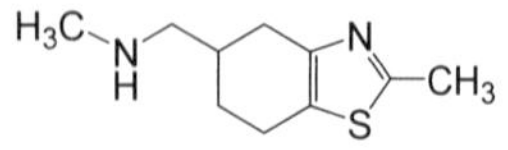

分子式和分子量 $C_{10}H_{16}N_2S$ 196.31

化学名 4,5,6,7-Tetrahydro-2-methyl-5-[(methylamino)methyl]benzothiazole

4,5,6,7-四氢-2-甲基-5-[(甲氨基)甲基]苯并噻唑

CAS 登录号 77528-67-7

INN list 47

药效分类 血管扩张药

马哌斯汀

Mapinastine（*INN*）

化学结构式

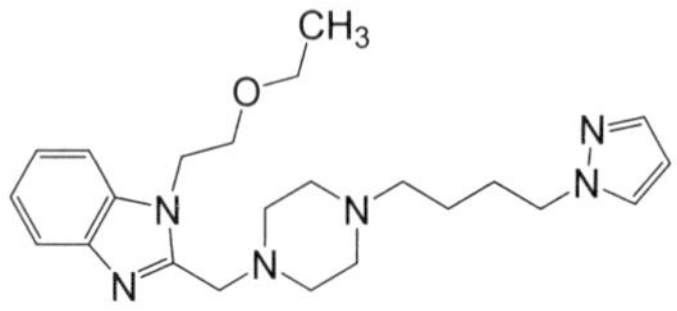

分子式和分子量 $C_{23}H_{34}N_6O$ 410.56

化学名 1-(2-Ethoxyethyl)-2-[[4-(4-pyrazol-1-ylbutyl)-1-piperazinyl]methyl]benzimidazole

1-(2-乙氧基乙基)-2-[[4-(4-吡唑-1-基丁基)-1-哌嗪基]甲基]苯并咪唑

CAS 登录号 140945-32-0

INN list 72

药效分类 抗组胺药

马泼尼酮

Mazipredone（*INN*）

化学结构式

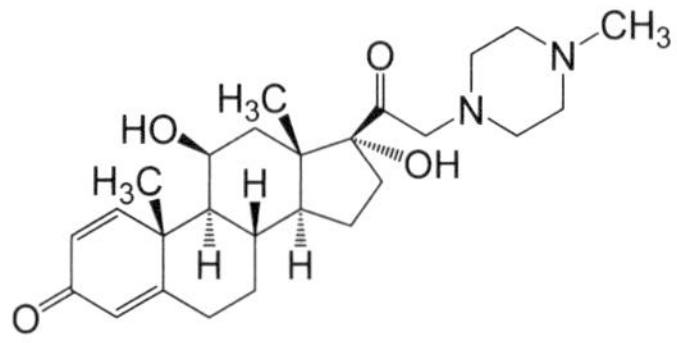

分子式和分子量 $C_{26}H_{38}N_2O_4$ 442.59

化学名 11*β*,17-Dihydroxy-21-(4-methyl-1-piperazinyl)pregna-1,4-diene-3,20-dione

11*β*,17-二羟基-21-(4-甲基-1-哌嗪基)孕甾-1,4-二烯-3,20-二酮

CAS 登录号 13085-08-0

INN list 32

药效分类 肾上腺皮质激素类药

马普考雷

Mapracorat（*INN*）

化学结构式

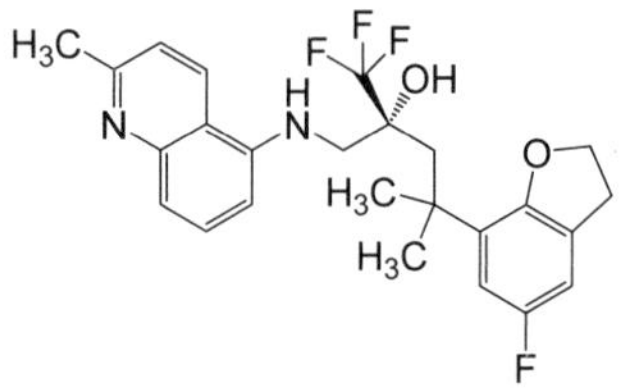

分子式和分子量 $C_{25}H_{26}F_4N_2O_2$ 462.48

化学名 (2*R*)-1,1,1-Trifluoro-4-(5-fluoro-2,3-dihydro-1-benzofuran-7-yl)-4-methyl-2-[[(2-methylquinolin-5-yl)amino]methyl]pentan-2-ol

(2*R*)-1,1,1-三氟-4-(5-氟-2,3-二氢-1-苯并呋喃-7-基)-4-甲基-

2-[[(2-甲基喹啉-5-基)氨基]甲基]戊-2-醇

CAS 登录号 887375-26-0

INN list 102

药效分类 抗炎药

马普替林

Maprotiline（*INN*）

化学结构式

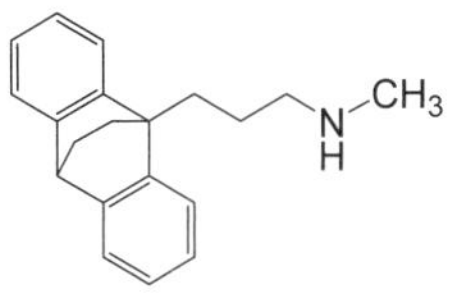

分子式和分子量 $C_{20}H_{23}N$ 277.40

化学名 *N*-Methyl-9,10-ethanoanthracene-9(10*H*)-propylamine

N-甲基-9,10-乙桥蒽-9(10*H*)-丙胺

CAS 登录号 10262-69-8

INN list 23

药效分类 抗抑郁药

马赛替尼

Masitinib（*INN*）

化学结构式

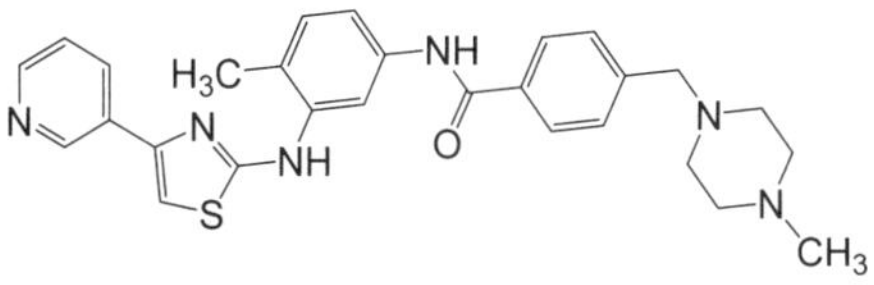

分子式和分子量 $C_{28}H_{30}N_6OS$ 498.64

化学名 4-[(4-Methylpiperazin-l-yl)methyl]-*N*-(4-methyl-3-[[4-(pyridin-3-yl)-l,3-thiazol-2-yl]amino]phenyl)benzamide

4-[(4-甲基哌嗪-1-基)甲基]-*N*-(4-甲基-3-[[4-(吡啶基-3-基)-l,3-噻唑-2-基]氨基]苯基)苯甲酰胺

CAS 登录号 790299-79-5

INN list 96

药效分类 抗肿瘤药

马沙骨化醇

Maxacalcitol（*INN*）

化学结构式

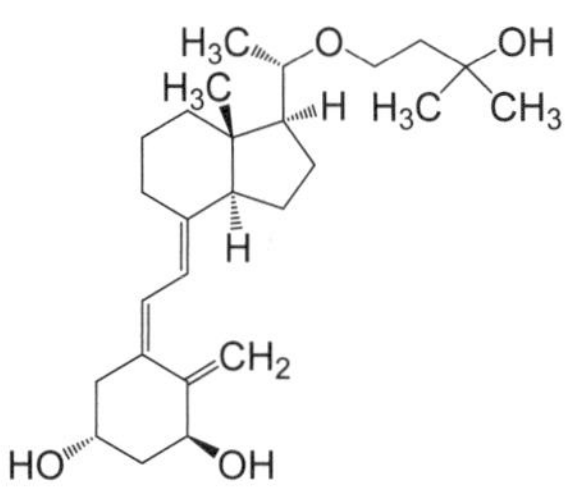

分子式和分子量 $C_{26}H_{42}O_4$ 418.61

化学名 (+)-(5*Z*,7*E*,20*S*)-20*α*-(3-Hydroxy-3-methylbutoxy)-9,10-secopregna-5,7,10(19)-triene-1*α*,3*β*-diol

(+)-(5*Z*,7*E*,20*S*)-20*α*-(3-羟基-3-甲基丁氧基)-9,10-断孕甾-5,7,10(19)-三烯-1*α*,3*β*-二醇

CAS 登录号 103909-75-7

INN list 75

药效分类 抗银屑病药，维生素类药

马舒匹定

Masupirdine（*INN*）

化学结构式

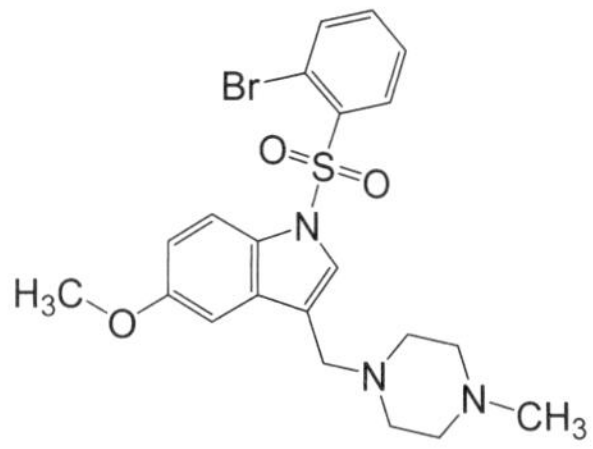

分子式和分子量 $C_{21}H_{24}BrN_3O_3S$ 478.41

化学名 1-(2-Bromobenzene-1-sulfonyl)-5-methoxy-3-[(4-methylpiperazin-1-yl)methyl]-1*H*-indole

1-(2-溴苯-1-磺酰基)-5-甲氧基-3-[(4-甲基哌嗪-1-基)甲基]-1*H*-吲哚

CAS 登录号 701205-60-9

INN list 119

药效分类 5-羟色胺受体拮抗药

马索罗酚

Masoprocol（*INN*）

化学结构式

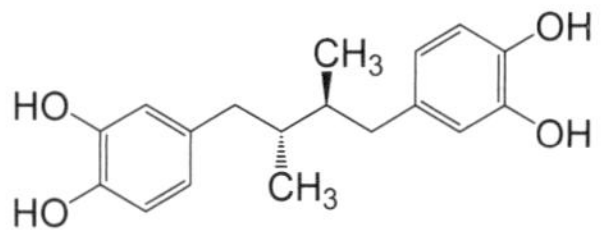

分子式和分子量 $C_{18}H_{22}O_4$ 302.36

化学名 *meso*-4,4'-(2,3-Dimethyltetramethylene)dipyrocatechol

内消旋-4,4'-(2,3-二甲基四甲叉基)二邻苯二酚

CAS 登录号 27686-84-6

INN list 63

药效分类 抗肿瘤药

ATC 分类 L01XX10

马维替尼

Mavelertinib（*INN*）

化学结构式

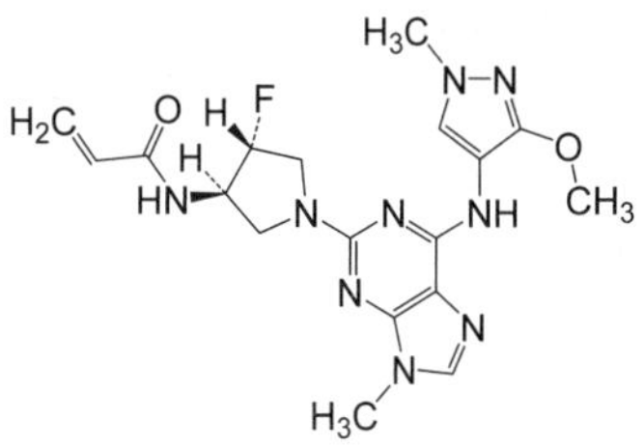

分子式和分子量 $C_{18}H_{22}FN_9O_2$ 415.43

化学名 *N*-[(3*R*,4*R*)-4-Fluoro-1-{6-[(3-methoxy-1-methyl-1*H*-pyrazol-4-yl)amino]-9-methyl-9*H*-purin-2-yl}pyrrolidin-3-yl]prop-2-enamide

N-[(3*R*,4*R*)-4-氟-1-{6-[(3-甲氧基-1-甲基-1*H*-吡唑-4-基)氨基] -9-甲基-9*H*-嘌呤-2-基}吡咯烷-3-基]丙-2-烯酰胺

CAS 登录号 1776112-90-3

INN list 118

药效分类 酪氨酸激酶抑制药，抗肿瘤药

马昔瑞林

Macimorelin（*INN*）

化学结构式

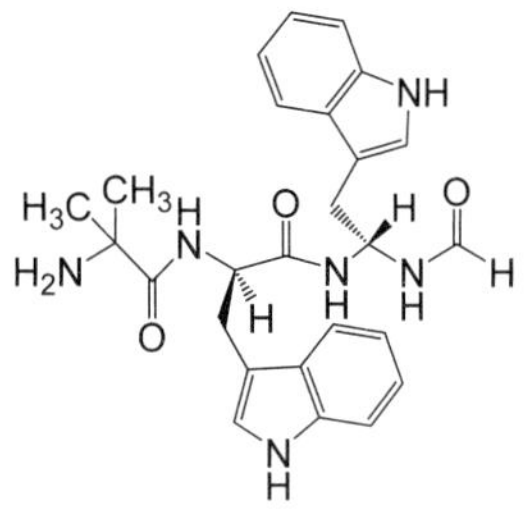

分子式和分子量 $C_{26}H_{30}N_6O_3$ 474.55

化学名 2-Amino-*N*-[(2*R*)-1-[[(1*R*)-1-formamido-2-(1*H*-indol-3-yl)ethyl]amino]-3-(1*H*-indol-3-yl)-1-oxopropan-2-yl]-2-methylpropanamide

2-氨基-*N*-[(2*R*)-1-[[(1*R*)-1-甲酰氨基-2-(1*H*-吲哚-3-基)乙基]氨基]-3-(1*H*-吲哚-3-基)-1-氧代丙-2-基]-2-甲基丙酰胺

CAS 登录号 381231-18-1

INN list 100

药效分类 促生长素释放肽类药

马昔腾坦

Macitentan（*INN*）

化学结构式

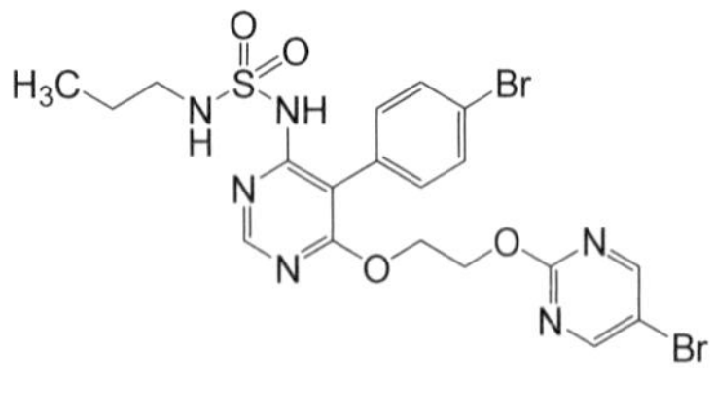

分子式和分子量 $C_{19}H_{20}Br_2N_6O_4S$ 588.27

化学名 *N*-[5-(4-Bromophenyl)-6-[2-[(5-bromopyrimidin-2-yl)oxy]ethoxy]-pyrimidin-4-yl]-*N*'-propylsulfuric diamide

N-[5-(4-溴代苯基)-6-[2-[(5-溴代嘧啶-2-基)氧基]乙氧基]-嘧啶-4-基]-*N*'-丙基磺酰二胺

CAS 登录号 441798-33-0

INN list 99

药效分类 内皮素受体拮抗药

马吲哚

Mazindol（*INN*）

化学结构式

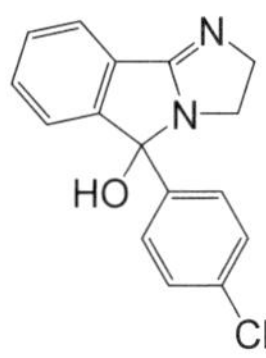

分子式和分子量 $C_{16}H_{13}ClN_2O$ 284.74

化学名 (±)-5-(*p*-Chlorophenyl)-2,5-dihydro-3*H*-imidazo[2,1-*a*]isoindol-5-ol

(±)-5-(4-氯苯基)-2,5-二氢-3*H*-咪唑并[2,1-*a*]异吲哚-5-醇

CAS 登录号 22232-71-9

INN list 23

药效分类 食欲抑制药，抗抑郁药

马扎哌汀

Mazapertine（*INN*）

化学结构式

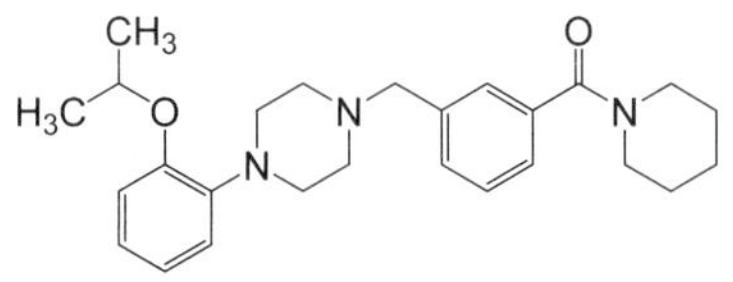

分子式和分子量 $C_{26}H_{35}N_3O_2$ 421.59

化学名 1-[*α*-[4-(*o*-Isopropoxyphenyl)-1-piperazinyl]-*m*-toluoyl]piperidine

1-[*α*-[4-(2-异丙氧基苯基)-1-哌嗪基]-3-甲苯酰]哌啶

CAS 登录号 134208-17-6; 134208-18-7[琥珀酸盐]

INN list 72

药效分类 抗精神病药

马扎替可

Mazaticol（*INN*）

化学结构式

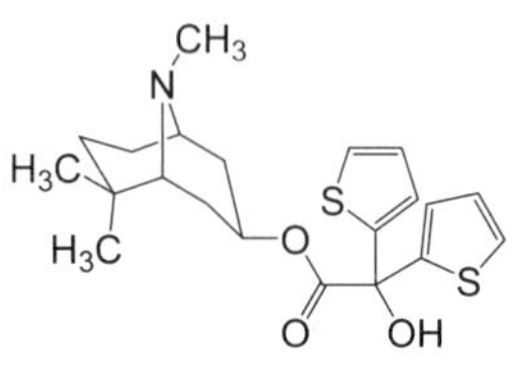

分子式和分子量 $C_{21}H_{27}NO_3S_2$ 405.57

化学名 6,6,9-Trimethyl-9-azabicyclo[3.3.1]non-3*β*-yl di-2-thienylglycolate

6,6,9-三甲基-9-氮杂二环[3.3.1]壬-3*β*-基 二-2-噻吩基甘醇酸酯

CAS 登录号 42024-98-6

INN list 29

药效分类 抗震颤麻痹药

马佐卡林

Mazokalim（*INN*）

化学结构式

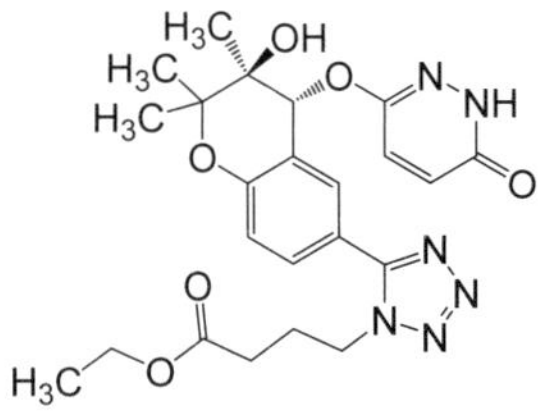

分子式和分子量　$C_{23}H_{28}N_6O_6$　484.51

化学名　Ethyl 5-[(3*S*,4*R*)-4-[(l,6-dihydro-6-oxo-3-pyridazinyl)oxy]-3-hydroxy-2,2,3-trimethyl-6-chromanyl]-1*H*-tetrazole-1-butyrate

乙基 5-[(3*S*,4*R*)-4-[(l,6-二氢-6-氧代-3-哒嗪基)氧基]-3-羟基-2,2,3-三甲基-6-苯并二氢吡喃基]-1*H*-四唑-1-丁酸酯

CAS 登录号　164178-54-5

INN list　75

药效分类　钾通道激活药

玛巴洛沙韦

Baloxavir Marboxil（*INN*）

化学结构式

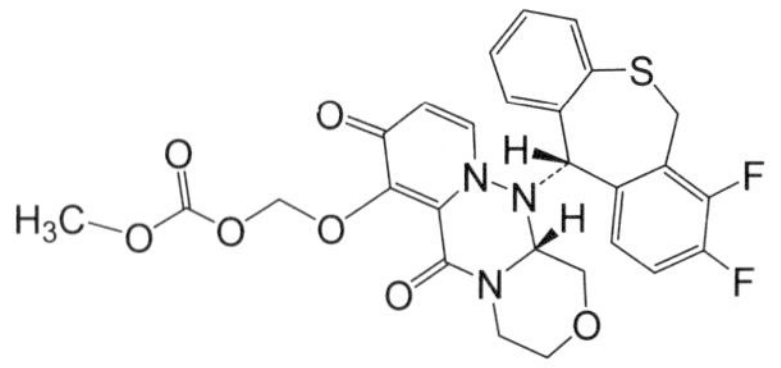

分子式和分子量　$C_{27}H_{23}F_2N_3O_7S$　571.55

化学名　({(12*aR*)-12-[(11*S*)-7,8-Difluoro-6,11-dihydrodibenzo[*b*,*e*]thiepin-11-yl]-6,8-dioxo-3,4,6,8,12,12*a*-hexahydro-1*H*-[1,4]oxazino[3,4-*c*]pyrido[2,1-*f*][1,2,4]triazin-7-yl}oxy)methyl methyl carbonate

({(12*aR*)-12-[(11*S*)-7,8-二氟-6,11-二氢二苯并[*b*,*e*]硫杂环庚熳-11-基]-6,8-二氧代-3,4,6,8,12,12*a*-六氢-1*H*-[1,4]噁嗪并[3,4-*c*]吡啶并[2,1-*f*][1,2,4]三嗪-7-基}氧)甲基 甲基 碳酸酯

CAS 登录号　1985606-14-1

INN list　116

药效分类　抗病毒药

玛伐凯泰

Mavacamten（*INN*）

化学结构式

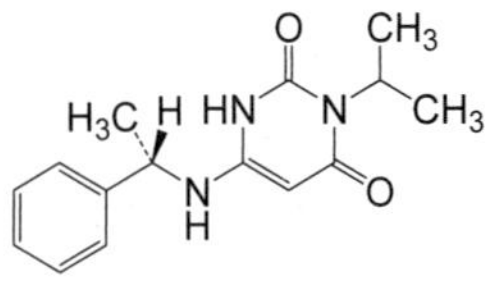

分子式和分子量　$C_{15}H_{19}N_3O_2$　273.34

化学名　6-{[(1*S*)-1-Phenylethyl]amino}-3-(propan-2-yl)pyrimidine-2,4(1*H*,3*H*)-dione

6-{[(1*S*)-1-苯基乙基]氨基}-3-(丙-2-基)嘧啶-2,4(1*H*,3*H*)-二酮

CAS 登录号　1642288-47-8

INN list　116

药效分类　正性肌力药

玛伐曲普

Mavatrep（*INN*）

化学结构式

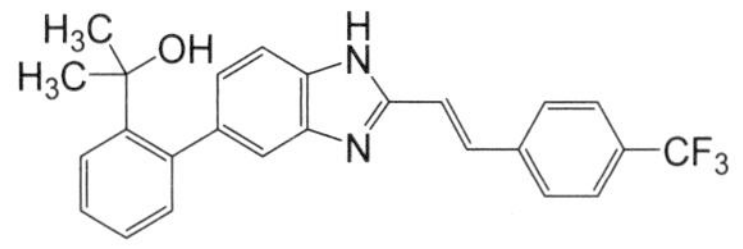

分子式和分子量　$C_{25}H_{21}F_3N_2O$　422.45

化学名　2-[2-(2-{(1*E*)-2-[4-(Trifluoromethyl)phenyl]ethenyl}-1*H*-benzimidazol-5-yl)phenyl]propan-2-ol

2-[2-(2-{(1*E*)-2-[4-(三氟甲基)苯基]乙烯基}-1*H*-苯并咪唑-5-基)苯基]丙-2-醇

CAS 登录号　956274-94-5

INN list　109

药效分类　中枢镇痛药

吗贝卡

Mobecarb（*INN*）

化学结构式

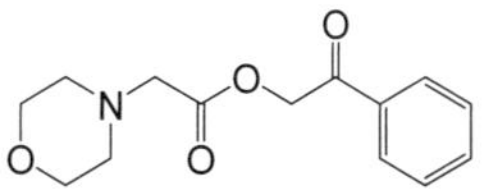

分子式和分子量　$C_{14}H_{17}NO_4$　263.29

化学名　Phenacyl 4-morpholineacetate

苯甲酰甲基 4-吗啉乙酸酯

CAS 登录号　15518-84-0

INN list　15

药效分类　止血药

吗苯丁酯

Dioxaphetyl Butyrate（*INN*）

化学结构式

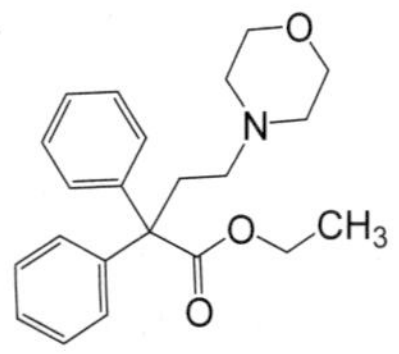

分子式和分子量　$C_{22}H_{27}NO_3$　353.45

化学名　Ethyl 4-morpholino-2,2-diphenylbutyrate

乙基 4-吗啉代-2,2-二苯基丁酸酯

CAS 登录号　467-86-7

INN list 5
药效分类 镇痛药

吗多明

Molsidomine（*INN*）

化学结构式

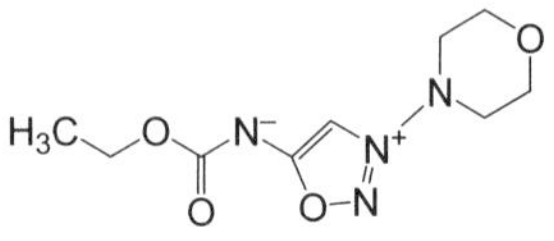

分子式和分子量 $C_9H_{14}N_4O_4$ 242.23

化学名 (1*E*)-1-Ethoxy-*N*-(3-morpholin-4-yloxadiazol-3-ium-5-yl)methanimidate

(1*E*)-1-乙氧基-*N*-(3-吗啉-4-基噁二唑-3-鎓-5-基)甲酰氨负离子内盐

CAS 登录号 25717-80-0
INN list 26
药效分类 抗心肌缺血药
ATC 分类 C01DX12

吗啡

Morphine

化学结构式

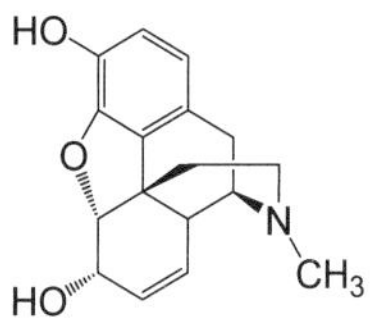

分子式和分子量 $C_{17}H_{19}NO_3$ 285.34

化学名 7,8-Didehydro-4,5*α*-epoxy-17-methylmorphinan-3,6*α*-diol

7,8-二去氢-4,5*α*-桥氧-17-甲基吗啡喃-3,6*α*-二醇

CAS 登录号 57-27-2; 52-26-6[盐酸盐一水合物]; 6211-15-0[硫酸盐（2∶1)五水合物]; 64-31-3[硫酸盐（2∶1)]
药效分类 镇痛药

吗福克辛

Mofoxime（*INN*）

化学结构式

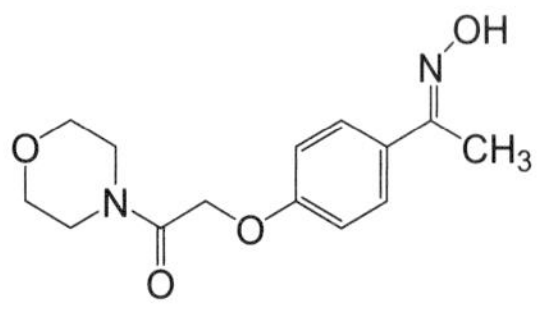

分子式和分子量 $C_{14}H_{18}N_2O_4$ 278.30

化学名 4-[(*p*-Acetylphenoxy)acetyl]morpholine *p*-oxime

4-[(4-乙酰苯氧基)乙酰基]吗啉 4-肟

CAS 登录号 29936-79-6
INN list 35
药效分类 镇咳药

吗福雷司

Morforex（*INN*）

化学结构式

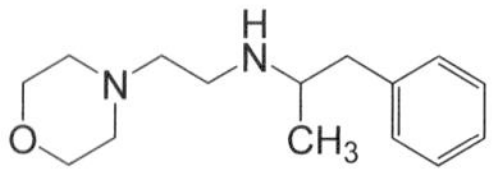

分子式和分子量 $C_{15}H_{24}N_2O$ 248.36

化学名 4-[2-[(*α*-Methylphenethyl)amino]ethyl]morpholine

4-[2-[(*α*-甲基苯乙基)氨基]乙基]吗啉

CAS 登录号 41152-17-4
INN list 26
药效分类 食欲抑制药

吗琥胺

Morsuximide（*INN*）

化学结构式

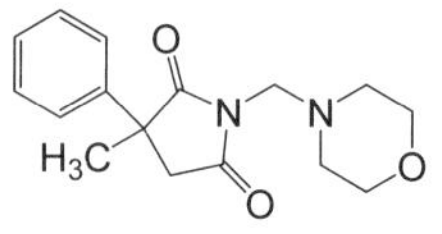

分子式和分子量 $C_{16}H_{20}N_2O_3$ 288.34

化学名 2-Methyl-*N*-(morpholinomethyl)-2-phenylsuccinimide

2-甲基-*N*-(吗啉甲基)-2-苯基琥珀酰亚胺

CAS 登录号 3780-72-1
INN list 27
药效分类 抗癫痫药

吗克罗孟

Morocromen（*INN*）

化学结构式

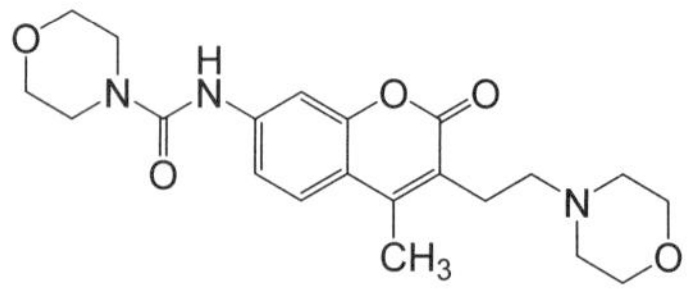

分子式和分子量 $C_{21}H_{27}N_3O_5$ 401.46

化学名 4-Methyl-7-(4-morpholinecarboxamido)-3-(2-morpholinoethyl)coumarin

4-甲基-7-(4-吗啉甲酰氨基)-3-(2-吗啉乙基)香豆素

CAS 登录号 35843-07-3
INN list 32
药效分类 冠脉扩张药

吗喹酮

Moquizone（*INN*）

分子式和分子量 $C_{20}H_{21}N_3O_3$ 351.40

化学结构式

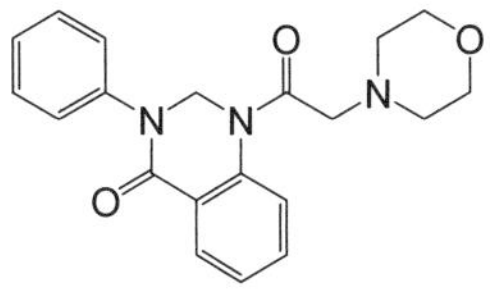

化学名 2,3-Dihydro-1-(morpholinoacetyl)-3-phenyl-4(1*H*)-quinazolinone

2,3-二氢-1-(吗啉乙酰基)-3-苯基-4(1*H*)-喹唑啉酮

CAS 登录号 19395-58-5

INN list 20

药效分类 利胆药

吗拉宗

Morazone（*INN*）

化学结构式

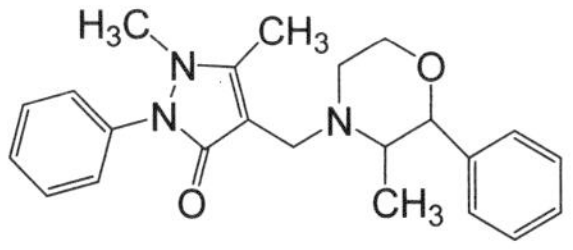

分子式和分子量 $C_{23}H_{27}N_3O_2$ 377.48

化学名 4-[(3-Methyl-2-phenylmorpholino)methyl]antipyrine

4-[(3-甲基-2-苯基吗啉代)甲基]安替比林

CAS 登录号 6536-18-1

INN list 12

药效分类 解热镇痛药

吗林那宗

Molinazone（*INN*）

化学结构式

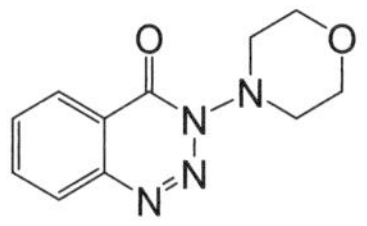

分子式和分子量 $C_{11}H_{12}N_4O_2$ 232.24

化学名 3-Morpholino-1,2,3-benzotriazin-4(3*H*)-one

3-吗啉基-1,2,3-苯并三嗪-4(3*H*)-酮

CAS 登录号 5581-46-4

INN list 13

药效分类 镇痛药

吗啉胍

Moroxydine（*INN*）

化学结构式

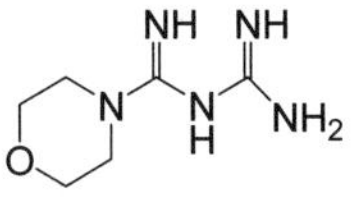

分子式和分子量 $C_6H_{13}N_5O$ 171.20

化学名 4-Morpholinecarboximidoylguanidine

4-吗啉氮代甲酰基胍

CAS 登录号 3731-59-7

INN list 12

药效分类 抗病毒药

ATC 分类 J05AX01

吗啉米特

Morinamide（*INN*）

化学结构式

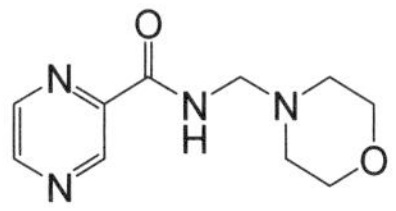

分子式和分子量 $C_{10}H_{14}N_4O_2$ 222.24

化学名 *N*-(Morpholinomethyl)pyrazinecarboxamide

N-(吗啉甲基)吡嗪甲酰胺

CAS 登录号 952-54-5

INN list 13

药效分类 抗结核药

ATC 分类 J04AK04

吗啉硝唑

Morponidazole（*INN*）

化学结构式

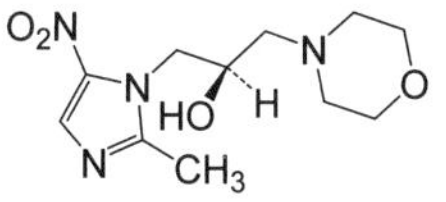

及其对映异构体

分子式和分子量 $C_{11}H_{18}N_4O_4$ 270.29

化学名 *rac*-(2*R*)-1-(2-Methyl-5-nitro-1*H*-imidazol-1-yl)-3-(morpholin-4-yl)propan-2-ol

外消旋-(2*R*)-1-(2-甲基-5-硝基-1*H*-咪唑-1-基)-3-(吗啉-4-基)丙-2-醇

CAS 登录号 92478-27-8

INN list 125

药效分类 抗菌药

吗洛维林

Mofloverine（*INN*）

化学结构式

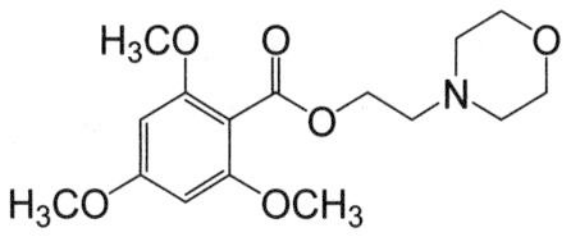

分子式和分子量 $C_{16}H_{23}NO_6$ 325.36

化学名 2-Morpholinoethyl 2,4,6-trimethoxybenzoate

2-吗啉乙基 2,4,6-三甲氧苯甲酸酯

CAS 登录号 54063-50-2

INN list 28

药效分类 解痉药

吗氯贝胺

Moclobemide（*INN*）

化学结构式

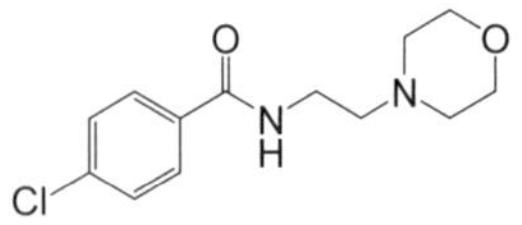

分子式和分子量　$C_{13}H_{17}ClN_2O_2$　268.74

化学名　*p*-Chloro-*N*-(2-morpholinoethyl)benzamide

4-氯-*N*-(2-吗啉乙基)苯甲酰胺

CAS 登录号　71320-77-9

INN list　44

药效分类　抗抑郁药

吗氯酮

Morclofone（*INN*）

化学结构式

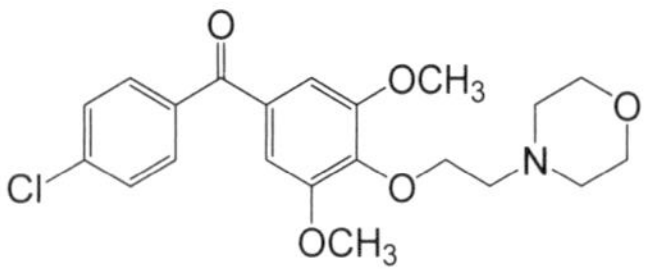

分子式和分子量　$C_{21}H_{24}ClNO_5$　405.87

化学名　4'-Chloro-3,5-dimethoxy-4-(2-morpholinoethoxy)benzophenone

4'-氯-3,5-二甲氧基-4-(2-吗啉乙氧基)二苯甲酮

CAS 登录号　31848-01-8

INN list　28

药效分类　镇咳药

吗尼氟酯

Morniflumate（*INN*）

化学结构式

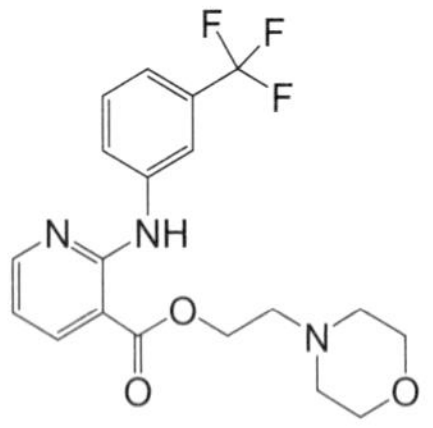

分子式和分子量　$C_{19}H_{20}F_3N_3O_3$　395.38

化学名　2-Morpholinoethyl 2-(*α*,*α*,*α*-trifluoro-*m*-toluidino)nicotinate

2-吗啉乙基 2-(*α*,*α*,*α*-三氟-3-甲苯氨基)烟酸酯

CAS 登录号　65847-85-0

INN list　41

药效分类　抗炎药

吗哌利定

Morpheridine（*INN*）

分子式和分子量　$C_{20}H_{30}N_2O_3$　346.46

化学结构式

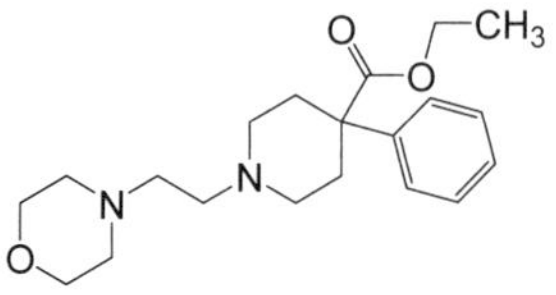

化学名　1-(2-Morpholinoethyl)-4-phenylpiperidine-4-carboxylic acid ethylester

1-(2-吗啉乙基)-4-苯基哌啶-4-羧酸乙酯

CAS 登录号　469-81-8

INN list　6

药效分类　镇痛药

吗替瑞巴派特

Rebamipide mofetil（*INN*）

化学结构式

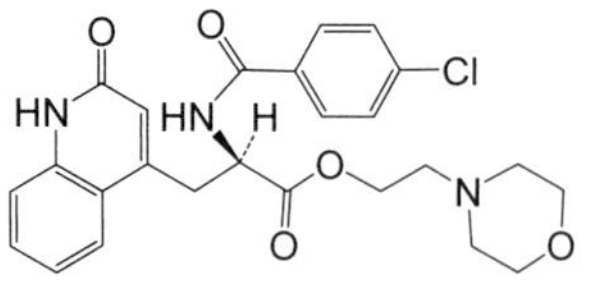

分子式和分子量　$C_{25}H_{26}ClN_3O_5$　483.95

化学名　*rac*-2-(Morpholin-4-yl)ethyl (2*R*)-2-(4-chlorobenzamido)-3-(2-oxo-1,2-dihydroquinolin-4-yl)propanoate

外消旋-2-(吗啉-4-基)乙基 (2*R*)-2-(4-氯苯甲酰氨基)-3-(2-氧代-1,2-二氢喹啉-4-基)丙酸酯

CAS 登录号　1527495-76-6

INN list　121

药效分类　抗溃疡药

吗西香豆素

Moxicoumone（*INN*）

化学结构式

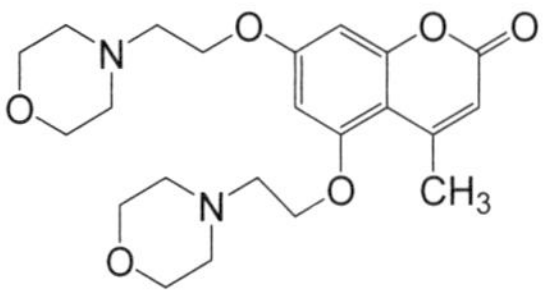

分子式和分子量　$C_{22}H_{30}N_2O_6$　418.48

化学名　4-Methyl-5,7-bis(2-morpholinoethoxy)coumarin

4-甲基-5,7-双(2-吗啉乙氧基)香豆素

CAS 登录号　17692-56-7

INN list　18

药效分类　抗凝血药

吗硝唑

Moxnidazole（*INN*）

化学结构式

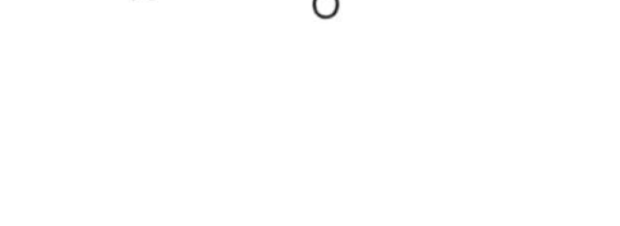

分子式和分子量 $C_{13}H_{18}N_6O_5$ 338.32

化学名 3-[[(1-Methyl-5-nitroimidazol-2-yl)methylene]amino]-5-(morpholinomethyl)-2-oxazolidinone

3-[[(1-甲基-5-硝基咪唑-2-基)甲亚基]氨基]-5-(吗啉甲基)-2-噁唑烷酮

CAS 登录号 52279-59-1

INN list 33

药效分类 抗原虫药

吗茚酮

Molindone（*INN*）

化学结构式

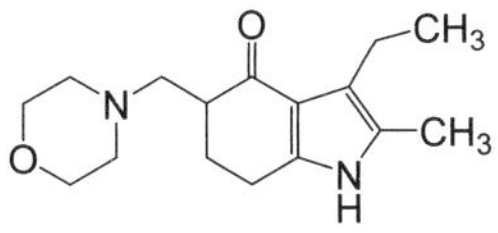

分子式和分子量 $C_{16}H_{24}N_2O_2$ 276.38

化学名 3-Ethyl-6,7-dihydro-2-methyl-5-(morpholinomethyl)indol-4(5*H*)-one

3-乙基-6,7-二氢-2-甲基-5-(吗啉甲基)吲哚-4(5*H*)-酮

CAS 登录号 7416-34-4; 15622-65-8[盐酸盐]

INN list 18

药效分类 抗精神病药

麦迪霉素

Midecamycin（*INN*）

化学结构式

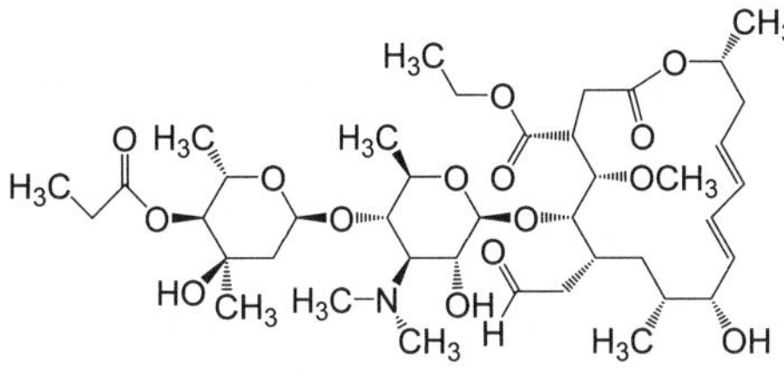

分子式和分子量 $C_{41}H_{67}NO_{15}$ 813.97

化学名 7-(Formylmethyl)-4,10-dihydroxy-5-methoxy-9,16-dimethyl-2-oxooxacyclohexadeca-11,13-dien-6-yl 3,6-dideoxy-4-*O*-(2,6-dideoxy-3-*C*-methyl-*α*-L-*ribo*-hexopyranosyl)-3-(dimethylamino)-*β*-D-glucopyranoside 4',4"-dipropionate (ester)

7-(甲酰甲基)-4,10-二羟基-5-甲氧基-9,16-二甲基-2-氧代氧杂环十六碳-11,13-二烯-6-基 3,6-二脱氧-4-*O*-(2,6-二脱氧-3-*C*-甲基-*α*-L-核-吡喃己糖基)-3-(二甲基氨基)-*β*-D-吡喃葡萄糖苷 4',4"-二丙酸酯

CAS 登录号 35457-80-8

INN list 30

药效分类 大环内酯类抗微生物药

ATC 分类 J01FA03

麦地拉宁

Mideplanin（*INN*）

分子式和分子量 $C_{93}H_{109}Cl_2N_{11}O_{32}$ 1963.82

化学结构式

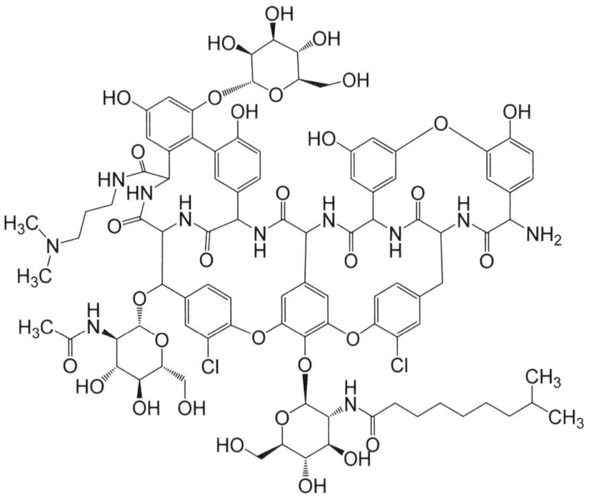

化学名 34-[(2-Acetamido-2-deoxy-*β*-D-glucopyranosyl)oxy]-15-amino-22,31-dichloro-56-[[2-deoxy-2-(8-methylnonanamido)-*β*-D-glucopyranosyl]oxy]-*N*-[3-(dimethylamino)propyl]-2,3,16,17,18,19,35,36,37,38,48,49,50,50*a*-tetradecahydro-6,11,40,44-tetrahydroxy-42-(*α*-D-mannopyranosyloxy)-2,16,36,50,51,59-hexaoxo-1*H*,15*H*,34*H*-20,23:30,33-dietheno-3,18:35,48-bis(iminomethano)-4,8:10,14:25,28:43,47-tetrametheno-28*H*-[1,14,6,22]dioxadiazac-yclooctacosino[4,5-*m*][10,2,16]benzoxadiazacyclotetracosine-38-carboxamide

34-[(2-乙酰氨基-2-脱氧-*β*-D-吡喃葡萄糖基)氧基]-15-氨基-22,31-二氯-56-[[2-脱氧-2-(8-甲基壬酰胺)-*β*-D-吡喃葡萄糖基]氧基]-*N*-[3-(二甲氨基)丙基]-2,3,16,17,18,19,35,36,37,38,48,49,50,50*a*-十四氢-6,11,40,44-四羟基-42-(*α*-D-吡喃甘露糖基氧基)-2,16,36,50,51,59-六氧代-1*H*,15*H*,34*H*-20,23:30,33-二乙桥基-3,18:35,48-双(氨甲叉基)-4,8:10,14:25,28:43,47-四甲桥-28*H*-[1,14,6,22]二噁二氮杂环二十八烷并[4,5-*m*][10,2,16]苯氧杂二氮杂环二十四烷-38-甲酰胺

CAS 登录号 122173-74-4

INN list 67

药效分类 抗生素类药

麦考酚酸

Mycophenolic Acid（*INN*）

化学结构式

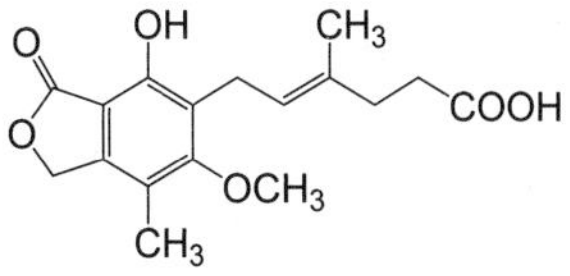

分子式和分子量 $C_{17}H_{20}O_6$ 320.34

化学名 (*E*)-6-(4-Hydroxy-6-methoxy-7-methyl-3-oxo-1*H*-2-benzofuran-5-yl)-4-methylhex-4-enoic acid

(*E*)-6-(4-羟基-6-甲氧基-7-甲基-3-氧代-1*H*-2-苯并呋喃-5-基)-4-甲基己-4-烯酸

CAS 登录号 24280-93-1

INN list 24

药效分类　抗肿瘤药
ATC 分类　L04AA06

麦拉乳酸

Myralact（*INN*）

化学结构式

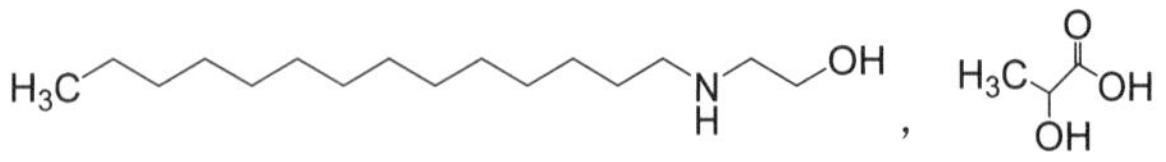

分子式和分子量　$C_{19}H_{41}NO_4$　347.53
化学名　2-(Tetradecylamino)ethanol lactate
2-(十四烷氨基)乙醇 乳酸盐
CAS 登录号　15518-87-3
INN list　15
药效分类　抗原虫药

麦罗啡

Myrophine（*INN*）

化学结构式

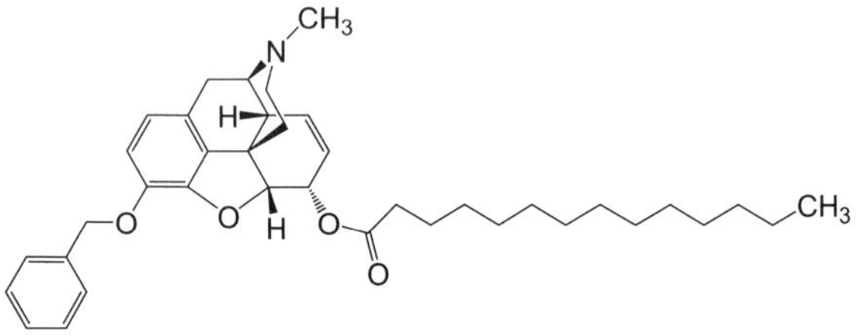

分子式和分子量　$C_{38}H_{51}NO_4$　585.82
化学名　[(4*R*,4*aR*,7*S*,7*aR*,12*bS*)-3-Methyl-9-phenylmethoxy-2,4,4*a*,7,7*a*,13-hexahydro-1*H*-4,12-methanobenzofuro[3,2-*e*]isoquinolin-7-yl] tetradecanoate
[(4*R*,4*aR*,7*S*,7*aR*,12*bS*)-3-甲基-9-苯基甲氧基-2,4,4*a*,7,7*a*,13-六氢-1*H*-4,12-甲桥苯并呋喃并[3,2-*e*]异喹啉-7-基]十四烷酸酯
CAS 登录号　467-18-5
INN list　5
药效分类　镇痛药

麦替卡因

Myrtecaine（*INN*）

化学结构式

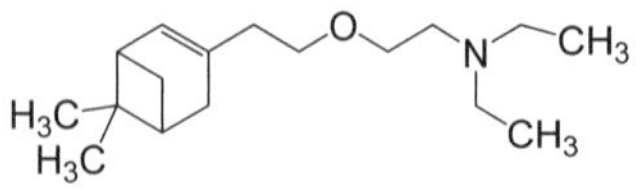

分子式和分子量　$C_{17}H_{31}NO$　265.43
化学名　2-[2-(6,6-Dimethyl-2-bicyclo[3.1.1]hept-2-enyl)ethoxy]-*N*,*N*-diethylethanamine
[2-(6,6-二甲基-2-双环[3.1.1]庚-2-烯基)乙氧基]-*N*,*N*-二乙基乙胺
CAS 登录号　7712-50-7
INN list　15
药效分类　局部麻醉药

麦芽酚铁

Ferric Maltol（*INN*）

化学结构式

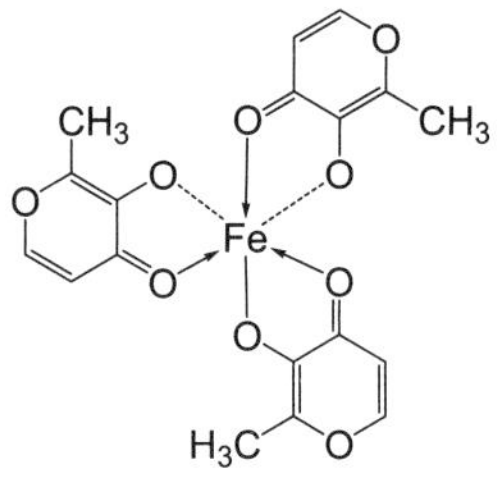

分子式和分子量　$C_{18}H_{15}FeO_9$　431.15
化学名　Iron(3+); tri(2-methyl-4-oxopyran-3-olate)
三(2-甲基-4-氧代吡喃-3-酚合)铁(3+)
CAS 登录号　33725-54-1
INN list　111
药效分类　抗贫血药

毛果芸香碱

Pilocarpine

化学结构式

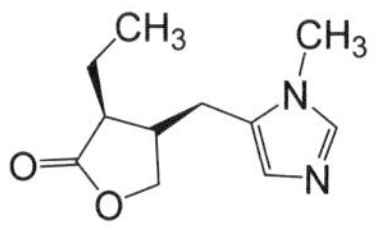

分子式和分子量　$C_{11}H_{16}N_2O_2$　208.26
化学名　4-[(1-Methyl-1*H*-imidazol-5-ly)methyl]-3-ethyldihydro-2(3*H*)-furanone
4-[(1-甲基-1*H*-咪唑-5-基)甲基]-3-乙基二氢-2(3*H*)-呋喃酮
CAS 登录号　92-13-7; 54-71-7[盐酸盐]; 148-72-1[硝酸盐]
药效分类　缩瞳药，抗青光眼药，拟胆碱药

毛花苷 C

Lanatoside C（*INN*）

化学结构式

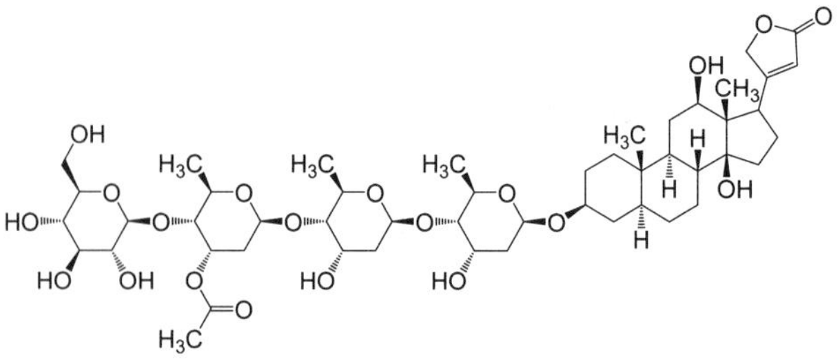

分子式和分子量　$C_{49}H_{76}O_{20}$　985.12
化学名　(3*β*,5*β*,12*β*)-3-[(*O*-*β*-D-Glucopyranosyl-(1→4)-*O*-3-*O*-acetyl-2,6-dideoxy-*β*-D-*ribo*-hexopyranosyl-(1→4)-*O*-2,6-dideoxy-*β*-D-*ribo*-hexopyranosyl-(1→4)-2,6-dideoxy-*β*-D-*ribo*-hexopyranosyl)oxy]-12,14-dihydroxycard-20(22)-enolide
(3*β*,5*β*,12*β*)-3-[(*O*-*β*-D-吡喃葡萄糖基-(1→4)-*O*-3-*O*-乙酰基-2,6-二脱氧-*β*-D-核-吡喃己糖基-(1→4)-*O*-2,6-二脱氧-*β*-D-核-

吡喃己糖基-(1→4)-2,6-二脱氧-β-D-核-吡喃己糖基)氧基]-12,14-二羟基-20(22)-强心甾

CAS 登录号 17575-22-3

INN list 4

药效分类 强心苷类药

ATC 分类 C01AA06

美阿沙坦

Azilsartan Medoxomil（*INN*）

化学结构式

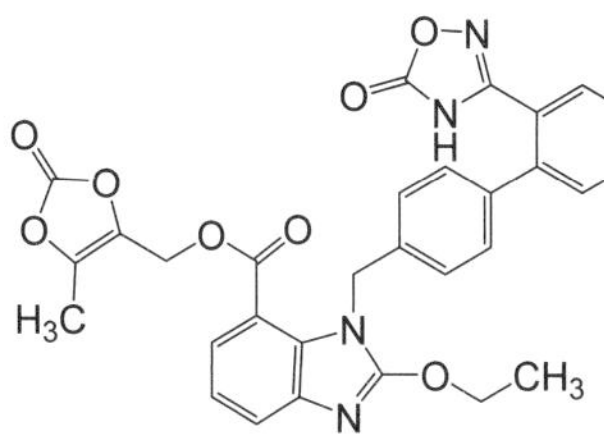

分子式和分子量 $C_{30}H_{24}N_4O_8$ 568.53

化学名 (5-Methyl-2-oxo-1,3-dioxol-4-yl)methyl 2-ethoxy-1-[[2'-(5-oxo-4,5-dihydro-1,2,4-oxadiazol-3-yl)-1,1'-biphenyl-4-yl]methyl]-1*H*-benzimidazol-7-carboxylate

(5-甲基-2-氧代-1,3-二氧戊烯-4-基)甲基 2-乙氧基-1-[[2'-(5-氧代-4,5-二氢-1,2,4-噁二唑-3-基)-1,1'-联苯-4-基]甲基]-1*H*-苯并咪唑-7-羧酸酯

CAS 登录号 863031-24-7

INN list 97

药效分类 血管紧张素Ⅱ受体拮抗药

美巴那肼

Mebanazine（*INN*）

化学结构式

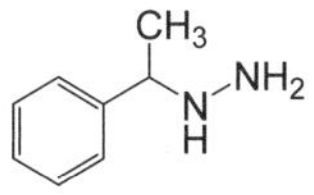

分子式和分子量 $C_8H_{12}N_2$ 136.19

化学名 α-Methylbenzylhydrazine

α-甲基苄肼

CAS 登录号 65-64-5

INN list 15

药效分类 抗抑郁药

美贝碘铵

Mebezonium Iodide（*INN*）

化学结构式

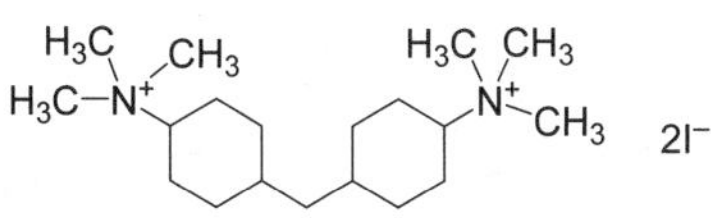

分子式和分子量 $C_{19}H_{40}I_2N_2$ 550.34

化学名 (Methylenedi-1,4-cyclohexylene)bis(trimethylammonium iodide)

(甲叉基二-1,4-环己叉基)双(三甲基碘化铵)

CAS 登录号 7681-78-9

INN list 16

药效分类 神经肌肉阻滞药

美贝维林

Mebeverine（*INN*）

化学结构式

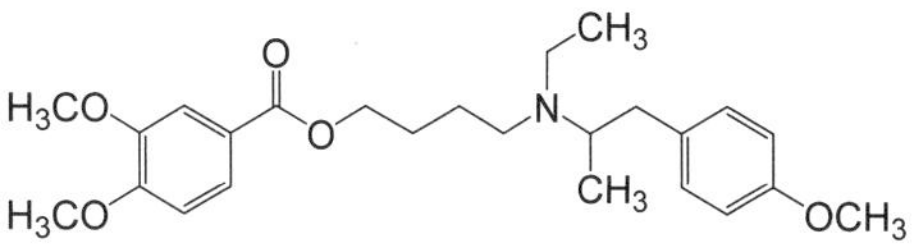

分子式和分子量 $C_{25}H_{35}NO_5$ 429.56

化学名 4-[Ethyl[1-(4-methoxyphenyl)propan-2-yl]amino]butyl 3,4-dimethoxybenzoate

4-[乙基[1-(4-甲氧基苯基)丙-2-基)氨基]丁基 3,4-二甲氧基苯甲酸酯

CAS 登录号 3625-06-7; 2753-45-9[盐酸盐]

INN list 14

药效分类 解痉药，平滑肌松弛药

美吡拉敏

Mepyramine（*INN*）

化学结构式

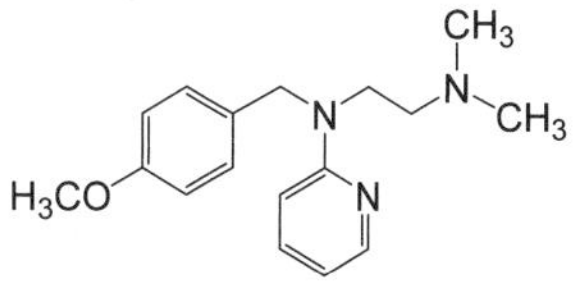

分子式和分子量 $C_{17}H_{23}N_3O$ 285.39

化学名 2-[[2-(Dimethylamino)ethyl](*p*-methoxybenzyl)amino]pyridine

2-[[2-(二甲氨基)乙基](4-甲氧基苄基)氨基]吡啶

CAS 登录号 91-84-9; 59-33-6[马来酸盐]

INN list 1

药效分类 抗组胺药

美吡哌唑

Mepiprazole（*INN*）

化学结构式

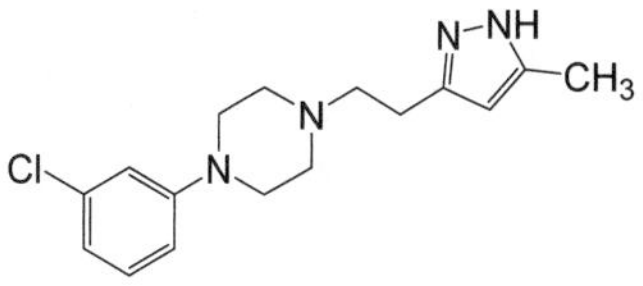

分子式和分子量 $C_{16}H_{21}ClN_4$ 304.82

化学名 1-(*m*-Chlorophenyl)-4-[2-(5-methylpyrazol-3-yl)ethyl]piperazine

1-(3-氯苯基)-4-[2-(5-甲基吡唑-3-基)乙基]哌嗪
CAS 登录号 20326-12-9
INN list 24
药效分类 抗精神病药

美泊地布

Merimepodib（*INN*）

化学结构式

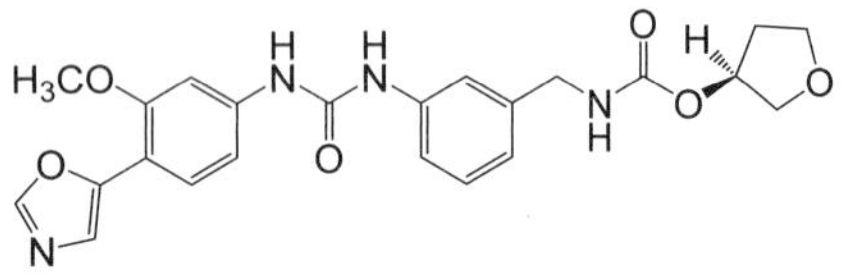

分子式和分子量 $C_{23}H_{24}N_4O_6$ 452.46
化学名 (*S*)-Tetrahydro-3-furyl [*m*-[3-[3-methoxy-4-(5-oxazolyl)phenyl]ureido]benzyl]carbamate
(*S*)-四氢-3-呋喃基 [3-[3-[3-甲氧基-4-(5-噁唑基)苯基]脲基]苄基]氨基甲酸酯
CAS 登录号 198821-22-6
INN list 87
药效分类 免疫抑制药，IMPDH 抑制药

美泊谷美特

Pomaglumetad Methionil（*INN*）

化学结构式

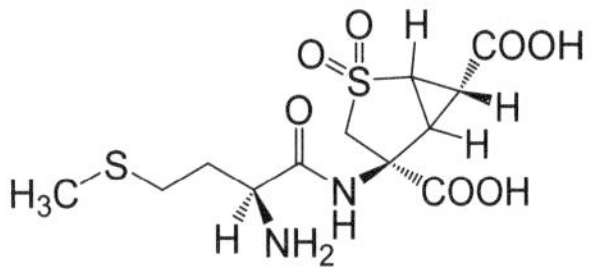

分子式和分子量 $C_{12}H_{18}N_2O_7S_2$ 366.41
化学名 (1*R*,4*S*,5*S*,6*S*)-4-(L-methionylamino)-2,2-dioxo-2λ^6-thiabicyclo[3.1.0]hexane-4,6-dicarboxylic acid
(1*R*,4*S*,5*S*,6*S*)-4-(L-甲硫氨酰基氨基)-2,2-二氧代-2λ^6-硫杂双环[3.1.0]己烷-4,6-二甲酸
CAS 登录号 635318-55-7
INN list 104
药效分类 抗精神病药

美勃嗪

Mebolazine（*INN*）

化学结构式

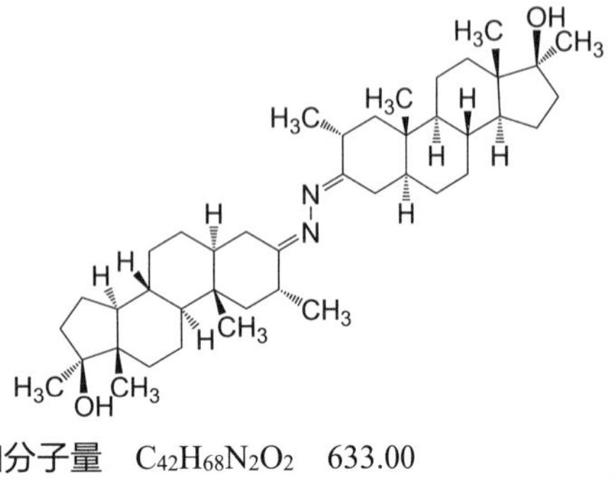

分子式和分子量 $C_{42}H_{68}N_2O_2$ 633.00
化学名 (2*R*,3*E*,5*S*,8*R*,9*S*,10*S*,13*S*,14*S*,17*S*)-3-[(*E*)-[(2*R*,5*S*,8*R*,9*S*,10*S*,13*S*,14*S*,17*S*)-17-Hydroxy-2,10,13,17-tetramethyl-2,4,5,6,7,8,9,11,12,14,15,16-dodecahydro-1*H*-cyclopenta[*a*]phenanthren-3-ylidene]hydrazinylidene]-2,10,13,17-tetramethyl-2,4,5,6,7,8,9,11,12,14,15,16-dodecahydro-1*H*-cyclopenta[*a*]phenanthren-17-ol
(2*R*,3*E*,5*S*,8*R*,9*S*,10*S*,13*S*,14*S*,17*S*)-3-[(*E*)-[(2*R*,5*S*,8*R*,9*S*,10*S*,13*S*,14*S*,17*S*)-17-羟基-2,10,13,17-四甲基-2,4,5,6,7,8,9,11,12,14,15,16-十二氢-1*H*-环戊烷并[*a*]菲-3-基亚基]肼基亚基]-2,10,13,17-四甲基-2,4,5,6,7,8,9,11,12,14,15,16-十二氢-1*H*-环戊熳并[*a*]菲-17-醇
CAS 登录号 3625-07-8
INN list 21
药效分类 雄激素，同化激素类药

美布氨酯

Mebutamate（*INN*）

化学结构式

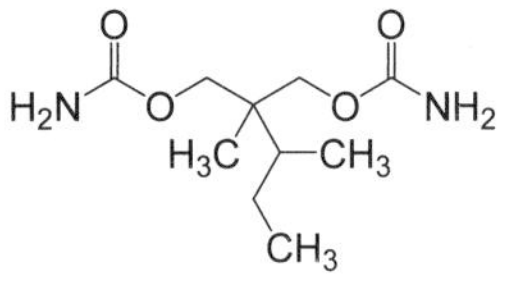

分子式和分子量 $C_{10}H_{20}N_2O_4$ 232.28
化学名 2-*sec*-Butyl-2-methyl-1,3-propanediol dicarbamate
2-仲丁基-2-甲基-1,3-丙二醇 二氨基甲酸酯
CAS 登录号 64-55-1
INN list 12
药效分类 抗高血压药

美布卡因

Metabutoxycaine

化学结构式

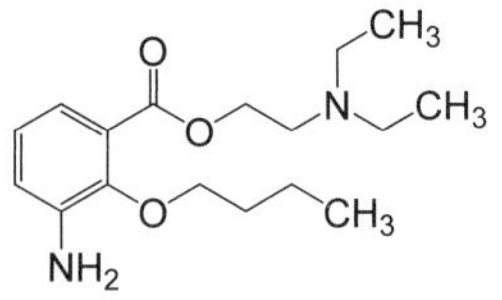

分子式和分子量 $C_{17}H_{28}N_2O_3$ 308.42
化学名 2-(Diethylamino)ethyl 3-amino-2-butoxybenzoate
2-(二乙氨基)乙基 3-氨基-2-丁氧基苯甲酸酯
CAS 登录号 3624-87-1；550-01-6[盐酸盐]
药效分类 局部麻醉药

美布噻嗪

Mebutizide（*INN*）

化学结构式

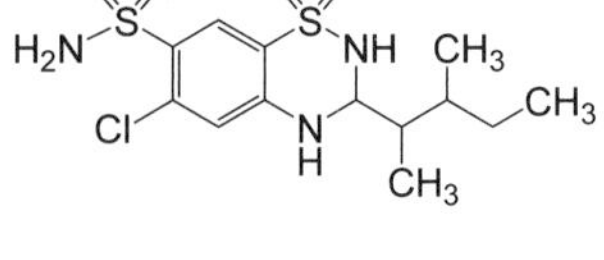

分子式和分子量 $C_{13}H_{20}ClN_3O_4S_2$ 381.90

化学名 6-Chloro-3,4-dihydro-3-(1,2-dimethylbutyl)-2*H*-1,2,4-benzothiadiazine-7-sulfonamide 1,1-dioxide

6-氯-3,4-二氢-3-(1,2-二甲丁基)-2*H*-1,2,4-苯并噻二嗪-7-磺酰胺 1,1-二氧化物

CAS 登录号 3568-00-1

INN list 15

药效分类 低效能利尿药

ATC 分类 C03AA13

美布他明

Metabutethamine

化学结构式

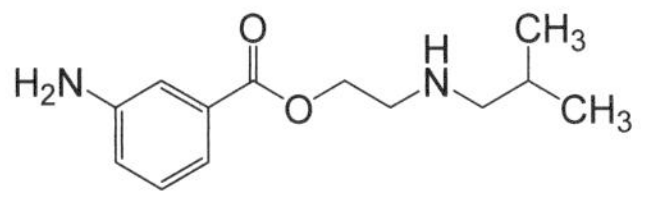

分子式和分子量 $C_{13}H_{20}N_2O_2$ 236.32

化学名 2-(Isobutylamino)ethanol 3-aminobenzoate

2-(异丁氨基)乙醇 3-氨基苯甲酸酯

CAS 登录号 4439-25-2; 553-58-2[盐酸盐]

药效分类 局部麻醉药

美雌醇

Mestranol（*INN*）

化学结构式

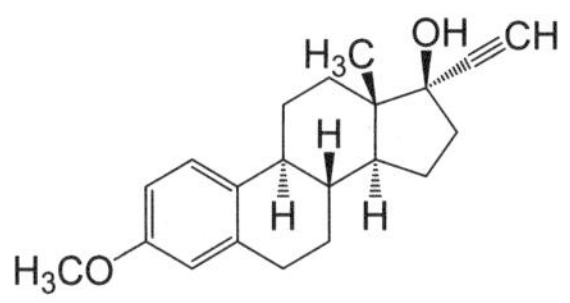

分子式和分子量 $C_{21}H_{26}O_2$ 310.43

化学名 17-Ethynyl-3-methoxy-1,3,5(10)-estratrien-17*β*-ol

17-乙炔基-3-甲氧基-1,3,5(10)-雌甾三烯-17*β*-醇

CAS 登录号 72-33-3

INN list 12

药效分类 雌激素类药

美雌酚

Methestrol（*INN*）

化学结构式

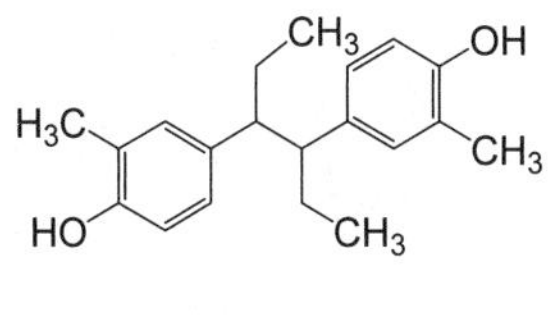

分子式和分子量 $C_{20}H_{26}O_2$ 298.42

化学名 4,4'-(1,2-Diethyl-1,2-ethanediyl)bis(2-methylphenol)

4,4'-(1,2-二乙基-1,2-乙叉基)二(2-甲基苯酚)

CAS 登录号 130-73-4

INN list 1

药效分类 雌激素类药

美达西泮

Medazepam（*INN*）

化学结构式

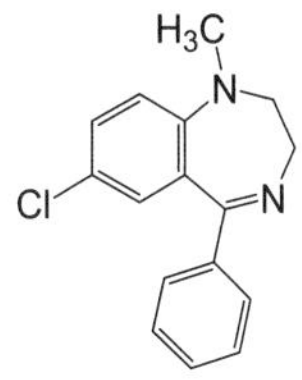

分子式和分子量 $C_{16}H_{15}ClN_2$ 270.76

化学名 7-Chloro-2,3-dihydro-1-methyl-5-phenyl-1*H*-1,4-benzodiazepine

7-氯-2,3-二氢-1-甲基-5-苯基-1*H*-1,4-苯(并)二氮杂草

CAS 登录号 2898-12-6; 2898-11-5[盐酸盐]

INN list 20

药效分类 安定药

美达唑胺

Medazomide（*INN*）

化学结构式

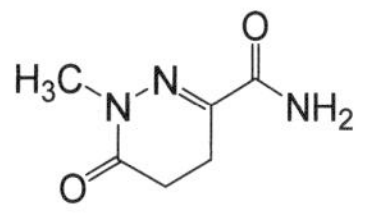

分子式和分子量 $C_6H_9N_3O_2$ 155.15

化学名 1,4,5,6-Tetrahydro-1-methyl-6-oxo-3-pyridazinecarboxamide

1,4,5,6-四氢-1-甲基-6-氧代-3-哒嗪甲酰胺

CAS 登录号 300-22-1

INN list 17

药效分类 镇咳药

美大麻坦

Menabitan（*INN*）

化学结构式

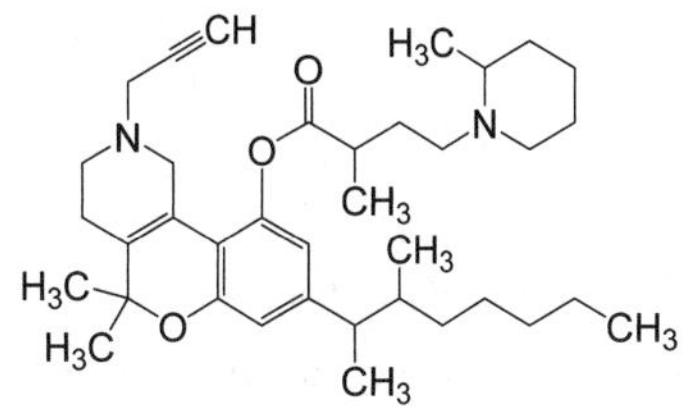

分子式和分子量 $C_{37}H_{56}N_2O_3$ 576.87

化学名 (±)-8-(1,2-Dimethylheptyl)-1,3,4,5-tetrahydro-5,5-dimethyl-2-(2-propynyl)-2*H*-[1]benzopyrano[4,3-*c*]pyridin-10-yl *α*,2-dimethyl-1-piperidinebutyrate

(±)-8-(1,2-二甲庚基)-1,3,4,5-四氢-5,5-二甲基-2-(2-丙炔基)-2*H*-[1]苯并吡喃并[4,3-*c*]吡啶-10-基 *α*,2-二甲基-1-哌啶丁酸酯

CAS 登录号 83784-21-8; 58019-50-4[盐酸盐]

INN list 49

药效分类 镇痛药

美地巴嗪

Medibazine（*INN*）

化学结构式

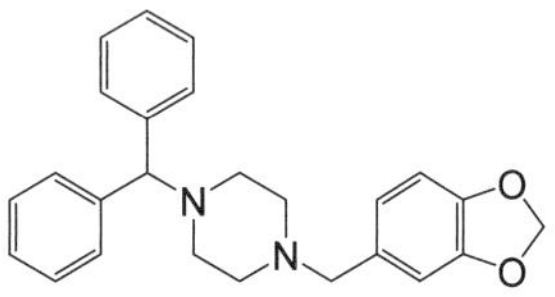

分子式和分子量 $C_{25}H_{26}N_2O_2$ 386.49

化学名 1-(Diphenylmethyl)-4-piperonylpiperazine

1-(二苯甲基)-4-胡椒基哌嗪

CAS 登录号 53-31-6

INN list 16

药效分类 抗抑郁药

美地沙明

Medifoxamine（*INN*）

化学结构式

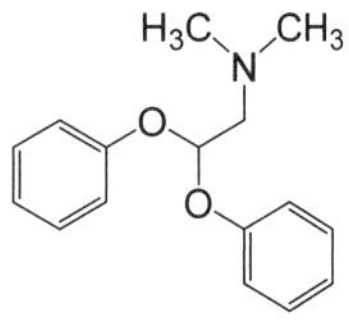

分子式和分子量 $C_{16}H_{19}NO_2$ 257.33

化学名 (Dimethylamino)acetaldehyde diphenyl acetal

(二甲氨基)乙醛二苯乙缩醛

CAS 登录号 32359-34-5

INN list 33

药效分类 冠脉扩张药

美度铵

Meldonium（*INN*）

化学结构式

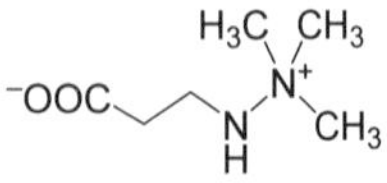

分子式和分子量 $C_6H_{14}N_2O_2$ 146.19

化学名 3-[(Trimethylazaniumyl)amino]propanoate

3-[(三甲基铵基)氨基]丙酸内盐

CAS 登录号 76144-81-5

INN list 86

药效分类 心脏保护药

美度培坦

Mesdopetam（*INN*）

化学结构式

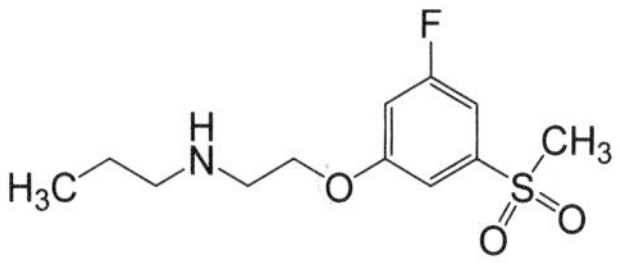

分子式和分子量 $C_{12}H_{18}FNO_3S$ 275.34

化学名 *N*-{2-[3-Fluoro-5-(methanesulfonyl)phenoxy]ethyl}propan-1-amine

N-{2-[3-氟-5-(甲磺酰基)苯氧基]乙基}丙-1-胺

CAS 登录号 1403894-72-3

INN list 121

药效分类 多巴胺 D_3 受体拮抗药

美多比星

Medorubicin（*INN*）

化学结构式

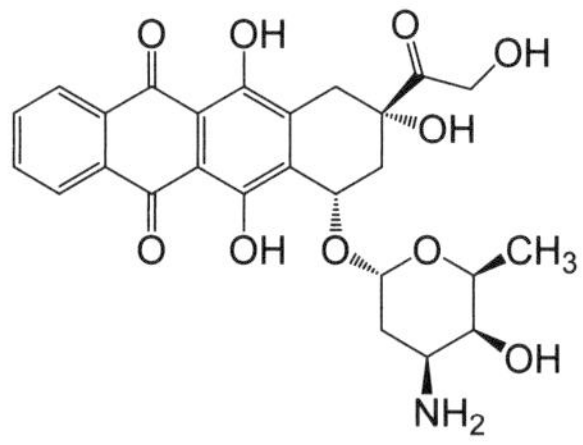

分子式和分子量 $C_{26}H_{27}NO_{10}$ 513.49

化学名 (1*S*,3*S*)-3-Glycoloyl-1,2,3,4,6,11-hexahydro-3,5,12-trihydroxy-6,11-dioxo-1-naphthacenyl-3-amino-2,3,6-trideoxy-*α*-L-*lyxo*-hexopyranoside

(1*S*,3*S*)-3-乙醇酰-1,2,3,4,6,11-六氢-3,5,12-三羟基-6,11-二氧代-1-并四苯基-3-氨基-2,3,6-三脱氧-*α*-L-来苏-吡喃己糖苷

CAS 登录号 64314-52-9

INN list 47

药效分类 抗生素类抗肿瘤药

美多力农

Medorinone（*INN*）

化学结构式

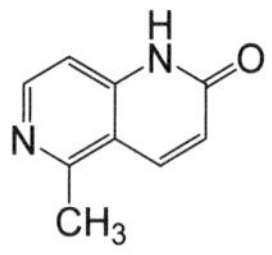

分子式和分子量 $C_9H_8N_2O$ 160.17

化学名 5-Methyl-1,6-naphthyridin-2(1*H*)-one

5-甲基-1,6-萘啶-2(1*H*)-酮

CAS 登录号 88296-61-1

INN list 54
药效分类 强心药

美伐他汀

Mevastatin（*INN*）

化学结构式

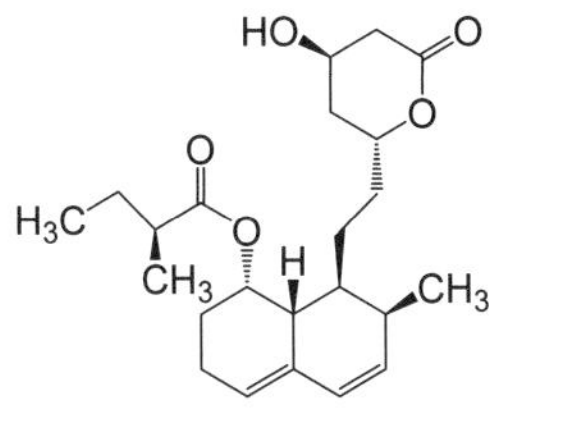

分子式和分子量 $C_{23}H_{34}O_5$ 390.51

化学名 (1*S*,7*S*,8*S*,8*aR*)-1,2,3,7,8,8*a*-Hexahydro-7-methyl-8-[2-[(2*R*,4*R*)-tetrahydro-4-hydroxy-6-oxo-2*H*-pyran-2-yl]ethyl]-1-naphthyl(*S*)-2-methylbutyrate

(1*S*,7*S*,8*S*,8*aR*)-1,2,3,7,8,8*a*-六氢化-7-甲基-8-[2-[(2*R*,4*R*)-四氢化-4-羟基-6-氧代-2*H*-吡喃-2-基]乙基]-1-萘基(*S*)-2-甲基丁酸酯

CAS 登录号 73573-88-3
INN list 44
药效分类 降血脂药

美法仑

Melphalan（*INN*）

化学结构式

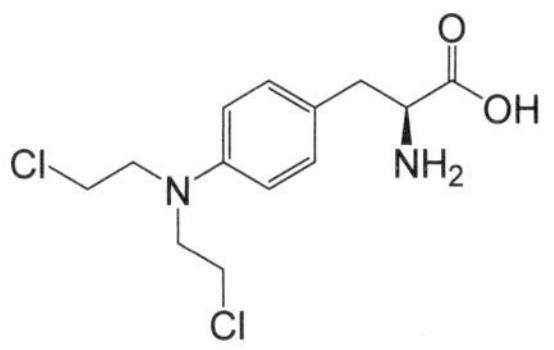

分子式和分子量 $C_{13}H_{18}Cl_2N_2O_2$ 305.20

化学名 (2*S*)-2-Amino-3-[4-[bis(2-chloroethyl)amino]phenyl] propanoic acid

(2*S*)-2-氨基-3-[4-[双(2-氯乙基)氨基]苯基]丙酸

CAS 登录号 148-82-3
INN list 8
药效分类 烷化剂类抗肿瘤药
ATC 分类 L01AA03

美非氯嗪

Mefeclorazine（*INN*）

化学结构式

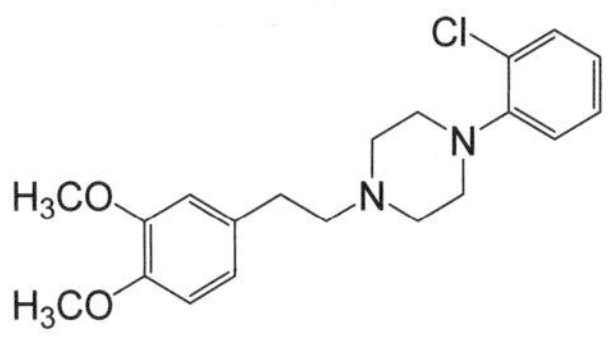

分子式和分子量 $C_{20}H_{25}ClN_2O_2$ 360.88

化学名 1-(*o*-Chlorophenyl)-4-(3,4-dimethoxyphenethyl)piperazine

1-(2-氯苯基)-4-(3,4-二甲氧基苯乙基)哌嗪

CAS 登录号 1243-33-0
INN list 12
药效分类 抗精神病药

美非沙胺

Mefexamide（*INN*）

化学结构式

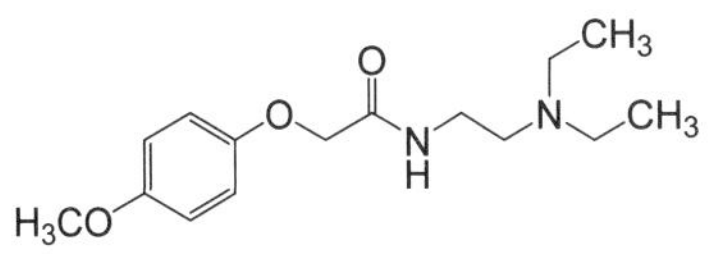

分子式和分子量 $C_{15}H_{24}N_2O_3$ 280.36

化学名 *N*-[2-(Diethylamino)ethyl]-2-(*p*-methoxyphenoxy)acetamide

N-[2-(二乙氨基)乙基]-2-(4-甲氧基苯氧基)乙酰胺

CAS 登录号 1227-61-8
INN list 14
药效分类 精神兴奋药

美非舍平

Mefeserpine（*INN*）

化学结构式

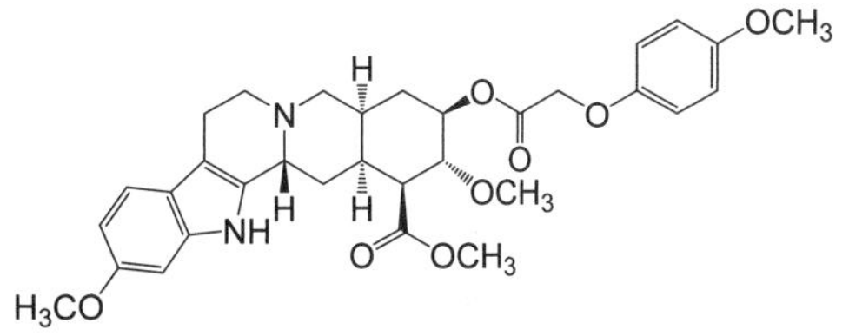

分子式和分子量 $C_{32}H_{38}N_2O_8$ 578.65

化学名 Methyl (1*R*,15*S*,17*R*,18*R*,19*S*,20*S*)-6,18-dimethoxy-17-[2-(4-methoxyphenoxy)acetyl]oxy-1,3,11,12,14,15,16,17,18,19,20,21-dodecahydroyohimban-19-carboxylate

甲基 (1*R*,15*S*,17*R*,18*R*,19*S*,20*S*)-6,18-二甲氧基-17-[2-(4-甲氧基苯氧基)乙酰基]氧基-1,3,11,12,14,15,16,17,18,19,20,21-十二氢育亨宾烷-19-羧酸酯

CAS 登录号 3735-85-1
INN list 15
药效分类 抗高血压药

美芬丁胺

Mephentermine（*INN*）

化学结构式

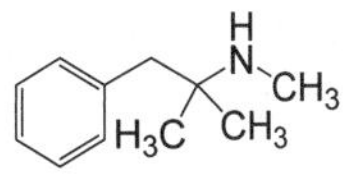

分子式和分子量 $C_{11}H_{17}N$ 163.26

化学名 *N,α,α*-Trimethylphenethylamine

N,α,α-三甲基苯乙胺

CAS 登录号 100-92-5; 6190-60-9[硫酸盐二水合物]; 1212-72-2[硫酸盐]

INN list 6

药效分类 抗休克的血管活性药，升压药

ATC 分类 C01CA11

美芬雷司

Mefenorex（*INN*）

化学结构式

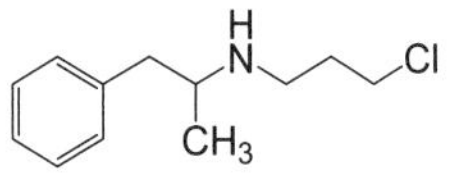

分子式和分子量 $C_{12}H_{18}ClN$ 211.73

化学名 *N*-(3-Chloropropyl)-*α*-methylphenethylamine

N-(3-氯丙基)-*α*-甲基苯乙胺

CAS 登录号 17243-57-1; 5586-87-8[盐酸盐]

INN list 19

药效分类 食欲抑制药

美芬诺酮

Mephenoxalone（*INN*）

化学结构式

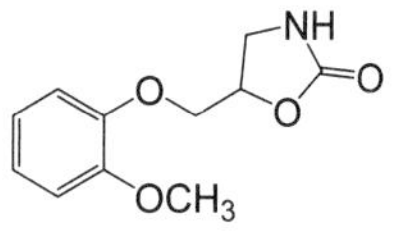

分子式和分子量 $C_{11}H_{13}NO_4$ 223.23

化学名 5-[(2-Methoxyphenoxy)methyl]-1,3-oxazolidin-2-one

5-[(2-甲氧基苯氧基)甲基]-1,3-噁唑烷-2-酮

CAS 登录号 70-07-5

INN list 10

药效分类 解痉药

美芬妥英

Mephenytoin（*INN*）

化学结构式

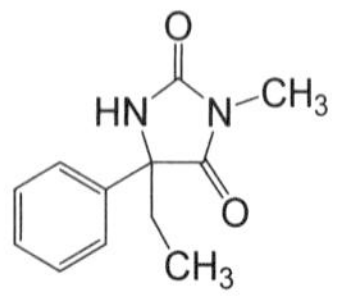

分子式和分子量 $C_{12}H_{14}N_2O_2$ 218.25

化学名 (±)-5-Ethyl-3-methyl-5-phenylhydantoin

(±)-5-乙基-3-甲基-5-苯基海因

CAS 登录号 50-12-4

INN list 1

药效分类 抗癫痫药

美芬新

Mephenesin（*INN*）

化学结构式

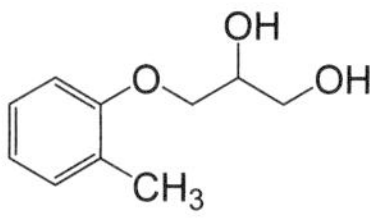

分子式和分子量 $C_{10}H_{14}O_3$ 182.22

化学名 3-(*o*-Methylphenoxy)-1,2-propanediol

3-(2-甲基苯氧基)-1,2-丙二醇

CAS 登录号 59-47-2

INN list 1

药效分类 神经肌肉阻滞药

美夫西特

Mefruside（*INN*）

化学结构式

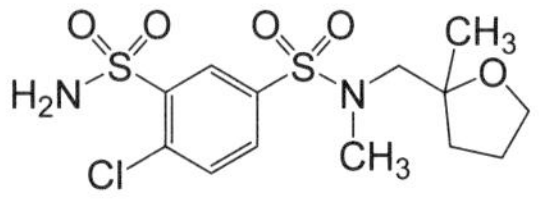

分子式和分子量 $C_{13}H_{19}ClN_2O_5S_2$ 382.88

化学名 4-Chloro-*N*[1]-methyl-*N*[1]-(tetrahydro-2-methylfurfuryl)-*m*-benzenedisulfonamide

4-氯-*N*[1]-甲基-*N*[1]-(四氢-2-甲基糠基)-1,3-苯二磺酰胺

CAS 登录号 7195-27-9

INN list 16

药效分类 低效能利尿药

ATC 分类 C03BA05

美伏西利

Mevociclib（*INN*）

化学结构式

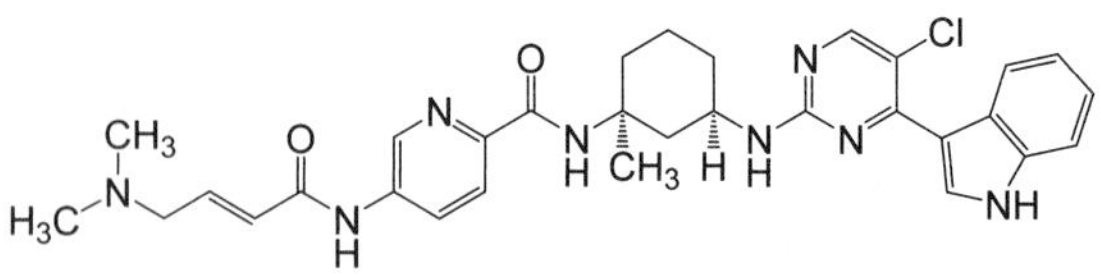

分子式和分子量 $C_{31}H_{35}ClN_8O_2$ 587.13

化学名 *N*-[(1*S*,3*R*)-3-{[5-Chloro-4-(1*H*-indol-3-yl)pyrimidin-2-yl]amino}-1-methylcyclohexyl]-5-[(2*E*)-4-(dimethylamino)but-2-enamido]pyridine-2-carboxamide

N-[(1*S*,3*R*)-3-{[5-氯-4-(1*H*-吲哚-3-基)嘧啶-2-基]氨基}-1-甲基环己基]-5-[(2*E*)-4-(二甲氨基)丁-2-烯酰氨基]吡啶-2-甲酰胺

CAS 登录号 1816989-16-8

INN list 121

药效分类 细胞周期依赖激酶抑制药

美睾酮

Mesterolone（*INN*）

化学结构式

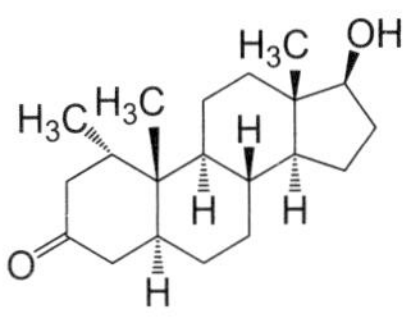

分子式和分子量　$C_{20}H_{32}O_2$　304.47

化学名　17*β*-Hydroxy-1*α*-methyl-5*α*-androstan-3-one

17*β*-羟基-1*α*-甲基-5*α*-雄甾-3-酮

CAS 登录号　1424-00-6

INN list　15

药效分类　雄激素类药

ATC 分类　G03BB01

美格列奈

Meglitinide（*INN*）

化学结构式

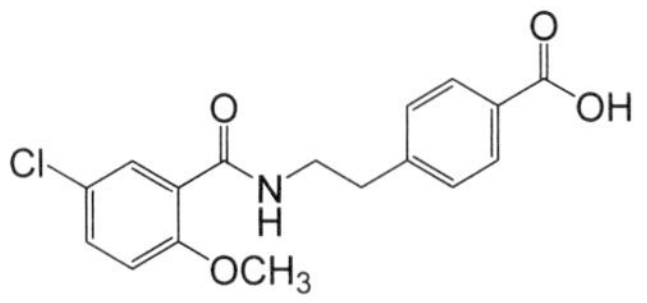

分子式和分子量　$C_{17}H_{16}ClNO_4$　333.77

化学名　4-[2-[(5-Chloro-2-methoxybenzoyl)amino]ethyl]benzoic acid

4-[2-[(5-氯-2-甲氧基苯甲酰基)氨基]乙基]苯甲酸

CAS 登录号　54870-28-9

INN list　34

药效分类　抗糖尿病药

美格列汀

Melogliptin（*INN*）

化学结构式

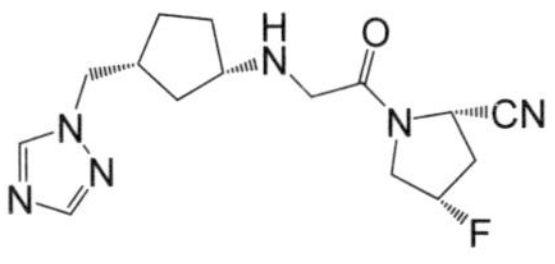

分子式和分子量　$C_{15}H_{21}FN_6O$　320.37

化学名　(2*S*,4*S*)-4-Fluoro-1-[2-[[(1*R*,3*S*)-3-[(1*H*-1,2,4-triazol-1-yl)methyl]cyclopentyl]amino]acetyl]-2-pyrrolidinecarbonitrile

(2*S*,4*S*)-4-氟-1-[2-[[(1*R*,3S)-3-[(1*H*-1,2,4-三氮唑-1-基)甲基]环戊基]氨基]乙酰基]-2-四氢吡咯腈

CAS 登录号　868771-57-7

INN list　99

药效分类　抗糖尿病药

美格鲁托

Meglutol（*INN*）

化学结构式

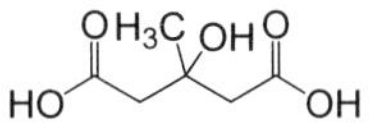

分子式和分子量　$C_6H_{10}O_5$　162.14

化学名　3-Hydroxy-3-methylglutaric acid

3-羟基-3-甲基戊二酸

CAS 登录号　503-49-1

INN list　39

药效分类　降血脂药

ATC 分类　C10AX05

美庚嗪

Metheptazine（*INN*）

化学结构式

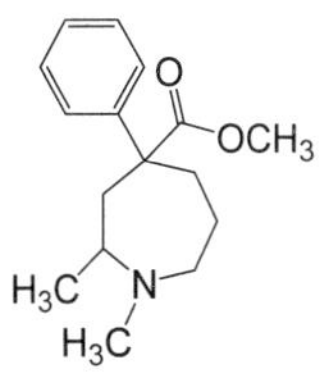

分子式和分子量　$C_{16}H_{23}NO_2$　261.36

化学名　Methyl 1,2-dimethyl-4-phenylazepane-4-carboxylate

甲基 1,2-二甲基-4-苯基氮杂䓬-4-羧酸酯

CAS 登录号　469-78-3

INN list　5

药效分类　镇痛药

美海屈林

Mebhydrolin（*INN*）

化学结构式

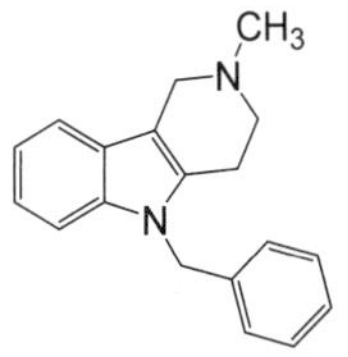

分子式和分子量　$C_{19}H_{20}N_2$　276.38

化学名　5-Benzyl-2-methyl-3,4-dihydro-1*H*-pyrido[4,3-*b*]indole

5-苄基-2-甲基-3,4-二氢-1*H*-吡啶并[4,3-*b*]吲哚

CAS 登录号　524-81-2

INN list　10

药效分类　抗组胺药

美琥他辛

Omacetaxine Mepesuccinate（*INN*）

分子式和分子量　$C_{29}H_{39}NO_9$　545.60

化学结构式

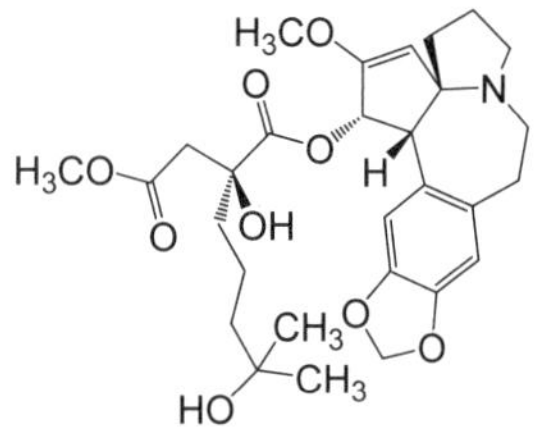

化学名 1-[(1*S*,3*aR*,14*bS*)-2-Methoxy-1,5,6,8,9,14*b*-hexahydro-4*H*-cyclopenta[*a*][1,3]dioxolo[4,5-*h*]pyrrolo[2,1-*b*][3]benzazepin-1-yl]4-methyl(2*R*)-2-hydroxy-2-(4-hydroxy-4-methylpentyl)butanedioate

1-[(1*S*,3*aR*,14*bS*)-2-甲氧基-1,5,6,8,9,14*b*-六氢-4*H*-环戊熳并[*a*][1,3]二氧戊环并[4,5-*h*]吡咯并[2,1-*b*][3]苯并氮杂䓬-1-基]4-甲基(2*R*)-2-羟基-2-(4-羟基-4-甲基戊基)丁二酸酯

CAS 登录号 26833-87-4

INN list 98

药效分类 抗肿瘤药

美磺胺

Mesulfamide（*INN*）

化学结构式

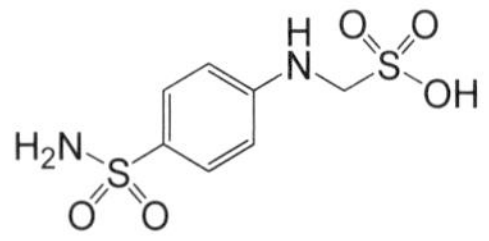

分子式和分子量 $C_{7}H_{10}N_{2}O_{5}S_{2}$ 266.29

化学名 (*p*-Sulfamoylanilino)methanesulfonic acid

(4-氨磺酰基苯氨基)甲磺酸

CAS 登录号 122-89-4

INN list 41

药效分类 磺胺类药

美加米星

Megalomicin（*INN*）

化学结构式

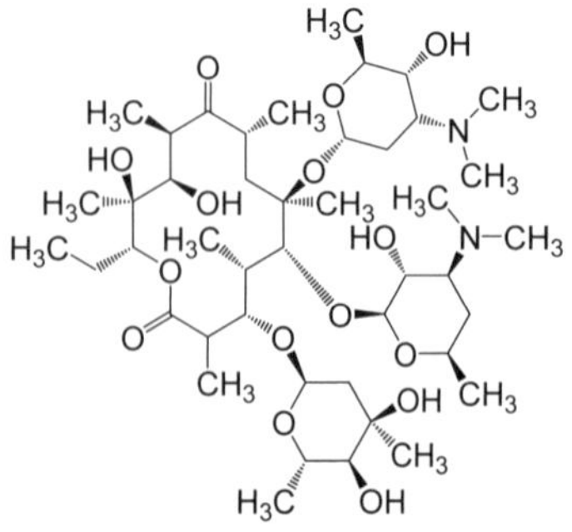

分子式和分子量 $C_{44}H_{80}N_{2}O_{15}$ 877.112

化学名 (3*R*,4*S*,5*S*,6*R*,7*R*,9*R*,11*R*,12*R*,13*R*,14*R*)-4-[(2,6-Dideoxy-3-*C*-methyl-*α*-L-*ribo*-hexopyranosyl)oxy]-14-ethyl-12,13-dihydroxy-3,5,7,9,11,13-hexamethyl-7-[[2,3,6-trideoxy-3-(dimethylamino)-*α*-L-*ribo*-hexopyranosyl]oxy]-6-[[3,4,6-trideoxy-3-(dimethylamino)-*β*-D-*xylo*-hexopyranosyl]oxy]oxacyclotetradecane-2,10-dione

(3*R*,4*S*,5*S*,6*R*,7*R*,9*R*,11*R*,12*R*,13*R*,14*R*)-4-[(2,6-二脱氧-3-*C*-甲基-*α*-L-核-吡喃己糖基)氧基]-14-乙基-12,13-二羟基-3,5,7,9,11,13-六甲基-7-[[2,3,6-三脱氧-3-(二甲氨基)-*α*-L-核-吡喃己糖基]氧基]-6-[[3,4,6-三脱氧-3-(二甲氨基)-*β*-D-木-吡喃己糖基]氧基]氧杂环十四烷-2,10-二酮

CAS 登录号 28022-11-9; 51481-68-6[磷酸二氢钾盐]

INN list 37

药效分类 抗生素类药

美金刚

Memantine（*INN*）

化学结构式

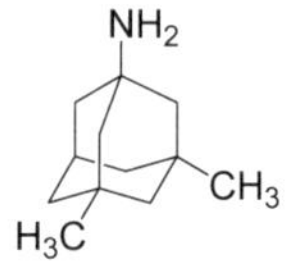

分子式和分子量 $C_{12}H_{21}N$ 179.30

化学名 3,5-Dimethyltricyclo[3.3.1.1^{3,7}]decan-1-amine

3,5-二甲基三环[3.3.1.1^{3,7}]癸-1-胺

CAS 登录号 19982-08-2; 41100-52-1[盐酸盐]

INN list 35

药效分类 抗早老性痴呆药，抗震颤麻痹药

美卡比酯

Mecarbinate（*INN*）

化学结构式

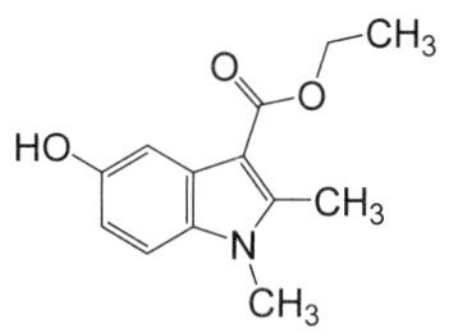

分子式和分子量 $C_{13}H_{15}NO_{3}$ 233.26

化学名 Ethyl 5-hydroxy-1,2-dimethylindole-3-carboxylate

乙基 5-羟基-1,2-二甲基吲哚-3-羧酸酯

CAS 登录号 15574-49-9

INN list 18

药效分类 抗高血压药

美卡拉明

Mecamylamine（*INN*）

化学结构式

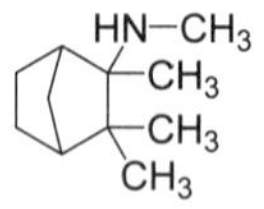

分子式和分子量 $C_{11}H_{21}N$ 167.30

化学名 *N*,2,3,3-Tetramethyl-2-norbornanamine

N,2,3,3-四甲基-2-降莰烷胺
CAS 登录号 60-40-2; 826-39-1[盐酸盐]
INN list 6
药效分类 抗高血压药
ATC 分类 C02BB01

美克法胺

Metkefamide（*INN*）

化学结构式

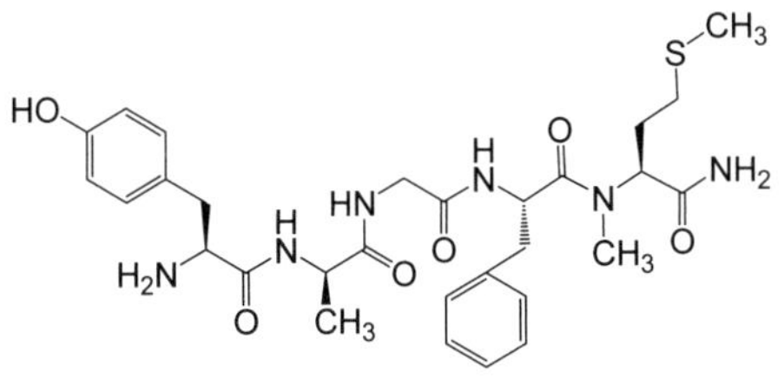

分子式和分子量 $C_{29}H_{40}N_6O_6S$ 600.74
化学名 L-Tyrosyl-D-alanylglycyl-L-phenylalanyl-N^2-methyl-L-methioninamide
L-酪氨酰基-D-丙氨酰甘氨酰-L-苯丙氨酰基-N^2-甲基-L-甲硫氨酸酰胺
CAS 登录号 66960-34-7; 66960-35-8[乙酸盐]
INN list 44
药效分类 脑啡肽受体激动药，镇痛药

美克立酯

Mecrilate（*INN*）

化学结构式

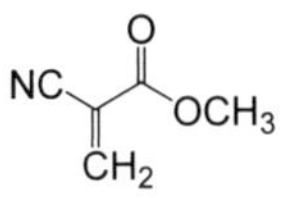

分子式和分子量 $C_5H_5NO_2$ 111.10
化学名 Methyl 2-cyanoacrylate
甲基 2-氰基丙烯酸酯
CAS 登录号 137-05-3
INN list 22
药效分类 外科材料

美克洛嗪

Meclozine（*INN*）

化学结构式

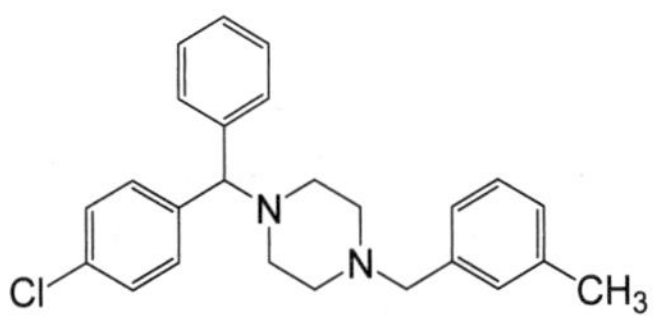

分子式和分子量 $C_{25}H_{27}ClN_2$ 390.96
化学名 1-(*p*-Chloro-*α*-phenylbenzyl)-4-(3-methylbenzyl)piperazine
1-(4-氯-*α*-苯基苄基)-4-(3-甲基苯甲基)哌嗪
CAS 登录号 569-65-3; 1104-22-9[盐酸盐]; 31884-77-2[二盐酸盐一水合物]
INN list 4
药效分类 镇吐药，抗组胺药

美克西酮

Mexenone（*INN*）

化学结构式

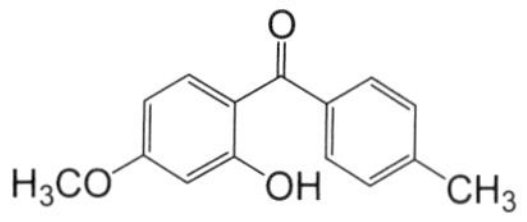

分子式和分子量 $C_{15}H_{14}O_3$ 242.27
化学名 2-Hydroxy-4-methoxy-4'-methylbenzophenone
2-羟基-4-甲氧基-4'-甲基二苯甲酮
CAS 登录号 1641-17-4
INN list 15
药效分类 防晒药

美喹多司

Mequidox（*INN*）

化学结构式

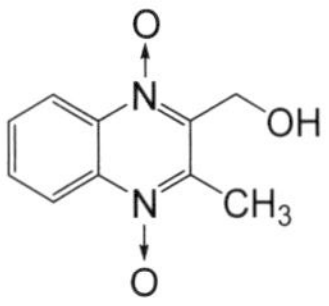

分子式和分子量 $C_{10}H_{10}N_2O_3$ 206.20
化学名 3-Methyl-2-quinoxalinemethanol 1,4-dioxide
3-甲基-2-喹喔啉甲醇 1,4-二氧化物
CAS 登录号 16915-79-0
INN list 19
药效分类 抗菌药

美喹他嗪

Mequitazine（*INN*）

化学结构式

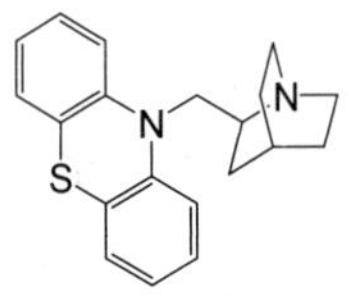

分子式和分子量 $C_{20}H_{22}N_2S$ 322.47
化学名 10-(3-Quinuclidinylmethyl]phenothiazine
10-(3-奎宁环基甲基)吩噻嗪
CAS 登录号 29216-28-2
INN list 32
药效分类 抗组胺药

美拉地酯

Meradimate（*INN*）

化学结构式

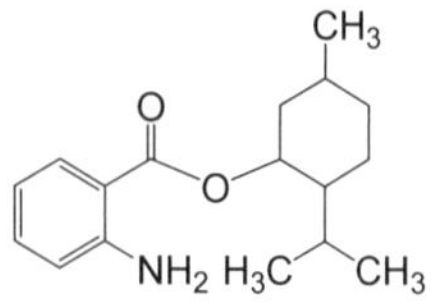

分子式和分子量　$C_{17}H_{25}NO_2$　275.39

化学名　(5-Methyl-2-propan-2-ylcyclohexyl) 2-aminobenzoate

(5-甲基-2-丙-2-基环己基) 2-氨基苯甲酸酯

CAS 登录号　134-09-8

INN list　83

药效分类　防晒药

美拉加群

Melagatran（*INN*）

化学结构式

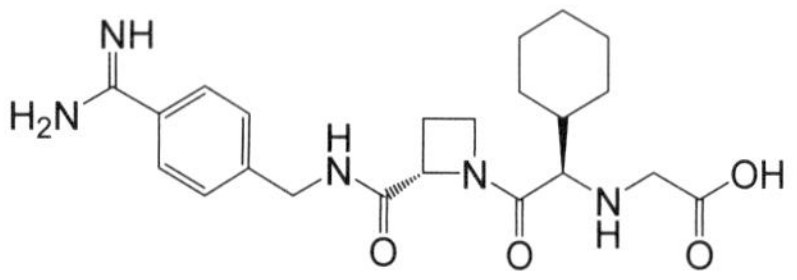

分子式和分子量　$C_{22}H_{31}N_5O_4$　429.51

化学名　*N*-[(*R*)-[[(2*S*)-2-[(*p*-Amidinobenzyl)carbamoyl]-1-azetidinyl]carbonyl]cyclohexylmethyl]glycine

N-[(*R*)-[[(2*S*)-2-[(4-脒基苄基)氨甲酰基]-1-氮杂环丁基]羰基]环己基甲基]甘氨酸

CAS 登录号　159776-70-2

INN list　74

药效分类　凝血酶抑制药

美拉肼

Meladrazine（*INN*）

化学结构式

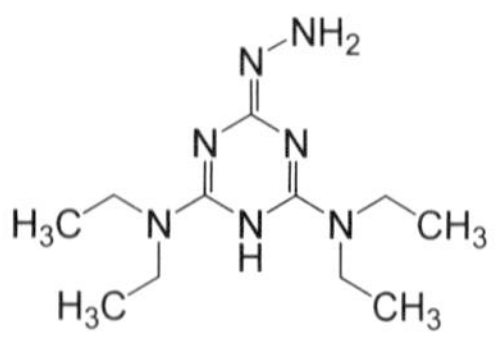

分子式和分子量　$C_{11}H_{23}N_7$　253.35

化学名　2,4-Bis(diethylamino)-6-hydrazino-*s*-triazine

2,4-双(二乙氨基)-6-肼基-1,3,5-三嗪

CAS 登录号　13957-36-3

INN list　15

药效分类　解痉药

美拉鲁利

Meralluride（*INN*）

化学结构式

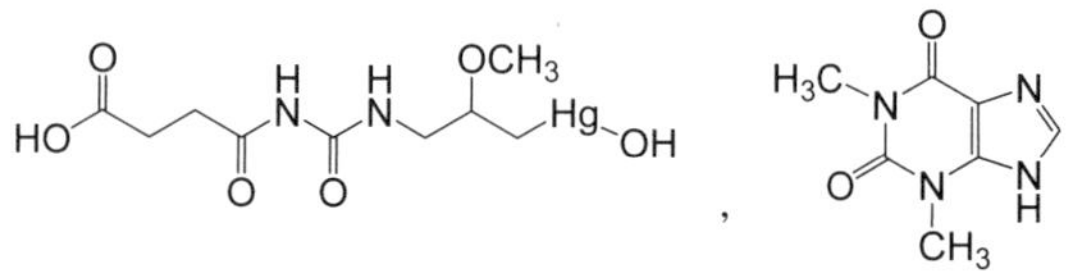

分子式和分子量　$C_{16}H_{24}HgN_6O_8$　628.99

药物描述　A mixture of *N*-[[3-(hydroxylmercuri)-2-methoxypropyl]carbamoyl]succi-namic acid ($C_9H_{16}HgN_2O_6$) and theophylline ($C_7H_8N_4O_2$)

N-[[3-(羟基汞基)-2-甲氧基丙基]氨甲酰基]琥珀酰胺酸($C_9H_{16}HgN_2O_6$)与茶碱($C_7H_8N_4O_2$)的混合物

CAS 登录号　8069-64-5; 129-99-7[钠盐]

INN list　1

药效分类　利尿药

美拉沙星

Merafloxacin（*INN*）

化学结构式

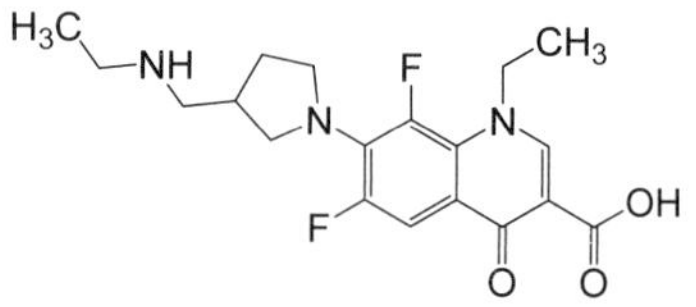

分子式和分子量　$C_{19}H_{23}F_2N_3O_3$　379.40

化学名　(±)-l-Ethyl-7-[3-[(ethylamino)methyl]-l-pyrrolidinyl]-6,8-difluoro-l,4-dihydro-4-oxo-3-quinolinecarboxylic acid

(±)-l-乙基-7-[3-[(乙氨基)甲基]-l-吡咯烷基]-6,8-二氟-1,4-二氢-4-氧代-3-喹啉羧酸

CAS 登录号　110013-21-3

INN list　69

药效分类　抗菌药

美拉胂醇

Melarsoprol（*INN*）

化学结构式

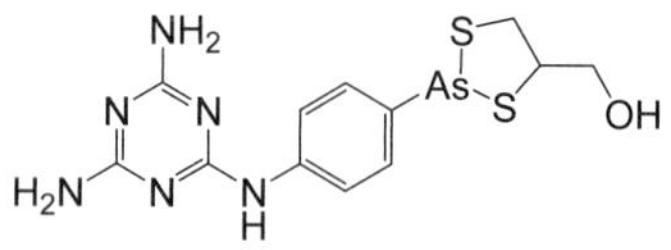

分子式和分子量　$C_{12}H_{15}AsN_6OS_2$　398.34

化学名　[2-[4-[(4,6-Diamino-1,3,5-triazin-2-yl)amino]phenyl]-1,3,2-dithiarsolan-4-yl]methanol

[2-[4-[(4,6-二氨基-1,3,5-三嗪-2-基)氨基]苯基]-1,3,2-二硫杂砷杂环戊烷-4-基]甲醇

CAS 登录号　494-79-1

INN list　4

药效分类　抗利什曼病药

ATC 分类　P01CD01

美拉胂钾

Melarsonyl Potassium（*INN*）

化学结构式

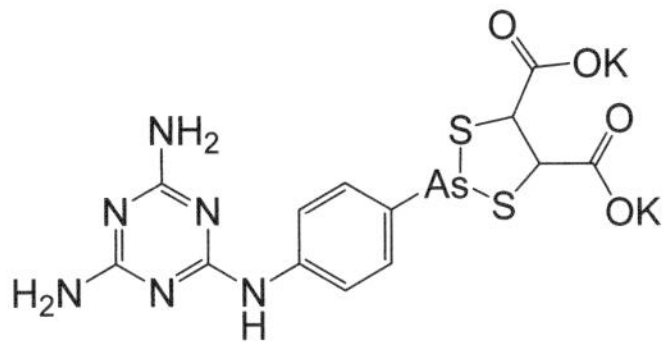

分子式和分子量　$C_{13}H_{11}AsK_2N_6O_4S_2$　532.51

化学名　Potassium 2-[*p*-[(4,6-diamino-*s*-triazin-2-yl)amino] phenyl]-1,3,2-dithiarsolane-4,5-dicarboxylate

2-[4-[(4,6-二氨基-1,3,5-三嗪-2-基)氨基]苯基]-1,3,2-二硫杂胂杂环戊烷-4,5-二羧酸钾

CAS 登录号　13355-00-5; 37526-80-0[美拉胂]

INN list　12

药效分类　抗感染药

美拉索明

Melarsomine（*INN*）

化学结构式

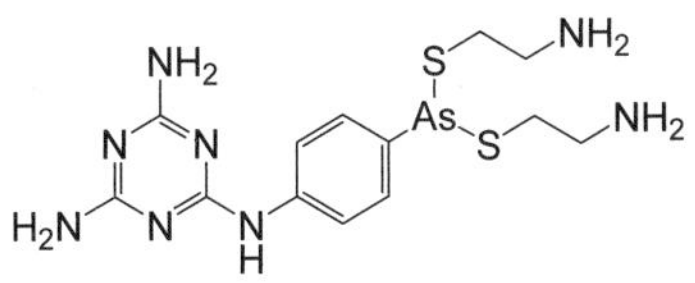

分子式和分子量　$C_{13}H_{21}AsN_8S_2$　428.41

化学名　Bis(2-Aminoethyl) *p*-[(4,6-diamino-*s*-triazin-2-yl)amino] dithiobenzenearsonite

双(2-氨基乙基) 4-[(4,6-二氨基-1,3,5-三嗪-2-基)氨基]二硫苯胂

CAS 登录号　128470-15-5

INN list　64

药效分类　抗寄生虫药

美兰纳坦

Meclinertant（*INN*）

化学结构式

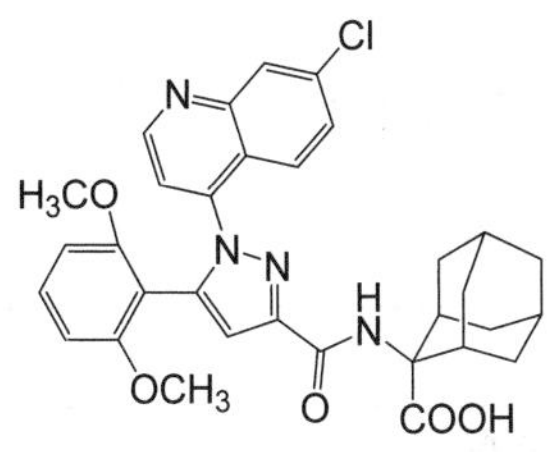

分子式和分子量　$C_{32}H_{31}ClN_4O_5$　587.07

化学名　2-[[[1-(7-Chloroquinolin-4-yl)-5-(2,6-dimethoxyphenyl)-1*H*-pyrazol-3-yl]carbonyl]amino]tricyclo[3.3.1.$1^{3,7}$]decane-2-carboxylic acid

2-[[[1-(7-氯喹啉-4-基)-5-(2,6-二甲氧基苯基)-1*H*-吡唑-3-基]羰基]氨基]三环[3.3.1.$1^{3,7}$]癸烷-2-羧酸

CAS 登录号　146362-70-1

INN list　88

药效分类　神经紧张肽拮抗药

美乐替尼

Merestinib（*INN*）

化学结构式

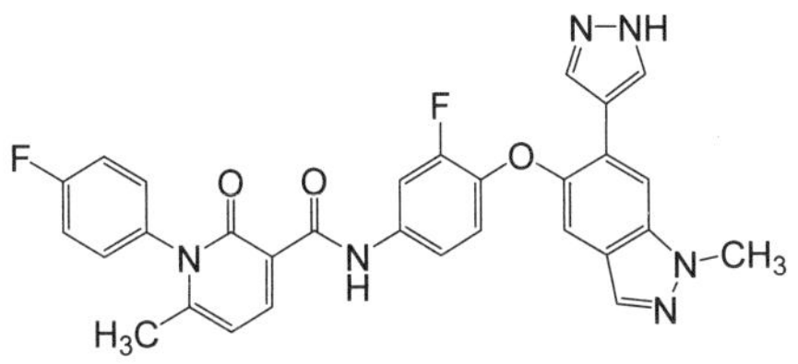

分子式和分子量　$C_{30}H_{22}F_2N_6O_3$　552.17

化学名　*N*-(3-Fluoro-4-{[1-methyl-6-(1*H*-pyrazol-4-yl)-1*H*-indazol-5-yl]oxy}phenyl)-1-(4-fluorophenyl)-6-methyl-2-oxo-1,2-dihydropyridine-3-carboxamide

N-(3-氟-4-{[1-甲基-6-(1*H*-吡唑-4-基)-1*H*-吲唑-5-基]氧基}苯基)-1-(4-氟苯基)-6-甲基-2-氧代-1,2-二氢吡啶-3-甲酰胺

CAS 登录号　1206799-15-6

INN list　113

药效分类　酪氨酸激酶抑制药，抗肿瘤药

美立苯旦

Meribendan（*INN*）

化学结构式

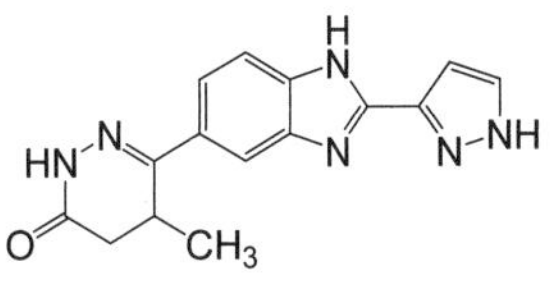

分子式和分子量　$C_{15}H_{14}N_6O$　294.31

化学名　4,5-Dihydro-5-methyl-6-(2-pyrazol-3-yl-5-benzimidazolyl)-3(2*H*)-pyridazinone

4,5-二氢-5-甲基-6-(2-吡唑-3-基-5-苯并咪唑基)-3(2*H*)-哒嗪酮

CAS 登录号　119322-27-9

INN list　62

药效分类　强心药

美利曲辛

Melitracen（*INN*）

分子式和分子量　$C_{21}H_{25}N$　291.44

化学结构式

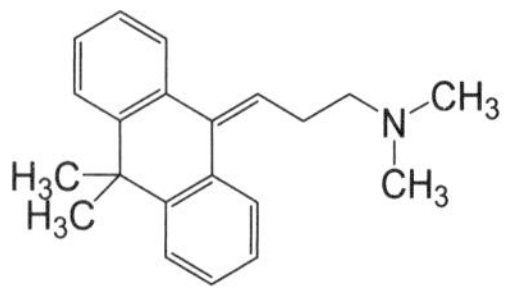

化学名 *N,N*,10,10-Tetramethyl-$\Delta^{9(10H)}$-anthracenepropylamine

N,N,10,10-四甲基-$\Delta^{9(10H)}$-蒽丙胺

CAS 登录号 5118-29-6; 10563-70-9[盐酸盐]

INN list 14

药效分类 抗抑郁药

美利酸钾

Mexrenoate potassium（*INN*）

化学结构式

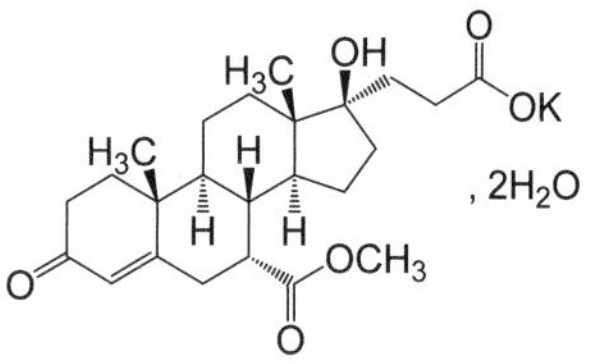

分子式和分子量 $C_{24}H_{33}KO_6 \cdot 2H_2O$ 492.64

化学名 7-Methyl 21-potassium 17-hydroxy-3-oxo-17*α*-pregn-4-ene-7*α*,21-dicarboxylate dihydrate

7-甲基 21-钾盐 17-羟基-3-氧代-17*α*-孕甾-4-烯-7*α*,21-二羧酸酯(盐)二水合物

CAS 登录号 43169-54-6; 41020-67-1[无水物]; 41020-68-2[美利酸]

INN list 33

药效分类 抗醛固酮药

美利唑

Melizame（*INN*）

化学结构式

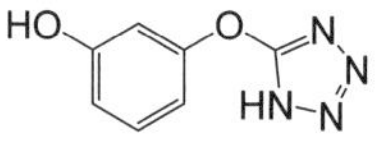

分子式和分子量 $C_7H_6N_4O_2$ 178.15

化学名 5-(*m*-Hydroxyphenoxy)-1*H*-tetrazole

5-(3-羟基苯氧基)-1*H*-四唑

CAS 登录号 26921-72-2

INN list 32

药效分类 甜味药

美芦君

Meluadrine（*INN*）

化学结构式

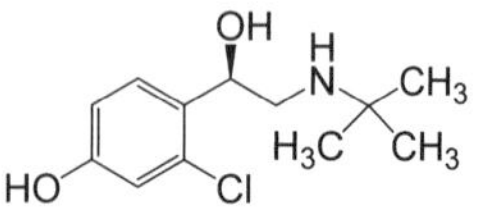

分子式和分子量 $C_{12}H_{18}ClNO_2$ 243.73

化学名 (−)-(*R*)-*α*-[(*tert*-Butylamino)methyl]-2-chloro-4-hydroxybenzyl alcohol

(−)-(*R*)-*α*-[(叔丁氨基)甲基]-2-氯-4-羟基苄醇

CAS 登录号 134865-33-1

INN list 78

药效分类 β 受体激动药

美仑孕酮

Melengestrol（*INN*）

化学结构式

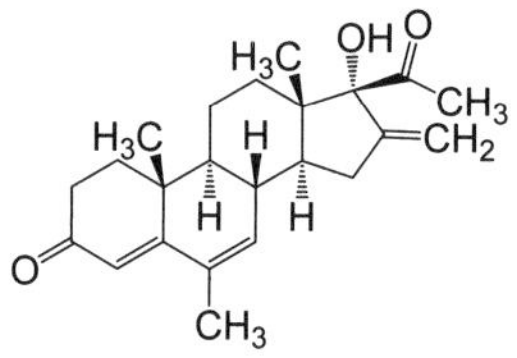

分子式和分子量 $C_{23}H_{30}O_3$ 354.49

化学名 17-Hydroxy-6-methyl-16-methylene-pregna-4,6-diene-3,20-dione

17-羟基-6-甲基-16-甲亚基-孕甾-4,6-二烯-3,20-二酮

CAS 登录号 5633-18-1; 2919-66-6 [乙酸酯]

INN list 13

药效分类 孕激素类药

美罗培南

Meropenem（*INN*）

化学结构式

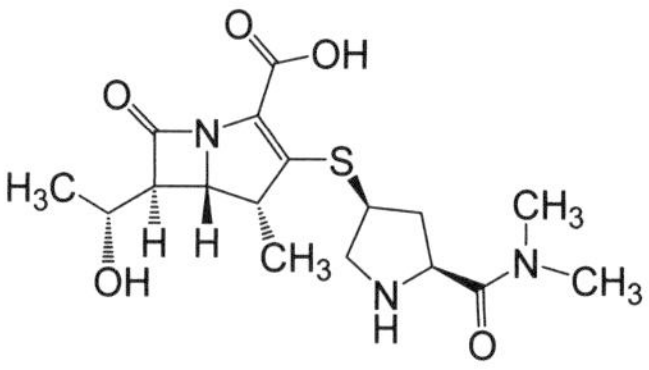

分子式和分子量 $C_{17}H_{25}N_3O_5S$ 383.46

化学名 (4*R*,5*S*,6*S*)-3-[[(3*S*,5*S*)-5-(Dimethylcarbamoyl)-3-pyrrolidinyl]thio]-6-[(1*R*)-1-hydroxyethyl]-4-methyl-7-oxo-1-azabicyclo[3.2.0]hept-2-ene-2-carboxylic acid

(4*R*,5*S*,6*S*)-3-[[(3*S*,5*S*)-5-(二甲基氨基甲酰基)-3-吡咯烷基]硫基]-6-[(1*R*)-1-羟基乙基]-4-甲基-7-氧代-1-氮杂双环[3.2.0]庚-2-烯-2-羧酸

CAS 登录号 96036-03-2; 119478-56-7[三水合物]

INN list 60

药效分类 碳青霉烯类抗菌药

ATC 分类 J01DH02

美螺利酮

Mespirenone（*INN*）

分子式和分子量 $C_{25}H_{30}O_4S$ 426.57

化学结构式

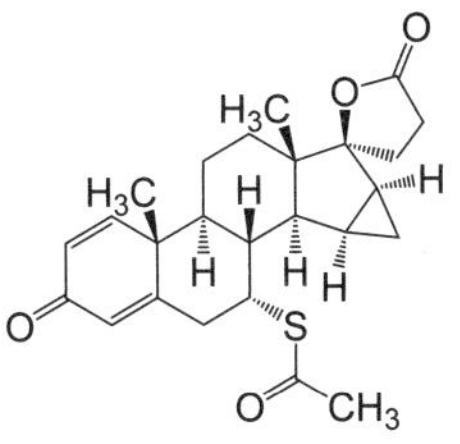

化学名 15α,16α-Dihydro-17-hydroxy-7α-mercapto-3-oxo-3'*H*-cyclopropa[15,16]-17α-pregna-1,4,15-triene-21-carboxylic acid, γ-lactone, acetate

15α,16α-二氢-17-羟基-7α-巯基-3-氧代-3'*H*-环丙[15,16]-17α-孕甾-1,4,15-三烯-21-羧酸 γ-内酯乙酸酯

CAS 登录号 87952-98-5

INN list 51

药效分类 抗醛固酮药

美螺哌酮[^{11}C]

Mespiperone[^{11}C]（*INN*）

化学结构式

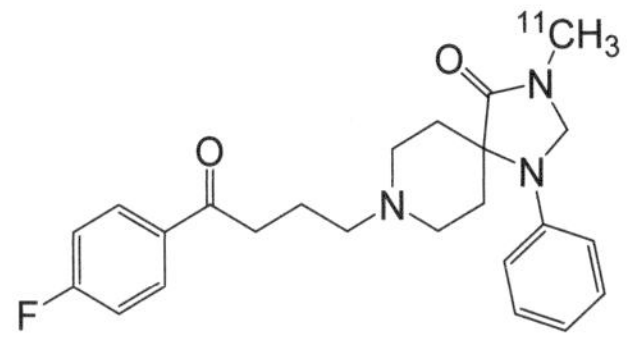

分子式和分子量 $C_{23}{}^{11}CH_{28}FN_3O_2$ 408.50

化学名 8-[3-(*p*-Fluorobenzoyl)propyl]-3-[^{11}C]methyl-1-pheny1-1,3,8-triazaspiro[4.5]decan-4-one

8-[3-(4-氟苯甲酰)丙基]-3-[^{11}C]甲基-1-苯基-1,3,8-三氮杂螺[4.5]癸-4-酮

CAS 登录号 94153-50-1

INN list 78

药效分类 诊断用药

美洛加巴林

Mirogabalin（*INN*）

化学结构式

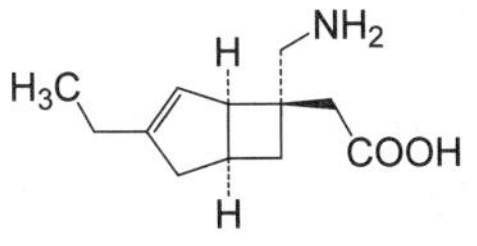

分子式和分子量 $C_{12}H_{19}NO_2$ 209.29

化学名 [(1*R*,5*S*,6*S*)-6-(Aminomethyl)-3-ethylbicyclo[3.2.0]hept-3-en-6-yl]acetic acid

[(1*R*,5*S*,6*S*)-6-(氨甲基)-3-乙基二环[3.2.0]庚烷-3-烯-6-基]乙酸

CAS 登录号 1138245-13-2

INN list 109

药效分类 GABA 类似物

美洛缩宫素

Merotocin（*INN*）

化学结构式

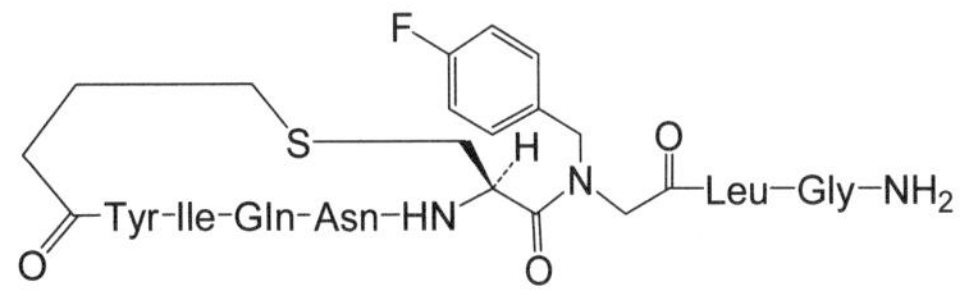

分子式和分子量 $C_{48}H_{68}FN_{11}O_{12}S$ 1042.18

化学名 *N*-(4-Sulfanylbutanoyl)-L-tyrosyl-L-isoleucyl-L-glutaminyl-L-asparaginyl-L-cysteinyl-*N*-[(4-fluorophenyl)methyl]glycyl-L-leucylglycinamide cyclic (1-5)-thioether

N-(4-硫基丁酰基)-L-酪氨酰-L-异亮氨酰-L-谷氨酰胺酰-L-天冬酰胺酰-L-半胱氨酰-*N*-[(4-氟苯基)甲基]甘氨酰-L-亮氨酰甘氨酰胺 环(1-5)-硫醚

CAS 登录号 1190083-57-8

INN list 111

药效分类 催产素受体激动药

美洛西林

Mezlocillin（*INN*）

化学结构式

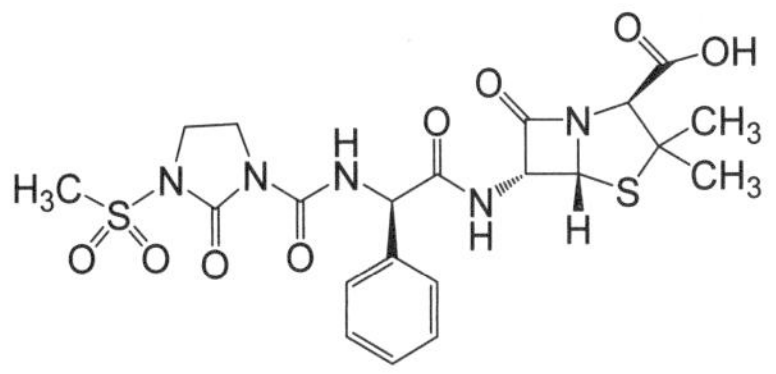

分子式和分子量 $C_{21}H_{25}N_5O_8S_2$ 539.58

化学名 (2*S*,5*R*,6*R*)-3,3-Dimethyl-6-[(*R*)-2-[3-(methylsulfonyl)-2-oxo-1-imidazolidinecarboxamido]-2-phenylacetamido]-7-oxo-4-thia-1-azabicy-clo[3.2.0]heptane-2-carboxylic acid

(2*S*,5*R*,6*R*)-3,3-二甲基-6-[(*R*)-2-[3-(甲磺酰基)-2-氧代-1-咪唑烷甲酰氨基]-2-苯乙酰氨基]-7-氧代-4-硫杂-1-氮杂双环[3.2.0]庚烷-2-羧酸

CAS 登录号 51481-65-3

INN list 34

药效分类 广谱青霉素类抗微生物药

ATC 分类 J01CA10

美洛昔康

Meloxicam（*INN*）

化学结构式

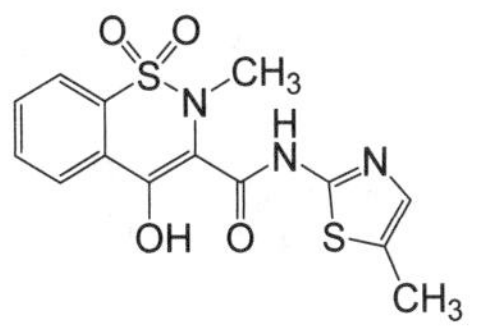

分子式和分子量 $C_{14}H_{13}N_3O_4S_2$ 351.40

化学名 2-Methyl-4-hydroxy-*N*-(5-methyl-2-thiazolyl)-2*H*-1,2-benzothiazine-3-carboxamide 1,1-dioxide

2-甲基-4-羟基-*N*-(5-甲基-2-噻唑基)-2*H*-1,2-苯并噻嗪-3-甲酰胺 1,1-二氧化物

CAS 登录号 71125-38-7

INN list 52

药效分类 抗炎镇痛药

美氯西泮

Metaclazepam（*INN*）

化学结构式

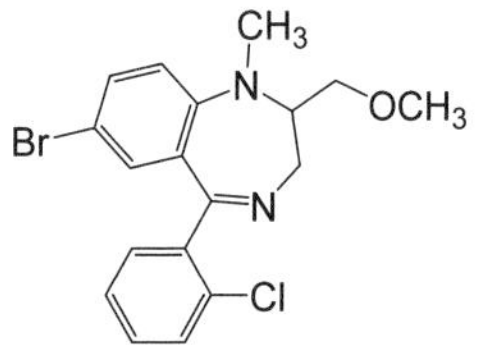

分子式和分子量 $C_{18}H_{18}BrClN_2O$ 393.71

化学名 7-Bromo-5-(*o*-chlorophenyl)-2,3-dihydro-2-(methoxymethyl)-1-methyl-1*H*-1,4-benzodiazepine

7-溴-5-(2-氯苯基)-2,3-二氢-2-(甲氧基甲基)-l-甲基-1*H*-l,4-苯并二氮䓬

CAS 登录号 65517-27-3

INN list 46

药效分类 安定药

美莫汀

Memotine（*INN*）

化学结构式

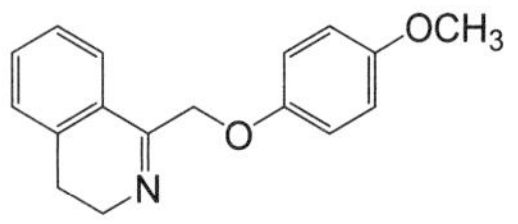

分子式和分子量 $C_{17}H_{17}NO_2$ 267.33

化学名 3,4-Dihydro-1-[(4-methoxyphenoxy)methyl]isoquinoline

3,4-二氢-1-[(4-甲氧基苯氧基)甲基]异喹啉

CAS 登录号 18429-69-1；10540-97-3[盐酸盐]

INN list 22

药效分类 抗病毒药

美诺克酮

Menoctone（*INN*）

化学结构式

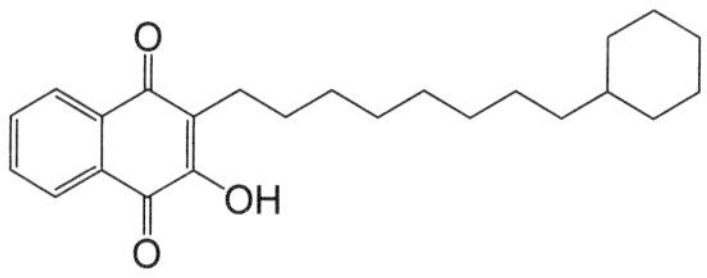

分子式和分子量 $C_{24}H_{32}O_3$ 368.51

化学名 2-(8-Cyclohexyloctyl)-3-hydroxy-1,4-naphthoquinone

2-(8-环己基辛基)-3-羟基-1,4-萘醌

CAS 登录号 14561-42-3

INN list 19

药效分类 抗疟药

美诺立尔

Menogaril（*INN*）

化学结构式

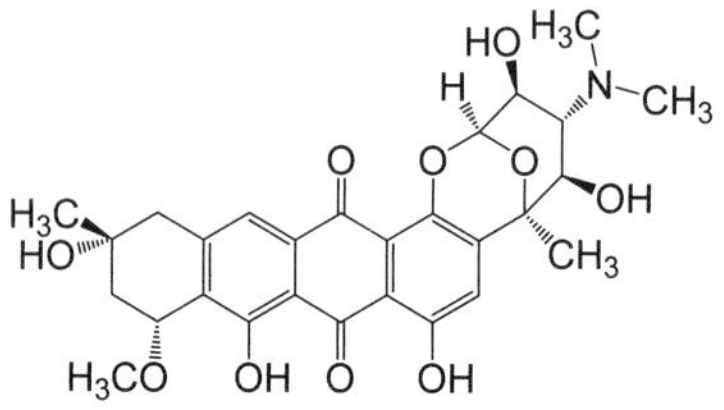

分子式和分子量 $C_{28}H_{31}NO_{10}$ 541.55

化学名 (2*R*,3*S*,4*R*,5*R*,6*R*,11*R*,13*R*)-4-(Dimethylamino)-3,4,5,6,11,12,13,14-octahydro-3,5,8,10,13-pentahydroxy-11-methoxy-6,13-dimethyl-2,6-epoxy-2*H*-naphthaceno[1,2-*b*]oxocin-9,16-dione

(2*R*,3*S*,4*R*,5*R*,6*R*,11*R*,13*R*)-4-(二甲氨基)-3,4,5,6,11,12,13,14-八氢-3,5,8,10,13-五羟基-11-甲氧基-6,13-二甲基-2,6-环氧-2*H*-萘并[1,2-*b*]氧杂环辛三烯-9,16-二酮

CAS 登录号 71628-96-1

INN list 51

药效分类 抗肿瘤药

美帕曲星

Mepartricin（*INN*）

化学结构式（见下）

分子式和分子量 $C_{59}H_{86}N_2O_{19}$ 1127.31

化学名 Methyl (4*E*,6*E*,8*E*,10*Z*,12*Z*,14*E*,16*E*)-3-[(2*R*,3*S*,4*S*,5*S*,6

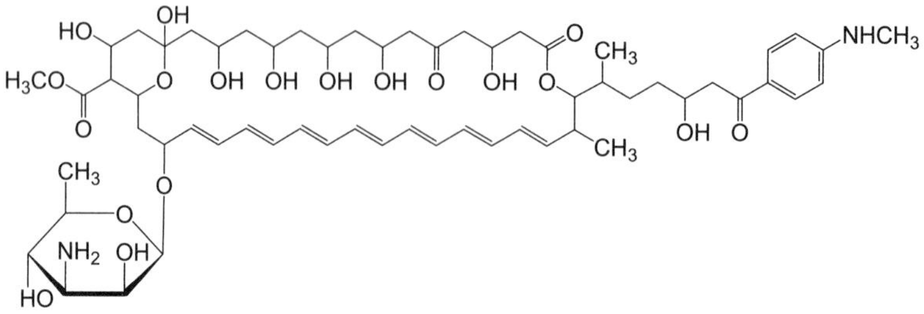

美帕曲星

R)-4-amino-3,5-dihydroxy-6-methyloxan-2-yl]oxy-23,27,29,31,33,35,37-heptahydroxy-19-[5-hydroxy-7-[4-(methylamino)phenyl]-7-oxoheptan-2-yl]-18-methyl-21,25-dioxo-20,39-dioxabicyclo[33.3.1]nonatriaconta-4,6,8,10,12,14,16-heptaene-38-carboxylate

甲基 (4*E*,6*E*,8*E*,10*Z*,12*Z*,14*E*,16*E*)-3-[(2*R*,3*S*,4*S*,5*S*,6*R*)-4-氨基-3,5-二羟基-6-甲基噁烷-2-基]氧-23,27,29,31,33,35,37-七羟基-19-[5-羟基-7-[4-(甲氨基)苯基]-7-氧代庚烷-2-基]-18-甲基-21,25-二氧代-20,39-二氧杂双环[33.3.1]三十九烷-4,6,8,10,12,14,16-七烯-38-羧酸酯

CAS 登录号 11121-32-7

INN list 34

药效分类 抗生素类药，抗真菌药，抗原虫药

美哌隆

Melperone（*INN*）

化学结构式

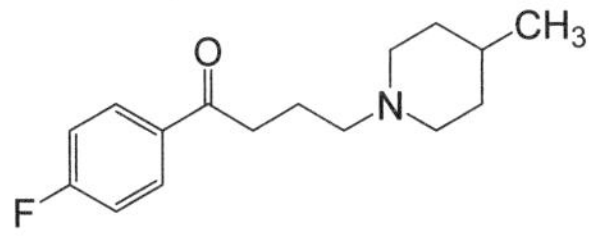

分子式和分子量 $C_{16}H_{22}FNO$ 263.35

化学名 4'-Fluoro-4-(4-methylpiperidino)butyrophenone

4'-氟-4-(4-甲基哌啶)丁酰苯

CAS 登录号 3575-80-2

INN list 34

药效分类 抗精神病药

美普地尔

Mepramidil（*INN*）

化学结构式

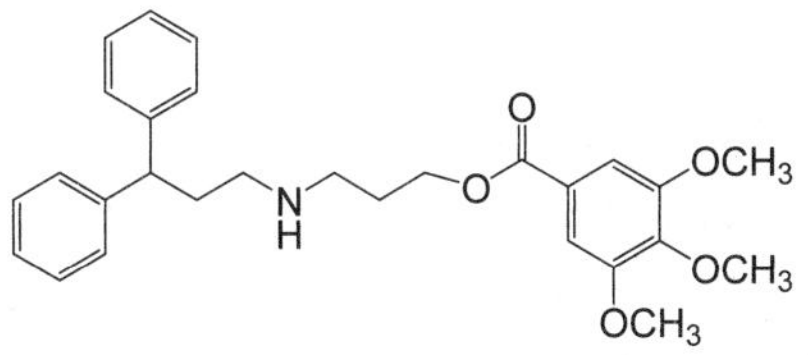

分子式和分子量 $C_{28}H_{33}NO_5$ 463.57

化学名 3-(3,3-Diphenylpropylamino)propyl 3,4,5-trimethoxybenzoate

3-(3,3-二苯基丙基氨基)丙基 3,4,5-三甲氧基苯甲酸酯

CAS 登录号 23891-60-3

INN list 27

药效分类 冠脉扩张药

美普卡因

Meprylcaine（*INN*）

化学结构式

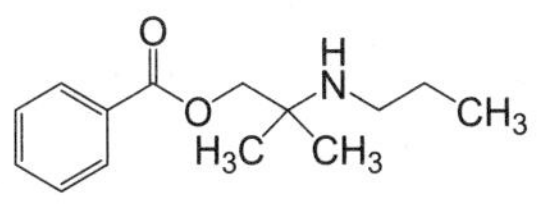

分子式和分子量 $C_{14}H_{21}NO_2$ 235.33

化学名 2-Methyl-2-(propylamino)-1-propanol benzoate (ester)

2-甲基-2-(丙氨基)-1-丙醇苯甲酸酯

CAS 登录号 495-70-5; 956-03-6[盐酸盐]

INN list 4

药效分类 局部麻醉药

美普他酚

Meptazinol（*INN*）

化学结构式

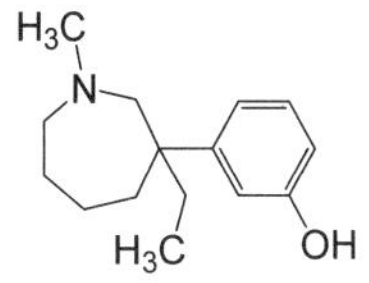

分子式和分子量 $C_{15}H_{23}NO$ 233.36

化学名 *m*-(3-Ethylhexahydro-1-methyl-1*H*-azepin-3-yl)phenol

3-(3-乙基六氢-1-甲基-1*H*-氮杂草-3-基)苯酚

CAS 登录号 54340-58-8; 59263-76-2[盐酸盐]

INN list 31

药效分类 镇痛药

美普替索

Meprotixol（*INN*）

化学结构式

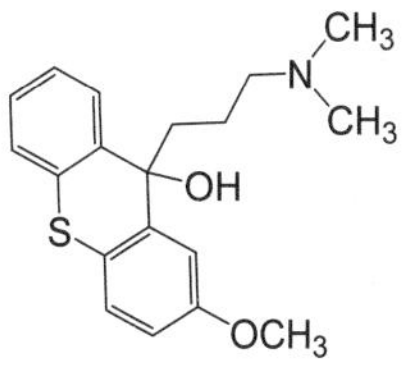

分子式和分子量 $C_{19}H_{23}NO_2S$ 329.46

化学名 9-[3-(Dimethylamino)propyl]-2-methoxythioxanthene-9-ol

9-[3-(二甲氨基)丙基]-2-甲氧基噻吨-9-醇

CAS 登录号 4295-63-0

INN list 14

药效分类 镇咳药

美普溴铵

Meprochol

化学结构式

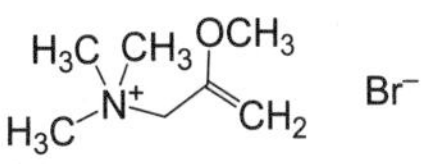

分子式和分子量 $C_7H_{16}BrNO$ 210.11

化学名 (2-Methoxyprop-2-enyl)trimethylammonium bromide

溴化 (2-甲氧基丙-2-烯基)三甲基铵

CAS 登录号 590-31-8

药效分类 解痉药

美齐胺

Mezilamine（*INN*）

化学结构式

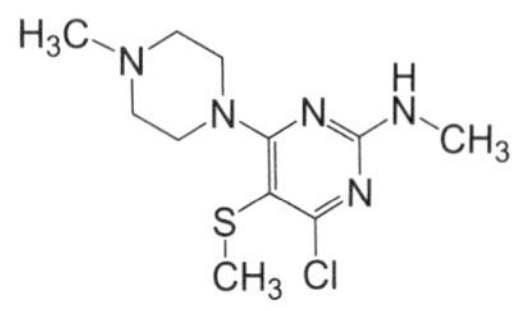

分子式和分子量　$C_{11}H_{18}ClN_5S$　287.81

化学名　4-Chloro-2-(methylamino)-6-(4-methyl-1-piperazinyl)-5-(methylthio)pyrimidine

4-氯-2-(甲氨基)-6-(4-甲基-1-哌嗪基)-5-(甲硫基)嘧啶

CAS 登录号　50335-55-2

INN list　36

药效分类　镇吐药

美屈孕酮

Medrogestone（*INN*）

化学结构式

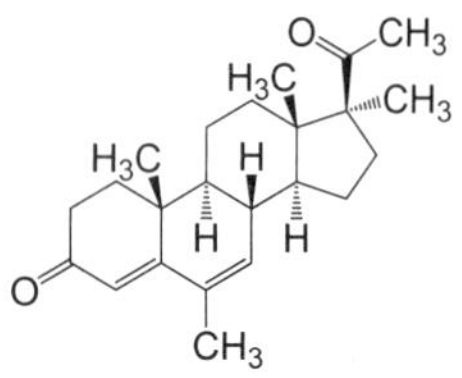

分子式和分子量　$C_{23}H_{32}O_2$　340.50

化学名　6,17-Dimethylpregna-4,6-diene-3,20-dione

6,17-二甲基孕甾-4,6-二烯-3,20-二酮

CAS 登录号　977-79-7

INN list　15

药效分类　孕激素类药

ATC 分类　G03DB03

美曲勃龙

Metribolone（*INN*）

化学结构式

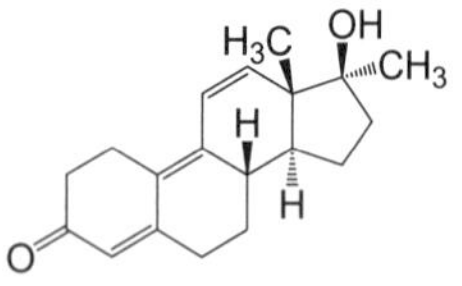

分子式和分子量　$C_{19}H_{24}O_2$　284.39

化学名　17*β*-Hydroxy-17-methylestra-4,9,11-trien-3-one

17*β*-羟基-17-甲基雌甾-4,9,11-三烯-3-酮

CAS 登录号　965-93-5

INN list　17

药效分类　雄激素类药，同化激素类药

美曲膦酯

Metrifonate（*INN*）

分子式和分子量　$C_4H_8Cl_3O_4P$　257.44

化学结构式

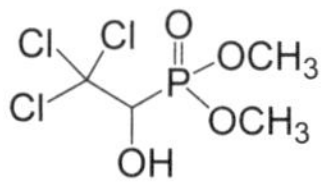

化学名　Dimethyl(2,2,2-trichloro-1-hydroxyethyl)phosphonate

二甲基(2,2,2-三氯-1-羟基乙基)膦酸酯

CAS 登录号　52-68-6

INN list　16

药效分类　抗吸虫药

ATC 分类　P02BB01

美曲吲哚

Metralindole（*INN*）

化学结构式

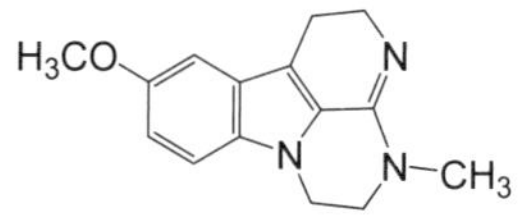

分子式和分子量　$C_{15}H_{17}N_3O$　255.31

化学名　2,4,5,6-Tetrahydro-9-methoxy-4-methyl-1*H*-3,4,6*a*-triazafluoranthene

2,4,5,6-四氢-9-甲氧基-4-甲基-1*H*-3,4,6*a*-三氮杂荧蒽

CAS 登录号　54188-38-4

INN list　42

药效分类　抗抑郁药

美曲唑啉

Metrafazoline（*INN*）

化学结构式

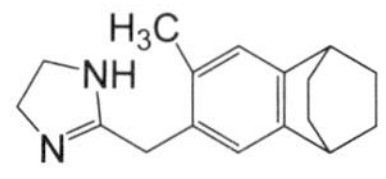

分子式和分子量　$C_{17}H_{22}N_2$　254.37

化学名　2-[(1,2,3,4-Tetrahydro-7-methyl-1,4-ethanonaphthalen-6-yl)methyl]-2-imidazoline

2-[(1,2,3,4-四氢-7-甲基-1,4-乙桥萘-6-基)甲基]-2-咪唑啉

CAS 登录号　38349-38-1

INN list　33

药效分类　血管收缩药

美瑞替尼

Mereletinib（*INN*）

化学结构式

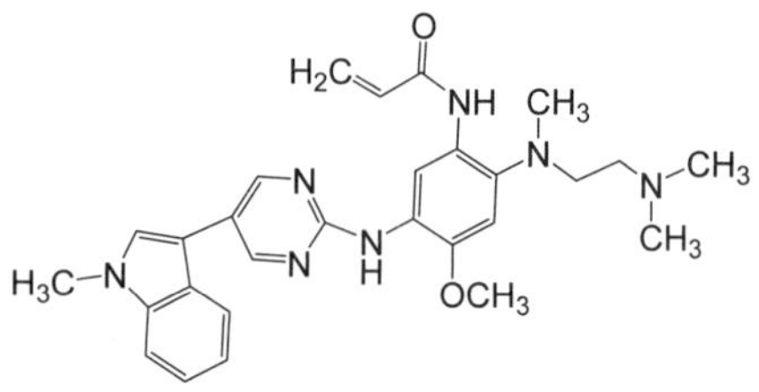

分子式和分子量　$C_{28}H_{33}N_7O_2$　499.27

化学名　*N*-(2-{[2-(Dimethylamino)ethyl](methyl)amino}-4-methoxy-5-{[4-(1-methyl-1*H*-indol-3-yl)pyrimidin-2-yl]amino}phenyl)prop-2-enamide

N-(2-{[2-(二甲氨基)乙基](甲基)氨基}-4-甲氧基-5-{[4-(1-甲基-1*H*-吲哚-3-基)嘧啶-2-基]氨基}苯基)丙-2-烯酰胺

CAS 登录号　1421373-65-0

INN list　112

药效分类　酪氨酸激酶抑制药，抗肿瘤药

美噻吨

Metixene（*INN*）

化学结构式

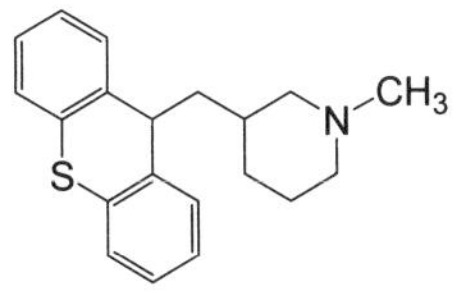

分子式和分子量　$C_{20}H_{23}NS$　309.47

化学名　1-Methyl-3-(thioxanthen-9-ylmethyl)piperidine

1-甲基-3-(噻吨-9-基甲基)哌啶

CAS 登录号　4969-02-2; 1553-34-0[盐酸盐]; 7081-40-5[盐酸盐一水合物]

INN list　14

药效分类　抗震颤麻痹药，解痉药，平滑肌松弛药

美三嗪酮

Metrazifone（*INN*）

化学结构式

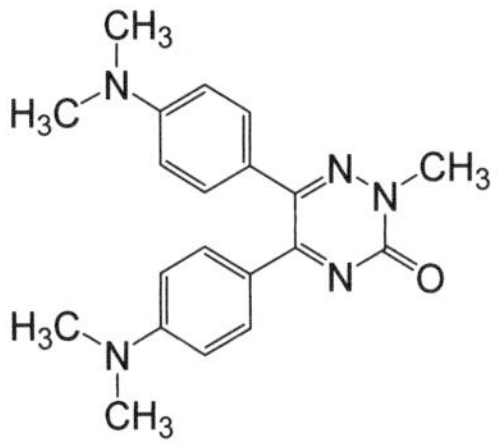

分子式和分子量　$C_{20}H_{23}N_5O$　349.43

化学名　5,6-Bis[*p*-(dimethylamino)phenyl]-2-methyl-1,2,4-triazin-3-one

5,6-双[4-(二甲氨基)苯基]-2-甲基-1,2,4-三嗪-3-酮

CAS 登录号　68289-14-5

INN list　44

药效分类　镇痛药

美沙比妥

Metharbital（*INN*）

化学结构式

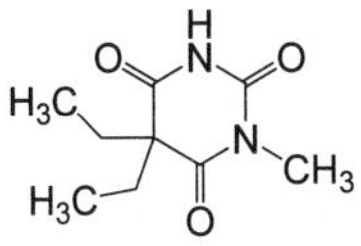

分子式和分子量　$C_9H_{14}N_2O_3$　198.22

化学名　5,5-Diethyl-1-methylbarbituric acid

5,5-二乙基-1-甲基巴比妥酸

CAS 登录号　50-11-3

INN list　1

药效分类　抗癫痫药

美沙吡林

Methapyrilene（*INN*）

化学结构式

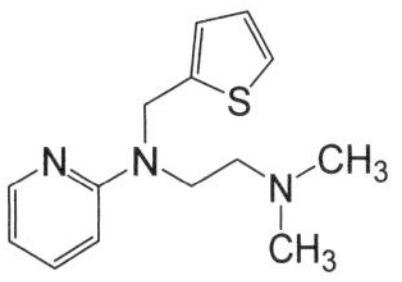

分子式和分子量　$C_{14}H_{19}N_3S$　261.39

化学名　2-[[2-(Dimethylamino)ethyl]-2-thenylamino]pyridine

2-[[2-(二甲氨基)乙基]-2-噻吩甲基氨基]吡啶

CAS 登录号　91-80-5; 33032-12-1[富马酸盐]; 135-23-9[盐酸盐]

INN list　1

药效分类　抗组胺药

美沙勃龙

Mesabolone（*INN*）

化学结构式

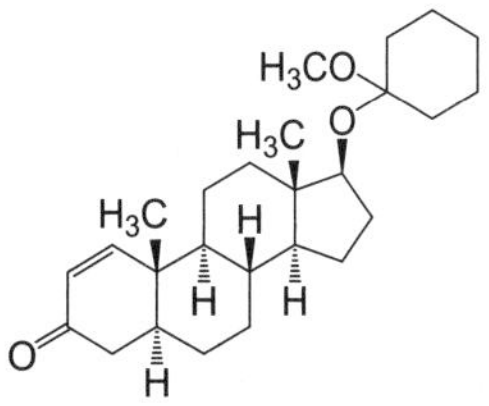

分子式和分子量　$C_{26}H_{40}O_3$　400.59

化学名　17*β*-[(1-Methoxycyclohexyl)oxy]-5*α*-androst-1-en-3-one

17*β*-[(1-甲氧基环己基)氧基]-5*α*-雄甾-1-烯-3-酮

CAS 登录号　7483-09-2

INN list　29

药效分类　同化激素类药

美沙茶碱

Mexafylline（*INN*）

化学结构式

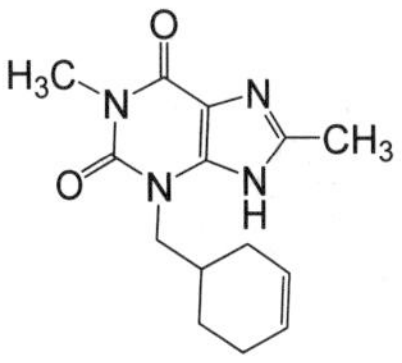

分子式和分子量　$C_{14}H_{18}N_4O_2$　274.32

化学名　3-(3-Cyclohexen-1-ylmethyl)-1,8-dimethylxanthine

3-(3-环己烯-1-基甲基)-1,8-二甲基黄嘌呤

CAS 登录号 80294-25-3

INN list 48

药效分类 支气管舒张药

美沙雌酸

Methallenestril（*INN*）

化学结构式

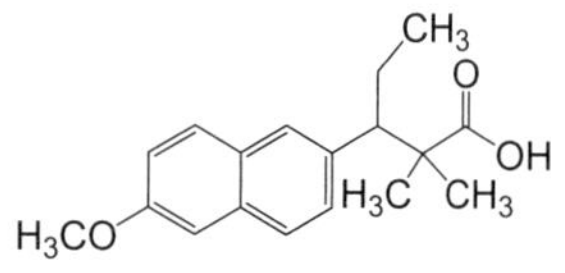

分子式和分子量 $C_{18}H_{22}O_3$ 286.37

化学名 *β*-Ethyl-6-methoxy-*α*,*α*-dimethyl-2-naphthalenepropionic acid

β-乙基-6-甲氧基-*α*,*α*-二甲基-2-萘丙酸

CAS 登录号 517-18-0

INN list 6

药效分类 雌激素类药

ATC 分类 G03CB03

美沙芬林

Methaphenilene（*INN*）

化学结构式

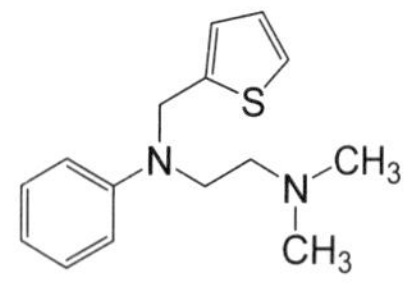

分子式和分子量 $C_{15}H_{20}N_2S$ 260.49

化学名 *N*,*N*-Dimethyl-*N'*-phenyl-*N'*-(thiophen-2-ylmethyl)ethane-1, 2-diamine

N,*N*-二甲基-*N'*-苯基-*N'*-(噻吩-2-基甲基)乙-1,2-二胺

CAS 登录号 493-78-7; 7084-07-3[盐酸盐]

INN list 1

药效分类 抗组胺药

美沙格净

Mipsagargin（*INN*）

化学结构式

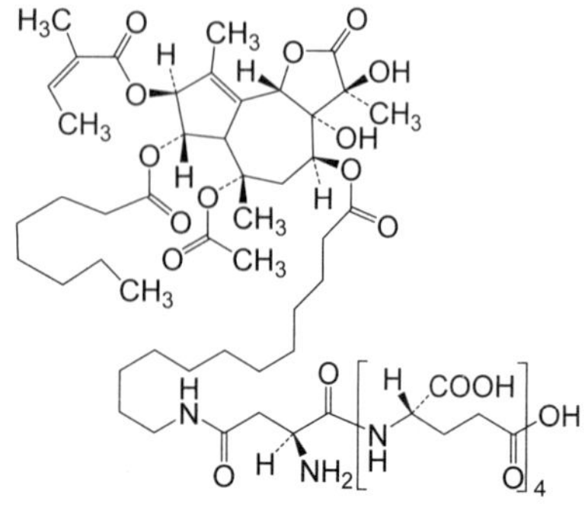

分子式和分子量 $C_{66}H_{100}N_6O_{27}$ 1409.52

化学名 *N*[4]-(12-{[(3*S*,3*aR*,4*S*,6*S*,6*aR*,7*S*,8*S*,9*bS*)-6-(Acetyloxy)-3,3*a*-dihydroxy-3,6,9,-trimethyl-8-{[(2*Z*)-2-methylbut-2-enoy]oxy}-7-(octanoyloxy)-2-oxo-2,3,3*a*,4,5,6,6*a*,7,8,9*b*-decahydroazuleno[4,5-*b*]furan-4-yl]oxy}-12-oxododecyl)-L-asparaginyl-L-*γ*-glutamyl-L-*γ*-glutamyl-L-*γ*-glutamyl-L-glutamic acid

N[4]-(12-{[(3*S*,3*aR*,4*S*,6*S*,6*aR*,7*S*,8*S*,9*bS*)-6-(乙酰氧基)-3,3*a*-二羟基-3,6,9,-三甲基-8-{[(2*Z*)-2-甲基丁-2-烯酰基]氧基}-7-(辛酰氧基)-2-氧代-2,3,3*a*,4,5,6,6*a*,7,8,9*b*-十氢薁并[4,5-*b*]呋喃-4-基]氧基}-12-氧代十二烷基)-L-天冬氨酰-L-*γ*-谷氨酰-L-*γ*-谷氨酰-L-*γ*-谷氨酰-L-谷氨酸

CAS 登录号 1245732-48-2

INN list 110

药效分类 抗肿瘤药

美沙拉秦

Mesalazine（*INN*）

化学结构式

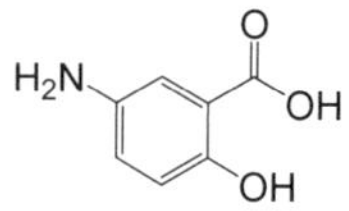

分子式和分子量 $C_7H_7NO_3$ 153.14

化学名 5-Aminosalicylic acid

5-氨基水杨酸

CAS 登录号 89-57-6

INN list 52

药效分类 抗炎药

美沙洛尔

Medroxalol（*INN*）

化学结构式

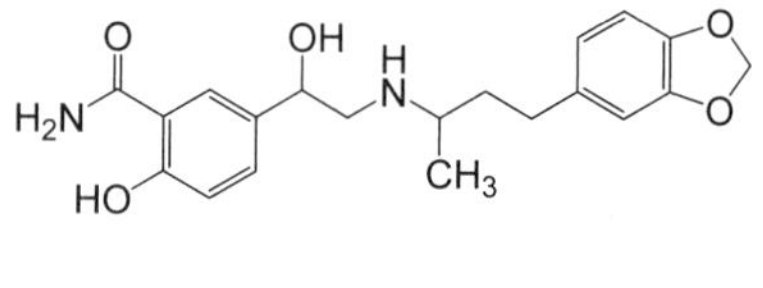

分子式和分子量 $C_{20}H_{24}N_2O_5$ 372.41

化学名 5-[1-Hydroxy-2-[[1-methyl-3-[3,4-(methylenedioxy)phenyl]propyl]amino]ethyl]salicylamide

5-[1-羟基-2-[[1-甲基-3-[3,4-(甲叉基二氧基)苯基]丙基]氨基]乙基]水杨酰胺

CAS 登录号 56290-94-9; 70161-10-3[盐酸盐]

INN list 43

药效分类 抗高血压药，α,β 受体拮抗药

美沙噻嗪

Methalthiazide（*INN*）

分子式和分子量 $C_{12}H_{16}ClN_3O_4S_3$ 397.92

化学结构式

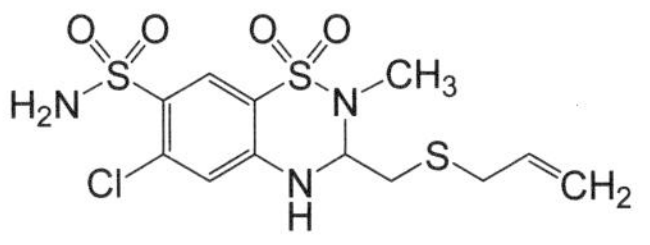

化学名 3-[(Allylthio)methyl]-6-chloro-3,4-dihydro-2-methyl-2*H*-1,2,4-benzo-thiadiazine-7-sulfonamide 1,1-dioxide

3-[(烯丙基硫基)甲基]-6-氯-3,4-二氢-2-甲基-2*H*-1,2,4-苯并噻二嗪-7-磺酰胺 1,1-二氧化物

CAS 登录号 5611-64-3

药效分类 利尿药

美沙酮

Methadone（*INN*）

化学结构式

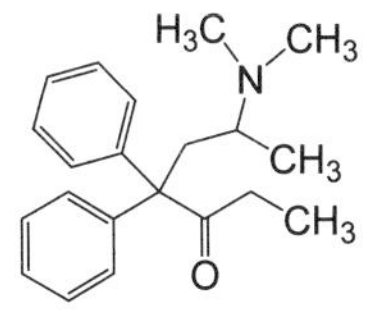

分子式和分子量 $C_{21}H_{27}NO$ 309.45

化学名 6-(Dimethylamino)-4,4-diphenyl-3-heptanone

6-(二甲氨基)-4,4-二苯基-3-庚酮

CAS 登录号 76-99-3; 1095-90-5[盐酸盐]

INN list 1

药效分类 镇痛药

美沙烯酮

Methastyridone（*INN*）

化学结构式

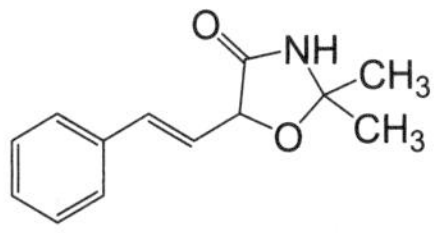

分子式和分子量 $C_{13}H_{15}NO_2$ 217.26

化学名 2,2-Dimethyl-5-styryl-4-oxazolidinone

2,2-二甲基-5-苯乙烯基-4-噁唑烷酮

CAS 登录号 721-19-7

INN list 11

药效分类 精神兴奋药

美沙唑仑

Mexazolam（*INN*）

化学结构式

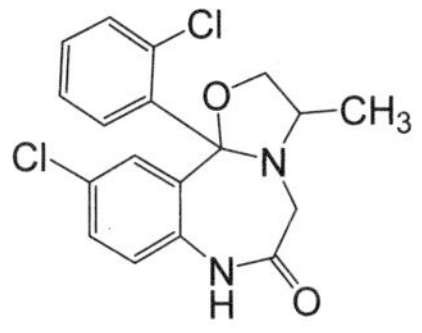

分子式和分子量 $C_{18}H_{16}Cl_2N_2O_2$ 363.24

化学名 10-Chloro-11*b*-(*o*-chlorophenyl)-2,3,7,11*b*-tetrahydro-3-methyloxazolo[3,2-*d*][1,4]benzodiazepin-6(5*H*)-one

10-氯-11*b*-(2-氯苯基)-2,3,7,11*b*-四氢-3-甲基噁唑酮[3,2-*d*][1,4]苯(并)二氮䓬-6(5*H*)-酮

CAS 登录号 31868-18-5

INN list 40

药效分类 安定药

美生溴铵

Methanthelinium Bromide（*INN*）

化学结构式

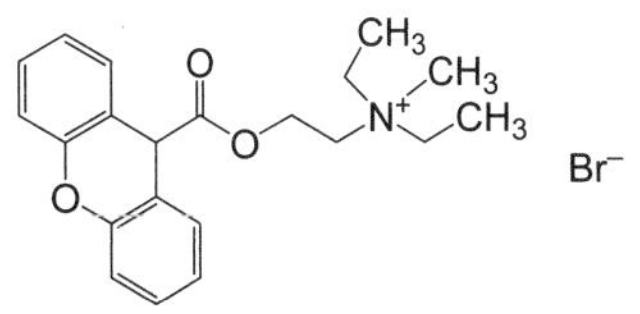

分子式和分子量 $C_{21}H_{26}BrNO_3$ 420.34

化学名 Diethyl(2-hydroxyethyl)methylammonium bromide xanthene-9-carboxylate

溴化 二乙基(2-羟乙基)甲基铵氧杂蒽-9-羧酸酯

CAS 登录号 53-46-3; 5818-17-7[美生铵]

INN list 1

药效分类 抗胆碱药

美舒令

Mesuprine（*INN*）

化学结构式

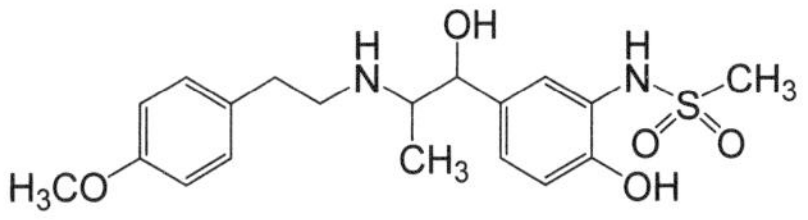

分子式和分子量 $C_{19}H_{26}N_2O_5S$ 394.49

化学名 2'-Hydroxy-5'-[1-hydroxy-2-[(*p*-methoxyphenethyl)amino]propyl]methanesul-fonanilide

2'-羟基-5'-[l-羟基-2-[(4-甲氧基苯乙基)氨基]丙基]甲磺酰苯胺

CAS 登录号 7541-30-2; 7660-71-1[盐酸盐]

INN list 21

药效分类 血管扩张药，平滑肌松弛药

美舒麦角

Mesulergine（*INN*）

化学结构式

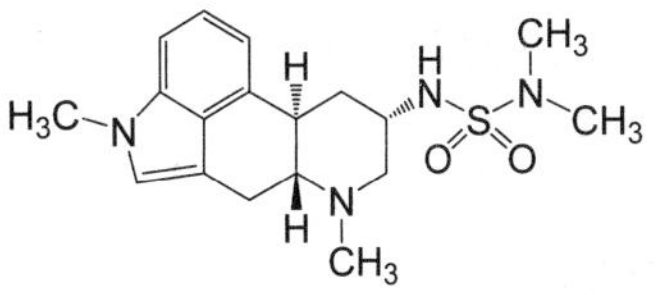

分子式和分子量　$C_{18}H_{26}N_4O_2S$　362.49

化学名　*N'*-(1,6-Dimethylergolin-8*α*-yl)-*N,N*-dimethylsulfamide

N'-(1,6-二甲基麦角灵-8*α*-基)-*N,N*-二甲基磺酰胺

CAS 登录号　64795-35-3

INN list　47

药效分类　催乳素分泌抑制药

美司钠

Mesna（*INN*）

化学结构式

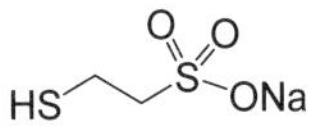

分子式和分子量　$C_2H_5NaO_3S_2$　164.18

化学名　Sodium 2-mercaptoethanesulfonate

2-巯乙磺酸钠

CAS 登录号　19767-45-4；3375-50-6[2-巯乙磺酸]

INN list　23

药效分类　解毒药

美司坦

Mecysteine（*INN*）

化学结构式

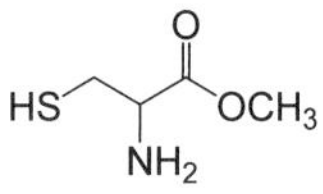

分子式和分子量　$C_4H_9NO_2S$　135.18

化学名　Methyl ester of cysteine

甲基 半胱氨酸酯

CAS 登录号　2485-62-3; 18598-63-5[盐酸盐]

INN list　13

药效分类　黏液溶解药

美索巴莫

Methocarbamol（*INN*）

化学结构式

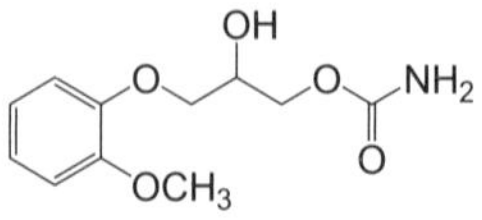

分子式和分子量　$C_{11}H_{15}NO_5$　241.24

化学名　(±)-3-(*o*-Methoxyphenoxy)-1,2-propanediol-1-carbamate

(±)-3-(2-甲氧基苯氧基)-1,2-丙二醇-1-氨基甲酸酯

CAS 登录号　532-03-6

INN list　8

药效分类　解痉药，骨骼肌松弛药

美索比妥

Methohexital（*INN*）

化学结构式

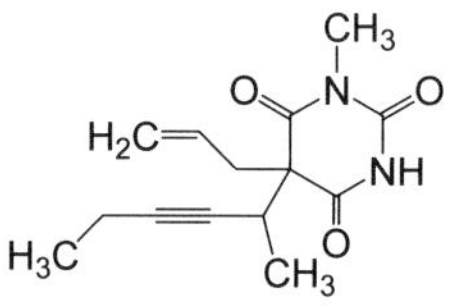

分子式和分子量　$C_{14}H_{18}N_2O_3$　262.30

化学名　(±)-5-Allyl-1-methyl-5-(1-methyl-2-pentynyl)barbituric acid

(±)-5-烯丙基-1-甲基-5-(1-甲基-2-戊炔基)巴比妥酸

CAS 登录号　18652-93-2

INN list　8

药效分类　全身麻醉药

美索达嗪

Mesoridazine（*INN*）

化学结构式

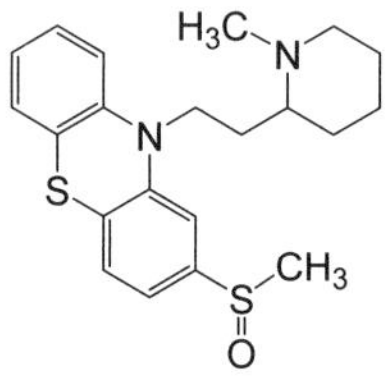

分子式和分子量　$C_{21}H_{26}N_2OS_2$　386.57

化学名　10-[2-(1-Methyl-2-piperidyl)ethyl]-2-(methylsulfinyl) phenothiazine

10-[2-(1-甲基-2-哌啶基)乙基]-2-(甲基亚磺酰基)吩噻嗪

CAS 登录号　5588-33-0; 32672-69-8[单苯磺酸盐]

INN list　16

药效分类　抗精神病药

美索庚嗪

Metethoheptazine（*INN*）

化学结构式

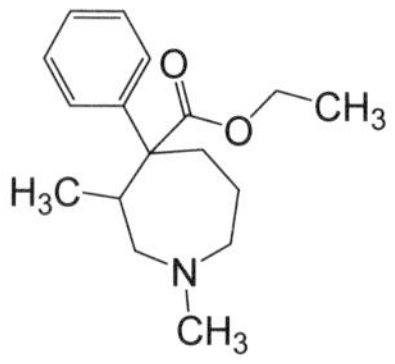

分子式和分子量　$C_{17}H_{25}NO_2$　275.39

化学名　Hexahydro-1,3-dimethyl-4-phenyl-azepinecarboxylic acid ethyl ester

六氢-1,3-二甲基-4-苯基-氮杂草羧酸乙酯

CAS 登录号　509-84-2

INN list　5

药效分类　镇痛药

美索菌素

Methocidin（*INN*）

化学名 Hydroxymethylgramicidin
羟甲短杆菌肽

CAS 登录号 1407-05-2

INN list 6

药效分类 抗生素类药

美索卡

Mesocarb（*INN*）

化学结构式

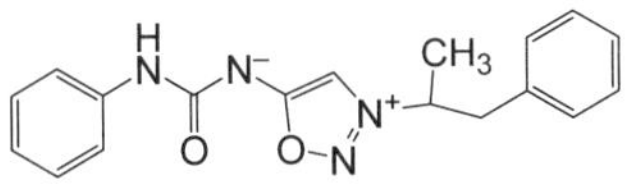

分子式和分子量 $C_{18}H_{18}N_4O_2$ 322.36

化学名 3-(*α*-Methylphenethyl)-*N*-(phenylcarbamoyl)sydnone imine
3-(*α*-甲基苯乙基)-*N*-(苯氨甲酰基)悉尼酮亚胺

CAS 登录号 34262-84-5

INN list 34

药效分类 中枢兴奋药

美索洛芬

Mexoprofen（*INN*）

化学结构式

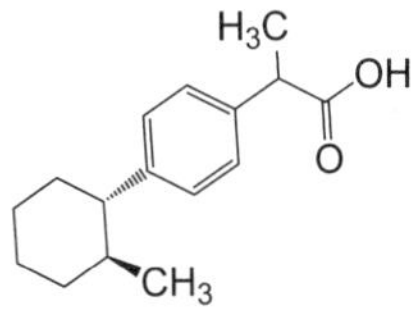

分子式和分子量 $C_{16}H_{22}O_2$ 246.34

化学名 *p*-(*trans*-2-Methylcyclohexyl)hydratropic acid
4-(反-2-甲基环己基)氢化托品酸

CAS 登录号 37529-08-1

INN list 33

药效分类 抗炎镇痛药

美索舍平

Methoserpidine（*INN*）

化学结构式

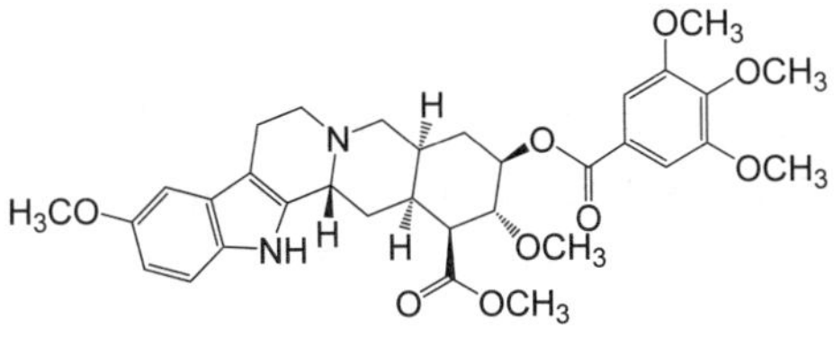

分子式和分子量 $C_{33}H_{40}N_2O_9$ 608.68

化学名 Methyl (1*R*,15*S*,17*R*,18*R*,19*S*,20*S*)-7,18-dimethoxy-17-(3,4,5-trimethoxybenzoyl)oxy-1,3,11,12,14,15,16,17,18,19,20,21-dodecahydroyohimban-19-carboxylate
甲基 (1*R*,15*S*,17*R*,18*R*,19*S*,20*S*)-7,18-二甲氧基-17-(3,4,5-三甲氧基苯甲酰基)氧基-1,3,11,12,14,15,16,17,18,19,20,21-十二氢育亨宾烷-19-羧酸酯

CAS 登录号 865-04-3

INN list 11

药效分类 抗高血压药

ATC 分类 C02AA06

美他二醇

Metaglycodol（*INN*）

化学结构式

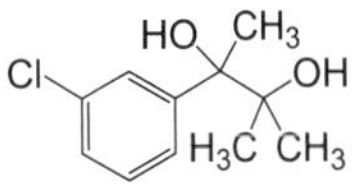

分子式和分子量 $C_{11}H_{15}ClO_2$ 214.69

化学名 2-(*m*-Chlorophenyl)-3-methyl-2,3-butanediol
2-(3-氯苯基)-3-甲基-2,3-丁二醇

CAS 登录号 13980-94-4

INN list 12

药效分类 安定药

美他法仑

Metamelfalan（*INN*）

化学结构式

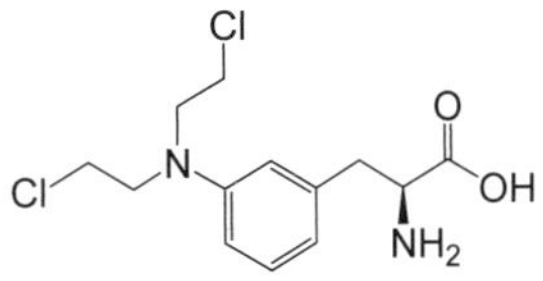

分子式和分子量 $C_{13}H_{18}Cl_2N_2O_2$ 305.20

化学名 3-[*m*-[Bis(2-chloroethyl)amino]phenyl]-L-alanine
3-[3-[双(2-氯乙基)氨基]苯基]-L-丙氨酸

CAS 登录号 1088-80-8

INN list 41

药效分类 抗肿瘤药

美他环素

Metacycline（*INN*）

化学结构式

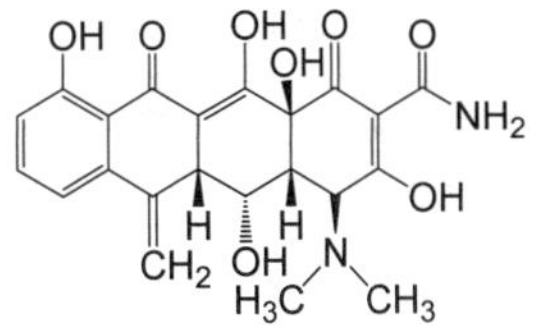

分子式和分子量 $C_{22}H_{22}N_2O_8$ 442.42

化学名 6-Methylene-4-(dimethylamino)-3,5,10,12,12*a*-pentahydroxy-1,11-dioxo-1,4,4*a*,5,5*a*,6,11,12*a*-octahydro-tetracenecarboxamide

6-甲亚基-4-(二甲氨基)-3,5,10,12,12*a*-五羟基-1,11-二氧代-1,4,4*a*,5,5*a*,6,11,12*a*-八氢-并四苯甲酰胺

CAS 登录号 914-00-1

INN list 12

药效分类 四环素类抗微生物药

ATC 分类 J01AA05

美他己脲

Metahexamide（*INN*）

化学结构式

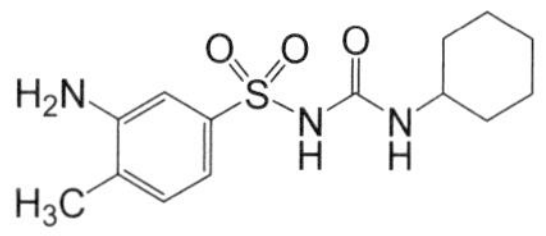

分子式和分子量 $C_{14}H_{21}N_3O_3S$ 311.40

化学名 1-(3-Amino-*p*-tolylsulfonyl)-3-cyclohexylurea

1-(3-氨基-4-甲苯磺酰基)-3-环己基脲

CAS 登录号 565-33-3

INN list 10

药效分类 口服降血糖药

ATC 分类 A10BB10

美他硫脲

Metallibure（*INN*）

化学结构式

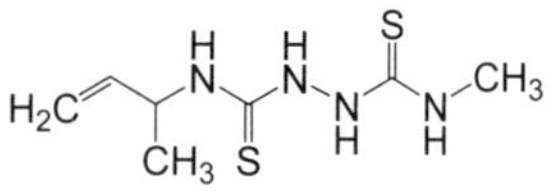

分子式和分子量 $C_7H_{14}N_4S_2$ 218.34

化学名 1-Methyl-6-(1-methylallyl)-2,5-dithiobiurea

1-甲基-6-(1-甲基烯丙基)-2,5-二硫代二脲

CAS 登录号 926-93-2

INN list 16

药效分类 垂体前叶激活药

美他洛尔

Metalol

化学结构式

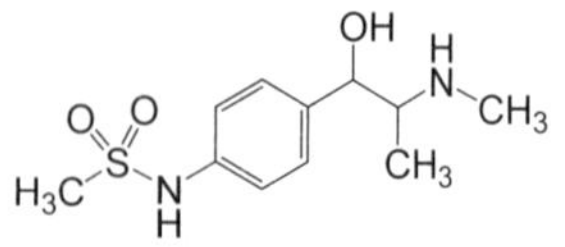

分子式和分子量 $C_{11}H_{18}N_2O_3S$ 254.34

化学名 4'-[1-Hydroxy-2-(methylamino)propyl]methanesulfonanilide

4'-[1-羟基-2-(甲氨基)丙基]甲磺酰苯胺

CAS 登录号 7701-65-7; 955-48-6[盐酸盐]

药效分类 α,β 受体拮抗药

美他氯铵

Metalkonium Chloride（*INN*）

化学结构式

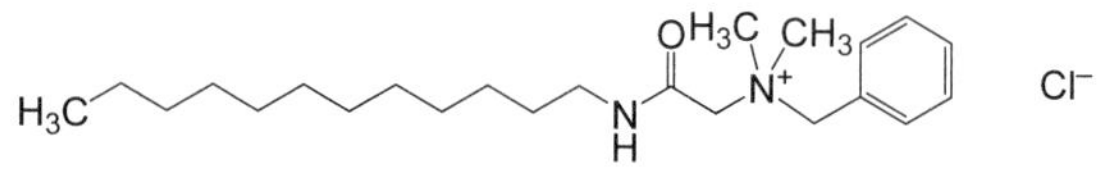

分子式和分子量 $C_{23}H_{41}ClN_2O$ 397.04

化学名 Benzyl[(dodecylcarbamoyl)methyl]dimethylammonium chloride

氯化苄基[(十二烷氨甲酰基)甲基]二甲基铵

CAS 登录号 100-95-8

INN list 60

药效分类 消毒防腐药

美他帕明

Metapramine（*INN*）

化学结构式

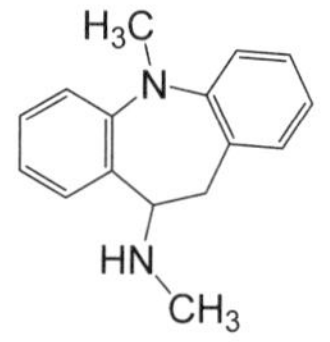

分子式和分子量 $C_{16}H_{18}N_2$ 238.33

化学名 10,11-Dihydro-5-methyl-10-(methylamino)-5*H*-dibenz[*b*,*f*]azepine

10,11-二氢-5-甲基-10-(甲氨基)-5*H*-二苯并[*b*,*f*]氮杂䓬

CAS 登录号 21730-16-5

INN list 34

药效分类 抗抑郁药

美他沙酮

Metaxalone（*INN*）

化学结构式

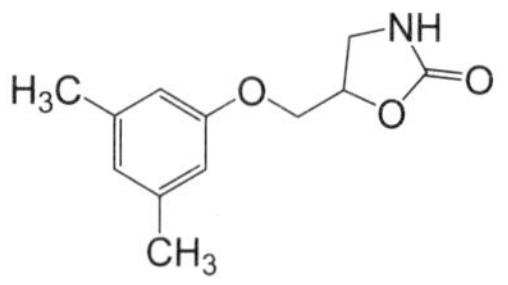

分子式和分子量 $C_{12}H_{15}NO_3$ 221.25

化学名 5-[(3,5-Xylyloxy)methyl]-2-oxazolidinone

5-[(3,5-二甲苯氧基)甲基]-2-噁唑烷酮

CAS 登录号 1665-48-1

INN list 11

药效分类 骨骼肌松弛药

美他特罗

Metaterol（*INN*）

化学结构式

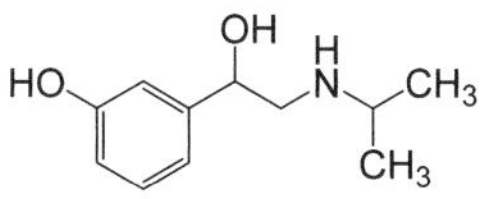

分子式和分子量　$C_{11}H_{17}NO_2$　195.26

化学名　*m*-Hydroxy-*α*-[(isopropylamino)methyl]benzyl alcohol

3-羟基-*α*-[(异丙氨基)甲基]苄醇

CAS 登录号　3571-71-9

INN list　43

药效分类　平喘药

美他扎咪

Metazamide（*INN*）

化学结构式

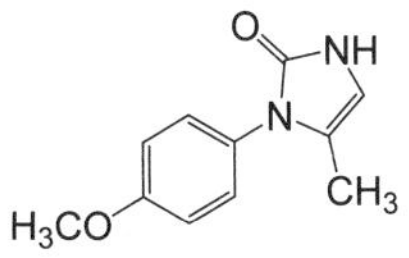

分子式和分子量　$C_{11}H_{12}N_2O_2$　204.23

化学名　1-(*p*-Methoxyphenyl)-5-methyl-4-imidazolin-2-one

1-(4-甲氧基苯基)-5-甲基-4-咪唑啉-2-酮

CAS 登录号　14058-90-3

INN list　16

药效分类　抗炎镇痛药

美他佐辛

Metazocine（*INN*）

化学结构式

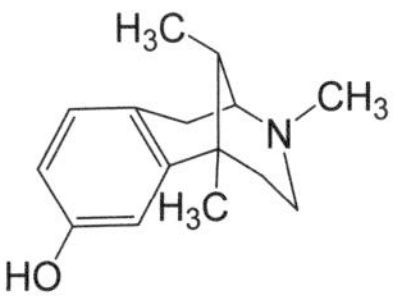

分子式和分子量　$C_{15}H_{21}NO$　231.33

化学名　2'-Hydroxy-2,5,9-trimethyl-6,7-benzomorphan

2'-羟基-2,5,9-三甲基-6,7-苯并吗啡烷

CAS 登录号　3734-52-9

INN list　9

药效分类　镇痛药

美坦法宗

Metamfazone（*INN*）

化学结构式

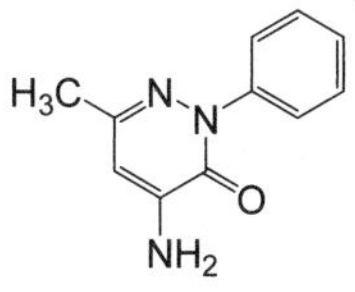

分子式和分子量　$C_{11}H_{11}N_3O$　201.22

化学名　4-Amino-6-methyl-2-phenyl-3(2*H*)-pyridazinone

4-氨基-6-甲基-2-苯基-3(2*H*)-哒嗪酮

CAS 登录号　54063-49-9

INN list　12

药效分类　抗炎镇痛药

美坦西林

Metampicillin（*INN*）

化学结构式

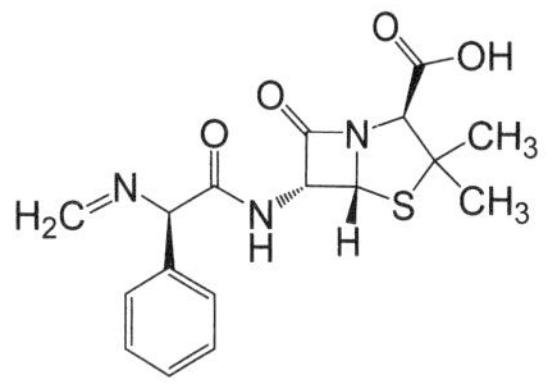

分子式和分子量　$C_{17}H_{19}N_3O_4S$　361.42

化学名　[*α*-(Methyleneamino)benzyl]penicillin

[*α*-(甲亚基氨基)苄基]青霉素

CAS 登录号　6489-97-0

INN list　20

药效分类　抗生素类

ATC 分类　J01CA14

美坦新

Maitansine（*INN*）

化学结构式

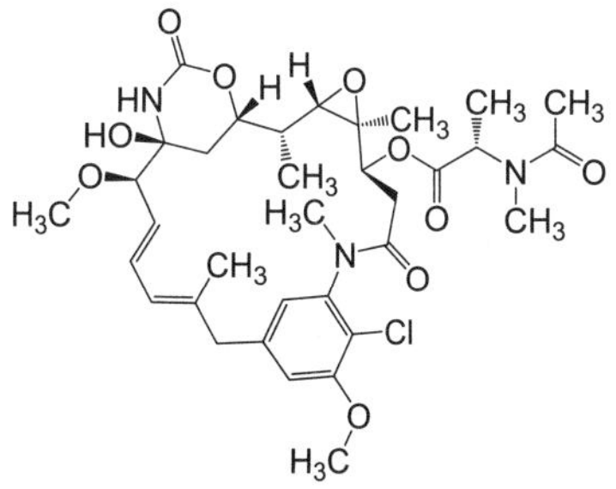

分子式和分子量　$C_{34}H_{46}ClN_3O_{10}$　692.20

化学名　*N*-Acetyl-*N*-methyl-L-alanine[1*S*-(1*R**,2*S**,3*R**,5*R**,6*R**,16*E*,18*E*,20*S**,21*R**)]-11-chloro-21-hydroxy-12,20-dimethoxy-2,5,9,16-tetramethy-8,23-dioxo-4,24-dioxa-9,22-diazatetracyclo[19.3.1.1^{10,14}.0^{3,5}]hexacosa-10,12,14(26),16,18-pentaen-6-yl ester

N-乙酰基-*N*-甲基-L-丙氨酸[1*S*-(1*R**,2*S**,3*R**,5*R**,6*R**,16*E*,18*E*,20*S**,21*R**)]-11-氯-21-羟基-12,20-二甲氧基-2,5,9,16-四甲基-8,23-二氧代-4,24-二氧杂-9,22-二氮杂四环[19.3.1.1^{10,14}.0^{3,5}]二十六碳-10,12,14(26),16,18-戊烯-6-基 酯

CAS 登录号　35846-53-8

INN list　40

药效分类　抗肿瘤药

美腾法林

Metenkefalin（*INN*）

化学结构式

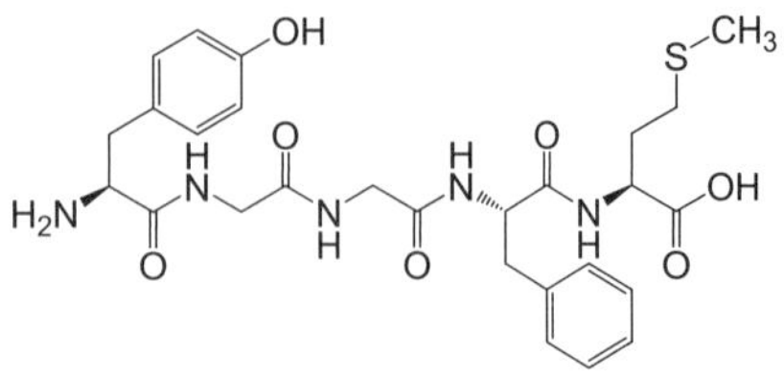

分子式和分子量　$C_{27}H_{35}N_5O_7S$　573.66

化学名　L-Tyrosylglycylglycyl-L-phenylalanyl-L-methionine *β*-endorphin human-(1-5)-peptide

L-酪氨酰甘氨酰甘氨酰-L-苯丙氨酰-L-蛋氨酸 *β*-脑啡肽人类-(1-5)-肽

CAS 登录号　58569-55-4

INN list　97

药效分类　μ 和 δ 阿片类受体激动药

美替贝特

Metibride（*INN*）

化学结构式

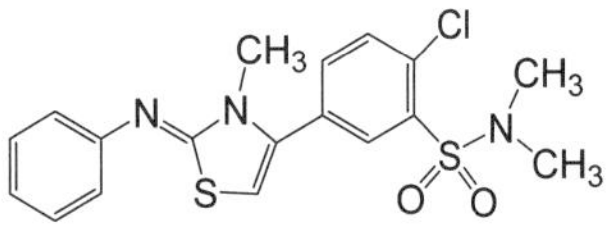

分子式和分子量　$C_{18}H_{18}ClN_3O_2S_2$　407.94

化学名　2-Chloro-*N*,*N*-dimethyl-5-[3-methyl-2-(phenylimino)-4-thiazolin-4-yl]benzenesulfonamide

2-氯-*N*,*N*-二甲基-5-[3-甲基-2-(苯基氨亚基)-4-噻唑啉-4-基]苯磺酰胺

CAS 登录号　77989-60-7

INN list　53

药效分类　降血脂药

美替克仑

Meticrane（*INN*）

化学结构式

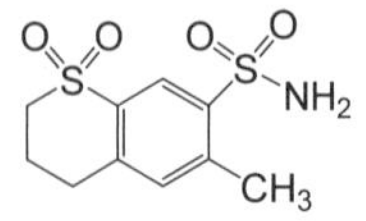

分子式和分子量　$C_{10}H_{13}NO_4S_2$　275.34

化学名　6-Methylthiochroman-7-sulfonamide 1,1-dioxide

6-甲基硫代色满基-7-磺酰胺 1,1-二氧化物

CAS 登录号　1084-65-7

INN list　16

药效分类　低效能利尿药

ATC 分类　C03BA09

美替拉酮

Metyrapone（*INN*）

化学结构式

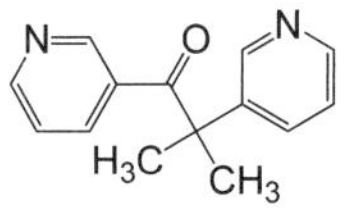

分子式和分子量　$C_{14}H_{14}N_2O$　226.27

化学名　2-Methyl-1,2-dipyridin-3-ylpropan-1-one

2-甲基-1,2-二吡啶-3-基丙-1-酮

CAS 登录号　54-36-4; 908-35-0[酒石酸盐]

INN list　13

药效分类　诊断用药

美替来托

Metesculetol（*INN*）

化学结构式

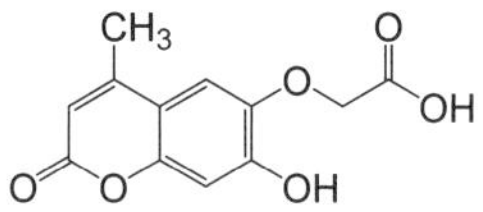

分子式和分子量　$C_{12}H_{10}O_6$　250.20

化学名　[(7-Hydroxy-4-methyl-2-oxo-2*H*-1-benzopyran-6-yl)oxy]acetic acid

[(7-羟基-4-甲基-2-氧代-2*H*-1-苯并吡喃-6-基)氧基]乙酸

CAS 登录号　52814-39-8

INN list　41

药效分类　止血药

美替立啶

Metyridine（*INN*）

化学结构式

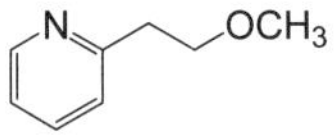

分子式和分子量　$C_8H_{11}NO$　137.18

化学名　2-(2-Methoxyethyl)pyridine

2-(2-甲氧基乙基)吡啶

CAS 登录号　114-91-0

INN list　16

药效分类　抗蠕虫药

美替洛尔

Metipranolol（*INN*）

化学结构式

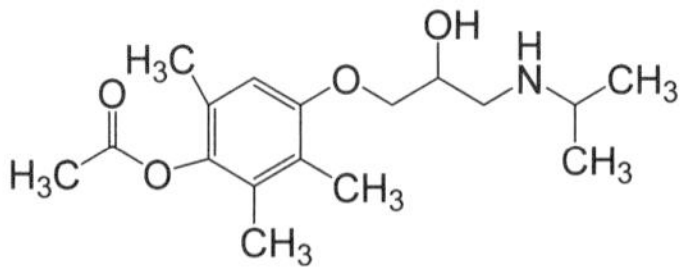

分子式和分子量 $C_{17}H_{27}NO_4$ 309.40

化学名 [4-[2-Hydroxy-3-(propan-2-ylamino)propoxy]-2,3,6-trimethylphenyl] acetate

[4-[2-羟基-3-(丙-2-基氨基)丙氧基]-2,3,6-三甲基苯基] 乙酸酯

CAS 登录号 22664-55-7

INN list 38

药效分类 β 受体拮抗药

美替诺龙

Metenolone（*INN*）

化学结构式

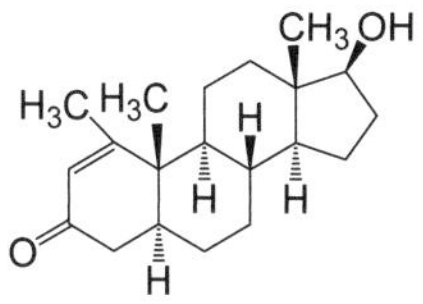

分子式和分子量 $C_{20}H_{30}O_2$ 302.46

化学名 17*β*-Hydroxy-1-methyl-5*α*-androst-1-en-3-one

17*β*-羟基-1-甲基-5*α*-雄甾-1-烯-3-酮

CAS 登录号 153-00-4; 434-05-9[乙酸酯]

INN list 12

药效分类 同化激素药

ATC 分类 A14AA04

美替普林

Metioprim（*INN*）

化学结构式

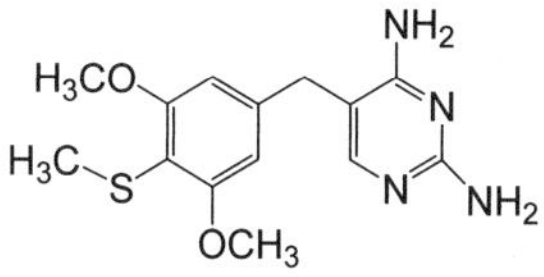

分子式和分子量 $C_{14}H_{18}N_4O_2S$ 306.38

化学名 2,4-Diamino-5-[3,5-dimethoxy-4-(methylthio)benzyl] pyrimidine

2,4-二氨基-5-[3,5-二甲氧基-4-(甲硫基)苄基]嘧啶

CAS 登录号 68902-57-8

INN list 42

药效分类 抗菌药

美替沙腙

Metisazone（*INN*）

化学结构式

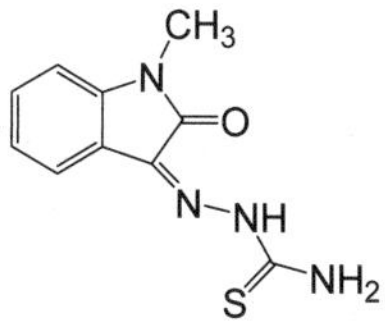

分子式和分子量 $C_{10}H_{10}N_4OS$ 234.28

化学名 1-Methylindole-2,3-dione 3-(thiosemicarbazone)

1-甲基吲哚-2,3-二酮 3-(硫代缩氨基脲)

CAS 登录号 1910-68-5

INN list 14

药效分类 抗病毒药

ATC 分类 J05AA01

美替妥英

Metetoin（*INN*）

化学结构式

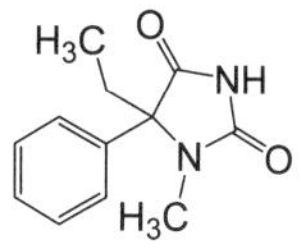

分子式和分子量 $C_{12}H_{14}N_2O_2$ 218.25

化学名 5-Ethyl-1-methyl-5-phenylhydantoin

5-乙基-1-甲基-5-苯基海因

CAS 登录号 5696-06-0

INN list 12

药效分类 抗惊厥药

美替辛德

Metesind（*INN*）

化学结构式

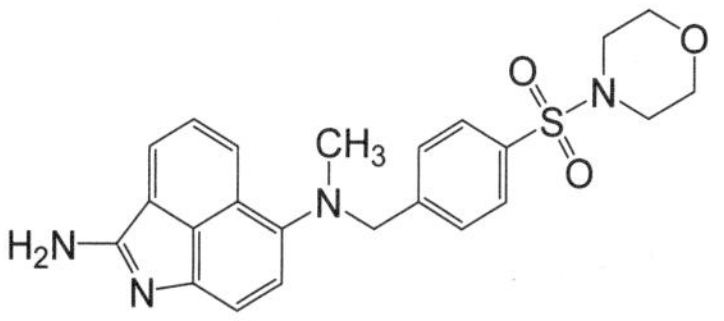

分子式和分子量 $C_{23}H_{24}N_4O_3S$ 436.53

化学名 4-[[*α*-[(2-Aminobenz[*cd*]indol-6-yl)methylamino]-*p*-tolyl] sulfonyl]morpholine

4-[[*α*-[(2-氨基苯并[*cd*]吲哚-6-基)甲氨基]-4-甲苯基]磺酰基]吗啉

CAS 登录号 138384-68-6; 157182-23-5[D-葡萄糖醛酸盐]

INN list 76

药效分类 抗肿瘤药，胸苷酸合酶抑制药

美替唑啉

Metizoline（*INN*）

化学结构式

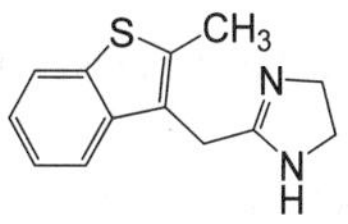

分子式和分子量 $C_{13}H_{14}N_2S$ 230.33

化学名 2-[(2-Methylbenzo[*b*]thien-3-yl)methyl]-2-imidazoline

2-[(2-甲基苯并[*b*]噻吩-3-基)甲基]-2-咪唑啉

CAS 登录号 17692-22-7；5090-37-9[盐酸盐]

INN list 22

药效分类 血管收缩药

美托必利

Mezacopride（*INN*）

化学结构式

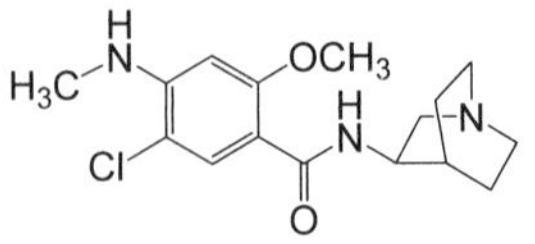

分子式和分子量 $C_{16}H_{22}ClN_3O_2$ 323.82

化学名 *N*-(1-Azabicyclo[2.2.2]octan-3-yl)-5-chloro-2-methoxy-4-(methylamino)benzamide

N-(1-氮杂双环[2.2.2]辛-3-基)-5-氯-2-甲氧基-4-(甲基氨基)苯甲酰胺

CAS 登录号 89613-77-4

INN list 56

药效分类 镇吐药

美托查酮

Metochalcone（*INN*）

化学结构式

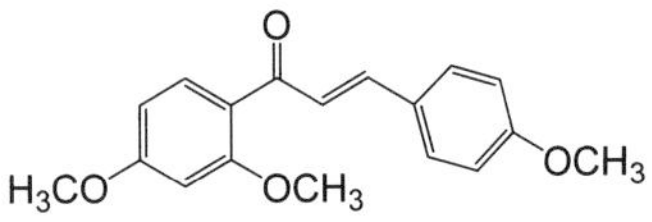

分子式和分子量 $C_{18}H_{18}O_4$ 298.33

化学名 2',4,4'-Trimethoxychalcone

2',4,4'-三甲氧基查耳酮

CAS 登录号 18493-30-6

INN list 25

药效分类 利胆药

美托碘铵

Metocinium Iodide（*INN*）

化学结构式

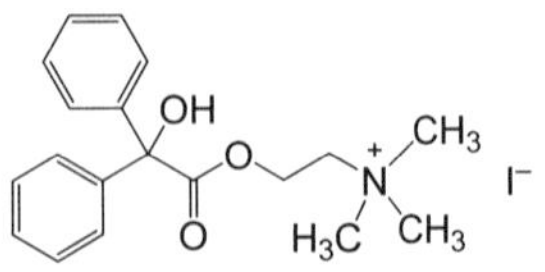

分子式和分子量 $C_{19}H_{24}INO_3$ 441.30

化学名 2-(2-Hydroxy-2,2-diphenylacetyl)oxyethyl-trimethylazanium;iodide

碘化 2-(2-羟基-2,2-二苯基乙酰基)氧基乙基-三甲基铵

CAS 登录号 2424-71-7

INN list 26

药效分类 解痉药

美托奋乃酯

Metofenazate（*INN*）

化学结构式

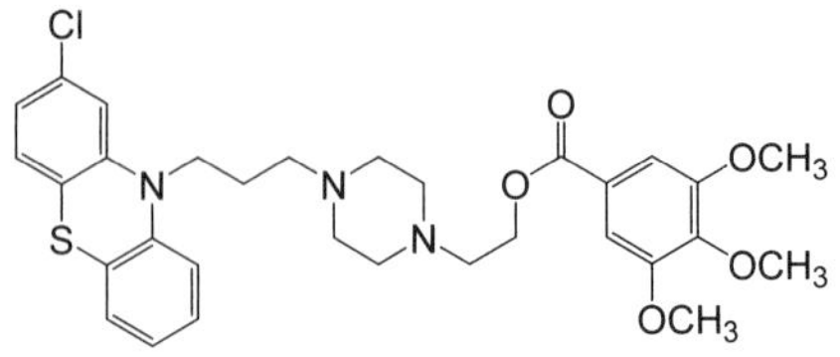

分子式和分子量 $C_{31}H_{36}ClN_3O_5S$ 598.15

化学名 2-[4-[3-(2-Chlorophenothiazin-10-yl)propyl]-1-piperazinyl]ethyl 3,4,5-trimethoxybenzoate

2-[4-[3-(2-氯吩噻嗪-10-基)丙基]-1-哌嗪基]乙基 3,4,5-三甲氧基苯甲酸酯

CAS 登录号 388-51-2

INN list 16

药效分类 抗精神病药

美托喹嗪

Metoquizine（*INN*）

化学结构式

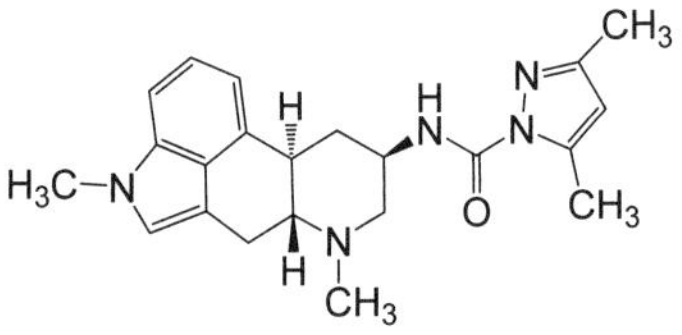

分子式和分子量 $C_{22}H_{27}N_5O$ 377.48

化学名 3,5-Dimethyl-*N*-(4,6,6*a*,7,8,9,10,10*a*-octahydro-4,7-dimethylindolo[4,3-*fg*]quinolin-9-yl)pyrazole-1-carboxamide

3,5-二甲基-*N*-(4,6,6*a*,7,8,9,10,10*a*-八氢化-4,7-二甲基吲哚[4,3-*fg*]喹啉-9-基)吡唑-1-甲酰胺

CAS 登录号 7125-67-9

INN list 17

药效分类 抗胆碱药

美托拉宗

Metolazone（*INN*）

化学结构式

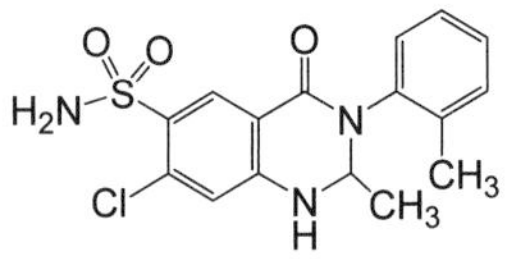

分子式和分子量 $C_{16}H_{16}ClN_3O_3S$ 365.83

化学名 7-Chloro-1,2,3,4-tetrahydro-2-methyl-4-oxo-3-(*o*-tolyl)-6-quinazolinesulfonamide

7-氯-1,2,3,4-四氢-2-甲基-4-氧代-3-(2-甲基苯基)-6-喹唑啉磺酰胺

CAS 登录号 17560-51-9

INN list 21

药效分类 低效能利尿药

ATC 分类 C03BA08

美托洛尔

Metoprolol（*INN*）

化学结构式

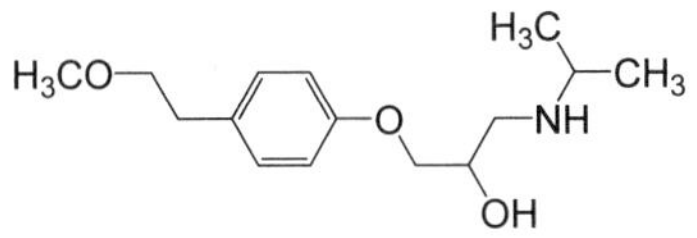

分子式和分子量 $C_{15}H_{25}NO_3$ 267.36

化学名 1-(Isopropylamino)-3-[*p*-(2-methoxyethyl)phenoxy]-2-propanol

1-(异丙氨基)-3-[4-(2-甲氧基乙基)苯氧基]-2-丙醇

CAS 登录号 37350-58-6; 119637-66-0[富马酸盐]; 98418-47-4[琥珀酸盐]; 56392-17-7[酒石酸盐]

INN list 30

药效分类 β 受体拮抗药

ATC 分类 C07AB02

美托咪定

Medetomidine（*INN*）

化学结构式

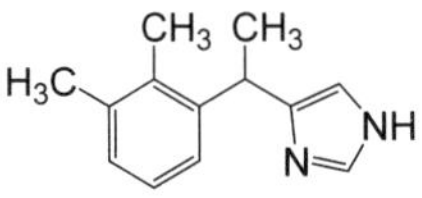

分子式和分子量 $C_{13}H_{16}N_2$ 200.29

化学名 (±)-4-(*α*,2,3-Trimethylbenzyl)imidazole

(±)-4-(*α*,2,3-三甲基苄基)咪唑

CAS 登录号 86347-14-0; 86347-15-1[盐酸盐]

INN list 53

药效分类 镇痛药，镇静药

美托咪酯

Metomidate（*INN*）

化学结构式

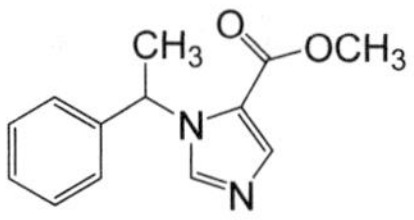

分子式和分子量 $C_{13}H_{14}N_2O_2$ 230.26

化学名 Methyl 1-(*α*-methylbenzyl)imidazole-5-carboxylate

甲基 1-(*α*-甲基苄基)咪唑-5-羧酸酯

CAS 登录号 5377-20-8

INN list 17

药效分类 镇静催眠药

美托哌丙嗪

Metopimazine（*INN*）

化学结构式

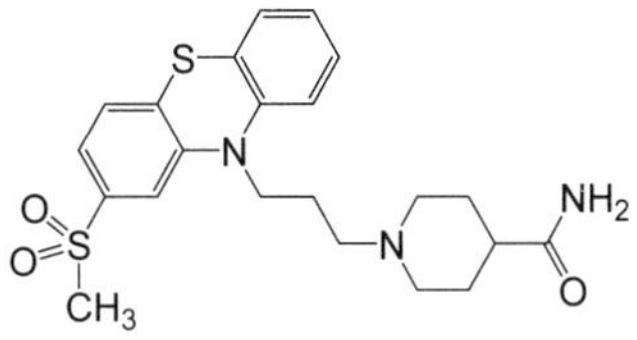

分子式和分子量 $C_{22}H_{27}N_3O_3S_2$ 445.60

化学名 1-[3-[2-(Methylsulfonyl)phenothiazin-10-yl]propy] piperidine-4-carboxamide

1-[3-[2-(甲磺酰基)吩噻嗪-10-基]丙基]哌啶-4-甲酰胺

CAS 登录号 14008-44-7

INN list 17

药效分类 镇吐药

美托舍酯

Metoserpate（*INN*）

化学结构式

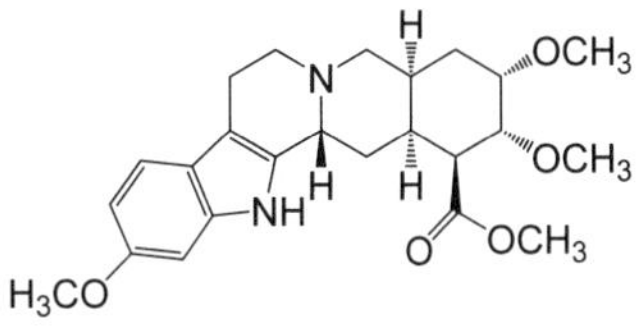

分子式和分子量 $C_{24}H_{32}N_2O_5$ 428.53

化学名 Methyl 11,17*α*,18*α*-trimethoxy-3*β*,20*α*-yohimban-16*β*-carboxylate

甲基 11,17*α*,18*α*-三甲氧基-3*β*,20*α*-育亨宾-16*β*-羧酸酯

CAS 登录号 1178-28-5; 1178-29-6[盐酸盐]

INN list 20

药效分类 镇静药(兽用)

美托酮

Metopon（*INN*）

化学结构式

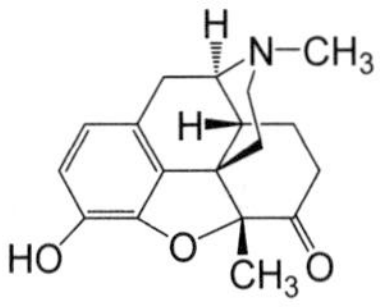

分子式和分子量 $C_{18}H_{21}NO_3$ 299.37

化学名 5-Methyldihydromorphinone

5-甲基二氢吗啡酮

CAS 登录号 143-52-2; 124-92-5[盐酸盐]

INN list 1

药效分类 镇痛药

美托烯醇

Metostilenol（*INN*）

化学结构式

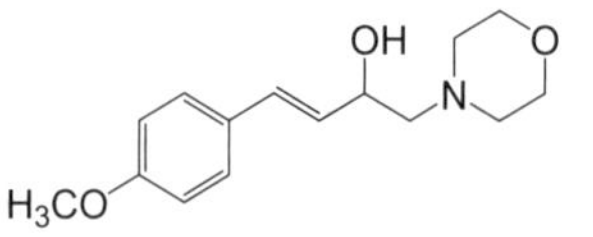

分子式和分子量　$C_{15}H_{21}NO_3$　263.33

化学名　(±)-(*E*)-*α*-(*p*-Methoxystyryl)-4-morpholineethanol

(±)-(*E*)-*α*-(4-甲氧基苯乙烯基)-4-吗啉乙醇

CAS 登录号　103980-45-6

INN list　53

药效分类　抗抑郁药

美托孕素

Metogest（*INN*）

化学结构式

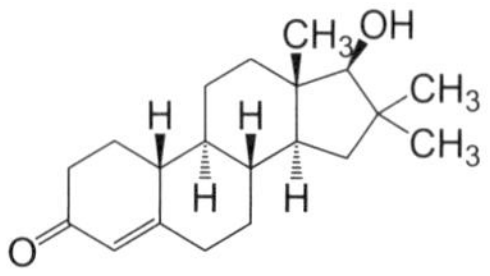

分子式和分子量　$C_{20}H_{30}O_2$　302.45

化学名　17*β*-Hydroxy-16,16-dimethylestr-4-en-3-one

17*β*-羟基-16,16-二甲基雌甾-4-烯-3-酮

CAS 登录号　52279-58-0

INN list　33

药效分类　抗雄激素药

美妥替哌

Meturedepa（*INN*）

化学结构式

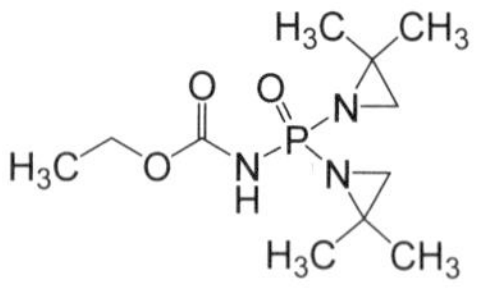

分子式和分子量　$C_{11}H_{22}N_3O_3P$　275.29

化学名　Ethyl [bis(2,2-dimethyl-1-aziridinyl)phosphinyl]carbamate

乙基 [双(2,2-二甲基-1-氮杂环丙基)膦酰基]氨基甲酸酯

CAS 登录号　1661-29-6

INN list　13

药效分类　抗肿瘤药

美维达仑

Mevidalen（*INN*）

分子式和分子量　$C_{24}H_{29}Cl_2NO_3$　450.40

化学结构式

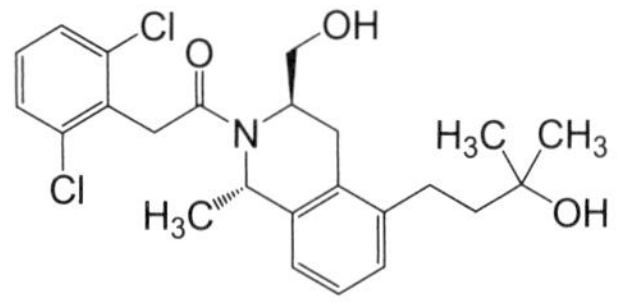

化学名　2-(2,6-Dichlorophenyl)-1-[(1*S*,3*R*)-3-(hydroxymethyl)-5-(3-hydroxy-3-methylbutyl)-1-methyl-3,4-dihydroisoquinolin-2(1*H*)-yl]ethan-1-one

2-(2,6-二氯苯基)-1-[(1*S*,3*R*)-3-(羟甲基)-5-(3-羟基-3-甲基丁基)-1-甲基-3,4-二氢异喹啉-2(1*H*)-基]乙-1-酮

CAS 登录号　1638667-79-4

INN list　124

药效分类　多巴胺 D_1 受体正性变构调节药

美西达醇

Meciadanol（*INN*）

化学结构式

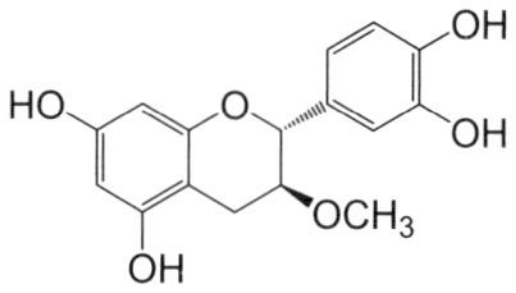

分子式和分子量　$C_{16}H_{16}O_6$　304.29

化学名　(2*R*,3*S*)-3-Methoxy-3',4',5,7-flavantetrol

(2*R*,3*S*)-3-甲氧基-3',4',5,7-黄烷四酚

CAS 登录号　65350-86-9

INN list　50

药效分类　抗溃疡药

美西拉宗

Meseclazone（*INN*）

化学结构式

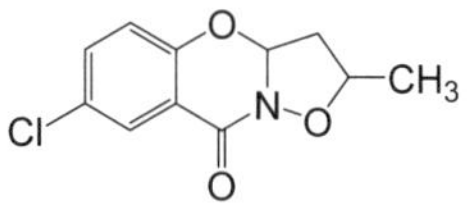

分子式和分子量　$C_{11}H_{10}ClNO_3$　239.66

化学名　7-Chloro-3,3*a*-dihydro-2-methyl-2*H*,9*H*-isoxazolo[3,2-*b*][1,3]benzoxazin-9-one

7-氯-3,3*a*-二氢-2-甲基-2*H*,9*H*-异噁唑并[3,2-*b*][1,3]苯并噁嗪-9-酮

CAS 登录号　29053-27-8

INN list　36

药效分类　抗炎镇痛药

美西林

Mecillinam（*INN*）

分子式和分子量　$C_{15}H_{23}N_3O_3S$　325.43

化学结构式

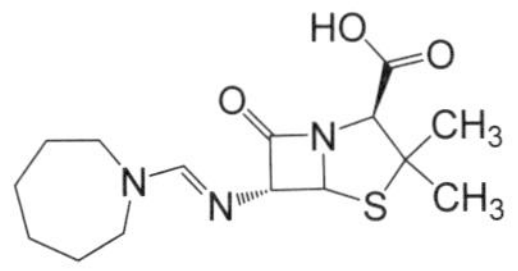

化学名 (2*S*,5*R*,6*R*)-6-[[(Hexahydro-1*H*-azepin-1-yl)methylene]amino]-3,3-dimethyl-7-oxo-4-thia-1-azabicyclo[3.2.0]heptane-2-carboxylic acid

(2*S*,5*R*,6*R*)-6-[[(六氢-1*H*-氮杂䓬-1-基)甲亚基]氨基]-3,3-二甲基-7-氧代-4-硫杂-1-氮杂双环[3.2.0]庚烷-2-羧酸

CAS 登录号 32887-01-7

INN list 32

药效分类 青霉素类广谱抗菌药

ATC 分类 J01CA11

美西律

Mexiletine（*INN*）

化学结构式

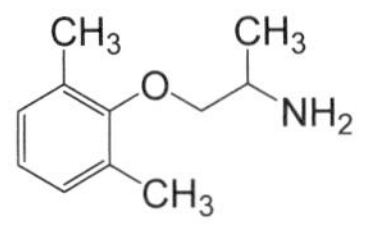

分子式和分子量 $C_{11}H_{17}NO$ 179.26

化学名 (±)-1-2-(2,6-Xylyloxy)-2-propanamine

(±)-1-(2,6-二甲苯氧基)-2-丙胺

CAS 登录号 31828-71-4；5370-01-4[盐酸盐]

INN list 28

药效分类 抗心律失常药

ATC 分类 C01BB02

美西麦角

Methysergide（*INN*）

化学结构式

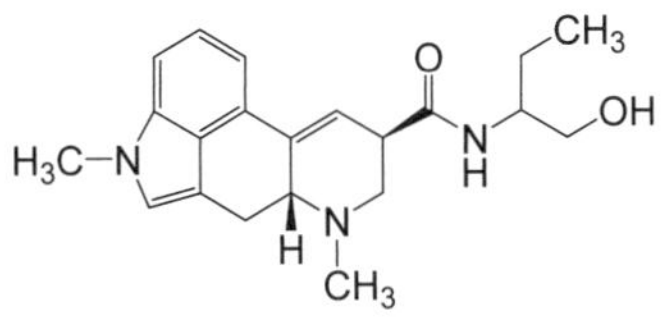

分子式和分子量 $C_{21}H_{27}N_3O_2$ 353.46

化学名 (+)-9,10-Didehydro-*N*-[1-(hydroxymethyl)propyl]-1,6-dimethylergoline-8*β*-carboxamide

(+)-9,10-二去氢-*N*-[1-(羟甲基)丙基]-1,6-二甲基麦角灵-8*β*-甲酰胺

CAS 登录号 361-37-5

INN list 11

药效分类 抗偏头痛药

美西那隆

Mecinarone（*INN*）

分子式和分子量 $C_{24}H_{27}NO_6$ 425.47

化学结构式

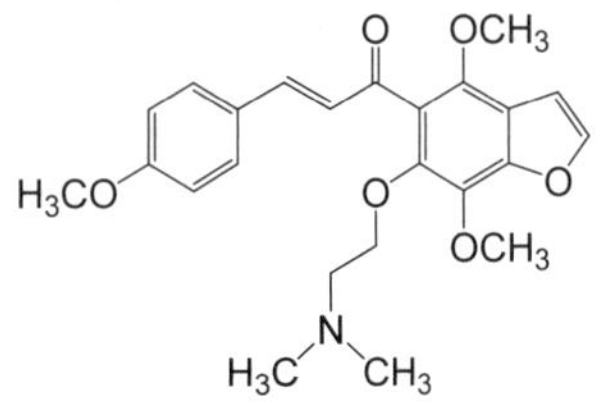

化学名 1-[6-[2-(Dimethylamino)ethoxy]-4,7-dimethoxy-5-benzofuranyl]-3-(*p*-methoxyphenyl)-2-propen-1-one

1-[6-[2-(二甲基氨基)乙氧基]-4,7-二甲氧基-5-苯并呋喃基]-3-(4-甲氧苯基)-2-丙烯-1-酮

CAS 登录号 26225-59-2

INN list 30

药效分类 血管扩张药，解痉药

美西平

Mezepine（*INN*）

化学结构式

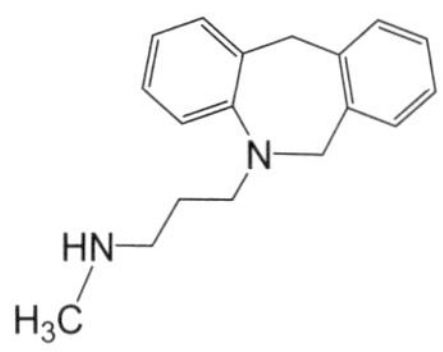

分子式和分子量 $C_{18}H_{22}N_2$ 266.38

化学名 5,6-Dihydro-5-[3-(methylamino)propyl]-11*H*-dibenz[*b,e*]azepine

5,6-二氢-5-[3-(甲氨基)丙基]-11*H*-二苯并[*b,e*]氮杂䓬

CAS 登录号 27432-00-4

INN list 22

药效分类 抗抑郁药

美西他滨

Mericitabine（*INN*）

化学结构式

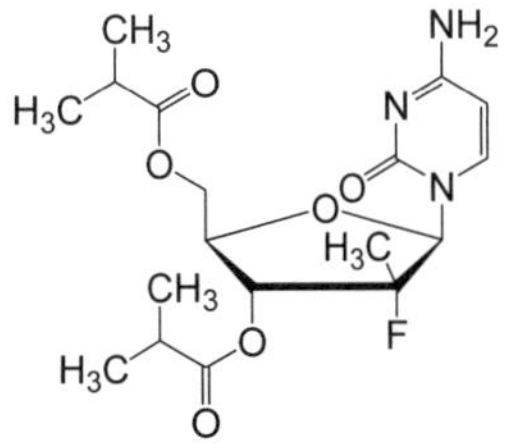

分子式和分子量 $C_{18}H_{26}FN_3O_6$ 399.41

化学名 (2'*R*)-2'-Deoxy-2'-fluoro-2'-methyl-2',3'-bis-*O*-(2-methylpropanoyl)cytidine

(2'*R*)-2'-脱氧-2'-氟-2'-甲基-3',5'-双-*O*-(2-甲基丙酰基)胞苷

CAS 登录号 940908-79-2

INN list 108

药效分类 抗病毒药

美西他莫

Metacetamol（*INN*）

化学结构式

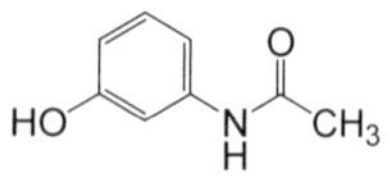

分子式和分子量 $C_8H_9NO_2$ 151.16

化学名 3'-Hydroxyacetanilide

3'-羟基乙酰苯胺

CAS 登录号 621-42-1

INN list 22

药效分类 镇痛药

美西妥拉

Methitural（*INN*）

化学结构式

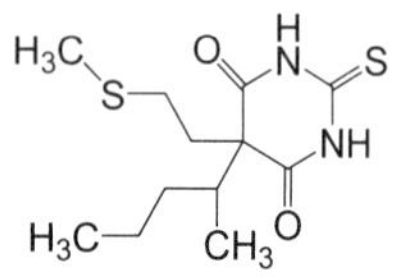

分子式和分子量 $C_{12}H_{20}N_2O_2S_2$ 288.43

化学名 5-(1-Methylbutyl)-5-[2-(methylthio)ethyl]-2-thiobarbituric acid

5-(1-甲基丁基)-5-[2-(甲硫基)乙基]-2-硫代巴比妥酸

CAS 登录号 467-43-6

INN list 6

药效分类 镇静催眠药

美昔前列素

Mexiprostil（*INN*）

化学结构式

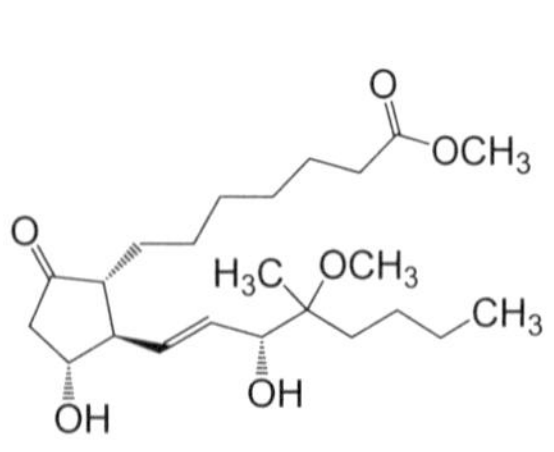

分子式和分子量 $C_{23}H_{40}O_6$ 412.56

化学名 Methyl 7-[(1*R*,2*R*,3*R*)-3-hydroxy-2-[(*E*,3*R*)-3-hydroxy-4-methoxy-4-methyloct-1-enyl]-5-oxocyclopentyl]heptanoate

甲基 7-[(1*R*,2*R*,3*R*)-3-羟基-2-[(*E*,3*R*)-3-羟基-4-甲氧基-4-甲基辛-1-烯基]-5-氧代环戊基]庚酸酯

CAS 登录号 88980-20-5

INN list 52

药效分类 前列腺素类药，抗溃疡药

美雄醇

Methandriol（*INN*）

化学结构式

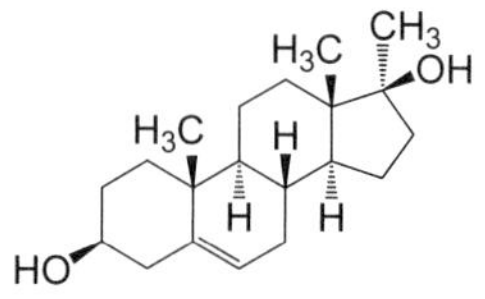

分子式和分子量 $C_{20}H_{32}O_2$ 304.47

化学名 17*α*-Methylandrost-5-ene-3*β*,17*β*-diol

17*α*-甲基雄甾-5-烯-3*β*,17*β*-二醇

CAS 登录号 521-10-8

INN list 1

药效分类 雄激素类药，同化激素类药

美雄诺龙

Mestanolone（*INN*）

化学结构式

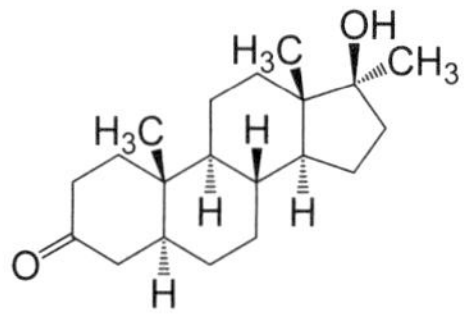

分子式和分子量 $C_{20}H_{32}O_2$ 304.47

化学名 17*β*-Hydroxy-17-methyl-5*α*-androstan-3-one

17*β*-羟基-17-甲基-5*α*-雄甾-3-酮

CAS 登录号 521-11-9

INN list 10

药效分类 雄激素类药，同化激素类药

美雄酮

Metandienone（*INN*）

化学结构式

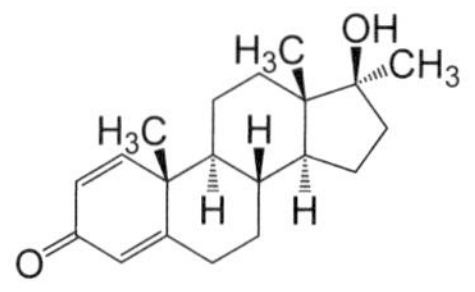

分子式和分子量 $C_{20}H_{28}O_2$ 300.44

化学名 17*β*-Hydroxy-17-methylandrosta-1,4-dien-3-one

17*β*-羟基-17-甲基雄甾-1,4-二烯-3-酮

CAS 登录号 72-63-9

INN list 12

药效分类 同化激素药

ATC 分类 A14AA03

美雄烷

Mepitiostane（*INN*）

化学结构式

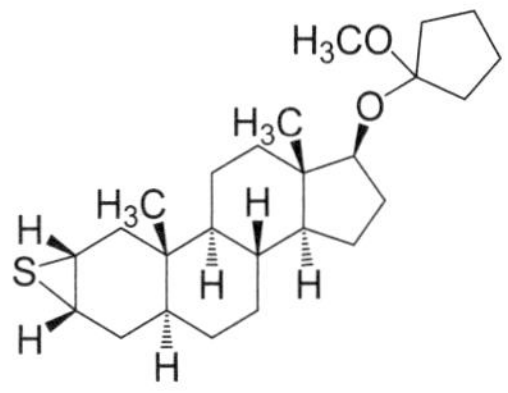

分子式和分子量　$C_{25}H_{40}O_2S$　404.65

化学名　2*α*,3*α*-Epithio-5*α*-androstan-17*β*-yl 1-methoxycyclo pentyl ether

2*α*,3*α*-硫桥-5*α*-雄甾-17*β*-基 1-甲氧基环戊基醚

CAS 登录号　21362-69-6

INN list　34

药效分类　抗肿瘤药

美溴沙仑

Metabromsalan（*INN*）

化学结构式

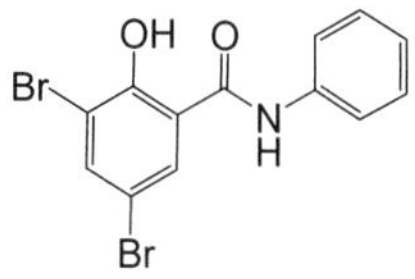

分子式和分子量　$C_{13}H_9Br_2NO_2$　371.02

化学名　3,5-Dibromosalicylanilide

3,5-二溴水杨酰苯胺

CAS 登录号　2577-72-2

INN list　16

药效分类　消毒防腐药

美泽度胺

Mezigdomide（*INN*）

化学结构式

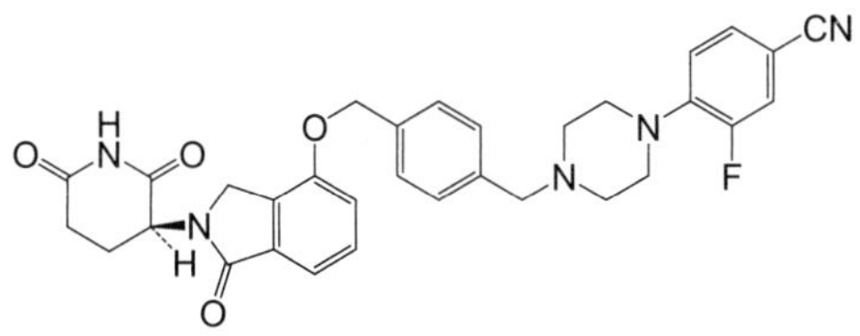

分子式和分子量　$C_{32}H_{30}FN_5O_4$　567.62

化学名　4-[4-[[4-[[2-[(3*S*)-2,6-Dioxopiperidin-3-yl]-1-oxo-3*H*-isoindol-4-yl]oxymethyl]phenyl]methyl]piperazin-1-yl]-3-fluorobenzonitrile

4-[4-[[4-[[2-[(3*S*)-2,6-二氧代哌啶-3-基]-1-氧代-3*H*-异吲哚-4-基]氧甲基]苯基]甲基]哌嗪-1-基]-3-氟苯甲睛

CAS 登录号　2259648-80-9

INN list　125

药效分类　抗肿瘤药

美左旋多巴

Melevodopa（*INN*）

化学结构式

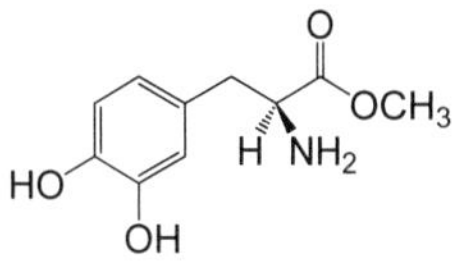

分子式和分子量　$C_{10}H_{13}NO_4$　211.21

化学名　Methyl (2*S*)-2-amino-3-(3,4-dihydroxyphenyl)propanoate

甲基 (2*S*)-2-氨基-3-(3,4-二羟基苯基)丙酸酯

CAS 登录号　7101-51-1

INN list　83

药效分类　多巴胺受体激动药

门冬阿糖胞苷

Aspacytarabine（*INN*）

化学结构式

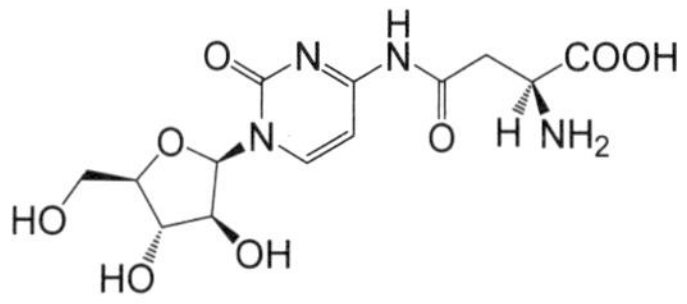

分子式和分子量　$C_{13}H_{18}N_4O_8$　358.31

化学名　*N*[4]-(1-*β*-D-arabinofuranosyl-2-oxo-1,2-dihydropyrimidin-4-yl)-L-asparagine

N[4]-(1-*β*-D-呋喃阿拉伯糖基-2-氧代-1,2-二氢嘧啶-4-基)-L-天冬酰胺

CAS 登录号　2098942-53-9

INN list　120

药效分类　抗代谢药

门冬氨酸

Aspartic Acid（*INN*）

化学结构式

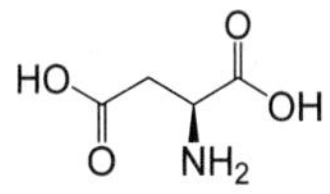

分子式和分子量　$C_4H_7NO_4$　133.10

化学名　L-2-Aminobutanedioic acid

L-2-氨基丁二酸

CAS 登录号　56-84-8; 6899-03-2[D]

INN list　14

药效分类　氨基酸类药

门冬托星

Aspartocin（*INN*）

化学结构式

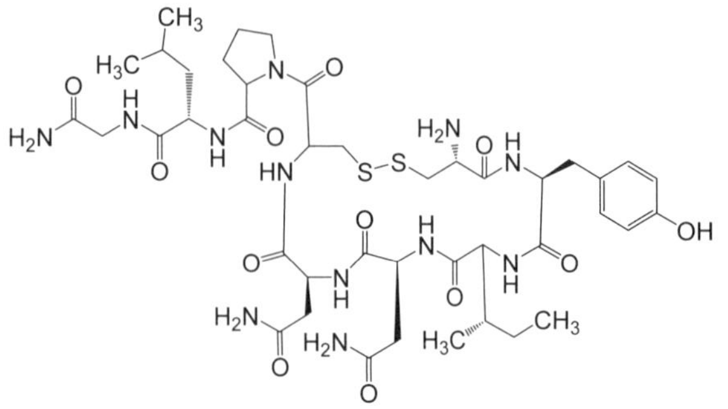

分子式和分子量　$C_{42}H_{64}N_{12}O_{12}S_2$　993.16

化学名　1-[[(4*R*,7*S*,10*S*,13*S*,16*S*,19*R*)-19-Amino-7,10-bis(2-amino-2-oxoethyl)-13-[(2*S*)-butan-2-yl]-16-(4-hydroxybenzyl)-6,9,12,15,18-pentaoxo-1,2-dithia-5,8,11,14,17-pentaazacycloicosan-4-yl]carbonyl]-L-prolyl-L-leucylglycinamide

1-[[(4*R*,7*S*,10*S*,13*S*,16*S*,19*R*)-19-氨基-7,10-双(2-氨基-2-氧代乙基)-13-[(2*S*)-丁-2-基]-16-(4-羟基苄基)-6,9,12,15,18-五氧代-1,2-二硫-5,8,11,14,17-五氮杂二十烷-4-基]甲酰基]-L-脯氨酰-L-亮氨酰甘氨酰胺

CAS 登录号　4117-65-1；1402-89-7[取代物]

INN list　11

药效分类　抗生素类药

锰福地吡

Mangafodipir（*INN*）

化学结构式

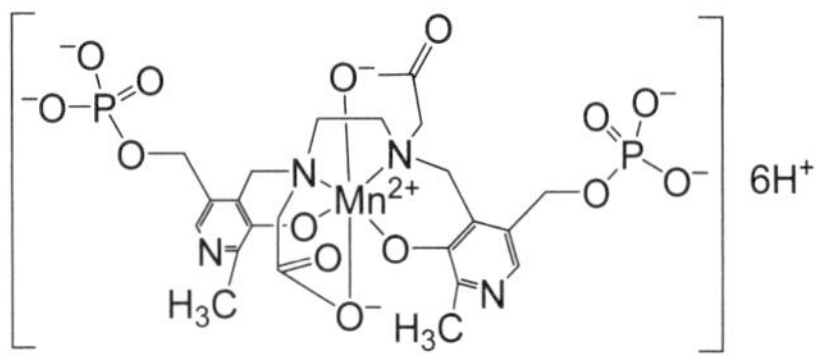

分子式和分子量　$C_{22}H_{30}MnN_4O_{14}P_2$　691.38

化学名　Hexahydrogen(*OC*-6-13)-[[*N*,*N'*-ethylenebis[*N*-[[3-hydroxy-5-(hydroxy methyl)-2-methyl-4-pyridyl]methyl]glycine] 5,5'-bis(phosphato)](8−)]manganate(6−)

六氢(*OC*-6-13)-[[*N*,*N'*-乙叉基双[*N*-[[3-羟基-5-(羟甲基)-2-甲基-4-吡啶基]甲基]甘氨酸] 5,5'-二(磷酸根)](8−)]合锰(6−)

CAS 登录号　155319-91-8

INN list　72

药效分类　诊断用药

锰福地吡三钠

Mangafodipir Trisodium（*INN*）

分子式和分子量　$C_{22}H_{27}MnN_4Na_3O_{14}P_2$　757.32

化学结构式

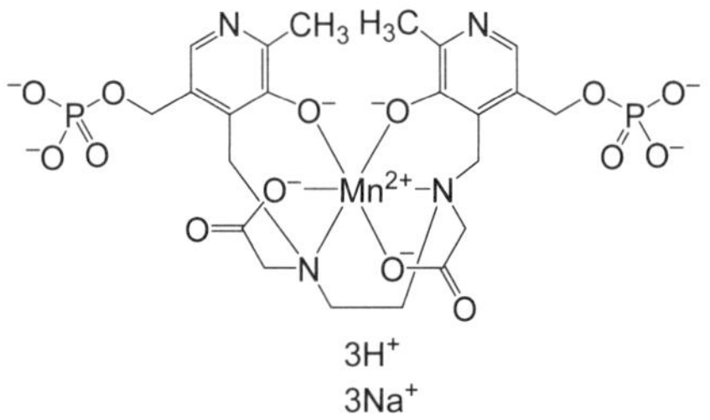

化学名　Trisodium trihydrogen(*OC*-6-13)-[[*N*,*N'*-ethylenebis[*N*-[[3-hydroxy-5-(hydroxymethyl)-2-methyl-4-pyridyl]methyl]glycine] 5,5'-bis(phosphato)](8−)] manganate(6−)

三钠三氢(*OC*-6-13)-[[*N*,*N'*-乙叉基双[*N*-[[3-羟基-5-(羟甲基)-2-甲基-4-吡啶基]甲基]甘氨酸] 5,5'-二(磷酸根)](8−)]合锰(6−)

CAS 登录号　140678-14-4

INN list　72

药效分类　诊断用药

孟布酮

Menbutone（*INN*）

化学结构式

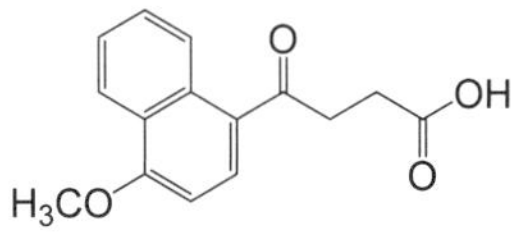

分子式和分子量　$C_{15}H_{14}O_4$　258.27

化学名　3-(4-Methoxy-1-naphthoyl)propionic acid

3-(4-甲氧基-1-萘甲酰)丙酸

CAS 登录号　3562-99-0

INN list　17

药效分类　利胆药

孟格立酯

Menglytate（*INN*）

化学结构式

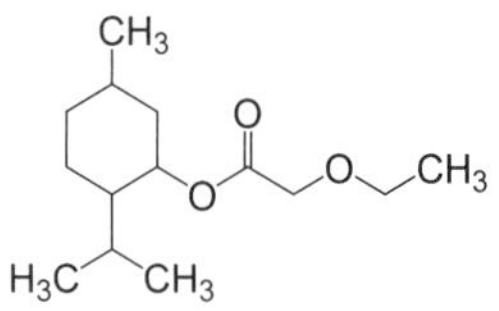

分子式和分子量　$C_{14}H_{26}O_3$　242.35

化学名　(1*R*,2*S*,5*R*)-5-Methyl-2-(propan-2-yl)cyclohexyl ethoxyacetate

(1*R*,2*S*,5*R*)-5-甲基-2-(丙-2-基)环己基乙氧基乙酸酯

CAS 登录号　579-94-2

INN list　15

药效分类　镇咳药

孟加拉玫瑰红钠[^{131}I]

Rose Bengal Sodium[^{131}I]（*INN*）

分子式和分子量　$C_{20}H_2Cl_4{}^{131}I_4Na_2O_5$　1033.64

化学结构式

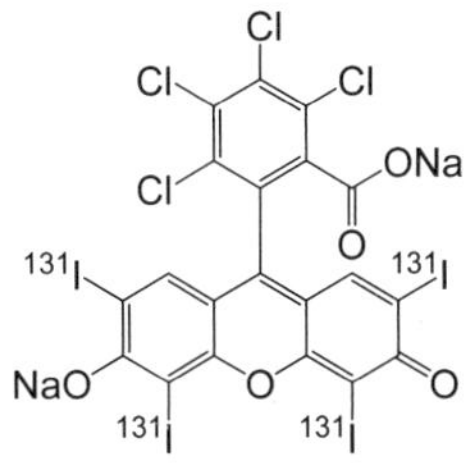

化学名 4,5,6,7-Tetrachloro-2',4',5',7'-tetraiodofluorescein-^{131}I, disodium salt

4,5,6,7-四氯-2',4',5',7'-四碘荧光素-^{131}I 二钠盐

CAS 登录号 50291-21-9[闭环型]; 24916-55-0[开环型]

INN list 24

药效分类 诊断用药

孟鲁司特

Montelukast（*INN*）

化学结构式

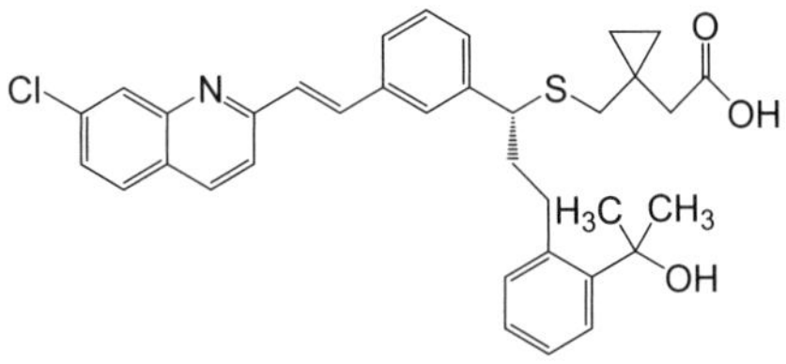

分子式和分子量 $C_{35}H_{36}ClNO_3S$ 586.19

化学名 2-[1-[[(1*R*)-1-[3-[(*E*)-2-(7-Chloroquinolin-2-yl)ethenyl]phenyl]-3-[2-(2-hydroxypropan-2-yl)phenyl]propyl]sulfanylmethyl]cyclopropyl]acetic acid

2-[1-[[(1*R*)-1-[3-[(*E*)-2-(7-氯喹啉-2-基)乙烯基]苯基]-3-[2-(2-羟基丙-2-基)苯基]丙基]硫甲基]环丙基]乙酸

CAS 登录号 158966-92-8; 151767-02-1[钠盐]

INN list 73

药效分类 平喘药，抗过敏药，白三烯受体拮抗药

孟替瑞林

Montirelin（*INN*）

化学结构式

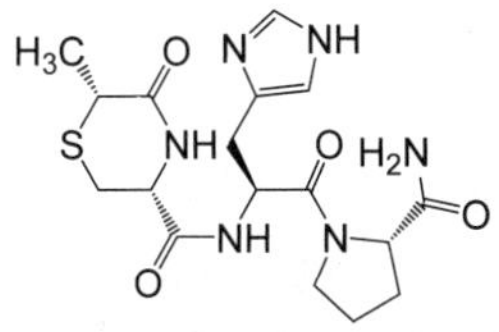

分子式和分子量 $C_{17}H_{24}N_6O_4S$ 408.48

化学名 *N*-[[(3*R*,6*R*)-6-Methyl-5-oxo-3-thiomorpholinyl]carbonyl]-L-histidyl-L-prolinamide

N-[[(3*R*,6*R*)-6-甲基-5-氧代-3-硫吗啉基]羰基]-L-组氨酰-L-脯氨酰胺

CAS 登录号 90243-66-6

INN list 58

药效分类 促甲状腺素释放肽类药

咪达氟

Midaflur（*INN*）

化学结构式

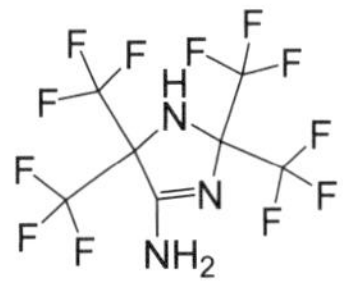

分子式和分子量 $C_7H_3F_{12}N_3$ 357.10

化学名 4-Amino-2,2,5,5-tetrakis(trifluoromethyl)-3-imidazoline

4-氨基-2,2,5,5-四(三氟甲基)-3-咪唑啉

CAS 登录号 23757-42-8

INN list 21

药效分类 镇静催眠药

咪达马林

Midamaline（*INN*）

化学结构式

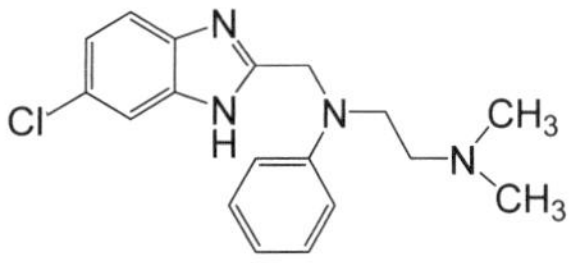

分子式和分子量 $C_{18}H_{21}ClN_4$ 328.85

化学名 *N*-(5-Chloro-2-benzimidazolylmethyl)-*N*-phenyl-*N'*,*N'*-dimethylethylenediamine

N-(5-氯-2-苯并咪唑甲基)-*N*-苯基-*N'*,*N'*-二甲基乙二胺

CAS 登录号 496-38-8; 24360-03-0[盐酸盐]

INN list 6

药效分类 局部麻醉药

咪达那新

Imidafenacin（*INN*）

化学结构式

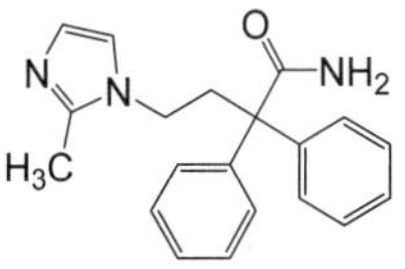

分子式和分子量 $C_{20}H_{21}N_3O$ 319.40

化学名 4-(2-Methyl-1*H*-imidazol-1-yl)-2,2-diphenylbutanamide

4-(2-甲基-1*H*-咪唑-1-基)-2,2-二苯基丁酰胺

CAS 登录号 170105-16-5

INN list 90

药效分类 毒蕈碱受体拮抗药

咪达普利

Imidapril（*INN*）

分子式和分子量 $C_{20}H_{27}N_3O_6$ 405.44

化学结构式

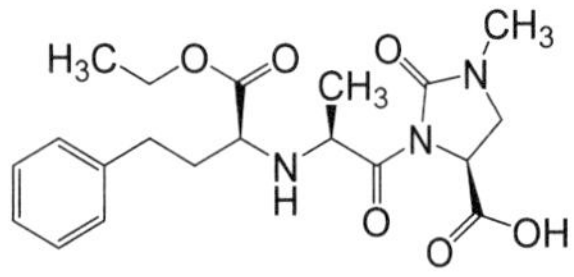

化学名 (*S*)-3-(*N*-[(*S*)-1-Ethoxycarbonyl-3-phenylpropyl]-L-alanyl)-1-methyl-2-oxoimidazoline-4-carboxylic acid

(*S*)-3-(*N*-[(*S*)-1-乙氧羰基-3-苯丙基]-L-丙氨酰基)-1-甲基-2-氧代咪唑啉-4-羧酸

CAS 登录号 89371-37-9; 89396-94-1[盐酸盐]

INN list 60

药效分类 血管紧张素转换酶抑制药

ATC 分类 C09AA16

咪达普利拉

Imidaprilat（*INN*）

化学结构式

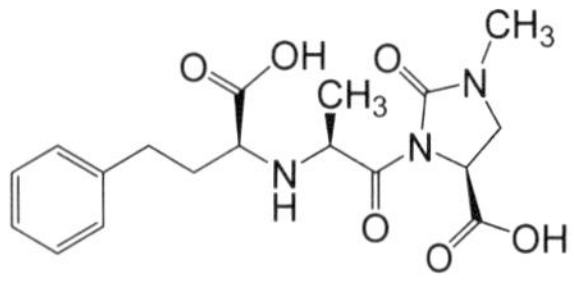

分子式和分子量 $C_{18}H_{23}N_3O_6$ 377.39

化学名 (4*S*)-3-[(2*S*)-*N*-[(1*S*)-1-Carboxy-3-phenylpropyl]alanyl]-1-methyl-2-oxoimidazolidine-4-carboxylic acid

(4*S*)-3-[(2*S*)-*N*-[(1*S*)-1-羧基-3-苯基丙基]丙氨酰]-1-甲基-2-氧代咪唑啉-4-羧酸

CAS 登录号 89371-44-8

INN list 71

药效分类 抗高血压药，血管紧张素转换酶抑制药

咪达唑仑

Midazolam（*INN*）

化学结构式

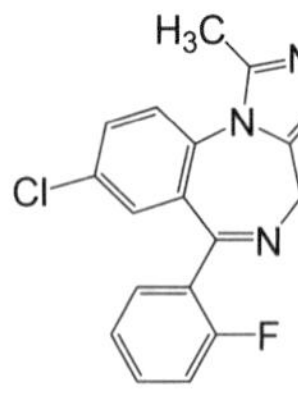

分子式和分子量 $C_{18}H_{13}ClFN_3$ 325.77

化学名 1-Methyl-8-chloro-6-(2-fluorophenyl)-4*H*-imidazol[1,5-*a*][1,4]benzodiazepine

1-甲基-8-氯-6-(2-氟苯基)-4*H*-咪唑并[1,5-*a*][1,4]苯并二氮䓬

CAS 登录号 59467-70-8; 59467-94-6[马来酸盐]; 59467-96-8[盐酸盐]

INN list 40

药效分类 全身麻醉药，催眠药

咪多卡

Imidocarb（*INN*）

化学结构式

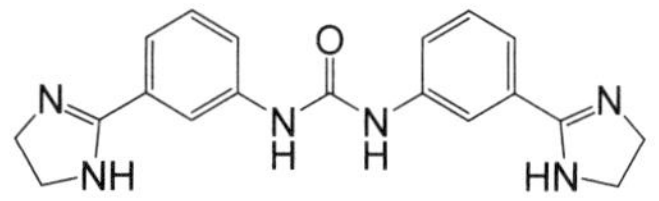

分子式和分子量 $C_{19}H_{20}N_6O$ 348.41

化学名 1,3-Bis[3-(4,5-dihydro-1*H*-imidazol-2-yl)phenyl]urea

1,3-双[3-(4,5-二氢-1*H*-咪唑-2-基)苯基]脲

CAS 登录号 27885-92-3; 5318-76-3[盐酸盐]

INN list 24

药效分类 抗原虫药

咪多林

Imidoline（*INN*）

化学结构式

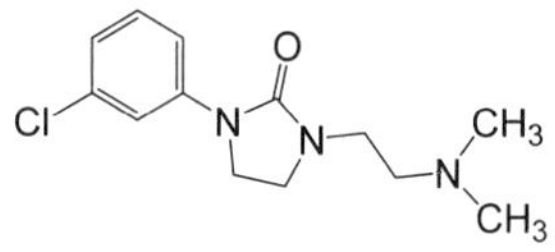

分子式和分子量 $C_{13}H_{18}ClN_3O$ 267.76

化学名 1-(*m*-Chlorophenyl)-3-[2-(dimethylamino)ethyl]-2-imidazolidinone

1-(3-氯苯基)-3-[2-(二甲氨基)乙基]-2-咪唑啉酮

CAS 登录号 7303-78-8; 5588-31-8[盐酸盐]

INN list 16

药效分类 抗精神病药

咪芬替丁

Mifentidine（*INN*）

化学结构式

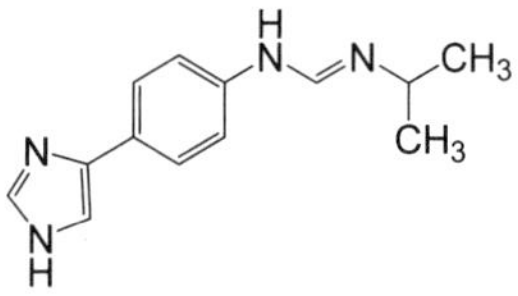

分子式和分子量 $C_{13}H_{16}N_4$ 228.29

化学名 *N*-(*p*-Imidazole-4-ylphenyl)-*N'*-isopropylformamidine

N-(4-咪唑-4-基苯基)-*N'*-异丙基甲脒

CAS 登录号 83184-43-4

INN list 50

药效分类 组胺 H_2 受体拮抗药

咪格列唑

Midaglizole（*INN*）

分子式和分子量 $C_{16}H_{17}N_3$ 251.33

化学结构式

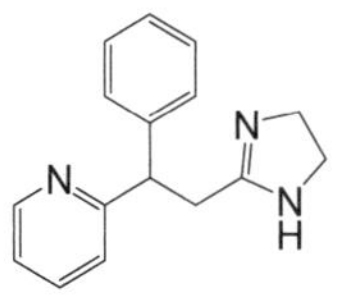

化学名 (±)-2-[α-(2-Imidazolin-2-ylmethyl)benzyl]pyridine

(±)-2-[α-(2-咪唑啉-2-基甲基)苄基]吡啶

CAS 登录号 66529-17-7

INN list 57

药效分类 抗糖尿病药

咪癸碘

Imidecyl Iodine

化学结构式

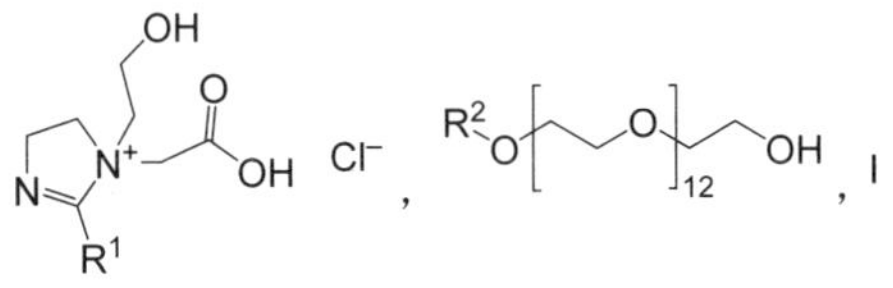

R^1= —C_7H_{15} 至 —$C_{17}H_{35}$

R^2= —$C_{12}H_{27}$

药物描述 Complex consisting of: 2-alkyl-(C_7H_{15} to $C_{17}H_{35}$)-1-(carboxymethyl)-1-(2-hydroxythyl)-2-imidazolinium chloride;3,6,9,12,15,18,21,24,27,30,33,36,39-tridecaoxadopentacontan-1-ol; and iodine

化合物组成：2-烷基-(C_7H_{15} 至 $C_{17}H_{35}$)-1-(羧甲基)-1-(2-羟乙基)-2-咪唑氯化物；3,6,9,12,15,18,21,24,27,30,33,36,39-十三氧杂三十五-1-醇；碘

CAS 登录号 1336-78-3

药效分类 局部抗感染药

咪康唑

Miconazole（*INN*）

化学结构式

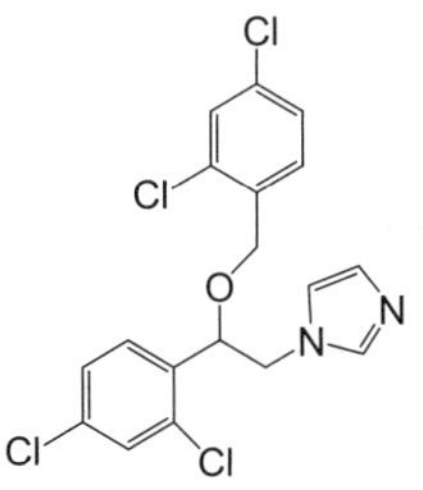

分子式和分子量 $C_{18}H_{14}Cl_4N_2O$ 416.13

化学名 1-[2-(2,4-Dichlorophenyl)-2-[(2,4-dichlorophenyl)methoxy]ethyl]-1*H*-imidazole

1-[2-(2,4-二氯苯基)-2-[(2,4-二氯苯基)甲氧基]乙基]1-*H*-咪唑

CAS 登录号 22916-47-8

INN list 22

药效分类 咪唑类抗真菌药

ATC 分类 J02AB01

咪克洛嗪

Imiclopazine（*INN*）

化学结构式

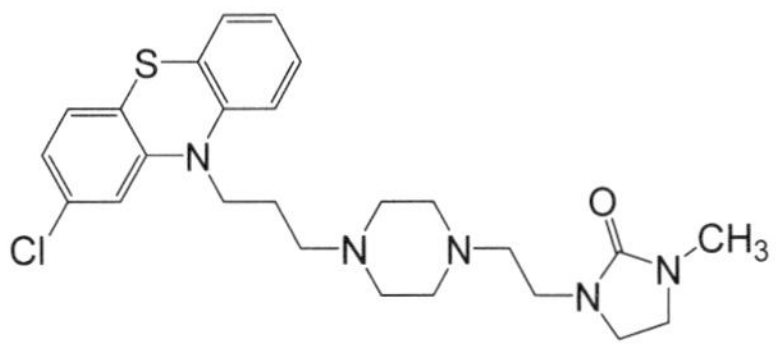

分子式和分子量 $C_{25}H_{32}ClN_5OS$ 486.08

化学名 1-[2-[4-[3-(2-Chlorophenothiazin-10-yl)propyl]-1-piperazinyl]ethyl]-3-methyl-2-imidazolidinone

1-[2-[4-[3-(2-氯吩噻嗪-10-基)丙基]-1-哌嗪基]乙基]-3-甲基-2-咪唑烷酮

CAS 登录号 7224-08-0

INN list 18

药效分类 抗精神病药

咪喹莫德

Imiquimod（*INN*）

化学结构式

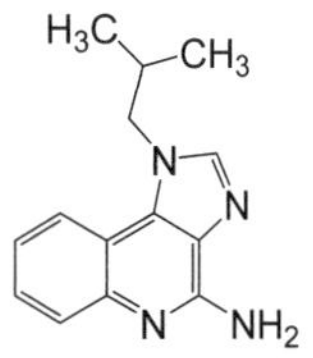

分子式和分子量 $C_{14}H_{16}N_4$ 240.30

化学名 4-Amino-1-isobutyl-1*H*-imidazo[4,5-*c*]quinoline

4-氨基-1-异丁基-1*H*-咪唑并[4,5-*c*]喹啉

CAS 登录号 99011-02-6

INN list 66

药效分类 免疫调节药，抗疣药

咪仑哌隆

Milenperone（*INN*）

化学结构式

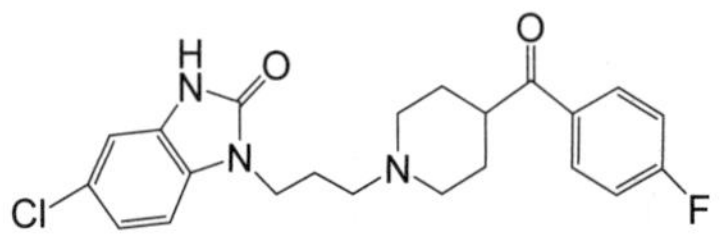

分子式和分子量 $C_{22}H_{23}ClFN_3O_2$ 415.89

化学名 5-Chloro-1-[3-[4-(*p*-fluorobenzoyl)piperidino]propyl]-2-benzimidazolinone

5-氯-1-[3-[4-(4-氟苯甲酰基)哌啶基]丙基]-2-苯并咪唑啉酮

CAS 登录号 59831-64-0

INN list 37

药效分类 抗精神病药

咪洛芬

Miroprofen（*INN*）

化学结构式

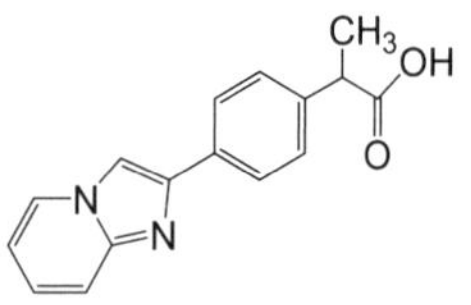

分子式和分子量　$C_{16}H_{14}N_2O_2$　266.29

化学名　*p*-Imidazo[1,2-*a*]pyridin-2-ylhydratropic acid

4-咪唑并[1,2-*a*]吡啶-2-氢化托品酸

CAS 登录号　55843-86-2

INN list　44

药效分类　抗炎镇痛药

咪洛克生

Imiloxan（*INN*）

化学结构式

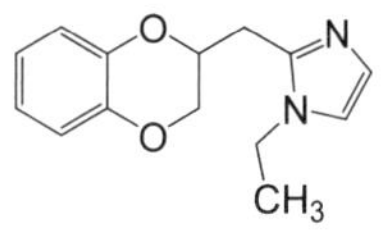

分子式和分子量　$C_{14}H_{16}N_2O_2$　244.29

化学名　(±)-2-(1,4-Benzodioxan-2-ylmethyl)-1-ethylimidazole

(±)-2-(1,4-苯并二噁烷-2-基甲基)-1-乙基咪唑

CAS 登录号　81167-16-0; 86710-23-8[盐酸盐]

INN list　52

药效分类　抗抑郁药

咪匹马唑

Mipimazole（*INN*）

化学结构式

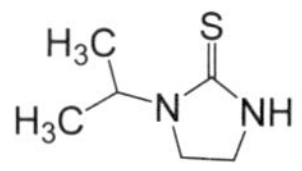

分子式和分子量　$C_6H_{12}N_2S$　144.24

化学名　1-Isopropyl-2-imidazolidinethione

1-异丙基-2-咪唑烷硫酮

CAS 登录号　20406-60-4

INN list　51

药效分类　抗甲状腺药

咪曲司特

Imitrodast（*INN*）

化学结构式

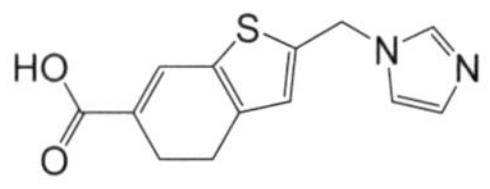

分子式和分子量　$C_{13}H_{12}N_2O_2S$　260.32

化学名　4,5-Dihydro-2-(imidazol-1-ylmethyl)benzo[*b*]thiophene-6-carboxylic acid

4,5-二氢-2-(咪唑-1-基甲基)苯并[*b*]噻吩-6-羧酸

CAS 登录号　114686-12-3

INN list　70

药效分类　平喘药，抗过敏药，血栓素受体拮抗药，抗血栓药

咪瑞司他

Imirestat（*INN*）

化学结构式

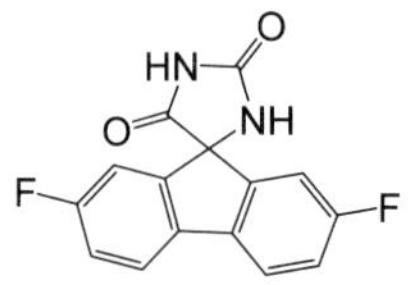

分子式和分子量　$C_{15}H_8F_2N_2O_2$　286.24

化学名　2,7-Difluorospiro[fluorene-9,5′-imidazolidine]-2′,4′-dione

2,7-二氟螺[芴-9,5′-咪唑烷]-2′,4′-二酮

CAS 登录号　89391-50-4

INN list　59

药效分类　醛糖还原酶抑制药

咪唑格雷

Midazogrel（*INN*）

化学结构式

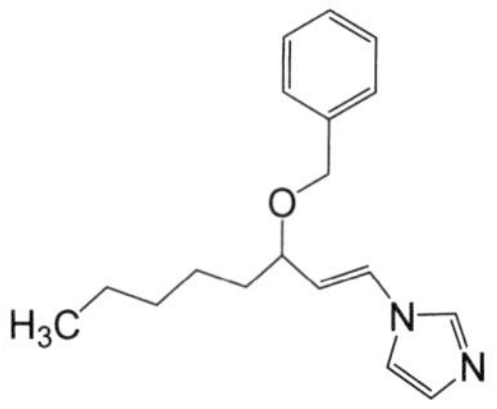

分子式和分子量　$C_{18}H_{24}N_2O$　284.40

化学名　(±)-1-[(*E*)-3-(Benzyloxy)-1-octenyl]imidazole

(±)-1-[(*E*)-3-(苄氧基)-1-辛烯基]咪唑

CAS 登录号　80614-27-3

INN list　53

药效分类　抗血小板聚集药

咪唑克生

Idazoxan（*INN*）

化学结构式

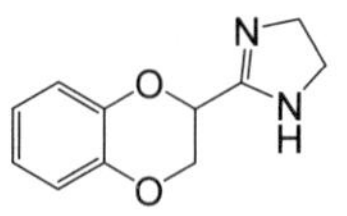

分子式和分子量　$C_{11}H_{12}N_2O_2$　204.23

化学名　(±)-2-(1,4-Benzodioxan-2-yl)-2-imidazoline

(±)-2-(1,4-苯并二噁烷-2-基)-2-咪唑啉

CAS 登录号 79944-58-4

INN list 49

药效分类 α 受体拮抗药

咪唑立宾

Mizoribine（*INN*）

化学结构式

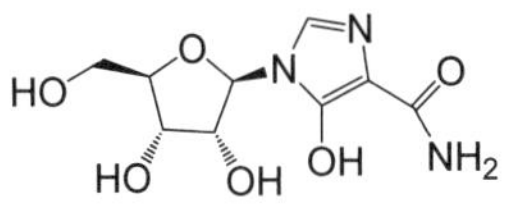

分子式和分子量 $C_9H_{13}N_3O_6$ 259.22

化学名 5-Hydroxy-1-*β*-D-ribofuranosylimidazole-4-carboxamide

5-羟基-1-*β*-D-呋喃核糖基咪唑-4-甲酰胺

CAS 登录号 50924-49-7

INN list 46

药效分类 免疫抑制药

咪唑斯汀

Mizolastine（*INN*）

化学结构式

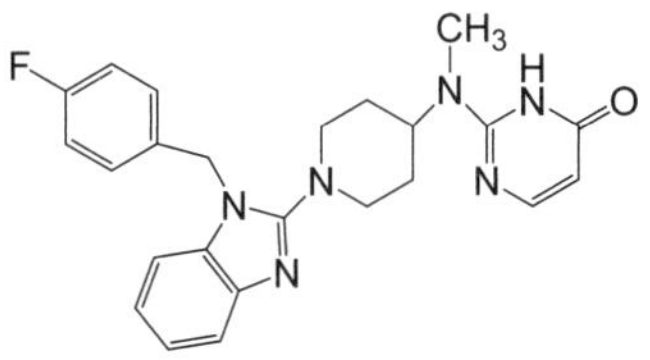

分子式和分子量 $C_{24}H_{25}FN_6O$ 432.50

化学名 2-[[1-[1-(*p*-Fluorobenzyl)-2-benzimidazolyl]-4-piperidyl] methylamino]-4(3*H*)-pyrimidinone

2-[[1-[1-(4-氟苯甲基)-2-苯并咪唑基]-4-哌啶基]甲基氨基]-4(3*H*)-嘧啶酮

CAS 登录号 108612-45-9

INN list 64

药效分类 抗组胺药

米安色林

Mianserin（*INN*）

化学结构式

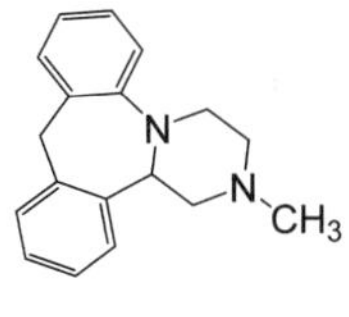

分子式和分子量 $C_{18}H_{20}N_2$ 264.37

化学名 1,2,3,4,10,14*b*-Hexahydro-2-methyldibenzo[*c*,*f*]-pyrazino[1,2-*a*]azepine

1,2,3,4,10,14*b*-六氢-2-甲基二苯[*c*,*f*]-吡嗪并[1,2-*a*]氮杂䓬

CAS 登录号 24219-97-4; 21535-47-7[盐酸盐]

INN list 20

药效分类 抗抑郁药，抗过敏药，5-羟色胺受体拮抗药

米班帕托

Mibampator（*INN*）

化学结构式

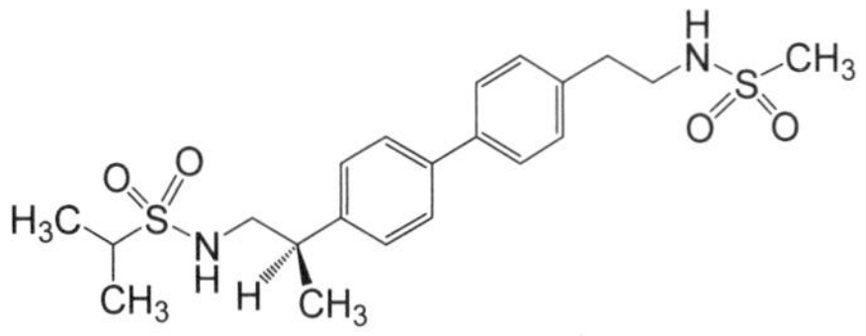

分子式和分子量 $C_{21}H_{30}N_2O_4S_2$ 438.60

化学名 *N*-[(2*R*)-2-[4'-[2-(Methanesulfonamido)ethyl][1,1'-biphenyl]-4-yl]propyl]propane-2-sulfonamide

N-[(2*R*)-2-[4'-[2-(甲磺酰氨基)乙基][1,1'-联苯基]-4-基]丙基]丙烷-2-磺酰胺

CAS 登录号 375345-95-2

INN list 103

药效分类 抗精神病药

米贝拉地尔

Mibefradil（*INN*）

化学结构式

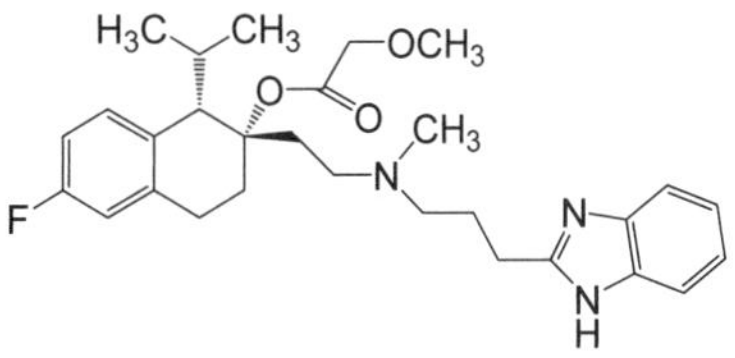

分子式和分子量 $C_{29}H_{38}FN_3O_3$ 495.64

化学名 (1*S*,2*S*)-[2-[[3-(2-Benzimidazolyl)propyl]methylamino] ethyl]-6-fluoro-1,2,3,4-tetrahydro-1-isopropyl-2-naphthyl methoxyacetate

(1*S*,2*S*)-[2-[[3-(2-苯并咪唑基)丙基]甲氨基]乙基]-6-氟代-1,2,3,4-四氢-1-异丙基-2-萘基甲氧基乙酸酯

CAS 登录号 116644-53-2; 116666-63-8[盐酸盐]

INN list 72

药效分类 抗抑郁药，抗过敏药，5-羟色胺受体拮抗药

米吡氯铵

Miripirium Chloride（*INN*）

化学结构式

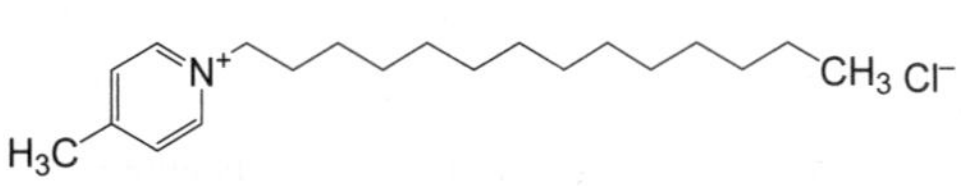

分子式和分子量 $C_{20}H_{36}ClN$ 325.96

化学名 1-Tetradecyl-4-picolinium chloride

氯化 1-十四烷基-4-甲基吡啶鎓

CAS 登录号 2748-88-1

INN list 63
药效分类 消毒防腐药

米吡曲班

Mipitroban（*INN*）

化学结构式

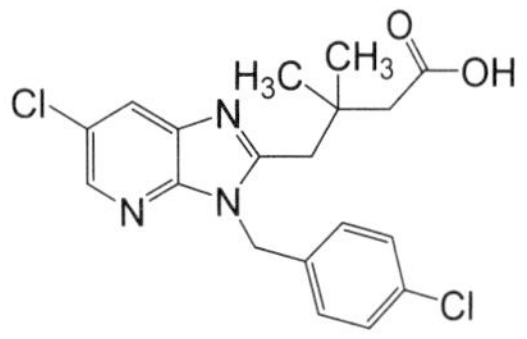

分子式和分子量 $C_{19}H_{19}Cl_2N_3O_2$ 392.28
化学名 6-Chloro-3-(*p*-chlorobenzyl)-*β*,*β*-dimethyl-3*H*-imidazo[4,5-*b*]pyridine-2-butyric acid
6-氯-3-(4-氯苯甲基)-*β*,*β*-二甲基-3*H*-咪唑并[4,5-*b*]吡啶-2-丁酸
CAS 登录号 136122-46-8
INN list 73
药效分类 抗血栓药

米勃酮

Mibolerone（*INN*）

化学结构式

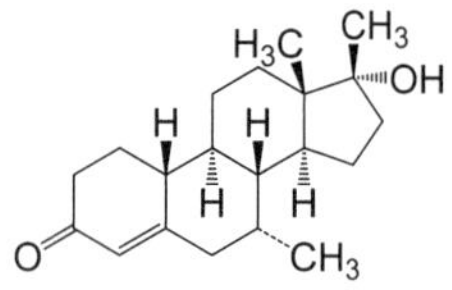

分子式和分子量 $C_{20}H_{30}O_2$ 302.45
化学名 17*β*-Hydroxy-7*α*,17-dimethylestr-4-en-3-one
17*β*-羟基-7*α*,17-二甲基雌甾-4-烯-3-酮
CAS 登录号 3704-09-4
INN list 27
药效分类 雄激素，同化激素类药

米达茶碱

Midaxifylline（*INN*）

化学结构式

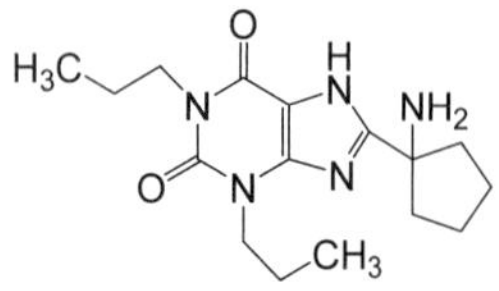

分子式和分子量 $C_{16}H_{25}N_5O_2$ 319.40
化学名 8-(1-Aminocyclopentyl)-1,3-dipropylxanthine
8-(1-氨基环戊基)-1,3-二丙基黄嘌呤
CAS 登录号 151159-23-8
INN list 79
药效分类 腺苷受体拮抗药

米达福太

Midafotel（*INN*）

化学结构式

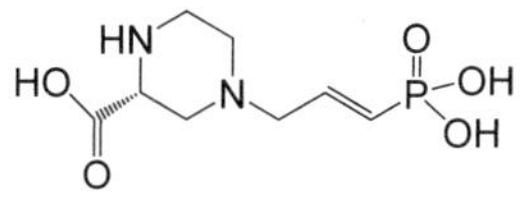

分子式和分子量 $C_8H_{15}N_2O_5P$ 250.19
化学名 (−)-(*R*)-4-[(*E*)-3-Phosphonoallyl]-2-piperazinecarboxylic acid
(−)-(*R*)-4-[(*E*)-3-膦酰烯丙基]-2-哌啶羧酸
CAS 登录号 117414-74-1
INN list 79
药效分类 NMDA 受体拮抗药

米氮平

Mirtazapine（*INN*）

化学结构式

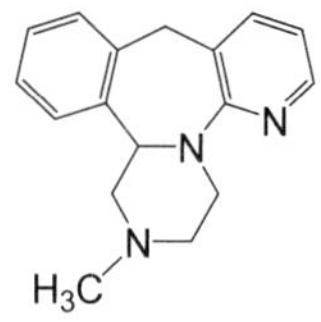

分子式和分子量 $C_{17}H_{19}N_3$ 265.35
化学名 1,2,3,4,10,14*b*-Hexahydro-2-methylpyrazino[2,1-*a*]pyrido[2,3-*c*]benzazepine
1,2,3,4,10,14*b*-六氢-2-甲基吡嗪并[2,1-*a*]吡啶并[2,3-*c*]苯并氮杂䓬
CAS 登录号 85650-52-8; 61337-67-5[取代物]; 82601-27-2[取代物]
INN list 61
药效分类 抗抑郁药

米地沙普

Miridesap（*INN*）

化学结构式

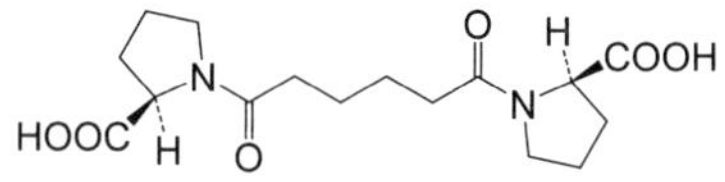

分子式和分子量 $C_{16}H_{24}N_2O_6$ 340.38
化学名 1,1'-hexanedioyldi-D-proline
1,1'-己二酰二-D-脯氨酸
CAS 登录号 224624-80-0
INN list 115
药效分类 抗肿瘤药

米地司坦

Midesteine（*INN*）

分子式和分子量 $C_{12}H_{13}NO_3S_3$ 315.43

化学结构式

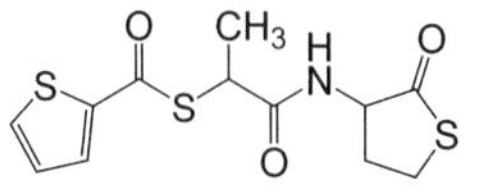

化学名 *S*-[1-Oxo-1-[(2-oxothiolan-3-yl)amino]propan-2-yl] thiophene-2-carbothioate

S-[1-氧代-1-[(2-氧代四氢噻吩-3-基)氨基]丙-2-基]噻吩-2-甲酸硫代酯

CAS 登录号 94149-41-4

INN list 63

药效分类 黏液溶解药

米丁度胺

Mitindomide（*INN*）

化学结构式

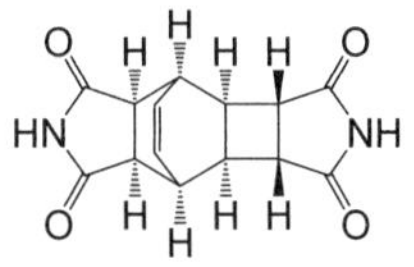

分子式和分子量 $C_{14}H_{12}N_2O_4$ 272.26

化学名 (1*S*,2*R*,3*S*,7*R*,8*S*,9*R*,10*R*,14*S*)-5,12-Diazapentacyclo[7.5.2.$0^{2,8}$.$0^{3,7}$.$0^{10,14}$]hexadec-15-ene-4,6,11,13-tetrone

(1*S*,2*R*,3*S*,7*R*,8*S*,9*R*,10*R*,14*S*)-5,12-二氮杂五环[7.5.2.$0^{2,8}$.$0^{3,7}$.$0^{10,14}$]十六烷-15-烯-4,6,11,13-四酮

CAS 登录号 10403-51-7

INN list 48

药效分类 抗肿瘤药

米度非他明

Midomafetamine（*INN*）

化学结构式

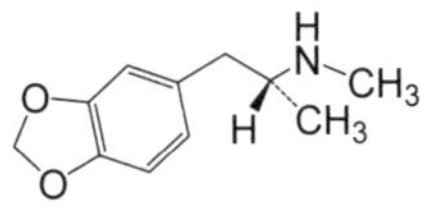

分子式和分子量 $C_{11}H_{15}NO_2$ 193.25

化学名 *rac*-(2*R*)-1-(2*H*-1,3-Benzodioxol-5-yl)-*N*-methylpropan-2-amine

外消旋-(2*R*)-1-(2*H*-1,3-苯并二氧环戊烷-5-基)-*N*-甲基丙-2-胺

CAS 登录号 42542-10-9

INN list 116

药效分类 中枢兴奋药

米多君

Midodrine（*INN*）

化学结构式

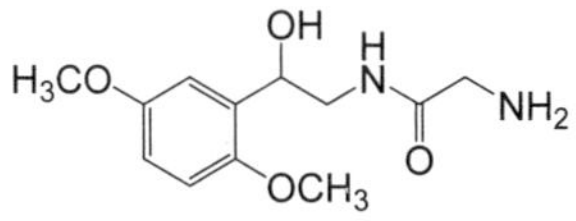

分子式和分子量 $C_{12}H_{18}N_2O_4$ 254.29

化学名 (±)-2-Amino-*N*-(*β*-hydroxy-2,5-dimethoxyphenethyl) acetamide

(±)-2-氨基-*N*-(*β*-羟基-2,5-二甲氧基苯乙基)乙酰胺

CAS 登录号 42794-76-3; 3092-17-9[盐酸盐]

INN list 27

药效分类 抗休克的血管活性药

ATC 分类 C01CA17

米哚妥林

Midostaurin（*INN*）

化学结构式

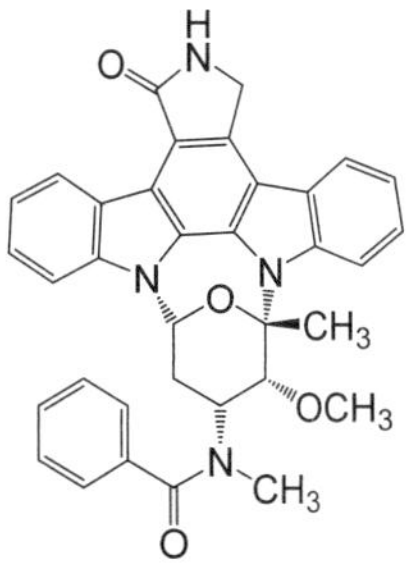

分子式和分子量 $C_{35}H_{30}N_4O_4$ 570.64

化学名 *N*-[(2*S*,3*R*,4*R*,6*R*)-3-Methoxy-2-methyl-16-oxo-29-oxa-1,7,17-triazaoctacyclo[12.12.2.$1^{2,6}$.$0^{7,28}$.$0^{8,13}$.$0^{15,19}$.$0^{20,27}$.$0^{21,26}$]nonacosa-8,10,12,14,19,21,23,25,27-nonaen-4-yl]-*N*-methylbenzamide

N-[(2*S*,3*R*,4*R*,6*R*)-3-甲氧基-2-甲基-16-氧代-29-氧杂-1,7,17-三氮杂八环[12.12.2.$1^{2,6}$.$0^{7,28}$.$0^{8,13}$.$0^{15,19}$.$0^{20,27}$.$0^{21,26}$]二十九烷-8,10,12,14,19,21,23,25,27-九烯-4-基]-*N*-甲基苯甲酰胺

CAS 登录号 120685-11-2

INN list 79

药效分类 抗肿瘤药

米尔维林

Milverine（*INN*）

化学结构式

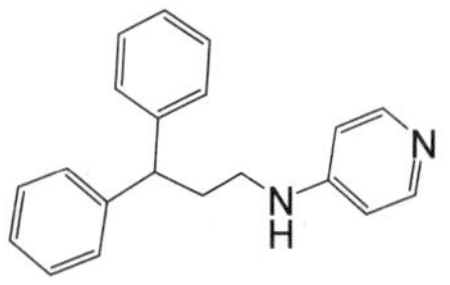

分子式和分子量 $C_{20}H_{20}N_2$ 288.39

化学名 4-[(3,3-Diphenylpropyl)amino]pyridine

4-[(3,3-二苯丙基)氨基]吡啶

CAS 登录号 75437-14-8

INN list 52

药效分类 解痉药

米伐替尼

Mivavotinib（*INN*）

分子式和分子量 $C_{17}H_{21}FN_6O$ 344.39

化学结构式

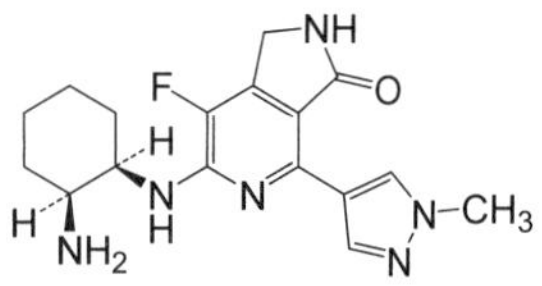

化学名 6-{[(1*R*,2*S*)-2-Aminocyclohexyl]amino}-7-fluoro-4-(1-methyl-1*H*-pyrazol-4-yl)-1,2-dihydro-3*H*-pyrrolo[3,4-*c*]pyridin-3-one

6-{[(1*R*,2*S*)-2-氨基环己基]氨基}-7-氟-4-(1-甲基-1*H*-吡唑-4-基)-1,2-二氢-3*H*-吡咯并[3,4-*c*]吡啶-3-酮

CAS 登录号 1312691-33-0

INN list 119

药效分类 酪氨酸激酶抑制药，抗肿瘤药

米伐泽醇

Mivazerol（*INN*）

化学结构式

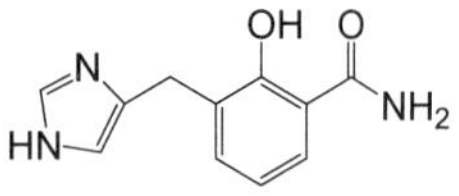

分子式和分子量 $C_{11}H_{11}N_3O_2$ 217.22

化学名 [3-(1*H*-imidazol-4-yl)methyl]-2-hydroxy benzamide

[3-(1*H*-咪唑-4-基)甲基]-2-羟基苯甲酰胺

CAS 登录号 125472-02-8

INN list 63

药效分类 抗心绞痛药

米法莫肽

Mifamurtide（*INN*）

化学结构式

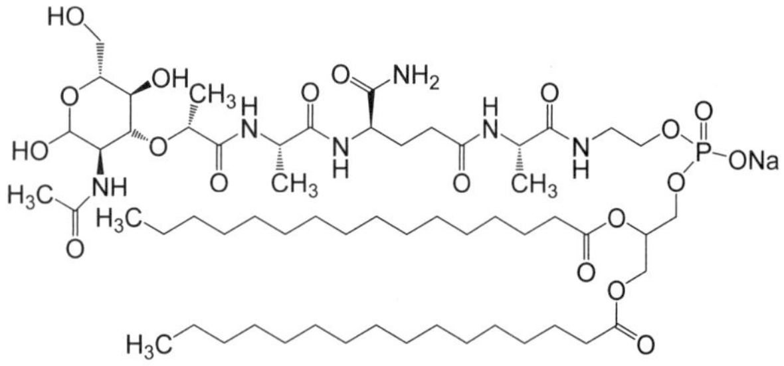

分子式和分子量 $C_{59}H_{109}N_6O_{19}P$ 1237.52

化学名 2-[[*N*-[(2*R*)-2-[(3*R*,4*R*,5*S*,6*R*)-3-(Acetylamino)-2,5-dihydroxy-6-(hydroxymethyl)tetrahydro-2*H*-pyran-4-yloxy]propanoyl]-L-alanyl-D-*iso*-glutaminyl-L-alany]amino]ethyl (2*R*)-2,3-bis (hexanoyloxy)propyl sodium phosphate hydrate

2-[[*N*-[(2*R*)-2-[(3*R*,4*R*,5*S*,6*R*)-3-(乙酰氨基)-2,5-二羟基-6-(羟甲基)四氢化-2*H*-吡喃-4-基氧基]丙酰基]-L-丙氨酰-D-异谷氨酰胺酰-L-丙氨酰]氨基]乙基 (2*R*)-2,3-双(己酰氧基)丙基磷酸酯

CAS 登录号 83461-56-7

INN list 95

药效分类 抗肿瘤药

ATC 分类 L03AX15

米法沙坦

Milfasartan（*INN*）

化学结构式

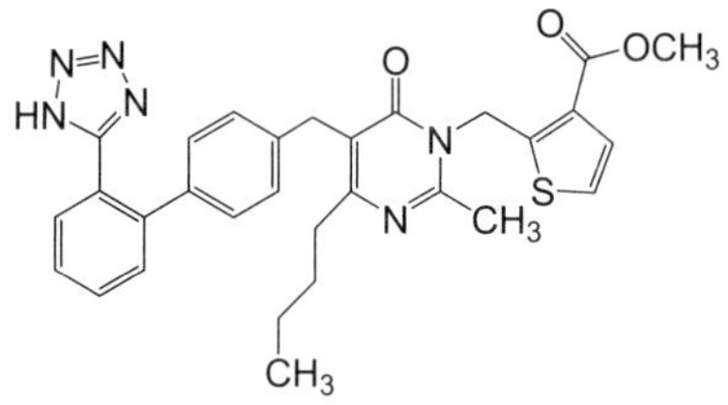

分子式和分子量 $C_{30}H_{30}N_6O_3S$ 554.67

化学名 Methyl 2-[[4-butyl-2-methyl-6-oxo-5-[*p*-(*o*-1*H*-tetrazol-5-ylphenyl)benzyl]-1(6*H*)-pyrimidinyl]methyl]-3-thiophene carboxylate

甲基 2-[[4-丁基-2-甲基-6-氧代-5-[4-(2-1*H*-四唑-5-基苯基)苄基]-1(6*H*)-嘧啶基]甲基]-3-噻吩羧酸酯

CAS 登录号 148564-47-0

INN list 76

药效分类 抗高血压药，血管紧张素Ⅱ受体拮抗药

米非司酮

Mifepristone（*INN*）

化学结构式

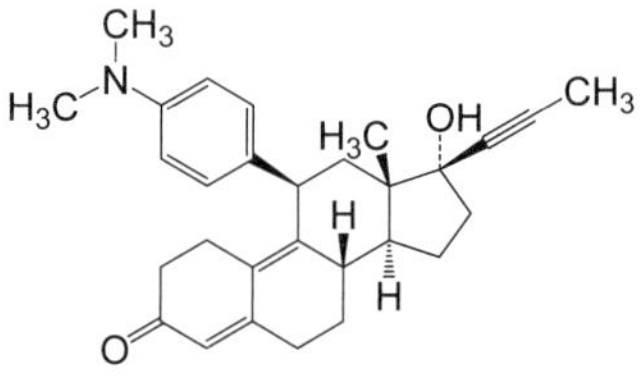

分子式和分子量 $C_{29}H_{35}NO_2$ 429.59

化学名 11*β*-[*p*-(Dimethylamino)phenyl]-17*β*-hydroxy-17-(1-propynyl)estra-4,9-dien-3-one

11*β*-[4-(二甲氨基)苯基]-17*β*-羟基-17-(1-丙炔基)雌甾-4,9-二烯-3-酮

CAS 登录号 84371-65-3

INN list 53

药效分类 孕酮受体拮抗药，引产药

米芬太尼

Mirfentanil（*INN*）

化学结构式

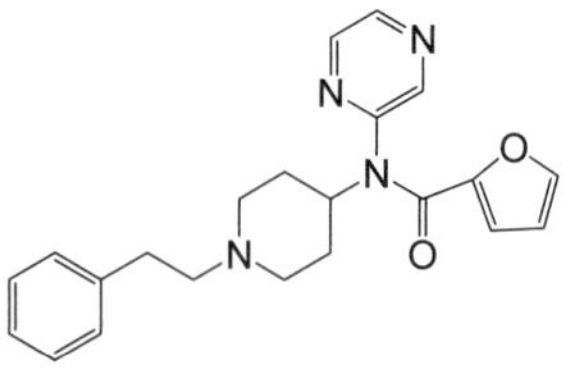

分子式和分子量 $C_{22}H_{24}N_4O_2$ 376.46

化学名 *N*-(1-Phenylethyl-4-piperidyl)-*N*-pyrazinyl-2-furamide

N-(1-苯乙基-4-哌啶基)-*N*-吡嗪基-2-糠酰胺

CAS 登录号 117523-47-4; 119413-53-5[盐酸盐]

INN list 64

药效分类 镇痛药

米伏布林

Mivobulin（*INN*）

化学结构式

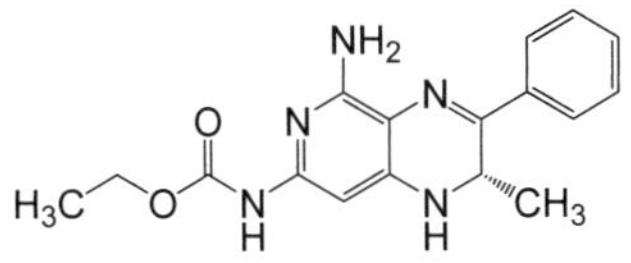

分子式和分子量 $C_{17}H_{19}N_5O_2$ 325.37

化学名 Ethyl (*S*)-5-amino-1,2-dihydro-2-methyl-3-phenylpyrido[3,4-*b*]pyrazine-7-carbamate

乙基 (*S*)-5-氨基-1,2-二氢-2-甲基-3-苯基吡啶并[3,4-*b*]吡嗪-7-氨基甲酸酯

CAS 登录号 122332-18-7; 126268-81-3[2-羟乙磺酸盐]

INN list 77

药效分类 抗肿瘤药，微管抑制药

米伏拉纳

Mivorilaner（*INN*）

化学结构式

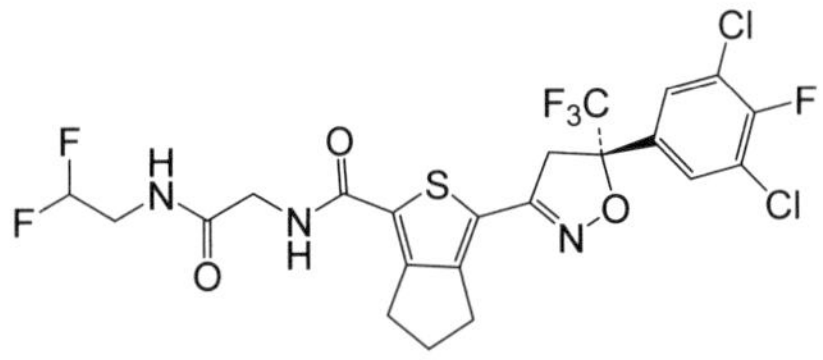

分子式和分子量 $C_{22}H_{17}Cl_2F_6N_3O_3S$ 588.35

化学名 3-[(5*S*)-5-(3,5-Dichloro-4-fluorophenyl)-5-(trifluoromethyl)-4,5-dihydro-1,2-oxazol-3-yl]-*N*-{2-[(2,2-difluoroethyl)amino]-2-oxoethyl}-5,6-dihydro-4*H*-cyclopenta[*c*]thiophene-1-carboxamide

3-[(5*S*)-5-(3,5-二氯-4-氟苯基)-5-(三氟甲基)-4,5-二氢-1,2-噁唑-3-基]-*N*-{2-[(2,2-二氟乙基)氨基]-2-氧代乙基}-5,6-二氢-4*H*-环戊熳并[*c*]噻吩-1-甲酰胺

CAS 登录号 1414642-93-5

INN list 125

药效分类 抗寄生虫药(兽用)

米伏替酯

Mivotilate（*INN*）

化学结构式

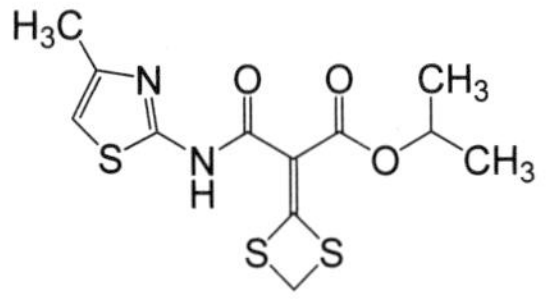

分子式和分子量 $C_{12}H_{14}N_2O_3S_3$ 330.45

化学名 Isopropyl *N*-(4-methyl-2-thiazolyl)-1,3-dithietane-Δ^2, L-malonamate

异丙基 *N*-(4-甲基-2-噻唑基)-1,3-二硫杂环丁烷-Δ^2, L-丙二酰胺酸酯

CAS 登录号 130112-42-4

INN list 80

药效分类 保肝药

米氟嗪

Mioflazine（*INN*）

化学结构式

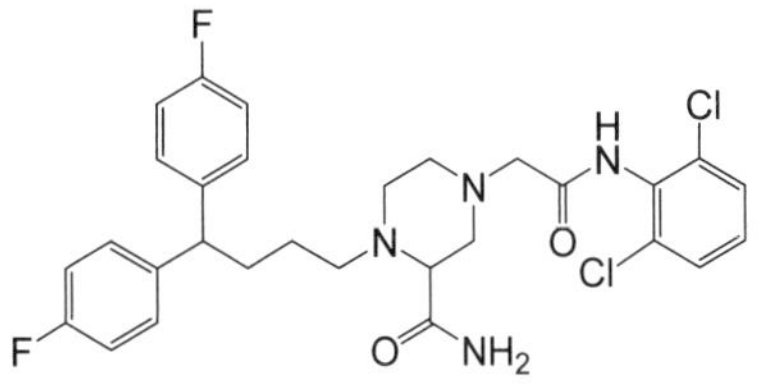

分子式和分子量 $C_{29}H_{30}Cl_2F_2N_4O_2$ 575.48

化学名 4-[4,4-Bis(*p*-fluorophenyl)butyl]-3-carbamoyl-2,6-dichloro-1-piperazineacetanilide

4-[4,4-双(4-氟苯基)丁基]-3-氨基甲酰基-2,6-二氯-1-哌嗪乙酰苯胺

CAS 登录号 79467-23-5; 79467-24-6[盐酸盐]

INN list 50

药效分类 冠脉扩张药

米福酯

Mifobate（*INN*）

化学结构式

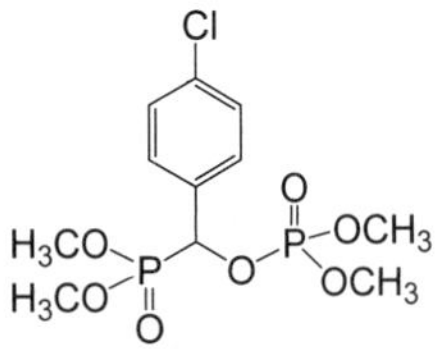

分子式和分子量 $C_{11}H_{17}ClO_7P_2$ 358.65

化学名 [(4-Chlorophenyl)-dimethoxyphosphorylmethyl] dimethyl phosphate

[(4-氯苯基)-二甲氧基膦酰基甲基]二甲基磷酸酯

CAS 登录号 76541-72-5

INN list 49

药效分类 抗动脉粥样硬化药

米格列醇

Miglitol（*INN*）

化学结构式

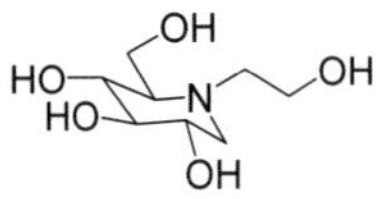

分子式和分子量 $C_8H_{17}NO_5$ 207.22

化学名 (2*R*,3*S*,4*R*,5*S*)-1-(2-Hydroxyethyl)-2-(hydroxymethyl)-3,4,5-piperidinetriol

(2*R*,3*S*,4*R*,5*S*)-1-(2-羟乙基)-2-(羟甲基)-3,4,5-哌啶三醇

CAS 登录号 72432-03-2

INN list 55

药效分类 抗糖尿病药

米格列奈

Mitiglinide（*INN*）

化学结构式

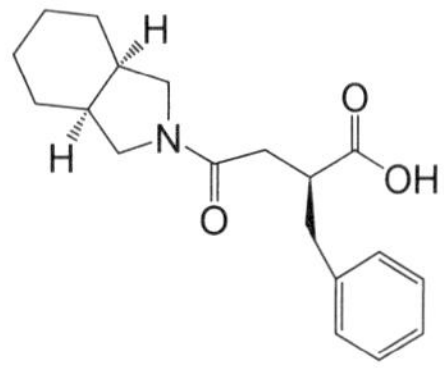

分子式和分子量 $C_{19}H_{25}NO_3$ 315.41

化学名 (−)-(2*S*,3*a*,7*a*-*cis*)-*α*-Benzylhexahydro-*γ*-oxo-2-isoindolinebutyric acid

(−)-(2*S*,3*a*,7*a*-顺)-*α*-苄基六氢-*γ*-氧代-2-异二氢吲哚丁酸

CAS 登录号 145375-43-5

INN list 78

药效分类 抗糖尿病药

米加司他

Migalastat（*INN*）

化学结构式

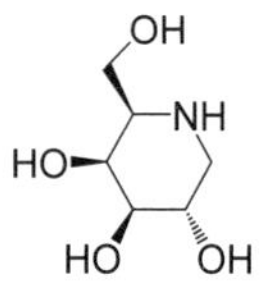

分子式和分子量 $C_6H_{13}NO_4$ 163.17

化学名 (+)-(2*R*,3*S*,4*R*,5*S*)-2-(Hydroxymethyl)piperidine-3,4,5-triol

(+)-(2*R*,3*S*,4*R*,5*S*)-2-(羟甲基)哌啶-3,4,5-三醇

CAS 登录号 108147-54-2; 75172-81-5[盐酸盐]

INN list 95

药效分类 α 半乳糖苷酶 A 抑制药

米卡芬净

Micafungin（*INN*）

化学结构式（见下）

分子式和分子量 $C_{56}H_{71}N_9O_{23}S$ 1270.27

化学名 5-[(1*S*,2*S*)-2-[(2*R*,6*S*,9*S*,11*R*,12*R*,14*aS*,15*S*,16*S*,20*S*,23*S*,25*aS*)-20-[(1*R*)-3-Amino-1-hydroxy-3-oxopropyl]-2,11,12,15-tetrahydroxy-6-[(1*R*)-1-hydroxyethyl]-16-methyl-5,8,14,19,22,25-hexaoxo-9-[[4-[5-[4-(pentyloxy)phenyl]isoxazol-3-yl]benzoyl]amino]tetracosahydro-1*H*-dipyrrolo[2,1-*c*:2',1'-*l*][1,4,7,10,13,16]hexaazacyclohenicosin-23-yl]-1,2-dihydroxyethyl]-2-hydroxyphenyl sulfate

5-[(1*S*,2*S*)-2-[(2*R*,6*S*,9*S*,11*R*,12*R*,14*aS*,15*S*,16*S*,20*S*,23*S*,25*aS*)-20-[(1*R*)-3-氨基-1-羟基-3-氧代丙基]-2,11,12,15-四羟基-6-[(1*R*)-1-羟乙基]-16-甲基-5,8,14,19,22,25-六氧代-9-[[4-[5-[4-(戊氧基)苯基]异噁唑-3-基]苯甲酰基]氨基]二十四氢-1*H*-二吡咯并[2,1-*c*:2',1'-*l*][1,4,7,10,13,16]六氮杂环二十一-23-基]-1,2-二羟基乙基]-2-羟苯基硫酸酯

CAS 登录号 235114-32-6; 208538-73-2[钠盐]

INN list 84

药效分类 抗真菌药

ATC 分类 J02AX05

米卡霉素

Mikamycin（*INN*）

药物描述 An antibiotic obtained from cultures of *Streptomyces mitakaensis*, or same substance obtained by any other means

从三鹰链霉菌培养物中获得的抗生素，或通过任何其他方法获得的相同物质

CAS 登录号 11006-76-1

INN list 17

药效分类 抗生素类药

ATC 分类 J01FA11

米克昔定

Mixidine（*INN*）

分子式和分子量 $C_{15}H_{22}N_2O_2$ 262.35

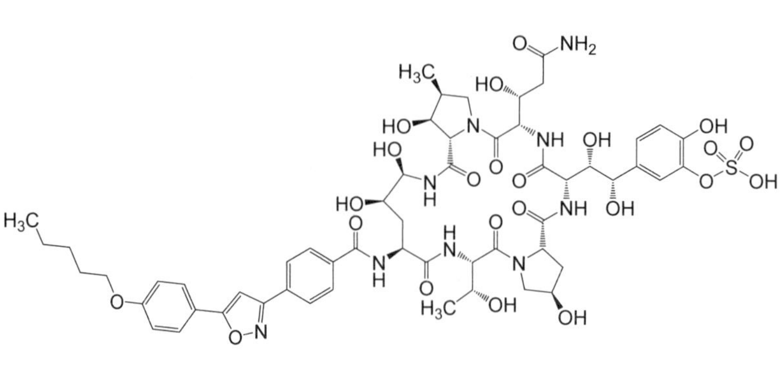

米卡芬净

化学结构式

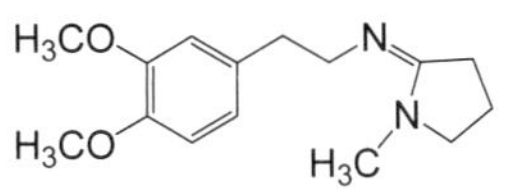

化学名 2-[(3,4-Dimethoxyphenethyl)imino]-1-methylpyrrolidine

2-[(3,4-二甲氧苯乙基)氨亚基]-1-甲基吡咯烷

CAS 登录号 27737-38-8

INN list 25

药效分类 血管扩张药

米库氯铵

Mivacurium Chloride（*INN*）

化学结构式（见下）

分子式和分子量 $C_{58}H_{80}Cl_2N_2O_{14}$ 1100.17

化学名 (*R*)-1,2,3,4-Tetrahydro-2-(3-hydroxypropyl)-6,7-dimethoxy-2-methyl-1-(3,4,5-trimethoxybenzyl)isoquinolinium chloride,(*E*)-4-octenedioate (2∶1)

氯化 (*R*)-1,2,3,4-四氢-2-(3-羟丙基)-6,7-二甲氧基-2-甲基-1-(3,4,5-三甲氧基苯甲基)异喹啉鎓 (*E*)-4-辛烯二酸酯 (2∶1)

CAS 登录号 106861-44-3

INN list 58

药效分类 神经肌肉阻滞药

米拉醋胺

Milacemide（*INN*）

化学结构式

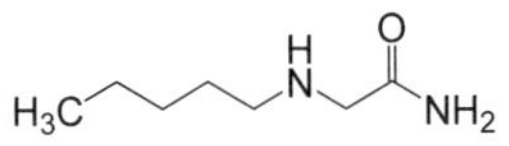

分子式和分子量 $C_7H_{16}N_2O$ 144.22

化学名 2-(Pentylamino)acetamide

2-(戊基氨基)乙酰胺

CAS 登录号 76990-56-2; 76990-85-7[盐酸盐]

INN list 48

药效分类 抗癫痫药，抗抑郁药

米拉卡尼

Milacainide（*INN*）

分子式和分子量 $C_{19}H_{25}N_3O$ 311.43

化学结构式

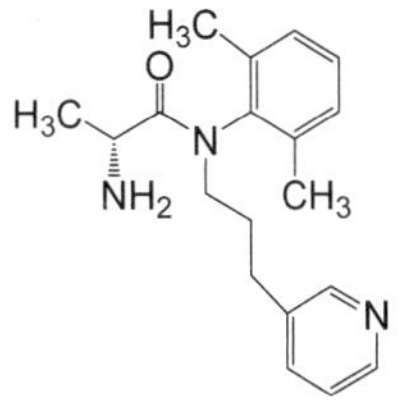

化学名 (2*R*)-2-Amino-*N*-(2,6-dimethylphenyl)-*N*-(3-pyridin-3-ylpropyl)propanamide

(2*R*)-2-氨基-*N*-(2,6-二甲基苯基)-*N*-(3-吡啶-3-基丙基)丙酰胺

CAS 登录号 141725-10-2

INN list 77

药效分类 抗心律失常药

米拉美林

Milameline（*INN*）

化学结构式

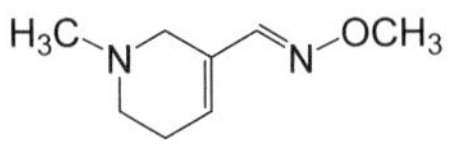

分子式和分子量 $C_8H_{14}N_2O$ 154.21

化学名 1,2,5,6-Tetrahydro-1-methylnicotinaldehyde (*E*)-*O*-methyloxime

1,2,5,6-四氢-1-甲基烟碱醛 (*E*)-*O*-甲基肟

CAS 登录号 139886-32-1; 139886-04-7[盐酸盐]

INN list 74

药效分类 促智药，抗痴呆药

米拉美坦

Milademetan（*INN*）

化学结构式

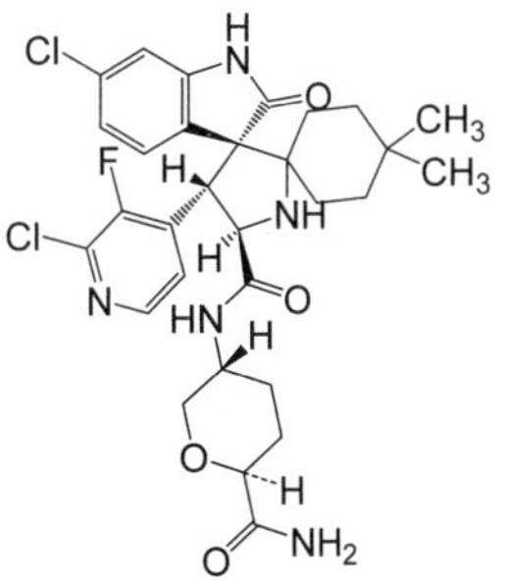

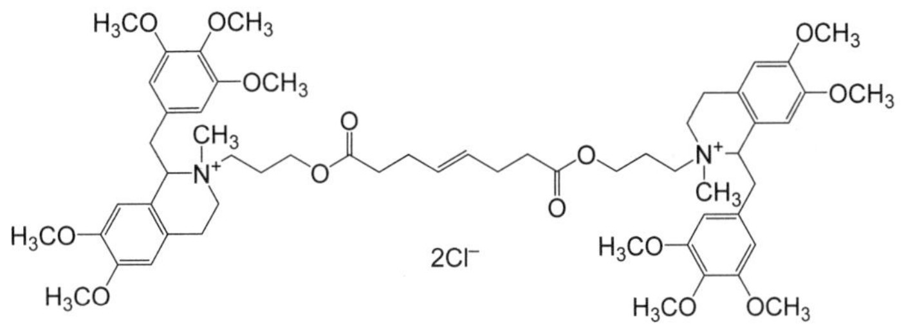

米库氯铵

分子式和分子量　$C_{30}H_{34}Cl_2FN_5O_4$　618.53

化学名　(3'*R*,4'*S*,5'*R*)-*N*-[(3*R*,6*S*)-6-Carbamoyloxan-3-yl]-6"-chloro-4'-(2-chloro-3-fluoropyridin-4-yl)-4,4-dimethyl-2"-oxo-1",2"-dihydrodispiro[cyclohexane-1,2'-pyrrolidine-3',3"-indole]-5'-carboxamide

(3'*R*,4'*S*,5'*R*)-*N*-[(3*R*,6*S*)-6-氨甲酰噁烷-3-基]-6"-氯-4'-(2-氯-3-氟吡啶-4-基)-4,4-二甲基-2"-氧代-1",2"-二氢二螺[环己烷-1,2'-吡咯烷-3',3"-吲哚]-5'-甲酰胺

CAS 登录号　1398568-47-2

INN list　117

药效分类　抗肿瘤药

米拉司特

Milategrast（*INN*）

化学结构式

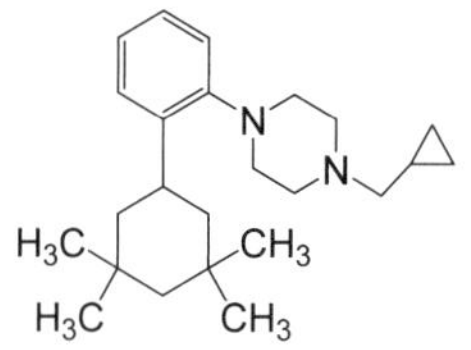

分子式和分子量　$C_{24}H_{38}N_2$　354.58

化学名　1-(Cyclopropylmethyl)-4-[2-(3,3,5,5-tetramethylcyclohexyl)phenyl]piperazine

1-(环丙基甲基)-4-[2-(3,3,5,5-四甲基环己基)苯基]哌嗪

CAS 登录号　859217-52-0

INN list　121

药效分类　非甾体抗炎药

米拉他赛

Milataxel（*INN*）

化学结构式

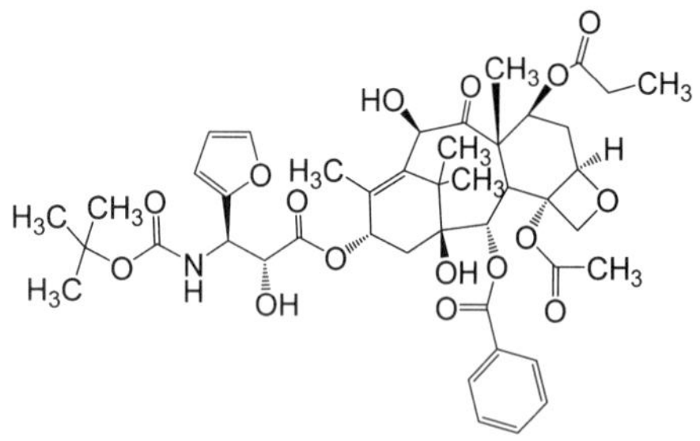

分子式和分子量　$C_{44}H_{55}NO_{16}$　853.92

化学名　1,10*β*-Dihydroxy-9-oxo-5*β*,20-epoxy-3*ζ*-tax-11-ene-2*α*,4,7*β*,13*α*-tetrayl 4-acetate 2-benzoate-13-[(2*R*,3*R*)-3-(*tert*-butoxycarbonylamino)-3-(furan-2-yl)-2-hydroxypropanoate]-7-propanoate

1,10*β*-二羟基-9-氧代-5*β*,20-环氧-3*ζ*-紫杉-11-烯-2*α*,4,7*β*,13*α*-四基 4-乙酸酯 2-苯甲酸酯-13-[(2*R*,3*R*)-3-(叔丁氧基酰氨基)-3-(呋喃-2-基)-2-羟基丙酸酯]-7-丙酸酯

CAS 登录号　393101-41-2

INN list　91

药效分类　抗肿瘤药

米力农

Milrinone（*INN*）

化学结构式

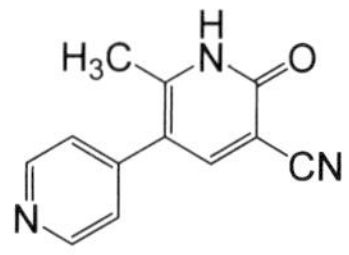

分子式和分子量　$C_{12}H_9N_3O$　211.22

化学名　1,6-Dihydro-2-methyl-6-oxo[3,4'-bipyridine]-5-carbonitrile

1,6-二氢-2-甲基-6-氧代[3,4'-双吡啶]-5-甲腈

CAS 登录号　78415-72-2

INN list　50

药效分类　非苷类强心药

ATC 分类　C01CE02

米立可兰

Miricorilant（*INN*）

化学结构式

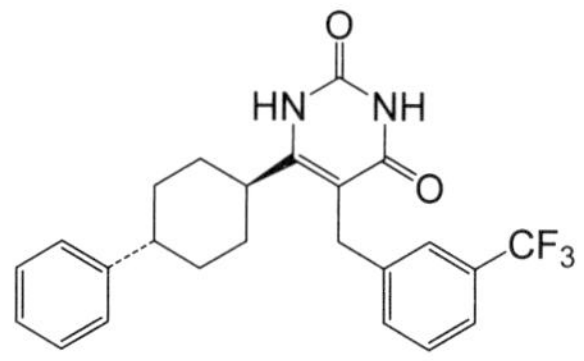

分子式和分子量　$C_{24}H_{23}N_2O_2F_3$　428.46

化学名　6-(*trans*-4-Phenylcyclohexyl)-5-{[3-(trifluoromethyl)phenyl]methyl}pyrimidine-2,4(1*H*,3*H*)-dione

6-(反-4-苯基环己基)-5-{[3-(三氟甲基)苯基]甲基}嘧啶-2,4(1*H*,3*H*)-二酮

CAS 登录号　1400902-13-7

INN list　119

药效分类　糖皮质激素受体拮抗药

米立司琼

Mirisetron（*INN*）

化学结构式

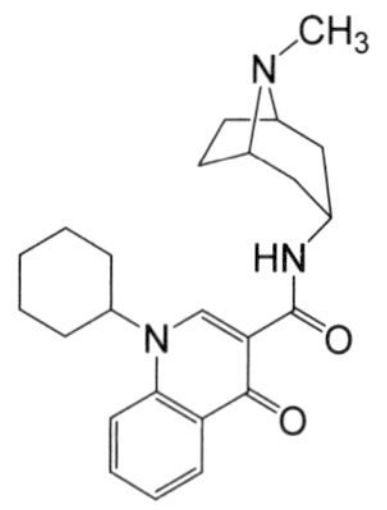

分子式和分子量 $C_{24}H_{31}N_3O_2$ 393.53

化学名 1-Cyclohexyl-1,4-dihydro-4-oxo-*N*-1*α*H,5*α*H-tropan-3*α*-yl-3-quinolinecarboxamide

1-环已基-1,4-二氢-4-氧代-*N*-1*αH*,5*αH*-托品烷-3*α*-基-3-喹啉甲酰胺

CAS 登录号 135905-89-4; 148611-75-0[马来酸盐]

INN list 72

药效分类 5-羟色胺受体拮抗药

米利哌汀

Milipertine（*INN*）

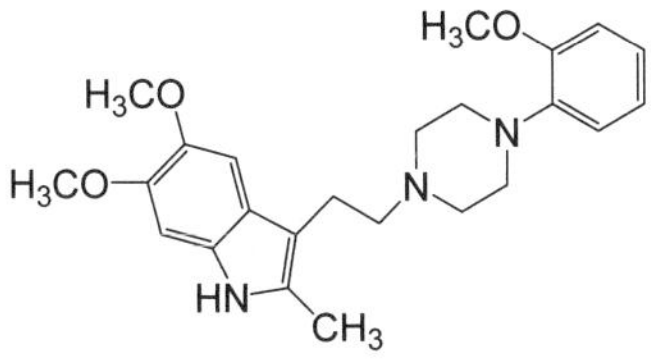

分子式和分子量 $C_{24}H_{31}N_3O_3$ 409.53

化学名 5,6-Dimethoxy-3-[2-[4-(*o*-methoxypenyl)-1-piperazinyl]ethyl]-2-methylindole

5,6-二甲氧基-3-[2-[4-(2-甲氧基苯基)-1-哌嗪基]乙基]-2-甲基吲哚

CAS 登录号 24360-55-2

INN list 20

药效分类 抗精神病药

米林霉素

Mirincamycin（*INN*）

化学结构式

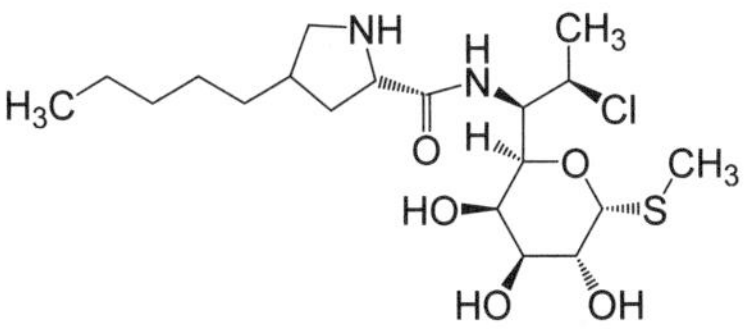

分子式和分子量 $C_{19}H_{35}ClN_2O_5S$ 439.01

药物描述 Methyl 7-chloro-6,7,8-trideoxy-6-(*cis*-4-pentyl-L-2-pyrrolidinecarboxamido)-1-thio-L-*threo*-*α*-D-*galacto*-octopyranoside mixture with methyl 7-chloro-6,7,8-trideoxy-6-(*trans*-4-pentyl-L-2-pyrrolidinecarboxamido)-1-thio-L-*threo*-*α*-D-*galacto*-octopyranoside

甲基 7-氯-6,7,8-三脱氧-6-(顺-4-戊基-L-2-吡咯烷甲酰氨基)-1-硫-L-苏-*α*-D-半乳-吡喃辛糖苷与甲基 7-氯-6,7,8-三脱氧-6-(反-4-戊基-L-2-吡咯烷甲酰氨基)-1-硫-L-苏-*α*-D-半乳-吡喃辛糖苷的混合物

CAS 登录号 31101-25-4; 37217-18-8[取代物]; 8063-91-0[盐酸盐]

INN list 31

药效分类 抗生素类药

米仑色替

Miransertib（*INN*）

化学结构式

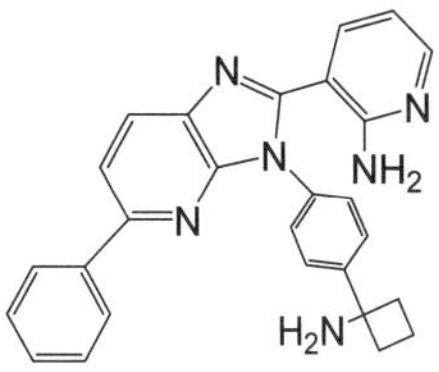

分子式和分子量 $C_{27}H_{24}N_6$ 432.53

化学名 3-{3-[4-(1-Aminocyclobutyl)phenyl]-5-phenyl-3*H*-imidazo[4,5-*b*]pyridin-2-yl}pyridin-2-amine

3-{3-[4-(1-氨基环丁基)苯基]-5-苯基-3*H*-咪唑并[4,5-*b*]吡啶-2-基}吡啶-2-胺

CAS 登录号 1313881-70-7

INN list 116

药效分类 抗肿瘤药

米罗米星

Mirosamicin（*INN*）

化学结构式

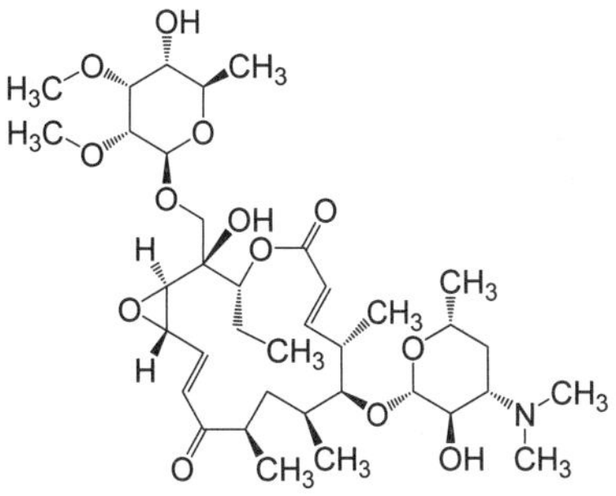

分子式和分子量 $C_{37}H_{61}NO_{13}$ 727.88

化学名 (1*R*,2*S*,3*R*,6*E*,8*S*,9*S*,10*S*,12*R*,14*E*,16*S*)-2-[[(6-Deoxy-2,3-di-*O*-methyl-*β*-D-allopyranosyl)oxy]methyl]-3-ethyl-2-hydroxy-8,10,12-trimethyl-9-[[3,4,6-trideoxy-3-(dimethylamino)-*β*-D-*xylo*-hexopyranosyl]oxy]-4,17-dioxabicyclo[14.1.0]heptadeca-6,14-diene-5,13-dione

(1*R*,2*S*,3*R*,6*E*,8*S*,9*S*,10*S*,12*R*,14*E*,16*S*)-2-[[(6-脱氧-2,3-双-*O*-甲基-*β*-D-吡喃阿洛糖基)氧基]甲基]-3-乙基-2-羟基-8,10,12-三甲基-9-[[3,4,6-三脱氧-3-(二甲氨基)-*β*-D-木-吡喃己糖基]氧基]-4,17-二氧杂双环[14.1.0]十七-6,14-二烯-5,13-二酮

CAS 登录号 73684-69-2

INN list 58

药效分类 抗生素类药

米罗那非

Mirodenafil（*INN*）

化学结构式

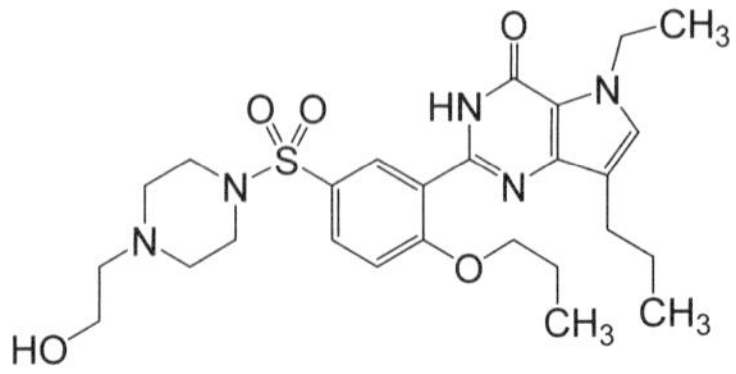

分子式和分子量　$C_{26}H_{37}N_5O_5S$　531.67

化学名　5-Ethyl-2-(5-[[4-(2-hydroxyethyl)piperazin-1-yl]sulfonyl]-2-propoxyphenyl)-7-propyl-3,5-dihydro-4*H*-pyrrolo[3,2-*d*]pyrimidin-4-one

5-乙基-2-(5-[[4-(2-羟乙基)哌嗪-1-基]磺酰基]-2-丙氧基苯基)-7-丙基-3,5-二氢-4*H*-吡咯并[3,2-*d*]嘧啶-4-酮

CAS 登录号　862189-95-5

INN list　95

药效分类　血管扩张药

米洛沙星

Miloxacin（*INN*）

化学结构式

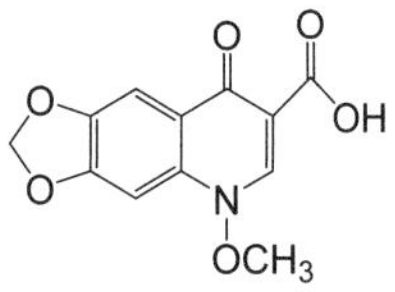

分子式和分子量　$C_{12}H_9NO_6$　263.20

化学名　5,8-Dihydro-5-methoxy-8-oxo-1,3-dioxolo[4,5-*g*]quinolin-7-carboxylic acid

5,8-二氢-5-甲氧基-8-氧代-1,3-二氧戊环并[4,5-*g*]喹啉-7-羧酸

CAS 登录号　37065-29-5

INN list　40

药效分类　抗菌药

米莫哌齐

Mimopezil（*INN*）

化学结构式

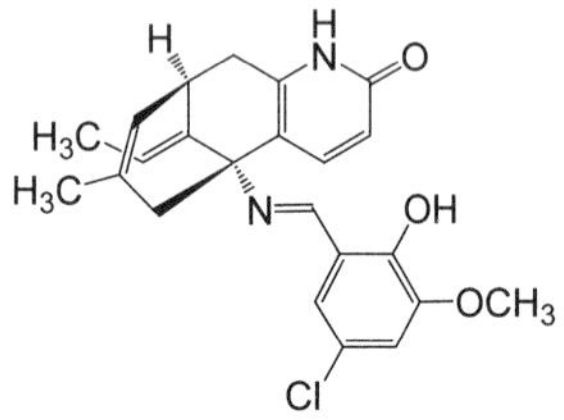

分子式和分子量　$C_{23}H_{23}ClN_2O_3$　410.90

化学名　(1*R*,9*R*,13*E*)-1-[(5-Chloro-2-hydroxy-3-methoxyphenyl) methylideneamino]-13-ethylidene-11-methyl-6-azatricyclo[7.3.1.0^{2,7}] trideca-2(7),3,10-trien-5-one

(1*R*,9*R*,13*E*)-1-[(5-氯-2-羟基-3-甲氧基苯基)甲亚基氨基]-13-乙亚基-11-甲基-6-氮杂三环[7.3.1.0^{2,7}]十三烷-2(7),3,10-三烯-5-酮

CAS 登录号　180694-97-7

INN list　99

药效分类　乙酰胆碱受体拮抗药

米姆苯

Mimbane（*INN*）

化学结构式

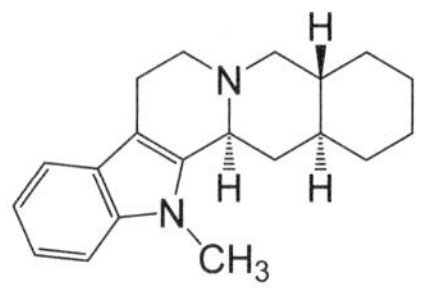

分子式和分子量　$C_{20}H_{26}N_2$　294.44

化学名　1-Methylyohimbane

1-甲基育亨烷

CAS 登录号　3277-59-6; 5560-73-6[盐酸盐]

INN list　14

药效分类　镇痛药

米那美坦

Minamestane（*INN*）

化学结构式

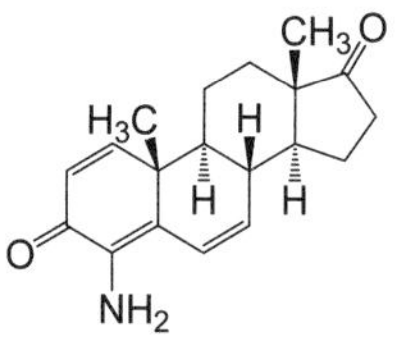

分子式和分子量　$C_{19}H_{23}NO_2$　297.39

化学名　4-Aminoandrosta-1,4,6-triene-3,17-dione

4-氨基雄甾-1,4,6-三烯-3,17-二酮

CAS 登录号　105051-87-4

INN list　64

药效分类　芳酶抑制药，抗肿瘤药

米那普令

Minaprine（*INN*）

化学结构式

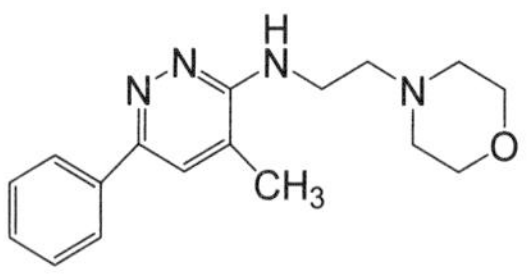

分子式和分子量　$C_{17}H_{22}N_4O$　298.38

化学名　4-[2-[(4-Methyl-6-phenyl-3-pyridazinyl)amino]ethyl] morpholine

4-[2-[(4-甲基-6-苯基-3-哒嗪基)氨基]乙基]吗啉

CAS 登录号 25905-77-5; 25953-17-7[盐酸盐]

INN list 33

药效分类 抗抑郁药

米那普仑

Milnacipran（*INN*）

化学结构式

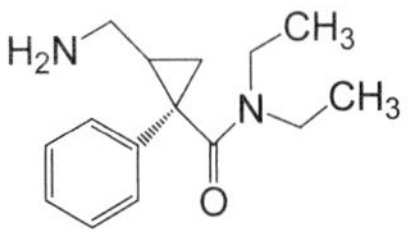

分子式和分子量 $C_{15}H_{22}N_2O$ 246.35

化学名 (1*RS*,2*SR*)-2-(Aminomethyl)-*N*,*N*-diethyl-1-phenylcyclopropanecarboxamide

(1*RS*,2*SR*)-2-(氨甲基)-*N*,*N*-二乙基-1-苯基环丙烷甲酰胺

CAS 登录号 92623-85-3; 101152-94-7[盐酸盐]

INN list 59

药效分类 抗抑郁药

米那司他

Minalrestat（*INN*）

化学结构式

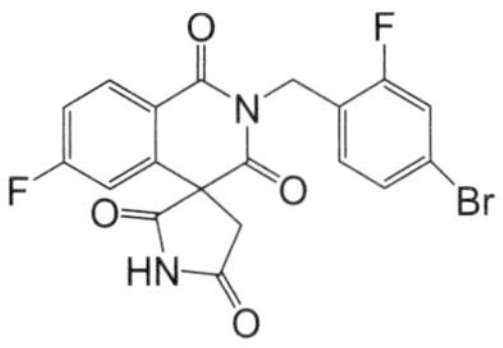

分子式和分子量 $C_{19}H_{11}BrF_2N_2O_4$ 449.20

化学名 2-(4-Bromo-2-fluorobenzyl)-6-fluorospiro[isoquinoline-4(1*H*),3'-pyrrolidine]-1,2',3,5'(2*H*)-tetrone

2-(4-溴-2-氟苄基)-6-氟螺[异喹啉-4(1*H*),3'-吡咯烷]-1,2',3,5'(2*H*)-四酮

CAS 登录号 129688-50-2

INN list 76

药效分类 醛糖还原酶抑制药

米那索龙

Minaxolone（*INN*）

化学结构式

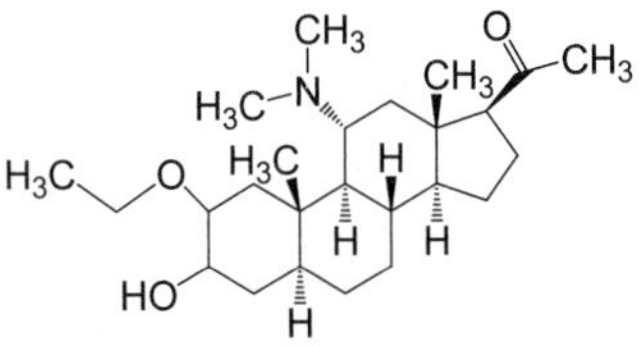

分子式和分子量 $C_{25}H_{43}NO_3$ 405.62

化学名 11*α*-(Dimethylamino)-2*β*-ethoxy-3*α*-hydroxy-5*α*-pregnan-20-one

11*α*-(二甲氨基)-2*β*-乙氧基-3*α*-羟基-5*α*-孕烷-20-酮

CAS 登录号 62571-87-3

INN list 39

药效分类 全身麻醉药

米奈喷酯

Minepentate（*INN*）

化学结构式

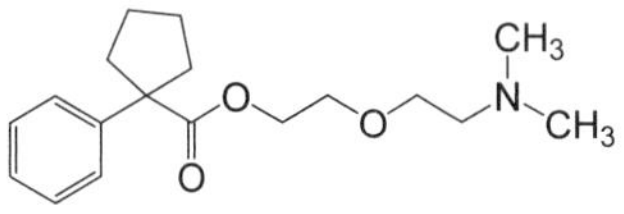

分子式和分子量 $C_{18}H_{27}NO_3$ 305.41

化学名 2-[2-(Dimethylamino)ethoxy]ethyl 1-phenylcyclopentanecarboxylate

2-[2-(二甲氨基)乙氧基]乙基 1-苯基环戊烷羧酸酯

CAS 登录号 13877-99-1

INN list 18

药效分类 抗震颤麻痹药

米诺地尔

Minoxidil（*INN*）

化学结构式

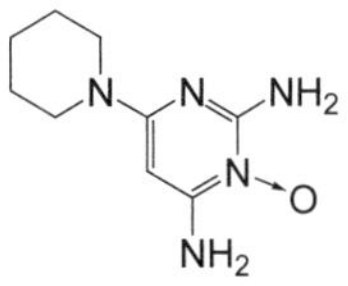

分子式和分子量 $C_9H_{15}N_5O$ 209.25

化学名 6-(1-Piperidino)-2,4-pyrimidinediamine, 3-oxide

6-(1-哌啶基)-2,4-嘧啶二胺, 3-氧化物

CAS 登录号 38304-91-5

INN list 25

药效分类 抗高血压药，毛发生长刺激药

米诺环素

Minocycline（*INN*）

化学结构式

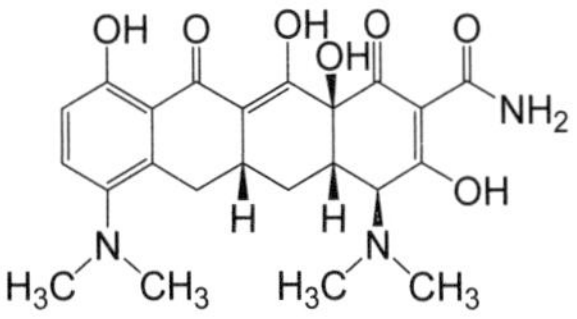

分子式和分子量 $C_{23}H_{27}N_3O_7$ 457.48

化学名 (4*S*,4*aS*,5*aR*,12*aR*)-4,7-Bis(dimethylamino)-1,10,11,12*a*-tetrahydroxy-3,12-dioxo-4*a*,5,5*a*,6-tetrahydro-4*H*-tetracene-2-carboxamide

(4*S*,4*aS*,5*aR*,12*aR*)-4,7-双(二甲基氨基)-1,10,11,12*a*-四羟基-3,12-二氧代-4*a*,5,5*a*,6-四氢-4*H*-并四苯-2-甲酰胺

CAS 登录号 10118-90-8

INN list 14
药效分类 抗生素类药
ATC 分类 J01AA08

米诺膦酸

Minodronic Acid (*INN*)

化学结构式

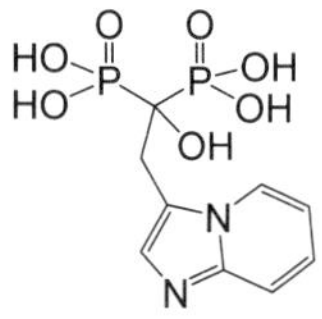

分子式和分子量 $C_9H_{12}N_2O_7P_2$ 322.15

化学名 (1-Hydroxy-2-imidazo[1,2-*a*]pyridin-3-ylethylidene) diphosphonic acid

(1-羟基-2-咪唑并[1,2-*a*]吡啶-3-基乙叉基)二膦酸

CAS 登录号 180064-38-4
INN list 78
药效分类 钙代谢调节药

米诺罗米

Minocromil (*INN*)

化学结构式

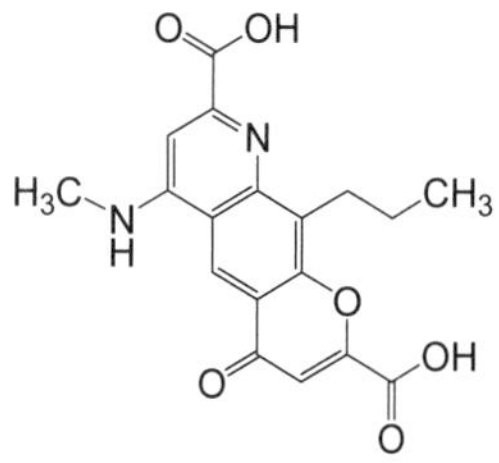

分子式和分子量 $C_{18}H_{16}N_2O_6$ 356.33

化学名 6-(Methylamino)-4-oxo-10-propyl-4*H*-pyrano[3,2-*g*] quinoline-2,8-dicarboxylic acid

6-(甲氨基)-4-氧代-10-丙基-4*H*-吡喃并[3,2-*g*]喹啉-2,8-二羧酸

CAS 登录号 85118-44-1
INN list 50
药效分类 抗过敏药

米诺帕泛

Minopafant (*INN*)

化学结构式

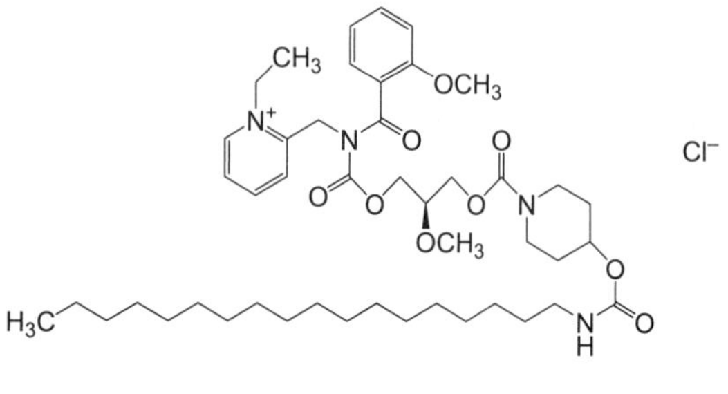

分子式和分子量 $C_{46}H_{73}ClN_4O_9$ 861.55

化学名 [(2*R*)-3-[(1-Ethylpyridin-1-ium-2-yl)methyl-(2-methoxybenzoyl)carbamoyl]oxy-2-methoxypropyl] 4-(octadecylcarbamoyloxy) piperidine-1-carboxylate;chloride

氯化[(2*R*)-3-[(1-乙基吡啶-1-鎓-2-基)甲基-(2-甲氧基苯甲酰基)氨基甲酰基]氧基-2-甲氧基丙基] 4-(十八烷基氨基甲酰氧基)哌啶-1-羧酸酯

CAS 登录号 128420-61-1
INN list 80
药效分类 血小板激活因子拮抗药

米帕林

Mepacrine (*INN*)

化学结构式

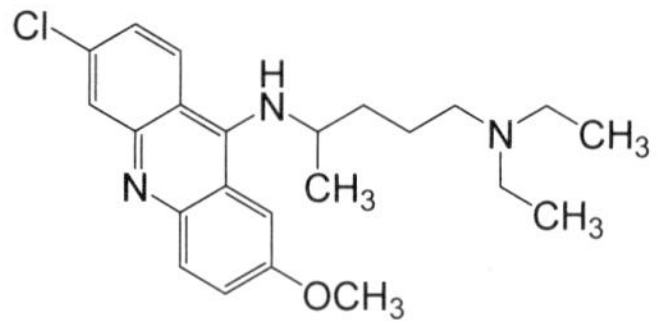

分子式和分子量 $C_{23}H_{30}ClN_3O$ 399.96

化学名 6-Chloro-9-[[4-(diethylamino)-1-methylbutyl]amino]-2-methoxyacridine

6-氯-9-[[(4-二乙氨基)-1-甲基丁基]氨基]-2-甲氧基吖啶

CAS 登录号 83-89-6; 69-05-6[盐酸盐]; 6151-30-0[盐酸盐水合物]
INN list 4
药效分类 抗阿米巴虫药
ATC 分类 P01AX05

米匹考来丁

Mipicoledine (*INN*)

化学结构式

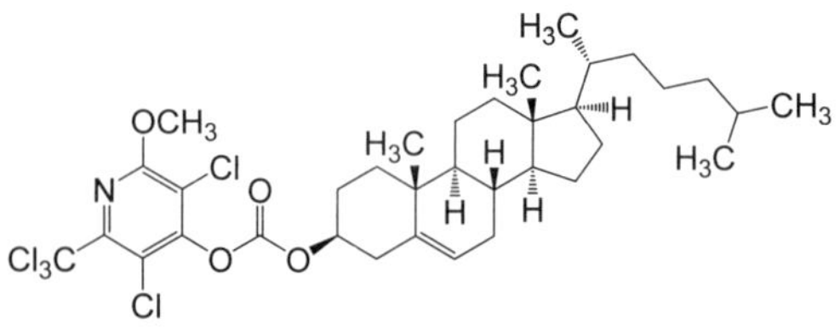

分子式和分子量 $C_{35}H_{48}Cl_5NO_4$ 724.02

化学名 Cholest-5-en-3*β*-yl 3,5-dichloro-2-methoxy-6-(trichloromethyl)pyridin-4-yl carbonate

胆甾-5-烯-3*β*-基 3,5-二氯-2-甲氧基-6-(三氯甲基)吡啶-4-基碳酸酯

CAS 登录号 942149-56-6
INN list 124
药效分类 烷基化药

米泼昔芬

Miproxifene（*INN*）

化学结构式

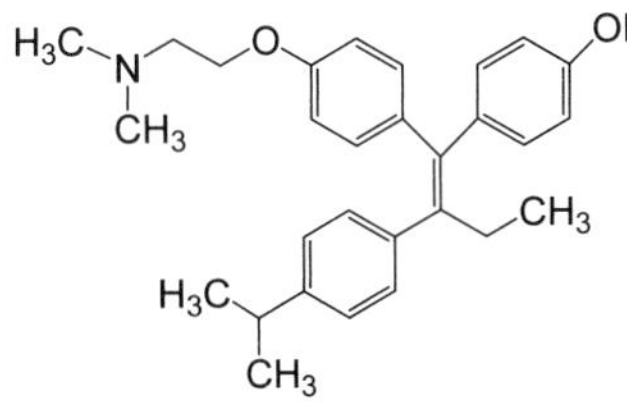

分子式和分子量　$C_{29}H_{35}NO_2$　429.59

化学名　(*Z*)-*α*-[*p*-[2-(Dimethylamino)ethoxy]phenyl]-*α*′-ethyl-4′-isopropyl-4-stilbenol

(*Z*)-*α*-[4-[2-(二甲氨基)乙氧基]苯基]-*α*′-乙基-4′-异丙基-4-均二苯乙烯酚

CAS 登录号　129612-87-9

INN list　74

药效分类　抗雌激素药

米普拉苷

Mipragoside（*INN*）

化学结构式（见下）

分子式和分子量　$C_{76}H_{137}N_3O_{31}$　1588.92

化学名　Propan-2-yl (2*S*,4*S*,5*R*,6*R*)-5-acetamido-2-[(2*S*,3*R*,4*R*,5*S*,6*R*)-5-[(2*S*,3*R*,4*R*,5*R*,6*R*)-3-acetamido-5-hydroxy-6-(hydroxymethyl)-4-[(2*R*,3*R*,4*S*,5*R*,6*R*)-3,4,5-trihydroxy-6-(hydroxymethyl)oxan-2-yl]oxyoxan-2-yl]oxy-2-[(2*R*,3*S*,4*R*,5*R*,6*R*)-4,5-dihydroxy-2-(hydroxymethyl)-6-[(*E*,2*S*,3*R*)-3-hydroxy-2-(octadecanoylamino)octadec-4-enoxy]oxan-3-yl]oxy-3-hydroxy-6-(hydroxymethyl)oxan-4-yl]oxy-4-hydroxy-6-[(1*R*,2*R*)-1,2,3-trihydroxypropyl]oxane-2-carboxylate

丙-2-基 (2*S*,4*S*,5*R*,6*R*)-5-乙酰氨基-2-[(2*S*,3*R*,4*R*,5*S*,6*R*)-5-[(2*S*,3*R*,4*R*,5*R*,6*R*)-3-乙酰氨基-5-羟基-6-羟甲基-4-[(2*R*,3*R*,4*S*,5*R*,6*R*)-3,4,5-三羟基-6-(羟甲基)噁烷-2-基]氧基噁烷-2-基]氧基-2-[(2*R*,3*S*,4*R*,5*R*,6*R*)-4,5-二羟基-2-(羟甲基)-6-[(*E*,2*S*,3*R*)-3-羟基-2-(十八烷酰基氨基)十八-4-烯氧基]噁烷-3-基]氧基-3-羟基-6-(羟甲基)噁烷-4-基]氧基-4-羟基-6-[(1*R*,2*R*)-1,2,3-三羟基丙基]噁烷-2-羧酸酯

CAS 登录号　131129-98-1

INN list　64

药效分类　神经节苷酯类药

米曲他匹德

Mitratapide

化学结构式

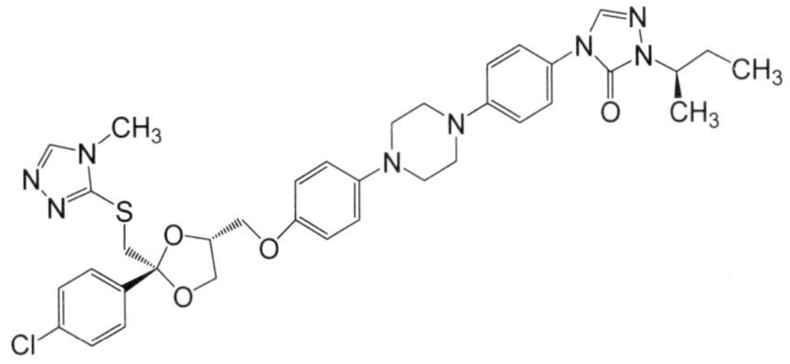

分子式和分子量　$C_{36}H_{41}ClN_8O_4S$　717.28

化学名　(−)-4-[4-[4-[4-[[(2*S*,4*R*)-2-(4-Chlorophenyl)-2-[[(4-methyl-4*H*-1,2,4-triazol-3-yl)sulfanyl]methyl-1,3-dioxolan-4-yl]methoxy]phenyl]piperazin-1-yl]phenyl]-2-(1*R*)-1-methylpropyl]-2,4-dihydro-3*H*-1,2,4-triazol-3-one

(−)-4-[4-[4-[4-[[(2*S*,4*R*)-2-(4-氯苯基)-2-[[(4-甲基-4*H*-1,2,4-三氮唑-3-基)硫基]甲基-1,3-二氧戊环-4-基]甲氧基]苯基]哌嗪-1-基]苯基]-2-(1*R*)-1-甲基丙基]-2,4-二氢-3*H*-1,2,4-三氮唑-3-酮

CAS 登录号　179602-65-4

药效分类　MTP 抑制药

米沙必利

Minesapride（*INN*）

化学结构式

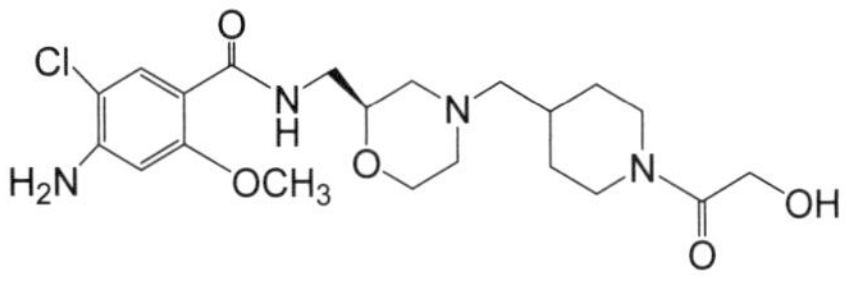

分子式和分子量　$C_{21}H_{31}ClN_4O_5$　454.95

化学名　4-Amino-5-chloro-*N*-{[(2*S*)-4-{[1-(hydroxyacetyl)piperidin-4-yl]methyl}morpholin-2-yl]methyl}-2-methoxybenzamide

4-氨基-5-氯-*N*-{[(2*S*)-4-{[1-(羟基乙酰基)哌啶-4-基]甲基}吗啉-2-基]甲基}-2-甲氧基苯甲酰胺

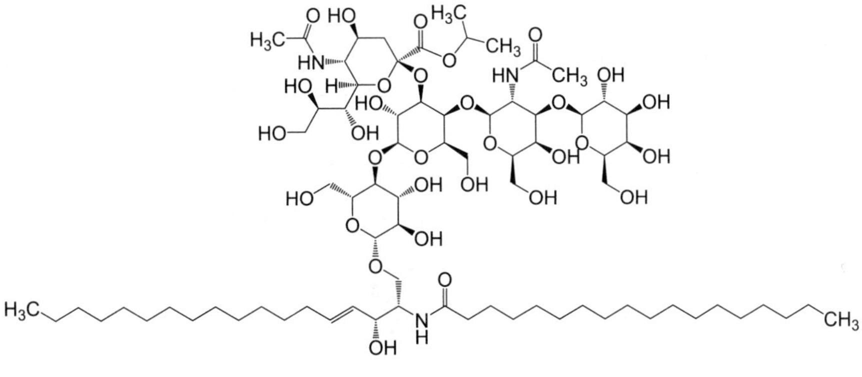

米普拉苷

CAS 登录号 1184662-54-1

INN list 117

药效分类 5-羟色胺受体激动药，促动力药

米索前列醇

Misoprostol（*INN*）

化学结构式

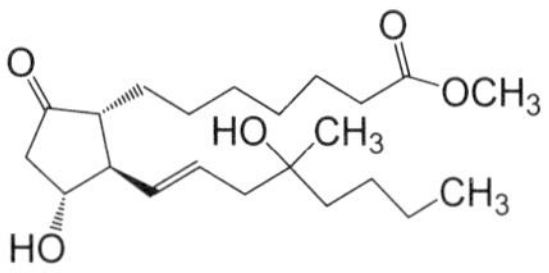

分子式和分子量 $C_{22}H_{38}O_5$ 382.53

化学名 (±)-Methyl(1*R*,2*R*,3*R*)-3-hydroxy-2-[(*E*)-(4*RS*)-4-hydroxy-4-methyl-1-octenyl]-5-oxocyclopentaneheptanoate

(±)-甲基(1*R*,2*R*,3*R*)-3-羟基-2-[(*E*)-(4*RS*)-4-羟基-4-甲基-1-辛烯基]-5-氧代环戊烷庚酸酯

CAS 登录号 59122-46-2

INN list 47

药效分类 前列腺素类药，抗溃疡药

米索硝唑

Misonidazole（*INN*）

化学结构式

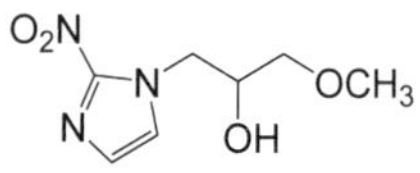

分子式和分子量 $C_7H_{11}N_3O_4$ 201.18

化学名 *α*-(Methoxymethyl)-2-nitroimidazole-1-ethanol

α-(甲氧基甲基)-2-硝基咪唑-1-乙醇

CAS 登录号 13551-87-6

INN list 38

药效分类 抗滴虫药

米他氯铵

Miristalkonium Chloride（*INN*）

化学结构式

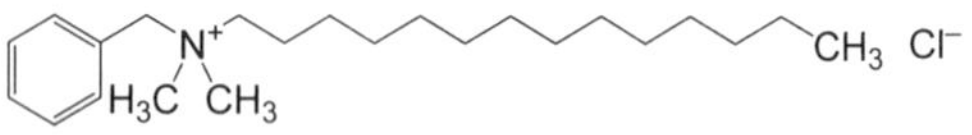

分子式和分子量 $C_{23}H_{42}ClN$ 368.04

化学名 Benzyldimethyltetradecylammonium chloride

氯化 苄基二甲基十四烷基铵

CAS 登录号 139-08-2

INN list 41

药效分类 抗感染药

米他匹伐

Mitapivat（*INN*）

分子式和分子量 $C_{24}H_{26}N_4O_3S$ 450.56

化学结构式

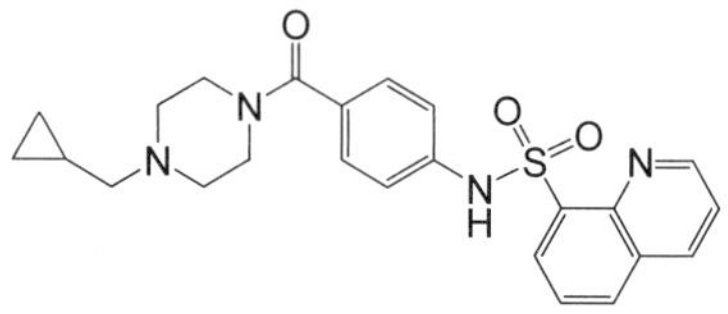

化学名 *N*-{4-[4-(Cyclopropylmethyl)piperazine-1-carbonyl]phenyl}quinoline-8-sulfonamide

N-{4-[4-(环丙基甲基)哌嗪-1-羰基]苯基}喹啉-8-磺酰胺

CAS 登录号 1260075-17-9

INN list 116

药效分类 丙酮酸激酶激活药

米坦西那

Mitemcinal（*INN*）

化学结构式

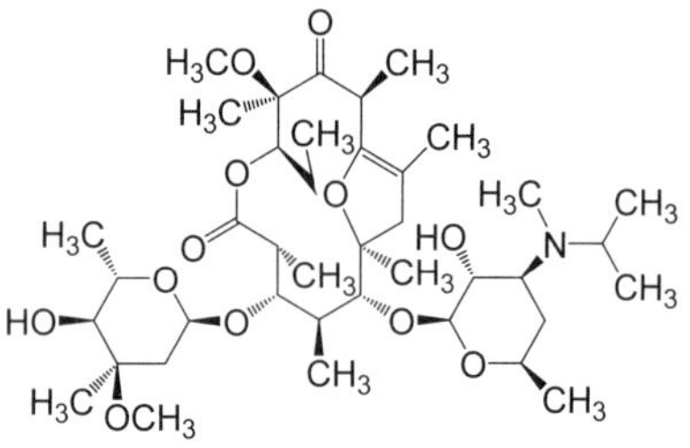

分子式和分子量 $C_{40}H_{69}NO_{12}$ 755.99

化学名 8,9-Didehydro-*N*-demethyl-9-deoxo-6,11-dideoxy-6,9-epoxy-*N*-isopropyl-12-*O*-methyl-11-oxoerythromycin

8,9-二脱氢-*N*-去甲-9-脱氧-6,11-二脱氧-6,9-环氧-*N*-异丙基-12-*O*-甲基-11-氧红霉素

CAS 登录号 154738-42-8；154802-96-7[富马酸盐]

INN list 86

药效分类 胃动素受体激动药

米替福新

Miltefosine（*INN*）

化学结构式

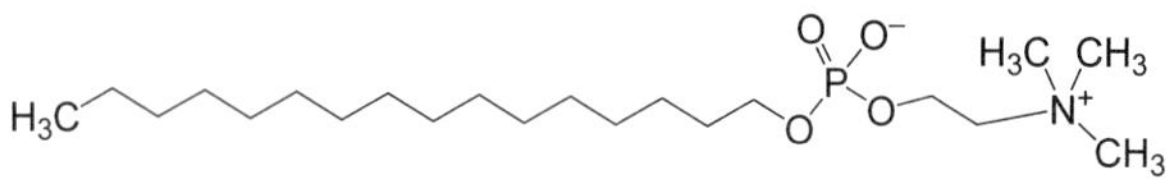

分子式和分子量 $C_{21}H_{46}NO_4P$ 407.57

化学名 Hexadecyl 2-(trimethylazaniumyl)ethyl phosphate

十六烷基 2-(三甲基铵基)乙基磷酸盐

CAS 登录号 58066-85-6

INN list 61

药效分类 抗肿瘤药

ATC 分类 L01XX09

米托蒽醌

Mitoxantrone（*INN*）

分子式和分子量 $C_{22}H_{28}N_4O_6$ 444.49

化学结构式

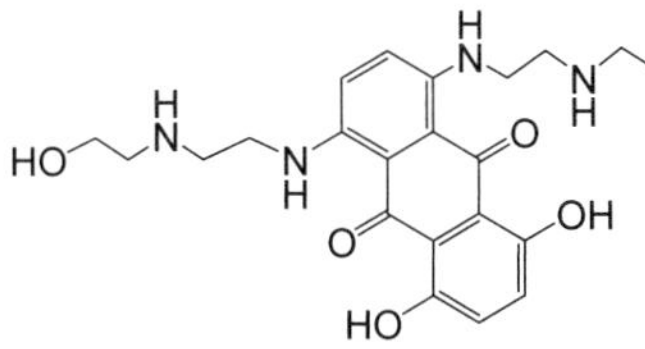

化学名 1,4-Dihydroxy-5,8-bis[[2-[(2-hydroxyethyl)amino]ethyl]amino]-9,10-anthraquinone

1,4-二羟基-5,8-双[[2-[(2-羟乙基)氨基]乙基]氨基]-9,10-蒽醌

CAS 登录号 65271-80-9; 70476-82-3[盐酸盐]

INN list 44

药效分类 抗肿瘤药

ATC 分类 L01DB07

米托胍腙

Mitoguazone（*INN*）

化学结构式

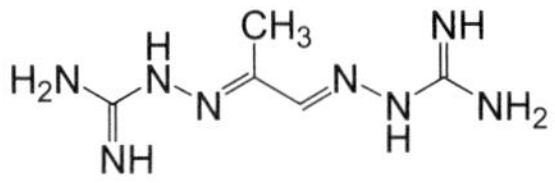

分子式和分子量 $C_5H_{12}N_8$ 184.20

化学名 2-[(*E*)-[(1*E*)-1-(Diaminomethylidenehydrazinylidene)propan-2-ylidene]amino]guanidine

2-[(*E*)-[(1*E*)-1-(二氨基甲亚基肼亚基)丙-2-基亚基]氨基]胍

CAS 登录号 459-86-9

INN list 20

药效分类 抗肿瘤药

ATC 分类 L01XX16

米托肼

Mitopodozide（*INN*）

化学结构式

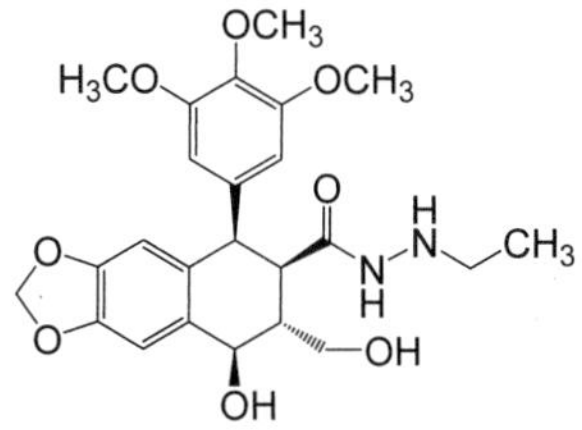

分子式和分子量 $C_{24}H_{30}N_2O_8$ 474.50

化学名 (5*R*,6*R*,7*R*,8*R*)-*N*'-Ethyl-8-hydroxy-7-(hydroxymethyl)-5-(3,4,5-trimethoxyphenyl)-5,6,7,8-tetrahydrobenzo[*f*][1,3]benzodioxole-6-carbohydrazide

(5*R*,6*R*,7*R*,8*R*)-*N*'-乙基-8-羟基-7-(羟甲基)-5-(3,4,5-三甲氧基苯基)-5,6,7,8-四氢苯并[*f*][1,3]苯并二氧杂环戊烷-6-甲酰肼

CAS 登录号 1508-45-8

INN list 17

药效分类 抗肿瘤药

米托喹酮

Mitoquidone（*INN*）

化学结构式

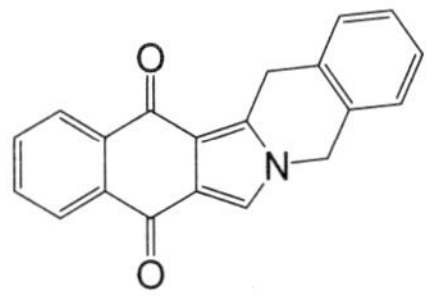

分子式和分子量 $C_{20}H_{13}NO_2$ 299.32

化学名 5,14-Dihydrobenz[5,6]isoindolo[2,1-*b*]isoquinoline-8,13-dione

5,14-二氢苯并[5,6]异吲哚并[2,1-*b*]异喹啉-8,13-二酮

CAS 登录号 91753-07-0

INN list 54

药效分类 抗肿瘤药

米托拉酮

Mitoflaxone（*INN*）

化学结构式

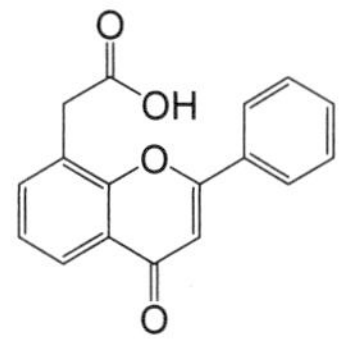

分子式和分子量 $C_{17}H_{12}O_4$ 280.27

化学名 4-Oxo-2-phenyl-4*H*-1-benzopyran-8-acetic acid

4-氧代-2-苯基-4*H*-1-苯并吡喃-8-乙酸

CAS 登录号 87626-55-9

INN list 60

药效分类 抗肿瘤药

米托氯明

Mitoclomine（*INN*）

化学结构式

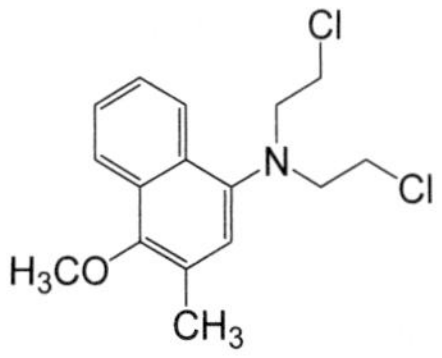

分子式和分子量 $C_{16}H_{19}Cl_2NO$ 312.23

化学名 *N*,*N*-Bis(2-chloroethyl)-4-methoxy-3-methyl-1-naphthylamine

N,*N*-双(2-氯乙基)-4-甲氧基-3-甲基-1-萘胺

CAS 登录号 17692-54-5

INN list 18

药效分类 抗肿瘤药

米托那明

Mitotenamine（*INN*）

化学结构式

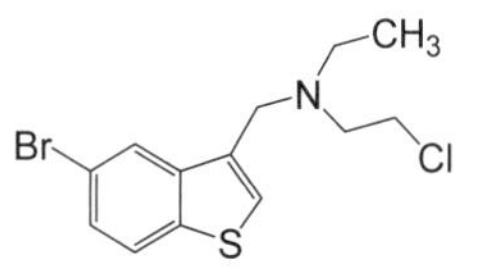

分子式和分子量 $C_{13}H_{15}BrClNS$ 332.69

化学名 5-Bromo-*N*-(2-chloroethyl)-*N*-ethylbenzo[*b*]thiophene-3-methylamine

5-溴-*N*-(2-氯乙基)-*N*-乙基苯并[*b*]噻吩-3-甲胺

CAS 登录号 7696-00-6

INN list 17

药效分类 抗肿瘤药

米托萘胺

Mitonafide（*INN*）

化学结构式

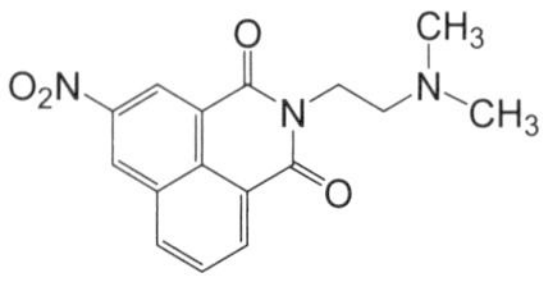

分子式和分子量 $C_{16}H_{15}N_3O_4$ 313.31

化学名 *N*-[2-(Dimethylamino)ethyl]-3-nitronaphthalimide

N-[2-(二甲氨基)乙基]-3-硝基萘二甲酰亚胺

CAS 登录号 54824-17-8

INN list 40

药效分类 抗肿瘤药

米托坦

Mitotane（*INN*）

化学结构式

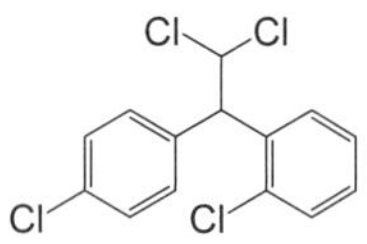

分子式和分子量 $C_{14}H_{10}Cl_4$ 320.04

化学名 (±)-1,1-Dichloro-2-(*o*-chlorophenyl)-2-(*p*-chlorophenyl) ethane

(±)-1,1-二氯-2-(2-氯苯基)-2-(4-氯苯基)乙烷

CAS 登录号 53-19-0

INN list 21

药效分类 抗肿瘤药

ATC 分类 L01XX23

米托唑胺

Mitozolomide（*INN*）

分子式和分子量 $C_7H_7ClN_6O_2$ 242.62

化学结构式

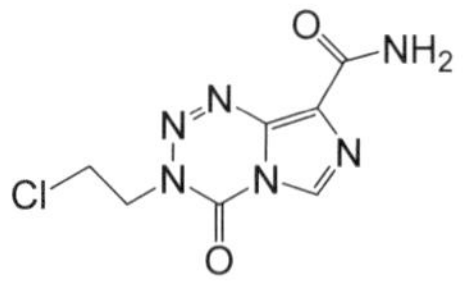

化学名 3-(2-Chloroethyl)-3,4-diyhdro-4-oxoimidazo[5,1-*d*]-*as*-tetrazine-8-carboxamide

3-(2-氯乙基)-3,4-二氢-4-氧代咪唑并[5,1-*d*]-1,2,3,5-四嗪-8-甲酰胺

CAS 登录号 85622-95-3

INN list 51

药效分类 抗肿瘤药

米维布塞

Mivebresib（*INN*）

化学结构式

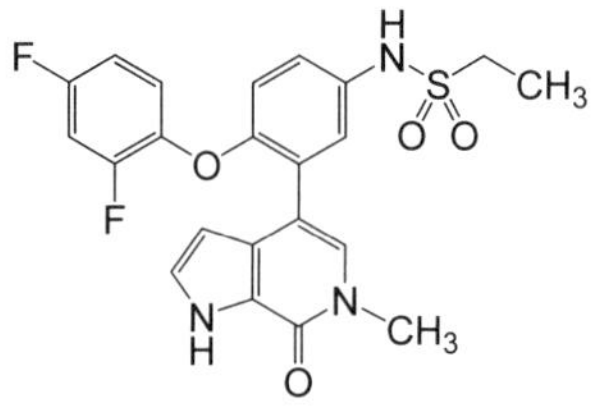

分子式和分子量 $C_{22}H_{19}F_2N_3O_4S$ 459.47

化学名 *N*-[4-(2,4-Difluorophenoxy)-3-(6-methyl-7-oxo-6,7-dihydro-1*H*-pyrrolo[2,3-*c*]pyridin-4-yl)phenyl]ethanesulfonamide

N-[4-(2,4-二氟苯氧基)-3-(6-甲基-7-氧代-6,7-二氢-1*H*-吡咯并[2,3-*c*]吡啶-4-基)苯基]乙磺酰胺

CAS 登录号 1445993-26-9

INN list 115

药效分类 抗肿瘤药

米维克森

Milvexian（*INN*）

化学结构式

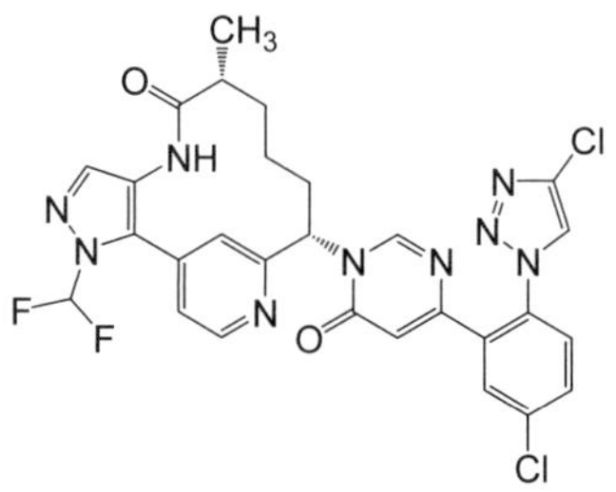

分子式和分子量 $C_{28}H_{23}Cl_2F_2N_9O_2$ 626.45

化学名 (9*R*,13*S*)-13-[4-[5-Chloro-2-(4-chlorotriazol-1-yl)phenyl]-6-oxopyrimidin-1-yl]-3-(difluoromethyl)-9-methyl-3,4,7,15-tetrazatricyclo[12.3.1.0^{2,6}]octadeca-1(18),2(6),4,14,16-pentaen-8-one

(9*R*,13*S*)-13-[4-[5-氯-2-(4-氯三氮唑-1-基)苯基]-6-氧代嘧啶-1-基]-3-(二氟甲基)-9-甲基-3,4,7,15-四氮杂三环[12.3.1.0^{2,6}]十八烷-1(18),2(6),4,14,16-五烯-8-酮

CAS 登录号 1802425-99-5

INN list 123

药效分类 凝血因子XI抑制药

米维特罗

Milveterol（*INN*）

化学结构式

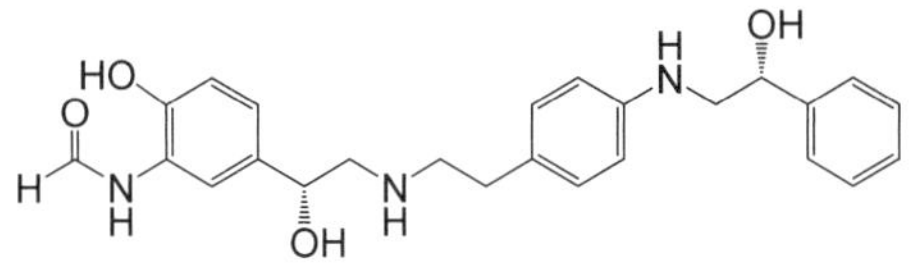

分子式和分子量 $C_{25}H_{29}N_3O_4$ 435.52

化学名 *N*-[2-Hydroxy-5-[(1*R*)-1-hydroxy-2-[[2-[4-[[(2*R*)-2-hydroxy-2-phenylethyl]amino]phenyl]ethyl]amino]ethyl]phenyl]formamide

N-[2-羟基-5-[(1*R*)-1-羟基-2-[[2-[4-[[(2*R*)-2-羟基-2-苯乙基]氨基]苯基]乙基]氨基]乙基]苯基]甲酰胺

CAS 登录号 652990-07-3; 804518-03-4[盐酸盐]

INN list 97

药效分类 支气管舒张药

米西烟酯

Micinicate（*INN*）

化学结构式

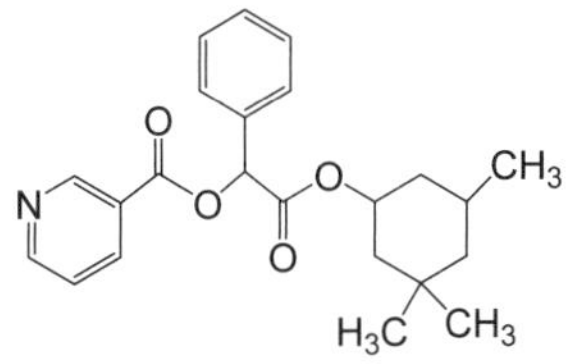

分子式和分子量 $C_{23}H_{27}NO_4$ 381.47

化学名 [2-Oxo-1-phenyl-2-(3,3,5-trimethylcyclohexyl)oxyethyl] pyridine-3-carboxylate

[2-氧代-1-苯基-2-(3,3,5-三甲基环己基)氧基乙基]吡啶-3-羧酸酯

CAS 登录号 39537-99-0

INN list 44

药效分类 血管扩张药

米扎格列净

Mizagliflozin（*INN*）

化学结构式

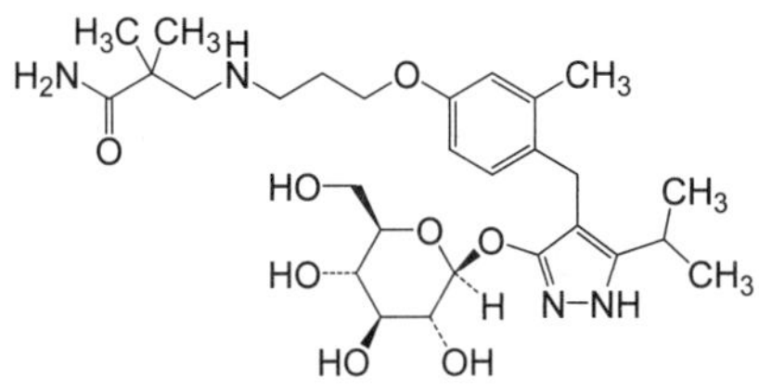

分子式和分子量 $C_{28}H_{44}N_4O_8$ 564.68

化学名 3-{[3-(4-{[3-(*β*-D-glucopyranosyloxy)-5-(propan-2-yl)-1*H*-pyrazol-4-yl]methyl}-3-methylphenoxy)propyl]amino}-2,2-dimethylpropanamide

3-{[3-(4-{[3-(*β*-D-吡喃葡萄糖基氧基)-5-(丙-2-基)-1*H*-吡唑-4-基]甲基}-3-甲基苯氧基)丙基]氨基}-2,2-二甲基丙酰胺

CAS 登录号 666843-10-3

INN list 114

药效分类 钠-葡萄糖转运体抑制药

嘧硫磷

Pyrimitate（*INN*）

化学结构式

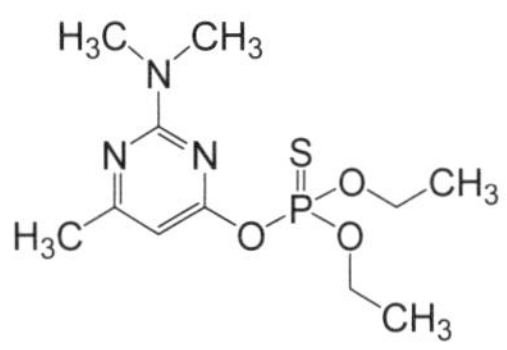

分子式和分子量 $C_{11}H_{20}N_3O_3PS$ 305.33

化学名 *O,O*-Diethyl *O*-(2-dimethylamino-6-methyl-4-pyrimidinyl) phosphorothioate

O,O-二乙基 *O*-(2-二甲基氨基-6-甲基-4-嘧啶基)硫代磷酸酯

CAS 登录号 5221-49-8

INN list 16

药效分类 杀虫药

嘧西利

Milciclib（*INN*）

化学结构式

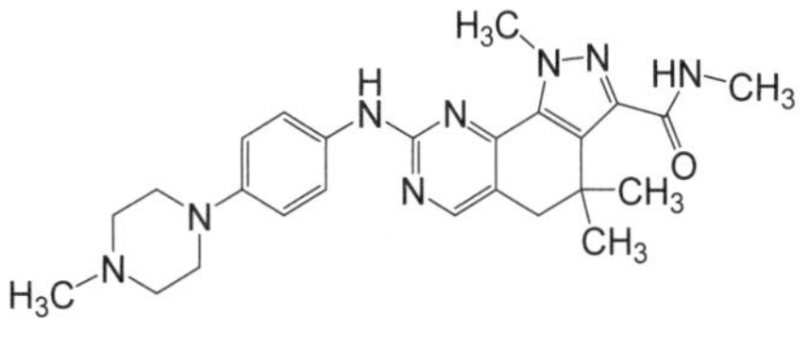

分子式和分子量 $C_{25}H_{32}N_8O$ 460.59

化学名 *N*,1,4,4-Tetramethyl-8-[[4-(4-methylpiperazin-1-yl)phenyl]amino]-4,5-dihydro-1 *H*-pyrazolo[4,3-*h*]quinazoline-3-carboxamide

N,1,4,4-四甲基-8-[[4-(4-甲基哌嗪-1-基)苯基]氨基]-4,5-二氢-1*H*-吡唑并[4,3-*h*]喹唑啉-3-甲酰胺

CAS 登录号 802539-81-7

INN list 105

药效分类 抗肿瘤药

棉酚

Gossypol

分子式和分子量 $C_{30}H_{30}O_8$ 518.56

化学结构式

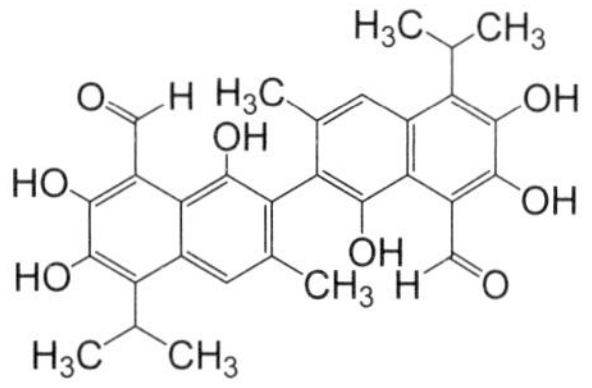

化学名 1,1',6,6',7,7'-Hexahydroxy-5,5'-diisopropyl-3,3'-dimethyl-2,2'-binaphthyl-8,8'-dicarboxaldehyde

1,1',6,6',7,7'-六氢-5,5'-二异丙基-3,3'-二甲基-2,2'-联萘-8,8'-二甲醛

CAS 登记号 303-45-7; 12542-36-8[乙酸酯]

药效分类 避孕药

明多地洛

Mindodilol（*INN*）

化学结构式

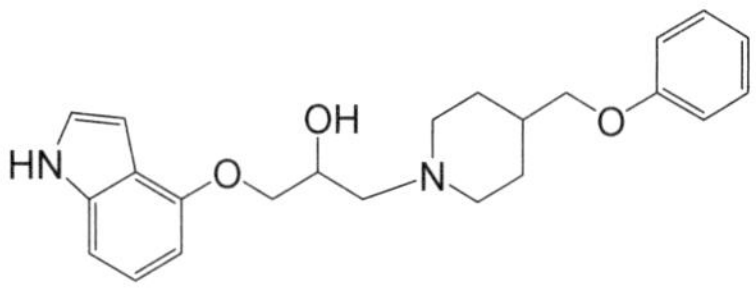

分子式和分子量 $C_{23}H_{28}N_2O_3$ 380.48

化学名 (±)-*α*-[(Indol-4-yloxy)methyl]-4-(phenoxymethyl)-1-piperidineethanol

(±)-*α*-[(吲哚-4-基氧基)甲基]-4-(苯氧甲基)-1-哌啶乙醇

CAS 登录号 70260-53-6

INN list 52

药效分类 血管扩张药，β 受体拮抗药

明多哌隆

Mindoperone（*INN*）

化学结构式

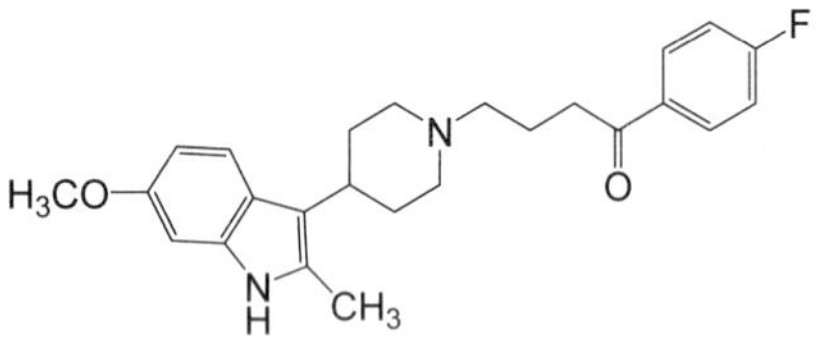

分子式和分子量 $C_{25}H_{29}FN_2O_2$ 408.51

化学名 4'-Fluoro-4-[4-(6-methoxy-2-methylindo-3-yl)piperidino]butyrophenone

4'-氟-4-[4-(6-甲氧基-2-甲基吲哚-3-基)哌啶基]丁酰苯

CAS 登录号 52157-83-2

INN list 38

药效分类 抗精神病药

摩拉莫德

Mocravimod（*INN*）

分子式和分子量 $C_{24}H_{26}ClNO_3S$ 443.99

化学结构式

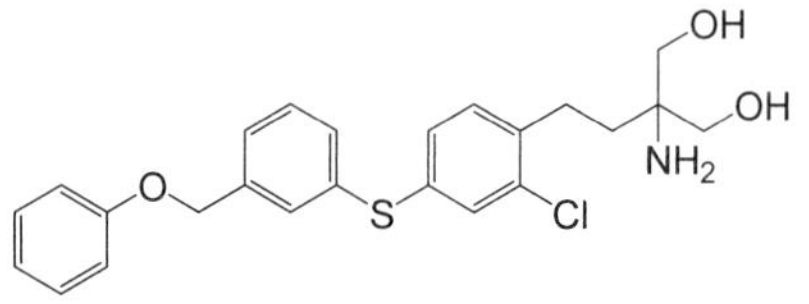

化学名 2-Amino-2-[2-(2-chloro-4-{[3-(phenylmethoxy)phenyl]sulfanyl}phenyl)ethyl]propane-1,3-diol

2-氨基-2-[2-(2-氯-4-{[3-(苯甲氧基)苯基]硫基}苯基)乙基]丙-1,3-二醇

CAS 登录号 509092-16-4

INN list 116

药效分类 免疫调节药

莫苯沙明

Mobenzoxamine（*INN*）

化学结构式

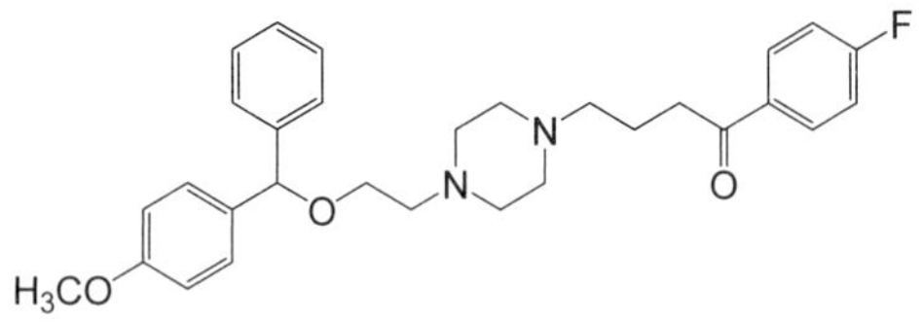

分子式和分子量 $C_{30}H_{35}FN_2O_3$ 490.61

化学名 4'-Fluoro-4-[4-[2-[(*p*-methoxy-*α*-phenylbenzyl)oxy]ethyl]-1-piperazinyl]butyrophenone

4'-氟-4-[4-[2-[(*p*-甲氧基-*α*-苯基苄基)氧基]乙基]-1-哌嗪基]丁酰苯

CAS 登录号 65329-79-5

INN list 43

药效分类 解痉药

莫苯唑酸

Mofezolac（*INN*）

化学结构式

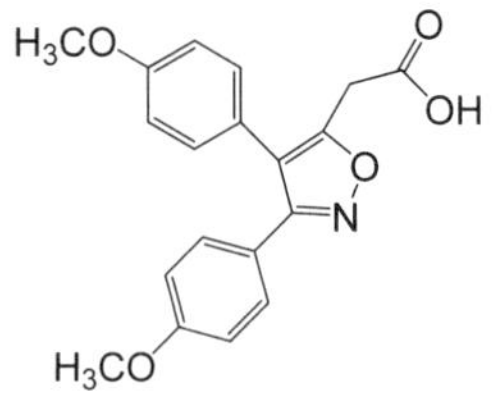

分子式和分子量 $C_{19}H_{17}NO_5$ 339.34

化学名 3,4-Bis(*p*-Methoxyphenyl)-5-isoxazoleacetic acid

3,4-双(4-甲氧苯基)-5-异噁唑乙酸

CAS 登录号 78967-07-4

INN list 64

药效分类 抗炎镇痛药

莫博赛替尼

Mobocertinib（*INN*）

分子式和分子量 $C_{32}H_{39}N_7O_4$ 585.71

化学结构式

化学名 Propan-2-yl 2-[4-{[2-(dimethylamino)ethyl](methyl)amino}-2-methoxy-5-(prop-2-enamido)anilino]-4-(1-methyl-1*H*-indol-3-yl)pyrimidine-5-carboxylate

丙-2-基 2-[4-{[2-(二甲氨基)乙基](甲基)氨基}-2-甲氧基-5-(丙-2-烯酰氨基)苯氨基]-4-(1-甲基-1*H*-吲哚-3-基)嘧啶-5-甲酸酯

CAS 登录号 1847461-43-1

INN list 121

药效分类 酪氨酸激酶抑制药

莫达非尼

Modafinil（*INN*）

化学结构式

分子式和分子量 $C_{15}H_{15}NO_2S$ 273.35

化学名 2-[(Diphenylmethyl)sulfinyl]acetamide

2-[(二苯甲基)亚磺酰基]乙酰胺

CAS 登录号 68693-11-8

INN list 56

药效分类 中枢兴奋药

莫达林

Modaline（*INN*）

化学结构式

分子式和分子量 $C_{10}H_{15}N_3$ 177.25

化学名 2-Methyl-3-piperidinopyrazine

2-甲基-3-哌啶基吡嗪

CAS 登录号 2856-74-8; 2856-75-9[硫酸盐]

INN list 15

药效分类 抗抑郁药

莫达美替尼

Mirdametinib（*INN*）

分子式和分子量 $C_{16}H_{14}F_3IN_2O_4$ 482.20

化学结构式

化学名 *N*-[(2*R*)-2,3-Dihydroxypropoxy]-3,4-difluoro-2-(2-fluoro-4-iodoanilino)benzamide

N-[(2*R*)-2,3-二羟基丙氧基]-3,4-二氟-2-(2-氟-4-碘苯氨基)苯甲酰胺

CAS 登录号 391210-10-9

INN list 122

药效分类 酪氨酸激酶抑制药，抗肿瘤药

莫地卡尼

Modecainide（*INN*）

化学结构式

分子式和分子量 $C_{22}H_{28}N_2O_3$ 368.47

化学名 (±)-2'-[2-(1-Methyl-2-piperidy)ethyl]vanillanilide

(±)-2'-[2-(1-甲基-2-哌啶基)乙基]香兰酰苯胺

CAS 登录号 82522-70-1

INN list 63

药效分类 抗心律失常药

莫地帕泛

Modipafant（*INN*）

化学结构式

分子式和分子量 $C_{34}H_{29}ClN_6O_3$ 605.09

化学名 Ethyl (+)-(*R*)-4-(*o*-chlorophenyl)-1,4-dihydro-6-methyl-2-[*p*-(2-methyl-1*H*-imidazo[4,5-*c*]pyridin-1-yl)phenyl]-5-(2-pyridylcarbamoyl)nicotinate

乙基 (+)-(*R*)-4-(2-氯苯基)-1,4-二氢-6-甲基-2-[4-(2-甲基-1*H*-咪唑并[4,5-*c*]吡啶-1-基)苯基]-5-(2-吡啶基氨基甲酰基)烟酸酯

CAS 登录号 122957-06-6; 122956-68-7[消旋物]

INN list 65

药效分类 血小板激活因子拮抗药

莫多拉纳

Modoflaner（*INN*）

化学结构式

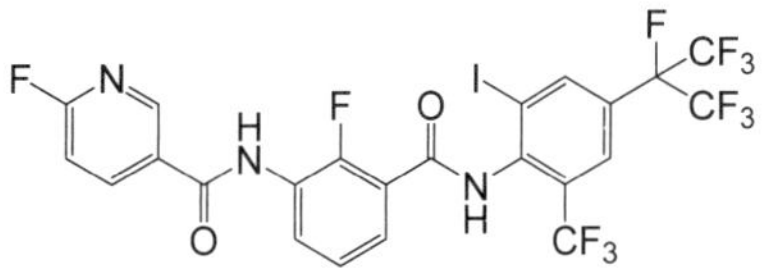

分子式和分子量 $C_{23}H_{10}F_{12}IN_3O_2$ 715.24

化学名 6-Fluoro-*N*-(2-fluoro-3-{[4-(heptafluoropropan-2-yl)-2-iodo-6-(trifluoro methyl)phenyl]carbamoyl}phenyl) pyridine-3-carboxamide

6-氟-*N*-(2-氟-3-{[4-(七氟丙烷-2-基)-2-碘-6-(三氟甲基)苯基]氨甲酰基}苯基)吡啶-3-甲酰胺

CAS 登录号 1331922-53-2

INN list 123

药效分类 抗寄生虫药(兽用)

莫法罗汀

Mofarotene（*INN*）

化学结构式

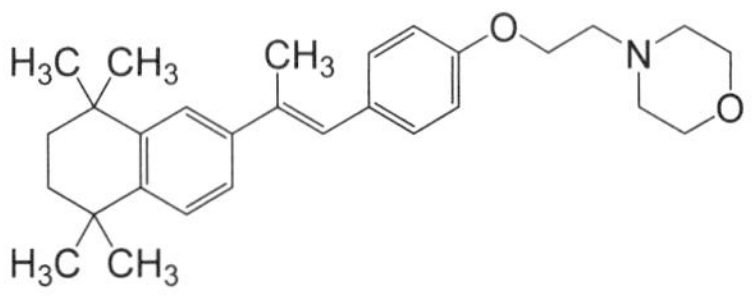

分子式和分子量 $C_{29}H_{39}NO_2$ 433.63

化学名 4-[2-[*p*-[(*E*)-2-(5,6,7,8-Tetrahydo-5,5,8,8-tetramethyl-2-naphthyl)propenyl]phenoxy]ethyl]morpholine

4-[2-[4-[(*E*)-2-(5,6,7,8-四氢-5,5,8,8-四甲基-2-萘基)丙烯基]苯氧基]乙基]吗啉

CAS 登录号 125533-88-2

INN list 70

药效分类 抗肿瘤药

莫法酯

Molfarnate（*INN*）

化学结构式

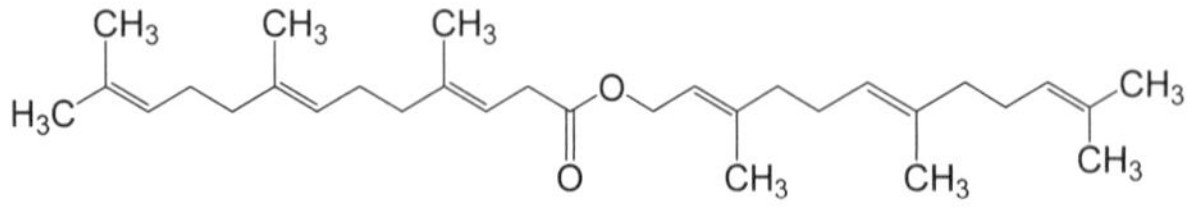

分子式和分子量 $C_{31}H_{50}O_2$ 454.73

化学名 3,7,11-Trimethyl-2,6,10-dodecatrienyl 4,8,12-trimethyl-3,7,11-tridecatrienoate

3,7,11-三甲基-2,6,10-十二烷三烯基 4,8,12-三甲基-3,7,11-十三烷三烯酸酯

CAS 登录号 83689-23-0

INN list 57

药效分类 抗溃疡药

莫非布宗

Mofebutazone（*INN*）

化学结构式

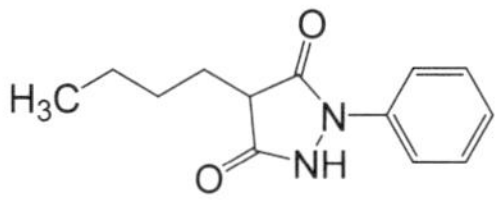

分子式和分子量 $C_{13}H_{16}N_2O_2$ 232.28

化学名 4-Butyl-1-phenyl-3,5-pyrazolidinedione

4-丁基-1-苯基-3,5-吡唑烷二酮

CAS 登录号 2210-63-1

INN list 15

药效分类 镇痛药

莫非吉兰

Mofegiline（*INN*）

化学结构式

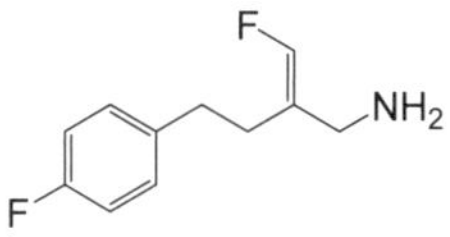

分子式和分子量 $C_{11}H_{13}F_2N$ 197.23

化学名 (*E*)-2-(Fluoromethylene)-4-(4-fluorophenyl)butylamine

(*E*)-2-(氟甲亚基)-4-(4-氟苯基)丁胺

CAS 登录号 119386-96-8；120635-25-8[盐酸盐]

INN list 69

药效分类 抗震颤麻痹药

莫格列扎

Muraglitazar（*INN*）

化学结构式

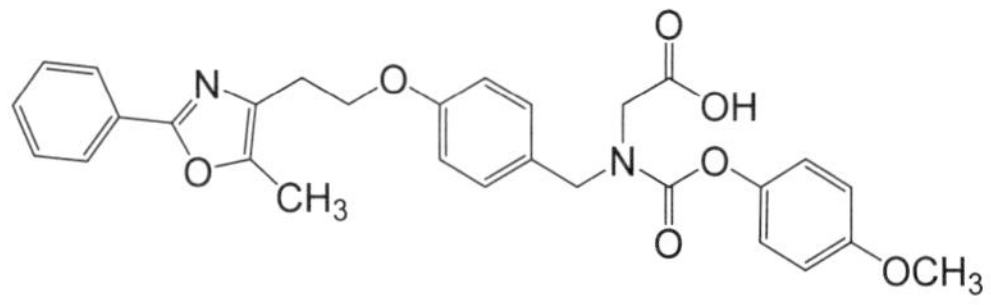

分子式和分子量 $C_{29}H_{28}N_2O_7$ 516.54

化学名 [[(4-Methoxyphenoxy)carbonyl][4-[2-(5-methyl-2-phenyloxazol-4-yl)ethoxy]benzyl]amino]acetic acid

[[(4-甲氧基苯氧基)羰基][4-[2-(5-甲基-2-苯基噁唑-4-基)乙氧基]苯甲基]氨基]乙酸

CAS 登录号 331741-94-7

INN list 90

药效分类 抗糖尿病药，抗动脉粥样硬化药，抗脂质代谢障碍药

莫红霉素

Modithromycin（*INN*）

分子式和分子量 $C_{43}H_{64}N_6O_{11}$ 841.00

化学结构式

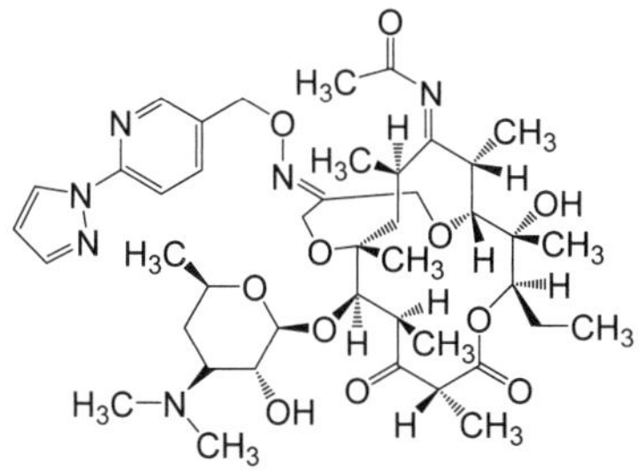

化学名 *N*-[(1*R*,2*R*,3*R*,6*R*,8*R*,9*R*,10*R*,13*E*,16*S*,17*E*,18*R*)-3-Ethyl-2-hydroxy-2,6,8,10,16,18-hexamethyl-5,7-dioxo-13-[[6-(1*H*-pyrazol-1-yl)pyridin-3-yl]methoxyimino]-9-[[3,4,6-trideoxy-3-(dimethylamino)-*β*-D-*xylo*-hexopyranosyl]oxy]-4,11,15-trioxabicyclo[8.5.4]nonadecane-17-ylidene]acetamide

N-[(1*R*,2*R*,3*R*,6*R*,8*R*,9*R*,10*R*,13*E*,16*S*,17*E*,18*R*)-3-乙基-2-羟基-2,6,8,10,16,18-六甲基-5,7-二氧代-13-[[6-(1*H*-吡唑-1-基)吡啶-3-基]甲氧氨亚基]-9-[[3,4,6-三脱氧-3-(二甲氨基)-*β*-D-木-吡喃己糖基]氧基]-4,11,15-三氧杂双环[8.5.4]十九烷-17-基亚基]乙酰胺

CAS 登录号 736992-12-4

INN list 101

药效分类 抗生素类药

莫吉司坦

Moguisteine（*INN*）

化学结构式

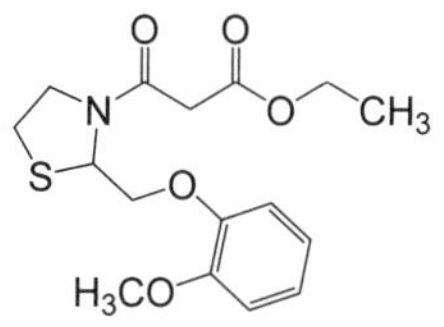

分子式和分子量 $C_{16}H_{21}NO_5S$ 339.41

化学名 Ethyl (±)-2-[(*o*-methoxyphenoxy)methyl]-*β*-oxo-3-thiazolidinepropionate

乙基 (±)-2-[(2-甲氧苯氧基)甲基]-*β*-氧代-3-噻唑烷丙酸酯

CAS 登录号 119637-67-1

INN list 61

药效分类 黏液溶解药

莫克雌醇

Moxestrol（*INN*）

化学结构式

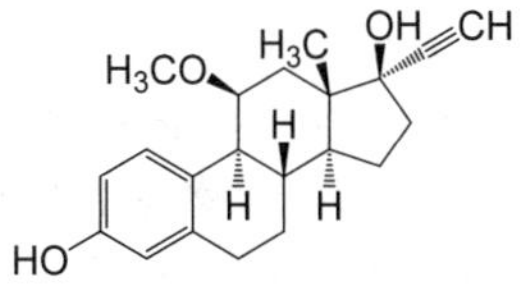

分子式和分子量 $C_{21}H_{26}O_3$ 326.43

化学名 11*β*-Methoxy-19-nor-17*α*-pregna-1,3,5(10)-trien-20-yne-3,17-diol

11*β*-甲氧基-19-去甲-17*α*-孕甾-1,3,5(10)-三烯-20-炔-3,17-二醇

CAS 登录号 34816-55-2；21375-12-2[取代物]

INN list 24

药效分类 雌激素类药

ATC 分类 G03CB04

莫克他胺

Moctamide（*INN*）

化学结构式

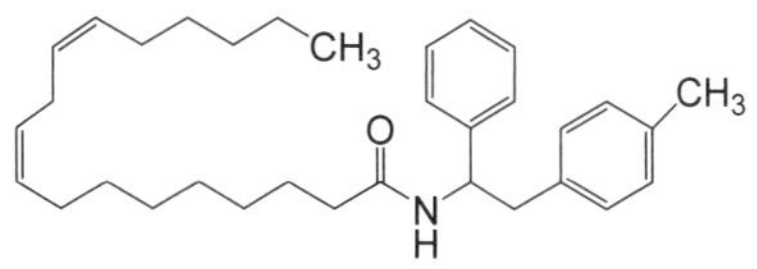

分子式和分子量 $C_{33}H_{47}NO$ 473.73

化学名 (−)-*N*-(*p*-Methyl-*α*-phenylphenethyl)linoleamide

(−)-*N*-(4-甲基-*α*-苯基苯乙基)亚油酰胺

CAS 登录号 29619-86-1

INN list 31

药效分类 降血脂药

莫拉丁酯

Murabutide（*INN*）

化学结构式

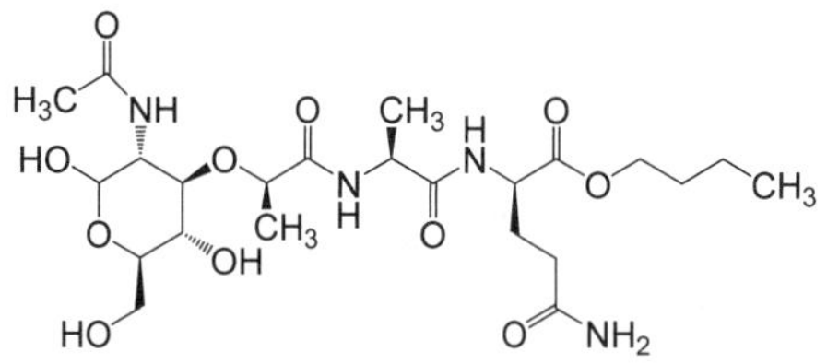

分子式和分子量 $C_{23}H_{40}N_4O_{11}$ 548.58

化学名 Butyl (2*R*)-2-[[(2*S*)-2-[[(2*R*)-2-[(3*R*,4*R*,5*S*,6*R*)-3-acetamido-2,5-dihydroxy-6-(hydroxymethyl)oxan-4-yl]oxypropanoyl]amino]propanoyl]amino]-5-amino-5-oxopentanoate

丁基 (2*R*)-2-[[(2*S*)-2-[[(2*R*)-2-[(3*R*,4*R*,5*S*,6*R*)-3-乙酰氨基-2,5-二羟基-6-(羟甲基)氧杂环己-4-基]氧基丙酰基]氨基]丙酰基]氨基]-5-氨基-5-氧代戊酸酯

CAS 登录号 74817-61-1

INN list 49

药效分类 免疫调节药

莫拉酸钠

Monalazone Disodium（*INN*）

化学结构式

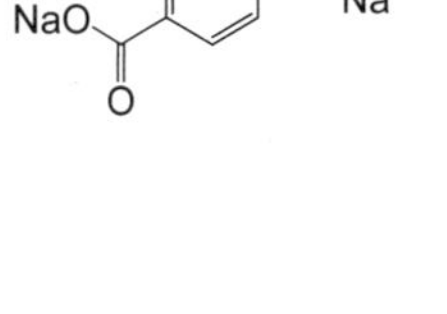

分子式和分子量 $C_7H_4ClNNa_2O_4S$ 279.61

化学名 *p*-(Chlorosulfamoyl)benzoic acid disodium salt

4-(氯氨磺酰基)苯甲酸二钠盐

CAS 登录号 61477-95-0

INN list 38

药效分类 消毒防腐药

莫拉西坦

Molracetam（*INN*）

化学结构式

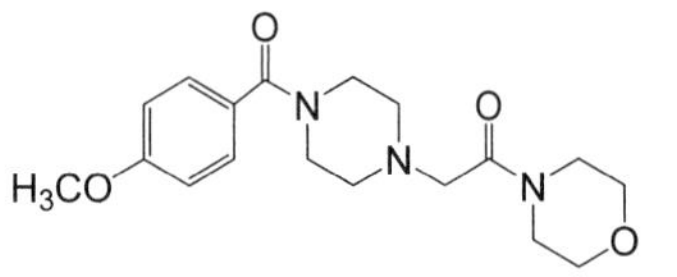

分子式和分子量 $C_{18}H_{25}N_3O_4$ 347.41

化学名 2-[4-(4-Methoxybenzoyl)piperazin-1-yl]-1-morpholin-4-ylethanone

2-[4-(4-甲氧基苯甲酰基)哌嗪-1-基]-1-吗啉-4-基乙酮

CAS 登录号 94746-78-8

INN list 55

药效分类 促智药

莫立司他

Molidustat（*INN*）

化学结构式

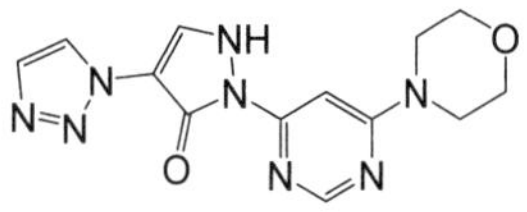

分子式和分子量 $C_{13}H_{14}N_8O_2$ 314.30

化学名 2-[6-(Morpholin-4-yl)pyrimidin-4-yl]-4-(1*H*-1,2,3-trizol-1-yl)-1,2-dihydro-3*H*-pyrazol-3-one

2-[6-(吗啉-4-基)嘧啶-4-基]-4-(1*H*-1,2,3-三氮唑-1-基)-1,2-二氢-3*H*-吡唑-3-酮

CAS 登录号 1154028-82-6

INN list 108

药效分类 抗贫血药

莫立替尼

Mubritinib（*INN*）

化学结构式

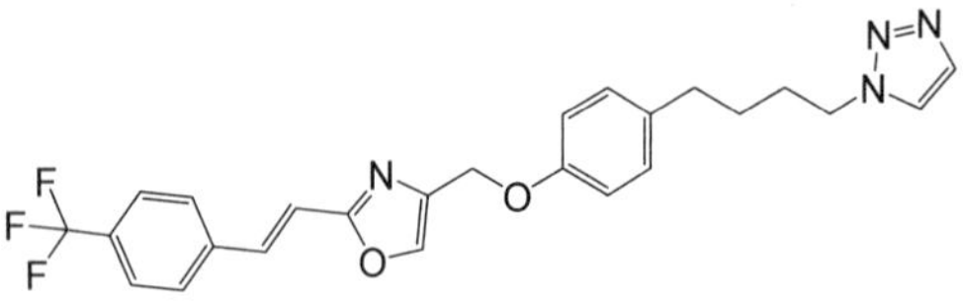

分子式和分子量 $C_{25}H_{23}F_3N_4O_2$ 468.47

化学名 1-[4-[4-[[2-[(*E*)-2-[4-(Trifluoromethyl)phenyl]ethenyl]oxazol-4-yl]methoxy]phenyl]butyl]-1*H*-1,2,3-triazole

1-[4-[4-[[2-[(*E*)-2-[4-(三氟甲基)苯基]乙烯基]噁唑-4-基]甲氧基]苯基]丁基]-1*H*-1,2,3-三唑

CAS 登录号 366017-09-6

INN list 90

药效分类 抗肿瘤药

莫利布塞

Molibresib（*INN*）

化学结构式

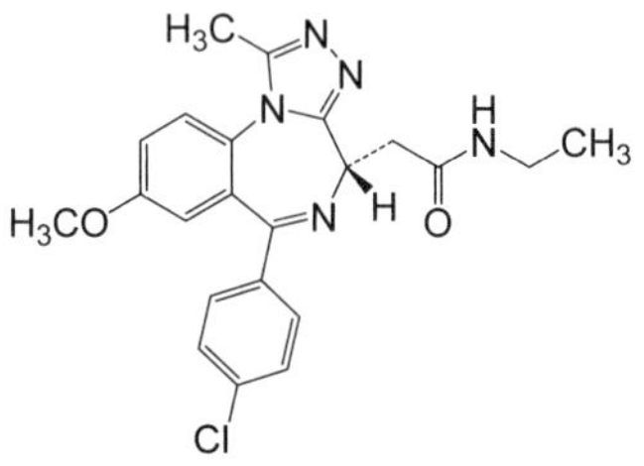

分子式和分子量 $C_{22}H_{22}ClN_5O_2$ 423.90

化学名 2-[(4*S*)-6-(4-Chlorophenyl)-8-methoxy-1-methyl-4*H*-[1,2,4]triazolo[4,3-*a*][1,4]benzodiazepin-4-yl]- *N*-ethylacetamide

2-[(4*S*)-6-(4-氯苯基)-8-甲氧基-1-甲基-4*H*-[1,2,4]三唑并[4,3-*a*][1,4]苯并二氮杂草-4-基]-*N*-乙基乙酰胺

CAS 登录号 1260907-17-2

INN list 116

药效分类 抗肿瘤药

莫利托克拉

Murizatoclax（*INN*）

化学结构式

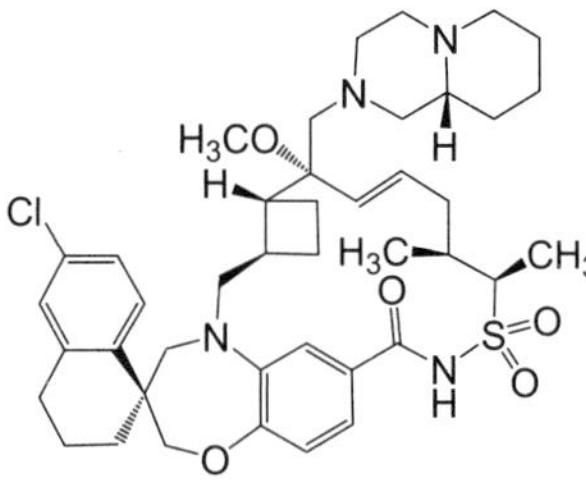

分子式和分子量 $C_{42}H_{57}ClN_4O_5S$ 765.45

化学名 ($1^3S,3^1R,3^2R,4R,5E,8S,9R$)-6'-Chloro-4-methoxy-8,9-dimethyl-4-{[(9a*R*)-octahydro-2*H*-pyrido[1,2-*a*]pyrazin-2-yl]methyl}-3',4'-dihydro-$1^2H,1^4H$,2'*H*-spiro[10λ^6-thia-11-aza-1(5,7)-[1,5]benzoxazepina-3(1,2)-cyclobutanacyclododecaphan-5-ene-1^3,1'-naphthalene]-10,10,12-trione

($1^3S,3^1R,3^2R,4R,5E,8S,9R$)-6'-氯-4-甲氧基-8,9-二甲基-4-{[(9a*R*)-八氢-2*H*-吡啶并[1,2-*a*]吡嗪-2-基]甲基}-3',4'-二氢-1^2H,1^4H,2'*H*-螺[10λ^6-硫代-11-氮杂-1(5,7)-[1,5]苯并氧氮杂草-3(1,2)-环丁烷杂环十二蕃-5-烯-1^3,1'-萘]-10,10,12-三酮

CAS 登录号 2245848-05-7

INN list 122

药效分类 抗肿瘤药

莫利西呱

Mosliciguat（*INN*）

化学结构式

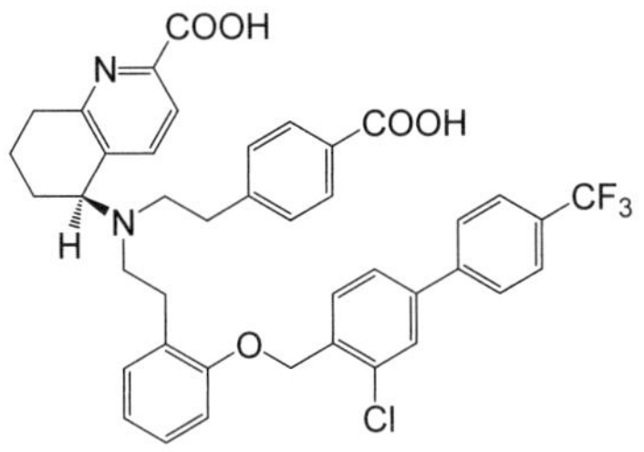

分子式和分子量 $C_{41}H_{36}ClF_3N_2O_5$ 729.19

化学名 (9[5]*S*)-8-[2-(4-Carboxyphenyl)ethyl]-2[3]-chloro-1[4]-(trifluoromethyl)-9[5,6,7,8]-tetrahydro-4-oxa-8-aza-9(5)-quinolina-1(1),2(1,4),5(1,2)-tribenzenanonaphane-9[2]-carboxylic acid

(9[5]*S*)-8-[2-(4-羧基苯基)乙基]-2[3]-氯-1[4]-(三氟甲基)-9[5,6,7,8]-四氢-4-氧杂-8-氮杂-9(5)-喹啉杂-1(1),2(1,4),5(1,2)-三苯杂九蕃-9[2]-羧酸

CAS 登录号 2231749-54-3

INN list 123

药效分类 鸟苷酸环化酶激活药

莫仑太尔

Morantel（*INN*）

化学结构式

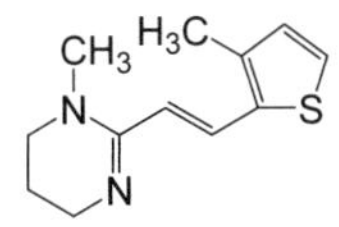

分子式和分子量 $C_{12}H_{16}N_2S$ 220.33

化学名 (*E*)-1,4,5,6-Tetrahydro-1-methyl-2-[2-(3-methyl-2-thienyl)vinyl]pyrimidine

(*E*)-1,4,5,6-四氢-1-甲基-2-[2-(3-甲基-2-噻吩基)乙烯基]嘧啶

CAS 登录号 20574-50-9; 26155-31-7[酒石酸盐]

INN list 22

药效分类 抗蠕虫药

莫罗卡尼

Murocainide（*INN*）

化学结构式

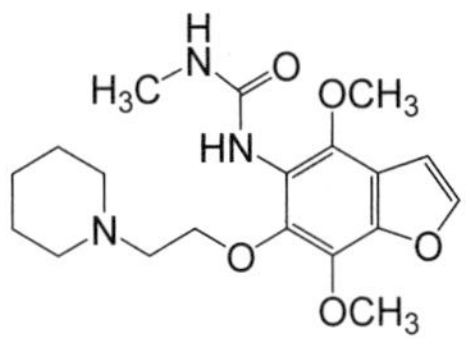

分子式和分子量 $C_{19}H_{27}N_3O_5$ 377.43

化学名 1-[4,7-Dimethoxy-6-(2-piperidinoethoxy)-5-benzofuranyl]-3-methylurea

1-[4,7-二甲氧基-6-(2-哌啶乙氧基)-5-苯并呋喃基]-3-甲基脲

CAS 登录号 66203-94-9

INN list 46

药效分类 抗心律失常药

莫美替尼

Momelotinib（*INN*）

化学结构式

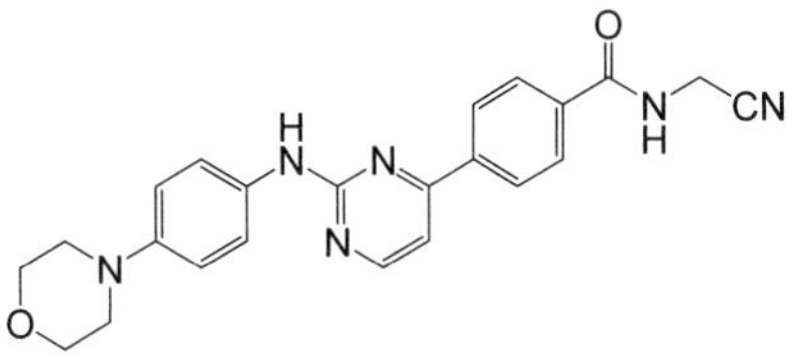

分子式和分子量 $C_{23}H_{22}N_6O_2$ 414.18

化学名 *N*-(Cyanomethyl)-4-{2-[4-(morpholin-4-yl)anilino]pyrimidin-4-yl}benzamide

N-(氰基甲基)-4-{2-[4-(吗啉-4-基)苯氨基]嘧啶-4-基}苯甲酰胺

CAS 登录号 1056634-68-4

INN list 107

药效分类 抗肿瘤药

莫米松

Mometasone（*INN*）

化学结构式

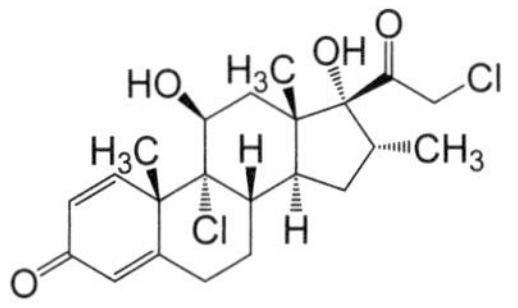

分子式和分子量 $C_{22}H_{28}Cl_2O_4$ 427.36

化学名 9,21-Dichloro-11*β*,17-dihydroxy-16*α*-methylpregna-1,4-diene-3,20-dione

9,21-二氯-11*β*,17-二羟基-16*α*-甲基孕甾-1,4-二烯-3,20-二酮

CAS 登录号 105102-22-5; 83919-23-7[糠酸盐]

INN list 56

药效分类 肾上腺皮质激素类药

ATC 分类 D07AC13

莫那匹尔

Monatepil（*INN*）

化学结构式

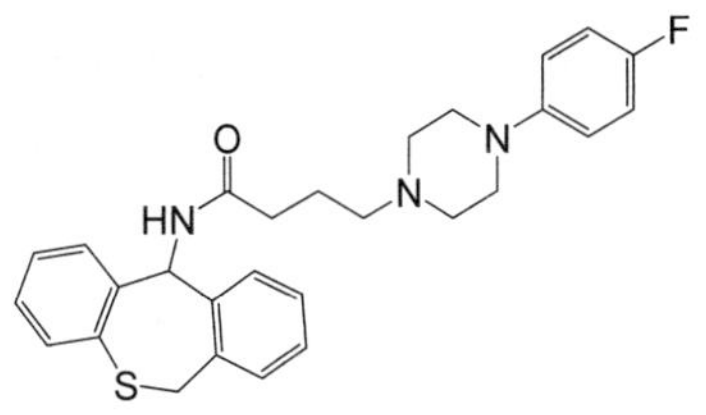

分子式和分子量 $C_{28}H_{30}FN_3OS$ 475.63

化学名 (±)-*N*-(6,11-Dihydrodibenzo[*b,e*]thiepin-11-yl)-4-(*p*-fluorophenyl)-1-piperazinebutyramide

(±)-*N*-(6,11-二氢二苯并[*b,e*]噻庚英-11-基)-4-(4-氟苯基)-1-哌嗪丁酰胺

CAS 登录号 132019-54-6; 132046-06-1[马来酸盐]

INN list 68

药效分类 钙通道阻滞药

莫奈太尔

Monepantel（*INN*）

化学结构式

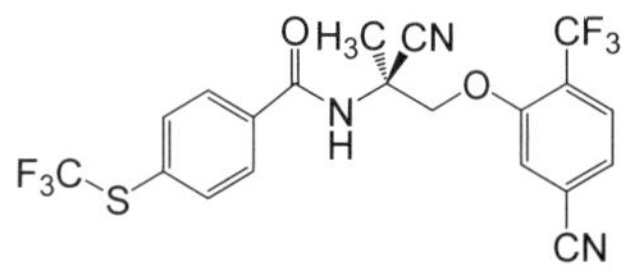

分子式和分子量 $C_{20}H_{13}F_6N_3O_2S$ 473.39

化学名 *N*-[(2*S*)-2-Cyano-1-[5-cyano-2-(trifluoromethyl)phenoxy]propan-2-yl]-4-(trifluoromethylsulfanyl)benzamide

N-[(2*S*)-2-氰基-1-[5-氰基-2-(三氟甲基)苯氧基]丙烷-2-基]-4-(三氟甲基硫基)苯甲酰胺

CAS 登录号 887148-69-8

INN list 98

药效分类 抗蠕虫药(兽用)

莫能星

Monensin（*INN*）

化学结构式

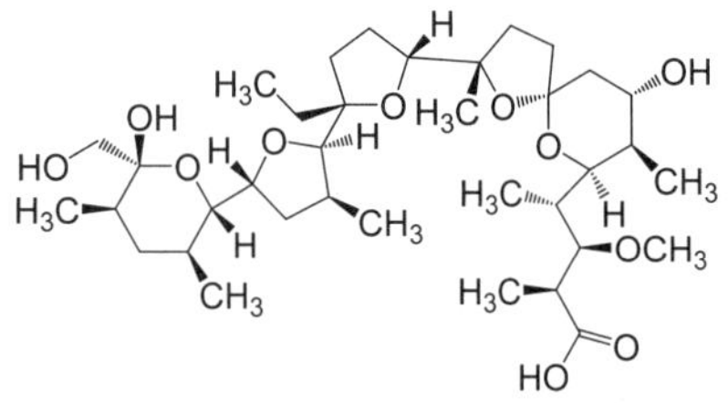

分子式和分子量 $C_{36}H_{62}O_{11}$ 670.87

化学名 (2*S*,3*R*,4*S*)-4-[(2*S*,5*R*,7*S*,8*R*,9*S*)-2-[(2*R*,5*S*)-5-Ethyl-5-[(2*R*,3*S*,5*R*)-5-[(2*S*,3*S*,5*R*,6*R*)-6-hydroxy-6-(hydroxymethyl)-3,5-dimethyloxan-2-yl]-3-methyloxolan-2-yl]oxolan-2-yl]-7-hydroxy-2,8-dimethyl-1,10-dioxaspiro[4.5]decan-9-yl]-3-methoxy-2-methylpentanoic acid

(2*S*,3*R*,4*S*)-4-[(2*S*,5*R*,7*S*,8*R*,9*S*)-2-[(2*R*,5*S*)-5-乙基-5-[(2*R*,3*S*,5*R*)-5-[(2*S*,3*S*,5*R*,6*R*)-6-羟基-6-(羟甲基)-3,5-二甲基噁烷-2-基]-3-甲基氧杂环戊烷-2-基]氧杂环戊烷-2-基]-7-羟基-2,8-二甲基-1,10-二氧杂螺环[4.5]癸烷-9-基]-3-甲氧基-2-甲基戊酸

CAS 登录号 17090-79-8

INN list 23

药效分类 抗生素类药

莫诺吖啶

Monometacrine（*INN*）

化学结构式

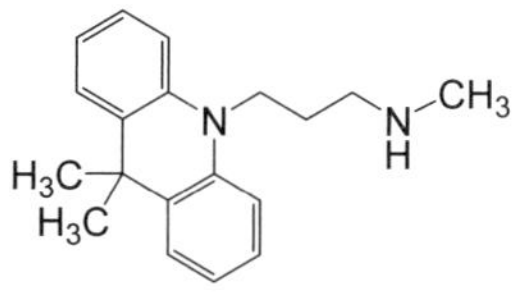

分子式和分子量 $C_{19}H_{24}N_2$ 280.41

化学名 9,9-Dimethyl-10-[3-(methylamino)propyl]acridan

9,9-二甲基-10-[3-(甲氨基)丙基]二氢吖啶

CAS 登录号 4757-49-7

INN list 19

药效分类 抗抑郁药

莫诺苯宗

Monobenzone（*INN*）

化学结构式

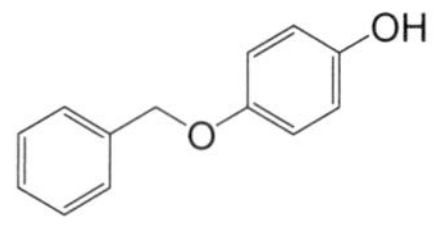

分子式和分子量 $C_{13}H_{12}O_2$ 200.23

化学名 *p*-(Benzyloxy)phenol

4-(苄氧基)苯酚

CAS 登录号 103-16-2

INN list 6

药效分类 脱色素药

莫诺拉韦

Molnupiravir（*INN*）

化学结构式

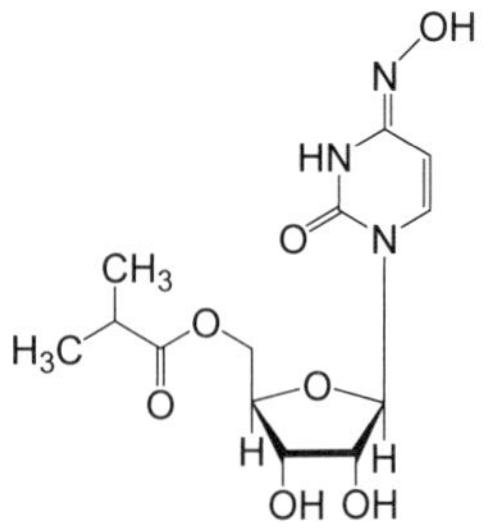

分子式和分子量 $C_{13}H_{19}N_3O_7$ 329.31

化学名 N^4-hydroxycytidine 5'-(2-methylpropanoate)

N^4-羟基胞苷 5'-(2-甲基丙酸酯)

CAS 登录号 2349386-89-4

INN list 124-COVID-19 (专刊)

药效分类 抗病毒药

莫诺芦丁

Monoxerutin（*INN*）

分子式和分子量 $C_{29}H_{34}O_{17}$ 654.57

化学结构式

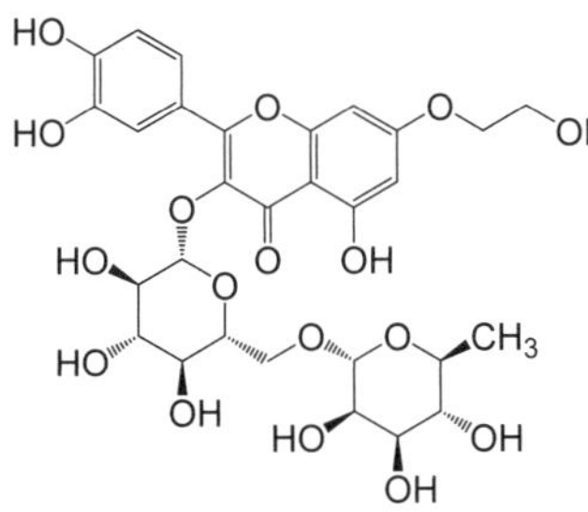

化学名 3,3',4',5-Tetrahydroxy-7-(2-hydroxyethoxy)flavone 3-[6-*O*-(6-deoxy-*α*-L-mannopyranosyl)-*β*-D-glucopyranoside]

3,3',4',5-四羟基-7-(2-羟基乙氧基)黄酮 3-[6-*O*-(6-脱氧-*α*-L-吡喃甘露糖基)-*β*-D-吡喃葡萄糖苷]

CAS 登录号 23869-24-1

INN list 32

药效分类 毛细血管稳定药

ATC 分类 C05CA02

莫哌达醇

Mopidamol（*INN*）

化学结构式

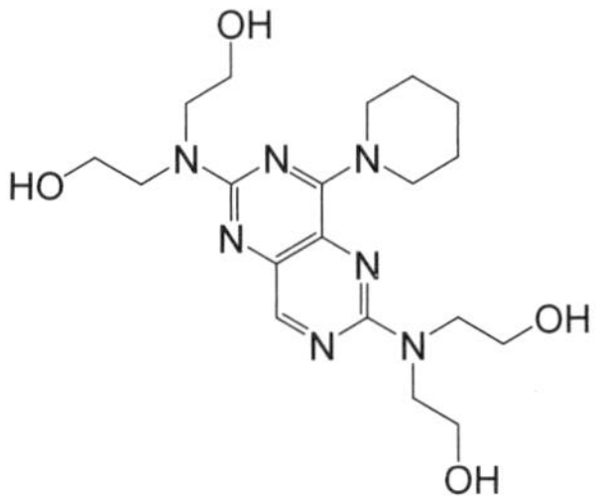

分子式和分子量 $C_{19}H_{31}N_7O_4$ 421.49

化学名 2,6-Bis(diethanolamino)-4-piperidinopyrimido[5,4-*d*]pyrimidine

2,6-双(二乙醇氨基)-4-哌啶基嘧啶[5,4-*d*]嘧啶

CAS 登录号 13665-88-8

INN list 38

药效分类 抗血栓药

莫哌隆

Moperone（*INN*）

化学结构式

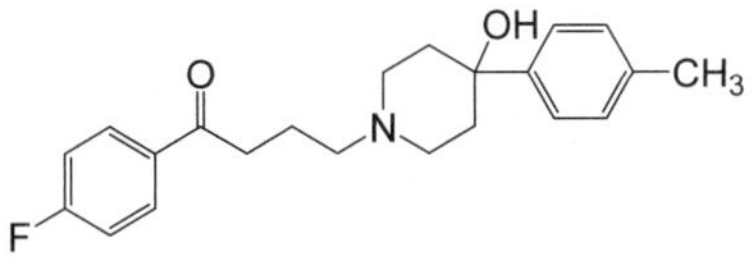

分子式和分子量 $C_{22}H_{26}FNO_2$ 355.45

化学名 4'-Fluoro-4-[4-hydroxy-4-(*p*-tolyl)piperidino]butyrophenone

4'-氟-4-[4-羟基-4-(4-甲苯基)哌啶基]丁酰苯

CAS 登录号 1050-79-9

INN list 14

药效分类 抗精神病药

莫哌屈嗪

Mopidralazine（*INN*）

化学结构式

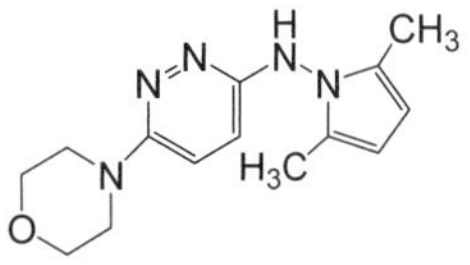

分子式和分子量 $C_{14}H_{19}N_5O$ 273.33

化学名 4-[6-[(2,5-Dimethylpyrrol-1-yl)amino]-3-pyridaziny]morpholine

4-[6-[(2,5-二甲基吡咯-1-基)氨基]-3-哒嗪基]吗啉

CAS 登录号 75841-82-6

INN list 52

药效分类 抗高血压药

莫匹罗星

Mupirocin（*INN*）

化学结构式

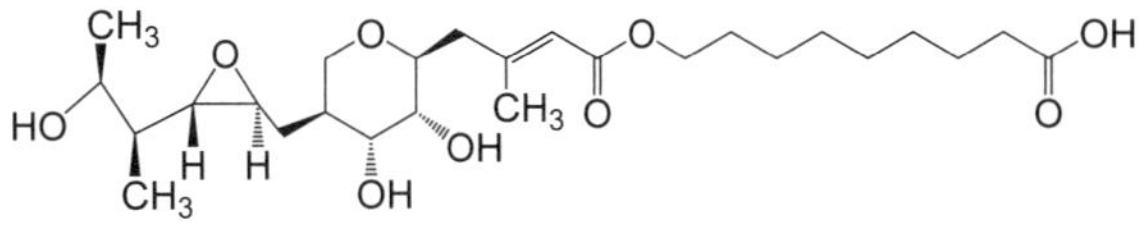

分子式和分子量 $C_{26}H_{44}O_9$ 500.62

化学名 (*E*)-(2*S*,3*R*,4*R*,5*S*)-5-[(2*S*,3*S*,4*S*,5*S*)-2,3-Epoxy-5-hydroxy-4-methylhexyl]tetrahydro-3,4-dihydroxy-*β*-methyl-2*H*-pyran-2-crotonic acid, ester with 9-hydroxynonanoic acid

(*E*)-(2*S*,3*R*,4*R*,5*S*)-5-[(2*S*,3*S*,4*S*,5*S*)-2,3-环氧-5-羟基-4-甲基己基]四氢-3,4-二羟基-*β*-甲基-2*H*-吡喃-2-丁烯酸,9-羟基壬酸酯

CAS 登录号 12650-69-0

INN list 52

药效分类 抗生素类药

莫普洛尔

Moprolol（*INN*）

化学结构式

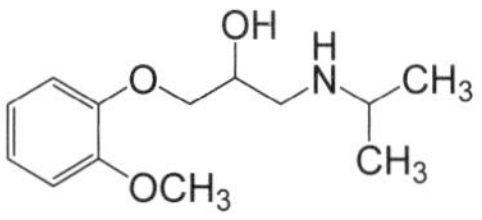

分子式和分子量 $C_{13}H_{21}NO_3$ 239.31

化学名 1-(Isopropylamino)-3-(*o*-methoxyphenoxy)-2-propanol

1-(异丙基氨基)-3-(2-甲氧基苯氧基)-2-丙醇

CAS 登录号 5741-22-0

INN list 36

药效分类 β受体拮抗药

莫曲西泮

Motrazepam（*INN*）

分子式和分子量 $C_{17}H_{15}N_3O_4$ 325.32

化学结构式

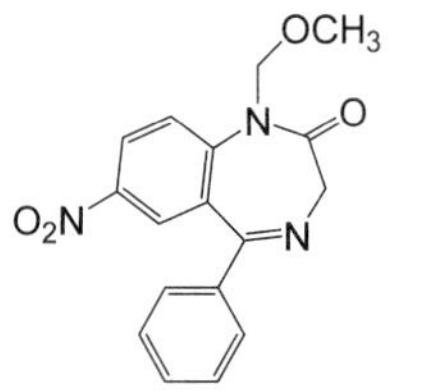

化学名 1,3-Dihydro-1-(methoxymethyl)-7-nitro-5-phenyl-2*H*-1,4-benzodiazepin-2-one

1,3-二氢-1-(甲氧基甲基)-7-硝基-5-苯基-2*H*-1,4-苯并二氮杂䓬-2-酮

CAS 登录号 29442-58-8

INN list 31

药效分类 安定药

莫瑞伐定

Murepavadin (*INN*)

化学结构式

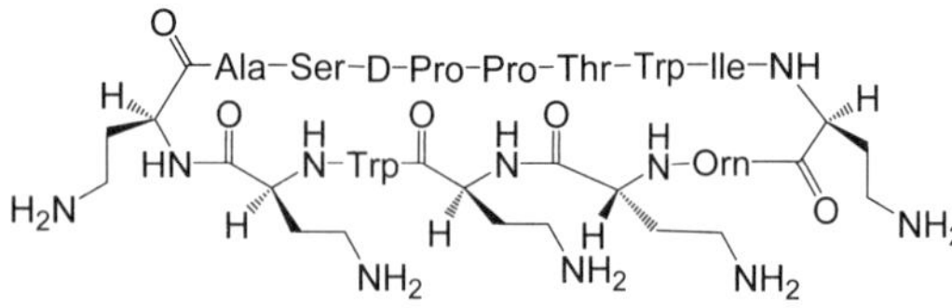

分子式和分子量 $C_{73}H_{112}N_{22}O_{16}$ 1553.81

化学名 Cyclo[L-alanyl-L-seryl-D-prolyl-L-prolyl-L-threonyl-L-tryptophyl-L-isoleucyl-(2*S*)-2,4-diaminobutanoyl-L-ornithyl-(2*R*)-2,4-diaminobutanoyl-(2*S*)-2,4-diaminobutanoyl-L-tryptophyl-(2*S*)-2,4-diaminobutanoyl-(2*S*)-2,4-diaminobutanoyl]

环[L-丙氨酰-L-丝氨酰-D-脯氨酰-L-脯氨酰-L-苏氨酰-L-色氨酰-L-异亮氨酰-(2*S*)-2,4-二氨基丁酰基-L-鸟氨酰-(2*R*)-2,4-二氨基丁酰基-(2*S*)-2,4-二氨基丁酰基-L-色氨酰-(2*S*)-2,4-二氨基丁酰基-(2*S*)-2,4-二氨基丁酰基]

CAS 登录号 944252-63-5

INN list 113

药效分类 抗生素类药

莫瑞替康

Mureletecan (*INN*)

化学结构式

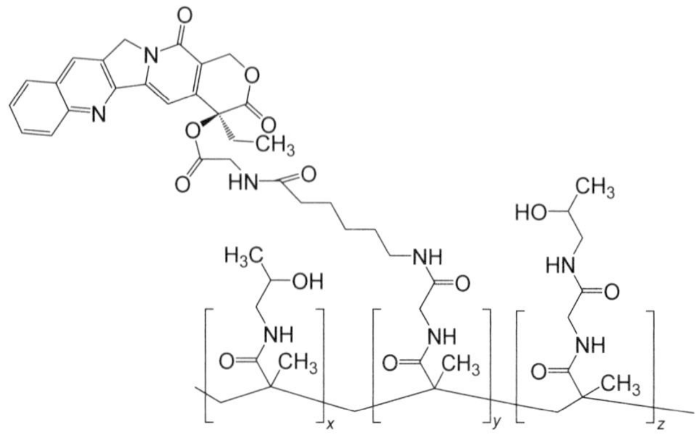

化学名 Poly[[*N*-(2-hydroxypropyl)methacrylamide]-*co*-[camptothecin ester with *N*-[6-(2-methacrylamidoacetamido)hexanoyl]glycine]-*co*-[*N*-[[(2-hydroxypropyl)carbamoyl]methyl]methacrylamide]]

聚[[*N*-(2-羟丙基)甲基丙烯酰胺]-共-[喜树碱与 *N*-[6-(2-甲基丙烯酰氨乙酰氨基)己酰]甘氨酸]-共-[*N*-[[(2-羟丙基)氨基甲酰]甲基]甲基丙烯酰胺的酯]]

CAS 登录号 246527-99-1

INN list 85

药效分类 抗肿瘤药

莫沙必利

Mosapride (*INN*)

化学结构式

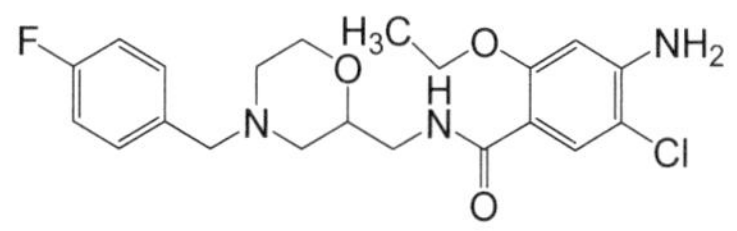

分子式和分子量 $C_{21}H_{25}ClFN_3O_3$ 421.89

化学名 (±)-4-Amino-5-chloro-2-ethoxy-*N*-[[4-(*p*-fluorobenzyl)-2-morpholinyl]methyl]-benzamide

(±)-4-氨基-5-氯-2-乙氧基-*N*-[[4-(4-氟苄基)-2-吗啉基]甲基]-苯甲酰胺

CAS 登录号 112885-41-3

INN list 66

药效分类 镇吐药

莫沙多林

Moxadolen (*INN*)

化学结构式

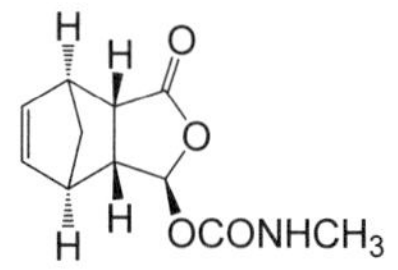

分子式和分子量 $C_{11}H_{13}NO_4$ 223.23

化学名 [(1*R*,2*R*,3*S*,6*S*,7*S*)-5-Oxo-4-oxatricyclo[5.2.1.0^{2,6}]dec-8-en-3-yl] *N*-methylcarbamate

[(1*R*,2*R*,3*S*,6*S*,7*S*)-5-氧代-4-氧杂三环[5.2.1.0^{2,6}]癸-8-烯-3-基] *N*-甲基氨基甲酸酯

CAS 登录号 75992-53-9

INN list 45

药效分类 镇痛药

莫沙律定

Moxaprindine (*INN*)

化学结构式

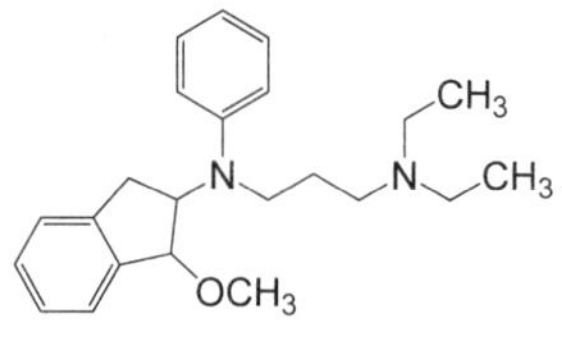

分子式和分子量 $C_{23}H_{32}N_2O$ 352.51

化学名 *N,N*-Diethyl-*N′*-(1-methoxy-2-indanyl)-*N′*-phenyl-1,3-propanediamine

N,N-二乙基-*N′*-(1-甲氧基-2-二氢茚基)-*N′*-苯基-1,3-丙二胺

CAS 登录号 53076-26-9

INN list 40

药效分类 抗心律失常药

莫沙帕明

Mosapramine (*INN*)

化学结构式

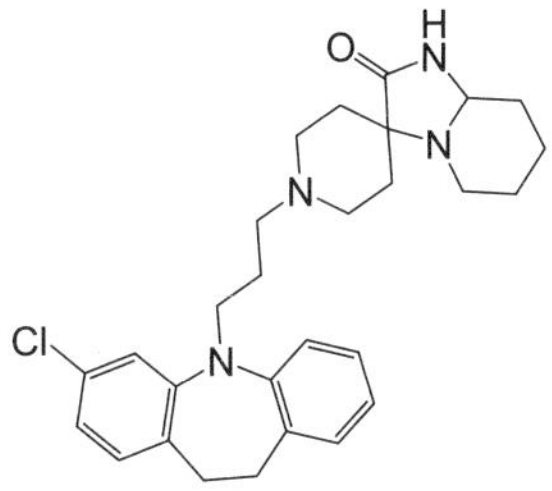

分子式和分子量 $C_{28}H_{35}ClN_4O$ 479.06

化学名 (±)-1'-[3-(3-Chloro-10,11-dihydro-5*H*-dibenz[*b,f*]azepin-5-yl)propyl]hexahydrospiro[imidazo[1,2-*a*]pyridine-3(2*H*),4'-*piperidin*]-2-one

(±)-1'-[3-(3-氯-10,11-二氢-5*H*-二苯[*b,f*]氮杂䓬-5-基)丙基]六氢螺[咪唑并[1,2-*a*]吡啶-3(2*H*),4'-哌啶]-2-酮

CAS 登录号 89419-40-9

INN list 64

药效分类 抗抑郁药

莫沙斯汀

Moxastine (*INN*)

化学结构式

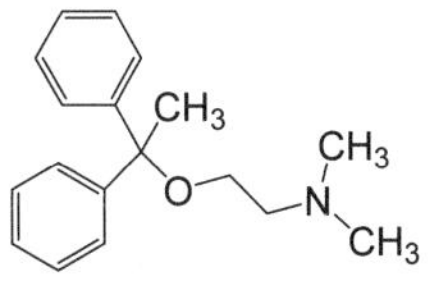

分子式和分子量 $C_{18}H_{23}NO$ 269.38

化学名 2-(1,1-Diphenylethoxy)-*N,N*-dimethylethylamine

2-(1,1-二苯基乙氧基)-*N,N*-二甲基乙胺

CAS 登录号 3572-74-5

INN list 15

药效分类 抗组胺药

莫沙维林

Moxaverine (*INN*)

化学结构式

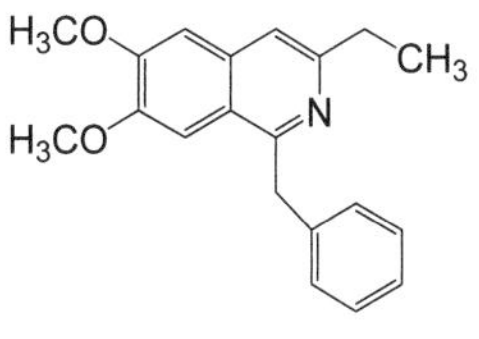

分子式和分子量 $C_{20}H_{21}NO_2$ 307.39

化学名 1-Benzyl-3-ethyl-6,7-dimethoxyisoquinoline

1-苄基-3-乙基-6,7-二甲氧基异喹啉

CAS 登录号 10539-19-2

INN list 36

药效分类 解痉药

莫沙佐辛

Moxazocine (*INN*)

化学结构式

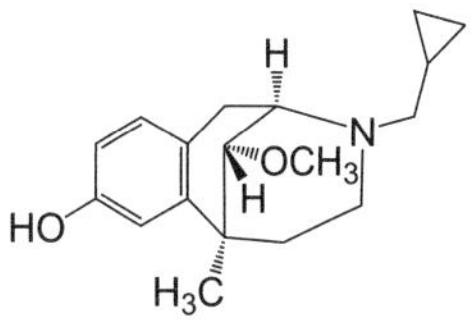

分子式和分子量 $C_{18}H_{25}NO_2$ 287.40

化学名 (1*S*,9*R*,13*R*)-10-(Cyclopropylmethyl)-13-methoxy-1-methyl-10-azatricyclo[7.3.1.0^{2,7}]trideca-2(7),3,5-trien-4-ol

(1*S*,9*R*,13*R*)-10-(环丙基甲基)-13-甲氧基-1-甲基-10-氮杂三环[7.3.1.0^{2,7}]十三烷-2(7),3,5-三烯-4-醇

CAS 登录号 58239-89-7

INN list 38

药效分类 镇痛药，镇吐药

莫司莫德

Mosedipimod (*INN*)

化学结构式（见下）

分子式和分子量 $C_{39}H_{70}O_6$ 634.97

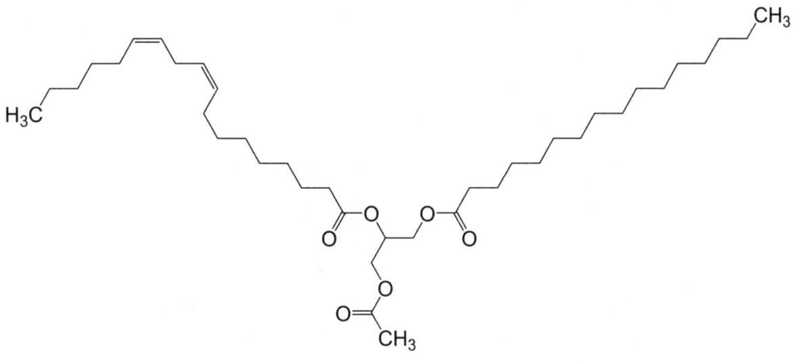

莫司莫德

化学名 (1-Acetyloxy-3-hexadecanoyloxypropan-2-yl) (9*Z*,12*Z*)-octadeca-9,12-dienoate

(1-乙酰氧基-3-十六酰基氧基丙-2-基) (9*Z*,12*Z*)-十八烷-9,12-二烯酸酯

CAS 登录号 221139-79-3

INN list 118

药效分类 免疫调节药，抗炎药

莫索尼定

Moxonidine（*INN*）

化学结构式

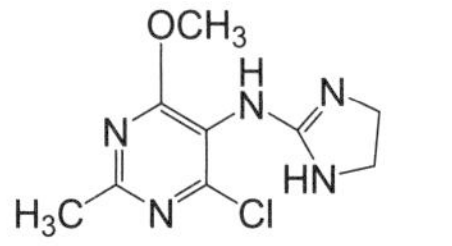

分子式和分子量 $C_9H_{12}ClN_5O$ 241.68

化学名 4-Chloro-*N*-(4,5-dihydro-1*H*-imidazol-2-yl)-6-methoxy-2-methyl pyrimidin-5-amine

4-氯-*N*-(4,5-二氢-1*H*-咪唑-2-基)-6-甲氧基-2-甲基嘧啶-5-胺

CAS 登录号 75438-57-2

INN list 48

药效分类 抗高血压药

ATC 分类 C02AC05

莫他匹酮

Motapizone（*INN*）

化学结构式

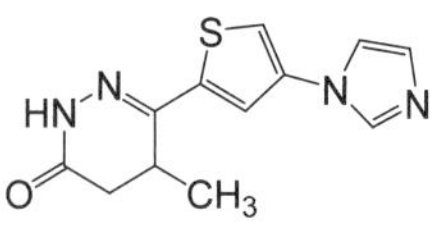

分子式和分子量 $C_{12}H_{12}N_4OS$ 260.31

化学名 (±)-4,5-Dihydro-6-(4-imidazol-1-yl-2-thienyl)-5-methyl-3(2*H*)-pyridazinone

(±)-4,5-二氢-6-(4-咪唑-1-基-2-噻吩基)-5-甲基-3(2*H*)-哒嗪酮

CAS 登录号 90697-57-7

INN list 52

药效分类 抗高血压药

莫特沙芬

Motexafin（*INN*）

化学结构式

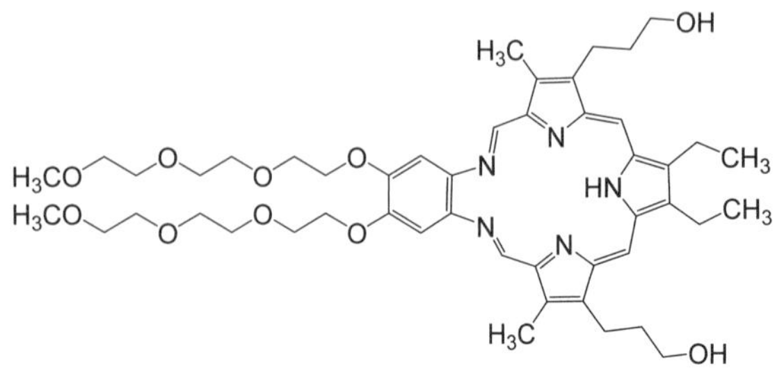

分子式和分子量 $C_{48}H_{67}N_5O_{10}$ 874.07

化学名 9,10-Diethyl-20,21-bis[2-[2-(2-methoxyethoxy)ethoxy]ethoxy]-4,15-dimethyl-8,11-imino-3,6:16,13-dinitrilo-1,18-benzodiazacycloeicosine-5,14-dipropanol

9,10-二乙基-20,21-双[2-[2-(2-甲氧基乙氧基)乙氧基]乙氧基]-4,15-二甲基-8,11-氨桥-3,6:16,13-二(氮基亚基)-1,18-苯并二氮杂二十环-5,14-二丙醇

CAS 登录号 189752-49-6

INN list 83

药效分类 对比剂

莫特沙芬钆

Motexafin Gadolinium

化学结构式

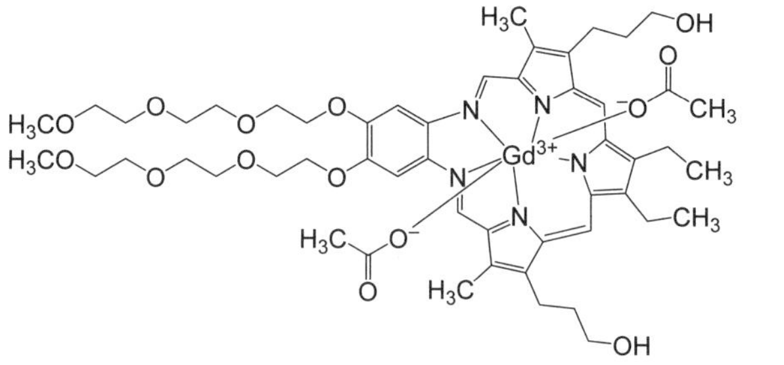

分子式和分子量 $C_{52}H_{72}GdN_5O_{14}$ 1148.40

化学名 Bis(acetate-*O*)[9,10-diethyl-20,21-bis[2-[2-(2-methoxyethoxy)ethoxy]ethoxy]-4,15-dimethyl-8,11-imino-3,6:16,13-dinitrilo-1,18-benzo-diazacycloeicosine-5,14-dipropanolato-N^1,N^{18},N^{23},N^{24},N^{25}]gadolinium

双(乙酸根-*O*)[9,10-二乙基-20,21-双[2-[2-(2-甲氧基乙氧基)乙氧基]乙氧基]-4,15-二甲基-8,11-氨桥-3,6:16,13-二(氮基亚基)-1,18-苯并二氮杂环二十烷-5,14-二丙醇合-N^1,N^{18},N^{23}, N^{24},N^{25}]合钆

CAS 登录号 156436-89-4

药效分类 对比剂

莫特沙芬镥

Motexafin Lutetium

化学结构式

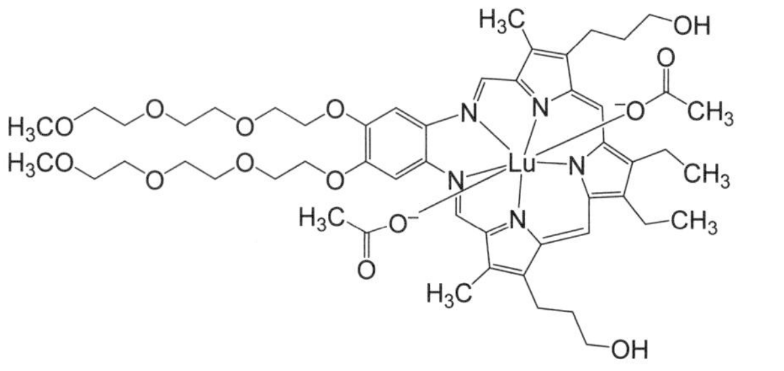

分子式和分子量 $C_{52}H_{72}LuN_5O_{14}$ 1166.12

化学名 Bis(acetate-*O*)[9,10-diethyl-20,21-bis[2-[2-(2-methoxyethoxy)ethoxy]ethoxy]-4,15-dimethyl-8,11-imino-3,6:16,13-dinitrilo-1,18-benzodiazacycloeicosine-5,14-dipropanolato-N^1,N^{18},N^{23},N^{24},N^{25}]lutecium

双(乙酸根-*O*)[9,10-二乙基-20,21-双[2-[2-(2-甲氧基乙氧基)

乙氧基]乙氧基]-4,15-二甲基-8,11-氨桥-3,6:16,13-二(氮基亚基)-1,18-苯并二氮杂环二十烷-5,14-二丙醇合-N^1,N^{18},N^{23}, N^{24},N^{25}]合锝

CAS 登录号　156436-90-7

药效分类　对比剂

莫替沙尼

Motesanib（*INN*）

化学结构式

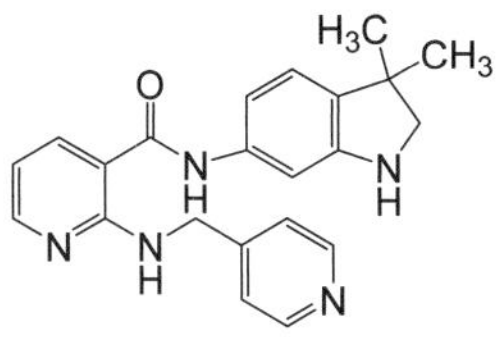

分子式和分子量　$C_{22}H_{23}N_5O$　373.50

化学名　*N*-(3,3-Dimethyl-2,3-dihydro-1*H*-indol-6-yl)-2-[(pyridine-4-ylmethyl)amino]pyridine-3-carboxamide

N-(3,3-二甲基-2,3-二氢-1*H*-吲哚-6-基)-2-[(吡啶-4-基甲基)氨基]吡啶-3-甲酰胺

CAS 登录号　453562-69-1; 857876-30-3[二磷酸盐]

INN list　97

药效分类　抗肿瘤药

莫替司他

Mocetinostat（*INN*）

化学结构式

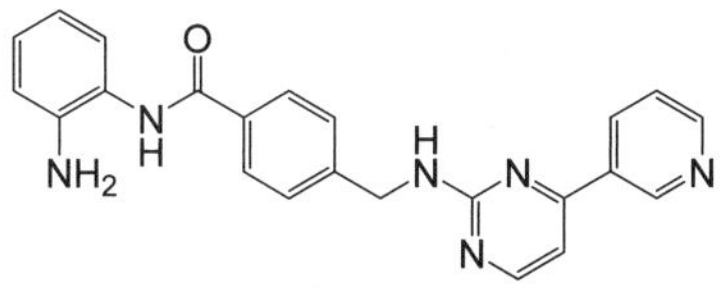

分子式和分子量　$C_{23}H_{20}N_6O$　396.44

化学名　*N*-(2-Aminophenyl)-4-[[[4-(pyridin-3-yl)pyrimidin-2-yl]amino]methyl]benzamide

N-(2-氨基苯基)-4-[[[4-(吡啶-3-基)嘧啶-2-基]氨基]甲基]苯甲酰胺

CAS 登录号　726169-73-9

INN list　101

药效分类　抗肿瘤药

莫托莫德

Motolimod（*INN*）

化学结构式

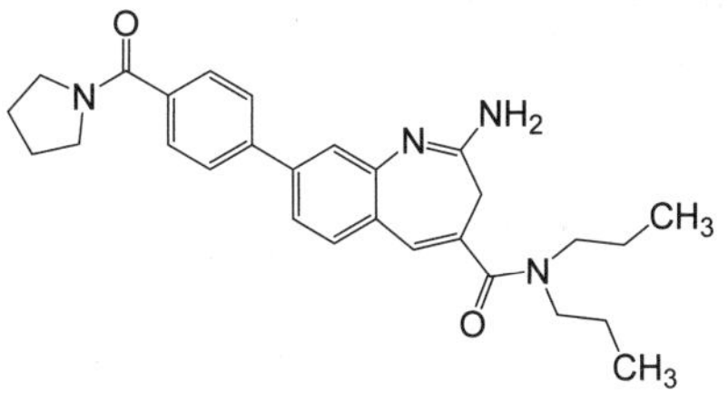

分子式和分子量　$C_{28}H_{34}N_4O_2$　458.27

化学名　2-Amino-*N,N*-dipropyl-8-[4-(pyrrolidine-1-carbonyl)phenyl]-3*H*-1-benzazepine-4-carboxamide

2-氨基-*N*, *N*-二丙基-8-[4-(吡咯烷-1-羰基)苯基]-3*H*-1-苯并氮杂䓬-4-甲酰胺

CAS 登录号　926927-61-9

INN list　112

药效分类　免疫调节药，抗肿瘤药

莫维 A 胺

Motretinide（*INN*）

化学结构式

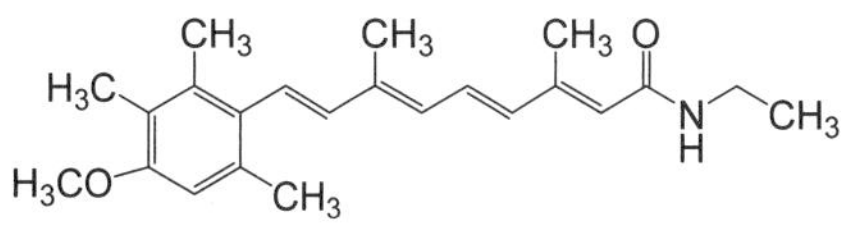

分子式和分子量　$C_{23}H_{31}NO_2$　353.50

化学名　*all-trans-N*-Ethyl-9-(4-methoxy-2,3,6-trimethylphenyl)-3,7-dimethyl-2,4,6,8-nonatetraenamide

全-反-*N*-乙基-9-(4-甲氧基-2,3,6-三甲基苯基)-3,7-二甲基-2,4,6,8-壬四烯酰胺

CAS 登录号　56281-36-8

INN list　38

药效分类　皮肤科用药，角质溶解药

莫维普利

Moveltipril（*INN*）

化学结构式

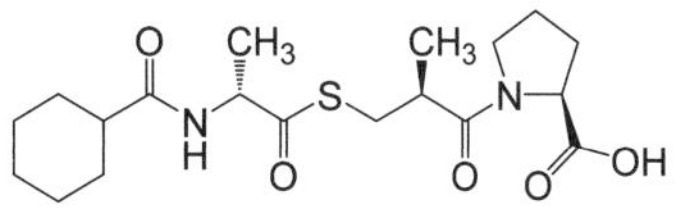

分子式和分子量　$C_{19}H_{30}N_2O_5S$　398.52

化学名　(2*S*)-1-[(2*S*)-3-[(2*R*)-2-(Cyclohexanecarbonylamino)propanoyl]sulfanyl-2-methylpropanoyl]pyrrolidine-2-carboxylic acid

(2*S*)-1-[(2*S*)-3-[(2*R*)-2-(环己烷甲酰氨基)丙酰基]硫基-2-甲基丙酰基]吡咯烷-2-羧酸

CAS 登录号　85856-54-8

INN list　58

药效分类　抗高血压药，血管紧张素转换酶抑制药

莫西霉素

Mocimycin（*INN*）

分子式和分子量　$C_{43}H_{60}N_2O_{12}$　796.94

化学结构式

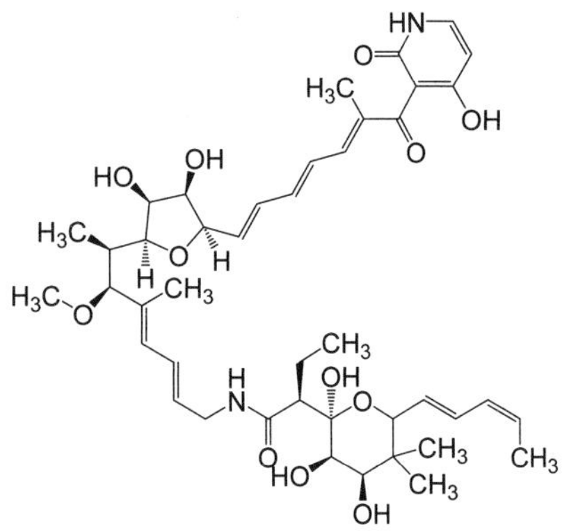

药物描述 Antibiotic obtained from culture of *Streptomyces ramocissimus* or the same substance obtained by any other means

从链霉菌培养基中得到的抗生素，或用任何其他方法得到的相同物质

CAS 登录号 52212-85-8

INN list 28

药效分类 抗生素类药

莫西哌嗪

Mociprazine（*INN*）

化学结构式

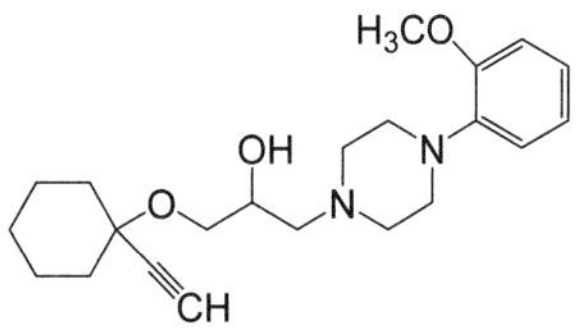

分子式和分子量 $C_{22}H_{32}N_2O_3$ 372.50

化学名 *α*-[[(1-Ethynylcyclohexyl)oxy]methyl]-4-(*o*-methoxyphenyl)-1-piperazineethanol

α-[[(1-乙炔环己基)氧基]甲基]-4-(2-甲氧基苯基)-1-哌嗪乙醇

CAS 登录号 56693-13-1

INN list 38

药效分类 镇吐药

莫西赛利

Moxisylyte（*INN*）

化学结构式

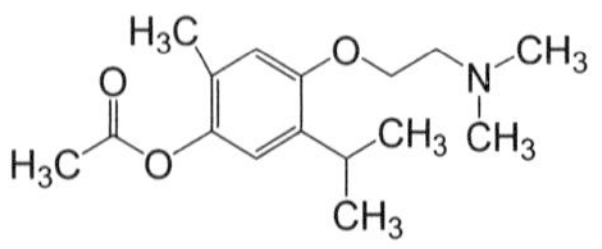

分子式和分子量 $C_{16}H_{25}NO_3$ 279.37

化学名 [2-(4-Acetoxy-2-isopropyl-5-methylphenoxy)ethyl] dimethylamine

[2-(4-乙酰氧基-2-异丙基-5-甲基苯氧基)乙基]二甲胺

CAS 登录号 54-32-0

INN list 14

药效分类 外周血管扩张药

ATC 分类 C04AX10

莫西沙星

Moxifloxacin（*INN*）

化学结构式

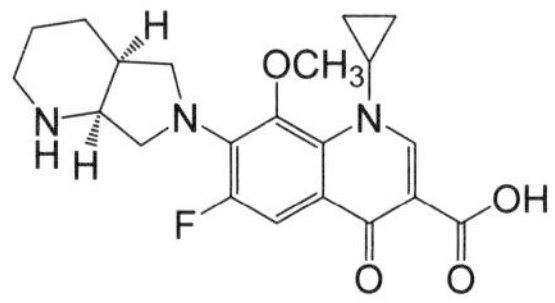

分子式和分子量 $C_{21}H_{24}FN_3O_4$ 401.43

化学名 1-Cyclopropy-6-fluoro-1,4-dihydro-8-methoxy-7-[(4*aS*,7*aS*)-octahydro-6*H*-pyrrolo[3,4-*b*]pyridin-6-yl]-4-oxo-3-quinolinecarboxylic acid

1-环丙基-6-氟-1,4-二氢-8-甲氧基-7-[(4*aS*,7*aS*)-八氢-6*H*-吡咯并[3,4-*b*]吡啶-6-基]-4-氧代-3-喹啉羧酸

CAS 登录号 151096-09-2; 186826-86-8[盐酸盐]

INN list 78

药效分类 抗菌药

莫昔克丁

Moxidectin（*INN*）

化学结构式

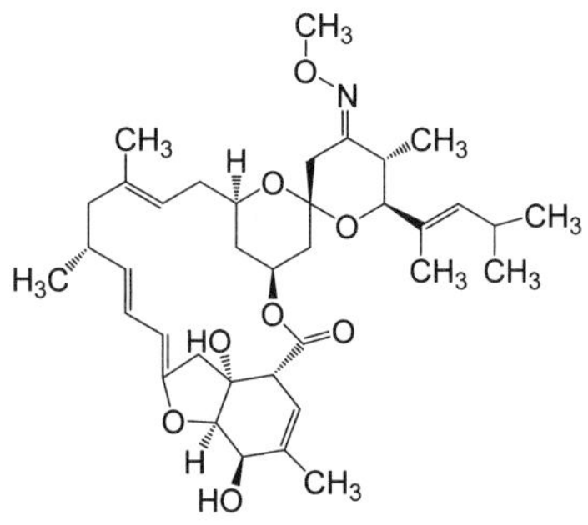

分子式和分子量 $C_{37}H_{53}NO_8$ 639.82

化学名 (6*R*,25*S*)-5-*O*-Demethyl-28-deoxy-25-[(*E*)-1,3-dimethyl-1-butenyl]-6,28-epoxy-23-oxomilbemycin B 23-(*E*)-(*O*-methyloxime)

(6*R*,25*S*)-5-*O*-脱甲基-28-脱氧-25-[(*E*)-1,3-二甲基-1-丁烯基]-6,28-环氧-23-氧米尔倍霉素 B 23-(*E*)-(*O*-甲肟)

CAS 登录号 113507-06-5

INN list 61

药效分类 抗寄生虫药

莫昔芦班

Moxilubant（*INN*）

化学结构式

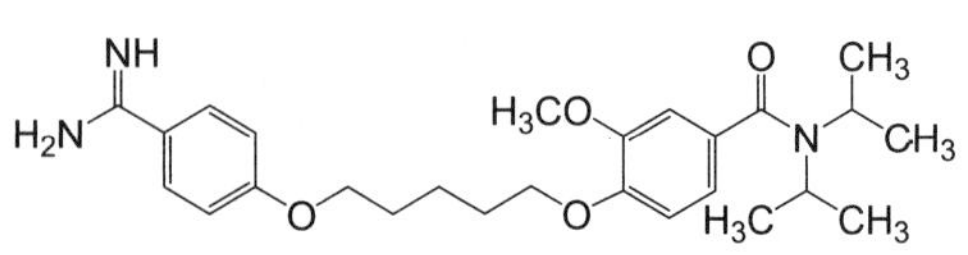

分子式和分子量 $C_{26}H_{37}N_3O_4$ 455.60

化学名 4-[[5-(4-Amidinophenoxy)pentyl]oxy]-*N,N*-diisopropyl-3-methoxybenzamide

4-[[5-(4-脒基苯氧基)戊基]氧基]-*N,N*-二异丙基-3-甲氧基苯甲酰胺

CAS 登录号 146978-48-5; 147398-01-4[马来酸盐]

INN list 78

药效分类 抗风湿药，抗炎药，抗银屑病药，白三烯受体拮抗药

莫昔普利

Moexipril（*INN*）

化学结构式

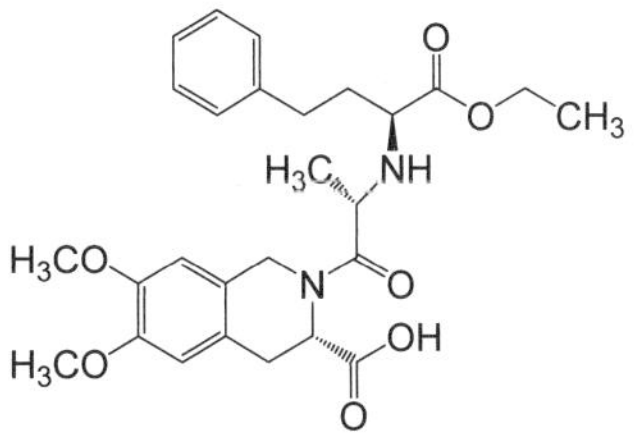

分子式和分子量 $C_{27}H_{34}N_2O_7$ 498.58

化学名 (3*S*)-2-[(2*S*)-2-[[(2*S*)-1-Ethoxy-1-oxo-4-phenylbutan-2-yl]amino]propanoyl]-6,7-dimethoxy-3,4-dihydro-1*H*-isoquinoline-3-carboxylic acid

(3*S*)-2-[(2*S*)-2-[[(2*S*)-1-乙氧基-1-氧代-4-苯基丁-2-基]氨基]丙酰基]-6,7-二甲氧基-3,4-二氢-1*H*-异喹啉-3-羧酸

CAS 登录号 103775-10-6; 82586-52-5[盐酸盐]

INN list 60

药效分类 血管紧张素转换酶抑制药

ACT 分类 C09AA13

莫昔普利拉

Moexiprilat（*INN*）

化学结构式

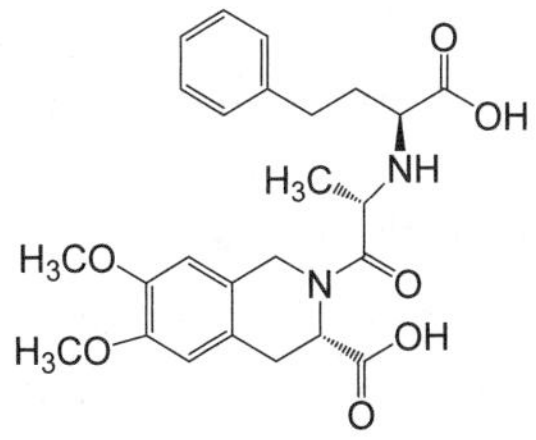

分子式和分子量 $C_{25}H_{30}N_2O_7$ 470.51

化学名 (3*S*)-2-[(2*S*)-*N*-[(1*S*)-1-Carboxy-3-phenylpropyl]alanyl]-1,2,3,4-tetrahydro-6,7-dimethoxy-3-isoquinolinecarboxylic acid

(3*S*)-2-[(2*S*)-*N*-[(1*S*)-1-羧基-3-苯丙基]丙氨酰]-1,2,3,4-四氢-6,7-二甲氧基-3-异喹啉羧酸

CAS 登录号 103775-14-0

INN list 67

药效分类 抗高血压药，血管紧张素转换酶抑制药

莫昔普令

Moxiraprine（*INN*）

化学结构式

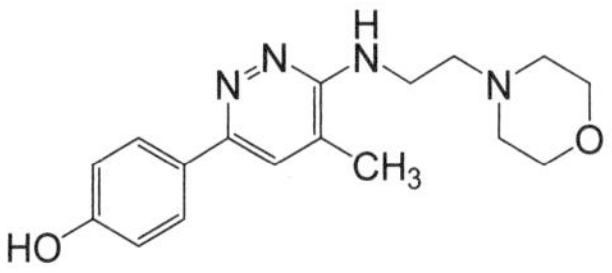

分子式和分子量 $C_{17}H_{22}N_4O_2$ 314.38

化学名 *p*-[5-Methyl-6-[(2-morpholinoethyl)amino]-3-pyridazinyl]phenol

4-[5-甲基-6-[(2-吗啉基乙基)氨基]-3-哒嗪基]苯酚

CAS 登录号 82239-52-9

INN list 60

药效分类 抗抑郁药

莫泽那韦

Mozenavir（*INN*）

化学结构式

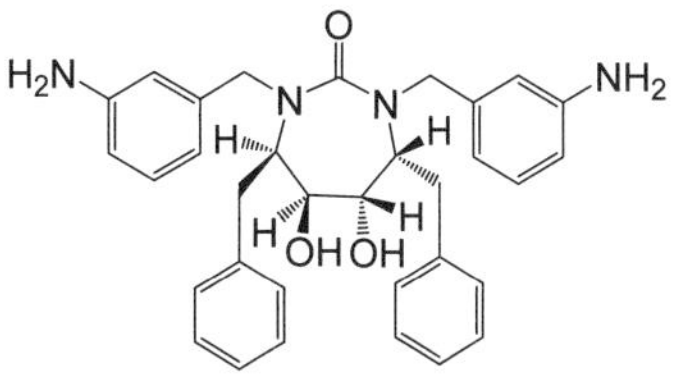

分子式和分子量 $C_{33}H_{36}N_4O_3$ 536.66

化学名 (4*R*,5*S*,6*S*,7*R*)-1,3-Bis(3-aminobenzyl)-4,7-dibenzylhexahydro-5,6-dihydroxy-2*H*-1,3-diazepin-2-one

(4*R*,5*S*,6*S*,7*R*)-1,3-双(3-氨基苄基)-4,7-二苄基六氢-5,6-二羟基-2*H*-1,3-二氮杂䓬-2-酮

CAS 登录号 174391-92-5

INN list 84

药效分类 抗病毒药，HIV 蛋白酶抑制药

莫扎伐坦

Mozavaptan（*INN*）

化学结构式

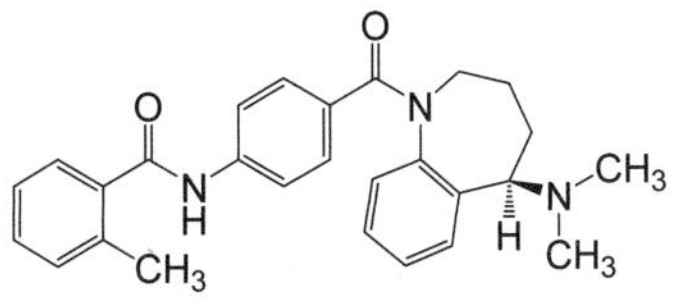

分子式和分子量 $C_{27}H_{29}N_3O_2$ 427.55

化学名 *N*-[4-[[(5*RS*)-(Dimethylamino)-2,3,4,5-tetrahydro-1*H*-1-benzazepin-1-yl]carbonyl]phenyl]-2-methylbenzamide

N-[4-[[(5*RS*)-(二甲氨基)-2,3,4,5-四氢-1*H*-1-苯并氮杂䓬-1-基]羰基]苯基]-2-甲基苯甲酰胺

CAS 登录号 137975-06-5

INN list 87

药效分类 加压素受体拮抗药

莫唑胺

Muzolimine（*INN*）

化学结构式

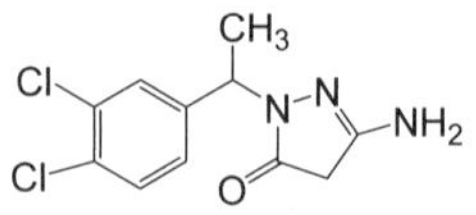

分子式和分子量 $C_{11}H_{11}Cl_2N_3O$ 272.13

化学名 3-Amino-1-(3,4-dichloro-*α*-methylbenzyl)-2-pyrazolin-5-one

3-氨基-1-(3,4-二氯-*α*-甲基苄基)-2-吡唑啉-5-酮

CAS 登录号 55294-15-0

INN list 37

药效分类 高效能利尿药

ATC 分类 C03CD01

木聚硫钠

Pentosan Polysulfate Sodium（*INN*）

化学结构式

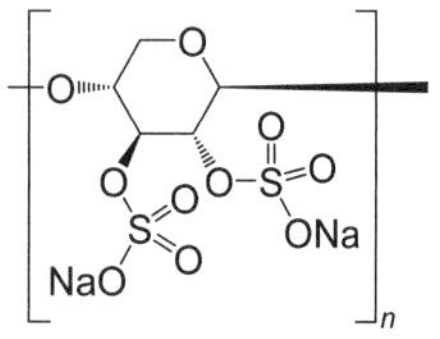

分子式 $(C_5H_6Na_2O_{10}S_2)_n$

化学名 4-*O*-Methyl-*α*-D-glucurono-(1→2)-(1→4)-*β*-D-xylopyranan, hydrogen sulfate, sodium salt

4-*O*-甲基-*α*-D-葡糖醛酸-(1→2)-(1→4)-*β*-D-吡喃木糖硫酸氢酯钠盐

CAS 登录号 140207-93-8; 116001-96-8[取代物]

INN list 60

药效分类 抗静脉曲张药

ATC 分类 C05BA04

那巴卡多

Nerbacadol（*INN*）

化学结构式

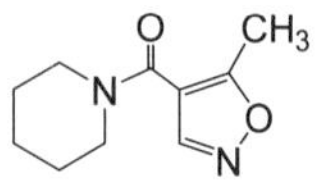

分子式和分子量 $C_{10}H_{14}N_2O_2$ 194.23

化学名 (5-Methyl-1,2-oxazol-4-yl)piperidin-1-ylmethanone

(5-甲基-1,2-噁唑-4-基)哌啶-1-基甲酮

CAS 登录号 99803-72-2

INN list 56

药效分类 镇痛药

那布卡辛

Napabucasin（*INN*）

化学结构式

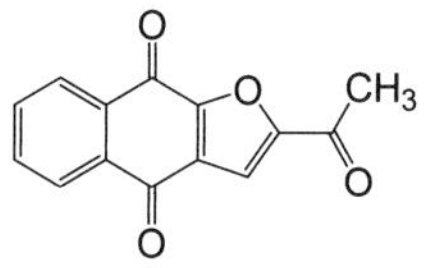

分子式和分子量 $C_{14}H_8O_4$ 240.21

化学名 2-Acetylnaphtho[2,3-*b*]furan-4,9-dione

2-乙酰基萘并[2,3-*b*]呋喃-4,9-二酮

CAS 登录号 83280-65-3

INN list 111

药效分类 抗肿瘤药

那地特罗

Nardeterol（*INN*）

化学结构式

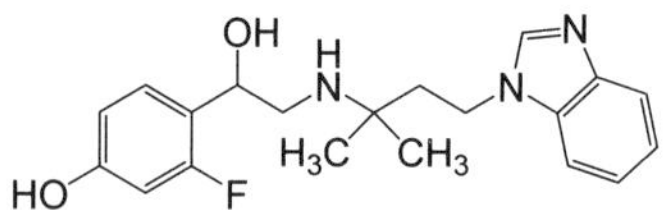

分子式和分子量 $C_{20}H_{24}FN_3O_2$ 357.42

化学名 (±)-*α*-[[[3-(1-Benzimidazolyl)-1,1-dimethylpropyl]amino]methyl]-2-fluoro-4-hydroxybenzyl alcohol

(±)-*α*-[[[3-(1-苯并咪唑基)-1,1-二甲丙基]氨基]甲基]-2-氟-4-羟基苄醇

CAS 登录号 73865-18-6

INN list 62

药效分类 平喘药

那伐立辛

Navarixin（*INN*）

化学结构式

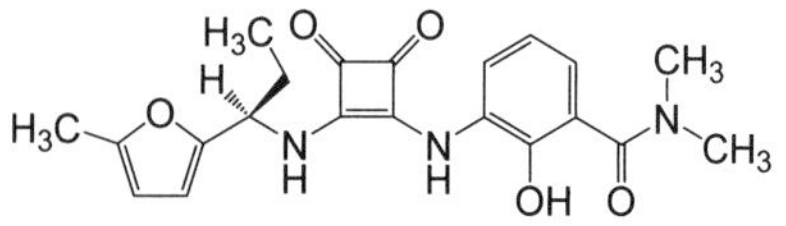

分子式和分子量 $C_{21}H_{23}N_3O_5$ 397.42

化学名 2-Hydroxy-*N*,*N*-dimethyl-3-[(2-[[(1*R*)-1-(5-methylfuran-2-yl)propyl]amino]-3,4-dioxocyclobut-1-en-1-yl)amino]benzamide

2-羟基-*N*,*N*-二甲基-3-[(2-[[(1*R*)-1-(5-甲基呋喃-2-基)丙基]氨基]-3,4-二氧代环丁烷-1-烯-1-基)氨基]苯甲酰胺

CAS 登录号 473727-83-2

INN list 105

药效分类 抗炎药，细胞因子(IL-8)抑制药

那伐美喷

Navamepent（*INN*）

分子式和分子量 $C_{18}H_{24}O_4$ 304.39

化学结构式

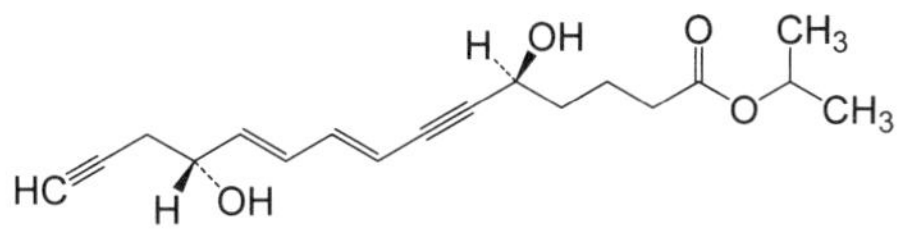

化学名 Propan-2-yl (5*S*,8*E*,10*E*,12*R*)-5,12-dihydroxypentadeca-8,10-diene -6,14-diynoate

丙-2-基 (5*S*,8*E*,10*E*,12*R*)-5,12-二羟基十五烷-8,10-二烯-6,14-二炔酸酯

CAS 登录号 1251537-11-7

INN list 114

药效分类 抗炎药

那法格雷

Nafagrel（*INN*）

化学结构式

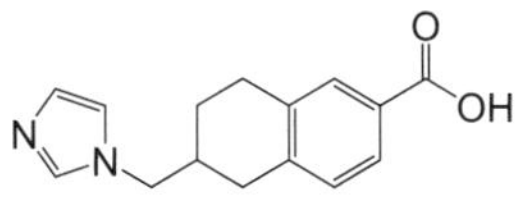

分子式和分子量 $C_{15}H_{16}N_2O_2$ 256.30

化学名 (±)-5,6,7,8-Tetrahydro-6-(imidazol-1-ylmethyl)-2-naphthoic acid

(±)-5,6,7,8-四氢-6-(咪唑-1-基甲基)-2-萘甲酸

CAS 登录号 97901-21-8

INN list 64

药效分类 抗血小板聚集药

那法瑞林

Nafarelin（*INN*）

化学结构式

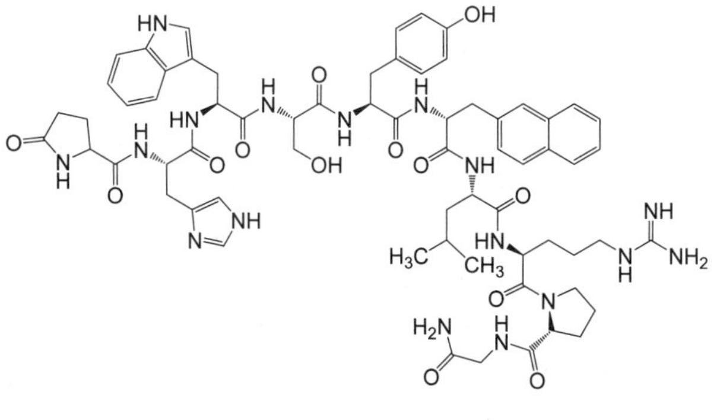

分子式和分子量 $C_{66}H_{83}N_{17}O_{13}$ 1322.51

化学名 5-Oxo-L-prolyl-L-histidyl-L-tryptophyl-L-seryl-L-tyrosyl-3-(2-naphthyl)-D-alanyl-L-leucy-L-arginyl-L-prolylglycinamide acetate

5-氧代-L-脯氨酰-L-组氨酰-L-色氨酰-L-丝氨酰-L-酪氨酰-3-(2-萘基)-D-丙氨酰-L-亮氨酰-L-精氨酰-L-脯氨酰甘氨酰胺乙酸

CAS 登录号 76932-56-4; 86220-42-0[乙酸盐]

INN list 50

药效分类 促性腺激素释放激素类药

ATC 分类 H01CA02

那法扎琼

Nafazatrom（*INN*）

化学结构式

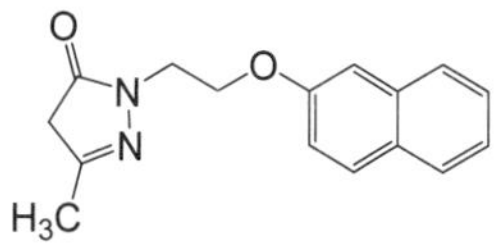

分子式和分子量 $C_{16}H_{16}N_2O_2$ 268.31

化学名 3-Methyl-1-[2-(2-naphthyloxy)ethyl]-2-pyrazolin-5-one

3-甲基-1-[2-(2-萘氧基)乙基]-2-吡唑啉-5-酮

CAS 登录号 59040-30-1

INN list 45

药效分类 抗凝血药

那伏卡托

Navocaftor（*INN*）

化学结构式

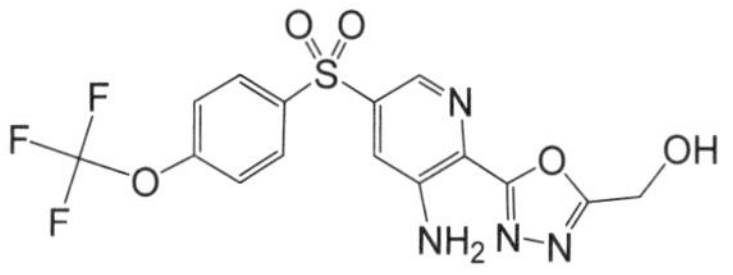

分子式和分子量 $C_{15}H_{11}F_3N_4O_5S$ 416.33

化学名 (5-{3-Amino-5-[4-(trifluoromethoxy)benzene-1-sulfonyl]pyridin-2-yl}-1,3,4-oxadiazol-2-yl)methanol

(5-{3-氨基-5-[4-(三氟甲氧基)苯-1-磺酰基]吡啶-2-基}-1,3,4-噁二唑-2-基)甲醇

CAS 登录号 2159103-66-7

INN list 121

药效分类 囊性纤维化跨膜调节蛋白(CFTR)通道调节药

那伏莫德

Navoximod（*INN*）

化学结构式

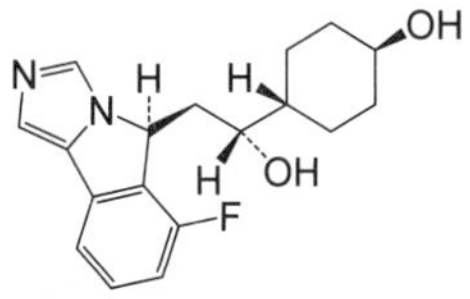

分子式和分子量 $C_{18}H_{21}FN_2O_2$ 316.38

化学名 *trans*-4-{(1*R*)-2-[(5*S*)-6-Fluoro-5*H*-imidazo[5,1-*a*]isoindol-5-yl]-1-hydroxyethyl}cyclohexan-1-ol

反-4-{(1*R*)-2-[(5*S*)-6-氟-5*H*-咪唑并[5,1-*a*]异吲哚-5-基]-1-羟乙基}环己烷-1-醇

CAS 登录号 1402837-78-8

INN list 115

药效分类 免疫调节药，抗肿瘤药

那氟沙星

Nadifloxacin（*INN*）

化学结构式

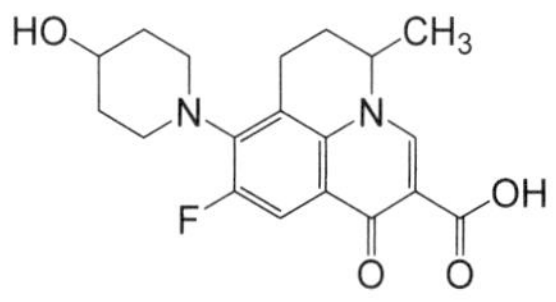

分子式和分子量　$C_{19}H_{21}FN_2O_4$　360.38

化学名　(±)-9-Fluoro-6,7-dihydro-8-(4-hydroxypiperidino)-5-methyl-1-oxo-1*H*,5*H*-benzo[*ij*]quinolizine-2-carboxylic acid

(±)-9-氟-6,7-二氢-8-(4-羟基哌啶基)-5-甲基-1-氧代-1*H*,5*H*-苯并[*ij*]喹嗪-2-羧酸

CAS 登录号　124858-35-1

INN list　64

药效分类　抗菌药

那格列胺

Nateglinide（*INN*）

化学结构式

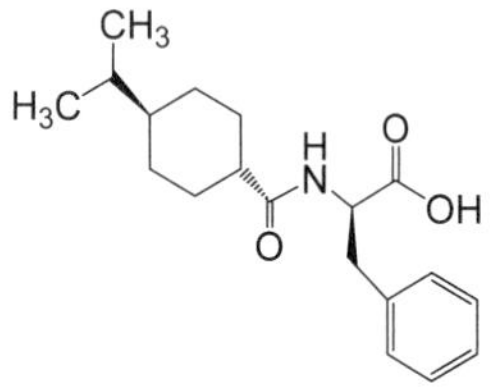

分子式和分子量　$C_{19}H_{27}NO_3$　317.42

化学名　(−)-*N*-[(*trans*-4-Isopropylcyclohexyl)carbonyl-D-phenylalanine

(−)-*N*-[(反-4-异丙基环己基)羰酰基-D-苯丙氨酸

CAS 登录号　105816-04-4

INN list　77

药效分类　抗糖尿病药

那格列钒

Naglivan（*INN*）

化学结构式

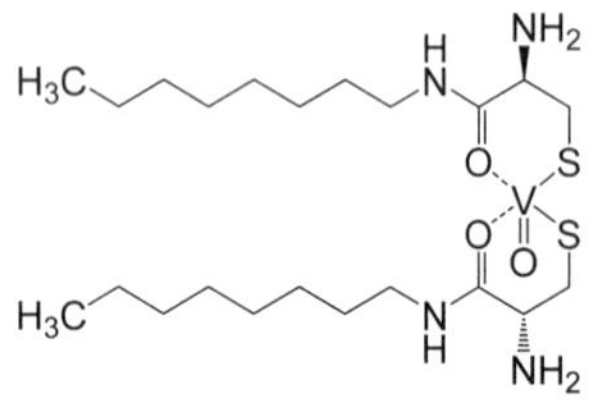

分子式和分子量　$C_{22}H_{46}N_4O_3S_2V$　529.70

化学名　Bis[2-amino-3-mercapto-*N*-octylpropionamidato(1−)-*S*]oxovanadium

双[2-氨基-3-巯基-*N*-辛基丙酰胺合(1−)-*S*]氧化钒

CAS 登录号　122575-28-4

INN list　65

药效分类　抗糖尿病药

那格列扎

Naveglitazar（*INN*）

化学结构式

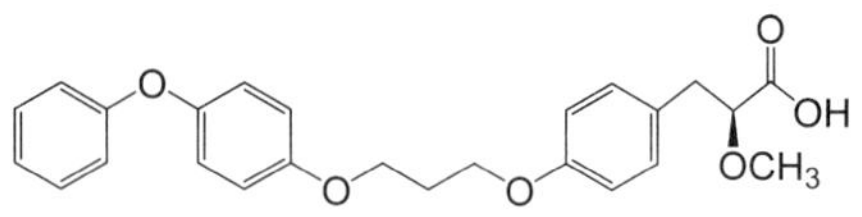

分子式和分子量　$C_{25}H_{26}O_6$　422.47

化学名　(2*S*)-2-Methoxy-3-[4-[3-(4-phenoxyphenoxy)propoxy]phenyl]propanoic acid

(2*S*)-2-甲氧基-3-[4-[3-(4-苯氧基苯氧基)丙氧基]苯基]丙酸

CAS 登录号　476436-68-7

INN list　92

药效分类　抗糖尿病药

那卡缩宫素

Nacartocin（*INN*）

化学结构式

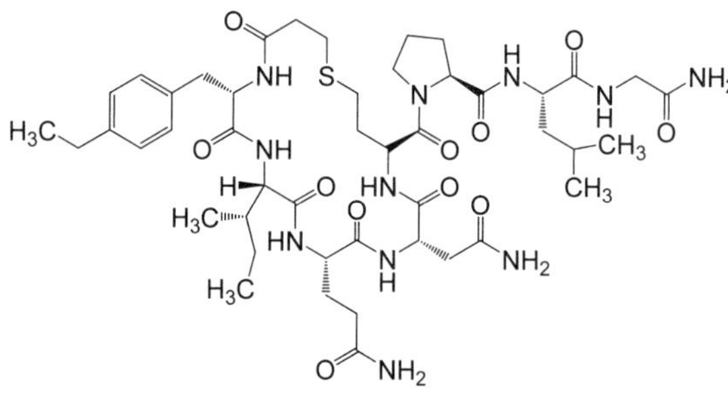

分子式和分子量　$C_{46}H_{71}N_{11}O_{11}S$　986.19

化学名　(2*S*)-*N*-[(2*S*)-1-[(2-Amino-2-oxoethyl)amino]-4-methyl-1-oxopentan-2-yl]-1-[(4*S*,7*S*,10*S*,13*S*,16*S*)-7-(2-amino-2-oxoethyl)-10-(3-amino-3-oxopropyl)-13-[(2*S*)-butan-2-yl]-16-[(4-ethylphenyl)methyl]-6,9,12,15,18-pentaoxo-1-thia-5,8,11,14,17-pentazacyclo-icosane-4-carbonyl]pyrrolidine-2-carboxamide

(2*S*)-*N*-[(2*S*)-1-[(2-氨基-2-氧代乙基)氨基]-4-甲基-1-氧代戊-2-基]-1-[(4*S*,7*S*,10*S*,13*S*,16*S*)-7-(2-氨基-2-氧代乙基)-10-(3-氨基-3-氧代丙基)-13-[(2*S*)-丁-2-基]-16-[(4-乙基苯基)甲基]-6,9,12,15,18-五氧代-1-硫杂-5,8,11,14,17-五氮杂环二十烷-4-甲酰基]吡咯烷-2-甲酰胺

CAS 登录号　77727-10-7

INN list　49

药效分类　子宫收缩药

那考替尼

Naquotinib（*INN*）

分子式和分子量　$C_{30}H_{42}N_8O_3$　562.72

化学结构式

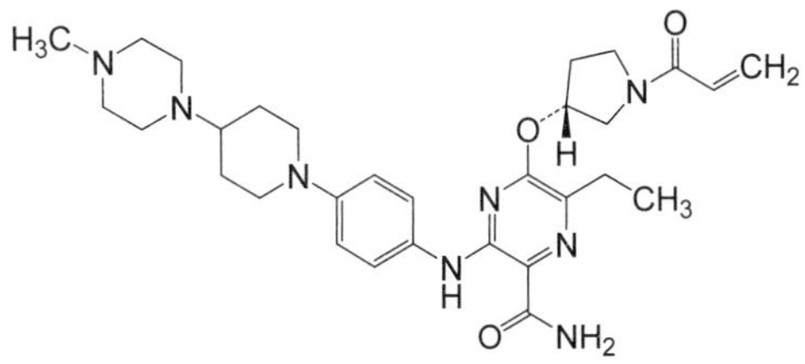

化学名 6-Ethyl-3-{4-[4-(4-methylpiperazin-1-yl)piperidin-1-yl]anilino}-5-{[(3*R*)-1-(prop-2-enoyl)pyrrolidin-3-yl]oxy}pyrazine-2-carboxamide

6-乙基-3-{4-[4-(4-甲基哌嗪-1-基)哌啶-1-基]苯氨基}-5-{[(3*R*)-1-(丙-2-烯酰基)吡咯烷-3-基]氧基}吡嗪-2-甲酰胺

CAS 登录号 1448232-80-1

INN list 115

药效分类 酪氨酸激酶抑制药，抗肿瘤药

那可丁

Noscapine（*INN*）

化学结构式

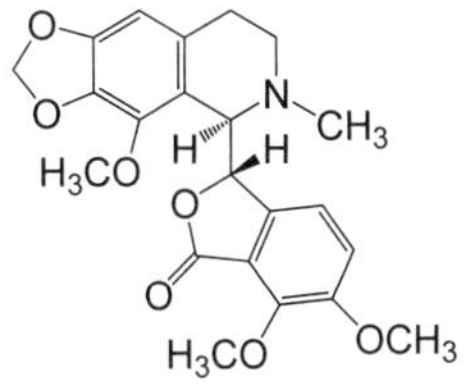

分子式和分子量 $C_{22}H_{23}NO_7$ 413.42

化学名 (3*S*)-(3*H*)-6,7-Dimethoxy-3-[(5*R*)-5,6,7,8-tetrahydro-4-methoxy-6-methyl-1,3-dioxolo[4,5-*g*]isoquinolin-5-yl]isobenzofuranone

(3*S*)-(3*H*)-6,7-二甲氧基-3-[(5*R*)-5,6,7,8-四氢-4-甲氧基-6-甲基-1,3-二氧五环[4,5-*g*]异喹啉-5-基]异苯并呋喃酮

CAS 登录号 128-62-1；912-60-7[盐酸盐]

INN list 7

药效分类 镇咳药

那库巴坦

Nacubactam（*INN*）

化学结构式

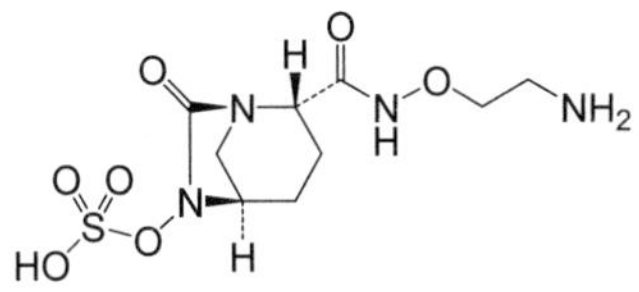

分子式和分子量 $C_9H_{16}N_4O_7S$ 324.31

化学名 (1*R*,2*S*,5*R*)-2-[(2-Aminoethoxy)carbamoyl]-7-oxo-1,6-diazabicyclo[3.2.1]octan-6-yl hydrogen sulfate

(1*R*,2*S*,5*R*)-2-[(2-氨基乙氧基)氨甲酰基]-7-氧代-1,6-二氮杂双环[3.2.1]辛烷-6-基氢硫酸酯

CAS 登录号 1452458-86-4

INN list 115

药效分类 β-内酰胺酶抑制药

那拉曲坦

Naratriptan（*INN*）

化学结构式

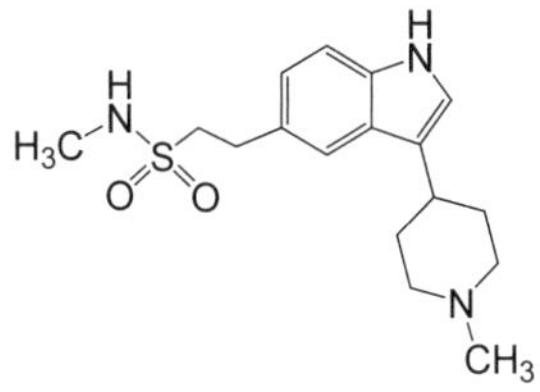

分子式和分子量 $C_{17}H_{25}N_3O_2S$ 335.46

化学名 *N*-Methyl-2-[3-(1-methylpiperiden-4-yl)indole-5-yl]ethanesulfonamide

N-甲基-2-[3-(1-甲基哌啶-4-基)吲哚-5-基]乙磺酰胺

CAS 登录号 121679-13-8；143388-64-1[盐酸盐]

INN list 69

药效分类 5-羟色胺受体激动药，抗偏头痛药

那拉瑞韦

Narlaprevir（*INN*）

化学结构式

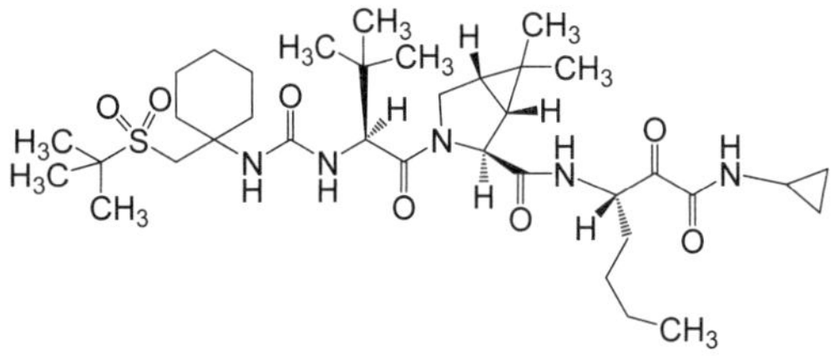

分子式和分子量 $C_{36}H_{61}N_5O_7S$ 707.96

化学名 (1*R*,2*S*,5*S*)-*N*-[(3*S*)-1-(Cyclopropylamino)-1,2-dioxoheptan-3-yl]-3-[(2*S*)-3,3-dimethyl-2-[[[1-[(2-methylpropane-2-sulfonyl)methyl]cyclohexyl]carbamoyl]amino]butanoyl]-6,6-dimethyl-3-azabicyclo[3.1.0]hexane-2-carboxamide

(1*R*,2*S*,5*S*)-*N*-[(3*S*)-1-(环丙氨基)-1,2-二氧庚烷-3-基]-3-[(2*S*)-3,3-二甲基-2-[[[1-[(2-甲基丙基-2-磺酰基)甲基]环己基]氨基甲酰基]氨基]丁酰基]-6,6-二甲基-3-氮杂双环[3.1.0]己烷-2-甲酰胺

CAS 登录号 865466-24-6

INN list 102

药效分类 抗病毒药

那鲁佐坦

Naluzotan（*INN*）

化学结构式

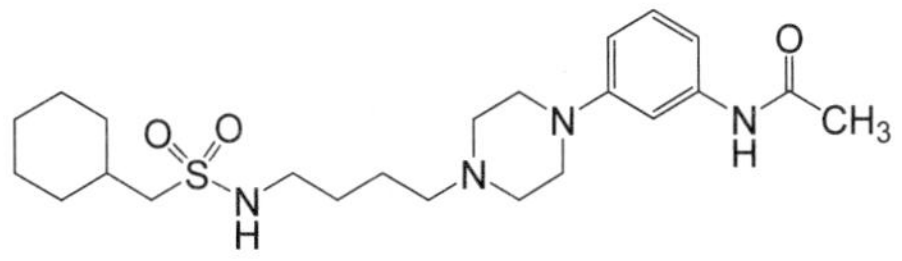

分子式和分子量 $C_{23}H_{38}N_4O_3S$ 450.64

化学名 *N*-[3-[4-[4-(1-Cyclohexylmethanesulfonamido)butyl]piperazin-1-yl]phenyl]acetamide

N-[3-[4-[4-(1-环己基甲基磺酰氨基)丁基]哌嗪-1-基]苯基]乙酰胺

CAS 登录号 740873-06-7

INN list 101

药效分类 5-羟色胺受体激动药

那罗必利

Naronapride (*INN*)

化学结构式

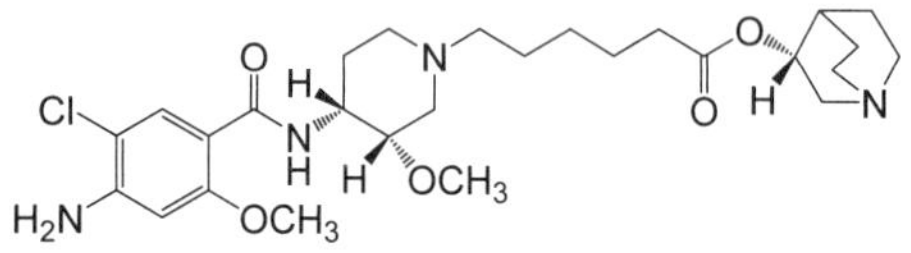

分子式和分子量 $C_{27}H_{41}ClN_4O_5$ 537.09

化学名 (3*R*)-1-Azabicyclo[2.2.2]octan-3-yl-6-[(3*S*,4*R*)-4-(4-amino-5-chloro-2-methoxybenzamido)-3-methoxypiperidin-1-yl]hexanoate

(3*R*)-1-氮杂双环[2.2.2]辛烷-3-基-6-[(3*S*,4*R*)-4-(4-氨基-5-氯-2-甲氧基苯甲酰氨基)-3-甲氧基哌啶-1-基]己酸酯

CAS 登录号 860174-12-5

INN list 104

药效分类 多巴胺受体拮抗药

那罗帕西

Naroparcil (*INN*)

化学结构式

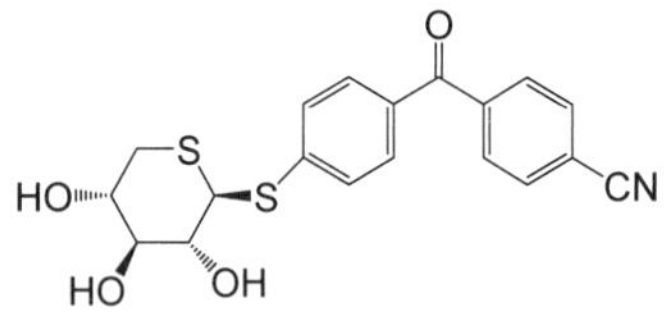

分子式和分子量 $C_{19}H_{17}NO_4S_2$ 387.47

化学名 4-[4-[(2*S*,3*R*,4*S*,5*S*)-3,4,5-Trihydroxythian-2-yl]sulfanylbenzoyl]benzonitrile

4-[4-[(2*S*,3*R*,4*S*,5*S*)-3,4,5-三羟基噻烷-2-基]硫苯甲酰基]苯甲腈

CAS 登录号 120819-70-7

INN list 63

药效分类 抗血栓药

那罗星

Nanafrocin (*INN*)

化学结构式

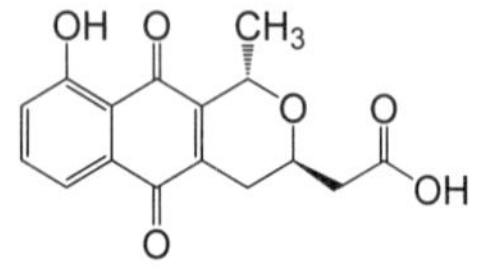

分子式和分子量 $C_{16}H_{14}O_6$ 302.28

化学名 (1*S*,3*R*)-3,4,5,10-Tetrahydro-9-hydroxy-1-methyl-5,10-dioxo-1*H*-naphtho[2,3-*c*]pyran-3-acetic acid

(1*S*,3*R*)-3,4,5,10-四氢-9-羟基-1-甲基-5,10-二氧代-1*H*-萘并[2,3-*c*]吡喃-3-乙酸

CAS 登录号 52934-83-5

INN list 56

药效分类 抗生素类药

那美替康

Namitecan (*INN*)

化学结构式

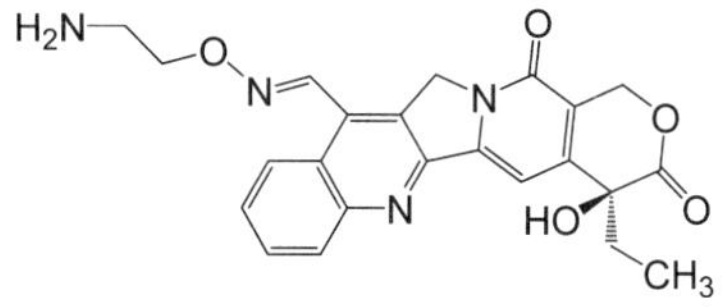

分子式和分子量 $C_{23}H_{22}N_4O_5$ 436.46

化学名 (4*S*)-11-[(*E*)-[(2-Aminoethoxy)imino]methyl]-4-ethyl-4-hydroxy-1,12-dihydro-14*H*-pyrano[3',4':6,7]indolizino[1,2-*b*]quinoline-3,14(4*H*)-dione

(4*S*)-11-[(*E*)-[(2-氨基乙氧基)氨亚基]甲基]-4-乙基-4-羟基-1,12-二氢-14*H*-吡喃[3',4':6,7]吲嗪并[1,2-*b*]喹啉-3,14(4*H*)-二酮

CAS 登录号 372105-27-6

INN list 100

药效分类 抗肿瘤药

那米罗汀

Namirotene (*INN*)

化学结构式

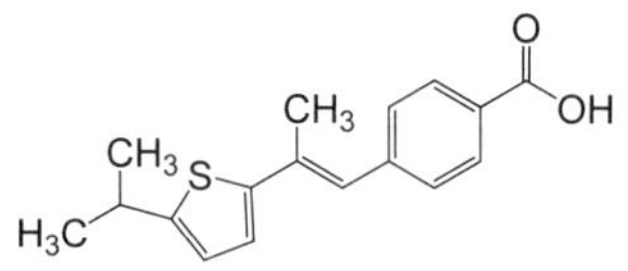

分子式和分子量 $C_{17}H_{18}O_2S$ 286.39

化学名 *p*-[(*E*)-2-(5-Isopropyl-2-thienyl)propenyl]benzoic acid

4-[(*E*)-2-(5-异丙基-2-噻吩基)丙烯基]苯甲酸

CAS 登录号 101506-83-6

INN list 67

药效分类 营养药

那明特罗

Naminterol (*INN*)

化学结构式

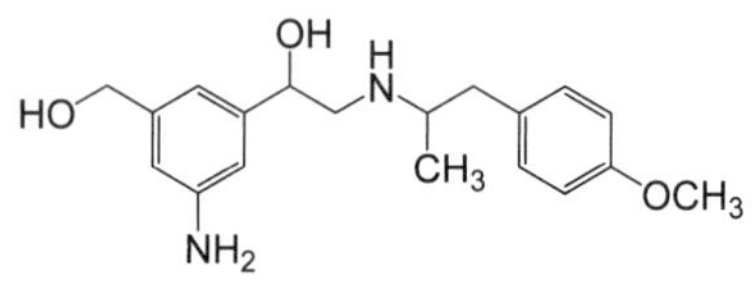

分子式和分子量 $C_{19}H_{26}N_2O_3$ 330.42

化学名 5-Amino-*α*-[[(*p*-methoxy-*α*-methylphenethyl)amino]methyl]-1,3-xylene-*α*,*α*′-diol

5-氨基-*α*-[[(4-甲氧基-*α*-甲基苯乙基)氨基]甲基]-1,3-二甲苯-*α*,*α*′-二醇

CAS 登录号 93047-40-6

INN list 53

药效分类 支气管舒张药

那莫诺生

Namodenoson（*INN*）

化学结构式

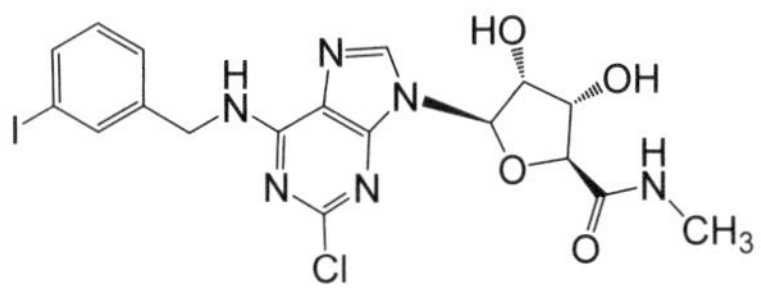

分子式和分子量 $C_{18}H_{18}ClIN_6O_4$ 544.73

化学名 (2*S*,3*S*,4*R*,5*R*)-5-[2-Chloro-6-[(3-iodophenyl)methylamino]purin-9-yl]-3,4-dihydroxy-*N*-methyloxolane-2-carboxamide

(2*S*,3*S*,4*R*,5*R*)-5-[2-氯-6-[(3-碘苯基)甲基氨基]嘌呤-9-基]-3,4-二羟基-*N*-甲基氧杂戊环-2-甲酰胺

CAS 登录号 163042-96-4

INN list 117

药效分类 腺苷受体激动药

那尿苷

Navuridine（*INN*）

化学结构式

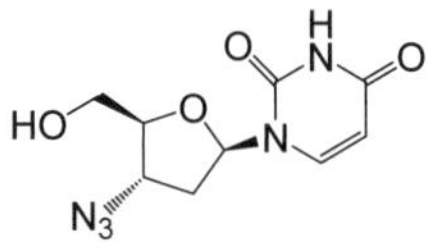

分子式和分子量 $C_9H_{11}N_5O_4$ 253.21

化学名 3'-Azido-2',3'-dideoxyuridine

3'-叠氮基-2',3'-二脱氧尿苷

CAS 登录号 84472-85-5

INN list 84

药效分类 抗病毒药

那诺芬

Nanofin（*INN*）

化学结构式

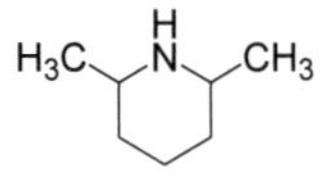

分子式和分子量 $C_7H_{15}N$ 113.20

化学名 2,6-Dimethylpiperidine

2,6-二甲基哌啶

CAS 登录号 504-03-0

INN list 12

药效分类 抗高血压药

那前列烯

Naxaprostene（*INN*）

化学结构式

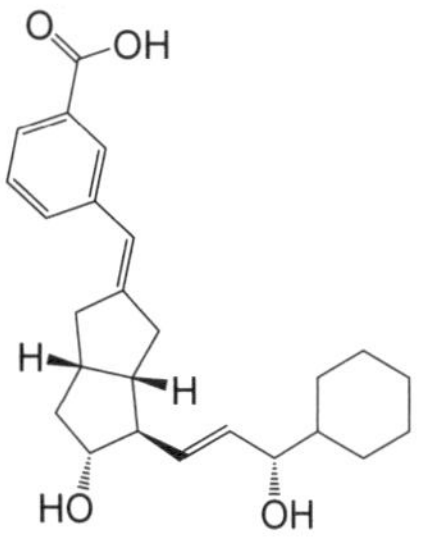

分子式和分子量 $C_{25}H_{32}O_4$ 396.52

化学名 *α*-[(2*E*,3*aS*,4*R*,5*R*,6*aS*)-4-[(1*E*,3*S*)-3-Cyclohexyl-3-hydroxypropenyl]hexahydro-5-hydroxy-2(1*H*)-pentalenylidene]-3-toluic acid

α-[(2*E*,3*aS*,4*R*,5*R*,6*aS*)-4-[(1*E*,3*S*)-3-环己基-3-羟基丙烯基]六氢-5-羟基-2(1*H*)-并环戊二烯基亚基]-3-甲基苯甲酸

CAS 登录号 87269-59-8

INN list 58

药效分类 前列腺素类药

那沙高莱

Naxagolide（*INN*）

化学结构式

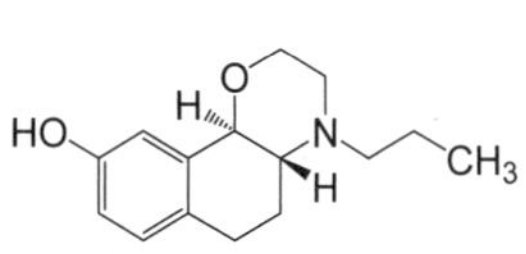

分子式和分子量 $C_{15}H_{21}NO_2$ 247.34

化学名 (+)-(4*aR*,10*bR*)-3,4,4*a*,5,6,10*b*-Hexahydro-4-propyl-2*H*-naphth[1,2-*b*]-1,4-oxazin-9-ol

(+)-(4*aR*,10*bR*)-3,4,4*a*,5,6,10*b*-六氢-4-丙基-2*H*-萘[1,2-*b*]-1,4-噁嗪-9-醇

CAS 登录号 88058-88-2；99705-65-4[盐酸盐]

INN list 60

药效分类 多巴胺受体激动药，抗震颤麻痹药

那他霉素

Natamycin（*INN*）

分子式和分子量 $C_{33}H_{47}NO_{13}$ 665.73

化学结构式

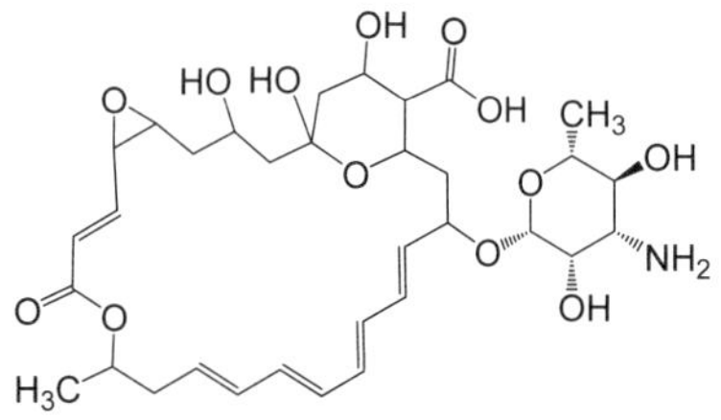

化学名　Stereoisomer of 22-[(3-amino-3,6-dideoxy-β-D-mannopyranosyl)oxy]-1,3,26-trihydroxy-12-methyl-10-oxo-6,11,28-trioxatricyclo[22.3.1.0^{5,7}]octacosa-8,14,16,18,20-pentaene-25-carboxylic acid

22-[(3-氨基-3,6-二脱氧-β-D-吡喃甘露糖基)氧基]-1,3,26-三羟基-12-甲基-10-氧代-6,11,28-三氧杂三环[22.3.1.0^{5,7}]二十八-8,14,16,18,20-五烯-25-羧酸的立体异构体

CAS 登录号　7681-93-8

INN list　15

药效分类　抗生素类药

那他米特

Naltalimide（*INN*）

化学结构式

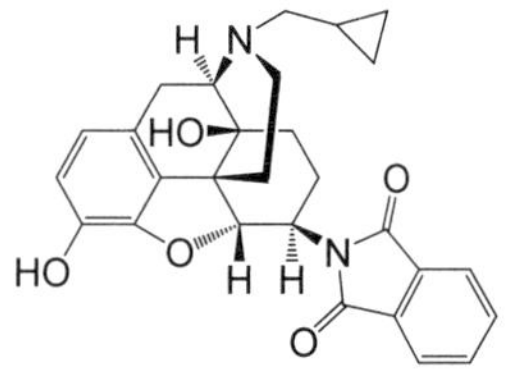

分子式和分子量　$C_{28}H_{28}N_2O_5$　472.20

化学名　2-[17-(Cyclopropylmethyl)-4,5α-epoxy-3,14-dihydroxymorphinan-6β-yl]isoindole-1,3-dione

2-[17-(环丙甲基)-4,5α-环氧-3,14-二羟基吗啡喃-6β-基]异吲哚-1,3-二酮

CAS 登录号　160359-68-2

INN list　106

药效分类　μ 阿片类受体部分激动药

那特德林

Navtemadlin（*INN*）

化学结构式

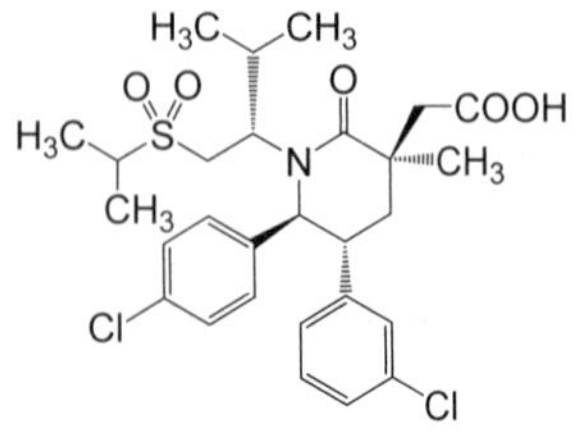

分子式和分子量　$C_{28}H_{35}Cl_2NO_5S$　568.55

化学名　{(3*R*,5*R*,6*S*)-5-(3-Chlorophenyl)-6-(4-chlorophenyl)-3-methyl-1-[(2*S*)-3-methyl-1-(propane-2-sulfonyl)butan-2-yl]-2-oxopiperidin-3-yl}acetic acid

{(3*R*,5*R*,6*S*)-5-(3-氯苯基)-6-(4-氯苯基)-3-甲基-1-[(2*S*)-3-甲基-1-(丙-2-磺酰基)丁-2-基]-2-氧代哌啶-3-基}乙酸

CAS 登录号　1352066-68-2

INN list　124

药效分类　E3 泛素蛋白连接酶 Mdm2(Hdm2)抑制药，抗肿瘤药

那托西派

Nastorazepide（*INN*）

化学结构式

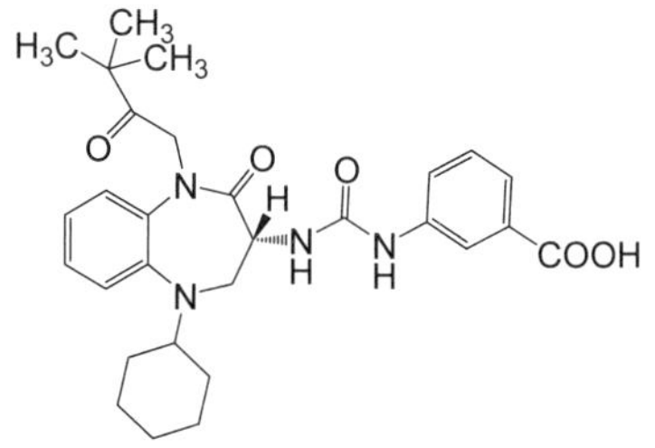

分子式和分子量　$C_{29}H_{36}N_4O_5$　520.27

化学名　3-({[(3*R*)-5-Cyclohexyl-1-(3,3-dimethyl-2-oxobutyl)-2-oxo-2,3,4,5-tetrahydro-1*H*-1,5-benzodiazepin-3-yl]carbamoyl}amino) benzoic acid

3-({[(3*R*)-5-环己基-1-(3,3-二甲基-2-氧代丁基)-2-氧代-2,3,4,5-四氢-1*H*-1,5-苯并二氮杂䓬-3-基]氨基甲酰基}氨基)苯甲酸

CAS 登录号　209219-38-5

INN list　113

药效分类　胆囊收缩素受体拮抗药

那瓦特罗

Navafenterol（*INN*）

化学结构式

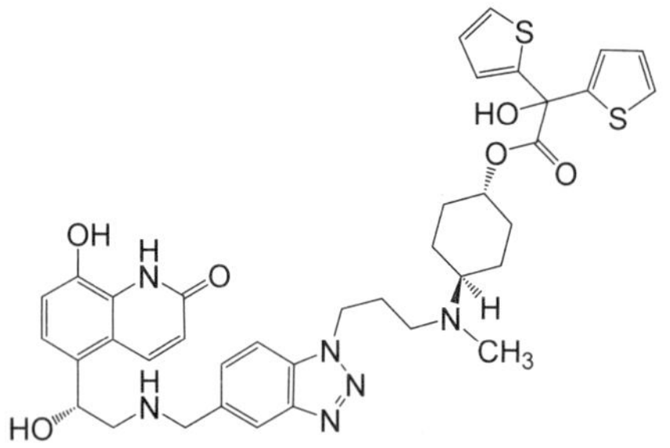

分子式和分子量　$C_{38}H_{42}N_6O_6S_2$　742.91

化学名　*trans*-4-[{3-[5-({[(2*R*)-2-Hydroxy-2-(8-hydroxy-2-oxo-1,2-dihydroquinolin-5-yl)ethyl]amino}methyl)-1*H*-1,2,3-benzotriazol-1-yl]propyl}(methyl)amino]cyclohexyl hydroxydi(thiophen-2-yl) acetate

反-4-[{3-[5-({[(2*R*)-2-羟基-2-(8-羟基-2-氧代-1,2-二氢喹啉-5-基)乙基]氨基}甲基)-1*H*-1,2,3-苯并三唑-1-基]丙基}(甲基)氨基]环己基羟基二(噻吩-2-基)乙酸酯

CAS 登录号　1435519-06-4

INN list　121

药效分类　支气管舒张药

那维克拉

Navitoclax（*INN*）

化学结构式

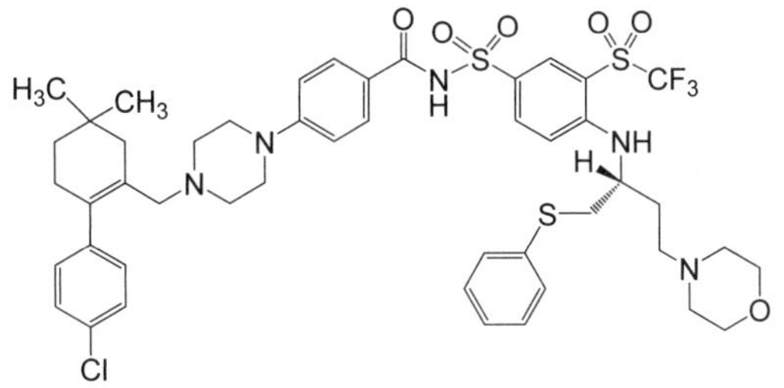

分子式和分子量　$C_{47}H_{55}ClF_3N_5O_6S_3$　974.61

化学名　4-(4-[[2-(4-Chlorophenyl)-5,5-dimethylcyclohex-1-en-1-yl]methyl]piperazin-1-yl)-*N*-[4-[[(2*R*)-4-(morpholin-4-yl)-1-(phenylsulfanyl)butan-2-yl]amino]-3-(trifluoromethanesulfonyl)benzenesulfonyl]benzamide

4-[4-[[2-(4-氯苯基)-5,5-二甲基环己烯-1-基]甲基]哌嗪-1-基]-*N*-[4-[[(2*R*)-4-(吗啉-4-基)-1-(苯基硫基)丁-2-基]氨基]-3-(三氟甲磺酰基)苯磺酰基]苯甲酰胺

CAS 登录号　923564-51-6

INN list　103

药效分类　抗肿瘤药

那昔茶碱

Naxifylline（*INN*）

化学结构式

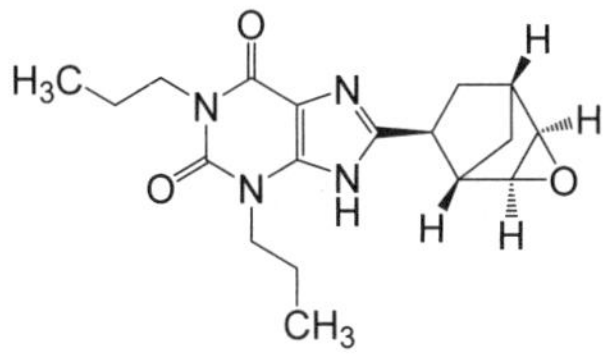

分子式和分子量　$C_{18}H_{24}N_4O_3$　344.41

化学名　8-[(1*S*,2*R*,4*S*,5*S*,6*S*)-3-Oxatricyclo[3.2.1.0^{2,4}]oct-6-yl]-1,3-dipropyl-3,7-dihydro-1*H*-purine-2,6-dione

8-[(1*S*,2*R*,4*S*,5*S*,6*S*)-3-氧杂三环[3.2.1.0^{2,4}]辛-6-基]-1,3-二丙基-3,7-二氢-1*H*-嘌呤-2,6-二酮

CAS 登录号　166374-49-8

INN list　86

药效分类　腺苷受体拮抗药，抗心源性水肿药

那扎替尼

Nazartinib（*INN*）

化学结构式

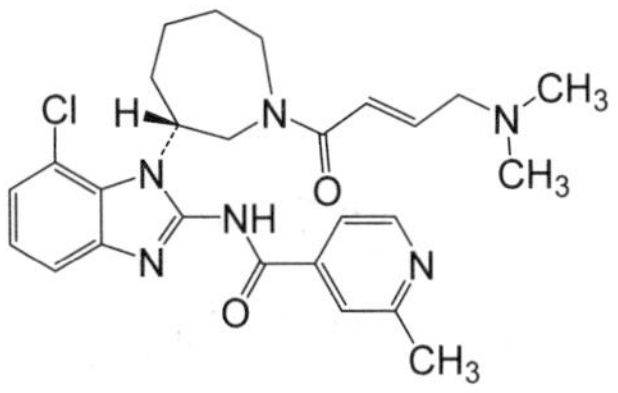

分子式和分子量　$C_{26}H_{31}ClN_6O_2$　495.02

化学名　*N*-(7-Chloro-1-{(3*R*)-1-[(2*E*)-4-(dimethylamino)but-2-enoyl]azepan-3-yl}-1*H*-benzimidazol-2-yl)-2-methylpyridine-4-carboxamide

N-(7-氯-1-{(3*R*)-1-[(2*E*)-4-(二甲基氨基)丁-2-烯酰基]氮杂䓬-3-基}-1*H*-苯并咪唑-2-基)-2-甲基吡啶-4-甲酰胺

CAS 登录号　1508250-71-2

INN list　114

药效分类　酪氨酸激酶抑制药，抗肿瘤药

纳布啡

Nalbuphine（*INN*）

化学结构式

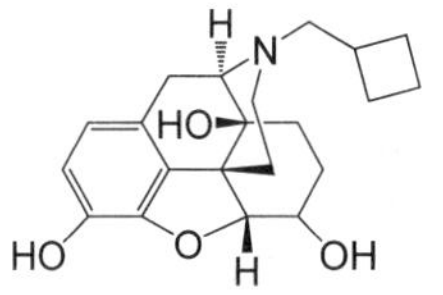

分子式和分子量　$C_{21}H_{27}NO_4$　357.45

化学名　17-(Cyclobutylmethyl)-4,5*α*-epoxymorphinan-3,6*α*,14-triol

17-(环丁基甲基)-4,5*α*-环氧基吗啡喃-3,6*α*,14-三醇

CAS 登录号　20594-83-6；23277-43-2[盐酸盐]

INN list　21

药效分类　镇痛药，吗啡拮抗药

纳地美定

Naldemedine（*INN*）

化学结构式

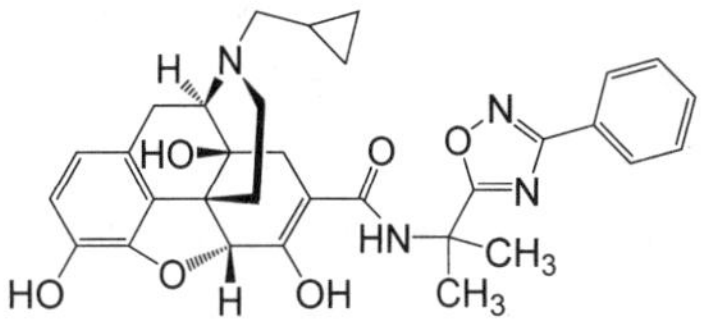

分子式和分子量　$C_{32}H_{34}N_4O_6$　570.64

化学名　17-(Cyclopropylmethyl)-6,7-didehydro-4,5*α*-epoxy-3,6,14-trihydroxy-*N*-[2-(3-phenyl-1,2,4-oxadiazol-5-yl)propan-2-yl]morphinan-7-carboxamide

17-(环丙甲基)-6,7-二脱氢-4,5*α*-环氧-3,6,14-三羟基-*N*-[2-(3-苯基-1,2,4-噁二唑-5-基)丙烷-2-基]吗啡喃-7-甲酰胺

CAS 登录号　916072-89-4

INN list　105

药效分类　阿片类受体拮抗药

纳多洛尔

Nadolol（*INN*）

化学结构式

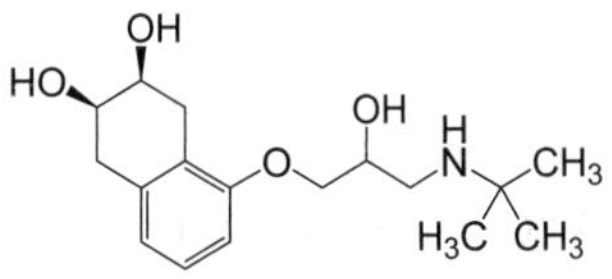

分子式和分子量 $C_{17}H_{27}NO_4$ 309.40

化学名 1-(*tert*-Butylamino)-3-[(5,6,7,8-tetrahydro-*cis*-6,7-dihydroxy-1-naphthyl)oxy]-2-propanol

1-(叔丁氨基)-3-[(5,6,7,8-四氢-顺-6,7-二羟基-1-萘基)氧基]-2-丙醇

CAS 登录号 42200-33-9

INN list 34

药效分类 β 受体拮抗药

ATC 分类 C07AA12

纳非霉素

Nafithromycin（*INN*）

化学结构式

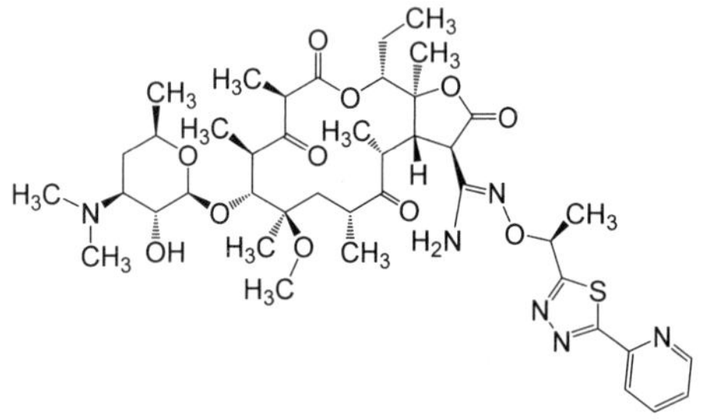

分子式和分子量 $C_{42}H_{62}N_6O_{11}S$ 859.05

化学名 (1*S*,2*R*,5*R*,7*R*,8*R*,9*R*,11*R*,13*R*,14*S*,15*R*)-8-[(2*S*,3*R*,4*S*,6*R*)-4-(Dimethylamino)-3-hydroxy-6-methyloxan-2-yl]oxy-2-ethyl-9-methoxy-1,5,7,9,11,13-hexamethyl-4,6,12,16-tetraoxo-*N'*-[(1*S*)-1-(5-pyridin-2-yl-1,3,4-thiadiazol-2-yl)ethoxy]-3,17-dioxabicyclo[12.3.0]heptadecane-15-carboximidamide

(1*S*,2*R*,5*R*,7*R*,8*R*,9*R*,11*R*,13*R*,14*S*,15*R*)-8-[(2*S*,3*R*,4*S*,6*R*)-4-(二甲基氨基)-3-羟基-6-甲基氧杂环己-2-基]氧基-2-乙基-9-甲氧基-1,5,7,9,11,13-六甲基-4,6,12,16-四氧代-*N'*-[(1*S*)-1-(5-吡啶-2-基-1,3,4-噻二唑-2-基)乙氧基]-3,17-二氧杂双环[12.3.0]十七烷-15-甲脒

CAS 登录号 1691240-78-4

INN list 114

药效分类 抗生素类药，抗菌药

纳呋拉啡

Nalfurafine（*INN*）

化学结构式

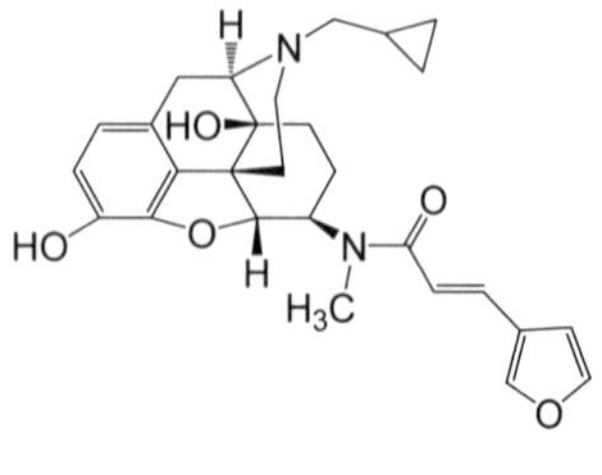

分子式和分子量 $C_{28}H_{32}N_2O_5$ 476.57

化学名 (*E*)-*N*-[17-(Cyclopropylmethyl)-4,5*α*-epoxy-3,14-dihydroxymorphinan-6*β*-yl]-3-(furan-3-yl)-*N*-methylprop-2-enamide

(*E*)-*N*-[17-(环丙基甲基)-4,5*α*-环氧-3,14-二羟基吗啡喃-6*β*-基]-3-(呋喃-3-基)-*N*-甲基丙基-2-烯酰胺

CAS 登录号 152657-84-6; 152658-17-8[盐酸盐]

INN list 87

药效分类 κ 阿片类受体拮抗药

纳洛醇醚

Naloxegol（*INN*）

化学结构式

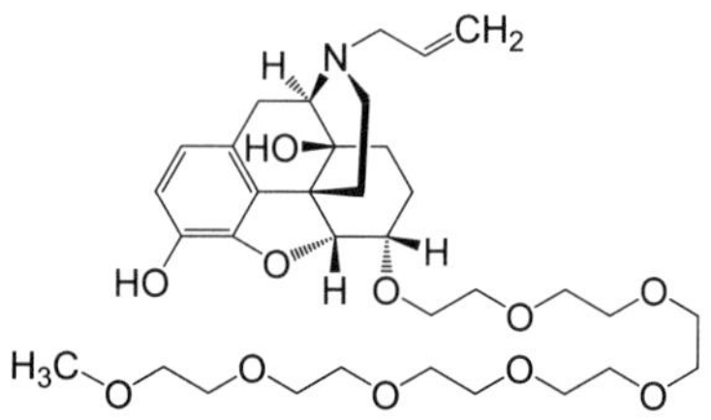

分子式和分子量 $C_{34}H_{53}NO_{11}$ 651.76

化学名 4,5*α*-Epoxy-6 *α*-[(3,6,9,12,15,18,21-heptaoxadocosan-1-yl)oxy]-17-(prop-2-en-1-yl)morphinan-3,14-diol

4,5*α*-环氧-6 *α*-[(3,6,9,12,15,18,21-七氧代二十二烷-1-基)氧基]-17-(2-丙烯-1-基)吗啡喃-3,14-二醇

CAS 登录号 854601-70-0

INN list 105

药效分类 μ 阿片类受体拮抗药

纳洛酮

Naloxone（*INN*）

化学结构式

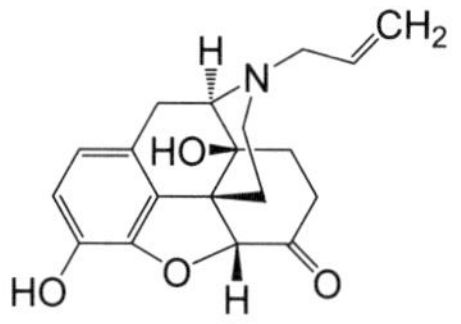

分子式和分子量 $C_{19}H_{21}NO_4$ 327.38

化学名 17-Allyl-4,5*α*-epoxy-3,14-dihydroxymorphinan-6-one

17-烯丙基-4,5*α*-环氧-3,14-二羟基吗啡喃-6-酮

CAS 登录号 465-65-6; 51481-60-8[盐酸盐水合物]; 357-08-4[盐酸盐]

INN list 13

药效分类 吗啡拮抗药

纳美芬

Nalmefene（*INN*）

化学结构式

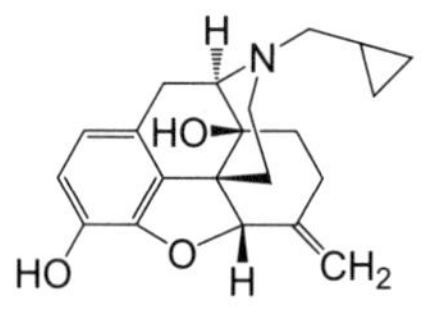

分子式和分子量 $C_{21}H_{25}NO_3$ 339.43

化学名 17-(Cyclopropylmethyl)-4,5*α*-epoxy-6-methylenemorphinan-3,14-diol

17-(环苯基甲基)-4,5*α*-环氧-6-甲亚基吗啡喃-3,14-二醇

CAS 登录号 55096-26-9

INN list 49

药效分类 吗啡拮抗药

纳美酮

Nalmexone（*INN*）

化学结构式

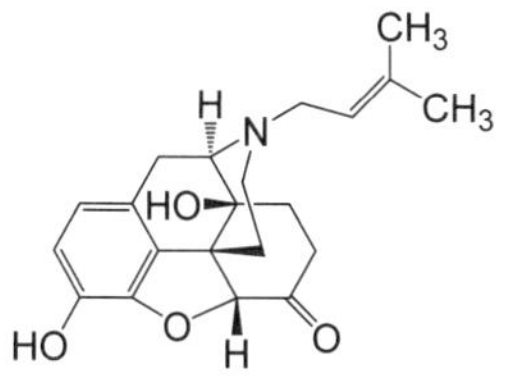

分子式和分子量 $C_{21}H_{25}NO_4$ 355.43

化学名 4,5*α*-Epoxy-3,14-dihydroxy-17-(3-methyl-2-butenyl)morphinan-6-one

4,5*α*-环氧-3,14-二羟基-17-(3-甲基-2-丁烯)吗啡喃-6-酮

CAS 登录号 16676-26-9; 16676-27-0[盐酸盐]

INN list 19

药效分类 镇痛药，吗啡拮抗药

纳米尼地尔

Naminidil（*INN*）

化学结构式

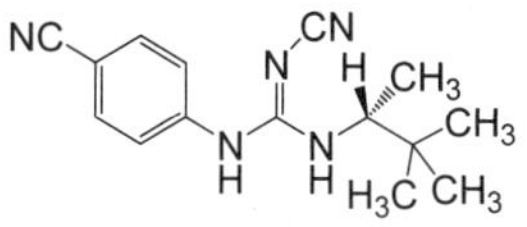

分子式和分子量 $C_{15}H_{19}N_5$ 269.34

化学名 *N*-Cyano-*N′*-(4-cyanophenyl)-*N″*-[(1*R*)-1,2,2-trimethylpropyl]guanidine

N-氰基-*N′*-(4-氰基苯基)-*N″*-[(1*R*)-1,2,2-三甲基丙基]胍

CAS 登录号 220641-11-2

INN list 87

药效分类 钾通道开放药

纳莫雷特

Namoxyrate（*INN*）

化学结构式

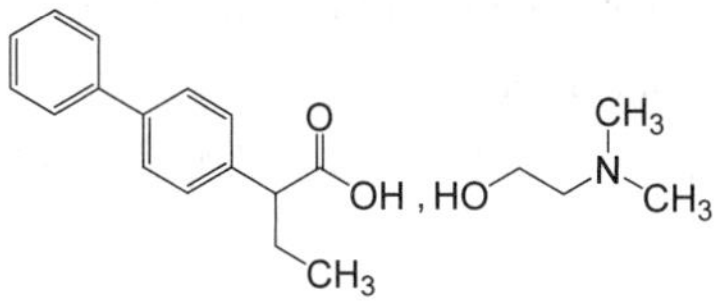

分子式和分子量 $C_{16}H_{16}O_2 \cdot C_4H_{11}NO$ 329.43

化学名 2-(Dimethylamino)ethanol,2-(4-phenylphenyl)butanoic acid

2-(二甲氨基)乙醇,2-(4-苯基苯基)丁酸

CAS 登录号 1234-71-5

INN list 15

药效分类 镇痛药

纳普拉非尼

Naporafenib（*INN*）

化学结构式

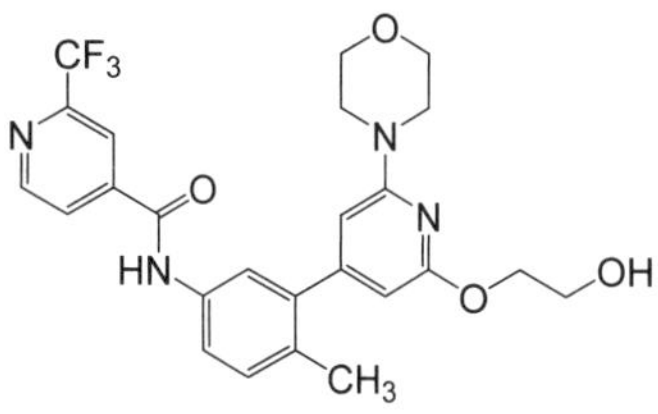

分子式和分子量 $C_{25}H_{25}F_3N_4O_4$ 502.49

化学名 *N*-{3-[2-(2-Hydroxyethoxy)-6-(morpholin-4-yl)pyridin-4-yl]-4-methylphenyl}-2-(trifluoromethyl)pyridine-4-carboxamide

N-{3-[2-(2-羟基乙氧基)-6-(吗啉-4-基)吡啶-4-基]-4-甲基苯基}-2-(三氟甲基)吡啶-4-甲酰胺

CAS 登录号 1800398-38-2

INN list 123

药效分类 抗肿瘤药

纳曲酮

Naltrexone（*INN*）

化学结构式

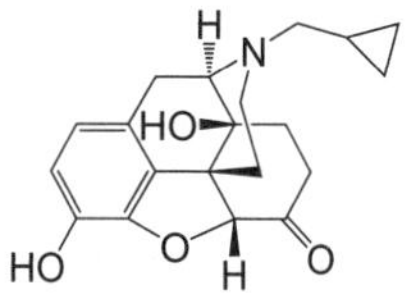

分子式和分子量 $C_{20}H_{23}NO_4$ 341.40

化学名 (−)-17-(Cyclopropylmethyl)-4,5*α*-epoxy-3,14-dihydroxymorphinan-6-one

(−)-17-(环丙基甲基)-4,5*α*-环氧-3,14-二羟基吗啡喃-6-酮

CAS 登录号 16590-41-3

INN list 29

药效分类 吗啡拮抗药

纳依卡因

Naepaine

化学结构式

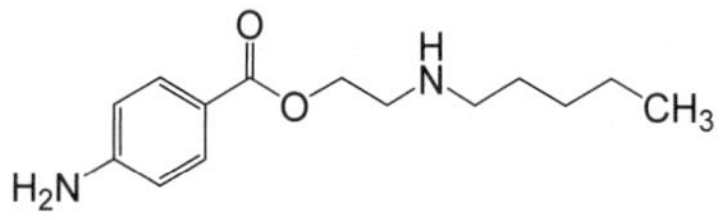

分子式和分子量 $C_{14}H_{22}N_2O_2$ 250.34

化学名 2-(Pentylamino)ethyl 4-aminobenzoate

2-(戊氨基)乙基 4-氨基苯甲酸酯

CAS 登录号 2188-67-2; 614-42-6[盐酸盐]

药效分类 局部麻醉药

奈苯坦

Nebentan（*INN*）

化学结构式

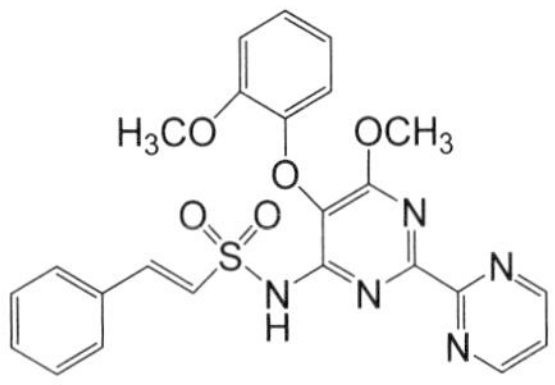

分子式和分子量 $C_{24}H_{21}N_5O_5S$ 491.52

化学名 (*E*)-*N*-[6-Methoxy-5-(2-methoxyphenoxy)-2,2'-bipyrimidin-4-yl]-2-phenylethenesulfonamide

(*E*)-*N*-[6-甲氧基-5-(2-甲氧基苯氧基)-2,2'-二嘧啶-4-基]-2-苯基乙烯磺酰胺

CAS 登录号 403604-85-3

INN list 90

药效分类 内皮素受体拮抗药

奈比卡朋

Nebicapone（*INN*）

化学结构式

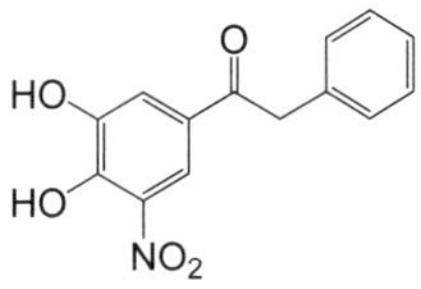

分子式和分子量 $C_{14}H_{11}NO_5$ 273.24

化学名 1-(3,4-Dihydroxy-5-nitrophenyl)-2-phenylethan-1-one

1-(3,4-二羟基-5-硝基苯基)-2-苯基乙基-1-酮

CAS 登录号 274925-86-9

INN list 96

药效分类 抗震颤麻痹药

奈比腙

Nebidrazine（*INN*）

化学结构式

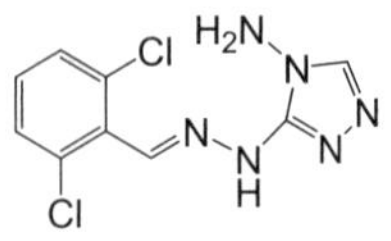

分子式和分子量 $C_9H_8Cl_2N_6$ 271.11

化学名 2,6-Dichlorobenzaldehyde (4-amino-4*H*-1,2,4-triazol-3-yl)hydrazone

2,6-二氯苯甲醛 (4-氨基-4*H*-1,2,4-三唑-3-基)腙

CAS 登录号 55248-23-2

INN list 38

药效分类 抗高血压药

奈必洛尔

Nebivolol（*INN*）

化学结构式

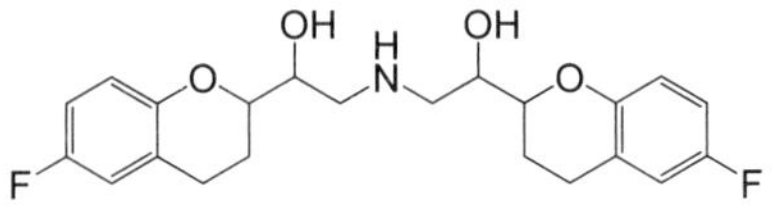

分子式和分子量 $C_{22}H_{25}F_2NO_4$ 405.44

化学名 *α,α'*-[Iminobis(methylene)]bis[6-fluoro-2-chromanmethanol]

α,α'-[氨叉基二(甲叉基)]双[6-氟-2-色原烷甲醇]

CAS 登录号 99200-09-6; 152520-56-4[盐酸盐]

INN list 56

药效分类 β受体拮抗药

ATC 分类 C07AB12

奈波胺

Neboglamine（*INN*）

化学结构式

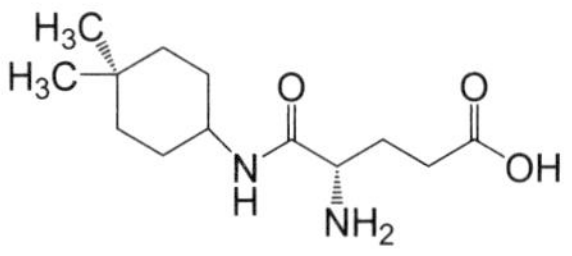

分子式和分子量 $C_{13}H_{24}N_2O_3$ 256.34

化学名 (*S*)-4-Amino-*N*-(4,4-dimethylcyclohexyl)glutaramic acid

(*S*)-4-氨基-*N*-(4,4-二甲基环己基)戊酰胺酸

CAS 登录号 163000-63-3

INN list 85

药效分类 NMDA 受体拮抗药

奈达唑嗪

Neldazosin（*INN*）

化学结构式

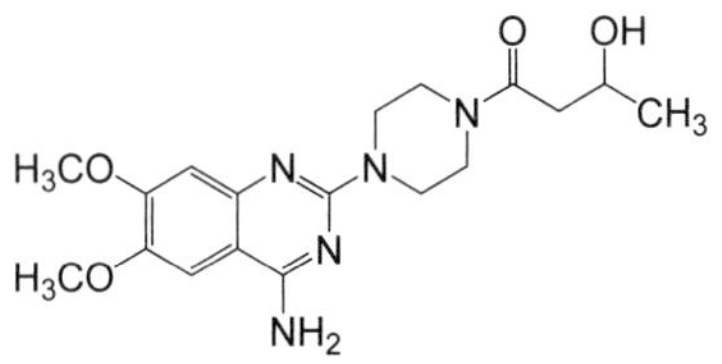

分子式和分子量 $C_{18}H_{25}N_5O_4$ 375.42

化学名 (±)-1-(4-Amino-6,7-dimethoxy-2-quinazolinyl)-4-(3-hydroxybutyryl)piperazine

(±)-1-(4-氨基-6,7-二甲氧基-2-喹唑啉基)-4-(3-羟基丁酰基)哌嗪

CAS 登录号 109713-79-3

INN list 60

药效分类 抗高血压药

奈多罗米

Nedocromil（*INN*）

化学结构式

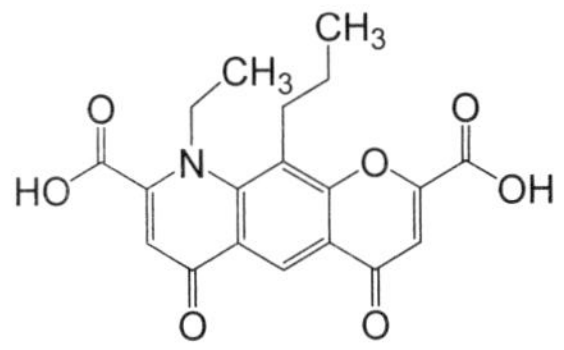

分子式和分子量 $C_{19}H_{17}NO_7$ 371.34

化学名 9-Ethyl-6,9-dihydro-4,6-dioxo-10-propyl-4*H*-pyrano[3,2-*g*]quinoline-2,8-dicarboxylic acid

9-乙基-6,9-二氢-4,6-二氧代-10-丙基-4*H*-吡喃酮[3,2-*g*]喹啉-2,8-二羧酸

CAS 登录号 69049-73-6；101626-68-0[钙盐]；69049-74-7[二钠盐]

INN list 50

药效分类 抗过敏药

奈伐麦布

Nevanimibe（*INN*）

化学结构式

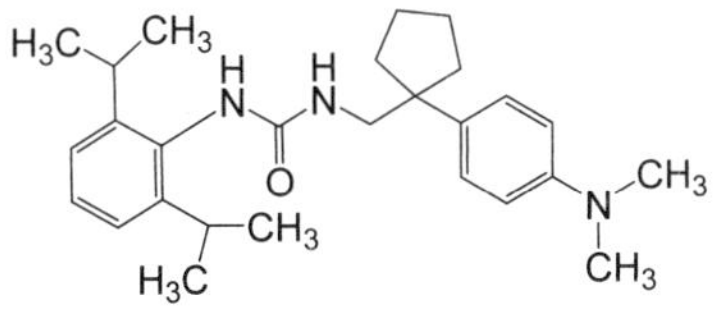

分子式和分子量 $C_{27}H_{39}N_3O$ 421.63

化学名 *N*-({1-[4-(Dimethylamino)phenyl]cyclopentyl}methyl)-*N'*-[2,6-di(propan-2-yl)phenyl]urea

N-({1-[4-(二甲氨基)苯基]环戊基}甲基)-*N'*-[2,6-二(丙-2-基)苯基]脲

CAS 登录号 133825-80-6

INN list 119

药效分类 酰基辅酶 A：胆固醇酰基转移酶(ACAT)抑制药

奈法唑酮

Nefazodone（*INN*）

化学结构式

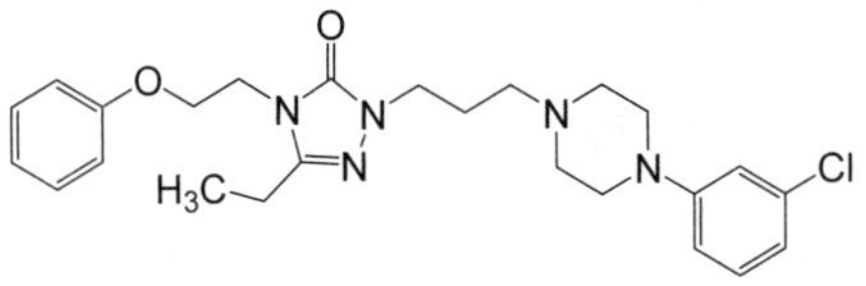

分子式和分子量 $C_{25}H_{32}ClN_5O_2$ 470.91

化学名 1-[3-[4-(*m*-Chlorophenyl)-1-piperazinyl]propyl]-3-ethyl-4-(2-phenoxyethyl)-Δ^2-1,2,4-triazolin-5-one

1-[3-[4-(3-氯苯基)-1-哌嗪基]丙基]-3-乙基-4-(2-苯氧基乙基)-Δ^2-1,2,4-三唑啉-5-酮

CAS 登录号 83366-66-9；82752-99-6[盐酸盐]

INN list 50

药效分类 抗抑郁药

奈非那韦

Nelfinavir（*INN*）

化学结构式

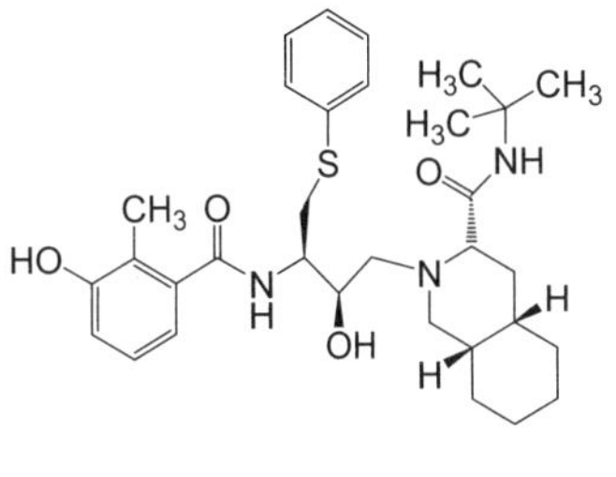

分子式和分子量 $C_{32}H_{45}N_3O_4S$ 567.79

化学名 (3*S*,4*aS*,8*aS*)-*N*-*tert*-Butyl-2-[(2*R*,3*R*)-3-(3,2-cresotamido)-2-hydroxy-4-(phenylthio)butyl]decahydro-3-isoquinolinecarboxamide

(3*S*,4*aS*,8*aS*)-*N*-叔丁基-2-[(2*R*,3*R*)-3-(3,2-苯甲酚氨基)-2-羟基-4-(苯硫基)丁基]十氢-3-异喹啉甲酰胺

CAS 登录号 159989-64-7；159989-65-8[甲磺酸盐]

INN list 76

药效分类 蛋白酶抑制剂类抗病毒药

ATC 分类 J05AE04

奈非西坦

Nefiracetam（*INN*）

化学结构式

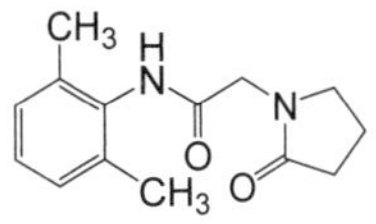

分子式和分子量 $C_{14}H_{18}N_2O_2$ 246.30

化学名 2-Oxo-1-pyrrolidineaceto-2',6'-xylidide

2-氧代-1-吡咯烷乙酰基-2',6'-二甲苯胺

CAS 登录号 77191-36-7

INN list 64

药效分类 促智药

奈氟齐特

Neflumozide（*INN*）

化学结构式

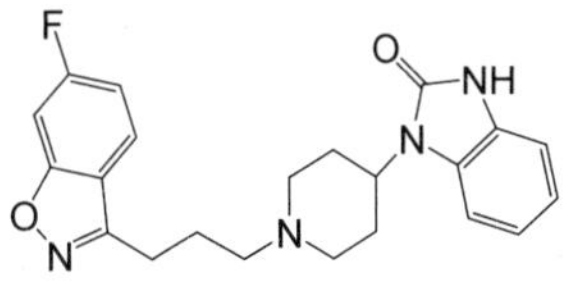

分子式和分子量 $C_{22}H_{23}FN_4O_2$ 394.45

化学名 1-[1-[3-(6-Fluoro-1,2-benzisoxazol-3-yl)propyl]-4-piperidyl]-2-benzimidazolinone

1-[1-[3-(6-氟代-1,2-苯异噁唑-3-基)丙基]-4-哌啶基]-2-苯并咪唑啉酮

CAS 登录号　86636-93-3；86015-38-5[盐酸盐]

INN list　54

药效分类　抗精神病药

奈福泮

Nefopam（*INN*）

化学结构式

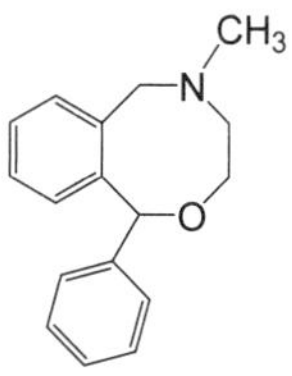

分子式和分子量　$C_{17}H_{19}NO$　253.35

化学名　3,4,5,6-Tetrahydro-5-methyl-1-phenyl-1*H*-2,5-benzoxazocine

3,4,5,6-四氢-5-甲基-1-苯基-1*H*-2,5-苯并氧杂氮杂辛烷

CAS 登录号　13669-70-0；23327-57-3[盐酸盐]

INN list　25

药效分类　镇痛药

奈康唑

Neticonazole（*INN*）

化学结构式

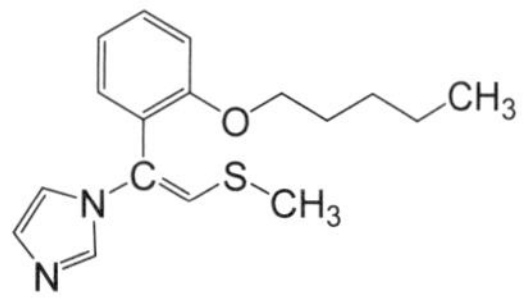

分子式和分子量　$C_{17}H_{22}N_2OS$　302.43

化学名　(*E*)-1-[2-(Methylthio)-1-[*o*-(pentyloxy)phenyl]vinyl]imidazole

(*E*)-1-[2-(甲硫基)-1-[2-(戊氧基)苯基]乙烯基]咪唑

CAS 登录号　130726-68-0;11178-99-9[取代物];130773-02-3[盐酸盐]

INN list　63

药效分类　抗真菌药

奈可吡坦

Necopidem（*INN*）

化学结构式

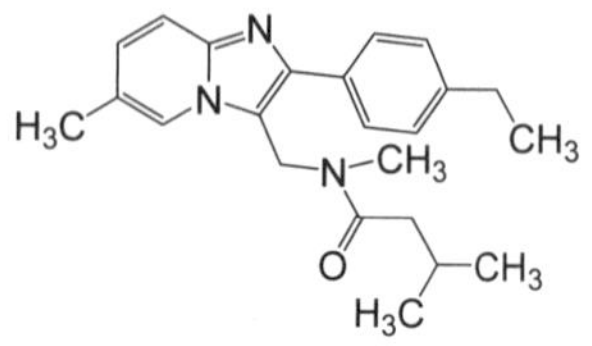

分子式和分子量　$C_{23}H_{29}N_3O$　363.50

化学名　*N*-[[2-(*p*-Ethylphenyl)-6-methylimidazo[1,2-*a*]pyridin-3-yl]methyl]-*N*,3-dimethylbutyramide

N-[[2-(4-乙苯基)-6-甲基咪唑并[1,2-*a*]吡啶-3-基]甲基]-*N*,3-二甲基丁酰胺

CAS 登录号　103844-77-5

INN list　66

药效分类　镇静催眠药

奈喹酯

Nequinate（*INN*）

化学结构式

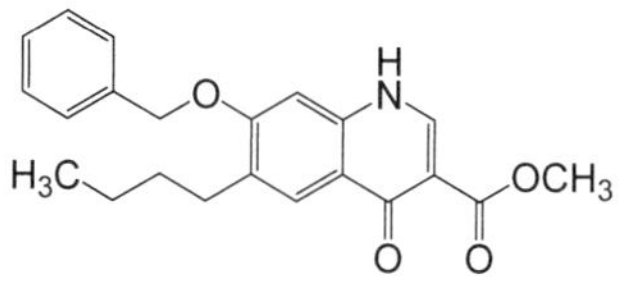

分子式和分子量　$C_{22}H_{23}NO_4$　365.42

化学名　Methyl 7-(benzyloxy)-6-butyl-1,4-dihydro-4-oxo-3-quinolinecarboxylate

甲基 7-(苯甲氧基)-6-丁基-1,4-二氢-4-氧代-3-喹啉羧酸酯

CAS 登录号　13997-19-8

INN list　22

药效分类　抗球虫药

奈拉滨

Nelzarabine（*INN*）

化学结构式

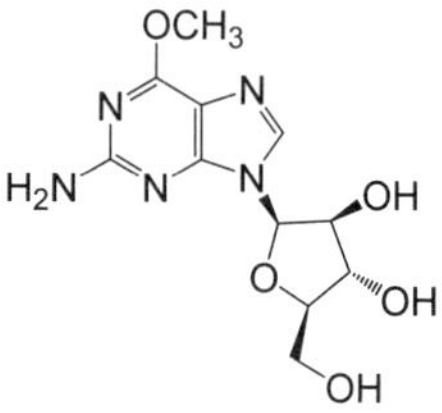

分子式和分子量　$C_{11}H_{15}N_5O_5$　297.27

化学名　2-Amino-9-*β*-D-arabinofuranosyl-6-methyoxy-9*H*-purine

2-氨基-9-*β*-D-呋喃阿拉伯糖基-6-甲氧基-9*H*-嘌呤

CAS 登录号　121032-29-9

INN list　78

药效分类　抗代谢类抗肿瘤药

ATC 分类　L01BB07

奈拉美生

Neramexane（*INN*）

化学结构式

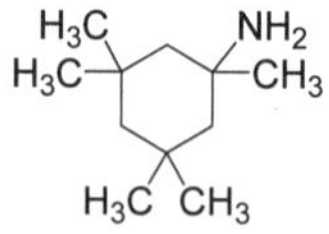

分子式和分子量　$C_{11}H_{23}N$　169.31

化学名 1,3,3,5,5-Pentamethylcyclohexanamine

1,3,3,5,5-五甲基环己胺

CAS 登录号 219810-59-0; 457068-92-7[甲磺酸盐]

INN list 84

药效分类 NMDA 受体拮抗药，抗抑郁药，抗早老性痴呆药

奈拉米诺

Neraminol（*INN*）

化学结构式

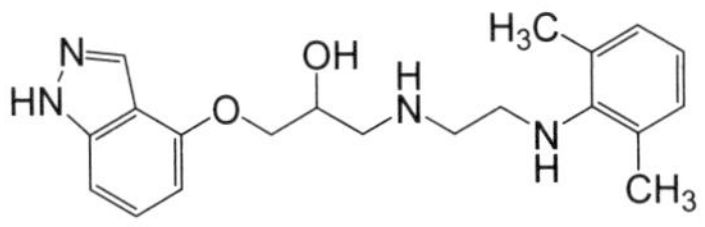

分子式和分子量 $C_{20}H_{26}N_4O_2$ 354.45

化学名 (±)-1-(1*H*-Indazol-4-yloxy)-3-[[2-(2,6-xylidino)ethyl]amino]-2-propanol

(±)-1-(1*H*-吲唑-4-基氧基)-3-[[2-(2,6-二甲苯氨基)乙基]氨基]-2-丙醇

CAS 登录号 86140-10-5

INN list 58

药效分类 β 受体激动药

奈拉莫德

Neflamapimod（*INN*）

化学结构式

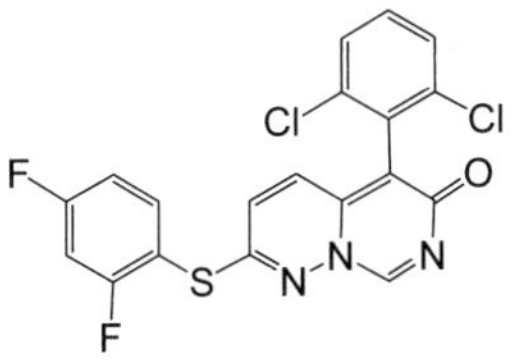

分子式和分子量 $C_{19}H_9Cl_2F_2N_3OS$ 436.26

化学名 5-(2,6-Dichlorophenyl)-2-[(2,4-difluorophenyl)sulfanyl]-6*H*-pyrimido[1,6-*b*]pyridazin-6-one

5-(2,6-二氯苯基)-2-[(2,4-二氟苯基)硫基]-6*H*-嘧啶并[1,6-*b*]哒嗪-6-酮

CAS 登录号 209410-46-8

INN list 116

药效分类 免疫调节药

奈拉替尼

Neratinib（*INN*）

化学结构式

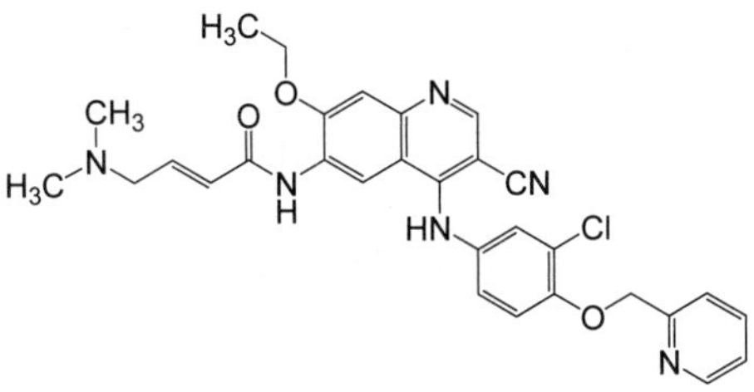

分子式和分子量 $C_{30}H_{29}ClN_6O_3$ 557.04

化学名 (2*E*)-*N*-[4-[[3-Chloro-4-[(pyridin-2-yl)methoxy]phenyl]amino]-3-cyano-7-ethoxyquinolin-6-yl]-4-(dimethylamino)-but-2-enamide

(2*E*)-*N*-[4-[[3-氯-4-[(吡啶-2-基)甲氧基]苯基]氨基]-3-氰基-7-乙氧基喹啉-6-基]-4-(二甲氨基)-丁-2-烯酰胺

CAS 登录号 698387-09-6

INN list 97

药效分类 抗肿瘤药

奈拉西坦

Nebracetam（*INN*）

化学结构式

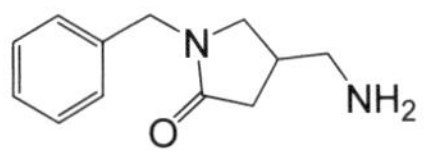

分子式和分子量 $C_{12}H_{16}N_2O$ 204.27

化学名 (±)-4-(Aminomethyl)-1-benzyl-2-pyrrolidinone

(±)-4-(氨甲基)-1-苄基-2-吡咯烷酮

CAS 登录号 116041-13-5

INN list 59

药效分类 促智药

奈来扎林

Nelezaprine（*INN*）

化学结构式

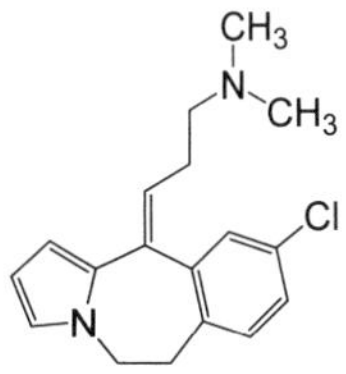

分子式和分子量 $C_{18}H_{21}ClN_2$ 300.83

化学名 (*E*)-9-Chloro-11-[3-(dimethylamino)propylidene]-6,11-dihydo-5*H*-pyrrolo[2,1-*b*][3]benzazepine

(*E*)-9-氯-11-[3-(二甲氨基)丙亚基]-6,11-二氢-5*H*-吡咯并[2,1-*b*][3]苯并氮杂䓬

CAS 登录号 69624-60-8; 107407-62-5[马来酸盐]

INN list 59

药效分类 肌肉松弛药

奈立吡啶

Nerispirdine（*INN*）

化学结构式

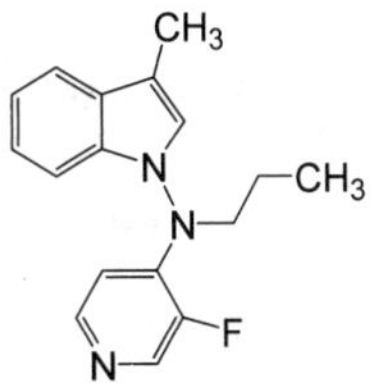

分子式和分子量 $C_{17}H_{18}FN_3$ 283.34

化学名　*N*-(3-Fluoropyridin-4-yl)-3-methyl-*N*-propyl-1*H*-indol-1-amine

N-(3-氟吡啶-4-基)-3-甲基-*N*-丙基-1*H*-吲哚-1-胺

CAS 登录号　119229-65-1

INN list　93

药效分类　钠/钾通道阻滞药

奈立膦酸

Neridronic Acid（*INN*）

化学结构式

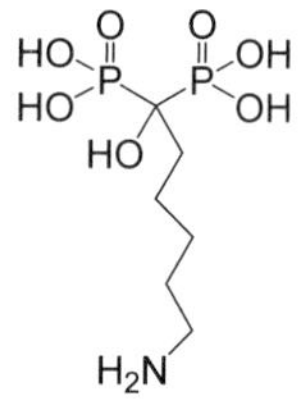

分子式和分子量　$C_6H_{17}NO_7P_2$　277.15

化学名　(6-Amino-1-hydroxyhexylidene)diphosphonic acid

(6-氨基-1-羟基己叉基)双膦酸

CAS 登录号　79778-41-9

INN list　61

药效分类　钙代谢调节药

奈立索泮

Nerisopam（*INN*）

化学结构式

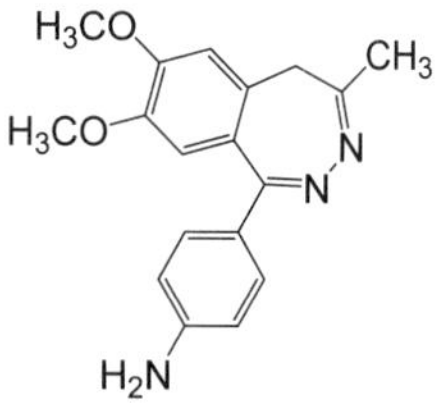

分子式和分子量　$C_{18}H_{19}N_3O_2$　309.36

化学名　1-(*p*-Aminophenyl)-7,8-dimethoxy-4-methyl-5*H*-2,3-benzodiazepine

1-(4-氨基苯基)-7,8-二甲氧基-4-甲基-5*H*-2,3-苯(并)二氮草

CAS 登录号　102771-12-0

INN list　67

药效分类　抗焦虑药

奈利伐坦

Nelivaptan（*INN*）

化学结构式

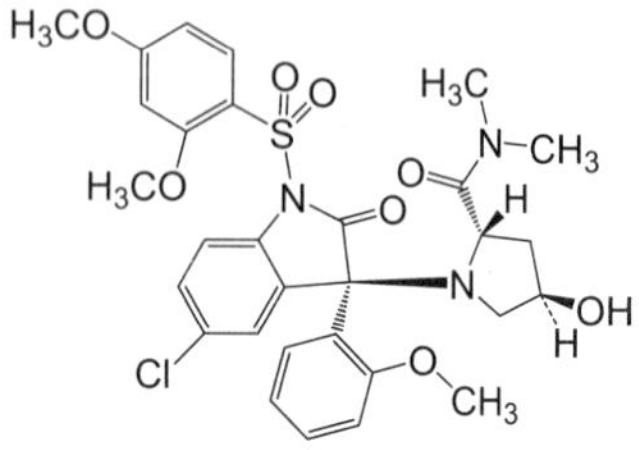

分子式和分子量　$C_{30}H_{32}ClN_3O_8S$　630.11

化学名　(2*S*,4*R*)-1-[(3*R*)-5-Chloro-1-[(2,4-dimethoxybenzene)sulfonyl]-3-(2-methoxyphenyl)-2-oxo-2,3-dihydro-1*H*-indol-3-yl]-4-hydroxy-*N*,*N*-dimethylpyrrolidine-2-carboxamide

(2*S*,4*R*)-1-[(3*R*)-5-氯-1-[(2,4-二甲氧苯基)磺酰基]-3-(2-甲氧基苯基)-2-氧代-2,3-二氢-1*H*-吲哚-3-基]-4-羟基-*N*,*N*-二甲基四氢吡咯-2-甲酰胺

CAS 登录号　439687-69-1

INN list　98

药效分类　加压素受体拮抗药

奈卢卡朋

Neluxicapone（*INN*）

化学结构式

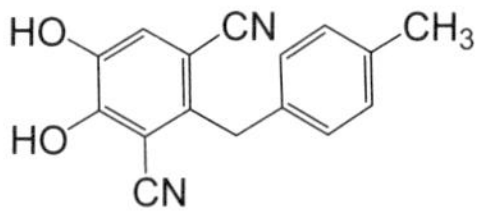

分子式和分子量　$C_{16}H_{12}N_2O_2$　264.28

化学名　4,5-Dihydroxy-2-[(4-methylphenyl)methyl]benzene-1,3-dicarbonitrile

4,5-二羟基-2-[(4-甲基苯基)甲基]苯-1,3-二甲腈

CAS 登录号　1498323-18-4

INN list　119

药效分类　抗震颤麻痹药

奈罗南达

Nelonemdaz（*INN*）

化学结构式

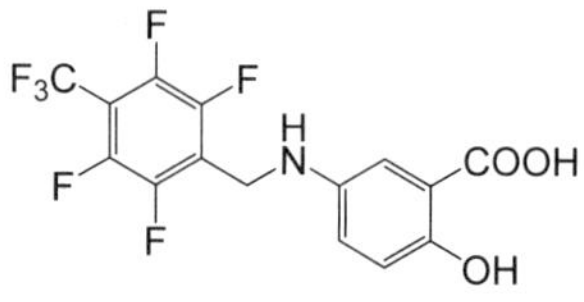

分子式和分子量　$C_{15}H_8F_7NO_3$　383.22

化学名　2-Hydroxy-5-({[2,3,5,6-tetrafluoro-4-(trifluoromethyl)phenyl]methyl}amino)benzoic acid

2-羟基-5-({[2,3,5,6-四氟-4-(三氟甲基)苯基]甲基}氨基)苯甲酸

CAS 登录号　640290-67-1

INN list　121

药效分类　NMDA 受体拮抗药

奈洛西呱

Nelociguat（*INN*）

化学结构式

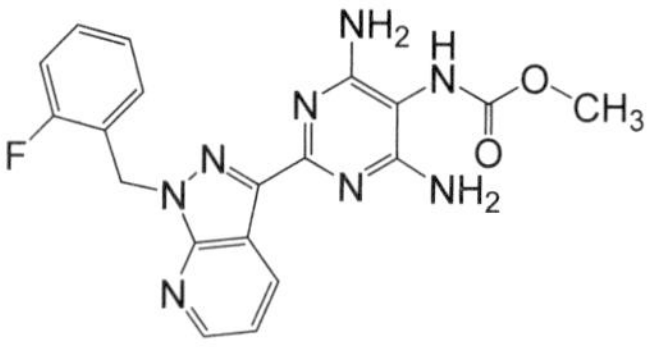

分子式和分子量 $C_{19}H_{17}FN_8O_2$ 408.39

化学名 Methyl(4,6-diamino-2-[1-[(2-fluorophenyl)methyl]-1*H*-pyrazolo[3,4-*b*]pyridin-3-yl]pyrimidin-5-yl)carbamate

甲基(4,6-二氨基-2-[1-[(2-氟苯基)甲基]-1*H*-吡唑并[3,4-*b*]吡啶-3-基]嘧啶-5-基)氨基甲酸酯

CAS 登录号 625115-52-8

INN list 105

药效分类 鸟苷酸环化酶活化药

奈马克丁

Nemadectin（*INN*）

化学结构式

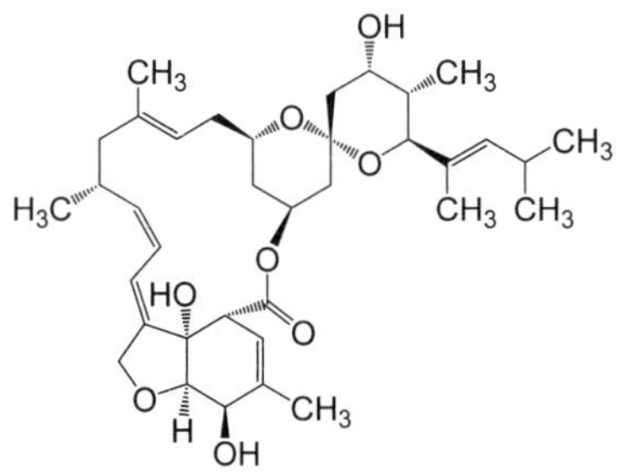

分子式和分子量 $C_{36}H_{52}O_8$ 612.79

化学名 (6*R*,23*S*,25*S*)-5-*O*-Demethyl-28-deoxy-25-[(*E*)-1,3-dimethyl-1-butenyl]-6,28-epoxy-23-hydroxymilbemycin B

(6*R*,23*S*,25*S*)-5-*O*-去甲-28-脱氧-25-[(*E*)-1,3-二甲基-1-丁烯基]-6,28-环氧-23-羟基米尔倍霉素 B

CAS 登录号 102130-84-7

INN list 60

药效分类 抗寄生虫药

奈马唑啉

Nemazoline（*INN*）

化学结构式

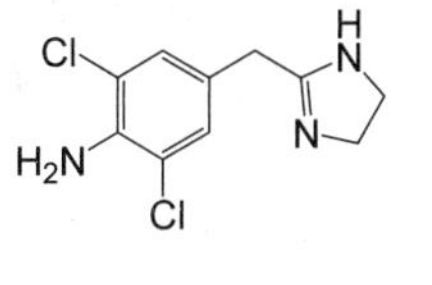

分子式和分子量 $C_{10}H_{11}Cl_2N_3$ 244.12

化学名 2-(4-Amino-3,5-dichlorobenzyl)-2-imidazoline

2-(4-氨基-3,5-二氯苄基)-2-咪唑啉

CAS 登录号 130759-56-7; 111073-18-8[盐酸盐]

INN list 63

药效分类 血管收缩药，抗鼻充血药

奈米非肽

Nemifitide（*INN*）

分子式和分子量 $C_{33}H_{43}FN_{10}O_6$ 694.77

化学结构式

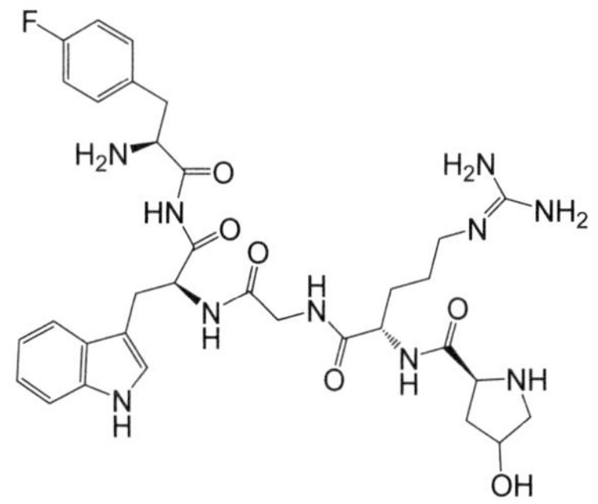

化学名 4-Fluoro-L-phenylalanyl-*trans*-4-hydroxy-L-prolyl-L-arginylglycyl-L-tryptophanamide

4-氟-L-苯丙氨酰基-反-4-羟基-L-脯氨酰基-L-精氨酰甘氨酰基-L-色氨酰胺

CAS 登录号 173240-15-9; 204992-09-6[双三氟乙酸盐]

INN list 87

药效分类 抗抑郁药

奈米利塞

Nemiralisib（*INN*）

化学结构式

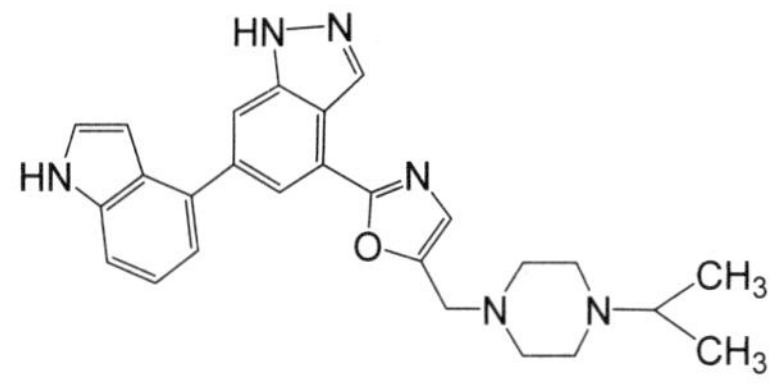

分子式和分子量 $C_{26}H_{28}N_6O$ 440.55

化学名 6-(1*H*-Indol-4-yl)-4-(5-{[4-(propan-2-yl)piperazin-1-yl]methyl}-1,3-oxazol-2-yl)-1*H*-indazole

6-(1*H*-吲哚-4-基)-4-(5-{[4-(丙-2-基)哌嗪-1-基]甲基}-1,3-噁唑-2-基)-1*H*-吲唑

CAS 登录号 1254036-71-9

INN list 116

药效分类 抗肿瘤药

奈莫必利

Nemonapride（*INN*）

化学结构式

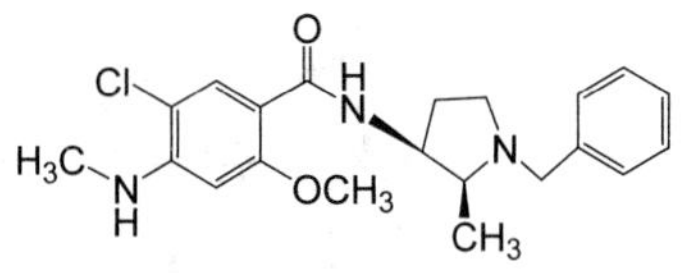

分子式和分子量 $C_{21}H_{26}ClN_3O_2$ 387.90

化学名 (±)-*cis*-*N*-(1-Benzyl-2-methyl-3-pyrrolidinyl)-5-chloro-4-(methylamino)-2-anisamide

(±)-顺-*N*-(1-苄基-2-甲基-3-吡咯烷基)-5-氯-4-(甲氨基)-2-甲氧基苯甲酰胺

CAS 登录号 93664-94-9

INN list　63

药效分类　多巴胺受体激动药

奈莫司汀

Neptamustine（*INN*）

化学结构式

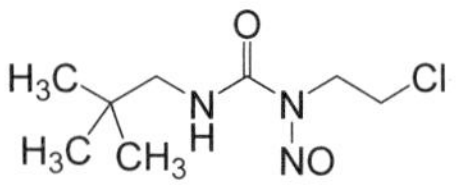

分子式和分子量　$C_8H_{16}ClN_3O_2$　221.68

化学名　l-(2-Chloroethyl)-3-neopentyl-1-nitrosourea

l-(2-氯乙基)-3-新戊基-1-亚硝基脲

CAS 登录号　73105-03-0

INN list　48

药效分类　抗肿瘤药

奈诺沙星

Nemonoxacin（*INN*）

化学结构式

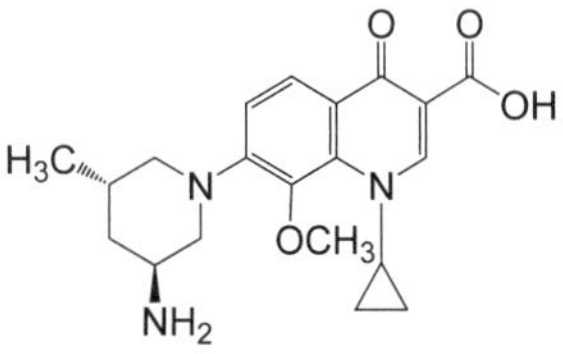

分子式和分子量　$C_{20}H_{25}N_3O_4$　371.43

化学名　7-[(3*S*,5*S*)-3-Amino-5-methylpiperidin-1-yl]-1-cyclopropyl-8-methoxy-4-oxo-1,4-dihydroquinoline-3-carboxylic acid

7-[(3*S*,5*S*)-3-氨基-5-甲基哌啶-1-基]-1-环丙基-8-甲氧基-4-氧代-1,4-二氢喹啉-3-羧酸

CAS 登录号　378746-64-6

INN list　96

药效分类　抗菌药

奈帕度坦

Nepadutant（*INN*）

化学结构式

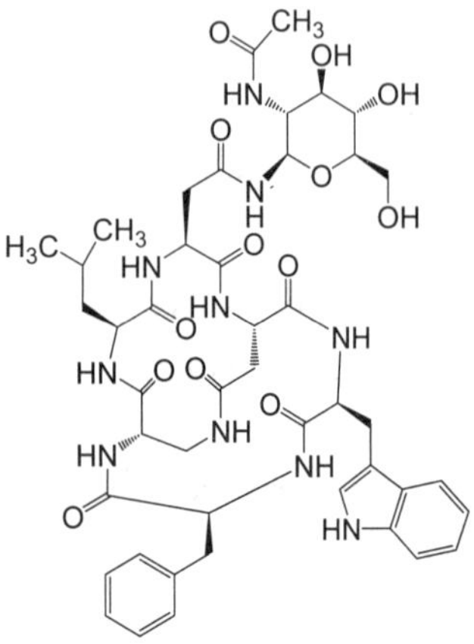

分子式和分子量　$C_{45}H_{58}N_{10}O_{13}$　947.00

化学名　Cyclo[*N*-(2-acetamido-2-deoxy-*β*-D-glucopyranosyl)-L-asparaginyl-L-*α*-aspartyl-L-tryptophyl-L-phenylalanyl-L-2,3-diaminopropionyl-L-leucyl],cyclic(2-5)-peptide

环[*N*-(2-乙酰氨基-2-脱氧-*β*-D-吡喃葡萄糖基)-L-门冬酰胺酰-L-*α*-门冬氨酰-L-色氨酰-L-苯丙氨酰基-L-2,3-二氨基丙酰-L-亮氨酰],环(2-5)-肽

CAS 登录号　183747-35-5

INN list　78

药效分类　速激肽受体拮抗药

奈帕芬胺

Nepafenac（*INN*）

化学结构式

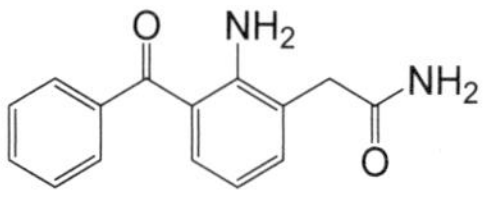

分子式和分子量　$C_{15}H_{14}N_2O_2$　254.28

化学名　2-(2-Amino-3-benzoylphenyl)acetamide

2-(2-氨基-3-苯甲酰苯基)乙酰胺

CAS 登录号　78281-72-8

INN list　78

药效分类　抗炎镇痛药

奈帕拉唑

Nepaprazole（*INN*）

化学结构式

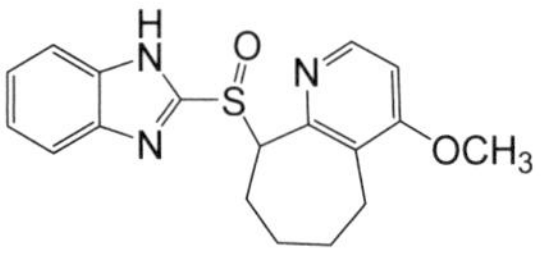

分子式和分子量　$C_{18}H_{19}N_3O_2S$　341.43

化学名　(±)-(9*R**)-9-[(*SS**)-2-Benzimidazolylsulfinyl]-6,7,8,9-tetrahydro-4-methoxy-5*H*-cyclohepta[*b*]pyridine

(±)-(9*R**)-9-[(*SS**)-2-苯并咪唑基亚磺酰基]-6,7,8,9-四氢-4-甲氧基-5*H*-环庚[*b*]吡啶

CAS 登录号　156601-79-5

INN list　74

药效分类　抗溃疡药

奈帕咪唑

Napamezole（*INN*）

化学结构式

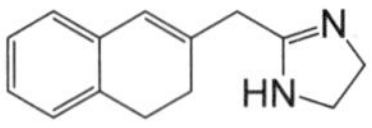

分子式和分子量　$C_{14}H_{16}N_2$　212.30

化学名　2-(3,4-Dihydronaphthalen-2-ylmethyl)-4,5-dihydro-1*H*-

imidazole

2-(3,4-二氢萘-2-基甲基)-4,5-二氢-1*H*-咪唑

CAS 登录号 91524-14-0; 87495-33-8[盐酸盐]

INN list 53

药效分类 抗抑郁药

奈哌那隆

Nepinalone（*INN*）

化学结构式

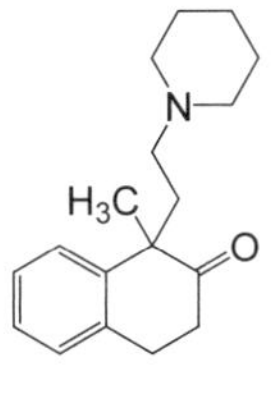

分子式和分子量 $C_{18}H_{25}NO$ 271.40

化学名 (±)-3,4-Dihydro-1-methyl-1-(2-piperidinoethyl)-2(1*H*)-naphthalenone

(±)-3,4-二氢-1-甲基-1-(2-哌啶乙基)-2(1*H*)-萘酮

CAS 登录号 22443-11-4

INN list 62

药效分类 镇咳药

奈匹司他

Nepicastat（*INN*）

化学结构式

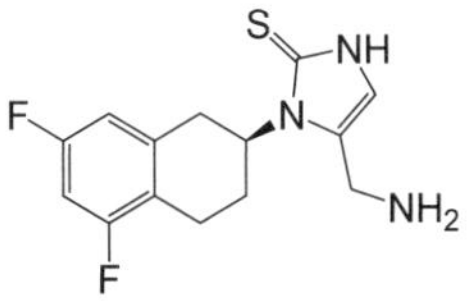

分子式和分子量 $C_{14}H_{15}F_2N_3S$ 295.35

化学名 4-(Aminomethyl)-3-[(2*S*)-5,7-difluoro-1,2,3,4-tetrahydronaphthalen-2-yl]-1*H*-imidazole-2-thione

4-(氨基甲基)-3-[(2*S*)-5,7-二氟-1,2,3,4-四氢萘-2-基]-1*H*-咪唑-2-硫酮

CAS 登录号 173997-05-2; 177645-08-8[盐酸盐]

INN list 78

药效分类 多巴胺 β 羟化酶抑制药，抗心力衰竭药

奈柔比星

Nemorubicin（*INN*）

化学结构式

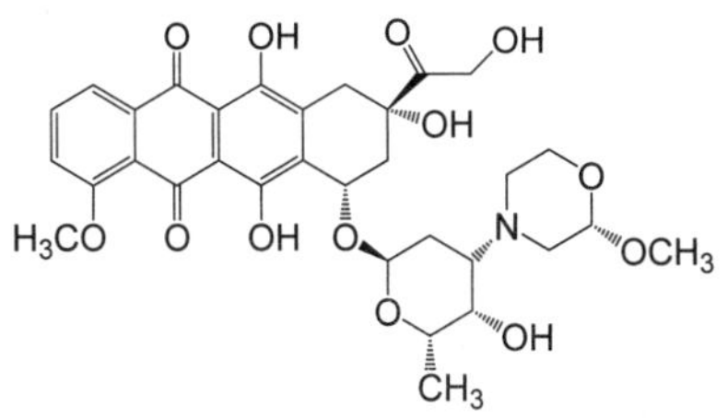

分子式和分子量 $C_{32}H_{37}NO_{13}$ 643.64

化学名 (1*S*,3*S*)-3-Glycoloyl-1,2,3,4,6,11-hexahydro-3,5,12-trihydroxy-10-methoxy-6,11-dioxo-1-naphthacenyl-2,3,6-trideoxy-3-[(*S*)-2-methoxymorpholino]-*α*-L-*lyxo*-hexopyranoside

(1*S*,3*S*)-3-乙醇酰-1,2,3,4,6,11-六氢-3,5,12-三羟基-10-甲氧基-6,11-二氧代-1-并四苯基-2,3,6-三脱氧-3-[(*S*)-2-甲氧基吗啉]-*α*-L-来苏-吡喃己糖苷

CAS 登录号 108852-90-0

INN list 71

药效分类 抗生素类抗肿瘤药

奈瑞昔宁

Nerindocianine（*INN*）

化学结构式

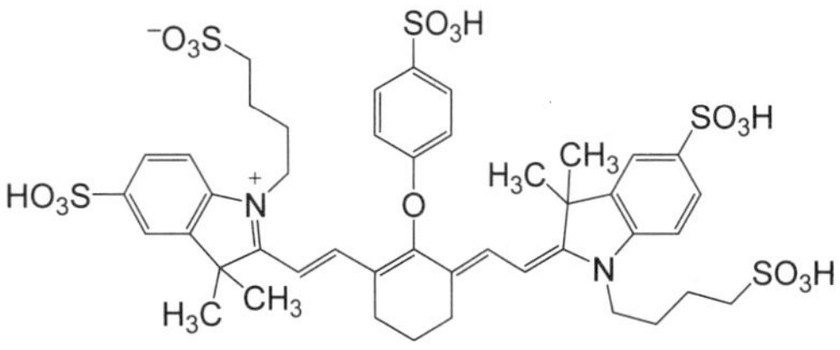

分子式和分子量 $C_{44}H_{52}N_2O_{16}S_5$ 1025.20

化学名 2-{(1*E*)-2-[3-{(2*E*)-2-[3,3-Dimethyl-5-sulfo-1-(4-sulfobutyl)-1,3-dihydro-2*H*-indol-2-ylidene]ethylidene}-2-(4-sulfophenoxy) cyclohex-1-en-1-yl]ethen-1-yl}-3,3-dimethyl-1-(4-sulfobutyl)-3*H*-indol-1-ium-5-sulfonate

2-{(1*E*)-2-[3-{(2*E*)-2-[3,3-二甲基-5-磺酸基-1-(4-磺酸丁基)-1,3-二氢-2*H*-吲哚-2-基亚基]乙亚基}-2-(4-磺酸基苯氧基)环己-1-烯-1-基]乙烯-1-基}-3,3-二甲基-1-(4-磺酸基丁基)-3*H*-吲哚-1-鎓-5-磺酸内盐

CAS 登录号 1933421-15-8

INN list 121

药效分类 对比剂

奈沙地尔

Nesapidil（*INN*）

化学结构式

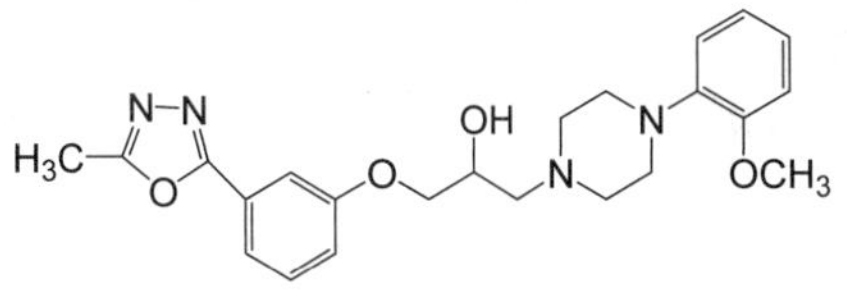

分子式和分子量 $C_{23}H_{28}N_4O_4$ 424.49

化学名 (±)-1-[4-(*o*-Methoxyphenyl)-1-piperazinyl]-3-[*m*-(5-methyl-1,3,4-oxadiazol-2-yl)-phenoxy]-2-propanol

(±)-1-[4-(2-甲氧基苯基)-1-哌嗪基]-3-[3-(5-甲基-1,3,4-噁二唑-2-基)-苯氧基]-2-丙醇

CAS 登录号 90326-85-5

INN list 52

药效分类 抗高血压药

奈沙加群

Napsagatran（*INN*）

化学结构式

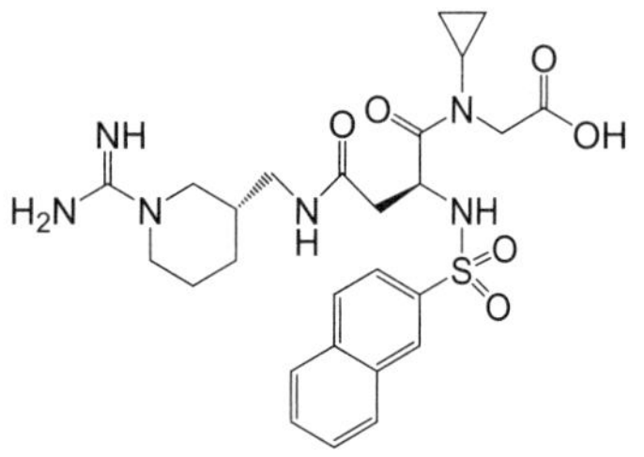

分子式和分子量　$C_{26}H_{34}N_6O_6S$　558.65

化学名　2-[[(2*S*)-4-[[(3*S*)-1-Carbamimidoylpiperidin-3-yl]methylamino]-2-(naphthalen-2-ylsulfonylamino)-4-oxobutanoyl]-cyclopropylamino]acetic acid

2-[[(2*S*)-4-[[(3*S*)-1-脒基哌啶-3-基]甲基氨基]-2-(萘-2-基磺酰基氨基)-4-氧代丁酰基]-环丙基氨基]乙酸

CAS 登录号　154397-77-0; 159668-20-9[水合物]

INN list　72

药效分类　凝血酶抑制药，抗血栓药

奈舒地尔

Netarsudil（*INN*）

化学结构式

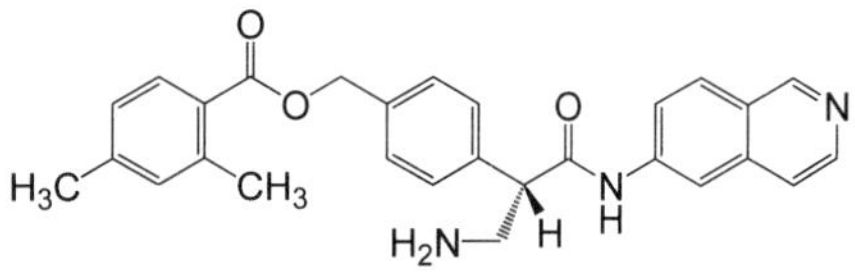

分子式和分子量　$C_{28}H_{27}N_3O_3$　453.21

化学名　{4-[(2*S*)-3-Amino-1-(isoquinolin-6-ylamino)-1-oxopropan-2-yl]phenyl}methyl 2,4-dimethylbenzoate

{4-[(2*S*)-3-氨基-1-(异喹啉-6-基氨基)-1-氧代丙烷-2-基]苯基}甲基 2,4-二甲基苯甲酸酯

CAS 登录号　1254032-66-0

INN list　113

药效分类　Rho 相关蛋白激酶抑制药

奈司布韦

Nesbuvir（*INN*）

化学结构式

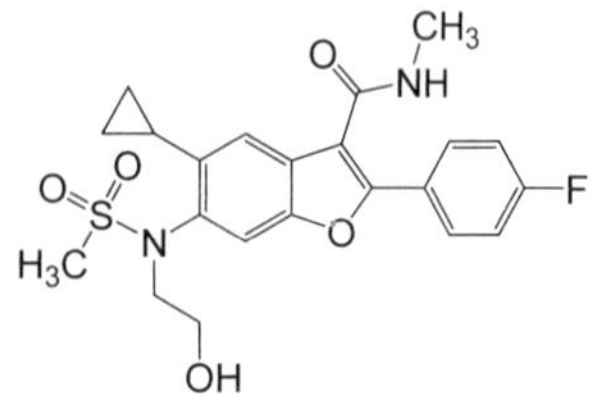

分子式和分子量　$C_{22}H_{23}FN_2O_5S$　446.50

化学名　5-Cyclopropyl-2-(4-fluorophenyl)-6-[(2-hydroxyethyl)(methylsulfonyl)amino]-*N*-methyl-1-benzofuran-3-carboxamide

5-环丙基-2-(4-氟苯基)-6-[(2-羟乙基)(甲磺酰基)氨基]-*N*-甲基-1-苯并呋喃-3-甲酰胺

CAS 登录号　691852-58-1

INN list　98

药效分类　抗病毒药

奈司茶碱

Nestifylline（*INN*）

化学结构式

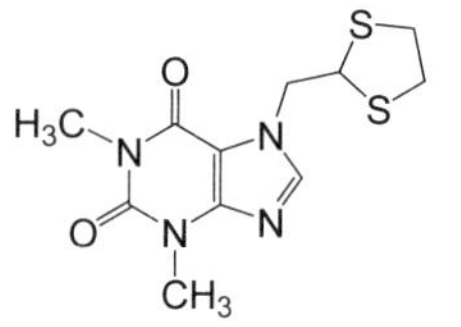

分子式和分子量　$C_{11}H_{14}N_4O_2S_2$　298.38

化学名　7-(1,3-Dithiolan-2-yl-methyl)theophylline

7-(1,3-二硫戊环-2-基-甲基)茶碱

CAS 登录号　116763-36-1

INN list　64

药效分类　平喘药

奈索卡托

Nesolicaftor（*INN*）

化学结构式

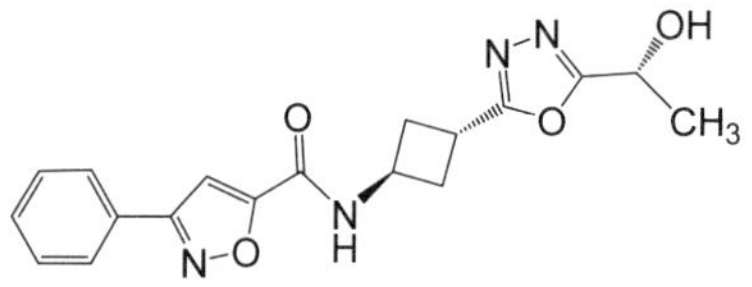

分子式和分子量　$C_{18}H_{18}N_4O_4$　354.37

化学名　*N*-(*trans*-3-{5-[(1*R*)-1-Hydroxyethyl]-1,3,4-oxadiazol-2-yl}cyclobutyl)-3-phenyl-1,2-oxazole-5-carboxamide

N-(反-3-{5-[(1*R*)-1-羟乙基]-1,3,4-噁二唑-2-基}环丁基)-3-苯基-1,2-噁唑-5-甲酰胺

CAS 登录号　1953130-87-4

INN list　122

药效分类　囊性纤维化跨膜调节 (CFTR) 蛋白调节药

奈索帕米

Nexopamil（*INN*）

化学结构式

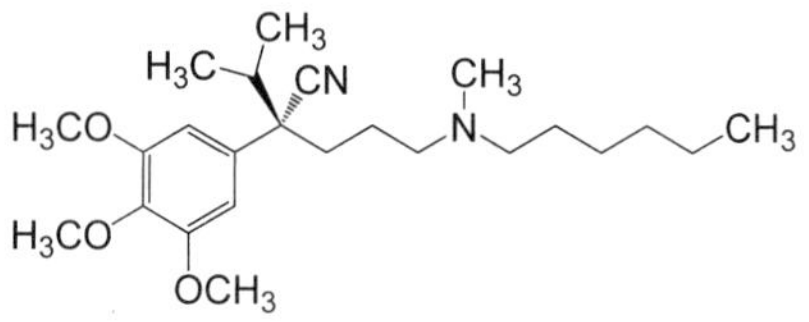

分子式和分子量　$C_{24}H_{40}N_2O_3$　404.59

化学名　(2*S*)-5-(Hexylmethylamino)-2-isopropyl-2-(3,4,5-trimethoxyphenyl)valeronitrile

(2*S*)-5-(己基甲氨基)-2-异丙基-2-(3,4,5-三甲氧基苯基)戊腈

CAS 登录号 136033-49-3

INN list 67

药效分类 冠脉扩张药

奈索司坦

Nesosteine（*INN*）

化学结构式

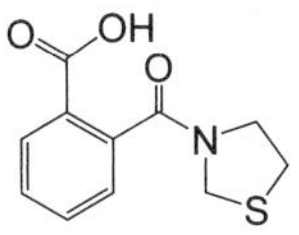

分子式和分子量 $C_{11}H_{11}NO_3S$ 237.27

化学名 *o*-(3-Thiazolidinylcarbonyl)benzoic acid

2-(3-噻唑烷基甲酰基)苯甲酸

CAS 登录号 84233-61-4

INN list 52

药效分类 黏液溶解药

奈他布替尼

Nemtabrutinib（*INN*）

化学结构式

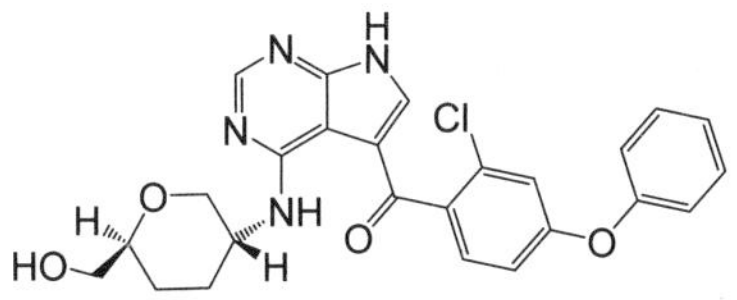

分子式和分子量 $C_{25}H_{23}ClN_4O_4$ 478.93

化学名 (2-Chloro-4-phenoxyphenyl)-[4-[[(3*R*,6*S*)-6-(hydroxymethyl)oxan-3-yl]amino]-7*H*-pyrrolo[2,3-*d*]pyrimidin-5-yl]methanone

(2-氯-4-苯氧基苯基)-[4-[[(3*R*,6*S*)-6-(羟甲基)氧杂环己-3-基]氨基]-7*H*-吡咯并[2,3-*d*]嘧啶-5-基]甲酮

CAS 登录号 2095393-15-8

INN list 124

药效分类 Bruton 酪氨酸激酶抑制药，抗肿瘤药

奈坦色林

Nelotanserin（*INN*）

化学结构式

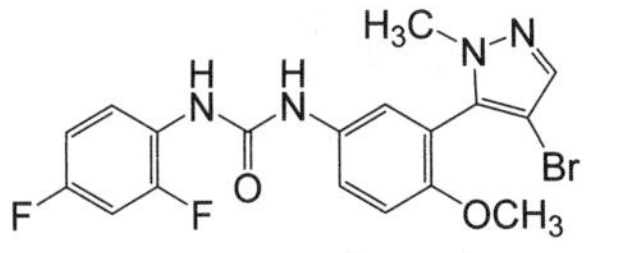

分子式和分子量 $C_{18}H_{15}BrF_2N_4O_2$ 437.24

化学名 1-[3-(4-Bromo-1-methyl-1*H*-pyrazol-5-yl)-4-methoxyphenyl]-3-(2,4-difluorophenyl)urea

1-[3-(4-溴-1-甲基-1*H*-吡唑-5-基)-4-甲氧基苯基]-3-(2,4-二氟苯基)脲

CAS 登录号 839713-36-9

INN list 101

药效分类 5-羟色胺受体拮抗药

奈替夫定

Netivudine（*INN*）

化学结构式

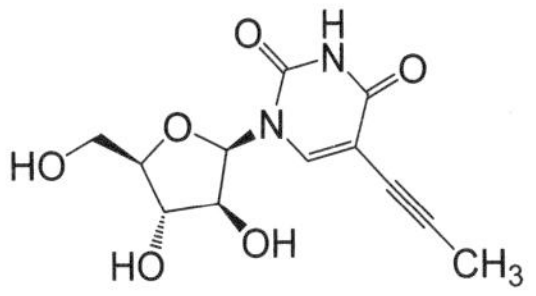

分子式和分子量 $C_{12}H_{14}N_2O_6$ 282.25

化学名 1-*β*-D-Arabinofuranosyl-5-(1-propynyl)uracil

1-*β*-D-呋喃阿拉伯糖基-5-(1-丙炔基)尿嘧啶

CAS 登录号 84558-93-0

INN list 72

药效分类 抗病毒药

奈替克新

Neltenexine（*INN*）

化学结构式

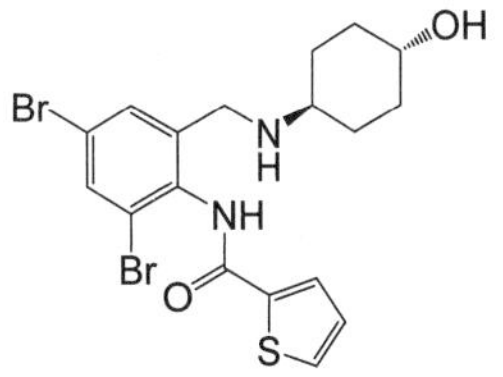

分子式和分子量 $C_{18}H_{20}Br_2N_2O_2S$ 488.24

化学名 *N*-(2,4-Dibromo-6-[[(4-hydroxycyclohexyl)amino]methyl]phenyl)thiophene-2-carboxamide

N-(2,4-二溴-6-[[(4-羟基环己基)氨基]甲基]苯基)噻吩-2-甲酰胺

CAS 登录号 99453-84-6

INN list 62

药效分类 祛痰药

奈替米星

Netilmicin（*INN*）

化学结构式

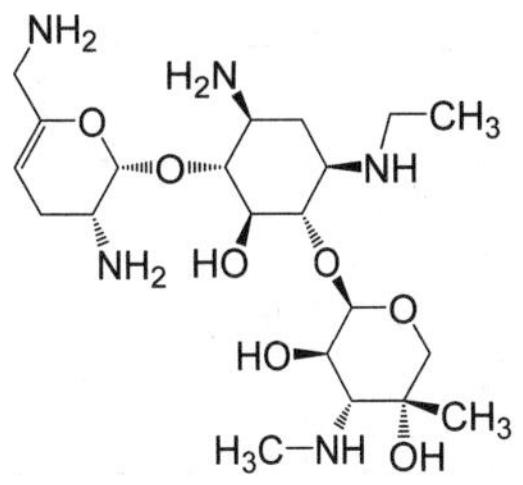

分子式和分子量 $C_{21}H_{41}N_5O_7$ 475.59

化学名 (2*R*,3*R*,4*R*,5*R*)-2-[(1*S*,2*S*,3*R*,4*S*,6*R*)-4-Amino-3-[[(2*S*,3*R*)-3-amino-6-(aminomethyl)-3,4-dihydro-2*H*-pyran-2-yl]oxy]-6-

(ethylamino)-2-hydroxycyclohexyl]oxy-5-methyl-4-(methylamino)oxane-3,5-diol

(2*R*,3*R*,4*R*,5*R*)-2-[(1*S*,2*S*,3*R*,4*S*,6*R*)-4-氨基-3-[[(2*S*,3*R*)-3-氨基-6-(氨基甲基)-3,4-二氢-2*H*-吡喃-2-基]氧基]-6-(乙基氨基)-2-羟基环己基]氧基-5-甲基-4-(甲基氨基)氧杂环己烷-3,5-二醇

CAS 登录号　56391-56-1；56391-57-2[硫酸盐]

INN list　36

药效分类　氨基糖苷类抗微生物药

ACT 分类　J01GB07

奈替诺司他

Nanatinostat（*INN*）

化学结构式

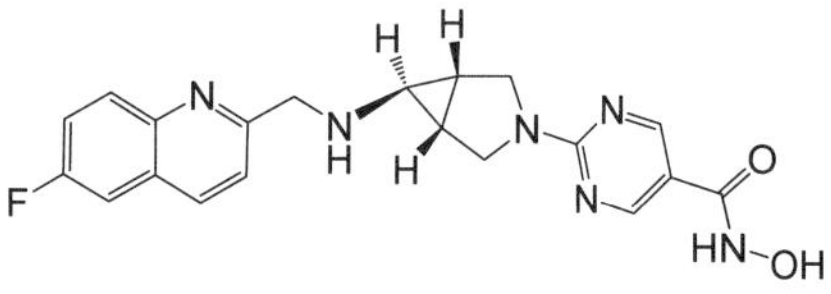

分子式和分子量　$C_{20}H_{19}FN_6O_2$　394.402

化学名　2-[(1*R*,5*S*,6*S*)-6-{[(6-Fluoroquinolin-2-yl)methyl]amino}-3-azabicyclo[3.1.0]hexan-3-yl]-*N*-hydroxypyrimidine-5-carboxamide

2-[(1*R*,5*S*,6*S*)-6-{[(6-氟喹啉-2-基)甲基]氨基}-3-氮杂双环[3.1.0]己烷-3-基]-*N*-羟基嘧啶-5-甲酰胺

CAS 登录号　1256448-47-1

INN list　120

药效分类　组蛋白去乙酰化酶抑制药，抗肿瘤药

奈托比胺

Netobimin（*INN*）

化学结构式

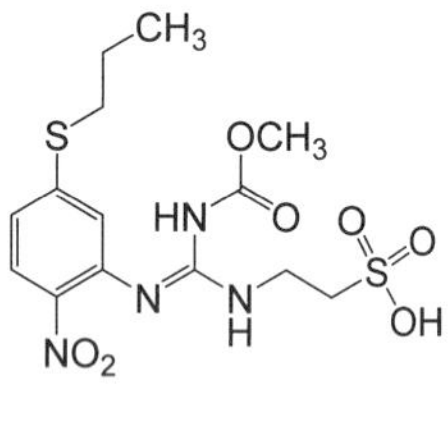

分子式和分子量　$C_{14}H_{20}N_4O_7S_2$　420.46

化学名　Methyl [*N*'-[2-nitro-5-(propylthio)phenyl]-*N*-(2-sulfoethyl)amidino]carbamate

甲基 [*N*'-[2-硝基-5-(丙硫基)苯基]-*N*-(2-磺乙基)脒基]氨基甲酸酯

CAS 登录号　88255-01-0

INN list　54

药效分类　抗蠕虫药

奈妥匹坦

Netupitant（*INN*）

分子式和分子量　$C_{30}H_{32}F_6N_4O$　578.59

化学结构式

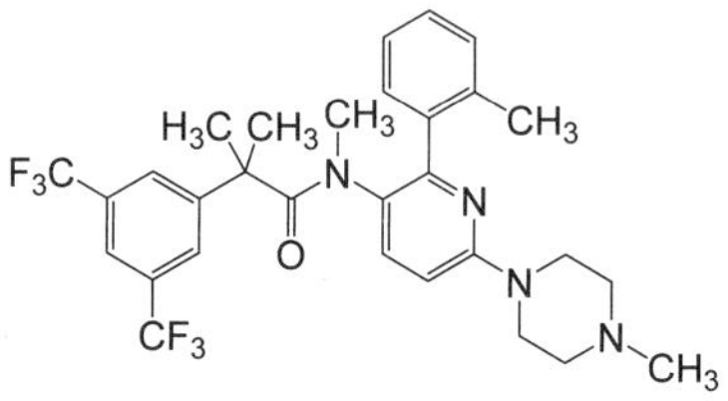

化学名　2-[3,5-Bis(trifluoromethyl)phenyl]-*N*,2-dimethyl-*N*-[4-(2-methylphenyl)-6-(4-methylpiperazin-1-yl)pyridin-3-yl]propanamide

2-[3,5-双(三氟甲基)苯基]-*N*,2-二甲基-*N*-[4-(2-甲苯基)-6-(4-甲基哌嗪-1-基)吡啶-3-基]丙酰胺

CAS 登录号　290297-26-6

INN list　90

药效分类　神经激肽 NK1 受体拮抗药

奈韦拉平

Nevirapine（*INN*）

化学结构式

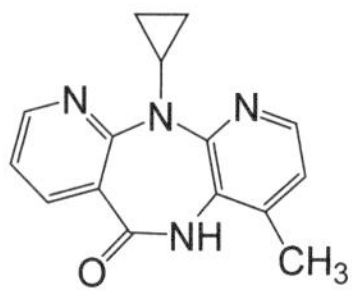

分子式和分子量　$C_{15}H_{14}N_4O$　266.30

化学名　11-Cyclopropyl-5,11-dihydro-4-methyl-6*H*-dipyrido[3,2-*b*:2',3'-*e*][1,4]diazepin-6-one

11-环丙基-5,11-二氢-4-甲基-6*H*-二吡啶并[3,2-*b*:2',3'-*e*][1,4]二氮杂䓬-6-酮

CAS 登录号　129618-40-2

INN list　66

药效分类　非核苷逆转录酶抑制剂类抗病毒药

ATC 分类　J05AG01

奈西利定

Nexeridine（*INN*）

化学结构式

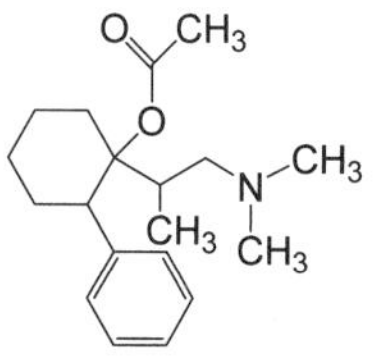

分子式和分子量　$C_{19}H_{29}NO_2$　303.45

化学名　1-[2-(Dimethylamino)-1-methylethyl]-2-phenylcyclohexanol acetate (ester)

1-[2-(二甲氨基)-1-甲基乙基]-2-苯基环己醇乙酸酯

CAS 登录号　53716-48-6；53718-47-5[盐酸盐]

INN list　34

药效分类　镇痛药

奈西瑞韦

Neceprevir（*INN*）

化学结构式

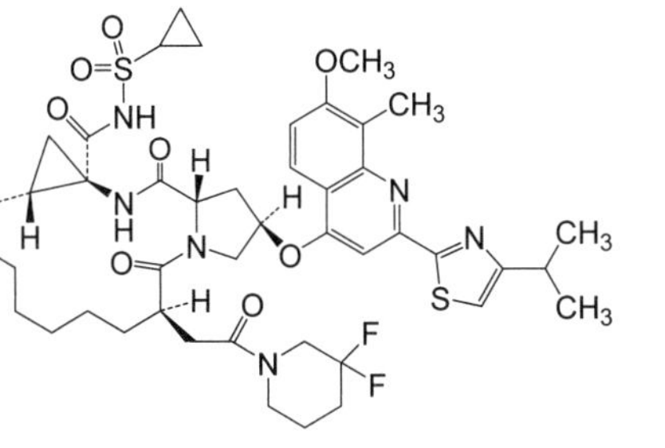

分子式和分子量 $C_{45}H_{56}F_2N_6O_8S_2$ 911.09

化学名 (2*R*,6*R*,12*Z*,13*aS*,14*aR*,16*aS*)-*N*-(Cyclopropanesulfonyl)-6-[2-(3,3-difluoropiperidin-1-yl)-2-oxoethyl]-2-({7-methoxy-8-methyl-2-[4-(propan-2-yl)-1,3-thiazol-2-yl]quinolin-4-yl}oxy)-5,16-dioxo-1,2,3,6,7,8,9,10,11,13*a*,14,15,16,16*a*-tetradecahydrocyclopropa[*e*]pyrrolo[1,2-*a*][1,4]diazacyclo pentadecine-14a(5*H*)-carboxamide

(2*R*,6*R*,12*Z*,13*aS*,14*aR*,16*aS*)-*N*-(环丙烷磺酰基)-6-[2-(3,3-二氟哌啶-1-基)-2-氧代乙基]-2-({7-甲氧基-8-甲基-2-[4-(丙-2-基)-1,3-噻唑-2-基]喹啉-4-基}氧基)-5,16-二氧代-1,2,3,6,7,8,9,10,11,13*a*,14,15,16,16*a*-十四氢环丙烷并[*e*]吡咯并[1,2-*a*][1,4]二氮杂环十五烯-14*a*(5*H*)-甲酰胺

CAS 登录号 1229626-28-1

INN list 107

药效分类 抗病毒药

奈唑昔替尼

Nezulcitinib（*INN*）

化学结构式

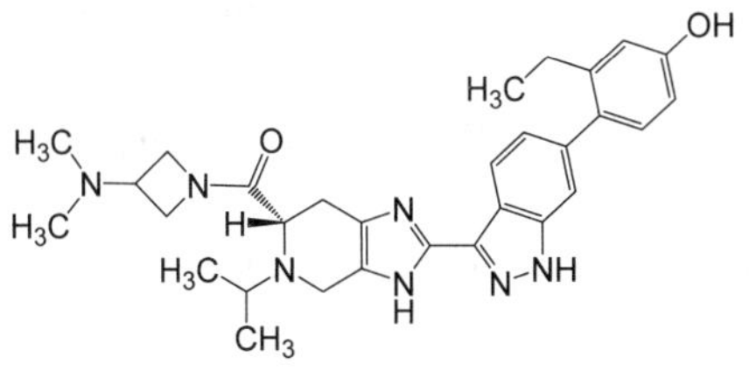

分子式和分子量 $C_{30}H_{37}N_7O_2$ 527.67

化学名 [3-(Dimethylamino)azetidin-1-yl]{(6*S*)-2-[6-(2-ethyl-4-hydroxyphenyl)-1*H*-indazol-3-yl]-5-(propan-2-yl)-4,5,6,7-tetrahydro-1*H*-imidazo[4,5-*c*]pyridin-6-yl}methanone

[3-(二甲氨基)氮杂环丁烷-1-基]{(6*S*)-2-[6-(2-乙基-4-羟基苯基)-1*H*-吲唑-3-基]-5-(丙-2-基)-4,5,6,7-四氢-1*H*-咪唑并[4,5-*c*]吡啶-6-基}甲酮

CAS 登录号 2412496-23-0

INN list 124 COVID-19 (专刊)

药效分类 Janus 激酶抑制药

萘苯诺酮

Nafenodone（*INN*）

分子式和分子量 $C_{20}H_{23}NO$ 293.40

化学结构式

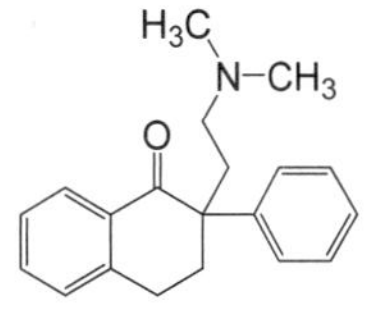

化学名 (±)-2-[2-(Dimethylamino)ethyl]-3,4-dihydro-2-phenyl-1(2*H*)-naphthalenone

(±)-2-[2-(二甲氨基)乙基]-3,4-二氢-2-苯基-1(2*H*)-萘酮

CAS 登录号 92615-20-8

INN list 54

药效分类 抗抑郁药

萘吡莫司

Napirimus（*INN*）

化学结构式

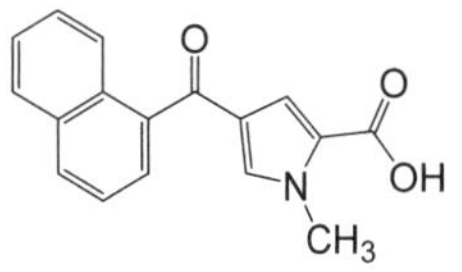

分子式和分子量 $C_{17}H_{13}NO_3$ 279.29

化学名 1-Methyl-4-(1-naphthoyl)-pyrrole-2-carboxylic acid

1-甲基-4-(1-萘甲酰)-吡咯-2-羧酸

CAS 登录号 70696-66-1

INN list 60

药效分类 免疫抑制药

萘吡坦

Napitane（*INN*）

化学结构式

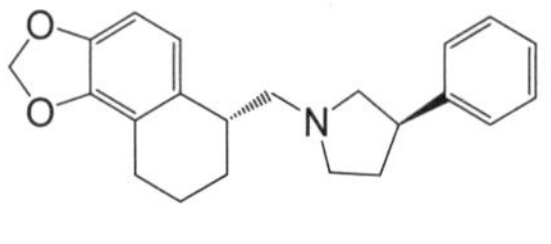

分子式和分子量 $C_{22}H_{25}NO_2$ 335.45

化学名 (±)-(3*R**)-3-Phenyl-1-[[(6*R**)-6,7,8,9-tetrahydronaphtho[1,2-*d*]-1,3-dioxol-6-yl]methyl]pyrrolidine

(±)-(3*R**)-3-苯基-1-[[(6*R**)-6,7,8,9-四氢萘并[1,2-*d*]-1,3-二氧戊环-6-基]甲基]吡咯烷

CAS 登录号 148152-63-0; 149189-73-1[甲磺酸盐]

INN list 73

药效分类 抗抑郁药，α 受体拮抗药

萘丙多昔

Naprodoxime（*INN*）

化学结构式

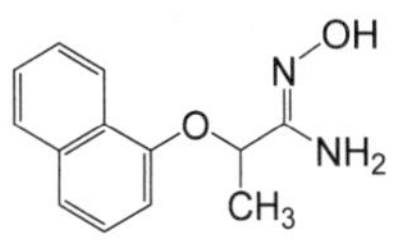

分子式和分子量　$C_{13}H_{14}N_2O_2$　230.26

化学名　2-(1-Naphthyloxy)propionamidoxime

2-(1-萘氧基)丙酰胺肟

CAS 登录号　57925-64-1

INN list　41

药效分类　抗精神病药

萘氮芥

Chlornaphazine（*INN*）

化学结构式

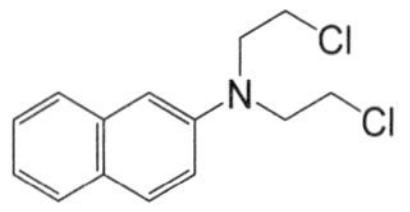

分子式和分子量　$C_{14}H_{15}Cl_2N$　268.18

化学名　*N,N*-Bis(2-chloethyl)-2-naphthylamine

N,N-双(2-氯乙基)-2-萘胺

CAS 登录号　494-03-1

INN list　1

药效分类　抗肿瘤药

萘丁美酮

Nabumetone（*INN*）

化学结构式

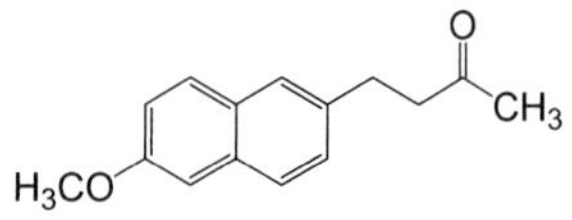

分子式和分子量　$C_{15}H_{16}O_2$　228.29

化学名　4-(6-Methoxy-2-naphthyl)-2-butanone

4-(6-甲氧基-2-萘基)-2-丁酮

CAS 登录号　42924-53-8

INN list　44

药效分类　抗炎镇痛药

萘啶酸

Nalidixic Acid（*INN*）

化学结构式

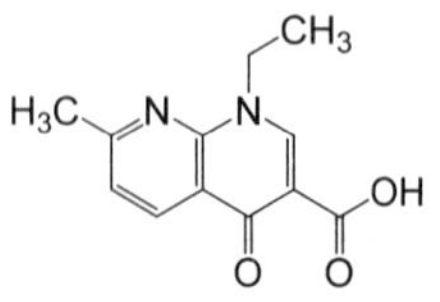

分子式和分子量　$C_{12}H_{12}N_2O_3$　232.24

化学名　1-Ethyl-1,4-dihydro-7-methyl-4-oxo-1,8-naphthyridine-3-carboxylic acid

1-乙基-1,4-二氢-7-甲基-4-氧代-1,8-萘啶-3-羧酸

CAS 登录号　389-08-2

INN list　13

药效分类　喹诺酮类抗微生物药

ATC 分类　J01MB02

萘二磺乙乳胆铵

Aclatonium Napadisilate（*INN*）

化学结构式

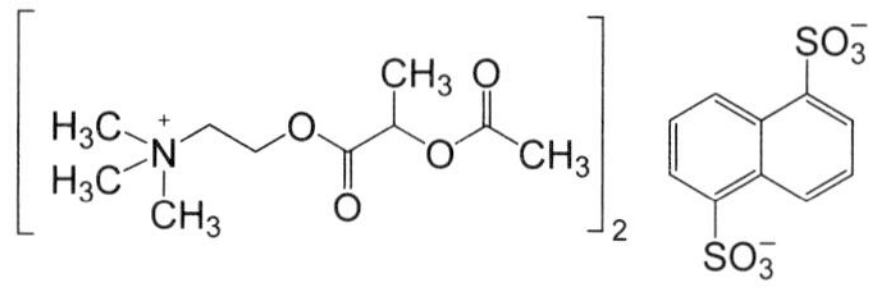

分子式和分子量　$C_{30}H_{46}N_2O_{14}S_2$　722.82

化学名　(2-Acetoxypropionyl)choline 1,5-naphthalenedisulfonate (2∶1)

(2-乙酰氧基丙酰基)胆碱 1,5-萘二磺酸盐(2∶1)

CAS 登录号　55077-30-0

INN list　43

药效分类　拟胆碱药

萘非可特

Naflocort（*INN*）

化学结构式

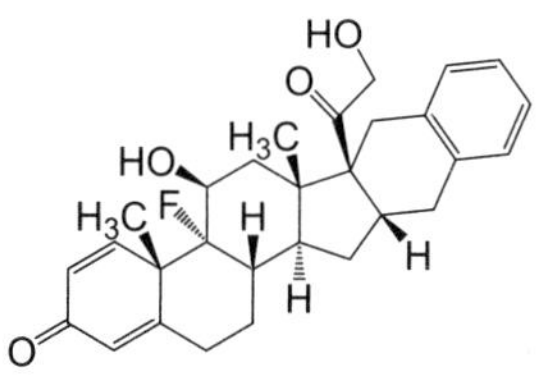

分子式和分子量　$C_{29}H_{33}FO_4$　464.58

化学名　9-Fluoro-1',4'-dihydro-11*β*,21-dihydroxy-2'*βH*-naphtho[2'3':16,17]pregna-1,4-diene-3,20-dione

9-氟-1',4'-二氢-11*β*,21-二羟基-2'*βH*-萘并[2',3':16,17]孕甾-1,4-二烯-3,20-二酮

CAS 登录号　59497-39-1；80738-47-2[一水合物]

INN list　50

药效分类　肾上腺皮质激素类药

萘非洛尔

Nafetolol（*INN*）

化学结构式

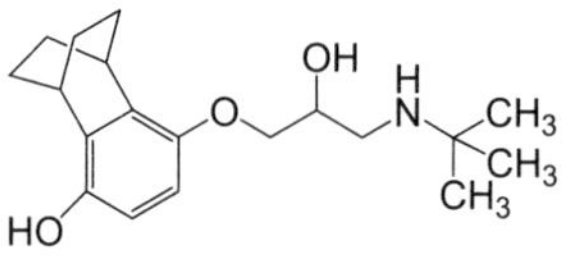

分子式和分子量　$C_{19}H_{29}NO_3$　319.44

化学名　1-(*tert*-Butylamino)-3-[(1,2,3,4-tetrahydro-8-hydroxy-1,4-ethanonaphthalen-5-yl)oxy]-2-propanol

1-(叔丁氨基)-3-[(1,2,3,4-四氢-8-羟基-1,4-乙桥萘-5-基)氧基]-2-丙醇

CAS 登录号 42050-23-7
INN list 39
药效分类 β受体拮抗药

萘酚喹

Naphthoquine

化学结构式

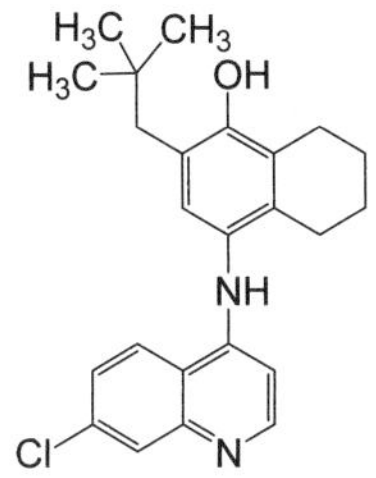

分子式和分子量 $C_{24}H_{27}ClN_2O$ 394.94

化学名 4-(7-Chloroquinolin-4-ylamino)-2-neopentyl-5,6,7,8-tetrahydronaphthalen-1-ol

4-(7-氯喹啉-4-基氨基)-2-特戊基-5,6,7,8-四氢-1-萘酚

CAS 登记号 173531-58-3
药效分类 抗疟药

萘酚平

Nafenopin（*INN*）

化学结构式

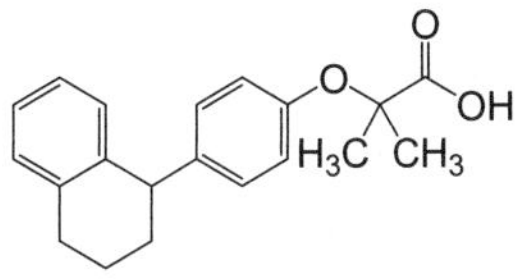

分子式和分子量 $C_{20}H_{22}O_3$ 310.39

化学名 2-Methyl-2-[*p*-(1,2,3,4-tetrahydro-1-naphthyl)phenoxy] propionic acid

2-甲基-2-[4-(1,2,3,4-四氢-1-萘基)苯氧基]丙酸

CAS 登录号 3771-19-5
INN list 24
药效分类 降血脂药

萘夫西林

Nafcillin（*INN*）

化学结构式

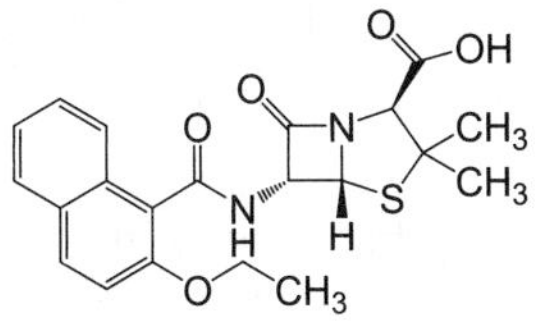

分子式和分子量 $C_{21}H_{22}N_2O_5S$ 414.48

化学名 (2*S*,5*R*,6*R*)-6-(2-Ethoxy-1-naphthamido)-3,3-dimethyl-7-oxo-4-thia-1-azabicyclo[3.2.0]heptane-2-carboxylic acid

(2*S*,5*R*,6*R*)-6-(2-乙氧基-1-萘甲酰氨基)-3,3-二甲基-7-氧代-4-硫杂-1-氮杂双环[3.2.0]庚烷-2-甲酸

CAS 登录号 147-52-4; 985-16-0[钠盐]; 7177-50-6[钠盐一水合物]
INN list 13
药效分类 抗生素类药

萘福昔定

Nafoxidine（*INN*）

化学结构式

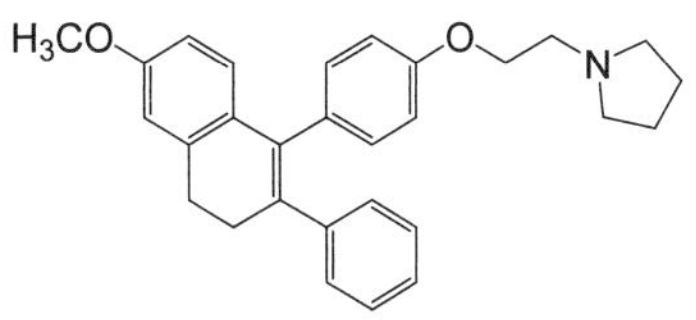

分子式和分子量 $C_{29}H_{31}NO_2$ 425.57

化学名 1-[2-[*p*-(3,4-Dihydro-6-methoxy-2-phenyl-1-naphyl) phenoxy]ethyl]pyrrolidine

1-[2-[4-(3,4-二氢-6-甲氧基-2-苯基-1-萘基)苯氧基]乙基]吡咯烷

CAS 登录号 1845-11-0; 1847-63-8[盐酸盐]
INN list 16
药效分类 抗雌激素药

萘格列酮

Netoglitazone（*INN*）

化学结构式

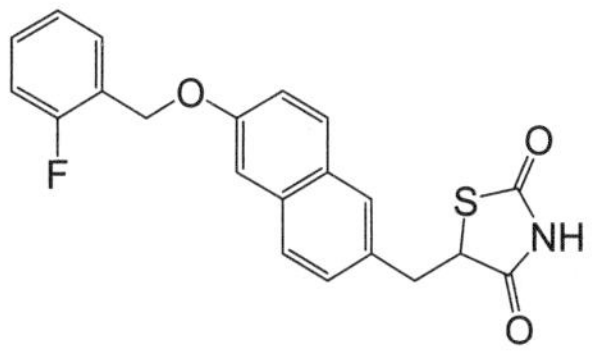

分子式和分子量 $C_{21}H_{16}FNO_3S$ 381.42

化学名 (5*RS*)-5-[[6-[(2-Fluorobenzyl)oxy]-2-naphthyl]methyl] thiazolidine-2,4-dione

(5*RS*)-5-[[6-[(2-氟苄基)氧基]-2-萘基]甲基]噻唑烷-2,4-二酮

CAS 登录号 161600-01-7
INN list 85
药效分类 抗糖尿病药

萘甲羟胺

Nafomine（*INN*）

化学结构式

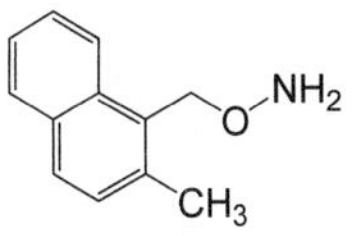

分子式和分子量 $C_{12}H_{13}NO$ 187.24

化学名 *O*-[(2-Methyl-1-naphthyl)methyl]hydroxylamine

O-[(2-甲基-1-萘基)甲基]羟胺

CAS 登录号　46263-35-8

INN list　23

药效分类　肌肉松弛药

萘甲唑啉

Naphazoline（*INN*）

化学结构式

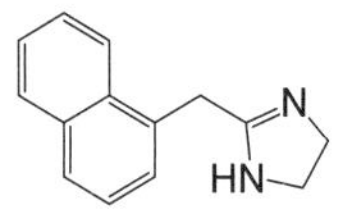

分子式和分子量　$C_{14}H_{14}N_2$　210.28

化学名　2-(Naphthalen-1-ylmethyl)-4,5-dihydro-1*H*-imidazole

2-(萘-1-基甲基)-4,5-二氢-1*H*-咪唑

CAS 登录号　835-31-4; 550-99-2[盐酸盐]

INN list　1

药效分类　血管收缩药

萘克沙多

Nafoxadol（*INN*）

化学结构式

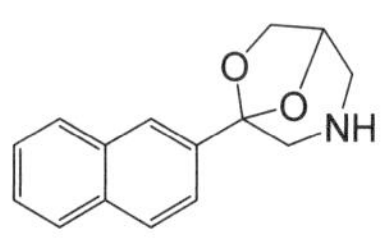

分子式和分子量　$C_{15}H_{15}NO_2$　241.29

化学名　5-(2-Naphthyl)-6,8-dioxa-3-azabicyclo[3.2.1]octane

5-(2-萘基)-6,8-二氧杂-3-氮杂双环[3.2.1]辛烷

CAS 登录号　84145-90-4

INN list　50

药效分类　镇痛药

萘醌脲

Naftazone（*INN*）

化学结构式

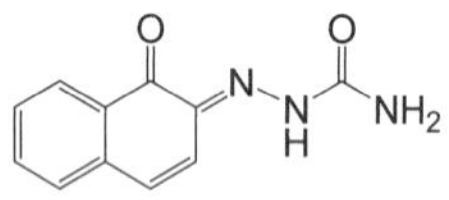

分子式和分子量　$C_{11}H_9N_3O_2$　215.21

化学名　1,2-Naphthoquinone 2-semicarbazone

1,2-萘醌 2-缩氨基脲

CAS 登录号　15687-37-3

INN list　16

药效分类　止血药

萘拉诺

Naranol（*INN*）

分子式和分子量　$C_{18}H_{21}NO_2$　283.37

化学结构式

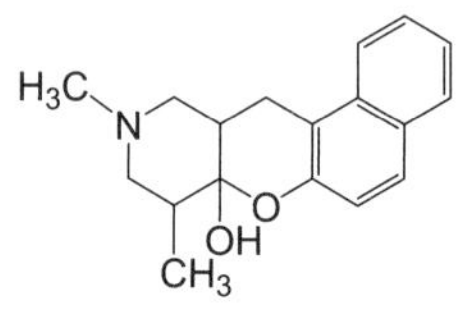

化学名　8,9,10,11,11*a*,12-Hexahydro-8,10-dimethyl-7*aH*-naphtho[1',2':5:6]pyrano[3,2-*c*]pyridin-7*a*-ol

8,9,10,11,11*a*,12-六氢-8,10-二甲基-7*aH*-萘并[1',2':5:6]吡喃并[3,2-*c*]吡啶-7*a*-醇

CAS 登录号　22292-91-7; 34256-91-2[盐酸盐]

INN list　21

药效分类　抗精神病药

萘磷氟尿苷

Fosifloxuridine Nafalbenamide（*INN*）

化学结构式

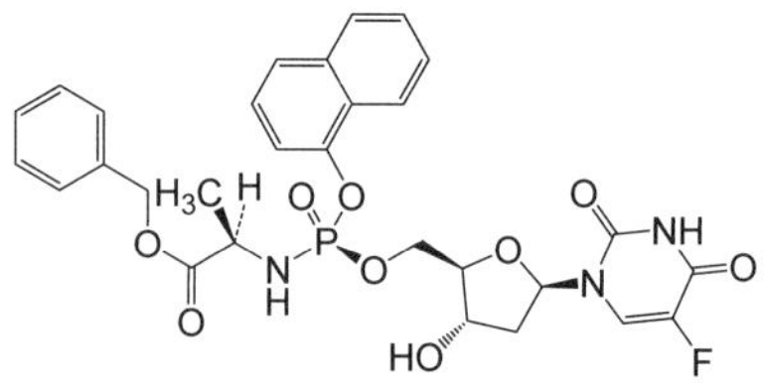

分子式和分子量　$C_{29}H_{29}FN_3O_9P$　613.54

化学名　Benzyl (2*S*)-2-[[[(2*R*,3*S*,5*R*)-5-(5-fluoro-2,4-dioxopyrimidin-1-yl)-3-hydroxyoxolan-2-yl]methoxy-naphthalen-1-yloxy-phosphoryl]amino]propanoate

苄基 (2*S*)-2-[[[(2*R*,3*S*,5*R*)-5-(5-氟-2,4-二氧代嘧啶-1-基)-3-羟基氧杂环戊-2-基]甲氧基-萘-1-基氧基膦酰基]氨基]丙酸酯

CAS 登录号　1332837-31-6

INN list　119

药效分类　抗肿瘤药

奈洛克兰

Nelonicline（*INN*）

化学结构式

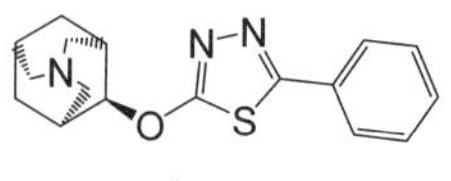

分子式和分子量　$C_{17}H_{19}N_3OS$　313.12

化学名　(3*R*,4*s*,5*S*)-4-[(5-Phenyl-1,3,4-thiadiazol-2-yl)oxy]-1-azaadamantane

(3*R*,4*s*,5*S*)-4-[(5-苯基-1,3,4-噻二唑-2-基)氧基]-1-氮杂金刚烷

CAS 登录号　1026134-63-3

INN list　112

药效分类　烟碱型乙酰胆碱受体激动药

萘咪酮

Nafimidone（*INN*）

分子式和分子量　$C_{15}H_{12}N_2O$　236.27

化学结构式

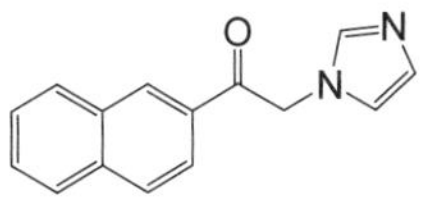

化学名 2-Imidazol-1-yl-2'-acetonaphthone

2-咪唑-1-基-2'-萘乙酮

CAS 登录号 64212-22-2; 70891-37-1[盐酸盐]

INN list 49

药效分类 抗惊厥药

萘莫司他

Nafamostat（*INN*）

化学结构式

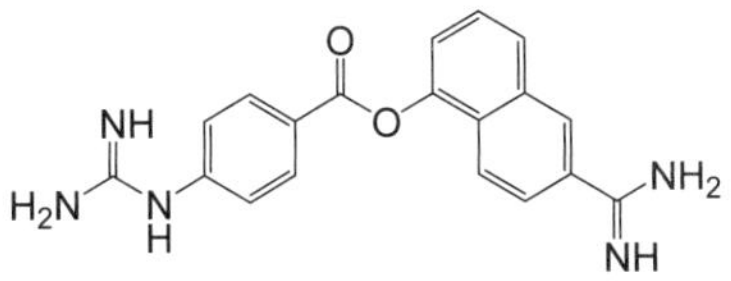

分子式和分子量 $C_{19}H_{17}N_5O_2$ 347.38

化学名 6-Amidino-2-naphthyl 4-guanidinobenzoate

6-脒基-2-萘基 4-胍基苯甲酸酯

CAS 登录号 81525-10-2; 82956-11-4[甲磺酸盐]

INN list 53

药效分类 蛋白酶抑制药，抗凝血药

萘帕他定

Napactadine（*INN*）

化学结构式

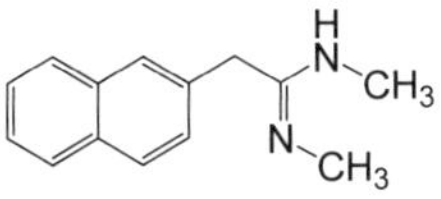

分子式和分子量 $C_{14}H_{16}N_2$ 212.30

化学名 *N,N'*-Dimethyl-2-naphthalene-acetamidine

N,N'-二甲基-2-萘-乙脒

CAS 登录号 76631-45-3; 57166-13-9[盐酸盐]

INN list 46

药效分类 抗抑郁药

萘哌地尔

Naftopidil（*INN*）

化学结构式

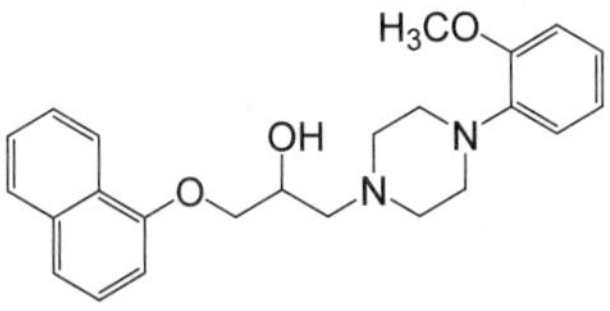

分子式和分子量 $C_{24}H_{28}N_2O_3$ 392.49

化学名 (±)-4-(*o*-Methoxyphenyl)-*α*-[(1-naphthyloxy)methyl]-1-piperazineethanol

(±)-4-(2-甲氧苯基)-*α*-[(1-萘氧基)甲基]-1-哌嗪乙醇

CAS 登录号 57149-07-2

INN list 52

药效分类 血管扩张药

萘普生

Naproxen（*INN*）

化学结构式

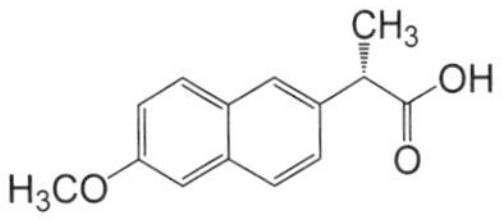

分子式和分子量 $C_{14}H_{14}O_3$ 230.26

化学名 (*S*)-*α*-Methyl-6-methoxy-2-naphthaleneacetic acid

(*S*)-*α*-甲基-6-甲氧基-2-萘乙酸

CAS 登录号 22204-53-1

INN list 25

药效分类 抗炎镇痛药

萘普索

Naproxol（*INN*）

化学结构式

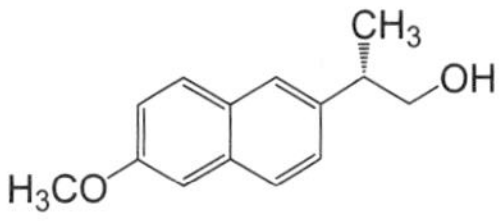

分子式和分子量 $C_{14}H_{16}O_2$ 216.28

化学名 (−)-(*S*)-6-Methoxy-*β*-methyl-2-naphthaleneethanol

(−)-(*S*)-6-甲氧基-*β*-甲基-2-萘乙醇

CAS 登录号 26159-36-4

INN list 25

药效分类 抗炎镇痛药

萘普西诺

Naproxcinod（*INN*）

化学结构式

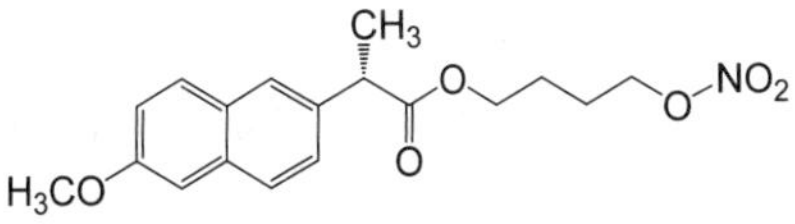

分子式和分子量 $C_{18}H_{21}NO_6$ 347.36

化学名 4-(Nitrooxy)butyl (2*S*)-2-(6-methoxynaphthalen-2-yl) propanoate

4-(硝基氧基)丁基 (2*S*)-2-(6-甲氧基萘-2-基)丙酸酯

CAS 登录号 163133-43-5

INN list 95

药效分类 抗炎药

萘普酰胺

Naftypramide（*INN*）

化学结构式

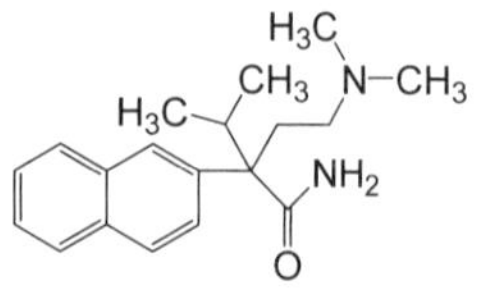

分子式和分子量　$C_{19}H_{26}N_2O$　298.42

化学名　*α*-Isopropyl-*α*-[2-(dimethylamino)ethyl]-1-naphthaleneacetamide

α-异丙基-*α*-[2-(二甲氨基)乙基]-1-萘乙酰胺

CAS 登录号　1505-95-9

INN list　16

药效分类　抗炎药

萘索酮

Naphthonone（*INN*）

化学结构式

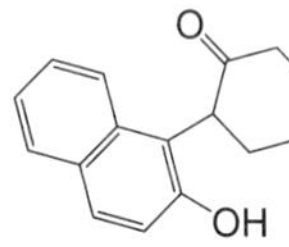

分子式和分子量　$C_{16}H_{16}O_2$　240.30

化学名　2-(2-Hydroxynaphth-1-yl)-cyclohexanone

2-(2-羟基萘-1-基)-环己酮

CAS 登录号　7114-11-6

INN list　11

药效分类　镇咳药

萘肽磷

Naftalofos（*INN*）

化学结构式

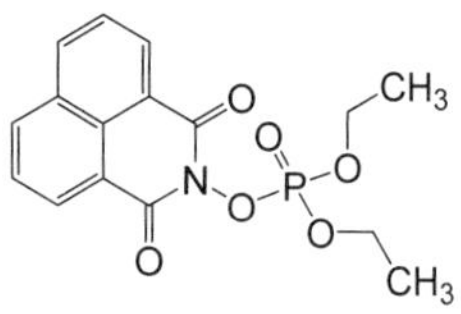

分子式和分子量　$C_{16}H_{16}NO_6P$　349.28

化学名　*N*-Hydroxynaphthalimide diethyl phosphate

N-羟基萘酰亚胺二乙基磷酸酯

CAS 登录号　1491-41-4

INN list　16

药效分类　抗蠕虫药

萘替芬

Naftifine（*INN*）

分子式和分子量　$C_{21}H_{21}N$　287.41

化学结构式

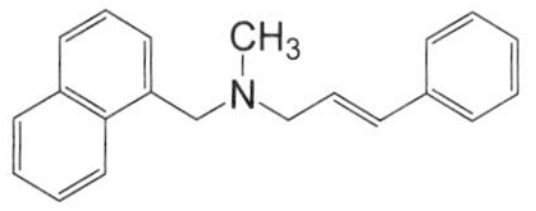

化学名　(*E*)-*N*-Cinnamyl-*N*-methyl-1-naphthalenemethlamine

(*E*)-*N*-肉桂基-*N*-甲基-1-萘甲胺

CAS 登录号　65472-88-0; 65473-14-5[盐酸盐]

INN list　42

药效分类　抗真菌药

萘维林

Nafiverine（*INN*）

化学结构式

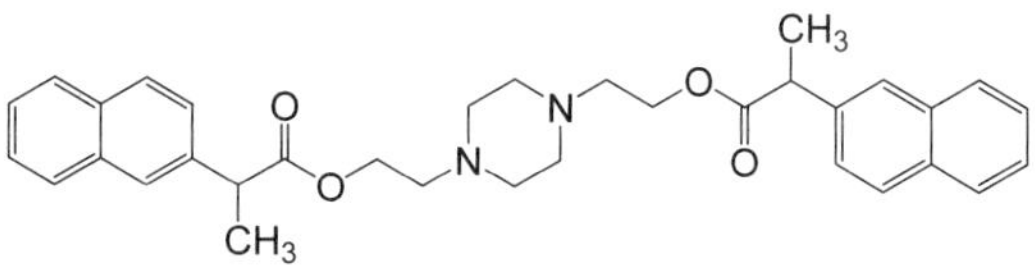

分子式和分子量　$C_{34}H_{38}N_2O_4$　538.68

化学名　1,4-Piperazinediethanol *α*-methyl-2-naphthaleneacetate ester

1,4-哌嗪二乙醇 *α*-甲基-2-萘乙酸酯

CAS 登录号　5061-22-3

INN list　16

药效分类　解痉药

萘肟洛尔

Nadoxolol（*INN*）

化学结构式

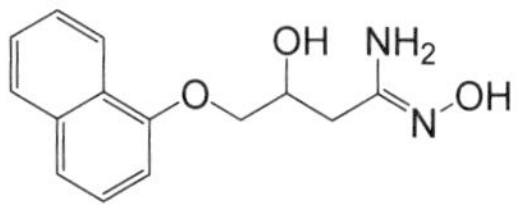

分子式和分子量　$C_{14}H_{16}N_2O_3$　260.29

化学名　*N'*,3-Dihydroxy-4-naphthalen-1-yloxybutanimidamide

N',3-二羟基-4-萘-1-基氧基丁脒

CAS 登录号　54063-51-3

INN list　28

药效分类　β 受体拮抗药

南夫兰特

Nanvuranlat（*INN*）

化学结构式

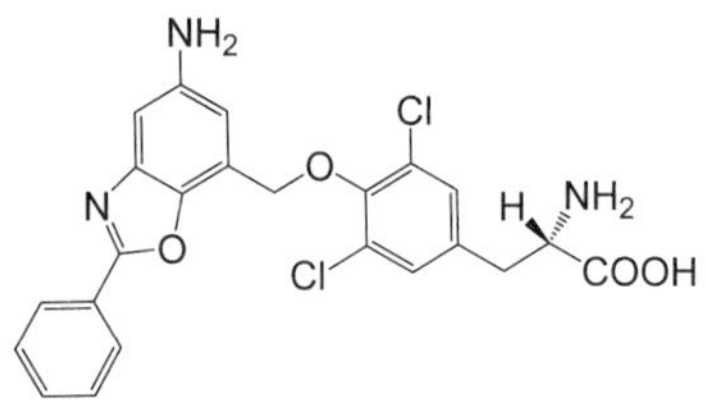

分子式和分子量　$C_{23}H_{19}Cl_2N_3O_4$　472.32

化学名 *O*-[(5-Amino-2-phenyl-1,3-benzoxazol-7-yl)methyl]-3,5-dichloro-L-tyrosine

O-[(5-氨基-2-苯基-1,3-苯并噁唑-7-基)甲基]-3,5-二氯-L-酪氨酸

CAS 登录号 1037592-40-7

INN list 124

药效分类 L 型氨基酸转运体 1(LAT)抑制药，抗肿瘤药

南力农

Nanterinone（*INN*）

化学结构式

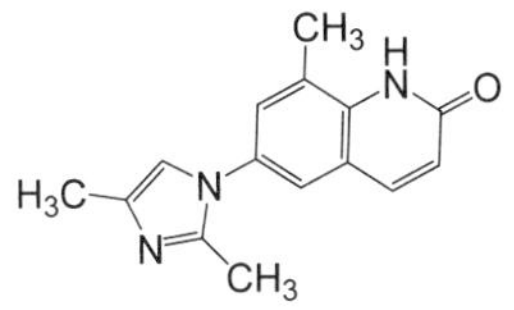

分子式和分子量 $C_{15}H_{15}N_3O$ 253.30

化学名 6-(2,4-Dimethylimidazol-1-yl)-8-methyl-2-quinolone

6-(2,4-二甲基咪唑-1-基)-8-甲基-2-喹诺酮

CAS 登录号 102791-47-9; 102791-74-2[甲磺酸盐]

INN list 60

药效分类 强心药

南曲多

Nantradol（*INN*）

化学结构式

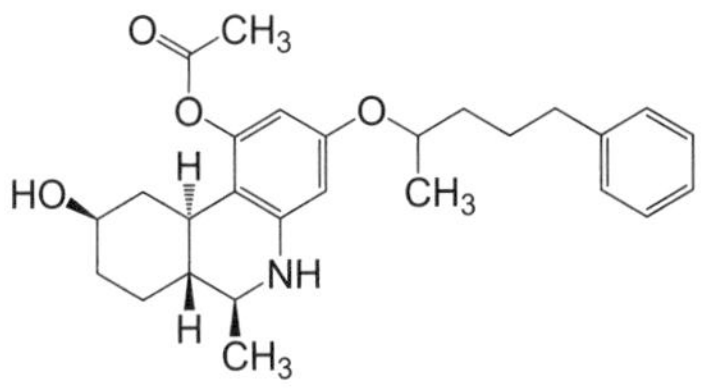

分子式和分子量 $C_{27}H_{35}NO_4$ 437.58

化学名 (±)-5,6,6a*β*,7,8,9*α*,10,10a*α*-Octahydro-6*β*-methyl-3-(1-methyl-4-phenylbutoxy)-1,9-phenanthridinediol 1-acetate

(±)-5,6,6a*β*,7,8,9*α*,10,10a*α*-八氢-6*β*-甲基-3-(1-甲基-4-苯基丁氧基)-1,9-菲啶二醇 1-乙酸酯

CAS 登录号 65511-41-3; 65511-42-4[盐酸盐]

INN list 42

药效分类 镇痛药

尼阿比妥

Nealbarbital（*INN*）

化学结构式

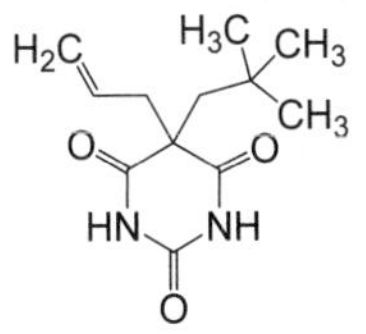

分子式和分子量 $C_{12}H_{18}N_2O_3$ 238.28

化学名 5-Allyl-5-neopentylbarbituric acid

5-烯丙基-5-新戊基巴比妥酸

CAS 登录号 561-83-1

INN list 11

药效分类 镇静催眠药

尼奥美辛

Niometacin（*INN*）

化学结构式

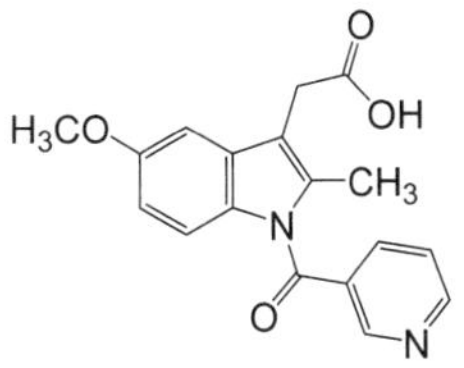

分子式和分子量 $C_{18}H_{16}N_2O_4$ 324.33

化学名 5-Methoxy-2-methyl-1-nicotinoylindole-3-acetic acid

5-甲氧基-2-甲基-1-烟酰基吲哚-3-乙酸

CAS 登录号 16426-83-8

INN list 33

药效分类 抗炎镇痛药

尼达尼布

Nintedanib（*INN*）

化学结构式

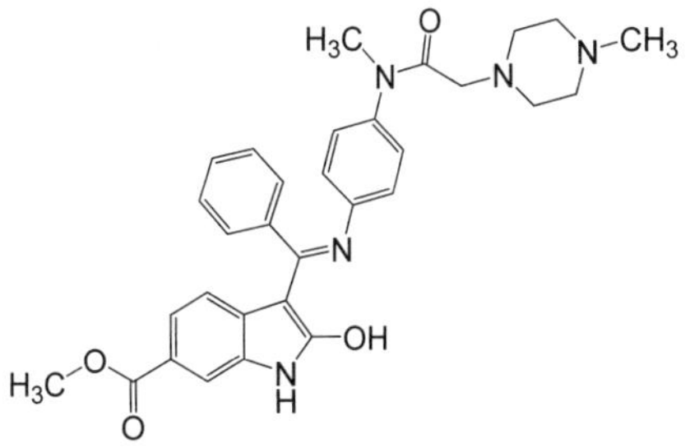

分子式和分子量 $C_{31}H_{33}N_5O_4$ 539.62

化学名 Methyl 2-hydroxy-3-[*N*-[4-[methyl-[2-(4-methylpiperazin-1-yl)acetyl]amino]phenyl]-*C*-phenylcarbonimidoyl]-1*H*-indole-6-carboxylate

甲基 2-羟基-3-[*N*-[4-[甲基-[2-(4-甲基哌嗪-1-基)乙酰基]氨基]苯基]-*C*-苯基羰酰亚氨基]-1*H*-吲哚-6-羧酸酯

CAS 登录号 656247-17-5; 656247-18-6[乙磺酸盐(1∶1)]

INN list 105

药效分类 免疫抑制药

尼度法克索

Nidufexor（*INN*）

分子式和分子量 $C_{27}H_{22}ClN_3O_4$ 487.94

化学结构式

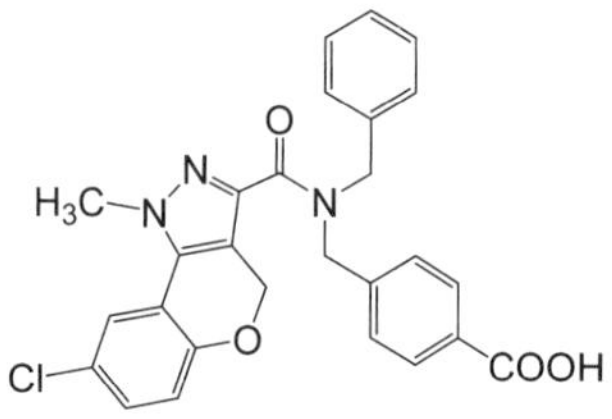

化学名 4-[(*N*-Benzyl-8-chloro-1-methyl-1,4-dihydro[1]benzopyrano[4,3-*c*]pyrazole-3-carboxamido)methyl]benzoic acid

4-[(*N*-苄基-8-氯-1-甲基-1,4-二氢[1]苯并吡喃并[4,3-*c*]吡唑-3-甲酰氨基)甲基]苯甲酸

CAS 登录号 1773489-72-7

INN list 118

药效分类 法尼甾体X受体(FXR)激动药

尼尔雌醇

Nilestriol（*INN*）

化学结构式

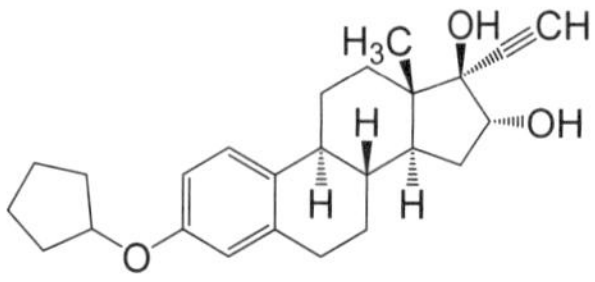

分子式和分子量 $C_{25}H_{32}O_3$ 380.52

化学名 17*α*-Ethynylestra-1,3,5(10)-triene-3,16*α*,17*β*-triol 3-cyclopentyl ether

17*α*-乙炔雌甾-1,3,5(10)-三烯-3,16*α*,17*β*-三醇 3-环戊醚

CAS 登录号 39791-20-3

INN list 32

药效分类 雌激素类药

尼伐地平

Nilvadipine（*INN*）

化学结构式

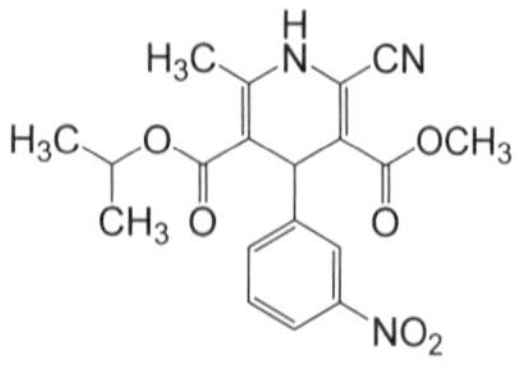

分子式和分子量 $C_{19}H_{19}N_3O_6$ 385.37

化学名 5-Isopropyl 3-methyl 2-cyano-1,4-dihydro-6-methyl-4-(3-nitrophenyl)-3,5-pyridinedicarboxylate

5-异丙基 3-甲基 2-氰基-1,4-二氢-6-甲基-4-(3-硝基苯基)-3,5-吡啶二羧酸二酯

CAS 登录号 75530-68-6

INN list 52

药效分类 钙通道阻滞药

ATC 分类 C08CA10

尼伐可醇

Nivacortol（*INN*）

化学结构式

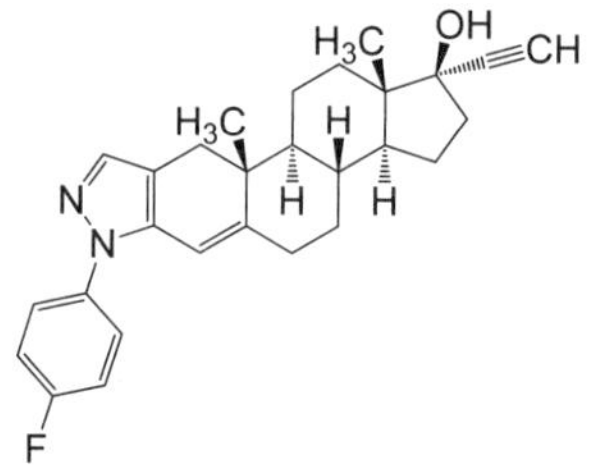

分子式和分子量 $C_{28}H_{31}FN_2O$ 430.56

化学名 2'-(*p*-Fluorophenyl)-2'*H*-17*α*-pregna-2,4-dien-20-yno[3,2-*c*]pyrazol-17-ol

2'-(4-氟苯基)-2'*H*-17*α*-孕甾-2,4-二烯-20-炔并[3,2-*c*]吡唑-17-醇

CAS 登录号 24358-76-7

INN list 24

药效分类 肾上腺皮质激素类药

尼非卡兰

Nifekalant（*INN*）

化学结构式

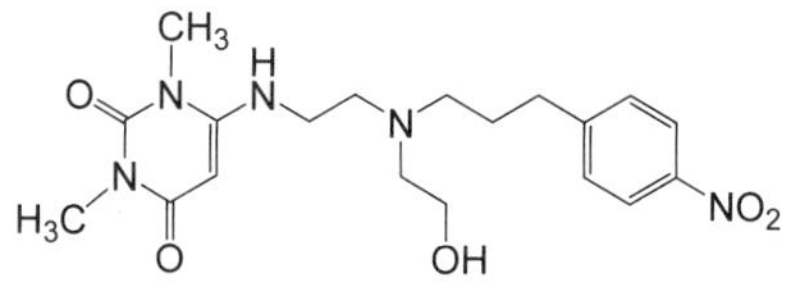

分子式和分子量 $C_{19}H_{27}N_5O_5$ 405.45

化学名 6-[[2-[(2-Hydroxyethyl)[3-(*p*-nitrophenyl)propyl]amino]ethyl]amino]-1,3-dimethyluracil

6-[[2-[(2-羟乙基)[3-(4-硝基苯基)丙基]氨基]乙基]氨基]-1,3-二甲基尿嘧啶

CAS 登录号 130636-43-0

INN list 75

药效分类 钾通道阻滞药

尼芬那宗

Nifenazone（*INN*）

化学结构式

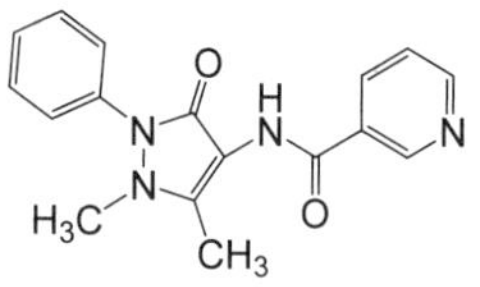

分子式和分子量 $C_{17}H_{16}N_4O_2$ 308.33

化学名 *N*-(2,3-Dihydro-1,5-dimethyl-3-oxo-2-phenyl-1*H*-pyrazol-4-yl)-3-pyridinecarboxamide

N-(2,3-二氢-1,5-二甲基-3-氧代-2-苯基-1*H*-吡唑-4-基)-3-吡啶甲酰胺

CAS 登录号 2139-47-1
INN list 15
药效分类 解热镇痛药

尼氟卡生

Nivocasan（*INN*）

化学结构式

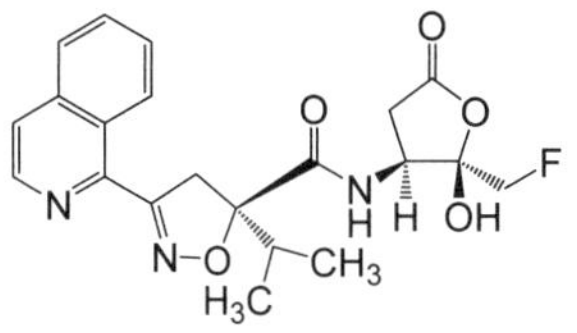

分子式和分子量 $C_{21}H_{22}FN_3O_5$ 415.41

化学名 (5*R*)-*N*-[(2*S*,3*S*)-2-(Fluoromethyl)-2-hydroxy-5-oxooxolan-3-yl]-3-(isoquinolin-1-yl)-5-(propan-2-yl)-4,5-dihydro-1,2-oxazole-5-carboxamide

(5*R*)-*N*-[(2*S*,3*S*)-2-(氟甲基)-2-羟基-5-氧代氧杂环戊烷-3-基]-3-(异喹啉-1-基)-5-(丙烷-2-基)-4,5-二氢-1,2-噁唑-5-甲酰胺

CAS 登录号 908253-63-4
INN list 105
药效分类 凋亡效应因子抑制药

尼氟酸

Niflumic Acid（*INN*）

化学结构式

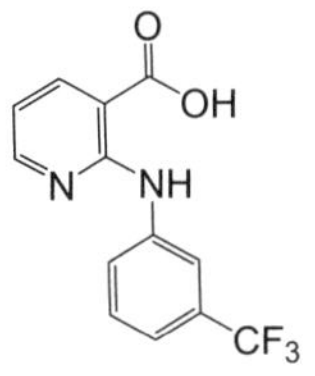

分子式和分子量 $C_{13}H_9F_3N_2O_2$ 282.22

化学名 2-[3-(Trifluoromethyl)anilino]nicotinic acid

2-[3-(三氟甲基)苯氨基]烟酸

CAS 登录号 4394-00-7
INN list 17
药效分类 抗炎镇痛药

尼古地平

Niguldipine（*INN*）

化学结构式

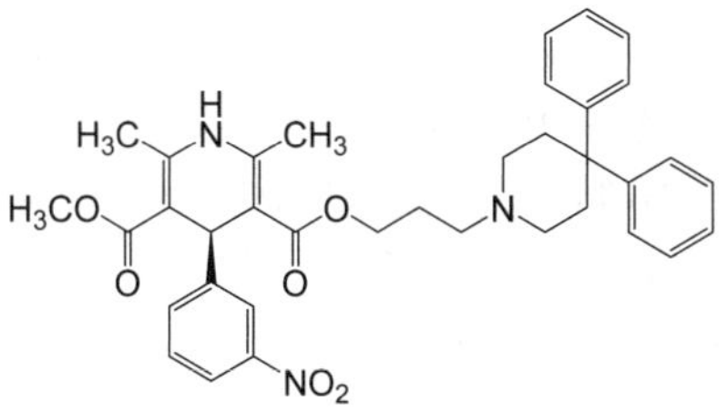

分子式和分子量 $C_{36}H_{39}N_3O_6$ 609.71

化学名 5-*O*-[3-(4,4-Diphenylpiperidin-1-yl)propyl] 3-*O*-methyl 2,6-dimethyl-4-(3-nitrophenyl)-1,4-dihydropyridine-3,5-dicarboxylate

5-*O*-[3-(4,4-二苯基哌啶-1-基)丙基] 3-*O*-甲基 2,6-二甲基-4-(3-硝基苯基)-1,4-二氢吡啶-3,5-二羧酸二酯

CAS 登录号 113165-32-5
INN list 57
药效分类 血管扩张药，钙通道阻滞药

尼古丁

Nicotine

化学结构式

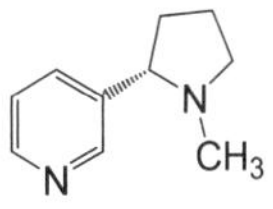

分子式和分子量 $C_{10}H_{14}N_2$ 162.23

化学名 *β*-Pyridyl-*α*-*N*-methyl pyrrolidine

β-吡啶基-*α*-*N*-甲基吡咯烷

CAS 登录号 54-11-5; 65-31-6[酒石酸氢尼古丁]
药效分类 戒烟辅助药，抗疥螨药

尼海屈腙

Nihydrazone（*INN*）

化学结构式

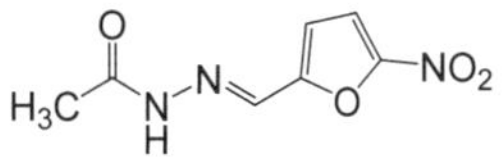

分子式和分子量 $C_7H_7N_3O_4$ 197.15

化学名 Acetic acid 5-nitrofurfurylidenehydrazide

乙酸 5-硝基呋喃甲亚基酰肼

CAS 登录号 67-28-7
INN list 10
药效分类 抗寄生虫药

尼卡地平

Nicardipine（*INN*）

化学结构式

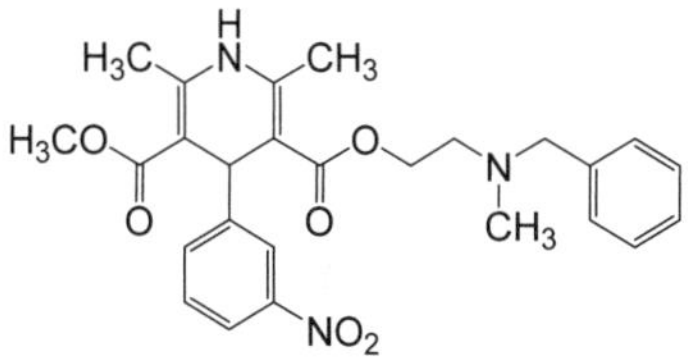

分子式和分子量 $C_{26}H_{29}N_3O_6$ 479.53

化学名 2-(Benzylmethylamino)ethyl methyl 1,4-dihydro-2,6-dimethyl-4-(*m*-nitrophenyl)-3,5-pyridinedicarboxylate

2-(苄基甲氨基)乙基 甲基 1,4-二氢-2,6-二甲基-4-(3-硝基苯基)-3,5-吡啶二羧酸酯

CAS 登录号 55985-32-5; 54527-84-3[盐酸盐]

INN list 42
药效分类 钙通道阻滞药
ATC 分类 C08CA04

尼卡非宁

Nicafenine (*INN*)

化学结构式

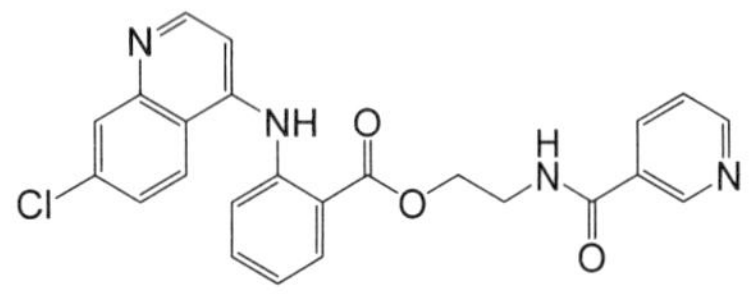

分子式和分子量 $C_{24}H_{19}ClN_4O_3$ 446.89
化学名 2-(Pyridine-3-carbonylamino)ethyl 2-[(7-chloroquinolin-4-yl)amino]benzoate
2-(吡啶-3-甲酰氨基)乙基 2-[(7-氯喹啉-4-基)氨基]苯甲酸酯
CAS 登录号 64039-88-9
INN list 40
药效分类 镇痛药

尼卡那汀

Nicanartine (*INN*)

化学结构式

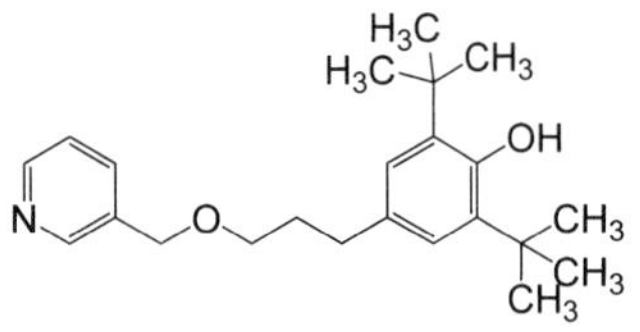

分子式和分子量 $C_{23}H_{33}NO_2$ 355.51
化学名 2,6-Di-*tert*-butyl-4-[3-(3-pyridylmethoxy)propyl]phenol
2,6-二叔丁基-4-[3-(3-吡啶基甲氧基)丙基]苯酚
CAS 登录号 150443-71-3
INN list 72
药效分类 降血脂药

尼卡普醇

Nicainoprol (*INN*)

化学结构式

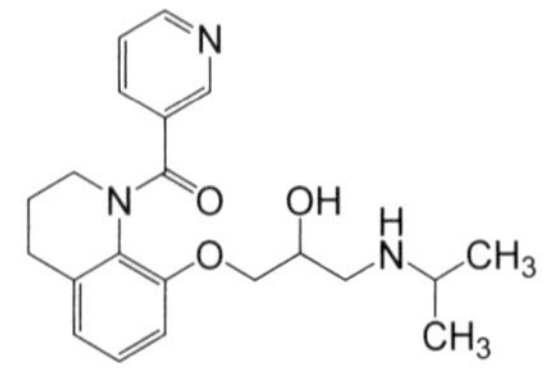

分子式和分子量 $C_{21}H_{27}N_3O_3$ 369.46
化学名 (±)-1,2,3,4-Tetrahydro-8-[2-hydroxy-3-(isopropylamino)propoxy]-1-nicotinoylquinoline
(±)-1,2,3,4-四氢-8-[2-羟基-3-(异丙氨基)丙氧基]-1-烟酰基喹啉
CAS 登录号 76252-06-7
INN list 46
药效分类 抗心律失常药

尼可贝特

Nicofibrate (*INN*)

化学结构式

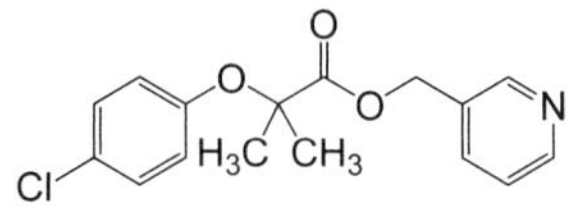

分子式和分子量 $C_{16}H_{16}ClNO_3$ 305.76
化学名 3-Pyridylmethyl 2-(*p*-chlorophenoxy)-2-methylpropionate
3-吡啶甲基 2-(4-氯苯氧基)-2-甲基丙酸酯
CAS 登录号 31980-29-7
INN list 31
药效分类 降血脂药

尼可待因

Nicocodine (*INN*)

化学结构式

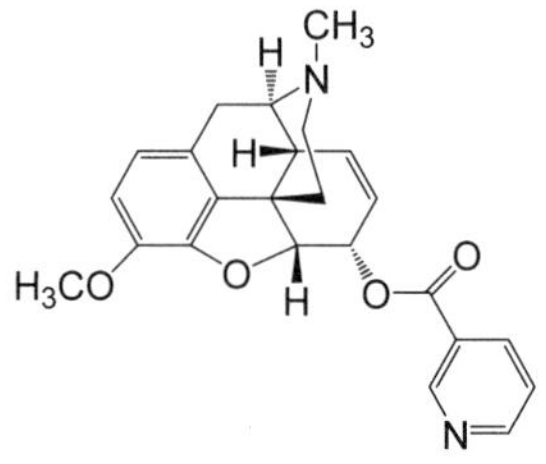

分子式和分子量 $C_{24}H_{24}N_2O_4$ 404.46
化学名 (5*α*,6*α*)-3-Methoxy-17-methyl-7,8-didehydro-4,5-epoxymorphinan-6-yl nicotinate
(5*α*,6*α*)-3-甲氧基-17-甲基-7,8-二脱氢-4,5-氧桥吗啡喃-6-基烟酸酯
CAS 登录号 3688-66-2
INN list 12
药效分类 镇咳药

尼可地尔

Nicorandil (*INN*)

化学结构式

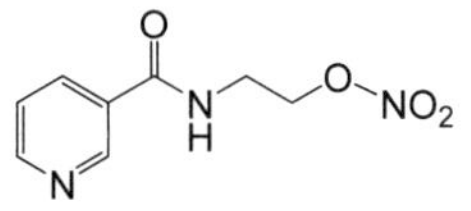

分子式和分子量 $C_8H_9N_3O_4$ 211.17
化学名 *N*-(2-Hydroxyethyl)nicotinamide nitrate (ester)
N-(2-羟乙基)烟酰胺硝酸酯
CAS 登录号 65141-46-0
INN list 44
药效分类 抗心肌缺血药

ATC 分类 C01DX16

尼可呋糖

Nicofuranose（*INN*）

化学结构式

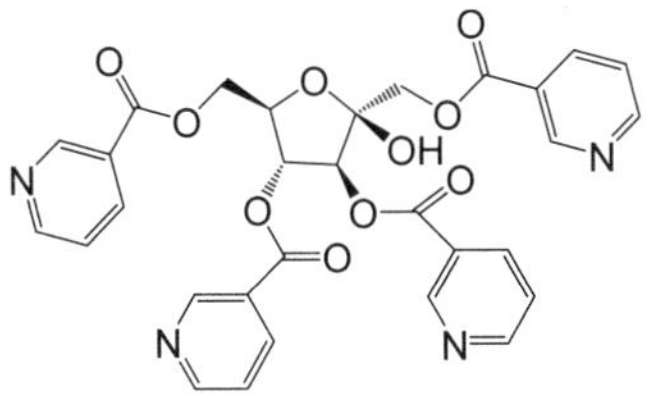

分子式和分子量 $C_{30}H_{24}N_4O_{10}$ 600.53

化学名 D-Fructofuranose 1,3,4,6-tetranicotinate

D-呋喃果糖 1,3,4,6-四烟酸酯

CAS 登录号 15351-13-0

INN list 14

药效分类 降血脂药

ATC 分类 C10AD03

尼可呋酯

Nicofurate（*INN*）

化学结构式

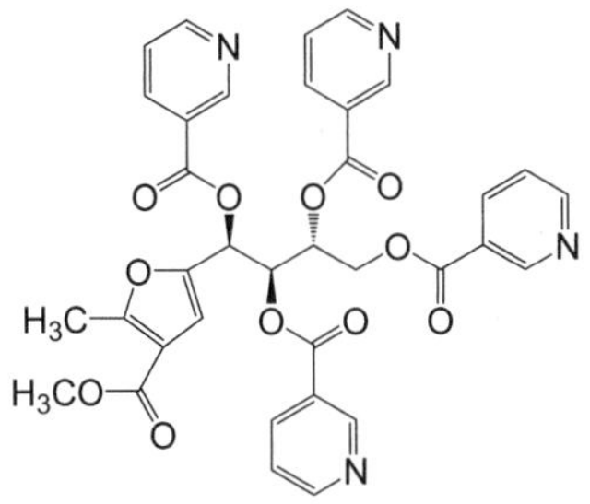

分子式和分子量 $C_{35}H_{28}N_4O_{11}$ 680.62

化学名 [(2*R*,3*R*,4*S*)-4-(4-Methoxycarbonyl-5-methylfuran-2-yl)-2,3,4-tris(pyridine-3-carbonyloxy)butyl]pyridine-3-carboxylate

[(2*R*,3*R*,4*S*)-4-(4-甲氧基甲酰基-5-甲基呋喃-2-基)-2,3,4-三(吡啶-3-甲酰基氧基)丁基]吡啶-3-羧酸酯

CAS 登录号 4397-91-5

INN list 28

药效分类 血管扩张药

尼可复林

Nicopholine（*INN*）

化学结构式

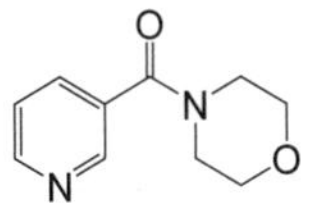

分子式和分子量 $C_{10}H_{12}N_2O_2$ 192.21

化学名 4-Nicotinoylmorpholine

4-烟酰吗啉

CAS 登录号 492-85-3

INN list 1

药效分类 维生素类药

尼可硫腙

Nicothiazone（*INN*）

化学结构式

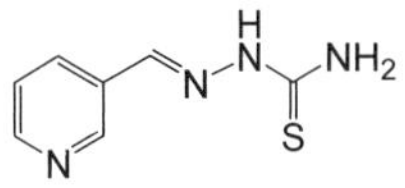

分子式和分子量 $C_7H_8N_4S$ 180.23

化学名 [(*E*)-Pyridin-3-ylmethylideneamino]thiourea

[(*E*)-吡啶-3-基甲亚基氨基]硫脲

CAS 登录号 555-90-8

INN list 10

药效分类 抗结核药

尼可氯酯

Nicoclonate（*INN*）

化学结构式

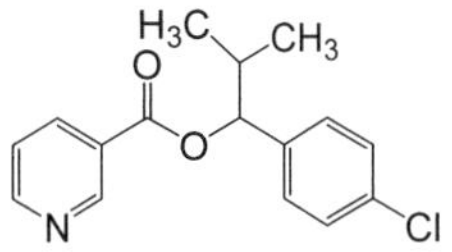

分子式和分子量 $C_{16}H_{16}ClNO_2$ 289.76

化学名 *p*-Chloro-*α*-isopropylbenzyl nicotinate

4-氯-*α*-异丙基苄基烟酸酯

CAS 登录号 10571-59-2

INN list 29

药效分类 降血脂药

尼可马特

Nicoxamat（*INN*）

化学结构式

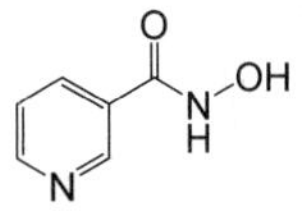

分子式和分子量 $C_6H_6N_2O_2$ 138.12

化学名 Nicotinohydroxamic acid

烟酸氧肟酸

CAS 登录号 5657-61-4

INN list 44

药效分类 降血脂药

尼可吗啡

Nicomorphine（*INN*）

分子式和分子量 $C_{29}H_{25}N_3O_5$ 495.53

化学结构式

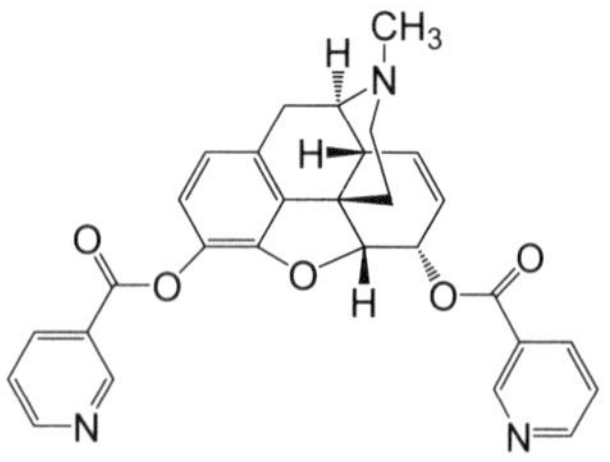

化学名 Morphine dinicotinate ester

吗啡二烟酸酯

CAS 登录号 639-48-5

INN list 7

药效分类 镇痛药

尼可莫尔

Nicomol（*INN*）

化学结构式

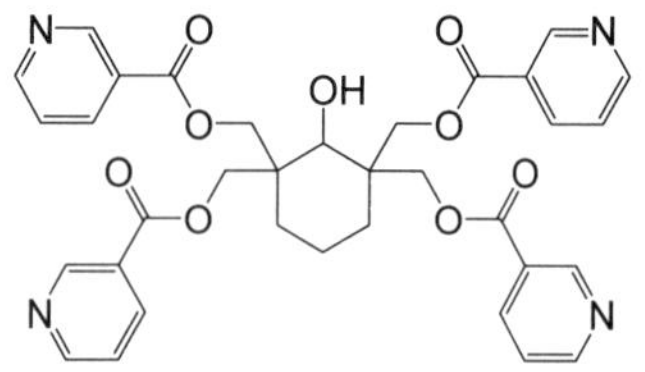

分子式和分子量 $C_{34}H_{32}N_4O_9$ 640.64

化学名 2-Hydroxy-1,1,3,3-cyclohexanetetramethanol 1,1,3,3-tetranicotinate

2-羟基-1,1,3,3-环己烷四甲醇 1,1,3,3-四烟酸酯

CAS 登录号 27959-26-8

INN list 23

药效分类 降血脂药

尼可奈德

Nicocortonide（*INN*）

化学结构式

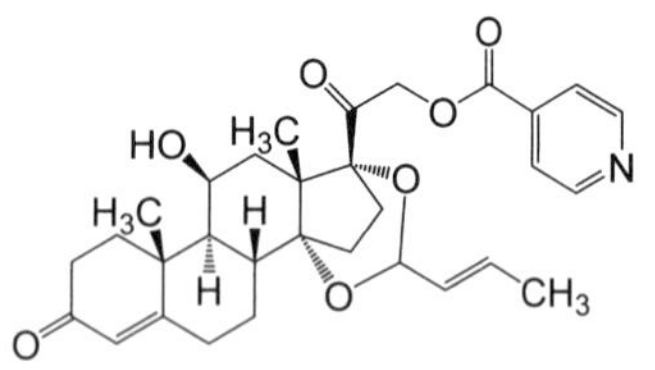

分子式和分子量 $C_{31}H_{37}NO_7$ 535.63

化学名 [2-[(1*R*,2*R*,10*R*,11*S*,12*S*,14*S*,15*R*)-12-Hydroxy-10,14-dimethyl-7-oxo-17-[(*Z*)-prop-1-enyl]-16,18-dioxapentacyclo[13.3.2.$0^{1,14}$.$0^{2,11}$.$0^{5,10}$]icos-5-en-15-yl]-2-oxoethyl]pyridine-4-carboxylate

[2-[(1*R*,2*R*,10*R*,11*S*,12*S*,14*S*,15*R*)-12-羟基-10,14-二甲基-7-氧代-17-[(*Z*)-丙-1-烯基]-16,18-二氧杂五环[13.3.2.$0^{1,14}$.$0^{2,11}$.$0^{5,10}$]二十烷-5-烯-15-基]-2-氧代乙基]吡啶-4-羧酸酯

CAS 登录号 65415-41-0

INN list 40

药效分类 肾上腺皮质激素类药

尼可曲多

Nicotredole（*INN*）

化学结构式

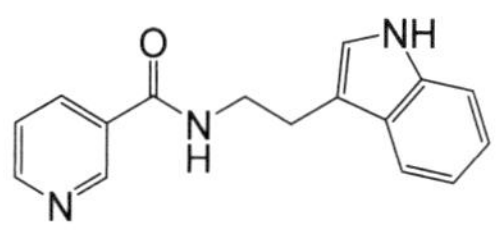

分子式和分子量 $C_{16}H_{15}N_3O$ 265.31

化学名 *N*-(2-Indol-3-ylethyl)nicotinamide

N-(2-吲哚-3-基乙基)烟酰胺

CAS 登录号 29876-14-0

INN list 72

药效分类 抗炎镇痛药

尼可沙喷

Nicodicosapent（*INN*）

化学结构式

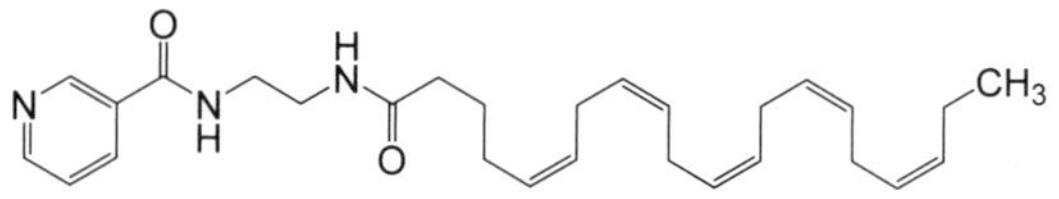

分子式和分子量 $C_{28}H_{39}N_3O_2$ 449.64

化学名 *N*-{2-[(5*Z*,8*Z*,11*Z*,14*Z*,17*Z*)-Icosa-5,8,11,14,17-pentaenamido]ethyl}pyridine-3-carboxamide

N-{2-[(5*Z*,8*Z*,11*Z*,14*Z*,17*Z*)-二十烷-5,8,11,14,17-五烯酰氨基]乙基}吡啶-3-甲酰胺

CAS 登录号 1269181-69-2

INN list 114

药效分类 抗高甘油三酯血症药

尼可刹米

Nikethamide（*INN*）

化学结构式

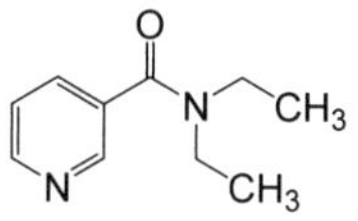

分子式和分子量 $C_{10}H_{14}N_2O$ 178.23

化学名 *N,N*-Diethylnicotinamide

N,N-二乙基烟酰胺

CAS 登录号 59-26-7

INN list 4

药效分类 中枢兴奋药

尼克硫䓬

Nictiazem（*INN*）

分子式和分子量 $C_{26}H_{27}N_3O_4S$ 477.58

化学结构式

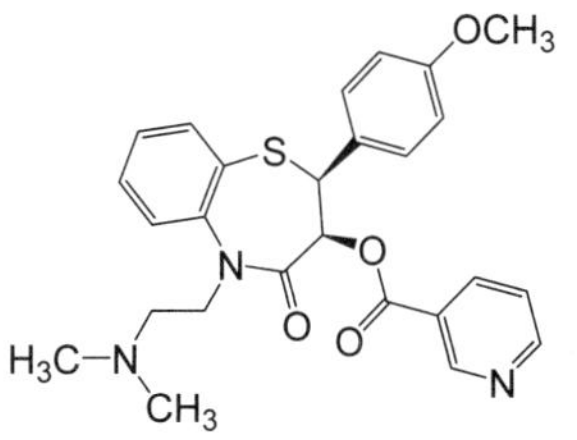

化学名 (+)-*cis*-5-[2-(Dimethylamino)ethyl]-2,3-dihydro-3-hydroxy-2-(*p*-methoxyphenyl)-1,5-benzothiazepin-4(5*H*)-one nicotinate (ester)

(+)-顺-5-[2-(二甲氨基)乙基]-2,3-二氢-3-羟基-2-(4-甲氧基苯基)-1,5-苯并硫氮杂䓬-4(5*H*)-酮烟酸酯

CAS 登录号 95058-70-1

INN list 54

药效分类 钙通道阻滞药

尼克昔酸

Nixylic Acid（*INN*）

化学结构式

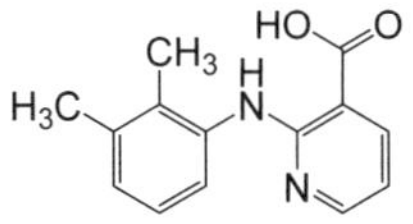

分子式和分子量 $C_{14}H_{14}N_2O_2$ 242.27

化学名 2-(2,3-Xylidino)nicotinic acid

2-(2,3-二甲基苯氨基)烟酸

CAS 登录号 4394-05-2

INN list 17

药效分类 抗炎药

尼克吲哚

Nictindole（*INN*）

化学结构式

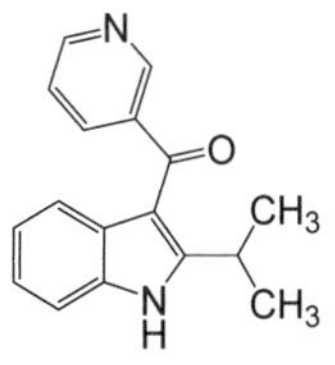

分子式和分子量 $C_{17}H_{16}N_2O$ 264.32

化学名 2-Isopropylindol-3-yl 3-pyridyl ketone

2-异丙基吲哚-3-基 3-吡啶基甲酮

CAS 登录号 36504-64-0

INN list 28

药效分类 抗炎药

尼拉伏林

Niravoline（*INN*）

分子式和分子量 $C_{22}H_{25}N_3O_3$ 379.45

化学结构式

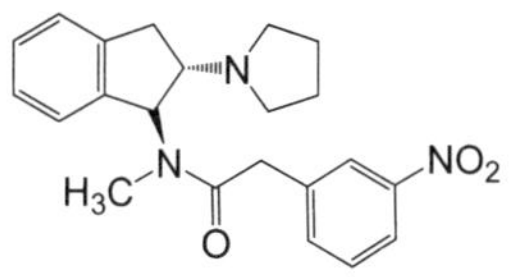

化学名 *N*-Methyl-2-(*m*-nitrophenyl)-*N*-[(1*S*,2*S*)-2-(1-pyrrolidinyl)-1-indanyl]acetamide

N-甲基-2-(3-硝基苯基)-*N*-[(1*S*,2*S*)-2-(1-吡咯烷基)-1-茚满基]乙酰胺

CAS 登录号 130610-93-4

INN list 68

药效分类 利尿药

尼拉霉素

Nebramycin（*INN*）

药物描述 An antibiotic obtained from cultures of *Streptomyces tenebrarius*, or the same substance obtained by any other means

从黑暗链霉菌培养物中获得的抗生素,或通过任何其他方法获得的相同物质

CAS 登录号 11048-13-8

INN list 19

药效分类 抗生素类药

尼拉帕利

Niraparib（*INN*）

化学结构式

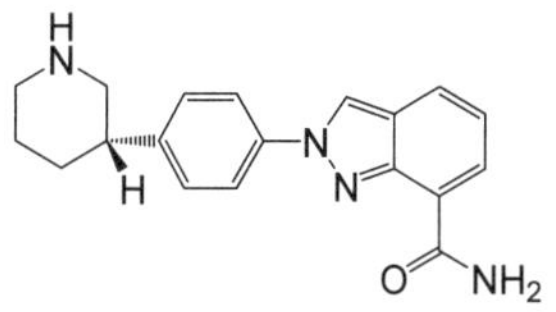

分子式和分子量 $C_{19}H_{20}N_4O$ 320.16

化学名 2-{4-[(3*S*)-Piperidin-3-yl]phenyl}-2*H*-indazole-7-carboxamide

2-{4-[(3*S*)-哌啶-3-基]苯基}-2*H*-苯并吡唑-7-甲酰胺

CAS 登录号 1038915-60-4

INN list 106

药效分类 抗肿瘤药

尼来前列素

Nileprost（*INN*）

化学结构式

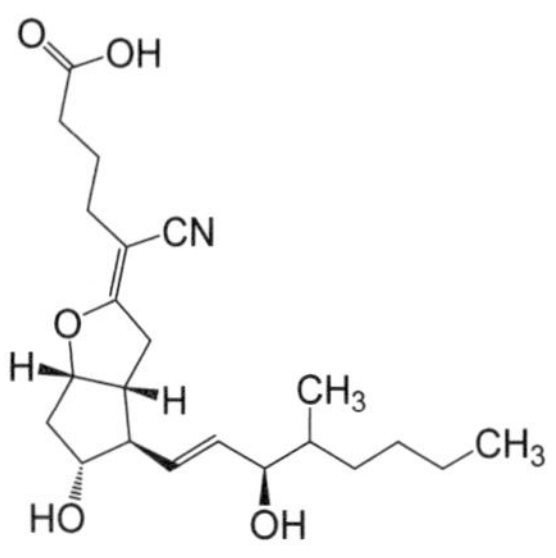

分子式和分子量 $C_{22}H_{33}NO_5$ 391.50

化学名 (5*E*)-5-[(3*aR*,4*R*,5*R*,6*aS*)-5-Hydroxy-4-[(*E*,3*S*)-3-hydroxy-4-methyloct-1-enyl]-3,3*a*,4,5,6,6*a*-hexahydrocyclopenta[*b*]furan-2-ylidene]-5-cyanopentanoic acid

(5*E*)-5-[(3*aR*,4*R*,5*R*,6*aS*)-5-羟基-4-[(*E*,3*S*)-3-羟基-4-甲基辛-1-烯基]-3,3*a*,4,5,6,6*a*-六氢环戊熳并[*b*]呋喃-2-基亚基]-5-氰基戊酸

CAS 登录号 71097-83-1

INN list 45

药效分类 前列腺素类药

尼立达唑

Niridazole（*INN*）

化学结构式

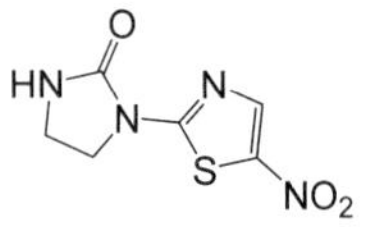

分子式和分子量 $C_6H_6N_4O_3S$ 214.20

化学名 1-(5-Nitro-2-thiazolyl)-2-imidazolidinone

1-(5-硝基-2-噻唑基)-2-咪唑啉酮

CAS 登录号 61-57-4

INN list 17

药效分类 抗血吸虫药

ATC 分类 P02BX02

尼鲁地平

Niludipine（*INN*）

化学结构式

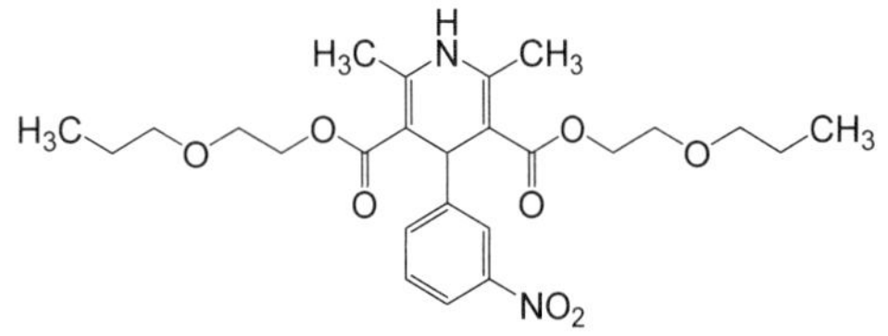

分子式和分子量 $C_{25}H_{34}N_2O_8$ 490.55

化学名 Bis(2-propoxyethyl) 1,4-dihydro-2,6-dimethyl-4-(3-nitrophenyl)-3,5-pyridinedicarboxylate

双(2-丙氧基乙基) 1,4-二氢-2,6-二甲基-4-(3-硝基苯基)-3,5-吡啶二羧酸酯

CAS 登录号 22609-73-0

INN list 38

药效分类 血管扩张药，钙通道阻滞药

尼鲁米特

Nilutamide（*INN*）

分子式和分子量 $C_{12}H_{10}F_3N_3O_4$ 317.22

化学结构式

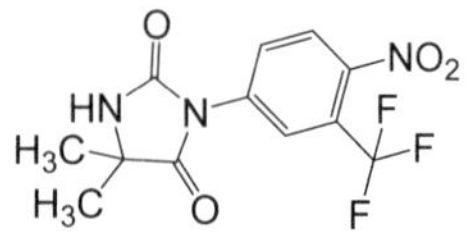

化学名 5,5-Dimethyl-3-(*α*,*α*,*α*-trifluoro-4-nitro-*m*-tolyl)hydantoin

5,5-二甲基-3-(*α*,*α*,*α*-三氟-4-硝基-3-甲基苯基)乙内酰脲

CAS 登录号 63612-50-0

INN list 56

药效分类 抗雄激素药，抗肿瘤药

ATC 分类 L02BB02

尼罗司他

Nirogacestat（*INN*）

化学结构式

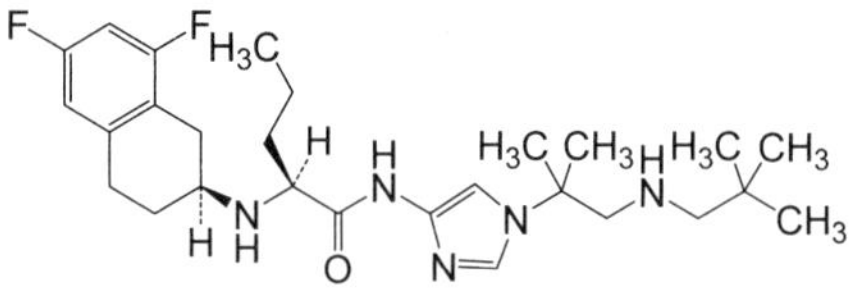

分子式和分子量 $C_{27}H_{41}F_2N_5O$ 489.65

化学名 (2*S*)-2-{[(2*S*)-6,8-Difluoro-1,2,3,4-tetrahydronaphthalen-2-yl]amino}-*N*-(1-{1-[(2,2-dimethylpropyl)amino]-2-methylpropan-2-yl}-1*H*-imidazol-4-yl)pentanamide

(2*S*)-2-{[(2*S*)-6,8-二氟-1,2,3,4-四氢萘-2-基]氨基}-*N*-(1- {1-[(2,2-二甲基丙基)氨基]-2-甲基丙烷-2-基}-1*H*-咪唑-4-基)戊酰胺

CAS 登录号 1290543-63-3

INN list 115

药效分类 γ 分泌酶抑制药，抗肿瘤药

尼洛法比星

Nilofabicin（*INN*）

化学结构式

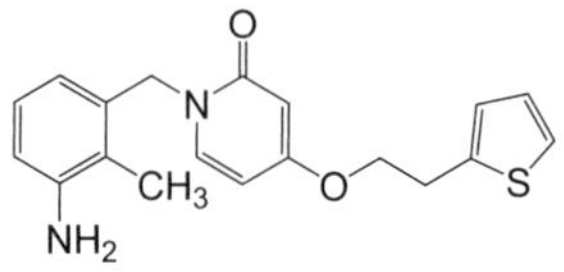

分子式和分子量 $C_{19}H_{20}N_2O_2S$ 340.44

化学名 1-[(3-Amino-2-methylphenyl)methyl]-4-[2-(thiophen-2-yl)ethoxy]pyridin-2(1*H*)-one

1-[(3-氨基-2-甲基苯基)甲基]-4-[2-(噻吩-2-基)乙氧基]吡啶-2(1*H*)-酮

CAS 登录号 934628-27-0

INN list 124

药效分类 烯酰基-酰基载体蛋白(ACP)还原酶(Fab_L)抑制药，

抗菌药

尼洛替尼

Nilotinib（*INN*）

化学结构式

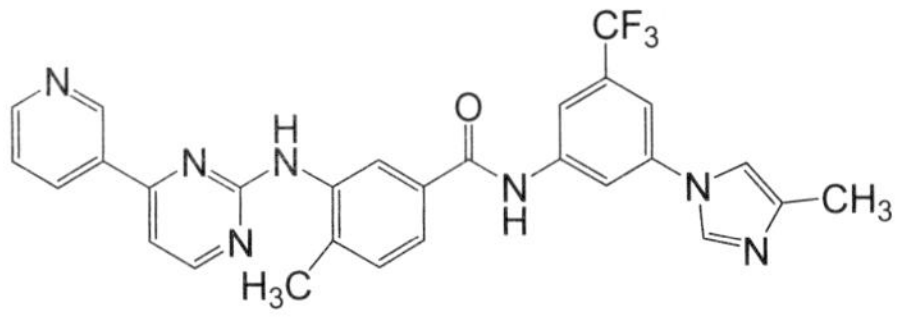

分子式和分子量 $C_{28}H_{22}F_3N_7O$ 529.52

化学名 4-Methyl-*N*-[3-(4-methyl-1*H*-imidazol-1-yl)-5-(trifluoromethyl)phenyl]-3-[[4-(pyridin-3-yl)pyrimidin-2-yl]amino]benzamide

4-甲基-*N*-[3-(4-甲基-1*H*-咪唑-1-基)-5-(三氟甲基)苯基]-3-[[4-(吡啶-3-基)嘧啶-2-基]氨基]苯甲酰胺

CAS 登录号 641571-10-0

INN list 94

药效分类 蛋白激酶抑制剂类抗肿瘤药

ATC 分类 L01XE08

尼马宗

Nimazone（*INN*）

化学结构式

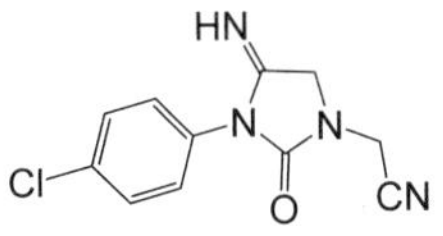

分子式和分子量 $C_{11}H_9ClN_4O$ 248.67

化学名 3-(*p*-Chlorophenyl)-4-imino-2-oxo-1-imidazolidineacetonitrile

3-(4-氯苯基)-4-氨亚基-2-氧代-1-咪唑啉乙腈

CAS 登录号 17230-89-6

INN list 20

药效分类 抗炎镇痛药

尼麦角林

Nicergoline（*INN*）

化学结构式

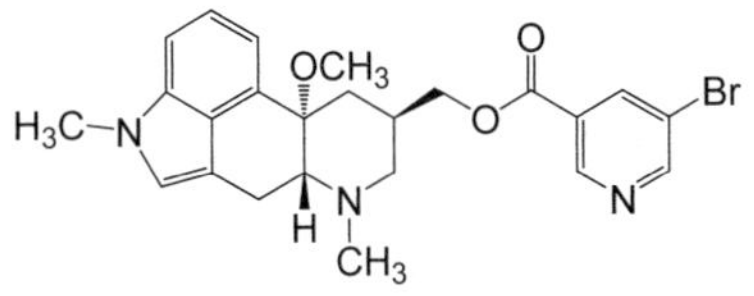

分子式和分子量 $C_{24}H_{26}BrN_3O_3$ 484.39

化学名 10-Methoxy-1,6-dimethylergoline-8*β*-methanol 5-bromonicotinate (ester)

10-甲氧基-1,6-二甲基麦角灵-8*β*-甲醇 5-溴代烟酸酯

CAS 登录号 27848-84-6

INN list 26

药效分类 外周血管扩张药

ATC 分类 C04AE02

尼美舒利

Nimesulide（*INN*）

化学结构式

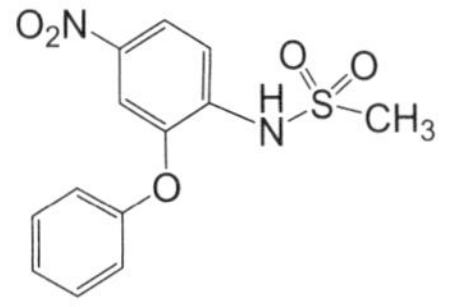

分子式和分子量 $C_{13}H_{12}N_2O_5S$ 308.31

化学名 4'-Nitro-2'-phenoxymethanesulfonanilide

4'-硝基-2'-苯氧基甲磺酰苯胺

CAS 登录号 51803-78-2

INN list 44

药效分类 抗炎药

尼美西泮

Nimetazepam（*INN*）

化学结构式

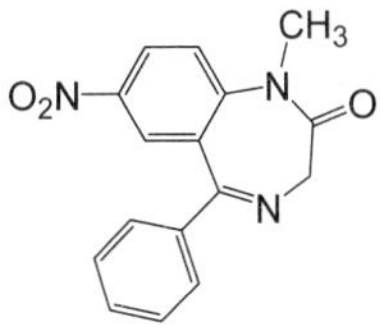

分子式和分子量 $C_{16}H_{13}N_3O_3$ 295.29

化学名 1,3-Dihydro-1-methyl-7-nitro-5-phenyl-2*H*-1,4-benzodiazepin-2-one

1,3-二氢-1-甲基-7-硝基-5-苯基-2*H*-1,4-苯并二氮杂䓬-2-酮

CAS 登录号 2011-67-8

INN list 26

药效分类 安定药

尼米旦

Nimidane（*INN*）

化学结构式

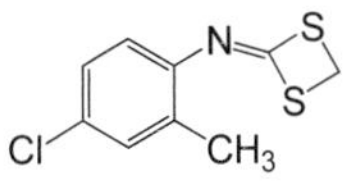

分子式和分子量 $C_9H_8ClNS_2$ 229.75

化学名 *N*-(4-Chloro-2-methylphenyl)-1,3-dithietan-2-imine

N-(4-氯-2-甲基苯基)-1,3-二硫杂环丁烷-2-亚胺
CAS 登录号 50435-25-1
INN list 34
药效分类 抗蠕虫药，杀螨药

尼莫地平

Nimodipine（*INN*）

化学结构式

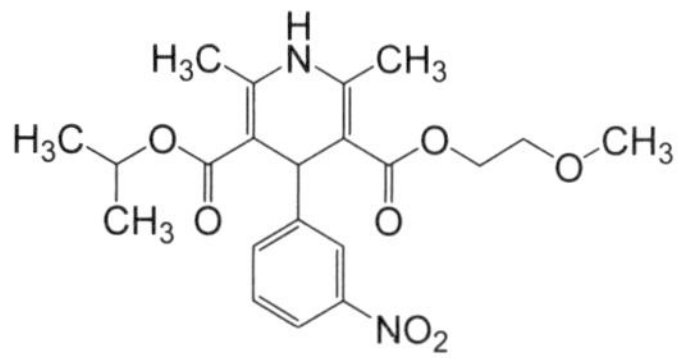

分子式和分子量 $C_{21}H_{26}N_2O_7$ 418.44

化学名 Isopropyl 2-methoxyethyl 1,4-dihydro-2,6-dimethyl-4-(*m*-nitrophenyl)-3,5-pyridinedicarboxylate

异丙基 2-甲氧基乙基 1,4-二氢-2,6-二甲基-4-(3-硝基苯基)-3,5-吡啶二羧酸二酯

CAS 登录号 66085-59-4
INN list 40
药效分类 钙通道阻滞药
ATC 分类 C08CA06

尼莫司汀

Nimustine（*INN*）

化学结构式

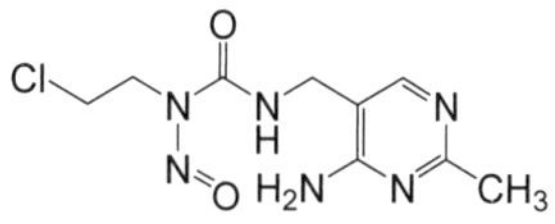

分子式和分子量 $C_9H_{13}ClN_6O_2$ 272.69

化学名 3-[(4-Amino-2-methyl-5-pyrimidinyl)methyl]-1-(2-chloroethyl)-1- nitrosourea

3-[(4-氨基-2-甲基-5-嘧啶基)甲基]-1-(2-氯乙基)-1-亚硝基脲

CAS 登录号 42471-28-3
INN list 37
药效分类 烷化剂类抗肿瘤药
ATC 分类 L01AD06

尼莫唑

Nimorazole（*INN*）

化学结构式

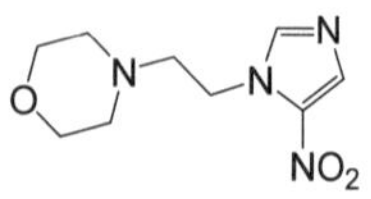

分子式和分子量 $C_9H_{14}N_4O_3$ 226.23

化学名 4-[2-(5-Nitroimidazol-1-yl)ethyl]morpholine

4-[2-(5-硝基咪唑-1-基)乙基]吗啉

CAS 登录号 6506-37-2
INN list 22
药效分类 抗滴虫药
ATC 分类 P01AB06

尼奈伐司他

Ninerafaxstat（*INN*）

化学结构式

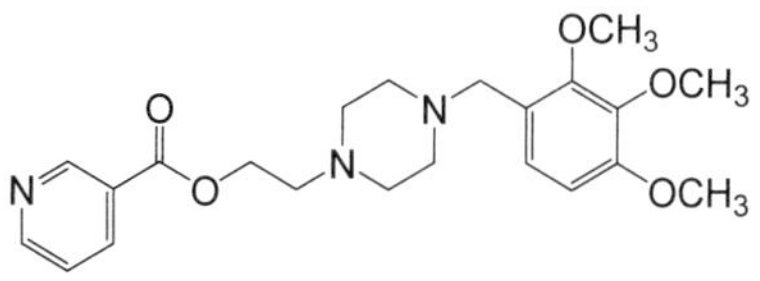

分子式和分子量 $C_{22}H_{29}N_3O_5$ 415.49

化学名 2-{4-[(2,3,4-Trimethoxyphenyl)methyl]piperazin-1-yl}ethyl pyridine-3-carboxylate

2-{4-[(2,3,4-三甲氧基苯基)甲基]哌嗪-1-基}乙基吡啶-3-羧酸酯

CAS 登录号 2254741-41-6
INN list 124
药效分类 3-酮酯酰-CoA 硫解酶抑制药

尼哌拉唑

Nilprazole（*INN*）

化学结构式

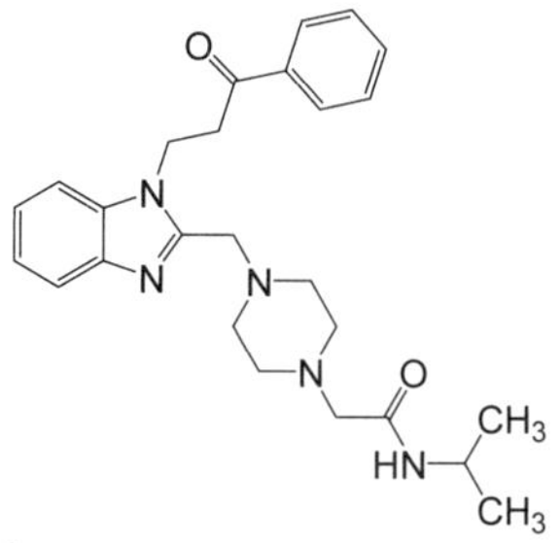

分子式和分子量 $C_{26}H_{33}N_5O_2$ 447.57

化学名 4-[[1-(2-Benzoylethyl)-2-benzimidazolyl]methyl]-*N*-isopropyl-1-piperazineacetamide

4-[[1-(2-苯甲酰基乙基)-2-苯并咪唑基]甲基]-*N*-异丙基-1-哌嗪乙酰胺

CAS 登录号 60662-19-3
INN list 37
药效分类 抗溃疡药

尼培替丁

Niperotidine（*INN*）

化学结构式

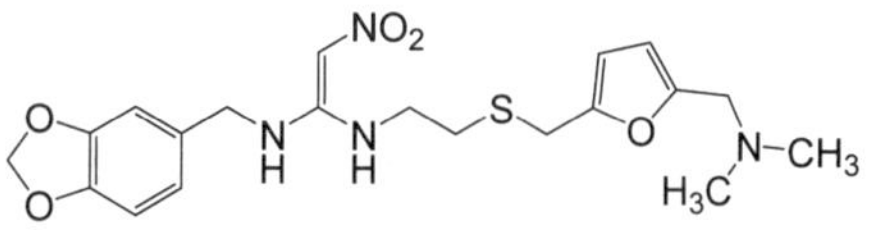

分子式和分子量 $C_{20}H_{26}N_4O_5S$ 434.51

化学名 *N*-[2-[[5-[(Dimethylamino)methyl]furfuryl]thio]ethyl]-2-nitro-*N'*-piperonyl-1,1-ethenediamine

N-[2-[[5-[(二甲氨基)甲基]呋喃甲基]硫基]乙基]-2-硝基-*N'*-胡椒基-1,1-乙烯二胺

CAS 登录号 84845-75-0

INN list 54

药效分类 组胺 H_2 受体拮抗药

尼普地洛

Nipradilol（*INN*）

化学结构式

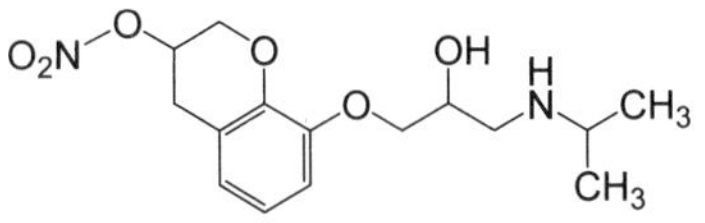

分子式和分子量 $C_{15}H_{22}N_2O_6$ 326.34

化学名 8-[2-Hydroxy-3-(isopropylamino)propoxy]-3-chromanol 3-nitrate

8-[2-羟基-3-(异丙氨基)丙氧基]-3-色满醇 3-硝酸酯

CAS 登录号 81486-22-8

INN list 50

药效分类 血管扩张药，β 受体拮抗药

尼普拉嗪

Niaprazine（*INN*）

化学结构式

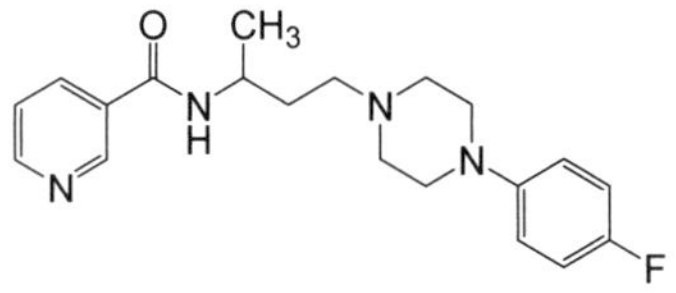

分子式和分子量 $C_{20}H_{25}FN_4O$ 356.44

化学名 *N*-[3-[4-(*p*-Fluorophenyl)-1-piperazinyl]-1-methylpropyl] nicotinamide

N-[3-[4-(4-氟苯基)-1-哌嗪基]-1-甲基丙基]烟酰胺

CAS 登录号 27367-90-4

INN list 24

药效分类 抗组胺药

尼曲吖啶

Nitracrine（*INN*）

化学结构式

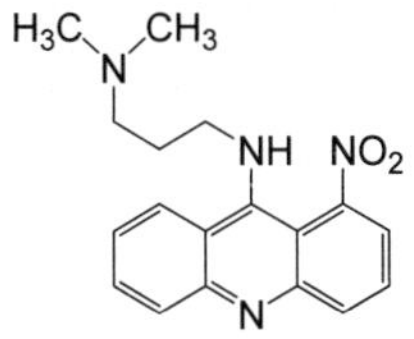

分子式和分子量 $C_{18}H_{20}N_4O_2$ 324.38

化学名 9-[[3-(Dimethylamino)propyl]amino]-1-nitroacridine

9-[[3-(二甲氨基)丙基]氨基]-1-硝基吖啶

CAS 登录号 4533-39-5

INN list 35

药效分类 抗肿瘤药

尼屈昔腙

Nidroxyzone（*INN*）

化学结构式

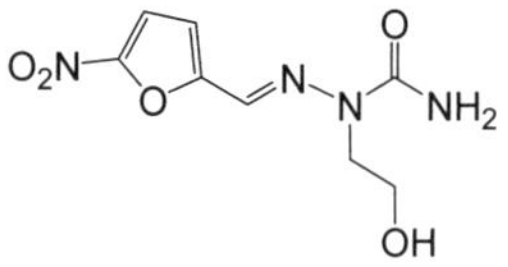

分子式和分子量 $C_8H_{10}N_4O_5$ 242.19

化学名 5-Nitro-2-furaldehyde 2-(2-hydroxyethyl)semicarbazone

5-硝基-2-呋喃甲醛 2-(2-羟乙基)缩氨基脲

CAS 登录号 405-22-1

INN list 6

药效分类 抗寄生虫药

尼群地平

Nitrendipine（*INN*）

化学结构式

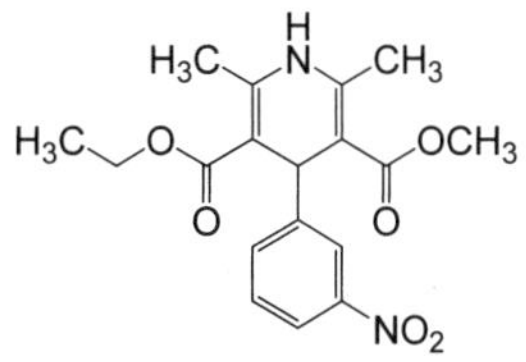

分子式和分子量 $C_{18}H_{20}N_2O_6$ 360.36

化学名 Ethyl methyl 2,6-dimethyl-4-(3-nitrophenyl)-1,4-dihydro-3,5-pyridinedicarboxylate

乙基 甲基 2,6-二甲基-4-(3-硝基苯基)-1,4-二氢-3,5-吡啶二甲酸二酯

CAS 登录号 39562-70-4

INN list 42

药效分类 钙通道阻滞药

ATC 分类 C08CA08

尼司特林

Nisterime（*INN*）

化学结构式

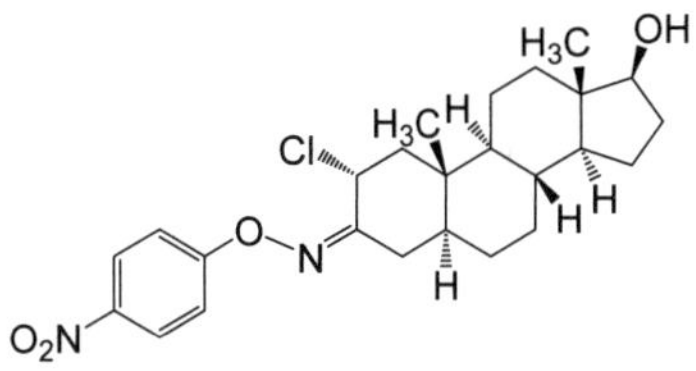

分子式和分子量 $C_{25}H_{33}ClN_2O_4$ 461.00

化学名　2α-Chloro-17β-hydroxy-5α-androstan-3-one *O*-(*p*-nitrophenyl)oxime

2α-氯-17β-羟基-5α-雄甾-3-酮 *O*-(4-硝基苯基)肟

CAS 登录号　51354-32-6; 51354-31-5[乙酸酯]

INN list　38

药效分类　雄激素类药

尼司特罗

Nisbuterol（*INN*）

化学结构式

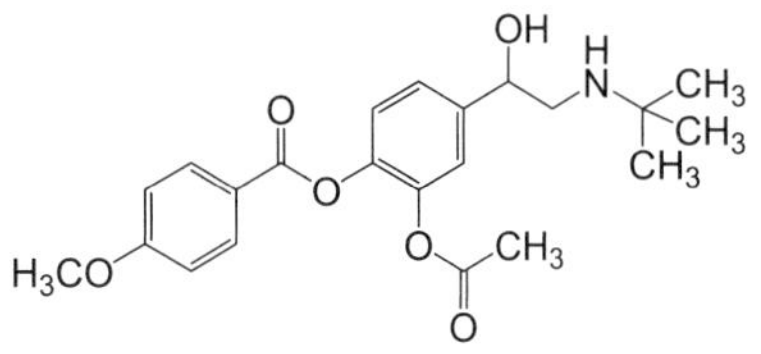

分子式和分子量　$C_{22}H_{27}NO_6$　401.46

化学名　[2-Acetyloxy-4-[2-(*tert*-butylamino)-1-hydroxyethyl]phenyl] 4-methoxybenzoate

[2-乙酰氧基-4-[2-(叔丁基氨基)-1-羟基乙基]苯基] 4-甲氧基苯甲酸酯

CAS 登录号　60734-87-4; 60734-88-5[甲磺酸盐]

INN list　38

药效分类　支气管舒张药

尼索氨酯

Nisobamate（*INN*）

化学结构式

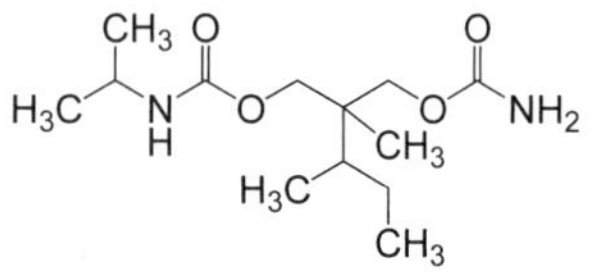

分子式和分子量　$C_{13}H_{26}N_2O_4$　274.36

化学名　2-(Hydroxymethyl)-2,3-dimethylpentyl isopropylcarbamate carbamate(ester)

2-(羟甲基)-2,3-二甲基戊基异丙氨基甲酸酯氨基甲酸酯

CAS 登录号　25269-04-9

INN list　21

药效分类　安定药

尼索地平

Nisoldipine（*INN*）

化学结构式

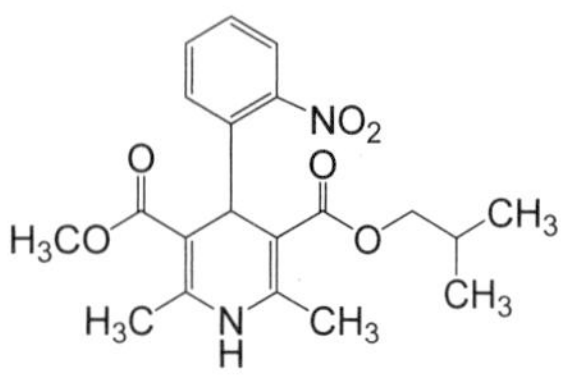

分子式和分子量　$C_{20}H_{24}N_2O_6$　388.41

化学名　(±)-Isobutyl methyl 1,4-dihydro-2,6-dimethyl-4-(*o*-nitrophenyl)-3,5-pyridinedicarboxylate

(±)-异丁基甲基 1,4-二氢-2,6-二甲基-4-(2-硝基苯基)-3,5-吡啶二羧酸二酯

CAS 登录号　63675-72-9

INN list　42

药效分类　钙通道阻滞药

ATC 分类　C08CA07

尼索西汀

Nisoxetine（*INN*）

化学结构式

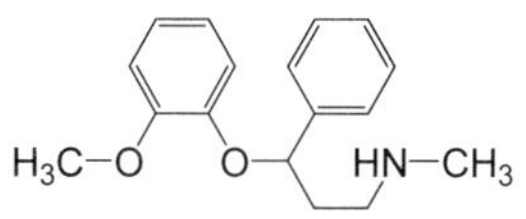

分子式和分子量　$C_{17}H_{21}NO_2$　271.35

化学名　(±)-3-(*o*-Methoxyphenoxy)-*N*-methyl-3-phenylpropylamine

(±)-3-(2-甲氧基苯氧基)-*N*-甲基-3-苯基丙胺

CAS 登录号　53179-07-0

INN list　34

药效分类　抗抑郁药

尼替西农

Nitisinone（*INN*）

化学结构式

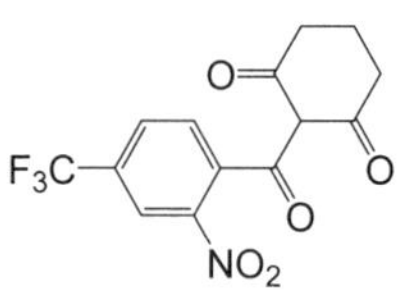

分子式和分子量　$C_{14}H_{10}F_3NO_5$　329.23

化学名　2-(α,α,α-Trifluoro-2-nitro-*p*-tuluoyl)-1,3-cyclohexanedione

2-(α,α,α-三氟-2-硝基-4-甲基苯甲酰基)-1,3-环己二酮

CAS 登录号　104206-65-7

INN list　78

药效分类　羟苯丙酮酸二氧酶抑制药

尼维美酮

Nivimedone（*INN*）

化学结构式

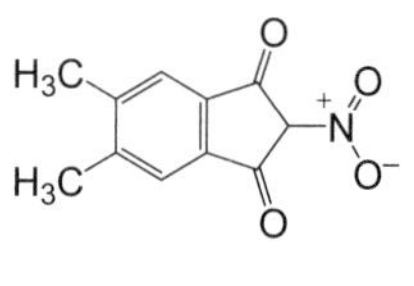

分子式和分子量　$C_{11}H_9NO_4$　219.20

化学名　5,6-Dimethyl-2-nitroindene-1,3-dione

5,6-二甲基-2-硝基茚满-1,3-二酮

CAS 登录号 49561-92-4; 57441-90-4[钠盐]; 62077-09-2[钠盐一水合物]

INN list 37

药效分类 抗过敏药

尼西维林

Niceverine（*INN*）

化学结构式

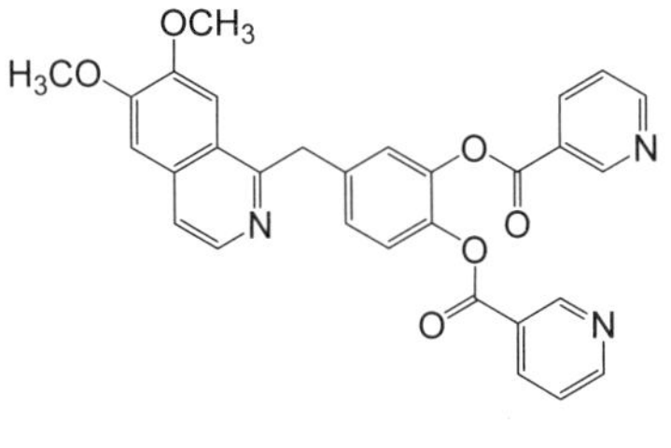

分子式和分子量 $C_{30}H_{23}N_3O_6$ 521.52

化学名 4-[(6,7-Dimethoxy-1-isoquinolyl)methyl]pyrocatechol dinicotinate

4-[(6,7-二甲氧基-1-异喹啉基)甲基]邻苯二酚二烟酸酯

CAS 登录号 2545-24-6

INN list 15

药效分类 解痉药

尼亚拉胺

Nialamide（*INN*）

化学结构式

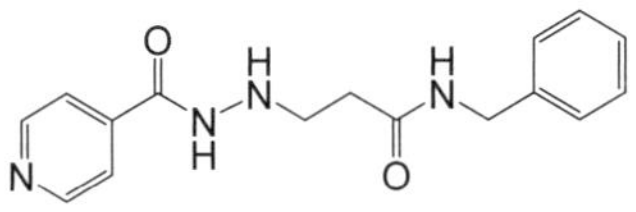

分子式和分子量 $C_{16}H_{18}N_4O_2$ 298.34

化学名 Isonicotinic acid 2-[(2-benzylcarbamoyl)ethyl]hydrazide

异烟酸 2-[(2-苄基氨基甲酰基)乙基]肼

CAS 登录号 51-12-7

INN list 10

药效分类 抗抑郁药

尼扎替丁

Nizatidine（*INN*）

化学结构式

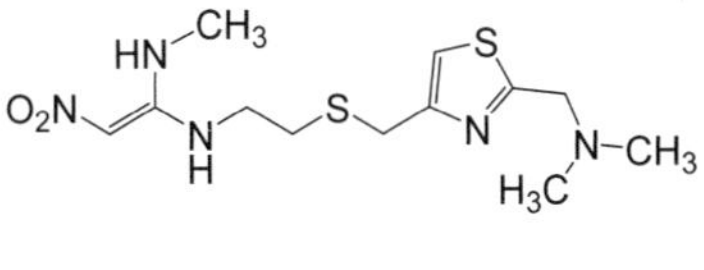

分子式和分子量 $C_{12}H_{21}N_5O_2S_2$ 331.46

化学名 *N*-[2-[[[2-[(Dimethylamino)methyl]-4-thiazolyl]methyl]thio]ethyl]-*N'*-methyl-2-nitro-1,1-ethenediamine

N-[2-[[[2-[(二甲氨基)甲基]-4-噻唑基]甲基]硫代]乙基]-*N'*-甲基-2-硝基-1,1-乙烯二胺

CAS 登录号 76963-41-2

INN list 48

药效分类 组胺 H_2 受体拮抗药

尼扎昔宁

Nizaracianine（*INN*）

化学结构式

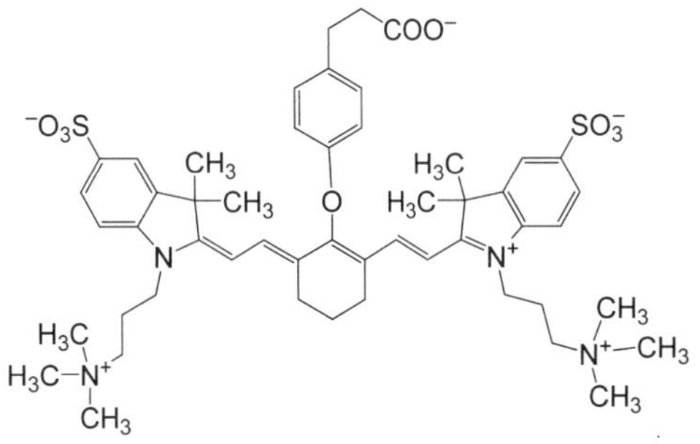

分子式和分子量 $C_{51}H_{66}N_4O_9S_2$ 943.23

化学名 3-[4-({(6*E*)-6-[(2*E*)-2-{3,3-Dimethyl-5-sulfonato-1-[3-(trimethylazaniumyl)propyl]-1,3-dihydro-2*H*-indol-2-ylidene}ethylidene]-2-[(1*E*)-2-{3,3-dimethyl-5-sulfonato-1-[3-(trimethylazaniumyl)propyl]-3*H*-indol-1-ium-2-yl}ethen-1-yl]cyclohex-1-en-1-yl}oxy)phenyl] propanoate

3-[4-({(6*E*)-6-[(2*E*)-2-{3,3-二甲基-5-磺酸基-1-[3-(三甲基铵基)丙基]-1,3-二氢-2*H*-吲哚-2-基亚基}亚乙基]-2-[(1*E*)-2-{3,3-二甲基-5-磺酸基-1-[3-(三甲基铵基)丙基]-3*H*-吲哚-1-鎓-2-基}乙烯-1-基]环己-1-烯-1-基}氧基)苯基]丙酸内盐

CAS 登录号 1239619-02-3

INN list 125

药效分类 对比剂

尼唑苯酮

Nizofenone（*INN*）

化学结构式

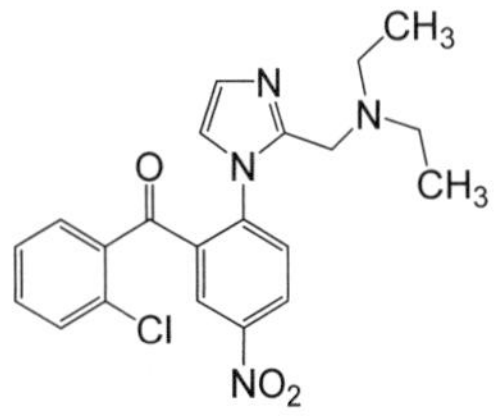

分子式和分子量 $C_{21}H_{21}ClN_4O_3$ 412.87

化学名 2'-Chloro-2-[2-[(diethylamino)methyl]imidazol-1-yl]-5-nitroben-zophenone

2'-氯-2-[2-[(二乙氨基)甲基]咪唑-1-基]-5-硝基二苯甲酮

CAS 登录号 54533-85-6

INN list 44

药效分类 抗惊厥药

鸟氨加压素

Ornipressin（*INN*）

化学结构式

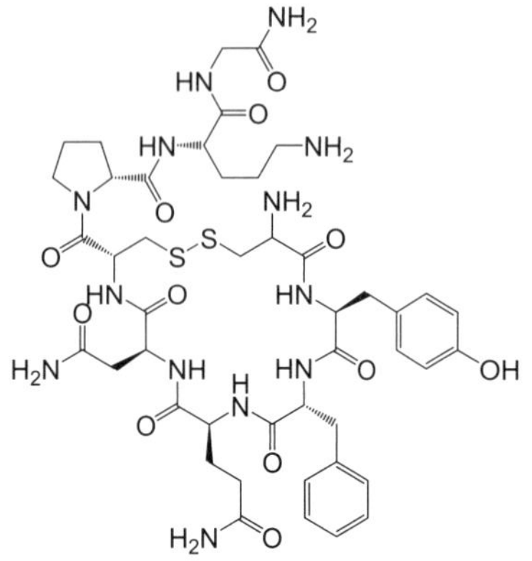

分子式和分子量 $C_{45}H_{63}N_{13}O_{12}S_2$ 1042.19

化学名 (2*S*)-*N*-[(2*S*)-5-Amino-1-[(2-amino-2-oxoethyl)amino]-1-oxopentan-2-yl]-1-[(4*R*,7*S*,10*S*,13*S*,16*S*,19*R*)-19-amino-7-(2-amino-2-oxoethyl)-10-(3-amino-3-oxopropyl)-16-[(4-hydroxyphenyl)methyl]-6,9,12,15,18-pentaoxo-13-(phenylmethyl)-1,2-dithia-5,8,11,14,17-pentazacycloicosane-4-carbonyl]pyrrolidine-2-carboxamide

(2*S*)-*N*-[(2*S*)-5-氨基-1-[(2-氨基-2-氧代乙基)氨基]-1-氧代戊基-2-基]-1-[(4*R*,7*S*,10*S*,13*S*,16*S*,19*R*)-19-氨基-7-(2-氨基-2-氧代乙基)-10-(3-氨基-3-氧代丙基)-16-[(4-羟基苯基)甲基]-6,9,12,15,18-五氧代-13-(苯基甲基)-1,2-二硫-5,8,11,14,17-五氮杂环二十烷-4-羰基]吡咯烷-2-甲酰胺

CAS 登录号 3397-23-7

INN list 22

药效分类 垂体后叶激素类药

ATC 分类 H01BA05

鸟氨酸

Ornithine（*INN*）

化学结构式

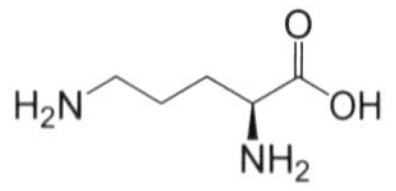

分子式和分子量 $C_5H_{12}N_2O_2$ 132.16

化学名 L-Ornithine

L-鸟氨酸

CAS 登录号 70-26-8

INN list 58

药效分类 氨基酸类药

鸟地西他滨

Guadecitabine（*INN*）

分子式和分子量 $C_{18}H_{24}N_9O_{10}P$ 557.14

化学结构式

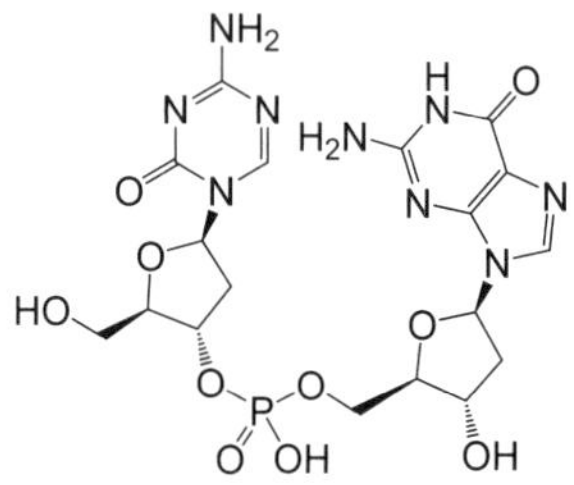

化学名 2'-Deoxy-5-azacytidylyl-(3'→5')-2'-deoxyguanosine

2'-脱氧-5-氮杂胞苷酰基-(3'→5')-2'-脱氧鸟苷

CAS 登录号 929901-49-5

INN list 113

药效分类 胞苷类似物，抗肿瘤药

尿囊素铝

Aldioxa（*INN*）

化学结构式

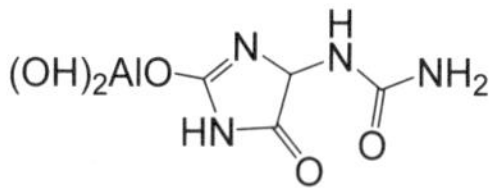

分子式和分子量 $C_4H_7AlN_4O_5$ 218.10

化学名 Dihydroxy [2-hydroxyl-5-oxo-2-imidazolin-4-yl ureato] aluminum

二羟基 [2-羟基-5-氧代-2-咪唑啉-4-基脲合]铝

CAS 登录号 5579-81-7

INN list 14

药效分类 收敛药，角质溶解药

尿素

Urea

化学结构式

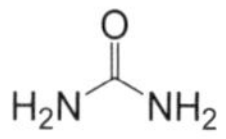

分子式和分子量 CH_4N_2O 60.06

化学名 Carbamide

脲

CAS 登录号 57-13-6

药效分类 利尿药

脲贝特

Urefibrate（*INN*）

化学结构式

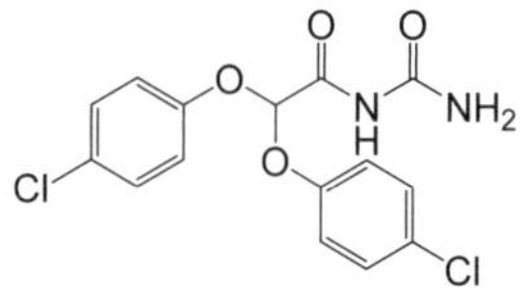

分子式和分子量 $C_{15}H_{12}Cl_2N_2O_4$ 355.17

化学名 *N*-Carbamoyl-2,2-bis(4-chlorophenoxy)acetamide

N-氨基甲酰基-2,2-双(4-氯苯氧基)乙酰胺

CAS 登录号 38647-79-9

INN list 37

药效分类 降血脂药

柠檬烯

Limonene

化学结构式

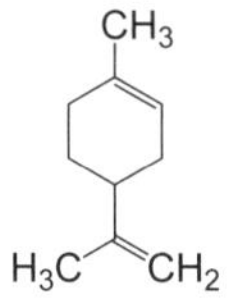

分子式和分子量 $C_{10}H_{16}$ 136.23

化学名 1-Methyl-4-(1-methylethenyl) cyclohexene

1-甲基-4-(1-甲基乙烯基)环己烯

CAS 登录号 138-86-3

药效分类 利胆药

牛磺利定

Taurolidine（*INN*）

化学结构式

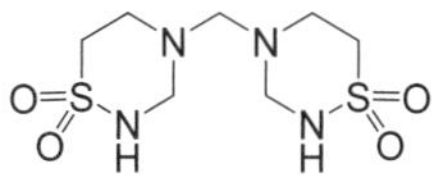

分子式和分子量 $C_7H_{16}N_4O_4S_2$ 284.36

化学名 4,4'-Methylenebis(tetrahydro-l,2,4-thiadiazine-1,1-dioxide)

4,4'-甲叉基双(四氢-l,2,4-噻二嗪-1,1-二氧化物)

CAS 登录号 19388-87-5

INN list 43

药效分类 抗感染药

牛磺莫司汀

Tauromustine（*INN*）

化学结构式

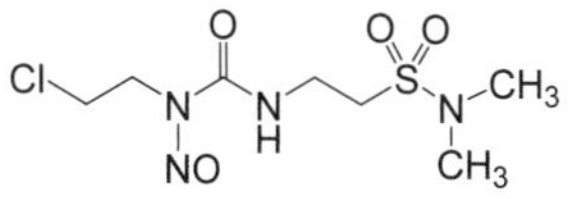

分子式和分子量 $C_7H_{15}ClN_4O_4S$ 286.74

化学名 l-(2-Chloroethyl)-3-[2-(dimethylsulfamoyl)ethyl]-1-nitrosourea

l-(2-氯乙基)-3-[2-(二甲基氨磺酰基)乙基]-1-亚硝基脲

CAS 登录号 85977-49-7

INN list 50

药效分类 抗肿瘤药

牛磺司坦

Taurosteine（*INN*）

化学结构式

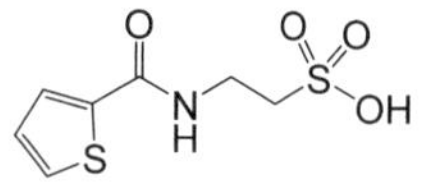

分子式和分子量 $C_7H_9NO_4S_2$ 235.28

化学名 *N*-2-Thenoyltaurine

N-2-噻吩甲酰基牛磺酸

CAS 登录号 124066-33-7

INN list 63

药效分类 黏液溶解药

牛磺酸

Taurine（*INN*）

化学结构式

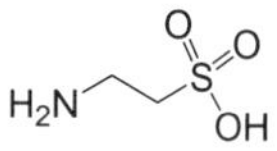

分子式和分子量 $C_2H_7NO_3S$ 125.15

化学名 2-Aminoethanesulfonic acid

2-氨基乙磺酸

CAS 登录号 107-35-7

INN list 58

药效分类 氨基酸类药

牛磺硒胆酸

Tauroselcholic Acid（*INN*）

化学结构式

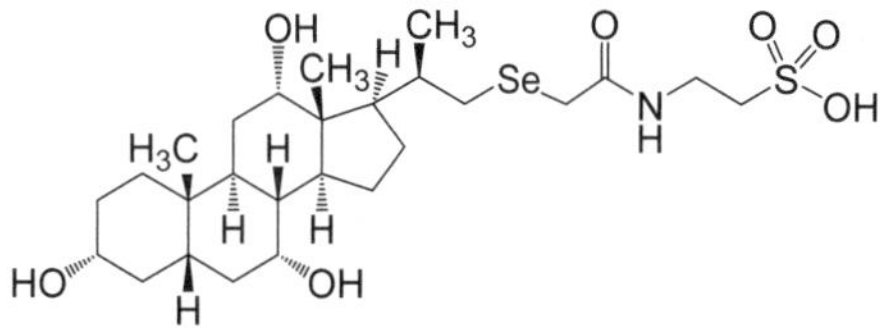

分子式和分子量 $C_{26}H_{45}NO_7SSe$ 594.66

化学名 *N*-[[[(20*S*)-3*α*,7*α*,12*α*-Trihydroxy-20-methyl-5*β*-pregnan-21-yl]-selenyl]acetyl]taurine

N-[[[(20*S*)-3*α*,7*α*,12*α*-三羟基-20-甲基-5*β*-孕甾烷-21-基]硒基]乙酰基]牛磺酸

CAS 登录号 75018-71-2

INN list 52

药效分类 诊断用药

纽帕泛

Nupafant（*INN*）

分子式和分子量 $C_{23}H_{32}N_4O_3S$ 444.59

化学结构式

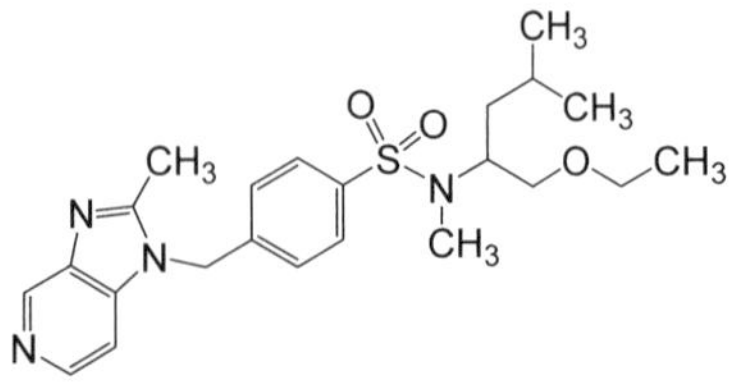

化学名　*N*-[(*S*)-1-(Ethoxymethyl)-3-methylbutyl]-*N*-methyl-*α*-(2-methyl-1*H*-imidazo[4,5-*c*]pyridin-1-yl)-*p*-toluenesulfonamide

N-[(*S*)-1-(乙氧基甲基)-3-甲基丁基]-*N*-甲基-*α*-(2-甲基-1*H*-咪唑并[4,5-*c*]吡啶-1-基)-4-甲基苯磺酰胺

CAS 登录号　139133-27-0

INN list　70

药效分类　血小板激活因子拮抗药

奴芬克索

Nufenoxole（*INN*）

化学结构式

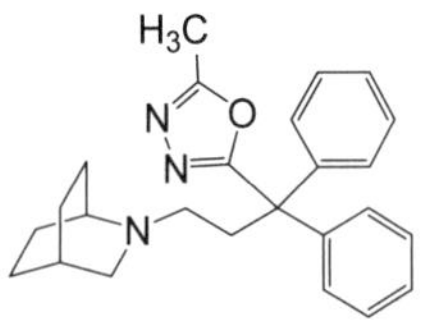

分子式和分子量　$C_{25}H_{29}N_3O$　387.52

化学名　2-[3-(5-Methyl-1,3,4-oxadiazol-2-yl)-3,3-diphenylpropyl]-2-azabicyclo[2.2.2]octane

2-[3-(5-甲基-1,3,4-噁二唑-2-基)-3,3-二苯基丙基]-2-氮杂双环[2.2.2]辛烷

CAS 登录号　57726-65-5

INN list　39

药效分类　止泻药，抗肠蠕动药

奴氯美酮

Nuclomedone（*INN*）

化学结构式

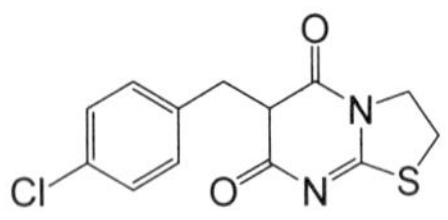

分子式和分子量　$C_{13}H_{11}ClN_2O_2S$　294.76

化学名　(±)-6-(*p*-Chlorobenzyl)-2,3-dihydro-5*H*-thiazolo[3,2-*a*]pyrimidine-5,7(6*H*)-dione

(±)-6-(4-氯苄基)-2,3-二氢-5*H*-噻唑并[3,2-*a*]嘧啶-5,7(6*H*)-二酮

CAS 登录号　75963-52-9

INN list　57

药效分类　抗炎镇痛药

奴氯噻吨

Nuclotixene（*INN*）

分子式和分子量　$C_{21}H_{20}ClNS$　353.91

化学结构式

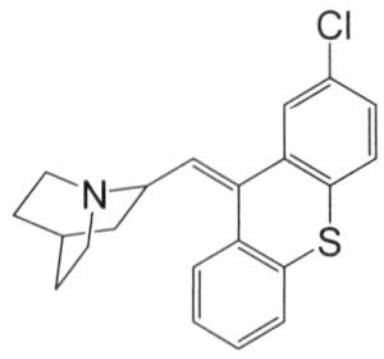

化学名　3-[(2-Chlorothioxanthen-9-ylidene)methyl]quinuclidine

3-[(2-氯噻吨-9-基亚基)甲基]奎宁啶

CAS 登录号　36471-39-3

INN list　34

药效分类　安定药

奴文西平

Nuvenzepine（*INN*）

化学结构式

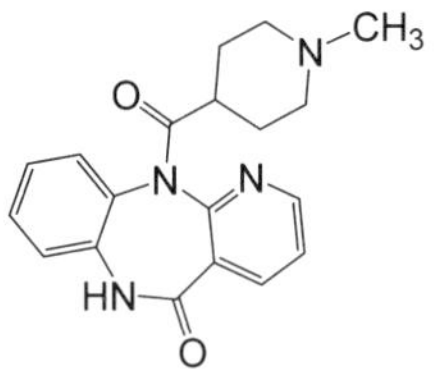

分子式和分子量　$C_{19}H_{20}N_4O_2$　336.39

化学名　11-(1-Methylpiperidine-4-carbonyl)-6*H*-pyrido[3,2-*c*][1,5]benzodiazepin-5-one

11-(1-甲基哌啶-4-甲酰基)-6*H*-吡啶并[3,2-*c*][1,5]苯并二氮䓬-5-酮

CAS 登录号　96487-37-5

INN list　59

药效分类　抗溃疡药

诺柏斯汀

Noberastine（*INN*）

化学结构式

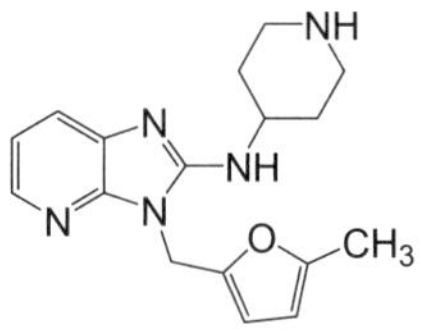

分子式和分子量　$C_{17}H_{21}N_5O$　311.38

化学名　3-(5-Methylfurfuryl)-2-(4-piperidylamino)-3*H*-imidazo[4,5-*b*]pyridine

3-(5-甲基糠基)-2-(4-哌啶氨基)-3*H*-咪唑并[4,5-*b*]吡啶

CAS 登录号　110588-56-2

INN list　59

药效分类　抗组胺药

诺必前列酯

Nobiprostolan（*INN*）

分子式和分子量　$C_{27}H_{48}O_6$　468.68

化学结构式

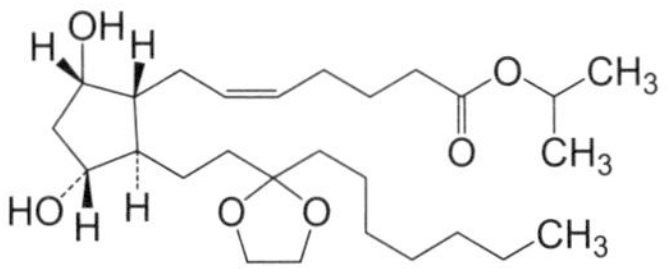

化学名 Propan-2-yl (5*E*)-7-{(1*R*,2*R*,3*R*,5*S*)-2-[2-(2-heptyl-1,3-dioxolan-2-yl)ethyl]-3,5-dihydroxycyclopentyl}hept-5-enoate

丙-2-基 (5*E*)-7-{(1*R*,2*R*,3*R*,5*S*)-2-[2-(2-庚基-1,3-二氧戊环-2-基)乙基]-3,5-二羟基环戊基}庚-5-烯酸酯

CAS 登录号 120373-67-3

INN list 109

药效分类 PGF2α 前列腺素类似物

诺勃酮

Norbolethone

化学结构式

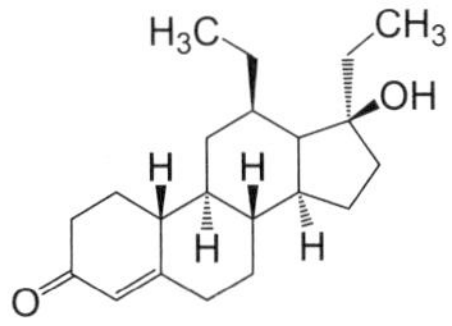

分子式和分子量 $C_{21}H_{32}O_2$ 316.48

化学名 (±)-13-Ethyl-17-hydroxy-18,19-dinor-17*α*-pregn-4-en-3-one

(±)-13-乙基-17-羟基-18,19-二去甲基-17*α*-孕甾-4-烯-3-酮

CAS 登录号 1235-15-0

药效分类 雄激素，同化激素类药

诺布君

Norbudrine（*INN*）

化学结构式

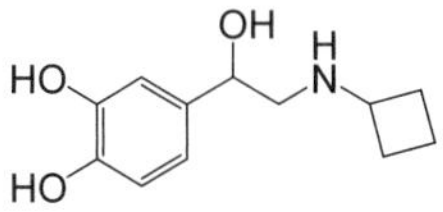

分子式和分子量 $C_{12}H_{17}NO_3$ 223.27

化学名 4-[2-(Cyclobutylamino)-1-hydroxyethyl]benzene-1,2-diol

4-[2-(环丁基氨基)-1-羟基乙基]苯-1,2-二醇

CAS 登录号 15686-81-4

INN list 17

药效分类 升压药，血管收缩药

诺次黄嘌呤

Nosantine（*INN*）

化学结构式

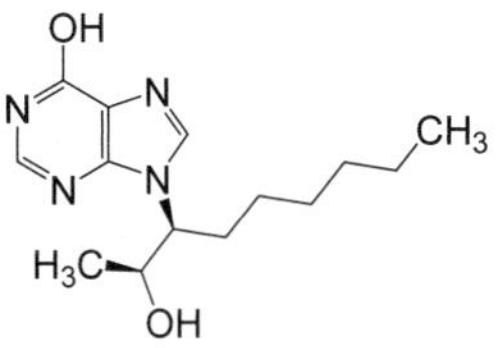

分子式和分子量 $C_{14}H_{22}N_4O_2$ 278.35

化学名 *erythro*-9-[1-(1-Hydroxyethyl)heptyl]hypoxanthine

赤-9-[1-(1-羟乙基)庚基]次黄嘌呤

CAS 登录号 76600-300-1

INN list 55

药效分类 免疫调节药

诺大麻

Nonabine（*INN*）

化学结构式

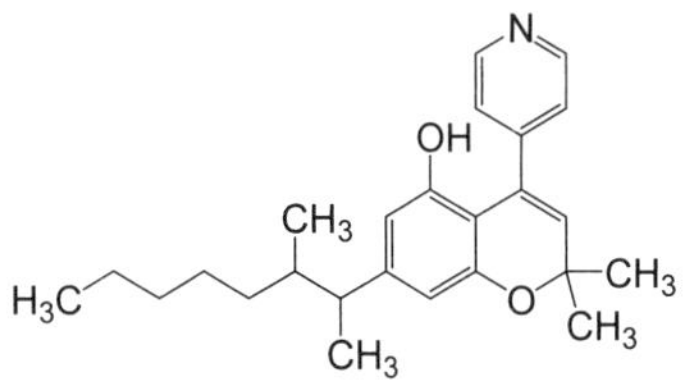

分子式和分子量 $C_{25}H_{33}NO_2$ 379.54

化学名 7-(1,2-Dimethylheptyl)-2,2-dimethyl-4-(4-pyridyl)-2*H*-1-benzopyran-5-ol

7-(1,2-二甲基庚基)-2,2-二甲基-4-(4-吡啶基)-2*H*-1-苯并吡喃-5-酚

CAS 登录号 16985-03-8

INN list 47

药效分类 镇吐药

诺二甲酮

Nordinone（*INN*）

化学结构式

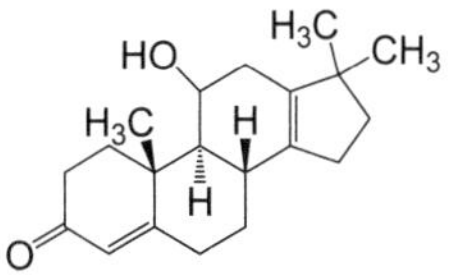

分子式和分子量 $C_{20}H_{28}O_2$ 300.44

化学名 11*α*-Hydroxy-17,17-dimethyl-18-norandrosta-4,13-dien-3-one

11*α*-羟基-17,17-二甲基-18-去甲雄甾-4,13-二烯-3-酮

CAS 登录号 33122-60-0

INN list 32

药效分类 抗雄激素类药

诺非卡尼

Nofecainide（*INN*）

化学结构式

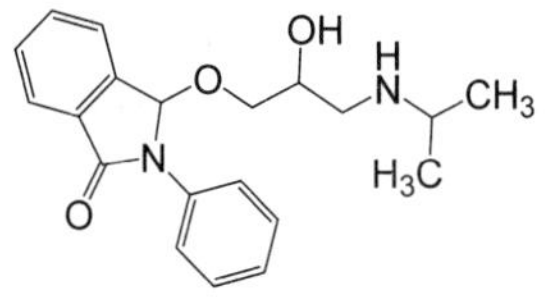

分子式和分子量 $C_{20}H_{24}N_2O_3$ 340.42

化学名 3-[2-Hydroxy-3-(propan-2-ylamino)propoxy]-2-phenyl-3*H*-isoindol-1-one

3-[2-羟基-3-(丙-2-基氨基)丙氧基]-2-苯基-3*H*-异吲哚-1-酮

CAS 登录号 50516-43-3

INN list 44

药效分类 抗心律失常药

诺氟沙星

Norfloxacin（*INN*）

化学结构式

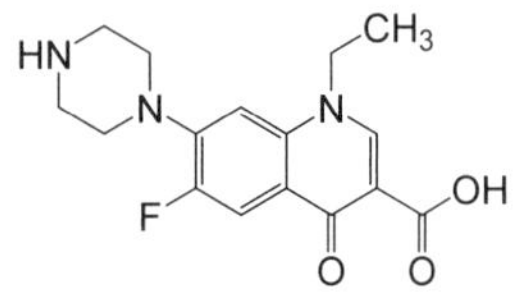

分子式和分子量 $C_{16}H_{18}FN_3O_3$ 319.33

化学名 1-Ethyl-6-fluoro-1,4-dihydro-4-oxo-7-(1-piperazinyl)-3-quinoline-carboxylic acid

1-乙基-6-氟-1,4-二氢-4-氧代-7-(1-哌嗪基)-3-喹啉羧酸

CAS 登录号 70458-96-7

INN list 46

药效分类 喹诺酮类抗微生物药

ATC 分类 J01MA06

诺氟烷

Norflurane（*INN*）

化学结构式

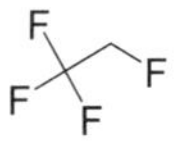

分子式和分子量 $C_2H_2F_4$ 102.03

化学名 1,1,1,2-Tetrafluoroethane

1,1,1,2-四氟乙烷

CAS 登录号 811-97-2

INN list 20

药效分类 全身麻醉药

诺考达唑

Nocodazole（*INN*）

化学结构式

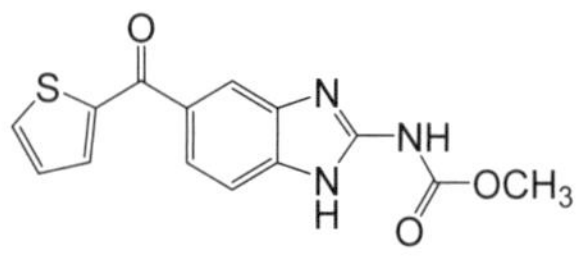

分子式和分子量 $C_{14}H_{11}N_3O_3S$ 301.32

化学名 Methyl 5-(2-thenoyl)-2-benzimidazolecarbamate

甲基 5-(2-噻吩甲酰基)-2-苯并咪唑氨基甲酸酯

CAS 登录号 31430-18-9

INN list 36

药效分类 抗肿瘤药

诺拉霉素

Nogalamycin（*INN*）

化学结构式

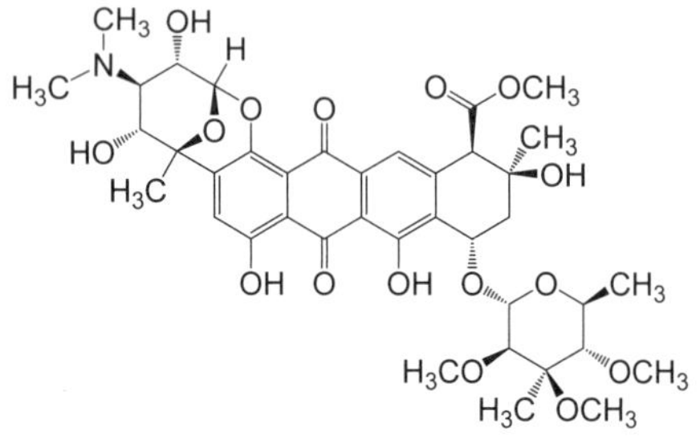

分子式和分子量 $C_{39}H_{49}NO_{16}$ 787.80

化学名 Methyl (1*R*,10*S*,12*S*,13*R*,21*R*,22*S*,23*R*,24*R*)-23-(dimethylamino)-4,8,12,22,24-pentahydroxy-1,12-dimethyl-6,17-dioxo-10-[(2*R*,3*R*,4*R*,5*S*,6*S*)-3,4,5-trimethoxy-4,6-dimethyloxan-2-yl]oxy-20,25-dioxahexacyclo[19.3.1.$0^{2,19}$.$0^{5,18}$.$0^{7,16}$.$0^{9,14}$]pentacosa-2,4,7(16),8,14,18-hexaene-13-carboxylate

甲基 (1*R*,10*S*,12*S*,13*R*,21*R*,22*S*,23*R*,24*R*)-23-(二甲基氨基)-4,8,12,22,24-五羟基-1,12-二甲基-6,17-二氧代-10-[(2*R*,3*R*,4*R*,5*S*,6*S*)-3,4,5-三甲氧基-4,6-二甲基氧杂环己-2-基]氧基-20,25-二氧杂六环[19.3.1.$0^{2,19}$.$0^{5,18}$.$0^{7,16}$.$0^{9,14}$]二十五烷-2,4,7(16),8,14,18-六烯-13-羧酸酯

CAS 登录号 1404-15-5

INN list 16

药效分类 抗生素类抗肿瘤药

诺拉曲塞

Nolatrexed（*INN*）

化学结构式

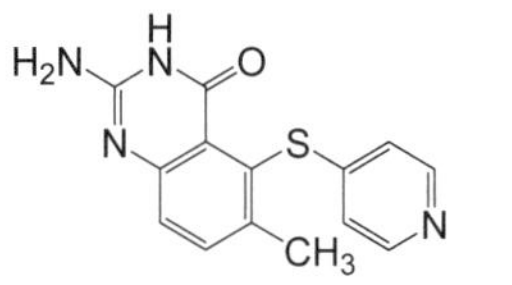

分子式和分子量 $C_{14}H_{12}N_4OS$ 284.34

化学名 2-Amino-6-methyl-5-(4-pyridylthio)-4(3*H*)-quinazolinone

2-氨基-6-甲基-5-(4-吡啶基硫)-4(3*H*)-喹唑啉酮

CAS 登录号 147149-76-6

INN list 78

药效分类 抗肿瘤药

诺拉西班

Nolasiban（*INN*）

化学结构式

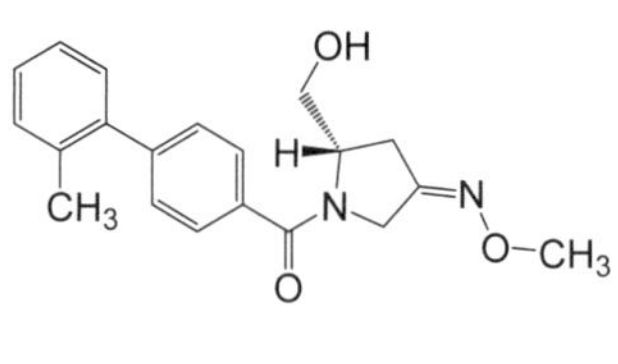

分子式和分子量 $C_{20}H_{22}N_2O_3$ 338.41

化学名 [(2*S*,4*Z*)-2-(Hydroxymethyl)-4-(methoxyimino)pyrrolidin-1-yl](2'-methyl[1,1'-biphenyl]-4-yl)methanone

[(2*S*,4*Z*)-2-(羟甲基)-4-(甲氧基氨亚基)吡咯烷-1-基](2'-甲基[1,1'-联苯基]-4-基)甲酮

CAS 登录号 1477482-19-1

INN list 112

药效分类 催产素拮抗药

诺来替酚

Norletimol（*INN*）

化学结构式

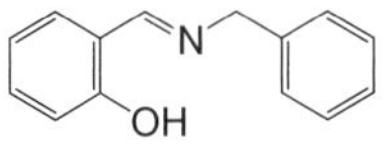

分子式和分子量 $C_{14}H_{13}NO$ 211.26

化学名 2-(Benzyliminomethyl)phenol

2-(苄基氨亚基甲基)苯酚

CAS 登录号 886-08-8

INN list 38

药效分类 抗炎镇痛药

诺利溴铵

Nolinium Bromide（*INN*）

化学结构式

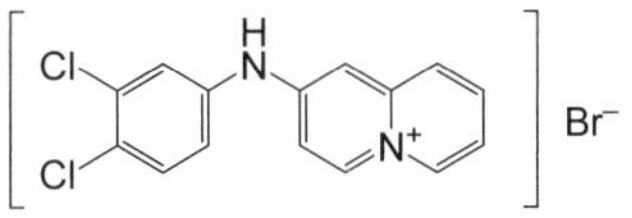

分子式和分子量 $C_{15}H_{11}BrCl_2N_2$ 370.07

化学名 2-(3,4-Dichloroanilino)quinolizinium bromide

溴化 2-(3,4-二氯苯氨基)喹嗪铵

CAS 登录号 40759-33-9

INN list 37

药效分类 抗溃疡药，解痉药

诺龙

Nandrolone（*INN*）

化学结构式

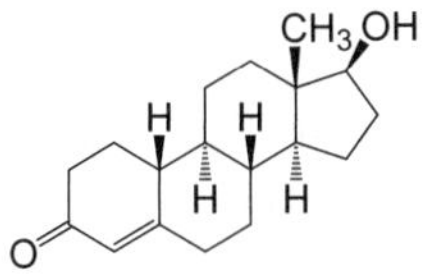

分子式和分子量 $C_{18}H_{26}O_2$ 274.40

化学名 17*β*-Hydroxyestr-4-en-3-one

17*β*-羟基雌甾-4-烯-3-酮

CAS 登录号 22263-51-0

INN list 22

药效分类 同化激素类药

诺氯前列素

Nocloprost（*INN*）

化学结构式

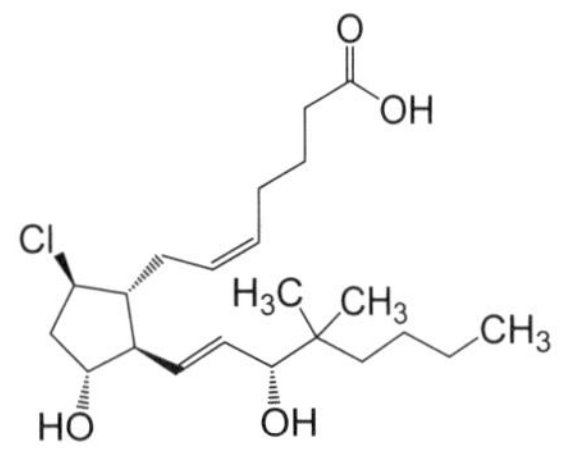

分子式和分子量 $C_{22}H_{37}ClO_4$ 400.98

化学名 (Z)-7-[(1*R*,2*R*,3*R*,5*R*)-5-Chloro-3-hydroxy-2-[(*E*)-(3*R*)-3-hydroxy-4,4-dimethyl-1-octenyl]cyclopentyl]-5-heptenoic acid

(*Z*)-7-[(1*R*,2*R*,3*R*,5*R*)-5-氯-3-羟基-2-[(*E*)-(3*R*)-3-羟基-4,4-二甲基-1-辛烯基]环戊基]-5-庚烯酸

CAS 登录号 79360-43-3

INN list 51

药效分类 前列腺素类药

诺洛米罗

Nolomirole（*INN*）

化学结构式

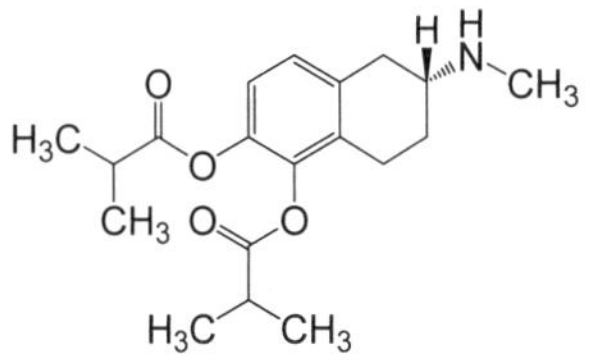

分子式和分子量 $C_{19}H_{27}NO_4$ 333.42

化学名 (±)-5,6,7,8-Tetrahydro-6-(methylamino)-1,2-naphthylene diisobutyrate

(±)-5,6,7,8-四氢-6-(甲氨基)-1,2-萘二酚二异丁酸酯

CAS 登录号 90060-42-7

INN list 84

药效分类 多巴胺受体激动药

诺美精司他

Numidargistat（*INN*）

化学结构式

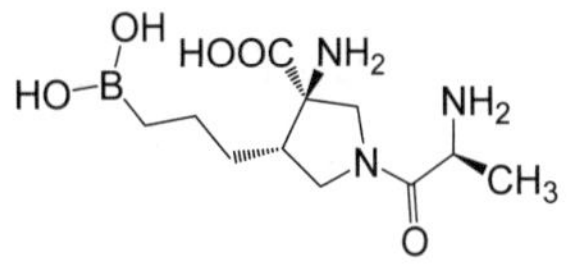

分子式和分子量 $C_{11}H_{22}BN_3O_5$ 287.12

化学名 (3*R*,4*S*)-3-Amino-1-[(2*S*)-2-aminopropanoyl]-4-(3-boronopropyl)pyrrolidine-3-carboxylic acid

(3*R*,4*S*)-3-氨基-1-[(2*S*)-2-氨基丙酰基]-4-(3-硼酸基丙基)吡咯烷-3-羧酸

CAS 登录号 2095732-06-0

INN list 121

药效分类 精氨酸酶抑制药

诺美立定

Nomelidine（*INN*）

化学结构式

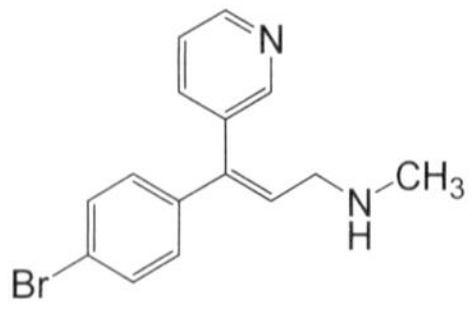

分子式和分子量 $C_{15}H_{15}BrN_2$ 303.20

化学名 (*Z*)-3-[1-(*p*-Bromophenyl)-3-(methylamino)propenyl] pyridine

(*Z*)-3-[1-(4-溴苯基)-3-(甲氨基)丙烯基]吡啶

CAS 登录号 60324-59-6

INN list 40

药效分类 抗抑郁药

诺美沙多

Noracymethadol（*INN*）

化学结构式

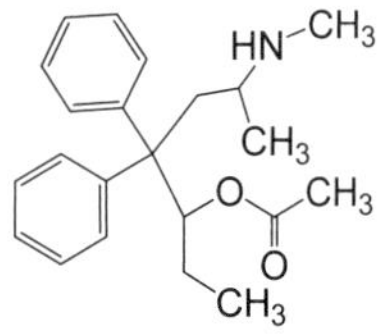

分子式和分子量 $C_{22}H_{29}NO_2$ 339.48

化学名 6-(Methylamino)-4,4-diphenyl-3-heptanol acetate (ester)

6-(甲氨基)-4,4-二苯基-3-庚醇乙酸酯

CAS 登录号 1477-39-0; 5633-25-0[盐酸盐]

INN list 12

药效分类 镇痛药

诺美孕酮

Nomegestrol（*INN*）

化学结构式

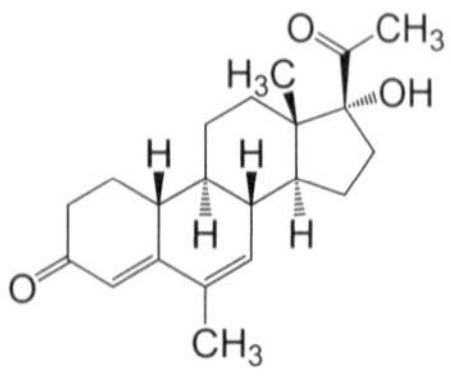

分子式和分子量 $C_{21}H_{28}O_3$ 328.45

化学名 17-Hydroxy-6-methyl-19-norpregna-4,6-diene-3,20-dione

17-羟基-6-甲基-19-去甲孕甾-4,6-二烯-3,20-二酮

CAS 登录号 58691-88-6

INN list 49

药效分类 孕激素类药

ATC 分类 G03DB04

诺米芬辛

Nomifensine（*INN*）

化学结构式

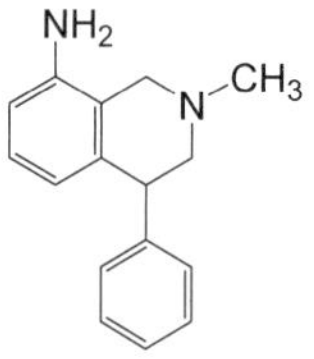

分子式和分子量 $C_{16}H_{18}N_2$ 238.33

化学名 8-Amino-1,2,3,4-tetrahydro-2-methyl-4-phenylisoquinoline

8-氨基-1,2,3,4-四氢-2-甲基-4-苯基异喹啉

CAS 登录号 24526-64-5; 32795-47-4[马来酸盐]

INN list 24

药效分类 抗抑郁药

诺那吡胺

Nonapyrimine（*INN*）

化学结构式

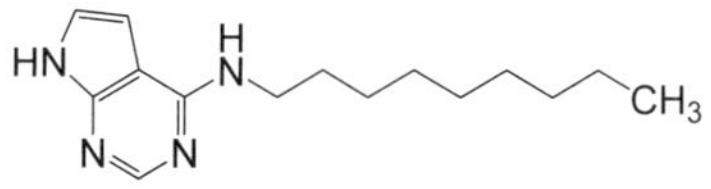

分子式和分子量 $C_{15}H_{24}N_4$ 260.38

化学名 4-(Nonylamino)-7*H*-pyrrolo[2,3-*d*]pyrimidine

4-(正壬氨基)-7*H*-吡咯并[2,3-*d*]嘧啶

CAS 登录号 5626-36-8

INN list 13

药效分类 抗惊厥药

诺那莫林

Nonathymulin（*INN*）

化学结构式（见下）

分子式和分子量 $C_{33}H_{54}N_{12}O_{15}$ 858.85

化学名 N^2-[*N*-[*N*-[*N*-[N^2-[*N*-[N^2-[*N*-(5-Oxo-L-prolyl)-L-alanyl]-

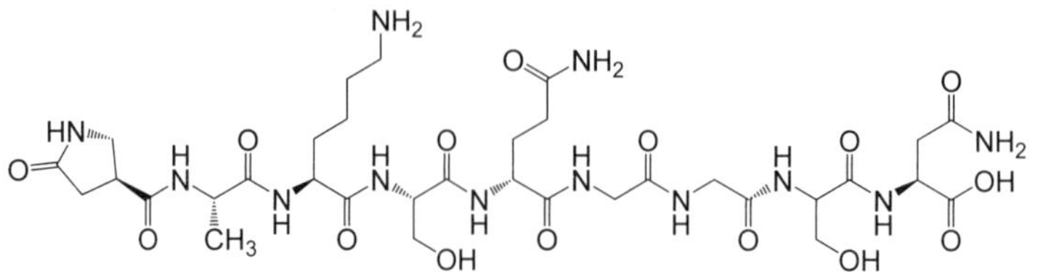

诺那莫林

L-lysyl]-L-seryl]-L-glutaminyl]glycyl]glycyl]-L-seryl]-L-asparagine

N[2]-[*N*-[*N*-[*N*-[*N*[2]-[*N*-[*N*[2]-[*N*-(5-氧代-L-脯氨酰)-L-丙氨酰]-L-赖氨酰]-L-丝氨酰]-L-谷氨酰氨酰]甘氨酰]-L-丝氨酰]-L-门冬氨酸

CAS 登录号 63958-90-7

INN list 56

药效分类 免疫调节药

诺那哌隆

Nonaperone（*INN*）

化学结构式

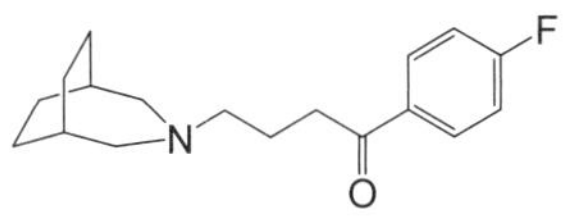

分子式和分子量 $C_{18}H_{24}FNO$ 289.39

化学名 4-(3-Azabicyclo[3.2.2]non-3-yl)-4'-fluorobutyrophenone

4-(3-氮杂双环[3.2.2]壬-3-基)-4'-氟丁酰苯

CAS 登录号 15997-76-9

INN list 44

药效分类 抗精神病药

诺匹哌酮

Norpipanone（*INN*）

化学结构式

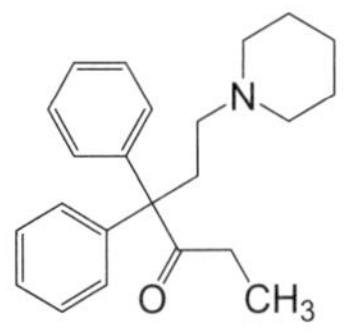

分子式和分子量 $C_{23}H_{29}NO$ 335.48

化学名 4,4-Diphenyl-6-(1-piperidyl)-3-hexanone

4,4-二苯基-6-(1-哌啶基)-3-己酮

CAS 登录号 561-48-8

INN list 14

药效分类 镇痛药

诺瑞昔胺

Noreximide（*INN*）

化学结构式

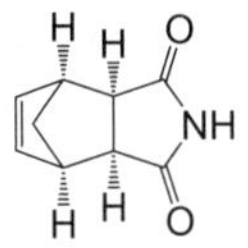

分子式和分子量 $C_9H_9NO_2$ 163.17

化学名 (1*R*,2*R*,6*S*,7*S*)-4-Azatricyclo[5.2.1.0^{2,6}]dec-8-ene-3,5-dione

(1*R*,2*R*,6*S*,7*S*)-4-氮杂三环[5.2.1.0^{2,6}]癸-8-烯-3,5-二酮

CAS 登录号 6319-06-8

INN list 40

药效分类 镇静催眠药

诺司替勃

Norclostebol（*INN*）

化学结构式

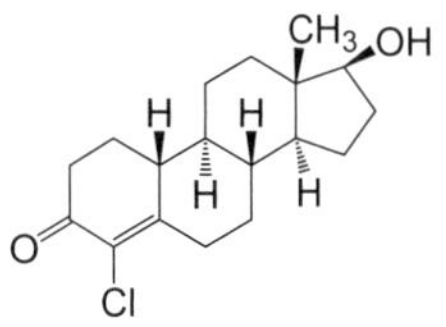

分子式和分子量 $C_{18}H_{25}ClO_2$ 308.84

化学名 4-Chloro-17*β*-hydroxyestr-4-en-3-one

4-氯-17*β*-羟基雌甾-4-烯-3-酮

CAS 登录号 13583-21-6

INN list 22

药效分类 雄激素，同化激素类药

诺替西泮

Nortetrazepam（*INN*）

化学结构式

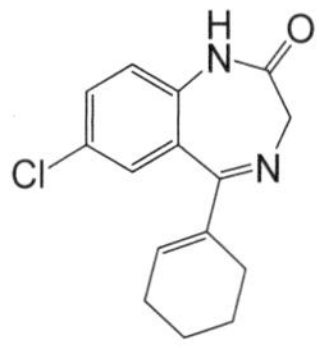

分子式和分子量 $C_{15}H_{15}ClN_2O$ 274.75

化学名 7-Chloro-5-(1-cyclohexen-1-yl)-1,3-dihydro-2*H*-1,4-benzodiazepin-2-one

7-氯-5-(1-环己烯-1-基)-1,3-二氢-2*H*-1,4-苯并二氮杂䓬-2-酮

CAS 登录号 10379-11-0

INN list 20

药效分类 安定药

诺托生琼

Nortopixantrone（*INN*）

化学结构式

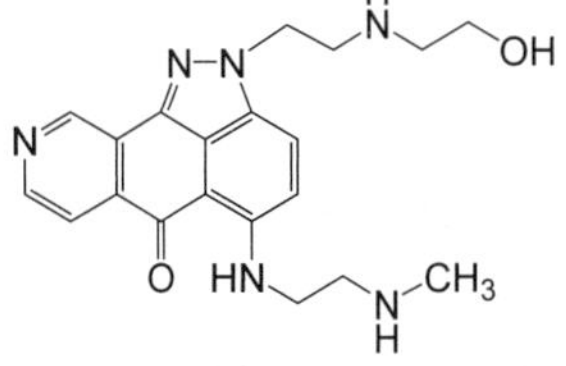

分子式和分子量 $C_{20}H_{24}N_6O_2$ 380.44

化学名 2-[2-[(2-Hydroxyethyl)amino]ethyl]-5-[[2-(methylamino)ethyl]amino]indazolo[4,3-*gh*]isoquinolin-6(2*H*)-one

2-[2-[(2-羟基乙基)氨基]乙基]-5-[[2-(甲氨基)乙基]氨基]吲唑并[4,3-*gh*]异喹啉-6(2*H*)-酮

CAS 登录号 156090-17-4

INN list 87

药效分类 抗肿瘤药

诺西肽

Nosiheptide（*INN*）

化学结构式

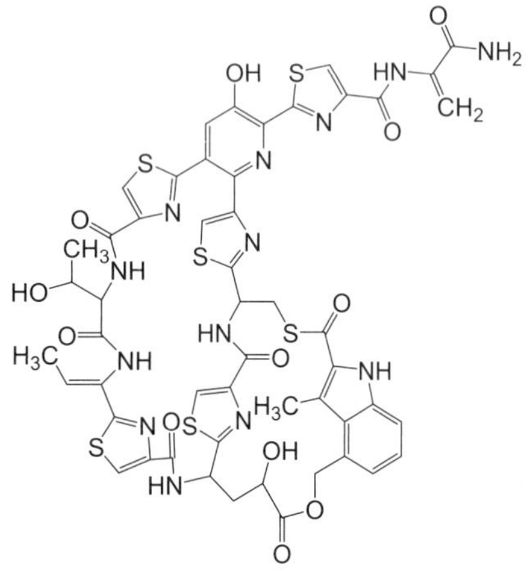

分子式和分子量 $C_{51}H_{43}N_{13}O_{12}S_6$ 1222.36

化学名 *N*-(3-Amino-3-oxoprop-1-en-2-yl)-2-[(21*Z*)-21-ethylidene-9,30-dihydroxy-18-(1-hydroxyethyl)-40-methyl-16,19,26,31,42,46-hexaoxo-32-oxa-3,13,23,43,49-pentathia-7,17,20,27,45,51,52,53,54,55-decazanonacyclo[26.16.6.$1^{2,5}$.$1^{12,15}$.$1^{22,25}$.$1^{38,41}$.$1^{47,50}$.$0^{6,11}$.$0^{34,39}$]pentapentaconta-2(55),4,6,8,10,12(54),14,22(53),24,34(39),35,37,40,47,50-pentadecaen-8-yl]-1,3-thiazole-4-carboxamide

N-(3-氨基-3-氧代丙-1-烯-2-基)-2-[(21*Z*)-21-乙亚基-9,30-二羟基-18-(1-羟乙基)-40-甲基-16,19,26,31,42,46-六氧代-32-氧杂-3,13,23,43,49-五硫杂-7,17,20,27,45,51,52,53,54,55-十氮杂九环[26.16.6.$1^{2,5}$.$1^{12,15}$.$1^{22,25}$.$1^{38,41}$.$1^{47,50}$.$0^{6,11}$.$0^{34,39}$]五十五烷-2(55),4,6,8,10,12(54),14,22(53),24,34(39),35,37,40,47,50-十五烯-8-基]-1,3-噻唑-4-甲酰胺

CAS 登录号 56377-79-8

INN list 35

药效分类 抗生素类药，生长刺激药

诺昔硫脲

Noxytiolin（*INN*）

化学结构式

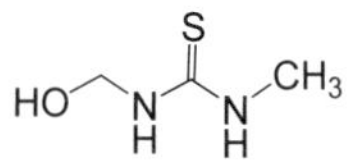

分子式和分子量 $C_3H_8N_2OS$ 120.17

化学名 1-Hydroxymethyl-3-methyl-2-thiourea

1-羟甲基-3-甲基-2-硫脲

CAS 登录号 15599-39-0

INN list 12

药效分类 消毒防腐药

诺昔替林

Noxiptiline（*INN*）

化学结构式

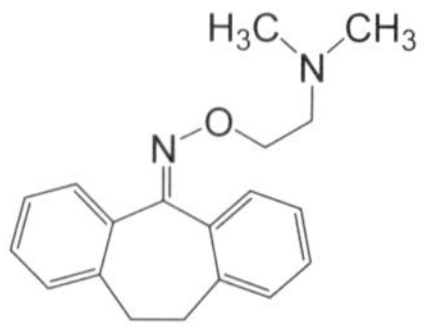

分子式和分子量 $C_{19}H_{22}N_2O$ 294.39

化学名 10,11-Dihydro-5*H*-dibenzo[*a,d*]cyclohepten-5-one *O*-[(2-dimethylamino)ethyl]oxime

10,11-二氢-5*H*-二苯并[*a,d*]环庚熳-5-酮 *O*-[(2-二甲氨基)乙基]肟

CAS 登录号 3362-45-6

INN list 20

药效分类 抗抑郁药

诺香草胺

Nonivamide（*INN*）

化学结构式

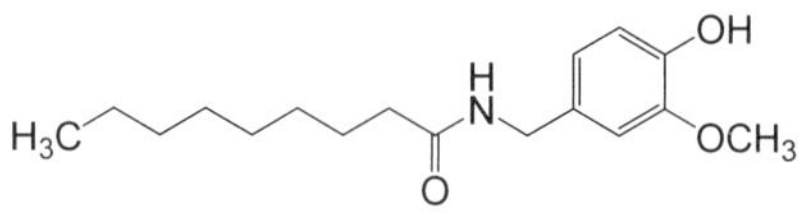

分子式和分子量 $C_{17}H_{27}NO_3$ 293.40

化学名 *N*-[(4-Hydroxy-3-methoxyphenyl)methyl]nonanamide

N-[(4-羟基-3-甲氧基苯基)甲基]壬酰胺

CAS 登录号 2444-46-4

INN list 43

药效分类 血循环促进药

诺乙烯酮

Norvinisterone（*INN*）

化学结构式

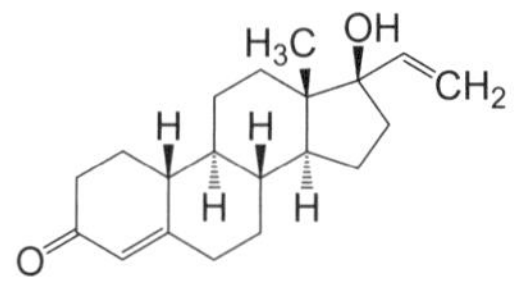

分子式和分子量 $C_{20}H_{28}O_2$ 300.44

化学名 17*β*-Hydroxy-17*α*-vinyl-estr-4-en-3-one

17*β*-羟基-17*α*-乙烯基-雌甾-4-烯-3-酮

CAS 登录号 6795-60-4

INN list 10

药效分类 孕激素类药

诺乙雄龙

Norethandrolone（*INN*）

分子式和分子量 $C_{20}H_{30}O_2$ 302.45

化学结构式

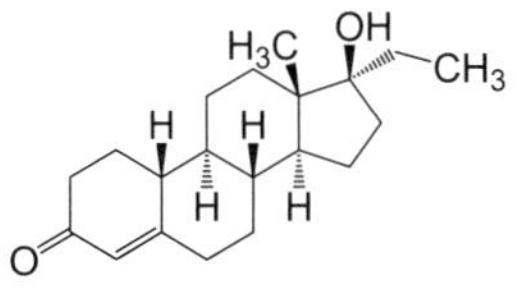

化学名 17α-Ethyl-17β-hydroxyestr-4-en-3-one

17α-乙基-17β-羟基雌甾-4-烯-3-酮

CAS 登录号 52-78-8

INN list 6

药效分类 雄激素，同化激素类药

诺孕美特

Norgestomet（*INN*）

化学结构式

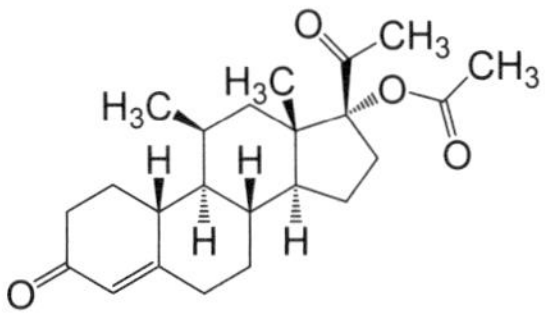

分子式和分子量 $C_{23}H_{32}O_4$ 372.50

化学名 17-Hydroxy-11β-methyl-19-norpregn-4-ene-3,20-dione acetate

17-羟基-11β-甲基-19-去甲孕甾-4-烯-3,20-二酮乙酸酯

CAS 登录号 25092-41-5

INN list 32

药效分类 孕激素类药

诺孕曲明

Norelgestromin（*INN*）

化学结构式

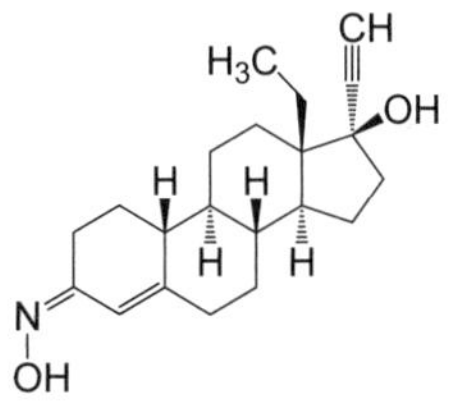

分子式和分子量 $C_{21}H_{29}NO_2$ 327.46

化学名 13-Ethyl-17-hydroxy-18,19-dinor-17α-pregn-4-en-20-yn-3-one oxime

13-乙基-17-羟基-18,19-二去甲基-17α-孕甾-4-烯-20-炔-3-酮肟

CAS 登录号 53016-31-2

INN list 83

药效分类 避孕药

诺孕酮

Norgesterone（*INN*）

化学结构式

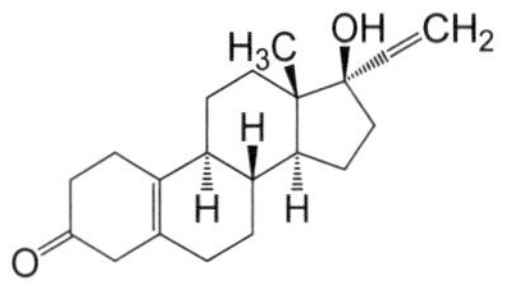

分子式和分子量 $C_{20}H_{28}O_2$ 300.44

化学名 17α-Vinyl-5(10)-estrene-17β-ol-3-one

17α-乙烯基-5(10)-雌烯-17β-醇-3-酮

CAS 登录号 13563-60-5

INN list 14

药效分类 孕激素类药

诺孕烯酮

Norgestrienone（*INN*）

化学结构式

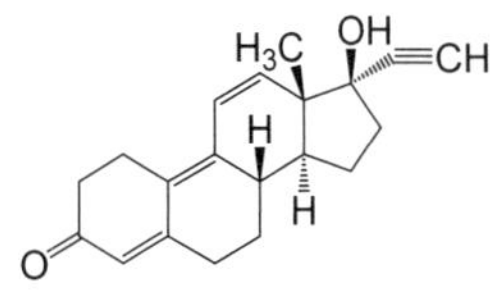

分子式和分子量 $C_{20}H_{22}O_2$ 294.39

化学名 17-Hydroxy-19-nor-17α-pregna-4,9,11-trien-20-yn-3-one

17-羟基-19-去甲-17α-孕甾-4,9,11-三烯-20-炔-3-酮

CAS 登录号 848-21-5

INN list 18

药效分类 孕激素类药

诺孕酯

Norgestimate（*INN*）

化学结构式

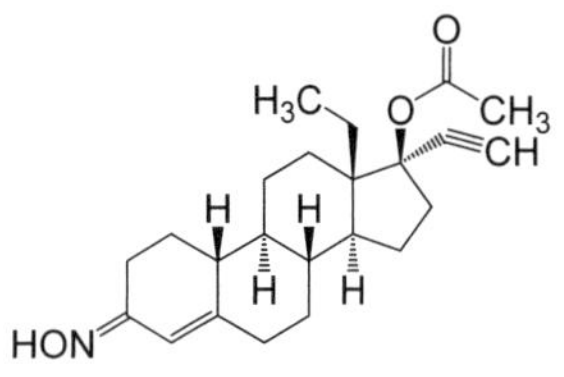

分子式和分子量 $C_{23}H_{31}NO_3$ 369.50

化学名 (+)-13-Ethyl-17-hydroxy-18,19-dinor-17α-pregn-4-en-20-yn-3-one oxime acetate(ester)

(+)-13-乙基-17-羟基-18,19-二去甲基-17α-孕甾-4-烯-20-炔-3-酮肟乙酸酯

CAS 登录号 35189-28-7

INN list 35

药效分类 孕激素类药

偶氮丝氨酸

Azaserine（*INN*）

化学结构式

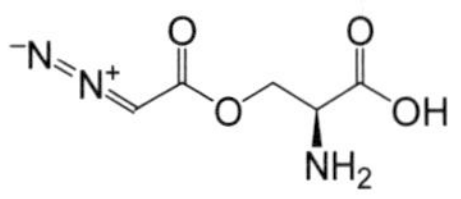

分子式和分子量 $C_5H_7N_3O_4$ 173.13

化学名 (2*S*)-2-Amino-3-(2-diazoacetyl)oxypropanoic acid

(2*S*)-2-氨基-3-(2-重氮乙酰基)氧丙酸

CAS 登录号 115-02-6

INN list 21

药效分类 尿路抗菌药，抗真菌药

帕苯达唑

Parbendazole（*INN*）

化学结构式

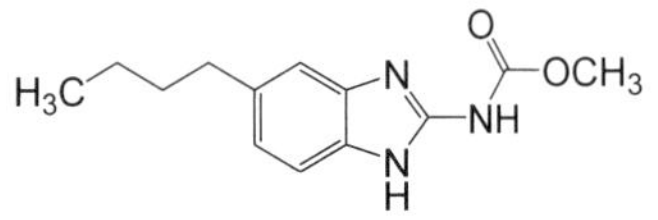

分子式和分子量 $C_{13}H_{17}N_3O_2$ 247.29

化学名 Methyl 5-butyl-2-benzimidazolecarbamate

甲基 5-丁基-2-苯并咪唑氨基甲酸酯

CAS 登录号 14255-87-9

INN list 19

药效分类 抗蠕虫药

帕比司他

Panobinostat（*INN*）

化学结构式

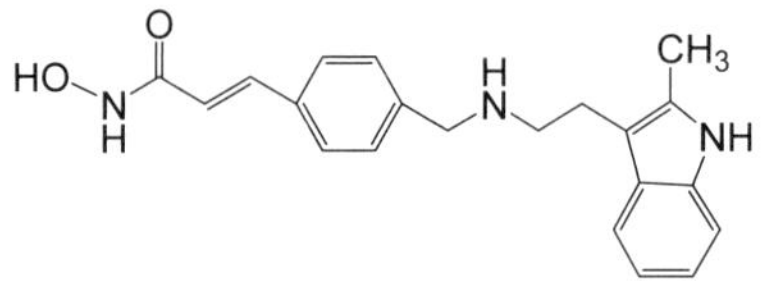

分子式和分子量 $C_{21}H_{23}N_3O_2$ 349.43

化学名 (2*E*)-*N*-Hydroxy-3-[4-({[2-(2-methyl-1*H*-indol-3-yl)ethyl]amino}methyl)phenyl]prop-2-enamide

(2*E*)-*N*-羟基-3-[4-({[2-(2-甲基-1*H*-吲哚-3-基)乙基]氨基}甲基)苯基]丙-2-烯酰胺

CAS 登录号 404950-80-7

INN list 96

药效分类 抗肿瘤药

帕吡莫德

Pamapimod（*INN*）

化学结构式

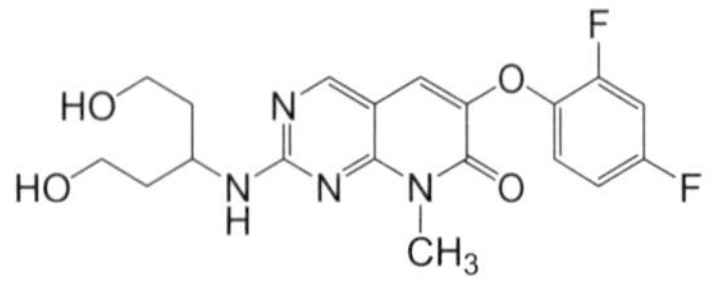

分子式和分子量 $C_{19}H_{20}F_2N_4O_4$ 406.40

化学名 6-(2,4-Difluorophenoxy)-2-[[3-hydroxy-1-(2-hydroxyethyl)propyl]amino]-8-methylpyrido[2,3-*d*]pyrimidin-7(8*H*)-one

6-(2,4-二氟苯氧基)-2-[[3-羟基-1-(2-羟乙基)丙基]氨基]-8-甲基吡啶并[2,3-*d*]嘧啶-7(8*H*)-酮

CAS 登录号 449811-01-2

INN list 96

药效分类 免疫调节药

帕地洛

Parodilol（*INN*）

化学结构式

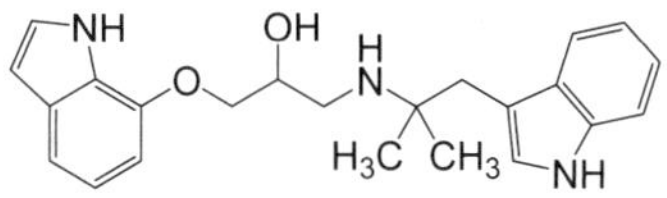

分子式和分子量 $C_{23}H_{27}N_3O_2$ 377.48

化学名 (±)-1-[(2-Indol-3-yl-1,1-dimethylethyl)amino]-3-(indol-4-yloxy)-2-propanol

(±)-1-[(2-吲哚-3-基-1,1-二甲基乙基)氨基]-3-(吲哚-4-基氧基)-2-丙醇

CAS 登录号 103238-56-8

INN list 57

药效分类 血管扩张药，β 受体拮抗药

帕地马酯 A

Padimate A（*INN*）

化学结构式

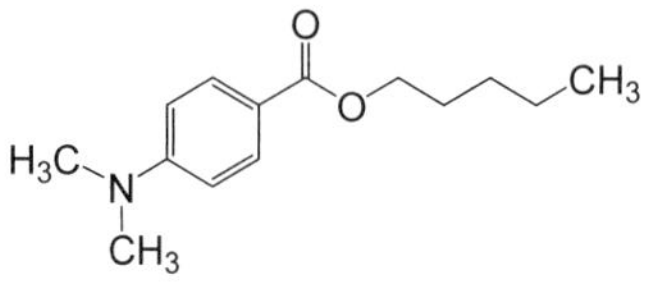

分子式和分子量 $C_{14}H_{21}NO_2$ 235.32

化学名 Pentyl *p*-(dimethylamino)benzoate

戊基 4-(二甲基氨基)苯甲酸酯

CAS 登录号 14779-78-3

INN list 25

药效分类 防晒药

帕地马酯 Q

Padimate Q（*INN*）

化学结构式

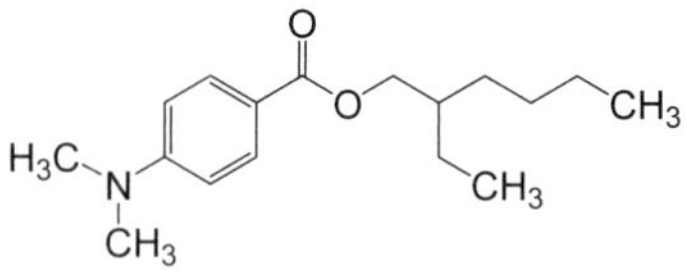

分子式和分子量 $C_{17}H_{27}NO_2$ 277.40

化学名 2-Ethylhexyl *p*-(dimethylamino)benzoate

2-乙基己基 4-(二甲氨基)苯甲酸酯

CAS 登录号 21245-02-3

INN list 25

药效分类 防晒药

帕地霉素

Paldimycin（*INN*）

化学结构式

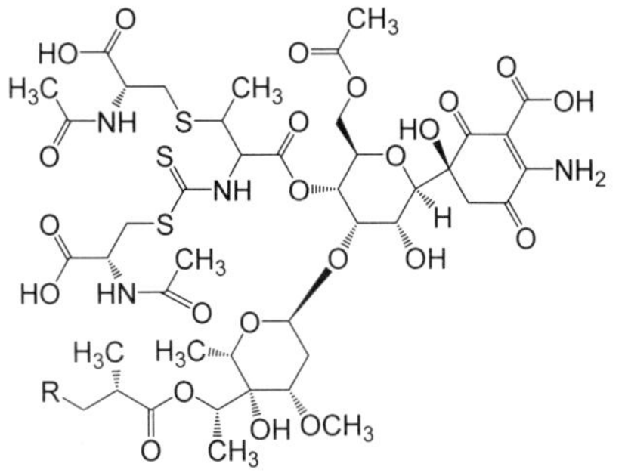

帕地霉素 A: R= CH_3
帕地霉素 B: R= H

分子式和分子量 $C_{44}H_{64}N_4O_{23}S_3 \cdot C_{43}H_{62}N_4O_{23}S_3$ 2212.35

药物描述 Antibiotic produced by *Streptomyces* organism; a mixture of Paldimycin A and Paldimycin B, in approximately a 1∶1 ratio

由链霉菌属产生的抗生素；是一种帕地霉素 A 和帕地霉素 B 的混合物，其比例约为 1∶1

CAS 登录号 102426-96-0; 101411-70-5[帕地霉素 A]; 101411-71-6[帕地霉素 B]

INN list 55

药效分类 抗生素类药

帕度泊芬

Padoporfin（*INN*）

化学结构式

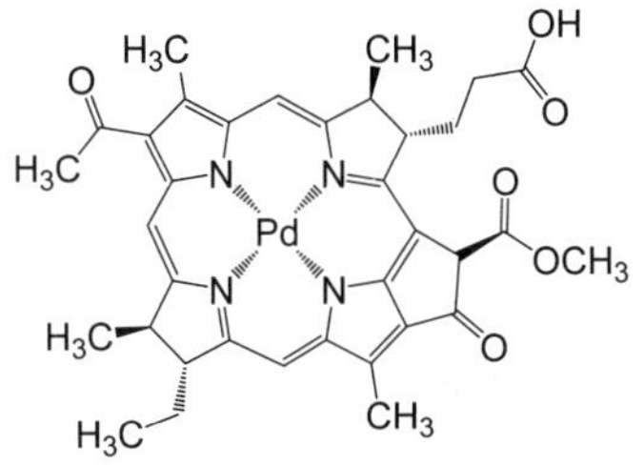

分子式和分子量 $C_{35}H_{36}N_4O_6Pd$ 715.10

化学名 [Hydrogen 3-[(2²*R*,7*R*,8*R*,17*S*,18*S*)-12-acetyl-7-ethyl-2²-(methoxycarbonyl)-3,8,13,17-tetramethyl-2¹-oxo-2¹,2²,7,8,17,18-hexahydrocyclopenta[*at*]porphyrin-18-yl]propanoato-*κ*4*N*²¹,*N*²²,*N*²³,*N*²⁴]palladium

[氢 3-[(2²*R*,7*R*,8*R*,17*S*,18*S*)-12-乙酰基-7-乙基-2²-(甲氧基羰基)-3,8,13,17-四甲基-2¹-氧代-2¹,2²,7,8,17,18-六氢环戊熳并[*at*]卟啉-18-基]丙酸根-*κ*4*N*²¹,*N*²²,*N*²³,*N*²⁴]钯

CAS 登录号 274679-00-4

INN list 93

药效分类 光增敏药

帕多芦诺

Pardoprunox（*INN*）

化学结构式

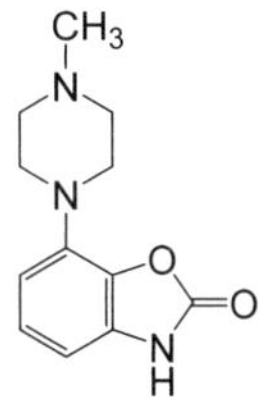

分子式和分子量 $C_{12}H_{15}N_3O_2$ 233.27

化学名 7-(4-Methylpiperazin-1-yl)-1,3-benzoxazol-2(3*H*)-one

7-(4-甲基哌啶基-1-基)-1,3-苯并噁唑-2(3*H*)-酮

CAS 登录号 269718-84-5

INN list 96

药效分类 抗震颤麻痹药

帕尔索汀

Paltusotine（*INN*）

化学结构式

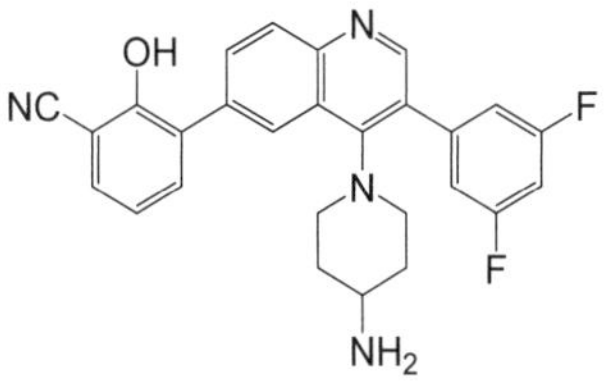

分子式和分子量 $C_{27}H_{22}F_2N_4O$ 456.50

化学名 3-[4-(4-Aminopiperidin-1-yl)-3-(3,5-difluorophenyl)quinolin-6-yl]-2-hydroxybenzonitrile

3-[4-(4-氨基哌啶-1-基)-3-(3,5-二氟苯基)喹啉-6-基]-2-羟基苯甲腈

CAS 登录号 2172870-89-0

INN list 121

药效分类 生长激素抑制因子受体拮抗药

帕伐醌

Parvaquone（*INN*）

化学结构式

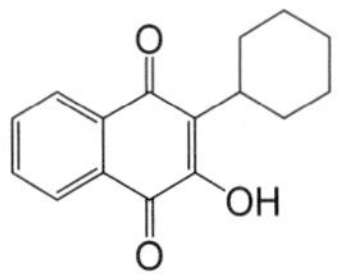

分子式和分子量 $C_{16}H_{16}O_3$ 256.30

化学名 2-Cyclohexyl-3-hydroxy-1,4-naphthoquinone

2-环己烷-3-羟基-1,4-萘醌

CAS 登录号 4042-30-2

INN list 48

药效分类 抗寄生虫药

帕非洛尔

Pafenolol（*INN*）

化学结构式

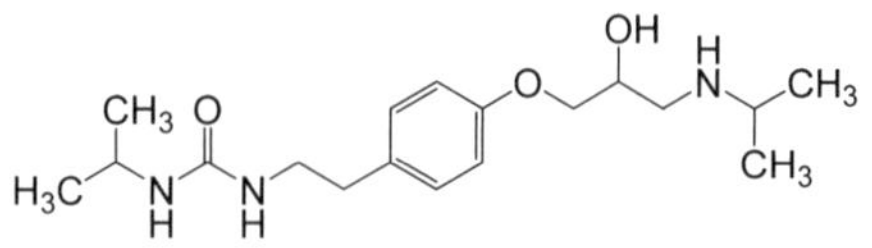

分子式和分子量 $C_{18}H_{31}N_3O_3$ 337.46

化学名 (±)-1-[*p*-[2-Hydroxy-3-(isopropylamino)propoxy]phenethyl]-3-isopropylurea

(±)-1-[4-[2-羟基-3-(异丙氨基)丙氧基]苯乙基]-3-异丙基脲

CAS 登录号 75949-61-0

INN list 46

药效分类 β 受体拮抗药

帕呋拉定

Pafuramidine（*INN*）

化学结构式

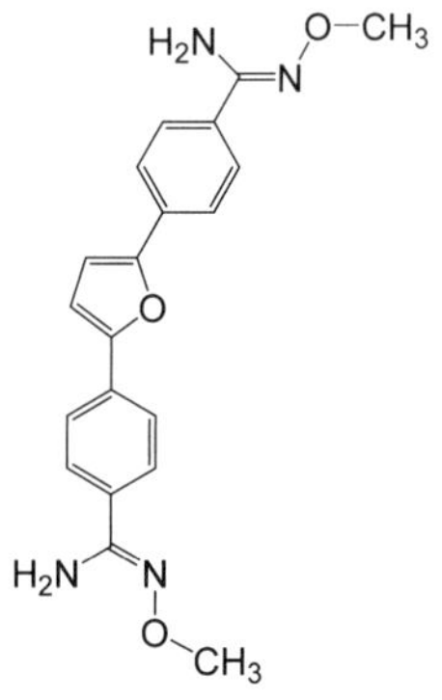

分子式和分子量 $C_{20}H_{20}N_4O_3$ 364.41

化学名 4,4'-(Furan-2,5-diyl)bis(*N*-methoxybenzenecarboximidamide)

4,4'-(呋喃-2,5-二基)双(*N*-甲氧基苯甲脒)

CAS 登录号 186953-56-0; 837369-26-3[马来酸盐]

INN list 95

药效分类 抗寄生虫药

帕高洛尔

Pargolol（*INN*）

化学结构式

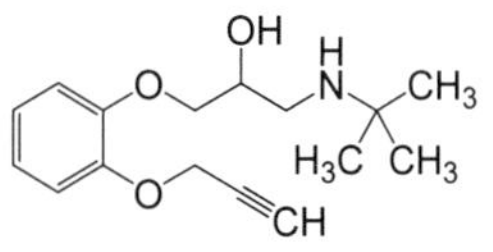

分子式和分子量 $C_{16}H_{23}NO_3$ 277.36

化学名 1-(*tert*-Butylamino)-3-[*o*-(2-propynyloxy)phenoxy]-2-propanol

1-(叔丁氨基)-3-[2-(2-丙炔氧基)苯氧基]-2-丙醇

CAS 登录号 47082-97-3

INN list 36

药效分类 β 受体拮抗药

帕戈克隆

Pagoclone（*INN*）

化学结构式

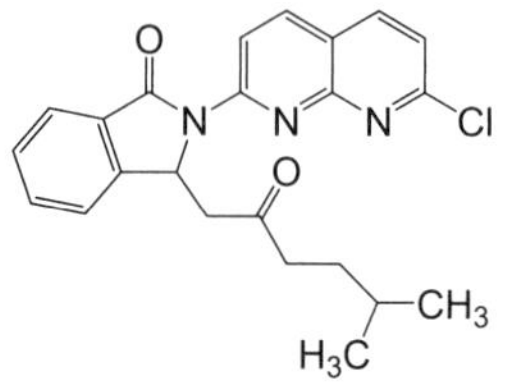

分子式和分子量 $C_{23}H_{22}ClN_3O_2$ 407.89

化学名 (+)-2-(7-Chloro-1,8-naphthyridin-2-yl)-3-(5-methyl-2-oxohexyl)phthalimidine

(+)-2-(7-氯-1,8-萘啶-2-基)-3-(5-甲基-2-氧代己基)苯并吡咯酮

CAS 登录号 133737-32-3

INN list 74

药效分类 催眠药，抗焦虑药

帕格雷利

Parogrelil（*INN*）

化学结构式

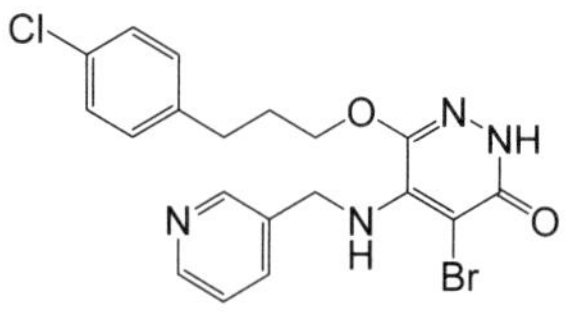

分子式和分子量 $C_{19}H_{18}BrClN_4O_2$ 449.73

化学名 4-Bromo-6-[3-(4-chlorophenyl)propoxy]-5-[(pyridine-3-ylmethyl)amino]pyridazin-3(2*H*)-one

4-溴-6-[3-(4-氯苯基)丙氧基]-5-[(吡啶-3-基甲基)氨基]哒嗪-3(2*H*)-酮

CAS 登录号 139145-27-0

INN list 94

药效分类 PDE-Ⅱ、PDE-Ⅳ和 TxA2 合成酶抑制药

帕吉林

Pargyline（*INN*）

化学结构式

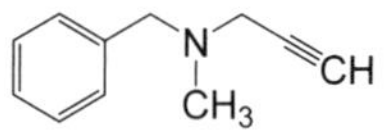

分子式和分子量 $C_{11}H_{13}N$ 159.23

化学名 *N*-Methyl-*N*-2-propynylbenzylamine

N-甲基-*N*-2-丙炔基苄胺

CAS 登录号 555-57-7; 306-07-0[盐酸盐]

INN list 13

药效分类 抗高血压药

ATC 分类 C02KC01

帕吉维林

Pargeverine（*INN*）

化学结构式

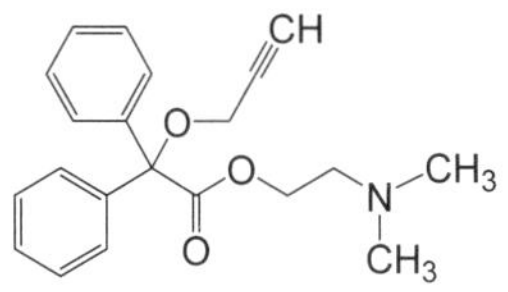

分子式和分子量 $C_{21}H_{23}NO_3$ 337.41

化学名 2-(Dimethylamino)ethyl diphenyl(2-propynyloxy)acetate

2-(二甲氨基)乙基二苯基(2-丙炔氧基)乙酸酯

CAS 登录号 13479-13-5

INN list 38

药效分类 解痉药

帕康唑

Parconazole（*INN*）

化学结构式

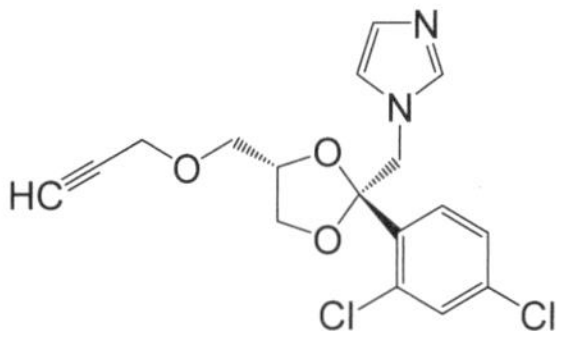

分子式和分子量 $C_{17}H_{16}Cl_2N_2O_3$ 367.23

化学名 *cis*-1-[[2-(2,4-Dichlorophenyl)-4-[(2-propynyloxy)methyl]-1,3-dioxolan-2-yl]methyl]imidazole

顺-1-[[2-(2,4-二氯苯基)-4-[(2-丙炔氧基)甲基]-1,3-二氧戊烷-2-基]甲基]咪唑

CAS 登录号 61400-59-7; 62973-77-7[盐酸盐]

INN list 39

药效分类 抗真菌药

帕克利塞

Paxalisib（*INN*）

化学结构式

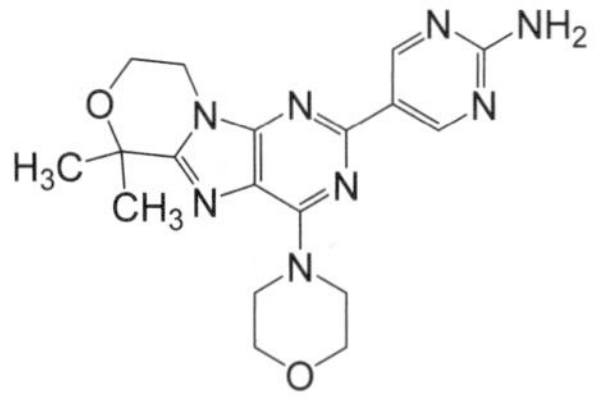

分子式和分子量 $C_{18}H_{22}N_8O_2$ 382.43

化学名 5-[6,6-Dimethyl-4-(morpholin-4-yl)-8,9-dihydro-6*H*-[1,4]oxazino[4,3-*e*]purin-2-yl]pyrimidin-2-amine

5-[6,6-二甲基-4-(吗啉-4-基)-8,9-二氢-6*H*-[1,4]噁嗪并[4,3-*e*]嘌呤-2-基]嘧啶-2-胺

CAS 登录号 1382979-44-3

INN list 121

药效分类 抗肿瘤药

帕喹莫德

Paquinimod（*INN*）

化学结构式

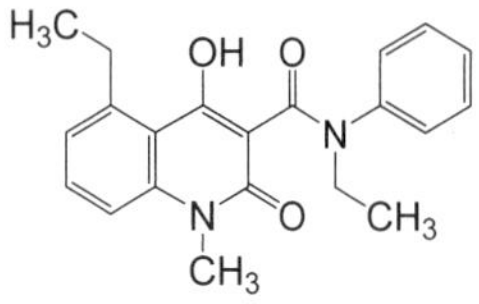

分子式和分子量 $C_{21}H_{22}N_2O_3$ 350.41

化学名 *N*,5-Diethyl-4-hydroxy-1-methyl-2-oxo-*N*-phenyl-1,2-dihydroquinoline-3-carboxamide

N,5-二乙基-4-羟基-1-甲基-2-氧代-*N*-苯基-1,2-二氢喹啉-3-甲酰胺

CAS 登录号 248282-01-1

INN list 94

药效分类 免疫调节药

帕拉磷吉西他滨

Fosgemcitabine Palabenamide（*INN*）

化学结构式

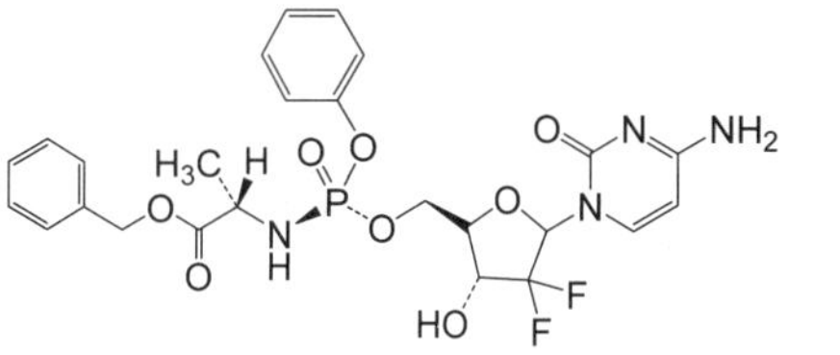

分子式和分子量 $C_{25}H_{27}F_2N_4O_8P$ 580.48

化学名 Benzyl (2*S*)-2-[[[(2*R*,3*R*,5*R*)-5-(4-amino-2-oxopyrimidin-1-yl)-4,4-difluoro-3-hydroxyoxolan-2-yl]methoxy-phenoxyphosphoryl]amino]propanoate

苄基 (2*S*)-2-[[[(2*R*,3*R*,5*R*)-5-(4-氨基-2-氧代嘧啶-1-基)-4,4-二氟-3-羟基氧杂环戊-2-基]甲氧基-苯氧基膦酰基]氨基]丙酸酯

CAS 登录号 1562406-27-2

INN list 119

药效分类 抗肿瘤药

帕拉罗汀

Palovarotene（*INN*）

化学结构式

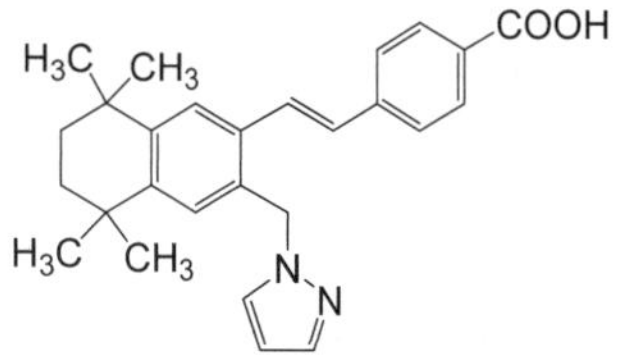

分子式和分子量 $C_{27}H_{30}N_2O_2$ 414.54

化学名 4-[(1*E*)-2-[5,5,8,8-Tetramethyl-3-[(1*H*-pyrazol-1-yl)methyl]-5,6,7,8-tetrahydronaphthalen-2-yl]ethenyl]benzoic acid

4-[(1*E*)-2-[5,5,8,8-四甲基-3-[(1*H*-吡唑-1-基)甲基]-5,6,7,8-四氢萘-2-基]乙烯基]苯甲酸

CAS 登录号 410528-02-8

INN list 99

药效分类 类维生素 A 酸受体激动药

帕拉米松

Paramethasone（*INN*）

化学结构式

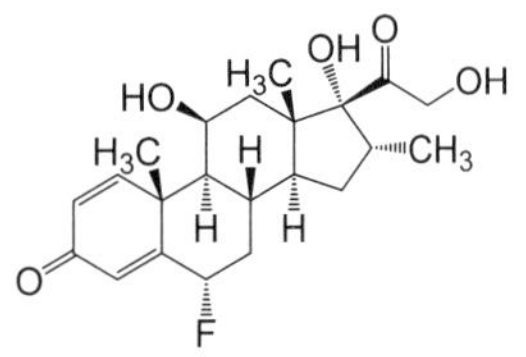

分子式和分子量 $C_{22}H_{29}FO_5$ 392.47

化学名 6*α*-Fluoro-11*β*,17,21-trihydroxy-16*α*-methylpregna-1,4-diene-3,20-dione

6*α*-氟-11*β*,17,21-三氢-16*α*-甲基孕甾-1,4-二烯-3,20-二酮

CAS 登录号 53-33-8；1597-82-6[21-乙酸酯]

INN list 14

药效分类 糖皮质激素类药

ATC 分类 H02AB05

帕拉米韦

Peramivir（*INN*）

化学结构式

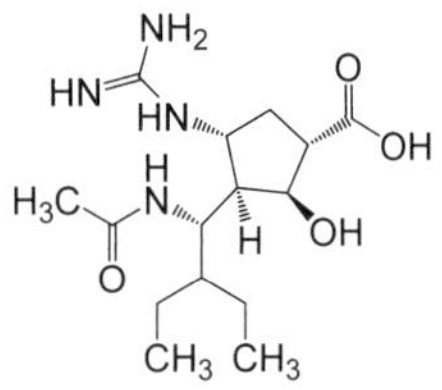

分子式和分子量 $C_{15}H_{28}N_4O_4$ 328.41

化学名 (1*S*,2*S*,3*R*,4*R*)-3-[(1*S*)-1-Acetylamino-2-ethylbutyl]-4-[(aminoiminomethyl)amino]-2-hydroxycyclopentanecarboxylic acid

(1*S*,2*S*,3*R*,4*R*)-3-[(1*S*)-1-乙酰氨基-2-乙基丁基]-4-[(氨基氨亚基甲基)氨基]-2-羟基环戊烷羧酸

CAS 登录号 330600-85-6

INN list 86

药效分类 抗病毒药，神经氨酸酶抑制药

帕拉奈多

Plazinemdor（*INN*）

分子式和分子量 $C_{21}H_{19}ClF_2N_4O_2$ 432.86

化学结构式

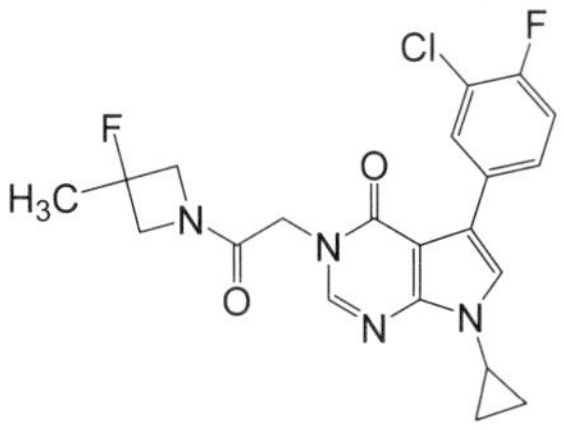

化学名 5-(3-Chloro-4-fluorophenyl)-7-cyclopropyl-3-[2-(3-fluoro-3-methylazetidin-1-yl)-2-oxoethyl]-3,7-dihydro-4*H*-pyrrolo[2,3-*d*]pyrimidin-4-one

5-(3-氯-4-氟苯基)-7-环丙基-3-[2-(3-氟-3-甲基氮杂环丁烷-1-基)-2-氧代乙基]-3,7-二氢-4*H*-吡咯并[2,3-*d*]嘧啶-4-酮

CAS 登录号 2378285-59-5

INN list 124

药效分类 *N*-甲基-D-天冬氨酸受体(NMDAR)正性变构调节药

帕拉曲近

Palatrigine（*INN*）

化学结构式

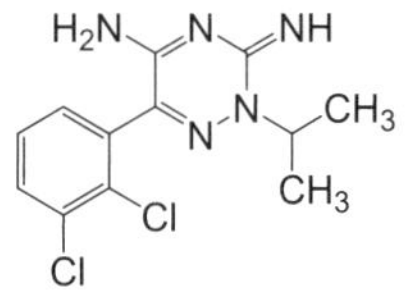

分子式和分子量 $C_{12}H_{13}Cl_2N_5$ 298.17

化学名 6-(2,3-Dichlorophenyl)-3-imino-2-propan-2-yl-1,2,4-triazin-5-amine

6-(2,3-二氯苯基)-3-氨亚基-2-丙-2-基-1,2,4-三嗪-5-胺

CAS 登录号 98410-36-7

INN list 58

药效分类 抗炎镇痛药

帕拉塞嗪

Parathiazine（*INN*）

化学结构式

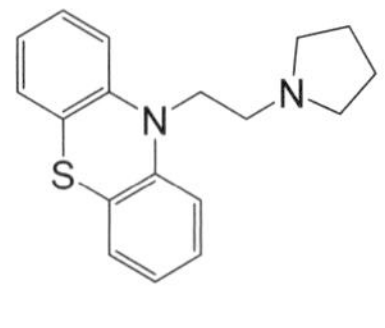

分子式和分子量 $C_{18}H_{20}N_2S$ 296.43

化学名 10-[2-(1-Pyrrolidinyl)ethyl]phenothiazine

10-[2-(1-吡咯烷基)乙基]吩噻嗪

CAS 登录号 84-08-2；522-25-8[盐酸盐]

INN list 1

药效分类 抗组胺药

帕拉沙酮

Paraxazone（*INN*）

分子式和分子量 $C_{10}H_{10}N_2O_3$ 206.20

化学结构式

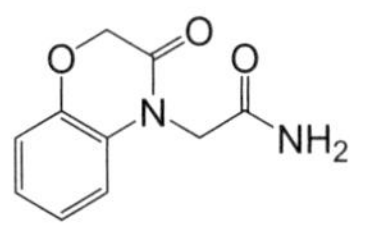

化学名 2,3-Dihydro-3-oxo-4*H*-1,4-benzoxazine-4-acetamide

2,3-二氢-3-氧代-4*H*-1,4-苯并噁嗪-4-乙酰胺

CAS 登录号 26513-79-1

INN list 40

药效分类 抗抑郁药

帕立伐索

Parimifasor（*INN*）

化学结构式

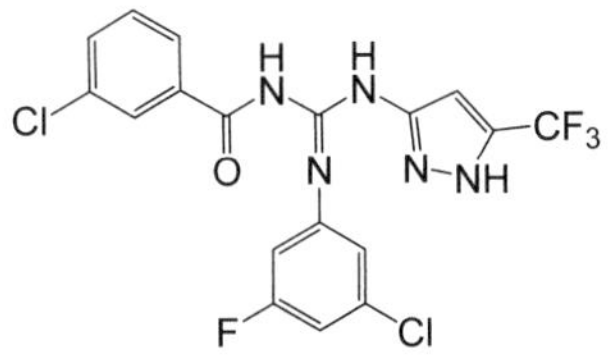

分子式和分子量 $C_{18}H_{11}Cl_2F_4N_5O$ 460.21

化学名 3-Chloro-*N*-[*N*-(3-chloro-5-fluorophenyl)-*N'*-[5-(trifluoromethyl)-1*H*-pyrazol-3-yl]carbamimidoyl]benzamide

3-氯-*N*-[*N*-(3-氯-5-氟苯基)-*N'*-[5-(三氟甲基)-1*H*-吡唑-3-基]脒基]苯甲酰胺

CAS 登录号 1796641-10-5

INN list 118

药效分类 免疫调节药，抗炎药

帕立骨化醇

Paricalcitol（*INN*）

化学结构式

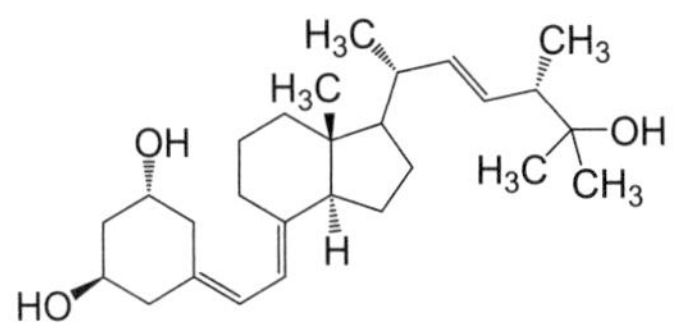

分子式和分子量 $C_{27}H_{44}O_3$ 416.64

化学名 (1*α*,3*β*,7*E*,22*E*)-19-Nor-9,10-secoergosta-5,7,22-triene-1,3,25-triol

(1*α*,3*β*,7*E*,22*E*)-19-去甲基-9,10-六氢麦角甾醇-5,7,22-三烯-1,3,25-三醇

CAS 登录号 131918-61-1

INN list 78

药效分类 维生素类药

帕立瑞韦

Paritaprevir（*INN*）

分子式和分子量 $C_{40}H_{43}N_7O_7S$ 765.89

化学结构式

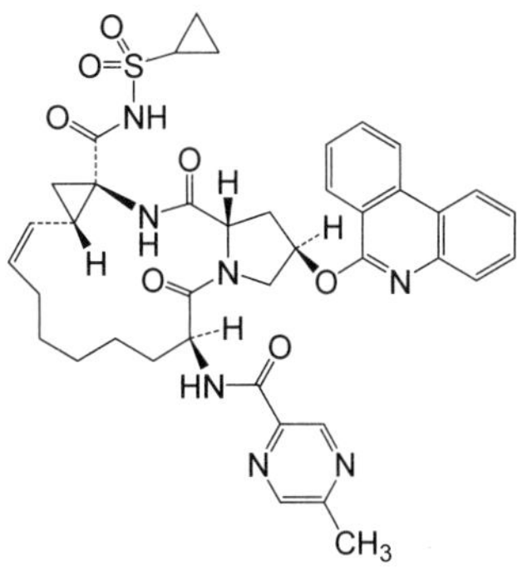

化学名 (2*R*,6*S*,12*Z*,13*aS*,14*aR*,16*aS*)-*N*-(Cyclopropylsulfonyl)-6-(5-methylpyrazin-2-carboxamido)-5,16-dioxo-2-(phenanthridin-6-yloxy)-1,2,3,6,7,8,9,10,11,13*a*,14,15,16,16*a*-tetradecahydrocyclopropa[*e*]pyrrolo[1,2-*a*][1,4]diazacyclopentadecine-14*a*(5*H*)-carboxamide

(2*R*,6*S*,12*Z*,13*aS*,14*aR*,16*aS*)-*N*-(环丙基磺酰基)-6-(5-甲基吡嗪-2-甲酰氨基)-5,16-二氧代-2-(菲啶-6-基氧基)-1,2,3,6,7,8,9,10,11,13*a*,14,15,16,16*a*-十四氢环丙烷并[*e*]吡咯并[1,2-*a*][1,4]二氮杂环十五烷-14*a*(5*H*)-甲酰胺

CAS 登录号 1216941-48-8

INN list 110

药效分类 抗病毒药

帕立太特

Pareptide（*INN*）

化学结构式

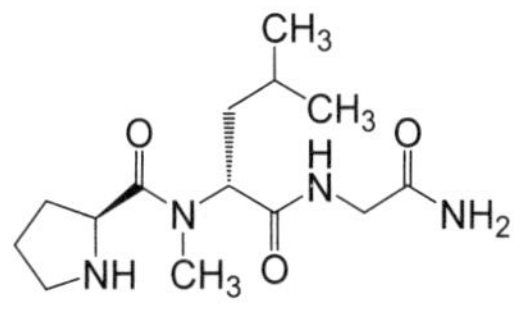

分子式和分子量 $C_{14}H_{26}N_4O_3$ 298.39

化学名 *N*-[D-1-[(Carbamoylmethyl)carbamoyl]-3-methylbutyl]-*N*-methyl-L-2-pyrrolidinecarboxamide

N-[D-1-[(氨甲酰甲基)氨甲酰基]-3-甲基丁基]-*N*-甲基-L-2-吡咯烷甲酰胺

CAS 登录号 61484-38-6; 61484-39-7[硫酸盐]

INN list 38

药效分类 抗震颤麻痹药

帕利泊芬

Padeliporfin（*INN*）

化学结构式

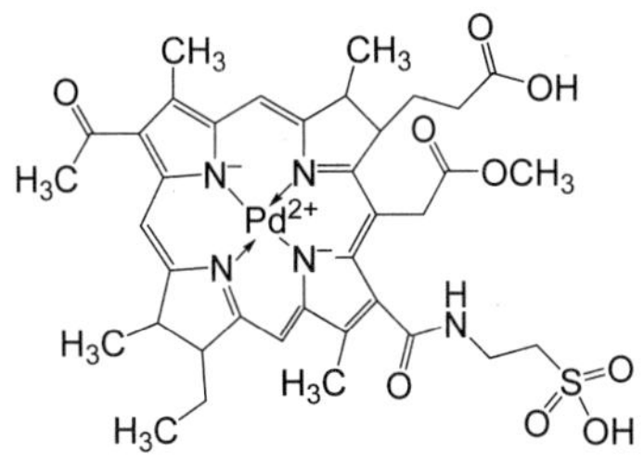

分子式和分子量 $C_{37}H_{43}N_5O_9PdS$ 840.25

化学名 Dihydrogen [3-[(7*S*,8*S*,17*R*,18*R*)-13-acetyl-18-ethyl-5-(2-methoxy-2-oxoethyl)-2,8,12,17-tetramethyl-3-[(2-sulfonatoethyl)carbamoyl]-7,8,17,18-tetrahydroporphyrin-7-yl]propanoato]palladium

二氢 [3-[(7*S*,8*S*,17*R*,18*R*)-13-乙酰基-18-乙基-5-(2-甲氧基-2-氧代乙基)-2,8,12,17-四甲基-3-[(2-磺酰根乙基)氨甲酰基]-7,8,17,18-四氢卟啉-7-基]丙酸根]钯

CAS 登录号 759457-82-4

INN list 96

药效分类 激光性光增敏药

帕利氟汀

Paliflutine（*INN*）

化学结构式

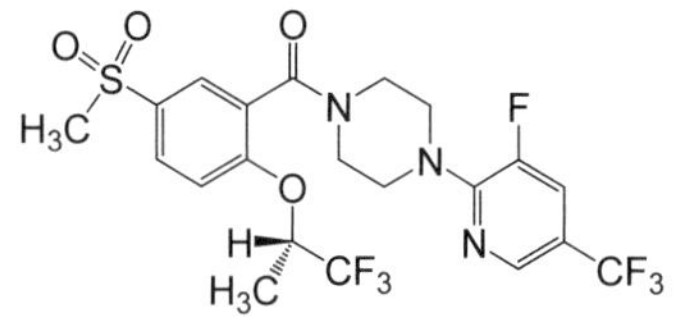

分子式和分子量 $C_{21}H_{20}F_7N_3O_4S$ 543.46

化学名 {4-[3-Fluoro-5-(trifluoromethyl)pyridin-2-yl]piperazin-1-yl}[5-(methanesulfonyl)-2-{[(2*S*)-1,1,1-trifluoropropan-2-yl]oxy}phenyl]methanone

{4-[3-氟-5-(三氟甲基)吡啶-2-基]哌嗪-1-基}[5-(甲磺酰基)-2-{[(2*S*)-1,1,1-三氟丙烷-2-基]氧基}苯基]甲酮

CAS 登录号 845614-11-1

INN list 103

药效分类 精神安定药

帕利罗登

Paliroden（*INN*）

化学结构式

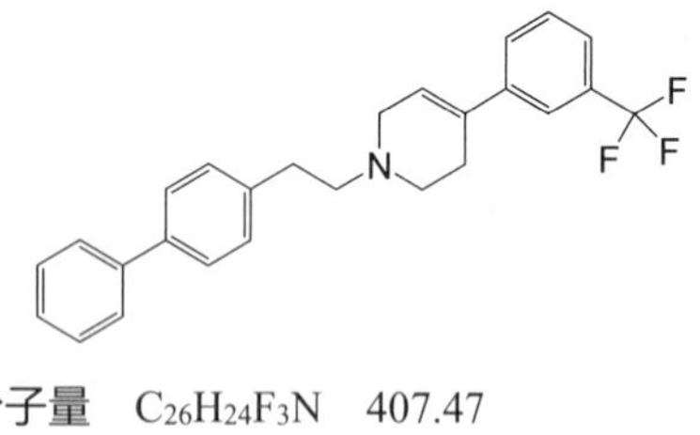

分子式和分子量 $C_{26}H_{24}F_3N$ 407.47

化学名 1-[2-(Biphenyl-4-yl)ethyl]-4-[3-(trifluoromethyl)phenyl]-1,2,3,6-tetrahydropyridine

1-[2-(联苯基-4-基)乙基]-4-[3-(三氟甲基)苯基]-1,2,3,6-四氢吡啶

CAS 登录号 188396-77-2

INN list 93

药效分类 促智药

帕利那韦

Palinavir（*INN*）

分子式和分子量 $C_{41}H_{52}N_6O_5$ 708.89

化学结构式

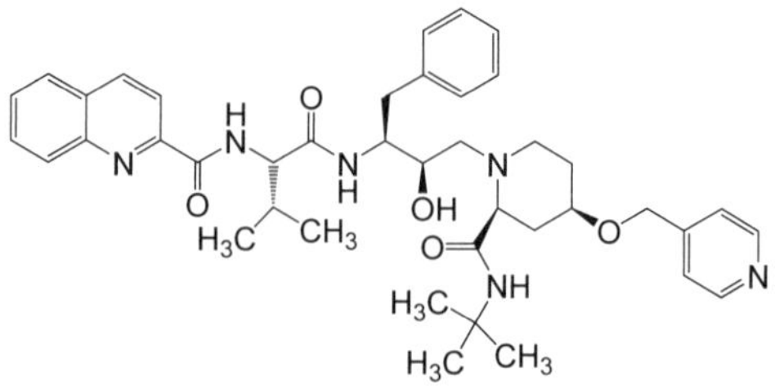

化学名 *N*-[(2*S*)-1-[[(2*S*,3*R*)-4-[(2*S*,4*R*)-2-(*tert*-Butylcarbamoyl)-4-(pyridin-4-ylmethoxy)piperidin-1-yl]-3-hydroxy-1-phenylbutan-2-yl]amino]-3-methyl-1-oxobutan-2-yl]quinoline-2-carboxamide

N-[(2*S*)-1-[[(2*S*,3*R*)-4-[(2*S*,4*R*)-2-(叔丁基氨甲酰基)-4-(吡啶-4-基甲氧基)哌啶-1-基]-3-羟基-1-苯基丁-2-基]氨基]-3-甲基-1-氧代丁-2-基]喹啉-2-甲酰胺

CAS 登录号 154612-39-2

INN list 74

药效分类 抗病毒药，HIV 蛋白酶抑制药

帕利哌酮

Paliperidone（*INN*）

化学结构式

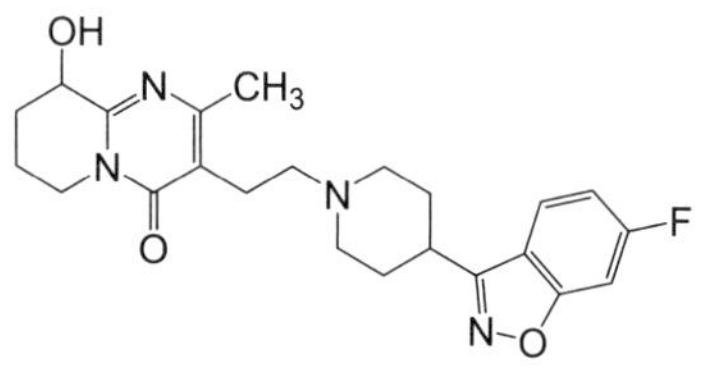

分子式和分子量 $C_{23}H_{27}FN_4O_3$ 426.49

化学名 3-{2-[4-(6-Fluoro-1,2-benzoxazol-3-yl)piperidin-1-yl]ethyl}-9-hydroxy-2-methyl-4*H*,6*H*,7*H*,8*H*,9*H*-pyrido[1,2-*a*]pyrimidin-4-one

3-{2-[4-(6-氟-1,2-苯并噁唑-3-基)哌啶-1-基]乙基}-9-羟基-2-甲基-4*H*,6*H*,7*H*,8*H*,9*H*-吡啶并[1,2-*a*]嘧啶-4-酮

CAS 登录号 144598-75-4; 199739-10-1[棕榈酸酯]

INN list 83

药效分类 抗精神病药

帕林洛尔

Pacrinolol（*INN*）

化学结构式

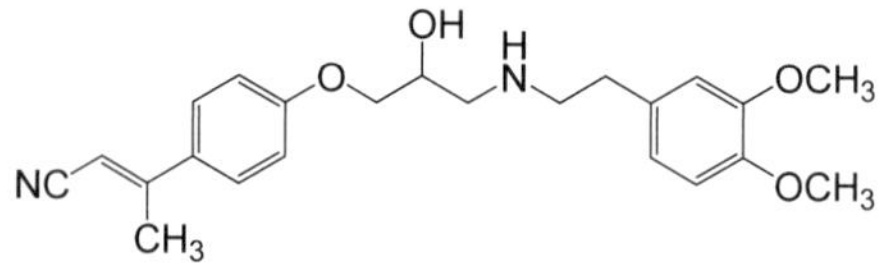

分子式和分子量 $C_{23}H_{28}N_2O_4$ 396.48

化学名 (−)-*p*-[3-[(3,4-Dimethoxyphenetyl)amino]-2-hydroxypropoxy]-*β*-methylcinnamonitrile

(−)-4-[3-[(3,4-二甲氧基苯乙基)氨基]-2-羟基丙氧基]-*β*-甲基肉桂腈

CAS 登录号 65655-59-6

INN list 44

药效分类 β受体拮抗药

帕磷酰胺

Palifosfamide（*INN*）

化学结构式

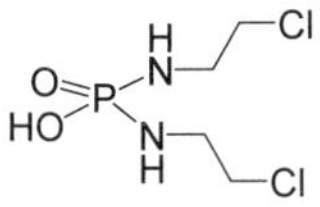

分子式和分子量 $C_4H_{11}Cl_2N_2O_2P$ 221.02

化学名 Bis(2-chloroethylamino)phosphinic acid

双(2-氯乙基氨基)次膦酸

CAS 登录号 31645-39-3

INN list 99

药效分类 抗肿瘤药

帕罗西汀

Paroxetine（*INN*）

化学结构式

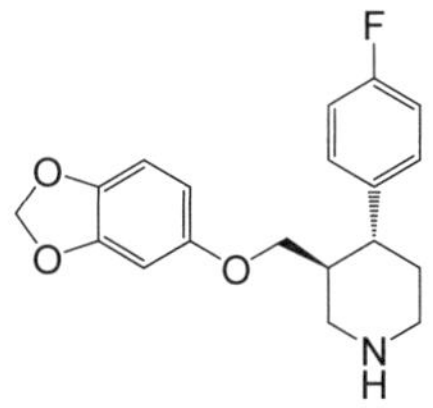

分子式和分子量 $C_{19}H_{20}FNO_3$ 329.37

化学名 (−)-(3*S*,4*R*)-4-(*p*-Fluorophenyl)-3-[[(3,4-methylenedioxy)phenoxy]methyl]piperidine

(−)-(3*S*,4*R*)-4-(4-氟苯基)-3-[[(3,4-甲叉基二氧基)苯氧基]甲基]哌啶

CAS 登录号 61869-08-7; 78246-49-8[盐酸盐]; 217797-14-3[甲磺酸盐]

INN list 38

药效分类 抗抑郁药

帕洛地平

Palonidipine（*INN*）

化学结构式

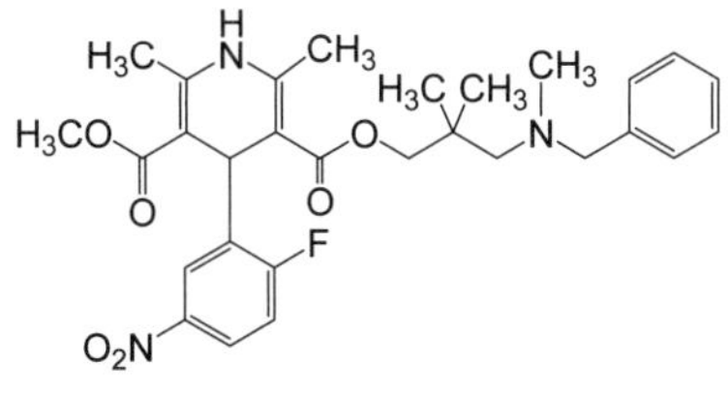

分子式和分子量 $C_{29}H_{34}FN_3O_6$ 539.60

化学名 (±)-3-(Benzylmethylamino)-2,2-dimethylpropyl methyl 4-(2-fluoro-5-nitrophenyl)-1,4-dihydro-2,6-dimethyl-3,5-pyridinedicarboxylate

(±)-3-(苄基甲氨基)-2,2-二甲基丙基甲基 4-(2-氟-5-硝基苯)-1,4-二氢-2,6-二甲基-3,5-吡啶二羧酸二酯

CAS 登录号 96515-73-0

INN list 64

药效分类 血管扩张药，钙通道阻滞药

帕洛诺司琼

Palonosetron（*INN*）

化学结构式

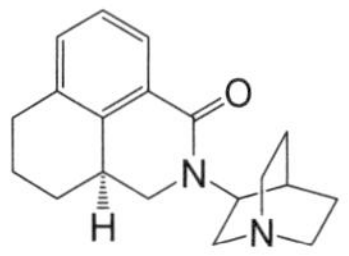

分子式和分子量 $C_{19}H_{24}N_2O$ 296.41

化学名 (3a*S*)-2,3,3*a*,4,5,6-Hexahydro-2-[(3*S*)-3-quinuclidinyl]-1*H*-benz[*de*]isoquinolin-1-one

(3*aS*)-2,3,3*a*,4,5,6-六氢-2-[(3*S*)-3-奎宁环基]-1*H*-苯并[*de*]异喹啉-1-酮

CAS 登录号 135729-56-5; 135729-62-3[盐酸盐]

INN list 74

药效分类 5-羟色胺受体拮抗药

帕洛舒仑

Palosuran（*INN*）

化学结构式

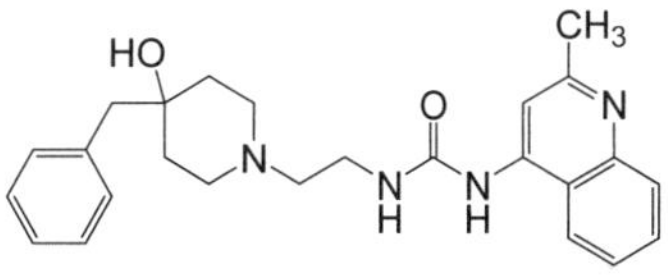

分子式和分子量 $C_{25}H_{30}N_4O_2$ 418.53

化学名 1-[2-(4-Benzyl-4-hydroxypiperidin-1-yl)ethyl]-3-(2-methylquinolin-4-yl)urea

1-[2-(4-苄基-4-羟基哌啶-1-基)乙基]-3-(2-甲基喹啉-4-基)脲

CAS 登录号 540769-28-6

INN list 91

药效分类 硬骨鱼紧张肽受体拮抗药

帕马考昔

Polmacoxib（*INN*）

化学结构式

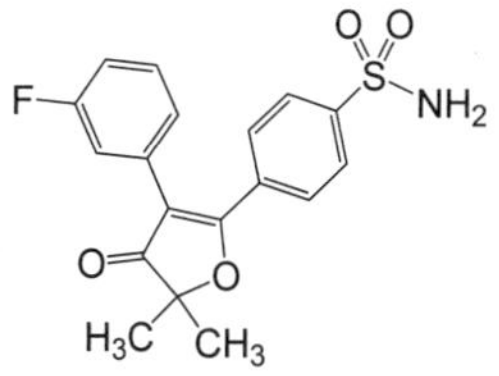

分子式和分子量 $C_{18}H_{16}FNO_4S$ 361.38

化学名 4-[3-(3-Fluorophenyl)-5,5-dimethyl-4-oxo-4,5-dihydrofuran-2-yl]-benzene sulfonamide

4-[3-(3-氟苯基)-5,5-二甲基-4-氧代-4,5-二氢呋喃-2-基]-苯磺酰胺

CAS 登录号 301692-76-2

INN list 111

药效分类 非甾体抗炎药

帕马奎苷

Pamaqueside（*INN*）

化学结构式

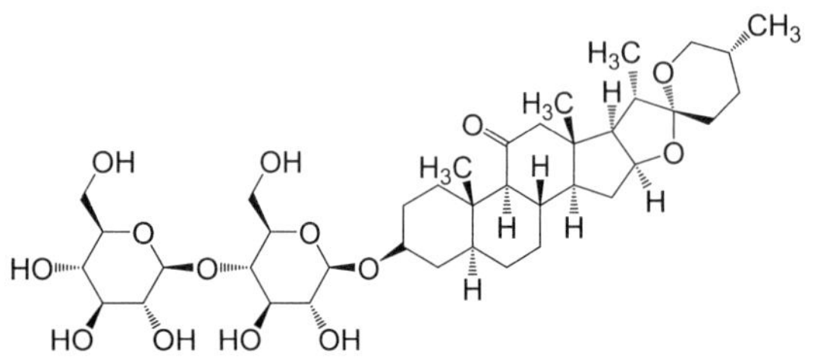

分子式和分子量 $C_{39}H_{62}O_{14}$ 754.90

化学名 11-Oxo-(25*R*)-5*α*-spirostan-3*β*-yl 4-*O*-*β*-D-glucopyranosyl-*β*-D-glucopyranoside

11-氧代-(25*R*)-5*α*-螺甾烷-3*β*-基 4-*O*-*β*-D-吡喃葡萄糖基-*β*-D-吡喃葡萄糖苷

CAS 登录号 150332-35-7

INN list 74

药效分类 降血脂药

帕马喹

Pamaquine

化学结构式

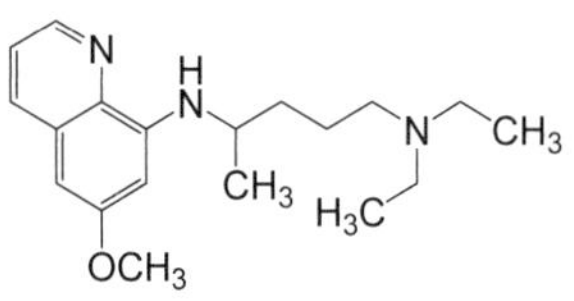

分子式和分子量 $C_{19}H_{29}N_3O$ 315.46

化学名 N^1,N^1-Diethyl-N^4-(6-methoxyquinolin-8-yl)pentane-1,4-diamine

N^1,N^1-二乙基-N^4-(6-甲氧基喹啉-8-基)戊烷-1,4-二胺

CAS 登录号 491-92-9; 635-05-2[双羟萘酸盐]

药效分类 抗疟药

帕马洛尔

Pamatolol（*INN*）

化学结构式

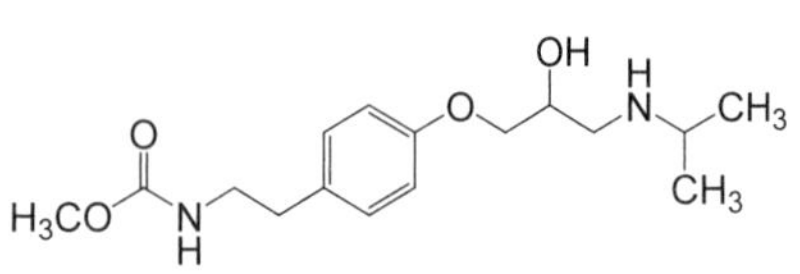

分子式和分子量 $C_{16}H_{26}N_2O_4$ 310.39

化学名 Methyl (±)-[*p*-[2-hydroxy-3-(isopropylamino)propoxy]phenethyl]carbamate

甲基 (±)-[4-[2-羟基-3-(异丙氨基)丙氧基]苯乙基]氨基甲酸酯

CAS 登录号 59110-35-9; 59954-01-7[硫酸盐]

INN list 36

药效分类 β 受体拮抗药

帕马溴

Pamabrom

化学结构式

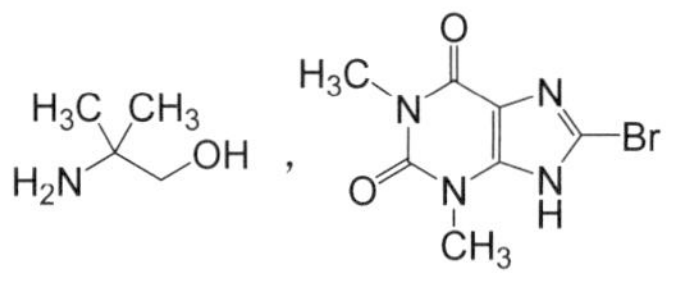

分子式和分子量 $C_{11}H_{18}BrN_5O_3$ 348.20

化学名 8-Bromotheophylline compound with 2-amino-2-methyl-1-propanol(1∶1)

8-溴茶碱与 2-氨基-2-甲基-1-丙醇的复合物(1∶1)

CAS 登录号 606-04-2

药效分类 利尿药

帕米醇

Palmidrol（*INN*）

化学结构式

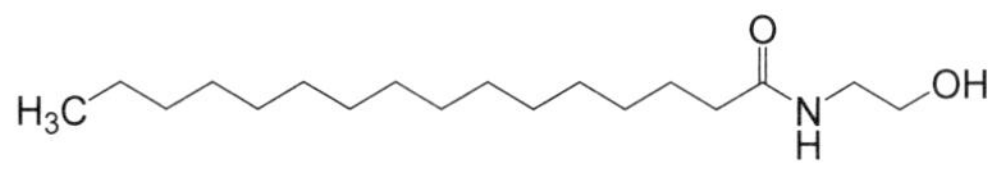

分子式和分子量 $C_{18}H_{37}NO_2$ 299.49

化学名 *N*-(2-Hydroxyethyl)palmitamide

N-(2-羟乙基)棕榈酰胺

CAS 登录号 544-31-0

INN list 10

药效分类 抗炎镇痛药

帕米格雷

Pamicogrel（*INN*）

化学结构式

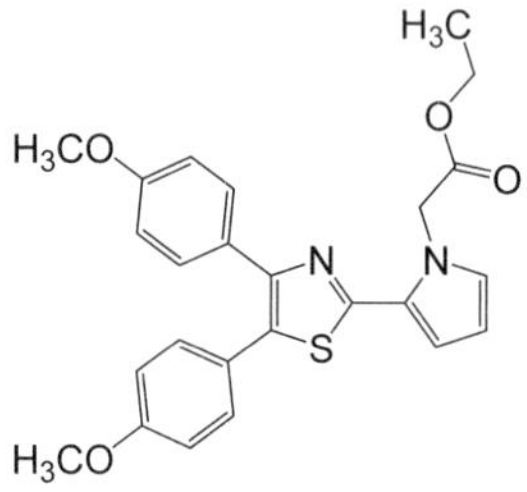

分子式和分子量 $C_{25}H_{24}N_2O_4S$ 448.53

化学名 Ethyl 2-[4,5-bis(*p*-methoxyphenyl)-2-thiazolyl]pyrrole-1-acetate

乙基 2-[4,5-双(4-甲氧基苯基)-2-噻唑基]吡咯-1-乙酸酯

CAS 登录号 101001-34-7

INN list 70

药效分类 抗血小板聚集药

帕米膦酸

Pamidronic Acid（*INN*）

化学结构式

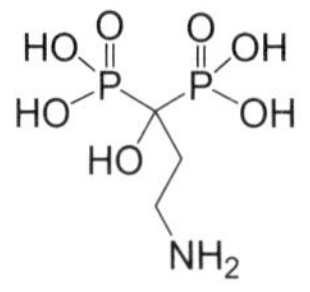

分子式和分子量 $C_3H_{11}NO_7P_2$ 235.07

化学名 (3-Amino-1-hydroxypropylidene)diphosphonic acid

(3-氨基-1-羟基次丙基)二膦酸

CAS 登录号 40391-99-9

INN list 59

药效分类 钙代谢调节药，骨吸收抑制药

帕米帕利

Pamiparib（*INN*）

化学结构式

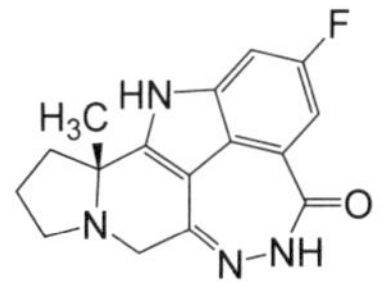

分子式和分子量 $C_{16}H_{15}FN_4O$ 298.32

化学名 (10*aR*)-2-Fluoro-10*a*-methyl-5,8,9,10,10*a*,11-hexahydro-5,6,7*a*,11-tetraazacyclohepta[*def*]cyclopenta[*a*]fluoren-4(7*H*)-one

(10*aR*)-2-氟-10*a*-甲基-5,8,9,10,10*a*,11-六氢-5,6,7*a*,11-四氮杂环庚烷并[*def*]环戊熳并[*a*]芴-4(7*H*)-酮

CAS 登录号 1446261-44-4

INN list 117

药效分类 抗肿瘤药

帕米曲前列尼尔

Treprostinil Palmiti（*INN*）

化学结构式

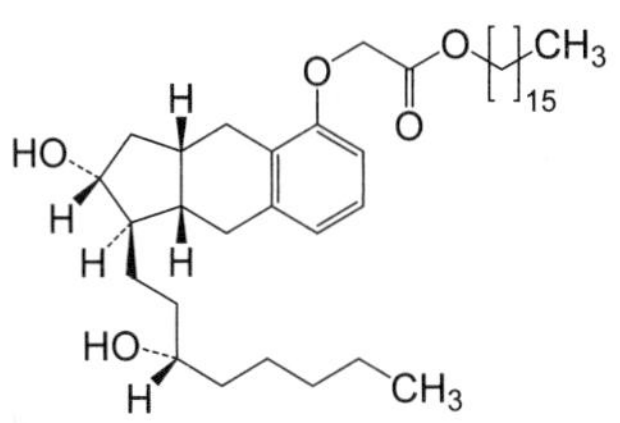

分子式和分子量 $C_{39}H_{66}O_5$ 614.95

化学名 Hexadecyl ({(1*R*,2*R*,3*aS*,9*aS*)-2-hydroxy-1-[(3*S*)-3-hydroxyoctyl]-2,3,3*a*,4,9,9*a*-hexahydro-1*H*-cyclopenta[*b*]naphthalen-5-yl}oxy)acetate

十六烷基 ({(1*R*,2*R*,3*aS*,9*aS*)-2-羟基-1-[(3*S*)-3-羟基辛基]-2,3,3*a*,4,9,9*a*-六氢-1*H*-环戊熳并[*b*]萘-5-基}氧基)乙酸酯

CAS 登录号 1706528-83-7

INN list 121

药效分类 血管扩张药

帕莫司他

Patamostat（*INN*）

化学结构式

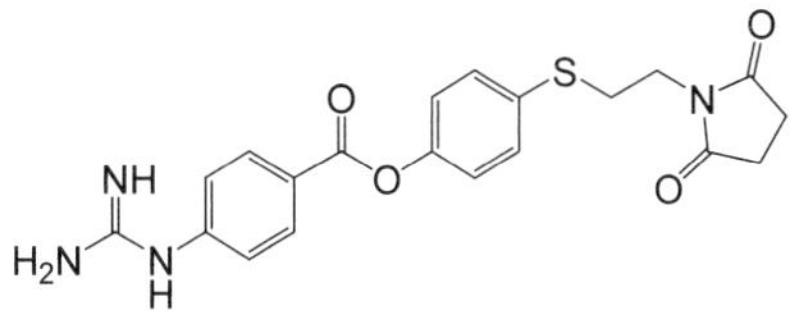

分子式和分子量 $C_{20}H_{20}N_4O_4S$ 412.46

化学名 *p*-[(2-Succinimidoethyl)thio]phenyl 4-guanidinobenzoate

4-[(2-琥珀酰亚氨乙基)硫基]苯基 4-胍基苯甲酸酯

CAS 登录号 114568-26-2

INN list 69

药效分类 蛋白酶抑制药

帕莫酸

Palmoxiric Acid（*INN*）

化学结构式

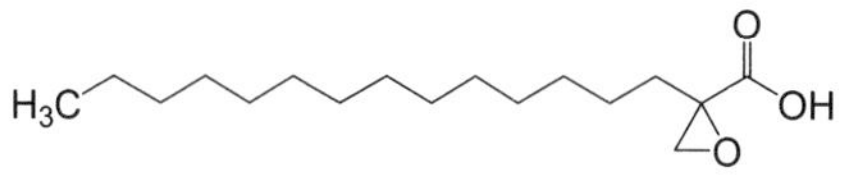

分子式和分子量 $C_{17}H_{32}O_3$ 284.44

化学名 (±)-2-Tetradecylglycidate

(±)-2-十四烷基缩水甘油酸

CAS 登录号 68170-97-8; 79069-97-9[钠盐水合物]

INN list 48

药效分类 抗糖尿病药

帕姆替尼

Pamufetinib（*INN*）

化学结构式

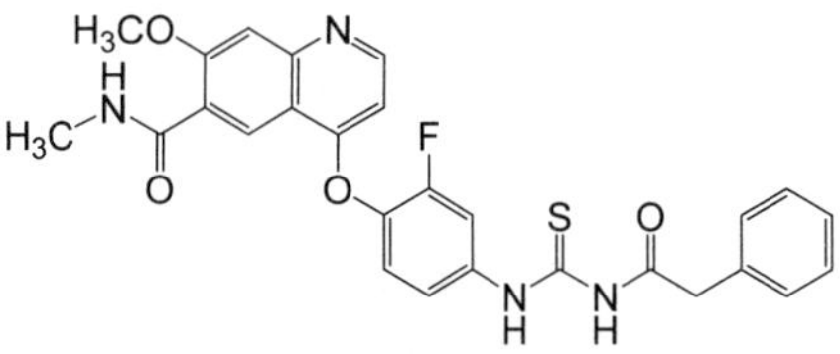

分子式和分子量 $C_{27}H_{23}FN_4O_4S$ 518.56

化学名 4-(2-Fluoro-4-{[(phenylacetyl)carbamothioyl]amino}phenoxy)-7-methoxy-*N*-methylquinoline-6-carboxamide

4-(2-氟-4-{[(苯基乙酰基)氨基硫代甲酰基]氨基}苯氧基)-7-甲氧基-*N*-甲基喹啉-6-甲酰胺

CAS 登录号 1190836-34-0

INN list 121

药效分类 酪氨酸激酶抑制药

帕那美新

Panamesine（*INN*）

化学结构式

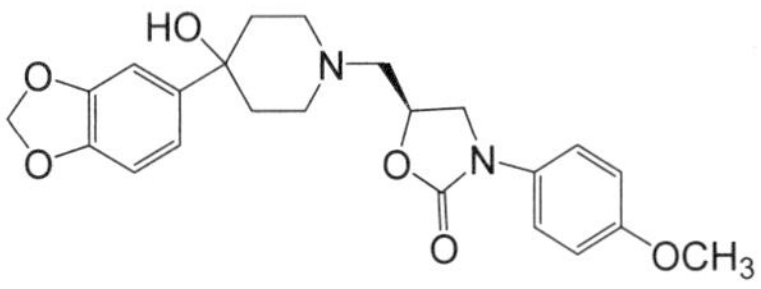

分子式和分子量 $C_{23}H_{26}N_2O_6$ 426.46

化学名 (5*S*)-5-[[4-Hydroxy-4-[3,4-(methylenedioxy)phenyl] piperidino]methyl]-3-(*p*-methoxyphenyl)-2-oxazolidinone

(5*S*)-5-[[4-羟基-4-[3,4-(甲叉基二氧基)苯基]哌啶基]甲基]-3-(4-甲氧基苯基)-2-噁唑烷酮

CAS 登录号 139225-22-2

INN list 73

药效分类 精神安定药

帕那普隆

Panadiplon（*INN*）

化学结构式

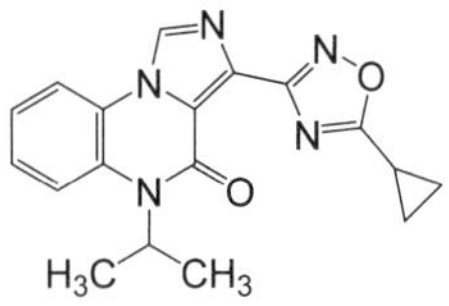

分子式和分子量 $C_{18}H_{17}N_5O_2$ 335.36

化学名 3-(5-Cyclopropyl-1,2,4-oxadiazol-3-yl)-5-isopropylimidazo[1,5-*a*]quinoxalin-4(5*H*)-one

3-(5-环丙基-1,2,4-氧代二氮唑-3-基)-5-异丙基咪唑并[1,5-*a*]喹噁啉-4(5*H*)-酮

CAS 登录号 124423-84-3

INN list 65

药效分类 苯二氮䓬受体激动药

帕尼培南

Panipenem（*INN*）

化学结构式

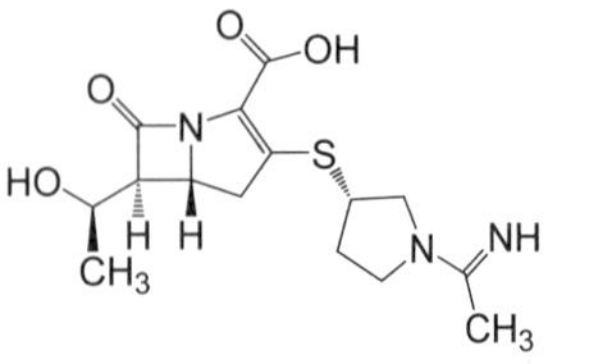

分子式和分子量 $C_{15}H_{21}N_3O_4S$ 339.41

化学名 (+)-(5*R*,6*S*)-3-[[(*S*)-1-Acetimidoyl-3-pyrrolidinyl]thio]-6-[(*R*)-1-hydroxy ethyl]-7-oxo-1-azabicyclo[3.2.0]hept-2-ene-2-carboxylic acid

(+)-(5*R*,6*S*)-3-[[(*S*)-1-亚氨代乙酰基-3-吡咯烷基]硫基]-6-[(*R*)-1-羟乙基]-7-氧代-1-氮杂双环[3.2.0]庚-2-烯-2-羧酸

CAS 登录号 87726-17-8

INN list 64

药效分类 抗生素类药

帕奴拉明

Panuramine（*INN*）

化学结构式

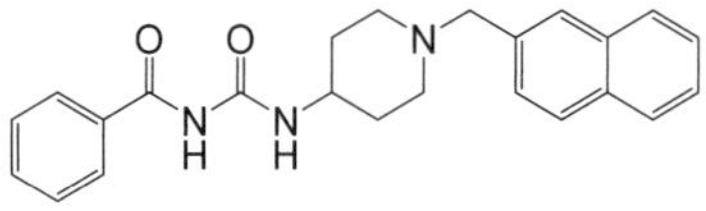

分子式和分子量 $C_{24}H_{25}N_3O_2$ 387.47

化学名 1-Benzoyl-3-[1-(2-naphthylmethyl)-4-piperidyl]urea

1-苯甲酰基-3-[1-(2-萘甲基)-4-哌啶基]脲

CAS 登录号 80349-58-2

INN list 49

药效分类 抗抑郁药

帕奴利塞

Panulisib（*INN*）

化学结构式

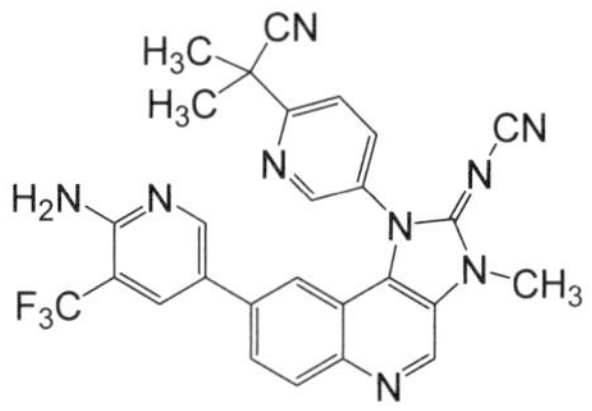

分子式和分子量 $C_{27}H_{20}F_3N_9$ 527.52

化学名 2-(5-{(2*EZ*)-8-[6-Amino-5-(trifluoromethyl)pyridin-3-yl]-2-(cyanoimino)-3-methyl-2,3-dihydro-1*H*-imidazo[4,5-*c*]quinolin-1-yl}pyridin-2-yl)-2-methylpropanenitrile

2-(5-{(2*EZ*)-8-[6-氨基-5-(三氟甲基)吡啶-3-基]-2-(氰基氨亚基)-3-甲基-2,3-二氢-1*H*-咪唑并[4,5-*c*]喹啉-1-基}吡啶-2-基)-2-甲基丙腈

CAS 登录号 1356033-60-7

INN list 109

药效分类 抗肿瘤药

帕诺米芬

Panomifene（*INN*）

化学结构式

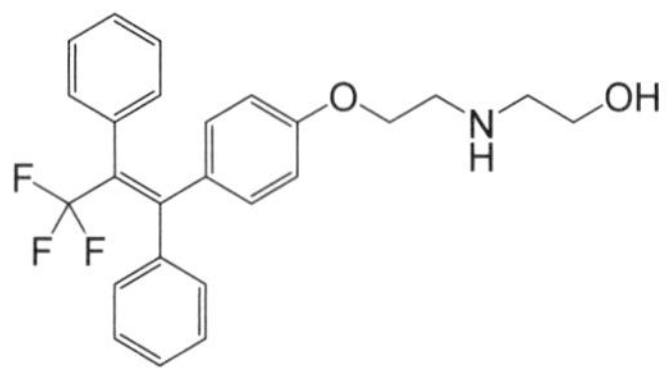

分子式和分子量 $C_{25}H_{24}F_3NO_2$ 427.46

化学名 (*E*)-2-[[2-[*p*-(3,3,3-Trifluoro-1,2-diphenylpropenyl)phenoxy]ethyl]amino] ethanol

(*E*)-2-[[2-[4-(3,3,3-三氟-1,2-二苯基丙烯基)苯氧基]乙基]氨基]乙醇

CAS 登录号 77599-17-8

INN list 58

药效分类 抗雌激素药

帕秦克隆

Pazinaclone（*INN*）

化学结构式

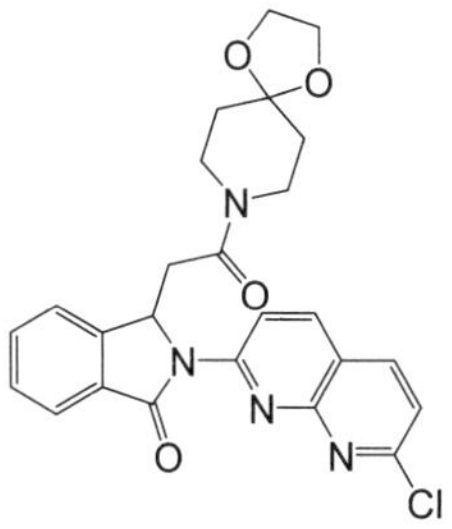

分子式和分子量 $C_{25}H_{23}ClN_4O_4$ 478.93

化学名 (±)-8-[[2-(7-Chloro-1,8-naphthyridin-2-yl)-3-oxo-1-isoindolinyl]acetyl]-1,4-dioxa-8-azaspiro[4.5]decane

(±)-8-[[2-(7-氯-1,8-萘啶-2-基)-3-氧代-1-异二氢吲哚基]乙酰基]-1,4-二氧杂-8-氮杂螺[4.5]癸烷

CAS 登录号 103255-66-9

INN list 70

药效分类 催眠药，抗焦虑药

帕曲星

Partricin（*INN*）

化学结构式

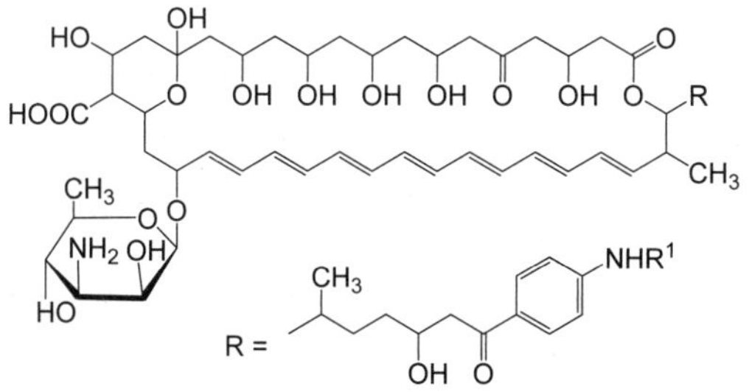

帕曲星 A: $R^1 = CH_3$
帕曲星 B: $R^1 = H$

分子式和分子量 帕曲星 A:$C_{59}H_{86}N_2O_{19}$ 1127.33;帕曲星 B:$C_{58}H_{84}N_2O_{19}$ 1113.30

化学名 33-[(3-Amino-3,6-dideoxy-*β*-L-mannopyranosyl)oxy]-17-[6-(4-aminophenyl)-4-hydroxy-1-methyl-6-oxohexyl]-1,3,5,7,9,13,37-heptahydroxy-18-methyl-11,15-dioxo-16,39-dioxabicyclo[33.3.1]nonatriaconta-19,21,23,25,27,29,31-heptaene-36-carboxylic acid

33-[(3-氨基-3,6-二脱氧-*β*-L-吡喃甘露糖基)氧基]-17-[6-(4-氨基苯基)-4-羟基-1-甲基-6-氧基己基]-1,3,5,7,9,13,37-七羟基-18-甲基-11,15-二氧代-16,39-二氧双环[33.3.1]三十九-19,21,23,25,27,29,31-庚烯-36-羧酸

CAS 登录号 11096-49-4

INN list 27

药效分类 抗生素类抗真菌药

帕瑞考昔

Parecoxib（*INN*）

化学结构式

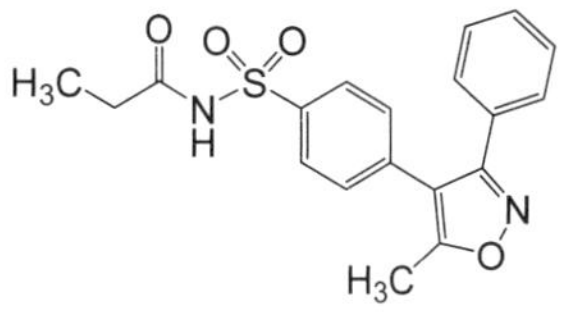

分子式和分子量 $C_{19}H_{18}N_2O_4S$ 370.42

化学名 *N*-[[*p*-(5-Methyl-3-phenyl-4-isoxazolyl)phenyl]sulfonyl]propionamide

N-[[4-(5-甲基-3-苯基-4-异噁唑基)苯基]磺酰基]丙酰胺

CAS 登录号 198470-84-7

INN list 80

药效分类 环氧酶 2 抑制药，抗炎镇痛药

帕瑞替尼

Pacritinib（*INN*）

化学结构式

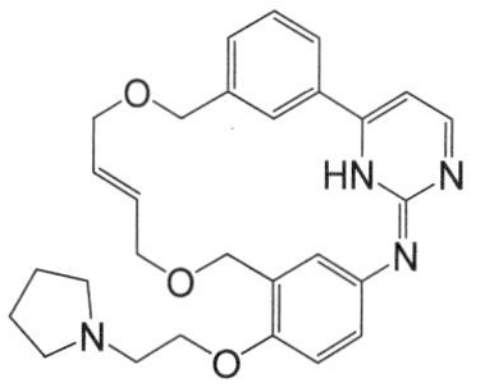

分子式和分子量 $C_{28}H_{32}N_4O_3$ 472.58

化学名 (2*E*,16*E*)-11-[2-(Pyrrolidin-1-yl)ethoxy]-14,19-dioxa-5,7,27-triazatetracyclo[19.3.1.1^{2,6}.1^{8,12}]heptacosa-1(25),2,4,6,8,10,12(26),16,21,23-decaene

(2*E*,16*E*)-11-[2-(吡咯-1-基)乙氧基]-14,19-二氧杂-5,7,27-三氮杂四环[19.3.1.1^{2,6}.1^{8,12}]二十七烷-1(25),2,4,6,8,10,12(26),16,21,23-十烯

CAS 登录号 937272-79-2

INN list 104

药效分类 抗肿瘤药

帕沙利塞

Parsaclisib（*INN*）

化学结构式

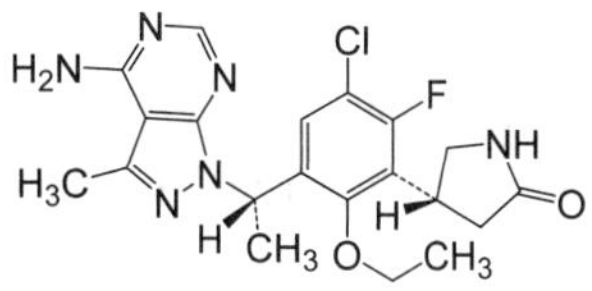

分子式和分子量 $C_{20}H_{22}ClFN_6O_2$ 432.88

化学名 (4*R*)-4-{3-[(1*S*)-1-(4-Amino-3-methyl-1*H*-pyrazolo[3,4-*d*]pyrimidin-1-yl)ethyl]-5-chloro-2-ethoxy-6-fluorophenyl}pyrrolidin-2-one

(4*R*)-4-{3-[(1*S*)-1-(4-氨基-3-甲基-1*H*-吡唑并[3,4-*d*]嘧啶-1-基)乙基]-5-氯-2-乙氧基-6-氟苯基}吡咯烷-2-酮

CAS 登录号 1426698-88-5

INN list 117

药效分类 抗肿瘤药

帕沙马酯

Paxamate（*INN*）

化学结构式

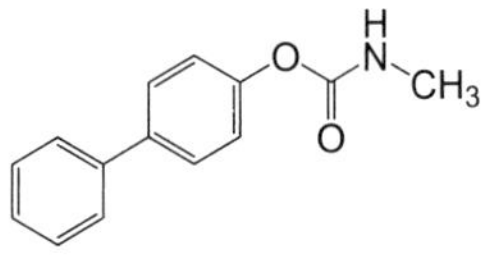

分子式和分子量 $C_{14}H_{13}NO_2$ 227.26

化学名 4-Biphenylyl methylcarbamate

4-联苯基 甲氨基甲酸酯

CAS 登录号 5579-05-5

INN list 13

药效分类 抗炎药

帕沙米特

Parsalmide（*INN*）

化学结构式

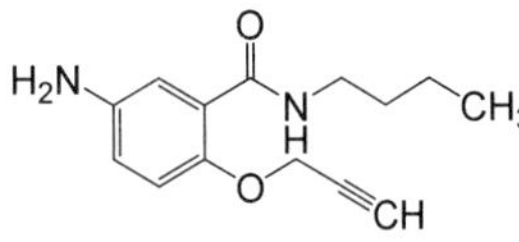

分子式和分子量 $C_{14}H_{18}N_2O_2$ 246.30

化学名 5-Amino-*N*-butyl-2-(2-propynyloxy)benzamide

5-氨基-*N*-丁基-2-(2-丙炔氧基)苯甲酰胺

CAS 登录号 30653-83-9

INN list 32

药效分类 抗炎镇痛药

帕司烟肼

Pasiniazid（*INN*）

化学结构式

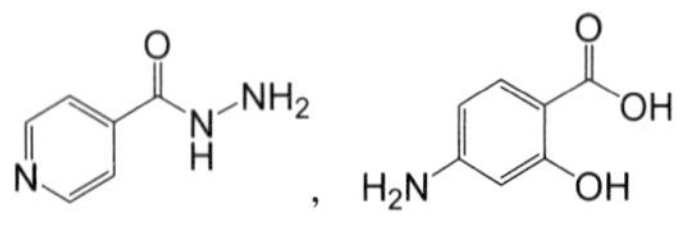

分子式和分子量 $C_{13}H_{14}N_4O_4$ 290.27

化学名 Isonicotinic acid hydrazide compound with 4-aminosalicylic acid

异烟酸肼与 4-氨基水杨酸的复合物

CAS 登录号 2066-89-9

INN list 8

药效分类 抗结核药

帕他色替

Ipatasertib（*INN*）

化学结构式

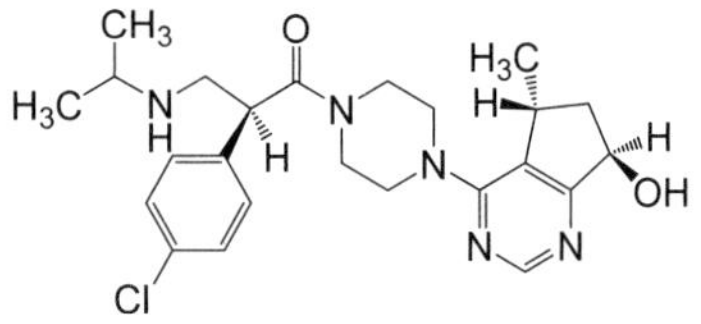

分子式和分子量 $C_{24}H_{32}ClN_5O_2$ 458.00

化学名 (2*S*)-2-(4-Chlorophenyl)-1-{4-[(5*R*,7*R*)-7-hydroxy-5-methyl-6,7-dihydro-5*H*-cyclopenta[*d*]pyrimidin-4-yl]piperazin-1-yl}-3-[(propan-2-yl)amino]propan-1-one

(2*S*)-2-(4-氯苯基)-1-{4-[(5*R*,7*R*)-7-羟基-5-甲基-6,7-二氢-5*H*-环戊熳并[*d*]嘧啶-4-基]哌嗪-1-基}-3-[(丙-2-基)氨基]丙-1-酮

CAS 登录号 1001264-89-6

INN list 108

药效分类 抗肿瘤药

帕替德吉

Patidegib（*INN*）

化学结构式

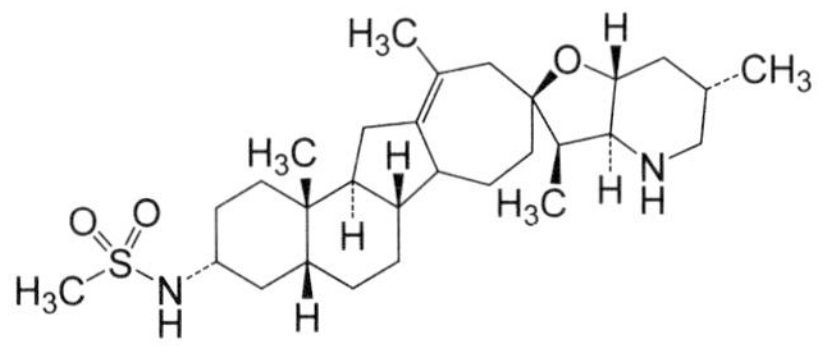

分子式和分子量 $C_{29}H_{48}N_2O_3S$ 504.77

化学名 *N*-[(2*S*,3*R*,3'*R*,3*aS*,4*a*'*R*,6*S*,6*a*'*R*,6*b*'*S*,7*aR*,12*a*'*S*,12*b*'*S*)-3,6,11',12*b*'-Tetramethyl-2,3,2',3',3*a*,4,4',4*a*',5,5',6,6',6*a*',6*b*',7,7',7*a*,8',10',12',12*a*',12*b*'-docosahydro-1'*H*-spiro[furo[3,2-*b*]pyridine-2,9'-naphtho[2,1-*a*]azulen]-3'-yl]methanesulfonamide

N-[(2*S*,3*R*,3'*R*,3*aS*,4*a*'*R*,6*S*,6*a*'*R*,6*b*'*S*,7*aR*,12*a*'*S*,12*b*'*S*)-3,6,11',12*b*'-四甲基-2,3,2',3',3*a*,4,4',4*a*',5,5',6,6',6*a*',6*b*',7,7',7*a*,8',10',12',12*a*',12*b*'-二十二烷氢-1'*H*-螺[呋喃并[3,2-*b*]吡啶-2,9'萘并[2,1-*a*]薁]-3'-基]甲磺酰胺

CAS 登录号 1037210-93-7

INN list 111

药效分类 抗肿瘤药

帕替罗姆钙

Patiromer Calcium（*INN*）

分子式 $\left[(C_3H_2FO_2)_2Ca\right]_{\frac{x}{2}}[C_8H_{14}]_z[C_{10}H_{10}]_y$

化学结构式

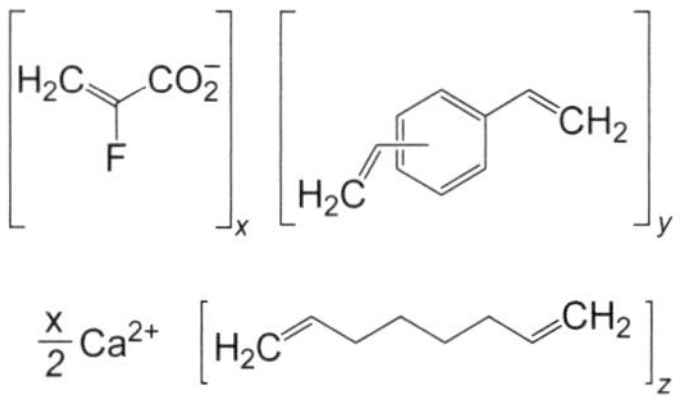

药物描述 Cross-linked polymer of calcium 2-fluoroprop-2-enoate with diethenylbenzene and octa-1,7-diene

2-氟丙-2-烯酸钙与双乙烯基苯和辛-1,7-二烯的交联聚合物

CAS 登录号 1208912-84-8

INN list 106

药效分类 钾结合药

帕替麦布

Pactimibe（*INN*）

化学结构式

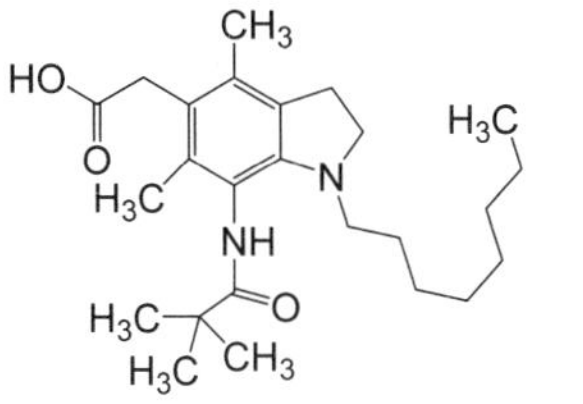

分子式和分子量 $C_{25}H_{40}N_2O_3$ 416.60

化学名 [7-(2,2-Dimethylpropanamido)-4,6-dimethyl-1-octylindolin-5-yl]acetic acid

[7-(2,2-二甲基丙酰氨基)-4,6-二甲基-1-辛基吲哚满-5-基]乙酸

CAS 登录号 189198-30-9

INN list 89

药效分类 抗动脉粥样硬化药

帕妥匹隆

Patupilone（*INN*）

化学结构式

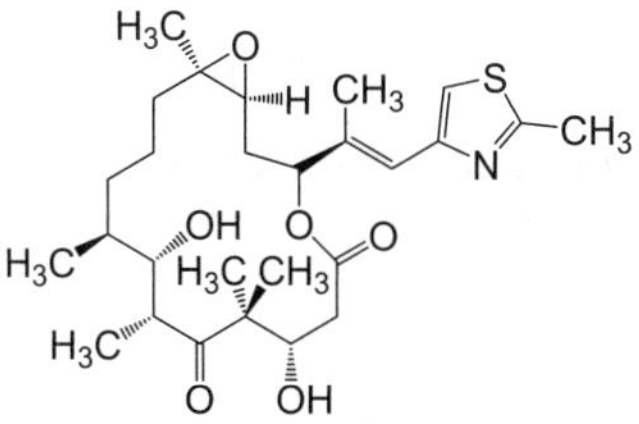

分子式和分子量 $C_{27}H_{41}NO_6S$ 507.68

化学名 (1*S*,3*S*,7*S*,10*R*,11*S*,12*S*,16*R*)-7,11-Dihydroxy-8,8,10,12,16-pentamethyl-3-[(1*E*)-1-(2-methyl-1,3-thiazol-4-yl)prop-1-en-2-yl]-4,17-dioxabicyclo[14.1.0]heptadecane-5,9-dione

(1*S*,3*S*,7*S*,10*R*,11*S*,12*S*,16*R*)-7,11-二羟基-8,8,10,12,16-五甲基-3-[(1*E*)-1-(2-甲基-1,3-噻唑-4-基)丙-1-烯-2-基]-4,17-二氧双环[14.1.0]十七烷-5,9-二酮

CAS 登录号 152044-54-7

INN list 89

药效分类 抗肿瘤药

帕维奈坦

Pavinetant（*INN*）

化学结构式

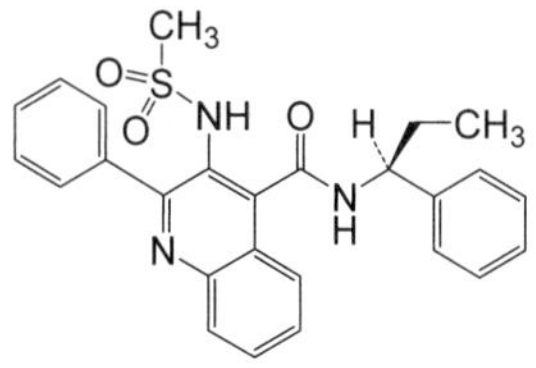

分子式和分子量 $C_{26}H_{25}N_3O_3S$ 459.56

化学名 3-(Methanesulfonamido)-2-phenyl-*N*-[(1*S*)-1-phenylpropyl]quinoline-4-carboxamide

3-(甲磺酰氨基)-2-苯基-*N*-[(1*S*)-1-苯基丙基]喹啉-4-甲酰胺

CAS 登录号 941690-55-7

INN list 118

药效分类 神经激肽 NK3 受体拮抗药

帕西伏尼

Padsevonil（*INN*）

化学结构式

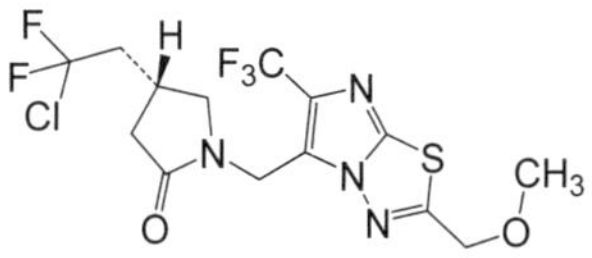

分子式和分子量 $C_{14}H_{14}ClF_5N_4O_2S$ 432.80

化学名 (4*R*)-4-(2-Chloro-2,2-difluoroethyl)-1-{[2-(methoxymethyl)-6-(trifluoromethyl)imidazo[2,1-*b*][1,3,4]thiadiazol-5-yl]methyl}pyrrolidin-2-one

(4*R*)-4-(2-氯-2,2-二氟乙基)-1-{[2-(甲氧基甲基)-6-(三氟甲基)咪唑并[2,1-*b*][1,3,4]噻二唑-5-基]甲基}吡咯烷-2-酮

CAS 登录号 1294000-61-5

INN list 115

药效分类 抗癫痫药

帕西他沙

Parcetasal（*INN*）

化学结构式

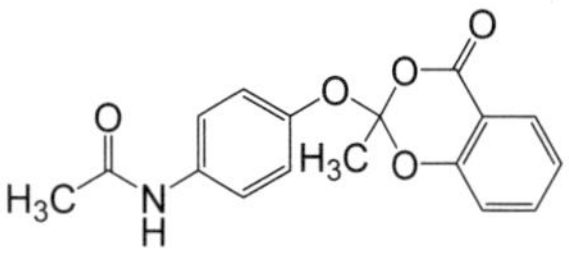

分子式和分子量 $C_{17}H_{15}NO_5$ 313.30

化学名 (±)-4'-[(2-Methyl-4-oxo-1,3-benzodioxan-2-yl)oxy]acetanilide

(±)-4'-[(2-甲基-4-氧代-1,3-苯并二氧六环-2-基)氧基]乙酰苯胺

CAS 登录号 87549-36-8

INN list 65

药效分类 抗炎镇痛药

帕硝唑

Panidazole（*INN*）

化学结构式

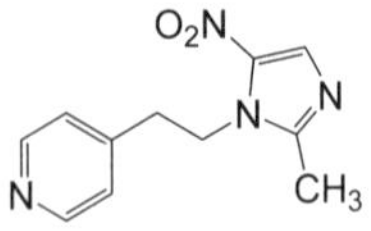

分子式和分子量 $C_{11}H_{12}N_4O_2$ 232.24

化学名 4-[2-(2-Methyl-5-nitroimidazol-1-yl)ethyl]pyridine

4-[2-(2-甲基-5-硝基咪唑-1-基)乙基]吡啶

CAS 登录号 13752-33-5

INN list 24

药效分类 抗原虫药

帕叶昔宁

Pafolacianine（*INN*）

化学结构式（见下）

分子式和分子量 $C_{61}H_{67}N_9O_{17}S_4$ 1326.50

化学名 2-[(*E*)-2-[(3*E*)-2-[4-[(2*S*)-2-[[4-[(2-Amino-4-oxo-3*H*-pteridin-6-yl)methylamino]benzoyl]amino]-2-carboxyethyl]phenoxy]-3-[(2*E*)-2-[3,3-dimethyl-5-sulfo-1-(4-sulfobutyl)indol-2-ylidene]ethylidene]cyclohexen-1-yl]ethenyl]-3,3-dimethyl-1-(4-sulfobutyl)indol-1-ium-5-sulfonate

2-[(*E*)-2-[(3*E*)-2-[4-[(2*S*)-2-[[4-[(2-氨基-4-氧代-3*H*-蝶啶-6-基)甲基氨基]苯甲酰基]氨基]-2-羧基乙基]苯氧基]-3-[(2*E*)-2-[3,3-二甲基-5-磺酸基-1-(4-磺丁基)吲哚-2-基亚基]乙亚基]环己烯-1-基]乙烯基]-3,3-二甲基-1-(4-磺丁基)吲哚-1-鎓-5-磺酸盐

CAS 登录号 1628423-76-6

INN list 124

药效分类 叶酸受体肿瘤显像剂

帕泽普汀

Pazelliptine（*INN*）

分子式和分子量 $C_{22}H_{27}N_5$ 361.48

化学结构式

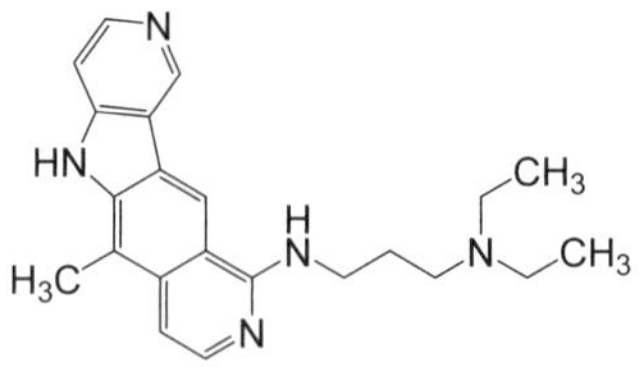

化学名 10-[[3-(Diethylamino)propyl]amino]-6-methyl-5*H*-pyrido[3',4':4,5]pyrrolo[2,3-*g*]isoquinoline

10-[[3-(二乙基氨基)丙基]氨基]-6-甲基-5*H*-吡啶并[3',4':4,5]吡咯并[2,3-*g*]异喹啉

CAS 登录号 65222-35-7

INN list 56

药效分类 抗肿瘤药

帕扎克兰

Pozanicline（*INN*）

化学结构式

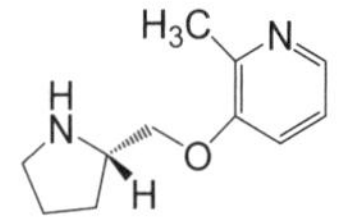

分子式和分子量 $C_{11}H_{16}N_2O$ 192.26

化学名 2-Methyl-3-[[(2*S*)-pyrrolidin-2-yl]methoxy]pyridine

2-甲基-3-[[(2*S*)-四氢吡咯-2-基]甲氧基]吡啶

CAS 登录号 161417-03-4

INN list 100

药效分类 烟碱型乙酰胆碱受体部分激动药

帕珠沙星

Pazufloxacin（*INN*）

化学结构式

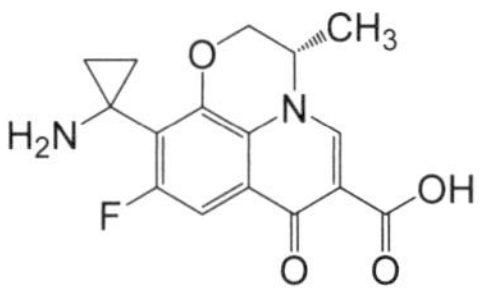

分子式和分子量 $C_{16}H_{15}FN_2O_4$ 318.30

化学名 (−)-(3*S*)-10-(1-Amino-cyclopropyl)-9-fluoro-2,3-dihydro-

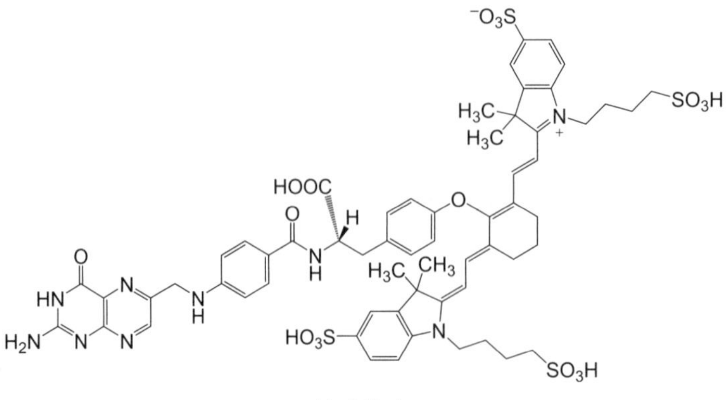

帕叶昔宁

3-methyl-7-oxo-7*H*-pyrido[1,2,3-*de*]-1,4-benzoxazine-6-carboxylic acid

(−)-(3*S*)-10-(1-氨基-环丙基)-9-氟-2,3-二氢-3-甲基-7-氧代-7*H*-吡啶并[1,2,3-*de*]-1,4-苯并噁嗪-6-羧酸

CAS 登录号 127045-41-4

INN list 71

药效分类 喹诺酮类抗微生物药

ATC 分类 J01MA18

帕佐昔特

Pazoxide (*INN*)

化学结构式

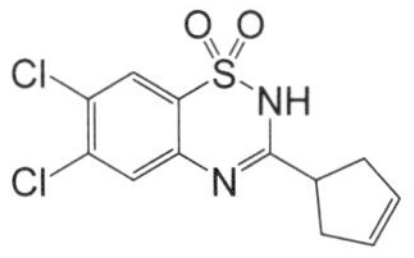

分子式和分子量 $C_{12}H_{10}Cl_2N_2O_2S$ 317.19

化学名 6,7-Dichloro-3-(3-cyclopenten-1-yl)-2*H*-1,2,4-benzothiadiazine 1,1-dioxide

6,7-二氯-3-(3-环戊烯-1-基)-2*H*-1,2,4-苯并噻二嗪 1,1-二氧化物

CAS 登录号 21132-59-2

INN list 31

药效分类 利尿药，抗高血压药

帕唑帕尼

Pazopanib (*INN*)

化学结构式

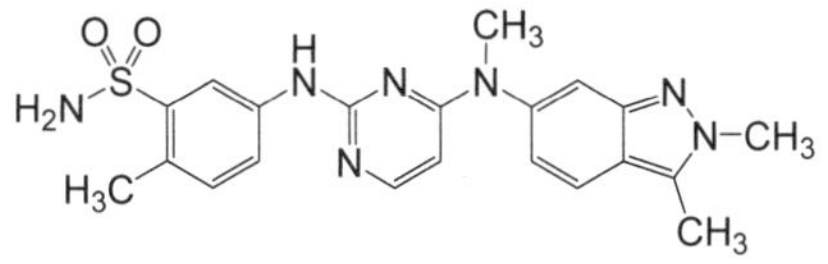

分子式和分子量 $C_{21}H_{23}N_7O_2S$ 437.52

化学名 5-[[4-[(2,3-Dimethyl-2*H*-indazol-6-yl)methylamino]pyrimidin-2-yl]amino]-2-methylbenzenesulfonamide

5-[[4-[(2,3-二甲基-2*H*-吲唑-6-基)甲基氨基]嘧啶-2-基]氨基]-2-甲基苯磺酰胺

CAS 登录号 444731-52-6; 635702-64-6[盐酸盐]

INN list 94

药效分类 抗肿瘤药

哌巴昔嗪

Pibaxizine (*INN*)

化学结构式

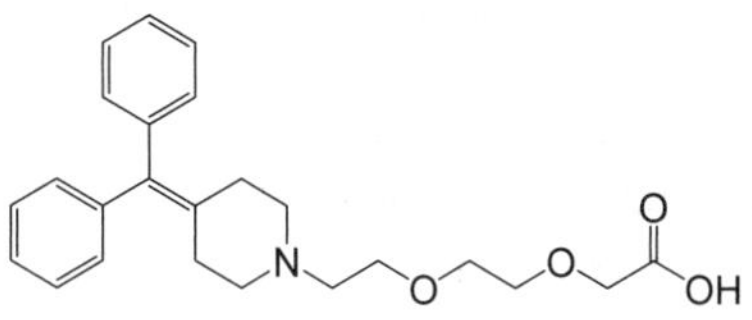

分子式和分子量 $C_{24}H_{29}NO_4$ 395.49

化学名 [2-[2-[4-(Diphenylmethylene)piperidino]ethoxy]ethoxy] acetic acid

[2-[2-[4-(二苯甲烯基)哌啶基]乙氧基]乙氧基]乙酸

CAS 登录号 82227-39-2

INN list 62

药效分类 抗组胺药

哌柏西利

Palbociclib (*INN*)

化学结构式

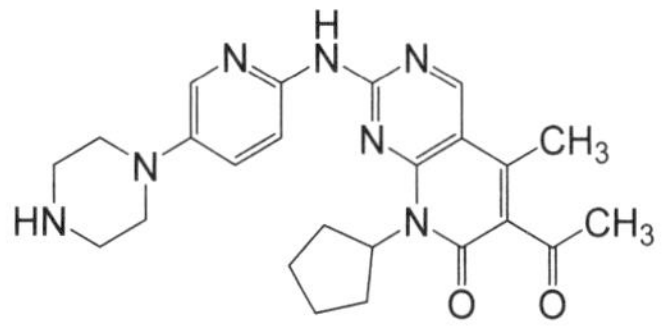

分子式和分子量 $C_{24}H_{29}N_7O_2$ 447.54

化学名 6-Acetyl-8-cyclopentyl-5-methyl-2-{[5-(piperazin-1-yl)pyridin-2-yl]amino}pyrido[2,3-*d*]pyrimidin-7(8*H*)-one

6-乙酰-8-环戊基-5-甲基-2-{[5-(哌嗪-1-基)吡啶-2-基]氨基}吡啶并[2,3-*d*]嘧啶-7(8*H*)-酮

CAS 登录号 571190-30-2

INN list 109

药效分类 激酶抑制药(抗肿瘤药)

哌苯甲醇

Pipradrol (*INN*)

化学结构式

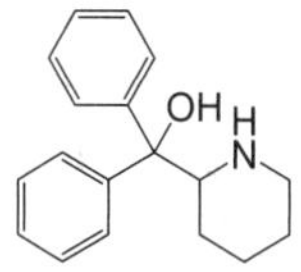

分子式和分子量 $C_{18}H_{21}NO$ 267.37

化学名 *α,α*-Diphenyl-2-piperidinemethanol

α,α-二苯基-2-哌啶甲醇

CAS 登录号 467-60-7; 71-78-3[盐酸盐]

INN list 6

药效分类 精神兴奋药

哌丙呋罗

Piprofurol (*INN*)

化学结构式

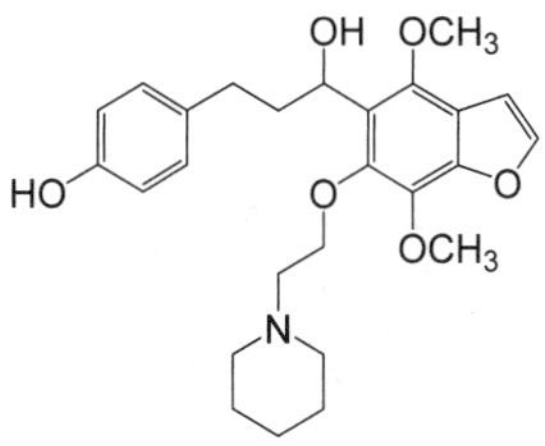

分子式和分子量 $C_{26}H_{33}NO_6$ 455.54

化学名 *α*-(*p*-Hydroxyphenethyl)-4,7-dimethoxy-6-(2-piperidine-ethoxy)-5-benzofuranmethanol

α-(4-羟基苯乙基)-4,7-二甲氧基-6-(2-哌啶乙氧基)-5-苯并呋喃甲醇

CAS 登录号 40680-87-3

INN list 31

药效分类 解痉药

哌波色罗

Piboserod（*INN*）

化学结构式

分子式和分子量 $C_{22}H_{31}N_3O_2$ 369.51

化学名 *N*-[(l-Butyl-4-piperidyl)methyl]-3,4-dihydro-2*H*-[1,3]oxazino[3,2-*a*]indole-10-carboxamide

N-[(l-丁基-4-哌啶基)甲基]-3,4-二氢-2*H*-[1,3]噁嗪并[3,2-*a*]吲哚-10-甲酰胺

CAS 登录号 152811-62-6; 178273-87-5[盐酸盐]

INN list 79

药效分类 5-羟色胺受体拮抗药，抗过敏性肠综合征药

哌泊非嗪

Pipofezine（*INN*）

化学结构式

分子式和分子量 $C_{16}H_{19}N_5O$ 297.35

化学名 5-Methyl-3-(4-methyl-1-piperazinyl)-5*H*-pyridazino[3,4-*b*][1,4]benzoxazine

5-甲基-3-(4-甲基-1-哌嗪基)-5*H*-哒嗪并[3,4-*b*][1,4]苯并噁嗪

CAS 登录号 24886-52-0

INN list 39

药效分类 抗抑郁药

哌泊塞嗪

Pipotiazine（*INN*）

化学结构式

分子式和分子量 $C_{24}H_{33}N_3O_3S_2$ 475.67

化学名 10-[3-[4-(2-Hydroxyethyl)piperidino]propyl]-*N*,*N*-dimethylphenothiazine-2-sulfonamide

10-[3-[4-(2-羟乙基)哌啶基]丙基]-*N*,*N*-二甲基吩噻嗪-2-磺酰胺

CAS 登录号 39860-99-6; 37517-26-3[棕榈酸酯]

INN list 25

药效分类 抗精神病药

哌泊舒凡

Piposulfan（*INN*）

化学结构式

分子式和分子量 $C_{12}H_{22}N_2O_8S_2$ 386.44

化学名 1,4-Dihydracryloylpiperazine dimethanesulfonate (ester)

1,4-二羟丙酰基哌嗪二甲磺酸酯

CAS 登录号 2608-24-4

INN list 15

药效分类 抗肿瘤药

哌泊索仑

Pipoxolan（*INN*）

化学结构式

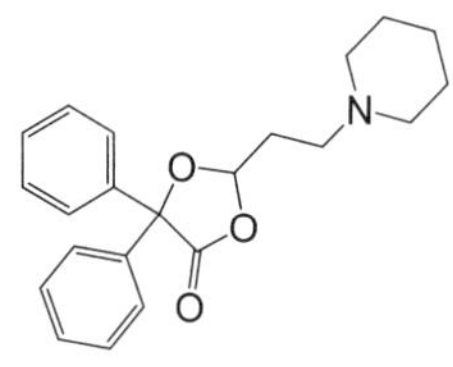

分子式和分子量 $C_{22}H_{25}NO_3$ 351.45

化学名 5,5-Diphenyl-2-(2-piperidinoethyl)-l,3-dioxolan-4-one

5,5-二苯基-2-(2-哌啶乙基)-l,3-二氧戊环-4-酮

CAS 登录号 23744-24-3; 18174-58-8[盐酸盐]

INN list 23

药效分类 解痉药

哌泊他酮

Pipoctanone（*INN*）

化学结构式

分子式和分子量 $C_{22}H_{35}NO$ 329.52

化学名 4'-Octyl-3-piperidinopropiophenone

4'-辛基-3-哌啶基苯丙酮

CAS 登录号　18841-58-2

INN list　32

药效分类　抗高血压药

哌泊昔秦

Pipoxizine（*INN*）

化学结构式

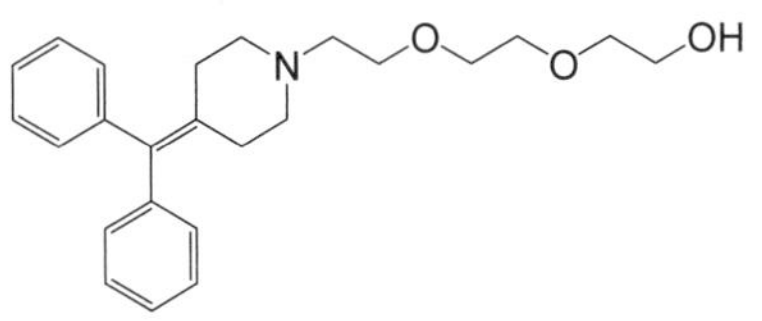

分子式和分子量　$C_{24}H_{31}NO_3$　381.51

化学名　2-[2-[2-[4-(Diphenylmethylene)piperidino]ethoxy]exothy] ethanol

2-[2-[2-[4-(二苯基甲亚基)哌啶基]乙氧基]乙氧基]乙醇

CAS 登录号　55837-21-3

INN list　32

药效分类　平喘药

哌泊溴烷

Pipobroman（*INN*）

化学结构式

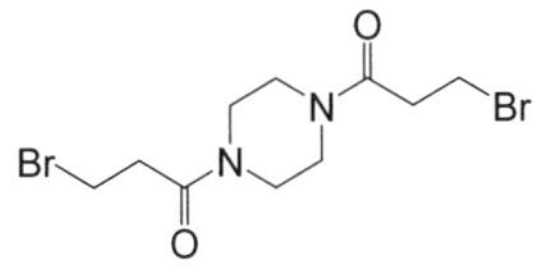

分子式和分子量　$C_{10}H_{16}Br_2N_2O_2$　356.05

化学名　1,4-Bis(3-bromopropionyl)piperazine

1,4-双(3-溴丙酰基)哌嗪

CAS 登录号　54-91-1

INN list　16

药效分类　烷化剂类抗肿瘤药

ATC 分类　L01AX02

哌布替丁

Pibutidine（*INN*）

化学结构式

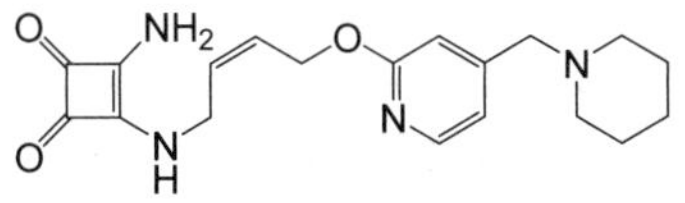

分子式和分子量　$C_{19}H_{24}N_4O_3$　356.42

化学名　3-Amino-4-[[(*Z*)-4-[[4-(piperidinomethyl)-2-pyridyl]oxy]-2-butenyl]amino]-3-cyclobutene-1,2-dione

3-氨基-4-[[(*Z*)-4-[[4-(哌啶甲基)-2-吡啶基]氧基]-2-丁烯基]氨基]-3-环丁烯-1,2-二酮

CAS 登录号　103922-33-4

INN list　78

药效分类　组胺 H_2 受体拮抗药

哌布宗

Pipebuzone（*INN*）

化学结构式

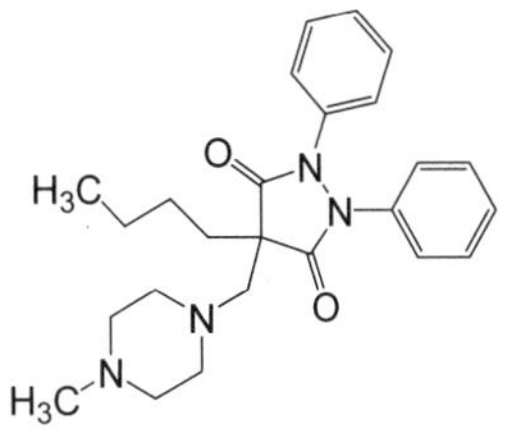

分子式和分子量　$C_{25}H_{32}N_4O_2$　420.55

化学名　4-Butyl-4-[(4-methyl-1-piperazinyl)methyl]-1,2-diphenyl-3,5-pyrazolidinedione

4-丁基-4-[(4-甲基-1-哌嗪基)甲基]-1,2-二苯基-3,5-吡唑烷二酮

CAS 登录号　27315-91-9

INN list　25

药效分类　抗炎镇痛药

哌醋茶碱

Acefylline Piperazine（*INN*）

化学结构式

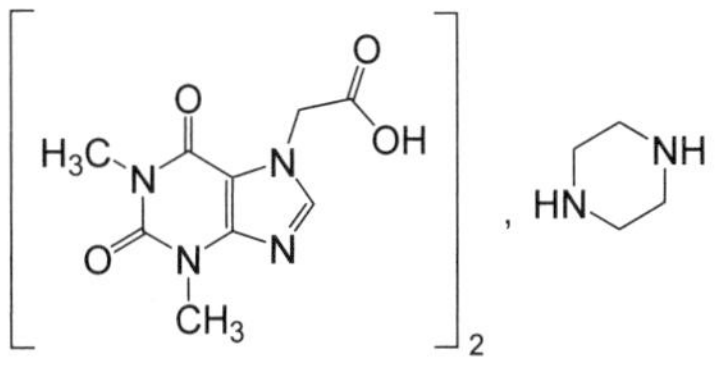

分子式和分子量　$(C_9H_{10}N_4O_4)_2 \cdot C_4H_{10}N_2$　562.54

化学名　Piperazine 7-theophyllineacetate

7-茶碱乙酸哌嗪

CAS 登录号　15302-00-8

INN list　14

药效分类　血管扩张药，利尿药

哌地马多

Pipradimadol（*INN*）

化学结构式

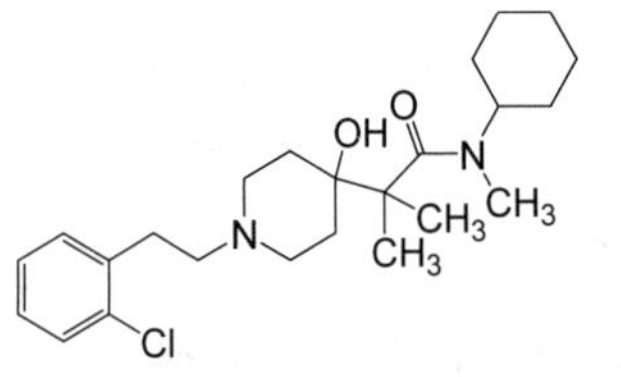

分子式和分子量　$C_{24}H_{37}ClN_2O_2$　421.02

化学名　(±)-1-(*o*-Chlorophenethyl)-*N*-cyclohexyl-4-hydroxy-*N*,*α*,*α*-trimethyl-4-piperidineacetamide

(±)-1-(2-氯苯乙基)-*N*-环己基-4-羟基-*N*,*α*,*α*-三甲基-4-哌啶

乙酰胺

CAS 登录号 68797-29-5

INN list 42

药效分类 抗抑郁药，镇痛药

哌丁茶碱

Perbufylline（*INN*）

化学结构式

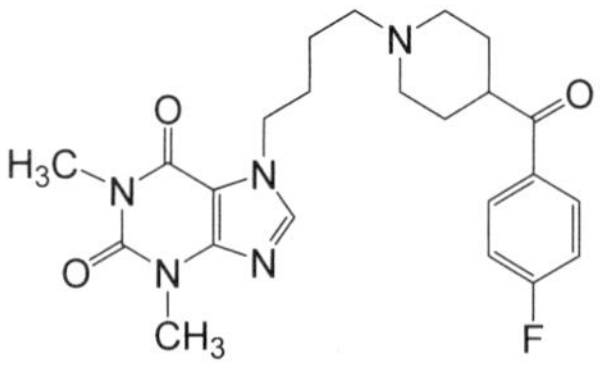

分子式和分子量 $C_{23}H_{28}FN_5O_3$ 441.50

化学名 7-[4-[4-(*p*-Fluorobenzoyl)piperidino]butyl]theophylline

7-[4-[4-(4-氟苯甲酰基)哌啶基]丁基]茶碱

CAS 登录号 110390-84-6

INN list 58

药效分类 支气管舒张药

哌度溴铵

Pirdonium Bromide（*INN*）

化学结构式

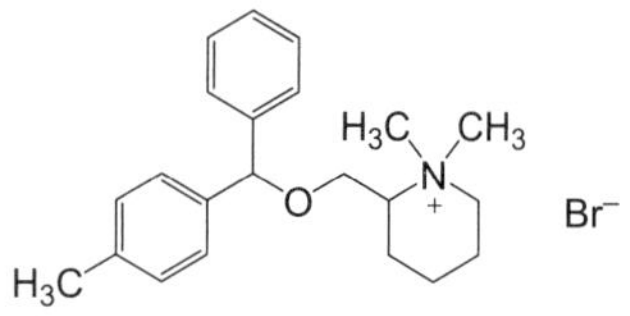

分子式和分子量 $C_{22}H_{30}BrNO$ 404.38

化学名 1,1-Dimethyl-2-[[(*p*-methyl-*α*-phenylbenzyl)oxy]methyl] piperidinium bromide

溴化 1,1-二甲基-2-[[(4-甲基-*α*-苯基苄基)氧基]甲基]哌啶鎓

CAS 登录号 35620-67-8

INN list 28

药效分类 抗组胺药

哌多卡因

Paridocaine（*INN*）

化学结构式

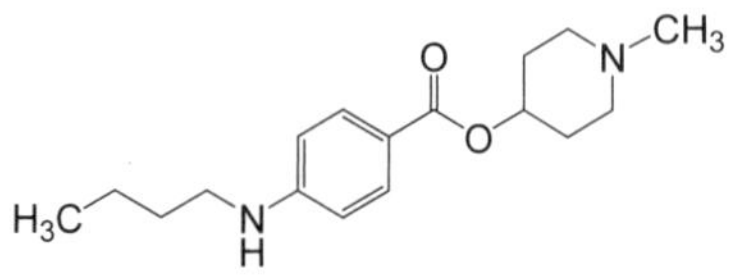

分子式和分子量 $C_{17}H_{26}N_2O_2$ 290.40

化学名 1-Methyl-4-piperidinol *p*-butylaminobenzoate

1-甲基-4-哌啶醇 4-丁氨基苯甲酸酯

CAS 登录号 7162-37-0

INN list 8

药效分类 局部麻醉药

哌多明

Pirsidomine（*INN*）

化学结构式

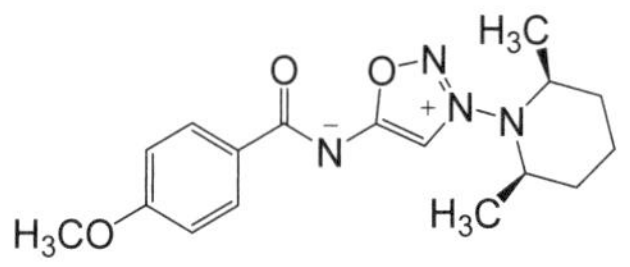

分子式和分子量 $C_{17}H_{22}N_4O_3$ 330.38

化学名 (1*Z*)-*N*-[3-[(2*S*,6*R*)-2,6-Dimethylpiperidin-1-yl]oxadiazol-3-ium-5-yl]-4-methoxyben zenecarboximidate

(1*Z*)-*N*-[3-[(2*S*,6*R*)-2,6-二甲基哌啶-1-基]噁二唑-3-鎓-5-基]-4-甲氧基苯甲酰氨负离子内盐

CAS 登录号 132722-74-8

INN list 65

药效分类 血管扩张药，强心药

哌法宁

Pifarnine（*INN*）

化学结构式

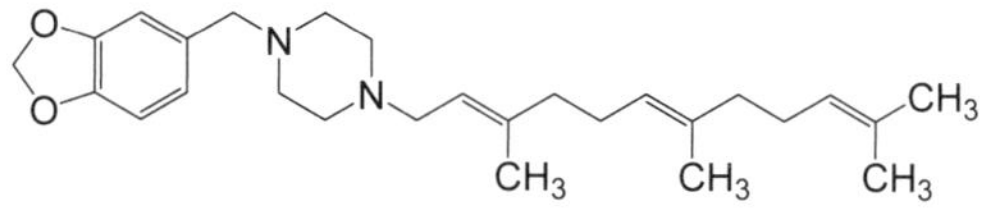

分子式和分子量 $C_{27}H_{40}N_2O_2$ 424.62

化学名 l-Piperonyl-4-(3,7,11-trimethyl-2.6,10-dodecatrienyl) piperazine

l-胡椒基-4-(3,7,11-三甲基-2.6,10-三烯十二烷基)哌嗪

CAS 登录号 56208-01-6

INN list 37

药效分类 抗溃疡药

哌芬尼多

Piperphenidol

化学结构式

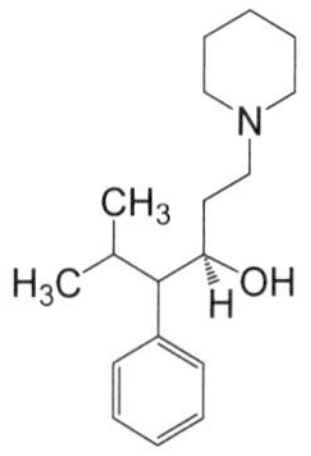

分子式和分子量 $C_{18}H_{29}NO$ 275.44

化学名 5-Methyl-4-phenyl-1-piperidin-1-ylhexan-3-ol

5-甲基-4-苯基-1-哌啶-1-基己烷-3-醇

CAS 登录号 90-23-3; 6091-56-1[盐酸盐]

药效分类 抗胆碱药

哌芬新

Perafensine（*INN*）

化学结构式

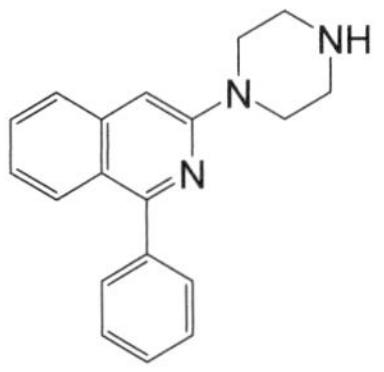

分子式和分子量　$C_{19}H_{19}N_3$　289.37

化学名　1-Phenyl-3-(1-piperazinyl) isoquinoline

1-苯基-3-(1-哌嗪基)异喹啉

CAS 登录号　72444-62-3

INN list　44

药效分类　抗抑郁药

哌芬酯

Pifenate（*INN*）

化学结构式

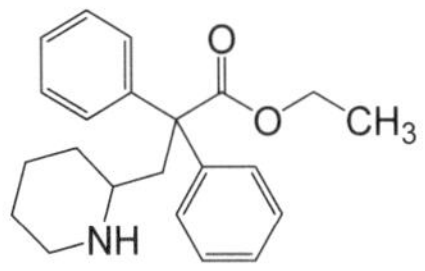

分子式和分子量　$C_{22}H_{27}NO_2$　337.46

化学名　Ethyl *α,α*-diphenyl-2-piperidinepropionate

乙基 *α,α*-二苯基-2-哌啶丙酸酯

CAS 登录号　15686-87-0

INN list　16

药效分类　镇痛药

哌氟替索

Piflutixol（*INN*）

化学结构式

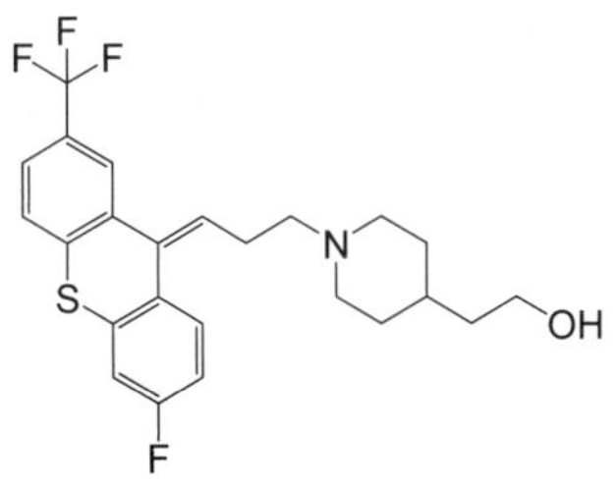

分子式和分子量　$C_{24}H_{25}F_4NOS$　451.52

化学名　1-[3-[6-Fluoro-2-(trifluoromethyl)thioxanthen-9-ylidene] propyl]-4-piperidineethanol

1-[3-[6-氟-2-(三氟甲基)噻吨-9-基亚基]丙基]-4-哌啶乙醇

CAS 登录号　54341-02-5

INN list　34

药效分类　5-羟色胺受体拮抗药

哌福地尔

Perfomedil（*INN*）

化学结构式

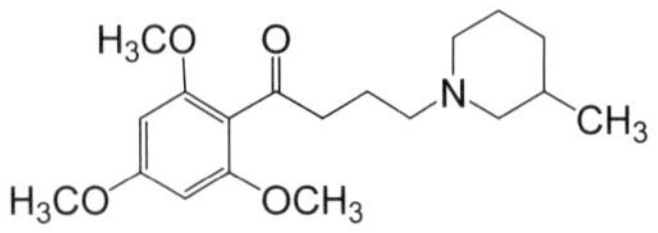

分子式和分子量　$C_{19}H_{29}NO_4$　335.44

化学名　(±)-2',4',6'-Trimethoxy-4-(3-methylpiperidino)butyrophenone

(±)-2',4',6'-三甲氧基-4-(3-甲基哌啶基)丁酰苯

CAS 登录号　92268-40-1

INN list　60

药效分类　血管扩张药

哌福肟

Pifoxime（*INN*）

化学结构式

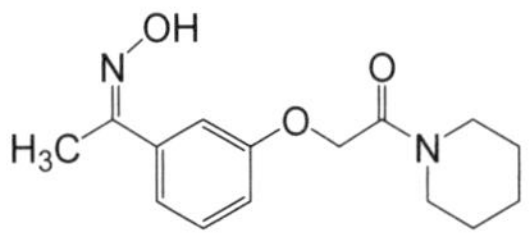

分子式和分子量　$C_{15}H_{20}N_2O_3$　276.33

化学名　2-[4-[(*E*)-*N*-Hydroxy-*C*-methylcarbonimidoyl]phenoxy]-1-piperidin-1-ylethanone

2-[4-[(*E*)-*N*-羟基-*C*-甲基碳亚氨基]苯氧基]-1-哌啶-1-基乙酮

CAS 登录号　31224-92-7

INN list　35

药效分类　抗炎药

哌海茶碱

Piprinhydrinate（*INN*）

化学结构式

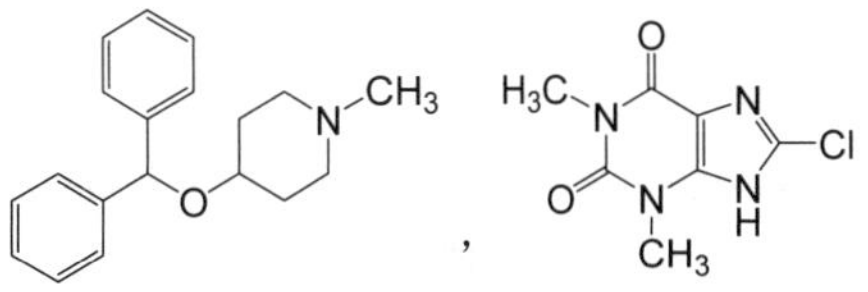

分子式和分子量　$C_{19}H_{23}NO \cdot C_7H_7ClN_4O_2$　496.00

化学名　4-Diphenylmethoxy-1-methylpiperidine compound of 8-chlorotheophylline

4-二苯基甲氧基-1-甲基哌啶和 8-氯茶碱的复合物

CAS 登录号　606-90-6

INN list　8

药效分类　抗组胺药

哌甲酯

Methylphenidate（*INN*）

分子式和分子量　$C_{14}H_{19}NO_2$　233.31

化学结构式

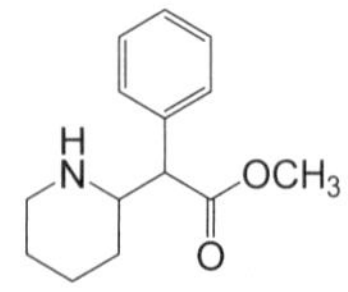

化学名　Methyl *α*-phenyl-2-piperidineacetic acetate

甲基 *α*-苯基-2-哌啶乙酸酯

CAS 登录号　113-45-1；298-59-9[盐酸盐]

INN list　6

药效分类　精神兴奋药

哌腈米特

Piritramide（*INN*）

化学结构式

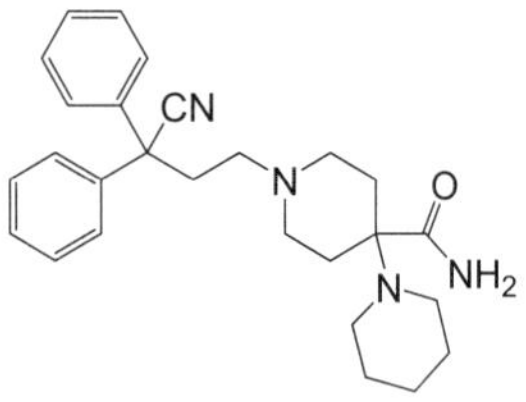

分子式和分子量　$C_{27}H_{34}N_4O$　430.59

化学名　1'-(3-Cyano-3,3-diphenylpropyl)-[1,4'-bipiperidine]-4'-carboxamide

1'-(3-氰基-3,3-二苯基丙基)-[1,4'-联哌啶]-4'-甲酰胺

CAS 登录号　302-41-0

INN list　15

药效分类　镇痛药

哌卡嗪

Pecazine（*INN*）

化学结构式

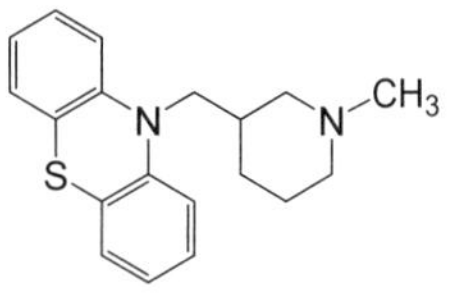

分子式和分子量　$C_{19}H_{22}N_2S$　310.46

化学名　10-[(1-Methyl-3-piperidyl)methyl]phenothiazine

10-[(1-甲基-3-哌啶)甲基]吩噻嗪

CAS 登录号　60-89-9；24360-97-2[乙酸盐]

INN list　8

药效分类　抗精神病药

哌考环素

Pecocycline（*INN*）

化学结构式

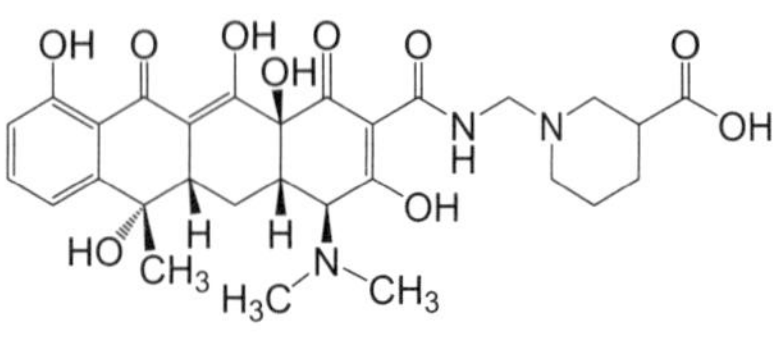

分子式和分子量　$C_{29}H_{35}N_3O_{10}$　585.60

化学名　1-[[[(4*S*,4*aS*,5*aS*,6*S*,12*aR*)-4-(Dimethylamino)-1,6,10,11,12*a*-pentahydroxy-6-methyl-3,12-dioxo-4,4*a*,5,5*a*-tetrahydrotetracene-2-carbonyl]amino]methyl]piperidine-3-carboxylic acid

1-[[[(4*S*,4*aS*,5*aS*,6*S*,12*aR*)-4-(二甲氨基)-1,6,10,11,12*a*-五羟基-6-甲基-3,12-二氧代-4,4*a*,5,5*a*-四氢并四苯-2-甲酰基]氨基]甲基]哌啶-3-羧酸

CAS 登录号　15301-82-3

INN list　15

药效分类　抗生素类药

哌克太尔

Pexantel（*INN*）

化学结构式

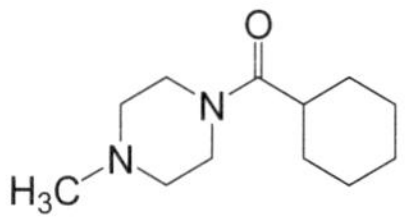

分子式和分子量　$C_{12}H_{22}N_2O$　210.32

化学名　1-(Cyclohexylcarbonyl)-4-methylpiperazine

1-(环己基羰基)-4-甲基哌嗪

CAS 登录号　10001-13-5

INN list　22

药效分类　抗蠕虫药

哌克昔林

Perhexiline（*INN*）

化学结构式

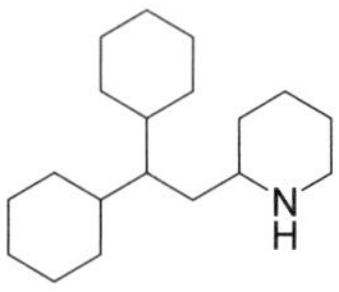

分子式和分子量　$C_{19}H_{35}N$　277.50

化学名　2-(2,2-Dicyclohexylethyl)piperidine

2-(2,2-二环己基乙基)哌啶

CAS 登录号　6621-47-2；6724-53-4[马来酸盐]

INN list　15

药效分类　钙通道阻滞药

ATC 分类　C08EX02

哌库碘铵

Piprocurarium Iodide（*INN*）

化学结构式

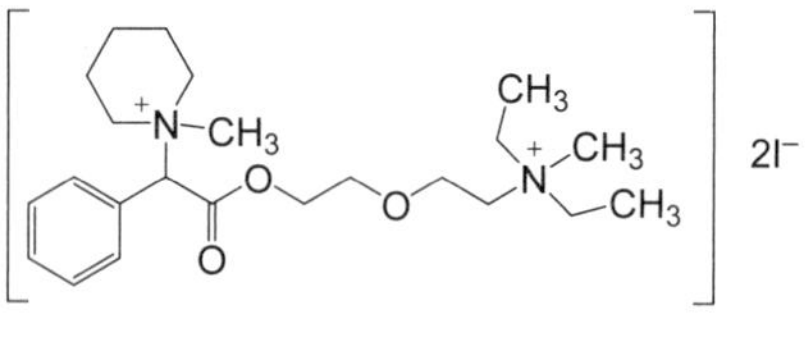

分子式和分子量 $C_{23}H_{40}I_2N_2O_3$ 646.38

化学名 1-*α*-Carboxybenzyl-1-methylpiperidinium iodide diethyl [2-(2-hydroxyethoxy)ethyl]methylammonium iodide ester

碘化 1-*α*-羧基苄基-1-甲基哌啶鎓 碘化二乙基[2-(2-羟基乙氧基)乙基]甲铵酯

CAS 登录号 3562-55-8

INN list 11

药效分类 解痉药

哌库溴铵

Pipecuronium Bromide（*INN*）

化学结构式

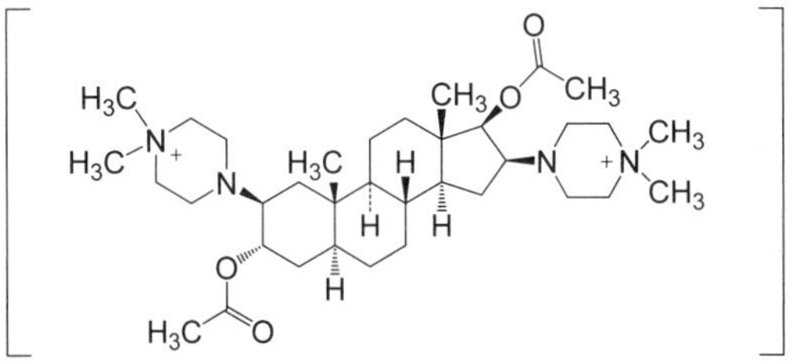

分子式和分子量 $C_{35}H_{62}Br_2N_4O_4$ 762.70

化学名 4,4'-(3*α*,17*β*-Dihydroxy-5*α*-androstan-2*β*,16*β*-ylene)bis[1,1-dimethylpiperazinium]dibromide, 3,17-diacetate (ester)

二溴化 4,4'-(3*α*,17*β*-二羟基-5*α*-雄甾-2*β*,16*β*-叉基)双[1,1-二甲基哌啶鎓], 3,17-二乙酸酯

CAS 登录号 52212-02-9

INN list 41

药效分类 神经肌肉阻滞药

哌夸林

Pipequaline（*INN*）

化学结构式

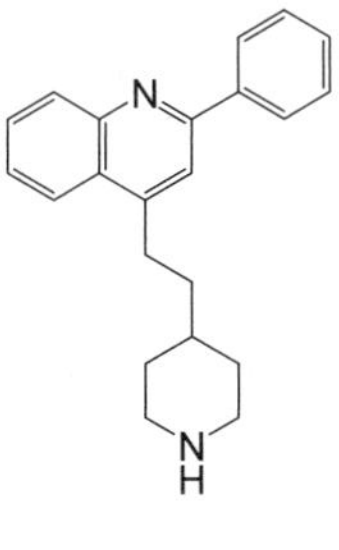

分子式和分子量 $C_{22}H_{24}N_2$ 316.44

化学名 2-Phenyl-4-[2-(4-piperidyl)ethyl]quinoline

2-苯基-4-[2-(4-哌啶基)乙基]喹啉

CAS 登录号 77472-98-1

INN list 53

药效分类 抗焦虑药

哌喹齐尔

Piquizil（*INN*）

分子式和分子量 $C_{19}H_{26}N_4O_4$ 374.44

化学结构式

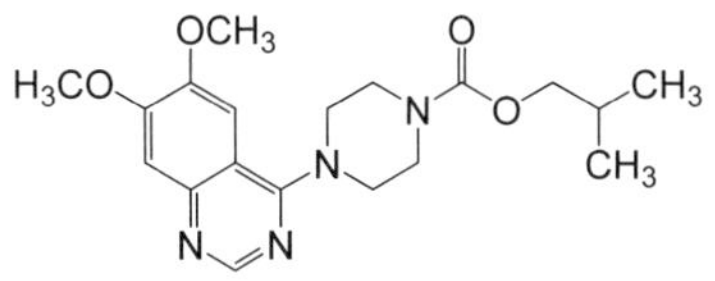

化学名 Isobutyl 4-(6,7-dimethoxy-4-quinazolinyl)-1-piperazinecarboxylate

异丁基 4-(6,7-二甲氧基-4-喹唑啉基)-1-哌嗪羧酸酯

CAS 登录号 21560-58-7; 23256-26-0[盐酸盐]

INN list 21

药效分类 支气管舒张药

哌喹新

Peraquinsin（*INN*）

化学结构式

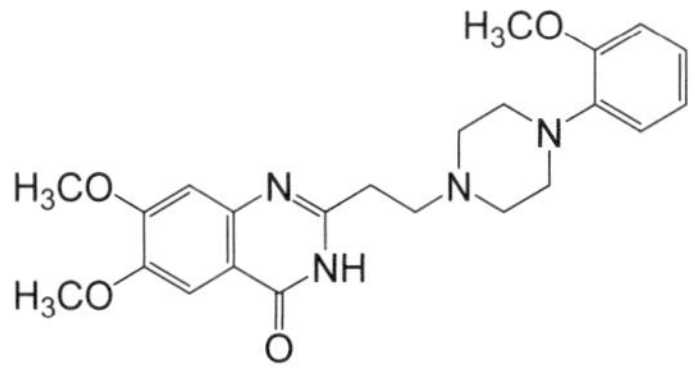

分子式和分子量 $C_{23}H_{28}N_4O_4$ 424.49

化学名 6,7-Dimethoxy-2-[2-[4-(*o*-methoxyphenyl)-1-piperazinyl]ethyl]-4(3*H*)-quinazolinone

6,7-二甲氧基-2-[2-[4-(2-甲氧基苯基)-1-哌嗪基]乙基]-4(3*H*)-喹唑啉酮

CAS 登录号 35265-50-0

INN list 29

药效分类 抗高血压药

哌拉平

Perlapine（*INN*）

化学结构式

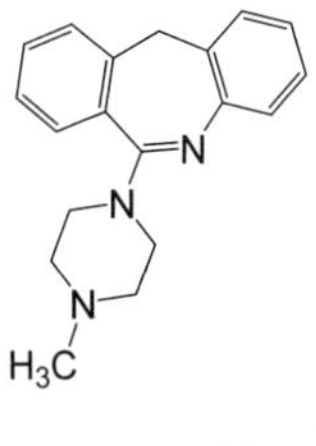

分子式和分子量 $C_{19}H_{21}N_3$ 291.39

化学名 6-(4-Methyl-1-piperazinyl)morphanthridine

6-(4-甲基-1-哌嗪基)吗吩烷啶

CAS 登录号 1977-11-3

INN list 23

药效分类 镇静催眠药

哌拉齐通

Prazitone（*INN*）

分子式和分子量 $C_{16}H_{19}N_3O_3$ 301.34

化学结构式

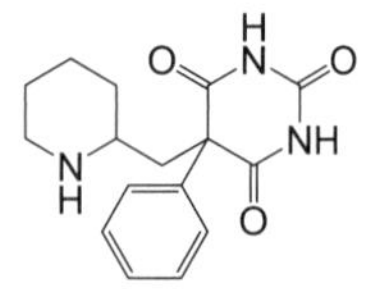

化学名 5-Phenyl-5-(2-piperidylmethyl) barbituric acid

5-苯基-5-(2-哌啶甲基)巴比妥酸

CAS 登录号 2409-26-9

INN list 19

药效分类 抗抑郁药

哌拉斯汀

Perastine（*INN*）

化学结构式

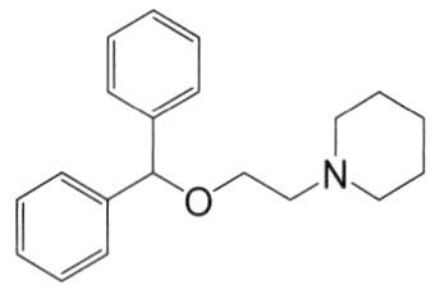

分子式和分子量 $C_{20}H_{25}NO$ 295.42

化学名 1-[2-(Diphenylmethoxy)ethyl]piperidine

1-[2-(二苯基甲氧基)乙基]哌啶

CAS 登录号 4960-10-5

INN list 15

药效分类 抗组胺药

哌拉替考

Pipratecol（*INN*）

化学结构式

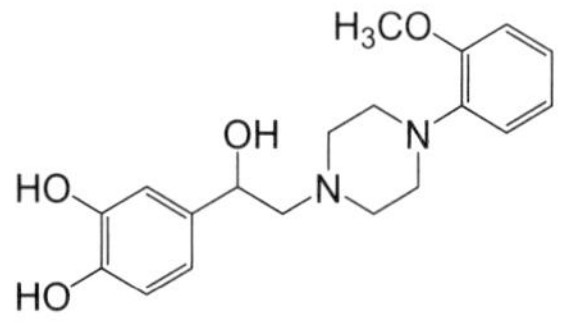

分子式和分子量 $C_{19}H_{24}N_2O_4$ 344.40

化学名 *α*-(3,4-Dihydroxyphenyl)-4-(2-methoxyphenyl)-l-piperazineethanol

α-(3,4-二羟苯基)-4-(2-甲氧基苯基)-l-哌嗪乙醇

CAS 登录号 15534-05-1

INN list 20

药效分类 血管扩张药

哌拉替唑

Peratizole（*INN*）

化学结构式

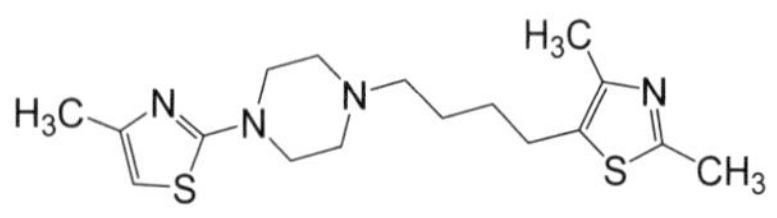

分子式和分子量 $C_{17}H_{26}N_4S_2$ 350.55

化学名 1-[4-(2,4-Dimethyl-5-thiazolyl)butyl]-4-(4-methyl-2-thiazolyl)piperazine

1-[4-(2,4-二甲基-5-噻唑基)丁基]-4-(4-甲基-2-噻唑基)哌嗪

CAS 登录号 29952-13-4

INN list 25

药效分类 抗高血压药

哌拉肟

Peradoxime（*INN*）

化学结构式

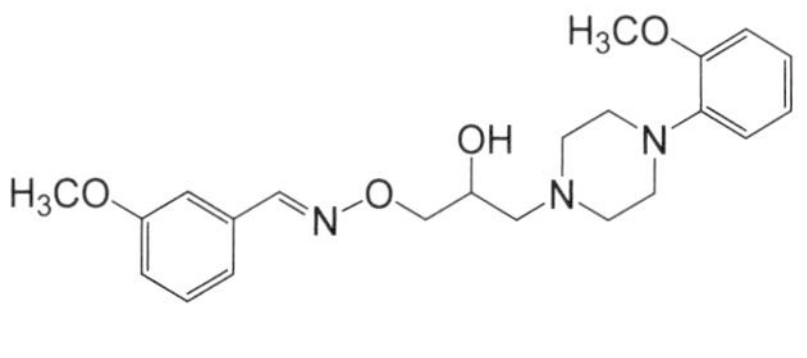

分子式和分子量 $C_{22}H_{29}N_3O_4$ 399.48

化学名 *m*-Anisaldehyde *O*-[2-hydroxy-3-[4-(*o*-methoxyphenyl)-1-piperazinyl]propyl]oxime

3-甲氧基苯甲醛 *O*-[2-羟基-3-[4-(2-甲氧基苯基)-1-哌嗪基]丙基]肟

CAS 登录号 67254-81-3

INN list 42

药效分类 抗高血压药

哌拉西林

Piperacillin（*INN*）

化学结构式

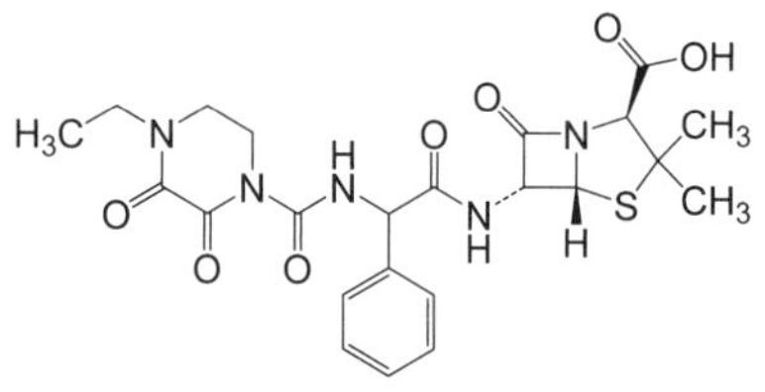

分子式和分子量 $C_{23}H_{27}N_5O_7S$ 517.56

化学名 (2*S*,5*R*,6*R*)-3,3-Dimethyl-6-[(*R*)-2-(4-ethyl-2,3-dioxo-l-piperazinecarboxamido)-2-phenylacetamido]-7-oxo-4-thia-l-azabicyclo[3.2.0]heptane-2-carboxylic acid

(2*S*,5*R*,6*R*)-3,3-二甲基-6-[(*R*)-2-(4-乙基-2,3-二氧代-l-哌嗪甲酰氨基)-2-苯基乙酰氨基]-7-氧代-4-硫杂-l-氮杂双环[3.2.0]庚烷-2-甲酸

CAS 登录号 61477-96-1；66258-76-2[水合物]

INN list 38

药效分类 广谱青霉素类抗微生物药

ATC 分类 J01CA12

哌拉酰胺

Piperamide（*INN*）

分子式和分子量 $C_{17}H_{28}N_4O$ 304.44

化学结构式

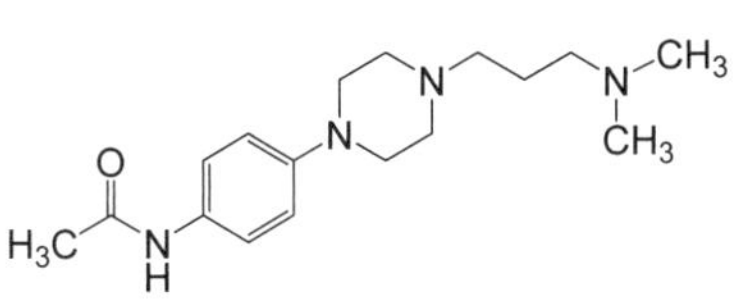

化学名 4'-{4-[3-(Dimethylamino)propyl]-1-piperazinyl}acetanilide

4'-{4-[3-(二甲氨基)丙基]-1-哌嗪基}乙酰苯胺

CAS 登录号 299-48-9; 1252-69-3[马来酸盐(1：2)]

INN list 15

药效分类 抗寄生虫药

哌雷美妥司他

Pemrametostat（*INN*）

化学结构式

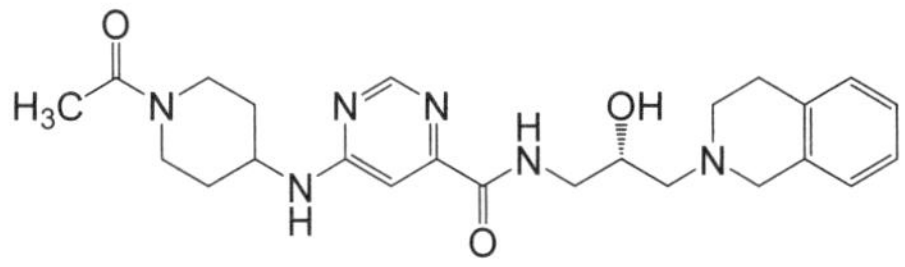

分子式和分子量 $C_{24}H_{32}N_6O_3$ 452.56

化学名 6-[(1-Acetylpiperidin-4-yl)amino]-*N*-[(2*S*)-3-(3,4-dihydroisoquinolin-2(1*H*)-yl)-2-hydroxypropyl]pyrimidine-4-carboxamide

6-[(1-乙酰哌啶-4-基)氨基]-*N*-[(2*S*)-3-(3,4-二氢异喹啉-2(1*H*)-基)-2-羟基丙基]嘧啶-4-甲酰胺

CAS 登录号 1616392-22-3

INN list 123

药效分类 抗肿瘤药

哌立度酯

Piperidolate（*INN*）

化学结构式

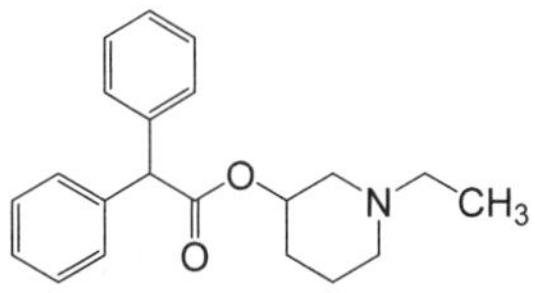

分子式和分子量 $C_{21}H_{25}NO_2$ 323.44

化学名 1-Ethyl-3-piperidyl diphenylacetate

1-乙基-3-哌啶基 二苯基乙酸酯

CAS 登录号 82-98-4; 129-77-1[盐酸盐]

INN list 6

药效分类 抗胆碱药

哌立索唑

Perisoxal（*INN*）

化学结构式

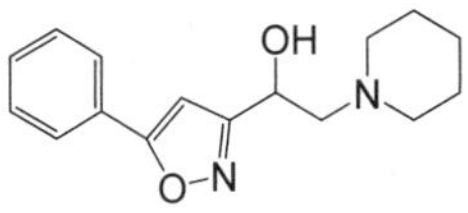

分子式和分子量 $C_{16}H_{20}N_2O_2$ 272.34

化学名 *α*-(5-Phenyl-3-isoxazolyl)-1-piperidineethanol

α-(5-苯基-3-异噁唑基)-1-哌啶乙醇

CAS 登录号 2055-44-9

INN list 32

药效分类 镇痛药

哌立酮

Piperylone（*INN*）

化学结构式

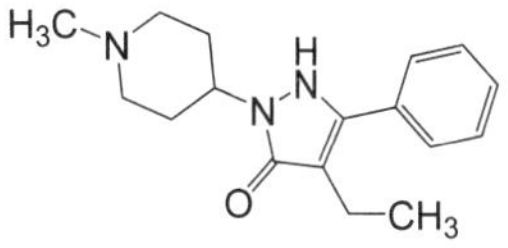

分子式和分子量 $C_{17}H_{23}N_3O$ 285.38

化学名 4-Ethyl-2-(1-methylpiperidin-4-yl)-5-phenyl-1*H*-pyrazol-3-one

4-乙基-2-(1-甲基哌啶-4-基)-5-苯基-1*H*-吡唑-3-酮

CAS 登录号 2531-04-6

INN list 11

药效分类 镇痛药

哌利福新

Perifosine（*INN*）

化学结构式

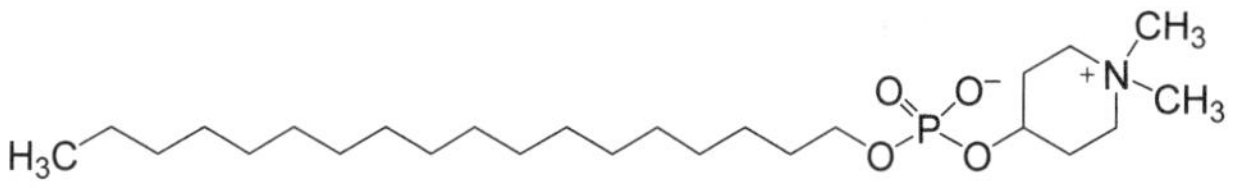

分子式和分子量 $C_{25}H_{52}NO_4P$ 461.66

化学名 1,1-Dimethylpiperidinium-4-yl octadecyl phosphate, inner salt

1,1-二甲基哌啶𬭩-4-基十八烷基磷酸酯内盐

CAS 登录号 157716-52-4

INN list 78

药效分类 抗肿瘤药

哌仑他韦

Pibrentasvir（*INN*）

化学结构式

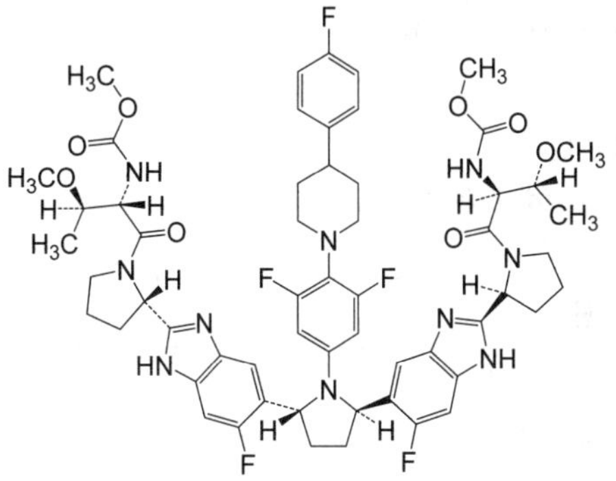

分子式和分子量　$C_{57}H_{65}F_5N_{10}O_8$　1113.20

化学名　Dimethyl *N,N'*-([(2*R*,5*R*)-1-{3,5-difluoro-4-[4-(4-fluorophenyl)piperidin-1-yl]phenyl}pyrrolidine-2,5-diyl]bis{(6-fluoro-1*H*-benzimidazole-5,2-diyl)[(2*S*)-pyrrolidine-2,1-diyl][(2*S*,3*R*)-3-methoxy-1-oxobutane-1,2-diyl]})dicarbamate

二甲基 *N,N'*-([(2*R*,5*R*)-1-{3,5-二氟-4-[4-(4-氟苯基)哌啶-1-基]苯基}吡咯-2,5-二基]双{(6-氟-1*H*-苯并咪唑-5,2-二基)[(2*S*)吡咯-2,1-二基] [(2*S*,3*R*)-3-甲氧基-1-氧代丁烷-1,2-二基]})二氨基甲酸酯

CAS 登录号　1353900-92-1

INN list　114

药效分类　抗病毒药

哌仑西平

Pirenzepine（*INN*）

化学结构式

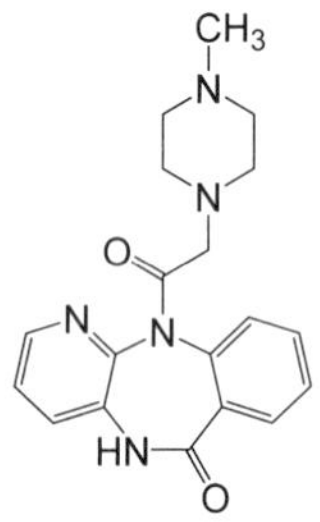

分子式和分子量　$C_{19}H_{21}N_5O_2$　351.41

化学名　5,11-Dihydro-ll-[(4-methyl-l-piperazinyl)acetyl]-6*H*-pyrido[2,3-*b*][l,4]benzodiazepin-6-one

5,11-二氢-ll-[(4-甲基-l-哌嗪基)乙酰基]-6*H*-吡啶并[2,3-*b*][l,4]苯并二氮杂䓬-6-酮

CAS 登录号　28797-61-7；29868-97-1[盐酸盐]

INN list　30

药效分类　抗溃疡药

哌罗卡因

Piperocaine（*INN*）

化学结构式

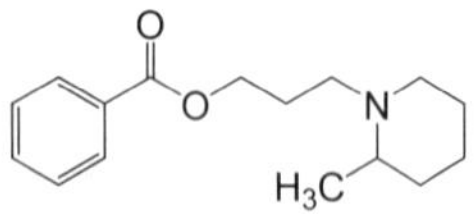

分子式和分子量　$C_{16}H_{23}NO_2$　261.37

化学名　3-(2-Methylpiperidino)propyl benzoate

3-(2-甲基哌啶基)丙基 苯甲酸酯

CAS 登录号　136-82-3；533-28-8[盐酸盐]

INN list　1

药效分类　局部麻醉药

哌罗克生

Piperoxan（*INN*）

分子式和分子量　$C_{14}H_{19}NO_2$　233.31

化学结构式

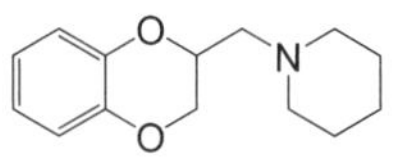

化学名　2-Piperidinomethyl-1,4-benzodioxan

2-哌啶基甲基-1,4-苯并二氧杂环己烷

CAS 登录号　59-39-2；135-87-5[盐酸盐]

INN list　1

药效分类　交感神经阻滞药

哌罗匹隆

Perospirone（*INN*）

化学结构式

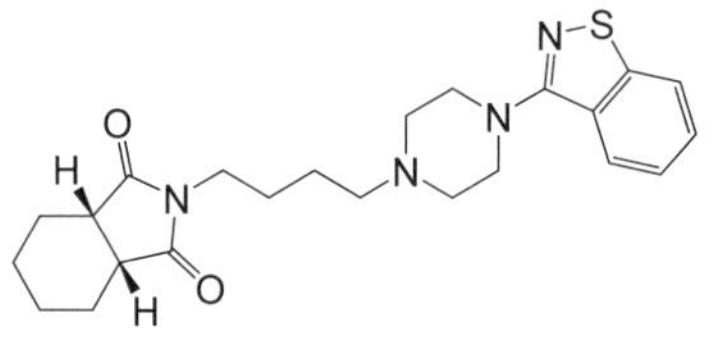

分子式和分子量　$C_{23}H_{30}N_4O_2S$　426.57

化学名　*cis*-*N*-[4-[4-(1,2-Benzisothiazol-3-yl)-1-piperazinyl]butyl]-1,2-cyclohexanedicarboximide

顺-*N*-[4-[4-(1,2-苯异噻唑-3-基)-1-哌嗪]丁基]-1,2-环己烷二甲酰亚胺

CAS 登录号　150915-41-6

INN list　71

药效分类　抗精神病药

哌氯必利

Peralopride（*INN*）

化学结构式

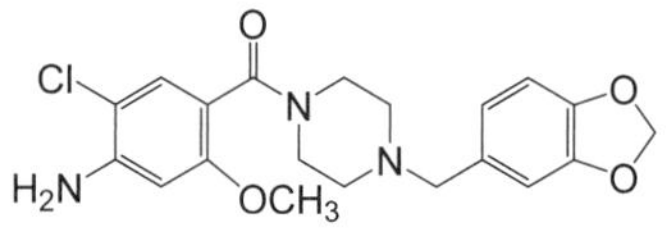

分子式和分子量　$C_{20}H_{22}ClN_3O_4$　403.86

化学名　1-(4-Amino-5-chloro-*o*-anisoyl)-4-piperonylpiperazine

1-(4-氨基-5-氯-2-甲氧基苯甲酰基)-4-胡椒基哌嗪

CAS 登录号　57083-89-3

INN list　43

药效分类　抗精神失常药

哌氯定

Picloxydine（*INN*）

化学结构式

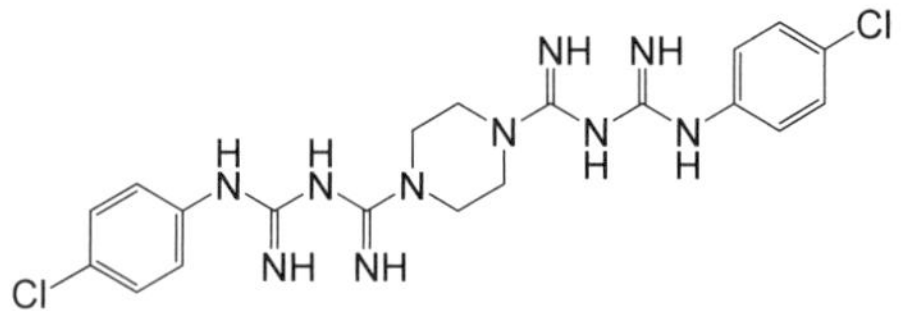

分子式和分子量 $C_{20}H_{24}Cl_2N_{10}$ 475.38

化学名 1,1'-[1,4-Piperazinediyl-bis(imidocarbonyl)]bis[3-(*p*-chlorophenyl)guanidine]

1,1'-[1,4-哌嗪叉基-双(羰亚氨基)]双[3-(4-氯苯基)胍]

CAS 登录号 5636-92-0

INN list 13

药效分类 消毒防腐药

哌氯朋

Peraclopone（*INN*）

化学结构式

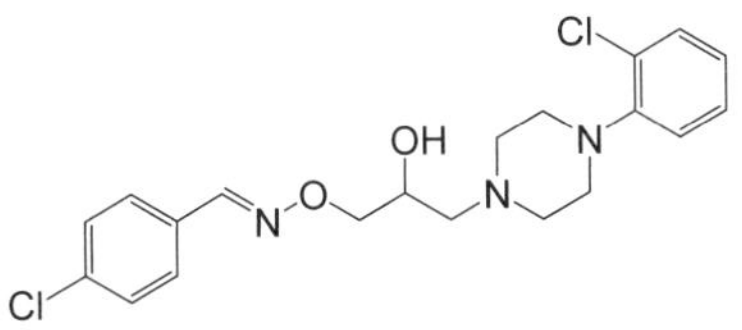

分子式和分子量 $C_{20}H_{23}Cl_2N_3O_2$ 408.32

化学名 *p*-Chlorobenzaldehyde (±)-(*E*)-*O*-[3-[4-(*o*-chlorophenyl)-1-piperazinyl]-2- hydroxypropyl]oxime

4-氯苯甲醛 (±)-(*E*)-*O*-[3-[4-(2-氯苯基)-1-哌嗪基]-2-羟丙基]肟

CAS 登录号 96164-19-1

INN list 53

药效分类 降血脂药

哌马多

Pipramadol（*INN*）

化学结构式

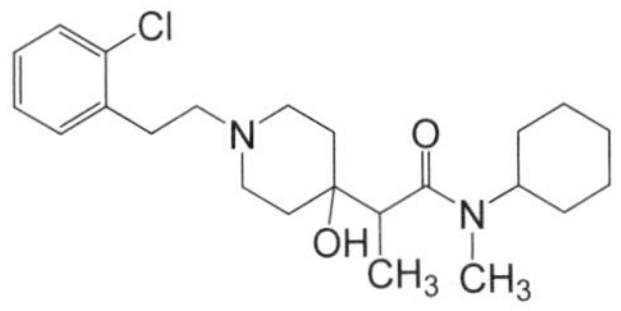

分子式和分子量 $C_{23}H_{35}ClN_2O_2$ 406.99

化学名 (±)-1-(*o*-Chlorophenethyl)-*N*-cyclohexyl-4-hydroxy-*N*, *α*-dimethyl-4-piperidineacetamide

(±)-1-(2-氯苯乙基)-*N*-环己基-4-羟基-*N*, *α*-二甲基-4-哌啶乙酰胺

CAS 登录号 55313-67-2

INN list 42

药效分类 镇痛药

哌马色林

Pimavanserin（*INN*）

化学结构式

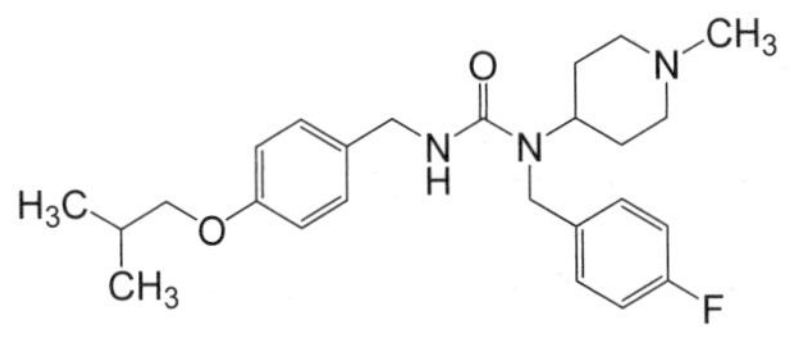

分子式和分子量 $C_{25}H_{34}FN_3O_2$ 427.56

化学名 Bis[1-(4-fluorobenzyl)-1-(1-methylpiperidin-4-yl)-3-[4-(2-methyl propoxy)benzyl]urea]

双[1-(4-氟苄基)-1-(1-甲基哌啶-4-基)-3-[4-(2-甲基丙氧基)苄基]脲]

CAS 登录号 706779-91-1; 706782-28-7[酒石酸盐]

INN list 97

药效分类 5-羟色胺受体拮抗药

哌美立特

Pemerid（*INN*）

化学结构式

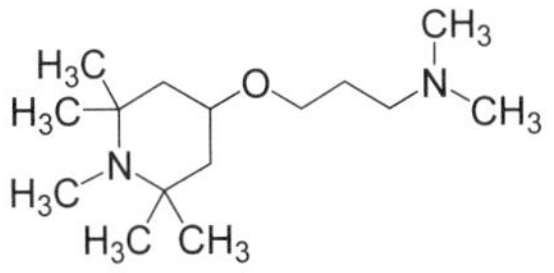

分子式和分子量 $C_{15}H_{32}N_2O$ 256.43

化学名 4-[3-(Dimethylamino)propoxy]-1,2,2,6,6-pentamethyl-piperidine

4-[3-(二甲氨基)丙氧基]-1,2,2,6,6-五甲基哌啶

CAS 登录号 50432-78-5; 34114-01-7[硝酸盐]

INN list 25

药效分类 镇咳药

哌美他嗪

Perimetazine（*INN*）

化学结构式

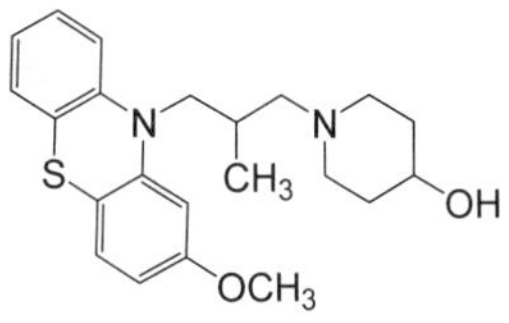

分子式和分子量 $C_{22}H_{28}N_2O_2S$ 384.53

化学名 1-[3-(2-Methoxyphenothiazin-10-yl)-2-methylpropyl]-4-piperidinol

1-[3-(2-甲氧吩噻嗪-10-基)-2-甲基丙基]-4-哌啶醇

CAS 登录号 13093-88-4

INN list 18

药效分类 镇静催眠药

哌美酮

Pimeclone（*INN*）

化学结构式

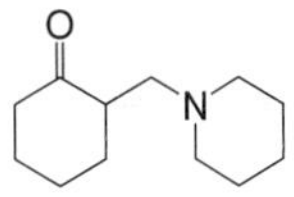

分子式和分子量 $C_{12}H_{21}NO$ 195.30

化学名 2-(Piperidinomethyl)cyclohexanone

2-(哌啶甲基)环己酮

CAS 登录号 534-84-9

INN list 20

药效分类 中枢兴奋药

哌莫硝唑

Pimonidazole（*INN*）

化学结构式

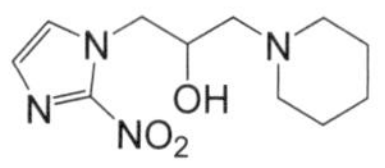

分子式和分子量 $C_{11}H_{18}N_4O_3$ 254.29

化学名 (±)-*α*-[(2-Nitroimidazol-1-yl)methyl]-1-piperidineethanol

(±)-*α*-[(2-硝基咪唑-1-基)甲基]-1-哌啶乙醇

CAS 登录号 70132-50-2

INN list 57

药效分类 抗寄生虫药

哌诺地尔

Pitenodil（*INN*）

化学结构式

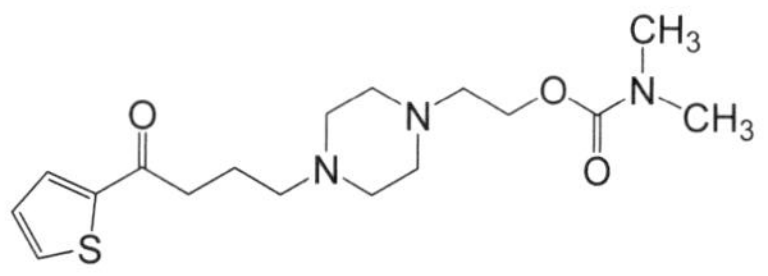

分子式和分子量 $C_{17}H_{27}N_3O_3S$ 353.48

化学名 2-[4-[3-(2-Thenoyl)propyl]-l-piperazinyl]ethyl dimethylcarbamate

2-[4-[3-(2-噻吩甲酰基)丙基]-l-哌嗪基]乙基 二甲基氨基甲酸酯

CAS 登录号 59840-71-0

INN list 37

药效分类 血管扩张药

哌诺卡因

Pinolcaine（*INN*）

化学结构式

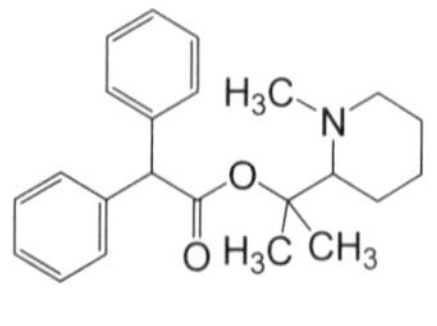

分子式和分子量 $C_{23}H_{29}NO_2$ 351.48

化学名 D-(+)-1-Methyl-l-(l-methyl-2-piperidyl)ethyl diphenylacetate

D-(+)-1-甲基-l-(l-甲基-2-哌啶基)乙基 二苯基乙酸酯

CAS 登录号 28240-18-8

INN list 32

药效分类 局部麻醉药

哌喷昔芬

Pipendoxifene（*INN*）

化学结构式

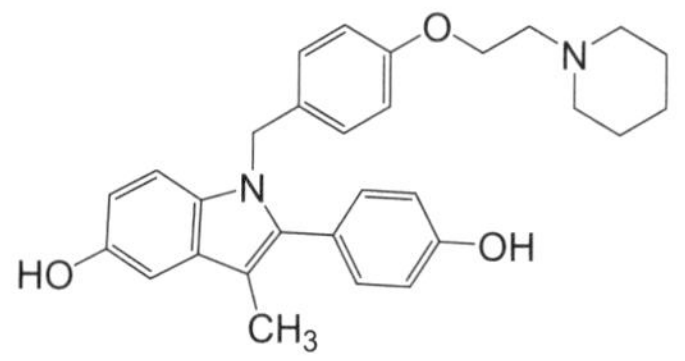

分子式和分子量 $C_{29}H_{32}N_2O_3$ 456.58

化学名 2-(*p*-Hydroxyphenyl)-3-methyl-l-[*p*-(2-piperidinoethoxy)benzyl]indol-5-ol

2-(4-羟苯基)-3-甲基-l-[4-(2-哌啶乙氧基)苄基]吲哚-5-酚

CAS 登录号 198480-55-6

INN list 84

药效分类 抗雌激素药

哌普唑林

Piprozolin（*INN*）

化学结构式

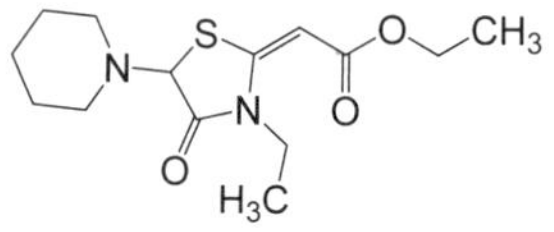

分子式和分子量 $C_{14}H_{22}N_2O_3S$ 298.40

化学名 Ethyl (2*Z*)-2-(3-ethyl-4-oxo-5-piperidin-1-yl-1,3-thiazolidin-2-ylidene)acetate

乙基 (2*Z*)-2-(3-乙基-4-氧代-5-哌啶-1-基-1,3-噻唑烷-2-基亚基)乙酸酯

CAS 登录号 17243-64-0

INN list 19

药效分类 利胆药

哌嗪

Piperazine

化学结构式

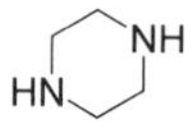

分子式和分子量 $C_4H_{10}N_2$ 86.14

化学名 Piperazine

哌嗪

CAS 登录号 110-85-0

药效分类 抗线虫药

ATC 分类 P02CB01

哌嗪依地酸钙

Piperazine Calcium Edetate（*INN*）

分子式和分子量 $C_{14}H_{24}CaN_4O_8$ 416.44

化学结构式

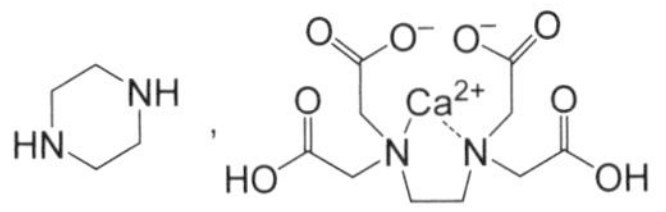

化学名 Dihydrogen [(ethylenedinitrilo)tetraacetato]calciate(2−) compound with piperazine (1 : 1)

二氢 [(乙叉基氮爪基)四乙酸根]钙(2−)和哌嗪的复合物(1 : 1)

CAS 登录号 12002-30-1; 50322-15-1[二水化物]; 110-85-0[哌嗪]; 60-00-4[依地酸]

INN list 6

药效分类 抗蠕虫药

哌氰嗪

Periciazine（*INN*）

化学结构式

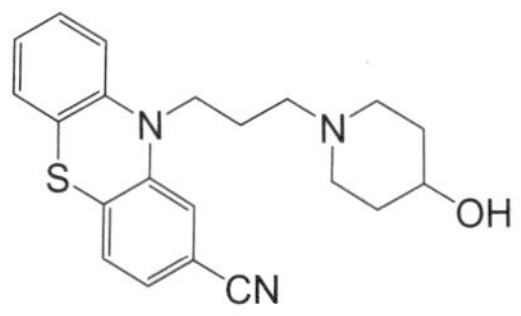

分子式和分子量 $C_{21}H_{23}N_3OS$ 365.49

化学名 10-[3-(4-Hydroxypiperidino)propyl]phenothiazine-2-carbonitrile

10-[3-(4-羟哌啶)丙基]吩噻嗪-2-甲腈

CAS 登录号 2622-26-6

INN list 13

药效分类 抗精神病药

哌曲利塞

Pictrelisib（*INN*）

化学结构式

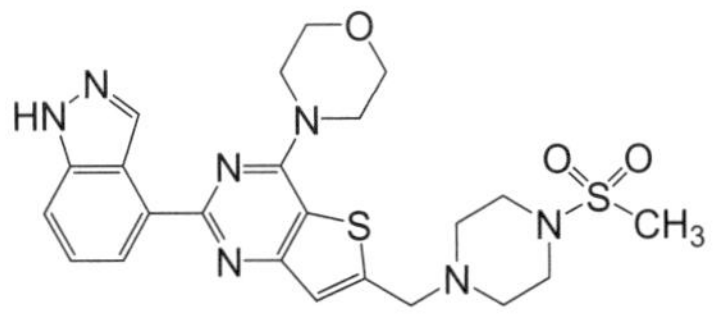

分子式和分子量 $C_{23}H_{27}N_7O_3S_2$ 513.64

化学名 2-[1*H*-Indazol-4-yl]-6-[[4-(methanesulfonyl)piperazin-1-yl]methyl]-4-(morpholin-4-yl)thieno[3,2-*d*]pyrimidine

2-[1*H*-吲唑-4-基]-6-[[4-(甲磺酰基)哌嗪-1-基]甲基]-4-(吗啉-4-基)噻吩并[3,2-*d*]嘧啶

CAS 登录号 957054-30-7

INN list 105

药效分类 抗肿瘤药

哌塞平

Pinoxepin（*INN*）

分子式和分子量 $C_{23}H_{27}ClN_2O_2$ 398.93

化学结构式

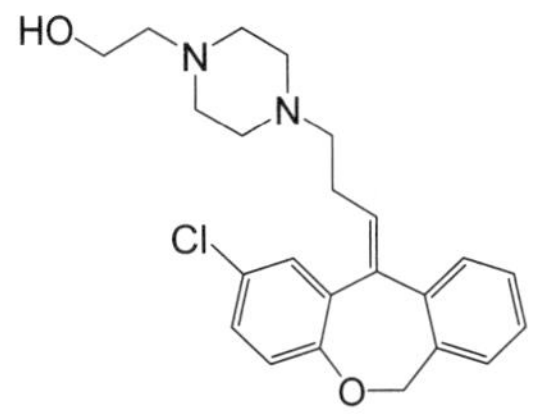

化学名 (*Z*)-4-[3-(2-Chlorodibenz[*b,e*]oxepin-ll-(6*H*)-ylidene)propyl]-1-piperazineethanol

(*Z*)-4-[3-(2-氯二苯并[*b,e*]噁庚-ll-(6*H*)-基亚基)丙基]-1-哌嗪乙醇

CAS 登录号 14008-66-3; 14008-46-9[盐酸盐]

INN list 18

药效分类 抗抑郁药

哌沙酯

Pipethanate（*INN*）

化学结构式

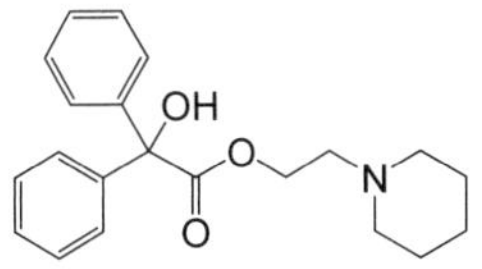

分子式和分子量 $C_{21}H_{25}NO_3$ 339.43

化学名 2-(l-Piperidinyl)ethyl-*α*-hydroxy-*α*-phenyl phenylacetate

2-(l-哌啶基)乙基-*α*-羟基-*α*-苯基苯乙酸酯

CAS 登录号 4546-39-8; 4544-15-4[盐酸盐]

INN list 10

药效分类 抗焦虑药，抗胆碱药

哌替啶

Pethidine（*INN*）

化学结构式

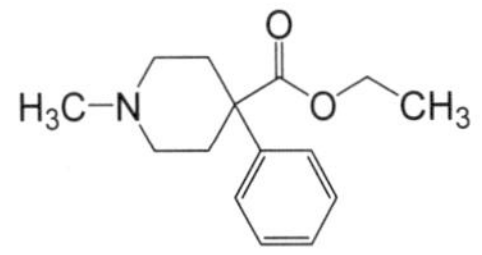

分子式和分子量 $C_{15}H_{21}NO_2$ 247.34

化学名 Ethyl 1-methyl-4-phenyl-4-piperidinecarboxylate

乙基 1-甲基-4-苯基-4-哌啶甲酸酯

CAS 登录号 57-42-1; 50-13-5[盐酸盐]

INN list 4

药效分类 镇痛药

哌妥酯

Pituxate（*INN*）

化学结构式

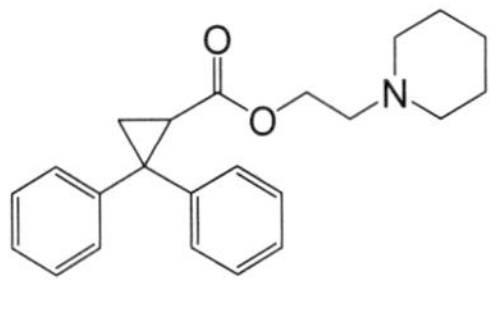

分子式和分子量　$C_{23}H_{27}NO_2$　349.47

化学名　2-Piperidinoethyl 2,2-diphenylcyclopropanecarboxylate

2-哌啶乙基 2,2-二苯基环丙烷甲酸酯

CAS 登录号　39123-11-0

INN list　40

药效分类　镇咳药

哌西那多

Picenadol（*INN*）

化学结构式

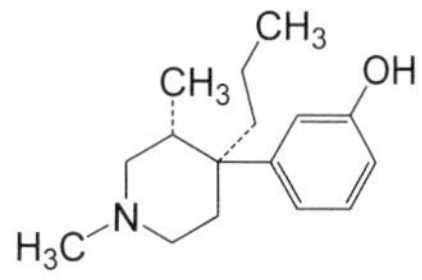

分子式和分子量　$C_{16}H_{25}NO$　247.38

化学名　(±)-*trans*-*m*-(1,3-Dimethyl-4-propyl-4-piperidyl)phenol

(±)-反-3-(1,3-二甲基-4-丙基-4-哌啶基)苯酚

CAS 登录号　79201-85-7；74685-16-8[盐酸盐]

INN list　47

药效分类　镇痛药

哌西他嗪

Piperacetazine（*INN*）

化学结构式

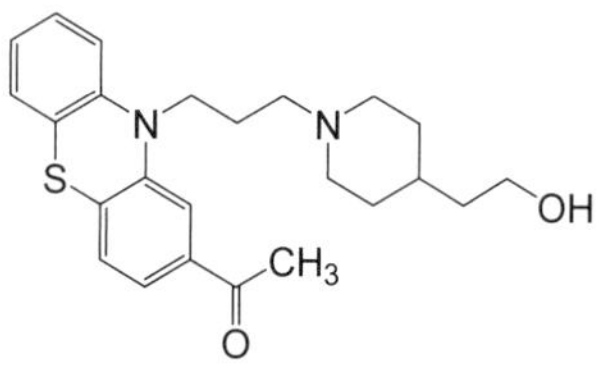

分子式和分子量　$C_{24}H_{30}N_2O_2S$　410.57

化学名　1-[10-[3-[4-(2-Hydroxyethyl)piperidin-1-yl]propyl]phenothiazin-2-yl] ethanone

1-[10-[3-[4-(2-羟乙基)哌啶-1-基]丙基]吩噻嗪-2-基]乙酮

CAS 登录号　3819-00-9

INN list　11

药效分类　抗精神病药

哌香豆司特

Picumast（*INN*）

化学结构式

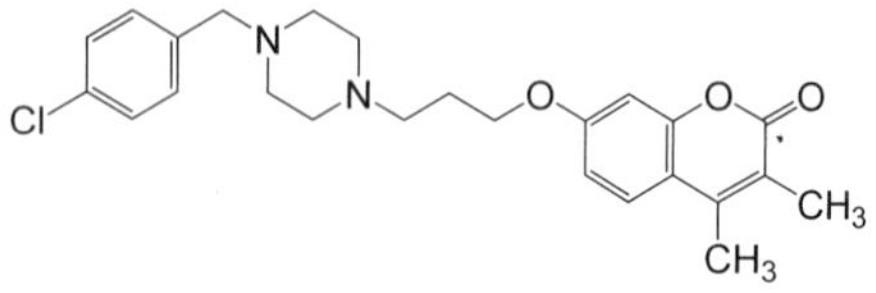

分子式和分子量　$C_{25}H_{29}ClN_2O_3$　440.96

化学名　7-[3-[4-(*p*-Chlorobenzyl)-1-piperazinyl]propoxy]-3,4-dimethylcoumarin

7-[3-[4-(4-氯苄基)-1-哌嗪基]丙氧基]-3,4-二甲香豆素

CAS 登录号　39577-19-0

INN list　47

药效分类　平喘药，抗过敏药

哌溴来新

Pibrozelesin（*INN*）

化学结构式

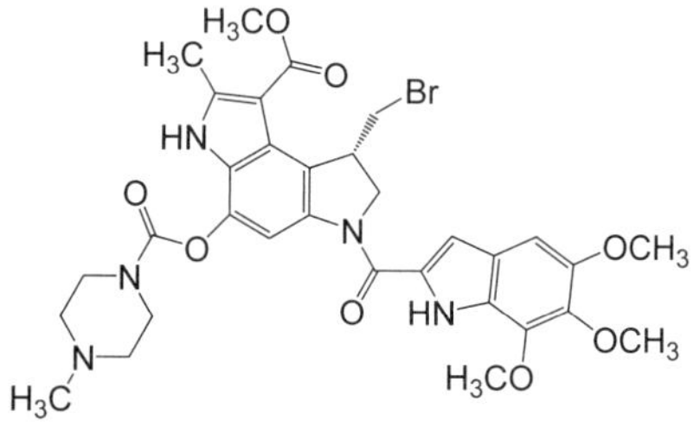

分子式和分子量　$C_{32}H_{36}BrN_5O_8$　698.56

化学名　Methyl (8*S*)-8-(bromomethyl)-2-methyl-4-(4-methylpiperazine-1-carbonyl)oxy-6-(5,6,7-trimethoxy-1*H*-indole-2-carbonyl)-7,8-dihydro-3*H*-pyrrolo[3,2-*e*]indole-1-carboxylate

甲基 (8*S*)-8-(溴甲基)-2-甲基-4-(4-甲基哌嗪-1-甲酰基)氧基-6-(5,6,7-三甲氧基-1*H*-吲哚-2-甲酰基)-7,8-二氢-3*H*-吡咯并[3,2-*e*]吲哚-1-羧酸酯

CAS 登录号　154889-68-6；148778-32-9[氢溴酸盐]

INN list　81

药效分类　抗肿瘤药

哌唑嗪

Prazosin（*INN*）

化学结构式

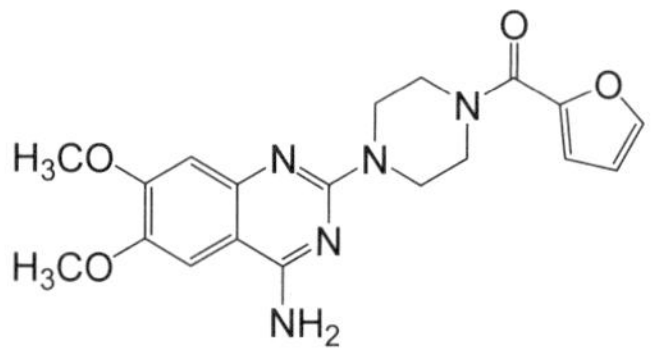

分子式和分子量　$C_{19}H_{21}N_5O_4$　383.41

化学名　1-(4-Amino-6,7-dimethoxy-2-quinazolinyl)-4-(2-furoyl)piperazine

1-(4-氨基-6,7-二甲氧基-2-喹唑啉基)-4-(2-呋喃甲酰基)哌嗪

CAS 登录号　19216-56-9；19237-84-4[盐酸盐]

INN list　22

药效分类　抗高血压药

ATC 分类　C02CA01

派伏司他

Pevonedistat（*INN*）

化学结构式

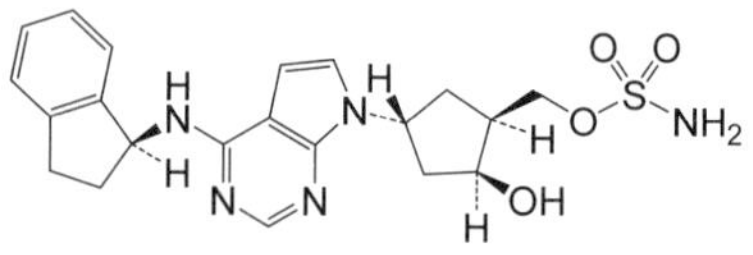

分子式和分子量　$C_{21}H_{25}N_5O_4S$　443.52

化学名　[(1*S*,2*S*,4*R*)-4-(4-{[(1*S*)-2,3-Dihydro-1*H*-inden-1-yl]amino}-7*H*-pyrrolo[2,3-*d*]pyrimidin-7-yl)-2-hydroxycyclpentyl]methyl sulfamate

[(1*S*,2*S*,4*R*)-4-(4-{[(1*S*)-2,3-二氢-1*H*-茚-1-基]氨基}-7*H*-吡咯并[2,3-*d*]嘧啶-7-基)-2-羟基环戊基]甲基 氨基磺酸酯

CAS 登录号　905579-51-3

INN list　109

药效分类　抗肿瘤药

派可索匹仑

Pexopiprant（*INN*）

化学结构式

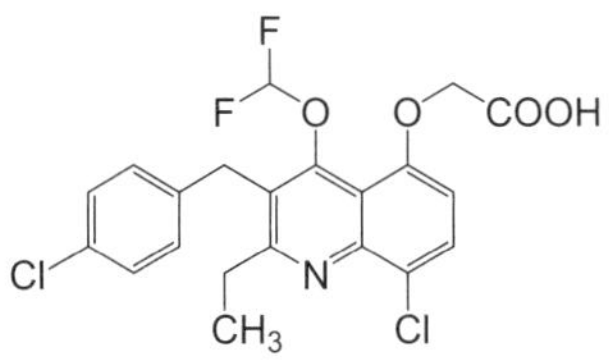

分子式和分子量　$C_{21}H_{17}Cl_2F_2NO_4$　456.27

化学名　({8-Chloro-3-[(4-chlorophenyl)methyl]-4-(difluoromethoxy)-2-ethylquinolin-5-yl}oxy)acetic acid

({8-氯-3-[(4-氯苯基)甲基]-4-(二氟甲氧基)-2-乙基喹啉-5-基}氧基)乙酸

CAS 登录号　932708-14-0

INN list　122

药效分类　前列腺素受体拮抗药

派克伐坦

Pecavaptan（*INN*）

化学结构式

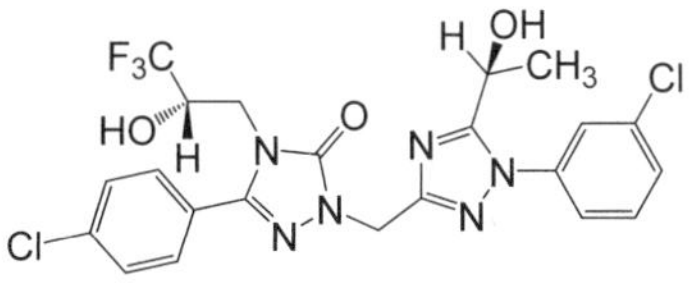

分子式和分子量　$C_{22}H_{19}Cl_2F_3N_6O_3$　543.326

化学名　5-(4-Chlorophenyl)-2-({1-(3-chlorophenyl)-5-[(1*S*)-1-hydroxyethyl]-1*H*-1,2,4-triazol-3-yl}methyl)-4-[(2*S*)-3,3,3-trifluoro-2-hydroxypropyl]-2,4-dihydro-3*H*-1,2,4-triazol-3-one

5-(4-氯苯基)-2-({1-(3-氯苯基)-5-[(1*S*)-1-羟乙基]-1*H*-1,2,4-三唑-3-基}甲基)-4-[(2*S*)-3,3,3-三氟-2-羟基丙基]-2,4-二氢-3*H*-1,2,4-三唑-3-酮

CAS 登录号　1914998-56-3

INN list　120

药效分类　血管加压素受体拮抗药

派吗色替

Pimasertib（*INN*）

分子式和分子量　$C_{15}H_{15}FIN_3O_3$　431.20

化学结构式

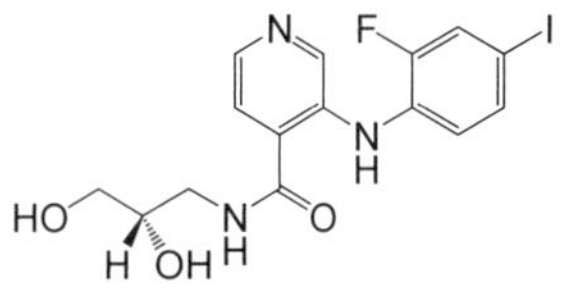

化学名　*N*-[(2*S*)-2,3-Dihydroxypropyl]-3-[(2-fluoro-4-iodophenyl)amino]pyridine-4-carboxamide

N-[(2*S*)-2,3-二羟基丙基]-3-[(2-氟-4-碘苯基)氨基]吡啶-4-甲酰胺

CAS 登录号　1236699-92-5

INN list　105

药效分类　抗肿瘤药

派美替尼

Pexmetinib（*INN*）

化学结构式

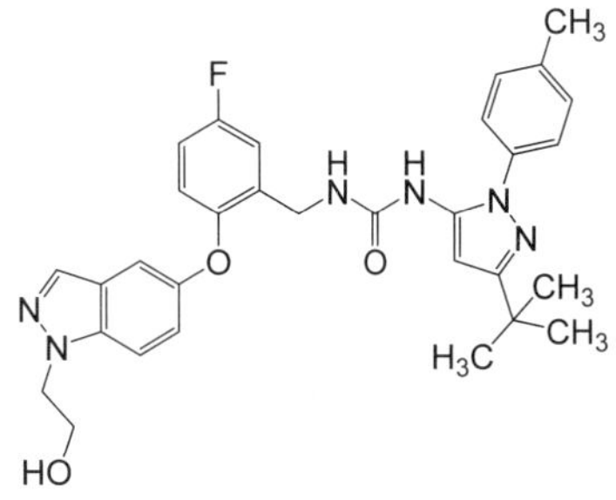

分子式和分子量　$C_{31}H_{33}FN_6O_3$　556.26

化学名　*N*-[3-*tert*-Butyl-1-(4-methylphenyl)-1*H*-pyrazol-5-yl]-*N′*-[(5-fluoro-2-{[1-(2-hydroxyethyl)-1*H*-indazol-5-yl]oxy}phenyl)methyl]urea

N-[3-叔丁基-1-(4-甲苯基)-1*H*-吡唑-5-基]-*N′*-[(5-氟-2-{[1-(2-羟基乙基)-1*H*-吲唑-5-基]氧基}苯基)甲基]脲

CAS 登录号　945614-12-0

INN list　110

药效分类　抗肿瘤药

派米司匹

Pimitespib（*INN*）

化学结构式

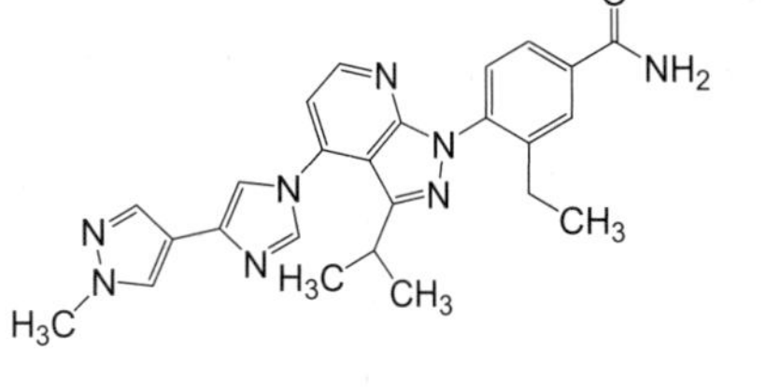

分子式和分子量　$C_{25}H_{26}N_8O$　454.54

化学名　3-Ethyl-4-{4-[4-(1-methyl-1*H*-pyrazol-4-yl)-1*H*-imidazol-1-yl]-3-(propan-2-yl)-1*H*-pyrazolo[3,4-*b*]pyridin-1-yl}benzamide

3-乙基-4-{4-[4-(1-甲基-1*H*-吡唑-4-基)-1*H*-咪唑-1-基]-3-(丙-2-基)-1*H*-吡唑并[3,4-*b*]吡啶-1-基}苯甲酰胺

CAS 登录号　1260533-36-5

INN list 121

药效分类 抗肿瘤药

派特卡替

Petesicatib（*INN*）

化学结构式

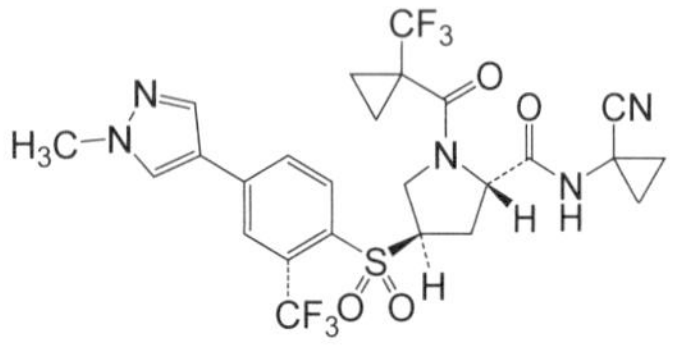

分子式和分子量 $C_{25}H_{23}F_6N_5O_4S$ 603.54

化学名 (2*S*,4*R*)-*N*-(1-Cyanocyclopropyl)-4-[4-(1-methyl-1*H*-pyrazol-4-yl)-2-(trifluromethyl)benzenesulfonyl]-1-[1-(trifluoromethyl)cyclopropane-1-carbonyl]pyrrolidine-2-carboxamide

(2*S*,4*R*)-*N*-(1-氰基环丙基)-4-[4-(1-甲基-1*H*-吡唑-4-基)-2-(三氟甲基)苯磺酰基]-1-[1-(三氟甲基)环丙基-1-羰基]吡咯烷-2-甲酰胺

CAS 登录号 1252637-35-6

INN list 117

药效分类 组织蛋白酶抑制药

潘必啶

Pempidine（*INN*）

化学结构式

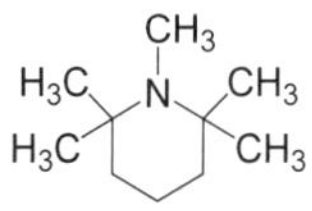

分子式和分子量 $C_{10}H_{21}N$ 155.28

化学名 1,2,2,6,6-Pentamethylpiperidine

1,2,2,6,6-五甲基哌啶

CAS 登录号 79-55-0

INN list 8

药效分类 抗高血压药

泮考必利

Pancopride（*INN*）

化学结构式

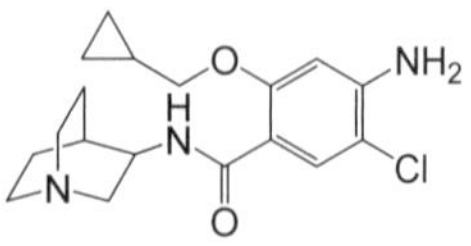

分子式和分子量 $C_{18}H_{24}ClN_3O_2$ 349.86

化学名 (±)-4-Amino-5-chloro-*α*-cyclopropyl-*N*-3-quinuclidinyl-*o*-anisamide

(±)-4-氨基-5-氯-*α*-环丙基-*N*-3-奎宁环基-2-甲氧基苯甲酰胺

CAS 登录号 121650-80-4[±]

INN list 62

药效分类 镇吐药，抗焦虑药

泮库溴铵

Pancuronium Bromide（*INN*）

化学结构式

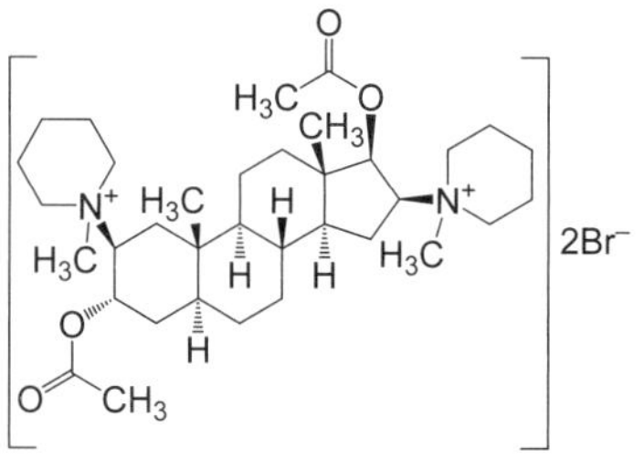

分子式和分子量 $C_{35}H_{60}Br_2N_2O_4$ 732.67

化学名 1,1'-(3*α*,17*β*-Dihydroxy-5*α*-androstan-2*β*,16*β*-ylene)bis[1-methylpiperidinium]dibromide diacetate

二溴化 1,1'-(3*α*,17*β*-二羟基-5*α*-雄甾-2*β*,16*β*-叉基)双[1-甲基哌啶鎓]二乙酸酯

CAS 登录号 15500-66-0

INN list 19

药效分类 神经肌肉阻滞药

泮托拉唑

Pantoprazole（*INN*）

化学结构式

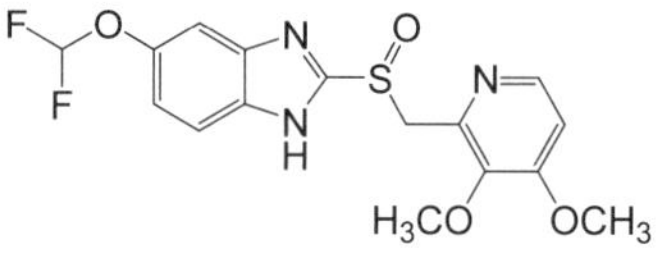

分子式和分子量 $C_{16}H_{15}F_2N_3O_4S$ 383.37

化学名 5-Difluoromethoxy-2-[[(3,4-dimethoxy-2-pyridyl)methyl]sulfinyl]-1*H*-benzimidazole

5-二氟甲氧基-2-[[(3,4-二甲氧基-2-吡啶基)甲基]亚磺酰基]-1*H*-苯并咪唑

CAS 登录号 102625-70-7; 164579-32-2[钠盐]

INN list 62

药效分类 抗溃疡药

培比洛芬

Pelubiprofen（*INN*）

化学结构式

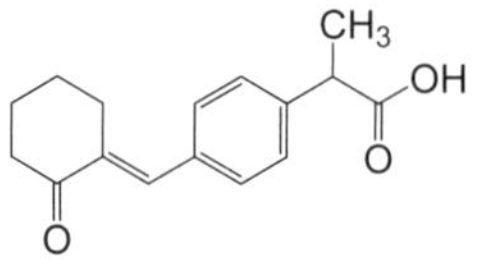

分子式和分子量 $C_{16}H_{18}O_3$ 258.31

化学名 (±)-*p*-[[(*E*)-2-Oxocyclohexylidene]methyl]hydratropic acid

(±)-4-[[(*E*)-2-氧代环己基亚基]甲基]氢化托品酸

CAS 登录号 69956-77-0

INN list 76

药效分类 抗炎镇痛药

培地辛

Peldesine（*INN*）

化学结构式

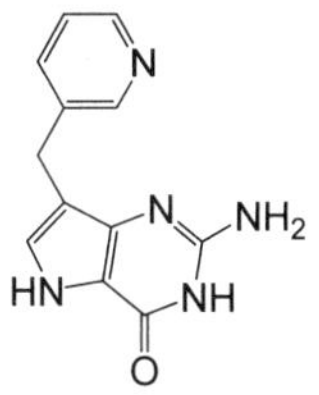

分子式和分子量 $C_{12}H_{11}N_5O$ 241.25

化学名 2-Amino-3,5-dihydro-7-(3-pyridylmethyl)-4*H*-pyrrolo[3,2-*d*]pyrimidin-4-one

2-氨基-3,5-二氢-7-(3-吡啶甲基)-4*H*-吡咯并[3,2-*d*]嘧啶-4-酮

CAS 登录号 133432-71-0

INN list 74

药效分类 抗肿瘤药，抗银屑病药，嘌呤核苷磷酸酶抑制药

培哚普利

Perindopril（*INN*）

化学结构式

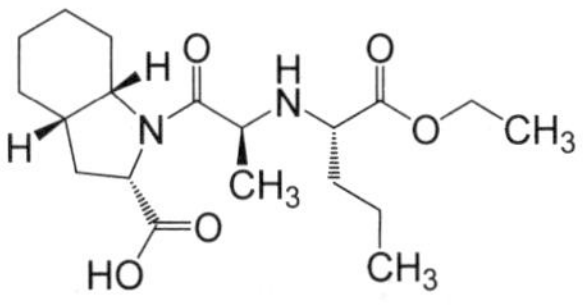

分子式和分子量 $C_{19}H_{32}N_2O_5$ 368.47

化学名 (2*S*,3*aS*,7*aS*)-1-[(2*S*)-2-[[(2*S*)-1-Ethoxy-1-oxopentan-2-yl]amino]propanoyl]-octahydro-1*H*-indole-2-carboxylic acid

(2*S*,3*aS*,7*aS*)-1-[(2*S*)-2-[[(2*S*)-1-乙氧基-1-氧代戊烷-2-基]氨基]丙酰基]-八氢-1*H*-吲哚-2-羧酸

CAS 登录号 82834-16-0

INN list 53

药效分类 抗血管紧张素转换酶抑制药

ATC 分类 C09AA04

培哚普利拉

Perindoprilat（*INN*）

化学结构式

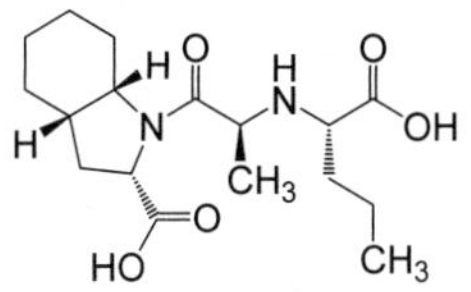

分子式和分子量 $C_{17}H_{28}N_2O_5$ 340.41

化学名 (2*S*,3*aS*,7*aS*)-1-[(2*S*)-2-[[(1*S*)-1-Carboxybutyl]amino]propanoyl]-2,3,3*a*,4,5,6,7,7*a*-octahydroindole-2-carboxylic acid

(2*S*,3*aS*,7*aS*)-1-[(2*S*)-2-[[(1*S*)-1-羧基丁基]氨基]丙酰基]-2,3,3*a*,4,5,6,7,7*a*-八氢吲哚-2-羧酸

CAS 登录号 95153-31-4

INN list 56

药效分类 抗高血压药，血管紧张素转换酶抑制药

培氟沙星

Pefloxacin（*INN*）

化学结构式

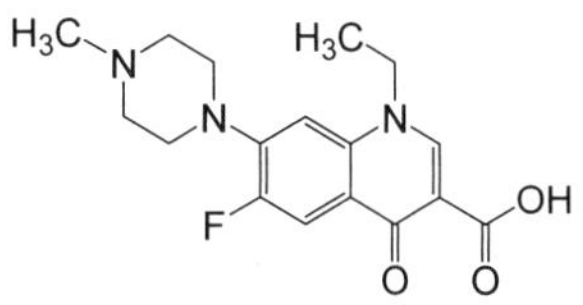

分子式和分子量 $C_{17}H_{20}FN_3O_3$ 333.36

化学名 1-Ethyl-6-fluoro-1,4-dihydro-7-(4-methyl-1-piperazinyl)-4-oxo-3-quinolinecarboxylic acid

1-乙基-6-氟-1,4-二氢-7-(4-甲基-1-哌嗪)-4-氧代-3-喹啉羧酸

CAS 登录号 70458-92-3; 70458-95-6[甲磺酸盐]

INN list 45

药效分类 喹诺酮类抗微生物药

ATC 分类 J01MA03

培福瑞林

Peforelin（*INN*）

化学结构式

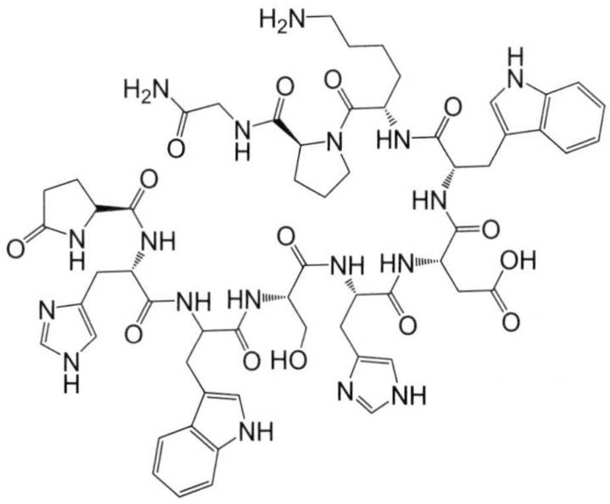

分子式和分子量 $C_{59}H_{74}N_{18}O_{14}$ 1259.33

化学名 5-Oxo-L-prolyl-L-histidyl-L-tryptophyl-L-seryl-L-histidyl-L-*α*-asparagyl-L-tryptophyl-L-lysyl-L-prolylglycinamide

5-氧代-L-脯氨酰-L-组氨酰-L-色氨酰-L-丝氨酰-L-组氨酰-L-*α*-天冬氨酰-L-色氨酰-L-赖氨酰-L-脯氨酰甘氨酰胺

CAS 登录号 147859-97-0

INN list 93

药效分类 促性腺素释放素(GnRH)类似物

培高莱

Pergolide（*INN*）

分子式和分子量 $C_{19}H_{26}N_2S$ 314.49

化学结构式

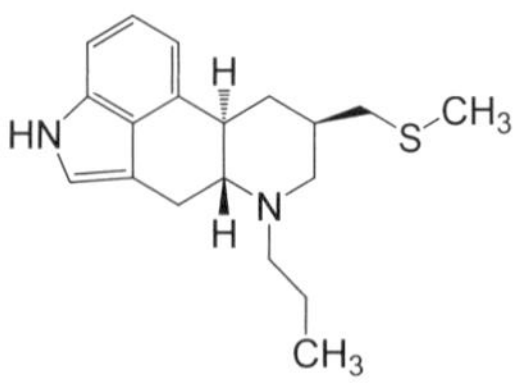

化学名 8*β*-[(Methylthio)methyl]-6-propylergoline

8*β*-[(甲硫基)甲基]-6-丙基麦角灵

CAS 登录号 66104-22-1; 66104-23-2[甲磺酸盐]

INN list 41

药效分类 多巴胺受体激动药

培戈非替康

Firtecan Pegol（*INN*）

化学结构式

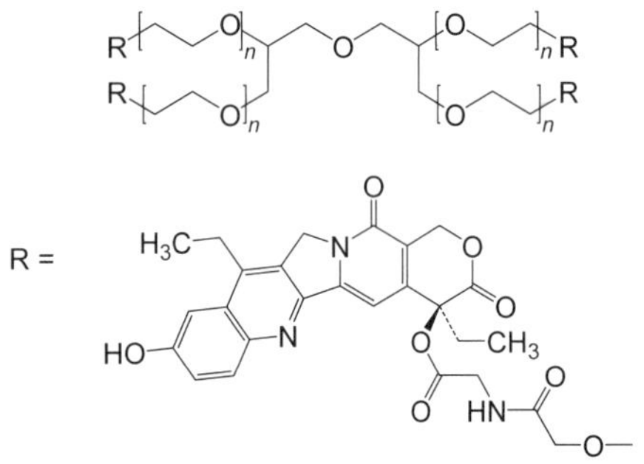

分子式 $C_{110}H_{106}N_{12}O_{33}(C_2H_4O)_{4n}$

化学名 Tetrakis[(4*S*)-4,11-diethyl-9-hydroxy-3,14-dioxo-3,4,12,14-tetrahydro-1*H*-pyrano[3',4':6,7]indolizino[1,2-*b*]quinolin-4-yl] *N,N',N'',N'''*-(oxybis{(propane-3,1,2-triyl)bis[poly(oxyethylene) oxy(1-oxoethylene)]})tetraglycinate

四[(4*S*)-4,11-二乙基-9-羟基-3,14-二氧代-3,4,12,14-四氢-1*H*-吡喃并[3',4':6,7]吲哚嗪并[1,2-*b*]喹啉-4-基] *N,N',N'',N'''*-(氧基双{(丙烷-3,1,2-爪基)双[聚(氧基乙叉基)氧基(1-氧代乙叉基)]})四甘氨酸酯

CAS 登录号 946062-05-1

INN list 107

药效分类 抗肿瘤药

培格列扎

Peliglitazar（*INN*）

化学结构式

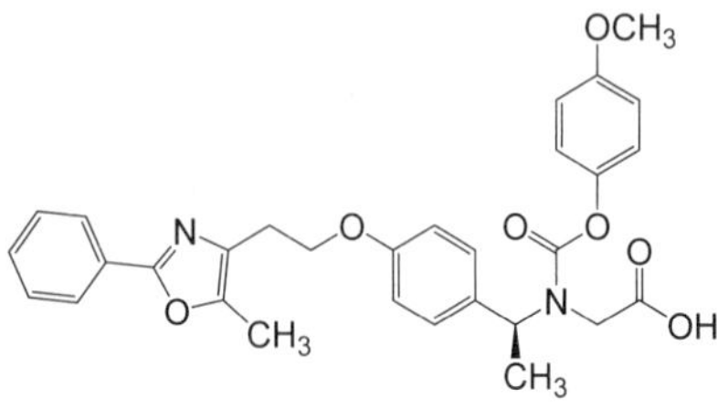

分子式和分子量 $C_{30}H_{30}N_2O_7$ 530.57

化学名 2-[(4-Methoxyphenoxy)carbonyl-[(1*S*)-1-[4-[2-(5-methyl-2-phenyl-1,3-oxazol-4-yl)ethoxy]phenyl]ethyl]amino]acetic acid

2-[(4-甲氧基苯氧基)羰基-[(1*S*)-1-[4-[2-(5-甲基-2-苯基-1,3-噁唑-4-基)乙氧基]苯基]乙基]氨基]乙酸

CAS 登录号 331744-64-0

INN list 92

药效分类 抗糖尿病药

培加替康

Pegamotecan（*INN*）

化学结构式

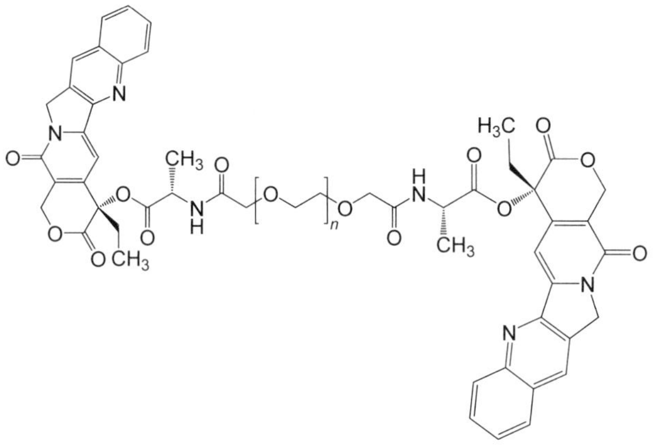

分子式 $C_{50}H_{44}N_6O_{13}[C_2H_4O]_n$

化学名 Derivative of camptothecin and polyethylene glycol produced by amide formation between [(4*S*)-4-ethyl-3,14-dioxo-3,4,12,14-tetrahydro-1*H*-pyrano[3',4':6,7]indolizino[1,2-*b*]quinolin-4-yl] (2*S*)-2-aminopropanoate(camptothecin L-alaninate)and *α*-(carboxymethyl)-*ω*-(carboxymethoxy)poly(oxyethylene)

在[(4*S*)-4-乙基-3,14-二氧代-3,4,12,14-四氢-1*H*-吡喃并[3',4':6,7]吲哚嗪并[1,2-*b*]喹啉-4-基] (2*S*)-2-氨丙酸酯(喜树碱 L-丙氨酸)和*α*-(羧甲基)-*ω*-(羧甲氧基)聚合(氧乙烯)之间通过成酰胺产生喜树碱和聚乙二醇的衍生物

CAS 登录号 581079-18-7

INN list 91

药效分类 抗肿瘤药

培净福太

Perzinfotel（*INN*）

化学结构式

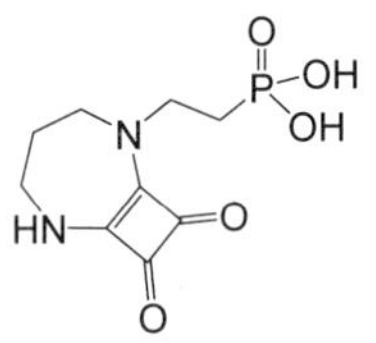

分子式和分子量 $C_9H_{13}N_2O_5P$ 260.18

化学名 [2-(8,9-Dioxo-2,6-diazabicyclo[5.2.0]non-1(7)-en-2-yl) ethyl]phosphonic acid

[2-(8,9-二氧代-2,6-二氮杂双环[5.2.0]壬-1(7)-烯-2-基)乙基]膦酸

CAS 登录号 144912-63-0

INN list 91

药效分类 NMDA 受体拮抗药

培坎替尼

Pegcantratinib（*INN*）

化学结构式

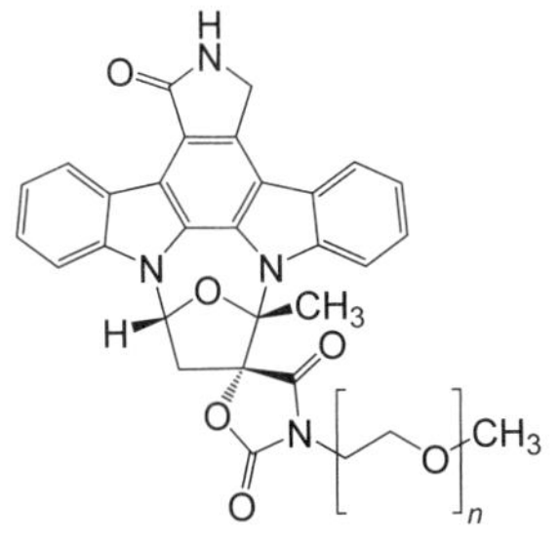

分子式 $C_{28}H_{20}N_4O_5[C_2H_4O]_n$

化学名 (5'*R*,9*S*,12*R*)-9-Methyl-3'-[α-methylpoly(oxyethane-1,2-diyl)]-2,3,11,12-tetrahydro-1*H*,9*H*-spiro[9,12-epoxydiindolo[1,2,3-*fg*:3',2',1'-*kl*]pyrrolo[3,4-*i*][1,6]benzodiazocine-10,5'-oxazolidine]-1,2',4'-trione

(5'*R*,9*S*,12*R*)-9-甲基-3'-[α-甲基聚(氧乙烷-1,2-二基)]-2,3,11,12-四氢-1*H*,9*H*-螺[9,12-氧桥二吲哚[1,2,3-*fg*:3',2',1'-*kl*]吡咯并[3,4-*i*][1,6]苯并二氮杂环辛熳-10,5'-噁唑烷]-1,2',4'-三酮

CAS 登录号 1233363-33-1

INN list 113

药效分类 酪氨酸激酶抑制药

培兰色林

Pelanserin（*INN*）

化学结构式

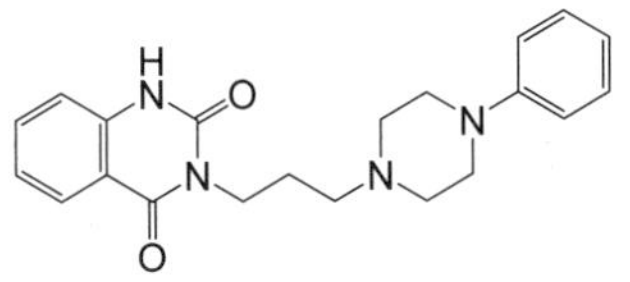

分子式和分子量 $C_{21}H_{24}N_4O_2$ 364.45

化学名 3-[3-(4-Phenyl-1-piperazinyl)propyl]-2,4(1*H*,3*H*)-quinazolinedione

3-[3-(4-苯基-1-哌嗪基)丙基]-2,4(1*H*,3*H*)-喹唑啉二酮

CAS 登录号 2208-51-7; 42877-18-9[盐酸盐]

INN list 57

药效分类 抗高血压药，5-羟色胺 S2 和 α1 受体拮抗药

培力农

Pelrinone（*INN*）

分子式和分子量 $C_{12}H_{11}N_5O$ 241.25

化学结构式

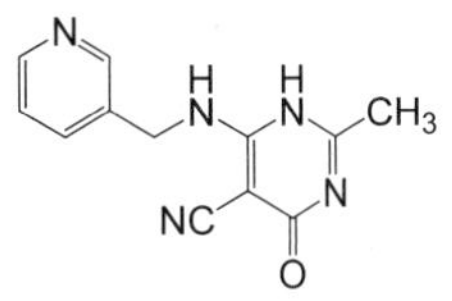

化学名 1,4-Dihydro-2-methyl-4-oxo-6-[(3-pyridylmethyl)amino]-5-pyrimidinecarbonitrile

1,4-二氢-2-甲基-4-氧代-6-[(3-吡啶甲基)氨基]-5-嘧啶甲腈

CAS 登录号 94386-65-9; 89232-84-8[盐酸盐]

INN list 53

药效分类 强心药

培利霉素

Peliomycin（*INN*）

分子式和分子量 $C_{46}H_{76}O_{14}$ 853.09

药物描述 An antibiotic substance obtained from cultures of *Streptomyces luteogriseus*, or the same substance produced by any other means

从藤黄灰链霉菌培养基中得到的一种抗生素,或通过其他途径得到的相同物质

CAS 登录号 1404-20-2

INN list 15

药效分类 抗生素类抗肿瘤药

培利替尼

Pelitinib（*INN*）

化学结构式

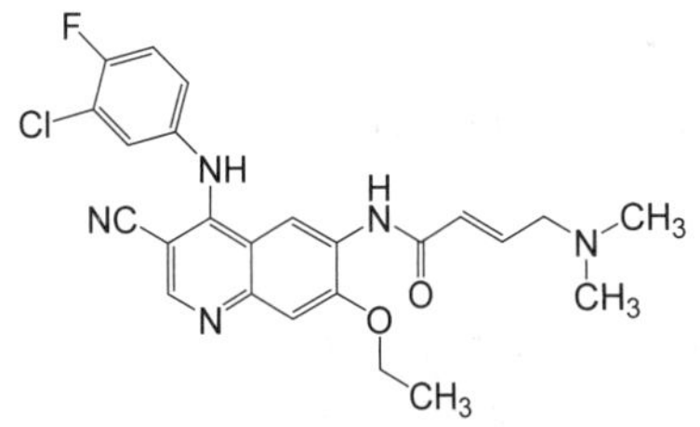

分子式和分子量 $C_{24}H_{23}ClFN_5O_2$ 467.92

化学名 (2*E*)-*N*-[4-[(3-Chloro-4-fluorophenyl)amino]-3-cyano-7-ethoxyquinolin-6-yl]-4-(dimethylamino)but-2-enamide

(2*E*)-*N*-[4-[(3-氯-4-氟苯基)氨基]-3-氰基-7-乙氧基喹啉-6-基]-4-(二甲氨基)丁-2-烯酰胺

CAS 登录号 257933-82-7

INN list 91

药效分类 抗肿瘤药

培磷酰胺

Perfosfamide（*INN*）

化学结构式

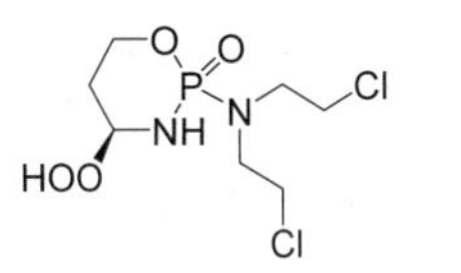

分子式和分子量　$C_7H_{15}Cl_2N_2O_4P$　293.08

化学名　(±)-*cis*-2-[Bis(2-chloroethyl)amino]tetrahydro-2*H*-1,3,2-oxazaphosphorin-4-yl hydroperoxide, *P*-oxide

(±)-顺-2-[双(2-氯乙基)氨基]四氢-2*H*-1,3,2-氧杂氮杂磷杂环已烷-4-基 过氧化氢,*P*-氧化物

CAS 登录号　62435-42-1

INN list　66

药效分类　抗肿瘤药

培鲁非替康

Firtecan Peglumer（*INN*）

化学结构式

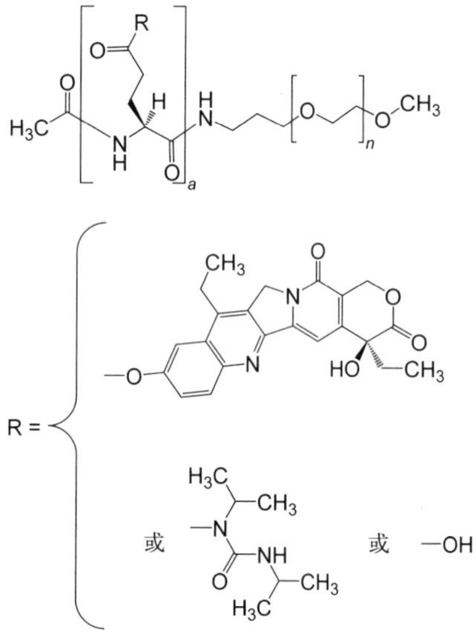

分子式　$C_6H_{13}NO_2[C_5H_6NO_2]_a[C_2H_4O]_n(C_{22}H_{19}N_2O_5)_x(C_7H_{15}N_2O)_y(HO)_z$　$a=x+y+z$

药物描述　*α*-{3-[(*α*-*N*-Acetylpoly-L-glutamyl)amino]propyl}-*ω*-methoxypoly(oxyethan-1,2-diyl) where the free *γ*-carboxyl groups are partially esterified by (4*S*)-4,11-diethyl-4-hydroxy-3,14-dioxo-3,4,12,14-tetrahydro-1*H*-pyrano[3',4':6,7]indolizino[1,2-*b*]quinolin-9-yl, partially converted to an amide with (propan-2-yl)[(propan-2-yl)carbamoyl]amino and partially unchanged

α-{3-[(*α*-*N*-乙酰基聚-L-谷氨酰基)氨基]丙基}-*ω*-甲氧基聚(氧乙基-1,2-二基),其中一部分游离 *γ*-羧基基团被(4*S*)-4,11-二乙基-4-羟基-3,14-二氧代-3,4,12,14-四氢-1*H*-吡喃并[3',4':6,7]中氮茚并[1,2-*b*]喹啉-9-基酯化-部分被(丙-2-基)[(丙-2-基)氨基甲酰基]氨基取代成酰胺,还有一部分为原型

CAS 登录号　1204768-03-5

INN list　108

药效分类　拓扑异构酶抑制药，抗肿瘤药

培洛霉素

Peplomycin（*INN*）

分子式和分子量　$C_{61}H_{88}N_{18}O_{21}S_2$　1473.59

化学结构式

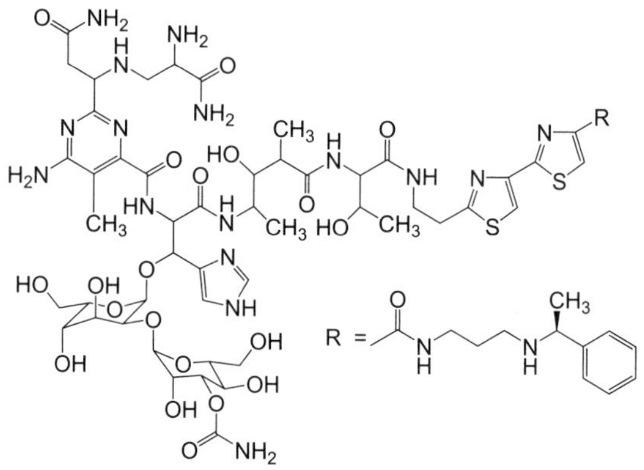

化学名　N^1-[3-[[(*S*)-(*α*-Methylbenzyl)]amino]propyl]bleomyci-namide

N^1-[3-[[(*S*)-(*α*-甲基苄基)]氨基]丙基]博来霉素酰胺

CAS 登录号　68247-85-8; 70384-29-1[硫酸盐,1 : 1]

INN list　44

药效分类　抗生素类药

培马格列扎

Pemaglitazar（*INN*）

化学结构式

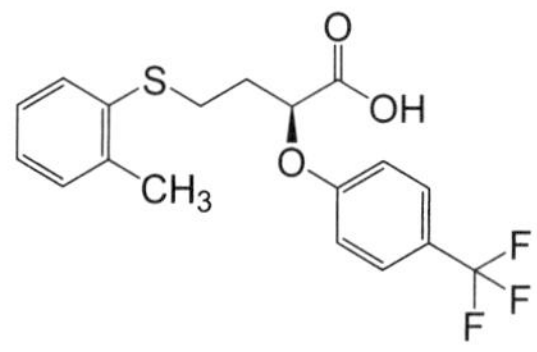

分子式和分子量　$C_{18}H_{17}F_3O_3S$　370.39

化学名　(2*S*)-4-[(2-Methylphenyl)sulfanyl]-2-[4-(trifluoromethyl)phenoxy]butanoic acid

(2*S*)-4-[(2-甲基苯基)硫基]-2-[4-(三氟甲基)苯氧基]丁酸

CAS 登录号　496050-39-6

INN list　92

药效分类　抗糖尿病药

培美曲塞

Pemetrexed（*INN*）

化学结构式

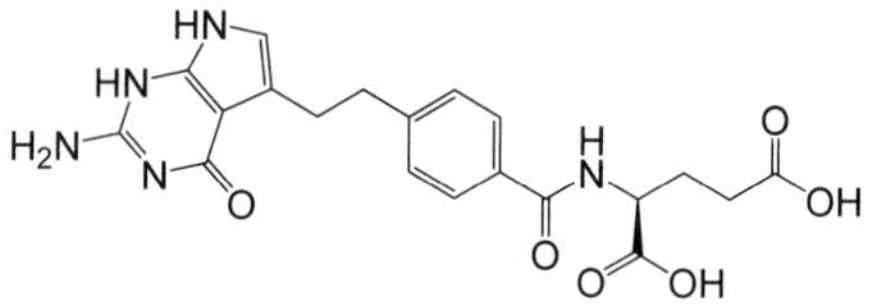

分子式和分子量　$C_{20}H_{21}N_5O_6$　427.42

化学名　*N*-[*p*-[2-(2-Amino-4,7-dihydro-4-oxo-1*H*-pyrrolo[2,3-*d*]pyrimidin-5-yl)ethyl]benzoyl]-L-glutamate

N-[4-[2-(2-氨基-4,7-二氢-4-氧代-1*H*-吡咯并[2,3-*d*]嘧啶-5-基)乙基]苯甲酰基]-L-谷氨酸

CAS 登录号　137281-23-3; 150399-23-8[钠盐]

INN list　78

药效分类 抗代谢类抗肿瘤药

ATC 分类 L01BA04

培美酸

Pemedolac（*INN*）

化学结构式

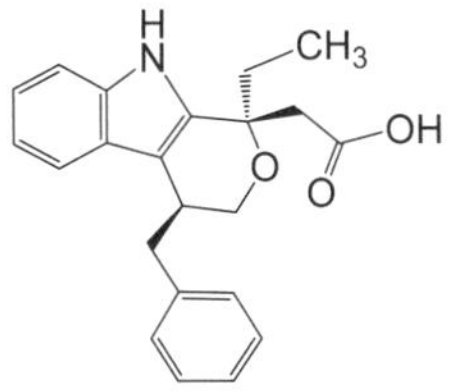

分子式和分子量 $C_{22}H_{23}NO_3$ 349.42

化学名 (±)-*cis*-4-Benzyl-1-ethyl-1,3,4,9-tetrahydropyrano[3,4-*b*]indole-1-acetic acid

(±)-顺-4-苄基-1-乙基-1,3,4,9-四氢吡喃并[3,4-*b*]吲哚-1-乙酸

CAS 登录号 114716-16-4

INN list 58

药效分类 镇痛药

培莫环素

Penimocycline（*INN*）

化学结构式

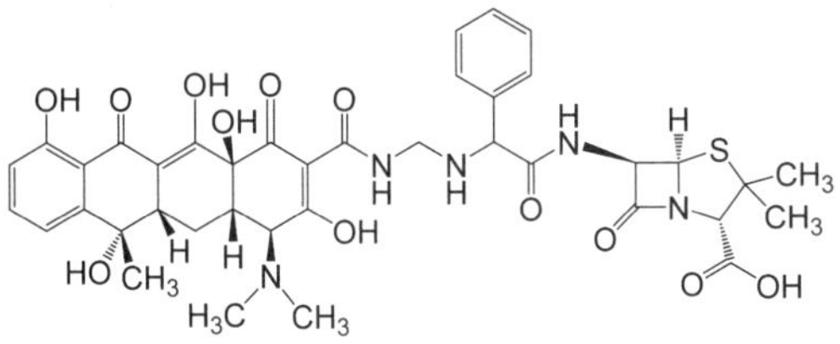

分子式和分子量 $C_{39}H_{43}N_5O_{12}S$ 805.85

化学名 6-[2-[[[4-(Dimethylamino)-1,4,4*a*,5,5*a*,6,11,12*a*-octahydro-3,6,10,12,12*a*-pentahydroxy-6-methyl-1,11-dioxo-2-naphthacene carboxamido]methyl]amino]-2-phenylacetamido]-3,3-dimethyl-7-oxo-4-thia-1-azabicyclo[3.2.0]heptane-2-carboxylic acid

6-[2-[[[4-(二甲基氨基)-1,4,4*a*,5,5*a*,6,11,12*a*-八氢-3,6,10,12,12*a*-五羟基-6-甲基-1,11-二氧代-2-并四苯甲酰胺]甲基]氨基]-2-苯乙酰氨基]-3,3-二甲基-7-氧代-4-硫杂-1-氮杂双环[3.2.0]庚烷-2-羧酸

CAS 登录号 16259-34-0

INN list 22

药效分类 抗生素类药

培那西林

Penamecillin（*INN*）

化学结构式

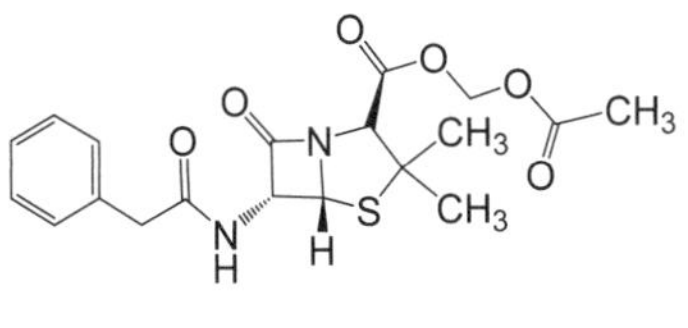

分子式和分子量 $C_{19}H_{22}N_2O_6S$ 406.45

化学名 Acetyloxymethyl (2*S*,5*R*,6*R*)-3,3-dimethyl-7-oxo-6-[(2-phenylacetyl)amino]-4-thia-1-azabicyclo[3.2.0]heptane-2-carboxylate

乙酰氧基甲基 (2*S*,5*R*,6*R*)-3,3-二甲基-7-氧代-6-[(2-苯基乙酰基)氨基]-4-硫杂-1-氮杂双环[3.2.0]庚烷-2-羧酸酯

CAS 登录号 983-85-7

INN list 16

药效分类 对 β-内酰胺酶敏感的青霉素类抗微生物药

ATC 分类 J01CE06

培尼洛尔

Penirolol（*INN*）

化学结构式

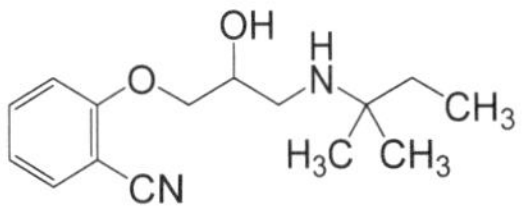

分子式和分子量 $C_{15}H_{22}N_2O_2$ 262.35

化学名 *o*-[2-Hydroxy-3-(*tert*-pentylamino)propoxy]benzonitrile

2-[2-羟基-3-(叔戊氨基)丙氧基]苯甲腈

CAS 登录号 58503-83-6

INN list 36

药效分类 β 受体拮抗药

培普色替

Peposertib（*INN*）

化学结构式

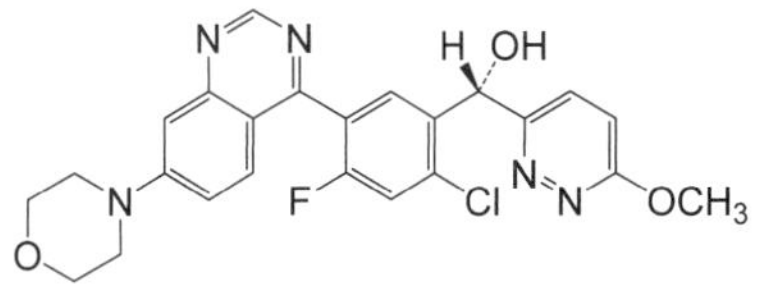

分子式和分子量 $C_{24}H_{21}ClFN_5O_3$ 481.91

化学名 (*S*)-{2-Chloro-4-fluoro-5-[7-(morpholin-4-yl)quinazolin-4-yl]phenyl} (6-methoxypyridazin-3-yl)methanol

(*S*)-{2-氯-4-氟-5-[7-(吗啉-4-基)喹唑啉-4-基]苯基}(6-甲氧基哒嗪-3-基)甲醇

CAS 登录号 1637542-33-6

INN list 118

药效分类 抗肿瘤药

培曲氯醛

Petrichloral（*INN*）

化学结构式

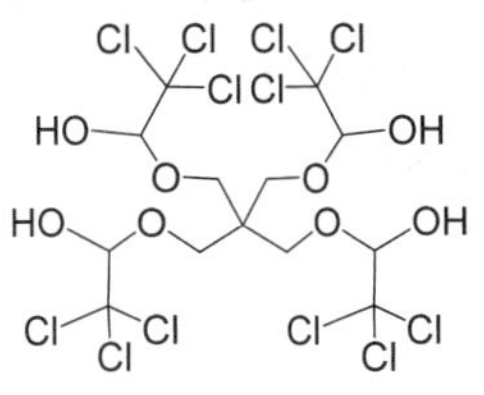

分子式和分子量　$C_{13}H_{16}Cl_{12}O_8$　725.70

化学名　1,1',1'',1'''-(Neopentanetetryltetraoxy)tetrakis(2,2,2-trichloroethanol)

1,1',1'',1'''-(新戊烷四氧基)四(2,2,2-三氯乙醇)

CAS 登录号　78-12-6

INN list　6

药效分类　镇静催眠药

培瑞喹莫德

Resiquimod Pegol（*INN*）

化学结构式

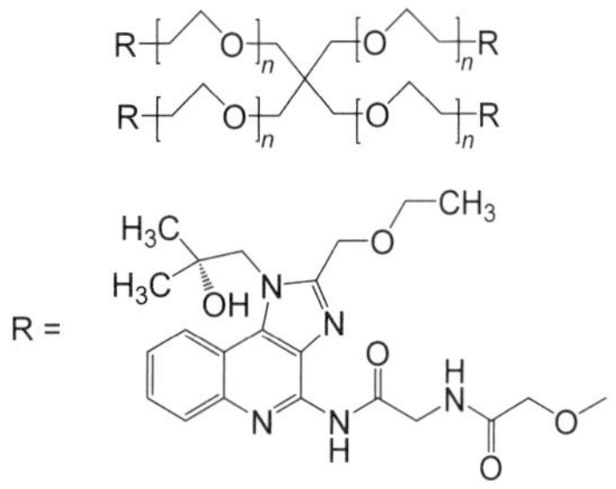

分子式　$C_{89}H_{112}N_{20}O_{20}\cdot(C_2H_4O)_{4n}$

化学名　2,2',2'',2'''-{Methanetetrayltetrakis[methylenepoly(oxyethylene)-oxy]}tetrakis[*N*-(2-{[2-(ethoxymethyl)-1-(2-hydroxy-2-methylpropyl)-1*H*-imidazo[4,5-*c*]quinolin-4-yl]amino}-2-oxoethyl)acetamide]

2,2',2'',2'''-{甲烷四基四[甲叉基聚(氧乙烯)-氧基]}四[*N*-(2-{[2-(乙氧基甲基)-1-(2-羟基-2-甲基丙基)-1*H*-咪唑并[4,5-*c*]喹啉-4-基]氨基}-2-氧代乙基)乙酰胺]

CAS 登录号　2235369-93-2

INN list　122

药效分类　免疫调节药

培沙舍封

Pexacerfont（*INN*）

化学结构式

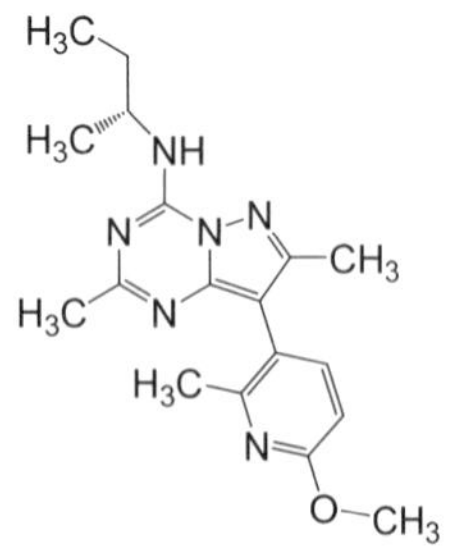

分子式和分子量　$C_{18}H_{24}N_6O$　340.43

化学名　*N*-[(2*R*)-Butan-2-yl]-8-(6-methoxy-2-methylpyridin-3-yl)-2,7-dimethylpyrazolo[1,5-*a*][1,3,5]triazin-4-amine

N-[(2*R*)-丁-2-基]-8-(6-甲氧基-2-甲基吡啶-3-基)-2,7-二甲吡唑并[1,5-*a*][1,3,5] 三嗪-4-胺

CAS 登录号　459856-18-9

INN list　97

药效分类　抗抑郁药

培维 A

Pelretin（*INN*）

化学结构式

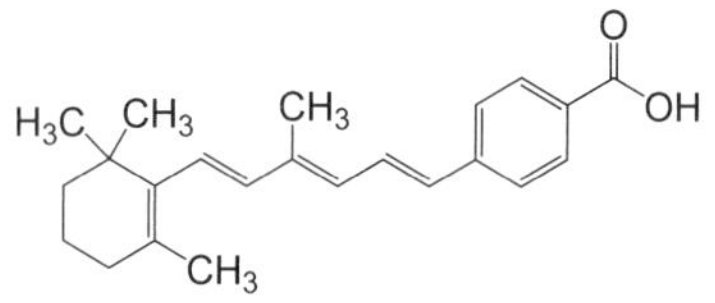

分子式和分子量　$C_{23}H_{28}O_2$　336.47

化学名　(*E*,*E*,*E*)-*p*-[4-Methyl-6-(2,6,6-trimethyl-1-cyclohexen-1-yl)-1,3,5-hexatrienyl]benzoic acid

(*E*,*E*,*E*)-4-[4-甲基-6-(2,6,6-三甲基-1-环己烯-1-基)-1,3,5-己三烯基]苯甲酸

CAS 登录号　91587-01-8

INN list　60

药效分类　抗角质化药

培维 A 酸

Peretinoin（*INN*）

化学结构式

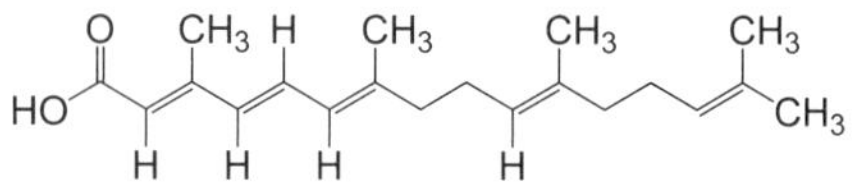

分子式和分子量　$C_{20}H_{30}O_2$　302.45

化学名　(2*E*,4*E*,6*E*,10*E*)-3,7,11,15-Tetramethylhexadeca-2,4,6,10,14-pentaenoic acid

(2*E*,4*E*,6*E*,10*E*)-3,7,11,15-四甲基十六烷-2,4,6,10,14-五烯酸

CAS 登录号　81485-25-8

INN list　97

药效分类　维 A 衍生物，抗肿瘤药

培西洛星

Pecilocin（*INN*）

化学结构式

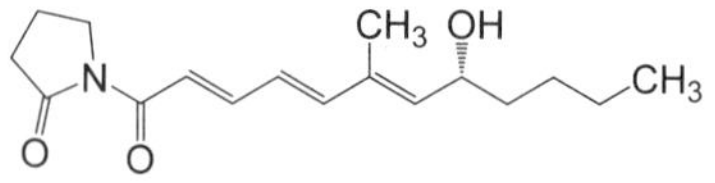

分子式和分子量　$C_{17}H_{25}NO_3$　291.39

化学名　1-[(2*E*,4*E*,6*E*,8*R*)-8-Hydroxy-6-methyldodeca-2,4,6-trienoyl]pyrrolidin-2-one

1-[(2*E*,4*E*,6*E*,8*R*)-8-羟基-6-甲基十二烷-2,4,6-三烯酰基]吡咯烷-2-酮

CAS 登录号　19504-77-9

INN list　16

药效分类　抗生素类药

培伊替康

Etirinotecan Pegol（*INN*）

分子式　$C_{153}H_{176}N_{20}O_{36}[C_8H_{16}O_4]_n$

化学结构式

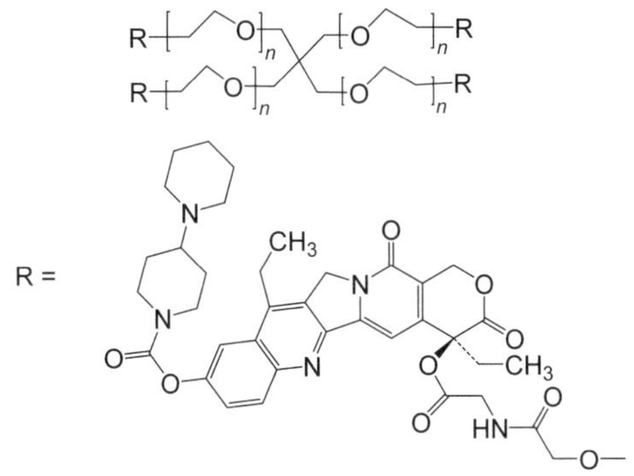

化学名 Tetrakis{(4*S*)-9-([1,4'-bipiperidine]-1'-carbonyloxy)-4,11-diethyl-3,14-dioxo-3,4,12,14-tetrahydro-1*H*-pyrano[3',4':6,7]indolizino[1,2-*b*]quinolin-4-yl} *N,N',N'',N'''*-{methanetetrayltetrakis[methylenepoly(oxyethylene)oxy(1-oxoethylene)]}tetraglycinate

四{(4*S*)-9-([1,4'-二哌啶]-1'-甲酰氧基)-4,11-二乙基-3,14-二氧代-3,4,12,14-四氢-1*H*-吡喃并[3',4':6,7]吲哚嗪并[1,2-*b*]喹啉-4-基} *N,N',N'',N'''*-{甲烷四基四[甲叉基聚(氧基乙叉基)氧基(1-氧代乙叉基)]}四甘氨酸

CAS 登录号 848779-32-8

INN list 107

药效分类 抗肿瘤药

沛马沙星

Premafloxacin（*INN*）

化学结构式

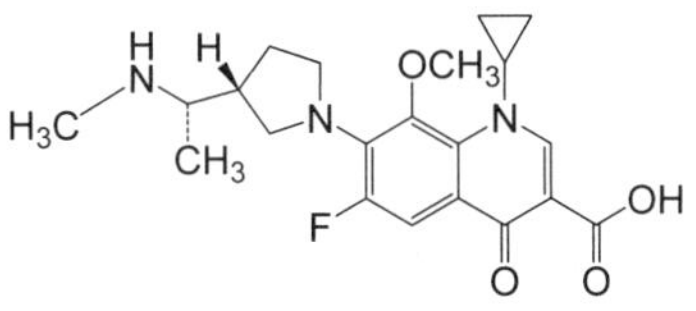

分子式和分子量 $C_{21}H_{26}FN_3O_4$ 403.45

化学名 1-Cyclopropyl-6-fluoro-1,4-dihydro-8-methoxy-7-[(3*R*)-3-[(1*S*)-1-(methylamino)ethyl]-1-pyrrolidinyl]-4-oxo-3-quinolinecarboxylic acid

1-环丙基-6-氟-1,4-二氢-8-甲氧基-7-[(3*R*)-3-[(1*S*)-1-(甲氨基)乙基]-1-吡咯烷]-4-氧代-3-喹啉羧酸

CAS 登录号 143383-65-7

INN list 72

药效分类 抗菌药

佩莱瑞塞

Pelabresib（*INN*）

化学结构式

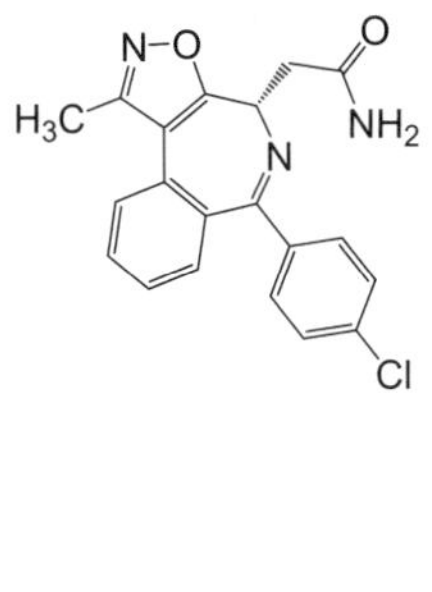

分子式和分子量 $C_{20}H_{16}ClN_3O_2$ 365.82

化学名 2-[(4*S*)-6-(4-Chlorophenyl)-1-methyl-4*H*-[1,2]oxazolo[5,4-*d*][2]benzazepin-4-yl]acetamide

2-[(4*S*)-6-(4-氯苯基)-1-甲基-4*H*-[1,2]噁唑并[5,4-*d*][2]苯并氮杂䓬-4-基]乙酰胺

CAS 登录号 1380087-89-7

INN list 123

药效分类 抗肿瘤药

佩玛贝特

Pemafibrate（*INN*）

化学结构式

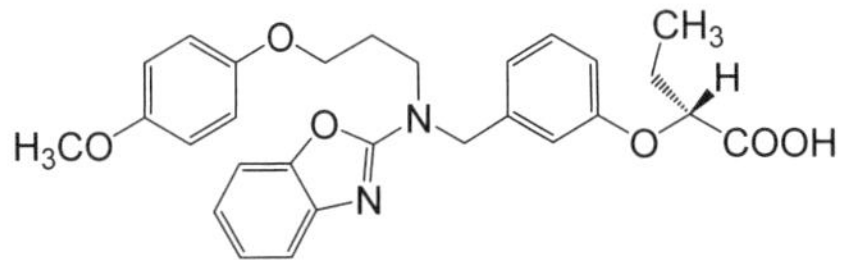

分子式和分子量 $C_{28}H_{30}N_2O_6$ 490.56

化学名 (2*R*)-2-[3-({(1,3-Benzoxazol-2-yl)[3-(4-methoxyphenoxy)propyl]amino}methyl)phenoxy]butanoic acid

(2*R*)-2-[3-({(1,3-苯并噁唑-2-基)[3-(4-甲氧基苯氧基)丙基]氨基}甲基)苯氧基]丁酸

CAS 登录号 848259-27-8

INN list 113

药效分类 降血脂药

佩米替尼

Pemigatinib（*INN*）

化学结构式

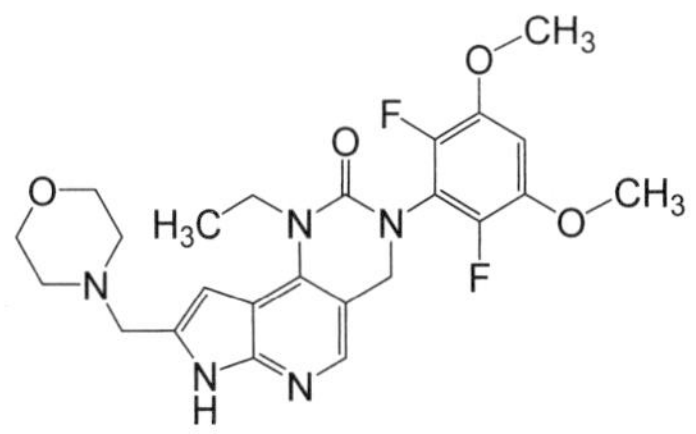

分子式和分子量 $C_{24}H_{27}F_2N_5O_4$ 487.51

化学名 3-(2,6-Difluoro-3,5-dimethoxyphenyl)-1-ethyl-8-[(morpholin-4-yl)methyl]-1,3,4,7-tetrahydro-2*H*-pyrrolo[3',2':5,6]pyrido[4,3-*d*]pyrimidin-2-one

3-(2,6-二氟-3,5-二甲氧基苯基)-1-乙基-8-[(吗啉-4-基)甲基]-1,3,4,7-四氢-2*H*-吡咯并[3',2':5,6]吡啶并[4,3-*d*]嘧啶-2-酮

CAS 登录号 1513857-77-6

INN list 118

药效分类 酪氨酸激酶抑制药，抗肿瘤药

佩希托克拉

Pelcitoclax（*INN*）

分子式和分子量 $C_{57}H_{66}ClF_4N_6O_{11}PS_4$ 1281.84

化学结构式

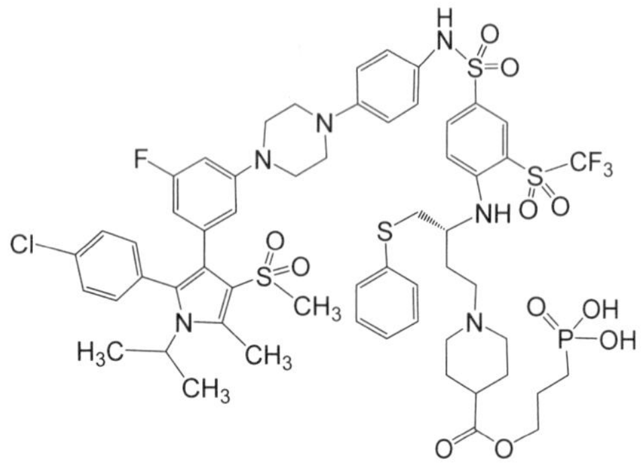

化学名 (3-{[(10*R*)-1^4-Chloro-3^5-fluoro-2^4-(methanesulfonyl)-2^5-methyl-7,7-dioxo-10-[(phenylsulfanyl)methyl]-2^1-(propan-2-yl)-8^3-(trifluoromethanesulfonyl)-2^1H-7λ^6-thia-6,9-diaza-4(1,4)-piperazina-13(1)-piperidina-2(2,3)-pyrrola-1(1),3(1,3),5,8(1,4)-tetrabenzena-tridecaphane-13^4-carbonyl]oxy}propyl)phosphonic acid

(3-{[(10*R*)-1^4-氯-3^5-氟-2^4-(甲磺酰基)-2^5-甲基-7,7-二氧代-10-[(苯硫基)甲基]-2^1-(丙基-2-基)-8^3-(三氟甲磺酰基)-2^1H-7λ^6-硫杂-6,9-二氮杂-4(1,4)-哌嗪杂-13(1)-哌啶杂-2(2,3)-吡咯杂-1(1),3(1,3),5,8(1,4)-四苯杂十三蕃-13^4-羰基]氧基}丙基)膦酸

CAS 登录号 1619923-36-2

INN list 122

药效分类 抗肿瘤药

喷贝特

Ponfibrate（*INN*）

化学结构式

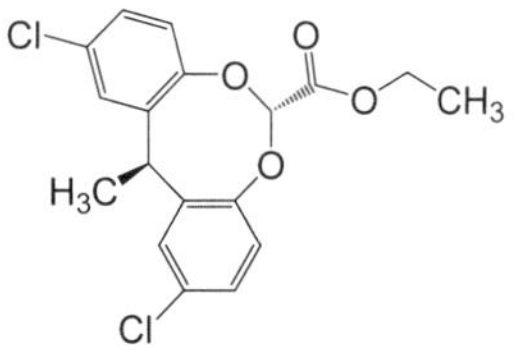

分子式和分子量 $C_{18}H_{16}Cl_2O_4$ 367.22

化学名 Ethyl *trans*-2,10-dichloro-12-methyl-12*H*-dibenzo[*d*,*g*][1,3]dioxocin-6-carboxylate

乙基 反-2,10-二氯-12-甲基-12*H*-二苯并[*d*,*g*][1,3]二氧辛烷-6-羧酸酯

CAS 登录号 53341-49-4

INN list 37

药效分类 降血脂药

喷布洛尔

Penbutolol（*INN*）

化学结构式

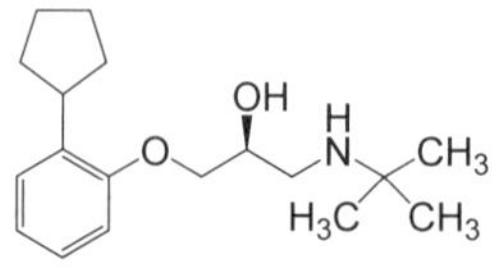

分子式和分子量 $C_{18}H_{29}NO_2$ 291.44

化学名 (*S*)-1-(*tert*-Butylamino)-3-(*o*-cyclopentylphenoxy)-2-propanol

(*S*)-1-(叔丁氨基)-3-(2-环戊基苯氧基)-2-丙醇

CAS 登录号 38363-40-5; 38363-32-5[硫酸盐]

INN list 25

药效分类 β 受体拮抗药

ATC 分类 C07AA23

喷地卡铵

Pendecamaine（*INN*）

化学结构式

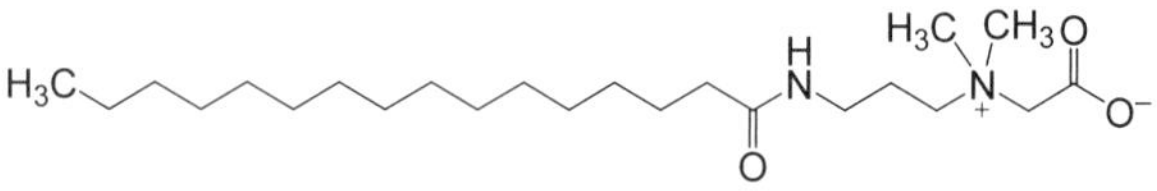

分子式和分子量 $C_{23}H_{46}N_2O_3$ 398.62

化学名 (Carboxymethyl)dimethyl(3-palmitamidopropyl)ammonium hydroxide inner salt

(羧甲基)二甲基(3-琥珀酰氨基丙基)铵内盐

CAS 登录号 32954-43-1

INN list 24

药效分类 表面离子活性药

喷吉妥辛

Pengitoxin（*INN*）

化学结构式（见下）

分子式和分子量 $C_{51}H_{74}O_{19}$ 991.12

化学名 [(2*R*,3*R*,4*S*,6*R*)-3-[(2*S*,4*S*,5*R*,6*R*)-4-Acetyloxy-5-[(2*S*,4*S*,5*R*,6*R*)-4,5-diacetyloxy-6-methyloxan-2-yl]oxy-6-methyloxan-2-yl]oxy-6-[[(3*S*,5*R*,8*R*,9*S*,10*S*,13*R*,14*S*,16*S*,17*R*)-16-acetyloxy-14-hydroxy-10,13-dimethyl-17-(5-oxo-2*H*-furan-3-yl)-1,2,3,4,5,6,7,8,9,11,12,15,16,17-tetradecahydrocyclopenta[*a*]phenanthren-3-

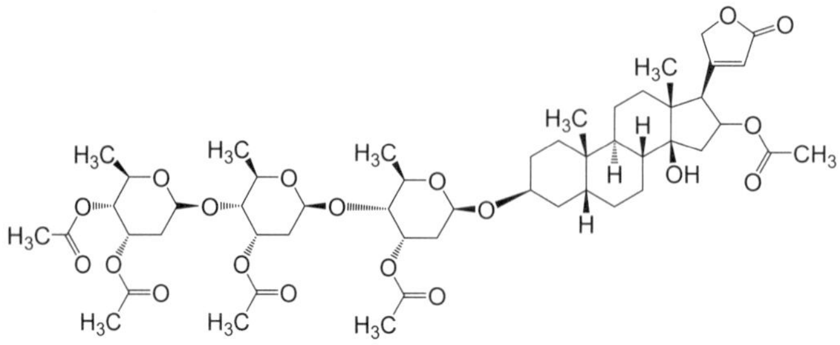

喷吉妥辛

yl]oxy]-2-methyloxan-4-yl]acetate

[(2*R*,3*R*,4*S*,6*R*)-3-[(2*S*,4*S*,5*R*,6*R*)-4-乙酰氧基-5-[(2*S*,4*S*,5*R*,6*R*)-4,5-二乙酰氧基-6-甲基氧杂环己-2-基]氧基-6-甲基氧杂环己-2-基]氧基-6-[[(3*S*,5*R*,8*R*,9*S*,10*S*,13*R*,14*S*,16*S*,17*R*)-16-乙酰氧基-14-羟基-10,13-二甲基-17-(5-氧代-2*H*-呋喃-3-基)-1,2,3,4,5,6,7,8,9,11,12,15,16,17-十四氢环戊烷[*a*]菲-3-基]氧基]-2-甲基氧杂环己-4-基]乙酸酯

CAS 登录号 7242-04-8

INN list 15

药效分类 强心药

喷硫平

Pentiapine（*INN*）

化学结构式

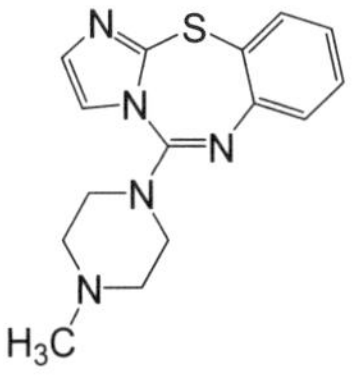

分子式和分子量 $C_{15}H_{17}N_5S$ 299.40

化学名 5-(4-Methyl-l-piperazinyl)imidazo[2,l-*b*][1,3,5]benzothiadiazepine

5-(4-甲基-l-哌嗪基)咪唑并[2,l-*b*][l,3,5]苯并硫二氮杂䓬

CAS 登录号 81382-51-6; 81382-52-7[马来酸盐]

INN list 56

药效分类 抗精神病药

喷奈西林

Penethecillin

化学结构式

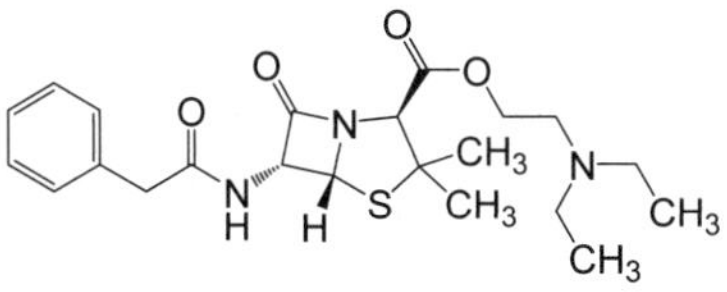

分子式和分子量 $C_{22}H_{31}N_3O_4S$ 433.57

化学名 2-Diethylaminoethyl (6*R*)-6-(2-phenylacetamido)penicillanate

2-二乙基氨乙基 (6*R*)-6-(2-苯乙酰氨基)青霉烷酸酯

CAS 登录号 3689-73-4; 808-71-9[氢碘酸盐]

药效分类 抗生素类药

喷噻溴铵

Penthienate Bromide

化学结构式

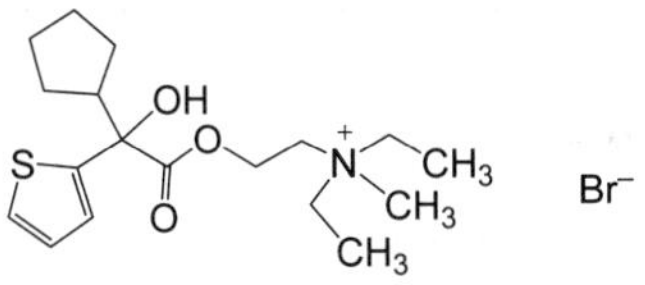

分子式和分子量 $C_{18}H_{30}BrNO_3S$ 420.40

化学名 2-(2-Cyclopentyl-2-hydroxy-2-(thiophen-2-yl)acetoxy)-*N*,*N*-diethyl-*N*-methylethanaminium bromide

溴化 2-(2-环戊基-2-羟基-2-(噻吩-2-基)乙酰氧基)-*N*,*N*-二乙基-*N*-甲基乙基铵

CAS 登录号 60-44-6; 22064-27-3[喷噻铵]

药效分类 抗胆碱药

喷司他丁

Pentostatin（*INN*）

化学结构式

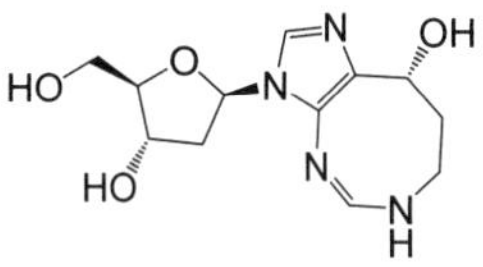

分子式和分子量 $C_{11}H_{16}N_4O_4$ 268.27

化学名 (*R*)-3-(2-Deoxy-*β*-D-*erythro*-pentofuranosyl)-3,6,7,8-tetrahy droimidazo[4,5-*d*][1,3]diazepin-8-ol

(*R*)-3-(2-脱氧-*β*-D-赤-呋喃戊糖基)-3,6,7,8-四氢咪唑并[4,5-*d*][1,3]二氮杂䓬-8-醇

CAS 登录号 53910-25-1

INN list 38

药效分类 抗肿瘤药

ATC 分类 L01XX08

喷他氨酯

Pentabamate（*INN*）

化学结构式

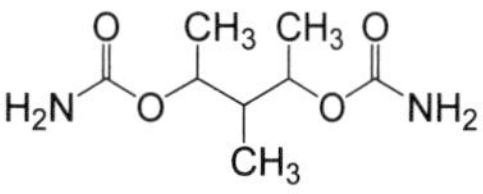

分子式和分子量 $C_8H_{16}N_2O_4$ 204.22

化学名 3-Methyl-2,4-pentanediol dicarbamate

3-甲基-2,4-戊二醇 二氨基甲酸酯

CAS 登录号 5667-70-9

INN list 13

药效分类 安定药

喷他胺

Pentalamide（*INN*）

化学结构式

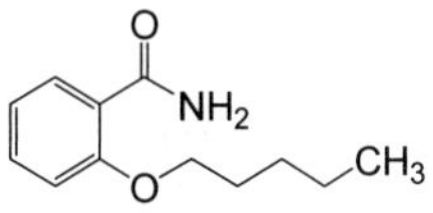

分子式和分子量 $C_{12}H_{17}NO_2$ 207.27

化学名 *o*-(Pentyloxy)benzamide

2-(戊氧基)苯甲酰胺

CAS 登录号　5579-06-6

INN list　13

药效分类　抗真菌药

喷他喹

Pentaquine（*INN*）

化学结构式

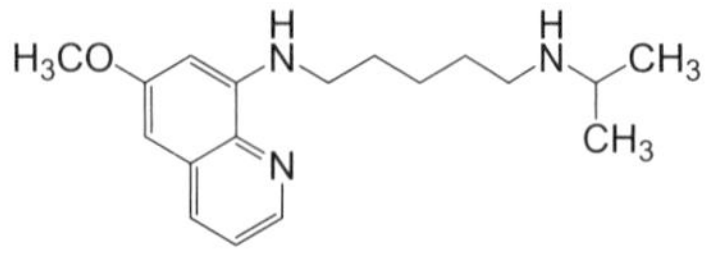

分子式和分子量　$C_{18}H_{27}N_3O$　301.43

化学名　8-(5-Isopropylaminoamylamino)-6-methoxy quinoline

8-(5-异丙基氨基戊氨基)-6-甲氧基喹啉

CAS 登录号　86-78-2; 5428-64-8[磷酸盐]

INN list　4

药效分类　抗疟药

喷他氯铵

Pentacynium Chloride（*INN*）

化学结构式

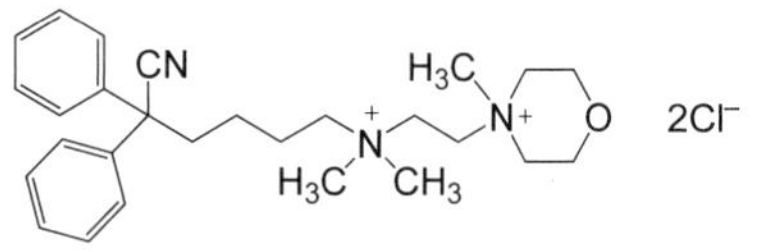

分子式和分子量　$C_{27}H_{39}Cl_2N_3O$　492.52

化学名　(5-Cyano-5,5-diphenylpentyl)-dimethyl-[2-(4-methylmorpholin-4-ium-4-yl)ethyl]azanium;dichloride

二氯化 (5-氰基-5,5-二苯基戊基)-二甲基-[2-(4-甲基吗啉-4-鎓-4-基)乙基]铵

CAS 登录号　77-12-3

INN list　6

药效分类　抗高血压药

喷他脒

Pentamidine（*INN*）

化学结构式

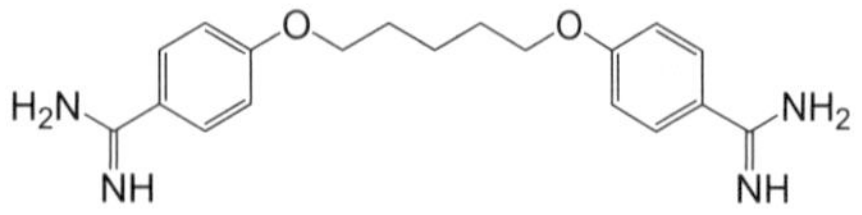

分子式和分子量　$C_{19}H_{24}N_4O_2$　340.42

化学名　4,4'-(Pentamethylenedioxy)dibenzamidine

4,4'-(五甲叉基二氧基)二苯甲脒

CAS 登录号　100-33-4; 140-64-7[羟乙磺酸盐]

INN list　1

药效分类　抗感染药

喷他莫生

Pentamoxane（*INN*）

化学结构式

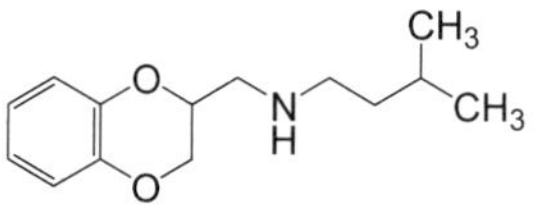

分子式和分子量　$C_{14}H_{21}NO_2$　235.33

化学名　*N*-(2,3-Dihydro-1,4-benzodioxin-3-ylmethyl)-3-methylbutan-1-amine

N-(2,3-二氢-1,4-苯并二噁烷-3-基甲基)-3-甲基丁烷-1-胺

CAS 登录号　4730-07-8; 4729-93-5[盐酸盐]

INN list　12

药效分类　安定药

喷他孕酮

Pentagestrone（*INN*）

化学结构式

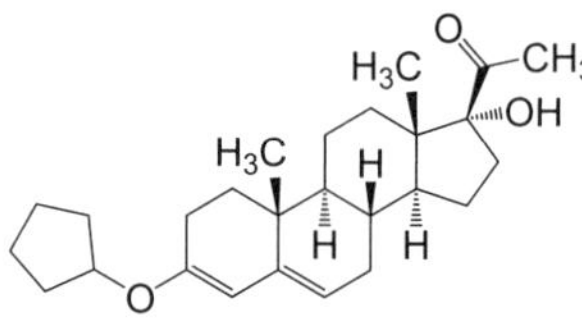

分子式和分子量　$C_{26}H_{38}O_3$　398.58

化学名　3-(Cyclopentyloxy)-17-hydroxypregna-3,5-dien-20-one

3-(环戊氧基)-17-羟基孕甾-3,5-二烯-20-酮

CAS 登录号　7001-56-1

INN list　14

药效分类　孕激素类药

喷他佐辛

Pentazocine（*INN*）

化学结构式

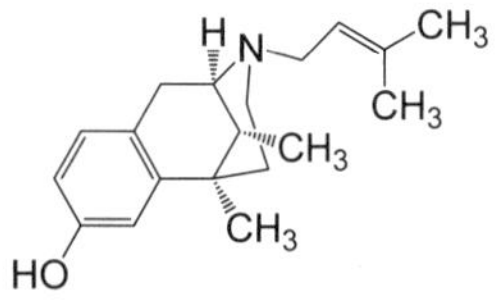

分子式和分子量　$C_{19}H_{27}NO$　285.42

化学名　(2*R**,6*R**,11*R**)-l,2,3,4,5,6-Hexahydro-6,11-dimethyl-3-(3-methyl-2-butenyl)-2,6-methano-3-benzazocin-8-ol

(2*R**,6*R**,11*R**)-l,2,3,4,5,6-六氢-6,11-二甲基-3-(3-甲基-2-丁烯基)-2,6-甲叉基-3-苯并吖辛因-8-醇

CAS 登录号　359-83-1; 17146-95-1[乳酸盐]

INN list　14

药效分类　镇痛药

喷替茶碱

Pentifylline（*INN*）

分子式和分子量　$C_{13}H_{20}N_4O_2$　264.32

化学结构式

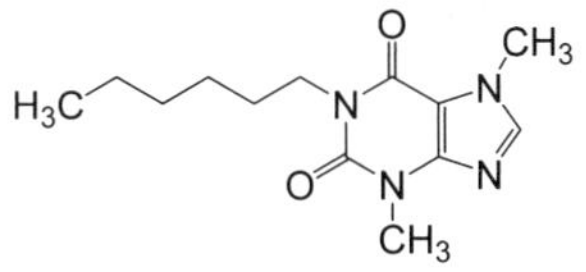

化学名 1-Hexyl-3,7-dimethylpurine-2,6-dione

1-己基-3,7-二甲基嘌呤-2,6-二酮

CAS 登录号 1028-33-7

INN list 29

药效分类 外周血管扩张药

ATC 分类 C04AD01

喷替吉肽

Pentigetide（*INN*）

化学结构式

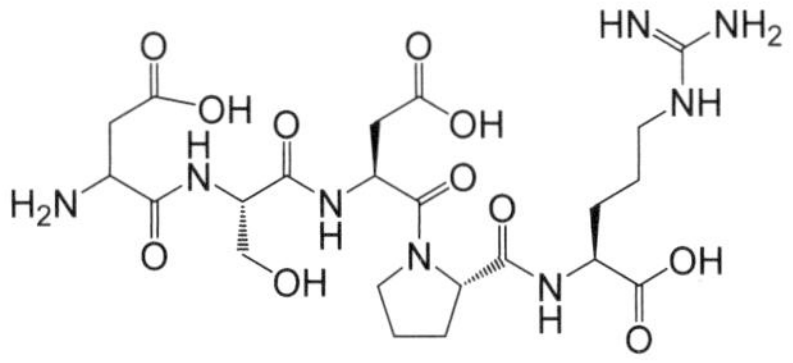

分子式和分子量 $C_{22}H_{36}N_8O_{11}$ 588.57

化学名 *N*²-[l-[*N*-(*N*-L-*α*-Aspartyl-L-seryl)-L-*α*-aspartyl]-L-prolyl]-L-arginine

*N*²-[l-[*N*-(*N*-L-*α*-天冬氨酰-L-丝氨酰)-L-*α*-天冬氨酰]-L-脯氨酰]-L-精氨酸

CAS 登录号 62087-72-3

INN list 60

药效分类 免疫调节药，抗过敏药

喷替米星

Pentisomicin（*INN*）

化学结构式

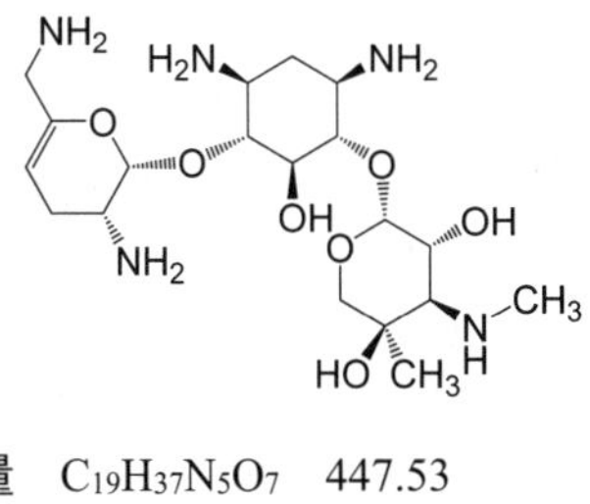

分子式和分子量 $C_{19}H_{37}N_5O_7$ 447.53

化学名 (2*R*,3*R*,4*R*,5*R*)-2-[(1*S*,2*R*,3*R*,4*S*,6*R*)-4,6-Diamino-3-[[(2*S*,3*R*)-3-amino-6-(aminomethyl)-3,4-dihydro-2*H*-pyran-2-yl]oxy]-2-hydroxycyclohexyl]oxy-5-methyl-4-(methylamino)oxane-3,5-diol

(2*R*,3*R*,4*R*,5*R*)-2-[(1*S*,2*R*,3*R*,4*S*,6*R*)-4,6-二氨基-3-[[(2*S*,3*R*)-3-氨基-6-(氨基甲基)-3,4-二氢-2*H*-吡喃-2-基]氧基]-2-羟基环己基]氧基-5-甲基-4-(甲基氨基)氧杂环己烷-3,5-二醇

CAS 登录号 55870-64-9

INN list 41

药效分类 抗生素类药

喷替酸

Pentetic Acid（*INN*）

化学结构式

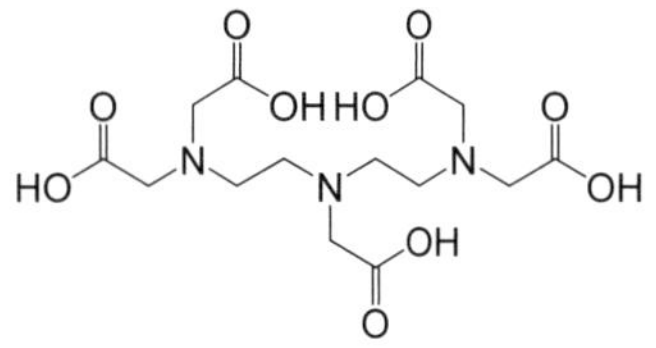

分子式和分子量 $C_{14}H_{23}N_3O_{10}$ 393.35

化学名 *N,N*-Bis[2-[bis(carboxymethyl)amino]ethyl]glycine

N,N-双[2-[双(羧甲基)氨基]乙基]甘氨酸

CAS 登录号 67-43-6; 12111-24-9[喷替酸钙钠]; 81098-59-1[喷替酸(^{169}镱)]

INN list 63

药效分类 解毒药，诊断用药

喷替索胺

Pentisomide（*INN*）

化学结构式

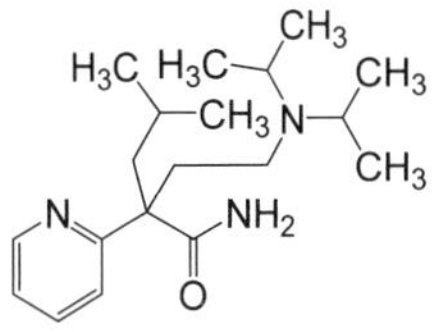

分子式和分子量 $C_{19}H_{33}N_3O$ 319.48

化学名 (±)-*α*-[2-(Diisopropylamino)ethyl]-*α*-isobutyl-2-pyridineacetamide

(±)-*α*-[2-(二异丙基氨基)乙基]-*α*-异丁基-2-吡啶乙酰胺

CAS 登录号 96513-83-6

INN list 59

药效分类 抗心律失常药

喷托铵

Pentolonium（*INN*）

化学结构式

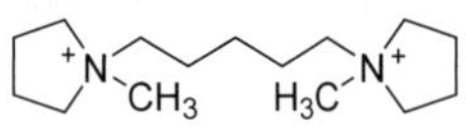

分子式和分子量 $C_{15}H_{32}N_2$ 240.26

化学名 1-Methyl-1-[5-(1-methylpyrrolidin-1-ium-1-yl)pentyl]pyrrolidin-1-ium

1-甲基-1-[5-(1-甲基吡咯烷-1-鎓-1-基)戊基]吡咯烷-1-鎓

CAS 登录号 144-44-5; 52-62-0[酒石酸盐]

药效分类 抗高血压药

喷托雷司

Pentorex（*INN*）

分子式和分子量 $C_{11}H_{17}N$ 163.26

化学结构式

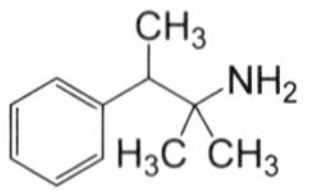

化学名　α,α,β-Trimethylphenethylamine

α,α,β-三甲基苯乙胺

CAS 登录号　434-43-5

INN list　16

药效分类　食欲抑制药

喷托孟

Pentomone（*INN*）

化学结构式

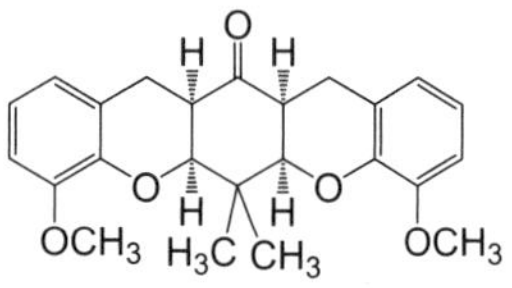

分子式和分子量　$C_{24}H_{26}O_5$　394.46

化学名　6,6*aα*,12,12*aα*,13*aα*,14-Hexahydro-4,8-dimethoxy-6,6-dimethyl-5*aαH*,13*H*-[1]benzopyrano[3,2-*b*]xanthen-13-one

6,6*aα*,12,12*aα*,13*aα*,14-六氢-4,8-二甲氧基-6,6-二甲基-5*aαH*,13*H*-[1]苯并吡喃并[3,2-*b*]呫吨-13-酮

CAS 登录号　67102-87-8

INN list　42

药效分类　前列腺生长抑制药

喷托普利

Pentopril（*INN*）

化学结构式

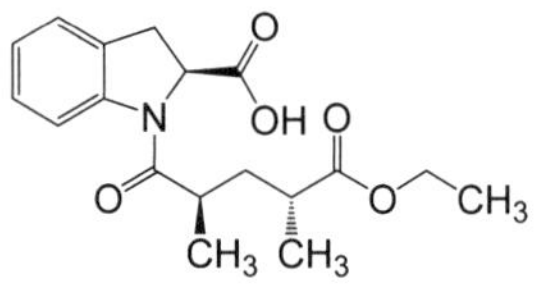

分子式和分子量　$C_{18}H_{23}NO_5$　333.38

化学名　Ethyl (*αR*,*γR*,2*S*)-2-carboxy-*α*,*γ*-dimethyl-*δ*-oxo-1-indoli-nevalerate

乙基 (*αR*,*γR*,2*S*)-2-羧基-*α*,*γ*-二甲基-*δ*-氧代-1-二氢吲哚戊二酰酯

CAS 登录号　82924-03-6

INN list　53

药效分类　抗高血压药，血管紧张素转换酶抑制药

喷托维林

Pentoxyverine（*INN*）

化学结构式

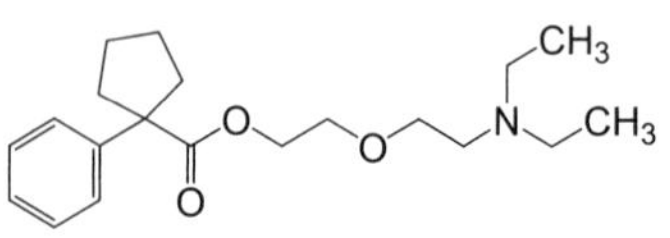

分子式和分子量　$C_{20}H_{31}NO_3$　333.47

化学名　2-[2-(Diethylamino)ethoxy]ethyl 1-phenylcyclopentanecarboxylate

2-[2-(二乙氨基)乙氧基]乙基 1-苯基环戊基羧酸酯

CAS 登录号　77-23-6; 23142-01-0[枸橼酸盐]

INN list　6

药效分类　镇咳药

喷昔洛韦

Penciclovir（*INN*）

化学结构式

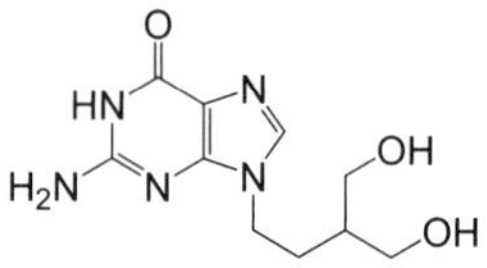

分子式和分子量　$C_{10}H_{15}N_5O_3$　253.26

化学名　9-[4-Hydroxy-3-(hydroxymethyl)butyl]guanine

9-[4-羟基-3-(羟甲基)丁基]鸟嘌呤

CAS 登录号　39809-25-1

INN list　61

药效分类　核苷和核苷酸类抗病毒药

ATC 分类　J05AB13

喷辛溴铵

Penoctonium Bromide（*INN*）

化学结构式

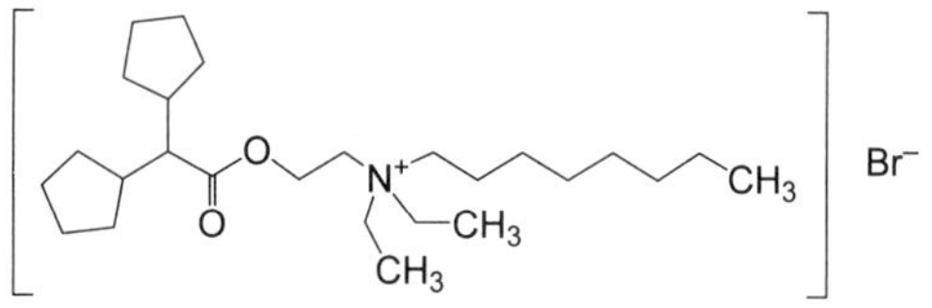

分子式和分子量　$C_{26}H_{50}BrNO_2$　488.58

化学名　Diethyl(2-hydroxyethyl)octyl ammonium bromide dicyclopentylacetate

溴化 二乙基(2-羟乙基)辛铵二环戊基乙酸酯

CAS 登录号　17088-72-1

INN list　19

药效分类　抗真菌药

硼[^{10}B]法仑

Borofalan[^{10}B]（*INN*）

化学结构式

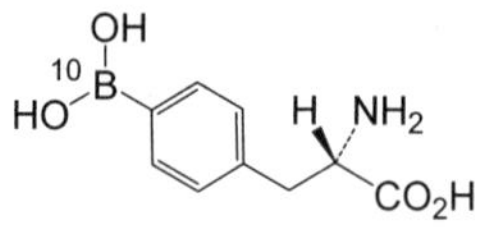

分子式和分子量　$C_9H_{12}{}^{10}BNO_4$　208.21

化学名　4-[(^{10}B)borono]-L-phenylalanine

4-[(^{10}B)二羟硼基]-L-苯丙氨酸
CAS 登录号 80994-59-8
INN list 118
药效分类 肿瘤治疗辅助药

硼酸苯汞

Phenylmercuric Borate（*INN*）

化学结构式

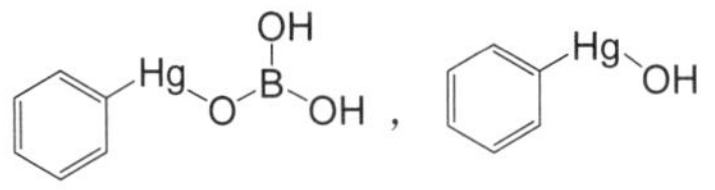

分子式和分子量 $C_6H_7BHgO_3 \cdot C_6H_6HgO$ 633.22
化学名 Equimolecular compound of phenylmercury borate and phenylmercuric hydroxide
硼酸苯汞和氢氧化苯汞的等分子复合物
CAS 登录号 8017-88-7
INN list 4
药效分类 药用辅料，消毒防腐药

硼替佐米

Bortezomib（*INN*）

化学结构式

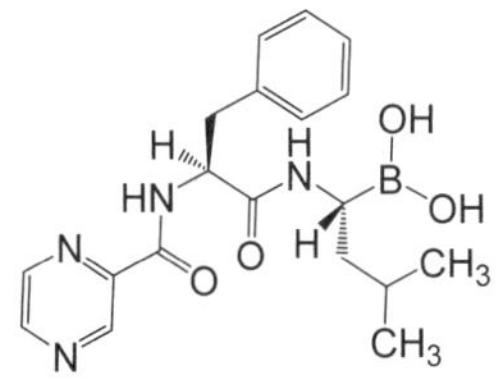

分子式和分子量 $C_{19}H_{25}BN_4O_4$ 384.24
化学名 *N*-[(1*S*)-1-Benzyl-2-[[(1*R*)-1-(dihydroxyboranyl)-3-methylbutyl]amino]-2-oxoethyl]pyrazinecarboxamide
N-[(1*S*)-1-苄基-2-[[(1*R*)-1-(二羟基甲硼烷基)-3-甲基丁基]氨基]-2-氧代乙基]吡嗪甲酰胺
CAS 登录号 179324-69-7
INN list 88
药效分类 抗肿瘤药
ATC 分类 L01XX32

匹氨西林

Pivampicillin（*INN*）

化学结构式

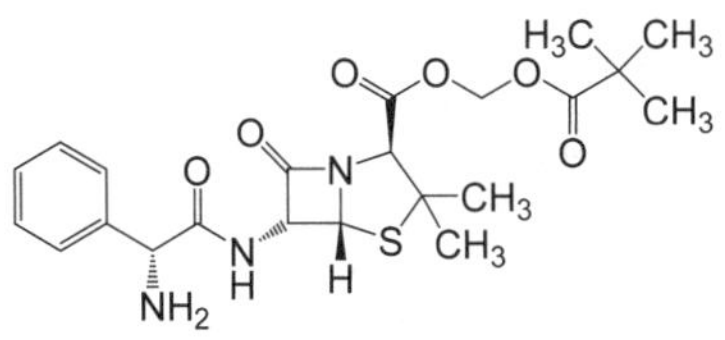

分子式和分子量 $C_{22}H_{29}N_3O_6S$ 463.55
化学名 Hydroxymethyl D-(−)-6-(2-amino-2-phenylacetamido)-3,3-dimethyl-7-oxo- 4-thia-l-azabicyclo[3.2.0]heptane-2-carboxylate pivalate (ester)
羟甲基 D-(−)-6-(2-氨基-2-苯基乙酰氨基)-3,3-二甲基-7-氧代-4-硫杂-l-氮杂双环[3.2.0]庚烷-2-羧酸酯特戊酸酯
CAS 登录号 33817-20-8；26309-95-5[盐酸盐]
INN list 23
药效分类 广谱青霉素类抗微生物药
ATC 分类 J01CA02

匹贝卡

Pibecarb（*INN*）

化学结构式

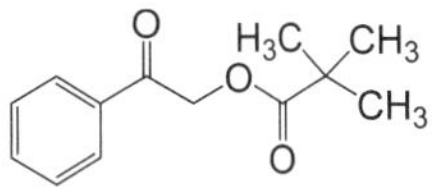

分子式和分子量 $C_{13}H_{16}O_3$ 220.26
化学名 Phenacyl 2,2-dimethylpropanoate
苯甲酰甲基 2,2-二甲基丙酸酯
CAS 登录号 2522-81-8
INN list 15
药效分类 止血药

匹德鲁克

Pidnarulex（*INN*）

化学结构式

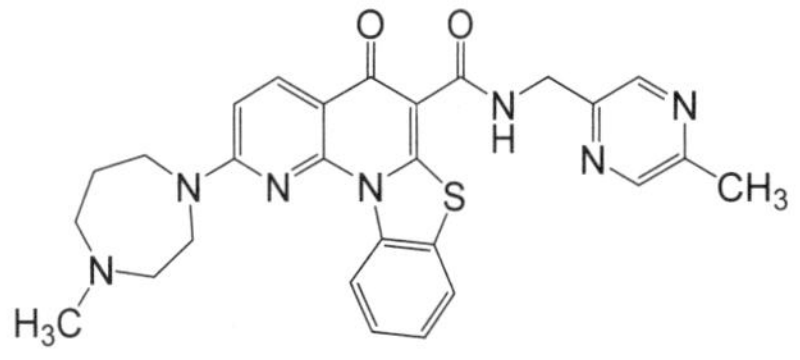

分子式和分子量 $C_{27}H_{27}N_7O_2S$ 513.62
化学名 2-(4-Methyl-1,4-diazepan-1-yl)-*N*-[(5-methylpyrazin-2-yl)methyl]-5-oxo-5*H*-[1,3]benzothiazolo[3,2-*a*][1,8]naphthyridine-6-carboxamide
2-(4-甲基-1,4-二氮杂䓬-1-基)-*N*-[(5-甲基吡嗪-2-基)甲基]-5-氧代-5*H*-[1,3]苯并噻唑并[3,2-*a*][1,8]萘啶-6-甲酰胺
CAS 登录号 1138549-36-6
INN list 123
药效分类 抗肿瘤药

匹度苯宗

Pidobenzone（*INN*）

化学结构式

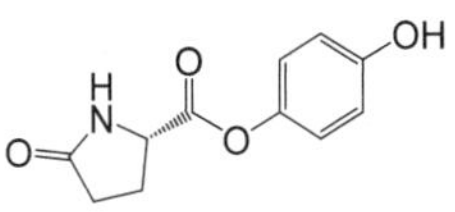

分子式和分子量 $C_{11}H_{11}NO_4$ 221.21

化学名 (4-Hydroxyphenyl) (2*S*)-5-oxopyrrolidine-2-carboxylate

(4-羟苯基) (2*S*)-5-氧代吡咯烷-2-羧酸酯

CAS 登录号 138506-45-3

INN list 68

药效分类 黑色素合成抑制药

匹多卡因

Piridocaine（*INN*）

化学结构式

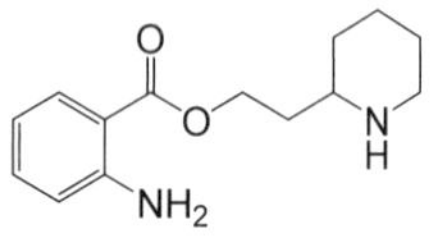

分子式和分子量 $C_{14}H_{20}N_2O_2$ 248.33

化学名 2-Piperidin-2-ylethyl 2-aminobenzoate (ester)

2-哌啶-2-基乙基 2-氨基苯甲酸酯

CAS 登录号 87-21-8; 6099-95-2[盐酸盐]

INN list 1

药效分类 局部麻醉药

匹多莫德

Pidotimod（*INN*）

化学结构式

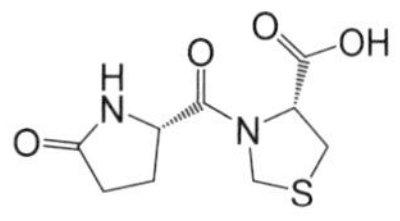

分子式和分子量 $C_9H_{12}N_2O_4S$ 244.27

化学名 (4*R*)-3-[(2*S*)-5-Oxopyrrolidine-2-carbonyl]-1,3-thiazolidine-4-carboxylic acid

(4*R*)-3-[(2*S*)-5-氧代吡咯烷-2-甲酰基]-1,3-噻唑烷-4-羧酸

CAS 登录号 121808-62-6

INN list 63

药效分类 免疫调节药

ATC 分类 L03AX05

匹多他莫

Pidolacetamol（*INN*）

化学结构式

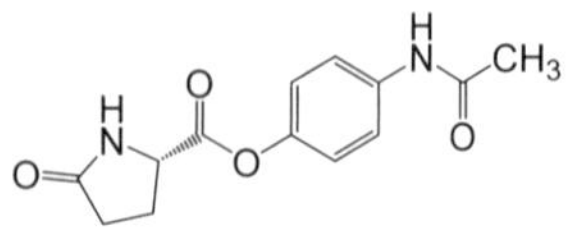

分子式和分子量 $C_{13}H_{14}N_2O_4$ 262.26

化学名 5-Oxo-L-proline, ester with 4'-hydroxyacetanilide

5-氧代-L-脯氨酸 4'-羟基乙酰苯胺酯

CAS 登录号 114485-92-6

INN list 61

药效分类 解热镇痛药

匹尔屈嗪

Pildralazine（*INN*）

化学结构式

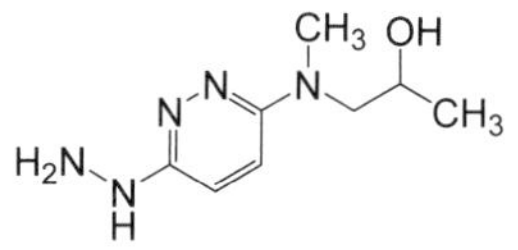

分子式和分子量 $C_8H_{15}N_5O$ 197.24

化学名 (±)-1-[(6-Hydrazino-3-pyridazinyl)methylamino]-2-propanol

(±)-1-[(6-肼基-3-哒嗪基)甲氨基]-2-丙醇

CAS 登录号 64000-73-3

INN list 48

药效分类 抗高血压药

匹伐加宾

Pivagabine（*INN*）

化学结构式

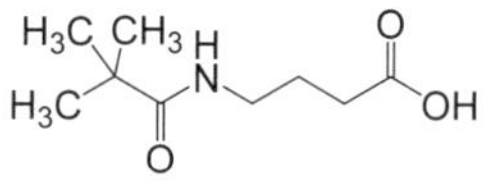

分子式和分子量 $C_9H_{17}NO_3$ 187.24

化学名 4-Pivalamidobutyric acid

4-特戊酰基氨基丁酸

CAS 登录号 69542-93-4

INN list 66

药效分类 抗震颤麻痹药

匹伐他汀

Pitavastatin（*INN*）

化学结构式

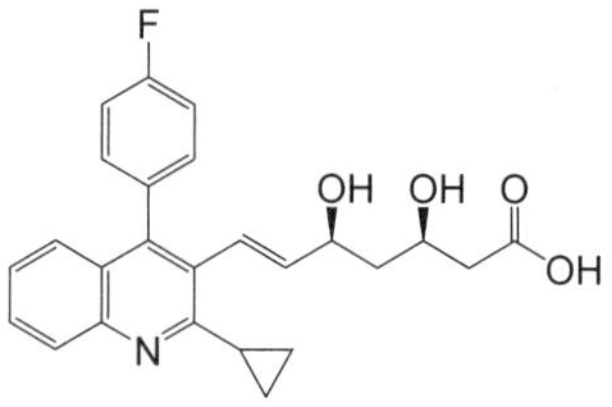

分子式和分子量 $C_{25}H_{24}FNO_4$ 421.46

化学名 (3*R*,5*S*,6*E*)-7-[2-Cyclopropyl-4-(*p*-fluorophenyl)-3-quinolyl]-3,5-dihydroxy-6-heptenoic acid

(3*R*,5*S*,6*E*)-7-[2-环丙基-4-(4-氟苯基)-3-喹啉基]-3,5-二羟基-6-庚烯酸

CAS 登录号 147511-69-1

INN list 83

药效分类 他汀类降血脂药

ATC 分类 C10AA08

匹非克索

Pifexole（*INN*）

分子式和分子量 $C_{13}H_8ClN_3O$ 257.68

化学结构式

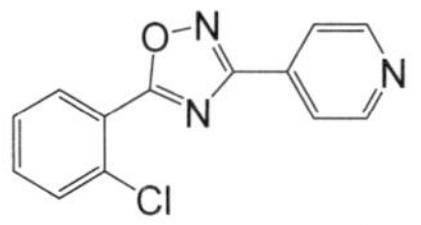

化学名 4-[5-(*o*-Chlorophenyl)-1,2,4-oxadiazol-3-yl]pyridine

4-[5-(2-氯苯基)-1,2,4-噁二唑-3-基]吡啶

CAS 登录号 27199-40-2

INN list 28

药效分类 肌肉松弛药

匹伏普利

Pivopril（*INN*）

化学结构式

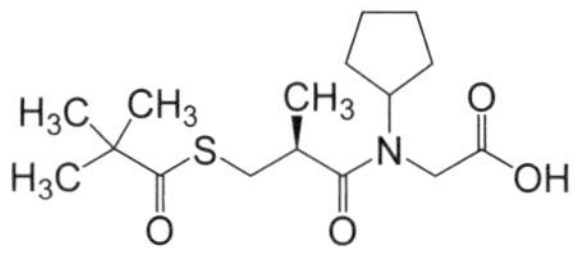

分子式和分子量 $C_{16}H_{27}NO_4S$ 329.45

化学名 2-[Cyclopentyl-[(2*S*)-3-(2,2-dimethylpropanoylsulfanyl)-2-methylpropanoyl]amino]acetic acid

2-[环戊基-[(2*S*)-3-(2,2-二甲基丙酰基硫基)-2-甲基丙酰基]氨基]乙酸

CAS 登录号 81045-50-3

INN list 52

药效分类 抗高血压药，血管紧张素转换酶抑制药

匹伏西泮

Pivoxazepam（*INN*）

化学结构式

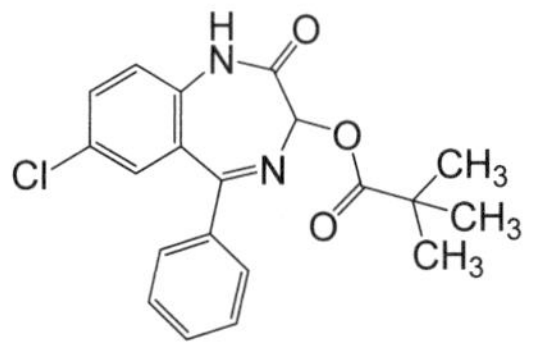

分子式和分子量 $C_{20}H_{19}ClN_2O_3$ 370.83

化学名 7-Chloro-l,3-dihydro-3-hydroxy-5-pheny-2*H*-1,4-benzodiazepin-2-one pivalate (ester)

7-氯-l,3-二氢-3-羟基-5-苯基-2*H*-1,4-苯并二氮杂䓬-2-酮特戊酸酯

CAS 登录号 55299-10-0

INN list 34

药效分类 安定药

匹福白介素

Pifonakin（*INN*）

药物描述 36-L-Aspartic acid-141-L-serineinterleukin lα(human clone pl0A)

36-L-天冬氨酸-141-L-丝氨酸白介素 lα (人 pl0A 克隆体)

CAS 登录号 112721-39-8

INN list 77

药效分类 免疫调节药

匹卡贝特

Picafibrate（*INN*）

化学结构式

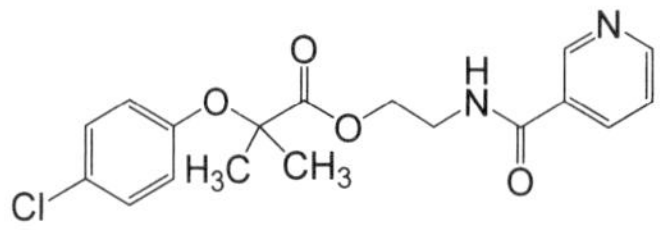

分子式和分子量 $C_{18}H_{19}ClN_2O_4$ 362.81

化学名 2-(Pyridine-3-carbonylamino)ethyl 2-(4-chlorophenoxy)-2-methylpropanoate

2-(吡啶-3-甲酰基氨基)乙基 2-(4-氯苯氧基)-2-甲基丙酸酯

CAS 登录号 57548-79-5

INN list 35

药效分类 降血脂药

匹考哌林

Picoperine（*INN*）

化学结构式

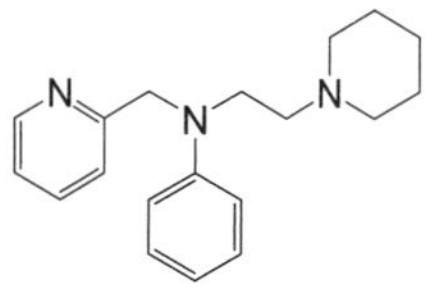

分子式和分子量 $C_{19}H_{25}N_3$ 295.42

化学名 1-[2-[*N*-(2-Pyridylmethyl)anilino]ethyl]piperidine

1-[2-[*N*-(2-吡啶基甲基)苯氨基]乙基]哌啶

CAS 登录号 21755-66-8

INN list 26

药效分类 镇咳药

匹考齐特

Picobenzide（*INN*）

化学结构式

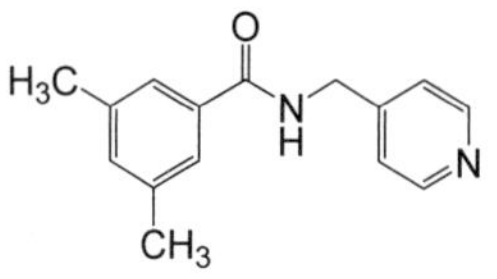

分子式和分子量 $C_{15}H_{16}N_2O$ 240.30

化学名 3,5-Dimethyl-*N*-(4-pyridylmethyl)benzamide

3,5-二甲基-*N*-(4-吡啶基甲基)苯甲酰胺

CAS 登录号 51832-87-2

INN list 42

药效分类 抗炎药，解痉药

匹考群

Picotrin（*INN*）

化学结构式

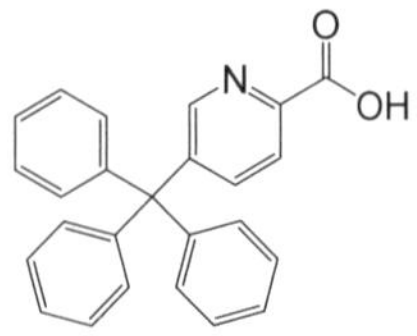

分子式和分子量　$C_{25}H_{19}NO_2$　365.43

化学名　5-Tritylpyridine-2-carboxylic acid

5-三苯甲基吡啶-2-羧酸

CAS 登录号　64063-57-6; 64063-83-8[匹考群二乙醇胺]

INN list　40

药效分类　角质溶解药，抗痤疮药

匹可磷酸钠

Sodium Picofosfate（*INN*）

化学结构式

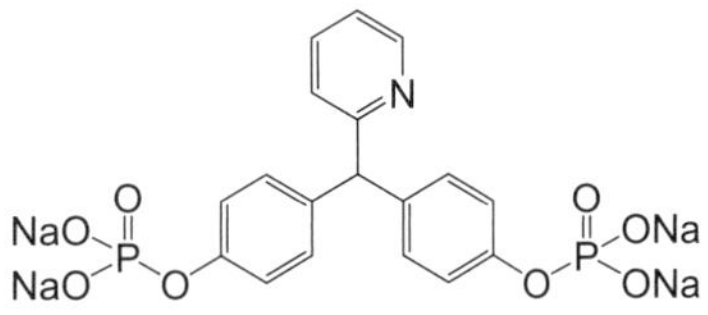

分子式和分子量　$C_{18}H_{13}NNa_4O_8P_2$　525.20

化学名　4,4'-(2-Pyridylmethylene)diphenol bis(dihydrogen phosphate) tetrasodium salt

4,4'-(2-吡啶基甲叉基)二苯酚双(二氢磷酸酯)四钠盐

CAS 登录号　36175-05-0

INN list　37

药效分类　导泻药

匹可硫酸钠

Sodium Picosulfate（*INN*）

化学结构式

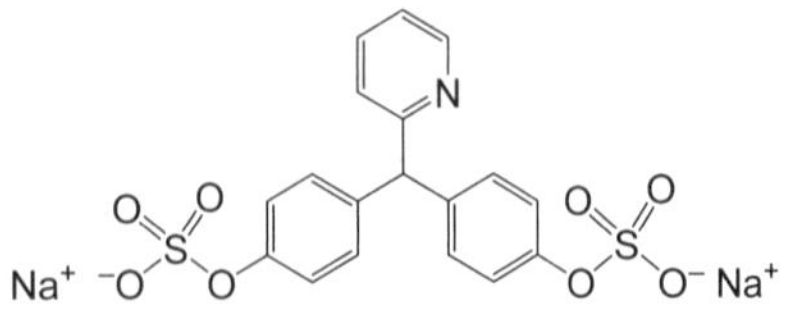

分子式和分子量　$C_{18}H_{13}NNa_2O_8S_2$　481.41

化学名　4,4'-(2-Pyridylmethylene)diphenol bis(hydrogen sulfate) disodium sal

4,4'-(2-吡啶基甲叉基)二苯酚双(硫酸单酯)二钠盐

CAS 登录号　10040-45-6

INN list　17

药效分类　导泻药

匹克生琼

Pixantrone（*INN*）

化学结构式

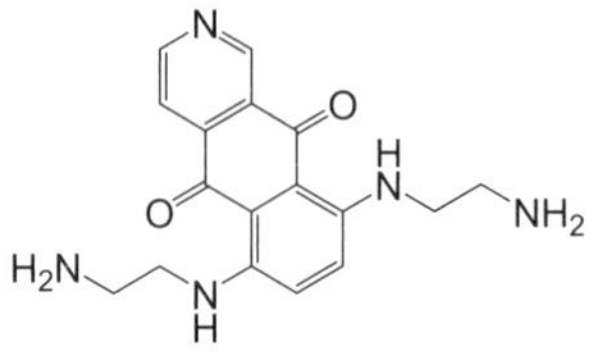

分子式和分子量　$C_{17}H_{19}N_5O_2$　325.37

化学名　6,9-Bis[(2-aminoethyl)amino]benzo[*g*]isoquinoline-5,10-dione

6,9-双[(2-氨乙基)氨基]苯并[*g*]异喹啉-5,10-二酮

CAS 登录号　144510-96-3

INN list　89

药效分类　抗肿瘤药

匹喹酮

Piquindone（*INN*）

化学结构式

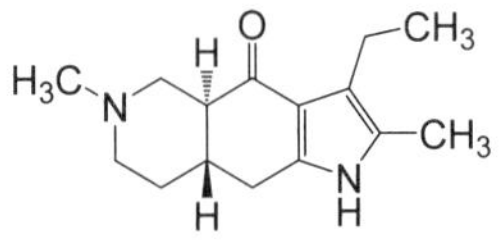

分子式和分子量　$C_{15}H_{22}N_2O$　246.35

化学名　(±)-*trans*-3-Ethyl-l,4*a*,5,6,7,8,8*a*,9-octahydro-2,6-dimethyl-4*H*-pyrrolo[2,3-*g*]isoquinolin-4-one

(±)-反-3-乙基-l,4*a*,5,6,7,8,8*a*,9-八氢-2,6-二甲基-4*H*-吡咯并[2,3-*g*]异喹啉-4-酮

CAS 登录号　78541-97-6; 83784-19-4[盐酸盐]

INN list　52

药效分类　抗精神病药

匹拉利塞

Pilaralisib（*INN*）

化学结构式

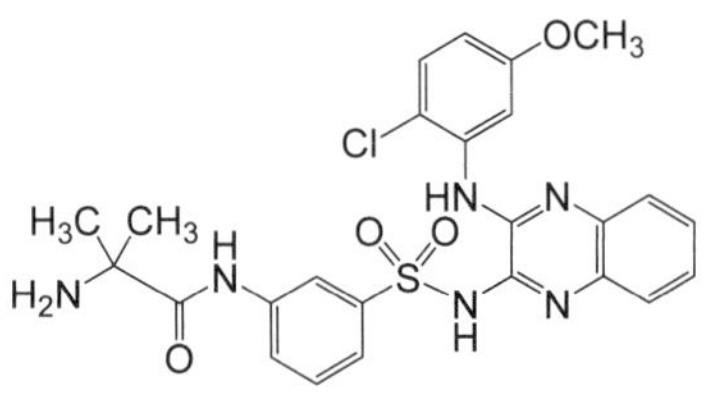

分子式和分子量　$C_{25}H_{25}ClN_6O_4S$　541.02

化学名　2-Amino-*N*-(3-{[3-(2-chloro-5-methoxyanilino)quinoxalin-2-yl]sulfamoyl}phenyl)-2-methylpropanamide

2-氨基-*N*-(3-{[3-(2-氯-5-甲氧基苯氨基)喹喔啉-2-基]氨磺酰基}苯基)-2-甲基丙酰胺

CAS 登录号　934526-89-3

INN list　108

药效分类 抗肿瘤药

匹立尼酸

Pirinixic Acid（*INN*）

化学结构式

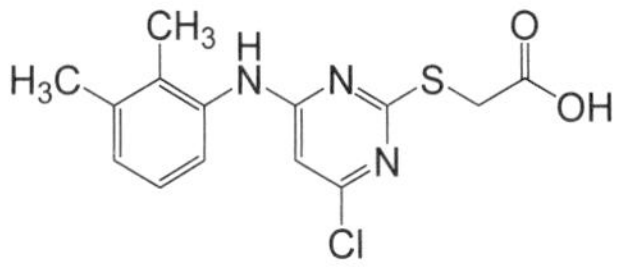

分子式和分子量 $C_{14}H_{14}ClN_3O_2S$ 323.80

化学名 [[4-Chloro-6-(2,3-xylidino)-2-pyrimidinyl]thio]acetic acid

[[4-氯-6-(2,3-二甲苯氨基)-2-嘧啶基]硫基]乙酸

CAS 登录号 50892-23-4

INN list 44

药效分类 降血脂药

匹立昔尔

Pirinixil（*INN*）

化学结构式

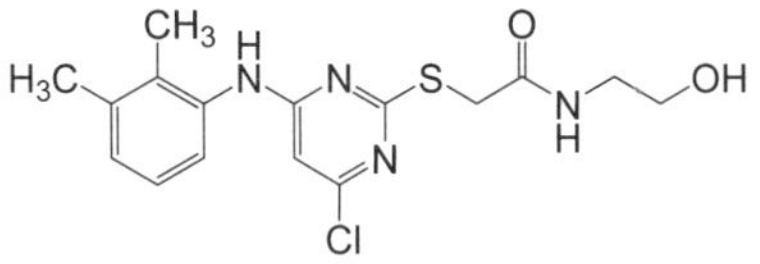

分子式和分子量 $C_{16}H_{19}ClN_4O_2S$ 366.87

化学名 2-[[4-Chloro-6-(2,3-xylidino)-2-pyrimidinyl]thio]-*N*-(2-hydroxyethyl)acetamide

2-[[4-氯-6-(2,3-二甲苯氨基)-2-嘧啶基]硫基]-*N*-(2-羟乙基)乙酰胺

CAS 登录号 65089-17-0

INN list 40

药效分类 抗动脉粥样硬化药

匹立溴铵

Pyritidium Bromide（*INN*）

化学结构式

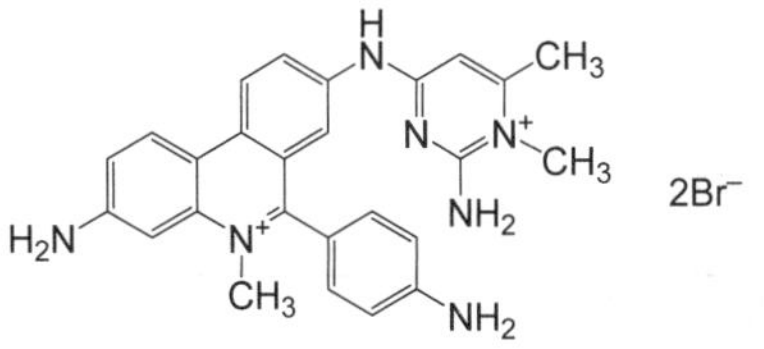

分子式和分子量 $C_{26}H_{27}Br_2N_7$ 597.35

化学名 3-Amino-8-[(2-amino-6-methyl-4-pyrimidinyl)amino]-6-(*p*-aminophenyl)-5-methyl phenanthridinium bromide,1'-methobromide

3-氨基-8-[(2-氨基-6-甲基-4-嘧啶基)氨基]-6-(4-氨基苯基)-5-甲基溴化菲啶鎓,1'-甲基溴化物

CAS 登录号 14222-46-9; 3616-05-5[匹立铵]

INN list 16

药效分类 抗锥虫药

匹利诺生

Piclidenoson（*INN*）

化学结构式

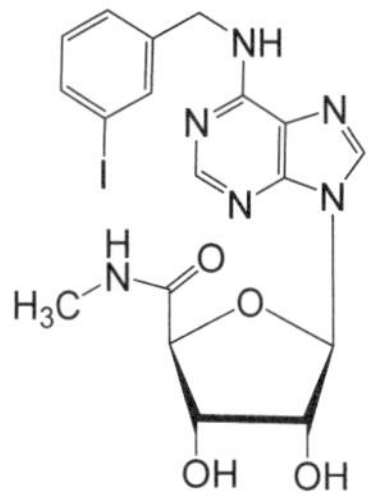

分子式和分子量 $C_{18}H_{19}IN_6O_4$ 510.05

化学名 1-Deoxy-1-(6-{[(3-iodophenyl)methyl]amino}-9*H*-purin-9-yl)-*N*-methyl-*β*-D-ribofuranuronamide

1-脱氧-1-(6-{[(3-碘苯基)甲基]氨基}-9*H*-嘌呤-9-基)-*N*-甲基-*β*-D-呋喃核糖酰胺

CAS 登录号 152918-18-8

INN list 113

药效分类 腺苷受体激动药

匹仑哌隆

Pirenperone（*INN*）

化学结构式

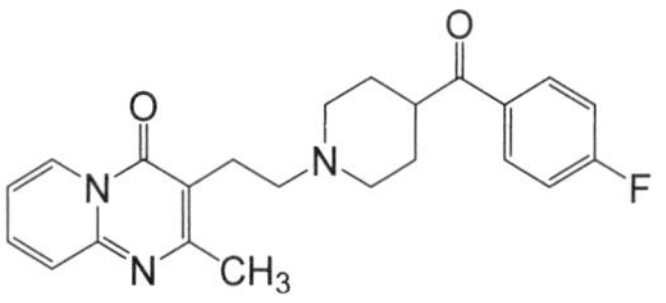

分子式和分子量 $C_{23}H_{24}FN_3O_2$ 393.45

化学名 3-[2-[4-(*p*-Fluorobenzoyl)piperidino]ethyl]-2-methyl-4*H*-pyrido[l,2-*a*]pyrimidin-4-one

3-[2-[4-(4-氟苯甲酰基)哌啶基]乙基]-2-甲基-4*H*-吡啶并[l,2-*a*]嘧啶-4-酮

CAS 登录号 75444-65-4

INN list 46

药效分类 抗精神病药

匹罗美拉汀

Piromelatine（*INN*）

化学结构式

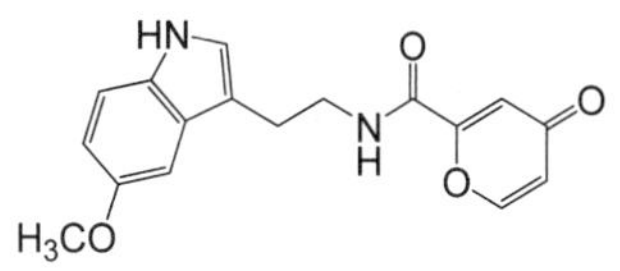

分子式和分子量 $C_{17}H_{16}N_2O_4$ 312.32

化学名 *N*-[2-(5-Methoxy-1*H*-indol-3-yl)ethyl]-4-oxo-4*H*-pyran-

2-carboxamide

N-[2-(5-甲氧基-1*H*-吲哚-3-基)乙基]-4-氧代-4*H*-吡喃-2-甲酰胺

CAS 登录号 946846-83-9

INN list 108

药效分类 褪黑激素类药

匹罗西林

Piroxicillin（*INN*）

化学结构式

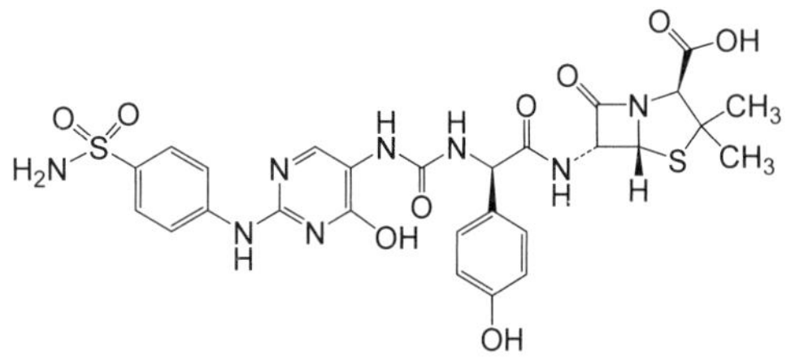

分子式和分子量 $C_{27}H_{28}N_8O_9S_2$ 672.69

化学名 (2*S*,5*R*,6*R*)-6-[(*R*)-2-(*p*-Hydroxyphenyl)-2-[3-[4-hydroxy-2-(*p*-sulfamoylanilino)-5-pyrimidinyl]ureido]acetamido]-3,3-dimethyl-7-oxo-4-thia-l-azabicyclo[3.2.0]heptane-2-carboxylic acid

(2*S*,5*R*,6*R*)-6-[(*R*)-2-(4-羟苯基)-2-[3-[4-羟基-2-(4-氨磺酰基苯氨基)-5-嘧啶基]脲基]乙酰氨基]-3,3-二甲基-7-氧代-4-硫杂-l-氮杂双环[3.2.0]庚烷-2-羧酸

CAS 登录号 82509-56-6

INN list 49

药效分类 抗生素类药

匹罗昔酮

Piroximone（*INN*）

化学结构式

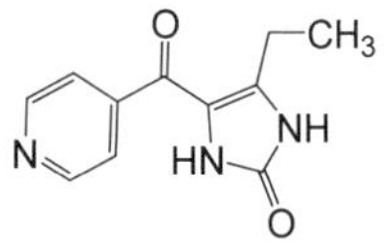

分子式和分子量 $C_{11}H_{11}N_3O_2$ 217.22

化学名 4-Ethyl-5-isonicotinoyl-4-imidazolin-2-one

4-乙基-5-异烟酰基-4-咪唑啉-2-酮

CAS 登录号 84490-12-0

INN list 52

药效分类 强心药

匹罗酯

Pirolate（*INN*）

化学结构式

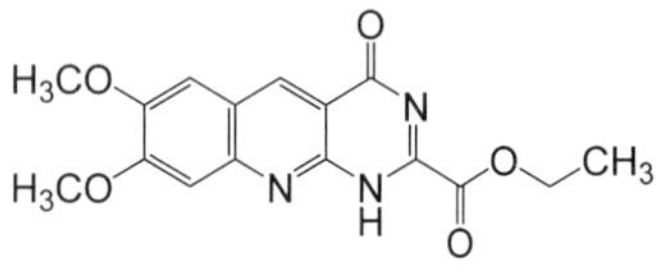

分子式和分子量 $C_{16}H_{15}N_3O_5$ 329.31

化学名 Ethyl 1,4-dihydro-7,8-dimethoxy-4-oxopyrimido[4,5-*b*]quinoline-2-carboxylate

乙基 1,4-二氢-7,8-二甲氧基-4-氧代嘧啶并[4,5-*b*]喹啉-2-甲酸酯

CAS 登录号 55149-05-8

INN list 38

药效分类 平喘药

匹马吉定

Pimagedine（*INN*）

化学结构式

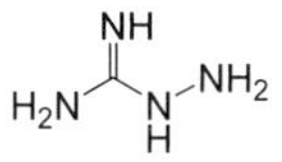

分子式和分子量 CH_6N_4 74.09

化学名 Aminoguanidine

氨基胍

CAS 登录号 79-17-4; 1937-19-5[盐酸盐]

INN list 69

药效分类 糖基化蛋白形成抑制药，醛糖还原酶抑制药

匹美茶碱

Pimefylline（*INN*）

化学结构式

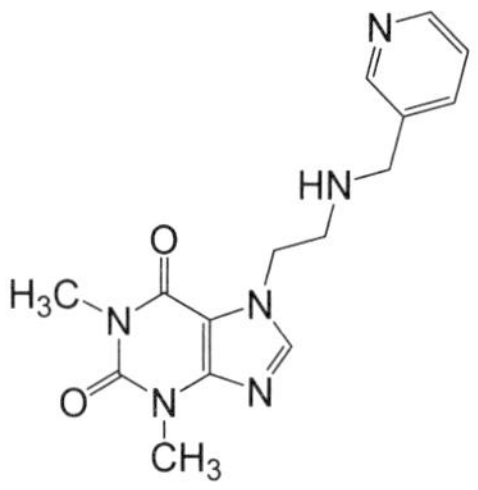

分子式和分子量 $C_{15}H_{18}N_6O_2$ 314.34

化学名 7-[2-[(3-Pyridylmethyl)amino]ethyl]theophylline

7-[2-[(3-吡啶甲基)氨基]乙基]茶碱

CAS 登录号 10001-43-1

INN list 21

药效分类 血管扩张药

匹美劳肽

Pimelautide（*INN*）

化学结构式

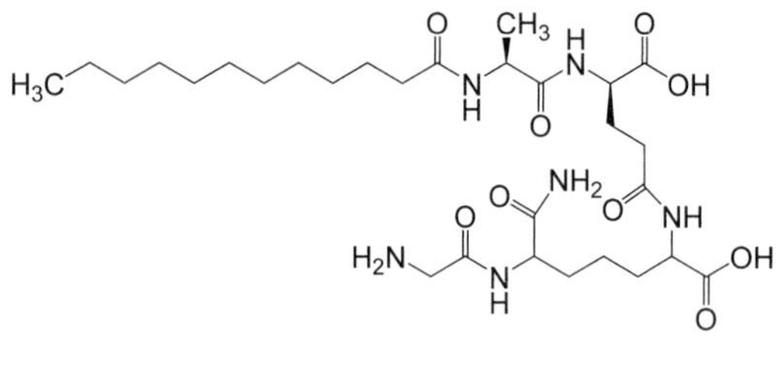

分子式和分子量 $C_{29}H_{52}N_6O_9$ 628.76

化学名 *threo*-6-Carbamoyl-*N*[2]-[*N*-(*N*-lauroyl-L-alanyl)-D-*γ*-glutamyl]-*N*[6]-glycyl-DL-lysine

苏-6-氨甲酰基-*N*[2]-[*N*-(*N*-十二烷酰基-L-丙氨酰)-D-*γ*-谷氨酰基]-*N*[6]-甘氨酰-DL-赖氨酸

CAS 登录号 78512-63-7

INN list 53

药效分类 免疫调节药

匹美噻吨

Pimethixene（*INN*）

化学结构式

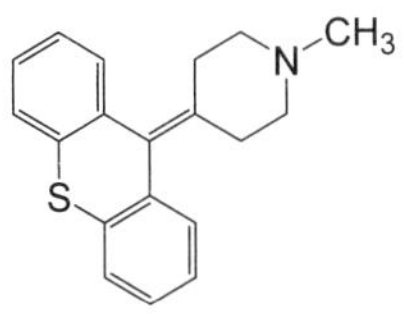

分子式和分子量 $C_{19}H_{19}NS$ 293.43

化学名 1-Methyl-4-(thioxanthen-9-ylidene)piperidine

1-甲基-4-(噻吨-9-基亚基)哌啶

CAS 登录号 314-03-4

INN list 14

药效分类 抗过敏药，镇静药

匹美汀

Pimetine（*INN*）

化学结构式

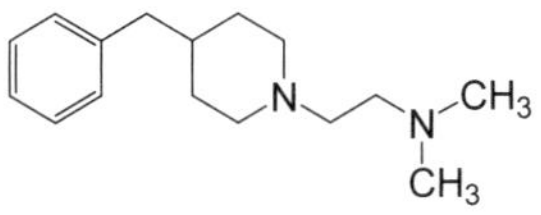

分子式和分子量 $C_{16}H_{26}N_2$ 246.40

化学名 4-Benzyl-1-[2-(dimethylamino)ethyl]piperidine

4-苄基-1-[2-(二甲氨基)乙基]哌啶

CAS 登录号 3565-03-5; 4991-68-8[盐酸盐]

INN list 13

药效分类 降血脂药

匹美西林新戊酯

Pivmecillinam Pivoxil（*INN*）

化学结构式

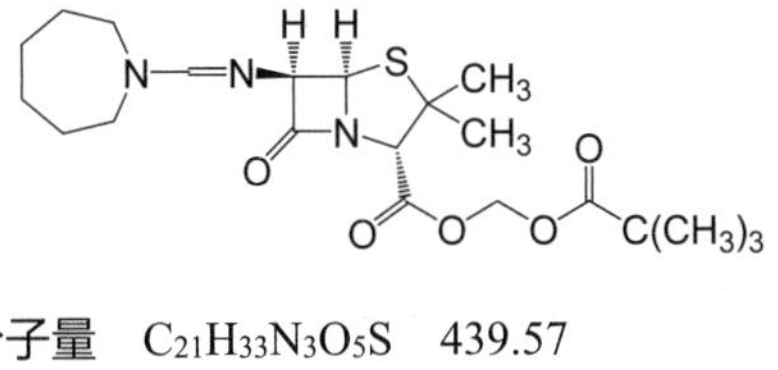

分子式和分子量 $C_{21}H_{33}N_3O_5S$ 439.57

化学名 Hydroxymethyl (2*S*,5*R*,6*R*)-6-[[(hexahydro-1*H*-azepin-1-yl)methylene]amino]-3,3-dimethyl-7-oxo-4-thia-1-azabicyclo[3.2.0]heptane-2-carboxylate pivalate(ester)

羟甲基 (2*S*,5*R*,6*R*)-6-[[(六氢-1*H*-氮杂䓬-1-基)甲亚基]氨基]-3,3-二甲基-7-氧代-4-硫杂-1-氮杂双环[3.2.0]庚烷-2-羧酸酯新戊酸酯

CAS 登录号 32886-97-8

INN list 32

药效分类 广谱青霉素类抗微生物药

ATC 分类 J01CA08

匹美酰胺

Pimetremide（*INN*）

化学结构式

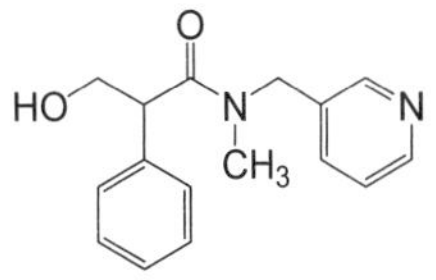

分子式和分子量 $C_{16}H_{18}N_2O_2$ 270.33

化学名 *N*-Methyl-2-phenyl-*N*-3-pyridylmethylhydracrylamide

N-甲基-2-苯基-*N*-3-吡啶基甲基羟基丙酰胺

CAS 登录号 578-89-2

INN list 6

药效分类 解痉药

匹米诺定

Piminodine（*INN*）

化学结构式

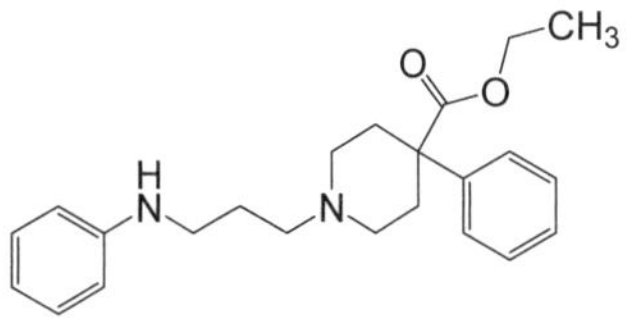

分子式和分子量 $C_{23}H_{30}N_2O_2$ 366.51

化学名 Ethyl 1-(3-anilinopropyl)-4-phenylpiperidine-4-carboxylate

乙基 1-(3-苯氨基丙基)-4-苯基哌啶-4-羧酸酯

CAS 登录号 13495-09-5; 7081-52-9[乙磺酸盐]

INN list 9

药效分类 镇痛药

匹米前列素

Pimilprost（*INN*）

化学结构式

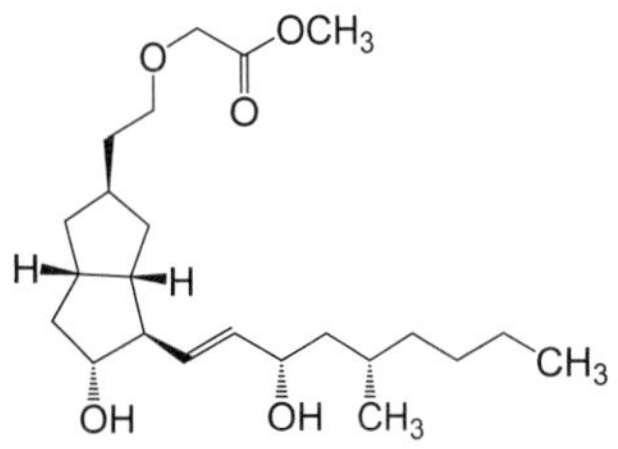

分子式和分子量 $C_{23}H_{40}O_5$ 396.56

化学名　(+)-Methyl[2-[(2*R*,3a*S*,4*R*,5*R*,6a*S*)-octahydro-5-hydroxy-4-[(l*E*,3*S*,5*S*)-3-hydroxy-5-methyl-l-nonenyl]-2-pentalenyl]ethoxy]acetate

(+)-甲基[2-[(2*R*,3a*S*,4*R*,5*R*,6a*S*)-八氢-5-羟基-4-[(l*E*,3*S*,5*S*)-3-羟基-5-甲基-l-壬烯]-2-并环戊基]乙氧基]乙酸酯

CAS 登录号　139403-31-9

INN list　71

药效分类　前列腺素类药，抗血栓药

匹莫苯旦

Pimobendan（*INN*）

化学结构式

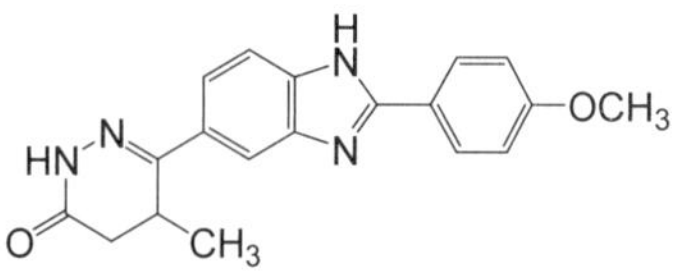

分子式和分子量　$C_{19}H_{18}N_4O_2$　334.37

化学名　(±)-4,5-Dihydro-6-[2-(*p*-methoxyphenyl)-5-benzimidazolyl]-5-methyl-3(2*H*)-pyridazinone

(±)-4,5-二氢-6-[2-(4-甲氧基苯基)-5-苯并咪唑基]-5-甲基-3(2*H*)-哒嗪酮

CAS 登录号　118428-36-7

INN list　46

药效分类　强心药

匹莫林

Pemoline（*INN*）

化学结构式

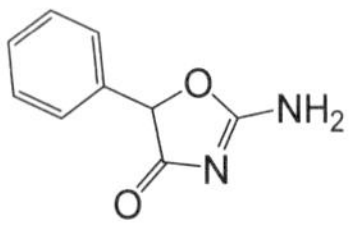

分子式和分子量　$C_9H_8N_2O_2$　176.17

化学名　2-Amino-5-phenyl-4-oxazolidinone

2-氨基-5-苯基-4-噁唑烷酮

CAS 登录号　2152-34-3

INN list　12

药效分类　精神兴奋药

匹莫齐特

Pimozide（*INN*）

化学结构式

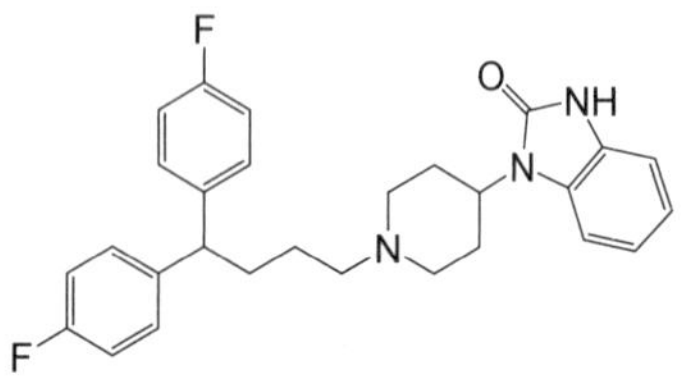

分子式和分子量　$C_{28}H_{29}F_2N_3O$　461.55

化学名　3-[1-[4,4-Bis(4-fluorophenyl)butyl]piperidin-4-yl]-1*H*-benzimidazol-2-one

3-[1-[4,4-双(4-氟苯基)丁基]哌啶-4-基]-1*H*-苯并咪唑啉-2-酮

CAS 登录号　2062-78-4

INN list　18

药效分类　抗精神病药

匹那多林

Pinadoline（*INN*）

化学结构式

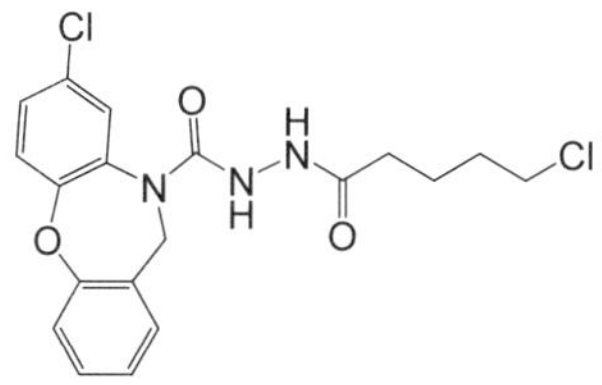

分子式和分子量　$C_{19}H_{19}Cl_2N_3O_3$　408.28

化学名　l-[(8-Chlorodibenz[*b*,*f*][1,4]oxazepin-10(11*H*-yl)carbonyl]-2-(5-chlorovaleryl)hydrazine

l-[(8-氯二苯并[*b*,*f*][1,4]氧氮杂䓬-10(11*H*-基)甲酰基]-2-(5-氯戊酰基)肼

CAS 登录号　38955-22-5

INN list　50

药效分类　镇痛药

匹那西泮

Pinazepam（*INN*）

化学结构式

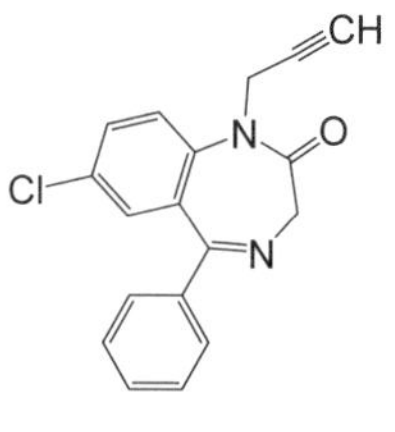

分子式和分子量　$C_{18}H_{13}ClN_2O$　308.76

化学名　7-Chloro-l,3-dihydro-5-phenyl-1-(2-propynyl)-2*H*-1,4-benzodiazepin-2-one

7-氯-l,3-二氢-5-苯基-1-(2-丙炔基)-2*H*-1,4-苯并二氮杂䓬-2-酮

CAS 登录号　52463-83-9

INN list　32

药效分类　抗抑郁药，抗焦虑药

匹诺卡兰

Pinokalant（*INN*）

分子式和分子量　$C_{41}H_{48}N_2O_9$　712.83

化学结构式

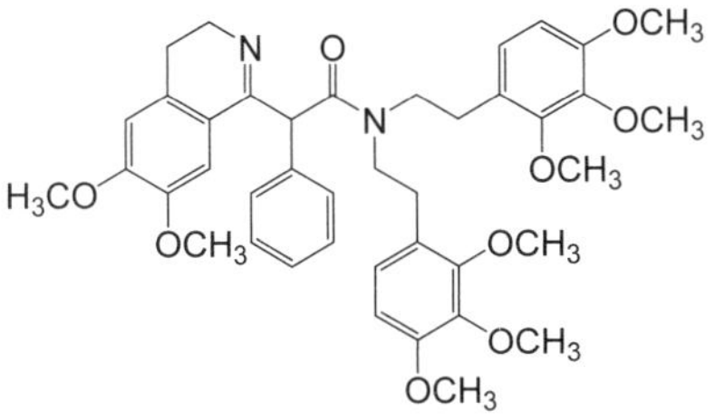

化学名 (±)-3,4-Dihydro-6,7-dimethoxy-*α*-phenyl-*N,N*-bis(2,3,4-trimethoxyphenethyl)-1-isoquinolineacetamide

(±)-3,4-二氢-6,7-二甲氧基-*α*-苯基-*N,N*-双(2,3,4-三甲氧基苯乙基)-1-异喹啉基乙酰胺

CAS 登录号 149759-26-2

INN list 82

药效分类 钾通道阻滞药

匹诺司他

Pinometostat（*INN*）

化学结构式

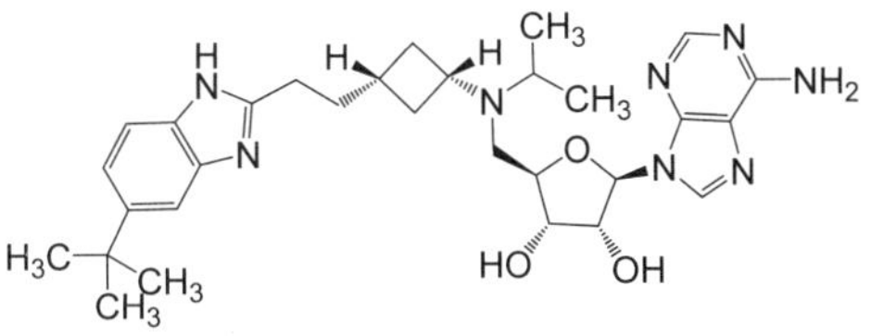

分子式和分子量 $C_{30}H_{42}N_8O_3$ 562.71

化学名 9-{5-Deoxy-5-[{*cis*-3-[2-(5-*tert*-butyl-1*H*-benzimidazol-2-yl)ethyl]cyclobutyl}(propan-2-yl)amino]-*β*-D-ribofuranosyl}-9*H*-purin-6-amine

9-{5-脱氧-5-[{顺-3-[2-(5-叔丁基-1*H*-苯并咪唑-2-基)乙基]环丁基}(丙-2-基)氨基]-*β*-D-呋喃核糖基}-9*H*-嘌呤-6-胺

CAS 登录号 1380288-87-8

INN list 112

药效分类 抗肿瘤药

匹哌氮酯

Pipazetate（*INN*）

化学结构式

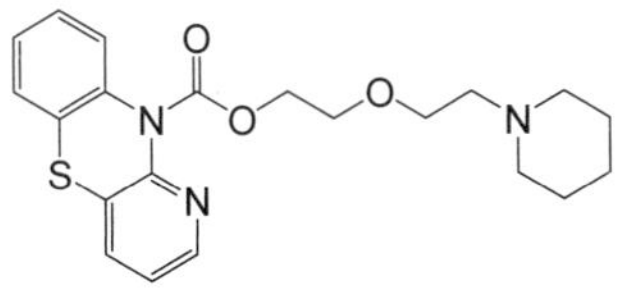

分子式和分子量 $C_{21}H_{25}N_3O_3S$ 399.51

化学名 2-(2-Piperidinoethoxy)ethyl 10*H*-pyrido[3,2-*b*][1,4]benzothiazine-10-carboxylate

2-(2-哌啶乙氧基)乙基 10*H*-吡啶并[3,2-*b*][1,4]苯并噻嗪-10-羧酸酯

CAS 登录号 2167-85-3

INN list 12

药效分类 镇咳药

匹哌环素

Pipacycline（*INN*）

化学结构式

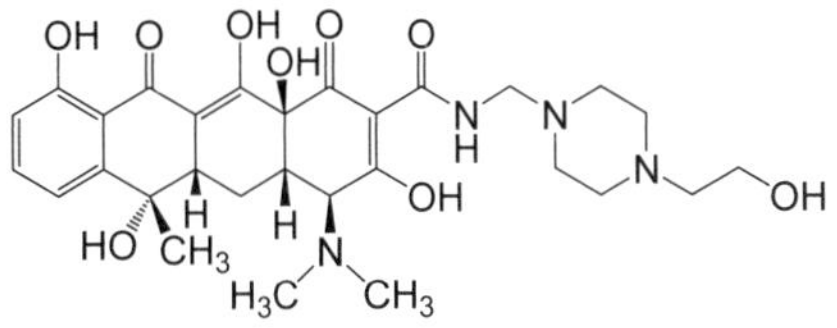

分子式和分子量 $C_{29}H_{38}N_4O_9$ 586.63

化学名 4-Dimethylamino-1,4,4*a*,5,5*a*,6,ll,12*a*-octahydro-3,6,10,12,12*a*-pentahydroxy-*N*-[[4-(2-hydroxyethyl)-l-piperazinyl]methyl]-6-methyl-1,1l-dioxo-2-naphthacenecarboxamide

4-二甲氨基-1,4,4*a*,5,5*a*,6,11,12*a*-八氢-3,6,10,12,12*a*-五羟基-*N*-[[4-(2-羟乙基)-l-哌嗪]甲基]-6-甲基-1,11-二氧代-2-并四苯甲酰胺

CAS 登录号 1110-80-1

INN list 12

药效分类 抗生素类药

匹哌马嗪

Pipamazine（*INN*）

化学结构式

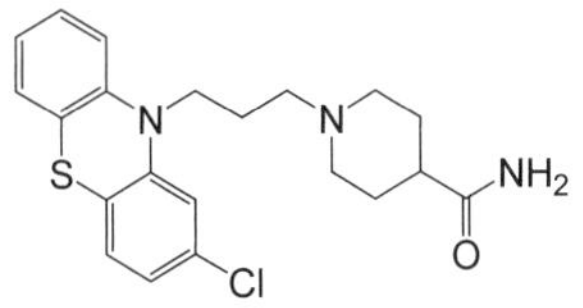

分子式和分子量 $C_{21}H_{24}ClN_3OS$ 401.95

化学名 10-[3-(4-Carbamoylpiperidino)propyl]-2-chlorophenothiazine

10-[3-(4-氨甲酰基哌啶)丙基]-2-氯吩噻嗪

CAS 登录号 84-04-8

INN list 10

药效分类 镇吐药

匹泮哌隆

Pipamperone（*INN*）

化学结构式

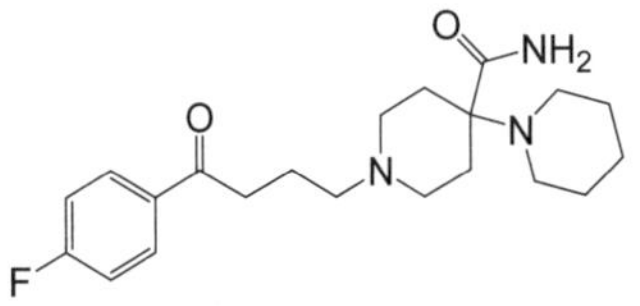

分子式和分子量 $C_{21}H_{30}FN_3O_2$ 375.48

化学名 1'-[3-(*p*-Fluorobenzoyl)propyl]-[1,4'-bipiperidine]-4'-carboxamide

1'-[3-(4-氟苯甲酰基)丙基]-[1,4'-联哌啶基]-4'-甲酰胺

CAS 登录号 1893-33-0

INN list 17

药效分类 抗精神病药

匹瑞洛尔

Pirepolol（*INN*）

化学结构式

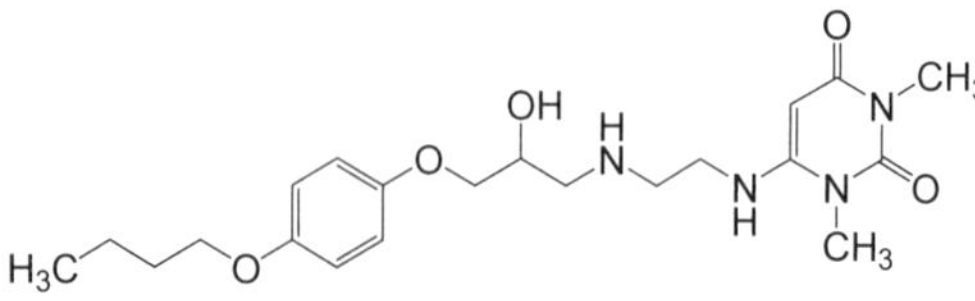

分子式和分子量 $C_{21}H_{32}N_4O_5$ 420.50

化学名 (±)-6-[[2-[[3-(*p*-Butoxyphenoxy)-2-hydroxypropyl]amino]ethyl]amino]-1,3-dimethyluracil

(±)-6-[[2-[[3-(4-丁氧基苯氧基)-2-羟丙基]氨基]乙基]氨基]-1,3-二甲基尿嘧啶

CAS 登录号 69479-26-1

INN list 48

药效分类 β受体拮抗药

匹瑞麦特

Pirepemat（*INN*）

化学结构式

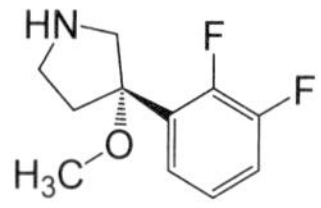

分子式和分子量 $C_{11}H_{13}F_2NO$ 213.23

化学名 (3*S*)-3-(2,3-Difluorophenyl)-3-methoxypyrrolidine

(3*S*)-3-(2,3-二氟苯基)-3-甲氧基吡咯烷

CAS 登录号 1227638-29-0

INN list 123

药效分类 促智药

匹妥布替尼

Pirtobrutinib（*INN*）

化学结构式

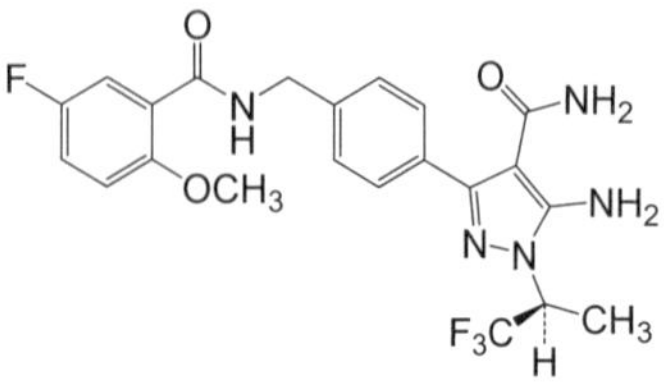

分子式和分子量 $C_{22}H_{21}F_4N_5O_3$ 479.44

化学名 5-Amino-3-{4-[(5-fluoro-2-methoxybenzamido)methyl]phenyl}-1-[(2*S*)-1,1,1-trifluoropropan-2-yl]-1*H*-pyrazole-4-carboxamide

5-氨基-3-{4-[(5-氟-2-甲氧基苯甲酰氨基)甲基]苯基}-1-[(2*S*)-1,1,1-三氟丙烷-2-基]-1*H*-吡唑-4-甲酰胺

CAS 登录号 2101700-15-4

INN list 125

药效分类 布鲁顿酪氨酸激酶抑制药，抗肿瘤药

匹维溴铵

Pinaverium Bromide（*INN*）

化学结构式

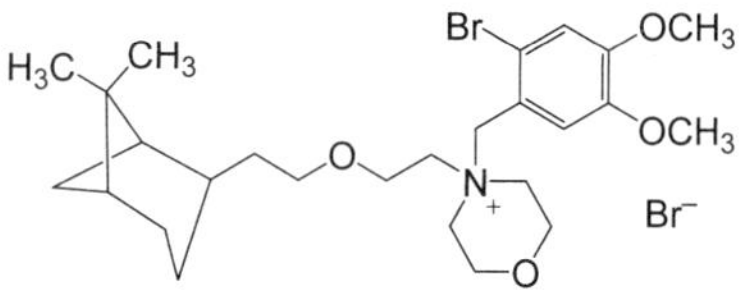

分子式和分子量 $C_{26}H_{41}Br_2NO_4$ 591.42

化学名 4-(6-Bromoveratryl)-4-[2-[2-(6,6-dimethyl-2-norpinyl)ethoxy]ethyl]-morpholinium bromide

溴化 4-(6-溴藜芦基)-4-[2-[2-(6,6-二甲基-2-降蒎烷基)乙氧基]乙基]吗啉鎓

CAS 登录号 53251-94-8

INN list 32

药效分类 解痉药

匹戊肼

Pivhydrazine

化学结构式

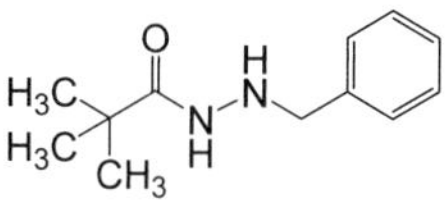

分子式和分子量 $C_{12}H_{18}N_2O$ 206.28

化学名 2'-Benzylpivalohydrazide

2'-苄基新戊酰肼

CAS 登录号 306-19-4

药效分类 抗心绞痛药

匹西雷司

Picilorex（*INN*）

化学结构式

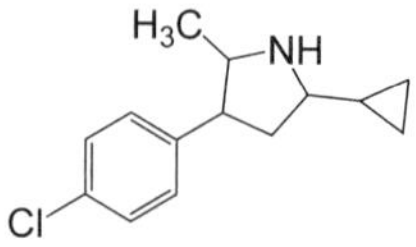

分子式和分子量 $C_{14}H_{18}ClN$ 235.75

化学名 3-(*p*-Chlorophenyl)-5-cyclopropyl-2-methylpyrrolidine

3-(4-氯苯基)-5-环丙基-2-甲基吡咯烷

CAS 登录号 62510-56-9

INN list 40

药效分类 食欲抑制药

匹组格司他

Pizuglanstat（*INN*）

化学结构式

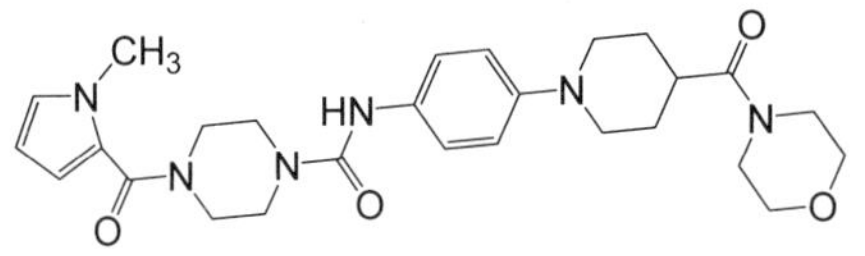

分子式和分子量 $C_{27}H_{36}N_6O_4$ 508.61

化学名 4-(1-Methyl-1*H*-pyrrole-2-carbonyl)-*N*-{4-[4-(morpholine-4-carbonyl)piperidin-1-yl]phenyl}piperazine-1-carboxamide

4-(1-甲基-1*H*-吡咯-2-羰基)-*N*-{4-[4-(吗啉-4-羰基)哌啶-1-基]苯基}哌嗪-1-甲酰胺

CAS 登录号 1244967-98-3

INN list 120

药效分类 造血前列腺素合成酶抑制药

嘌罗霉素

Puromycin（*INN*）

化学结构式

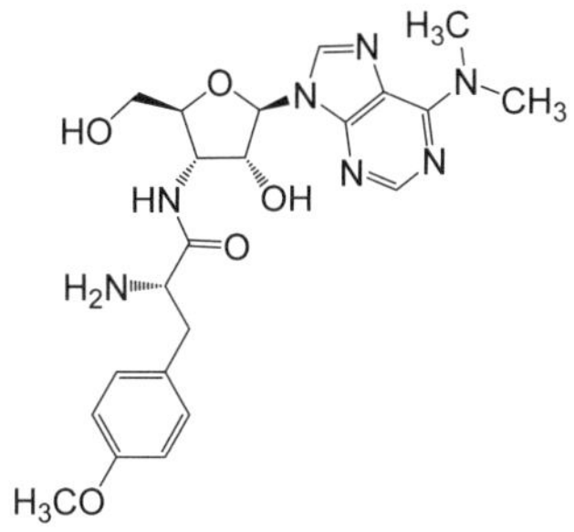

分子式和分子量 $C_{22}H_{29}N_7O_5$ 471.51

化学名 3'-(L-*α*-Amino-4-methoxyhydrocinnamamido)-3'-deoxy-*N,N*-dimethyladenosine

3'-(L-*α*-氨基-4-甲氧基氢化肉桂酰氨基)-3'-脱氧-*N,N*-二甲基腺苷

CAS 登录号 53-79-2；58-58-2[二盐酸盐]

INN list 15

药效分类 抗生素类抗肿瘤药，抗锥虫药

嘌嘧替派

Pumitepa（*INN*）

化学结构式

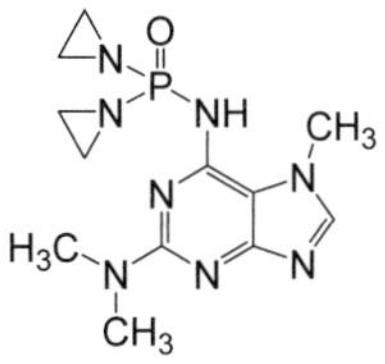

分子式和分子量 $C_{12}H_{19}N_8OP$ 322.31

化学名 *P,P*-Bis(1-aziridinyl)-*N*-[2-(dimethylamino)-7-methylpurin-6-yl]phosphinic amide

P,P-双(1-氮杂环丙基)-*N*-[2-(二甲氨基)-7-甲基嘌呤-6-基]亚膦酰胺

CAS 登录号 42061-52-9

INN list 48

药效分类 抗肿瘤药

平卡尼

Pincainide（*INN*）

化学结构式

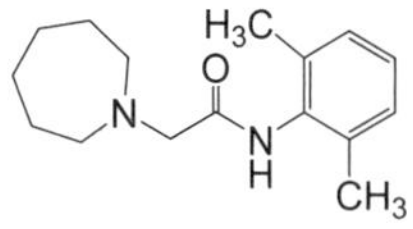

分子式和分子量 $C_{16}H_{24}N_2O$ 260.37

化学名 2,3,4,5,6,7-Hexahydro-1*H*-azepine-1-aceto-2',6'-xylidide

2,3,4,5,6,7-六氢-1*H*-氮杂革-1-乙酰基-2',6'-二甲苯胺

CAS 登录号 83471-41-4

INN list 49

药效分类 抗心律失常药

泼那扎特

Prednazate（*INN*）

化学结构式

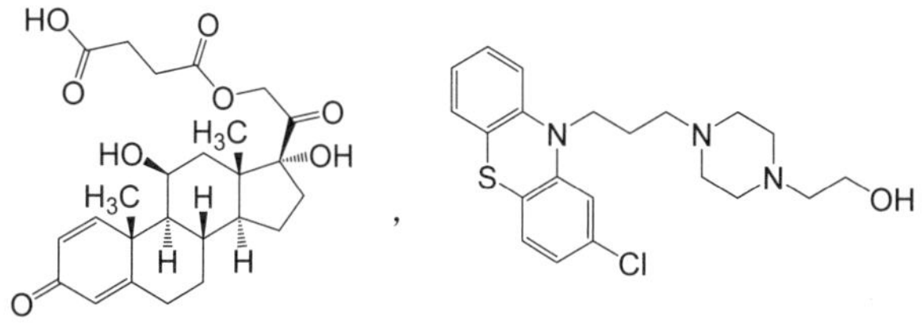

分子式和分子量 $C_{25}H_{32}O_8 \cdot C_{21}H_{26}ClN_3OS$ 864.49

化学名 11*β*,17,21-Trihydroxypregna-1,4-diene-3,20-dione,21-hydrogen succinate,compound with 4-[3-(2-chlorophenothiazin-10-yl)propyl]-1-piperazine-ethanol (1∶1)

11*β*,17,21-三羟基孕甾-1,4-二烯-3,20-二酮 21-氢化琥珀酸酯与 4-[3-(2-氯吩噻嗪-10-基)丙基]-1-哌嗪乙醇的复合物(1∶1)

CAS 登录号 5714-75-0

INN list 16

药效分类 肾上腺皮质激素类药

泼那唑啉

Prednazoline（*INN*）

化学结构式

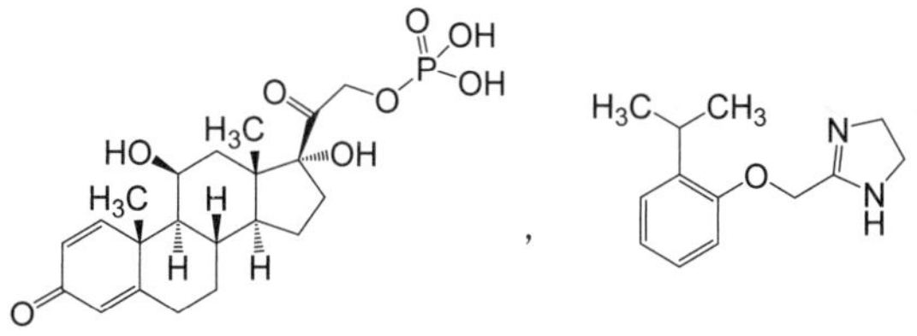

分子式和分子量 $C_{21}H_{29}O_8P \cdot C_{13}H_{18}N_2O$ 658.73

化学名 11β,17,21-Trihydroxypregna-1,4-diene-3,20-dione 21-(di-H phosphate) compound with 2-[(2-isopropylphenoxy)methyl]-2-imidazoline

11β,17,21-三羟基孕甾-1,4-二烯-3,20-二酮 21-(磷酸二氢酯)与 2-[(2-异丙基苯氧基)甲基]-2-咪唑啉的复合物

CAS 登录号 6693-90-9

INN list 22

药效分类 肾上腺皮质激素类药

泼尼卡酯

Prednicarbate（*INN*）

化学结构式

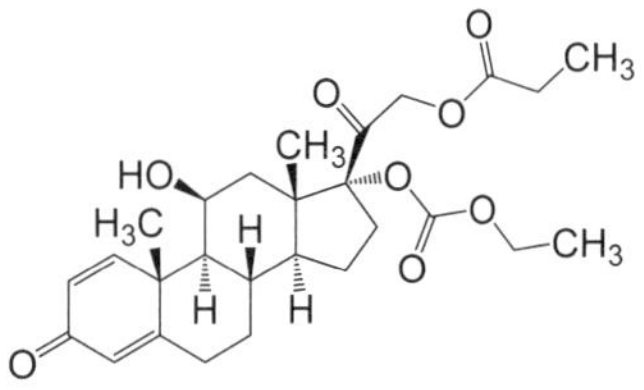

分子式和分子量 $C_{27}H_{36}O_8$ 488.57

化学名 11β,17,21-Trihydroxypregna-1,4-diene-3,20-dione 17-(ethyl carbonate) 21-propionate

11β,17,21-三羟基孕甾-1,4-二烯-3,20-二酮 17-(乙基羧酸酯) 21-丙酸酯

CAS 登录号 73771-04-7

INN list 44

药效分类 糖皮质激素类药

ATC 分类 D07AC18

泼尼立定

Prednylidene（*INN*）

化学结构式

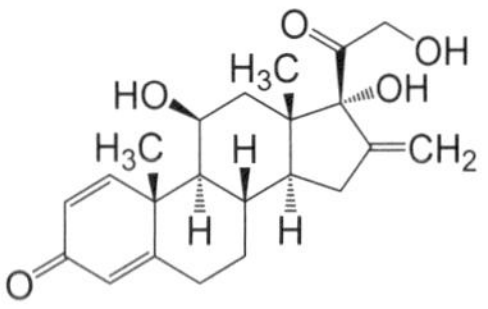

分子式和分子量 $C_{22}H_{28}O_5$ 372.45

化学名 11β,17,21-Trihydroxy-16-methylenepregna-1,4-diene-3,20-dione

11β,17,21-三羟基-16-甲亚基孕甾-1,4-二烯-3,20-二酮

CAS 登录号 599-33-7

INN list 13

药效分类 糖皮质激素类药

ATC 分类 H02AB11

泼尼莫司汀

Prednimustine（*INN*）

分子式和分子量 $C_{35}H_{45}Cl_2NO_6$ 646.64

化学结构式

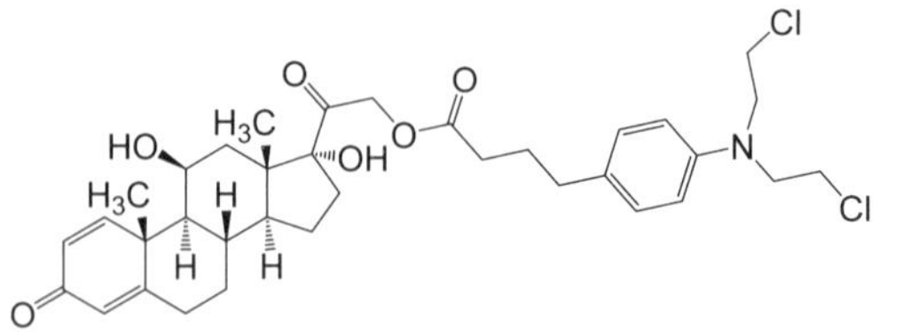

化学名 11β,17,21-Trihydroxypregna-1,4-diene-3,20-dione 21-[4-[*p*-[bis(2-chloroethyl)amino]phenyl]butyrate]

11β,17,21-三羟基孕甾-1,4-二烯-3,20-二酮 21-[4-[4-[双(2-氯乙基)氨基]苯基]丁酸酯]

CAS 登录号 29069-24-7

INN list 31

药效分类 烷化剂类抗肿瘤药

ATC 分类 L01AA08

泼尼松

Prednisone（*INN*）

化学结构式

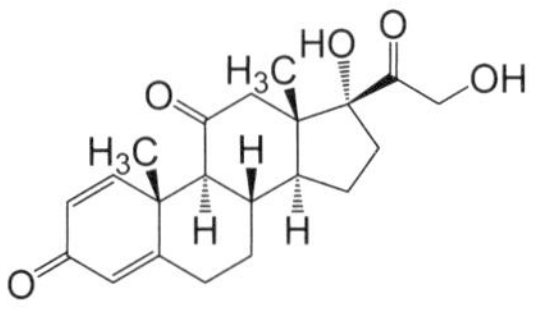

分子式和分子量 $C_{21}H_{26}O_5$ 358.43.

化学名 17α,21-Dihydroxypregna-1,4-diene-3,11,20-trione

17α,21-二羟基孕甾-1,4-二烯-3,11,20-三酮

CAS 登录号 53-03-2

INN list 6

药效分类 糖皮质激素类药

ATC 分类 H02AB07

泼尼松龙

Prednisolone（*INN*）

化学结构式

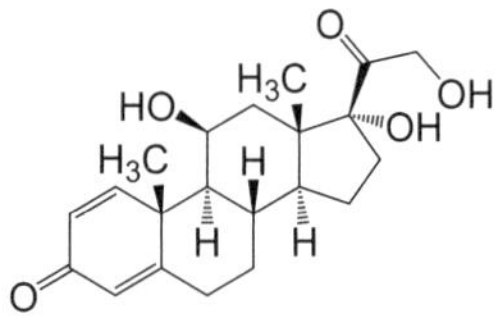

分子式和分子量 $C_{21}H_{28}O_5$ 360.44

化学名 11β,17α,21-Trihydroxypregna-1,4-diene-3,20-dione

11β,17α,21-三羟基孕甾-1,4-二烯-3,20-二酮

CAS 登录号 50-24-8[无水]; 52438-85-4[倍半水合物]

INN list 6

药效分类 糖皮质激素类药

ATC 分类 H02AB06

泼尼松龙酯

Prednisolone Steaglate（*INN*）

化学结构式（见下）

分子式和分子量 $C_{41}H_{64}O_8$ 684.94

化学名 Stearate ester of 11*β*,17,21-trihydroxypregna-1,4-diene-3,20-dione-21-glycolate

11*β*,17,21-三羟基孕甾-1,4-二烯-3,20-二酮-21-硬脂酰氧乙酸酯

CAS 登录号 5060-55-9

INN list 16

药效分类 糖皮质激素类药

泼尼索酯

Prednisolamate（*INN*）

化学结构式

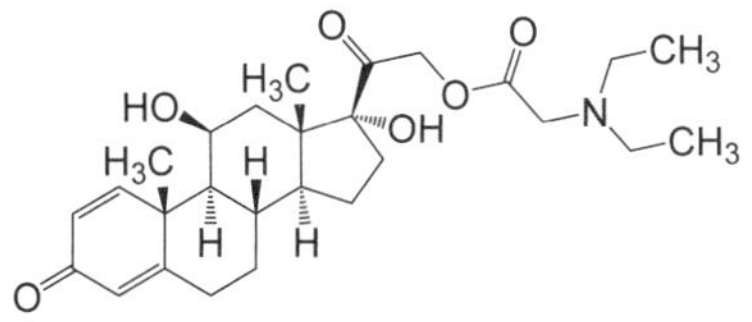

分子式和分子量 $C_{27}H_{39}NO_6$ 473.60

化学名 11*β*,17,21-Trihydroxypregna-1,4-diene-3,20-dione 21-*N*,*N*-diethylglycine ester

11*β*,17,21-三羟基孕甾-1,4-二烯-3,20-二酮 21-*N*,*N*-二乙基甘氨酸酯

CAS 登录号 5626-34-6

INN list 13

药效分类 肾上腺皮质激素类药

扑米酮

Primidone（*INN*）

化学结构式

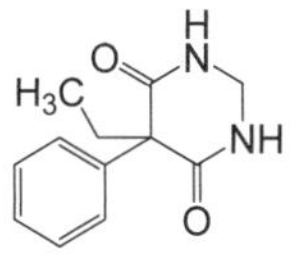

分子式和分子量 $C_{12}H_{14}N_2O_2$ 218.25

化学名 5-Ethyl-5-phenyl-dihydro-4,6(1*H*,5*H*)-pyrimidinedione

5-乙基-5-苯基-二氢-4,6(1*H*,5*H*)-嘧啶二酮

CAS 登录号 125-33-7

INN list 4

药效分类 抗癫痫药

扑灭司林

Permethrin（*INN*）

化学结构式

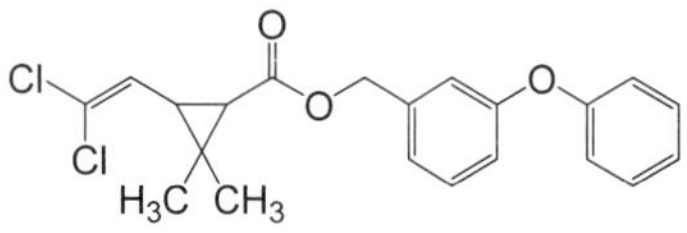

分子式和分子量 $C_{21}H_{20}Cl_2O_3$ 391.29

化学名 *m*-Phenoxybenzyl(±)-3-(2,2-dichlorovinyl)-2,2-dimethylcyclo-propanecarboxylate

3-苯氧基苄基(±)-3-(2,2-二氯乙烯基)-2,2-二甲基环丙烷羧酸酯

CAS 登录号 52645-53-1

INN list 52

药效分类 杀虫药

ATC 分类 P03AC04

葡胺苯砜

Glucosulfone（*INN*）

化学结构式

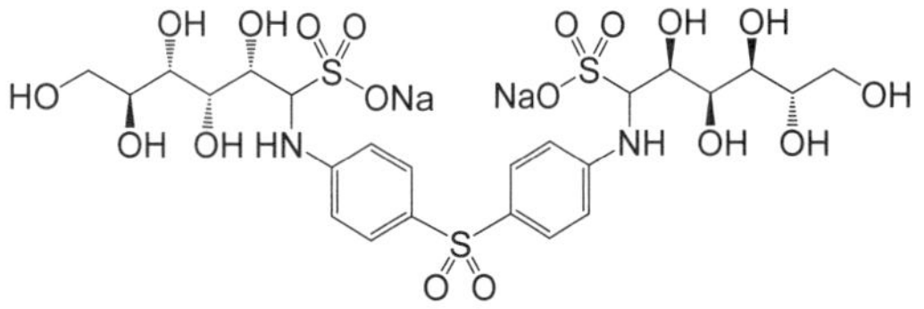

分子式和分子量 $C_{24}H_{34}N_2Na_2O_{18}S_3$ 780.70

化学名 Disodium;(2*R*,3*S*,4*R*,5*R*)-2,3,4,5,6-pentahydroxy-1-[4-[4-[[(2*R*,3*S*,4*R*,5*R*)-2,3,4,5,6-pentahydroxy-1-sulfonatohexyl]amino]phenyl]sulfonylanilino]hexane-1-sulfonate

(2*R*,3*S*,4*R*,5*R*)-2,3,4,5,6-五羟基-1-[4-[4-[[(2*R*,3*S*,4*R*,5*R*)-2,3,4,5,6-五羟基-1-磺酸盐己基]氨基]苯基]磺酰基苯氨基]己烷-1-磺酸盐二钠

CAS 登录号 554-18-7

INN list 1

药效分类 抗麻风药

葡苷酸吗啡

Morphine Glucuronide（*INN*）

分子式和分子量 $C_{23}H_{27}NO_9$ 461.46

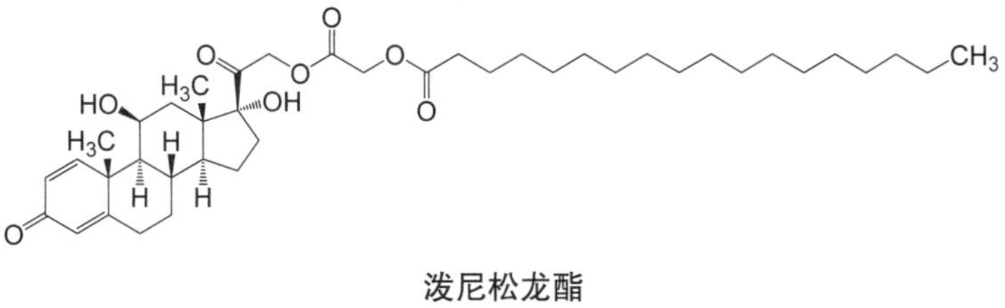

泼尼松龙酯

化学结构式

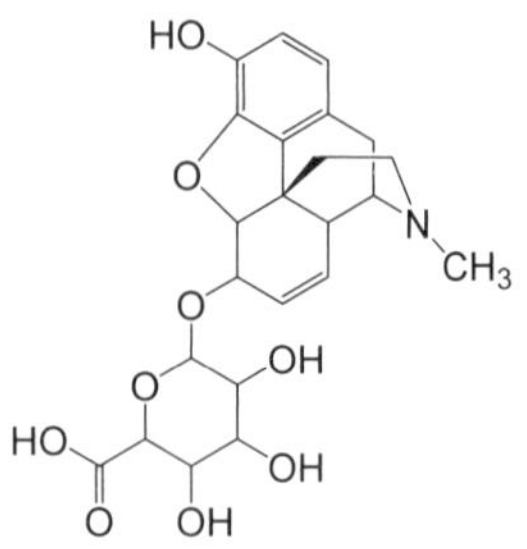

化学名　Morphine 6*β*-D-glucopyranosiduronide

吗啡 6*β*-D-葡萄糖醛酸苷

CAS 登录号　20290-10-2

INN list　92

药效分类　镇痛药

葡庚糖酐铁

Gleptoferron（*INN*）

化学结构式

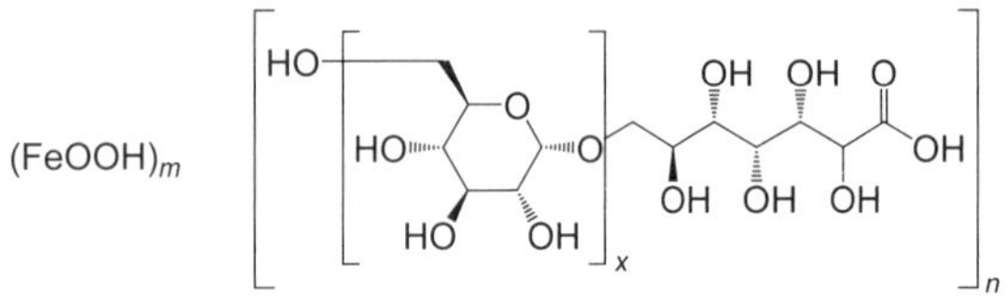

分子式　$(FeOOH)_m[HO\text{-}(C_6H_{10}O_5)_x\text{-}C_7H_{13}O_7]_n$

化学名　Gleptoferron

葡庚糖酐铁

CAS 登录号　57680-55-4

INN list　36

药效分类　抗贫血药

葡庚糖酸钙

Calcium Glucoheptonate（*INN*）

化学结构式

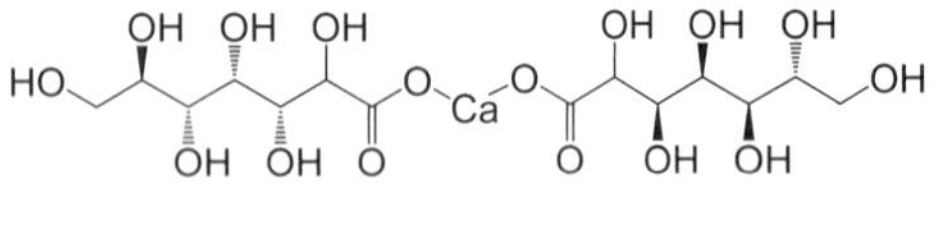

分子式和分子量　$C_{14}H_{26}CaO_{16}$　490.42

化学名　Calcium(2*R*,3*R*,4*S*,5*R*,6*R*)-2,3,4,5,6,7-hexahydroxyheptanoate

(2*R*,3*R*,4*S*,5*R*,6*R*)-2,3,4,5,6,7-六羟基庚酸钙盐

CAS 登录号　29039-00-7

INN list　6

药效分类　矿物质补充药

葡庚糖酸钠

Gluceptate Sodium

分子式和分子量　$C_7H_{13}NaO_8$　248.16

化学结构式

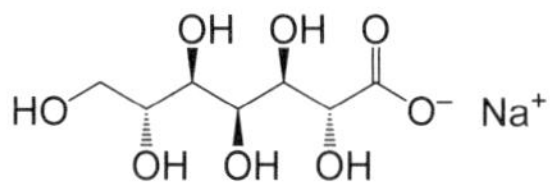

化学名　Monosodium(2*R*,3*R*,4*S*,5*R*,6*R*)-2,3,4,5,6,7-hexahydroxyheptanoate

(2*R*,3*R*,4*S*,5*R*,6*R*)-2,3,4,5,6,7-六羟基庚酸钠盐

CAS 登录号　13007-85-7; 87-74-1[D-甘油-D-古洛糖-庚酸]

药效分类　矿物质补充药

葡磺胺

Glucosulfamide（*INN*）

化学结构式

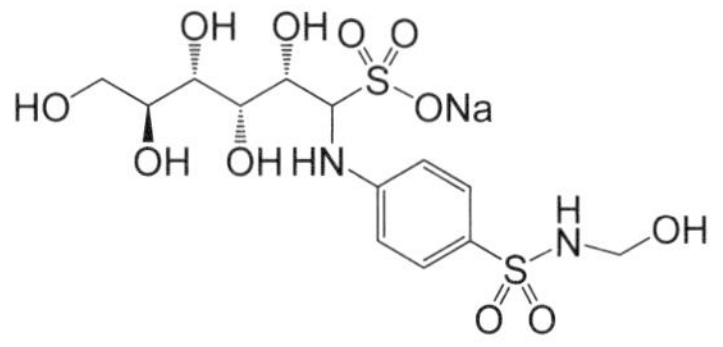

分子式和分子量　$C_{13}H_{21}N_2NaO_{11}S_2$　468.43

化学名　Sodium(2*S*,3*R*,4*S*,5*S*)-2,3,4,5,6-pentahydroxy-1-[4-(hydroxymethylsulfamoyl)anilino]hexane-1-sulfonate

(2*S*,3*R*,4*S*,5*S*)-2,3,4,5,6-五羟基-1-[4-(羟甲基氨磺酰基)苯氨基]己烷-1-磺酸钠

CAS 登录号　7007-76-3

INN list　1

药效分类　抗感染药

葡甲胺

Meglumine（*INN*）

化学结构式

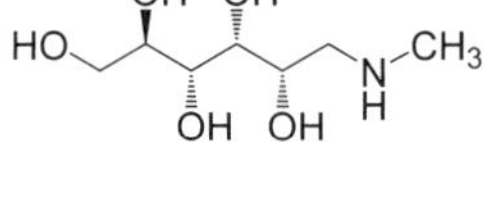

分子式和分子量　$C_7H_{17}NO_5$　195.21

化学名　1-Deoxy-1-(methylamino)-D-glucitol

1-脱氧-1-(甲氨基)-D-山梨醇

CAS 登录号　6284-40-8

INN list　15

药效分类　诊断用药

葡磷酰胺

Glufosfamide（*INN*）

化学结构式

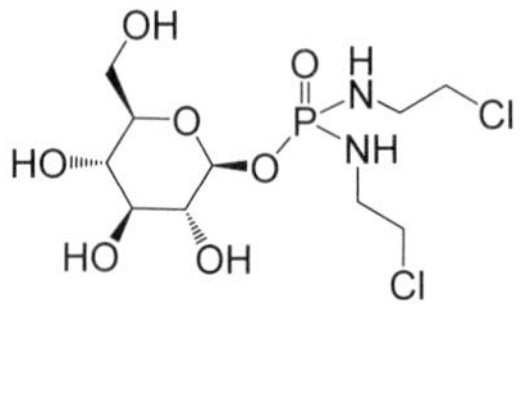

分子式和分子量 $C_{10}H_{21}Cl_2N_2O_7P$ 383.16

化学名 *β*-D-Glucopyranose 1-[*N,N'*-bis(2-chloroethyl)]phosphorodiamidate

β-D-吡喃葡萄糖 1-[*N,N'*-双(2-氯乙基)]磷酸二酰胺酯

CAS 登录号 132682-98-5

INN list 77

药效分类 抗肿瘤药

葡柳铝酸钠

Sodium Glupaldrate（*INN*）

化学结构式

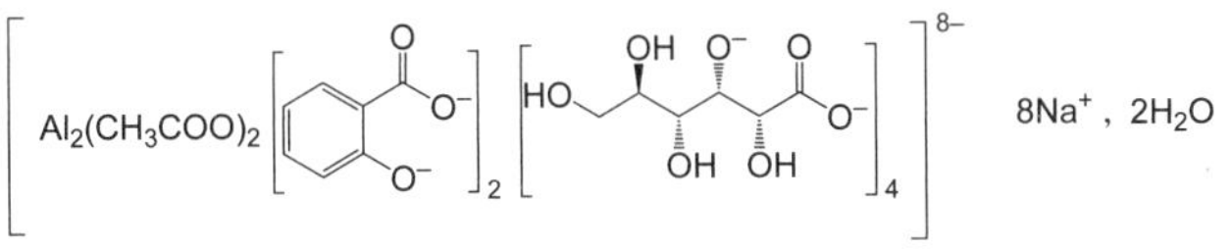

分子式和分子量 $C_{42}H_{54}Al_2Na_8O_{38}\cdot 2H_2O$ 1440.77

化学名 Dialuminum; octasodium; 2-oxidobenzoate;(2*R*,3*S*,4*S*,5*R*)-2,4,5,6-tetrahydroxy-3-oxidohexanoate;diacetate; dihydrate

2-氧化苯甲酸,(2*R*,3*S*,4*S*,5*R*)-2,4,5,6-四羟基-3-氧化己酸,二乙酸,二铝盐,八钠盐,二水合物

CAS 登录号 12214-50-5[无水物]

INN list 17

药效分类 抗酸药，抗炎镇痛药

葡罗酰胺

Glucuronamide（*INN*）

化学结构式

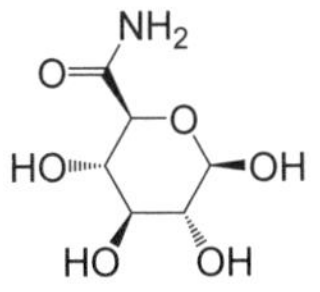

分子式和分子量 $C_6H_{11}NO_6$ 193.15

化学名 *β*-D-Glucopyranuronamide

β-D-吡喃葡萄糖酰胺

CAS 登录号 61914-43-0

INN list 42

药效分类 解毒药

葡铝酸钾

Potassium Glucaldrate（*INN*）

化学结构式

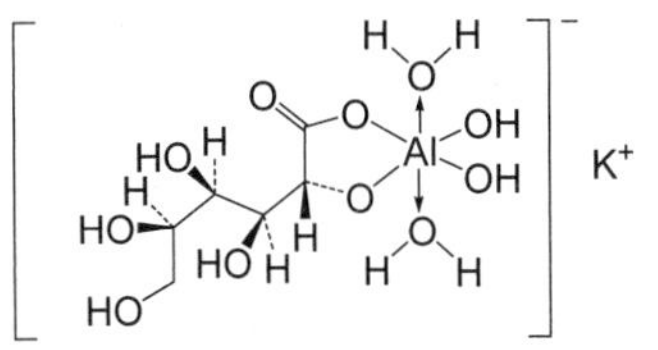

分子式和分子量 $C_6H_{16}AlKO_{11}$ 330.26

化学名 Potassium diaqua[gluconato(2−)]dihydroxyaluminate(1−)

二水[葡糖酸基(2−)]二羟基铝酸(1−)钾

CAS 登录号 23835-15-6; 1317-30-2[取代物]

INN list 14

药效分类 抗酸药

葡美辛

Glucametacin（*INN*）

化学结构式

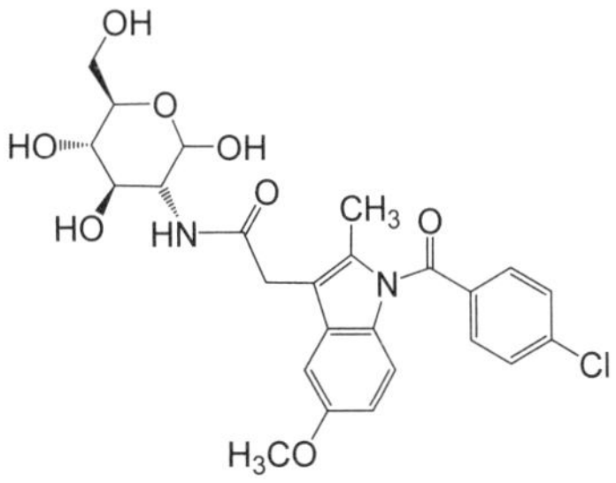

分子式和分子量 $C_{25}H_{27}ClN_2O_8$ 518.94

化学名 2-[2-[1-(*p*-Chlorobenzoyl)-5-methoxy-2-methylindol-3-yl]acetamido]-2-deoxy-D-glucose

2-[2-[1-(4-氯苯甲酰基)-5-甲氧基-2-甲基吲哚-3-基]乙酰氨基]-2-脱氧-D-葡萄糖

CAS 登录号 52443-21-7

INN list 32

药效分类 抗炎镇痛药

葡醛内酯

Glucurolactone（*INN*）

化学结构式

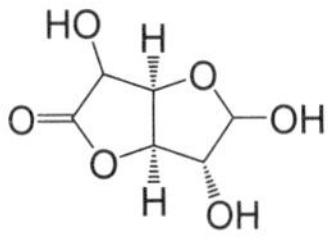

分子式和分子量 $C_6H_8O_6$ 176.12

化学名 *γ*-Lactone of D-glucofuranuronic acid

D-呋喃葡萄糖醛酸 *γ*-内酯

CAS 登录号 63-29-6

INN list 6

药效分类 保肝药

葡醛酸钠

Sodium Glucuronate

化学结构式

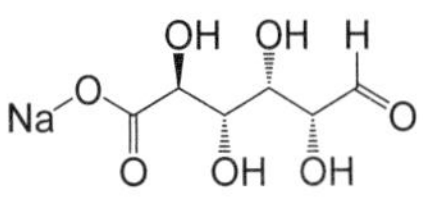

分子式和分子量 $C_6H_9NaO_7$ 216.12

化学名 Sodium(2*S*,3*S*,4*S*,5*R*)-2,3,4,5-tetrahydroxy-6-oxohexanoate
(2*S*,3*S*,4*S*,5*R*)-2,3,4,5-四羟基-6-氧代己酸钠

CAS 登录号 14984-34-0; 207300-70-7[一水合物]

药效分类 保肝药

葡乳醛酸钙

Calcium Glubionate（*INN*）

化学结构式

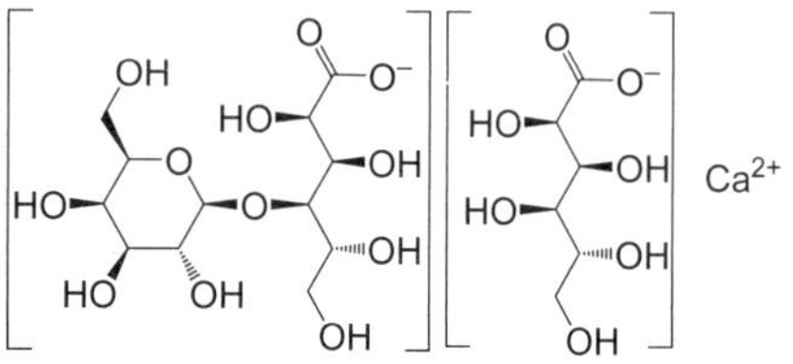

分子式和分子量 $C_{18}H_{32}CaO_{19}$ 592.51

化学名 Calcium D-gluconate lactobionate
D-葡萄糖酸钙乳糖醛酸盐

CAS 登录号 31959-85-0; 12569-38-9[一水合物]

INN list 23

药效分类 矿物质补充药

葡索铁

Glusoferron（*INN*）

化学结构式

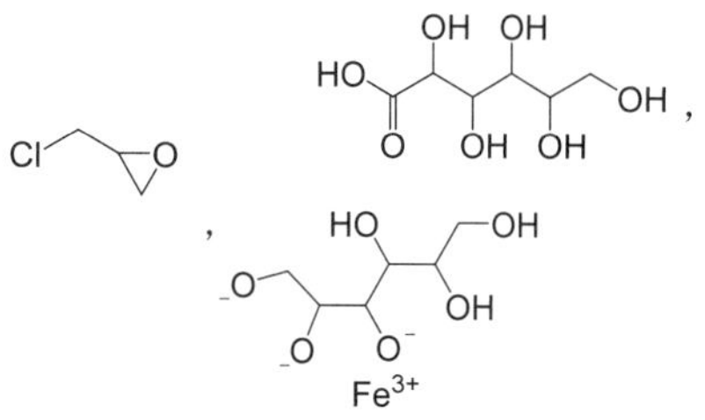

分子式和分子量 $C_{15}H_{28}ClFeO_{14}$ 523.6

化学名 D-Gluconic acid polymer with D-glucitol,iron(3+)salt
D-葡萄糖酸, D-山梨醇, 铁(3+)盐的聚合物

CAS 登录号 56959-18-3

INN list 37

药效分类 抗贫血药

葡萄糖酸胆碱

Choline Gluconate（*INN*）

化学结构式

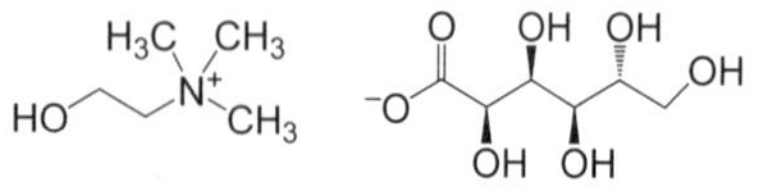

分子式和分子量 $C_{11}H_{25}NO_8$ 299.32

化学名 (2-Hydroxyethyl)trimethylammonium D-gluconate
(2-羟基乙基)三甲基铵 D-葡萄糖酸盐

CAS 登录号 507-30-2

INN list 110

药效分类 拟胆碱药

葡萄糖酸钙

Calcium Gluconate

化学结构式

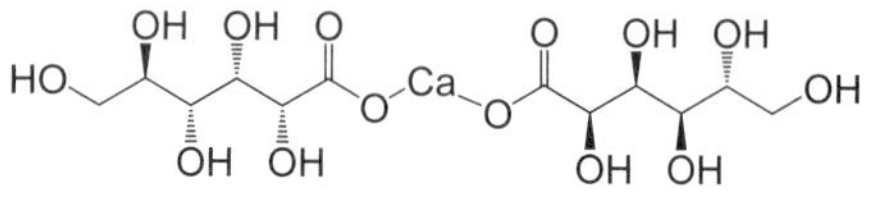

分子式和分子量 $C_{12}H_{22}CaO_{14}$ 430.37

化学名 Calcium;(2*R*,3*S*,4*R*,5*R*)-2,3,4,5,6-pentahydroxyhexanoate
(2*R*,3*S*,4*R*,5*R*)-2,3,4,5,6-五羟基己酸钙

CAS 登录号 299-28-5[无水]; 526-95-4[D-葡糖酸]

药效分类 矿物质补充药

葡萄糖酸锑钠

Sodium Stibogluconate（*INN*）

化学结构式

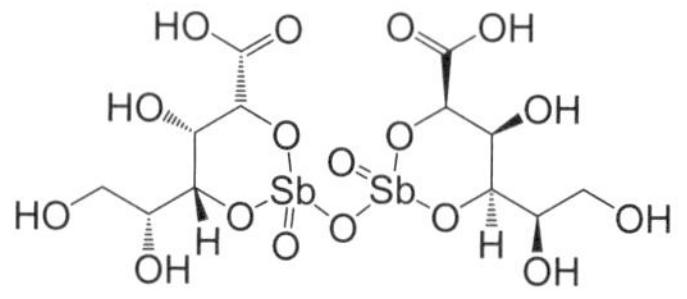

分子式和分子量 $C_{12}H_{20}O_{17}Sb_2 \cdot 9H_2O \cdot 3Na$ 910.90

化学名 Antimony(V)derivative of sodium gluconate
葡萄糖酸钠的锑(V)衍生物

CAS 登录号 16037-91-5; 100817-46-7[Stibogluconic acid]

INN list 1

药效分类 抗黑热病药

ATC 分类 P01CB02

葡萄糖酸锌

Zinc Gluconate

化学结构式

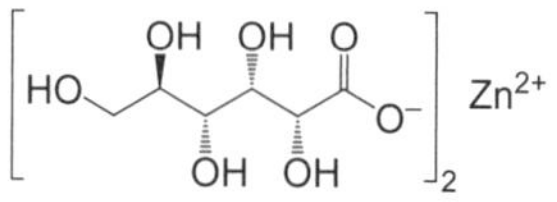

分子式和分子量 $C_{12}H_{22}O_{14}Zn$ 455.70

化学名 Zinc D-gluconate(1：2)
D-葡萄糖酸锌(1：2)

CAS 登录号 4468-02-4

药效分类 矿物质补充药

葡萄糖酸亚铁

Ferrous Gluconate

分子式和分子量 $C_{12}H_{22}FeO_{14}$ 446.14

化学结构式

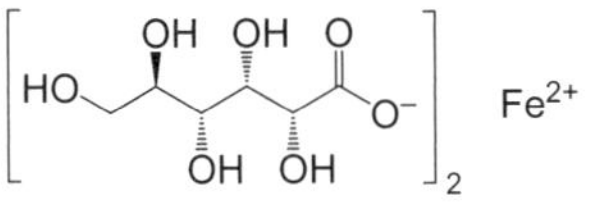

化学名 Iron(2+)gluconate

葡萄糖酸亚铁(2+)盐

CAS 登录号 299-29-6; 12389-15-0[水合物]; 526-95-4[D-葡糖酸]

药效分类 抗贫血药

葡烟酯

Glunicate（*INN*）

化学结构式

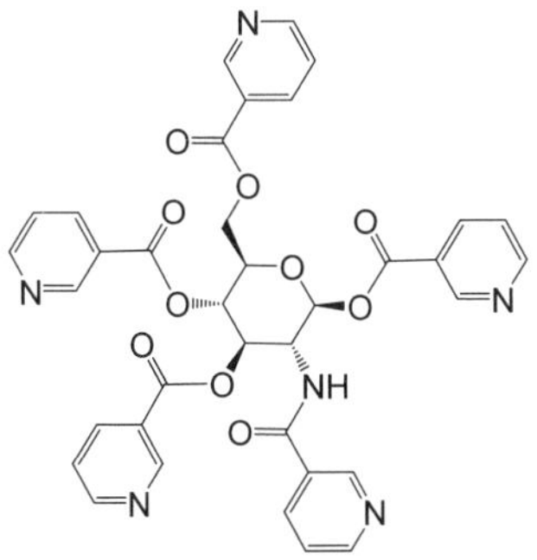

分子式和分子量 $C_{36}H_{28}N_6O_{10}$ 704.64

化学名 2-Deoxy-2-nicotinamido-*β*-D-glucopyranose 1,3,4,6-tetranicotinate

2-脱氧-2-烟酰氨基-*β*-D-吡喃葡萄糖 1,3,4,6-四烟酸酯

CAS 登录号 80763-86-6

INN list 51

药效分类 降血脂药

葡右阿斯氯铵

Pudexacianinium Chloride（*INN*）

化学结构式

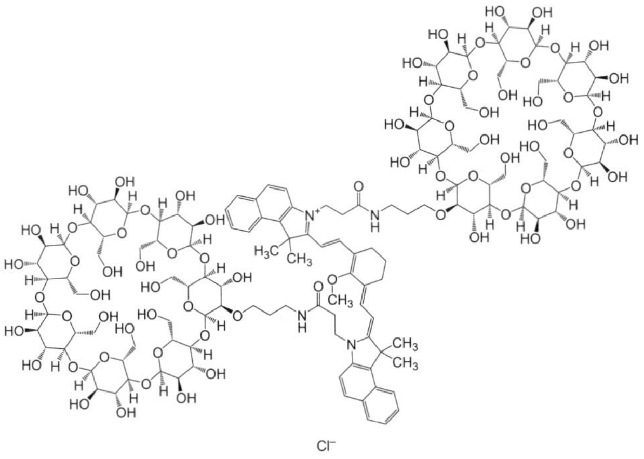

分子式和分子量 $C_{135}H_{197}ClN_4O_{73}$ 3079.47

化学名 3-(3-{[3-(Cyclomaltoheptaos-2[I]-*O*-yl)propyl]amino}-3-oxopropyl)-2-{(1*E*)-2-[(3*E*)-3-{(2*E*)-2-[3-(3-{[3-(cyclomaltoheptaos-2[I]-*O*-yl)propyl]amino}-3-oxopropyl)-1,1-dimethyl-1,3-dihydro-2*H*-benzo[*e*]indol-2-ylidene]ethylidene}-2-methoxycyclohex-1-en-1-yl]ethen-1-yl}-1,1-dimethyl-1*H*-benzo[*e*]indol-3-ium chloride

氯化 3-(3-{[3-(环麦芽庚糖-2[I]-*O*-基)丙基]氨基}-3-氧代丙基)-2-{(1*E*)-2-[(3*E*)-3-{(2*E*)-2-[3-(3-{[3-(环麦芽庚糖-2[I]-*O*-基)丙基]氨基}-3-氧代丙基)-1,1-二甲基-1,3-二氢-2*H*-苯并[*e*]吲哚-2-基亚基]亚乙基}-2-甲氧基环己-1-烯-1-基]乙烯-1-基}-1,1-二甲基-1*H*-苯并[*e*]吲哚-3-鎓

CAS 登录号 2243793-22-6

INN list 122

药效分类 诊断用药

普阿氯芬

Arbaclofen Placarbil（*INN*）

化学结构式

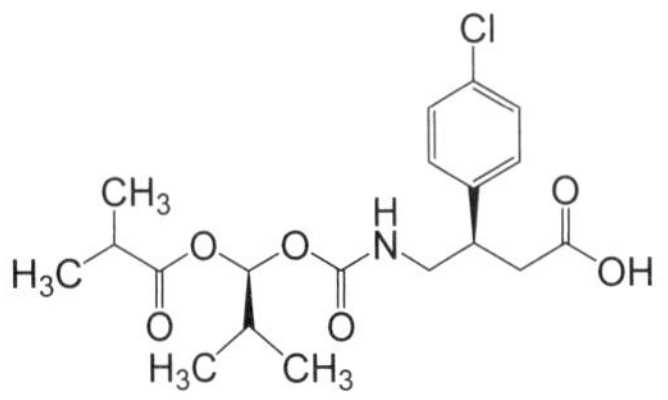

分子式和分子量 $C_{19}H_{26}ClNO_6$ 399.90

化学名 (3*R*)-3-(4-Chlorophenyl)-4-[[[(1*S*)-2-methyl-1-[(2-methylpropanoyl)oxy]propoxy]carbonyl]amino]butanoic acid

(3*R*)-3-(4-氯苯基)-4-[[[(1*S*)-2-甲基-1-[(2-甲基丙酰基)氧基]丙氧基]甲酰基]氨基]丁酸

CAS 登录号 847353-30-4

INN list 97

药效分类 解痉药

普地利定

Prodilidine（*INN*）

化学结构式

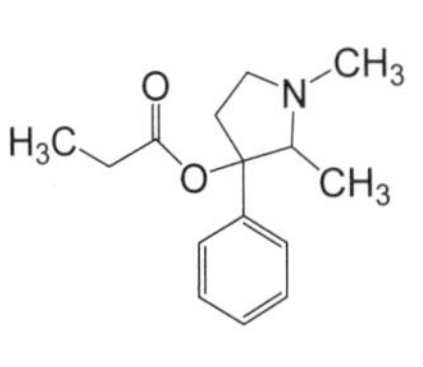

分子式和分子量 $C_{15}H_{21}NO_2$ 247.34

化学名 1,2-Dimethyl-3-phenyl-3-pyrrolidinol propionate(ester)

1,2-二甲基-3-苯基-3-吡咯烷醇丙酸酯

CAS 登录号 3734-17-6; 3734-16-5[盐酸盐]

INN list 12

药效分类 镇痛药

普地哌隆

Prideperone（*INN*）

分子式和分子量 $C_{23}H_{24}FN_3O_3$ 409.45

化学结构式

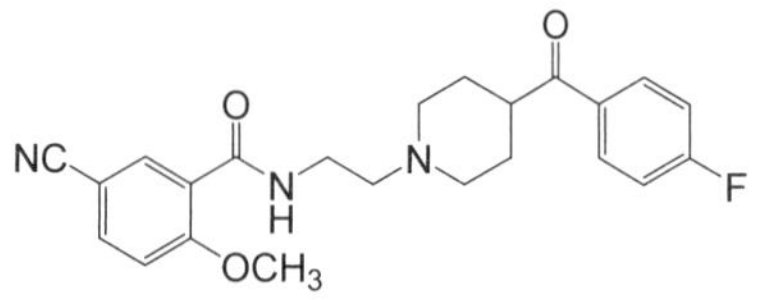

化学名 5-Cyano-*N*-[2-[4-(*p*-fluorobenzoyl)piperidino]ethyl]-*o*-anisamide

5-氰基-*N*-[2-[4-(4-氟苯甲酰基)哌啶基]乙基]-2-茴香酰胺

CAS 登录号 95374-52-0

INN list 54

药效分类 抗精神病药

普伐他汀

Pravastatin（*INN*）

化学结构式

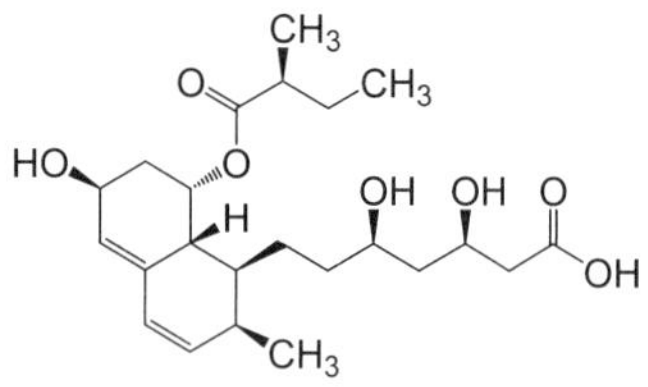

分子式和分子量 $C_{23}H_{36}O_7$ 424.53

化学名 (+)-(*βR*,*δR*,1*S*,2*S*,6*S*,8*S*,8*aR*)-1,2,6,7,8,8*a*-Hexahydro-*β*,*δ*,6,8-tetrahydroxy-2-methyl-1-naphthaleneheptanoic acid,8-[(2*S*)-2-methylbutyrate]

(+)-(*βR*,*δR*,1*S*,2*S*,6*S*,8*S*,8*aR*)-1,2,6,7,8,8*a*-六氢-*β*,*δ*,6,8-四羟基-2-甲基-1-萘庚酸,8-[(2*S*)-2-甲基丁酸酯]

CAS 登录号 81093-37-0; 81131-70-6[钠盐]

INN list 57

药效分类 他汀类降血脂药

ATC 分类 C10AA03

普凡色林

Pruvanserin（*INN*）

化学结构式

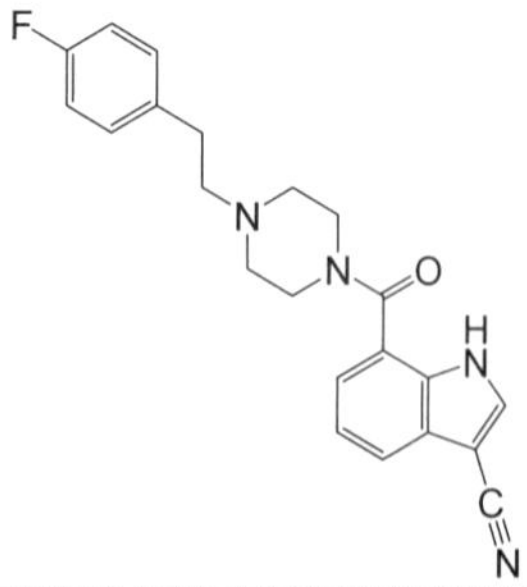

分子式和分子量 $C_{22}H_{21}FN_4O$ 376.43

化学名 1-[(3-Cyano-1*H*-indol-7-yl)carbonyl]-4-[2-(4-fluorophenyl)ethyl]piperazine

1-[(3-氰基-1*H*-吲哚-7-基)甲酰基]-4-[2-(4-氟苯基)乙基]哌嗪

CAS 登录号 443144-26-1

INN list 90

药效分类 5-羟色胺受体拮抗药

普呋罗林

Prifuroline（*INN*）

化学结构式

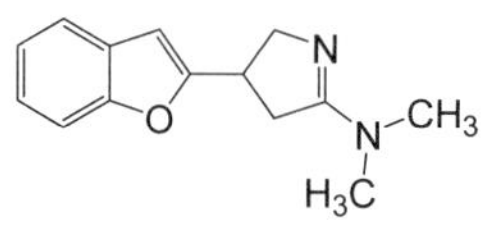

分子式和分子量 $C_{14}H_{16}N_2O$ 228.29

化学名 4-(2-Benzofuranyl)-2-(dimethylamino)-1-pyrroline

4-(2-苯并呋喃)-2-(二甲氨基)-1-二氢吡咯

CAS 登录号 70833-07-7

INN list 43

药效分类 抗心律失常药

普卡霉素

Plicamycin（*INN*）

化学结构式（见下）

分子式和分子量 $C_{52}H_{76}O_{24}$ 1085.15

化学名 [2*S*-[2*α*,3*β*(1*R**,3*R**,4*S**)]]-6-[[2,6-Dideoxy-3-*O*-(2,6-dideoxy-*β*-D-*arabino*-hexopyranosyl)-*β*-D-*arabino*-hexopyranosyl]oxy]-2-[(*O*-2,6-dideoxy-3-*C*-methyl-*β*-D-*ribo*-hexopyranosyl-(1→4)-*O*-2,6-dideoxy-*α*-D-*lyxo*-hexopyranosyl-(1→3)-2,6-dideoxy-*β*-D-*arabino*-hexopyranosyl)oxy]-3-(3,4-dihydroxy-1-methyl-2-oxopentyl)-3,4-dihydro-8,9-dihydroxy-7-methyl-1(2*H*)-anthracenone

[2*S*-[2*α*,3*β*(1*R**,3*R**,4*S**)]]-6-[[2,6-二脱氧-3-*O*-(2,6-二脱氧-*β*-D-阿拉伯-吡喃己糖基)-*β*-D-阿拉伯-吡喃己糖基]氧基]-2-[(*O*-2,6-二脱氧-3-*C*-甲基-*β*-D-核-吡喃己糖基-(1→4)-*O*-2,6-二脱氧-*α*-D-来苏-吡喃己糖基-(1→3)-2,6-二脱氧-*β*-D-阿拉伯-吡喃己糖基)氧基]-3-(3,4-二羟基-1-甲基-2-氧戊基)-3,4-二氢-8,9-二羟基-7-甲基-1(2*H*)-蒽酮

CAS 登录号 18378-89-7

INN list 50

药效分类 抗生素类抗肿瘤药

ATC 分类 L01DC02

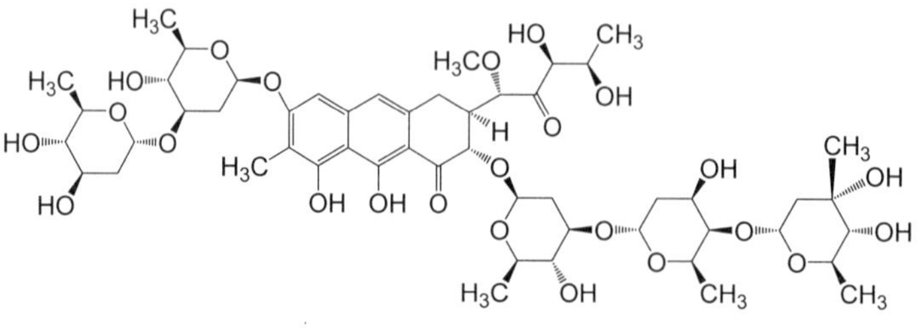

普卡霉素

普克鲁胺

Pruxelutamide（*INN*）

化学结构式

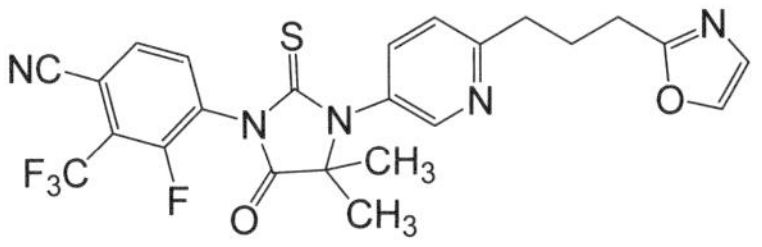

分子式和分子量 $C_{24}H_{19}F_4N_5O_2S$ 517.50

化学名 4-[4,4-Dimethyl-3-[6-[3-(1,3-oxazol-2-yl)propyl]pyridin-3-yl]-5-oxo-2-sulfanylideneimidazolidin-1-yl]-3-fluoro-2-(trifluoromethyl)benzonitrile

4-[4,4-二甲基-3-[6-[3-(1,3-噁唑-2-基)丙基]吡啶-3-基]-5-氧代-2-硫烷亚基咪唑烷-1-基]-3-氟-2-(三氟甲基)苯甲腈

CAS 登录号 1398046-21-3

INN list 125

药效分类 抗雄激素药，抗肿瘤药

普克罗米

Probicromil（*INN*）

化学结构式

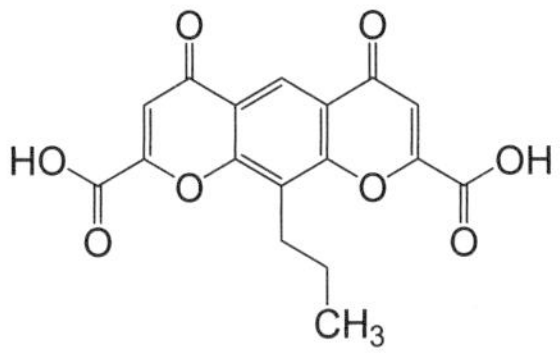

分子式和分子量 $C_{17}H_{12}O_8$ 344.28

化学名 4,6-Dioxo-10-propyl-4*H*,6*H*-benzol[1,2-*b*:5,4-*b*']dipyran-2,8-dicarboxylic acid

4,6-二氧代-10-丙基-4*H*,6*H*-苯并[1,2-*b*:5,4-*b*']二吡喃-2,8-二羧酸

CAS 登录号 58805-38-2; 71144-97-3[钙盐]

INN list 46

药效分类 抗过敏药

普拉贝脲

Plafibride（*INN*）

化学结构式

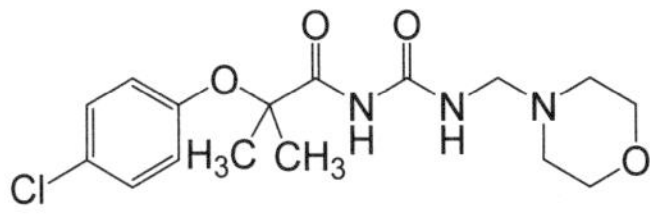

分子式和分子量 $C_{16}H_{22}ClN_3O_4$ 355.82

化学名 l-[2-(*p*-Chlorophenoxy)-2-methylpropionyl]-3-(morpholinomethyl)urea

l-[2-(4-氯苯氧基)-2-甲基丙酰基]-3-(吗啉甲基)脲

CAS 登录号 63394-05-8

INN list 39

药效分类 抗凝血药，降血脂药

普拉铋孟

Pravibismane（*INN*）

化学结构式

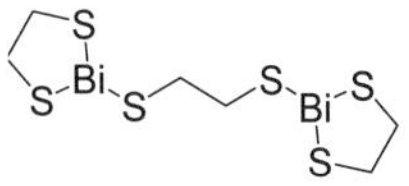

分子式和分子量 $C_6H_{12}Bi_2S_6$ 694.510

化学名 2,2'-[Ethane-1,2-diylbis(sulfanediyl)]bis(1,3,2-dithiabismolane)

2,2'-[乙-1,2-叉基双(硫烷叉基)]双(1,3,2-二硫杂铋杂环戊烷)

CAS 登录号 175880-68-9

INN list 120

药效分类 抗菌药

普拉地平

Pranidipine（*INN*）

化学结构式

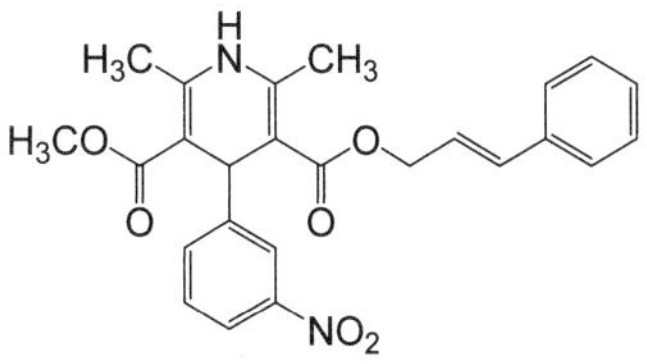

分子式和分子量 $C_{25}H_{24}N_2O_6$ 448.47

化学名 (*E*)-Cinnamyl methyl(±)-l,4-dihydro-2,6-dimethyl-4-(*m*-nitrophenyl)-3,5-pyridinedicarboxylate

(*E*)-肉桂基甲基(±)-l,4-二氢-2,6-二甲基-4-(3-硝基苯基)-3,5-吡啶二甲酸二酯

CAS 登录号 99522-79-9

INN list 66

药效分类 钙通道阻滞药

普拉多林

Pravadoline（*INN*）

化学结构式

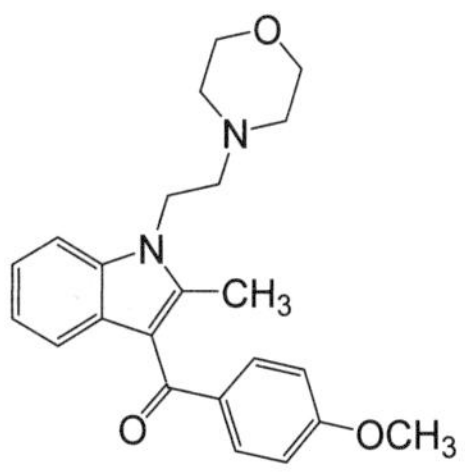

分子式和分子量 $C_{23}H_{26}N_2O_3$ 378.47

化学名 *p*-Methoxyphenyl 2-methyl-1-(2-morpholinoethyl)indol-3-yl ketone

4-甲氧基苯基 2-甲基-1-(2-吗啉乙基)吲哚-3-基甲酮

CAS 登录号 92623-83-1; 92623-84-2[马来酸盐]

INN list 60

药效分类 镇痛药

普拉睾酮

Prasterone（*INN*）

化学结构式

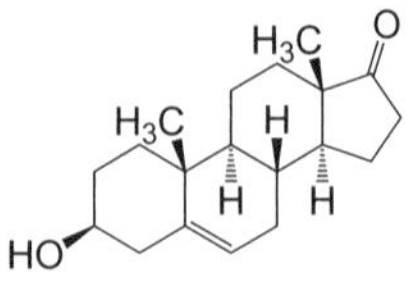

分子式和分子量 $C_{19}H_{28}O_2$ 288.42

化学名 3*β*-Hydroxyandrost-5-en-17-one

3*β*-羟基雄甾-5-烯-17-酮

CAS 登录号 53-43-0

INN list 23

药效分类 同化激素类药

ATC 分类 A14AA07

普拉格雷

Prasugrel（*INN*）

化学结构式

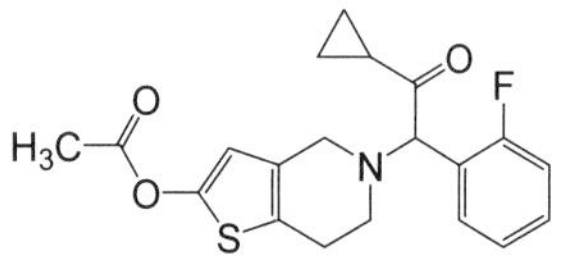

分子式和分子量 $C_{20}H_{20}FNO_3S$ 373.44

化学名 5-[(1*RS*)-2-Cyclopropyl-1-(2-fluorophenyl)-2-oxoethyl]-4,5,6,7-tetrahydrothieno[3,2-*c*]pyridin-2-yl acetate

5-[(1*RS*)-2-环丙基-1-(2-氟苯基)-2-氧代乙基]-4,5,6,7-四氢噻吩并[3,2-*c*]吡啶-2-基乙酸酯

CAS 登录号 150322-43-3; 389574-19-0[盐酸盐]

INN list 91

药效分类 抗血小板聚集药

普拉康唑

Pramiconazole（*INN*）

化学结构式

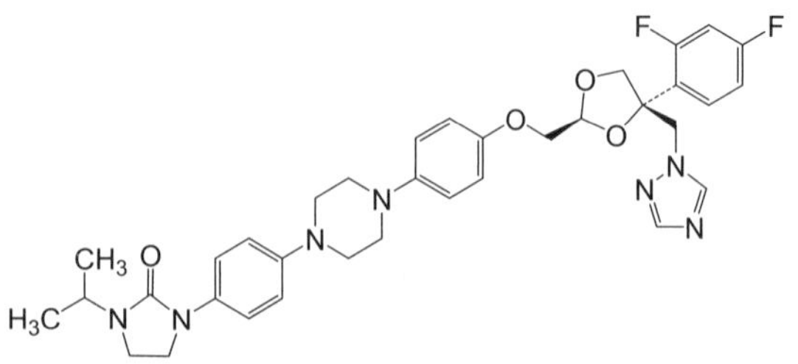

分子式和分子量 $C_{35}H_{39}F_2N_7O_4$ 659.70

化学名 1-[4-[4-[4-[[(2*S*,4*R*)-4-(2,4-Difluorophenyl)-4-(1*H*-1,2,4-triazol-1-ylmethyl)-1,3-dioxolan-2-yl]methoxy]phenyl]piperazin-1-yl]phenyl]-3-(1-methylethy)imidazolidin-2-one

1-[4-[4-[4-[[(2*S*,4*R*)-4-(2,4-二氟苯基)-4-(1*H*-1,2,4-三氮唑-1-基甲基)-1,3-二氧戊环-2-基]甲氧基]苯基]哌嗪-1-基]苯基]-3-(1-甲基乙基)咪唑啉-2-酮

CAS 登录号 219923-85-0

INN list 95

药效分类 抗真菌药

普拉克索

Pramipexole（*INN*）

化学结构式

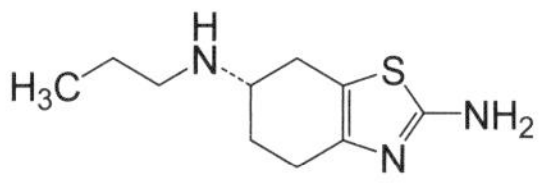

分子式和分子量 $C_{10}H_{17}N_3S$ 211.33

化学名 (*S*)-2-Amino-4,5,6,7-tetrahydro-6-(propylamino)benzothiazole

(*S*)-2-氨基-4,5,6,7-四氢-6-(丙氨基)苯并噻唑

CAS 登录号 104632-26-0; 191217-81-9[二盐酸盐水合物]

INN list 58

药效分类 抗抑郁药，抗震颤麻痹药，抗精神分裂症药

普拉洛尔

Practolol（*INN*）

化学结构式

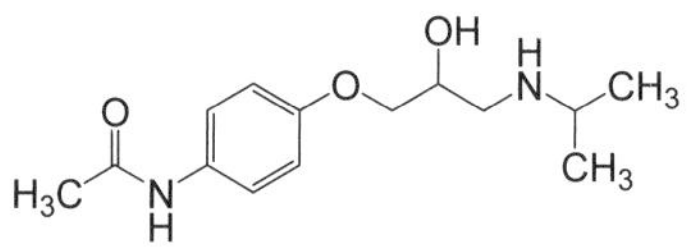

分子式和分子量 $C_{14}H_{22}N_2O_3$ 266.34

化学名 4'-[2-Hydroxy-3-(isopropylamino)propoxy]acetanilide

4'-[2-羟基-3-(异丙氨基)丙氧基]乙酰苯胺

CAS 登录号 6673-35-4

INN list 23

药效分类 β 受体拮抗药

ATC 分类 C07AB01

普拉洛芬

Pranoprofen（*INN*）

化学结构式

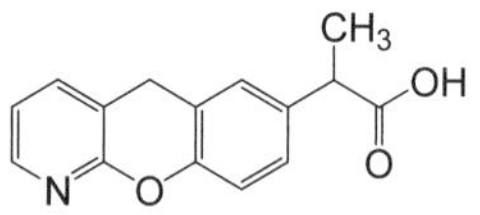

分子式和分子量 $C_{15}H_{13}NO_3$ 255.27

化学名 *α*-Methyl-5*H*-[1]benzopyrano[2,3-*b*]pyridine-7-acetic acid

α-甲基-5*H*-[1]苯并吡喃[2,3-*b*]吡啶-7-乙酸

CAS 登录号 52549-17-4

INN list 38

药效分类　抗炎镇痛药

普拉氯铵

Pranolium Chloride（*INN*）

化学结构式

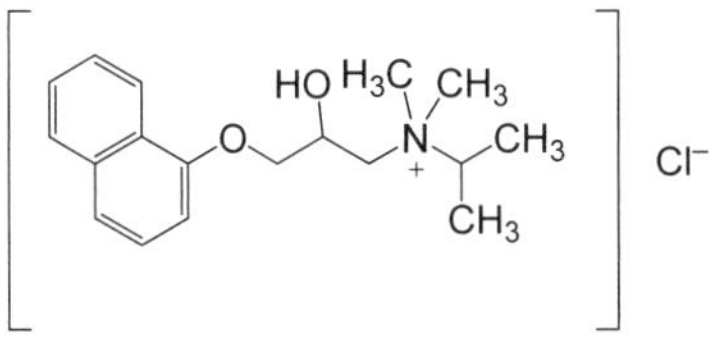

分子式和分子量　$C_{18}H_{26}ClNO_2$　323.86

化学名　[2-Hydroxy-3-(l-naphthyloxy)propyl]isopropyldimethylammonium chloride

[2-羟基-3-(l-萘氧基)丙基]异丙基二甲基氯铵

CAS 登录号　42879-47-0

INN list　32

药效分类　抗心律失常药

普拉米星

Plazomicin（*INN*）

化学结构式

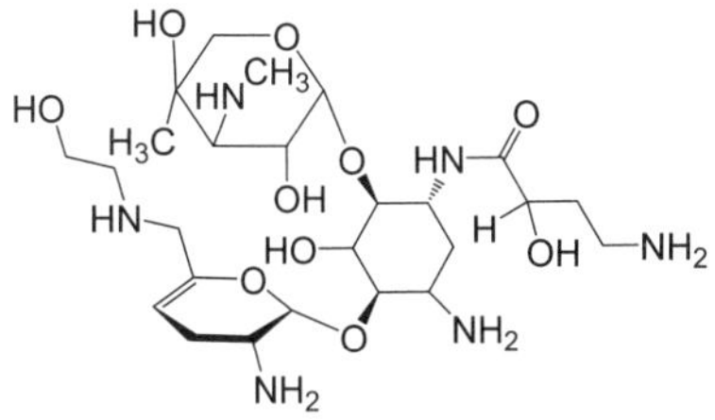

分子式和分子量　$C_{25}H_{48}N_6O_{10}$　592.68

化学名　(2*S*)-4-Amino-*N*-[(1*R*,2*S*,3*S*,4*R*,5*S*)-5-amino-4-{[(2*S*,3*R*)-3-amino-6-{[(2-hydroxyethyl)amino]methyl}-3,4-dihydro-2*H*-pyran-2-yl]oxy}-2-{[3-deoxy-4-*C*-methyl-3-(methylamino)-*β*-L-arabinopyranosyl]oxy}-3-hydroxycyclohexyl]-2-hydroxybutanamide

(2*S*)-4-氨基-*N*-[(1*R*,2*S*,3*S*,4*R*,5*S*)-5-氨基-4-{[(2*S*,3*R*)-3-氨基-6-{[(2-羟乙基)氨基]甲基}-3,4-二氢-2*H*-吡喃-2-基]氧基}-2-{[3-去氧-4-*C*-甲基-3-(甲氨基)-*β*-L-吡喃阿拉伯糖基]氧基}-3-羟基环己基]-2-羟基丁酰胺

CAS 登录号　1154757-24-0

INN list　106

药效分类　抗生素类药

普拉诺柳

Pranosal（*INN*）

化学结构式

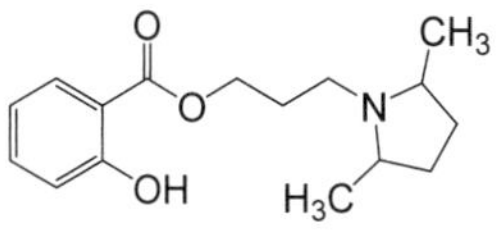

分子式和分子量　$C_{16}H_{23}NO_3$　277.36

化学名　2,5-Dimethyl-l-pyrrolidinepropanol salicylate(ester)

2,5-二甲基-l-四氢吡咯丙醇水杨酸酯

CAS 登录号　17716-89-1

INN list　24

药效分类　抗炎镇痛药

普拉曲沙

Pralatrexate（*INN*）

化学结构式

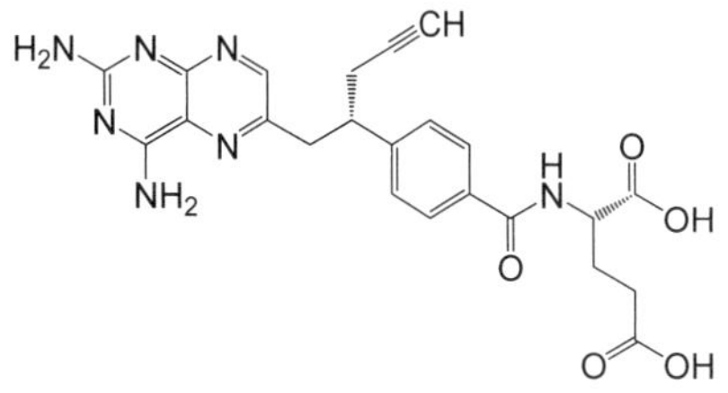

分子式和分子量　$C_{23}H_{23}N_7O_5$　477.47

化学名　(2*S*)-2-[[4-[(l*RS*)-l-[(2,4-Diaminopteridin-6-yl)methyl]but-3-ynyl] benzoyl]amino]pentanedioic acid

(2*S*)-2-[[4-[(l*RS*)-l-[(2,4-二氨基蝶啶-6-基)甲基]丁-3-炔基]苯甲酰基]氨基]戊二酸

CAS 登录号　146464-95-1

INN list　92

药效分类　抗肿瘤药

普拉沙定

Praxadine（*INN*）

化学结构式

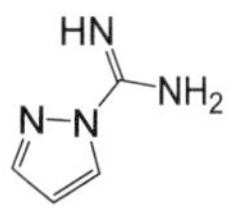

分子式和分子量　$C_4H_6N_4$　110.12

化学名　Pyrazole-1-carboxamidine

吡唑-1-甲脒

CAS 登录号　4023-00-1

INN list　33

药效分类　抗炎镇痛药

普拉沙坦

Pratosartan（*INN*）

化学结构式

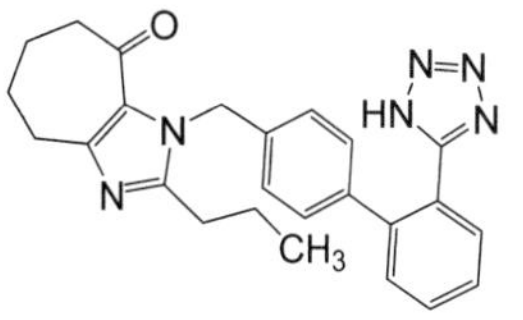

分子式和分子量　$C_{25}H_{26}N_6O$　426.51

化学名　2-Propyl-3-[[2'-(l*H*-tetrazol-5-yl)biphenyl-4-yl]methyl]-

5,6,7,8-tetrahydrocycloheptaimidazol-4(3*H*)-one

2-丙基-3-[[2'-(l*H*-四氮唑-5-基)联苯-4-基]甲基]-5,6,7,8-四氢环庚咪唑-4(3*H*)-酮

CAS 登录号 153804-05-8

INN list 85

药效分类 抗高血压药，血管紧张素Ⅱ受体拮抗药

普拉沙星

Pradofloxacin（*INN*）

化学结构式

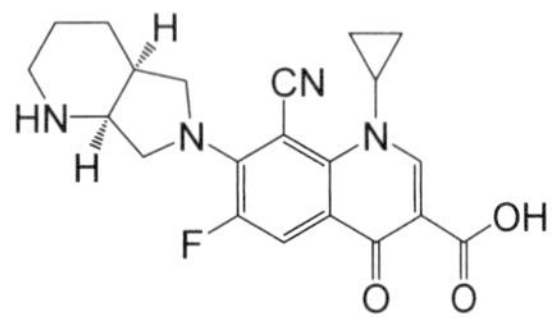

分子式和分子量 $C_{21}H_{21}FN_4O_3$ 396.41

化学名 8-Cyano-l-cyclopropyl-6-fluoro-7-[(4a*S*,7a*S*)-octahydro-6*H*-pyrrolo[3,4-*b*]pyridin-6-yl]-4-oxo-1,4-dihydroquinoline-3-carboxylic acid

8-氰基-l-环丙基-6-氟-7-[(4a*S*,7a*S*)-八氢-6*H*-吡咯并[3,4-*b*]吡啶-6-基]-4-氧代-1,4-二氢喹啉-3-甲酸

CAS 登录号 195532-12-8

INN list 84

药效分类 抗菌药

普拉司他

Pradigastat（*INN*）

化学结构式

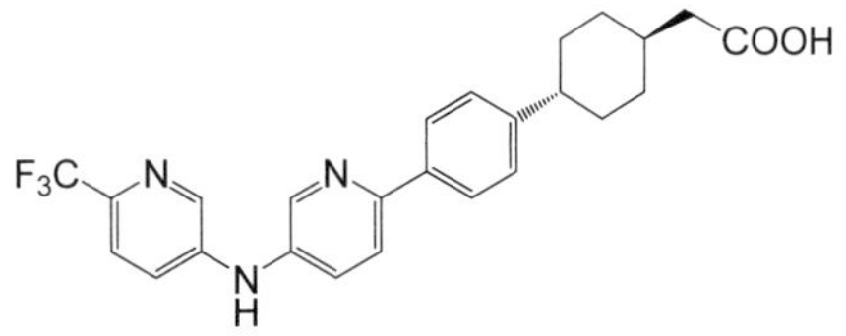

分子式和分子量 $C_{25}H_{24}F_3N_3O_2$ 455.47

化学名 {(1*r*,4*r*)-4-[4-(5-{[6-(Trifluoromethyl)pyridin-3-yl]amino}pyridin-2-yl)phenyl]cyclohexyl}acetic acid

{(1*r*,4*r*)-4-[4-(5-{[6-(三氟甲基)吡啶-3-基]氨基}吡啶-2-基)苯基]环己基}乙酸

CAS 登录号 956136-95-1

INN list 106

药效分类 降血脂药

普拉替尼

Pralsetinib（*INN*）

化学结构式

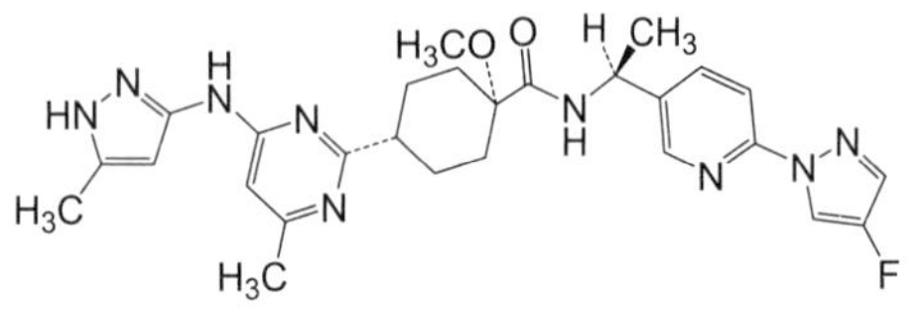

分子式和分子量 $C_{27}H_{32}FN_9O_2$ 533.60

化学名 *cis*-*N*-{(1*S*)-1-[6-(4-Fluoro-1*H*-pyrazol-1-yl)pyridin-3-yl]ethyl}-1-methoxy-4-{4-methyl-6-[(5-methyl-1*H*-pyrazol-3-yl)amino]pyrimidin-2-yl}cyclohexane-1-carboxamide

顺-*N*-{(1*S*)-1-[6-(4-氟-1*H*-吡唑-1-基)吡啶-3-基]乙基}-1-甲氧基-4-{4-甲基-6-[(5-甲基-1*H*-吡唑-3-基)氨基]嘧啶-2-基}环己烷-1-甲酰胺

CAS 登录号 2097132-94-8

INN list 120

药效分类 酪氨酸激酶抑制药，抗肿瘤药

普拉维林

Pramiverine（*INN*）

化学结构式

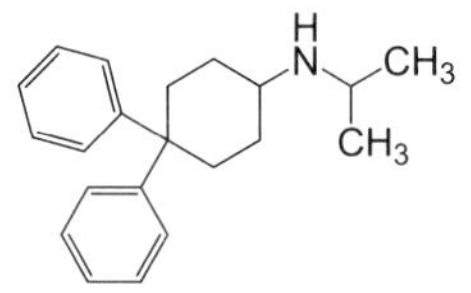

分子式和分子量 $C_{21}H_{27}N$ 293.45

化学名 4,4-Diphenyl-*N*-isopropylcyclohexylamine

4,4-二苯基-*N*-异丙基环己胺

CAS 登录号 14334-40-8

INN list 21

药效分类 解痉药

普拉西呱

Praliciguat（*INN*）

化学结构式

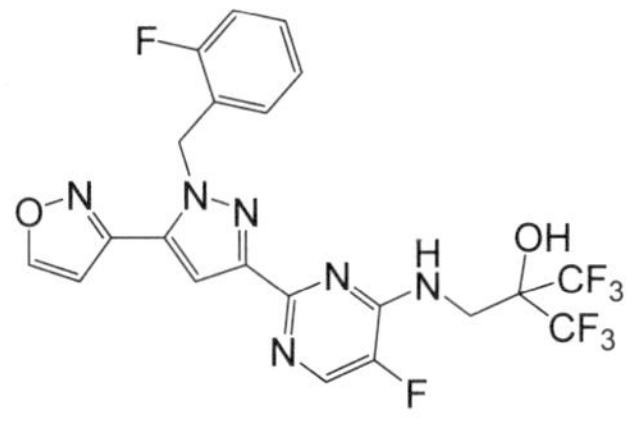

分子式和分子量 $C_{21}H_{14}F_8N_6O_2$ 534.37

化学名 1,1,1,3,3,3-Hexafluoro-2-{[(5-fluoro-2-{1-[(2-fluorophenyl)methyl]-5-(1,2-oxazol-3-yl)-1*H*-pyrazol-3-yl}pyrimidin-4-yl)amino]methyl}propan-2-ol

1,1,1,3,3,3-六氟-2-{[(5-氟-2-{1-[(2-氟苯基)甲基]-5-(1,2-噁唑-3-基)-1*H*-吡唑-3-基}嘧啶-4-基)氨基]甲基}丙-2-醇

CAS 登录号 1628730-49-3

INN list 116

药效分类 鸟苷酸环化酶激活药，血管扩张药

普拉西派

Pranazepide（*INN*）

分子式和分子量 $C_{26}H_{19}FN_4O_2$ 438.45

化学结构式

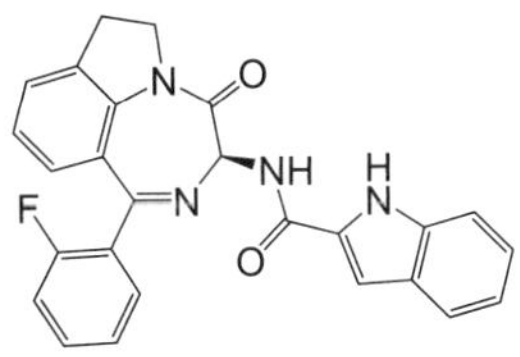

化学名 (−)-*N*-[(*S*)-1-(*o*-Fluorophenyl)-3,4,6,7-tetrahydro-4-oxopyrrolo[3,2,1-*jk*][1,4]benzodiazepin-3-yl]indole-2-carboxamide

(−)-*N*-[(*S*)-1-(2-氟苯基)-3,4,6,7-四氢-4-氧代吡咯并[3,2,1-*jk*][1,4]苯并二氮杂草-3-基]吲哚-2-甲酰胺

CAS 登录号 150408-73-4

INN list 75

药效分类 缩胆囊素受体拮抗药

普拉西泮

Prazepam（*INN*）

化学结构式

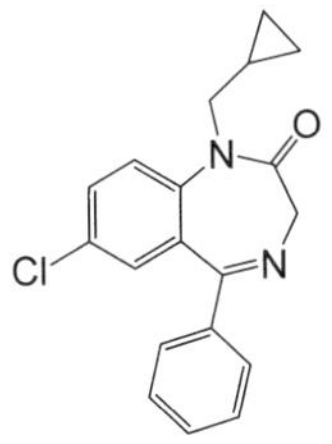

分子式和分子量 $C_{19}H_{17}ClN_2O$ 324.80

化学名 7-Chloro-1-(cyclopropymethyl)-1,3-dihydro-5-phenyl-2*H*-1,4-benzodiazepin-2-one

7-氯-1-(环丙基甲基)-1,3-二氢-5-苯基-2*H*-1,4-苯并二氮杂草-2-酮

CAS 登录号 2955-38-6

INN list 14

药效分类 镇静催眠药

普拉西平

Prazepine（*INN*）

化学结构式

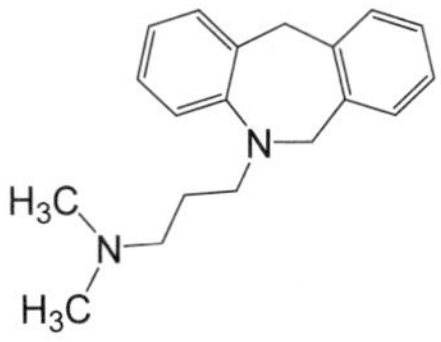

分子式和分子量 $C_{19}H_{24}N_2$ 280.41

化学名 5,6-Dihydro-*N*-[3-(dimethylamino)propyl]-11*H*-dibenz[*b*,*e*]azepine

5,6-二氢-*N*-[(3-二甲氨基)丙基]-11*H*-二苯并[*b*,*e*]氮杂草

CAS 登录号 73-07-4

INN list 15

药效分类 抗抑郁药

普拉西坦

Pramiracetam（*INN*）

化学结构式

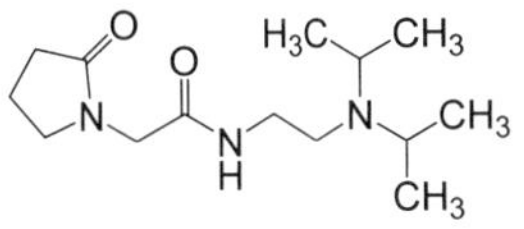

分子式和分子量 $C_{14}H_{28}N_3O_2$ 269.39

化学名 *N*-[2-[Di(propan-2-yl)amino]ethyl]-2-(2-oxopyrrolidin-l-yl)acetamide

N-[2-[二(丙-2-基)氨基]乙基]-2-(2-氧代吡咯-l-基)乙酰胺

CAS 登录号 68497-62-1；75733-50-5[盐酸盐]

INN list 46

药效分类 促智药，认知辅助药

普来可那立

Pleconaril（*INN*）

化学结构式

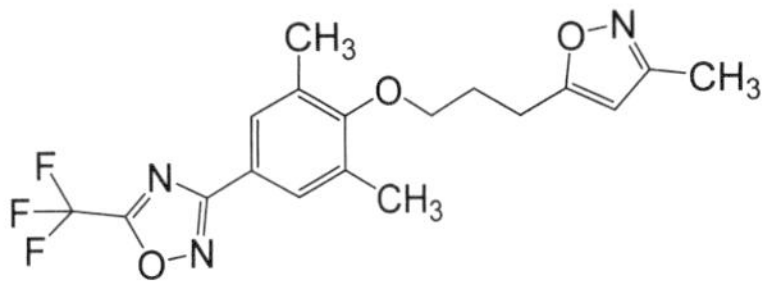

分子式和分子量 $C_{18}H_{18}F_3N_3O_3$ 381.35

化学名 3-[4-[3-(3-Methyl-5-isoxazolyl)propoxy]-3,5-xylyl]-5-(trifluoromethyl)-l,2,4-oxadizole

3-[4-[3-(3-甲基-5-异噁唑基)丙氧基]-3,5-二甲苯基]-5-(三氟甲基)-l,2,4-噁二唑

CAS 登录号 153168-05-9

INN list 77

药效分类 抗病毒药

ATC 分类 J05AX06

普来曲塞

Plevitrexed（*INN*）

化学结构式

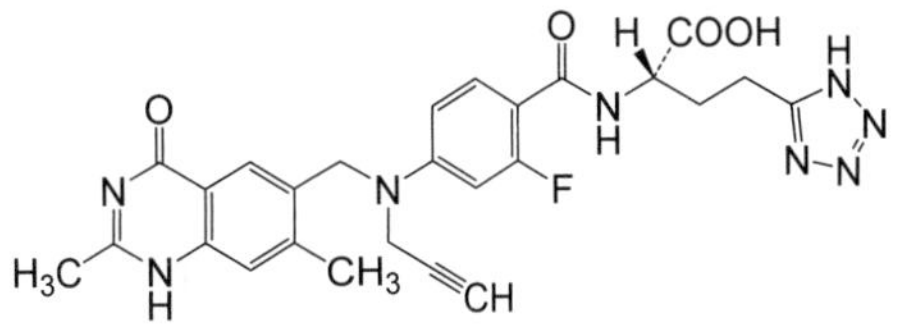

分子式和分子量 $C_{26}H_{25}FN_8O_4$ 532.53

化学名 (2*S*)-2-[[4-[[(2,7-Dimethyl-4-oxo-1,4-dihydroquinazolin-6-yl)methyl](prop-2-ynyl)amino]-2-fluorobenzoyl]amino]-4-(l*H*-tetrazol-5-yl)butanoic acid

(2*S*)-2-[[4-[[(2,7-二甲基-4-氧代-1,4-二氢喹唑啉-6-基)甲基](丙-2-炔基)氨基]-2-氟苯甲酰基]氨基]-4-(l*H*-四唑-5-基)丁酸

CAS 登录号 153537-73-6

INN list 87

药效分类 抗肿瘤药

普兰品

Prampine（*INN*）

化学结构式

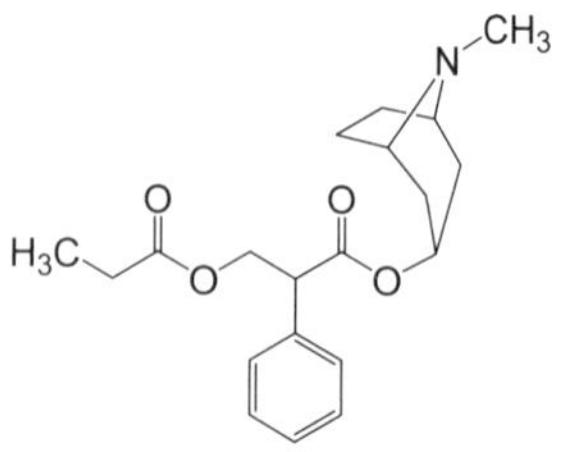

分子式和分子量 $C_{20}H_{27}NO_4$ 345.43

化学名 Atropine propionate

丙酰阿托品

CAS 登录号 7009-65-6

INN list 11

药效分类 抗胆碱药

普劳诺托

Plaunotol（*INN*）

化学结构式

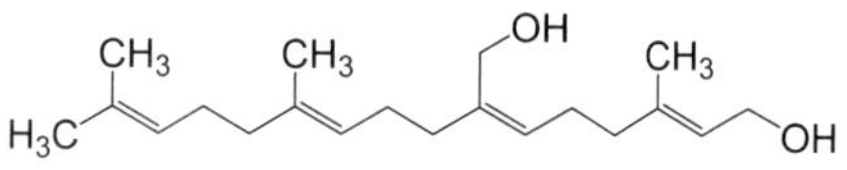

分子式和分子量 $C_{20}H_{34}O_2$ 306.48

化学名 (2*Z*,6*E*)-2-[(3*E*)-4,8-Dimethyl-3,7-nonadienyl]-6-methyl-2,6-octadiene-l,8-diol

(2*Z*,6*E*)-2-[(3*E*)-4,8-二甲基-3,7-壬二烯基]-6-甲基-2,6-辛二烯-l,8-二醇

CAS 登录号 64218-02-6

INN list 49

药效分类 抗溃疡药

普乐沙福

Plerixafor（*INN*）

化学结构式

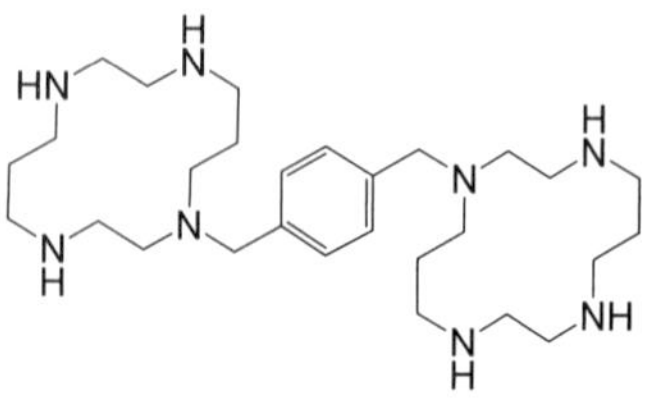

分子式和分子量 $C_{28}H_{54}N_8$ 502.78

化学名 1,1'-(l,4-Phenylenebismethylene)-bis(l,4,8,11-tetraazacyclotetradecane)

1,1'-(l,4-苯叉基二甲叉基)-双(l,4,8,11-四氮杂环十四烷)

CAS 登录号 110078-46-1

INN list 93

药效分类 趋化因子受体(CXCR4)拮抗药

普雷福韦

Pradefovir（*INN*）

化学结构式

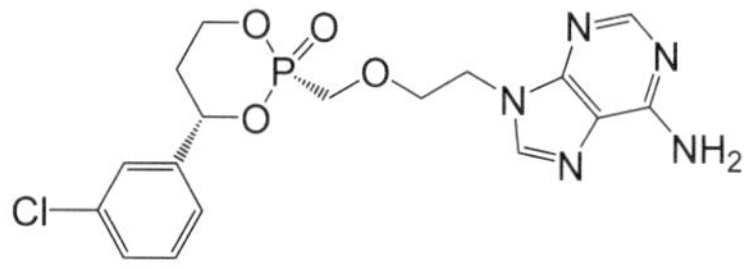

分子式和分子量 $C_{17}H_{19}ClN_5O_4P$ 423.79

化学名 (2*R*,4*S*)-2-[[2-(6-Amino-9*H*-purin-9-yl)ethoxy]methyl]-4-(3-chlorophenyl)-l,3,2λ^5-dioxaphosphinan-2-one

(2*R*,4*S*)-2-[[2-(6-氨基-9*H*-嘌呤-9-基)乙氧基]甲基]-4-(3-氯苯基)-l,3,2λ^5-二氧杂膦杂环己烷基-2-酮

CAS 登录号 625095-60-5；625095-61-6[甲磺酸盐]

INN list 93

药效分类 抗病毒药

普雷司他

Pracinostat（*INN*）

化学结构

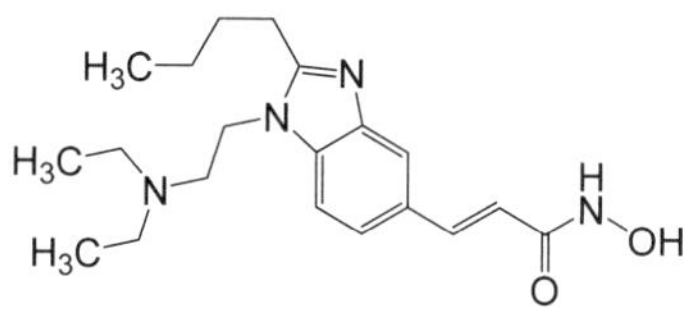

分子式和分子量 $C_{20}H_{30}N_4O_2$ 358.48

化学名 (2*E*)-3-[2-Butyl-1-[2-(diethylamino)ethyl]-1*H*-benzimidazol-5-yl]-*N*-hydroxyprop-2-enamide

(2*E*)-3-[2-丁基-1-[2-(二乙氨基)乙基]-1*H*-苯并咪唑-5-基]-*N*-羟基丙-2-烯酰胺

CAS 登录号 929016-96-6

INN list 104

药效分类 抗肿瘤药

普立地芬

Pridefine（*INN*）

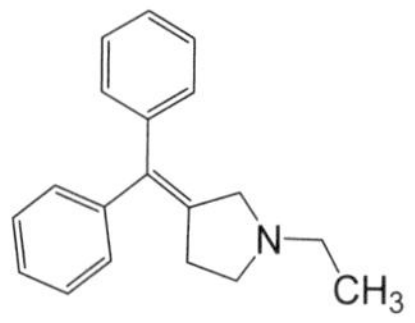

分子式和分子量 $C_{19}H_{21}N$ 263.38

化学名 3-Benzhydrylidene-1-ethylpyrrolidine

3-二苯基甲亚基-1-乙基吡咯烷

CAS 登录号 5370-41-2；23239-78-3[盐酸盐]

INN list 43

药效分类　抗抑郁药

普立地诺

Pridinol（*INN*）

化学结构式

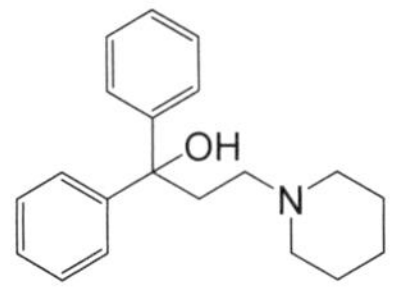

分子式和分子量　$C_{20}H_{25}NO$　295.42

化学名　*α*,*α*-Diphenyl-1-piperidinepropanol

α,*α*-二苯基-1-哌啶丙醇

CAS 登录号　511-45-5

INN list　12

药效分类　抗震颤麻痹药，解痉药

普立非酮

Prifelone（*INN*）

化学结构式

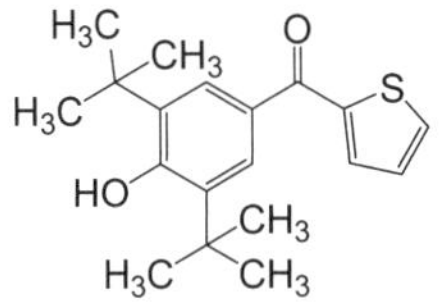

分子式和分子量　$C_{19}H_{24}O_2S$　316.46

化学名　3,5-Di-*tert*-butyl-4-hydroxyphenyl 2-thienyl ketone

3,5-二叔丁基-4-羟基苯基-2-噻吩基甲酮

CAS 登录号　69425-13-4

INN list　59

药效分类　抗炎镇痛药

普立哌隆

Primaperone（*INN*）

化学结构式

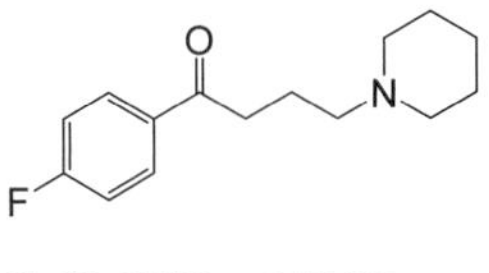

分子式和分子量　$C_{15}H_{20}FNO$　249.32

化学名　4'-Fluoro-4-piperidinobutyrophenone

4'-氟-4-哌啶基丁酰苯

CAS 登录号　1219-35-8

INN list　17

药效分类　抗精神病药

普利霉素

Primycin（*INN*）

分子式和分子量　$C_{55}H_{103}N_3O_{17}$　1078.42

化学结构式

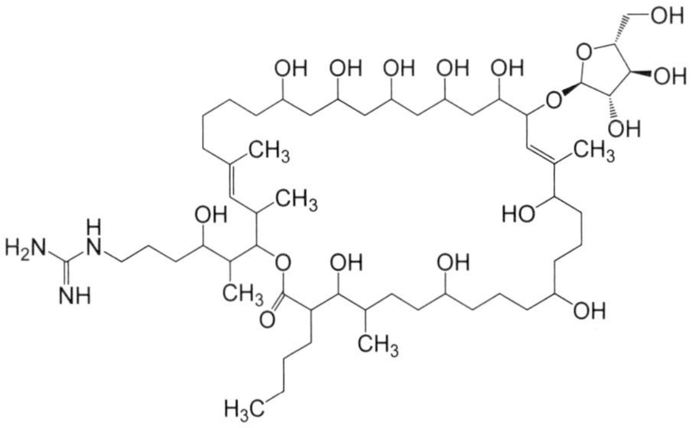

化学名　[5-[19-(*α*-D-Arabinofuranosyloxy)-35-butyl-10,12,14,16,18,22,26,30,34-nonahydroxy-3,5,21,33-tetramethyl-36-oxooxacyclohexatriaconta-4,20-dien-2-yl]-4-hydroxyhexyl]guanidine

[5-[19-(*α*-D-呋喃阿拉伯糖基氧基)-35-丁基-10,12,14,16,18,22,26,30,34-九羟基-3,5,21,33-四甲基-36-氧代氧杂环三十六烷-4,20-二烯-2-基]-4-羟基己基]胍

CAS 登录号　47917-41-9

INN list　38

药效分类　抗生素类药

普林贝瑞

Prinaberel（*INN*）

化学结构式

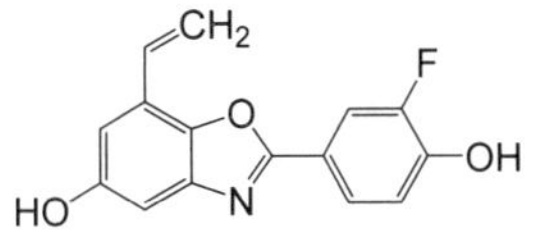

分子式和分子量　$C_{15}H_{10}FNO_3$　271.25

化学名　7-Ethenyl-2-(3-fluoro-4-hydroxyphenyl)benzoxazol-5-ol

7-乙烯基-2-(3-氟-4-羟基苯基)苯并噁唑-5-酚

CAS 登录号　524684-52-4

INN list　95

药效分类　β 雌激素受体激动药

普林米特

Prinomide（*INN*）

化学结构式

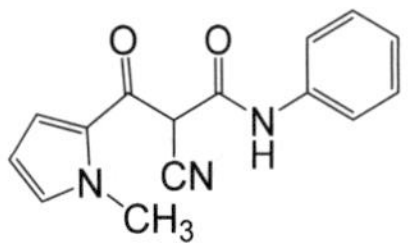

分子式和分子量　$C_{15}H_{13}N_3O_2$　267.29

化学名　2-Cyano-3-(1-methylpyrrol-2-yl)-3-oxo-*N*-phenylpropanamide

2-氰基-3-(1-甲基吡咯-2-基)-3-氧代-*N*-苯基丙酰胺

CAS 登录号　77639-66-8; 109636-76-2[普林米特氨丁三醇]

INN list　56

药效分类　抗风湿药，抗炎镇痛药

普啉司他

Prinomastat（*INN*）

化学结构式

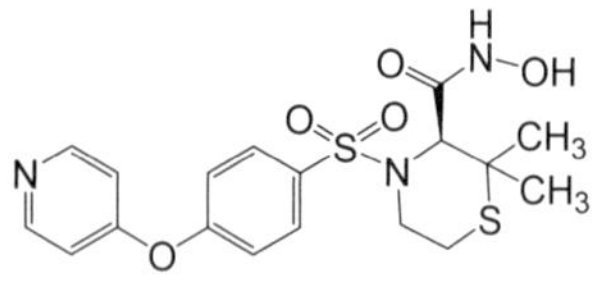

分子式和分子量 $C_{18}H_{21}N_3O_5S_2$ 423.51

化学名 (*S*)-2,2-Dimethyl-4-[[*p*-(4-pyridyloxy)phenyl]sulfonyl]-3-thiomorpholine carbohydroxamic acid

(*S*)-2,2-二甲基-4-[[4-(吡啶氧基)苯基]磺酰基]-3-硫代吗啉甲氧肟酸

CAS 登录号 192329-42-3

INN list 82

药效分类 基质金属蛋白酶抑制药，抗肿瘤药

普啉索旦

Prinoxodan（*INN*）

化学结构式

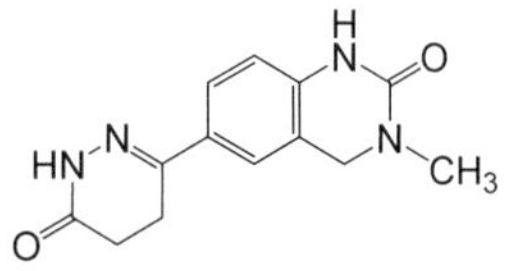

分子式和分子量 $C_{13}H_{14}N_4O_2$ 258.28

化学名 3,4-Dihydro-3-methyl-6-(1,4,5,6-tetrahydro-6-oxo-3-pyridazinyl)-2(1*H*)-quinazolinone

3,4-二氢-3-甲基-6-(1,4,5,6-四氢-6-氧代-3-哒嗪基)-2(1*H*)-喹唑酮

CAS 登录号 111786-07-3

INN list 64

药效分类 强心药

普硫地尔

Pretiadil（*INN*）

化学结构式

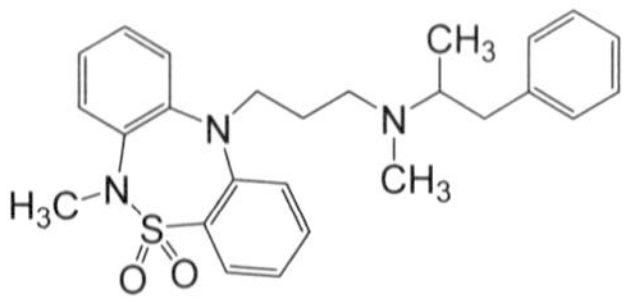

分子式和分子量 $C_{26}H_{31}N_3O_2S$ 449.61

化学名 6,11-Dihydro-6-methyl-11-[3-[methyl(*α*-methylphenethyl)amino]propyl]dibenzo[1,2,5]thiadiazepine 5,5-dioxide

6,11-二氢-6-甲基-11-[3-[甲基(*α*-甲基苯乙基)氨基]丙基]二苯并[1,2,5]硫二氮杂䓬 5,5-二氧化物

CAS 登录号 30840-27-8

INN list 27

药效分类 血管扩张药

普卢格列汀

Prusogliptin（*INN*）

化学结构式

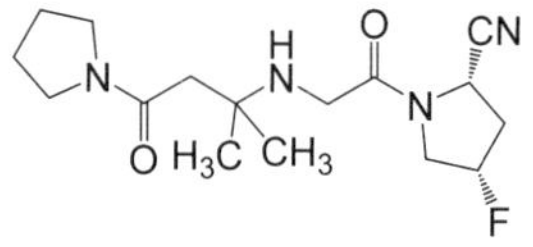

分子式和分子量 $C_{16}H_{25}FN_4O_2$ 324.40

化学名 (2*S*,4*S*)-4-Fluoro-1-({[2-methyl-4-oxo-4-(pyrrolidin-1-yl)butan-2-yl]amino}acetyl)pyrrolidine-2-carbonitrile

(2*S*,4*S*)-4-氟-1-({[2-甲基-4-氧代-4-(吡咯烷-1-基)丁烷-2-基]氨基}乙酰基)吡咯烷-2-甲腈

CAS 登录号 1186426-66-3

INN list 124

药效分类 二肽基肽酶 4(DPP4)抑制药

普卢利沙星

Prulifloxacin（*INN*）

化学结构式

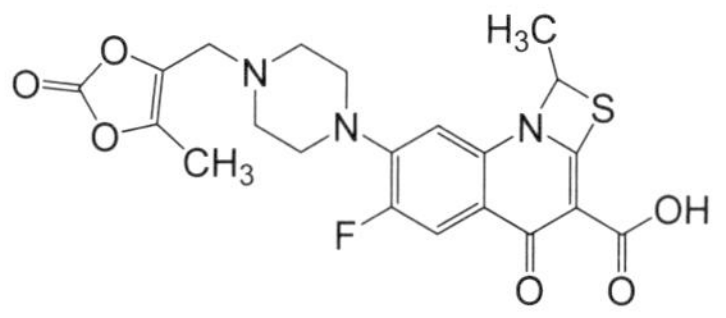

分子式和分子量 $C_{21}H_{20}FN_3O_6S$ 461.46

化学名 6-Fluoro-1-methyl-7-[4-[(5-methyl-2-oxo-1,3-dioxol-4-yl)methyl]piperazin-1-yl]-4-oxo-1*H*-[1,3]thiazeto[3,2-*a*]quinoline-3-carboxylic acid

6-氟-1-甲基-7-[4-[(5-甲基-2-氧代-1,3-二氧杂环戊烯-4-基)甲基]哌嗪-1-基]-4-氧代-1*H*-[1,3]硫杂氮杂环丁烷并[3,2-*a*]喹啉-3-羧酸

CAS 登录号 123447-62-1

INN list 72

药效分类 喹诺酮类抗微生物药

ATC 分类 J01MA17

普芦卡比利

Prucalopride（*INN*）

化学结构式

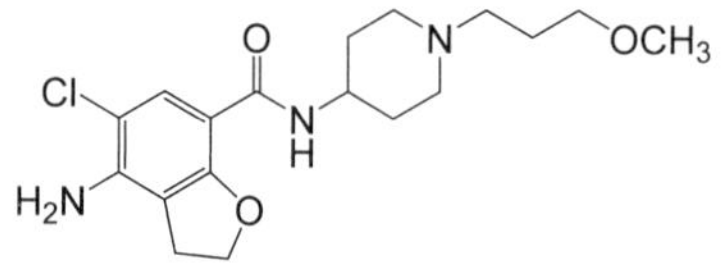

分子式和分子量 $C_{18}H_{26}ClN_3O_3$ 367.87

化学名 4-Amino-5-chloro-2,3-dihydro-*N*-[1-(3-methoxypropyl)-4-piperidyl]-7-benzofurancarboxamide

4-氨基-5-氯-2,3-二氢-*N*-[1-(3-甲氧基丙基)-4-哌啶基]-7-苯并呋喃甲酰胺

CAS 登录号 179474-81-8

INN list 78

药效分类 前运动药

普鲁卡因

Procaine（*INN*）

化学结构式

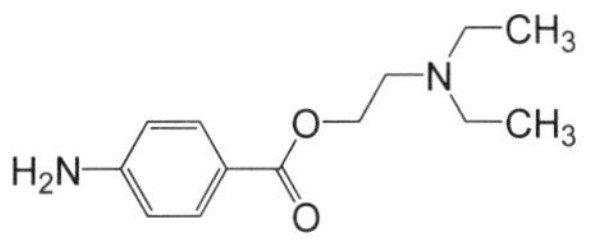

分子式和分子量 $C_{13}H_{20}N_2O_2$ 236.32

化学名 2-(Diethylamino)ethyl *p*-aminobenzoate

2-(二乙氨基)乙基 4-氨基苯甲酸酯

CAS 登录号 59-46-1

INN list 10

药效分类 局部麻醉药

普鲁卡因胺

Procainamide（*INN*）

化学结构式

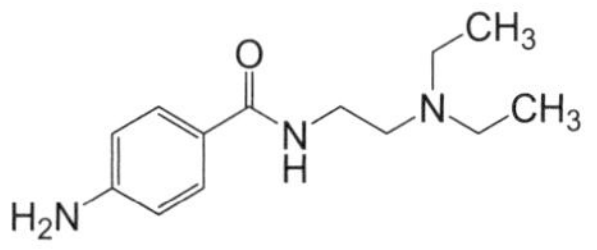

分子式和分子量 $C_{13}H_{21}N_3O$ 235.33

化学名 4-Amino-*N*-[2-(diethylamino)ethyl]benzamide

4-氨基-*N*-[(2-(二乙氨基)乙基]苯甲酰胺

CAS 登录号 51-06-9; 614-39-1[盐酸盐]

INN list 1

药效分类 抗心律失常药

ATC 分类 C01BA02

普鲁卡因青霉素

Procaine Benzylpenicillin

化学结构式

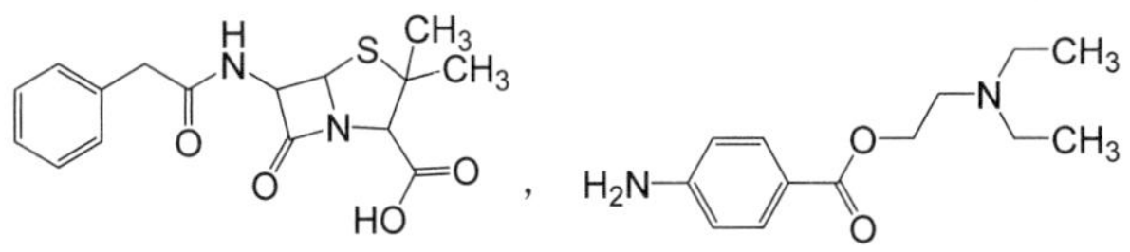

分子式和分子量 $C_{16}H_{18}N_2O_4S \cdot C_{13}H_{20}N_2O_2$ 570.71

化学名 (2*S*,5*R*,6*R*)-3,3-Dimethyl-7-oxo-6-(2-phenylacetamido)-4-thia-l-azabicyclo[3.2.0]heptane-2-carboxylic acid compound with 2-(diethylamino)ethyl *p*-aminobenzoate(1：1)

(2*S*,5*R*,6*R*)-3,3-二甲基-7-氧代-6-(2-苯乙酰氨基)-4-硫杂-l-氮杂二环[3.2.0]庚烷-2-羧酸和 2-(二乙氨基)乙基 4-氨基苯甲酸酯的复合物(1：1)

CAS 登录号 54-35-3; 6130-64-9[一水合物]; 61-33-6[青霉素]

药效分类 对 β-内酰胺酶敏感的青霉素类抗微生物药

ATC 分类 J01CE09

普鲁司特

Pranlukast（*INN*）

化学结构式

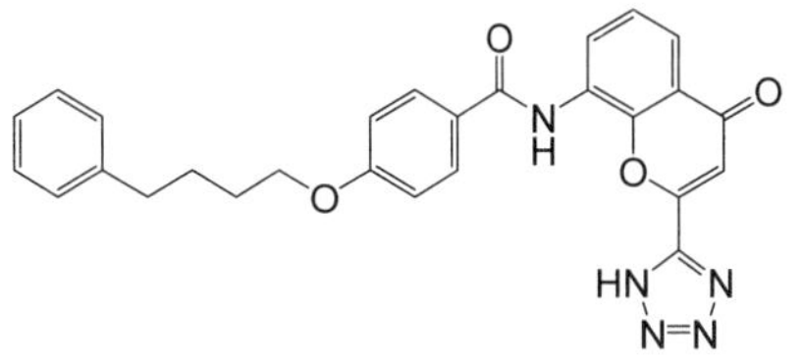

分子式和分子量 $C_{27}H_{23}N_5O_4$ 481.50

化学名 *N*-[4-Oxo-2-(l*H*-tetrazol-5-yl)-4*H*-1-benzopyran-8-yl]-*p*-(4-phenylbutoxy)benzamide

N-[4-氧代-2-(l*H*-四氮唑-5-基)-4*H*-1-苯并吡喃-8-基]-4-(4-苯基丁氧基)苯甲酰胺

CAS 登录号 103177-37-3

INN list 67

药效分类 平喘药，抗过敏药，白三烯受体拮抗药

普罗比妥钠

Probarbital Sodium（*INN*）

化学结构式

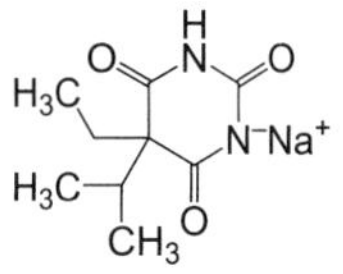

分子式和分子量 $C_9H_{13}N_2NaO_3$ 220.20

化学名 Sodium 5-ethyl-5-isopropylbarbiturate

5-乙基-5-异丙基巴比妥酸钠

CAS 登录号 143-82-8; 76-76-6[普罗比妥]

INN list 1

药效分类 镇静催眠药

普罗布考

Probucol（*INN*）

化学结构式

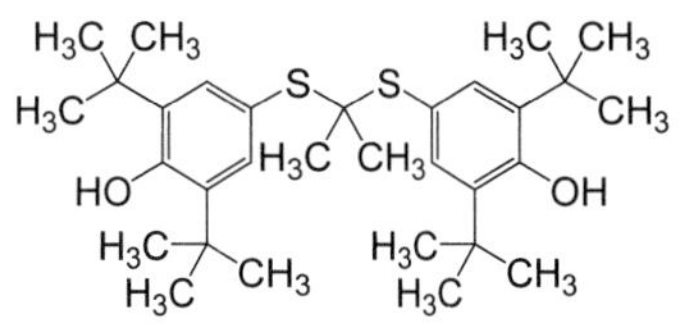

分子式和分子量 $C_{31}H_{48}O_2S_2$ 516.84

化学名 2,6-Ditert-butyl-4-[2-(3,5-ditert-butyl-4-hydroxyphenyl)

sulfanylpropan-2-ylsulfanyl]phenol

2,6-二叔丁基-4-[2-(3,5-二叔丁基-4-羟基苯基)硫基丙-2-基硫基]苯酚

CAS 登录号 23288-49-5

INN list 24

药效分类 降血脂药

ATC 分类 C10AX02

普罗雌烯

Promestriene（*INN*）

化学结构式

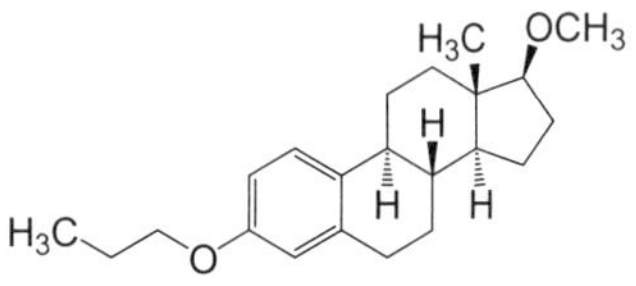

分子式和分子量 $C_{22}H_{32}O_2$ 328.49

化学名 17*β*-Methoxy-3-propoxyestra-1,3,5(10)-triene

17*β*-甲氧基-3-丙氧基雌甾-1,3,5(10)-三烯

CAS 登录号 39219-28-8

INN list 31

药效分类 雌激素类药

ATC 分类 G03CA09

普罗德司他

Pulrodemstat（*INN*）

化学结构式

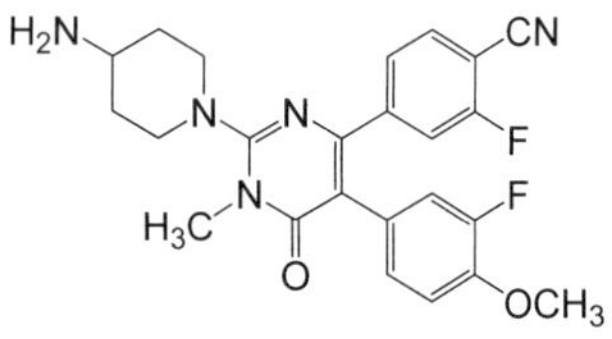

分子式和分子量 $C_{24}H_{23}F_2N_5O_2$ 451.48

化学名 4-[2-(4-Aminopiperidin-1-yl)-5-(3-fluoro-4-methoxyphenyl)-1-methyl-6-oxo-1,6-dihydropyrimidin-4-yl]-2-fluorobenzonitrile

4-[2-(4-氨基哌啶-1-基)-5-(3-氟-4-甲氧基苯基)-1-甲基-6-氧代-1,6-二氢嘧啶-4-基]-2-氟苯甲腈

CAS 登录号 1821307-10-1

INN list 124

药效分类 赖氨酸特异性组蛋白去甲基化酶 1(LSD1)抑制药，抗肿瘤药

普罗地芬

Proadifen（*INN*）

化学结构式

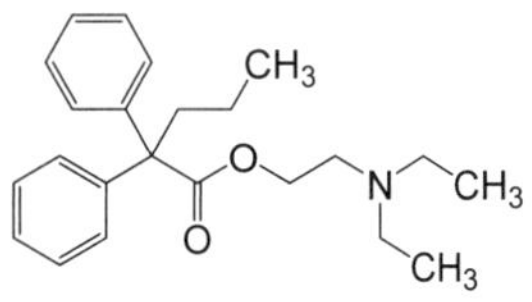

分子式和分子量 $C_{23}H_{31}NO_2$ 353.51

化学名 2-(Diethylamino)ethyl-2,2-diphenylvalerate

2-(二乙氨基)乙基-2,2-二苯基戊酸酯

CAS 登录号 302-33-0; 62-68-0[盐酸盐]

INN list 15

药效分类 非特异性增效药

普罗地平

Prodipine（*INN*）

化学结构式

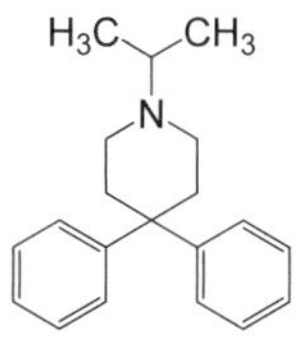

分子式和分子量 $C_{20}H_{25}N$ 279.42

化学名 1-Isopropyl-4,4-diphenylpiperidine

1-异丙基-4,4-二苯基哌啶

CAS 登录号 31314-38-2

INN list 29

药效分类 抗震颤麻痹药，钙通道阻滞药

普罗碘铵

Prolonium Iodide（*INN*）

化学结构式

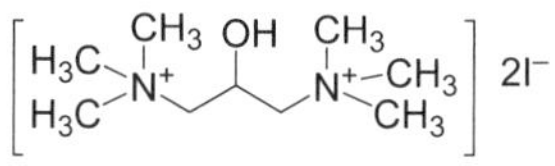

分子式和分子量 $C_9H_{24}I_2N_2O$ 430.11

化学名 [2-Hydroxy-3-(trimethylazaniumyl)propyl]-trimethylazanium;diiodide

二碘化 [2-羟基-3-(三甲基铵基)丙基]-三甲基铵

CAS 登录号 123-47-7

INN list 14

药效分类 眼科用药

普罗度酸

Prodolicacid（*INN*）

化学结构式

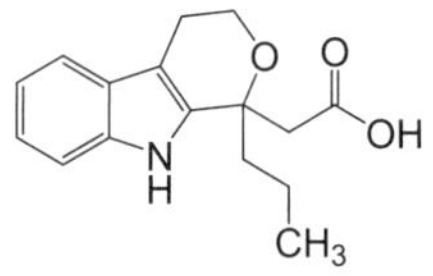

分子式和分子量 $C_{16}H_{19}NO_3$ 273.33

化学名 1,3,4,9-Tetrahydro-1-propylpyrano[3,4-*b*]indole-1-acetic acid

1,3,4,9-四氢-1-丙基吡喃并[3,4-*b*]吲哚-1-乙酸

CAS 登录号 36505-82-5

INN list 29

药效分类 抗炎镇痛药

普罗法多

Profadol（*INN*）

化学结构式

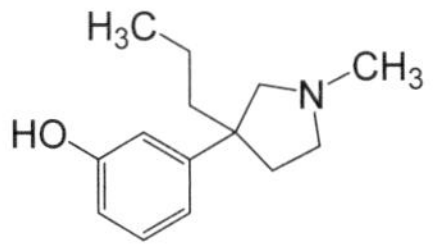

分子式和分子量 $C_{14}H_{21}NO$ 219.33

化学名 3-(1-Methyl-3-propyl-3-pyrrolidinyl)phenol

3-(1-甲基-3-丙基-3-吡咯烷基)苯酚

CAS 登录号 428-37-5；2324-94-9[盐酸盐]

INN list 20

药效分类 镇痛药，镇咳药

普罗啡烷

Proxorphan（*INN*）

化学结构式

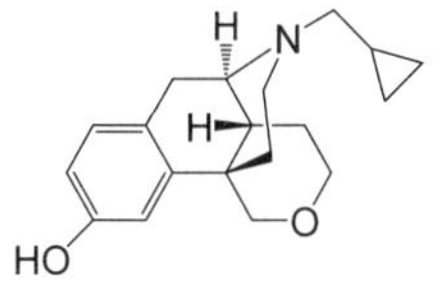

分子式和分子量 $C_{19}H_{25}NO_2$ 299.41

化学名 (−)-(4*aR*,5*R*,10*bS*)-13-(Cyclopropylmethyl)-4,4*a*,5,6-tetrahydro-3*H*-5,10*b*-(iminoethano)-1*H*-naphtho[1,2-*c*]pyran-9-ol

(−)-(4*aR*,5*R*,10*bS*)-13-(环丙基甲基)-4,4*a*,5,6-四氢-3*H*-5,10*b*-(氨叉基乙叉基)-1*H*-萘并[1,2-*c*]吡喃-9-酚

CAS 登录号 69815-38-9；69815-39-0[酒石酸盐]

INN list 43

药效分类 镇痛药，镇咳药

普罗吩胺

Profenamine（*INN*）

化学结构式

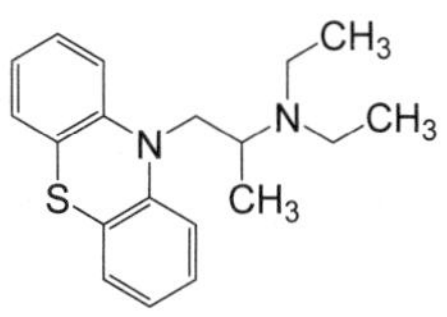

分子式和分子量 $C_{19}H_{24}N_2S$ 312.48

化学名 10-[2-(Diethylamino)propyl]phenothiazine

10-[2-(二乙氨基)丙基]吩噻嗪

CAS 登录号 522-00-9；1094-08-2[盐酸盐]

INN list 1

药效分类 抗震颤麻痹药

普罗庚嗪

Proheptazine（*INN*）

化学结构式

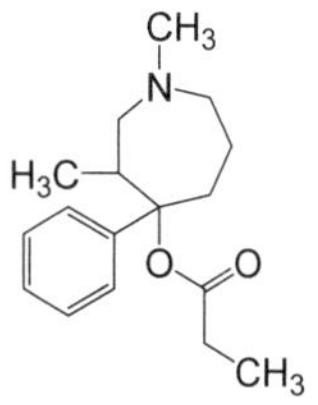

分子式和分子量 $C_{17}H_{25}NO_2$ 275.39

化学名 1,3-Dimethyl-4-phenyl-4-propionyloxyazacycloheptane

1,3-二甲基-4-苯基-4-丙酰氧基氮杂环庚烷

CAS 登录号 77-14-5

INN list 5

药效分类 镇痛药

普罗克生

Proroxan（*INN*）

化学结构式

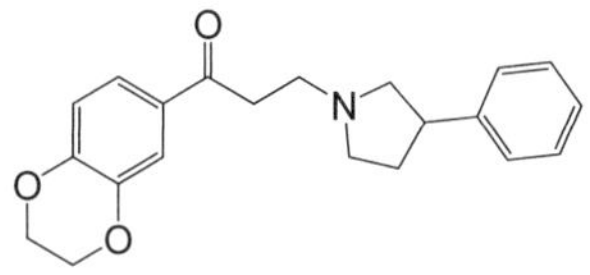

分子式和分子量 $C_{21}H_{23}NO_3$ 337.42

化学名 1-(1,4-Benzodioxan-6-yl)-3-(3-phenyl-1-pyrrolidinyl)-1-propanone

1-(1,4-苯并二氧六环-6-基)-3-(3-苯基-1-吡咯烷基)-1-丙酮

CAS 登录号 33743-96-3；33025-33-1[盐酸盐]

INN list 39

药效分类 α 受体拮抗药，抗高血压药

普罗喹宗

Proquazone（*INN*）

化学结构式

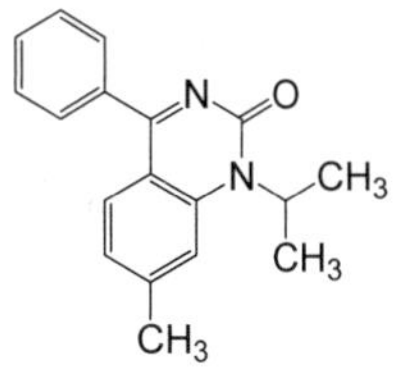

分子式和分子量 $C_{18}H_{18}N_2O$ 278.35

化学名 1-Isopropyl-7-methyl-4-phenyl-2(1*H*)-quinazolinone

1-异丙基-7-甲基-4-苯基-2(1*H*)-喹唑酮

CAS 登录号 22760-18-5

INN list 27

药效分类 抗炎药

普罗林坦

Prolintane（*INN*）

化学结构式

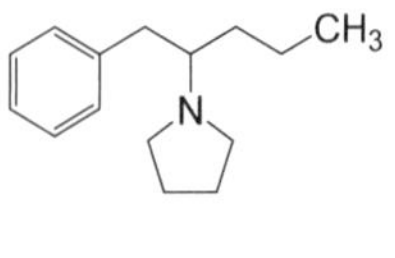

分子式和分子量 $C_{15}H_{23}N$ 217.36

化学名 1-(*α*-Propylphenethyl)pyrrolidine

1-(*α*-丙基苯乙基)吡咯烷

CAS 登录号 493-92-5; 1211-28-5[盐酸盐]

INN list 16

药效分类 精神兴奋药

普罗吗酯

Promolate（*INN*）

化学结构式

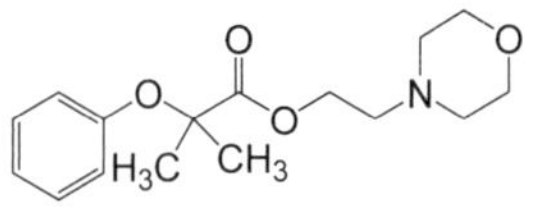

分子式和分子量 $C_{16}H_{23}NO_4$ 293.36

化学名 2-Morpholinoethyl 2-methyl-2-phenoxypropionate

2-吗啉乙基 2-甲基-2-苯氧基丙酸酯

CAS 登录号 3615-74-5

INN list 21

药效分类 镇咳药

普罗麦角

Propisergide（*INN*）

化学结构式

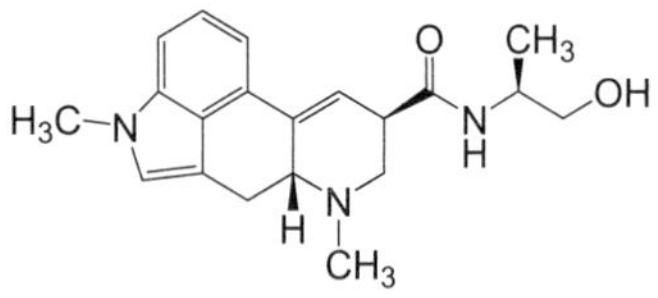

分子式和分子量 $C_{20}H_{25}N_3O_2$ 339.43

化学名 9,10-Didehydro-*N*-[(*S*)-2-hydroxy-1-methylethyl]-1,6-dimethylergoline-8*β*-carboxamide

9,10-二脱氢-*N*-[(*S*)-2-羟基-1-甲基乙基]-1,6-二甲基麦角灵-8*β*-甲酰胺

CAS 登录号 5793-04-4

INN list 35

药效分类 抗偏头痛药

普罗帕脒

Propamidine（*INN*）

分子式和分子量 $C_{17}H_{20}N_4O_2$ 312.37

化学结构式

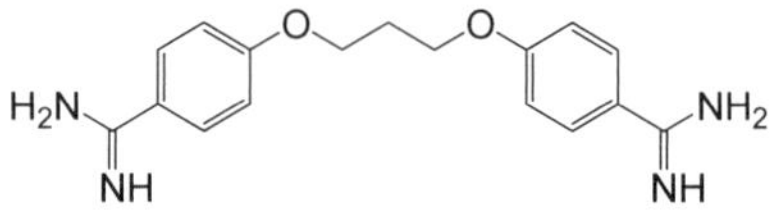

化学名 4,4'-(Trimethylenedioxy)dibenzamidine

4,4'-(三甲叉基二氧基)二苯脒

CAS 登录号 104-32-5

INN list 1

药效分类 抗原虫药

普罗帕酮

Propafenone（*INN*）

化学结构式

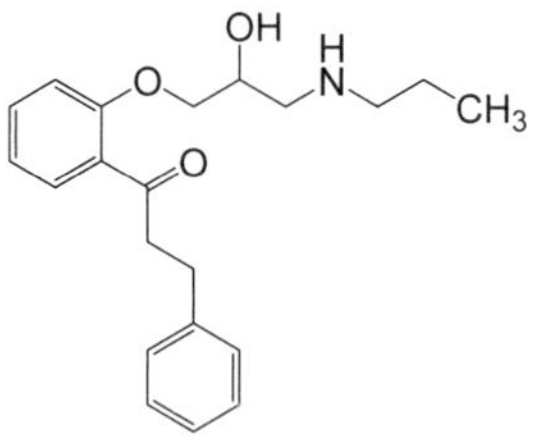

分子式和分子量 $C_{21}H_{27}NO_3$ 341.45

化学名 3-Phenyl-1-[2-[3-(propylamino)-2-hydroxypropoxy]phenyl]-1-propanone

3-苯基-1-[2-[3-(丙氨基)-2-羟基丙氧基]苯基]-1-丙酮

CAS 登录号 54063-53-5; 34183-22-7[盐酸盐]

INN list 29

药效分类 抗心律失常药

ATC 分类 C01BC03

普罗哌隆

Propyperone（*INN*）

化学结构式

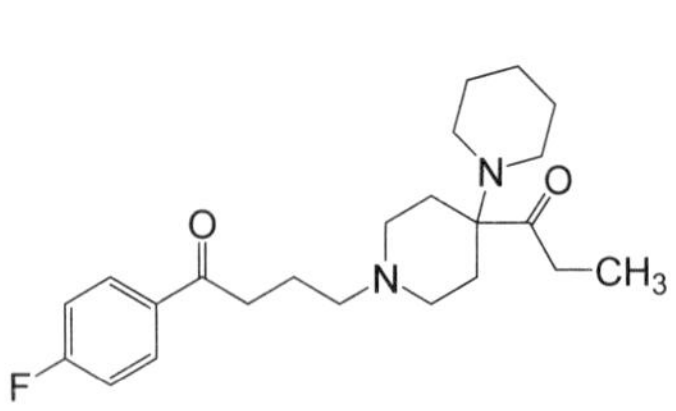

分子式和分子量 $C_{23}H_{33}FN_2O_2$ 388.52

化学名 4'-Fluoro-4-(4-piperidino-4-propionylpiperidino)butyrophenone

4'-氟-4-(4-哌啶基-4-丙酰基哌啶)丁酰苯

CAS 登录号 3781-28-0

INN list 16

药效分类 抗精神病药

普罗沙唑

Proxazole（*INN*）

分子式和分子量 $C_{17}H_{25}N_3O$ 287.40

化学结构式

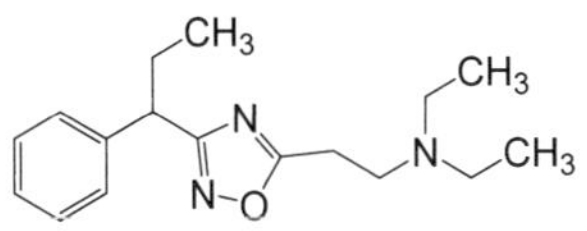

化学名　5-[2-(Diethylamino)ethyl]-3-(*α*-ethylbenzyl)-1,2,4-oxadiazole

5-[2-(二乙氨基)乙基]-3-(*α*-乙基苄基)-1,2,4-噁二唑

CAS 登录号　5696-09-3

INN list　15

药效分类　抗炎镇痛药，解痉药

普罗索仑

Promoxolane（*INN*）

化学结构式

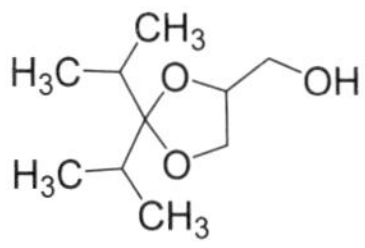

分子式和分子量　$C_{10}H_{20}O_3$　188.26

化学名　2,2-Diisopropyl-1,3-dioxolane-4-methanol

2,2-二异丙基-1,3-二氧戊环-4-甲醇

CAS 登录号　470-43-9

INN list　6

药效分类　安定药

普罗替林

Protriptyline（*INN*）

化学结构式

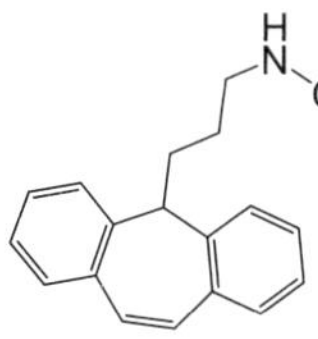

分子式和分子量　$C_{19}H_{21}N$　263.38

化学名　*N*-Methyl-5*H*-dibenzo[*a*,*d*]cycloheptene-5-propylamine

N-甲基-5*H*-二苯并[*a*,*d*]环庚烯-5-丙胺

CAS 登录号　438-60-8; 1225-55-4[盐酸盐]

INN list　14

药效分类　抗抑郁药

普罗瑞林

Protirelin（*INN*）

化学结构式

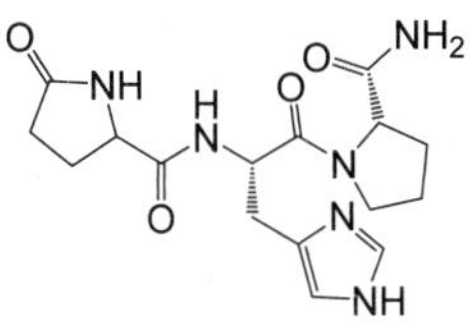

分子式和分子量　$C_{16}H_{22}N_6O_4$　362.38

化学名　(2*S*)-*N*-[(2*S*)-1-[(2*S*)-2-Carbamoylpyrrolidin-1-yl]-3-(1*H*-imidazol-5-yl)-1-oxopropan-2-yl]-5-oxopyrrolidine-2-carboxamide

(2*S*)-*N*-[(2*S*)-1-[(2*S*)-2-氨甲酰基吡咯烷-1-基]-3-(1*H*-咪唑-5-基)-1-氧代丙-2-基]-5-氧代吡咯烷-2-甲酰胺

CAS 登录号　24305-27-9

INN list　31

药效分类　促甲状腺素释放肽类药

普罗托醇

Protokylol（*INN*）

化学结构式

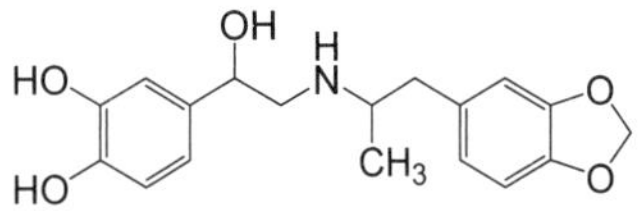

分子式和分子量　$C_{18}H_{21}NO_5$　331.37

化学名　4-[2-[1-(1,3-Benzodioxol-5-yl)propan-2-ylamino]-1-hydroxyethyl]benzene-1,2-diol

4-[2-[1-(1,3-苯并二氧杂环戊烷-5-基)丙-2-基氨基]-1-羟基乙基]苯-1,2-二酚

CAS 登录号　136-70-9; 136-69-6[盐酸盐]

INN list　10

药效分类　升压药，支气管舒张药

普罗硝唑

Propenidazole（*INN*）

化学结构式

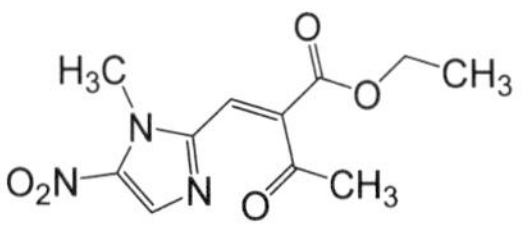

分子式和分子量　$C_{11}H_{13}N_3O_5$　267.24

化学名　Ethyl *trans*-*α*-acetyl-1-methyl-5-nitroimidazole-2-acrylate

乙基 反-*α*-乙酰基-1-甲基-5-硝基咪唑-2-丙烯酸酯

CAS 登录号　76448-31-2

INN list　45

药效分类　硝基咪唑抗阿米巴虫药

ATC 分类　P01AB05

普罗雄醇

Propetandrol（*INN*）

化学结构式

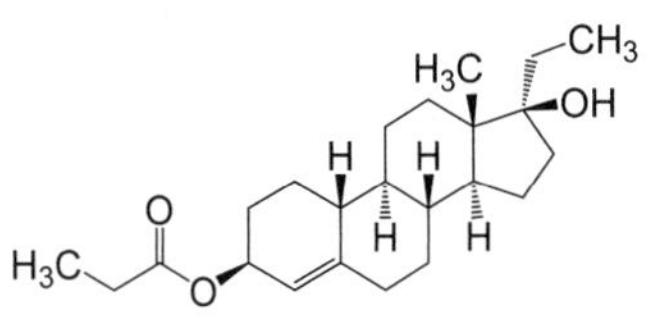

分子式和分子量 $C_{23}H_{36}O_3$ 360.53

化学名 19-Nor-17α-pregn-4-ene-3β,17-diol 3-propionate

19-去甲基-17α-孕甾-4-烯-3β,17-二醇 3-丙酸酯

CAS 登录号 3638-82-2

INN list 13

药效分类 雄激素，同化激素类药

普罗孕酮

Proligestone（*INN*）

化学结构式

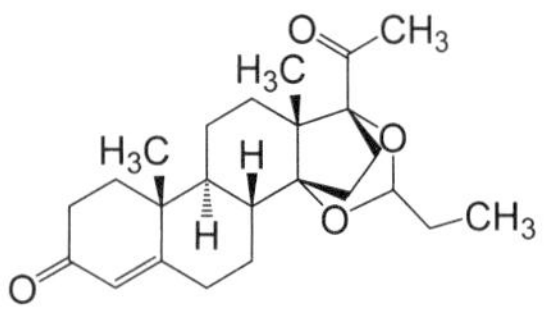

分子式和分子量 $C_{24}H_{34}O_4$ 386.52

化学名 14,17-Dihydroxypregn-4-ene-3,20-dione,cyclic acetal with propionaldehyde

14,17-二羟基孕甾-4-烯-3,20-二酮 环缩丙醛

CAS 登录号 23873-85-0

INN list 28

药效分类 孕激素类药

普罗扎平

Prozapine（*INN*）

化学结构式

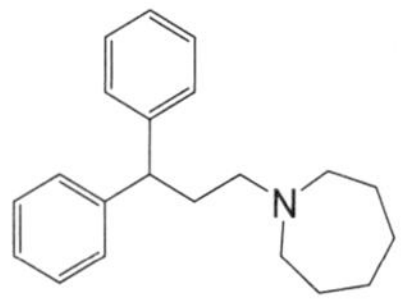

分子式和分子量 $C_{21}H_{27}N$ 293.45

化学名 1-(3,3-Diphenylpropyl)azepane

1-(3,3-二苯基丙基)氮杂环庚烷

CAS 登录号 3426-08-2

INN list 14

药效分类 利胆药

普洛布林

Plocabulin（*INN*）

化学结构式

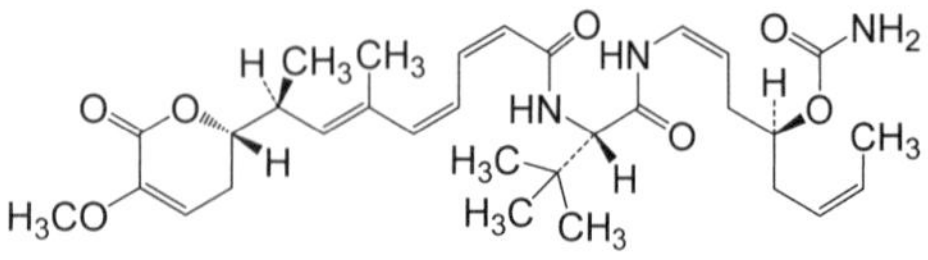

分子式和分子量 $C_{31}H_{45}N_3O_7$ 571.72

化学名 (1*Z*,4*S*,6*Z*)-1-[(2*S*)-2-{(2*Z*,4*Z*,6*E*,8*S*)-8-[(2*S*)-5-Methoxy-6-oxo-3,6-dihydro-2*H*-pyran-2-yl]-6-methylnona-2,4,6-trienamido}-3,3-dimethylbutanamido]octa-1,6-dien-4-yl carbamate

(1*Z*,4*S*,6*Z*)-1-[(2*S*)-2-{(2*Z*,4*Z*,6*E*,8*S*)-8-[(2*S*)-5-甲氧基-6-氧代-3,6-二氢-2*H*-吡喃-2-基]-6-甲基壬-2,4,6-三烯酰氨基}-3,3-二甲基丁酰氨基]辛烷-1,6-二烯-4-基 氨基甲酸酯

CAS 登录号 920210-99-5

INN list 117

药效分类 抗肿瘤药

普洛加胺

Progabide（*INN*）

化学结构式

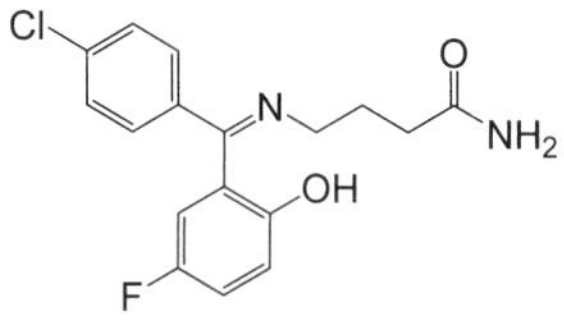

分子式和分子量 $C_{17}H_{16}ClFN_2O_2$ 334.77

化学名 4-[[(4-Chlorophenyl)-(5-fluoro-2-hydroxyphenyl)methylidene]amino]butanamide

4-[[(4-氯苯基)-(5-氟-2-羟基苯基)甲亚基]氨基]丁酰胺

CAS 登录号 62666-20-0

INN list 43

药效分类 抗癫痫药，骨骼肌松弛药

普洛美坦

Plomestane（*INN*）

化学结构式

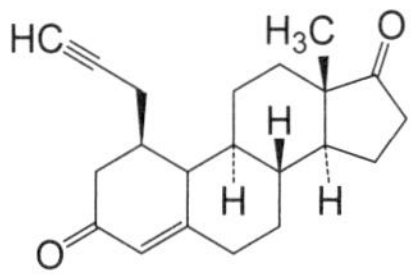

分子式和分子量 $C_{21}H_{26}O_2$ 310.43

化学名 10-(2-Propynyl)estr-4-ene-3,17-dione

10-(2-丙炔基)雌甾-4-烯-3,17-二酮

CAS 登录号 77016-85-4

INN list 66

药效分类 芳酶抑制药，抗肿瘤药

普马碘铵

Pretamazium Iodide（*INN*）

化学结构式

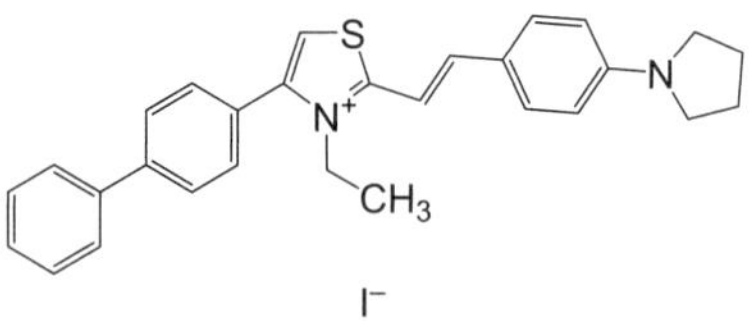

分子式和分子量 $C_{29}H_{29}IN_2S$ 564.52

化学名 3-Ethyl-4-(4-phenylphenyl)-2-[(*E*)-2-(4-pyrrolidin-1-ylphenyl)ethenyl]-1,3-thiazol-3-ium;iodide

碘化 3-乙基-4-(4-苯基苯基)-2-[(*E*)-2-(4-吡咯烷-1-基苯基)乙烯基]-1,3-噻唑-3-鎓

CAS 登录号 24840-59-3

INN list 29

药效分类 抗蠕虫药

普马芬群

Pumafentrine（*INN*）

化学结构式

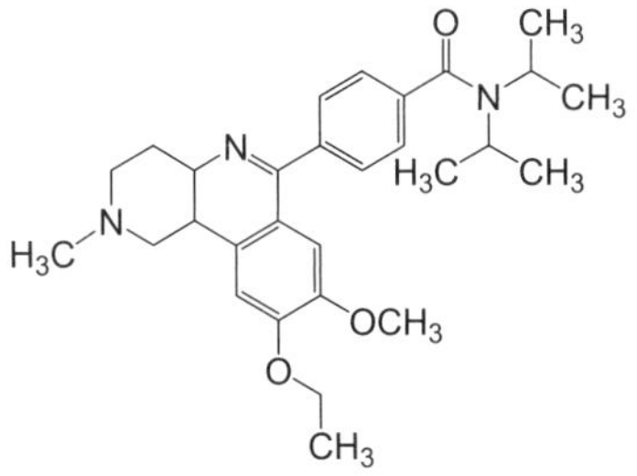

分子式和分子量 $C_{29}H_{39}N_3O_3$ 477.64

化学名 (−)-*p*-[(4*aR**,10*bS**)-9-Ethoxyl-1,2,3,4,4*a*,10*b*-hexahydro-8-methyloxy-2-methyl-benzo[*c*][1,6]naphthyridin-6-yl]-*N*,*N*-diisopropylbenzamide

(−)-4-[(4*aR**,10*bS**)-9-乙氧基-1,2,3,4,4*a*,10*b*-六氢-8-甲氧基-2-甲基-苯并[*c*][1,6]萘啶-6-基]-*N*,*N*-二异丙基苯甲酰胺

CAS 登录号 207993-12-2

INN list 82

药效分类 强心药

普马拉唑

Pumaprazole（*INN*）

化学结构式

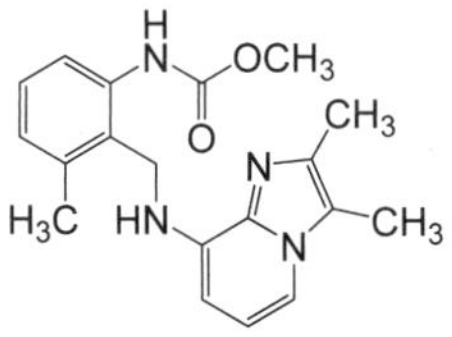

分子式和分子量 $C_{19}H_{22}N_4O_2$ 338.40

化学名 Methyl 2-[[(2,3-dimethylimidazo[1,2-*a*]pyridine-8-yl)amino]methyl]-3-methylcarbanilate

甲基 2-[[(2,3-二甲基咪唑并[1,2-*a*]吡啶-8-基)氨基]甲基]-3-甲基苯氨基甲酸酯

CAS 登录号 158364-59-1

INN list 76

药效分类 抗溃疡药

普美孕酮

Promegestone（*INN*）

分子式和分子量 $C_{22}H_{30}O_2$ 326.47

化学结构式

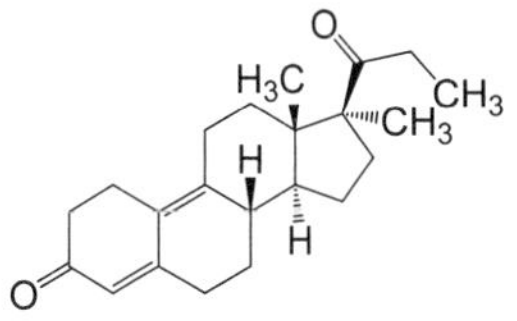

化学名 17*α*-Methyl-17-propionylestra-4,9-dien-3-one

17*α*-甲基-17-丙酰基雌甾-4,9-二烯-3-酮

CAS 登录号 34184-77-5

INN list 38

药效分类 孕激素类药

ATC 分类 G03DB07

普米洛尔

Primidolol（*INN*）

化学结构式

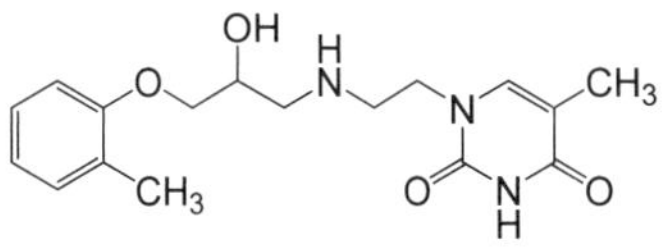

分子式和分子量 $C_{17}H_{23}N_3O_4$ 333.38

化学名 1-[2-[[2-Hydroxy-3-(2-tolyoxy)propyl]amino]ethyl]thymine

1-[2-[[2-羟基-3-(2-甲苯氧基)丙基]氨基]乙基]胸腺嘧啶

CAS 登录号 67227-55-8

INN list 42

药效分类 β 受体拮抗药

普莫卡因

Pramocaine（*INN*）

化学结构式

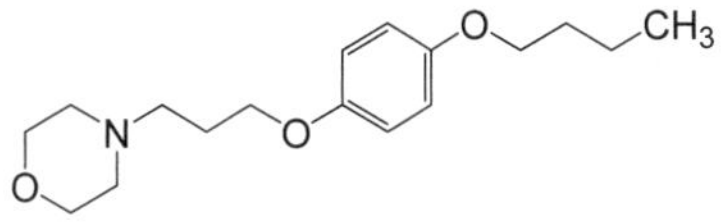

分子式和分子量 $C_{17}H_{27}NO_3$ 293.41

化学名 4-[3-(*p*-Butoxyphenoxy)propyl]morpholine

4-[3-(4-丁氧基苯氧基)丙基]吗啉

CAS 登录号 140-65-8; 637-58-1[盐酸盐]

INN list 4

药效分类 局部麻醉药

普莫曲格

Pumosetrag（*INN*）

化学结构式

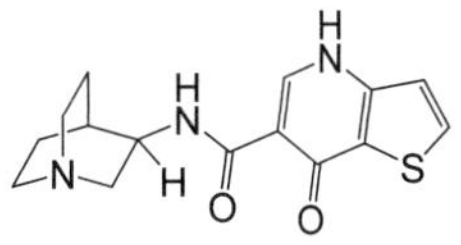

分子式和分子量 $C_{15}H_{17}N_3O_2S$ 303.38

化学名 *N*-[(3*R*)-1-Azabicyclo[2.2.2]oct-3-yl]-7-oxo-4,7-dihydrothieno[3,2-*b*]pyridine-6-carboxamide

N-[(3*R*)-1-氮杂二环[2.2.2]辛-3-基]-7-氧代-4,7-二氢化噻吩并[3,2-*b*]吡啶-6-甲酰胺

CAS 登录号 153062-94-3

INN list 87

药效分类 导泻药

普那布林

Plinabulin（*INN*）

化学结构式

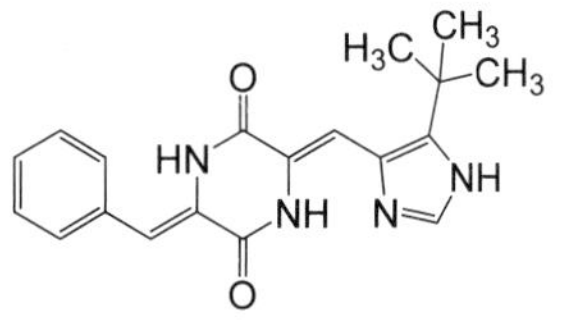

分子式和分子量 $C_{19}H_{20}N_4O_2$ 336.39

化学名 (3*Z*,6*Z*)-3-Benzylidene-6-[[5-(*tert*-butyl)-1*H*-imidazol-4-yl]methylidene]piperazine-2,5-dione

(3*Z*,6*Z*)-3-苯甲亚基-6-[[5-(叔丁基)-1*H*-咪唑-4-基]甲亚基]哌嗪-2,5-二酮

CAS 登录号 714272-27-2

INN list 102

药效分类 抗肿瘤药

普那卡生

Pralnaan（*INN*）

化学结构式

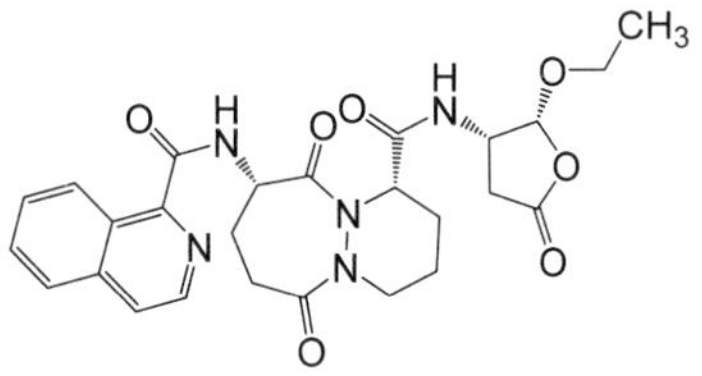

分子式和分子量 $C_{26}H_{29}N_5O_7$ 523.54

化学名 (4*S*,7*S*)-*N*-[(2*R*,3*S*)-2-Ethoxy-5-oxooxolan-3-yl]-7-(isoquinoline-1-carbonylamino)-6,10-dioxo-2,3,4,7,8,9-hexahydro-1*H*-pyridazino[1,2-*a*]diazepine-4-carboxamide

(4*S*,7*S*)-*N*-[(2*R*,3*S*)-2-乙氧基-5-氧代氧杂环戊-3-基]-7-(异喹啉-1-甲酰氨基)-6,10-二氧代-2,3,4,7,8,9-六氢-1*H*-哒嗪并[1,2-*a*]二氮杂䓬-4-甲酰胺

CAS 登录号 192755-52-5

INN list 85

药效分类 酶类药

普萘洛尔

Propranolol（*INN*）

分子式和分子量 $C_{16}H_{21}NO_2$ 259.35

化学结构式

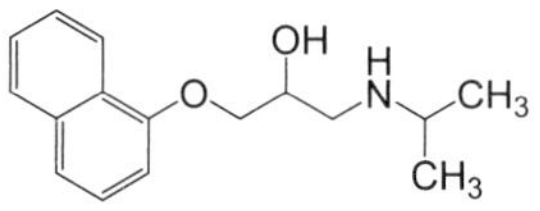

化学名 1-Isopropylamino-3-(1-naphthloxy)-2-propanol

1-异丙氨基-3-(1-萘氧基)-2-丙醇

CAS 登录号 525-66-6; 318-98-9[盐酸盐]

INN list 51

药效分类 β 受体拮抗药

ATC 分类 C07AA05

普尼拉明

Prenylamine（*INN*）

化学结构式

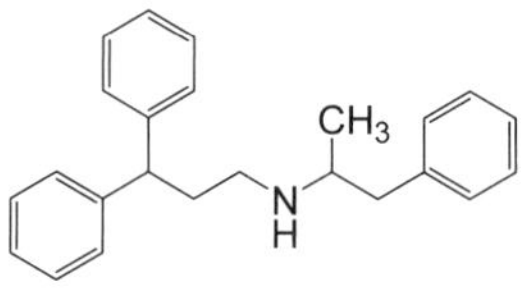

分子式和分子量 $C_{24}H_{27}N$ 329.48

化学名 *N*-(3,3-Diphenylpropyl)-*α*-methylphenethylamine

N-(3,3-二苯基丙基)-*α*-甲基苯乙胺

CAS 登录号 390-64-7; 69-43-2[乳酸盐]

INN list 12

药效分类 抗心肌缺血药

ATC 分类 C01DX02

普诺地嗪

Prenoxdiazine（*INN*）

化学结构式

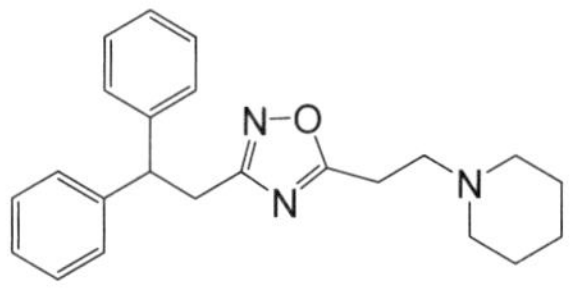

分子式和分子量 $C_{23}H_{27}N_3O$ 361.48

化学名 1-[2-[3-(2,2-Diphenylethyl)-1,2,4-oxadiazol-5-yl]ethyl]piperidine

1-[2-[3-(2,2-二苯乙基)-1,2,4-噁二唑-5-基]乙基]哌啶

CAS 登录号 47543-65-7

INN list 54

药效分类 镇咳药

普匹卡星

Propikacin（*INN*）

分子式和分子量 $C_{21}H_{43}N_5O_{12}$ 557.59

化学结构式

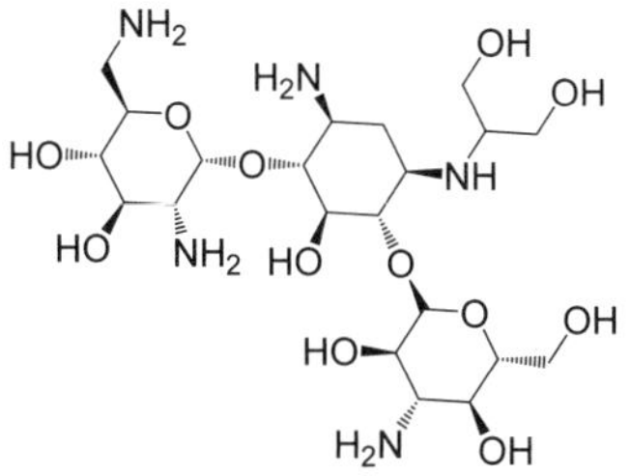

化学名 *O*-3-Amino-3-deoxy-*α*-D-glucopyranosyl(1→4)-*O*-[2,6-diamino-2,6-dideoxy-*α*-D-glucopyranosyl(1→6)]-2-deoxy-N^3-[2-hydroxy-1-(hydroxymethyl)ethyl]-L-streptamine

O-3-氨基-3-脱氧-*α*-D-吡喃葡萄糖基(1→4)-*O*-[2,6-二氨基-2,6-二脱氧-*α*-D-吡喃葡萄糖基(1→6)]-2-脱氧-N^3-[2-羟基-1-(羟甲基)乙基]-L-链霉胺

CAS 登录号 66887-96-5

INN list 43

药效分类 抗生素类药

普齐地洛

Prizidilol（*INN*）

化学结构式

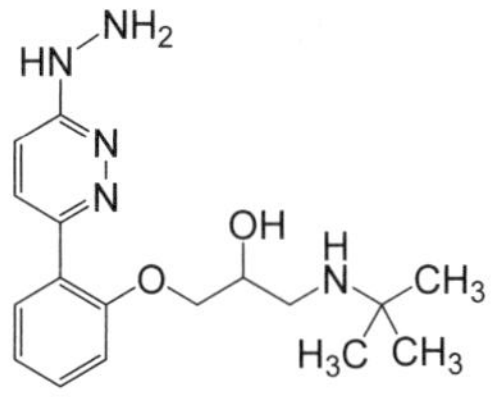

分子式和分子量 $C_{17}H_{25}N_5O_2$ 331.42

化学名 1-(*tert*-Butylamino)-3-[*o*-(6-hydrazino-3-pyridazinyl)phenoxy]-2-propanol

1-(叔丁氨基)-3-[2-(6-肼基-3-哒嗪基)苯氧基]-2-丙醇

CAS 登录号 59010-44-5; 63642-19-3[二盐酸盐]; 73398-12-6[二盐酸盐一水合物]

INN list 44

药效分类 抗高血压药，血管扩张药

普瑞巴林

Pregabalin（*INN*）

化学结构式

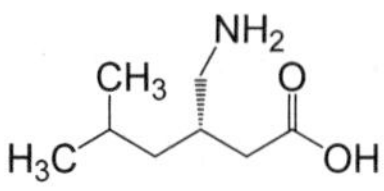

分子式和分子量 $C_8H_{17}NO_2$ 159.23

化学名 (*S*)-3-(Aminomethyl)-5-methyl hexanoic acid

(*S*)-3-(氨甲基)-5-甲基己酸

CAS 登录号 148553-50-9

INN list 78

药效分类 抗惊厥药

普瑞丁奈

Preladenant（*INN*）

化学结构式

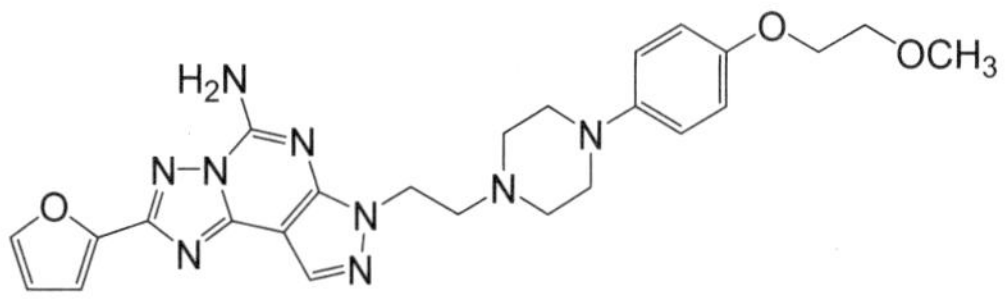

分子式和分子量 $C_{25}H_{29}N_9O_3$ 503.60

化学名 2-(Furan-2-yl)-7-[2-[4-[4-(2-methoxyethoxy)phenyl]piperazin-1-yl]ethyl]-7*H*-pyrazolo[4,3-*e*][1,2,4]triazolo[1,5-*c*]pyrimidin-5-amine

2-(呋喃-2-基)-7-[2-[4-[4-(2-甲氧基乙氧基)苯基]哌嗪-1-基]乙基]-7*H*-吡唑并[4,3-*e*][1,2,4]三氮唑并[1,5-*c*]嘧啶-5-胺

CAS 登录号 377727-87-2

INN list 98

药效分类 腺苷受体拮抗药

普瑞芬那酯

Prefenamate（*INN*）

化学结构式

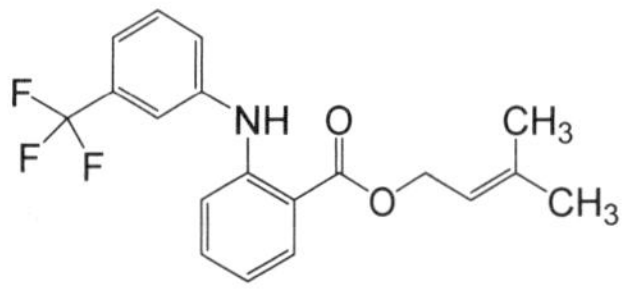

分子式和分子量 $C_{19}H_{18}F_3NO_2$ 349.35

化学名 3-Methyl-2-butenyl *N*-(*α*,*α*,*α*-trifluoro-*m*-tolyl)anthranilate

3-甲基-2-丁烯基 *N*-(*α*,*α*,*α*-三氟-3-甲基苯基)邻氨基苯甲酸酯

CAS 登录号 57775-28-7

INN list 36

药效分类 抗炎镇痛药

普瑞利韦

Pritelivir（*INN*）

化学结构式

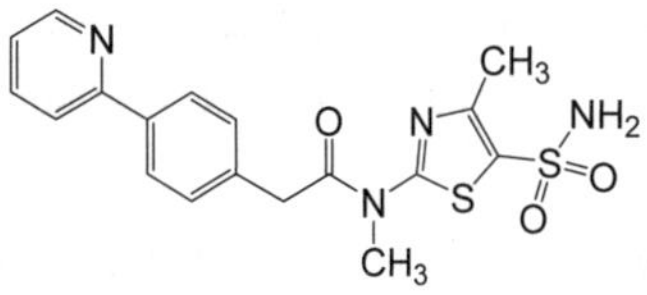

分子式和分子量 $C_{18}H_{18}N_4O_3S_2$ 402.49

化学名 *N*-Methyl-*N*-(4-methyl-5-sulfamoyl-1,3-thiazol-2-yl)-2-[4-(pyridin-2-yl)phenyl]acetamide

N-甲基-*N*-(4-甲基-5-氨磺酰基-1,3-噻唑-2-基)-2-[4-(吡啶-2-基)苯基]乙酰胺

CAS 登录号 348086-71-5

INN list 106

药效分类 抗病毒药

普瑞色替

Prexasertib（*INN*）

化学结构式

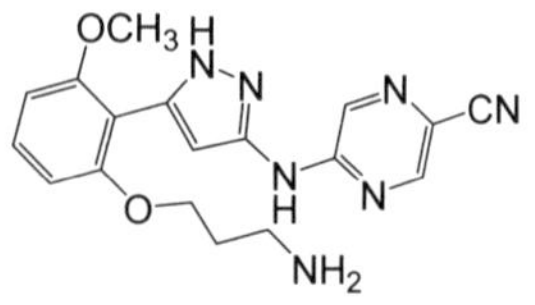

分子式和分子量　$C_{18}H_{19}N_7O_2$　365.40

化学名　5-({5-[2-(3-Aminopropoxy)-6-methoxyphenyl]-1*H*-pyrazol-3-yl}amino)pyrazine-2-carbonitrile

5-({5-[2-(3-氨基丙氧基)-6-甲氧基苯基]-1*H*-吡唑-3-基}氨基)吡嗪-2-甲腈

CAS 登录号　1234015-52-1

INN list　114

药效分类　抗肿瘤药

普瑞司坦

Prenisteine（*INN*）

化学结构式

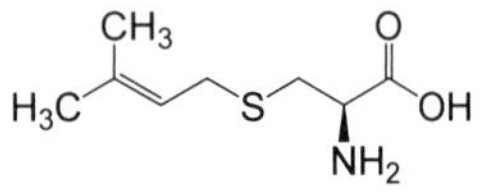

分子式和分子量　$C_8H_{15}NO_2S$　189.28

化学名　3-[(3-Methyl-2-butenyl)thio]-L-alanine

3-[(3-甲基-2-丁烯基)硫代]-L-丙氨酸

CAS 登录号　5287-46-7

INN list　42

药效分类　黏液溶解药

普瑞特罗

Prenalterol（*INN*）

化学结构式

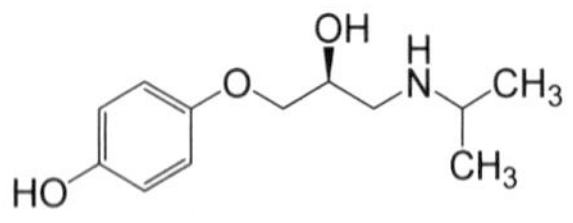

分子式和分子量　$C_{12}H_{19}NO_3$　225.29

化学名　(−)-(*S*)-1-(*p*-Hydroxyphenoxy)-3-(isopropylamino)-2-propanol

(−)-(*S*)-1-(4-羟基苯氧基)-3-(异丙氨基)-2-丙醇

CAS 登录号　57526-81-5; 61260-05-7[盐酸盐]

INN list　38

药效分类　抗休克的血管活性药

ATC 分类　C01CA13

普瑞维林

Prenoverine（*INN*）

分子式和分子量　$C_{25}H_{29}NO_2$　375.50

化学结构式

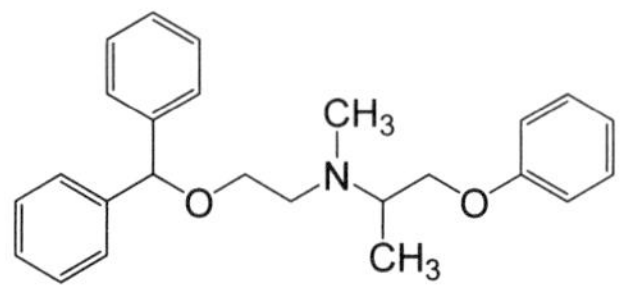

化学名　(±)-2′-(Diphenylmethoxy)-*N*,1-dimethyl-2-phenoxydiethylamine

(±)-2′-(二苯甲氧基)-*N*,1-二甲基-2-苯氧基二乙基胺

CAS 登录号　65236-29-5

INN list　41

药效分类　解痉药

普瑞西泮

Premazepam（*INN*）

化学结构式

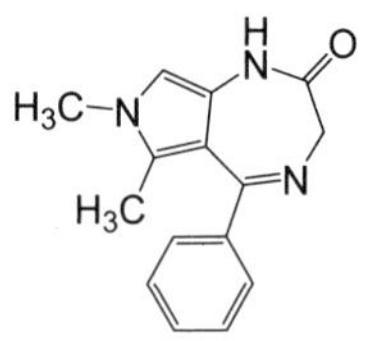

分子式和分子量　$C_{15}H_{15}N_3O$　253.30

化学名　3,7-Dihydro-6,7-dimethyl-5-phenylpyrrolo[3,4-*e*]-1,4-diazepin-2(1*H*)-one

3,7-二氢-6,7-二甲基-5-苯基吡咯并[3,4-*e*]-1,4-二氮杂草-2(1*H*)-酮

CAS 登录号　57435-86-6

INN list　45

药效分类　抗焦虑药，抗惊厥药

普沙托韦

Presatovir（*INN*）

化学结构式

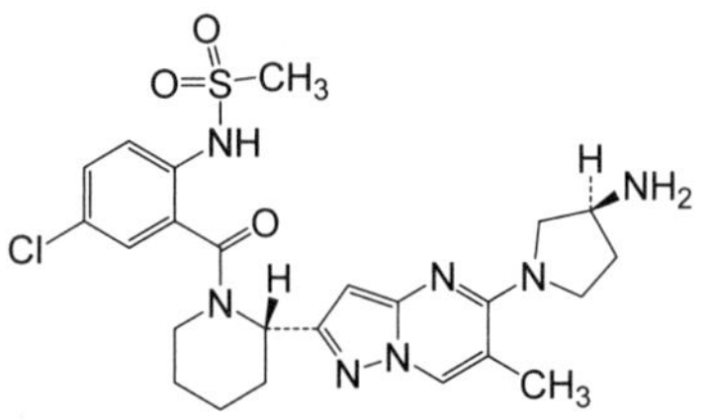

分子式和分子量　$C_{24}H_{30}ClN_7O_3S$　531.18

化学名　*N*-(2-{[(2*S*)-2-{5-[(3*S*)-3-Aminopyrrolidin-1-yl]-6-methylpyrazolo[1,5-*a*]pyrimidin-2-yl}piperidin-1-yl]carbonyl}-4-chlorophenyl)methane sulfonamide

N-(2-{[(2*S*)-2-{5-[(3*S*)-3-氨基吡咯烷-1-基]-6-甲基吡唑并[1,5-*a*]嘧啶-2-基}哌啶-1-基]羰基}-4-氯苯基)甲磺酰胺

CAS 登录号　1353625-73-6

INN list　111

药效分类　抗病毒药

普托马尼

Pretomanid（*INN*）

化学结构式

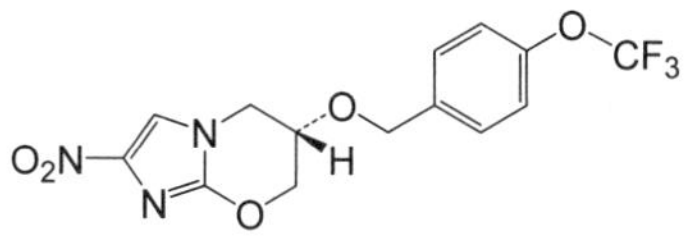

分子式和分子量 $C_{14}H_{12}F_3N_3O_5$ 359.07

化学名 (6*S*)-2-Nitro-6-{[4-(trifluoromethoxy)phenyl]methoxy}-6,7-dihydro-5*H*-imidazo[2,1-*b*][1,3]oxazine

(6*S*)-2-硝基-6-{[4-(三氟甲氧基)苯基]甲氧基}-6,7-二氢-5*H*-咪唑并[2,1-*b*][1,3]噁嗪

CAS 登录号 187235-37-6

INN list 110

药效分类 抗菌药

普西洛尔

Procinolol（*INN*）

化学结构式

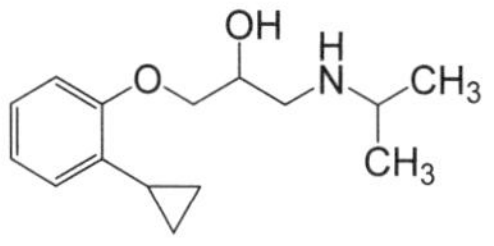

分子式和分子量 $C_{15}H_{23}NO_2$ 249.35

化学名 1-(2-Cyclopropylphenoxy)-3-(isopropylamino)-2-propanol

1-(2-环丙基苯氧基)-3-异丙氨基-2-丙醇

CAS 登录号 27325-36-6

INN list 25

药效分类 β 受体拮抗药

普西奈德

Procinonide（*INN*）

化学结构式

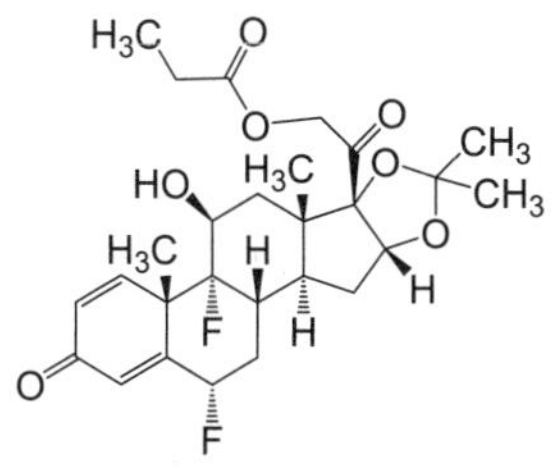

分子式和分子量 $C_{27}H_{34}F_2O_7$ 508.55

化学名 6*α*,9-Difluoro-11*β*,16*α*,17,21-tetrahydroxypregna-1,4-diene-3,20-dione cyclic 16,17-acetal with acetone,21-propionate

6*α*,9-二氟-11*β*,16*α*,17,21-四羟基孕甾-1,4-二烯-3,20-二酮环 16,17-缩丙酮, 21-丙酸酯

CAS 登录号 58497-00-0

INN list 38

药效分类 肾上腺皮质激素类药

普昔罗米

Proxicromil（*INN*）

化学结构式

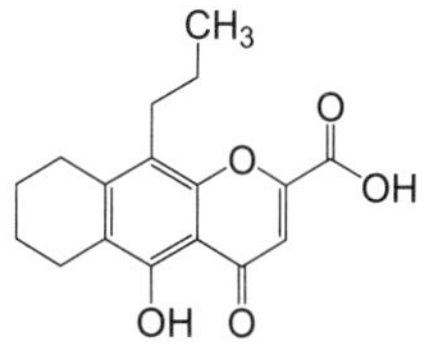

分子式和分子量 $C_{17}H_{18}O_5$ 302.32

化学名 6,7,8,9-Tetrahydro-5-hydroxy-4-oxo-10-propyl-4*H*-naphthol[2,3-*b*]pyran-2-carboxylic acid

6,7,8,9-四氢-5-羟基-4-氧代-10-丙基-4*H*-萘并[2,3-*b*]吡喃-2-羧酸

CAS 登录号 60400-92-2

INN list 39

药效分类 抗过敏药，平喘药

普唑西林

Prazocillin（*INN*）

化学结构式

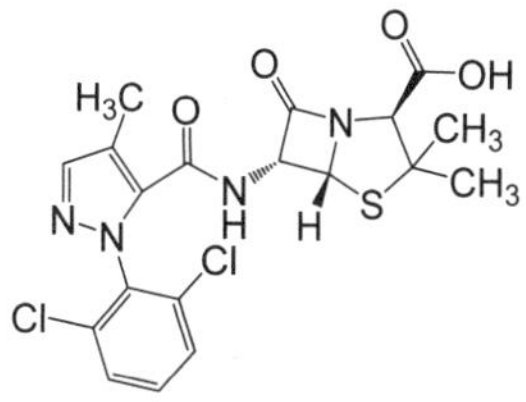

分子式和分子量 $C_{19}H_{18}Cl_2N_4O_4S$ 469.34

化学名 6-[1-(2,6-Dichlorophenyl)-4-methylpyrazole-5-carboxamido]-3,3-dimethyl-7-oxo-4-thia-1-azabicyclo[3.2.0]heptane-2-carboxylic acid

6-[1-(2,6-二氯苯基)-4-甲基吡唑-5-甲酰氨基]-3,3-二甲基-7-氧代-4-硫杂-1-氮杂二环[3.2.0]庚烷-2-羧酸

CAS 登录号 15949-72-1

INN list 27

药效分类 抗生素类药

七氟烷

Sevoflurane（*INN*）

化学结构式

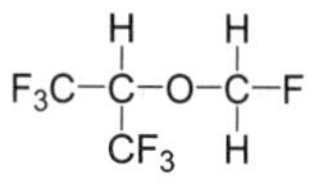

分子式和分子量 $C_4H_3F_7O$ 200.05

化学名 1,1,1,3,3,3-Hexafluoro-2-(fluoromethoxy)propane

1,1,1,3,3,3-六氟-2-(氟甲氧基)丙烷

CAS 登录号 28523-86-6

INN list 25

药效分类 全身麻醉药

七叶胺

Esculamine（*INN*）

化学结构式

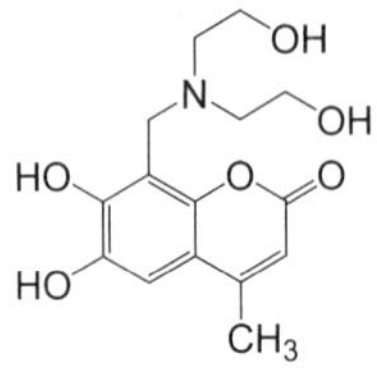

分子式和分子量 $C_{15}H_{19}NO_6$ 309.31

化学名 8-[[Bis(2-hydroxyethyl)amino]methyl]-6,7-dihydroxy-4-methylcoumarin

8-[[双(2-羟乙基)氨基]甲基]-6,7-二羟基-4-甲基香豆素

CAS 登录号 2908-75-0

INN list 22

药效分类 止血药

七叶吗啉

Folescutol（*INN*）

化学结构式

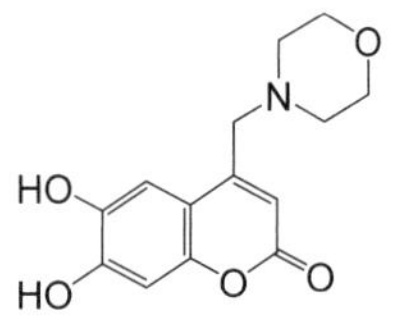

分子式和分子量 $C_{14}H_{15}NO_5$ 277.27

化学名 6,7-Dihydroxy-4-(morpholinomethyl)coumarin

6,7-二羟基-4-(吗啉甲基)香豆素

CAS 登录号 15687-22-6

INN list 16

药效分类 毛细血管保护药

齐泊腾坦

Zibotentan（*INN*）

化学结构式

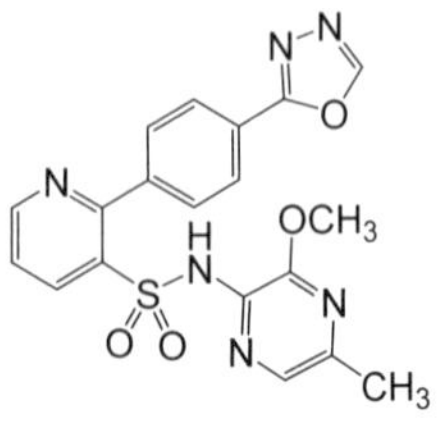

分子式和分子量 $C_{19}H_{16}N_6O_4S$ 424.43

化学名 *N*-(3-Methoxy-5-methylpyrazin-2-yl)-2-[4-(1,3,4-oxodiazol-2-yl)phenyl]pyridine-3-sulfonamide

N-(3-甲氧基-5-甲基吡嗪-2-基)-2-[4-(1,3,4-噁二唑-2-基)苯基]吡啶-3-磺酰胺

CAS 登录号 186497-07-4

INN list 94

药效分类 内皮素受体拮抗药

齐达帕胺

Zidapamide（*INN*）

化学结构式

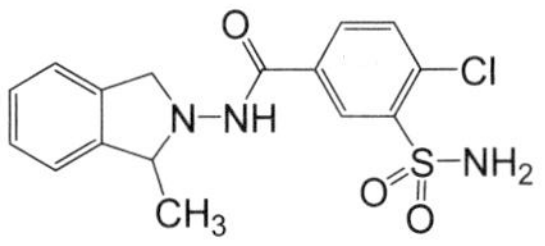

分子式和分子量 $C_{16}H_{16}ClN_3O_3S$ 365.83

化学名 4-Chloro-*N*-(1-methyl-2-isoindolinyl)-3-sulfamoylbenzamide

4-氯-*N*-(1-甲基-2-异二氢吲哚基)-3-氨磺酰基苯甲酰胺

CAS 登录号 775820-08-5

INN list 50

药效分类 利尿药，抗高血压药

齐多夫定

Zidovudine（*INN*）

化学结构式

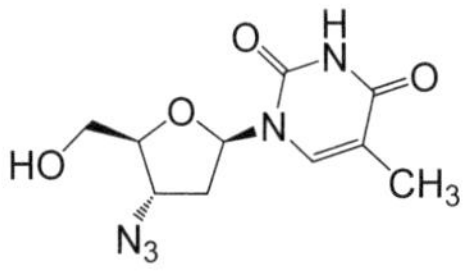

分子式和分子量 $C_{10}H_{13}N_5O_4$ 267.24

化学名 1-(3-Azido-2,3-deoxy-*β*-D-ribofuranosyl)-5-methylpyrimidine-2,4(1*H*,3*H*)-dione

1-(3-叠氮-2,3-二脱氧-*β*-D-呋喃核糖基)-5-甲基嘧啶-2,4(1*H*,3*H*)-二酮

CAS 登录号 30516-87-1

INN list 56

药效分类 核苷及核苷酸逆转录酶抑制剂类抗病毒药

ATC 分类 J05AF01

齐多美辛

Zidometacin（*INN*）

化学结构式

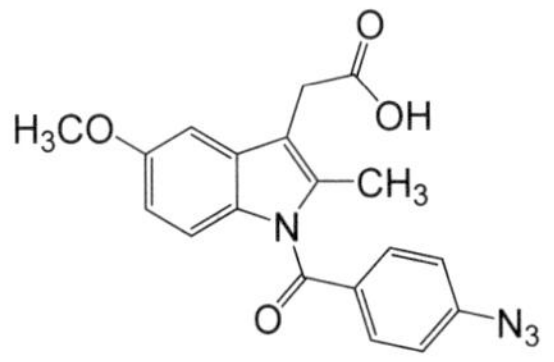

分子式和分子量 $C_{19}H_{16}N_4O_4$ 364.35

化学名 1-(*p*-Azidobenzoyl)-5-methoxy-2-methylindole-3-acetic acid

1-(4-叠氮基苯甲酰基)-5-甲氧基-2-甲基吲哚-3-乙酸

CAS 登录号 62851-43-8

INN list 39

药效分类 抗炎镇痛药

齐法环素

Zifanocycline（*INN*）

化学结构式

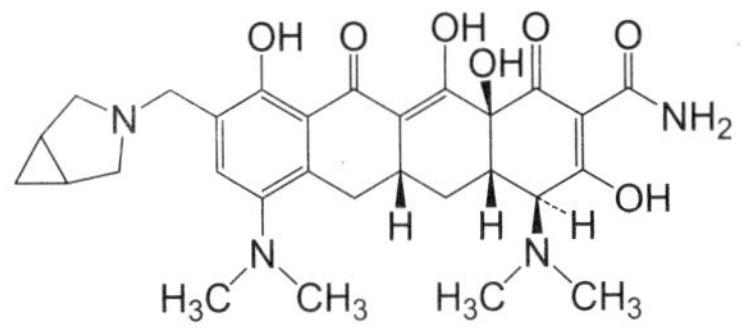

分子式和分子量 $C_{29}H_{36}N_4O_7$ 552.63

化学名 (4*S*,4*aS*,5*aR*,12*aS*)-9-[(3-Azabicyclo[3.1.0]hexan-3-yl) methyl]-4,7-bis(dimethylamino)-3,10,12,12*a*-tetrahydroxy-1,11-dioxo-1,4,4*a*,5,5*a*,6,11,12*a*-octahydrotetracene-2-carboxamide

(4*S*,4*aS*,5*aR*,12*aS*)-9-[(3-氮杂双环[3.1.0]己烷-3-基)甲基]-4,7-双(二甲氨基)-3,10,12,12*a*-四羟基-1,11-二氧代-1,4,4*a*,5,5*a*,6,11,12*a*-八氢并四苯-2-甲酰胺

CAS 登录号 1420294-56-9

INN list 125

药效分类 四环素类抗生素

齐拉西酮

Ziprasidone（*INN*）

化学结构式

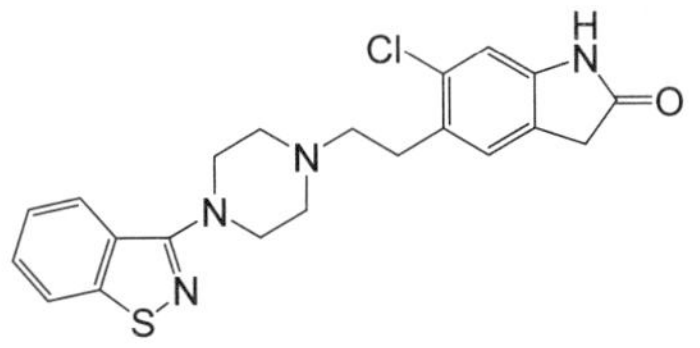

分子式和分子量 $C_{21}H_{21}ClN_4OS$ 412.94

化学名 5-[2-[4-(1,2-benzisothiazol-3-yl)-1-piperazinyl]ethyl]-6-chloro-2-indolinone

5-[2-[4-(1,2-苯基异噻唑-3-基)-1-哌嗪基]乙基]-6-氯-2-二氢吲哚酮

CAS 登录号 146939-27-7; 199191-69-0[甲磺酸盐三水合物]; 138982-67-9[盐酸盐半水合物]

INN list 72

药效分类 抗精神病药

齐利昔司他

Ziritaxestat（*INN*）

化学结构式

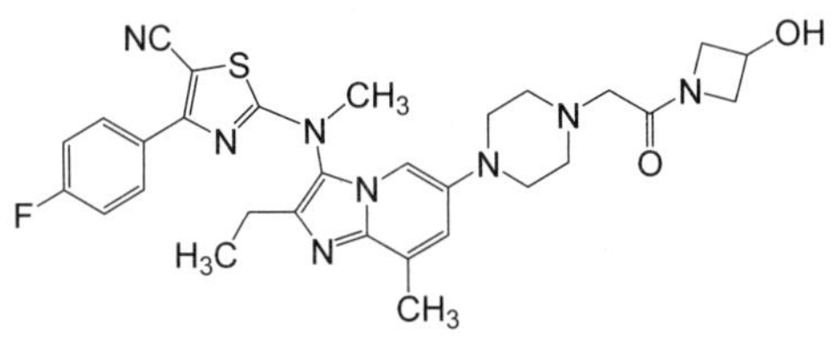

分子式和分子量 $C_{30}H_{33}FN_8O_2S$ 588.699

化学名 2-[[2-Ethyl-6-[4-[2-(3-hydroxyazetidin-1-yl)-2-oxoethyl] piperazin-1-yl]-8-methylimidazo[1,2-*a*]pyridin-3-yl]-methylamino]-4-(4-fluorophenyl)-1,3-thiazole-5-carbonitrile

2-[[2-乙基-6-[4-[2-(3-羟基氮杂环丁烷-1-基)-2-氧代乙基]哌嗪-1-基]-8-甲基咪唑并[1,2-*a*]吡啶-3-基]-甲基氨基]-4-(4-氟苯基)-1,3-噻唑-5-甲腈

CAS 登录号 1628260-79-6

INN list 120

药效分类 自分泌运动因子抑制药

齐留通

Zileuton（*INN*）

化学结构式

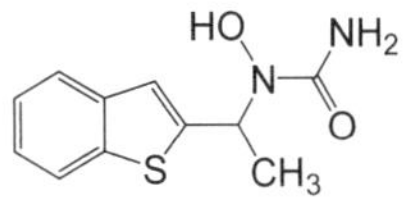

分子式和分子量 $C_{11}H_{12}N_2O_2S$ 236.29

化学名 1-[1-(1-benzothiophen-2-yl)ethyl]-1-hydroxyurea

1-[1-(1-苯并噻吩-2-基)乙基]-1-羟基脲

CAS 登录号 111406-87-2

INN list 63

药效分类 脂氧化酶抑制药

齐仑太尔

Zilantel（*INN*）

化学结构式

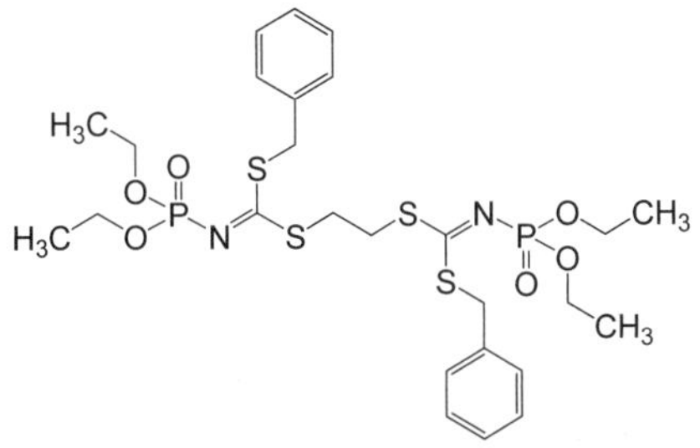

分子式和分子量 $C_{26}H_{38}N_2O_6P_2S_4$ 664.80

化学名 (*E*)-1-Benzylsulfanyl-1-[2-[(*Z*)-*C*-benzylsulfanyl-*N*-diethoxyphosphoryl carbonimidoyl]sulfanylethylsulfanyl]-*N*-diet-hoxyphosphorylmethanimine

(*E*)-1-苄硫基-1-[2-[(*Z*)-*C*-苄基硫基-*N*-二乙氧基膦酰碳亚氨基]硫乙基硫基]-*N*-二乙氧基膦酰甲亚胺

CAS 登录号 22012-72-2

INN list 33

药效分类 抗蠕虫药

齐罗硅酮

Zifrosilone（*INN*）

分子式和分子量 $C_{11}H_{13}F_3OSi$ 246.30

化学结构式

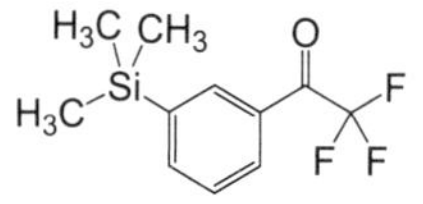

化学名 2,2,2-Trifluoro-3'-(trimethylsilyl)acetophenone

2,2,2-三氟-3'-(三甲基硅烷基)苯乙酮

CAS 登录号 132236-18-1

INN list 71

药效分类 抗胆碱酯酶药

齐洛呋胺

Zylofuramine（*INN*）

化学结构式

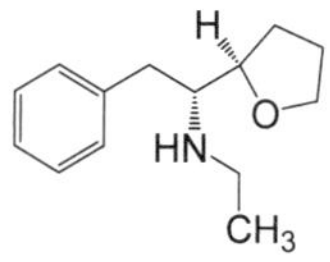

分子式和分子量 $C_{14}H_{21}NO$ 219.32

化学名 (1*R*)-*N*-Ethyl-1-[(2*R*)-oxolan-2-yl]-2-phenylethanamine

(1*R*)-*N*-乙基-1-[(2*R*)-氧杂环戊烷-2-基]-2-苯乙胺

CAS 登录号 3563-92-6

INN list 12

药效分类 抗精神失常药

齐洛那平

Zicronapine（*INN*）

化学结构式

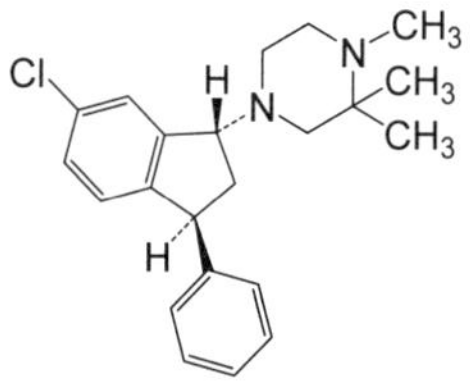

分子式和分子量 $C_{22}H_{27}ClN_2$ 354.92

化学名 4-[(1*R*,3*S*)-6-Chloro-3-phenyl-2,3-dihydro-1*H*-inden-1-yl]-1,2,2-trimethylpiperazine

4-[(1*R*,3*S*)-6-氯-3-苯基-2,3-二氢-1*H*-茚-1-基]-1,2,2-三甲基哌嗪

CAS 登录号 170381-16-5

INN list 100

药效分类 安定药

齐洛色替

Zimlovisertib（*INN*）

化学结构式

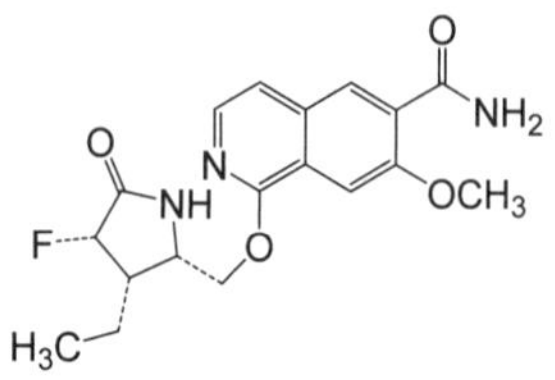

分子式和分子量 $C_{18}H_{20}FN_3O_4$ 361.37

化学名 1-{[(2*S*,3*S*,4*S*)-3-Ethyl-4-fluoro-5-oxopyrrolidin-2-yl]methoxy}-7-methoxyisoquinoline-6-carboxamide

1-{[(2*S*,3*S*,4*S*)-3-乙基-4-氟-5-氧代吡咯-2-基]甲氧基}-7-甲氧基异喹啉-6-甲酰胺

CAS 登录号 1817626-54-2

INN list 125

药效分类 丝氨酸/苏氨酸激酶抑制药

齐美定

Zimeldine（*INN*）

化学结构式

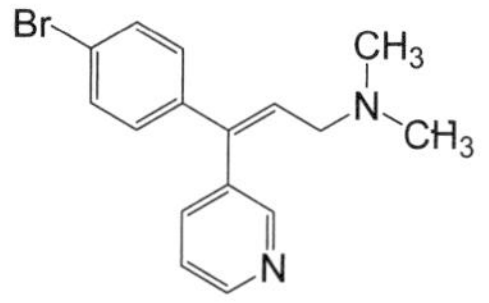

分子式和分子量 $C_{16}H_{17}BrN_2$ 317.23

化学名 (*Z*)-3-[1-(*p*-bromophenyl)-3-(dimethylamino)propenyl]pyridine

(*Z*)-3-[1-(4-溴苯基)-3-(二甲氨基)丙烯基]吡啶

CAS 登录号 56775-88-3; 60525-15-7[二盐酸盐]; 61129-30-4[二盐酸盐一水合物]

INN list 48

药效分类 抗抑郁药

齐咪苯

Zimidoben（*INN*）

化学结构式

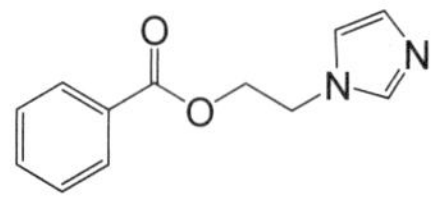

分子式和分子量 $C_{12}H_{12}N_2O_2$ 216.24

化学名 2-Imidazol-1-ylethyl benzoate

2-咪唑-1-基乙基苯甲酸酯

CAS 登录号 90697-56-6

INN list 52

药效分类 皮肤科用药

齐诺康唑

Zinoconazole（*INN*）

化学结构式

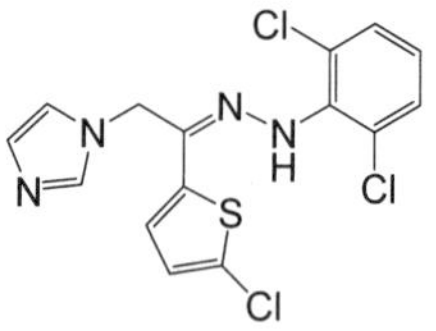

分子式和分子量 $C_{15}H_{11}Cl_3N_4S$ 385.69

化学名 2,6-Dichloro-*N*-[(*E*)-[1-(5-chlorothiophen-2-yl)-2-imidazol-

1-ylethylidene]amino]aniline

2,6-二氯-*N*-[(*E*)-[1-(5-氯噻吩-2-基)-2-咪唑-1-基乙亚基]氨基]苯胺

CAS 登录号 84697-21-2; 80168-44-1[盐酸盐]

INN list 50

药效分类 抗真菌药

齐帕特罗

Zilpaterol（*INN*）

化学结构式

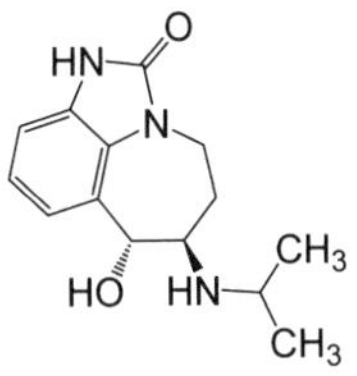

分子式和分子量 $C_{14}H_{19}N_3O_2$ 261.32

化学名 (±)-*trans*-4,5,6,7-Tetrahydro-7-hydroxy-6-(isopropylamino) imidazol[4,5,1-*jk*][1]benzazepin-2(1*H*)-one

(±)-反-4,5,6,7-四氢-7-羟基-6-(异丙氨基)咪唑并[4,5,1-*jk*][1]苯并氮杂䓬-2(1*H*)-酮

CAS 登录号 117827-79-9

INN list 60

药效分类 支气管舒张药

齐培丙醇

Zipeprol（*INN*）

化学结构式

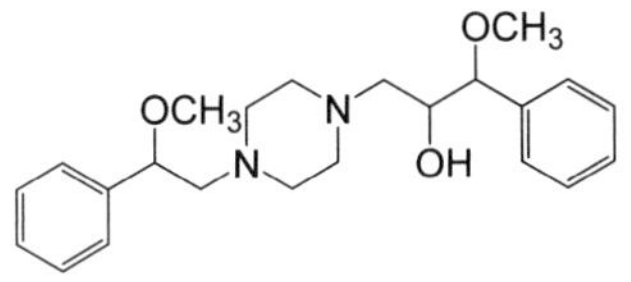

分子式和分子量 $C_{23}H_{32}N_2O_3$ 384.51

化学名 *α*-(*α*-Methoxybenzyl)-4-(*β*-methoxyphenethyl)-1-piperazine ethanol

α-(*α*-甲氧苄基)-4-(*β*-甲氧基苯乙基)-1-哌嗪乙醇

CAS 登录号 34758-83-3

INN list 27

药效分类 镇咳药

齐瑞索韦

Ziresovir（*INN*）

化学结构式

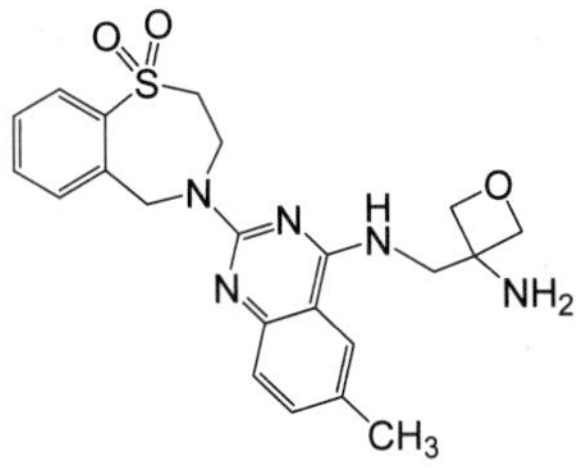

分子式和分子量 $C_{22}H_{25}N_5O_3S$ 439.531

化学名 4-(4-{[(3-Aminooxetan-3-yl)methyl]amino}-6-methylquinazolin-2-yl)-2,3,4,5-tetrahydro-1*H*-1*λ*[6],4-benzothiazepine-1,1-dione

4-(4-{[(3-氨基氧杂环丁烷-3-基)甲基]氨基}-6-甲基喹唑啉-2-基)-2,3,4,5-四氢-1*H*-1*λ*[6],4-苯并噻嗪-1,1-二酮

CAS 登录号 1422500-60-4

INN list 120

药效分类 抗病毒药

齐特巴坦

Zidebactam（*INN*）

化学结构式

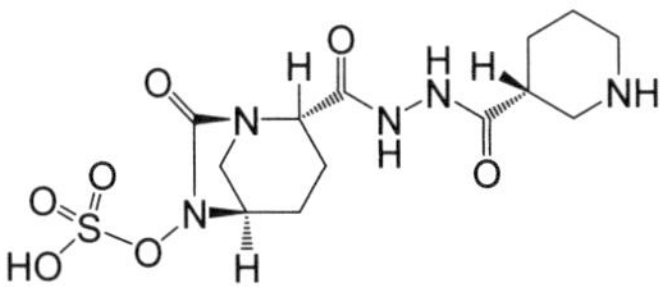

分子式和分子量 $C_{13}H_{21}N_5O_7S$ 391.39

化学名 (1*R*,2*S*,5*R*)-7-Oxo-2-{2-[(3*R*)-piperidine-3-carbonyl] hydrazinecarbonyl}-1,6-diazabicyclo[3.2.1]octan-6-yl hydrogen sulfate

(1*R*,2*S*,5*R*)-7-氧代-2-{2-[(3*R*)-哌啶-3-羰基]肼基甲酰基}-1,6-二氮杂双环[3.2.1]辛-6-基氢硫酸酯

CAS 登录号 1436861-97-0

INN list 113

药效分类 β-内酰胺酶抑制药

齐托美尼布

Ziftomenib（*INN*）

化学结构式

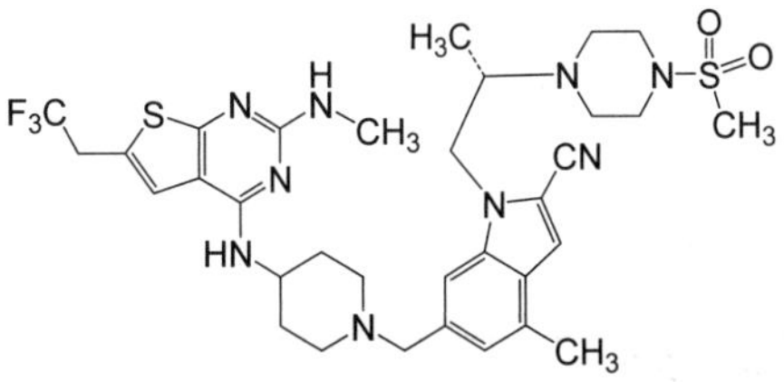

分子式和分子量 $C_{33}H_{42}F_3N_9O_2S_2$ 717.88

化学名 4-Methyl-5-[[4-[[2-(methylamino)-6-(2,2,2-trifluoroethyl) thieno[2,3-*d*]pyrimidin-4-yl]amino]piperidin-1-yl]methyl]-1-[(2*S*)-2-(4-methylsulfonyl piperazin-1-yl)propyl]indole-2-carbonitrile

4-甲基-5-[[4-[[2-(甲氨基)-6-(2,2,2-三氟乙基)噻吩并[2,3-*d*]嘧啶-4-基]氨基]哌啶-1-基]甲基]-1-[(2*S*)-2-(4-甲磺酰基哌嗪-1-基)丙基]吲哚-2-甲腈

CAS 登录号 2134675-36-6

INN list 125

药效分类 抗肿瘤药

千金藤碱

Cepharanthine

化学结构式

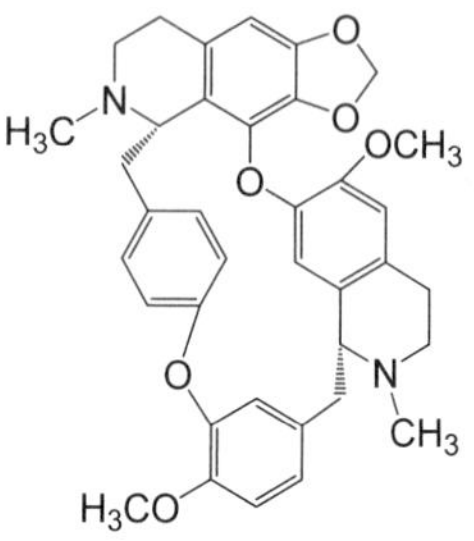

分子式和分子量 $C_{37}H_{38}N_2O_6$ 606.71

化学名 6',12'-Dimethoxy-2,2'-dimethyl-6,7-[methylenebis(oxy)] oxyacanthan

6',12'-二甲氧基-2,2'-二甲基-6,7-[甲叉二氧基]氧卡萨烷

CAS 登录号 481-49-2

药效分类 抗硅沉着病药

前列地尔

Alprostadil（*INN*）

化学结构式

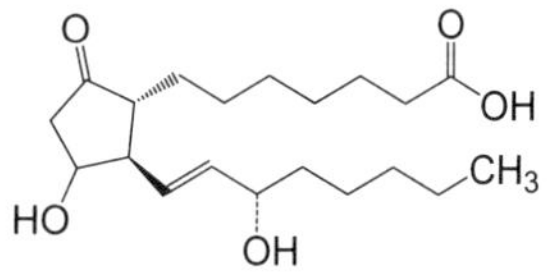

分子式和分子量 $C_{20}H_{34}O_5$ 354.48

化学名 7-[(1*R*,2*R*,3*R*)-3-Hydroxy-2-[(*E*,3*S*)-3-hydroxyoct-1-enyl]-5-oxocyclopentyl]heptanoic acid

7-[(1*R*,2*R*,3*R*)-3-羟基-2-[(*E*,3*S*)-3-羟基辛-1-烯基]-5-氧代环戊基]庚酸

CAS 登录号 745-65-3

INN list 39

药效分类 循环系统药

ATC 分类 C01EA01

前列他林

Prostalene（*INN*）

化学结构式

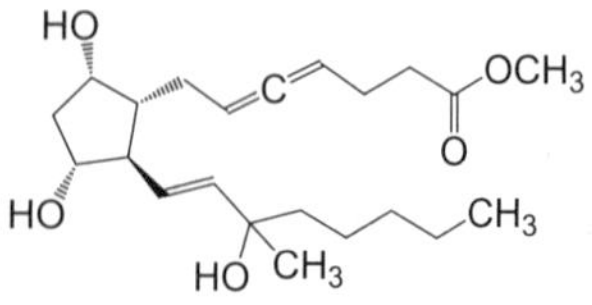

分子式和分子量 $C_{22}H_{36}O_5$ 380.52

化学名 (±)Methyl 7-[(1*R**,2*R**,3*R**,5*S**)-3,5-dihydroxy-2-[(*E*)-3-hydroxy-3-methyl-1-octenyl]cyclopentyl]-4,5-heptadienoate

(±)甲基 7-[(1*R**,2*R**,3*R**,5*S**)-3,5-二羟基-2-[(*E*)-3-羟基-3-甲基-1-辛烯基]环戊基]-4,5-庚二烯酸酯

CAS 登录号 54120-61-5

INN list 34

药效分类 前列腺素类药

羟苯丙胺

Hydroxyamfetamine（*INN*）

化学结构式

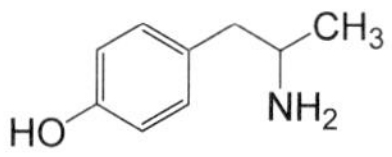

分子式和分子量 $C_9H_{13}NO$ 151.21

化学名 (±)-*p*-(2-Aminopropyl)-phenol

(±)-4-(2-氨基丙基)-苯酚

CAS 登录号 103-86-6; 306-21-8[氢溴酸盐]

INN list 55

药效分类 升压药，血管收缩药

羟苯甘氨酸

Oxfenicine（*INN*）

化学结构式

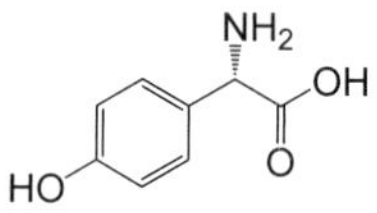

分子式和分子量 $C_8H_9NO_3$ 167.16

化学名 L-2-(*p*-Hydroxyphenyl)glycine

L-2-(4-羟基苯)甘氨酸

CAS 登录号 32462-30-9

INN list 44

药效分类 抗心绞痛药，冠脉扩张药

羟苯磺酸钙

Calcium Dobesilate（*INN*）

化学结构式

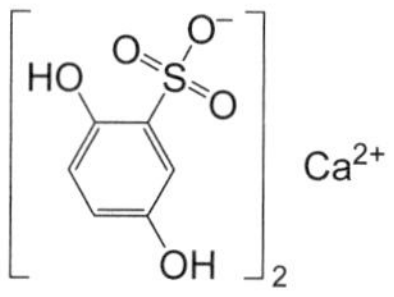

分子式和分子量 $C_{12}H_{10}CaO_{10}S_2$ 418.41

化学名 Calcium 2,5-dihydroxybenzenesulfonate

2,5-二羟基苯磺酸钙

CAS 登录号 20123-80-2; 88-46-0[羟苯磺酸]

INN list 21

药效分类 抗静脉曲张药

ATC 分类 C05BX01

羟苯甲酮

Oxybenzone（*INN*）

化学结构式

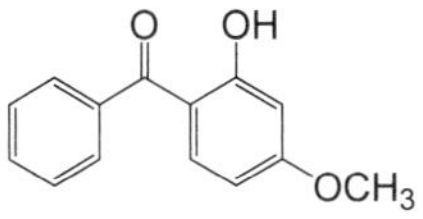

分子式和分子量　$C_{14}H_{12}O_3$　228.24

化学名　2-Hydroxy-4-methoxybenzophenone

2-羟基-4-甲氧基二苯甲酮

CAS 登录号　131-57-7

INN list　16

药效分类　防晒药

羟吡溴铵

Oxypyrronium Bromide（*INN*）

化学结构式

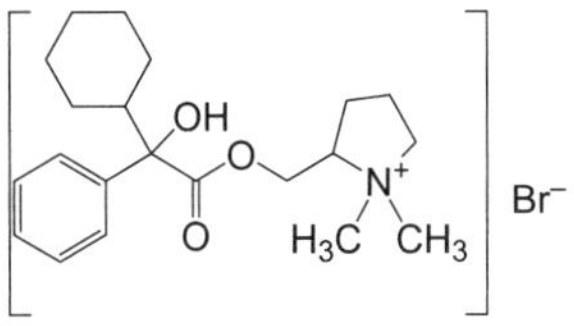

分子式和分子量　$C_{21}H_{32}BrNO_3$　426.39

化学名　(1,1-Dimethylpyrrolidin-1-ium-2-yl)methyl 2-cyclohexyl-2-hydroxy-2-phenylacetate;bromide

溴化 (1,1-二甲基吡咯烷-1-铵-2-基)甲基 2-环己基-2-羟基-2-苯乙酸酯

CAS 登录号　561-43-3

INN list　13

药效分类　抗胆碱药

羟苄利明

Oxyphencyclimine（*INN*）

化学结构式

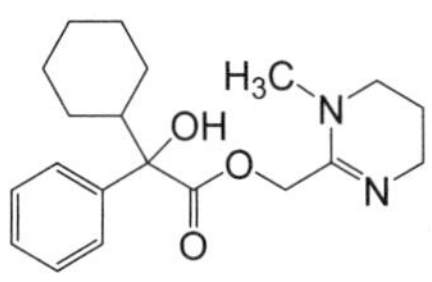

分子式和分子量　$C_{20}H_{28}N_2O_3$　344.46

化学名　(1,4,5,6-Tetrahydro-1-methyl-2-pyrimidinyl)methyl α-phenylcyclohexaneglycolate

(1,4,5,6-四氢-1-甲基-2-嘧啶基)甲基 α-苯基环己基羟乙酸酯

CAS 登录号　125-53-1；125-52-0[盐酸盐]

INN list　10

药效分类　抗胆碱药

羟丙哌嗪

Dropropizine（*INN*）

分子式和分子量　$C_{13}H_{20}N_2O_2$　236.31

化学结构式

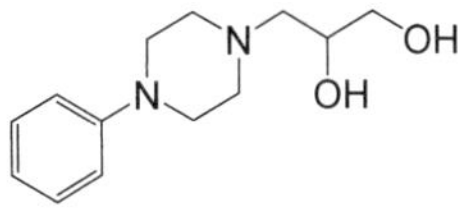

化学名　3-(4-Phenyl-l-piperazinyl)-1,2-propanediol

3-(4-苯基-l-哌嗪基)-1,2-丙二醇

CAS 登录号　17692-31-8

INN list　18

药效分类　镇吐药

羟丙替林

Oxaprotiline（*INN*）

化学结构式

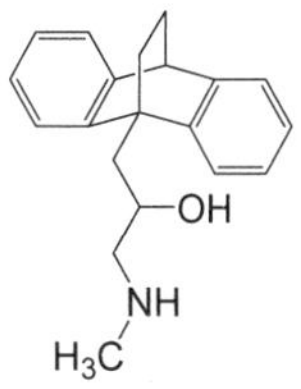

分子式和分子量　$C_{20}H_{23}NO$　293.41

化学名　(±)-α-[(Methylamino)methyl]-9,10-ethanoanthracene-9(10*H*)-ethanol

(±)-α-[(甲氨基)甲基]-9,10-乙桥蒽-9(10*H*)-乙醇

CAS 登录号　56433-44-4；39022-39-4[盐酸盐]

INN list　45

药效分类　抗抑郁药

羟布林

Drobuline（*INN*）

化学结构式

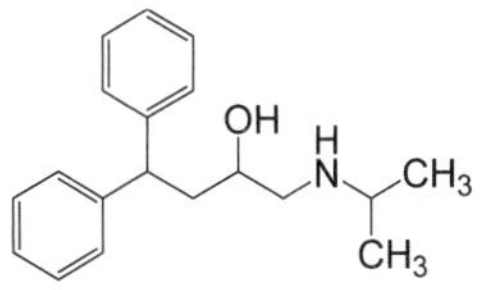

分子式和分子量　$C_{19}H_{25}NO$　283.41

化学名　(±)-l-(Isopropylamino)-4,4-diphenyl-2-butanol

(±)-l-(异丙氨基)-4,4-二苯基-2-丁醇

CAS 登录号　58473-73-7

INN list　37

药效分类　抗心律失常药

羟布宗

Oxyphenbutazone（*INN*）

化学结构式

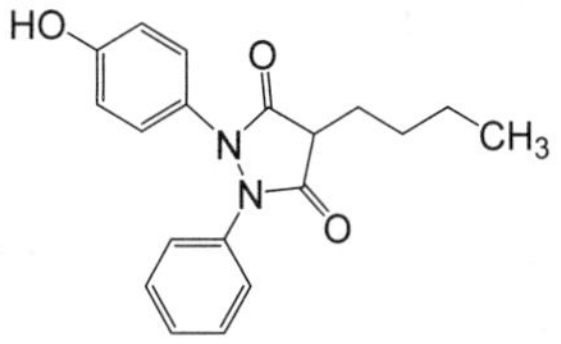

分子式和分子量 $C_{19}H_{20}N_2O_3$ 324.38

化学名 4-Butyl-1-(*p*-hydroxyphenyl)-2-phenyl-3,5-pyrazolidinedione

4-丁基-1-(4-羟基苯基)-2-苯基-3,5-吡唑烷二酮

CAS 登录号 129-20-4; 7081-38-1[水合物]

INN list 8

药效分类 抗炎镇痛药

羟地孕酮

Hydromadinone（*INN*）

化学结构式

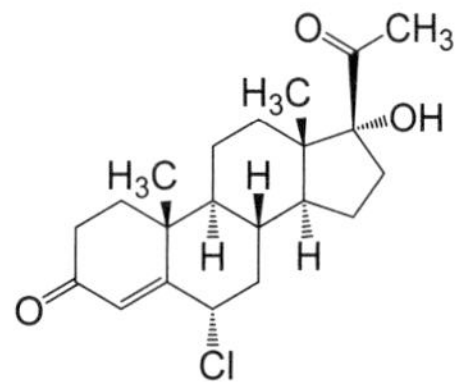

分子式和分子量 $C_{21}H_{29}ClO_3$ 364.91

化学名 6*α*-Chloro-17-hydroxyprogesterone

6*α*-氯-17-羟基孕酮

CAS 登录号 16469-74-2

INN list 12

药效分类 孕激素类药

羟蒂巴酚

Drotebanol（*INN*）

化学结构式

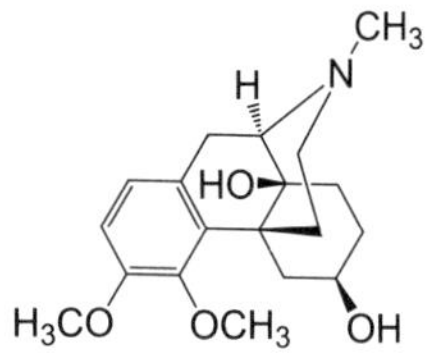

分子式和分子量 $C_{19}H_{27}NO_4$ 333.42

化学名 3,4-Dimethoxy-17-methylmorphinan-6*β*,14-diol

3,4-二甲氧基-17-甲基吗啡喃-6*β*,14-二醇

CAS 登录号 3176-03-2

INN list 24

药效分类 镇咳药

羟丁卡因

Hydroxytetracaine（*INN*）

化学结构式

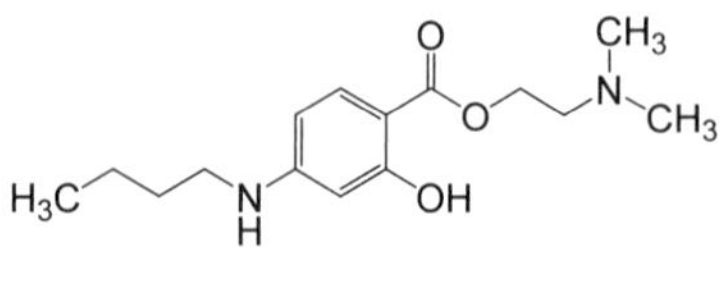

分子式和分子量 $C_{15}H_{24}N_2O_3$ 280.36

化学名 2-Dimethylaminoethyl 4-butylaminosalicylate

2-二甲氨基乙基 4-丁氨基水杨酸酯

CAS 登录号 490-98-2

INN list 1

药效分类 局部麻醉药

羟丁酸钠

Sodium Oxybate

化学结构式

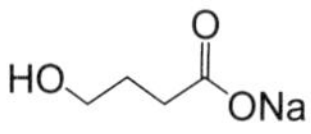

分子式和分子量 $C_4H_7NaO_3$ 126.09

化学名 Sodium 4-hydroxybutyrate

4-羟基丁酸钠

CAS 登录号 502-85-2; 591-81-1[4-羟基丁酸]

药效分类 全身麻醉药

羟多巴胺

Oxidopamine（*INN*）

化学结构式

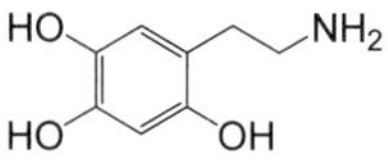

分子式和分子量 $C_8H_{11}NO_3$ 169.18

化学名 5-(2-Aminoethyl)-1,2,4-benzenetriol

5-(2-氨基乙基)-1,2,4-苯三酚

CAS 登录号 1199-18-4

INN list 37

药效分类 抗青光眼药，拟肾上腺素药

羟二酮琥钠

Hydroxydione Sodium Succinate（*INN*）

化学结构式

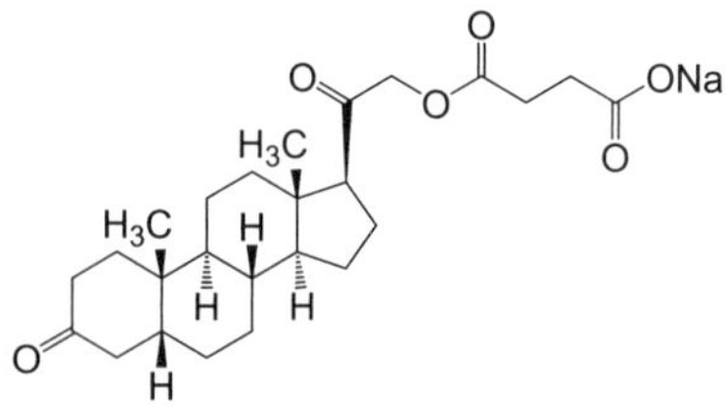

分子式和分子量 $C_{25}H_{35}NaO_6$ 454.53

化学名 21-Hydroxy-5*β*-pregnane-3,20-dione 21-(sodium succinate)

21-羟基-5*β*-孕甾-3,20-二酮 21-(琥珀酸酯钠盐)

CAS 登录号 53-10-1; 303-01-5[羟基二酮]

INN list 8

药效分类 麻醉药

羟泛影酸

Ioxotrizoic Acid（*INN*）

分子式和分子量 $C_{11}H_9I_3N_2O_5$ 629.91

化学结构式

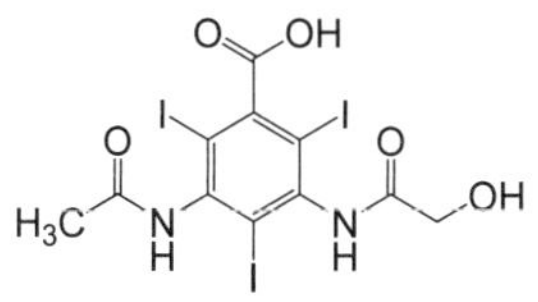

化学名 3-Acetamido-5-glycolamido-2,4,6-triiodobenzoic acid

3-乙酰氨基-5-羟基乙酰氨基-2,4,6-三碘苯甲酸

CAS 登录号 19863-06-0

INN list 33

药效分类 诊断用药

羟非那西丁

Fenacetinol（*INN*）

化学结构式

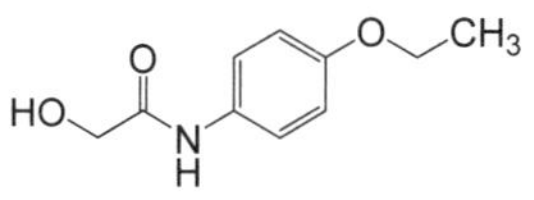

分子式和分子量 $C_{10}H_{13}NO_3$ 195.22

化学名 *N*-(4-Ethoxyphenyl)-2-hydroxyacetamide

N-(4-乙氧苯基)-2-羟乙酰胺

CAS 登录号 2 2521-79-5

INN list 31

药效分类 解热镇痛药

羟芬利定

Oxpheneridine（*INN*）

化学结构式

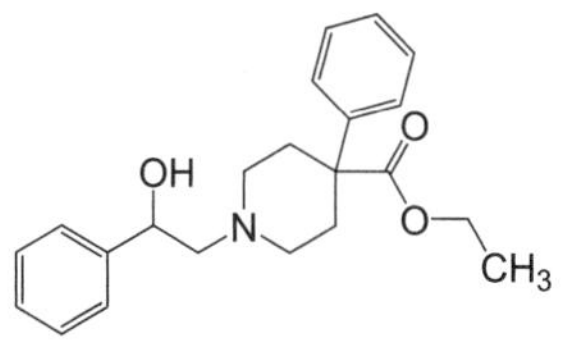

分子式和分子量 $C_{22}H_{27}NO_3$ 353.45

化学名 Ethyl 1-(2-hydroxy-2-phenylethyl)-4-phenylpiperidine-4-carboxylate

乙基 1-(2-羟基-2-苯基乙基)-4-苯基哌啶-4-羧酸酯

CAS 登录号 546-32-7

INN list 5

药效分类 镇痛药

羟甘铝

Glucalox（*INN*）

化学结构式

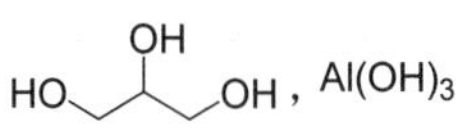

分子式和分子量 $C_3H_{11}O_6Al$ 170.10

化学名 Polymerized complex of glycerol and aluminum hydroxide

甘油和氢氧化铝的聚合物

CAS 登录号 12182-48-8

INN list 13

药效分类 抗酸药

羟钴胺

Hydroxocobalamin（*INN*）

化学结构式

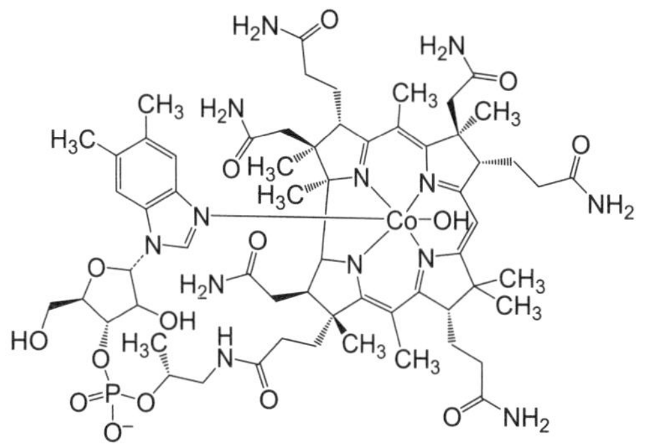

分子式和分子量 $C_{62}H_{89}CoN_{13}O_{15}P$ 1346.36

化学名 Cobalt;[(2*R*,3*S*,4*R*,5*S*)-5-(5,6-dimethylbenzimidazol-1-yl)-4-hydroxy-2-(hydroxymethyl)oxolan-3-yl][(2*R*)-1-[3-[(1*R*,2*R*,3*R*,4*Z*,7*S*,9*Z*,12*S*,13*S*,14*Z*,17*S*,18*S*,19*R*)-2,13,18-tris(2-amino-2-oxoethyl)-7,12,17-tris(3-amino-3-oxopropyl)-3,5,8,8,13,15,18,19-octamethyl-2,7,12,17-tetrahydro-1*H*-corrin-21-id-3-yl]propanoyl-amino]propan-2-yl]phosphate;hydrate

[(2*R*,3*S*,4*R*,5*S*)-5-(5,6-二甲基苯并咪唑-1-基)-4-羟基-2-(羟甲基)氧杂环戊烷-3-基][(2*R*)-1-[3-[(1*R*,2*R*,3*R*,4*Z*,7*S*,9*Z*,12*S*,13*S*,14*Z*,17*S*,18*S*,19*R*)-2,13,18-三(2-氨基-2-氧代乙基)-7,12,17-三(3-氨基-3-氧代丙基)-3,5,8,8,13,15,18,19-八甲基-2,7,12,17-四氢-1*H*-咕啉-21-根-3-基]丙酰氨基]丙-2-基]合钴磷酸酯;水合物

CAS 登录号 13422-51-0

INN list 11

药效分类 维生素类药，解毒药

羟基脲

Hydroxycarbamide（*INN*）

化学结构式

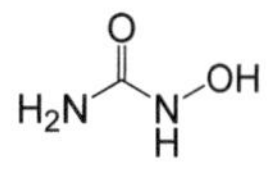

分子式和分子量 $CH_4N_2O_2$ 76.05

化学名 Hydroxyurea

羟基脲

CAS 登录号 127-07-1

INN list 16

药效分类 抗肿瘤药

ATC 分类 L01XX05

羟甲苯酸

Hydroxytoluic Acid（*INN*）

化学结构式

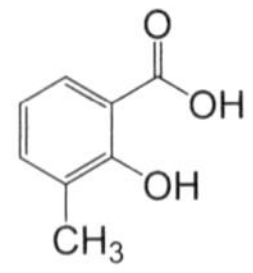

分子式和分子量　$C_8H_8O_3$　152.15

化学名　2-Hydroxy-3-methylbenzoic acid

2-羟基-3-甲基苯甲酸

CAS 登录号　83-40-9

INN list　17

药效分类　抗炎镇痛药

羟甲睾酮

Oxymesterone（*INN*）

化学结构式

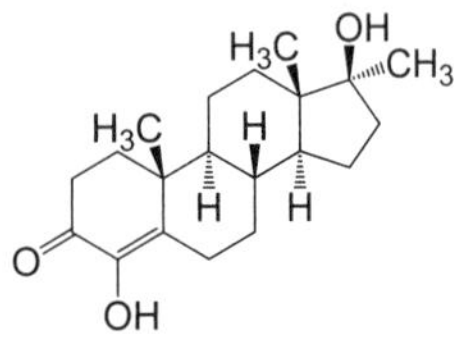

分子式和分子量　$C_{20}H_{30}O_3$　318.45

化学名　4,17*β*-Dihydroxy-17-methylandrost-4-en-3-one

4,17*β*-二羟基-17-甲基雄甾-4-烯-3-酮

CAS 登录号　145-12-0

INN list　12

药效分类　雄激素，同化激素类药

羟甲烯龙

Oxymetholone（*INN*）

化学结构式

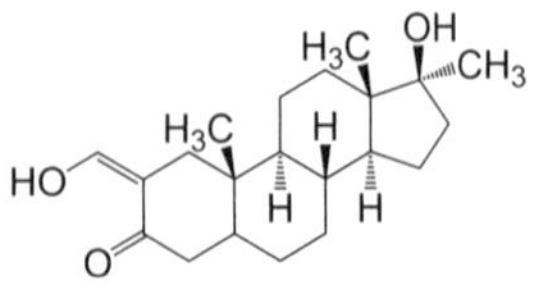

分子式和分子量　$C_{21}H_{32}O_3$　332.48

化学名　17*β*-Hydroxy-2-(hydroxymethylene)-17-methyl-5*α*-androstan-3-one

17*β*-羟基-2-(羟基甲亚基)-17-甲基-5*α*-雄甾-3-酮

CAS 登录号　434-07-1

INN list　11

药效分类　同化激素类药

ATC 分类　A14AA05

羟甲香豆素

Hymecromone（*INN*）

化学结构式

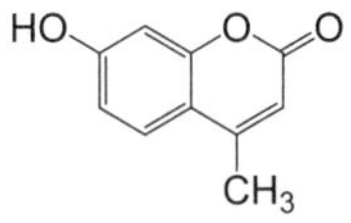

分子式和分子量　$C_{10}H_8O_3$　176.17

化学名　7-Hydroxy-4-methylcoumarin

7-羟基-4-甲基香豆素

CAS 登录号　90-33-5

INN list　15

药效分类　利胆药

羟甲唑啉

Oxymetazoline（*INN*）

化学结构式

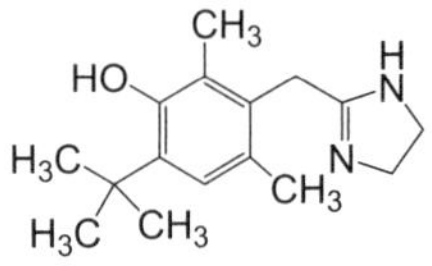

分子式和分子量　$C_{16}H_{24}N_2O$　260.38

化学名　6-*tert*-Butyl-3-(2-imidazolin-2-ylmethyl)-2,4-dimethylphenol

6-叔丁基-3-(2-咪唑啉基-2-基甲基)-2,4-二甲基苯酚

CAS 登录号　1491-59-4；2315-02-8[盐酸盐]

INN list　13

药效分类　血管收缩药

羟卡尼

Droxicainide（*INN*）

化学结构式

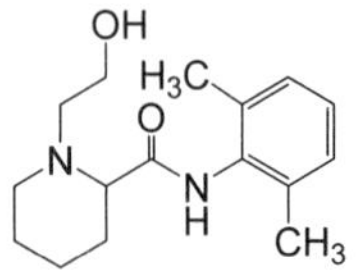

分子式和分子量　$C_{16}H_{24}N_2O_2$　276.37

化学名　*N*-(2,6-Dimethylphenyl)-1-(2-hydroxyethyl)piperidine-2-carboxamide

N-(2,6-二甲苯基)-1-(2-羟基乙基)哌啶-2-甲酰胺

CAS 登录号　78421-12-2

INN list　47

药效分类　抗心律失常药

羟考酮

Oxycodone（*INN*）

分子式和分子量　$C_{18}H_{21}NO_4$　315.36

化学结构式

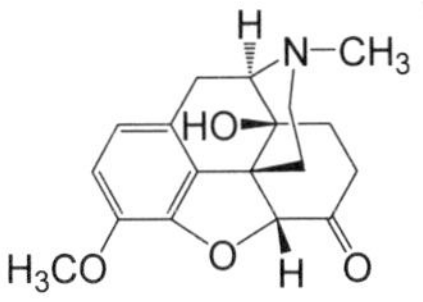

化学名 4,5α-Epoxy-14-hydroxy-3-methoxy-17-methylmorphinan-6-one

4,5α-环氧基-14-羟基-3-甲氧基-17-甲基吗啡喃-6-酮

CAS 登录号 76-42-6；124-90-3[盐酸羟考酮]；64336-55-6[对苯二酸羟考酮]

INN list 1

药效分类 镇痛药

羟奎溴铵

Droclidinium Bromide（*INN*）

化学结构式

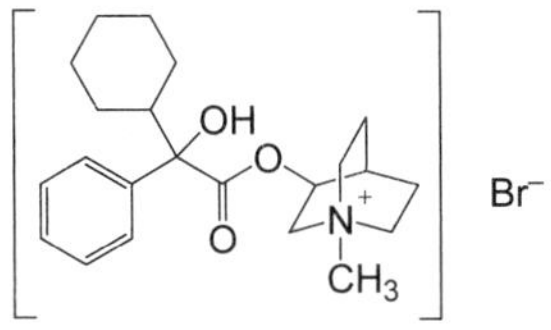

分子式和分子量 $C_{22}H_{32}BrNO_3$ 438.40

化学名 (1-Methyl-1-azoniabicyclo[2.2.2]octan-3-yl) 2-cyclohexyl-2-hydroxy-2-phenylacetate bromide

溴化 (1-甲基-1-氮鎓双环[2.2.2]辛烷-3-基) 2-环己基-2-羟基-2-苯乙酸酯

登录号 29125-56-2

INN list 33

药效分类 抗胆碱药

羟氯喹

Hydroxychloroquine（*INN*）

化学结构式

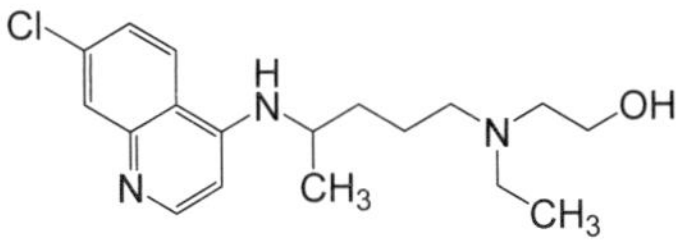

分子式和分子量 $C_{18}H_{26}ClN_3O$ 335.88

化学名 (±)-2-[[4-[(7-Chloro-4-quinolyl)amino]pentyl]ethylamino]ethanol

(±)-2-[[4-[(7-氯-4-喹啉基)氨基]戊基]乙氨基]乙醇

CAS 登录号 118-42-3；747-36-4[硫酸盐]

INN list 8

药效分类 氨基喹啉类抗疟药

ATC 分类 P01BA02

羟氯扎胺

Oxyclozanide（*INN*）

分子式和分子量 $C_{13}H_6Cl_5NO_3$ 401.46

化学结构式

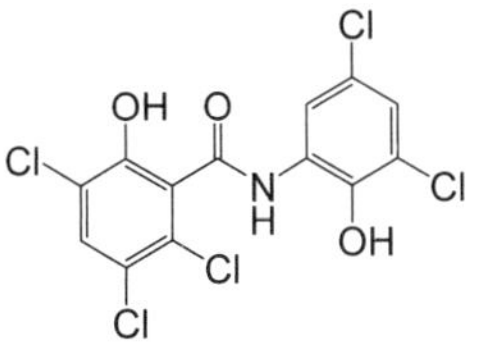

化学名 3,3',5,5',6-Pentachloro-2'-hydroxysalicylanilide

3,3',5,5',6-五氯-2'-羟基水杨酰苯胺

CAS 登录号 2277-92-1

INN list 16

药效分类 抗蠕虫药

羟吗啡酮

Oxymorphone（*INN*）

化学结构式

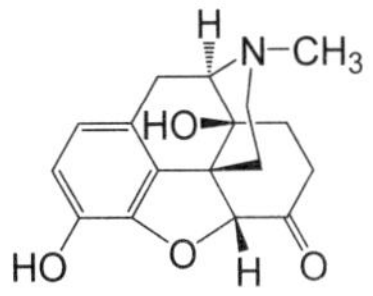

分子式和分子量 $C_{17}H_{19}NO_4$ 301.34

化学名 4,5α-Epoxy-3,14-dihydroxy-17-methylmorphinan-6-one

4,5α-环氧-3,14-二羟基-17-甲基吗啡喃-6-酮

CAS 登录号 76-41-5；357-07-3[盐酸盐]

INN list 5

药效分类 镇痛药

羟萘苄芬宁

Bephenium Hydroxynaphthoate（*INN*）

化学结构式

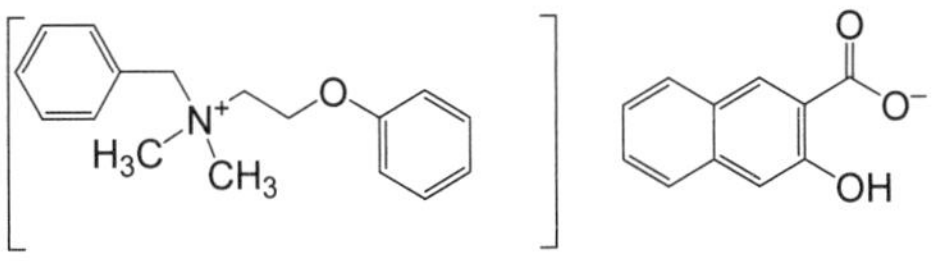

分子式和分子量 $C_{28}H_{29}NO_4$ 443.53

化学名 Benzyldimethyl(2-phenoxyethyl)ammonium 3-hydroxy-2-naphthoate(1∶1)

苄基二甲基(2-苯氧乙基)铵 3-羟基-2-萘甲酸盐(1∶1)

CAS 登录号 3818-50-6；7181-73-9[苄芬宁]

INN list 11

药效分类 抗蠕虫药

ATC 分类 P02CX02[苄芬宁]

羟哌替啶

Hydroxypethidine（*INN*）

化学结构式

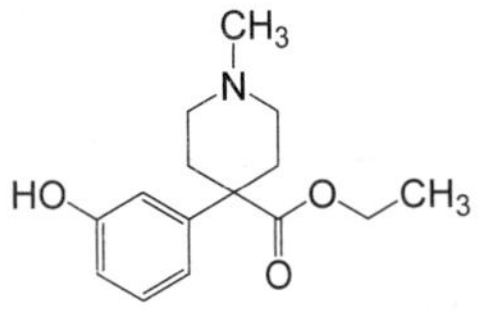

分子式和分子量 $C_{15}H_{21}NO_3$ 263.33

化学名 Ethyl 4-(3-hydroxyphenyl)-1-methylpiperidine-4-carboxylate

乙基 4-(3-羟基苯基)-1-甲基哌啶-4-甲酸酯

CAS 登录号 468-56-4

INN list 5

药效分类 镇痛药

羟普鲁卡因

Hydroxyprocaine (*INN*)

化学结构式

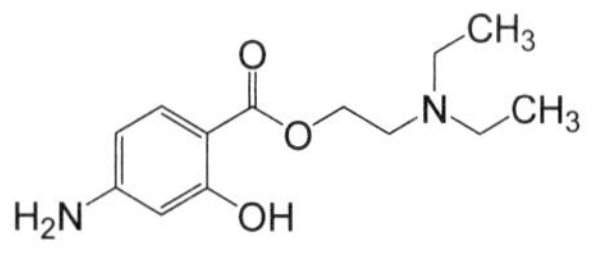

分子式和分子量 $C_{13}H_{20}N_2O_3$ 252.31

化学名 2-Diethylaminoethyl 4-aminosalicylate

2-二乙氨基乙基 4-氨基水杨酸酯

CAS 登录号 487-53-6

INN list 1

药效分类 局部麻醉药

羟普罗平

Droxypropine (*INN*)

化学结构式

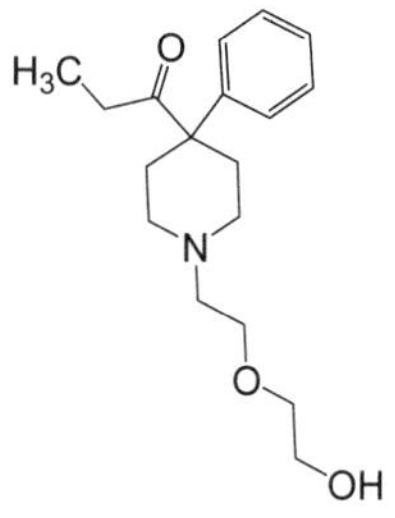

分子式和分子量 $C_{18}H_{27}NO_3$ 305.41

化学名 l-[l-[2-(2-Hydroxyethoxy)ethyl]-4-phenyl-4-piperidyl]-1-propanone

l-[l-[2-(2-羟基乙氧基)乙基]-4-苯基-4-哌啶基]-1-丙酮

CAS 登录号 15599-26-5

INN list 12

药效分类 镇咳药，镇痛药

羟芪巴脒

Hydroxystilbamidine (*INN*)

化学结构式

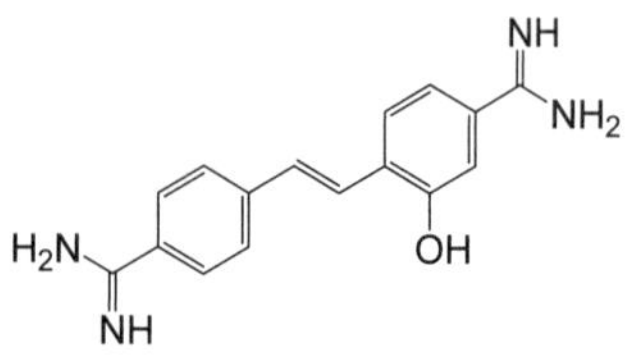

分子式和分子量 $C_{16}H_{16}N_4O$ 280.33

化学名 2-Hydroxy-4,4'-stilbenedicarboxamidine

2-羟基-4,4'-二苯乙烯二脒

CAS 登录号 495-99-8; 533-22-2[2-羟基乙烷磺酸盐]

INN list 4

药效分类 抗感染药

羟嗪

Hydroxyzine (*INN*)

化学结构式

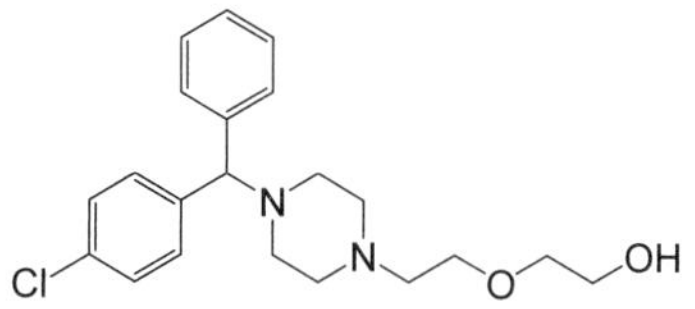

分子式和分子量 $C_{21}H_{27}ClN_2O_2$ 374.91

化学名 (±)-2-[2-[4-(4-Chloro-*α*-phenylbenzyl)-1-piperazinyl]ethoxy]ethanol

(±)-2-[2-[4-(4-氯-*α*-苯基苄基)-1-哌嗪基]乙氧基]乙醇

CAS 登录号 68-88-2; 2192-20-3[二盐酸盐]

INN list 6

药效分类 安定药

羟色氨酸

Oxitriptan (*INN*)

化学结构式

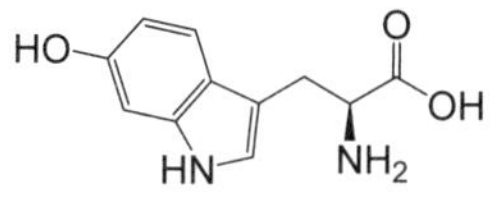

分子式和分子量 $C_{11}H_{12}N_2O_3$ 220.22

化学名 5-Hydroxy-L-tryptophan

5-羟基-L-色氨酸

CAS 登录号 4350-09-8

INN list 39

药效分类 抗抑郁药

羟糖铝

Sucralox (*INN*)

化学结构式

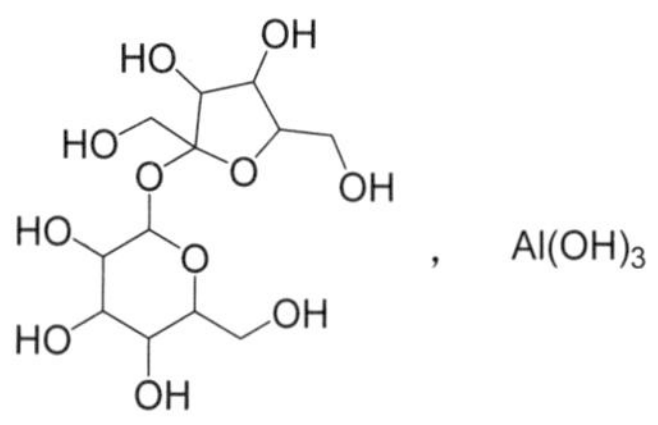

, $Al(OH)_3$

分子式和分子量 $C_{12}H_{25}O_{14}Al$ 420.3

化学名 Sucrose complex with aluminum hydroxide(1 : 1)

蔗糖和氢氧化铝(1 : 1)的复合物

CAS 登录号 12040-73-2

INN list 13

药效分类 抗酸药

羟西奈德

Drocinonide（*INN*）

化学结构式

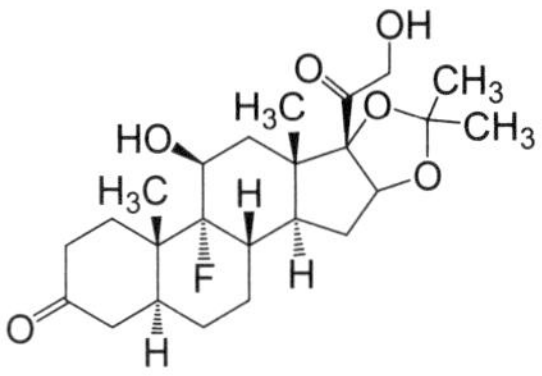

分子式和分子量 $C_{24}H_{35}FO_6$ 438.53

化学名 9-Fluoro-11*β*,16*α*,17,21-tetrahydroxy-5*α*-pregnane-3,20-dione cyclic 16,17-acetal with acetone

9-氟-11*β*,16*α*,17,21-四羟基-5*α*-孕甾烷-3,20-二酮环 16,17-缩丙酮

CAS 登录号 36637-22-6

INN list 29

药效分类 肾上腺皮质激素类药

羟辛可芬

Oxycinchophen（*INN*）

化学结构式

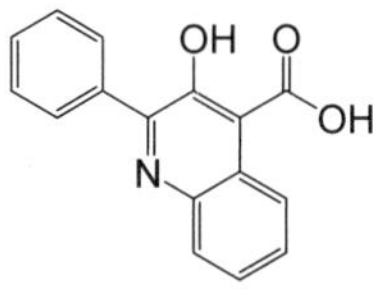

分子式和分子量 $C_{16}H_{11}NO_3$ 265.26

化学名 3-Hydroxy-2-phenyl-4-quinolinecarboxylic acid

3-羟基-2-苯基-4-喹啉羧酸

CAS 登录号 485-89-2

INN list 6

药效分类 抗炎镇痛药

羟雄唑

Hydroxystenozole（*INN*）

化学结构式

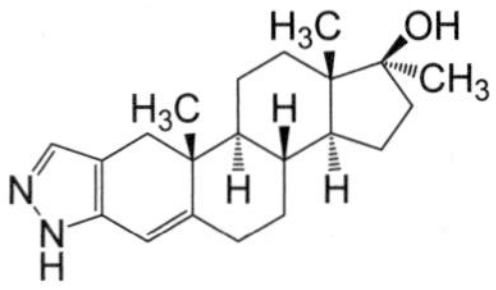

分子式和分子量 $C_{21}H_{30}N_2O$ 326.48

化学名 17*β*-Hydroxy-17*α*-methylandrost-4-eno[3,2-*c*]pyrazole

17*β*-羟基-17*α*-甲基雄甾-4-烯并[3,2-*c*]吡唑

CAS 登录号 5697-57-4

INN list 10

药效分类 雄激素类药

羟乙桂胺

Idrocilamide（*INN*）

化学结构式

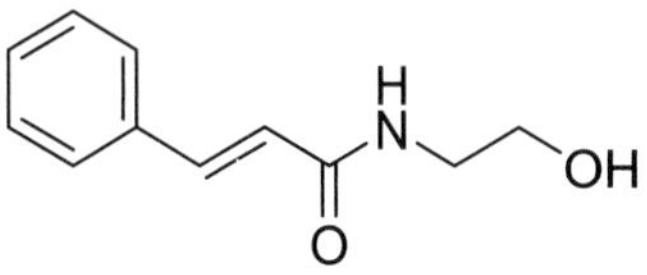

分子式和分子量 $C_{11}H_{13}NO_2$ 191.23

化学名 *N*-(2-Hydroxyethyl)cinnamamide

N-(2-羟乙基)肉桂酰胺

CAS 登录号 6961-46-2

INN list 31

药效分类 肌肉松弛药

羟吲达醇

Hydroxindasol（*INN*）

化学结构式

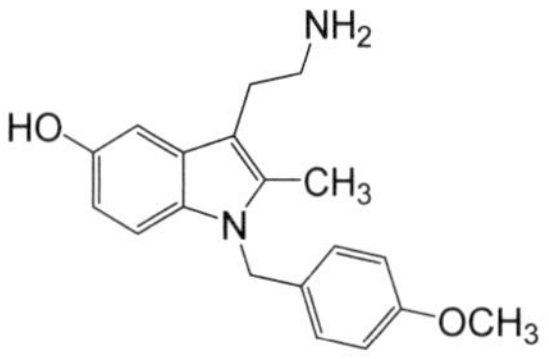

分子式和分子量 $C_{19}H_{22}N_2O_2$ 310.39

化学名 3-(2-Aminoethyl)-1-(*p*-methoxybenzyl)-2-methylindol-5-ol

3-(2-氨基乙基)-1-(4-甲氧基苄基)-2-甲基吲哚-5-醇

CAS 登录号 7008-15-3

INN list 8

药效分类 精神兴奋药

羟吲达酸

Oxindanac（*INN*）

化学结构式

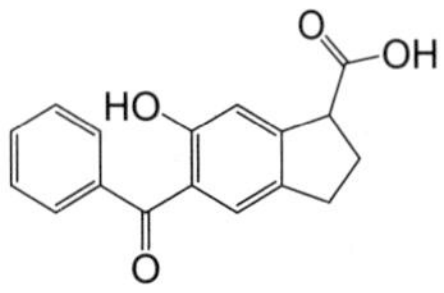

分子式和分子量 $C_{17}H_{14}O_4$ 282.29

化学名 (±)-5-Benzoyl-6-hydroxy-1-indancarboxylic acid

(±)-5-苯甲酰基-6-羟基-1-茚满羧酸

CAS 登录号 68548-99-2

INN list 54

药效分类 抗炎镇痛药

羟吲达酯

Hydroxindasate（*INN*）

化学结构式

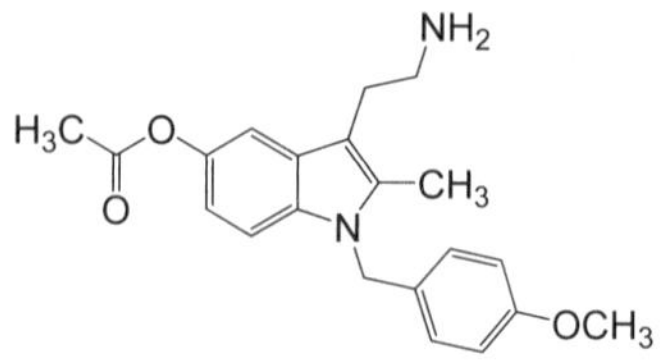

分子式和分子量 $C_{21}H_{24}N_2O_3$ 352.43

化学名 3-(2-Aminoethyl)-1-(*p*-methoxybenzyl)-2-methylindol-5-ol acetate ester

3-(2-氨基乙基)-1-(4-甲氧基苄基)-2-甲基吲哚-5-醇 乙酸酯

CAS 登录号 7008-14-2

INN list 10

药效分类 利尿药

羟孕酮

Hydroxyprogesterone（*INN*）

化学结构式

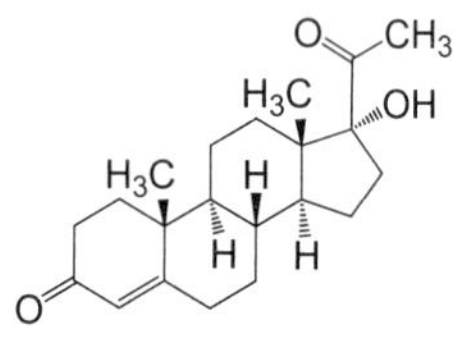

分子式和分子量 $C_{21}H_{30}O_3$ 330.46

化学名 17*α*-Hydroxypregn-4-ene-3,20-dione

17*α*-羟基孕甾-4-烯-3,20-二酮

CAS 登录号 68-96-2

INN list 8

药效分类 孕激素类药

ATC 分类 G03DA03

羟扎封

Oxazafone（*INN*）

化学结构式

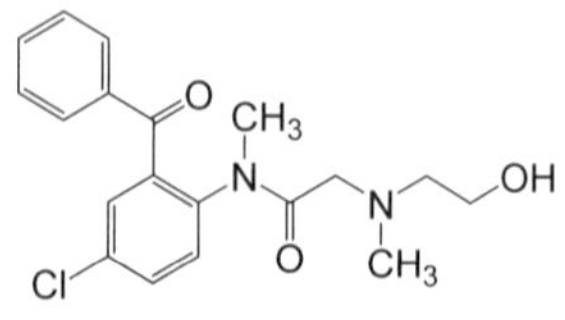

分子式和分子量 $C_{19}H_{21}ClN_2O_3$ 360.83

化学名 *N*-(2-Benzoyl-4-chlorophenyl)-2-[2-hydroxyethyl(methyl)amino]-*N*-methylacetamide

N-(2-苯甲酰基-4-氯苯基)-2-[2-羟乙基(甲基)氨基]-*N*-甲基乙酰胺

CAS 登录号 70541-17-2

INN list 45

药效分类 抗焦虑药

羟佐隆

Oxazorone（*INN*）

化学结构式

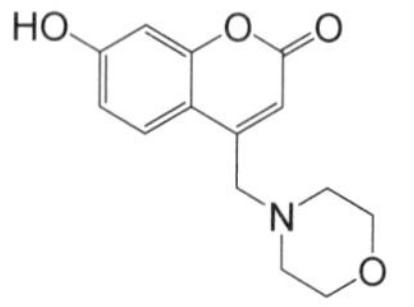

分子式和分子量 $C_{14}H_{15}NO_4$ 261.27

化学名 7-Hydroxy-4-(morpholinomethyl)coumarin

7-羟基-4-(吗啉甲基)香豆素

CAS 登录号 25392-50-1

INN list 25

药效分类 利胆药

乔莫砜

Chaulmosulfone（*INN*）

化学结构式

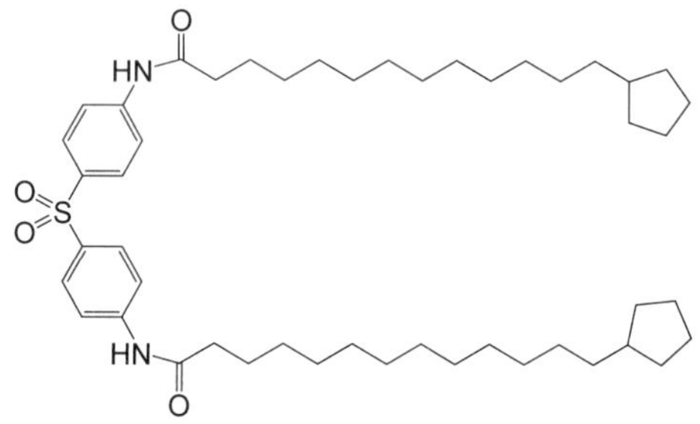

分子式和分子量 $C_{48}H_{76}N_2O_4S$ 777.19

化学名 13-Cyclopentyl-*N*-[4-[4-(13-cyclopentyltridecanoylamino)phenyl]sulfonylphenyl]tridecanamide

13-环戊基-*N*-[4-[4-(13-环戊基十三酰基氨基)苯基]磺酰基苯基]十三酰胺

CAS 登录号 473-32-5

INN list 8

药效分类 抗麻风药

秦哚昔芬

Zindoxifene（*INN*）

化学结构式

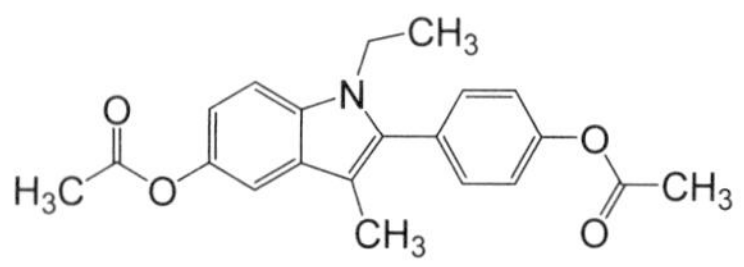

分子式和分子量 $C_{21}H_{21}NO_4$ 351.40

化学名 1-Ethyl-2-(*p*-hydroxyphenyl)-3-methylindol-5-ol diacetate(ester)

1-乙基-2-(4-羟基苯基)-3-甲基吲哚-5-醇 二乙酸酯

CAS 登录号 86111-26-4

INN list 54

药效分类 抗雌激素药

嗪多群

Zindotrine（*INN*）

化学结构式

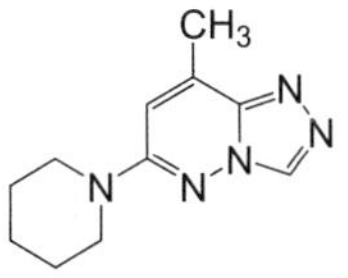

分子式和分子量 $C_{11}H_{15}N_5$ 217.27

化学名 8-Methyl-6-piperidino-*s*-triazolo[4,3-*b*]pyridazine

8-甲基-6-哌啶-1,2,4-三氮唑并[4,3-*b*]哒嗪

CAS 登录号 56383-05-2

INN list 54

药效分类 支气管舒张药

青蒿醇

Artenimol（*INN*）

化学结构式

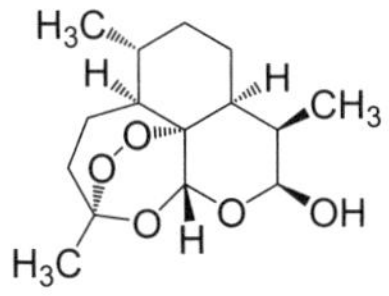

分子式和分子量 $C_{15}H_{24}O_5$ 284.35

化学名 (3*R*,5*aS*,6*R*,8*aS*,9*R*,l0*S*,12*R*,12*aR*)-3,6,9-Trimethyldecahydro-3,12-epoxy-12*H*-pyrano[4,3-*j*]-1,2-benzodioxepin-10-ol

(3*R*,5*aS*,6*R*,8*aS*,9*R*,10*S*,12*R*,12*aR*)-3,6,9-三甲基十氢-3,12-氧桥-12*H*-吡喃并[4,3-*j*]-1,2-苯并二氧杂环庚熳-10-醇

CAS 登录号 81496-81-3

INN list 81

药效分类 青蒿素类抗疟药

ATC 分类 P01BE05

青蒿氟

Arteflene（*INN*）

化学结构式

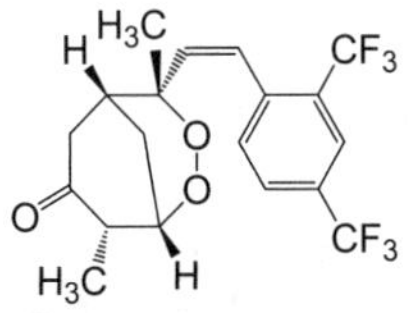

分子式和分子量 $C_{19}H_{18}F_6O_3$ 408.33

化学名 (1*S*,4*R*,5*R*,8*S*)-4-[(*Z*)-2,4-Bis(trifluoromethyl)styry1]-4,8-dimethyl-2,3-dioxabicyclo[3.3.1]nonan-7-one

(1*S*,4*R*,5*R*,8*S*)-4-[(*Z*)-2,4-双(三氟甲基)苯乙烯基]-4,8-二甲基-2,3-二氧二环[3.3.1]壬-7-酮

CAS 登录号 123407-36-3

INN list 70

药效分类 抗疟药

青蒿琥酯

Artesunate（*INN*）

化学结构式

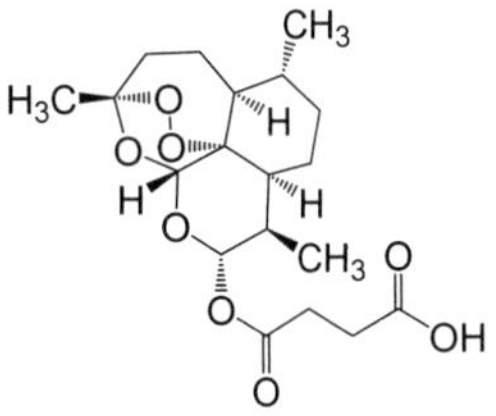

分子式和分子量 $C_{19}H_{28}O_8$ 384.42

化学名 (3*R*,5*aS*,6*R*,8*aS*,9*R*,l0*S*,12*R*,12*aR*)-3,6,9-Trimethyldecahydro-3,12-epoxy-12*H*-pyrano[4,3-*j*]-1,2-benzodioxepin-l0-yl hydrogen butanedioate

(3*R*,5*aS*,6*R*,8*aS*,9*R*,l0*S*,12*R*,12*aR*)-3,6,9-三甲基十氢-3,12-氧桥-12*H*-吡喃并[4,3-*j*]-1,2-苯并二氧杂环庚熳-10-基丁二酸氢酯

CAS 登录号 182824-33-5; 88495-63-0[取代物]

INN list 61

药效分类 青蒿素类抗疟药

ATC 分类 P01BE03

青蒿素

Artemisinin（*INN*）

化学结构式

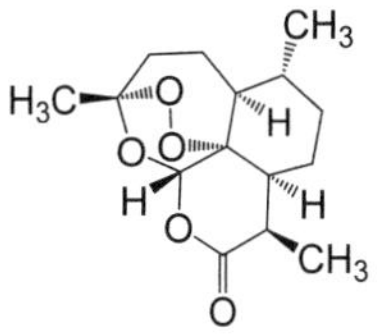

分子式和分子量 $C_{15}H_{22}O_5$ 282.33

化学名 (3*R*,5*aS*,6*R*,8*aS*,9*R*,12*S*,12*aR*)-Octahydro-3,6,9-trimethyl-3,12-epoxy-12*H*-pyrano[4,3-*j*]-1,2-benzodioxepin-10(3*H*)-one

(3*R*,5*aS*,6*R*,8*aS*,9*R*,12*S*,12*aR*)-八氢-3,6,9-三甲基-3,12-氧桥-12*H*-吡喃并[4,3-*j*]-1,2-苯并二氧杂环庚熳-10(3*H*)-酮

CAS 登录号 63968-64-9

INN list 56

药效分类 青蒿素类抗疟药

ATC 分类 P01BE01

青蒿酮

Artemisone（*INN*）

化学结构式

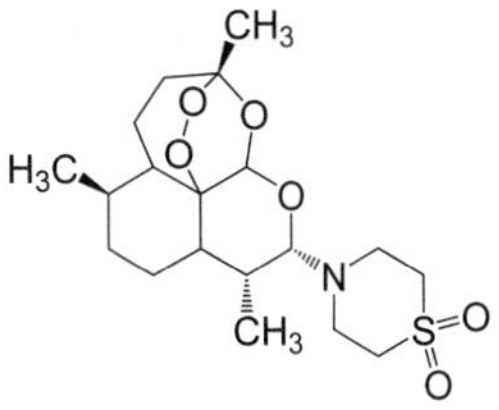

分子式和分子量　$C_{19}H_{31}NO_6S$　401.52

化学名　4-[(3*R*,5*aS*,6*R*,8*aS*,9*R*,12*R*,12*aR*)-3,6,9-Trimethyldecahydro-12*H*-3,12-epoxypyrano[4,3-*j*][1,2]benzodioxepin-10-yl]thiomorpholine-1,1-dioxide

4-[(3*R*,5*aS*,6*R*,8*aS*,9*R*,12*R*,12*aR*)-3,6,9-三甲基十氢-12*H*-3,12-氧桥吡喃并[4,3-*j*][1,2]苯并二氧杂环庚熳-10-基]硫代吗啉-1,1-二氧化物

CAS 登录号　255730-18-8

INN list　95

药效分类　抗疟药

青蒿氧烷

Arterolane（*INN*）

化学结构式

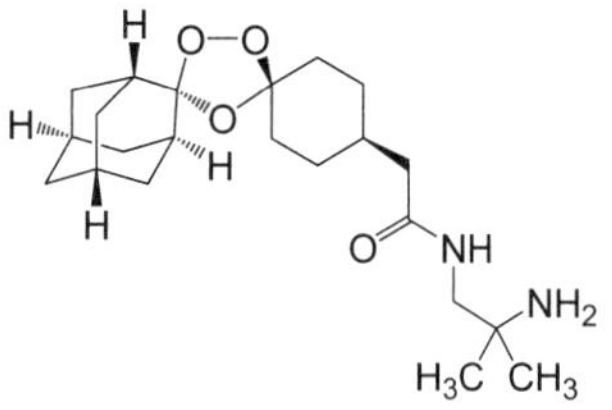

分子式和分子量　$C_{22}H_{36}N_2O_4$　392.53

化学名　*N*-(2-Amino-2-methylpropyl)-2-{*cis*-dispiro[adamantane-2,3'-[1,2,4]trioxolane-5',1''-cyclohexan]-4''-yl}acetamide

N-(2-氨基-2-甲基丙基)-2-{顺-二螺[金刚烷-2,3'-[1,2,4]三氧杂-5',1''-环己烷]-4''-基}乙酰胺

CAS 登录号　664338-39-0

INN list　97

药效分类　抗疟药

青霉胺

Penicillamine（*INN*）

化学结构式

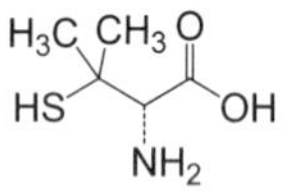

分子式和分子量　$C_5H_{11}NO_2S$　149.21

化学名　D-3-Mercaptovaline

D-3-巯基缬氨酸

CAS 登录号　52-67-5

INN list　12

药效分类　解毒药

青霉素 V

Phenoxymethylpenicillin（*INN*）

化学结构式

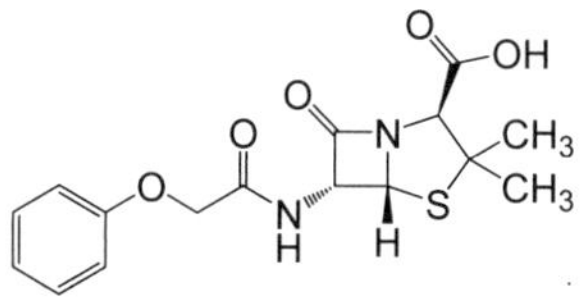

分子式和分子量　$C_{16}H_{18}N_2O_5S$　350.39

化学名　(2*S*,5*R*,6*R*)-3,3-Dimethyl-7-oxo-6-(2-phenoxyacetamido)-4-thia-1-azabicyclo[3.2.0]heptane-2-carboxylic acid

(2*S*,5*R*,6*R*)-3,3-二甲基-7-氧代-6-(2-苯氧乙酰氨基)-4-硫杂-1-氮杂双环[3.2.0]庚烷-2-甲酸

CAS 登录号　87-08-1

INN list　6

药效分类　对 β-内酰胺酶敏感的青霉素类抗微生物药

ATC 分类　J01CE02

青哌环素

Penimepicycline（*INN*）

化学结构式（见下）

分子式和分子量　$C_{45}H_{56}N_6O_{14}S$　937.02

化学名　4-(Dimethylamino)-1,4,4*a*,5,5*a*,6,11,12*a*-octahydro-3,6,10,12,12*a*-pentahydroxy-*N*-[[4-(2-hydroxyethyl)-1-piperazinyl]methyl]-6-methyl-1,11-dioxo-2-naphthacenecarboxamide salt with phenoxymethylpenicillin

4-(二甲氨基)-1,4,4*a*,5,5*a*,6,11,12*a*-八氢-3,6,10,12,12*a*-五羟基-*N*-[[4-(2-羟乙基)-1-哌嗪]甲基]-6-甲基-1,11-二氧代-2-并四苯甲酰胺和青霉素 V 的复盐

CAS 登录号　4599-60-4

INN list　16

药效分类　四环素类/青霉素类抗微生物药

ATC 分类　J01AA10

青藤碱

Sinomenne

化学结构式

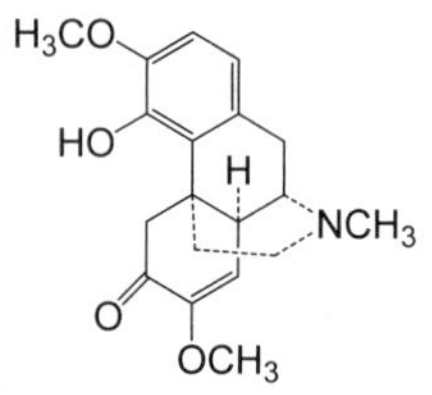

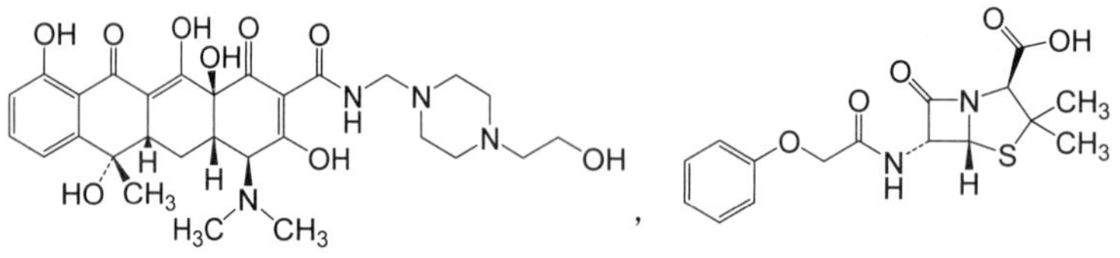

青哌环素

分子式和分子量 $C_{19}H_{23}NO_4$ 329.40

化学名 (9*α*,13*α*,14*α*)-7,8-Didehydro-4-hydroxy-3,7-dimethoxy-17-methylmorphinan-6-one

(9*α*,13*α*,14*α*)-7,8-二去氢-4-羟基-3,7-二甲氧基-17-甲基吗啡烷-6-酮

CAS 登录号 115-53-7; 6080-33-7[盐酸盐]

药效分类 抗炎镇痛药

氢苄噻嗪

Hydrobentizide (*INN*)

化学结构式

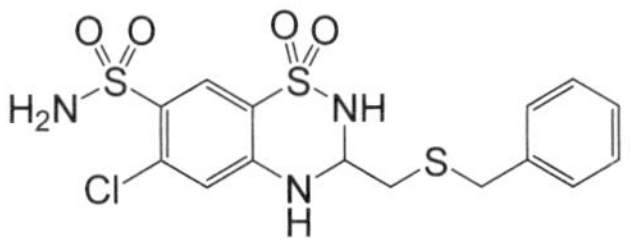

分子式和分子量 $C_{15}H_{16}ClN_3O_4S_3$ 433.95

化学名 3-[(Benzylthio)methyl]-6-chloro-3,4-dihydro-2*H*-1,2,4-benzothiadiazine-7-sulfonamide 1,1-dioxide

3-[(苯甲硫基)甲基]-6-氯-3,4-二氢-2*H*-1,2,4-苯并噻二嗪-7-磺酰胺 1,1-二氧化物

CAS 登录号 13957-38-5

INN list 14

药效分类 利尿药

氢氟噻嗪

Hydroflumethiazide (*INN*)

化学结构式

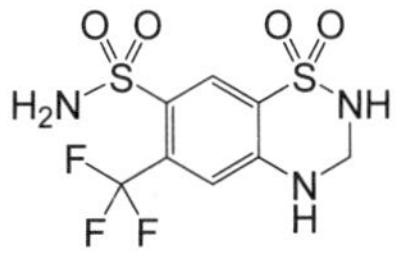

分子式和分子量 $C_8H_8F_3N_3O_4S_2$ 331.29

化学名 3,4-Dihydro-6-(trifluoromethyl)-2*H*-1,2,4-benzothiadiazine-7-sulfonamide 1,1-dioxide

3,4-二氢-6-(三氟甲基)-2*H*-1,2,4-苯并噻二嗪-7-磺酰胺 1,1-二氧化物

CAS 登录号 135-09-1

INN list 10

药效分类 低效能利尿药

ATC 分类 C03AA02

氢化可的松

Hydrocortisone (*INN*)

化学结构式

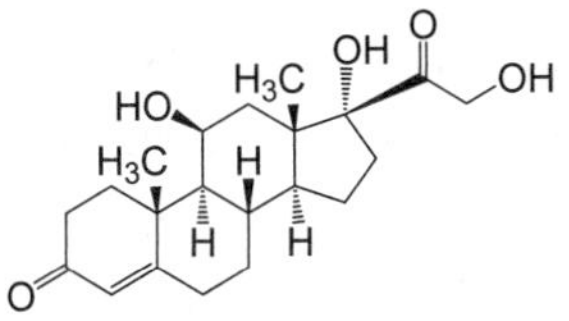

分子式和分子量 $C_{21}H_{30}O_5$ 362.46

化学名 11*β*,17*α*,21-Trihydroxypregn-4-ene-3,20-dione

11*β*,17*α*,21-三羟基孕甾-4-烯-3,20-二酮

CAS 登录号 50-23-7; 57524-89-7[17-戊酸酯]

INN list 1

药效分类 糖皮质激素类药

ATC 分类 H02AB09

氢甲硫堇

Hydromethylthionine (*INN*)

化学结构式

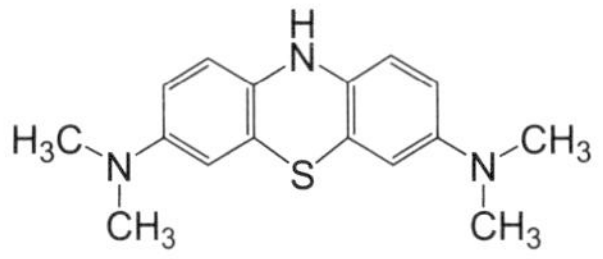

分子式和分子量 $C_{16}H_{19}N_3S$ 285.41

化学名 N^3,N^3,N^7,N^7-Tetramethyl-10*H*-phenothiazine-3,7-diamine

N^3,N^3,N^7,N^7-四甲基-10*H*-吩噻嗪-3,7-二胺

CAS 登录号 613-11-6

INN list 119

药效分类 神经保护药

氢可他酯

Hydrocortamate (*INN*)

化学结构式

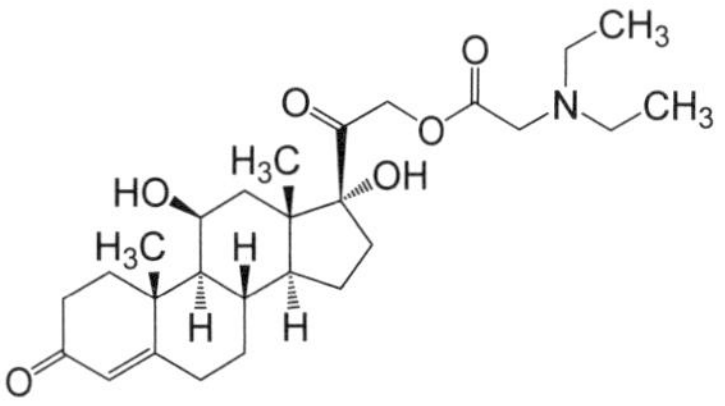

分子式和分子量 $C_{27}H_{41}NO_6$ 475.63

化学名 11*β*,17*α*,21-Trihydroxypregn-4-ene-3,20-dione-21-diethylaminoacetate

11*β*,17*α*,21-三羟基孕甾-4-烯-3,20-二酮-21-二乙氨基乙酸酯

CAS 登录号 76-47-1; 125-03-1[盐酸盐]

INN list 6

药效分类 肾上腺皮质激素类药

氢可酮

Hydrocodone (*INN*)

化学结构式

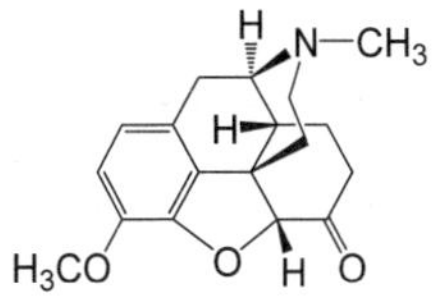

分子式和分子量 $C_{18}H_{21}NO_3$ 299.37

化学名 4,5α-Epoxy-3-methoxy-17-methylmorphinan-6-one

4,5α-环氧-3-甲氧基-17-甲基吗啡喃-6-酮

CAS 登录号 125-29-1; 34195-34-1[酒石酸盐水合物]; 6190-38-1[取代物]; 143-71-5[酒石酸盐]

INN list 1

药效分类 镇咳药

氢氯噻嗪

Hydrochlorothiazide（INN）

化学结构式

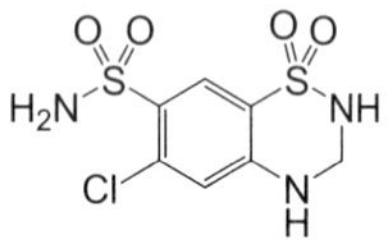

分子式和分子量 $C_7H_8ClN_3O_4S_2$ 297.74

化学名 6-Chloro-3,4-dihydro-2*H*-1,2,4-benzothiadiazine-7-sulfonamide 1,1-dioxide

6-氯-3,4-二氢-2*H*-1,2,4-苯并噻二嗪-7-磺酰胺 1,1-二氧化物

CAS 登录号 58-93-5

INN list 10

药效分类 低效能利尿药

ATC 分类 C03AA03

氢吗啡醇

Hydromorphinol（INN）

化学结构式

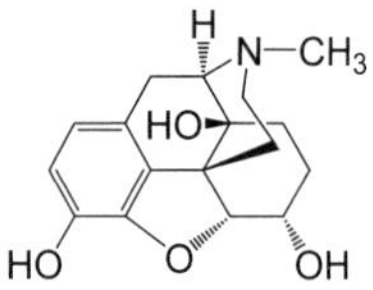

分子式和分子量 $C_{17}H_{21}NO_3$ 303.35

化学名 14-Hydroxydihydromorphine

14-羟基二氢吗啡

CAS 登录号 2183-56-4

INN list 11

药效分类 镇痛药

氢吗啡酮

Hydromorphone（INN）

化学结构式

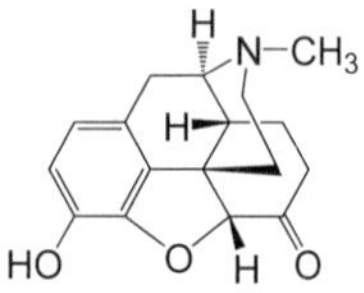

分子式和分子量 $C_{17}H_{19}NO_3$ 285.34

化学名 4,5α-Epoxy-3-hydroxy-17-methylmorphinan-6-one

4,5α-环氧-3-羟基-17-甲基吗啡喃-6-酮

CAS 登录号 466-99-9; 71-68-1[盐酸盐]

INN list 1

药效分类 镇痛药

氢萘洛尔

Idropranolol（INN）

化学结构式

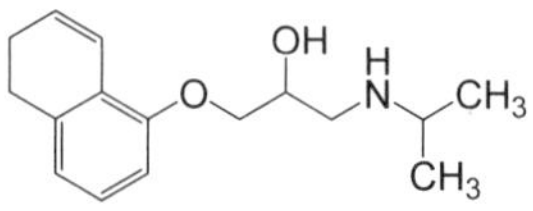

分子式和分子量 $C_{16}H_{23}NO_2$ 261.36

化学名 1-[(5,6-Dihydro-1-naphthyl)oxy-3-(isopropylamino)-2-propanol

1-[(5,6-二氢-1-萘基)氧基-3-(异丙氨基)-2-丙醇

CAS 登录号 27581-02-8

INN list 31

药效分类 β 受体拮抗药

氢普拉明

Droprenilamine（INN）

化学结构式

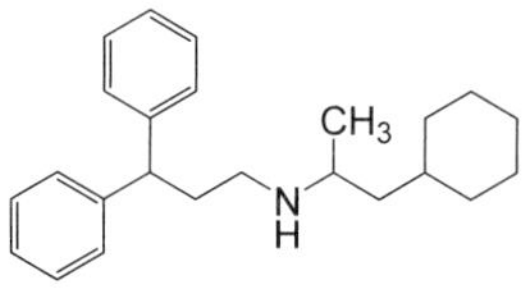

分子式和分子量 $C_{24}H_{33}N$ 335.53

化学名 (±)-*N*-(3,3-Diphenylpropyl)-(1-methyl-3-cyclohexane) ethylamine

(±)-*N*-(3,3-二苯基丙基)-(1-甲基-3-环己烷)乙基胺

CAS 登录号 57653-27-7

INN list 36

药效分类 冠脉扩张药

氰多司

Ciadox（INN）

化学结构式

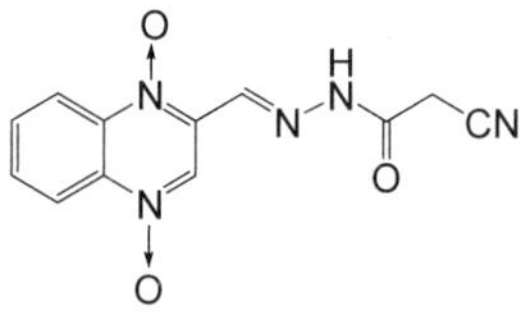

分子式和分子量 $C_{12}H_9N_5O_3$ 271.23

化学名 Cyanoacetic acid(2-quinoxalinylmethylene)hydrazide 1,4-dioxide

氰基乙酸(2-喹噁啉基甲亚基)酰肼 1,4-二氧化物

CAS 登录号 65884-46-0

INN list 44

药效分类 抗菌药

氰胍佐旦

Siguazodan（*INN*）

化学结构式

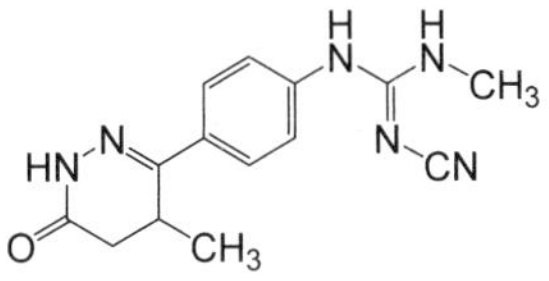

分子式和分子量 $C_{14}H_{16}N_6O$ 284.32

化学名 2-Cyano-1-methyl-3-[4-(4-methyl-6-oxo-1,4,5,6-tetrahydropyridazin-3-yl)phenyl]guanidine

2-氰基-1-甲基-3-[4-(4-甲基-6-氧代-1,4,5,6-四氢哒嗪-3-基)苯基]胍

CAS 登录号 115344-47-3

INN list 60

药效分类 强心药

氰喹多司

Cinoquidox（*INN*）

化学结构式

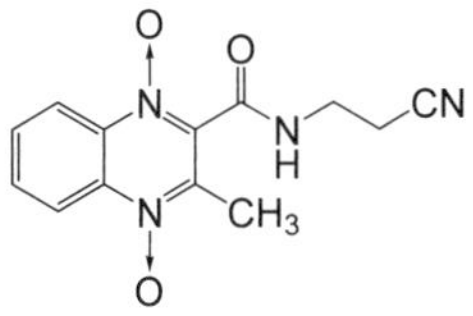

分子式和分子量 $C_{13}H_{12}N_4O_3$ 272.26

化学名 *N*-(2-Cyanoethyl)-3-methyl-2-quinoxalinecarboxamide 1,4-dioxide

N-(2-氰基乙基)-3-甲基-2-喹噁啉甲酰胺 1,4-二氧化物

CAS 登录号 64557-97-7

INN list 40

药效分类 抗菌药

氰麦角林

Cianergoline（*INN*）

化学结构式

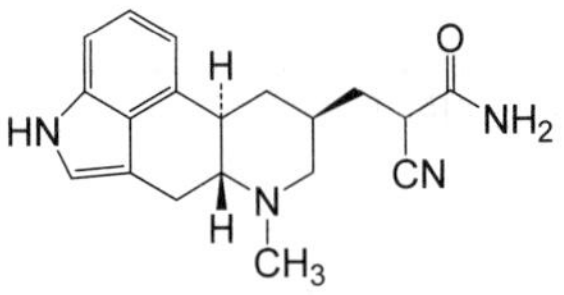

分子式和分子量 $C_{19}H_{22}N_4O$ 322.40

化学名 *α*-Cyano-6-methylergoline-8*β*-propionamide

α-氰基-6-甲基麦角灵-8*β*-丙酰胺

CAS 登录号 74627-35-3

INN list 47

药效分类 抗高血压药

氰美马嗪

Cyamemazine（*INN*）

化学结构式

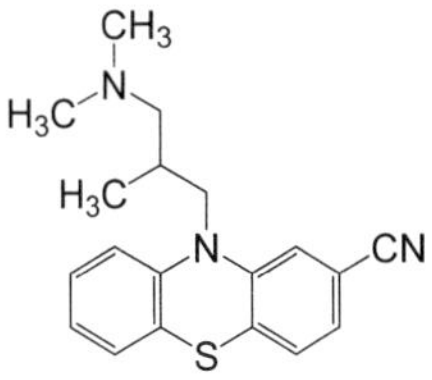

分子式和分子量 $C_{19}H_{21}N_3S$ 323.46

化学名 10-[3-(Dimethylamino)-2-methylpropyl]phenothiazine-2-carbonitrile

10-[3-(二甲氨基)-2-甲基丙基]吩噻嗪-2-甲腈

CAS 登录号 3546-03-0

INN list 13

药效分类 抗精神病药

氰帕明

Cianopramine（*INN*）

化学结构式

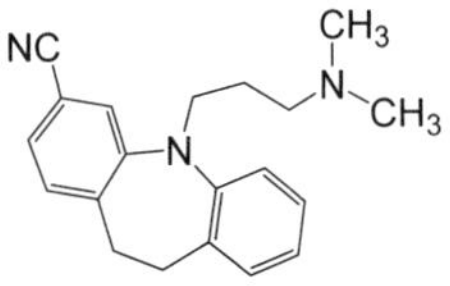

分子式和分子量 $C_{20}H_{23}N_3$ 305.42

化学名 5-[3-(Dimethylamino)propyl]-10,11-dihydro-5*H*-dibenz[*b*,*f*]azepine-3-carbonitrile

5-[3-(二甲氨基)丙基]-10,11-二氢-5*H*-二苯并[*b*,*f*]氮杂草-3-甲腈

CAS 登录号 66834-24-0

INN list 47

药效分类 抗抑郁药

氰匹隆

Ciapilome（*INN*）

化学结构式

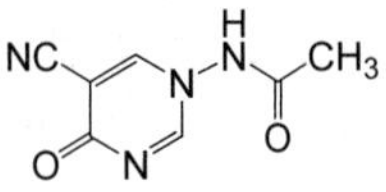

分子式和分子量 $C_7H_6N_4O_2$ 178.15

化学名 *N*-(5-Cyano-4-oxo-1(4*H*)-pyrimidinyl)acetamide

N-(5-氰基-4-氧代-l(4*H*)-嘧啶基)乙酰胺

CAS 登录号 53131-74-1

INN list 35

药效分类 抗痛风药

氰噻腙

Citenazone（*INN*）

化学结构式

分子式和分子量　$C_7H_6N_4S_2$　210.28

化学名　5-Formyl-2-thiophenecarbonitrile thiosemicarbazone

5-甲酰基-2-氰基噻吩缩氨基硫脲

CAS 登录号　21512-15-2

INN list　27

药效分类　抗病毒药

氰乙酰肼

Cyacetacide（*INN*）

化学结构式

分子式和分子量　$C_3H_5N_3O$　99.09

化学名　Cyanoacetic acid hydrazide

氰基乙酰肼

CAS 登录号　140-87-4

INN list　16

药效分类　抗结核药

庆大霉素

Gentamicin（*INN*）

化学结构式

	R^1	R^2	R^3
庆大霉素C_1:	$-CH_3$	$-CH_3$	$-H$
庆大霉素C_{1a}:	$-H$	$-H$	$-H$
庆大霉素C_2:	$-H$	$-CH_3$	$-H$
庆大霉素C_{2a}:	$-H$	$-H$	$-CH_3$

药物描述　Gentamicin, produced by *Micromonospora purpurea* n. sp., is a complex antibiotic substance with four components, gentamicin C_1, gentamicin C_{1a}, gentamicin C_2, and gentamicin C_{2a}

庆大霉素是从绛红小单孢菌中得到的由四种抗生素组成的复合物(庆大霉素 C_1,庆大霉素 C_{1a},庆大霉素 C_2 以及庆大霉素 C_{2a})

化学名　Gentamicin C_1：(2*R*,3*R*,4*R*,5*R*)-2-[(1*S*,2*S*,3*R*,4*S*,6*R*)-4,6-diamino-3-[(2*R*,3*R*,6*S*)-3-amino-6-[(1*R*)-1-methylaminoethyl]oxan-2-yl]oxy-2-hydroxy-cyclohexyl]oxy-5-methyl-4-methylamino-oxane-3,5-diol

庆大霉素 C_1:(2*R*,3*R*,4*R*,5*R*)-2-[(1*S*,2*S*,3*R*,4*S*,6*R*)-4,6-二氨基-3-[(2*R*,3*R*,6*S*)-3-氨基-6-[(1*R*)-1-甲氨基乙基]噁烷-2-基]氧基-2-羟基-环己基]氧基-5-甲基-4-甲氨基-噁烷-3,5-二醇

CAS 登录号　1403-66-3；1405-41-0[硫酸盐]

INN list　22

药效分类　氨基糖苷类抗微生物药

ATC 分类　J01GB03

秋水仙胺

Demecolcine（*INN*）

化学结构式

分子式和分子量　$C_{21}H_{25}NO_5$　371.43

化学名　(7*S*)-1,2,3,10-Tetramethoxy-7-(methylamino)-6,7-dihydro-5*H*-benzo[*a*]heptalen-9-one

(7*S*)-1,2,3,10-四甲氧基-7-(甲基氨基)-6,7-二氢-5*H*-苯并[*a*]庚搭烯-9-酮

CAS 登录号　477-30-5

INN list　06

药效分类　植物来源抗肿瘤药

ATC 分类　L01CC01

秋水仙碱

Colchicine

化学结构式

分子式和分子量　$C_{22}H_{25}NO_6$　399.44

化学名　*N*-[(7*S*)-1,2,3,10-Tetramethoxy-9-oxo-6,7-dihydro-5*H*-benzo[*a*]heptalen-7-yl]acetamide

N-[(7*S*)-1,2,3,10-四甲氧基-9-氧代-6,7,-二氢-5*H*-苯并[*a*]庚搭烯-7-基]乙酰胺

CAS 登录号　64-86-8

药效分类　抗肿瘤药，抗痛风药

巯嘌呤

Mercaptopurine（*INN*）

化学结构式

分子式和分子量　$C_5H_4N_4S$　152.18

化学名　6-Purinethiol

6-嘌呤硫醇

CAS 登录号 50-44-2; 6112-76-1[水合物]

INN list 6

药效分类 抗代谢类抗肿瘤药

ATC 分类 L01BB02

巯替肽

Mertiatide（*INN*）

化学结构式

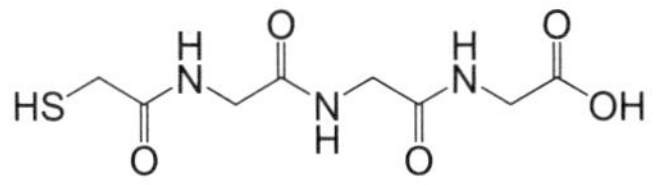

分子式和分子量 $C_8H_{13}N_3O_5S$ 263.27

化学名 *N*-[*N*-[*N*-(Mercaptoacetyl)glycyl]glycyl]glycine

N-[*N*-[*N*-(巯基乙酰基)甘氨酰]甘氨酰]甘氨酸

CAS 登录号 66516-09-4

INN list 60

药效分类 诊断用药

巯乙胺

Mercaptamine（*INN*）

化学结构式

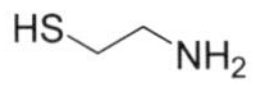

分子式和分子量 C_2H_7NS 77.15

化学名 2-Aminoethanethiol

2-氨基乙硫醇

CAS 登录号 60-23-1

INN list 1

药效分类 解毒药

巯异嘌呤

Tisopurine（*INN*）

化学结构式

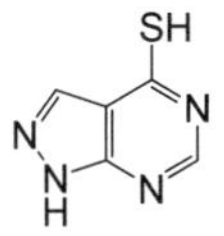

分子式和分子量 $C_5H_4N_4S$ 152.18

化学名 1*H*-Pyrazolo[3,4-*d*]pyrimidine-4-thiol

1*H*-吡唑并[3,4-*d*]嘧啶-4-硫醇

CAS 登录号 5334-23-6

INN list 34

药效分类 抗痛风药

曲安吡嗪

Triampyzine（*INN*）

分子式和分子量 $C_9H_{15}N_3$ 165.24

化学结构式

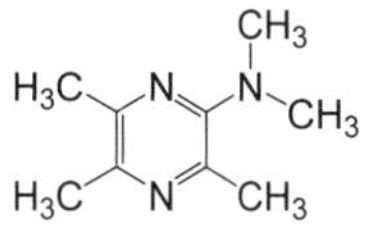

化学名 (Dimethylamino)trimethylpyrazine

(二甲氨基)三甲基吡嗪

CAS 登录号 6503-95-3; 7082-30-6[硫酸盐]

INN list 15

药效分类 抗胆碱药

曲安奈德

Triamcinolone Acetonide

化学结构式

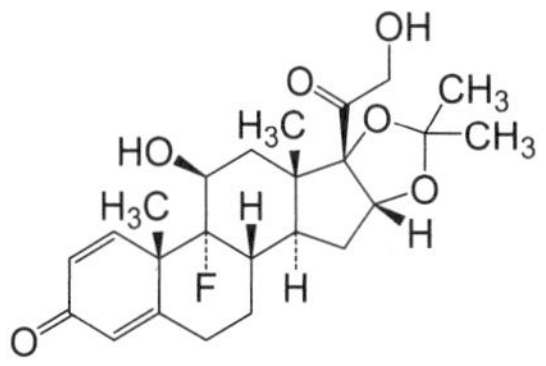

分子式和分子量 $C_{24}H_{31}FO_6$ 434.50

化学名 9-Fluoro-11*β*,21-dihydroxy-16*α*,17-[(1-methylethylidene) bis(oxy)]pregna-l,4-diene-3,20-dione

9-氟-11*β*,21-二羟基-16*α*,17-[(1-异丙叉基)双(氧基)]-孕甾-l,4-二烯-3,20-二酮

CAS 登录号 76-25-5

药效分类 肾上腺皮质激素类药

曲安西龙

Triamcinolone（*INN*）

化学结构式

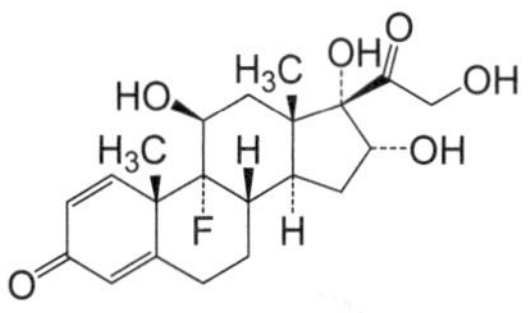

分子式和分子量 $C_{21}H_{27}FO_6$ 394.43

化学名 9-Fluoro-11*β*,16*α*,17*α*,21-tetrahydroxypregna-l,4-diene-3,20-dione

9-氟-11*β*,16*α*,17*α*,21-四羟基孕甾-l,4-二烯-3,20-二酮

CAS 登录号 124-94-7

INN list 8

药效分类 糖皮质激素类药

ATC 分类 H02AB08

曲奥舒凡

Treosulfan（*INN*）

分子式和分子量 $C_6H_{14}O_8S_2$ 278.30

化学结构式

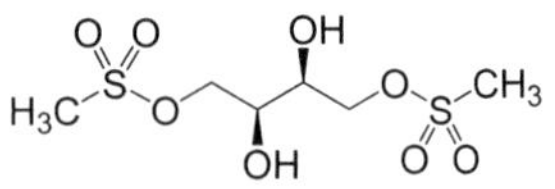

化学名 L-Threitol 1,4-dimethanesulfonate

L-苏糖醇 1,4-二甲磺酸酯

CAS 登录号 299-75-2

INN list 26

药效分类 烷化剂类抗肿瘤药

ATC 分类 L01AB02

曲奥昔芬

Trioxifene（*INN*）

化学结构式

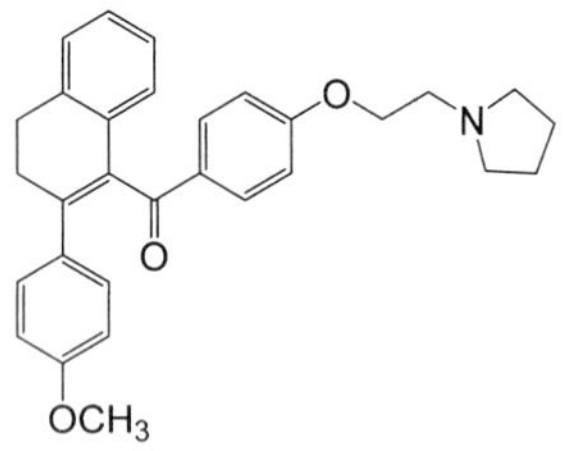

分子式和分子量 $C_{30}H_{31}NO_3$ 453.58

化学名 3,4-Dihydro-2-(*p*-methoxyphenyl)-l-naphthyl *p*-[2-(l-pyrrolidinyl)ethoxy]phenyl ketone

3,4-二氢-2-(4-甲氧基苯基)-l-萘基 4-[2-(l-吡咯烷基)乙氧基]苯基甲酮

CAS 登录号 63619-84-1；68307-81-3[甲磺酸盐]

INN list 41

药效分类 抗雌激素药

曲贝替定

Trabectedin（*INN*）

化学结构式

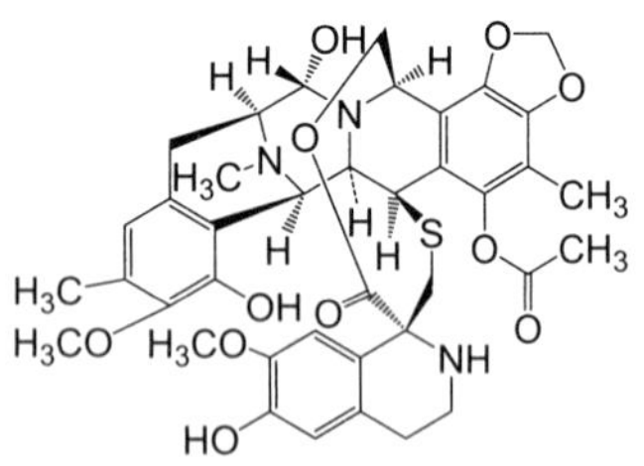

分子式和分子量 $C_{39}H_{43}N_3O_{11}S$ 761.84

化学名 (1'*R*,6*R*,6*aR*,7*R*,13*S*,14*S*,16*R*)-6',8,14-Trihydroxy-7',9-dimethoxy-4,10,23-trimethyl-19-oxo-3',4',6,7,12,13,14,16-octahydrospiro[6,16-(epithiopropanooxymethano)-7,13-imino-6*aH*-l,3-dioxolo[7,8]isoquino[3,2-*b*][3]benzazocine-20,1'(2'*H*)-isoquinolin]-5-yl acetate

(1'*R*,6*R*,6*aR*,7*R*,13*S*,14*S*,l6*R*)-6',8,14-三羟基-7',9-二甲氧基-4,10,23-三甲基-19-氧代-3',4',6,7,12,13,14,16-八氢螺[6,16-(硫丙酰基氧基甲叉基)-7,13-氧桥-6*aH*-l,3-二噁茂并[7,8]异喹啉并[3,2-*b*][3]苯并吖辛因-20,1'(2'*H*)-异喹啉]-5-基乙酸酯

CAS 登录号 114899-77-3

INN list 86

药效分类 植物来源抗肿瘤药

ATC 分类 L01CX01

曲苯地洛

Tribendilol（*INN*）

化学结构式

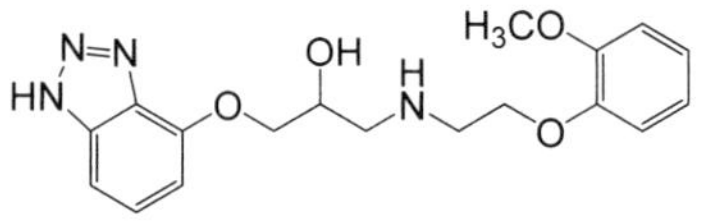

分子式和分子量 $C_{18}H_{22}N_4O_4$ 358.39

化学名 (±)-l-(l*H*-Benzotriazol-4-yloxy)-3-[[2-(*o*-methoxyphenoxy)ethyl]amino]-2-propanol

(±)-l-(l*H*-苯并三氮唑-4-基氧基)-3-[[2-(2-甲氧基苯氧基)乙基]氨基]-2-丙醇

CAS 登录号 96258-13-8

INN list 54

药效分类 血管扩张药，β 受体拮抗药

曲苯佐明

Trebenzomine（*INN*）

化学结构式

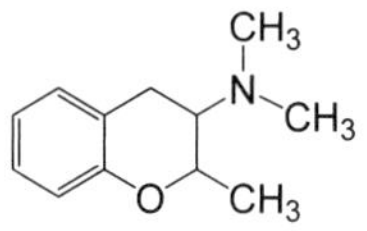

分子式和分子量 $C_{12}H_{17}NO$ 191.27

化学名 (±)-*N*, *N*, 2-Trimethyl-3-chromanamine

(±)-*N*, *N*, 2-三甲基-3-色满胺

CAS 登录号 23915-73-3；23915-74-4[盐酸盐]

INN list 34

药效分类 抗抑郁药

曲比罗本

Trazpiroben（*INN*）

化学结构式

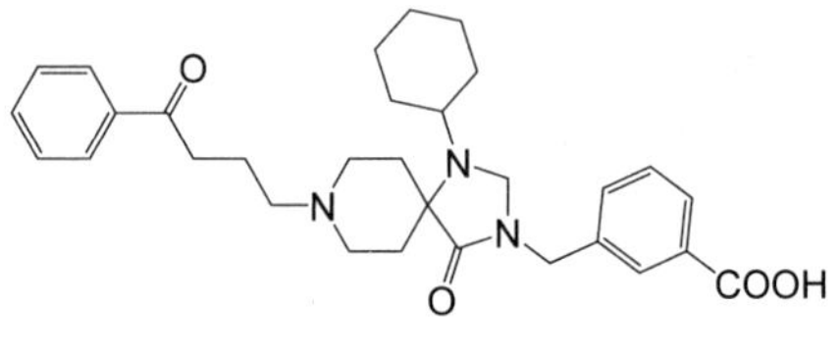

分子式和分子量 $C_{31}H_{39}N_3O_4$ 517.67

化学名 3-{[1-Cyclohexyl-4-oxo-8-(4-oxo-4-phenylbutyl)-1,3,8-triazaspiro[4.5]decan-3-yl]methyl}benzoic acid

3-{[1-环己基-4-氧代-8-(4-氧代-4-苯基丁基)-1,3,8-三氮杂螺[4.5]癸-3-基]甲基}苯甲酸

CAS 登录号 1352993-39-5

INN list 121

药效分类 促动力药，肠蠕动促进药

曲比氯铵

Triclobisonium Chloride（*INN*）

化学结构式

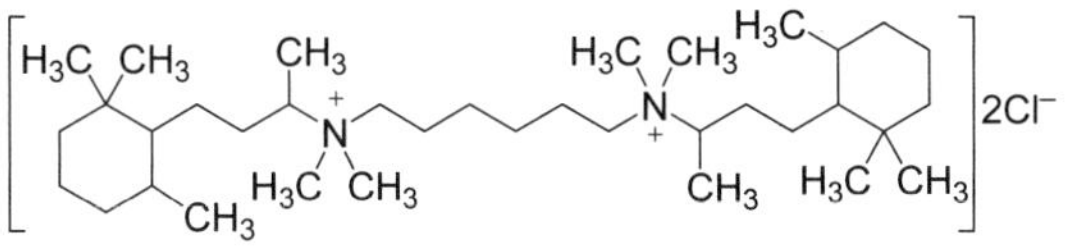

分子式和分子量 $C_{36}H_{74}Cl_2N_2$ 605.89

化学名 1,6-Hexamethylenebis[dimethyl[l-methyl-3-(2,2,6-trimethylcyclohexyl)propyl]ammonium] dichloride

二氯化 1,6-六甲叉基双[二甲基[l-甲基-3-(2,2,6-三甲基环己基)丙基]铵]

CAS 登录号 79-90-3

INN list 10

药效分类 消毒防腐药

曲吡碘铵

Trepirium Iodide（*INN*）

化学结构式

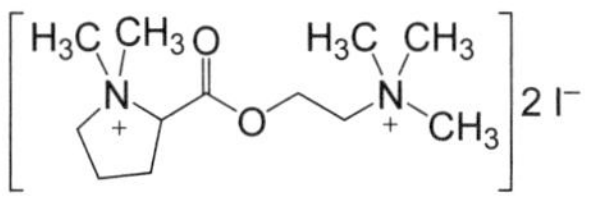

分子式和分子量 $C_{12}H_{26}I_2N_2O_2$ 484.16

化学名 2-(1,1-Dimethylpyrrolidin-1-ium-2-carbonyl)oxyethyl-trimethylazanium;diiodide

二碘化 2-(1,1-二甲基吡咯烷-1-鎓-2-甲酰基)氧基乙基-三甲基铵

CAS 登录号 1018-34-4

INN list 25

药效分类 神经节阻断药

曲吡那敏

Tripelennamine（*INN*）

化学结构式

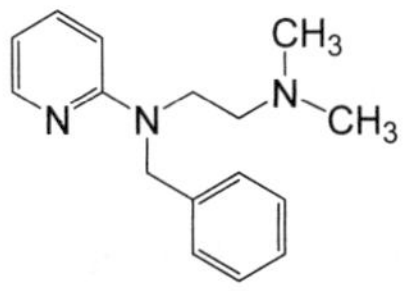

分子式和分子量 $C_{16}H_{21}N_3$ 255.37

化学名 2-[Benzyl[2-(dimethylamino)ethyl]amino]pyridine

2-[苄基[2-(二甲氨基)乙基]氨基]吡啶

CAS 登录号 91-81-6; 6138-56-3[枸橼酸]

INN list 1

药效分类 抗组胺药

曲波索平

Traboxopine（*INN*）

化学结构式

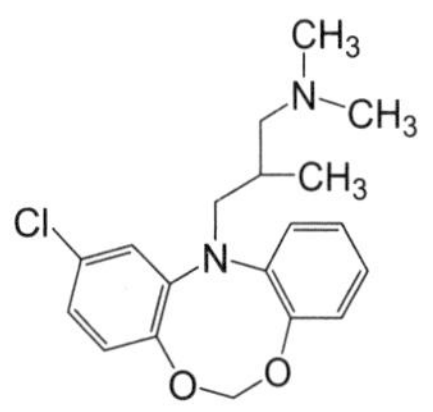

分子式和分子量 $C_{19}H_{23}ClN_2O_2$ 346.85

化学名 (±)-2-Chloro-12-[3-(dimethylamino)-2-methylpropyl]-12*H*-dibenzo[*d*,*g*][l,3,6]-dioxazocine

(±)-2-氯-12-[3-(二甲氨基)-2-甲基丙基]-12*H*-二苯并[*d*,*g*][l,3,6]-二氧吖辛因

CAS 登录号 103624-59-5

INN list 58

药效分类 抗精神病药

曲博诺生

Trabodenoson（*INN*）

化学结构式

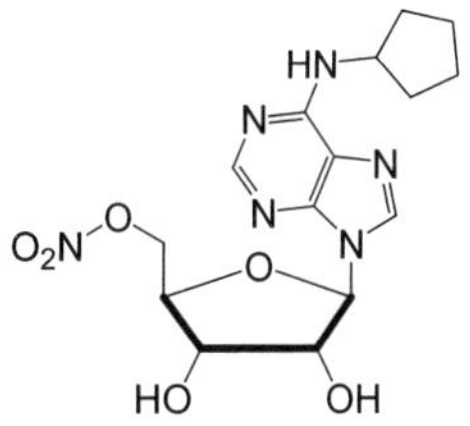

分子式和分子量 $C_{15}H_{20}N_6O_6$ 380.36

化学名 N^6-Cyclopentyladenosine 5'-nitrate

N^6-环戊基腺苷 5'-硝酸酯

CAS 登录号 871108-05-3

INN list 107

药效分类 腺苷 A1 受体激动药

曲布宗

Tribuzone（*INN*）

化学结构式

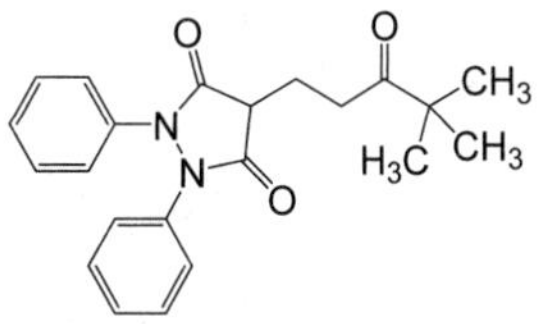

分子式和分子量 $C_{22}H_{24}N_2O_3$ 364.44

化学名 4-(4,4-Dimethyl-3-oxopentyl)-l,2-diphenyl-3,5-pyrazolidinedione

4-(4,4-二甲基-3-氧代戊基)-l,2-二苯基-3,5-吡唑烷二酮

CAS 登录号 13221-27-7

INN list 33

药效分类 抗炎镇痛药

曲地碘铵

Tridihexethyl Iodide（*INN*）

化学结构式

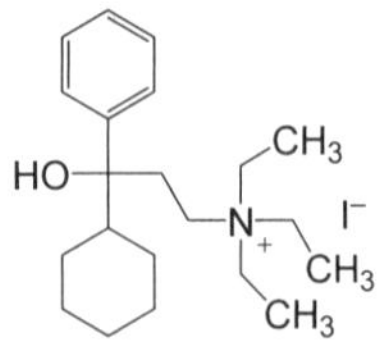

分子式和分子量 $C_{21}H_{36}INO$ 445.42

化学名 (3-Cyclohexyl-3-hydroxy-3-phenylpropyl)triethylammonium iodide

(3-环己基-3-羟基-3-苯基)丙基三乙碘铵

CAS 登录号 125-99-5

INN list 6

药效分类 抗胆碱药

曲地卡胺

Tradecamide（*INN*）

化学结构式

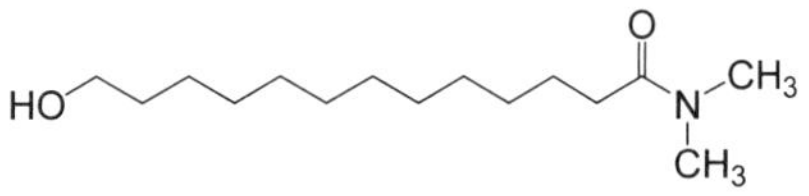

分子式和分子量 $C_{15}H_{31}NO_2$ 257.41

化学名 13-Hydroxy-*N*,*N*-dimethyltridecanamide

13-羟基-*N*,*N*-二甲基十三酰胺

CAS 登录号 132787-19-0

INN list 70

药效分类 抗痤疮药

曲地匹坦

Tradipitant（*INN*）

化学结构式

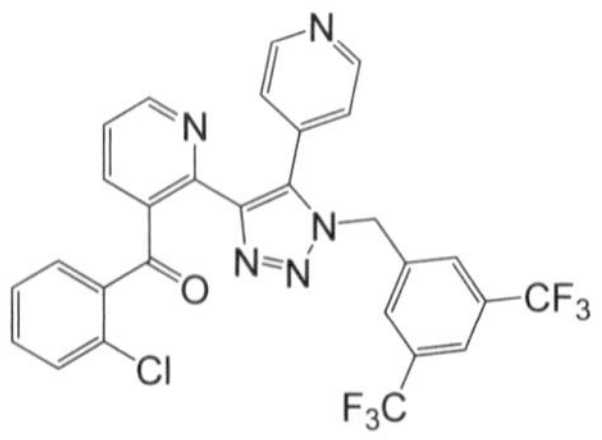

分子式和分子量 $C_{28}H_{16}ClF_6N_5O$ 587.09

化学名 {2-[1-{[3,5-Bis(trifluoromethyl)phenyl]methyl}-5-(pyridin-4-yl)-1*H*-1,2,3-triazol-4-yl]pyridin-3-yl}(2-chlorophenyl)methanone

{2-[1-{[3,5-二(三氟甲基)苯基]甲基}-5-(吡啶-4-基)-1*H*-1,2,3-三唑-4-基]吡啶-3-基}(2-氯苯基)甲酮

CAS 登录号 622370-35-8

INN list 111

药效分类 神经激肽 NK1 受体拮抗药

曲度奎明

Trodusquemine（*INN*）

化学结构式

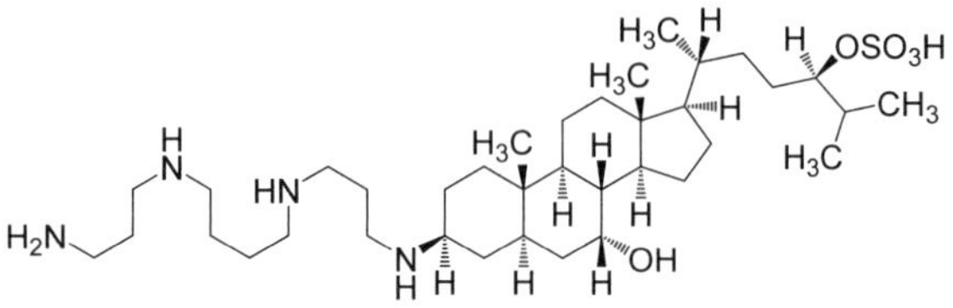

分子式和分子量 $C_{37}H_{72}N_4O_5S$ 685.06

化学名 (24*R*)-3*β*-[[3-[[4-[(3-Aminopropyl)amino]butyl]amino]propyl]amino]-7*α*-hydroxy-5*α*-cholestan-24-yl hydrogen sulfate

(24*R*)-3*β*-[[3-[[4-[(3-氨基丙基)氨基]丁基]氨基]丙基]氨基]-7*α*-羟基-5*α*-胆甾烷-24-基氢硫酸酯

CAS 登录号 186139-09-3

INN list 91

药效分类 食欲抑制药

曲多高舍

Tridolgosir（*INN*）

化学结构式

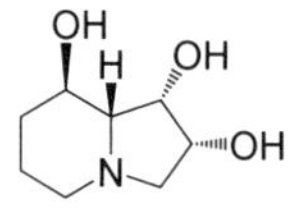

分子式和分子量 $C_8H_{15}NO_3$ 173.21

化学名 (1*S*,2*R*,8*R*,8*aR*)-Octahydro-1,2,8-indolizinetriol

(1*S*,2*R*,8*R*,8*aR*)-八氢-1,2,8-吲哚嗪三醇

CAS 登录号 72741-87-8; 214462-68-7[盐酸盐]

INN list 84

药效分类 抗肿瘤药，化疗保护药

曲恩汀

Trientine（*INN*）

化学结构式

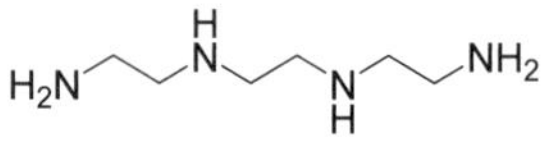

分子式和分子量 $C_6H_{18}N_4$ 146.24

化学名 Triethylenetetramine

三乙叉基四胺

CAS 登录号 112-24-3; 38260-01-4[盐酸盐]

INN list 42

药效分类 抗威尔逊病药，络合药

曲伐沙星

Trovafloxacin（*INN*）

分子式和分子量 $C_{20}H_{15}F_3N_4O_3$ 416.36

化学结构式

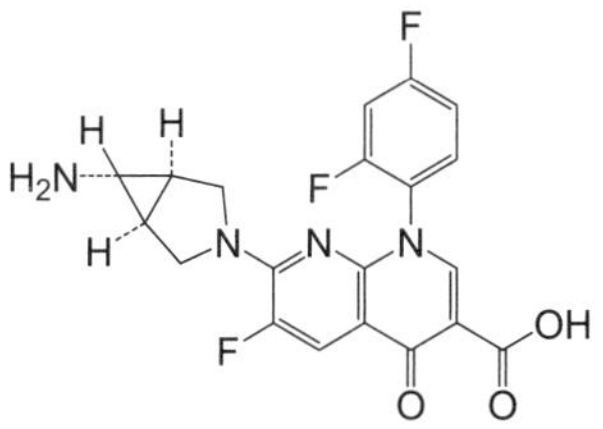

化学名 7-[(1*R*,5*S*,6*S*)-6-Amino-3-azabicyclo[3.1.0]hex-3-yl]-1-(2,4-difluoro phenyl)-6-fluoro-1,4-dihydro-4-oxo-1,8-naphthyridine-3-carboxylic acid

7-[(1*R*,5*S*,6*S*)-6-氨基-3-氮杂二环[3.1.0]己烷-3-基]-1-(2,4-二氟苯基)-6-氟-1,4-二氢-4-氧代-1,8-二氮杂萘-3-甲酸

CAS 登录号 147059-72-1; 147059-75-4[甲磺酸盐]

INN list 73

药效分类 喹诺酮类抗微生物药

ATC 分类 J01MA13

曲法罗汀

Trifarotene（*INN*）

化学结构式

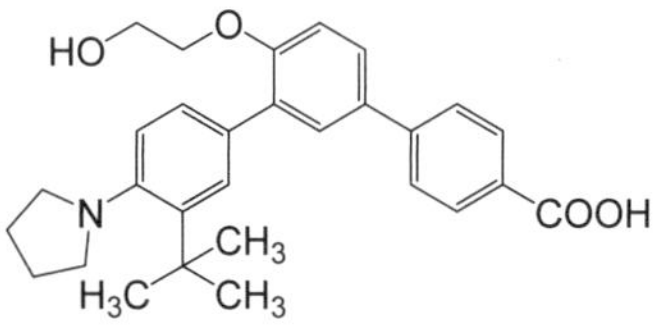

分子式和分子量 $C_{29}H_{33}NO_4$ 459.59

化学名 3''-*tert*-Butyl-4'-(2-hydroxyethoxy)-4''-(pyrrolidin-1-yl)[1,1'：3',1'']terphenyl-4-carboxylic acid

3''-叔丁基-4'-(2-羟乙氧基)-4''-(吡咯烷-1-基)[1,1'：3',1'']三联苯基-4-羧酸

CAS 登录号 895542-09-3

INN list 107

药效分类 角质溶解药

曲非奈肽

Trofinetide（*INN*）

化学结构式

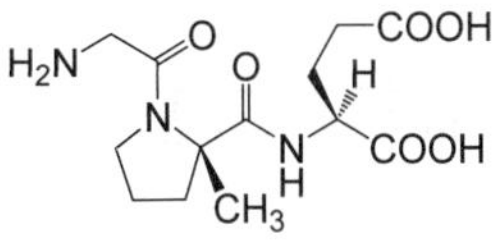

分子式和分子量 $C_{13}H_{21}N_3O_6$ 315.14

化学名 Glycyl-2-methyl-L-prolyl-L-glutamic acid

甘氨酰-2-甲基-L-脯氨酰-L-谷氨酸

CAS 登录号 853400-76-7

INN list 112

药效分类 神经保护药

曲非唑酸

Trifezolac（*INN*）

化学结构式

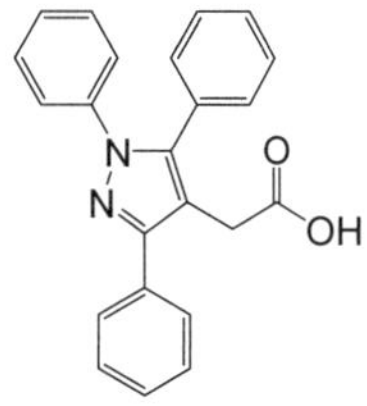

分子式和分子量 $C_{23}H_{18}N_2O_2$ 354.40

化学名 1,3,5-Triphenylpyrazole-4-acetic acid

1,3,5-三苯基吡唑-4-乙酸

CAS 登录号 32710-91-1

INN list 34

药效分类 抗炎镇痛药

曲芬太尼

Trefentanil（*INN*）

化学结构式

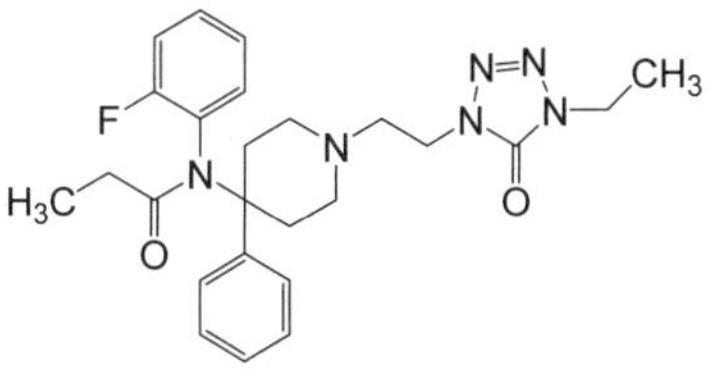

分子式和分子量 $C_{25}H_{31}FN_6O_2$ 466.56

化学名 *N*-[1-[2-(4-Ethyl-5-oxo-Δ^2-tetrazolin-1-yl)ethyl]-4-phenyl-4-piperidyl]-2'-fluoropropionanilide

N-[1-[2-(4-乙基-5-氧代-Δ^2-四氮唑-1-基)乙基]-4-苯基-4-哌啶基]-2'-氟基丙酰苯胺

CAS 登录号 120656-74-8; 120656-93-1[盐酸盐]

INN list 67

药效分类 镇痛药

曲伏前列素

Travoprost（*INN*）

化学结构式

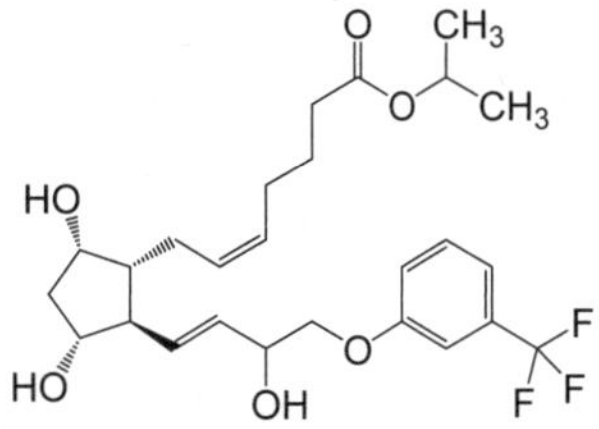

分子式和分子量 $C_{26}H_{35}F_3O_6$ 500.55

化学名 (*Z*)-7-[(1*R*,2*R*,3*R*,5*S*)-3,5-Dihydroxy-2-[(1*E*,3*R*)-3-hydroxy-4-[(*α*,*α*,*α*-trifluoro-*m*-isopropyl-tolyl)oxy]-l-butenyl]cyclopentyl]-5-heptenoate

(*Z*)-7-[(1*R*,2*R*,3*R*,5*S*)-3,5-二羟基-2-[(1*E*,3*R*)-3-羟基-4-[(*α*,*α*, α-三氟-3-异丙基-甲苯基)氧基]-1-丁烯基]环戊基]-5-庚烯酸酯

CAS 登录号 157283-68-6

INN list 80

药效分类 前列腺素 FP 受体激动药，抗青光眼药

曲氟尿苷

Trifluridine（*INN*）

化学结构式

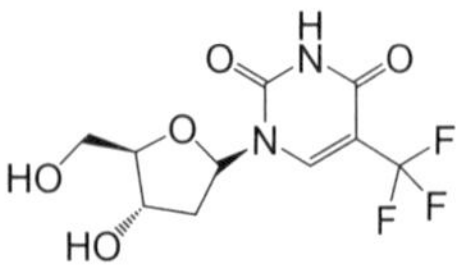

分子式和分子量 $C_{10}H_{11}F_3N_2O_5$ 296.20

化学名 2'-Deoxy-5-(trifluoromethyl)uridine

2'-脱氧-5-(三氟甲基)尿苷

CAS 登录号 70-00-8

INN list 37

药效分类 抗病毒药

曲格列汀

Trelagliptin（*INN*）

化学结构式

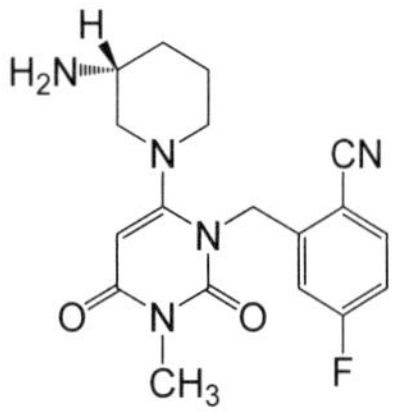

分子式和分子量 $C_{18}H_{20}FN_5O_2$ 357.39

化学名 2-({6-[(3*R*)-3-Aminopiperidin-1-yl]-3-methyl-2,4-dioxo-3,4-dihydropyrimidin-1(2*H*)-yl}methyl)-4-fluorobenzonitrile

2-({6-[(3*R*)-3-氨基哌啶-1-基]-3-甲基-2,4-二氧代-3,4-二氢嘧啶-1(2*H*)-基}甲基)-4-氟苯甲腈

CAS 登录号 865759-25-7

INN list 106

药效分类 抗糖尿病药

曲格列酮

Troglitazone（*INN*）

化学结构式

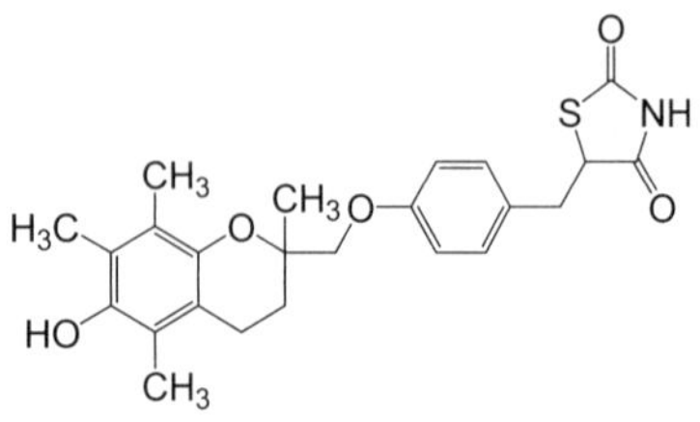

分子式和分子量 $C_{24}H_{27}NO_5S$ 441.54

化学名 (±)-*all-rac*-5-[*p*-[(6-Hydroxy-2,5,7,8-tetramethyl-2-chromanyl)methoxy]benzyl]-2,4-thiazolidinedione

(±)-*all-rac*-5-[4-[(6-羟基-2,5,7,8-四甲基-2-苯并二氢吡喃基)甲氧基]苄基]-2,4-噻唑烷二酮

CAS 登录号 97322-87-7

INN list 68

药效分类 抗糖尿病药

曲桂利嗪

Trelnarizine（*INN*）

化学结构式

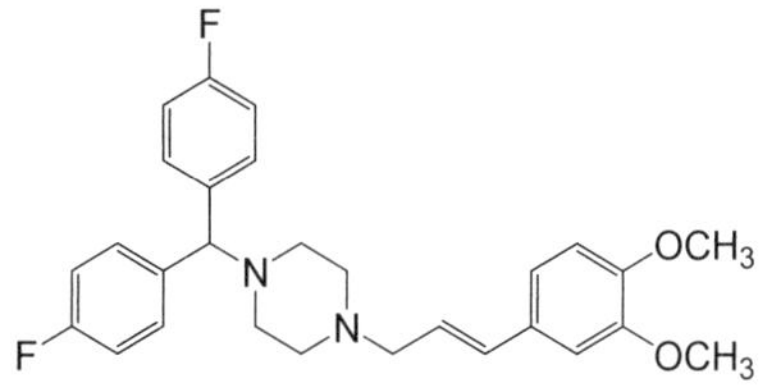

分子式和分子量 $C_{28}H_{30}F_2N_2O_2$ 464.55

化学名 (*E*)-1-[Bis(*p*-fluorophenyl)methyl]-4-(3,4-dimethoxycinnamyl)piperazine

(*E*)-1-[双(4-氟苯基)甲基]-4-(3,4-二甲氧基肉桂基)哌嗪

CAS 登录号 123205-52-7

INN list 62

药效分类 血管扩张药

曲吉洛尔

Trigevolol（*INN*）

化学结构式

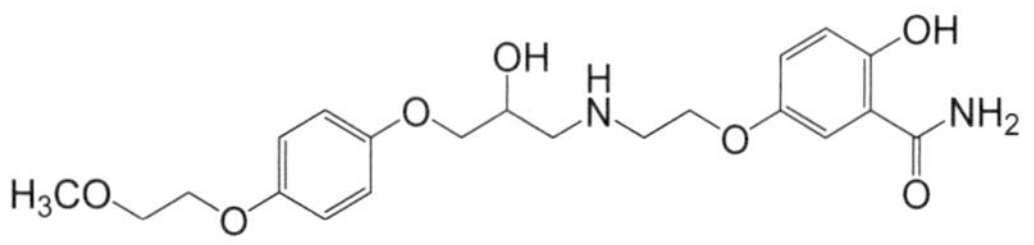

分子式和分子量 $C_{21}H_{28}N_2O_7$ 420.46

化学名 (±)-5-[2-[[2-Hydroxy-3-[*p*-(2-methoxyethoxy)phenoxy]propyl]amino]ethoxy]salicylamide

(±)-5-[2-[[2-羟基-3-[4-(2-甲氧基乙氧基)苯氧基]丙基]氨基]乙氧基]水杨酰胺

CAS 登录号 76812-98-1

INN list 56

药效分类 β 受体拮抗药

曲金刚胺

Tromantadine（*INN*）

化学结构式

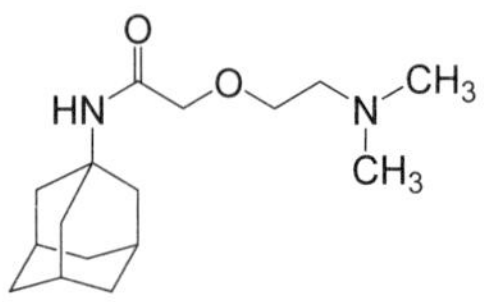

分子式和分子量 $C_{16}H_{28}N_2O_2$ 280.41

化学名 *N*-1-Adamantyl-2-[2-(dimethylamino)ethoxy]acetamide

N-1-金刚烷基-2-[2-(二甲氨基)乙氧基]乙酰胺

CAS 登录号 53783-83-8

INN list 28

药效分类 环胺类抗病毒药

ATC 分类 C05CA04

曲卡君

Trecadrine（*INN*）

化学结构式

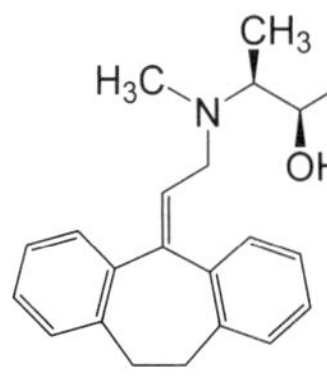

分子式和分子量 $C_{27}H_{29}NO$ 383.53

化学名 (1*R*,2*S*)-*α*-[1-[[2-(10,11-Dihydro-5*H*-dibenzo[*a*,*d*]cyclohepten-5-ylidene)ethyl]methylamino]ethyl]benzyl alcohol

(1*R*,2*S*)-*α*-[1-[[2-(10,11-二氢-5*H*-二苯并[*a*,*d*]环庚-5-亚基)乙基]甲氨基]乙基]苯甲醇

CAS 登录号 90845-56-0

INN list 53

药效分类 抗溃疡药

曲卡唑酯

Tracazolate（*INN*）

化学结构式

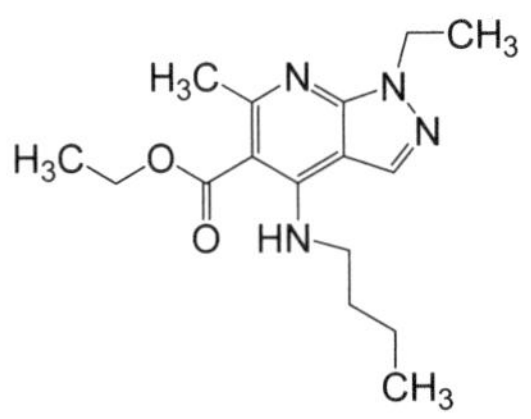

分子式和分子量 $C_{16}H_{24}N_4O_2$ 304.39

化学名 Ethyl 4-(butylamino)-1-ethyl-6-methyl-1*H*-pyrazolo[3,4-*b*]pyridine-5-carboxylate

乙基 4-(丁氨基)-1-乙基-6-甲基-1*H*-吡唑并[3,4-*b*]吡啶-5-甲酸酯

CAS 登录号 41094-88-6

INN list 44

药效分类 镇静催眠药

曲克拉酯

Triclazate（*INN*）

化学结构式

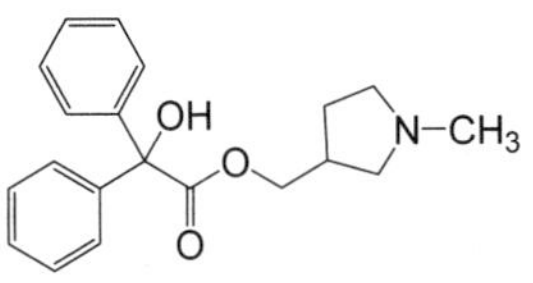

分子式和分子量 $C_{20}H_{23}NO_3$ 325.40

化学名 1-Methyl-3-pyrrolidine methanol benzilate ester

1-甲基-3-吡咯烷基甲醇 二苯基羟乙酸酯

CAS 登录号 7009-76-9

INN list 10

药效分类 抗胆碱药

曲库碘铵

Truxicurium Iodide（*INN*）

化学结构式

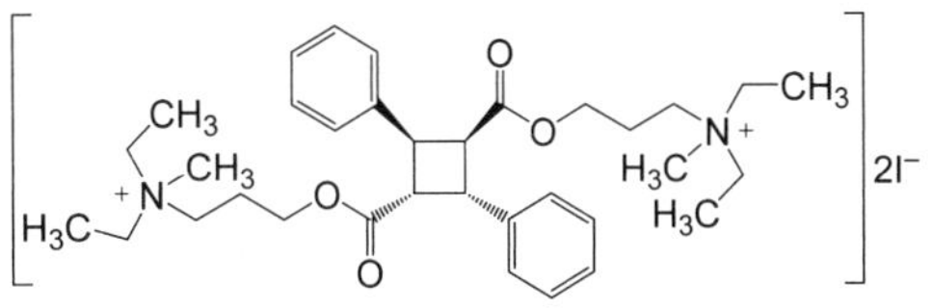

分子式和分子量 $C_{34}H_{52}I_2N_2O_4$ 806.60

化学名 3-[3-[3-[Diethyl(methyl)azaniumyl]propoxycarbonyl]-2,4-diphenylcyclobutanecarbonyl]oxypropyl-diethyl-methylazanium diiodide

二碘化 3-[3-[3-[二乙基(甲基)铵基]丙氧酰基]-2,4-二苯基环丁烷羰基]氧丙基-二乙基-甲基铵

CAS 登录号 4304-01-2

INN list 22

药效分类 神经肌肉阻断药

曲喹达佐

Troquidazole（*INN*）

化学结构式

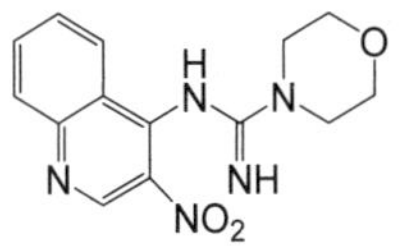

分子式和分子量 $C_{14}H_{15}N_5O_3$ 301.30

化学名 *N'*-(3-Nitro-4-quinolyl)-4-morpholine carboxamidine

N'-(3-硝基-4-喹啉基)-4-吗啉甲脒

CAS 登录号 108001-60-1

INN list 61

药效分类 放射增敏药，抗肿瘤辅助药

曲喹辛

Trequinsin（*INN*）

化学结构式

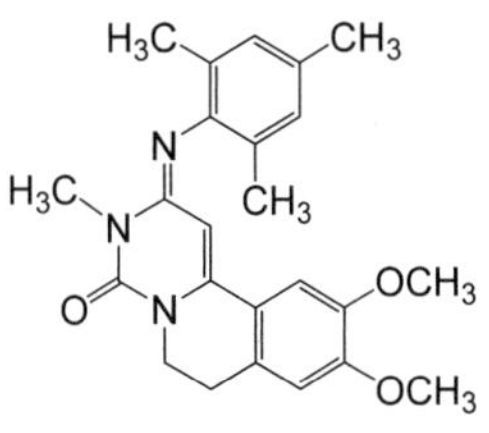

分子式和分子量 $C_{24}H_{27}N_3O_3$ 405.49

化学名 2,3,6,7-Tetrahydro-2-(2,4,6-trimethylphenylimino)-9,10-dimethoxy-3-methyl-4*H*-pyrimido[6,1-*a*]isoquinolin-4-one

2,3,6,7-四氢-2-(2,4,6-三甲苯基亚氨基)-9,10-二甲氧基-3-甲基-4*H*-嘧啶并[6,1-*a*]异喹啉-4-酮

CAS 登录号 79855-88-2

INN list 47

药效分类 抗高血压药

曲拉西利

Trilaciclib（*INN*）

化学结构式

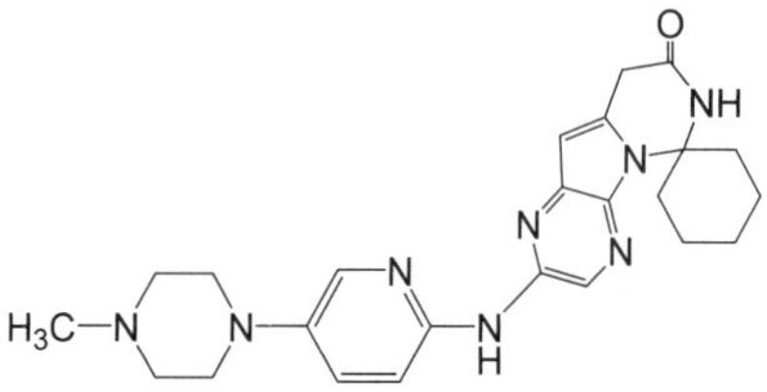

分子式和分子量 $C_{24}H_{30}N_8O$ 446.56

化学名 2'-{[5-(4-Methylpiperazin-1-yl)pyridin-2-yl]amino}-7',8'-dihydro-6'*H*-spiro[cyclohexane-1,9'-pyrazino[1',2':1,5]pyrrolo[2,3-*d*]pyrimidin]-6'-one

2'-{[5-(4-甲基哌嗪-1-基)吡啶-2-基]氨基}-7',8'-二氢-6'*H*-螺[环己烷-1,9'-吡嗪酮并[1',2':1,5]吡咯并[2,3-*d*]嘧啶]-6'-酮

CAS 登录号 1374743-00-6

INN list 117

药效分类 细胞周期蛋白依赖激酶抑制药

曲兰色林

Trelanserin（*INN*）

化学结构式

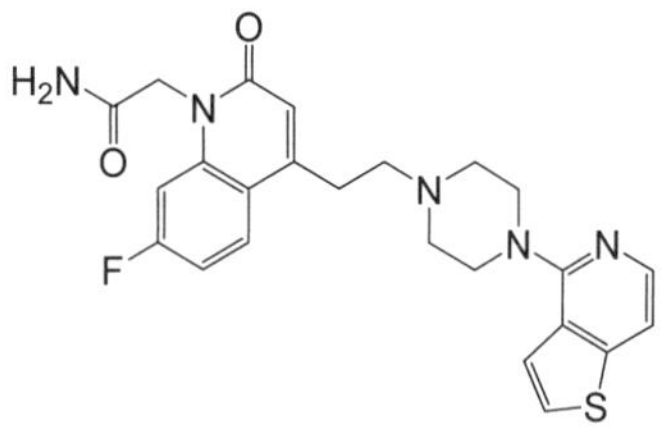

分子式和分子量 $C_{24}H_{24}FN_5O_2S$ 465.55

化学名 2-(7-Fluoro-2-oxo-4-{2-[4-(thieno[3,2-*c*]pyridin-4-yl)piperazin-1-yl]ethyl}-1,2-dihydroquinolin-1-yl)acetamide

2-(7-氟-2-氧代-4-{2-[4-(噻吩并[3,2-*c*]吡啶-4-基)哌嗪-1-基]乙基}-1,2-二氢喹啉-1-基)乙酰胺

CAS 登录号 189003-92-7

INN list 97

药效分类 5-羟色胺受体拮抗药

曲利鲁唑

Troriluzole（*INN*）

分子式和分子量 $C_{15}H_{16}F_3N_5O_4S$ 419.38

化学结构式

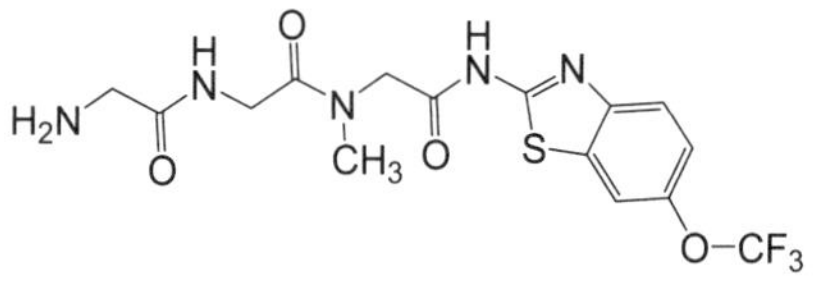

化学名 Glycylglycyl-*N*²-methyl-*N*¹-[6-(trifluoromethoxy)-1,3-benzothiazol-2-yl]glycinamide

甘氨酰甘氨酰-*N*²-甲基-*N*¹-[6-(三氟甲氧基)-1,3-苯并噻唑-2-基]甘氨酰胺

CAS 登录号 1926203-09-9

INN list 120

药效分类 谷氨酸释放抑制药

曲林菌素

Asperlin

化学结构式

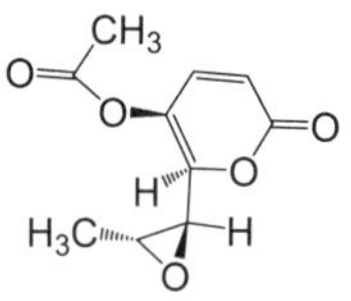

分子式和分子量 $C_{10}H_{12}O_5$ 212.20

化学名 [(2*R*,3*S*)-2-[(2*S*,3*R*)-3-Methyloxiran-2-yl]-6-oxo-2,3-dihydropyran-3-yl] acetate

[(2*R*,3*S*)-2-[(2*S*,3*R*)-3-甲基环氧乙烷-2-基]-6-氧代-2,3-二氢吡喃-3-基] 乙酸酯

CAS 登录号 30387-51-0

药效分类 抗生素类抗肿瘤药

曲磷胺

Trofosfamide（*INN*）

化学结构式

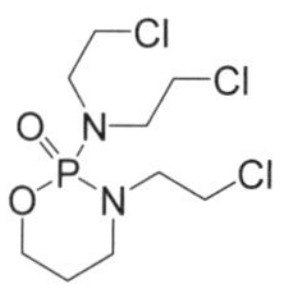

分子式和分子量 $C_9H_{18}Cl_3N_2O_2P$ 323.58

化学名 3-(2-Chloroethyl)-2-[bis(2-chloroethyl)amino]tetrahydro-2*H*-1,3,2-oxazaphosphorin 2-oxide

3-(2-氯乙基)-2-[双(2-氯乙基)氨基]四氢-2*H*-1,3,2-氧氮磷杂环己烷 2-氧化物

CAS 登录号 22089-22-1

INN list 23

药效分类 烷化剂类抗肿瘤药

ATC 分类 L01AA07

曲膦明

Trifosmin（*INN*）

分子式和分子量 $C_{12}H_{27}O_3P$ 250.31

化学结构式

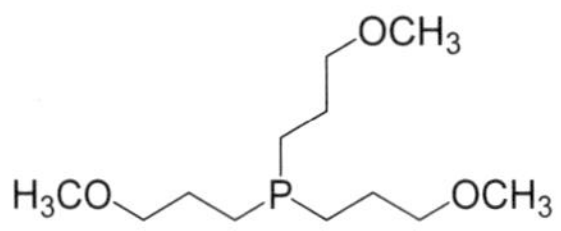

化学名 Tris(3-methoxypropyl)phosphine

三(3-甲氧基丙基)膦

CAS 登录号 83622-85-9

INN list 74

药效分类 诊断用药

曲硫秦

Tritiozine（*INN*）

化学结构式

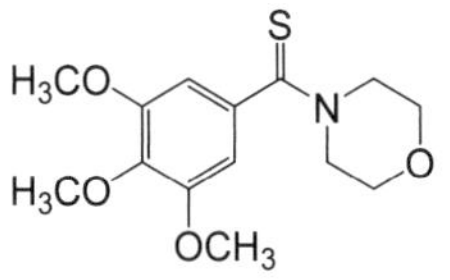

分子式和分子量 $C_{14}H_{19}NO_4S$ 297.37

化学名 4-(3,4,5-Trimethoxythiobenzoyl)morpholine

4-(3,4,5-三甲氧基硫代苯甲酰基)吗啉

CAS 登录号 35619-65-9

INN list 43

药效分类 抗溃疡药

曲氯茶碱

Triclofylline（*INN*）

化学结构式

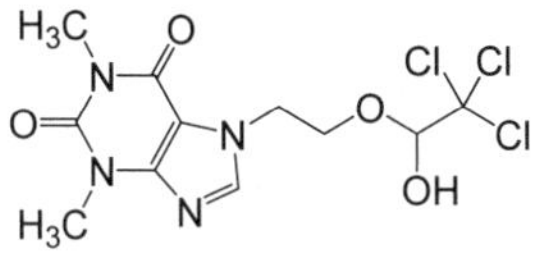

分子式和分子量 $C_{11}H_{13}Cl_3N_4O_4$ 371.60

化学名 7-[2-(2,2,2-Trichloro-1-hydroxyethoxy)ethyl]theophylline

7-[2-(2,2,2-三氯-1-羟基乙氧基)乙基]茶碱

CAS 登录号 17243-70-8

INN list 19

药效分类 平喘药

曲氯新钾

Troclosene Potassium（*INN*）

化学结构式

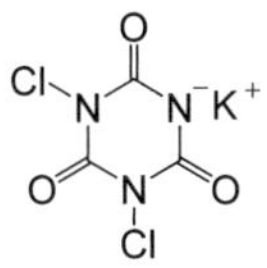

分子式和分子量 $C_3Cl_2KN_3O_3$ 236.05

化学名 1,3-Dichloro-*s*-triazine-2,4,6(1*H*,3*H*,5*H*)trione potassium salt

1,3-二氯-1,3,5-三嗪-2,4,6(1*H*,3*H*,5*H*)三酮 钾盐

CAS 登录号 2244-21-5; 2782-57-2[曲氯新]

INN list 15

药效分类 消毒防腐药

曲洛奈德

Tralonide（*INN*）

化学结构式

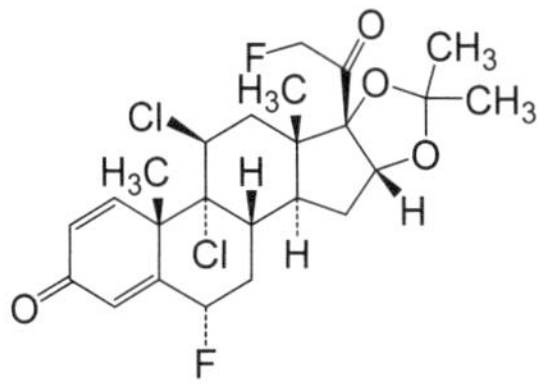

分子式和分子量 $C_{24}H_{28}Cl_2F_2O_4$ 489.38

化学名 9,11*β*-Dichloro-6*α*,21-difluoro-16*α*,17-dihydroxypregna-1,4-diene-3,20-dione cyclic acetal with acetone

9,11*β*-二氯-6*α*,21-二氟-16*α*,17-二羟基孕甾-1,4-二烯-3,20-二酮 环缩丙酮

CAS 登录号 21365-49-1

INN list 27

药效分类 肾上腺皮质激素类药

曲洛司坦

Trilostane（*INN*）

化学结构式

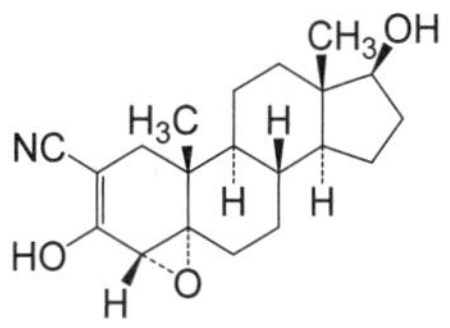

分子式和分子量 $C_{20}H_{27}NO_3$ 329.43

化学名 4*α*,5-Epoxy-3,17*β*-dihydroxy-5*a*-androst-2-ene-2-carbonitrile

4*α*,5-环氧-3,17*β*-二羟基-5*a*-雄甾-2-烯-2-甲腈

CAS 登录号 13647-35-3

INN list 35

药效分类 抗皮质激素类药

ATC 分类 H02CA01

曲洛酯

Treloxinate（*INN*）

化学结构式

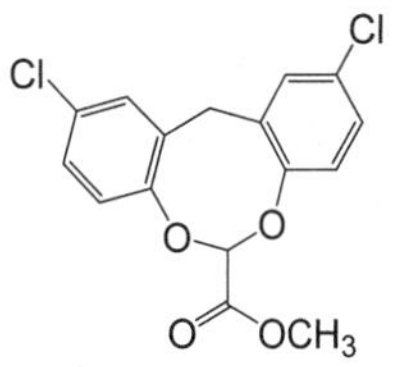

分子式和分子量 $C_{16}H_{12}Cl_2O_4$ 339.17

化学名 Methyl 2,10-dichloro-12*H*-dibenzo[*d*,*g*][1,3]dioxocin-6-carboxylate

甲基 2,10-二氯-12*H*-二苯并[*d*,*g*][1,3]二氧杂环辛烷-6-甲酸酯

CAS 登录号 30910-27-1

INN list 25

药效分类 降血脂药

曲马多

Tramadol（*INN*）

化学结构式

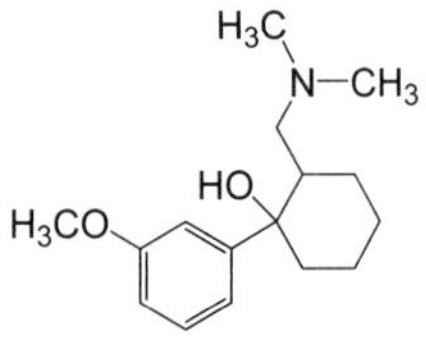

分子式和分子量 $C_{16}H_{25}NO_2$ 263.38

化学名 (±)-(1*R*,2*R*)-2-[(*N*,*N*-Dimethylamino)methyl]-1-(3-methoxyphenyl)cyclohexan-1-ol

(±)-(1*R*,2*R*)-2-[(*N*,*N*-二甲基氨基)亚甲基]-1-(3-甲氧基苯基)环己醇

CAS 登录号 27203-92-5；36282-47-0[盐酸盐]

INN list 22

药效分类 镇痛药

曲马唑啉

Tramazoline（*INN*）

化学结构式

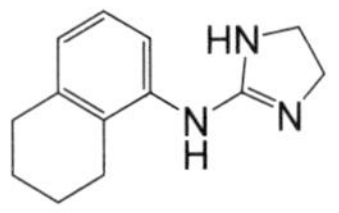

分子式和分子量 $C_{13}H_{17}N_3$ 215.30

化学名 2-[(5,6,7,8-Tetrahydro-1-naphthyl)amino]-2-imidazoline

2-[(5,6,7,8-四氢-1-萘基)氨基]-2-咪唑啉

CAS 登录号 1082-57-1；3715-90-0[盐酸盐]

INN list 15

药效分类 血管收缩药，拟肾上腺素药

曲马唑嗪

Trimazosin（*INN*）

化学结构式

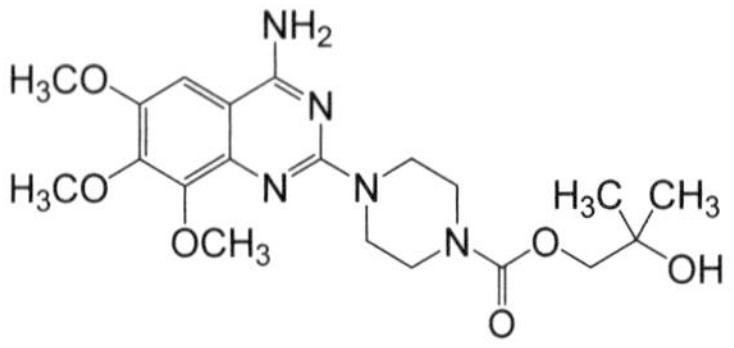

分子式和分子量 $C_{20}H_{29}N_5O_6$ 435.48

化学名 2-Hydroxy-2-methylpropyl 4-(4-amino-6,7,8-trimethoxy-2-quinazolinyl)-1-piperazinecarboxylate

2-羟基-2-甲基丙基 4-(4-氨基-6,7,8-三甲氧基-2-喹唑啉基)-1-哌嗪甲酸酯

CAS 登录号 35795-16-5；35795-17-6[盐酸盐]；53746-46-6[盐酸盐一水合物]

INN list 31

药效分类 抗高血压药

ATC 分类 C02CA03

曲美吡胺

Trimetamide（*INN*）

化学结构式

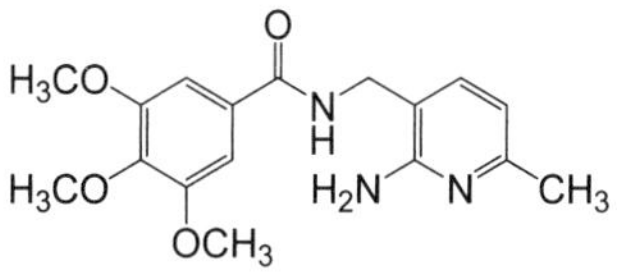

分子式和分子量 $C_{17}H_{21}N_3O_4$ 331.37

化学名 *N*-[(2-Amino-6-methyl-3-pyridyl)methyl]-3,4,5-trimethoxybenzamide

N-[(2-氨基-6-甲基-3-吡啶基)甲基]-3,4,5-三甲氧基苯甲酰胺

CAS 登录号 5789-72-0

INN list 13

药效分类 抗高血压药

曲美苄胺

Trimethobenzamide（*INN*）

化学结构式

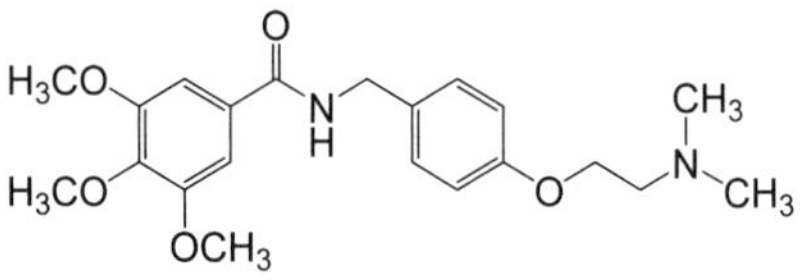

分子式和分子量 $C_{21}H_{28}N_2O_5$ 388.46

化学名 *N*-[*p*-[2-(Dimethylamino)ethoxy]benzyl]-3,4,5-trimethoxybenzamide

N-[4-[2-(二甲氨基)乙氧基]苄基]-3,4,5-三甲氧基苯甲酰胺

CAS 登录号 138-56-7；554-92-7[盐酸盐]

INN list 10

药效分类 镇吐药

曲美布汀

Trimebutine（*INN*）

化学结构式

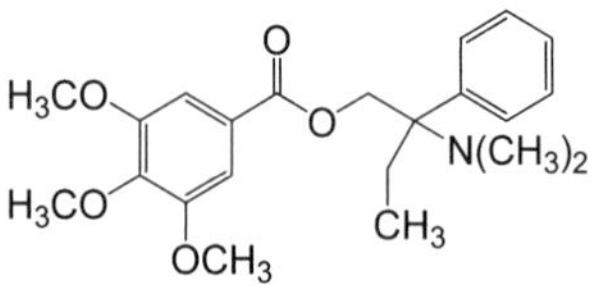

分子式和分子量 $C_{22}H_{29}NO_5$ 387.47

化学名 (2-Dimethylamino-2-phenyl)butyl 3,4,5-trimethoxybenzoate

(2-二甲氨基-2-苯基)丁基 3,4,5-三甲氧基苯甲酸酯

CAS 登录号 39133-31-8

INN list 22

药效分类 解痉药

曲美他嗪

Trimetazidine（*INN*）

化学结构式

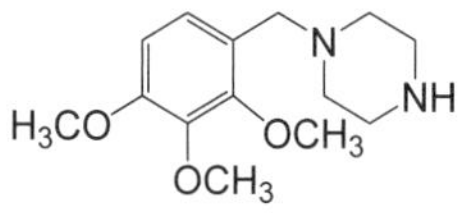

分子式和分子量 $C_{14}H_{22}N_2O_3$ 266.34

化学名 1-(2,3,4-Trimethoxybenzyl)piperazine

1-(2,3,4-三甲氧基苄基)哌嗪

CAS 登录号 5011-34-7

INN list 14

药效分类 循环系统药

ATC 分类 C01EB15

曲美托嗪

Trimetozine（*INN*）

化学结构式

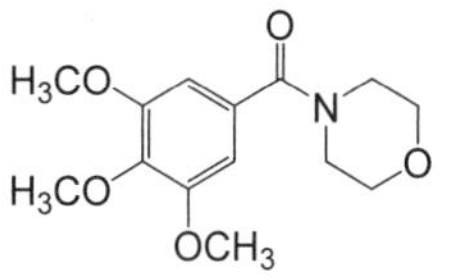

分子式和分子量 $C_{14}H_{19}NO_5$ 281.30

化学名 4-(3,4,5-Trimethoxybenzoyl)morpholine

4-(3,4,5-三甲氧基苯甲酰基)吗啉

CAS 登录号 635-41-6

INN list 15

药效分类 镇静催眠药

曲美孕酮

Trimegestone（*INN*）

化学结构式

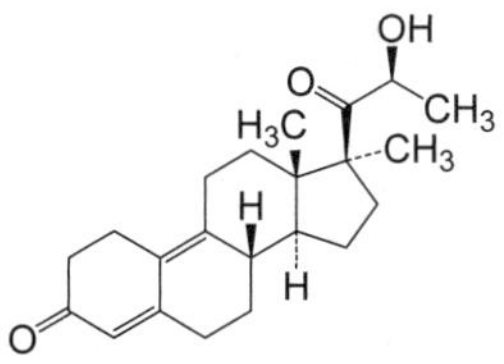

分子式和分子量 $C_{22}H_{30}O_3$ 342.47

化学名 17*β*-(*S*)-(2-Hydroxy-1-oxopropyl)-17-methylestra-4,9-dien-3-one

17*β*-(*S*)-(2-羟基-1-氧代丙基)-17-甲基雌甾-4,9-二烯-3-酮

CAS 登录号 74513-62-5

INN list 66

药效分类 孕激素类药

曲米帕明

Trimipramine（*INN*）

化学结构式

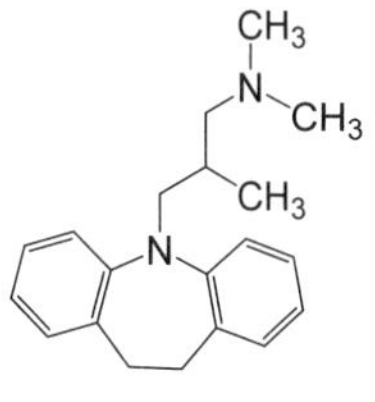

分子式和分子量 $C_{20}H_{26}N_2$ 294.43

化学名 5-[3-(Dimethylamino)-2-methylpropyl]-10,11-dihydro-5*H*-dibenz[*b*,*f*]azepine

5-[3-(二甲氨基)-2-甲基丙基]-10,11-二氢-5*H*-二苯并[*b*,*f*]氮杂䓬

CAS 登录号 739-71-9

INN list 13

药效分类 抗抑郁药

曲米沙特

Tramiprosate（*INN*）

化学结构式

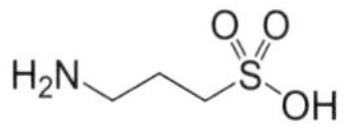

分子式和分子量 $C_3H_9NO_3S$ 139.17

化学名 3-Aminopropane-1-sulfonic acid

3-氨基丙烷-1-磺酸

CAS 登录号 3687-18-1

INN list 95

药效分类 淀粉样蛋白 A 纤维形成和沉积抑制药

曲莫前列素

Trimoprostil（*INN*）

化学结构式

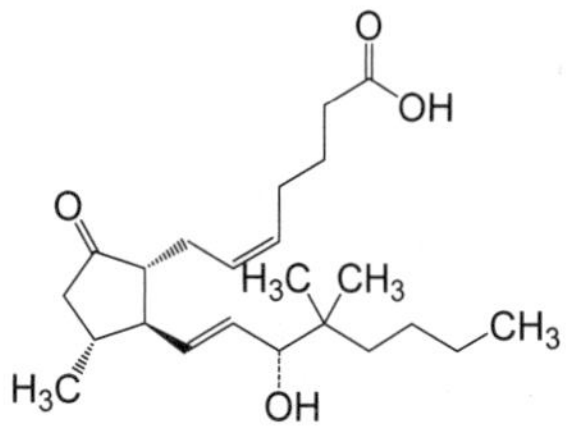

分子式和分子量 $C_{23}H_{38}O_4$ 378.55

化学名 (*Z*)-7-[(1*R*,2*R*,3*R*)-2-[(*E*)-(3*R*)-3-Hydroxy-4,4-dimethyl-1-octenyl]-3-methyl-5-oxocyclopentyl]-5-heptenoic acid

(*Z*)-7-[(1*R*,2*R*,3*R*)-2-[(*E*)-(3*R*)-3-羟基-4,4-二甲基-1-辛烯基]-

3-甲基-5-氧代环戊基]-5-庚烯酸
CAS 登录号 69900-72-7
INN list 49
药效分类 前列腺素类药，抗溃疡药

曲莫沙明

Trimoxamine（*INN*）

化学结构式

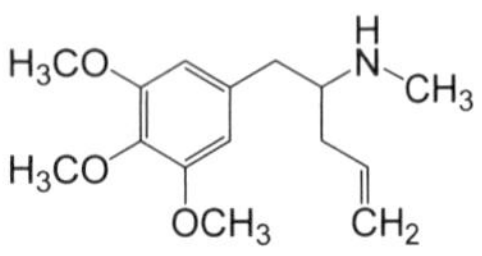

分子式和分子量 $C_{15}H_{23}NO_3$ 265.35
化学名 *α*-Allyl-3,4,5-trimethoxy-*N*-methylphenethylamine
α-烯丙基-3,4,5-三甲氧基-*N*-甲基苯乙基胺
CAS 登录号 15686-23-4；7082-27-1[盐酸盐]
INN list 17
药效分类 抗高血压药

曲莫替尼

Trametinib（*INN*）

化学结构式

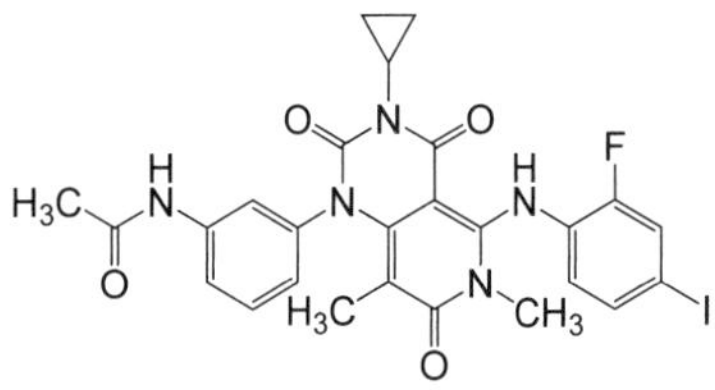

分子式和分子量 $C_{26}H_{23}FIN_5O_4$ 615.39
化学名 *N*-(3-[3-Cyclopropyl-5-[(2-fluoro-4-iodophenyl)amino]-6,8-dimethyl-2,4,7-trioxo-3,4,6,7-tetrahydropyrido[4,3-*d*]pyrimidin-1(2*H*)-yl]phenyl)acetamide
N-(3-[3-环丙基-5-[(2-氟-4-碘苯基)氨基]-6,8-二甲基-2,4,7-三氧代-3,4,6,7-四氢吡啶并[4,3-*d*]嘧啶-1(2*H*)-基]苯基)乙酰胺
CAS 登录号 871700-17-3
INN list 105
药效分类 抗肿瘤药

曲尼嗪

Trenizine（*INN*）

化学结构式

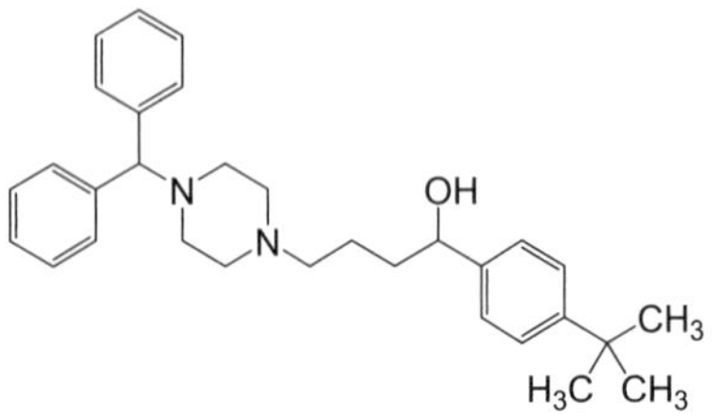

分子式和分子量 $C_{31}H_{40}N_2O$ 456.66
化学名 (±)-*α*-(*p*-*tert*-Butylphenyl)-4-(diphenylmethyl)-1-piperazinebutanol
(±)-*α*-(4-叔丁基苯基)-4-(二苯基甲基)-1-哌嗪丁醇
CAS 登录号 82190-93-0
INN list 48
药效分类 抗组胺药

曲尼司特

Tranilast（*INN*）

化学结构式

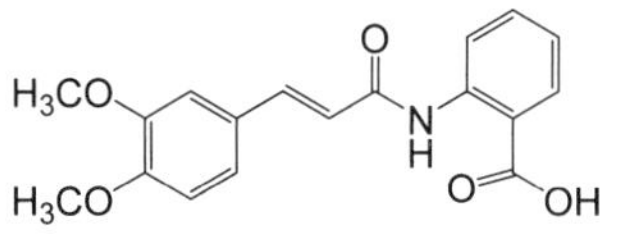

分子式和分子量 $C_{18}H_{17}NO_5$ 327.33
化学名 *N*-(3,4-Dimethoxycinnamoyl)anthranilic acid
N-(3,4-二甲氧基肉桂酰)2-氨基苯甲酸
CAS 登录号 53902-12-8
INN list 46
药效分类 平喘药，抗过敏药

曲帕胺

Tripamide（*INN*）

化学结构式

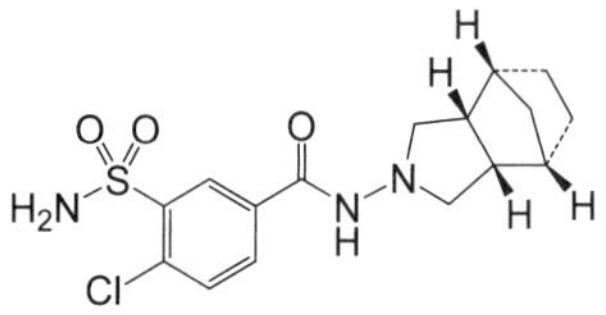

分子式和分子量 $C_{16}H_{20}ClN_3O_3S$ 369.87
化学名 *N*-[(1*R*,2*R*,6*S*,7*S*)-4-Azatricyclo[5.2.1.0^{2,6}]decan-4-yl]-4-chloro-3-sulfamoyl benzamide
N-[(1*R*,2*R*,6*S*,7*S*)-4-氮杂三环[5.2.1.0^{2,6}]癸烷-4-基]-4-氯-3-氨磺酰基苯甲酰胺
CAS 登录号 73803-48-2
INN list 44
药效分类 利尿药，抗高血压药

曲帕必利

Tropapride（*INN*）

化学结构式

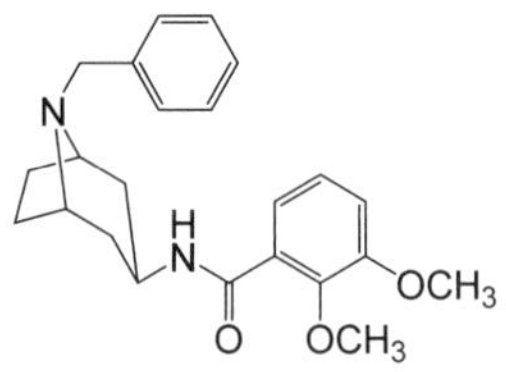

分子式和分子量 $C_{23}H_{28}N_2O_3$ 380.48
化学名 *N*-(8-Benzyl-1*αH*,5*αH*-nor-tropan-3*β*-yl)-*o*-veratramide

N-(8-苄基-1*αH*,5*αH*-去甲-托品烷-3*β*-基)-2-藜芦酰胺

CAS 登录号 76352-13-1

INN list 48

药效分类 抗精神病药

曲帕拉醇

Triparanol（*INN*）

化学结构式

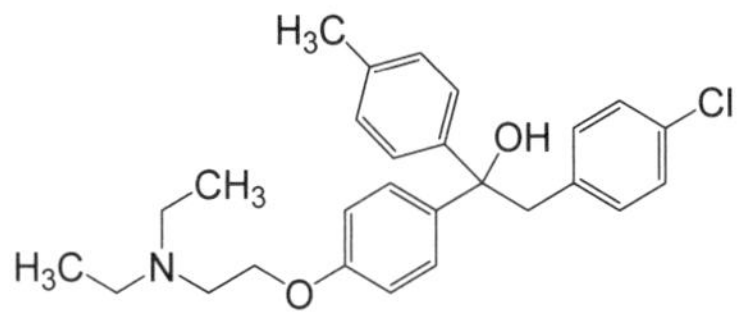

分子式和分子量 $C_{27}H_{32}ClNO_2$ 438.00

化学名 2-*p*-Chlorophenyl-1-[*p*-(2-diethylaminoethoxy)phenyl]-1-(*p*-tolylethanol)

2-(4-氯苯基)-1-[4-(2-二乙氨基乙氧基)苯基]-1-(4-甲苯基乙醇)

CAS 登录号 78-41-1

INN list 11

药效分类 降血脂药

曲帕替平

Tropatepine（*INN*）

化学结构式

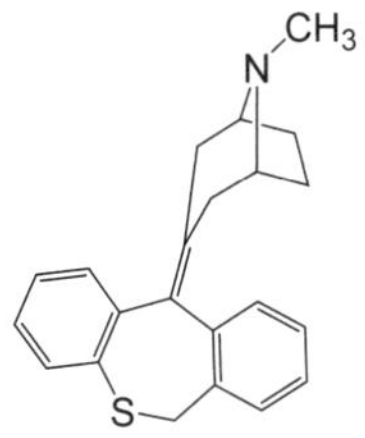

分子式和分子量 $C_{22}H_{23}NS$ 333.49

化学名 3-Dibenzo[*b*,*e*]thiepin-11(6*H*)-ylidene-1*αH*,5*αH*-tropane

3-二苯并[*b*,*e*]硫杂䓬-11(6*H*)-亚基-l*αH*,5*αH*-莨菪烷

CAS 登录号 27574-24-9

INN list 28

药效分类 抗震颤麻痹药

曲泮巯

Tropantiol（*INN*）

化学结构式

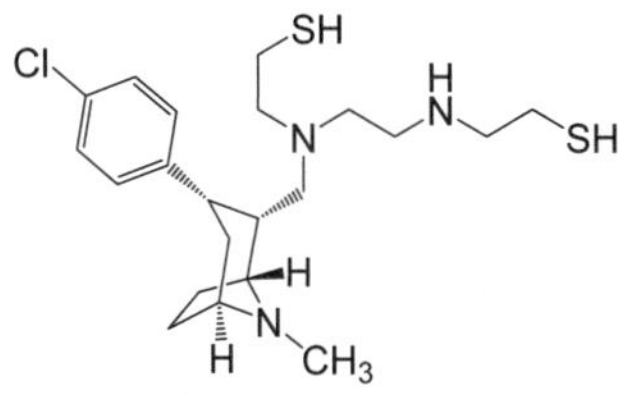

分子式和分子量 $C_{21}H_{34}ClN_3S_2$ 428.10

化学名 2-[[[(1*R*,2*R*,3*S*,5*S*)-3-(4-Chlorophenyl)-8-methyl-8-azabicyclo[3.2.1]oct-2-yl]methyl][2-[(2-sulfanylethyl)amino]ethyl]amino]ethanethiol

2-[[[(1*R*,2*R*,3*S*,5*S*)-3-(4-氯苯基)-8-甲基-8-氮杂二环[3.2.1]辛烷-2-基]甲基][2-[(2-巯基乙基)氨基]乙基]氨基]乙硫醇

CAS 登录号 189950-11-6

INN list 97

药效分类 络合剂

曲培莫司

Tresperimus（*INN*）

化学结构式

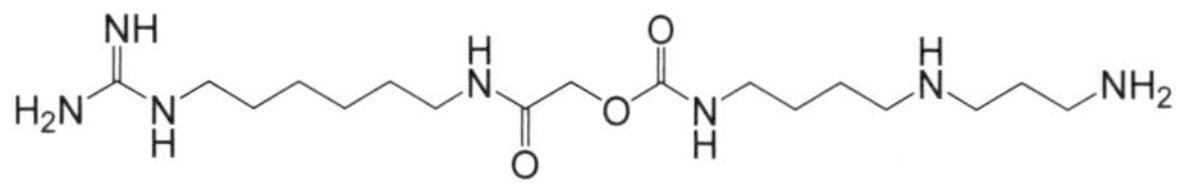

分子式和分子量 $C_{17}H_{37}N_7O_3$ 387.52

化学名 [2-[6-(Diaminomethylideneamino)hexylamino]-2-oxoethyl] *N*-[4-(3-aminopropylamino)butyl]carbamate

[2-[6-(二氨基甲亚基氨基)己基氨基]-2-氧代乙基] *N*-[4-(3-氨基丙基氨基)丁基]氨基甲酸酯

CAS 登录号 160677-67-8

INN list 75

药效分类 免疫抑制药

曲喷卡因

Trapencaine（*INN*）

化学结构式

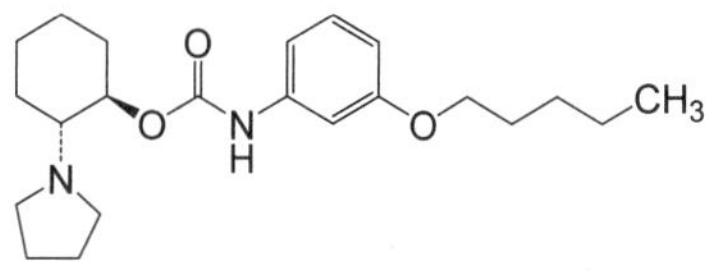

分子式和分子量 $C_{22}H_{34}N_2O_3$ 374.52

化学名 (±)-*trans*-2-(1-Pyrrolidinyl)cyclohexyl *m*-(pentyloxy) carbanilate

(±)-反-2-(1-吡咯烷基)环己基 3-(戊氧基)苯氨基甲酸酯

CAS 登录号 104485-01-0

INN list 56

药效分类 局部麻醉药

曲匹布通

Trepibutone（*INN*）

化学结构式

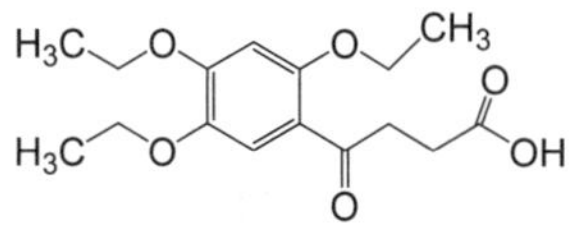

分子式和分子量 $C_{16}H_{22}O_6$ 310.34

化学名 3-(2,4,5-Triethoxybenzoyl)-propionic acid

3-(2,4,5-三乙氧基苯甲酰基)-丙酸

CAS 登录号 41826-92-0

INN list　38

药效分类　解痉药，利胆药

曲匹碘铵

Truxipicurium Iodide（*INN*）

化学结构式

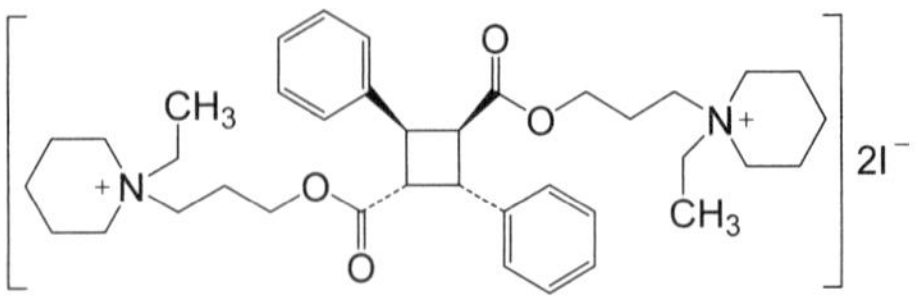

分子式和分子量　$C_{38}H_{56}I_2N_2O_4$　858.67

化学名　Bis[3-(1-ethylpiperidin-1-ium-1-yl)propyl] 2,4-diphenylcyclobutane-1,3-dicarboxylate diiodide

二碘化 双[3-(1-乙基哌啶-1-铵-1-基)丙基] 2,4-二苯基环丁烷-1,3-二甲酸酯

CAS 登录号　35515-77-6

INN list　22

药效分类　神经肌肉阻断药

曲匹法索

Tropifexor（*INN*）

化学结构式

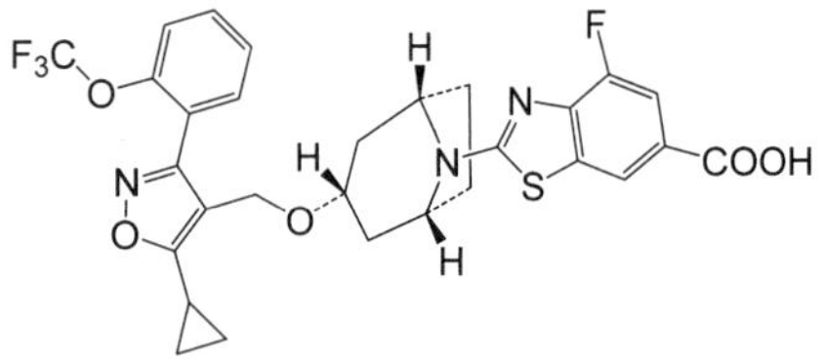

分子式和分子量　$C_{29}H_{25}F_4N_3O_5S$　603.59

化学名　2-[(1*R*,3*R*,5*S*)-3-({5-Cyclopropyl-3-[2-(trifluoromethoxy)phenyl]-1,2-oxazol-4-yl}methoxy)-8-azabicyclo[3.2.1]octan-8-yl]-4-fluoro-1,3-benzothiazole-6-carboxylic acid

2-[(1*R*,3*R*,5*S*)-3-({5-环丙基-3-[2-(三氟甲氧基))苯基]-1,2-噁唑-4-基}甲氧基)-8-氮杂双环[3.2.1]辛烷-8-基]-4-氟-1,3-苯并噻唑-6-羧酸

CAS 登录号　1383816-29-2

INN list　116

药效分类　法尼醇 X 受体激动药

曲匹泮

Trepipam（*INN*）

化学结构式

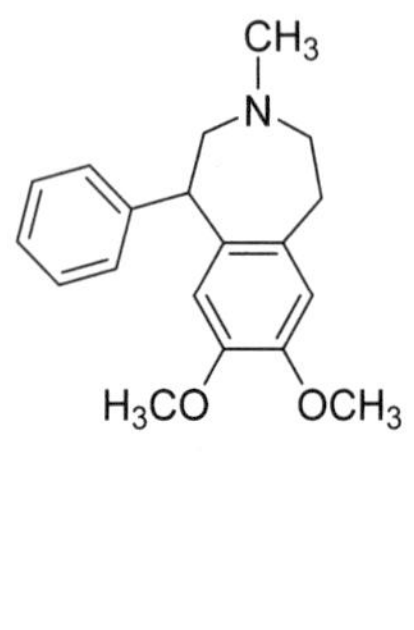

分子式和分子量　$C_{19}H_{23}NO_2$　297.40

化学名　(+)-2,3,4,5-Tetrahydro-7,8-dimethoxy-3-methyl-1-phenyl-1*H*-3-benzazepine

(+)-2,3,4,5-四氢-7,8-二甲氧基-3-甲基-1-苯基-1*H*-3-苯并氮杂䓬

CAS 登录号　56030-50-3; 39624-66-3[马来酸盐]

INN list　38

药效分类　镇静催眠药

曲普利啶

Triprolidine（*INN*）

化学结构式

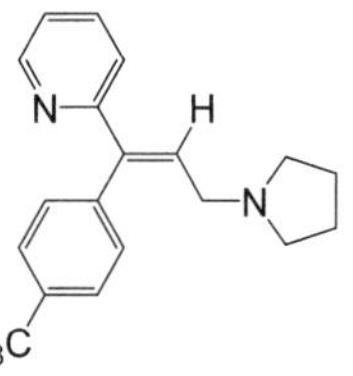

分子式和分子量　$C_{19}H_{22}N_2$　278.40

化学名　(*E*)-2-[1-(4-Methylphenyl)-3-(1-pyrrolidinyl)-1-propenyl] pyridine monohydrate

(*E*)-2-[l-(4-甲苯基)-3-(1-吡咯烷基)-1-丙烯基]吡啶

CAS 登录号　486-12-4; 550-70-9[盐酸盐]; 6138-79-0[盐酸盐一水合物]

INN list　6

药效分类　抗组胺药

曲普替胺

Treptilamine（*INN*）

化学结构式

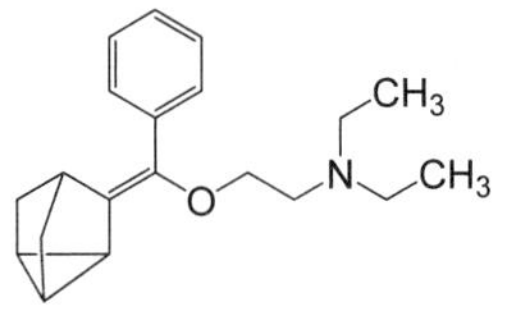

分子式和分子量　$C_{20}H_{27}NO$　297.43

化学名　2-[(*a*-Tricyclo[2.2.1.0^{2,6}]-hept-3-ylidenebenzyl)oxy] triethylamine

2-[(*a*-三环[2.2.1.0^{2,6}]-庚-3-亚基苄基)氧基]三乙胺

CAS 登录号　58313-74-9

INN list　36

药效分类　解痉药

曲齐蒽

Trazitiline（*INN*）

化学结构式

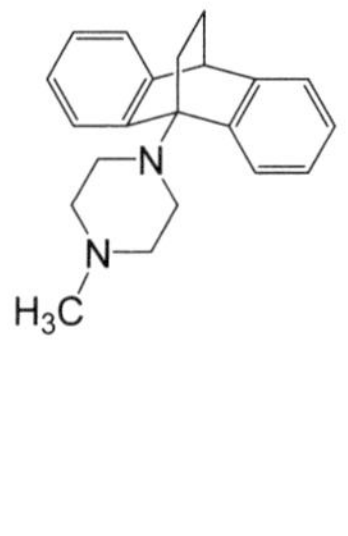

分子式和分子量 $C_{21}H_{24}N_2$ 304.43

化学名 1-(9,10-Dihydro-9,10-ethano-9-anthryl)-4-methylpiperazine

1-(9,10-二氢-9,10-乙桥-9-蒽基)-4-甲基哌嗪

CAS 登录号 26070-23-5

INN list 26

药效分类 抗组胺药

曲前列尼尔

Treprostinil（*INN*）

化学结构式

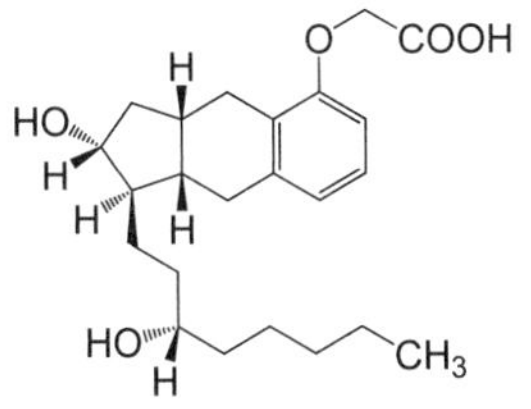

分子式和分子量 $C_{23}H_{34}O_5$ 390.51

化学名 [[(1*R*,2*R*,3*aS*,9*aS*)-2-Hydroxy-1-((3*S*)-3-hydroxyoctyl)-2,3,3*a*,4,9,9*a*-hexahydro-1*H*-cylopent[*b*]naphthalen-5-yl]oxy]acetate

[[(1*R*,2*R*,3*aS*,9*aS*)-2-羟基-1-((3*S*)-3-羟基辛基)-2,3,3*a*,4,9,9*a*-六氢-1*H*-环戊烷并[*b*]萘-5-基]氧基]乙酸

CAS 登录号 81846-19-7

INN list 87

药效分类 前列腺素类药，血管扩张药

曲沙他滨

Troxacitabine（*INN*）

化学结构式

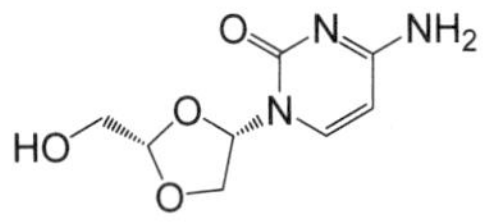

分子式和分子量 $C_8H_{11}N_3O_4$ 213.19

化学名 (−)-l-[(2*S*,4*S*)-2-(Hydroxymethyl)-l,3-dioxolan-4-yl]cytosine

(−)-l-[(2*S*,4*S*)-2-(羟甲基)-1,3-二氧戊环-4-基]胞嘧啶

CAS 登录号 145918-75-8

INN list 81

药效分类 抗肿瘤药

曲司氯铵

Trospium Chloride（*INN*）

化学结构式

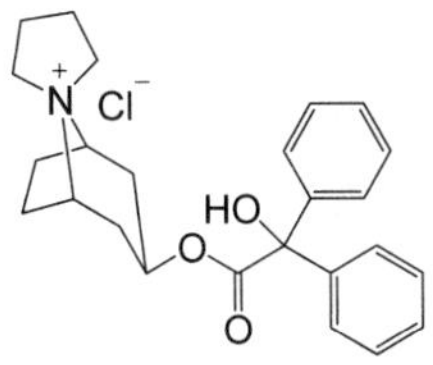

分子式和分子量 $C_{25}H_{30}ClNO_3$ 427.96

化学名 Chloride benzilate 3α-hydroxyspiro[1*αH*,5*αH*-nortropane-8,1'-pyrrolidinium]

氯化 3α-羟基螺[1*αH*,5*αH*-去甲莨菪烷-8,1'-吡咯烷铵] 二苯乙醇酸酯

CAS 登录号 10405-02-4

INN list 25

药效分类 解痉药，抗尿失禁药

曲索胺

Troxolamide（*INN*）

化学结构式

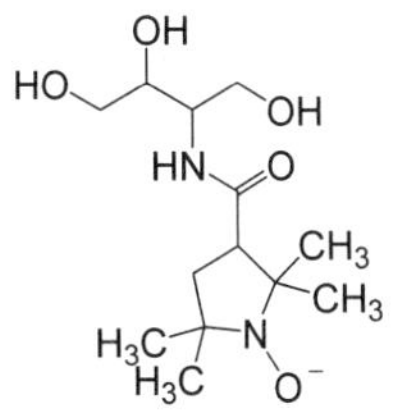

分子式和分子量 $C_{13}H_{25}N_2O_5$ 289.35

化学名 3-[[2,3-Dihydroxy-1-(hydroxymethyl)propyl]carbamoyl]-2,2,5,5-tetramethyl-1-pyrrolidinyloxy

3-[[2,3-二羟基-1-(羟甲基)丙基]氨基甲酰基]-2,2,5,5-四甲基-1-氧代吡咯烷

CAS 登录号 97546-74-2

INN list 59

药效分类 诊断用药

曲索卡酸

Trethocanoic Acid

化学结构式

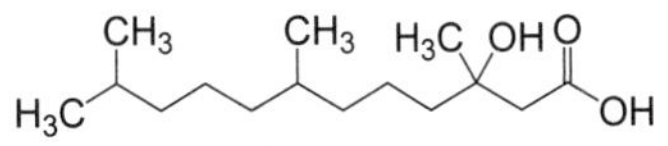

分子式和分子量 $C_{15}H_{30}O_3$ 258.40

化学名 3-Hydroxy-3,7,11-trimethyldodecanoic acid

3-羟基-3,7,11-三甲基十二烷酸

CAS 登录号 7007-81-0

药效分类 降血脂药

曲索仑

Trixolane（*INN*）

化学结构式

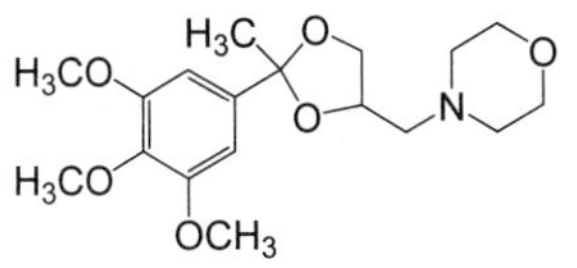

分子式和分子量 $C_{18}H_{27}NO_6$ 353.41

化学名 4-[[2-Methyl-2-(3,4,5-trimethoxyphenyl)-1,3-dioxolan-4-yl]methyl]morpholine

4-[[2-甲基-2-(3,4,5-三甲氧基苯基)-1,3-二氧戊环-4-基]甲基]吗啉

CAS 登录号 47420-28-0

INN list 30

药效分类 血管扩张药，解痉药

曲索罗地

Traxoprodil（*INN*）

化学结构式

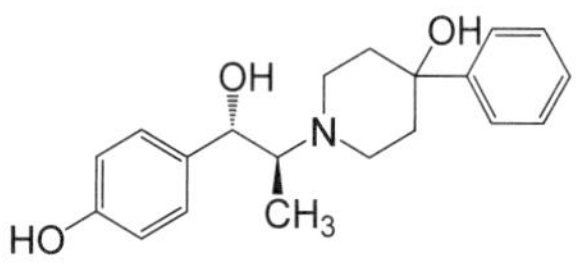

分子式和分子量 $C_{20}H_{25}NO_3$ 327.42

化学名 (*αS,βS*)-4-Hydroxy- *α* -(*p*-hydroxyphenyl)-*β*-methyl-4-phenyl-1-piperidineethanol

(*αS,βS*)-4-羟基- *α* -(4-羟基苯基)-*β*-甲基-4-苯基-1-哌啶乙醇

CAS 登录号 134234-12-1；189894-57-3[甲磺酸盐三水合物]

INN list 84

药效分类 NMDA 受体拮抗药，抗脑外伤药

曲他胺

Tretamine（*INN*）

化学结构式

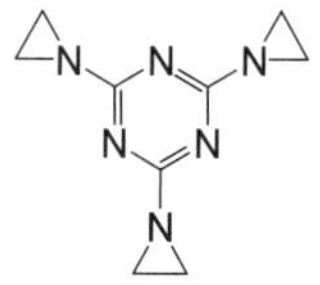

分子式和分子量 $C_9H_{12}N_6$ 204.23

化学名 2,4,6-Tris(1-aziridinyl)-1,3,5-triazine

2,4,6-三(1-氮丙啶基)-1,3,5-三嗪

CAS 登录号 51-18-3

INN list 4

药效分类 抗肿瘤药

曲他布塞

Trotabresib（*INN*）

化学结构式

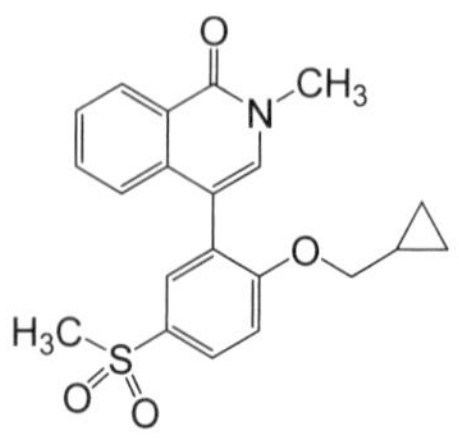

分子式和分子量 $C_{21}H_{21}NO_4S$ 383.46

化学名 4-[2-(Cyclopropylmethoxy)-5-(methanesulfonyl)phenyl]-2-methylisoquinolin-1(2*H*)-one

4-[2-(环丙基甲氧基)-5-(甲磺酰基)苯基]-2-甲基异喹啉-1(2*H*)-酮

CAS 登录号 1706738-98-8

INN list 125

药效分类 抗肿瘤药

曲他齐卡

Tretazicar（*INN*）

化学结构式

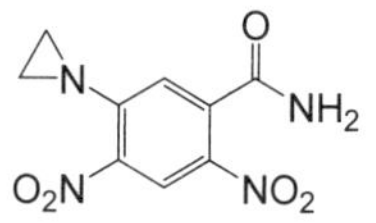

分子式和分子量 $C_9H_8N_4O_5$ 252.18

化学名 5-(Aziridin-1-yl)-2,4-dinitrobenzamide

5-(氮丙啶-1-基)-2,4-二硝基苯甲酰胺

CAS 登录号 21919-05-1

INN list 93

药效分类 抗肿瘤药

曲呫诺

Traxanox（*INN*）

化学结构式

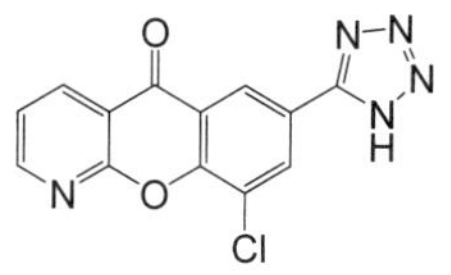

分子式和分子量 $C_{13}H_6ClN_5O_2$ 299.67

化学名 9-Chloro-7-(1*H*-tetrazol-5-yl)-5*H*-[1]benzopyrano[2,3-*b*]pyridine-5-one

9-氯-7-(l*H*-四氮唑-5-基)-5*H*-[1]苯并吡喃并[2,3-*b*]吡啶-5-酮

CAS 登录号 58712-69-9

INN list 44

药效分类 抗过敏药

曲托喹酚

Tretoquinol（*INN*）

化学结构式

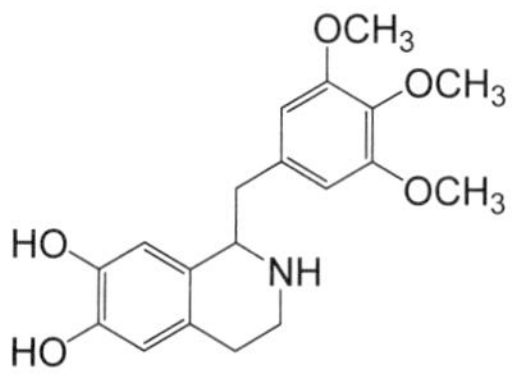

分子式和子量 $C_{19}H_{23}NO_5$ 345.39

化学名 1,2,3,4-Tetrahydro-1-(3,4,5-trimethoxybenzyl)-6,7-isoquinolinediol

1,2,3,4-四氢-1-(3,4,5-三甲氧基苄基)-6,7-异喹啉二醇

CAS 登录号 30418-38-3

INN list 21
药效分类 平喘药

曲托喹啉

Tritoqualine（*INN*）

化学结构式

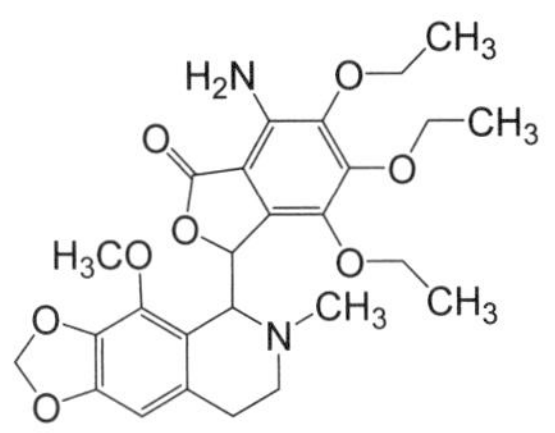

分子式和分子量 $C_{26}H_{32}N_2O_8$ 500.54

化学名 7-Amino-4,5,6-triethoxy-3-(5,6,7,8-tetrahydro-4-methoxy-6-methyl-1,3-dioxolo[4,5-*g*]isoquinolin-5-yl)phthalide

7-氨基-4,5,6-三乙氧基-3-(5,6,7,8-四氢-4-甲氧基-6-甲基-1,3-二氧戊环[4,5-*g*]异喹啉-5-基)苯酞

CAS 登录号 14504-73-5

INN list 14

药效分类 抗组胺药

曲托龙

Trestolone（*INN*）

化学结构式

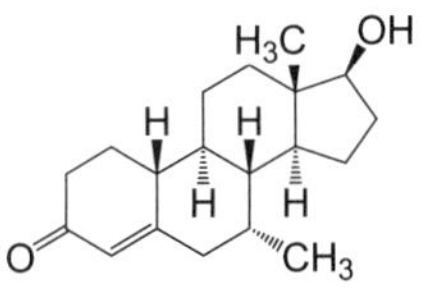

分子式和分子量 $C_{19}H_{28}O_2$ 288.43

化学名 17*β*-Hydroxy-7*α*-methylestr-4-en-3-one

17*β*-羟基-7*α*-甲基雌甾-4-烯-3-酮

CAS 登录号 3764-87-2；6157-87-5[乙酸酯]

INN list 25

药效分类 雄激素类药，抗肿瘤药

曲韦定

Trovirdine（*INN*）

化学结构式

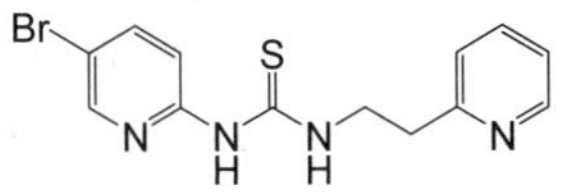

分子式和分子量 $C_{13}H_{13}BrN_4S$ 337.24

化学名 1-(5-Bromo-2-pyridyl)-3-[2-(2-pyridyl)ethyl]-2-thiourea

1-(5-溴-2-吡啶基)-3-[2-(2-吡啶基)乙基]-2-硫脲

CAS 登录号 149488-17-5

INN list 73

药效分类 抗病毒药

曲西立滨

Triciribine（*INN*）

化学结构式

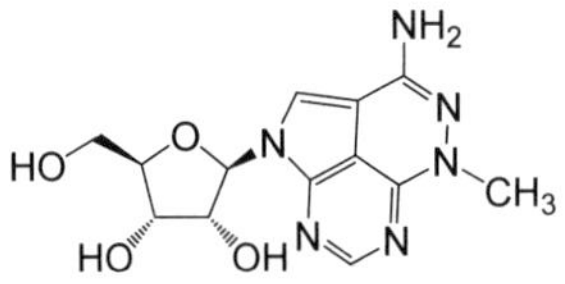

分子式和分子量 $C_{13}H_{16}N_6O_4$ 320.31

化学名 3-Amino-1,5-dihydro-5-methyl-1-*β*-D-ribofuranosyl-1,4,5,6,8-pentaazaacenaphthylene

3-氨基-1,5-二氢-5-甲基-1-*β*-D-呋喃核糖基-1,4,5,6,8-五氮杂苊烯

CAS 登录号 35943-35-2；61966-08-3[磷酸盐]

INN list 46

药效分类 抗肿瘤药

曲西利特

Trecetilide（*INN*）

化学结构式

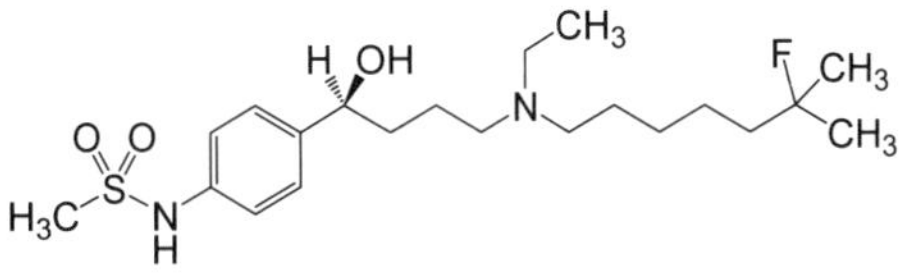

分子式和分子量 $C_{21}H_{37}FN_2O_3S$ 416.59

化学名 (−)-4'-[(*S*)-4-[Ethyl(6-fluoro-6-methylheptyl)amino]-1-hydroxy butyl]methanesulfonanilide

(−)-4'-[(*S*)-4-[乙基(6-氟-6-甲基庚基)氨基]-1-羟基丁基]甲磺酰苯胺

CAS 登录号 180918-68-7

INN list 79

药效分类 抗心律失常药

曲西明

Trocimine（*INN*）

化学结构式

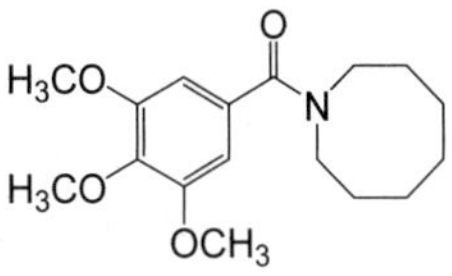

分子式和分子量 $C_{17}H_{25}NO_4$ 307.38

化学名 Octahydro-1-(3,4,5-trimethoxybenzoyl)azocine

八氢-1-(3,4,5-三甲氧基苯甲酰)吖辛因

CAS 登录号 14368-24-2

INN list 32

药效分类　抗抑郁药，抗焦虑药

曲昔派特

Troxipide（*INN*）

化学结构式

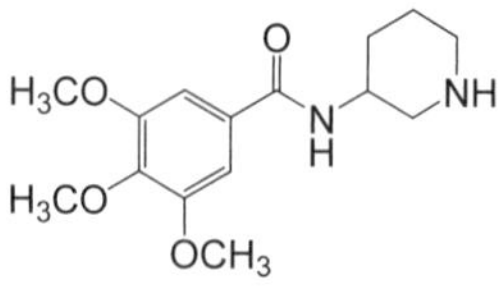

分子式和分子量　$C_{15}H_{22}N_2O_4$　294.35

化学名　(±)-3,4,5-Trimethoxy-*N*-3-piperidylbenzamide

(±)-3,4,5-三甲氧基-*N*-3-哌啶基苯甲酰胺

CAS 登录号　30751-05-4

INN list　50

药效分类　抗溃疡药

曲佐肟

Trizoxime（*INN*）

化学结构式

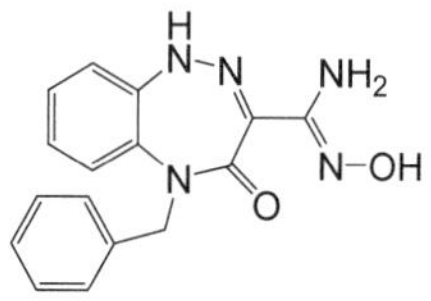

分子式和分子量　$C_{16}H_{15}N_5O_2$　309.32

化学名　5-Benzyl-4,5-dihydro-4-oxo-1*H*-1,2,5-benzotriazepine-3-carboxamidoxime

5-苄基-4,5-二氢-4-氧代-1*H*-1,2,5-苯并三氮杂䓬-3-甲胺肟

CAS 登录号　35710-57-7

INN list　31

药效分类　抗抑郁药

曲唑酮

Trazodone（*INN*）

化学结构式

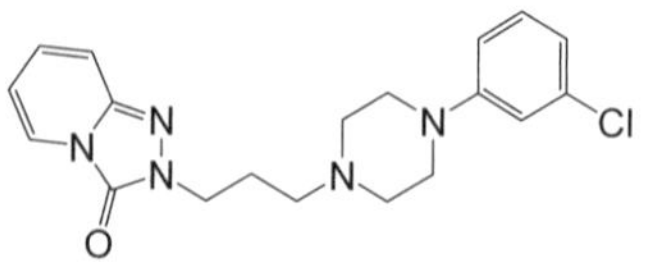

分子式和分子量　$C_{19}H_{22}ClN_5O$　371.87

化学名　2-[3-[4-(*m*-Chlorophenyl)-1-piperazinyl]propyl]-*s*-triazolo[4,3-*a*]pyridin-3(2*H*)-one

2-[3-[4-(3-氯苯基)-1-哌嗪基]丙基]-1,2,4-三氮唑并[4,3-*a*]吡啶-3(2*H*)-酮

CAS 登录号　19794-93-5；25332-39-2[盐酸盐]

INN list　23

药效分类　抗抑郁药

屈苯达唑

Dribendazole（*INN*）

化学结构式

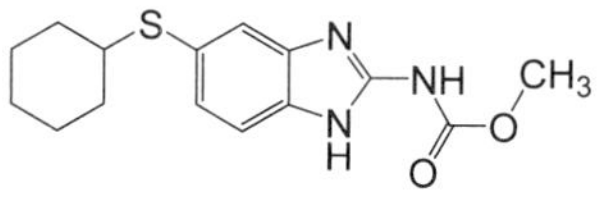

分子式和分子量　$C_{15}H_{19}N_3O_2S$　305.40

化学名　Methyl 5-(cyclohexylthio)-2-benzimidazolecarbamate

甲基 5-(环己基硫)-2-苯并咪唑氨基甲酸酯

CAS 登录号　63667-16-3

INN list　49

药效分类　抗蠕虫药

屈大麻酚

Dronabinol（*INN*）

化学结构式

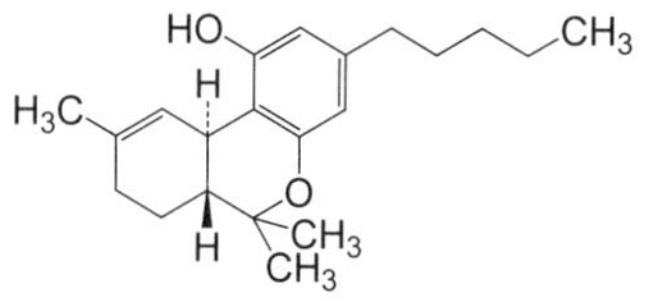

分子式和分子量　$C_{21}H_{30}O_2$　314.46

化学名　(6a*R*,10a*R*)-6*a*,7,8,10*a*-Tetrahydro-6,6,9-trimethyl-3-pentyl-6*H*-dibenzo[*b*,*d*]pyran-1-ol

(6a*R*,10a*R*)-6*a*,7,8,10*a*-四氢-6,6,9-三甲基-3-戊基-6*H*-二苯并[*b*,*d*]吡喃-1-酚

CAS 登录号　1972-08-3

INN list　51

药效分类　镇吐药

屈氟嗪

Draflazine（*INN*）

化学结构式

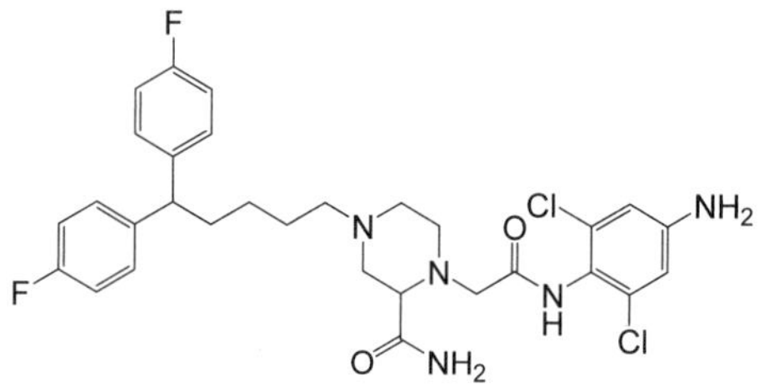

分子式和分子量　$C_{30}H_{33}Cl_2F_2N_5O_2$　604.52

化学名　(±)-4'-Amino-4-[5,5-bis(*p*-fluorophenyl)pentyl]-2-carbamoyl-2',6'-dichloro-1-piperazineacetanilide

(±)-4'-氨基-4-[5,5-双(4-氟苯基)戊基]-2-氨甲酰基-2',6'-二氯-1-哌嗪乙酰苯胺

CAS 登录号　120770-34-5

INN list　64

药效分类　冠脉扩张药

屈克沙星

Droxacin（*INN*）

化学结构式

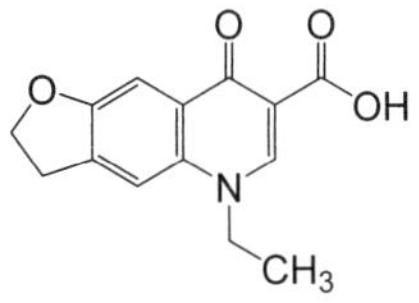

分子式和分子量 $C_{14}H_{13}NO_4$ 259.26

化学名 5-Ethyl-2,3,5,8-tetrahydro-8-oxofuro[2,3-*g*]quinoline-7-carboxylic acid

5-乙基-2,3,5,8-四氢-8-氧代呋喃并[2,3-*g*]喹啉-7-羧酸

CAS 登录号 35067-47-1；57363-13-0[钠盐]

INN list 36

药效分类 抗菌药

屈喹洛尔

Draquinolol（*INN*）

化学结构式

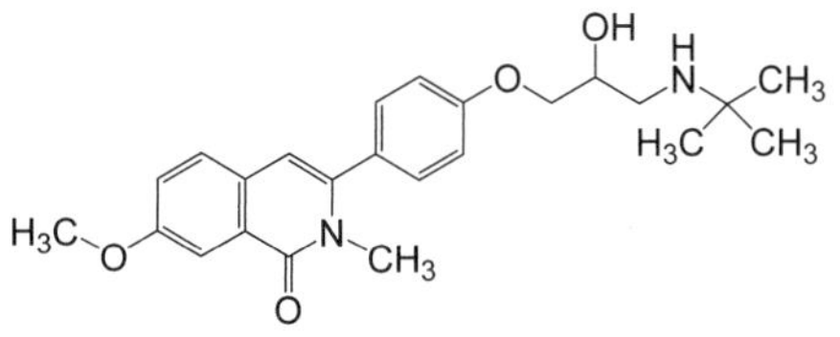

分子式和分子量 $C_{24}H_{30}N_2O_4$ 410.51

化学名 3-[*p*-[3-(*tert*-Butylamino)-2-hydroxypropoxy]phenyl]-7-methoxy-2-methylisocarbostyril

3-[4-[3-(叔丁基氨基)-2-羟基丙氧基]苯基]-7-甲氧基-2-甲基异喹诺酮

CAS 登录号 67793-71-9

INN list 54

药效分类 β受体拮抗药

屈螺酮

Drospirenone（*INN*）

化学结构式

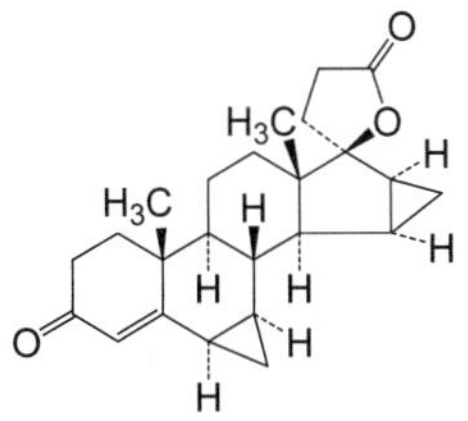

分子式和分子量 $C_{24}H_{30}O_3$ 366.49

化学名 17-Hydroxy-6*β*,7*β*,15*β*,16*β*-dimethylene-3-oxo-17*α*-pregn-4-ene-21-carboxylic acid, *γ*-lactone

17-羟基-6*β*,7*β*,15*β*,16*β*-二甲叉基-3-氧代-17*α*-孕甾-4-烯-21-甲酸，*γ*-内酯

CAS 登录号 67392-87-4

INN list 63

药效分类 抗醛固酮药

屈洛昔芬

Droloxifene（*INN*）

化学结构式

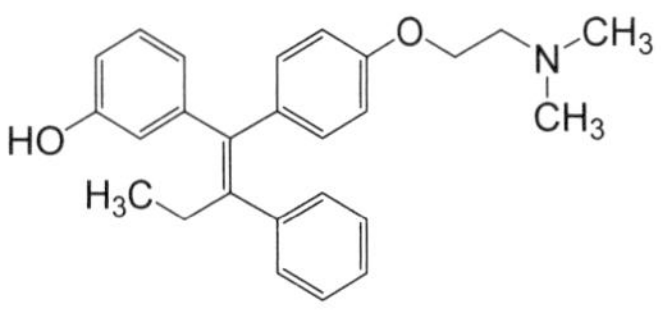

分子式和分子量 $C_{26}H_{29}NO_2$ 387.51

化学名 (*E*)-*α*-[*p*-[2-(Dimethylamino)ethoxy]phenyl]-*α*'-ethyl-3-stilbenol

(*E*)-*α*-[4-[2-(二甲氨基)乙氧基]苯基]-*α*'-乙基-3-均二苯乙烯酚

CAS 登录号 82413-20-5

INN list 53

药效分类 抗雌激素药，抗肿瘤药

屈美地洛

Dramedilol（*INN*）

化学结构式

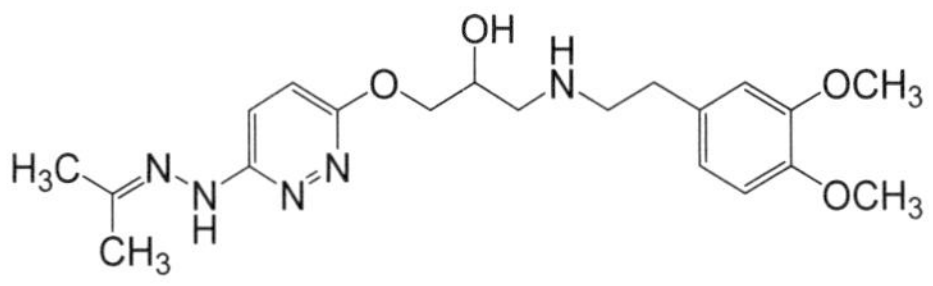

分子式和分子量 $C_{20}H_{29}N_5O_4$ 403.48

化学名 Acetone (±)-[6-[3-[(3,4-dimethoxyphenethyl)amino]-2-hydroxypropoxy]-3-pyridazinyl]hydrazone

丙酮 (±)-[6-[3-[(3,4-二甲氧基苯乙基)氨基]-2-羟基丙氧基]-3-哒嗪基]腙

CAS 登录号 76953-65-6

INN list 57

药效分类 血管扩张药，β受体拮抗药

屈奈达隆

Dronedarone（*INN*）

化学结构式

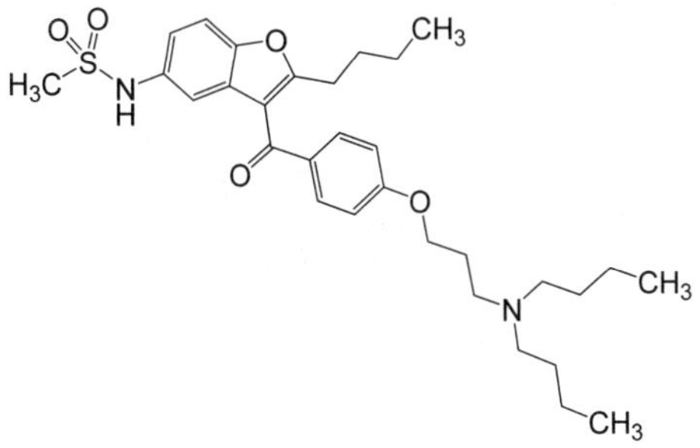

分子式和分子量 $C_{31}H_{44}N_2O_5S$ 556.76

化学名 *N*-[2-Butyl-3-[4-[3-(dibutylamino)proproxy]benzoyl]

benzofuran-5-yl]meth anesulfonamide

N-(2-丁基-3-[4-[3-二丁基氨基)丙氧基]苯甲酰]苯并呋喃-5-基]甲烷磺胺

CAS 登录号 141626-36-0; 141625-93-6[盐酸盐]

INN list 75

药效分类 抗心绞痛药，抗心律失常药

屈朋平

Dropempine（*INN*）

化学结构式

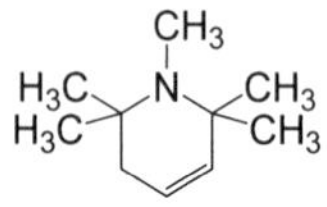

分子式和分子量 $C_{10}H_{19}N$ 153.26

化学名 1,2,3,6-Tetrahydro-1,2,2,6,6-pentamethylpyridine

1,2,3,6-四氢-1,2,2,6,6-五甲基吡啶

CAS 登录号 34703-49-6

INN list 31

药效分类 解痉药，抗溃疡药

屈他维林

Drotaverine（*INN*）

化学结构式

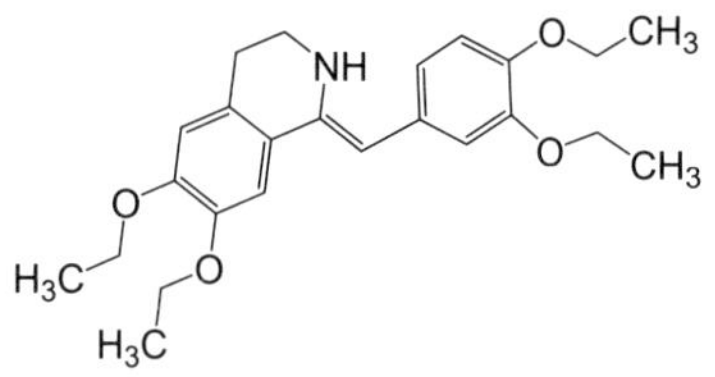

分子式和分子量 $C_{24}H_{31}NO_4$ 397.51

化学名 1-(3,4-Diethoxybenzylidene)-6,7-diethoxy-1,2,3,4-tetrahydroisoquinoline

1-(3,4-二乙氧基苯甲亚基)-6,7-二乙氧基-1,2,3,4-四氢异喹啉

CAS 登录号 14009-24-6

INN list 17

药效分类 解痉药

屈他雄酮

Drostanolone

化学结构式

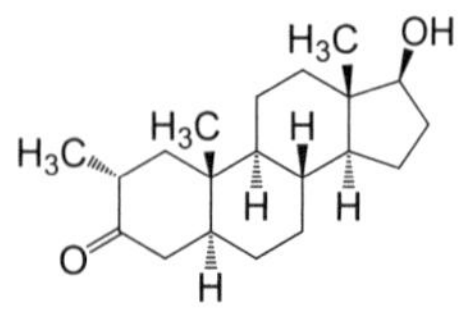

分子式和分子量 $C_{20}H_{32}O_2$ 304.47

化学名 17*β*-Hydroxy-2*α*-methyl-5*α*-androstan-3-one

17*β*-羟基-2*α*-甲基-5*α*-雄甾烷-3-酮

CAS 登录号 58-19-5; 521-12-0[丙酸酯]

药效分类 雄激素类药

屈昔多巴

Droxidopa（*INN*）

化学结构式

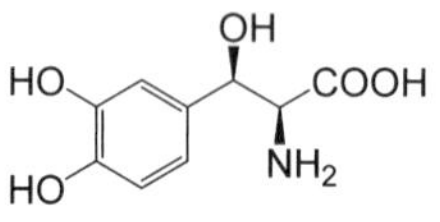

分子式和分子量 $C_9H_{11}NO_5$ 213.19

化学名 (−)-*threo*-3-(3,4-Dihydroxyphenyl)-L-serine

(−)-苏-3-(3,4-二羟基苯基)-L-丝氨酸

CAS 登录号 23651-95-8

INN list 57

药效分类 抗震颤麻痹药

屈昔那韦

Droxinavir（*INN*）

化学结构式

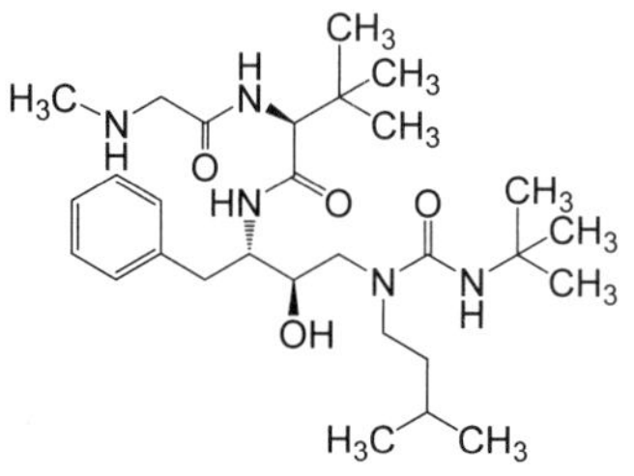

分子式和分子量 $C_{29}H_{51}N_5O_4$ 533.76

化学名 3-*tert*-Butyl-1-[(2*R*,3*S*)-3-[(2*S*)-3,3-dimethyl-2-[2-(methylamino)acetamido]butyramido]-2-hydroxy-4-phenylbutyl]-1-isopentylurea

3-叔丁基-1-[(2*R*,3*S*)-3-[(2*S*)-3,3-二甲基-2-[2-(甲氨基)乙酰胺基]丁酰胺基]-2-羟基-4-苯基丁基]-1-异戊基脲

CAS 登录号 159910-86-8; 155662-50-3[盐酸盐]

INN list 74

药效分类 抗病毒药，HIV 蛋白酶抑制药

屈昔康

Droxicam（*INN*）

化学结构式

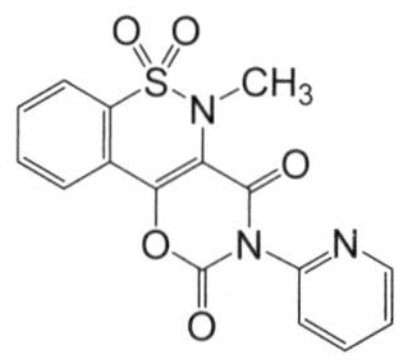

分子式和分子量 $C_{16}H_{11}N_3O_5S$ 357.34

化学名 5-Methyl-3-(2-pyridyl)-2*H*,5*H*-1,3-oxazino[5,6-*c*][1,2]benzothiazine-2,4(3*H*)-dione 6,6-dioxide

5-甲基-3-(2-吡啶基)-2*H*,5*H*-1,3-噁嗪并[5,6-*c*][1,2]苯并噻嗪-2,4(3*H*)-二酮 6,6-二氧化物

CAS 登录号 90101-16-9

INN list 52

药效分类 抗炎镇痛药

去甲斑蝥酸

Demethylcantharidinic Acid

化学结构式

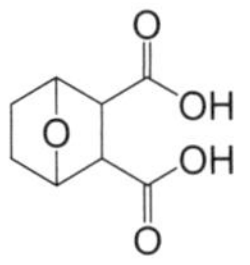

分子式和分子量 $C_8H_{10}O_5$ 186.16

化学名 7-Oxabicyclo[2.2.1]heptane-2,3-dicarboxylic acid

7-氧杂双环[2.2.1]庚烷-2,3-乙二酸

CAS 登录号 145-73-3

药效分类 抗肿瘤药

去甲苯福林

Norfenefrine（*INN*）

化学结构式

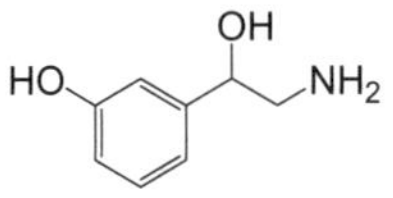

分子式和分子量 $C_8H_{11}NO_2$ 153.18

化学名 *α*-(Aminomethyl)-*m*-hydroxybenzyl alcohol

α-(氨甲基)-3-羟基苯甲醇

CAS 登录号 536-21-0

INN list 16

药效分类 抗休克的血管活性药

ATC 分类 C01CA05

去甲环素

Demecycline（*INN*）

化学结构式

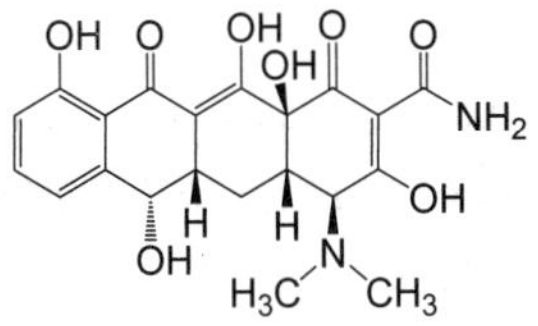

分子式和分子量 $C_{21}H_{22}N_2O_8$ 430.41

化学名 (4*S*,4*aS*,5*aS*,6*S*,12*aR*)-4-(Dimethylamino)-1,6,10,11,12*a*-pentahydroxy-3,12-dioxo-4*a*,5,5*a*,6-tetrahydro-4*H*-tetracene-2-carboxamide

(4*S*,4*aS*,5*aS*,6*S*,12*aR*)-4-(二甲基氨基)-1,6,10,11,12*a*-五羟基-3,12-二氧代-4*a*,5,5*a*,6-四氢-4*H*-并四苯-2-甲酰胺

CAS 登录号 987-02-0

INN list 14

药效分类 抗生素类药

去甲可待因

Norcodeine（*INN*）

化学结构式

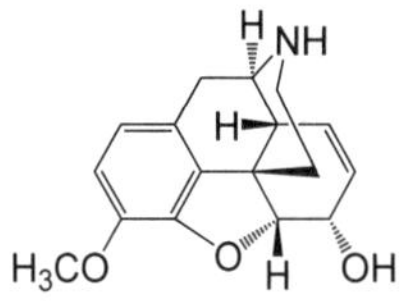

分子式和分子量 $C_{17}H_{19}NO_3$ 285.34

化学名 7,8-Didehydro-4,5-*α*-epoxy-3-methoxymorphinan-6-alpha-ol

7,8-二脱氢-4,5*α*-环氧-3-甲氧基吗啡烷-6*α*-醇

CAS 登录号 467-15-2

INN list 7

药效分类 镇痛药

去甲吗啡

Normorphine（*INN*）

化学结构式

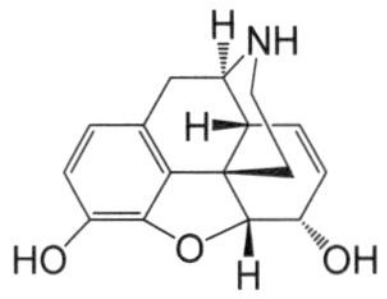

分子式和分子量 $C_{16}H_{17}NO_3$ 271.31

化学名 4,5-Epoxy-3,6-dihydroxymorphine-7-ene

4,5-环氧-3,6-二羟基吗啡-7-烯

CAS 登录号 466-97-7

INN list 7

药效分类 镇痛药

去甲吗米

Desmethylmoramide（*INN*）

化学结构式

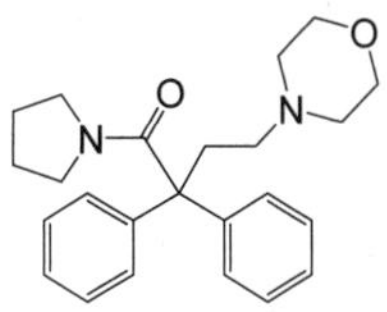

分子式和分子量 $C_{24}H_{30}N_2O_2$ 378.51

化学名 1-(4-Morpholino-2,2-diphenylbutyryl)pyrrolidine

1-(4-吗啉-2,2-二苯基丁酰基)吡咯烷

CAS 登录号 1767-88-0

INN list 15

药效分类 镇痛药

去甲美沙酮

Normethadone（*INN*）

化学结构式

分子式和分子量　$C_{20}H_{25}NO$　295.42

化学名　6-Dimethylamino-4,4-diphenyl-3-hexanone

6-二甲氨基-4,4-二苯基-3-己酮

CAS 登录号　467-85-6

INN list　5

药效分类　镇痛药

去甲曲马多

Desmetramadol（*INN*）

化学结构式

分子式和分子量　$C_{15}H_{23}NO_2$　249.35

化学名　*rac*-3-{(1*R*,2*R*)-2-[(Dimethylamino)methyl]-1-hydroxycyclohexyl}phenol

外消旋-3-{(1*R*,2*R*)-2-[(二甲氨基)甲基]-1-羟基环己基}苯酚

CAS 登录号　80456-81-1

INN list　117

药效分类　麻醉性镇痛药

去甲肾上腺素

Norepinephrine（*INN*）

化学结构式

分子式和分子量　$C_8H_{11}NO_3$　169.18

化学名　(*R*)-4-(2-Amino-1-hydroxyethyl)-1,2-benzenediol

(*R*)-4-(2-氨基-1-羟基乙基)-1,2-苯二酚

CAS 登录号　51-41-2; 51-40-1[重酒石酸盐]; 69815-49-2[重酒石酸一水合物]

INN list　45

药效分类　抗休克的血管活性药

ATC 分类　C01CA03

去甲替林

Nortriptyline（*INN*）

化学结构式

分子式和分子量　$C_{19}H_{21}N$　263.38

化学名　10,11-Dihydro-*N*-methyl-5*H*-dibenzo[*a*,*d*]cycloheptene-Δ^5-propylamine

10,11-二氢-*N*-甲基-5*H*-二苯并[*a*,*d*]环庚烯-Δ^5-丙胺

CAS 登录号　72-69-5; 894-71-3[盐酸盐]

INN list　12

药效分类　抗抑郁药

去甲伪麻黄碱

Cathine（*INN*）

化学结构式

分子式和分子量　$C_9H_{13}NO$　151.21

化学名　(1*S*,2*S*)-2-Amino-1-phenylpropan-1-ol

(1*S*,2*S*)-2-氨基-1-苯基丙-1-醇

CAS 登录号　492-39-7

INN list　44

药效分类　中枢兴奋药

去甲西泮

Nordazepam（*INN*）

化学结构式

分子式和分子量　$C_{15}H_{11}ClN_2O$　270.71

化学名　7-Chloro-1,3-dihydro-5-phenyl-2*H*-1,4-benzodiazepin-2-one

7-氯-1,3-二氢-5-苯基-2*H*-1,4-苯并二氮杂䓬-2-酮

CAS 登录号　1088-11-5

INN list　39

药效分类　安定药

去甲左啡诺

Norlevorphanol（*INN*）

分子式和分子量　$C_{16}H_{21}NO$　243.34

化学结构式

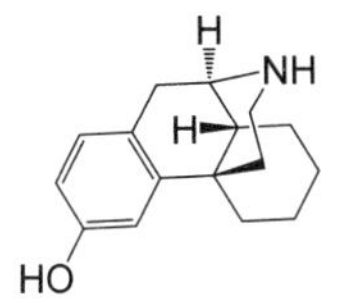

化学名 (−)-3-Hydroxymorphinan

(−)-3-羟基吗啡喃

CAS 登录号 1531-12-0

INN list 9

药效分类 镇痛药

去氯羟嗪

Decloxizine（*INN*）

化学结构式

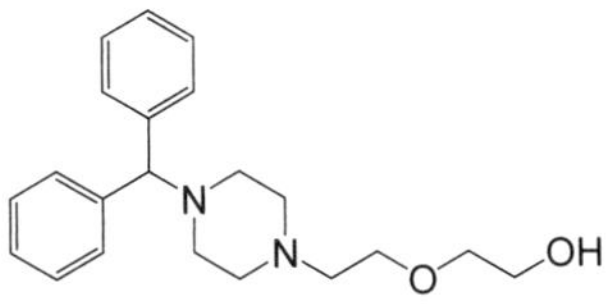

分子式和分子量 $C_{21}H_{28}N_2O_2$ 340.46

化学名 2-{2-[4-(Diphenylmethyl)-1-piperazinyl]ethoxy}ethanol

2-{2-[4-(二苯基甲基)-1-哌嗪基]乙氧基}乙醇

CAS 登录号 3733-63-9

INN list 19

药效分类 抗过敏药，支气管舒张药

去羟肌苷

Didanosine（*INN*）

化学结构式

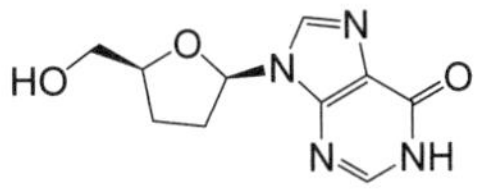

分子式和分子量 $C_{10}H_{12}N_4O_3$ 236.23

化学名 2',3'-Dideoxyinosine

2',3'-双脱氧肌苷

CAS 登录号 69655-05-6

INN list 64

药效分类 核苷及核苷酸逆转录酶抑制剂类抗病毒药

ATC 分类 J05AF02

去羟米松

Desoximetasone（*INN*）

化学结构式

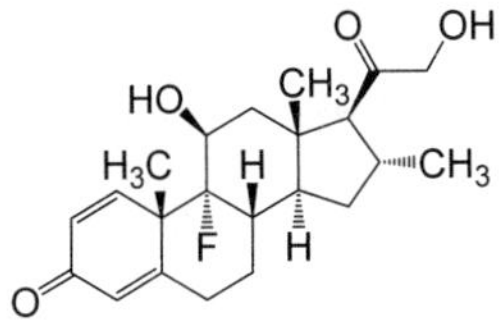

分子式和分子量 $C_{22}H_{29}FO_4$ 376.46

化学名 9-Fluoro-11*β*,21-dihydroxy-16*α*-methylpregna-1,4-diene-3,20-dione

9-氟-11*β*,21-二羟基-16*α*-甲基孕甾-1,4-二烯-3,20-二酮

CAS 登录号 382-67-2

INN list 20

药效分类 糖皮质激素类药

ATC 分类 D07XC02

去氢胆酸

Dehydrocholic Acid（*INN*）

化学结构式

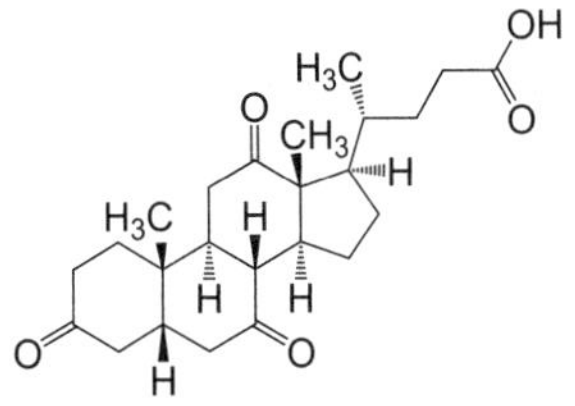

分子式和分子量 $C_{24}H_{34}O_5$ 402.52

化学名 3,7,12-Trioxo-5*β*-cholan-24-oic acid

3,7,12-三氧代-5*β*-胆烷-24-酸

CAS 登录号 81-23-2; 145-41-5[钠盐]

INN list 1

药效分类 利胆药

去氢依米丁

Dehydroemetine（*INN*）

化学结构式

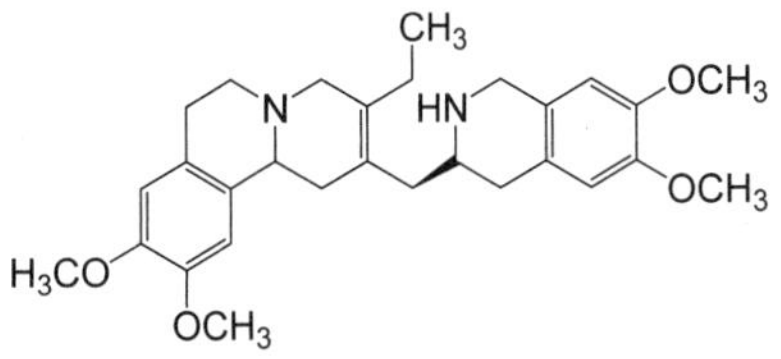

分子式和分子量 $C_{29}H_{38}N_2O_4$ 478.62

化学名 3-Ethyl-9,10-dimethoxy-1,6,7,11*b*-tetrahydro-2-[(1,2,3,4-tetrahydro-6,7-dimethoxy-1-isoquinolyl)methyl]-4*H*-benzo[*a*]quinolizine

3-乙基-9,10-二甲氧基-16,7,11*b*-四氢-2-[(1,2,3,4-四氢-6,7-二甲氧基-1-异喹啉基)甲基]-4*H*-苯并[*a*]喹嗪

CAS 登录号 4914-30-1

INN list 15

药效分类 抗阿米巴虫药

去碳胆酸

Norucholic Acid（*INN*）

化学结构式

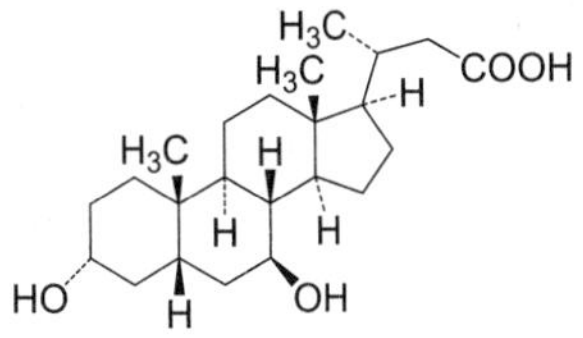

分子式和分子量 $C_{23}H_{38}O_4$ 378.55

化学名 3α,7β-Dihydroxy-24-nor-5β-cholan-23-oic acid

3α,7β-二羟基-24-去碳-5β-胆甾-23-酸

CAS 登录号 99697-24-2

INN list 122

药效分类 半合成胆酸，抗纤维化药

去铁胺

Deferoxamine（*INN*）

化学结构式（见下）

分子式和分子量 $C_{25}H_{48}N_6O_8$ 560.68

化学名 *N*-[5-[3-[(5-Aminopentyl)hydroxycarbamoyl]propionamido]pentyl]-3-{[5-(*N*-hydroxyacetamido)pentyl]carbamoyl}propionohydroxamic acid

N-[5-[3-[(5-氨基戊基)羟基氨甲酰]丙酰胺基]戊基]-3-([5-(*N*-羟基乙酰基)戊基]氨基甲酰基)丙异羟肟酸

CAS 登录号 70-51-9

INN list 14

药效分类 解毒药

去铁他唑

Deferitazole（*INN*）

化学结构式

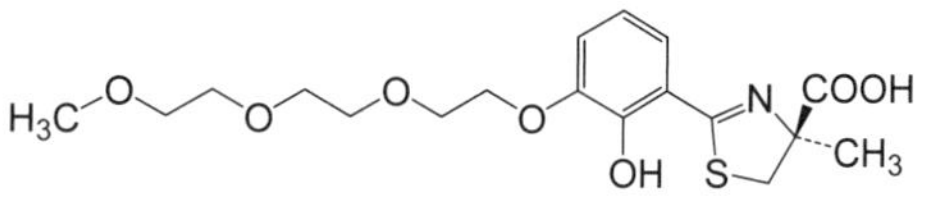

分子式和分子量 $C_{18}H_{25}NO_7S$ 399.46

化学名 (4*S*)-2-(2-Hydroxy-3-{[(methoxyethoxy)ethoxy]ethoxy}phenyl)-4-methyl-4,5-dihydro-1,3-thiazol-4-carboxylic acid

(4*S*)-2-(2-羟基-3-{[(甲氧乙氧基)乙氧基]乙氧基}苯基)-4-甲基-4,5-二氢-1,3-噻唑-4-羧酸

CAS 登录号 945635-15-4

INN list 108

药效分类 铁络合药

去铁酮

Deferiprone（*INN*）

化学结构式

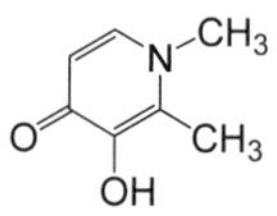

分子式和分子量 $C_7H_9NO_2$ 139.15

化学名 3-Hydroxy-1,2-dimethyl-4(1*H*)pyridone

3-羟基-1,2-二甲基-4(1*H*)吡啶酮

CAS 登录号 30652-11-0

INN list 67

药效分类 解毒药

去氧苯妥英

Doxenitoin（*INN*）

化学结构式

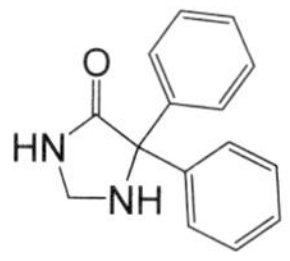

分子式和分子量 $C_{15}H_{14}N_2O$ 238.28

化学名 5,5-Diphenyl-4-imidazolidinone

5,5-二苯基-4-咪唑烷酮

CAS 登录号 3254-93-1

INN list 31

药效分类 抗癫痫药

去氧胆酸

Deoxycholic Acid（*INN*）

化学结构式

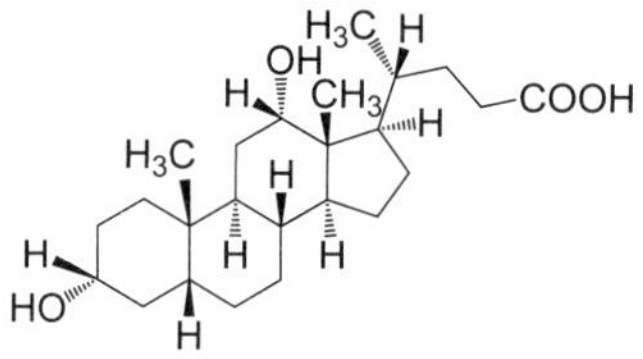

分子式和分子量 $C_{24}H_{40}O_4$ 392.57

化学名 3α,12α-Dihydroxy-5β-cholan-24-oic acid

3α,12α-二羟基-5β-胆甾烷-24-酸

CAS 登录号 83-44-3

INN list 106

药效分类 内源性胆酸盐

去氧氟尿苷

Doxifluridine（*INN*）

化学结构式

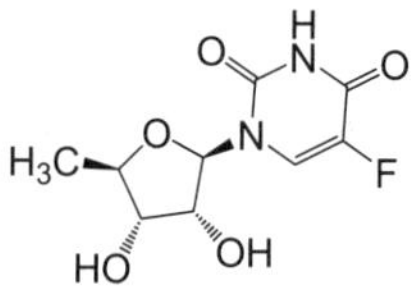

分子式和分子量 $C_9H_{11}FN_2O_5$ 246.19

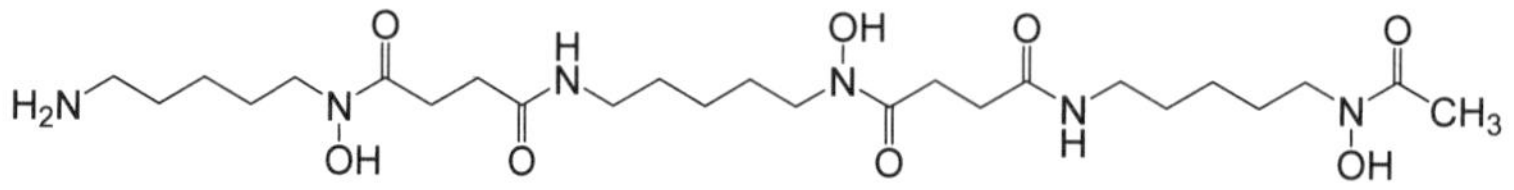

去铁胺

化学名 5'-Deoxy-5-fluorouridine

5'-去氧-5-氟尿嘧啶核苷

CAS 登录号 3094-09-5

INN list 44

药效分类 抗肿瘤药

去氧麻黄碱

Metamfetamine（*INN*）

化学结构式

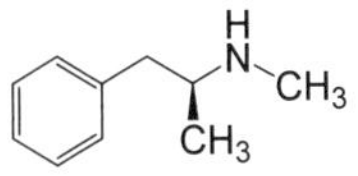

分子式和分子量 $C_{10}H_{15}N$ 149.24

化学名 (+)-(*S*)-*N*,*α*-Dimethylphenethylamine

(+)-(*S*)-*N*,*α*-二甲基苯乙胺

CAS 登录号 537-46-2; 51-57-0[盐酸盐]

INN list 55

药效分类 升压药，血管收缩药

去氧皮质酮

Desoxycortone

化学结构式

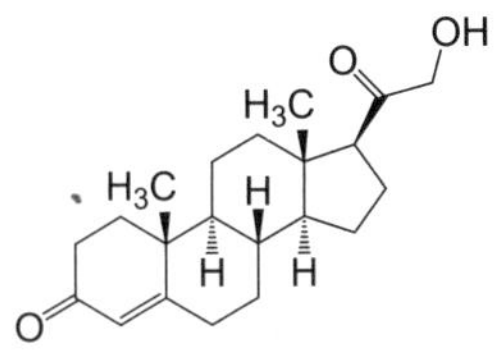

分子式和分子量 $C_{21}H_{30}O_3$ 330.47

化学名 21-Hydroxy-3,20-dioxopregn-4-ene

21-羟基-3,20-二氧代孕甾-4-烯

CAS 登录号 64-85-7; 56-47-3[乙酸酯]

药效分类 盐皮质激素类药

ATC 分类 H02AA03

去氧肾上腺素

Phenylephrine（*INN*）

化学结构式

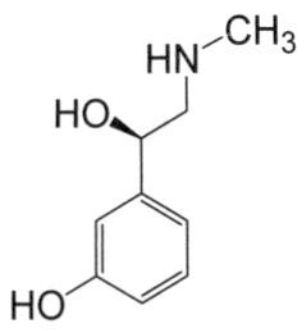

分子式和分子量 $C_9H_{13}NO_2$ 167.21

化学名 (−)-1-(3-Hydroxyphenyl)-2-methtylaminoethanol

(−)-1-(3-羟基苯基)-2-甲氨基乙醇

CAS 登录号 614-03-9; 17162-39-9[酒石酸盐]

INN list 1

药效分类 抗休克的血管活性药

ATC 分类 C01CA06

去氧孕烯

Desogestrel（*INN*）

化学结构式

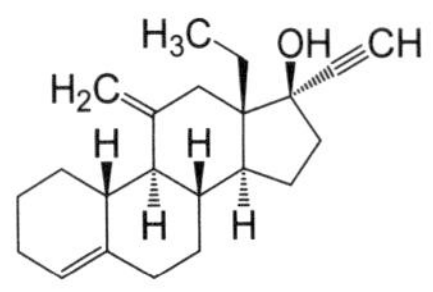

分子式和分子量 $C_{22}H_{30}O$ 310.47

化学名 13-Ethyl-11-methylene-18,19-dinor-17*α*-pregn-4-en-20-yn-17-ol

13-乙基-11-甲亚基-18,19-双去甲基-17*α*-孕甾-4-烯-20-炔-17-醇

CAS 登录号 54024-22-5

INN list 38

药效分类 孕激素类药

去乙酰毛花苷

Deslanoside（*INN*）

化学结构式

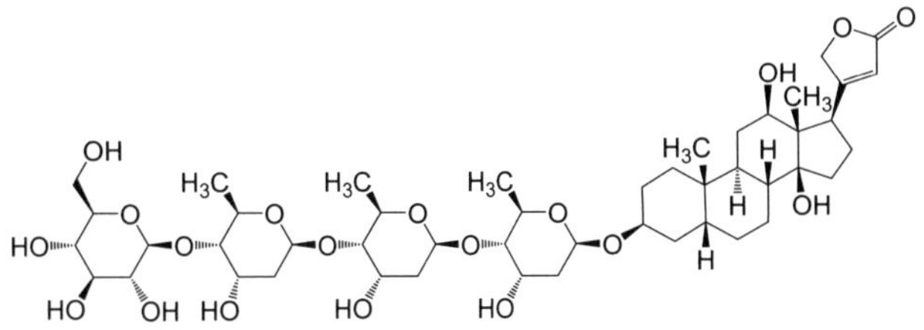

分子式和分子量 $C_{47}H_{74}O_{19}$ 934.09

化学名 Deacetyllanatoside C

去乙酰毛花苷丙

CAS 登录号 17598-65-1

INN list 14

药效分类 强心苷类药

ATC 分类 C01AA07

全氟胺

Perfluamine（*INN*）

化学结构式

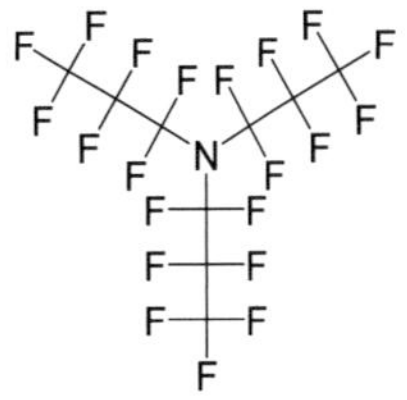

分子式和分子量 $C_9F_{21}N$ 521.07

化学名 Heneicosafluorotripropyl amine

二十一氟三丙胺

CAS 登录号 338-83-0

INN list　45

药效分类　携氧药

全氟丙烷

Perflutren（*INN*）

化学结构式

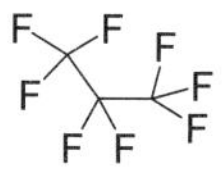

分子式和分子量　C_3F_8　188.02

化学名　Octafluoropropane

八氟丙烷

CAS 登录号　76-19-7

INN list　82

药效分类　诊断用药

全氟丁烷

Perflubutane（*INN*）

化学结构式

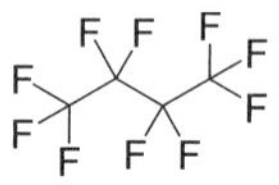

分子式和分子量　C_4F_{10}　238.03

化学名　Decafluorobutane

十氟丁烷

CAS 登录号　355-25-9

INN list　91

药效分类　诊断用药

全氟己烷

Perflexane（*INN*）

化学结构式

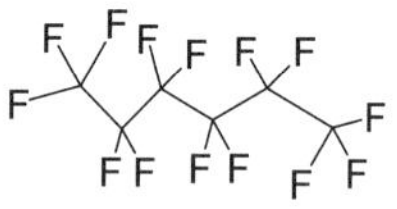

分子式和分子量　C_6F_{14}　338.40

化学名　Tetradecafluorohexane

十四氟己烷

CAS 登录号　355-42-0

INN list　82

药效分类　超声对比剂

全氟那芬

Perflunafene（*INN*）

化学结构式

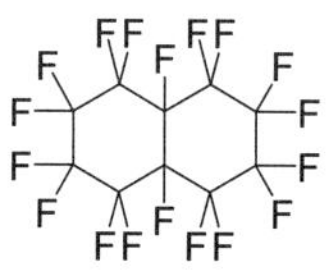

分子式和分子量　$C_{10}F_{18}$　462.08

化学名　Octadecafluorodecahydronaphthalene

十八氟十氢萘

CAS 登录号　306-94-5

INN list　45

药效分类　携氧药

全氟戊烷

Perflenapent（*INN*）

化学结构式

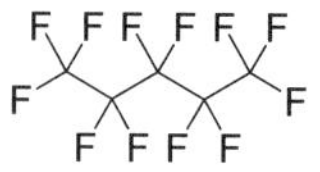

分子式和分子量　C_5F_{12}　288.03

化学名　Dodecafluoropentane

十二氟戊烷

CAS 登录号　678-26-2

INN list　78

药效分类　超声对比剂

全氟溴癸烷

Perflubrodec（*INN*）

化学结构式

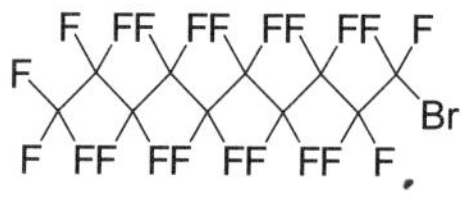

分子式和分子量　$C_{10}BrF_{21}$　598.98

化学名　1-Bromoheneicosafluorodecane

1-溴二十一氟癸烷

CAS 登录号　307-43-7

INN list　87

药效分类　携氧药

全氟溴烷

Perflubron（*INN*）

化学结构式

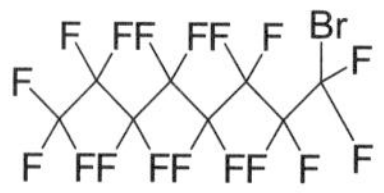

分子式和分子量　C_8BrF_{17}　498.96

化学名　Perfluorooctyl bromide

全氟辛基溴烷

CAS 登录号　423-55-2

INN list　66

药效分类　携氧药

全氟异丁烷

Perflisobutane（*INN*）

分子式和分子量　C_4F_{10}　238.03

化学结构式

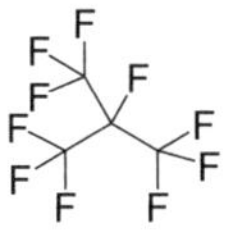

化学名 1,1,1,2,3,3,3-Heptafluoro-2-(trifluoromethyl)propane

1,1,1,2,3,3,3-七氟-2-(三氟甲基)丙烷

CAS 登录号 354-92-7

INN list 92

药效分类 超声诊断用药

全氟异戊烷

Perflisopent（*INN*）

化学结构式

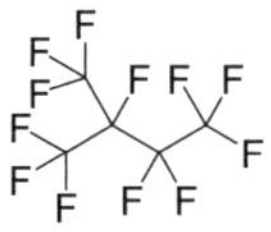

分子式和分子量 C_5F_{12} 288.03

化学名 Nonafluoro-2-(trifluoromethyl)butane

九氟-2-(三氟甲基)丁烷

CAS 登录号 594-91-2

INN list 78

药效分类 超声对比剂

醛固酮

Aldosterone（*INN*）

化学结构式

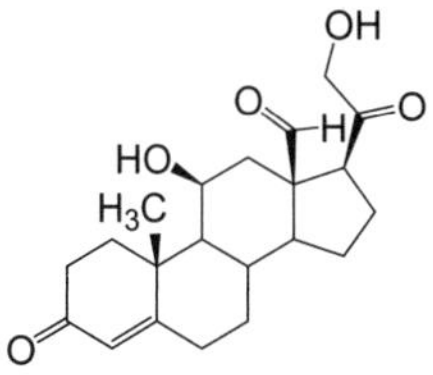

分子式和分子量 $C_{21}H_{28}O_5$ 360.44

化学名 11*β*,21-Dihydroxypregn-4-ene-3,18,20-trione

11*β*,21-二羟基孕甾-4-烯-3,18,20-三酮

CAS 登录号 52-39-1

INN list 6

药效分类 盐皮质激素类药

ATC 分类 H02AA01

炔雌醇

Ethinylestradiol（*INN*）

化学结构式

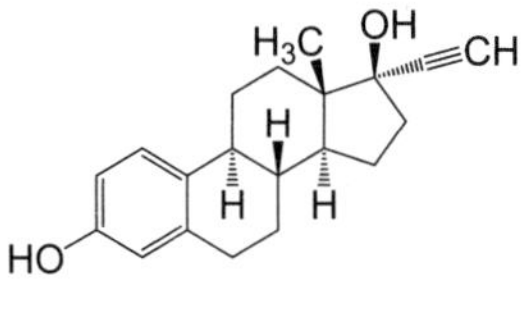

分子式和分子量 $C_{20}H_{24}O_2$ 296.40

化学名 3-Hydroxy-19-nor-17*α*-pregna-1,3,5(10)-trien-20-yne-17-ol

3-羟基-19-去甲-17*α*-孕甾-1,3,5(10)-三烯-20-炔-17-醇

CAS 登录号 57-63-6

INN list 1

药效分类 雌激素类内分泌治疗用药

ATC 分类 L02AA03

炔雌醚

Quinestrol（*INN*）

化学结构式

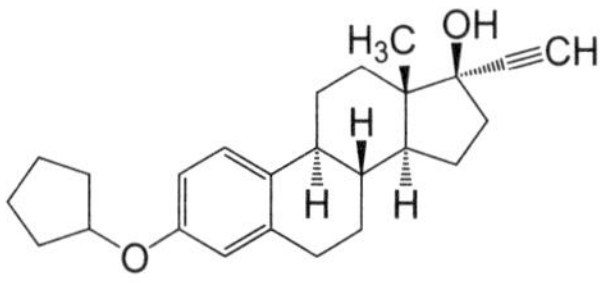

分子式和分子量 $C_{25}H_{32}O_2$ 364.52

化学名 3-(Cyclopentyloxy)-19-nor-17*α*-pregna-1,3,5(10)-trien-20-yn-17-ol

3-(环戊氧基)-19-去甲基-17*α*-孕甾-1,3,5(10)-三烯-20-炔-17-醇

CAS 登录号 152-43-2

INN list 14

药效分类 雌激素类药

炔己蚁胺

Ethinamate（*INN*）

化学结构式

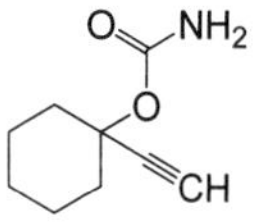

分子式和分子量 $C_9H_{13}NO_2$ 167.21

化学名 1-Ethynylcyclohexanol carbamate

1-乙炔环己醇氨基甲酸酯

CAS 登录号 126-52-3

INN list 6

药效分类 催眠药

炔诺醇

Etynodiol

化学结构式

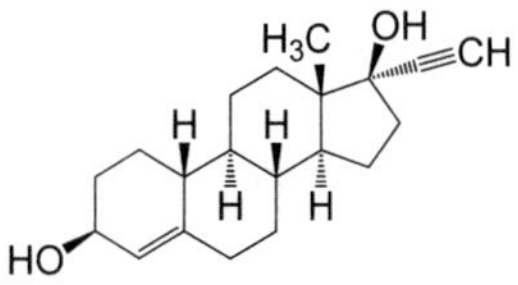

分子式和分子量 $C_{20}H_{28}O_2$ 300.44

化学名 19-Nor-17*α*-pregn-4-en-20-yne-3*β*,17-diol

19-去甲基-17*α*-孕甾-4-烯-20-炔-3*β*,17-二醇

CAS 登录号 1231-93-2; 297-76-7[二乙酸酯]

药效分类　孕激素类药

ATC 分类　G03DC06

炔诺酮

Norethisterone（*INN*）

化学结构式

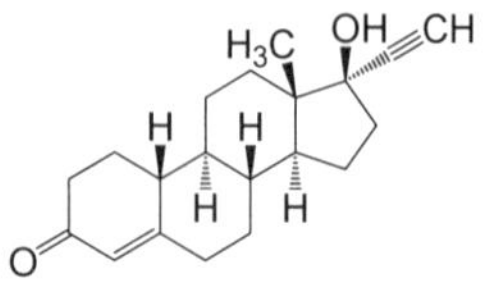

分子式和分子量　$C_{20}H_{26}O_2$　298.42

化学名　17*β*-Hydroxy-19-nor-17*α*-pregn-4-en-20-yn-3-one

17*β*-羟基-19-去甲-17*α*-孕甾-4-烯-20-炔-3-酮

CAS 登录号　68-22-4

INN list　6

药效分类　孕激素类药

ATC 分类　G03DC02

炔诺孕酮

Norgestrel（*INN*）

化学结构式

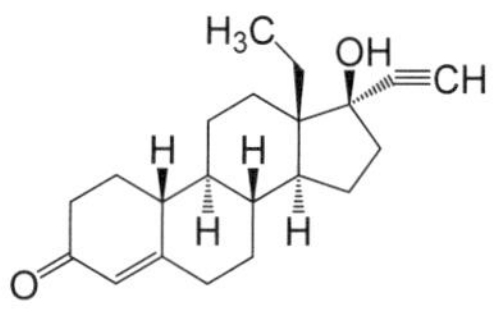

分子式和分子量　$C_{21}H_{28}O_2$　312.45

化学名　13-Ethyl-17-hydroxy-18,19-dinor-17*α*-pregn-4-en-20-yn-3-one

13-乙基-17-羟基-18,19-二去甲-17*α*-孕甾-4-烯-20-炔-3-酮

CAS 登录号　6533-00-2

INN list　17

药效分类　孕激素类药

炔孕酮

Ethisterone（*INN*）

化学结构式

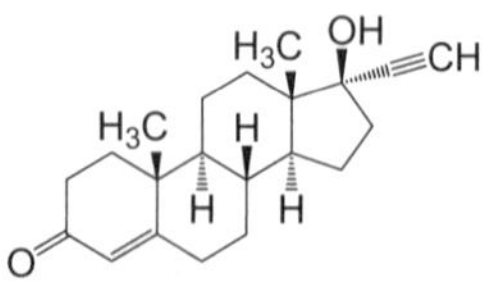

分子式和分子量　$C_{21}H_{28}O_2$　312.45

化学名　17*β*-Hydroxy-17*α*-ethynyl-androst-4-en-3-one

17*β*-羟基-17*α*-乙炔基-雄甾-4-烯-3-酮

CAS 登录号　434-03-7

INN list　4

药效分类　孕激素类药

ATC 分类　G03DC04

群勃龙

Trenbolone

化学结构式

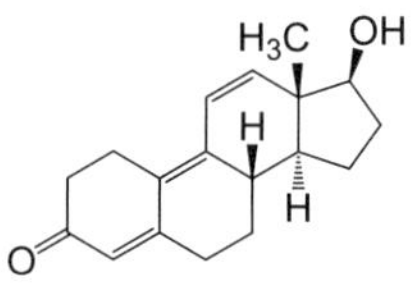

分子式和分子量　$C_{18}H_{22}O_2$　270.37

化学名　17*β*-Hydroxyestra-4,9,11-trien-3-one

17*β*-羟基雌甾-4,9,11-三烯-3-酮

CAS 登录号　10161-33-8; 10161-34-9[乙酸酯]

药效分类　雄激素类药，同化激素类药

群多普利

Trandolapril（*INN*）

化学结构式

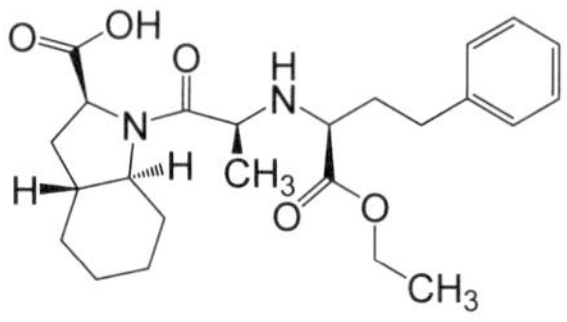

分子式和分子量　$C_{24}H_{34}N_2O_5$　430.54

化学名　(2*S*,3a*R*,7a*S*)-1-[(*S*)-*N*-[(*S*)-l-Carboxy-3-phenylpropyl]alanyl]hexahydro-2-indolinecarboxylic acid,1-ethyl ester

(2*S*,3a*R*,7a*S*)-1-[(*S*)-*N*-[(*S*)-l-羧基-3-苯基丙基]氨丙酰基]六氢-2-二氢吲哚甲酸,1-乙酯

CAS 登录号　87679-37-6

INN list　53

药效分类　血管紧张素转换酶抑制药

ATC 分类　C09AA10

群多普利拉

Trandolaprilat（*INN*）

化学结构式

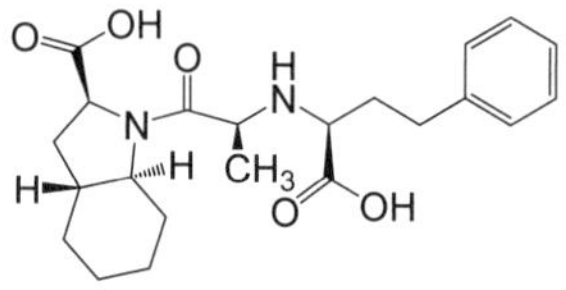

分子式和分子量　$C_{22}H_{30}N_2O_5$　402.48

化学名　(2*S*,3a*R*,7a*S*)-1-[(*S*)-*N*-[(*S*)-1-Carboxy-3-phenylpropyl]alanyl]hexahydro-2-indolinecarboxylic acid

(2*S*,3a*R*,7a*S*)-l-[(*S*)-*N*-[(*S*)-1-羧基-3-苯基丙基]氨丙酰基]六氢-2-二氢吲哚甲酸

CAS 登录号　87679-71-8

INN list　60

药效分类 抗高血压药，血管紧张素转换酶抑制药

群司卡尼

Transcainide（*INN*）

化学结构式

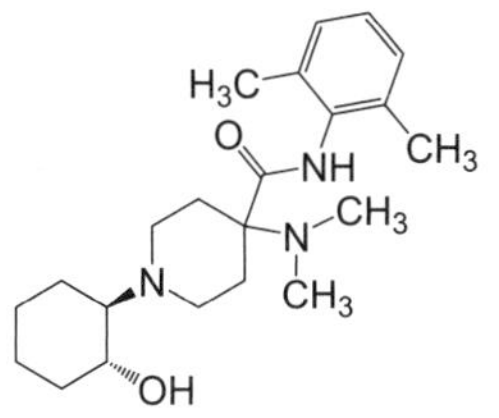

分子式和分子量 $C_{22}H_{35}N_3O_2$ 373.53

化学名 4-(Dimethylamino)-*N*-(2,6-dimethylphenyl)-1-[(1*R*,2*R*)-2-hydroxycyclohexyl]piperidine-4-carboxamide

4-(二甲基氨基)-*N*-(2,6-二甲基苯基)-1-[(1*R*,2*R*)-2-羟基环己基]哌啶-4-甲酰胺

CAS 登录号 88296-62-2

INN list 51

药效分类 抗心律失常药

群替溴铵

Trantelinium Bromide（*INN*）

化学结构式

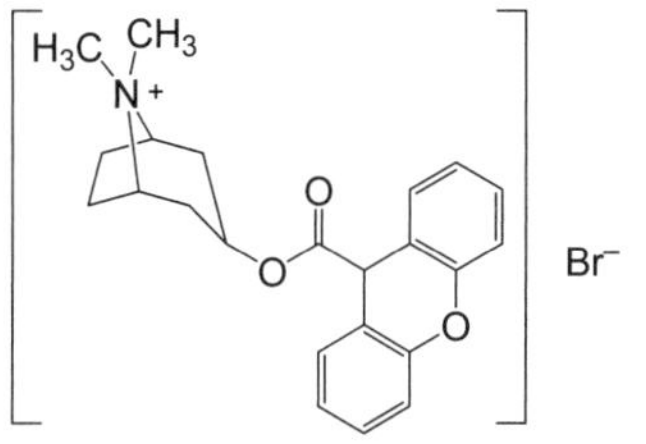

分子式和分子量 $C_{23}H_{26}BrNO_3$ 444.36

化学名 Bromide 8-methyltropinium xanthene-9-carboxylate

溴化 8-甲基托品溴铵氧杂蒽-9-羧酸酯

CAS 登录号 4047-34-1

INN list 24

药效分类 抗胆碱药

群孕酮

Trengestone（*INN*）

化学结构式

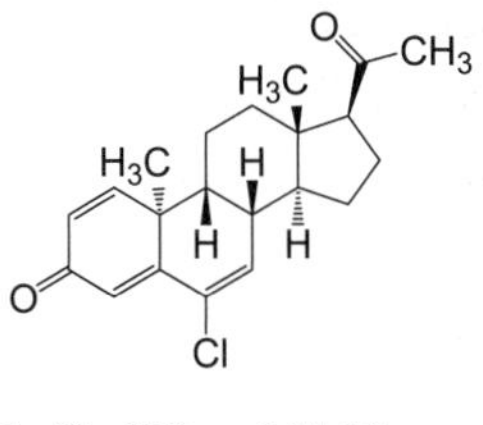

分子式和分子量 $C_{21}H_{25}ClO_2$ 344.88

化学名 6-Chlore-9*β*,10α-pregna-1,4,6-triene-3,20-dione

6-氯-9*β*,10*α*-孕甾-1,4,6-三烯-3,20-二酮

CAS 登录号 5192-84-7

INN list 22

药效分类 孕激素类药

壬苯醇醚

Nonoxynol（*INN*）

化学结构式

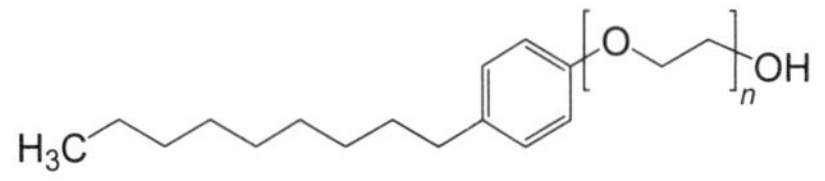

分子式 $(C_2H_4O)_nC_{15}H_{24}O$

药物描述 Polyethylene glycol mono(4-nonylphenyl)ether

聚乙二醇 单(4-壬基苯基)醚

CAS 登录号 26027-38-3

INN list 17

药效分类 外用杀精子药

壬二酸

Azelaic Acid（*INN*）

化学结构式

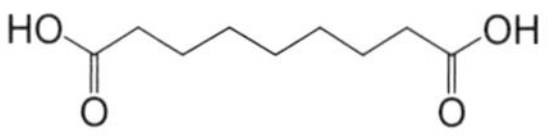

分子式和分子量 $C_9H_{16}O_4$ 188.22

化学名 Azelaic acid

壬二酸

CAS 登录号 123-99-9

INN list 55

药效分类 皮肤科用药

柔红霉素

Daunorubicin（*INN*）

化学结构式

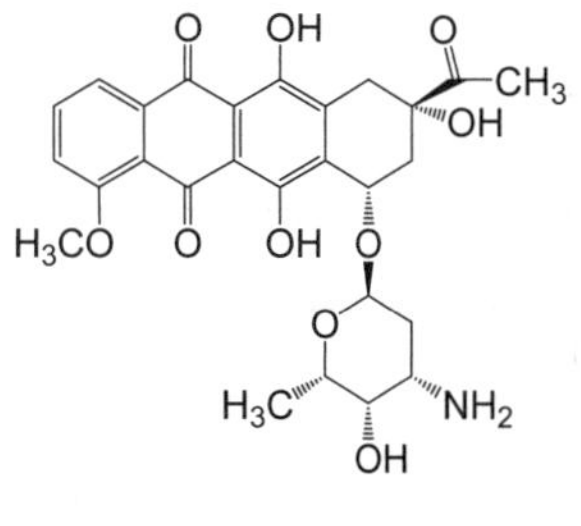

分子式和分子量 $C_{27}H_{29}NO_{10}$ 527.53

化学名 (8*S*-*cis*)-8-Acetyl-10-(3-amino-2,3,6-trideoxy-*α*-L-lyxo-hexopyrannosyl)oxy)-7,8,9,10-tetrahydro-6,8,11-trihydroxy-1-methoxy-5,12-napthacenedione

(8*S*-*cis*)-8-乙酰基-10-((3-氨基-2,3,6-三去氧-*α*-L-来苏-吡喃己糖基)氧基)-7,8,9,10-四氢-6,8,11-三羟基-1-甲氧基-5,12-并四苯二酮

CAS 登录号 20830-81-3; 23541-50-6[盐酸盐]

INN list 20

药效分类 抗生素类抗肿瘤药

ATC 分类　L01DB02

柔花酸

Ellagic Acid（*INN*）

化学结构式

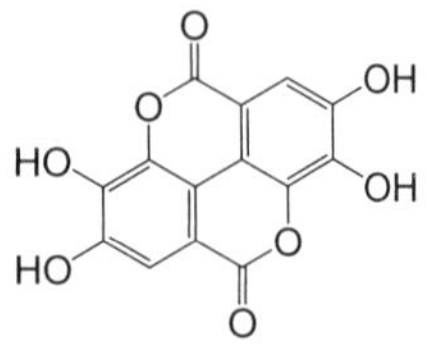

分子式和分子量　$C_{14}H_6O_8$　302.19

化学名　2,3,7,8-Tetrahydroxy[l]benzopyrano[5,4,3-*cde*]-[l]benzopyran-5,10-dione

2,3,7,8-四羟基[l]苯并吡喃并[5,4,3-*cde*]-[l]苯并吡喃-5,10-二酮

CAS 登录号　476-66-4

INN list　21

药效分类　止血药，止泻药

肉醇磷酯

Creatinolfosfate（*INN*）

化学结构式

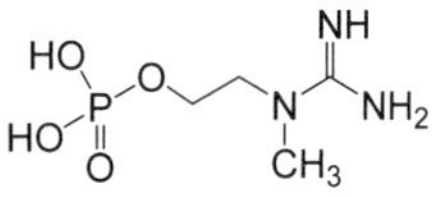

分子式和分子量　$C_4H_{12}N_3O_4P$　197.13

化学名　1-(2-Hydroxyethyl)-1-methylguanidine dihydrogen phosphate(ester)

1-(2-羟乙基)-1-甲基胍二氢磷酸酯

CAS 登录号　6903-79-3

INN list　20

药效分类　循环系统药

ATC 分类　C01EB05

乳果糖

Lactulose（*INN*）

化学结构式

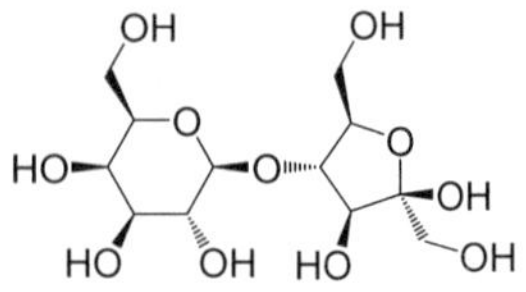

分子式和分子量　$C_{12}H_{22}O_{11}$　342.30

化学名　4-*O*-*β*-D-Galactopyranosyl-D-fructofuranose

4-*O*-*β*-D-吡喃半乳糖基-D-呋喃果糖

CAS 登录号　4618-18-2

INN list　16

药效分类　导泻药

乳铝硫

Lactalfate（*INN*）

化学结构式

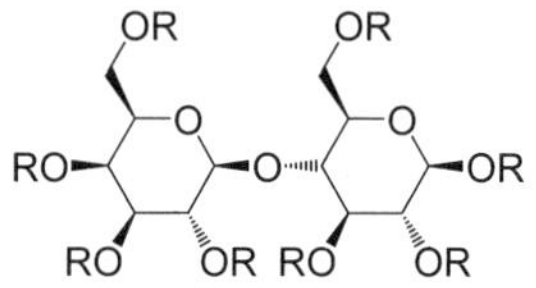

$R=SO_3Al_2(OH)_5$

分子式和分子量　$C_{12}H_{54}Al_{16}O_{75}S_8$　2086.67

化学名　Lactose octakis(hydrogen sulfate), basic aluminum salt

乳糖 八(氢硫酸酯),碱式铝盐

CAS 登录号　96427-12-2

INN list　53

药效分类　抗溃疡药

乳木糖

Gaxilose（*INN*）

化学结构式

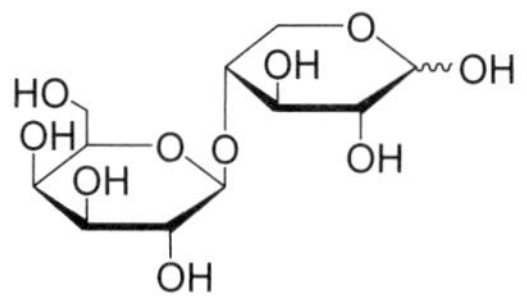

分子式和分子量　$C_{11}H_{20}O_{10}$　312.27

化学名　4-*O*-*β*-D-galactopyranosyl-D-xylose

4-*O*-*β*-D-吡喃半乳糖基-D-木糖

CAS 登录号　14087-31-1

INN list　104

药效分类　诊断用药

乳清酸

Orotic Acid（*INN*）

化学结构式

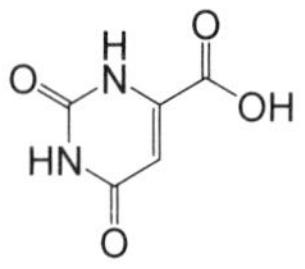

分子式和分子量　$C_5H_4N_2O_4$　156.10

化学名　1,2,3,6-Tetrahydro-2,6-dioxopyrimidine-4-carboxylic acid

1,2,3,6-四氢-2,6-二氧代吡啶-4-羧酸

CAS 登录号　65-86-1

INN list　41

药效分类　降血脂药

乳酸

Lactic Acid

分子式和分子量　$C_3H_6O_3$　90.08

化学结构式

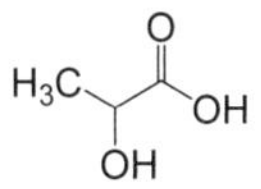

化学名 2-Hydroxy-propanoic acid

2-羟基丙酸

CAS 登录号 50-21-5

药效分类 消毒防腐药

乳酸钙

Calcium Lactate

化学结构式

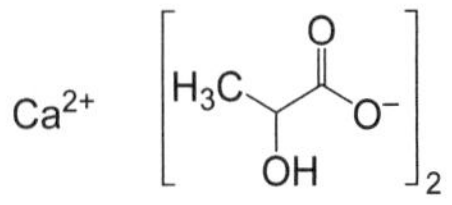

分子式和分子量 $C_6H_{10}CaO_6$ 129.15

化学名 2-Hydroxy-propanoic acid calcium

2-羟基丙酸钙

CAS 登录号 814-80-2; 41372-22-9[水合物]; 5743-47-5[五水合物]

药效分类 矿物质补充药

瑞巴派特

Rebamipide

化学结构式

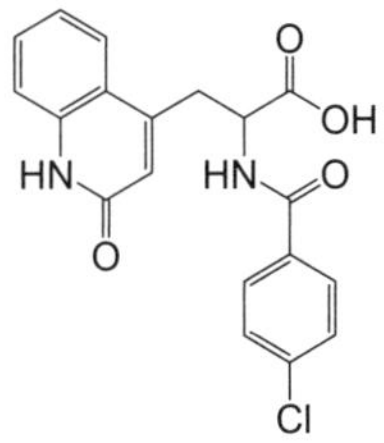

分子式和分子量 $C_{19}H_{15}ClN_2O_4$ 370.79

化学名 (±)-*α*-(*p*-Chlorobenzamido)-1,2-dihydro-2-oxo-4-quinolinepropionic acid

(±)-*α*-(4-氯苯甲酰氨基)-1,2-二氢-2-氧代-4-喹啉丙酸

CAS 登录号 111911-87-6

INN list 61

药效分类 抗溃疡药

瑞巴替尼

Rebastinib (*INN*)

化学结构式

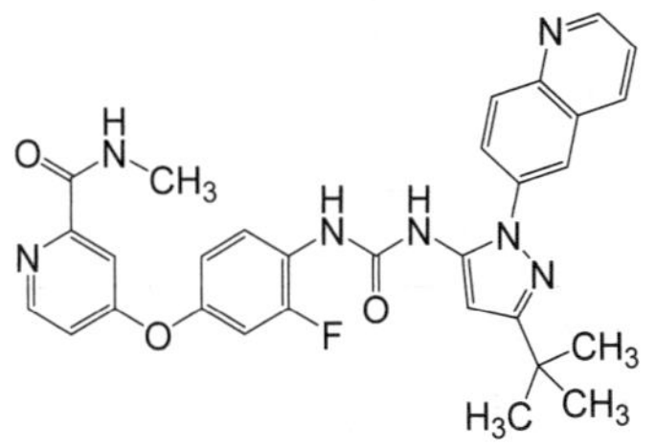

分子式和分子量 $C_{30}H_{28}FN_7O_3$ 553.59

化学名 4-[4-({[3-*tert*-Butyl-1-(quinolin-6-yl)-1*H*-pyrazol-5-yl]carbamoyl}amino)-3-fluorophenoxy]-*N*-methylpyridin-2-carboxamide

4-[4-({[3-叔丁基-1-(喹啉-6-基)-1*H*-吡唑-5-基]氨甲酰基}氨基)-3-氟苯氧基]-*N*-甲基吡啶-2-甲酰胺

CAS 登录号 1020172-07-9

INN list 108

药效分类 酪氨酸激酶抑制药，抗肿瘤药

瑞贝德林

Rebemadlin (*INN*)

化学结构式

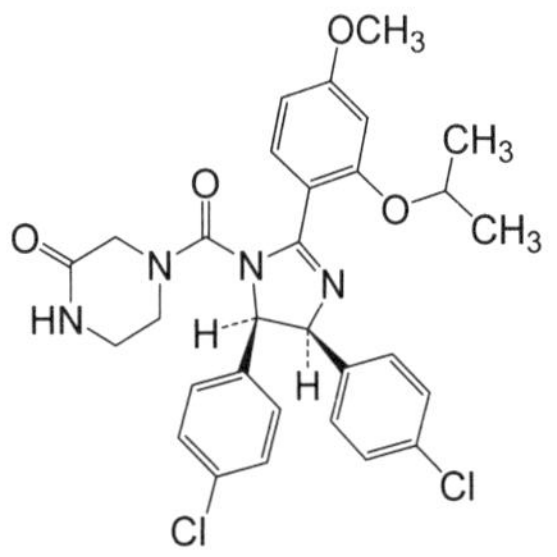

分子式和分子量 $C_{30}H_{30}Cl_2N_4O_4$ 581.49

化学名 4-[(4*S*,5*R*)-4,5-Bis(4-chlorophenyl)-2-{4-methoxy-2-[(propan-2-yl)oxy]phenyl}-4,5-dihydro-1*H*-imidazole-1-carbonyl]piperazin-2-one

4-[(4*S*,5*R*)-4,5-二(4-氯苯基)-2-{4-甲氧基-2-[(丙-2-基)氧]苯基}-4,5-二氢-1*H*-咪唑-1-羰基]哌嗪-2-酮

CAS 登录号 675576-98-4

INN list 125

药效分类 E_3泛素-蛋白质连接酶 Mdm2(Hdm2)抑制药

瑞吡司特

Repirinast (*INN*)

化学结构式

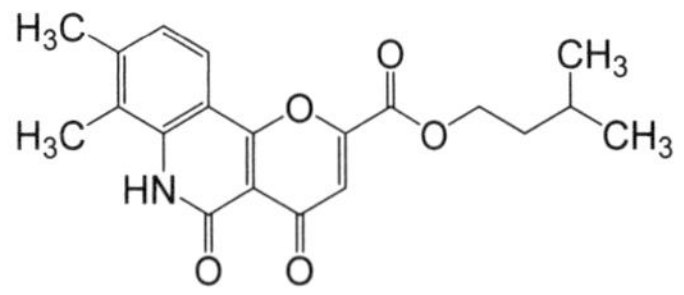

分子式和分子量 $C_{20}H_{21}NO_5$ 355.38

化学名 Isopentyl 5,6-dihydro-7,8-dimethyl-4,5-dioxo-4*H*-pyrano[3,2-*c*]quinoline-2-carboxylate

异戊基 5,6-二氢-7,8-二甲基-4,5-二氧代-4*H*-吡喃并[3,2-*c*]喹啉-2-羧酸酯

CAS 登录号 73080-51-0

INN list 55

药效分类 平喘药，抗过敏药

瑞波西利

Ribociclib (*INN*)

分子式和分子量 $C_{23}H_{30}N_8O$ 434.25

化学结构式

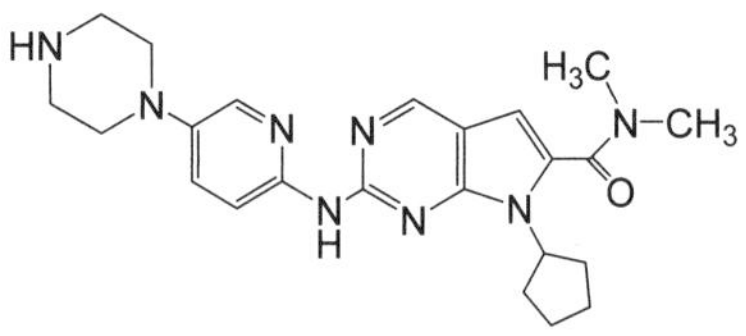

化学名　7-Cyclopentyl-*N*,*N*-dimethyl-2-{[5-(piperazin-1-yl)pyridin-2-yl]amino}-7*H*-pyrrolo[2,3-*d*]pyrimidine-6-carboxamide

7-环戊基-*N*,*N*-二甲基-2-{[5-(哌嗪-1-基)吡啶-2-基]氨基}-7*H*-吡咯并[2,3-*d*]嘧啶-6-甲酰胺

CAS 登录号　1211441-98-3

INN list　111

药效分类　抗肿瘤药

瑞波西汀

Reboxetine（*INN*）

化学结构式

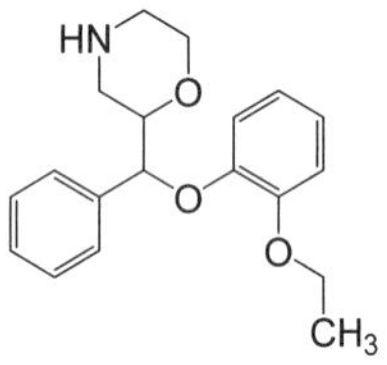

分子式和分子量　$C_{19}H_{23}NO_3$　313.39

化学名　(±)-(2*RS*)-2-[(*RS*)-(2-Ethoxyphenoxy)benzyl]morpholine

(±)-(2*RS*)-2-[(*RS*)-(2-乙氧基苯氧基)苯甲基]吗啉

CAS 登录号　98769-81-4

INN list　54

药效分类　抗抑郁药，去甲肾上腺素再摄取抑制药

瑞布伐坦

Ribuvaptan（*INN*）

化学结构式

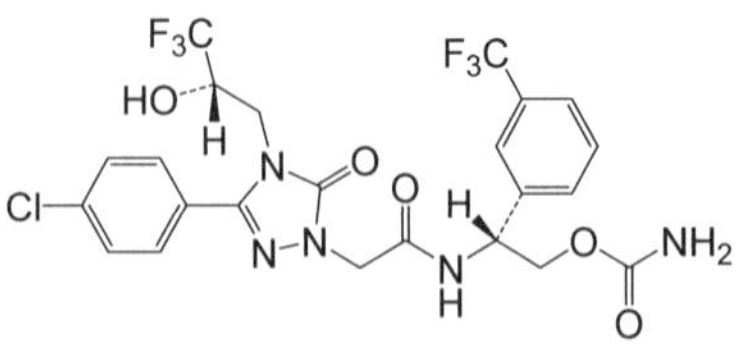

分子式和分子量　$C_{23}H_{20}ClF_6N_5O_5$　595.88

化学名　(2*R*)-2-({3-(4-Chlorophenyl)-5-oxo-4-[(2*S*)-3,3,3-trifluoro-2-hydroxypropyl]-4,5-dihydro-1*H*-1,2,4-triazol-1-yl}acetamido)-2-[3-(trifluoromethyl)phenyl]ethyl carbamate

(2*R*)-2-({3-(4-氯苯基)-5-氧代-4-[(2*S*)-3,3,3-三氟-2-羟基丙基]-4,5-二氢-1*H*-1,2,4-三氮唑-1-基}乙酰氨基)-2-[3-(三氟甲基)苯基]乙基 氨基甲酸酯

CAS 登录号　1245620-47-6

INN list　110

药效分类　血管加压素受体拮抗药

瑞达布韦

Radalbuvir（*INN*）

化学结构式

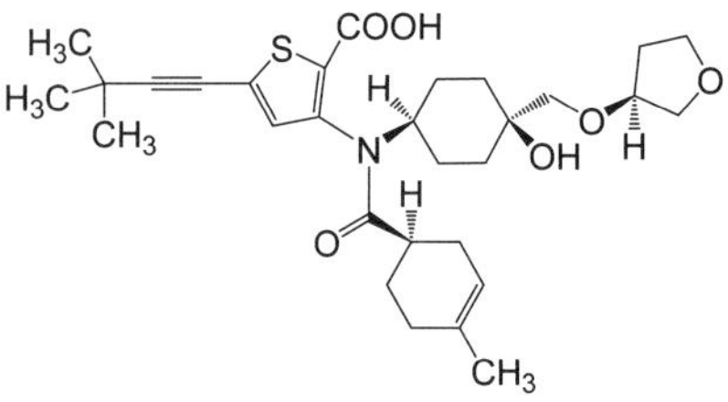

分子式和分子量　$C_{30}H_{41}NO_6S$　543.27

化学名　5-(3,3-Dimethylbut-1-yn-1-yl)-3-{(1*R*)-*N*-[(1*S*,4*S*)-4-hydroxy-4-({[(3*S*)-oxolan-3-yl]oxy}methyl)cyclohexyl]-4-methylcyclohex-3-ene-1-carboxamido}thiophene-2-carboxylic acid

5-(3,3-二甲基丁-1-炔-1-基)-3-{(1*R*)-*N*-[(1*S*,4*S*)-4-羟基-4-({[(3*S*)-氧杂环戊烷-3-基]氧}甲基)环己基]-4-甲基环己-3-烯-1-甲酰氨基}噻吩-2-羧酸

CAS 登录号　1314795-11-3

INN list　112

药效分类　抗病毒药

瑞达泊芬

Redaporfin（*INN*）

化学结构式

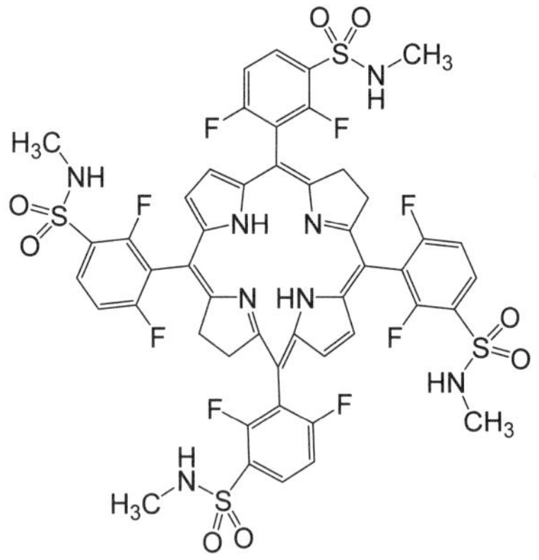

分子式和分子量　$C_{48}H_{38}F_8N_8O_8S_4$　1135.11

化学名　3,3',3'',3'''-(7,8,17,18-Tetrahydroporphyrin-5,10,15,20-tetrayl)tetrakis(2,4-difluoro-*N*-methylbenzenesulfonamide)

3,3',3'',3'''-(7,8,17,18-四氢卟啉-5,10,15,20-四基)四(2,4-二氟-*N*-甲基苯磺酰胺)

CAS 登录号　1224104-08-8

INN list　114

药效分类　光增敏药

瑞德西韦

Remdesivir（*INN*）

分子式和分子量　$C_{27}H_{35}N_6O_8P$　602.58

化学结构式

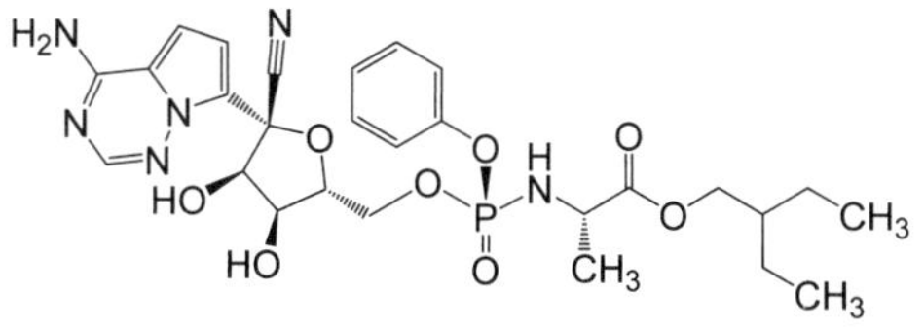

化学名 2-Ethylbuty (2*S*)-2-[[[(2*R*,3*S*,4*R*,5*R*)-5-(4-aminopyrrolo[2,1-*f*][1,2,4]triazin-7-yl)-5-cyano-3,4-dihydroxyoxolan-2-yl]methoxy-phenoxyphosphoryl]amino]propanoate

2-乙基丁基 (2*S*)-2-[[[(2*R*,3*S*,4*R*,5*R*)-5-(4-氨基吡咯并[2,1-*f*][1,2,4]三嗪-7-基)-5-氰基-3,4-二羟基氧戊环-2-基]甲氧基-苯氧基膦酰基]氨基]丙酸酯

CAS 登录号 1809249-37-3

INN list 116

药效分类 抗病毒药

瑞地生替

Reldesemtiv (*INN*)

化学结构式

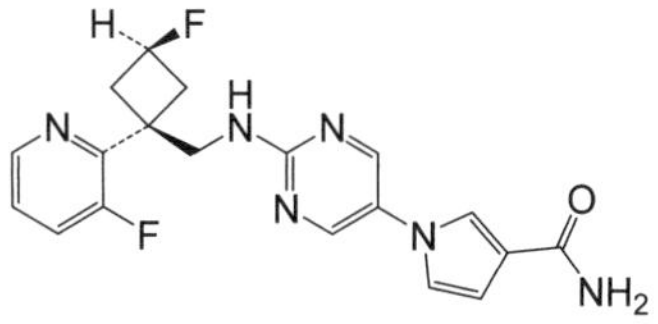

分子式和分子量 $C_{19}H_{18}F_2N_6O$ 384.39

化学名 1-[2-({[*trans*-3-Fluoro-1-(3-fluoropyridin-2-yl)cyclobutyl]methyl}amino)pyrimidin-5-yl]-1*H*-pyrrole-3-carboxamide

1-[2-({[反-3-氟-1-(3-氟吡啶-2-基)环丁基]甲基}氨基)嘧啶-5-基]-1*H*-吡咯-3-甲酰胺

CAS 登录号 1345410-31-2

INN list 119

药效分类 肌钙蛋白激活药

瑞伐托酯

Revatropate (*INN*)

化学结构式

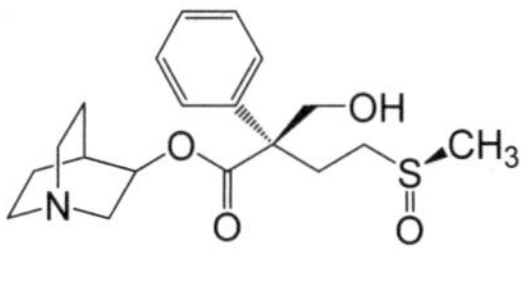

分子式和分子量 $C_{19}H_{27}NO_4S$ 365.49

化学名 (*R*)-3-Quinuclidinyl (*S*)-*β*-hydroxy-*α*-[2-(*R*)-methylsulfinyl]ethyl] hydratropate

(*R*)-3-奎宁环基 (*S*)-*β*-羟基-*α*-[2-(*R*)-甲基亚磺酰基]乙基]托品酸酯

CAS 登录号 149926-91-0

INN list 74

药效分类 支气管舒张药

瑞法替尼

Refametinib (*INN*)

化学结构式

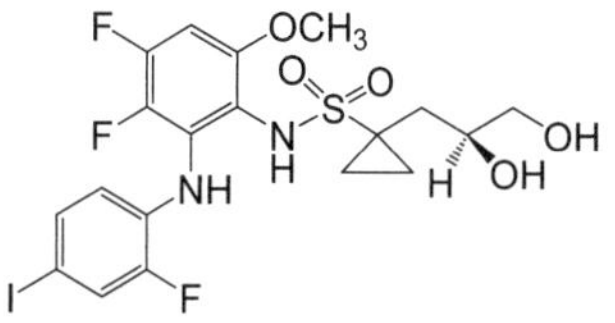

分子式和分子量 $C_{19}H_{20}F_3IN_2O_5S$ 572.34

化学名 *N*-{3,4-Difluoro-2-[(2-fluoro-4-iodophenyl)amino]-6-methoxyphenyl}-1-[(2*S*)-2,3-dihydroxypropyl]cyclopropane-1-sulfonamide

N-{3,4-二氟-2-[(2-氟-4-碘苯基)氨基]-6-甲氧基苯基}-1-[(2*S*)-2,3-二羟基丙基]环丙烷-1-磺酰胺

CAS 登录号 923032-37-5

INN list 106

药效分类 抗肿瘤药

瑞芬太尼

Remifentanil (*INN*)

化学结构式

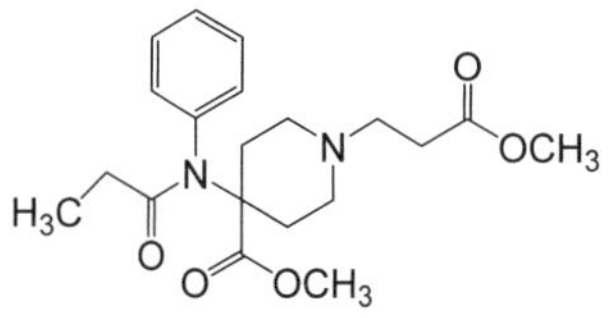

分子式和分子量 $C_{20}H_{28}N_2O_5$ 376.45

化学名 4-(Methoxycarbonyl)-4-(*N*-phenyl-*N*-propanoylamino)piperidine-1-propionic acid methyl ester

4-(甲氧甲酰基)-4-(*N*-苯基-*N*-丙酰氨基)-1-哌啶丙酸甲酯

CAS 登录号 132875-61-7; 132539-07-2[盐酸盐]

INN list 67

药效分类 镇痛药

瑞伏螺酮

Revospirone (*INN*)

化学结构式

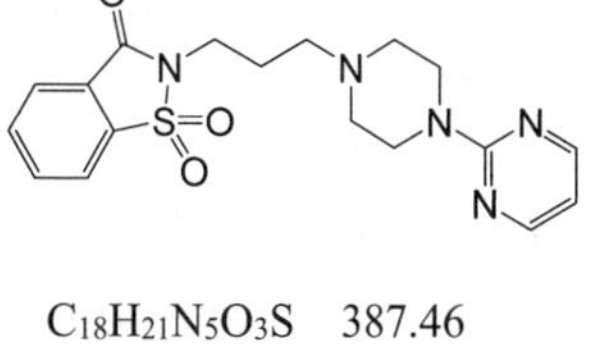

分子式和分子量 $C_{18}H_{21}N_5O_3S$ 387.46

化学名 2-[3-[4-(2-Pyrimidinyl)-1-piperazinyl]propyl]-1,2-benzisothiazolin-3-one 1,1-dioxide

2-[3-[4-(2-嘧啶基)-1-哌嗪]-丙基]-1,2-苯并噻唑-3-酮 1,1-二氧化物

CAS 登录号 95847-87-3

INN list 61

药效分类　安定药，镇静药

ATC 分类　A10BX02

瑞伏司美林

Revosimeline（*INN*）

化学结构式

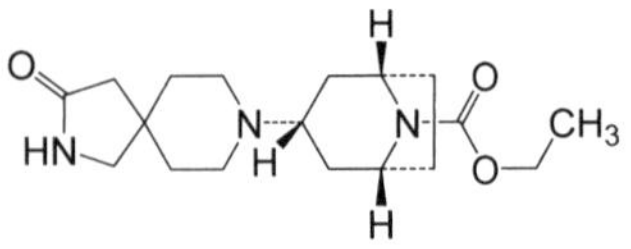

分子式和分子量　$C_{18}H_{29}N_3O_3$　335.45

化学名　Ethyl (1*R*,3*R*,5*S*)-3-(3-oxo-2,8-diazaspiro[4.5]decan-8-yl)-8-azabicyclo[3.2.1]octane-8-carboxylate

乙基 (1*R*,3*R*,5*S*)-3-(3-氧代-2,8-二氮杂螺[4.5]癸烷-8-基)-8-氮杂双环[3.2.1]辛烷-8-羧酸酯

CAS 登录号　1810001-96-7

INN list　118

药效分类　大麻素受体激动药

瑞戈非尼

Regorafenib（*INN*）

化学结构式

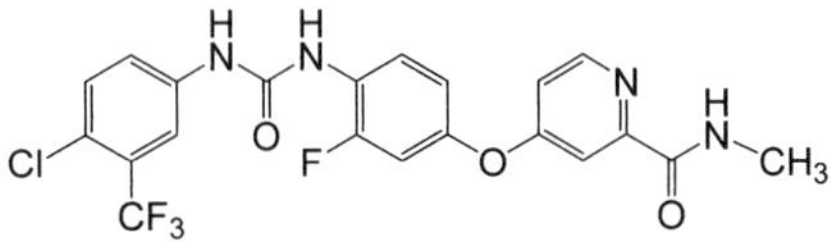

分子式和分子量　$C_{21}H_{15}ClF_4N_4O_3$　482.82

化学名　4-[4-({[4-Chloro-3-(trifluoromethyl)phenyl]carbamoyl}amino)-3-fluorophenoxy]-*N*-methylpyridine-2-carboxamide

4-[4-({[4-氯-3-三氟甲基)苯基]氨甲酰基}氨基)-3-氟苯氧基]-*N*-甲基吡啶-2-甲酰胺

CAS 登录号　755037-03-7

INN list　100

药效分类　抗肿瘤药

瑞格列奈

Repaglinide（*INN*）

化学结构式

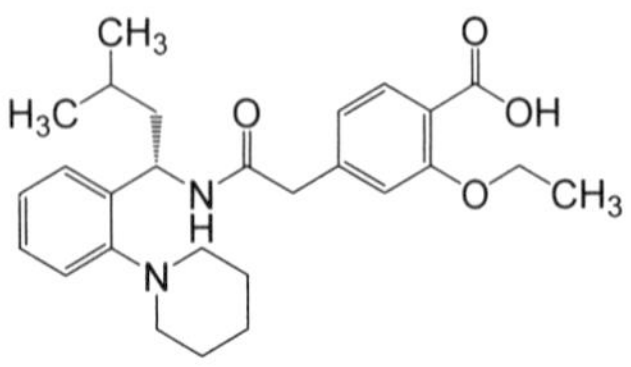

分子式和分子量　$C_{27}H_{36}N_2O_4$　452.59

化学名　(*S*)-2-Ethoxy-4-[2-[[methyl-1-[2-(1-piperidinyl)phenyl]butyl]amino]-2-oxoethyl]benzoic acid

(*S*)-2-乙氧基-4-[2-[[甲基-1-[2-(1-哌啶基)苯基]丁基]氨基]-2-氧代乙基]苯甲酸

CAS 登录号　135062-02-1

INN list　65

药效分类　口服降血糖药

瑞格列扎

Reglitazar（*INN*）

化学结构式

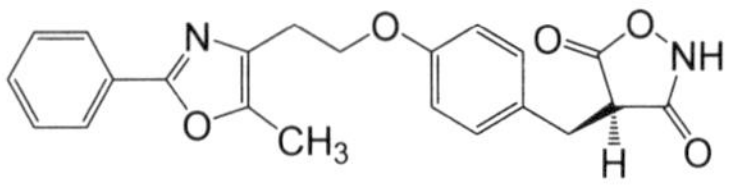

分子式和分子量　$C_{22}H_{20}N_2O_5$　392.40

化学名　(4*RS*)-4-[4-[2-(5-Methyl-2-phenyl-4-oxazolyl)ethoxy]benzyl]-3,5-isoxazolidinedione

(4*RS*)-4-[4-[2-(5-甲基-2-苯基-4-噁唑基)乙氧基]苄基]-3,5-异噁唑烷二酮

CAS 登录号　170861-63-9

INN list　84

药效分类　抗糖尿病药

瑞格瑞洛

Regrelor（*INN*）

化学结构式

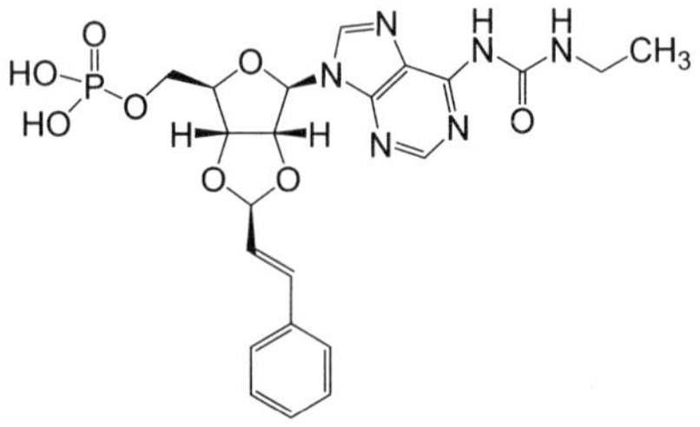

分子式和分子量　$C_{22}H_{25}N_6O_8P$　532.41

化学名　[(2*S*,3*aR*,4*R*,6*R*,6*aR*)-4-[6-(Ethylcarbamoylamino)purin-9-yl]-2-[(*E*)-2-phenylethenyl]-3*a*,4,6,6*a*-tetrahydrofuro[3,4-*d*][1,3]dioxol-6-yl]methyl dihydrogen phosphate

[(2*S*,3*aR*,4*R*,6*R*,6*aR*)-4-[6-(乙基氨基甲酰氨基)嘌呤-9-基]-2-[(*E*)-2-苯乙烯基]-3*a*,4,6,6*a*-四氢呋喃并[3,4-*d*][1,3]二氧戊环-6-基]甲基 二氢磷酸酯

CAS 登录号　787548-03-2; 676251-22-2[二钠盐]

INN list　97

药效分类　抗血小板聚集药

瑞加诺生

Regadenoson（*INN*）

化学结构式

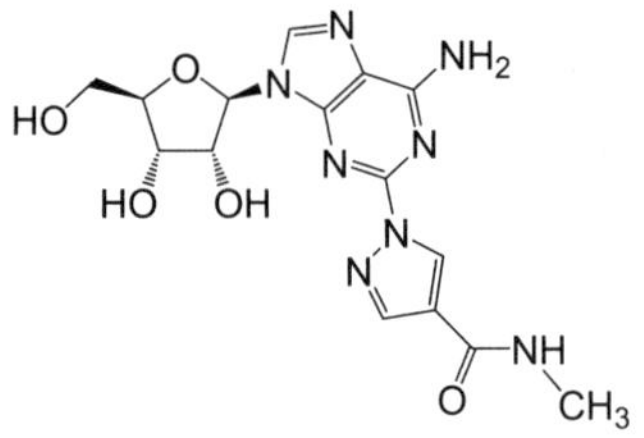

分子式和分子量　$C_{15}H_{18}N_8O_5$　390.36

化学名 1-(6-Amino-9-*β*-D-ribofuranosyl-9*H*-purin-2-yl)-*N*-methyl-1*H*-pyrazole-4-carboxamide

1-(6-氨基-9-*β*-D-呋喃核糖基-9*H*-嘌呤-2-基)-*N*-甲基-1*H*-吡唑-4-甲酰胺

CAS 登录号 313348-27-5; 875148-45-1[一水合物]

INN list 91

药效分类 腺苷受体激动药

瑞卡南

Recainam（*INN*）

化学结构式

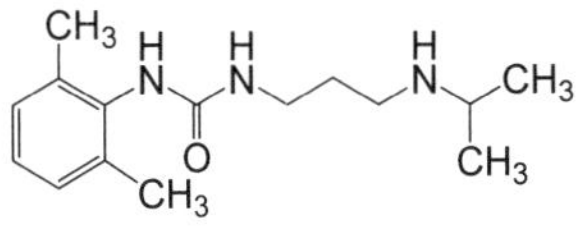

分子式和分子量 $C_{15}H_{25}N_3O$ 263.39

化学名 1-[3-(Isopropylamino)propyl]-3-(2,6-xylyl)urea

1-[3-(异丙氨基)丙基]-3-(2,6-二甲苯基)脲

CAS 登录号 74738-24-2; 74752-07-1[盐酸盐]

INN list 54

药效分类 抗心律失常药

瑞考伐坦

Relcovaptan（*INN*）

化学结构式

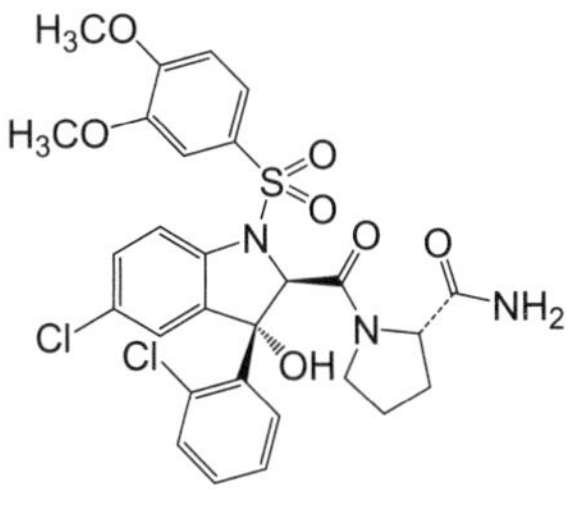

分子式和分子量 $C_{28}H_{27}Cl_2N_3O_7S$ 620.50

化学名 (2*S*)-1-[[(2*R*,3*S*)-5-Chloro-3-(*o*-chlorophenyl)-1-[(3,4-dimethoxyphenyl)sulfonyl]-3-hydroxy-2-indolinyl]carbonyl]-2-pyrrolidinecarboxamide

(2*S*)-1-[[(2*R*,3*S*)-5-氯-3-(2-氯苯基)-1-[(3,4-二甲氧基苯基)磺酰基]-3-羟基-2-二氢吲哚基]甲酰基]-2-吡咯烷甲酰胺

CAS 登录号 150375-75-0

INN list 82

药效分类 加压素受体拮抗药

瑞考司他

Ricolinostat（*INN*）

化学结构式

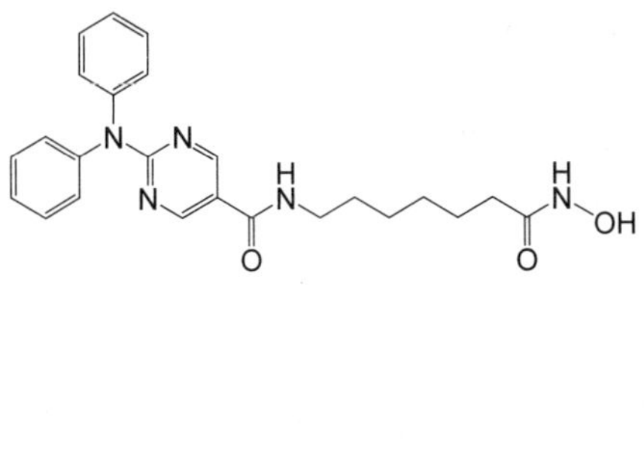

分子式和分子量 $C_{24}H_{27}N_5O_3$ 433.51

化学名 2-(Diphenylamino)-*N*-[7-(hydroxyamino)-7-oxoheptyl]pyrimidine-5-carboxamide

2-(二苯氨基)-*N*-[7-(羟氨基)-7-氧代庚基]嘧啶-5-甲酰胺

CAS 登录号 1316214-52-4

INN list 109

药效分类 组蛋白去乙酰化酶抑制药，抗肿瘤药

瑞可菲司他

Rencofilstat（*INN*）

化学结构式

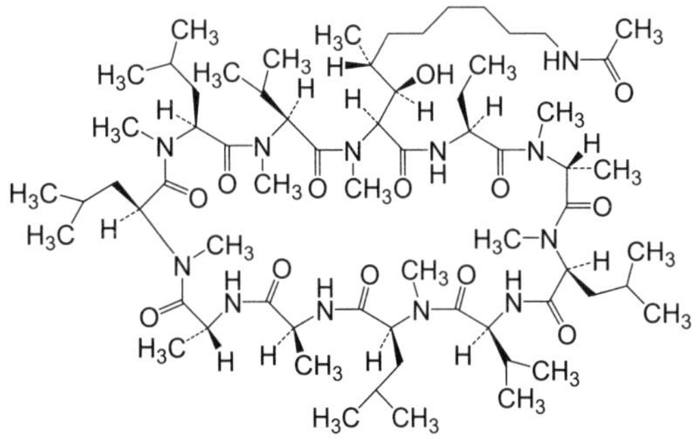

分子式和分子量 $C_{67}H_{122}N_{12}O_{13}$ 1303.78

化学名 6-[(2*S*,3*R*,4*R*)-10-Acetamido-3-hydroxy-4-methyl-2-(methylamino)decanoic acid]-8-(*N*-methyl-D-alanine)cyclosporine A; 1,11-anhydro[L-alanyl-D-alanyl-*N*-methyl-L-leucyl-*N*-methyl-L-leucyl-*N*-methyl-L-valyl-(3*R*,4*R*)-10-acetamido-3-hydroxy-*N*,4-dimethyl-L-2-aminodecanoyl-L-2-aminobutanoyl-*N*-methyl-D-alanyl-*N*-methyl-L-leucyl-L-valyl-*N*-methyl-L-leucine]

6-[(2*S*,3*R*,4*R*)-10-乙酰氨基-3-羟基-4-甲基-2(甲基氨基)癸酸]-8-(*N*-甲基-D 丙氨酸)环孢菌素 A;1,11-脱水[L-丙氨酰-D-丙氨酰-*N*-甲基-L-亮氨酰-*N*-甲基 L-亮氨酰-*N*-甲基-L-缬氨酰-(3*R*,4*R*)-10-乙酰氨基-3-羟基-*N*,4-二甲基-L-2-氨基癸酰基-L-2-氨基丁酰基-*N*-甲基-D-丙氨酰-*N*-甲基-L-亮氨酰-L-缬氨酰-*N*-甲基-L-亮氨酸]

CAS 登录号 1383420-08-3

INN list 125

药效分类 亲环素抑制药

瑞可黄酮

Recoflavone（*INN*）

化学结构式

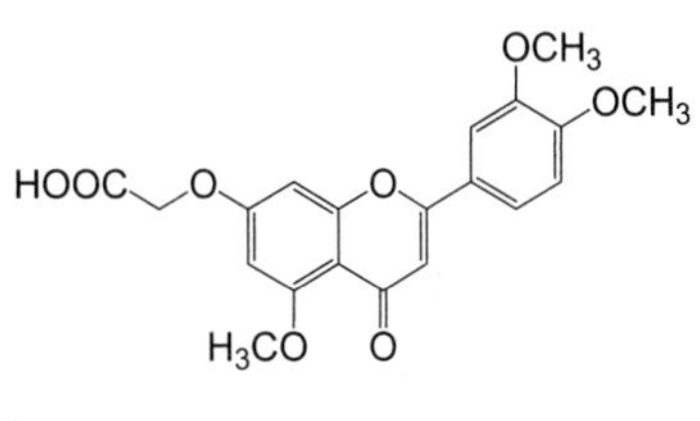

分子式和分子量 $C_{20}H_{18}O_8$ 386.35

化学名 [[2-(3,4-Dimethoxyphenyl)-5-methoxy-4-oxo-4*H*-chromen-7-yl]oxy]acetic acid

[[2-(3,4-二甲氧基苯基)-5-甲氧基-4-氧代-4*H*-色酮-7-基]氧]

乙酸
CAS 登录号 203191-10-0
INN list 105
药效分类 黏蛋白产生增强药

瑞喹莫德

Resiquimod（*INN*）

化学结构式

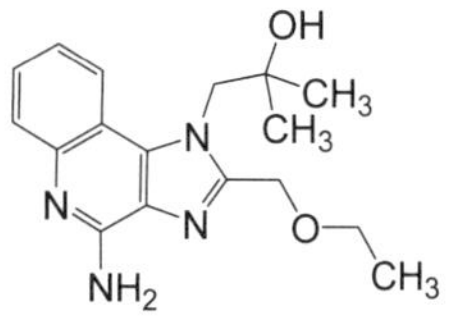

分子式和分子量 $C_{17}H_{22}N_4O_2$ 314.38

化学名 4-Amino-2-(ethoxymethyl)-*α*,*α*-dimethyl-1*H*-imidazo[4,5-*c*] quinoline-1-ethanol

4-氨基-2-(乙氧基甲基)-*α*,*α*-二甲基-1*H*-咪唑并[4,5-*c*]喹啉-1-乙醇

CAS 登录号 144875-48-9
INN list 82
药效分类 免疫调节药

瑞拉卡替

Relacatib（*INN*）

化学结构式

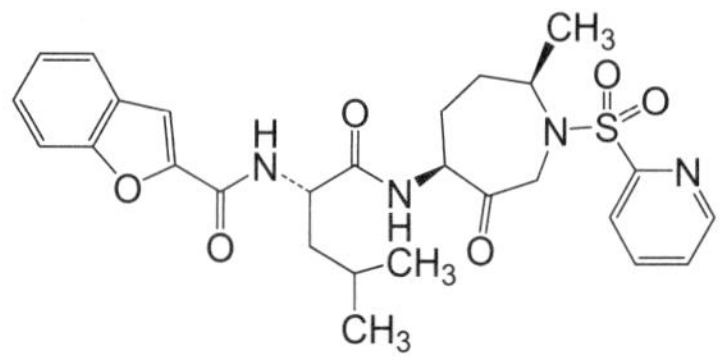

分子式和分子量 $C_{27}H_{32}N_4O_6S$ 540.63

化学名 *N*-[(1*S*)-3-Methyl-1-{[(4*S*,7*R*)-7-methyl-3-oxo-1-(pyridin-2-ylsulfonyl)-hexahydro-1*H*-azepin-4-yl]carbamoyl}butyl]benzofuran-2-carboxamide

N-[(1*S*)-3-甲基-1-{[(4*S*,7*R*)-7-甲基-3-氧代-1-(吡啶-2-基磺酰基)六氢-1*H*-氮杂䓬-4-基]氨甲酰基}丁基]苯并呋喃-2-甲酰胺

CAS 登录号 362505-84-8
INN list 94
药效分类 组织蛋白酶 K 抑制药

瑞拉可兰

Relacorilant（*INN*）

化学结构式

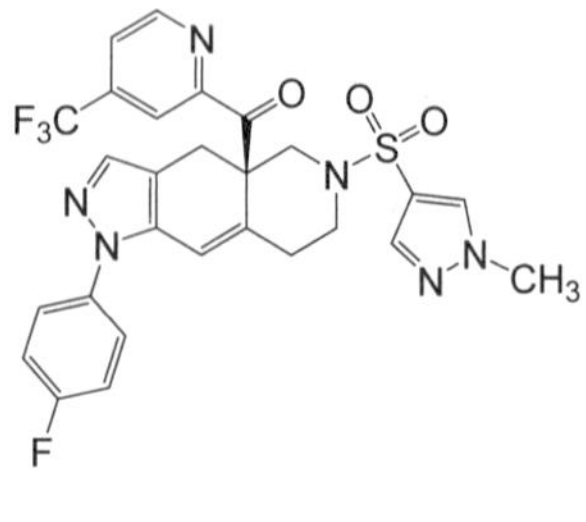

分子式和分子量 $C_{27}H_{22}F_4N_6O_3S$ 586.57

化学名 [(4*aR*)-1-(4-Fluorophenyl)-6-(1-methyl-1*H*-pyrazole-4-sulfonyl)-1,4,5,6,7,8-hexahydro-4*aH*-pyrazolo[3,4-*g*]isoquinolin-4*a*-yl][4-(trifluoromethyl)pyridin-2-yl]methanone

[(4*aR*)-1-(4-氟苯基)-6-(1-甲基-1*H*-吡唑)-4-磺酰基)-1,4,5,6,7,8-六氢-4*aH*-吡唑并[3,4-*g*] 异喹啉-4*a*-基]-[4-(三氟甲基)吡啶-2-基]甲酮

CAS 登录号 1496510-51-0
INN list 116
药效分类 糖皮质激素受体拮抗药

瑞来巴坦

Relebactam（*INN*）

化学结构式

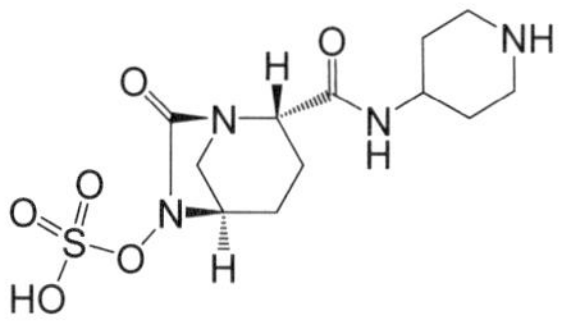

分子式和分子量 $C_{12}H_{20}N_4O_6S$ 348.11

化学名 (1*R*,2*S*,5*R*)-2-[(Piperidin-4-yl)carbamoyl]-7-oxo-1,6-diazabicyclo[3.2.1]octan-6-yl hydrogen sulfate

(1*R*,2*S*,5*R*)-2-[(哌啶-4-基)氨基甲酰基]-7-氧代-1,6-二氮杂双环[3.2.1]辛-6-基 氢硫酸酯

CAS 登录号 1174018-99-5
INN list 112
药效分类 β 内酰胺酶抑制药

瑞卢戈利

Relugolix（*INN*）

化学结构式

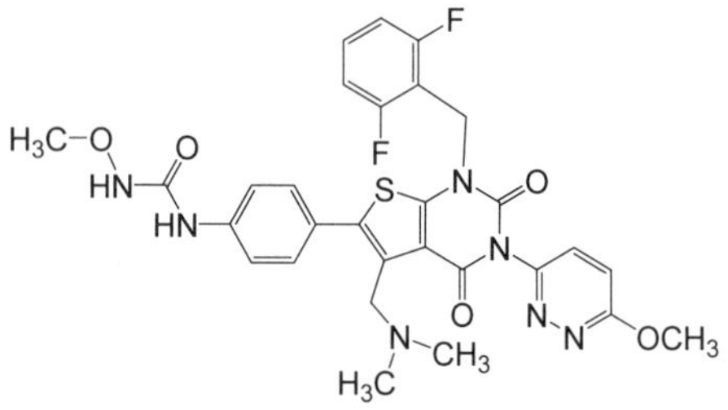

分子式和分子量 $C_{29}H_{27}F_2N_7O_5S$ 623.64

化学名 1-(4-{1-[(2,6-Difluorophenyl)methyl]-5-[(dimethylamino)methyl]-3-(6-methoxypyridazin-3-yl)-2,4-dioxo-1,2,3,4-tetrahydrothieno[2,3-*d*]pyrimidin-6-yl}phenyl)-3-methoxyurea

1-(4-{1-[(2,6-二氟苯基)甲基]-5-[(二甲氨基)甲基]-3-(6-甲氧基哒嗪-3-基)-2,4-氧代-1,2,3,4-四氢噻吩并[2,3-*d*]嘧啶-6-基}苯基)-3-甲氧基脲

CAS 登录号 737789-87-6
INN list 107
药效分类 垂体激素释放抑制药

瑞氯西泮

Reclazepam（*INN*）

化学结构式

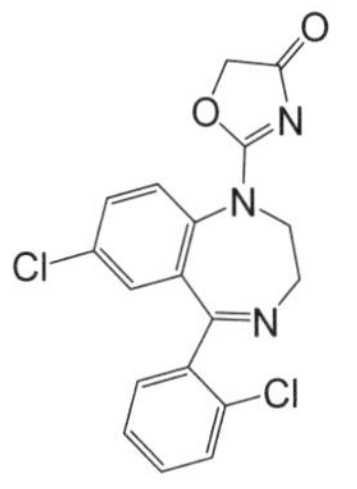

分子式和分子量 $C_{18}H_{13}Cl_2N_3O_2$ 374.22

化学名 2-[7-Chloro-5-(*o*-chlorophenyl)-2,3-dihydro-1*H*-1,4-benzodiazepin-1-yl]-2-oxazolin-4-one

2-[7-氯-5-(2-氯苯基)-2,3-二氢-1*H*-1,4-苯并二氮杂䓬-1-基]-2-噁唑啉-4-酮

CAS 登录号 76053-16-2

INN list 53

药效分类 镇静催眠药

瑞罗塞拉

Reproxalap（*INN*）

化学结构式

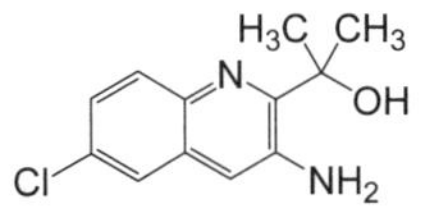

分子式和分子量 $C_{12}H_{13}ClN_2O$ 236.70

化学名 2-(3-Amino-6-chloroquinolin-2-yl)propan-2-ol

2-(3-氨基-6-氯喹啉-2-基)丙-2-醇

CAS 登录号 916056-79-6

INN list 119

药效分类 免疫调节药

瑞螺旋霉素

Retaspimycin（*INN*）

化学结构式

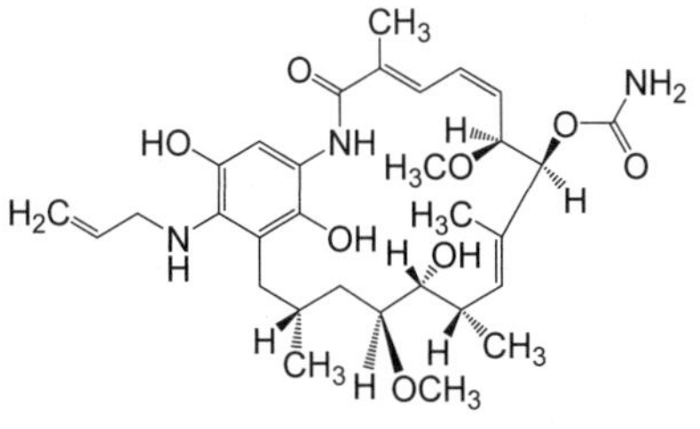

分子式和分子量 $C_{31}H_{45}N_3O_8$ 587.70

化学名 (4*E*,6*Z*,8*S*,9*S*,10*E*,12*S*,13*R*,14*S*,16*R*)-13,20,22-Trihydroxy-8,14-dimethoxy-4,10,12,16-tetramethyl-3-oxo-19-[(prop-2-en-1-yl)amino]-2-azabicyclo[16.3.1]docasa-1(21)4,6,10,18(22),19-hexaen-9-yl carbamate

(4*E*,6*Z*,8*S*,9*S*,10*E*,12*S*,13*R*,14*S*,16*R*)-13,20,22-三羟基-8,14-二甲氧基-4,10,12,16-四甲基-3-氧代-19-[(丙-2-烯-1-基)氨基]-2-氮杂双环[16.3.1]二十二碳-1(21)4,6,10,18(22),19-六烯-9-基 氨基甲酸酯

CAS 登录号 857402-23-4

INN list 99

药效分类 抗肿瘤药

瑞洛霉素

Relomycin（*INN*）

化学结构式

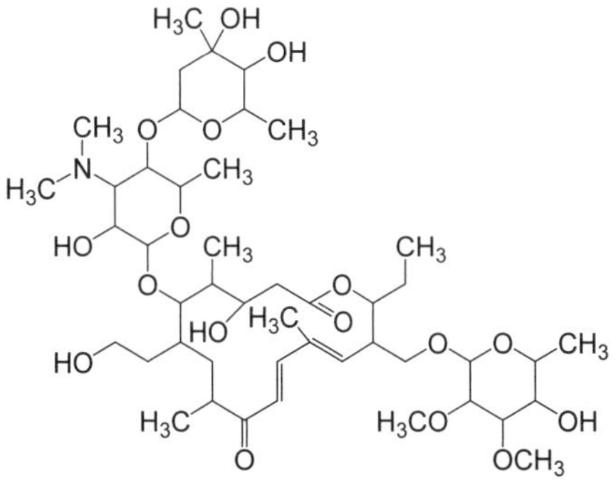

分子式和分子量 $C_{46}H_{79}NO_{17}$ 918.1

化学名 (11*Z*,13*E*)-6-[5-(4,5-Dihydroxy-4,6-dimethyloxan-2-yl)oxy-4-(dimethylamino)-3-hydroxy-6-methyloxan-2-yl]oxy-16-ethyl-4-hydroxy-15-[(5-hydroxy-3,4-dimethoxy-6-methyloxan-2-yl)oxymethyl]-7-(2-hydroxyethyl)-5,9,13-trimethyl-1-oxacyclohexadeca-11,13-diene-2,10-dione

(11*Z*,13*E*)-6-[5-(4,5-二羟基-4,6-二甲基氧杂环己烷-2-基)氧基-4-(二甲氨基)-3-羟基-6-甲基氧杂环己烷-2-基]氧基-16-乙基-4-羟基-15-[(5-羟基-3,4-二甲氧基-6-甲基氧杂环己烷-2-基)氧基甲基]-7-(2-羟乙基)-5,9,13-三甲基-1-氧杂环十六烷-11,13-二烯-2,10-二酮

CAS 登录号 1404-48-4

INN list 15

药效分类 抗生素类药

瑞马司他

Rebimastat（*INN*）

化学结构式

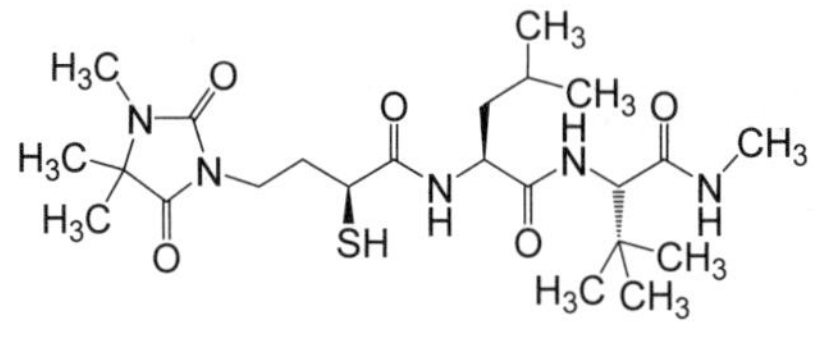

分子式和分子量 $C_{23}H_{41}N_5O_5S$ 499.67

化学名 (2*S*)-*N*-[(1*S*)-2,2-Dimethyl-1-(methylcarbamoyl)propyl]-4-methyl-2-[[(2*S*)-2-sulfanyl-4-(3,4,4-trimethyl-2,5-dioxoimidazolidin-1-yl)butanoyl]amino]pentanamide

(2*S*)-*N*-[(1*S*)-2,2-二甲基-1-(甲基氨甲酰基)丙基]-4-甲基-2-

[[(2*S*)-2-巯基-4-(3,4,4-三甲基-2,5-二氧代咪唑啉-1-基)丁酰基]氨基]戊酰胺

CAS 登录号 259188-38-0

INN list 89

药效分类 基质金属蛋白酶抑制药

瑞马西胺

Remacemide（*INN*）

化学结构式

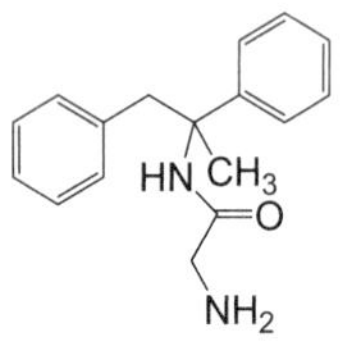

分子式和分子量 $C_{17}H_{20}N_2O$ 268.36

化学名 (±)-2-Amino-*N*-(1-methyl-1,2-diphenylethyl)acetamide

(±)-2-氨基-*N*-(1-甲基-1,2-二苯乙基)乙酰胺

CAS 登录号 128298-28-2；111686-79-4[盐酸盐]

INN list 63

药效分类 抗惊厥药，神经保护药

瑞马唑仑

Remimazolam（*INN*）

化学结构式

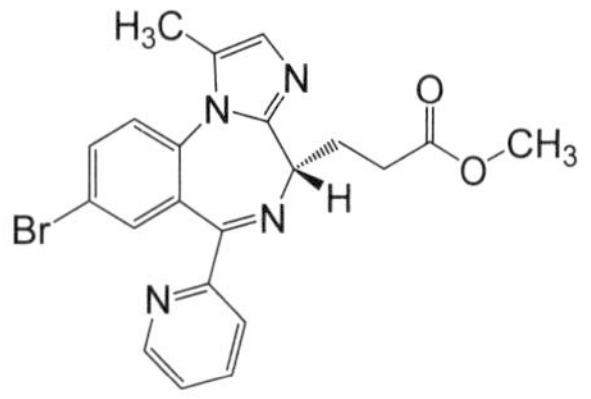

分子式和分子量 $C_{21}H_{19}BrN_4O_2$ 439.31

化学名 Methyl 3-{(4*S*)-8-bromo-1-methyl-6-(pyridin-2-yl)-4*H*-imidazo[1,2-*a*][1,4]benzodiazepin-4-yl}propanoate

甲基 3-{(4*S*)-8-溴-1-甲基-6-(嘧啶-2-基)-4*H*-咪唑并[1,2-*a*][1,4]苯并二氮杂草-4-基}丙酸酯

CAS 登录号 308242-62-8

INN list 102

药效分类 麻醉药

瑞玛比嗪

Relmapirazin（*INN*）

化学结构式

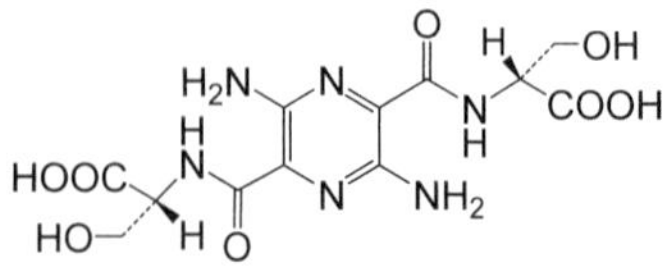

分子式和分子量 $C_{12}H_{16}N_6O_8$ 372.29

化学名 *N,N'*-(3,6-Diaminopyrazine-2,5-dicarbonyl)di-D-serine

N,N'-(3,6-二氨基吡嗪-2,5-二羰基)双-D-丝氨酸

CAS 登录号 1313706-17-0

INN list 117

药效分类 诊断用药

瑞美谷兰

Remeglurant（*INN*）

化学结构式

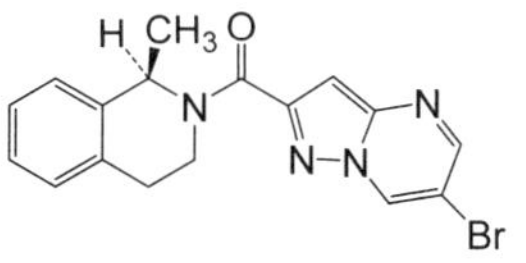

分子式和分子量 $C_{17}H_{15}BrN_4O$ 371.24

化学名 (6-Bromopyrazolo[1,5-*a*]pyrimidin-2-yl)[(1*R*)-1-methyl-3,4-dihydroisoquinolin-2(1*H*)-yl]methanone

(6-溴吡唑并[1,5-*a*]嘧啶-2-基)[(1*R*)-1-甲基-3,4-二氢异喹啉-2(1*H*)-基]甲酮

CAS 登录号 1309783-00-3

INN list 109

药效分类 促代谢性谷氨酸受体拮抗药

瑞美吉泮

Rimegepant（*INN*）

化学结构式

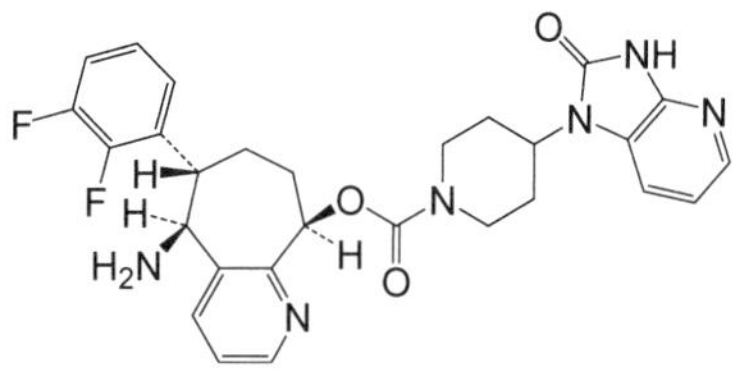

分子式和分子量 $C_{28}H_{28}F_2N_6O_3$ 534.57

化学名 (5*S*,6*S*,9*R*)-5-Amino-6-(2,3-difluorophenyl)-6,7,8,9-tetrahydro-5*H*-cyclohepta[*b*]pyridin-9-yl 4-(2-oxo-2,3-dihydro-1*H*-imidazo[4,5-*b*]pyridin-1-yl)piperidine-1-carboxylate

(5*S*,6*S*,9*R*)-5-氨基-6-(2,3-二氟苯基)-6,7,8,9-四氢-5*H*-环庚烷并[*b*]吡啶-9-基 4-(2-氧代-2,3-二氢-1*H*-咪唑并[4,5-*b*]吡啶-1-基)哌啶-1-羧酸酯

CAS 登录号 1289023-67-1

INN list 109

药效分类 降钙素基因相关肽(CGRP)受体拮抗药

瑞美司他

Remetinostat（*INN*）

化学结构式

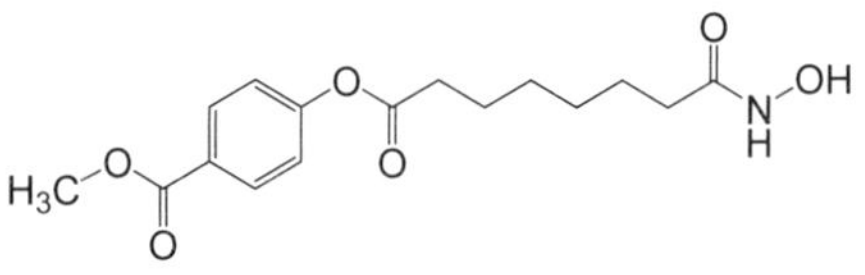

分子式和分子量 $C_{16}H_{21}NO_6$ 323.35

化学名 Methyl 4-{[8-(hydroxyamino)-8-oxooctanoyl]oxy}benzoate

甲基 4-{[8-(羟氨基)-8-氧代辛基酰基]氧基}苯甲酸酯

CAS 登录号 946150-57-8

INN list 115

药效分类 抗肿瘤药

瑞米布替尼

Remibrutinib（*INN*）

化学结构式

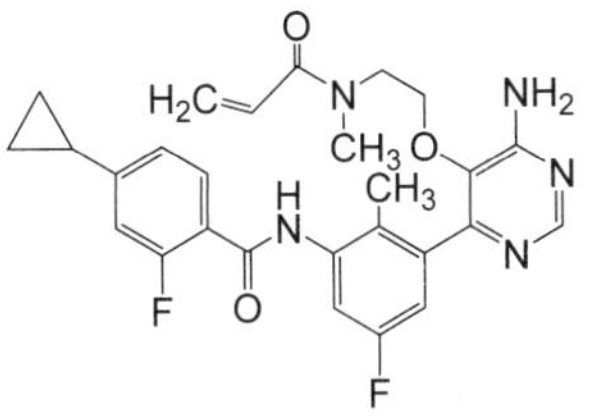

分子式和分子量 $C_{27}H_{27}F_2N_5O_3$ 507.54

化学名 *N*-(3-{6-Amino-5-[2-(*N*-methylprop-2-enamido)ethoxy] pyrimidin-4-yl}-5-fluoro-2-methylphenyl)-4-cyclopropyl-2-fluorobenzamide

N-(3-{6-氨基-5-[2-(*N*-甲基丙-2-烯酰氨基)乙氧基]嘧啶-4-基}-5-氟-2-甲基苯基)-4-环丙基-2-氟苯甲酰胺

CAS 登录号 1787294-07-8

INN list 121

药效分类 Bruton's 酪氨酸激酶抑制药

瑞米吉仑

Remikiren（*INN*）

化学结构式

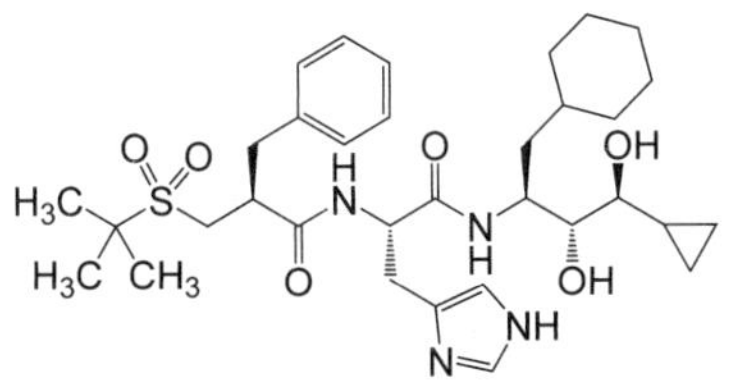

分子式和分子量 $C_{33}H_{50}N_4O_6S$ 630.84

化学名 (2*S*)-2-Benzyl-3-*tert*-butylsulfonyl-*N*-[(2*S*)-1-[[(2*S*,3*R*,4*S*)-1-cyclohexyl-4-cyclopropyl-3,4-dihydroxybutan-2-yl]amino]-3-(1*H*-imidazol-5-yl)-1-oxopropan-2-yl]propanamide

(2*S*)-2-苄基-3-叔丁磺酰基-*N*-[(2*S*)-1-[[(2*S*,3*R*,4*S*)-1-环己基-4-环丙基-3,4-二羟基丁烷-2-基]氨基]-3-(1*H*-咪唑-5-基)-1-氧代丙烷-2-基]丙酰胺

CAS 登录号 126222-34-2

INN list 66

药效分类 肾素抑制药

瑞米司特

Revamilast（*INN*）

分子式和分子量 $C_{18}H_9Cl_2F_2N_3O_4$ 440.18

化学结构式

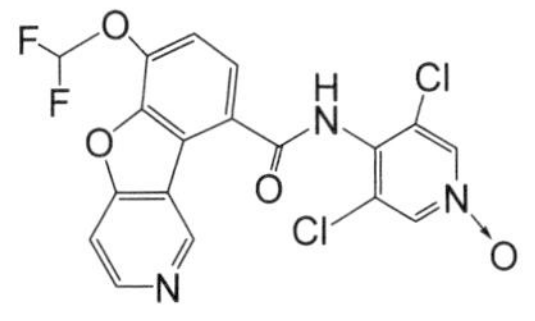

化学名 3,5-Dichloro-4-{[6-(difluoromethoxy)[1]benzofuro[3,2-*c*]pyridine-9-yl] carboxamido}pyridine 1-oxide

3,5-二氯-4-{[6-(二氟甲氧基)[1]苯并呋喃并[3,2-*c*]吡啶-9-基] 甲酰氨基}吡啶 1-氧化物

CAS 登录号 893555-90-3

INN list 102

药效分类 磷酸二酯酶Ⅳ抑制药

瑞莫必利

Remoxipride（*INN*）

化学结构式

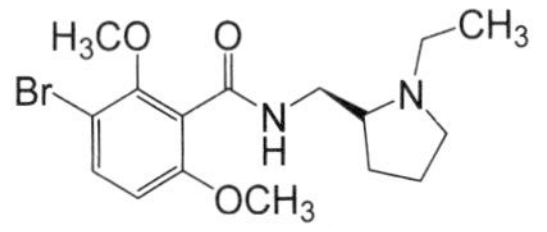

分子式和分子量 $C_{16}H_{23}BrN_2O_3$ 371.27

化学名 (−)-(*S*)-3-Bromo-*N*-[(1-ethyl-2-pyrrolidinyl)methyl]-2,6-dimethoxybenzamide

(−)-(*S*)-3-溴-*N*-[(1-乙基-2-吡咯烷基)甲基]-2,6-二甲氧基苯甲酰胺

CAS 登录号 80125-14-0

INN list 49

药效分类 抗精神病药

瑞那司特

Revenast（*INN*）

化学结构式

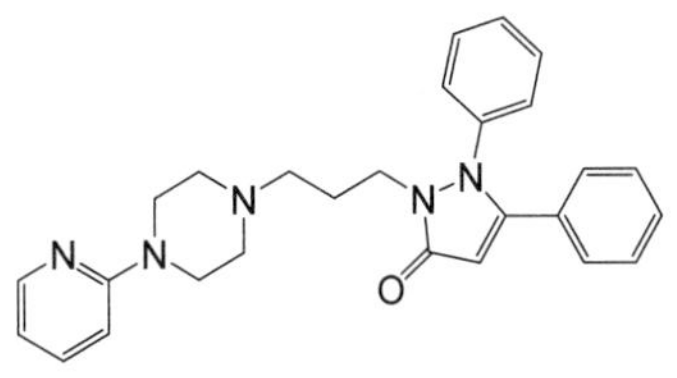

分子式和分子量 $C_{27}H_{29}N_5O$ 439.55

化学名 2,3-Diphenyl-1-[3-[4-(2-pyridyl)-1-piperazinyl]propyl]-3-pyrazolin-5-one

2,3-二苯基-1-[3-[4-(2-吡啶基)-1-哌啶基]丙基]-3-吡唑啉-5-酮

CAS 登录号 85673-87-6

INN list 51

药效分类 平喘药，抗过敏药

瑞尼毒素

Resiniferatoxin（*INN*）

分子式和分子量 $C_{37}H_{40}O_9$ 628.72

化学结构式

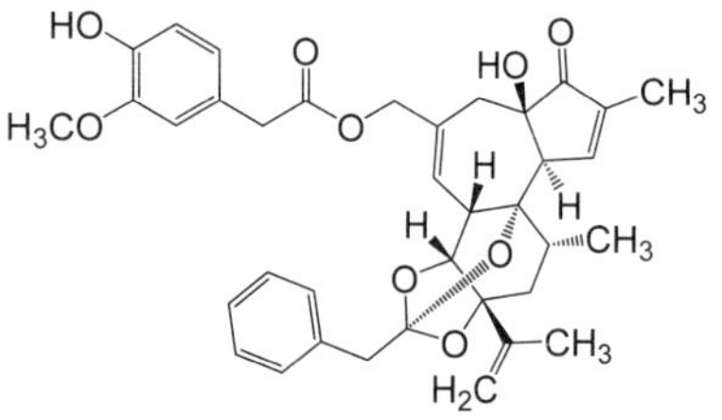

化学名 [(2*S*,3*aR*,3*bS*,6*aR*,9*aR*,9*bR*,10*R*,11*aR*)-2-Benzyl-6*a*-hydroxy-8,10-dimethyl-7-oxo-11*a*-(prop-1-en-2-yl)-3*a*,3*b*,6,6*a*,9*a*,10,11,11*a*-octahydro-2*H*,7*H*-2,9*b*-epoxyazuleno[5,4-*e*][1,3]benzodioxol-5-yl]methyl(4-hydroxy-3-methoxyphenyl)acetate

[(2*S*,3*aR*,3*bS*,6*aR*,9*aR*,9*bR*,10*R*,11*aR*)-2-苄基-6*a*-羟基-8,10-二甲基-7-氧代-11*a*-(丙-1-烯-2-基)-3*a*,3*b*,6,6*a*,9*a*,10,11,11*a*-八氢-2*H*,7*H*-2,9*b*-环氧薁丙[5,4-*e*][1,3]苯并二氧戊环-5-基]甲基(4-羟基-3-甲氧基苯基)乙酸酯

CAS 登录号 57444-62-9

INN list 123

药效分类 瞬时受体电位香草酸 1(TRPV1)拮抗药

瑞尼托林

Renytoline（*INN*）

化学结构式

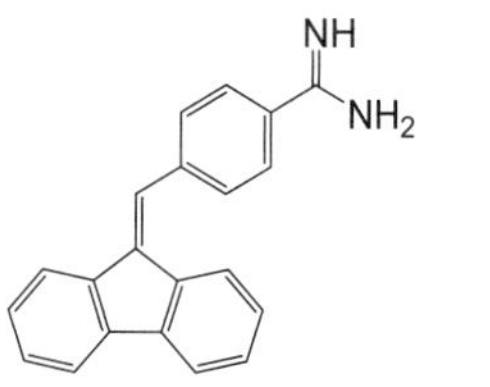

分子式和分子量 $C_{21}H_{16}N_2$ 296.37

化学名 4-(Fluoren-9-ylidenemethyl)benzenecarboximidamide

4-(芴-9-亚基甲基)苯甲脒

CAS 登录号 1729-61-9；5585-60-4[盐酸盐]

INN list 13

药效分类 抗炎药

瑞诺必利

Relenopride（*INN*）

化学结构式

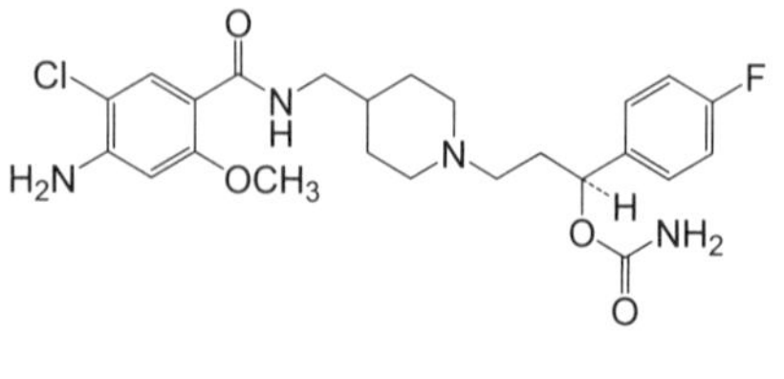

分子式和分子量 $C_{24}H_{30}ClFN_4O_4$ 492.19

化学名 4-Amino-*N*-[(1-{(3*S*)-3-[(carbamoyl)oxy]-3-(4-fluorophenyl)propyl}-piperidin-4-yl)methyl]-5-chloro-2-methoxybenzamide

4-氨基-*N*-[(1-{(3*S*)-3-[(氨甲酰基)氧基]-3-(4-氟苯基)丙基}-哌啶-4-基)甲基]-5-氯-2-甲氧基苯甲酰胺

CAS 登录号 1221416-43-8

INN list 111

药效分类 5-羟色胺受体激动药，促动力药

瑞诺司他

Resminostat（*INN*）

化学结构式

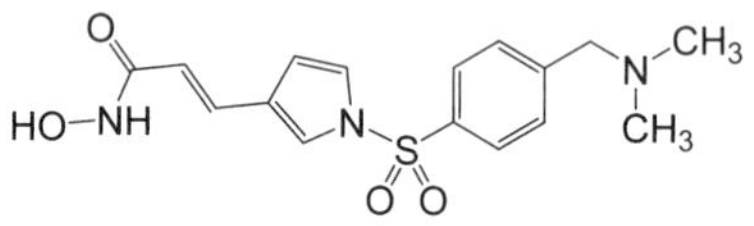

分子式和分子量 $C_{16}H_{19}N_3O_4S$ 349.40

化学名 (*E*)-3-[1-[4-[(Dimethylamino)methyl]phenyl]sulfonylpyrrol-3-yl]-*N*-hydroxyprop-2-enamide

(*E*)-3-[1-[4-[(二甲氨基)甲基]苯基]磺酰基吡咯-3-基]-*N*-羟基丙-2-烯酰胺

CAS 登录号 864814-88-0

INN list 102

药效分类 抗肿瘤药

瑞帕立辛

Reparixin（*INN*）

化学结构式

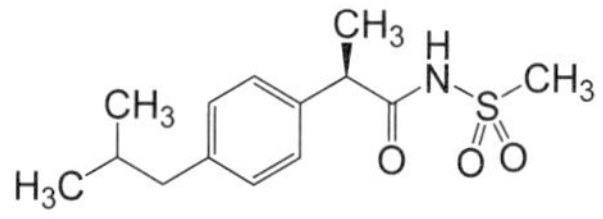

分子式和分子量 $C_{14}H_{21}NO_3S$ 283.39

化学名 (−)-(2*R*)-2-[4-(2-Methylpropyl)phenyl]-*N*-(methylsulfonyl)propanamide

(−)-(2*R*)-2-[4-(2-甲基丙基)苯基]-*N*-(甲磺酰基)丙酰胺

CAS 登录号 266359-83-5

INN list 91

药效分类 抗炎药，细胞因子(IL-8)抑制药

瑞帕锗

Repagermanium（*INN*）

化学结构式

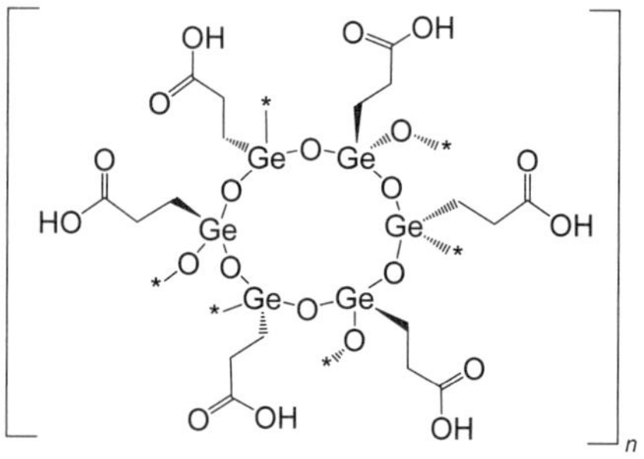

分子式 $(C_{18}H_{30}Ge_6O_{21})_n$

化学名 Poly-*trans*-[(2-carboxyethyl)germa sesquioxane]

多聚反-[(2-羧乙基)锗倍半噁烷]

INN list 63

药效分类 免疫调节药

瑞派替尼

Ripretinib（*INN*）

化学结构式

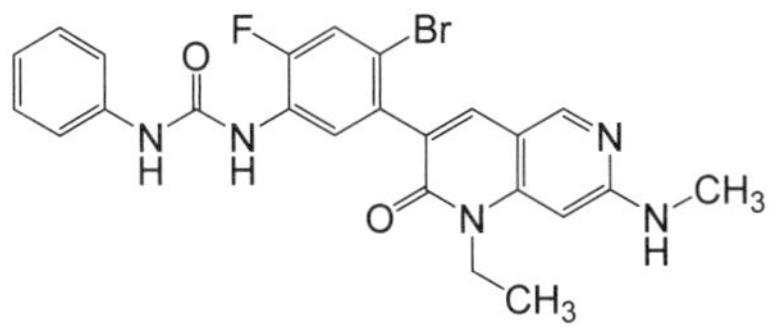

分子式和分子量 $C_{24}H_{21}BrFN_5O_2$ 510.37

化学名 *N*-{4-Bromo-5-[1-ethyl-7-(methylamino)-2-oxo-1,2-dihydro-1,6-naphthyridin-3-yl]-2-fluorophenyl}-*N'*-phenylurea

N-{4-溴-5-[1-乙基-7-(甲氨基)-2-氧代-1,2-二氢-1,6-萘啶-3-基]-2-氟苯基}-*N'*-苯基脲

CAS 登录号 1442472-39-0

INN list 119

药效分类 酪氨酸激酶抑制药，抗肿瘤药

瑞匹诺坦

Repinotan（*INN*）

化学结构式

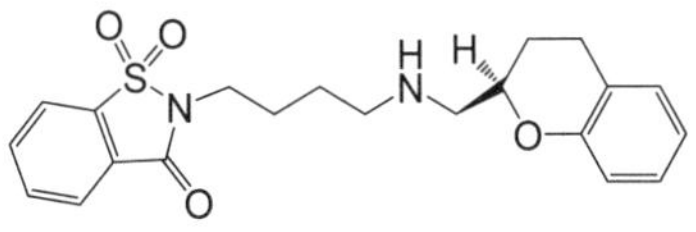

分子式和分子量 $C_{21}H_{24}N_2O_4S$ 400.49

化学名 (−)-2-[4-[[(*R*)-2-Chromanylmethyl]amino]butyl]-1,2-benzisothiazolin-3-one 1,1-dioxide

(−)-2-[4-[[(R)-2-苯并二氢吡喃基甲基]氨基]丁基]-1,2-苯并噻唑-3-酮 1,1-二氧化物

CAS 登录号 144980-29-0

INN list 79

药效分类 5-HT1A 受体激动药，神经保护药

瑞普拉生

Revaprazan（*INN*）

化学结构式

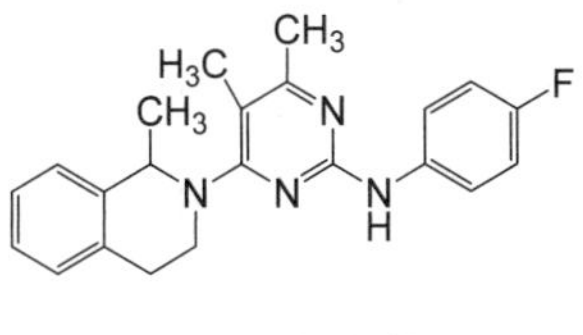

分子式和分子量 $C_{22}H_{23}FN_4$ 362.45

化学名 *N*-(4-Fluorophenyl)-5,6-dimethyl-4-[(1*RS*)-1-methyl-3,4-dihydroisoquinolin-2(1*H*)-yl]pyrimidin-2-amine

N-(4-氟苯基)-5,6-二甲基-4-[(1*RS*)-1-甲基-3,4-二氢异喹啉-2(1*H*)-基] 嘧啶-2-胺

CAS 登录号 199463-33-7; 178307-42-1[盐酸盐]

INN list 91

药效分类 抗消化性溃疡药，抗胃食管反流药，酸泵抑制药

瑞普米星

Repromicin（*INN*）

化学结构式

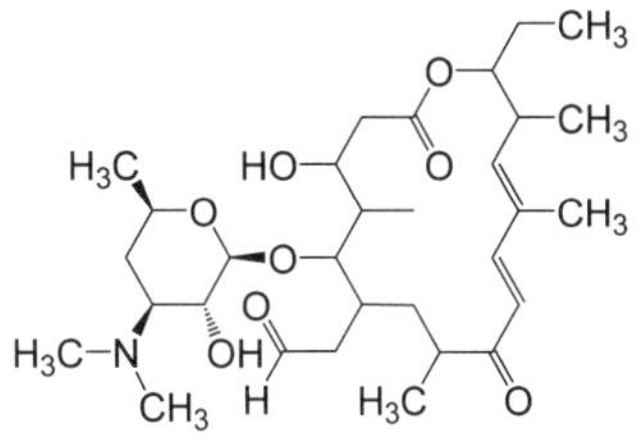

分子式和分子量 $C_{31}H_{51}NO_8$ 565.74

化学名 16-Ethyl-4-hydroxy-5,9,13,15-tetramethyl-2,10-dioxo-6-[[3,4,6-trideoxy-3-(dimethylamino)-*β*-D-xylo-hexopyranosyl]oxy]oxacyclohexadeca-11,13-diene-7-acetaldehyde

16-乙基-4-羟基-5,9,13,15-四甲基-2,10-二氧代-6-[[3,4,6-三脱氧-3-(二甲氨基)-*β*-D-木-吡喃己糖基-]氧基]氧杂环十六烷-11,13-二烯-7-乙醛

CAS 登录号 56689-42-0

INN list 37

药效分类 抗生素类药

瑞普特罗

Reproterol（*INN*）

化学结构式

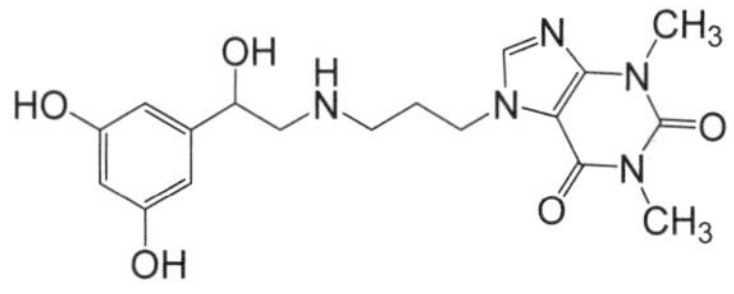

分子式和分子量 $C_{18}H_{23}N_5O_5$ 389.41

化学名 7-[3-[(*β*,3,5-Trihydroxyphenethyl)amino]propyl]theophylline

7-[3-[(*β*,3,5-三羟基苯乙基)氨基]丙基]茶碱

CAS 登录号 54063-54-6; 13055-82-8[盐酸盐]

INN list 30

药效分类 支气管舒张药

瑞普替尼

Repotrectinib（*INN*）

化学结构式

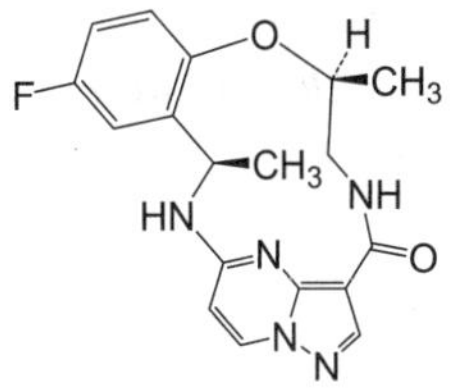

分子式和分子量 $C_{18}H_{18}FN_5O_2$ 355.366

化学名 (3*R*,11*S*)-6-Fluoro-3,11-dimethyl-10-oxa-2,13,17,18,21-pentazatetracyclo[13.5.2.0^{4,9}.0^{18,22}]docosa-1(21),4(9),5,7,15(22),16,19-heptaen-14-one

(3*R*,11*S*)-6-氟-3,11-二甲基-10-氧杂-2,13,17,18,21-五氮杂四环[13.5.2.0^{4,9}.0^{18,22}]二十二烷-1(21),4(9),5,7,15(22),16,19-七烯-14-酮

CAS 登录号 1802220-02-5

INN list 120

药效分类 抗肿瘤药

瑞齐替尼

Rezivertinib（*INN*）

化学结构式

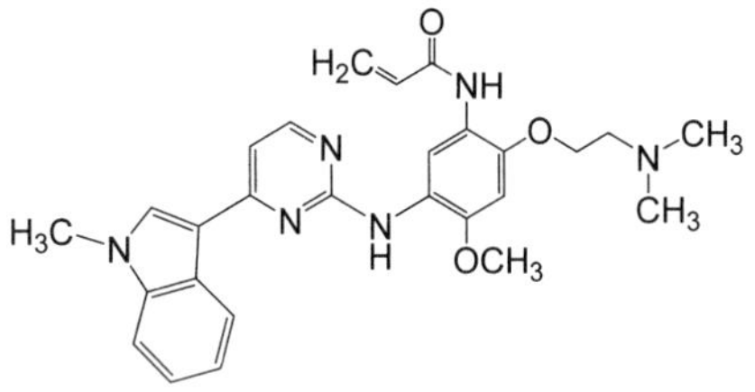

分子式和分子量 $C_{27}H_{30}N_6O_3$ 486.58

化学名 *N*-(2-[2-(Dimethylamino)ethoxy]-4-methoxy-5-{[4-(1-methyl-1*H*-indol-3-yl)pyrimidin-2-yl]amino}phenyl)prop-2-enamide

N-(2-[2-(二甲基氨基)乙氧基]-4-甲氧基-5-{[4-(1-甲基-1*H*-吲哚-3-基)嘧啶-2-基]氨基}苯基)丙-2-烯酰胺

CAS 登录号 1835667-12-3

INN list 122

药效分类 酪氨酸激酶抑制药

瑞前列醇

Remiprostol（*INN*）

化学结构式

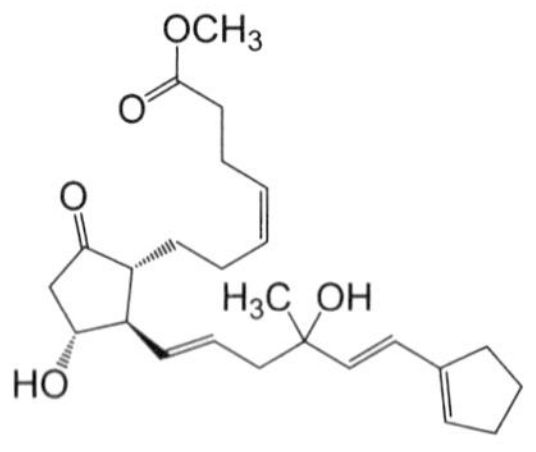

分子式和分子量 $C_{25}H_{36}O_5$ 416.55

化学名 (±)-Methyl (*Z*)-7-[(1*R*,2*R*,3*R*)-2-[(1*E*,5*E*)-(4*RS*)-6-(1-cyclopenten-1-yl)-4-hydroxy-4-methyl-1,5-hexadienyl]-3-hydroxy-5-oxocyclopentyl]-4-heptenoate

(±)-甲基 (*Z*)-7-[(1*R*,2*R*,3*R*)-2-[(1*E*,5*E*)-(4*RS*)-6-(1-环戊烯基-1-基)-4-羟基-4-甲基-1,5-己二烯基]-3-羟基-5-氧代环戊基]-4-庚烯酸酯

CAS 登录号 110845-89-1

INN list 65

药效分类 前列腺素类药，抗溃疡药

瑞沙托维

Resatorvid（*INN*）

化学结构式

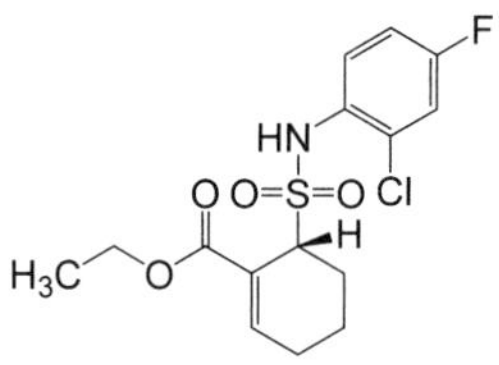

分子式和分子量 $C_{15}H_{17}ClFNO_4S$ 361.82

化学名 Ethyl (6*R*)-6-[(2-chloro-4-fluorophenyl)sulfamoyl]cyclohex-1-ene-1-carboxylate

乙基 (6*R*)-6-[(2-氯-4-氟苯基)氨磺酰基]环己-1-烯-1-羧酸酯

CAS 登录号 243984-11-4

INN list 96

药效分类 Toll 样(病原模式)受体 4 拮抗药

瑞舒伐他汀

Rosuvastatin（*INN*）

化学结构式

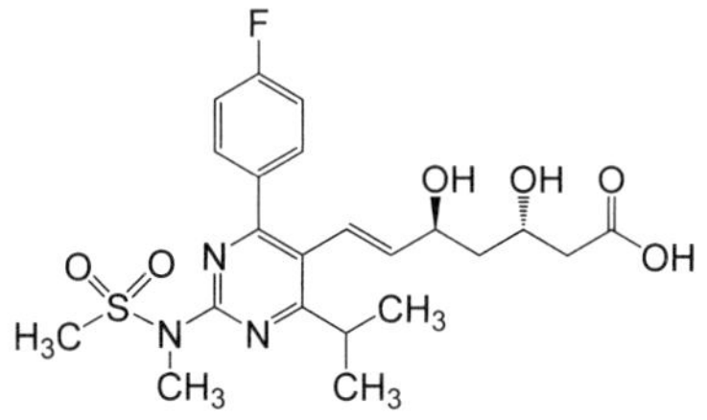

分子式和分子量 $C_{22}H_{28}FN_3O_6S$ 481.54

化学名 [3*R*,5*S*-(*E*)]-7-[4-(4-Fluorophenly)-6-(1-methylethyl)-2-[methyl(methyl sulfonyl)amino]-5-pyrimidnyl]-3,5-dihydroxy-6-heptenoic acid

[3*R*,5*S*-(*E*)]-7-[4-(4-氟苯基)-6-(1-甲基乙基)-2-[甲基(甲磺酰基)氨基]-5-嘧啶基]-3,5-二羟基-6-庚烯酸

CAS 登录号 287714-41-4；147098-20-2[钙盐]

INN list 83

药效分类 降血脂药，HMG-辅酶 A 还原酶抑制药

瑞司必利

Revexepride（*INN*）

化学结构式

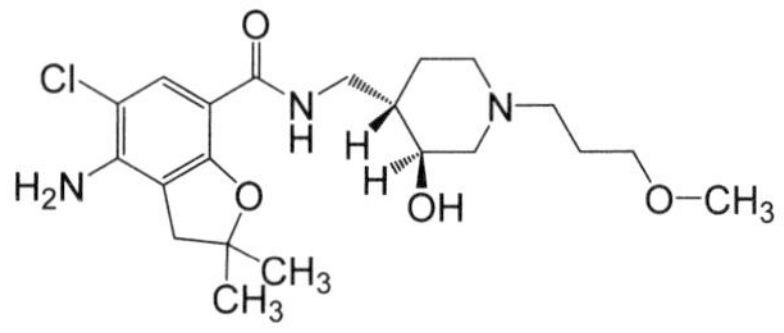

分子式和分子量 $C_{21}H_{32}ClN_3O_4$ 425.95

化学名 4-Amino-5-chloro-*N*-{[(3*S*,4*S*)-3-hydroxy-1-(3-methoxypropyl)piperidin-4-yl]methyl}-2,2-dimethyl-2,3-dihydro-1-benzofuran-7-carboxamide

4-氨基-5-氯-*N*-{[(3*S*,4*S*)-3-羟基-1-(3-甲氧基丙基)哌啶-4-基]甲基}-2,2-二甲基-2,3-二氢-1-苯并呋喃-7-甲酰胺

CAS 登录号　219984-49-3

INN list　108

药效分类　5-羟色胺受体激动药，促动力药

瑞司美替罗

Resmetirom（*INN*）

化学结构式

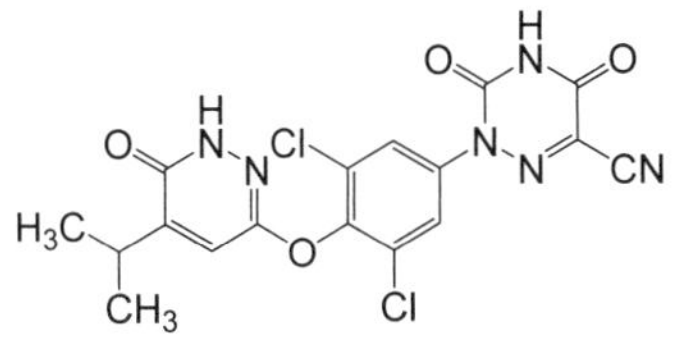

分子式和分子量　$C_{17}H_{12}Cl_2N_6O_4$　435.22

化学名　2-(3,5-Dichloro-4-{[6-oxo-5-(propan-2-yl)-1,6-dihydropyridazin-3-yl]oxy}phenyl)-3,5-dioxo-2,3,4,5-tetrahydro-1,2,4-triazine-6-carbonitrile

2-(3,5-二氯-4-{[6-氧代-5-(丙-2-基)-1,6-二氢哒嗪-3-基]氧基}苯基)-3,5-二氧代-2,3,4,5-四氢-1,2,4-三嗪-6-甲腈

CAS 登录号　920509-32-6

INN list　119

药效分类　降血脂药

瑞索可托

Resocortol

化学结构式

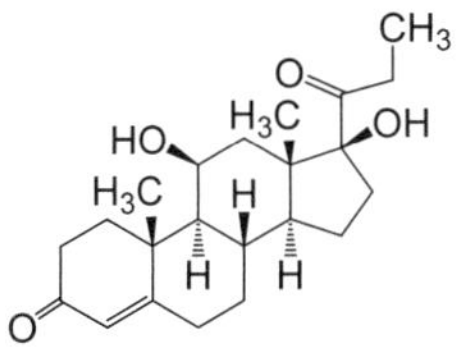

分子式和分子量　$C_{22}H_{32}O_4$　360.49

化学名　11*β*,17*α*-Dihydroxy-17-propionylandrost-4-en-3-one

11*β*,17*α*-二羟基-17-丙酰基雄甾-4-烯-3-酮

CAS 登录号　76675-97-3; 76738-96-0[丁酸酯]

药效分类　肾上腺皮质激素类药

瑞他莫林

Retapamulin（*INN*）

化学结构式

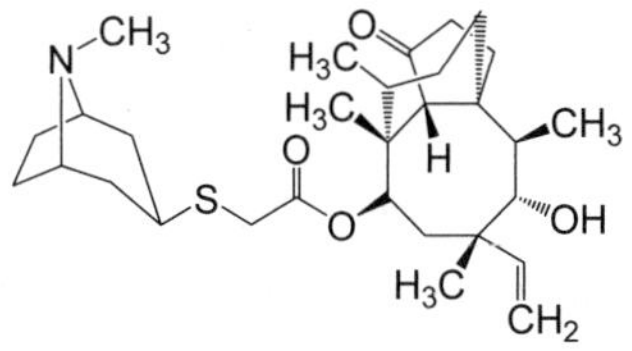

分子式和分子量　$C_{30}H_{47}NO_4S$　517.76

化学名　(3*aS*,4*R*,5*S*,6*S*,8*R*,9*R*,9*aR*,10*R*)-6-Ethenyl-5-hydroxy-4,6,9,10-tetramethyl-1-oxodecahydro-3*a*,9-propano-3*aH*-cyclopenta[8]annulen-8-yl[[(1*R*,3*S*,5*S*)-8-methyl-8-azabicyclo[3.2.1]oct-3-yl]sulfanyl]acetate

(3*aS*,4*R*,5*S*,6*S*,8*R*,9*R*,9*aR*,10*R*)-6-乙烯基-5-羟基-4,6,9,10-四甲基-1-氧代十氢-3*a*,9-丙基-3*aH*-环戊熳并[8]轮烯-8-基[[(1*R*,3*S*,5*S*)-8-甲基-8-氮杂双环[3.2.1]辛-3-基]硫]乙酸酯

CAS 登录号　224452-66-8

INN list　91

药效分类　抗生素类药

瑞替加滨

Retigabine（*INN*）

化学结构式

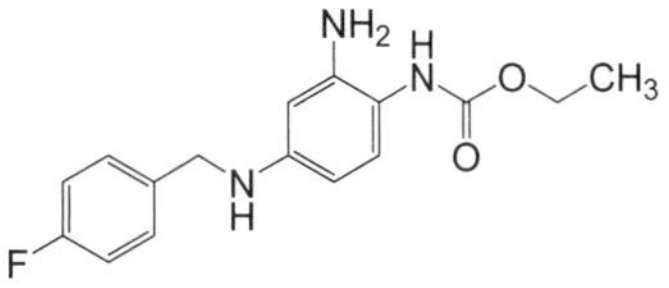

分子式和分子量　$C_{16}H_{18}FN_3O_2$　303.33

化学名　Ethyl *N*-[2-amino-4-(4-fluorobenzylamino)phenyl] carbamic acid ester

乙基 *N*-[2-氨基-4-(4-氟苯甲氨基)苯基]氨基甲酸酯

CAS 登录号　150812-12-7

INN list　76

药效分类　抗癫痫药

瑞替普汀

Retelliptine（*INN*）

化学结构式

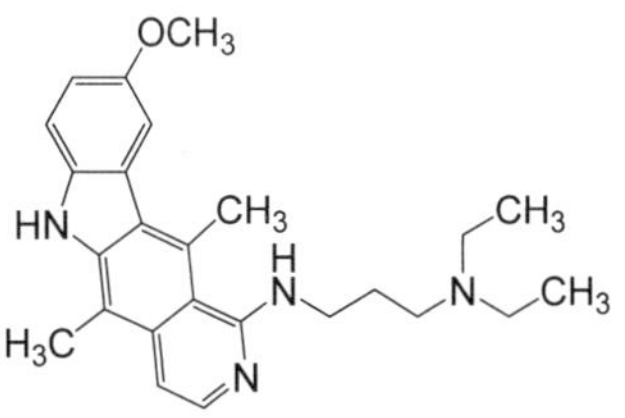

分子式和分子量　$C_{25}H_{32}N_4O$　404.55

化学名　1-[[3-(Diethylamino)propyl]amino]-9-methoxy-5,11-dimethyl-6*H*-pyrido[4,3-*b*]carbazole

1-[[3-(二乙氨基)丙基]氨基]-9-甲氧基-5,11-二甲基-6*H*-吡啶并[4,3-*b*]咔唑

CAS 登录号　72238-02-9

INN list　57

药效分类　抗肿瘤药

瑞托西班

Retosiban（*INN*）

分子式和分子量　$C_{27}H_{34}N_4O_5$　494.58

化学结构式

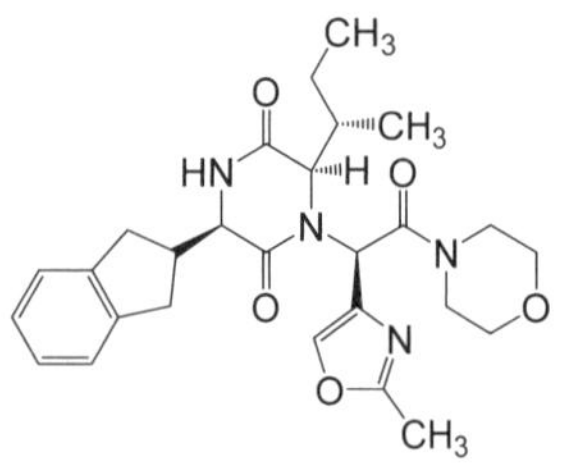

化学名 (3*R*,6*R*)-6-[(2*S*)-Butan-2-yl]-3-(2,3-dihydro-1*H*-inden-2-yl)-1-[(1*R*)-1-(2-methyl-1,3-oxazol-4-yl)-2-(morpholin-4-yl)-2-oxoethyl]piperazine-2,5-dione

(3*R*,6*R*)-6-[(2*S*)-丁烷-2-基]-3-(2,3-二氢-1*H*-茚-2-基)-1-[(1*R*)-1-(2-甲基-1,3-噁唑-4-基)-2-(吗啉-4-基)-2-氧代乙基]哌嗪-2,5-二酮

CAS 登录号 820957-38-8

INN list 98

药效分类 催产素拮抗药

瑞维鲁胺

Rezvilutamide（*INN*）

化学结构式

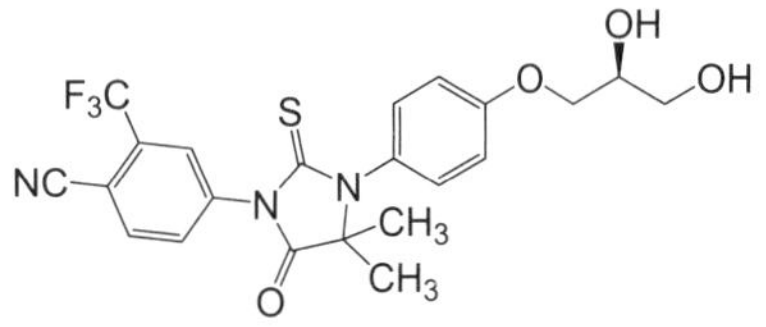

分子式和分子量 $C_{22}H_{20}F_3N_3O_4S$ 479.47

化学名 4-(3-{4-[(2*S*)-2,3-dihydroxypropoxy]phenyl}-4,4-dimethyl-5-oxo-2-sulfanylideneimidazolidin-1-yl)-2-(trifluoromethyl)benzonitrile

4-(3-{4-[(2*S*)-2,3-二羟基丙氧基]苯基}-4,4-二甲基-5-氧代-2-硫亚基咪唑啉-1-基)-2-(三氟甲基)苯甲腈

CAS 登录号 1572045-62-5

INN list 123

药效分类 抗雄激素药

瑞维那新

Revefenacin（*INN*）

化学结构式

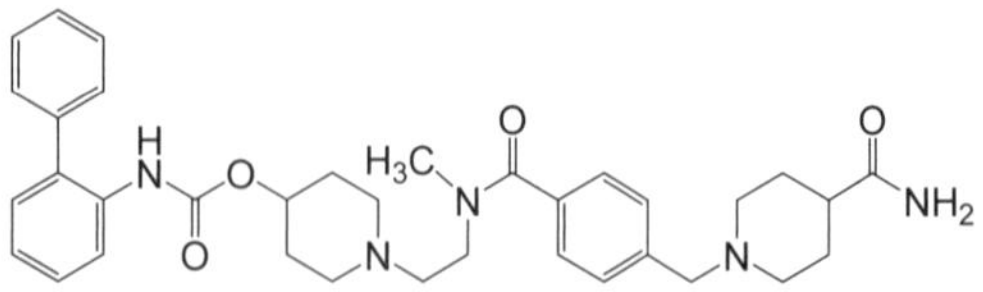

分子式和分子量 $C_{35}H_{43}N_5O_4$ 597.76

化学名 1-(2-{4-[(4-Carbamoylpiperidin-1-yl)methyl]-*N*-methylbenzamido}ethyl)piperidin-4-yl *N*-([1,1'-biphenyl]2-yl)carbamate

1-(2-{4-[(4-氨基甲酰基哌啶-1-基)甲基]-*N*-甲基苯甲酰氨基}乙基)哌啶-4-基 *N*-([1,1'-联苯] 2-基)氨基甲酸酯

CAS 登录号 864750-70-9

INN list 114

药效分类 毒蕈碱受体拮抗药

瑞维齐农

Revizinone（*INN*）

化学结构式

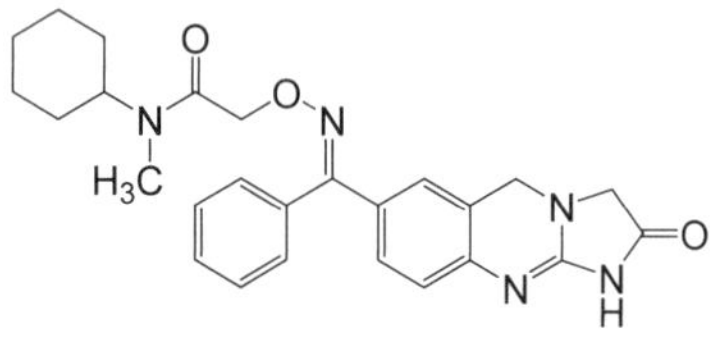

分子式和分子量 $C_{26}H_{29}N_5O_3$ 459.54

化学名 (*E*)-*N*-Cyclohexyl-*N*-methyl-2-[[[*α*-(1,2,3,5-tetrahydro-2-oxoimidazo[2,1-*b*]quinazolin-7-yl)benzylidene]amino]oxy]acetamide

(*E*)-*N*-环己基-*N*-甲基-2-[[[*α*-(1,2,3,5-四氢-2-氧代咪唑并[2,1-*b*]喹唑啉-7-基) 苯亚甲基]氨基]氧基]乙酰胺

CAS 登录号 133718-29-3

INN list 67

药效分类 强心药

瑞西利塞

Recilisib（*INN*）

化学结构式

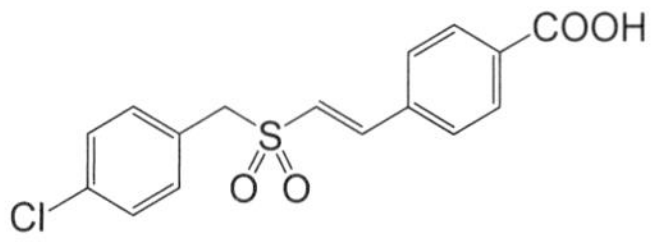

分子式和分子量 $C_{16}H_{13}ClO_4S$ 336.79

化学名 4-[(1*E*)-2-{[(4-Chlorophenyl)methyl]sulfonyl}ethenyl] benzoic acid

4-[(1*E*)-2-{[(4-氯苯基)甲基]磺酰基}乙烯基]苯甲酸

CAS 登录号 334969-03-8

INN list 108

药效分类 抗肿瘤药

瑞西美托

Rescimetol（*INN*）

化学结构式

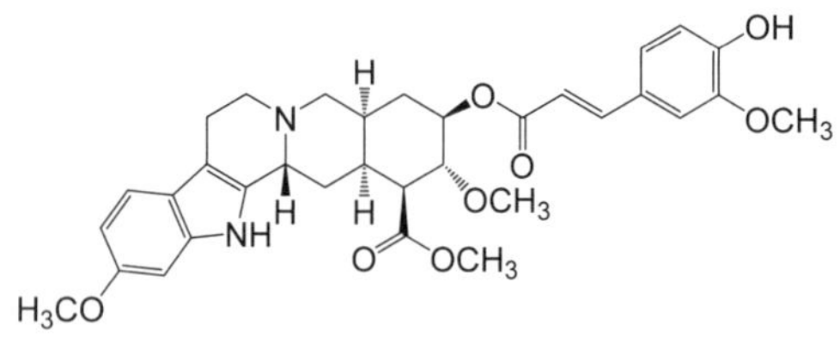

分子式和分子量 $C_{33}H_{38}N_2O_8$ 590.66

化学名 Methyl 18*β*-hydroxy-11,17*α*-dimethoxy-3*β*,20*α*-yohimban-16*β*-carboxylate (*E*)-4-hydroxy-3-methoxycinnamate(ester)

甲基 18β-羟基-11,17*α*-二甲氧基-3*β*,20*α*-育亨烷-16β-羧酸

酯 (E)-4-羟基-3-甲氧基肉桂酸酯
CAS 登录号 73573-42-9
INN list 44
药效分类 抗高血压药

瑞西那明

Rescinnamine（*INN*）

化学结构式

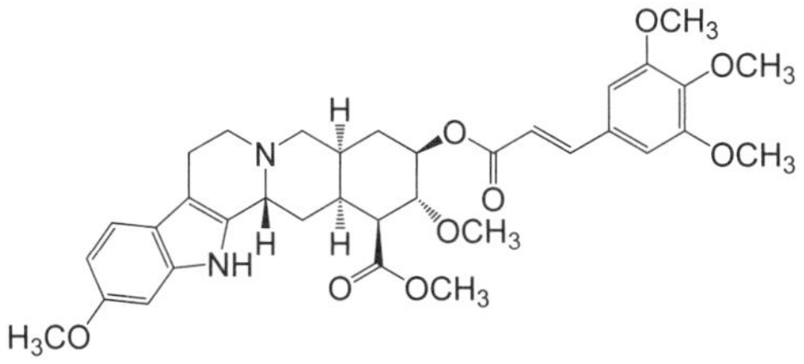

分子式和分子量 $C_{35}H_{42}N_2O_9$ 634.72

化学名 Methyl 11,17*α*-dimethoxy-18*β*-{[(2*E*)-3-(3,4,5-trimethoxyphenyl)prop-2-enoyl]oxy}-3*β*,20*α*-yohimban-16*β*-carboxylate

甲基 11,17*α*-二甲氧基-18*β*-{[(2*E*)-3-(3,4,5-三甲氧基苯基)丙-2-烯酰基]氧基}-3*β*,20*α*-育亨烷-16*β*-羧酸酯

CAS 登录号 24815-24-5
INN list 6
药效分类 抗高血压药
ATC 分类 C02AA01

瑞扎芬净

Rezafungin（*INN*）

化学结构式

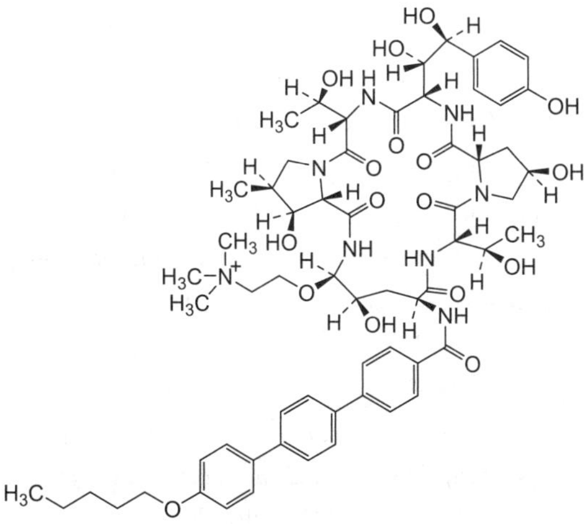

分子式和分子量 $C_{63}H_{85}N_8O_{17}$ 1226.41

化学名 *N*$^{5.1}$,6-Anhydro[(4*R*,5*R*)-4-hydroxy-2-[3^4-(pentyloxy)[1^1,2^1:2^4,3^1-terphenyl]-1^4-carboxamido]-5-[2-(trimethylazaniumyl)ethyl]-L-ornithyl-L-threonyl-*trans*-4-hydroxy-L-prolyl-(4*S*)-4-hydroxy-4-(4-hydroxyphenyl)-L-threonyl-L-threonyl-(3*S*,4*S*)-3-hydroxy-4-methyl-L-proline]

N$^{5.1}$,6-脱水[(4*R*,5*R*)-4-羟基-2-[3^4-(戊氧基)[1^1,2^1:2^4,3^1-三苯基]-1^4-甲酰氨基]-5-[2-(三甲基氮鎓基)乙基]-L-鸟氨酰-L-苏氨酰-反-4-羟基-L-脯氨酰-(4*S*)-4-羟基-4-(4-羟基苯基)-L-苏氨酰-L-苏氨酰-(3*S*,4*S*)-3-羟基-4-甲基-L-脯氨酸]

CAS 登录号 1396640-59-7; 1631754-41-0[乙酸盐]
INN list 117
药效分类 抗真菌药

瑞扎咪定

Rezatomidine（*INN*）

化学结构式

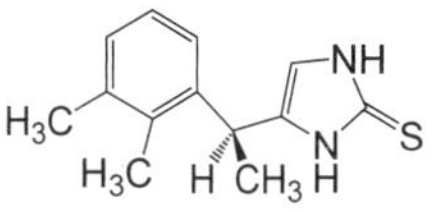

分子式和分子量 $C_{13}H_{16}N_2S$ 232.34

化学名 4-[(1*S*)-1-(2,3-Dimethylphenyl)ethyl]-1,3-dihydro-2*H*-imidazol-2-thione

4-[(1*S*)-1-(2,3-二甲苯基)乙基]-1,3-二氢-2*H*-咪唑-2-硫酮

CAS 登录号 847829-38-3
INN list 103
药效分类 α_2 受体拮抗药

瑞佐莫司他

Relzomostat（*INN*）

化学结构式

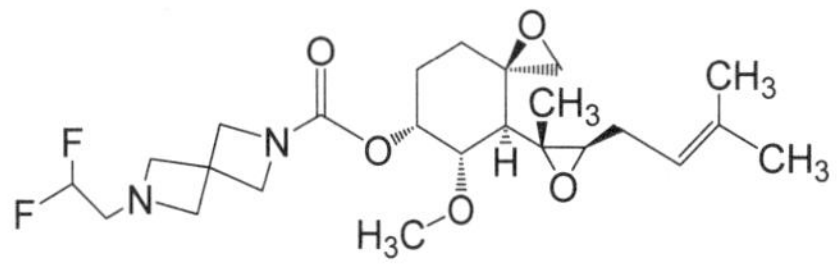

分子式和分子量 $C_{24}H_{36}F_2N_2O_5$ 470.56

化学名 (3*R*,4*S*,5*S*,6*R*)-5-Methoxy-4-[(2*R*,3*R*)-2-methyl-3-(3-methylbut-2-en-1-yl)oxiran-2-yl]-1-oxaspiro[2.5]octan-6-yl 6-(2,2-difluoroethyl)-2,6-diazaspiro[3.3]heptane-2-carboxylate

(3*R*,4*S*,5*S*,6*R*)-5-甲氧基-4-[(2*R*,3*R*)-2-甲基-3-(3-甲基丁-2-烯-1-基)氧杂环丙烷-2-基]-1-氧杂螺[2.5]辛-6-基 6-(2,2-二氟乙基)-2,6-二氮杂螺[3.3]庚烷-2-羧酸酯

CAS 登录号 2081078-92-2
INN list 122
药效分类 甲硫氨酸氨基肽酶 2($MetAP_2$)抑制药

塞奥罗奈

Cioteronel（*INN*）

化学结构式

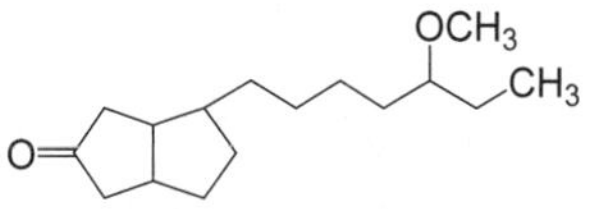

分子式和分子量 $C_{16}H_{28}O_2$ 252.39

化学名 (±)-Hexahydro-4-(5-methoxyheptyl)-2(1*H*)-pentalenone

(±)-六氢-4-(5-甲氧基庚基)-2(1*H*)-并环戊二烯酮

CAS 登录号 89672-11-7

INN list 65

药效分类 抗雄激素药

塞德美坦

Serdemetan（*INN*）

化学结构式

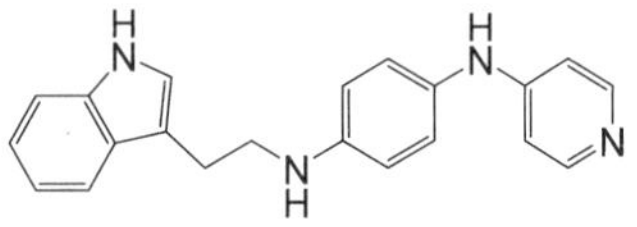

分子式和分子量 $C_{21}H_{20}N_4$ 328.41

化学名 *N*-[2-(1*H*-Indol-3-yl)ethyl]-*N'*-(pyridin-4-yl)benzene-1,4-diamine

N-[2-(1*H*-吲哚-3-基)乙基]-*N'*-(吡啶-4-基)-1,4-苯二胺

CAS 登录号 881202-45-5

INN list 101

药效分类 抗肿瘤药

塞地纳布啡

Dinalbuphine Sebacate（*INN*）

化学结构式

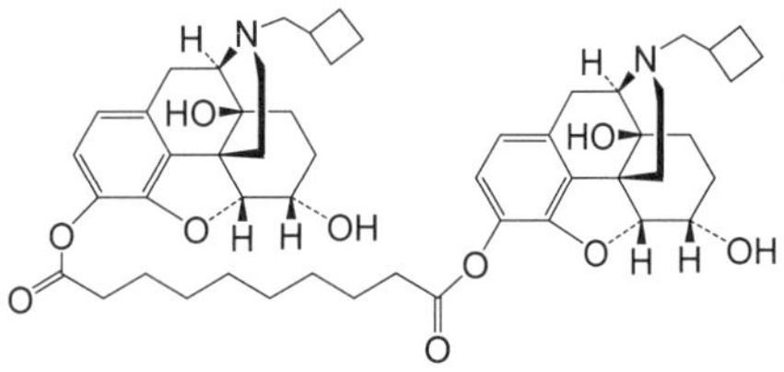

分子式和分子量 $C_{52}H_{68}N_2O_{10}$ 881.12

化学名 Bis[17-(cyclobutylmethyl)-4,5*α*-epoxy-6*α*,14-dihydroxymorphinan-3-yl] decanedioate

双[17-(环丁基甲基)-4,5 *α*-环氧-6*α*,14-二羟基吗啡喃-3-基]癸二酸二酯

CAS 登录号 311768-81-7

INN list 114

药效分类 阿片类受体拮抗药

塞福太

Selfotel（*INN*）

化学结构式

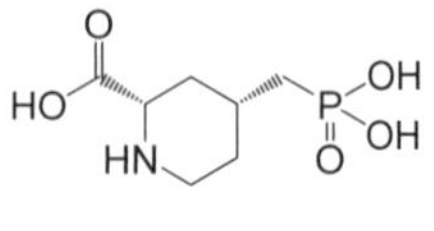

分子式和分子量 $C_7H_{14}NO_5P$ 223.16

化学名 *cis*-4-(Phosphonomethyl)pipecolic acid

顺-4-(磷酰基甲基)哌啶-2-甲酸

CAS 登录号 110347-85-8

INN list 69

药效分类 NMDA 受体拮抗药

塞格列扎

Cevoglitazar（*INN*）

化学结构式

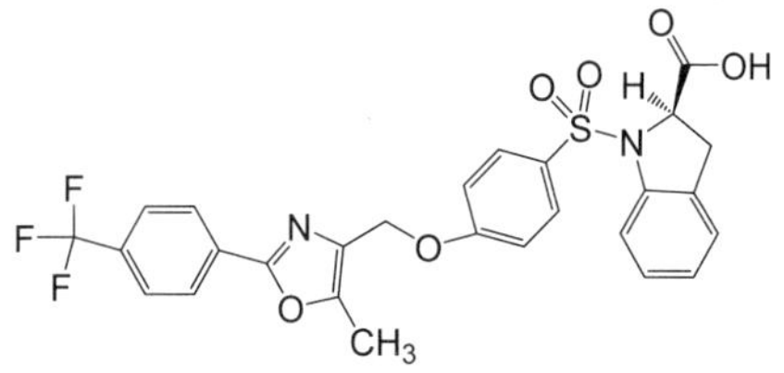

分子式和分子量 $C_{27}H_{21}F_3N_2O_6S$ 558.53

化学名 (2*R*)-1-{[4-({5-Methyl-2-[4-(trifluoromethyl)phenyl]-1,3-oxazol-4-yl}methoxy)phenyl]sulfonyl}-2,3-dihydro-1*H*-indole-2-carboxylic acid

(2*R*)-1-{[4-({5-甲基-2-[4-(三氟甲基)苯基]-1,3-噁唑-4-基}甲氧基)苯基]磺酰基}-2,3-二氢-1*H*-吲哚-2-甲酸

CAS 登录号 839673-52-8

INN list 94

药效分类 抗糖尿病药

塞红霉素

Cethromycin（*INN*）

化学结构式

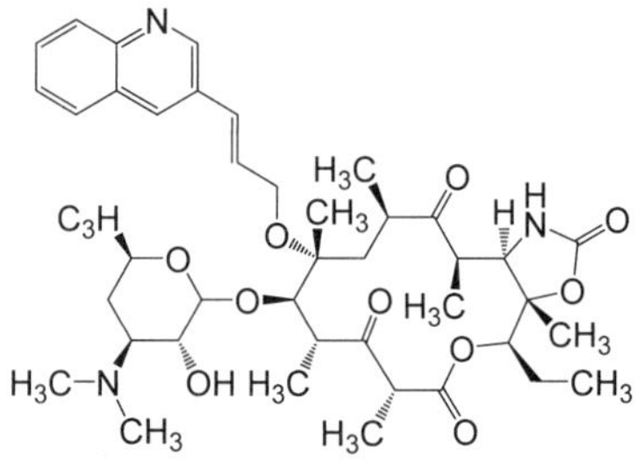

分子式和分子量 $C_{42}H_{59}N_3O_{10}$ 765.93

化学名 (3a*S*,4*R*,7*R*,9*R*,10*R*,11*R*,13*R*,15*R*,15a*R*)-4-Ethyl-3a,7,9,11,13,15-hexamethyl-11-[[3-(quinolin-3-yl)prop-2-enyl]oxy]-10-[[3,4,6-trideoxy-3-(dimethylamino)-*β*-D-xylo-hexopyranosyl]oxy]octahydro-2*H*-oxacyclotetradecino[4,3-*d*]oxazole-2,6,8,14(1*H*,7*H*,9*H*)-tetrone

(3a*S*,4*R*,7*R*,9*R*,10*R*,11*R*,13*R*,15*R*,15a*R*)-4-乙基-3a,7,9,11,13,15-六甲基-11-[[3-(喹啉-3-基)-2-丙烯基]氧基]-10-[[3,4,6-三脱氧-3-(二甲氨基)-*β*-D-木-吡喃己糖基]氧基]八氢-2*H*-氧杂环十四烷并[4,3-*d*]噁唑-2,6,8,14(1*H*,7*H*,9*H*)-四酮

CAS 登录号 205110-48-1

INN list 87

药效分类 抗生素类药

塞可拉西派

Ceclazepide（*INN*）

分子式和分子量 $C_{30}H_{32}N_6O_5$ 556.62

化学结构式

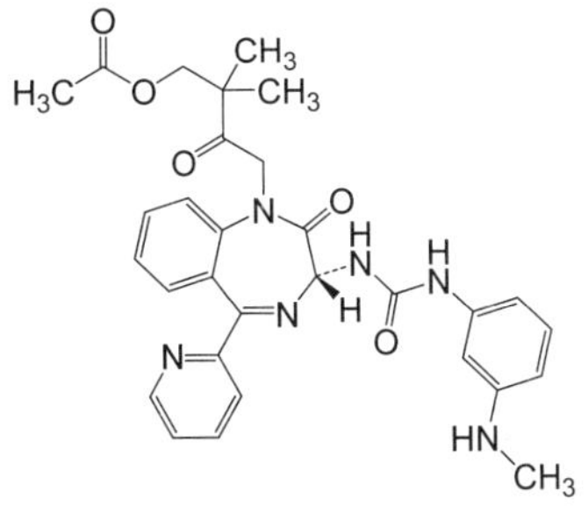

化学名 2,2-Dimethyl-4-[(3*R*)-3-({[3-(methylamino)phenyl]carbamoyl}amino)-2-oxo-5-(pyridin-2-yl)-2,3-dihydro-1*H*-1,4-benzodiazepin-1-yl]-3-oxobutyl acetate

2,2-二甲基-4-[(3*R*)-3-({[3-(甲氨基)苯基]氨甲酰基}氨基)-2-氧代-5-(吡啶-2-基)-2,3-二氢-1*H*-1,4-苯二氮杂䓬-1-基]-3-氧代丁基 乙酸酯

CAS 登录号 1801749-44-9

INN list 116

药效分类 缩胆囊素受体拮抗药

塞克硝唑

Secnidazole（*INN*）

化学结构式

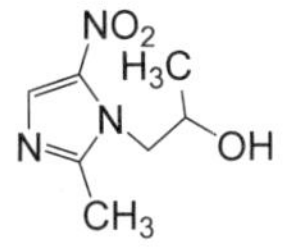

分子式和分子量 $C_7H_{11}N_3O_3$ 185.18

化学名 *α*,2-Dimethyl-5-nitroimidazole-1-ethanol

α,2-二甲基-5-硝基咪唑-1-乙醇

CAS 登录号 3366-95-8

INN list 30

药效分类 硝基咪唑抗阿米巴虫药

ATC 分类 P01AB07

塞拉格雷

Selatogrel（*INN*）

化学结构式

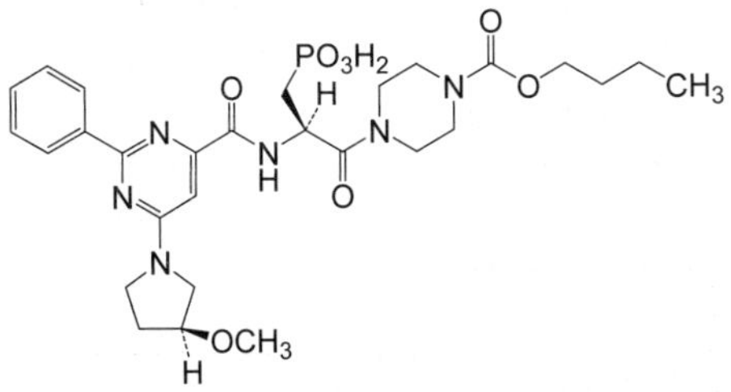

分子式和分子量 $C_{28}H_{39}N_6O_8P$ 618.63

化学名 [(2*R*)-3-[4-(Butoxycarbonyl)piperazin-1-yl]-2-{6-[(3*S*)-3-methoxypyrrolidin-1-yl]-2-phenylpyrimidine-4-carboxamido}-3-oxopropyl]phosphonic acid

[(2*R*)-3-[4-(丁氧羰基)哌嗪-1-基]-2-{6-[(3*S*)-3-甲氧基吡咯烷-1-基]-2-苯基嘧啶-4-甲酰氨基]-3-氧代丙基]膦酸

CAS 登录号 1159500-34-1

INN list 119

药效分类 血小板聚集抑制药

塞拉色替

Ceralasertib（*INN*）

化学结构式

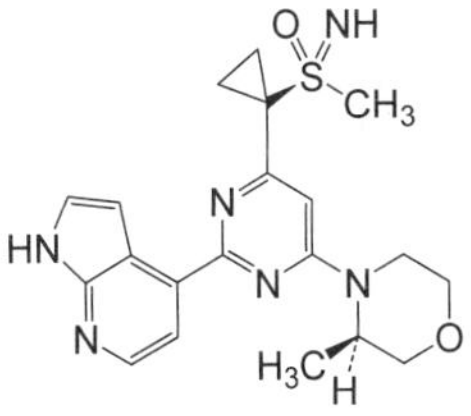

分子式和分子量 $C_{20}H_{24}N_6O_2S$ 412.51

化学名 Imino-methyl-[1-[6-[(3*R*)-3-methylmorpholin-4-yl]-2-(1*H*-pyrrolo[2,3-*b*]pyridin-4-yl)pyrimidin-4-yl]cyclopropyl]-oxo-λ^6-sulfane

氨亚基-甲基-[1-[6-[(3*R*)-3-甲基吗啉-4-基]-2-(1*H*-吡咯并[2,3-*b*]吡啶-4-基)嘧啶-4-基]环丙基]-氧代-λ^6-硫烷

CAS 登录号 1352226-88-0

INN list 119

药效分类 抗肿瘤药

塞拉替尼

Seralutinib（*INN*）

化学结构式

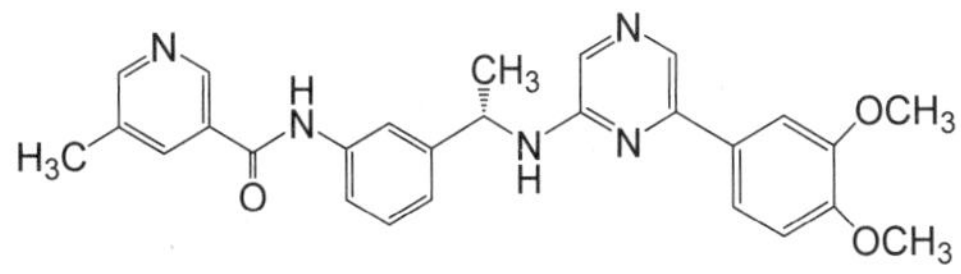

分子式和分子量 $C_{27}H_{27}N_5O_3$ 469.55

化学名 *N*-{3-[(1*S*)-1-{[6-(3,4-Dimethoxyphenyl)pyrazin-2-yl]amino}ethyl]phenyl}-5-methylpyridine-3-carboxamide

N-{3-[(1*S*)-1-{[6-(3,4-二甲氧基苯基)吡嗪-2-基]氨基}乙基]苯基}-5-甲基吡啶-3-甲酰胺

CAS 登录号 1619931-27-9

INN list 122

药效分类 酪氨酸激酶抑制药

塞来昔布

Celecoxib（*INN*）

化学结构式

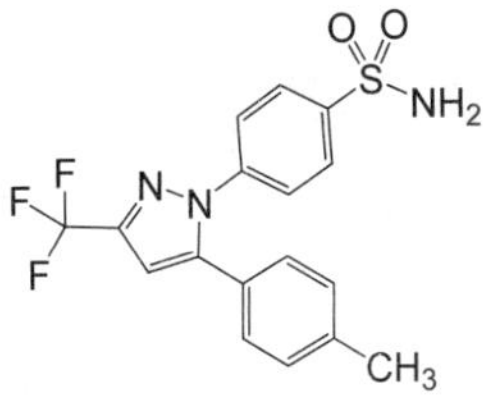

分子式和分子量 $C_{17}H_{14}F_3N_3O_2S$ 381.37

化学名 4-[5-(4-Methylphenyl)-3-(trifluoromethyl)-1*H*-pyrazol-1-yl]benzene-1-sulfonamide

4-[5-(4-甲苯基)-3-(三氟甲基)-1*H*-吡唑-1-基]苯-1-磺酰胺

CAS 登录号 169590-42-5

INN list 80

药效分类 环氧酶 2 抑制药，抗炎镇痛药

塞兰托莫德

Selgantolimod（*INN*）

化学结构式

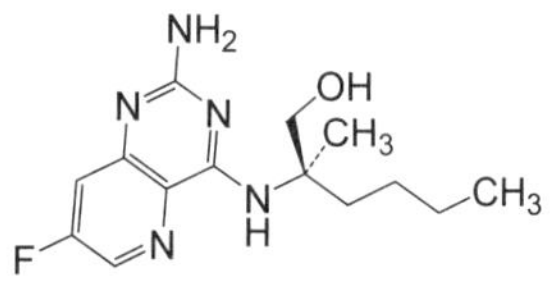

分子式和分子量 $C_{14}H_{20}FN_5O$ 293.340

化学名 (2*R*)-2-[(2-Amino-7-fluoropyrido[3,2-*d*]pyrimidin-4-yl)amino]-2-methyl hexan-1-ol

(2*R*)-2-[(2-氨基-7-氟吡啶并[3,2-*d*]嘧啶-4-基)氨基]-2-甲基己烷-1-醇

CAS 登录号 2004677-13-6

INN list 120

药效分类 免疫调节药

塞利德司他

Seclidemstat（*INN*）

化学结构式

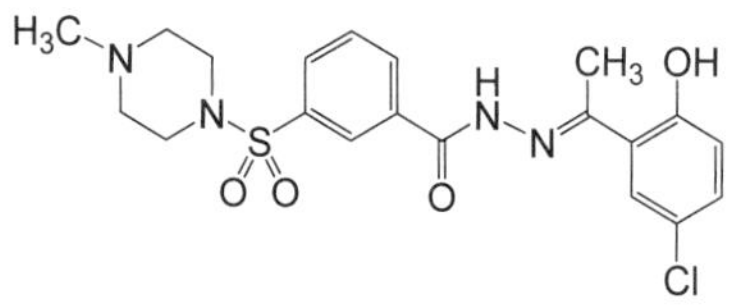

分子式和分子量 $C_{20}H_{23}ClN_4O_4S$ 450.94

化学名 *N'*-[(1*E*)-1-(5-Chloro-2-hydroxyphenyl)ethylidene]-3-(4-methylpiperazine-1-sulfonyl)benzohydrazide

N'-[(1*E*)-1-(5-氯-2-羟基苯基)乙亚基]-3-(4-甲基哌嗪-1-磺酰基)苯甲酰肼

CAS 登录号 1423715-37-0

INN list 118

药效分类 抗肿瘤药

塞利伐隆

Celivarone（*INN*）

化学结构式

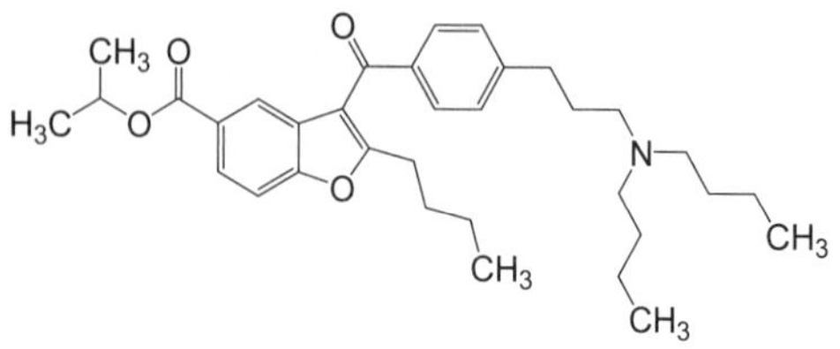

分子式和分子量 $C_{34}H_{47}NO_4$ 533.74

化学名 Isopropyl 2-butyl-3-{4-[3-(dibutylamino)propyl]benzoyl}-1-benzofuran-5-carboxylate

异丙基 2-丁基-3-{4-[3-(二丁氨基)丙基]苯甲酰基}-1-苯并呋喃-5-羧酸酯

CAS 登录号 401925-43-7

INN list 94

药效分类 抗心律失常药

塞利仑特

Seliforant（*INN*）

化学结构式

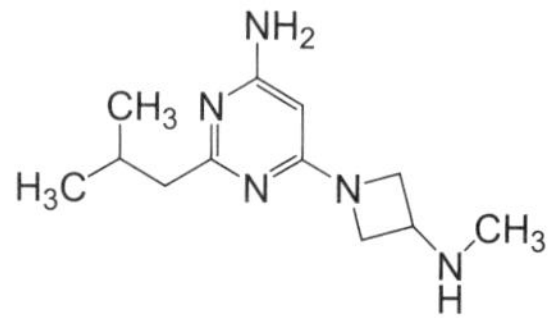

分子式和分子量 $C_{12}H_{21}N_5$ 235.34

化学名 6-[3-(Methylamino)azetidin-1-yl]-2-(2-methylpropyl)pyrimidin-4-amine

6-[3-(甲氨基)氮杂环丁烷-1-基]-2-(2-甲基丙基)嘧啶-4-胺

CAS 登录号 1164115-89-2

INN list 117

药效分类 组胺 H_4 受体拮抗药

塞利洛尔

Celiprolol（*INN*）

化学结构式

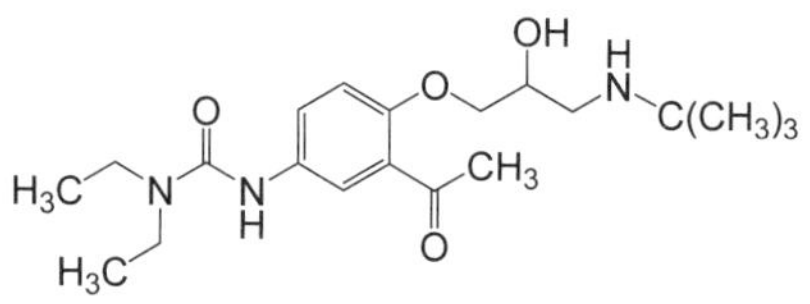

分子式和分子量 $C_{20}H_{33}N_3O_4$ 379.50

化学名 3-[3-Acetyl-4-[3-(*tert*-butylamino)-2-hydroxypropoxy]phenyl]-1,1-diethylurea

3-[3-乙酰基-4-[3-(叔丁基氨基)-2-羟基丙氧基]苯基]-1,1-二乙基脲

CAS 登录号 56980-93-9；57470-78-7[盐酸盐]

INN list 35

药效分类 β 受体拮抗药

ATC 分类 C07AB08

塞利尼索

Selinexor（*INN*）

化学结构式

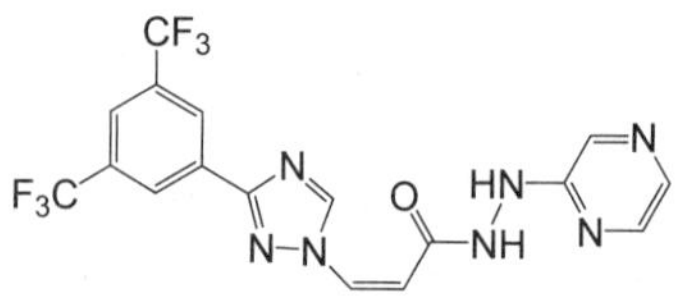

分子式和分子量 $C_{17}H_{11}F_6N_7O$ 443.31

化学名 (2*Z*)-3-{3-[3,5-Bis(trifluoromethyl)phenyl]-1*H*-1,2,4-triazol-1-yl}-*N*′-(pyrazin-2-yl)prop-2-enehydrazide

(2*Z*)-3-{3-[3,5-二(三氟甲基)苯基]-1*H*-1,2,4-三氮唑-1-基}-*N*′-(吡嗪-2-基)丙-2-烯酰肼

CAS 登录号 1393477-72-9

INN list 110

药效分类 抗肿瘤药

塞利曲替尼

Selitrectinib（*INN*）

化学结构式

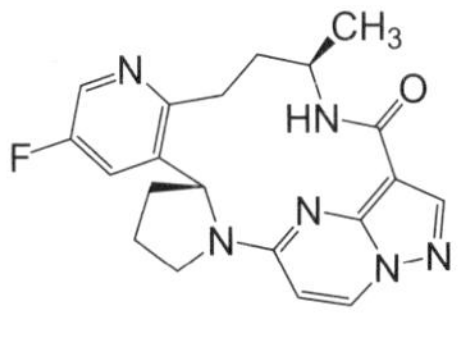

分子式和分子量 $C_{20}H_{21}FN_6O$ 380.42

化学名 (6*R*,15*R*)-9-Fluoro-15-methyl-2,11,16,20,21,24-hexazapentacyclo[16.5.2.0^{2,6}.0^{7,12}.0^{21,25}]pentacosa-1(24),7(12),8,10,18(25),19,22-heptaen-17-one

(6*R*,15*R*)-9-氟-15-甲基-2,11,16,20,21,24-六氮杂五环[16.5.2.0^{2,6}.0^{7,12}.0^{21,25}]二十五烷-1(24),7(12),8,10,18(25),19,22-七烯-17-酮

CAS 登录号 2097002-61-2

INN list 120

药效分类 酪氨酸激酶抑制药，抗肿瘤药

塞利西利

Seliciclib（*INN*）

化学结构式

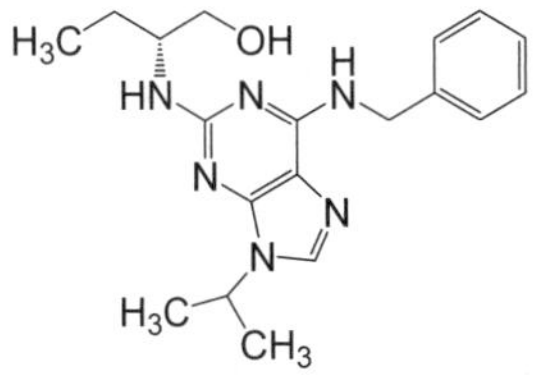

分子式和分子量 $C_{19}H_{26}N_6O$ 354.45

化学名 (2*R*)-2-{[6-Benzylamino-9-(propan-2-yl)-9*H*-purin-2-yl]amino}butan-1-ol

(2*R*)-2-{[6-苯甲氨基-9-(2-丙基)-9*H*-嘌呤-2-基]氨基}-1-丁醇

CAS 登录号 186692-46-6

INN list 92

药效分类 抗肿瘤药

塞仑

Thiram（*INN*）

分子式和分子量 $C_6H_{12}N_2S_4$ 240.43

化学结构式

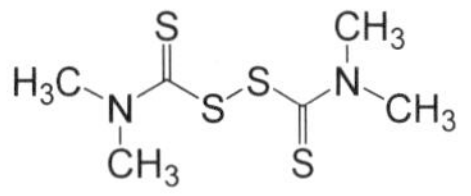

化学名 Bis(dimethylthiocarbamoyl)disulfide

双(二甲基硫代氨基甲酰基)二硫醚

CAS 登录号 137-26-8

INN list 11

药效分类 杀虫药

ATC 分类 P03AA05

塞罗西汀

Seproxetine（*INN*）

化学结构式

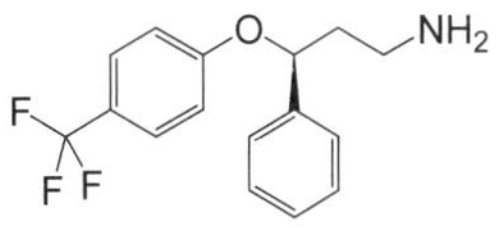

分子式和分子量 $C_{16}H_{16}F_3NO$ 295.31

化学名 (*S*)-3-Phenyl-3-[(α,α,α-trifluoro-*p*-tolyl)oxy]propylamine

(*S*)-3-苯基-3-[(α,α,α-三氟-4-甲苯基)氧基]丙胺

CAS 登录号 126921-38-7; 127685-30-7[盐酸盐]

INN list 66

药效分类 抗抑郁药

塞洛诺生

Selodenoson（*INN*）

化学结构式

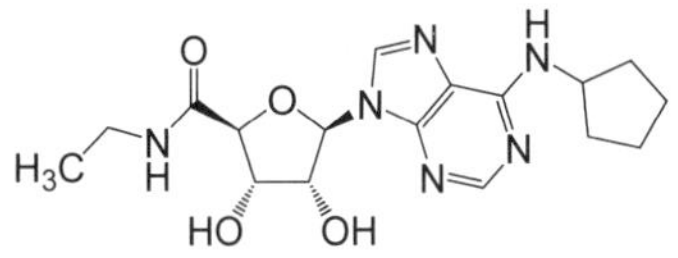

分子式和分子量 $C_{17}H_{24}N_6O_4$ 376.41

化学名 1-[6-(Cyclopentylamino)-9*H*-purin-9-yl-1-deoxy-*N*-ethyl-*β*-D-ribofuranuronamide

1-[6-(环戊基氨基)-9*H*-嘌呤-9-基-1-脱氧-*N*-乙基-*β*-D-呋喃核糖酰胺

CAS 登录号 110299-05-3

INN list 91

药效分类 腺苷受体激动药

塞马莫德

Semapimod（*INN*）

化学结构式（见后页）

分子式和分子量 $C_{34}H_{52}N_{18}O_2$ 744.90

化学名 *N*,*N*′-Bis[3,5-bis[1-[carbamimidoylhydrazono]ethyl]phenyl]decanediamide

N,*N*′-双[3,5-二[1-[甲脒基亚联氨基]乙基]苯基]癸二酰胺

CAS 登录号 352513-83-8

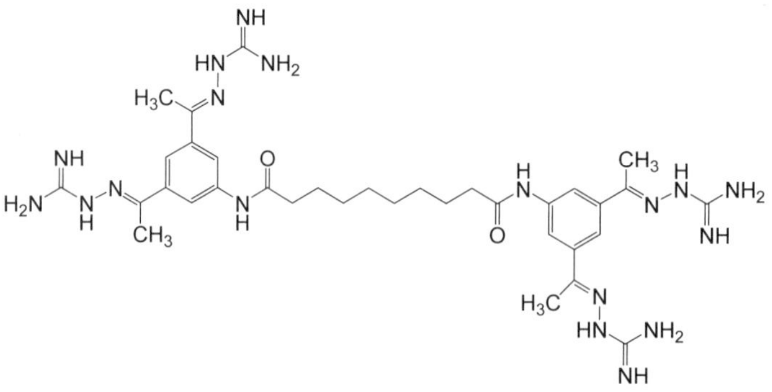

塞马莫德

INN list 89

药效分类 免疫调节药

塞美司他

Semagacestat（*INN*）

化学结构式

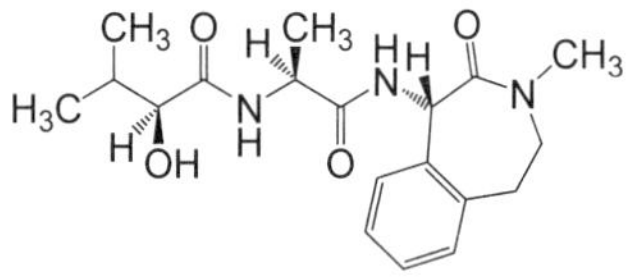

分子式和分子量 $C_{19}H_{27}N_3O_4$ 361.44

化学名 (2*S*)-2-Hydroxy-3-methyl-*N*-[(2*S*)-1-{[(1*S*)-3-methyl-2-oxo-2,3,4,5-tetrahydro-1*H*-3-benzazepin-1-yl]amino}-1-oxopropan-2-yl]butanamide

(2*S*)-2-羟基-3-甲基-*N*-[(2*S*)-1-{[(1*S*)-3-甲基-2-氧代-2,3,4,5-四氢-1*H*-3-苯并氮杂䓬-1-基]氨基}-1-氧代丙烷-2-基]丁酰胺

CAS 登录号 425386-60-3

INN list 99

药效分类 γ 分泌酶抑制药

塞纳帕利

Senaparib（*INN*）

化学结构式

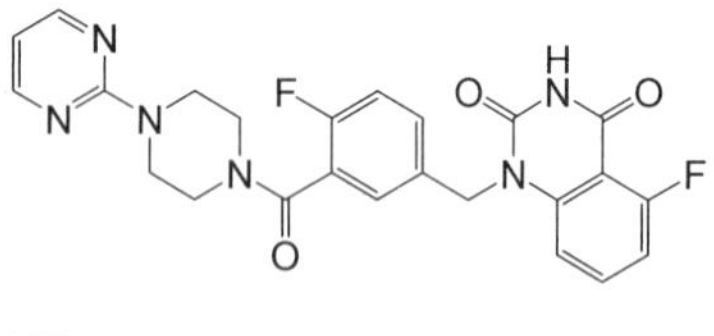

分子式和分子量 $C_{24}H_{20}F_2N_6O_3$ 478.46

化学名 5-Fluoro-1-({4-fluoro-3-[4-(pyrimidin-2-yl)piperazine-1-carbonyl]phenyl}methyl)quinazoline-2,4(1*H*,3*H*)-dione

5-氟-1-({4-氟-3-[4-(嘧啶-2-基)哌嗪-1-羰基]苯基}甲基)喹唑啉-2,4(1*H*,3*H*)-二酮

CAS 登录号 1401682-78-7

INN list 123

药效分类 抗肿瘤药

塞尼卡泊

Senicapoc（*INN*）

分子式和分子量 $C_{20}H_{15}F_2NO$ 323.34

化学结构式

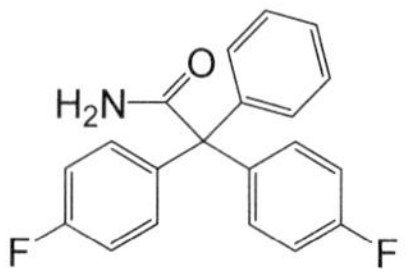

化学名 2,2-Bis(4-fluorophyenyl)-2-phyenylacetamide

2,2-双(4-氟苯基)-2-苯乙酰胺

CAS 登录号 289656-45-7

INN list 96

药效分类 钙激活性钾通道阻滞药

塞尼色替

Cenisertib（*INN*）

化学结构式

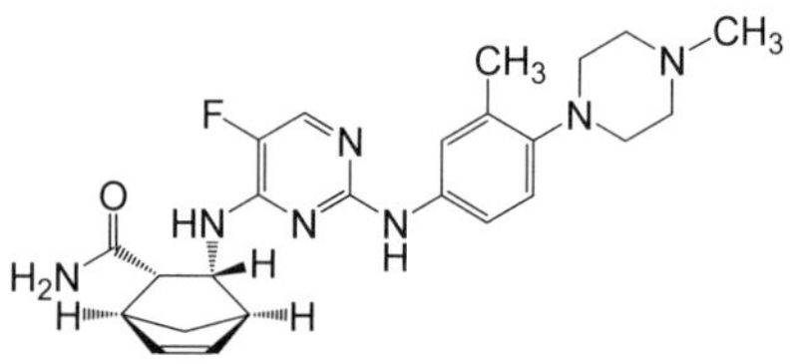

分子式和分子量 $C_{24}H_{30}FN_7O$ 451.54

化学名 (1*S*,2*S*,3*R*,4*R*)-3-[[5-Fluoro-2-([3-methyl-4-(4-methylpiperazin-1-yl)phenyl]amino)pyrimidin-4-yl]amino]bicyclo[2.2.1]hept-5-ene-2-carboxamide

(1*S*,2*S*,3*R*,4*R*)-3-[[5-氟-2-([3-甲基-4-(4-甲基哌嗪-1-基)苯基]氨基)嘧啶-4-基]氨基]双环[2.2.1]庚-5-烯-2-甲酰胺

CAS 登录号 871357-89-0

INN list 104

药效分类 抗肿瘤药

塞诺司特

Selnoflast（*INN*）

化学结构式

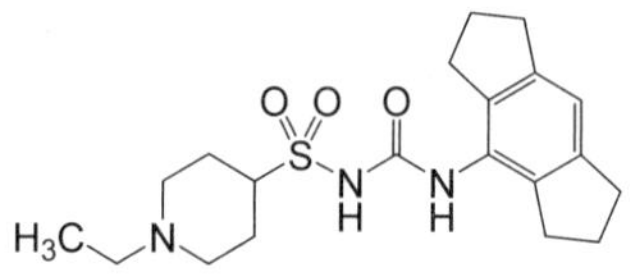

分子式和分子量 $C_{20}H_{29}N_3O_3S$ 391.53

化学名 1-Ethyl-*N*-[(1,2,3,5,6,7-hexahydro-*s*-indacen-4-yl)carbamoyl]piperidine-4-sulfonamide

1-乙基-*N*-[(1,2,3,5,6,7-六氢-*s*-二环戊熳并苯-4-基)氨基甲酰基]哌啶-4-磺酰胺

CAS 登录号 2260969-36-4

INN list 125

药效分类 非甾体抗炎药

塞帕诺隆

Sepranolone（*INN*）

化学结构式

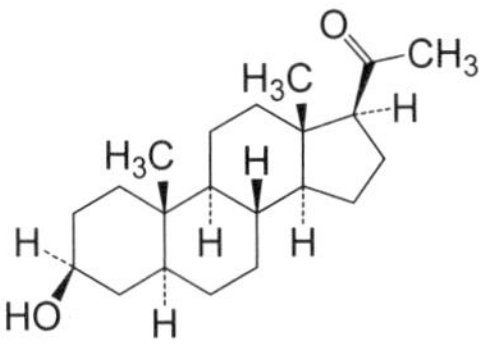

分子式和分子量 $C_{21}H_{34}O_2$ 318.50

化学名 3*β*-Hydroxy-5*α*-pregnan-20-one

3*β*-羟基-5*α*-孕甾-20-酮

CAS 登录号 516-55-2

INN list 107

药效分类 $GABA_A$ 受体拮抗药

塞普替尼

Selpercatinib（*INN*）

化学结构式

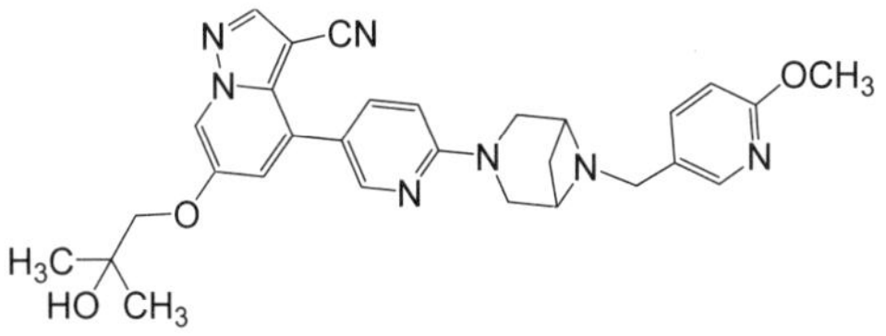

分子式和分子量 $C_{29}H_{31}N_7O_3$ 525.60

化学名 6-(2-Hydroxy-2-methylpropoxy)-4-(6-{6-[(6-methoxypyridin-3-yl)methyl]-3,6-diazabicyclo[3.1.1]heptan-3-yl}pyridin-3-yl)pyrazolo[1,5-*a*]pyridine-3-carbonitrile

6-(2-羟基-2-甲基丙氧基)-4-(6-{6-[(6-甲氧基吡啶-3-基)甲基]-3,6-二氮杂二环[3.1.1]庚烷-3-基}吡啶-3-基)吡唑并[1,5-*a*]吡啶-3-甲腈

CAS 登录号 2152628-33-4

INN list 120

药效分类 酪氨酸激酶抑制药，抗肿瘤药

塞曲司特

Seratrodast（*INN*）

化学结构式

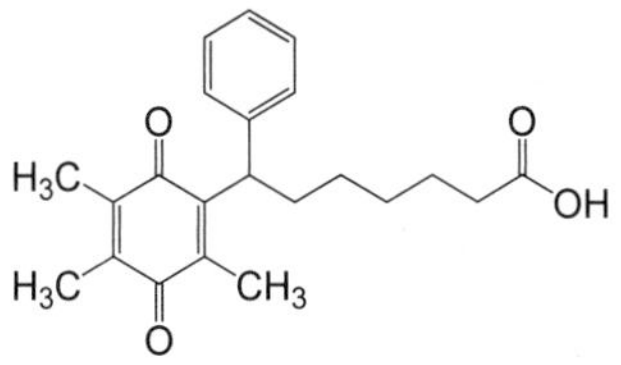

分子式和分子量 $C_{22}H_{26}O_4$ 354.44

化学名 7-Phenyl-7-(2,4,5-trimethyl-3,6-dioxocyclohexa-1,4-dien-1-yl)heptanoic acid

7-苯基-7-(2,4,5-三甲基-3,6-二氧代环己-1,4-二烯-1-基)庚酸

CAS 登录号 112665-43-7

INN list 70

药效分类 平喘药，抗过敏药，血栓素受体拮抗药，抗炎药

塞曲西坦

Seletracetam（*INN*）

化学结构式

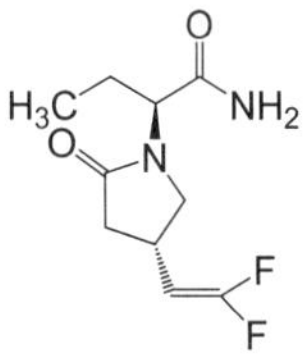

分子式和分子量 $C_{10}H_{14}F_2N_2O_2$ 232.23

化学名 (2*S*)-2-[(4*S*)-4-(2,2-Difluoroethenyl)-2-oxopyrrolidin-1-yl]butanamide

(2*S*)-2-[(4*S*)-4-(2,2-二氟乙烯基)-2-氧代吡咯烷-1-基]丁酰胺

CAS 登录号 357336-74-4

INN list 93

药效分类 促智药

塞瑞替尼

Ceritinib（*INN*）

化学结构式

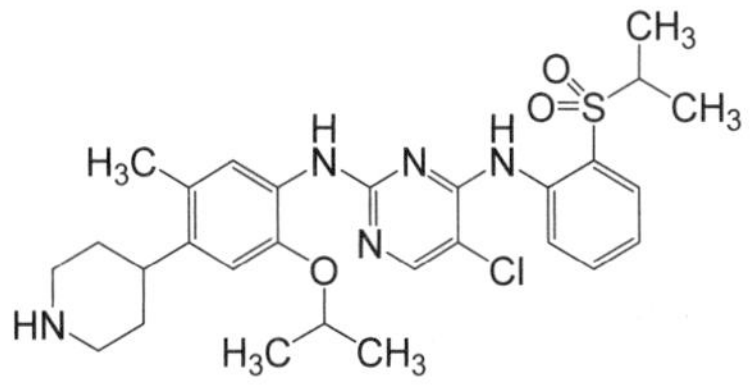

分子式和分子量 $C_{28}H_{36}ClN_5O_3S$ 558.14

化学名 5-Chloro-N^2-{5-methyl-4-(piperidin-4-yl)-2-[(propan-2-yl)oxy]phenyl}-N^4-[2-(propane-2-sulfonyl)phenyl]pyrimidine-2,4-diamine

5-氯-N^2-{5-甲基-4-(哌啶-4-基)-2-[(丙烷-2-基)氧]苯基}-N^4-[2-(丙烷-2-磺酰基)苯基]嘧啶-2,4-二胺

CAS 登录号 1032900-25-6

INN list 109

药效分类 酪氨酸激酶抑制药，抗肿瘤药

塞他洛尔

Cetamolol（*INN*）

分子式和分子量 $C_{16}H_{26}N_2O_4$ 310.39

化学结构式

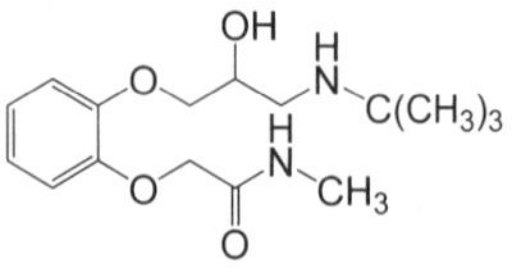

化学名 (±)-2-[*o*-[3-(*tert*-Butylamino)-2-hydroxypropoxy]phenoxy]-*N*-methylacetamide

(±)-2-[2-[3-(叔丁氨基)-2-羟基丙氧基]苯氧基]-*N*-甲基乙酰胺

CAS 登录号 34919-98-7；77590-95-5[盐酸盐]

INN list 47

药效分类 β 受体拮抗药

塞他纳昔

Setanaxib（*INN*）

化学结构式

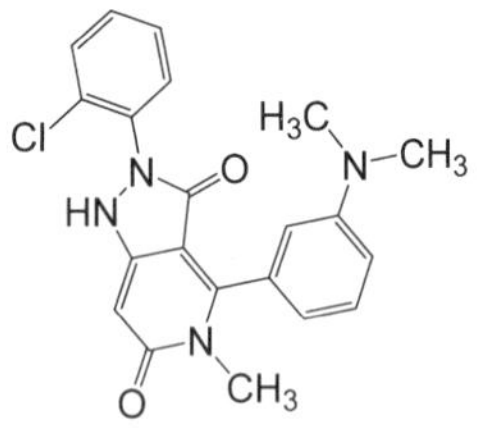

分子式和分子量 $C_{21}H_{19}ClN_4O_2$ 394.854

化学名 2-(2-Chlorophenyl)-4-[3-(dimethylamino)phenyl]-5-methyl-1*H*-pyrazolo[4,3-*c*]pyridine-3,6(2*H*,5*H*)-dione

2-(2-氯苯基)-4-[3-(二甲基氨基)苯基]-5-甲基-1*H*-吡唑并[4,3-*c*]吡啶-3,6(2*H*,5*H*)-二酮

CAS 登录号 1218942-37-0

INN list 120

药效分类 NADPH 氧化酶(NOX)抑制药

塞他前列素

Sepetaprost（*INN*）

化学结构式

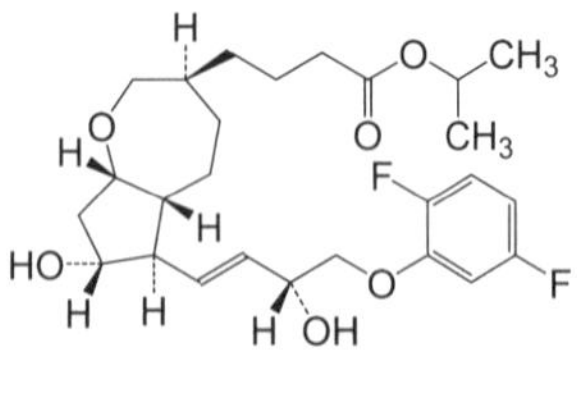

分子式和分子量 $C_{26}H_{36}F_2O_6$ 482.56

化学名 Propan-2-yl 4-{(3*S*,5*aR*,6*R*,7*R*,8*aS*)-6-[(1*E*,3*R*)-4-(2,5-difluorophenoxy)-3-hydroxybut-1-en-1-yl]-7-hydroxyoctahydro-2*H*-cyclopenta[*b*]oxepin-3-yl}butanoat

丙-2-基 4-{(3*S*,5*aR*,6*R*,7*R*,8*aS*)-6-[(1*E*,3*R*)-4-(2,5-二氟苯氧基)-3-羟基丁-1-烯-1-基]-7-羟基八氢-2*H*-环戊熳并[*b*]氧杂草-3-基}丁酸酯

CAS 登录号 1262873-06-2

INN list 110

药效分类 抗青光眼药

塞特拉司他

Setafrastat（*INN*）

化学结构式

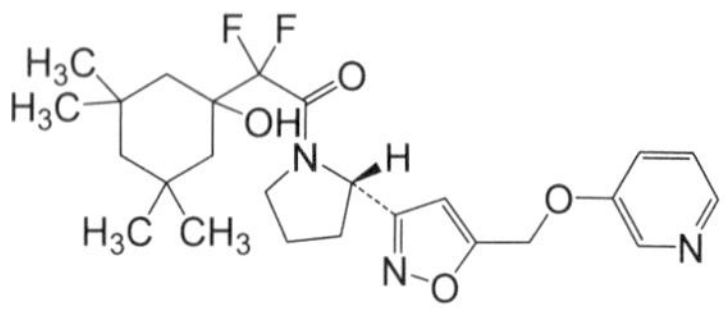

分子式和分子量 $C_{25}H_{33}F_2N_3O_4$ 477.55

化学名 2,2-Difluoro-2-(1-hydroxy-3,3,5,5-tetramethylcyclohexyl)-1-[(2*S*)-2-[5-[(3-pyridinyloxy)methyl]-3-isoxazolyl]-1-pyrrolidinyl]ethanone

2,2-二氟-2-(1-羟基-3,3,5,5-四甲基环己基)-1-[(2*S*)-2-[5-[(3-吡啶氧基)甲基]-3-异噁唑基]-1-吡咯烷基]乙酮

CAS 登录号 1399715-48-0

INN list 118

药效分类 芳香化酶抑制药，血管内皮生长因子(VEGF)启动子

塞替派

Thiotepa（*INN*）

化学结构式

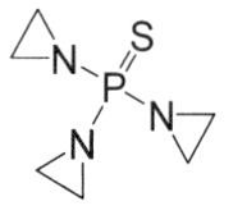

分子式和分子量 $C_6H_{12}N_3PS$ 189.22

化学名 Tris(1-aziridinyl)phosphine sulfide

三(1-氮丙啶基)硫化膦

CAS 登录号 52-24-4

INN list 10

药效分类 烷化剂类抗肿瘤药

ATC 分类 L01AC01

塞替匹仑

Setipiprant（*INN*）

化学结构式

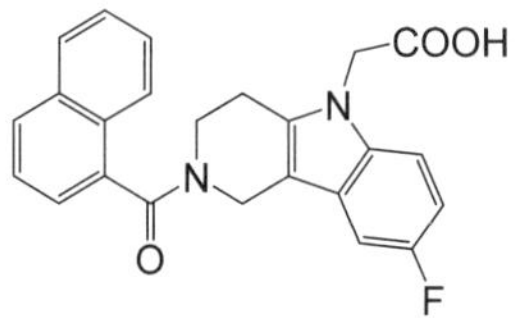

分子式和分子量 $C_{24}H_{19}FN_2O_3$ 402.14

化学名 [8-Fluoro-2-(naphthalene-1-carbonyl)-1,2,3,4-tetrahydro-5*H*-pyrido[4,3-*b*]indol-5-yl]acetic acid

[8-氟-2-(萘-1-甲酰基)-1,2,3,4-四氢-5*H*-吡啶并[4,3-*b*]吲哚-5-基]乙酸

CAS 登录号 866460-33-5

INN list 104

药效分类 类前列腺素 D_2 受体拮抗药

塞维尼布

Cevidoplenib（*INN*）

化学结构式

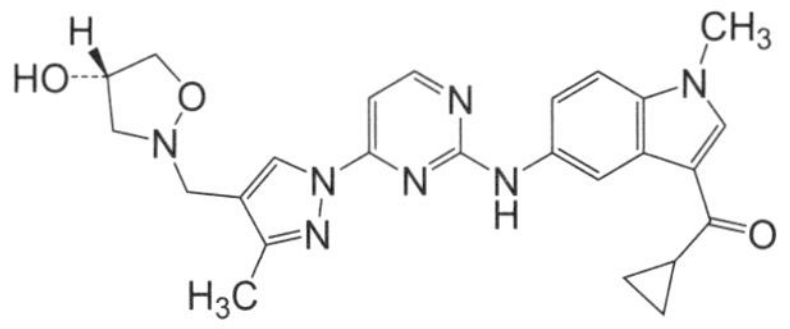

分子式和分子量 $C_{25}H_{27}N_7O_3$ 473.54

化学名 (1^4S)-1^4-Hydroxy-3^3,6^1-dimethyl-6^1H-5-aza-6(5,3)-indola-4(4,2)-pyrimidina-1(2)-[1,2]oxazolidina-3(4,1)-pyrazola-8(1)-cyclopropanaoctaphan-7-one

(1^4S)-1^4-羟基-3^3,6^1-二甲基-6^1H-5-氮杂-6(5,3)-吲哚-4(4,2)-嘧啶-1(2)-[1,2]噁唑烷-3(4,1)-吡唑-8(1)-环丙辛烷-7-酮

CAS 登录号 1703788-21-9

INN list 118

药效分类 酪氨酸激酶抑制药

塞孕酮

Segesterone（*INN*）

化学结构式

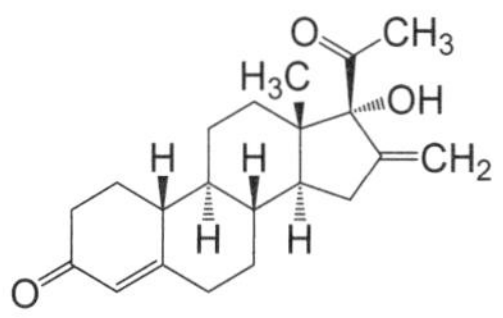

分子式和分子量 $C_{21}H_{28}O_3$ 328.45

化学名 17-Hydroxy-16-methylene-19-norpregn-4-ene-3,20-dione

17-羟基-16-甲亚基-19-去甲孕甾-4-烯-3,20-二酮

CAS 登录号 7690-08-6

INN list 89

药效分类 避孕药

噻苯达唑

Tiabendazole（*INN*）

化学结构式

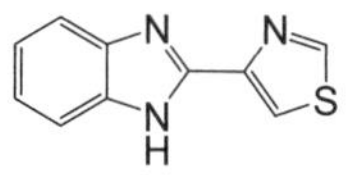

分子式和分子量 $C_{10}H_7N_3S$ 201.25

化学名 2-(4-Thiazolyl)benzimidazole

2-(4-噻唑基)苯并咪唑

CAS 登录号 148-79-8

INN list 13

药效分类 抗线虫药

ATC 分类 P02CA02

噻吡醇

Tiapirinol（*INN*）

化学结构式

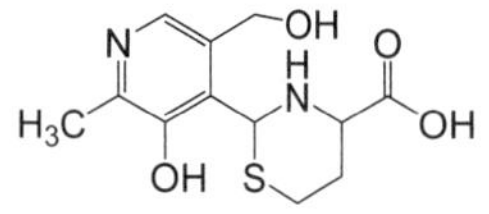

分子式和分子量 $C_{12}H_{16}N_2O_4S$ 284.33

化学名 Tetrahydro-2-[3-hydroxy-5-(hydroxymethyl)-2-methyl-4-pyridyl]-2*H*-1,3-thiazine-4-carboxylic acid

四氢-2-[3-羟基-5-(羟甲基)-2-甲基-4-吡啶基]-2*H*-1,3-噻嗪-4-羧酸

CAS 登录号 14785-50-3

INN list 21

药效分类 维生素类药

噻丙莫德

Tiprotimod（*INN*）

化学结构式

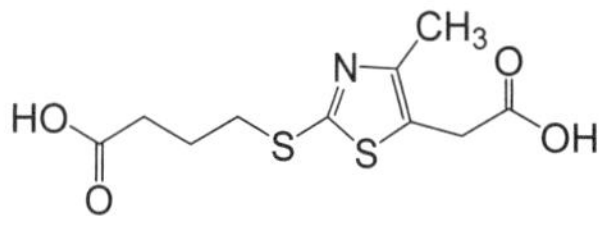

分子式和分子量 $C_{10}H_{13}NO_4S_2$ 275.34

化学名 2-[(3-Carboxypropyl)thio]-4-methyl-5-thiazoleacetic acid

2-[(3-羧基丙基)硫代]-4-甲基-5-噻唑乙酸

CAS 登录号 105523-37-3

INN list 57

药效分类 免疫调节药

噻草司特

Tioxamast（*INN*）

化学结构式

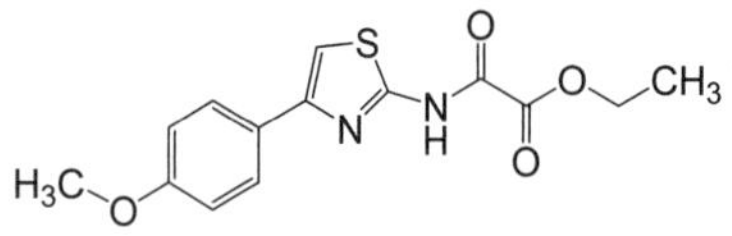

分子式和分子量 $C_{14}H_{14}N_2O_4S$ 306.34

化学名 Ethyl[4-(*p*-methoxyphenyl)-2-thiazolyl]oxamate

乙基 [4-(4-甲氧基苯基)-2-噻唑基]氨基草酰酯

CAS 登录号 74531-88-7

INN list 53

药效分类 平喘药，抗过敏药

噻碘氯铵

Tiodonium Chloride（*INN*）

分子式和分子量 $C_{10}H_7Cl_2IS$ 357.04

化学结构式

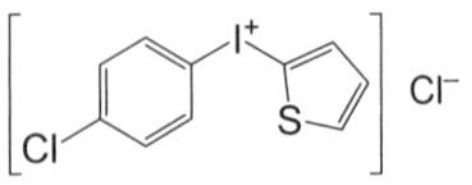

化学名　Chloride (*p*-chlorophenyl)-2-thienyliodonium

氯化 (4-氯苯基)-2-噻吩基碘鎓

CAS 登录号　38070-41-6

INN list　36

药效分类　消毒防腐药

噻吨地尔

Tixadil（*INN*）

化学结构式

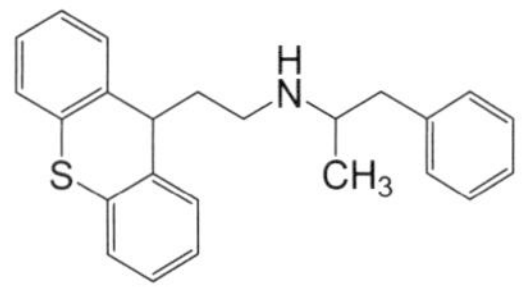

分子式和分子量　$C_{24}H_{25}NS$　359.53

化学名　*N*-(*α*-Methylphenethyl)thioxanthene-9-ethylamine

N-(*α*-甲基苯乙基)噻吨-9-乙胺

CAS 登录号　2949-95-3

INN list　18

药效分类　血管扩张药

噻二西酸

Tidiacic（*INN*）

化学结构式

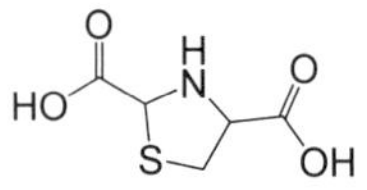

分子式和分子量　$C_5H_7NO_4S$　177.18

化学名　2,4-Thiazolidinedicarboxylic acid

2,4-噻唑烷二甲酸

CAS 登录号　30097-06-4

INN list　33

药效分类　保肝药

噻加宾

Tiagabine（*INN*）

化学结构式

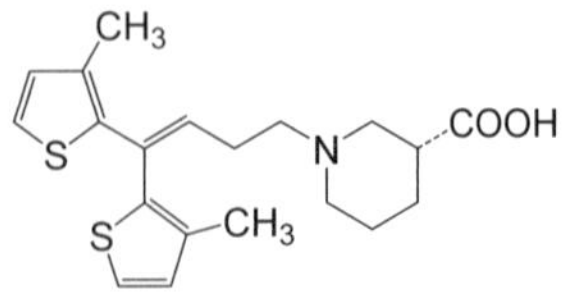

分子式和分子量　$C_{20}H_{25}NO_2S_2$　375.55

化学名　(−)-(*R*)-1-[4,4-Bis(3-methyl-2-thienyl)-3-butenyl]nipecotic acid

(−)-(*R*)-1-[4,4-双(3-甲基-2-噻吩基)-3-丁烯基]哌啶酸

CAS 登录号　115103-54-3；145821-59-6[盐酸盐]

INN list　63

药效分类　抗癫痫药

噻康唑

Tioconazole（*INN*）

化学结构式

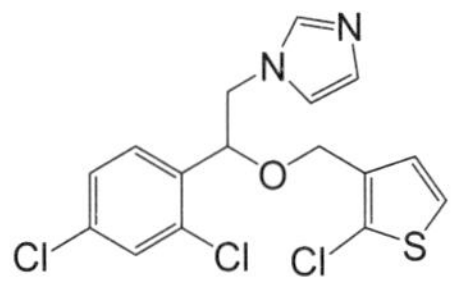

分子式和分子量　$C_{16}H_{13}Cl_3N_2OS$　387.71

化学名　1-[2,4-Dichloro-[*β*-(2-chloro-3-thenyl)methoxy]phenethyl] imidazole

1-[2,4-二氯-[*β*-(2-氯-3-噻吩基)甲氧基]苯乙基]咪唑

CAS 登录号　65899-73-2

INN list　40

药效分类　抗真菌药

噻克沙星

Tioxacin（*INN*）

化学结构式

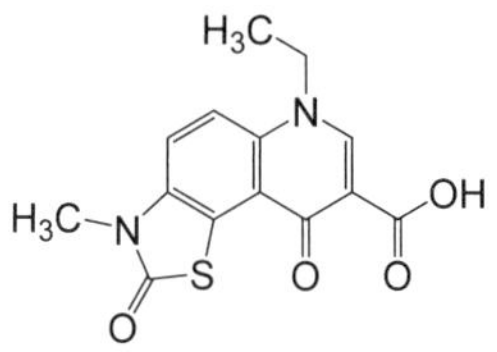

分子式和分子量　$C_{14}H_{12}N_2O_4S$　304.32

化学名　6-Ethyl-2,3,6,9-tetrahydro-3-methyl-2,9-dioxothiazolo [5,4-*f*]-quinoline-8-carboxylic acid

6-乙基-2,3,6,9-四氢-3-甲基-2,9-二氧代噻唑并[5,4-*f*]喹啉-8-羧酸

CAS 登录号　34976-39-1

INN list　34

药效分类　抗菌药

噻克索酮

Tioxolone（*INN*）

化学结构式

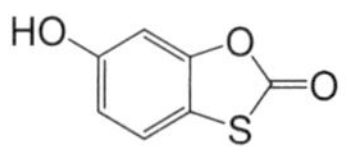

分子式和分子量　$C_7H_4O_3S$　168.17

化学名　6-Hydroxy-1,3-benzoxathiol-2-one

6-羟基-1,3-苯并噁唑-2-酮

CAS 登录号　4991-65-5

INN list　16

药效分类 抗真菌药，抗皮脂溢药

噻拉米特

Tiaramide（*INN*）

化学结构式

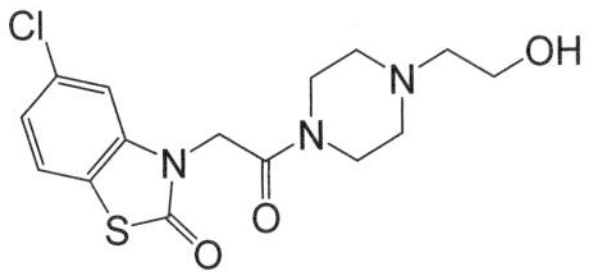

分子式和分子量 $C_{15}H_{18}ClN_3O_3S$ 355.84

化学名 4-[(5-Chloro-2-oxo-3-benzothiazolinyl)acetyl]-1-piperazineethanol

4-[(5-氯-2-氧代-3-苯并噻唑啉基)乙酰基]-1-哌嗪乙醇

CAS 登录号 32527-55-2；35941-71-0[盐酸盐]

INN list 26

药效分类 平喘药，抗炎镇痛药

噻氯咪素

Tilomisole（*INN*）

化学结构式

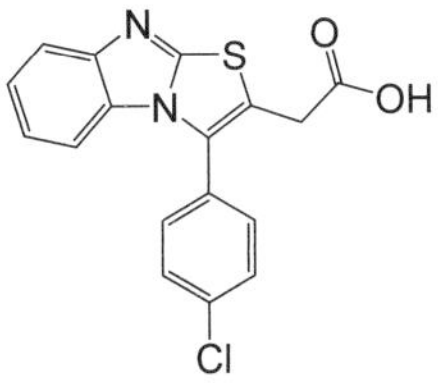

分子式和分子量 $C_{17}H_{11}ClN_2O_2S$ 342.80

化学名 3-(*p*-Chlorophenyl)thiazolo[3,2-*α*]benzimidazole-2-acetic acid

3-(4-氯苯基)噻唑并[3,2-*α*]苯并咪唑-2-乙酸

CAS 登录号 58433-11-7

INN list 55

药效分类 免疫调节药

噻氯匹定

Ticlopidine（*INN*）

化学结构式

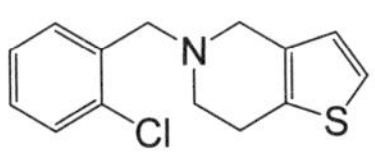

分子式和分子量 $C_{14}H_{14}ClNS$ 263.78

化学名 5-[(2-Chlorophenyl)methyl]-4,5,6,7-tetrahydrothieno-[3,2-*c*]pyridine

5-[(2-氯苯基)甲基]-4,5,6,7-四氢噻吩并[3,2-*c*]吡啶

CAS 登录号 55142-85-3；53885-35-1[盐酸盐]

INN list 34

药效分类 抗血小板聚集药

噻氯香豆素

Tioclomarol（*INN*）

化学结构式

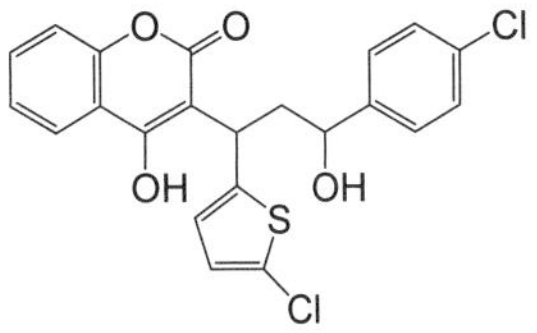

分子式和分子量 $C_{22}H_{16}C_{12}O_4S$ 447.33

化学名 3-[5-Chloro-*α*-(4-chloro-*β*-hydroxyphenethyl)-2-thenyl]-4-hydroxycoumarin

3-[5-氯-*α*-(4-氯-*β*-羟基苯乙基)-2-噻吩基]-4-羟基香豆素

CAS 登录号 22619-35-8

INN list 31

药效分类 抗凝血药

噻罗帕明

Tiopropamine（*INN*）

化学结构式

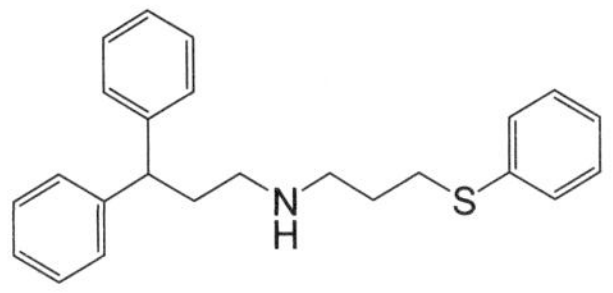

分子式和分子量 $C_{24}H_{27}NS$ 361.54

化学名 3,3-Diphenyl-3′-(phenylthio)dipropylamine

3,3-二苯基-3′-(苯硫基)二丙胺

CAS 登录号 39516-21-7

INN list 36

药效分类 抗精神病药

噻洛芬酸

Tiaprofenic Acid（*INN*）

化学结构式

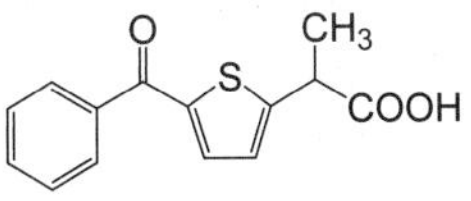

分子式和分子量 $C_{14}H_{12}O_3S$ 260.31

化学名 5-Benzoyl-*α*-methyl-2-thiopheneacetic acid

5-苯甲酰-*α*-甲基-2-噻吩乙酸

CAS 登录号 33005-95-7

INN list 30

药效分类 抗炎镇痛药

噻吗洛尔

Timolol（*INN*）

分子式和分子量 $C_{13}H_{24}N_4O_3S$ 316.42

化学结构式

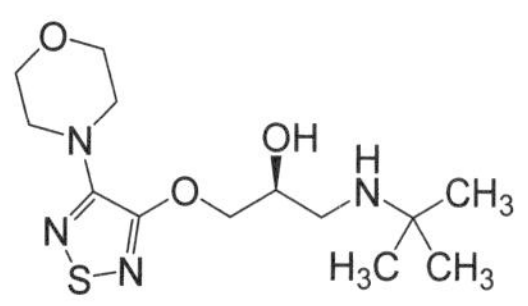

化学名 (*S*)-1-(*tert*-Butylamino)-3-[(4-morpholino-1,2,5-thiadiazol-3-yl)oxy]-2-propanol

(*S*)-1-(叔丁氨基)-3-[(4-吗啉基-1,2,5-噻二唑-3-基)氧]-2-丙醇

CAS 登录号 91524-16-2

INN list 29

药效分类 β 受体拮抗药

ATC 分类 C07AA06

噻美尼定

Tiamenidine（*INN*）

化学结构式

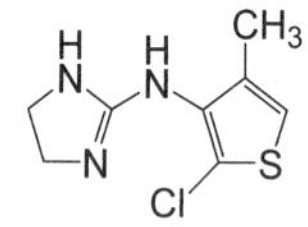

分子式和分子量 $C_8H_{10}ClN_3S$ 215.70

化学名 2-[(2-Chloro-4-methyl-3-thienyl)aminol]-2-imidazoline

2-[(2-氯-4-甲基-3-噻吩基)氨基]-2-咪唑啉

CAS 登录号 31428-61-2

INN list 28

药效分类 抗高血压药

噻米定

Timirdine（*INN*）

化学结构式

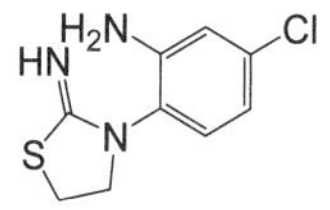

分子式和分子量 $C_9H_{10}ClN_3S$ 227.71

化学名 3-(2-Amino-4-chlorophenyl)-2-iminothiazolidine

3-(2-氨基-4-氯苯基)-2-亚氨基噻唑烷

CAS 登录号 100417-09-2

INN list 62

药效分类 抗抑郁药

噻嘧啶

Pyrantel

化学结构式

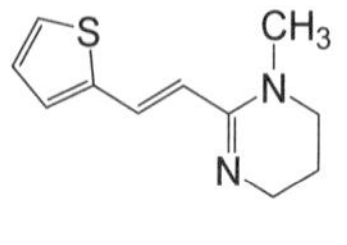

分子式和分子量 $C_{11}H_{14}N_2S$ 206.31

化学名 (*E*)-1,4,5,6-Tetrahydro-1-methyl-2-[2-(2-thienyl)vinyl] pyrimidine

(*E*)-1,4,5,6-四氢-1-甲基-2-[2-(2-噻吩基)乙烯基]嘧啶

CAS 登录号 15686-83-6; 22204-24-6[双羟萘酸盐(1:1)];33401-94-4[酒石酸盐(1:1)]

药效分类 抗线虫药

ATC 分类 P02CC01

噻莫西酸

Timonacic（*INN*）

化学结构式

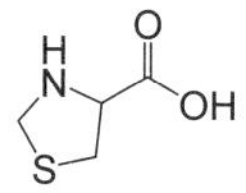

分子式和分子量 $C_4H_7NO_2S$ 133.17

化学名 4-Thiazolidinecarboxylic acid

4-噻唑烷甲酸

CAS 登录号 444-27-9

INN list 33

药效分类 利胆药

噻那酸

Tianafac（*INN*）

化学结构式

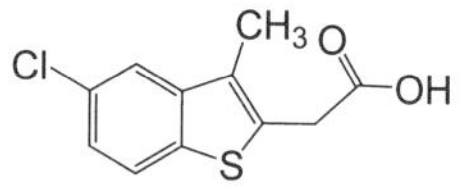

分子式和分子量 $C_{11}H_9ClO_2S$ 240.71

化学名 5-Chloro-3-methylbenzo[*b*]thiophene-2-acetic acid

5-氯-3-甲基苯并[*b*]噻吩-2-乙酸

CAS 登录号 51527-19-6

INN list 31

药效分类 抗炎镇痛药

噻奈普汀

Tianeptine（*INN*）

化学结构式

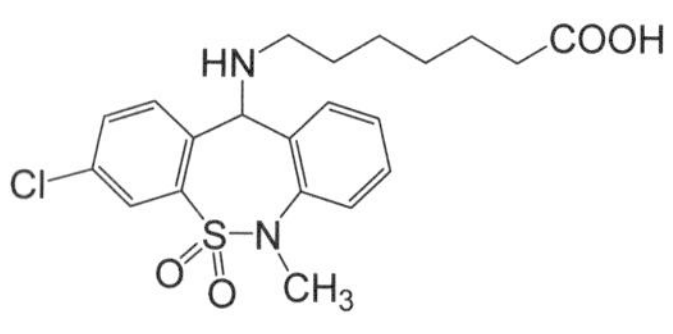

分子式和分子量 $C_{21}H_{25}ClN_2O_4S$ 436.95

化学名 7-[(3-Chloro-6,11-dihydro-6-methyldibenzo[*c,f*][1,2] thiazepin-11-yl)amino] heptanoic acid *S,S*-dioxide

7-[(3-氯-6,11-二氢-6-甲基二苯并[*c,f*][1,2]硫杂氮杂䓬-11-基)氨基]庚酸 *S,S*-二氧化物

CAS 登录号 66981-73-5

INN list 44

药效分类 抗抑郁药

噻诺卡宾

Tienocarbine（*INN*）

化学结构式

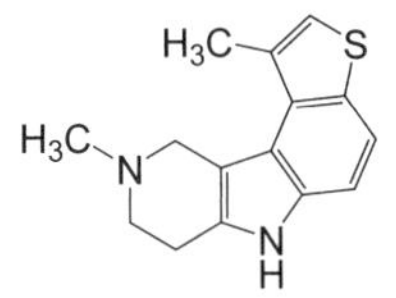

分子式和分子量 $C_{15}H_{16}N_2S$ 256.37

化学名 7,8,9,10-Tetrahydro-1,9-dimethyl-6*H*-pyrido[4,3-*b*]thieno[3,2-*e*]indole

7,8,9,10-四氢-1,9-二甲基-6*H*-吡啶并[4,3-*b*]噻吩并[3,2-*e*]吲哚

CAS 登录号 75458-65-0

INN list 45

药效分类 抗抑郁药

噻帕米

Tiapamil（*INN*）

化学结构式

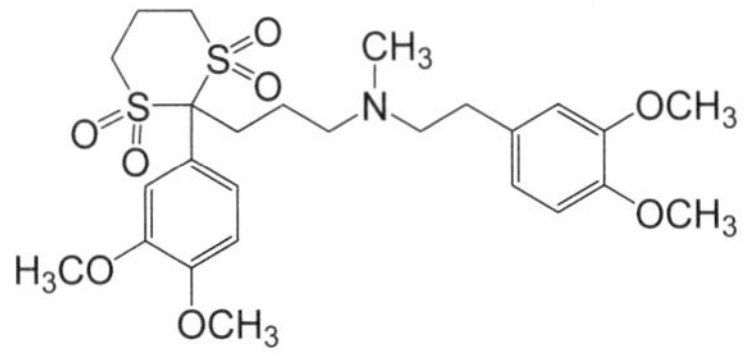

分子式和分子量 $C_{26}H_{37}NO_8S_2$ 555.70

化学名 *N*-[2-(3,4-Dimethoxyphenyl)ethyl]-3-[2-(3,4-dimethoxyphenyl)-1,1,3,3-tetraoxo-1,3-dithian-2-yl]-*N*-methylpropan-1-amine

N-[2-(3,4-二甲氧基苯基)乙基]-3-[2-(3,4-二甲氧基苯基)-1,1,3,3-四氧代-1,3-二噻烷-2-基]-*N*-甲基丙-1-胺

CAS 登录号 57010-31-8；87434-83-1[盐酸盐]

INN list 43

药效分类 冠脉扩张药，钙通道阻滞药

噻哌溴铵

Timepidium Bromide（*INN*）

化学结构式

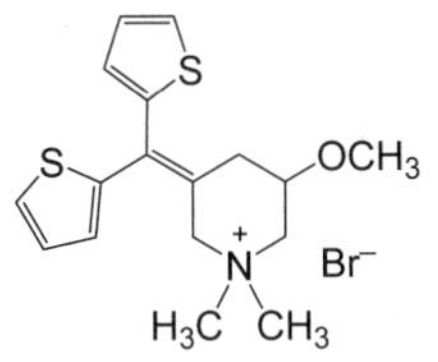

分子式和分子量 $C_{17}H_{22}BrNOS_2$ 400.40

化学名 Bromide 3-(di-2-thienylmethylene)-5-methoxy-1,1-dimethyl-piperidinium

溴化 3-(二-2-噻吩基甲亚基)-5-甲氧基-1,1-二甲基哌啶鎓

CAS 登录号 35035-05-3

INN list 29

药效分类 抗胆碱药

噻前列素

Tiaprost（*INN*）

化学结构式

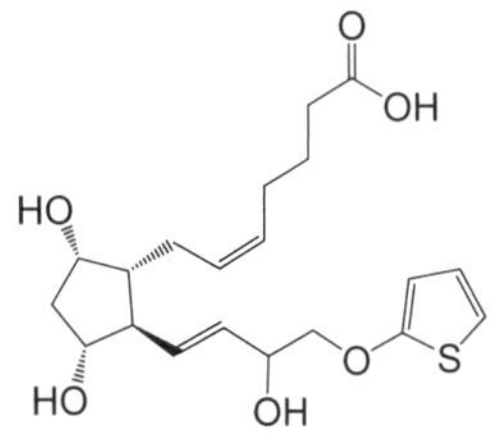

分子式和分子量 $C_{20}H_{28}O_6S$ 396.50

化学名 (±)-(*Z*)-7-[(1*R**,2*R**,3*R**,5*S**)-3,5-Dihydroxy-2-[(*E*)-(3*R***S**)-3-hydroxy-4-(3-thienyloxy)-1-butenyl]cyclopentyl]-5-heptenoic acid

(±)-(*Z*)-7-[(1*R**,2*R**,3*R**,5*S**)-3,5-二羟基-2-[(*E*)-(3*R***S**)-3-羟基-4-(3-噻吩基氧基)-1-丁烯基]环戊基]-5-庚烯酸

CAS 登录号 71116-82-0

INN list 41

药效分类 前列腺素类药

噻托溴铵

Tiotropium Bromide（*INN*）

化学结构式

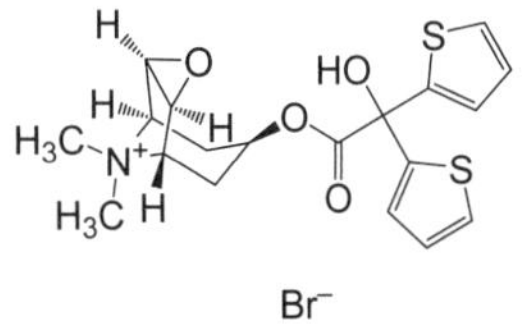

分子式和分子量 $C_{19}F_{22}BrNO_4S_2$ 472.42

化学名 Bromide 6*β*,7*β*-epoxy-3*β*-hydroxy-8-methyl-1*αH*,5*αH*-tropanium, di-2-thienylglycolate

溴化 6*β*,7*β*-环氧-3*β*-羟基-8-甲基-1*αH*,5*αH*-托品铵,二-2-噻吩基甘氨酸酯

CAS 登录号 136310-93-5；139404-48-1[一水合物]

INN list 67

药效分类 抗胆碱药

噻戊托辛

Tipentosin（*INN*）

分子式和分子量 $C_{21}H_{25}NO_3S$ 371.50

化学结构式

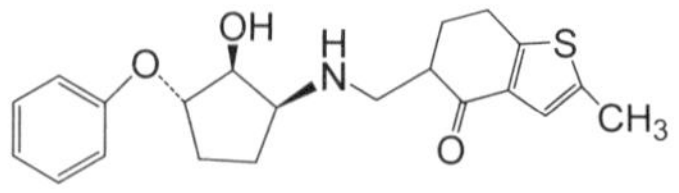

化学名　(±)-6,7-Dihydro-5-[[[(1*R**,2*R**,3*R**)-2-hydroxy-3-phenoxycyclopentyl]amino]methyl]-2-methylbenzo[*b*]thiophen-4(5*H*)-one

(±)-6,7-二氢-5-[[[(1*R**,2*R**,3*R**)-2-羟基-3-苯氧基环戊基]氨基]甲基]-2-甲基苯并[*b*]噻吩-4(5*H*)-酮

CAS 登录号　95588-08-2; 95588-10-6[盐酸盐]

INN list　55

药效分类　α_1受体拮抗药，抗高血压药

噻昔达唑

Tioxidazole（*INN*）

化学结构式

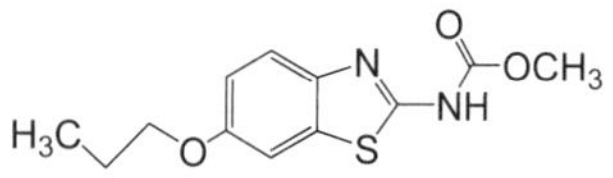

分子式和分子量　$C_{12}H_{14}N_2O_3S$　266.32

化学名　Methyl 6-propoxy-2-benzothiazolecarbamate

甲基 6-丙氧基-2-苯并噻唑基氨基甲酸酯

CAS 登录号　61570-90-9

INN list　39

药效分类　抗蠕虫药

噻唑砜

Thiazosulfone（*INN*）

化学结构式

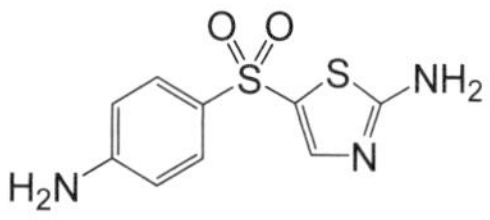

分子式和分子量　$C_9H_9N_3O_2S_2$　255.32

化学名　2-Amino-5-sulfanilylthiazole

2-氨基-5-磺胺噻唑

CAS 登录号　473-30-3

INN list　1

药效分类　抗感染药

噻唑呋林

Tiazofurin（*INN*）

化学结构式

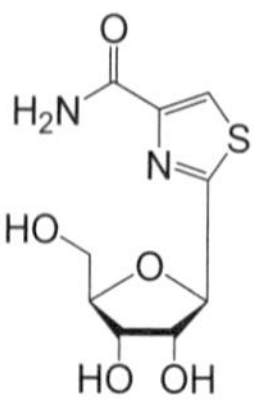

分子式和分子量　$C_9H_{12}N_2O_5S$　260.27

化学名　2-*β*-D-Ribofuranosyl-4-thiazolecarboxamide

2-*β*-D-呋喃核糖基-4-噻唑甲酰胺

CAS 登录号　60084-10-8

INN list　48

药效分类　抗肿瘤药

ATC 分类　L01XX18

赛博吉兰

Sembragiline（*INN*）

化学结构式

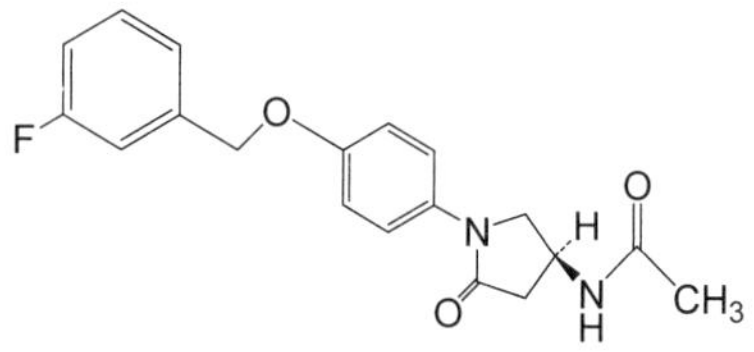

分子式和分子量　$C_{19}H_{19}FN_2O_3$　342.14

化学名　*N*-[(3*S*)-1-{4-[(3-Fluorophenyl)methoxy]phenyl}-5-oxopyrrolidin-3-yl]acetamide

N-[(3*S*)-1-{4-[(3-氟苯基)甲氧基]苯基}-5-氧代吡咯烷-3-基]乙酰胺

CAS 登录号　676479-06-4

INN list　111

药效分类　B 型单胺氧化酶抑制药

赛度哌啶

Seridopidine（*INN*）

化学结构式

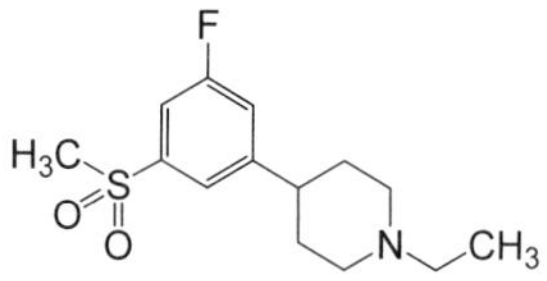

分子式和分子量　$C_{14}H_{20}FNO_2S$　285.12

化学名　1-Ethyl-4-[3-fluoro-5-(methanesulfonyl)phenyl]piperidine

1-乙基-4-[3-氟-5-(甲磺酰基)苯基]哌啶

CAS 登录号　883631-51-4

INN list　104

药效分类　抗精神病药

赛度替尼

Cerdulatinib（*INN*）

化学结构式

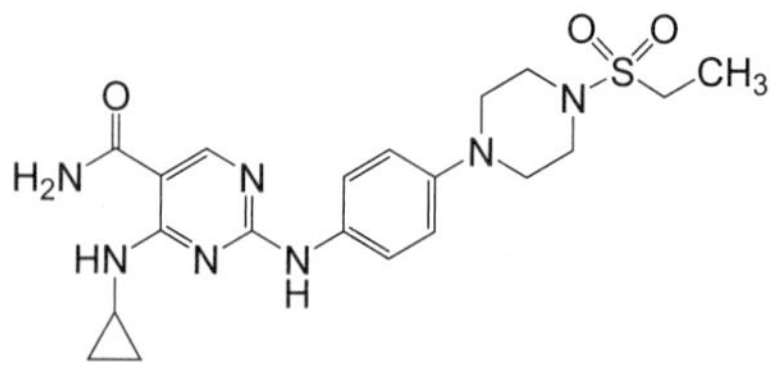

分子式和分子量　$C_{20}H_{27}N_7O_3S$　445.54

化学名　4-(Cyclopropylamino)-2-({4-[4-(ethanesulfonyl)piperazin-1-

yl]phenyl}amino)pyrimidine-5-carboxamide

4-(环丙基氨基)-2-({4-[4-(乙磺酰基)哌嗪-1-基]苯基}氨基)嘧啶-5-甲酰胺

CAS 登录号 1198300-79-6

INN list 111

药效分类 酪氨酸激酶抑制药，抗肿瘤药

赛庚啶

Cyproheptadine（*INN*）

化学结构式

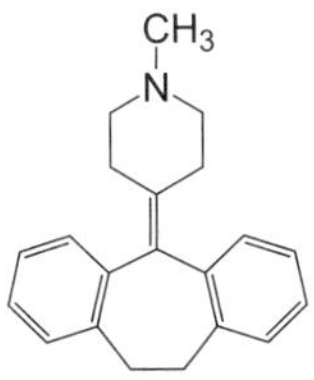

分子式和分子量 $C_{21}H_{21}N$ 289.42

化学名 1-Methyl-4-(5*H*-dibenzo[*a,d*]cyclohepten-5-ylidene) Piperidine

1-甲基-4-(5*H*-二苯并[*a,d*]环庚烯-5-亚基)哌啶

CAS 登录号 129-03-3; 41354-29-4[盐酸盐倍半水合物]; 969-33-3[盐酸盐]

INN list 10

药效分类 抗组胺药

赛可硫胺

Cycotiamine（*INN*）

化学结构式

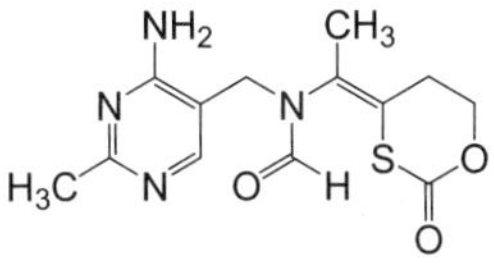

分子式和分子量 $C_{13}H_{16}N_4O_3S$ 308.36

化学名 *N*-[1-(2-Oxo-1,3-oxathian-4-ylidene)ethyl]-*N*-[(4-amino-2-methyl-5-pyrimidinyl)methyl]formamide

N-[1-(2-氧代-1,3-氧硫杂环己烷-4-亚基)乙基]-*N*-[(4-氨基-2-甲基-5-嘧啶基)甲基]甲酰胺

CAS 登录号 6092-18-8

INN list 17

药效分类 维生素类药

赛克力嗪

Cyclizine（*INN*）

化学结构式

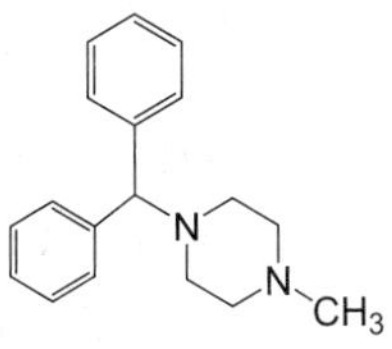

分子式和分子量 $C_{18}H_{22}N_2$ 266.38

化学名 1-(Diphenylmethyl)-4-methylpiperazine

1-(二苯甲基)-4-甲基哌嗪

CAS 登录号 82-92-8

INN list 1

药效分类 抗组胺药，镇吐药

赛克立明

Cycrimine（*INN*）

化学结构式

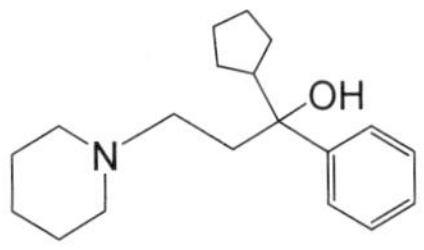

分子式和分子量 $C_{19}H_{29}NO$ 287.45

化学名 *α*-Cyclopentyl-*α*-phenyl-1-piperidinepropanol

α-环戊基-*α*-苯基-1-哌啶基丙醇

CAS 登录号 77-39-4; 126-02-3[盐酸盐]

INN list 4

药效分类 抗震颤麻痹药

赛拉莫德

Ceralifimod（*INN*）

化学结构式

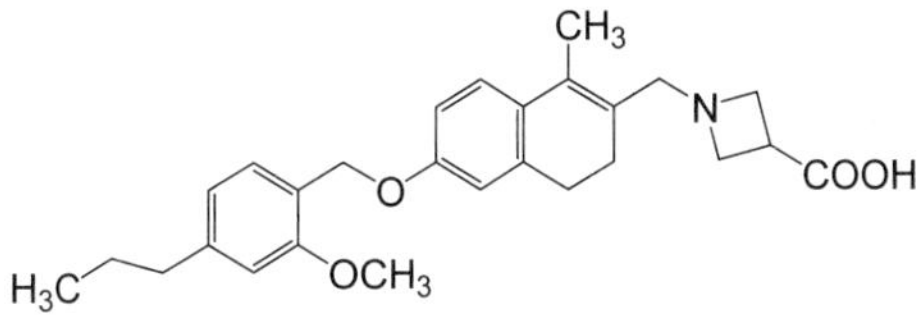

分子式和分子量 $C_{27}H_{33}NO_4$ 435.56

化学名 1-({6-[(2-Methoxy-4-propylphenyl)methoxy]-1-methyl-3,4-dihydro naphthalen-2-yl}methyl)azetidine-3-carboxylic acid

1-({6-[(2-甲氧基-4-丙基苯基)甲氧基]-1-甲基-3,4-二氢萘-2-基}甲基)氮杂环丁烷-3-羧酸

CAS 登录号 891859-12-4

INN list 109

药效分类 免疫调制药

赛拉嗪

Xylazine（*INN*）

化学结构式

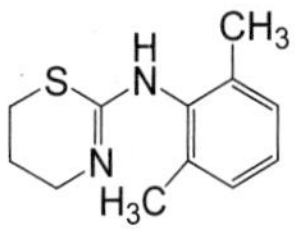

分子式和分子量 $C_{12}H_{16}N_2S$ 220.33

化学名 5,6-Dihydro-2-(2,6-xylidino)-4*H*-1,3-thiazine

5,6-二氢-2-(2,6-二甲基苯氨基)-4*H*-1,3-噻嗪

CAS 登录号 7361-61-7

INN list 21

药效分类 镇痛药，肌肉松弛药

赛拉瑞韦

Seraprevir

化学结构式

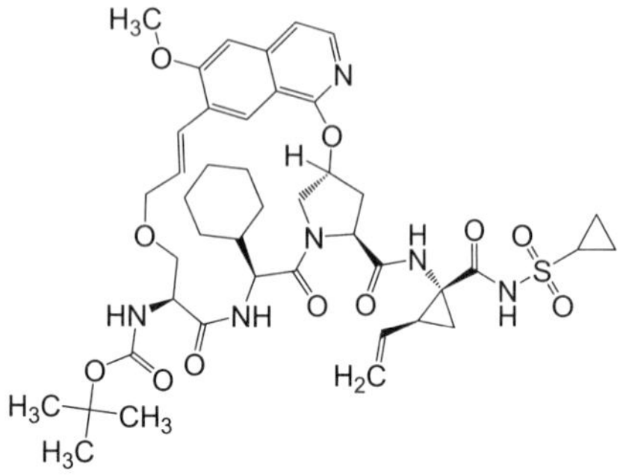

分子式和分子量 $C_{43}H_{57}N_6O_{11}S$ 866.01

化学名 Tertbutyl *N*-[(3*R*,5*S*,8*S*,11*S*,15*E*)-8-cyclohexyl-5-{[(1*R*,2*S*)-1-[(cyclopropyl sulfonyl)carbamoyl]-2-vinylcyclopropyl]carbamoyl}-18-methoxy-7,10-dioxo-2,13-dioxa-6,9,23-triazetetracyclo[15.6.2.1^{3,6}.0^{20,24}]hexadecane-1(23),15,17(25),18,20(24),21-hexaene-11-yl] carbamate

叔丁基 *N*-[(3*R*,5*S*,8*S*,11*S*,15*E*)-8-环己基-5-{[(1*R*,2*S*)-1-[(环丙基砜基)氨甲酰基]-2-乙烯基环丙基]氨基甲酰}-18-甲氧基-7,10-二氧代-2,13-二氧杂-6,9,23-三氮杂四环[15.6.2.1^{3,6}.0^{20,24}]二十六烷-1(23),15,17(25),18,20(24),21-六烯-11-基] 氨基甲酸酯

CAS 登录号 1393095-10-7

药效分类 丙肝病毒(HVC)蛋白酶抑制药，抗病毒药

赛利拉敏

Cycliramine（*INN*）

化学结构式

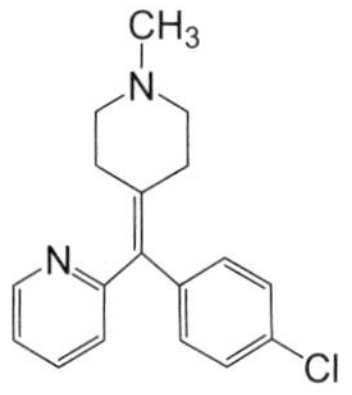

分子式和分子量 $C_{18}H_{19}ClN_2$ 298.81

化学名 4-(*p*-Chloro-*α*-2-pyridylbenzylidene)-1-methylpiperidine

4-(4-氯-*α*-2-吡啶基苄亚基)-1-甲基哌啶

CAS 登录号 47128-12-1；5781-37-3[马来酸盐]

INN list 14

药效分类 抗组胺药

赛洛西宾

Psilocybine（*INN*）

化学结构式

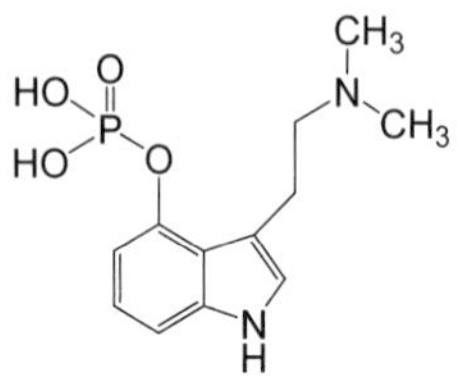

分子式和分子量 $C_{12}H_{17}N_2O_4P$ 284.25

化学名 3-(2-Dimethylaminoethyl)indol-4-yl dihydrogen phosphate

3-(2-二甲氨基乙基)吲哚-4-基 二氢磷酸酯

CAS 登录号 520-52-5

INN list 12

药效分类 致幻药

赛洛唑啉

Xylometazoline（*INN*）

化学结构式

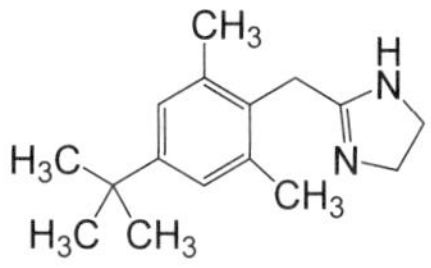

分子式和分子量 $C_{16}H_{24}N_2$ 244.38

化学名 2-(4-*tert*-Butyl-2,6-dimethylbenzyl)-2-imidazoline

2-(4-叔丁基-2,6-二甲基苄基)-2-咪唑啉

CAS 登录号 526-36-3；1218-35-5[盐酸盐]

INN list 8

药效分类 血管收缩药

赛普罗酯

Cyprodenate（*INN*）

化学结构式

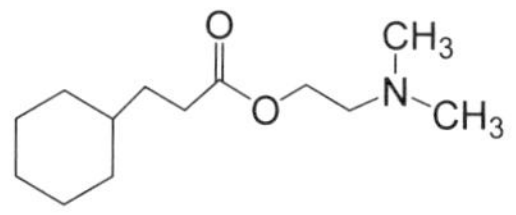

分子式和分子量 $C_{13}H_{25}NO_2$ 227.34

化学名 2-(Dimethylamino)ethyl cyclohexanepropionate

2-(二甲氨基)乙基 环己基丙酸酯

CAS 登录号 15585-68-1

INN list 17

药效分类 精神兴奋药

赛萨奎

Centhaquine（*INN*）

化学结构式

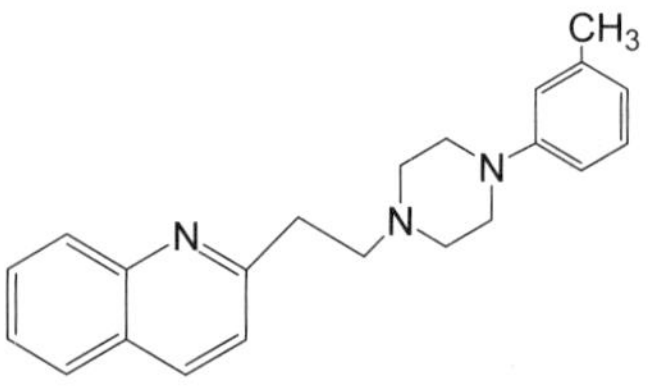

分子式和分子量 $C_{22}H_{25}N_3$ 331.46

化学名 2-{2-[4-(3-Methylphenyl)piperazin-1-yl]ethyl}quinoline

2-{2-[4-(3-甲基苯基)哌嗪-1-基]乙基}喹啉

CAS 登录号 57961-90-7

INN list 121

药效分类 α_2肾上腺素激动药

赛他发定

Centanafadine（*INN*）

化学结构式

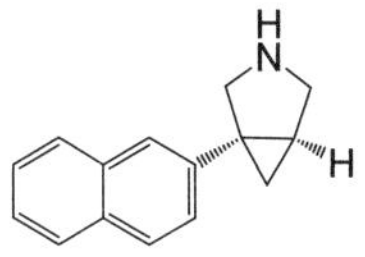

分子式和分子量 $C_{15}H_{15}N$ 209.12

化学名 (1*R*,5*S*)-1-(Naphthalen-2-yl)-3-azabicyclo[3.1.0]hexane

(1*R*,5*S*)-1-(萘-2-基)-3-氮杂双环[3.1.0]己烷

CAS 登录号 924012-43-1

INN list 112

药效分类 单胺转运抑制药

赛他兰锌

Ciaftalan Zinc（*INN*）

化学结构式

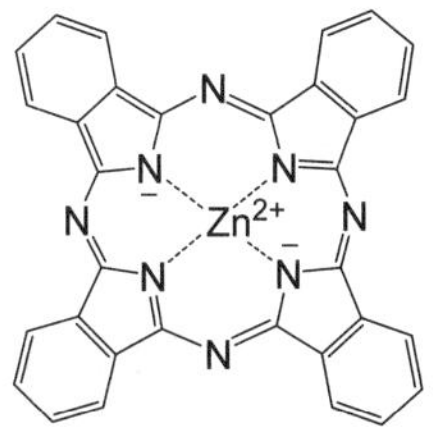

分子式和分子量 $C_{32}H_{16}N_8Zn$ 577.93

化学名 (*SP*-4-1)-[Phthalocyaninato(2-)-N^{29},N^{30},N^{31},N^{32}]zinc

(*SP*-4-1)-[酞菁(2-)-N^{29},N^{30},N^{31},N^{32}]锌

CAS 登录号 14320-04-8

INN list 74

药效分类 光增敏药

赛替尼克兰

Cytisinicline（*INN*）

化学结构式

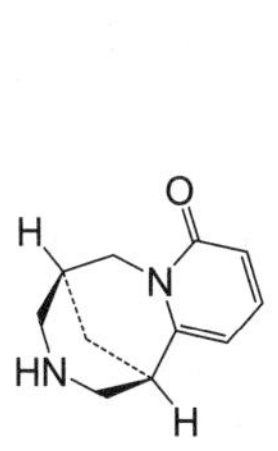

分子式和分子量 $C_{11}H_{14}N_2O$ 190.24

化学名 (1*R*,5*S*)-1,2,3,4,5,6-Hexahydro-8*H*-1,5-methanopyrido[1,2-*a*][1,5]diazocin-8-one(cytisine)

(1*R*,5*S*)-1,2,3,4,5,6-六氢-8*H*-1,5-甲桥吡啶并[1,2-*a*][1,5]二氮杂环辛熳-8-酮(半胱氨酸)

CAS 登录号 485-35-8

INN list 120

药效分类 胆碱 N 受体激动药

赛托雷生

Seltorexant（*INN*）

化学结构式

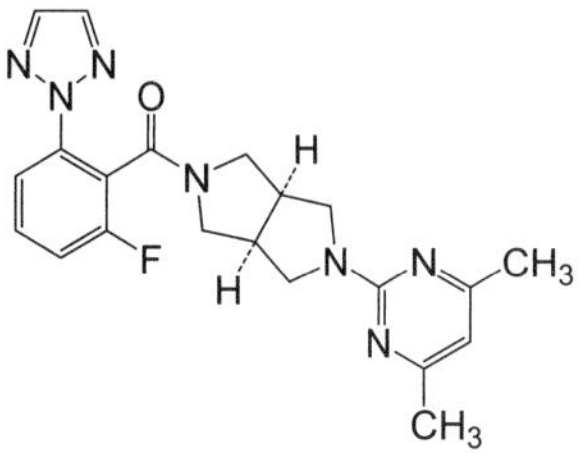

分子式和分子量 $C_{21}H_{22}FN_7O$ 407.45

化学名 [(3*aR*,6*aS*)-5-(4,6-Dimethylpyrimidin-2-yl)hexahydropyrrolo[3,4-*c*]pyrrol-2(1*H*)-yl][2-fluoro-6-(2*H*-1,2,3-triazol-2-yl)phenyl]methanone

[(3*aR*,6*aS*)-5-(4,6-二甲基嘧啶-2-基)六氢吡咯并[3,4-*c*]吡咯-2(1*H*)-基][2-氟-6-(2*H*-1,2,3-三唑-2-基)苯基]甲酮

CAS 登录号 1293281-49-8

INN list 115

药效分类 食欲素受体拮抗药

赛维罗奈

Seviteronel（*INN*）

化学结构式

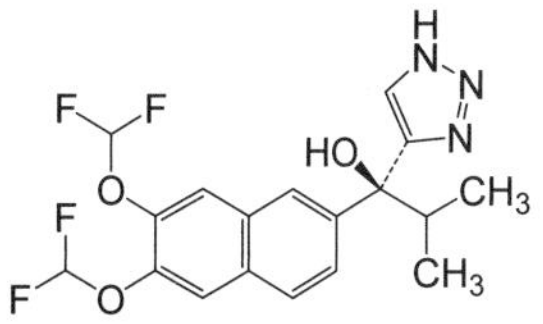

分子式和分子量 $C_{18}H_{17}F_4N_3O_3$ 399.35

化学名 (1*S*)-1-[6,7-Bis(difluoromethoxy)naphthalen-2-yl]-2-methyl-1-(1*H*-1,2,3-triazole-4-yl)propan-1-ol

(1*S*)-1-[6,7-双(二氟甲氧基)萘-2-基]-2-甲基-1-(1*H*-1,2,3-三唑-4-基)丙-1-醇

CAS 登录号 1610537-15-9

INN list 114

药效分类 抗雄激素药

赛沃替尼

Savolitinib（*INN*）

化学结构式

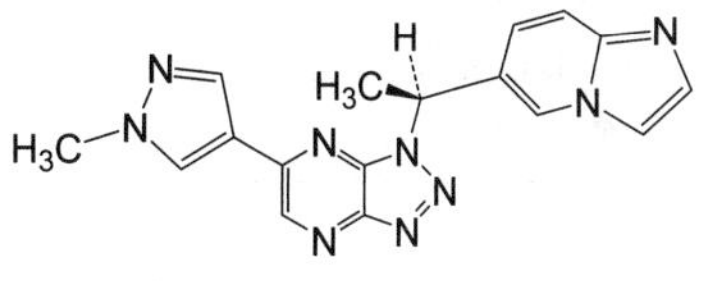

分子式和分子量 $C_{17}H_{15}N_9$ 345.37

化学名 1-[(1*S*)-1-(Imidazo[1,2-*a*]pyridin-6-yl)ethyl]-6-(1-methyl-

1*H*-pyrazol-4-yl)-1*H*-1,2,3-triazolo[4,5-*b*]pyrazine

1-[(1*S*)-1-(咪唑并[1,2-*a*]吡啶-6-基)乙基]-6-(1-甲基-1*H*-吡唑-4-基)-1*H*-1,2,3-三唑并[4,5-*b*]吡嗪

CAS 登录号　1313725-88-0

INN list　111

药效分类　酪氨酸激酶抑制药，抗肿瘤药

三苯格雷

Trifenagrel（*INN*）

化学结构式

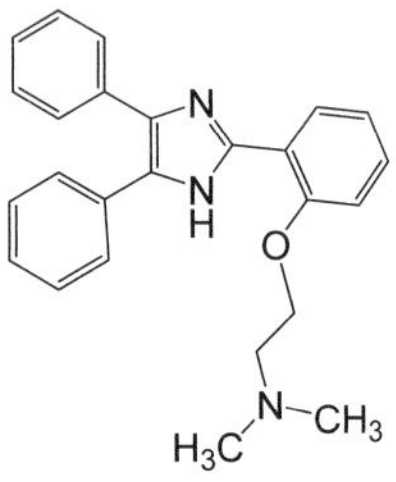

分子式和分子量　$C_{25}H_{25}N_3O$　383.49

化学名　2-[*o*-[2-(Dimethylamino)ethoxy]phenyl]-4,5-diphenylimidazole

2-[2-[2-(二甲氨基)乙氧基]苯基]-4,5-二苯基咪唑

CAS 登录号　84203-09-8

INN list　53

药效分类　抗血小板聚集药，抗血栓药

三苯双脒

Tribendimidine

化学结构式

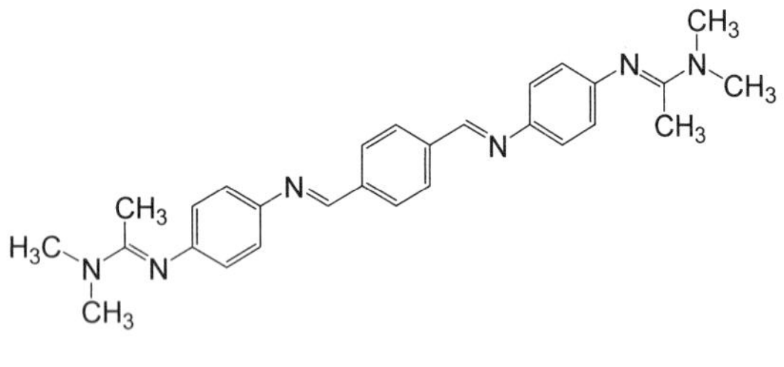

分子式和分子量　$C_{28}H_{32}N_6$　452.6

化学名　*N'*-[4-[[4-[[4-[1-(Dimethylamino)ethylideneamino]phenyl]iminomethyl]phenyl]methylideneamino]phenyl]-*N*,*N*-dimethylethanimidamide

N'-[4-[[4-[[4-[1-(二甲基氨基)乙亚基氨基]苯基]氨亚基甲基]苯基]甲亚基氨基]苯基]-*N*,*N*-二甲基乙亚氨基替酰胺

CAS 登录号　115103-15-6

药效分类　广谱肠道驱虫药

三苯唑酸

Isofezolac（*INN*）

分子式和分子量　$C_{23}H_{18}N_2O_2$　354.40

化学结构式

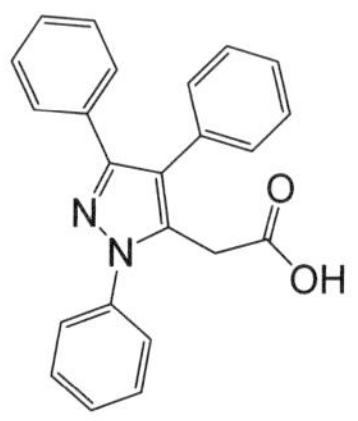

化学名　1,3,4-Triphenylpyrazole-5-acetic acid

1,3,4-三苯基吡唑-5-乙酸

CAS 登录号　50270-33-2

INN list　39

药效分类　抗炎镇痛药

三苄糖苷

Tribenoside（*INN*）

化学结构式

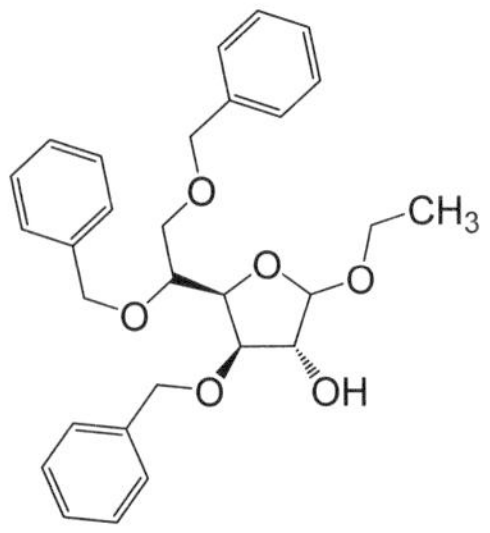

分子式和分子量　$C_{29}H_{34}O_6$　478.58

化学名　Ethyl 3,5,6-tri-*O*-benzyl-D-glucofuranoside

乙基 3,5,6-三-*O*-苄基-D-呋喃葡萄糖苷

CAS 登录号　10310-32-4

INN list　20

药效分类　毛细血管保护药

ATC 分类　C05CX01

三醋汀

Triacetin（*INN*）

化学结构式

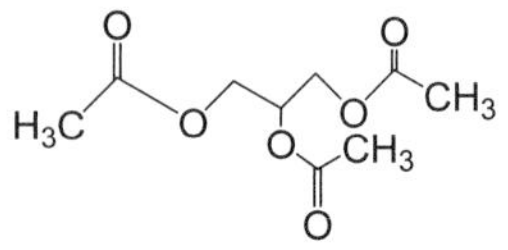

分子式和分子量　$C_9H_{14}O_6$　218.20

化学名　Triacetin

甘油三乙酸酯

CAS 登录号　102-76-1

INN list　8

药效分类　抗真菌药

三氟巴占

Triflubazam（*INN*）

分子式和分子量　$C_{17}H_{13}F_3N_2O_2$　334.29

化学结构式

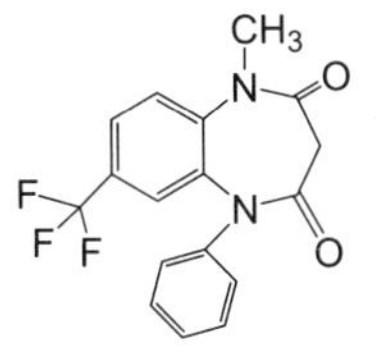

化学名 1-Methyl-5-phenyl-7-trifluoromethyl-1*H*-1,5-benzodiazepine-2,4(3*H*,5*H*)-dione

1-甲基-5-苯基-7-三氟甲基-1*H*-1,5-苯并二氮杂䓬-2,4(3*H*,5*H*)-二酮

CAS 登录号 22365-40-8

INN list 28

药效分类 安定药

三氟丙嗪

Triflupromazine（*INN*）

化学结构式

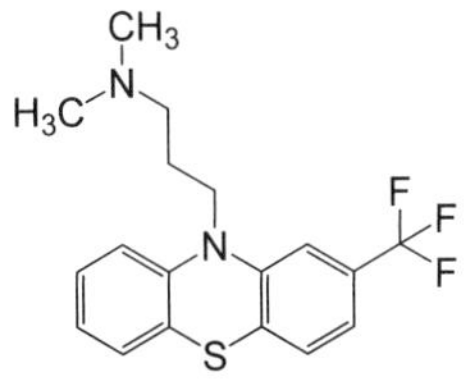

分子式和分子量 $C_{18}H_{19}F_3N_2S$ 352.42

化学名 10-[3-(Dimethylamino)propyl]-2-(trifluoromethyl)phenothiazine

10-[3-(二甲基氨基)丙基]-2-(三氟甲基)吩噻嗪

CAS 登录号 146-54-3; 1098-60-8[盐酸盐]

INN list 10

药效分类 抗精神病药

三氟拉嗪

Trifluoperazine（*INN*）

化学结构式

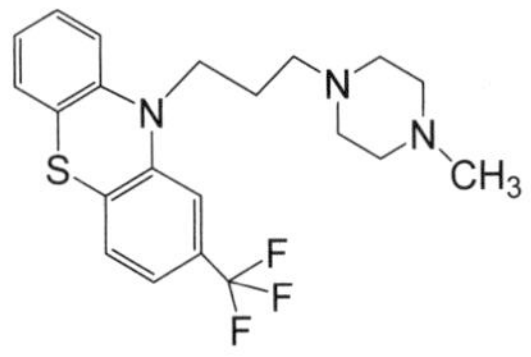

分子式和分子量 $C_{21}H_{24}F_3N_3S$ 407.50

化学名 10-[3-(4-Methyl-1-piperazinyl)propyl]-2-(trifluoromethyl)phenothiazine

10-[3-(4-甲基-1-哌嗪基)丙基]-2-(三氟甲基)吩噻嗪

CAS 登录号 117-89-5; 440-17-5[盐酸盐]

INN list 10

药效分类 抗精神病药，镇静催眠药

三氟柳

Triflusal（*INN*）

分子式和分子量 $C_{10}H_7F_3O_4$ 248.16

化学结构式

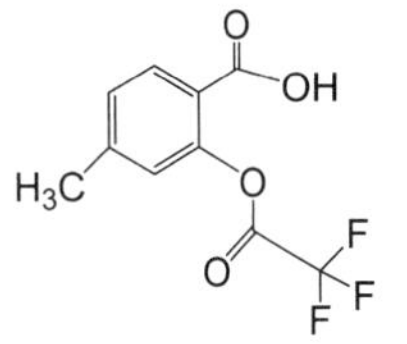

化学名 *α*,*α*,*α*-Trifluoro-2,4-cresoticacid acetate

α,*α*,*α*-三氟-2,4-甲基水杨酸乙酸酯

CAS 登录号 322-79-2

INN list 37

药效分类 抗血栓药

三氟洛辛

Triflocin（*INN*）

化学结构式

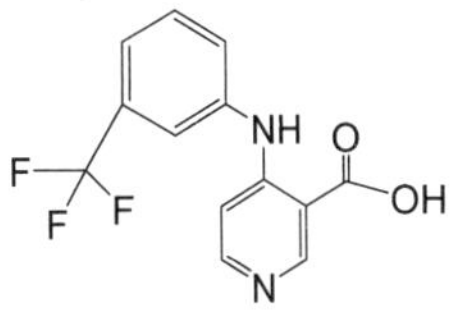

分子式和分子量 $C_{13}H_9F_3N_2O_2$ 282.22

化学名 4-(*α*,*α*,*α*-Trifluoro-3-toluidino)nicotinic acid

4-(*α*,*α*,*α*-三氟-3-甲基苯氨基)烟酸

CAS 登录号 13422-16-7

INN list 23

药效分类 利尿药

三氟美嗪

Trifluomeprazine（*INN*）

化学结构式

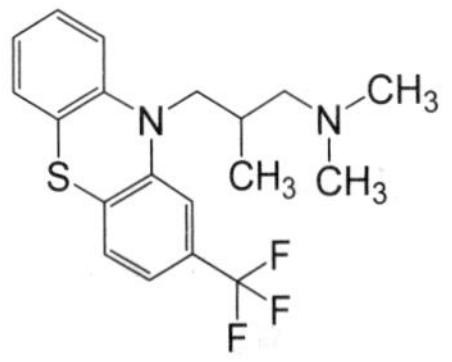

分子式和分子量 $C_{19}H_{21}F_3N_2S$ 366.44

化学名 10-[3-(Dimethylamino)-2-methylpropyl]-2-(trifluoromethyl)phenothiazine

10-[3-(二甲氨基)-2-甲基丙基]-2-(三氟甲基)吩噻嗪

CAS 登录号 2622-37-9

INN list 33

药效分类 安定药

三氟米酯

Triflumidate（*INN*）

分子式和分子量 $C_{17}H_{14}F_3NO_5S$ 401.36

化学结构式

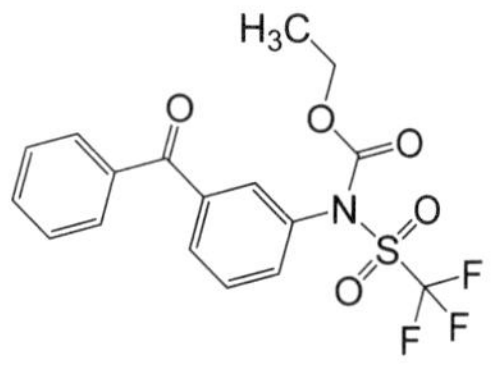

化学名 Ethyl *m*-benzoyl-*N*-[(trifluoromethyl)sulfonyl]carbanilate

乙基 3-苯甲酰基-*N*-[(三氟甲基)磺酰基]苯氨基甲酸酯

CAS 登录号 24243-89-8

INN list 21

药效分类 抗炎药

三氟哌多

Trifluperidol（*INN*）

化学结构式

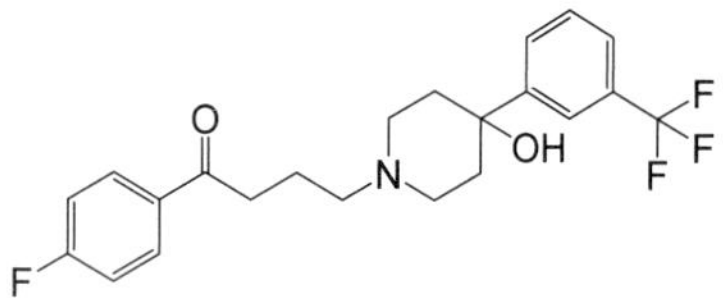

分子式和分子量 $C_{22}H_{23}F_4NO_2$ 409.42

化学名 4'-Fluoro-4-[4-hydroxy-4-(*α*,*α*,*α*-trifluoro-*m*-tolyl)piperidino]butyrophenone

4'-氟-4-[4-羟基-4-(*α*,*α*,*α*-三氟-3-甲基苯基)哌啶基]丁酰苯

CAS 登录号 749-13-3

INN list 16

药效分类 抗精神病药

三庚酸甘油酯

Triheptanoin（*INN*）

化学结构式

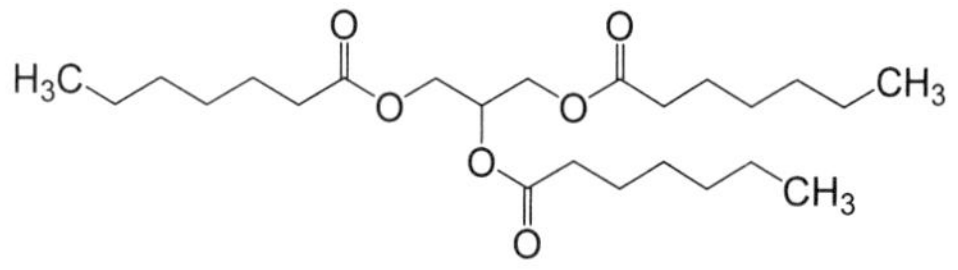

分子式和分子量 $C_{24}H_{44}O_6$ 428.60

化学名 Propane-1,2,3-triyl triheptanoate

丙烷-1,2,3-三基 三庚酸酯

CAS 登录号 620-67-7

INN list 120

药效分类 长链脂肪酸氧化障碍治疗药

三环氯铵

Tricyclamol Chloride（*INN*）

化学结构式

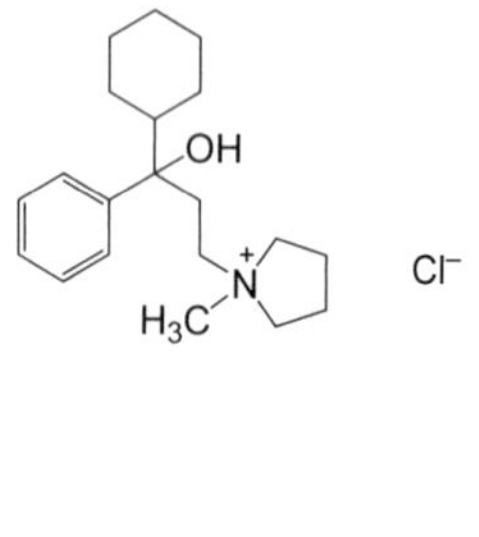

分子式和分子量 $C_{20}H_{32}ClNO$ 337.93

化学名 (±)-1-(3-Cyclohexyl-3-hydroxy-3-phenylpropyl)-1-methylpyrrolidinium chloride

氯化(±)-1-(3-环己基-3-羟基-3-苯基丙基)-1-甲基吡咯烷鎓

CAS 登录号 3818-88-0

INN list 4

药效分类 抗胆碱药

三甲卡因

Trimecaine（*INN*）

化学结构式

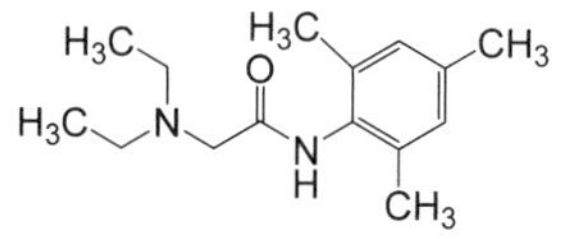

分子式和分子量 $C_{15}H_{24}N_2O$ 248.36

化学名 2-Diethylamino-2',4',6'-trimethylacetanilide

2-二乙氨基-2',4',6'-三甲基乙酰苯胺

CAS 登录号 616-68-2

INN list 11

药效分类 局部麻醉药

三甲利定

Trimeperidine（*INN*）

化学结构式

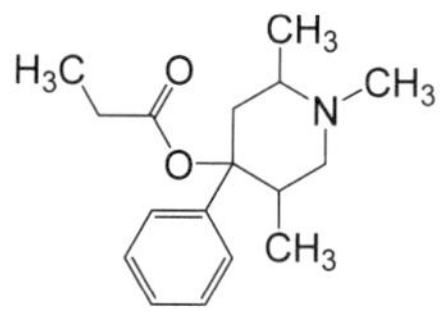

分子式和分子量 $C_{17}H_{25}NO_2$ 275.39

化学名 1,2,5-Trimethyl-4-phenyl-4-propionyloxypiperidine

1,2,5-三甲基-4-苯基-4-丙酰氧基哌啶

CAS 登录号 64-39-1

INN list 6

药效分类 镇痛药

三甲曲沙

Trimetrexate（*INN*）

化学结构式

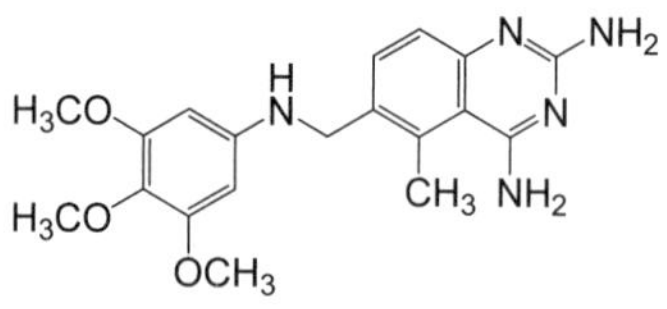

分子式和分子量 $C_{19}H_{23}N_5O_3$ 369.42

化学名 2,4-Diamino-5-methyl-6-[(3,4,5-trimethoxyanilino)methyl]quinazoline

2,4-二氨基-5-甲基-6-[(3,4,5-三甲氧基苯氨基)甲基]喹唑啉
CAS 登录号 52128-35-5
INN list 46
药效分类 抗阿米巴虫药
ATC 分类 P01AX07

三甲沙林

Trioxysalen（*INN*）

化学结构式

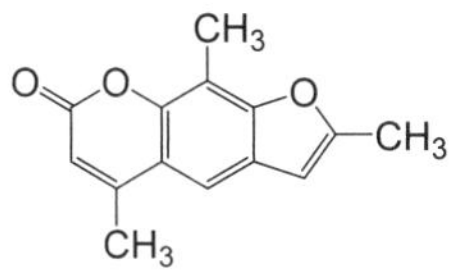

分子式和分子量 $C_{14}H_{12}O_3$ 228.24
化学名 2,5,9-Trimethyl-7*H*-furo[3,2-*g*][l]benzopyran-7-one
2,5,9-三甲基-7*H*-呋喃并[3,2-*g*][1]苯并吡喃-7-酮
CAS 登录号 3902-71-4
INN list 16
药效分类 着色药

三甲昔林

Trimexiline（*INN*）

化学结构式

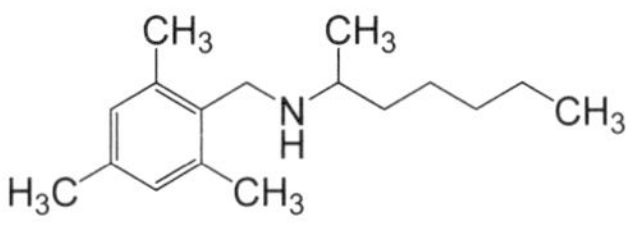

分子式和分子量 $C_{17}H_{29}N$ 247.42
化学名 (±)-2,4,6-Trimethyl-*N*-(1-methylhexyl)benzylamine
(±)-2,4,6-三甲基-*N*-(1-甲基己基)苯甲胺
CAS 登录号 58757-61-2
INN list 46
药效分类 血循环改善药

三氯苯达唑

Triclabendazole（*INN*）

化学结构式

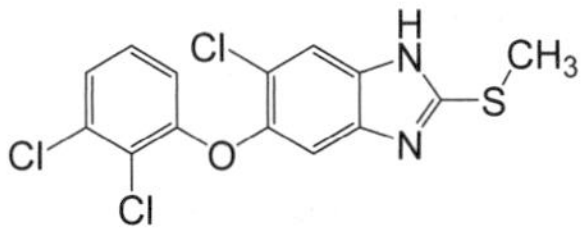

分子式和分子量 $C_{14}H_9Cl_3N_2OS$ 359.66
化学名 5-Chloro-6-(2,3-dichlorophenoxy)-2-(methylthio)benzimidazole
5-氯-6-(2,3-二氯苯氧基)-2-(甲硫基)苯并咪唑
CAS 登录号 68786-66-3
INN list 45
药效分类 抗吸虫药
ATC 分类 P02BX04

三氯醋酸

Trichloroacetic Acid

化学结构式

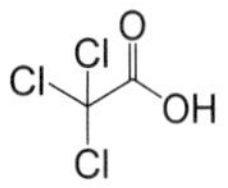

分子式和分子量 $C_2HCl_3O_2$ 163.39
化学名 Trichloroacetic acid
三氯乙酸
CAS 登录号 76-03-9
药效分类 腐蚀收敛药

三氯达唑

Triclodazol（*INN*）

化学结构式

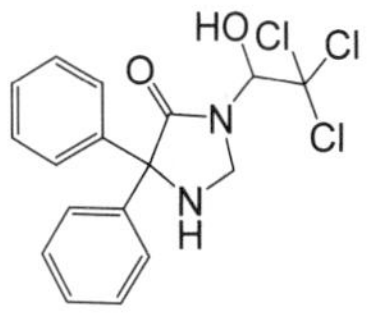

分子式和分子量 $C_{17}H_{15}Cl_3N_2O_2$ 385.67
化学名 3-(2,2,2-Trichloro-1-hydroxyethyl)-5,5-diphenyl-4-imidazolidinone
3-(2,2,2-三氯-1-羟基乙基)-5,5-二苯基-4-咪唑啉酮
CAS 登录号 56-28-0
INN list 16
药效分类 安定药

三氯氮芥

Trichlormethine（*INN*）

化学结构式

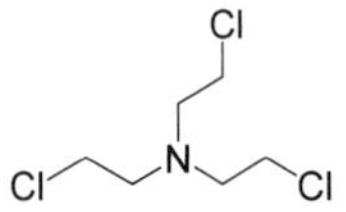

分子式和分子量 $C_6H_{12}Cl_3N$ 204.53
化学名 2,2',2"-Trichlorotriethylamine
2,2',2"-三氯三乙胺
CAS 登录号 555-77-1
INN list 11
药效分类 抗肿瘤药

三氯酚哌嗪

Triclofenol Piperazine（*INN*）

分子式和分子量 $C_4H_{10}N_2 \cdot 2C_6H_3Cl_3O$ 481.03

化学结构式

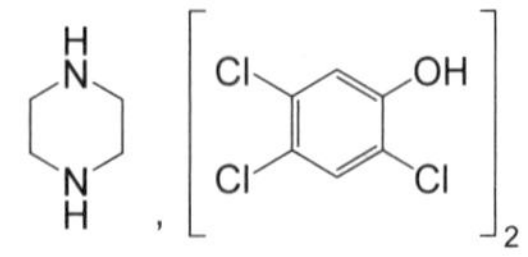

化学名 Piperazine compound(1∶2)with 2,4,5-trichlorophenol

哌嗪和 2,4,5-三氯苯酚(1∶2)的复合物

CAS 登录号 5714-82-9

INN list 14

药效分类 抗蠕虫药

三氯福司

Triclofos (*INN*)

化学结构式

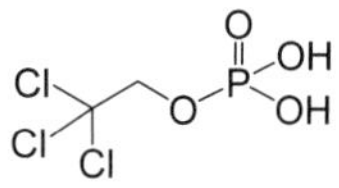

分子式和分子量 $C_2H_4Cl_3O_4P$ 229.37

化学名 2,2,2-Trichloroethanol dihydrogen phosphate

2,2,2-三氯乙醇 二氢磷酸酯

CAS 登录号 306-52-5; 7246-20-0[钠盐]

INN list 13

药效分类 镇静催眠药

三氯卡班

Triclocarban (*INN*)

化学结构式

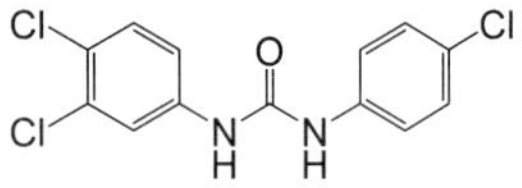

分子式和分子量 $C_{13}H_9Cl_3N_2O$ 315.58

化学名 3,4,4'-Trichlorocarbanilide

3,4,4'-三氯二苯基脲

CAS 登录号 101-20-2

INN list 16

药效分类 消毒防腐药

三氯奈德

Triclonide (*INN*)

化学结构式

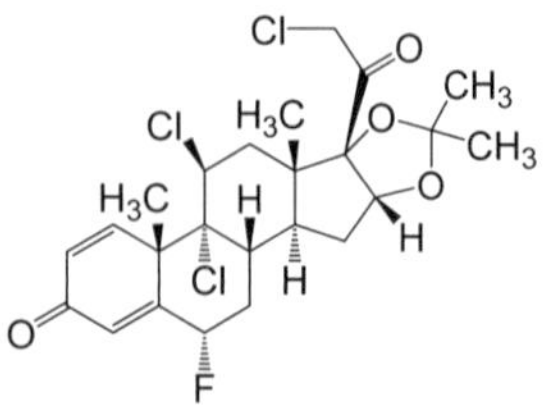

分子式和分子量 $C_{24}H_{28}Cl_3FO_4$ 505.83

化学名 9,11*β*,21-Trichloro-6*α*-fluoro-16*α*,17-dihydroxypregna-1,4-diene-3,20-dione cyclic acetal with acetone

9,11β,21-三氯-6α-氟-16α,17-二羟基孕甾-1,4-二烯-3,20-二酮环缩丙酮

CAS 登录号 26849-57-0

INN list 30

药效分类 肾上腺皮质激素类药

三氯噻嗪

Trichlormethiazide (*INN*)

化学结构式

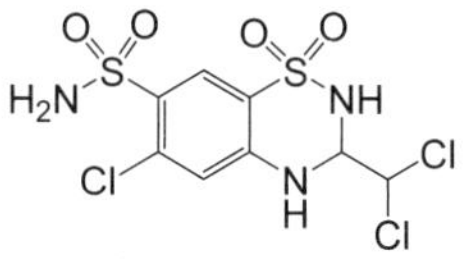

分子式和分子量 $C_8H_8Cl_3N_3O_4S_2$ 380.66

化学名 (±)-6-Chloro-3-(dichloromethyl)-3,4-dihydro-2*H*-1,2,4-benzothiadiazine-7-sulfonamide 1,1-dioxide

(±)-6-氯-3-(二氯甲基)-3,4-二氢-2*H*-1,2,4-苯并噻二嗪-7-磺酰胺 1,1-二氧化物

CAS 登录号 133-67-5

INN list 11

药效分类 低效能利尿药

ATC 分析 C03AA06

三氯生

Triclosan (*INN*)

化学结构式

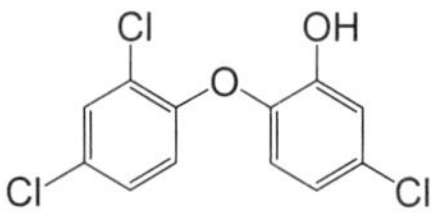

分子式和分子量 $C_{12}H_7Cl_3O_2$ 289.54

化学名 2,4,4'-Trichloro-2'-hydroxydiphenyl ether

2,4,4'-三氯-2'-羟基二苯基醚

CAS 登录号 3380-34-5

INN list 32

药效分类 消毒防腐药

三氯叔丁醇

Chlorobutanol (*INN*)

化学结构式

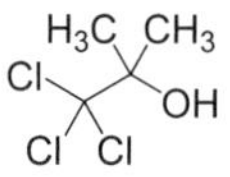

分子式和分子量 $C_4H_7Cl_3O$ 177.46

化学名 1,1,1-Trichloro-2-methyl-2-propanol

1,1,1-三氯-2-甲基-2-丙醇

CAS 登录号 57-15-8; 6001-64-5[半水化物]

INN list 4

药效分类 药用辅料，抗微生物药

三氯他莫

Triclacetamol（*INN*）

化学结构式

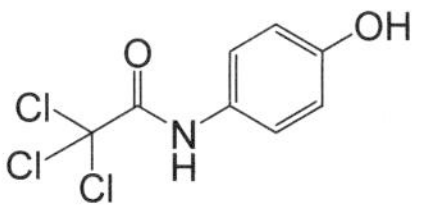

分子式和分子量 $C_8H_6Cl_3NO_2$ 254.50

化学名 2,2,2-Trichloro-4'-hydroxyacetanilide

2,2,2-三氯-4'-羟基乙酰苯胺

CAS 登录号 6340-87-0

INN list 16

药效分类 解热镇痛药

三氯乙烯

Trichloroethylene（*INN*）

化学结构式

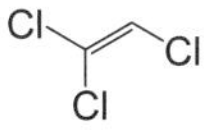

分子式和分子量 C_2HCl_3 131.39

化学名 Trichloroethylene

三氯乙烯

CAS 登录号 79-01-6

INN list 1

药效分类 全身麻醉药

三嗪芬净

Triafungin（*INN*）

化学结构式

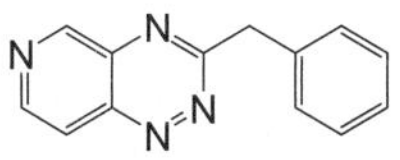

分子式和分子量 $C_{13}H_{10}N_4$ 222.25

化学名 3-Benzylpyrido[3,4-*e*]-*as*-triazine

3-苄基吡啶并[3,4-*e*]-1，2，4-三嗪

CAS 登录号 55242-77-8

INN list 40

药效分类 抗生素类抗真菌药

三辛酸甘油酯

Tricaprilin（*INN*）

化学结构式

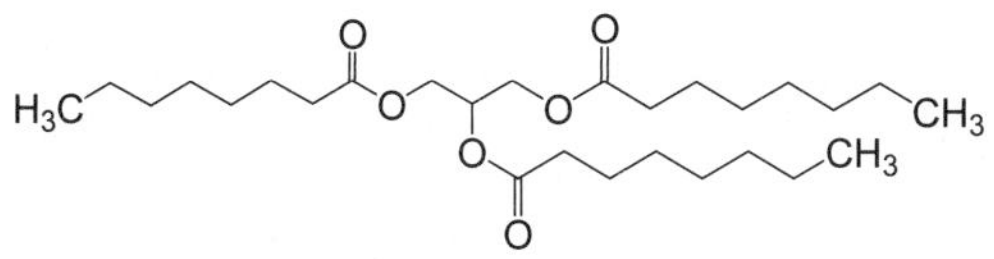

分子式和分子量 $C_{27}H_{50}O_6$ 470.69

化学名 Propane-1,2,3-triyl trioctanoate

丙-1,2,3-三基 三辛酸酯

CAS 登录号 538-23-8

INN list 118

药效分类 甘油三酸酯

三溴沙仑

Tribromsalan（*INN*）

化学结构式

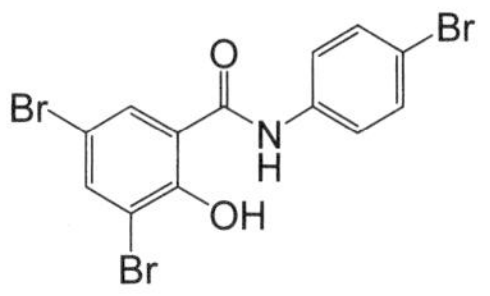

分子式和分子量 $C_{13}H_8Br_3NO_2$ 449.92

化学名 3,4',5-Tribromosalicylanilide

3,4',5-三溴水杨酰苯胺

CAS 登录号 87-10-5

INN list 14

药效分类 消毒防腐药

三溴乙醇

Tribromoethanol

化学结构式

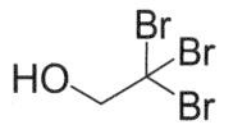

分子式和分子量 $C_2H_3Br_3O$ 282.76

化学名 2,2,2-Tribromoethanol

2,2,2-三溴乙醇

CAS 登录号 75-80-9

药效分类 全身麻醉药

三亚胺醌

Triaziquone（*INN*）

化学结构式

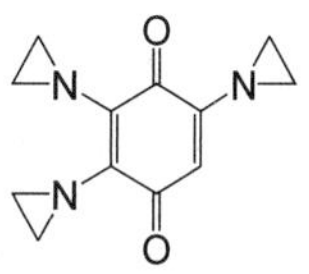

分子式和分子量 $C_{12}H_{13}N_3O_2$ 231.25

化学名 Tris(1-aziridinyl)-*p*-benzoquinone

三(1-氮丙啶基)-1,4-苯醌

CAS 登录号 68-76-8

INN list 14

药效分类 烷化剂类抗肿瘤药

ATC 分析 L01AC02

三乙酸尿苷

Uridine Triacetate（*INN*）

分子式和分子量 $C_{15}H_{18}N_2O_9$ 370.31

化学结构式

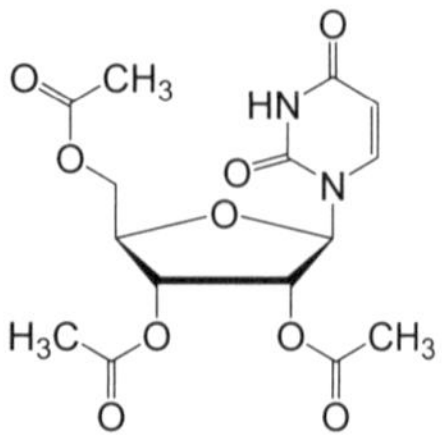

化学名 2',3',5'-Tri-*O*-acetyluridine

2',3',5'-三-*O*-乙酰尿苷

CAS 登录号 4105-38-8

INN list 103

药效分类 解毒药

三乙硝胺

Trolnitrate（*INN*）

化学结构式

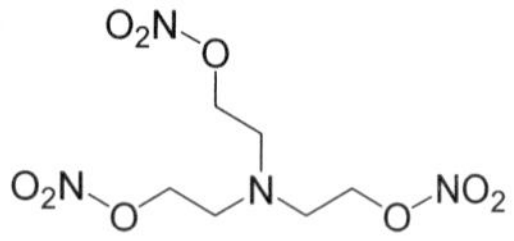

分子式和分子量 $C_6H_{12}N_4O_9$ 284.18

化学名 2-[Bis(2-nitrooxyethyl)amino]ethyl nitrate

2-[双(2-硝氧乙基)氨基]乙基 硝酸酯

CAS 登录号 7077-34-1；588-42-1[磷酸盐(1∶2)]

INN list 10

药效分类 有机硝酸酯类抗心肌缺血药

ATC 分析 C01DA09

三硬脂山梨坦

Sorbitan Tristearate（*INN*）

化学结构式

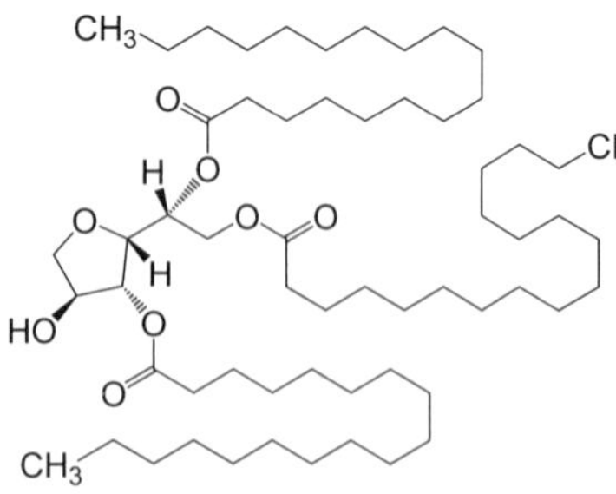

分子式和分子量 $C_{60}H_{114}O_8$ 963.54

化学名 [2-(4-Hydroxy-3-octadecanoyloxyoxolan-2-yl)-2-octadecanoyloxyethyl] octadecanoate

[2-(4-羟基-3-十八烷酰基氧基氧杂环戊烷-2-基)-2-十八烷酰基氧基乙基] 十八酸酯

CAS 登录号 26658-19-5

INN list 15

药效分类 药用辅料，表面活性剂

三油酸山梨坦

Sorbitan Trioleate（*INN*）

化学结构式（见下）

分子式和分子量 $C_{60}H_{108}O_8$ 957.49(大约)

化学名 Sorbitan,(*Z*,*Z*,*Z*)-tri-9-octadecenoate

脱水山梨糖醇,(*Z*,*Z*,*Z*)-三-9-十八烯酸酯

CAS 登录号 26266-58-0

INN list 15

药效分类 药用辅料，表面活性剂

三唑必利

Trazolopride（*INN*）

化学结构式

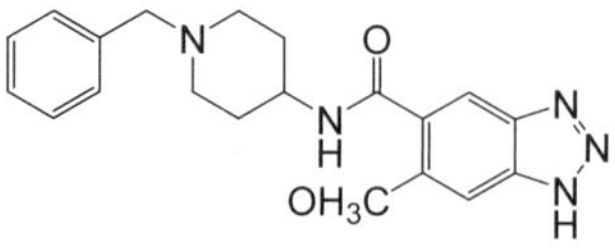

分子式和分子量 $C_{20}H_{23}N_5O_2$ 365.43

化学名 *N*-(1-Benzyl-4-piperidyl)-6-methoxy-1*H*-benzotriazole-5-carboxamide

N-(1-苄基-4-哌啶基)-6-甲氧基-1*H*-苯并三氮唑-5-甲酰胺

CAS 登录号 86365-92-6

INN list 51

药效分类 镇吐药

三唑仑

Triazolam（*INN*）

分子式和分子量 $C_{17}H_{12}Cl_2N_4$ 343.21

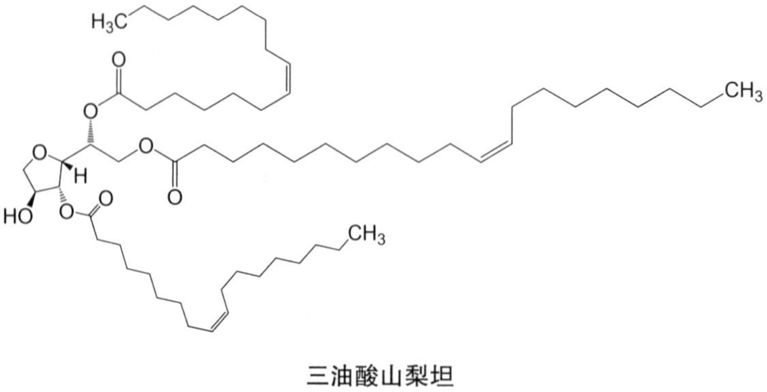

三油酸山梨坦

化学结构式

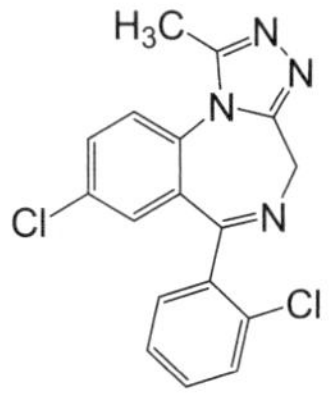

化学名 1-Methyl-8-chloro-6-(2-chloropheny1)-4*H*-[1,2,4]triazolo[4,3-*a*][1,4] benzodiazepine

1-甲基-8-氯-6-(2-氯苯基)-4*H*-[1,2,4]三氮唑[4,3-*a*][1,4]苯并二氮杂䓬

CAS 登录号 28911-01-5

INN list 30

药效分类 镇静催眠药

色贝阿司他

Sebetralstat（*INN*）

化学结构式

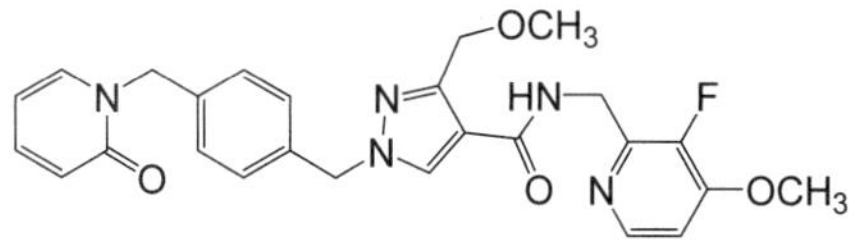

分子式和分子量 $C_{26}H_{26}FN_5O_4$ 491.52

化学名 *N*-[(3-Fluoro-4-methoxypyridin-2-yl)methyl]-3-(methoxymethyl)-1-({4-[(2-oxopyridin-1(2*H*)-yl)methyl]phenyl}methyl)-1*H*-pyrazole-4-carboxamide

N-[(3-氟-4-甲氧基吡啶-2-基)甲基]-3-(甲氧基甲基)-1-({4-[(2-氧代吡啶-1(2*H*)-基)甲基]苯基}甲基)-1*H*-吡唑-4-甲酰胺

CAS 登录号 1933514-13-6

INN list 125

药效分类 激肽释放酶抑制药

色甘酸

Cromoglicic Acid（*INN*）

化学结构式

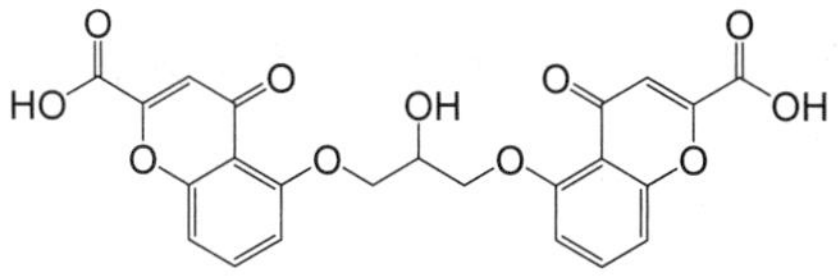

分子式和分子量 $C_{23}H_{16}O_{11}$ 468.37

化学名 5,5′-[(2-Hydroxypropanediyl)dioxy]bis[4-oxo-4*H*-1-benzopyran-2-carboxylic acid]

5,5′-[(2-羟基-1,3-丙叉基)二氧]双[4-氧代-4*H*-1-苯并吡喃-2-羧酸]

CAS 登录号 16110-51-3; 15826-37-6[钠盐]

INN list 18

药效分类 抗过敏药，平喘药

色雷利塞

Serabelisib（*INN*）

化学结构式

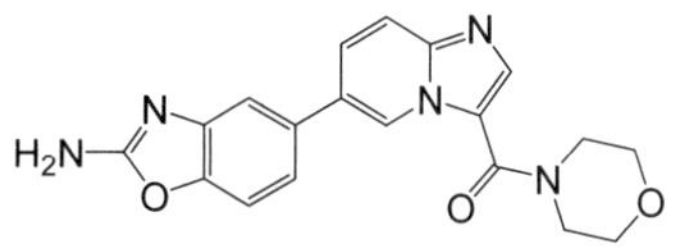

分子式和分子量 $C_{19}H_{17}N_5O_3$ 363.38

化学名 [6-(2-Amino-1,3-benzoxazol-5-yl)imidazo[1,2-*a*]pyridin-3-yl](morpholin-4-yl)methanone

[6-(2-氨基-1,3-苯并噁唑-5-基)咪唑并[1,2-*a*]吡啶-3-基](吗啉-4-基)甲酮

CAS 登录号 1268454-23-4

INN list 115

药效分类 抗肿瘤药

色满卡林

Cromakalim（*INN*）

化学结构式

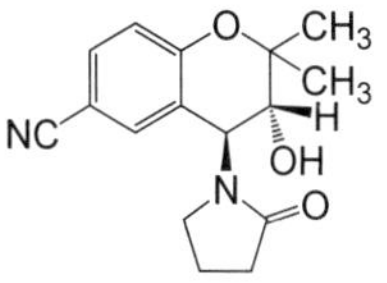

分子式和分子量 $C_{16}H_{18}N_2O_3$ 286.33

化学名 (±)-*trans*-3-Hydroxy-2,2-dimethyl-4-(2-oxo-1-pyrrolidinyl)-6-chomancarbonitrile

(±)-反-3-羟基-2,2-二甲基-4-(2-氧代-1-吡咯烷基)-6-色原基腈

CAS 登录号 94470-67-4

INN list 58

药效分类 钾通道激活药

色匹谷司他

Sirpiglenastat（*INN*）

化学结构式

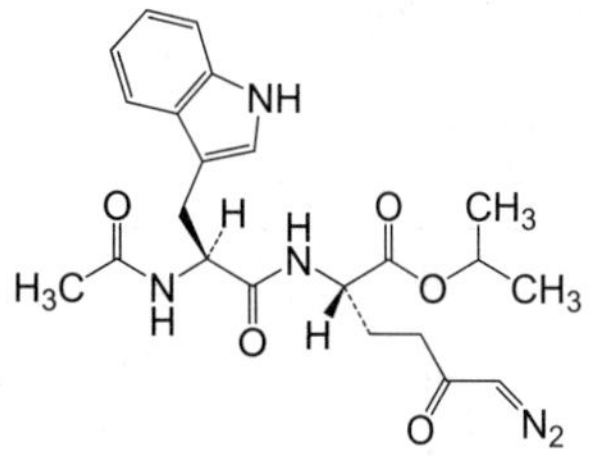

分子式和分子量 $C_{22}H_{27}N_5O_5$ 441.49

化学名 Propan-2-yl *N*-acetyl-L-tryptophyl-(2*S*)-2-amino-6-diazo-5-oxohexanoate

丙烷-2-基 *N*-乙酰-L-色氨酰-(2*S*)-2-氨基-6-重氮基-5-氧代己酸酯

CAS 登录号 2079939-05-0

INN list 125

药效分类 谷氨酰胺酶抑制药

色曲布韦

Setrobuvir（*INN*）

化学结构式

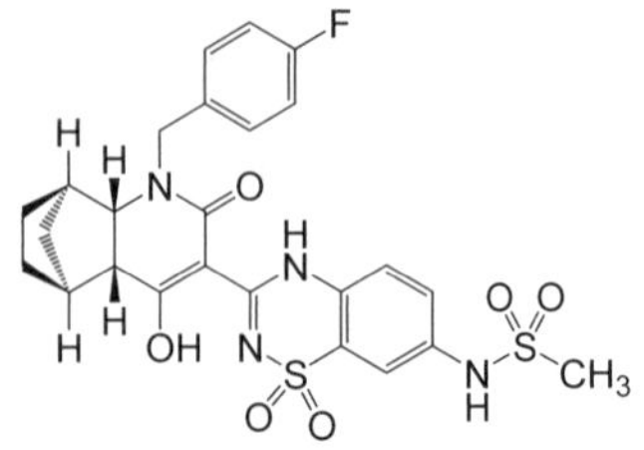

分子式和分子量 $C_{25}H_{25}FN_4O_6S_2$ 560.62

化学名 *N*-(3-{(4*aR*,5*S*,8*R*,8*aS*)-1-[(4-Fluorophenyl)methyl]-4-hydroxy-2-oxo-1,2,4*a*,5,6,7,8,8*a*-octahydro-5,8-methanoquinolin-3-yl}-1,1-dioxo-1,4-dihydro-1λ^6,2,4-benzothiadiazin-7-yl)methanesulfonamide

N-(3-{(4*aR*,5*S*,8*R*,8*aS*)-1-[(4-氟苯基)甲基]-4-羟基-2-氧代-1,2,4*a*,5,6,7,8,8*a*-八氢-5,8-甲桥喹啉-3-基}-1,1-二氧-1,4-二氢-1λ^6,2,4-苯并噻二嗪-7-基)甲磺酰胺

CAS 登录号 1071517-39-9

INN list 106

药效分类 抗病毒药

色烯卡

Chromocarb（*INN*）

化学结构式

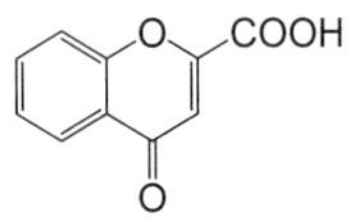

分子式和分子量 $C_{10}H_6O_4$ 190.15

化学名 4-Oxo-4*H*-1-benzopyran-2-carboxylic acid

4-氧代-4*H*-1-苯并吡喃-2-甲酸

CAS 登录号 4940-39-0

INN list 22

药效分类 毛细血管保护药

森西林钠

Suncillin Sodium（*INN*）

化学结构式

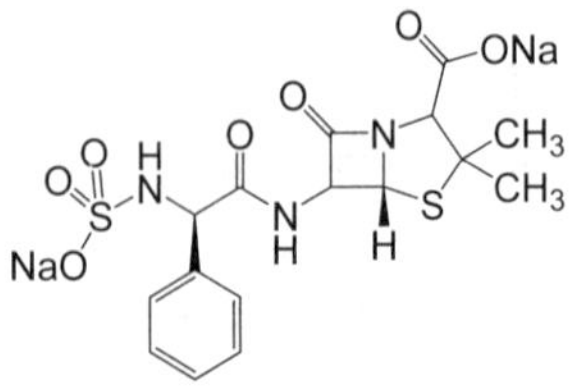

分子式和分子量 $C_{16}H_{17}N_3Na_2O_7S_2$ 473.43

化学名 3,3-Dimethyl-7-oxo-6-[2-phenyl-D-2-(sulfoamino)acetamido]-4-thia-1-azabicyclo[3.2.0]heptane-2-carboxylic acid disodium salt

3,3-二甲基-7-氧代-6-[2-苯基-D-2-(磺酰氨基)乙酰氨基]-4-硫杂-1-氮杂二环[3.2.0]庚烷-2-甲酸二钠

CAS 登录号 23444-86-2；22164-94-9(森西林)

INN list 25

药效分类 抗生素类药

沙贝鲁唑

Sabeluzole（*INN*）

化学结构式

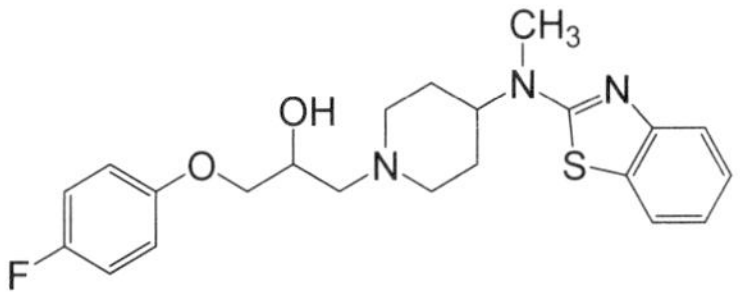

分子式和分子量 $C_{22}H_{26}FN_3O_2S$ 415.52

化学名 (±)-4-(2-Benzothiazolylmethylamino)-*α*-[(*p*-fluorophenoxy)methyl]-1-piperidineethanol

(±)-4-(2-苯并噻唑基甲氨基)-*α*-(4-氟苯氧基甲基)-1-哌啶乙醇

CAS 登录号 104383-17-7

INN list 56

药效分类 抗癫痫药，抗缺氧药

沙丙蝶呤

Sapropterin（*INN*）

化学结构式

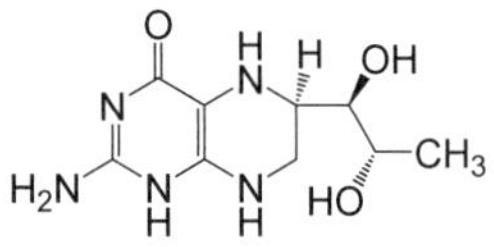

分子式和分子量 $C_9H_{15}N_5O_3$ 241.25

化学名 (6*R*)-2-Amino-6-[(1*R*,2*S*)-1,2-dihydroxypropyl]-5,6,7,8-tetrahydro-4(1*H*)-pteridinone

(6*R*)-2-氨基-6-[(1*R*,2*S*)-1,2-二羟基丙基]-5,6,7,8-四氢-4(1*H*)-蝶啶

CAS 登录号 62989-33-7；69056-38-8[盐酸盐]

INN list 63

药效分类 抗苯丙氨酸血症药

沙泊布林

Sabizabulin（*INN*）

化学结构式

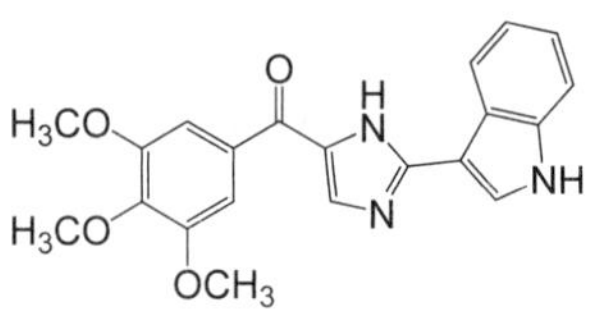

分子式和分子量 $C_{21}H_{19}N_3O_4$ 377.40

化学名 [2-(1*H*-Indol-3-yl)-1*H*-imidazol-4-yl](3,4,5-trimethoxyphenyl)methanone

[2-(1*H*-吲哚-3-基)-1*H*-咪唑-4-基](3,4,5-三甲氧基苯基)甲酮

CAS 登录号 1332881-26-1

INN list 125

药效分类 微管蛋白聚合抑制药，抗肿瘤药

沙泊来德

Sabiporide（*INN*）

化学结构式

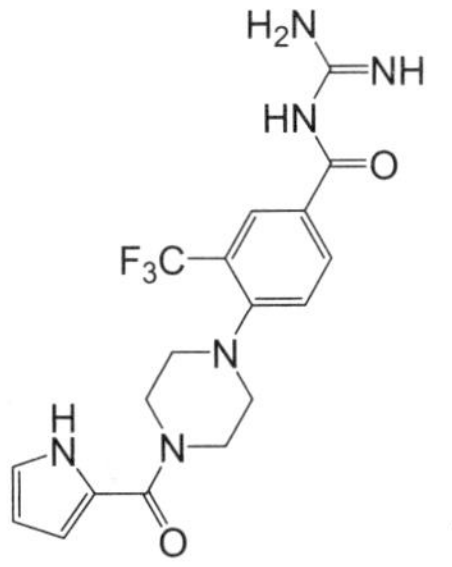

分子式和分子量 $C_{18}H_{19}F_3N_6O_2$ 408.38

化学名 *N*-Carbamimidoyl-4-[4-(1*H*-pyrrol-2-ylcarbonyl)piperazin-1-yl]-3-(trifluoromethyl)benzamide

N-脒基-4-[4-(1*H*-吡咯-2-甲酰基)哌嗪-1-基]-3-(三氟甲基)苯甲酰胺

CAS 登录号 261505-80-0

INN list 84

药效分类 钠氢转输抑制药

沙铂

Satraplatin（*INN*）

化学结构式

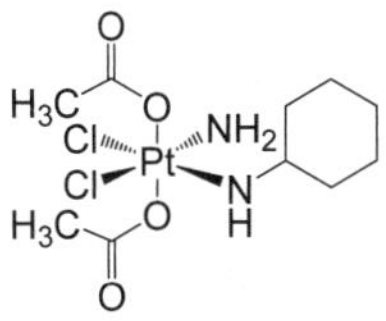

分子式和分子量 $C_{10}H_{22}Cl_2N_2O_4Pt$ 500.28

化学名 (*OC*-6-43)-Bis(acetateo)amminedichloro(cyclohexylamine)platinum

(*OC*-6-43)-双(乙酰氧基)氨基二氯(环己氨基)合铂

CAS 登录号 129580-63-8

INN list 80

药效分类 抗肿瘤药

沙丁胺醇

Salbutamol（*INN*）

分子式和分子量 $C_{13}H_{21}NO_3$ 239.32

化学结构式

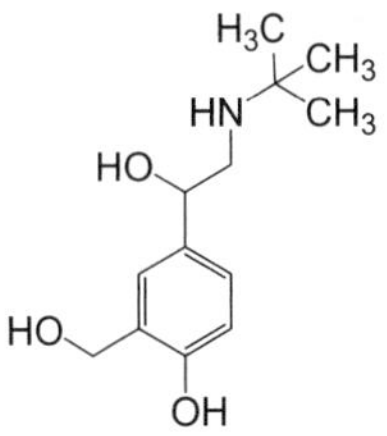

化学名 4-Hydroxy-*α*′-[(*tert*-butylamino)methyl]-1,3-benzenedimethanol

4-羟基-*α*′-[(叔丁氨基)甲基]-1,3-苯二甲醇

CAS 登录号 18559-94-9; 51022-70-9[硫酸盐(2∶1)]

INN list 20

药效分类 支气管舒张药

沙多齐特

Sardomozide（*INN*）

化学结构式

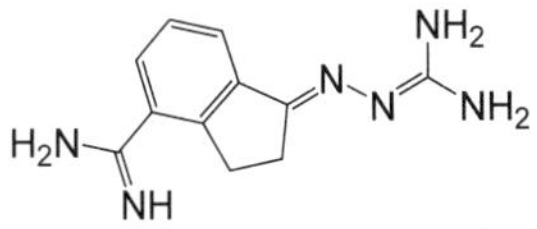

分子式和分子量 $C_{11}H_{14}N_6$ 230.27

化学名 4-Amidinoindan-1-one-2'-amidinohydrazone

4-脒基茚满-1-酮-2'-脒基腙

CAS 登录号 149400-88-4

INN list 79

药效分类 抗肿瘤药

沙非胺

Safinamide（*INN*）

化学结构式

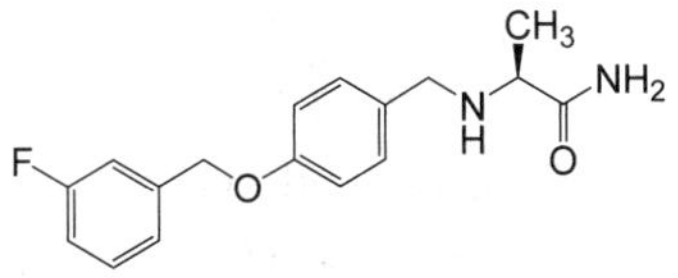

分子式和分子量 $C_{17}H_{19}FN_2O_2$ 302.34

化学名 (±)-(*S*)-2-[[*p*-[(*m*-Fluorobenzyl)oxy]benzyl]amino]propionamide

(±)-(*S*)-2-[[4-(3-氟苯甲氧基)苄基]氨基]丙酰胺

CAS 登录号 133865-89-1

INN list 84

药效分类 抗惊厥药

沙非罗尼

Safironil（*INN*）

化学结构式

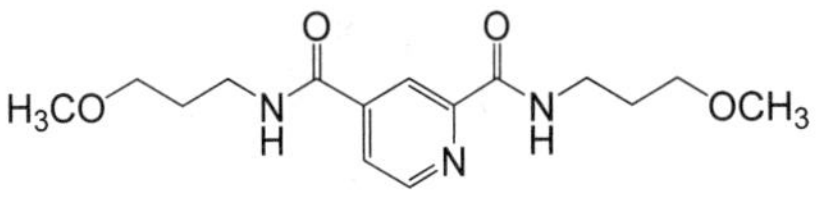

分子式和分子量 $C_{15}H_{23}N_3O_4$ 309.36

化学名 *N*,*N′*-Bis(3-methoxypropyl)-2,4-pyridinedicarboxamide

N,*N′*-双(3-甲氧基丙基)-2,4-吡啶二甲酰胺

CAS 登录号 134377-69-8

INN list 68

药效分类 胶原抑制药

沙芬戈

Safingol（*INN*）

化学结构式

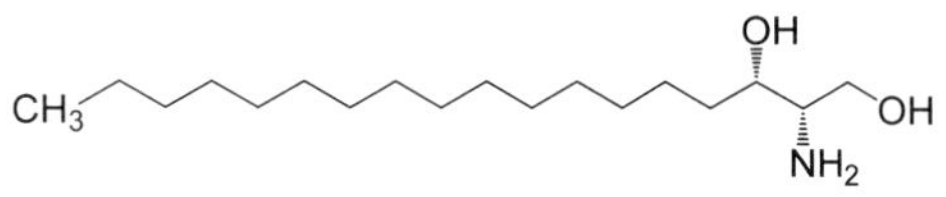

分子式和分子量 $C_{18}H_{39}NO_2$ 301.51

化学名 (2*S*,3*S*)-2-Amino-1,3-octadecanediol

(2*S*,3*S*)-2-氨基-1,3-十八烷二醇

CAS 登录号 15639-50-6

INN list 69

药效分类 抗肿瘤辅助药，抗银屑病药

沙伏塞平

Savoxepin（*INN*）

化学结构式

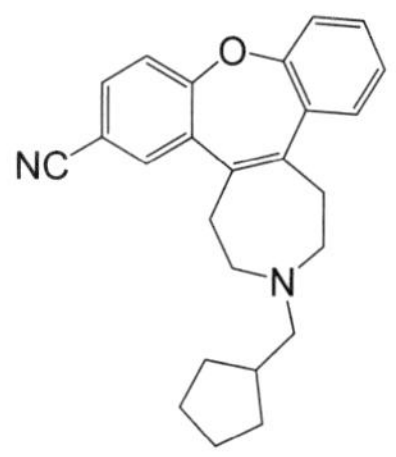

分子式和分子量 $C_{25}H_{26}N_2O$ 370.49

化学名 3-(Cyclopentylmethyl)-2,3,4,5-tetrahydro-1*H*-dibenz[2,3：6,7]oxepino[4,5-*d*]azepine-7-carbonitrile

3-(环戊基甲基)-2,3,4,5-四氢-1*H*-二苯并[2,3：6,7]氧杂环庚三烯并[4,5-*d*]氮杂草-7-甲腈

CAS 登录号 79262-46-7

INN list 56

药效分类 抗精神失常药

沙氟沙星

Sarafloxacin（*INN*）

化学结构式

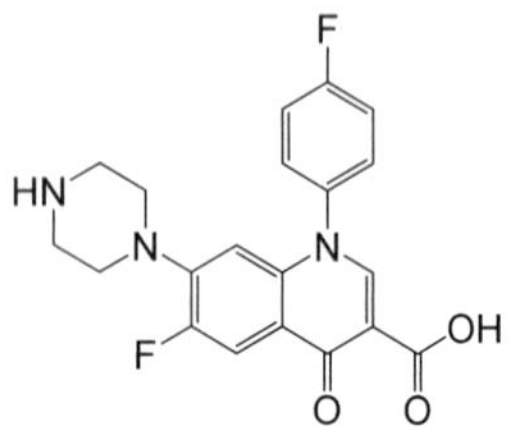

分子式和分子量 $C_{20}H_{17}F_2N_3O_3$ 385.37

化学名 6-Fluoro-1-(*p*-fluorophenyl)-1,4-dihydro-4-oxo-7-(1-piperazinyl)-3-quinolinecarboxylic acid

6-氟-1-(4-氟苯基)-1,4-二氢-4-氧代-7-(1-哌嗪基)喹啉-3-甲酸

CAS 登录号 98105-99-8；91296-87-6[单盐酸盐]

INN list 62

药效分类 抗菌药

沙戈匹隆

Sagopilone（*INN*）

化学结构式

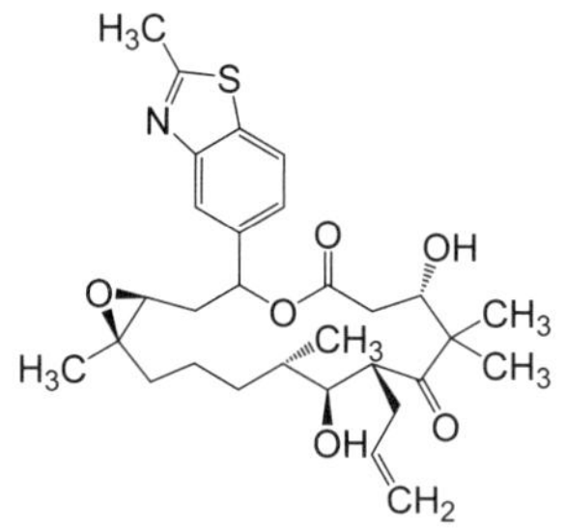

分子式和分子量 $C_{30}H_{41}NO_6S$ 543.71

化学名 (1*S*,3*S*,7*S*,10*R*,11*S*,12*S*,16*R*)-7,11-Dihydroxy-8,8,12,16-tetramethyl-3-(2-methyl-1,3-benzothiazol-5-yl)-10-(prop-2-enyl)-4,17-dioxabicyclo[14.1.0]heptadecane-5,9-dione

(1*S*,3*S*,7*S*,10*R*,11*S*,12*S*,16*R*)-7,11-二羟基-8,8,12,16-四甲基-3-(2-甲基-1,3-苯并噻唑-5-基)-10-(2-丙烯基)-4,17-二氧杂二环[14.1.0]十七烷-5,9-二酮

CAS 登录号 305841-29-6

INN list 95

药效分类 抗肿瘤药

沙格雷酯

Sarpogrelate（*INN*）

化学结构式

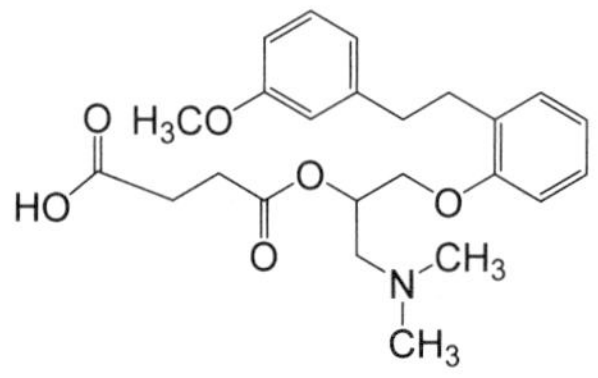

分子式和分子量 $C_{24}H_{31}NO_6$ 429.51

化学名 4-[1-(Dimethylamino)-3-[2-[2-(3-methoxyphenyl)ethyl]phenoxy]propan-2-yl]oxy-4-oxobutanoic acid

4-[1-(二甲氨基)-3-[2-[2-(3-甲氧基苯基)乙基]苯氧基]丙-2-基]氧基-4-氧代丁酸

CAS 登录号 125926-17-2

INN list 63

药效分类 抗血小板聚集药

沙格列汀

Saxagliptin（*INN*）

化学结构式

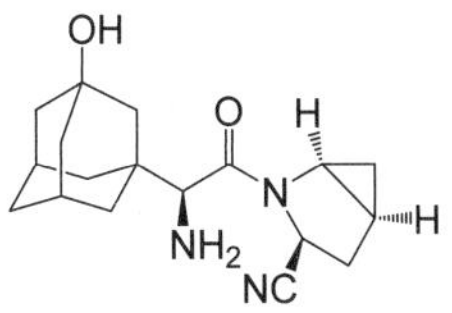

分子式和分子量 $C_{18}H_{25}N_3O_2$ 315.41

化学名 (1*S*,3*S*,5*S*)-2-[(2*S*)-Amino(3-hydroxytricyclo[3.3.1.1$^{3.7}$]dec-1-yl)acetyl]-2-azabicyclo[3.1.0]hexane-3-carbonitrile

(1*S*,3*S*,5*S*)-2-[(2*S*)-氨基(3-羟基三环[3.3.1.1$^{3.7}$]十二烷-1-基)乙酰基]-2-氮杂二环[3.1.0] 己烷-3-甲腈

CAS 登录号 361442-04-8

INN list 92

药效分类 抗糖尿病药

沙更地平

Sagandipine（*INN*）

化学结构式

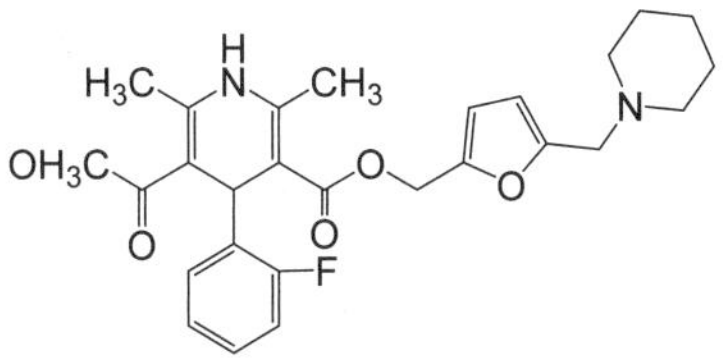

分子式和分子量 $C_{27}H_{31}FN_2O_5$ 482.54

化学名 3-*O*-Methyl 5-*O*-[[5-(piperidin-1-ylmethyl)furan-2-yl]methyl] 4-(2-fluorophenyl)-2,6-dimethyl-1,4-dihydropyridine-3,5-dicarboxylate

3-*O*-甲基 5-*O*-[[5-(哌啶-1-基甲基)呋喃-2-基]甲基] 4-(2-氟苯基)-2,6-二甲基-1,4-二氢吡啶-3,5-二羧酸二酯

CAS 登录号 126294-30-2

INN list 64

药效分类 血管扩张药，钙通道阻滞药

沙甲胺醇

Salmefamol（*INN*）

化学结构式

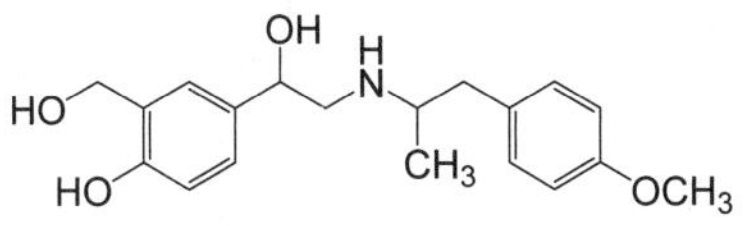

分子式和分子量 $C_{19}H_{25}NO_4$ 331.41

化学名 4-[1-Hydroxy-2-[1-(4-methoxyphenyl)propan-2-ylamino]ethyl]-2-(hydroxymethyl)phenol

4-[1-羟基-2-[1-(4-甲氧基苯基)丙-2-基氨基]乙基]-2-(羟甲基)酚

CAS 登录号 18910-65-1

INN list 23

药效分类 支气管舒张药

沙康唑

Saperconazole（*INN*）

化学结构式

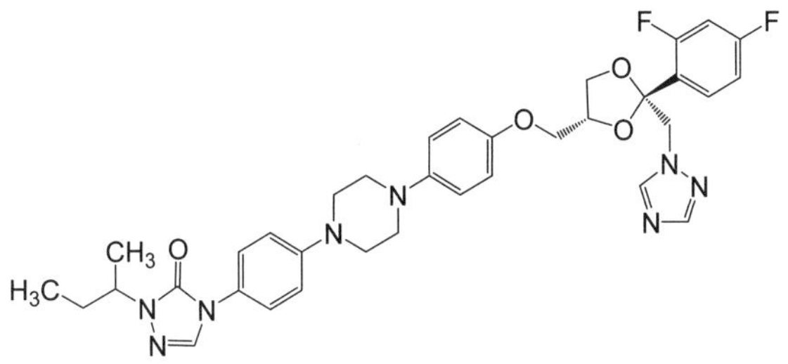

分子式和分子量 $C_{35}H_{38}F_2N_8O_4$ 672.72

化学名 2-Butan-2-yl-4-[4-[4-[4-[[(2*R*,4*S*)-2-(2,4-difluorophenyl)-2-(1,2,4-triazol-1-ylmethyl)-1,3-dioxolan-4-yl]methoxy]phenyl]piperazin-1-yl]phenyl]-1,2,4-triazol-3-one

2-丁-2-基-4-[4-[4-[4-[[(2*R*,4*S*)-2-(2,4-二氟苯基)-2-(1,2,4-三氮唑-1-基甲基)-1,3-二氧戊环-4-基]甲氧基]苯基]哌嗪-1-基]苯基]-1,2,4-三氮唑-3-酮

CAS 登录号 110588-57-3

INN list 59

药效分类 抗真菌药

沙可来新

Sarcolysin（*INN*）

化学结构式

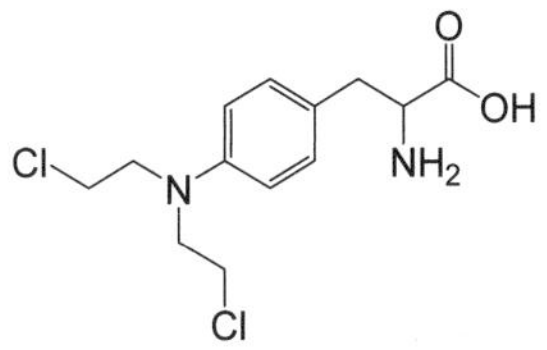

分子式和分子量 $C_{13}H_{18}Cl_2N_2O_2$ 305.20

化学名 2-Amino-3-[4-[bis(2-chloroethyl)amino]phenyl]propanoic acid

2-氨基-3-[4-[双(2-氯乙基)氨基]苯基]丙酸

CAS 登录号 531-76-0

INN list 17

药效分类 抗肿瘤药

沙可美林

Sabcomeline（*INN*）

化学结构式

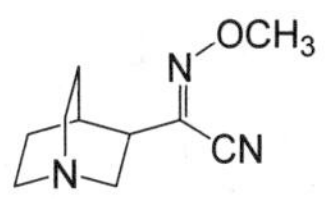

分子式和分子量 $C_{10}H_{15}N_3O$ 193.25

化学名 (*R*)-3-Quinuclidineglyoxylonitrile(*Z*)-*O*-methyloxime

(*R*)-3-喹核碱乙醛腈(*Z*)-*O*-甲基肟

CAS 登录号　159912-53-5; 159912-58-0[盐酸盐]

INN list　76

药效分类　促智药，抗早老性痴呆辅助药

沙库巴曲

Sacubitril（*INN*）

化学结构式

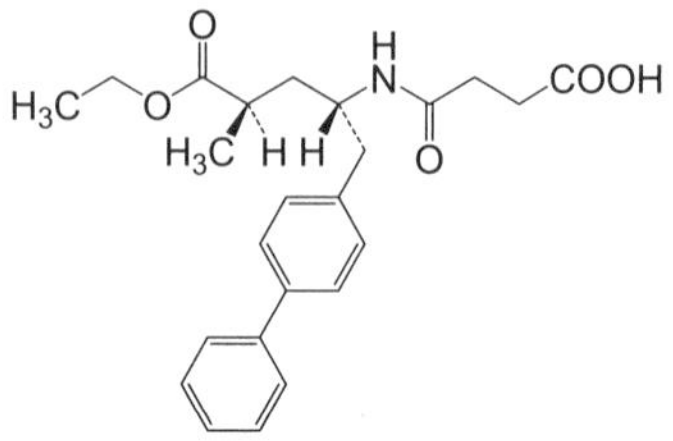

分子式和分子量　$C_{24}H_{29}NO_5$　411.50

化学名　4-{[(2*S*,4*R*)-1-([1,1'-Biphenyl]-4-yl)-5-ethoxy-4-methyl-5-oxopentan-2-yl]amino}-4-oxobutanoic acid

4-{[(2*S*,4*R*)-1-([1,1'-联苯]-4-基)-5-乙氧基-4-甲基-5-氧代戊-2-基]氨基}-4-氧代丁酸

CAS 登录号　149709-62-6

INN list　109

药效分类　肽链内切酶抑制药

沙库曲拉

Sacubitrilat（*INN*）

化学结构式

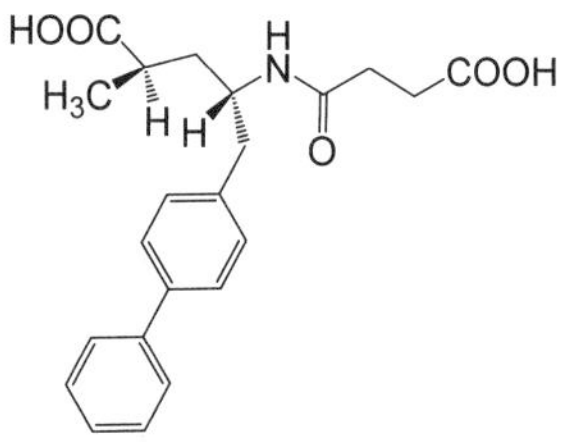

分子式和分子量　$C_{22}H_{22}NO_5$　383.17

化学名　(2*R*,4*S*)-5-([1,1'-Biphenyl]-4-yl)-4-(3-carboxypropanamido)-2-methylpentanoic acid

(2*R*,4*S*)-5-([1,1'-联苯]-4-基)-4-(3-羧基丙酰氨基)-2-甲基戊酸

CAS 登录号　149709-44-4

INN list　113

药效分类　内肽酶抑制药

沙奎那韦

Saquinavir（*INN*）

化学结构式

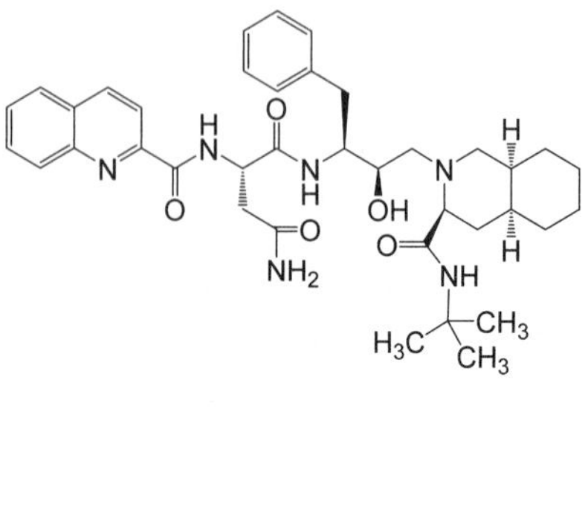

分子式和分子量　$C_{38}H_{50}N_6O_5$　670.84

化学名　(2*S*)-*N*-[(2*S*,3*R*)-4-[(3*S*,4*aS*,8*aS*)-3-(*tert*-Butylcarbamoyl)-3,4,4*a*,5,6,7,8,8*a*-octahydro-1*H*-isoquinolin-2-yl]-3-hydroxy-1-phenylbutan-2-yl]-2-(quinoline-2-carbonylamino)butanediamide

(2*S*)-*N*-[(2*S*,3*R*)-4-[(3*S*,4*aS*,8*aS*)-3-(叔丁基氨基甲酰基)-3,4,4*a*,5,6,7,8,8*a*-八氢-1*H*-异喹啉-2-基]-3-羟基-1-苯基丁烷-2-基]-2-(喹啉-2-羰酰氨基)丁二酰胺

CAS 登录号　127779-20-8,149845-06-7[单甲磺酸盐]

INN list　69

药效分类　蛋白酶抑制剂类抗病毒药

ATC 分析　J05AE01

沙拉贝特

Salafibrate（*INN*）

化学结构式

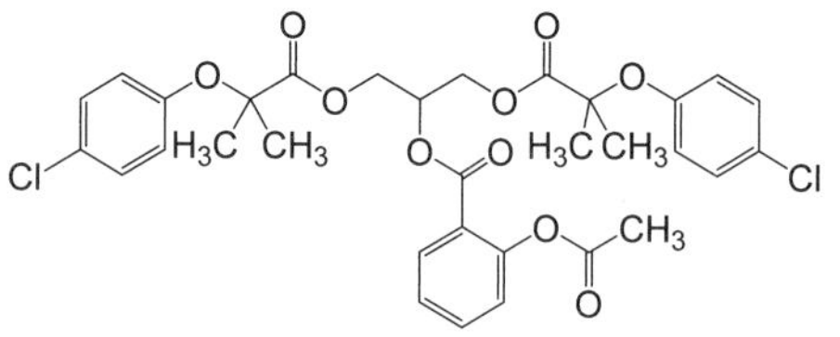

分子式和分子量　$C_{32}H_{32}Cl_2O_{10}$　647.50

化学名　1,3-Bis[[2-(4-chlorophenoxy)-2-methylpropanoyl]oxy]propan-2-yl 2-acetyloxybenzoate

1,3-双[[2-(4-氯苯氧基)-2-甲基丙酰]氧基]丙-2-基 2-乙酰氧基苯甲酸酯

CAS 登录号　64496-66-8

INN list　41

药效分类　降血脂药

沙拉卡林

Sarakalim（*INN*）

化学结构式

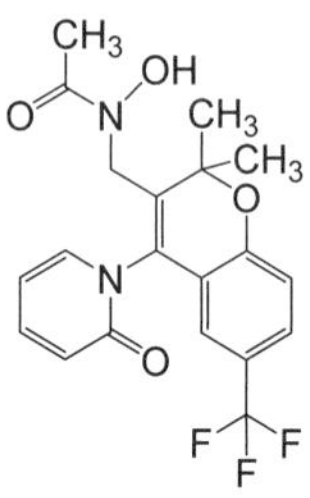

分子式和分子量　$C_{20}H_{19}F_3N_2O_4$　408.37

化学名　*N*-[[2,2-Dimethyl-4-(2-oxo-1(2*H*)-pyridyl)-6-(trifluoromethyl)-2*H*-1-benzopyran-3-yl]methyl]acetohydroxamic acid

N-[[2,2-二甲基-4-(2-氧代-1(2*H*)-吡啶基)-6-(三氟甲基)-2*H*-1-苯并吡喃-3-基]甲基] 乙酰羟肟酸

CAS 登录号　148430-28-8

INN list　81

药效分类　钾通道激活药

沙拉替尼

Saracatinib（*INN*）

化学结构式

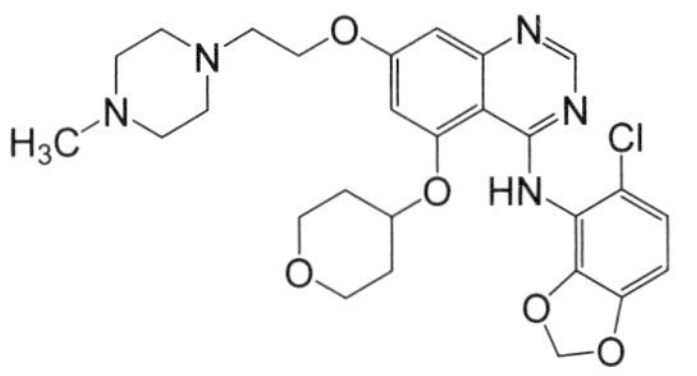

分子式和分子量　$C_{27}H_{32}ClN_5O_5$　542.03

化学名　*N*-(5-Chloro-1,3-benzodioxol-4-yl)-7-[2-(4-methylpiperazin-1-yl)ethoxy]-5-[(oxan-4-yl)oxy]quinazolin-4-amine

N-(5-氯-1,3-苯并二氧戊环-4-基)-7-[2-(4-甲基哌嗪-1-基)乙氧基]-5-[(噁烷-4-基)氧]喹唑啉-4-胺

CAS 登录号　379231-04-6

INN list　99

药效分类　抗肿瘤药

沙立吡坦

Saripidem（*INN*）

化学结构式

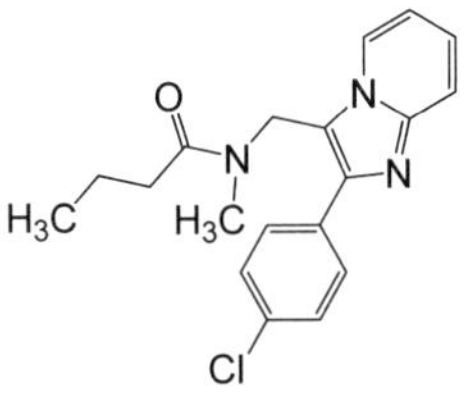

分子式和分子量　$C_{19}H_{20}ClN_3O$　341.83

化学名　*N*-[[2-(*p*-Chlorophenyl)imidazo[1,2-*a*]pyridin-3-yl]methyl]-*N*-methylbutyramide

N-[[2-(4-氯苯基)咪唑并[1,2-*a*]吡啶-3-基]甲基]-*N*-甲基丁酰胺

CAS 登录号　103844-86-6

INN list　67

药效分类　镇静催眠药

沙立德吉

Saridegib（*INN*）

化学结构式

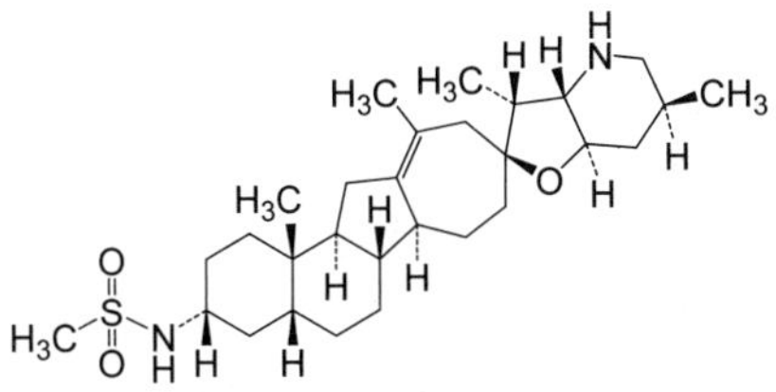

分子式和分子量　$C_{29}H_{48}N_2O_3S$　504.77

化学名　*N*-[(2*S*,3*R*,3'*R*,3*aS*,4'*aR*,6*S*,6'*aR*,6'*bS*,7*aR*,12'*aS*,12'*bS*)-3,6,11',12'*b*-Tetramethyl-2',3',3*a*,4,4',4'*a*,5,5',6,6',6'*a*,6'*b*,7,7',7*a*,8',10',12',12'*a*,12'*b*-icosahydro-1'*H*,3*H*-spiro[furo[3,2-*b*]pyridine-2,9'-naphtho[2,1-*a*]azulen]-3'-yl]methanesulfonamide

N-[(2*S*,3*R*,3'*R*,3*aS*,4'*aR*,6*S*,6'*aR*,6'*bS*,7*aR*,12'*aS*,12'*bS*)-3,6,11',12'*b*-四甲基-2',3',3*a*,4,4',4'*a*,5,5',6,6',6'*a*,6'*b*,7,7',7*a*,8',10',12',12'*a*,12'*b*-二十氢-1'*H*,3*H*-螺[呋喃并[3,2-*b*]吡啶-2,9'-萘并[2,1-*a*]薁]-3'-基]甲基磺酰胺

CAS 登录号　1037210-93-7

INN list　107

药效分类　抗肿瘤药

沙立佐坦

Sarizotan（*INN*）

化学结构式

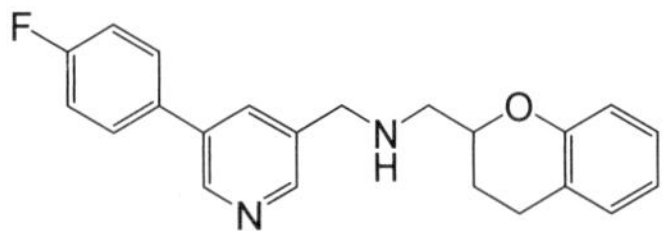

分子式和分子量　$C_{22}H_{21}FN_2O$　348.42

化学名　(−)-*N*-[[(2*R*)-3,4-Dihydro-2*H*-1-benzopyran-2-yl)methyl]-5-(4-fluorophenyl)pyridine-3-yl]methanamine

(−)-*N*-[[(2*R*)-3,4-二氢-2*H*-1-苯并吡喃-2-基]甲基]-5-(4-氟苯基)-3-吡啶基]甲胺

CAS 登录号　351862-32-3; 195068-07-6[盐酸盐]; 177975-08-5 [取代物]

INN list　80

药效分类　抗精神病药

沙利度胺

Thalidomide（*INN*）

化学结构式

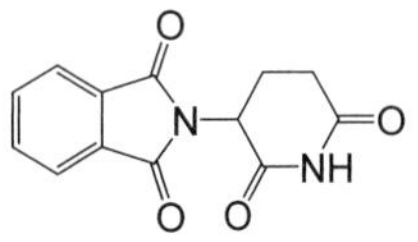

分子式和分子量　$C_{13}H_{10}N_2O_4$　258.23

化学名　(±)-*N*-(2,6-Dioxo-3-piperidyl)phthalimide

(±)-*N*-(2,6-二氧代-3-哌啶基)-邻苯二甲酰亚胺

CAS 登录号　50-35-1

INN list　8

药效分类　镇静催眠药

ATC 分析　L04AX02

沙利雷塞

Salirasib（*INN*）

化学结构式

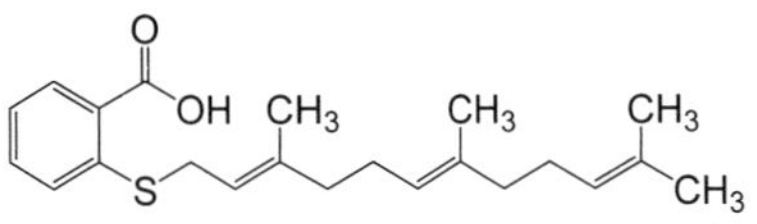

分子式和分子量 $C_{22}H_{30}O_2S$ 358.50

化学名 2-[[(2*E*,6*E*)-3,7,11-Trimethyldodeca-2,6,10-trien-1-yl]sulfanyl]benzoic acid

2-[[(2*E*,6*E*)-3,7,11-三甲基十二-2,6,10-三烯-1-基]硫代]苯甲酸

CAS 登录号 162520-00-5

INN list 97

药效分类 抗肿瘤药

沙利霉素

Salinomycin（*INN*）

化学结构式

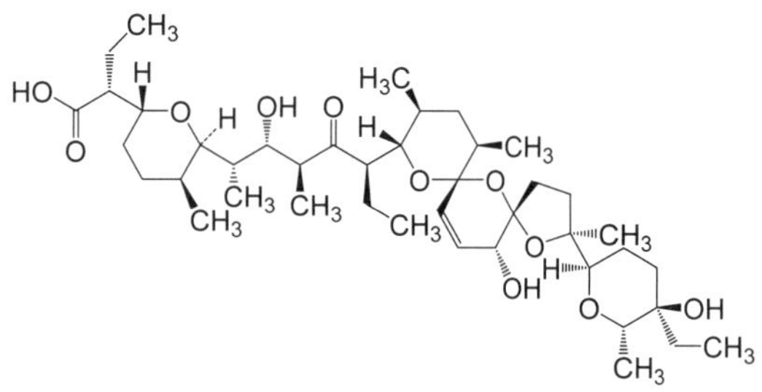

分子式和分子量 $C_{42}H_{70}O_{11}$ 751.00

化学名 (2*R*)-2-[(2*R*,5*S*,6*R*)-6-[(2*S*,3*S*,4*S*,6*R*)-6-[(3*S*,5*S*,7*R*,9*S*,10*S*,12*R*,15*R*)-3-[(2*R*,5*R*,6*S*)-5-Ethyl-5-hydroxy-6-methyloxan-2-yl]-15-hydroxy-3,10,12-trimethyl-4,6,8-trioxadispiro[4.1.5^7.3^5]pentadec-13-en-9-yl]-3-hydroxy-4-methyl-5-oxooctan-2-yl]-5-methyloxan-2-yl]butanoic acid

(2*R*)-2-[(2*R*,5*S*,6*R*)-6-[(2*S*,3*S*,4*S*,6*R*)-6-[(3*S*,5*S*,7*R*,9*S*,10*S*,12*R*,15*R*)-3-[(2*R*,5*R*,6*S*)-5-乙基-5-羟基-6-甲基氧杂环己烷-2-基]-15-羟基-3,10,12-三甲基-4,6,8-三氧杂二螺[4.1.5^7.3^5]十五碳-13-烯-9-基]-3-羟基-4-甲基-5-氧代辛-2-基]-5-甲基氧杂环己烷-2-基]丁酸

CAS 登录号 53003-10-4

INN list 37

药效分类 抗生素类药

沙氯丁酸

Salclobuzic Acid（*INN*）

化学结构式

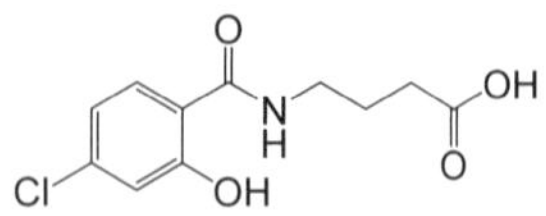

分子式和分子量 $C_{11}H_{12}Cl$ NO_4 257.67

化学名 4-(4-Chloro-2-hydroxybenzamido)butanoic acid

4-(4-氯-2-羟基苯甲酰氨基)丁酸

CAS 登录号 387825-03-8

INN list 92

药效分类 药用辅料

沙仑太尔

Salantel（*INN*）

化学结构式

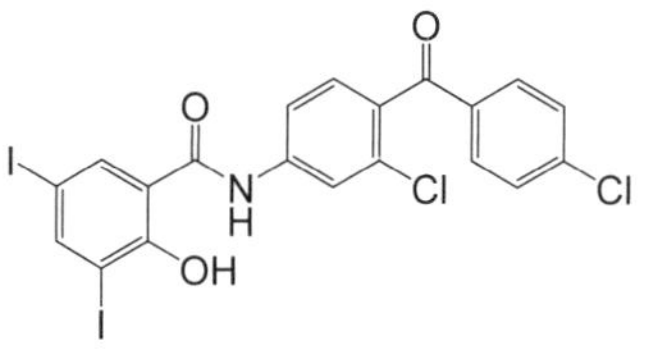

分子式和分子量 $C_{20}H_{11}Cl_2I_2NO_3$ 638.02

化学名 3′-Chloro-4′-(*p*-chlorobenzonyl)-3,5-diiodosalicylanilide

3′-氯-4′-(4-氯苯甲酰基)-3,5-二碘水杨酰胺

CAS 登录号 36093-47-7

INN list 29

药效分类 抗蠕虫药

沙罗格列扎

Saroglitazar（*INN*）

化学结构式

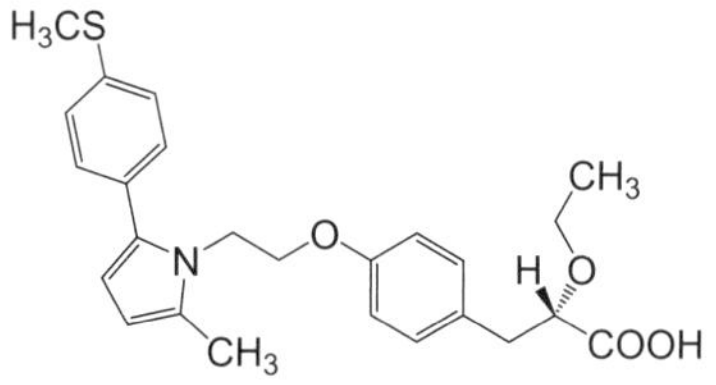

分子式和分子量 $C_{25}H_{29}NO_4S$ 439.57

化学名 (2*S*)-2-Ethoxy-3-[4-(2-{2-methyl-5-[4-(methylsulfanyl)phenyl]-1*H*-pyrrol-1-yl}ethoxy)phenyl]propanoic acid

(2*S*)-2-乙氧基-3-[4-(2-{2-甲基-5-[4-(甲硫基)苯基]-1*H*-吡咯-1-基}乙氧基)苯基]丙酸

CAS 登录号 495399-09-2

INN list 108

药效分类 过氧化物酶体增殖物激活受体(PPAR)激动药

沙罗拉纳

Sarolaner（*INN*）

化学结构式

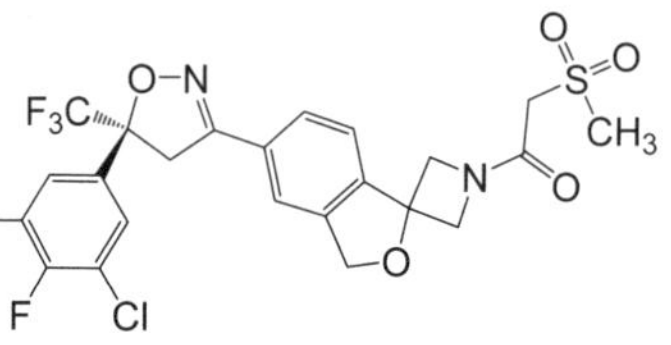

分子式和分子量 $C_{23}H_{18}Cl_2F_4N_2O_5S$ 581.36

化学名 1-{5'-[(5*S*)-5-(3,5-Dichloro-4-fluorophenyl)-5-(trifluoromethyl)-4,5-dihydroisoxazol-3-yl]-3'-*H*-spiro[azetidine-3,1'-[2]benzofuran]-1-yl}-2-(methanesulfonyl)ethanone

1-{5'-[(5*S*)-5-(3,5-二氯-4-氟苯基)-5-(三氟甲基)-4,5-二氢异噁唑-3-基]-3'-*H*-螺[氮杂环丁烷基-3,1'-[2]苯并呋喃]-1-基}-2-(甲磺酰基)乙酮

CAS 登录号 1398609-39-6

INN list 111

药效分类 抗寄生虫药(兽用)

沙马莱西利

Samuraciclib（*INN*）

化学结构式

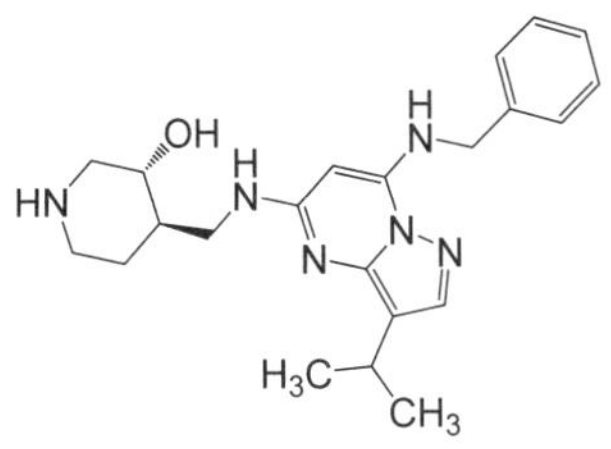

分子式和分子量 $C_{22}H_{30}N_6O$ 394.52

化学名 (3*R*,4*R*)-4-({[7-(Benzylamino)-3-(propan-2-yl)pyrazolo[1,5-*a*]pyrimidin-5-yl]amino}methyl)piperidin-3-ol

(3*R*,4*R*)-4-({[7-(苄氨基)-3-(丙-2-基)吡唑并[1,5-*a*]嘧啶-5-基]氨基}甲基)哌啶-3-醇

CAS 登录号 1805833-75-3

INN list 122

药效分类 细胞周期依赖激酶抑制药，抗肿瘤药

沙马西尼

Sarmazenil（*INN*）

化学结构式

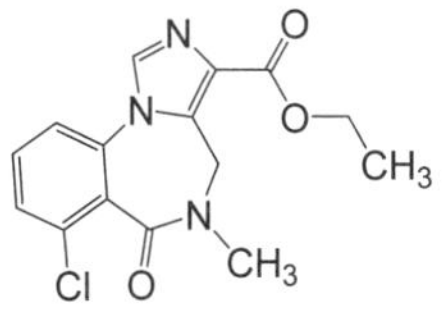

分子式和分子量 $C_{15}H_{14}ClN_3O_3$ 319.74

化学名 Ethyl 7-chloro-5,6-dihydro-5-methyl-6-oxo-4*H*-imidazo[1,5-*a*][1,4] benzodiazepine-3-carboxylate

乙基 7-氯-5,6-二氢-5-甲基-6-氧代-4*H*-咪唑并[1,5-*a*][1,4]苯并二氮杂䓬-3-甲酸酯

CAS 登录号 78771-13-8

INN list 59

药效分类 苯二氮䓬受体拮抗药

沙玛他韦

Samatasvir（*INN*）

化学结构式

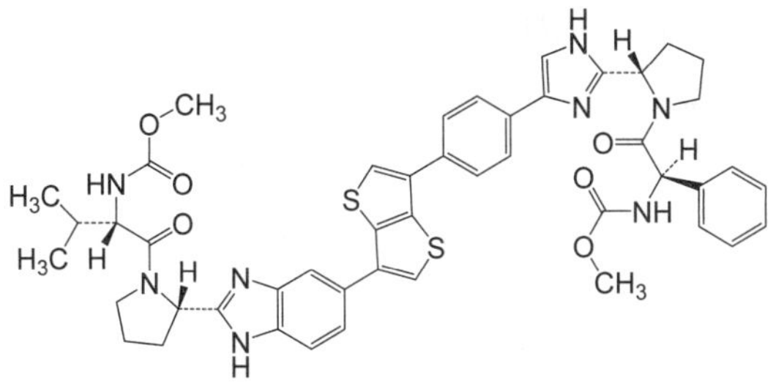

分子式和分子量 $C_{47}H_{48}N_8O_6S_2$ 885.07

化学名 Methyl {(1*R*)-2-[(2*S*)-2-{4-[4-(6-{2-[(2*S*)-1-{(2*S*)-2-[(methoxycarbonyl)amino]-3-methylbutanoyl}pyrrolidin-2-yl]-1-*H*-benzimidazol-5-yl}thieno[3,2-*b*]thien-3-yl)phenyl]-1-*H*-imi-dazol-2-yl}pyrrolidin-1-yl]-2-oxo-1-phenylethyl}carbamate

甲基 {(1*R*)-2-[(2*S*)-2-{4-[4-(6-{2-[(2*S*)-1-{(2*S*)-2-[(甲氧基羰酰基)氨基]-3-甲基丁基}吡咯烷-2-基]-1*H*-苯并咪唑-5-基}噻吩并[3,2-*b*]噻吩-3-基)苯基]-1*H*-咪唑-2-基}吡咯烷-1-基]-2-氧代-1-苯基乙基}氨甲酸酯

CAS 登录号 1312547-19-5

INN list 110

药效分类 抗病毒药

沙美利定

Sameridine（*INN*）

化学结构式

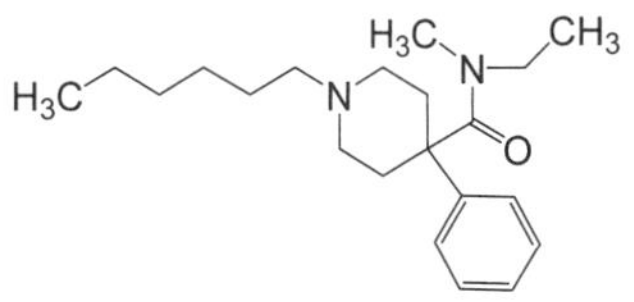

分子式和分子量 $C_{21}H_{34}N_2O$ 330.51

化学名 *N*-Ethyl-1-hexyl-*N*-methyl-4-phenylpiperidine-4-carboxamide

N-乙基-1-己基-*N*-甲基-4-苯基哌啶-4-甲酰胺

CAS 登录号 143257-97-0

INN list 68

药效分类 镇痛药，局部麻醉药

沙美利生

Samelisant（*INN*）

化学结构式

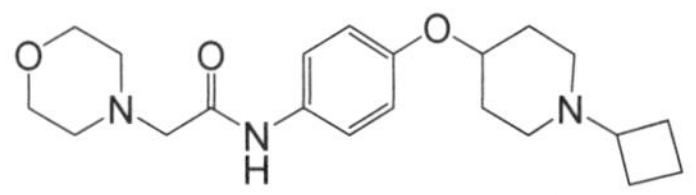

分子式和分子量 $C_{21}H_{31}N_3O_3$ 373.50

化学名 *N*-{4-[(1-Cyclobutylpiperidin-4-yl)oxy]phenyl}-2-(morpholin-4-yl)acetamide

N-{4-[(1-环丁基哌啶-4-基)氧基]苯基}-2-(吗啉-4-基)乙酰胺

CAS 登录号 1394808-82-2

INN list 122

药效分类 组胺 H_3 受体反向激动药

沙美特罗

Salmeterol（*INN*）

化学结构式

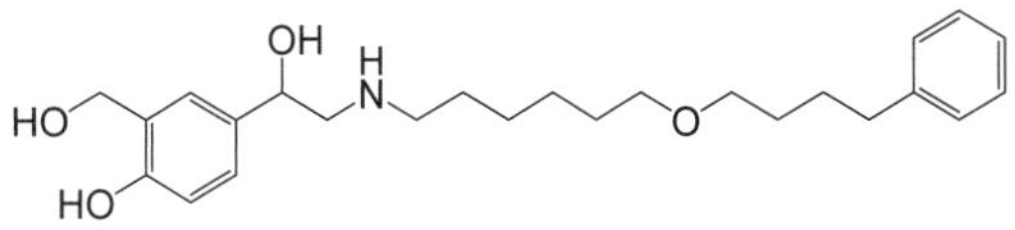

分子式和分子量　$C_{25}H_{37}NO_4$　415.57

化学名　2-(Hydroxymethyl)-4-[1-hydroxy-2-[6-(4-phenylbutoxy)hexylamino]ethyl]phenol

2-(羟甲基)-4-[1-羟基-2-[6-(4-苯基丁氧基)己基氨基]乙基]苯酚

CAS 登录号　89365-50-4

INN list　55

药效分类　支气管舒张药

沙米啡烷

Samidorphan（*INN*）

化学结构式

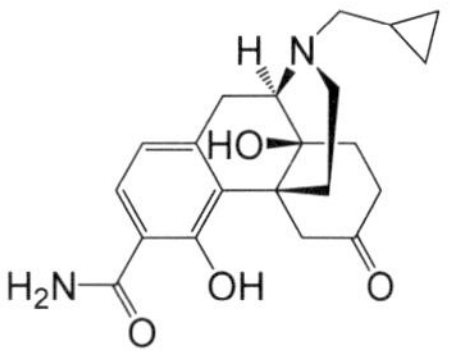

分子式和分子量　$C_{21}H_{26}N_2O_4$　370.44

化学名　17-(Cyclopropylmethyl)-4,14-dihydroxy-6-oxomorphinan-3-carboxamide

17-(环丙基甲基)-4,14-二羟基-6-氧代吗啡喃-3-甲酰胺

CAS 登录号　852626-89-2

INN list　106

药效分类　阿片类受体激动药/拮抗药

沙米司坦

Salmisteine（*INN*）

化学结构式

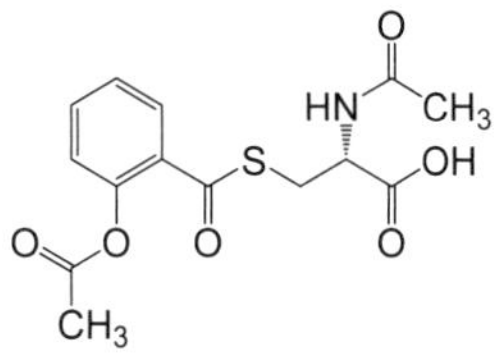

分子式和分子量　$C_{14}H_{15}NO_6S$　325.34

化学名　(2*R*)-2-Acetamido-3-(2-acetyloxybenzoyl)sulfanylpropanoic acid

(2*R*)-2-乙酰氨基-3-(2-乙酰基氧基苯甲酰基)硫基丙酸

CAS 登录号　89767-59-9

INN list　58

药效分类　黏液溶解药

沙米索格雷

Samixogrel（*INN*）

化学结构式

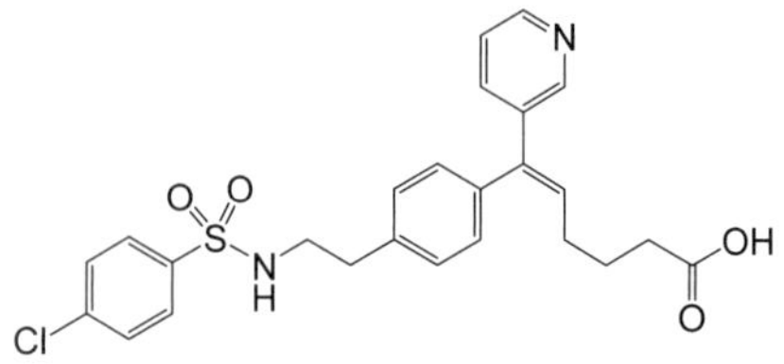

分子式和分子量　$C_{25}H_{25}ClN_2O_4S$　485.00

化学名　(*E*)-6-[*p*-[2-(*p*-Chlorobenzenesulfonamido)ethyl]phenyl]-6-(3-pyridyl-5-hexenoic acid

(*E*)-6-[4-[2-(4-氯苯磺酰氨基)乙基]苯基]-6-(3-吡啶基)-5-己烯酸

CAS 登录号　133276-80-9

INN list　72

药效分类　抗血小板聚集药

沙莫西林

Sarmoxicillin（*INN*）

化学结构式

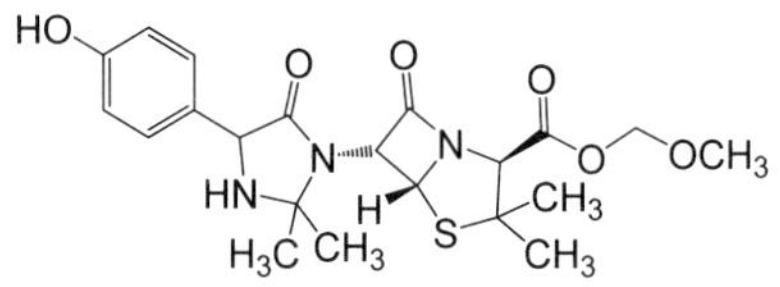

分子式和分子量　$C_{21}H_{27}N_3O_6S$　449.52

化学名　Methoxymethyl (2*S*,5*R*,6*R*)-6-[4-(*p*-hydroxyphenyl)-2,2-dimethyl-5-oxo-1-imidazolidinyl]-3,3-dimethyl-7-oxo-4-thia-1-azabicyclo[3.2.0]heptane-2-carboxylate

甲氧基甲基 (2*S*,5*R*,6*R*)-6-[4-(4-羟基苯基)-2,2-二甲基-5-氧代-1-咪唑烷基]-3,3-二甲基-7-氧代-4-硫杂-1-氮杂二环[3.2.0]庚烷-2-羧酸酯

CAS 登录号　67337-44-4

INN list　41

药效分类　抗生素类药

沙那西定

Salnacedin（*INN*）

化学结构式

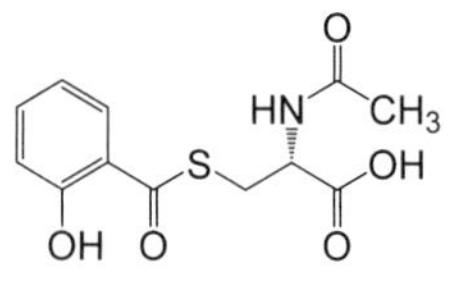

分子式和分子量　$C_{12}H_{13}NO_5S$　283.30

化学名　*N*-Acetyl-L-cysteine salicylate(ester)

N-乙酰-L-半胱氨酸水杨酸酯

CAS 登录号　87573-01-1

INN list　73

药效分类　局部抗炎镇痛药

沙帕色替

Sapanisertib（*INN*）

化学结构式

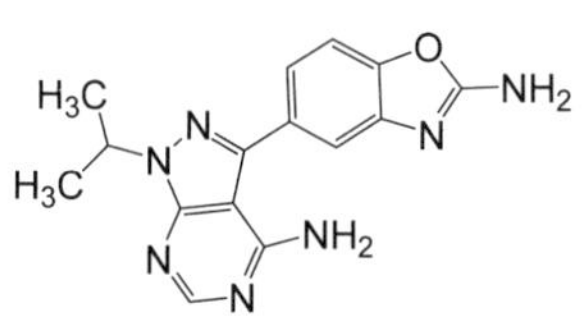

分子式和分子量 $C_{15}H_{15}N_7O$ 309.13

化学名 3-(2-Amino-1,3-benzoxazol-5-yl)-1-(propan-2-yl)-1*H*-pyrazolo[3,4-*d*]pyrimidin-4-amine

3-(2-氨基-1,3-苯并噁唑-5-基)-1-(丙-2-基)-1*H*-吡唑并[3,4-*d*]嘧啶-4-胺

CAS 登录号 1224844-38-5

INN list 112

药效分类 抗肿瘤药

沙帕他滨

Sapacitabine（*INN*）

化学结构式

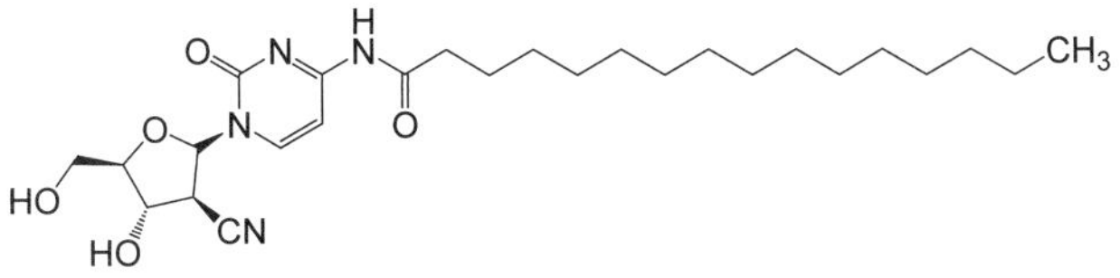

分子式和分子量 $C_{26}H_{42}N_4O_5$ 490.64

化学名 *N*-[1-(2-Cyano-2-deoxy-*β*-D-arabinofuranosyl]-2-oxo-1, 2-dihydro-pyrimidin-4-yl}hexadecanamide

N-[1-(2-氰基-2-脱氧-*β*-D-呋喃阿拉伯糖基)-2-氧代-1,2-二氢-4-嘧啶基] 十六碳酰胺

CAS 登录号 151823-14-2

INN list 94

药效分类 抗肿瘤药

沙匹西林

Sarpicillin（*INN*）

化学结构式

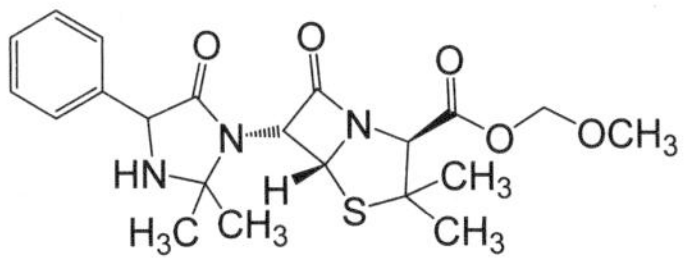

分子式和分子量 $C_{21}H_{27}N_3O_5S$ 433.52

化学名 Methoxymethyl (2*S*,5*R*,6*R*)-6-(2,2-dimethyl-5-oxo-4-phenyl-1-imidazolidinyl)-3,3-dimethyl-7-oxo-4-thia-1-azabicyclo[3.2.0]heptane-2-carboxylate

甲氧基甲基 (2*S*,5*R*,6*R*)-6-(2,2-二甲基-5-氧代-4-苯基咪唑烷-1-基)-3,3-二甲基-7-氧代-4-硫杂-1-氮杂二环[3.2.0]庚烷-2-羧酸酯

CAS 登录号 40966-79-8

INN list 36

药效分类 抗生素类药

沙普立沙坦

Saprisartan（*INN*）

分子式和分子量 $C_{25}H_{22}BrF_3N_4O_4S$ 611.43

化学结构式

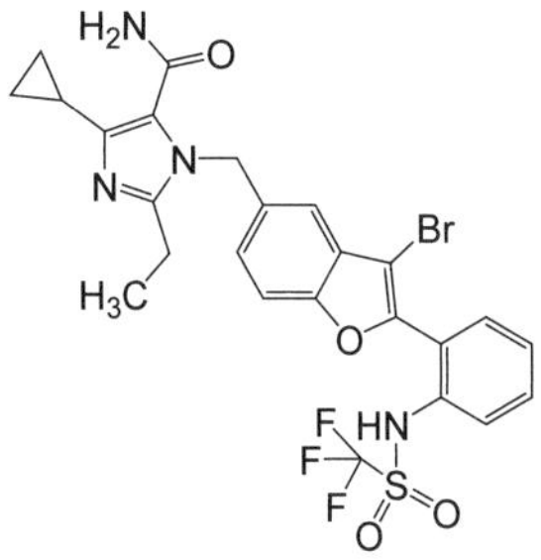

化学名 3-[[3-Bromo-2-[*o*-(trifluoromethanesulfonamido)phenyl]-1-benzo-furanyl-5-yl]methyl]-5-cyclopropyl-2-ethylimidazole-4-carboxamide

3-[[3-溴-2-[2-(三氟甲磺酰氨基)苯基]-1-苯并呋喃基-5-基]甲基-5-环丙基-2-乙基咪唑-4-甲酰胺

CAS 登录号 146623-69-0; 146613-90-3[单钾盐]

INN list 72

药效分类 抗高血压药，血管紧张素Ⅱ受体拮抗药

沙普替尼

Sapitinib（*INN*）

化学结构式

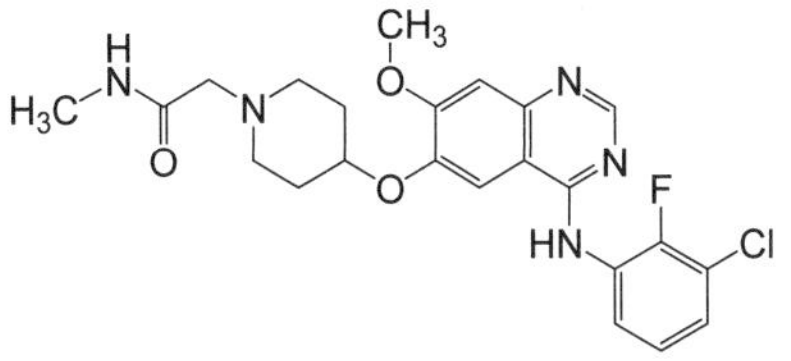

分子式和分子量 $C_{23}H_{25}ClFN_5O_3$ 473.93

化学名 2-[4-({4-[(3-Chloro-2-fluorophenyl)amino]-7-methoxy-quinazolin-6-yl}oxy)piperidin-1-yl]-*N*-methylacetamide

2-[4-({4-[(3-氯-2-氟苯基)氨基]-7-甲氧基喹唑啉-6-基}氧)哌啶-1-基]-*N*-甲基乙酰胺

CAS 登录号 848942-61-0

INN list 106

药效分类 抗肿瘤药

沙曲硝唑

Satranidazole（*INN*）

化学结构式

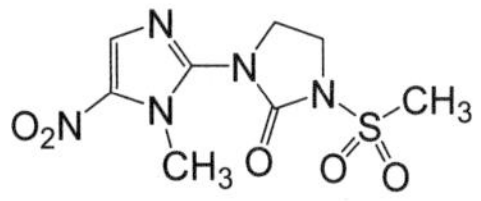

分子式和分子量 $C_8H_{11}N_5O_5S$ 289.27

化学名 1-(1-Methyl-5-nitroimidazol-2-yl)-3-(methylsulfonyl)-2-imidazolidinone

1-(1-甲基-5-硝基咪唑-2-基)-3-甲磺酰基-2-咪唑啉酮

CAS 登录号 56302-13-7

INN list 48

药效分类 抗感染药

沙柔比星

Sabarubicin（*INN*）

化学结构式

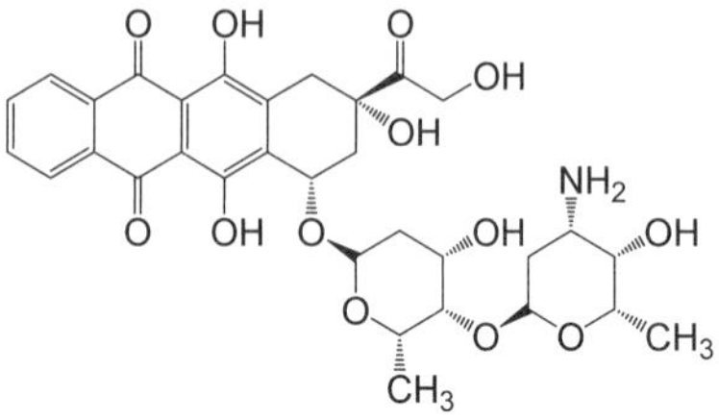

分子式和分子量　$C_{32}H_{37}NO_{13}$　643.64

化学名　(7*S*,9*S*)-7-{[4-*O*-(3-Amino-2,3,6-trideoxy-*α*-L-*lyxo*-hexopyranosyl)-2,6-dideoxy-*α*-L-*lyxo*-hexopyranosyl]oxy}-6,9,11-trihydroxy-9-(hydroxyacetyl)-7,8,9,10-tetrahydrotetracene-5,12-dione

(7*S*,9*S*)-7-{[4-*O*-(3-氨基-2,3,6-三脱氧-*α*-L-来苏-吡喃己糖基)-2,6-二脱氧-*α*-L-吡喃来苏基]氧基}-6,9,11-三羟基-9-羟基乙酰基-7,8,9,10-四氢并四苯-5,12-二酮

CAS 登录号　211100-13-9

INN list　90

药效分类　抗生素类抗肿瘤药

沙瑞度坦

Saredutant（*INN*）

化学结构式

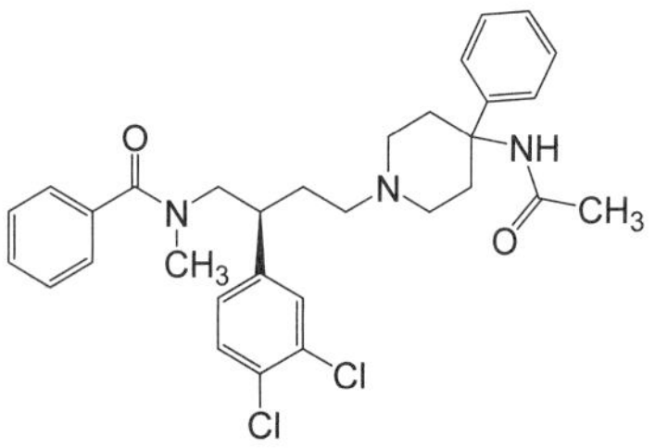

分子式和分子量　$C_{31}H_{35}Cl_2N_3O_2$　552.53

化学名　*N*-[(*S*)-*β*-[2-(4-Acetamido-4-phenylpiperidino)ethyl]-3,4-dichlorophenethyl]-*N*-methylbenzamide

N-[(*S*)-*β*-[2-(4-乙酰氨基-4-苯基哌啶基)乙基]-3,4-二氯苯乙基]-*N*-甲基苯甲酰胺

CAS 登录号　142001-63-6

INN list　75

药效分类　速激肽受体拮抗药

沙瑞环素

Sarecycline（*INN*）

化学结构式

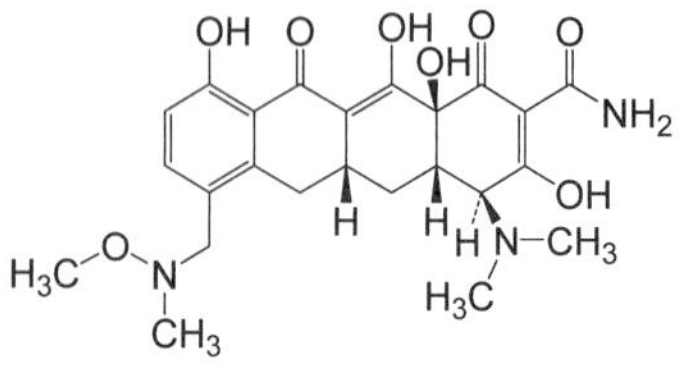

分子式和分子量　$C_{24}H_{29}N_3O_8$　487.51

化学名　(4*S*,4a*S*,5a*R*,12a*S*)-4-(Dimethylamino)-3,10,12,12*a*-tetrahydroxy-7-{[methoxy(methyl)amino]methyl}-1,11-dioxo-1,4,4*a*,5,5*a*,6,11,12*a*-octahydrotetracene-2-carboxamide

(4*S*,4*aS*,5*aR*,12*aS*)-4-(二甲氨基)-3,10,12,12*a*-四羟基-7-{[甲氧基(甲基)氨基]甲基}-1,11-二氧-1,4,4*a*,5,5*a*,6,11,12*a*-八氢并四苯-2-甲酰胺

CAS 登录号　1035654-66-0

INN list　109

药效分类　四环素类抗微生物药

沙赛吉宁

Sarsagenin（*INN*）

化学结构式

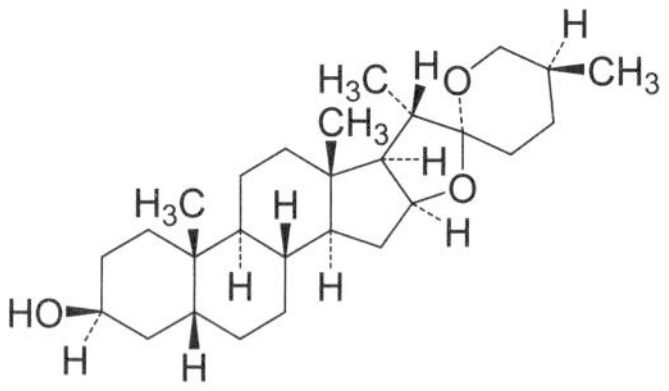

分子式和分子量　$C_{27}H_{44}O_3$　416.65

化学名　(25*S*)-5*β*-Spirostan-3*β*-ol

(25*S*)-5*β*-螺甾-3*β*-醇

CAS 登录号　126-19-2

INN list　109

药效分类　神经保护药

沙他伐坦

Satavaptan（*INN*）

化学结构式

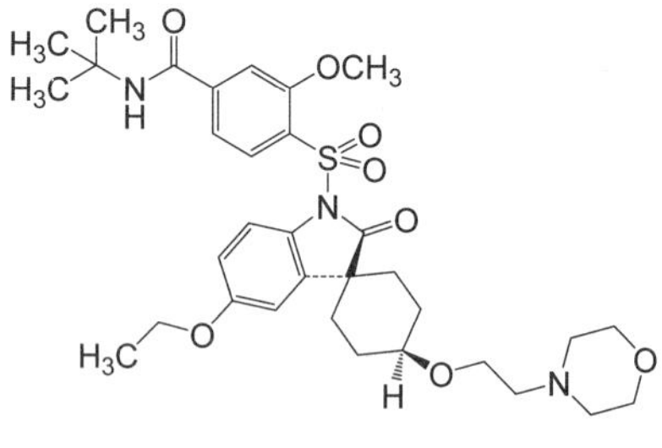

分子式和分子量　$C_{33}H_{45}N_3O_8S$　643.79

化学名　*N*-*tert*-Butyl-4-[[*cis*-5'-ethoxy-4-[2-(morpholin-4-yl)ethoxy)]-2'-oxo-1',2'-dihydrospiro[cyclohexane-1：3'-indole]-1'-yl]sulfonyl]-3-methoxybenzamide

N-叔丁基-4-[[顺-5'-乙氧基-4-[2-(4-吗啉基)乙氧基)]-2'-氧代-1',2'-二氢螺[环己烷-1：3'-吲哚]-1'-基]磺酰基]-3-甲氧基苯甲酰胺

CAS 登录号　185913-78-4

INN list　93

药效分类　加压素 V_2 受体拮抗药

沙特力农

Saterinone（*INN*）

化学结构式

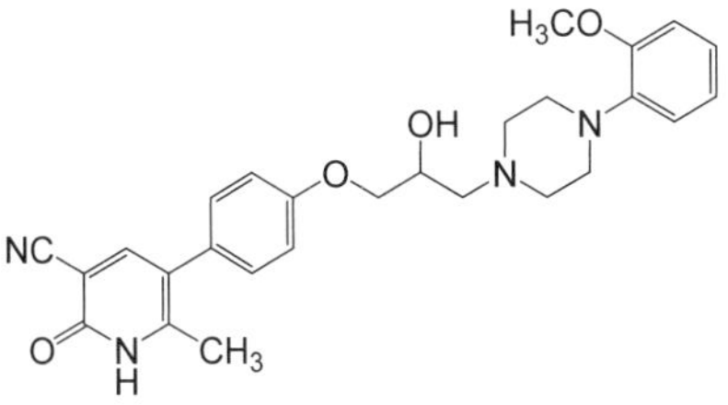

分子式和分子量 $C_{27}H_{30}N_4O_4$ 474.55

化学名 (±)-1,2-Dihydro-5-[*p*-[2-hydroxy-3-[4-(*o*-methoxyphenyl)-1-piperazinyl] propoxy]phenyl]-6-methyl-2-oxonicotinonitrile

(±)-1,2-二氢-5-[4-[2-羟基-3-[4-(2-甲氧基苯基)哌嗪-1-基]丙氧基]苯基]-6-甲基-2-氧代烟腈

CAS 登录号 102669-89-6

INN list 56

药效分类 强心药

沙替班特

Safotibant（*INN*）

化学结构式

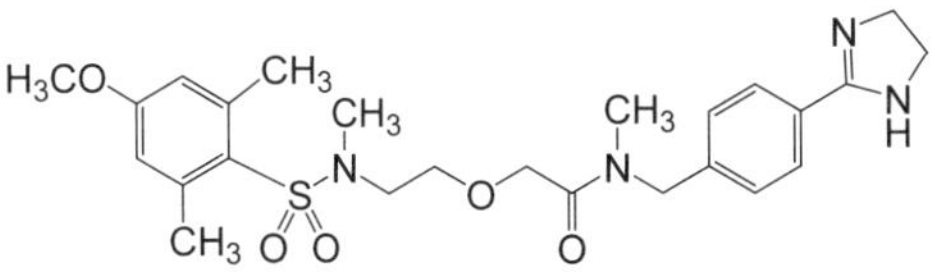

分子式和分子量 $C_{25}H_{34}N_4O_5S$ 502.63

化学名 *N*-[[4-(4,5-Dihydro-1*H*-imidazol-2-yl)phenyl]methyl]-2-{2-[(4-methoxy-2,6-dimethylbenzenesulfonyl)(methyl)amino]ethoxy]-*N*-methylacetamide

N-[[4-(4,5-二氢-1*H*-咪唑-2-基)苯基]甲基]-2-[2-[(4-甲氧基-2,6-二甲基苯磺酰基)(甲基)氨基]乙氧基]-*N*-甲基乙酰胺

CAS 登录号 633698-99-4

INN list 105

药效分类 缓激肽受体拮抗药

沙替格雷

Satigrel（*INN*）

化学结构式

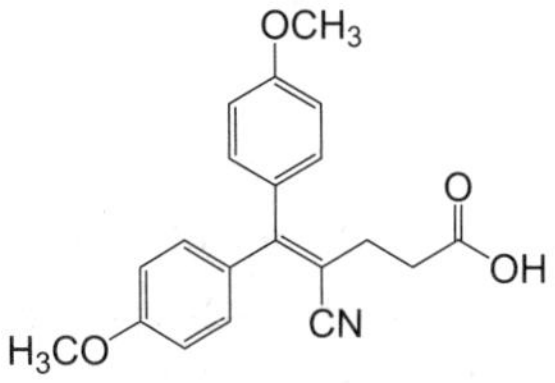

分子式和分子量 $C_{20}H_{19}NO_4$ 337.37

化学名 4-Cyano-5,5-bis(*p*-methoxyphenyl)-4-pentenoic acid

4-氰基-5,5-双(4-甲氧苯基)-4-戊烯酸

CAS 登录号 111753-73-2

INN list 67

药效分类 抗血小板聚集药

沙托利塞

Samotolisib（*INN*）

化学结构式

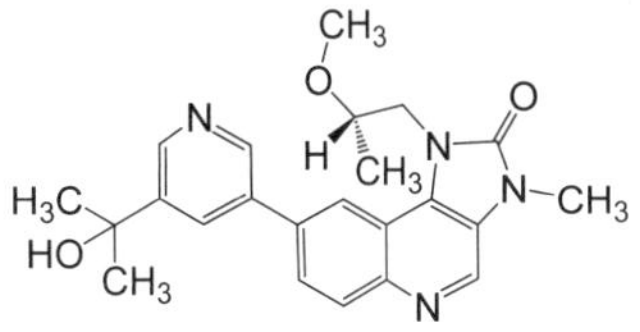

分子式和分子量 $C_{23}H_{26}N_4O_3$ 406.49

化学名 8-[5-(2-Hydroxypropan-2-yl)pyridin-3-yl]-1-[(2*S*)-2-methoxypropyl]-3-methyl-1,3-dihydro-2*H*-imidazo[4,5-*c*]quinolin-2-one

8-[5-(2-羟基丙-2-基)吡啶-3-基]-1-[(2*S*)-2-甲氧基丙基]-3-甲基-1,3-二氢-2*H*-咪唑[4,5-*c*]喹啉-2-酮

CAS 登录号 1386874-06-1

INN list 121

药效分类 磷脂酰肌醇 3 激酶(PI3K)抑制药，抗肿瘤药

沙维拉唑

Saviprazole（*INN*）

化学结构式

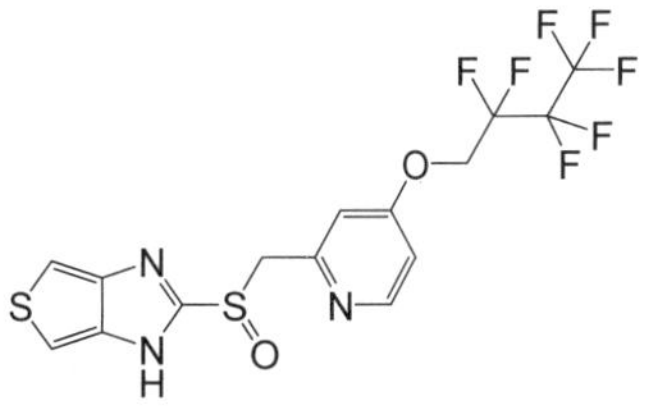

分子式和分子量 $C_{15}H_{10}F_7N_3O_2S_2$ 461.38

化学名 2-[[[4-(2,2,3,3,4,4,4-Heptafluorobutoxy)-2-pyridyl]methyl]sulfinyl]-1*H*-thieno[3,4-*d*]imidazole

2-[[[4-(2,2,3,3,4,4,4-七氟丁氧基)吡啶-2-基]甲基]亚磺酰基]-1*H*-噻吩并[3,4-*d*]咪唑

CAS 登录号 121617-11-6

INN list 62

药效分类 抗溃疡药

沙维林

Salverine（*INN*）

化学结构式

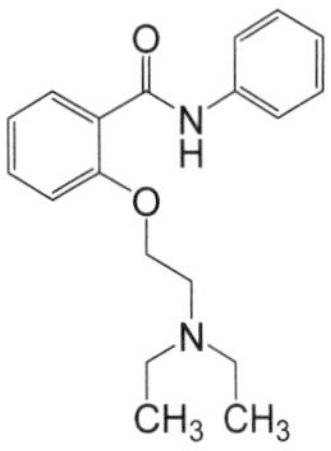

分子式和分子量　$C_{19}H_{24}N_2O_2$　312.41

化学名　2-[2-(Diethylamino)ethoxy]benzanilide

2-[2-(二乙氨基)乙氧基]苯甲酰苯胺

CAS 登录号　6376-26-7

INN list　15

药效分类　解痉药，抗炎镇痛药

沙乙酰胺

Saletamide（*INN*）

化学结构式

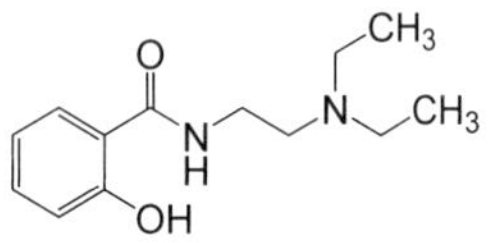

分子式和分子量　$C_{13}H_{20}N_2O_2$　236.32

化学名　*N*-[2-(Diethylamino)ethyl]salicylamide

N-[2-(二乙氨基)乙基]水杨酰胺

CAS 登录号　46803-81-0; 24381-55-3[马来酸盐]

INN list　20

药效分类　抗炎镇痛药

鲨肝醇

Batilol（*INN*）

化学结构式

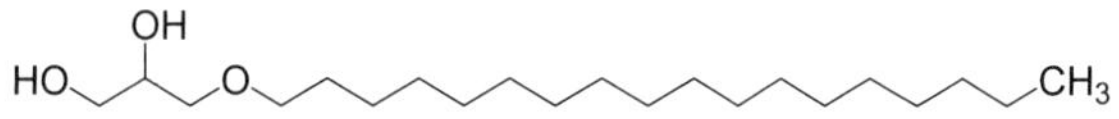

分子式和分子量　$C_{21}H_{44}O_3$　344.57

化学名　3-(Octadecyloxy)-1,2-propanediol

3-(十八烷氧基)-1,2-丙二醇

CAS 登录号　544-62-7

INN list　13

药效分类　升白细胞药

山吡汀

Sampirtine（*INN*）

化学结构式

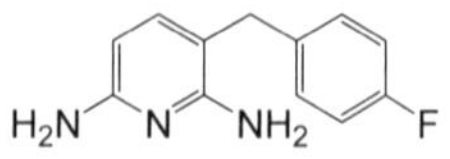

分子式和分子量　$C_{12}H_{12}FN_3$　217.24

化学名　2,6-Diamino-3-(*p*-fluorobenzyl)pyridine

2,6-二氨基-3-(4-氟苄基)吡啶

CAS 登录号　115911-28-9

INN list　62

药效分类　抗炎镇痛药

山道年

Santonin

分子式和分子量　$C_{15}H_{18}O_3$　246.30

化学结构式

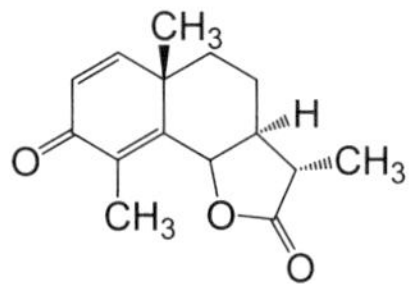

化学名　(3*S*,3*aS*,5*aS*)-3,5*a*,9-Trimethyl-3*a*,4,5,5*a*-tetrahydronaphtho[1,2-*b*] furan-2,8(3*H*,9*bH*)-dione

(3*S*,3*aS*,5*aS*)-3,5*a*,9-三甲基-3*a*,4,5,5*a*-四氢萘并[1,2-*b*] 呋喃-2,8(3*H*, 9b*H*)-二酮

CAS 登录号　481-06-1

药效分类　抗蠕虫药

山费曲南

Sanfetrinem（*INN*）

化学结构式

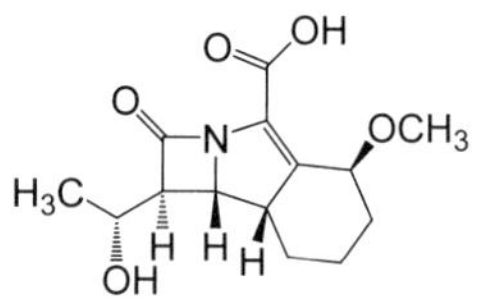

分子式和分子量　$C_{14}H_{19}NO_5$　281.31

化学名　(1*S*,5*S*,8*aS*,8*bR*)-1,2,5,6,7,8,8*a*,8*b*-Octahydro-1-[(*R*)-1-hydroxyethyl]-5-methoxy-2-oxoazeto[2,1-*a*]isoindole-4-carboxylic acid

(1*S*,5*S*,8*aS*,8*bR*)-1,2,5,6,7,8,8*a*,8*b*-八氢-1-[(*R*)-1-羟乙基]-5-甲氧基-2-氧代氮杂环丁烷并[2,1-*a*]异吲哚-4-甲酸

CAS 登录号　156769-21-0; 141611-76-9[钠盐]; 141646-08-4[山费曲南酯]

INN list　72

药效分类　抗生素类药

山环素

Sancycline（*INN*）

化学结构式

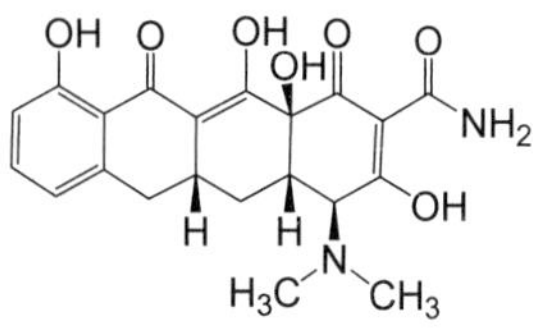

分子式和分子量　$C_{21}H_{22}N_2O_7$　414.41

化学名　4-(Dimethylamino)-1,4,4*a*,5,5*a*,6,11,12*a*-octahydro-3,10,12,12*a*-tetrahydroxy-1,11-dioxo-2-naphthacenecarboxamide

4-(二甲氨基)-1,4,4*a*,5,5*a*,6,11,12*a*-八氢-3,10,12,12*a*-四羟基-1,11-二氧-2-并四苯甲酰胺

CAS 登录号　808-26-4

INN list　15

药效分类　抗生素类药

山梨醇

Sorbitol

化学结构式

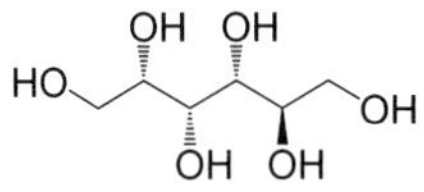

分子式和分子量 $C_6H_{14}O_6$ 182.17

化学名 D-Glucitol

D-山梨醇

CAS 登录号 50-70-4

药效分类 脱水药

山梨烟酯

Sorbinicate（*INN*）

化学结构式

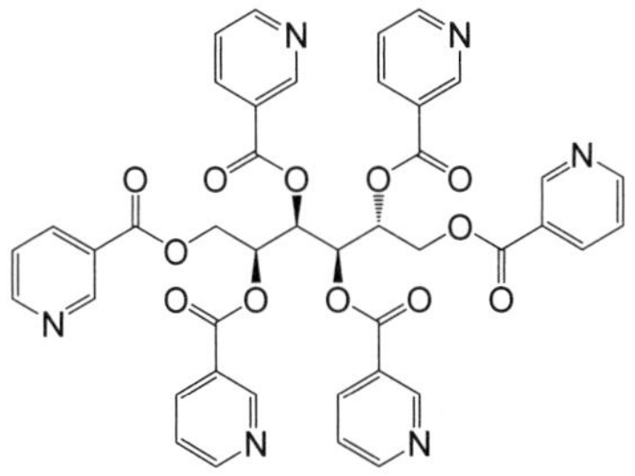

分子式和分子量 $C_{42}H_{32}N_6O_{12}$ 812.74

化学名 D-Glucitol hexanicotinate

D-山梨糖醇六烟酸酯

CAS 登录号 6184-06-1

INN list 33

药效分类 血管扩张药

山帕曲拉

Sampatrilat（*INN*）

化学结构式

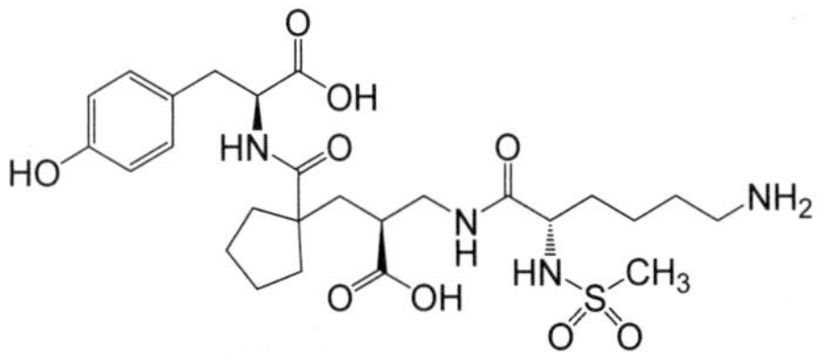

分子式和分子量 $C_{26}H_{40}N_4O_9S$ 584.68

化学名 *N*-[[1-[(*S*)-3-[(*S*)-6-Amino-2-methanesulfonamidehexanamido]-2-carboxypropyl]cyclopentyl]carbonyl]-L-tyrosine

N-[[1-[(*S*)-3-[(*S*)-6-氨基-2-甲磺酰氨基己氨基]-2-羧基丙基]环戊基] 甲酰基]-L-酪氨酸

CAS 登录号 129981-36-8

INN list 74

药效分类 抗高血压药，血管紧张素转换酶抑制药

舍贝特

Serfibrate（*INN*）

化学结构式

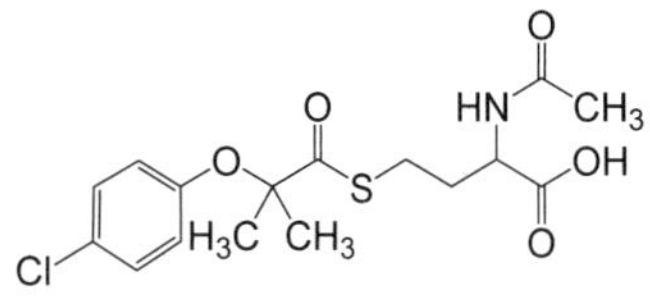

分子式和分子量 $C_{16}H_{20}ClNO_5S$ 373.85

化学名 2-Acetamido-4-mercapto-butyric acid 2-(*p*-chlorophenoxy)-2-methyl-propionate(ester)

2-乙酰氨基-4-巯基-丁酸 2-(4-氯苯氧基)-2-甲基丙酸酯

CAS 登录号 54657-98-6

INN list 34

药效分类 降血脂药

舍氮平

Serazapine（*INN*）

化学结构式

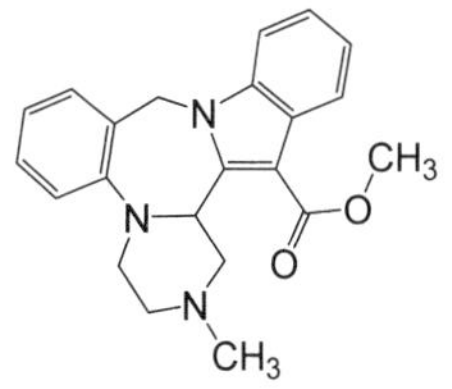

分子式和分子量 $C_{22}H_{23}N_3O_2$ 361.45

化学名 (±)-Methyl 1,3,4,16*b*-tetrahydro-2-methyl-2*H*,10*H*-Indolo[2,1-*c*]pyrazino[1,2-*a*][1,4]benzodiazepine-16-carboxylate

(±)-甲基 1,3,4,16*b*-四氢-2-甲基-2*H*,10*H*-吲哚并[2,1-*c*]哌嗪并[1,2-*a*][1,4]苯并二氮䓬-16-羧酸酯

CAS 登录号 115313-22-9; 117581-05-2[盐酸盐]

INN list 63

药效分类 抗焦虑药

舍拉匹定

Cerlapirdine（*INN*）

化学结构式

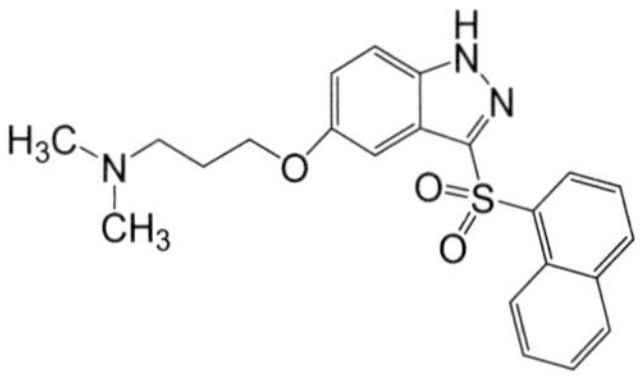

分子式和分子量 $C_{22}H_{23}N_3O_3S$ 409.50

化学名 *N*,*N*-Dimethy-3-{[3-(naphthalene-1-sulfonyl)-1*H*-indazol-5-yl]oxy}propan-1-amine

N,*N*-二甲基-3-{[3-(萘-1-磺酰基)-1*H*-吲唑基-5-基]氧}丙-1-胺

CAS 登录号 925448-93-7

INN list 106

药效分类　5-羟色胺受体拮抗药

舍曲林

Sertraline（*INN*）

化学结构式

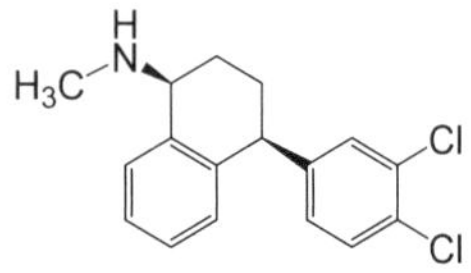

分子式和分子量　$C_{17}H_{17}Cl_2N$　306.23

化学名　(1*S*, 4*S*)-4-(3,4-Dichlorophenyl)-1,2,3,4-tetrahydro-*N*-methyl-1-naphthylamine

(1*S*, 4*S*)-4-(3,4-二氯苯基)-1,2,3,4-四氢-*N*-甲基-1-萘胺

CAS 登录号　79617-96-2; 79559-97-0[盐酸盐]

INN list　48

药效分类　抗抑郁药

舍他康唑

Sertaconazole（*INN*）

化学结构式

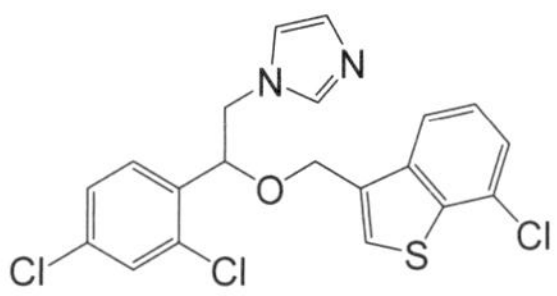

分子式和分子量　$C_{20}H_{15}Cl_3N_2OS$　437.77

化学名　(±)-1-[2,4-Dichloro-*β*-[(7-chlorobenzo[*b*]thien-3-yl) methoxy]phenethyl]imidazole

(±)-1-[2,4-二氯-*β*-[(7-氯苯并[*b*]噻吩-3-基)甲氧基] 苯乙基] 咪唑

CAS 登录号　99592-32-2

INN list　56

药效分类　抗真菌药

舍吲哚

Sertindole（*INN*）

化学结构式

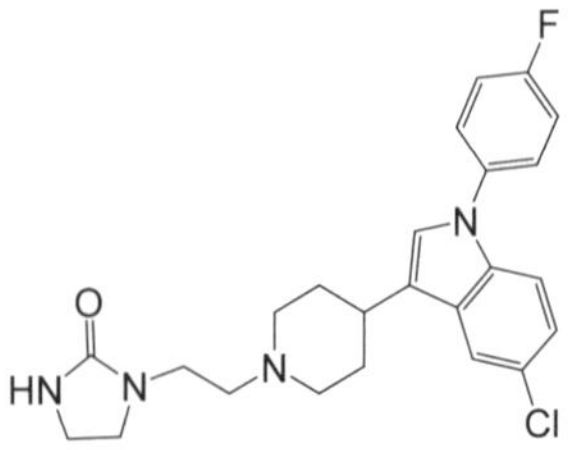

分子式和分子量　$C_{24}H_{26}ClFN_4O$　440.94

化学名　1-[2-[4-[5-Chloro-1-[*p*-fluorophenyl]indol-3-yl]piperidino] ethyl]-2-imidazolidinone

1-[2-[4-[5-氯-1-[4-氟苯基]吲哚-3-基]哌啶基]乙基]-2-咪唑啉酮

CAS 登录号　106516-24-9

INN list　61

药效分类　抗精神病药

麝香草酚

Thymol

化学结构式

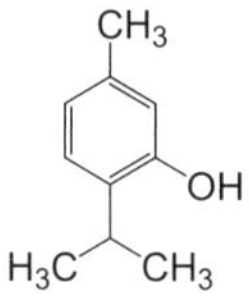

分子式和分子量　$C_{10}H_{14}O$　150.22

化学名　5-Methyl-2-(1-methylethyl)phenol

5-甲基-2-(1-甲基乙基)苯酚

CAS 登录号　89-83-8

药效分类　抗菌药，药用辅料，稳定药

申尤泊肽

Cenupatide（*INN*）

化学结构式

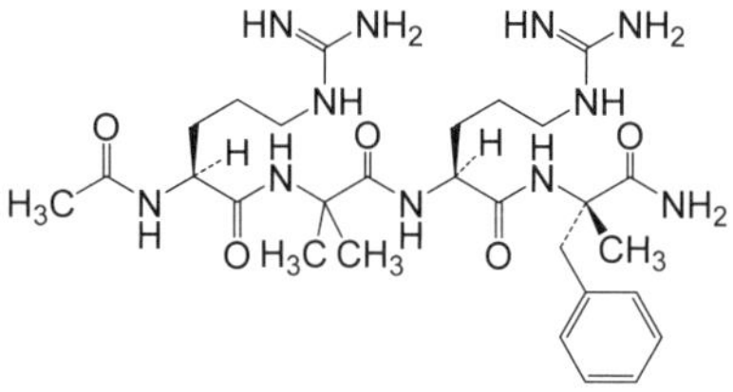

分子式和分子量　$C_{28}H_{47}N_{11}O_5$　617.76

化学名　N^2-Acetyl-L-arginyl-2-methylalanyl-L-arginyl-*α*-methyl-L-phenylalaninamide

N^2-乙酰基-L-精氨酰-2-甲基丙氨酰-L-精氨酰-*α*-甲基-L-苯丙氨酰胺

CAS 登录号　1006388-38-0

INN list　119

药效分类　尿激酶纤溶酶原激活物受体(uPAR)拮抗药

肾上腺素

Epinephrine（*INN*）

化学结构式

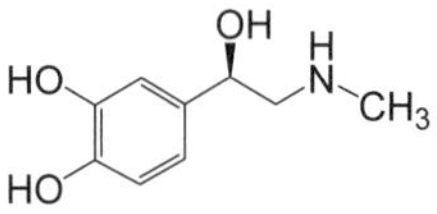

分子式和分子量　$C_9H_{13}NO_3$　183.20

化学名　(*R*)-4-[2-(Methylamino)-1-hydroxyethyl]-1,2-benzenediol

(*R*)-4-[2-(甲氨基)-1-羟基乙基]-1,2-苯二酚

CAS 登录号　51-43-4

INN list　16

药效分类　抗休克的血管活性药

ATC 分类　C01CA24

肾上腺酮

Adrenalone（*INN*）

化学结构式

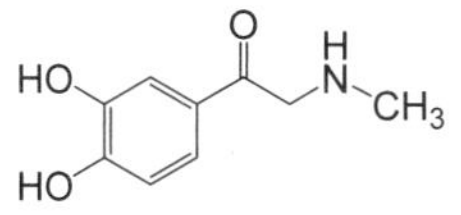

分子式和分子量 $C_9H_{11}NO_3$ 181.19

化学名 3',4'-Dihydroxy-2-(methylamino)acetophenone

3',4'-二羟基-2-(甲氨基)苯乙酮

CAS 登录号 99-45-6

INN list 1

药效分类 止血药，血管收缩药

胂噻醇

Arsthinol（*INN*）

化学结构式

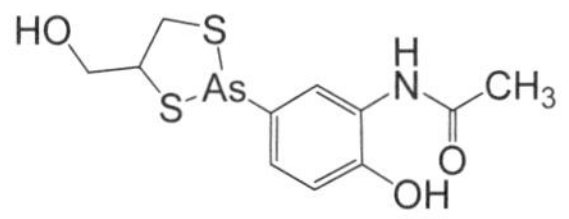

分子式和分子量 $C_{11}H_{14}AsNO_3S_2$ 347.29

化学名 *N*-[2-Hydroxy-5-[4-(hydroxymethyl)-1,3,2-dithiarsolan-2-yl]phenyl]acetamide

N-[2-羟基-5-[4-(羟甲基)-1,3,2-二硫砷环戊烷-2-基]苯基]乙酰胺

CAS 登录号 119-96-0

INN list 4

药效分类 砷化合物类抗阿米巴虫药

ATC 分析 P01AR01

生度米星

Semduramicin（*INN*）

化学结构式

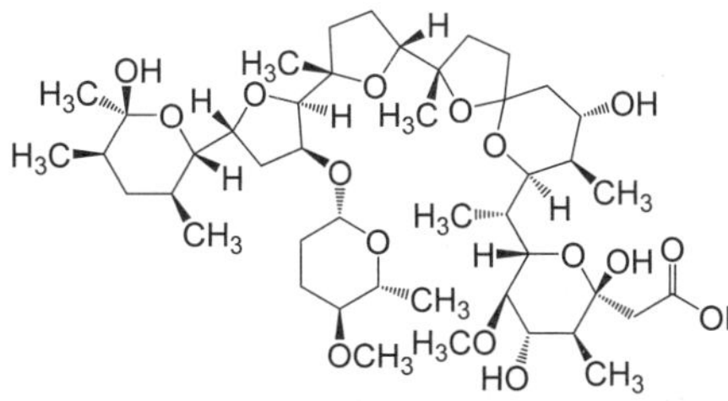

分子式和分子量 $C_{45}H_{76}O_{16}$ 873.08

化学名 (3*R*,4*S*,5*S*,6*R*,7*S*,22*S*)-23,27-Didemethoxy-2,6,22-tridemethyl-5,11-di-*O*-demethyl-6-methoxy-22-[[(2*S*,5*S*,6*R*)-tetrahydro-5-methoxy-6-methyl-2*H*-pyran-2-yl]oxy]lonomycin A

(3*R*,4*S*,5*S*,6*R*,7*S*,22*S*)-23,27-二去甲氧基-2,6,22-三去甲基-5,11-二-*O*-去甲基-6-甲氧基-22-[[(2*S*,5*S*,6*R*)-四氢-5-甲氧基-6-甲基-2*H*-吡喃-2-基]氧基]罗奴霉素 A

CAS 登录号 113378-31-7; 119068-77-8[钠盐]

INN list 60

药效分类 抗生素类药，抗球虫药

生物素

Biotin（*INN*）

化学结构式

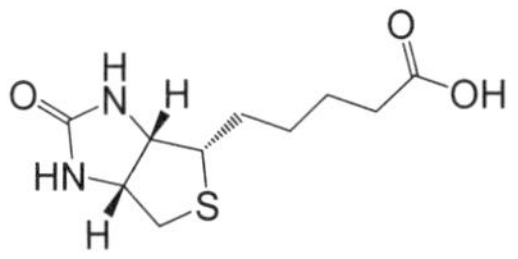

分子式和分子量 $C_{10}H_{16}N_2O_3S$ 244.31

化学名 (3*aS*,4*S*,6*aR*)-Hexahydro-2-oxo-1*H*-thieno[3,4-*d*]imidazole-4-valeric acid

(3*aS*,4*S*,6*aR*)-六氢-2-氧代-1*H*-噻吩并[3,4-*d*]咪唑-4-戊酸

CAS 登录号 58-85-5

INN list 1

药效分类 维生素类药

十二酮酸睾酮

Testosterone Ketolaurate（*INN*）

化学结构式

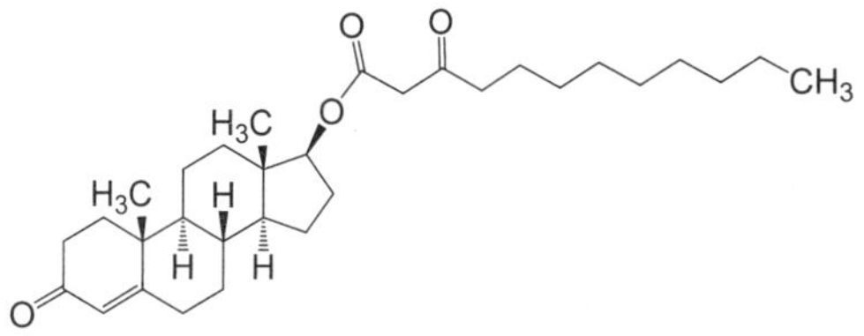

分子式和分子量 $C_{31}H_{48}O_4$ 484.71

化学名 Testosterone 3-oxododecanoate

睾酮 3-氧代十二烷酸酯

CAS 登录号 5874-98-6

INN list 16

药效分类 雄激素类药

十四烷硫酸钠

Sodium Tetradecyl Sulfate（*INN*）

化学结构式

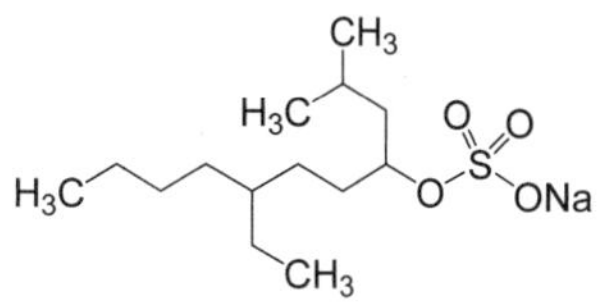

分子式和分子量 $C_{14}H_{29}NaO_4S$ 316.43

化学名 Sodium 7-ethyl-2-methyl-4-undecanol sulfate

7-乙基-2-甲基-4-十一烷醇硫酸酯钠盐

CAS 登录号 139-88-8; 4754-44-3[正十四醇硫酸酯]

INN list 1

药效分类 抗静脉曲张药

ATC 分析 C05BB04

十烃溴铵

Decamethonium Bromide（*INN*）

化学结构式

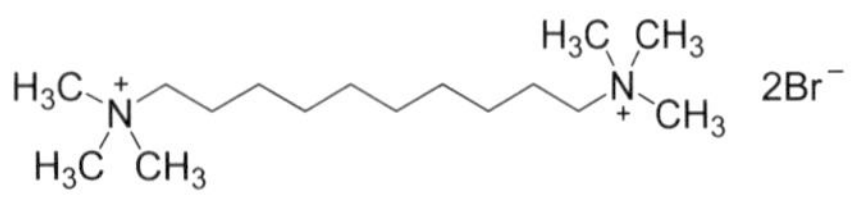

分子式和分子量 $C_{16}H_{38}Br_2N_2$ 418.29

化学名 Trimethyl-[10-(trimethylazaniumyl)decyl]azanium dibromide

二溴化 三甲基-[10-(三甲基氮正离子基)癸基]氮正离子

CAS 登录号 541-22-0; 156-74-1[十烃铵]

INN list 1

药效分类 神经肌肉阻断药

十一酸雌二醇

Estradiol Undecylate（*INN*）

化学结构式

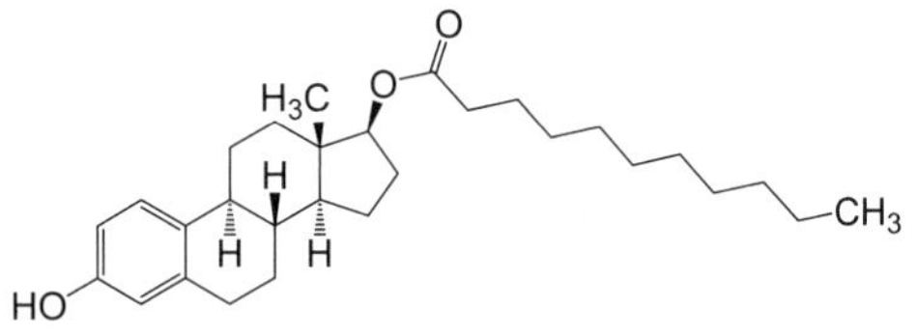

分子式和分子量 $C_{29}H_{44}O_3$ 440.66

化学名 Estradiol-17-undecanoate

雌甾二醇-17-十一酸酯

CAS 登录号 3571-53-7

INN list 16

药效分类 雌激素类药

十一烯酸

Undecylenic Acid（*INN*）

化学结构式

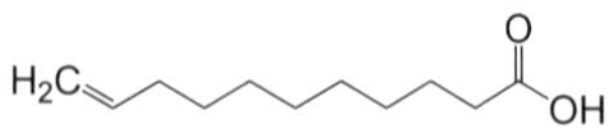

分子式和分子量 $C_{11}H_{20}O_2$ 184.28

化学名 10-Undecenoic acid

10-十一烯酸

CAS 登录号 112-38-9; 557-08-4[锌盐(2∶1)]

药效分类 抗真菌药

士的宁

Strychnine

分子式和分子量 $C_{21}H_{22}N_2O_2$ 334.41

化学结构式

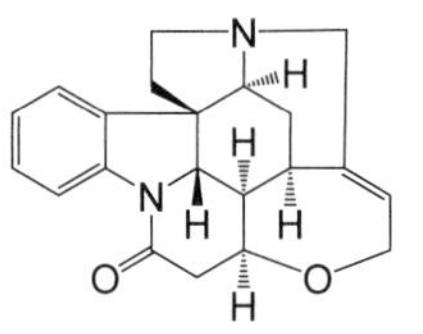

化学名 Strychnidin-10-one

士的宁烷-10-酮

CAS 登录号 57-24-9

药效分类 中枢神经兴奋药

舒巴硫腙

Subathizone（*INN*）

化学结构式

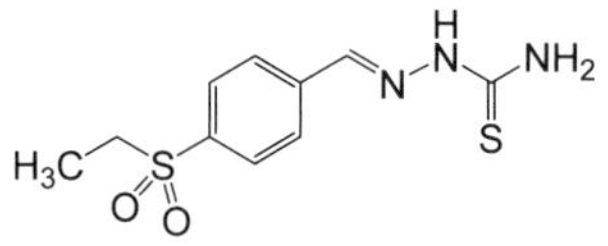

分子式和分子量 $C_{10}H_{13}N_3O_2S_2$ 271.36

化学名 *p*-Ethylsulfonylbenzaldehyde thiosemicarbazone

4-乙磺酰基苯甲醛硫代缩氨基脲

CAS 登录号 121-55-1

INN list 1

药效分类 抗结核药

舒巴坦

Sulbactam（*INN*）

化学结构式

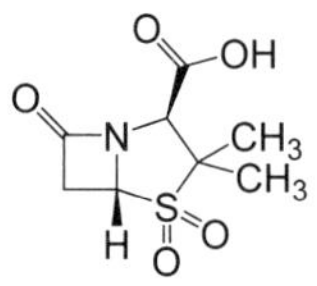

分子式和分子量 $C_8H_{11}NO_5S$ 233.24

化学名 (2*S*,5*R*)-3,3-Dimethyl-7-oxo-4-thia-1-azabicyclo[3.2.0]heptane-2-carboxylic acid

(2*S*,5*R*)-3,3-二甲基-7-氧代-4-硫杂-1-氮杂双环[3.2.0]庚烷-2-羧酸

CAS 登录号 68373-14-8

INN list 44

药效分类 β 内酰胺酶抑制药

ATC 分析 J01CG01

舒贝诺司

Sulbenox（*INN*）

化学结构式

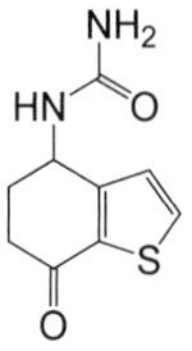

分子式和分子量　$C_9H_{10}N_2O_2S$　210.25

化学名　(4,5,6,7-Tetrahydro-7-oxobenzo[*b*]thien-4-yl)urea

(4,5,6,7-四氢-7-氧代苯并[*b*]-4-噻吩基)脲

CAS 登录号　58095-31-1

INN list　37

药效分类　生长促进药(兽用)

舒苯达唑

Subendazole（*INN*）

化学结构式

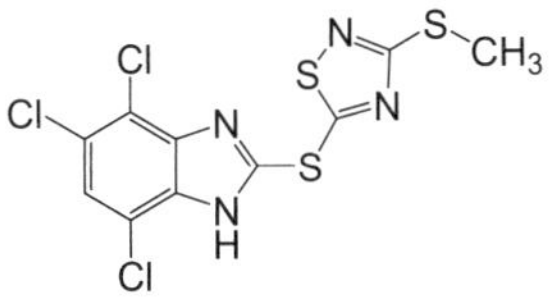

分子式和分子量　$C_{10}H_5Cl_3N_4S_3$　383.73

化学名　4,5,7-Trichloro-2-[[3-(methylthio)-1,2,4-thiadiazol-5-yl]thio]benzimidazole

4,5,7-三氯-2-[[3-(甲硫基)-1,2,4-噻二唑-5-基]硫基]苯并咪唑

CAS 登录号　54340-66-8

INN list　31

药效分类　抗蠕虫药

舒苯汀

Sulbentine（*INN*）

化学结构式

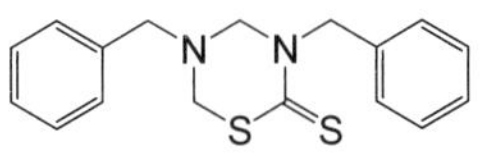

分子式和分子量　$C_{17}H_{18}N_2S_2$　314.47

化学名　3,5-Dibenzyltetrahydro-2*H*-1,3,5-thiadiazine-2-thione

3,5-二苄基四氢-2*H*-1,3,5-噻二嗪-2-硫酮

CAS 登录号　350-12-9

INN list　19

药效分类　消毒防腐药

舒比诺普

Sunobinop（*INN*）

化学结构式

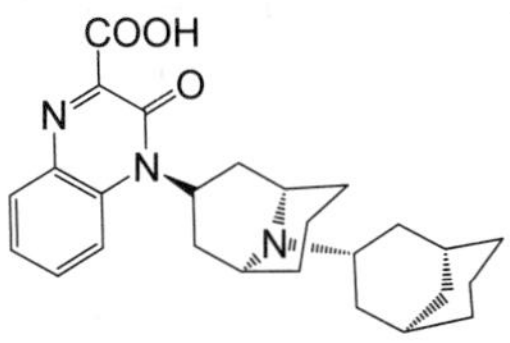

分子式和分子量　$C_{26}H_{33}N_3O_3$　435.57

化学名　4-[(1*R*,1'*R*,3*R*,3'*R*,5*S*,5'*S*)-9'-Aza[3,9'-bi(bicyclo[3.3.1]nonan)]-3'-yl]-3-oxo-3,4-dihydroquinoxaline-2-carboxylic acid

4-[(1*R*,1'*R*,3*R*,3'*R*,5*S*,5'*S*)-9'-氮杂[3,9'-双(双环[3.3.1]壬烷)]-3'-基]-3-氧代-3,4-二氢喹喔啉-2-羧酸

CAS 登录号　1126793-40-5

INN list　124

药效分类　孤啡肽受体激动药

舒必利

Sulpiride（*INN*）

化学结构式

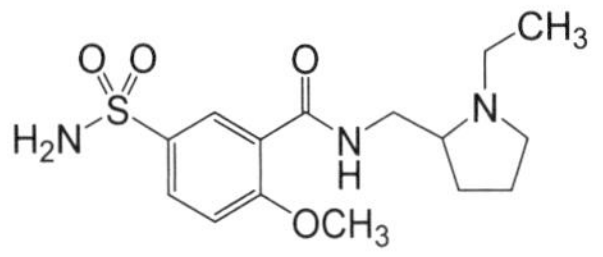

分子式和分子量　$C_{15}H_{23}N_3O_4S$　341.43

化学名　*N*-[(1-Ethyl-2-pyrrolidinyl)-methyl]-2-methoxy-5-(sulfamoyl)benzamide

N-[(1-乙基-2-吡咯烷基)甲基]-2-甲氧基-5-(氨基磺酰基)苯甲酰胺

CAS 登录号　15676-16-1

INN list　18

药效分类　抗精神病药，抗抑郁药，镇吐药

舒布硫胺

Sulbutiamine（*INN*）

化学结构式

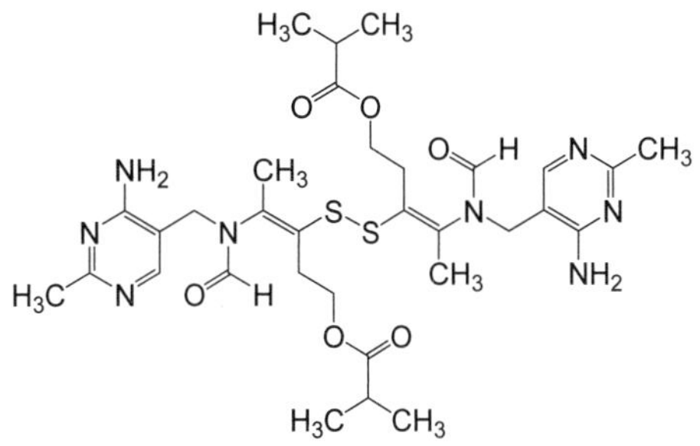

分子式和分子量　$C_{32}H_{46}N_8O_6S_2$　702.89

化学名　[(*Z*)-4-[(4-Amino-2-methylpyrimidin-5-yl)methyl-formylamino]-3-[[(*Z*)-2-[(4-amino-2-methylpyrimidin-5-yl)methyl-formylamino]-5-(2-methylpropanoyloxy)pent-2-en-3-yl]disulfanyl]pent-3-enyl]　2-methylpropanoate

[(*Z*)-4-[(4-氨基-2-甲基嘧啶-5-基)甲基-甲酰氨基]-3-[[(*Z*)-2-[(4-氨基-2-甲基嘧啶-5-基)甲基-甲酰氨基]-5-(2-甲基丙酰氧基)戊-2-烯-3-基]二硫基]戊-3-烯基]　2-甲基丙酸酯

CAS 登录号　3286-46-2

INN list　43

药效分类　维生素类药

舒地诺

Sudexanox（*INN*）

分子式和分子量　$C_{21}H_{23}NO_5S$　401.48

化学结构式

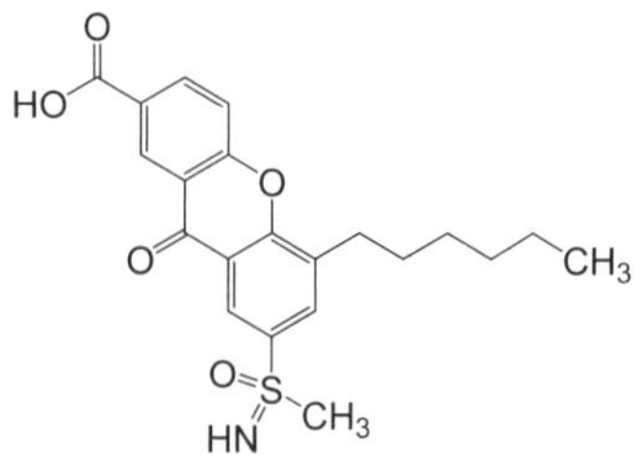

化学名 *S*-(7-Carboxy-4-hexyl-9-oxoxanthen-2-yl)-*S*-methylsulfoximine

S-(7-羧基-4-己基-9-氧代呫吨-2-基)-*S*-甲基亚砜亚胺

CAS 登录号 58761-87-8

INN list 44

药效分类 抗过敏药

舒多昔康

Sudoxicam（*INN*）

化学结构式

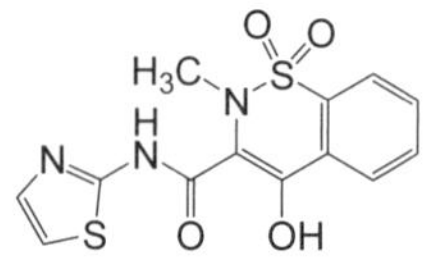

分子式和分子量 $C_{13}H_{11}N_3O_4S_2$ 337.37

化学名 4-Hydroxy-2-methyl-*N*-2-thiazolyl-2*H*-1,2-benzothiazine-3-carboxamide 1,1-dioxide

4-羟基-2-甲基-*N*-2-噻唑基-2*H*-1,2-苯并噻嗪-3-甲酰胺 1,1-二氧化物

CAS 登录号 34042-85-8

INN list 27

药效分类 抗炎镇痛药

舒非仑

Sulfiram（*INN*）

化学结构式

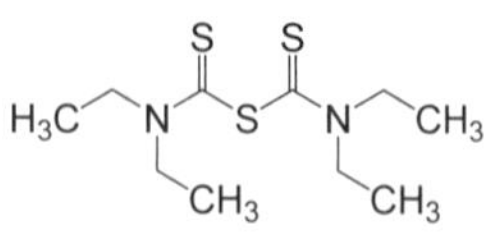

分子式和分子量 $C_{10}H_{20}N_2S_3$ 264.47

化学名 Bis(diethylthiocarbamoyl)sulfide

双(二乙基硫代氨基甲酰)硫化物

CAS 登录号 95-05-6

INN list 36

药效分类 抗疥螨药

舒芬太尼

Sufentanil（*INN*）

分子式和分子量 $C_{22}H_{30}N_2O_2S$ 386.55

化学结构式

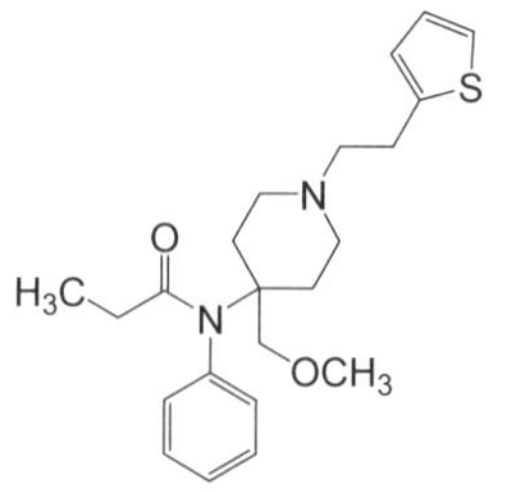

化学名 *N*-[4-(Methoxymethyl)-1-[2-(2-thienyl)ethyl]-4-piperidyl]propionanilide

N-[4-(甲氧基甲基)-1-[2-(2-噻吩基)乙基]-4-哌啶基]丙酰苯胺

CAS 登录号 56030-54-7; 60561-17-3[枸橼酸舒芬太尼]

INN list 36

药效分类 镇痛药

舒砜那

Sulfonal

化学结构式

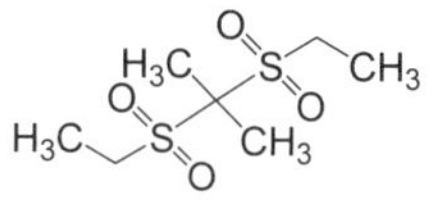

分子式和分子量 $C_7H_{16}O_4S_2$ 228.33

化学名 2,2-Bis(ethylsulfonyl)propane

2,2-双(乙基磺酰)丙烷

CAS 登录号 115-24-2

药效分类 镇静催眠药

舒夫戈利

Sufugolix（*INN*）

化学结构式

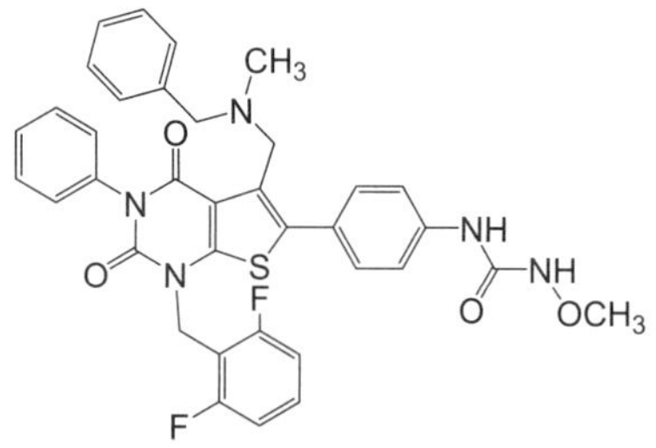

分子式和分子量 $C_{36}H_{31}F_2N_5O_4S$ 667.72

化学名 5-[[Benzyl(methyl)amino]methyl]-1-(2,6-difluorobenzyl)-6-[4-(3-methoxy ureido)phenyl]-3-phenylthieno[2,3-*d*]pyrimidine-2,4(1*H*,3*H*)dione

5-[[苄基(甲基)氨基]甲基]-1-(2,6-二氟苯基)-6-[4-(3-甲氧基脲基)苯基]-3-苯基噻吩并[2,3-*d*]嘧啶-2,4(1*H*,3*H*)二酮

CAS 登录号 308831-61-0

INN list 89

药效分类 黄体生成素释放激素拮抗药

舒福姆

Surfomer（*INN*）

分子式 $(C_{22}H_{40}O_4)_n$

化学结构式

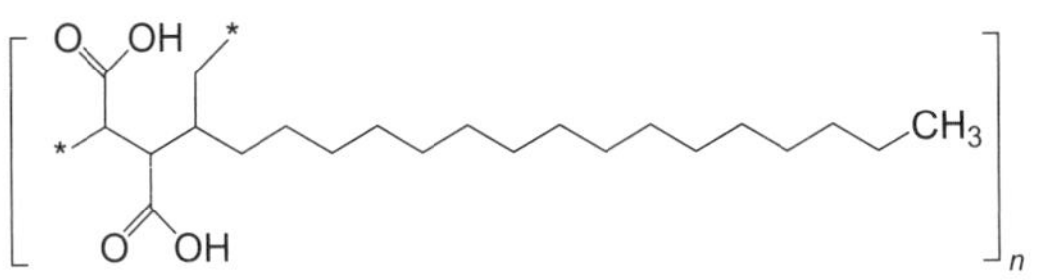

化学名 Poly(1,2-dicarboxy-3-hexadecyl-1,4-butanediyl)

聚(1,2-二羧基-3-十六烷基-1,4-丁叉基)

CAS 登录号 71251-04-2

INN list 44

药效分类 降血脂药

舒福替丁

Sufotidine（*INN*）

化学结构式

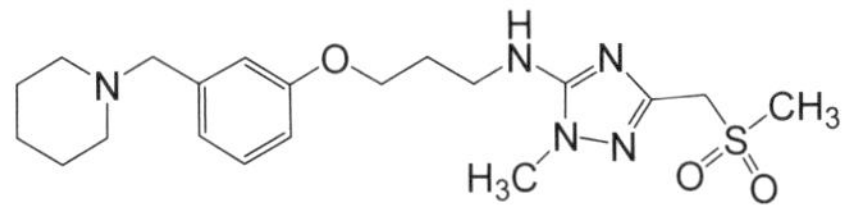

分子式和分子量 $C_{20}H_{31}N_5O_3S$ 421.56

化学名 1-[*m*-[3-[[1-Methyl-3-[(methylsulfonyl)methyl]-1*H*-1,2,4-triazol-5-yl]amino] propoxy]benzyl]piperidine

1-[3-[3-[[1-甲基-3-[(甲磺酰)甲基]-1*H*-1,2,4-三氮唑-5-基]氨基]丙氧基]苄基]哌啶

CAS 登录号 80343-63-1

INN list 54

药效分类 组胺 H_2 受体拮抗药

舒更葡糖

Sugammadex（*INN*）

化学结构式

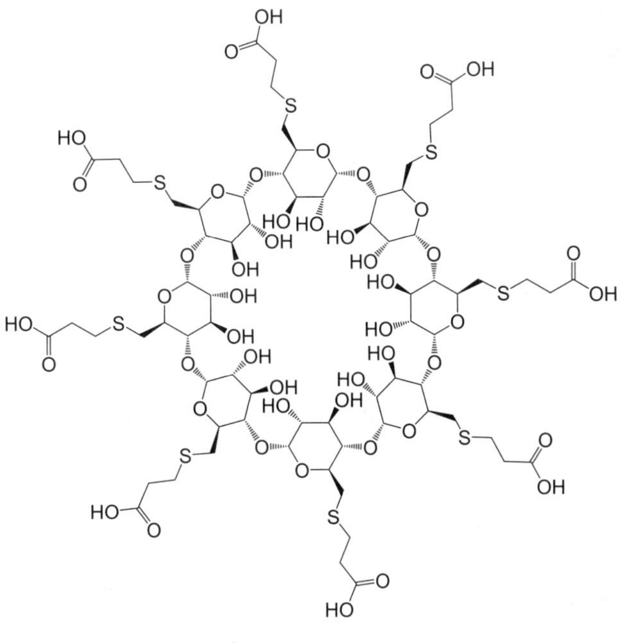

分子式和分子量 $C_{72}H_{112}O_{48}S_8$ 2002.12

化学名 γ-Cyclodextrin,6*A*,6*B*,6*C*,6*D*,6*E*,7*F*,6*G*,6*H*-octakis-*S*-(2-carboxyethyl)-6*A*,6*B*,6*C*,6*D*,6*E*,7*F*,6*G*,6*H*-octathio

6*A*,6*B*,6*C*,6*D*,6*E*,7*F*,6*G*,6*H*-八-*S*-(2-羧乙基)-6*A*,6*B*,6*C*,6*D*,6*E*,7*F*,6*G*,6*H*-八硫代-γ-环糊精

CAS 登录号 343306-71-8；343306-79-6[八钠盐]

INN list 92

药效分类 神经肌肉传导阻滞剂的逆转药

舒可莫司他

Sucunamostat（*INN*）

化学结构式

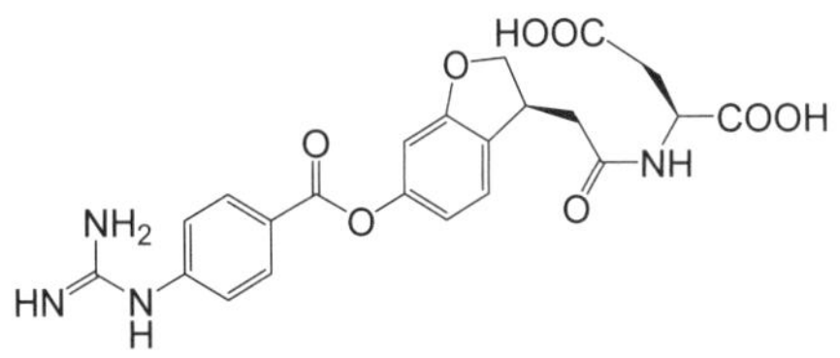

分子式和分子量 $C_{22}H_{22}N_4O_8$ 470.44

化学名 *N*-{[(3*S*)-6-{[4-(Carbamimidoylamino)benzoyl]oxy}-2,3-dihydro-1-benzofuran-3-yl]acetyl}-L-aspartic acid

N-{[(3*S*)-6-{[4-(甲脒基氨基)苯甲酰基]氧}-2,3-二氢-1-苯并呋喃-3-基]乙酰基}-L-天冬氨酸

CAS 登录号 1802888-04-5

INN list 125

药效分类 肠肽酶抑制药

舒拉明

Suramin

化学结构式

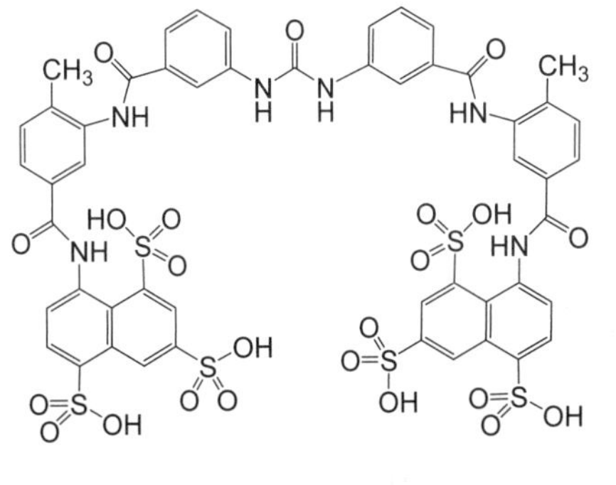

分子式和分子量 $C_{51}H_{34}N_6O_{23}S_6$ 1297.26

化学名 8,8'-[Ureylenebis[*m*-phenylenecarbonylimino(4-methyl-*m*-phenylene)carbonylimino]]di-1,3,5-naphthalenetrisulfonic acid

8,8'-[亚脲基双[3-亚苯基甲酰氨基(4-甲基-3-亚苯基)甲酰氨基]]二-1,3,5-萘三磺酸

CAS 登录号 145-63-1；129-46-4[六钠盐]

药效分类 抗利什曼病药

ATC 分析 P01CX02

舒拉珠利

Sulazuril（*INN*）

分子式和分子量 $C_{17}H_{15}Cl_2N_3O_5S$ 444.29

化学结构式

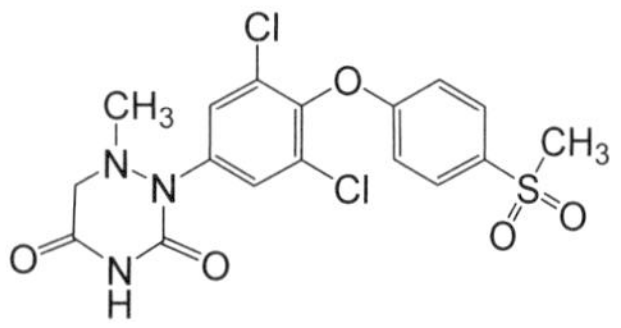

化学名 2-[3,5-Dichloro-4-[*p*-(methylsulfonyl)phenoxy]phenyl] dihydro-1-methyl-*as*-triazine-3,5(2*H*,4*H*)-dione

2-[3,5-二氯-4-[4-(甲磺酰基)苯氧基]苯基]二氢-1-甲基-1,2,4-三嗪-3,5(2*H*,4*H*)-二酮

CAS 登录号 108258-89-5

INN list 63

药效分类 抗寄生虫药

化学结构式

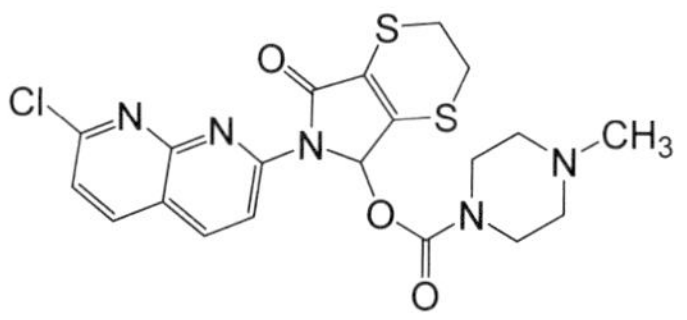

化学名 [6-(7-Chloro-1,8-naphthyridin-2-yl)-5-oxo-3,7-dihydro-2*H*-[1,4]dithiino[2,3-*c*]pyrrol-7-yl] 4-methylpiperazine-1-carboxylate

[6-(7-氯-1,8-萘啶-2-基)-5-氧代-3,7-二氢-2*H*-[1,4]二硫杂环己二烯并[2,3-*c*]吡咯-7-基] 4-甲基哌嗪-1-羧酸酯

CAS 登录号 53813-83-5

INN list 43

药效分类 催眠药

舒兰色罗

Sulamserod（*INN*）

化学结构式

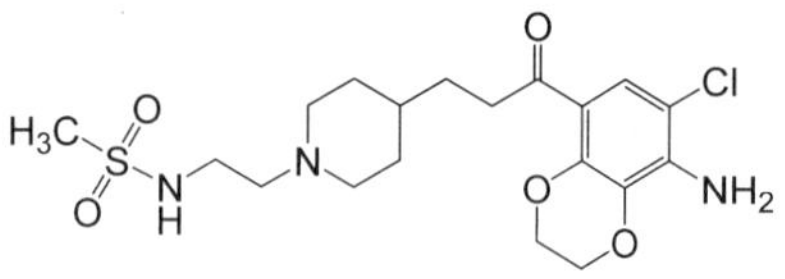

分子式和分子量 $C_{19}H_{28}ClN_3O_5S$ 445.96

化学名 *N*-[2-[4-[2-[(8-Amino-7-chloro-1,4-benzodioxan-5-yl) carbonyl]ethyl] piperidino]ethyl]methanesulfonamide

N-[2-[4-[2-[(8-氨基-7-氯-1,4-苯并二氧六环-5-基)甲酰基]乙基]哌啶]乙基]甲磺酰胺

CAS 登录号 219757-90-1；184159-40-8[盐酸盐]

INN list 82

药效分类 5-羟色胺受体拮抗药

舒立卡尼

Suricainide（*INN*）

化学结构式

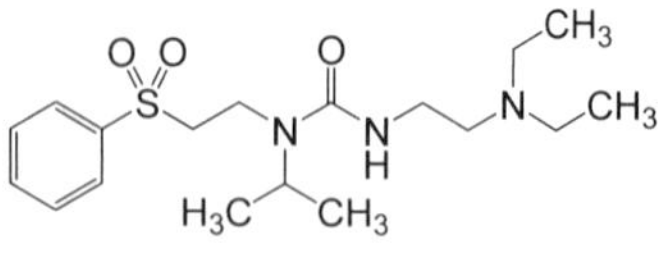

分子式和分子量 $C_{18}H_{31}N_3O_3S$ 369.52

化学名 3-[2-(Diethylamino)ethyl]-1-isopropyl-1-[2-(phenylsulfonyl)ethyl]urea

3-[2-(二乙胺基)乙基]-1-异丙基-1-[2-(苯磺酰基)乙基]脲

CAS 登录号 85053-46-9；85053-47-0[马来酸盐]

INN list 55

药效分类 抗心律失常药

舒立克隆

Suriclone（*INN*）

分子式和分子量 $C_{20}H_{20}ClN_5O_3S_2$ 477.99

舒立纳班

Surinabant（*INN*）

化学结构式

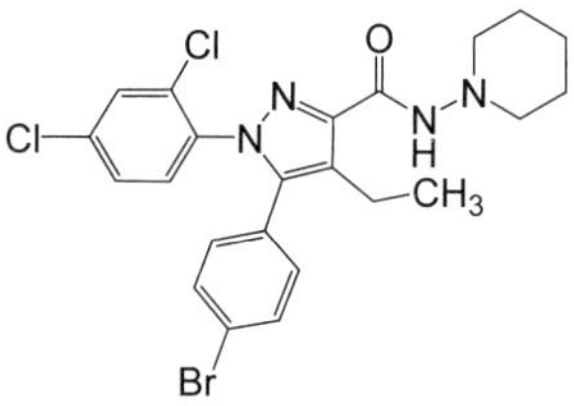

分子式和分子量 $C_{23}H_{23}BrCl_2N_4O$ 522.26

化学名 5-(4-Bromophenyl)-1-(2,4-dichlorophenyl)-4-ethyl-*N*-(piperidin-1-yl)-1*H*-pyrazole-3-carboxamide

5-(4-溴苯基)-1-(2,4-二氯苯基)-4-乙基-*N*-(哌啶基-1-基)-1*H*-吡唑-3-甲酰胺

CAS 登录号 288104-79-0

INN list 93

药效分类 CB1 大麻素受体拮抗药

舒立托唑

Suritozole（*INN*）

化学结构式

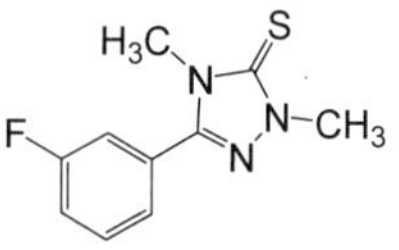

分子式和分子量 $C_{10}H_{10}FN_3S$ 223.27

化学名 3-(*m*-Fluorophenyl)-1,4-dimethyl-Δ^2-1,2,4-triazoline-5-thione

3-(3-氟苯基)-1,4-二甲基-Δ^2-1,2,4-三唑啉-5-硫酮

CAS 登录号 110623-33-1

INN list 69

药效分类 抗抑郁药

舒利苯酮

Sulisobenzone（*INN*）

分子式和分子量 $C_{14}H_{12}O_6S$ 308.31

化学结构式

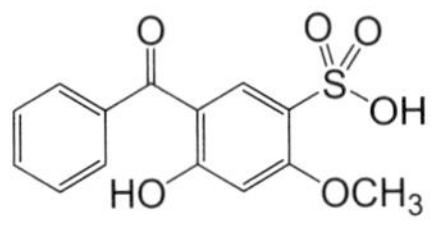

化学名 5-Benzoyl-4-hydroxy-2-methoxybenzenesulfonic acid

5-苯甲酰基-4-羟基-2-甲氧基苯磺酸

CAS 登录号 4065-45-6

INN list 16

药效分类 防晒药

舒林酸

Sulindac（*INN*）

化学结构式

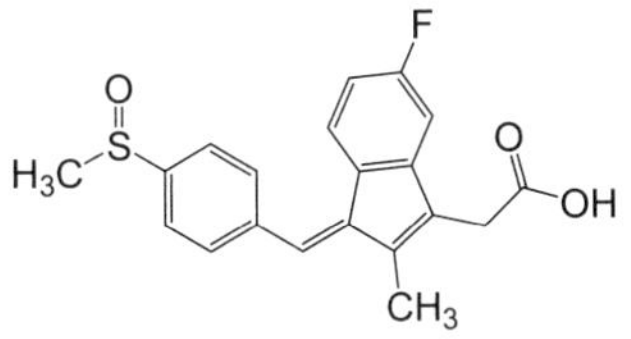

分子式和分子量 $C_{20}H_{17}FO_3S$ 356.41

化学名 (*Z*)-2-Methyl-1-[(4-methylsulfinylphenyl)methylene]-5-fluoro-1*H*-indene-3-acetic acid

(*Z*)-2-甲基-1-[(4-甲基亚磺酰苯基)甲亚基]-5-氟-1*H*-茚-3-乙酸

CAS 登录号 38194-50-2

INN list 33

药效分类 抗炎镇痛药

舒罗吖啶

Suronacrine（*INN*）

化学结构式

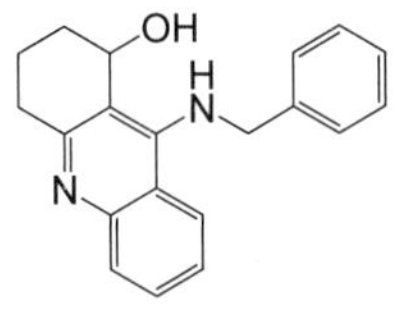

分子式和分子量 $C_{20}H_{20}N_2O$ 304.39

化学名 (±)-9-(Benzylamino)-1,2,3,4-tetrahydro-1-acridinol

(±)-9-(苄基氨基)-1,2,3,4-四氢-1-吖啶醇

CAS 登录号 104675-35-6; 113108-86-4[马来酸盐]

INN list 61

药效分类 抗胆碱酯酶药

舒罗托霉素

Surotomycin（*INN*）

化学结构式

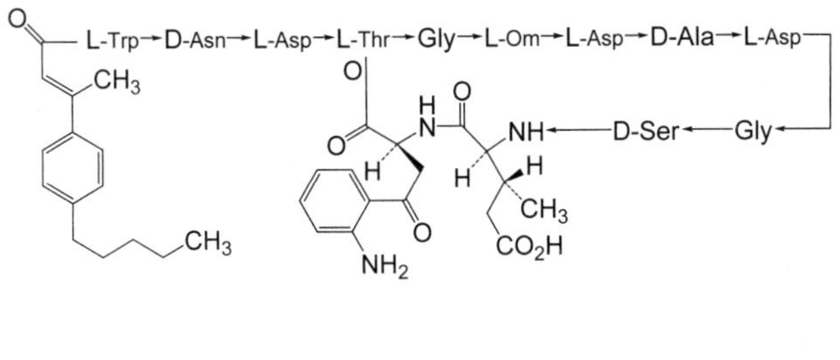

L-Trp→D-Asn→L-Asp→L-Thr→Gly→L-Orn→L-Asp→D-Ala→L-Asp→Gly→D-Ser

分子式和分子量 $C_{77}H_{101}N_{17}O_{26}$ 1680.7

化学名 *N*-[(2*E*)-3-(4-Pentylphenyl)but-2-enoyl]-L-tryptophyl-D-asparaginyl-L-*α*-aspartyl-L-threonylglycyl-L-ornithyl-L-*α*-aspartyl-D-alanyl-L-*α*-aspartylglycyl-D-seryl-(3*R*)-3-methyl-L-*α*-glutamyl-3-(2-aminobenzoyl)-L-alanine 13→4-lactone

N-[(2*E*)-3-(4-戊基苯基)丁-2-烯酰基]-L-色氨酰-D-天冬酰胺酰-L-*α*-天冬氨酰-L-苏氨酰甘氨酰-L-鸟氨酰-L-*α*-天冬氨酰-D-丙氨酰-L-*α*-天冬氨酰甘氨酰-D-丝氨酰-(3*R*)-3-甲基-L-*α*-谷氨酰-3-(2-氨基苯甲酰基)-L-丙氨酸 13→4-内酯

CAS 登录号 1233389-51-9

INN list 107

药效分类 抗菌药

舒洛地尔

Suloctidil（*INN*）

化学结构式

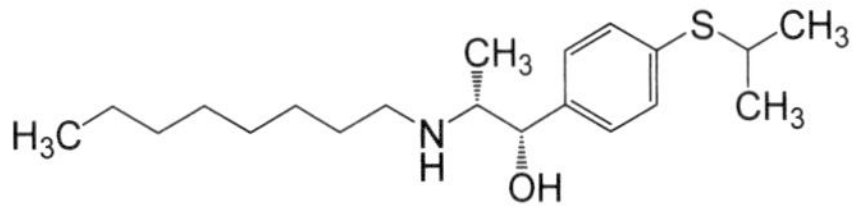

分子式和分子量 $C_{20}H_{35}NOS$ 337.56

化学名 *erythro*-*p*-(Isopropylthio)-*α*-[1-(octylamino)ethyl]benzyl alcohol

赤型-4-(异丙基硫基)-*α*-[1-(辛基氨基)乙基]苯甲醇

CAS 登录号 54063-56-8

INN list 30

药效分类 外周血管扩张药

ATC 分类 C04AX19

舒洛芬

Suprofen（*INN*）

化学结构式

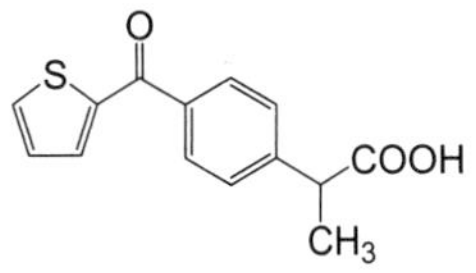

分子式和分子量 $C_{14}H_{12}O_3S$ 260.31

化学名 2-[4-(Thiophene-2-carbonyl)phenyl]propanoic acid

2-[4-(噻吩-2-羰基)苯基]丙酸

CAS 登录号 40828-46-4

INN list 31

药效分类 抗炎镇痛药

舒洛昔芬

Suloxifen（*INN*）

化学结构式

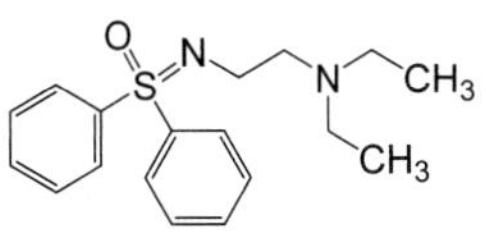

分子式和分子量　$C_{18}H_{24}N_2OS$　316.46

化学名　*N*-[2-(Diethylamino)ethyl]-*S*,*S*-diphenyl sulfoximine

N-[2-(二乙氨基)乙基]-*S*,*S*-二苯基磺酰亚胺

CAS 登录号　25827-12-7; 25827-13-8[草酸盐]

INN list　30

药效分类　支气管舒张药

舒马罗汀

Sumarotene（*INN*）

化学结构式

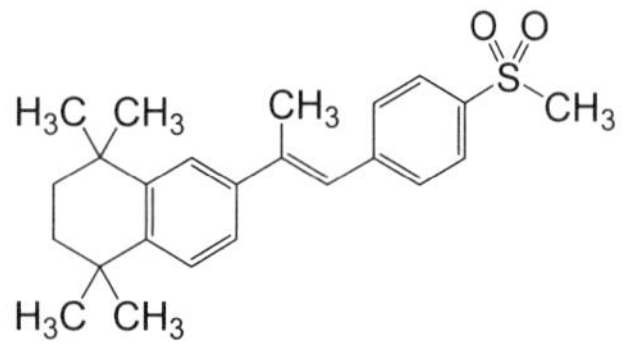

分子式和分子量　$C_{24}H_{30}O_2S$　382.56

化学名　1,2,3,4-Tetrahydro-1,1,4,4-tetramethyl-6-[(*E*)-*α*-methyl-*p*-(methylsulfonyl)styryl]naphthalene

1,2,3,4-四氢-1,1,4,4-四甲基-6-[(*E*)-*α*-甲基-4-(甲基磺酰基)苯乙烯基]萘

CAS 登录号　105687-93-2

INN list　64

药效分类　角质溶解药

舒马尼罗

Sumanirole（*INN*）

化学结构式

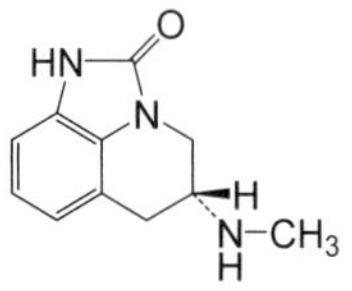

分子式和分子量　$C_{11}H_{13}N_3O$　203.24

化学名　(*R*)-5,6-Dihydro-5-(methylamino)-4*H*-imidazo[4,5,1-*ij*]quinolin-2(1*H*)-one

(*R*)-5,6-二氢-5-(甲氨基)-4*H*-咪唑并[4,5,1-*ij*]喹啉-2(1*H*)-酮

CAS 登录号　179386-43-7

INN list　84

药效分类　抗震颤麻痹药

舒马曲坦

Sumatriptan（*INN*）

化学结构式

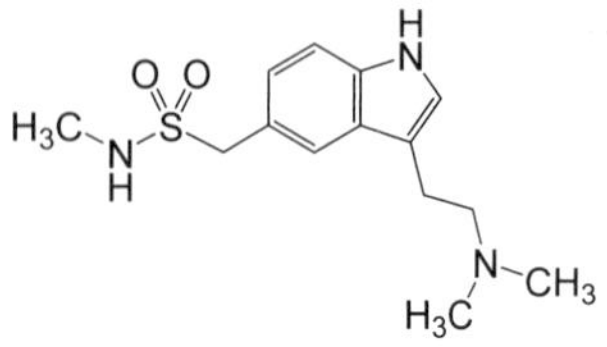

分子式和分子量　$C_{14}H_{21}N_3O_2S$　295.40

化学名　3-[2-(Dimethylamino)ethyl]-*N*-methylindole-5-methanesulfonamide

3-[2-(二甲氨基)乙基]-*N*-甲基吲哚-5-甲磺酰胺

CAS 登录号　103628-46-2; 103628-48-4[琥珀酸盐]

INN list　59

药效分类　5-羟色胺受体激动药，抗偏头痛药

舒马他莫

Sumacetamol（*INN*）

化学结构式

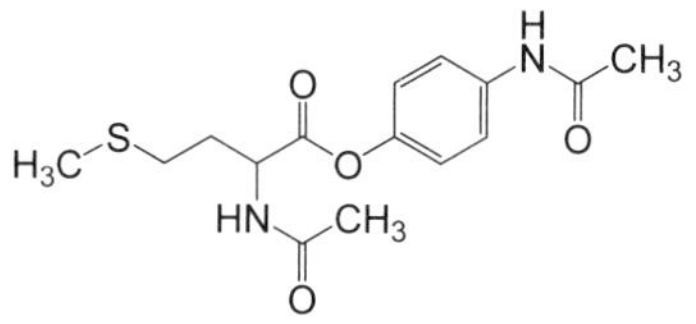

分子式和分子量　$C_{15}H_{20}N_2O_4S$　324.40

化学名　(4-Acetamidophenyl)2-acetamido-4-methylsulfanylbutanoate

(4-乙酰氨基苯基)2-乙酰氨基-4-甲基硫基丁酸酯

CAS 登录号　69217-67-0

INN list　54

药效分类　解热镇痛药

舒美必利

Sulmepride（*INN*）

化学结构式

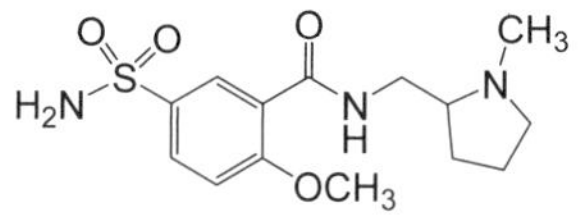

分子式和分子量　$C_{14}H_{21}N_3O_4S$　327.40

化学名　*N*-[(1-Methyl-2-pyrrolidinyl)methyl]-5-sulfamoyl-*o*-anisamide

N-[(1-甲基-2-吡咯烷基)甲基]-5-氨磺酰基-2-茴香酰胺

CAS 登录号　57479-88-6

INN list　43

药效分类　抗精神病药

舒美噻嗪

Sumetizide（*INN*）

化学结构式

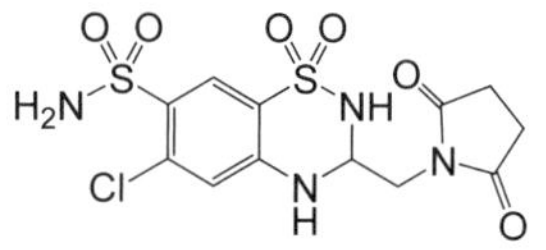

分子式和分子量　$C_{12}H_{13}ClN_4O_6S_2$　408.84

化学名　6-Chloro-3,4-dihydro-3-succinimidomethyl-2*H*-1,2,4-benzothiadiazine-7-sulfonamide 1,1-dioxide

6-氯-3,4-二氢-3-琥珀酰亚氨基甲基-2*H*-1,2,4-苯并噻二嗪-7-磺胺 1,1-二氧化物

CAS 登录号 32059-27-1

INN list 20

药效分类 利尿药

舒那格雷

Sunagrel（*INN*）

化学结构式

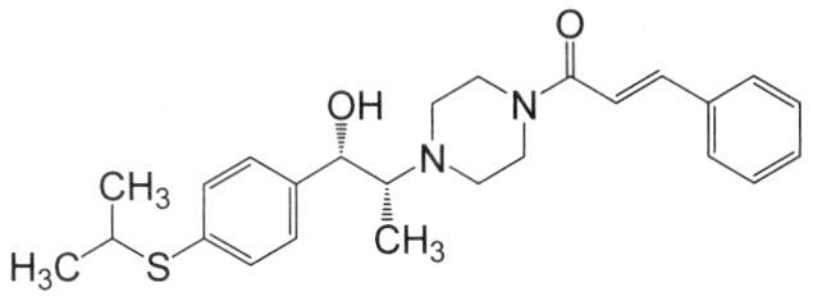

分子式和分子量 $C_{25}H_{32}N_2O_2S$ 424.60

化学名 *erythro*-4-Cinnamoyl-*α*-[*p*-(isopropylthio)phenyl]-*β*-methyl-1-piperazineethanol

赤型-4-肉桂酰基-*α*-[4-(异丙基硫基)苯基]-*β*-甲基-1-哌嗪乙醇

CAS 登录号 85418-85-5

INN list 52

药效分类 抗血小板聚集药

舒奈吡琼

Sunepitron（*INN*）

化学结构式

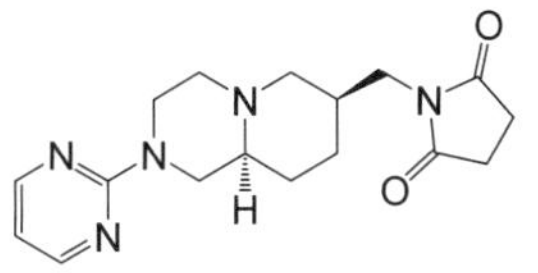

分子式和分子量 $C_{17}H_{23}N_5O_2$ 329.40

化学名 1-[[(7*S*,9*aS*)-2-Pyrimidin-2-yl-1,3,4,6,7,8,9,9*a*-octahydropyrido[1,2-*a*]pyrazin-7-yl]methyl]pyrrolidine-2,5-dione

1-[[(7*S*,9*aS*)-2-嘧啶-2-基-1,3,4,6,7,8,9,9*a*-八氢吡啶并[1,2-*a*]吡嗪-7-基]甲基]吡咯-2,5-二酮

CAS 登录号 131831-03-3；148408-65-5[盐酸盐]

INN list 78

药效分类 抗焦虑药，抗抑郁药

舒尼替尼

Sunitinib（*INN*）

化学结构式

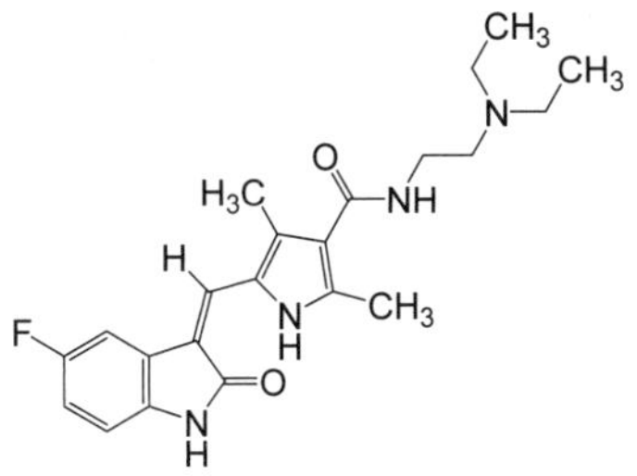

分子式和分子量 $C_{22}H_{27}FN_4O_2$ 398.48

化学名 *N*-[2-(Diethylamino)ethyl]-5-[(*Z*)-(5-fluoro-2-oxo-1,2-dihydro-3*H*-indol-3-ylidene)methyl]-2,4-dimethyl-1*H*-pyrrole-3-carboxamide hydrogen

N-[2-(二乙基氨基)乙基]-5-[(*Z*)-(5-氟-2-氧代-1,2-二氢-3*H*-吲哚-3-亚基)甲基]-2,4-二甲基-1*H*-吡咯-3-甲酰胺

CAS 登录号 557795-19-4；341031-54-7[苹果酸盐]

INN list 93

药效分类 蛋白激酶抑制剂类抗肿瘤药

ATC 分析 L01XE04

舒哌米德

Supidimide（*INN*）

化学结构式

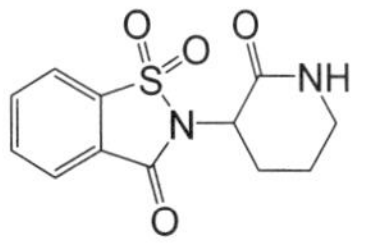

分子式和分子量 $C_{12}H_{12}N_2O_4S$ 280.30

化学名 2-(2-Oxo-3-piperidyl)-1,2-benzisothiazolin-3-one 1,1-dioxide

2-(2-氧代-3-哌啶基)-1,2-苯并异噻唑啉-3-酮 1,1-二氧化物

CAS 登录号 49785-74-2

INN list 34

药效分类 抗精神病药

舒普克隆

Suproclone（*INN*）

化学结构式

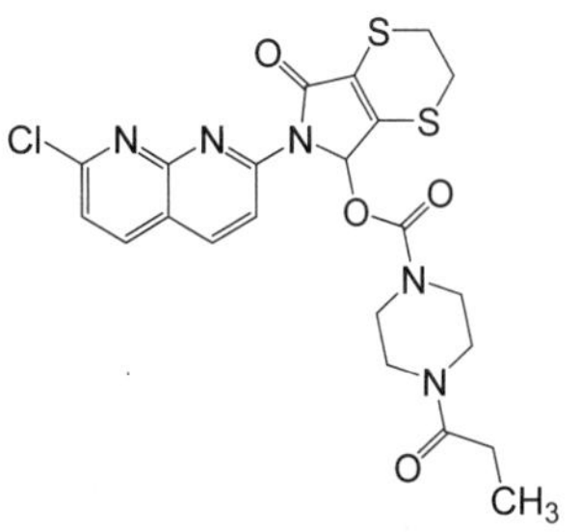

分子式和分子量 $C_{22}H_{22}ClN_5O_4S_2$ 520.02

化学名 6-(7-Chloro-1,8-naphthyridin-2-yl)-7-oxo-2,3,6,7-tetrahydro-5*H*-[1,4]dithiino[2,3-*c*]pyrrol-5-yl 4-propionylpiperazine-1-carboxylate

6-(7-氯-1,8-萘啶-2-基)-7-氧代-2,3,6,7-四氢-5*H*-[1,4]二噻烷并[2,3-*c*]吡咯-5-基 4-丙酰基哌嗪-1-羧酸酯

CAS 登录号 77590-92-2

INN list 46

药效分类 催眠药

舒噻美

Sultiame（*INN*）

分子式和分子量 $C_{10}H_{14}N_2O_4S_2$ 290.36

化学结构式

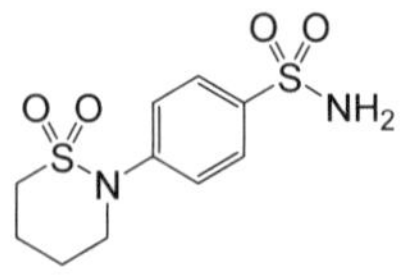

化学名 *p*-(Tetrahydro-2*H*-1,2-thiazin-2-yl)benzenesulfonamide, *S*,*S*-dioxide

4-(四氢-2*H*-1,2-噻嗪-2-基)苯磺酰胺,*S*,*S*-二氧化物

CAS 登录号 61-56-3

INN list 13

药效分类 抗癫痫药

舒沙利莫德

Susalimod（*INN*）

化学结构式

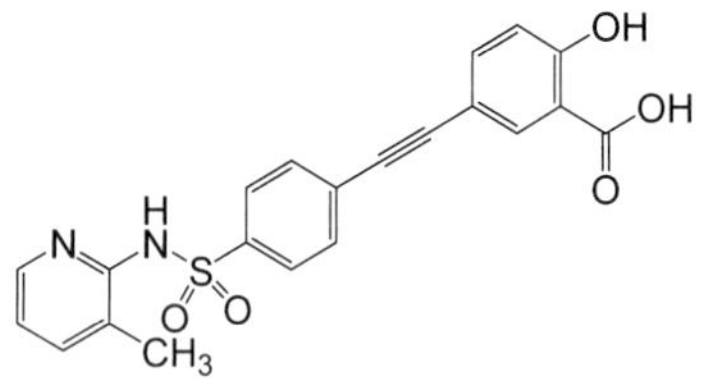

分子式和分子量 $C_{21}H_{16}N_2O_5S$ 408.43

化学名 5-[[*p*-[(3-Methyl-2-pyridyl)sulfamoyl]phenyl]ethynyl] salicylic acid

5-[[4-[(3-甲基-2-吡啶基)氨磺酰基]苯基]乙炔基]水杨酸

CAS 登录号 149556-49-0

INN list 73

药效分类 免疫调节药

舒他西林

Sultamicillin（*INN*）

化学结构式

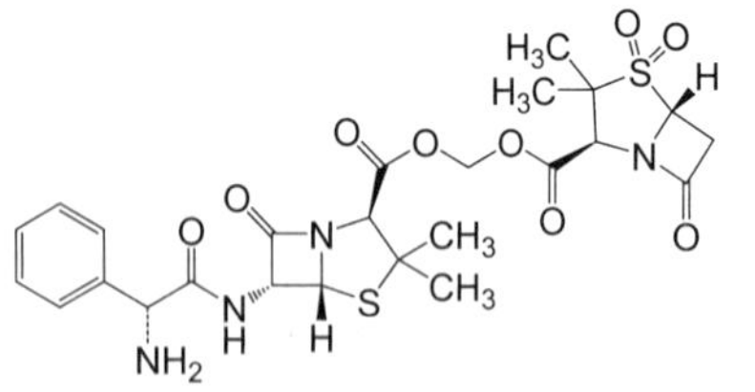

分子式和分子量 $C_{25}H_{30}N_4O_9S_2$ 594.66

化学名 (+)Hydroxymethyl(2*S*,5*R*,6*R*)-6-[(*R*)-(2-amino-2-phenylacetamido)]-3,3-dimethyl-7-oxo-4-thia-1-azabicyclo[3.2.0]heptane-2-carboxylate,(2*S*,5*R*)-3,3-dimethyl-7-oxo-4-thia-1-azabicyclo[3.2.0] heptane-2-carboxylate(ester),*S*,*S*-dioxide

(+)羟甲基(2*S*,5*R*,6*R*)-6-[(*R*)-(2-氨基-2-苯乙酰氨基)]-3,3-二甲基-7-氧代-4-硫杂-1-氮杂双环[3.2.0]庚烷-2-羧酸酯,[(2*S*,5*R*)-3,3-二甲基-7-氧代-4-硫杂-1-氮杂二环[3.2.0]庚烷-2-羧酸酯],*S*,*S*-二氧化物

CAS 登录号 76497-13-7

INN list 48

药效分类 广谱青霉素类抗微生物药

ATC 分类 J01CR04

舒特唑利德

Sutezolid（*INN*）

化学结构式

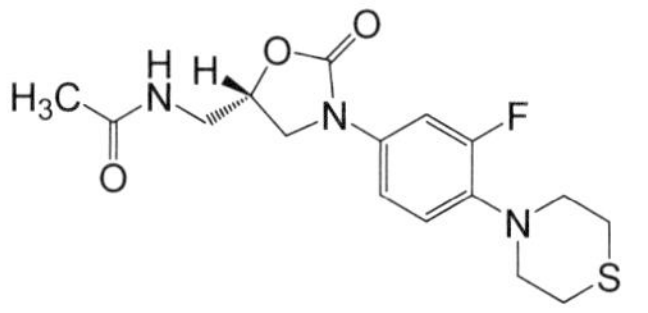

分子式和分子量 $C_{16}H_{20}FN_3O_3S$ 353.41

化学名 *N*-({(5*S*)-3-[3-Fluoro-4-(thiomorpholin-4-yl)phenyl]-2-oxo-1,3-oxazolan-5-yl}methyl)acetamide

N-({(5*S*)-3-[3-氟-4-(硫代吗啉-4-基)苯基]-2-氧代-1,3-噁唑-5-基}甲基)乙酰胺

CAS 登录号 168828-58-8

INN list 106

药效分类 抗菌药

舒托必利

Sultopride（*INN*）

化学结构式

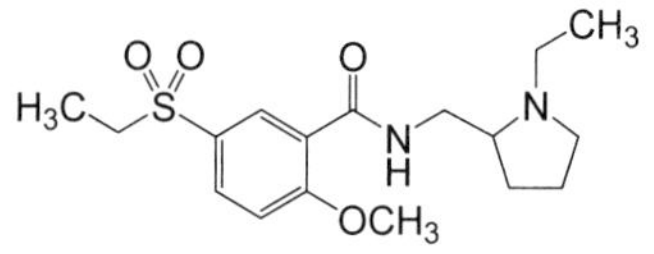

分子式和分子量 $C_{17}H_{26}N_2O_4S$ 354.46

化学名 *N*-[(1-Ethyl-2-pyrrolidinyl)methyl]-5-(ethylsulfonyl)-*o*-anisamide

N-[(1-乙基-2-吡咯烷基)甲基]-5-(乙基磺酰基)-2-茴香酰胺

CAS 登录号 53583-79-2

INN list 26

药效分类 抗精神病药

舒托泊铵

Sultroponium（*INN*）

化学结构式

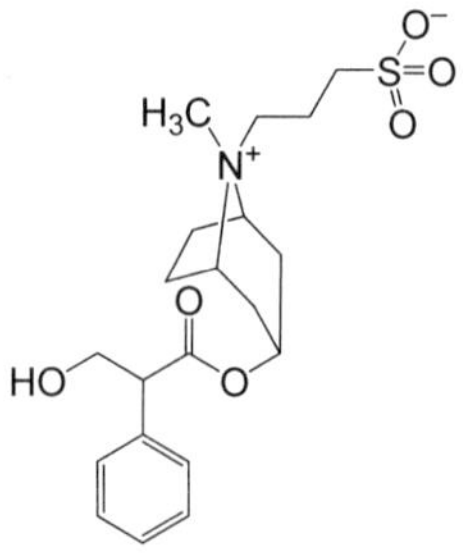

分子式和分子量 $C_{20}H_{29}NO_6S$ 411.51

化学名 3-[3-(3-Hydroxy-2-phenylpropanoyl)oxy-8-methyl-8-azoniabicyclo[3.2.1]octan-8-yl]propane-1-sulfonate

3-[3-(3-羟基-2-苯丙酰基)氧基-8-甲基-8-氮鎓双环[3.2.1]辛烷-8-基]丙-1-磺酸盐

CAS 登录号 15130-91-3

INN list 18

药效分类 抗胆碱药，解痉药

舒韦酰胺

Suvecaltamide（*INN*）

化学结构式

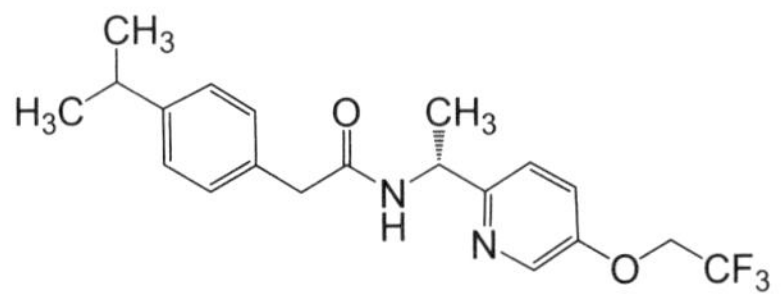

分子式和分子量 $C_{20}H_{23}F_3N_2O_2$ 380.41

化学名 2-[4-(Propan-2-yl)phenyl]-*N*-{(1*R*)-1-[5-(2,2,2-trifluoroethoxy)pyridin-2-yl]ethyl}acetamide

2-[4-(丙-2-基)苯基]-*N*-{(1*R*)-1-[5-(2,2,2-三氟乙氧基)吡啶-2-基]乙基}乙酰胺

CAS 登录号 953778-58-0

INN list 122

药效分类 电压激活钙通道(Cav)稳定药，抗癫痫药

舒沃替尼

Sunvozertinib（*INN*）

化学结构式

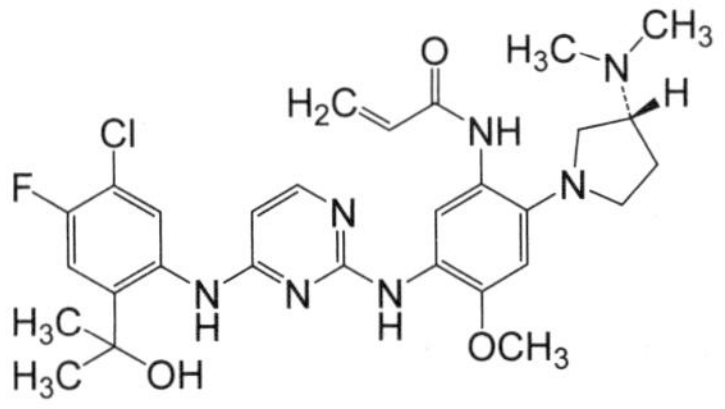

分子式和分子量 $C_{29}H_{35}ClFN_7O_3$ 584.09

化学名 *N*-{5-({4-[5-Chloro-4-fluoro-2-(2-hydroxypropan-2-yl)anilino]pyrimidin-2-yl}amino)-2-[(3*R*)-3-(dimethylamino)pyrrolidin-1-yl]-4-methoxyphenyl}prop-2-enamide

N-{5-({4-[5-氯-4-氟-2-(2-羟基丙-2-基)苯氨基]嘧啶-2-基}氨基)-2-[(3*R*)-3-(二甲氨基)吡咯烷-1-基]-4-甲氧基苯基}丙-2-烯酰胺

CAS 登录号 2370013-12-8

INN list 125

药效分类 酪氨酸激酶抑制药，抗肿瘤药

舒硝唑

Sulnidazole（*INN*）

分子式和分子量 $C_9H_{14}N_4O_3S$ 258.30

化学结构式

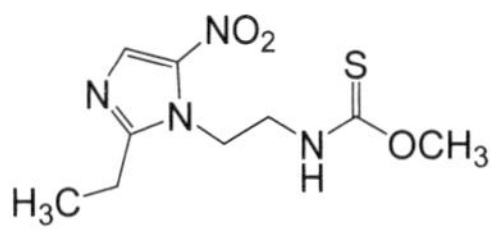

化学名 *O*-Methyl [2-(2-ethyl-5-nitroimidazol-1-yl)ethyl]thiocarbamate

O-甲基 [2-(2-乙基-5-硝基-1-咪唑基)乙基]硫代氨基甲酸酯

CAS 登录号 51022-76-5

INN list 33

药效分类 抗滴虫药

薯蓣皂苷

Dioscin

化学结构式

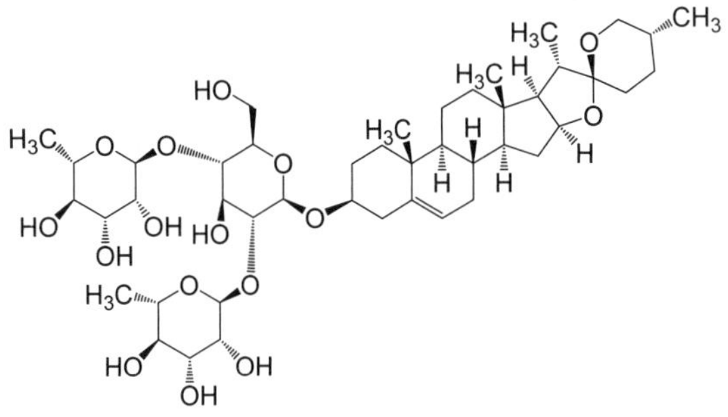

分子式和分子量 $C_{45}H_{72}O_{16}$ 869.04

化学名 (3*β*,25*R*)-Spirost-5-en-3-yl 6-deoxy-*α*-L-mannopyranosyl-(1→2)-[6-deoxy-*α*-L-mannopyranosyl-(1→4)]-*β*-D-glucopyranoside

(3*β*,25*R*)-螺甾-5-烯-3-基 6-脱氧-*α*-L-吡喃甘露糖基-(1→2)-[6-脱氧-*α*-L-吡喃甘露糖基-(1→4)]-*β*-D-吡喃葡萄糖苷

CAS 登录号 19057-60-4

药效分类 降脂类及抗心肌缺血药

双贝特

Simfibrate（*INN*）

化学结构式

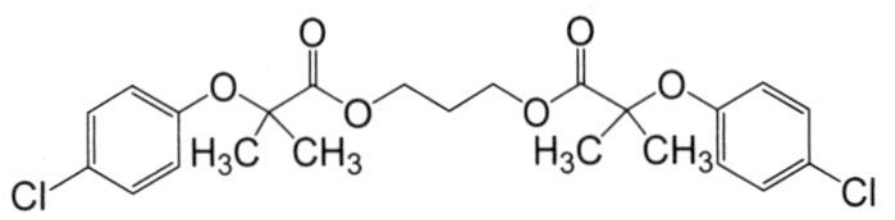

分子式和分子量 $C_{23}H_{26}Cl_2O_6$ 469.35

化学名 3-[2-(4-Chlorophenoxy)-2-methylpropanoyl]oxypropyl 2-(4-chlorophenoxy)-2-methylpropanoate

3-[2-(4-氯苯氧基)-2-甲基丙酰基]氧丙基 2-(4-氯苯氧基)-2-甲基丙酸酯

CAS 登录号 14929-11-4

INN list 22

药效分类 贝特类降血脂药

ATC 分类 C10AB06

双苯达唑

Bisbendazole（*INN*）

化学结构式

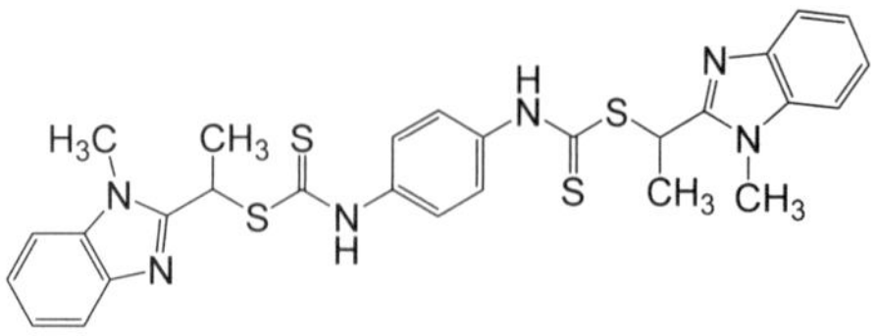

分子式和分子量　$C_{28}H_{28}N_6S_4$　576.82

化学名　Bis[1-(1-methyl-2-benzimidazolyl)ethyl] tetrathio-*p*-benzenedicarbamate

双[1-(1-甲基-2-苯并咪唑基)乙基]四硫代-1,4-苯二氨基甲酸酯

CAS 登录号　32195-33-8

INN list　29

药效分类　抗蠕虫药

双苯美林

Difemerine（*INN*）

化学结构式

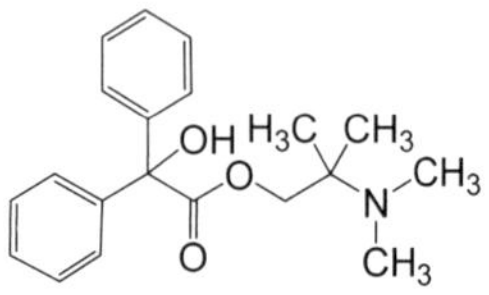

分子式和分子量　$C_{20}H_{25}NO_3$　327.42

化学名　2-(Dimethylamino)-1,1-dimethylethyl benzilate

2-(二甲氨基)-1,1-二甲基乙基二苯乙醇酸酯

CAS 登录号　80387-96-8; 70280-88-5[盐酸盐]

INN list　17

药效分类　解痉药

双苯那宗

Bisfenazone（*INN*）

化学结构式

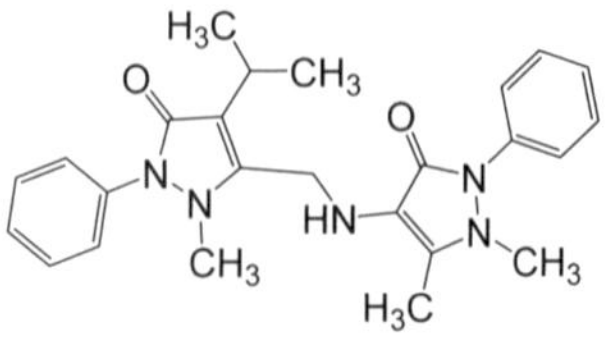

分子式和分子量　$C_{25}H_{29}N_5O_2$　431.53

化学名　3-[[(2,3-Dimethyl-5-oxo-1-phenyl-3-pyrazolin-4-yl)amino]methyl]-4-isopropyl-2-methyl-1-phenyl-3-pyrazolin-5-one

3-[[(2,3-二甲基-5-氧代-1-苯基-3-吡唑啉-4-基)氨基]甲基]-4-异丙基-2-甲基-1-苯基-3-吡唑啉-5-酮

CAS 登录号　55837-24-6

INN list　33

药效分类　解热镇痛药

双苯他胂

Difetarsone（*INN*）

化学结构式

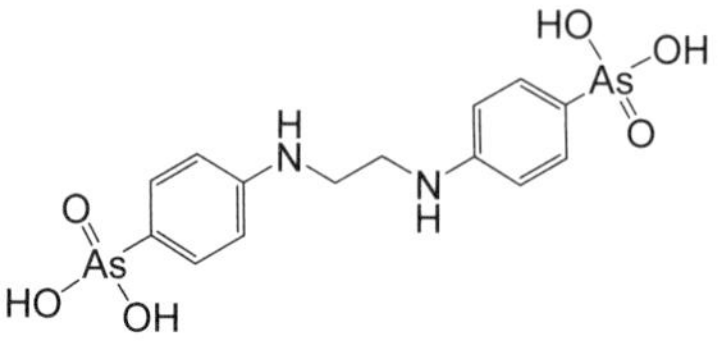

分子式和分子量　$C_{14}H_{18}As_2N_2O_6$　460.15

化学名　*N*,*N*-Ethylenediarsanilic acid

N,*N*-乙叉基二对氨苯基胂酸

CAS 登录号　3639-19-8

INN list　37

药效分类　砷化合物类抗阿米巴虫药

ATC 分类　P01AR02

双苯酰硫胺

Bisbentiamine（*INN*）

化学结构式

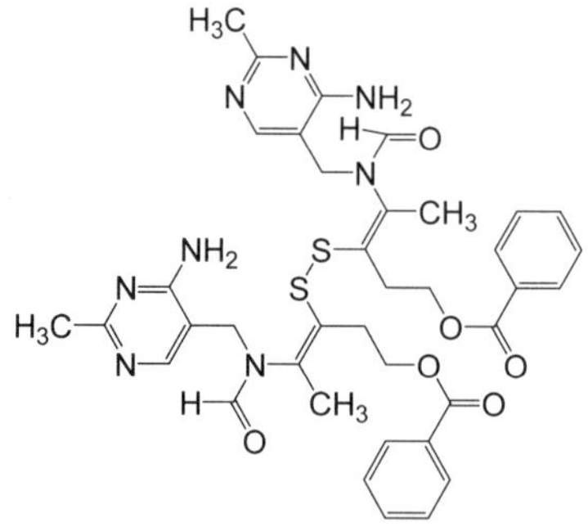

分子式和分子量　$C_{38}H_{42}N_8O_6S_2$　770.92

化学名　*N*,*N'*-[Dithiobis[2-(2-benzoyloxyethyl)-1-methylvinylene]]bis[*N*-[(4-amino-2-methyl-5-pyrimidinyl)methyl]formamide]

N,*N'*-[二硫双[2-(2-苯甲酰氧基乙基)-1-甲基乙烯基]]双[*N*-[(4-氨基-2-甲基-5-嘧啶基)甲基]甲酰胺]

CAS 登录号　2667-89-2

INN list　13

药效分类　维生素类药

双吡硫翁

Dipyrithione（*INN*）

化学结构式

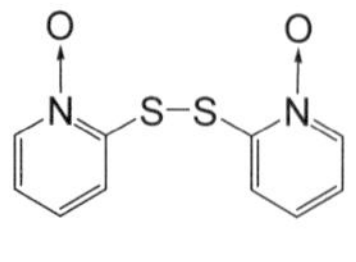

分子式和分子量　$C_{10}H_8N_2O_2S_2$　252.31

化学名　2,2'-Dithiodipyridine 1,1'-dioxide

2,2'-二硫二吡啶 1,1'-二氧化物

CAS 登录号　3696-28-4

INN list 29

药效分类 抗真菌药，消毒药

双苄甲胺

Dibemethine（*INN*）

化学结构式

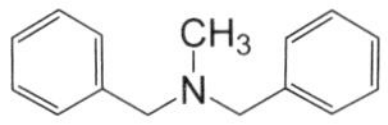

分子式和分子量 $C_{15}H_{17}N$ 211.30

化学名 *N*,*N*-Dibenzylmethylamine

N,*N*-二苄基甲基胺

CAS 登录号 102-05-6

INN list 1

药效分类 中枢神经兴奋药

双醋氨酯

Diacetamate（*INN*）

化学结构式

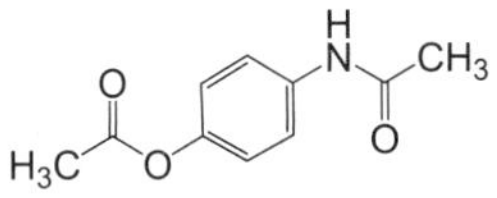

分子式和分子量 $C_{10}H_{11}NO_3$ 193.20

化学名 4-Acetamidophenyl acetate

4-乙酰氨基酚乙酸酯

CAS 登录号 2623-33-8

INN list 19

药效分类 解热镇痛药

双醋瑞因

Diacerein（*INN*）

化学结构式

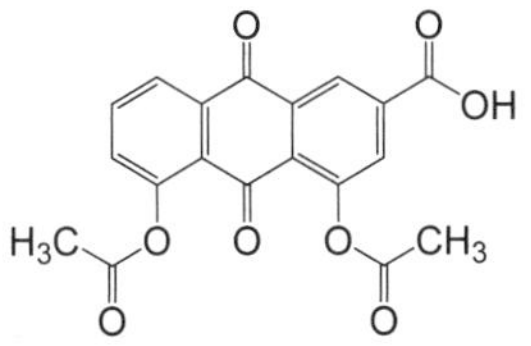

分子式和分子量 $C_{19}H_{12}O_8$ 368.29

化学名 9,10-Dihydro-4,5-dihydroxy-9,10-dioxo-2-anthroic acid, diacetate

9,10-二氢-4,5-二羟基-9,10-二氧代-2-蒽甲酸,二乙酸酯

CAS 登录号 13739-02-1

INN list 50

药效分类 解热镇痛药

双胆酚丁

Cofisatin（*INN*）

分子式和分子量 $C_{68}H_{79}NO_{11}$ 1086.35

化学结构式

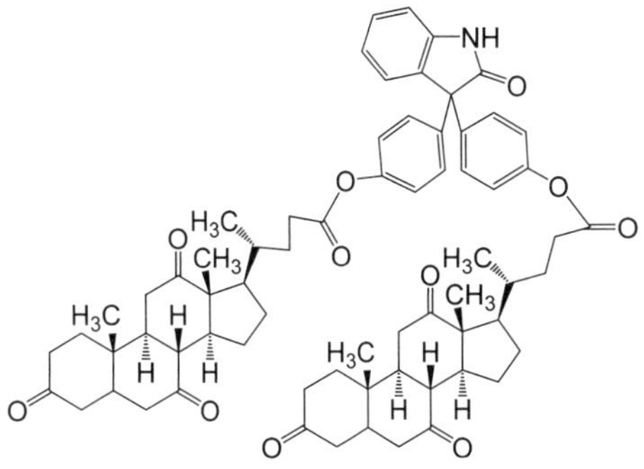

化学名 3,3-Bis(*p*-hydroxyphenyl)-2-indolinone 3,7,12-trioxo-5*β*-cholan-24-oic acid diester

3,3-双(4-羟基苯基)-2-吲哚酮 3,7,12-三氧代-5*β*-去氧胆酸-24-乌苏酸二酯

CAS 登录号 54063-34-2

INN list 22

药效分类 导泻药

双碘喹啉

Diiodohydroxyquinoline（*INN*）

化学结构式

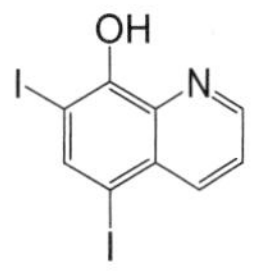

分子式和分子量 $C_9H_5I_2NO$ 396.95

化学名 5,7-Diiodo-8-quinolinol

5,7-二碘代-8-羟基喹啉

CAS 登录号 83-73-8

INN list 1

药效分类 抗阿米巴虫药，防腐药

双碘[125I] 酪氨酸

Diotyrosine [125I]

化学结构式

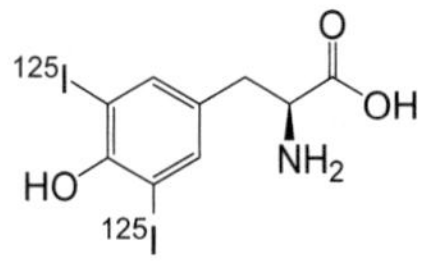

分子式和分子量 $C_9H_9{}^{125}I_2NO_3$ 428.98

化学名 3,5-Diiodo-^{125}I-L-tyrosine

3,5-二碘-^{125}I-L-酪氨酸

CAS 登录号 65214-01-9

药效分类 抗甲状腺药

ATC 分类 H03BX01

双碘[131I] 酪氨酸

Diotyrosine [131I]

分子式和分子量 $C_9H_9{}^{131}I_2NO_3$ 440.98

化学结构式

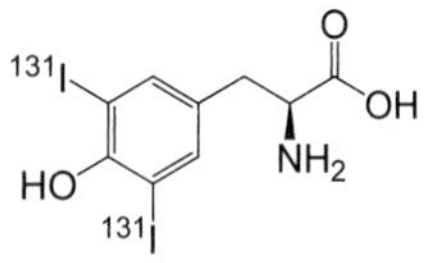

化学名 3,5-Diiodo-^{131}I-L-tyrosine

3,5-二碘-^{131}I-L-酪氨酸

CAS 登录号 14679-68-6

药效分类 诊断用药

双酚沙丁

Bisoxatin（*INN*）

化学结构式

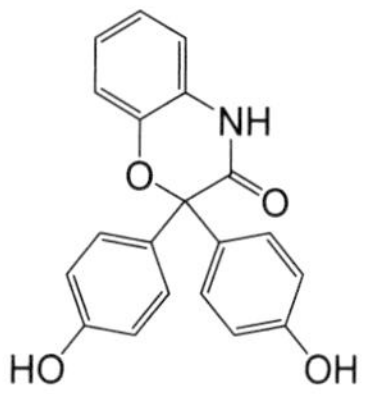

分子式和分子量 $C_{20}H_{15}NO_4$ 333.34

化学名 2,2-Bis(4-hydroxyphenyl)-4*H*-1,4-benzoxazin-3-one

2,2-双(4-羟基苯基)-4*H*-1,4-苯并噁嗪-3-酮

CAS 登录号 17692-24-9；14008-48-1[二乙酸酯]

INN list 18

药效分类 导泻药

双氟雷酚

Bifluranol（*INN*）

化学结构式

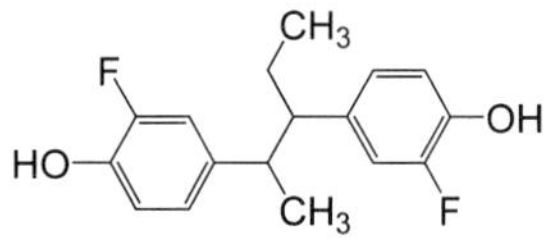

分子式和分子量 $C_{17}H_{18}F_2O_2$ 292.32

化学名 *erythro*-4,4′-(1-Ethyl-2-methylethylene)-bis[2-flurophenol]

赤型-4,4′-(1-乙基-2-甲基乙叉基)-双[2-氟苯酚]

CAS 登录号 34633-34-6

INN list 33

药效分类 雌激素类药

双复磷

Obidoxime Chloride（*INN*）

化学结构式

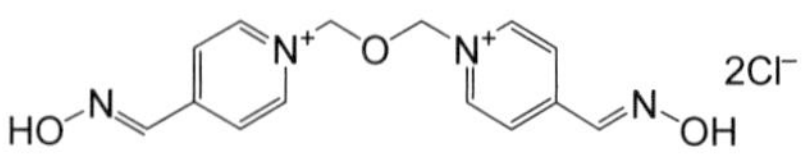

分子式和分子量 $C_{14}H_{16}Cl_2N_4O_3$ 359.21

化学名 1,1'-(Oxydimethylene)bis[4-formylpyridinium]dichloride dioxime

1,1'-(氧基二甲叉基)双[4-甲酰吡啶鎓]二肟

CAS 登录号 114-90-9

INN list 16

药效分类 解毒药，胆碱酯酶复活药

双环醇

Bicyclol

化学结构式

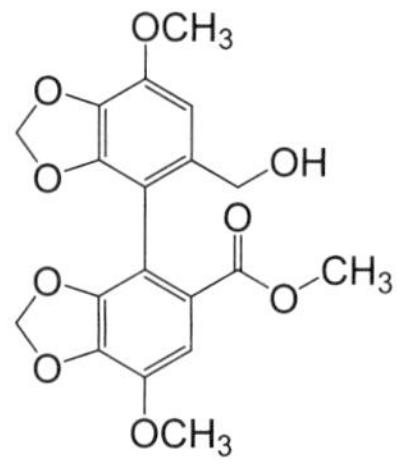

分子式和分子量 $C_{19}H_{18}O_9$ 390.34

化学名 Methyl 4-[5-(hydroxymethyl)-7-methoxy-1,3-benzodioxol-4-yl]-7-methoxy-1,3-benzodioxole-5-carboxylate

甲基 4-[5-(羟甲基)-7-甲氧基-1,3-苯并二氧杂环戊烷-4-基]-7-甲氧基-1,3-苯并二氧杂环戊烷-5-羧酸酯

CAS 登录号 118159-48-1

药效分类 降转氨酶药，肝病辅助用药

双环维林

Dicycloverine（*INN*）

化学结构式

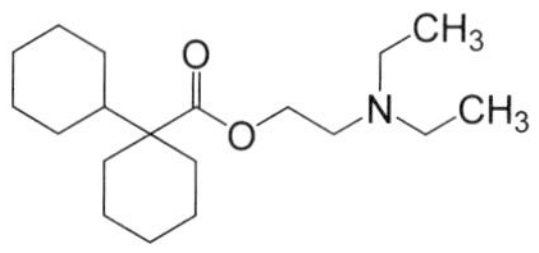

分子式和分子量 $C_{19}H_{35}NO_2$ 309.49

化学名 2-(Diethylamino)ethyl[bixyclohexyl]-1-carboxylate

2-(二乙氨基)乙基[二环己基]-1-羧酸酯

CAS 登录号 77-19-0；67-92-5[盐酸盐]

INN list 6

药效分类 解痉药

双己维林

Dihexyverine（*INN*）

化学结构式

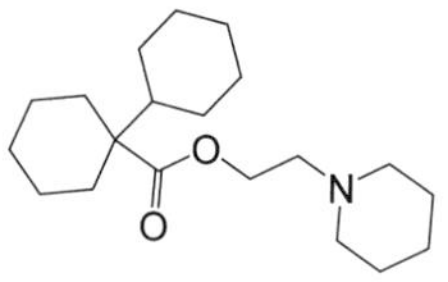

分子式和分子量 $C_{20}H_{35}NO_2$ 321.51

化学名 2-Piperidinoethyl ester of bicyclohexyl-1-carboxylic acid

2-哌啶乙基 二环己基-1-甲酸酯

CAS 登录号 561-77-3；5588-25-0[盐酸盐]

INN list 4
药效分类 解痉药

双肼屈嗪

Dihydralazine（*INN*）

化学结构式

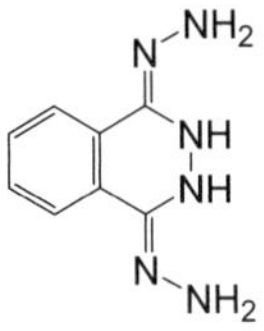

分子式和分子量 $C_8H_{10}N_6$ 190.21
化学名 1,4-Dihydrazino-2,3-diazaphthalene
1,4-双肼基-2,3-二氮杂萘
CAS 登录号 484-23-1; 7327-87-9[硫酸盐]
INN list 4
药效分类 抗高血压药

双喹醋铵

Bisdequalinium Diacetate

化学结构式

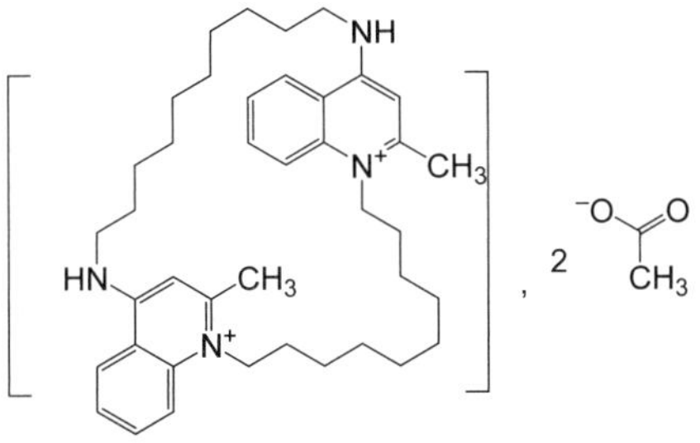

分子式和分子量 $C_{44}H_{64}N_4O_4$ 713.00
化学名 6,7,8,9,10,11,12,13,14,15,16,17,24,25,26,27,28,29,30,31,32, 33-Docosahydro-35,37-dimethyl-5,34:18,23-diethenodibenzo[*b*,*r*][1,5,16,20] tetraazacyclotriacontine-23, 24-diium diacetate
二乙酸化 6,7,8,9,10,11,12,13,14,15,16,17,24,25,26,27,28,29,30,31,32,33-二十二氢-35,37-二甲基-5,34:18,23-二亚乙基二苯并[*b*,*r*][1,5,16,20]四氮杂环三十烷-23,24-二铵
CAS 登录号 3785-44-2
药效分类 消毒防腐药

双硫仑

Disulfiram（*INN*）

化学结构式

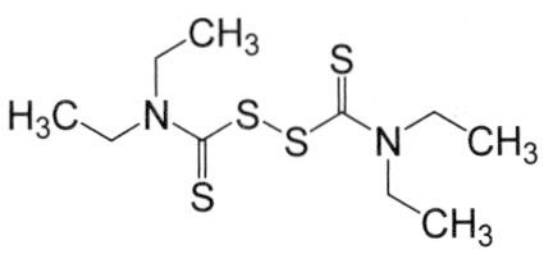

分子式和分子量 $C_{10}H_{20}N_2S_4$ 296.54
化学名 Bis(diethylthiocarbamoyl)disulfide
双(二乙基硫代氨基甲酰)二硫化物
CAS 登录号 97-77-8
INN list 1
药效分类 杀虫药
ATC 分类 P03AA04

双硫氰苯

Bitoscanate（*INN*）

化学结构式

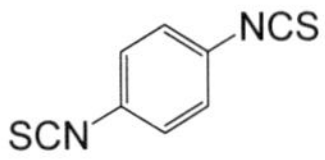

分子式和分子量 $C_8H_4N_2S_2$ 192.26
化学名 *p*-Phenylene bis(isothiocyanate)
1,4-次苯基双(异硫氰酸酯)
CAS 登录号 4044-65-9
INN list 19
药效分类 抗蠕虫药

双氯非那胺

Diclofenamide（*INN*）

化学结构式

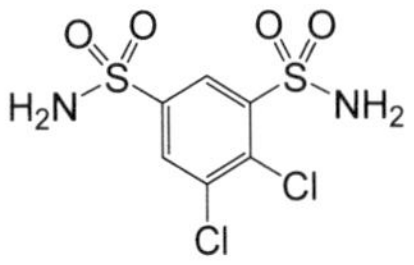

分子式和分子量 $C_6H_6Cl_2N_2O_4S_2$ 305.16
化学名 4,5-Dichloro-*m*-benzenedisulfonamide
4,5-二氯-1,3-苯二磺酰胺
CAS 登录号 120-97-8
INN list 13
药效分类 利尿药，抗青光眼药

双氯芬酸

Diclofenac（*INN*）

化学结构式

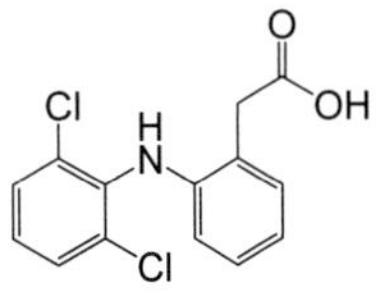

分子式和分子量 $C_{14}H_{11}Cl_2NO_2$ 296.15
化学名 2-[(2,6-Dichlorophenyl)amino] phenylacetic acid
2-[(2,6-二氯苯基)氨基]苯乙酸
CAS 登录号 15307-86-5; 15307-81-0[钾盐]; 15307-79-6[钠盐]
INN list 28
药效分类 抗炎镇痛药

双氯芬酸玻璃酸酯

Diclofenac Etalhyaluronate（*INN*）

化学结构式

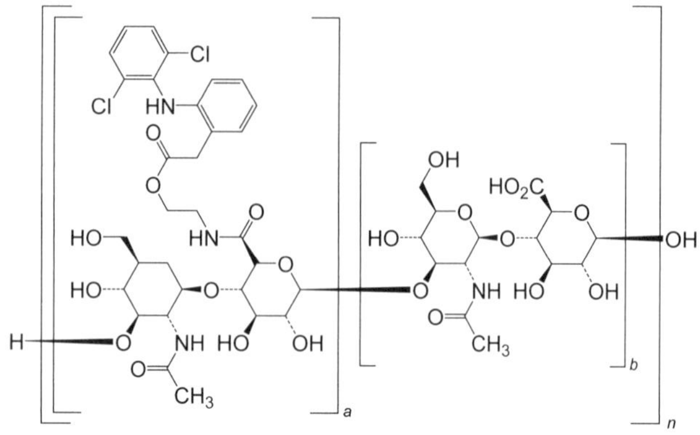

分子式 $[(C_{30}H_{35}Cl_2N_3O_{12})_a(C_{14}H_{21}NO_{11})_b]_nH_2O$

药物描述 Hyaluronic acid partly amidified with 2-(2-{2-[(2,6-dichlorophenyl)amino]phenyl}acetyloxy)ethanamine

玻璃酸和 2-(2-{2-[(2,6-二氯苯基)氨基]苯基}乙酰氧基)乙胺发生部分酰胺化

CAS 登录号 1608089-20-8

INN list 111

药效分类 抗炎药

双氯酚

Dichlorophen（*INN*）

化学结构式

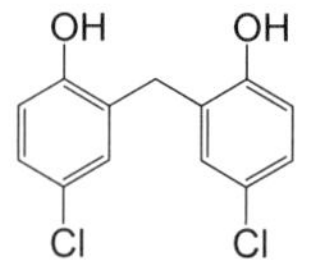

分子式和分子量 $C_{13}H_{10}Cl_2O_2$ 269.12

化学名 2,2'-Methylenebis(4-chlorophenol)

2,2'-甲叉基双(4-氯苯酚)

CAS 登录号 97-23-4

INN list 6

药效分类 抗绦虫药

ATC 分类 P02DX02

双氯醛脲

Dicloralurea（*INN*）

化学结构式

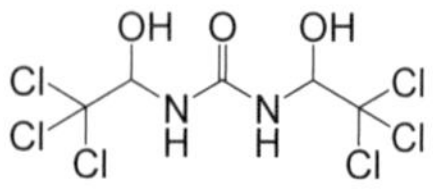

分子式和分子量 $C_5H_6Cl_6N_2O_3$ 354.83

化学名 1,3-Bis(2,2,2-trichloro-1-hydroxyethyl)urea

1,3-双(2,2,2-三氯-1-羟乙基)脲

CAS 登录号 116-52-9

INN list 31

药效分类 食品添加剂(兽用)

双氯麝酚

Biclotymol（*INN*）

化学结构式

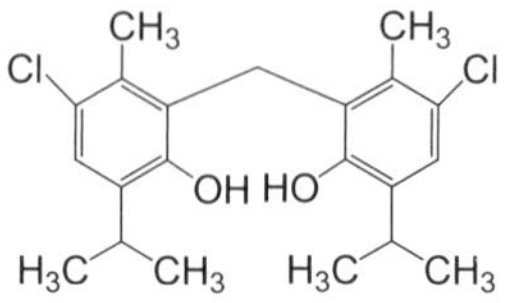

分子式和分子量 $C_{21}H_{26}Cl_2O_2$ 381.34

化学名 2,2'-Methylenebis(6-chlorothymole)

2,2'-甲叉基双(6-氯百里酚)

CAS 登录号 15686-33-6

INN list 16

药效分类 抗菌药

双氯西林

Dicloxacillin（*INN*）

化学结构式

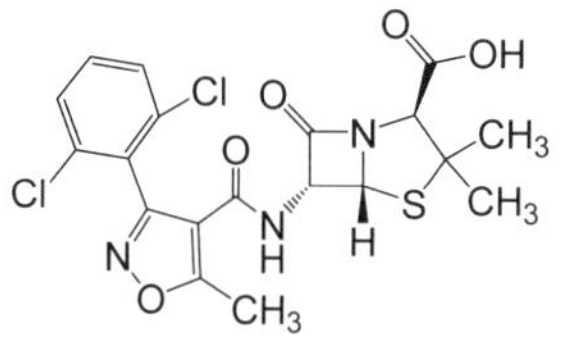

分子式和分子量 $C_{19}H_{17}Cl_2N_3O_5S$ 470.33

化学名 6-[3-(2,6-Dichlorophenyl)-5-methyl-4-isoxazolecarboxamido]-3,3-dimethyl-7-oxo-4-thia-1-azabicyclo[3.2.0]heptane-2-carboxylic acid

6-[3-(2,6-二氯苯基)-5-甲基-4-异噁唑甲酰氨基]-3,3-二甲基-7-氧代-4-硫杂-1-氮杂二环[3.2.0]庚烷-2-羧酸

CAS 登录号 3116-76-5

INN list 16

药效分类 对 β 内酰胺酶耐受的青霉素类抗生素

ATC 分类 J01CF01

双脒苯脲

Amicarbalide（*INN*）

化学结构式

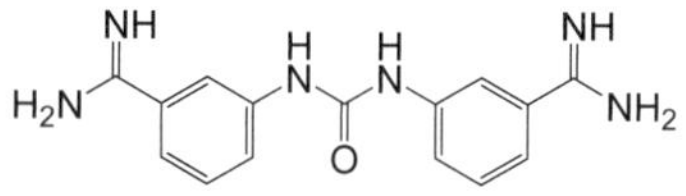

分子式和分子量 $C_{15}H_{16}N_6O$ 296.33

化学名 3,3′-Diamidinocarbanilide

3,3′-二脒基二苯基脲

CAS 登录号 3459-96-9

INN list 16

药效分类 抗原虫药

双嘧达莫

Dipyridamole（*INN*）

化学结构式

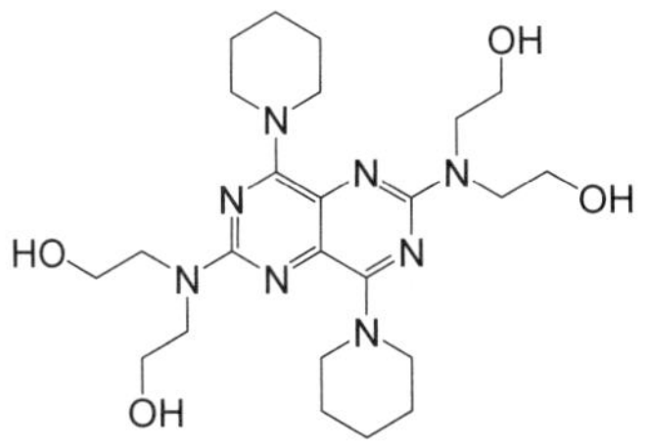

分子式和分子量 $C_{24}H_{40}N_8O_4$ 504.63

化学名 2,2',2'',2'''-[(4,8-Dipiperidinopyrimido[5,4-*d*]pyrimidine-2,6-diyl)dinitrilo]tetraethanol

2,2',2'',2'''-[(4,8-二哌啶基嘧啶并[5,4-*d*]嘧啶-2,6-二基)双次氮基]四乙醇

CAS 登录号 58-32-2

INN list 13

药效分类 冠脉扩张药

双奈法德

Bisnafide（*INN*）

化学结构式

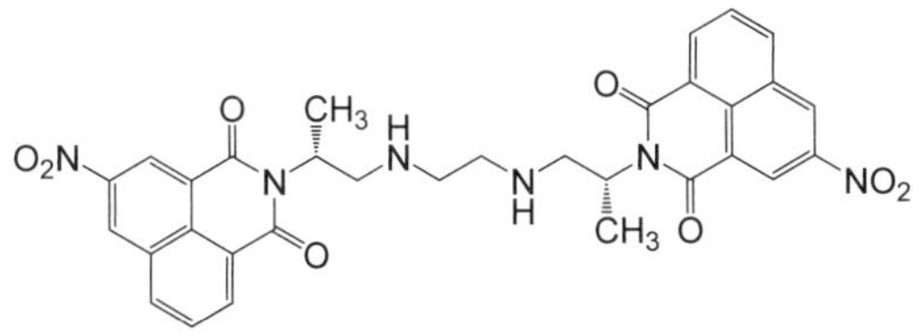

分子式和分子量 $C_{32}H_{28}N_6O_8$ 624.61

化学名 5-Nitro-2-[(2*R*)-1-[2-[[(2*R*)-2-(5-nitro-1,3-dioxobenzo[de]isoquinolin-2-yl)propyl]amino]ethylamino]propan-2-yl]benzo[de]isoquinoline-1,3-dione

5-硝基-2-[(2*R*)-1-[2-[[(2*R*)-2-(5-硝基-1,3-二氧代苯并[de]异喹啉-2-基)丙基]氨基]乙基氨基]丙-2-基]苯并[de]异喹啉-1,3-二酮

CAS 登录号 144849-63-8；145124-30-7[二甲磺酸盐]

INN list 73

药效分类 抗肿瘤药

双哌维林

Dipiproverine（*INN*）

化学结构式

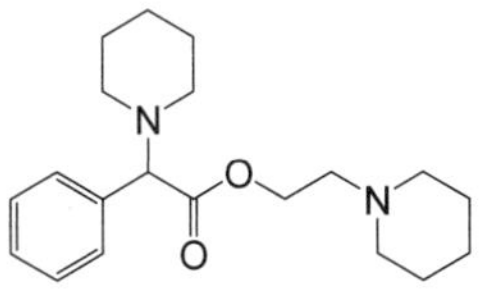

分子式和分子量 $C_{20}H_{30}N_2O_2$ 330.47

化学名 1-Piperidine-ethanol-*α*-phenyl-1-piperidineacetate ester

1-哌啶-乙醇-*α*-苯基-1-哌啶乙酸酯

CAS 登录号 117-30-6；2404-18-4[盐酸盐]

INN list 10

药效分类 解痉药

双氢链霉素

Dihydrostreptomycin（*INN*）

化学结构式

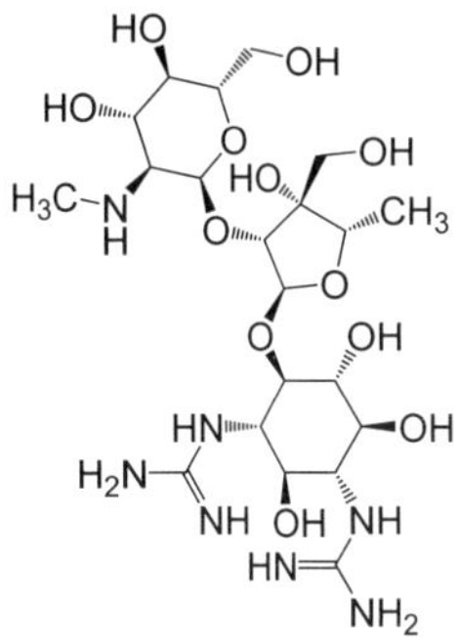

分子式和分子量 $C_{21}H_{41}N_7O_{12}$ 583.60

化学名 2-[(1*R*,2*R*,3*S*,4*R*,5*R*,6*S*)-3-(Diaminomethylideneamino)-4-[(2*R*,3*R*,4*R*,5*S*)-3-[(2*S*,3*S*,4*S*,5*R*,6*S*)-4,5-dihydroxy-6-(hydroxymethyl)-3-(methylamino)oxan-2-yl]oxy-4-hydroxy-4-(hydroxymethyl)-5-methyloxolan-2-yl]oxy-2,5,6-trihydroxycyclohexyl]guanidine

2-[(1*R*,2*R*,3*S*,4*R*,5*R*,6*S*)-3-(二氨基亚甲基氨基)-4-[(2*R*,3*R*,4*R*,5*S*)-3-[(2*S*,3*S*,4*S*,5*R*,6*S*)-4,5-二羟基-6-(羟甲基)-3-(甲氨基)氧六环-2-基]氧基-4-羟基-4-(羟甲基)-5-甲基氧戊环-2-基]氧基-2,5,6-三羟基环己烷]胍

CAS 登录号 128-46-1；5490-27-7[硫酸盐]

INN list 1

药效分类 抗生素类药

双氢青蒿素

Dihydroartemisinin

化学结构式

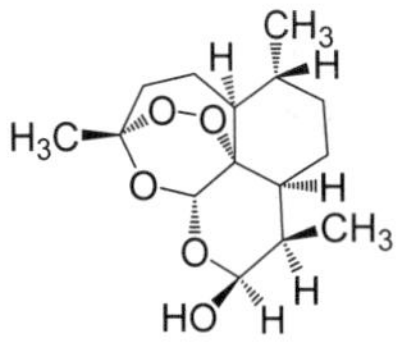

分子式和分子量 $C_{15}H_{24}O_5$ 284.35

化学名 (3*R*,5*aS*,6*R*,8*aS*,9*R*,12*S*,12*aR*)-Octahydro-3,6,9-trimethyl-3,12-epoxy-12*H*-pyrano[4,3-*j*]-1,2-benzodioxepin-10(3*H*)-ol

(3*R*,5*aS*,6*R*,8*aS*,9*R*,12*S*,12*aR*)-八氢-3,6,9-三甲基-3,12-桥氧-12*H*-吡喃并[4,3-*j*]-1,2-苯并二塞平-10(3*H*)-醇

CAS 登录号 81496-82-4

药效分类 抗疟药

双水杨酯

Salsalate（*INN*）

分子式和分子量 $C_{14}H_{10}O_5$ 258.23

化学结构式

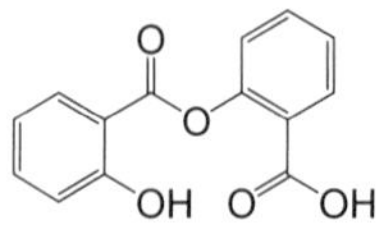

化学名 2-(2-Hydroxybenzoyl)oxybenzoic acid

2-(2-羟基苯甲酰基)氧基苯甲酸

CAS 登录号 552-94-3

INN list 28

药效分类 抗炎镇痛药

双苏氨铁

Ferrotrenine（*INN*）

化学结构式

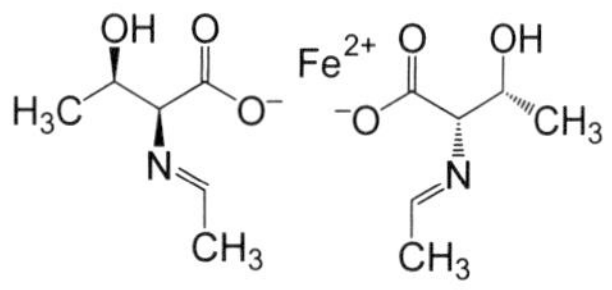

分子式和分子量 $C_{12}H_{20}FeN_2O_6$ 344.15

化学名 (2*S*,3*R*)-2-(Ethylideneamino)-3-hydroxybutanoate iron(2+)

(2*S*,3*R*)-2-(乙亚基氨基)-3-羟基丁酸铁(2+)

CAS 登录号 128872-72-0; 15339-50-1[二水合物]

INN list 15

药效分类 抗贫血药

双香豆素

Dicoumarol（*INN*）

化学结构式

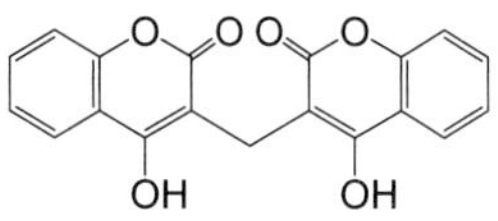

分子式和分子量 $C_{19}H_{12}O_6$ 336.29

化学名 3,3'-Methylenebis[4-hydroxycoumarin]

3,3'-亚甲基双[4-羟基香豆素]

CAS 登录号 66-76-2

INN list 23

药效分类 抗凝血药

双香豆乙酯

Ethyl Biscoumacetate（*INN*）

化学结构式

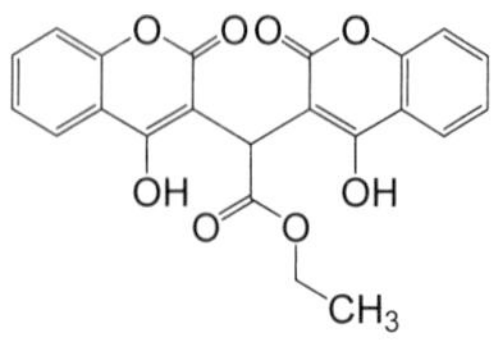

分子式和分子量 $C_{22}H_{16}O_8$ 408.36

化学名 Ethyl bis(4-hydroxy-2-oxo-2*H*-1-benzopyran-3-yl)acetate

乙基 双(4-羟基-2-氧代-2*H*-1-苯并吡喃-3-基)乙酸酯

CAS 登录号 548-00-5

INN list 4

药效分类 抗凝血药

双溴丙脒

Dibrompropamidine（*INN*）

化学结构式

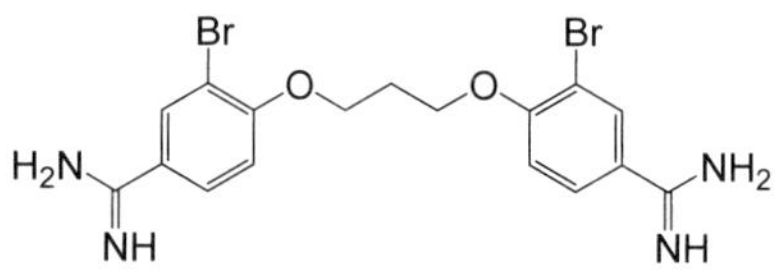

分子式和分子量 $C_{17}H_{18}Br_2N_4O_2$ 470.16

化学名 4,4′-(Trimethylenedioxy)bis(3-bromobenzamidine)

4,4′-(三甲叉基二氧)双(3-溴苯甲脒)

CAS 登录号 496-00-4

INN list 4

药效分类 消毒防腐药

水飞蓟宾

Silibinin（*INN*）

化学结构式

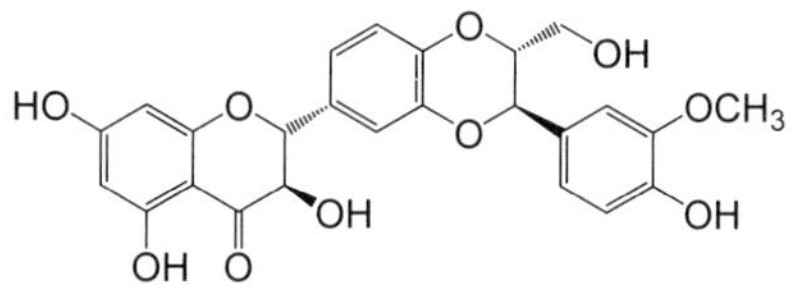

分子式和分子量 $C_{25}H_{22}O_{10}$ 482.44

化学名 3,5,7-Trihydroxy-2-[3-(4-hydroxy-3-methoxyphenyl)-3-(hydroxyl methyl)-1,4-benzodioxan-6-yl]-4-chromanone

3,5,7-三羟基-2-[3-(4-羟基-3-甲氧基苯基)-3-(羟甲基)-1,4-苯并二噁烷-6-基]-4-色满酮

CAS 登录号 22888-70-6

INN list 36

药效分类 保肝药

水飞蓟丁

Silicristin（*INN*）

化学结构式

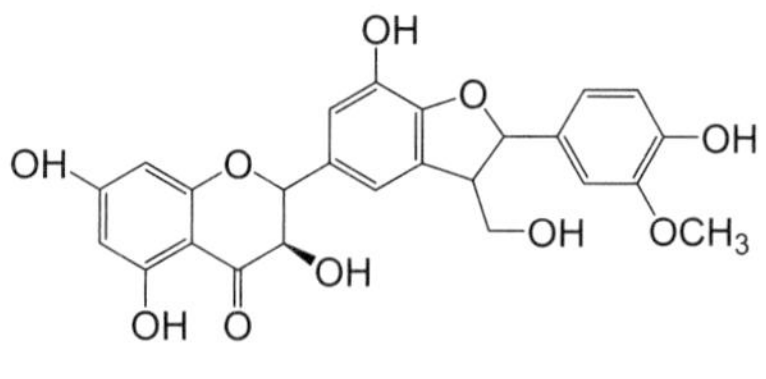

分子式和分子量 $C_{25}H_{22}O_{10}$ 482.44

化学名 2-[2,3-Dihydro-7-hydroxy-2-(4-hydroxy-3-methoxyphenyl)-3-(hydroxyl-methyl)-5-benzofuranyl]-3,5,7-trihydroxy-4-chromanone

2-[2,3-二氢-7-羟基-2-(4-羟基-3-甲氧基苯基)-3-羟甲基-5-苯并呋喃基]-3,5,7-三羟基-4-二氢色原酮

CAS 登录号 33889-69-9

INN list 36

药效分类 保肝药

水飞蓟宁

Silidianin（*INN*）

化学结构式

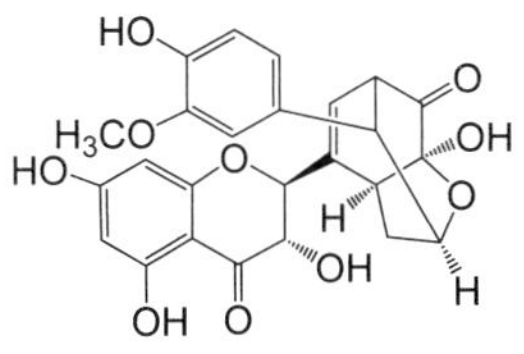

分子式和分子量 $C_{25}H_{22}O_{10}$ 482.44

化学名 (+)-2,3*α*,3*aα*,7*a*-Tetrahydro-7*aα*-hydroxy-8-(4-hydroxy-3-methoxyphenyl)-4-(3*α*,5,7-trihydrozy-4-oxo-2*β*-chromanyl)-3,6-methanobenzofuran-7(6*αH*)-one

(+)-2,3*α*,3*aα*,7*a*-四氢-7*aα*-羟基-8-(4-羟基-3-甲氧基苯基)-4-(3*α*,5,7-三羟基-4-氧代-2*β*-氧杂萘满基)-3,6-甲桥苯并呋喃-7(6*αH*)-酮

CAS 登录号 29782-68-1

INN list 36

药效分类 保肝药

水合氯醛

Chloral Hydrate

化学结构式

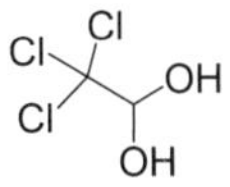

分子式和分子量 $C_2H_3Cl_3O_2$ 165.40

化学名 2,2,2-Trichloro-1,1-ethanediol

2,2,2-三氯-1,1-乙二醇

CAS 登录号 302-17-0

药效分类 催眠药

水杨苯胺

Salicylanilide

化学结构式

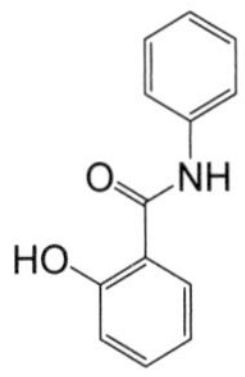

分子式和分子量 $C_{13}H_{11}NO_2$ 213.23

化学名 2-Hydroxy-*N*-phenylbenzamide

2-羟基-*N*-苯基苯甲酰胺

CAS 登录号 87-17-2

药效分类 抗真菌药

水杨丙苷

Salprotoside（*INN*）

化学结构式

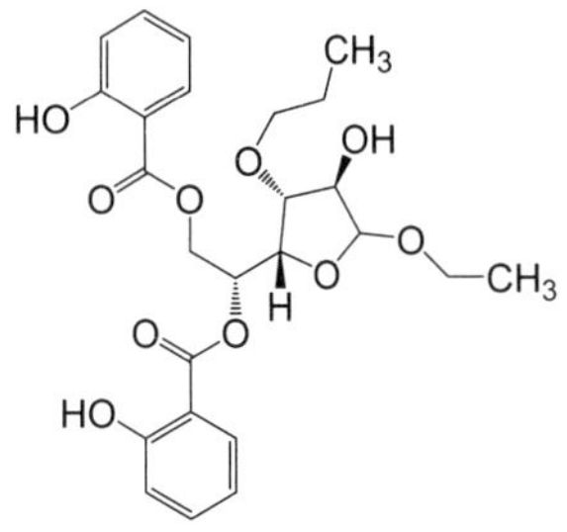

分子式和分子量 $C_{25}H_{30}O_{10}$ 490.50

化学名 [(2*R*)-2-[(2*R*,3*R*,4*R*)-5-Ethoxy-4-hydroxy-3-propoxyoxolan-2-yl]-2-(2-hydroxybenzoyl)oxyethyl] 2-hydroxybenzoate

[(2*R*)-2-[(2*R*,3*R*,4*R*)-5-乙氧基-4-羟基-3-丙氧基氧杂环戊烷-2-基]-2-(2-羟基苯甲酰基)氧乙基] 2-羟基苯甲酸酯

CAS 登录号 33779-37-2

INN list 31

药效分类 抗炎镇痛药

水杨酸

Salicylic Acid

化学结构式

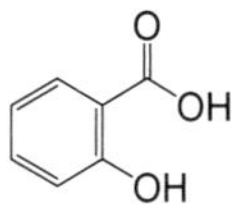

分子式和分子量 $C_7H_6O_3$ 138.12

化学名 2-Hydroxybenzoic acid

2-羟基苯甲酸

CAS 登录号 69-72-2; 54-21-7[钠盐]; 119-36-8[甲酯]

药效分类 角质溶解药(酸);解热镇痛药(盐)

水杨酸胆碱

Choline Salicylate（*INN*）

化学结构式

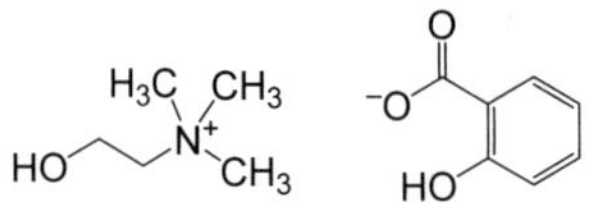

分子式和分子量 $C_{12}H_{19}NO_4$ 241.28

化学名 (2-Hydroxyethyl)trimethylammonium salicylate

(2-羟基乙基)三甲铵水杨酸盐

CAS 登录号 2016-36-6

INN list 15

药效分类 抗胆碱药

水杨酸咪唑

Imidazole Salicylate（*INN*）

化学结构式

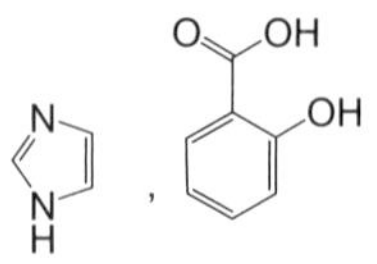

分子式和分子量 $C_{10}H_{10}N_2O_3$ 206.20

化学名 Salicylic acid, compound with imidazole(1 : 1)

水杨酸咪唑复合物(1 : 1)

CAS 登录号 36364-49-5

INN list 51

药效分类 解热镇痛药

水杨酰胺

Salicylamide（*INN*）

化学结构式

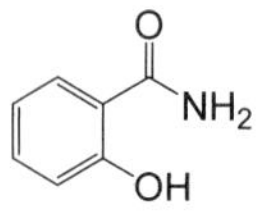

分子式和分子量 $C_7H_7NO_2$ 137.14

化学名 2-Hydroxybenzamide

2-羟基苯甲酰胺

CAS 登录号 65-45-2

INN list 1

药效分类 抗炎镇痛药

水杨烟肼

Salinazid（*INN*）

化学结构式

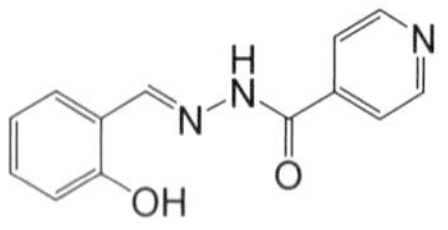

分子式和分子量 $C_{13}H_{11}N_3O_2$ 241.25

化学名 *N*-[(*E*)-(2-Hydroxyphenyl)methylideneamino]pyridine-4-carboxamide

N-[(*E*)-(2-羟基苯基)甲亚基氨基]吡啶-4-甲酰胺

CAS 登录号 495-84-1

INN list 8

药效分类 抗结核药

顺铂

Cisplatin（*INN*）

分子式和分子量 $Cl_2H_6N_2Pt$ 300.05

化学结构式

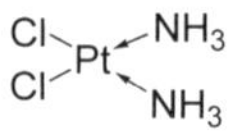

化学名 (*Z*)-Diamminedichloroplatinum

(*Z*)-二氨二氯铂

CAS 登录号 15663-27-1

INN list 39

药效分类 铂化合物类抗肿瘤药

ATC 分类 L01XA01

顺康唑

Cisconazole（*INN*）

化学结构式

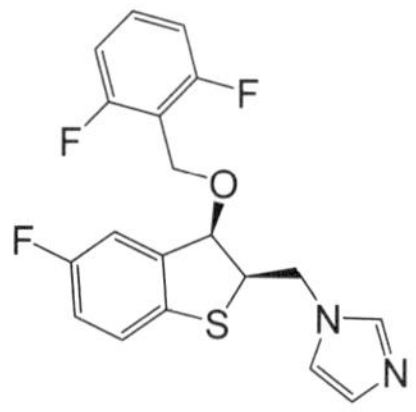

分子式和分子量 $C_{19}H_{15}F_3N_2OS$ 376.40

化学名 (±)-*cis*-1-[[3-[(2,6-Difluorobenzyl)oxy]-5-fluoro-2,3-dihydrobenzo[*b*]thien-2-yl] methyl] imidazole

(±)-顺-1-[[3-[(2,6-二氟苄基)氧基]-5-氟-2,3-二氢苯并[*b*]噻吩-2-基]甲基]咪唑

CAS 登录号 104456-79-3

INN list 59

药效分类 抗真菌药

司巴丁

Sparteine（*INN*）

化学结构式

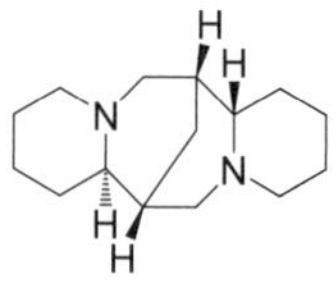

分子式和分子量 $C_{15}H_{26}N_2$ 234.39

化学名 (1*S*,2*R*,9*S*,10*S*)-7,15-Diazatetracyclo[7.7.1.$0^{2,7}$.$0^{10,15}$]heptadecane

(1*S*,2*R*,9*S*,10*S*)-7,15-二氮四环[7.7.1.$0^{2,7}$.$0^{10,15}$]十七烷

CAS 登录号 90-39-1; 299-39-8[硫酸盐]; 6160-12-9[硫酸盐水合物]

INN list 13

药效分类 抗心律失常药

ATC 分类 C01BA04

司丙红霉素

Erythromycin Stinoprate（*INN*）

分子式和分子量 $C_{40}H_{71}NO_{14}\cdot C_5H_9NO_3S$ 953.18

化学结构式

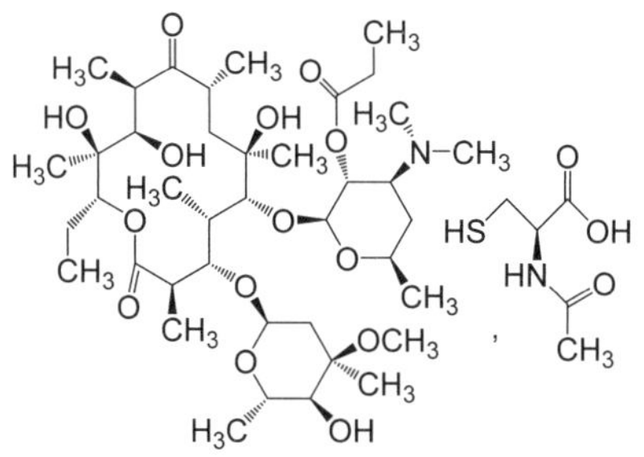

化学名 Erythromycin 2′-propionate,compound with *N*-acetyl-L-cysteine(1 : 1)

乙琥红霉素 2′-丙酸酯，与 *N*-乙酰基-L-半胱氨酸形成的化合物(1 : 1)

CAS 登录号 84252-03-9

INN list 56

药效分类 抗生素类药

司铂

Sebriplatin（*INN*）

化学结构式

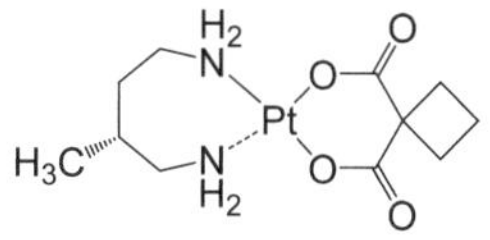

分子式和分子量 $C_{11}H_{20}N_2O_4Pt$ 439.37

化学名 (+)-*cis*-(1,1-Cyclobutanedicarboxylato)[(2*R*)-2-methyl-1,4-butanediamine-*N*,*N*′]platinum

(+)-顺-(1,1-环丁烷二羧酸酯)[(2*R*)-2-甲基-1,4-丁二氨-*N*,*N*′] 铂

CAS 登录号 110172-45-7

INN list 68

药效分类 抗肿瘤药

司伏普胺

Sevopramide（*INN*）

化学结构式

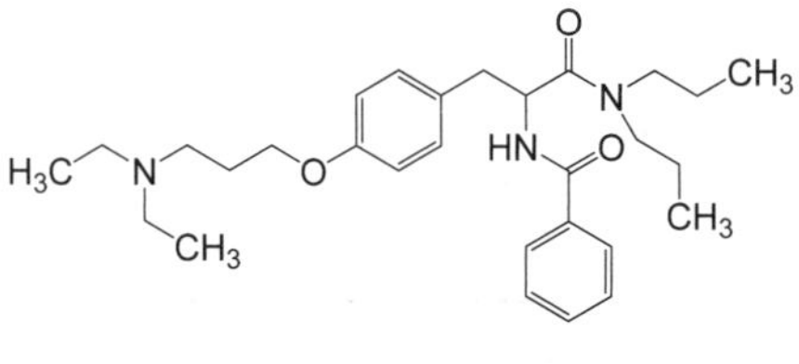

分子式和分子量 $C_{29}H_{43}N_3O_3$ 481.67

化学名 (±)-*α*-Benzamido-*p*-[3-(diethylamino)propoxyl]-*N*,*N*-dipropyl-hydrocinnamamide

(±)-*α*-苯甲酰氨基-4-[3-(二乙基氨基)丙氧基]-*N*,*N*-二丙基氢化肉桂酰胺

CAS 登录号 57227-17-5

INN list 58

药效分类 解痉药

司更色林

Seganserin（*INN*）

化学结构式

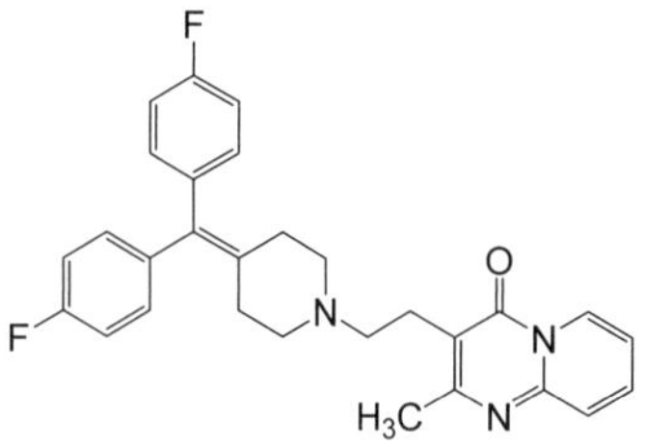

分子式和分子量 $C_{29}H_{27}F_2N_3O$ 471.54

化学名 3-[2-[4-[Bis(*p*-fluorophenyl)methylene]piperidino]ethyl]-2-methyl-4*H*-pyrido[1,2-*a*]pyrimidin-4-one

3-[2-[4-[双(4-氟苯基)甲亚基]哌啶]乙基]-2-甲基-4*H*-吡啶并[1,2-*a*]嘧啶-4-酮

CAS 登录号 87729-89-3

INN list 56

药效分类 5-羟色胺受体拮抗药

司谷氨酸

Spaglumic Acid（*INN*）

化学结构式

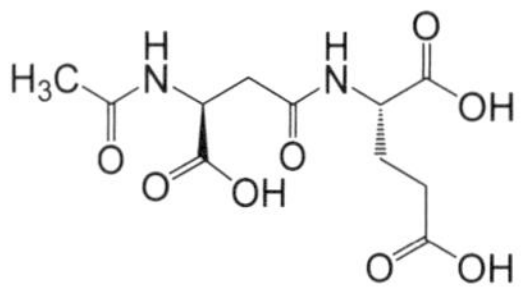

分子式和分子量 $C_{11}H_{16}N_2O_8$ 304.25

化学名 *N*-(*N*-Acetyl-L-*β*-aspartyl)-L-glutamic acid

N-(*N*-乙酰基-L-*β*-天冬氨酰)-L-谷氨酸

CAS 登录号 4910-46-7

INN list 38

药效分类 脑代谢促进药

司骨化醇

Secalciferol（*INN*）

化学结构式

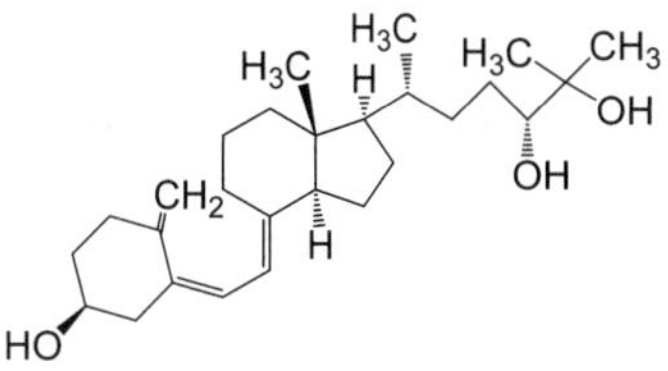

分子式和分子量 $C_{27}H_{44}O_3$ 416.64

化学名 (5*Z*,7*E*,24*R*)-9,10-Secocholesta-5,7,10(19)-triene-3*β*,24,25-triol

(5*Z*,7*E*,24*R*)-9,10-开环胆甾-5,7,10(19)-三烯-3*β*,24,25-三醇

CAS 登录号 55721-11-4

INN list 62

药效分类 钙代谢调节药

司考匹司特

Scopinast（*INN*）

化学结构式

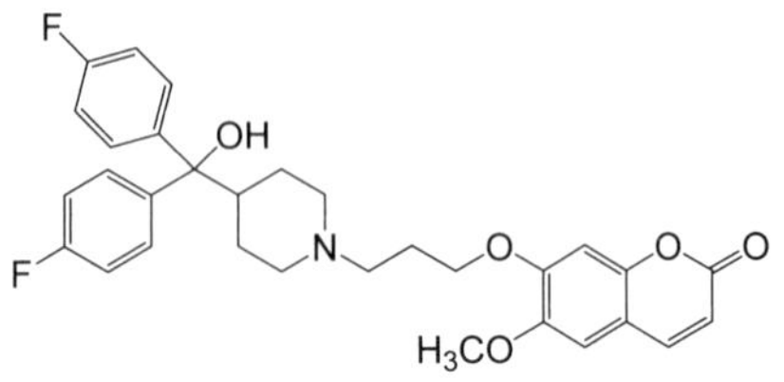

分子式和分子量 $C_{31}H_{31}F_2NO_5$ 535.58

化学名 7-[3-[4-[Bis(*p*-fluorophenyl)hydroxymethyl]piperidino]propoxy]-6-methoxycoumarin

7-[3-[4-[双(4-氟苯基)羟甲基]哌啶基]丙氧基]-6-甲氧基香豆素

CAS 登录号 145574-90-9

INN list 76

药效分类 平喘药，抗过敏药

司考维林

Secoverine（*INN*）

化学结构式

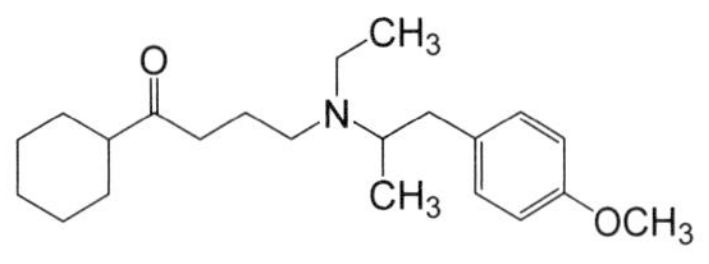

分子式和分子量 $C_{22}H_{35}NO_2$ 345.52

化学名 1-Cyclohexyl-4-[ethyl(*p*-methoxy-*α*-methylphenethyl)amino]-1-butanone

1-环己基-4-[乙基(4-甲氧基-*α*-甲基苯乙基)氨基]-1-丁酮

CAS 登录号 57558-44-8

INN list 38

药效分类 解痉药

司可巴比妥

Secobarbital（*INN*）

分子式和分子量 $C_{12}H_{18}N_2O_3$ 238.28

化学结构式

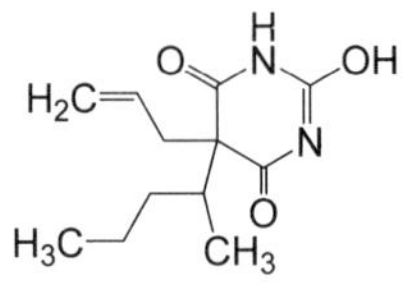

化学名 5-Allyl-5-(1-methylbutyl)barbituric acid

5-烯丙基-5-(1-甲基丁基)巴比妥酸

CAS 登录号 76-73-3；309-43-3[钠盐]

INN list 4

药效分类 催眠药

司可芬净

Scopafungin

化学结构式（见下）

分子式和分子量 $C_{59}H_{103}N_3O_{18}$ 1142.46

化学名 3-Oxo-3-[[(10*E*,12*E*,20*E*)-5,7,9,19,23,25,27,31,33,34,35-undecahydroxy-8,14,18,22,26,30-hexamethyl-15-[(*E*)-4-methyl-12-[(*N*′-methylcarbamimidoyl)amino]dodec-8-en-2-yl]-17-oxo-16,37-dioxabicyclo[31.3.1]heptatriaconta-10,12,20-trien-3-yl]oxy]propanoic acid

3-氧代-3-[[(10*E*,12*E*,20*E*)-5,7,9,19,23,25,27,31,33,34,35-十一羟基-8,14,18,22,26,30-六甲基-15-[(*E*)-4-甲基-12-[(*N*′-甲基脒基)氨基]十二碳-8-烯-2-基]-17-氧代-16,37-二氧杂双环[31.3.1]三十七碳-10,12,20-三烯-3-基]氧基]丙酸

CAS 登录号 11056-18-1

药效分类 抗生素类抗真菌药

司克拉宗

Seclazone（*INN*）

化学结构式

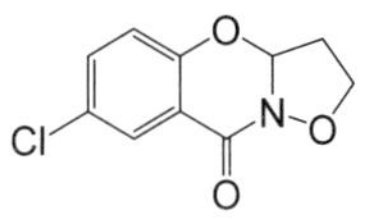

分子式和分子量 $C_{10}H_8ClNO_3$ 225.63

化学名 7-Chloro-3,3*a*-dihydro-2*H*,9*H*-isoxazolo[3,2-*b*][1,3]benzoxazin-9-one

7-氯-3,3*a*-二氢-2*H*,9*H*-异噁唑并[3,2-*b*][1,3]苯并噁嗪-9-酮

CAS 登录号 29050-11-1

INN list 28

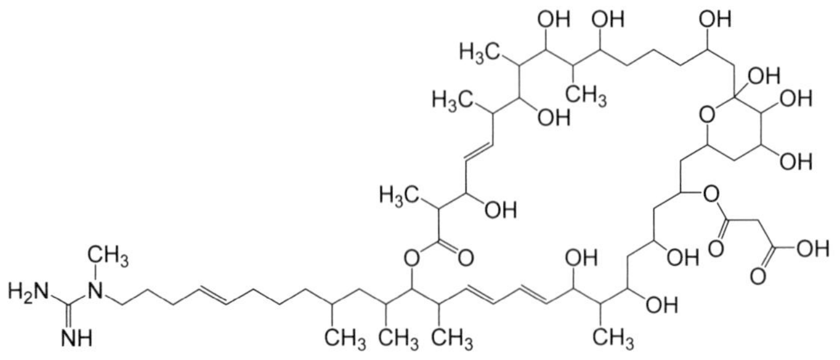

司可芬净

药效分类 抗炎药，排尿酸药

司库碘铵

Stercuronium Iodide（*INN*）

化学结构式

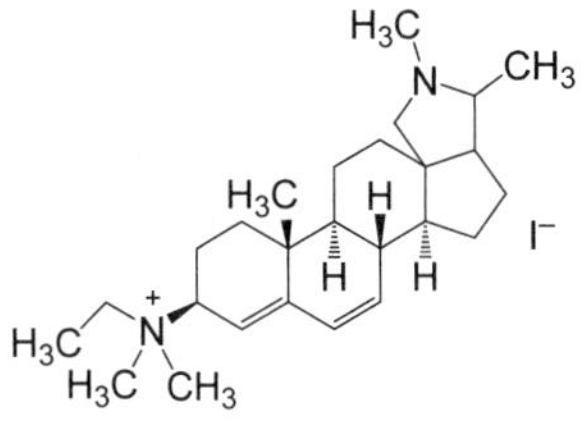

分子式和分子量 $C_{26}H_{43}IN_2$ 510.54

化学名 Iodide (cona-4,6-dienin-3*β*-yl)dimethylethylammonium

碘化 (地麻素-4,6-二烯-3*β*-基)二甲基乙铵

CAS 登录号 30033-10-4

INN list 21

药效分类 精神肌肉阻断药

司夸胺

Squalamine（*INN*）

化学结构式

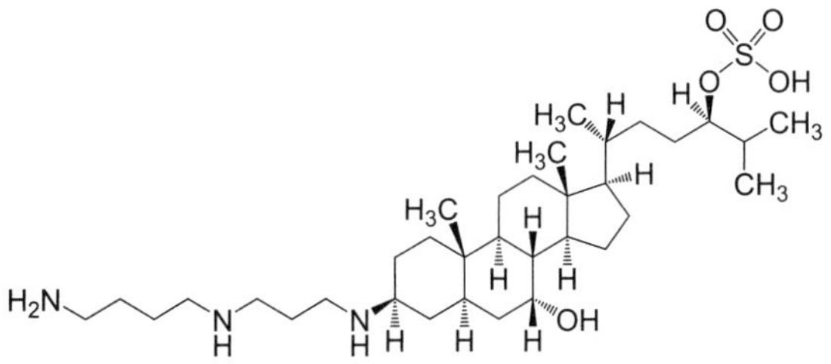

分子式和分子量 $C_{34}H_{65}N_3O_5S$ 627.96

化学名 24*R*-3*β*-[3-(4-Aminobutylamino)propylamino]-7*α*-hydroxy-5*α*-cholestan-24-yl hydrogen sulfate

24*R*-3*β*-[3-(4-氨基丁基氨基)丙氨基]-7*α*-羟基-5*α*-胆甾烷-24-基 硫酸氢酯

CAS 登录号 148717-90-2; 32072-47-1[乳酸盐]

INN list 88

药效分类 抗肿瘤药，血管生成抑制药

司奎那定

Sequifenadine（*INN*）

化学结构式

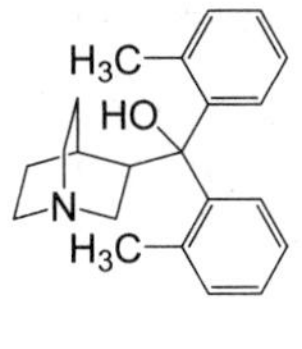

分子式和分子量 $C_{22}H_{27}NO$ 321.46

化学名 1-Azabicyclo[2.2.2]octan-3-yl-bis(2-methylphenyl)methanol

1-氮杂双环[2.2.2]辛烷-3-基-双(2-甲基苯基)甲醇

CAS 登录号 57734-69-7

INN list 56

药效分类 抗组胺药

司拉德帕

Seladelpar（*INN*）

化学结构式

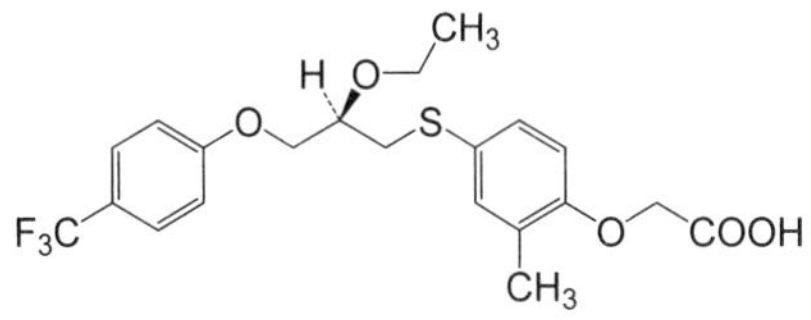

分子式和分子量 $C_{21}H_{23}F_3O_5S$ 444.47

化学名 [4-({(2*R*)-2-Ethoxy-3-[4-(trifluoromethyl)phenoxy]propyl}sulfanyl)-2-methylphenoxy]acetic acid

[4-({(2*R*)-2-乙氧基-3-[4-(三氟甲基)苯氧基]丙基}硫)-2-甲基苯氧基]乙酸

CAS 登录号 851528-79-5

INN list 115

药效分类 过氧化物酶体增殖物激活受体(PPAR)激动药，抗高血脂药

司拉克丁

Selamectin（*INN*）

化学结构式

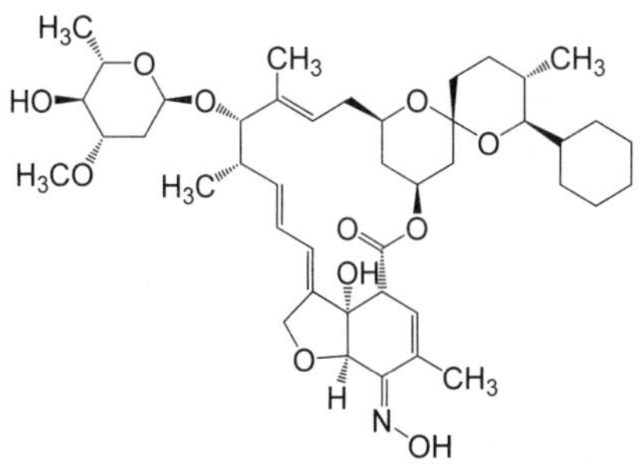

分子式和分子量 $C_{43}H_{63}NO_{11}$ 769.96

化学名 (1*R*,4*S*,5'*S*,6*R*,6'*S*,8*R*,10*E*,12*S*,13*S*,14*E*,16*E*,20*R*,21*Z*,24*S*)-6'-Cyclohexyl-24-hydroxy-21-hydroxyimino-12-[(2*R*,4*S*,5*S*,6*S*)-5-hydroxy-4-methoxy-6-methyloxan-2-yl]oxy-5',11,13,22-tetramethylspiro[3,7,19-trioxatetracyclo[15.6.1.1^{4,8}.0^{20,24}]pentacosa-10,14,16,22-tetraene-6,2'-oxane]-2-one

(1*R*,4*S*,5'*S*,6*R*,6'*S*,8*R*,10*E*,12*S*,13*S*,14*E*,16*E*,20*R*,21*Z*,24*S*)-6'-环己基-24-羟基-21-羟基氨亚基-12-[(2*R*,4*S*,5*S*,6*S*)-5-羟基-4-甲氧基-6-甲基氧杂环己烷-2-基]氧基-5',11,13,22-四甲基螺[3,7,19-三氧杂四环[15.6.1.1^{4,8}.0^{20,24}]二十五碳-10,14,16,22-四烯-6,2'-氧杂环己烷]-2-酮

CAS 登录号 165108-07-6

INN list 81

药效分类 抗寄生虫药

司来吉兰

Selegiline（*INN*）

化学结构式

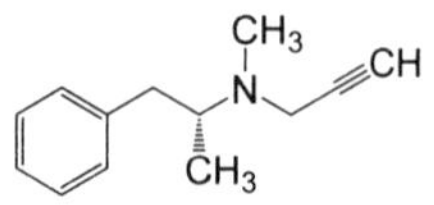

分子式和分子量　$C_{13}H_{17}N$　187.29

化学名　(*R*)-(−)-*N*,*α*-Dimethyl-*N*-2-propynylphenethylamine

(*R*)-(−)-*N*,*α*-二甲基-*N*-2-丙炔基苯乙胺

CAS 登录号　14611-51-9; 14611-52-0[盐酸盐]

INN list　39

药效分类　B 型单胺氧化酶抑制药，抗震颤麻痹药

司来利塞

Seletalisib（*INN*）

化学结构式

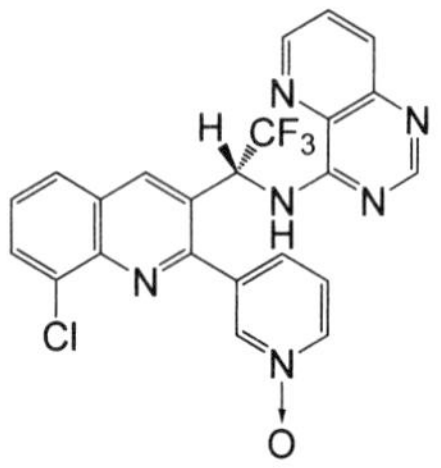

分子式和分子量　$C_{23}H_{14}ClF_3N_6O$　482.09

化学名　3-(8-Chloro-3-{(1*R*)-1-[(pyrido[3,2-*d*]pyrimidin-4-yl)amino]-2,2,2-trifluoroethyl}quinolin-2-yl)pyridine *N*-oxide

3-(8-氯-3-{(1*R*)-1-[(吡啶并[3,2-*d*]嘧啶-4-基)氨基]-2,2,2-三氟乙基}喹啉-2-基)吡啶 *N*-氧化物

CAS 登录号　1362850-20-1

INN list　112

药效分类　免疫调节药，磷脂酰肌醇 3 激酶抑制药

司来帕格

Selexipag（*INN*）

化学结构式

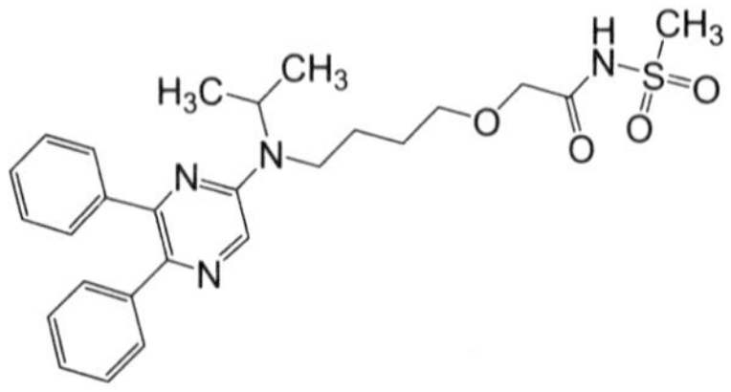

分子式和分子量　$C_{26}H_{32}N_4O_4S$　496.62

化学名　2-{4-[(5,6-Diphenylpyrazin-2-yl)(propan-2-yl)amino]butoxy}-*N*-(methanesulfonyl)acetamide

2-{4-[(5,6-二苯基异烟酰胺-2-基)(2-丙基)氨基]丁氧基}-*N*-(甲基磺酰基)乙酰胺

CAS 登录号　475086-01-2

INN list　102

药效分类　前列腺素受体激动药

司来司他

Selisistat（*INN*）

化学结构式

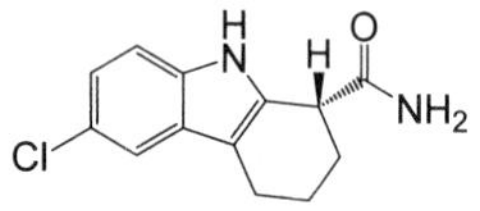

分子式和分子量　$C_{13}H_{13}ClN_2O$　248.71

化学名　*rac*-6-Chloro-2,3,4,9-tetrahydro-1*H*-carbazole-1-carboxamide

外消旋-6-氯-2,3,4,9-四氢-1*H*-咔唑-1-甲酰胺

CAS 登录号　49843-98-3

INN list　106

药效分类　亨廷顿病治疗药

司隆色替

Selonsertib（*INN*）

化学结构式

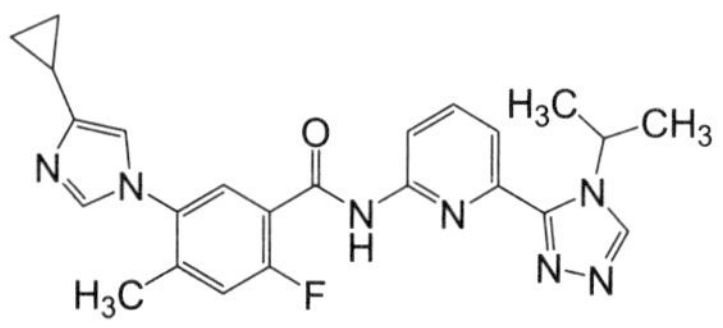

分子式和分子量　$C_{24}H_{24}FN_7O$　445.20

化学名　5-(4-Cyclopropyl-1*H*-imidazol-1-yl)-2-fluoro-4-methyl-*N*-{6-[4-(propan-2-yl)-4*H*-1,2,4-triazol-3-yl]pyridin-2-yl}benzamide

5-(4-环丙基-1*H*-咪唑-1-基)-2-氟-4-甲基-*N*-{6-[4-(丙-2-基)-4*H*-1,2,4-三唑-3-基]吡啶-2-基}苯甲酰胺

CAS 登录号　1448428-04-3

INN list　113

药效分类　丝氨酸/苏氨酸激酶抑制药

司芦帕奈

Selurampanel（*INN*）

化学结构式

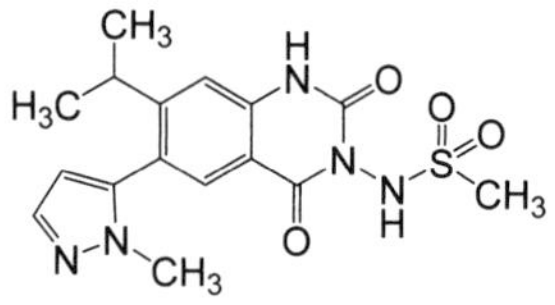

分子式和分子量　$C_{16}H_{19}N_5O_4S$　377.42

化学名　*N*-[6-(1-Methyl-1*H*-pyrazol-5-yl)-7-(propan-2-yl)-2,4-dioxo-1,4-dihydroquinazolin-3(2*H*)-yl]methanesulfonamide

N-[6-(1-甲基-1*H*-吡唑-5-基)-7-(丙烷-2-基)-2,4-二氧代-1,4-二氢喹唑啉-3(2*H*)-基]甲磺酰胺

CAS 登录号　912574-69-7

INN list　104

药效分类 AMPA 受体拮抗药

司洛碘铵

Stilonium Iodide（*INN*）

化学结构式

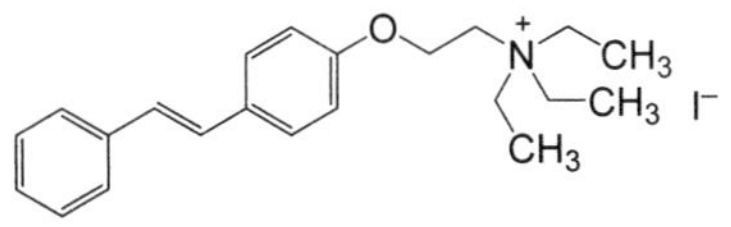

分子式和分子量 $C_{22}H_{30}INO$ 451.38

化学名 Iodide triethyl[2-[(*E*)-(4-styrylphenoxy)]ethyl]ammonium

碘化 三乙基[2-[(*E*)-(4-苯乙烯基苯氧基)]乙基]铵

CAS 登录号 77257-42-2

INN list 32

药效分类 解痉药

司洛匹坦

Serlopitant（*INN*）

化学结构式

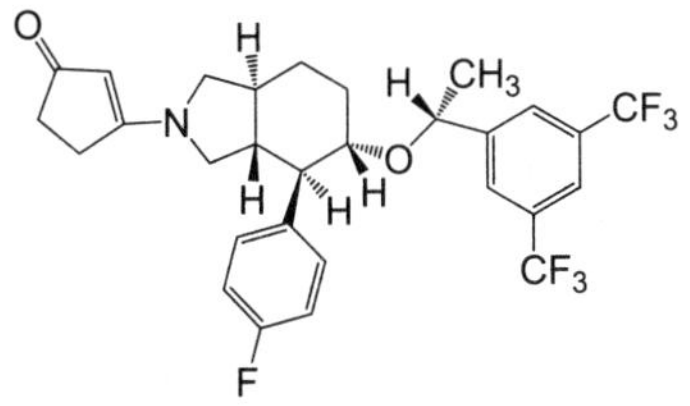

分子式和分子量 $C_{29}H_{28}F_7NO_2$ 555.53

化学名 3-[(3*aR*,4*R*,5*S*,7*aS*)-5-{(1*R*)-1-[3,5-Bis(trifluoromethyl)phenyl]ethoxy}-4-(4-fluorophenyl)octahydro-2*H*-isoindol-2-yl]cyclopent-2-en-1-one

3-[(3*aR*,4*R*,5*S*,7*aS*)-5-{(1*R*)-1-[3,5-双(三氟甲基)苯基]乙氧基}-4-(4-氟苯基)八氢-2*H*-2-异吲哚-2-基]环戊-2-烯-1-酮

CAS 登录号 860642-69-9

INN list 100

药效分类 神经激肽 NK1 受体拮抗药

司马尼布

Semaxanib（*INN*）

化学结构式

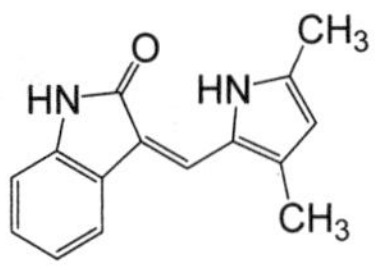

分子式和分子量 $C_{15}H_{14}N_2O$ 238.28

化学名 3-[(*Z*)-(3,5-Dimethylpyrrol-2-yl)methylene]-2-indolinone

3-[(*Z*)-(3,5-二甲基吡咯-2-基)甲亚基]吲哚-2-酮

CAS 登录号 194413-58-6

INN list 85

药效分类 抗肿瘤药，血管生成抑制药

司吗酮

Semorphone（*INN*）

化学结构式

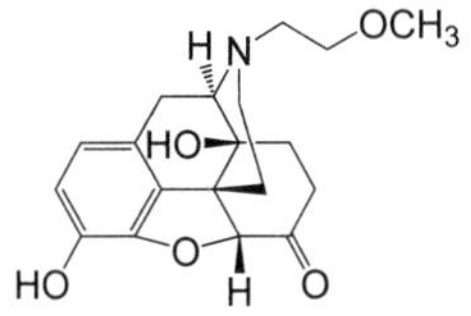

分子式和分子量 $C_{19}H_{23}NO_5$ 345.39

化学名 (−)-4,5*α*-Epoxy-3,14-dihydroxy-17-(2-methoxyethyl)morphinan-6-one

(−)-4,5*α*-环氧-3,14-二羟基-17-(2-甲氧乙基)吗啡喃-6-酮

CAS 登录号 88939-40-6

INN list 67

药效分类 镇痛药

司美利特

Sematilide（*INN*）

化学结构式

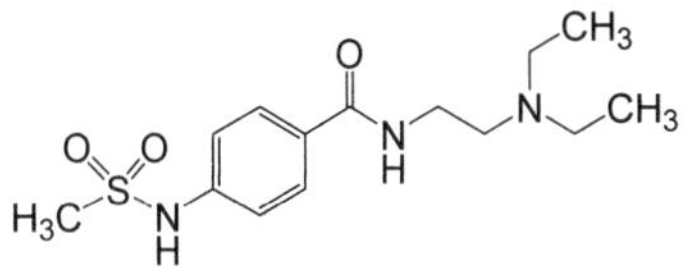

分子式和分子量 $C_{14}H_{23}N_3O_3S$ 313.42

化学名 *N*-[2-(Diethylamino)ethyl]-*p*-methanesulfonamidobenzamide

N-[2-(二乙氨基)乙基]-4-甲磺酰氨基苯甲酰胺

CAS 登录号 101526-83-4；101526-62-9[盐酸盐]

INN list 58

药效分类 抗心律失常药

司美替尼

Selumetinib（*INN*）

化学结构式

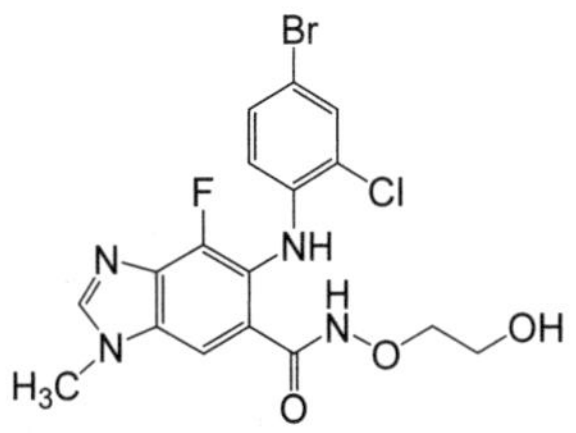

分子式和分子量 $C_{17}H_{15}BrClFN_4O_3$ 457.68

化学名 5-[(4-Bromo-2-chlorophenyl)amino]-4-fluoro-*N*-(2-hydroxyethoxy)-1-methyl-1*H*-benzimidazole-6-carboxamide

5-[(4-溴-2-氯苯基)氨基]-4-氟-*N*-(2-羟乙氧基)-1-甲基-1*H*-苯并咪唑-6-甲酰胺

CAS 登录号 606143-52-6

INN list 100

药效分类 抗肿瘤药

司莫地尔

Semotiadil（*INN*）

化学结构式

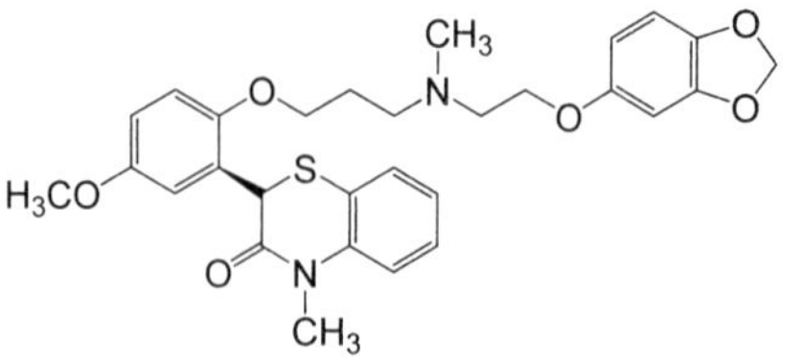

分子式和分子量　$C_{29}H_{32}N_2O_6S$　536.64

化学名　(+)-(*R*)-2-[5-Methoxy-2-[3-[methyl[2-[3,4-(methylenedioxy)phenoxy]ethyl]amino]propoxy]phenyl]-4-methyl-2*H*-1,4-benzothiazin-(4*H*)-one

(+)-(*R*)-2-[5-甲氧基-2-[3-[甲基[2-[3,4-(甲叉基二氧基)苯氧基]乙基]氨基]丙氧基]苯基]-4-甲基-2*H*-1,4-苯并噻嗪-3(4*H*)-酮

CAS 登录号　116476-13-2

INN list　64

药效分类　血管扩张药

司莫司汀

Semustine（*INN*）

化学结构式

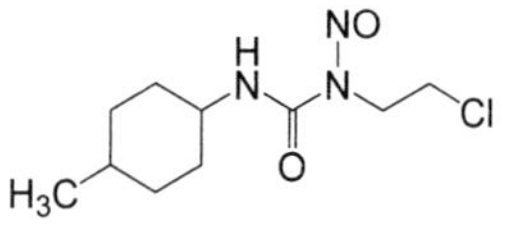

分子式和分子量　$C_{10}H_{18}ClN_3O_2$　247.72

化学名　1-(2-Chloroethyl)-3-(4-methylcyclohexyl)-1-nitrosourea

1-(2-氯乙基)-3-(4-甲基环己基)-1-亚硝基脲

CAS 登录号　13909-09-6

INN list　27

药效分类　烷化剂类抗肿瘤药

ATC 分类　L01AD03

司那佐旦

Senazodan（*INN*）

化学结构式

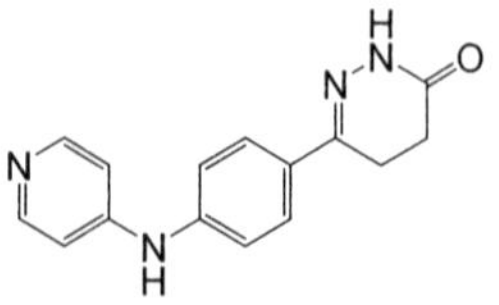

分子式和分子量　$C_{15}H_{14}N_4O$　266.30

化学名　6-[4-(Pyridin-4-ylamino)-phenyl]-4,5-dihydropyridazin-3(2*H*)-one

6-[4-(吡啶-4-基氨基)苯基]-4,5-二氢哒嗪-3(2*H*)-酮

CAS 登录号　98326-32-0

INN list　85

药效分类　强心药

司帕霉素

Sparsomycin（*INN*）

化学结构式

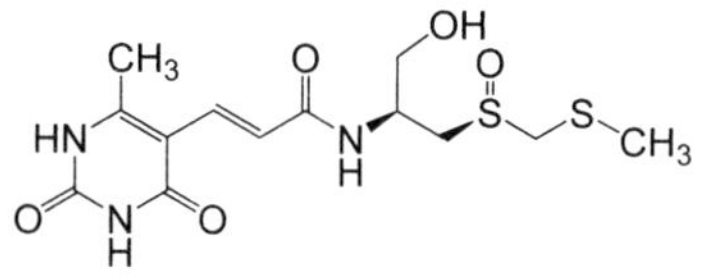

分子式和分子量　$C_{13}H_{19}N_3O_5S_2$　361.44

化学名　(*E*)-*N*-[(2*S*)-1-Hydroxy-3-[(*R*)-methylsulfanylmethylsulfinyl]propan-2-yl]-3-(6-methyl-2,4-dioxo-1*H*-pyrimidin-5-yl)prop-2-enamide

(*E*)-*N*-[(2*S*)-1-羟基-3-[(*R*)-甲基硫基甲基亚磺酰基]丙-2-基]-3-(6-甲基-2,4-二氧代-1*H*-嘧啶-5-基)丙-2-烯酰胺

CAS 登录号　1404-64-4

INN list　13

药效分类　抗生素类抗肿瘤药

司帕沙星

Sparfloxacin（*INN*）

化学结构式

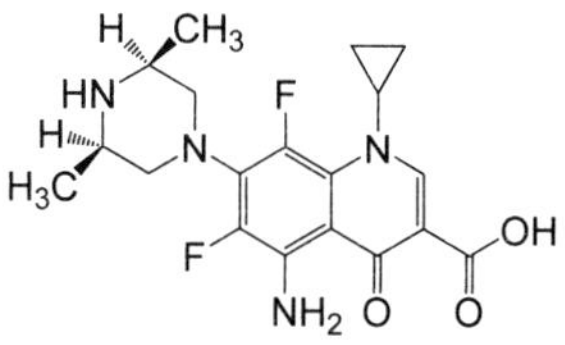

分子式和分子量　$C_{19}H_{22}F_2N_4O_3$　392.40

化学名　5-Amino-1-cyclopropyl-7-(*cis*-3,5-dimethyl-1-piperazinyl)-6,8-difluoro-1,4-dihydro-4-oxoquinoline-3-carboxylic acid

5-氨基-1-环丙基-7-(顺-3,5-二甲基-1-哌嗪基)-6,8-二氟-1,4-二氢-4-氧代喹啉-3-羧酸

CAS 登录号　110871-86-8

INN list　63

药效分类　喹诺酮类抗微生物药

ATC 分类　J01MA09

司帕生坦

Sparsentan（*INN*）

化学结构式

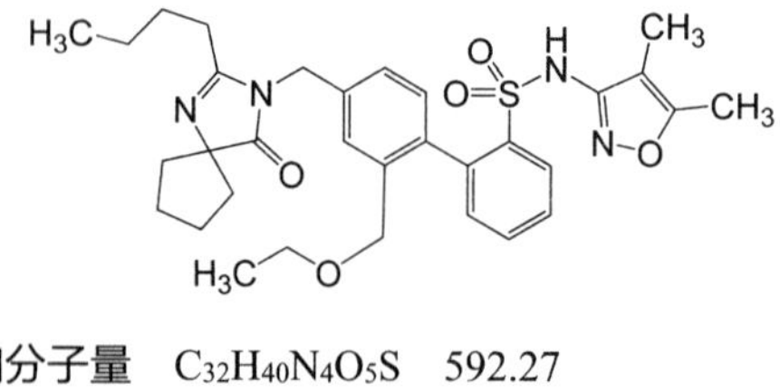

分子式和分子量　$C_{32}H_{40}N_4O_5S$　592.27

化学名　4'-[(2-Butyl-4-oxo-1,3-diazaspiro[4.4]non-1-en-3-yl)methyl]-*N*-(4,5-dimethyl-1,2-oxazol-3-yl)-2'-(ethoxymethyl)[1,1'-biphenyl]-2-sulfonamide

4'-[(2-丁基-4-氧代-1,3-二氮杂螺并[4.4]壬-1-烯-3-基)甲基]-

N-(4,5-二甲基-1,2-噁唑-3-基)-2'-(乙氧基甲基)[1,1'-联苯]-2-磺酰胺

CAS 登录号 254740-64-2

INN list 113

药效分类 抗高血压药

司培替尼

Spebrutinib（*INN*）

化学结构式

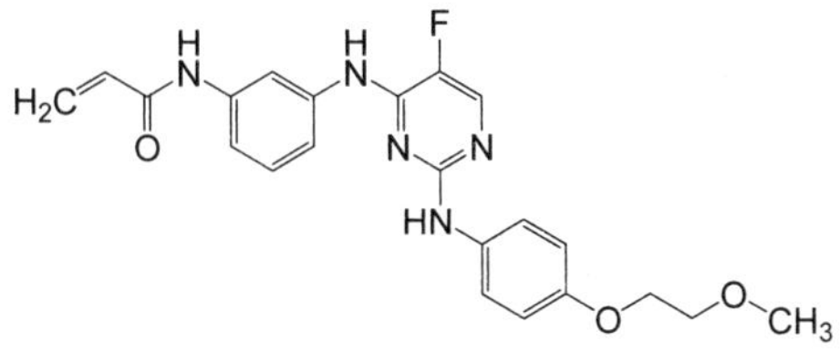

分子式和分子量 $C_{22}H_{22}FN_5O_3$ 423.17

化学名 *N*-[3-({5-Fluoro-2-[4-(2-methoxyethoxy)anilino]pyrim-idin-4-yl}amino)phenyl]prop-2-enamide

N-[3-({5-氟-2-[4-(2-甲氧基乙氧基)苯氨基]嘧啶-4-基}氨基)苯基]丙-2-烯酰胺

CAS 登录号 1202757-89-8

INN list 112

药效分类 酪氨酸激酶抑制药，抗肿瘤药

司匹司他

Sepimostat（*INN*）

化学结构式

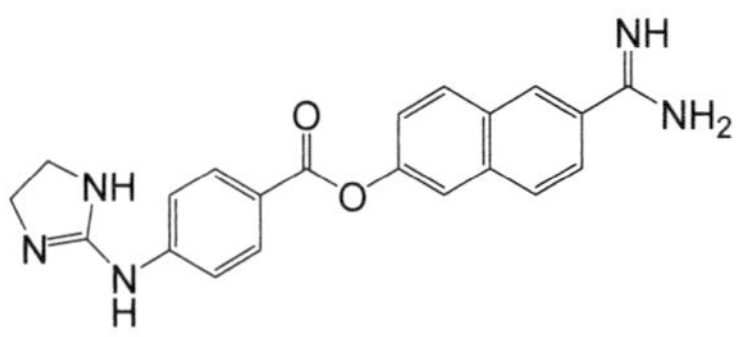

分子式和分子量 $C_{21}H_{19}N_5O_2$ 373.41

化学名 6-Amidino-2-naphthyl *p*-(2-imidazolin-2-ylamino)benzoate

6-脒基-2-萘基 4-(2-咪唑啉基)氨基)苯甲酸酯

CAS 登录号 103926-64-3

INN list 68

药效分类 蛋白酶抑制药

司普拉嗪

Selprazine（*INN*）

化学结构式

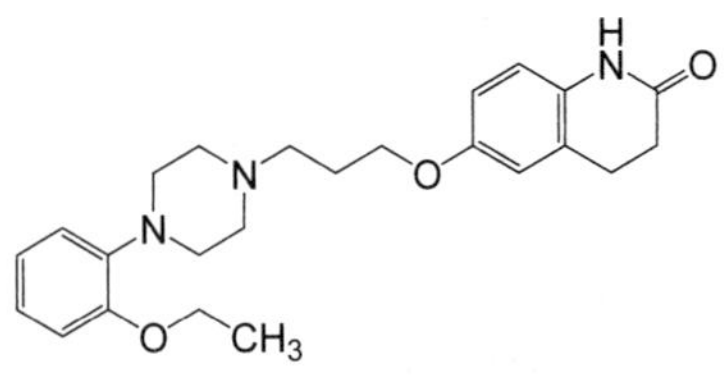

分子式和分子量 $C_{24}H_{31}N_3O_3$ 409.52

化学名 6-[3-[4-(*o*-Ethoxyphenyl)-1-piperazinyl]propoxy]-3,4-dihydrocarbostyril

6-[3-[4-(2-乙氧苯基)-1-哌嗪基]丙氧基]-3,4-二氢喹诺酮

CAS 登录号 103997-59-7

INN list 56

药效分类 抗凝血药

司普立糖

Seprilose（*INN*）

化学结构式

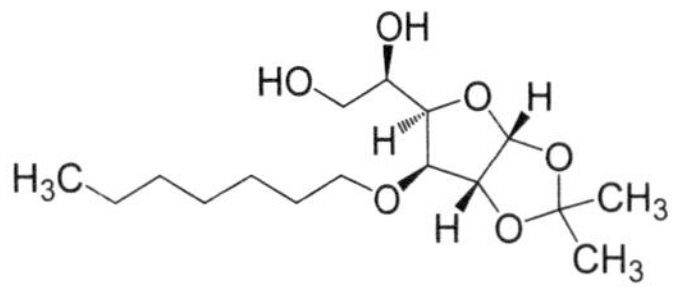

分子式和分子量 $C_{16}H_{30}O_6$ 318.41

化学名 3-*O*-Heptyl-1,2-*O*-isopropylidene-*α*-D-glucofuranose

3-*O*-庚基-1,2-*O*-异丙叉-*α*-D-呋喃葡萄糖

CAS 登录号 133692-55-4

INN list 72

药效分类 抗风湿药

司普替林

Setiptiline（*INN*）

化学结构式

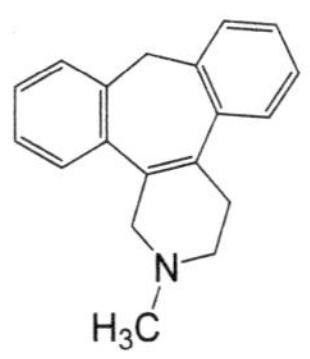

分子式和分子量 $C_{19}H_{19}N$ 261.36

化学名 2,3,4,9-Tetrahydro-2-methyl-1*H*-dibenzo[3,4：6,7]cyclohepta[1,2-*c*] pyridine

2,3,4,9-四氢-2-甲基-1*H*-二苯并[3,4：6,7]环庚烷并[1,2-*c*]吡啶

CAS 登录号 57262-94-9

INN list 56

药效分类 抗抑郁药

司曲诺林

Strinoline（*INN*）

化学结构式

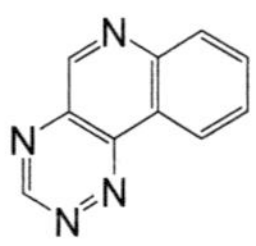

分子式和分子量 $C_{10}H_6N_4$ 182.18

化学名 *as*-Triazino[5,6-*c*]quinoline

1,2,4-三嗪并[5,6-*c*]喹啉

CAS 登录号 39862-58-3

INN list 38

药效分类 抗炎镇痛药

司曲替尼

Sitravatinib（*INN*）

化学结构式

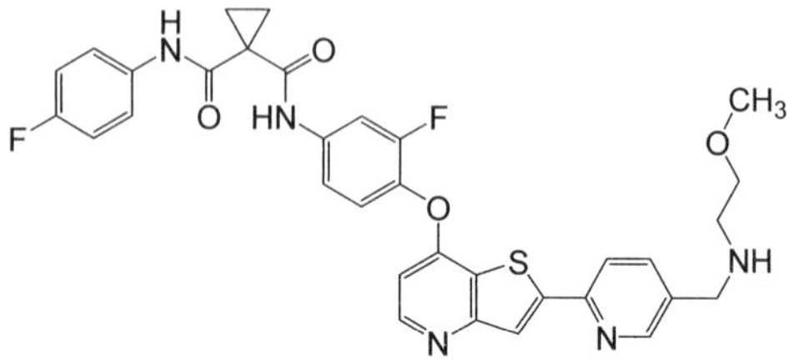

分子式和分子量 $C_{33}H_{29}F_2N_5O_4S$ 629.68

化学名 *N*-(3-Fluoro-4-{[2-(5-{[(2-methoxyethyl)amino]methyl}pyridin-2-yl)thieno[3,2-*b*]pyridin-7-yl]oxy}phenyl)-*N'*-(4-fluorophenyl)cyclopropane-1,1-dicarboxamide

N-(3-氟-4-{[2-(5-{[(2-甲氧基乙基)氨基]甲基}吡啶-2-基)噻吩并[3,2-*b*]吡啶-7-基]氧}苯基)-*N'*-(4-氟苯基)-环丙烷-1,1-二甲酰胺

CAS 登录号 1123837-84-2

INN list 114

药效分类 酪氨酸激酶抑制药，抗肿瘤药

司他夫定

Stavudine（*INN*）

化学结构式

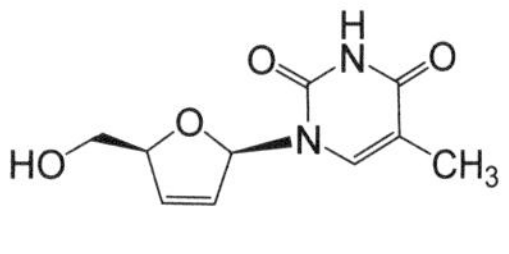

分子式和分子量 $C_{10}H_{12}N_2O_4$ 224.21

化学名 1-(2,3-Dideoxy-*β*-D-glycero-pent-2-enofuranosyl)thymine

1-(2,3-二脱氧-*β*-D-甘油基-戊基-2-烯呋喃糖基)胸腺嘧啶

CAS 登录号 3056-17-5

INN list 65

药效分类 核苷及核苷酸逆转录酶抑制剂类抗病毒药

ATC 分类 J05AF04

司他可茶碱

Stacofylline（*INN*）

化学结构式

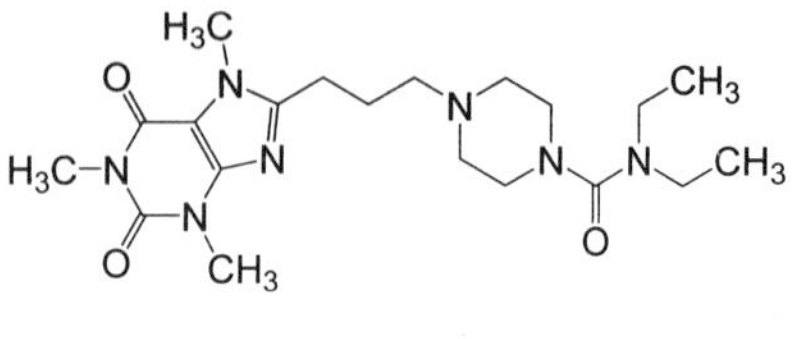

分子式和分子量 $C_{20}H_{33}N_7O_3$ 419.52

化学名 *N*,*N*-Diethyl-4-[3-(1,2,3,6-tetrathydro-1,3,7-trimethyl-2,6-dioxopurin-8-yl)propyl]-1-piperazinecarboxamide

N,*N*-二乙基-4-[3-(1,2,3,6-四氢-1,3,7-三甲基-2,6-二氧代嘌呤-8-基)丙基]-1-哌嗪基甲酰胺

CAS 登录号 98833-92-2

INN list 73

药效分类 促智药

司他霉素

Stallimycin（*INN*）

化学结构式

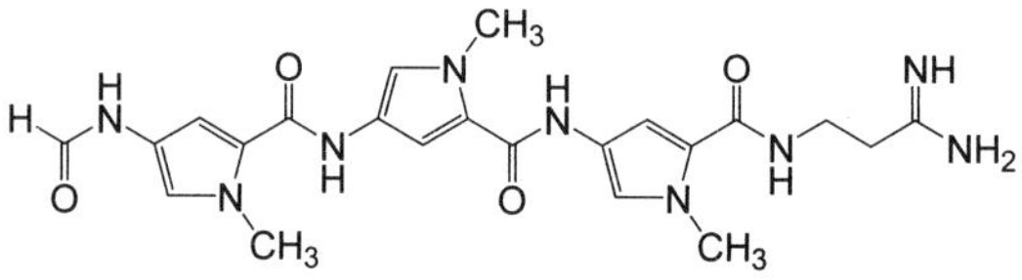

分子式和分子量 $C_{22}H_{27}N_9O_4$ 481.52

化学名 *N*''-(2-Amidinoethyl)-4-formamido-1,1',1''-trimethyl-*N*,4'：*N'*,4''-ter-[pyrrole-2-carboxamide]

N''-(2-脒基乙基)-4-甲酰氨基-1,1',1''-三甲基-*N*,4'：*N'*,4''-三[吡咯-2-甲酰胺]

CAS 登录号 636-47-5；6576-51-8[盐酸盐]

INN list 30

药效分类 抗生素类药

司他秦多

Setazindol（*INN*）

化学结构式

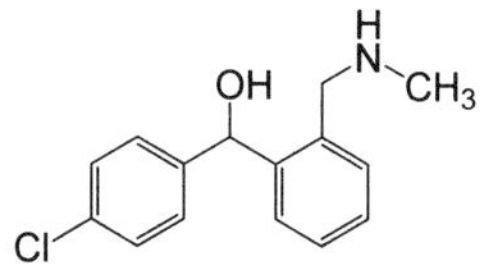

分子式和分子量 $C_{15}H_{16}ClNO$ 261.75

化学名 4'-Chloro-2-[(methylamino)methyl]benzhydrol

4'-氯-2-[(甲氨基)甲基] 二苯甲醇

CAS 登录号 56481-43-7

INN list 36

药效分类 食欲抑制药

司他斯汀

Setastine（*INN*）

化学结构式

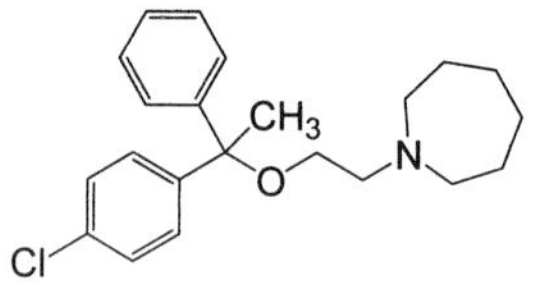

分子式和分子量 $C_{22}H_{28}ClNO$ 357.92

化学名 1-[2-[[*p*-Chloro-*α*-methyl-*α*-phenylbenzyl]oxy]ethyl]

hexahydro-1*H*-azepine

1-[2-[[4-氯-*α*-甲基-*α*-苯基苄基)氧基]乙基]六氢-1*H*-氮杂䓬

CAS 登录号 64294-95-7

INN list 39

药效分类 抗组胺药

司坦唑醇

Stanozolol（*INN*）

化学结构式

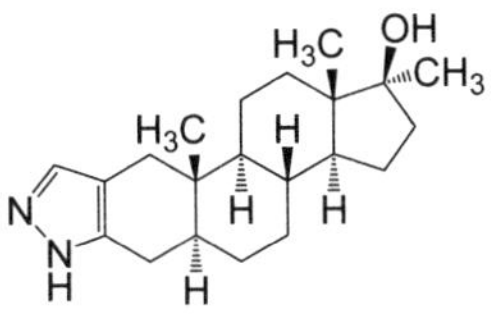

分子式和分子量 $C_{21}H_{32}N_2O$ 328.49

化学名 17-Methyl-2'*H*-5*α*-androst-2-ene-[3,2-*c*]pyrazole-17*β*-ol

17-甲基-2'*H*-5*α*-雄甾-2-烯-[3,2-*c*]吡唑-17*β*-醇

CAS 登录号 10418-03-8

INN list 18

药效分类 同化激素药

ATC 分类 A14AA02

司腾勃龙

Stenbolone（*INN*）

化学结构式

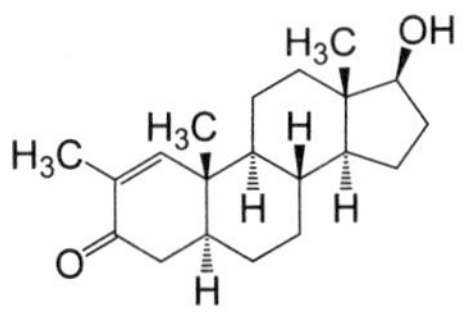

分子式和分子量 $C_{20}H_{30}O_2$ 302.46

化学名 17*β*-Hydroxy-2-methyl-5*α*-androst-1-en-3-one

17*β*-羟基-2-甲基-5*α*-雄甾-1-烯-3-酮

CAS 登录号 5197-58-0; 1242-56-4[乙酸酯]

INN list 17

药效分类 雄激素，同化激素类药

司替氨酯

Styramate（*INN*）

化学结构式

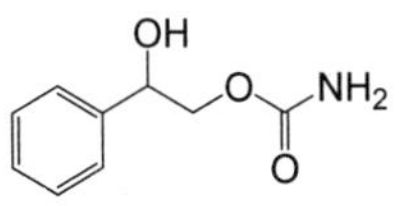

分子式和分子量 $C_9H_{11}NO_3$ 181.19

化学名 *β*-Hydroxyphenethyl carbamate

β-羟基苯乙基 氨基甲酸酯

CAS 登录号 94-35-9

INN list 10

药效分类 解痉药

司替碘铵

Stilbazium Iodide（*INN*）

化学结构式

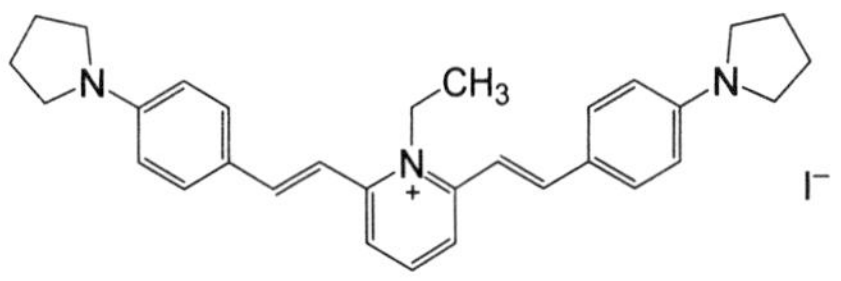

分子式和分子量 $C_{31}H_{36}IN_3$ 577.54

化学名 Iodide 1-ethyl-2,6-bis(*p*-pyrolidinylstyryl)pyridinium

碘化 1-乙基-2,6-双(4-吡咯烷基苯乙烯基)吡啶鎓

CAS 登录号 3784-99-4

INN list 13

药效分类 抗蠕虫药

司替卡尼

Stirocainide（*INN*）

化学结构式

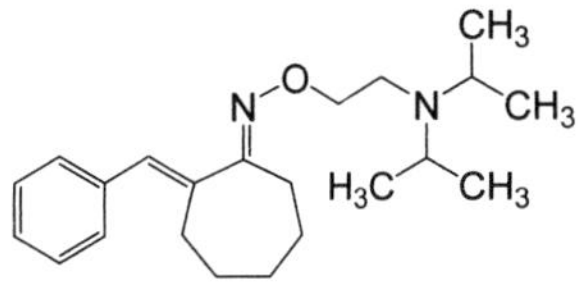

分子式和分子量 $C_{22}H_{34}N_2O$ 342.52

化学名 *N*-[2-[(*E*)-[(2*E*)-2-Benzylidenecycloheptylidene]amino]oxyethyl]-*N*-propan-2-ylpropan-2-amine

N-[2-[(*E*)-[(2*E*)-2-苄亚基环庚亚基]氨基]氧基乙基]-*N*-丙-2-基丙-2-胺

CAS 登录号 78372-27-7

INN list 47

药效分类 抗心律失常药

司替鲁通

Setileuton（*INN*）

化学结构式

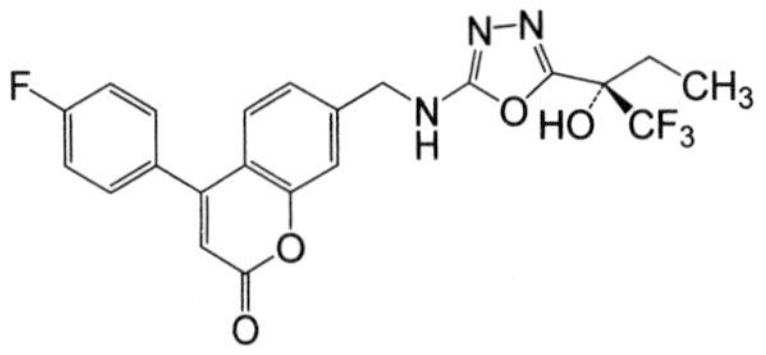

分子式和分子量 $C_{22}H_{17}F_4N_3O_4$ 463.38

化学名 4-(4-Fluorophenyl)-7-[({5-[(2*S*)-1,1,1-trifluoro-2-hydroxybutan-2-yl]-1,3,4-oxadiazol-2-yl}amino)methyl]-2*H*-chromen-2-one

4-(4-氟苯基)-7-[({5-[(2*S*)-1,1,1-三氟-2-羟丁基-2-基]-1,3,4-噁二唑-2-基]氨基]甲基]-2*H*-色烯-2-酮

CAS 登录号 910656-27-8

INN list 101

药效分类 平喘药

司替罗磷

Stirofos

化学结构式

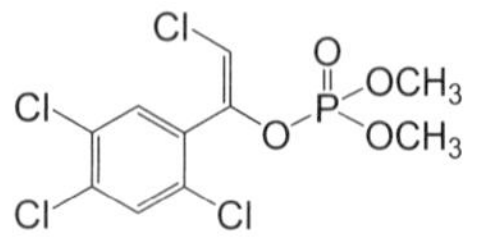

分子式和分子量 $C_{10}H_9Cl_4O_4P$ 365.96

化学名 2-Chloro-1-(2,4,5-trichlorophenyl)vinyl dimethyl phosphate

2-氯-1-(2,4,5-三氯苯基)乙烯基二甲基磷酸酯

CAS 登录号 22248-79-9

药效分类 杀虫药

司替罗宁

Stepronin（*INN*）

化学结构式

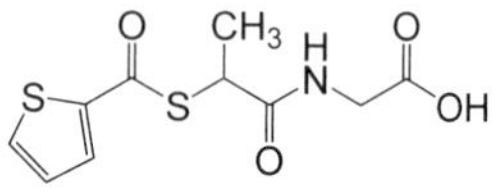

分子式和分子量 $C_{10}H_{11}NO_4S_2$ 273.33

化学名 *N*-(2-Mercaptopropionyl)-glycine 2-thiophenecarboxylate(ester)

N-(2-巯基丙酰基)-甘氨酸 2-噻吩羧酸酯

CAS 登录号 72324-18-6

INN list 46

药效分类 保肝药

司替马唑

Stirimazole（*INN*）

化学结构式

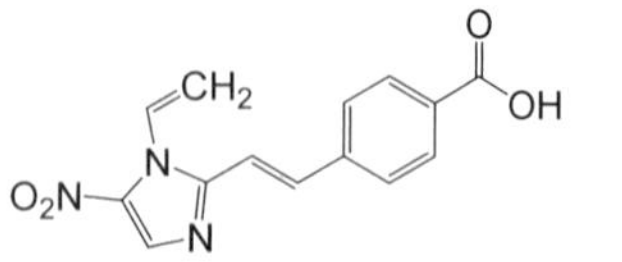

分子式和分子量 $C_{14}H_{11}N_3O_4$ 285.25

化学名 *p*-[2-(5-Nitro-1-vinyl-2-imidazolyl)vinyl]benzoic acid

4-[2-(5-硝基-1-乙烯基-2-咪唑基)乙烯基]苯甲酸

CAS 登录号 30529-16-9

INN list 25

药效分类 抗原虫药

司替霉素

Steffimycin（*INN*）

分子式和分子量 $C_{28}H_{30}O_{13}$ 574.53

化学结构式

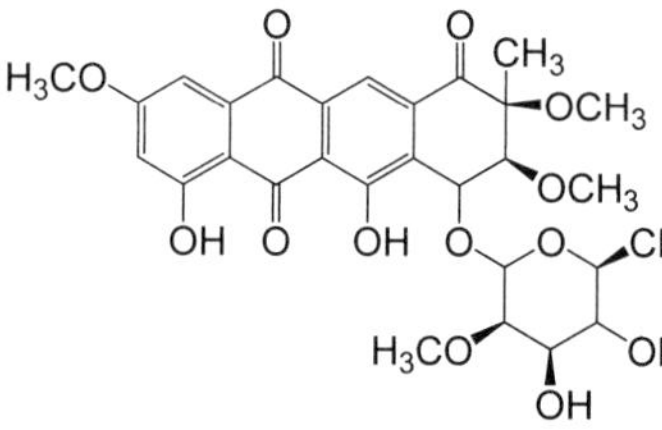

化学名 3,10,12-Trihydroxy-2,8-dimethoxy-3-methyl-4,6,11-trioxo-1,2,3,4,6,11-hexahy drotetracen-1-yl 6-deoxy-2-*O*-methyl-hexopyranoside

3,10,12-三羟基-2,8-二甲氧基-3-甲基-4,6,11-三氧代-1,2,3,4,6,11-六羟基四并苯-1-基 6-去氧-2-*O*-甲基吡喃己糖苷

CAS 登录号 11033-34-4

INN list 20

药效分类 抗生素类药，抗病毒药

司替帕泛

Setipafant（*INN*）

化学结构式

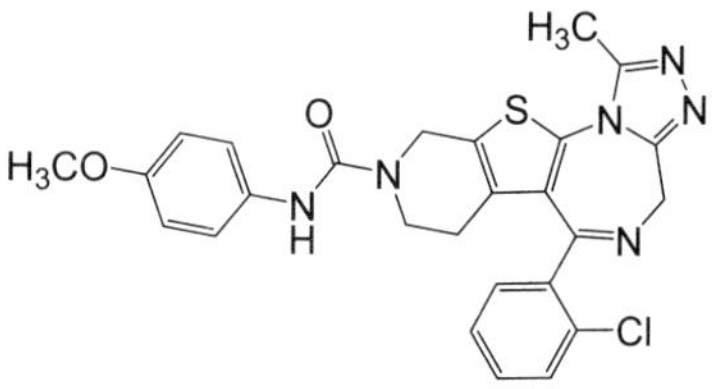

分子式和分子量 $C_{26}H_{23}ClN_6O_2S$ 519.02

化学名 6-(*o*-Chlorophenyl)-7,10-dihydro-1-methyl-4*H*-pyrido[4',3':4,5]thieno[3,2-*f*]-*s*-triazolo[4,3-*a*][1,4]diazepine-9(8*H*)-carbox-*p*-anisidide

6-(2-氯苯基)-7,10-二氢-1-甲基-4*H*-吡啶并[4',3'：4,5] 噻吩并[3,2-*f*]-*s*-三氮唑并[4,3-*a*][1,4]二氮杂草-9(8*H*)-甲酰-4-甲氧基苯胺

CAS 登录号 132418-35-0

INN list 72

药效分类 血小板激活因子拮抗药

司替戊醇

Stiripentol（*INN*）

化学结构式

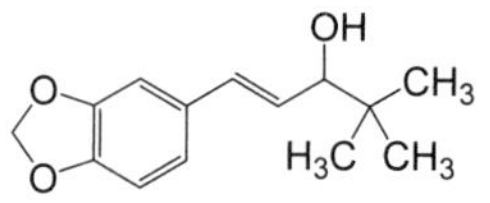

分子式和分子量 $C_{14}H_{18}O_3$ 234.29

化学名 4,4-Dimethyl-1-(3,4-methylenedioxy)phenyl]-1-penten-3-ol

4,4-二甲基-1-(3,4-甲叉基二氧基)苯基]-1-戊烯-3-醇

CAS 登录号 149763-96-4

INN list 33

药效分类 抗惊厥药

司托哌隆

Setoperone（*INN*）

化学结构式

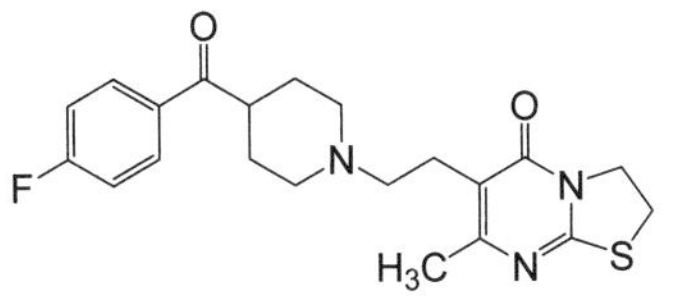

分子式和分子量 $C_{21}H_{24}FN_3O_2S$ 401.50

化学名 6-[2-[4-(*p*-Fluorobenzoyl)piperidino]ethyl]-2,3-dihydro-7-methyl-5*H*-thiazolo[3,2-*α*]pyrimidin-5-one

6-[2-[4-(4-氟苯甲酰基)哌啶]乙基]-2,3-二氢-7-甲基-5*H*-噻唑并[3,2-*α*] 嘧啶-5-酮

CAS 登录号 86487-64-1

INN list 51

药效分类 抗精神病药

司维拉姆

Sevelamer（*INN*）

化学结构式

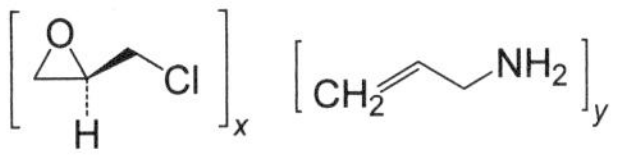

分子式和分子量 $(C_3H_5ClO)_x(C_3H_7N)_y$

药物描述 Allylamine polymer with 1-chloro-2,3-epoxypropane

1-氯-2,3-环氧丙烷和烯丙胺形成的聚合物

CAS 登录号 52757-95-6

INN list 77

药效分类 磷酸结合药，抗高磷酸血症药

司佐胺

Sezolamide（*INN*）

化学结构式

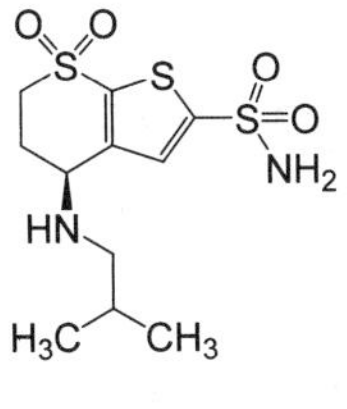

分子式和分子量 $C_{11}H_{18}N_2O_4S_3$ 338.46

化学名 (+)-(*S*)-5,6-Dihydro-4-(isobutylamino)-4*H*-thieno[2,3-*b*] thiopyran-2-sulfonamide, 7,7-dioxide

(+)-(*S*)-5,6-二氢-4-(异丁氨基)-4*H*-噻吩并[2,3-*b*]噻喃-2-磺酰胺，7,7-二氧化物

CAS 登录号 123308-22-5；119271-78-2[盐酸盐]

INN list 62

药效分类 碳酸酐酶抑制药

丝裂霉素

Mitomycin（*INN*）

化学结构式

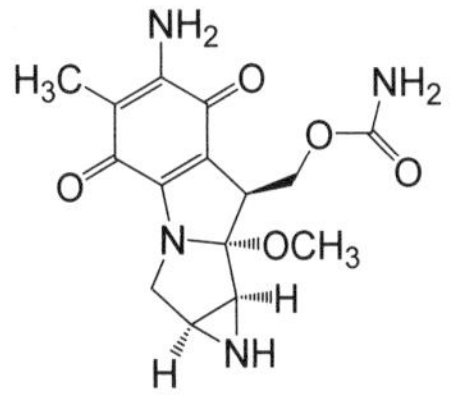

分子式和分子量 $C_{15}H_{18}N_4O_5$ 334.33

化学名 6-Amino-1,1*a*,2,8,8*a*,8*b*-hexahydro-8-(hydroxymethyl)-8*a*-methoxy-5-methylazirino[2',3':3,4]pyrrolo[1,2-*a*]indole-4,7-dione carbamate(ester)

6-氨基-1,1*a*,2,8,8*a*,8*b*-六氢-8-(羟甲基)-8*a*-甲氧基-5-甲基氮丙啶并[2',3':3,4]吡咯并[1,2-*a*]吲哚-4,7-二酮氨基甲酸酯

CAS 登录号 50-07-7

INN list 26

药效分类 抗生素类抗肿瘤药

ATC 分类 L01DC03

丝美辛

Sermetacin（*INN*）

化学结构式

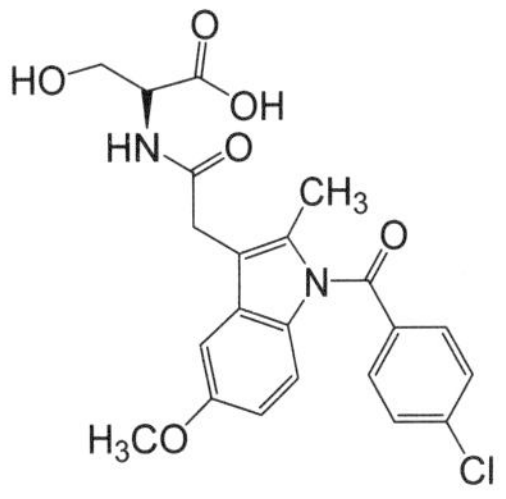

分子式和分子量 $C_{22}H_{21}ClN_2O_6$ 444.86

化学名 *N*-[1-[[*p*-Chlorobenzoyl]-5-methoxy-2-methylindol-3-yl] acetyl]-L-serine

N-[1-[[4-氯苯甲酰基]-5-甲氧基-2-甲基吲哚-3-基]乙酰基]-L-丝氨酸

CAS 登录号 57645-05-3

INN list 36

药效分类 抗炎镇痛药

丝右哌甲酯

Serdexmethylphenidate（*INN*）

化学结构式

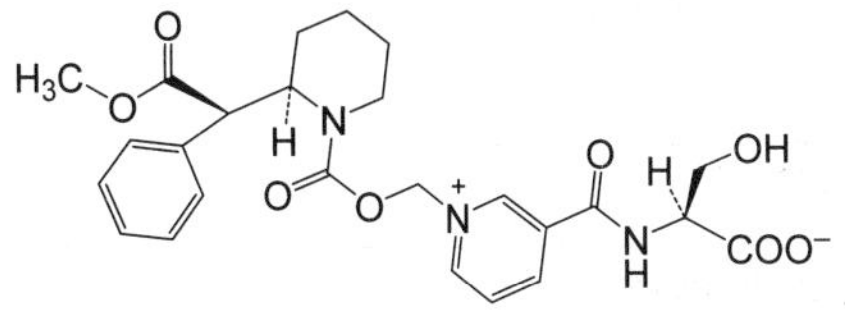

分子式和分子量 $C_{25}H_{29}N_3O_8$ 499.513

化学名 *N*-{1-[({(2*R*)-2-[(1*R*)-2-Methoxy-2-oxo-1-phenylethyl]piperidine-1-carbonyl}oxy)methyl]pyridin-1-ium-3-carbonyl}-L-serinate

N-{1-[({(2*R*)-2-[(1*R*)-2-甲氧基-2-氧代-1-苯乙基]哌啶-1-羰基}氧基)甲基]吡啶-1-鎓-3-羰基}-L-丝氨酸内盐

CAS 登录号 1996626-29-9

INN list 120

药效分类 拟交感神经药

思瑞德林

Siremadlin（*INN*）

化学结构式

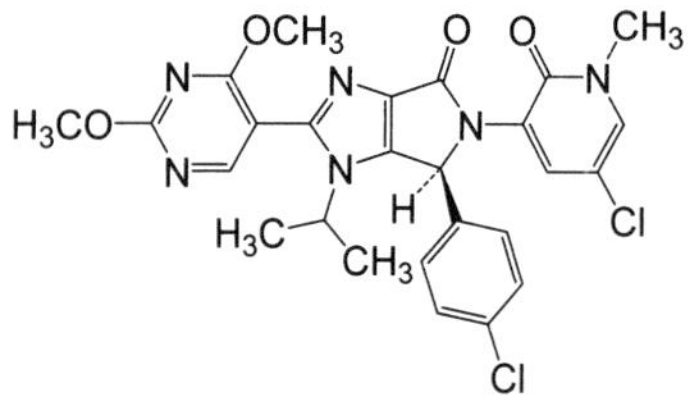

分子式和分子量 $C_{26}H_{24}Cl_2N_6O_4$ 555.42

化学名 (6*S*)-5-(5-Chloro-1-methyl-2-oxo-1,2-dihydropyridin-3-yl)-6-(4-chlorophenyl)-2-(2,4-dimethoxypyrimidin-5-yl)-1-(propan-2-yl)-5,6-dihydropyrrolo[3,4-*d*]imidazol-4(1*H*)-one

(6*S*)-5-(5-氯-1-甲基-2-氧代-1,2-二氢吡啶-3-基)-6-(4-氯苯基)-2-(2,4-二甲氧基嘧啶-5-基)-1-(丙-2-基)-5,6-二氢吡咯并[3,4-*d*]咪唑-4(1*H*)-酮

CAS 登录号 1448867-41-1

INN list 119

药效分类 抗肿瘤药

斯马吉宁

Smilagenin（*INN*）

化学结构式

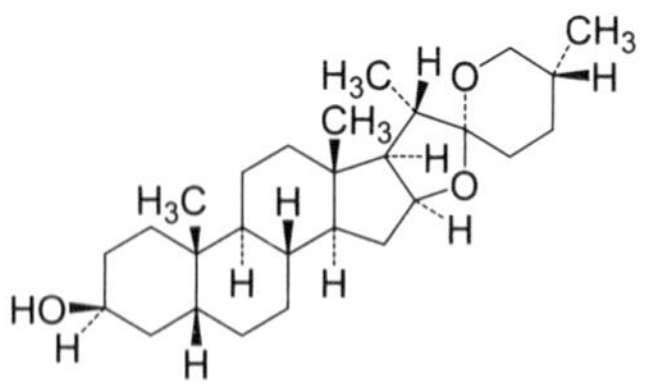

分子式和分子量 $C_{27}H_{44}O_3$ 416.65

化学名 (25*R*)-5*β*-Spirostan-3*β*-ol

(25*R*)-5*β*-螺甾-3*β*-醇

CAS 登录号 126-18-1

INN list 109

药效分类 神经保护药

四碘荧光素钠

Erythrosine Sodium

分子式和分子量 $C_{20}H_6I_4Na_2O_5 \cdot H_2O$ 897.87

化学结构式

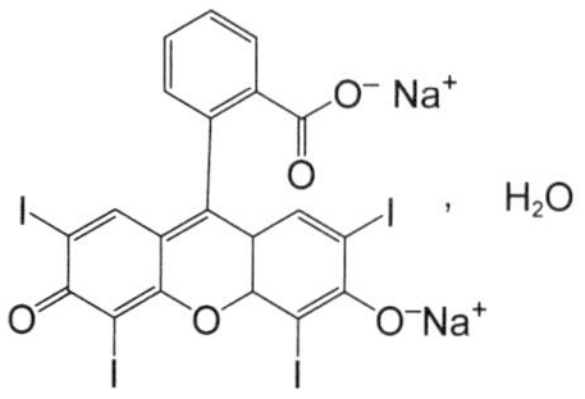

化学名 2',4',5',7'-Tetraiodofluorescein disodium salt monohydrate

2',4',5',7'-四碘荧光素二钠盐一水合物

CAS 登录号 49746-10-3

药效分类 诊断用药

四环素

Tetracycline（*INN*）

化学结构式

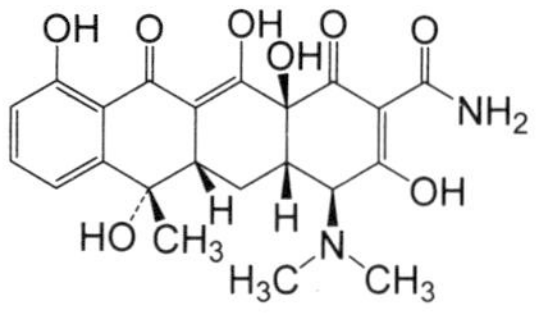

分子式和分子量 $C_{22}H_{24}N_2O_8$ 444.43

化学名 (4*S*,4*aS*,5*aS*,6*S*,12*aS*)-6-Methyl-4-(dimethylamino)-3,6,10,12,12*a*-pentahydroxy-1,11-dioxo-1,4,4*a*,5,5*a*,6,11,12*a*-octahydro-2-naphtha cenecarboxamide

(4*S*,4*aS*,5*aS*,6*S*,12*aS*)-6-甲基-4-(二甲氨基)-3,6,10,12,12*a*-五羟基-1,11-二氧代-1,4,4*a*,5,5*a*,6,11,12*a*-八氢-2-并四苯甲酰胺

CAS 登录号 60-54-8；6416-04-2[三水化物]

INN list 4

药效分类 四环素类抗微生物药

ATC 分类 J01AA07

四甲司林

Tetramethrin（*INN*）

化学结构式

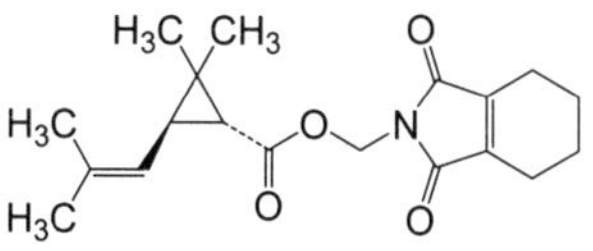

(1*R*-*trans*)-form

分子式和分子量 $C_{19}H_{25}NO_4$ 331.41

化学名 1-Cyclohexene-1,2-dicarboximidomethyl 2,2-dimethyl-3-(2-methylpropenyl)cyclopropanecarboxylate

1-环已烯基-1,2-二酰亚氨基甲基 2,2-二甲基-3-(2-甲基丙烯基)环丙烷羧酸酯

CAS 登录号 7696-12-0

INN list 51

药效分类 杀虫药

ATC 分类 P03BA04

四硫钼酸

Tiomolibdic Acid（*INN*）

化学结构式

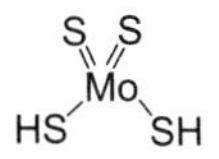

分子式和分子量 H_2MoS_4 226.22

化学名 Dihydrogen(tetrasulfidomolybdate)

二氢四硫钼酸

CAS 登录号 13818-85-4

INN list 101

药效分类 螯合剂

四氯噻嗪

Teclothiazide（*INN*）

化学结构式

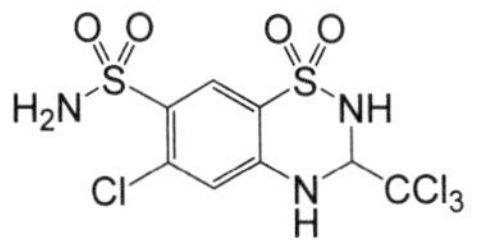

分子式和分子量 $C_8H_7Cl_4N_3O_4S_2$ 415.10

化学名 6-Chloro-3,4-dihydro-3-(trichloromethyl)-2*H*-1,2,4-benzothiadiazine-7-sulfonamide 1,1-dioxide

6-氯-3,4-二氢-3-(三氯甲基)-2*H*-1,2,4-苯并噻二嗪-7-磺酰胺 1,1-二氧化物

CAS 登录号 4267-05-4

INN list 12

药效分类 利尿药

四氯乙烯

Tetrachloroethylene

化学结构式

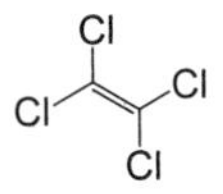

分子式和分子量 C_2Cl_4 165.83

化学名 Tetrachloroethylene

四氯乙烯

CAS 登录号 127-18-4

药效分类 抗蠕虫药

四米唑

Tetramisole（*INN*）

化学结构式

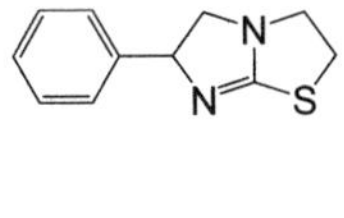

分子式和分子量 $C_{11}H_{12}SN_2$ 204.29

化学名 (±)-2,3,5,6-Tetrahydro-6-phenylimidazo[2,1-*b*]thiazole

(±)-2,3,5,6-四氢-6-苯基咪唑并[2,1-*b*]噻唑

CAS 登录号 5036-02-2；5086-74-8[盐酸盐]

INN list 16

药效分类 抗蠕虫药

四羟醌

Tetroquinone（*INN*）

化学结构式

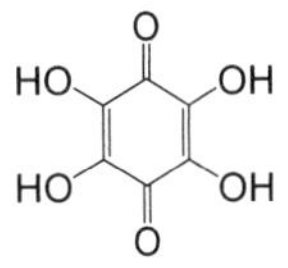

分子式和分子量 $C_6H_4O_6$ 172.09

化学名 2,3,5,6-Tetrahydroxycyclohexa-2,5-diene-1,4-dione

2,3,5,6-四羟基环已烷-2,5-二烯-1,4-二酮

CAS 登录号 319-89-1

INN list 17

药效分类 角质溶解药

四氢达明

Tetridamine（*INN*）

化学结构式

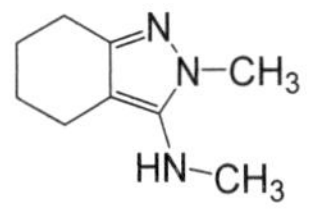

分子式和分子量 $C_9H_{15}N_3$ 165.24

化学名 4,5,6,7-Tetrahydro-2-methyl-3-(methylamino)-2*H*-indazole

4,5,6,7-四氢-2-甲基-3-(甲氨基)-2*H*-吲唑

CAS 登录号 17289-49-5

INN list 20

药效分类 抗炎镇痛药

四氢西泮

Tetrazepam（*INN*）

化学结构式

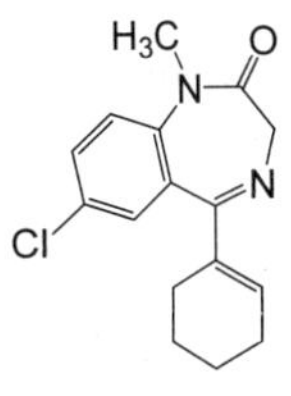

分子式和分子量 $C_{16}H_{17}ClN_2O$ 288.77

化学名 7-Chloro-5-(cyclohexen-1-yl)-1,3-dihydro-1-methyl-2*H*-1,4-benzodiazepin-2-one

7-氯-5-(环已烯-1-基)-1,3-二氢-1-甲基-2*H*-1,4-苯并二氮杂

䓬-2-酮
CAS 登录号 10379-14-3
INN list 17
药效分类 安定药

四烯甲萘醌

Menatetrenone（*INN*）

化学结构式

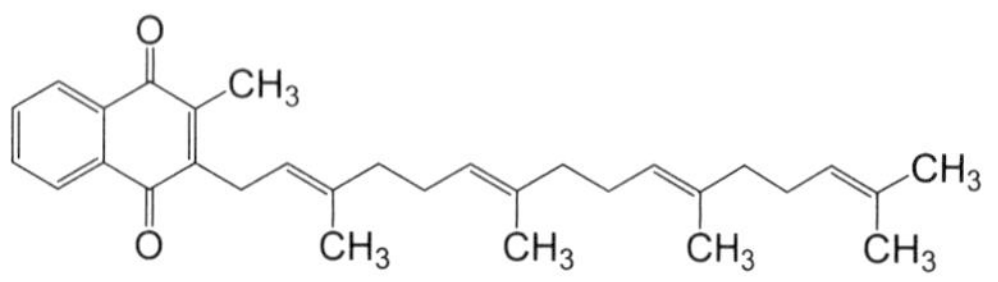

分子式和分子量 $C_{31}H_{40}O_2$ 444.65
化学名 2-Methyl-3-(3,7,11,15-tetramethyl-2,6,10,14-hexadeca-tetraenyl)-1,4-naphthoquinone
2-甲基-3-(3,7,11,15-四甲基-2,6,10,14-十六四烯基)-1,4-萘醌
CAS 登录号 863-61-6
INN list 28
药效分类 止血药

四硝酸三铂

Triplatin Tetramtrate

化学结构式（见下）
分子式和分子量 $C_{12}H_{50}Cl_2N_{14}O_{12}Pt_3$ 1238.77
化学名 *trans*-[Bis[*trans*-diamminechloroplatinium(*μ*-hexane-1,6-diamine)]]diammineplatinium tetranitrate
反-[双[反-二氨基氯铂络合物(*μ*-己烷-1,6-二胺)]]二胺铂四硝酸
CAS 登录号 172903-00-3
药效分类 抗肿瘤药

四氧普林

Tetroxoprim（*INN*）

化学结构式

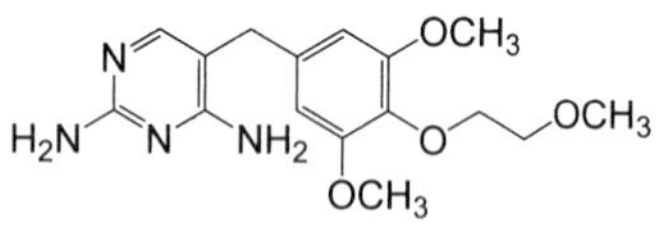

分子式和分子量 $C_{16}H_{22}N_4O_4$ 334.37
化学名 2,4-Diamino-5-[3,5-dimethoxy-4-(2-methoxyethoxy)benzyl]pyrimidine
2,4-二氨基-5-[3,5-二甲氧基-4-(2-甲氧基乙氧基)苄基]嘧啶
CAS 登录号 53808-87-0
INN list 33
药效分类 抗菌药

四乙溴铵

Tetrylammonium Bromide（*INN*）

化学结构式

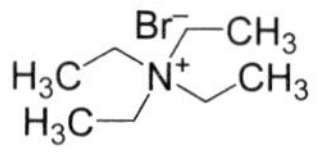

分子式和分子量 $C_8H_{20}BrN$ 210.16
化学名 Tetraethylammonium bromide
溴化四乙基铵
CAS 登录号 71-91-0
INN list 1
药效分类 抗高血压药

四唑司特

Tetrazolast（*INN*）

化学结构式

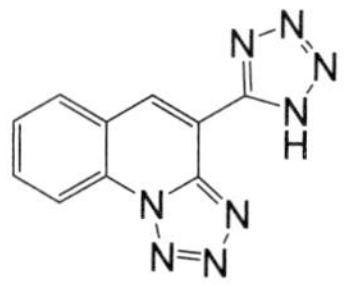

分子式和分子量 $C_{10}H_6N_8$ 238.21
化学名 4-(*H*-Tetrazol-5-yl)tetrazolo[1,5-*a*]quinoline
4-(*H*-四氮唑-5-基)四氮唑并[1,5-*a*]喹啉
CAS 登录号 95104-27-1；121762-69-4[葡甲胺盐]；133008-33-0[葡甲胺盐一水合物]
INN list 67
药效分类 平喘药，抗过敏药

松达氯铵

Chlorisondamine Chloride（*INN*）

化学结构式

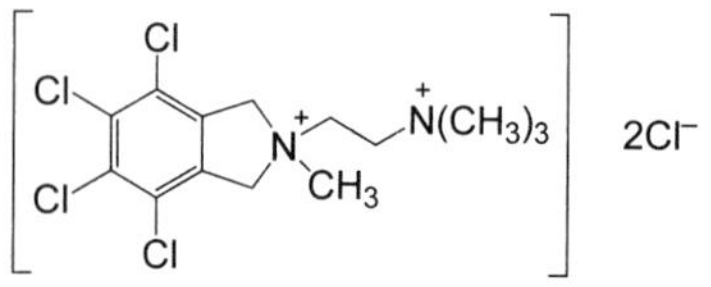

分子式和分子量 $C_{14}H_{20}Cl_6N_2$ 429.04
化学名 4,5,6,7-Tetrachloro-2-(trimethylaminoethyl)-*N*-methy-isoindolin dichloride
4,5,6,7-四氯-2-(三甲基氨基乙基)-*N*-甲基-异吲哚啉二氯化物

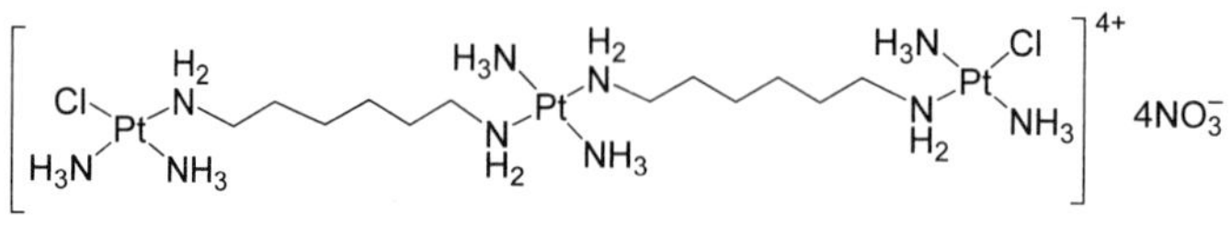

四硝酸三铂

CAS 登录号 69-27-2

INN list 6

药效分类 抗高血压药

松齐拉敏

Thonzylamine（*INN*）

化学结构式

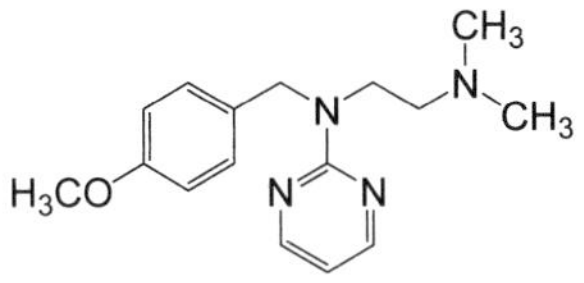

分子式和分子量 $C_{16}H_{22}N_4O$ 286.38

化学名 2-{[2-(Dimethylamino)ethyl](*p*-methoxybenzyl)amino}pyrimidine

2-{[2-(二甲氨基)乙基](4-甲氧基苄基)氨基}嘧啶

CAS 登录号 91-85-0; 63-56-9[盐酸盐]

INN list 1

药效分类 抗组胺药

苏非克兰

Sofinicline（*INN*）

化学结构式

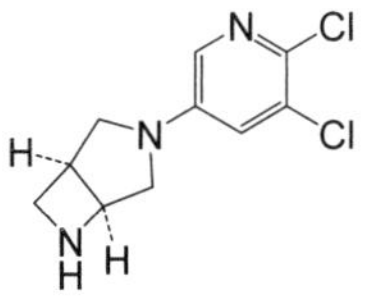

分子式和分子量 $C_{10}H_{11}Cl_2N_3$ 244.12

化学名 (1*S*,5*S*)-3-(5,6-Dichloropyridin-3-yl)-3,6-diazabicyclo[3.2.0]heptane

(1*S*,5*S*)-3-(5,6-二氯吡啶-3-基)-3,6-二氮杂双环[3.2.0]庚烷

CAS 登录号 799279-80-4

INN list 100

药效分类 烟碱型乙酰胆碱受体激动药

苏替雷顿

Suntinorexton（*INN*）

化学结构式

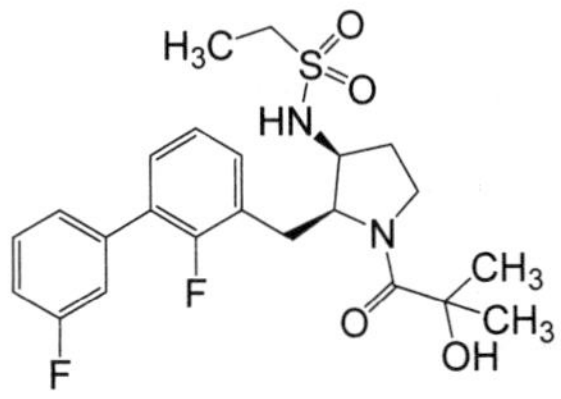

分子式和分子量 $C_{23}H_{28}F_2N_2O_4S$ 466.54

化学名 *N*-[(2*S*,3*S*)-2-[(2,3'-Difluoro[1,1'-biphenyl]-3-yl)methyl]-1-(2-hydroxy-2-methylpropanoyl)pyrrolidin-3-yl]ethanesulfonamide

N-[(2*S*,3*S*)-2-[(2,3'-二氟[1,1'-联苯]-3-基)甲基]-1-(2-羟基-2-甲基丙酰基)吡咯烷-3-基]乙磺酰胺

CAS 登录号 2274802-89-8

INN list 123

药效分类 食欲素受体激动药

苏沃雷生

Suvorexant（*INN*）

化学结构式

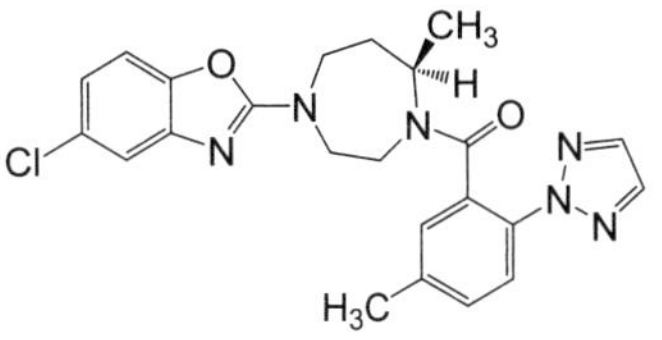

分子式和分子量 $C_{23}H_{23}ClN_6O_2$ 450.92

化学名 [(7*R*)-4-(5-Chloro-1,3-benzoxazol-2-yl)-7-methyl-1,4-diazepan-1-yl][5-methyl-2-(2*H*-1,2,3-triazol-2-yl)phenyl]methanone

[(7*R*)-4-(5-氯-1,3-苯并噁唑-2-基)-7-甲基-1,4,-二氮杂草-1-基][5-甲基-2-(2*H*-1,2,3-三唑-2-基)苯基]甲酮

CAS 登录号 1030377-33-3

INN list 105

药效分类 食欲抑制药

羧苄西林

Carbenicillin（*INN*）

化学结构式

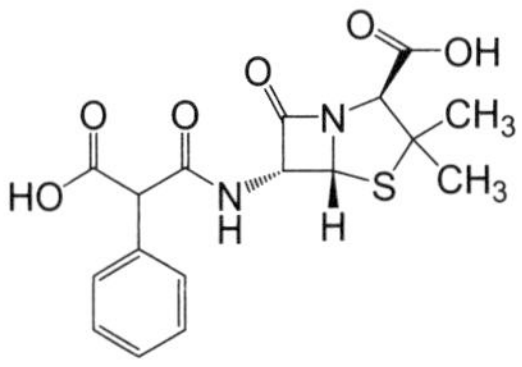

分子式和分子量 $C_{17}H_{18}N_2O_6S$ 378.40

化学名 *N*-(2-Carboxy-3,3-dimethyl-7-oxo-4-thia-1-azabicyclo[3.2.0]-hept-6-yl)-2-phenylmalonamic acid

N-(2-羧基-3,3-二甲基-7-氧代-4-硫杂-1-氮杂二环[3.2.0]庚-6 基)-2-苯基丙酰胺酸

CAS 登录号 4697-36-3; 4800-94-6[钠盐]; 17230-86-3[钾盐]

INN list 20

药效分类 广谱青霉素类抗微生物药

ATC 分类 J01CA03

羧甲司坦

Carbocisteine（*INN*）

化学结构式

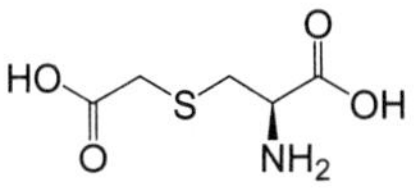

分子式和分子量 $C_5H_9NO_4S$ 179.19

化学名 *S*-(Carboxymethyl)cysteine

S-(羧甲基)半胱氨酸

CAS 登录号 2387-59-9

INN list 34

药效分类 黏液溶解药

羧麦芽糖铁

Ferric Carboxymaltose（*INN*）

分子式 $Fe^{III}_w([C_6H_{10}O_5]_aC_6H_{11}O_7)_x(OH)_yO_z \cdot nH_2O$

药物描述 Poly[D-glucopyranosy(1→4)]-D-gluconic acid complex of hydrated iron(Ⅲ)oxide

聚[D-吡喃葡萄糖基(1→4)]-D-葡萄酸与氧化水合铁(Ⅲ)的复合物

CAS 登录号 9007-72-1

INN list 97

药效分类 补血药

索安非托

Solriamfetol（*INN*）

化学结构式

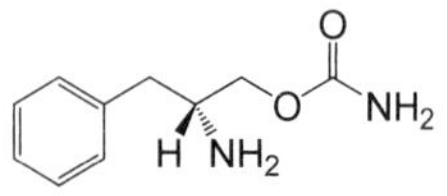

分子式和分子量 $C_{10}H_{14}N_2O_2$ 194.23

化学名 (2*R*)-2-Amino-3-phenylpropyl carbamate

(2*R*)-2-氨基-3-苯基丙基 氨基甲酸酯

CAS 登录号 178429-62-4

INN list 116

药效分类 多巴胺和去甲肾上腺素再摄取抑制药

索巴舒司他

Subasumstat（*INN*）

化学结构式

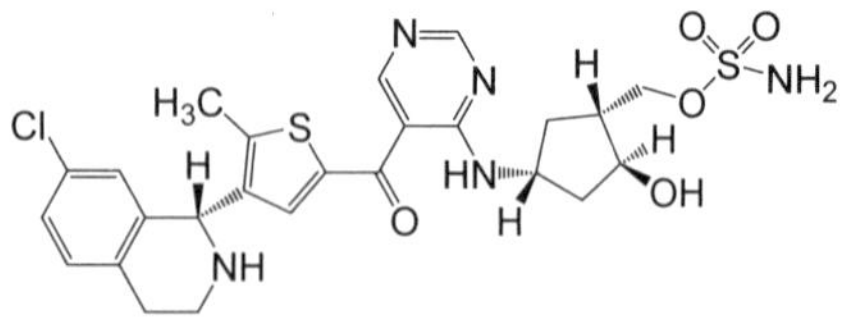

分子式和分子量 $C_{25}H_{28}ClN_5O_5S_2$ 578.1

化学名 {(1*R*,2*S*,4*R*)-4-[(5-{4-[(1*R*)-7-Chloro-1,2,3,4-tetrahydroisoquinolin-1-yl]-5-methylthiophene-2-carbonyl}pyrimidin-4-yl)amino]-2-hydroxycyclopentyl}methyl sulfamate

{(1*R*,2*S*,4*R*)-4-[(5-{4-[(1*R*)-7-氯-1,2,3,4-四氢异喹啉-1-基]-5-甲基噻吩-2-羰基}嘧啶-4-基)氨基]-2-羟基环戊基}甲基 氨基磺酸酯

CAS 登录号 1858276-04-6

INN list 124-COVID-19(专刊)

药效分类 小泛素样修饰物(SUMO)激活酶抑制药

索贝替罗

Sobetirome（*INN*）

化学结构式

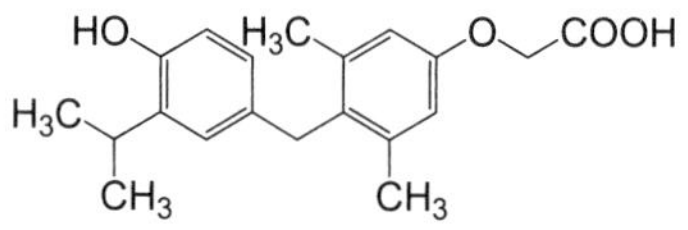

分子式和分子量 $C_{20}H_{24}O_4$ 328.40

化学名 (4-{[4-Hydroxy-3-(propan-2-yl)phenyl]methyl}-3,5-dimethylphenoxy)acetic acid

(4-{[4-羟基-3-(2-丙基)苯基]甲基}-3,5-二甲基苯氧基)乙酸

CAS 登录号 211110-63-3

INN list 100

药效分类 降血脂药

索比尼尔

Sorbinil（*INN*）

化学结构式

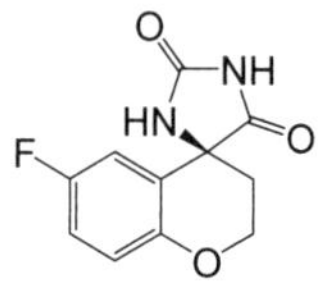

分子式和分子量 $C_{11}H_9FN_2O_3$ 236.20

化学名 (*S*)-6-Fluorospiro[chroman-4,4'-imidazolidine]-2',5'-dione

(*S*)-6-氟螺[色原烷-4,4'-咪唑烷基]-2',5'-二酮

CAS 登录号 68367-52-2

INN list 53

药效分类 醛糖还原酶抑制药

索吡溴铵

Sofpironium Bromide（*INN*）

化学结构式

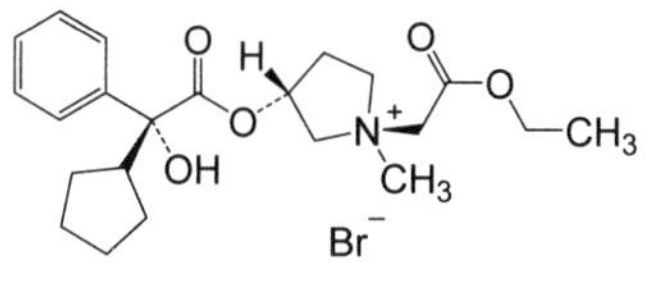

分子式和分子量 $C_{22}H_{32}BrNO_5$ 470.40

化学名 [(3*R*)-1-(2-Ethoxy-2-oxoethyl)-1-methylpyrrolidin-1-ium-3-yl](2*R*)-2-cyclopentyl-2-hydroxy-2-phenylacetate bromide

溴化[(3*R*)-1-(2-乙氧基-2-氧代乙基)-1-甲基吡咯烷-1-鎓-3-基](2*R*)-2-环戊基-2-羟基-2-苯乙酸酯

CAS 登录号 1628106-94-4

INN list 115

药效分类 抗胆碱药

索布佐生

Sobuzoxane（*INN*）

分子式和分子量 $C_{22}H_{34}N_4O_{10}$ 514.53

化学结构式

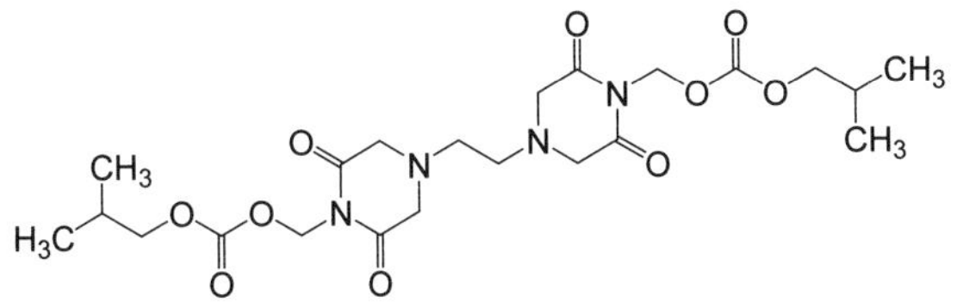

化学名 4,4'-Ethylenebis[1-(hydroxymethyl)-2,6-piperazinedione] bis(isobutyl carbonate)(ester)

4,4'-乙叉基双[1-(羟甲基)-2,6-哌嗪二酮]双异丁基碳酸酯

CAS 登录号 98631-95-9

INN list 62

药效分类 抗肿瘤药

索地诺生

Sonedenoson（*INN*）

化学结构式

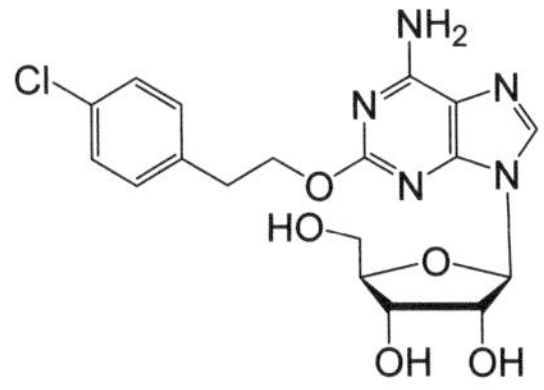

分子式和分子量 $C_{18}H_{20}ClN_5O_5$ 421.83

化学名 2-[2-(4-Chlorophenyl)ethoxy]adenosine

2-[2-(4-氯苯基)乙氧基]腺苷

CAS 登录号 131865-88-8

INN list 101

药效分类 腺苷受体激动药

索伐瑞韦

Sovaprevir（*INN*）

化学结构式

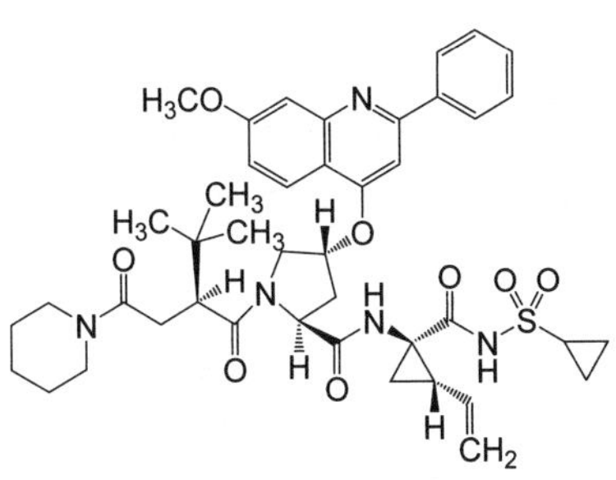

分子式和分子量 $C_{43}H_{53}N_5O_8S$ 799.98

化学名 (2*S*,4*R*)-1-[(2*S*)-2-*tert*-Butyl-4-oxo-4-(piperidin-1-yl) butanoyl]-*N*-{(1*R*,2*S*)-1-[(cyclopropanesulfonyl)carbamoyl]-2-ethenylcyclopropyl}-4-[(7-methoxy-2-phenylquinolin-4-yl)oxy] pyrrolidine-2-carboxamide

(2*S*,4*R*)-1-[(2*S*)-2-叔丁基-4-氧代-4-(哌啶-1-基)丁酰基]-*N*-{(1*R*,2*S*)-1-[(环丙磺酰基)氨甲酰基]-2-乙烯基环丙基}-4-[(7-甲氧基-2-苯基喹啉-4-基)氧]吡咯烷-2-甲酰胺

CAS 登录号 1001667-23-7

INN list 106

药效分类 抗病毒药

索法酮

Sofalcone（*INN*）

化学结构式

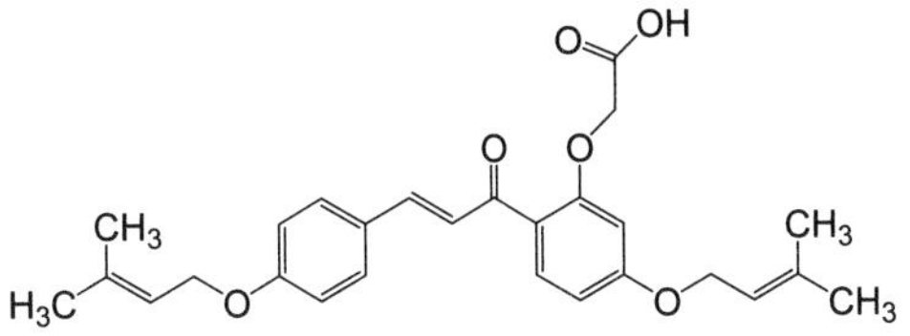

分子式和分子量 $C_{27}H_{30}O_6$ 450.52

化学名 [5-[(3-Methyl-2-butenyl)oxy]-2-[*p*-[(3-methyl-2-butenyl) oxy]cinnamoyl]phenoxy]acetic acid

[5-[(3-甲基-2-丁烯基)氧基]-2-[4-[(3-甲基-2-丁烯基)氧基]肉桂酰基]苯氧基]乙酸

CAS 登录号 64506-49-6

INN list 49

药效分类 抗溃疡药

索凡替尼

Surufatinib（*INN*）

化学结构式

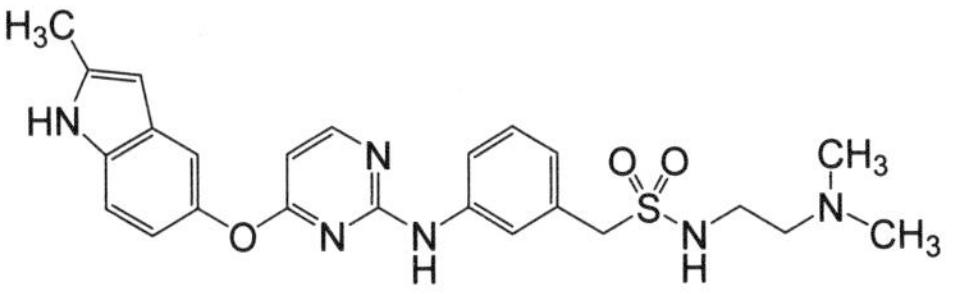

分子式和分子量 $C_{24}H_{28}N_6O_3S$ 480.59

化学名 *N*-[2-(Dimethylamino)ethyl]-1-[3-({4-[(2-methyl-1*H*-indol-5-yl)oxy]pyrimidin-2-yl}amino)phenyl]methanesulfonamide

N-[2-(二甲基氨基)乙基]-1-[3-({4-[(2-甲基-1*H*-吲哚-5-基)氧基]嘧啶-2-基}氨基)苯基]甲磺酰胺

CAS 登录号 1308672-74-3

INN list 118

药效分类 酪氨酸激酶抑制药，抗肿瘤药

索非加群

Sofigatran（*INN*）

化学结构式

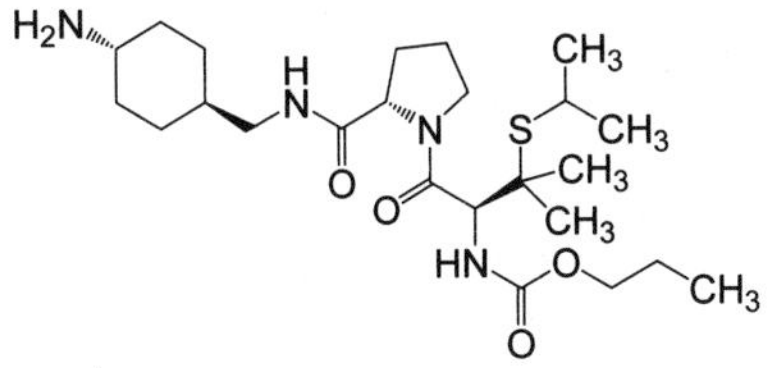

分子式和分子量 $C_{24}H_{44}N_4O_4S$ 484.70

化学名 Propyl [(1*S*)-1-[(2*S*)-2-[(*trans*-4-aminocyclohexylmethyl) carbamoyl] pyrrolidine-1-carbonyl]-2-methyl-2-[(propan-2-yl)

sulfanyl]propyl] carbamate

丙基 [(1*S*)-1-[(2*S*)-2-[(反-4-氨基环己基甲基)氨基甲酰基]吡咯烷-1-羰基]-2-甲基-2-[(丙-2-基)硫基]丙基]氨基甲酸酯

CAS 登录号 187602-11-5

INN list 95

药效分类 凝血酶抑制药

索格列净

Sotagliflozin（*INN*）

化学结构式

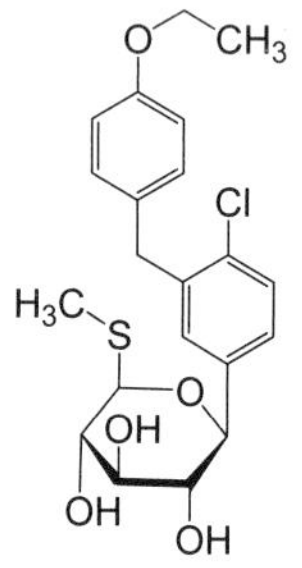

分子式和分子量 $C_{21}H_{25}ClO_5S$ 424.94

化学名 Methyl (5*S*)-5-*C*-{4-chloro-3-[(4-ethoxyphenyl)methyl]phenyl}-1-thio *β*-L-xylopyranoside

甲基 (5*S*)-5-*C*-{4-氯-3-[(4-乙氧基苯基)甲基]苯基}-1-硫-*β*-L-吡喃木糖苷

CAS 登录号 1018899-04-1

INN list 110

药效分类 抗糖尿病药

索格列扎

Sodelglitazar（*INN*）

化学结构式

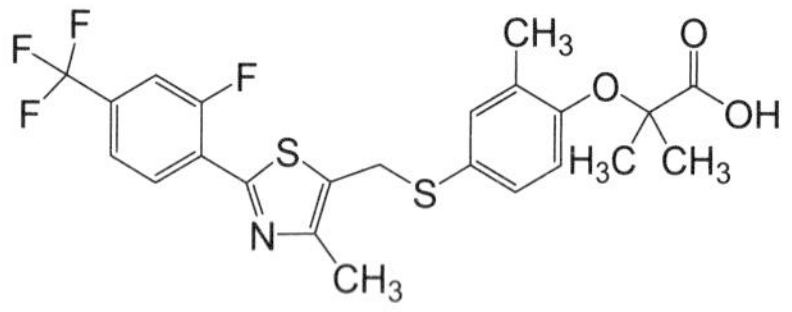

分子式和分子量 $C_{23}H_{21}F_4NO_3S_2$ 499.54

化学名 (2*S*,3*R*,4*R*,5*S*,6*R*)-2-[4-chloro-3-[(4-ethoxyphenyl)methyl]phenyl]-6-methylsulfanyloxane-3,4,5-triol

(2*S*,3*R*,4*R*,5*S*,6*R*)-2-[4-氯-3-[(4-乙氧基苯基)甲基]苯基]-6-甲基硫基氧杂环戊烷-3,4,5-三醇

CAS 登录号 447406-78-2

INN list 95

药效分类 抗糖尿病药

索金刚胺

Somantadine（*INN*）

分子式和分子量 $C_{14}H_{25}N$ 207.36

化学结构式

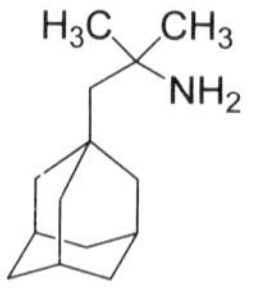

化学名 *α,α*-Dimethyl-1-adamantaneethylamine

α,α-二甲基-1-金刚烷乙胺

CAS 登录号 79594-24-4; 68693-30-1[盐酸盐]

INN list 51

药效分类 抗病毒药，抗组胺药

索喹洛尔

Soquinolol（*INN*）

化学结构式

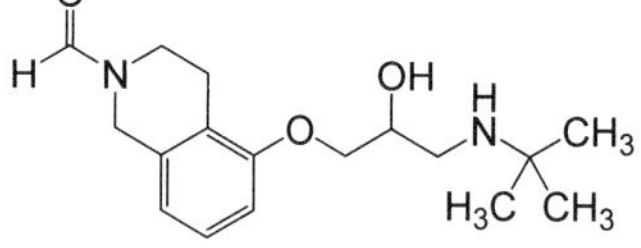

分子式和分子量 $C_{17}H_{26}N_2O_3$ 306.40

化学名 5-[3-(*tert*-Butylamino)-2-hydroxypropoxy]-3,4-dihydro-2(1*H*)-isoquinolinecarboxaldehyde

5-[3-(叔丁氨基)-2-羟基丙氧基]-3,4-二氢-2(1*H*)-异喹啉甲醛

CAS 登录号 61563-18-6

INN list 43

药效分类 β 受体拮抗药

索拉贝隆

Solabegron（*INN*）

化学结构式

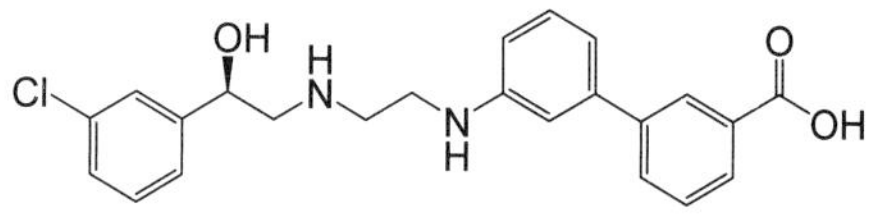

分子式和分子量 $C_{23}H_{23}ClN_2O_3$ 410.90

化学名 3'-[[2-[[(2*R*)-2-(3-Chlorophenyl)-2-hydroxyethyl]amino]ethyl]amino] biphenyl-3-carboxylic acid

3'-[[2-[[(2*R*)-2-(3-氯苯基)-2-羟乙基]氨基]乙基]氨基]联苯基-3-羧酸

CAS 登录号 252920-94-8; 451470-34-1[盐酸盐]

INN list 90

药效分类 抗糖尿病药，$β_3$受体激动药

索拉非尼

Sorafenib（*INN*）

化学结构式

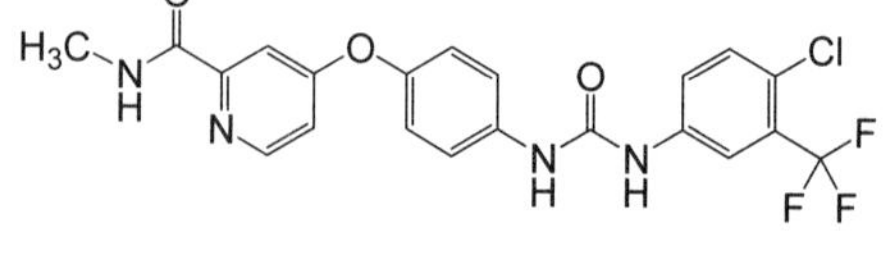

分子式和分子量 $C_{21}H_{16}ClF_3N_4O_3$ 464.82

化学名 4-[4-[[4-Chloro-3-(trifluoromethyl)phenyl]carbamoylamino]phenoxy]-*N*-methylpyridine-2-carboxamide

4-[4-[[4-氯-3-(三氟甲基)苯基]氨甲酰氨基]苯氧基]-*N*-甲基吡啶-2-甲酰胺

CAS 登录号 284461-73-0；475207-59-1[4-甲基苯磺酸盐]

INN list 88

药效分类 蛋白激酶抑制剂类抗肿瘤药

ATC 分类 L01XE05

索雷西派

Sograzepide（*INN*）

化学结构式

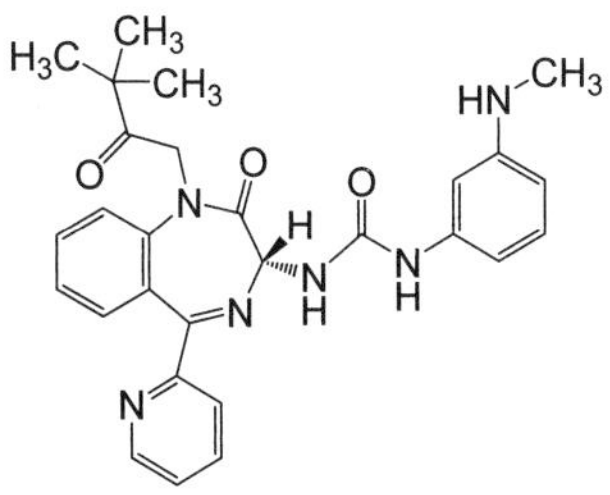

分子式和分子量 $C_{28}H_{30}N_6O_3$ 498.58

化学名 1-[(3*R*)-1-(3,3-Dimethyl-2-oxobutyl)-2-oxo-5-(pyridin-2-yl)-2,3-dihydro-1*H*-1,4-benzodiazepin-3-yl]-3-[3-(methylamino)phenyl]urea

1-[(3*R*)-1-(3,3-二甲基-2-氧代丁基)-2-氧代-5-(吡啶-2-基)-2,3-二氢-1*H*-1,4-苯并二氮䓬-3-基]-3-[3-(甲氨基)苯基]脲

CAS 登录号 155488-25-8

INN list 101

药效分类 缩胆囊素受体拮抗药

索里迈诺

Sonlicromanol（*INN*）

化学结构式

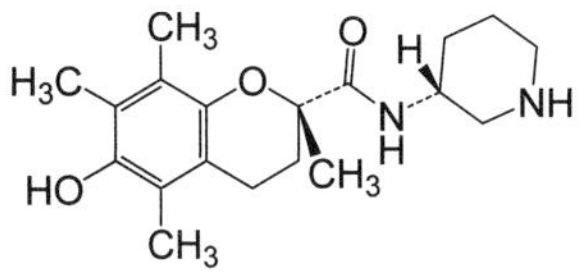

分子式和分子量 $C_{19}H_{28}N_2O_3$ 332.44

化学名 (2*S*)-6-Hydroxy-2,5,7,8-tetramethyl-*N*-[(3*R*)-piperidin-3-yl]-3,4-dihydro-2*H*-1-benzopyran-2-carboxamide

(2*S*)-6-羟基-2,5,7,8-四甲基-*N*-[(3*R*)-哌啶-3-基]-3,4-二氢-2*H*-1-苯并吡喃-2-甲酰胺

CAS 登录号 1541170-75-5

INN list 120

药效分类 抗氧剂

索立夫定

Sorivudine（*INN*）

分子式和分子量 $C_{11}H_{13}$ Br N_2O_6 349.13

化学结构式

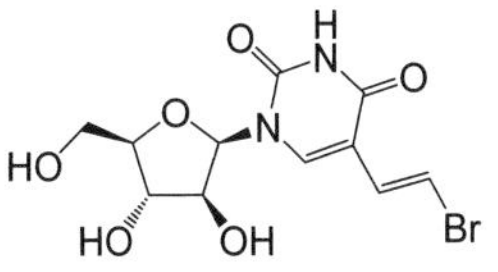

化学名 (+)-1-*β*-D-Arabinofuranosyl-5-[(*E*)-2-bromovinyl]uracil

(+)-1-*β*-D-呋喃阿拉伯糖基-5-[(*E*)-2-溴乙烯基]尿嘧啶

CAS 登录号 77181-69-2

INN list 64

药效分类 抗病毒药

索立哌汀

Solypertine（*INN*）

化学结构式

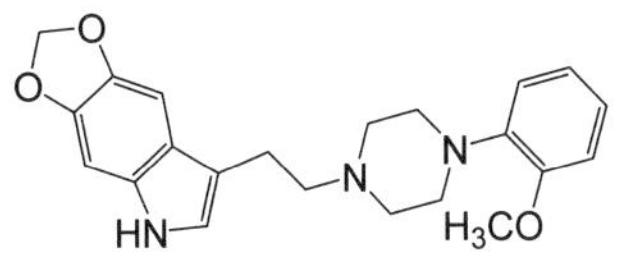

分子式和分子量 $C_{22}H_{25}N_3O_3$ 379.46

化学名 7-[2-[4-(2-Methoxyphenyl)-1-piperazinyl] ethyl]-5*H*-1,3-dioxolo[4,5-*f*] indole

7-[2-[4-(2-甲氧基苯基)-1-哌嗪]乙基]-5*H*-1,3-二氧戊环并[4,5-*f*]吲哚

CAS 登录号 4448-96-8；5591-43-5[酒石酸盐]

INN list 12

药效分类 血管扩张药，抗肾上腺素药

索利多丁

Soblidotin（*INN*）

化学结构式

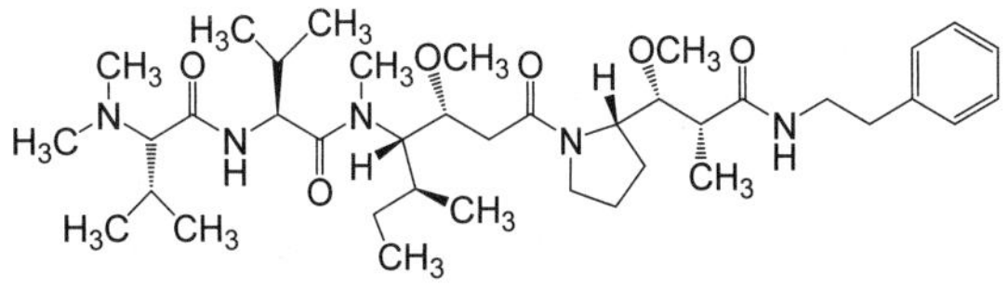

分子式和分子量 $C_{39}H_{67}N_5O_6$ 701.98

化学名 N^2-(*N,N*-Dimethyl-L-valyl)-N^1-[(1*S*,2*R*)-2-methoxy-4-[(2*S*)-2-[(1*R*,2*R*)-1-methoxy-2-methyl-3-oxo-3-[(2-phenylethyl)amino]propyl]-1-pyrrolidinyl]-1-[(1*S*)-1-methylpropyl]-4-oxobutyl]-N^1-methyl-L-valinamide

N^2-(*N,N*-二甲基-L-缬氨酰)-N^1-[(1*S*,2*R*)-2-甲氧基-4-[(2*S*)-2-[(1*R*,2*R*)-1-甲氧基-2-甲基-3-氧代-3-[(2-苯乙基)氨基]丙基]-1-吡咯烷基]-1-[(1*S*)-1-甲基丙基]-4-氧代丁基]-N^1-甲基-L-缬氨酰胺

CAS 登录号 149606-27-9

INN list 84

药效分类 抗肿瘤药

索利霉素

Solithromycin（*INN*）

分子式和分子量 $C_{43}H_{65}FN_6O_{10}$ 845.01

化学结构式

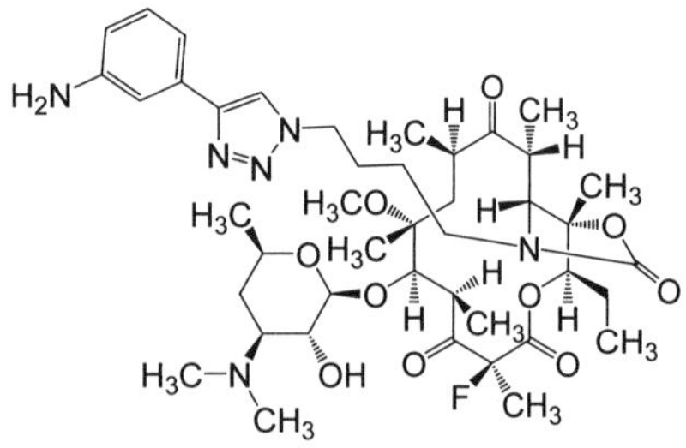

化学名 (3*aR*,4*R*,7*S*,9*R*,10*R*,11*R*,13*R*,15*R*,15*aR*)-1-[4-[4-(3-Aminophenyl)-1*H*-1,2,3-triazol-1-yl]butyl]-4-ethyl-7-fluoro-11-methoxy-3*a*,7,9,11,13,15-hexamethyl-10-[[trideoxy-(dimethylamino)-*β*-D-hexopyranosyl]oxy]octahydro-2*H*-oxacyclotetradecino[4,3-*b*][1,3]oxazole-2,6,8,14(1*H*,7*H*,9*H*)-tetraone

(3*aR*,4*R*,7*S*,9*R*,10*R*,11*R*,13*R*,15*R*,15*aR*)-1-[4-[4-(3-氨基苯基)-1*H*-1,2,3-三唑-1-基]丁基]-4-乙基-7-氟-11-甲氧基-3*a*,7,9,11,13,15-六甲基-10-[[三脱氧-(二甲氨基)-*β*-D-吡喃己核糖基]氧]八氢-2*H*-氧杂环十四烷并[4,3-*b*][1,3]噁唑-2,6,8,14(1*H*,7*H*,9*H*)-四酮

CAS 登录号 760981-83-7

INN list 104

药效分类 抗生素类药

索利那新

Solifenacin（*INN*）

化学结构式

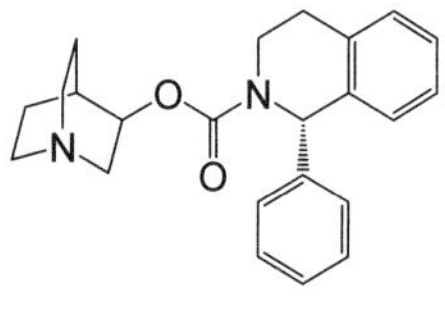

分子式和分子量 $C_{23}H_{26}N_2O_2$ 362.47

化学名 (3*R*)-1-Azabicyclo[2.2.2]oct-3-yl (1*S*)-1-phenyl-3,4-dihydroisoquinoline-2(1*H*)-carboxylate

(3*R*)-1-氮杂双环[2.2.2]辛烷-3-基 (1*S*)-1-苯基-3,4-二氢异喹啉-2(1*H*)-羧酸酯

CAS 登录号 242478-37-1；242478-38-2[琥珀酸盐]

INN list 85

药效分类 毒蕈碱受体拮抗药

索利司他

Solimastat（*INN*）

化学结构式

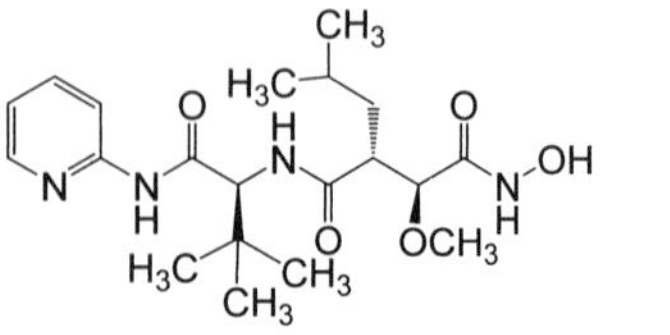

分子式和分子量 $C_{20}H_{32}N_4O_5$ 408.49

化学名 (2*S*,3*R*)-3-[(1*S*)-(2,2-Dimethyl-1-(2-pyridylcarbamoyl)propyl)carbamoyl]-2-methoxy-5-methylhexanohydroxamic acid

(2*S*,3*R*)-3-[(1*S*)-(2,2-二甲基-1-(2-吡啶基氨基甲酰基)丙基)氨基甲酰基]-2-甲氧基-5-甲基己羟肟酸

CAS 登录号 226072-63-5

INN list 80

药效分类 基质金属蛋白酶抑制药，抗肿瘤药

索磷布韦

Sofosbuvir（*INN*）

化学结构式

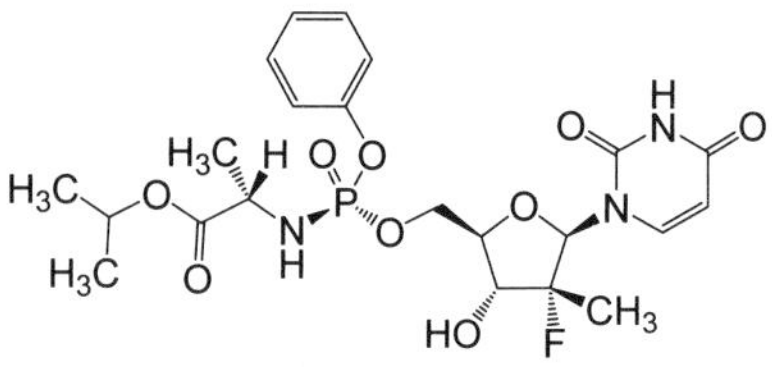

分子式和分子量 $C_{22}H_{29}FN_3O_9P$ 529.45

化学名 Propan-2-yl *N*-[(*S*)-{[(2*R*,3*R*,4*R*,5*R*)-5-(2,4-dioxo-3,4-dihydropyrimidin-1(2*H*)-yl)-4-fluoro-3-hydroxy-4-methyloxolan-2-yl]methoxy}phenoxyphosphoryl]-L-alaninate

丙-2-基 *N*-[(*S*)-{[(2*R*,3*R*,4*R*,5*R*)-5-(2,4-二氧代-3,4-二氢嘧啶-1(2*H*)-基)-4-氟-3-羟基-4-甲基氧杂环戊烷-2-基]甲氧基}苯氧基磷酰基]-L-丙氨酸酯

CAS 登录号 1190307-88-0

INN list 108

药效分类 抗病毒药

索那吉韦

Inarigivir Soproxil（*INN*）

化学结构式

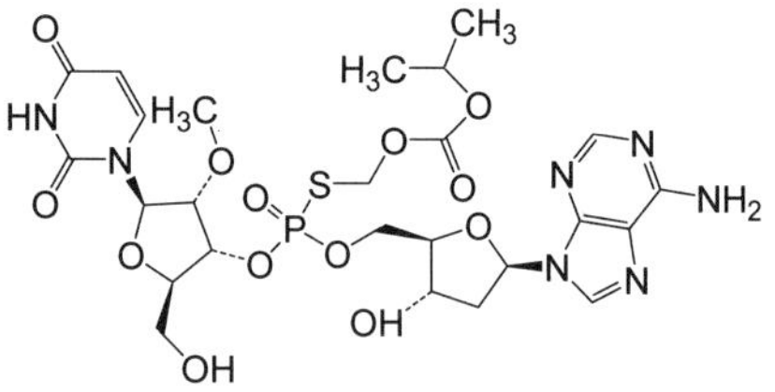

分子式和分子量 $C_{25}H_{34}N_7O_{13}PS$ 703.62

化学名 *P*-*ambo*-2'-*O*-Methyl-S^P-({[(propan-2-yloxy)carbonyl]oxy}methyl)-*P*-thiouridylyl-(3'→5')-2'-deoxyadenosine

P-*ambo*-2'-*O*-甲基-S^P-({[(丙-2-基氧基)羰基]氧}甲基)-*P*-硫杂尿苷-(3'→5')-2'-脱氧腺苷

CAS 登录号 942123-43-5

INN list 116

药效分类 抗病毒药

索奈氯生

Soneclosan（*INN*）

化学结构式

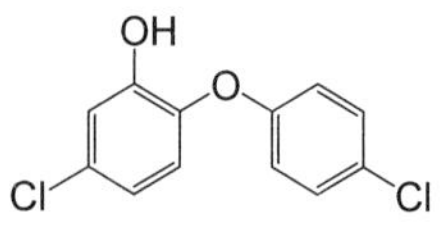

分子式和分子量 $C_{12}H_8Cl_2O_2$ 255.10

化学名 5-Chloro-2-(*p*-chlorophenoxy)phenol

5-氯-2-(4-氯苯氧基)苯酚

CAS 登录号 3380-30-1

INN list 84

药效分类 抗微生物药

索奈哌唑

Sonepiprazole（*INN*）

化学结构式

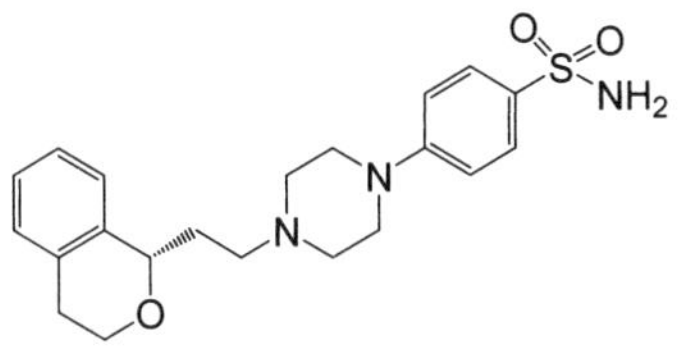

分子式和分子量 $C_{21}H_{27}N_3O_3S$ 401.52

化学名 (−)-4-[4-[2-[(*S*)-1-Isochromanyl]ethyl]-1-piperazinyl] benzenesulfonamide

(−)-4-[4-[2-[(*S*)-1-异色满基]乙基]-1-哌嗪基]苯磺酰胺

CAS 登录号 170858-33-0; 170858-34-1[甲磺酸盐]

INN list 80

药效分类 抗精神病药，多巴胺 D_4 受体拮抗药

索尼地平

Sornidipine（*INN*）

化学结构式

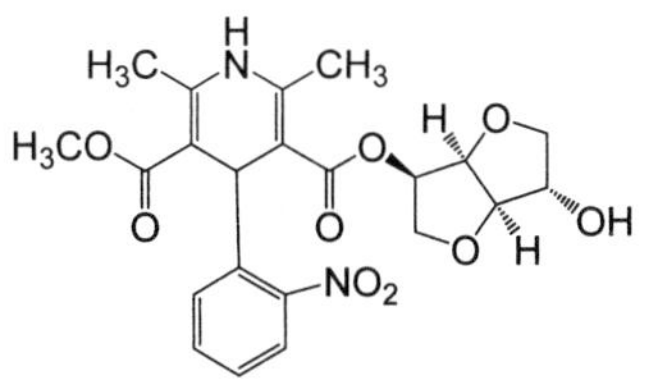

分子式和分子量 $C_{22}H_{24}N_2O_9$ 460.43

化学名 5-*O*-[(3*S*,3*aR*,6*R*,6*aR*)-3-Hydroxy-2,3,3*a*,5,6,6*a*-hexahydrofuro[3,2-*b*]furan-6-yl] 3-*O*-methyl 2,6-dimethyl-4-(2-nitrophenyl)-1,4-dihydropyridine-3,5-dicarboxylate

5-*O*-[(3*S*,3*aR*,6*R*,6*aR*)-3-羟基-2,3,3*a*,5,6,6*a*-六氢呋喃并[3,2-*b*]呋喃-6-基] 3-*O*-甲基 2,6-二甲基-4-(2-硝基苯基)-1,4-二氢吡啶-3,5-二羧酸二酯

CAS 登录号 95105-77-4

INN list 58

药效分类 血管扩张药，钙通道阻滞药

索诺利塞

Sonolisib（*INN*）

分子式和分子量 $C_{29}H_{35}NO_8$ 525.60

化学结构式

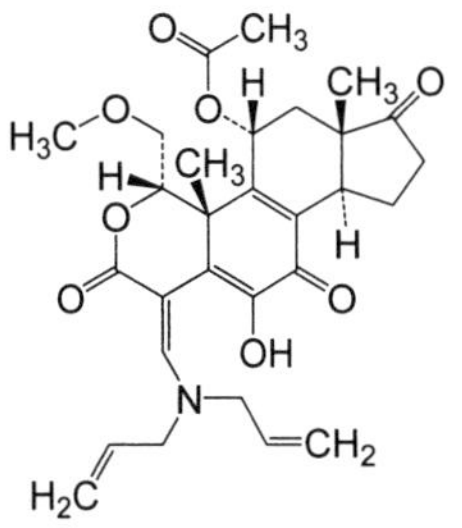

化学名 (4*E*)-4-{[Bis(prop-2-en-1-yl)amino]methylidene}-6-hydroxy-1*α*-(methoxymethyl)-3,7,17-trioxo-2-oxaandrosta-5,8-dien-11*α*-yl acetate

(4*E*)-4-{[双(丙-2-烯-1-基)氨基]甲亚基}-6-羟基-1*α*-(甲氧基甲基)-3,7,17-三氧代-2-氧杂雄甾-5,8-双烯-11*α*-基 乙酸酯

CAS 登录号 502632-66-8

INN list 107

药效分类 抗肿瘤药

索哌他嗪

Sopitazine（*INN*）

化学结构式

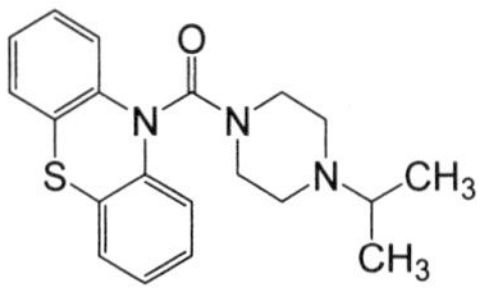

分子式和分子量 $C_{20}H_{23}N_3OS$ 353.48

化学名 10-[(4-Isopropyl-1-piperazinyl)carbonyl]phenothiazine

10-[(4-异丙基-1-哌嗪基)羰基]吩噻嗪

CAS 登录号 23492-69-5

INN list 27

药效分类 抗胆碱药

索培卡诺

Solpecainol（*INN*）

化学结构式

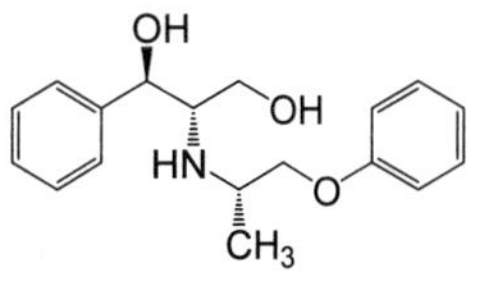

分子式和分子量 $C_{18}H_{23}NO_3$ 301.38

化学名 (1*R*,2*S*)-2-[[(2*S*)-1-Phenoxypropan-2-yl]amino]-1-phenylpropane-1,3-diol

(1*R*,2*S*)-2-[[(2*S*)-1-苯氧丙-2-基]氨基]-1-苯基丙-1,3-二醇

CAS 登录号 68567-30-6

INN list 55

药效分类 抗心律失常药

索普拉生

Soraprazan（*INN*）

分子式和分子量 $C_{21}H_{25}N_3O_3$ 367.44

化学结构式

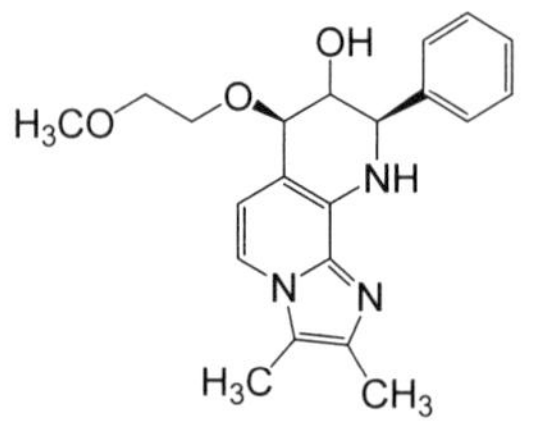

化学名 (7*R*,8*R*,9*R*)-7-(2-Methoxyethoxy)-2,3-dimethyl-9-phenyl-7,8,9,10-tetrahydroimidozo[1,2-*h*][1,7]naphthyridin-8-ol

(7*R*,8*R*,9*R*)-7-(2-甲氧乙氧基)-2,3-二甲基-9-苯基-7,8,9,10-四氢咪唑并[1,2-*h*][1,7]二氮杂萘-8-醇

CAS 登录号 261944-46-1

INN list 87

药效分类 酸泵拮抗药

索普米定

Sopromidine（*INN*）

化学结构式

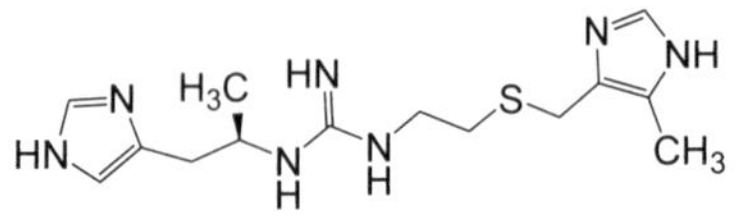

分子式和分子量 $C_{14}H_{23}N_7S$ 321.44

化学名 (−)-1-[(*R*)-2-Imidazol-4-yl-1-methylethyl]-3-[2-[[(5-methylimidazol-4-yl)methyl]thio]ethyl]guanidine

(−)-1-[(*R*)-2-咪唑-4-基-1-甲基乙基]-3-[2-[[(5-甲基咪唑-4-基)甲基]硫基]乙基]胍

CAS 登录号 79313-75-0

INN list 47

药效分类 组胺 H_2 受体激动药

索曲妥林

Sotrastaurin（*INN*）

化学结构式

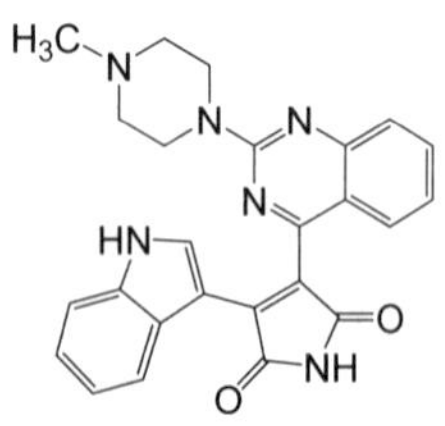

分子式和分子量 $C_{25}H_{22}N_6O_2$ 438.48

化学名 3-(1*H*-Indol-3-yl)-4-[2-(4-methylpiperazin-1-yl)quinazolin-4-y1]-1*H*-pyrrole-2,5-dione

3-(1*H*-吲哚-3-基)-4-[2-(4-甲基哌嗪-1-基)喹唑啉-4-基]-1*H*-吡咯-2,5-二酮

CAS 登录号 425637-18-9

INN list 97

药效分类 蛋白激酶 C 抑制药

索瑞托胺

Soretolide（*INN*）

化学结构式

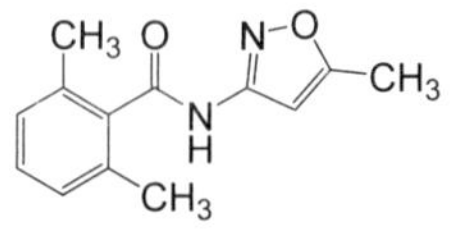

分子式和分子量 $C_{13}H_{14}N_2O_2$ 230.26

化学名 2,6-Dimethyl-*N*-(5-methyl-3-isoxazolyl)benzamide

2,6-二甲基-*N*-(5-甲基-3-异噁唑基)苯甲酰胺

CAS 登录号 130403-08-6

INN list 76

药效分类 抗惊厥药

索他洛尔

Sotalol（*INN*）

化学结构式

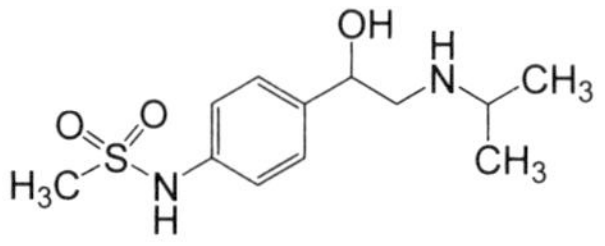

分子式和分子量 $C_{12}H_{20}N_2O_3S$ 272.36

化学名 *N*-[4-[1-Hydroxy-2-(propan-2-ylamino)ethyl]phenyl]methanesulfonamide

N-[4-[1-羟基-2-(丙-2-基氨基)乙基]苯基]甲磺酰胺

CAS 登录号 3930-20-9; 959-24-0[盐酸盐]

INN list 18

药效分类 β 受体拮抗药

ATC 分类 C07AA07

索特瑞醇

Soterenol（*INN*）

化学结构式

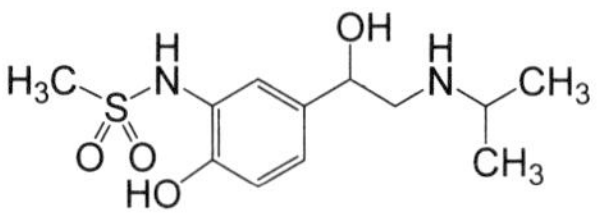

分子式和分子量 $C_{12}H_{20}N_2O_4S$ 288.36

化学名 *N*-[2-Hydroxy-5-[1-hydroxy-2-(isopropylamino)ethyl]phenyl]methanesulfonamide

N-[2-羟基-5-[1-羟基-2-(异丙基氨基)乙基]苯基]甲磺酰胺

CAS 登录号 13642-52-9; 28418-29-3[盐酸盐]

INN list 20

药效分类 支气管扩张药

索替莫德

Sotirimod（*INN*）

分子式和分子量 $C_{14}H_{17}N_5$ 255.32

化学结构式

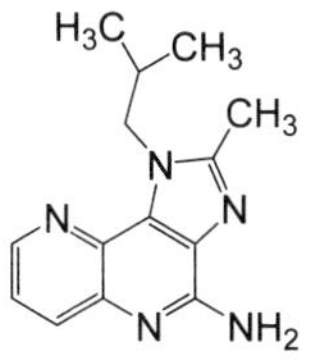

化学名 2-Methyl-1-(2-methylpropyl)-1*H*-imidazo[4,5-*c*][1,5]naphthyridin-4-amine

2-甲基-1-(2-甲基丙基)-1*H*-咪唑并[4,5-*c*][1,5]二氮杂萘-4-胺

CAS 登录号 227318-75-4

INN list 94

药效分类 免疫调节药

索替司他

Soticlestat（*INN*）

化学结构式

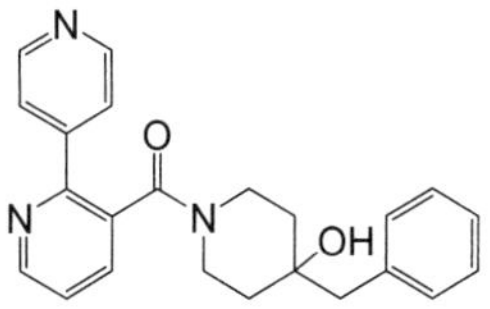

分子式和分子量 $C_{23}H_{23}N_3O_2$ 373.46

化学名 (4-Benzyl-4-hydroxypiperidin-1-yl)([2,4'-bipyridin]-3-yl)methanone

(4-苄基-4-羟基哌啶-1-基)([2,4'-联吡啶]-3-基)甲酮

CAS 登录号 1429505-03-2

INN list 119

药效分类 羟化酶抑制药

索托雷塞

Sotorasib（*INN*）

化学结构式

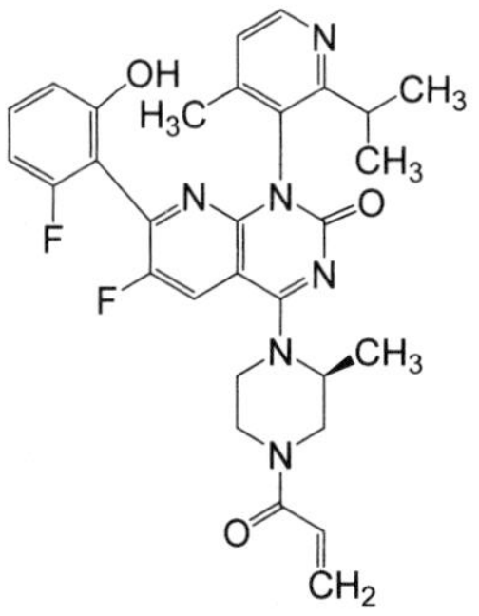

分子式和分子量 $C_{30}H_{30}F_2N_6O_3$ 560.61

化学名 6-Fluoro-7-(2-fluoro-6-hydroxyphenyl)-1-(4-methyl-2-propan-2-ylpyridin-3-yl)-4-[(2*S*)-2-methyl-4-prop-2-enoylpiperazin-1-yl]pyrido[2,3-*d*]pyrimidin-2-one

6-氟-7-(2-氟-6-羟基苯基)-1-(4-甲基-2-丙-2-基吡啶-3-基)-4-[(2*S*)-2-甲基-4-丙-2-烯酰基哌嗪-1-基]吡啶并[2,3-*d*]嘧啶-2-酮

CAS 登录号 2296729-00-3

INN list 123

药效分类 抗肿瘤药

索妥替尼

Sotuletinib（*INN*）

化学结构式

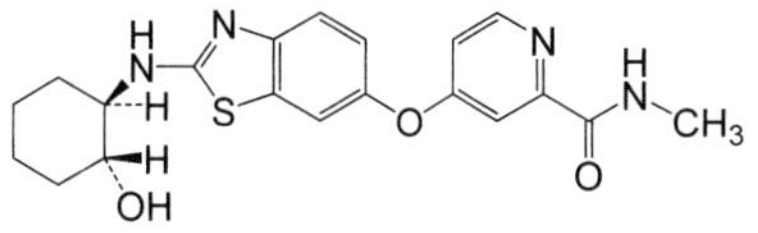

分子式和分子量 $C_{20}H_{22}N_4O_3S$ 398.48

化学名 4-[(2-{[(1*R*,2*R*)-2-Hydroxycyclohexyl]amino}-1,3-benzothiazol-6-yl)oxy]-*N*-methylpyridine-2-carboxamide

4-[(2-{[(1*R*,2*R*)-2-羟基环己基]氨基}-1,3-苯并噻唑-6-基)氧]-*N*-甲基吡啶-2-甲酰胺

CAS 登录号 953769-46-5

INN list 125

药效分类 酪氨酸激酶抑制药，抗肿瘤药

索维尼塞

Sovilnesib（*INN*）

化学结构式

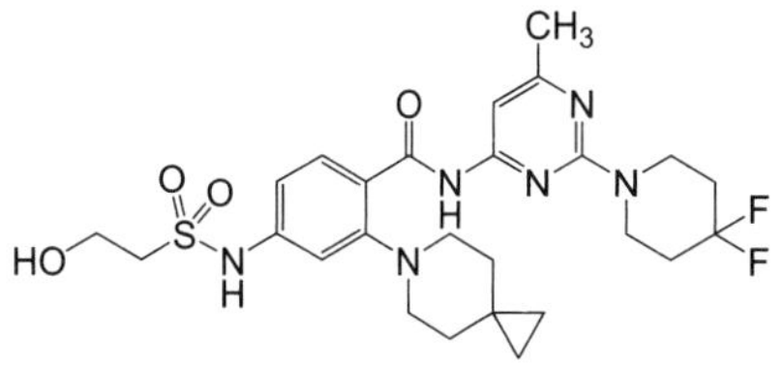

分子式和分子量 $C_{26}H_{34}F_2N_6O_4S$ 564.65

化学名 2-(6-Azaspiro[2.5]octan-6-yl)-*N*-[2-(4,4-difluoropiperidin-1-yl)-6-methylpyrimidin-4-yl]-4-(2-hydroxyethane-1-sulfonamido)benzamide

2-(6-氮杂螺环[2.5]辛烷-6-基)-*N*-[2-(4,4-二氟哌啶-1-基)-6-甲基嘧啶-4-基]-4-(2-羟基乙烷-1-磺酰氨基)苯甲酰胺

CAS 登录号 2410796-79-9

INN list 125

药效分类 驱动蛋白样蛋白 KIF18A 抑制药，抗肿瘤药

索维舒地尔

Sovesudil（*INN*）

化学结构式

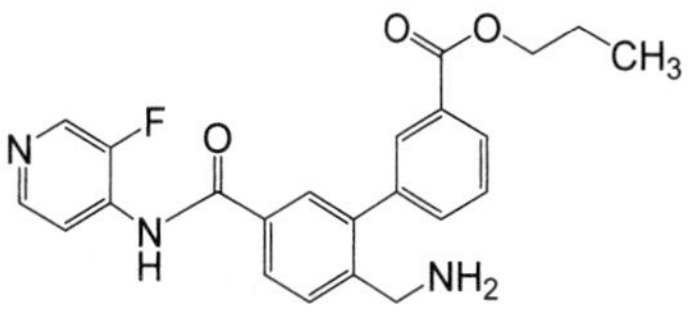

分子式和分子量 $C_{23}H_{22}FN_3O_3$ 407.45

化学名 Propyl 2'-(aminomethyl)-5'-[(3-fluoropyridin-4-yl)carbamoyl][1,1'-biphenyl]-3-carboxylate

丙基 2'-(氨基甲基)-5'-[(3-氟吡啶-4-基)氨基甲酰基][1,1'-联苯]-3-羧酸酯

CAS 登录号 1333400-14-8

INN list 122

药效分类 Rho 相关蛋白激酶抑制药

索西替尼

Solcitinib（*INN*）

化学结构式

分子式和分子量 $C_{22}H_{23}N_5O_2$ 389.46

化学名 *N*-{5-[4-(3,3-Dimethylazetidine-1-carbonyl)phenyl][1,2,4]triazolo[1,5-*a*]pyridin-2-yl}cyclopropanecarboxamide

N-{5-[4-(3,3-二甲基氮杂环丁烷-1-羰基)苯基][1,2,4]三唑并[1,5-*a*]吡啶-2-基}环丙烷甲酰胺

CAS 登录号 1206163-45-2

INN list 112

药效分类 酪氨酸激酶抑制药

他波司他

Talabostat（*INN*）

化学结构式

分子式和分子量 $C_9H_{19}BN_2O_3$ 214.07

化学名 [(2*R*)-1-[(2*S*)-2-Amino-3-methylbutanoyl]pyrrolidin-2-yl]boronic acid

[(2*R*)-1-[(2*S*)-2-氨基-3-甲基丁酰基]吡咯烷-2-基]硼酸

CAS 登录号 149682-77-9；150080-09-4[甲磺酸盐]

INN list 92

药效分类 抗肿瘤药

他布比妥

Talbutal（*INN*）

分子式和分子量 $C_{11}H_{16}N_2O_3$ 224.26

化学结构式

化学名 5-Allyl-5-*sec*-butylbarbituric acid

5-烯丙基-5-仲丁基巴比妥酸

CAS 登录号 115-44-6

INN list 17

药效分类 镇静催眠药

他达拉非

Tadalafil（*INN*）

化学结构式

分子式和分子量 $C_{22}H_{19}N_3O_4$ 389.40

化学名 (6*R*,12*aR*)-6-(1,3-Benzodioxol-5-yl)-2-methyl-2,3,6,7,12,12*a*-hexahydropyrazino[1',2'：1,6]pyrido[3,4-*b*]indole-1,4-dione

(6*R*,12*aR*)-6-(1,3-苯并二氧杂环戊-5-基)-2-甲基-2,3,6,7,12,12*a*-六氢对二氮杂苯[1',2':1,6]吡啶并[3,4-*b*]吲哚-1,4-二酮

CAS 登录号 171596-29-5

INN list 85

药效分类 血管扩张药，抗性功能不全药

他德莫肽

Tapderimotide（*INN*）

化学结构式（见下）

分子式和分子量 $C_{79}H_{129}N_{25}O_{22}$ 1781.02

化学名 L-arginyl-L-threonyl-L-phenylalanyl-L-valyl-L-leucyl-L-arginyl-L-valyl-L-arginyl-L-alanyl-L-glutaminyl-L-α-aspartyl-L-prolyl-L-prolyl-L-prolyl-L-glutamic acid

L-精氨酰-L-苏氨酰-L-苯丙氨酰-L-缬氨酰-L-亮氨酰-L-精氨酰-L-缬氨酰-L-精氨酰-L-丙氨酰-L-谷氨酰胺酰-L-α-天冬氨

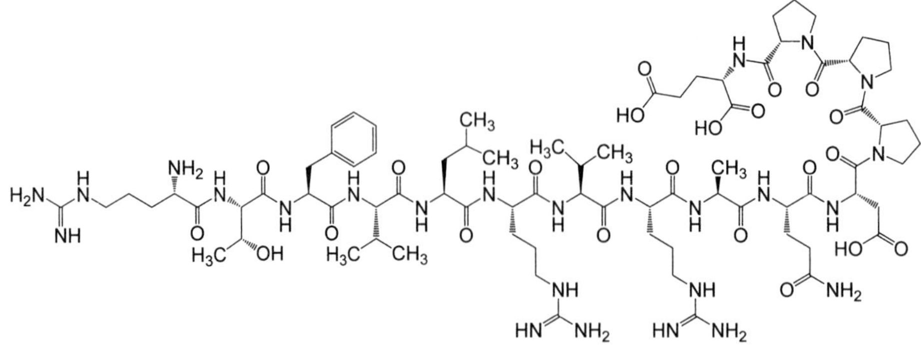

他德莫肽

酰-L-脯氨酰-L-脯氨酰-L-脯氨酰-L-谷氨酸

CAS 登录号 1221082-45-6

INN list 125

药效分类 主动免疫用免疫制剂

他地那兰

Tacedinaline（*INN*）

化学结构式

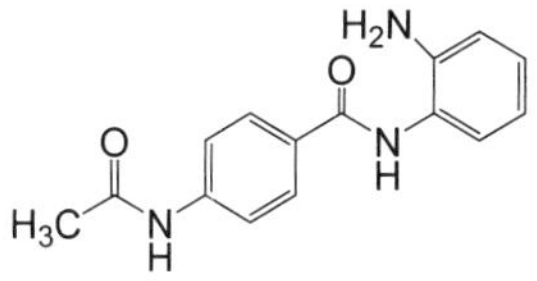

分子式和分子量 $C_{15}H_{15}N_3O_2$ 269.30

化学名 4-(Acetylamino)-*N*-(2-aminophenyl)benzamide

4-(乙酰氨基)-*N*-(2-氨基苯基)苯甲酰胺

CAS 登录号 112522-64-2

INN list 88

药效分类 抗肿瘤药

他伐帕敦

Tavapadon（*INN*）

化学结构式

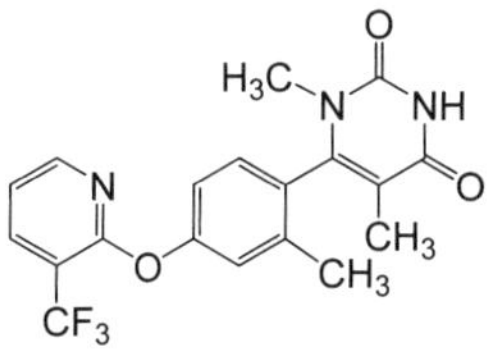

分子式和分子量 $C_{19}H_{16}F_3N_3O_3$ 391.35

化学名 1,5-Dimethyl-6-(2-methyl-4-{[3-(trifluoromethyl)pyridin-2-yl] oxy}phenyl)pyrimidine-2,4(1*H*,3*H*)-dione

1,5-二甲基-6-(2-甲基-4-{[3-(三氟甲基)吡啶-2-基]氧基}苯基)嘧啶-2,4(1*H*,3*H*)-二酮

CAS 登录号 1643489-24-0

INN list 119

药效分类 多巴胺受体部分激动药

他伐硼罗

Tavaborole（*INN*）

化学结构式

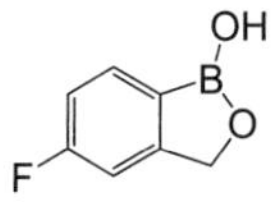

分子式和分子量 $C_7H_6BFO_2$ 151.93

化学名 5-Fluoro-2,1-benzoxaborol-1-(3*H*)-ol

5-氟-2,1-苯并噁硼烷-1-(3*H*)-醇

CAS 登录号 174671-46-6

INN list 106

药效分类 抗真菌药

他非诺喹

Tafenoquine（*INN*）

化学结构式

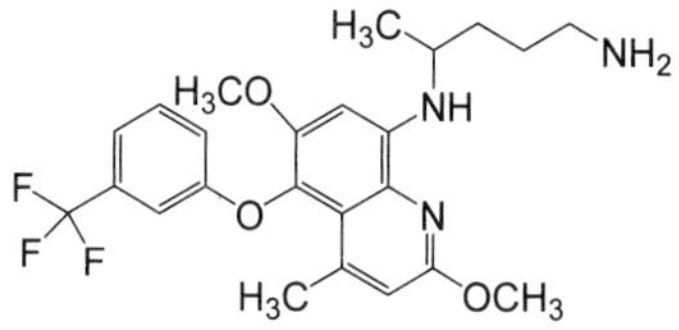

分子式和分子量 $C_{24}H_{28}F_3N_3O_3$ 463.49

化学名 (±)-8-[(4-Amino-1-methylbutyl)amino]-2,6-dimethoxy-4-methyl-5-[(*α*,*α*,*α*-trifluoro-3-tolyl)oxy]quinoline

(±)-8-[(4-氨基-1-甲基丁基)氨基]-2,6-二甲氧基-4-甲基-5-[(*α*,*α*,*α*-三氟-3-甲苯基)氧基]喹啉

CAS 登录号 106635-80-7

INN list 80

药效分类 抗疟药

他氟比尔

Tarenflurbil（*INN*）

化学结构式

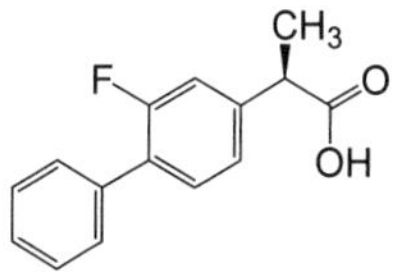

分子式和分子量 $C_{15}H_{13}FO_2$ 244.26

化学名 (*R*)-(−)-2-Fluoro-*α*-methyl-4-biphenylacetic acid

(*R*)-(−)-2-氟-*α*-甲基-4-联苯乙酸

CAS 登录号 51543-40-9

INN list 97

药效分类 凋亡调节药

他氟泊苷

Tafluposide（*INN*）

化学结构式

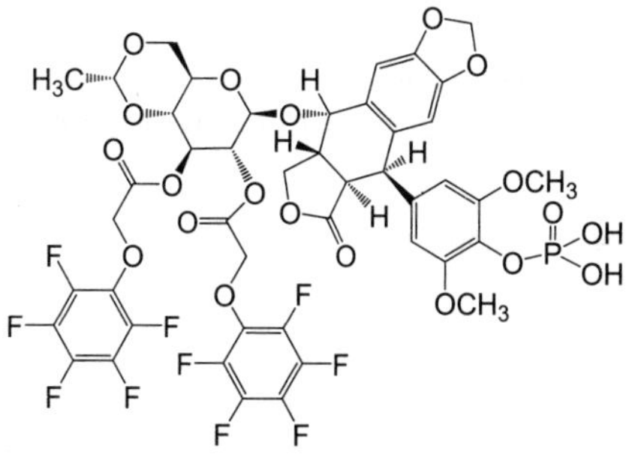

分子式和分子量 $C_{45}H_{35}F_{10}O_{20}P$ 1116.71

化学名 4-[(5*R*,5*aR*,8*aR*,9*S*)-9-[[4,6-*O*-[(1*R*)-Ethylidene]-2,3-bis-*O*-[(penta-fluorophenoxy)acetyl]-*β*-D-glucopyranosyl]oxy]-6-oxo-5,

5*a*,6,8,8*a*,9-hexahydro-furo[3',4'：6,7]naphtho[2,3-*d*]-1,3-dioxol-5-yl]-2,6-dimethoxyphenyl dihydrogen phosphate

4-[(5*R*,5*aR*,8*aR*,9*S*)-9-[[4,6-*O*-[(1*R*)-乙叉基]-2,3-双-*O*-[(五氟苯氧基)乙酰基]-*β*-D-吡喃葡萄糖基]氧基]-6-氧代-5,5*a*,6,8,8*a*,9-六氢-呋喃并[3',4':6,7]萘并[2,3-*d*]-1,3-二氧环戊烷-5-基]-2,6-二甲氧基苯基 单磷二氢酯

CAS 登录号 179067-42-6

INN list 85

药效分类 抗肿瘤药

他氟前列素

Tafluprost（*INN*）

化学结构式

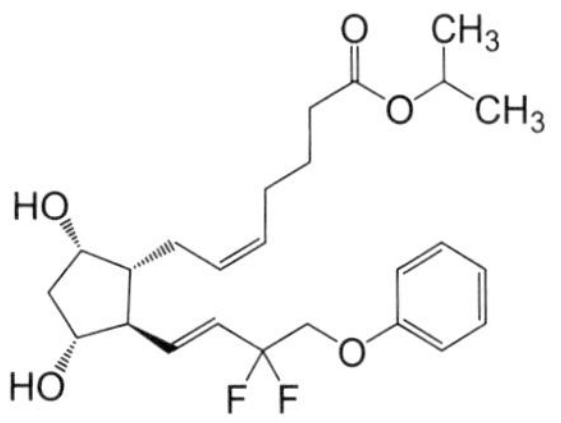

分子式和分子量 $C_{25}H_{34}F_2O_5$ 452.53

化学名 Isopropyl(5*Z*)-7-[(1*R*,2*R*,3*R*,5*S*)-2-[(1*E*)-3,3-difluoro-4-phenoxybut-1-enyl]-3,5-dihydroxycyclopentyl]hept-5-enoate

异丙基(5*Z*)-7-[(1*R*,2*R*,3*R*,5*S*)-2-[(1*E*)-3,3-二氟-4-苯氧基丁-1-烯基]-3,5-二羟基环戊基]庚-5-烯酸酯

CAS 登录号 209860-87-7

INN list 89

药效分类 前列腺素类药，抗青光眼药

他戈利嗪

Tagorizine（*INN*）

化学结构式

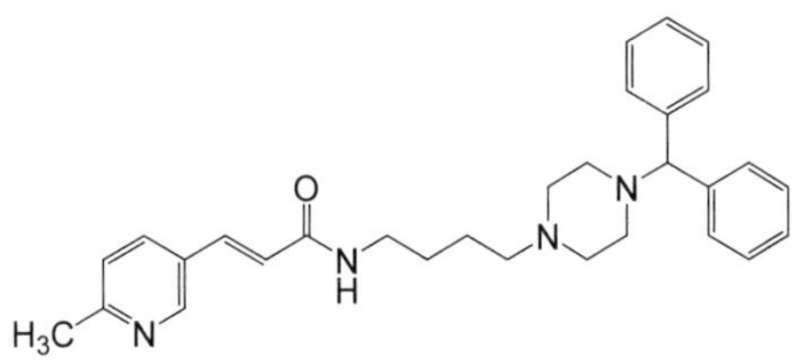

分子式和分子量 $C_{30}H_{36}N_4O$ 468.65

化学名 (*E*)-*N*-[4-[4-(Diphenylmethyl)-1-piperazinyl]butyl]-6-methyl-3-pyridineacrylamide

(*E*)-*N*-[4-[4-(二苯基甲基)-1-哌嗪基]丁基]-6-甲基-3-吡啶丙烯酰胺

CAS 登录号 118420-47-6

INN list 72

药效分类 抗组胺药，血管扩张药

他谷美特

Talaglumetad（*INN*）

分子式和分子量 $C_{11}H_{16}N_2O_5$ 256.26

化学结构式

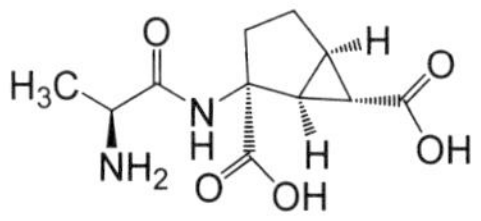

化学名 (1*S*,2*S*,5*R*,6*S*)-2-[[(2*S*)-2-Aminopropanoyl]amino]bicyclo[3.1.0]hexane-2,6-dicarboxylic acid

(1*S*,2*S*,5*R*,6*S*)-2-[[(2*S*)-2-氨基丙酰基]氨基]双环[3.1.0]己烷-2,6-二羧酸

CAS 登录号 441765-98-6; 441765-97-5[盐酸盐]

INN list 92

药效分类 抗焦虑药

他谷酰胺

Taglutimide（*INN*）

化学结构式

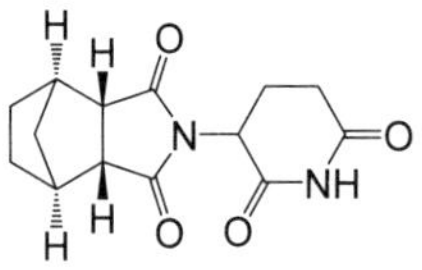

分子式和分子量 $C_{14}H_{16}N_2O_4$ 276.29

化学名 4-(2,6-Dioxopiperidin-3-yl)-4-azatricyclo[5.2.1.02,6]decane-3,5-dione

4-(2,6-二氧代哌啶-3-基)-4-氮杂三环[5.2.1.02,6]癸烷-3,5-二酮

CAS 登录号 14166-26-8

INN list 40

药效分类 镇静催眠药

他甲西林

Tameticillin（*INN*）

化学结构式

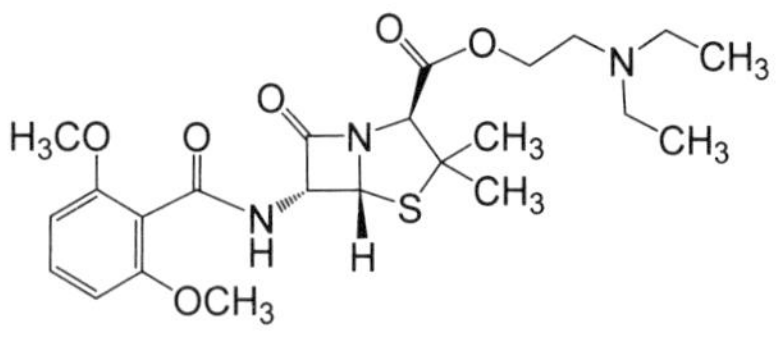

分子式和分子量 $C_{23}H_{33}N_3O_6S$ 479.59

化学名 2-(Diethylamino)ethyl (2*S*,5*R*,6*R*)-6-(2,6-dimethoxybenzamido)-3,3-dimethyl-7-oxo-4-thia-1-azabicyclo[3.2.0]heptane-2-carboxylate

2-(二乙氨基)乙基 (2*S*,5*R*,6*R*)-6-(2,6-二甲氧基苯甲酰氨基)-3,3-二甲基-7-氧代-4-硫杂-1-氮杂双环[3.2.0]庚烷-2-羧酸酯

CAS 登录号 56211-43-9

INN list 35

药效分类 抗生素类药

他卡培南

Tacapenem（*INN*）

分子式和分子量 $C_{14}H_{18}N_2O_5S$ 326.37

化学结构式

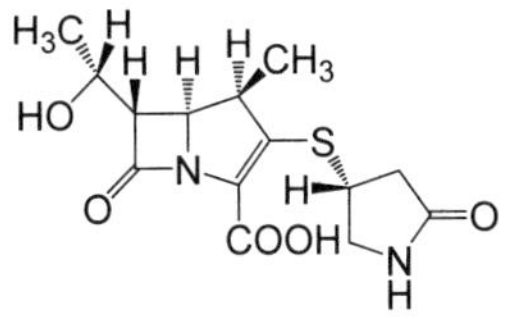

化学名 (+)-(4*R*,5*S*,6*S*)-6-[(1*R*)-1-Hydroxyethyl]-4-methyl-7-oxo-3-[[(3*R*)-5-oxopyrrolidin-3-yl]sulfanyl]-1-azabicyclo[3.2.0]hept-2-ene-2-carboxylic acid

(+)-(4*R*,5*S*,6*S*)-6-[(1*R*)-1-羟乙基]-4-甲基-7-氧代-3-[[(3*R*)-5-氧代吡咯烷-3-基]硫基]-1-氮杂双环[3.2.0]庚-2-烯-2-羧酸

CAS 登录号 193811-33-5

INN list 87

药效分类 抗生素类药

他卡西醇

Tacalcitol（*INN*）

化学结构式

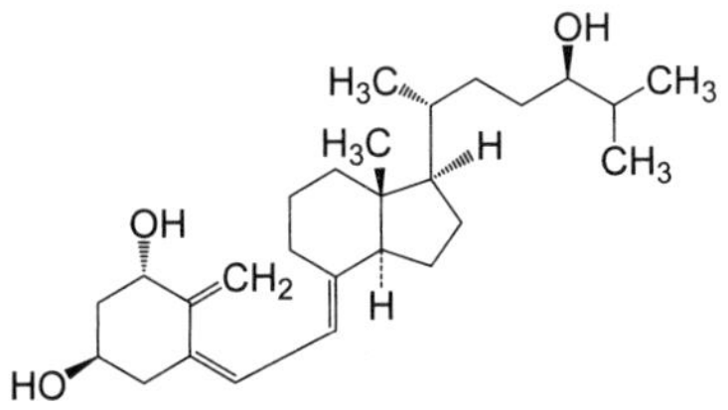

分子式和分子量 $C_{27}H_{44}O_3$ 416.64

化学名 (+)-(5*Z*,7*E*,24*R*)-9,10-Secocholesta-5,7,10(19)-triene-1*α*,3*β*,24-triol

(+)-(5*Z*,7*E*,24*R*)-9,10-开环胆甾-5,7,10(19)-三烯-1*α*,3*β*,24-三醇

CAS 登录号 57333-96-7

INN list 65

药效分类 抗银屑病药

他克拉明

Taclamine（*INN*）

化学结构式

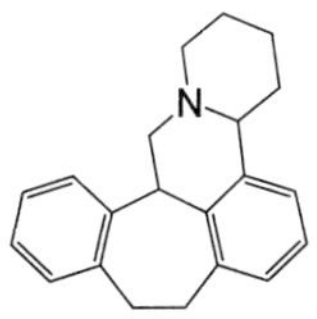

分子式和分子量 $C_{21}H_{23}N$ 289.42

化学名 2,3,4,4*a*,8,9,13*b*,14-Octahydro-1*H*-benzo[6,7]cyclohepta[1,2,3-*rfe*] pyrido[2,1-*a*]isoquinoline

2,3,4,4*a*,8,9,13*b*,14-八氢-1*H*-苯并[6,7]环庚烷并[1,2,3-*rfe*]吡啶并[2,1-*a*]异喹啉

CAS 登录号 34061-33-1；34061-34-2[盐酸盐]

INN list 28

药效分类 安定药

他克林

Tacrine（*INN*）

化学结构式

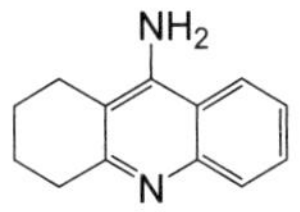

分子式和分子量 $C_{13}H_{14}N_2$ 198.27

化学名 9-Amino-1,2,3,4-tetrahydroacridine

9-氨基-1,2,3,4-四氢吖啶

CAS 登录号 321-64-2；1684-40-8[盐酸盐]

INN list 8

药效分类 抗早老性痴呆辅助药

他克莫司

Tacrolimus（*INN*）

化学结构式

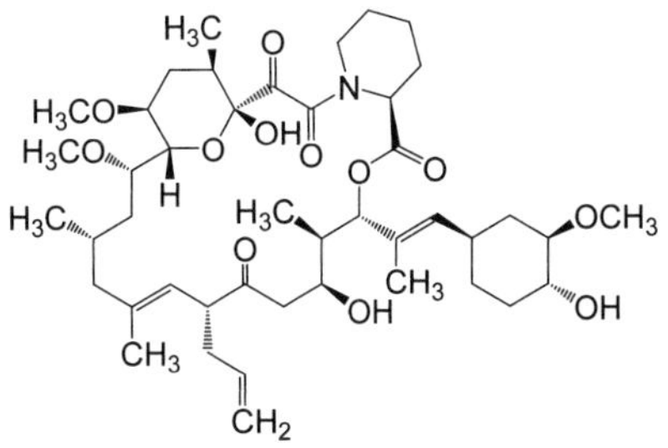

分子式和分子量 $C_{44}H_{69}NO_{12}$ 804.04

化学名 (−)-(3*S*,4*R*,5*S*,8*R*,9*E*,12*S*,14*S*,15*R*,16*S*,18*R*,19*R*,26*aS*)-8-Allyl-5,6,8,11,12,13,14,15,16,17,18,19,24,25,26,26*a*-hexadecahydro-5,19-dihydroxy-3-[(*E*)-2-[(1*R*,3*R*,4*R*)-4-hydroxy-3-methoxycyclohexyl]-1-methylvinyl]-14,16-dimethoxy-4,10,12,18-tetramethyl-15,19-epoxy-3*H*-pyrido[2,1-*c*][1,4]oxaazacyclotricosine-1,7,20,21(4*H*,23*H*)-tetrone

(−)-(3*S*,4*R*,5*S*,8*R*,9*E*,12*S*,14*S*,15*R*,16*S*,18*R*,19*R*,26*aS*)-8-烯丙基-5,6,8,11, 12,13,14,15,16,17,18,19,24,25,26,26*a*-十六氢-5,19-二羟基-3-[(*E*)-2-[(1*R*,3*R*,4*R*)-4-羟基-3-甲氧基环己基]-1-甲基乙烯基]-14,16-二甲氧基-4,10,12, 18-四甲基-15,19-环氧-3*H*-吡啶并[2,1-*c*][1,4]氧杂氮杂环二十三烷-1,7,20, 21(4*H*,23*H*)-四酮

CAS 登录号 104987-11-3；109581-93-3[水合物]

INN list 66

药效分类 免疫抑制药

ATC 分类 L04AD02

他喹莫德

Tasquinimod（*INN*）

化学结构式

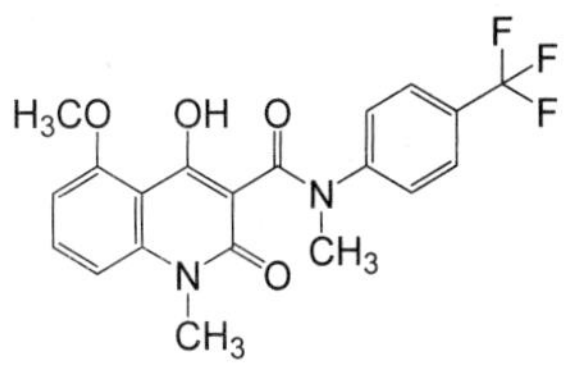

分子式和分子量 $C_{20}H_{17}F_3N_2O_4$ 406.36

化学名 4-Hydroxy-5-methoxy-*N*,1-dimethyl-2-oxo-*N*-[4-(trifluoromethyl)phenyl]-1,2-dihydroquinoline-3-carboxamide

4-羟基-5-甲氧基-*N*,1-二甲基-2-氧代-*N*-[4-(三氟甲基)苯基]-1,2-二氢喹啉-3-甲酰胺

CAS 登录号 254964-60-8

INN list 93

药效分类 免疫调节药

他拉泊芬

Talaporfin（*INN*）

化学结构式

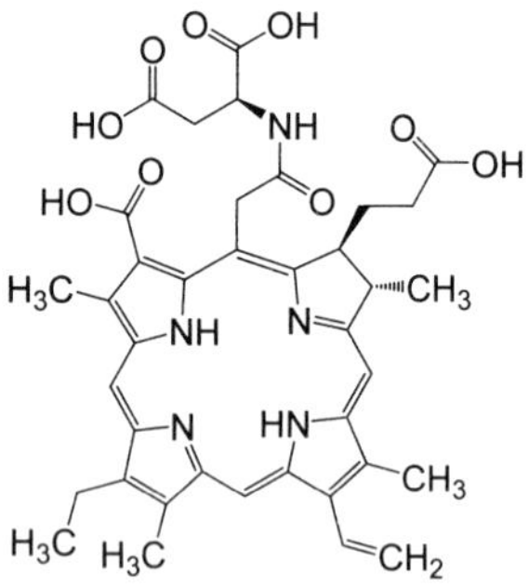

分子式和分子量 $C_{38}H_{41}N_5O_9$ 711.77

化学名 (2*S*)-2-[[2-[(2*S*,3*S*)-7-Carboxy-3-(2-carboxyethyl)-17-ethenyl-12-ethyl-2,8,13,18-tetramethyl-2,3,23,24-tetrahydroporphyrin-5-yl]acetyl]amino]butanedioic acid

(2*S*)-2-[[2-[(2*S*,3*S*)-7-羧基-3-(2-羧基乙基)-17-乙烯基-12-乙基-2,8,13,18-四甲基-2,3,23,24-四氢卟啉-5-基]乙酰基]氨基]丁二酸

CAS 登录号 110230-98-3; 220201-34-3[四钠盐]

INN list 84

药效分类 光增敏药

他拉德吉

Taladegib（*INN*）

化学结构式

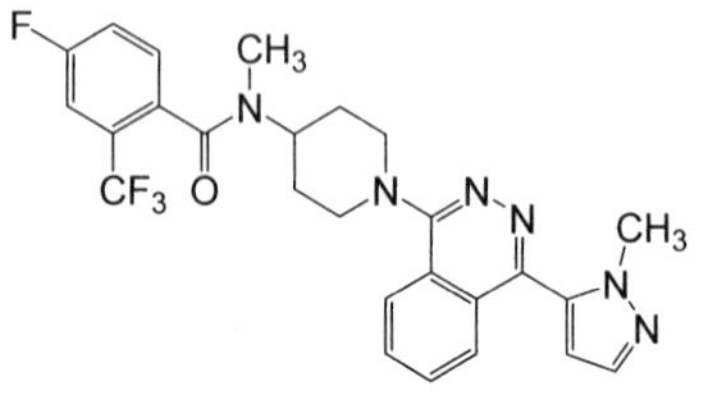

分子式和分子量 $C_{26}H_{24}F_4N_6O$ 512.51

化学名 4-Fluoro-*N*-methyl-*N*-{1-[4-(1-methyl-1*H*-pyrazol-5-yl)phthalazin-1-yl]piperidin-4-yl}-2-(trifluoromethyl)benzamide

4-氟-*N*-甲基-*N*-{1-[4-(1-甲基-1*H*-吡唑-5-基)酞嗪-1-基]哌啶-4-基}-2-(三氟甲基)苯甲酰胺

CAS 登录号 1258861-20-9

INN list 110

药效分类 抗肿瘤药

他拉罗唑

Talarozole（*INN*）

化学结构式

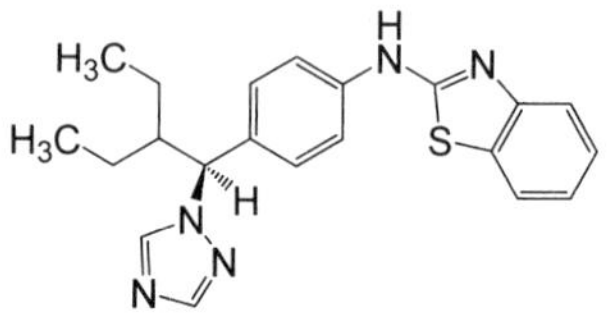

分子式和分子量 $C_{21}H_{23}N_5S$ 377.51

化学名 *N*-[4-[(1*R*)-2-Ethyl-1-(1*H*-1,2,4-triazol-1-yl)butyl]phenyl]-1,3-benzothiazol-2-amine

N-[4-[(1*R*)-2-乙基-1-(1*H*-1,2,4-三唑-1-基)丁基]苯基]-1,3-苯并噻唑-2-胺

CAS 登录号 870093-23-5

INN list 99

药效分类 细胞色素 P450 CYP26 抑制药

他拉纳班

Taranabant（*INN*）

化学结构式

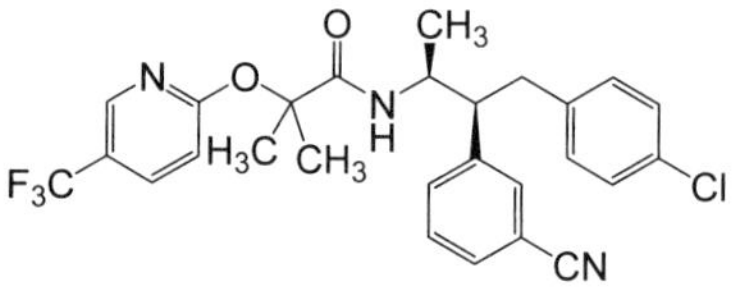

分子式和分子量 $C_{27}H_{25}ClF_3N_3O_2$ 515.95

化学名 *N*-[(1*S*,2*S*)-3-(4-Chlorophenyl)-2-(3-cyanophenyl)-1-methylpropyl]-2-methyl-2-[[5-(trifluoromethyl)pyridin-2-yl]oxy]propanamide

N-[(1*S*,2*S*)-3-(4-氯苯基)-2-(3-氰基苯基)-1-甲基丙基]-2-甲基-2-[[5-(三氟甲基)吡啶-2-基]氧基]丙酰胺

CAS 登录号 701977-09-5

INN list 97

药效分类 大麻素受体拮抗药

他拉斯汀

Talastine（*INN*）

化学结构式

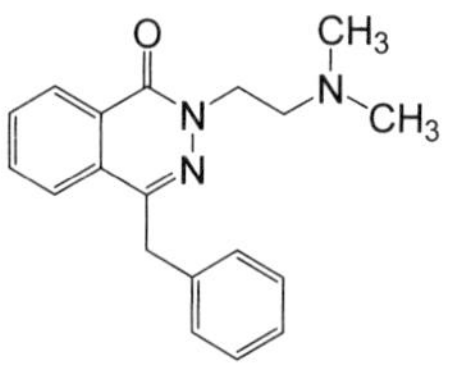

分子式和分子量 $C_{19}H_{21}N_3O$ 307.39

化学名 2-[2-(Dimethylamino)ethyl]-4-benzyl-l(2*H*)phthalazinone

2-[2-(二甲氨基)乙基]-4-苄基-l(2*H*)酞嗪酮

CAS 登录号 16188-61-7

INN list 18

药效分类 抗组胺药

他拉西派

Tarazepide（*INN*）

化学结构式

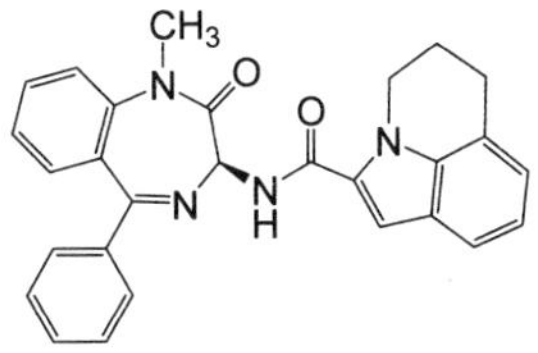

分子式和分子量 $C_{28}H_{24}N_4O_2$ 448.52

化学名 (−)-*N*-[(*S*)-2,3-Dihydro-1-methyl-2-oxo-5-phenyl-1*H*-1,4-benzodiazepin-3-yl]-5,6-dihydro-4*H*-pyrrolo[3,2,1-*ij*]quinoline-2-carboxamide

(−)-*N*-[(*S*)-2,3-二氢-1-甲基-2-氧代-5-苯基-1*H*-1,4-苯并二氮杂䓬-3-基]-5,6-二氢-4*H*-吡咯并[3,2,1-*ij*]喹啉-2-甲酰胺

CAS 登录号 141374-81-4

INN list 68

药效分类 缩胆囊素受体拮抗药

他拉唑帕利

Talazoparib（*INN*）

化学结构式

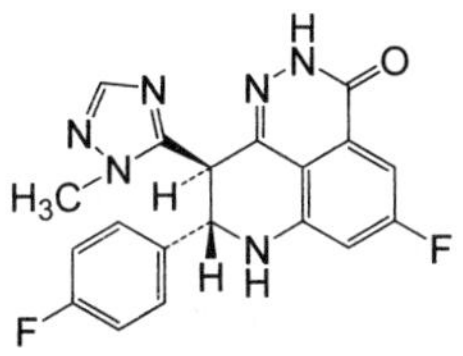

分子式和分子量 $C_{19}H_{14}F_2N_6O$ 380.36

化学名 (8*S*,9*R*)-5-Fluoro-8-(4-fluorophenyl)-9-(1-methyl-1*H*-1,2,4-triazol-5-yl)-2,7,8,9-tetrahydro-3*H*-pyrido[4,3,2-*de*]phthalazin-3-one

(8*S*,9*R*)-5-氟-8-(4-氟苯基)-9-(1-甲基-1*H*-1,2,4-三氮唑-5-基)-2,7,8,9-四氢-3*H*-吡啶并[4,3,2-*de*]酞嗪-3-酮

CAS 登录号 1207456-01-6

INN list 110

药效分类 抗肿瘤药

他来拉醇

Taleranol（*INN*）

化学结构式

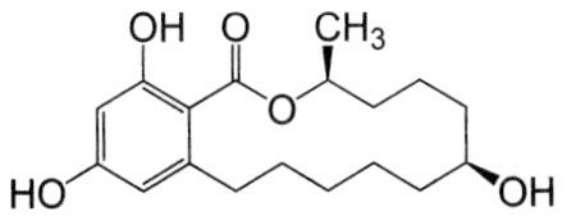

分子式和分子量 $C_{18}H_{26}O_5$ 322.40

化学名 (3*S*,7*S*)-3,4,5,6,7,8,9,10,11,12-Decahydro-7,14,16-trihydroxy-3-methyl-1*H*-2-benzoxacyclotetradecin-1-one

(3*S*,7*S*)-3,4,5,6,7,8,9,10,11,12-十氢-7,14,16-三羟基-3-甲基-1*H*-2-苯并氧杂环十四烷-1-酮

CAS 登录号 42422-68-4

INN list 33

药效分类 酶抑制药

他雷替尼

Taletrectinib（*INN*）

化学结构式

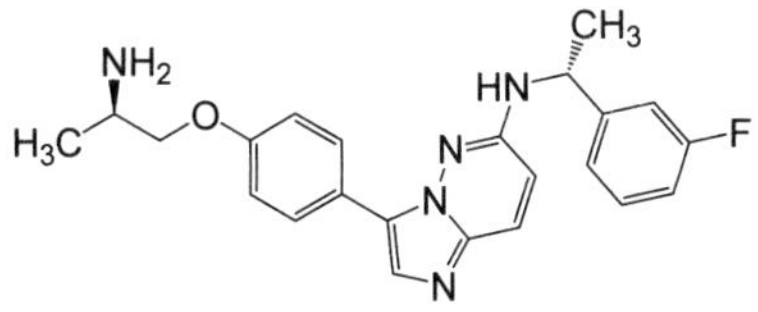

分子式和分子量 $C_{23}H_{24}FN_5O$ 405.48

化学名 3-{4-[(2*R*)-2-aminopropoxy]phenyl}-*N*-[(1*R*)-1-(3-fluorophenyl)ethyl]imidazo[1,2-*b*]pyridazin-6-amine

3-{4-[(2*R*)-2-氨基丙氧基]苯基}-*N*-[(1*R*)-1-(3-氟苯基)乙基]咪唑并[1,2-*b*]哒嗪-6-胺

CAS 登录号 1505514-27-1

INN list 123

药效分类 酪氨酸激酶抑制药，抗肿瘤药

他立喹达

Tariquidar（*INN*）

化学结构式

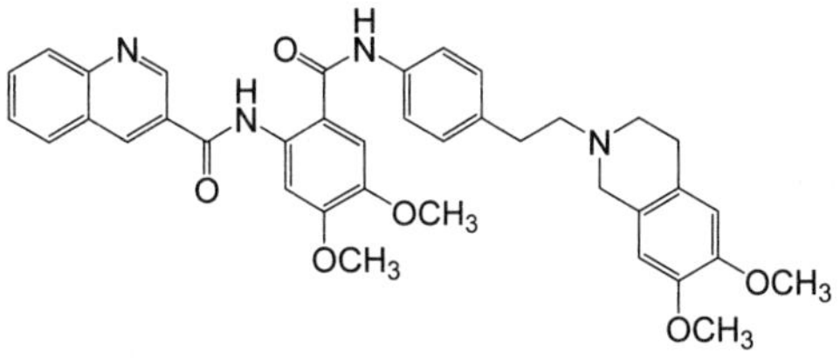

分子式和分子量 $C_{38}H_{38}N_4O_6$ 646.73

化学名 *N*-[2-[[4-[2-(6,7-Dimethoxy-3,4-dihydroisoquinolin-2(1*H*)-yl)ethyl]phenyl] carbamoyl]-4,5-dimethoxyphenyl]quinoline-3-carboxamide

N-[2-[[4-[2-(6,7-二甲氧基-3,4-二氢异喹啉-2(1*H*)-基)乙基]苯基]氨基甲酰基]-4,5-二甲氧基苯基]喹啉-3-甲酰胺

CAS 登录号 206873-63-4

INN list 86

药效分类 多重耐药抑制药，抗肿瘤药

他立韦林

Taribavirin（*INN*）

分子式和分子量 $C_8H_{13}N_5O_4$ 243.22

化学结构式

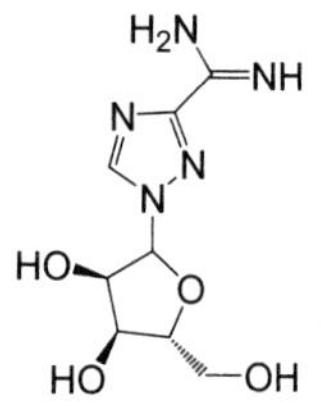

化学名 1-β-D-Ribofuranosyl-1*H*-l,2,4-triazole-3-carboximidamide

1-β-D-呋喃核糖基-1*H*-l,2,4-三唑-3-脒基

CAS 登录号 119567-79-2; 40372-00-7[盐酸盐]

INN list 95

药效分类 抗病毒药

他立唑嗪

Taprizosin（*INN*）

化学结构式

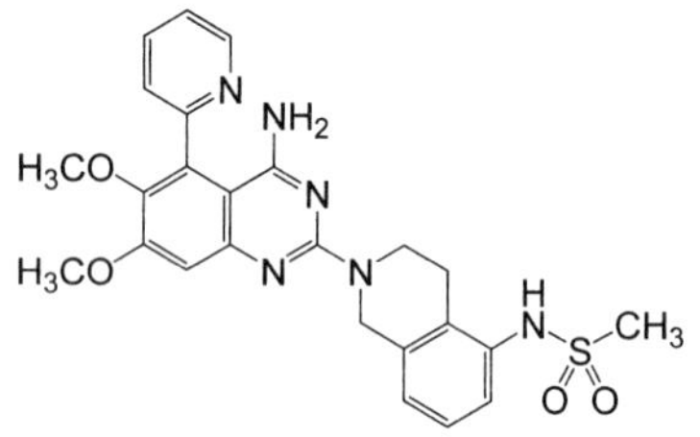

分子式和分子量 $C_{25}H_{26}N_6O_4S$ 506.58

化学名 *N*-[2-[4-Amino-6,7-dimethoxy-5-(2-pyridyl)quinazolin-2-yl]-1,2,3,4-tetrahydro-5-isoquinoly]methanesulfonamide

N-[2-[4-氨基-6,7-二甲氧基-5-(2-吡啶基)喹唑啉-2-基]-1,2,3,4-四氢-5-异喹啉基]甲磺酰胺

CAS 登录号 210538-44-6

INN list 90

药效分类 α_1受体拮抗药

他利贝隆

Talibegron（*INN*）

化学结构式

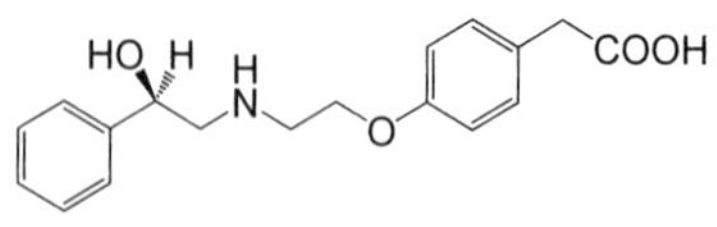

分子式和分子量 $C_{18}H_{21}NO_4$ 315.37

化学名 2-[4-[2-[[(2*R*)-2-hydroxy-2-phenylethyl]amino]ethoxy]phenyl]acetic acid

2-[4-[2-[[(2*R*)-2-羟基-2-苯乙基]氨基]乙氧基]苯基]乙酸

CAS 登录号 146376-58-1; 178600-17-4[盐酸盐]

INN list 86

药效分类 β_3受体激动药

他利克索

Talipexole（*INN*）

分子式和分子量 $C_{10}H_{15}N_3S$ 209.31

化学结构式

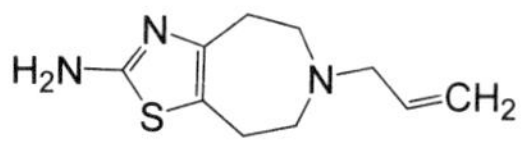

化学名 6-Allyl-2-amino-5,6,7,8-tetrahydro-4*H*-thiazolo[4,5-*d*]azepine

6-烯丙基-2-氨基-5,6,7,8-四氢-4*H*-噻唑并[4,5-*d*]氮杂䓬

CAS 登录号 101626-70-4

INN list 56

药效分类 抗精神病药

他利霉素

Talisomycin（*INN*）

化学结构式

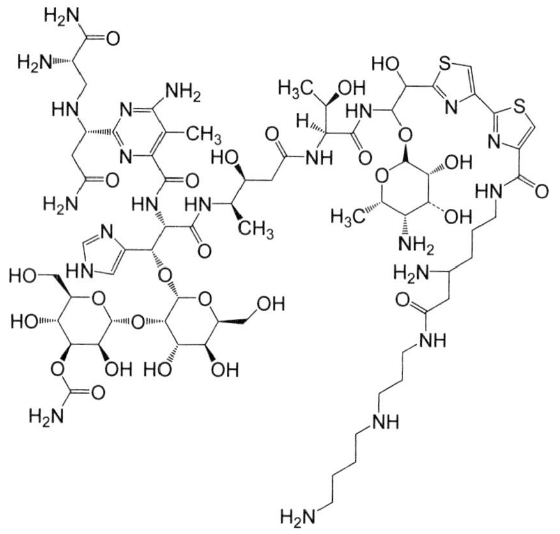

分子式和分子量 $C_{68}H_{110}N_{22}O_{27}S_2$ 1731.86

化学名 *N*[1]-[4-Amino-5-[[3-[(4-aminobutyl)amino]propyl]carbamoyl]pentyl]-13-[(4-amino-4,6-dideoxy-*α*-L-talopyranosyl)oxy]-19-demethyl-12-hydroxybleomycinamide

N[1]-[4-氨基-5-[[3-[(4-氨基丁基)氨基]丙基]氨基甲酰基]戊基]-13-[(4-氨基-4,6-二脱氧-*α*-L-吡喃塔罗糖基)氧基]-19-脱甲基-12-羟基博来霉素酰胺

CAS 登录号 65057-90-1

INN list 41

药效分类 抗生素类抗肿瘤药

他利那新

Tarafenacin（*INN*）

化学结构式

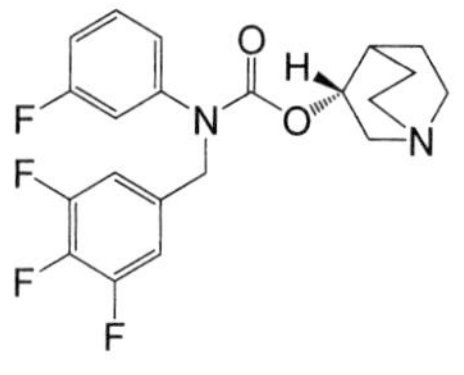

分子式和分子量 $C_{21}H_{20}F_4N_2O_2$ 408.39

化学名 (3*R*)-1-Azabicyclo[2.2.2]octan-3-yl(3-fluorophenyl)[(3,

4,5-trifluorophenyl)methyl]carbamate

(3*R*)-1-氮杂双环[2.2.2]辛烷-3-基(3-氟苯基)[(3,4,5-三氟苯基)甲基]氨基甲酸酯

CAS 登录号 385367-47-5

INN list 100

药效分类 毒蕈碱受体拮抗药

他林洛尔

Talinolol（*INN*）

化学结构式

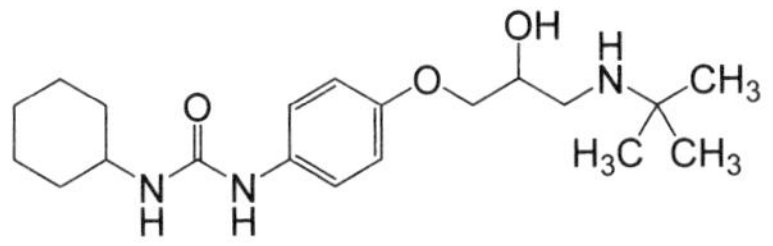

分子式和分子量 $C_{20}H_{33}N_3O_3$ 363.49

化学名 (±)-1-[*p*-[3-(*tert*-Butylamino)-2-hydroxypropoxy]phenyl]-3-cyclohexylurea

(±)-1-[4-[3-(叔丁基氨基)-2-羟基丙氧基]苯基]-3-环己基脲

CAS 登录号 57460-41-0

INN list 28

药效分类 β 受体拮抗药

ATC 分类 C07AB13

他硫啶

Tasuldine（*INN*）

化学结构式

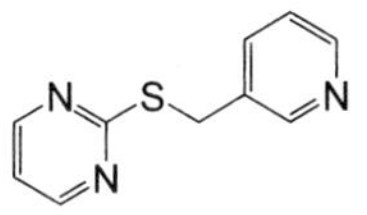

分子式和分子量 $C_{10}H_9N_3S$ 203.26

化学名 2-[(3-Pyridylmethyl)thio]pyrimidine

2-[(3-吡啶基甲基)硫基]嘧啶

CAS 登录号 88579-39-9

INN list 52

药效分类 黏液溶解药

他仑帕奈

Talampanel（*INN*）

化学结构式

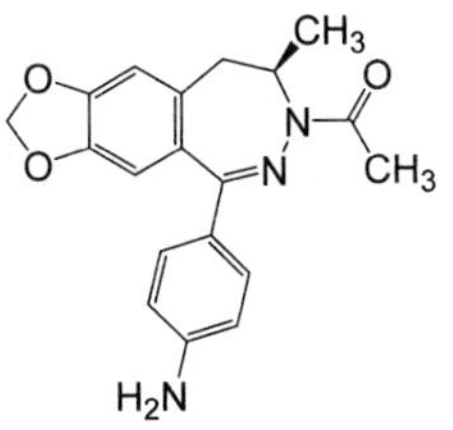

分子式和分子量 $C_{19}H_{19}N_3O_3$ 337.37

化学名 (*R*)-7-Acetyl-5-(*p*-aminophenyl)-8,9-dihydro-8-methyl-7*H*-1,3-dioxolo-[4,5-*h*][2,3]benzodiazepine

(*R*)-7-乙酰基-5-(4-氨基苯基)-8,9-二氢-8-甲基-7*H*-1,3-二氧戊环并[4,5-*h*][2,3]苯并二氮杂䓬

CAS 登录号 161832-65-1

INN list 80

药效分类 AMPA 受体拮抗药

他洛柳酯

Talosalate（*INN*）

化学结构式

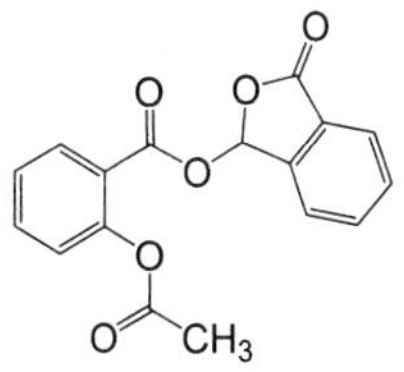

分子式和分子量 $C_{17}H_{12}O_6$ 312.27

化学名 3-Oxo-1,3-dihydroisobenzofuran-1-yl 2-acetoxybenzoate

3-氧代-1,3-二氢异苯并呋喃-1-基 2-乙酰氧基苯甲酸酯

CAS 登录号 66898-60-0

INN list 43

药效分类 抗炎镇痛药

他洛普兰

Talopram（*INN*）

化学结构式

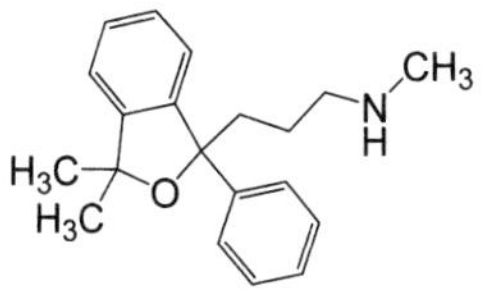

分子式和分子量 $C_{20}H_{25}NO$ 295.43

化学名 *N*,3,3-Trimethyl-1-phenyl-1-phthalanpropylamine

N,3,3-三甲基-1-苯基-1-酞基丙胺

CAS 登录号 7013-41-4; 7182-51-6[盐酸盐]

INN list 26

药效分类 抗抑郁药，儿茶酚胺增效药

他洛曲新

Talotrexin（*INN*）

化学结构式

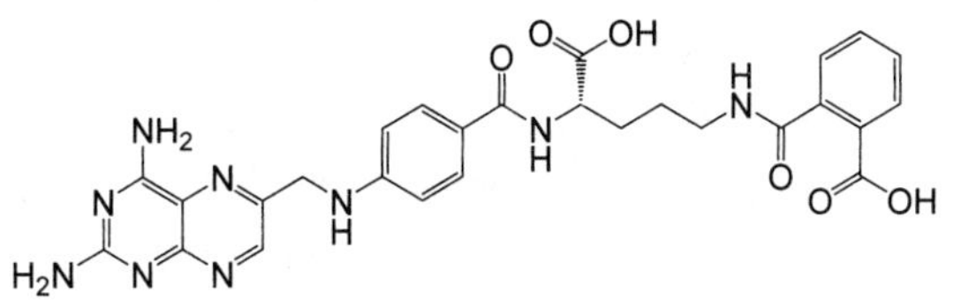

分子式和分子量 $C_{27}H_{27}N_9O_6$ 573.56

化学名 2-[[(4*S*)-4-Carboxy-4-[[4-[[(2,4-diaminopteridin-6-yl)methyl]amino] benzoyl]amino]butyl]carbamoyl]benzoic acid

2-[[(4*S*)-4-羧基-4-[[4-[[(2,4-二氨基蝶啶-6-基)甲基]氨基]苯甲酰]氨基]丁基]氨甲酰]苯甲酸

CAS 登录号 113857-87-7; 648420-92-2[单铵盐]

INN list 94

药效分类 抗肿瘤药

他洛昔明

Taloximine（*INN*）

化学结构式

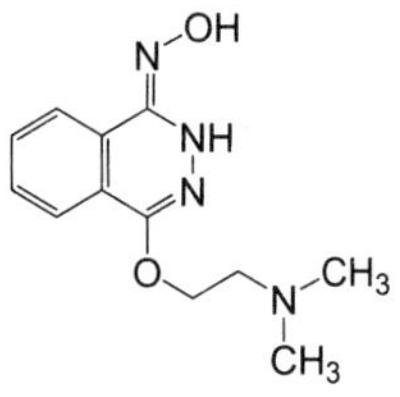

分子式和分子量 $C_{12}H_{16}N_4O_2$ 248.28

化学名 4-[2-(Dimethylamino)ethoxy]-l(2*H*)phthalazinone oxime

4-[2-(二甲氨基)乙氧基]-l(2*H*)-酞嗪酮肟

CAS 登录号 17243-68-4

INN list 19

药效分类 支气管扩张药

他美立酮

Tameridone（*INN*）

化学结构式

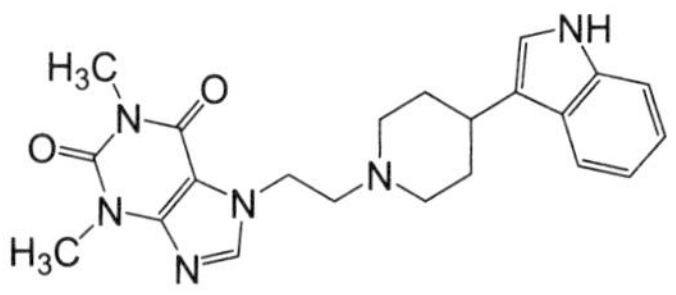

分子式和分子量 $C_{22}H_{26}N_6O_2$ 406.48

化学名 7-[2-(4-(1*H*-Indol-3-yl)-1-piperidinyl)ethyl]theophylline

7-[2-(4-(1*H*-吲哚-3-基)-1-哌啶基)乙基]茶碱

CAS 登录号 102144-78-5

INN list 57

药效分类 镇静药

他美莫德

Talmapimod（*INN*）

化学结构式

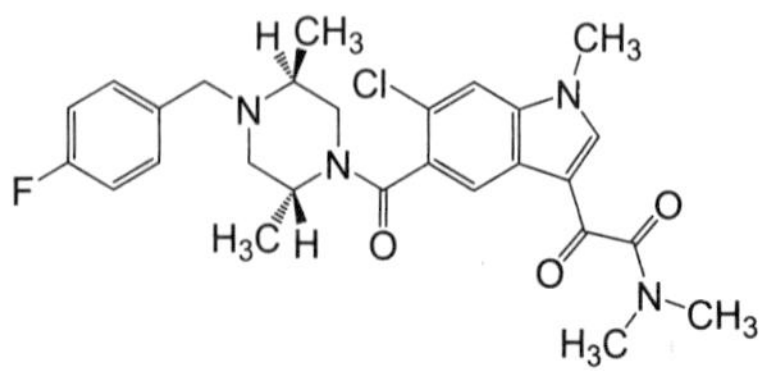

分子式和分子量 $C_{27}H_{30}ClFN_4O_3$ 513.00

化学名 2-[6-Chloro-5-[[(2*R*,5*S*)-4-[(4-fluorophenyl)methyl]-2,5-dimethylpiperazin-1-yl]carbonyl]-1-methyl-1*H*-indol-3-yl]-*N*,*N*-dimethyl-2-oxoacetamide

2-[6-氯-5-[[(2*R*,5*S*)-4-[(4-氟苯基)甲基]-2,5-二甲基哌嗪-1-基]羰基]-1-甲基-1*H*-吲哚-3-基]-*N*,*N*-二甲基-2-氧代乙酰胺

CAS 登录号 309913-83-5

INN list 99

药效分类 免疫调节药

他美曲林

Tametraline（*INN*）

化学结构式

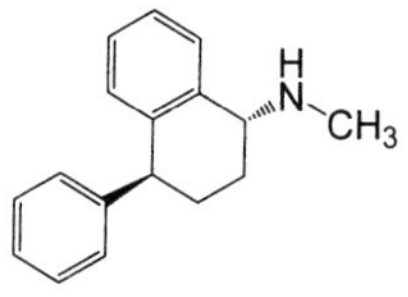

分子式和分子量 $C_{17}H_{19}N$ 237.35

化学名 (1*R*,4*S*)-1,2,3,4-Tetrahydro-*N*-methyl-4-phenyl-1-naphthylamine

(1*R*,4*S*)-1,2,3,4-四氢-*N*-甲基-4-苯基-1-萘胺

CAS 登录号 52795-02-5; 52760-47-1[盐酸盐]

INN list 46

药效分类 抗抑郁药

他美替安

Tasimelteon（*INN*）

化学结构式

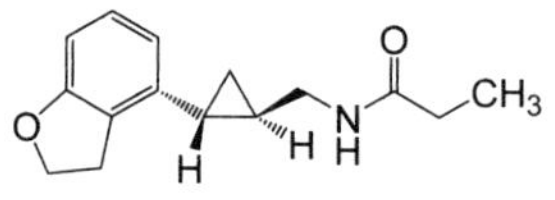

分子式和分子量 $C_{15}H_{19}NO_2$ 245.32

化学名 *N*-[[(1*R*,2*R*)-2-(2,3-Dihydro-1-benzofuran-4-yl)cyclopropyl]methyl]propanamide

N-[[(1*R*,2*R*)-2-(2,3-二氢-1-苯并呋喃-4-基)环丙基]甲基]丙酰胺

CAS 登录号 609799-22-6

INN list 99

药效分类 褪黑素受体拮抗药

他美辛

Talmetacin（*INN*）

化学结构式

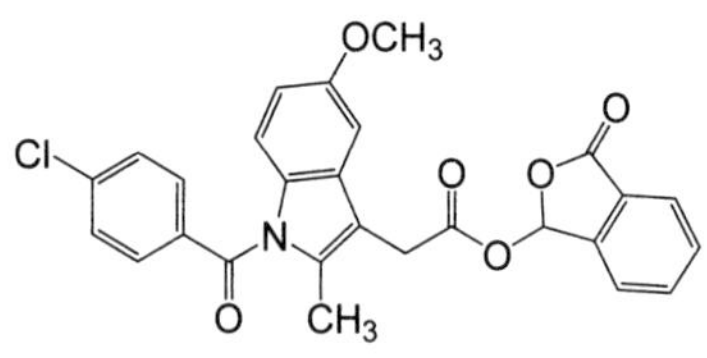

分子式和分子量 $C_{27}H_{20}ClNO_6$ 489.90

化学名 (±)-Phthalidyl 1-(4-chlorobenzoyl)-5-methoxy-2-methylindole-3-acetate

(±)-酞基 1-(4-氯苯甲酰基)-5-甲氧基-2-甲基吲哚-3-乙酸酯

CAS 登录号 67489-39-8

INN list 46

药效分类 抗炎镇痛药

他米巴罗汀

Tamibarotene（*INN*）

化学结构式

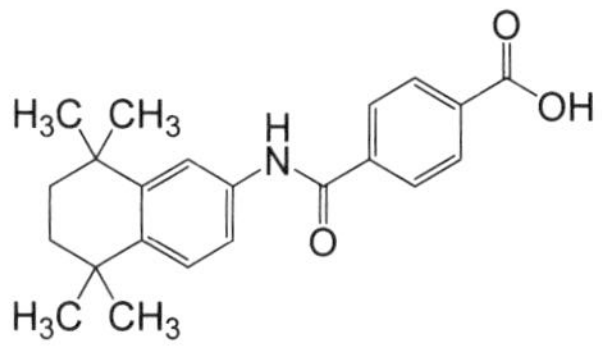

分子式和分子量 $C_{22}H_{25}NO_3$ 351.44

化学名 4-[(5,5,8,8-Tetramethyl-6,7-dihydronaphthalen-2-yl)carbamoyl]benzoic acid

4-[(5,5,8,8-四甲基-6,7-二氢萘-2-基)氨基甲酰基]苯甲酸

CAS 登录号 94497-51-5

INN list 73

药效分类 角质生成抑制药

他米替诺

Tamitinol（*INN*）

化学结构式

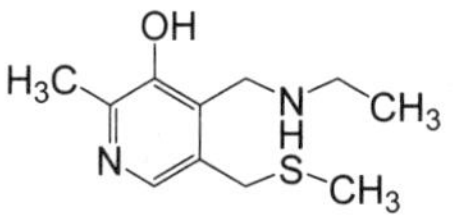

分子式和分子量 $C_{11}H_{18}N_2OS$ 226.34

化学名 4-[(Ethylamino)methyl]-2-methyl-5-[(methylthio)methyl]-3-pyridinol

4-[(乙氨基)甲基]-2-甲基-5-[(甲硫基)甲基]-3-吡啶醇

CAS 登录号 59429-50-4

INN list 43

药效分类 抗器质性脑病药

他莫利嗪

Tamolarizine（*INN*）

化学结构式

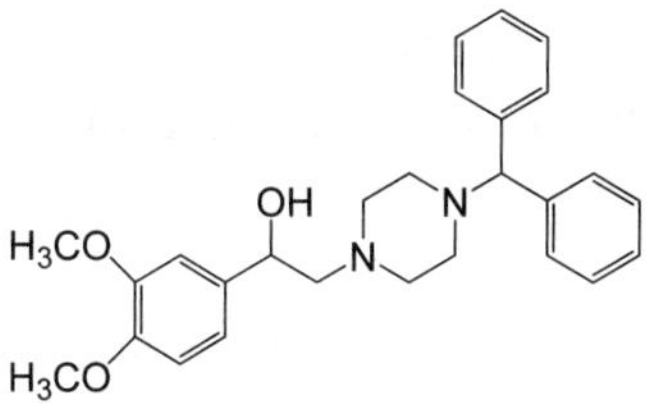

分子式和分子量 $C_{27}H_{32}N_2O_3$ 432.55

化学名 (±)-*α*-(3,4-Dimethoxyphenyl)-4-(diphenylmethyl)-1-piperazineethanol

(±)-*α*-(3,4-二甲氧基苯基)-4-(二苯基甲基)-1-哌嗪乙醇

CAS 登录号 128229-52-7

INN list 66

药效分类 血管扩张药，促智药

他莫瑞林

Tabimorelin（*INN*）

化学结构式

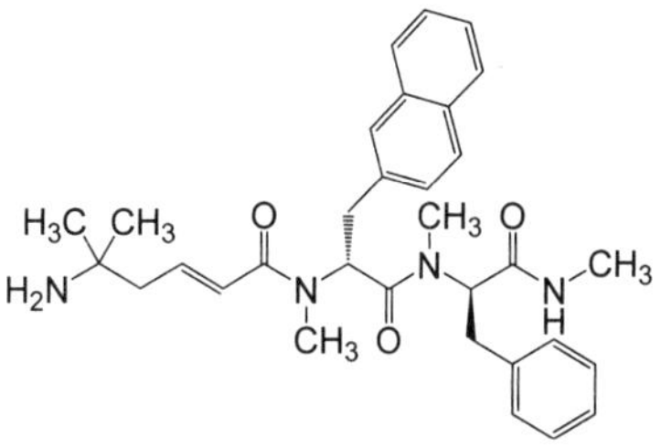

分子式和分子量 $C_{32}H_{40}N_4O_3$ 528.69

化学名 (*R*)-*α*-[(*E*)-5-Amino-*N*,5-dimethyl-2-hexenamido]-*N*-methyl-*N*-[(*R*)-*α*-(methylcarbamoyl)phenethyl]-2-naphthalenepropionamide

(*R*)-*α*-[(*E*)-5-氨基-*N*,5-二甲基-2-己烯酰氨基]-*N*-甲基-*N*-[(*R*)-*α*-(甲氨基甲酰基)苯乙基]-2-萘丙酰胺

CAS 登录号 193079-69-5

INN list 80

药效分类 促生长素释放肽类药

他莫司汀

Tallimustine（*INN*）

化学结构式

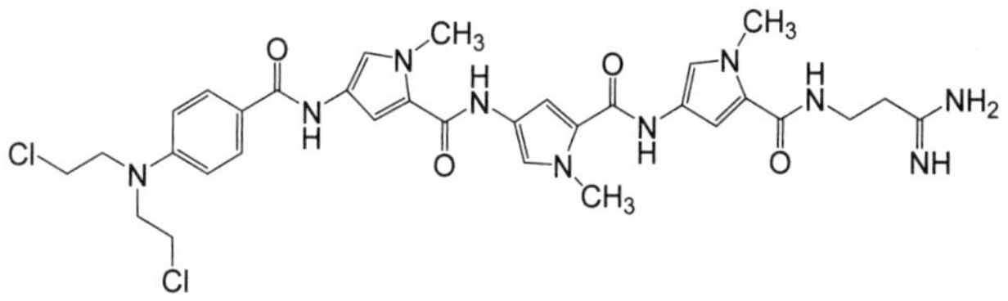

分子式和分子量 $C_{32}H_{38}Cl_2N_{10}O_4$ 697.61

化学名 *N*''-(2-Amidinoethyl)-4-[*p*-[bis(2-chloroethyl)amino]benzamido]-1,1',1''-trimethyl-*N*,4':*N*',4''-ter[pyrrole-2-carboxamide]

N''-(2-脒基乙基)-4-[4-[双(2-氯乙基)氨基]苯甲酰氨基]-1,1',1''-三甲基-*N*,4':*N*',4''-三[吡咯-2-甲酰胺]

CAS 登录号 115308-98-0

INN list 68

药效分类 抗肿瘤药

他莫昔芬

Tamoxifen（*INN*）

分子式和分子量 $C_{26}H_{29}NO$ 371.52

化学结构式

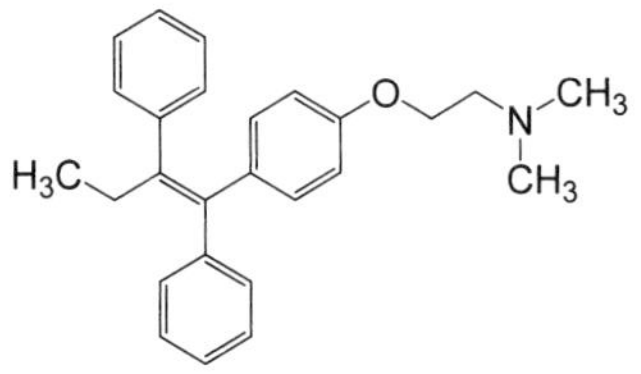

化学名 (*Z*)-*N*,*N*-Dimethyl-2-[4-(1,2-diphenyl-1-butenyl)phenoxyl] ethylamine

(*Z*)-*N*,*N*-二甲基-2-[4-(1,2-二苯基-1-丁烯基)苯氧基]乙胺

CAS 登录号 10540-29-1; 54965-24-1[枸橼酸盐]

INN list 28

药效分类 抗雌激素剂内分泌治疗用药

ATC 分类 L02BA01

他那罗吉

Tanaproget（*INN*）

化学结构式

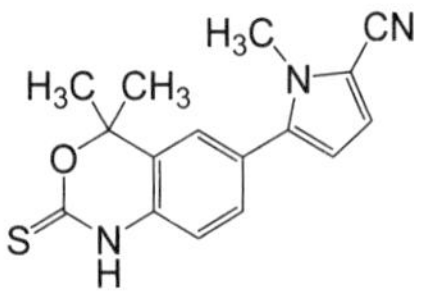

分子式和分子量 $C_{16}H_{15}N_3OS$ 297.37

化学名 5-(4,4-Dimethyl-2-thioxo-1,4-dihydro-2*H*-3,1-benzoxazin-6-yl)-1-methyl-1*H*-pyrrole-2-carbonitrile

5-(4,4-二甲基-2-硫代-1,4-二氢-2*H*-3,1-苯并噁嗪-6-基)-1-甲基-1*H*-吡咯-2-甲腈

CAS 登录号 304853-42-7

INN list 90

药效分类 孕酮受体激动药

他奈沙班

Tanexaban（*INN*）

化学结构式

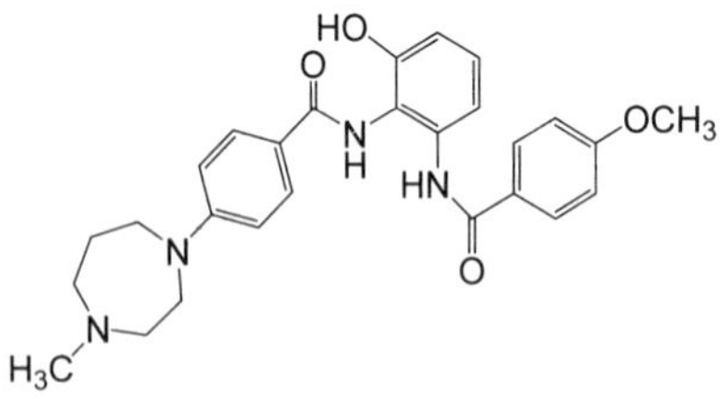

分子式和分子量 $C_{27}H_{30}N_4O_4$ 474.55

化学名 *N*-[2-Hydroxy-6-(4-methoxybenzamido)phenyl]-4-(4-methyl-1,4-diazepan-1-yl)benzamide

N-[2-羟基-6-(4-甲氧基苯甲酰氨基)苯基]-4-(4-甲基-1,4-二氮杂草-1-基)苯甲酰胺

CAS 登录号 365462-23-3

INN list 101

药效分类 凝血因子 Xa 抑制药

他奈坦

Talnetant（*INN*）

化学结构式

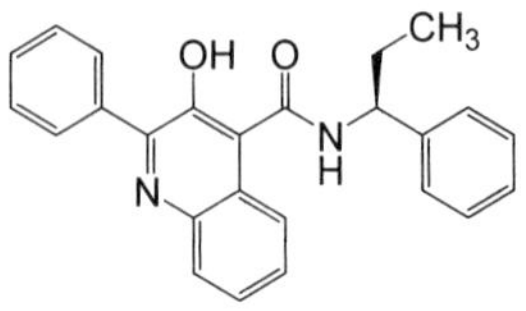

分子式和分子量 $C_{25}H_{22}N_2O_2$ 382.45

化学名 *N*-[(*S*)-*α*-Ethylbenzyl]-3-hydroxy-2-phenyl quinoline-4-carboxamide

N-[(*S*)-*α*-乙基苯甲基]-3-羟基-2-苯基喹啉-4-甲酰胺

CAS 登录号 174636-32-9; 204519-66-4[盐酸盐]

INN list 81

药效分类 神经激肽 NK3 受体拮抗药，抗膀胱功能不全药

他尼氟酯

Talniflumate（*INN*）

化学结构式

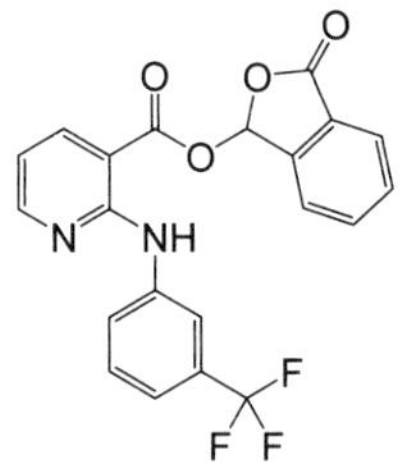

分子式和分子量 $C_{21}H_{13}F_3N_2O_4$ 414.33

化学名 Phthalidyl 2-(*α*,*α*,*α*-trifluoro-*m*-toluidino)nicotinate

酞基 2-(*α*,*α*,*α*-三氟-3-甲基苯氨基)烟酸酯

CAS 登录号 66898-62-2

INN list 41

药效分类 抗炎镇痛药

他尼硼巴坦

Taniborbactam（*INN*）

化学结构式

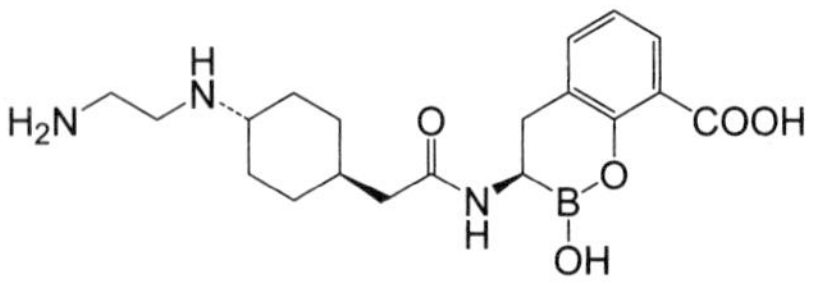

分子式和分子量 $C_{19}H_{28}BN_3O_5$ 389.26

化学名 (3*R*)-3-[[2-[4-(2-Aminoethylamino)cyclohexyl]acetyl] amino]-2-hydroxy-3,4-dihydro-1,2-benzoxaborinine-8-carboxylic acid

(3*R*)-3-[[2-[4-(2-氨基乙基氨基)环己基]乙酰基]氨基]-2-羟基-3,4-二氢-1,2-苯并氧杂硼杂环己熳-8-羧酸

CAS 登录号 1613267-49-4

INN list 119

药效分类 β-内酰胺酶抑制药

他尼普隆

Taniplon（*INN*）

化学结构式

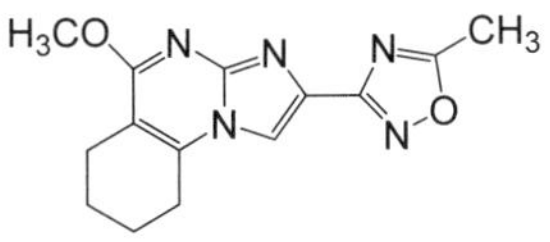

分子式和分子量 $C_{14}H_{15}N_5O_2$ 285.30

化学名 6,7,8,9-Tetrahydro-5-methoxy-2-(5-methyl-1,2,4-oxadiazol-3-yl)imidazo[1,2-*a*]quinazoline

6,7,8,9-四氢-5-甲氧基-2-(5-甲基-1,2,4-噁二唑-3-基)咪唑并[1,2-*a*]喹唑啉

CAS 登录号 106073-01-2

INN list 61

药效分类 抗焦虑药

他诺吉群

Tanogitran（*INN*）

化学结构式

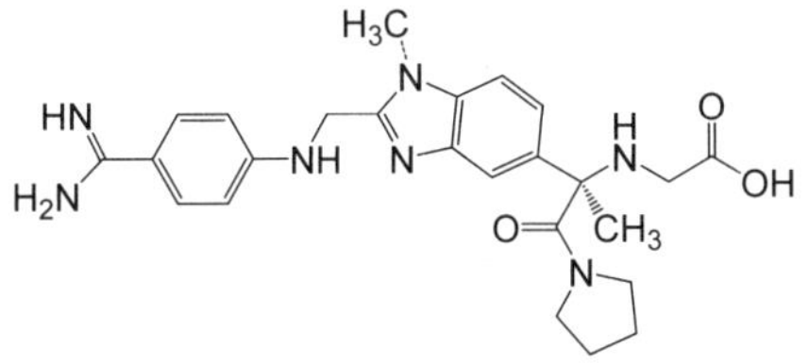

分子式和分子量 $C_{25}H_{31}N_7O_3$ 477.56

化学名 2-[[(2*R*)-2-[2-[(4-Carbamimidoylanilino)methyl]-1-methylbenzimidazol-5-yl]-1-oxo-l-pyrrolidin-1-ylpropan-2-yl]amino] acetic acid

2-[[(2*R*)-2-[2-[(4-脒基苯氨基)甲基]-l-甲基苯并咪唑-5-基]-l-氧代-1-吡咯烷-l-基丙-2-基]氨基]乙酸

CAS 登录号 637328-69-9

INN list 92

药效分类 抗血栓药

他喷他多

Tapentadol（*INN*）

化学结构式

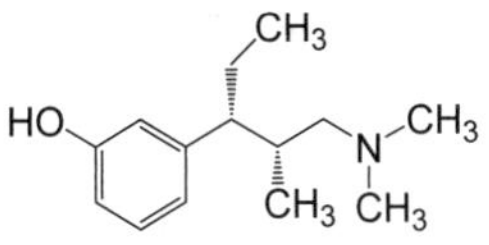

分子式和分子量 $C_{14}H_{23}NO$ 221.34

化学名 3-[(l*R*,2*R*)-3-(Dimethylamino)-1-ethyl-2-methylpropyl] phenol

3-[(l*R*,2*R*)-3-(二甲氨基)-1-乙基-2-甲基丙基]苯酚

CAS 登录号 175591-23-8

INN list 87

药效分类 镇痛药

他匹那罗

Tapinarof（*INN*）

化学结构式

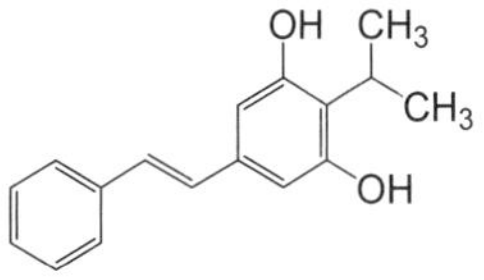

分子式和分子量 $C_{17}H_{18}O_2$ 254.33

化学名 5-[(1*E*)-2-Phenylethene-1-yl]-2-(propan-2-yl)benzene-1,3-diol

5-[(1*E*)-2-苯基乙烯-1-基]-2-(丙-2-基)苯-1,3-二醇

CAS 登录号 79338-84-4

INN list 116

药效分类 抗炎药

他普托克拉

Tapotoclax（*INN*）

化学结构式

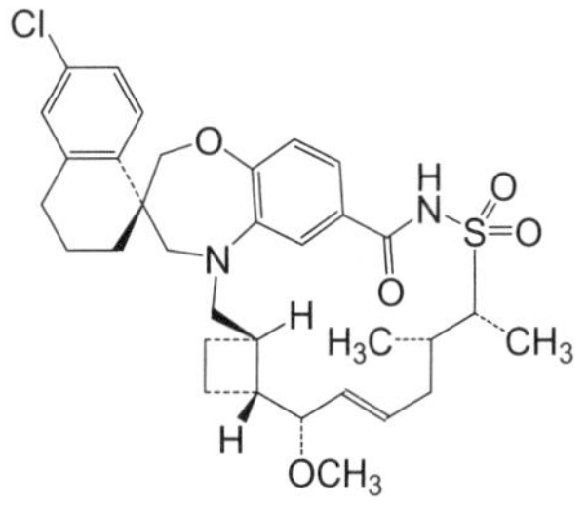

分子式和分子量 $C_{33}H_{41}ClN_2O_5S$ 613.21

化学名 (3'*R*,4*S*,6'*R*,7'*S*,8'*E*,11'*S*,12'*R*)-7-Chloro-7'-methoxy-11',12'-dimethyl-13',13'-dioxospiro[2,3-dihydro-1*H*-naphthalene-4,22'-20-oxa-13λ^6-thia-1,14-diazatetracyclo[14.7.2.$0^{3,6}$.$0^{19,24}$]pentacosa-8,16(25),17,19(24)-tetraene]-15'-one

(3'*R*,4*S*,6'*R*,7'*S*,8'*E*,11'*S*,12'*R*)-7-氯-7'-甲氧基-11',12'-二甲基-13',13'-二氧代螺[2,3-二氢-1*H*-萘-4,22'-20-氧杂-13λ^6-硫杂-1,14-二氮杂四环[14.7.2.$0^{3,6}$.$0^{19,24}$]二十五烷-8,16(25),17,19(24)-四烯]-15'-酮

CAS 登录号 1883727-34-1

INN list 121

药效分类 抗肿瘤药

他齐茶碱

Tazifylline（*INN*）

化学结构式

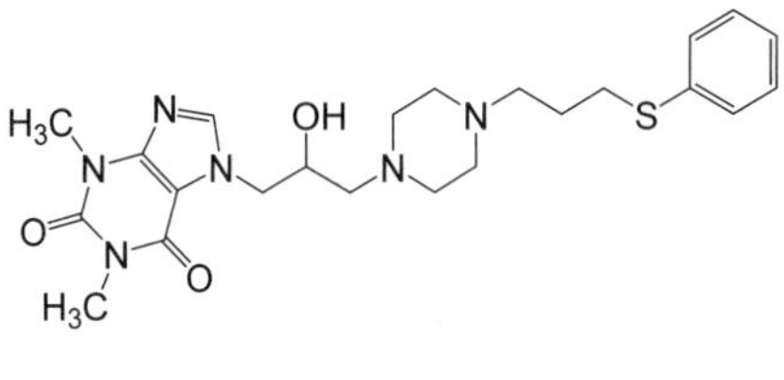

分子式和分子量　$C_{23}H_{32}N_6O_3S$　472.61

化学名　(±)-7-[2-Hydroxy-3-[4-[3-(phenylthio)propyl]-1-piperazinyl]propyl]theophylline

(±)-7-[2-羟基-3-[4-[3-(苯硫基)丙基]-1-哌嗪基]丙基]茶碱

CAS 登录号　79712-55-3; 79712-53-1[盐酸盐]

INN list　52

药效分类　抗组胺药

他齐普酮

Taziprinone（*INN*）

化学结构式

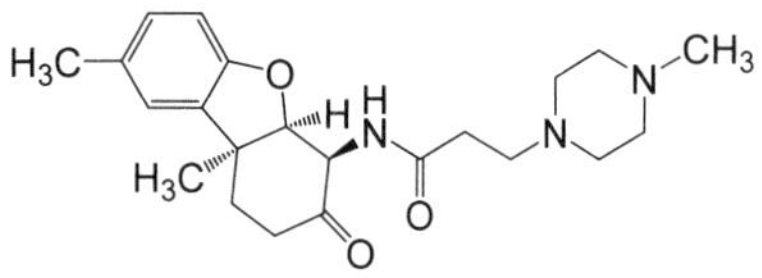

分子式和分子量　$C_{22}H_{31}N_3O_3$　385.50

化学名　(±)-*N*-[(4*R**,4*aR**,9*bS**)-1,2,3,4,4*a*,9*b*-Hexahydro-8,9*b*-dimethyl-3-oxo-4-dibenzofuranyl]-4-methyl-1-piperazinepropionamide

(±)-*N*-[(4*R**,4*aR**,9*bS**)-1,2,3,4,4*a*,9*b*-六氢-8,9*b*-二甲基-3-氧代-4-二苯并呋喃基]-4-甲基-1-哌嗪丙酰胺

CAS 登录号　79253-92-2

INN list　48

药效分类　镇咳药

他前列烯

Taprostene（*INN*）

化学结构式

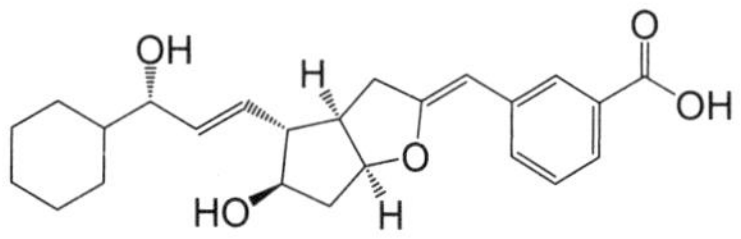

分子式和分子量　$C_{24}H_{30}O_5$　398.49

化学名　*α*-[(2*Z*,3*aR*,4*R*,5*R*,6*aS*)-4-[(1*E*,3*S*)-3-Cyclohexyl-3-hydroxypropenyl] hexahydro-5-hydroxy-2*H*-cyclopenta[*b*]furan-2-ylidene]-*m*-toluic acid

α-[(2*Z*,3*aR*,4*R*,5*R*,6*aS*)-4-[(1*E*,3*S*)-3-环己基-3-羟基丙烯基]六氢-5-羟基-2*H*-环戊熳并[*b*]呋喃-2-次甲基]-3-苯甲酸

CAS 登录号　108945-35-3

INN list　58

药效分类　前列腺素类药

他曲米特

Taltrimide（*INN*）

化学结构式

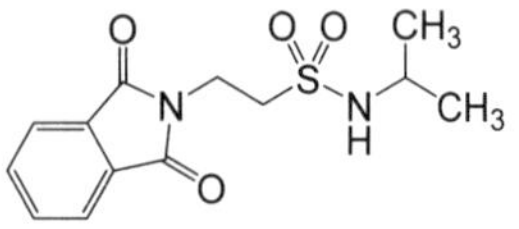

分子式和分子量　$C_{13}H_{16}N_2O_4S$　296.34

化学名　2-(1,3-Dioxoisoindol-2-yl)-*N*-propan-2-ylethanesulfonamide

2-(1,3-二氧代异吲哚-2-基)-*N*-丙基-2-基乙烷磺酰胺

CAS 登录号　81428-04-8

INN list　49

药效分类　抗癫痫药

他瑞帕格

Taprenepag（*INN*）

化学结构式

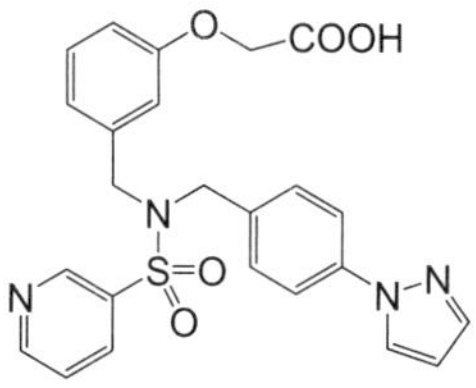

分子式和分子量　$C_{24}H_{22}N_4O_5S$　478.52

化学名　2-[3-[[*N*-[[4-(1*H*-Pyrazol-1-yl)phenyl]methyl]pyridine-3-sulfonamido]methyl]phenoxy]acetic acid

2-[3-[[*N*-[[4-(1*H*-吡唑-1-基)苯基]甲基]吡啶-3-磺酰氨基]甲基]苯氧基]乙酸

CAS 登录号　752187-80-7

INN list　103

药效分类　前列腺素 E_2 受体激动药

他沙利定

Talsaclidine（*INN*）

化学结构式

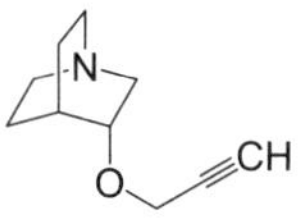

分子式和分子量　$C_{10}H_{15}NO$　165.24

化学名　(*R*)-3-(2-Propynyloxy)quinuclidine

(*R*)-3-(2-丙炔基氧基)喹核碱

CAS 登录号　147025-53-4; 147025-54-5[富马酸盐]

INN list　72

药效分类　抗早老性痴呆药，拟胆碱药

他舒普兰

Talsupram（*INN*）

化学结构式

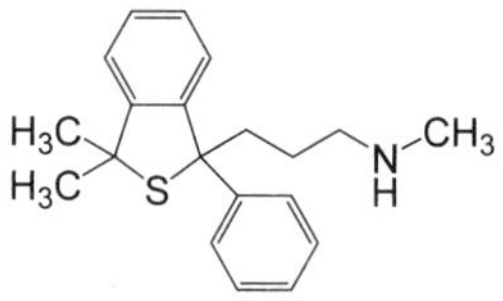

分子式和分子量　$C_{20}H_{25}NS$　311.48

化学名　1,3-Dihydro-*N*,3,3-trimethyl-1-phenylbenzo[*c*]thiophene-

1-propylamine

1,3-二氢-*N*,3,3-三甲基-1-苯基苯并[*c*]噻吩-1-丙胺

CAS 登录号 21489-20-3

INN list 26

药效分类 抗抑郁药

他舒替尼

Tasurgratinib (*INN*)

化学结构式

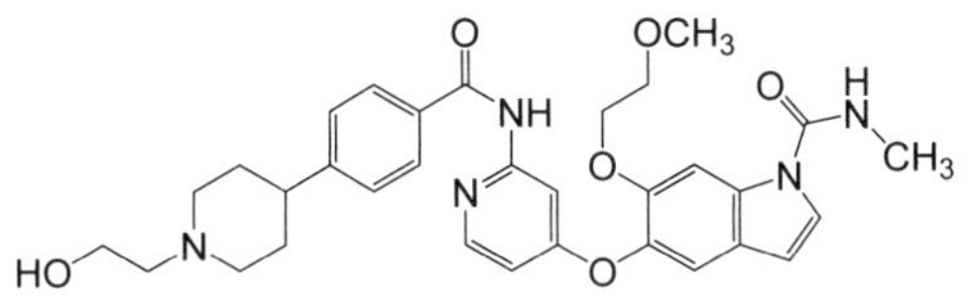

分子式和分子量 $C_{32}H_{37}N_5O_6$ 587.68

化学名 5-[2-[[4-[1-(2-Hydroxyethyl)piperidin-4-yl]benzoyl]amino]pyridin-4-yl]oxy-6-(2-methoxyethoxy)-*N*-methylindole-1-carboxamide

5-[2-[[4-[1-(2-羟基乙基)哌啶-4-基]苯甲酰基]氨基]吡啶-4-基]氧基-6-(2-甲氧基乙基氧基)-*N*-甲基吲哚-1-甲酰胺

CAS 登录号 1622204-21-0

INN list 124

药效分类 酪氨酸激酶抑制药，抗肿瘤药

他司磺胺

Tasisulam (*INN*)

化学结构式

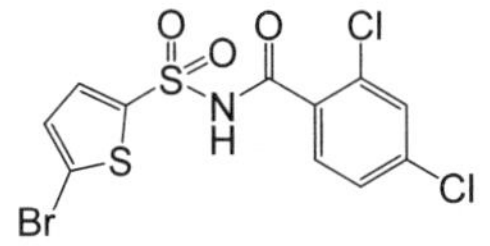

分子式和分子量 $C_{11}H_6BrCl_2NO_3S_2$ 415.11

化学名 *N*-(5-Bromothiophene-2-sulfonyl)-2,4-dichlorobenzamide

N-(5-溴噻吩-2-磺酰基)-2,4-二氯苯甲酰胺

CAS 登录号 519055-62-0

INN list 99

药效分类 抗肿瘤药

他司利塞

Taselisib (*INN*)

化学结构式

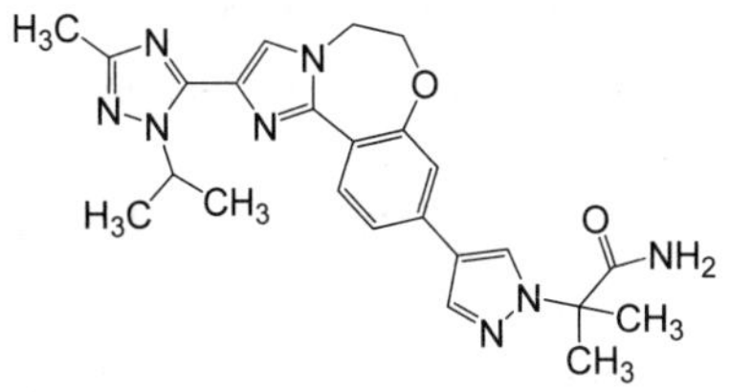

分子式和分子量 $C_{24}H_{28}N_8O_2$ 460.23

化学名 2-Methyl-2-(4-{2-[3-methyl-1-(propan-2-yl)-1*H*-1,2,4-triazol-5-yl]-5,6-dihydroimidazo[1,2-*d*][1,4]benzoxazepin-9-yl}-1*H*-pyrazol-1-yl)propanamide

2-甲基-2-(4-{2-[3-甲基-1-(丙-2-基)-1*H*-1,2,4-三唑-5-基]-5,6-二氢咪唑并[1,2-*d*][1,4]苯并氧氮䓬-9-基}-1*H*-吡唑-1-基)丙酰胺

CAS 登录号 1282512-48-4

INN list 109

药效分类 抗肿瘤药

他司咪定

Tasipimidine (*INN*)

化学结构式

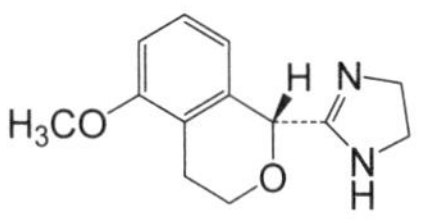

分子式和分子量 $C_{13}H_{16}N_2O_2$ 232.28

化学名 *rac*-2-[(1*R*)-5-Methoxy-3,4-dihydro-1*H*-2-benzopyran-1-yl]-4,5-dihydro-1*H*-imidazole

外消旋-2-[(1*R*)-5-甲氧基-3,4-二氢-1*H*-2-苯并吡喃-1-基]-4,5-二氢-1*H*-咪唑

CAS 登录号 1465908-70-6

INN list 117

药效分类 α_2 肾上腺素受体激动药(兽药)

他索沙坦

Tasosartan (*INN*)

化学结构式

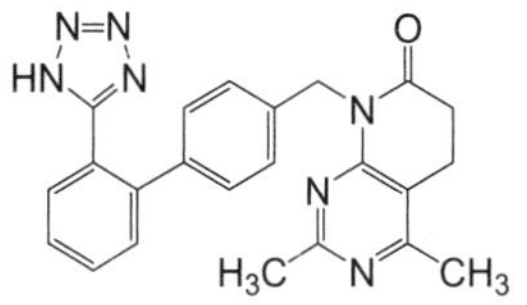

分子式和分子量 $C_{23}H_{21}N_7O$ 411.46

化学名 5,8-Dihydro-2,4-dimethyl-8-[*p*-(*o*-1*H*-tetrazol-5-yl-phenyl)benzyl] pyrido[2,3-*d*]pyrimidin-7(6*H*)-one

5,8-二氢-2,4-二甲基-8-[4-(2-1*H*-四氮唑-5-基-苯基)苯甲基]吡啶并[2,3-*d*]嘧啶-7(6*H*)-酮

CAS 登录号 145733-36-4

INN list 72

药效分类 血管紧张素Ⅱ受体拮抗药

ATC 分类 C09CA05

他索替布

Tasocitinib (*INN*)

化学结构式

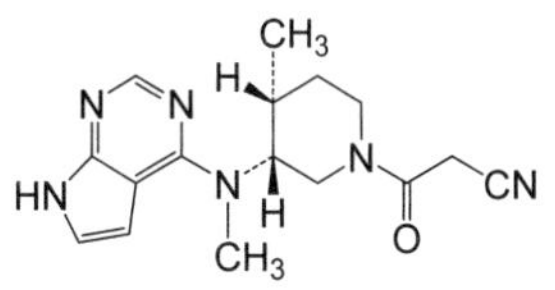

分子式和分子量 $C_{16}H_{20}N_6O$ 312.37

化学名 3-[(3*R*,4*R*)-4-Methyl-3-[methyl(7*H*-pyrrolo[2,3-*d*]pyrimidin-4-yl)amino]piperidin-1-yl]-3-oxopropanenitrile

3-[(3*R*,4*R*)-4-甲基-3-[甲基(7*H*-吡咯并[2,3-*d*]嘧啶-4-基)氨基]哌啶-1-基]-3-氧代丙腈

CAS 登录号 477600-75-2

INN list 103

药效分类 抗炎药

他替瑞林

Taltirelin（*INN*）

化学结构式

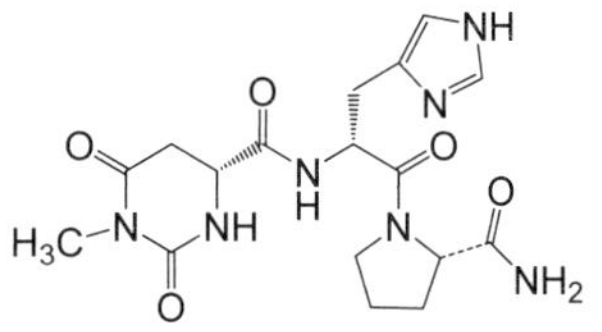

分子式和分子量 $C_{17}H_{23}N_7O_5$ 405.41

化学名 (−)-*N*-[[(*S*)-Hexahydro-1-methyl-2,6-dioxo-4-pyrimidinyl]carbonyl]-L-histidyl-L-prolinamide

(−)-*N*-[[(*S*)-六氢-1-甲基-2,6-二氧代-4-嘧啶基]甲酰基]-L-组氨酰-L-脯氨酰胺

CAS 登录号 103300-74-9

INN list 75

药效分类 促甲状腺素释放肽类药

他托布林

Taltobulin（*INN*）

化学结构式

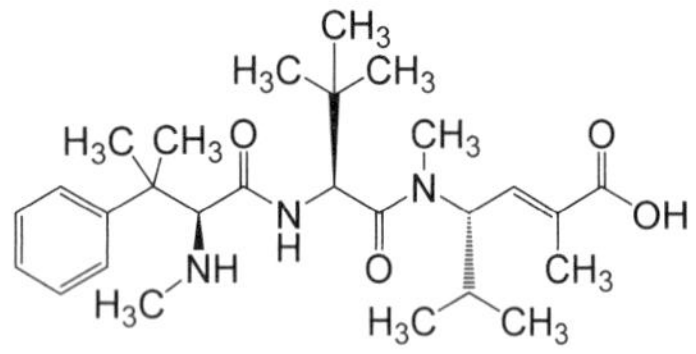

分子式和分子量 $C_{27}H_{43}N_3O_4$ 473.65

化学名 (4*S*)-4-[[(2*S*)-3,3-Dimethyl-2-[[(2*S*)-3-methyl-2-(methylamino)-3-phenyl butanoyl]amino]butanoyl]methylamino]-2,5-dimethylhex-2-enoic acid

(4*S*)-4-[[(2*S*)-3,3-二甲基-2-[[(2*S*)-3-甲基-2-(甲氨基)-3-苯基丁酰基]氨基]丁酰基]甲氨基]-2,5-二甲基己-2-烯酸

CAS 登录号 228266-40-8

INN list 91

药效分类 抗肿瘤药

他韦林

Talviraline（*INN*）

分子式和分子量 $C_{15}H_{20}N_2O_3S_2$ 340.46

化学结构式

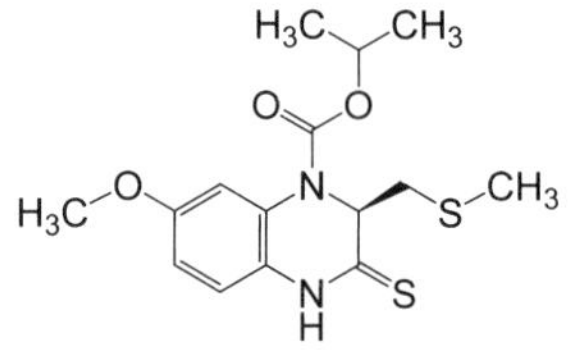

化学名 Isopropyl (2*S*)-3,4-dihydro-7-methoxy-2-[(methylthio)methyl]-3-thioxo-l (2*H*)-quinoxaline carboxylate

异丙基 (2*S*)-3,4-二氢-7-甲氧基-2-[(甲硫基)甲基]-3-硫代-l (2*H*)-喹喔啉甲酸酯

CAS 登录号 169312-27-0

INN list 75

药效分类 抗病毒药

他维乐肽

Tavilermide（*INN*）

化学结构式

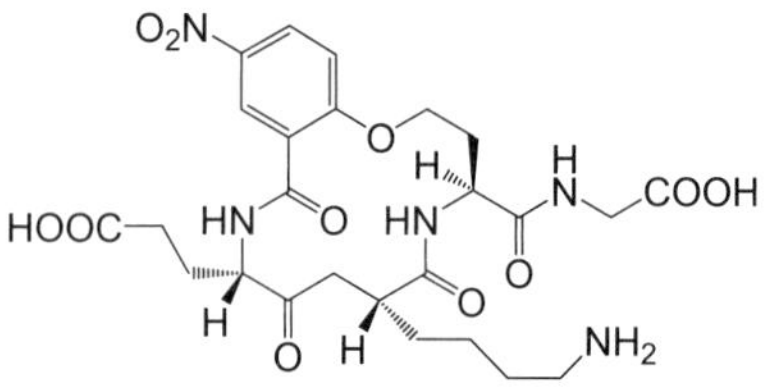

分子式和分子量 $C_{25}H_{33}N_5O_{11}$ 580.21

化学名 3-{(4*S*,7*S*,10*S*)-7-(4-Aminobutyl)-4-[(carboxymethyl)carbamoyl]-14-nitro-6,9,12-trioxo-3,4,5,6,7,8,9,10,11,12-decahydro-2*H*-1,5,8,11-benzoxatriazacyclotetradecin-10-yl}propanoic acid

3-{(4*S*,7*S*,10*S*)-7-(4-氨基丁基)-4-[(羧甲基)氨基甲酰基]-14-硝基-6,9,12-三氧代-3,4,5,6,7,8,9,10,11,12-十氢-2*H*-1,5,8,11-苯并三氧氮杂环十四烷-10-基}丙酸

CAS 登录号 263251-78-1

INN list 113

药效分类 神经生长因子模拟药

他西多丁

Tasidotin（*INN*）

化学结构式

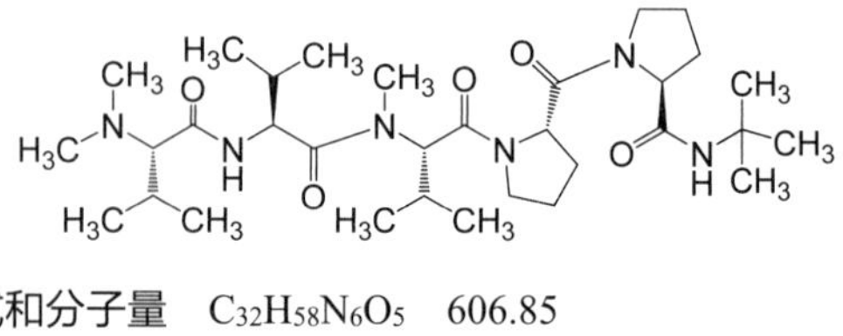

分子式和分子量 $C_{32}H_{58}N_6O_5$ 606.85

化学名 *N*,*N*-Dimethyl-L-valyl-L-valyl-*N*-methyl-L-valyl-L-prolyl-*N*-(1,1-dimethylethyl)-L-prolinamide

N,*N*-二甲基-L-缬氨酰-L-缬氨酰-*N*-甲基-L-缬氨酰-L-脯氨酰-*N*-(1,1-二甲基乙基)-L-脯氨酰胺

CAS 登录号 192658-64-3；623174-20-9[盐酸盐]

INN list 93

药效分类 抗肿瘤药

他泽洛芬

Tazeprofen（*INN*）

化学结构式

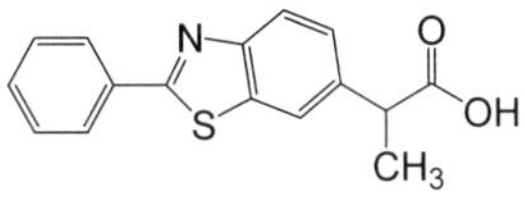

分子式和分子量 $C_{16}H_{13}NO_2S$ 283.34

化学名 (±)-*α*-Methyl-2-phenyl-6-benzothiazoleacetic acid

(±)-*α*-甲基-2-苯基-6-苯并噻唑乙酸

CAS 登录号 85702-89-2

INN list 50

药效分类 抗炎镇痛药

他泽司他

Tazemetostat（*INN*）

化学结构式

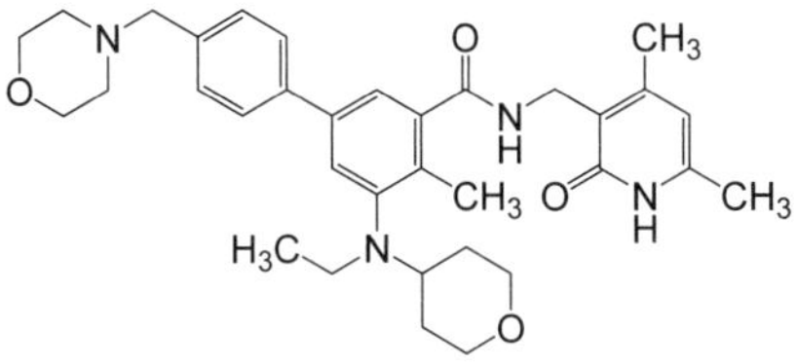

分子式和分子量 $C_{34}H_{44}N_4O_4$ 572.34

化学名 *N*-[(4,6-Dimethyl-2-oxo-1,2-dihydropyridin-3-yl)methyl]-5-[ethyl(oxan-4-yl)amino]-4-methyl-4'-[(morpholin-4-yl)methyl][1,1'-biphenyl]-3-carboxamide

N-[(4,6-二甲基-2-氧代-1,2-二氢吡啶-3-基)甲基]-5-[乙基(噁烷-4-基)氨基]-4-甲基-4'-[(吗啉-4-基)甲基][1,1'-联苯]-3-甲酰胺

CAS 登录号 1403254-99-8

INN list 112

药效分类 抗肿瘤药

他扎贝特

Tazasubrate（*INN*）

化学结构式

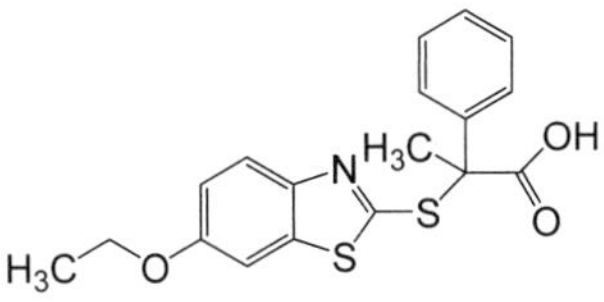

分子式和分子量 $C_{18}H_{17}NO_3S_2$ 359.46

化学名 (±)-*α*-[(6-Ethoxy-2-benzothiazolyl)thio]hydratropic acid

(±)-*α*-[(6-乙氧基-2-苯并噻唑基)硫基]氢化阿托酸

CAS 登录号 79071-15-1

INN list 51

药效分类 降血脂药

他扎多林

Tazadolene（*INN*）

化学结构式

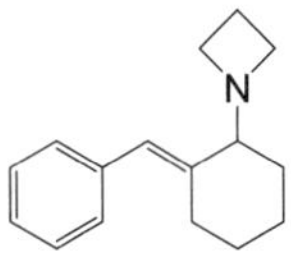

分子式和分子量 $C_{16}H_{21}N$ 227.35

化学名 (±)-1-[(*E*)-2-Benzylidenecyclohexyl]azetidine

(±)-1-[(*E*)-2-苄亚基环己基]氮杂环丁烷

CAS 登录号 87936-75-2; 87936-82-1[琥珀酸盐]

INN list 52

药效分类 镇痛药

他扎罗汀

Tazarotene（*INN*）

化学结构式

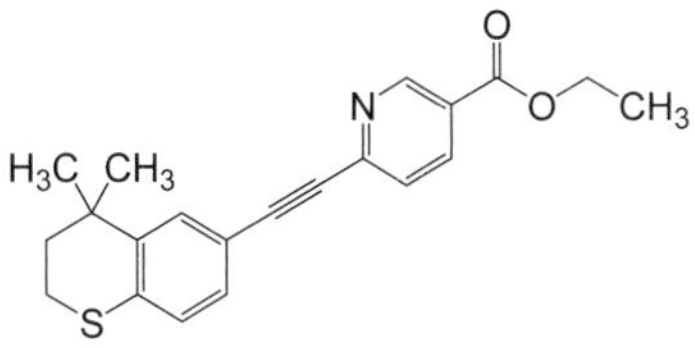

分子式和分子量 $C_{21}H_{21}NO_2S$ 351.46

化学名 Ethyl 6-[2-(4,4-dimethyl-2,3-dihydrothiochromen-6-yl)ethynyl]pyridine-3-carboxylate

乙基 6-[2-(4,4-二甲基-2,3-二氢硫代色烯-6-基)乙炔基]吡啶-3-甲酸酯

CAS 登录号 118292-40-3

INN list 72

药效分类 角质溶解药

他扎司特

Tazanolast（*INN*）

化学结构式

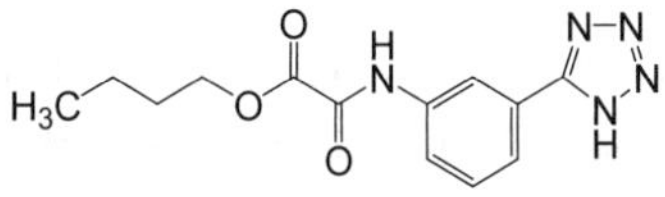

分子式和分子量 $C_{13}H_{15}N_5O_3$ 289.29

化学名 Butyl 2-oxo-2-[3-(2*H*-tetrazol-5-yl)anilino]acetate

丁基 2-氧代-2-[3-(2*H*-四氮唑-5-基)苯氨基]乙酸酯

CAS 登录号 82989-25-1

INN list 59

药效分类 平喘药，抗过敏药

他佐洛尔

Tazolol（*INN*）

分子式和分子量 $C_9H_{16}N_2O_2S$ 216.30

化学结构式

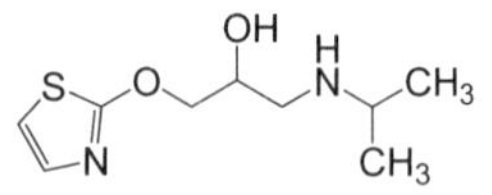

化学名 (±)-1-(Isopropylamino)-3-(2-thiazolyloxy)-2-propanol

(±)-1-(异丙基氨基)-3-(2-噻唑基氧基)-2-丙醇

CAS 登录号 39832-48-9; 38241-39-3[盐酸盐]

INN list 31

药效分类 β受体拮抗药，强心药

他唑巴坦

Tazobactam（*INN*）

化学结构式

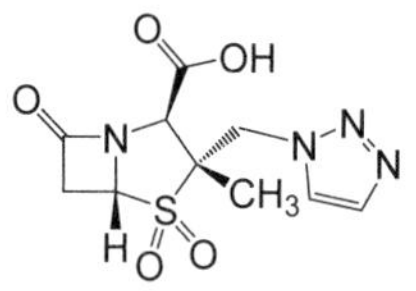

分子式和分子量 $C_{10}H_{12}N_4O_5S$ 300.29

化学名 (2*S*,3*S*,5*R*)-3-Methyl-7-oxo-3-(1*H*-l,2,3-triazol-1-ylmethyl)-4-thia-1-azabicyclo[3.2.0]heptane-2-carboxylic acid, 4,4-dioxide

(2*S*,3*S*,5*R*)-3-甲基-7-氧代-3-(1*H*-1,2,3-三氮唑-1-基甲基)-4-硫杂-1-氮杂双环[3.2.0]庚烷-2-羧酸，4,4-二氧化物

CAS 登录号 89786-04-9; 89785-84-2[钠盐]

INN list 60

药效分类 β-内酰胺酶抑制药

ATC 分类 J01CG02

他唑非隆

Tazofelone（*INN*）

化学结构式

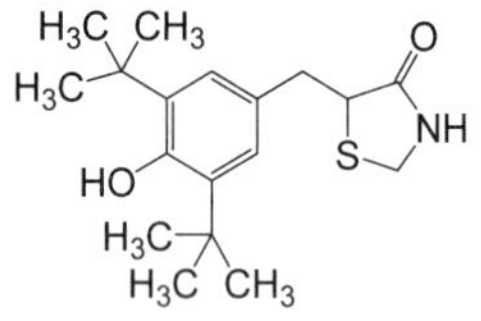

分子式和分子量 $C_{18}H_{27}NO_2S$ 321.48

化学名 (±)-5-(3,5-Di-*tert*-butyl-4-hydroxybenzyl)-4-thiazolidinone

(±)-5-(3,5-二叔丁基-4-羟基苯甲基)-4-噻唑烷酮

CAS 登录号 136433-51-7

INN list 73

药效分类 抗炎镇痛药，抗炎性肠病药

他唑美林

Tazomeline（*INN*）

化学结构式

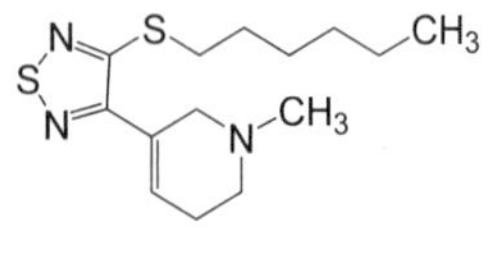

分子式和分子量 $C_{14}H_{23}N_3S_2$ 297.48

化学名 3-[4-(Hexylthio)-1,2,5-thiadiazol-3-yl]-1,2,5,6-tetrahydro-1-methylpyridine

3-[4-(己硫基)-1,2,5-噻二唑-3-基]-1,2,5,6-四氢-1-甲基吡啶

CAS 登录号 131987-54-7; 175615-45-9[枸橼酸盐]

INN list 77

药效分类 拟胆碱药，抗早老性痴呆药

塔那地南

Taminadenant（*INN*）

化学结构式

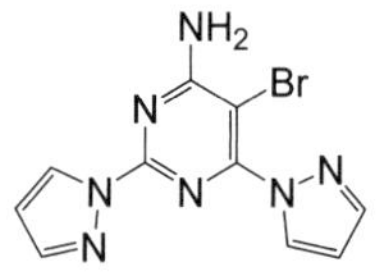

分子式和分子量 $C_{10}H_8BrN_7$ 306.12

化学名 5-Bromo-2,6-di(1*H*-pyrazol-1-yl)pyrimidin-4-amine

5-溴-2,6-二(1*H*-吡唑-1-基)嘧啶-4-胺

CAS 登录号 1337962-47-6

INN list 120

药效分类 腺苷受体拮抗剂药

泰奥哌酮

Tioperidone（*INN*）

化学结构式

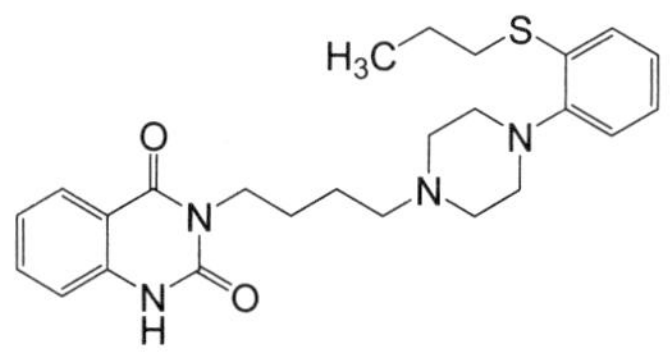

分子式和分子量 $C_{25}H_{32}N_4O_2S$ 452.62

化学名 3-[4-[4-[*o*-(Propylthio)phenyl]-1-piperazinyl]butyl]-2,4(1*H*,3*H*)-quinazolinedione

3-[4-[4-[2-(丙硫基)苯基]-1-哌嗪基]丁基]-2,4(1*H*,3*H*)-喹唑啉二酮

CAS 登录号 52618-67-4; 52618-68-5[盐酸盐]

INN list 37

药效分类 抗精神病药

泰巴氨酯

Tybamate（*INN*）

化学结构式

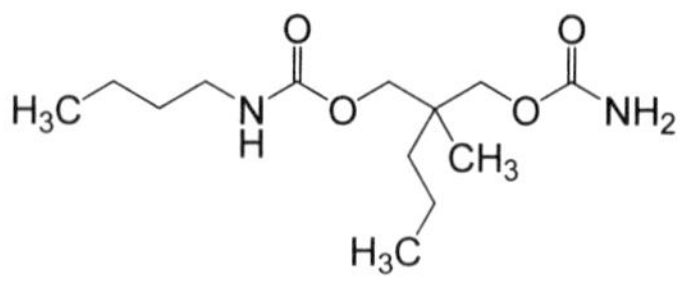

分子式和分子量 $C_{13}H_{26}N_2O_4$ 274.36

化学名 [2-(carbamoyloxymethyl)-2-methylpentyl] N-butylcarbamate

[2-(氨基甲酰基氧基甲基)-2-甲基戊基] *N*-丁基氨基甲酸酯

CAS 登录号 4268-36-4

INN list 14

药效分类 安定药

泰伐洛星

Tylvalosin（*INN*）

化学结构式

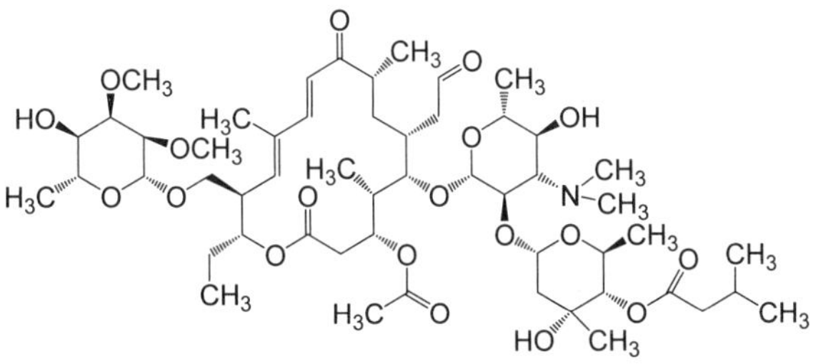

分子式和分子量 $C_{53}H_{87}NO_{19}$ 1042.25

化学名 (4*R*,5*S*,6*S*,7*R*,9*R*,11*E*,13*E*,15*R*,16*R*)-15-[[(6-Deoxy-2,3-di-*O*-methyl-D-allopyranosyl)oxy]methyl]-6-[[3,6-dideoxy-4-*O*-[2,6-dideoxy-3-*C*-methyl-4-*O*-(3-methylbutanoyl)-*α*-L-*ribo*-hexo pyranosyl]-3-(dimethyl amino)-*β*-D-glucopyranosyl]oxy]-16-ethyl-5,9,13-trimethyl-2,10-dioxo-7-(2-oxoethyl)oxacyclohexadeca-11,13-dien-4-yl acetate

(4*R*,5*S*,6*S*,7*R*,9*R*,11*E*,13*E*,15*R*,16*R*)-15-[[(6-脱氧-2,3-二-*O*-甲基-D-吡喃阿洛糖基)氧基]甲基]-6-[[3,6-二脱氧-4-*O*-[2,6-二脱氧-3-*C*-甲基-4-*O*-(3-甲基丁酰基)-*α*-L-核-吡喃己糖基]-3-(二甲氨基)-*β*-D-吡喃葡萄糖基]氧基]-16-乙基-5,9,13-三甲基-2,10-二氧代-7-(2-氧代乙基)氧杂环十六碳-11,13-二烯-4-基 乙酸酯

CAS 登录号 63409-12-1

INN list 95

药效分类 抗生素类药

泰芬那氧

Tifenazoxide（*INN*）

化学结构式

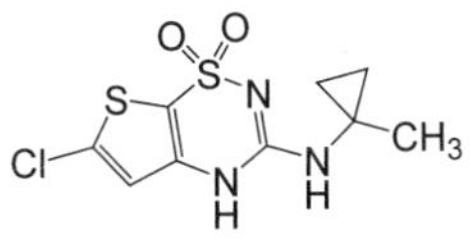

分子式和分子量 $C_9H_{10}ClN_3O_2S_2$ 291.78

化学名 6-Chloro-*N*-(1-methylcyclopropyl)-1,1-dioxo-1,4-dihydro-1*λ*⁶-thieno[3,2-*e*][1,2,4]thiadiazin-3-amine

6-氯-*N*-(1-甲基环丙基)-1,1-二氧代-1,4-二氢-1*λ*⁶-噻吩并[3,2-*e*][1,2,4]噻二嗪-3-胺

CAS 登录号 279215-43-9

INN list 89

药效分类 抗糖尿病药

泰拉吉奈

Tilarginine（*INN*）

化学结构式

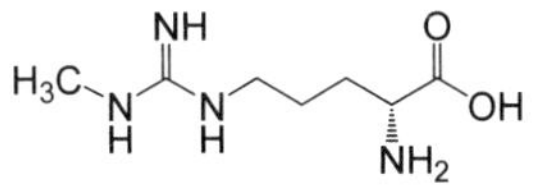

分子式和分子量 $C_7H_{16}N_4O_2$ 188.23

化学名 (2*S*)-2-Amino-5-[(methylcarbamimidoyl)amino]pentanoic acid

(2*S*)-2-氨基-5-[(甲基脒基)氨基]戊酸

CAS 登录号 17035-90-4; 53308-83-1[单乙酸盐]

INN list 91

药效分类 一氧化氮合成酶抑制药

泰拉生替

Tirasemtiv

化学结构式

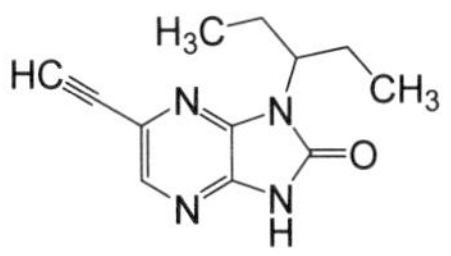

分子式和分子量 $C_{12}H_{14}N_4O$ 230.12

化学名 6-Ethynyl-1-(pentan-3-yl)-2*H*-imidazo[4,5-*b*]pyrazin-2-one

6-乙炔基-1-(戊-3-基)-2*H*-咪唑并[4,5-*b*]吡嗪-2-酮

CAS 登录号 1005491-05-3

INN list 106

药效分类 肌钙蛋白激活药

泰莱司他

Telaglenastat（*INN*）

化学结构式

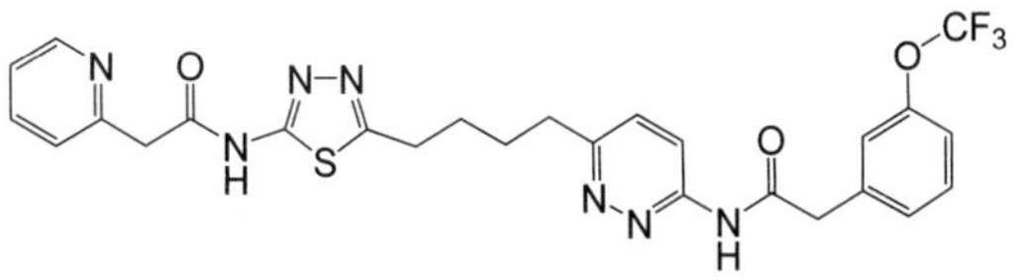

分子式和分子量 $C_{26}H_{24}F_3N_7O_3S$ 571.58

化学名 *N*-[6-(4-{5-[2-(Pyridin-2-yl)acetamido]-1,3,4-thiadiazol-2-yl}butyl)pyridazin-3-yl]-2-[3-(trifluoromethoxy)phenyl]acetamide

N-[6-(4-{5-[2-(吡啶-2-基)乙酰氨基]-1,3,4-噻二唑-2-基}丁基)哒嗪-3-基]-2-[3-(三氟甲氧基)苯基]乙酰胺

CAS 登录号 1439399-58-2

INN list 119

药效分类 抗肿瘤药

泰卢替尼

Tirabrutinib（*INN*）

分子式和分子量 $C_{25}H_{22}N_6O_3$ 454.49

化学结构式

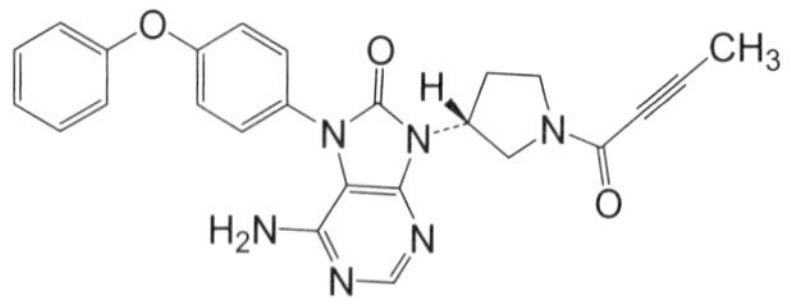

化学名 6-Amino-9-[(3*R*)-1-(but-2-ynoyl)pyrrolidin-3-yl]-7-(4-phenoxyphenyl)-7,9-dihydro-8*H*-purin-8-one

6-氨基-9-[(3*R*)-1-(丁-2-炔酰基)吡咯烷-3-基]-7-(4-苯氧基苯基)-7,9-二氢-8*H*-嘌呤-8-酮

CAS 登录号 1351636-18-4

INN list 115

药效分类 酪氨酸激酶抑制药，抗肿瘤药

泰鲁司特

Tipelukast（*INN*）

化学结构式

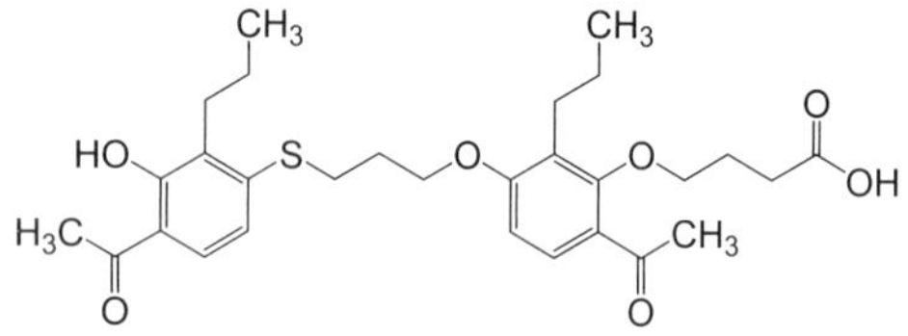

分子式和分子量 $C_{29}H_{38}O_7S$ 530.70

化学名 4-[6-Acetyl-3-[3-(4-acetyl-3-hydroxy-2-propylphenyl)sulfanylpropoxy]-2-propylphenoxy]butanoic acid

4-[6-乙酰基-3-[3-(4-乙酰基-3-羟基-2-丙基苯基)硫基丙氧基]-2-丙基苯氧基]丁酸

CAS 登录号 125961-82-2

INN list 95

药效分类 白三烯受体拮抗药

泰洛沙泊

Tyloxapol（*INN*）

化学结构式

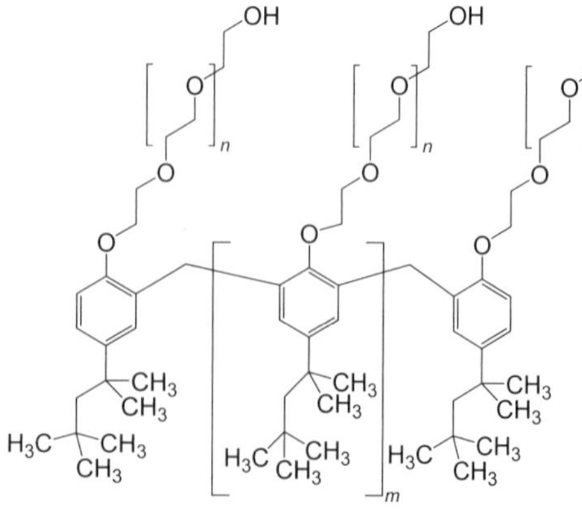

m<6

n=6～8

药物描述 *p*-(1,1,3,3-Tetramethylbutyl)phenol polymer with ethylene oxide and formaldehyde

4-(1,1,3,3-四甲基丁基)苯酚与环氧乙烷和甲醛形成的聚合物

CAS 登录号 25301-02-4

INN list 13

药效分类 表面活性药，去污药

泰洛星

Tylosin（*INN*）

化学结构式

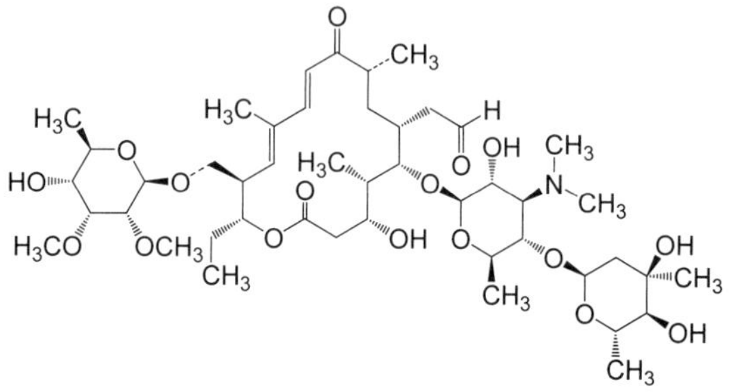

分子式和分子量 $C_{46}H_{77}NO_{17}$ 916.10

化学名 (10*E*,12*E*)(3*R*,4*S*,5*S*,6*R*,8*R*,14*S*,15*R*)-14-[(6-Deoxy-2,3-di-*O*-methyl-*β*-D-allopyranosyl)oxymethyl]-5-[[3,6-dideoxy-4-*O*-(2,6-dideoxy-3-*C*-methyl-*α*-L-ribo-hexopyranosyl)-3-dimethylamino-*β*-D-glucopyranosyl]oxy]-6-formylmethyl-3-hydroxy-4,8,12-trimethyl-9-oxoheptadeca-10,12-dien-15-olide

(10*E*,12*E*)(3*R*,4*S*,5*S*,6*R*,8*R*,14*S*,15*R*)-14-[(6-脱氧-2,3-二-*O*-甲基-*β*-D-吡喃阿洛糖基)氧基甲基]-5-[[3,6-二脱氧-4-*O*-(2,6-二脱氧-3-*C*-甲基-*α*-L-核-吡喃己糖基)-3-二甲氨基-*β*-D-吡喃葡萄糖基]氧基]-6-甲酰甲基-3-羟基-4,8,12-三甲基-9-氧代十七碳-10,12-二烯-15-内酯

CAS 登录号 1401-69-0；74610-55-2[酒石酸盐]

INN list 16

药效分类 抗生素类药

泰马唑啉

Tymazoline（*INN*）

化学结构式

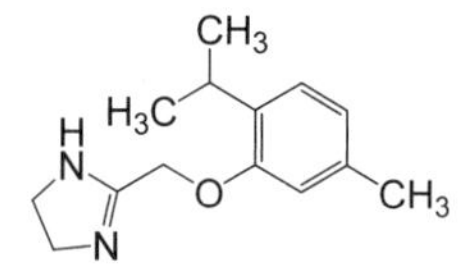

分子式和分子量 $C_{14}H_{20}N_2O$ 232.32

化学名 2-(2-Isopropyl-5-methylphenoxymethyl)-2-imidazoline

2-(2-异丙基-5-甲基苯氧基甲基)-2-咪唑啉

CAS 登录号 24243-97-8

药效分类 血管收缩药

泰那利塞

Tenalisib（*INN*）

化学结构式

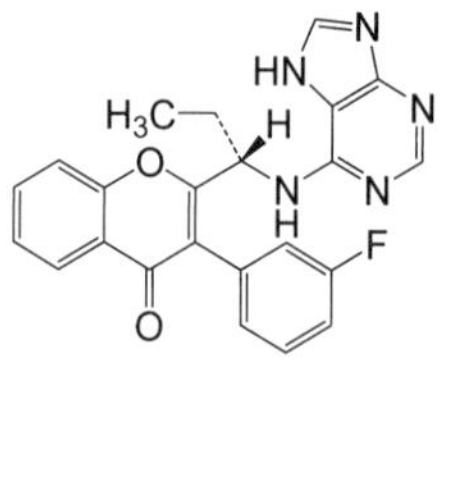

分子式和分子量 $C_{23}H_{18}FN_5O_2$ 415.43

化学名 3-(3-Fluorophenyl)-2-{(1*S*)-1-[(7*H*-purin-6-yl)amino]propyl}4*H*-1-benzopyran-4-one

3-(3-氟苯基)-2-{(1*S*)-1-[(7*H*-嘌呤-6-基)氨基]丙基}4*H*-1-苯并吡喃-4-酮

CAS 登录号 1639417-53-0

INN list 114

药效分类 抗肿瘤药

泰普色替

Tilpisertib（*INN*）

化学结构式

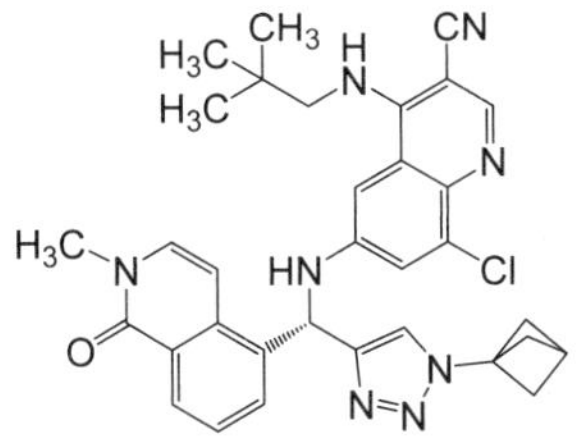

分子式和分子量 $C_{33}H_{33}ClN_8O$ 593.13

化学名 6-{[(*S*)-[1-(Bicyclo[1.1.1]pentane-1-yl)-1*H*-1,2,3-triazol-4-yl](2-methyl-1-oxo-1,2-dihydroisoquinolin-5-yl)methyl]amino}-8-chloro-4-[(2,2-dimethylpropyl)amino]quinoline-3-carbonitrile

6-{[(*S*)-[1-(双环[1.1.1]戊烷-1-基)-1*H*-1,2,3-三唑-4-基](2-甲基-1-氧代-1,2-二氢异喹啉-5-基)甲基]氨基}-8-氯-4-[(2,2-二甲基丙基)氨基]喹啉-3-甲腈

CAS 登录号 2065153-41-3

INN list 123

药效分类 丝氨酸/苏氨酸激酶抑制药

泰替吉诺

Tigilanol Tiglate（*INN*）

化学结构式

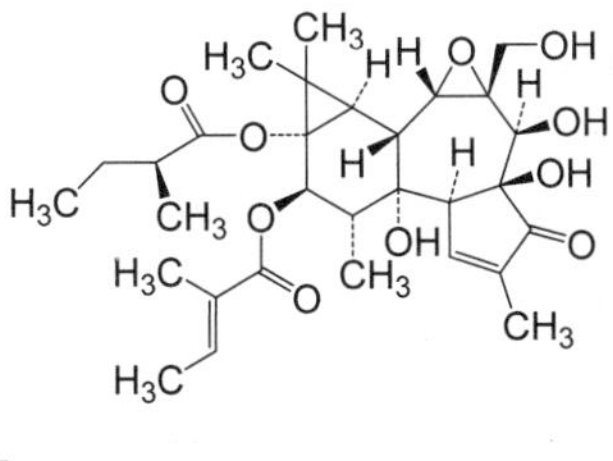

分子式和分子量 $C_{30}H_{42}O_{10}$ 562.66

化学名 [(1*R*,2*S*,4*R*,5*S*,6*S*,10*S*,11*R*,12*R*,13*R*,14*S*,16*R*)-5,6,11-Trihydroxy-4-(hydroxymethyl)-8,12,15,15-tetramethyl-13-[(*E*)-2-methylbut-2-enoyl]oxy-7-oxo-3-oxapentacyclo[9.5.0.$0^{2,4}$.$0^{6,10}$.$0^{14,16}$]hexadec-8-en-14-yl](2*S*)-2-methylbutanoate

[(1*R*,2*S*,4*R*,5*S*,6*S*,10*S*,11*R*,12*R*,13*R*,14*S*,16*R*)-5,6,11-三羟基-4-(羟甲基)-8,12,15,15-四甲基-13-[(*E*)-2-甲基丁-2-烯酰基]氧基-7-氧代-3-氧杂五环[9.5.0.$0^{2,4}$.$0^{6,10}$.$0^{14,16}$]十六碳-8-烯-14-基](2*S*)-2-甲基丁酸酯

CAS 登录号 943001-56-7

INN list 117

药效分类 抗肿瘤药

酞氨西林

Talampicillin（*INN*）

化学结构式

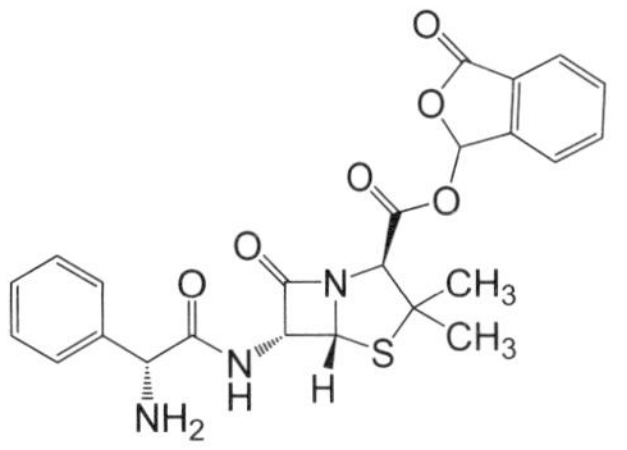

分子式和分子量 $C_{24}H_{23}N_3O_6S$ 481.52

化学名 (3-oxo-1*H*-2-benzofuran-1-yl)(2*S*,5*R*,6*R*)-6-[[(2*R*)-2-amino-2-phenylacetyl]amino]-3,3-dimethyl-7-oxo-4-thia-1-azabicyclo[3.2.0]heptane-2-carboxylate

(3-氧代-1*H*-2-苯并呋喃-1-基)(2*S*,5*R*,6*R*)-6-[[(2*R*)-2-氨基-2-苯基乙酰基]氨基]-3,3-二甲基-7-氧代-4-硫杂-1-氮杂双环[3.2.0]庚烷-2-羧酸酯

CAS 登录号 47747-56-8; 39878-70-1[盐酸盐]

INN list 31

药效分类 广谱青霉素类抗微生物药

ATC 分类 J01CA15

酞磺胺美唑

Phthalylsulfamethizole（*INN*）

化学结构式

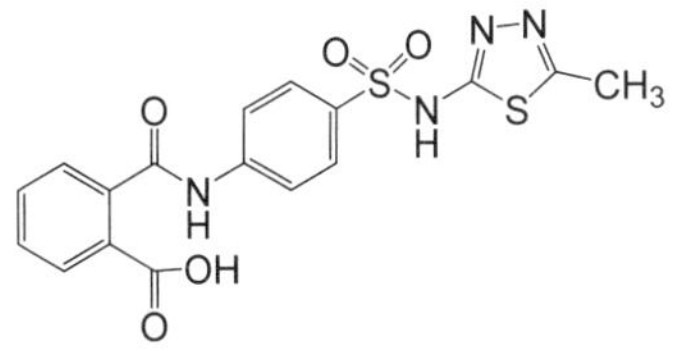

分子式和分子量 $C_{17}H_{14}N_4O_5S_2$ 418.45

化学名 4'-[(5-Methyl-1,3,4-thiadiazol-2-yl)sulfamoyl]phthalanilic acid

4'-[(5-甲基-1,3,4-噻二唑-2-基)氨磺酰基]-2-苯二甲单酰苯胺酸

CAS 登录号 485-24-5

INN list 6

药效分类 磺胺类药

酞磺胺噻唑

Phthalylsulfathiazole（*INN*）

化学结构式

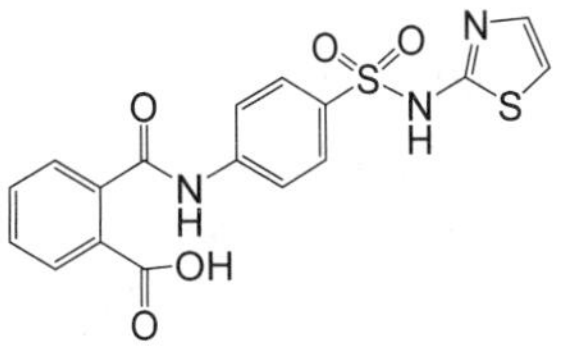

分子式和分子量　$C_{17}H_{13}N_3O_5S_2$　403.43

化学名　4'-(2-Thiazolylsulfamoyl)phthalanilic acid

4'-(2-噻唑基氨磺酰基)-2-苯二甲单酰苯胺酸

CAS 登录号　85-73-4

INN list　1

药效分类　磺胺类药

酞磺醋胺

Phthalylsulfacetamide

化学结构式

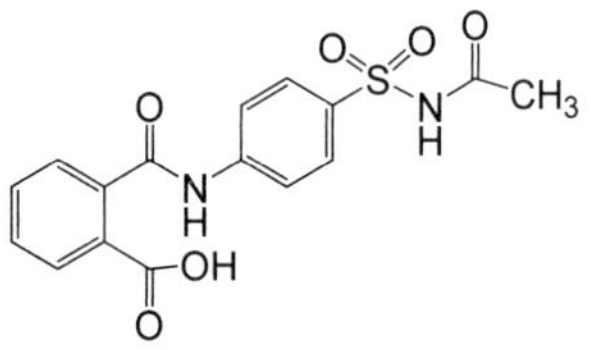

分子式和分子量　$C_{16}H_{14}N_2O_6S$　362.36

化学名　4'-(Acetyl-sulfamoyl)phthalanilic acid

4'-(乙酰氨磺酰基)-2-苯二甲单酰苯胺酸

CAS 登录号　131-69-1

药效分类　磺胺类药

酞己炔酯

Ftalofyne（*INN*）

化学结构式

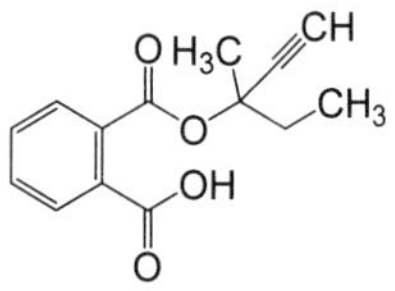

分子式和分子量　$C_{14}H_{14}O_4$　246.26

化学名　2-(3-Methylpent-1-yn-3-yloxycarbonyl)benzoic acid

2-(3-甲基戊-1-炔-3-基氧基羰基)苯甲酸

CAS 登录号　131-67-9

INN list　17

药效分类　抗蠕虫药

酞美普林

Talmetoprim（*INN*）

化学结构式

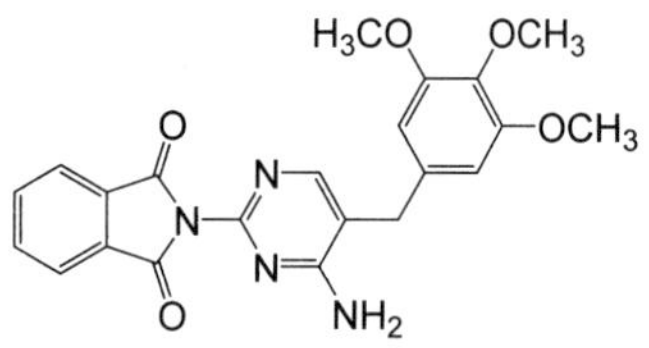

分子式和分子量　$C_{22}H_{20}N_4O_5$　420.42

化学名　*N*-[4-Amino-5-(3,4,5-trimethoxybenzyl)-2-pyrimidinyl]phthalimide

N-[4-氨基-5-(3,4,5-三甲氧基苯甲基)-2-嘧啶基]-2-苯二甲酰亚胺

CAS 登录号　66093-35-4

INN list　41

药效分类　抗菌药

酞昔利

Ftaxilide（*INN*）

化学结构式

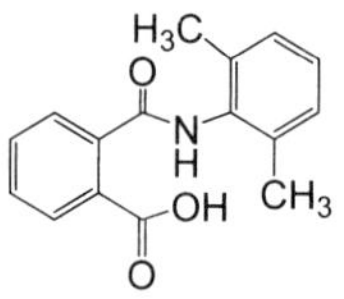

分子式和分子量　$C_{16}H_{15}NO_3$　269.30

化学名　2',6'-Dimethylphthalanilic acid

2',6'-二甲基-2-苯二甲单酰苯胺酸

CAS 登录号　19368-18-4

INN list　32

药效分类　抗炎药，抗溃疡药

坦达明

Tandamine（*INN*）

化学结构式

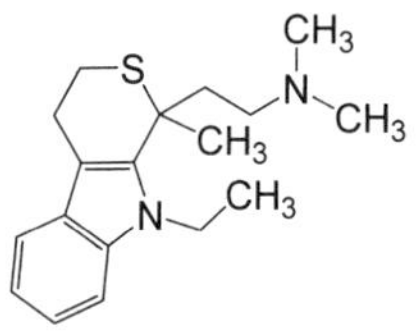

分子式和分子量　$C_{18}H_{26}N_2S$　302.48

化学名　1-[2-(Dimethylamino)ethyl]-9-ethyl-1,3,4,9-tetrahydro-1-methylthiopyrano-[3,4-*b*]indole

1-[2-(二甲氨基)乙基]-9-乙基-1,3,4,9-四氢-1-甲基硫代吡喃并[3,4-*b*]吲哚

CAS 登录号　42408-80-0；58167-78-5[盐酸盐]

INN list　32

药效分类　抗抑郁药

坦度螺酮

Tandospirone（*INN*）

化学结构式

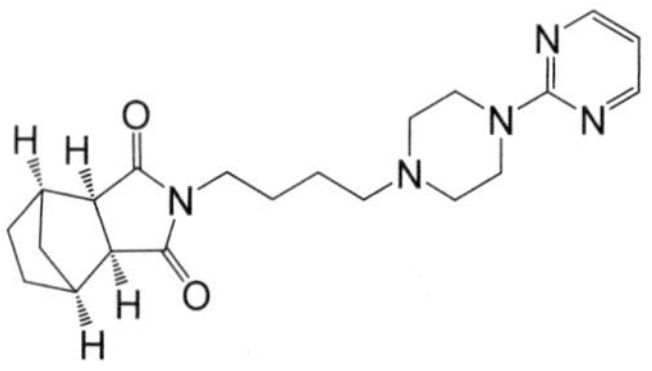

分子式和分子量　$C_{21}H_{29}N_5O_2$　383.50

化学名　(1*R**,2*S**,3*R**,4*S**)-*N*-[4-[4-(2-Pyrimidinyl)-1-piperazinyl]butyl]-2,3-norbornanedicarboximide

(1*R**,2*S**,3*R**,4*S**)-*N*-[4-[4-(2-嘧啶基)-1-哌嗪基]丁基]-2,3-降冰片烷二甲酰亚胺

CAS 登录号 87760-53-0; 112457-95-1[枸橼酸盐]

INN list 60

药效分类 抗焦虑药

坦度替尼

Tandutinib（*INN*）

化学结构式

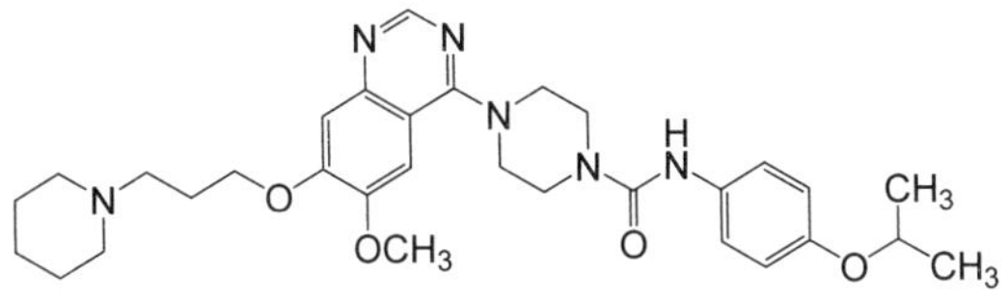

分子式和分子量 $C_{31}H_{42}N_6O_4$ 562.70

化学名 4-[6-Methoxy-7-[3-(piperidin-1-yl)propoxy]quinazolin-4-yl]-*N*-[4-(l-methylethoxy)phenyl]piperazine-1-carboxamide

4-[6-甲氧基-7-[3-(哌啶-1-基)丙氧基]喹唑啉-4-基]-*N*-[4-(l-甲基乙氧基)苯基]哌嗪-1-甲酰胺

CAS 登录号 387867-13-2

INN list 91

药效分类 抗肿瘤药

坦罗莫司

Temsirolimus（*INN*）

化学结构式

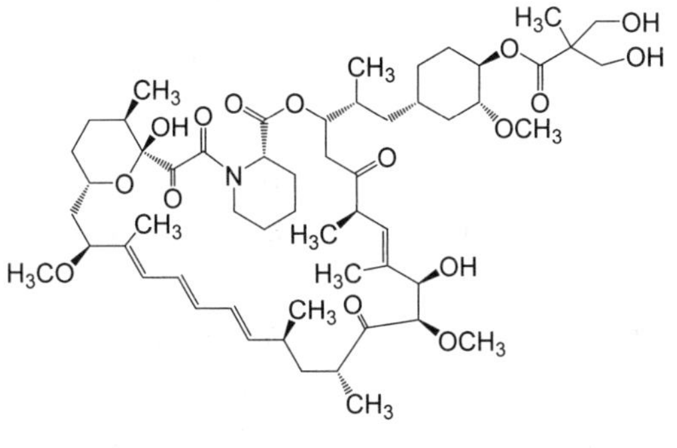

分子式和分子量 $C_{56}H_{87}NO_{16}$ 1030.29

化学名 (3*S*,6*R*,1*E*,9*R*,10*R*,12*R*,14*S*,15*E*,17*E*,19*E*,21*S*,23*S*,26*R*,27*R*,34*aS*)-9,10,12,13,14,21,22,23,24,25,26,27,32,33,34,34*a*-Hexadecahydro-9, 27-dihydroxy-3-[(1*R*)-2-[(1*S*,3*R*,4*R*)-4-hydroxy-3-methoxycyclohexyl]-1-methylethyl]-10,21-dimethoxy-6,8,12,14,20,26-hexamethyl-23,27-epoxy-3*H*-pyrido[2,1-*c*][1,4]oxaazacyclohentriacontine-1,5,11,28,29(4*H*,6*H*,31*H*)-pentone 4'-[2,2-bis(hydroxymethyl)propionate]

(3*S*,6*R*,1*E*,9*R*,10*R*,12*R*,14*S*,15*E*,17*E*,19*E*,21*S*,23*S*,26*R*,27*R*,34*aS*)-9,10,12,13, 14, 21,22,23,24,25,26,27,32,33,34,34*a*-十六氢-9,27-二羟基-3-[(1*R*)-2-[(1*S*,3*R*,4*R*)-4-羟基-3-甲氧基环己基]-1-甲基乙基]-10,21-二甲氧基-6,8,12,14, 20,26-六甲基-23,27-环氧-3H-吡啶并[2,1-*c*][1,4]氧杂氮杂环三十一烷-1,5,11,28,29(4*H*,6*H*,31*H*)-五酮 4'-[2,2-双(羟甲基)丙酸酯]

CAS 登录号 162635-04-3

INN list 94

药效分类 免疫抑制药

坦螺旋霉素

Tanespimycin（*INN*）

化学结构式

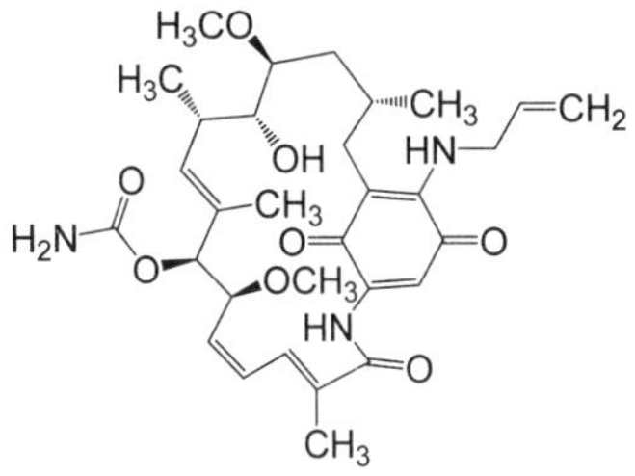

分子式和分子量 $C_{31}H_{43}N_3O_8$ 585.69

化学名 (4*E*,6*Z*,8*S*,9*S*,10*E*,12*S*,13*R*,14*S*,16*R*)-13-Hydroxy-8,14-dimethoxy-4,10,12,16-tetramethyl-3,20,22-trioxo-19-(prop-2-enylamino)-2-azabicyclo[16.3.1]docosa-1(21),4,6,10,18-pentaen-9-yl carbamate

(4*E*,6*Z*,8*S*,9*S*,10*E*,12*S*,13*R*,14*S*,16*R*)-13-羟基-8,14-二甲氧基-4,10,12,16-四甲基-3,20,22-三氧代-19-(丙-2-烯基氨基)-2-氮杂双环[16.3.1]二十二碳-1(21),4,6,10,18-五烯-9-基 氨基甲酸酯

CAS 登录号 75747-14-7

INN list 96

药效分类 抗生素类抗肿瘤药

坦姆沙韦

Temsavir（*INN*）

化学结构式

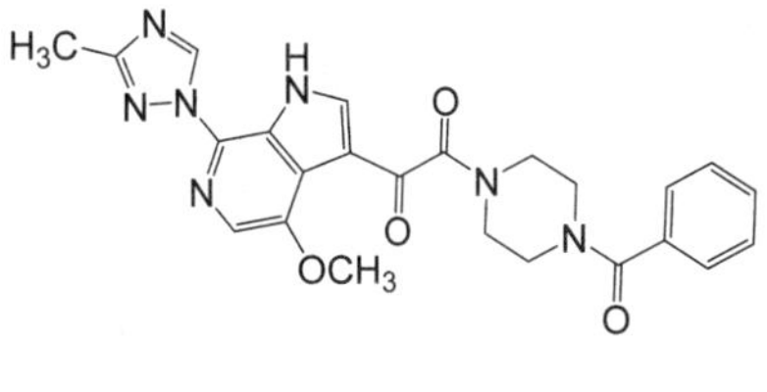

分子式和分子量 $C_{24}H_{23}N_7O_4$ 473.18

化学名 1-(4-Benzoylpiperazin-1-yl)-2-[4-methoxy-7-(3-methyl-1*H*-1,2,4-triazol-1-yl)-1*H*-pyrrolo[2,3-*c*]pyridin-3-yl]ethane-1,2-dione

1-(4-苯甲酰哌嗪-1-基)-2-[4-甲氧基-7-(3-甲基-1*H*-1,2,4-三唑-1-基)-1*H*-吡咯并[2,3-*c*]吡啶-3-基]乙烷-1,2-二酮

CAS 登录号 701213-36-7

INN list 112

药效分类 抗病毒药

坦尼米司特

Tanimilast（*INN*）

分子式和分子量 $C_{30}H_{30}Cl_2F_2N_2O_8S$ 687.53

化学结构式

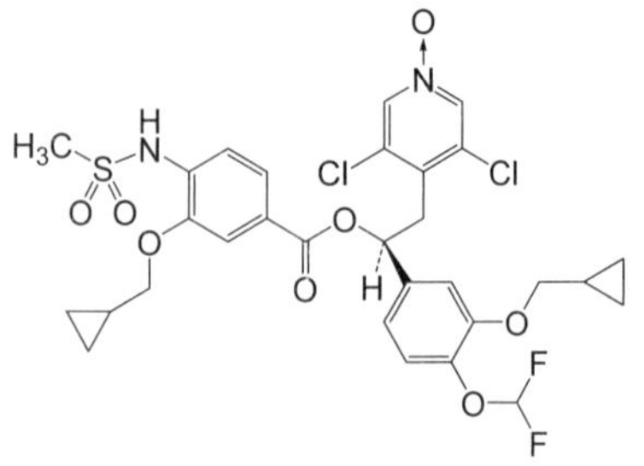

化学名 3,5-Dichloro-4-[(2*S*)-2-[3-(cyclopropylmethoxy)-4-(difluoromethoxy)phenyl]-2-{[3-(cyclopropylmethoxy)-4-(methanesulfonamido)benzoyl]oxy}ethyl]pyridine 1-oxide

3,5-二氯-4-[(2*S*)-2-[3-(环丙基甲氧基)-4-(二氟甲氧基)苯基]-2-{[3-(环丙基甲氧基)-4-(甲磺酰氨基)苯甲酰基]氧基}乙基]吡啶 1-氧化物

CAS 登录号 1239278-59-1

INN list 121

药效分类 磷酸二酯酶Ⅳ抑制药

坦诺司他

Tanomastat（*INN*）

化学结构式

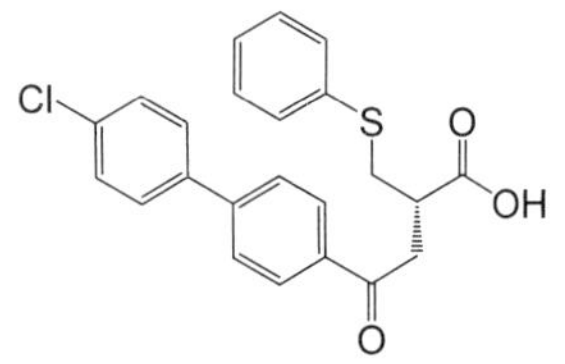

分子式和分子量 $C_{23}H_{19}ClO_3S$ 410.91

化学名 (*S*)-3-[(4'-Chloro-4-biphenylyl)carbonyl]-2-[(phenylthio)methyl]propionic acid

(*S*)-3-[(4'-氯-4-联苯基)甲酰基]-2-[(苯基硫)甲基]丙酸

CAS 登录号 179545-77-8

INN list 82

药效分类 基质金属蛋白酶抑制药，抗肿瘤药，抗骨关节炎药

坦帕明

Tampramine（*INN*）

化学结构式

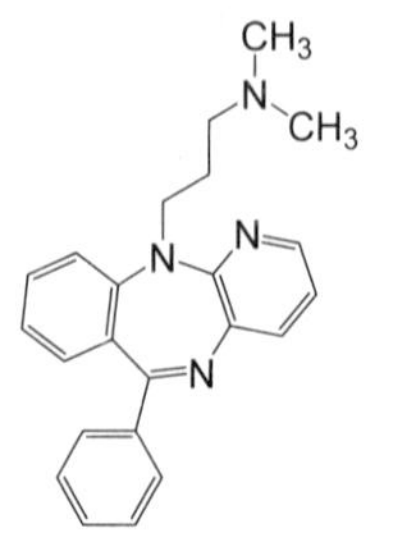

分子式和分子量 $C_{23}H_{24}N_4$ 356.47

化学名 11-[3-(Dimethylamino)propyl]-6-phenyl-11*H*-pyrido[2,3-*b*][1,4] benzodiazepine

11-[3-(二甲氨基)丙基]-6-苯基-11*H*-吡啶并[2,3-*b*][1,4]苯并二氮杂䓬

CAS 登录号 83166-18-1；83166-17-0[富马酸盐]

INN list 54

药效分类 抗抑郁药

坦齐色替

Tanzisertib（*INN*）

化学结构式

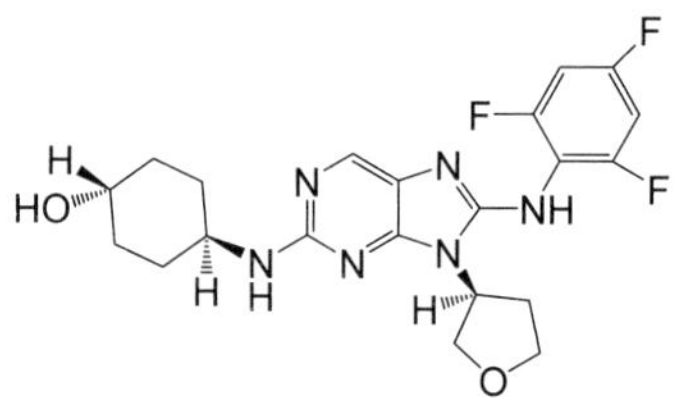

分子式和分子量 $C_{21}H_{23}F_3N_6O_2$ 448.45

化学名 4-[[9-[(3*S*)-Oxolan-3-yl]-8-(2,4,6-trifluoroanilino)purin-2-yl]amino]cyclohexan-1-ol

4-[[9-[(3*S*)-氧杂环戊烷-3-基]-8-(2,4,6-三氟苯氨基)嘌呤-2-基]氨基]环己-1-醇

CAS 登录号 899805-25-5

INN list 106

药效分类 特发性肺纤维化治疗药

坦索罗辛

Tamsulosin（*INN*）

化学结构式

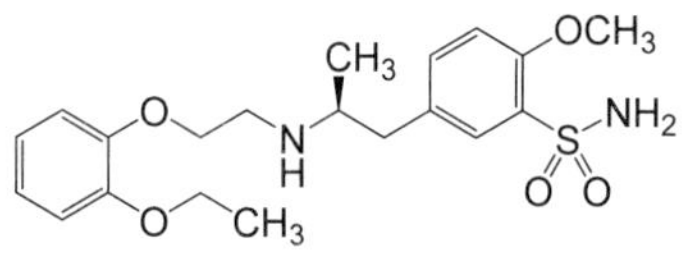

分子式和分子量 $C_{20}H_{28}N_2O_5S$ 408.51

化学名 (−)-(*R*)-5-[2-[[2-(2-Ethoxyphenoxy)ethyl]amino]propyl]-2-methoxy-benzenesulfonamide

(−)-(*R*)-5-[2-[[2-(2-乙氧基苯氧基)乙基]氨基]丙基]-2-甲氧基-苯磺酰胺

CAS 登录号 106133-20-4；106463-17-6[盐酸盐]

INN list 64

药效分类 抗抑郁药

碳酸洛地那非

Lodenafil Carbonate（*INN*）

化学结构式

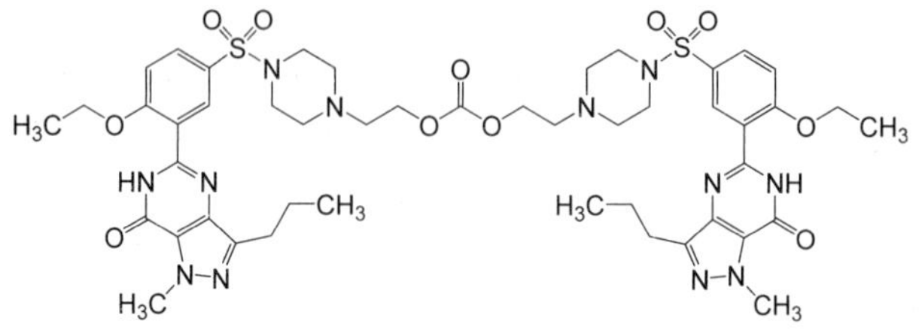

分子式和分子量 $C_{47}H_{62}N_{12}O_{11}S_2$ 1035.20

化学名 Bis[2-[4-[4-ethoxy-3-(l-methyl-7-oxo-3-propyl-4,7-dihydro-lH-pyrazolo[4,3-d]pyrimidin-5-yl)phenylsulfonyl]piperazin-1-yl]ethyl]carbonate

双[2-[4-[4-乙氧基-3-(1-甲基-7-氧代-3-丙基-4,7-二氢-1H-吡唑并[4,3-d]嘧啶-5-基)苯磺酰基]哌嗪-1-基]乙基]碳酸酯

CAS 登录号 398507-55-6

INN list 94

药效分类 血管扩张药

糖二酸钙

Calcium Saccharate（*INN*）

化学结构式

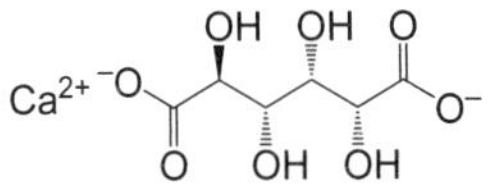

分子式和分子量 $C_6H_8CaO_8$ 248.2

化学名 Calcium;(2*S*,3*S*,4*S*,5*R*)-2,3,4,5-tetrahydroxyhexanedioate

钙盐;(2*S*,3*S*,4*S*,5*R*)-2,3,4,5-四羟基己二酸盐

CAS 登录号 5793-88-4; 5793-89-5[四水合物]; 87-73-0[糖二酸]

INN list 4

药效分类 药用辅料

陶芦坦

Taurultam（*INN*）

化学结构式

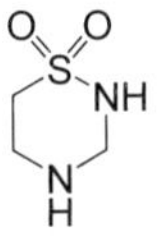

分子式和分子量 $C_3H_8N_2O_2S$ 136.17

化学名 Tetrahydro-2*H*-1,2,4-thiadiazine 1,1-dioxide

四氢-2*H*-1,2,4-噻二嗪 1,1-二氧化物

CAS 登录号 38668-01-8

INN list 27

药效分类 抗真菌药

特班布林

Tirbanibulin（*INN*）

化学结构式

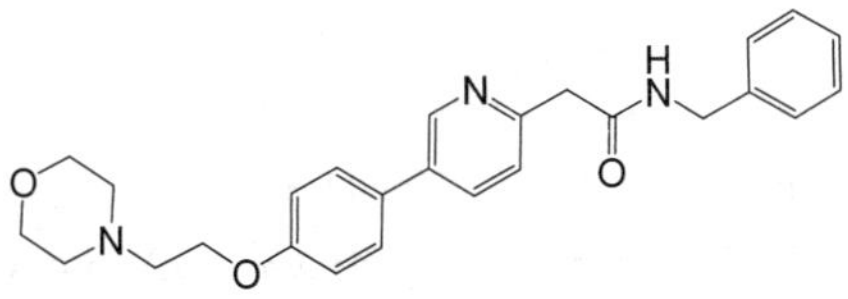

分子式和分子量 $C_{26}H_{29}N_3O_3$ 431.54

化学名 *N*-Benzyl-2-(5-{4-[2-(morpholin-4-yl)ethoxy]phenyl}pyridin-2-yl)acetamide

N-苄基-2-(5-{4-[2-(吗啉-4-基)乙氧基]苯基}吡啶-2-基)乙酰胺

CAS 登录号 897016-82-9

INN list 119

药效分类 抗肿瘤药

特贝奎尼

Terbequinil（*INN*）

化学结构式

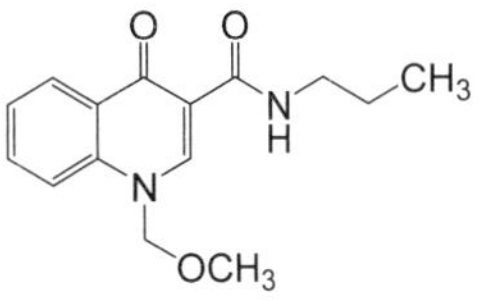

分子式和分子量 $C_{15}H_{18}N_2O_3$ 274.32

化学名 1,4-Dihydro-l-(methoxymethyl)-4-oxo-*N*-propyl-3-quinolinecarboxamide

1,4-二氢-1-(甲氧基甲基)-4-氧代-*N*-丙基-3-喹啉甲酰胺

CAS 登录号 113079-82-6

INN list 63

药效分类 苯二氮䓬受体激动药

特比萘芬

Terbinafine（*INN*）

化学结构式

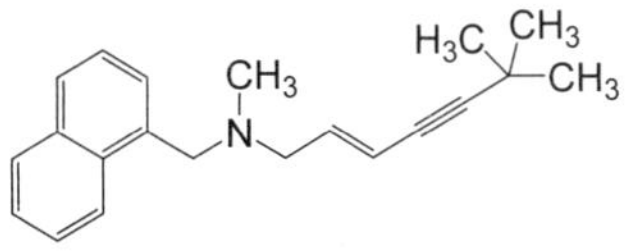

分子式和分子量 $C_{21}H_{25}N$ 291.43

化学名 (*E*)-*N*-(6,6-Dimethyl-2-hepten-4-ynyl)-*N*-methyl-1-naphthalenemethylamine

(*E*)-*N*-(6,6-二甲基-2-庚烯-4-炔基)-*N*-甲基-1-萘甲胺

CAS 登录号 91161-71-6; 78628-80-5[盐酸盐]

INN list 52

药效分类 抗真菌药

特波格雷

Terbogrel（*INN*）

化学结构式

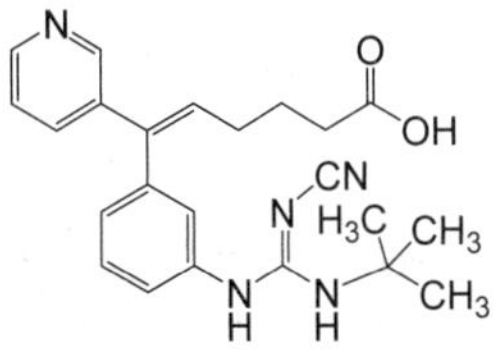

分子式和分子量 $C_{23}H_{27}N_5O_2$ 405.49

化学名 (5*E*)-6-[3-(3-*tert*-Butyl-2-cyanoguanidino)phenyl]-6-(3-pyridyl)-5-hexenoic acid

(5*E*)-6-[3-(3-叔丁基-2-氰基胍基)苯基]-6-(3-吡啶基)-5-己烯酸

CAS 登录号 149979-74-8

INN list 75

药效分类 抗血小板聚集药

特泊替尼

Tepotinib（*INN*）

化学结构式

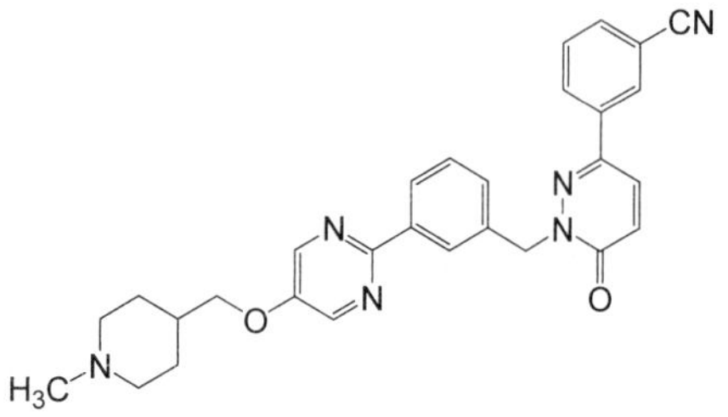

分子式和分子量 $C_{29}H_{28}N_6O_2$ 492.23

化学名 3-{1-[(3-{5-[(1-Methylpiperidin-4-yl)methoxy]pyrimidin-2-yl}phenyl)methyl]-6-oxo-1,6-dihydropyridazin-3-yl}benzonitrile

3-{1-[(3-{5-[(1-甲基哌啶-4-基)甲氧基]嘧啶-2-基}苯基)甲基]-6-氧代-1,6-二氢哒嗪-3-基}苄腈

CAS 登录号 1100598-32-0

INN list 111

药效分类 酪氨酸激酶抑制药，抗肿瘤药

特布丙醇

Terbuprol（*INN*）

化学结构式

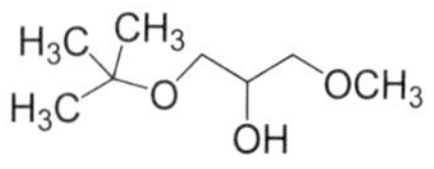

分子式和分子量 $C_8H_{18}O_3$ 162.23

化学名 l-*tert*-Butoxy-3-methoxy-2-propanol

l-叔丁氧基-3-甲氧基-2-丙醇

CAS 登录号 13021-53-9

INN list 32

药效分类 利胆药

特布非新

Terbuficin（*INN*）

化学结构式

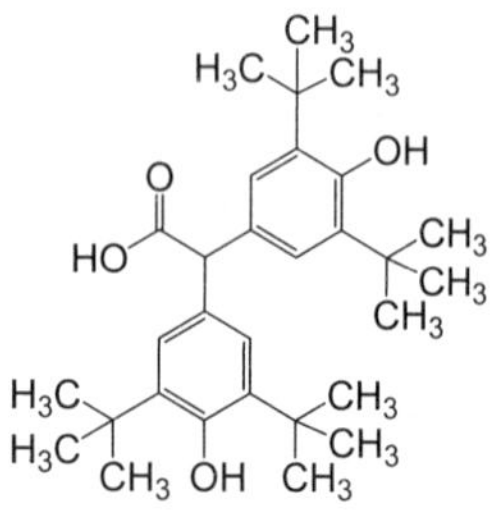

分子式和分子量 $C_{30}H_{44}O_4$ 468.67

化学名 Bis(3,5-di-*tert*-butyl-4-hydroxyphenyl)acetic acid

双(3,5-二叔丁基-4-羟基苯基)乙酸

CAS 登录号 15534-92-6

INN list 30

药效分类 降血脂药

特布他林

Terbutaline（*INN*）

化学结构式

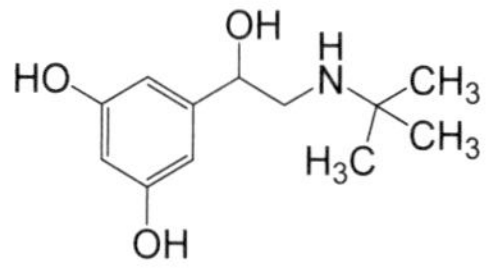

分子式和分子量 $C_{12}H_{19}NO_3$ 225.29

化学名 (±)-*α*-[(*tert*-Butylamino)methyl]-3,5-dihydroxybenzyl alcohol

(±)-*α*-[(叔丁氨基)甲基]-3,5-二羟基苯甲醇

CAS 登录号 23031-25-6；23031-32-5[硫酸盐]

INN list 22

药效分类 支气管扩张药

特丁贝罗

Terbufibrol（*INN*）

化学结构式

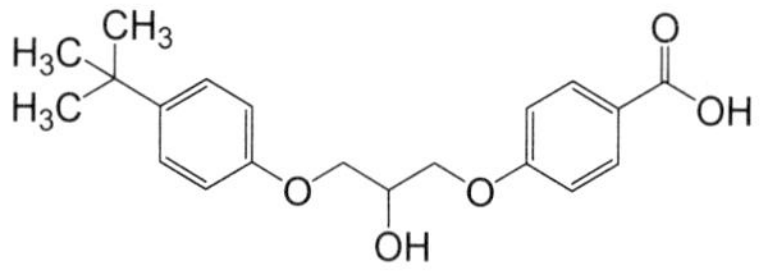

分子式和分子量 $C_{20}H_{24}O_5$ 344.40

化学名 *p*-[3-(*p*-*tert*-Butylphenoxy)-2-hydroxypropoxy]benzoic acid

4-[3-(4-叔丁基苯氧基)-2-羟基丙氧基]安息香酸

CAS 登录号 56488-59-6

INN list 35

药效分类 降血脂药

特丁非隆

Tebufelone（*INN*）

化学结构式

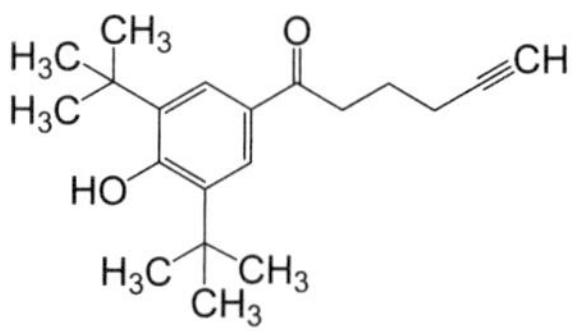

分子式和分子量 $C_{20}H_{28}O_2$ 300.44

化学名 1-(3,5-Di-*tert*-butyl-4-hydroxyphenyl)hex-5-yn-1-one

1-(3,5-二叔丁基-4-羟基苯基)己-5-炔-1-酮

CAS 登录号 112018-00-5

INN list 63

药效分类 抗炎镇痛药

特丁罗米

Terbucromil（*INN*）

化学结构式

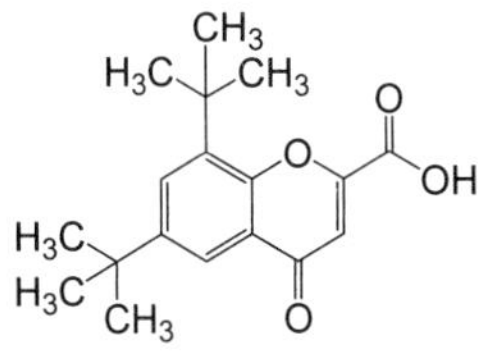

分子式和分子量 $C_{18}H_{22}O_4$ 302.36

化学名 6,8-Di-*tert*-butyl-4-oxo-4*H*-1-benzopyran-2-carboxylic acid

6,8-二叔丁基-4-氧代-4*H*-1-苯并吡喃-2-羧酸

CAS 登录号 37456-21-6

INN list 38

药效分类 抗过敏药

特伐替尼

Tesevatinib（*INN*）

化学结构式

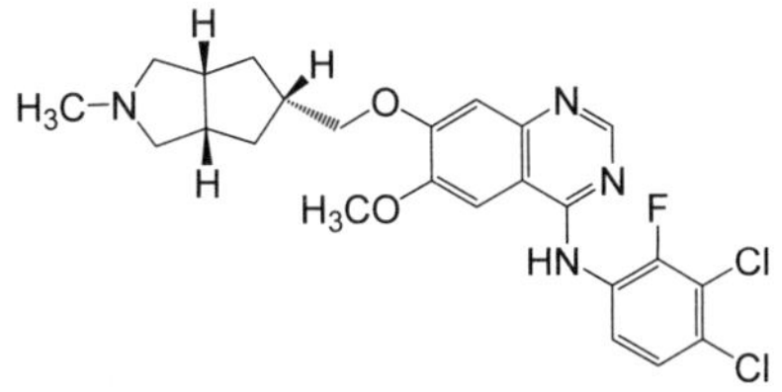

分子式和分子量 $C_{24}H_{25}Cl_2FN_4O_2$ 490.13

化学名 *N*-(3,4-Dichloro-2-fluorophenyl)-6-methoxy-7-{[(3*aR*,5*r*,6*aS*)-2-methyl octahydrocyclopenta[*c*]pyrrol-5-yl]methoxy}quina-zolin-4-amine

N-(3,4-二氯-2-氟苯基)-6-甲氧基-7-{[(3*aR*,5*r*,6*aS*)-2-甲基八氢环戊熳并[*c*]吡咯-5-基]甲氧基}喹唑啉-4-胺

CAS 登录号 781613-23-8

INN list 113

药效分类 酪氨酸激酶抑制药，抗肿瘤药

特凡替尼

Tivantinib（*INN*）

化学结构式

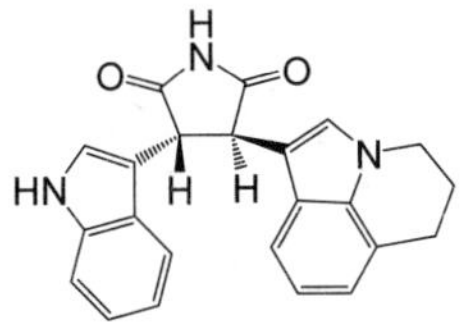

分子式和分子量 $C_{23}H_{19}N_3O_2$ 369.42

化学名 (3*R*,4*R*)-3-(5,6-Dihydro-4*H*-pyrrolo[3,2,1-*ij*]quinolin-1-yl)-4-(1*H*-indol-3-yl)pyrrolidine-2,5-dione

(3*R*,4*R*)-3-(5,6-二氢-4*H*-吡咯[3,2,1-*ij*]喹啉-1-基)-4-(1*H*-吲哚-3-基)吡咯烷-2,5-二酮

CAS 登录号 905854-02-6

INN list 103

药效分类 抗肿瘤药

特非那定

Terfenadine（*INN*）

化学结构式

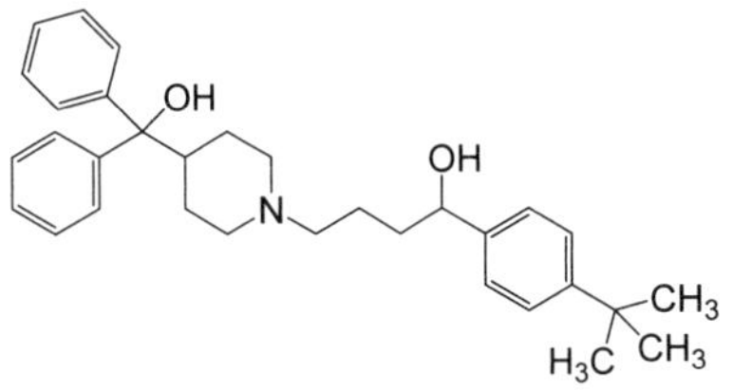

分子式和分子量 $C_{32}H_{41}NO_2$ 471.67

化学名 *α*-(*p*-*tert*-Butylphenyl)-4-(hydroxydiphenylmethyl)-1-piperidinebutanol

α-(4-叔丁基苯基)-4-(羟基二苯甲基)-1-哌啶丁醇

CAS 登录号 50679-08-8

INN list 32

药效分类 抗组胺药

特氟兰诺

Terfluranol（*INN*）

化学结构式

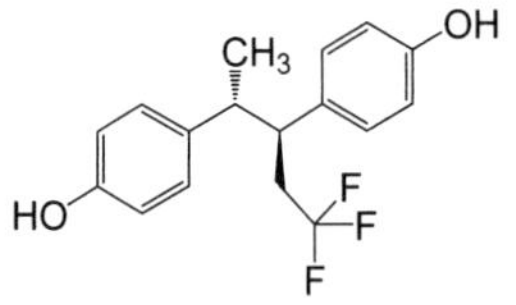

分子式和分子量 $C_{17}H_{17}F_3O_2$ 310.31

化学名 4,4'-[(1*R*,2*S*)-1-Methyl-2-(2,2,2-trifluoroethyl)ethylene] diphenol

4,4'-[(1*R*,2*S*)-1-甲基-2-(2,2,2-三氟乙基)乙叉基]二苯酚

CAS 登录号 64396-09-4

INN list 39

药效分类 抗肿瘤药

特卡霉素

Terdecamycin（*INN*）

化学结构式

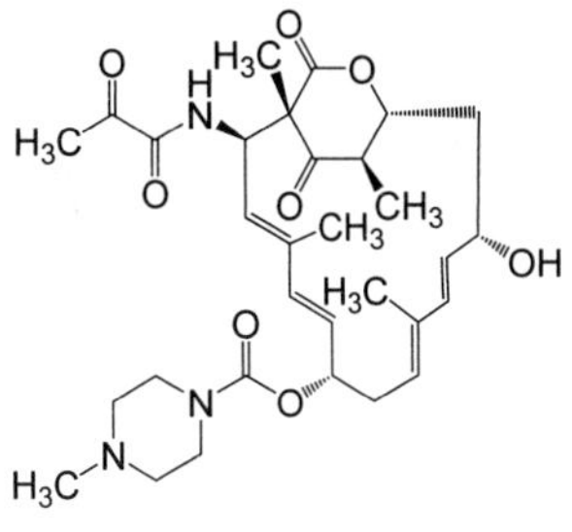

分子式和分子量 $C_{31}H_{43}N_3O_8$ 585.69

化学名 [(1*S*,2*R*,3*E*,5*E*,7*S*,9*E*,11*E*,13*S*,15*R*,19*R*)-13-hydroxy-1,4,10,19-tetramethyl-17,18-dioxo-2-(2-oxopropanoylamino)-16-oxabicyclo[13.2.2]nonadeca-3,5,9,11-tetraen-7-yl] 4-methylpiperazine-1-carboxylate

[(1*S*,2*R*,3*E*,5*E*,7*S*,9*E*,11*E*,13*S*,15*R*,19*R*)-13-羟基-1,4,10,19-四甲基-17,18-二氧代-2-(2-氧代丙酰胺)-16-氧杂双环[13.2.2]十九-3,5,9,11-四烯-7-基] 4-甲基哌嗪-1-甲酸酯

CAS 登录号 113167-61-6

INN list 65

药效分类 抗生素类药

特康唑

Terconazole（*INN*）

化学结构式

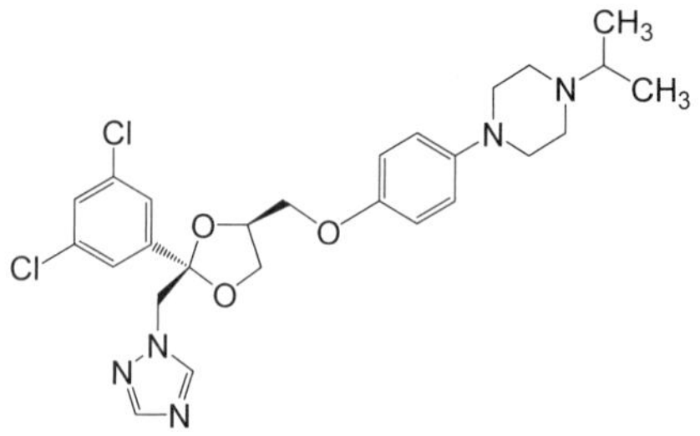

分子式和分子量 $C_{26}H_{31}Cl_2N_5O_3$ 532.46

化学名 *cis*-[*p*-[[2-(2,4-Dichlorophenyl)-2-(1*H*-1,2,4-triazol-1-ylmethyl)-1,3-dioxolan-4-yl]-methoxy]phenyl]-4-isopropylpiperazine

顺-[4-[[2-(2,4-二氯苯基)-2-(1*H*-1,2,4-三氮唑-1-基甲基)-1,3-二氧戊环-4-基]-甲氧基]苯基]-4-异丙基哌嗪

CAS 登录号 67915-31-5

INN list 45

药效分类 抗真菌药

特拉伏沙

Terflavoxate（*INN*）

化学结构式

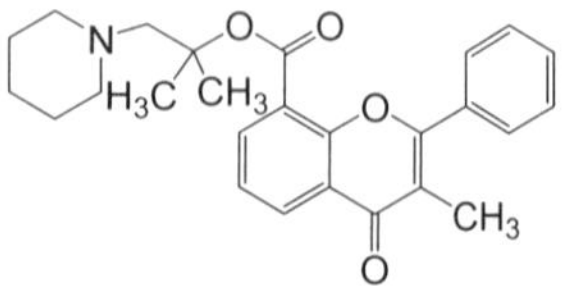

分子式和分子量 $C_{26}H_{29}NO_4$ 419.51

化学名 1,1-Dimethyl-2-piperidinoethyl 3-methyl-4-oxo-2-pheny1-4*H*-1-benzopyran-8-carboxylate

1,1-二甲基-2-哌啶基乙基酯 3-甲基-4-氧代-2-苯基-4*H*-1-苯并吡喃-8-羧酸酯

CAS 登录号 86433-40-1

INN list 61

药效分类 解痉药

特拉吉仑

Terlakiren（*INN*）

化学结构式

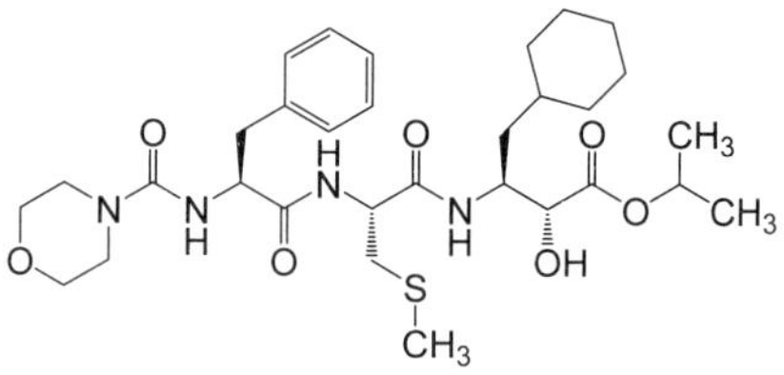

分子式和分子量 $C_{31}H_{48}N_4O_7S$ 620.80

化学名 Isopropyl (*αR*,*βS*)-*α*-hydroxy-*β*-[(*R*)-3-(methylthio)-2-[(*S*)-*α*-4-morpholinecarboxamidohydrocinnamamido]propionamido]cyclohexanebutyrate

异丙基 (*αR*,*βS*)-*α*-羟基-*β*-[(*R*)-3-(甲硫基)-2-[(*S*)-*α*-4-吗啉甲酰氨基氢化肉桂酰氨基]丙酰氨基]环己烷丁酸酯

CAS 登录号 119625-78-4

INN list 66

药效分类 抗高血压药，肾素抑制药

特拉罗考

Terameprocol（*INN*）

化学结构式

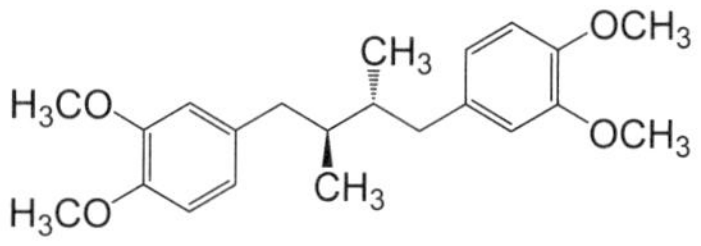

分子式和分子量 $C_{22}H_{30}O_4$ 358.47

化学名 1,1'-[(2*R**,3*S**)-2,3-Dimethylbutane-1,4-diyl]bis[3,4-dimethoxybenzene]

1,1'-[(2*R**,3*S**)-2,3-二甲基丁烷-1,4-二基]双[3,4-二甲氧基苯]

CAS 登录号 24150-24-1

INN list 97

药效分类 抗肿瘤药

特拉唑嗪

Terazosin（*INN*）

化学结构式

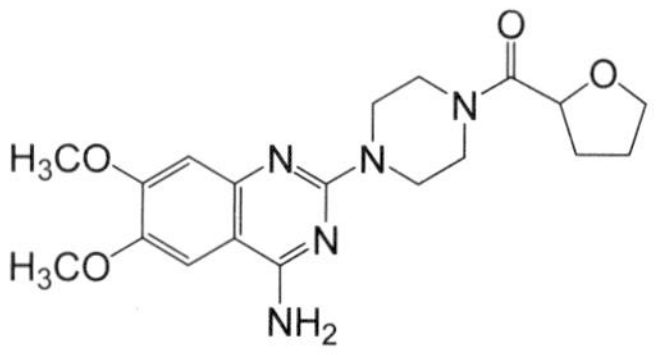

分子式和分子量 $C_{19}H_{25}N_5O_4$ 387.44

化学名 1-(4-Amino-6,7-dimethoxy-2-quinazolinyl)-4-(tetrahydro-2-furoyl)piperazine

1-(4-氨基-6,7-二甲氧基-2-喹唑啉基)-4-(四氢-2-呋喃甲酰基)哌嗪

CAS 登录号 63590-64-7；63074-08-8[盐酸盐]；70024-40-7

[盐酸盐二水合物]

INN list 44

药效分类 抗高血压药，抗前列腺增生药

特雷贝克

Telacebec (*INN*)

化学结构式

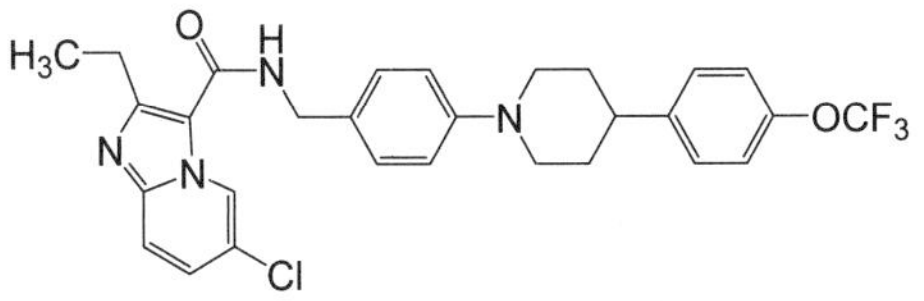

分子式和分子量 $C_{29}H_{28}ClF_3N_4O_2$ 557.01

化学名 6-Chloro-2-ethyl-*N*-[(4-{4-[4-(trifluoromethoxy)phenyl]piperidin-1-yl}phenyl)methyl]imidazo[1,2-*a*]pyridine-3-carboxamide

6-氯-2-乙基-*N*-[(4-{4-[4-(三氟甲氧基)苯基]哌啶-1-基}苯基)甲基]咪唑并[1,2-*a*]吡啶-3-甲酰胺

CAS 登录号 1334719-95-7

INN list 117

药效分类 抗结核药

特立氟胺

Teriflunomide (*INN*)

化学结构式

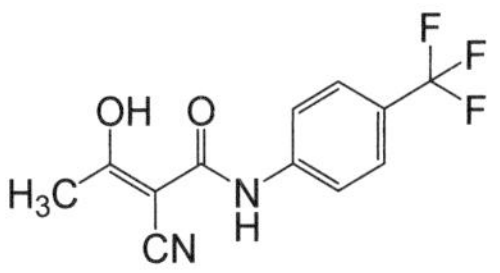

分子式和分子量 $C_{12}H_9F_3N_2O_2$ 270.21

化学名 (*Z*)-2-Cyano-3-hydroxy-*N*-[4-(trifluoromethyl)phenyl]but-2-enamide

(*Z*)-2-氰基-3-羟基-*N*-[4-(三氟甲基)苯基]丁-2-烯酰胺

CAS 登录号 108605-62-5

INN list 80

药效分类 抗风湿药

特立卡兰

Terikalant (*INN*)

化学结构式

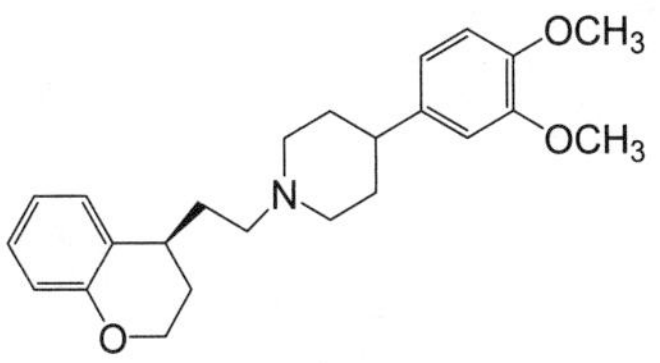

分子式和分子量 $C_{24}H_{31}NO_3$ 381.51

化学名 (−)-(*S*)-1-[2-(4-Chromanyl)ethyl]-4-(3,4-dimethoxyphenyl)piperidine

(−)-(*S*)-1-[2-(4-氧杂萘满基)乙基]-4-(3,4-二甲氧基苯基)哌啶

CAS 登录号 121277-96-1

INN list 64

药效分类 钾通道阻滞药

特立齐酮

Terizidone (*INN*)

化学结构式

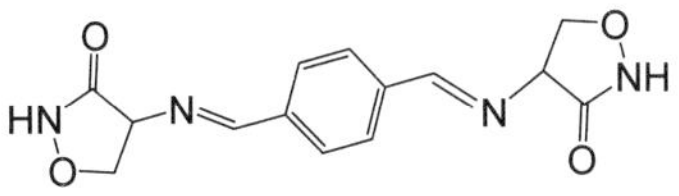

分子式和分子量 $C_{14}H_{14}N_4O_4$ 302.29

化学名 4-[[4-[(3-Oxo-1,2-oxazolidin-4-yl)iminomethyl]phenyl]methylideneamino]-1,2-oxazolidin-3-one

4-[[4-[(3-氧代-1,2-噁唑烷-4-基)氨亚基甲基]苯基]甲亚基氨基]-1,2-噁唑烷-3-酮

CAS 登录号 25683-71-0

INN list 14

药效分类 抗结核药

ATC 分类 J04AK03

特芦曲班

Terutroban (*INN*)

化学结构式

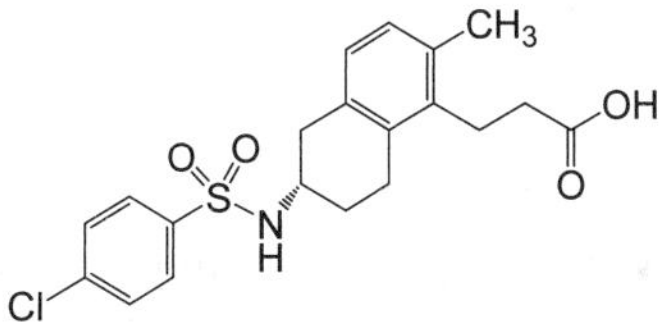

分子式和分子量 $C_{20}H_{22}ClNO_4S$ 407.91

化学名 3-[(6*R*)-6-(4-Chlorobenzenesulfonamido)-2-methyl-5,6,7,8-tetrahydronaphthalen-1-yl]propanoic acid

3-[(6*R*)-6-(4-氯苯磺酰氨基)-2-甲基-5,6,7,8-四氢萘-1-基]丙酸

CAS 登录号 165538-40-9

INN list 93

药效分类 血栓素 A_2 受体拮抗药

特罗地林

Terodiline (*INN*)

化学结构式

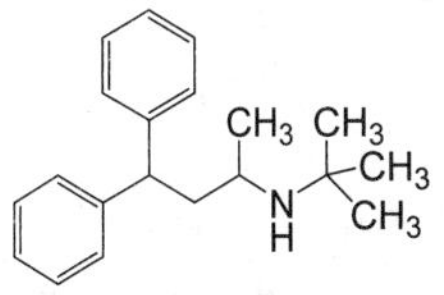

分子式和分子量 $C_{20}H_{27}N$ 281.44

化学名 *N*-*tert*-Butyl-1-methyl-3,3-diphenylpropylamine

N-叔丁基-1-甲基-3,3-二苯基丙胺

CAS 登录号 15793-40-5; 7082-21-5[盐酸盐]

INN list 16

药效分类 冠脉扩张药

特罗芬那酯

Terofenamate（*INN*）

化学结构式

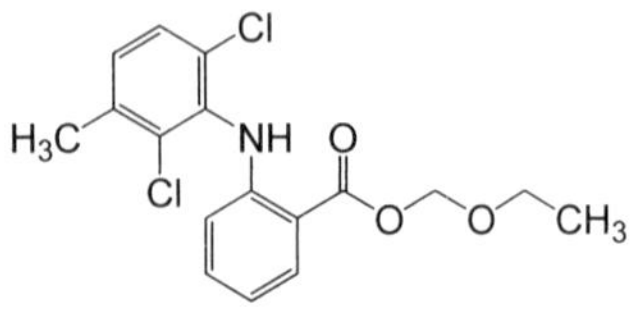

分子式和分子量 $C_{17}H_{17}Cl_2NO_3$ 354.23

化学名 Ethoxymethyl N-(2,6-dichloro-*m*-tolyl)anthranilate

乙氧基甲基 *N*-(2,6-二氯-3-甲基苯基)-邻氨基苯甲酸酯

CAS 登录号 29098-15-5

INN list 32

药效分类 抗炎药

特罗扎林

Teroxalene（*INN*）

化学结构式

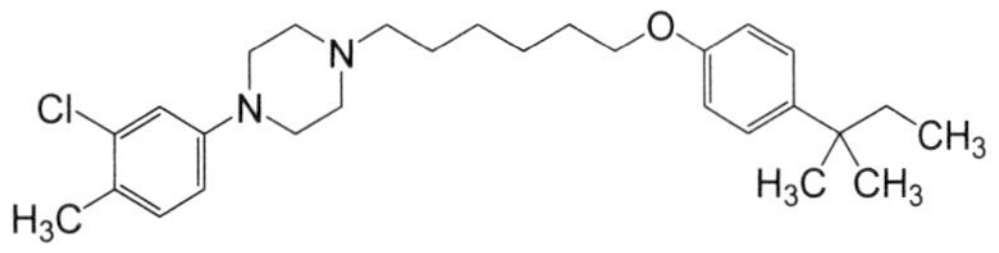

分子式和分子量 $C_{28}H_{41}ClN_2O$ 457.10

化学名 l-(3-Chloro-4-tolyl)-4-[6-(*p*-tert-pentylphenoxy)hexyl]piperazine

l-(3-氯-4-甲基苯基)-4-[6-(4-叔戊基苯氧基)己基]哌嗪

CAS 登录号 14728-33-7; 3845-22-5[盐酸盐]

INN list 17

药效分类 抗血吸虫药

特麦角脲

Terguride（*INN*）

化学结构式

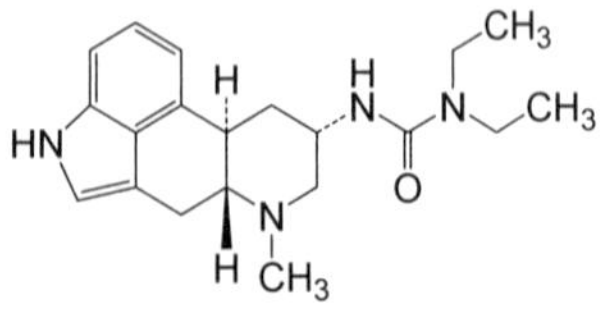

分子式和分子量 $C_{20}H_{28}N_4O$ 340.46

化学名 1,1-Diethyl-3-(6-methylergolin-8*α*-yl)urea

1,1-二乙基-3-(6-甲基麦角灵-8*α*-基)脲

CAS 登录号 37686-84-3

INN list 50

药效分类 多巴胺激动药

特尼替康

Tenifatecan（*INN*）

化学结构式

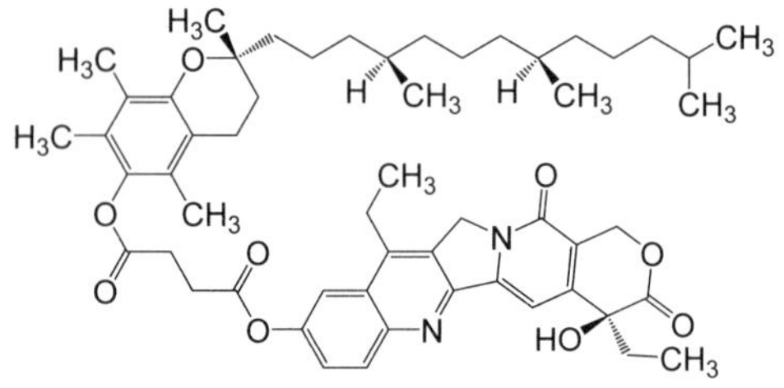

分子式和分子量 $C_{55}H_{72}N_2O_9$ 905.17

化学名 (4*S*)-4,11-Diethyl-4-hydroxy-3,14-dioxo-3,4,12,14-tetrahydro-1*H*-pyrano[3',4'：6,7]indolizino[1,2-*b*]quinolin-9-yl(2*R*)-2,5,7,8-tetramethyl-2-[(4*R*,8*R*)-4,8,12-trimethyltridecyl]-3,4-dihydro-2*H*-chromen-6-yl butanedioate

(4*S*)-4,11-二乙基-4-羟基-3,14-二氧代-3,4,12,14-四氢-1*H*-吡喃并[3',4'：6,7] 吲哚并[1,2-*b*] 喹啉-9-基(2*R*)-2,5,7,8-四甲基-2-[(4*R*,8*R*)-4,8,12-三甲基十三烷基]-3,4-二氢-2*H*-色烯-6-基 丁二酸酯

CAS 登录号 850728-18-6

INN list 102

药效分类 抗肿瘤药

特诺司他

Tefinostat（*INN*）

化学结构式

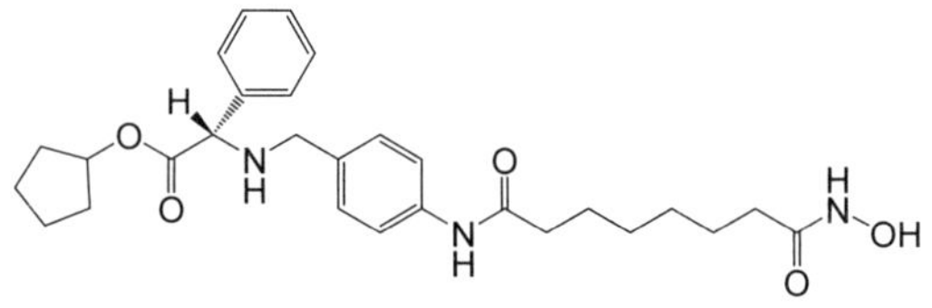

分子式和分子量 $C_{28}H_{37}N_3O_5$ 495.61

化学名 Cyclopentyl (2*S*)-2-[[[4-[8-(hydroxyamino)-8-oxooctanamido]phenyl]methyl]amino]-2-phenylacetate

环戊基 (2*S*)-2-[[[4-[8-(羟氨基)-8-氧辛酰胺]苯基]甲基]氨基]-2-苯基乙酸酯

CAS 登录号 914382-60-8

INN list 105

药效分类 抗肿瘤药

特曲妥辛

Tetrodotoxin（*INN*）

化学结构式

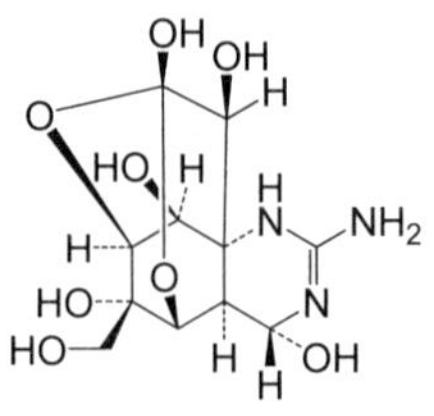

分子式和分子量 $C_{11}H_{17}N_3O_8$ 319.27

化学名 (1*R*,5*R*,6*R*,7*R*,9*S*,11*S*,12*S*,13*S*,14*S*)-3-Amino-14-(hydroxymethyl)-8,10-dioxa-2,4-diazatetracyclo[7.3.1.1^{7,11}.0^{1,6}]tetradec-3-ene-5,9,12,13,14-pentol

(1*R*,5*R*,6*R*,7*R*,9*S*,11*S*,12*S*,13*S*,14*S*)-3-氨基-14-(羟甲基)-8,10-二氧杂-2,4-二氮杂四环[7.3.1.1^{7,11}.0^{1,6}]十四烷-3-烯-5,9,12,13,14-五醇

CAS 登录号 4368-28-9

INN list 114

药效分类 镇痛药，钠通道阻滞药

特瑞非姆

Terevalefim（*INN*）

化学结构式

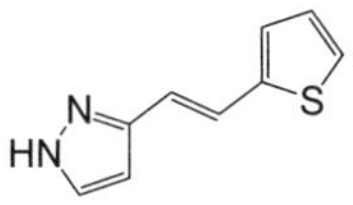

分子式和分子量 $C_9H_8N_2S$ 176.24

化学名 3-[(1*E*)-2-(Thiophen-2-yl)ethen-1-yl]-1*H*-pyrazole

3-[(1*E*)-2-(噻吩-2-基)乙烯-1-基]-1*H*-吡唑

CAS 登录号 1070881-42-3

INN list 123

药效分类 肝细胞生长因子模拟物

特斯的明

Terestigmine（*INN*）

化学结构式

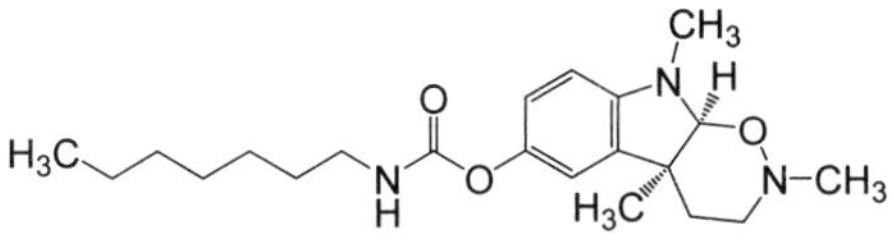

分子式和分子量 $C_{21}H_{33}N_3O_3$ 375.51

化学名 (4a*S*,9a*S*)-2,3,4,4*a*,9,9*a*-Hexahydro-2,4*a*,9-trimethyl-1,2-oxazino[6,5-*b*]indol-6-yl heptylcarbamate

(4a*S*,9a*S*)-2,3,4,4*a*,9,9*a*-六氢-2,4*a*,9-三甲基-1,2-噁嗪并[6,5-*b*]吲哚-6-基 庚基氨基甲酸酯

CAS 登录号 147650-57-5

INN list 77

药效分类 抗胆碱酯酶药

特他洛尔

Tertatolol（*INN*）

化学结构式

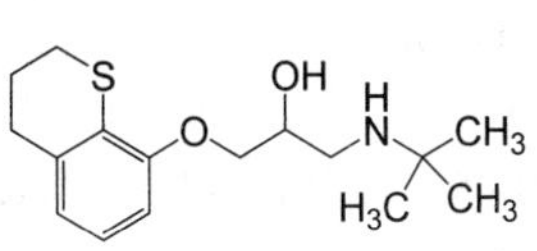

分子式和分子量 $C_{16}H_{25}NO_2S$ 295.44

化学名 (±)-1-(*tert*-Butylamino)-3-(thiochroman-8-yloxy)-2-propanol

(±)-1-(叔丁基氨基)-3-(硫代色烷-8-基氧基)-2-丙醇

CAS 登录号 34784-64-0

INN list 48

药效分类 β 受体拮抗药

ATC 分类 C07AA16

特戊醇

Amylene Hydrate

化学结构式

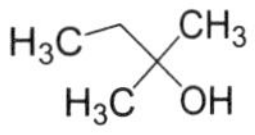

分子式和分子量 $C_5H_{12}O$ 88.15

化学名 *tert*-Pentyl alcohol

叔戊醇

CAS 登录号 75-85-4

药效分类 药用辅料

特西哌嗪

Terciprazine（*INN*）

化学结构式

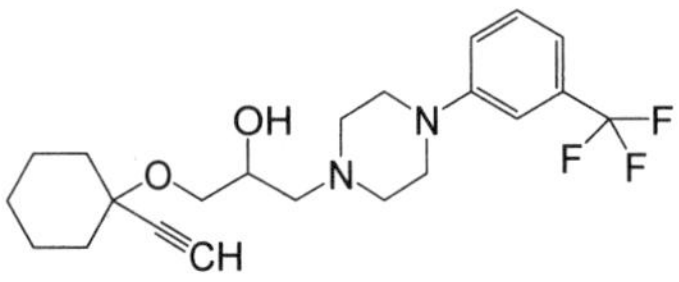

分子式和分子量 $C_{22}H_{29}F_3N_2O_2$ 410.47

化学名 (±)-*α*-[[(l-Ethynylcyclohexyl)oxy]methyl]-4-(*α*,*α*,*α*-trifluoro-*m*-tolyl)-l-piperazineethanol

(±)-*α*-[[(l-乙炔基环己基)氧基]甲基]-4-(*α,α,α*-三氟-3-甲基苯基)-l-哌嗪基乙醇

CAS 登录号 56693-15-3

INN list 44

药效分类 抗精神病药

特昔维匹肽

Vipivotide Tetraxetan（*INN*）

化学结构式

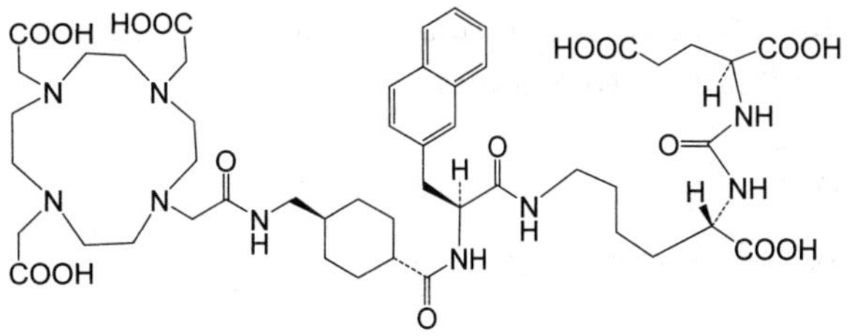

分子式和分子量 $C_{49}H_{71}N_9O_{16}$ 1042.139

化学名 *N*-[(*N*^{6}-{3-(Naphthalen-2-yl)-*N*-[*trans*-4-({2-[4,7,10-tris(carboxymethyl)-1,4,7,10-tetraazacyclododecan-1-yl]acetamido} methyl)cyclohexane-1-carbonyl]-L-alanyl}-L-lysin-N^2-yl)carbonyl]-L-glutamic acid

N-[(N^6-{3-(萘-2-基)-*N*-[反-4-({2-[4,7,10-三(羧甲基)-1,4,7,10-四氮杂环十二烷-1-基]乙酰氨基}甲基)环己烷-1-羰基]-L-丙氨酰}-L-赖氨酸-N^2-基)羰基]-L-谷氨酸

CAS 登录号 1702967-37-0

INN list 120

药效分类 抗肿瘤药

特昔赞纳坦

Zalsenertant Tetraxetan（*INN*）

化学结构式

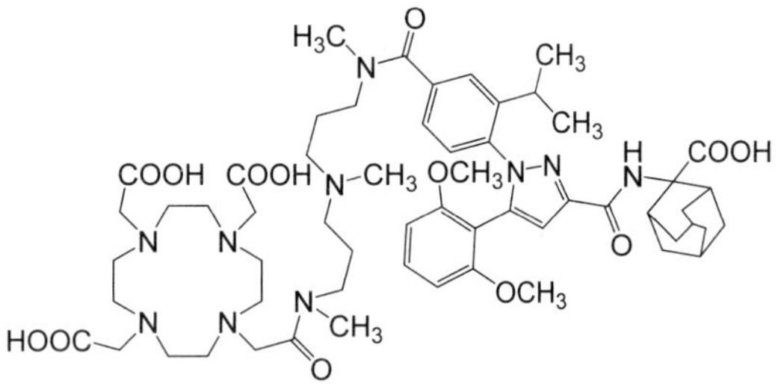

分子式和分子量 $C_{58}H_{84}N_{10}O_{13}$ 1129.37

化学名 18^4,18^7,18^{10}-Tris(carboxymethyl)-4^5-(2,6-dimethoxyphenyl)-7,11,15-trimethyl-3,6,16-trioxo-5^2-(propan-2-yl)-2,7,11,15-tetraaza-18(1)-(1,4,7,10-tetraazacyclododecana)-4(3,1)-pyrazola-1(2)-adamantana-5(1,4)-benzenaoctadecaphane-1^2-carboxylic acid

18^4,18^7,18^{10}-三(羧甲基)-4^5-(2,6-二甲氧基苯基)-7,11,15-三甲基-3,6,16-三氧代-5^2-(丙-2-基)-2,7,11,15-四氮杂-18(1)-(1,4,7,10-四氮杂环十二烷杂)-4(3,1)-吡唑杂-1(2)-金刚烷杂-5(1,4)-苯并十八蕃-1^2-羧酸

CAS 登录号 1613265-38-5

INN list 123

药效分类 神经紧张素受体拮抗药，抗肿瘤药

特硝唑

Ternidazole（*INN*）

化学结构式

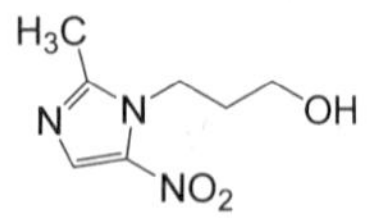

分子式和分子量 $C_7H_{11}N_3O_3$ 185.18

化学名 2-Methyl-5-nitroimidazole-1-propanol

2-甲基-5-硝基咪唑-1-丙醇

CAS 登录号 1077-93-6

INN list 34

药效分类 抗滴虫药

锑巴葡胺

Stibamine Glucoside（*INN*）

分子式和分子量 $C_{36}H_{49}N_3NaO_{22}Sb_3$ 1264.05

化学结构式

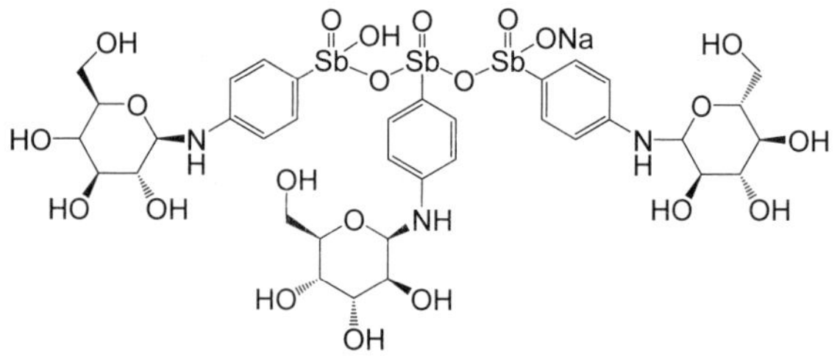

药物描述 *N*-Glucoside of sodium 4-aminobenzenestibonate

4-氨基苯锑酸钠的 *N*-葡萄糖苷

CAS 登录号 1344-34-9

INN list 1

药效分类 抗感染药

锑卡酸钠

Sodium Stibocaptate（*INN*）

化学结构式

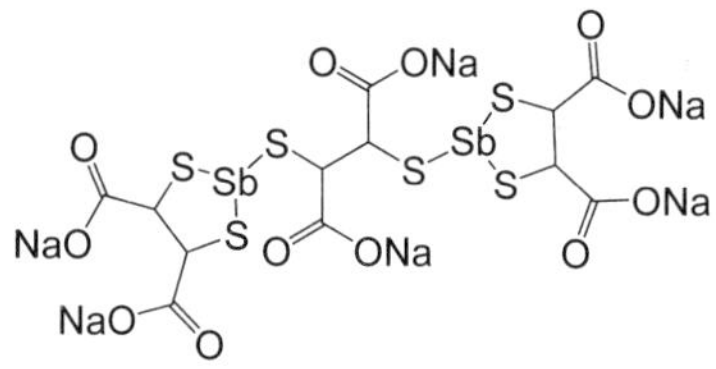

分子式和分子量 $C_{12}H_6Na_6O_{12}S_6Sb_2$ 916.02

药物描述 Hexasodium 2-[1,2-dicarboxylato-2-[(4,5-dicarboxylato-1,3,2-dithiastibolan-2-yl)sulfanyl]ethyl]sulfanyl-1,3,2-dithiastibolane-4,5-dicarboxylate

2-[1,2-二羧酸根离子基-2-[(4,5-二羧酸根离子基-1,3,2-二硫杂锑酰环戊烷-2-基)硫基]乙基]硫基-1,3,2-二硫杂锑酰环戊烷-4,5-二羧酸 六钠盐

CAS 登录号 3064-61-7; 1986-66-9[锑卡酸]

INN list 17

药效分类 抗血吸虫药

替奥噻吨

Tiotixene（*INN*）

化学结构式

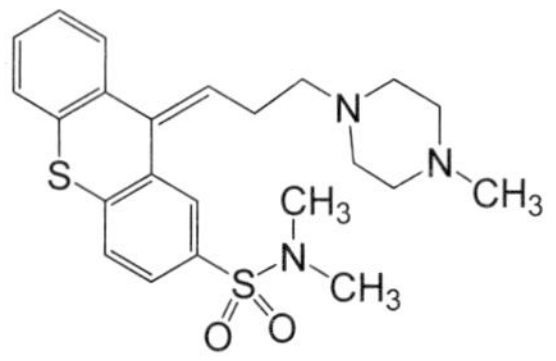

分子式和分子量 $C_{23}H_{29}N_3O_2S_2$ 443.63

化学名 *N*,*N*-Dimethyl-9-[3-(4-methyl-1-piperazinyl)propylidene]thioxanthene-2-sulfonamide

N,*N*-二甲基-9-[3-(4-甲基-1-哌嗪基)丙亚基]噻吨-2-磺酰胺

CAS 登录号 5591-45-7; 22189-31-7[二盐酸盐二水合物]; 58513-59-0[二盐酸盐无水物]

INN list 16

药效分类 抗精神病药

替巴克兰

Tebanicline（*INN*）

化学结构式

分子式和分子量 $C_9H_{11}ClN_2O$ 198.65

化学名 5-[[(*R*)-2-Azetidnyl]methoxy]-2-chloropyridine

5-[[(*R*)-2-氮杂环丁基]甲氧基]-2-氯吡啶

CAS 登录号 198283-73-7; 198283-74-8[4-甲苯磺酸盐]

INN list 86

药效分类 镇痛药，烟碱型乙酰胆碱受体激动药

替巴洛新

Tibalosin（*INN*）

化学结构式

分子式和分子量 $C_{21}H_{27}NOS$ 341.51

化学名 (±)-*erythro*-2,3-Dihydro-*α*-[l-[(4-phenylbutyl)amino] ethyl] benzo[*b*]thiophene-5-methanol

(±)-赤型-2,3-二氢-*α*-[l-[(4-苯基丁基)氨基]乙基]苯并[*b*]噻吩-5-甲醇

CAS 登录号 63996-84-9

INN list 48

药效分类 抗高血压药

替巴噻唑

Tebatizole（*INN*）

化学结构式

分子式和分子量 $C_{12}H_{21}N_3S$ 239.38

化学名 l-(4-*tert*-Butyl-2-thiazolyl)-4-methylpiperazine

l-(4-叔丁基-2-噻唑基)-4-甲基哌嗪

CAS 登录号 54147-28-3

INN list 42

药效分类 促智药

替贝碘铵

Tibezonium Iodide（*INN*）

分子式和分子量 $C_{28}H_{32}IN_3S_2$ 601.61

化学结构式

化学名 Diethylmethyl[2-[[4-[4-(phenylthio)phenyl]-3*H*-1,5-benzodiazepin-2-yl]thio]ethyl]ammonium iodide

碘化 二乙基甲基[2-[[4-[4-(苯硫基)苯基]-3*H*-1,5-苯并二氮杂草草-2-基]硫基]乙基]铵

CAS 登录号 54663-47-7

INN list 32

药效分类 抗感染药

替贝酸

Tibric Acid（*INN*）

化学结构式

分子式和分子量 $C_{14}H_{18}ClNO_4S$ 331.82

化学名 2-Chloro-5-[(*cis*-3,5-dimethylpiperidino)sulfonyl]benzoic acid

2-氯-5-[(顺-3,5-二甲基哌啶基)磺酰基]苯甲酸

CAS 登录号 37087-94-8; 24358-29-0[非立体特异性]

INN list 30

药效分类 降血脂药

替苯丙胺

Tenamfetamine（*INN*）

化学结构式

分子式和分子量 $C_{10}H_{13}NO_2$ 179.22

化学名 (±)-*α*-Methyl-3,4-(methylenedioxy)phenethylamine

(±)-*α*-甲基-3,4-(甲叉二氧基)苯乙胺

CAS 登录号 51497-09-7

INN list 55

药效分类 中枢兴奋药

替苯酯

Tibenzate（*INN*）

化学结构式

分子式和分子量 $C_{14}H_{12}OS$ 228.31

化学名 *S*-Benzyl thiobenzoate

S-苄基 硫代苯甲酸酯

CAS 登录号 13402-51-2

INN list 30

药效分类 抗蠕虫药

替比夫定

Telbivudine（*INN*）

化学结构式

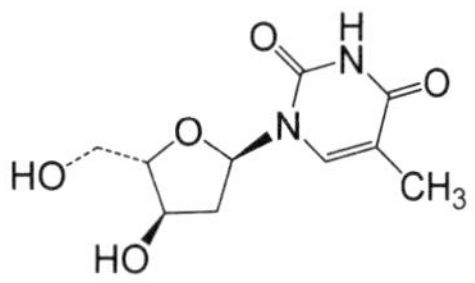

分子式和分子量 $C_{10}H_{14}N_2O_5$ 242.23

化学名 2'-Deoxy-L-thymidine

2'-脱氧-L-胸腺嘧啶核苷

CAS 登录号 3424-98-4

INN list 88

药效分类 核苷及核苷酸逆转录酶抑制剂类抗病毒药

ATC 分类 J05AF11

替比培南

Tebipenem Pivoxil（*INN*）

化学结构式

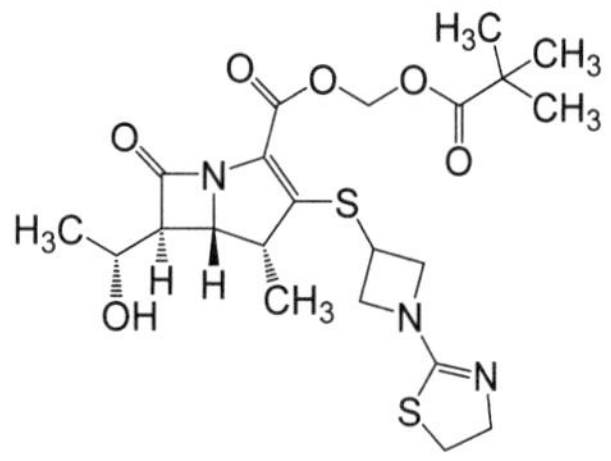

分子式和分子量 $C_{22}H_{31}N_3O_6S_2$ 497.63

化学名 2,2-Dimethylpropanoy loxymethyl (4*R*,5*S*,6*S*)-3-[[1-(4,5-Dihydro-2-thiazolyl)-3-azetidinyl]thio]-6-[(1*R*)-1-hydroxyethyl]-4-methyl-7-oxo-1-azabicyclo[3.2.0]hept-2-ene-2-carboxylate

2,2-二甲基丙酰氧基甲基 (4*R*,5*S*,6*S*)-3-[[1-(4,5-二氢-2-噻唑基)-3-氮杂环丁基]硫基]-6-[(1*R*)-1-羟基乙基]-4-甲基-7-氧代-1-氮杂双环[3.2.0]庚-2-烯-2-羧酸酯

CAS 登录号 161715-24-8

INN list 87

药效分类 抗生素类药

替吡吲哚

Tepirindole（*INN*）

分子式和分子量 $C_{16}H_{19}ClN_2$ 274.79

化学结构式

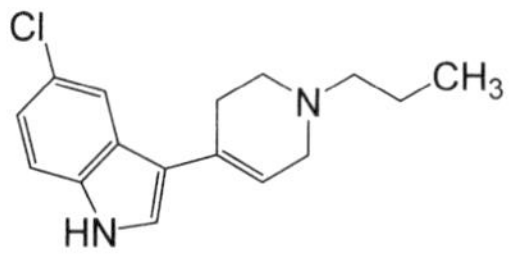

化学名 5-Chloro-3-(1,2,3,6-tetrahydro-1-propyl-4-pyridyl)indole

5-氯-3-(1,2,3,6-四氢-1-丙基-4-吡啶基)吲哚

CAS 登录号 72808-81-2

INN list 55

药效分类 抗精神失常药

替丙尼醇

Teopranitol（*INN*）

化学结构式

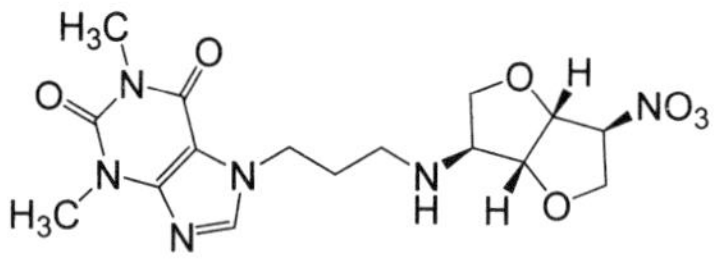

分子式和分子量 $C_{16}H_{22}N_6O_7$ 410.38

化学名 1,4∶3,6-Dianhydro-2-deoxy-2-[[3-(1,2,3,6-tetrahydro-1,3-dimethyl-2,6-dioxopurin-7-yl)propyl]amino]-L-iditol 5-nitrate

1,4:3,6-二脱水-2-脱氧-2-[[3-(1,2,3,6-四氢-1,3-二甲基-2,6-二氧代嘌呤-7-基)丙基]氨基]-L-艾杜糖醇 5-硝酸酯

CAS 登录号 81792-35-0

INN list 50

药效分类 抗心绞痛药

替泊沙林

Tepoxalin（*INN*）

化学结构式

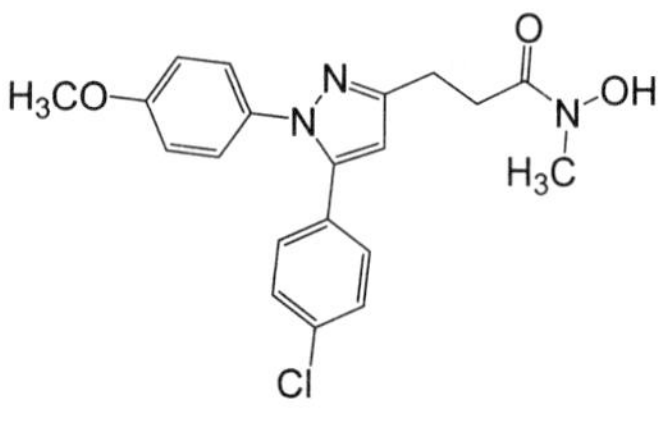

分子式和分子量 $C_{20}H_{20}ClN_3O_3$ 385.84

化学名 5-(*p*-Chlorophenyl)-1-(4-methoxyphenyl)-*N*-methylpyrazole-3-propionohydroxamic acid

5-(4-氯苯基)-1-(4-甲氧基苯基)-*N*-甲基吡唑-3-丙异羟肟酸

CAS 登录号 103475-41-8

INN list 58

药效分类 抗银屑病药

替勃龙

Tibolone（*INN*）

分子式和分子量 $C_{21}H_{28}O_2$ 312.45

化学结构式

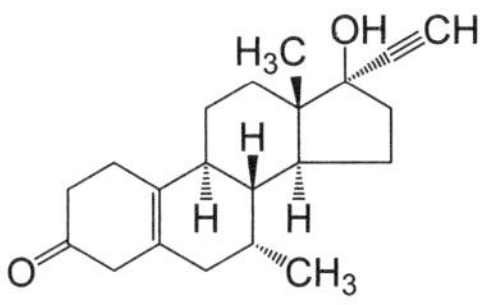

化学名 17-Hydroxy-7*α*-methyl-19-nor-17*α*-pregn-5(10)-en-20-yn-3-one

17-羟基-7*α*-甲基-19-去甲-17*α*-孕甾-5(10)-烯-20-炔-3-酮

CAS 登录号 5630-53-5

INN list 22

药效分类 雌激素类药

ATC 分类 G03CX01

替布喹

Tebuquine（*INN*）

化学结构式

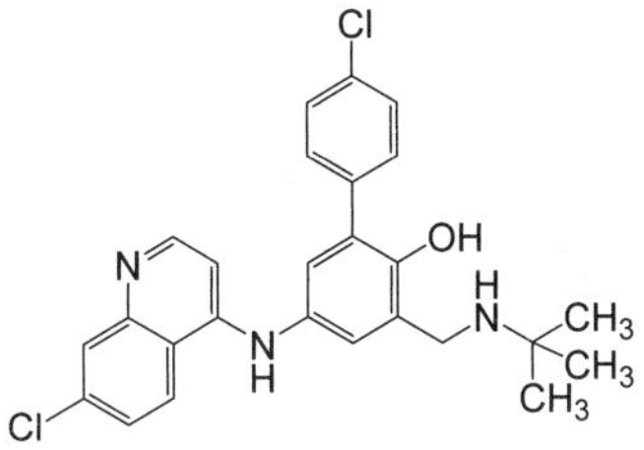

分子式和分子量 $C_{26}H_{25}Cl_2N_3O$ 466.40

化学名 3-[(*tert*-Butylamino)methyl]-4'-chloro-5-[(7-chloro-4-quinolyl)amino]-2-biphenylol

3-[(叔丁基氨基)甲基]-4'-氯-5-[(7-氯-4-喹啉基)氨基]-2-联苯酚

CAS 登录号 74129-03-6

INN list 49

药效分类 抗疟药

替达利纳

Tedalinab（*INN*）

化学结构式

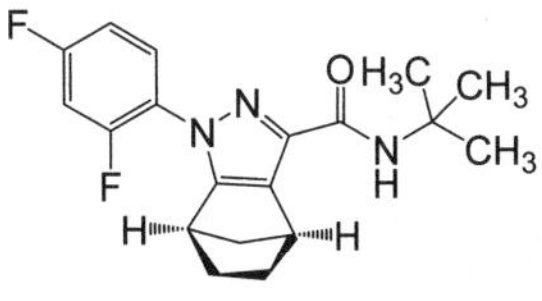

分子式和分子量 $C_{19}H_{21}F_2N_3O$ 345.39

化学名 (4*S*,7*R*)-*N*-*tert*-Butyl-1-(2,4-difluorophenyl)-4,5,6,7-tetrahydro-1*H*-4,7-methanoindazole-3-carboxamide

(4*S*,7*R*)-*N*-叔丁基-1-(2,4-二氟苯基)-4,5,6,7-四氢-1*H*-4,7-甲桥吲唑-3-甲酰胺

CAS 登录号 916591-01-0

INN list 103

药效分类 大麻素 CB_2 受体激动药

替达舍封

Tildacerfont（*INN*）

化学结构式

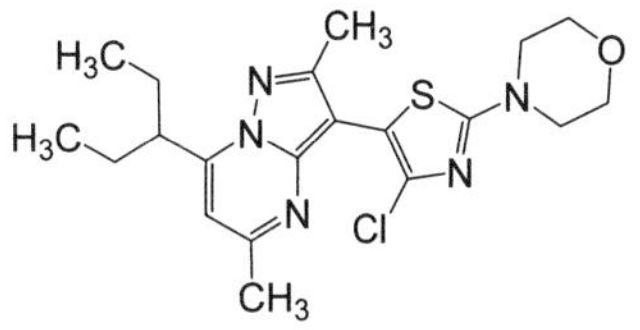

分子式和分子量 $C_{20}H_{26}ClN_5OS$ 419.97

化学名 3-[4-Chloro-2-(morpholin-4-yl)-1,3-thiazol-5-yl]-2,5-dimethyl-7-(pentane-3-yl)pyrazolo[1,5-*a*]pyrimidine

3-[4-氯-2-(吗啉-4-基)-1,3-噻唑-5-基]-2,5-二甲基-7-(戊烷-3-基)吡唑并[1,5-*a*]嘧啶

CAS 登录号 1014983-00-6

INN list 119

药效分类 促肾上腺皮质激素释放因子(CRF)拮抗药

替达西汀

Tedatioxetine（*INN*）

化学结构式

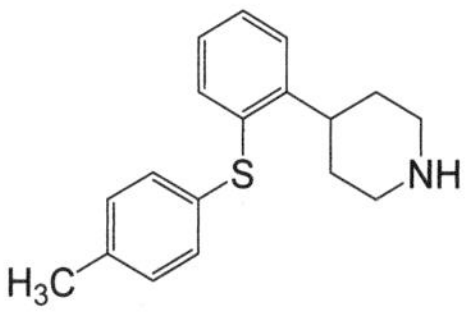

分子式和分子量 $C_{18}H_{21}NS$ 283.43

化学名 4-{2-[(4-Methylphenyl)sulfanyl]phenyl}piperidine

4-{2-[(4-甲基苯基)硫]苯基}哌啶

CAS 登录号 508233-95-2

INN list 106

药效分类 抗抑郁药

替大麻酚

Tinabinol（*INN*）

化学结构式

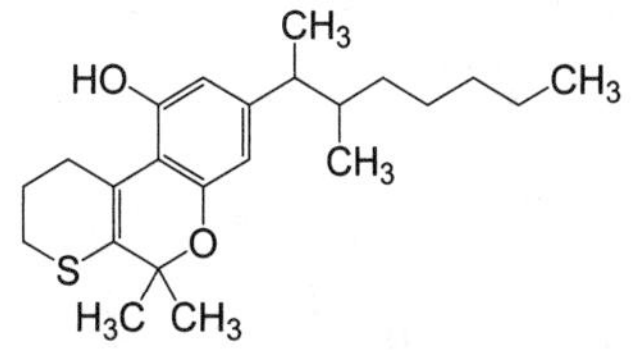

分子式和分子量 $C_{23}H_{34}O_2S$ 374.58

化学名 8-(l,2-Dimethylheptyl)-1,2,3,5-tetrahydro-5,5-dimethyl-thiopyrano[2,3-*c*][1]benzopyran-10-ol

8-(1,2-二甲基庚基)-1,2,3,5-四氢-5,5-二甲基硫代吡喃并[2,3-*c*][1]苯并吡喃-10-酚

CAS 登录号 50708-95-7

INN list 49

药效分类 抗高血压药

替旦博沙

Tidembersat（*INN*）

化学结构式

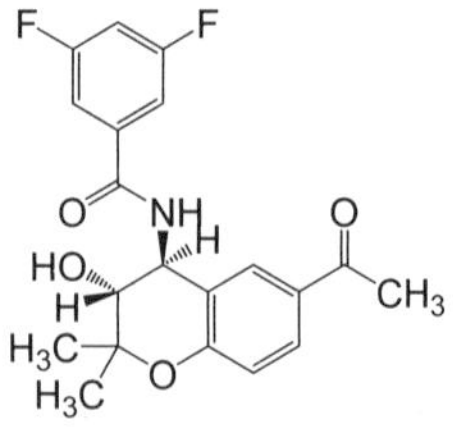

分子式和分子量　$C_{20}H_{19}F_2NO_4$　375.37

化学名　*N*-[(3*R*,4*S*)-6-Acetyl-3-hydroxy-2,2-dimethyl-4-chromanyl]-3,5-difluorobenzamide

N-[(3*R*,4*S*)-6-乙酰基-3-羟基-2,2-二甲基-4-色满基]-3,5-二氟苯甲酰胺

CAS 登录号　175013-73-7

INN list　84

药效分类　抗惊厥药，抗偏头痛药

替德格塞

Tideglusib（*INN*）

化学结构式

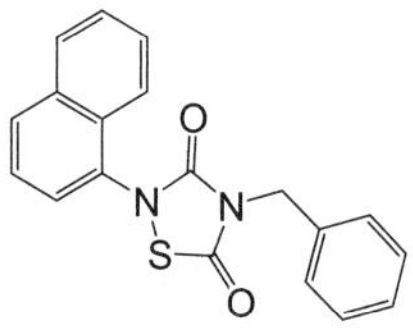

分子式和分子量　$C_{19}H_{14}N_2SO_2$　334.39

化学名　4-Benzyl-2-(naphthalen-1-yl)-1,2,4-thiadiazolidine-3,5-dione

4-苄基-2-(萘-1-基)-1,2,4-噻二氮唑啉-3,5-二酮

CAS 登录号　865854-05-3

INN list　102

药效分类　糖原合成酶抑制药

替地沙米

Tedisamil（*INN*）

化学结构式

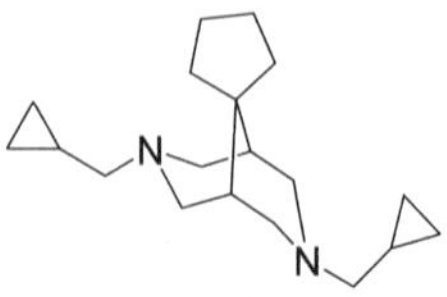

分子式和分子量　$C_{19}H_{32}N_2$　288.48

化学名　3,7-Bis(cyclopropylmethyl)spiro[3,7-diazabicyclo[3.3.1]nonane-9,1'-cyclopentane]

3,7-双(环丙基甲基)螺[3,7-二氮双环[3.3.1]壬烷-9,1'-环戊烷]

CAS 登录号　90961-53-8；150501-62-5[富马酸盐]

INN list　59

药效分类　循环系统药物，抗缺血药

ATC 分类　C01EB12

替伐普兰

Tilivapram（*INN*）

化学结构式

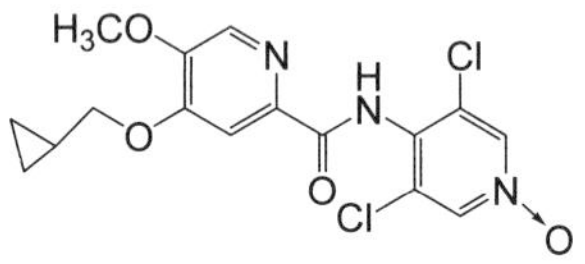

分子式和分子量　$C_{16}H_{15}Cl_2N_3O_4$　384.21

化学名　4-[4-(Cyclopropylmethoxy)-5-methoxypyridine-2-carboxamido]-3,5-dichloropyridine-1-oxide

4-[4-(环丙烷基甲氧基)-5-甲氧基吡啶-2-甲酰胺]-3,5-二氯吡啶-1-氧化物

CAS 登录号　166741-91-9

INN list　100

药效分类　磷酸二酯酶Ⅳ抑制药

替伐他汀

Tenivastatin（*INN*）

化学结构式

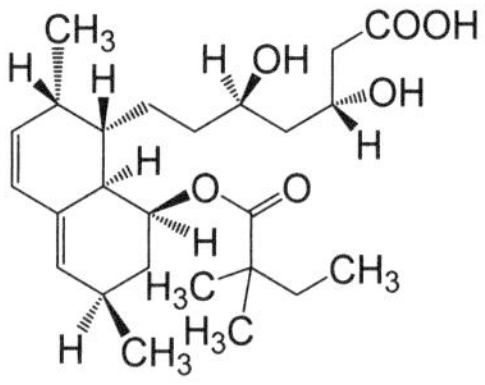

分子式和分子量　$C_{25}H_{40}O_6$　436.59

化学名　(3*R*,5*R*)-7-[(1*S*,2*S*,6*R*,8*S*,8*aR*)-8-(2,2-dimethylbutyryloxy)-2,6-dimethyl-1,2,6,7,8,8*a*-hexahydronaphthalen-1-yl]-3,5-dihydroxyheptanoic acid

(3*R*,5*R*)-7-[(1*S*,2*S*,6*R*,8*S*,8*aR*)-8-(2,2-二甲基丁酰氧基)-2,6-二甲基-1,2,6, 7,8,8*a*-六氢萘-1-基]-3,5-二羟基庚酸

CAS 登录号　121009-77-6；151006-18-7[钙盐]

INN list　85

药效分类　降血脂药，HMG-辅酶 A 还原酶抑制药

替伐硝唑

Tivanidazole（*INN*）

化学结构式

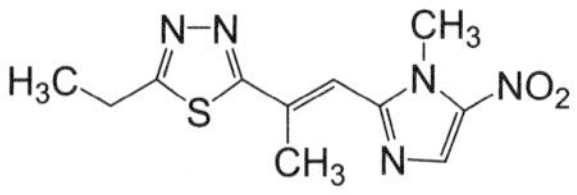

分子式和分子量　$C_{11}H_{13}N_5O_2S$　279.32

化学名　(*E*)-2-Ethyl-5-[1-methyl-2-(1-methyl-5-nitroimidazol-2-yl)vinyl]-1,3,4-thiadiazole

(*E*)-2-乙基-5-[1-甲基-2-(1-甲基-5-硝基咪唑-2-基)乙烯基]-1,

3,4-噻二唑

CAS 登录号 80680-05-3

INN list 48

药效分类 抗感染药

替法唑啉

Tefazoline（*INN*）

化学结构式

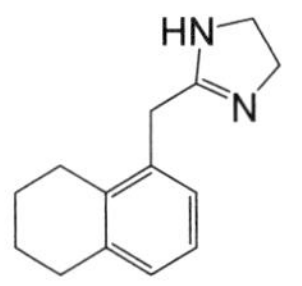

分子式和分子量 $C_{14}H_{18}N_2$ 214.31

化学名 2-[(5,6,7,8-Tetrahydro-1-naphthyl)methyl]-2-imidazoline

2-[(5,6,7,8-四氢-1-萘基)甲基]-2-咪唑啉

CAS 登录号 1082-56-0

INN list 24

药效分类 血管收缩药

替芬噁酮

Tifemoxone（*INN*）

化学结构式

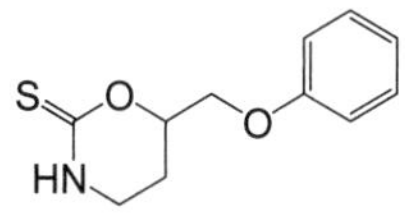

分子式和分子量 $C_{11}H_{13}NO_2S$ 223.29

化学名 Tetrahydro-6-(phenoxymethyl)-2*H*-1,3-oxazine-2-thione

四氢-6-(苯氧基甲基)-2*H*-1,3-噁嗪-2-硫酮

CAS 登录号 39754-64-8

INN list 33

药效分类 抗抑郁药

替芬那米

Tifenamil（*INN*）

化学结构式

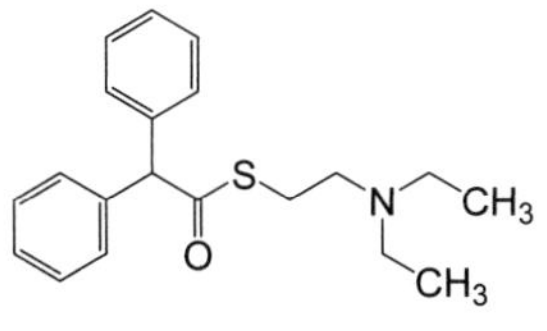

分子式和分子量 $C_{20}H_{25}NOS$ 327.49

化学名 *S*-[2-(Diethylamino)ethyl]diphenylthioacetate

S-[2-(二乙氨基)乙基]二苯基硫乙酸酯

CAS 登录号 82-99-5；548-68-5[盐酸盐]

INN list 13

药效分类 解痉药

替芬哌酯

Tefenperate（*INN*）

化学结构式

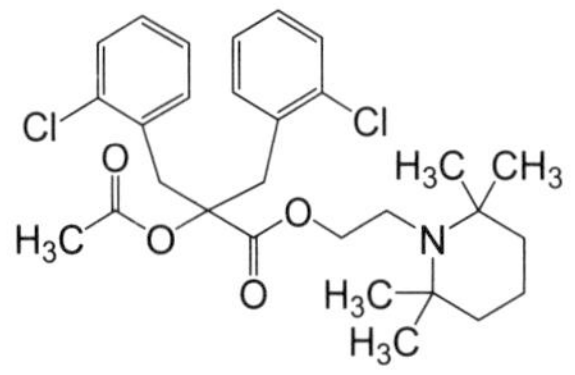

分子式和分子量 $C_{29}H_{37}Cl_2NO_4$ 534.51

化学名 2-(2,2,6,6-Tetramethylpiperidin-1-yl)ethyl 2-acetyloxy-3-(2-chlorophenyl)-2[(2-chlorophenyl)methyl]propanoate

2-(2,2,6,6-四甲基哌啶-1-基)乙基 2-乙酰氧基-3-(2-氯苯基)-2[(2-氯苯基)甲基]丙酸酯

CAS 登录号 77342-26-8

INN list 46

药效分类 抗高血压药

替芬西林

Tifencillin（*INN*）

化学结构式

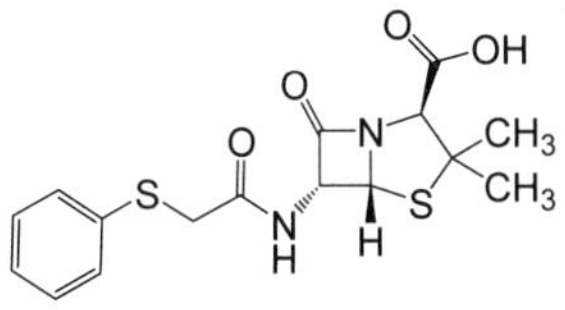

分子式和分子量 $C_{16}H_{18}N_2O_4S_2$ 366.45

化学名 3,3-Dimethyl-7-oxo-6-[2-(phenylthio)acetamido]-4-thia-1-azabicyclo[3.2.0]heptane-2-carboxylic acid

3,3-二甲基-7-氧代-6-[2-(苯硫基)乙酰氨基]-4-硫杂-1-氮杂双环[3.2.0]庚烷-2-羧酸

CAS 登录号 26552-51-2；4803-45-6[钾盐]

INN list 12

药效分类 抗生素类药

替呋酸

Tifurac（*INN*）

化学结构式

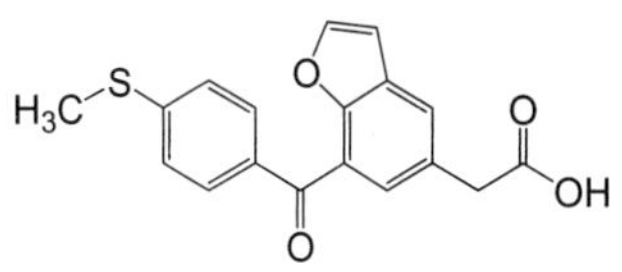

分子式和分子量 $C_{18}H_{14}O_4S$ 326.37

化学名 7-[4-(Methylthio)benzoyl]-5-benzofuranacetic acid

7-[4-(甲硫基)苯甲酰基]-5-苯并呋喃乙酸

CAS 登录号 97483-17-5；102488-97-1[钠盐水合物]

INN list 57

药效分类 抗炎镇痛药

替伏扎尼

Tivozanib（*INN*）

化学结构式

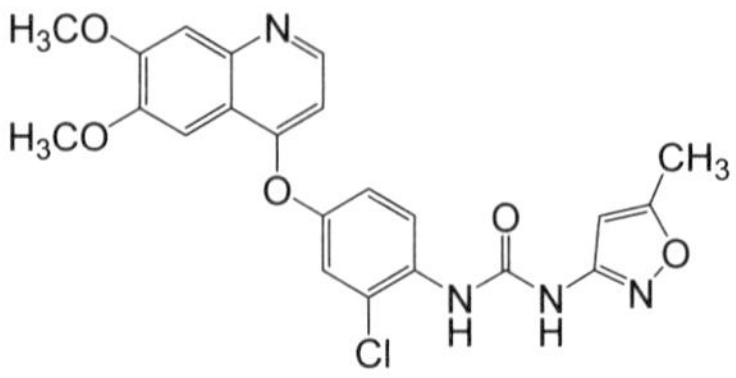

分子式和分子量 $C_{22}H_{19}ClN_4O_5$ 454.86

化学名 1-[2-Chloro-4-[(6,7-dimethoxyquinolin-4-yl)oxy]phenyl]-3-(5-methyl-1,2-oxazol-3-yl)urea

1-[2-氯-4-[(6,7-二甲氧基喹啉-4-基)氧代]苯基]-3-(5-甲基-1,2-噁唑-3-基)脲

CAS 登录号 475108-18-0

INN list 102

药效分类 抗肿瘤药

替氟达嗪

Tefludazine（*INN*）

化学结构式

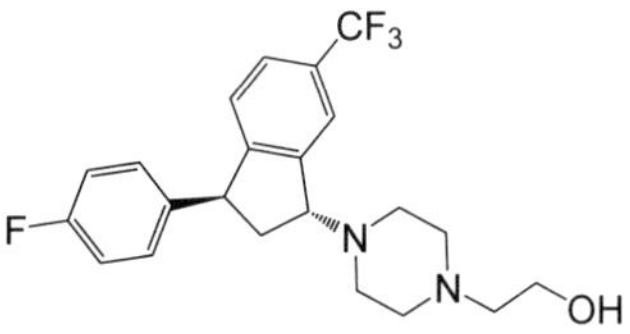

分子式和分子量 $C_{22}H_{24}F_4N_2O$ 408.43

化学名 *trans*-4-[3-(4-Fluorophenyl)-6-(trifluoromethyl)-1-indanyl]-1-piperazineethanol

反-4-[3-(4-氟苯基)-6-(三氟甲基)-1-茚满基]-1-哌嗪乙醇

CAS 登录号 80680-06-4

INN list 48

药效分类 抗精神病药

替氟朵

Tifluadom（*INN*）

化学结构式

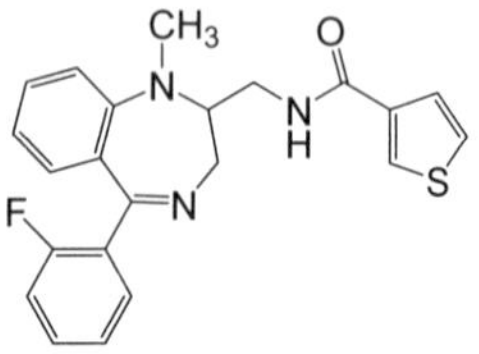

分子式和分子量 $C_{22}H_{20}FN_3OS$ 393.48

化学名 (±)-*N*-[[5-(*o*-Fluorophenyl)-2,3-dihydro-1-methyl-1*H*-l,4-benzodiazepin-2-yl]methyl]-3-thiophenecarboxamide

(±)-*N*-[[5-(2-氟苯基)-2,3-二氢-1-甲基-1*H*-l,4-苯并二氮杂䓬-2-基]甲基]-3-噻吩甲酰胺

CAS 登录号 81656-30-6

INN list 48

药效分类 镇痛药

替氟卡宾

Tiflucarbine（*INN*）

化学结构式

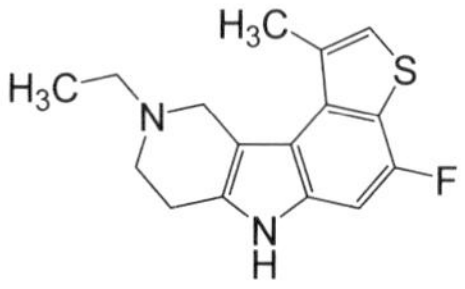

分子式和分子量 $C_{16}H_{17}FN_2S$ 288.38

化学名 9-Ethyl-4-fluoro-7,8,9,10-tetrahydro-1-methyl-6*H*-pyrido[4,3-*b*] thieno[3,2-*e*]indole

9-乙基-4-氟-7,8,9,10-四氢-1-甲基-6*H*-吡啶并[4,3-*b*]噻吩并[3,2-*e*]吲哚

CAS 登录号 89875-86-5

INN list 52

药效分类 抗抑郁药

替氟雷司

Tiflorex（*INN*）

化学结构式

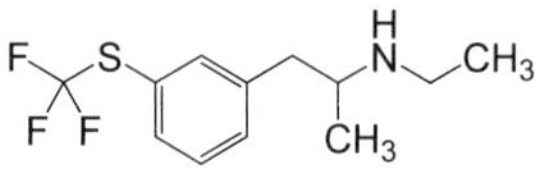

分子式和分子量 $C_{12}H_{16}F_3NS$ 263.32

化学名 (+)-*N*-Ethyl-*α*-methyl-*m*-[(trifluoromethyl)thio]phenethylamine

(+)-*N*-乙基-*α*-甲基-3-[(三氟甲基)硫基]苯乙基胺

CAS 登录号 53993-67-2

INN list 34

药效分类 食欲抑制药

替氟硫蒽

Teflutixol（*INN*）

化学结构式

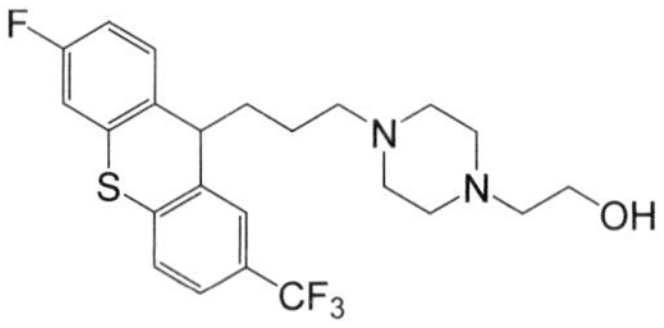

分子式和分子量 $C_{23}H_{26}F_4N_2OS$ 454.52

化学名 4-[3-[6-Fluoro-2-(trifluoromethyl)thioxanthen-9-yl]propyl]-1-piperazineethanol

4-[3-[6-氟-2-(三氟甲基)硫杂蒽-9-基]丙基]-1-哌嗪乙醇

CAS 登录号 55837-23-5

INN list 32

药效分类 安定药

替氟咪唑

Tiflamizole（*INN*）

化学结构式

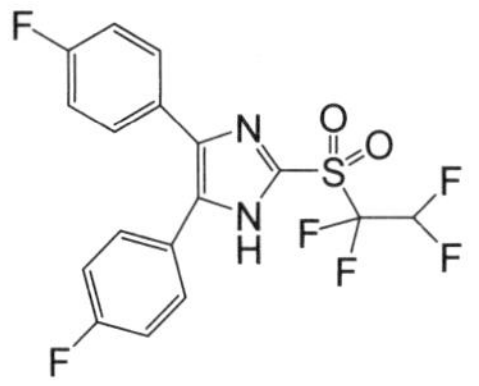

分子式和分子量 $C_{17}H_{10}F_6N_2O_2S$ 420.33

化学名 4,5-Bis(*p*-fluorophenyl)-2-[(1,1,2,2-tetrafluoroethyl) sulfonyl]imidazole

4,5-双(4-氟苯基)-2-[(1,1,2,2-四氟乙基)磺酰基]咪唑

CAS 登录号 62894-89-7

INN list 43

药效分类 抗炎镇痛药

替氟烷

Teflurane（*INN*）

化学结构式

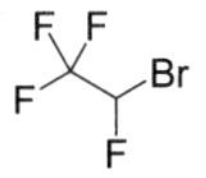

分子式和分子量 C_2HBrF_4 180.93

化学名 2-Bromo-1,1,1,2-tetrafluoroethane

2-溴-1,1,1,2-四氟乙烷

CAS 登录号 124-72-1

INN list 12

药效分类 全身麻醉药

替福明

Tiformin（*INN*）

化学结构式

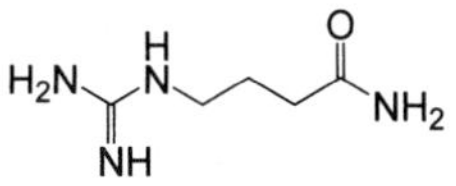

分子式和分子量 $C_5H_{12}N_4O$ 144.17

化学名 4-Guanidinobutyramide

4-胍基丁酰胺

CAS 登录号 4210-97-3

INN list 22

药效分类 抗糖尿病药

替戈布韦

Tegobuvir（*INN*）

化学结构式

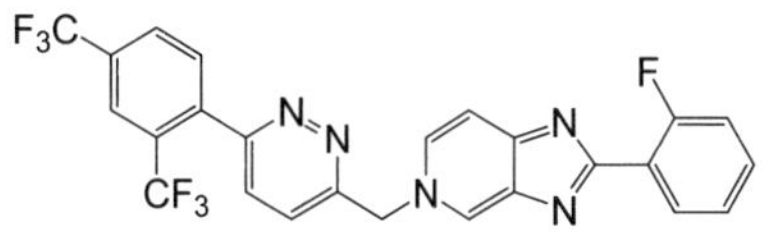

分子式和分子量 $C_{25}H_{14}F_7N_5$ 517.41

化学名 5-[[6-[2,4-Bis(trifluoromethyl)phenyl]pyridazin-3-yl] methyl]-2-(2-fluorophenyl)-5*H*-imidazo[4,5-*c*]pyridine

5-[[6-[2,4-双(三氟甲基)苯基]哒嗪-3-基]甲基]-2-(2-氟苯基)-5*H*-咪唑并[4,5-*c*]吡啶

CAS 登录号 1000787-75-6

INN list 103

药效分类 抗病毒药

替戈拉纳

Tigolaner（*INN*）

化学结构式

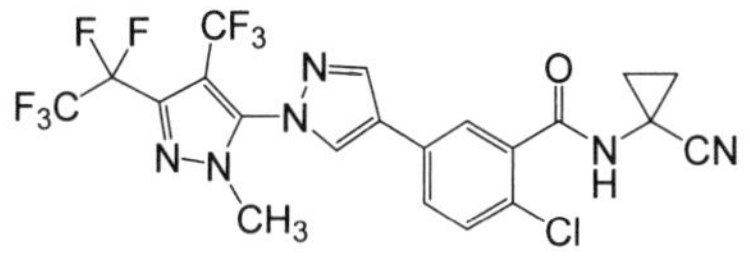

分子式和分子量 $C_{21}H_{13}ClF_8N_6O$ 552.81

化学名 2-Chloro-*N*-(1-cyanocyclopropyl)-5-[2'-methyl-5'-(pentafluoroethyl)-4'-(trifluoromethyl)-2'*H*-[1,3'-bipyrazol]-4-yl]benzamide

2-氯-*N*-(1-氰基环丙基)-5-[2'-甲基-5'-(五氟乙基)-4'-(三氟甲基)-2'*H*-[1,3'-联吡唑]-4-基]苯甲酰胺

CAS 登录号 1621436-41-6

INN list 117

药效分类 抗寄生虫药(兽用)

替戈拉生

Tegoprazan（*INN*）

化学结构式

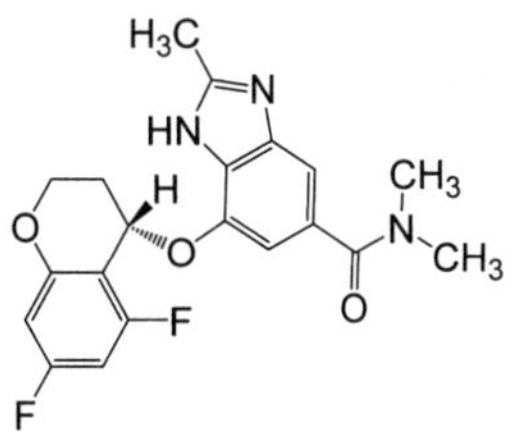

分子式和分子量 $C_{20}H_{19}F_2N_3O_3$ 387.14

化学名 7-{[(4*S*)-5,7-Difluoro-3,4-dihydro-2*H*-1-benzopyran-4-yl]oxy}-*N*,*N*,2-trimethyl-1*H*-benzimidazole-5-carboxamide

7-{[(4*S*)-5,7-二氟-3,4-二氢-2*H*-1-苯并吡喃-4-基]氧}-*N*,*N*,2-三甲基-1*H*-苯并咪唑-5-甲酰胺

CAS 登录号 942195-55-3

INN list 113
药效分类 质子泵抑制药

替格列卡

Teglicar (*INN*)

化学结构式

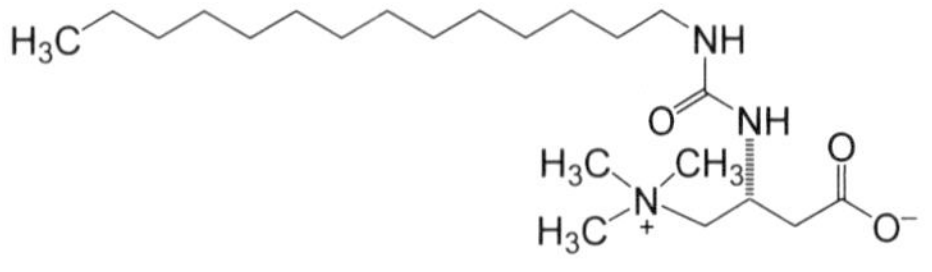

分子式和分子量 $C_{22}H_{45}N_3O_3$ 399.61

化学名 (3*R*)-3-[(Tetradecylaminocarbonyl)amino]-4-(trimethylammonio)butanoate

(3*R*)-3-[(十四烷基氨基羰基)氨基]-4-(三甲基铵)丁酸盐

CAS 登录号 250694-07-6

INN list 91

药效分类 棕榈酰肉碱转移酶 1 抑制药

替格列汀

Teneligliptin (*INN*)

化学结构式

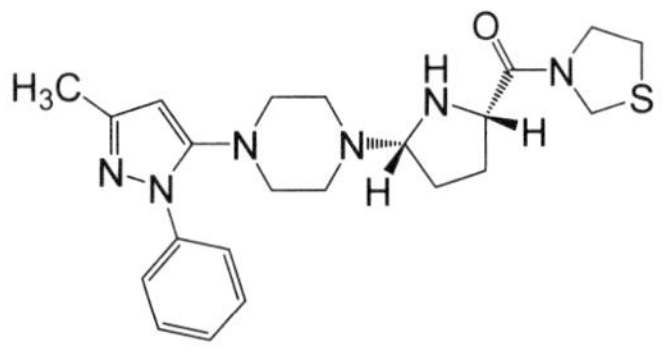

分子式和分子量 $C_{22}H_{30}N_6OS$ 426.58

化学名 [(2*S*,4*S*)-4-[4-(3-Methyl-1-phenyl-1*H*-pyrazol-5-yl)piperazin-1-yl]pyrrolidin-2-yl](1,3-thiazolidin-3-yl)methanone

[(2*S*,4*S*)-4-[4-(3-甲基-1-苯基-1*H*-吡唑-5-基)哌嗪-1-基]四氢吡咯-2-基](1,3-四氢噻唑-3-基)甲酮

CAS 登录号 760937-92-6

INN list 99

药效分类 抗糖尿病药

替格列新

Tibeglisene (*INN*)

化学结构式

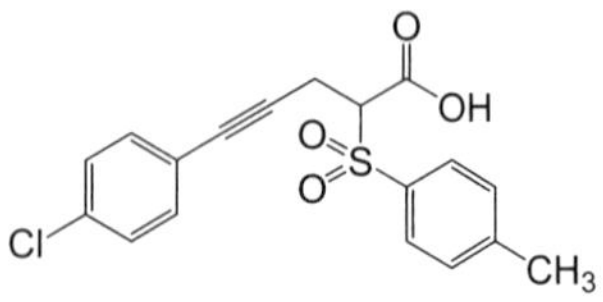

分子式和分子量 $C_{18}H_{15}ClO_4S$ 362.83

化学名 (±)-5-(*p*-Chlorophenyl)-2-(4-tolylsulfonyl)-4-pentynoic acid

(±)-5-(4-氯苯基)-2-(4-甲苯磺酰基)-4-戊炔酸

CAS 登录号 129731-11-9

INN list 64

药效分类 抗糖尿病药

替格列扎

Tesaglitazar (*INN*)

化学结构式

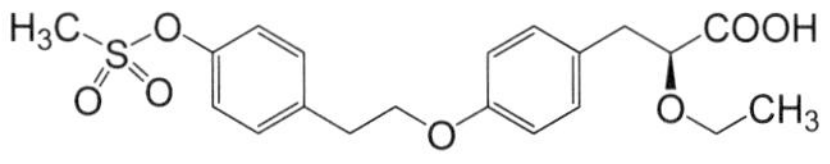

分子式和分子量 $C_{20}H_{24}O_7S$ 408.47

化学名 (2*S*)-2-Ethoxy-3-[4-[2-[4-[(methylsulfonyl)oxy]phenyl]ethoxy] phenyl]propanoic acid

(2*S*)-2-乙氧基-3-[4-[2-[4-[(甲磺酰基)氧基]苯基]乙氧基]苯基]丙酸

CAS 登录号 251565-85-2

INN list 85

药效分类 抗糖尿病药

替格洛定

Tigloidine (*INN*)

化学结构式

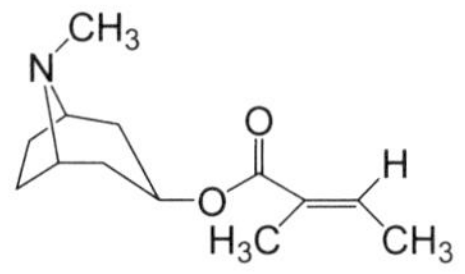

分子式和分子量 $C_{13}H_{21}NO_2$ 223.31

化学名 [(1*R*,5*S*)-8-Methyl-8-azabicyclo[3.2.1]octan-3-yl](*E*)-2-methylbut-2-enoate

[(1*R*,5*S*)-8-甲基-8-氮杂双环[3.2.1]辛-3-基](*E*)-2-甲基丁-2-烯酸酯

CAS 登录号 495-83-0

INN list 14

药效分类 抗震颤麻痹药

替格瑞洛

Ticagrelor (*INN*)

化学结构式

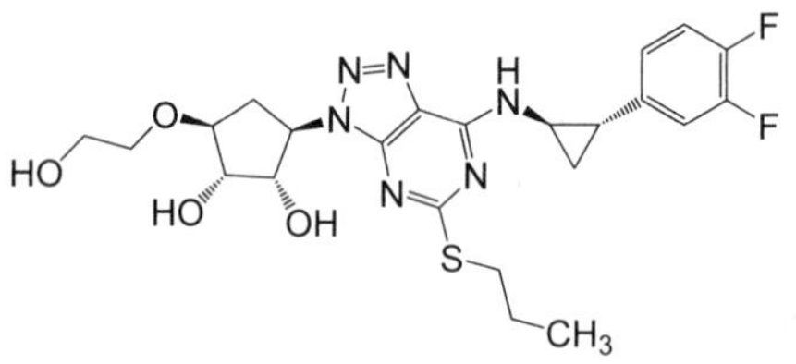

分子式和分子量 $C_{23}H_{28}F_2N_6O_4S$ 522.60

化学名 (lS,2*S*,3*R*,5*S*)-3-[7-[(l*R*,2*S*)-2-(3,4-Difluorophenyl)cyclopropylamino]-5-(propylthio)-3*H*-[1,2,3]triazolo[4,5-*d*]pyrimidin-3-yl]-5-(2-hydroxy-ethoxy)cyclopentane-1,2-diol

(l*S*,2*S*,3*R*,5*S*)-3-[7-[(l*R*,2*S*)-2-(3,4-二氟苯基)环丙基氨基]-5-

(丙硫基)-3*H*-[1,2,3]三氮唑并[4,5-*d*]嘧啶-3-基]-5-(2-羟基乙氧基)环戊烷-1,2-二醇

CAS 登录号 274693-27-5

INN list 95

药效分类 抗血小板聚集药

替古索司他

Tigulixostat（*INN*）

化学结构式

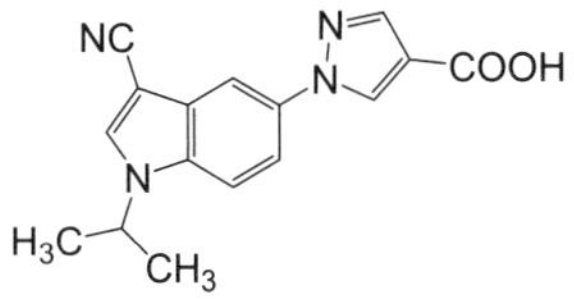

分子式和分子量 $C_{16}H_{14}N_4O_2$ 294.31

化学名 1-[3-Cyano-1-(propan-2-yl)-1*H*-indol-5-yl]-1*H*-pyrazole-4-carboxylic acid

1-[3-氰基-1-(丙-2-基)-1*H*-吲哚-5-基]-1*H*-吡唑-4-羧酸

CAS 登录号 1287766-55-5

INN list 124

药效分类 黄嘌呤氧化酶抑制药

替磺必利

Tinisulpride（*INN*）

化学结构式

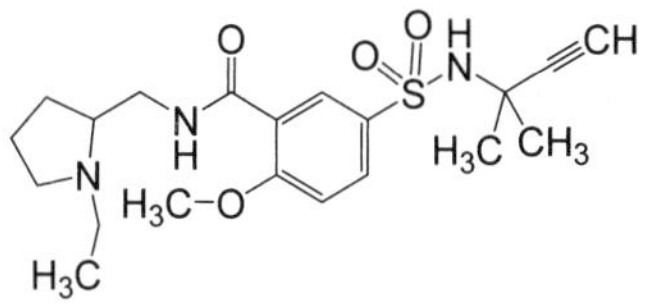

分子式和分子量 $C_{20}H_{29}N_3O_4S$ 407.53

化学名 5-[(1,1-Dimethyl-2-propynyl)sulfamoyl]-*N*-[(1-ethyl-2-pyrrolidinyl)methyl]-*o*-anisamide

5-[(1,1-二甲基-2-丙炔基)氨磺酰基]-*N*-[(1-乙基-2-吡咯烷基)甲基]-2-甲氧基苯甲酰胺

CAS 登录号 69387-87-7

INN list 44

药效分类 镇吐药

替吉鲁瑞

Temgicoluril（*INN*）

化学结构式

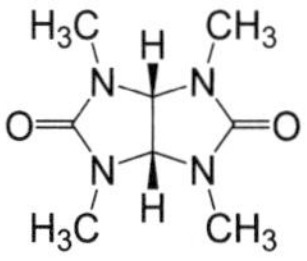

分子式和分子量 $C_8H_{14}N_4O_2$ 198.23

化学名 *cis*-1,3,4,6-Tetramethyltetrahydroimidazo[4,5-*d*]imidazole-2,5(1*H*,3*H*)-dione

顺-1,3,4,6-四甲基四氢咪唑并[4,5-*d*]咪唑-2,5(1*H*,3*H*)-二酮

CAS 登录号 10095-06-4

INN list 124

药效分类 抗焦虑药

替吉莫南

Tigemonam（*INN*）

化学结构式

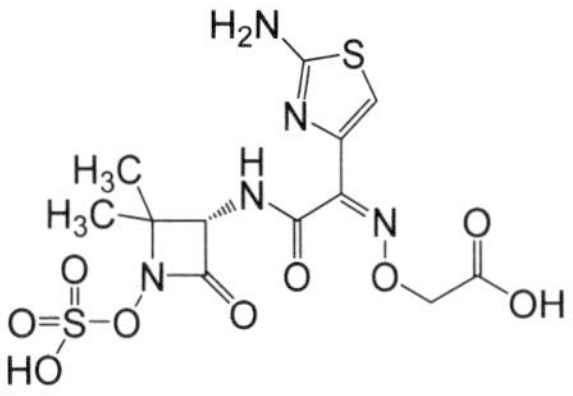

分子式和分子量 $C_{12}H_{15}N_5O_9S_2$ 437.40

化学名 [[[(Z)-(2-Amino-4-thiazolyl)[[(3*S*)-1-hydroxy-2,2-dimethyl-4-oxo-3-azetidinyl]carbamoyl]methylene]amino]oxy]acetic acid hydrogen sulfate

[[[(Z)-(2-氨基-4-噻唑基)[[(3*S*)-1-羟基-2,2-二甲基-4-氧代-3-氮杂环丁基]氨基甲酰基]甲亚基]氨基]氧基]乙酸 硫酸氢酯

CAS 登录号 102507-71-1；102916-21-2[胆碱替吉莫南]

INN list 57

药效分类 抗生素类药

替加氟

Tegafur（*INN*）

化学结构式

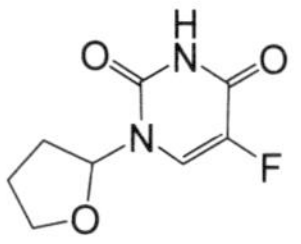

分子式和分子量 $C_8H_9FN_2O_3$ 200.17

化学名 1-(Tetrahydro-2-fuanyl)-5-fluoro-2,4-(1*H*,3*H*)-pyrimidinedione

1-(四氢-2-呋喃基)-5-氟-2,4-(1*H*,3*H*)-嘧啶二酮

CAS 登录号 17902-23-7

INN list 41

药效分类 抗代谢类抗肿瘤药

ATC 分类 L01BC03

替加环素

Tigecycline（*INN*）

化学结构式

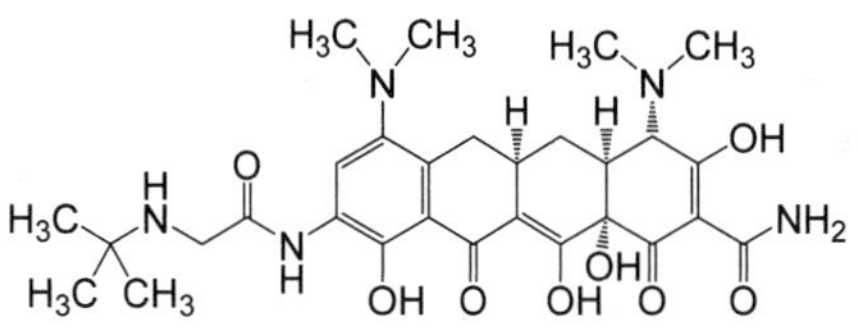

分子式和分子量 $C_{29}H_{39}N_5O_8$ 585.65

化学名 (4*S*,4a*S*,5a*R*,12a*S*)-9-[2-(*tert*-Butylamino)acetamido]-4,7-bis(dimethylamino)-1,4,4a,5,5a,6,11,12a-octahydro-3,10,12,12a-tetrahydroxy-1,11-dioxo-2-naphthacenecarboxamide

(4*S*,4a*S*,5a*R*,12a*S*)-9-[2-(叔丁基氨基)乙酰氨基]-4,7-双(二甲氨基)-1,4,4a, 5,5a,6,11,12a-八氢-3,10,12,12a-四羟基-1,11-二氧代-2-并四苯甲酰胺

CAS 登录号 220620-09-7

INN list 86

药效分类 四环素类抗微生物药

ATC 分类 J01AA12

替加色罗

Tegaserod（*INN*）

化学结构式

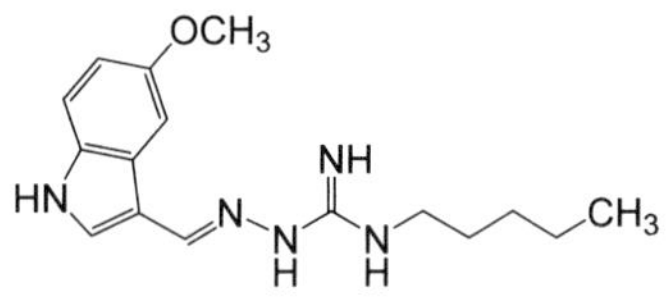

分子式和分子量 $C_{16}H_{23}N_5O$ 301.39

化学名 1-[(*E*)-(5-methoxy-1*H*-indol-3-yl)methylideneamino]-2-pentylguanidine

1-[(*E*)-(5-甲氧基-1*H*-吲哚-3-基)甲亚基氨基]-2-戊基胍

CAS 登录号 145158-71-0; 189188-57-6[马来酸盐]

INN list 79

药效分类 5-羟色胺(5-HT_4)受体拮抗药，抗胃肠动力障碍药

替加文特

Tegavivint（*INN*）

化学结构式

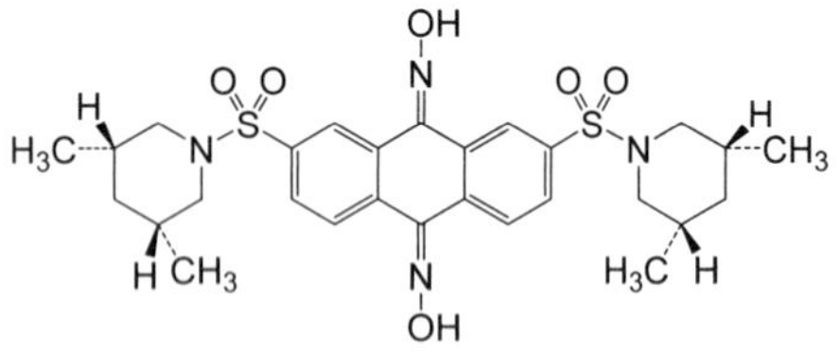

分子式和分子量 $C_{28}H_{36}N_4O_6S_2$ 588.74

化学名 {2,7-Bis[(3*R*,5*S*)-3,5-dimethylpiperidine-1-sulfonyl] anthracene-9,10-diylidene}bis(hydroxylamine)

{2,7-双[(3*R*,5*S*)-3,5-二甲基哌啶-1-磺酰基]蒽-9,10-二亚基}双(羟胺)

CAS 登录号 1227637-23-1

INN list 118

药效分类 Wnt 途径抑制药，抗肿瘤药

替卡贝松

Ticabesone（*INN*）

分子式和分子量 $C_{22}H_{28}F_2O_4S$ 426.52

化学结构式

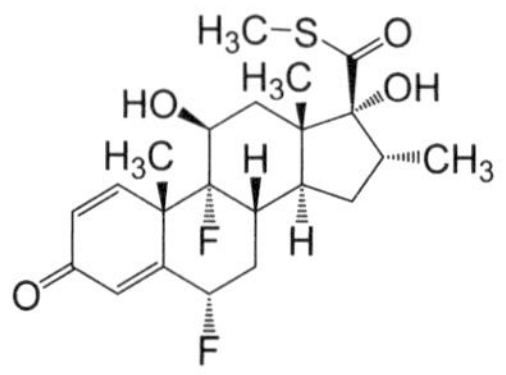

化学名 *S*-Methyl 6α,9-difluoro-11β,17-dihydroxy-16α-methyl-3-oxoandrosta-1,4-diene-17β-carbothioate

S-甲基 6α,9-二氟-11β,17-二羟基-16α-甲基-3-氧代雄甾-1,4-二烯-17β-羧酸甲硫酯

CAS 登录号 74131-77-4; 73205-13-7[丙酸酯]

INN list 48

药效分类 肾上腺皮质激素类药

替卡必利

Ticalopride（*INN*）

化学结构式

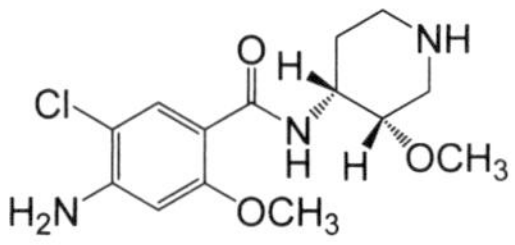

分子式和分子量 $C_{14}H_{20}ClN_3O_3$ 313.78

化学名 4-Amino-5-chloro-*N*-[(3*S*,4*R*)-3-methoxy-4-piperidyl]-*o*-anisamide

4-氨基-5-氯-*N*-[(3*S*,4*R*)-3-甲氧基-4-哌啶基]-2-甲氧基苯甲酰胺

CAS 登录号 202590-69-0

INN list 83

药效分类 多巴胺/5-羟色胺受体拮抗药

替卡波定

Ticarbodine（*INN*）

化学结构式

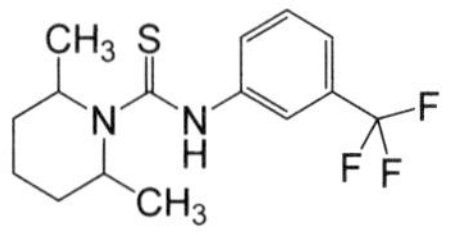

分子式和分子量 $C_{15}H_{19}F_3N_2S$ 316.38

化学名 2,6-Dimethyl-*N*-[3-(trifluoromethyl)phenyl]-1-piperidinecarbothioamide

2,6-二甲基-*N*-[3-(三氟甲基)苯基]-1-哌啶硫代甲酰胺

CAS 登录号 31932-09-9

INN list 25

药效分类 抗蠕虫药

替卡法林

Tecarfarin（*INN*）

分子式和分子量 $C_{21}H_{14}F_6O_5$ 460.32

化学结构式

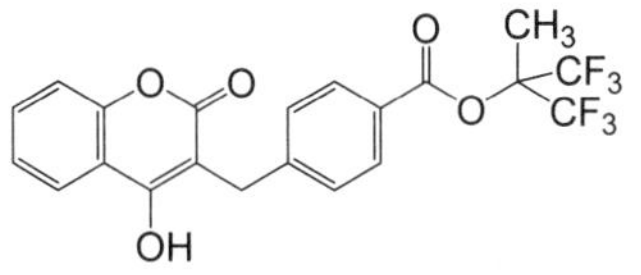

化学名 1,1,1,3,3,3-Hexafluoro-2-methylpropan-2-yl 4-[(4-hydroxy-2-oxo-2*H*-chromen-3-yl)methyl]benzoate

1,1,1,3,3,3-六氟-2-甲基丙基-2-基 4-[(4-羟基-2-氧代-2*H*-色烯-3-基)甲基]苯甲酸酯

CAS 登录号 867257-26-9

INN list 101

药效分类 抗凝血药

替卡吉泮

Telcagepant（*INN*）

化学结构式

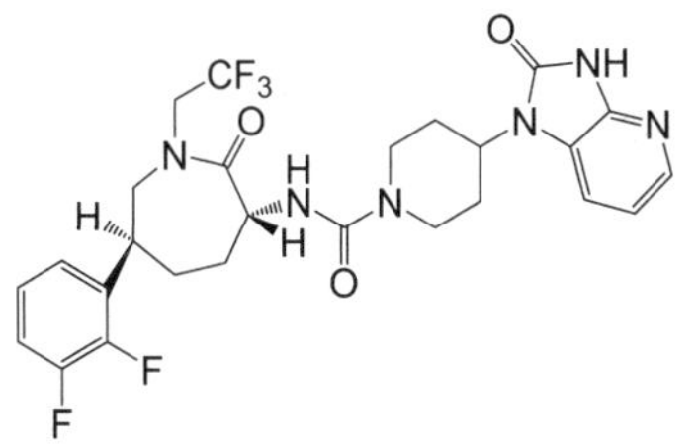

分子式和分子量 $C_{26}H_{27}F_5N_6O_3$ 566.52

化学名 *N*-[(3*R*,6*S*)-6-(2,3-Diflurophenyl)-2-oxo-1-(2,2,2-trifluroethyl)azepan-3-yl]-4-[2-oxo-2,3-dihydro-1*H*-imidazo[4,5-*b*]pyridin-1-yl]piperidine-1-carboxamide

N-[(3*R*,6*S*)-6-(2,3-二氟苯基)-2-氧代-1-(2,2,2-三氟乙基)氮杂䓬-3-基]-4-[2-氧代-2,3-二氢-1*H*-咪唑并[4,5-*b*]吡啶-1-基]哌啶-1-甲酰胺

CAS 登录号 781649-09-0

INN list 100

药效分类 抗偏头痛药

替卡咪唑

Tetemizole（*INN*）

化学结构式

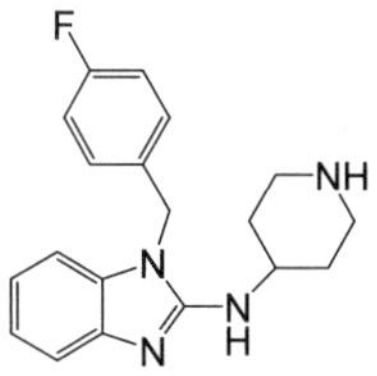

分子式和分子量 $C_{19}H_{21}FN_4$ 324.40

化学名 1-(4-Fluorobenzyl)-*N*-(piperidin-4-yl)-1*H*-benzimidazol-2-amine

1-(4-氟苄基)-*N*-(哌啶-4-基)-1*H*-苯并咪唑-2-胺

CAS 登录号 75970-99-9

INN list 86

药效分类 抗组胺药，抗过敏性鼻炎药

替卡诺生

Tecadenoson（*INN*）

化学结构式

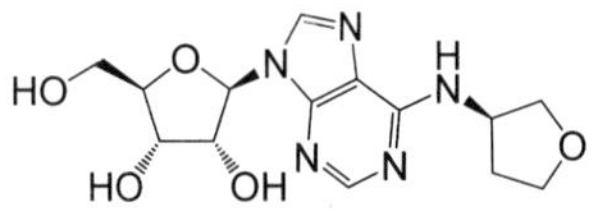

分子式和分子量 $C_{14}H_{19}N_5O_5$ 337.33

化学名 (2*R*,3*R*,4*S*,5*R*)-2-Hydroxymethyl-5-[6-[(3*R*)-tetrahydrofuran-3-ylamino]-9*H*-purin-9-yl]tetrahydrofuran-3,4-diol

(2*R*,3*R*,4*S*,5*R*)-2-羟甲基-5-[6-[(3*R*)-四氢呋喃-3-基氨基]-9*H*-嘌呤-9-基]四氢呋喃-3,4-二醇

CAS 登录号 204512-90-3

INN list 87

药效分类 腺苷受体激动药

替卡塞

Tecalcet（*INN*）

化学结构式

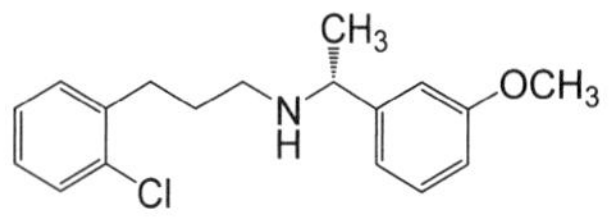

分子式和分子量 $C_{18}H_{22}ClNO$ 303.83

化学名 3-(2-Chlorophenyl)-*N*-[(1*R*)-1-(3-methoxyphenyl)ethyl]propan-1-amine

3-(2-氯苯基)-*N*-[(1*R*)-1-(3-甲氧基苯基)乙基]丙-1-胺

CAS 登录号 148717-54-8; 177172-49-5[盐酸盐]

INN list 87

药效分类 钙离子受体调节药，抗甲状旁腺功能亢进症药

替卡西林

Ticarcillin（*INN*）

化学结构式

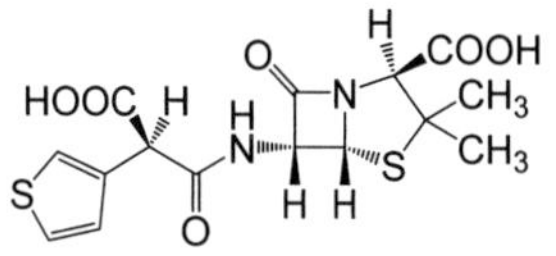

分子式和分子量 $C_{15}H_{16}N_2O_6S_2$ 384.43

化学名 (2*S*,5*R*,6*R*)-6-[[(2*S*)-2-Carboxy-2-(3-thienyl)acetyl]amino]-3,3-dimethyl-7-oxo-4-thia-1-azabicyclo[3.2.0]heptane-2-carboxylic acid

(2*S*,5*R*,6*R*)-6-[[(2*S*)-2-羧基-2-(3-噻吩基)乙酰基]氨基]-3,3-二甲基-7-氧代-4-硫代-1-氮杂双环[3.2.0]庚烷-2-羧酸

CAS 登录号 34787-01-4; 74682-62-5[单钠盐]; 4697-14-7[二钠盐]; 59070-07-4[替卡西林酯]; 59070-06-3[替卡西林酯钠]

INN list 29

药效分类 抗生素类药

ATC 分类 J01CA13[替卡西林二钠]

替可的松

Tixocortol（*INN*）

化学结构式

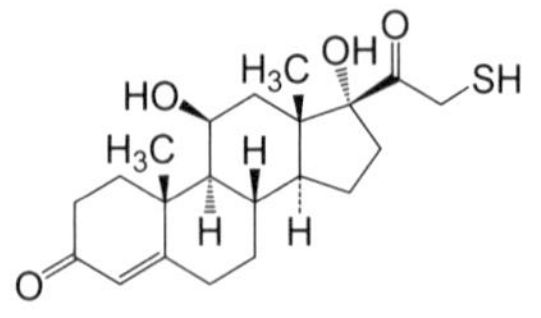

分子式和分子量 $C_{21}H_{30}O_4S$ 378.52

化学名 11*β*,17-Dihydroxy-21-mercaptopregn-4-ene-3,20-dione

11*β*,17-二羟基-21-巯基孕甾-4-烯-3,20-二酮

CAS 登录号 61951-99-3; 55560-96-8[匹伐酯]

INN list 38

药效分类 肾上腺皮质激素类药

替可芦班

Ticolubant（*INN*）

化学结构式

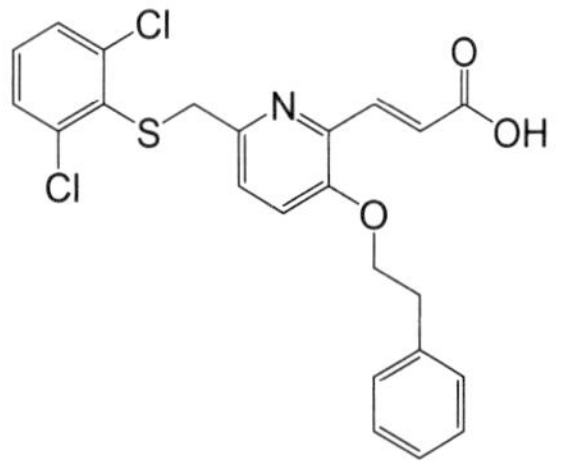

分子式和分子量 $C_{23}H_{19}Cl_2NO_3S$ 460.37

化学名 (*E*)-6-[[(2,6-Dichlorophenyl)thio]methyl]-3-(phenethyloxy)-2-pyridineacrylic acid

(*E*)-6-[[(2,6-二氯苯基)硫基]甲基]-3-(苯乙氧基)-2-吡啶丙烯酸

CAS 登录号 154413-61-3

INN list 76

药效分类 抗银屑病药，白三烯受体拮抗药

替克拉酮

Ticlatone（*INN*）

化学结构式

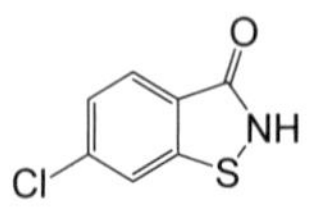

分子式和分子量 C_7H_4ClNOS 185.63

化学名 6-Chloro-1,2-benzothiazol-3-one

6-氯-1,2-苯并噻唑-3-酮

CAS 登录号 70-10-0

INN list 23

药效分类 抗真菌药

替克洛占

Teclozan（*INN*）

化学结构式

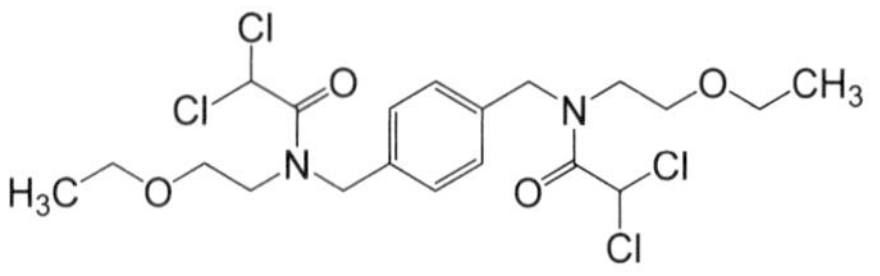

分子式和分子量 $C_{20}H_{28}Cl_4N_2O_4$ 502.26

化学名 *N,N′*-(*p*-Phenylenedimethylene)bis[2,2-dichloro-*N*-(2-ethoxyethyl)acetamide]

N,N′-(1,4-苯二甲基)双[2,2-二氯-*N*-(2-乙氧基乙基)乙酰胺]

CAS 登录号 5560-78-1

INN list 13

药效分类 二氯乙酰胺类抗阿米巴虫药

ATC 分类 P01AC04

替奎苷

Tiqueside（*INN*）

化学结构式

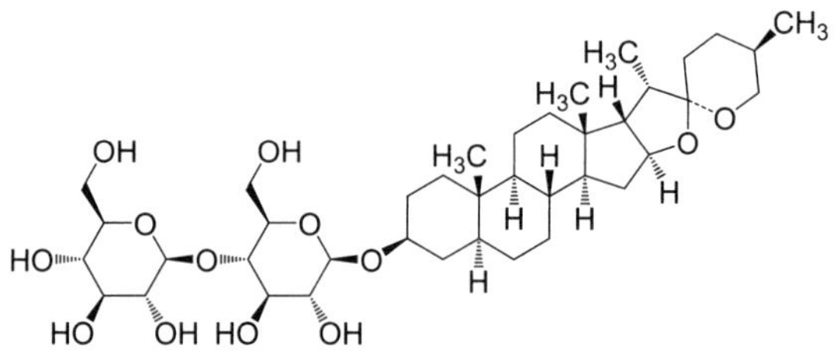

分子式和分子量 $C_{39}H_{64}O_{13}$ 740.92

化学名 (25*R*)-5*a*-Spirostan-3*β*-yl-4-*O*-*β*-D-glucopyranosyl-*β*-D-glucopyranoside

(25*R*)-5*a*-螺甾烷-3*β*-基-4-*O*-*β*-D-吡喃葡萄糖基-*β*-D-吡喃葡萄糖苷

CAS 登录号 99759-19-0

INN list 68

药效分类 降血脂药

替喹胺

Tiquinamide（*INN*）

化学结构式

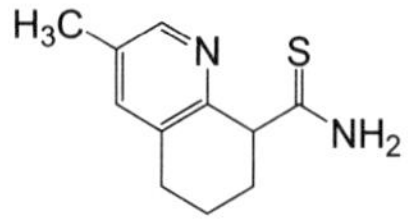

分子式和分子量 $C_{11}H_{14}N_2S$ 206.31

化学名 5,6,7,8-Tetrahydro-3-methylthio-8-quinoline carboxamide

5,6,7,8-四氢-3-甲硫基-8-喹啉硫代甲酰胺

CAS 登录号 53400-67-2; 53400-68-3[盐酸盐]

INN list 35

药效分类 抗溃疡药，抗胆碱药

替喹那丁

Intiquinatine（*INN*）

化学结构式

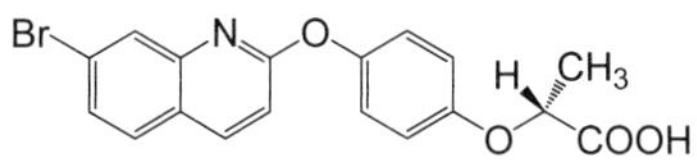

分子式和分子量 $C_{18}H_{14}BrNO_4$ 388.21

化学名 (2*R*)-2-[4-[(7-Bromoquinolin-2-yl)oxy]phenoxy]propanoic acid

(2*R*)-2-[4-[(7-溴喹啉-2-基)氧基]苯氧基]丙酸

CAS 登录号 445041-75-8

INN list 99

药效分类 抗肿瘤药

替喹溴胺

Tiquizium Bromide（*INN*）

化学结构式

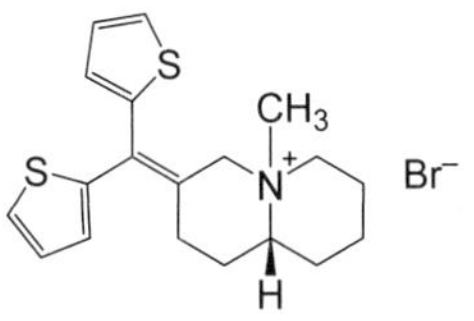

分子式和分子量 $C_{19}H_{24}BrNS_2$ 410.43

化学名 (5*R*,9*aR*)-7-(Dithiophen-2-ylmethylidene)-5-methyl-1,2,3,4,6,8,9,9*a*-octahydroquinolizin-5-ium; bromide

溴化 (5*R*,9*aR*)-7-(二噻吩-2-基甲亚基)-5-甲基-1,2,3,4,6,8,9,9*a*-十氢喹嗪-5-鎓

CAS 登录号 71731-58-3

INN list 47

药效分类 抗胆碱药

替拉凡星

Telavancin（*INN*）

化学结构式

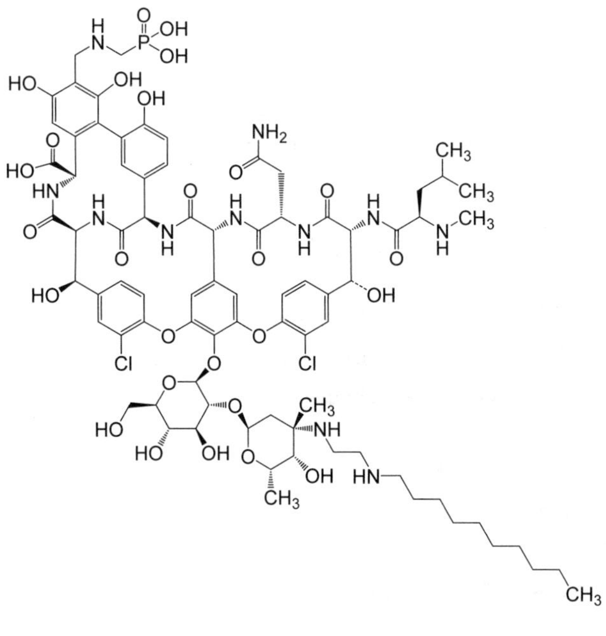

分子式和分子量 $C_{80}H_{106}Cl_2N_{11}O_{27}P$ 1755.65

化学名 (1*S*,2*R*,18*R*,19*R*,22*S*,25*R*,28*R*,40*S*)-22-(2-amino-2-oxoethyl)-5,15-dichloro-48-[(2*S*,3*R*,4*S*,5*S*,6*R*)-3-[(2*S*,4*S*,5*S*,6*S*)-4-[2-(decylamino)ethylamino]-5-hydroxy-4,6-dimethyloxan-2-yl]oxy-4,5-dihydroxy-6-(hydroxymethyl)oxan-2-yl]oxy-2,18,32,35,37-pentahydroxy-19-[[(2*R*)-4-methyl-2-(methylamino)pentanoyl]amino]-20,23,26,42,44-pentaoxo-36-[(phosphonomethylamino)methyl]-7,13-dioxa-21,24,27,41,43-pentazaoctacyclo[26.14.2.$2^{3,6}$.$2^{14,17}$.$1^{8,12}$.$1^{29,33}$.$0^{10,25}$.$0^{34,39}$]pentaconta-3,5,8(48),9,11,14,16,29(45),30,32,34,36,38,46,49-pentadecaene-40-carboxylic acid

(1*S*,2*R*,18*R*,19*R*,22*S*,25*R*,28*R*,40*S*)-22-(2-氨基-2-氧代乙基)-5,15-二氯-48-[(2*S*,3*R*,4*S*,5*S*,6*R*)-3-[(2*S*,4*S*,5*S*,6*S*)-4-[2-(癸基氨基)乙基氨基]-5-羟基-4,6-二甲基噁烷-2-基]氧叉基-4,5-二羟基-6-(羟甲基)噁烷-2-基]氧叉基-2,18,32,35,37-五羟基-19-[[(2*R*)-4-甲基-2-(甲氨基)戊酰基]氨基]-20,23,26,42,44-五氧代-36-[(膦酸酰基甲基氨基)甲基]-7,13-二氧杂-21,24,27,41,43-五氮杂八环[26.14.2.$2^{3,6}$.$2^{14,17}$.$1^{8,12}$.$1^{29,33}$.$0^{10,25}$.$0^{34,39}$]五十烷-3,5,8(48),9,11,14,16,29(45),30,32,34,36,38,46,49-十五烯-40-羧酸

CAS 登录号 372151-71-8; 560130-42-9[盐酸盐]

INN list 91

药效分类 糖肽类抗微生物药

ATC 分类 J01XA03

替拉莫德

Telratolimod（*INN*）

化学结构式

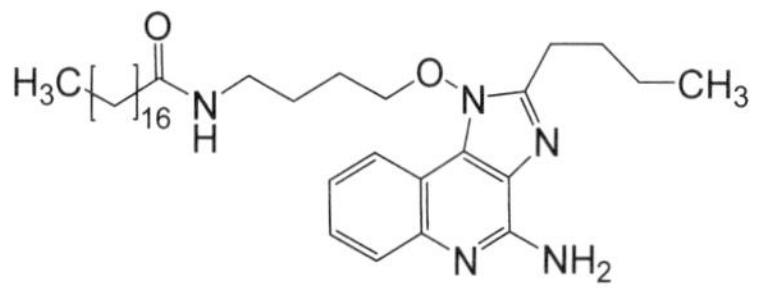

分子式和分子量 $C_{36}H_{59}N_5O_2$ 593.46

化学名 *N*-{4-[(4-Amino-2-butyl-1*H*-imidazo[4,5-*c*]quinolin-1-yl)oxy]butyl}octadecanamide

N-{4-[(4-氨基-2-丁基-1*H*-咪唑并[4,5-*c*]喹啉-1-基)氧基]丁基}十八酰胺

CAS 登录号 1359993-59-1

INN list 118

药效分类 抗肿瘤免疫调节药

替拉那韦

Tipranavir（*INN*）

化学结构式

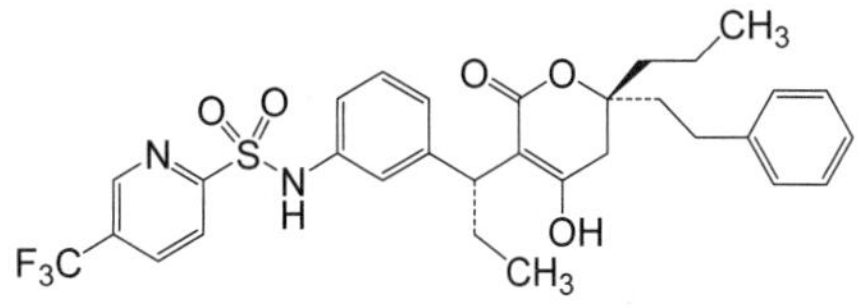

分子式和分子量 $C_{31}H_{33}F_3N_2O_5S$ 602.67

化学名 3'-[(1*R*)-1-[(6*R*)-5,6-Dihydro-4-hydroxy-2-oxo-6-phenethyl-6-propyl-2*H*-pyran-3-y1]propyl]-5-(trifluoromethyl)-2-pyridinesulfonanilide

3'-[(1*R*)-1-[(6*R*)-5,6-二氢-4-羟基-2-氧代-6-苯乙基-6-丙基-2*H*-吡喃-3-基]丙基]-5-(三氟甲基)-2-吡啶磺酰苯胺

CAS 登录号 174484-41-4; 191150-83-1[二钠盐]

INN list 80

药效分类 抗病毒药，HIV 蛋白酶抑制药

ATC 分类 J05AE07

替拉哌汀

Tilapertin（*INN*）

化学结构式

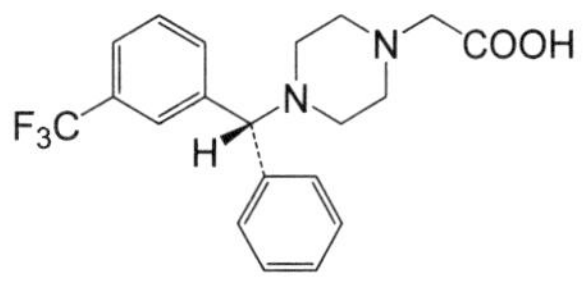

分子式和分子量 $C_{20}H_{21}F_3N_2O_2$ 378.40

化学名 (4-{(*R*)-Phenyl[3-(trifluoromethyl)phenyl]methyl}piperazin-1-yl)aceticacid

(4-{(*R*)-苯基[3-(三氟甲基)苯基]甲基}哌嗪-1-基)乙酸

CAS 登录号 1000690-85-6

INN list 110

药效分类 抗精神病药

替拉曲考

Tiratricol（*INN*）

化学结构式

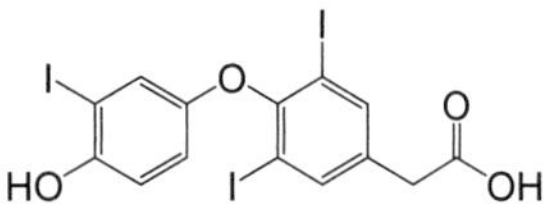

分子式和分子量 $C_{14}H_9I_3O_4$ 621.93

化学名 [4-(4-Hydroxy-3-iodophenoxy)-3,5-diiodophenyl]acetic acid

[4-(4-羟基-3-碘苯氧基)-3,5-二碘苯基]乙酸

CAS 登录号 51-24-1

INN list 39

药效分类 甲状腺激素类药

替拉瑞班特

Tinlarebant（*INN*）

化学结构式

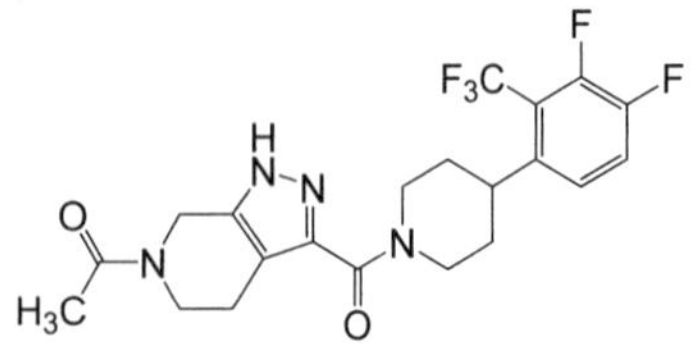

分子式和分子量 $C_{21}H_{21}F_5N_4O_2$ 456.42

化学名 1-(3-{4-[3,4-Difluoro-2-(trifluoromethyl)phenyl]piperidine-1-carbonyl}-1,4,5,7-tetrahydro-6*H*-pyrazolo[3,4-*c*]pyridin-6-yl)ethan-1-one

1-(3-{4-[3,4-二氟-2-(三氟甲基)苯基]哌啶-1-羰基}-1,4,5,7-四氢-6*H*-吡唑并[3,4-*c*]吡啶-6-基]乙-1-酮

CAS 登录号 1821327-95-0

INN list 121

药效分类 视黄醇结合蛋白-4 拮抗药

替拉瑞韦

Telaprevir（*INN*）

化学结构式

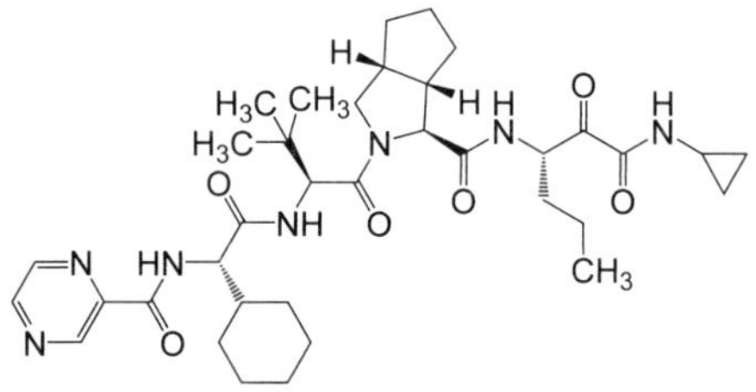

分子式和分子量 $C_{36}H_{53}N_7O_6$ 679.85

化学名 (3*S*,3*aS*,6*aR*)-2-[(2*S*)-2-[[(2*S*)-2-Cyclohexyl-2-(pyrazine-2-carbonylamino)acetyl]amino]-3,3-dimethylbutanoyl]-*N*-[(3*S*)-1-(cyclopropylamino)-1,2-dioxohexan-3-yl]-3,3*a*,4,5,6,6*a*-hexahydro-1*H*-cyclopenta[*c*]pyrrole-3-carboxamide

(3*S*,3*aS*,6*aR*)-2-[(2*S*)-2-[[(2*S*)-2-环己基-2-(吡嗪-2-甲酰氨基)乙酰基]氨基]-3,3-二甲基丁酰基]-*N*-[(3*S*)-1-(环丙基氨基)-1,2-二氧代己-3-基]-3,3*a*,4,5,6,6*a*-六氢-1*H*-环戊熳并[*c*]吡咯-3-甲酰胺

CAS 登录号 402957-28-2

INN list 94

药效分类 抗病毒药

替拉司酮

Telapristone（*INN*）

化学结构式

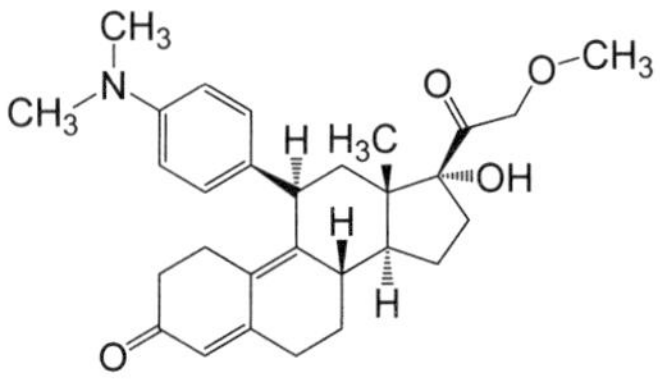

分子式和分子量 $C_{29}H_{37}NO_4$ 463.61

化学名 11*β*-[4-(Dimethylamino)phenyl]-17-hydroxy-21-methoxy-19-norpregna-4,9-diene-3,20-dione

11*β*-[4-(二甲氨基)苯基]-17-羟基-21-甲氧基-19-去甲孕甾-4,9-二烯-3,20-二酮

CAS 登录号 198414-30-1

INN list 103

药效分类 孕酮受体拮抗药

替拉替尼

Telatinib（*INN*）

化学结构式

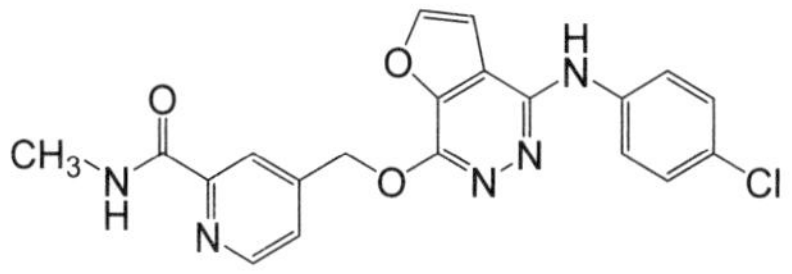

分子式和分子量 $C_{20}H_{16}ClN_5O_3$ 409.83

化学名 4-[[4-(4-chloroanilino)furo[2,3-*d*]pyridazin-7-yl]oxymethyl]-*N*-methylpyridine-2-carboxamide

4-[[4-(4-氯苯胺基)呋喃并[2,3-*d*]哒嗪-7-基]氧甲基]-*N*-甲基吡啶-2-甲酰胺

CAS 登录号 75747-14-7

INN list 96

药效分类 抗肿瘤药

替拉西宁

Tiplasinin（*INN*）

化学结构式

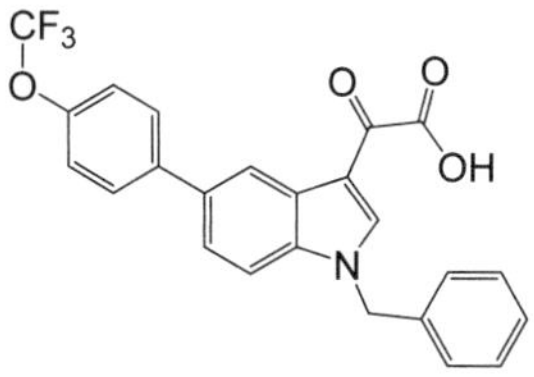

分子式和分子量 $C_{24}H_{16}F_3NO_4$ 439.38

化学名 [1-Benzyl-5-[4-(trifluoro-methoxy)phenyl]-1*H*-indol-3-yl]oxoacetic acid

[1-苄基-5-[4-(三氟甲氧基)苯基]-1*H*-吲哚-3-基]氧代乙酸

CAS 登录号 393105-53-8

INN list 94

药效分类 1 型纤溶酶原激活剂抑制物(PAI-1)抑制药

替拉西秦

Tiracizine（*INN*）

化学结构式

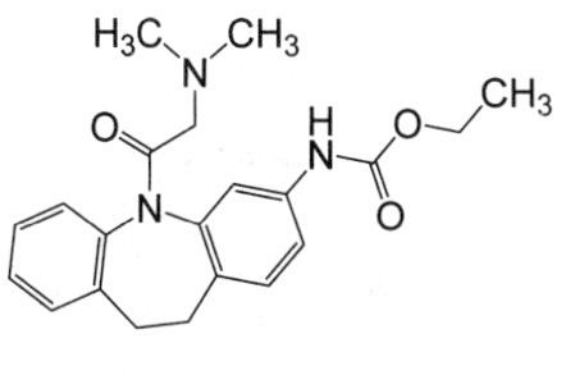

分子式和分子量 $C_{21}H_{25}N_3O_3$ 367.44

化学名 Ethyl-5-(*N*,*N*-dimethylglycyl)-10,11-dihydro-5*H*-dibenz[*b*,*f*]azepine-3-carbamate

乙基 5-(*N*,*N*-二甲基甘氨酰)-10,11-二氢-5*H*-二苯并[*b*,*f*]氮杂䓬-3-氨基甲酸酯

CAS 登录号 83275-56-3

INN list 62

药效分类 循环系统药物

ATC 分类 C01EB11

替拉扎明

Tirapazamine（*INN*）

化学结构式

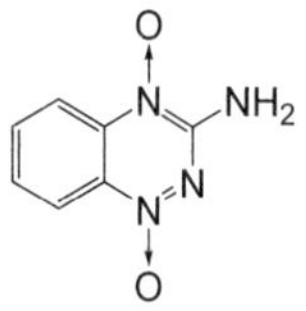

分子式和分子量 $C_7H_6N_4O_2$ 178.15

化学名 3-Amino-1,2,4-benzotriazine 1,4-dioxide

3-氨基-1,2,4-苯并三嗪 1,4-二氧化物

CAS 登录号 27314-97-2

INN list 68

药效分类 抗肿瘤药

替拉扎特

Tirilazad（*INN*）

化学结构式

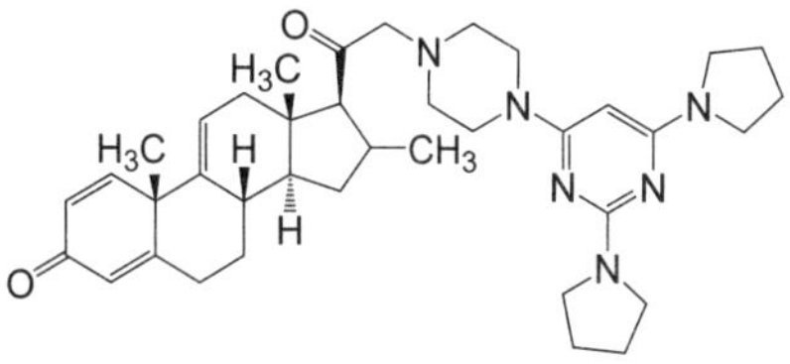

分子式和分子量 $C_{38}H_{52}N_6O_2$ 624.87

化学名 21-[4-(2,6-Di-1-pyrrolidinyl-4-pyrimidinyl)-1-piperazinyl]-16*a*-methyl pregna-1,4,9(11)-triene-3,20-dione

21-[4-(2,6-双-1-吡咯烷基-4-嘧啶基)-1-哌嗪基]-16*a*-甲基孕甾-1,4,9(11)-三烯-3,20-二酮

CAS 登录号 110101-66-1；149042-61-5[甲磺酸盐]

INN list 63

药效分类 脂过氧化抑制药

替来他明

Tiletamine（*INN*）

化学结构式

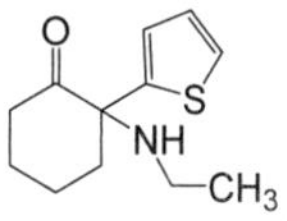

分子式和分子量 $C_{12}H_{17}NOS$ 223.33

化学名 2-(Ethylamino)-2-(2-thienyl)cyclohexanone

2-(乙氨基)-2-(2-噻吩基)环己酮

CAS 登录号 14176-49-9；14176-50-2[盐酸盐]

INN list 23

药效分类 麻醉药，抗惊厥药

替来昔韦

Teslexivir（*INN*）

化学结构式

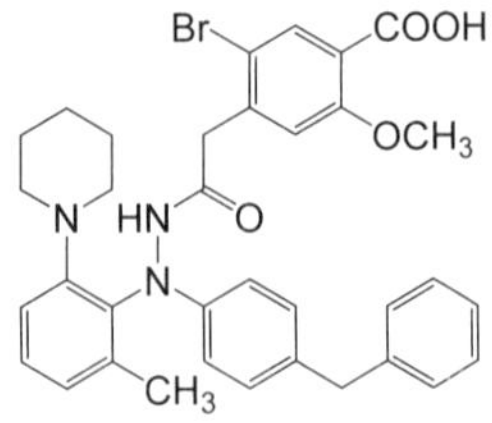

分子式和分子量 $C_{35}H_{36}BrN_3O_4$ 642.59

化学名 4-(2-{2-(4-Benzylphenyl)-2-[2-methyl-6-(piperidin-1-yl)phenyl]hydrazin-1-yl}-2-oxoethyl)-5-bromo-2-methoxybenzoic acid

4-(2-{2-(4-苄基苯基)-2-[2-甲基-6-(哌啶-1-基)苯基]肼-1-基}-2-氧代乙基)-5-溴-2-甲氧基苯甲酸

CAS 登录号 1075798-37-6

INN list 116

药效分类 抗病毒药

替利定

Tilidine（*INN*）

化学结构式

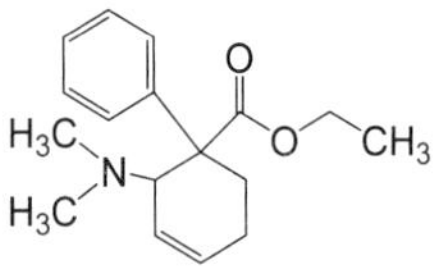

分子式和分子量 $C_{17}H_{23}NO_2$ 273.38

化学名 Ethyl 2-(dimethylamino)-1-phenyl-3-cyclohexene-1-carboxylate

乙基 2-(二甲氨基)-1-苯基-3-环己烯-1-羧酸酯

CAS 登录号 51931-66-9；24357-97-9[盐酸盐]

INN list 19

药效分类 镇痛药

替利洛尔

Tilisolol（*INN*）

化学结构式

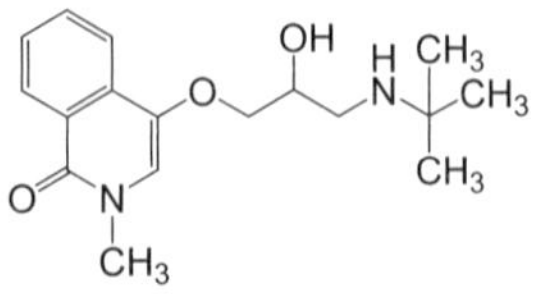

分子式和分子量 $C_{17}H_{24}N_2O_3$ 304.38

化学名 (±)-4-[3-(*tert*-Butylamino)-2-hydroxypropoxy]-2-methylisocarbostyril

(±)-4-[3-(叔丁氨基)-2-羟基丙氧基]-2-甲基异喹诺酮

CAS 登录号 85136-71-6

INN list 57

药效分类 β 受体拮抗药

替利霉素

Telithromycin（*INN*）

化学结构式

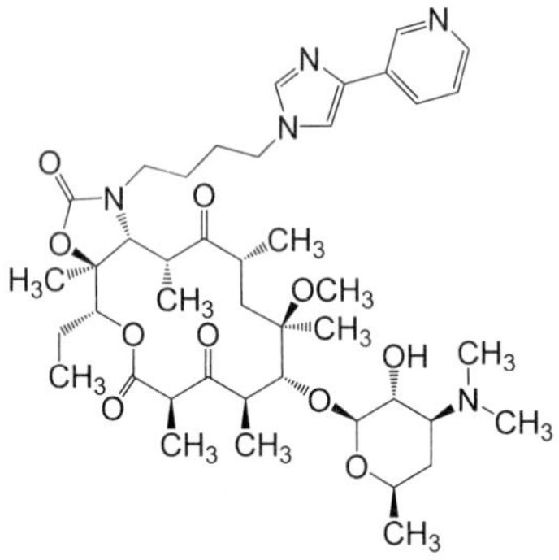

分子式和分子量 $C_{43}H_{65}N_5O_{10}$ 812.00

化学名 (3*aS*,4*R*,7*R*,9*R*,10*R*,11*R*,13*R*,15*R*,15*aR*)-4-Ethyl-11-methoxy-3*a*,7,9,11, 13,15-hexamethyl-1-[4-[4-(pyridin-3-yl)-1*H*-imidazol-1-yl]butyl]-10-[[3,4,6-trideoxy-3-(dimethylamino)-*β*-D-xylo-hexopyranosyl]oxy]octahydro-2*H*-oxacyclotetradecino[4,3-*d*]oxazole-2,6,8,14(1*H*,7*H*,9*H*)-tetrone

(3*aS*,4*R*,7*R*,9R,10*R*,11*R*,13*R*,15*R*,15*aR*)-4-乙基-11-甲氧基-3*a*,7,9,11,13,15-六甲基-1-[4-[4-(吡啶-3-基)-1*H*-咪唑-1-基]丁基]-10-[[3,4,6-三脱氧-3-(二甲氨基)-*β*-D-木-吡喃己糖基]氧基]八氢-2*H*-氧杂环十四烷并[4,3-*d*]噁唑-2,6,8,14(1*H*,7*H*,9*H*)-四酮

CAS 登录号 191114-48-4；173838-31-8

INN list 80

药效分类 抗生素类药

替利那韦

Telinavir（*INN*）

化学结构式

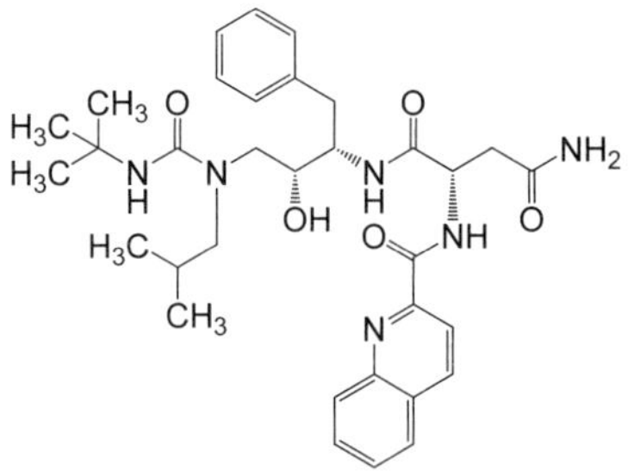

分子式和分子量 $C_{33}H_{44}N_6O_5$ 604.74

化学名 (2*S*)-*N*-[(1*S*,2*R*)-1-Benzyl-3-(3-*tert* butyl-1-isobutylureido)-2-hydroxypropyl]-2-quinaldamidosuccinamide

(2*S*)-*N*-[(1*S*,2*R*)-1-苄基-3-(3-叔丁基-1-异丁基脲基)-2-羟基丙基]-2-喹啉甲酰氨基琥珀酸酰胺

CAS 登录号 143224-34-4

INN list 73

药效分类 抗病毒药，HIV 蛋白酶抑制药

替鲁地平

Teludipine（*INN*）

分子式和分子量 $C_{28}H_{38}N_2O_6$ 498.62

化学结构式

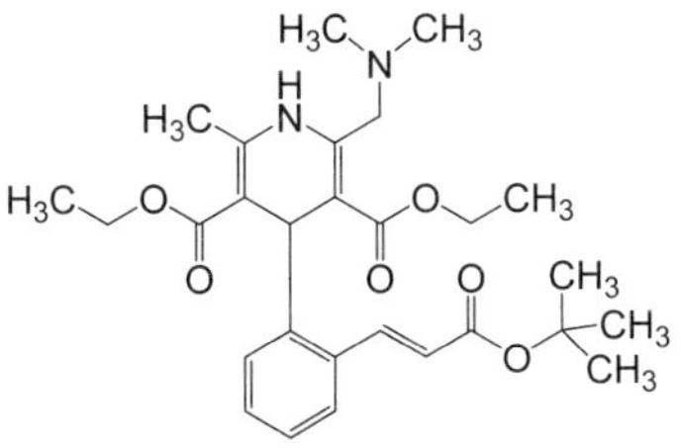

化学名 Diethyl 2-[(dimethylamino)methyl]-6-methyl-4-[2-[(*E*)-3-[(2-methylpropan-2-yl)oxy]-3-oxoprop-1-enyl]phenyl]-1,4-dihydropyridine-3,5-dicarboxylate

二乙基 2-[(二甲氨基)甲基]-6-甲基-4-[2-[(*E*)-3-[(2-甲基丙-2-基)氧]-3-氧代丙-1-烯基]苯基]-1,4-二氢吡啶-3,5-二甲酸酯

CAS 登录号 108687-08-7; 108700-03-4[盐酸盐]

INN list 64

药效分类 抗高血压药，钙通道阻滞药

替鲁膦酸

Tiludronic Acid（*INN*）

化学结构式

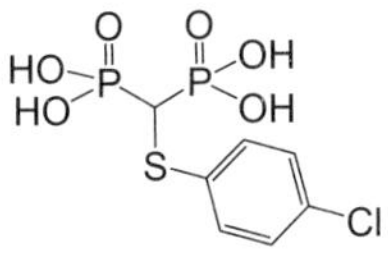

分子式和分子量 $C_7H_9ClO_6P_2S$ 318.61

化学名 [[(*p*-Chlorophenyl)thio]methylene]diphosphonic acid

[[(4-氯苯基)硫基]甲爪基]二膦酸

CAS 登录号 89987-06-4

INN list 60

药效分类 钙代谢调节药，抗骨质疏松药

替氯西平

Tilozepine（*INN*）

化学结构式

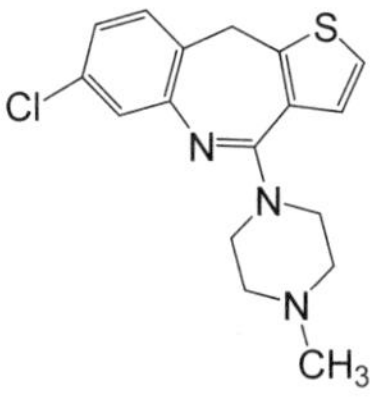

分子式和分子量 $C_{17}H_{18}ClN_3S$ 331.86

化学名 7-Chloro-4-(4-methyl-1-piperazinyl)-10*H*-thieno[3,2-*c*][1]benzazepine

7-氯-4-(4-甲基-1-哌嗪基)-10*H*-噻吩并[3,2-*c*][1]苯并氮杂草

CAS 登录号 42239-60-1

INN list 40

药效分类 抗精神失常药

替仑西平

Telenzepine（*INN*）

分子式和分子量 $C_{19}H_{22}N_4O_2S$ 370.47

化学结构式

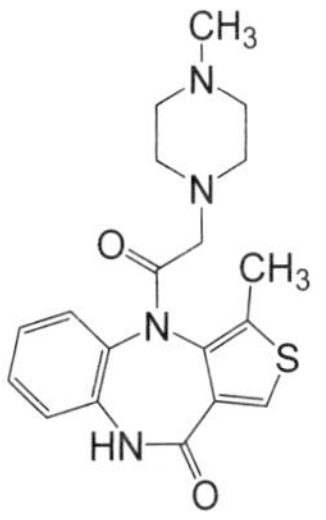

化学名 4,9-Dihydro-3-methyl-4-[(4-methyl-1-piperazinyl)acetyl]-10*H*-thieno[3,4-*b*][1,5]benzodiazepin-10-one

4,9-二氢-3-甲基-4-[(4-甲基-1-哌嗪基)乙酰基]-10*H*-噻吩并[3,4-*b*][1,5]苯并二氮杂草-10-酮

CAS 登录号 80880-90-6

INN list 50

药效分类 抗溃疡药

替罗非班

Tirofiban Hydroehloride（*INN*）

化学结构式

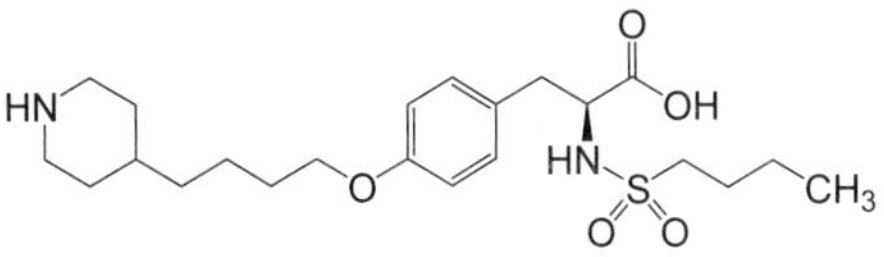

分子式和分子量 $C_{22}H_{36}N_2O_5S$ 440.60

化学名 *N*-(Butylsulfonyl)-4-[4-(4-piperidyl)butoxy]-L-phenylalanine

N-(丁基磺酰基)-4-[4-(4-哌啶基)丁氧基]-L-苯丙氨酸

CAS 登录号 144494-65-5; 142373-60-2[盐酸盐] 150915-40-5[盐酸盐一水合物]

INN list 73

药效分类 纤维蛋白原受体拮抗药，抗不稳定型心绞痛药

替罗拉胺

Tiropramide（*INN*）

化学结构式

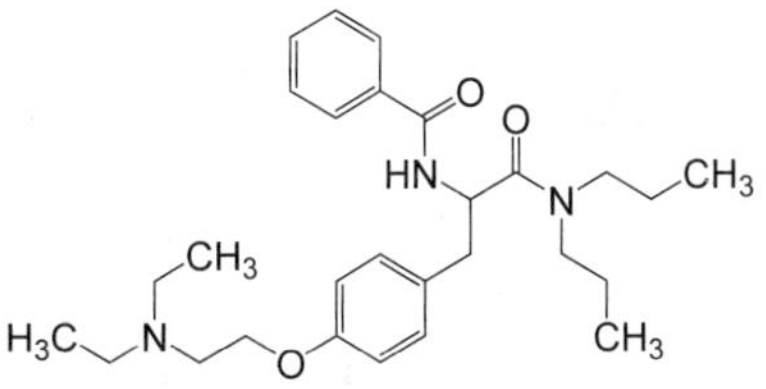

分子式和分子量 $C_{28}H_{41}N_3O_3$ 467.65

化学名 DL-*α*-Benzamido-4-[2-(diethylamino)ethoxy]-*N*,*N*-dipropylhydrocinnamamide

DL-*α*-苯甲酰氨基-4-[2-(二乙基氨基)乙氧基]-*N*,*N*-二丙基氢化肉桂酰胺

CAS 登录号 55837-29-1

INN list 33

药效分类 解痉药，镇痛药

替罗昔隆

Teroxirone（*INN*）

化学结构式

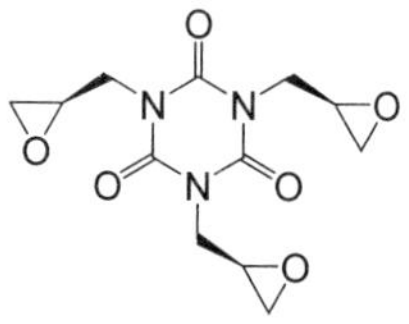

分子式和分子量　$C_{12}H_{15}N_3O_6$　297.26

化学名　(*RS*,*RS*,*SR*)-1,3,5-Tris(2,3-epoxypropyl)-*s*-triazine-2,4,6(1*H*,3*H*,5*H*)-trione

(*RS*,*RS*,*SR*)-1,3,5-三(2,3-环氧丙基)-1,3,5-三嗪-2,4,6(1*H*,3*H*,5*H*)-三酮

CAS 登录号　2451-62-9

INN list　47

药效分类　抗肿瘤药

替螺酮

Tiospirone（*INN*）

化学结构式

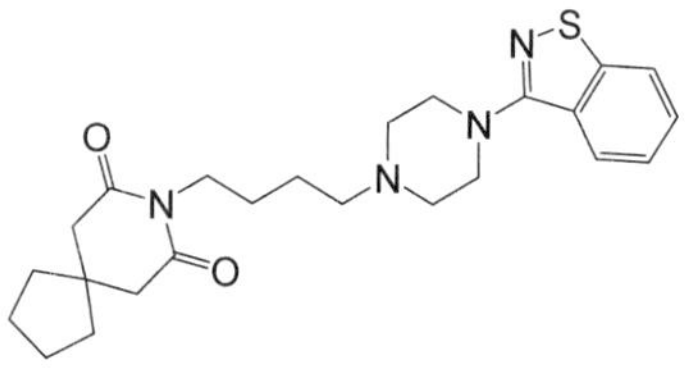

分子式和分子量　$C_{24}H_{32}N_4O_2S$　440.61

化学名　8-[4-[4-(1,2-Benzothiazol-3-yl)piperazin-1-yl]butyl]-8-azaspiro[4.5]decane-7,9-dione

8-[4-[4-(1,2-苯并异噻唑-3-基)哌嗪-1-基]丁基]-8-氮杂螺[4.5]癸烷-7,9-二酮

CAS 登录号　87691-91-6; 87691-92-7[盐酸盐]

INN list　57

药效分类　抗精神病药

替洛蒽醌

Teloxantrone（*INN*）

化学结构式

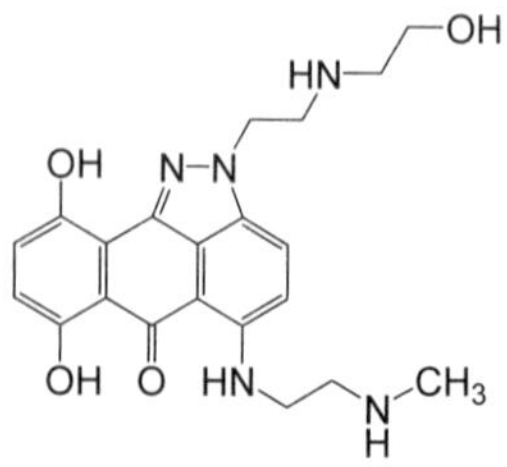

分子式和分子量　$C_{21}H_{25}N_5O_4$　411.46

化学名　7,10-Dihydroxy-2-[2-[(2-hydroxyethyl)amino]ethyl]-5-[[2-(methylamino)ethyl]amino] anthra[1,9-*cd*]pyrazol-6(2*H*)-one

7,10-二羟基-2-[2-[(2-羟基乙基)氨基]乙基]-5-[[2-(甲氨基)乙基]氨基]蒽并[1,9-*cd*]吡唑-6(2*H*)-酮

CAS 登录号　91441-48-4; 132937-88-3[二盐酸盐一水合物]

INN list　68

药效分类　抗肿瘤药

替洛芬酯

Tilnoprofen Arbamel（*INN*）

化学结构式

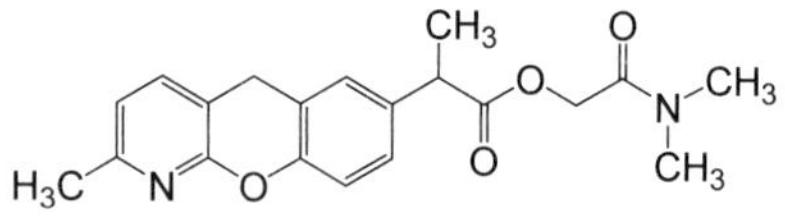

分子式和分子量　$C_{20}H_{22}N_2O_4$　354.40

化学名　[2-(Dimethylamino)-2-oxoethyl] 2-(2-methyl-5*H*-chromeno[2,3-*b*]pyridin-7-yl)propanoate

[2-(二甲氨基)-2-氧代乙基] 2-(2-甲基-5*H*-色烯并[2,3-*b*]吡啶-7-基)丙酸酯

CAS 登录号　159098-79-0

INN list　74

药效分类　抗炎镇痛药

替洛利生

Tiprolisant（*INN*）

化学结构式

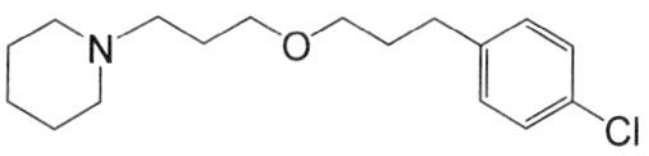

分子式和分子量　$C_{17}H_{26}ClNO$　295.85

化学名　1-{3-[3-(4-Chlorophenyl)propoxy]propyl}piperidine

1-{3-[3-(4-氯苯基)丙氧基]丙基}哌啶

CAS 登录号　362665-56-3

INN list　98

药效分类　组胺 H_3 受体拮抗药

替洛隆

Tilorone（*INN*）

化学结构式

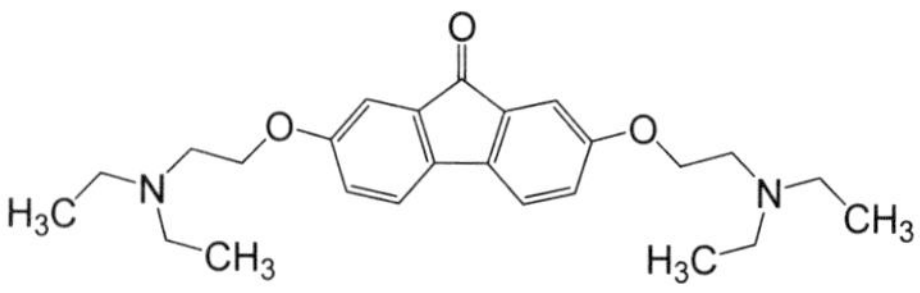

分子式和分子量　$C_{25}H_{34}N_2O_3$　410.56

化学名　2,7-Bis[2-(diethylamino)ethoxy]fluoren-9-one

2,7-双[2-(二乙氨基)乙氧基]芴-9-酮

CAS 登录号　27591-97-5; 27591-69-1[二盐酸盐]

INN list　24

药效分类　抗病毒药

替洛司他

Telotristat（*INN*）

化学结构式

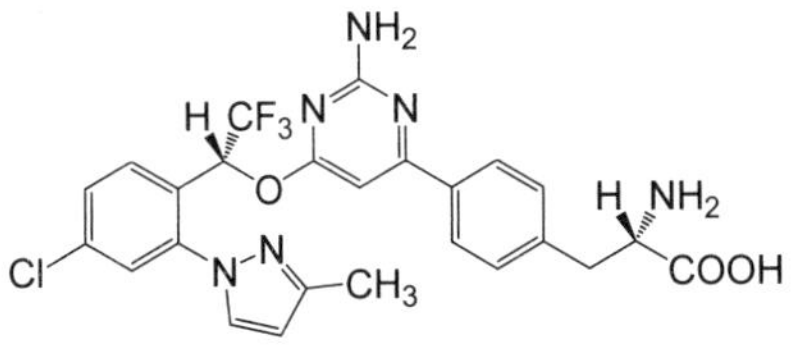

分子式和分子量 $C_{25}H_{22}ClF_3N_6O_3$ 546.93

化学名 4-(2-Amino-6-[(1*R*-1-[4-chloro-2-(3-methyl-1*H*-pyrazol-1-yl)phenyl])-2,2,2-trifluoroethoxy]pyrimidin-4-yl)-L-phenylalanine

4-(2-氨基-6-[(1*R*-1-[4-氯-2-(3-甲基-1*H*-吡唑-1-基)苯基])-2,2,2-三氟乙氧基]嘧啶-4-基)-L-苯丙氨酸

CAS 登录号 1033805-28-5

INN list 104

药效分类 色氨酸羟化酶抑制药

替马格雷

Temanogrel（*INN*）

化学结构式

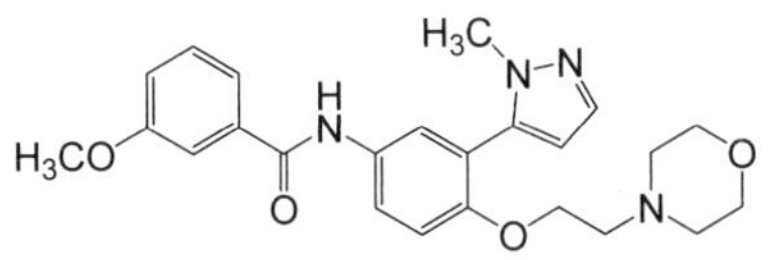

分子式和分子量 $C_{24}H_{28}N_4O_4$ 436.50

化学名 3-Methoxy-*N*-[3-(1-methyl-1*H*-pyrazol-5-yl)-4-[2-(morpholin-4-yl)ethoxy]phenyl]benzamide

3-甲氧基-*N*-[3-(1-甲基-1*H*-吡唑-5-基)-4-[2-(吗啉-4-基)乙氧基]苯基]苯甲酰胺

CAS 登录号 887936-68-7; 957466-27-2[盐酸盐]

INN list 103

药效分类 抗血小板聚集药

替马考昔

Tilmacoxib（*INN*）

化学结构式

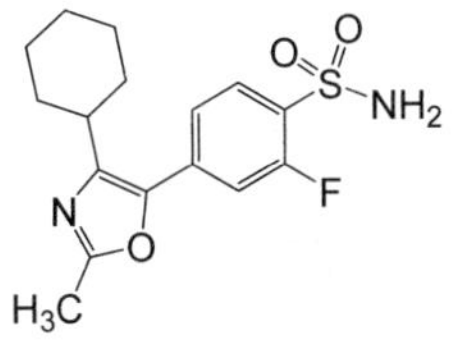

分子式和分子量 $C_{16}H_{19}FN_2O_3S$ 338.40

化学名 4-(4-Cyclohexyl-2-methyloxazol-5-yl)-2-fluorobenzenesulfonamide

4-(4-环己基-2-甲基噁唑-5-基)-2-氟苯磺酰胺

CAS 登录号 180200-68-4

INN list 84

药效分类 环氧酶 2 抑制药，抗炎镇痛药

替马罗汀

Temarotene（*INN*）

化学结构式

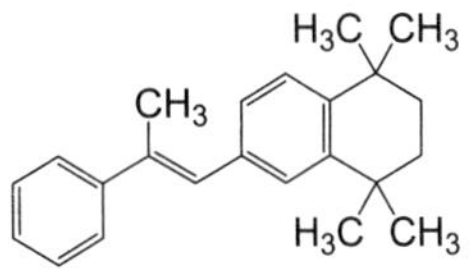

分子式和分子量 $C_{23}H_{28}$ 304.47

化学名 1,2,3,4-Tetrahydro-1,1,4,4-tetramethyl-6-[(*E*)-*α*-methylstyryl]naphthalene

1,2,3,4-四氢-1,1,4,4-四甲基-6-[(*E*)-*α*-甲基苯乙烯基]萘

CAS 登录号 75078-91-0

INN list 54

药效分类 角质溶解药

替马匹仑

Timapiprant（*INN*）

化学结构式

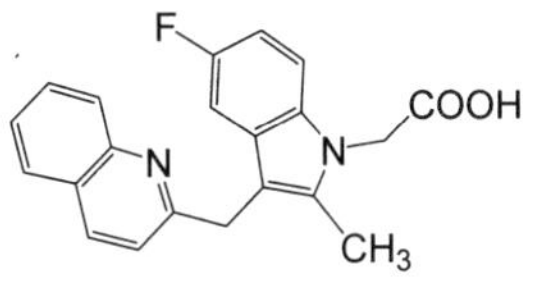

分子式和分子量 $C_{21}H_{17}FN_2O_2$ 348.38

化学名 {5-Fluoro-2-methyl-3-[(quinolin-2-yl)methyl]-1*H*-indol-1-yl}acetic acid

{5-氟-2-甲基-3-[(喹啉-2-基)甲基]-1*H*-吲哚-1-基}乙酸

CAS 登录号 851723-84-7

INN list 116

药效分类 前列腺素受体拮抗药

替马沙星

Temafloxacin（*INN*）

化学结构式

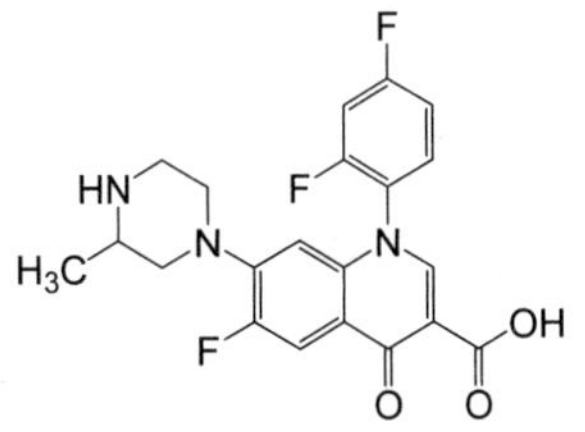

分子式和分子量 $C_{21}H_{18}F_3N_3O_3$ 417.39

化学名 (±)-1-(2,4-Difluorophenyl)-6-fluoro-1,4-dihydro-7-(3-methyl-1-piperazinyl)-4-oxo-3-quinolinecarboxylic acid

(±)-1-(2,4-二氟苯基)-6-氟-1,4-二氢-7-(3-甲基-1-哌嗪基)-4-氧代-3-喹啉甲酸

CAS 登录号 108319-06-8; 105784-61-0[盐酸盐]

INN list 58

药效分类 喹诺酮类抗微生物药

ATC 分类 J01MA05

替马西泮

Temazepam（*INN*）

化学结构式

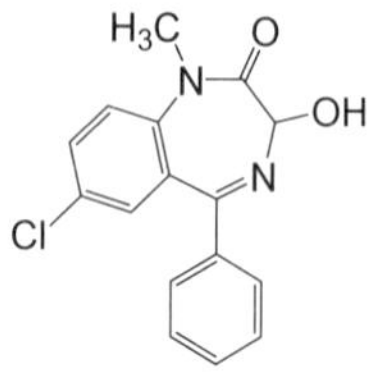

分子式和分子量 $C_{16}H_{13}ClN_2O_2$ 300.74

化学名 7-Chloro-1,3-dihydro-3-hydroxy-1-methyl-5-phenyl-2*H*-1,4-benzodiazepin-2-one

7-氯-1,3-二氢-3-羟基-1-甲基-5-苯基-2*H*-1,4-苯并二氮杂䓬-2-酮

CAS 登录号 846-50-4

INN list 22

药效分类 安定药

替美呋酮

Timefurone（*INN*）

化学结构式

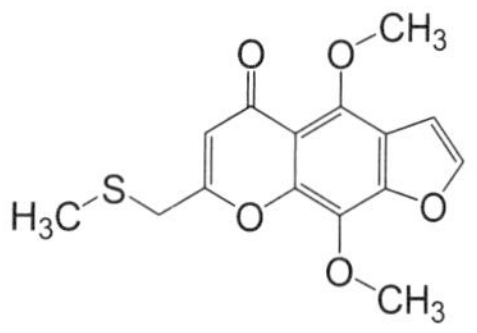

分子式和分子量 $C_{15}H_{14}O_5S$ 306.33

化学名 4,9-Dimethoxy-7-[(methylthio)methyl]-5*H*-furo[3,2-*g*][1]benzopyran-5-one

4,9-二甲氧基-7-[(甲硫基)甲基]-5*H*-呋喃并[3,2-*g*][1]苯并吡喃-5-酮

CAS 登录号 76301-19-4

INN list 50

药效分类 抗动脉硬化药

替美加定

Timegadine（*INN*）

化学结构式

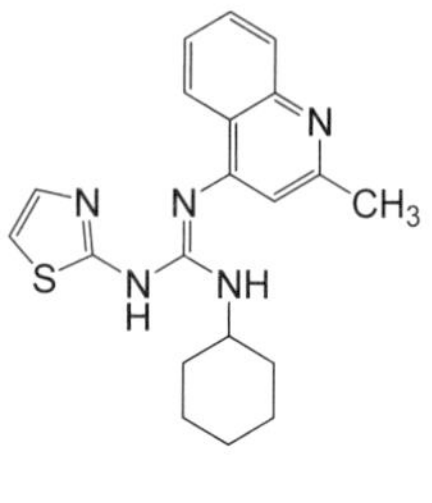

分子式和分子量 $C_{20}H_{23}N_5S$ 365.50

化学名 1-Cyclohexyl-2-(2-methyl-4-quinolyl)-3-(2-thiazolyl)guanidine

1-环己基-2-(2-甲基-4-喹啉基)-3-(2-噻唑基)胍

CAS 登录号 71079-19-1

INN list 44

药效分类 前列腺素类药

替美磷

Temefos（*INN*）

化学结构式

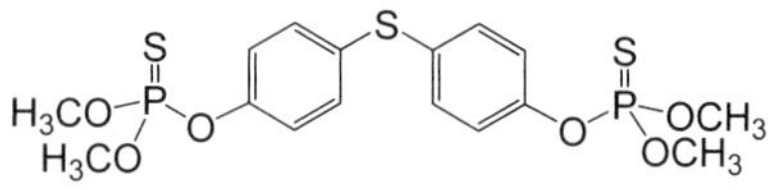

分子式和分子量 $C_{16}H_{20}O_6P_2S_3$ 466.47

化学名 *O,O'*-(Thiodi-4-phenylene)-*O,O*, *O',O'*-tetramethyl bis(phosphorothioate)

O,O'-(硫二-4-苯撑)-*O,O,O',O'*-四甲基双(硫代磷酸酯)

CAS 登录号 3383-96-8

INN list 31

药效分类 抗寄生虫药

替美洛坦

Timelotem（*INN*）

化学结构式

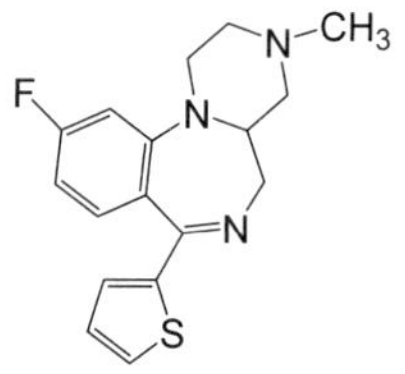

分子式和分子量 $C_{17}H_{18}FN_3S$ 315.41

化学名 (±)-10-Fluoro-1,2,3,4,4*α*,5-hexahydro-3-methyl-7-(2-thienyl)pyrazino[1,2-*a*][1,4]benzodiazepine

(±)-10-氟-1,2,3,4,4*α*,5-六氢-3-甲基-7-(2-噻吩基)吡嗪并[1,2-*a*][1,4]苯并二氮杂䓬

CAS 登录号 96306-34-2

INN list 54

药效分类 抗精神病药

替美司坦

Telmesteine（*INN*）

化学结构式

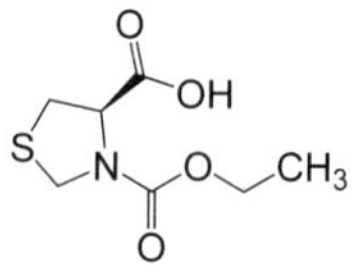

分子式和分子量 $C_7H_{11}NO_4S$ 205.23

化学名 (4*R*)-3-ethoxycarbonyl-1,3-thiazolidine-4-carboxylic acid

(4*R*)-3-乙氧羰基-1,3-噻唑烷-4-羧酸

CAS 登录号 122946-43-4

INN list 63

药效分类 黏液溶解药

替美斯汀

Temelastine（*INN*）

化学结构式

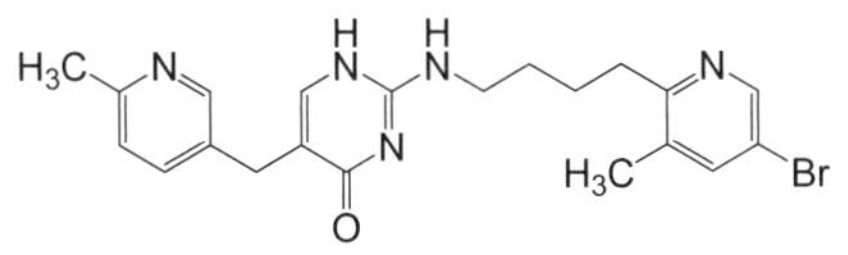

分子式和分子量 $C_{21}H_{24}BrN_5O$ 442.36

化学名 2-[[4-(5-Bromo-3-methyl-2-pyridyl)butyl]amino]-5-[(6-methyl-3-pyridyl)methyl]-4(1*H*)-pyrimidinone

2-[[4-(5-溴-3-甲基-2-吡啶基)丁基]氨基]-5-[(6-甲基-3-吡啶基)甲基]-4(1*H*)-嘧啶酮

CAS 登录号 86181-42-2

INN list 54

药效分类 抗组胺药

替米考星

Tilmicosin（*INN*）

化学结构式

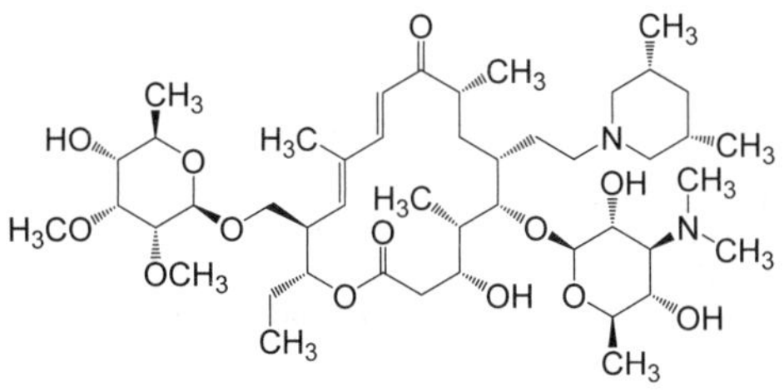

分子式和分子量 $C_{46}H_{80}N_2O_{13}$ 869.13

化学名 (4*R*,5*S*,6*S*,7*R*,9*R*,11*E*,13*E*,15*R*,16*R*)-6-[(2*R*,3*R*,4*S*,5*S*,6*R*)-4-(Dimethylamino)-3,5-dihydroxy-6-methyloxan-2-yl]oxy-7-[2-[(3*R*,5*S*)-3,5-dimethylpiperidin-1-yl]ethyl]-16-ethyl-4-hydroxy-15-[[(2*R*,3*R*,4*R*,5*R*,6*R*)-5-hydroxy-3,4-dimethoxy-6-methyloxan-2-yl]oxymethyl]-5,9,13-trimethyl-1-oxacyclohexadeca-11,13-diene-2,10-dione

(4*R*,5*S*,6*S*,7*R*,9*R*,11*E*,13*E*,15*R*,16*R*)-6-[(2*R*,3*R*,4*S*,5*S*,6*R*)-4-(二甲基氨基)-3,5-二羟基-6-甲基噁烷-2-基]氧-7-[2-[(3*R*,5*S*)-3,5-二甲基哌啶-1-基]乙基]-16-乙基-4-羟基-15-[[(2*R*,3*R*,4*R*,5*R*,6*R*)-5-羟基-3,4-二甲氧基-6-甲基噁烷-2-基]氧甲基]-5,9,13-三甲基-1-氧杂环十六烷-11,13-二烯-2,10-二酮

CAS 登录号 108050-54-0; 137330-13-3[磷酸盐]

INN list 57

药效分类 抗菌药

替米利芬

Tesmilifene（*INN*）

化学结构式

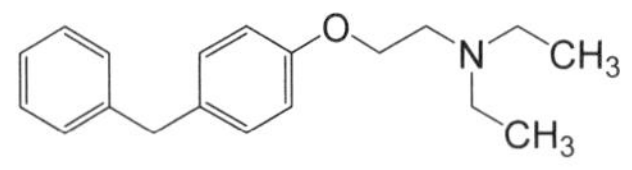

分子式和分子量 $C_{19}H_{25}NO$ 283.42

化学名 2-[(*α*-Phenyl-4-tolyl)oxy]triethylamine

2-[(*α*-苯基-4-甲基苯基)氧基]三乙胺

CAS 登录号 98774-23-3; 92981-78-7[盐酸盐]

INN list 81

药效分类 抗雌激素药，抗肿瘤药，抗组胺药

替米哌隆

Timiperone（*INN*）

化学结构式

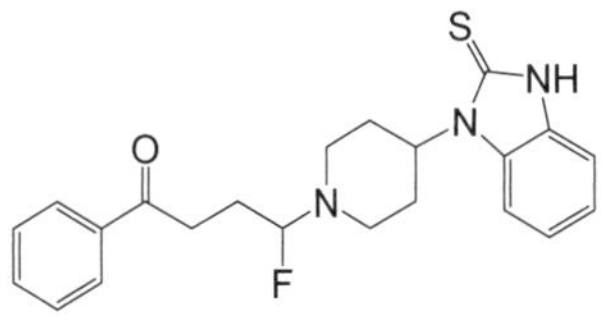

分子式和分子量 $C_{22}H_{24}FN_3OS$ 397.51

化学名 4-Fluoro-4-[4-(2-thioxol-benzimidazolinyl)piperidino] butyrophenone

4-氟-4-[4-(2-硫代苯并咪唑啉基)哌啶基]丁酰苯

CAS 登录号 57648-21-2

INN list 40

药效分类 抗精神病药

替米沙坦

Telmisartan（*INN*）

化学结构式

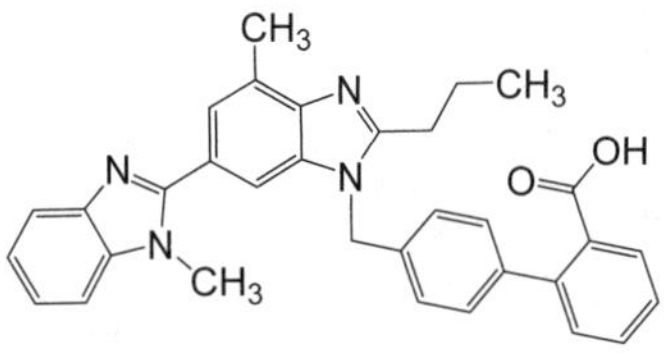

分子式和分子量 $C_{33}H_{30}N_4O_2$ 514.63

化学名 4'-[[4-Methyl-6-(1-methyl-2-benzimidazolyl)-2-propyl-1-benzimidazolyl] methyl]-2-biphenylcarboxylic acid

4'-[[4-甲基-6-(1-甲基-2-苯并咪唑基)-2-丙基-1-苯并咪唑基]甲基]-2-联苯甲酸

CAS 登录号 144701-48-4

INN list 70

药效分类 抗高血压药，血管紧张素Ⅱ受体拮抗药

ATC 分类 C09CA07

替米维林

Temiverine（*INN*）

化学结构式

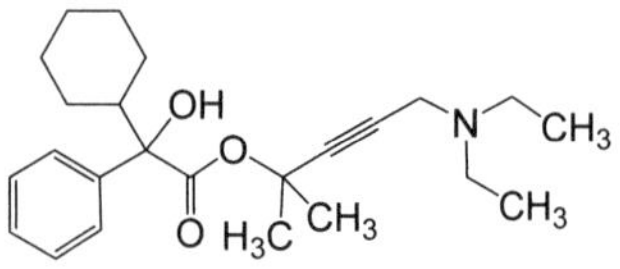

分子式和分子量 $C_{24}H_{35}NO_3$ 385.54

化学名 4-(Diethylamino)-1,1-dimethyl-2-butynyl(±)-*α*-phenylcyclohexaneglycolate

4-(二乙氨基)-1,1-二甲基-2-丁炔基(±)-*α*-苯基环己烷甘醇酸酯

CAS 登录号 173324-94-2

INN list 76

药效分类 解痉药

替莫贝松

Timobesone（*INN*）

化学结构式

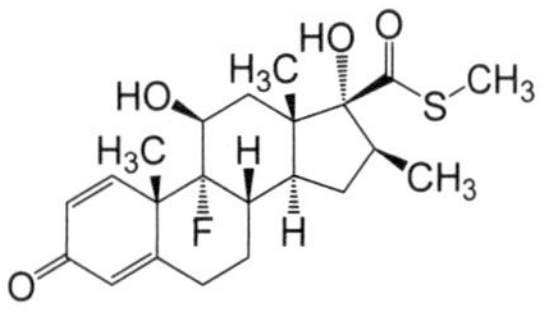

分子式和分子量 $C_{22}H_{29}FO_4S$ 408.53

化学名 *S*-Methyl 9-fluoro-11*β*,17-dihydroxy-16*β*-methyl-3-oxoandrosta-1, 4-diene-17*β*-carbothioate

S-甲基 9-氟-11*β*,17-二羟基-16*β*-甲基-3-氧代雄甾-1,4-二烯-17*β*-硫代羧酸酯

CAS 登录号 87116-72-1; 79578-14-6[乙酸酯]

INN list 51

药效分类 肾上腺皮质激素类药

替莫贝特

Timofibrate（*INN*）

化学结构式

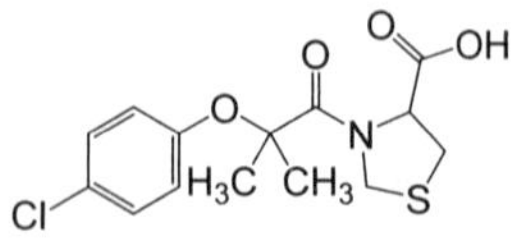

分子式和分子量 $C_{14}H_{16}ClNO_4S$ 329.80

化学名 3-[2-(*p*-Chlorophenoxy)-2-methylpropionyl]-4-thiazolidinecarboxylic acid

3-[2-(4-氯苯氧基)-2-甲基丙酰基]-4-噻唑烷羧酸

CAS 登录号 64179-54-0

INN list 40

药效分类 降血脂药

替莫泊芬

Temoporfin（*INN*）

化学结构式

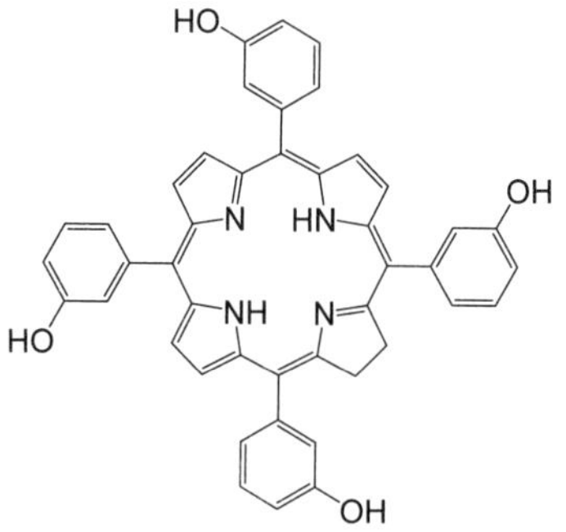

分子式和分子量 $C_{44}H_{32}N_4O_4$ 680.76

化学名 3,3',3'',3'''-(7,8-Dihydroporphyrin-5,10,15,20-tetrayl) tetraphenol

3,3',3'',3'''-(7,8-二氢卟啉-5,10,15,20-四基)四苯酚

CAS 登录号 122341-38-2

INN list 70

药效分类 光增敏药，抗肿瘤药

ATC 分类 L01XD05

替莫碘胺

Tiemonium Iodide（*INN*）

化学结构式

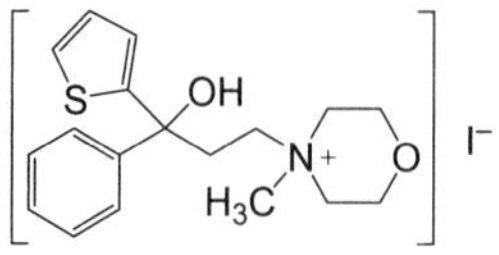

分子式和分子量 $C_{18}H_{24}INO_2S$ 445.36

化学名 4-[3-Hydroxy-3-phenyl-3-(2-thienyl)propyl]-4-methylmorpholinium iodide

碘化 4-[3-羟基-3-苯基-3-(2-噻吩基)丙基]-4-甲基吗啉鎓

CAS 登录号 144-12-7; 6252-92-2[噻苯丙吗啉]

INN list 13

药效分类 解痉药

替莫多司

Temodox（*INN*）

化学结构式

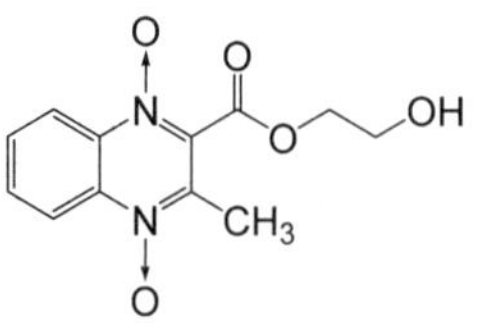

分子式和分子量 $C_{12}H_{12}N_2O_5$ 264.23

化学名 2-Hydroxyethyl 3-methyl-2-quinoxalinecarboxylate 1, 4-dioxide

2-羟基乙基 3-甲基-2-喹喔啉羧酸酯 1,4-二氧化物

CAS 登录号 34499-96-2

INN list 27

药效分类 抗感染药，生长刺激药(兽用)

替莫拉唑

Timoprazole (*INN*)

化学结构式

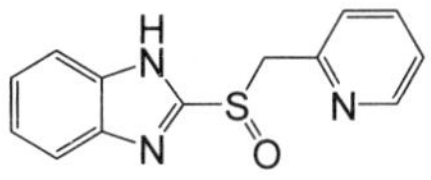

分子式和分子量 $C_{13}H_{11}N_3OS$ 257.31

化学名 2-[(2-Pyridylmethyl)sulfinyl]benzimidazole

2-[(2-吡啶基甲基)亚磺酰基]苯并咪唑

CAS 登录号 57237-97-5

INN list 35

药效分类 抗溃疡药

替莫匹坦

Telmapitant (*INN*)

化学结构式

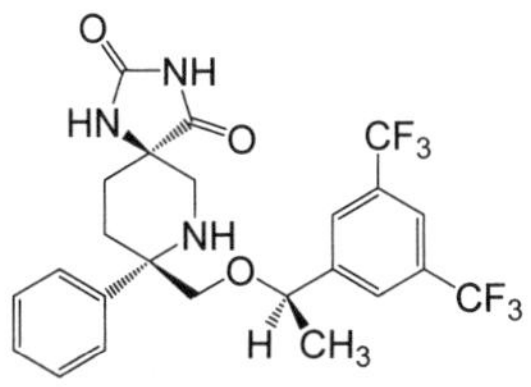

分子式和分子量 $C_{24}H_{23}F_6N_3O_3$ 515.45

化学名 (5*R*,8*S*)-8-({(1*R*)-1-[3,5-Bis(trifluoromethyl)phenyl]ethoxy}methyl)-8-phenyl-1,3,7-triazaspiro[4,5]decane-2,4-dione

(5*R*,8*S*)-8-({(1*R*)-1-[3,5-二(三氟甲基)苯基]乙氧基}甲基)-8-苯基-1,3,7-三氮杂螺[4,5]癸烷-2,4-二酮

CAS 登录号 552292-58-7

INN list 108

药效分类 神经激肽 NK1 受体拮抗药

替莫普利

Temocapril (*INN*)

化学结构式

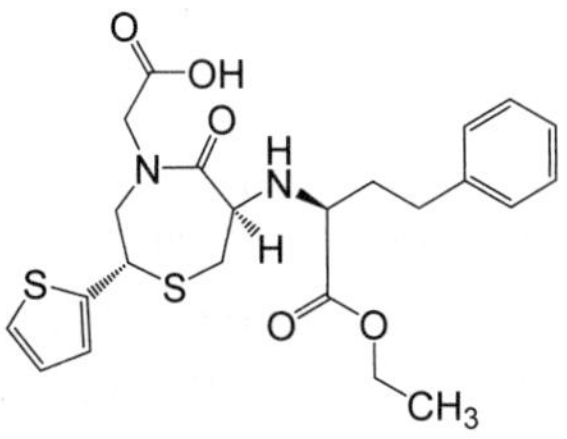

分子式和分子量 $C_{23}H_{28}N_2O_5S_2$ 476.61

化学名 2-[(2*S*,6*R*)-6-[[(2*S*)-1-ethoxy-1-oxo-4-phenylbutan-2-yl]amino]-5-oxo-2-thiophen-2-yl-1,4-thiazepan-4-yl]acetic acid

2-[(2*S*,6*R*)-6-[[(2*S*)-1-乙氧基-1-氧代-4-苯基丁-2-基]氨基]-5-氧代-2-噻吩-2-基-1,4-硫氮杂䓬-4-基]乙酸

CAS 登录号 111902-57-9; 110221-44-8[盐酸盐]

INN list 64

药效分类 血管紧张素转换酶抑制药

ATC 分类 C09AA14

替莫普利拉

Temocaprilat (*INN*)

化学结构式

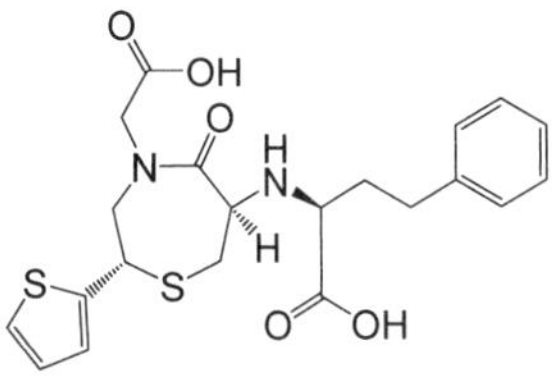

分子式和分子量 $C_{21}H_{24}N_2O_5S_2$ 448.56

化学名 (+)-(2*S*,6*R*)-6-[[(1*S*)-1-Carboxy-3-phenylpropyl]amino]tetrahydro-5-oxo-2-(2-thienyl)-1,4-thiazepine-4(5*H*)-acetic acid

(+)-(2*S*,6*R*)-6-[[(1*S*)-1-羧基-3-苯基丙基]氨基]四氢-5-氧代-2-(2-噻吩基)-1,4-硫氮杂䓬-4(5*H*)-乙酸

CAS 登录号 110221-53-9

INN list 78

药效分类 抗高血压药，血管紧张素转换酶抑制药

替莫肽

Temurtide (*INN*)

化学结构式

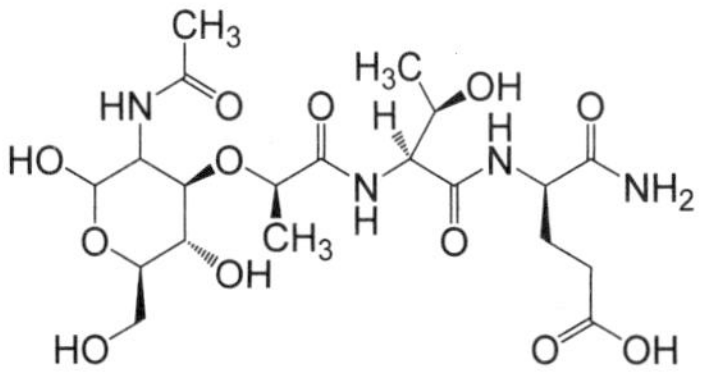

分子式和分子量 $C_{20}H_{34}N_4O_{12}$ 522.50

化学名 2-Acetamido-3-*O*-[[(l*R*)-1-[(l*S*,2*R*)-1-[[(l*R*)-1-carbamoyl-3-carboxypropyl] carbamoyl]-2-hydroxypropyl]carbamoyl]ethyl]-2-deoxy-D-glucopyranose

2-乙酰氨基-3-*O*-[[(l*R*)-1-[(l*S*,2*R*)-1-[[(l*R*)-1-氨基甲酰基-3-羧基丙基]氨基甲酰]-2-羟基丙基]氨基甲酰]乙基]-2-脱氧-D-吡喃葡萄糖

CAS 登录号 66112-59-2

INN list 60

药效分类 免疫调节药，疫苗佐剂

替莫特吉

Temuterkib (*INN*)

分子式和分子量 $C_{22}H_{27}N_7O_2S$ 453.57

化学结构式

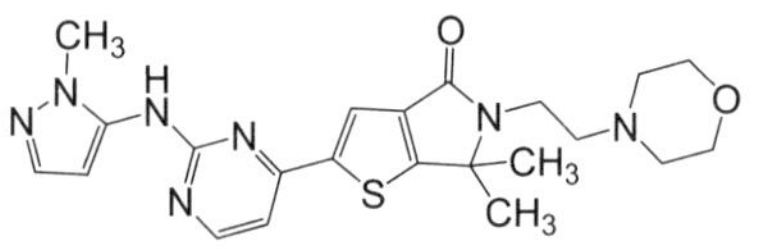

化学名 6,6-Dimethyl-2-[2-[(2-methylpyrazol-3-yl)amino]pyrimidin-4-yl]-5-(2-morpholin-4-ylethyl)thieno[2,3-*c*]pyrrol-4-one

6,6-二甲基-2-[2-[(2-甲基吡唑-3-基)氨基]嘧啶-4-基]-5-(2-吗啉-4-基乙基)噻吩并[2,3-*c*]吡咯-4-酮

CAS 登录号 1951483-29-6

INN list 125

药效分类 酪氨酸激酶抑制药，抗肿瘤药

替莫西林

Temocillin（*INN*）

化学结构式

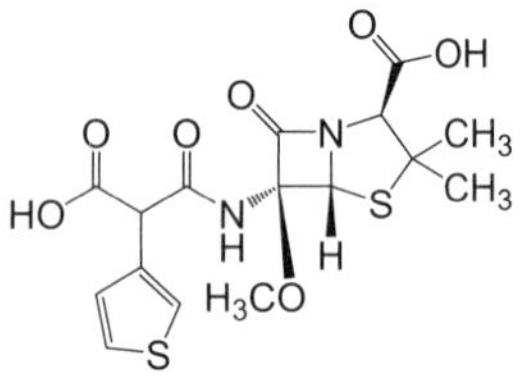

分子式和分子量 $C_{16}H_{18}N_2O_7S_2$ 414.45

化学名 *N*-[(2*S*,5*R*,6*S*)-2-Carboxy-6-methoxy-3,3-dimethyl-7-oxo-4-thia-1-azabicyclo[3.2.0]hept-6-yl]-3-thiophenemalonamic acid

N-[(2*S*,5*R*,6*S*)-2-羧基-6-甲氧基-3,3-二甲基-7-氧代-4-硫杂-1-氮杂双环[3.2.0]庚-6-基]-3-噻吩丙酰胺酸

CAS 登录号 66148-78-5；61545-06-0[钠盐]

INN list 46

药效分类 广谱青霉素类抗微生物药

ATC 分类 J01CA17

替莫唑胺

Temozolomide（*INN*）

化学结构式

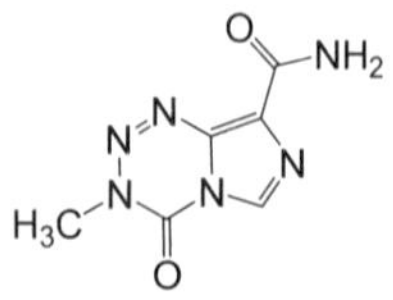

分子式和分子量 $C_6H_6N_6O_2$ 194.15

化学名 3,4-Dihydro-3-methyl-4-oxoimidazo[5,1-*d*]-*as*-tetrazine-8-carboxamide

3,4-二氢-3-甲基-4-氧代咪唑并[5,1-*d*]-1,2,3,5-四嗪-8-甲酰胺

CAS 登录号 85622-93-1

INN list 56

药效分类 烷化剂类抗肿瘤药

ATC 分类 L01AX03

替那拉唑

Tenatoprazole（*INN*）

化学结构式

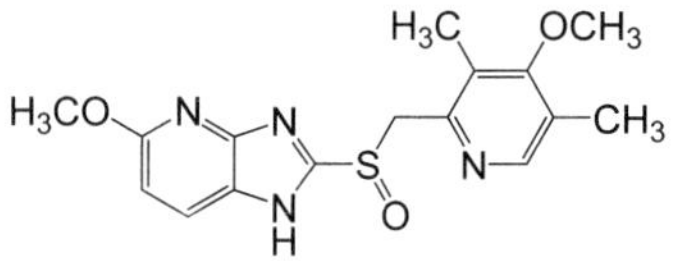

分子式和分子量 $C_{16}H_{18}N_4O_3S$ 346.40

化学名 5-Methoxy-2-[(4-methoxy-3,5-dimethylpyridin-2-yl)methylsulfinyl]-1*H*-imidazo[4,5-*b*]pyridine

5-甲氧基-2-[(4-甲氧基-3,5-二甲基吡啶-2-基)甲基亚磺酰基]-1*H*-咪唑并[4,5-*b*]吡啶

CAS 登录号 113712-98-4

INN list 80

药效分类 抗溃疡药

替那帕诺

Tenapanor（*INN*）

化学结构式

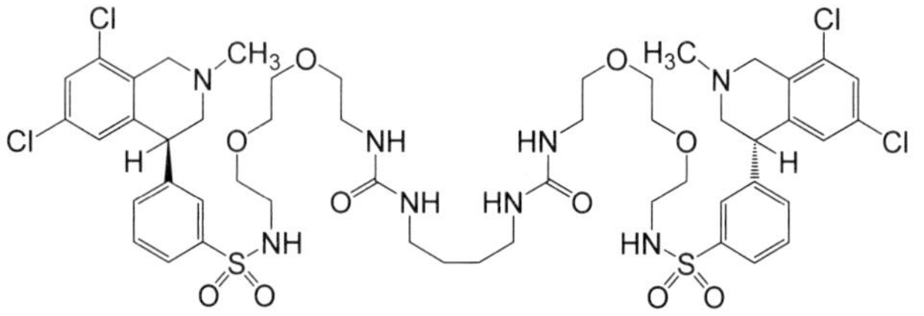

分子式和分子量 $C_{50}H_{66}Cl_4N_8O_{10}S_2$ 1145.04

化学名 *N*,*N*'-(10,17-Dioxo-3,6,21,24-tetraoxa-9,11,16,18-tetraazahexacosane-1,26-diyl)bis{[(4*S*)-6,8-dichloro-2-methyl-1,2,3,4-tetrahydroisoquinolin-4-yl]benzenesulfonamide}

N,*N*'-(10,17-二氧代-3,6,21,24-四氧杂-9,11,16,18-四氮杂二十六烷-1,26-二基)双{[(4*S*)-6,8-二氯-2-甲基-1,2,3,4-四氢异喹啉-4-基]苯磺酰胺}

CAS 登录号 1234423-95-0

INN list 107

药效分类 Na^+/H^+交换体 3(NHE3)抑制药

替那唑啉

Tinazoline（*INN*）

化学结构式

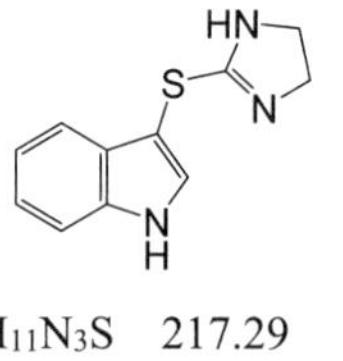

分子式和分子量 $C_{11}H_{11}N_3S$ 217.29

化学名 3-[(4,5-Dihydro-1*H*-imidazol-2-yl)thio]-1*H*-indole

3-[(4,5-二氢-1*H*-咪唑-2-基)硫基]-1*H*-吲哚

CAS 登录号 62882-99-9

INN list 39

药效分类 血管收缩药

替尼泊苷

Teniposide（*INN*）

化学结构式

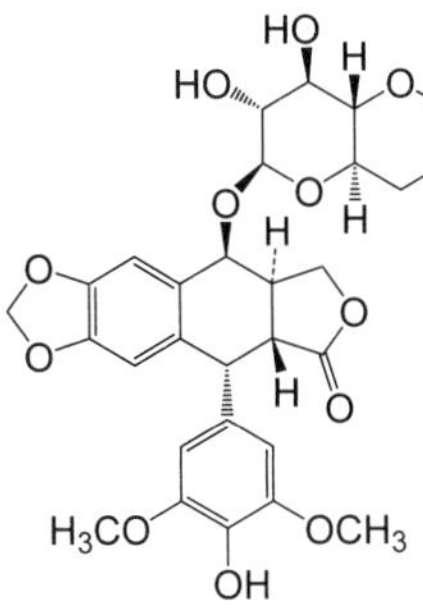

分子式和分子量 $C_{32}H_{32}O_{13}S$ 656.65

化学名 4'-Demethylepipodophyllotoxin 9-[4,6-*O*-(*R*)-2-thenylidene-*β*-D-glucopyranoside]

4'-脱甲基表鬼臼毒素基 9-[4,6-*O*-(*R*)-2-噻吩亚甲基-*β*-D-吡喃葡萄糖苷]

CAS 登录号 29767-20-2

INN list 34

药效分类 植物来源抗肿瘤药

ATC 分类 L01CB02

替尼达普

Tenidap（*INN*）

化学结构式

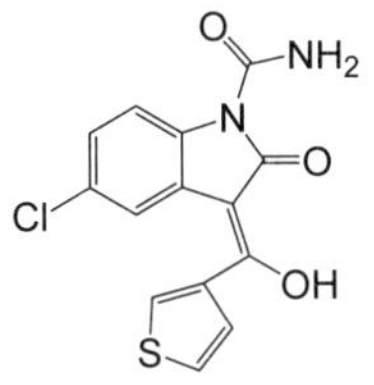

分子式和分子量 $C_{14}H_{9}ClN_{2}O_{3}S$ 320.75

化学名 (*Z*)-5-Chloro-3-(*α*-hydroxy-2-thenylidene)-2-oxo-1-indolinecarboxamide

(*Z*)-5-氯-3-(*α*-羟基-2-噻吩甲亚基)-2-氧代-1-吲哚啉甲酰胺

CAS 登录号 120210-48-2；119784-94-0[钠盐]

INN list 61

药效分类 抗炎药，抗关节炎药

替尼拉平

Tenilapine（*INN*）

化学结构式

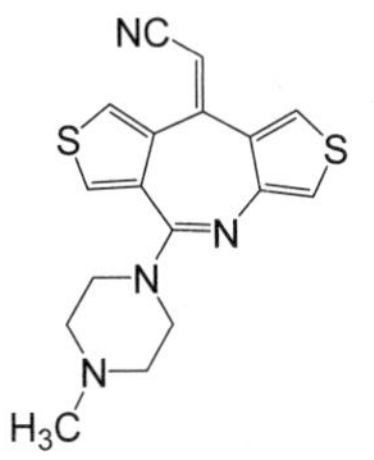

分子式和分子量 $C_{17}H_{16}N_{4}S_{2}$ 340.47

化学名 (2*E*)-2-[9-(4-Methylpiperazin-1-yl)-5,12-dithia-8-azatricyclo[8.3.0.0^{3,7}]trideca-1(13),3,6,8,10-pentaen-2-ylidene]acetonitrile

(2*E*)-2-[9-(4-甲基哌嗪-1-基)-5,12-二硫杂-8-氮杂三环[8.3.0.0^{3,7}]十三-1(13),3,6,8,10-五烯-2-亚基]乙腈

CAS 登录号 82650-83-7

INN list 52

药效分类 抗精神病药

替尼沙秦

Teniloxazine（*INN*）

化学结构式

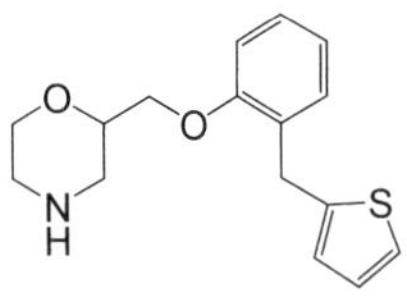

分子式和分子量 $C_{16}H_{19}NO_{2}S$ 289.40

化学名 2-[[2-(Thiophen-2-ylmethyl)phenoxy]methyl]morpholine

2-[[2-(噻吩-2-基甲基)苯氧基]甲基]吗啉

CAS 登录号 62473-79-4

INN list 56

药效分类 抗抑郁药

替尼酸

Tienilic Acid（*INN*）

化学结构式

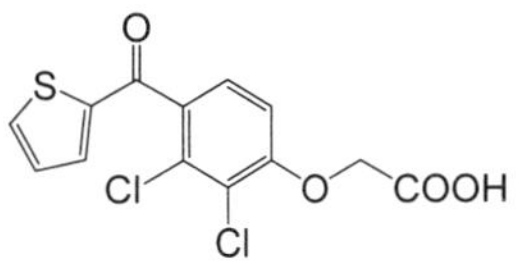

分子式和分子量 $C_{13}H_{8}Cl_{2}O_{4}S$ 331.17

化学名 [2,3-Dichloro-4-(2-thenoyl)phenoxy]acetic acid

[2,3-二氯-4-(2-噻吩甲酰基)苯氧基]乙酸

CAS 登录号 40180-04-9

INN list 25

药效分类 高效能利尿药

ATC 分类 C03CC02

替尼酮

Tenylidone（*INN*）

化学结构式

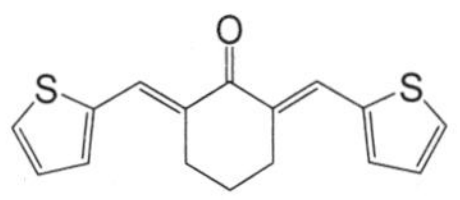

分子式和分子量 $C_{16}H_{14}OS_{2}$ 286.41

化学名 2,6-Bis(2-thenylidene)cyclohexanone

2,6-双(2-噻吩甲亚基)环己酮

CAS 登录号　893-01-6

INN list　15

药效分类　保肝药

替尼西坦

Tenilsetam（*INN*）

化学结构式

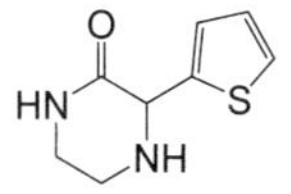

分子式和分子量　$C_8H_{10}N_2OS$　182.24

化学名　(±)-3-(2-Thienyl)-2-piperazinone

(±)-3-(2-噻吩基)-2-哌嗪酮

CAS 登录号　86696-86-8

INN list　51

药效分类　促智药

替诺非君

Tinofedrine（*INN*）

化学结构式

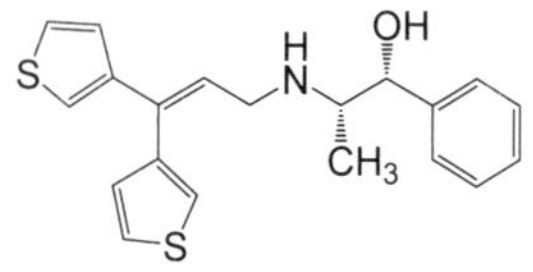

分子式和分子量　$C_{20}H_{21}NOS_2$　355.52

化学名　(+)-(*R*)-*α*-[(*S*)-1-[(3,3-Di-3-thienylallyl)amino]ethyl] benzyl alcohol

(+)-(*R*)-*α*-[(*S*)-1-[(3,3-二-3-噻吩基烯丙基)氨基]乙基]苯甲醇

CAS 登录号　66788-41-8

INN list　32

药效分类　血管扩张药

替诺福韦

Tenofovir（*INN*）

化学结构式

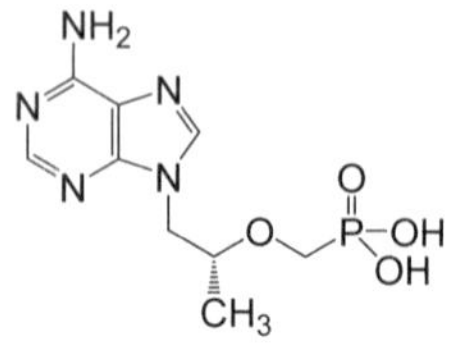

分子式和分子量　$C_9H_{14}N_5O_4P$　287.22

化学名　[[(*R*)-2-(6-Amino-9*H*-purin-9-yl)-1-methylethoxy]methyl] phosphonic acid

[[(*R*)-2-(6-氨基-9*H*-嘌呤-9-基)-1-甲基乙氧基]甲基]膦酸

CAS 登录号　147127-20-6

INN list　82

药效分类　抗病毒药，逆转录酶抑制药

替诺环定

Tenocyclidine（*INN*）

化学结构式

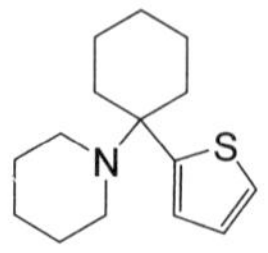

分子式和分子量　$C_{15}H_{23}NS$　249.41

化学名　l-[l-(2-Thienyl)cyclohexyl]piperidine

l-[l-(2-噻吩基)环己基]哌啶

CAS 登录号　21500-98-1

INN list　44

药效分类　致精神失常药

替诺立定

Tinoridine（*INN*）

化学结构式

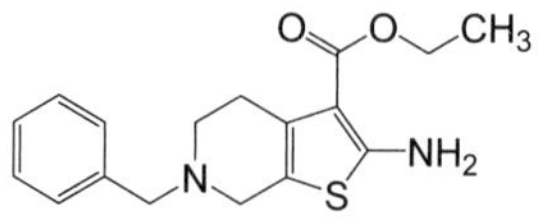

分子式和分子量　$C_{17}H_{20}N_2O_2S$　316.42

化学名　Ethyl 2-amino-6-benzyl-4,5,6,7-tetrahydrothieno[2,3-*c*] pyridine-3-carboxylate

乙基 2-氨基-6-苯甲基-4,5,6,7-四氢噻吩并[2,3-*c*]吡啶-3-羧酸酯

CAS 登录号　24237-54-5

INN list　25

药效分类　抗炎镇痛药

替诺柳

Tenosal（*INN*）

化学结构式

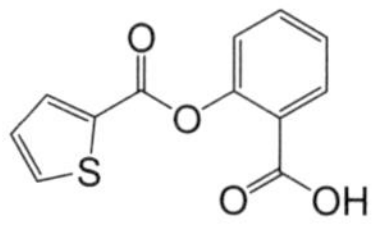

分子式和分子量　$C_{12}H_8O_4S$　248.26

化学名　2-(thiophene-2-carbonyloxy)benzoic acid

2-(噻吩-2-甲酰氧基)苯甲酸

CAS 登录号　95232-68-1

INN list　63

药效分类　抗炎镇痛药

替诺洛尔

Tienoxolol（*INN*）

分子式和分子量　$C_{21}H_{28}N_2O_5S$　420.52

化学结构式

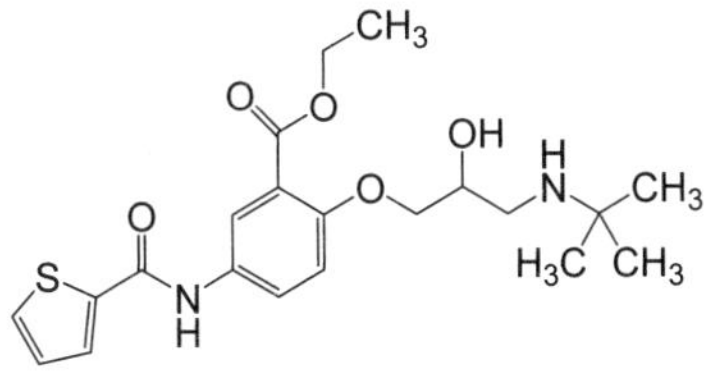

化学名 (±)-Ethyl 2-[3-(*tert* butylamino)-2-hydroxypropoxy]-5-(2-thiophenecarboxamido)benzoate

(±)-乙基 2-[3-(叔丁氨基)-2-羟基丙氧基]-5-(2-噻吩甲酰氨基)苯甲酸酯

CAS 登录号 90055-97-3

INN list 56

药效分类 β受体拮抗药

替诺尼唑

Tenonitrozole（*INN*）

化学结构式

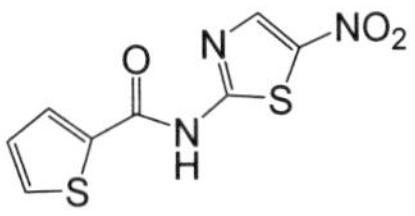

分子式和分子量 $C_8H_5N_3O_3S_2$ 255.27

化学名 *N*-(5-Nitro-2-thiazolyl)-2-thiophenecarboxamide

N-(5-硝基-2-噻唑基)-2-噻吩甲酰胺

CAS 登录号 3810-35-3

INN list 47

药效分类 抗阿米巴虫药

ATC 分类 P01AX08

替诺帕明

Tienopramine（*INN*）

化学结构式

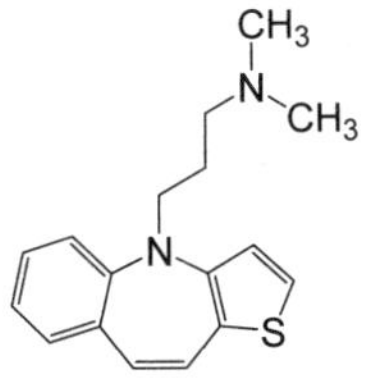

分子式和分子量 $C_{17}H_{20}N_2S$ 284.42

化学名 4-[3-(Dimethylamino)propyl]-4*H*-thieno[3,2-*b*][1]benzazepine

4-[3-(二甲氨基)丙基]-4*H*-噻吩并[3,2-*b*][1]苯并氮杂䓬

CAS 登录号 37967-98-9

INN list 38

药效分类 抗抑郁药

替诺脯

Tenosiprol（*INN*）

分子式和分子量 $C_{10}H_{11}NO_4S$ 241.26

化学结构式

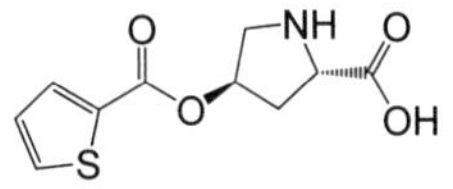

化学名 (*R*)-4-Hydroxy-L-proline 2-thiophenecarboxylate(ester)

(*R*)-4-羟基-L-脯氨酸 2-噻吩甲酸酯

CAS 登录号 129336-81-8

INN list 63

药效分类 抗炎镇痛药

替诺坦司汀

Tinostamustine（*INN*）

化学结构式

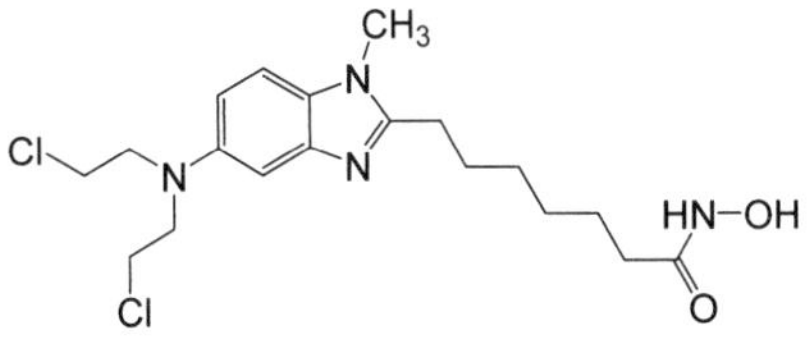

分子式和分子量 $C_{19}H_{28}Cl_2N_4O_2$ 415.36

化学名 7-{5-[Bis(2-chloroethyl)amino]-1-methyl-1*H*-benzimidazol-2-yl}-*N*-hydroxyheptanamide

7-{5-[双(2-氯乙基)氨基]-1-甲基-1*H*-苯并咪唑-2-基}-*N*-羟基庚酰胺

CAS 登录号 1236199-60-2

INN list 116

药效分类 抗肿瘤药

替诺文特

Teplinovivint（*INN*）

化学结构式

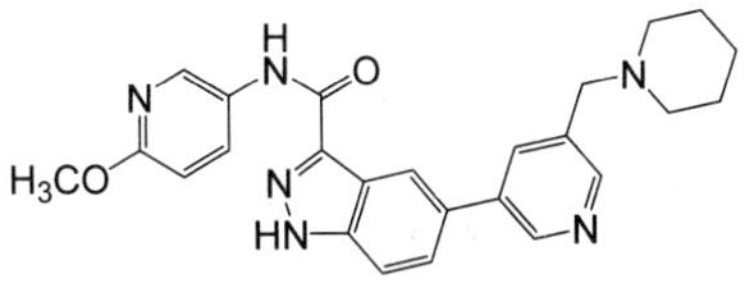

分子式和分子量 $C_{25}H_{26}N_6O_2$ 442.52

化学名 *N*-(6-Methoxypyridin-3-yl)-5-{5-[(piperidin-1-yl)methyl]pyridin-3-yl}-1*H*-indazole-3-carboxamide

N-(6-甲氧基吡啶-3-基)-5-{5-[(哌啶-1-基)甲基]吡啶-3-基}-1*H*-吲唑-3-甲酰胺

CAS 登录号 1428064-91-8

INN list 123

药效分类 Wnt 通路抑制药

替诺昔康

Tenoxicam（*INN*）

分子式和分子量 $C_{13}H_{11}N_3O_4S_2$ 337.37

化学结构式

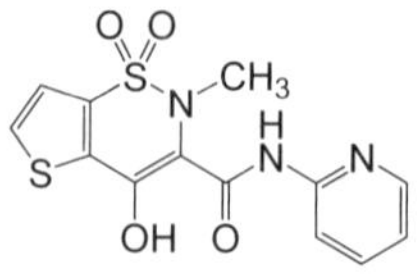

化学名 4-Hydroxy-2-methyl-*N*-2-pyridyl-2*H*-thieno[2,3-*e*]-1,2-thiazine-3-carboxamide 1,1-dioxide

4-羟基-2-甲基-*N*-2-吡啶基-2*H*-噻吩并[2,3-*e*]-1,2-噻嗪-3-甲酰胺 1,1-二氧化物

CAS 登录号 59804-37-4

INN list 44

药效分类 抗炎镇痛药

替培啶

Tipepidine（*INN*）

化学结构式

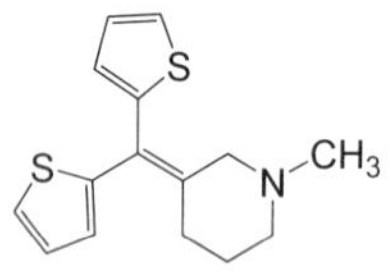

分子式和分子量 $C_{15}H_{17}NS_2$ 275.44

化学名 3-(Di-2-thienylmethylene)-1-methylpiperidine

3-(二-2-噻吩基甲亚基)-1-甲基哌啶

CAS 登录号 5169-78-8

INN list 15

药效分类 镇咳药

替匹法尼

Tipifarnib（*INN*）

化学结构式

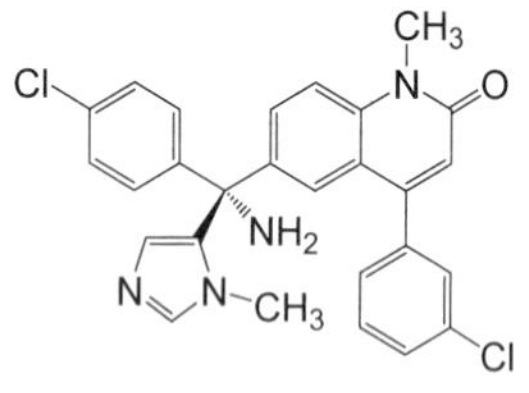

分子式和分子量 $C_{27}H_{22}Cl_2N_4O$ 489.40

化学名 (+)(*R*)-6-[Amino(4-chlorophenyl)(1-methyl-1*H*-imidazol-5-yl)methyl]-4-(3-chlorophenyl)-1-methyl-2(1*H*)-quinolinone

(+)(*R*)-6-[氨基(4-氯苯基)(1-甲基-1*H*-咪唑-5-基)甲基]-4-(3-氯苯基)-1-甲基-2(1*H*)-喹啉酮

CAS 登录号 192185-72-1

INN list 84

药效分类 抗肿瘤药

替匹罗星

Tildipirosin（*INN*）

分子式和分子量 $C_{41}H_{71}N_3O_8$ 734.02

化学结构式

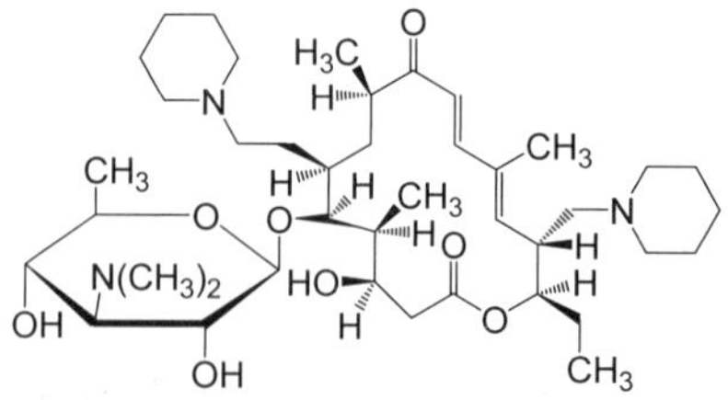

化学名 (4*R*,5*S*,6*S*,7*R*,9*R*,11*E*,13*E*,15*R*,16*R*-6-[[3,6-dideoxy-3-(dimethylamino)-*β*-D-glucopyranosyl]oxy]-16-ethyl-4-hydroxy-5,9,13-trimethyl-7-[2-(piperidin-1-yl)ethyl]-15-[(piperidin-1-yl)methyl]oxacyclohexadeca-11,13-diene-2,10-dione

(4*R*,5*S*,6*S*,7*R*,9*R*,11*E*,13*E*,15*R*,16*R*-6-[[3,6-二脱氧-3-(二甲基氨基)-*β*-D-吡喃葡萄糖基]氧叉基]-16-乙基-4-羟基-5,9,13-三甲基-7-[2-(哌啶-1-基)乙基]-15-[(哌啶-1-基)甲基]氧杂环十六烷-11,13-二烯-2,10-二酮

CAS 登录号 328898-40-4

INN list 99

药效分类 抗生素类药

替匹嘧啶

Tipiracil（*INN*）

化学结构式

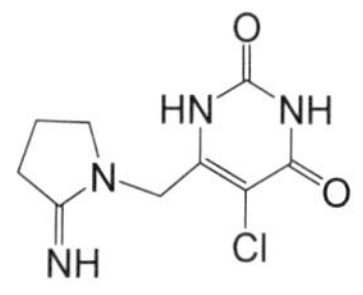

分子式和分子量 $C_9H_{11}ClN_4O_2$ 242.06

化学名 5-Chloro-6-[(2-iminopyrrolidin-1-yl)methyl]pyrimidine-2,4(1*H*,3*H*)-dione

5-氯-6-[(2-氨亚基吡咯烷-1-基)甲基]嘧啶-2,4(1*H*,3*H*)-二酮

CAS 登录号 183204-74-2

INN list 106

药效分类 抗肿瘤增效药

替泼尼旦

Tipredane（*INN*）

化学结构式

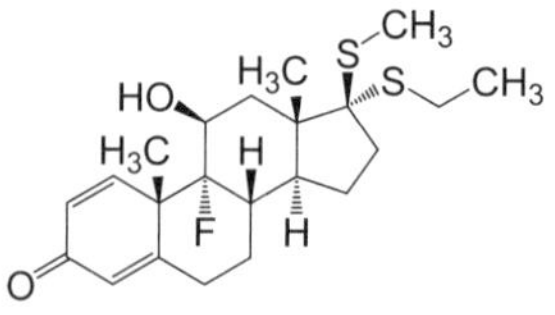

分子式和分子量 $C_{22}H_{31}FO_2S_2$ 410.61

化学名 9-Fluoro-11*β*-Hydroxyandrosta-1,4-diene-3,17-dione(17*R*)-17-(ethylmethyl mercaptole)

9-氟-11*β*-羟基雄甾-1,4-二烯-3,17-二酮(17*R*)-17-(缩甲基乙基硫醇)

CAS 登录号 85197-77-9

INN list 54

药效分类 肾上腺皮质激素类药

替普地尔

Tipropidil（INN）

化学结构式

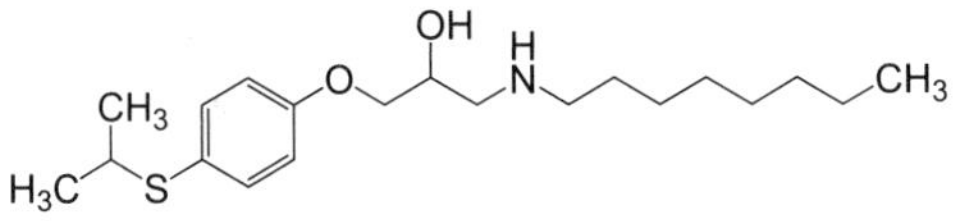

分子式和分子量 $C_{20}H_{35}NO_2S$ 353.57

化学名 1-[4-(Isopropylthio)phenoxy]-3-(octylamino)-2-propanol

1-[4-(异丙基硫基)苯氧基]-3-(辛氨基)-2-丙醇

CAS 登录号 70895-45-3；70895-39-5[盐酸盐]

INN list 44

药效分类 血管扩张药

替普罗肽

Teprotide（INN）

化学结构式

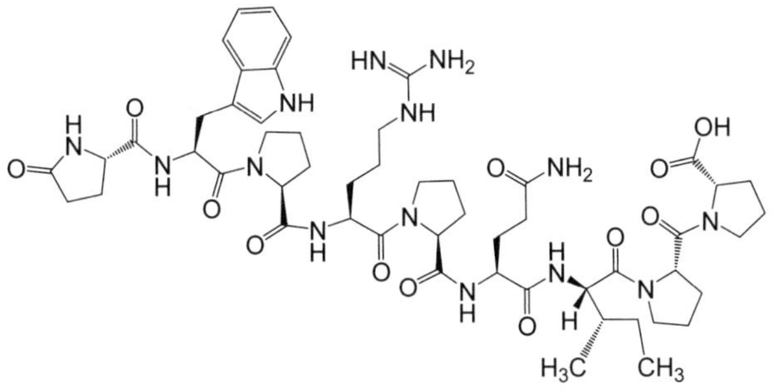

分子式和分子量 $C_{53}H_{76}N_{14}O_{12}$ 1101.26

化学名 5-Oxo-L-prolyl-L-tryptophyl-L-prolyl-L-arginyl-L-prolyl-L-glutaminyl-L-isoleucyl-L-prolyl-L-proline

5-氧代-L-脯氨酰-L-色氨酰-L-脯氨酰-L-精氨酰-L-脯氨酰-L-谷氨酰-L-异亮氨酰-L-脯氨酰-L-脯氨酸

CAS 登录号 35115-60-7

INN list 36

药效分类 抗高血压药，血管紧张素转换酶抑制药

替普洛尔

Tiprenolol（INN）

化学结构式

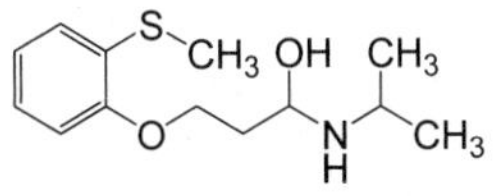

分子式和分子量 $C_{13}H_{21}NO_2S$ 255.38

化学名 1-(2-methylsulfanylphenoxy)-3-(propan-2-ylamino)propan-2-ol

1-(2-甲基硫基苯氧基)-3-(丙-2-基氨基)丙-2-醇

CAS 登录号 26481-51-6；39832-43-4[盐酸盐]

INN list 23

药效分类 β受体拮抗药

替普瑞酮

Teprenone（INN）

化学结构式

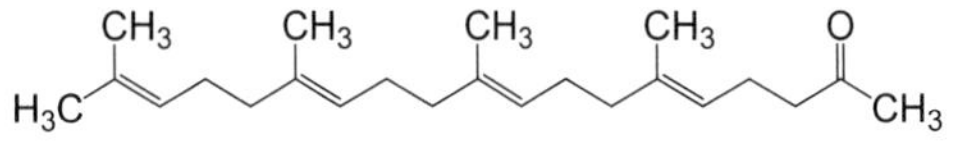

分子式和分子量 $C_{23}H_{38}O$ 330.55

化学名 (5*E*,9*E*,13*E*)-6,10,14,18-Tetramethylnonadeca-5,9,13,17-tetraen-2-one

(5*E*,9*E*,13*E*)-6,10,14,18-四甲基十九烷-5,9,13,17-四烯-2-酮

CAS 登录号 6809-52-5

INN list 50

药效分类 抗溃疡药

替普司特

Tiprinast（INN）

化学结构式

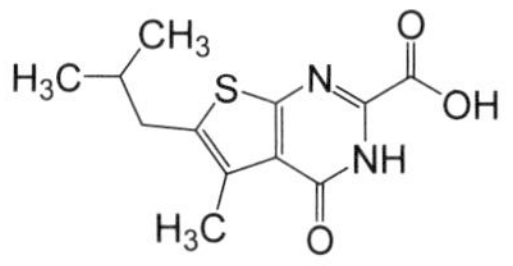

分子式和分子量 $C_{12}H_{14}N_2O_3S$ 266.32

化学名 3,4-Dihydro-6-isobutyl-5-methyl-4-oxothieno[2,3-*d*]pyrimidine-2-carboxylic acid

3,4-二氢-6-异丁基-5-甲基-4-氧代噻吩并[2,3-*d*]嘧啶-2-羧酸

CAS 登录号 83153-39-3；83198-90-7[葡甲胺盐]

INN list 50

药效分类 平喘药，抗过敏药

替前列胺

Tiprostanide（INN）

化学结构式

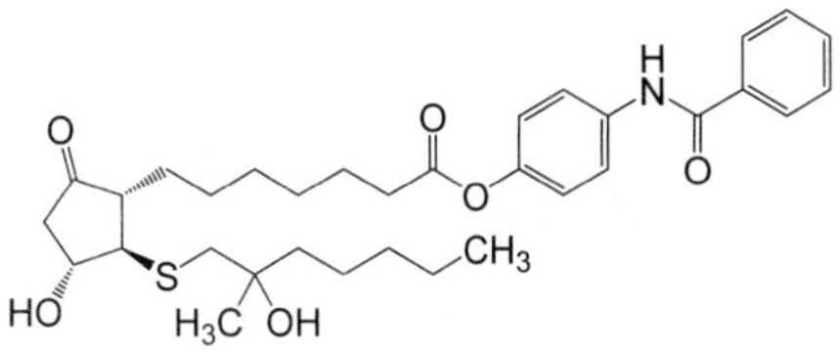

分子式和分子量 $C_{33}H_{45}NO_6S$ 583.78

化学名 4-Benzamidophenyl 7-((1*S*,2*R*,3*R*)-3-hydroxy-2-((2-hydroxy-2-methylheptyl)thio)-5-oxocyclopentyl)heptanoate

4-苯甲酰氨基苯基 7-((1*S*,2*R*,3*R*)-3-羟基-2-((2-羟基-2-甲基庚基)硫基)-5-氧代环戊基)庚酸酯

CAS 登录号 67040-53-3

INN list 48

药效分类 前列腺素类药

替曲比妥

Tetrabarbital（*INN*）

化学结构式

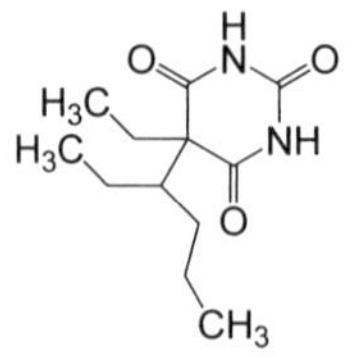

分子式和分子量 $C_{12}H_{20}N_2O_3$ 240.30

化学名 5-Ethyl-5-(l-ethylbutyl)barbituric acid

5-乙基-5-(l-乙基丁基)巴比妥酸

CAS 登录号 76-23-3

INN list 4

药效分类 镇静催眠药

替曲膦

Tetrofosmin（*INN*）

化学结构式

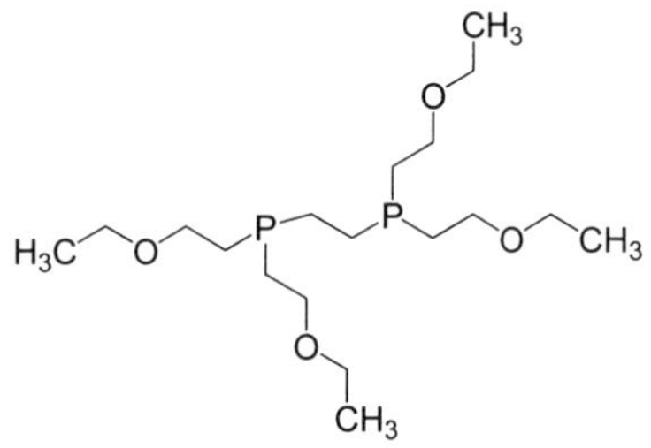

分子式和分子量 $C_{18}H_{40}O_4P_2$ 382.46

化学名 Ethylene bis[bis(2-ethoxyethyl)phosphine]

亚乙基 双[双(2-乙氧基乙基)膦]

CAS 登录号 127502-06-1

INN list 66

药效分类 诊断用药

替曲洛芬

Tetriprofen（*INN*）

化学结构式

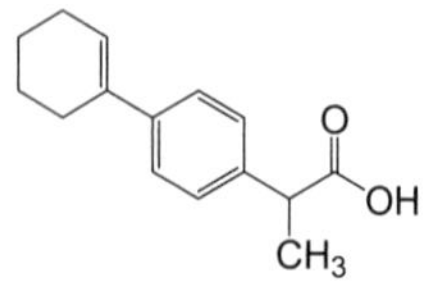

分子式和分子量 $C_{15}H_{18}O_2$ 230.30

化学名 2-[4-(Cyclohexen-1-yl)phenyl]propanoic acid

2-[4-(环己烯-1-基)苯基]丙酸

CAS 登录号 28168-10-7

INN list 29

药效分类 抗炎镇痛药

替曲那新

Tetronasin（*INN*）

化学结构式

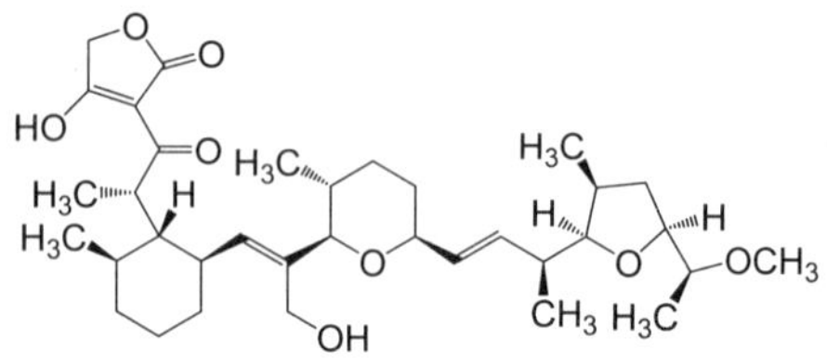

分子式和分子量 $C_{35}H_{54}O_8$ 602.81

化学名 4-Hydroxy-3-[(2*S*)-2-[(1*S*,2*S*,6*R*)-2-[(1*E*)-3-hydroxy-2-[(2*R*,3*R*,6*S*)-tetrahydro-3-methyl-6-[(1*E*,3*S*)-3-[(2*R*,3*S*,5*R*)-tetrahydro-5-[(1*S*)-1-methoxyethyl]-3-methyl-2-furyl]-1-butenyl]-2*H*-pyran-2-yl]propenyl]-6-methylcyclohexyl]propionyl]-2-(5*H*)-furanone

4-羟基-3-[(2*S*)-2-[(1*S*,2*S*,6*R*)-2-[(1*E*)-3-羟基-2-[(2*R*,3*R*,6*S*)-四氢-3-甲基-6-[(1*E*,3*S*)-3-[(2*R*,3*S*,5*R*)-四氢-5-[(1*S*)-1-甲氧基乙基]-3-甲基-2-呋喃基]-1-丁烯基]-2*H*-吡喃-2-基]丙烯基]-6-甲基环己基] 丙酰基]-2-(5*H*)-呋喃酮

CAS 登录号 75139-06-9; 75139-05-8[单钠盐]

INN list 56

药效分类 生长刺激药(兽用)

替曲尼布

Timtraxanib（*INN*）

化学结构式

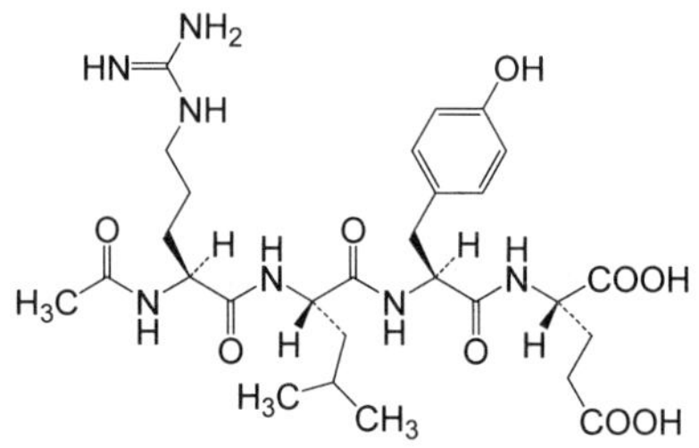

分子式和分子量 $C_{28}H_{43}N_7O_9$ 621.69

化学名 *N*[2]-Acetyl-L-arginyl-L-leucyl-L-tyrosyl-L-glutamic acid

N[2]-乙酰-L-精氨酰-L-亮氨酰-L-酪氨酰-L-谷氨酸

CAS 登录号 2412172-33-7

INN list 125

药效分类 血管生成抑制药

替群妥英

Tetrantoin

化学结构式

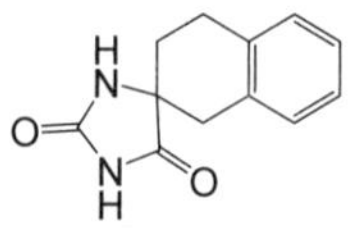

分子式和分子量 $C_{12}H_{12}N_2O_2$ 216.24

化学名 7,6-Benzo-1,3-diazaspiro[4,5]decane-2,4-dione

7,6-苯并-1,3-氮杂螺[4,5]癸烷-2,4-二酮

CAS 登录号 52094-70-9

药效分类 抗癫痫药

替沙罗米

Texacromil（*INN*）

化学结构式

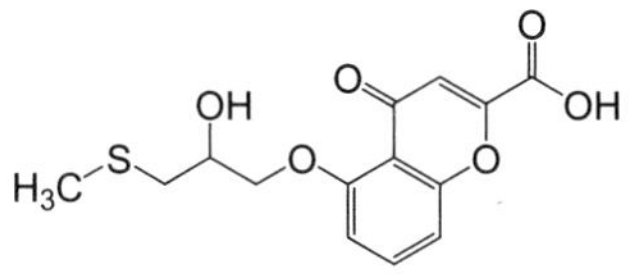

分子式和分子量 $C_{14}H_{14}O_6S$ 310.32

化学名 (±)-5-[2-Hydroxy-3-(methylthio)propoxy]-4-oxo-4*H*-1-benzopyran-2-carboxylic acid

(±)-5-[2-羟基-3-(甲硫基)丙氧基]-4-氧代-4*H*-1-苯并吡喃-2-羧酸

CAS 登录号 77005-28-8

INN list 58

药效分类 抗过敏药

替舒前列素

Tilsuprost（*INN*）

化学结构式

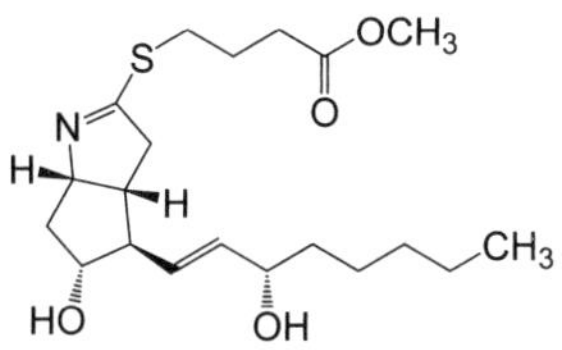

分子式和分子量 $C_{20}H_{33}NO_4S$ 383.55

化学名 Methyl 4-[[(3*aR*,4*R*,5*R*,6*aS*)-5-hydroxy-4-[(*E*,3*R*)-3-hydroxyoct-1-enyl]-3,3*a*,4,5,6,6*a*-hexahydrocyclopenta[*b*]pyrrol-2-yl]sulfanyl]butanoate

甲基 4-[[(3*aR*,4*R*,5*R*,6*aS*)-5-羟基-4-[(*E*,3*R*)-3-羟基辛-1-烯基]-3,3*a*,4,5,6,6*a*-六氢环戊熳并[*b*]吡咯-2-基]硫基]丁酸酯

CAS 登录号 80225-28-1

INN list 51

药效分类 前列腺素类药

替司他赛

Tesetaxel（*INN*）

化学结构式

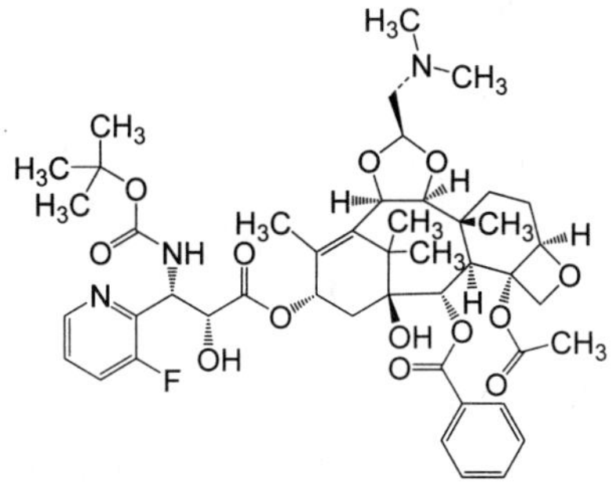

分子式和分子量 $C_{46}H_{60}FN_3O_{13}$ 881.98

化学名 [(2*R*,4*S*,6*S*,7*R*,10*R*,13*S*,14*R*,15*S*,16*S*,18*S*)-13-Acetyloxy-4-[(dimethylamino)methyl]-18-[(2*R*,3*S*)-3-(3-fluoropyridin-2-yl)-2-hydroxy-3-[(2-methylpropan-2-yl)oxycarbonylamino]propanoyl]oxy-16-hydroxy-7,19,20,20-tetramethyl-3,5,11-trioxapentacyclo[14.3.1.0^{2,6}.0^{7,14}.0^{10,13}]icos-1(19)-en-15-yl] benzoate

[(2*R*,4*S*,6*S*,7*R*,10*R*,13*S*,14*R*,15*S*,16*S*,18*S*)-13-乙酰氧基-4-[(二甲氨基)甲基]-18-[(2*R*,3*S*)-3-(3-氟吡啶-2-基)-2-羟基-3-[(2-甲基丙-2-基)氧基甲酰氨基]丙酰基]氧基-16-羟基-7,19,20,20-四甲基-3,5,11-三氧杂五环[14.3.1.0^{2,6}.0^{7,14}.0^{10,13}]二十烷-1(19)-烯-15-基] 苯甲酸酯

CAS 登录号 333754-36-2

INN list 93

药效分类 抗肿瘤药

替索芬辛

Tesofensine（*INN*）

化学结构式

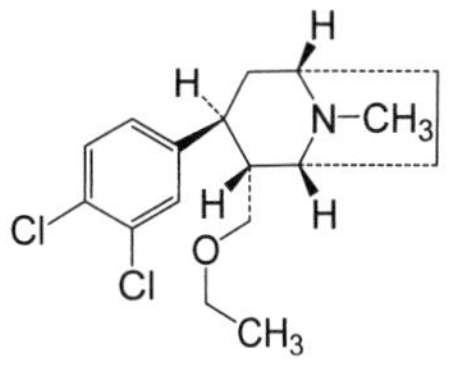

分子式和分子量 $C_{17}H_{23}Cl_2NO$ 328.28

化学名 (1*R*,2*R*,3*S*,5*S*)-3-(3,4-Dichlorophenyl)-2-(ethoxymethyl)-8-methyl-8-azabicyclo[3.2.1]octane

(1*R*,2*R*,3*S*,5*S*)-3-(3,4-二氯苯基)-2-(乙氧基甲基)-8-甲基-8-氮杂双环[3.2.1] 辛烷

CAS 登录号 195875-84-4

INN list 89

药效分类 抗震颤麻痹药

替索骨化酯

Tisocalcitate（*INN*）

化学结构式

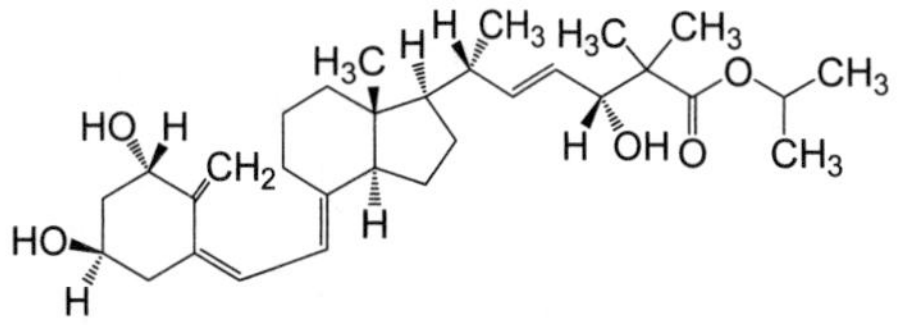

分子式和分子量 $C_{31}H_{48}O_5$ 500.72

化学名 1-Methylethyl (5*Z*,7*E*,22*E*,24*R*)-1α,3β,24-trihydroxy-9,10-secocholesta-5,7,10(19),22-tetraene-25-carboxylate

1-甲基乙基 (5*Z*,7*E*,22*E*,24*R*)-1α,3β,24-三羟基-9,10-开环胆甾-5,7,10(19),22-四烯-25-羧酸酯

CAS 登录号 156965-06-9

INN list 89

药效分类 维生素类药

替索喹

Tisoquone（*INN*）

化学结构式

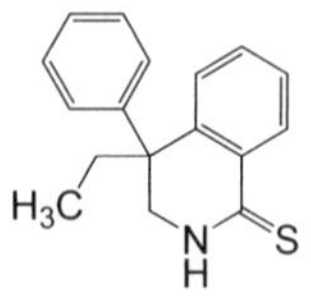

分子式和分子量　$C_{17}H_{17}NS$　267.39

化学名　4-Ethyl-3,4-dihydro-4-phenylthioisocarbostyril

4-乙基-3,4-二氢-4-苯基硫代异喹诺酮

CAS 登录号　40692-37-3

INN list　28

药效分类　降血脂药

替索罗胺

Tisocromide（*INN*）

化学结构式

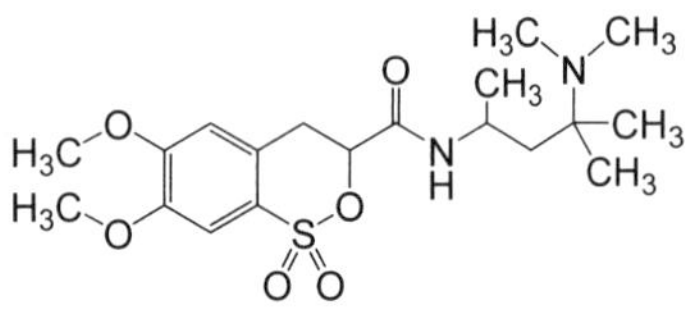

分子式和分子量　$C_{19}H_{30}N_2O_6S$　414.52

化学名　*N*-[3-(Dimethylamino)-1,3-dimethylbutyl]-6,7-dimethoxy-2,1-benzoxathian-3-carboxamide 1,1-dioxide

N-[3-(二甲氨基)-1,3-二甲基丁基]-6,7-二甲氧基-2,1-苯并氧硫杂茂烷-3-甲酰胺 1,1-二氧化物

CAS 登录号　35423-51-9

INN list　28

药效分类　镇静药，抗抑郁药

替托司特

Tetomilast（*INN*）

化学结构式

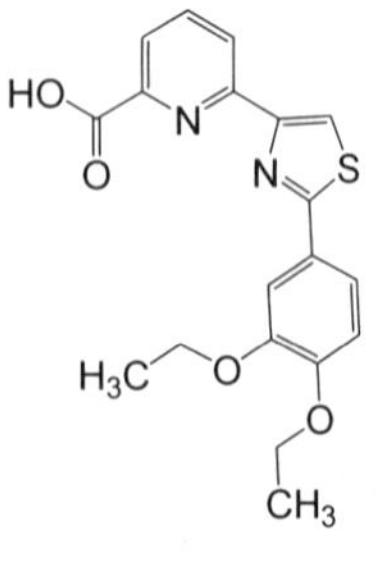

分子式和分子量　$C_{19}H_{18}N_2O_4S$　370.42

化学名　6-[2-(3,4-Diethoxyphenyl)-1,3-thiazol-4-yl]pyridine-2-carboxylic acid

6-[2-(3,4-二乙氧基苯基)-1,3-噻唑-4-基]吡啶-2-羧酸

CAS 登录号　145739-56-6

INN list　91

药效分类　平喘药，抗过敏药，磷酸二酯酶Ⅳ抑制药

替托溴铵

Tipetropium Bromide（*INN*）

化学结构式

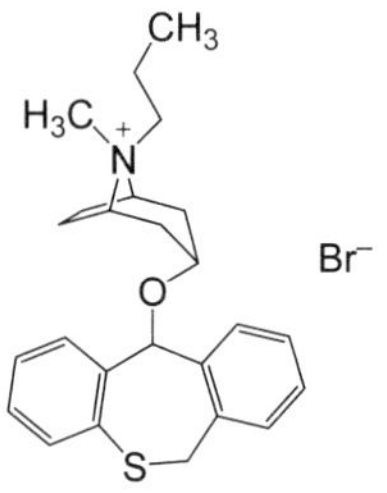

分子式和分子量　$C_{25}H_{32}BrNOS$　474.50

化学名　(1*S*,5*S*)-3-[[(11*S*)-6,11-Dihydrobenzo[*c*][1]benzothiepin-11-yl]oxy]-8-methyl-8-propyl-8-azoniabicyclo[3.2.1]octane;bromide

溴化 (1*S*,5*S*)-3-[[(11*S*)-6,11-二氢苯并[*c*][1]苯并硫杂庚熳-11-基]氧]-8-甲基-8-丙基-8-氮鎓双环[3.2.1]辛烷

CAS 登录号　54376-91-9

INN list　42

药效分类　解痉药

替韦拉平

Tivirapine（*INN*）

化学结构式

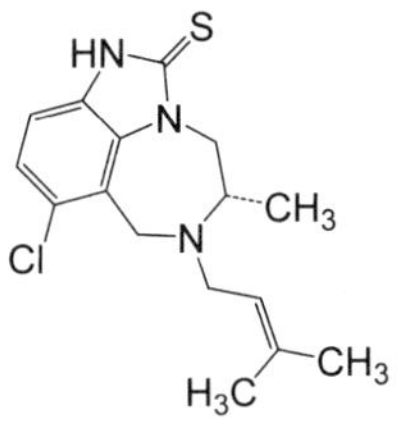

分子式和分子量　$C_{16}H_{20}ClN_3S$　321.87

化学名　(*S*)-8-Chloro-4,5,6,7-tetrahydro-5-methyl-6-(3-methyl-2-butenyl)imidazo[4,5,1-*jk*][1,4] benzodiazepine-2(1*H*)-thione

(*S*)-8-氯-4,5,6,7-四氢-5-甲基-6-(3-甲基-2-丁烯基)咪唑并[4,5,1-*jk*][1,4]苯并二氮杂草-2(1*H*)-硫酮

CAS 登录号　137332-54-8

INN list　74

药效分类　抗病毒药

替韦立马

Tecovirimat（*INN*）

化学结构式

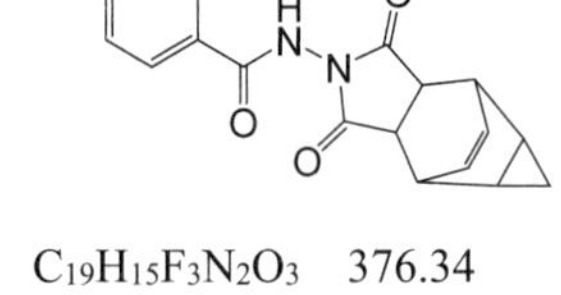

分子式和分子量　$C_{19}H_{15}F_3N_2O_3$　376.34

化学名　*N*-[1,3-Dioxo-3,3*a*,4,4*a*,5,5*a*,6,6*a*-octahydro-4,6-ethenocyclopropa[*f*]isoindol-2(1*H*)-yl]-4-(trifluoromethyl)benzamide

N-[1,3-二氧代-3,3*a*,4,4*a*,5,5*a*,6,6*a*-八氢-4,6-乙烯桥环丙烷并[*f*]异吲哚-2(1*H*)-基]-4-(三氟甲基)苯甲酰胺

CAS 登录号 816458-31-8

INN list 99

药效分类 抗病毒药

替西米德

Tesimide（*INN*）

化学结构式

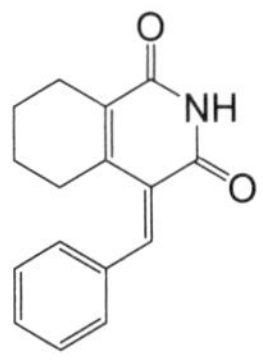

分子式和分子量 $C_{16}H_{15}NO_2$ 253.30

化学名 4-Benzylidene-5,6,7,8-tetrahydro-1,3(2*H*,4*H*)-isoquinolinedione

4-苄亚基-5,6,7,8-四氢-1,3(2*H*,4*H*)-异喹啉二酮

CAS 登录号 35423-09-7

INN list 23

药效分类 抗炎镇痛药

替昔康

Tesicam（*INN*）

化学结构式

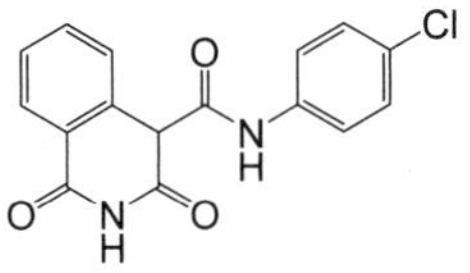

分子式和分子量 $C_{16}H_{11}ClN_2O_3$ 314.72

化学名 *N*-(4-Chlorophenyl)-1,3-dioxo-4*H*-isoquinoline-4-carboxamide

N-(4-氯苯基)-1,3-二氧代-4*H*-异喹啉-4-甲酰胺

CAS 登录号 21925-88-2

INN list 25

药效分类 抗炎药

替昔洛韦

Tiviciclovir（*INN*）

化学结构式

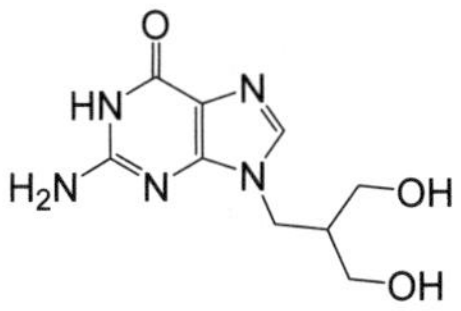

分子式和分子量 $C_9H_{13}N_5O_3$ 239.23

化学名 2-Amino-9-[3-hydroxy-2-(hydroxymethyl)propyl]-1,9-dihydro-6*H*-purin-6-one

2-氨基-9-[3-羟基-2-(羟甲基)丙基]-1,9-二氢-6*H*-嘌呤-6-酮

CAS 登录号 103024-93-7

INN list 86

药效分类 抗病毒药

替硝唑

Tinidazole（*INN*）

化学结构式

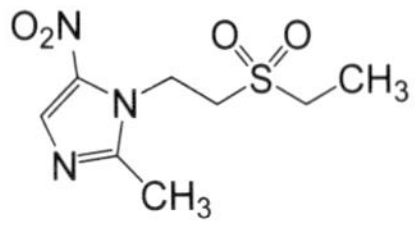

分子式和分子量 $C_8H_{13}N_3O_4S$ 247.27

化学名 2-Methyl-1-[2-(ethylsulfonyl)ethyl]-5-nitro-1*H*-imidazole

2-甲基-1-[2-(乙基磺酰基)乙基]-5-硝基-1*H*-咪唑

CAS 登录号 19387-91-8

INN list 21

药效分类 硝基咪唑抗阿米巴虫药

ATC 分类 P01AB02

替溴铵

Tetradonium Bromide（*INN*）

化学结构式

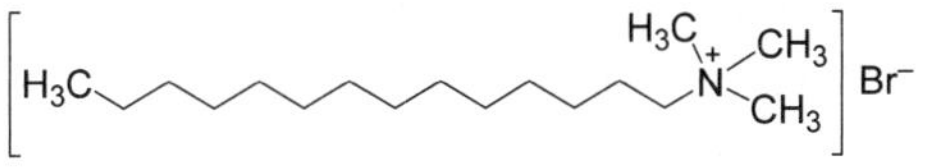

分子式和分子量 $C_{17}H_{38}BrN$ 336.39

化学名 Trimethyl(tetradecyl)ammonium bromide

溴化 三甲基(十四烷基)铵

CAS 登录号 1119-97-7

INN list 18

药效分类 消毒防腐药

替溴芬

Tibrofan（*INN*）

化学结构式

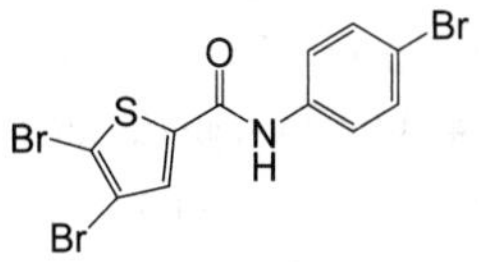

分子式和分子量 $C_{11}H_6Br_3NOS$ 439.95

化学名 4,4',5-Tribrorno-2-thiophenecarboxyanilide

4,4',5-三溴-2-噻吩甲酰苯胺

CAS 登录号 15686-72-3

INN list 18

药效分类 消毒药

替吲哚

Tipindole（*INN*）

化学结构式

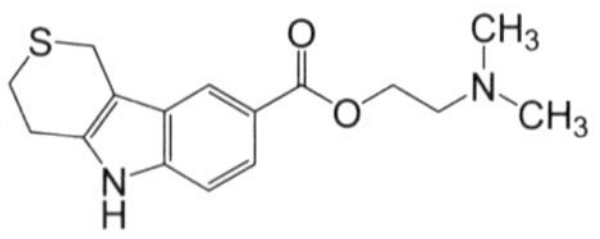

分子式和分子量 $C_{16}H_{20}N_2O_2S$ 304.41

化学名 2-(Dimethylamino)ethyl 1,3,4,5-tetrahydrothiopyrano[4,3-*b*]indole-8-carboxylate

2-(二甲氨基)乙基 1,3,4,5-四氢噻喃并[4,3-*b*]吲哚-8-羧酸酯

CAS 登录号 7489-66-9

INN list 22

药效分类 单胺氧化酶抑制药

替孕醇

Tigestol（*INN*）

化学结构式

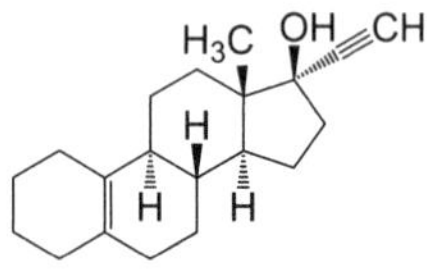

分子式和分子量 $C_{20}H_{28}O$ 284.44

化学名 19-Nor-17*α*-pregn-5*S*(10)-en-20-yn-17-ol

19-去甲基-17*α*-孕甾-5*S*(10)-烯-20-炔-17-醇

CAS 登录号 896-71-9

INN list 20

药效分类 孕激素类药

替泽特吉

Tizaterkib（*INN*）

化学结构式

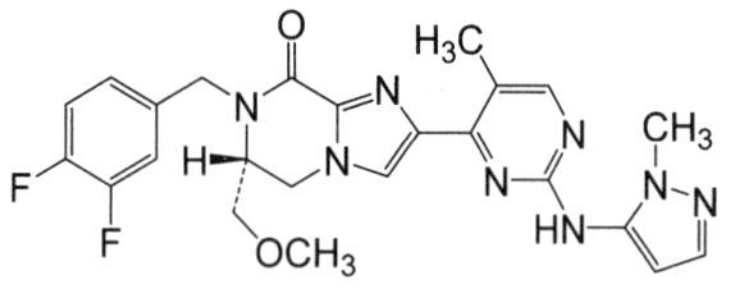

分子式和分子量 $C_{24}H_{24}F_2N_8O_2$ 494.51

化学名 (6*R*)-7-[(3,4-Difluorophenyl)methyl]-6-(methoxymethyl)-2-{5-methyl-2-[(1-methyl-1*H*-pyrazol-5-yl)amino]pyrimidin-4-yl}-6,7-dihydroimidazo[1,2-*a*]pyrazin-8(5*H*)-one

(6*R*)-7-[(3,4-二氟苯基)甲基]-6-(甲氧基甲基)-2-{5-甲基-2-[(1-甲基-1*H*-吡唑-5-基)氨基]嘧啶-4-基}-6,7-二氢咪唑并[1,2-*a*]吡嗪-8(5*H*)-酮

CAS 登录号 2097416-76-5

INN list 125

药效分类 酪氨酸激酶抑制药，抗肿瘤药

替扎布林

Tizabrin（*INN*）

化学结构式

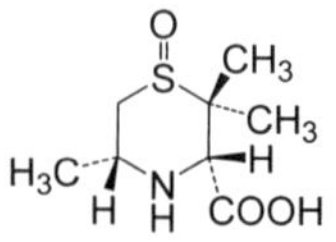

分子式和分子量 $C_8H_{15}NO_3S$ 205.28

化学名 (l*R*,3*S*,5*R*)-2,2,5-Trimethyl-3-thiomorpholinecarboxylic acid 1-oxide

(l*R*,3*S*,5*R*)-2,2,5-三甲基-3-硫代吗啉羧酸 1-氧化物

CAS 登录号 83573-53-9

INN list 49

药效分类 抗凝血药

替扎卡托

Tezacaftor（*INN*）

化学结构式

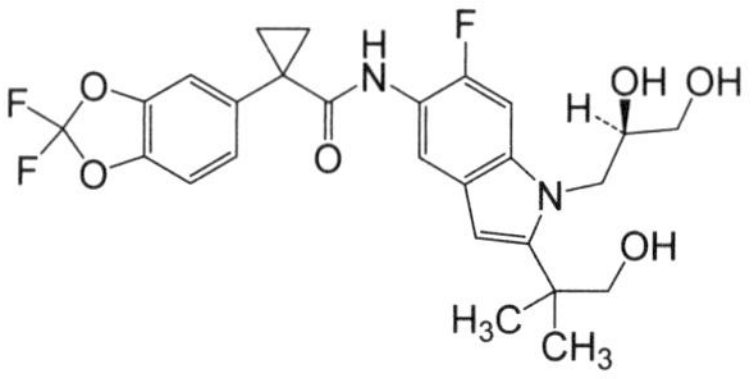

分子式和分子量 $C_{26}H_{27}F_3N_2O_6$ 520.51

化学名 1-(2,2-Difluoro-2*H*-1,3-benzodioxol-5-yl)-*N*-{1-[(2*R*)-2,3-dihydroxypropyl]-6-fluoro-2-(1-hydroxy-2-methylpropan-2-yl)-1*H*-indol-5-yl}cyclopropane-1-carboxamide

1-(2,2-二氟-2*H*-1,3-苯并二氧戊环-5-基)-*N*-{1-[(2*R*)-2,3-二羟丙基]-6-氟-2-(1-羟基-2-甲基丙烷-2-基)-1*H*-吲哚-5-基}环丙烷-1-甲酰胺

CAS 登录号 1152311-62-0

INN list 114

药效分类 囊性纤维化跨膜调节剂(CFTR)通道调节药

替扎尼定

Tizanidine（*INN*）

化学结构式

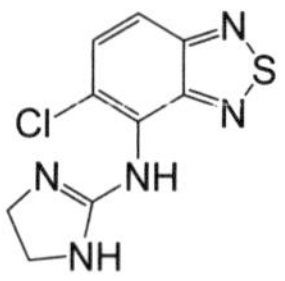

分子式和分子量 $C_9H_8ClN_5S$ 253.71

化学名 5-Chloro-4-[(2-imidazolin-2-yl)amino]-2,1,3-benzothiadiazole

5-氯-4-[(2-咪唑啉-2-基)氨基]-2,1,3-苯并噻二唑

CAS 登录号 51322-75-9；64461-82-1[盐酸盐]

INN list 43

药效分类 解痉药

替扎他滨

Tezacitabine（*INN*）

化学结构式

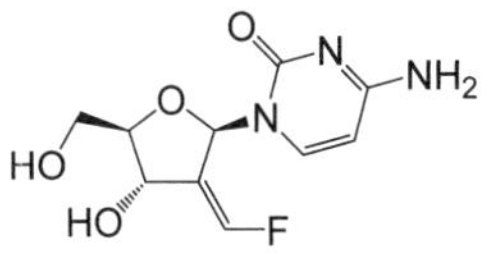

分子式和分子量 $C_{10}H_{12}FN_3O_4$ 257.22

化学名 2'-Deoxy-2'-[(*E*)-fluoromethylene]cytidine

2'-脱氧-2'-[(*E*)-氟甲亚基]胞嘧啶核苷

CAS 登录号 130306-02-4; 171176-43-5[水合物]

INN list 84

药效分类 抗肿瘤药

替占帕奈

Tezampanel（*INN*）

化学结构式

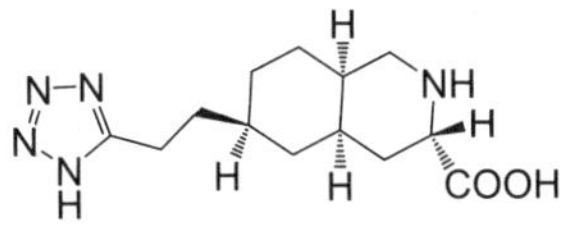

分子式和分子量 $C_{13}H_{21}N_5O_2$ 279.34

化学名 (3*S*,4*aR*,6*R*,8*aR*)-6-[2-(1*H*-Tetrazol-5-yl)ethyl]decahydroisoquinoline-3-carboxylic acid

(3*S*,4*aR*,6*R*,8*aR*)-6-[2-(1*H*-四氮唑-5-基)乙基]十氢异喹啉-3-羧酸

CAS 登录号 154652-83-2; 317819-68-4[一水合物]

INN list 95

药效分类 AMPA/KA 谷氨酸受体拮抗药

替唑胺

Tizolemide（*INN*）

化学结构式

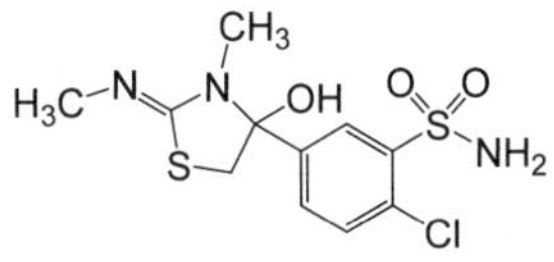

分子式和分子量 $C_{11}H_{14}ClN_3O_3S_2$ 335.83

化学名 2-Chloro-5-[4-hydroxy-3-methyl-2-(methylimino)-4-thiazolidinyl]benzenesulfonamide

2-氯-5-[4-羟基-3-甲基-2-(甲基氨亚基)-4-噻唑烷基]苯磺酰胺

CAS 登录号 56488-58-5

INN list 35

药效分类 利尿药

替唑生坦

Tezosentan（*INN*）

分子式和分子量 $C_{27}H_{27}N_9O_6S$ 605.62

化学结构式

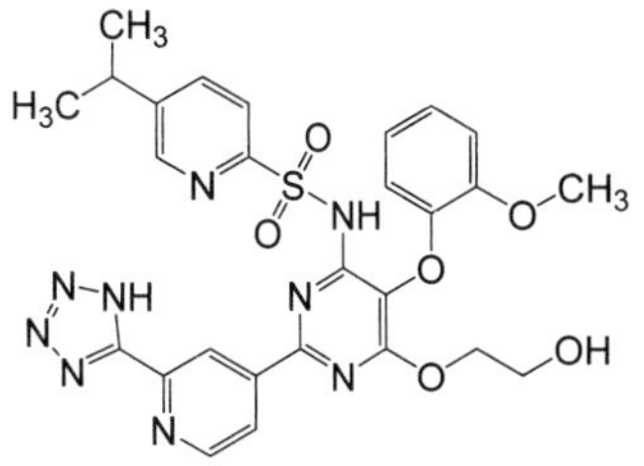

化学名 *N*-[6-(2-Hydroxyethoxy)-5-(*o*-methoxyphenoxy)-2-[2-(1*H*-tetrazol-5-yl)-4-pyridyl]-4-pyrimidinyl]-5-isopropyl-2-pyridinesulfonamide

N-[6-(2-羟基乙氧基)-5-(2-甲氧基苯氧基)-2-[2-(1*H*-四氮唑-5-基)-4-吡啶基]-4-嘧啶基]-5-异丙基-2-吡啶磺酰胺

CAS 登录号 180384-57-0

INN list 81

药效分类 内皮素受体拮抗药

天青树脂

Azuresin

化学结构式

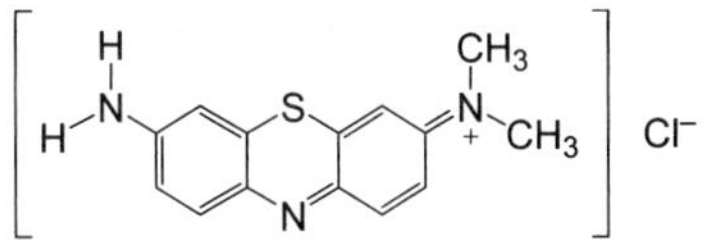

分子式和分子量 $C_{14}H_{14}ClN_3S$ 291.80

化学名 7-Aminophenothiazin-3-ylidene(dimethyl)ammonium chloride

氯化 7-氨基吩噻嗪-3-亚基(二甲基)铵

CAS 登录号 8050-34-8

药效分类 诊断用药

甜菜碱

Betaine

化学结构式

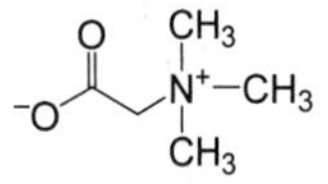

分子式和分子量 $C_5H_{11}NO_2$ 117.51

化学名 2-(trimethylazaniumyl)acetate

2-(三甲基铵基)乙酸盐

CAS 登录号 107-43-7; 141-58-2[取代物]; 590-46-5[盐酸盐]

药效分类 利胆药

铁胆盐

Ferrocholinate（*INN*）

化学结构式

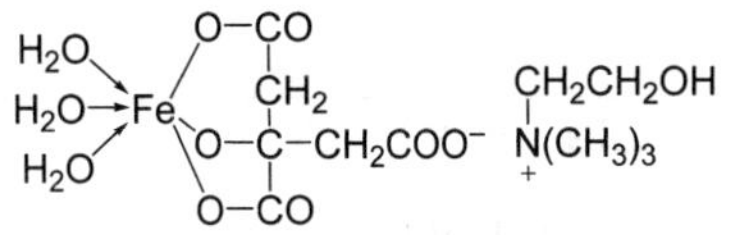

分子式和分子量 $C_{11}H_{24}FeNO_{11}$ 402.15

药物描述 2-Hydroxyethyl(trimethyl)azanium; iron(3^+); 2-oxido-propane-1,2,3-tricarboxylate; trihydrate

2-羟乙基(三甲基)铵；铁(3^+)；2-氧化丙烷-1,2,3-羧酸盐；三水合物

CAS 登录号 1336-80-7

INN list 10

药效分类 抗贫血药

铁镁加

Fermagate（*INN*）

化学结构式

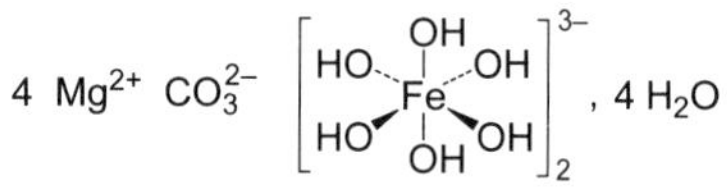

分子式和分子量 $CH_{12}Fe_2Mg_4O_{15} \cdot 4H_2O$ 544

药物描述 Diiron(3+)tetramagnesium carbonate dodecahydroxide-water(1∶4)

碳酸盐十二氢氧化二铁(3+)四镁-水(1∶4)

CAS 登录号 119175-48-3

INN list 98

药效分类 抗酸药

铁葡酸钙钠

Calcium Sodium Ferriclate（*INN*）

化学结构式

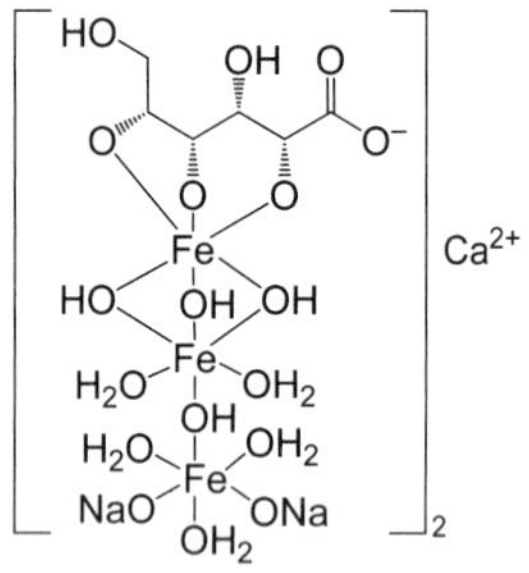

分子式和分子量 $C_{12}H_{44}CaFe_6Na_4O_{36}$ 1231.56

药物描述 Monocalcium tetrasodium bis-[pentaaqua[D-gluconato(4-)]-tetra-μ-hydroxydioxotriferrate-(3−)]

双-[五水[D-葡萄糖酸酯(4-)]-四-μ-羟基二氧代三铁酸-(3−)]一钙四钠盐

CAS 登录号 34150-62-4

INN list 29

药效分类 抗贫血药

铁依地酸钠

Sodium Feredetate（*INN*）

分子式和分子量 $C_{10}H_{12}FeN_2NaO_8$ 367.05

化学结构式

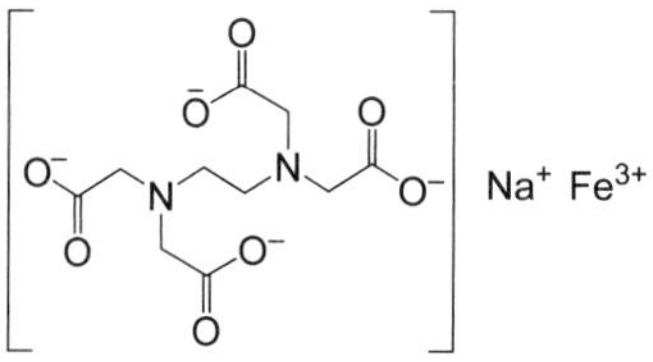

药物描述 Iron chelate of the monosodium salt of(ethylenedinitrilo)tetraacetic acid

(亚乙基二氨基)四乙酸单钠盐铁离子螯合物

CAS 登录号 15708-41-5

INN list 12

药效分类 抗贫血药

呫诺美林

Xanomeline（*INN*）

化学结构式

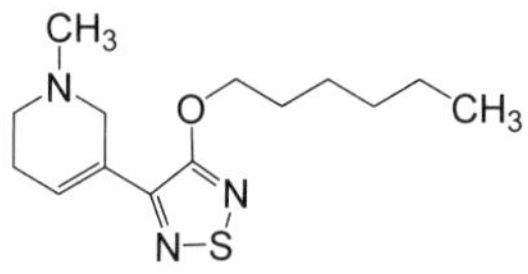

分子式和分子量 $C_{14}H_{23}N_3OS$ 281.42

化学名 3-Hexoxy-4-(1-methyl-3,6-dihydro-2*H*-pyridin-5-yl)-1,2,5-thiadiazole

3-己氧基-4-(1-甲基-3,6-二氢-2*H*-吡啶-5-基)-1,2,5-噻二唑

CAS 登录号 131986-45-3；152854-19-8[酒石酸盐]

INN list 70

药效分类 抗早老性痴呆药，拟胆碱药

呫诺酸

Xanoxic Acid（*INN*）

化学结构式

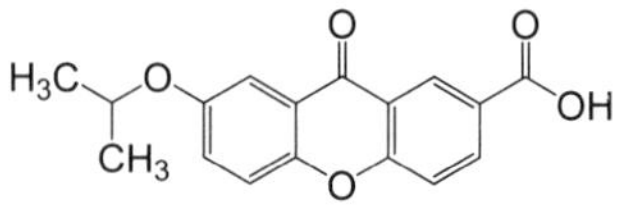

分子式和分子量 $C_{17}H_{14}O_5$ 298.29

化学名 7-Isopropoxy-9-oxoxanthene-2-carboxylic acid

7-异丙氧基-9-氧代呫吨-2-羧酸

CAS 登录号 33459-27-7

INN list 33

药效分类 抗过敏药

汀考达

Timcodar Dimesylate（*INN*）

分子式和分子量 $C_{43}H_{45}ClN_4O_6$ 749.31

化学结构式

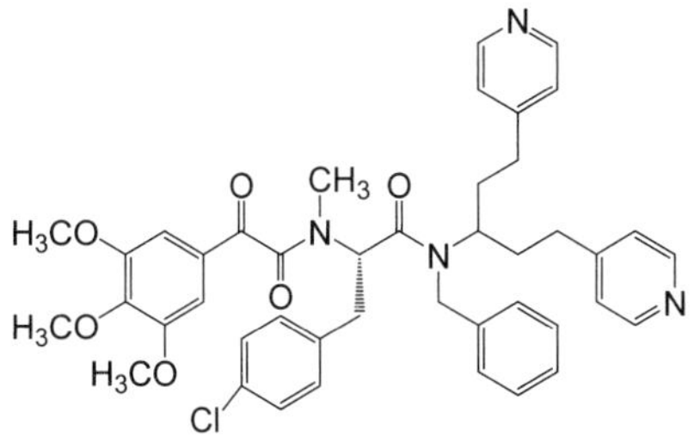

化学名 (*S*)-*N*-Benzyl-4-chloro-*α*-[*N*-methyl-2-(3,4,5-trimethoxyphenyl)glyoxylamido]-*N*-[3-(4-pyridyl)]-[2-(4-pyridyl)ethyl]propyl]hydrocinnamide

(*S*)-*N*-苄基-4-氯-*α*-[*N*-甲基-2-(3,4,5-三甲氧基苯基)乙醛酰氨基]-*N*-[3-(4-吡啶基)]-[2-(4-吡啶基)乙基]丙基]氢化肉桂酰胺

CAS 登录号 179033-51-3; 183313-30-6[二甲磺酸盐]

INN list 80

药效分类 抗肿瘤药，多重耐药抑制药

通佐溴胺

Tonzonium Bromide（*INN*）

化学结构式

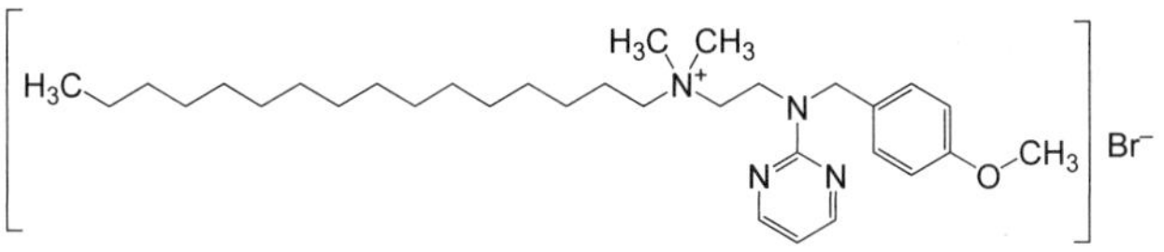

分子式和分子量 $C_{32}H_{55}BrN_4O$ 591.71

化学名 Hexadecyl[2-[(4-methoxybenzyl)-2-pyrimidinylamino]ethyl] dimethylammonium bromide

溴化 十六烷基[2-(4-甲氧基苯甲基-2-嘧啶基氨基)乙基]二甲铵

CAS 登录号 553-08-2

INN list 14

药效分类 去污药

铜克索林

Cuproxoline（*INN*）

化学结构式

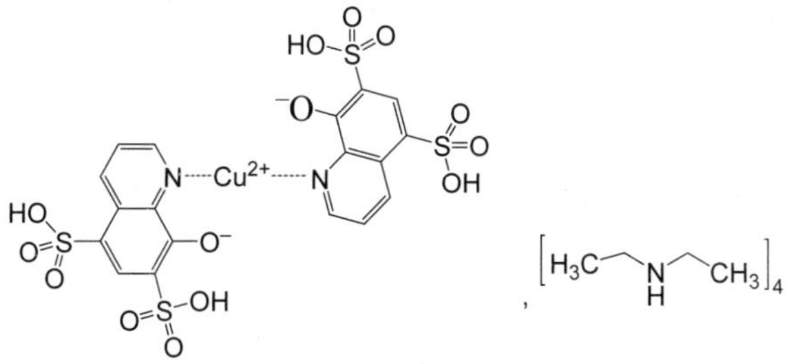

分子式和分子量 $C_{18}H_{12}CuN_2O_{14}S_4 \cdot 4C_4H_{11}N$ 964.65

化学名 Bis(dihydrogen-8-hydroxy-5,7-quinolinedisulfonato)copper,compound with diethylamine(1:4)

双(二氢-8-羟基-5,7-喹啉二磺酸)铜,与二乙胺(1:4)的复合物

CAS 登录号 13007-93-7

INN list 45

药效分类 营养药

铜迈星

Cuprimyxin（*INN*）

化学结构式

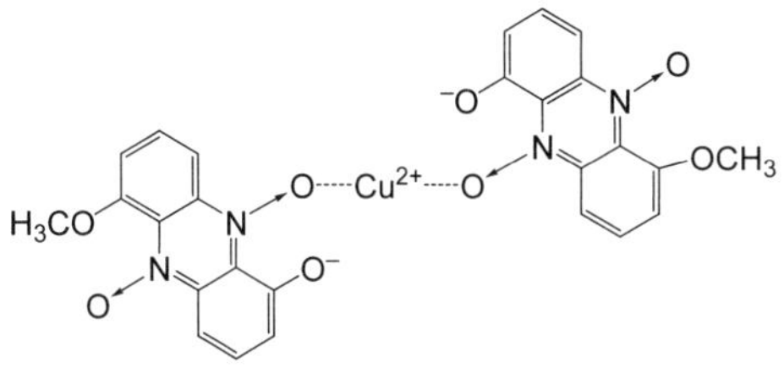

分子式和分子量 $C_{26}H_{18}CuN_4O_8$ 577.99

药物描述 Bis(6-methoxy-1-phcnazinol 5,10-dioxidato)copper

双(6-甲氧基-1-吩嗪醇 5,10-二氧化物)铜螯合物

CAS 登录号 28069-65-0

INN list 30

药效分类 抗感染药

酮啡诺

Ketorfanol（*INN*）

化学结构式

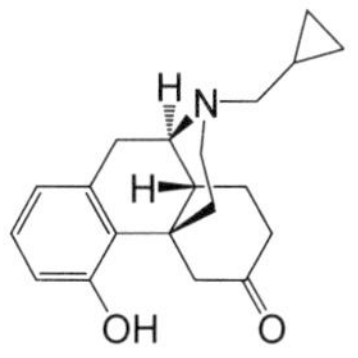

分子式和分子量 $C_{20}H_{25}NO_2$ 311.42

化学名 17-(Cyclopropylmethyl)-4-hydroxymorphinan-6-one

17-(环丙甲基)-4-羟基吗啡喃-6-酮

CAS 登录号 79798-39-3

INN list 49

药效分类 镇痛药

酮康唑

Ketoconazole（*INN*）

化学结构式

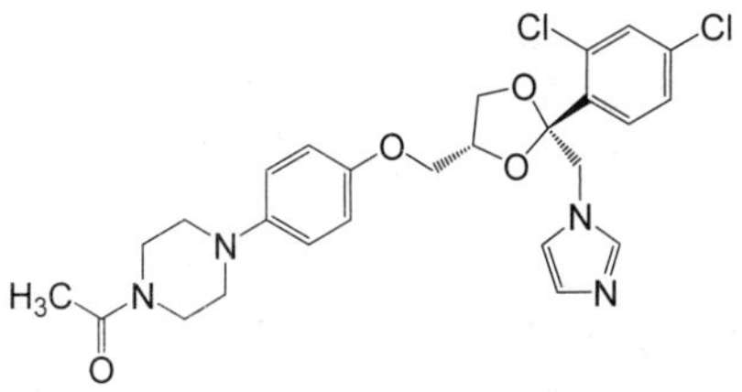

分子式和分子量 $C_{26}H_{28}Cl_2N_4O_4$ 531.43

化学名 1-[4-[4-[[(2*R*,4*S*)-2-(2,4-Dichlorophenyl)-2-(imidazol-1-ylmethyl)-1,3-dioxolan-4-yl]methoxy]phenyl]piperazin-1-yl]ethanone

1-[4-[4-[[(2*R*,4*S*)-2-(2,4-二氯苯基)-2-(咪唑-1-基甲基)-1,3-

二氧戊环-4-基]甲氧基]苯基]哌嗪-1-基]乙酮

CAS 登录号 65277-42-1

INN list 41

药效分类 咪唑类抗真菌药

ATC 分类 J02AB02

酮咯酸

Ketorolac（*INN*）

化学结构式

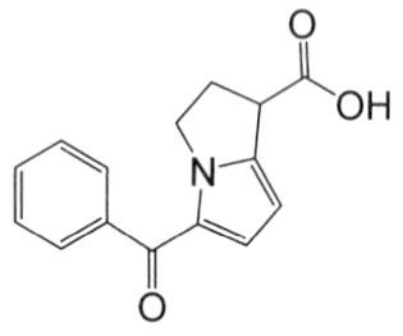

分子式和分子量 $C_{15}H_{13}NO_3$ 255.27

化学名 5-Benzoyl-2,3-dihydro-1*H*-pyrrolizine-1-carboxylic acid

5-苯甲酰-2,3-二氢-1*H*-吡咯嗪-1-羧酸

CAS 登录号 74103-06-3; 74103-07-4[酮咯酸氨丁三醇]

INN list 51

药效分类 抗炎镇痛药

酮洛芬

Ketoprofen（*INN*）

化学结构式

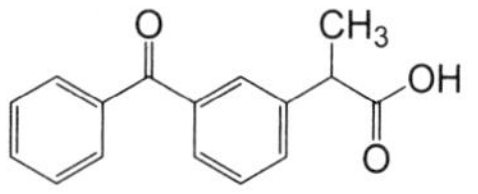

分子式和分子量 $C_{16}H_{14}O_3$ 254.28

化学名 *α*-Methyl-3-benzoyl-phenylacetic acid

α-甲基-3-苯甲酰基-苯乙酸

CAS 登录号 22071-15-4

INN list 28

药效分类 抗炎镇痛药

酮曲沙

Ketotrexate（*INN*）

化学结构式

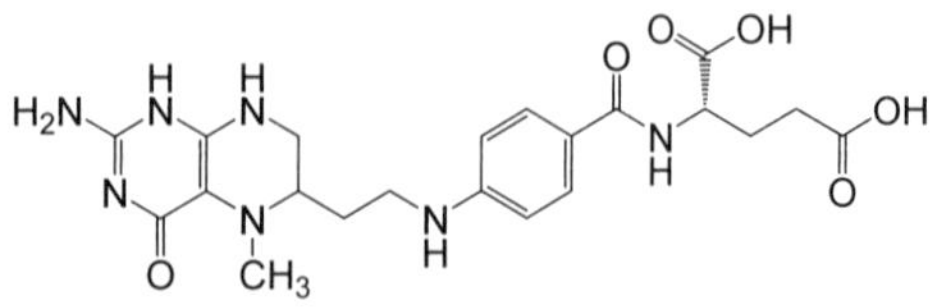

分子式和分子量 $C_{21}H_{27}N_7O_6$ 473.48

化学名 (2*S*)-2-[[4-[2-(2-Amino-5-methyl-4-oxo-3,6,7,8-tetrahydropteridin-6-yl)ethylamino]benzoyl]amino]pentanedioic acid

(2*S*)-2-[[4-[2-(2-氨基-5-甲基-4-氧代-3,6,7,8-四氢蝶啶-6-基)乙基氨基]苯甲酰基]氨基]戊二酸

CAS 登录号 52196-22-2

INN list 50

药效分类 抗肿瘤药

酮色林

Ketanserin（*INN*）

化学结构式

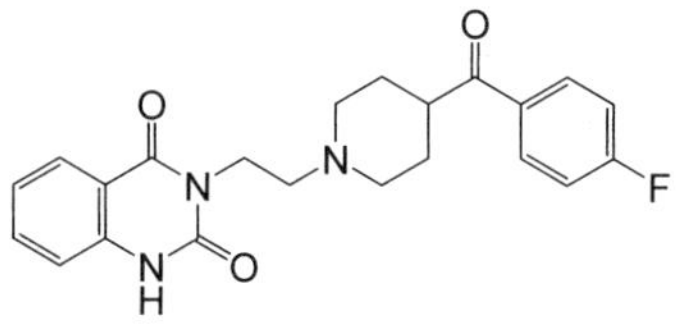

分子式和分子量 $C_{22}H_{22}FN_3O_3$ 395.43

化学名 3-[2-[4-(4-Fluorobenzoyl)piperidino]ethyl]-2,4-(1*H*,3*H*)-quinazolinedione

3-[2-[4-(4-氟苯甲酰基)哌啶基]乙基]-2,4-(1*H*,3*H*)-喹唑啉二酮

CAS 登录号 74050-98-9

INN list 46

药效分类 降血压药

ATC 分类 C02KD01

酮替芬

Ketotifen（*INN*）

化学结构式

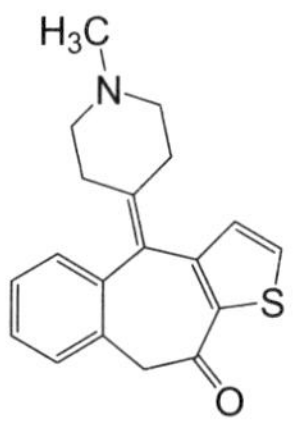

分子式和分子量 $C_{19}H_{19}NOS$ 309.43

化学名 4,9-Dihydro-4-(1-methyl-4-piperidylidene)-10*H*-benzo[4,5]cyclohepta[1,2-*b*]thiophen-10-one

4,9-二氢-4-(1-甲基-4-亚哌啶基)-10*H*-苯并[4,5]环庚[1,2-*b*]噻吩-10-酮

CAS 登录号 34580-13-7; 34580-14-8[富马酸盐]

INN list 35

药效分类 抗组胺药，平喘药

酮佐辛

Ketazocine（*INN*）

化学结构式

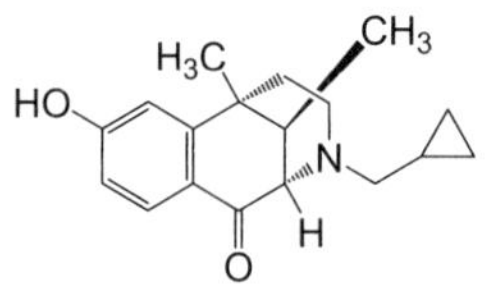

分子式和分子量 $C_{18}H_{23}NO_2$ 285.38

化学名 (1*R*,9*S*,13*R*)-10-(Cyclopropylmethyl)-4-hydroxy-1,13-

dimethyl-10-azatricyclo[7.3.1.0^{2,7}]trideca-2(7),3,5-trien-8-one

(1*R*,9*S*,13*R*)-10-(环丙基甲基)-4-羟基-1,13-二甲基-10-氮杂三环[7.3.1.0^{2,7}]十三烷-2(7),3,5-三烯-8-酮

CAS 登录号 36292-69-0

INN list 34

药效分类 镇痛药

头孢氨苄

Cefalexin（*INN*）

化学结构式

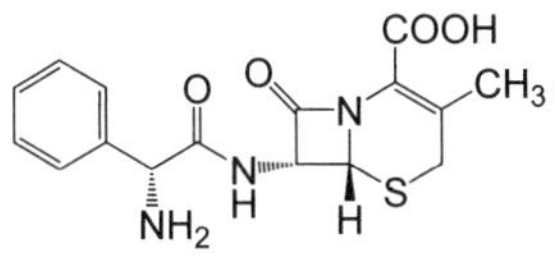

分子式和分子量 $C_{16}H_{17}N_3O_4S$ 347.39

化学名 (6*R*,7*R*)-3-Methyl-7-[(*R*)-2-amino-2-phenylacetamido]-8-oxo-5-thia-1-azabicyclo[4.2.0]oct-2-ene-2-carboxylic acid

(6*R*,7*R*)-3-甲基-7-[(*R*)-2-氨基-2-苯基乙酰氨基]-8-氧代-5-硫杂-1-氮杂双环[4.2.0]辛-2-烯-2-甲酸

CAS 登录号 15686-71-2; 23325-78-2[水合物]; 105879-42-3[盐酸盐水合物]

INN list 18

药效分类 头孢菌素类抗微生物药

ATC 分类 J01DB01

头孢比罗

Ceftobiprole（*INN*）

化学结构式

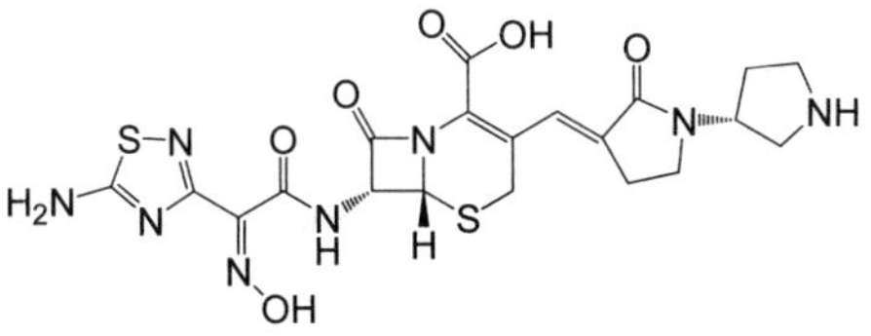

分子式和分子量 $C_{20}H_{22}N_8O_6S_2$ 534.57

化学名 (6*R*,7*R*)-7-[(2*Z*)-2-(5-Amino-1,2,4-thiadiazol-3-yl)-2-(hydroxyimino)acetamino]-8-oxo-3-[(*E*)[(3'*R*)-2-oxo-[1,3'-bipyrrolidin]-3-ylidene]methyl]-5-thia-1-azabicyclo[4.2.0]oct-2-ene-2-carboxylic acid

(6*R*,7*R*)-7-[(2*Z*)-2-(5-氨基-1,2,4-噻二唑-3-基)-2-(羟基氨亚基)乙酰氨基]-8-氧代-3-[(*E*)[(3'*R*)-2-氧代-[1,3'-联吡咯烷]-3-亚基]甲基]-5-硫杂-1-氮杂双环[4.2.0]辛-2-烯-2-羧酸

CAS 登录号 209467-52-7

INN list 92

药效分类 头孢菌素类抗微生物药

头孢比罗酯

Ceftobiprole Medocaril（*INN*）

分子式和分子量 $C_{26}H_{26}N_8O_{11}S_2$ 690.66

化学结构式

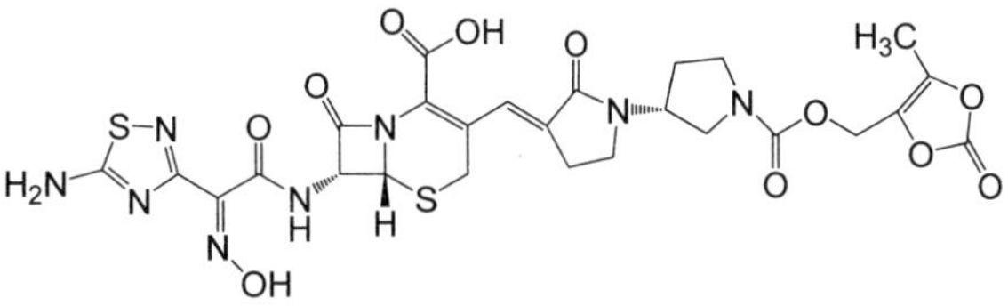

化学名 (6*R*,7*R*)-7-[[(2*Z*)-2-(5-amino-1,2,4-thiadiazol-3-yl)-2-hydroxyiminoacetyl]amino]-3-[(*E*)-[1-[(3*R*)-1-[(5-methyl-2-oxo-1,3-dioxol-4-yl)methoxycarbonyl]pyrrolidin-3-yl]-2-oxopyrrolidin-3-ylidene]methyl]-8-oxo-5-thia-1-azabicyclo[4.2.0]oct-2-ene-2-carboxylic acid

(6*R*,7*R*)-7-[[(2*Z*)-2-(5-氨基-1,2,4-噻二唑-3-基)-2-羟基氨亚基乙酰基]氨基]-3-[(*E*)-[1-[(3*R*)-1-[(5-甲基-2-氧代-1,3-二氧杂环戊烯-4-基)甲氧基甲酰基]吡咯烷-3-基]-2-氧代吡咯烷-3-亚基]甲基]-8-氧代-5-硫杂-1-氮杂双环[4.2.0]辛-2-烯-2-羧酸

CAS 登录号 376653-43-9; 252188-71-9[单钠盐]

INN list 92

药效分类 头孢菌素类抗微生物药

头孢吡酮

Cefempidone（*INN*）

化学结构式

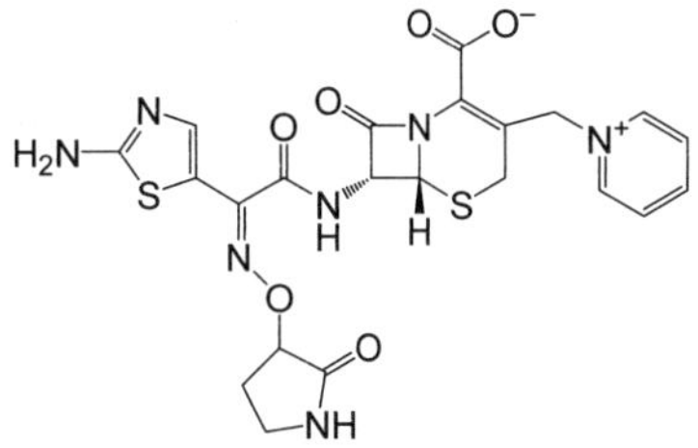

分子式和分子量 $C_{22}H_{21}N_7O_6S_2$ 543.58

化学名 1-[[(6*R*,7*R*)-7-[2-(2-Amino-5-thiazolyl)glyoxylamido]-2-carboxy-8-oxo-5-thia-1-azabicyclo[4.2.0]oct-2-en-3-yl]methyl]pyridinium hydroxide,inner salt, 7^2-(*E*)-[*O*-(2-oxo-3-pyrrolidinyl)oxime]

1-[[(6*R*,7*R*)-7-[2-(2-氨基-5-噻唑基)乙醛酰氨基]-2-羧基-8-氧代-5-硫杂-1-氮杂双环[4.2.0]辛-2-烯-3-基]甲基]吡啶鎓内盐 7^2-(*E*)-[*O*-(2-氧代-3-吡咯烷基)肟]

CAS 登录号 103238-57-9

INN list 56

药效分类 头孢菌素类抗微生物药

头孢吡肟

Cefepime（*INN*）

化学结构式

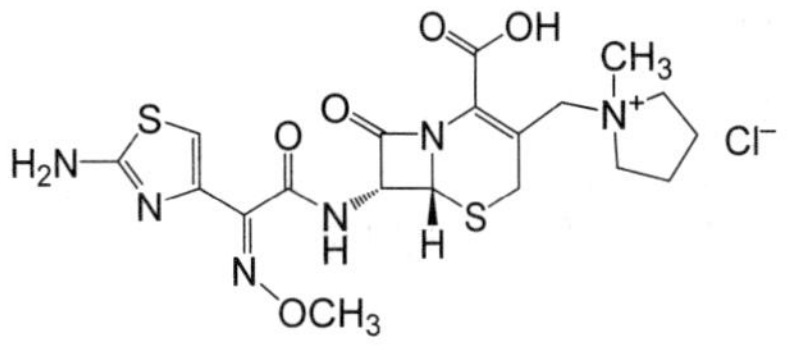

分子式和分子量 $C_{19}H_{25}ClN_6O_5S_2$ 517.02

化学名 1-[[(6*R*,7*R*)-7-[(2*Z*)-2-(2-Amino-1,3-thiazol-4-yl)-2-(methoxyimino)acetamido]-2-carboxylato-8-oxo-5-thia-1-azabicyclo[4.2.0]oct-2-en-3-yl]methyl]-1-methylpyrrolidin-1-ium

氯化 1-[[(6*R*,7*R*)-7-[(2*Z*)-*Z*-(2-氨基-1,3-噻唑-4-基)-2-(甲氧亚氨基)乙酰氨基]-2-羧基-8-氧代-5-硫杂-1-氮杂双环[4.2.0]辛-2-烯-3-基]甲基]-1-甲基吡咯烷鎓

CAS 登录号 88040-23-7; 123171-59-5[盐酸盐一水合物]

INN list 57

药效分类 头孢菌素类抗微生物药

头孢丙烯

Cefprozil（*INN*）

化学结构式

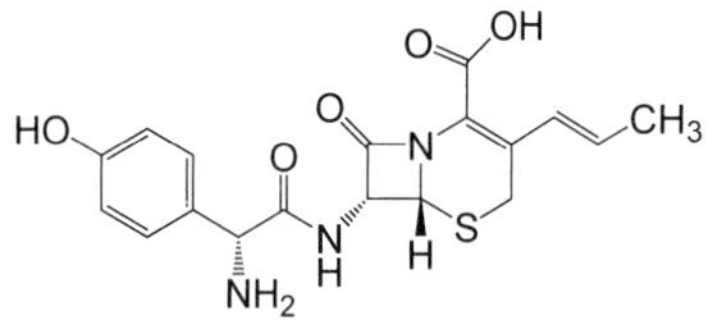

分子式和分子量 $C_{18}H_{19}N_3O_5S$ 389.43

化学名 (6*R*,7*R*)-7-[(2*R*)-2-Amino-2-(4-hydroxyphenyl)acetamido]-8-oxo-3-(prop-1-en-1-yl)-5-thia-1-azabicyclo[4.2.0]oct-2-ene-2-carboxylic acid

(6*R*,7*R*)-7-[(2*R*)-2-氨基-2-(4-羟基苯基)乙酰氨基]-8-氧代-3-(丙-1-烯-1-基)-5-硫杂-1-氮杂双环[4.2.0]-辛烷-2-烯-2-羧酸

CAS 登录号 92665-29-7; 121123-17-9[一水合物]

INN list 60

药效分类 头孢菌素类抗微生物药

ATC 分类 J01DC10

头孢泊肟

Cefpodoxime（*INN*）

化学结构式

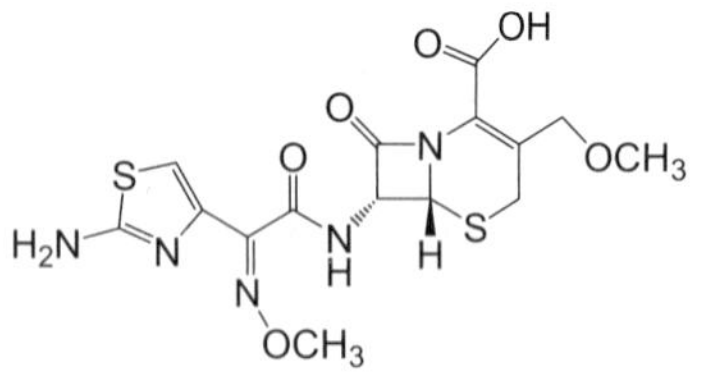

分子式和分子量 $C_{15}H_{17}N_5O_6S_2$ 427.45

化学名 (6*R*,7*R*)-7-[[(2*Z*)-2-(2-amino-1,3-thiazol-4-yl)-2-methoxyiminoacetyl]amino]-3-(methoxymethyl)-8-oxo-5-thia-1-azabicyclo[4.2.0]oct-2-ene-2-carboxylic acid

(6*R*,7*R*)-7-[[(2*Z*)-2-(2-氨基-1,3-噻唑-4-基)-2-甲氧基氨亚基乙酰基]氨基]-3-(甲氧基甲基)-8-氧代-5-硫杂-1-氮杂双环[4.2.0]辛-2-烯-2-羧酸

CAS 登录号 80210-62-4

INN list 58

药效分类 头孢菌素类抗微生物药

ATC 分类 J01DD13

头孢泊肟酯

Cefpodoxime Proxetil（*INN*）

化学结构式

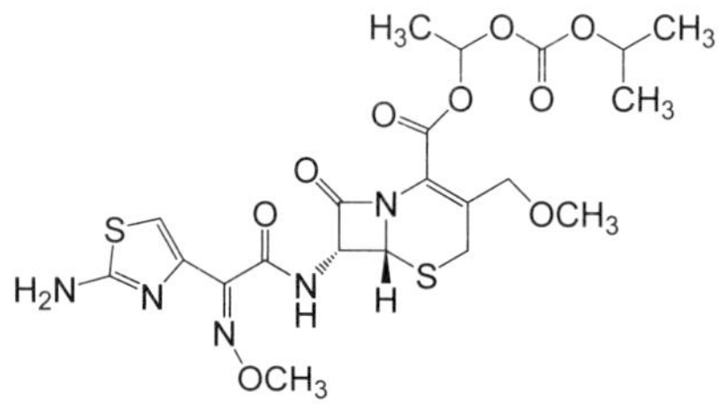

分子式和分子量 $C_{21}H_{27}N_5O_9S_2$ 557.60

化学名 1-propan-2-yloxycarbonyloxyethyl (6*R*,7*R*)-7-[[(2*Z*)-2-(2-amino-1,3-thiazol-4-yl)-2-methoxyiminoacetyl]amino]-3-(methoxymethyl)-8-oxo-5-thia-1-azabicyclo[4.2.0]oct-2-ene-2-carboxylate

1-丙-2-基氧基羰酰氧基乙基 (6*R*,7*R*)-7-[[(2*Z*)-2-(2-氨基-1,3-噻唑-4-基)-2-甲氧基氨亚基乙酰基]氨基]-3-(甲氧基甲基)-8-氧代-5-硫杂-1-氮杂双环[4.2.0]辛-2-烯-2-羧酸酯

CAS 登录号 87239-81-4; 80210-62-4[头孢泊肟]

药效分类 头孢菌素类抗微生物药

ATC 分类 J01DD13

头孢布烯

Ceftibuten（*INN*）

化学结构式

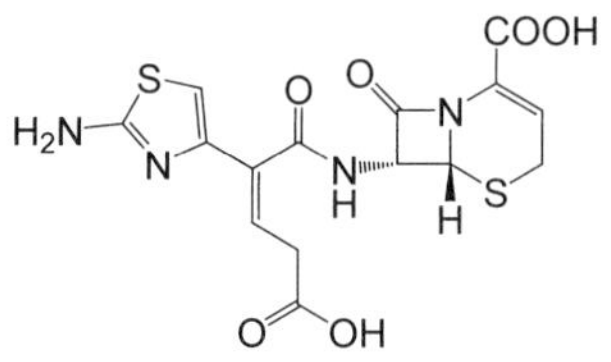

分子式和分子量 $C_{15}H_{14}N_4O_6S_2$ 410.42

化学名 (+)-(6*R*,7*R*)-7-[(2*Z*)-(2-Amino-1,3-thiazol-4-yl)-4-carboxycrotonamido]-8-oxo-5-thia-1-azabicyclo[4.2.0]oct-2-ene-2-carboxylic acid

(+)-(6*R*,7*R*)-7-[(2*Z*)-(2-氨基-1,3-噻唑-4-基)-4-羧基巴豆酰氨基]-8-氧代-5-硫杂-1-氮杂双环[4.2.0]辛-2-烯-2-羧酸

CAS 登录号 97519-39-6

INN list 60

药效分类 头孢菌素类抗微生物药

ATC 分类 J01DD14

头孢达肟

Cefdaloxime（*INN*）

化学结构式

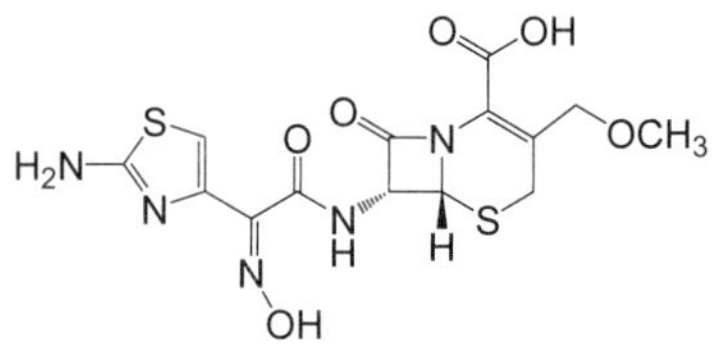

分子式和分子量 $C_{14}H_{15}N_5O_6S_2$ 413.43

化学名 (6*R*,7*R*)-7-[[(2*Z*)-2-(2-Amino-1,3-thiazol-4-yl)-2-hydroxyiminoacetyl]amino]-3-(methoxymethyl)-8-oxo-5-thia-1-azabicyclo[4.2.0]oct-2-ene-2-carboxylic acid

(6*R*,7*R*)-7-[[(2*Z*)-2-(2-氨基-1,3-噻唑-4-基)-2-羟基氨亚基乙酰基]氨基]-3-(甲氧基甲基)-8-氧代-5-硫杂-1-氮杂双环[4.2.0]辛烷-2-烯-2-羧酸

CAS 登录号 80195-36-4

INN list 64

药效分类 头孢菌素类抗微生物药

头孢氮氟

Cefazaflur（*INN*）

化学结构式

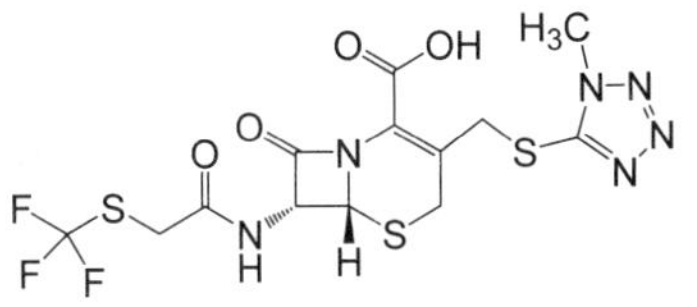

分子式和分子量 $C_{13}H_{13}F_3N_6O_4S_3$ 470.46

化学名 (6*R*,7*R*)-3-[[(1-Methyl-1*H*-tetrazol-5-yl)thio]methyl]-8-oxo-7-[2-[(trifluoromethyl)thio]acetamido]-5-thia-1-azabicyclo[4.2.0]oct-2-ene-2-carboxylic acid

(6*R*,7*R*)-3-[[(1-甲基-1*H*-四氮唑-5-基)硫代]甲基]-8-氧代-7-[2-[(三氟甲基)硫代]乙酰氨基]-5-硫杂-1-氮杂双环[4.2.0]辛-2-烯-2-羧酸

CAS 登录号 58665-96-6; 52123-49-6[钠盐]

INN list 36

药效分类 头孢菌素类抗微生物药

头孢德罗

Cefiderocol（*INN*）

化学结构式

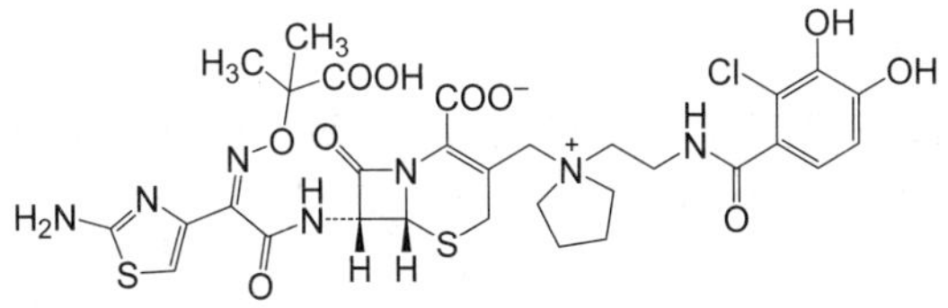

分子式和分子量 $C_{30}H_{34}ClN_7O_{10}S_2$ 752.21

化学名 (6*R*,7*R*)-7-[(2*Z*)-2-(2-Amino-1,3-thiazol-4-yl)-2-{[(2-carboxypropan-2-yl)oxy]imino}acetamido]-3-({1-[2-(2-chloro-3,4-dihydroxybenzamido)ethyl]pyrrolidin-1-ium-1-yl}methyl)-8-oxo-5-thia-1-azabicyclo[4.2.0]oct-2-ene-2-carboxylate

(6*R*,7*R*)-7-[(2*Z*)-2-(2-氨基-1,3-噻唑-4-基)-2-{[(2-羧基丙烷-2-基)氧基]亚氨基}乙酰氨基]-3-({1-[2-(2-氯-3,4-二羟基苯甲酰氨基)乙基]吡咯烷-1-鎓-1-基}甲基)-8-氧代-5-硫杂-1-氮杂双环[4.2.0] 辛-2-烯-2-羧酸内盐

CAS 登录号 1225208-94-5

INN list 114

药效分类 头孢菌素类抗微生物药

头孢地尼

Cefdinir（*INN*）

化学结构式

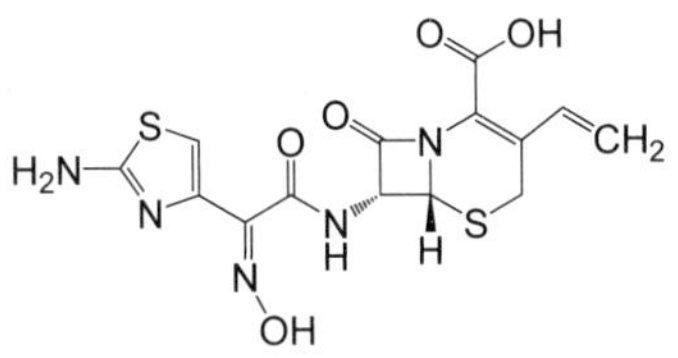

分子式和分子量 $C_{14}H_{13}N_5O_5S_2$ 395.41

化学名 (6*R*,7*R*)-7-[(2*Z*)-2-(2-Amino-1,3-thiazol-4-yl)-2-(*N*-hydroxyimino)acetamido]-3-ethenyl-8-oxo-5-thia-1-azabicyclo[4.2.0]oct-2-ene-2-carboxylic acid

(6*R*,7*R*)-7-[(2*Z*)-2-(2-氨基-1,3-噻唑-4-基)-2-(*N*-羟基亚氨基)乙酰氨基]-3-乙烯基-8-氧代-5-硫杂-1-氮杂双环[4.2.0]辛-2-烯-2-羧酸

CAS 登录号 91832-40-5

INN list 61

药效分类 头孢菌素类抗微生物药

ATC 分类 J01DD15

头孢地嗪

Cefodizime（*INN*）

化学结构式

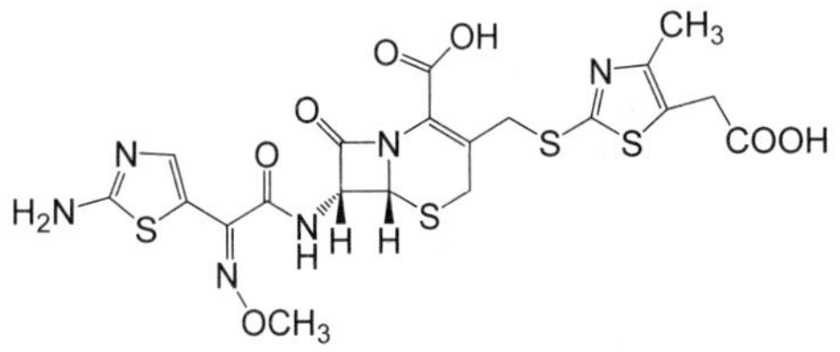

分子式和分子量 $C_{20}H_{20}N_6O_7S_4$ 584.67

化学名 (6*R*,7*R*)-7-[(2*Z*)-2-(2-Amino-1,3-thiazol-4-yl)-2-(methoxyimino)acetamido]-3-[[[5-(carboxymethyl)-4-methyl-1,3-thiazol-2-yl]sulfanyl]methyl]-8-oxo-5-thia-1-azabicyclo[4.2.0]oct-2-ene-2-carboxylic acid

(6*R*,7*R*)-7-[(2*Z*)-2-(2-氨基-1,3-噻唑-4-基)-2-(甲氧基亚氨基)乙酰氨基]-3-[[[5-(羧甲基)-4-甲基-1,3-噻唑-2-基]硫]甲基]-8-氧代-5-硫杂-1-氮杂双环[4.2.0]辛-2-烯-2-羧酸

CAS 登录号 69739-16-8; 86329-79-5[钠盐]

INN list 44

药效分类 头孢菌素类抗微生物药

ATC 分类 J01DD09

头孢噁唑

Cefoxazole（*INN*）

分子式和分子量 $C_{21}H_{18}ClN_3O_7S$ 491.90

化学结构式

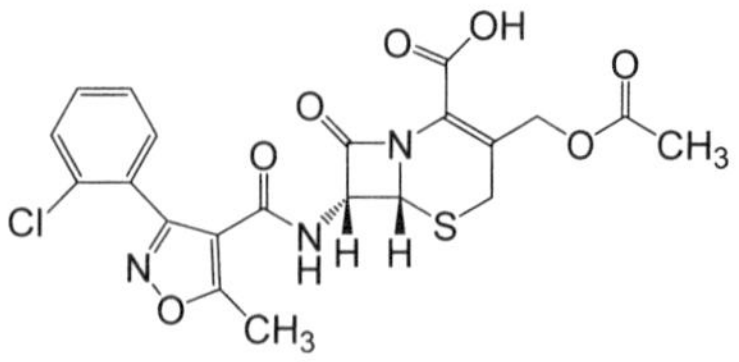

化学名 (6*R*,7*R*)-3-(Acetyloxymethyl)-7-[[3-(2-chlorophenyl)-5-methyl-1,2-oxazole-4-carbonyl]amino]-8-oxo-5-thia-1-azabicyclo[4.2.0]oct-2-ene-2-carboxylic acid

(6*R*,7*R*)-3-(乙酰氧甲基)-7-[3-(2-氯苯基)-5-甲基-1,2-噁唑-4-甲酰基]氨基]-8-氧代-5-硫杂-1-氮杂双环[4.2.0]辛-2-烯-2-羧酸

CAS 登录号 36920-48-6

INN list 34

药效分类 头孢菌素类抗微生物药

头孢呋汀

Cefuracetime（*INN*）

化学结构式

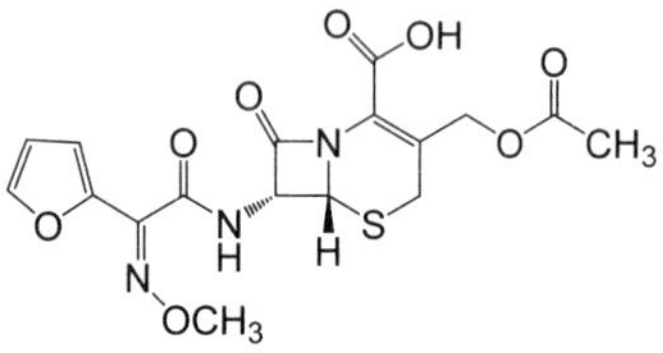

分子式和分子量 $C_{17}H_{17}N_3O_8S$ 423.40

化学名 (6*R*,7*R*)-3-(Acetyloxymethyl)-7-[[(2*Z*)-2-(furan-2-yl)-2-methoxyiminoacetyl]amino]-8-oxo-5-thia-1-azabicyclo[4.2.0]oct-2-ene-2-carbo-xylic acid

(6*R*,7*R*)-3-(乙酰氧甲基)-7-[[(2*Z*)-2-(呋喃-2-基)-2-甲氧亚氨基乙酰基]氨基]-8-氧代-5-硫杂-1-氮杂双环[4.2.0]辛-2-烯-2-羧酸

CAS 登录号 39685-31-9

INN list 45

药效分类 头孢菌素类抗微生物药

头孢呋辛

Cefuroxime（*INN*）

化学结构式

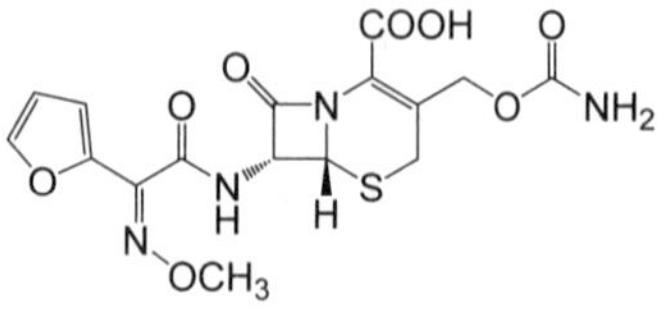

分子式和分子量 $C_{16}H_{16}N_4O_8S$ 424.39

化学名 (6*R*,7*R*)-3-[(Carbamoyloxy)methyl]-7-[(2*Z*)-2-(furan-2-yl)-2-(methoxyimino)acetamido]-8-oxo-5-thia-1-azabicyclo[4.2.0]oct-2-ene-2-carboxylic acid

(6*R*,7*R*)-3-[(氨甲酰氧基)甲基]-7-[(2*Z*)-2-(呋喃-2-基)-2-(甲氧亚氨基)乙酰氨基]-8-氧代-5-硫杂-1-氮杂双环[4.2.0]辛-2-烯-2-羧酸

CAS 登录号 55268-75-2; 56238-63-2[钠盐]

INN list 34

药效分类 头孢菌素类抗微生物药

ATC 分类 J01DC02

头孢呋辛酯

Cefuroxime Axetil（*INN*）

化学结构式

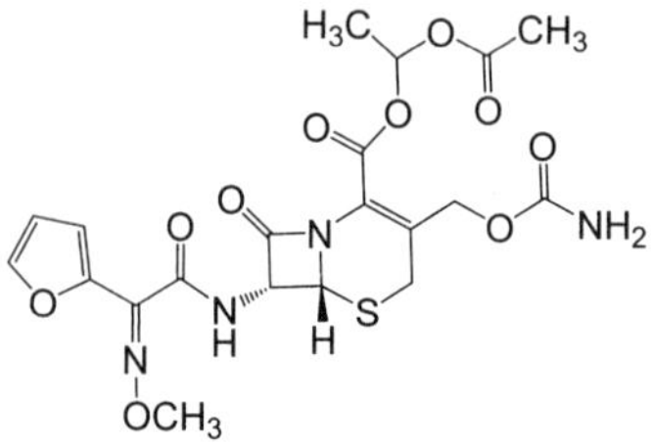

分子式和分子量 $C_{20}H_{22}N_4O_{10}S$ 510.47

化学名 1-Acetyloxyethyl (6*R*,7*R*)-3-(carbamoyloxymethyl)-7-[[(2*Z*)-2-(furan-2-yl)-2-methoxyiminoacetyl]amino]-8-oxo-5-thia-1-azabicyclo[4.2.0]oct-2-ene-2-carboxylate

1-乙酰氧基乙基 (6*R*,7*R*)-3-(氨甲酰氧甲基)-7-[[(2*Z*)-2-(呋喃-2-基)-2-甲氧亚氨乙酰基]氨基]-8-氧代-5-硫杂-1-氮杂双环[4.2.0]辛-2-烯-2-羧酸酯

CAS 登录号 64544-07-6; 55268-75-2[头孢呋辛]

药效分类 头孢菌素类抗微生物药

头孢磺啶

Cefsulodin（*INN*）

化学结构式

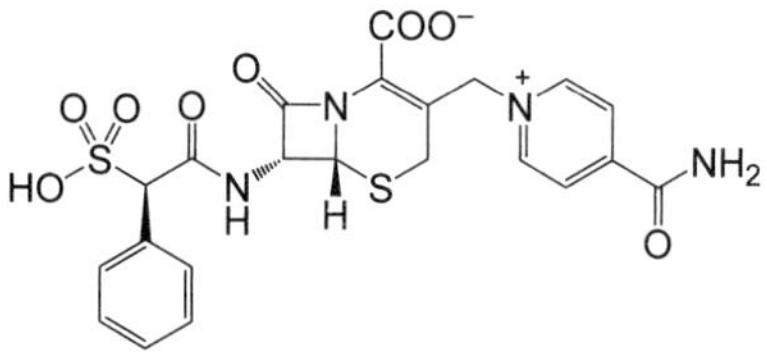

分子式和分子量 $C_{22}H_{20}N_4O_8S_2$ 532.54

化学名 (6*R*,7*R*)-3-[(4-Carbamoylpyridin-1-ium-1-yl)methyl]-8-oxo-7-[[(2*R*)-2-phenyl-2-sulfonatoacetyl]amino]-5-thia-1-azabicyclo[4.2.0]oct-2-ene-2-carboxylic acid

(6*R*,7*R*)-3-[(4-氨基甲酰基吡啶-1-鎓-1-基)甲基]-8-氧代-7-[[(2*R*)-2-苯基-2-磺酸乙酰基]氨基]-5-硫杂-1-氮杂双环[4.2.0]辛-2-烯-2-羧酸

CAS 登录号 62587-73-9; 52152-93-9[钠盐]

INN list 38

药效分类 头孢菌素类抗微生物药

ATC 分类 J01DD03

头孢甲肟

Cefmenoxime（*INN*）

分子式和分子量 $C_{16}H_{17}N_9O_5S_3$ 511.55

化学结构式

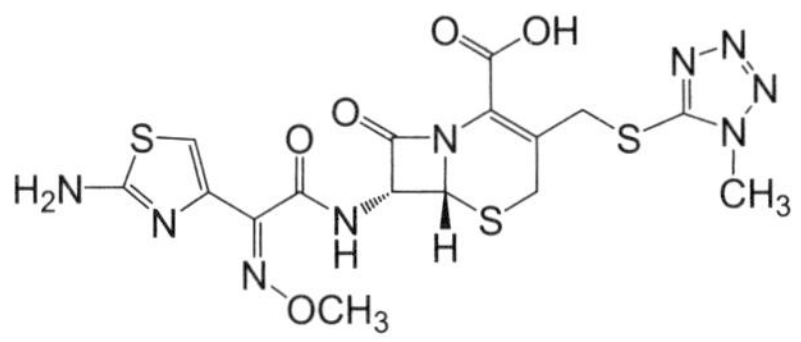

化学名 (6*R*,7R)-7-[(2*Z*)-2-(2-Amino-1,3-thiazol-4-yl)-2-(methoxyimino)acetamido]-3-{[(1-methyl-1*H*-1,2,3,4-tetrazol-5-yl)sulfanyl]methyl}-8-oxo-5-thia-1-azabicyclo[4.2.0]oct-2-ene-2-carboxylic acid

(6*R*,7R)-7-[(2*Z*)-2-(2-氨基-1,3-噻唑-4-基)-2-(甲氧亚氨基)乙酰氨基]3-{[(1-甲基-1*H*-1,2,3,4-四唑-5-基)硫]甲基}-8-氧代-5-硫杂-1-氮杂双环[4.2.0]辛-2-烯-2-羧酸

CAS 登录号 65085-01-0; 75738-58-8[盐酸盐]

INN list 44

药效分类 头孢菌素类抗微生物药

头孢卡奈

Cefcanel（*INN*）

化学结构式

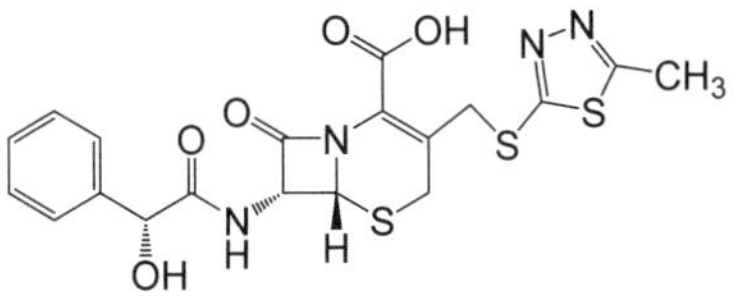

分子式和分子量 $C_{19}H_{18}N_4O_5S_3$ 478.57

化学名 (6*R*,7*R*)-7-[[(2*R*)-2-Hydroxy-2-phenylacetyl]amino]-3-[(5-methyl-1,3,4-thiadiazol-2-yl)sulfanylmethyl]-8-oxo-5-thia-1-azabicyclo[4.2.0]oct-2-ene-2-carboxylic acid

(6*R*,7*R*)-7-[[(2*R*)-2-羟基-2-苯乙酰基]氨基]-3-[(5-甲基-1,3,4-噻二唑-2-基)硫甲基]-8-氧代-5-硫杂-1-氮杂双环[4.2.0]辛-2-烯-2-羧酸

CAS 登录号 41952-52-7

INN list 59

药效分类 头孢菌素类抗微生物药

头孢卡奈酯

Cefcanel Daloxate（*INN*）

化学结构式

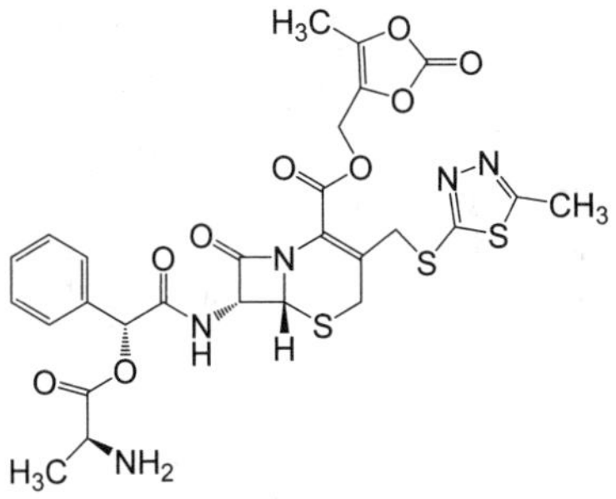

分子式和分子量 $C_{27}H_{27}N_5O_9S_3$ 661.73

化学名 (5-Methyl-2-oxo-1,3-dioxol-4-yl)methyl (6*R*,7*R*)-7-[[(2*R*)-2-[(2*S*)-2-aminopropanoyl]oxy-2-phenylacetyl]amino]-3-[(5-methyl-1,3,4-thiadiazol-2-yl)sulfanylmethyl]-8-oxo-5-thia-1-azabicyclo[4.2.0]oct-2-ene-2-carboxylate

(5-甲基-2-氧代-1,3-二氧杂环戊烯-4-基)甲基 (6*R*,7*R*)-7-[(2*R*)-2-[(2*S*)-2-氨基丙酰基]氧基-2-苯乙酰基]氨基]-3-[(5-甲基-1,3,4-噻二唑-2-基)硫甲基]-8-氧代-5-硫杂-1-氮杂双环[4.2.0]辛-2-烯-2-羧酸酯

CAS 登录号 97275-40-6

INN list 59

药效分类 头孢菌素类抗微生物药

头孢卡品

Cefcapene（*INN*）

化学结构式

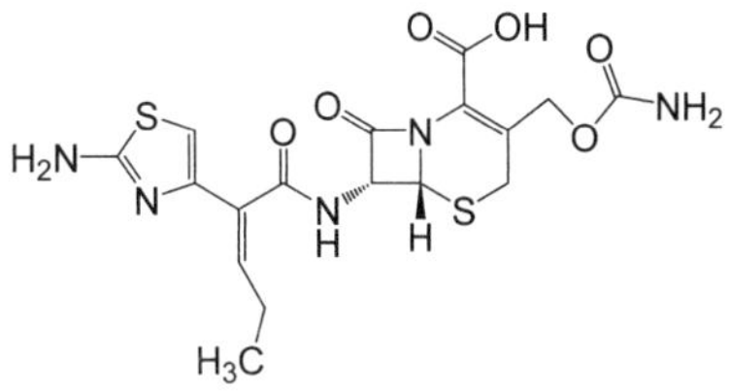

分子式和分子量 $C_{17}H_{19}N_5O_6S_2$ 453.49

化学名 (6*R*,7*R*)-7-[(2*Z*)-2-(2-Amino-1,3-thiazol-4-yl)pent-2-enamido]-3-[(carbamoyloxy)methyl]-8-oxo-5-thia-1-azabicyclo[4.2.0]oct-2-ene-2-carboxylic acid

(6*R*,7*R*)-7-[(2*Z*)-2-(2-氨基-1,3-噻唑-4-基)戊-2-烯酰氨基]-3-[(氨基甲酰氧基)甲基]-8-氧代-5-硫杂-1-氮杂双环[4.2.0]辛-2-烯-2-羧酸

CAS 登录号 135889-00-8

INN list 68

药效分类 头孢菌素类抗微生物药

头孢克定

Cefclidin（*INN*）

化学结构式

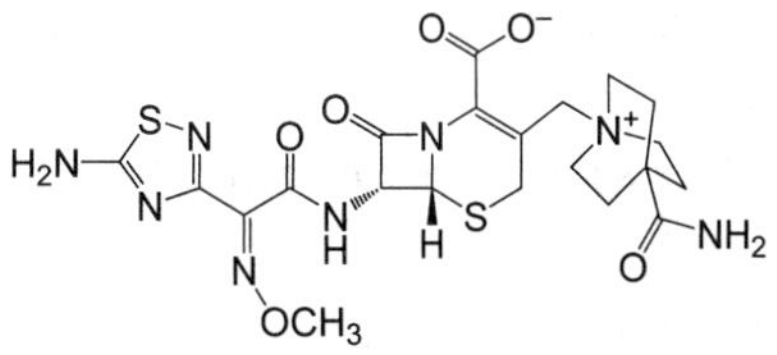

分子式和分子量 $C_{21}H_{26}N_8O_6S_2$ 550.61

化学名 (6*R*,7*R*)-7-[[(2*Z*)-2-(5-Amino-1,2,4-thiadiazol-3-yl)-2-methoxyiminoacetyl]amino]-3-[(4-carbamoyl-1-azoniabicyclo[2.2.2]octan-1-yl)methyl]-8-oxo-5-thia-1-azabicyclo[4.2.0]oct-2-ene-2-carboxylate

(6*R*,7*R*)-7-[[(2*Z*)-2-(5-氨基-1,2,4-噻二唑-3-基)-2-甲氧基亚氨基乙酰基]氨基]-3-[(4-氨甲酰基-1-氮杂鎓双环[2.2.2]辛烷-1-基)甲基]-8-氧代-5-硫杂-1-氮杂双环[4.2.0]辛-2-烯-2-羧酸内盐

CAS 登录号 105239-91-6

INN list 64

药效分类 头孢菌素类抗微生物药

头孢克洛

Cefaclor（*INN*）

化学结构式

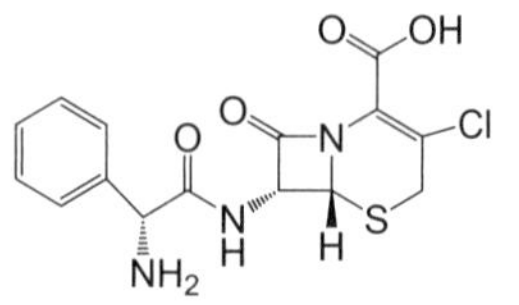

分子式和分子量 $C_{15}H_{14}ClN_3O_4S$ 367.80

化学名 (6*R*,7*R*)-7-[(2*R*)-2-Amino-2-phenylacetamido]-3-chloro-8-oxo-5-thia-1-azabicyclo[4.2.0]oct-2-ene-2-carboxylic acid

(6*R*,7*R*)-7-[(2*R*)-2-氨基-2-苯基乙酰氨基]-3-氯-8-氧代-5-硫杂-1-氮杂双环[4.2.0]辛-2-烯-2-羧酸

CAS 登录号 53994-73-3；70356-03-5[水合物]

INN list 36

药效分类 头孢菌素类抗微生物药

ATC 分类 J01DD04

头孢克肟

Cefixime（*INN*）

化学结构式

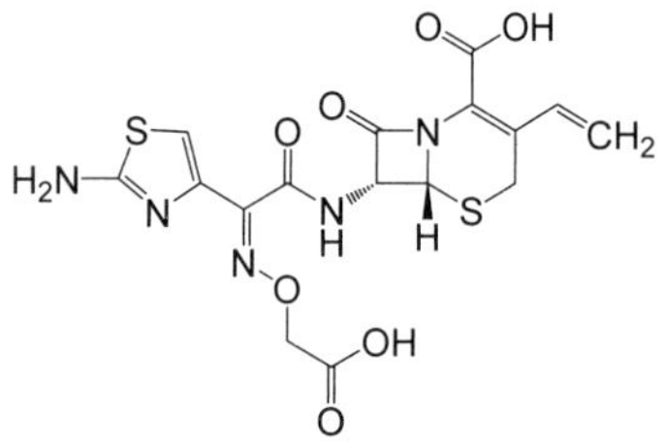

分子式和分子量 $C_{16}H_{15}N_5O_7S_2$ 453.44

化学名 (6*R*,7*R*)-7-[(2*Z*)-2-(2-Amino-1,3-thiazol-4-yl)-2-[(carboxymethoxy)imino]acetamido]-3-ethenyl-8-oxo-5-thia-1-azabicyclo[4.2.0]oct-2-ene-2-carboxylic acid

(6*R*,7*R*)-7-[(2*Z*)-2-(2-氨基-1,3-噻唑-4-基)-2-[(羧酸甲氧基)亚氨基]乙酰氨基]-3-乙烯基-8-氧代-5-硫杂-1-氮杂双环[4.2.0]辛-2-烯-2-羧酸

CAS 登录号 97164-56-2；79350-37-1[水合物]

INN list 53

药效分类 头孢菌素类抗微生物药

ATC 分类 J01DD08

头孢喹肟

Cefquinome（*INN*）

化学结构式

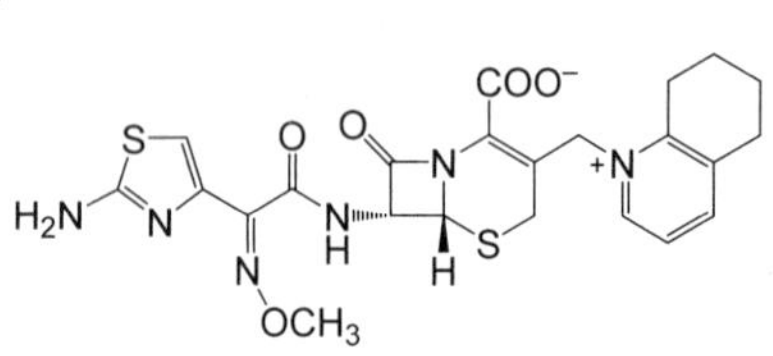

分子式和分子量 $C_{23}H_{24}N_6O_5S_2$ 528.60

化学名 (6*R*,7*R*)-7-[[(2*Z*)-2-(2-Amino-1,3-thiazol-4-yl)-2-methoxyiminoacetyl]amino]-8-oxo-3-(5,6,7,8-tetrahydroquinolin-1-ium-1-ylmethyl)-5-thia-1-azabicyclo[4.2.0]oct-2-ene-2-carboxylate

(6*R*,7*R*)-7-[[(2*Z*)-2-(2-氨基-1,3-噻唑-4-基)-2-甲氧基亚氨基乙酰基]氨基]-8-氧代-3-(5,6,7,8-四氢喹啉-1-鎓-1-基甲基)-5-硫杂-1-氮杂双环[4.2.0]辛-2-烯-2-羧酸内盐

CAS 登录号 84957-30-2；118443-89-3[硫酸盐]

INN list 59

药效分类 头孢菌素类抗微生物药

头孢拉定

Cefradine（*INN*）

化学结构式

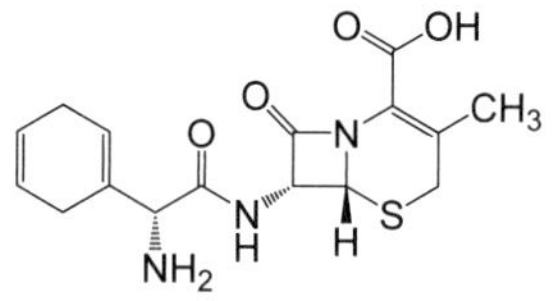

分子式和分子量 $C_{16}H_{19}N_3O_4S$ 349.41

化学名 (6*R*,7*R*)-7-[(2*R*)-2-Amino-2-(cyclohexa-1,4-dien-1-yl)acetamido]-3-methyl-8-oxo-5-thia-1-azabicyclo[4.2.0]oct-2-ene-2-carboxylic acid

(6*R*,7*R*)-7-[(2*R*)-2-氨基-2-(环己-1,4-二烯-1-基)乙酰氨基]-3-甲基-8-氧代-5-硫杂-1-氮杂双环[4.2.0]辛-2-烯-2-羧酸

CAS 登录号 38821-53-3[无水物]；58456-86-3[二水物]；31828-50-9[非化学计算的水合物]

INN list 26

药效分类 头孢菌素类抗微生物药

ATC 分类 J01DB09

头孢拉凡星

Cefilavancin（*INN*）

化学结构式

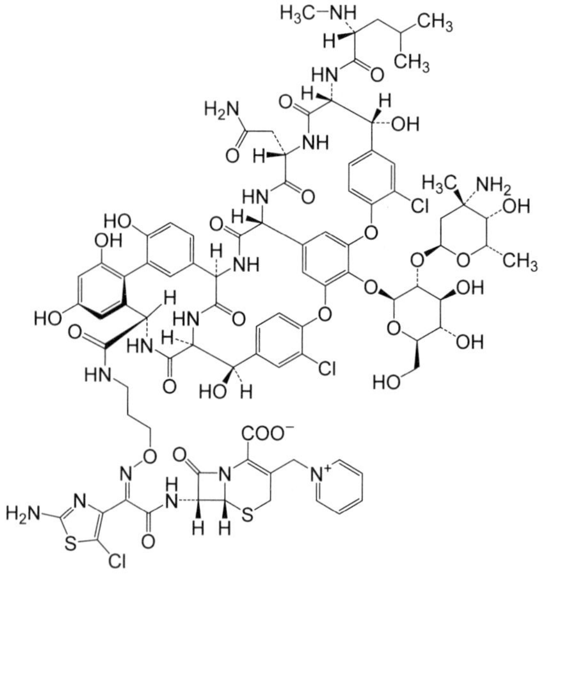

分子式和分子量 $C_{87}H_{95}Cl_3N_{16}O_{28}S_2$ 1983.27

化学名 (6*R*,7*R*)-7-[(2*Z*)-2-(2-Amino-5-chloro-1,3-thiazol-4-yl)-2-({3-[(3*S*,6*R*,7*R*,22*R*,23*S*,26*S*,30*aSa*,36*R*,38*aR*)-3-(2-amino-2-oxoethyl)-44-{[2-*O*-(3-amino-2,3,6-trideoxy-3-*C*-methyl-*α*-L-*lyxo*-hexopyranosyl)-β-D-glucopyranosyl]oxy}-10,19-dichloro-7,22,28,30,32-pentahydroxy-6-[(*N*-methyl-D-leucyl)amino]-2,5,24,38,39-pentaoxo-2,3,4,5,6,7,23,24,25,26,36,37,38,38*a*-tetradecahydro-1*H*,22*H*-8,11:18,21-dietheno-23,36-(iminomethano)-13,16:31,35-dimetheno[1,6,9]oxadiazacyclohexadecino[4,5-*m*][10,2,16]benzoxadiazacyclotetracosina-26-carboxamido]propoxy}imino)acetamido]-8-oxo-3-[(pyridin-1-ium-1-yl)methyl]-5-thia-1-azabicyclo[4.2.0]oct-2-ene-2-carboxylate

(6*R*,7*R*)-7-[(2*Z*)-2-(2-氨基-5-氯-1,3-噻唑-4-基)-2-({3-[(3*S*,6*R*,7*R*,22*R*,23*S*,26*S*,30*aSa*,36*R*,38*aR*)-3-(2-氨基-2-氧代乙基)-44-{[2-*O*-(3-氨基-2,3,6-三脱氧-3-*C*-甲基-*α*-L-吡喃来苏糖基)-β-D-吡喃葡萄糖基]氧}-10,19-二氯-7,22,28,30,32-五羟基-6-[(*N*-甲基-D-赖氨酰基)氨基]-2,5,24,38,39-五氧代-2,3,4,5,6,7,23,24,25,26,36,37,38,38*a*-十四羟基-1 *H*,22*H*-8,11:18,21-二乙烯基-23,36-(亚氨甲酰基)-13,16:31,35-二甲叉基[1,6,9]氧杂二氮杂环十六烷并[4,5-*m*][10,2,16]苯并氧杂二氮杂环二十四烷-26-甲酰氨基]丙氧基}亚氨基)乙酰氨基]-8-氧代-3-[(吡啶-1-鎓-1-基)甲基]-5-硫杂-1-氮杂双环[4.2.0]辛-2-烯-2-羧酸内盐

CAS 登录号 722454-12-8

INN list 111

药效分类 头孢菌素类抗微生物药

头孢拉宗

Cefbuperazone（*INN*）

化学结构式

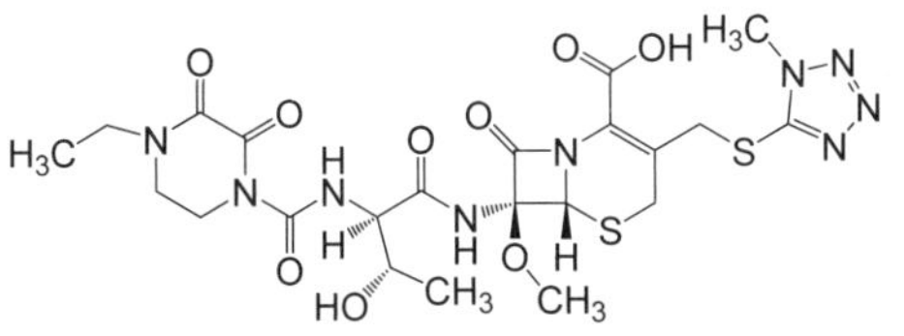

分子式和分子量 $C_{22}H_{29}N_9O_9S_2$ 627.65

化学名 (6*R*,7*R*)-7-[[(2*R*,3*S*)-2-[(4-Ethyl-2,3-dioxopiperazine-1-carbonyl)amino]-3-hydroxybutanoyl]amino]-7-methoxy-3-[(1-methyltetrazol-5-yl)sulfanylmethyl]-8-oxo-5-thia-1-azabicyclo[4.2.0]oct-2-ene-2-carboxylic acid

(6*R*,7*R*)-7-[[(2*R*,3*S*)-2-[(4-乙基-2,3-二氧代哌嗪-1-甲酰基)氨基]-3-羟基丁酰基]氨基]-7-甲氧基-3-[(1-甲基四氮唑-5-基)硫甲基]-8-氧代-5-硫杂-1-氮杂双环[4.2.0]辛-2-烯-2-羧酸

CAS 登录号 76610-84-9

INN list 48

药效分类 头孢菌素类抗微生物药

头孢来星

Cefaloglycin（*INN*）

分子式和分子量 $C_{18}H_{19}N_3O_6S$ 405.43

化学结构式

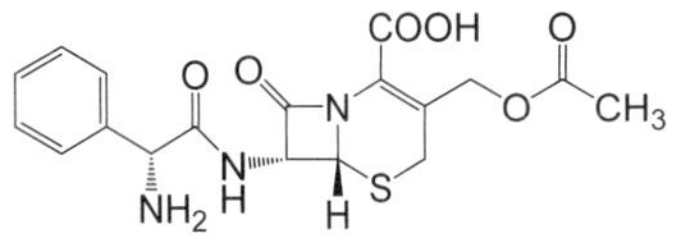

化学名 (6*R*,7*R*)-3-(Acetyloxymethyl)-7-[[(2*R*)-2-amino-2-phenylacetyl]amino]-8-oxo-5-thia-1-azabicyclo[4.2.0]oct-2-ene-2-carboxylic acid

(6*R*,7*R*)-3-(乙酰氧甲基)-7-[[(2*R*)-2-氨基-2-苯基乙酰基]氨基]-8-氧代-5-硫杂-1-氮杂双环[4.2.0]辛-2-烯-2-羧酸

CAS 登录号 3577-01-3; 22202-75-1[二水合物]

INN list 16

药效分类 头孢菌素类抗微生物药

头孢雷特

Ceforanide（*INN*）

化学结构式

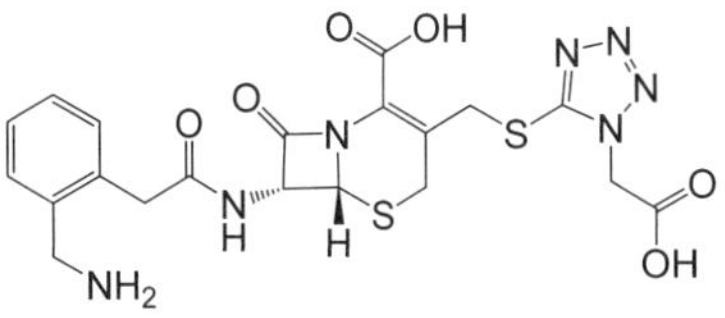

分子式和分子量 $C_{20}H_{21}N_7O_6S_2$ 519.55

化学名 (6*R*,7*R*)-7-[[2-[2-(Aminomethyl)phenyl]acetyl]amino]-3-[[1-(carboxymethyl)tetrazol-5-yl]sulfanylmethyl]-8-oxo-5-thia-1-azabicyclo[4.2.0]oct-2-ene-2-carboxylic acid

(6*R*,7*R*)-7-[[2-[2-(氨基甲基)苯基]乙酰基]氨基]-3-[[1-(羧基甲基)四氮唑-5-基]硫甲基]-8-氧代-5-硫杂-1-氮杂双环[4.2.0]辛-2-烯-2-羧酸

CAS 登录号 60925-61-3

INN list 39

药效分类 头孢菌素类抗微生物药

ATC 分类 J01DC11

头孢氯铵

Cefmepidium Chloride（*INN*）

化学结构式

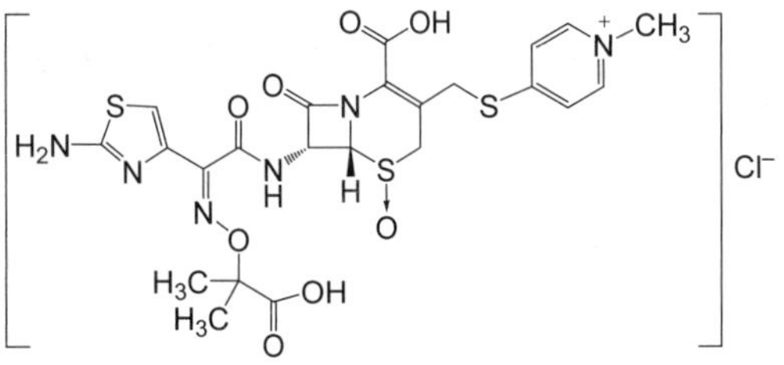

分子式和分子量 $C_{23}H_{25}ClN_6O_8S_3$ 645.13

化学名 (6*R*,7*R*)-7-[[(2*Z*)-2-(2-Amino-1,3-thiazol-4-yl)-2-(2-carboxypropan-2-yloxyimino)acetyl]amino]-3-[(1-methylpyridin-1-ium-4-yl)sulfanylmethyl]-5,8-dioxo-5λ^4-thia-1-azabicyclo[4.2.0]oct-2-ene-2-carboxylic acid;chloride

氯化 (6*R*,7*R*)-7-[[(2*Z*)-2-(2-氨基-1,3-噻唑-4-基)-2-(2-羧基丙烷-2-基氧亚氨基)乙酰基]氨基]-3-[(1-甲基吡啶-1-鎓-4-基)硫

甲基]-5,8-二氧代-5λ⁴-硫杂-1-氮杂双环[4.2.0]辛-2-烯-2-羧酸

CAS 登录号 107452-79-9

INN list 57

药效分类 头孢菌素类抗微生物药

头孢罗磷

Ceftaroline Fosamil（*INN*）

化学结构式

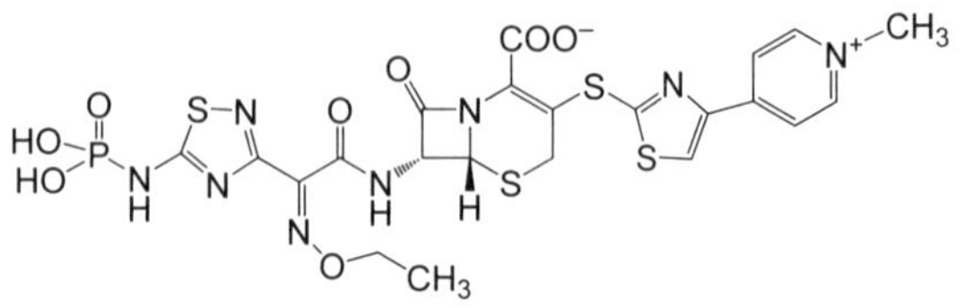

分子式和分子量 $C_{22}H_{21}N_8O_8PS_4$ 684.75

化学名 (6*R*,7*R*)-7-[[(2*Z*)-2-Ethoxyimino-2-[5-(phosphonoamino)-1,2,4-thiadiazol-3-yl]acetyl]amino]-3-[[4-(1-methylpyridin-1-ium-4-yl)-1,3-thiazol-2-yl]sulfanyl]-8-oxo-5-thia-1-azabicyclo[4.2.0]oct-2-en-2-carboxylate

(6*R*,7*R*)-7-[[(2*Z*)-2-乙氧基亚氨基-2-[5-(膦酸酰氨基)-1,2,4-噻二唑-3-基]乙酰基]氨基]-3-[[4-(l-甲基吡啶-1-鎓-4-基)-1,3-噻唑-2-基]硫]-8-氧代-5-硫杂-1-氮杂双环[4.2.0]辛-2-烯-2-羧酸盐

CAS 登录号 866021-48-9

INN list 97

药效分类 头孢菌素类抗微生物药

头孢罗替

Cefrotil（*INN*）

化学结构式

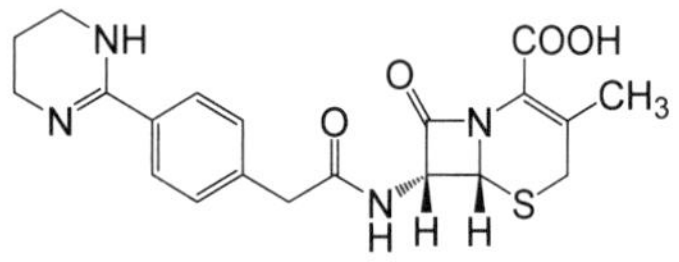

分子式和分子量 $C_{20}H_{22}N_4O_4S$ 414.48

化学名 (6*R*,7*R*)-3-Methyl-8-oxo-7-[[2-[4-(1,4,5,6-tetrahydropyrimidin-2-yl)phenyl]acetyl]amino]-5-thia-1-azabicyclo[4.2.0]oct-2-ene-2-carboxylic acid

(6*R*,7*R*)-3-甲基-8-氧代-7-[[2-[4-(1,4,5,6-四氢嘧啶-2-基)苯基]乙酰基]氨基]-5-硫杂-1-氮杂双环[4.2.0]辛-2-烯-2-羧酸

CAS 登录号 52231-20-6

INN list 34

药效分类 头孢菌素类抗微生物药

头孢洛仑

Cefaloram（*INN*）

化学结构式

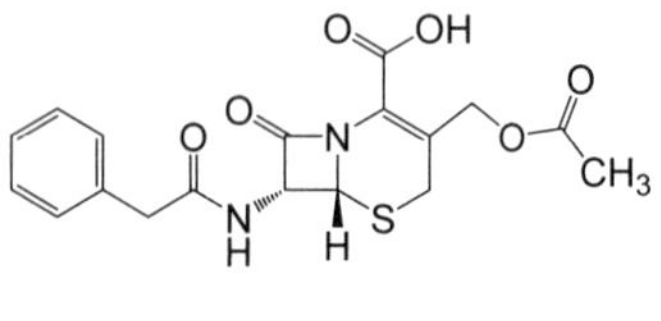

分子式和分子量 $C_{18}H_{18}N_2O_6S$ 390.41

化学名 (6*R*,7*R*)-3-(Acetyloxymethyl)-8-oxo-7-[(2-phenylacetyl)amino]-5-thia-1-azabicyclo[4.2.0]oct-2-ene-2-carboxylic acid

(6*R*,7*R*)-3-(乙酰氧甲基)-8-氧代-7-[(2-苯基乙酰基)氨基]-5-硫杂-1-氮杂双环[4.2.0]辛-2-烯-2-羧酸

CAS 登录号 859-07-4

INN list 16

药效分类 头孢菌素类抗微生物药

头孢洛宁

Cefalonium（*INN*）

化学结构式

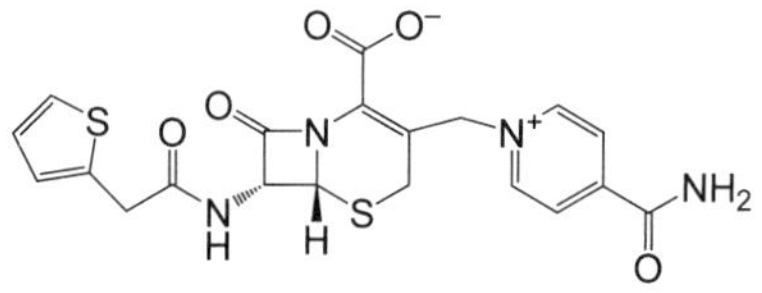

分子式和分子量 $C_{20}H_{18}N_4O_5S_2$ 458.51

化学名 (6*R*,7*R*)-3-[(4-Carbamoylpyridin-1-ium-1-yl)methyl]-8-oxo-7-[(2-thiophen-2-ylacetyl)amino]-5-thia-1-azabicyclo[4.2.0]oct-2-ene-2-carboxylate

(6*R*,7*R*)-3-[(4-氨甲酰吡啶-1-鎓-1-基)甲基]-8-氧代-7-[(2-噻吩-2-基乙酰基)氨基]-5-硫杂-1-氮杂双环[4.2.0]辛-2-烯-2-羧酸内盐

CAS 登录号 5575-21-3

INN list 16

药效分类 头孢菌素类抗微生物药

头孢洛生

Ceftolozane（*INN*）

化学结构式

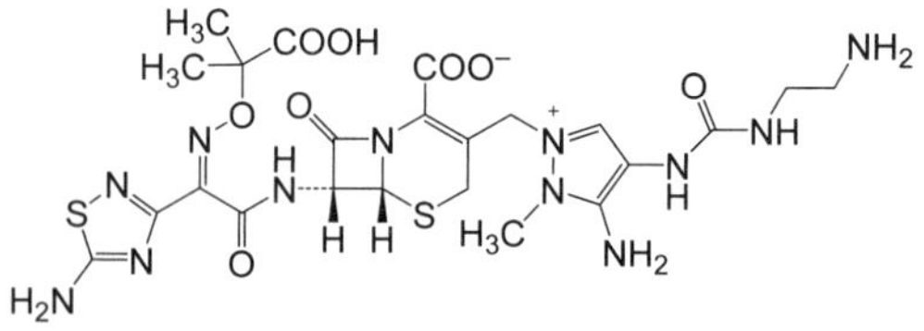

分子式和分子量 $C_{23}H_{30}N_{12}O_8S_2$ 666.18

化学名 (6*R*,7*R*)-3-[[3-Amino-4-(2-aminoethylcarbamoylamino)-2-methylpyrazol-1-ium-1-yl]methyl]-7-[[(2*E*)-2-(5-amino-1,2,4-thiadiazol-3-yl)-2-(2-carboxypropan-2-yloxyimino)acetyl]amino]-8-oxo-5-thia-1-azabicyclo[4.2.0]oct-2-ene-2-carboxylate

(6*R*,7*R*)-3-[[3-氨基-4-(2-氨乙基氨甲酰基氨基)-2-甲基吡唑-1-鎓-1-基]甲基]-7-[[(2*E*)-2-(5-氨基-1,2,4-噻二唑-3-基)-2-(2-羧基丙烷-2-基氧亚氨基)乙酰基]氨基]-8-氧代-5-硫杂-1-氮杂双环[4.2.0]辛-2-烯-2-羧酸内盐

CAS 登录号 689293-68-3

INN list 105

药效分类 头孢菌素类抗微生物药

头孢美唑

Cefmetazole（*INN*）

化学结构式

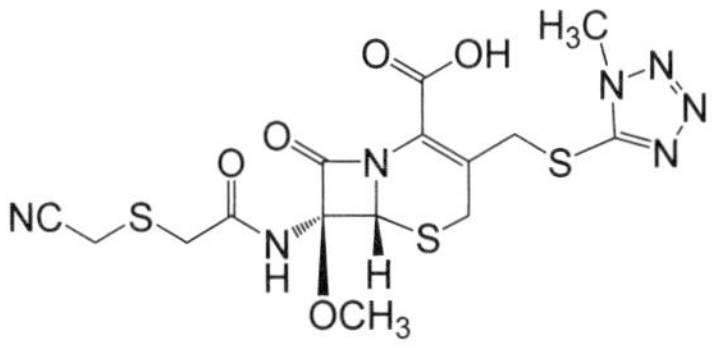

分子式和分子量 $C_{15}H_{17}N_7O_5S_3$ 471.53

化学名 (6*R*,7*S*)-7-[[2-(Cyanomethylsulfanyl)acetyl]amino]-7-methoxy-3-[(1-methyltetrazol-5-yl)sulfanylmethyl]-8-oxo-5-thia-1-azabicyclo[4.2.0]oct-2-ene-2-carboxylic acid

(6*R*,7*S*)-7-[[2-(氰基甲基硫)乙酰基]氨基]-7-甲氧基-3-[(1-甲基四氮唑-5-基)硫甲基]-8-氧代-5-硫杂-1-氮杂双环[4.2.0]辛-2-烯-2-羧酸

CAS 登录号 56796-20-4; 56796-39-5[钠盐]

INN list 39

药效分类 头孢菌素类抗微生物药

ATC 分类 J01DC09

头孢孟多

Cefamandole（*INN*）

化学结构式

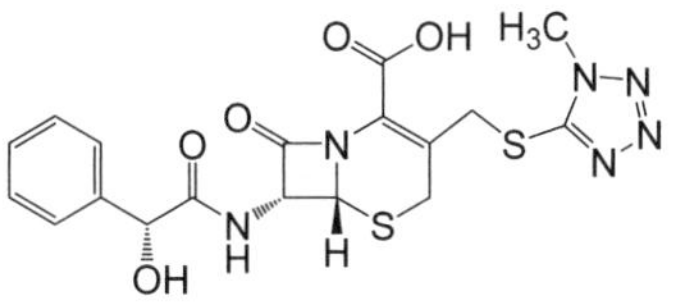

分子式和分子量 $C_{18}H_{18}N_6O_5S_2$ 462.50

化学名 (6*R*,7*R*)-7-[[(2*R*)-2-Hydroxy-2-phenylacetyl]amino]-3-[(1-methyltetrazol-5-yl)sulfanylmethyl]-8-oxo-5-thia-1-azabicyclo[4.2.0]oct-2-ene-2-carboxylic acid

(6*R*,7*R*)-7-[[(2*R*)-2-羟基-2-苯乙酰基]氨基]-3-[(1-甲基四氮唑-5-基)硫甲基]-8-氧代-5-硫杂-1-氮杂双环[4.2.0]辛-2-烯-2-羧酸

CAS 登录号 34444-01-4; 30034-03-8[钠盐]; 34444-01-4[头孢孟多酯]; 42540-40-9[头孢孟多酯钠]

INN list 30

药效分类 头孢菌素类抗微生物药

ATC 分类 J01DC03

头孢咪唑

Cefpimizole（*INN*）

化学结构式

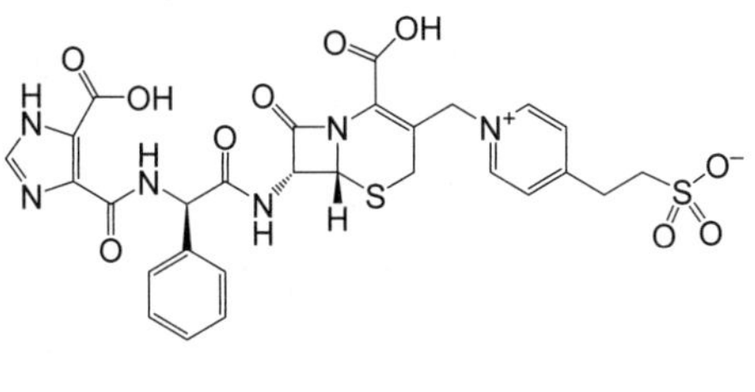

分子式和分子量 $C_{28}H_{26}N_6O_{10}S_2$ 670.67

化学名 2-[1-[[(6*R*,7*R*)-2-Carboxy-7-[[(2*R*)-2-[(5-carboxy-1*H*-imidazole-4-carbonyl)amino]-2-phenylacetyl]amino]-8-oxo-5-thia-1-azabicyclo[4.2.0]oct-2-en-3-yl]methyl]pyridin-1-ium-4-yl]ethanesulfonate

2-[1-[[(6*R*,7*R*)-2-羧基-7-[[(2*R*)-2-[(5-羧基-1*H*-咪唑-4-甲酰基)氨基]-2-苯乙酰基]氨基]-8-氧代-5-硫杂-1-氮杂双环[4.2.0]辛-2-烯-3-基]甲基]吡啶-1-鎓-4-基]乙基磺酸内盐

CAS 登录号 84880-03-5; 85287-61-2[钠盐]

INN list 50

药效分类 头孢菌素类抗微生物药

头孢米诺

Cefminox（*INN*）

化学结构式

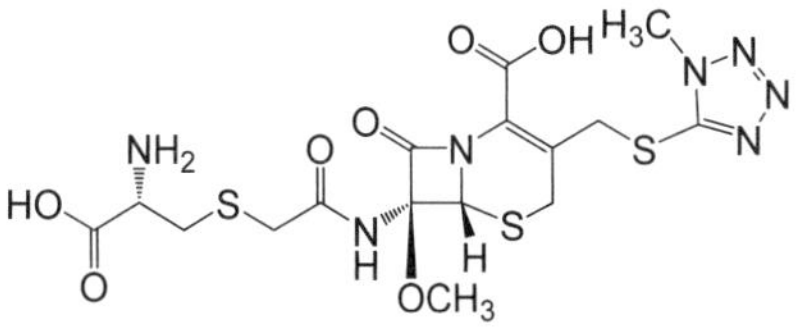

分子式和分子量 $C_{16}H_{21}N_7O_7S_3$ 519.58

化学名 (6*R*,7*S*)-7-[[2-[(2*S*)-2-Amino-2-carboxyethyl]sulfanylacetyl]amino]-7-methoxy-3-[[(1-methyltetrazol-5-yl)sulfanylmethyl]-8-oxo-5-thia-1-azabicyclo[4.2.0]oct-2-ene-2-carboxylic acid

(6*R*,7*S*)-7-[[2-[(2*S*)-2-氨基-2-羧基乙基]硫基乙酰基]氨基]-7-甲氧基-3-[[(1-甲基四氮唑-5-基)硫基甲基]-8-氧代-5-硫杂-1-氮杂双环[4.2.0]辛-2-烯-2-羧酸

CAS 登录号 75481-73-1

INN list 53

药效分类 头孢菌素类抗微生物药

头孢尼西

Cefonicid（*INN*）

化学结构式

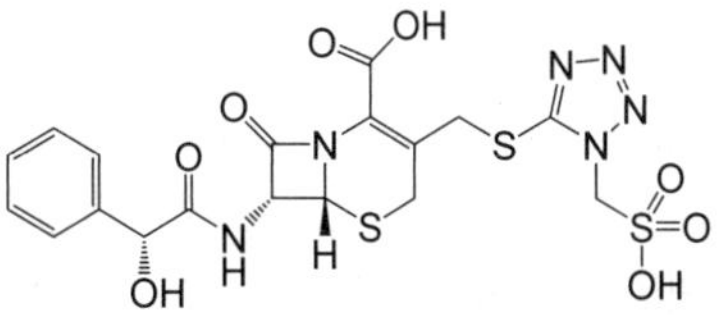

分子式和分子量 $C_{18}H_{18}N_6O_8S_3$ 542.56

化学名 (6*R*,7*R*)-7-[[(2*R*)-2-Hydroxy-2-phenylacetyl]amino]-8-oxo-3-[[1-(sulfonatomethyl)tetrazol-5-yl]sulfanylmethyl]-5-thia-1-azabicyclo[4.2.0]oct-2-ene-2-carboxylic acid

(6*R*,7*R*)-7-[[(2*R*)-2-羟基-2-苯乙酰基]氨基]-8-氧代-3-[[1-(磺酸甲基)四氮唑-5-基]硫甲基]-5-硫杂-1-氮杂双环[4.2.0]辛-2-烯-2-羧酸

CAS 登录号 61270-58-4; 71420-79-6[单钠盐]; 61270-78-8[二钠盐]

INN list 42

药效分类 头孢菌素类抗微生物药

ATC 分类 J01DC06

头孢帕罗

Cefaparole（*INN*）

化学结构式

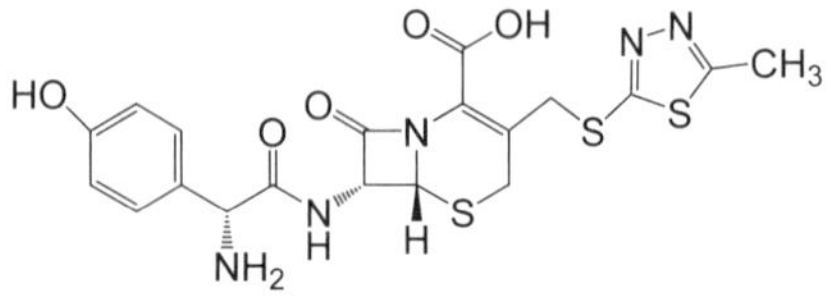

分子式和分子量 $C_{19}H_{19}N_5O_5S_3$ 493.58

化学名 (6*R*,7*R*)-7-[[(2*R*)-2-Amino-2-(4-hydroxyphenyl)acetyl]amido]-3-[(5-methyl-1,3,4-thiazol-2-yl)sulfanylmethyl]-8-oxo-5-thia-1-azabicyclo[4.2.0]oct-2-ene-2-carboxylic acid

(6*R*,7*R*)-7-[[(2*R*)-2-氨基-2-(4-羟基苯基)乙酰基]氨基]-3-[(5-甲基-1,3,4-噻二唑-2-基)硫甲基]-8-氧代-5-硫杂-1-氮杂双环[4.2.0]辛-2-烯-2-羧酸

CAS 登录号 51627-20-4

INN list 33

药效分类 头孢菌素类抗微生物药

头孢哌酮

Cefoperazone（*INN*）

化学结构式

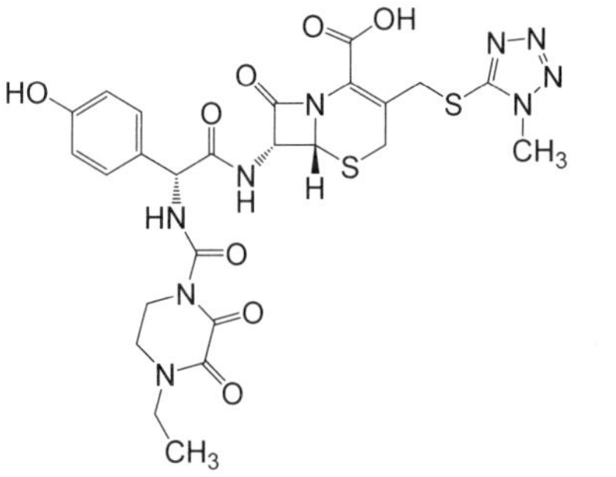

分子式和分子量 $C_{25}H_{27}N_9O_8S_2$ 645.67

化学名 (6*R*,7*R*)-7-[[(2*R*)-2-(4-Ethyl-2,3-dioxopiperazine-1-carbonyl)amino]-2-(4-hydroxyphenyl)acetyl]amino]-3-[(1-methyltetr-azol-5-yl)sulfanylmethyl]-8-oxo-5-thia-1-azabicyclo[4.2.0]oct-2-ene-2-carboxylic acid

(6*R*,7*R*)-7-[[(2*R*)-2-(4-乙基-2,3-二氧代哌嗪-1-甲酰基)氨基]-2-(4-羟基苯基)乙酰基]氨基]-3-[(1-甲基四氮唑-5-基)硫甲基]-8-氧代-5-硫杂-1-氮杂双环[4.2.0]辛-2-烯-2-羧酸

CAS 登录号 63893-19-0; 62893-20-3[钠盐]

INN list 42

药效分类 头孢菌素类抗微生物药

ATC 分类 J01DD12

头孢匹胺

Cefpiramide（*INN*）

分子式和分子量 $C_{25}H_{24}N_8O_7S_2$ 612.64

化学结构式

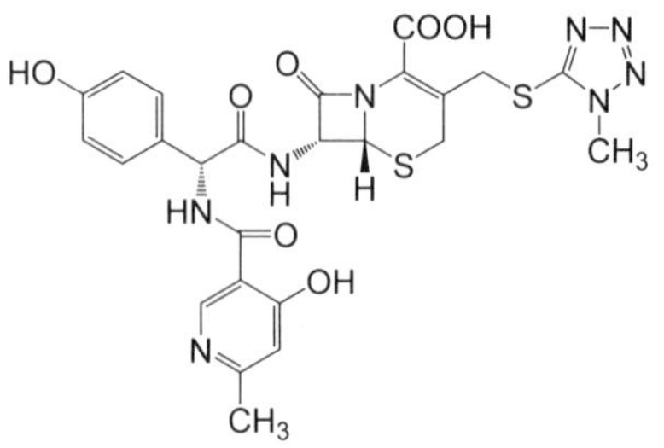

化学名 (6*R*,7*R*)-7-[(2*R*)-2-[(4-Hydroxy-6-methylpyridin-3-yl)formylamido]-2-(4-hydroxyphenyl)acetamido]-3-[[(1-methyl-1*H*-1,2,3,4-tetrazol-5-yl)sulfanyl]methyl]-8-oxo-5-thia-1-azabicyclo[4.2.0]oct-2-ene-2-carboxylic acid

(6*R*,7*R*)-7-[(2*R*)-2-[(4-羟基-6-甲基吡啶-3-基)甲酰氨基]-2-(4-羟基苯基)乙酰氨基]-3-[[(1-甲基-1*H*-1,2,3,4-四氮唑-5-基)硫]甲基]-8-氧代-5-硫杂-1-氮杂双环[4.2.0]辛-2-烯-2-羧酸

CAS 登录号 70797-11-4; 74849-93-7[钠盐]

INN list 47

药效分类 头孢菌素类抗微生物药

ATC 分类 J01DD11

头孢匹林

Cefapirin（*INN*）

化学结构式

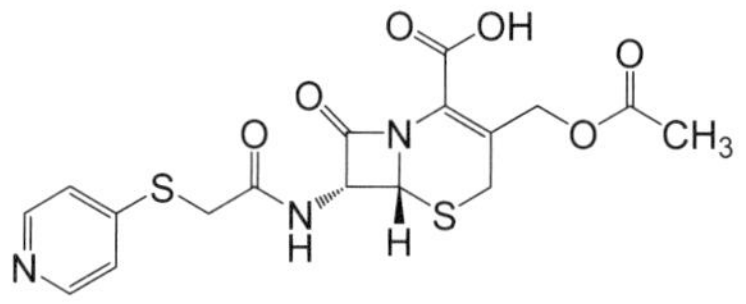

分子式和分子量 $C_{17}H_{17}N_3O_6S_2$ 432.46

化学名 (6*R*,7*R*)-3-(Acetyloxymethyl)-8-oxo-7-[(2-pyridn-4-ylsulfanylacetyl)amino]-5-thia1-1-azabicyclo[4.2.0]oct-2-ene-2-carboxylic acid

(6*R*,7*R*)-3-(乙酰氧甲基)-8-氧代-7-[(2-吡啶-4-基硫乙酰基)氨基]-5-硫杂-1-氮杂双环[4.2.0]辛-2-烯-2-羧酸

CAS 登录号 21593-23-7; 24356-60-3[钠盐]; 97468-37-6[苄星头孢匹林]

INN list 23

药效分类 头孢菌素类抗微生物药

头孢匹罗

Cefpirome（*INN*）

化学结构式

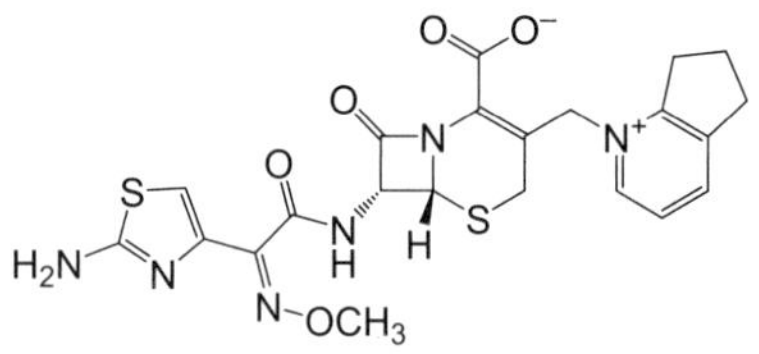

分子式和分子量 $C_{22}H_{22}N_6O_5S_2$ 514.58

化学名 (6*R*,7*R*)-7-[[(2*Z*)-2-(2-Amino-1,3-thiazol-4-yl)-2-methoxyiminoacetyl]amino]-3-(6,7-dihydro-5*H*-cyclopenta[*b*]pyridin-1-ium-1-ylmethyl)-8-oxo-5-thia-1-azabicyclo[4.2.0]oct-2-ene-2-carboxylate

(6*R*,7*R*)-7-[[(2*Z*)-2-(2-氨基-1,3-噻唑-4-基)-2-甲氧基亚氨基乙酰基]氨基]-3-(6,7-二氢-5*H*-环戊熳并[*b*]吡啶-1-鎓-1-基甲基)-8-氧代-5-硫杂-1-氮杂双环[4.2.0]辛-2-烯-2-羧酸内盐

CAS 登录号 84957-29-9; 98753-19-6[硫酸盐]

INN list 50

药效分类 头孢菌素类抗微生物药

ATC 分类 J01DE02

头孢羟氨苄

Cefadroxil（*INN*）

化学结构式

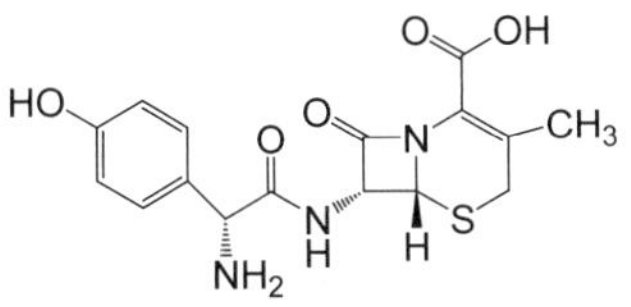

分子式和分子量 $C_{16}H_{17}N_3O_5S$ 363.39

化学名 (6*R*,7*R*)-7-[[(2*R*)-2-Amino-2-(4-hydroxyphenyl)acetyl]amino]-3-methyl-8-oxo-5-thia-1-azabicyclo[4.2.0]oct-2-ene-2-carboxylic acid

(6*R*,7*R*)-7-[[(2*R*)-2-氨基-2-(4-羟基苯基)乙酰基]氨基]-3-甲基-8-氧代-5-硫杂-1-氮杂双环[4.2.0]辛-2-烯-2-羧酸

CAS 登录号 50370-12-2; 66592-87-8[水合物]

INN list 33

药效分类 头孢菌素类抗微生物药

ATC 分类 J01DB05

头孢曲秦

Cefatrizine（*INN*）

化学结构式

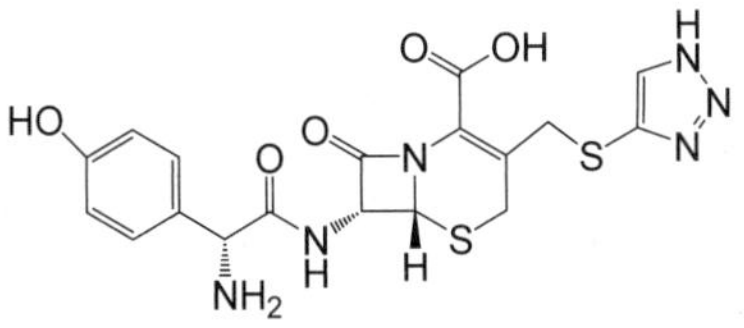

分子式和分子量 $C_{18}H_{18}N_6O_5S_2$ 462.51

化学名 (6*R*,7*R*)-7-[[(2*R*)-2-Amino-2-(4-hydroxyphenyl)acetyl]amino]-8-oxo-3-(2*H*-triazol-4-ylsulfanylmethyl)-5-thia-1-azabicyclo[4.2.0]oct-2-ene-2-carboxylic acid

(6*R*,7*R*)-7-[[(2*R*)-2-氨基-2-(4-羟基苯基)乙酰基]氨基]-8-氧代-3-(2*H*-三氮唑-4-基硫甲基)-5-硫杂-1-氮杂双环[4.2.0]辛-2-烯-2-羧酸

CAS 登录号 51627-14-6

INN list 34

药效分类 头孢菌素类抗微生物药

ATC 分类 J01DB07

头孢曲松

Ceftriaxone（*INN*）

化学结构式

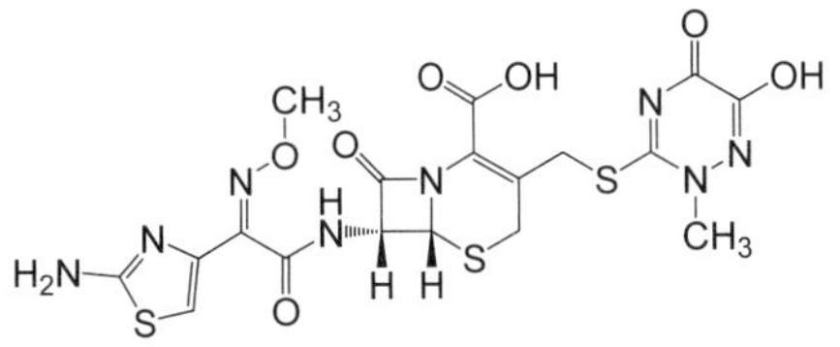

分子式和分子量 $C_{18}H_{18}N_8O_7S_3$ 554.57

化学名 (6*R*,7*R*)-7-[[(2*E*)-2-(2-Amino-1,3-thiazol-4-yl)-2-methoxyiminoacetyl]amino]-3-[(2-methyl-5,6-dioxo-1*H*-1,2,4-triazin-3-yl)sulfanylmethyl]-8-oxo-5-thia-1-azabicyclo[4.2.0]oct-2-ene-2-carboxylic acid

(6*R*,7*R*)-7-[[(2*E*)-2-(2-氨基-1,3-噻唑-4-基)-2-甲氧基亚氨基乙酰基]氨基]-3-[(2-甲基-5,6-二氧代-1*H*-1,2,4-三嗪-3-基)硫甲基]-8-氧代-5-硫杂-1-氮杂双环[4.2.0]辛-2-烯-2-羧酸

CAS 登录号 73384-59-5; 104376-79-6[二钠盐三倍半水合物]

INN list 44

药效分类 头孢菌素类抗微生物药

ATC 分类 J01DD04

头孢屈洛

Cefedrolor（*INN*）

化学结构式

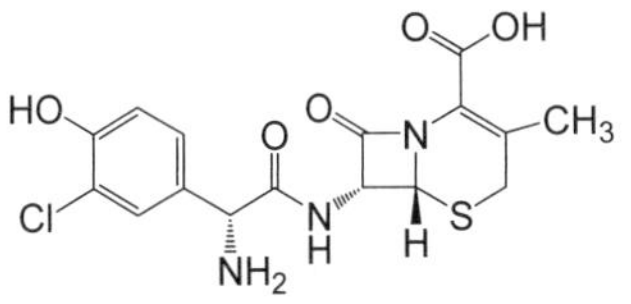

分子式和分子量 $C_{16}H_{16}ClN_3O_5S$ 397.83

化学名 (6*R*,7*R*)-7-[[(2*R*)-2-Amino-2-(3-chloro-4-hydroxyphenyl)acetyl]amino]-3-methyl-8-oxo-5-thia-1-azabicyclo[4.2.0]oct-2-ene-2-carboxylic acid

(6*R*,7*R*)-7-[[(2*R*)-2-氨基-2-(3-氯-4-羟基苯基)乙酰基]氨基]-3-甲基-8-氧代-5-硫杂-1-氮杂双环[4.2.0]辛-2-烯-2-羧酸

CAS 登录号 57847-69-5

INN list 53

药效分类 头孢菌素类抗微生物药

头孢瑞南

Cefluprenam（*INN*）

化学结构式

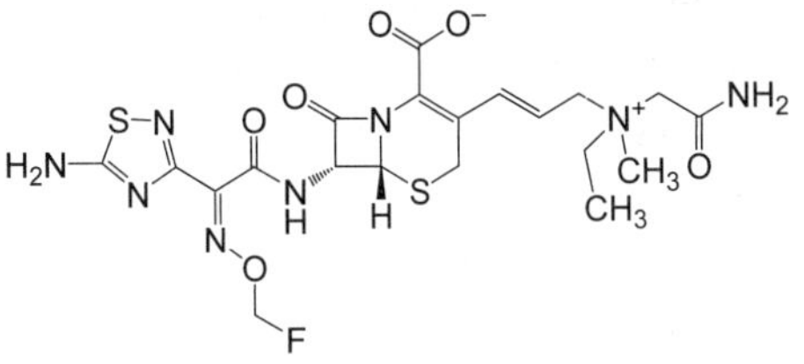

分子式和分子量 $C_{20}H_{25}FN_8O_6S_2$ 556.60

化学名 (6*R*,7*R*)-3-[(*E*)-3-[(2-Amino-2-oxoethyl)-ethyl-methyl-azaniumyl]prop-1-enyl]-7-[[(2*Z*)-2-(5-amino-1,2,4-thiadiazol-3-yl)-2-(fluoromethoxyimino)acetyl]amino]-8-oxo-5-thia-1-azabicyclo[4.2.0]oct-2-ene-2-carboxylate

(6*R*,7*R*)-3-[(*E*)-3-[(2-氨基-2-氧代乙基)-乙基-甲基铵基]丙-1-烯基]-7-[[(2*Z*)-2-(5-氨基-1,2,4-噻二唑-3-基)-2-(氟甲氧基亚氨基)乙酰基]氨基]-8-氧代-5-硫杂-1-氮杂双环[4.2.0]辛-2-烯-2-羧酸内盐

CAS 登录号 116853-25-9

INN list 71

药效分类 头孢菌素类抗微生物药

头孢噻啶

Cefaloridine (*INN*)

化学结构式

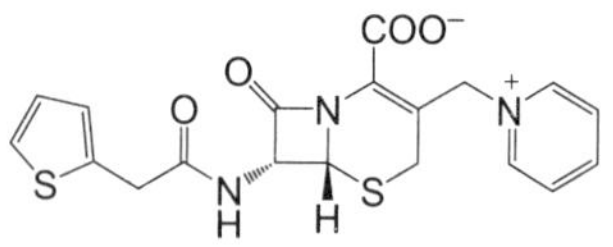

分子式和分子量 $C_{19}H_{17}N_3O_4S_2$ 415.49

化学名 (6*R*,7*R*)-8-Oxo-3-(pyridin-1-ium-1-ylmethyl)-7-[(2-thiophen-2-ylacetyl)amino]-5-thia-1-azabicyclo[4.2.0]oct-2-ene-2-carboxylate

(6*R*,7*R*)-8-氧代-3-(吡啶-1-鎓-1-基甲基)-7-[(2-噻吩-2-基乙酰基)氨基]-5-硫杂-1-氮杂双环[4.2.0]辛-2-烯-2-羧酸内盐

CAS 登录号 50-59-9

INN list 15

药效分类 头孢菌素类抗微生物药

ATC 分类 J01DB02

头孢噻吩

Cefalotin (*INN*)

化学结构式

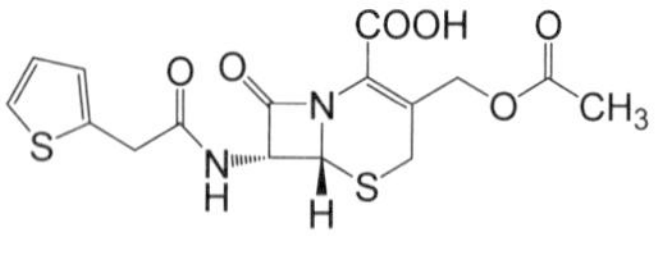

分子式和分子量 $C_{16}H_{16}N_2O_6S_2$ 394.43

化学名 (6*R*,7*R*)-3-(Acetyloxymethyl)-8-oxo-7-[(2-thiophen-2-ylacetyl)amino]-5-thia-1-azabicyclo[4.2.0]oct-2-ene-2-carboxylic acid

(6*R*,7*R*)-3-(乙酰氧甲基)-8-氧代-7-[(2-噻吩-2-基乙酰基)氨基]-5-硫杂-1-氮杂双环[4.2.0]辛-2-烯-2-羧酸

CAS 登录号 153-61-7; 58-71-9[钠盐]

INN list 14

药效分类 头孢菌素类抗微生物药

ATC 分类 J01DB03

头孢噻呋

Ceftiofur (*INN*)

化学结构式

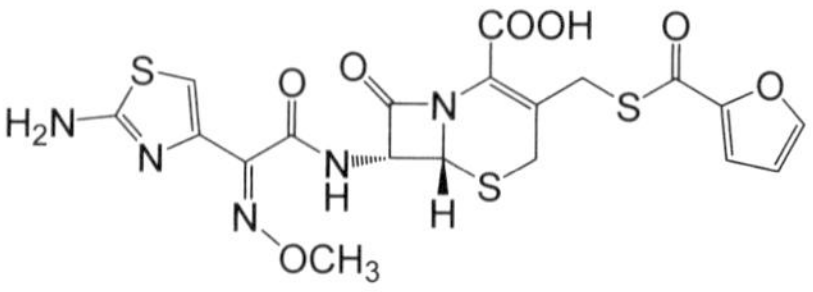

分子式和分子量 $C_{19}H_{17}N_5O_7S_3$ 523.55

化学名 (6*R*,7*R*)-7-[[(2*Z*)-2-(2-Amino-1,3-thiazol-4-yl)-2-methoxyiminoacetyl]amino]-3-(furan-2-carbonylsulfanylmethyl)-8-oxo-5-thia-1-azabicyclo[4.2.0]oct-2-ene-2-carboxylic acid

(6*R*,7*R*)-7-[[(2*Z*)-2-(2-氨基-1,3-噻唑-4-基)-2-甲氧亚氨基乙酰基]氨基]-3-(呋喃-2-甲酰硫甲基)-8-氧代-5-硫杂-1-氮杂双环[4.2.0]辛-2-烯-2-羧酸

CAS 登录号 80370-57-6; 103980-44-5[盐酸盐]; 104010-37-9[钠盐]

INN list 53

药效分类 头孢菌素类抗微生物药

头孢噻利

Cefoselis (*INN*)

化学结构式

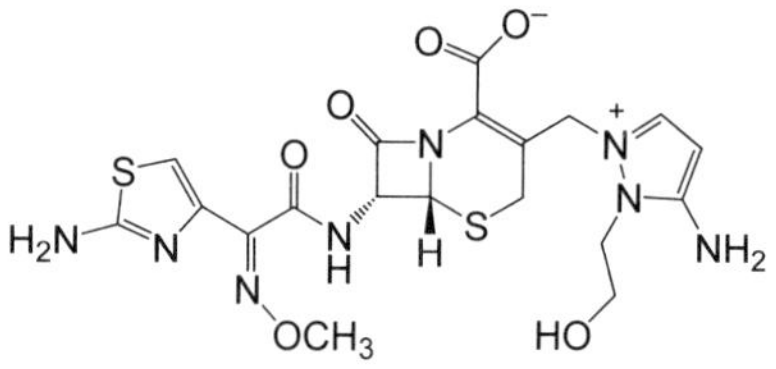

分子式和分子量 $C_{19}H_{22}N_8O_6S_2$ 522.56

化学名 (6*R*,7*R*)-3-[[3-Amino-2-(2-hydroxyethyl)pyrazol-1-ium-1-yl]methyl]-7-[[(2*Z*)-2-(2-amino-1,3-thiazol-4-yl)-2-methoxyiminoacetyl]amino]-8-oxo-5-thia-1-azabicyclo[4.2.0]oct-2-ene-2-carboxylate

(6*R*,7*R*)-3-[[3-氨基-2-(2-羟基乙基)吡唑-1-鎓-1-基]甲基]-7-[[(2*Z*)-2-(2-氨基-1,3-噻唑-4-基)-2-甲氧亚氨基乙酰基]氨基]-8-氧代-5-硫杂-1-氮杂双环[4.2.0]辛-2-烯-2-羧酸内盐

CAS 登录号 122841-10-5

INN list 71

药效分类 头孢菌素类抗微生物药

头孢噻林

Ceftiolene (*INN*)

化学结构式

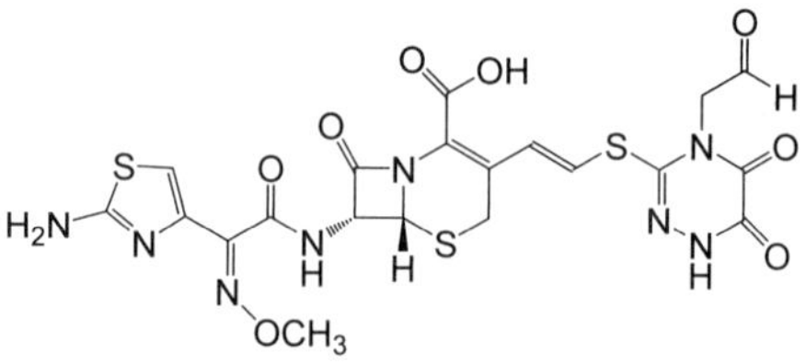

分子式和分子量 $C_{20}H_{18}N_8O_8S_3$ 594.61

化学名 (6*R*,7*R*)-7-[[(2*Z*)-2-(2-Amino-1,3-thiazol-4-yl)-2-methoxyiminoacetyl]amino]-3-[(*E*)-2-[[5,6-dioxo-4-(2-oxoethyl)-1*H*-1,2,4-triazin-3-yl]sulfanyl]ethenyl]-8-oxo-5-thia-1-azabicyclo[4.2.0]oct-2-ene-2-carboxylic acid

(6*R*,7*R*)-7-[[(2*Z*)-2-(2-氨基-1,3-噻唑-4-基)-2-甲氧亚氨基乙酰基]氨基]-3-[(*E*)-2-[[5,6-二氧代-4-(2-氧代乙基)-1*H*-1,2,4-三嗪-3-基]硫]乙烯基]-8-氧代-5-硫杂-1-氮杂双环[4.2.0]辛-2-烯-2-羧酸

CAS 登录号 77360-52-2

INN list 49

药效分类 头孢菌素类抗微生物药

头孢噻肟

Cefotaxime（*INN*）

化学结构式

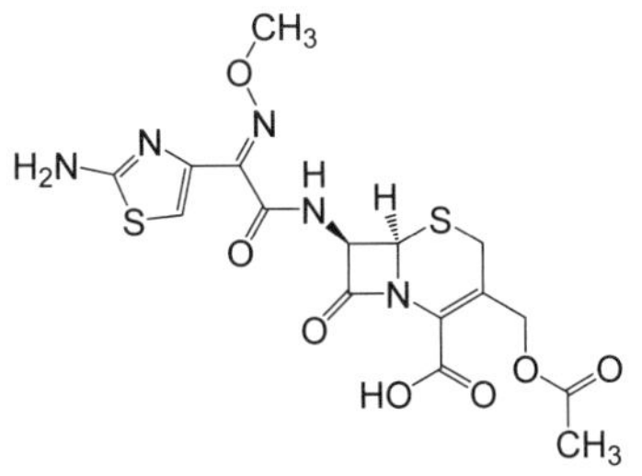

分子式和分子量 $C_{16}H_{17}N_5O_7S_2$ 455.46

化学名 (6*R*,7*R*)-3-(Acetyloxymethyl)-7-[[(2*E*)-2-(2-amino-1,3-thiazol-4-yl)-2-methoxyiminoacetyl]amino]-8-oxo-5-thia-1-azabicyclo[4.2.0]oct-2-ene-2-carboxylic acid

(6*R*,7*R*)-3-(乙酰氧甲基)-7-[[(2*E*)-2-(2-氨基-1,3-噻唑-4-基)-2-甲氧亚氨基乙酰基]氨基]-8-氧代-5-硫杂-1-氮杂双环[4.2.0]辛-2-烯-2-羧酸

CAS 登录号 63527-52-6; 64485-93-4[钠盐]

INN list 40

药效分类 头孢菌素类抗微生物药

ATC 分类 J01DD01

头孢噻氧

Ceftioxide（*INN*）

化学结构式

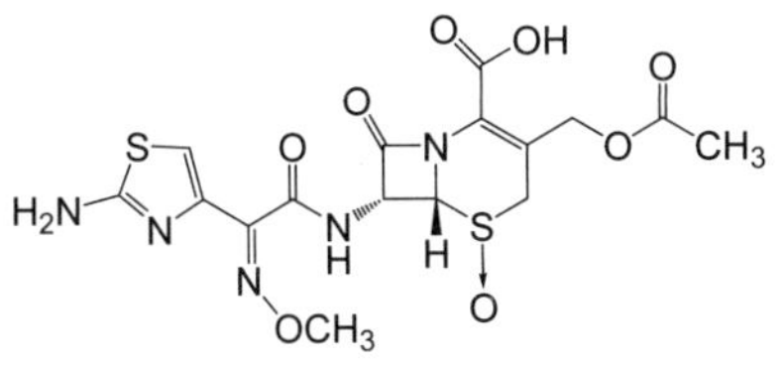

分子式和分子量 $C_{16}H_{17}N_5O_8S_2$ 471.47

化学名 (6*R*,7*R*)-3-(Acetyloxymethyl)-7-[[(2*Z*)-2-(2-amino-1,3-thiazol-4-yl)-2-methoxyiminoacetyl]amino]-5,8-dioxo-5λ^4-thia-1-azabicyclo[4.2.0]oct-2-ene-2-carboxylic acid

(6*R*,7*R*)-3-(乙酰氧基甲基)-7-[[(2*Z*)-2-(2-氨基-1,3-噻唑-4-基)-2-甲氧基亚氨基乙酰基]氨基]-5,8-二氧代-5λ^4-硫杂-1-氮杂双环[4.2.0]辛-2-烯-2-羧酸

CAS 登录号 71048-88-9

INN list 43

药效分类 头孢菌素类抗微生物药

头孢三唑

Cefetrizole（*INN*）

化学结构式

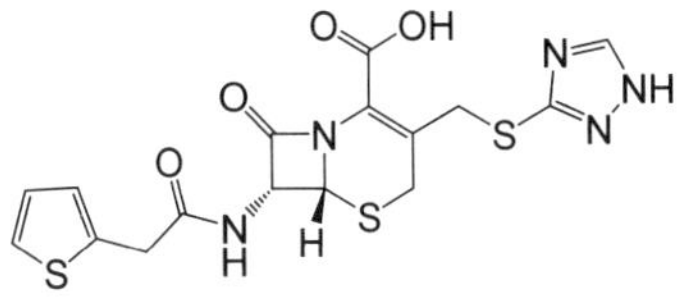

分子式和分子量 $C_{16}H_{15}N_5O_4S_3$ 437.52

化学名 (6*R*,7*R*)-8-Oxo-7-[(2-thiophen-2-ylacetyl)amino]-3-(1*H*-1,2,4-triazol-5-ylsulfanylmethyl)-5-thia-1-azabicyclo[4.2.0]oct-2-ene-2-carboxylic acid

(6*R*,7*R*)-8-氧代-7-[(2-噻吩-2-基乙酰基)氨基]-3-(1*H*-1,2,4-三氮唑-5-基硫甲基)-5-硫杂-1-氮杂双环[4.2.0]辛-2-烯-2-羧酸

CAS 登录号 65307-12-2

INN list 44

药效分类 头孢菌素类抗微生物药

头孢沙定

Cefroxadine（*INN*）

化学结构式

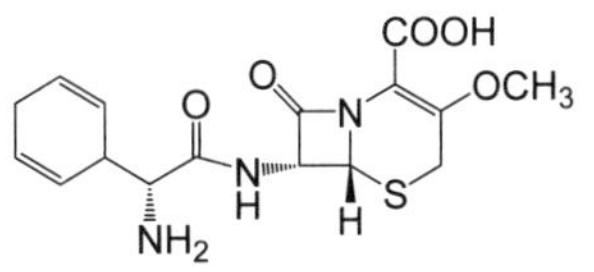

分子式和分子量 $C_{16}H_{19}N_3O_5S$ 365.40

化学名 (6*R*,7*R*)-7-[[(2*R*)-2-Amino-2-cyclohexa-1,4-dien-1-ylacetyl]amino]-3-methoxy-8-oxo-5-thia-1-azabicyclo[4.2.0]oct-2-ene-2-carboxylic acid

(6*R*,7*R*)-7-[[(2*R*)-2-氨基-2-环己-1,4-二烯-1-基乙酰基]氨基]-3-甲氧基-8-氧代-5-硫杂-1-氮杂双环[4.2.0]辛-2-烯-2-羧酸

CAS 登录号 51762-05-1

INN list 42

药效分类 头孢菌素类抗微生物药

ATC 分类 J01DB11

头孢舒米

Cefsumide（*INN*）

化学结构式

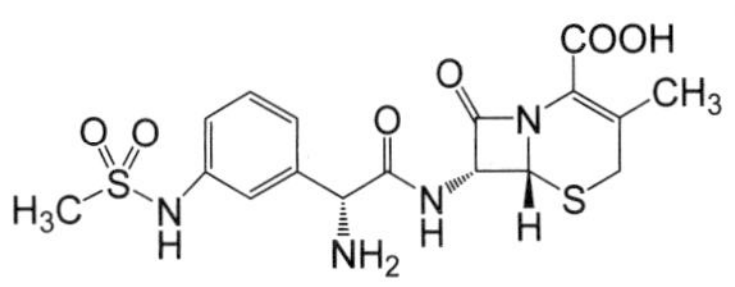

分子式和分子量 $C_{17}H_{20}N_4O_6S_2$ 440.49

化学名 (6*R*,7*R*)-7-[[(2*R*)-2-Amino-2-[3-(methanesulfonamido)phenyl]acetyl]amino]-3-methyl-8-oxo-5-thia-1-azabicyclo[4.2.0]oct-2-ene-2-carboxylic acid

(6*R*,7*R*)-7-[[(2*R*)-2-氨基-2-[3-(甲磺酰氨基)苯基]乙酰基]氨基]-3-甲基-8-氧代-5-硫杂-1-氮杂双环[4.2.0]辛-2-烯-2-羧酸

CAS 登录号 54818-11-0

INN list 38

药效分类 头孢菌素类抗微生物药

头孢他啶

Ceftazidime（*INN*）

化学结构式

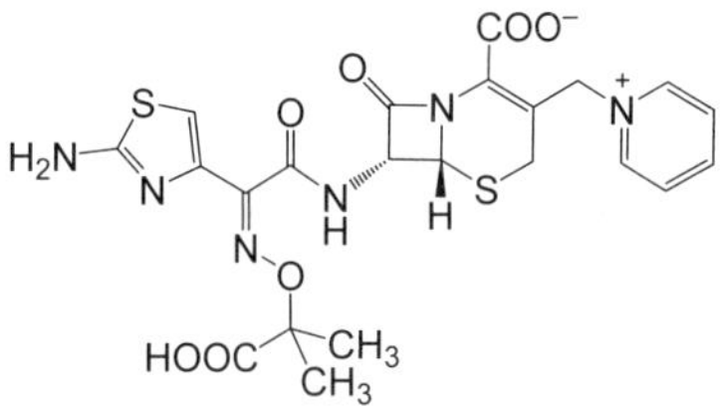

分子式和分子量 $C_{22}H_{22}N_6O_7S_2$ 546.57

化学名 (6*R*,7*R*)-7-[[(2*Z*)-2-(2-Amino-1,3-thiazol-4-yl)-2-(2-carboxypropan-2-yloxyimino)acetyl]amino]-8-oxo-3-(pyridin-1-ium-1-ylmethyl)-5-thia-1-azabicyclo[4.2.0]oct-2-ene-2-carboxylate

(6*R*,7*R*)-7-[[(2*Z*)-2-(2-氨基-1,3-噻唑-4-基)-2-(2-羧基丙-2-基氧亚氨基)乙酰基]氨基]-8-氧代-3-(吡啶-1-鎓-1-基甲基)-5-硫杂-1-氮杂双环[4.2.0]辛-2-烯-2-羧酸内盐

CAS 登录号 72558-82-8; 78439-06-2[五水合物]

INN list 44

药效分类 头孢菌素类抗微生物药

ATC 分类 J01DD02

头孢他美

Cefetamet（*INN*）

化学结构式

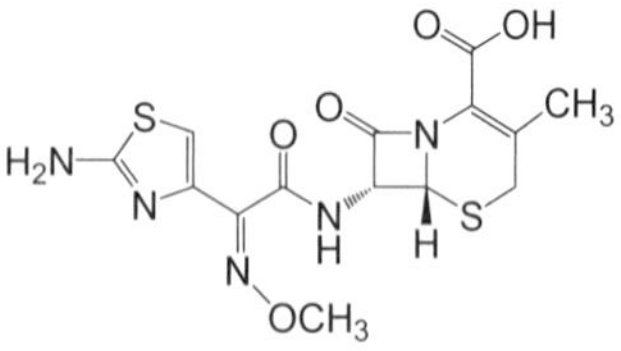

分子式和分子量 $C_{14}H_{15}N_5O_5S_2$ 397.42

化学名 (6*R*,7*R*)-7-[[2-(2-Amino-1,3-thiazol-4-yl)-2-methoxyiminoacetyl]amino]-3-methyl-8-oxo-5-thia-1-azabicyclo[4.2.0]oct-2-ene-2-carboxylic acid

(6*R*,7*R*)-7-[[2-(2-氨基-1,3-噻唑-4-基)-2-甲氧亚氨基乙酰基]氨基]-3-甲基-8-氧代-5-硫杂-1-氮杂双环[4.2.0]辛-2-烯-2-羧酸

CAS 登录号 65052-63-3

INN list 49

药效分类 头孢菌素类抗微生物药

ATC 分类 J01DD10

头孢他美酯

Cefetamet Pivoxil

化学结构式

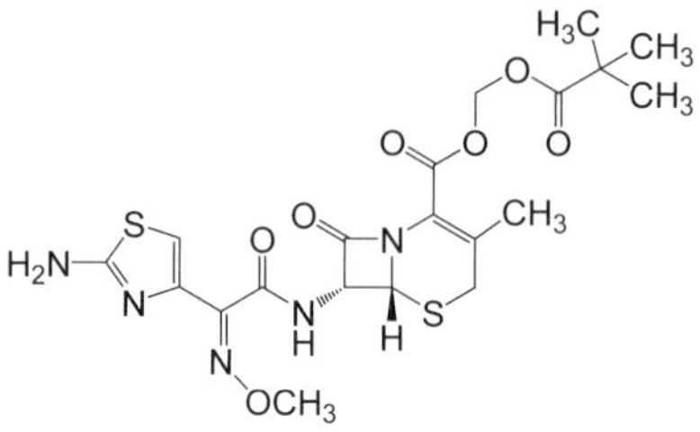

分子式和分子量 $C_{20}H_{25}N_5O_7S_2$ 511.57

化学名 2,2-Dimethylpropanoyloxymethyl(6*R*,7*R*)-7-[[2-(2-amino-1,3-thiazol-4-yl)-2-methoxyiminoacetyl]amino]-3-methyl-8-oxo-5-thia-1-azabicyclo[4.2.0]oct-2-ene-2-carboxylate

2,2-二甲基丙酰氧基甲基 (6*R*,7*R*)-7-[[2-(2-氨基-1,3-噻唑-4-基)-2-甲氧亚氨基乙酰基]氨基]-3-甲基-8-氧代-5-硫杂-1-氮杂双环[4.2.0]辛-2-烯-2-羧酸酯

CAS 登录号 65243-33-6; 111696-23-2[盐酸盐]

药效分类 头孢菌素类抗微生物药

ATC 分类 J01DD10

头孢特仑

Cefteram（*INN*）

化学结构式

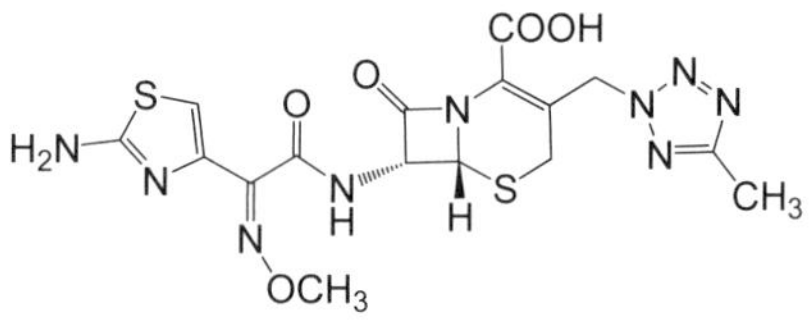

分子式和分子量 $C_{16}H_{17}N_9O_5S_2$ 479.49

化学名 (6*R*,7*R*)-7-[[(2*Z*)-2-(2-Amino-1,3-thiazol-4-yl)-2-methoxyiminoacetyl]amino]-3-[(5-methyltetrazol-2-yl)methyl]-8-oxo-5-thia-1-azabicyclo[4.2.0]oct-2-ene-2-carboxylic acid

(6*R*,7*R*)-7-[[(2*Z*)-2-(2-氨基-1,3-噻唑-4-基)-2-甲氧亚氨基乙酰基]氨基]-3-[(5-甲基四氮唑-2-基)甲基]-8-氧代-5-硫杂-1-氮杂双环[4.2.0]辛-2-烯-2-羧酸

CAS 登录号 82547-58-8

INN list 55

药效分类 头孢菌素类抗微生物药

头孢替安

Cefotiam（*INN*）

化学结构式

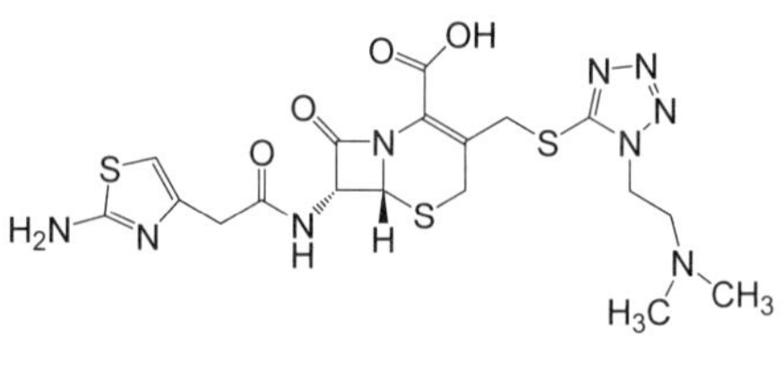

分子式和分子量 $C_{18}H_{23}N_9O_4S_3$ 525.62

化学名 (6*R*,7*R*)-7-[[2-(2-Amino-1,3-thiazol-4-yl)acetyl]amino]-3-[[1-[2-(dimethylamino)ethyl]tetrazol-5-yl]sulfanylmethyl]-8-oxo-5-thia-1-azabicyclo[4.2.0]oct-2-ene-2-carboxylic acid

(6*R*,7*R*)-7-[[2-(2-氨基-1,3-噻唑-4-基)乙酰基]氨基]-3-[[1-[2-(二甲氨基)乙基]四氮唑-5-基]硫甲基]-8-氧代-5-硫杂-1-氮杂双环[4.2.0]辛-2-烯-2-羧酸

CAS 登录号 61622-34-2; 66309-69-1[盐酸盐]

INN list 40

药效分类 头孢菌素类抗微生物药

ATC 分类 J01DC07

头孢替考

Cefetecol（*INN*）

化学结构式

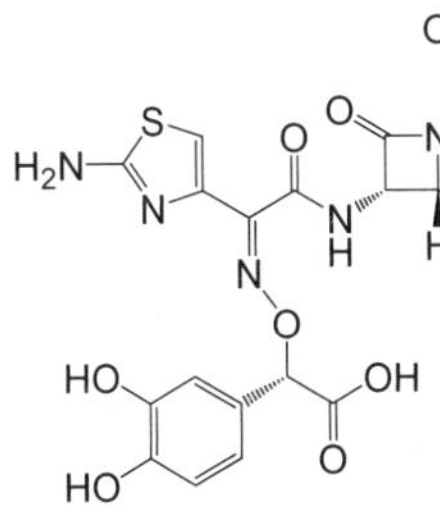

分子式和分子量 $C_{20}H_{17}N_5O_9S_2$ 535.50

化学名 (6*R*,7*R*)-7-[2-(2-Amino-4-thiazolyl)glyoxylamido]-8-oxo-5-thia-1-azabicyelo[4.2.0] oct-2-ene-2-carboxylic acid,7^2-(*Z*)-[*O*-[(*S*)-*α*-carboxy-3,4-dihydroxybenzy]oxime]

(6*R*,7*R*)-7-[2-(2-氨基-4-噻唑基)乙醛酰氨基]-8-氧代-5-硫杂-1-氮杂双环[4.2.0]辛-2-烯-2-羧酸 7^2-(*Z*)-[*O*-[(*S*)-*α*-羧基-3,4-二羟基苄基]肟]

CAS 登录号 117211-03-7; 127182-67-6[四水合物]

INN list 63

药效分类 头孢菌素类抗微生物药

头孢替林

Cefmatilen（*INN*）

化学结构式

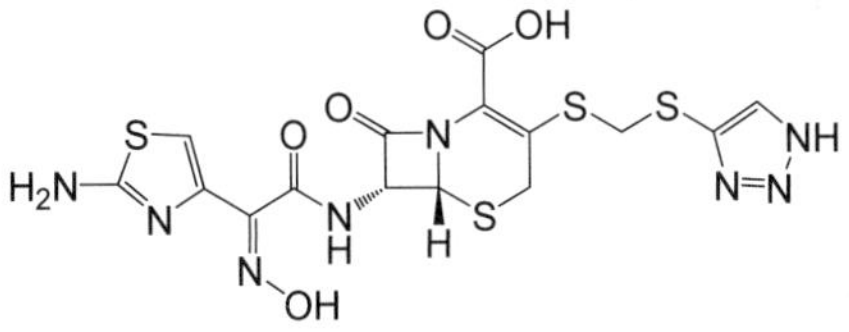

分子式和分子量 $C_{15}H_{14}N_8O_5S_4$ 514.58

化学名 (6*R*,7*R*)-7-[[(2*E*)-2-(2-Amino-1,3-thiazol-4-yl)-2-hydroxyiminoacetyl]amino]-8-oxo-3-(2*H*-triazol-4-ylsulfanylmethylsulfanyl)-5-thia-1-azabicyclo[4.2.0]oct-2-ene-2-carboxylic acid

(6*R*,7*R*)-7-[[(2*E*)-2-(2-氨基-1,3-噻唑-4-基)-2-羟基亚氨基乙酰基]氨基]-8-氧代-3-(2*H*-三氮唑-4-基硫甲基硫)-5-硫杂-1-氮杂双环[4.2.0]辛-2-烯-2-羧酸

CAS 登录号 140128-74-1

INN list 81

药效分类 头孢菌素类抗微生物药

头孢替坦

Cefotetan（*INN*）

化学结构式

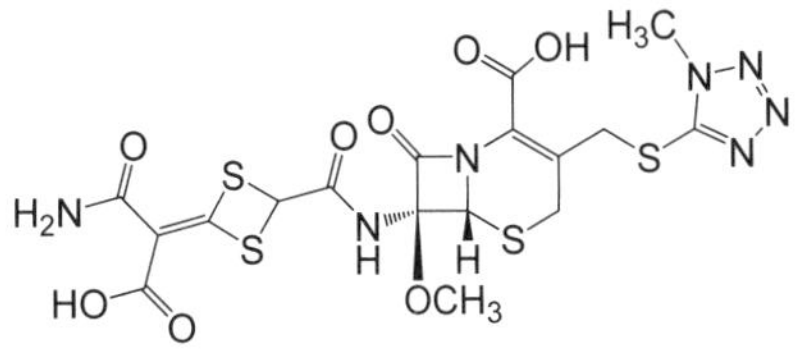

分子式和分子量 $C_{17}H_{17}N_7O_8S_4$ 575.60

化学名 (6*R*,7*S*)-7-[[4-(2-Amino-1-carboxy-2-oxoethylidene)-1,3-dithietane-2-carbonyl]amino]-7-methoxy-3-[(1-methyltetrazol-5-yl)sulfanylmethyl]-8-oxo-5-thia-1-azabicyclo[4.2.0]oct-2-ene-2-carboxylic acid

(6*R*,7*S*)-7-[[4-(2-氨基-1-羧基-2-氧代乙亚基)-1,3-二硫杂环丁烷-2-甲酰基]氨基]-7-甲氧基-3-[(1-甲基四氮唑-5-基)硫甲基]-8-氧代-5-硫杂-1-氮杂双环[4.2.0]辛-2-烯-2-羧酸

CAS 登录号 69712-56-7; 74356-00-6[二钠盐]

INN list 44

药效分类 头孢菌素类抗微生物药

ATC 分类 J01DC05

头孢替唑

Ceftezole（*INN*）

化学结构式

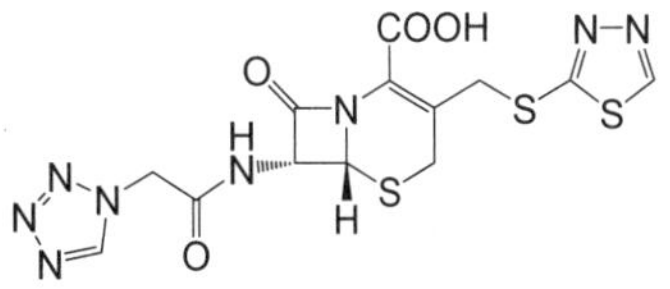

分子式和分子量 $C_{13}H_{12}N_8O_4S_3$ 440.48

化学名 (6*R*,7*R*)-8-Oxo-7-[[2-(tetrazol-1-yl)acetyl]amino]-3-(1,3,4-thiadiazol-2-ylsulfanylmethyl)-5-thia-1-azabicyclo[4.2.0]oct-2-ene-2-carboxylic acid

(6*R*,7*R*)-8-氧代-7-[[2-(四氮唑-1-基)乙酰基]氨基]-3-(1,3,4-噻二唑-2-基硫基甲基)-5-硫杂-1-氮杂双环[4.2.0]辛-2-烯-2-羧酸

CAS 登录号 26973-24-0

INN list 34

药效分类 头孢菌素类抗微生物药

ATC 分类 J01DB12

头孢托仑

Cefditoren（*INN*）

分子式和分子量 $C_{19}H_{18}N_6O_5S_3$ 506.58

化学结构式

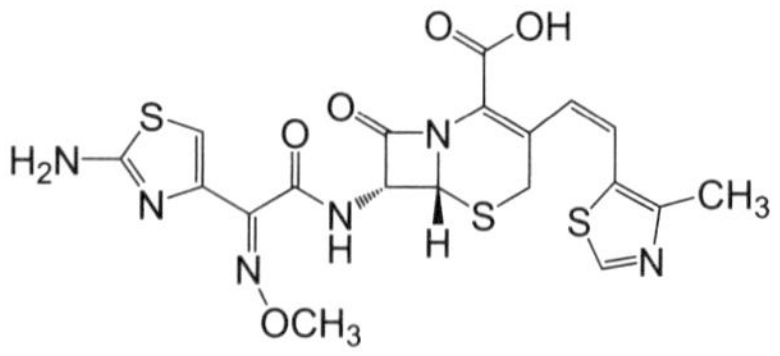

化学名　(6*R*,7*R*)-7-[[(2*Z*)-2-(2-Amino-1,3-thiazol-4-yl)-2-methoxyiminoacetyl]amino]-3-[(*Z*)-2-(4-methyl-1,3-thiazol-5-yl)ethenyl]-8-oxo-5-thia-1-azabicyclo[4.2.0]oct-2-ene-2-carboxylic acid

(6*R*,7*R*)-7-[[(2*Z*)-2-(2-氨基-1,3-噻唑-4-基)-2-甲氧亚氨基乙酰基]氨基]-3-[(*Z*)-2-(4-甲基-1,3-噻唑-5-基)乙烯基]-8-氧代-5-硫杂-1-氮杂双环[4.2.0]辛-2-烯-2-羧酸

CAS 登录号　104145-95-1; 117467-28-4[新戊酯]

INN list　66

药效分类　头孢菌素类抗微生物药

ATC 分类　J01DD16

头孢维曲

Cefivitril（*INN*）

化学结构式

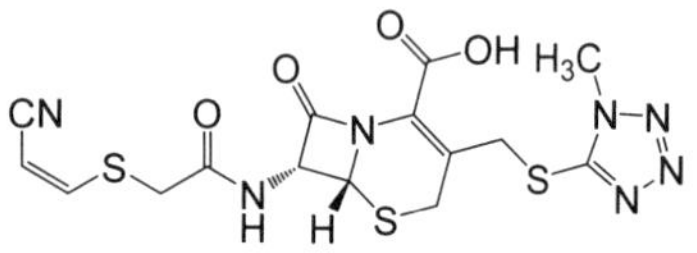

分子式和分子量　$C_{15}H_{15}N_7O_4S_3$　453.53

化学名　(6*R*,7*R*)-7-[[2-[(*Z*)-2-Cyanoethenyl]sulfanylacetyl]amino]-3-[(1-methyltetrazol-5-yl)sulfanylmethyl]-8-oxo-5-thia-1-azabicyclo[4.2.0]oct-2-ene-2-carboxylic acid

(6*R*,7*R*)-7-[[2-[(*Z*)-2-氰基乙烯基]硫基乙酰基]氨基]-3-[(1-甲基四氮唑-5-基)硫甲基]-8-氧代-5-硫杂-1-氮杂双环[4.2.0]辛-2-烯-2-羧酸

CAS 登录号　66474-36-0

INN list　52

药效分类　头孢菌素类抗微生物药

头孢维星

Cefovecin（*INN*）

化学结构式

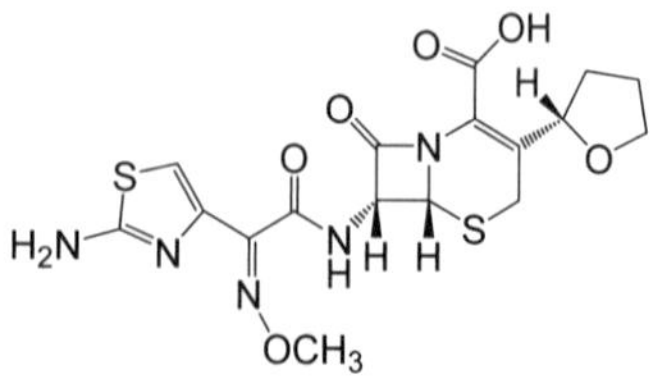

分子式和分子量　$C_{17}H_{19}N_5O_6S_2$　453.49

化学名　(6*R*,7*R*)-7-[[(2*E*)-2-(2-Amino-1,3-thiazol-4-yl)-2-methoxyiminoacetyl]amino]-8-oxo-3-[(2*S*)-oxolan-2-yl]-5-thia-1-azabicyclo[4.2.0]oct-2-ene-2-carboxylic acid

(6*R*,7*R*)-7-[[(2*E*)-2-(2-氨基-1,3-噻唑-4-基)-2-甲氧亚氨基乙酰基]氨基]-8-氧代-3-[(2*S*)-氧杂环戊烷-2-基]-5-硫杂-1-氮杂双环[4.2.0]辛-2-烯-2-羧酸

CAS 登录号　234096-34-5; 141195-77-9[钠盐]

INN list　87

药效分类　头孢菌素类抗微生物药

头孢西丁

Cefoxitin（*INN*）

化学结构式

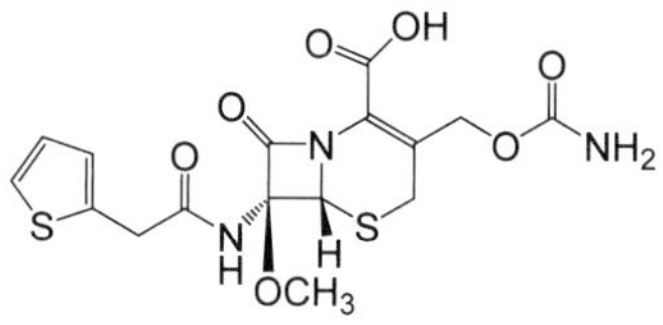

分子式和分子量　$C_{16}H_{17}N_3O_7S_2$　427.45

化学名　(6*R*,7*S*)-3-(Carbamoyloxymethyl)-7-methoxy-8-oxo-7-[(2-thiophen-2-ylacetyl)amino]-5-thia-1-azabicyclo[4.2.0]oct-2-ene-2-carboxylic acid

(6*R*,7*S*)-3-(氨基甲酰氧基甲基)-7-甲氧基-8-氧代-7-[(2-噻吩-2-基乙酰基)氨基]-5-硫杂-1-氮杂双环[4.2.0]辛-2-烯-2-羧酸

CAS 登录号　35607-66-0; 33564-30-6[钠盐]

INN list　29

药效分类　头孢菌素类抗微生物药

ATC 分类　J01DC01

头孢西酮

Cefazedone（*INN*）

化学结构式

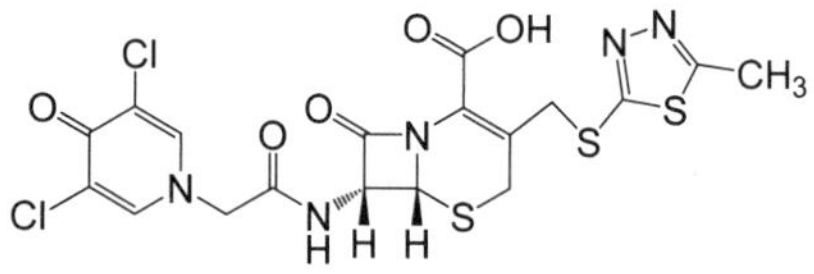

分子式和分子量　$C_{18}H_{15}Cl_2N_5O_5S_3$　548.45

化学名　(6*R*,7*R*)-7-[[2-(3,5-Dichloro-4-oxopyridin-1-yl)acetyl]amino]-3-[(5-methyl-1,3,4-thiadiazol-2-yl)sulfanylmethyl]-8-oxo-5-thia-1-azabicyclo[4.2.0]oct-2-ene-2-carboxylic acid

(6*R*,7*R*)-7-[[2-(3,5-二氯-4-氧代吡啶-1-基)乙酰基]氨基]-3-[(5-甲基-1,3,4-噻二唑-2-基)硫甲基]-8-氧代-5-硫杂-1-氮杂双环[4.2.0]辛-2-烯-2-羧酸

CAS 登录号　56187-47-4

INN list　36

药效分类　头孢菌素类抗微生物药

ATC 分类　J01DB06

头孢乙腈

Cefacetrile（*INN*）

分子式和分子量　$C_{13}H_{13}N_3O_6S$　339.33

化学结构式

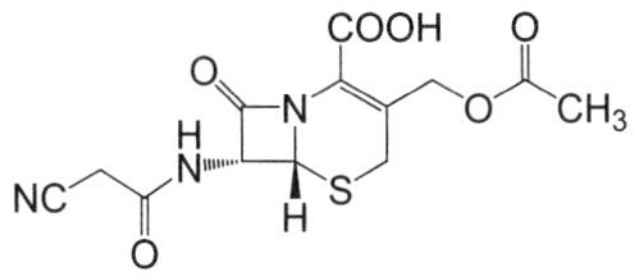

化学名 (6*R*,7*R*)-3-(Acetyloxymethyl)-7-[(2-cyanoacetyl)amino]-8-oxo-5-thia-1-azabicyclo[4.2.0]oct-2-ene-2-carboxylic acid

(6*R*,7*R*)-3-(乙酰氧基甲基)-7-[(2-氰基乙酰)氨基]-8-氧代-5-硫杂-1-氮杂双环[4.2.0]辛-2-烯-2-羧酸

CAS 登录号 10206-21-0; 23239-41-0[钠盐]

INN list 25

药效分类 头孢菌素类抗微生物药

ATC 分类 J01DB10

头孢唑兰

Cefozopran（*INN*）

化学结构式

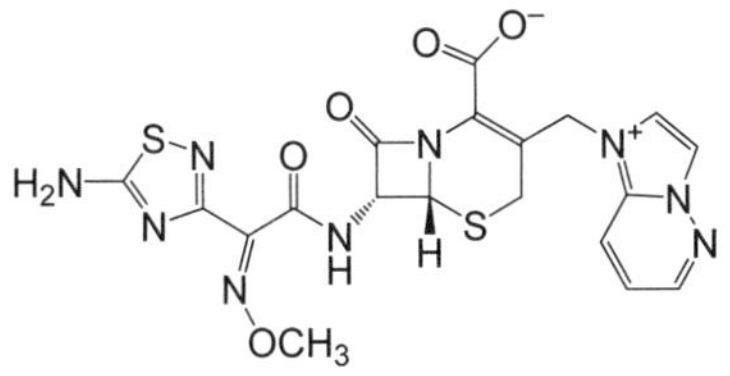

分子式和分子量 $C_{19}H_{17}N_9O_5S_2$ 515.53

化学名 (6*R*,7*R*)-7-[[(2*Z*)-2-(5-Amino-1,2,4-thiadiazol-3-yl)-2-methoxyiminoacetyl]amino]-3-(imidazo[1,2-*b*]pyridazin-1-ium-1-ylmethyl)-8-oxo-5-thia-1-azabicyclo[4.2.0]oct-2-ene-2-carboxylate

(6*R*,7*R*)-7-[[(2*Z*)-2-(5-氨基-1,2,4-噻二唑-3-基)-2-甲氧亚氨基乙酰基]氨基]-3-(咪唑并[1,2-*b*]哒嗪-1-鎓-1-基甲基)-8-氧代-5-硫杂-1-氮杂双环[4.2.0]辛-2-烯-2-羧酸内盐

CAS 登录号 113359-04-9

INN list 66

药效分类 头孢菌素类抗微生物药

头孢唑林

Cefazolin（*INN*）

化学结构式

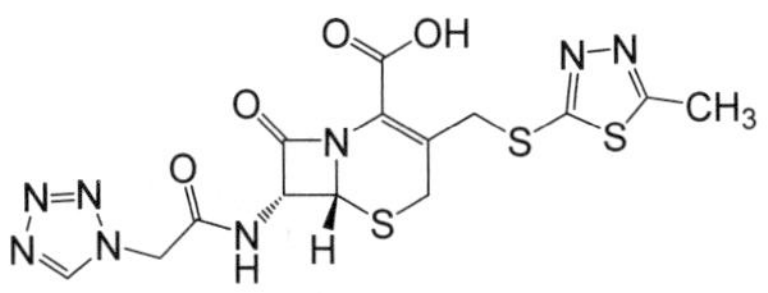

分子式和分子量 $C_{14}H_{14}N_8O_4S_3$ 454.51

化学名 (6*R*,7*R*)-3-[(5-Methyl-1,3,4-thiadiazol-2-yl)sulfanylmethyl]-8-oxo-7-[[2-(tetrazol-1-yl)acetyl]amino]-5-thia-1-azabicyclo[4.2.0]oct-2-ene-2-carboxylic acid

(6*R*,7*R*)-3-[(5-甲基-1,3,4-噻二唑-2-基)硫甲基]-8-氧代-7-[[2-(四氮唑-1-基)乙酰基]氨基]-5-硫杂-1-氮杂双环[4.2.0]辛-2-烯-2-羧酸

CAS 登录号 25953-19-9; 27164-46-1[钠盐]

INN list 25

药效分类 头孢菌素类抗微生物药

ATC 分类 J01DB04

头孢唑南

Cefuzonam（*INN*）

化学结构式

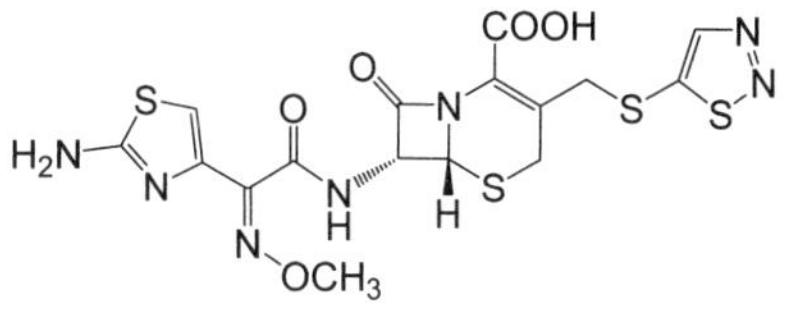

分子式和分子量 $C_{16}H_{15}N_7O_5S_4$ 513.59

化学名 (6*R*,7*R*)-7-[[(2*Z*)-2-(2-Amino-1,3-thiazol-4-yl)-2-methoxyiminoacetyl]amino]-8-oxo-3-(thiadiazol-5-ylsulfanylmethyl)-5-thia-1-azabicyclo[4.2.0]oct-2-ene-2-carboxylic acid

(6*R*,7*R*)-7-[[(2*Z*)-2-(2-氨基-1,3-噻二唑-4-基)-2-甲氧亚氨基乙酰基]氨基]-8-氧代-3-(噻二唑-5-基硫甲基)-5-硫杂-1-氮杂双环[4.2.0]辛-2-烯-2-羧酸

CAS 登录号 82219-78-1

INN list 55

药效分类 头孢菌素类抗微生物药

头孢唑肟

Ceftizoxime（*INN*）

化学结构式

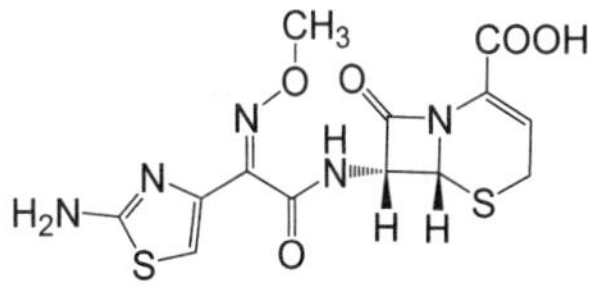

分子式和分子量 $C_{13}H_{13}N_5O_5S_2$ 383.40

化学名 (6*R*,7*R*)-7-[[(2*Z*)-2-(2-Amino-1,3-thiazol-4-yl)-2-methoxyiminoacetyl]amino]-8-oxo-5-thia-1-azabicyclo[4.2.0]oct-2-ene-2-carboxylic acid

(6*R*,7*R*)-7-[[(2*Z*)-2-(2-氨基-1,3-噻二唑-4-基)-2-甲氧亚氨基乙酰基]氨基]-8-氧代-5-硫杂-1-氮杂双环[4.2.0]辛-2-烯-2-羧酸

CAS 登录号 68401-81-0; 68401-82-1[钠盐]

INN list 59

药效分类 头孢菌素类抗微生物药

ATC 分类 J01DD07

头孢唑肟酯

Ceftizoxime Alapivoxil（*INN*）

分子式和分子量 $C_{22}H_{28}N_6O_8S_2$ 568.62

化学结构式

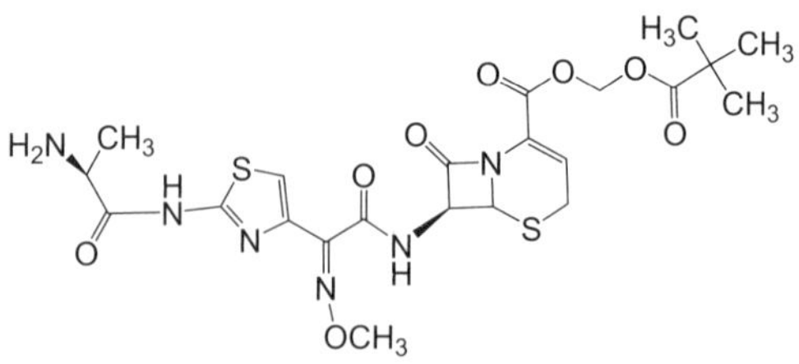

化学名 2,2-Dimethylpropanoyloxymethyl (6*R*,7*R*)-7-[[(2*Z*)-2-[2-[[(2*S*)-2-aminopropanoyl]amino]-1,3-thiazol-4-yl]-2-methoxyiminoacetyl]amino]-8-oxo-5-thia-1-azabicyclo[4.2.0]oct-2-ene-2-carboxylate

2,2-二甲基丙酰氧基甲基 (6*R*,7*R*)-7-[[(2*Z*)-2-[2-[[(2*S*)-2-氨基丙酰基]氨基]-1,3-噻二唑-4-基]-2-甲氧亚氨基乙酰基]氨基]-8-氧代-5-硫杂-1-氮杂双环[4.2.0]辛-2-烯-2-羧酸酯

CAS 登录号 135821-54-4

INN list 77

药效分类 头孢菌素类抗微生物药

土霉素

Oxytetracycline（*INN*）

化学结构式

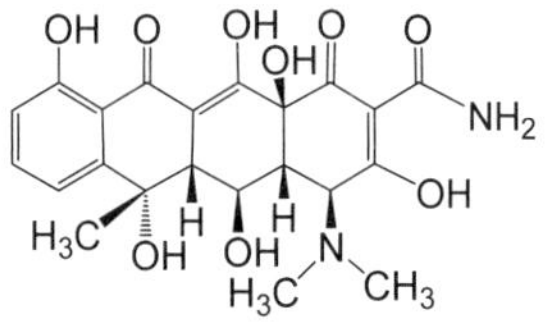

分子式和分子量 $C_{22}H_{24}N_2O_9$ 460.44

化学名 6-Methyl-4-(dimethylamino)-3,5,6,10,12,12*a*-hexahydroxy-1,11-dioxo-1,4,4*a*,5,5*a*,6,11,12*a*-octahydro-2-naphthacenecarboxamide

6-甲基-4-(二甲氨基)-3,5,6,10,12,12*a*-六羟基-1,11-二氧代-1,4,4*a*,5,5*a*,6,11,12*a*-八氢-2-四苯甲酰胺

CAS 登录号 79-57-2; 2058-46-0[盐酸盐]; 6153-64-6[土霉素二水合物]; 15251-48-6[钙盐]

INN list 1

药效分类 四环素类抗微生物药

ATC 分类 J01AA06

托巴茶碱

Torbafylline（*INN*）

化学结构式

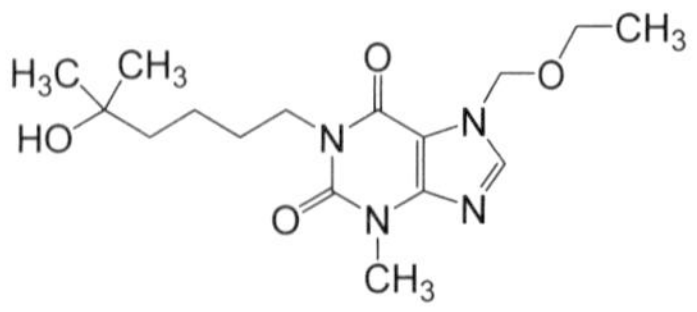

分子式和分子量 $C_{16}H_{26}N_4O_4$ 338.40

化学名 7-(Ethoxymethyl)-1-(5-hydroxy-5-methylhexyl)-3-methylxanthine

7-(乙氧基甲基)-1-(5-羟基-5-甲基己基)-3-甲基黄嘌呤

CAS 登录号 105102-21-4

INN list 56

药效分类 血管扩张药

托比西林

Tobicillin（*INN*）

化学结构式

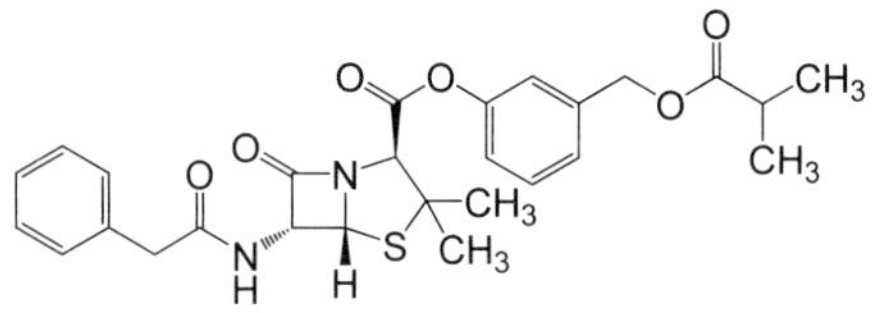

分子式和分子量 $C_{27}H_{30}N_2O_6S$ 510.61

化学名 [3-(2-Methylpropanoyloxymethyl)phenyl] (2*S*,5*R*,6*R*)-3,3-dimethyl-7-oxo-6-[(2-phenylacetyl)amino]-4-thia-1-azabicyclo[3.2.0]heptane-2-carboxylate

[3-(2-甲基丙酰氧基甲基)苯基] (2*S*,5*R*,6*R*)-3,3-二甲基-7-氧代-6-[(2-苯乙酰基)氨基]-4-硫杂-1-氮杂双环[3.2.0]庚烷-2-羧酸酯

CAS 登录号 151287-22-8

INN list 78

药效分类 抗生素类药

托吡卡胺

Tropicamide（*INN*）

化学结构式

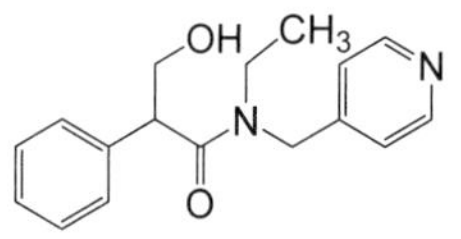

分子式和分子量 $C_{17}H_{20}N_2O_2$ 284.36

化学名 *N*-Ethyl-2-phenyl-*N*-(4-pyridylmethyl)hydracrylamide

N-乙基-2-苯基-*N*-(4-吡啶基甲基)羟丙酰胺

CAS 登录号 1508-75-4

INN list 11

药效分类 抗胆碱药，散瞳药

托吡林

Tropirine（*INN*）

化学结构式

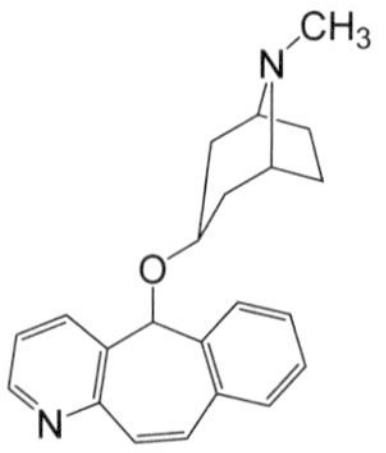

分子式和分子量 $C_{22}H_{24}N_2O$ 332.44

化学名 3*α*-[(5*H*-Benzo[4,5]cyclohepta[1,2-*b*]pyridyl)-5-oxy]tropane

3α-[(5*H*-苯并[4,5]环庚烯并[1,2-*b*]吡啶基)-5-氧基]托品烷

CAS 登录号 19410-02-7

INN list 20

药效分类 抗胆碱药

托吡哌唑

Tolpiprazole（*INN*）

化学结构式

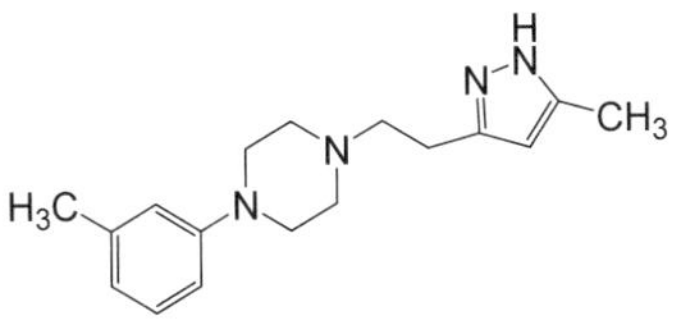

分子式和分子量 $C_{17}H_{24}N_4$ 284.40

化学名 1-(3-Methylphenyl)-4-[2-(5-methyl-1*H*-pyrazol-3-yl)ethyl]piperazine

1-(3-甲基苯基)-4-[2-(5-甲基-1*H*-吡唑-3-基)乙基]哌嗪

CAS 登录号 20326-13-0

INN list 25

药效分类 抗精神病药

托吡司特

Topiroxostat（*INN*）

化学结构式

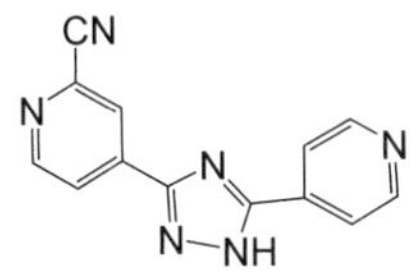

分子式和分子量 $C_{13}H_8N_6$ 248.24

化学名 4-[5-(Pyridin-4-yl)-1*H*-1,2,4-triazol-3-yl]pyridine-2-carbonitrile

4-[5-(吡啶-4-基)-1*H*-1,2,4-三氮唑-3-基]吡啶-2-甲腈

CAS 登录号 577778-58-6

INN list 102

药效分类 黄嘌呤氧化酶和黄嘌呤脱氢酶抑制药

托吡酯

Topiramate（*INN*）

化学结构式

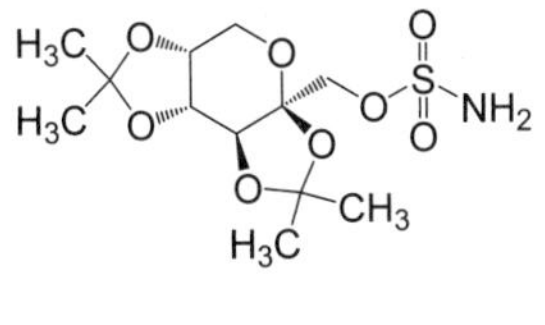

分子式和分子量 $C_{12}H_{21}NO_8S$ 339.36

化学名 [(1*R*,2*S*,6*S*,9*R*)-4,4,11,11-Tetramethyl-3,5,7,10,12-pentaoxatricyclo[7.3.0.0^{2,6}]dodecan-6-yl]methyl sulfamate

[(1*R*,2*S*,6*S*,9*R*)-4,4,11,11-四甲基-3,5,7,10,12-五氧杂三环[7.3.0.0^{2,6}]十二烷-6-基]甲基 氨基磺酸酯

CAS 登录号 97240-79-4

INN list 57

药效分类 抗惊厥药

托波力农

Toborinone（*INN*）

化学结构式

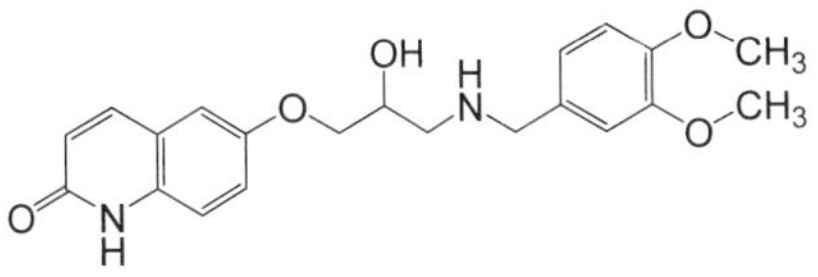

分子式和分子量 $C_{21}H_{24}N_2O_5$ 384.43

化学名 6-[3-[(3,4-Dimethoxyphenyl)methylamino]-2-hydroxypropoxy]-1*H*-quinolin-2-one

6-[3-[(3,4-二甲氧基苯基)甲氨基]-2-羟基丙氧基]-1*H*-喹啉-2-酮

CAS 登录号 143343-83-3

INN list 72

药效分类 强心药

托泊地芬

Tropodifene（*INN*）

化学结构式

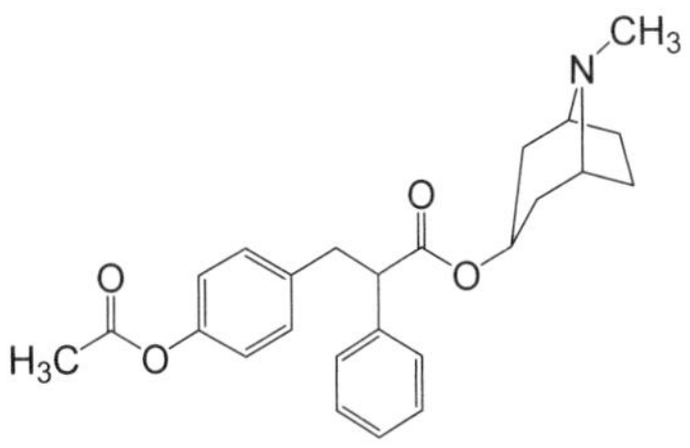

分子式和分子量 $C_{25}H_{29}NO_4$ 407.51

化学名 [(1*R*,5*S*)-8-Methyl-8-azabicyclo[3.2.1]octan-3-yl] 3-(4-acetyloxyphenyl)-2-phenylpropanoate

[(1*R*,5*S*)-8-甲基-8-氮杂双环[3.2.1]辛-3-基] 3-(4-乙酰氧基苯基)-2-苯基丙酸酯

CAS 登录号 15790-02-0

INN list 18

药效分类 抗胆碱药

托泊替康

Topotecan（*INN*）

化学结构式

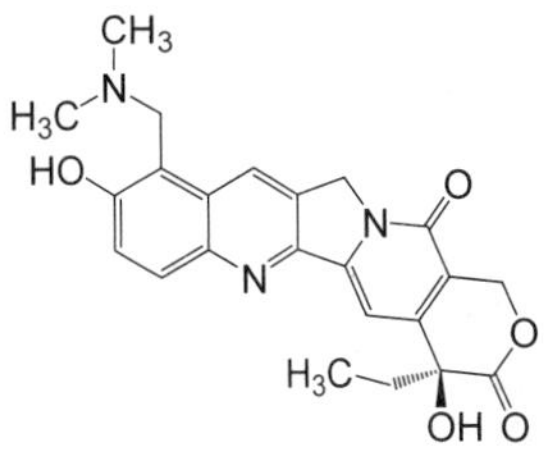

分子式和分子量 $C_{23}H_{23}N_3O_5$ 421.45

化学名 (*S*)-10-[(Dimethylamino)methyl]-4-ethyl-4,9-dihydroxy-1*H*-pyrano[3',4':6,7]indolizino[1,2-*b*]quinoline-3,14(4*H*,12*H*)-dione

(*S*)-10-[(二甲氨基)甲基]-4-乙基-4,9-二羟基-1*H*-吡喃并[3',4':6,7]吲哚嗪并[1,2-*b*]喹啉-3,14(4*H*,12*H*)-二酮

CAS 登录号 123948-87-8; 119413-54-6[盐酸盐]

INN list 65

药效分类 抗肿瘤药

ATC 分类 L01XX17

托布特罗

Tobuterol (*INN*)

化学结构式

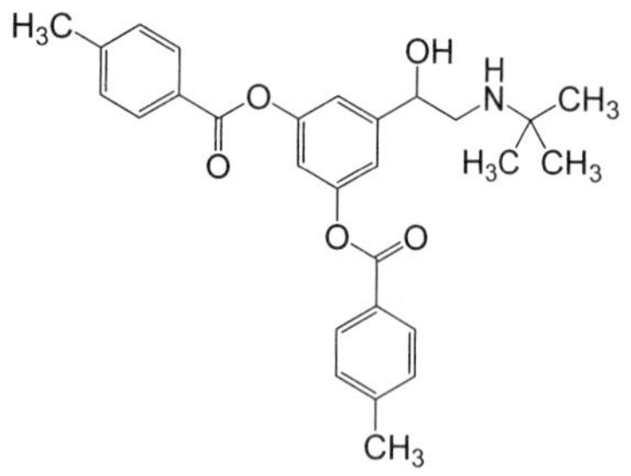

分子式和分子量 $C_{28}H_{31}NO_5$ 461.55

化学名 [3-[2-(*tert*-Butylamino)-1-hydroxyethyl]-5-(4-methylbenzoyl)oxyphenyl] 4-methylbenzoate

[3-[2-(叔丁基氨基)-1-羟基乙基]-5-(4-甲基苯甲酰基)氧苯基] 4-甲基苯甲酸酯

CAS 登录号 75626-99-2

INN list 45

药效分类 支气管扩张药

托定磷

Toldimfos (*INN*)

化学结构式

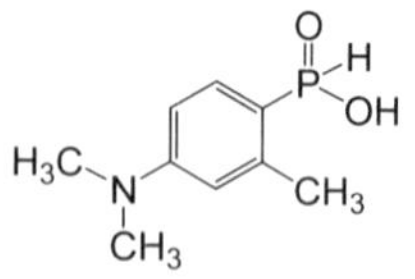

分子式和分子量 $C_9H_{14}NO_2P$ 199.19

化学名 [4-(Dimethylamino)-2-tolyl]phosphinic acid

[4-(二甲氨基)-2-甲基苯基]膦酸

CAS 登录号 57808-64-7

INN list 23

药效分类 补磷药

托多司他

Tosedostat (*INN*)

分子式和分子量 $C_{21}H_{30}N_2O_6$ 406.47

化学结构式

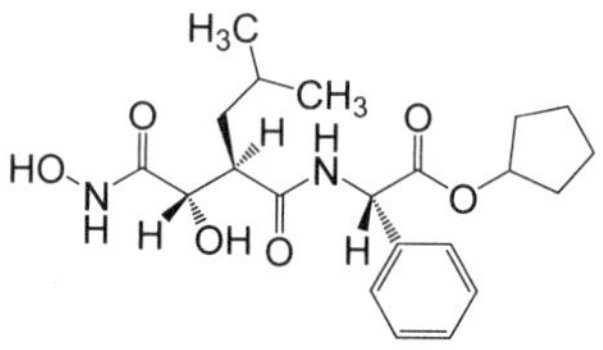

化学名 Cyclopentyl (2*S*)-2-[(2*R*)-2-[(1*S*)-1-hydroxy-2-(hydroxyamino)-2-oxoethyl]-4-methylpentanamido]-2-phenylacetate

环戊基 (2*S*)-2-[(2*R*)-2-[(1*S*)-1-羟基-2-(羟基氨基)-2-氧代乙基]-4-甲基戊酰氨基]-2-苯乙酸酯

CAS 登录号 238750-77-1

INN list 99

药效分类 抗肿瘤药

托伐普坦

Tolvaptan (*INN*)

化学结构式

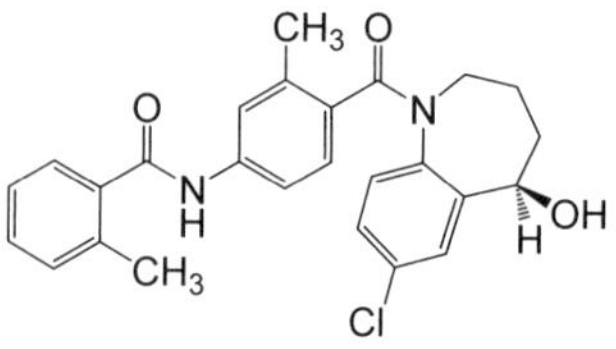

分子式和分子量 $C_{26}H_{25}ClN_2O_3$ 448.94

化学名 *N*-{4-[(5*R*)-7-Chloro-5-hydroxy-2,3,4,5-tetrahydro-1*H*-1-benzazepine-1-carbonyl]-3-methylphenyl}-2-methylbenzamide

N-{4-[(5*R*)-7-氯-5-羟基-2,3,4,5-四氢-1*H*-1-苯并氮杂䓬-1-羰基]-3-甲基苯基}-2-甲基苯甲酰胺

CAS 登录号 150683-30-0

INN list 83

药效分类 V_2受体拮抗药

托法胺

Tolfamide (*INN*)

化学结构式

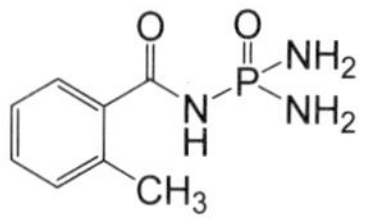

分子式和分子量 $C_8H_{12}N_3O_2P$ 213.17

化学名 *N*-(Diaminophosphinyl)-2-toluamide

N-(二氨基氧膦基)-2-甲基苯甲酰胺

CAS 登录号 70788-29-3

INN list 45

药效分类 尿素酶抑制药

托非索泮

Tofisopam (*INN*)

分子式和分子量 $C_{22}H_{26}N_2O_4$ 382.45

化学结构式

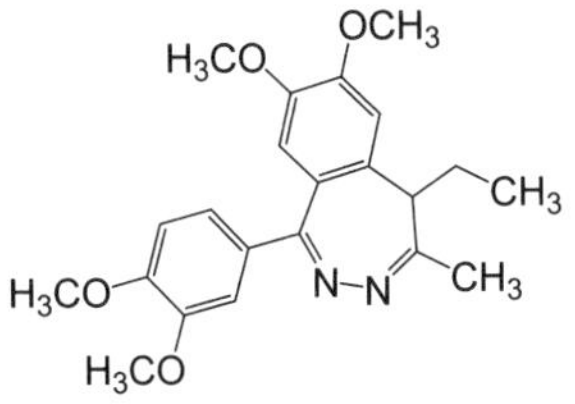

化学名　1-(3,4-Dimethoxyphenyl)-5-ethyl-7,8-dimethoxy-4-methyl-5*H*-2,3-benzodiazepine

1-(3,4-二甲氧基苯基)-5-乙基-7,8-二甲氧基-4-甲基-5*H*-2,3-苯并二氮杂䓬

CAS 登录号　22345-47-7

INN list　26

药效分类　抗抑郁药，抗焦虑药

托菲曲定

Tofetridine（*INN*）

化学结构式

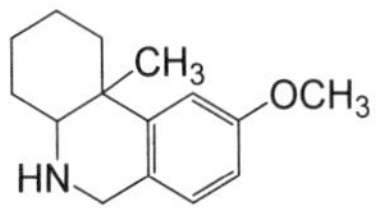

分子式和分子量　$C_{15}H_{21}NO$　231.33

化学名　(−)-1,2,3,4,4*a*,5,6,10*b*-Octahydro-9-methoxy-10*b*-methyl phenanthridine

(−)-1,2,3,4,4*a*,5,6,10*b*-八氢-9-甲氧基-10*b*-甲基菲啶

CAS 登录号　40173-75-9

INN list　34

药效分类　镇痛药

托芬那酸

Tolfenamic Acid（*INN*）

化学结构式

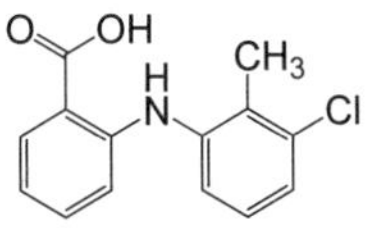

分子式和分子量　$C_{14}H_{12}ClNO_2$　261.70

化学名　2-(3-Chloro-2-methylanilino)benzoic acid

2-(3-氯-2-甲基苯氨基)苯甲酸

CAS 登录号　13710-19-5

INN list　24

药效分类　抗炎镇痛药

托芬那辛

Tofenacin（*INN*）

化学结构式

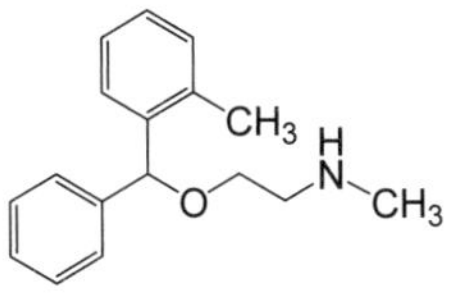

分子式和分子量　$C_{17}H_{21}NO$　255.36

化学名　*N*-Methyl-2-[(methyl-*α*-phenylbenzyl)oxy]ethylamine

N-甲基-2-[(甲基-*α*-苯基苄基)氧基]乙胺

CAS 登录号　15301-93-6；0488-36-5[盐酸盐]

INN list　15

药效分类　抗抑郁药，解痉药，抗胆碱药

托氟沙星

Tosufloxacin（*INN*）

化学结构式

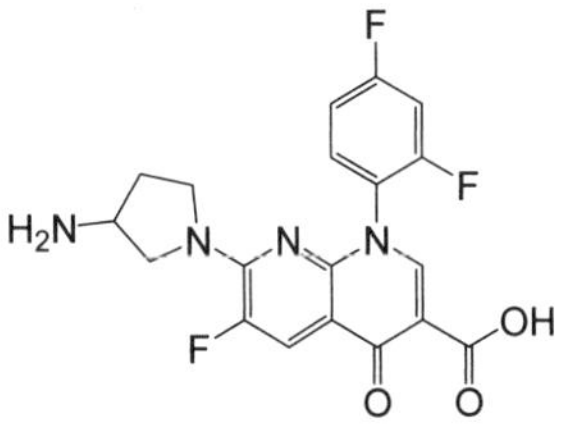

分子式和分子量　$C_{19}H_{15}F_3N_4O_3$　404.34

化学名　(±)-7-(3-Amino-1-pyrrolidinyl)-1-(2,4-difluorophenyl)-6-fluoro-1,4-dihydro-4-oxo-1,8-naphthyridine-3-carboxylic acid

(±)-7-(3-氨基-1-吡咯烷基)-1-(2,4-二氟苯基)-6-氟-1,4-二氢-4-氧-1,8-二氮杂萘-3-羧酸

CAS 登录号　108138-46-1；107097-79-0[一水合物]

INN list　60

药效分类　抗菌药

托格列净

Tofogliflozin（*INN*）

化学结构式

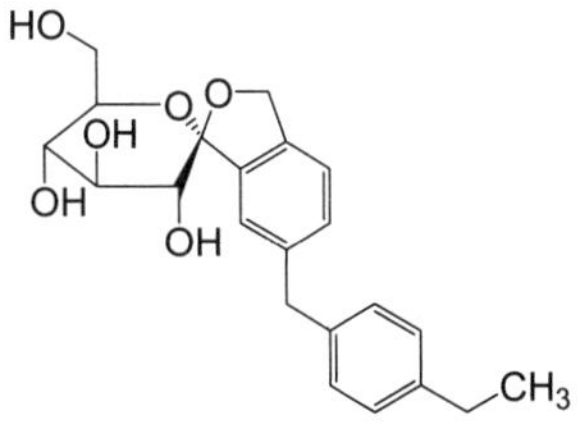

分子式和分子量　$C_{22}H_{26}O_6$　386.44

化学名　(3*S*,3'*R*,4'*S*,5'*S*,6'*R*)-5-[(4-Ethylphenyl)methyl]-6'-(hydroxymethyl)spiro[1*H*-2-benzofuran-3,2'-oxane]-3',4',5'-triol

(3*S*,3'*R*,4'*S*,5'*S*,6'*R*)-5-[(4-乙基苯基)甲基]-6'-(羟甲基)螺[1*H*-2-苯并呋喃-3,2'-噁烷]-3',4',5'-三醇

CAS 登录号　903565-83-3

INN list　103

药效分类　抗糖尿病药

托磺鲁尔

Tosulur（*INN*）

分子式和分子量　$C_{11}H_{15}NO_5S$　273.31

化学结构式

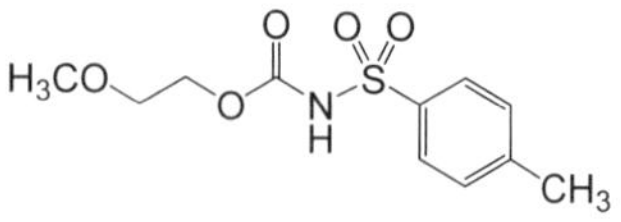

化学名 2-Methoxyethyl (4-tolylsulfonyl)carbamate

2-甲基氧基乙基 (4-甲基苯磺酰基)氨基甲酸酯

CAS 登录号 87051-13-6

INN list 50

药效分类 抗感染药

托加比特

Tolgabide（*INN*）

化学结构式

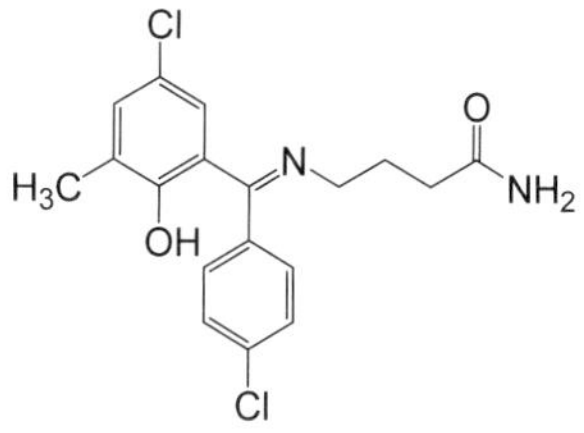

分子式和分子量 $C_{18}H_{18}Cl_2N_2O_2$ 365.25

化学名 4-[[(5-Chloro-2-hydroxy-3-methylphenyl)-(4-chlorophenyl) methylidene]amino]butanamide

4-[[(5-氯-2-羟基-3-甲基苯基)-(4-氯苯基)甲亚基]氨基]丁酰胺

CAS 登录号 86914-11-6

INN list 53

药效分类 抗惊厥药

托卡朋

Tolcapone（*INN*）

化学结构式

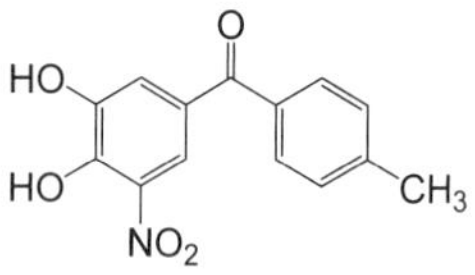

分子式和分子量 $C_{14}H_{11}NO_5$ 273.24

化学名 3,4-Dihydroxy-4'-methyl-5-nitrobenzophenone

3,4-二羟基-4'-甲基-5-硝基二苯甲酮

CAS 登录号 134308-13-7

INN list 66

药效分类 抗震颤麻痹药

托坎非

Tocamphyl（*INN*）

化学结构式

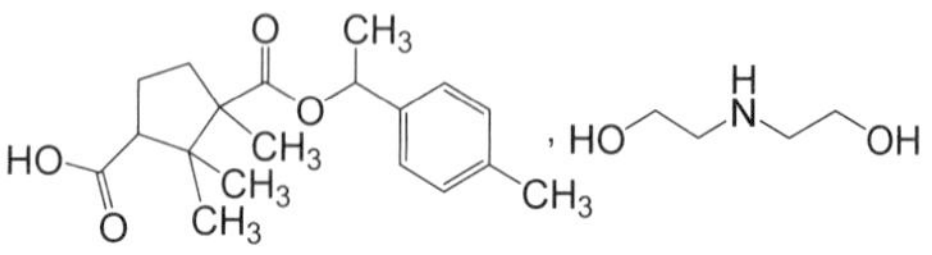

分子式和分子量 $C_{19}H_{26}O_4 \cdot C_4H_{11}NO_2$ 423.54

化学名 2-(2-Hydroxyethylamino)ethanol; 2,2,3-trimethyl-3-[1-(4-methylphenyl)ethoxycarbonyl]cyclopentane-1-carboxylic acid

2-(2-羟基乙基氨基)乙醇 2,2,3-三甲基-3-[1-(4-甲基苯基)乙氧羰基]环戊烷-1-羧酸

CAS 登录号 5634-42-4

INN list 1

药效分类 利胆药

托考贝特

Tocofibrate（*INN*）

化学结构式

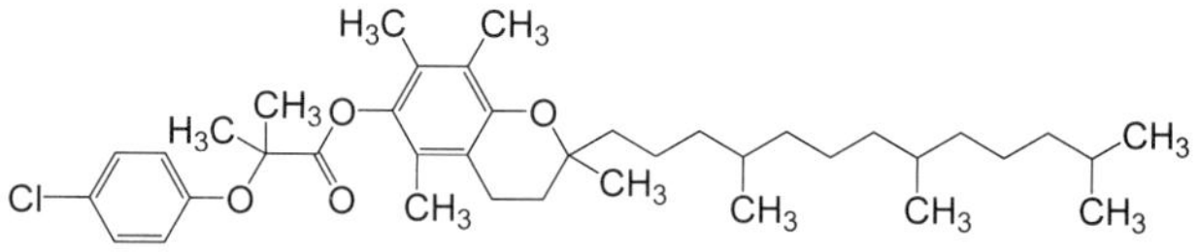

分子式和分子量 $C_{39}H_{59}ClO_4$ 627.34

化学名 2,5,7,8-Tetramethyl-2-(4,8,12-trimethyltridecyl)-6-chromanyl 2-(4-chlorophenoxy)-2-methylpropionate

2,5,7,8-四甲基-2-(4,8,12-三甲基十三烷基)-6-苯并二氢吡喃基 2-(4-氯苯氧基)-2-甲基丙酸酯

CAS 登录号 50465-39-9

INN list 33

药效分类 降血脂药

托可芬酯

Tocofenoxate（*INN*）

化学结构式

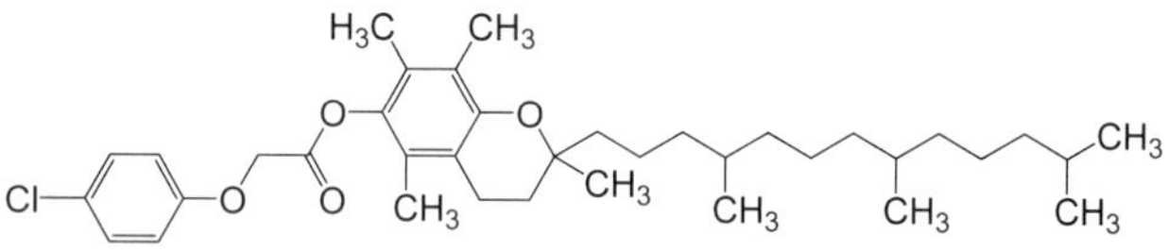

分子式和分子量 $C_{37}H_{55}ClO_4$ 599.28

化学名 *all-rac*-2,5,7,8-Tetramethyl-2-(4,8,12-trimethyltridecyl)-6-chromanyl(4-chlorophenoxy)acetate

全-消旋-2,5,7,8-四甲基-2-(4,8,12-三甲基十三烷基)-6-苯并二氢吡喃醇(4-氯苯氧基)乙酸酯

CAS 登录号 61343-44-0

INN list 39

药效分类 抗衰老药

托可索仑

Tocofersolan（*INN*）

分子式和分子量 $C_{33}H_{54}O_5(C_2H_4O)_n(n\approx22)$

化学结构式

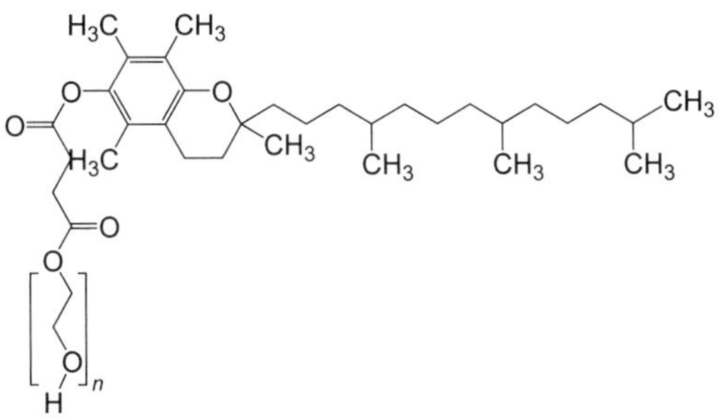

化学名 Mono-[2,5,7,8-tetramethyl-2-(4,8,12-trimethyltridecyl)-6-chromanyl]succinate polyethylene glycol monoester

单-[2,5,7,8-四甲基-2-(4,8,12-三甲基十三烷基)-6-苯并二氢吡喃基] 琥珀酸酯聚乙二醇单酯

CAS 登录号 30999-06-5

INN list 14

药效分类 维生素类药

托喹醇

Tolquinzole（*INN*）

化学结构式

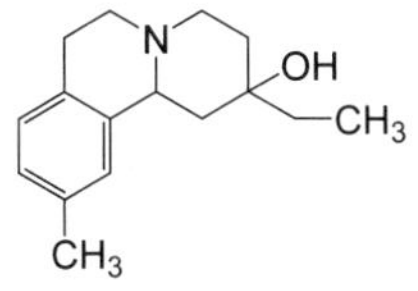

分子式和分子量 $C_{16}H_{23}NO$ 245.36

化学名 2-Ethyl-1,3,4,6,7,11*b*-hexahydro-10-methyl-2*H*-benzo[*a*]quinolizin-2-ol

2-乙基-1,3,4,6,7,11*b*-六氢-10-甲基-2*H*-苯并[*a*]喹嗪-2-醇

CAS 登录号 6187-50-4

INN list 21

药效分类 镇静药

托喹嗪

Toquizine（*INN*）

化学结构式

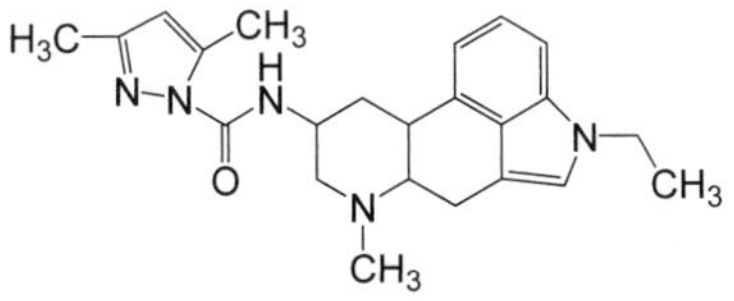

分子式和分子量 $C_{23}H_{29}N_5O$ 391.51

化学名 *N*-(4-Ethyl-4,6,6*a*,7,8,9,10,10*a*-octahydro-7-methylindolo[4,3-*g*]quinolin-9-yl)-3,5-dimethylpyrazole-1-carboxamide

N-(4-乙基-4,6,6*a*,7,8,9,10,10*a*-八氢-7-甲基吲哚并[4,3-*g*]喹啉-9-基)-3,5-二甲基吡唑-1-甲酰胺

CAS 登录号 7125-71-5

INN list 17

药效分类 抗胆碱药

托拉地新

Tocladesine（*INN*）

化学结构式

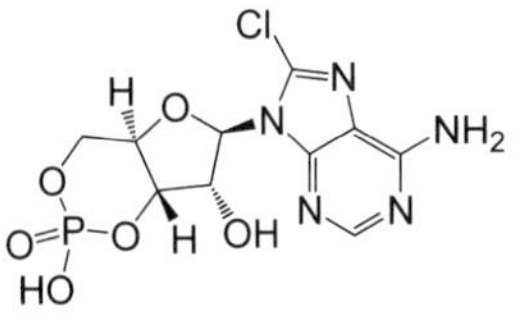

分子式和分子量 $C_{10}H_{11}ClN_5O_6P$ 363.65

化学名 8-Chloroadenosine 3',5'-cyclic phosphate

8-氯腺苷 3',5'-环磷酸酯

CAS 登录号 41941-56-4

INN list 81

药效分类 免疫调节药，抗肿瘤药

托拉芬群

Tolafentrine（*INN*）

化学结构式

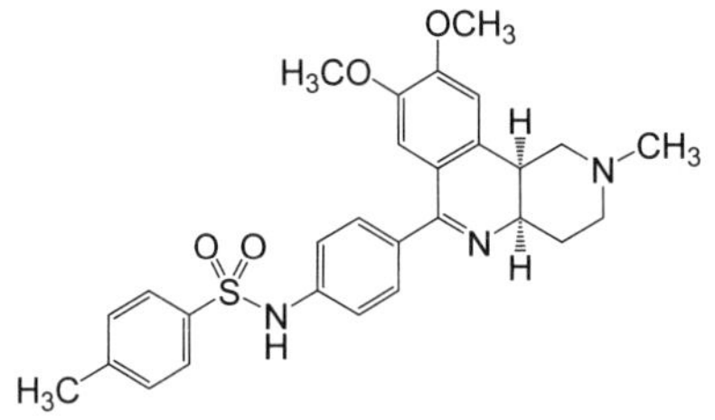

分子式和分子量 $C_{28}H_{31}N_3O_4S$ 505.63

化学名 (−)-4'-(*cis*-1,2,3,4,4*a*,10*b*-Hexahydro-8,9-dimethoxy-2-ethylbenzo[*c*][1,6]naphthyridin-6-yl)-*p*-toluenesulfonanilide

(−)-4'-(顺-1,2,3,4,4a,10*b*-六氢-8,9-二甲氧基-2-乙基苯并[*c*][1,6]二氮杂萘-6-基)-4-甲基苯磺酰基苯胺

CAS 登录号 139308-65-9

INN list 70

药效分类 磷酸二酯酶抑制药

托拉塞米

Torasemide（*INN*）

化学结构式

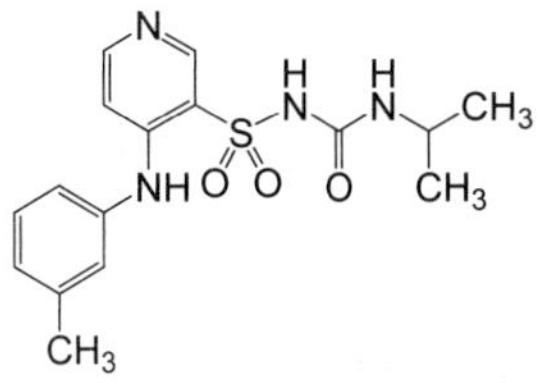

分子式和分子量 $C_{16}H_{20}N_4O_3S$ 348.42

化学名 1-[4-(3-Toluidino)pyridin-3-yl]sulfonyl-3-isopropylurea

1-[4-(3-甲基苯氨基)吡啶-3-基]磺酰基-3-异丙基脲

CAS 登录号 56211-40-6

INN list 35

药效分类 高效能利尿药

ATC 分类 C03CA04

托来布替尼

Tolebrutinib（*INN*）

化学结构式

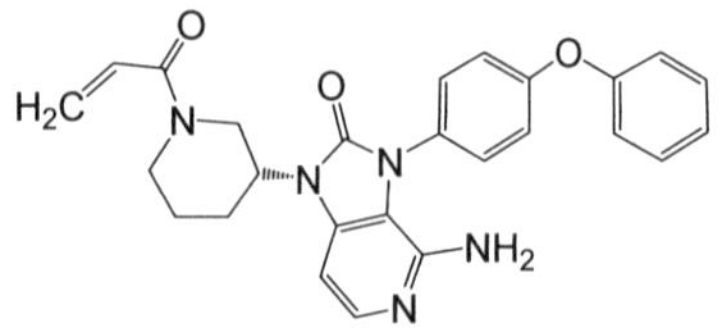

分子式和分子量 $C_{26}H_{25}N_5O_3$ 455.52

化学名 4-Amino-3-(4-phenoxyphenyl)-1-[(3*R*)-1-(prop-2-enoyl)piperidin-3-yl]-1,3-dihydro-2*H*-imidazo[4,5-*c*]pyridin-2-one

4-氨基-3-(4-苯氧基苯基)-1-[(3*R*)-1-(丙-2-烯酰基)哌啶-3-基]-1,3-二氢-2*H*-咪唑并[4,5-*c*]吡啶-2-酮

CAS 登录号 1971920-73-6

INN list 122

药效分类 布鲁顿酪氨酸激酶抑制药

托来伐姆

Tolevamer（*INN*）

化学结构式

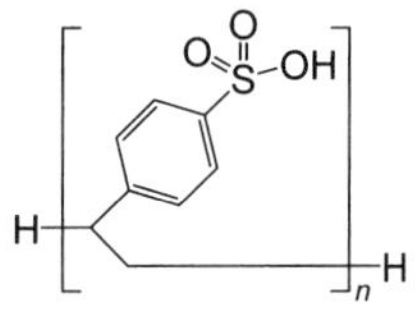

分子式 $(C_8H_7O_3S)_n$

化学名 Poly[l-(4-sulfophenyl)ethylene]

聚[1-(4-磺酸基苯基)乙烯]

CAS 登录号 28210-41-5; 81998-90-5[钾钠盐]; 28038-50-8[钠盐]

INN list 88

药效分类 止泻药，毒素结合药

托立司酮

Toripristone（*INN*）

化学结构式

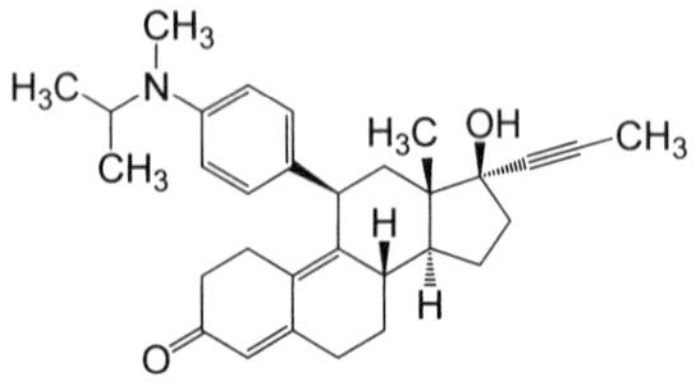

分子式和分子量 $C_{31}H_{39}NO_2$ 457.65

化学名 17*β*-Hydroxy-11*β*-[4-(isopropylmethylamino)phenyl]-17-(l-propynyl)estra-4,9-dien-3-one

17*β*-羟基-11*β*-[4-(异丙基甲氨基)苯基]-17-(l-丙炔基)雌甾-4,9-二烯-3-酮

CAS 登录号 91935-26-1

INN list 61

药效分类 抗肾上腺皮质激素类药

托利卡因

Tolycaine（*INN*）

化学结构式

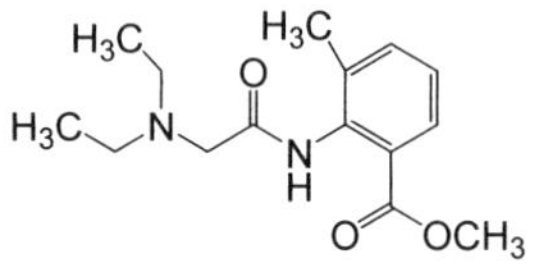

分子式和分子量 $C_{15}H_{22}N_2O_3$ 278.35

化学名 Methyl 2-[2-(diethylamino)acetamido]-3-methylbenzoate

甲基 2-[2-(二乙氨基)乙酰氨基]-3-甲基苯甲酸酯

CAS 登录号 3686-58-6

INN list 16

药效分类 局部麻醉药

托利洛尔

Toliprolol（*INN*）

化学结构式

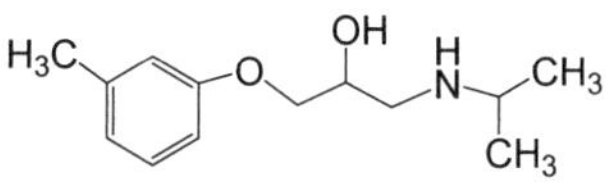

分子式和分子量 $C_{13}H_{21}NO_2$ 223.31

化学名 1-(3-Methylphenoxy)-3-(propan-2-ylamino)propan-2-ol

1-(3-甲基苯氧基)-3-(丙-2-基氨基)丙-2-醇

CAS 登录号 2933-94-0

INN list 28

药效分类 β 受体拮抗药

托利咪酮

Tolimidone（*INN*）

化学结构式

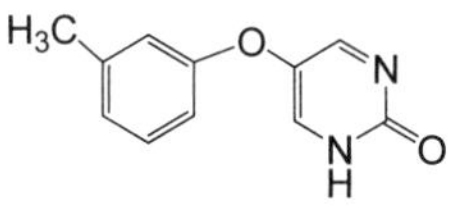

分子式和分子量 $C_{11}H_{10}N_2O_2$ 202.21

化学名 5-(3-Methylphenoxy)-1*H*-pyrimidin-2-one

5-(3-甲基苯氧基)-1*H*-嘧啶-2-酮

CAS 登录号 41964-07-2

INN list 40

药效分类 抗溃疡药

托利那泮

Tolinapant（*INN*）

分子式和分子量 $C_{30}H_{42}FN_5O_3$ 539.70

化学结构式

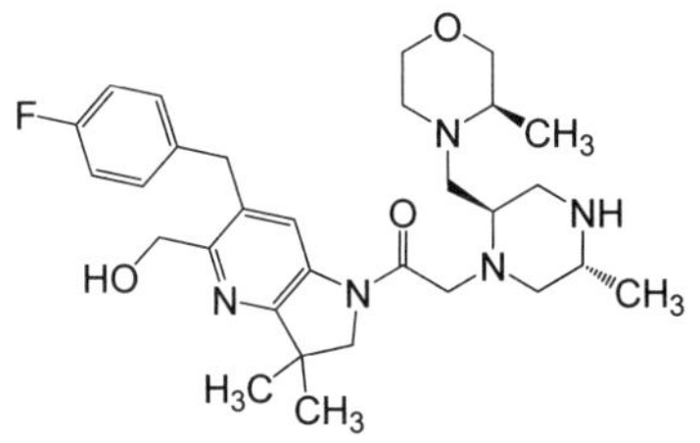

化学名 $(6^2R,6^5R,8^3R)$-1^4-Fluoro-3^5-(hydroxymethyl)-3^3,3^3,6^5,8^3-tetramethyl-$3^{2,3}$-dihydro-3(6,1)-pyrrolo[3,2-*b*]pyridina-8(4)-morpholina-6(1,2)-piperazina-1(1)-benzenaoctaphan-4-one

$(6^2R,6^5R,8^3R)$-1^4-氟-3^5-(羟甲基)-3^3,3^3,6^5,8^3-四甲基-$3^{2,3}$-二氢-3(6,1)-吡咯并[3,2-*b*]吡啶杂-8(4)-吗啉杂-6(1,2)-哌嗪杂-1(1)-苯杂辛蕃-4-酮

CAS 登录号 1799328-86-1

INN list 124

药效分类 凋亡抑制蛋白(IAP)拮抗药

托林达酯

Tolindate（*INN*）

化学结构式

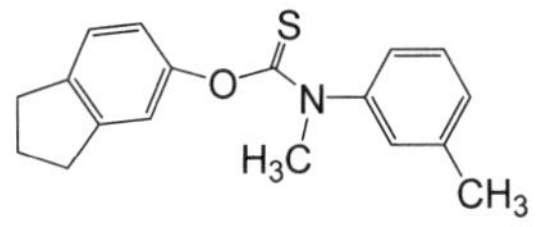

分子式和分子量 $C_{18}H_{19}NOS$ 297.41

化学名 *O*-(2,3-二氢-1H-茚-5-基) *O*-(2,3-Dihydro-1*H*-inden-5-yl) *N*-methyl-*N*-(3-methyl-phenyl)carbamothioate

N-甲基-*N*-(3-甲基苯基)硫代氨基甲酸酯

CAS 登录号 27877-51-6

INN list 28

药效分类 抗真菌药

托鲁地文拉法辛

Toludesvenlafaxine（*INN*）

化学结构式

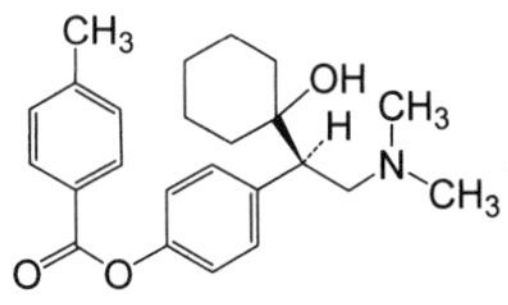

及其对映异构体

分子式和分子量 $C_{24}H_{31}NO_3$ 381.52

化学名 *rac*-4-[(1*R*)-2-(Dimethylamino)-1-(1-hydroxycyclohexyl)ethyl]phenyl 4-methylbenzoate

外消旋-4-[(1*R*)-2-(二甲基氨基)-1-(1-羟基环己基)乙基]苯基 4-甲基苯甲酸酯

CAS 登录号 916918-80-4

INN list 121

药效分类 抗抑郁药

托鲁司特

Tomelukast（*INN*）

化学结构式

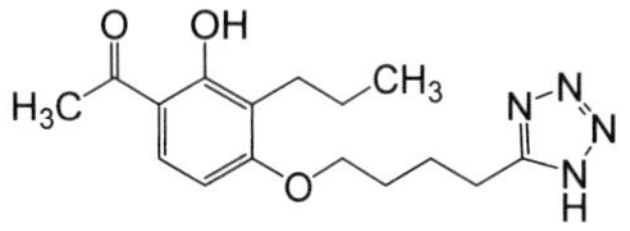

分子式和分子量 $C_{16}H_{22}N_4O_3$ 318.37

化学名 2'-Hydroxy-3'-propyl-4'-[4-(1*H*-tetrazol-5-yl)butoxy]acetophenone

2'-羟基-3'-丙基-4'-[4-(1*H*-四氮唑-5-基)丁氧基]苯乙酮

CAS 登录号 88107-10-2

INN list 59

药效分类 平喘药，抗过敏药，白三烯受体拮抗药

托洛氯铵

Tolonium Chloride（*INN*）

化学结构式

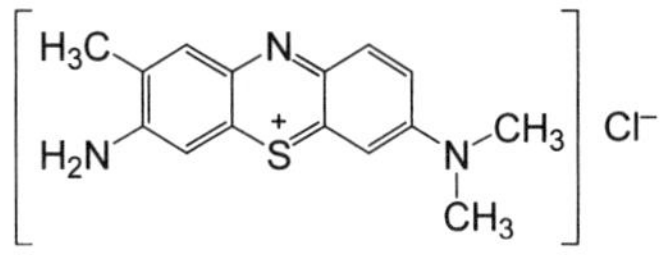

分子式和分子量 $C_{15}H_{16}ClN_3S$ 305.83

化学名 3-Amino-7-dimethylamino-2-methylphenazathionium chloride

氯化 3-氨基-7-二甲氨基-2-甲基吩噻嗪鎓

CAS 登录号 92-31-9

INN list 4

药效分类 肝素拮抗药

托洛氯醇

Toloxychlorinol（*INN*）

化学结构式

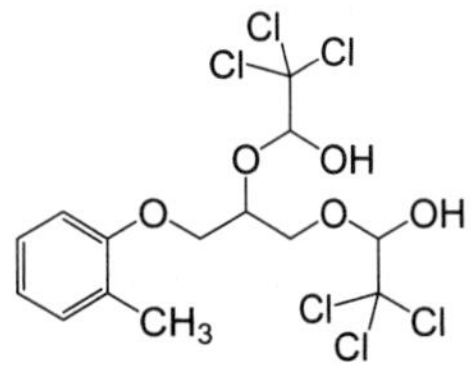

分子式和分子量 $C_{14}H_{16}Cl_6O_5$ 476.99

化学名 1,1'-[3-(2-Tolyloxy)propylenedioxy]-bis(2,2,2-trichloroethanol)

1,1'-[3-(2-甲基苯氧基)丙叉二氧基]-双(2,2,2-三氯乙醇)

CAS 登录号 6055-48-7

INN list 4

药效分类 镇静催眠药

托洛尼定

Tolonidine（*INN*）

化学结构式

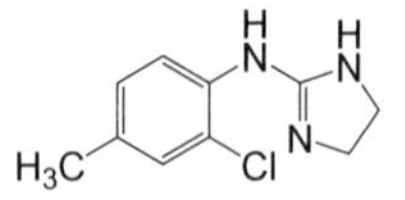

分子式和分子量 $C_{10}H_{12}ClN_3$ 209.68

化学名 2-(2-Chloro-4-toluidino)-2-imidazoline

2-(2-氯-4-甲基苯氨基)-2-咪唑啉

CAS 登录号 4201-22-3

INN list 28

药效分类 降血压药

ATC 分类 C02AC04

托洛沙酮

Toloxatone（*INN*）

化学结构式

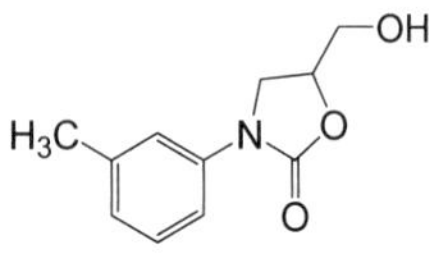

分子式和分子量 $C_{11}H_{13}NO_3$ 207.23

化学名 5-(Hydroxymethyl)-3-(3-tolyl)-2-oxazolidinone

5-羟甲基-3-(3-甲基苯基)-2-噁唑烷酮

CAS 登录号 29218-27-7

INN list 30

药效分类 抗抑郁药

托美丁

Tolmetin（*INN*）

化学结构式

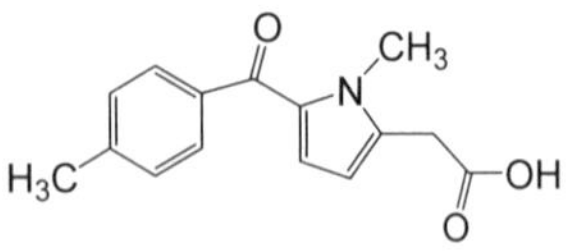

分子式和分子量 $C_{15}H_{15}NO_3$ 257.28

化学名 2-[1-Methyl-5-(4-methylbenzoyl)pyrrol-2-yl]acetic acid

2-[1-甲基-5-(4-甲基苯甲酰基)吡咯-2-基]乙酸

CAS 登录号 26171-23-3; 64490-92-2[钠盐,二水合物]; 35711-34-3[钠盐,无水物]

INN list 23

药效分类 抗炎镇痛药

托美洛韦

Tomeglovir（*INN*）

分子式和分子量 $C_{23}H_{27}N_3O_4S$ 441.54

化学结构式

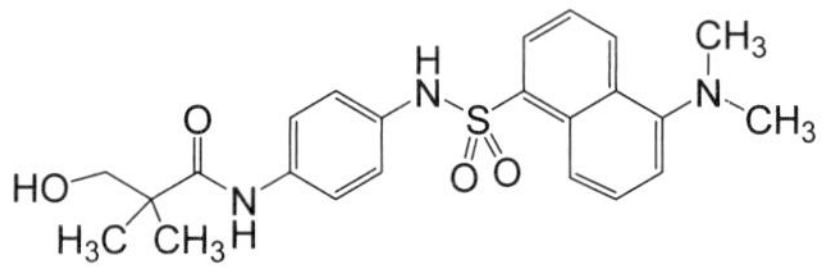

化学名 *N*-[4-[[[5-(Dimethylamino)-1-naphthyl]sulfonyl]amino]phenyl]-3-hydroxy-2,2-dimethyl propionamide

N-[4-[[[5-(二甲氨基)-1-萘基]磺酰基]氨基]苯基]-3-羟基-2,2-二甲基丙酰胺

CAS 登录号 233254-24-5

INN list 84

药效分类 抗病毒药

托米可特

Tomicorat（*INN*）

化学结构式

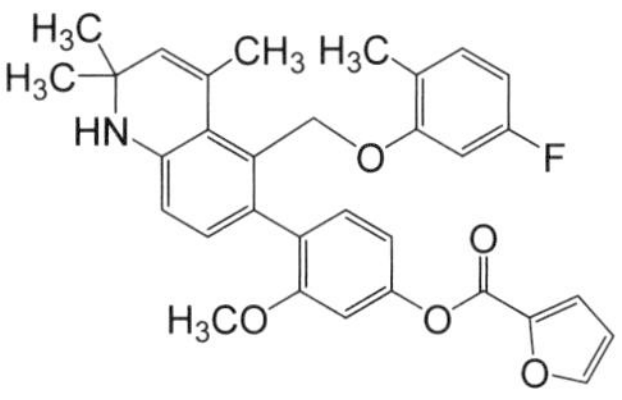

分子式和分子量 $C_{32}H_{30}FNO_5$ 527.58

化学名 4-{5-[(5-Fluoro-2-methylphenoxy)methyl]-2,2,4-trimethyl-1,2-dihydroquinolin-6-yl}-3-methoxyphenyl furan-2-carboxylate

4-{5-[(5-氟-2-甲基苯氧基)甲基]-2,2,4-三甲基-1,2-二氢喹啉-6-基}-3-甲氧基苯基 呋喃-2-甲酸酯

CAS 登录号 1027099-03-1

INN list 108

药效分类 抗炎药

托米色替

Tomivosertib（*INN*）

化学结构式

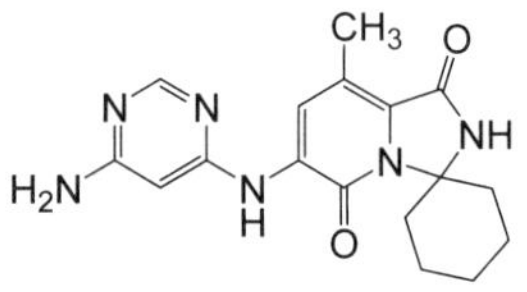

分子式和分子量 $C_{17}H_{20}N_6O_2$ 340.39

化学名 6'-[(6-Aminopyrimidin-4-yl)amino]-8'-methyl-2'*H*-spiro[cyclohexane-1,3'-imidazo[1,5-*a*]pyridine]-1',5'-dione

6'-[(6-氨基嘧啶-4-基)氨基]-8'-甲基-2'*H*-螺[环己烷-1,3'-咪唑并[1,5-*a*]吡啶]-1',5'-二酮

CAS 登录号 1849590-01-7

INN list 118

药效分类 抗肿瘤药

托莫谷胺

Tomoglumide（*INN*）

化学结构式

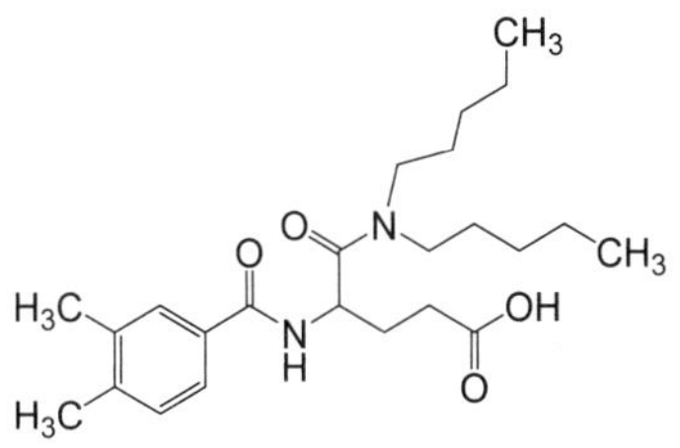

分子式和分子量 $C_{24}H_{38}N_2O_4$ 418.57

化学名 (±)-4-(3,4-Dimethylbenzamido)-*N*,*N*-dipentyl glutaramic acid

(±)-4-(3,4-二甲基苯甲酰氨基)-*N*,*N*-二戊基戊酰胺酸

CAS 登录号 97964-54-0

INN list 56

药效分类 缩胆囊素受体拮抗药

托莫培南

Tomopenem（*INN*）

化学结构式

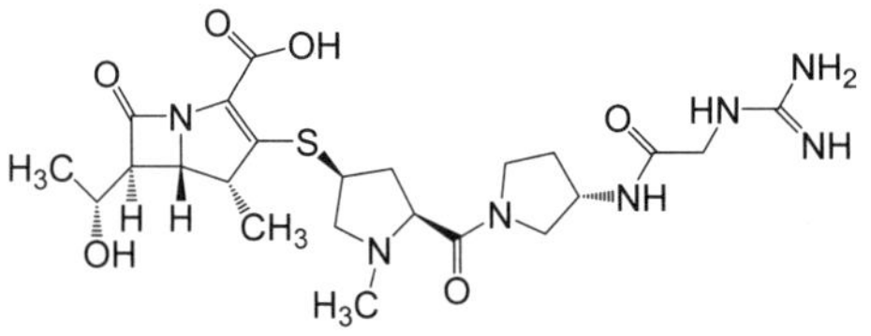

分子式和分子量 $C_{23}H_{35}N_7O_6S$ 537.64

化学名 (4*R*,5*S*,6*S*)-3-([(3*S*,5*S*)-5-[(3*S*)-3-(Carbamimidamidoacetamido)pyrrolidine-l-carbonyl]-1-methylpyrrolidin-3-yl]sulfanyl)-6-[(l*R*)-1-hydroxyethyl]-4-methy1-7-oxo-1-azabicyclo[3.2.0] hept-2-ene-2-carboxylic acid

(4*R*,5*S*,6*S*)-3-([(3*S*,5*S*)-5-[(3*S*)-3-(胍基乙酰氨基)吡咯烷-1-甲酰基]-1-甲基吡咯烷-3-基]硫基)-6-[(l*R*)-1-羟基乙基]-4-甲基-7-氧代-1-氮杂双环[3.2.0]庚-2-烯-2-羧酸

CAS 登录号 222400-20-6

INN list 95

药效分类 抗生素类药

托莫普罗

Tomoxiprole（*INN*）

化学结构式

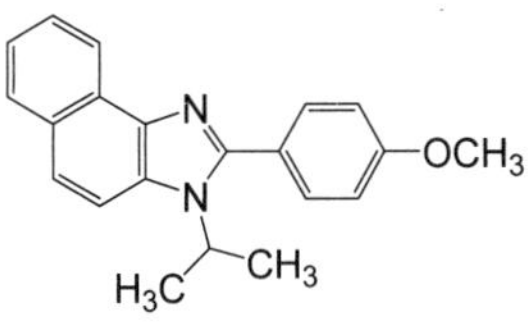

分子式和分子量 $C_{21}H_{20}N_2O$ 316.40

化学名 3-Isopropyl-2-(4-methoxyphenyl)-3*H*-naphth[1,2-*d*]imidazole

3-异丙基-2-(4-甲氧基苯基)-3*H*-萘并[1,2-*d*]咪唑

CAS 登录号 76145-76-1

INN list 52

药效分类 抗炎镇痛药

托莫西汀

Tomoxetine（*INN*）

化学结构式

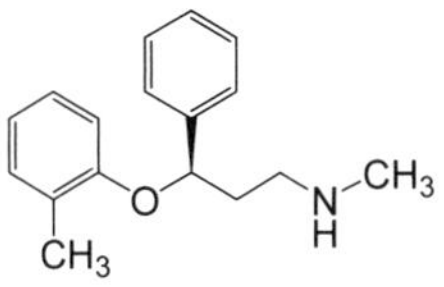

分子式和分子量 $C_{17}H_{21}NO$ 255.36

化学名 (−)-*N*-Methyl-3-phenyl-3-(2-tolyloxy)propylamine

(−)-*N*-甲基-3-苯基-3-(2-苯甲氧基)丙胺

CAS 登录号 83015-26-3; 82248-59-7[盐酸盐]

INN list 49

药效分类 抗抑郁药

托那博沙

Tonabersat（*INN*）

化学结构式

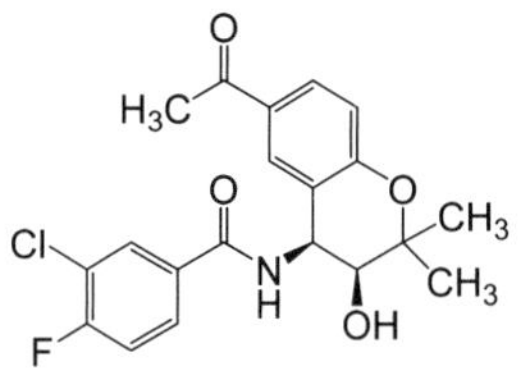

分子式和分子量 $C_{20}H_{19}ClFNO_4$ 391.82

化学名 *N*-[(3*S*,4*S*)-6-Acetyl-3-hydroxy-2,2-dimethylchroman-4-yl]-3-chloro-4-fluorobenzamide

N-[(3*S*,4*S*)-6-乙酰基-3-羟基-2,2-二甲基色满-4-基]-3-氯-4-氟苯甲酰胺

CAS 登录号 175013-84-0

INN list 80

药效分类 抗惊厥药

托那茶碱

Tonapofylline（*INN*）

化学结构式

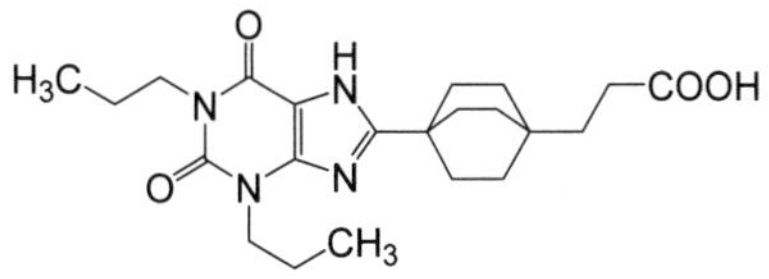

分子式和分子量 $C_{22}H_{32}N_4O_4$ 416.51

化学名 3-[4-[2,6-Dioxo-1,3-dipropyl-2,3,6,7-tetrahydro-1*H*-

purin-8-yl]bicyclo[2.2.2]octan-1-yl]propanoic acid

3-[4-[2,6-二氧代-1,3-二丙基-2,3,6,7-四氢-1*H*-嘌呤-8-基]双环[2.2.2]环庚烷-1-基]丙酸

CAS 登录号 340021-17-2

INN list 102

药效分类 腺苷受体拮抗药

托那哌嗪

Tolnapersine（*INN*）

化学结构式

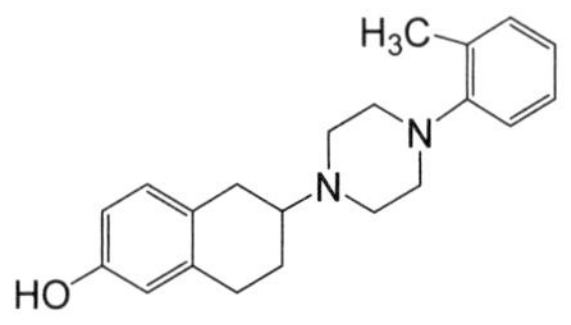

分子式和分子量 $C_{21}H_{26}N_2O$ 322.44

化学名 6-[4-(2-Methylphenyl)piperazin-1-yl]-5,6,7,8-tetrahydronaphthalen-2-ol

6-[4-(2-甲基苯基)哌嗪-1-基]-5,6,7,8-四氢萘-2-酚

CAS 登录号 70312-00-4

INN list 50

药效分类 抗高血压药

托那佐辛

Tonazocine（*INN*）

化学结构式

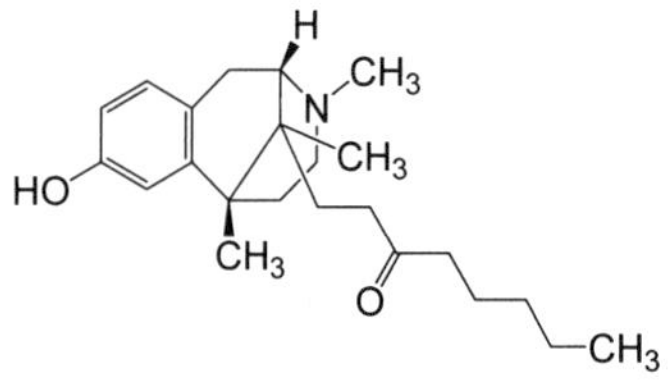

分子式和分子量 $C_{23}H_{35}NO_2$ 357.54

化学名 (±)-1-[(2*R**,6*S**,11*S**)-1,2,3,4,5,6-Hexahydro-8-hydroxy-3,6,11-trimethyl-2,6-methano-3-benzazocin-l 1-yl)-3-octanone

(±)-1-[(2*R**,6*S**,11*S**)-1,2,3,4,5,6-六氢-8-羟基-3,6,11-三甲基-2,6-甲桥-3-苯并吖辛因-l 1-基)-3-辛酮

CAS 登录号 71461-18-2; 73789-00-1[甲磺酸盐]

INN list 46

药效分类 镇痛药

托萘酯

Tolnaftate（*INN*）

化学结构式

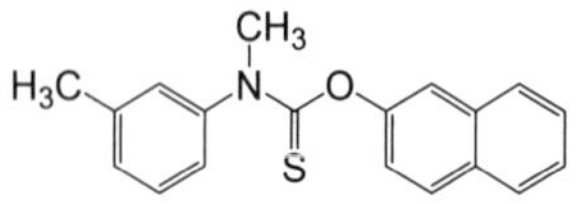

分子式和分子量 $C_{19}H_{17}NOS$ 307.41

化学名 *O*-naphthalen-2-yl *N*-methyl-*N*-(3-methylphenyl)carbamothioate

O-萘-2-基 *N*-甲基-*N*-(3-甲基苯基)硫代氨基甲酸酯

CAS 登录号 2398-96-1

INN list 14

药效分类 抗真菌药

托尼达明

Tolnidamine（*INN*）

化学结构式

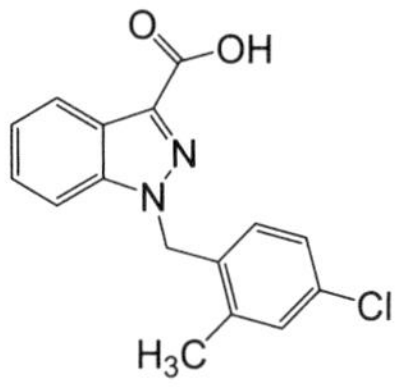

分子式和分子量 $C_{16}H_{13}ClN_2O_2$ 300.74

化学名 1-(4-Chloro-2-methylbenzyl)-1*H*-indazole-3-carboxylic acid

1-(4-氯-2-甲基苯甲基)-1*H*-吲唑-3-羧酸

CAS 登录号 50454-68-7

INN list 40

药效分类 男性抗生育药

托尼依托泊苷

Etoposide Toniribate（*INN*）

化学结构式

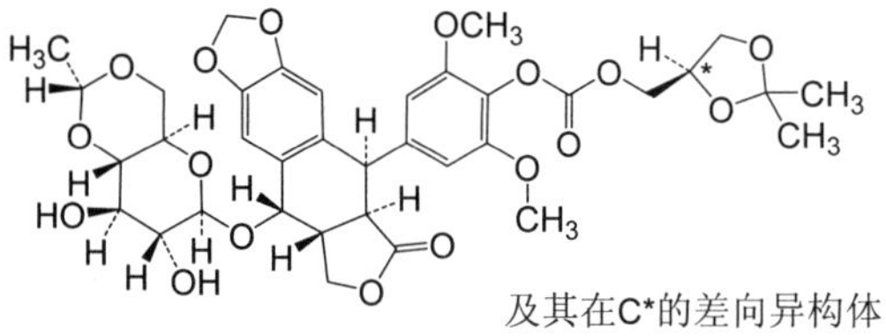

及其在C*的差向异构体

分子式和分子量 $C_{36}H_{42}O_{17}$ 746.72

化学名 [(4*RS*)-2,2-Dimethyl-1,3-dioxolan-4-yl]methyl 4-[(5*R*,5a*R*,8a*R*,9*S*)-9-({4,6-*O*-[(1*R*)-ethane-1,1-diyl]-*β*-D-glucopyranosyl}oxy)-6-oxo-5,5*a*,6,8,8*a*,9-hexahydro-2*H*-furo[3',4':6,7]naphtho[2,3-*d*][1,3]dioxol-5-yl]-2,6-dimethoxyphenyl carbonate

[(4*RS*)-2,2-二甲基-1,3-二氧戊环-4-基]甲基 4-[(5*R*,5a*R*,8a*R*,9*S*)-9-({4,6-*O*-[(1*R*)-乙烷-1,1-二基]-*β*-D-吡喃葡萄糖基}氧)-6-氧代-5,5*a*,6,8,8*a*,9-六氢-2*H*-呋喃并[3',4':6,7]萘酚并[2,3-*d*][1,3]二氧戊环-5-基]-2,6-二甲氧基苯基碳酸酯

CAS 登录号 433304-61-1

INN list 116

药效分类 抗肿瘤药

托帕多

Tolpadol（*INN*）

分子式和分子量 $C_{28}H_{26}N_4O_2$ 450.53

化学结构式

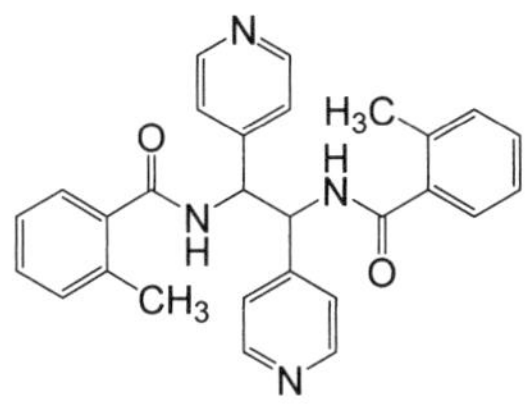

化学名 2-Methyl-*N*-[2-[(2-methylbenzoyl)amino]-1,2-dipyridin-4-ylethyl]benzamide

2-甲基-*N*-[2-[(2-甲基苯甲酰基)氨基]-1,2-二吡啶-4-基乙基]苯甲酰胺

CAS 登录号 77502-27-3

INN list 48

药效分类 镇痛药

托哌酮

Tolperisone（*INN*）

化学结构式

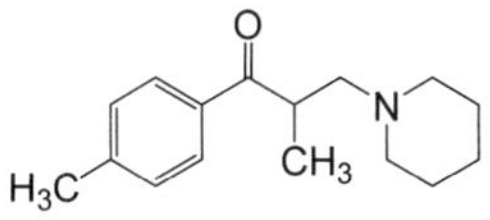

分子式和分子量 $C_{16}H_{23}NO$ 245.36

化学名 2-Methyl-1-(4-methylphenyl)-3-piperidin-1-ylpropan-1-one

2-甲基-1-(4-甲基苯基)-3-哌啶-1-基丙-1-酮

CAS 登录号 728-88-1

INN list 28

药效分类 解痉药

托喷磺脲

Tolpentamide（*INN*）

化学结构式

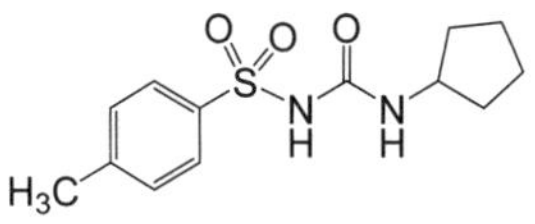

分子式和分子量 $C_{13}H_{18}N_2O_3S$ 282.36

化学名 l-Cyclopentyl-3-(4-tolylsulfonyl)urea

l-环戊基-3-(4-甲基苯磺酰基)脲

CAS 登录号 1027-87-8

INN list 12

药效分类 抗糖尿病药

托硼生

Tolboxane（*INN*）

化学结构式

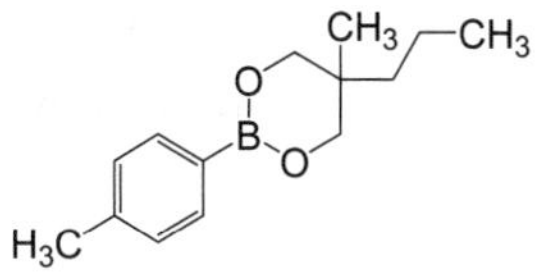

分子式和分子量 $C_{14}H_{21}BO_2$ 232.13

化学名 5-Methyl-5-propyl-2-(*p*-tolyl)-1,3,2-dioxaborinane

5-甲基-5-丙基-2-(2-甲基苯基)-1,3,2-二氧硼杂环已烷

CAS 登录号 2430-46-8

INN list 12

药效分类 安定药

托匹芦胺

Topilutamide（*INN*）

化学结构式

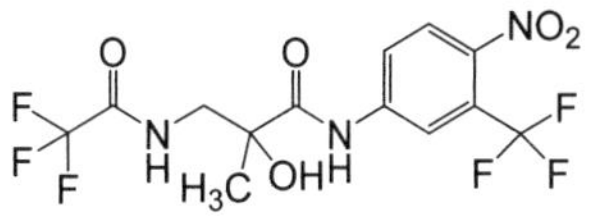

分子式和分子量 $C_{13}H_{11}F_6N_3O_5$ 403.23

化学名 (2*RS*)-2-Hydroxy-2-methyl-*N*-[4-nitro-3-(trifluoromethyl)phenyl]-3-[(trifluoroacetyl)amino]propanamide

(2*RS*)-2-羟基-2-甲基-*N*-[4-硝基-3-(三氟甲基)苯基]-3-[(三氟乙酰基)氨基]丙酰胺

CAS 登录号 260980-89-0

INN list 91

药效分类 抗雌激素药

托匹生琼

Topixantrone（*INN*）

化学结构式

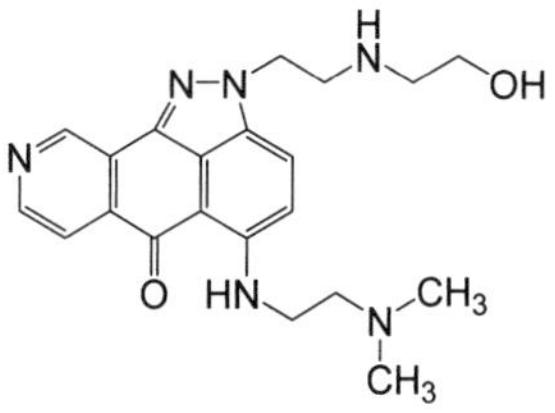

分子式和分子量 $C_{21}H_{26}N_6O_2$ 394.47

化学名 5-[[2-(Dimethylamino)ethyl]amino]-2-[2-[(2-hydroxyethyl)amino]ethyl]indazolo[4,3-*gh*]isoquinolin-6(2*H*)-one

5-[[2-(二甲氨基)乙基]氨基]-2-[2-[(2-羟乙基)氨基]乙基]吲唑并[4,3-*gh*]异喹啉-6(2*H*)-酮

CAS 登录号 156090-18-5

INN list 87

药效分类 抗肿瘤药

托品巴酯

Tropabazate（*INN*）

化学结构式

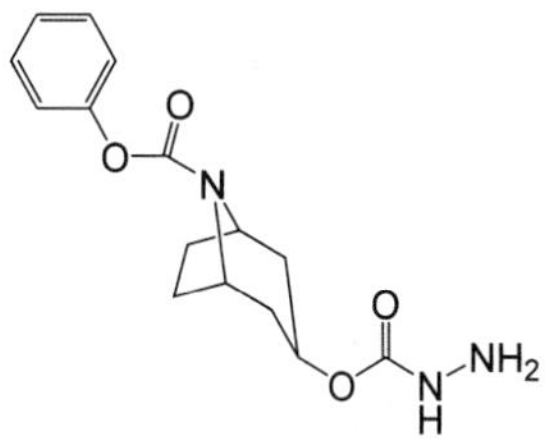

分子式和分子量 $C_{15}H_{19}N_3O_4$ 305.33

化学名 Phenyl (1*S*,5*R*)-3-(hydrazinecarbonyloxy)-8-azabicyclo[3.2.1]octane-8-carboxylate

苯基 (1*S*,5*R*)-3-(肼基羰酰氧基)-8-氮杂双环[3.2.1]辛烷-8-甲酸酯

CAS 登录号 64294-94-6

INN list 39

药效分类 安定药

托品林

Tropigline（*INN*）

化学结构式

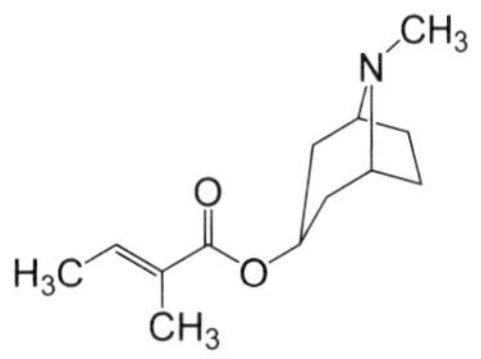

分子式和分子量 $C_{13}H_{21}NO_2$ 223.31

化学名 Tropyl 2,3-dimethylacrylate

托品基 2,3-二甲基丙烯酸酯

CAS 登录号 533-08-4

INN list 8

药效分类 抗胆碱药

托普利定

Toprilidine（*INN*）

化学结构式

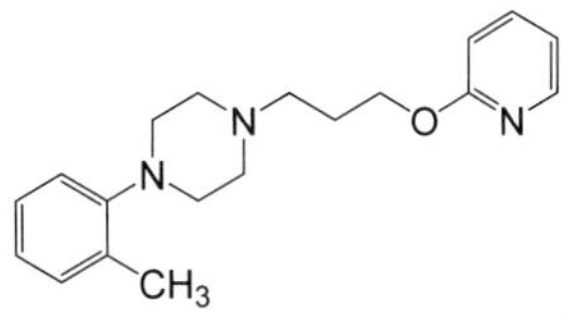

分子式和分子量 $C_{19}H_{25}N_3O$ 311.42

化学名 l-[3-(2-Pyridyloxy)propyl]-4-(2-tolyl)piperazine

l-[3-(2-吡啶基氧基)丙基]-4-(2-甲基苯基)哌嗪

CAS 登录号 54063-58-0

INN list 25

药效分类 血管扩张药

托普罗宁

Tolpronine（*INN*）

化学结构式

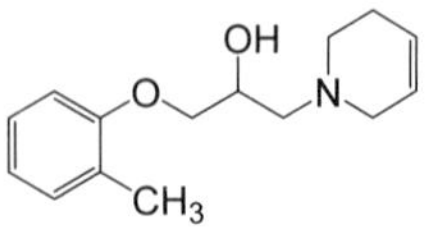

分子式和分子量 $C_{15}H_{21}NO_2$ 247.33

化学名 3,6-Dihydro-*α*-(2-toloxymethyl)-l(2*H*)-pyridenethanol

3,6-二氢-*α*-(2-甲基苯氧基甲基)-l(2*H*)-吡啶乙醇

CAS 登录号 97-57-4

INN list 6

药效分类 镇痛药

托普帕敏

Tolpropamine（*INN*）

化学结构式

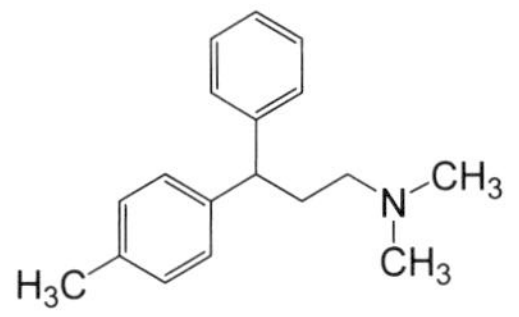

分子式和分子量 $C_{18}H_{23}N$ 253.38

化学名 *N*,*N*-Dimethyl-3-phenyl-3-(4-tolyl)propylamine

N,*N*-二甲基-3-苯基-3-(4-甲基苯基)丙胺

CAS 登录号 5632-44-0

INN list 13

药效分类 抗组胺药

托普特龙

Topterone

化学结构式

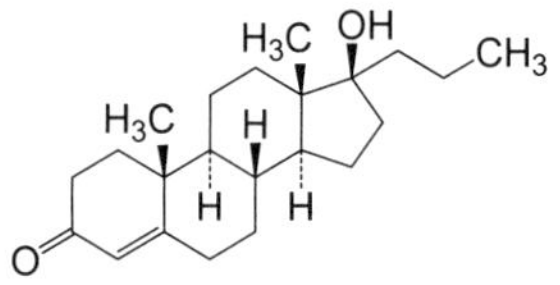

分子式和分子量 $C_{22}H_{34}O_2$ 330.50

化学名 17*β*-Hydroxy-17-propylandrost-4-en-3-one

17*β*-羟基-17-丙基雄甾-4-烯-3-酮

CAS 登录号 60607-35-4

INN list 39

药效分类 抗雄激素药

托曲泊帕

Totrombopag

化学结构式

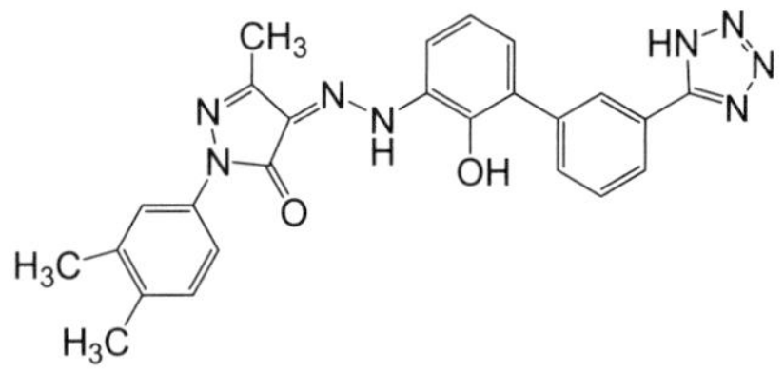

分子式和分子量 $C_{25}H_{22}N_8O_2$ 466.51

化学名 5-[3'-[(2*Z*)-2-[l-(3,4-Dimethylphenyl)-3-methyl-5-oxo-1,5-dihydro-4*H*-pyrazol-4-ylidene]diazanyl]-2'-hydroxybiphenyl-3-yl]tetrazole

5-[3'-[(2*Z*)-2-[l-(3,4-二甲基苯基)-3-甲基-5-氧代-1,5-二氢-4

H-吡唑-4-亚基]二氮烷基]-2'-羟基联苯-3-基]四氮唑

CAS 登录号 376592-42-6; 851606-62-7[托曲波帕胆碱]

药效分类 血小板生成素受体激动药

托曲珠利

Toltrazuril（*INN*）

化学结构式

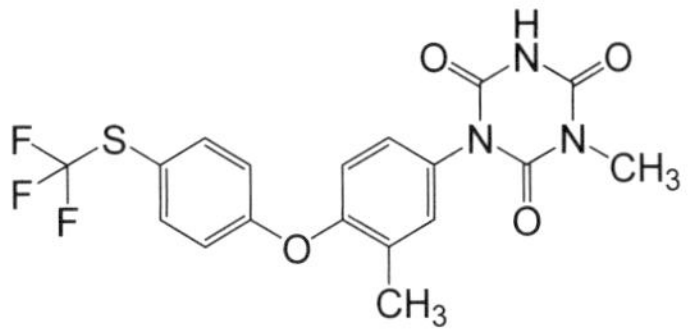

分子式和分子量 $C_{18}H_{14}F_3N_3O_4S$ 425.38

化学名 1-Methyl-3-[4-[4-[(trifluoromethyl)thio]phenoxy]-*m*-tolyl]-*s*-triazine-2,4,6(1*H*,3*H*,5*H*)-trione

1-甲基-3-[4-[4-[(三氟甲基)硫基]苯氧基]-3-甲基苯基]-1,3,5-三嗪-2,4,6(1*H*,3*H*,5*H*)-三酮

CAS 登录号 69004-03-1

INN list 52

药效分类 抗球虫药

托屈嗪

Todralazine（*INN*）

化学结构式

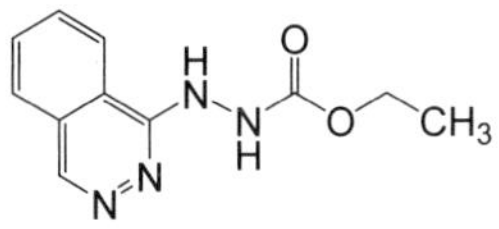

分子式和分子量 $C_{11}H_{12}N_4O_2$ 232.24

化学名 Ethyl *N*-(phthalazin-1-ylamino)carbamate

乙基 *N*-(酞嗪-1-基氨基)氨基甲酸酯

CAS 登录号 14679-73-3

INN list 26

药效分类 抗高血压药

托瑞仑特

Toreforant（*INN*）

化学结构式

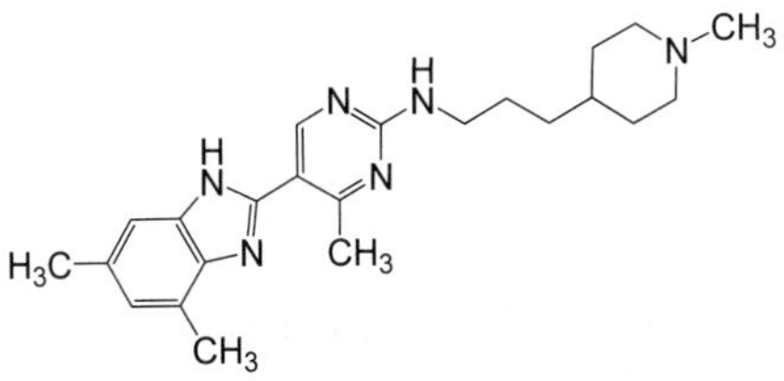

分子式和分子量 $C_{23}H_{32}N_6$ 392.27

化学名 5-(4,6-Dimethyl-1*H*-benzimidazol-2-yl)-4-methyl-*N*-[3-(1-methylpiperidin-4-yl)propyl]pyrimidin-2-amine

5-(4,6-二甲基-1*H*-苯并咪唑-2-基)-4-甲基-*N*-[3-(1-甲基哌啶-4-基)丙基]嘧啶-2-胺

CAS 登录号 952494-46-1

INN list 112

药效分类 组胺 H_4 受体拮抗药

托瑞米芬

Toremifene（*INN*）

化学结构式:

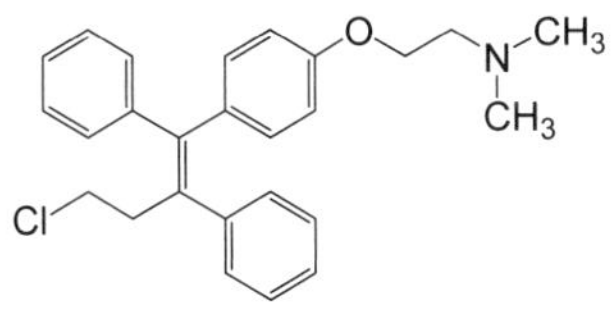

分子式和分子量 $C_{26}H_{28}ClNO$ 405.97

化学名 2-[4-[(*Z*)-4-Chloro-1,2-diphenyl-1-butenyl]phenoxy]-*N*,*N*-dimethylethylamine

2-[4-[(*Z*)-4-氯-1,2-二苯基-1-丁烯基]苯氧基]-*N*,*N*-二甲基乙胺

CAS 登录号 89778-26-7; 89778-27-8[枸橼酸盐]

INN list 53

药效分类 抗雌激素剂内分泌治疗用药

ATC 分类 L02BA02

托瑞司他

Tolrestat（*INN*）

化学结构式

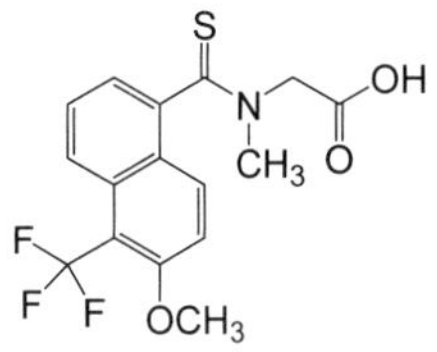

分子式和分子量 $C_{16}H_{14}F_3NO_3S$ 357.35

化学名 2-[[6-Methoxy-5-(trifluoromethyl)naphthalene-1-carbothioyl]methylamino]acetic acid

2-[[6-甲氧基-5-(三氟甲基)萘-1-硫代甲酰基]甲氨基]乙酸

CAS 登录号 82964-04-3

INN list 51

药效分类 口服降血糖药

ATC 分类 A10XA01

托沙孕烯

Tosagestin（*INN*）

化学结构式

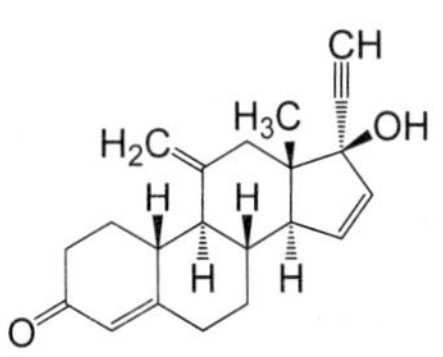

分子式和分子量 $C_{21}H_{24}O_2$ 308.41

化学名 17-Hydroxy-11-methylene-19-nor-17*a*-pregna-4,15-dien-20-yn-3-one

17-羟基-11-亚甲基-19-去甲基-17*a*-孕甾-4,15-二烯-20-炔-3-酮

CAS 登录号 110072-15-6

INN list 86

药效分类 避孕药，激素替代药

托索替尼

Tuxobertinib（*INN*）

化学结构式

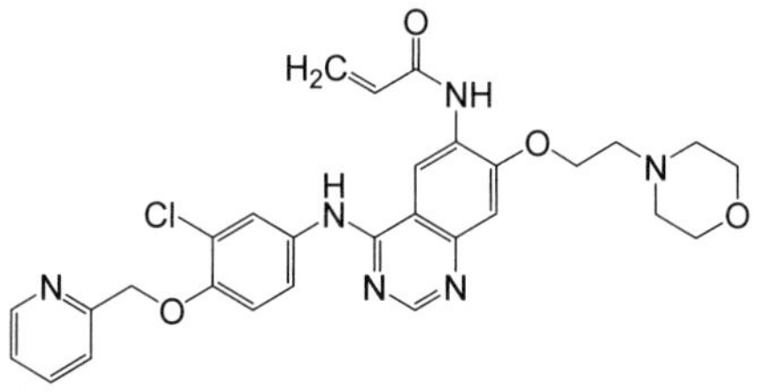

分子式和分子量 $C_{29}H_{29}ClN_6O_4$ 561.04

化学名 *N*-[4-[3-Chloro-4-(pyridin-2-ylmethoxy)anilino]-7-(2-morpholin-4-ylethoxy)quinazolin-6-yl]prop-2-enamide

N-[4-[3-氯-4-(吡啶-2-基甲氧基)苯氨基]-7-(2-吗啉-4-基乙氧基)喹唑啉-6-基]丙-2-烯酰胺

CAS 登录号 2414572-47-5

INN list 125

药效分类 酪氨酸激酶抑制药，抗肿瘤药

托特罗定

Tolterodine（*INN*）

化学结构式

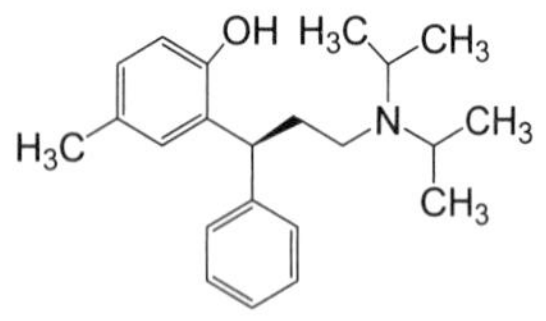

分子式和分子量 $C_{22}H_{31}NO$ 325.49

化学名 (+)-(*R*)-2-[*α*-[2-(Diisopropylamino)ethyl]benzyl]-*p*-cresol

(+)-(*R*)-2-[*α*-[2-(二异丙基氨基)乙基]苄基]-4-甲基苯酚

CAS 登录号 124937-51-5; 124937-52-6[L-酒石酸盐(1:1)]

INN list 65

药效分类 毒蕈碱受体拮抗药，抗尿失禁药

托烷色林

Tropanserin（*INN*）

分子式和分子量 $C_{17}H_{23}NO_2$ 273.38

化学结构式

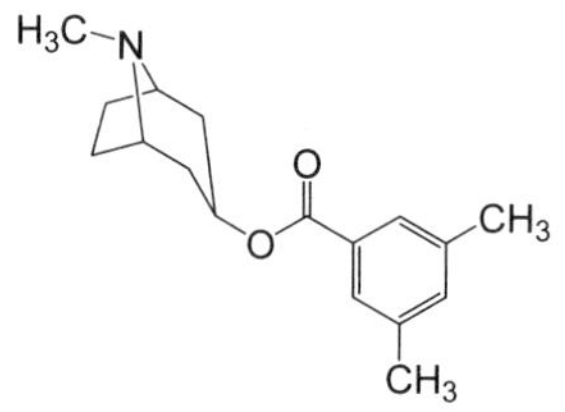

化学名 lα*H*,5α*H*-Tropan-3*α*-yl 3,5-dimethylbenzoate

lα*H*,5α*H*-托品烷-3*α*-基 3,5-二甲基苯甲酸酯

CAS 登录号 85181-40-4; 85181-38-0[盐酸盐]

INN list 55

药效分类 抗偏头痛药，5-羟色胺受体拮抗药

托烷司琼

Tropisetron（*INN*）

化学结构式

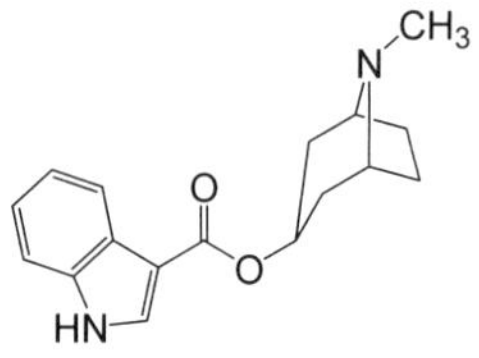

分子式和分子量 $C_{17}H_{20}N_2O_2$ 284.35

化学名 [(1*R*,5*S*)-8-Methyl-8-azabicyclo[3.2.1]octan-3-yl] 1*H*-indole-3-carboxylate

[(1*R*,5*S*)-8-甲基-8-氮杂双环[3.2.1]辛-3-基] 1*H*-吲哚-3-羧酸酯

CAS 登录号 89565-68-4

INN list 62

药效分类 5-羟色胺受体拮抗药

托韦纳群

Tovinontrine（*INN*）

化学结构式

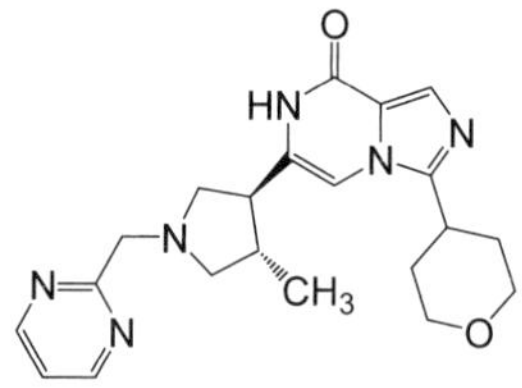

分子式和分子量 $C_{21}H_{26}N_6O_2$ 394.48

化学名 6-{(3*S*,4*S*)-4-Methyl-1-[(pyrimidin-2-yl)methyl]pyrrolidin-3-yl}-3-(oxan-4-yl)imidazo[1,5-*a*]pyrazin-8(7*H*)-one

6-{(3*S*,4*S*)-4-甲基-1-[(嘧啶-2-基)甲基]吡咯烷-3-基}-3-(噁烷-4-基)咪唑并[1,5-*a*]吡嗪-8(7*H*)-酮

CAS 登录号 2062661-53-2

INN list 122

药效分类 磷酸二酯酶 9 (PDE_9)抑制药

托维 A 酯

Tretinoin Tocoferil（*INN*）

化学结构式（见下）

分子式和分子量　$C_{49}H_{76}O_3$　713.13

化学名　(±)-(2*R**)-2,5,7,8-Tetramethyl-2-[(4*R**,8*R**)-4,8,12-trimethyltridecyl]-6-chromanyl retinoate

(±)-(2*R**)-2,5,7,8-四甲基-2-[(4*R**,8*R**)-4,8,12-三甲基十三烷基]-6-苯并二氢吡喃醇 维生素 A 酸酯

CAS 登录号　40516-48-1

INN list　66

药效分类　皮肤科用药

托西芬

Tosifen（*INN*）

化学结构式

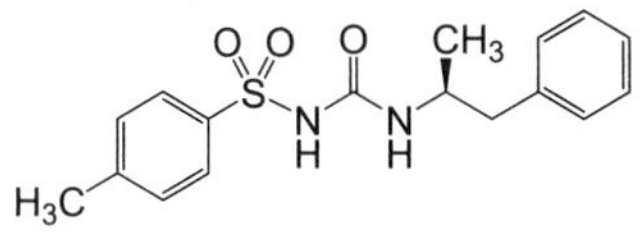

分子式和分子量　$C_{17}H_{20}N_2O_3S$　332.42

化学名　(*S*)-l-(*α*-Methylphenethyl)-3-(*p*-tolysulfonyl)urea

(*S*)-l-(*α*-甲基苯乙基)-3-(4-甲基苯磺酰基)脲

CAS 登录号　32295-18-4

INN list　35

药效分类　抗心律失常药，抗心绞痛药

托西拉酯

Tolciclate（*INN*）

化学结构式

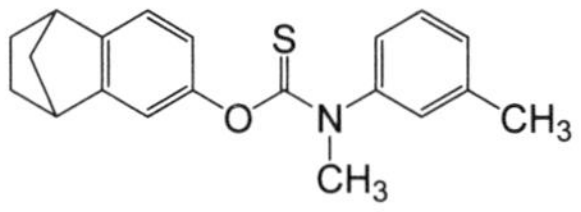

分子式和分子量　$C_{20}H_{21}NOS$　323.45

化学名　*O*-(l,2,3,4-Tetrahydro-l,4-methanonaphthalen-6-yl) 3,*N*-dimethylthio carbanilate

O-(l,2,3,4-四氢-l,4-亚甲基萘-6-基) 3,*N*-二甲基硫代苯氨基甲酸酯

CAS 登录号　50838-36-3

INN list　33

药效分类　抗真菌药

托西米定

Xylamidine Tosilate（*INN*）

化学结构式

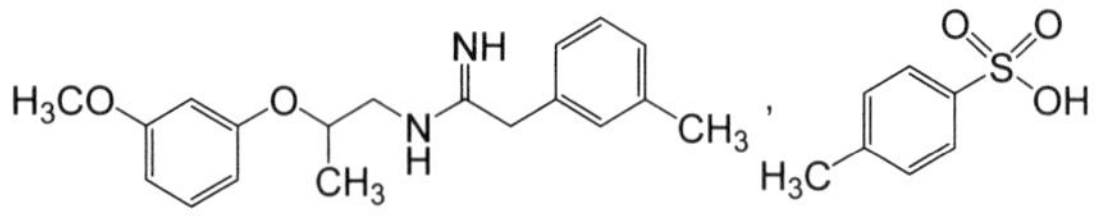

分子式和分子量　$C_{19}H_{24}N_2O_2 \cdot C_7H_7SO_3H$　484.61

化学名　2-(3-Methoxyphenoxy)propyl-[2-(3-methylphenyl)ethanimidoyl]azanium; 4-methylbenzenesulfonate

2-(3-甲氧基苯氧基)丙基-[2-(3-甲基苯基)乙亚氨基]铵对甲苯磺酸盐

CAS 登录号　6443-40-9; 6443-50-1[母体]; 13717-05-0[半水合物]

INN list　17

药效分类　5-羟色胺受体拮抗药

托西尼布

Toceranib（*INN*）

化学结构式

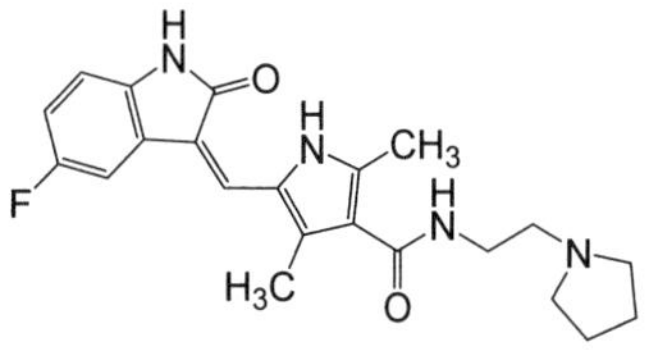

分子式和分子量　$C_{22}H_{25}FN_4O_2$　396.46

化学名　5-[(5*Z*)-(5-Fluoro-2-oxo-1,2-dihydro-3*H*-indol-3-ylidene)methyl]-2,4-dimethyl-*N*-[2-(pyrrolidin-1-yl)ethyl]-1*H*-pyrrole-3-carboxamide

5-[(5*Z*)-(5-氟-2-氧代-1,2-二氢-3*H*-吲哚-3-亚乙基)甲基]-2,4-二甲基-*N*-[2-(四氢吡咯-1-基)乙基]-1*H*-吡咯-3-甲酰胺

CAS 登录号　356068-94-5

INN list　100

药效分类　抗肿瘤药

托西曲喹铵

Trethinium Tosilate（*INN*）

化学结构式

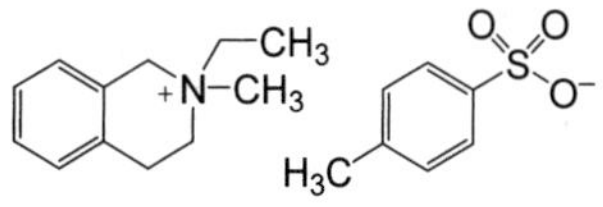

分子式和分子量　$C_{19}H_{25}NO_3S$　347.47

化学名　2-Ethyl-l,2,3,4-tetrahydro-2-methylisoquinolinium 4-

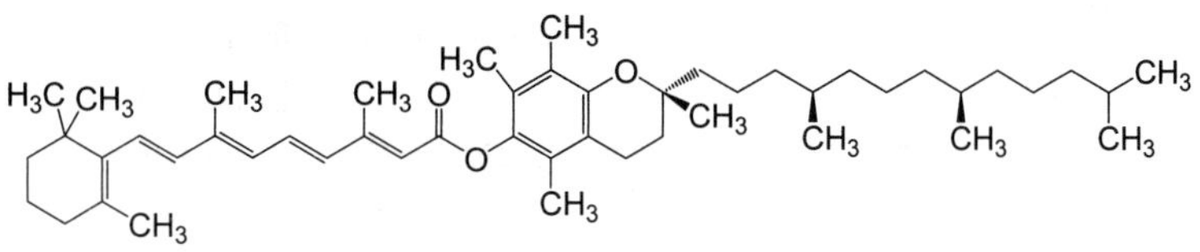

托维 A 酯

methylbenzenesulfonate

4-甲苯磺酸化 2-乙基-l,2,3,4-四氢-2-甲基异喹啉鎓

CAS 登录号 1748-43-2

INN list 14

药效分类 抗高血压药

托西曲咯铵

Troxypyrrolium Tosilate（*INN*）

化学结构式

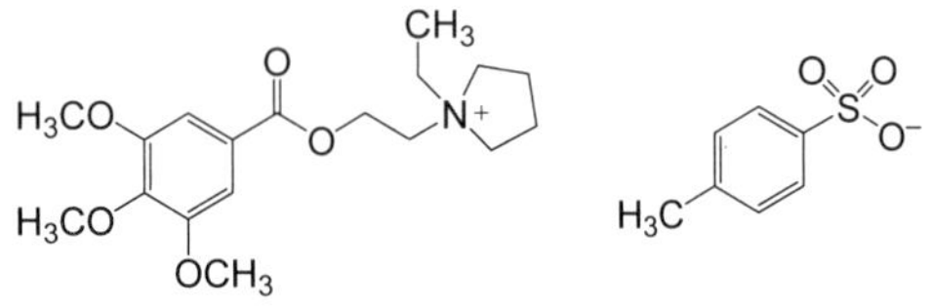

分子式和分子量 $C_{25}H_{35}NO_8S$ 509.61

化学名 2-(1-Ethylpyrrolidin-1-ium-1-yl)ethyl 3,4,5-trimetho-xybenzoate; 4-methylbenzenesulfonate

4-甲苯磺酸化 2-(l-乙基吡咯烷-1-鎓-1-基)乙基 3,4,5-三甲氧基苯甲酸酯盐

CAS 登录号 3612-98-4

INN list 13

药效分类 抗高血压药

托西曲乙铵

Troxonium Tosilate（*INN*）

化学结构式

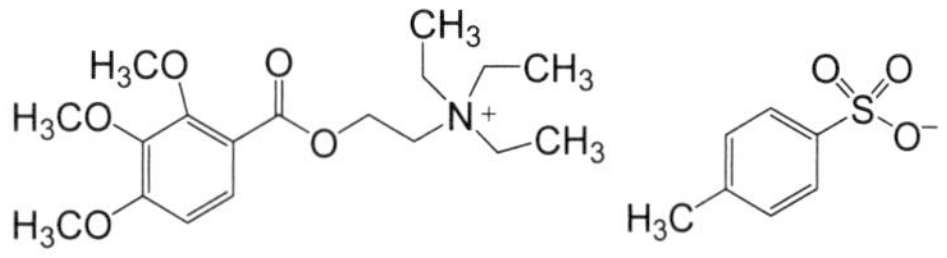

分子式和分子量 $C_{25}H_{37}NO_8S$ 511.63

化学名 4-Methylbenzenesulfonate; triethyl-[2-(2,3,4-trimetho-xybenzoyl)oxyethyl]azanium

4-甲苯磺酸化三乙基[2-(2,3,4-三甲氧基苯甲酰基)氧乙基]铵盐

CAS 登录号 391-70-8; 4386-76-9[母体]

INN list 13

药效分类 抗高血压药

托西他滨

Torcitabine（*INN*）

化学结构式

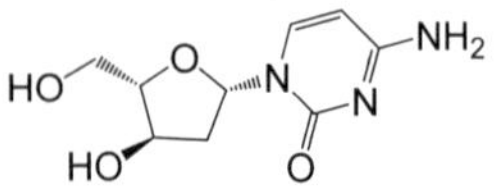

分子式和分子量 $C_9H_{13}N_3O_4$ 227.22

化学名 4-Amino-l-(2-deoxy-*β*-L-erythropentofuranosyl)pyrimidin-2(l*H*)-one

4-氨基-l-(2-脱氧-*β*-L-赤型呋喃糖基)嘧啶-2(l*H*)-酮

CAS 登录号 40093-94-5

INN list 87

药效分类 抗病毒药，抗乙肝药，多聚酶抑制药

托西硝乙胺

Itramin Tosilate（*INN*）

化学结构式

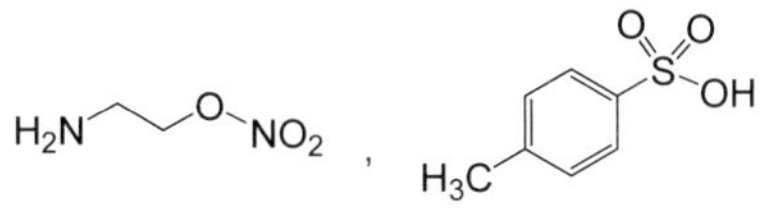

分子式和分子量 $C_2H_6N_2O_3 \cdot C_7H_8O_3S$ 278.28

化学名 2-Aminoethanol nitrate (ester) 4-methylbenzenesulfonate

4-甲苯磺酸化 2-氨基乙氧基硝酸酯盐

CAS 登录号 13445-63-1

INN list 13

药效分类 抗心肌缺血药

ATC 分类 C01DX01

托西溴苄铵

Bretylium Tosilate（*INN*）

化学结构式

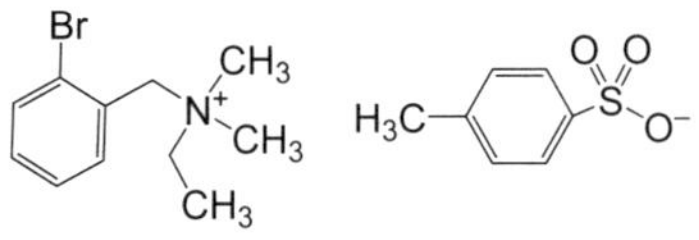

分子式和分子量 $C_{18}H_{24}BrNO_3S$ 414.36

化学名 (2-Bromophenyl)methyl-ethyl-dimethylazanium;4-methylbenzenesulfonate

4-甲苯磺酸化(2-溴苯基)甲基乙基二甲铵盐

CAS 登录号 61-75-6; 59-41-6 [溴苄胺]

INN list 10

药效分类 抗心律失常药

ATC 分类 C01BD02

托西依米铵

Emilium Tosylate（*INN*）

化学结构式

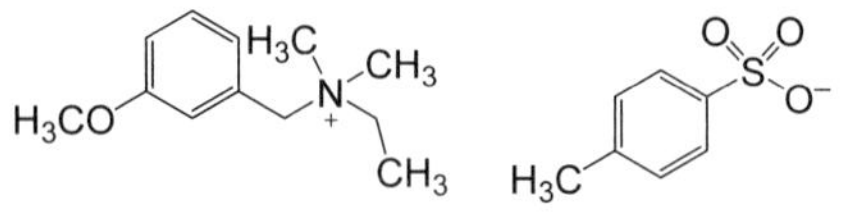

分子式和分子量 $C_{19}H_{27}NO_4S$ 365.49

化学名 Ethyl-[(3-methoxyphenyl)methyl]-dimethylazanium;4-methylbenzenesulfonate

4-甲苯磺酸化乙基-[(3-甲氧基苯基)甲基]二甲基铵盐

CAS 登录号 30716-01-9

INN list 37

药效分类 抗心律失常药

托泽色替

Tozasertib（*INN*）

化学结构式

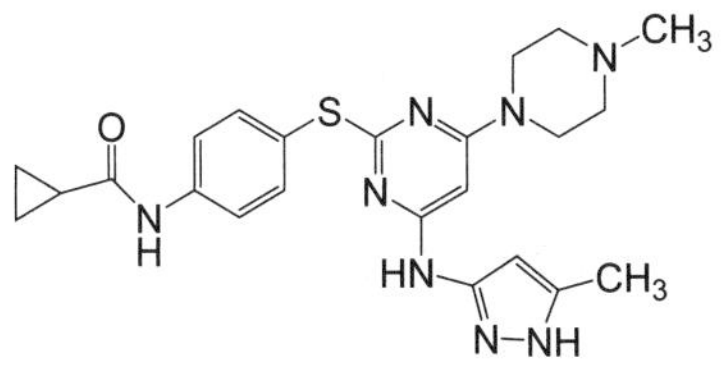

分子式和分子量 $C_{23}H_{28}N_8OS$ 464.59

化学名 *N*-[4-[[4-(4-Methylpiperazin-1-yl)-6-[(5-methyl-1*H*-pyrazol-3-yl)amino]pyrimidin-2-yl]sulfanyl]phenyl]cyclopropanecarboxamide

N-[4-[[4-(4-甲基哌嗪-1-基)-6-[(5-甲基-1*H*-吡唑-3-基)氨基]嘧啶-2-基]硫基]苯基]环丙烷甲酰胺

CAS 登录号 639089-54-6

INN list 100

药效分类 抗肿瘤药

托扎地南

Tozadenant（*INN*）

化学结构式

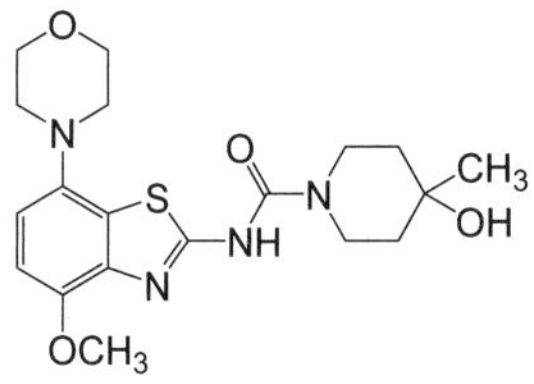

分子式和分子量 $C_{19}H_{26}N_4O_4S$ 406.17

化学名 4-Hydroxy-*N*-[4-methoxy-7-(morpholin-4-yl)-1,3-benzothiazol-2-yl]-4-methylpiperidine-1-carboxamide

4-羟基-*N*-[4-甲氧基-7-(吗啉-4-基)-1,3-苯并噻唑-2-基]-4-甲基哌啶-1-甲酰胺

CAS 登录号 870070-55-6

INN list 106

药效分类 腺苷受体拮抗药

托扎啉酮

Tozalinone（*INN*）

化学结构式

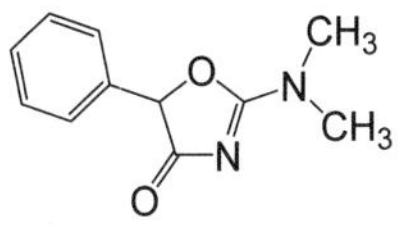

分子式和分子量 $C_{11}H_{12}N_2O_2$ 204.23

化学名 2-(Dimethylamino)-5-phenyl-2-oxazolin-4-one

2-(二甲氨基)-5-苯基-2-噁唑啉-4-酮

CAS 登录号 655-05-0

INN list 12

药效分类 抗抑郁药

妥布氯唑

Tubulozole（*INN*）

化学结构式

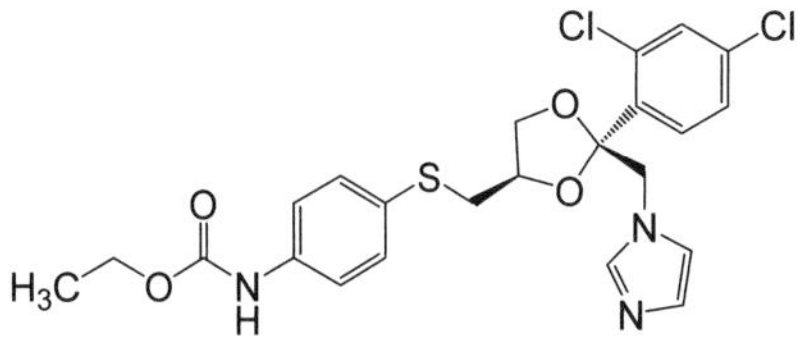

分子式和分子量 $C_{23}H_{23}Cl_2N_3O_4S$ 508.41

化学名 Ethyl (±)-*cis*-4-[[[2-(2,4-dichlorophenyl)-2-(imidazol-l-ylmethyl)-l,3-dioxolan-4-yl]methyl]thio]carbanilate

乙基 (±)-顺-4-[[[2-(2,4-二氯苯基)-2-(咪唑-l-基甲基)-l,3-二氧戊环-4-基]甲基]硫]苯基氨基甲酸酯

CAS 登录号 84697-22-3; 83529-08-2[盐酸盐]

INN list 50

药效分类 抗肿瘤药，微管抑制药

妥布霉素

Tobramycin（*INN*）

化学结构式

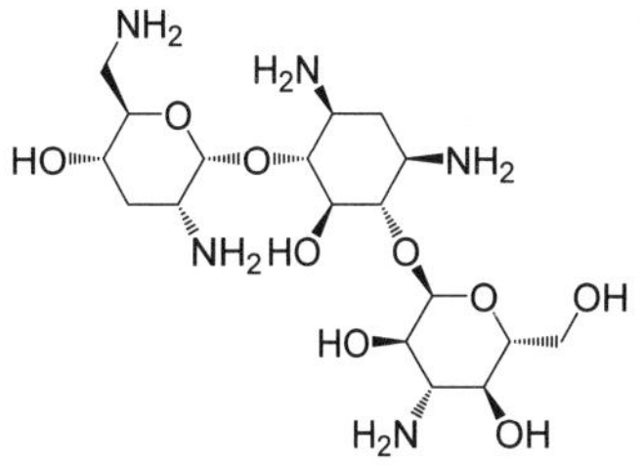

分子式和分子量 $C_{18}H_{37}N_5O_9$ 467.52

化学名 *O*-3-Amino-3-deoxy-*α*-D-glucopyranosyl-(l→6)-*O*-[2,6-diamino-2,3,6-trideoxy-*α*-D-ribo-hexopyranosyl-(1→4)]-2-deoxy-D-streptamine

O-3-氨基-3-脱氧-*α*-D-吡喃葡萄糖基-(l→6)-*O*-[2,6-二氨基-2,3,6-三脱氧-*α*-D-吡喃核己糖基-(1→4)]-2-脱氧-D-链霉胺

CAS 登录号 32986-56-4; 79645-27-5[硫酸盐]

INN list 26

药效分类 氨基糖苷类抗微生物药

ATC 分类 J01GB01

妥伐特昔

Tuvatexib（*INN*）

化学结构式

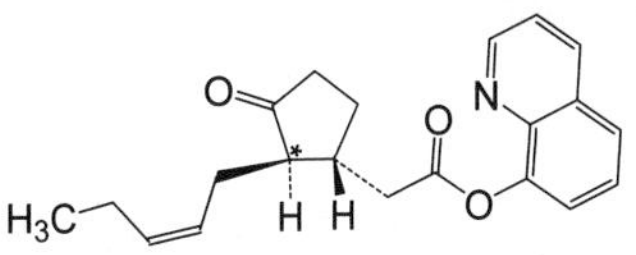

及其在 *C**的差向异构体与它们的对映体

分子式和分子量 $C_{21}H_{23}NO_3$ 337.412

化学名 *rac*-Quinolin-8-yl {(1*R*,2*R*)-3-oxo-2-[(2*Z*)-pent-2-en-1-yl]cyclopentyl} acetate (predominant epimer)

外消旋-喹啉-8-基 {(1*R*,2*R*)-3-氧代-2-[(2*Z*)-戊-2-烯-1-基]环戊基} 乙酸酯(主要的差向异构体)

CAS 登录号 2055404-90-3

INN list 120

药效分类 抗肿瘤药

妥伐替丁

Tuvatidine (*INN*)

化学结构式

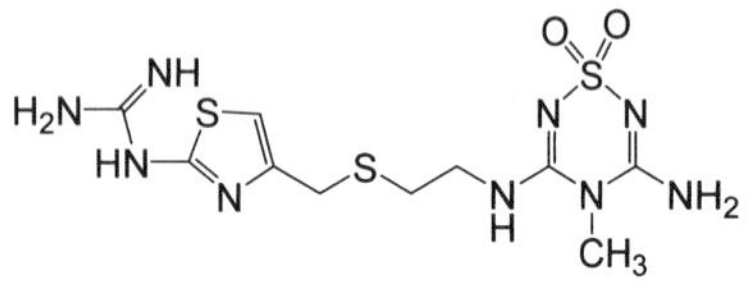

分子式和分子量 $C_{10}H_{17}N_9O_2S_3$ 391.50

化学名 [4-[[[2-[(5-Amino-4-methyl-4*H*-l,2,4,6-thriatriazin-3-yl)amino]ethyl]thio]methyl]-2-thiazolyl]guanidine *S*",*S*"-dioxide

[4-[[[2-[(5-氨基-4-甲基-4*H*-l,2,4,6-噻三嗪-3-基)氨基]乙基]硫基]甲基]-2-噻唑基]胍 *S*",*S*"-二氧化物

CAS 登录号 91257-14-6

INN list 54

药效分类 组胺 H_2 受体拮抗药

妥非司特

Tofimilast (*INN*)

化学结构式

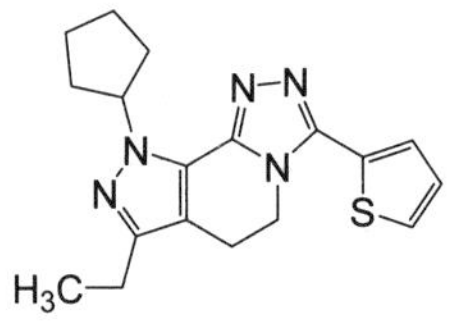

分子式和分子量 $C_{18}H_{21}N_5S$ 339.46

化学名 9-Cyclopentyl-7-ethyl-6,9-dihydro-3-(2-thienyl)-5*H*-pyrazolo[3,4-*c*]-l,2,4-triazolo[4,3-*a*]pyridine

9-环戊基-7-乙基-6,9-二氢-3-(2-噻吩基)-5*H*-吡唑并[3,4-*c*]-l,2,4-三氮唑并[4,3-*a*]吡啶

CAS 登录号 185954-27-2

INN list 85

药效分类 平喘药，抗过敏药

妥芬异丙酯

Turofexorate Isopropyl (*INN*)

化学结构式

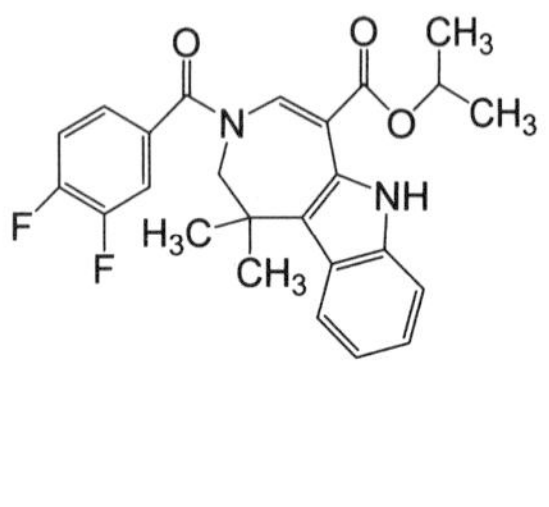

分子式和分子量 $C_{25}H_{24}F_2N_2O_3$ 438.47

化学名 Propan-2-yl 3-(3,4-difluorobenzoyl)-1,1-dimethyl-1,2,3,6-tetrahydroazepino[4,5-*b*]indole-5-carboxylate

丙烷-2-基 3-(3,4-二氟苯甲酰基)-1,1-二甲基-1,2,3,6-四氢氮杂䓬并[4,5-*b*]吲哚-5-羧酸酯

CAS 登录号 629664-81-9

INN list 101

药效分类 法呢醇 X 受体激动药

妥卡雷琐

Tucaresol (*INN*)

化学结构式

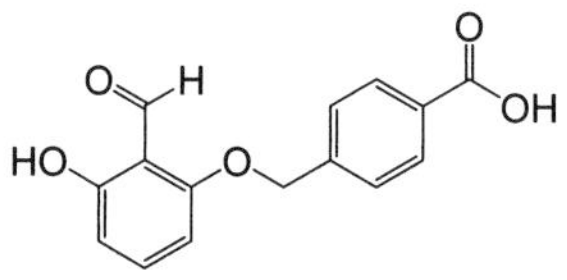

分子式和分子量 $C_{15}H_{12}O_5$ 272.25

化学名 4-[(2-Formyl-3-hydroxyphenoxy)methyl]benzoic acid

4-[(2-甲酰基-3-羟基苯氧基)甲基]苯甲酸

CAS 登录号 84290-27-7

INN list 66

药效分类 抗贫血药

妥卡尼

Tocainide (*INN*)

化学结构式

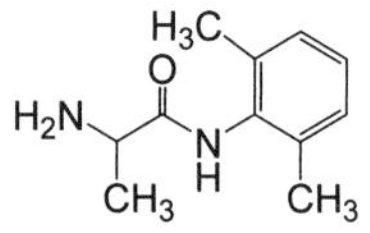

分子式和分子量 $C_{11}H_{16}N_2O$ 192.26

化学名 (±)-*N*-(2,6-Dimethylphenyl)-2-aminopropanamide

(±)-*N*-(2,6-二甲苯基)-2-氨基丙酰胺

CAS 登录号 41708-72-9; 35891-93-1[盐酸盐]

INN list 36

药效分类 抗心律失常药

ATC 分类 C01BB03

妥拉磺脲

Tolazamide (*INN*)

化学结构式

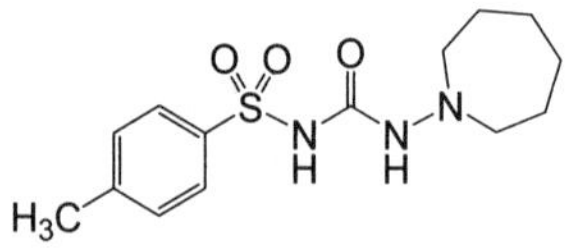

分子式和分子量 $C_{14}H_{21}N_3O_3S$ 311.40

化学名 l-(Hexahydro-l*H*-azepin-l-yl)-3-(*p*-tolylsulfonyl)urea

l-(六氢-l*H*-氮杂䓬-l-基)-3-(4-甲基苯磺酰基)脲

CAS 登录号 1156-19-0

INN list 12

药效分类 口服降血糖药

ATC 分类 A10BB05

妥拉洛尔

Tolamolol（*INN*）

化学结构式

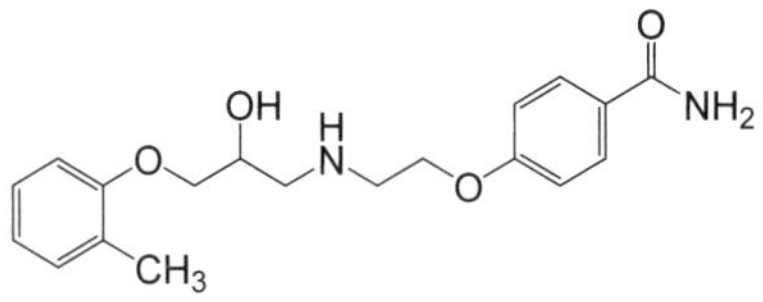

分子式和分子量 $C_{19}H_{24}N_2O_4$ 344.40

化学名 4-[2-[[2-Hydroxy-3-(*o*-tolyloxy)propyl]amino]ethoxy] benzamide

4-[2-[[2-羟基-3-(2-甲基苯氧基)丙基]氨基]乙氧基]苯甲酰胺

CAS 登录号 38103-61-6

INN list 29

药效分类 β 受体拮抗药

妥拉霉素

Tulathromycin（*INN*）

化学结构式

组分 A：

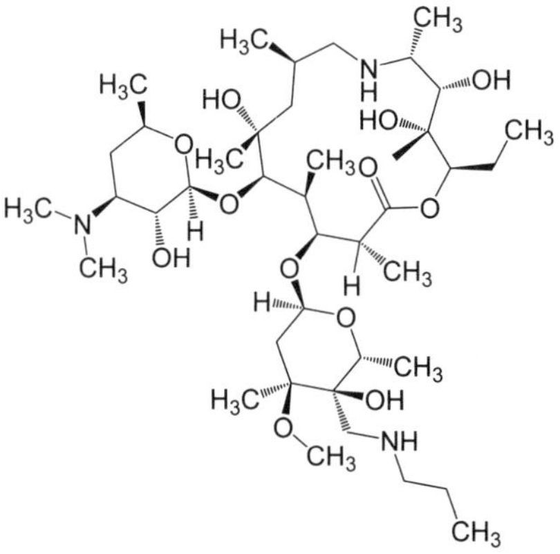

组分 B：

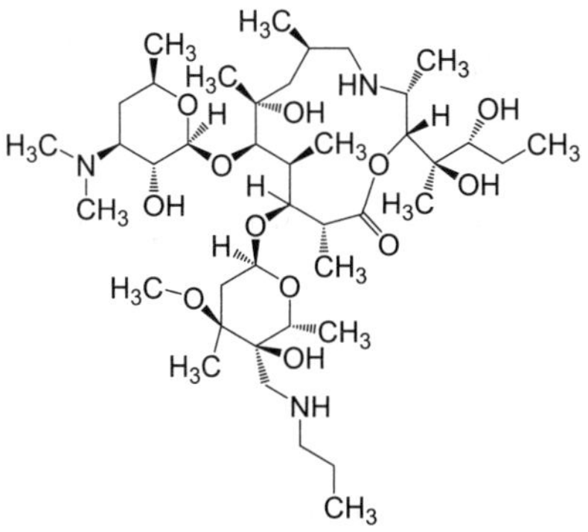

分子式和分子量 $C_{41}H_{79}N_3O_{12}$(组分 A 和组分 B) 806.08

化学名 组分A：(2*R*,3*S*,4*R*,5*R*,8*R*,10*R*,11*R*,12*S*,13*S*,14*R*)-13-[(2,6-Dideoxy-3-*C*-methyl-3-*O*-methyl-4-*C*-[(propylamino)methyl]-*α*-L-ribo-hexopyranosyl]oxy]-2-ethyl-3,4,10-trihydroxy-3,5,8,10,12,14-hexamethyl-11-[[3,4,6-trideoxy-3-(dimethylamino)-*β*-D-xylo-hexopyranosyl]oxy]-1-oxa-6-azacyclopentadecan-15-one

(2*R*,3*S*,4*R*,5*R*,8*R*,10*R*,11*R*,12*S*,13*S*,14*R*)-13-[(2,6-二脱氧-3-*C*-甲基-3-*O*-甲基-4-*C*-[(丙基氨基)甲基]-*α*-L-核-吡喃己糖基]氧基]-2-乙基-3,4,10-三羟基-3,5,8,10,12,14-六甲基-11-[[3,4,6-三脱氧-3-(二甲氨基)-*β*-D-木-吡喃-己糖基]氧基]-1-氧杂-6-氮杂环十五烷-15-酮

组分B：(2*R*,3*R*,6*R*,8*R*,9*R*,10*S*,11*S*,12*R*)-11-[(2,6-Dideoxy-3-*C*-methyl-3-*O*-methyl-4-*C*-[(propylamino)methyl]-*α*-L-ribo-hexopyranosyl]oxy]-2-[(1*S*,2*R*)-1,2-dihydroxy-1-methy1-butyl]-8-hydroxy-3,6,8,10,12-pentamethyl-9-[[3,4,6-trideoxy-3-(dimethylamino)-*β*-D-xylo-hexopyranosyl]oxy]-l-oxa-4-azacyclotridecan-13-one

(2*R*,3*R*,6*R*,8*R*,9*R*,10*S*,11*S*,12*R*)-11-[(2,6-二脱氧-3-*C*-甲基-3-*O*-甲基-4-*C*-[(丙基氨基)甲基]-*α*-L-核-吡喃己糖基]氧基]-2-[(1*S*,2*R*)-1,2-二羟基-1-甲基丁基]-8-羟基-3,6,8,10,12-五甲基-9-[[3,4,6-三脱氧-3-(二甲氨基)-*β*-D-木-吡喃己糖基]氧基]-l-氧杂-4-氮杂环十三烷-13-酮

CAS 登录号 217500-96-4[组分 A]；280755-12-6[组分 B]

INN list 87

药效分类 抗生素类药

妥拉美替尼

Tunlametinib（*INN*）

化学结构式

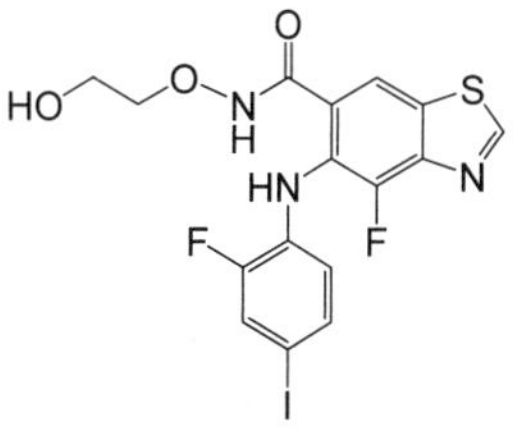

分子式和分子量 $C_{16}H_{12}F_2IN_3O_3S$ 491.25

化学名 4-Fluoro-5-(2-fluoro-4-iodoanilino)-*N*-(2-hydroxyethoxy)-1,3-benzothiazole-6-carboxamide

4-氟-5-(2-氟-4-碘苯氨基)-*N*-(2-羟基乙氧基)-1,3-苯并噻唑-6-甲酰胺

CAS 登录号 1801756-06-8

INN list 125

药效分类 酪氨酸激酶抑制药，抗肿瘤药

妥拉唑林

Tolazoline（*INN*）

化学结构式

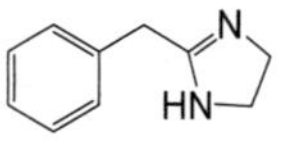

分子式和分子量 $C_{10}H_{12}N_2$ 160.22

化学名 4,5-Dihydro-2-benzyl-1*H*-imidazole

4,5-二氢-2-苯甲基-1*H*-咪唑

CAS 登录号 59-98-3；59-97-2[盐酸盐]

INN list 1

药效分类 外周血管扩张药

ATC 分类 C04AB02

妥兰帕托

Tulrampator（*INN*）

化学结构式

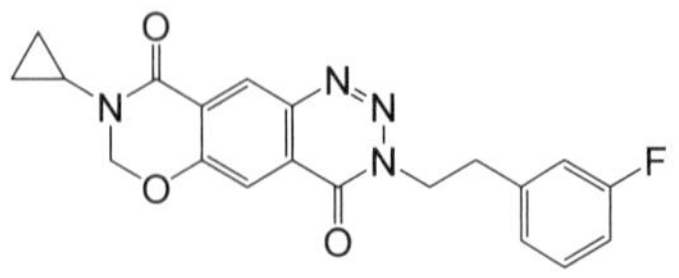

分子式和分子量 $C_{20}H_{17}FN_4O_3$ 380.38

化学名 8-Cyclopropyl-3-[2-(3-fluorophenyl)ethyl]-7,8-dihydro-3*H*-[1,3]oxazino[6,5-*g*][1,2,3]benzotriazine-4,9-dione

8-环丙基-3-[2-(3-氟苯基)乙基]-7,8-二氢-3*H*-[1,3]噁嗪并[6,5-*g*][1,2,3]苯并三嗪-4,9-二酮

CAS 登录号 1038984-31-4

INN list 116

药效分类 抗精神病药

妥利唑胺

Torezolid（*INN*）

化学结构式

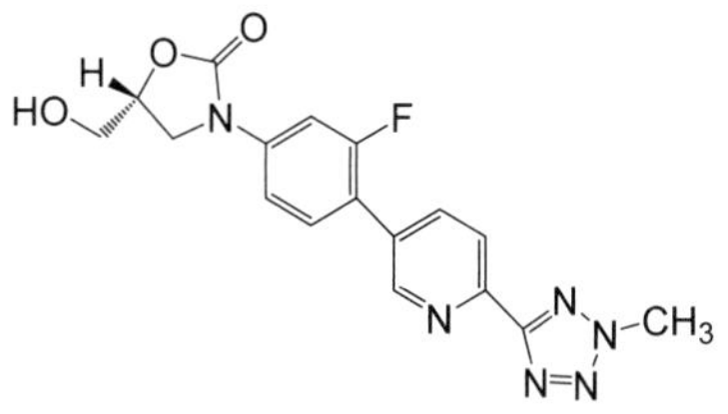

分子式和分子量 $C_{17}H_{15}FN_6O_3$ 370.34

化学名 (5*R*)-3-{3-Fluoro-4-[6-(2-methyl-2*H*-tetrazol-5-yl)pyridin-3-yl]phenyl}-5-(hydroxymethyl)-1,3-oxazolidin-2-one

(5*R*)-3-[3-氟-4-[6-(2-甲基-2*H*-四氮唑-5-基)吡啶-3-基]苯基]-5-羟甲基-1,3-噁唑烷-2-酮

CAS 登录号 856866-72-3

INN list 101

药效分类 抗生素类药

妥罗特来

Turosteride（*INN*）

化学结构式

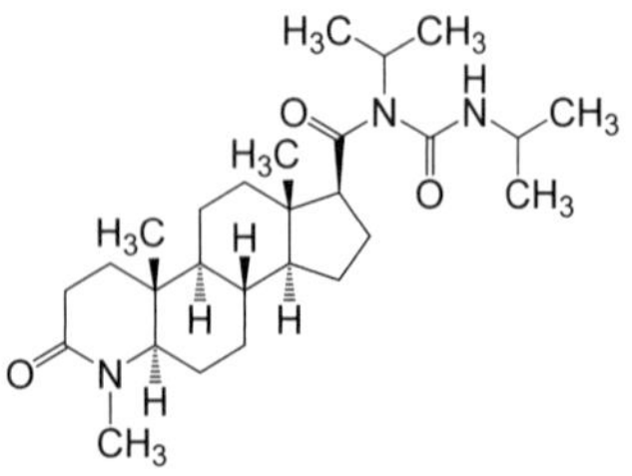

分子式和分子量 $C_{27}H_{45}N_3O_3$ 459.66

化学名 l,3-Diisopropyl-l-[(4-methyl-3-oxo-4-aza-5*α*-androstan-17*β*-yl)carbonyl]urea

l,3-二异丙基-l-[(4-甲基-3-氧代-4-氮杂-5*α*-雄甾烷-17*β*-基)甲酰基]脲

CAS 登录号 137099-09-3

INN list 67

药效分类 睾酮还原酶抑制药，抗肿瘤药

妥洛帕泛

Tulopafant（*INN*）

化学结构式

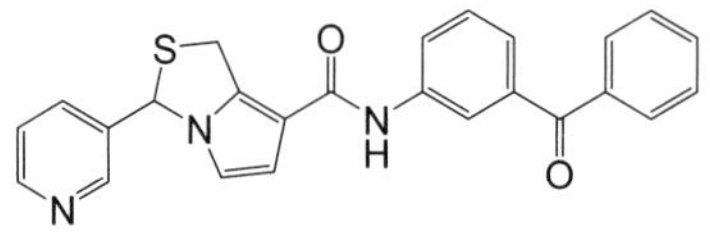

分子式和分子量 $C_{25}H_{19}N_3O_2S$ 425.50

化学名 (+)-3'-Benzoyl-3-(3-pyridyl)-l*H*,3*H*-pyrrolo[l,2-*c*]thiazole-7-carboxanilide

(+)-3'-苯甲酰基-3-(3-吡啶基)-l*H*,3*H*-吡咯并[l,2-*c*]噻唑-7-甲酰苯胺

CAS 登录号 116289-53-3

INN list 64

药效分类 血小板激活因子拮抗药

妥洛特罗

Tulobuterol（*INN*）

化学结构式

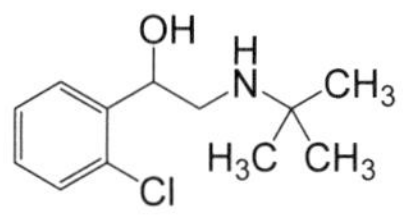

分子式和分子量 $C_{12}H_{18}ClNO$ 227.73

化学名 *α*-[(*tert*-Butylamino)methyl]-*o*-chlorobenzyl alcohol

α-[(叔丁氨基)甲基]-2-氯苯甲醇

CAS 登录号 41570-61-0

INN list 40

药效分类 支气管舒张药

妥氯西泮

Tuclazepam（*INN*）

化学结构式

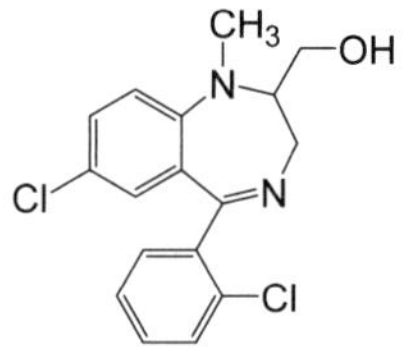

分子式和分子量 $C_{17}H_{16}Cl_2N_2O$ 335.23

化学名 7-Chloro-5-(2-chlorophenyl)-2,3-dihydro-l-methyl-1*H*-1,4-benzodiazepine-2-methanol

7-氯-5-(2-氯苯基)-2,3-二氢-l-甲基-1*H*-1,4-苯并二氮杂䓬-2

-甲醇

CAS 登录号 51037-88-8

INN list 40

药效分类 催眠药

妥西司他

Tucidinostat（*INN*）

化学结构式

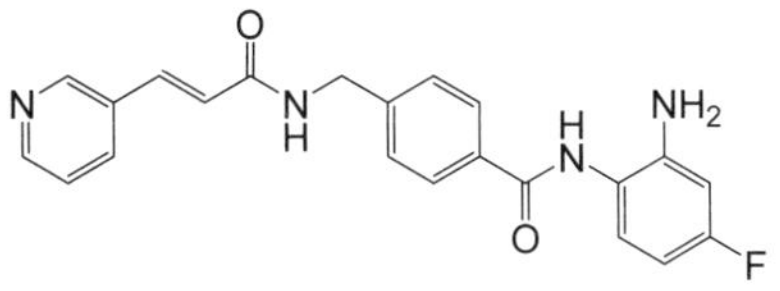

分子式和分子量 $C_{22}H_{19}FN_4O_2$ 390.42

化学名 *N*-(2-Amino-4-fluorophenyl)-4-{[(2*E*)-3-(pyridin-3-yl)prop-2-enamido]methyl}benzamide

N-(2-氨基-4-氟苯基)-4-{[(2*E*)-3-(吡啶-3-基)丙-2-烯酰氨基]甲基}苯甲酰胺

CAS 登录号 1616493-44-7

INN list 115

药效分类 抗肿瘤药

哇洛凡

Valofane（*INN*）

化学结构式

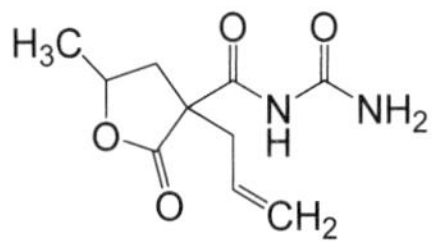

分子式和分子量 $C_{10}H_{14}N_2O_4$ 226.23

化学名 (3-Allyltetrahydro-5-methyl-2-oxo-3-furoyl)urea

(3-烯丙基-5-甲基-2-氧代-3-四氢呋喃甲酰基)脲

CAS 登录号 3258-51-3

INN list 36

药效分类 抗偏头痛药

万古霉素

Vancomycin（*INN*）

化学结构式

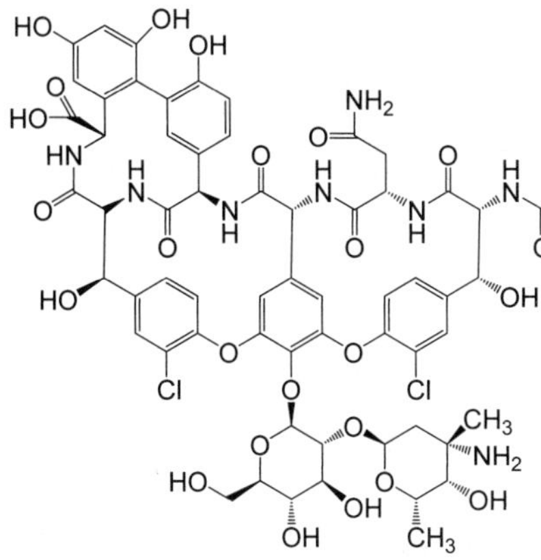

分子式和分子量 $C_{66}H_{75}Cl_2N_9O_{24}$ 1449.27

化学名 (1*S*,2*R*,18*R*,19*R*,22*S*,25*R*,28*R*,40*S*)-48-[(2*S*,3*R*,4*S*,5*S*,6*R*)-3-[(2*S*,4*S*,5*S*,6*S*)-4-Amino-5-hydroxy-4,6-dimethyloxan-2-yl]oxy-4,5-dihydroxy-6-(hydroxymethyl)oxan-2-yl]oxy-22-(2-amino-2-oxoethyl)-5,15-dichloro-2,18,32,35,37-pentahydroxy-19-[[(2*R*)-4-methyl-2-(methylamino)pentanoyl]amino]-20,23,26,42,44-pentaoxo-7,13-dioxa-21,24,27,41,43-pentazaoctacyclo[$26.14.2.2^{3,6}.2^{14,17}.1^{8,12}.1^{29,33}.0^{10,25}.0^{34,39}$]pentaconta-3,5,8(48),9,11,14,16,29(45),30,32,34(39),35,37,46,49-pentadecaene-40-carboxylic acid

(1*S*,2*R*,18*R*,19*R*,22*S*,25*R*,28*R*,40*S*)-48-[(2*S*,3*R*,4*S*,5*S*,6*R*)-3-[(2*S*,4*S*,5*S*,6*S*)-4-氨基-5-羟基-4,6-二甲基噁烷-2-基]氧-4,5-二羟基-6-(羟甲基)噁烷-2-基]氧-22-(2-氨基-2-氧代乙基)-5,15-二氯-2,18,32,35,37-五羟基-19-[[(2*R*)-4-甲基-2-(甲氨基)戊酰基]氨基]-20,23,26,42,44-五氧代-7,13-二氧杂-21,24,27,41,43-五氮杂十八烷环并[$26.14.2.2^{3,6}.2^{14,17}.1^{8,12}.1^{29,33}.0^{10,25}.0^{34,39}$]五十烷-3,5,8(48),9,11,14,16,29(45),30,32,34(39),35,37,46,49-十五烯-40-羧酸

CAS 登录号 1404-90-6；1404-93-9[盐酸盐]

INN list 6

药效分类 糖肽类抗微生物药

ATC 分类 J01XA01

韦比替尼

Vebreltinib（*INN*）

化学结构式

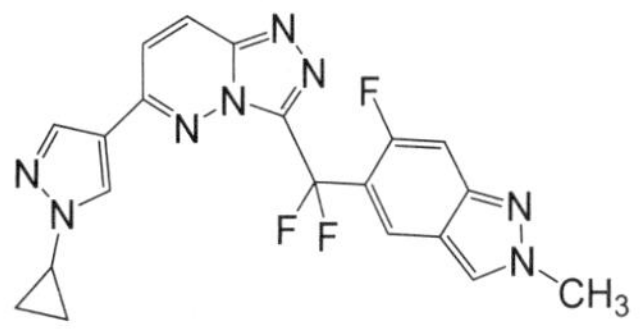

分子式和分子量 $C_{20}H_{15}F_3N_8$ 424.39

化学名 6-(1-Cyclopropyl-1*H*-pyrazol-4-yl)-3-[difluoro-(6-fluoro-2-methyl-2*H*-indazol-5-yl)methyl][1,2,4]triazolo[4,3-*b*]pyridazine

6-(1-环丙基-1*H*-吡唑-4-基)-3-[二氟-(6-氟-2-甲基-2*H*-吲唑-5-基)甲基][1,2,4]三唑并[4,3-*b*]哒嗪

CAS 登录号 1440964-89-5

INN list 125

药效分类 酪氨酸激酶抑制药，抗肿瘤药

韦博莫德

Vibozilimod（*INN*）

化学结构式

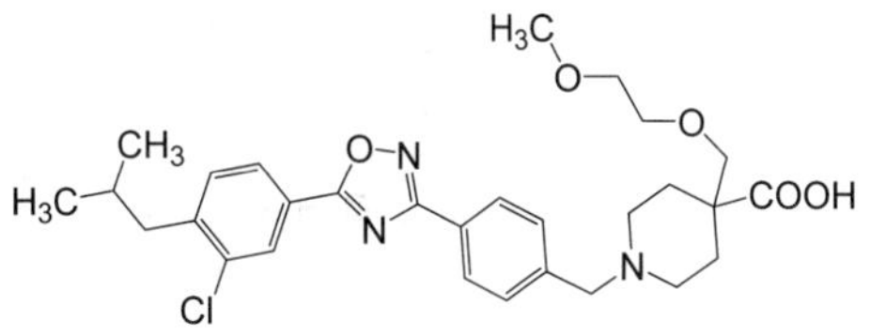

分子式和分子量 $C_{29}H_{36}ClN_3O_5$ 542.07

化学名 1-[(4-{5-[3-Chloro-4-(2-methylpropyl)phenyl]-1,2,4-oxadiazol-3-yl}phenyl)methyl]-4-[(2-methoxyethoxy)methyl]piperidine-4-carboxylic acid

1-[(4-{5-[3-氯-4-(2-甲基丙基)苯基]-1,2,4-噁二唑-3-基}苯基)甲基]-4-[(2-甲氧基乙氧基)甲基]哌啶-4-羧酸

CAS 登录号 1403232-33-6

INN list 125

药效分类 免疫调节药

韦罗肟

Viroxime（*INN*）

化学结构式

组分 A:

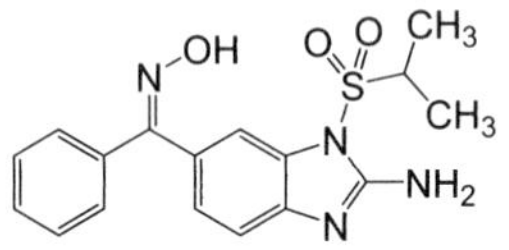

组分 B:

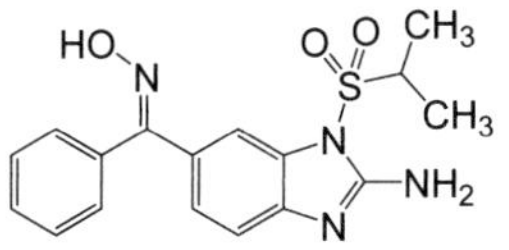

分子式和分子量 $C_{17}H_{18}N_4O_3S$ 358.41

药物描述 An unseparated synthetic mixture of component A(Zinviroxime) and component B(Enviroxime)in a relatively constant 50-50 ratio

一种未分离的人工合成混合物,包括组分 A(净韦肟)和组分 B(恩韦肟)以相对含量比率为 50：50

组分 A: 净韦肟(韦罗肟 A)Zinviroxime (Viroxime Component A)

组分 B: 恩韦肟(韦罗肟 B)Enviroxime (Viroxime Component B)

化学名 组分 A:(*Z*)-2-Amino-6-benzoy1-l-(isopropylsulfonyl) benzimidazole oxime

(*Z*)-2-氨基-6-苯甲酰基-l-(异丙基碘酰基)苯并咪唑肟

组分 B (*E*)-2-Amino-6-benzoyl-1-(isopropylsulfonyl)benzimidazole oxime

(*E*)-2-氨基-6-苯甲酰基-1-(异丙基磺酰基)苯并咪唑肟

CAS 登录号 72301-78-1[净韦肟]; 72301-79-2[恩韦肟]

INN list 49; 44(净韦肟/恩韦肟)

药效分类 抗病毒药

韦帕替尼

Vepafestinib（*INN*）

化学结构式

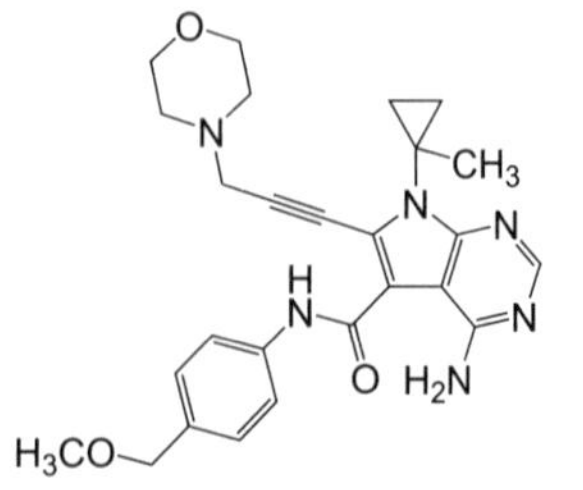

分子式和分子量 $C_{26}H_{30}N_6O_3$ 474.57

化学名 4-Amino-*N*-[4-(methoxymethyl)phenyl]-7-(1-methylcyclopropyl)-6-[3-(morpholin-4-yl)prop-1-yn-1-yl]-7*H*-pyrrolo[2,3-d]pyrimidine-5-carboxamide

4-氨基-*N*-[4-(甲氧基甲基)苯基]-7-(1-甲基环丙基)-6-[3-(吗啉-4-基)丙-1-炔-1-基]-7*H*-吡咯并[2,3-*d*]嘧啶-5-甲酰胺

CAS 登录号 2129515-96-2

INN list 125

药效分类 酪氨酸激酶抑制药，抗肿瘤药

维 A 酸

Tretinoin（*INN*）

化学结构式

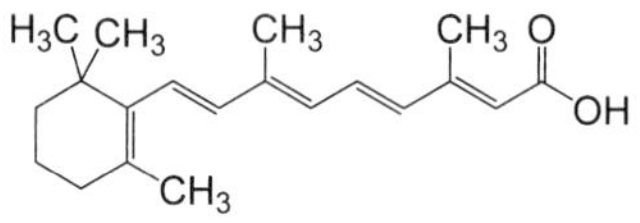

分子式和分子量 $C_{20}H_{28}O_2$ 300.44

化学名 (2*E*,4*E*,6*E*,8*E*)-3,7-Dimethyl-9-(2,6,6-trimethylcyclohexen-1-yl)nona-2,4,6,8-tetraenoic acid

(2*E*,4*E*,6*E*,8*E*)-3,7-二甲基-9-(2,6,6-三甲基环己烯-1-基)壬烷-2,4,6,8-四烯酸

CAS 登录号 302-79-4

INN list 25

药效分类 抗肿瘤药，皮肤科用药

ATC 分类 L01XX14

维 C 加莫酯

Ascorbyl Gamolenate（*INN*）

化学结构式

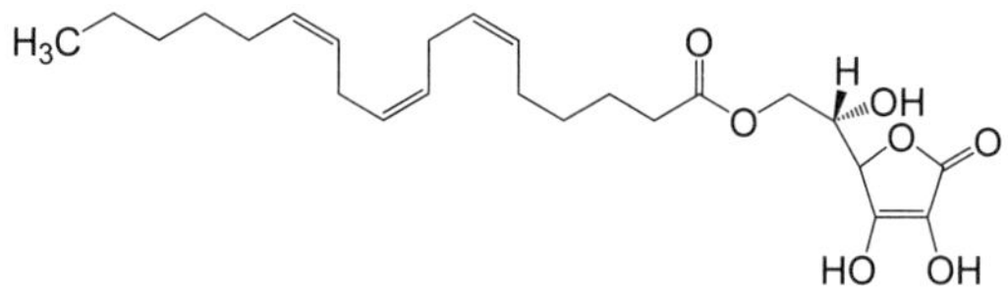

分子式和分子量 $C_{24}H_{36}O_7$ 436.54

化学名 [(2*S*)-2-[(2*R*)-3,4-Dihydroxy-5-oxo-2*H*-furan-2-yl]-2-hydroxyethyl] (6*Z*,9*Z*,12*Z*)-octadeca-6,9,12-trienoate

[(2*S*)-2-[(2*R*)-3,4-二羟基-5-氧代-2*H*-呋喃-2-基]-2-羟乙基](6*Z*,9*Z*,12*Z*)-十八-6,9,12-三烯酸酯

CAS 登录号 109793-32-4

INN list 79

药效分类 抗糖尿病性神经病变药

维吖啶

Velnacrine（*INN*）

化学结构式

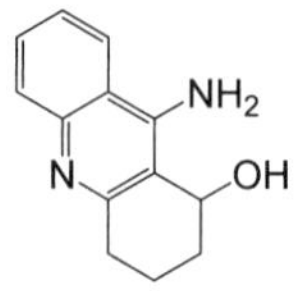

分子式和分子量 $C_{13}H_{14}N_2O$ 214.27

化学名 (±)-9-Amino-l,2,3,4-tetrahydro-1-acridinol

(±)-9-氨基-l,2,3,4-四氢-1-吖啶醇

CAS 登录号 104675-29-8; 118909-22-1[马来酸盐]

INN list 61

药效分类 抗胆碱酯酶药

维贝隆

Vibegron（*INN*）

化学结构式

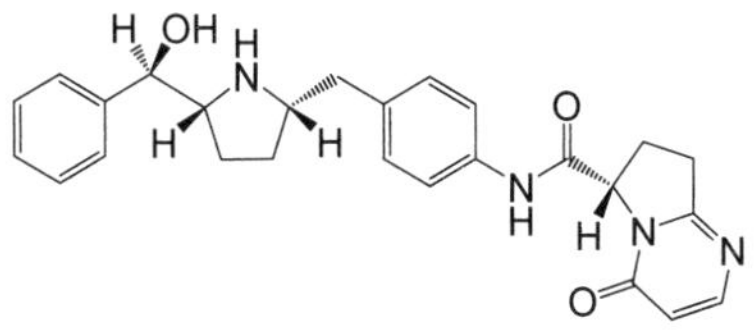

分子式和分子量 $C_{26}H_{28}N_4O_3$ 444.53

化学名 (6*S*)-*N*-[4-({(2*S*,5*R*)-5-[(*R*)-Hydroxy(phenyl)methyl]pyrrolidin-2-yl}methyl)phenyl]-4-oxo-4,6,7,8-tetrahydropyrrolo[1,2-*a*]pyrimidine-6-carboxamide

(6*S*)-*N*-[4-({(2*S*,5*R*)-5-[(*R*)-羟基(苯基)甲基]吡咯烷-2-基}甲基)苯基]-4-氧代-4,6,7,8-四氢吡咯并[1,2-*a*]嘧啶-6-甲酰胺

CAS 登录号 1190389-15-1

INN list 108

药效分类 $β_3$受体激动药

维比可韦

Vebicorvir（*INN*）

化学结构式

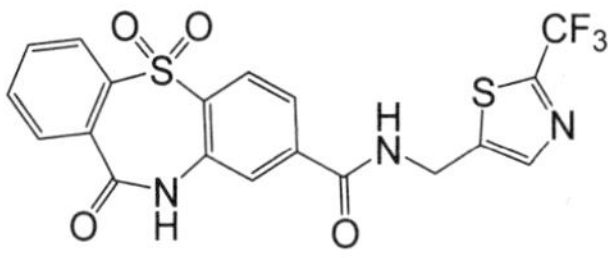

分子式和分子量 $C_{19}H_{12}F_3N_3O_4S_2$ 467.44

化学名 5,5,11-Trioxo-*N*-{[2-(trifluoromethyl)-1,3-thiazol-5-yl]methyl}-10,11-dihydro-5*H*-5$λ^6$-dibenzo[*b*,*f*][1,4]thiazepine-8-carboxamide

5,5,11-三氧代-*N*-{[2-(三氟甲基)-1,3-噻唑-5-基]甲基}-10,11-二氢-5*H*-5$λ^6$-二苯并[*b*,*f*][1,4]硫氮杂䓬-8-甲酰胺

CAS 登录号 2090064-66-5

INN list 122

药效分类 抗病毒药

维布沙星

Vebufloxacin（*INN*）

化学结构式

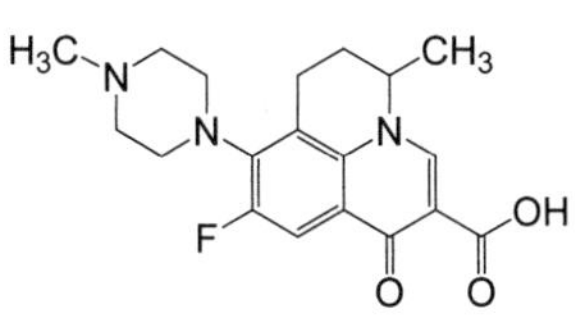

分子式和分子量 $C_{19}H_{22}FN_3O_3$ 359.39

化学名 (±)-9-Fluoro-6,7-dihydro-5-methyl-8-(4-methy1-1-piperazinyl)-1-oxo-1*H*,5*H*-benzo[*i*,*j*]quinolizine-2-carboxylic acid

(±)-9-氟-6,7-二氢-5-甲基-8-(4-甲基-1-哌嗪基)-1-氧代-1*H*,5*H*-苯并[*i*,*j*]喹嗪-2-羧酸

CAS 登录号 79644-90-9

INN list 69

药效分类 抗菌药

维达洛芬

Vedaprofen（*INN*）

化学结构式

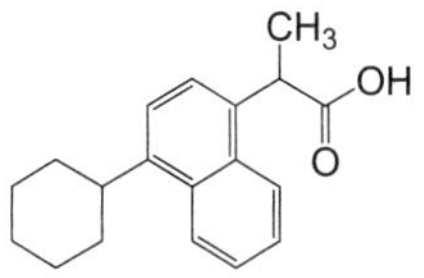

分子式和分子量 $C_{19}H_{22}O_2$ 282.38

化学名 (±)-4-Cyclohexyl-*α*-methyl-l-naphthaleneacetic acid

(±)-4-环己基-*α*-甲基-l-萘乙酸

CAS 登录号 71109-09-6

INN list 72

药效分类 抗炎镇痛药

维迪美司

Veledimex（*INN*）

化学结构式

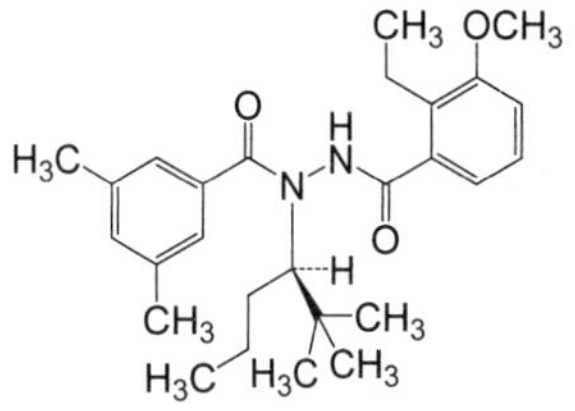

分子式和分子量 $C_{27}H_{38}N_2O_3$ 438.61

化学名 *N*′-(3,5-Dimethylbenzoyl)-*N*′-[(3*R*)-2,2-dimethylhexan-3-yl]-2-ethyl-3-methoxybenzohydrazide

N′-(3,5-二甲基苯甲酰基)-*N*′-[(3*R*)-2,2-二甲基己烷-3-基]-2-乙基-3-甲氧基苯甲酰肼

CAS 登录号 1093130-72-3

INN list 110

药效分类 免疫调节药

维地泊司他

Verdiperstat（*INN*）

化学结构式

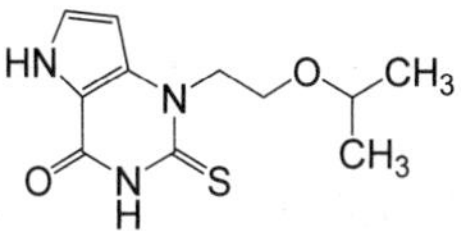

分子式和分子量 $C_{11}H_{15}N_3O_2S$ 253.32

化学名 1-[2-(Propan-2-yloxy)ethyl]-2-sulfanylidene-1,2,3,5-tetrahydro-4*H*-pyrrolo[3,2-*d*]pyrimidin-4-one

1-[2-(丙-2-基氧基)乙基]-2-硫亚基-1,2,3,5-四氢-4*H*-吡咯并[3,2-*d*]嘧啶-4-酮

CAS 登录号 890655-80-8

INN list 114

药效分类 髓过氧化物酶抑制药

维度匹仑

Vidupiprant（*INN*）

化学结构式

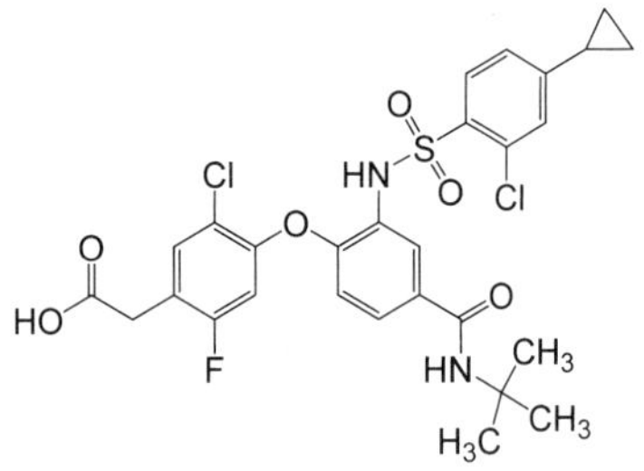

分子式和分子量 $C_{28}H_{27}Cl_2FN_2O_6S$ 609.49

化学名 {4-[4-(*tert*-Butylcarbamoyl)-2-(2-chloro-4-cyclopropylbenzenesulfonamido) phenoxy]-5-chloro-2-fluorophenyl}acetic acid

{4-[4-(叔丁基氨基甲酰基)-2-(2-氯-4-环丙基苯磺酰氨基)苯氧基]-5-氯-2-氟苯基}乙酸

CAS 登录号 1169483-24-2

INN list 104

药效分类 平喘药

维多莫司

Vidofludimus（*INN*）

化学结构式

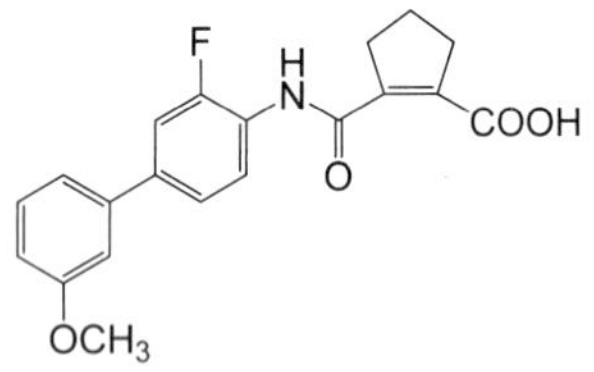

分子式和分子量 $C_{20}H_{18}FNO_4$ 355.36

化学名 2-[*N*-(3-Fluoro-3'-methoxy[1,1'-biphenyl]-4-yl)carbamoyl]cyclopent-1-ene-1-carboxylic acid

2-[*N*-(3-氟-3'-甲氧基[1,1'-联苯]-4-基)氨甲酰基]环戊-1-烯-1-羧酸

CAS 登录号 717824-30-1

INN list 103

药效分类 免疫抑制药

维夫拉朋

Veliflapon（*INN*）

分子式和分子量 $C_{23}H_{23}NO_3$ 361.43

化学结构式

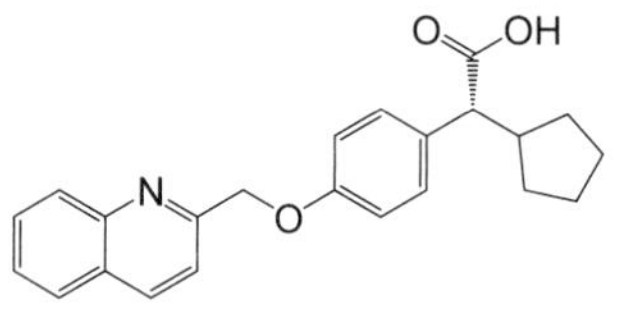

化学名 (+)-(2*R*)-2-(4-(Quinolin-2-yl-methoxy)phenyl)-2-cyclopentylacetic acid

(+)-(2*R*)-2-(4-(喹啉-2-基甲氧基)苯基)-2-环戊基乙酸

CAS 登录号 128253-31-6

INN list 95

药效分类 5-脂氧合酶活化蛋白(FLAP)抑制药

维格列汀

Vildagliptin（*INN*）

化学结构式

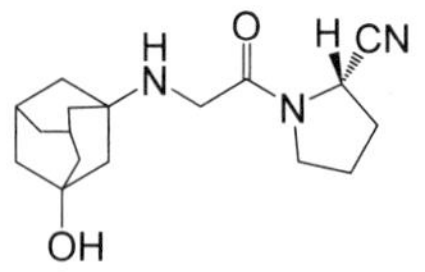

分子式和分子量 $C_{17}H_{25}N_3O_2$ 303.40

化学名 (−)-(2*S*)-1-[[(3-Hydroxytricyclo[3.3.1.1^{3,7}]dec-l-yl)amino]acetyl]pyrrolidine-2-carbonitrile

(−)-(2*S*)-1-[[(3-羟基三环[3.3.1.1^{3,7}]癸烷-l-基)氨基]乙酰基]吡咯烷-2-甲腈

CAS 登录号 274901-16-5

INN list 90

药效分类 口服降血糖药

ATC 分类 A10BH02

维格司他

Venglustat（*INN*）

化学结构式

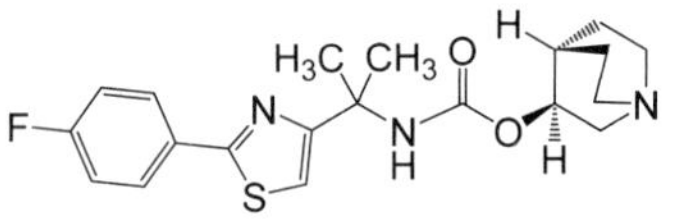

分子式和分子量 $C_{20}H_{24}FN_3O_2S$ 389.16

化学名 (3*S*)-1-Azabicyclo[2.2.2]octan-3-yl *N*-{2-[2-(4-fluorophenyl)-1,3-thiazol-4-yl]propan-2-yl}carbamate

(3*S*)-1-氮杂双环[2.2.2]辛烷-3-基 *N*-{2-[2-(4-氟苯基)-1,3-噻唑-4-基]丙-2-基}氨基甲酸酯

CAS 登录号 1401090-53-6

INN list 114

药效分类 神经酰胺葡糖基转移酶抑制药

维吉霉素

Virginiamycin（*INN*）

分子式和分子量 维吉霉素 S_1:$C_{43}H_{49}N_7O_{10}$ 823.89;维吉霉素 M_1:$C_{27}H_{41}N_3O_7$ 519.63

化学结构式

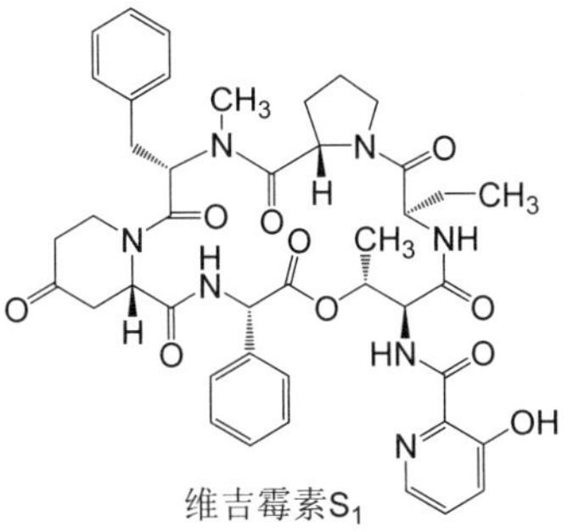

维吉霉素S_1

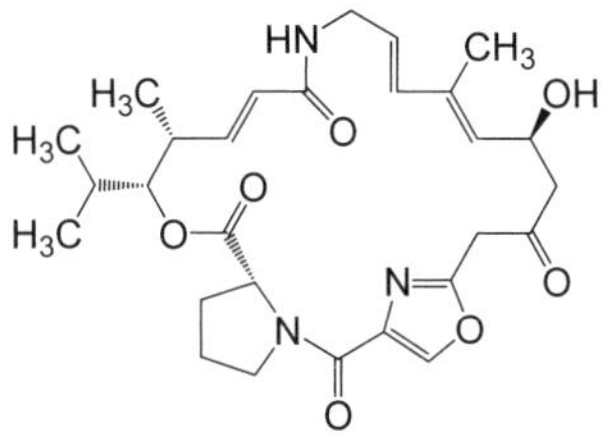

维吉霉素M_1

药物描述 A mixture of two principal antibiotic components, Virginiamycin M_1 and Virginiamycin S_1

两个主要抗生素组分维吉霉素M_1和维吉霉素S_1的混合物

CAS登录号 11006-76-1; 21411-53-0[维吉霉素M_1]; 23152-29-6[维吉霉素S_1]

INN list 18

药效分类 抗生素类药

维卡替尼

Vecabrutinib（*INN*）

化学结构式

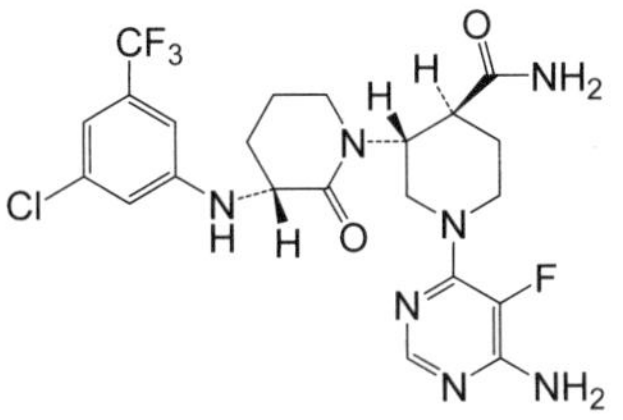

分子式和分子量 $C_{22}H_{24}ClF_4N_7O_2$ 529.92

化学名 (3*R*,3'*R*,4'*S*)-1'-(6-Amino-5-fluoropyrimidin-4-yl)-3-[3-chloro-5-(trifluoromethyl)anilino]-2-oxo[1,3'-bipiperidine]-4'-carboxamide

(3*R*,3'*R*,4'*S*)-1'-(6-氨基-5-氟嘧啶-4-基)-3-[3-氯代-5-(三氟甲基)苯氨基]-2-氧代[1,3'-联吡啶]-4'-甲酰胺

CAS登录号 1510829-06-7

INN list 117

药效分类 抗肿瘤药

维克利定

Vedaclidine（*INN*）

化学结构式

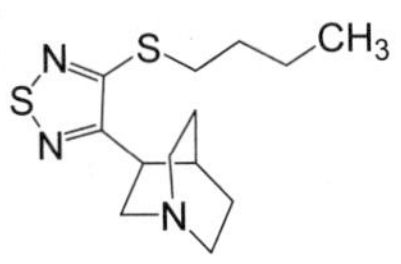

分子式和分子量 $C_{13}H_{21}N_3S_2$ 283.46

化学名 (*S*)-3-[4-(Butylthio)-l,2,5-thiadiazol-3-yl]quinuclidine

(*S*)-3-[4-(丁基硫基)-l,2,5-噻二唑-3-基]奎宁啶

CAS登录号 141575-50-0

INN list 76

药效分类 镇痛药

维库溴铵

Vecuronium Bromide（*INN*）

化学结构式

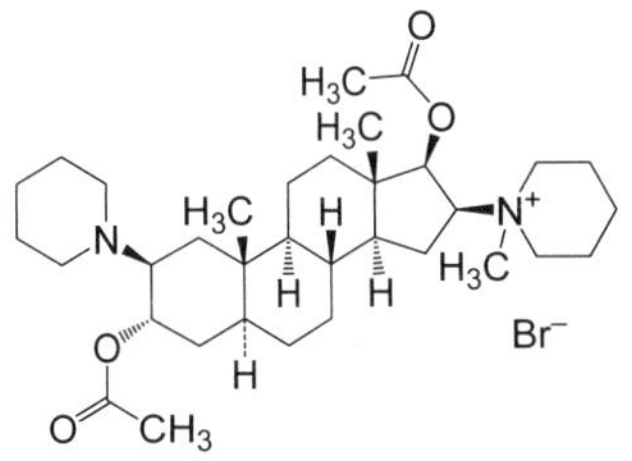

分子式和分子量 $C_{34}H_{57}BrN_2O_4$ 637.73

化学名 1-(3*α*,17*β*-Dihydroxy-2*β*-piperidino-5*α*-androstan-16*β*-yl)-l-methylpiperidinium bromide,diacetate

溴化 1-(3*α*,17*β*-二羟基-2*β*-哌啶基-5*α*-雄甾-16*β*-基)-l-甲基哌啶鎓二乙酸酯

CAS登录号 50700-72-6

INN list 46

药效分类 神经肌肉阻断药

维喹达星

Viquidacin（*INN*）

化学结构式

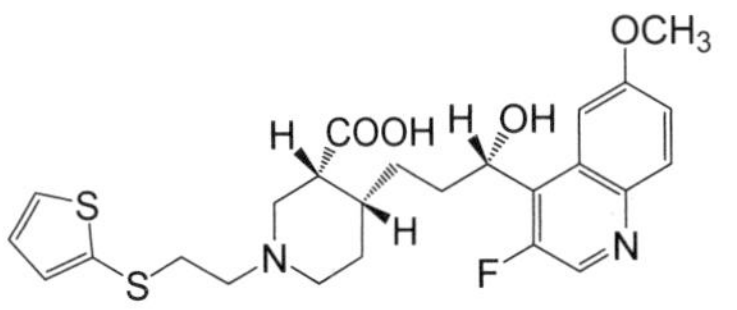

分子式和分子量 $C_{25}H_{29}FN_2O_4S_2$ 504.64

化学名 (3*R*,4*R*)-4-[(3*S*)-3-(3-Fluoro-6-methoxyquinolin-4-yl)-3-hydroxypropyl]-1-{2-[(thiophen-2-yl)sulfanyl]ethyl}piperidine-3-carboxylic acid

(3*R*,4*R*)-4-[(3*S*)-3-(3-氟-6-甲氧基喹啉-4-基)-3-羟丙基]-1-{2-[(噻吩-2-基)硫]乙基}哌啶-3-羧酸

CAS登录号 904302-98-3

INN list 98

药效分类 抗菌药

维喹地尔

Viquidil（*INN*）

分子式和分子量 $C_{20}H_{24}N_2O_2$ 324.42

化学结构式

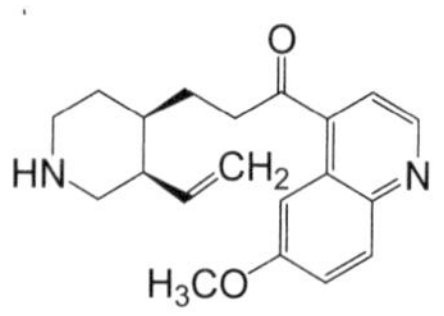

化学名 l-(6-Methoxy-4-quinolyl)-3-(3-vinyl-4-piperidyl)-l-propanone

l-(6-甲氧基-4-喹啉基)-3-(3-乙烯基-4-哌啶基)-l-丙酮

CAS 登录号 84-55-9

INN list 25

药效分类 血管扩张药

维喹啉

Viqualine（*INN*）

化学结构式

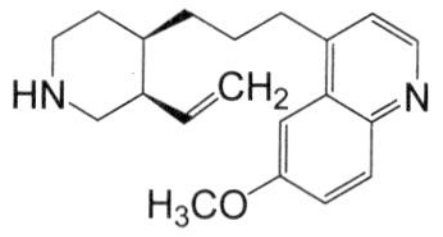

分子式和分子量 $C_{20}H_{26}N_2O$ 310.43

化学名 6-Methoxy-4-[3-[(3*R*,4*R*)-3-vinyl-4-piperidyl]propyl] quinoline

6-甲氧基-4-[3-[(3*R*,4*R*)-3-乙烯基-4-哌啶基]丙基]喹啉

CAS 登录号 72714-74-0

INN list 46

药效分类 抗抑郁药

维拉必利

Veralipride（*INN*）

化学结构式

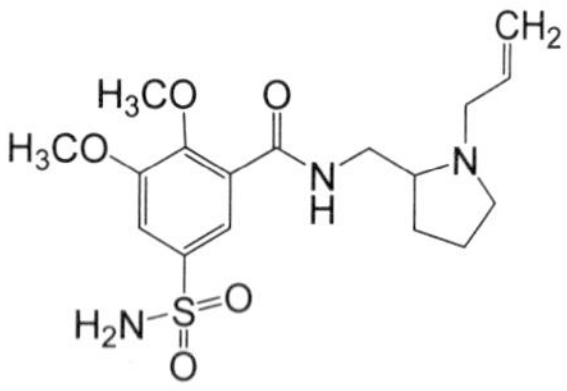

分子式和分子量 $C_{17}H_{25}N_3O_5S$ 383.46

化学名 2,3-Dimethoxy-*N*-[(1-prop-2-enylpyrrolidin-2-yl)methyl]-5-sulfamoyl benzamide

2,3-二甲氧基-*N*-[(l-丙-2-烯基吡咯烷-2-基)甲基]-5-氨磺酰基苯甲酰胺

CAS 登录号 66644-81-3

INN list 43

药效分类 多巴胺拮抗药

维拉多林

Veradoline（*INN*）

分子式和分子量 $C_{20}H_{26}N_2O_2$ 326.44

化学结构式

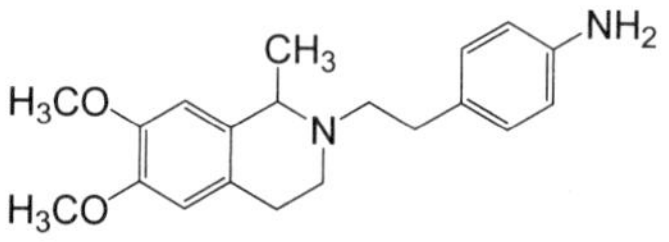

化学名 (±)-2-(4-Aminophenethyl)-l,2,3,4-tetrahydro-6,7-dimethoxy-1-methylisoquinoline

(±)-2-(4-氨基苯乙基)-l,2,3,4-四氢-6,7-二甲氧基-1-甲基异喹啉

CAS 登录号 79201-80-2; 76448-47-0[盐酸盐]

INN list 47

药效分类 镇痛药

维拉格列净

Velagliflozin（*INN*）

化学结构式

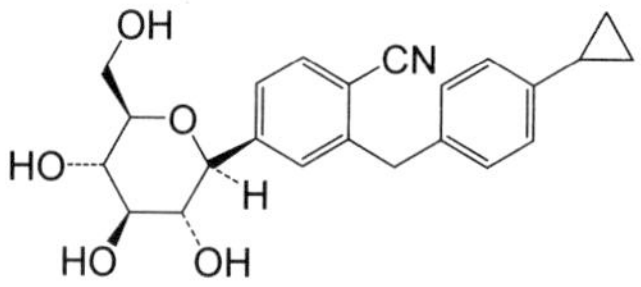

分子式和分子量 $C_{23}H_{25}NO_5$ 395.46

化学名 2-[(4-Cyclopropylphenyl)methyl]-4-*β*-D-glucopyranosylbenzonitrile

2-[(4-环丙基苯基)甲基]-4-*β*-D-吡喃葡萄糖基苯甲腈

CAS 登录号 946525-65-1

INN list 115

药效分类 抗糖尿病药

维拉雷琐

Velaresol（*INN*）

化学结构式

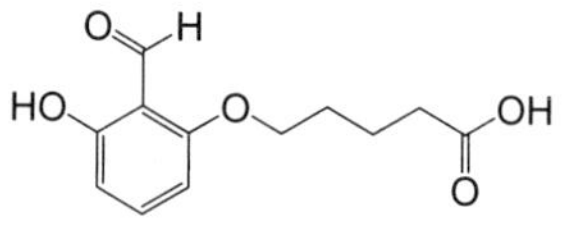

分子式和分子量 $C_{12}H_{14}O_5$ 238.24

化学名 5-(2-Formyl-3-hydroxyphenoxy)valeric acid

5-(2-甲酰基-3-羟基苯氧基)戊酸

CAS 登录号 77858-21-0

INN list 66

药效分类 抗贫血药

维拉立生

Vilaprisan（*INN*）

化学结构式

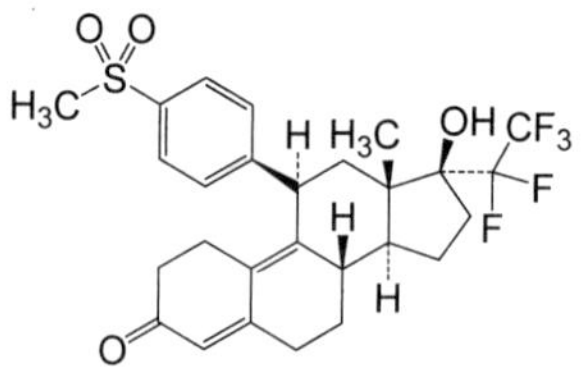

分子式和分子量 $C_{27}H_{29}F_5O_4S$ 544.17

化学名 20,20,21,21,21-pentafluoro-17-hydroxy-11*β*-[4-(methanesulfonyl)phenyl]-19-nor-17*α*-pregna-4,9-dien-3-one

20,20,21,21,21-五氟-17-羟基-11*β*-[4-(甲基磺酰基)苯基]-19-去甲基-17*α*-孕甾-4,9-二烯-3-酮

CAS 登录号 1262108-14-4

INN list 109

药效分类 孕激素受体拮抗药

维拉帕米

Verapamil（*INN*）

化学结构式

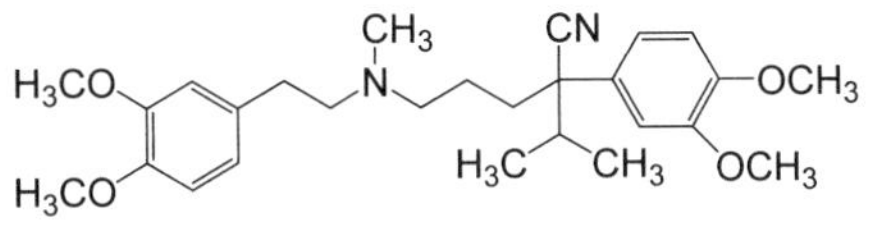

分子式和分子量 $C_{27}H_{38}N_2O_4$ 454.60

化学名 5-[(3,4-Dimethoxyphenethyl)methylamino]-2-(3,4-dimethoxyphenyl)-2-isopropylvaleronitrile

(±)-*α*-(3-{[2-(3,4-Dimeth-oxyphenyl)ethyl]methylamino}propyl)-3,4-dimethoxy-*α*-isoprop-ylbenzeneacetonitrile

(±)-*α*-[3-{[2-(3,4-二甲氧基苯基)乙基]甲氨基}丙基)-3,4-二甲氧基-*α*-异丙基苯乙腈

CAS 登录号 52-53-9;152-11-4[盐酸盐]

INN list 16

药效分类 钙通道阻滞药

ATC 分类 C08DA01

维拉烟肼

Verazide（*INN*）

化学结构式

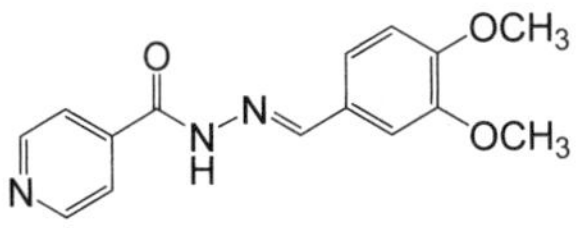

分子式和分子量 $C_{15}H_{15}N_3O_3$ 285.30

化学名 *N*-[(*E*-(3,4-Dimethoxyphenyl)methylideneamino]pyridine-4-carboxamide

N-[(*E*)-(3,4-二甲氧基苯基)甲亚基氨基]吡啶-4-甲酰胺

CAS 登录号 93-47-0

INN list 6

药效分类 抗结核药

维拉佐酮

Vilazodone（*INN*）

化学结构式

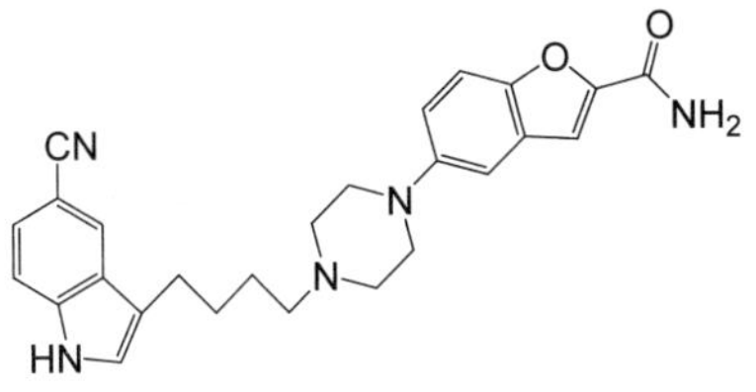

分子式和分子量 $C_{26}H_{27}N_5O_2$ 441.52

化学名 5-[4-[4-(5-Cyanoindol-3-yl)butyl]-1-piperazinyl]-2-benzofurancarboxamide

5-[4-[4-(5-氰基吲哚-3-基)丁基]-1-哌嗪基]-2-苯并呋喃甲酰胺

CAS 登录号 163521-12-8

INN list 80

药效分类 抗抑郁药

维兰特罗

Vilanterol（*INN*）

化学结构式

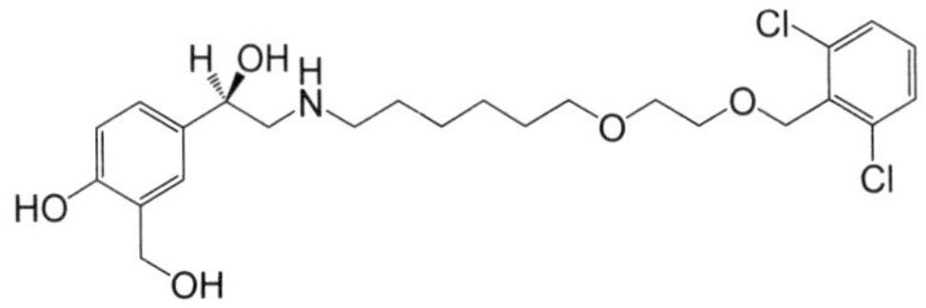

分子式和分子量 $C_{24}H_{33}Cl_2NO_5$ 486.43

化学名 4-{(1*R*)-2-[(6-{2-[(2,6-Dichlorophenyl)methoxy]ethoxy}hexyl)amino]-1-hydroxyethyl}-2-(hydroxymethyl)phenol

4-{(1*R*)-2-[(6-{2-[(2,6-二氯苯基)甲氧基]乙氧基}己基)氨基]-1-羟乙基}-2-(羟甲基)苯酚

CAS 登录号 503068-34-6

INN list 103

药效分类 β_2受体激动药

维立洛泮

Verilopam（*INN*）

化学结构式

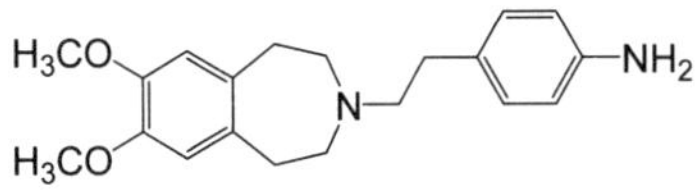

分子式和分子量 $C_{20}H_{26}N_2O_2$ 326.44

化学名 3-(4-Aminophenethyl)-2,3,4,5-tetrahydro-7,8-dimethoxy-l*H*-3-benzazepine

3-(4-氨基苯乙基)-2,3,4,5-四氢-7,8-二甲氧基-l*H*-3-苯并氮杂䓬

CAS 登录号 68318-20-7; 67394-31-4[盐酸盐]

INN list 41

药效分类 镇痛药

维立诺雷

Verinurad（*INN*）

化学结构式

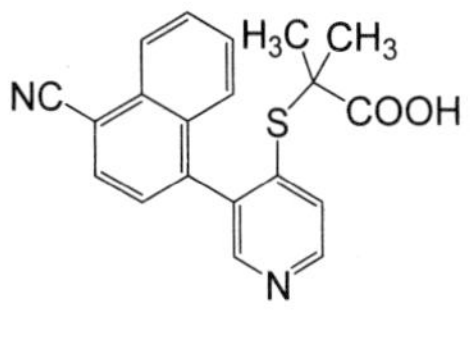

分子式和分子量 $C_{20}H_{16}N_2O_2S$ 348.09

化学名 2-{[3-(4-Cyanonaphthalen-1-yl)pyridin-4-yl]sulfanyl}-2-methylpropanoic acid

2-{[3-(4-氰基萘-1-基)吡啶-4-基]硫}-2-甲基丙酸

CAS 登录号 1352792-74-5

INN list 111

药效分类 尿酸转运蛋白抑制药

维立帕利

Veliparib（*INN*）

化学结构式

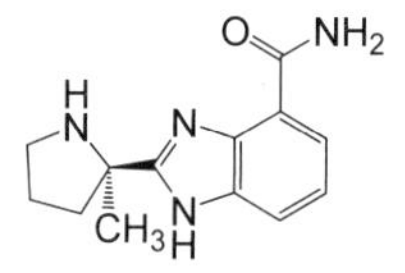

分子式和分子量 $C_{13}H_{16}N_4O$ 244.29

化学名 2-[(2*R*)-2-Methylpyrrolidin-2-yl]-1*H*-benzimidazole-4-carboxamide

2-[(2*R*)-2-甲基吡咯烷-2-基]-1*H*-苯并咪唑-4-甲酰胺

CAS 登录号 912444-00-9

INN list 102

药效分类 抗肿瘤药

维立韦罗

Vicriviroc（*INN*）

化学结构式

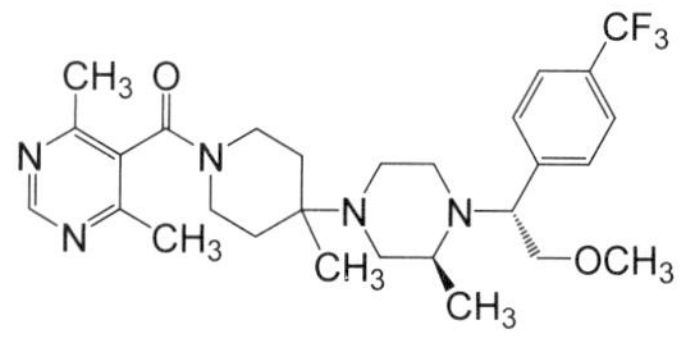

分子式和分子量 $C_{28}H_{38}F_3N_5O_2$ 533.64

化学名 1-[(4,6-Dimethylpyrimidin-5-yl)carbonyl]4-[(3*S*)-4-[(1*R*)-2-methoxy-1-[4-(trifluoromethyl)phenyl]ethyl-3-methylpiperazin-1-yl]-4-methylpiperidine

1-[(4,6-二甲基嘧啶-5-基)甲酰基]-4-[(3*S*)-4-[(1*R*)-2-甲氧基-1-[4-(三氟甲基)苯基]乙基]-3-甲基哌嗪-1-基]-4-甲基哌啶

CAS 登录号 306296-47-9; 599179-03-0[马来酸盐]

INN list 94

药效分类 抗病毒药

维立西呱

Vericiguat（*INN*）

化学结构式

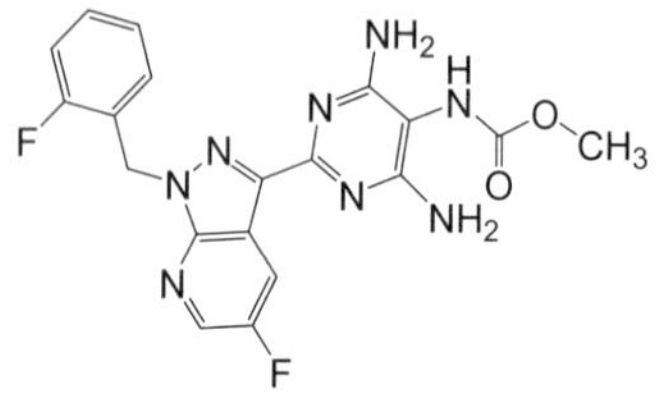

分子式和分子量 $C_{19}H_{16}F_2N_8O_2$ 426.14

化学名 Methyl [4,6-diamino-2-{5-fluoro-1-[(2-fluorophenyl)methyl]-1*H*-pyrazolo[3,4-*b*]pyridine-3-yl}pyrimidin-5-yl]carbamate

甲基 [4,6-二氨基-2-{5-氟-1-[(2-氟苯基)甲基]-1*H*-吡唑并[3,4-*b*]吡啶-3-基}嘧啶-5-基]氨基甲酸酯

CAS 登录号 1350653-20-1

INN list 109

药效分类 鸟苷酸环化酶激活药，血管扩张药

维芦布林

Verubulin（*INN*）

化学结构式

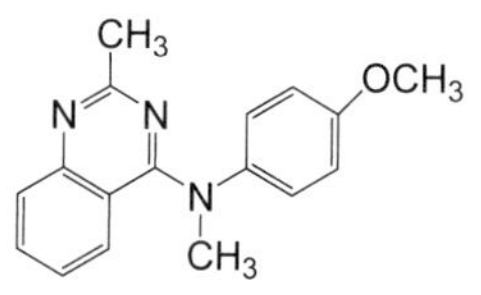

分子式和分子量 $C_{17}H_{17}N_3O$ 279.34

化学名 *N*-(4-Methoxyphenyl)-*N*,2-dimethylquinazolin-4-amine

N-(4-甲氧苯基)-*N*,2-二甲基喹唑啉-4-胺

CAS 登录号 827031-83-4

INN list 103

药效分类 抗肿瘤药

维芦舍封

Verucerfont（*INN*）

化学结构式

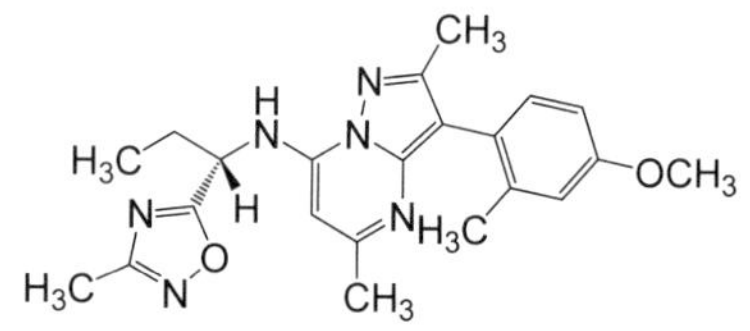

分子式和分子量 $C_{22}H_{26}N_6O_2$ 406.48

化学名 3-(4-Methoxy-2-methylphenyl)-2,5-dimethyl-*N*-[(1*S*)-1-(3-methyl-1,2,4-oxadiazol-5-yl)propyl]pyrazolo[1,5-*a*]pyrimidin-7-amine

3-(4-甲氧基-2-甲基苯基)-2,5-二甲基-*N*-[(1*S*)-1-(3-甲基-1,2,4-噁二唑-5-基)丙基]吡唑并[1,5-*a*]嘧啶-7-胺

CAS 登录号 885220-61-1

INN list 102

药效分类 抗抑郁药

维鲁非那新

Velufenacin（*INN*）

化学结构式

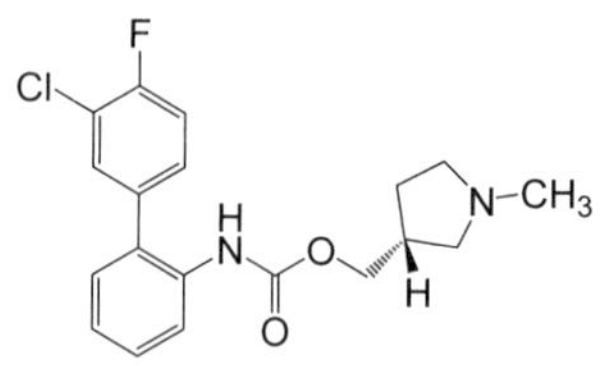

分子式和分子量 $C_{19}H_{20}ClFN_2O_2$ 362.83

化学名 [(3*R*)-1-Methylpyrrolidin-3-yl]methyl(3'-chloro-4'-fluoro[1,1'-biphenyl]-2-yl)carbamate

[(3*R*)-1-甲基吡咯烷-3-基]甲基 (3'-氯-4'-氟[1,1'-联苯]-2-基)氨基甲酸酯

CAS 登录号 1648737-78-3

INN list 122

药效分类 毒蕈碱受体拮抗药

维鲁司特

Verlukast（*INN*）

化学结构式

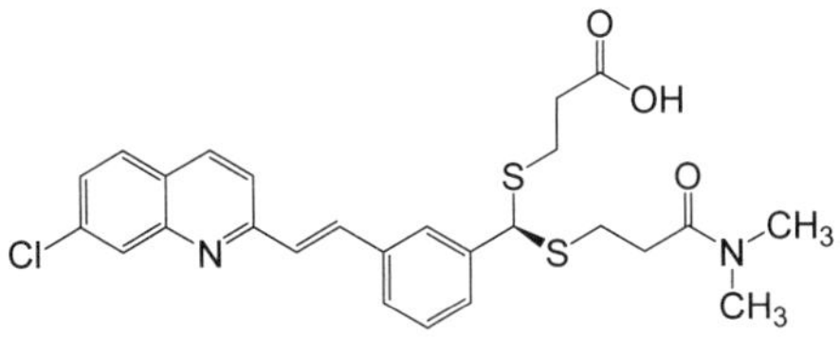

分子式和分子量 $C_{26}H_{27}ClN_2O_3S_2$ 515.09

化学名 3-[[(*αR*)-*m*-[(*E*)-2-(7-Chloro-2-quinolyl)vinyl]-*α*-[[2-(dimethylcarbamoyl)ethyl]thio]benzyl]thio]propionicacid

3-[[(*αR*)-3-[(*E*)-2-(7-氯-2-喹啉基)乙烯基]-*α*-[[2-(二甲基氨基甲酰基)乙基]硫基]苄基]硫基]丙酸

CAS 登录号 120443-16-5

INN list 65

药效分类 平喘药，抗过敏药，白三烯受体拮抗药

维罗茶碱

Verofylline（*INN*）

化学结构式

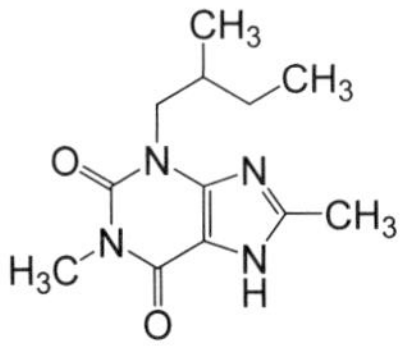

分子式和分子量 $C_{12}H_{18}N_4O_2$ 250.30

化学名 (±)-l,8-Dimethyl-3-(2-methylbutyl)xanthine

(±)-l,8-二甲基-3-(2-甲基丁基)黄嘌呤

CAS 登录号 66172-75-6

INN list 43

药效分类 支气管舒张药，平喘药

维罗舒地尔

Verosudil（*INN*）

化学结构式

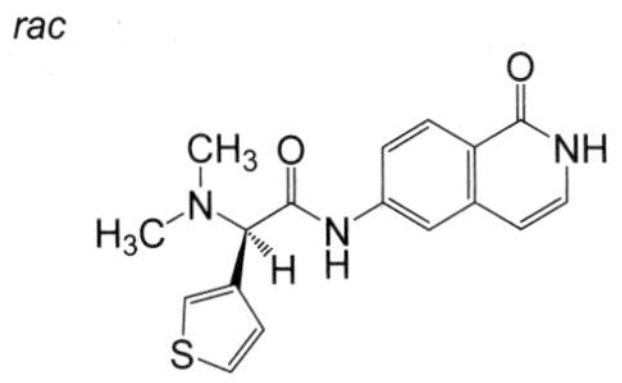

分子式和分子量 $C_{17}H_{17}N_3O_2S$ 327.10

化学名 *rac*-(2*R*)-2-(Dimethylamino)-*N*-(1-oxo-1,2-dihydroisoquinolin-6-yl)-2-(thiophen-3-yl)acetamide

外消旋-(2*R*)-2-(二甲氨基)-*N*-(1-氧代-1,2-二氢异喹啉-6-基)-2-(噻吩-3-基)乙酰胺

CAS 登录号 1414854-42-4

INN list 112

药效分类 Rho 相关蛋白激酶抑制药

维罗司他

Verubecestat（*INN*）

化学结构式

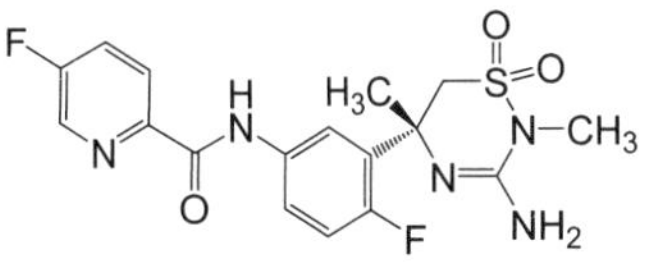

分子式和分子量 $C_{17}H_{17}F_2N_5O_3S$ 409.10

化学名 *N*-{3-[(5*R*)-3-Amino-2,5-dimethyl-1,1-dioxo-1,2,5,6-tetrahydro-1λ^6,2,4-thiadiazin-5-yl]-4-fluorophenyl}-5-fluoropyridine-2-carboxamide

N-{3-[(5*R*)-3-氨基-2,5-二甲基-1,1-二氧-1,2,5,6-四氢-1λ^6,2,4-噻二嗪-5-基]-4-氟苯基}-5-氟吡啶-2-甲酰胺

CAS 登录号 1286770-55-5

INN list 112

药效分类 β 分泌酶抑制药

维洛沙秦

Viloxazine（*INN*）

化学结构式

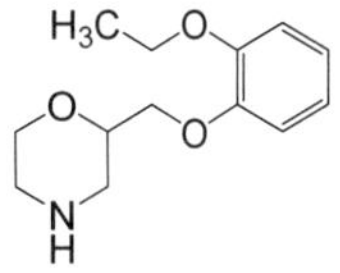

分子式和分子量 $C_{13}H_{19}NO_3$ 237.30

化学名 2-[(2-Ethoxyphenoxy)methyl]morpholine

2-[(2-乙氧基苯氧基)甲基]吗啉

CAS 登录号 46817-91-8；35604-67-2[盐酸盐]

INN list 30

药效分类 抗抑郁药

维米醇

Viminol（*INN*）

化学结构式

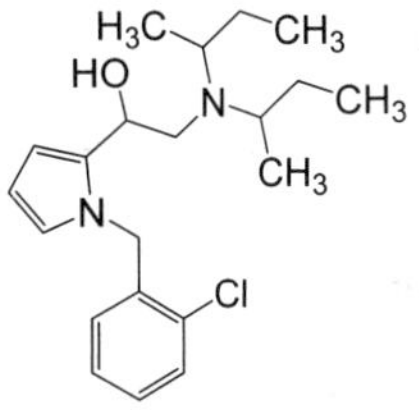

分子式和分子量 $C_{21}H_{31}ClN_2O$ 362.94

化学名 1-(2-Chlorobenzy1)-α-[(disec-butylamino)methyl]pyrrole-2-methanol

1-(2-氯苄基)-α-[(二仲丁基氨基)甲基]吡咯-2-甲醇

CAS 登录号 21363-18-8

INN list 25

药效分类 镇痛药

维米更特

Vimirogant（*INN*）

化学结构式

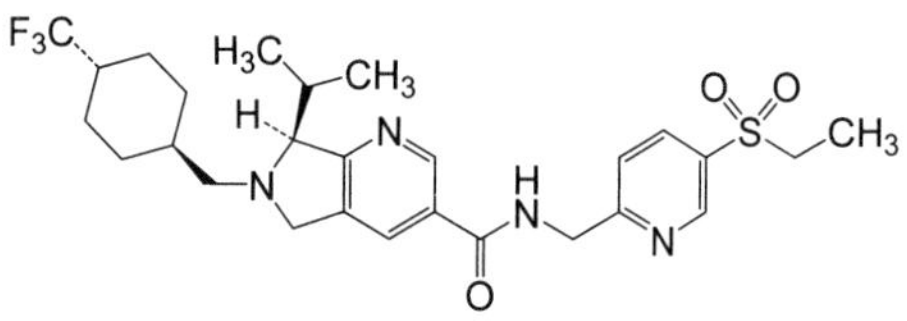

分子式和分子量 $C_{27}H_{35}F_3N_4O_3S$ 552.652

化学名 (7*S*)-*N*-{[5-(Ethanesulfonyl)pyridin-2-yl]methyl}-7-(propan-2-yl)-6-{[*trans*-4-(trifluoromethyl)cyclohexyl]methyl}-6,7-dihydro-5*H*-pyrrolo[3,4-*b*]pyridine-3-carboxamide

(7*S*)-*N*-{[5-(乙磺酰基)吡啶-2-基]甲基}-7-(丙-2-基)-6-{[反-4-(三氟甲基)环己基]甲基}-6,7-二氢-5*H*-吡咯并[3,4-*b*]吡啶-3-甲酰胺

CAS 登录号 1802706-04-2

INN list 120

药效分类 类维生素 A 相关的孤儿受体-γt(RORγt)反向激动药

维莫德吉

Vismodegib（*INN*）

化学结构式

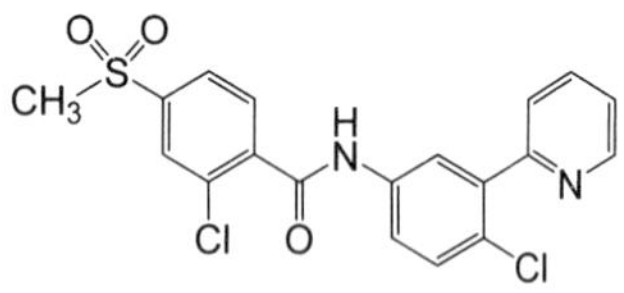

分子式和分子量 $C_{19}H_{14}Cl_2N_2O_3S$ 421.3

化学名 2-Chloro-*N*-[4-chloro-3-(pyridin-2-yl)phenyl]-4-(methanesulfonyl)benzamide

2-氯-*N*-[4-氯-3-(吡啶-2-基)苯基]-4-(甲磺酰基)苯甲酰胺

CAS 登录号 879085-55-9

INN list 103

药效分类 抗肿瘤药

维莫非尼

Vemurafenib（*INN*）

分子式和分子量 $C_{23}H_{18}ClF_2N_3O_3S$ 489.92

化学结构式

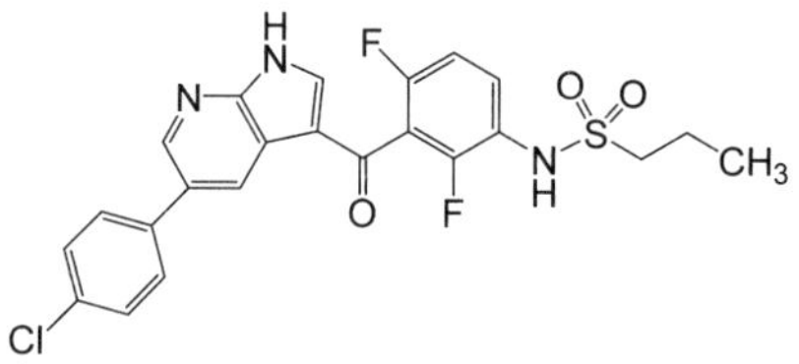

化学名 *N*-{3-[5-(4-Chlorophenyl)-1*H*-pyrrolo[2,3-*b*]pyridin-3-carbonyl]-2,4-difluorophenyl}propane-1-sulfonamide

N-{3-[5-(4-氯苯基)-1*H*-吡咯并[2,3-*b*]吡啶-3-羰基]-2,4-二氟苯基}丙烷-1-磺酰胺

CAS 登录号 918504-65-1

INN list 103

药效分类 抗肿瘤药

维莫可泮

Vemircopan（*INN*）

化学结构式

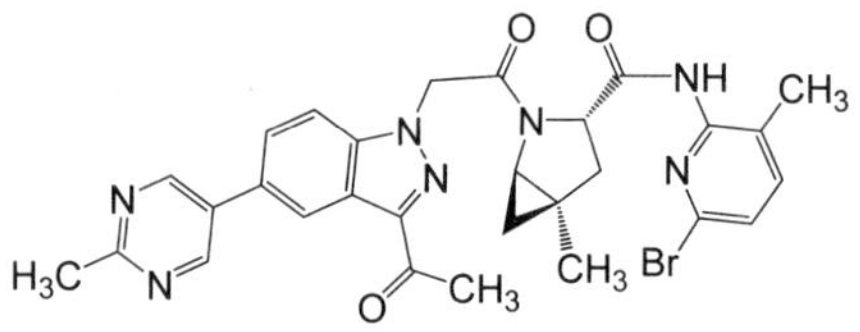

分子式和分子量 $C_{29}H_{28}BrN_7O_3$ 602.49

化学名 (1*R*,3*S*,5*R*)-2-{[3-Acetyl-5-(2-methylpyrimidin-5-yl)-1*H*-indazol-1-yl]acetyl}-*N*-(6-bromo-3-methylpyridin-2-yl)-5-methyl-2-azabicyclo[3.1.0]hexane-3-carboxamide

(1*R*,3*S*,5*R*)-2-{[3-乙酰基-5-(2-甲基嘧啶-5-基)-1*H*-吲唑-1-基]乙酰基}-*N*-(6-溴-3-甲基吡啶-2-基)-5-甲基-2-氮杂双环[3.1.0]己烷-3-甲酰胺

CAS 登录号 2086178-00-7

INN list 124

药效分类 补体因子 D 抑制药

维那卡兰

Vernakalant（*INN*）

化学结构式

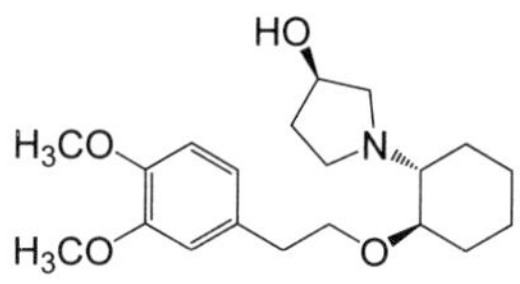

分子式和分子量 $C_{20}H_{31}NO_4$ 349.47

化学名 (3*R*)-l-[(l*R*,2*R*)-2-[2-(3,4-Dimethoxyphenyl)ethoxy]cyclohexyl]pyrrolidin-3-ol

(3*R*)-l-[(l*R*,2*R*)-2-[2-(3,4-二甲氧基苯基)乙氧基]环己基]吡咯烷-3-醇

CAS 登录号 794466-70-9；748810-28-8[盐酸盐]

INN list 96

药效分类 抗心律失常药

维奈克拉

Venetoclax（*INN*）

化学结构式

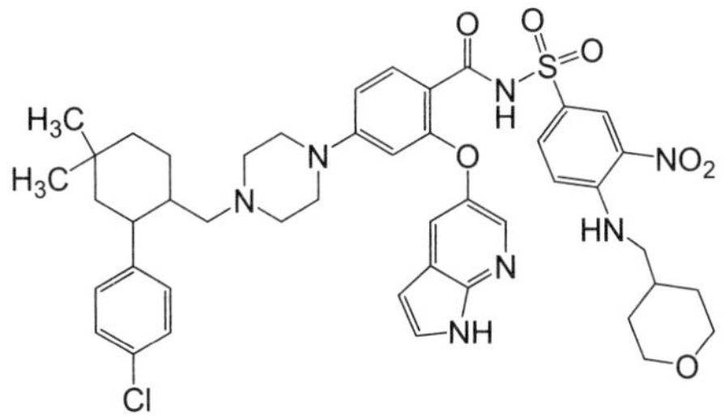

分子式和分子量 $C_{45}H_{50}ClN_7O_7S$ 868.45

化学名 4-(4-{[2-(4-Chlorophenyl)-4,4-dimethylcyclohex-1-en-1-yl]methyl}piperazin-1-yl)-*N*-[(3-nitro-4-{[(oxan-4-yl)methyl]amino}phenyl)sulfonyl]-2-[(1*H*-pyrrolo[2,3-*b*]pyridin-5-yl)oxy]benzamide

4-(4-{[2-(4-氯苯基)-4,4-二甲基环己-1-烯-1-基]甲基}哌嗪-1-基)-*N*-[(3-硝基-4-{[(氧杂环己烷-4-基)甲基]氨基}苯基)磺酰基]-2-[(1*H*-吡咯并[2,3-*b*]吡啶-5-基)氧基]苯甲酰胺

CAS 登录号 1257044-40-8

INN list 111

药效分类 抗肿瘤药

维奈哌利

Velneperit（*INN*）

化学结构式

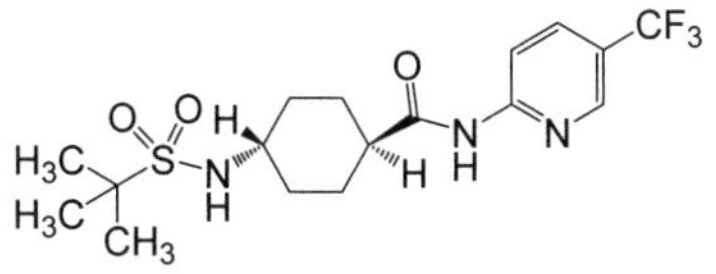

分子式和分子量 $C_{17}H_{24}F_3N_3O_3S$ 407.45

化学名 (1*R*,4*S*)-4-(1,1-Dimethylethanesulfonamido)- *N*-[5-(trifluoromethyl)pyridin-2-yl]cyclohexanecarboxamide

(1*R*,4*S*)-4-(1,1-二甲基乙基磺酰胺)-*N*-[5-(三氟甲基)吡啶-2-基]环己基甲酰胺

CAS 登录号 342577-38-2

INN list 99

药效分类 神经肽 Y 受体拮抗药

维帕地奈

Vipadenant（*INN*）

化学结构式

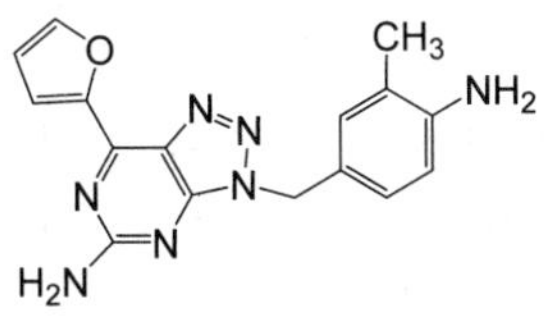

分子式和分子量 $C_{16}H_{15}N_7O$ 321.34

化学名 3-[(4-Amino-3-methylphenyl)methyl]-7-(furan-2-yl)-3*H*-[1,2,3]triazolo[4,5-*d*]pyrimidin-5-amine

3-[(4-氨基-3-甲苯基)甲基]-7-(呋喃-2-基)-3*H*-[1,2,3]三唑并[4,5-*d*]嘧啶-5-胺

CAS 登录号 442908-10-3

INN list 103

药效分类 腺苷受体拮抗药

维帕他韦

Velpatasvir（*INN*）

化学结构式

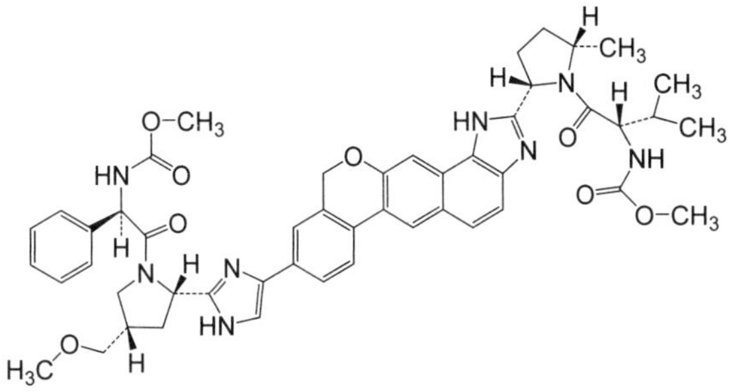

分子式和分子量 $C_{49}H_{54}N_8O_8$ 882.41

化学名 Methyl {(2*S*)-1-[(2*S*,5*S*)-2-(9-{2-[(2*S*,4*S*)-1-{(2*R*)-2-[(methoxycarbonyl)amino]-2-phenylacetyl}-4-(methoxymethyl)pyrrolidin-2-yl]-1*H*-imidazol-4-yl}-1,11-dihydro[2]benzopyrano[3',4':6,7]naphtho[1,2-*d*]imidazol-2-yl)-5-methylpyrrolidin-1-yl]-3-methyl-1-oxobutan-2-yl}carbamate

甲基 {(2*S*)-1-[(2*S*,5*S*)-2-(9-{2-[(2*S*,4*S*)-1-{(2*R*)-2-[(甲氧羰基)氨基]-2-苯乙酰基}-4-(甲氧基甲基)吡咯烷-2-基]-1*H*-咪唑-4-基}-1,11-二氢[2]苯并吡喃并[3',4':6,7]萘并[1,2-*d*]咪唑-2-基)-5-甲基吡咯烷基-1-基]-3-甲基-1-氧代丁烷基-2-基}氨基甲酸酯

CAS 登录号 1377049-84-7

INN list 111

药效分类 抗病毒药

维前列醇

Viprostol（*INN*）

化学结构式

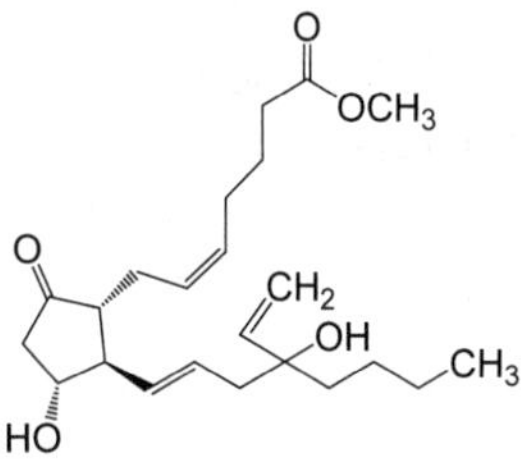

分子式和分子量 $C_{23}H_{36}O_5$ 392.53

化学名 (±)-Methyl (*Z*)-7-[(l*R*,2*R*,3*R*)-2-[(*E*)-(4*RS*)-4-butyl-4-hydroxy-l,5-hexadienyl]-3-hydroxy-5-oxocyclopentyl]-5-heptenoate

(±)-甲基 (*Z*)-7-[(l*R*,2*R*,3*R*)-2-[(*E*)-(4*RS*)-4-丁基-4-羟基-l,5-己二烯基]-3-羟基-5-氧代环戊基]-5-庚烯酸酯

CAS 登录号 73647-73-1

INN list 53

药效分类 前列腺素类药，血管扩张药，抗高血压药

维曲布汀

Vetrabutine（*INN*）

化学结构式

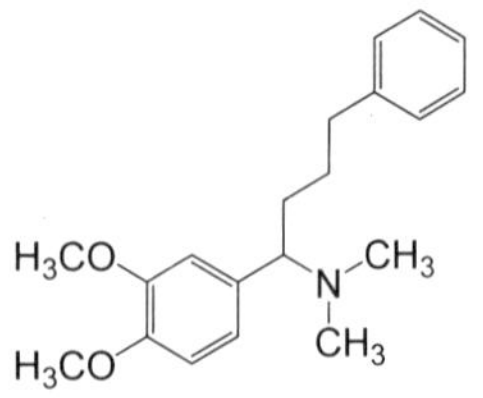

分子式和分子量 $C_{20}H_{27}NO_2$ 313.43

化学名 1-(3,4-Dimethoxyphenyl)-*N*,*N*-dimethyl-4-phenylbutan-1-amine

1-(3,4-二甲氧基苯基)-*N*,*N*-二甲基-4-苯基丁-1-胺

CAS 登录号 3735-45-3

INN list 37

药效分类 子宫松弛药

维曲瑞韦

Vedroprevir（*INN*）

化学结构式

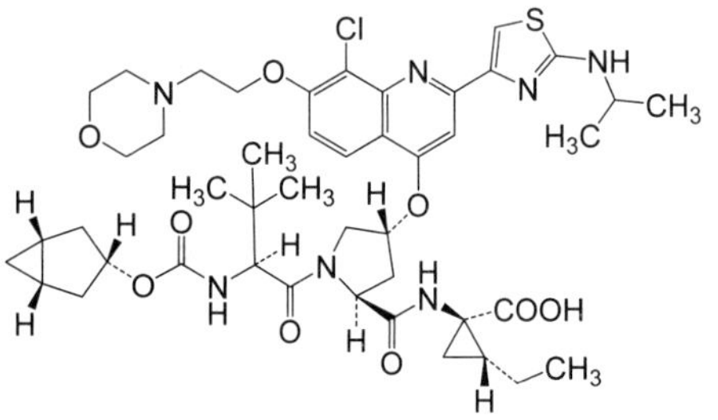

分子式和分子量 $C_{45}H_{60}ClN_7O_9S$ 910.53

化学名 (1*R*,2*R*)-1-[[(2*S*,4*R*)-1-[(2*S*)-2-[[(1*S*,5*R*)-3-Bicyclo[3.1.0]hexanyl]oxycarbonylamino]-3,3-dimethylbutanoyl]-4-[8-chloro-7-(2-morpholin-4-ylethoxy)-2-[2-(propan-2-ylamino)-1,3-thiazol-4-yl]quinolin-4-yl]oxypyrrolidine-2-carbonyl]amino]-2-ethylcyclopropane-1-carboxylic acid

(1*R*,2*R*)-1-[[(2*S*,4*R*)-1-[(2*S*)-2-[[(1*S*,5*R*)-3-双环[3.1.0]己烷基]氧基甲酰氨基]-3,3-二甲基丁酰基]-4-[8-氯-7-(2-吗啉-4-基乙氧基)-2-[2-(丙-2-基氨基)-1,3-噻唑-4-基]喹啉-4-基]氧基吡咯烷-2-甲酰基]氨基]-2-乙基环丙烷-1-羧酸

CAS 登录号 1098189-15-1

INN list 109

药效分类 抗病毒药

维塞胺

Versetamide（*INN*）

化学结构式

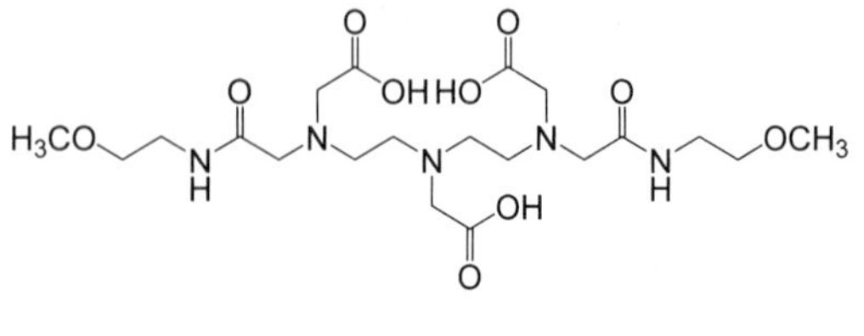

分子式和分子量 $C_{20}H_{37}N_5O_{10}$ 507.54

化学名 *N*,*N*-Bis[2-[(carboxymethyl)[[(2-methoxyethyl)carbamoyl]methyl]amino]ethyl]glycine

N,*N*-双[2-[(羧基甲基)[[(2-甲氧基乙基)氨基甲酰基]甲基]氨基]乙基]甘氨酸

CAS 登录号 129009-83-2

INN list 71

药效分类 药用辅料，诊断用药

维塞考特

Velsecorat（*INN*）

化学结构式

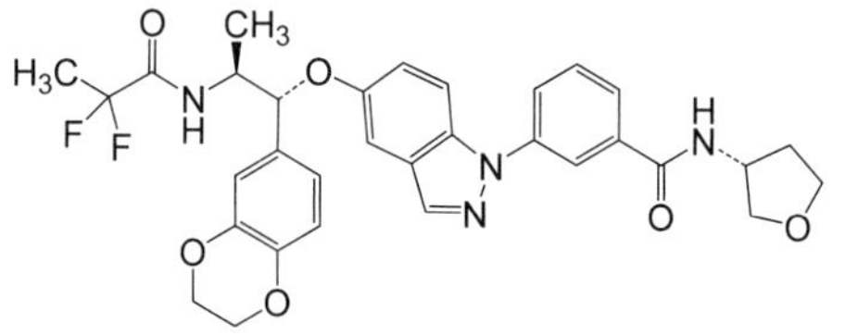

分子式和分子量 $C_{32}H_{32}F_2N_4O_6$ 606.63

化学名 3-{5-[(1*R*,2*S*)-2-(2,2-Difluoropropanamido)-1-(2,3-dihydro-1,4-benzodioxin-6-yl)propoxy]-1*H*-indazol-1-yl}-*N*-[(3*R*)-oxolan-3-yl]benzamide

3-{5-[(1*R*,2*S*)-2-(2,2-二氟丙酰氨基)-1-(2,3-二氢-1,4-苯并二氧杂环己熳-6-基)丙氧基]-1*H*-吲唑-1-基}-*N*-[(3*R*)-氧杂戊环-3-基]苯甲酰胺

CAS 登录号 1196509-60-0

INN list 121

药效分类 糖皮质激素受体激动药，抗炎药

维塞替尼

Vimseltinib（*INN*）

化学结构式

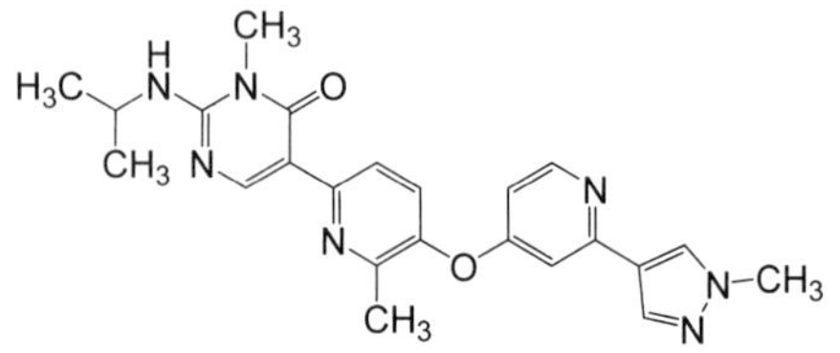

分子式和分子量 $C_{23}H_{25}N_7O_2$ 431.50

化学名 3-Methyl-5-(6-methyl-5-{[2-(1-methyl-1*H*-pyrazol-4-yl)pyridin-4-yl]oxy}pyridin-2-yl)-2-[(propan-2-yl)amino]pyrimidin-4(3*H*)-one

3-甲基-5-(6-甲基-5-{[2-(1-甲基-1*H*-吡唑-4-基)吡啶-4-基]氧基}吡啶-2-基)-2-[(丙-2-基)氨基]嘧啶-4(3*H*)-酮

CAS 登录号 1628606-05-2

INN list 123

药效分类 酪氨酸激酶抑制药，抗肿瘤药

维生素 A

Vitamin A(Retinol)（*INN*）

化学结构式

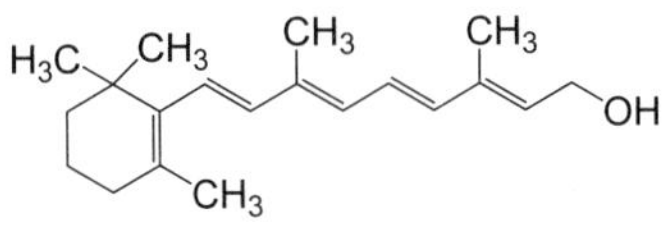

分子式和分子量 $C_{20}H_{30}O$ 286.4

化学名 (2*E*,4*E*,6*E*,8*E*)-3,7-Dimethyl-9-(2,6,6-trimethylcyclohex-1-en-1-yl)nona-2,4,6,8-tetraen-1-ol

(2*E*,4*E*,6*E*,8*E*)-3,7-二甲基-9-(2,6,6-三甲基环己-1-烯-1-基)壬-2,4,6,8-四烯-1-醇

CAS 登录号 472-87-7

INN list 18

药效分类 维生素类药

维生素 B_6

Vitamin B_6(Pyridoxine)（*INN*）

化学结构式

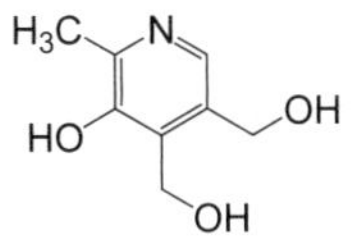

分子式和分子量 $C_8H_{11}NO_3$ 169.18

化学名 6-Methyl-5-hydroxy-3,4-pyridinedimethanol

6-甲基-5-羟基-3,4-吡啶二甲醇

CAS 登录号 65-23-6; 58-56-0[盐酸盐]

INN list 1

药效分类 维生素类药

维生素 C

Vitamin C(Ascorbic Acid)（*INN*）

化学结构式

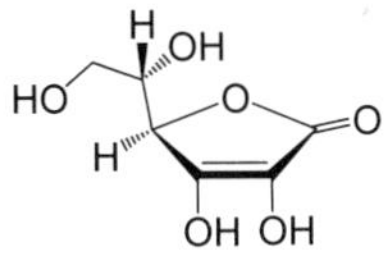

分子式和分子量 $C_6H_8O_6$ 176.13

化学名 (5*R*)-5-[(1*S*)-1,2-Dihydroxyethyl]-3,4-dihydroxy-2,5-dihydrofuran-2-one

(5*R*)-5-[(1*S*)-1,2-二羟基乙基]-3,4-二羟基-2,5-二氢呋喃-2-酮

CAS 登录号 50-81-7; 134-03-2[钠盐]

INN list 4

药效分类 维生素类药

维生素 D_2

Vitamin D_2(Ergocalciferol)（*INN*）

分子式和分子量 $C_{28}H_{44}O$ 396.66

化学结构式

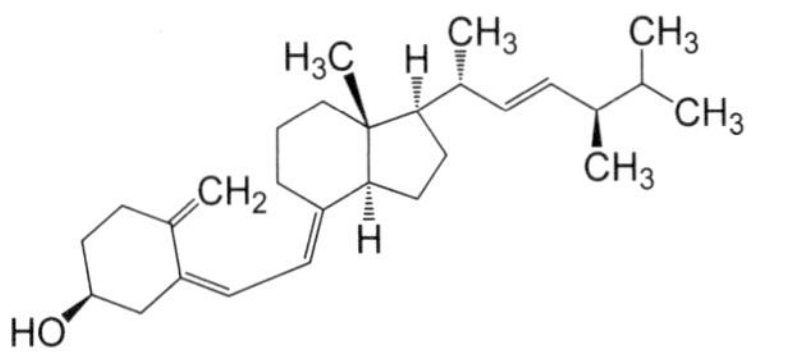

化学名 9,10-Secoergosta-5,7,10(19),22-tetraen-3*β*-ol

9,10-开环麦角甾-5,7,10(19),22-四烯-3*β*-醇

CAS 登录号 50-14-6

INN list 13

药效分类 维生素类药

维生素 E

Vitamin E(*α*-tocopherol)（*INN*）

化学结构式

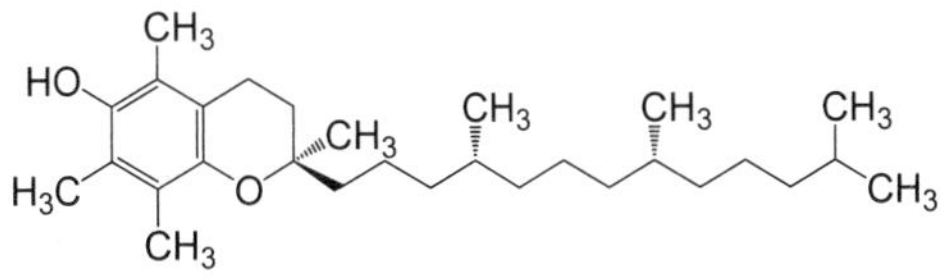

分子式和分子量 $C_{29}H_{50}O_2$ 430.71

化学名 (+)-2,5,7,8-Tetramethyl-2-(4,8,12-trimethyltridecly)-6-benzodihydropyranol

(+)-2,5,7,8-四甲基-2-(4,8,12-三甲基十三烷基)-6-苯并二氢呋喃醇

CAS 登录号 2074-53-5

药效分类 维生素类药

维生素 K_1

Vitamin K_1（Phytonadione）（*INN*）

化学结构式

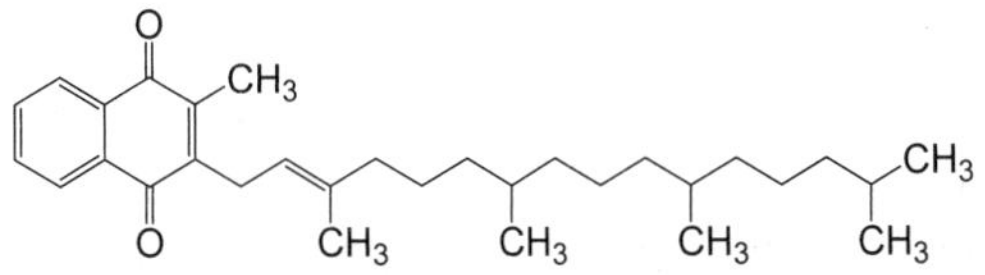

分子式和分子量 $C_{31}H_{46}O_2$ 450.70

化学名 2-Methyl-3-(3,7,11,15-tetramethyl-2-hexadecenyl)-1,4-naphthalenedione

2-甲基-3-(3,7,11,15-四甲基-2-十六烷烯基)-1,4-萘二酮

CAS 登录号 84-80-0

INN list 1

药效分类 止血药

维生素 U

Vitamin U

化学结构式

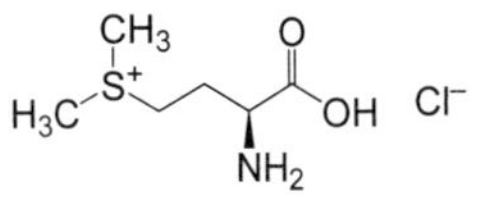

分子式和分子量 $C_6H_{14}ClNO_2S$ 199.70

化学名 (*S*)-(3-Amino-3-carboxypropyl)dimethylsulfonium chloride

氯化 (*S*)-(3-氨基-3-羧基丙基)二甲基锍

CAS 登录号 1115-84-0

药效分类 抗溃疡药

维司茶碱

Visnafylline（*INN*）

化学结构式

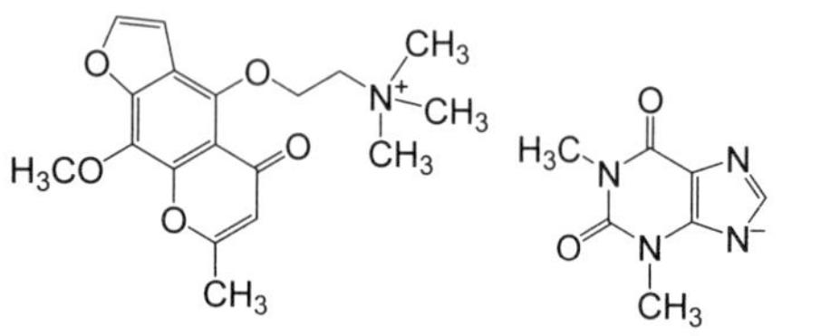

分子式和分子量 $C_{25}H_{29}N_5O_7$ 511.53

化学名 [2-[(9-Methoxy-7-methyl-5-oxo-5*H*-furo[3,2-*g*][1]benzopyran-4-yl)oxy]ethyl]trimethylammonium theophylline derivative

[2-[(9-甲氧基-7-甲基-5-氧代-5*H*-呋喃并[3,2-*g*][1]苯并吡喃-4-基)氧基]乙基]三甲铵 1,3-二甲基黄嘌呤(茶碱)衍生物

CAS 登录号 17243-56-0

INN list 24

药效分类 冠脉扩张药

维司力农

Vesnarinone（*INN*）

化学结构式

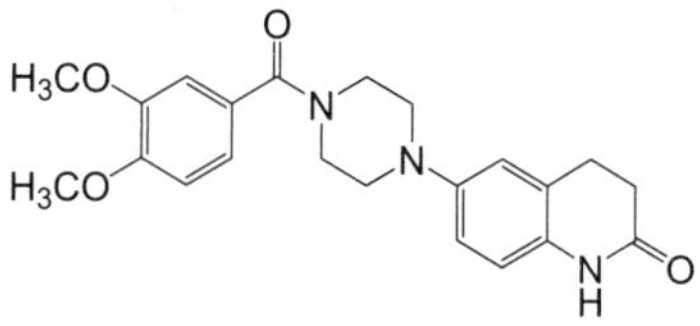

分子式和分子量 $C_{22}H_{25}N_3O_4$ 395.45

化学名 6-[4-(3,4-Dimethoxybenzoyl)piperazin-1-yl]-3,4-dihydro-1*H*-quinolin-2-one

6-[4-(3,4-二甲氧基苯甲酰基)哌嗪-1-基]-3,4-二氢-1*H*-喹啉-2-酮

CAS 登录号 81840-15-5

INN list 57

药效分类 强心药

维司那定

Visnadine（*INN*）

化学结构式

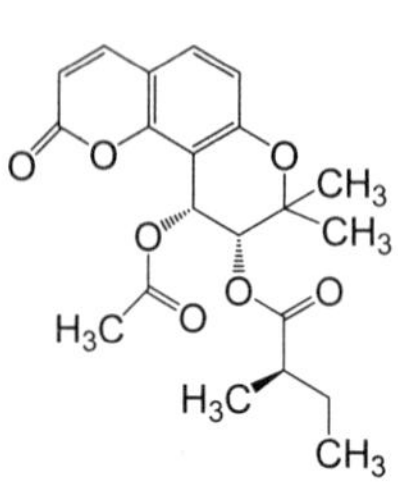

分子式和分子量 $C_{21}H_{24}O_7$ 388.41

化学名 [(9*R*,10*R*)-10-Acetyloxy-8,8-dimethyl-2-oxo-9,10-dihydropyrano[2,3-*f*]chromen-9-yl] (2*R*)-2-methylbutanoate

[(9*R*,10*R*)-10-乙酰氧基-8,8-二甲基-2-氧代-9,10-二氢吡喃并[2,3-*f*]苯并吡喃-9-基] (2*R*)-2-甲基丁酸酯

CAS 登录号 477-32-7

INN list 15

药效分类 外周血管扩张药

ATC 分类 C04AX24

维索曲近

Vixotrigine（*INN*）

化学结构式

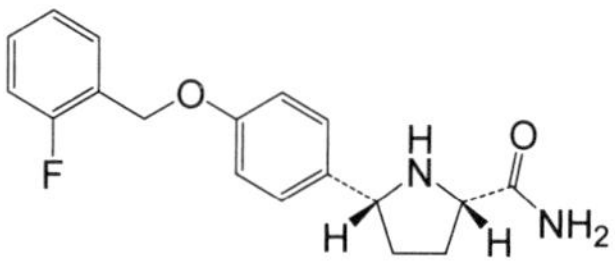

分子式和分子量 $C_{18}H_{19}FN_2O_2$ 314.36

化学名 (2*S*,5*R*)-5-{4-[(2-Fluorophenyl)methoxy]phenyl}pyrrolidine-2-carboxamide

(2*S*,5*R*)-5-{4-[(2-氟苯基)甲氧基]苯基}吡咯烷-2-甲酰胺

CAS 登录号 934240-30-9

INN list 114

药效分类 钠通道阻滞药

维替泊芬

Verteporfin（*INN*）

化学结构式

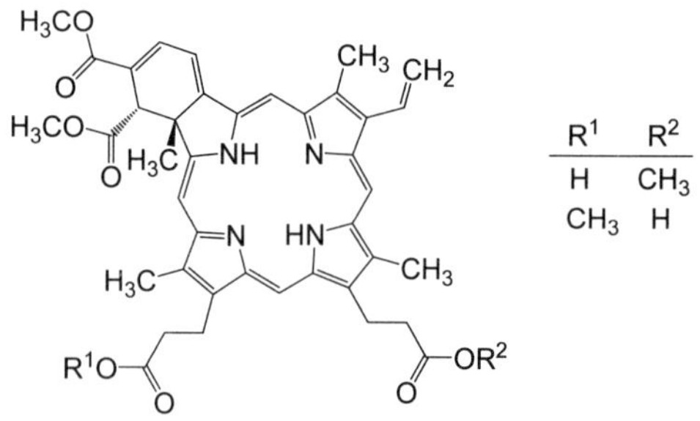

R^1	R^2
H	CH_3
CH_3	H

分子式和分子量 $C_{41}H_{42}N_4O_8$ 718.79

药物描述 (±)-*trans*-3,4-Dicarboxy-4,4*a*-dihydro-4*a*,8,14,19-tetramethyl-18-vinyl-23*H*,25*H*-benzo[*b*]porphine-9,13-dipropionic acid,3,4,9-trimethyl ester mixture with(±)-*trans*-3,4-Dicarboxy-4,4*a*-dihydro-4*a*,8,14,19-tetramethyl-18-vinyl-23*H*,25*H*-benzo[*b*]porphine-9,13-dipropionic acid,3,4,13-trimethyl ester

3,4,9-三甲基(±)-反-3,4-二羧基-4,4*a*-二氢-4*a*,8,14,19-四甲基-18-乙烯基-23*H*,25*H*-苯并[*b*]卟吩-9,13-二丙酸酯和 3,4,13-三甲基(±)-反-3,4-二羧基-4,4*a*-二氢-4*a*,8,14,19-四甲基-18-乙烯基-23*H*,25*H*-苯并[*b*]卟吩-9,13-二丙酸酯的混合物

CAS 登录号 129497-78-5

INN list 71

药效分类 光增敏药，抗肿瘤药

维替匹坦

Vestipitant（*INN*）

化学结构式

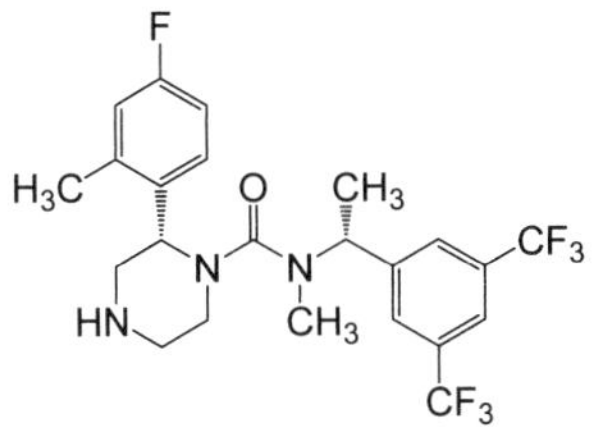

分子式和分子量 $C_{23}H_{24}F_7N_3O$ 491.45

化学名 (+)-(2*S*)-*N*-[(1*R*)-l-[3,5-Bis(trifluoromethyl)phenyl]ethyl]-2-(4-fluoro-2-methylphenyl)-*N*-methylpiperazine-1-carboxamide

(+)-(2*S*)-*N*-[(1*R*)-l-[3,5-二(三氟甲基)苯基]乙基]-2-(4-氟-2-甲基苯基)-*N*-甲基哌嗪-1-甲酰胺

CAS 登录号 334476-46-9; 334476-64-1[甲磺酸盐]

INN list 91

药效分类 神经激肽 NK1 受体拮抗药

维托莫德

Vesatolimod（*INN*）

化学结构式

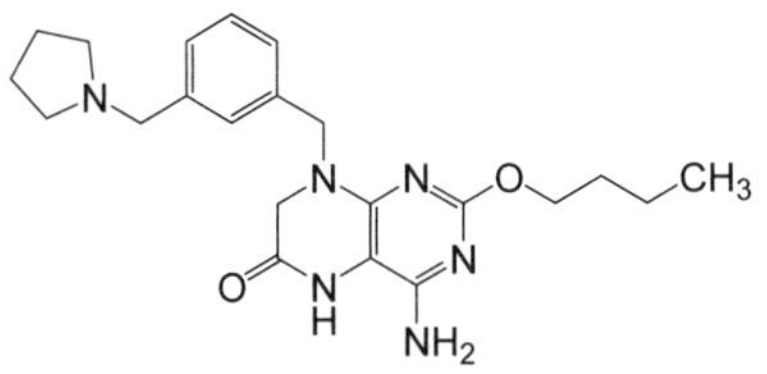

分子式和分子量 $C_{22}H_{30}N_6O_2$ 410.24

化学名 4-Amino-2-butoxy-8-({3-[(pyrrolidin-1-yl)methyl]phenyl}methyl)-7,8-dihydropteridin-6(5*H*)-one

4-氨基-2-丁氧基-8-({3-[(吡咯-1-基)甲基]苯基}甲基)-7,8-二氢蝶啶-6(5*H*)-酮

CAS 登录号 1228585-88-3

INN list 113

药效分类 免疫调节药，抗肿瘤药

维妥色替

Vistusertib（*INN*）

化学结构式

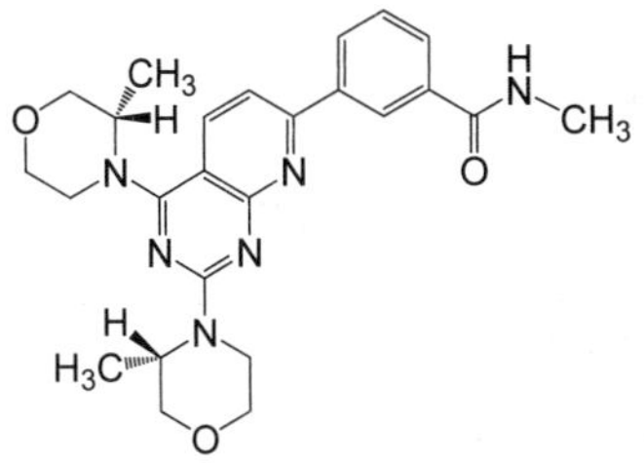

分子式和分子量 $C_{25}H_{30}N_6O_3$ 462.24

化学名 3-{2,4-Bis[(3*S*)-3-methylmorpholin-4-yl]pyrido[2,3-*d*]pyrimidin-7-yl}-*N*-methylbenzamide

3-{2,4-双[(3*S*)-3-甲基吗啉-4-基]吡啶并[2,3-*d*]嘧啶-7-基}-*N*-甲基苯甲酰胺

CAS 登录号 1009298-59-2

INN list 113

药效分类 抗肿瘤药

维沃色替

Vevorisertib（*INN*）

化学结构式

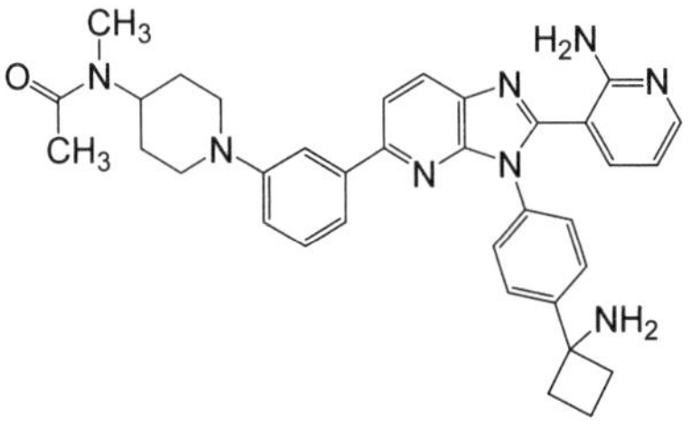

分子式和分子量 $C_{35}H_{38}N_8O$ 586.74

化学名 *N*-[1-(3-{3-[4-(1-Aminocyclobutyl)phenyl]-2-(2-aminopyridin-3-yl)-3*H*-imidazo[4,5-*b*]pyridin-5-yl}phenyl)piperidin-4-yl]-*N*-methylacetamide

N-[1-(3-{3-[4-(1-氨基环丁基)苯基]-2-(2-氨基吡啶-3-基)-3*H*-咪唑并[4,5-*b*]吡啶-5-基}苯基)哌啶-4-基]-*N*-甲基乙酰胺

CAS 登录号 1416775-46-6

INN list 123

药效分类 抗肿瘤药

维西孟

Vercirnon（*INN*）

化学结构式

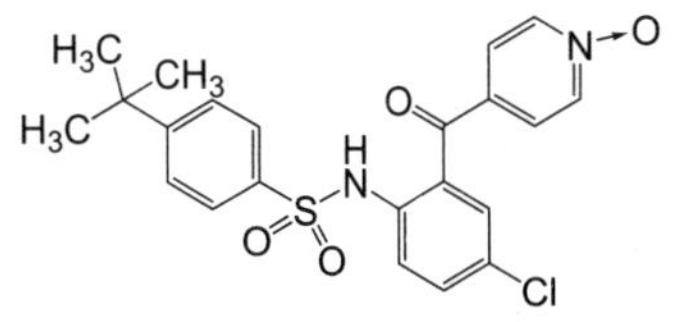

分子式和分子量 $C_{22}H_{21}ClN_2O_4S$ 444.93

化学名 4-[5-Chloro-2-(4-*tert*-butylbenzenesulfonamido)benzoyl]pyridine *N*-oxide

4-[5-氯-2-(4-叔丁基苯磺酰氨基)苯甲酰基]吡啶 *N*-氧化物

CAS 登录号 698394-73-9

INN list 107

药效分类 抗炎药

伪麻黄碱

Pseudoephedrine（*INN*）

分子式和分子量 $C_{10}H_{15}NO$ 165.24

化学结构式

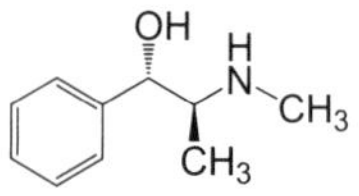

化学名　[*S*-(*R**,*R**)]-*α*-[1-(Methylamino)ethyl]benzenemethanol hydrochloride

[*S*-(*R**,*R**)]-*α*-[1-(甲氨基)乙基]苯甲醇

CAS 登录号　90-82-4; 345-78-8[盐酸盐]; 7460-12-0[硫酸盐]

INN list　11

药效分类　血管收缩药，抗鼻充血药

胃酶抑素

Pepstatin（*INN*）

化学结构式

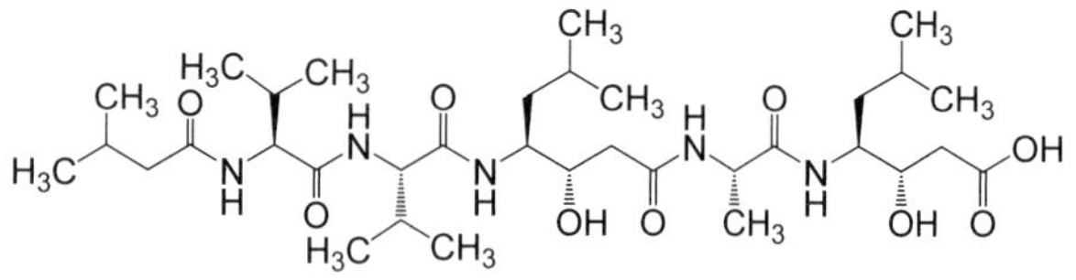

分子式和分子量　$C_{34}H_{63}N_5O_9$　685.89

化学名　*N*-(3-Methyl-l-oxobutyl)-L-valyl-L-valyl-4-amino-3-hydroxy-6-methylheptanoyl-L-alanyl-4-amino-3-hydroxy-6-methylheptanoic acid

N-(3-甲基-l-氧代丁基)-L-缬氨酰-L-缬氨酰-4-氨基-3-羟基-6-甲基庚酰-L-丙氨酰-4-氨基-3-羟基-6-甲基庚酸

CAS 登录号　26305-03-3; 39324-30-6 [非特异性胃酶抑素]

INN list　28

药效分类　胃蛋白酶抑制药

文达帕利

Venadaparib（*INN*）

化学结构式

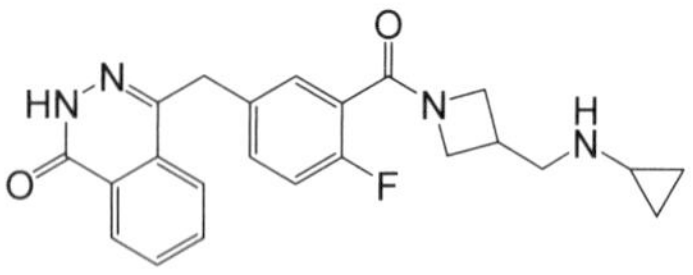

分子式和分子量　$C_{23}H_{23}FN_4O_2$　406.46

化学名　3^4-Fluoro-7-aza-1(1)-phthalazina-5(1,3)-azetidina-3(1,3)-benzena-8(1)-cyclopropanaoctaphane-1^4(1^3*H*),4-dione

3^4-氟-7-氮杂-1(1)-酞嗪杂-5(1,3)-氮杂环丁烷杂-3(1,3)-苯杂-8(1)-环丙烷杂辛蕃-1^4(1^3*H*),4-二酮

CAS 登录号　1681017-83-3

INN list　123

药效分类　抗肿瘤药

文拉法辛

Venlafaxine（*INN*）

分子式和分子量　$C_{17}H_{27}NO_2$　277.41

化学结构式

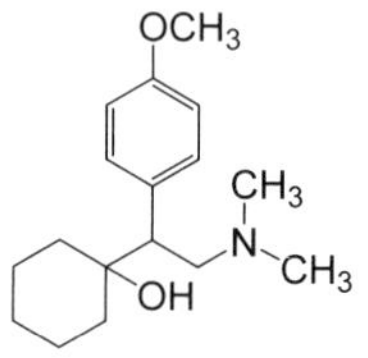

化学名　(±)-1-[2-(*N,N*-Dimethylamino)-1-(4-methoxyphenyl) ethyl]cyclohexanol

(±)-l-[2-(*N,N*-二甲基氨基)-1-(4-甲氧苯基)乙基]环己醇

CAS 登录号　93413-69-5; 99300-78-4[盐酸盐]

INN list　60

药效分类　抗抑郁药

文立替丁

Venritidine（*INN*）

化学结构式

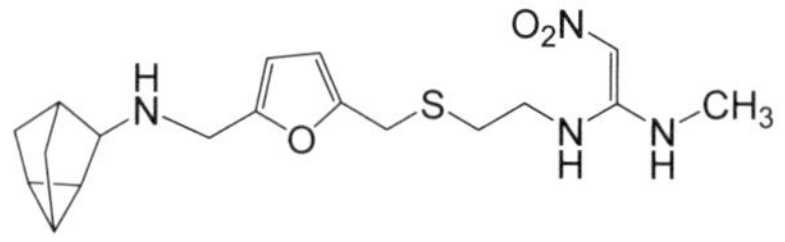

分子式和分子量　$C_{18}H_{26}N_4O_3S$　378.49

化学名　(±)-(*Z*)-*N*-Methyl-2-nitro-*N*''-[2-[[5-[(tricyclo[2.2.1.0^{2,6}] hept-3-ylamino)methyl]furfuryl]thio]ethyl]-1,1-ethenediamine

(±)-(*Z*)-*N*-甲基-2-硝基-*N*''-[2-[[5-[(三环[2.2.1.0^{2,6}]庚烷-3-基氨基)甲基]呋喃甲基]硫基]乙基]-1,1-乙烯二胺

CAS 登录号　93064-63-2

INN list　67

药效分类　组胺 H_2 受体拮抗药

肟硫磷

Phoxim（*INN*）

化学结构式

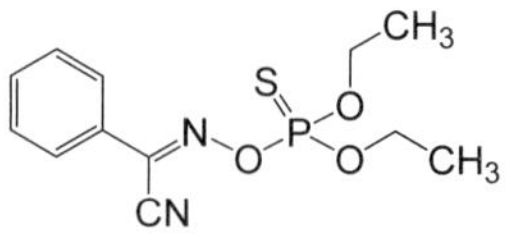

分子式和分子量　$C_{12}H_{15}N_2O_3PS$　298.30

化学名　(*Z*)-*N*-Diethoxyphosphinothioyloxybenzenecarboximidoyl cyanide

(*Z*)-*N*-二乙氧基硫膦氧基苯羰基肟基氰化物

CAS 登录号　14816-18-3

INN list　20

药效分类　杀虫药

肟莫南

Oximonam（*INN*）

分子式和分子量　$C_{12}H_{15}N_5O_6S$　357.34

化学结构式

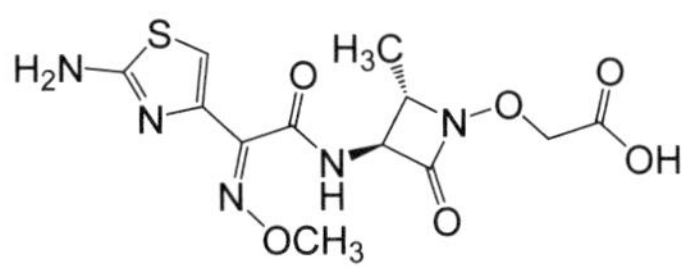

化学名 2-[(2*S*,3*S*)-3-[[(2*Z*)-2-(2-Amino-1,3-thiazol-4-yl)-2-methoxyiminoacetyl]amino]-2-methyl-4-oxoazetidin-1-yl]oxyacetic acid

2-[(2*S*,3*S*)-3-[[(2*Z*)-2-(2-氨基-1,3-噻唑-4-基)-2-甲氧亚氨基乙酰基]氨基]-2-甲基-4-氧代氮杂环丁烷-1-基]氧乙酸

CAS 登录号 90898-90-1; 90849-08-4[钠盐]

INN list 54

药效分类 抗生素类药

沃多巴替尼

Vodobatinib（*INN*）

化学结构式

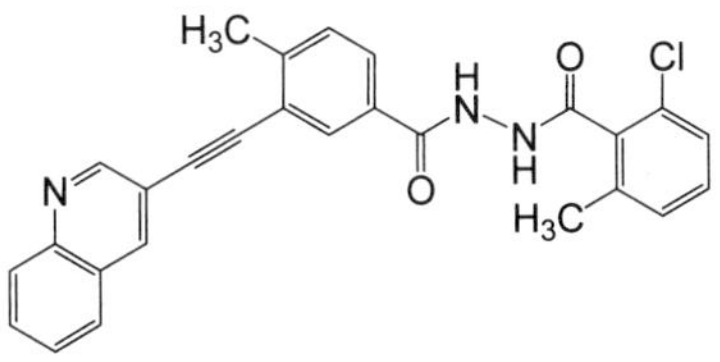

分子式和分子量 $C_{27}H_{20}ClN_3O_2$ 453.93

化学名 2-Chloro-6-methyl-*N'*-{4-methyl-3-[(quinolin-3-yl)ethynyl]benzoyl}benzohydrazide

2-氯-6-甲基-*N'*-{4-甲基-3-[(喹啉-3-基)乙炔基]苯甲酰基}苯甲酰肼

CAS 登录号 1388803-90-4

INN list 123

药效分类 酪氨酸激酶抑制药，抗肿瘤药

沃氟匹坦

Vofopitant（*INN*）

化学结构式

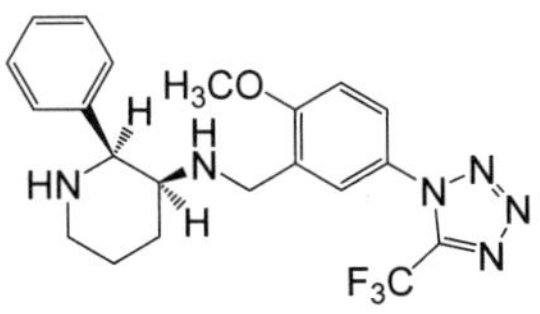

分子式和分子量 $C_{21}H_{23}F_3N_6O$ 432.45

化学名 (2*S*,3*S*)-3-[[2-Methoxy-5-[5-(trifluoromethyl)-1*H*-tetrazol-1-yl]benzyl]amino]-2-phenylpiperidine

(2*S*,3*S*)-3-[[2-甲氧基-5-[5-(三氟甲基)-1*H*-四氮唑-1-基]苄基]氨基]-2-苯基哌啶

CAS 登录号 168266-90-8; 168266-51-1[盐酸盐]

INN list 82

药效分类 速激肽 NK1 受体拮抗药，镇吐药

乌倍他索

Ulobetasol（*INN*）

化学结构式

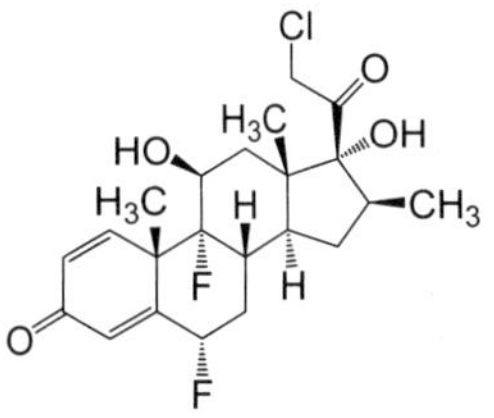

分子式和分子量 $C_{22}H_{27}ClF_2O_4$ 428.90

化学名 21-Chloro-6*α*,9-difluoro-11*β*,17-dihydroxy-16*β*-methylpregna-1,4-diene-3,20-dione

21-氯-6*α*,9-二氟-11*β*,17-二羟基-16*β*-甲基孕甾-1,4-二烯-3,20-二酮

CAS 登录号 98651-66-2

INN list 54

药效分类 糖皮质激素类药

ATC 分类 D07AC21

乌苯美司

Ubenimex（*INN*）

化学结构式

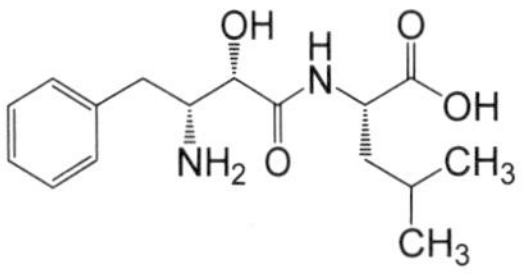

分子式和分子量 $C_{16}H_{24}N_2O_4$ 308.37

化学名 *N*-[(2*S*,3*R*)-3-Amino-2-hydroxy-4-phenylbutyryl]-L-leucine

N-[(2*S*,3*R*)-3-氨基-2-羟基-4-苯基丁酰]-L-亮氨酸

CAS 登录号 58970-76-6

INN list 56

药效分类 免疫增强药，抗肿瘤药

乌比新定

Ubisindine（*INN*）

化学结构式

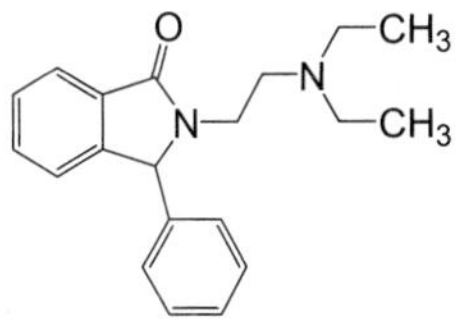

分子式和分子量 $C_{20}H_{24}N_2O$ 308.42

化学名 2-[2-(Diethylamino)ethyl]-3-phenyl-3*H*-isoinclol-1-one

2-[2-(二乙基氨基)乙基]-3-苯基-3*H*-异吲哚-1-酮

CAS 登录号 26070-78-0

INN list 36

药效分类 镇咳药

乌布吉泮

Ubrogepant（*INN*）

化学结构式

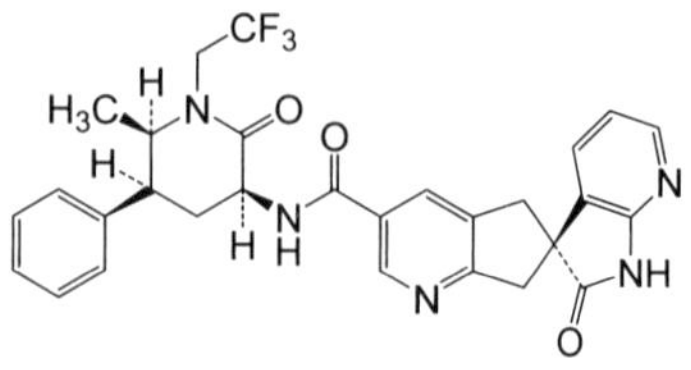

分子式和分子量 $C_{29}N_{26}F_3N_5O_3$ 549.20

化学名 (3′*S*)-*N*-[(3*S*,5*S*,6*R*)-6-Methyl-2-oxo-5-phenyl-1-(2,2,2-trifluoroethyl)piperidin-3-yl]-2′-oxo-1′,2′,5,7-tetrahydrospiro[cyclopenta[*b*]pyridine-6,3′-pyrrolo[2,3-*b*]pyridine]-3-carboxamide

(3′*S*)-*N*-[(3*S*,5*S*,6*R*)-6-甲基-2-氧代-5-苯基-1-(2,2,2-三氟乙基)哌啶-3-基]-2′-氧代-1′,2′,5,7-四氢螺[环戊熳并[*b*]吡啶-6,3′-吡咯并[2,3-*b*]吡啶]-3-甲酰胺

CAS 登录号 1374248-77-7

INN list 109

药效分类 降钙素基因相关肽受体拮抗药

乌达西泮

Uldazepam（*INN*）

化学结构式

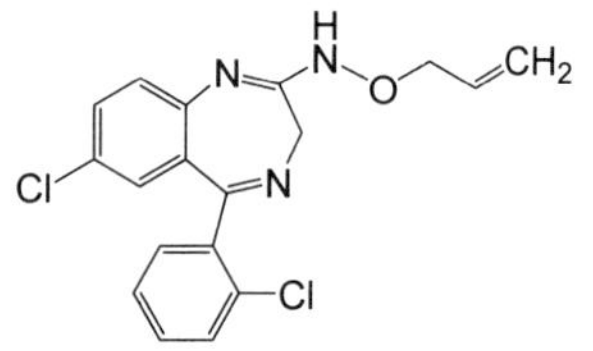

分子式和分子量 $C_{18}H_{15}Cl_2N_3O$ 360.24

化学名 2-[(Allyloxy)amino]-7-chloro-5-(*o*-chlorophenyl)-3*H*-l,4-benodiazepine

2-[(烯丙氧基)氨基]-7-氯-5-(2-氯苯基)-3*H*-l,4-苯并二氮杂草

CAS 登录号 28546-58-9

INN list 30

药效分类 镇静催眠药

乌地那非

Udenafil（*INN*）

化学结构式

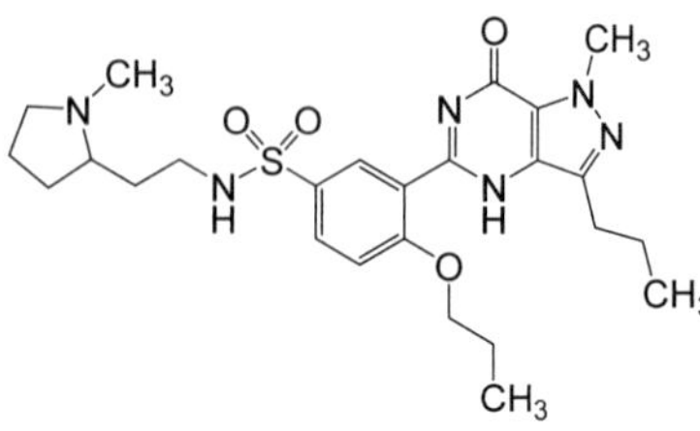

分子式和分子量 $C_{25}H_{36}N_6O_4S$ 516.66

化学名 3-(l-Methyl-7-oxo-3-propyl-4,7-dihydro-l*H*-pyrazolo[4,3-*d*]pyrimidin-5-yl)-*N*-{2-[(2*RS*)-[1-methylpyrrolidin-2-yl-ethyl}-4-propoxy benzene-sulfonamide

3-(l-甲基-7-氧代-3-丙基-4,7-二氢-l*H*-吡唑并[4,3-*d*]嘧啶-5-基)-*N*-[2-[(2*RS*)-[1-甲基吡咯烷-2-基]乙基]-4-丙氧基苯磺酰胺

CAS 登录号 268203-93-6

INN list 93

药效分类 血管扩张药

乌非拉唑

Ufiprazole（*INN*）

化学结构式

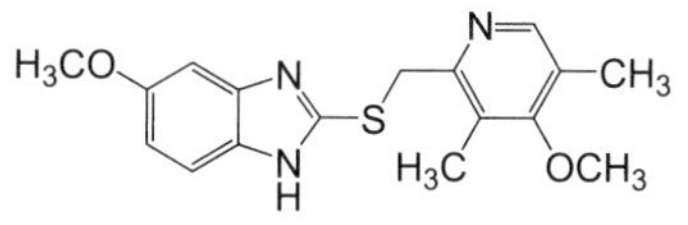

分子式和分子量 $C_{17}H_{19}N_3O_2S$ 329.42

化学名 5-Methoxy-2-[[(4-methoxy-3,5-dimethyl-2-pyridyl)methyl]thio]benzimidazole

5-甲氧基-2-[[(4-甲氧基-3,5-二甲基-2-吡啶基)甲基]硫基]苯并咪唑

CAS 登录号 73590-85-9

INN list 58

药效分类 抗溃疡药

乌芬那酯

Ufenamate（*INN*）

化学结构式

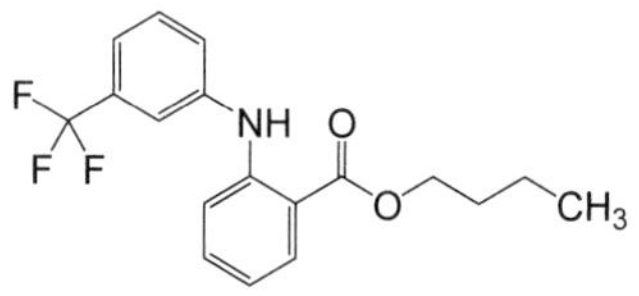

分子式和分子量 $C_{18}H_{18}F_3NO_2$ 337.34

化学名 Butyl *N*-(*α*,*α*,*α*-trifluoro-*m*-tolyl)anthranilate

丁基 *N*-(*α*,*α*,*α*-三氟-3-甲基苯基)-2-氨基苯甲酸酯

CAS 登录号 67330-25-0

INN list 50

药效分类 抗炎镇痛药

乌伏司亭那

Ulevostinag（*INN*）

化学结构式

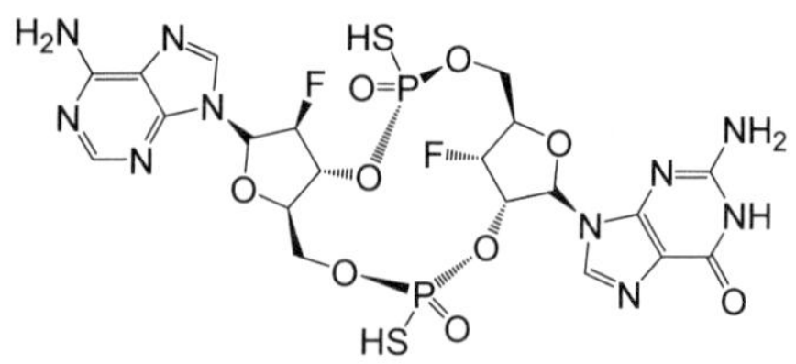

分子式和分子量　$C_{20}H_{22}F_2N_{10}O_9P_2S_2$　710.52

化学名　Cyclo[($P^{3'}R$,2'*S*)-2'-deoxy-2'-fluoro-*P*-thioadenylyl-(3'→5')-($P^{2'}R$)-3'-deoxy-3'-fluoro-*P*-thioguanylyl-(2'→5')]

环[($P^{3'}R$,2'*S*)-2'-脱氧-2'-氟-*P*-硫代腺苷酸-(3'→5')-($P^{2'}R$)-3'-脱氧-3'-氟-*P*-硫代乌苷酸-(2'→5')]

CAS 登录号　2082743-96-0

INN list　124

药效分类　干扰素基因刺激因子(STING)，抗肿瘤药

乌拉地尔

Urapidil（*INN*）

化学结构式

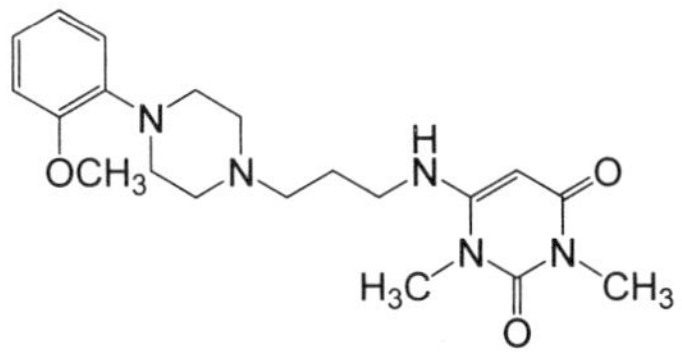

分子式和分子量　$C_{20}H_{29}N_5O_3$　387.48

化学名　6-[[3-[4-(*o*-Methoxyphenyl)-l-piperazinyl]propyl]amino]-l,3-dimethyl uracil

6-[[3-[4-(2-甲氧基苯基)-l-哌嗪基]丙基]氨基]-l,3-二甲基尿嘧啶

CAS 登录号　34661-75-1

INN list　27

药效分类　抗高血压药

ATC 分类　C02CA06

乌拉莫司汀

Uramustine（*INN*）

化学结构式

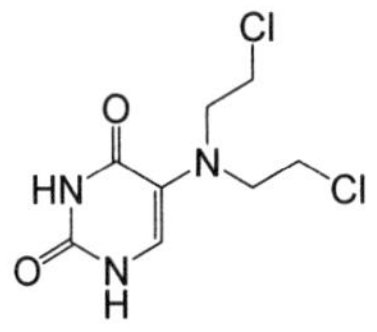

分子式和分子量　$C_8H_{11}Cl_2N_3O_2$　252.10

化学名　5-[Bis(2-chloroethyl)amino]uracil

5-[双(2-氯乙基)氨基]尿嘧啶

CAS 登录号　66-75-1

INN list　13

药效分类　抗肿瘤药

乌拉坦

Urethane（*INN*）

化学结构式

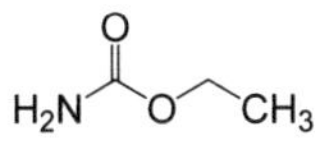

分子式和分子量　$C_3H_7NO_2$　89.09

化学名　Ethyl carbamate

乙基 氨基甲酸酯

CAS 登录号　51-79-6

INN list　1

药效分类　镇静催眠药

乌立妥

Ulipristal（*INN*）

化学结构式

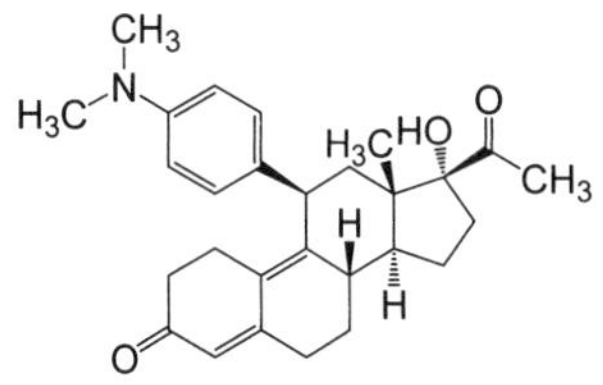

分子式和分子量　$C_{28}H_{35}NO_3$　433.58

化学名　11*β*-[4-(Dimethylamino)phenyl]-17-hydroxy-19-norpregna-4,9-diene-3,20-dione

11*β*-[4-(二甲氨基)苯基]-17-羟基-19-去甲孕甾-4,9-二烯-3,20-二酮

CAS 登录号　159811-51-5

INN list　96

药效分类　孕酮受体调节药

乌磷布韦

Uprifosbuvir（*INN*）

化学结构式

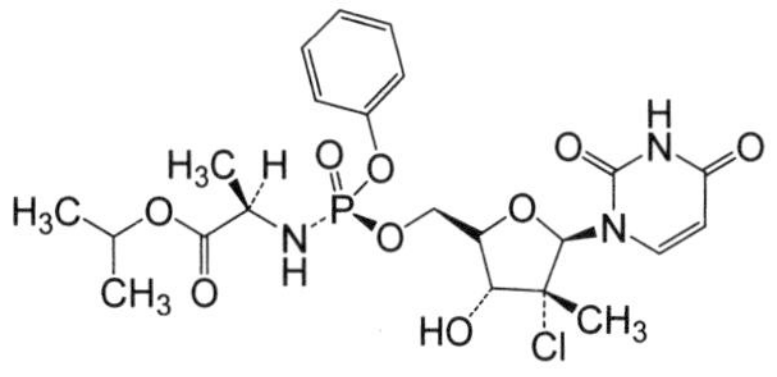

分子式和分子量　$C_{22}H_{29}ClN_3O_9P$　545.91

化学名　Propan-2-yl *N*-[((*R*)-{(2*R*,3*R*,4*R*,5*R*)-4-chloro-5-[2,4-dioxo-3,4-dihydropyrimidin-1(2*H*)-yl]-3-hydroxy-4-methyloxolan-2-yl}methoxy)phenoxyphosphoryl]-D-alaninate

丙-2-基 *N*-[(*R*)-{(2*R*,3*R*,4*R*,5*R*)-4-氯-5-[2,4-二氧基-3,4-二氢嘧啶-1(2*H*)-基]-3-羟基-4-甲基噁烷-2-基}甲氧基)苯氧磷酰基]-D-丙氨酸酯

CAS 登录号　1496551-77-9

INN list　115

药效分类　抗病毒药

乌罗色仑

Uproleselan（*INN*）

分子式和分子量　$C_{60}H_{109}N_3O_{27}$　1304.53

化学结构式

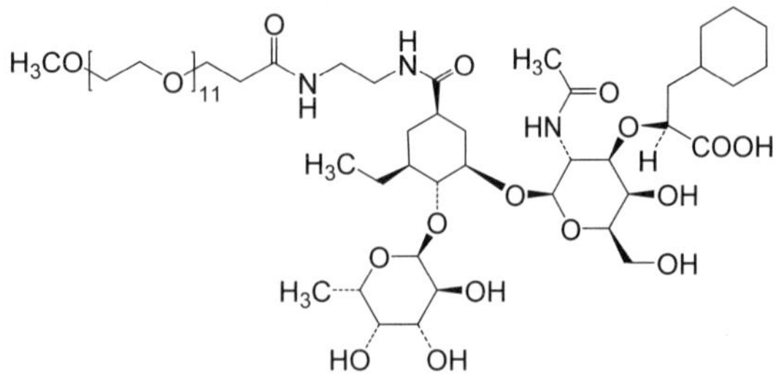

化学名 (2*S*)-2-{2-Acetamido-2-deoxy-1-*O*-[(1*R*,2*R*,3*S*,5*R*)-2-[(6-deoxy-α-L-galactopyranosyl)oxy]-3-ethyl-5-(38-oxo-2,5,8,11,14,17,20,23,26,29,32,35-dodecaoxa-39,42-diazatritetracontan-43-oyl)cyclohexyl]-*β*-D-galactopyranos-3-*O*-yl}-3-cyclohexylpropanoic acid

(2*S*)-2-{2-乙酰氨基-2-脱氧-1-*O*-[(1*R*,2*R*,3*S*,5*R*)-2-[(6-脱氧-α-L-吡喃半乳糖基)氧基]-3-乙基-5-(38-氧代-2,5,8,11,14,17,20,23,26,29,32,35-十二氧杂-39,42-二氮杂四十三烷-43-酰基)环己基]-*β*-D-吡喃半乳糖基-3-*O*-基}-3-环己基丙酸

CAS 登录号 1983970-12-2

INN list 118

药效分类 抗血栓药，抗肿瘤药

乌洛他隆

Ulotaront（*INN*）

化学结构式

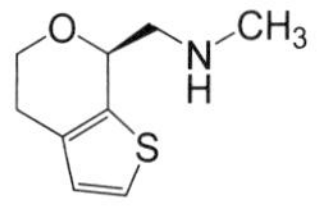

分子式和分子量 $C_9H_{13}NOS$ 183.27

化学名 1-[(7*S*)-4,7-dihydro-5*H*-thieno[2,3-*c*]pyran-7-yl]-*N*-methylmethanamine

1-[(7*S*)-4,7-二氢-5*H*-噻吩并[2,3-*c*]吡喃-7-基]-*N*-甲基甲胺

CAS 登录号 1310426-33-5

INN list 124

药效分类 5-羟色胺受体(5-HT_1A)和痕量胺相关受体 1(TAAR1)激动药，抗精神病药

乌洛托品

Methenamine（*INN*）

化学结构式

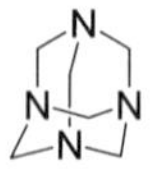

分子式和分子量 $C_6H_{12}N_4$ 140.19

化学名 Hexamethylenetetramine

六亚甲基四胺

CAS 登录号 100-97-0；587-23-5[扁桃酸盐]

INN list 1

药效分类 抗微生物药

ATC 分类 J01XX05

乌美螺酮

Umespirone（*INN*）

化学结构式

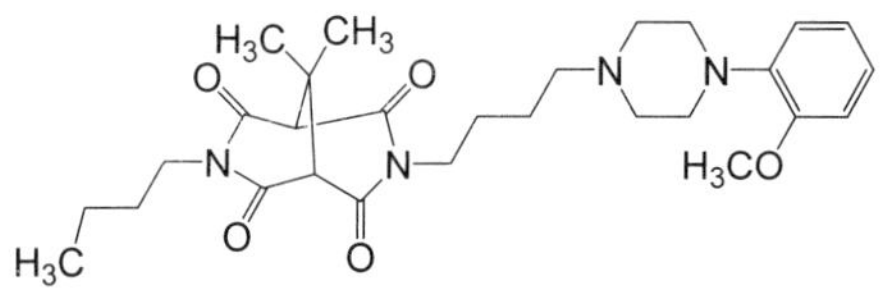

分子式和分子量 $C_{28}H_{40}N_4O_5$ 512.64

化学名 3-Butyl-7-[4-[4-(2-methoxyphenyl)piperazin-1-yl]butyl]-9,9-dimethyl-3,7-diazabicyclo[3.3.1]nonane-2,4,6,8-tetrone

3-丁基-7-[4-[4-(2-甲氧基苯基)哌嗪-1-基]丁基]-9,9-二甲基-3,7-二氮杂双环[3.3.1]壬烷-2,4,6,8-四酮

CAS 登录号 107736-98-1

INN list 60

药效分类 抗焦虑药

乌美溴铵

Umeclidinium Bromide（*INN*）

化学结构式

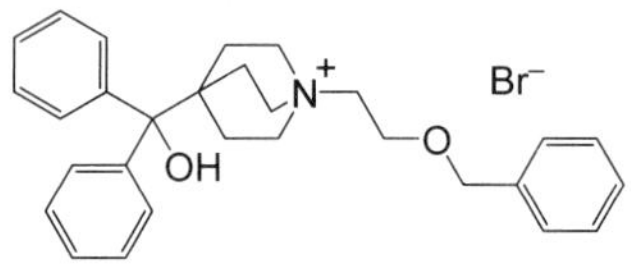

分子式和分子量 $C_{29}H_{34}BrNO_2$ 507.18

化学名 1-{2-[(Benzyl)oxy]ethyl}4-[hydroxydi(phenyl)methyl]-1-azabicyclo[2.2.2]octan-1-ium bromide

溴化 1-{2-[(苄基)氧]乙基}4-[羟基二(苯基)甲基]-1-氮杂双环[2.2.2]辛烷-1-鎓

CAS 登录号 869113-09-7

INN list 106

药效分类 毒蕈碱受体拮抗药

乌姆塞司他

Umibecestat（*INN*）

化学结构式

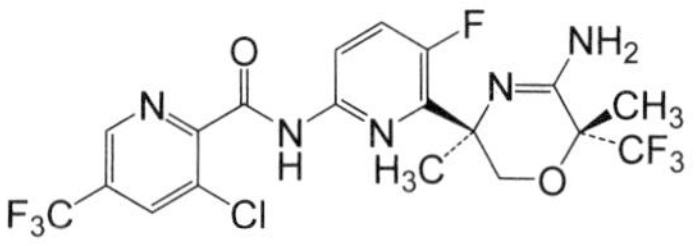

分子式和分子量 $C_{19}H_{15}ClF_7N_5O_2$ 513.80

化学名 *N*-{6-[(3*R*,6*R*)-5-Amino-3,6-dimethyl-6-(trifluoromethyl)-3,6-dihydro-2*H*-1,4-oxazin-3-yl]-5-fluoropyridin-2-yl}-3-chloro-5-(trifluoromethyl)pyridine-2-carboxamide

N-{6-[(3*R*,6*R*)-5-氨基-3,6-二甲基-6-(三氟甲基)-3,6-二氢-2*H*-1,4-噁嗪-3-基]-5-氟吡啶-2-基}-3-氯-5-(三氟甲基)吡啶-2-甲酰胺

CAS 登录号 1387560-01-1

INN list 119

药效分类 β 分泌酶抑制药

乌奈布林

Unesbulin（*INN*）

化学结构式

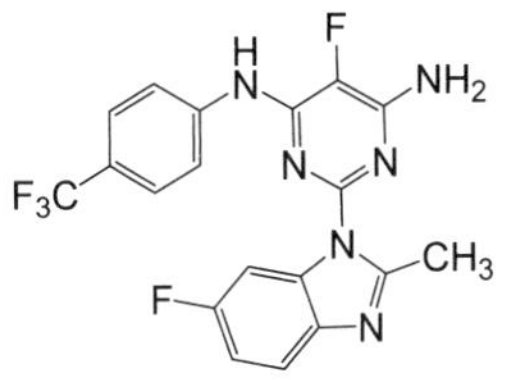

分子式和分子量 $C_{19}H_{13}F_5N_6$ 420.35

化学名 5-Fluoro-2-(6-fluoro-2-methyl-1*H*-benzimidazol-1-yl)-*N*[4]-[4-(trifluoromethyl)phenyl]pyrimidine-4,6-diamine

5-氟-2-(6-氟-2-甲基-1*H*-苯并咪唑-1-基)-*N*[4]-[4-(三氟甲基)苯基]嘧啶-4,6-二胺

CAS 登录号 1610964-64-1

INN list 124

药效分类 微管蛋白结合药，抗肿瘤药

乌诺前列酮

Unoprostone（*INN*）

化学结构式

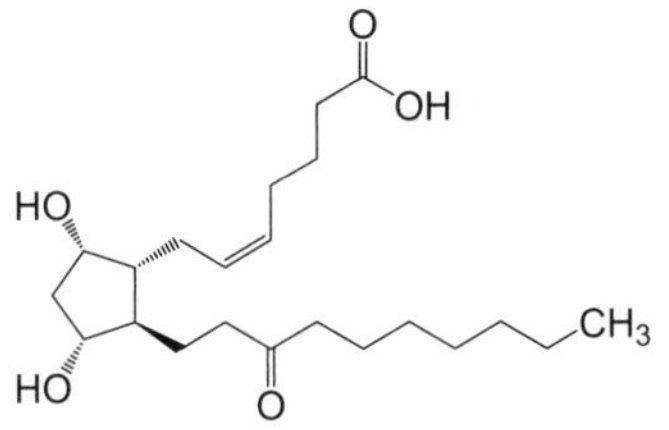

分子式和分子量 $C_{22}H_{38}O_5$ 382.53

化学名 (+)-(*Z*)-7-[(1*R*,2*R*,3*R*,5*S*)-3,5-Dihydroxy-2-(3-oxodecyl)cyclopentyl]-5-heptenoic acid

(+)-(*Z*)-7-[(1*R*,2*R*,3*R*,5*S*)-3,5-二羟基-2-(3-氧代癸基)环戊基]-5-庚烯酸

CAS 登录号 120373-36-6

INN list 66

药效分类 前列腺素类药，抗青光眼药

乌帕司他

Upamostat（*INN*）

化学结构式

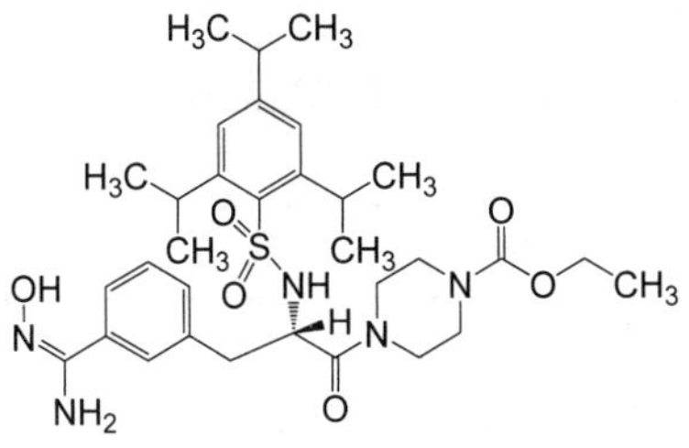

分子式和分子量 $C_{32}H_{47}N_5O_6S$ 629.81

化学名 Ethyl 4-[(2*S*)-3-[3-[(*E*)-*N*'-hydroxycarbamimidoyl]phenyl]-2-[2,4,6-tri(propan-2-yl)benzenesulfonamido]propanoyl]piperazine-1-carboxylate

乙基 4-[(2*S*)-3-[3-[(*E*)-*N*'-羟基甲脒基]苯基]-2-[2,4,6-三(丙烷-2-基)苯磺酰氨基]丙酰基]哌嗪-1-羧酸酯

CAS 登录号 1191101-18-4

INN list 105

药效分类 抗肿瘤药

乌帕替尼

Upadacitinib（*INN*）

化学结构式

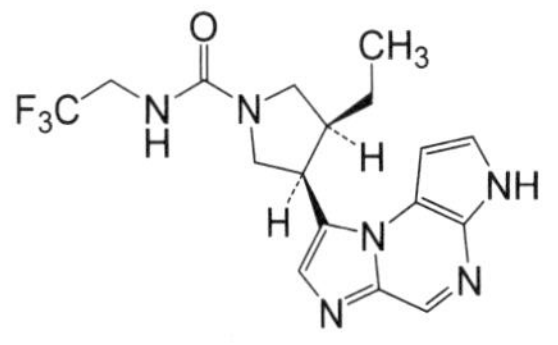

分子式和分子量 $C_{17}H_{19}F_3N_6O$ 380.37

化学名 (3*S*,4*R*)-3-Ethyl-4-(3*H*-imidazo[1,2-*a*]pyrrolo[2,3-*e*]pyrazin-8-yl)-*N*-(2,2,2-trifluoroethyl)pyrrolidine-1-carboxamide

(3*S*,4*R*)-3-乙基-4-(3*H*-咪唑并[1,2-*a*]吡咯并[2,3-*e*]吡嗪-8-基)-*N*-(2,2,2-三氟乙基)吡咯烷-1-甲酰胺

CAS 登录号 1310726-60-3

INN list 115

药效分类 酪氨酸激酶抑制药

乌哌多辛

Upidosin（*INN*）

化学结构式

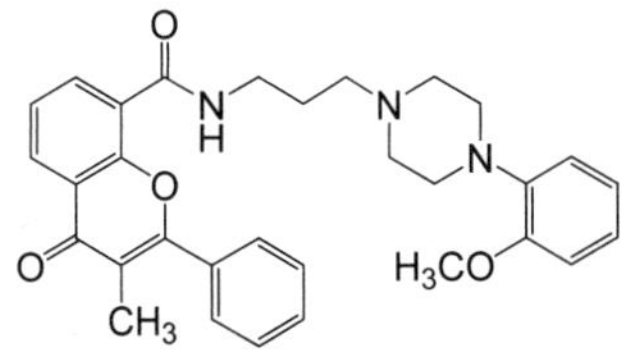

分子式和分子量 $C_{31}H_{33}N_3O_4$ 511.61

化学名 *N*-[3-[4-(*o*-Methoxyphenyl)-1-piperazinyl]propyl]-3-methyl-4-oxo-2-phenyl-4*H*-1-benzopyran-8-carboxamide

N-[3-[4-(2-甲氧基苯基)-1-哌嗪基]丙基]-3-甲基-4-氧代-2-苯基-4*H*-1-苯并吡喃-8-甲酰胺

CAS 登录号 152735-23-4

INN list 80

药效分类 α_1 受体拮抗药

乌培那肟

Upenazime（*INN*）

分子式和分子量 $C_{14}H_{30}N_4O_2$ 286.41

化学结构式

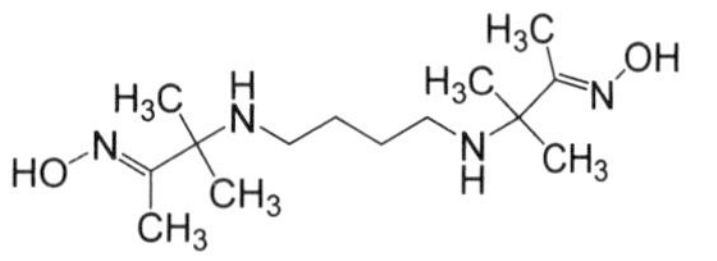

化学名 3,3'-(Tetramethylenediimino)bis[3-methyl-2-butanone] dioxime

3,3'-(四亚甲基二亚氨基)双[3-甲基-2-丁酮]二肟

CAS 登录号 95268-62-5

INN list 77

药效分类 诊断用药

乌曲他可

Udonitrectag（*INN*）

化学结构式

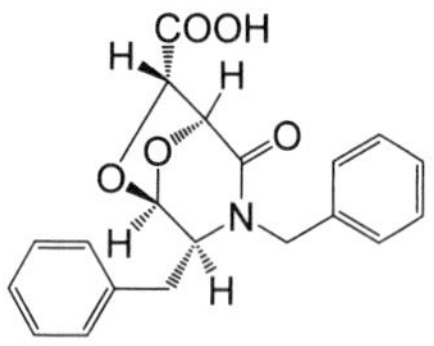

分子式和分子量 $C_{20}H_{19}NO_5$ 353.37

化学名 (1*S*,4*R*,5*R*,7*S*)-3,4-Dibenzyl-2-oxo-6,8-dioxa-3-azabicyclo[3.2.1]octane-7-carboxylic acid

(1*S*,4*R*,5*R*,7*S*)-3,4-二苄基-2-氧代-6,8-二氧杂-3-氮杂双环[3.2.1]辛烷-7-羧酸

CAS 登录号 1458063-04-1

INN list 122

药效分类 神经营养素模拟物

乌瑞磷

Uredofos（*INN*）

化学结构式

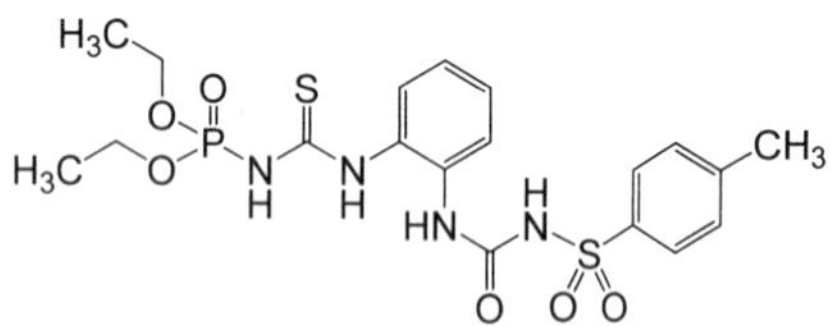

分子式和分子量 $C_{19}H_{25}N_4O_6PS_2$ 500.53

化学名 1-[2-(Diethoxyphosphorylcarbamothioylamino)phenyl]-3-(4-methylphenyl)sulfonylurea

1-[2-(二乙氧基膦酰基硫代氨甲酰基氨基)苯基]-3-(4-甲苯基)磺酰脲

CAS 登录号 52406-01-6

INN list 37

药效分类 抗蠕虫药

乌瑞替派

Uredepa（*INN*）

分子式和分子量 $C_7H_{14}N_3O_3P$ 219.18

化学结构式

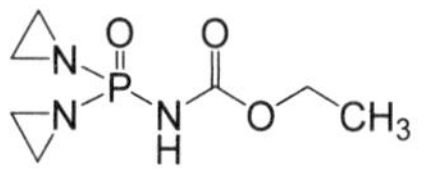

化学名 Ethyl [bis(l-aziridinyl)phosphinyl]carbamate

乙基 [双(l-氮丙啶基)磷酰基]氨基甲酸酯

CAS 登录号 302-49-8

INN list 13

药效分类 抗肿瘤药

乌司拉必利

Usmarapride（*INN*）

化学结构式

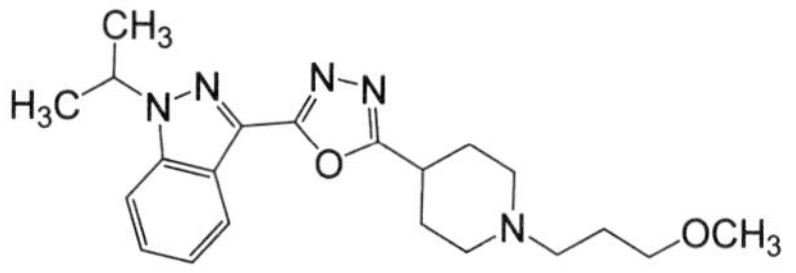

分子式和分子量 $C_{21}H_{29}N_5O_2$ 383.50

化学名 3-{5-[1-(3-Methoxypropyl)piperidin-4-yl]-1,3,4-oxadiazol-2-yl}-1-(propan-2-yl)-1*H*-indazole

3-{5-[1-(3-甲氧基丙基)哌啶-4-基]-1,3,4-噁二唑-2-基}-1-(丙-2-基)-1*H*-吲唑

CAS 登录号 1428862-32-1

INN list 124

药效分类 5-羟色胺(5-HT_4)受体部分激动药

乌替普利

Utibapril（*INN*）

化学结构式

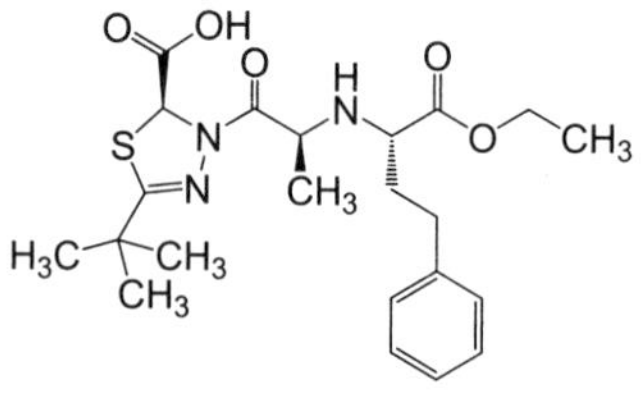

分子式和分子量 $C_{22}H_{31}N_3O_5S$ 449.56

化学名 (2*S*)-5-*tert*-Butyl-3-[(2*S*)-2-[[(2*S*)-1-ethoxy-1-oxo-4-phenyl butan-2-yl]amino]propanoyl]-2*H*-1,3,4-thiadiazole-2-carboxylic acid

(2*S*)-5-叔丁基-3-[(2*S*)-2-[[(2*S*)-1-乙氧基-1-氧代-4-苯基丁-2-基]氨基]丙酰基]-2*H*-1,3,4-噻二唑-2-羧酸

CAS 登录号 109683-61-6

INN list 63

药效分类 抗高血压药，血管紧张素转换酶抑制药

乌替普利拉

Utibaprilat（*INN*）

分子式和分子量 $C_{20}H_{27}N_3O_5S$ 421.51

化学结构式

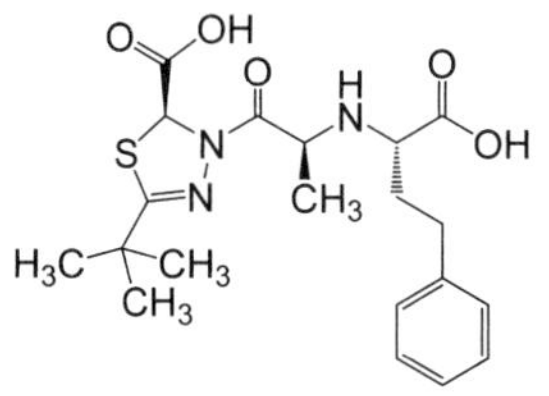

化学名 (2*S*)-5-*tert*-Butyl-3-[(2*S*)-2-[[(1*S*)-1-carboxy-3-phenylpropyl]amino]propanoyl]-2*H*-1,3,4-thiadiazole-2-carboxylic acid

(2*S*)-5-叔丁基-3-[(2*S*)-2-[[(1*S*)-1-羧基-3-苯基丙基]氨基]丙酰基]-2*H*-1,3,4-噻二唑-2-羧酸

CAS 登录号 109683-79-6

INN list 65

药效分类 抗高血压药，血管紧张素转换酶抑制药

乌西他派

Usistapide（*INN*）

化学结构式

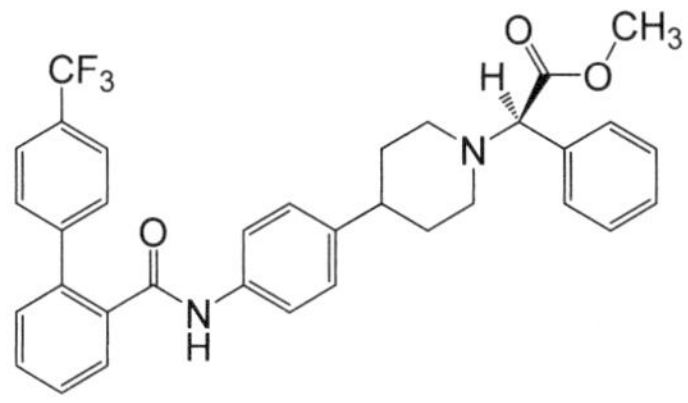

分子式和分子量 $C_{34}H_{31}F_3N_2O_3$ 572.62

化学名 Methyl (2*S*)-2-phenyl-2-[4-(4-[4'-(trifluoromethyl)-[1,1'-biphenyl]-2-carboxamido]phenyl)piperidin-1-yl]acetate

甲基 (2*S*)-2-苯基-2-[4-(4-[4'-(三氟甲基)-[1,1'-联苯基]-2-甲酰氨基]苯基)哌啶-1-基]乙酸酯

CAS 登录号 403989-79-7

INN list 104

药效分类 降血脂药

乌赞色替

Uzansertib（*INN*）

化学结构式

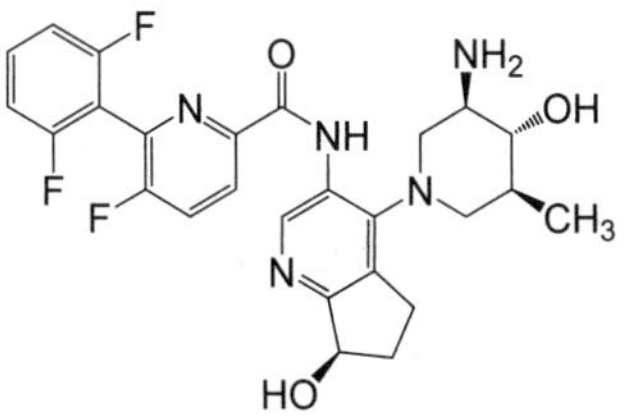

分子式和分子量 $C_{26}H_{26}F_3N_5O_3$ 513.52

化学名 *N*-{(7*R*)-4-[(3*R*,4*R*,5*S*)-3-Amino-4-hydroxy-5-methylpiperidin-1-yl]-7-hydroxy-6,7-dihydro-5*H*-cyclopenta[*b*]pyridin-3-yl}-6-(2,6-difluorophenyl)-5-fluoropyridine-2-carboxamide

N-{(7*R*)-4-[(3*R*,4*R*,5*S*)-3-氨基-4-羟基-5-甲基哌啶-1-基]-7-羟基-6,7-二氢-5*H*-环戊熳并[*b*]吡啶-3-基}-6-(2,6-二氟苯基)-5-氟吡啶-2-甲酰胺

CAS 登录号 1620012-39-6

INN list 122

药效分类 抗肿瘤药

五氟骨化醇

Pefcalcitol（*INN*）

化学结构式

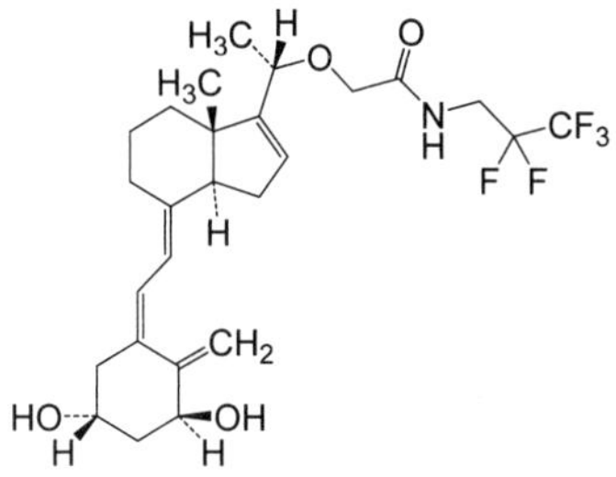

分子式和分子量 $C_{26}H_{34}F_5NO_4$ 519.55

化学名 2-{[(1*S*,3*R*,5*Z*,7*E*,20*S*)-1,3-Dihydroxy-9,10-secopregna-5,7,10(19),16-tetraen-20-yl]oxy}-*N*-(2,2,3,3,3-pentafluoropropyl)acetamide

2-{[(1*S*,3*R*,5*Z*,7*E*,20*S*)-1,3-二羟基-9,10-断孕甾-5,7,10(19),16-四烯-20-基]氧基}-*N*-(2,2,3,3,3-五氟丙基)乙酰胺

CAS 登录号 381212-03-9

INN list 107

药效分类 抗银屑病药

五氟拉诺

Pentafluranol（*INN*）

化学结构式

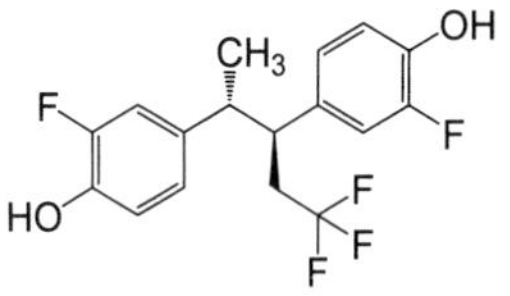

分子式和分子量 $C_{17}H_{15}F_5O_2$ 346.29

化学名 4,4'-[(1*R*,2*S*)-1-Methyl-2-(2,2,2-trifluoroethyl)ethylene]bis(2-fluorophenol)

4,4'-[(1*R*,2*S*)-1-甲基-2-(2,2,2-三氟乙基)亚乙基]双(2-氟苯酚)

CAS 登录号 65634-39-1

INN list 38

药效分类 前列腺增生治疗药

五氟利多

Penfluridol（*INN*）

化学结构式

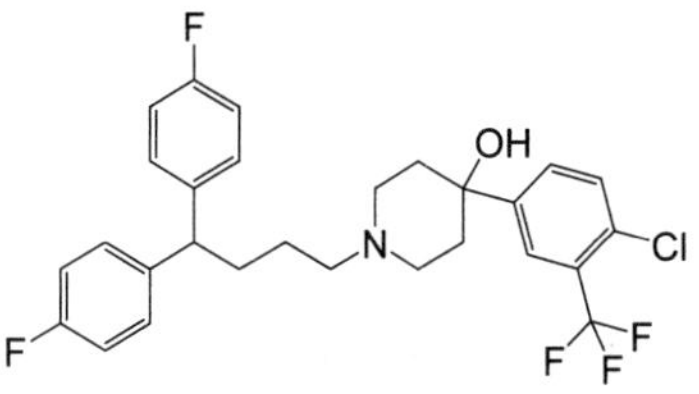

分子式和分子量 $C_{28}H_{27}ClF_5NO$ 523.97

化学名 1-[4,4-Bis(4-fluorophenyl)butyl]-4-(4-chloro-3-(trifluoromethyl)phenyl]-4-piperidinol

1-[4,4-双(4-氟苯基)丁基]-4-(4-氯-3-(三氟甲基)苯基]-4-哌啶醇

CAS 登录号 26864-56-2

INN list 24

药效分类 抗精神病药

五甲溴铵

Pentamethonium Bromide（*INN*）

化学结构式

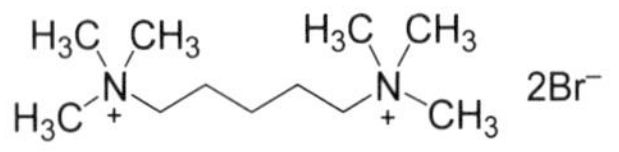

分子式和分子量 $C_{11}H_{28}Br_2N_2$ 348.16

化学名 Trimethyl-[5-(trimethylazaniumyl)pentyl]azanium dibromide

二溴化 三甲基-[5-(三甲基铵基)戊基]铵

CAS 登录号 541-20-8; 2365-25-5[五甲铵]

INN list 1

药效分类 抗高血压药

戊巴比妥

Pentobarbital（*INN*）

化学结构式

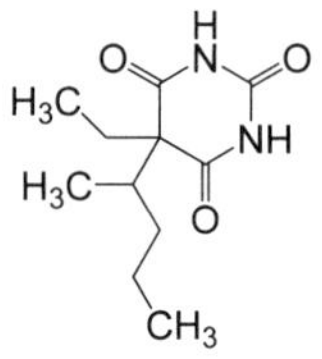

分子式和分子量 $C_{11}H_{18}N_2O_3$ 226.2

化学名 (±)-5-Ethyl-5-(1-methylbutyl)barbituric acid

(±)-5-乙基-5-(1-甲基丁基)巴比妥酸

CAS 登录号 76-74-4; 57-33-0[钠盐]

INN list 1

药效分类 镇静催眠药

戊地胺

Valdetamide（*INN*）

化学结构式

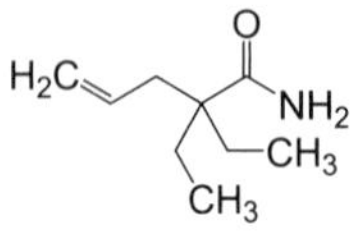

分子式和分子量 $C_9H_{17}NO$ 155.24

化学名 2,2-Diethyl-4-pentenamide

2,2-二乙基-4-戊烯酰胺

CAS 登录号 512-48-1

INN list 51

药效分类 催眠药

戊二醛

Glutaral（*INN*）

化学结构式

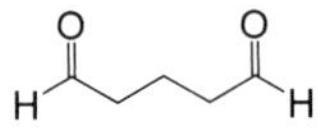

分子式和分子量 $C_5H_8O_2$ 100.12

化学名 Pentanedial

戊二醛

CAS 登录号 111-30-8

INN list 29

药效分类 消毒药

戊氟噻嗪

Penflutizide（*INN*）

化学结构式

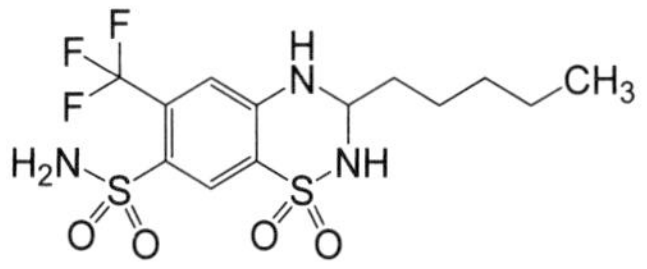

分子式和分子量 $C_{13}H_{18}F_3N_3O_4S_2$ 401.42

化学名 3,4-Dihydro-3-pentyl-6-(trifluoromethyl)-2*H*-1,2,4-benzothiadiazine-7-sulfonamide 1,1-dioxide

3,4-二氢-3-戊基-6-(三氟甲基)-2*H*-1,2,4-苯并噻二嗪-7-磺酰胺 1,1-二氧化物

CAS 登录号 1766-91-2

INN list 29

药效分类 利尿药

戊甲睾醇

Penmesterol（*INN*）

化学结构式

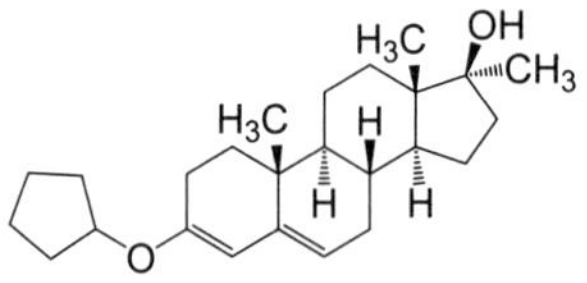

分子式和分子量 $C_{25}H_{38}O_2$ 370.57

化学名 3-(Cyclopentyloxy)-17-methylandrosta-3,5-dien-17β-ol

3-(环戊氧基)-17-甲基雄甾-3,5-二烯-17β-醇

CAS 登录号 67-81-2

INN list 14

药效分类 雄激素类药

戊间甲酚

Amylmetacresol（*INN*）

化学结构式

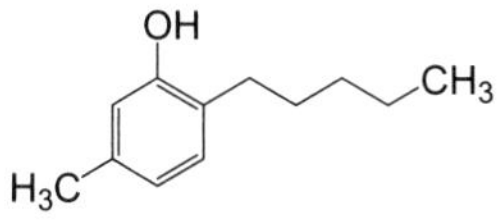

分子式和分子量 $C_{12}H_{18}O$ 178.27

化学名 6-Pentyl-*m*-cresol

6-戊基-3-甲基苯酚

CAS 登录号 1300-94-3

INN list 55

药效分类 消毒防腐药

戊卡色林

Vabicaserin（*INN*）

化学结构式

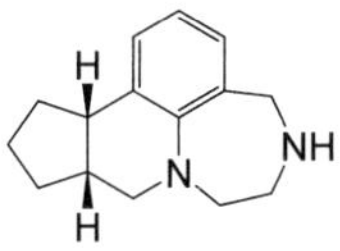

分子式和分子量 $C_{15}H_{20}N_2$ 228.34

化学名 (12*R*,16*S*)-7,10-Diazatetracyclo[8.6.1.$0^{5,17}$.$0^{12,16}$]heptadeca-1,3,5(17)-triene

(12*R*,16*S*)-7,10-二氮杂四环[8.6.1.$0^{5,17}$.$0^{12,16}$]十七烷-1,3,5(17)-三烯

CAS 登录号 620948-93-8; 620948-34-7[盐酸盐]

INN list 95

药效分类 5-羟色胺受体激动药，抗精神病药

戊康唑

Valconazole（*INN*）

化学结构式

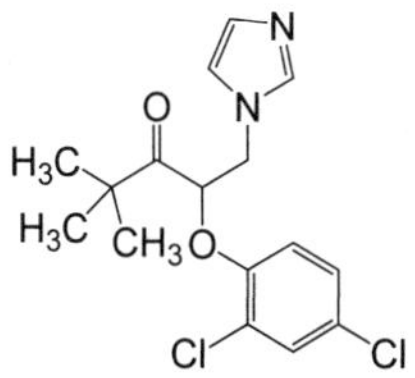

分子式和分子量 $C_{16}H_{18}Cl_2N_2O_2$ 341.23

化学名 (±)-2-(2,4-Dichlorophenoxy)-l-imidazol-l-yl-4,4-dimethyl-3-pentanone

(±)-2-(2,4-二氯苯氧基)-l-咪唑-l-基-4,4-二甲基-3-戊酮

CAS 登录号 56097-80-4

INN list 40

药效分类 抗真菌药

戊吗酮

Pentamorphone（*INN*）

化学结构式

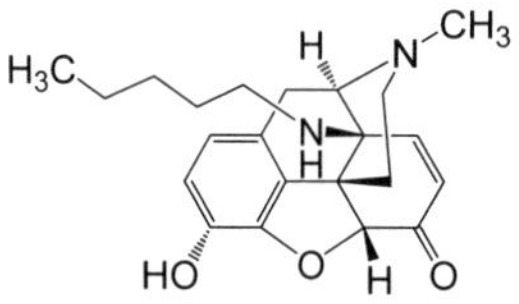

分子式和分子量 $C_{22}H_{28}N_2O_3$ 368.47

化学名 7,8-Didehydro-4,5*α*-epoxy-3-hydroxy-17-methyl-14-(pentylamino)morphinan-6-one

7,8-二去氢-4,5*α*-桥氧-3-羟基-17-甲基-14-(戊氨基)吗啡喃-6-酮

CAS 登录号 68616-83-1

INN list 60

药效分类 镇痛药

戊诺酰胺

Valnoctamide（*INN*）

化学结构式

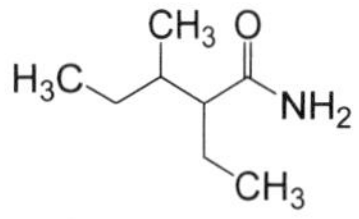

分子式和分子量 $C_8H_{17}NO$ 143.23

化学名 2-Ethyl-3-methylvaleramide

2-乙基-3-甲基戊酰胺

CAS 登录号 4171-13-5

INN list 11

药效分类 镇静催眠药

戊哌醇

Valperinol（*INN*）

化学结构式

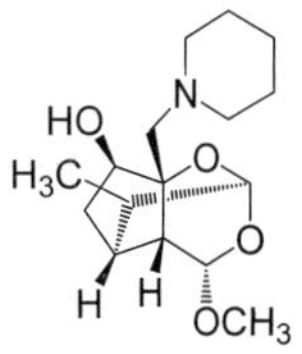

分子式和分子量 $C_{16}H_{27}NO_4$ 297.39

化学名 (1*R*,3*R*,4*S*,6*R*,7S,8*R*,10*R*)-8-Methoxy-10-methyl-3-(piperidin-1-ylmethyl)-2,9-dioxatricyclo[4.3.1.$0^{3,7}$]decan-4-ol

(1*R*,3*R*,4*S*,6*R*,7*S*,8*R*,10*R*)-8-甲氧基-10-甲基-3-(哌啶-1-基甲基)-2,9-二氧杂三环[4.3.1.$0^{3,7}$]癸烷-4-醇

CAS 登录号 64860-67-9

INN list 41

药效分类 催眠药

戊哌立特

Pentapiperide（*INN*）

化学结构式

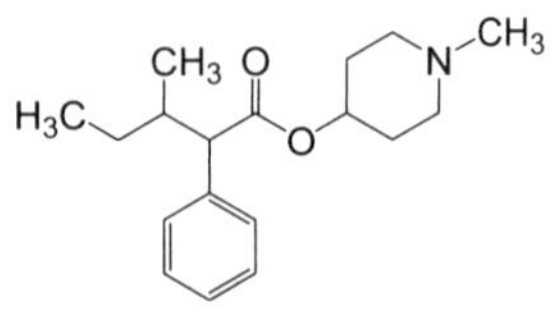

分子式和分子量　$C_{18}H_{27}NO_2$　289.41

化学名　1-Methylpiperidin-4-yl 3-methyl-2-phenylpentanoate

1-甲基哌啶-4-基 3-甲基-2-苯基戊酸酯

CAS 登录号　7009-54-3

INN list　10

药效分类　解痉药，抗胆碱药

戊齐酮

Pentizidone（*INN*）

化学结构式

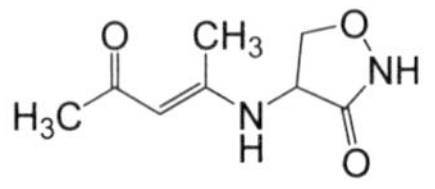

分子式和分子量　$C_8H_{12}N_2O_3$　184.20

化学名　(*R*)-4-[(l-Methyl-3-oxo-l-butenyl)amino]-3-isoxazolidinone

(*R*)-4-[(l-甲基-3-氧代-l-丁烯基)氨基]-3-异噁唑烷二酮

CAS 登录号　55694-83-2; 59831-62-8[单钠盐半水合物]

INN list　37

药效分类　抗菌药

戊前列烯

Penprostene（*INN*）

化学结构式

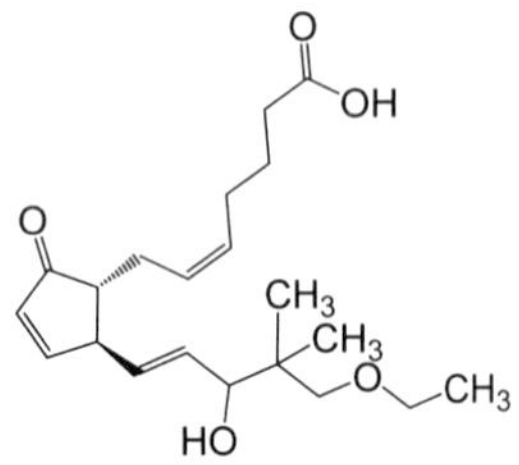

分子式和分子量　$C_{21}H_{32}O_5$　364.48

化学名　(±)-(*Z*)-7-[(1*R**,2*R**)-2-[(*E*)3*R**-5-Ethoxy-3-hydroxy-4,4-dimethyl-1-pentenyl]-5-oxo-3-cyclopenten-1-yl]-5-heptenoic acid

(±)-(*Z*)-7-[(1*R**,2*R**)-2-[(*E*)3*R**-5-乙氧基-3-羟基-4,4-二甲基-1-戊烯基]-5-氧代-3-环戊烯-1-基]-5-庚烯酸

CAS 登录号　61557-12-8

INN list　37

药效分类　前列腺素类药

戊曲酯

Valtrate（*INN*）

化学结构式

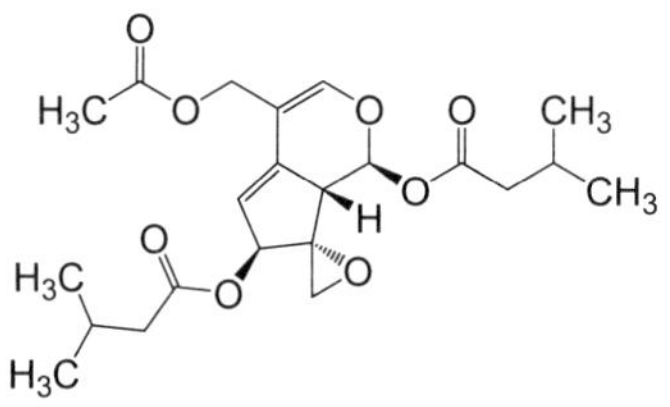

分子式和分子量　$C_{22}H_{30}O_8$　422.47

化学名　[(1*S*,6*S*,7*R*,7*aS*)-4-(Acetyloxymethyl)-1-(3-methylbutanoyloxy)spiro[6,7*a*-dihydro-1*H*-cyclopenta[c]pyran-7,2'-oxirane]-6-yl] 3-methylbutanoate

[(1*S*,6*S*,7*R*,7*aS*)-4-(乙酰氧基甲基)-1-(3-甲基丁酰氧基)螺[6,7*a*-二氢-1*H*-环戊熳并[*c*]吡喃-7,2'-环氧乙烷]-6-基] 3-甲基丁酸酯

CAS 登录号　18296-44-1

INN list　17

药效分类　镇静催眠药

戊柔比星

Valrubicin（*INN*）

化学结构式

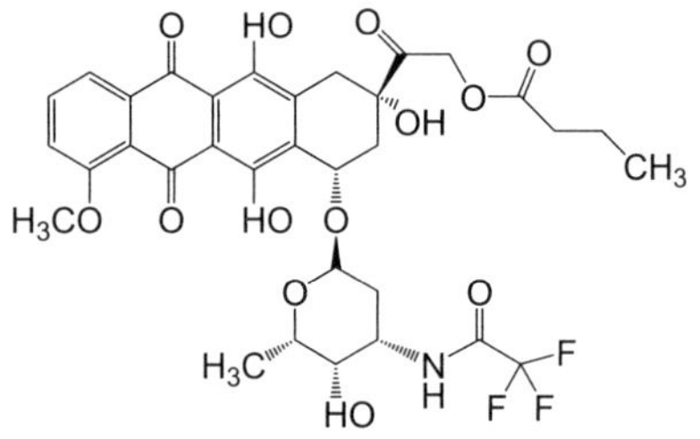

分子式和分子量　$C_{34}H_{36}F_3NO_{13}$　723.64

化学名　(8*S*,10*S*)-8-Glycoloyl-7,8,9,10-tetrahydro-6,8,11-trihydroxy-1-methoxy-10-[[2,3,6-trideoxy-3-(2,2,2-trifluoroacetamido)-α-L-lyxo-hexopyranosyl]oxy]-5,12-naphthacenedione 8^2-valerate

(8*S*,10*S*)-8-乙醇酰基-7,8,9,10-四氢-6,8,11-三羟基-1-甲氧基-10-[[2,3,6-三脱氧-3-(2,2,2-三氟乙酰氨基)-α-L-吡喃来苏己糖基]氧基]-5,12-并四苯二酮 8^2-戊酸酯

CAS 登录号　56124-62-0

INN list　79

药效分类　抗生素类抗肿瘤药

ATC 分类　L01DB09

戊沙溴铵

Valethamate Bromide（*INN*）

化学结构式

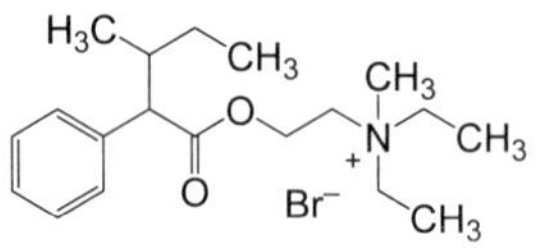

分子式和分子量　$C_{19}H_{32}BrNO_2$　386.37

化学名 *N,N*-Diethyl-*N*-methyl-2-(3-methyl-2-phenylvaleryloxy) ethylammonium bromide

溴化 *N,N*-二乙基-*N*-甲基-2-(3-甲基-2-苯基戊酰氧基)乙铵

CAS 登录号 90-22-2

药效分类 解痉药

戊司泊达

Valspodar（*INN*）

化学结构式

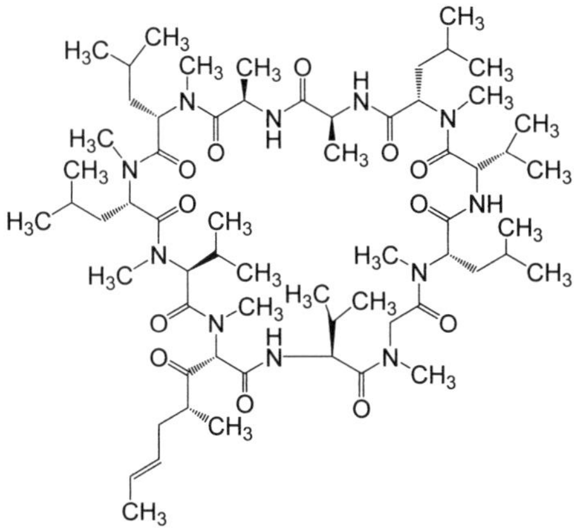

分子式和分子量 $C_{63}H_{111}N_{11}O_{12}$ 1214.62

化学名 Cyclo[[(2*S*,4*R*,6*E*)-4-methyl-2-(methylamino)-3-oxo-6-octenoyl]-L-valyl-*N*-methylglycyl-*N*-methyl-L-leucyl-L-valyl-*N*-methyl-L-leucyl-L-alanyl-D-alanyl-*N*-methyl-L-leucyl-*N*-methyl-L-leucyl-*N*-methyl-L-valyl]

环[[(2*S*,4*R*,6*E*)-4-甲基-2-(甲氨基)-3-氧代-6-辛烯酰基]-L-缬氨酰-*N*-甲基甘氨酰-*N*-甲基-L-亮氨酰-L-缬氨酰-*N*-甲基-L-亮氨酰-L-丙氨酰-D-丙氨酰-*N*-甲基-L-亮氨酰-*N*-甲基-L-亮氨酰-*N*-甲基-L-缬氨酰]

CAS 登录号 121584-18-7

INN list 76

药效分类 抗肿瘤药

戊四氮

Pentetrazole（*INN*）

化学结构式

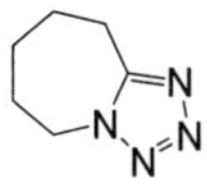

分子式和分子量 $C_6H_{10}N_4$ 138.17

化学名 6,7,8,9-Tetrahydro-5*H*-tetrazoloazepine

6,7,8,9-四氢-5*H*-四唑并氮杂草

CAS 登录号 54-95-5

药效分类 中枢神经兴奋药

戊四硝酯

Pentaerythritol Tetranitrate（*INN*）

分子式和分子量 $C_5H_8N_4O_{12}$ 316.14

化学结构式

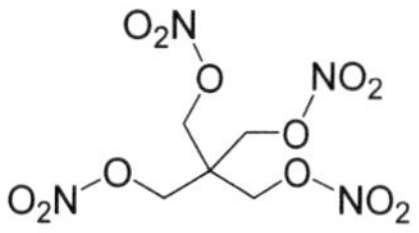

化学名 2,2-Bis(hyroxymethyl)-1,3-propanediol tetranitrate

2,2-双(羟甲基)-1,3-丙二醇四硝酸酯

CAS 登录号 78-11-5

INN list 1

药效分类 有机硝酸酯类抗心肌缺血药

ATC 分类 C01DA05

戊四烟酯

Niceritrol（*INN*）

化学结构式

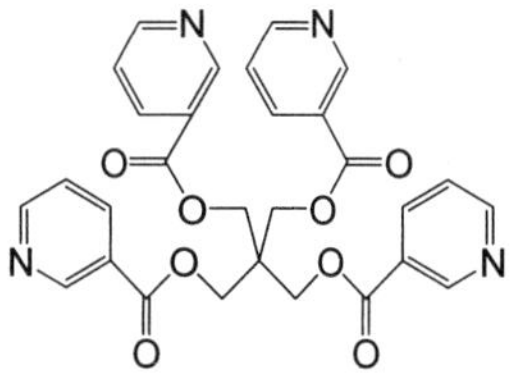

分子式和分子量 $C_{29}H_{24}N_4O_8$ 556.52

化学名 Pentaerythritol nicotinate

戊四醇烟酸酯

CAS 登录号 5868-05-3

INN list 23

药效分类 降血脂药

ATC 分类 C10AD01

戊酸雌二醇

Estradiol Valerate（*INN*）

化学结构式

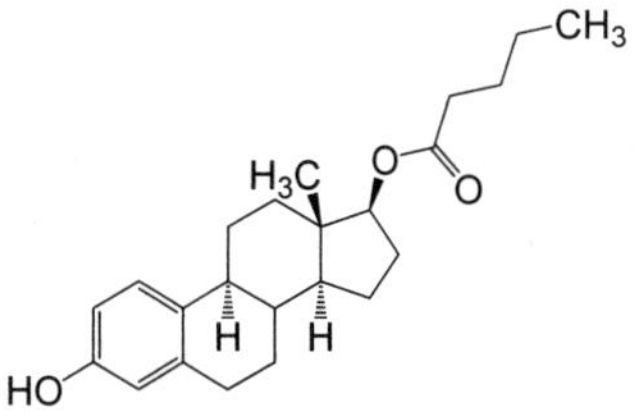

分子式和分子量 $C_{23}H_{32}O_3$ 356.50

化学名 Estradiol-17-pentanoate

雌甾二醇-17-戊酸酯

CAS 登录号 979-32-8

INN list 35

药效分类 雌激素类药

戊烯比妥

Vinbarbital（*INN*）

分子式和分子量 $C_{11}H_{16}N_2O_3$ 224.26

化学结构式

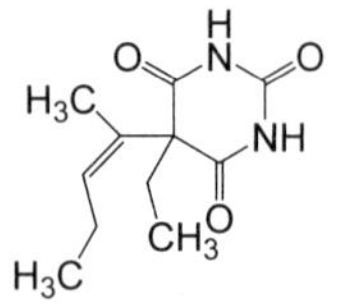

化学名 5-Ethyl-5-(l-methyl-l-butenyl)barbituric acid

5-乙基-5-(l-甲基-l-丁烯基)巴比妥酸

CAS 登录号 125-42-8

INN list 1

药效分类 镇静催眠药

戊硝醇

Pentrinitrol（*INN*）

化学结构式

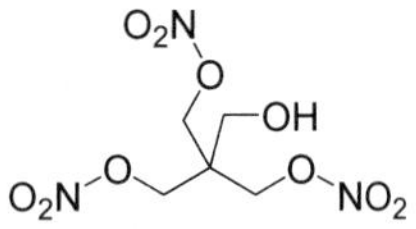

分子式和分子量 $C_5H_9N_3O_{10}$ 271.14

化学名 Pentaerythritol trinitrate

季戊四醇 三硝酸酯

CAS 登录号 1607-17-6

INN list 29

药效分类 血管扩张药

戊氧氯醛

Penthrichloral（*INN*）

化学结构式

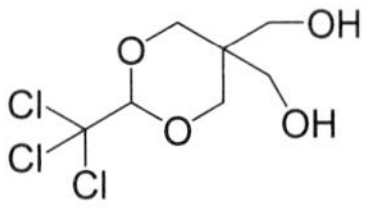

分子式和分子量 $C_7H_{11}C1_3O_4$ 265.52

化学名 5,5-Di(hydroxymethyl)-2-trichloromethyl-1,3-dioxan

5,5-二(羟甲基)-2-三氯甲基-1,3-二氧噁烷

CAS 登录号 5684-90-2

INN list 14

药效分类 镇静催眠药

西阿尼醇

Cianidanol（*INN*）

化学结构式

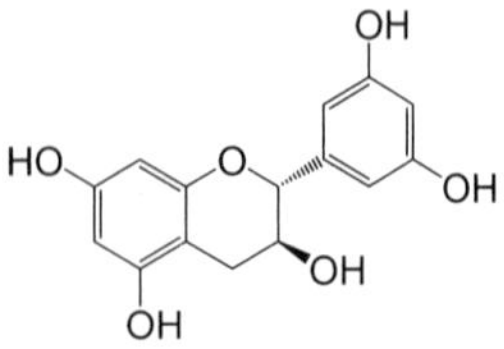

分子式和分子量 $C_{15}H_{14}O_6$ 290.27

化学名 (2*R*,3*S*)-2-(3,4-Dihydroxyphenyl)-3,4-dihydro-2*H*-chromene-3,5,7-triol

(2*R*,3*S*)-2-(3,4-二羟基苯基)-3,4-二氢-2*H*-色烯-3,5,7-三醇

CAS 登录号 154-23-4

INN list 44

药效分类 保肝药

西奥骨化醇

Seocalcitol（*INN*）

化学结构式

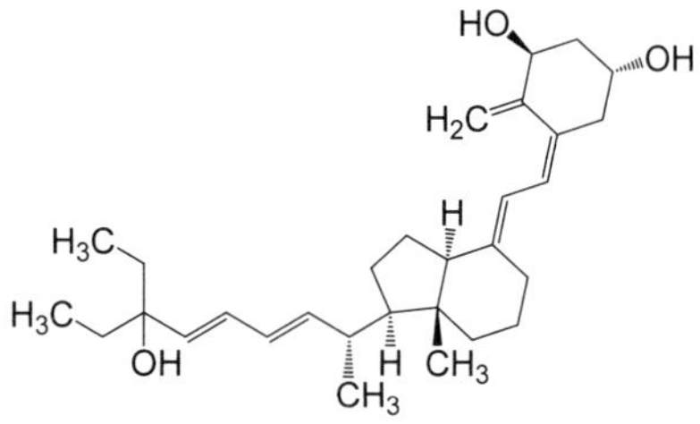

分子式和分子量 $C_{30}H_{46}O_3$ 454.68

化学名 (5*Z*,7*E*,22*E*,24*E*)-24*a*,26*a*,27*a*-Trihomo-9,10-secochol-esta-5,7,10(19),22,24-pentaene-1*a*,3*β*,25-triol

(5*Z*,7*E*,22*E*,24*E*)-24*a*,26*a*,27*a*-三增-9,10-开环胆甾烷-5,7,10(19),22,24-五烯-1*a*,3*β*,25-三醇

CAS 登录号 134404-52-7

INN list 78

药效分类 维生素类药

西巴西坦

Cebaracetam（*INN*）

化学结构式

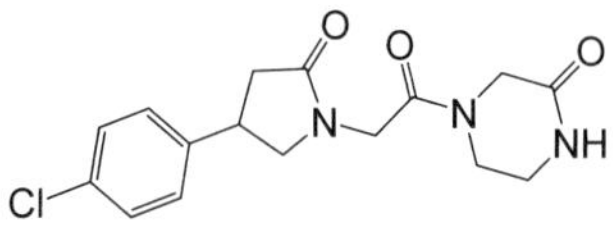

分子式和分子量 $C_{16}H_{18}ClN_3O_3$ 335.79

化学名 (±)-4-[[4-(*p*-Chlorophenyl)-2-oxo-1-pyrrolidinyl]acetyl]-2-piperazinone

(±)-4-[[4-(4-氯苯基)-2-氧代-1-吡咯烷基]乙酰基]-2-哌嗪酮

CAS 登录号 113957-09-8

INN list 66

药效分类 促智药

西贝那德

Sibenadet（*INN*）

化学结构式

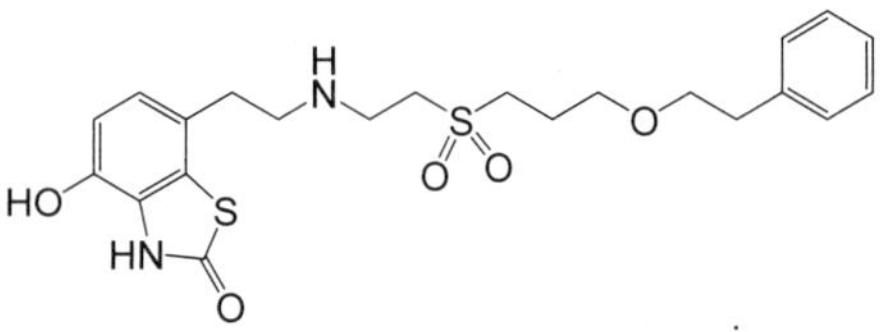

分子式和分子量 $C_{22}H_{28}N_2O_5S_2$ 464.60

化学名 4-Hydroxy-7-[2-[2-[3-phenylethoxy-propane-1-sulfonyl]ethylamino]ethyl]-3*H*-benzothiazol-2-one

4-羟基-7-[2-[2-[3-苯乙氧基丙基-1-磺酰基]乙氨基]乙基]-3*H*-苯并噻唑-2-酮

CAS 登录号 154189-40-0; 154189-24-9[盐酸盐]

INN list 84

药效分类 β 受体激动药，抗慢性阻塞性肺病药

西苯唑啉

Cibenzoline（*INN*）

化学结构式

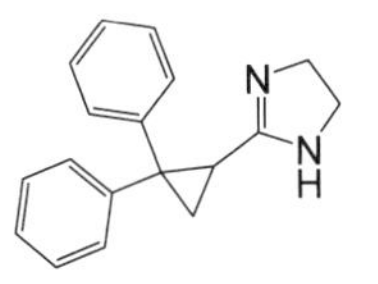

分子式和分子量 $C_{18}H_{18}N_2$ 262.35

化学名 (+)-2-(2,2-Diphenylcyclopropyl)-2-imidazoline

(+)-2-(2,2-二苯基环丙基)-2-咪唑啉

CAS 登录号 53267-01-9; 100678-32-8[琥珀酸盐]

INN list 40

药效分类 抗心律失常药

ATC 分类 C01BG07

西比尼克林

Simpinicline（*INN*）

化学结构式

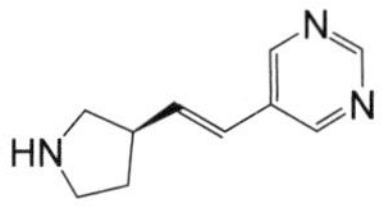

分子式和分子量 $C_{10}H_{13}N_3$ 175.24

化学名 5-{(1*E*)-2-[(3*R*)-Pyrrolidin-3-yl]ethen-1-yl}pyrimidine

5-{(1*E*)-2-[(3*R*)-吡咯烷-3-基]乙烯-1-基}嘧啶

CAS 登录号 753015-44-0

INN list 124

药效分类 烟碱型乙酰胆碱受体(nAChR)激动药

西吡氯铵

Cetylpyridinium Chloride（*INN*）

化学结构式

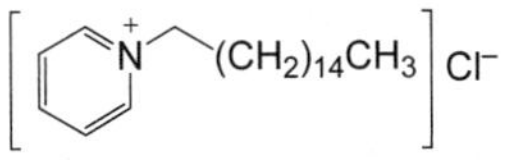

分子式和分子量 $C_{21}H_{38}ClN$ 339.99

化学名 1-Hexadecylpyridinium chloride

氯化 1-十六烷基吡啶鎓

CAS 登录号 123-03-5; 6004-24-6[水合物]

INN list 1

药效分类 消毒防腐药

西波吡啶

Sibopirdine（*INN*）

化学结构式

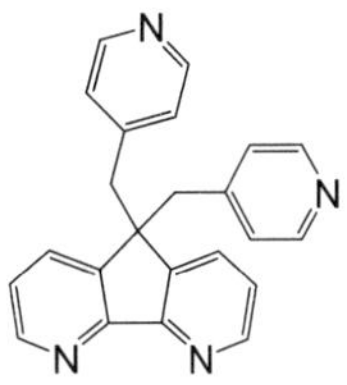

分子式和分子量 $C_{23}H_{18}N_4O$ 350.43

化学名 5,5-Bis(4-pyridylmethyl)-5*H*-cyclopenta[2,1-*b*:3,4-*b*']dipyridine

5,5-二(4-吡啶基甲基)-5*H*-环戊熳并[2,1-*b*:3,4-*b*']二吡啶

CAS 登录号 12295-18-4; 139781-09-2[水合物]

INN list 69

药效分类 促智药，抗早老性痴呆药

西波洛可

Sibofimloc（*INN*）

化学结构式

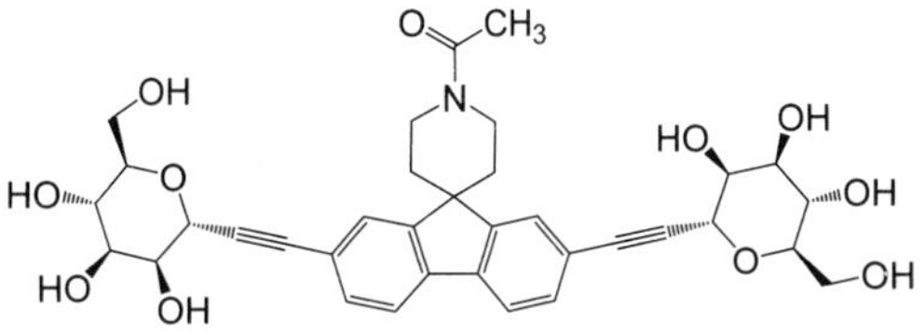

分子式和分子量 $C_{35}H_{39}NO_{11}$ 649.684

化学名 1-[2,7-Bis[2-[(2*R*,3*S*,4*R*,5*S*,6*R*)-3,4,5-trihydroxy-6-(hydroxymethyl)oxan-2-yl]ethynyl]spiro[fluorene-9,4'-piperidine]-1'-yl]ethanone

1-[2,7-双[2-[(2*R*,3*S*,4*R*,5*S*,6*R*)-3,4,5-三羟基-6-(羟甲基)氧杂环己烷烷-2-基]乙炔基]螺[芴-9,4'-哌啶]-1'-基]乙酮

CAS 登录号 1616113-45-1

INN list 120

药效分类 大肠杆菌纤维(FimH)黏附素抑制药

西博帕多

Cebranopadol（*INN*）

化学结构式

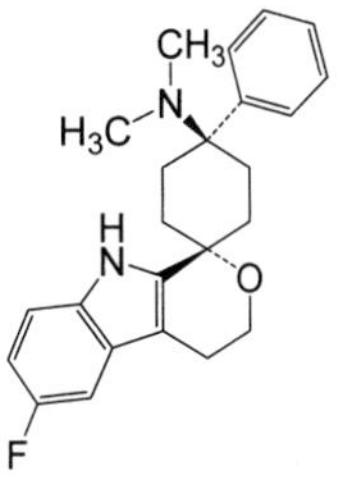

分子式和分子量 $C_{24}H_{27}FN_2O$ 378.21

化学名 *trans*-6'-Fluoro-*N*,*N*-dimethyl-4-phenyl-4',9'-dihydro-3'*H*-spiro[cyclohexane-1,1'-pyrano[3,4-*b*]indol]-4-amine

反-6'-氟-*N*,*N*-二甲基-4-苯基-4',9'-二氢-3'*H*-螺[环己烷-1,1'-吡喃并[3,4-*b*]吲哚]-4-胺

CAS 登录号 863513-91-1

INN list 107

药效分类 镇痛药

西布曲明

Sibutramine（*INN*）

化学结构式

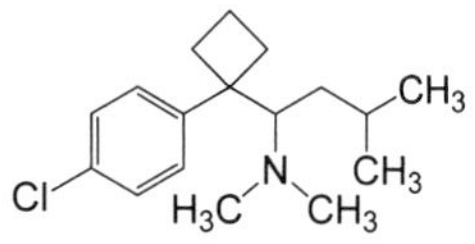

分子式和分子量 $C_{17}H_{26}ClN$ 279.85

化学名 1-[1-(4-Chlorophenyl)cyclobutyl]-*N*,*N*,3-trimethylbutan-1-amine

1-[1-(4-氯苯基)环丁基]-*N*,*N*,3-三甲基丁烷-1-胺

CAS 登录号 106650-56-0; 125494-59-9[盐酸盐一水合物]; 84485-00-7[盐酸盐]

INN list 57

药效分类 食欲抑制药，抗抑郁药

西达本胺

Chidamide（*INN*）

化学结构式

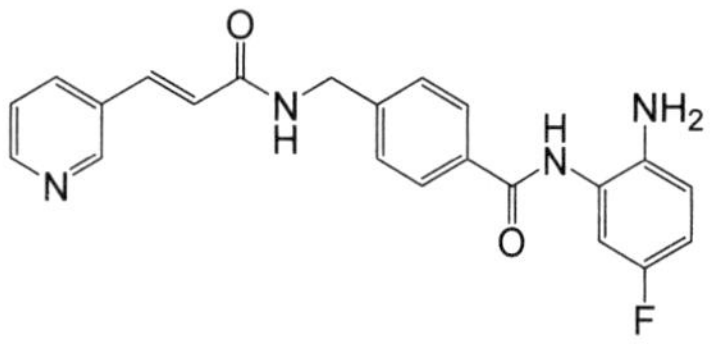

分子式和分子量 $C_{22}H_{19}FN_4O_2$ 390.42

化学名 *N*-(2-Amino-5-fluorophenyl)-4-[[[(*E*)-3-pyridin-3-ylprop-2-enoyl]amino]methyl]benzamide

N-(2-氨基-5-氟苯基)-4-[[[(*E*)-3-吡啶-3-基丙-2-烯酰基]氨基]甲基]苯甲酰胺

CAS 登录号 743438-44-0

INN list 115(Tucidinostat 妥西司他)

药效分类 抗肿瘤药

西达尿苷

Cedazuridine（*INN*）

化学结构式

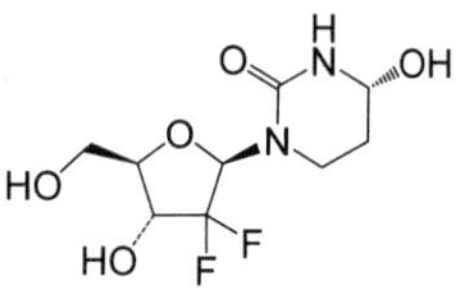

分子式和分子量 $C_9H_{14}F_2N_2O_5$ 268.22

化学名 (4*R*)-1-(2-Deoxy-2,2-difluoro-*β*-D-*erythro*-pentofuranosyl)- 4-hydroxy-1,3-diazinan-2-one

(4*R*)-1-(2-脱氧-2,2-二氟-*β*-D-赤型-呋喃戊糖基)-4-羟基-1,3-二嗪-2-酮

CAS 登录号 1141397-80-9

INN list 118

药效分类 抗肿瘤药

西地芬戈

Cedefingol（*INN*）

化学结构式

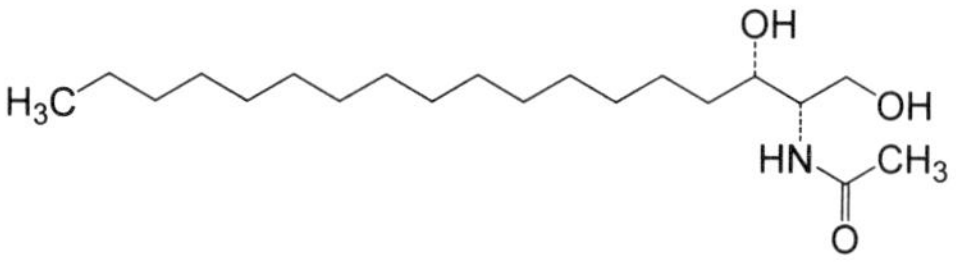

分子式和分子量 $C_{20}H_{41}NO_3$ 343.54

化学名 *N*-[(1*S*,2*S*)-2-Hydroxy-1-(hydroxymethyl)heptadecyl] acetamide

N-[(1*S*,2*S*)-2-羟基-1-(羟甲基)十七烷基]乙酰胺

CAS 登录号 35301-24-7

INN list 69

药效分类 抗肿瘤辅助药，抗银屑病药

西地洛更特

Cedirogant（*INN*）

化学结构式

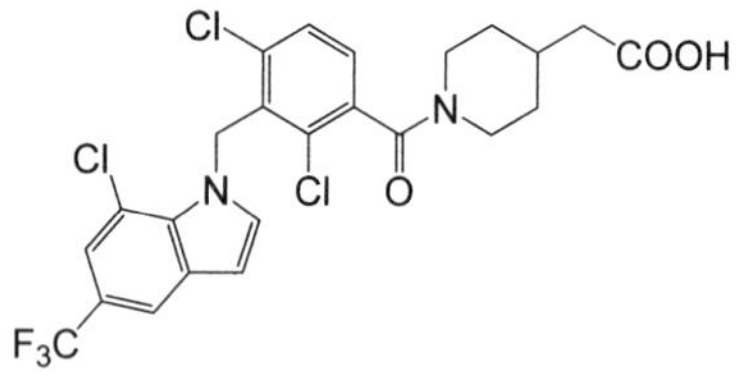

分子式和分子量 $C_{24}H_{20}Cl_3F_3N_2O_3$ 547.78

化学名 [1-(2,4-Dichloro-3-{[7-chloro-5-(trifluoromethyl)-1*H*-indol-1-yl]methyl}benzoyl)piperidin-4-yl]acetic acid

[1-(2,4-二氯-3-{[7-氯-5-(三氟甲基)-1*H*-吲哚-1-基]甲基}苯甲酰基)哌啶-4-基]乙酸

CAS 登录号 2055496-11-0

INN list 123

药效分类 视黄醇相关孤儿受体-γt (RORγt)拮抗药

西地霉素

Sedecamycin（*INN*）

分子式和分子量 $C_{27}H_{35}NO_8$ 501.57

化学结构式

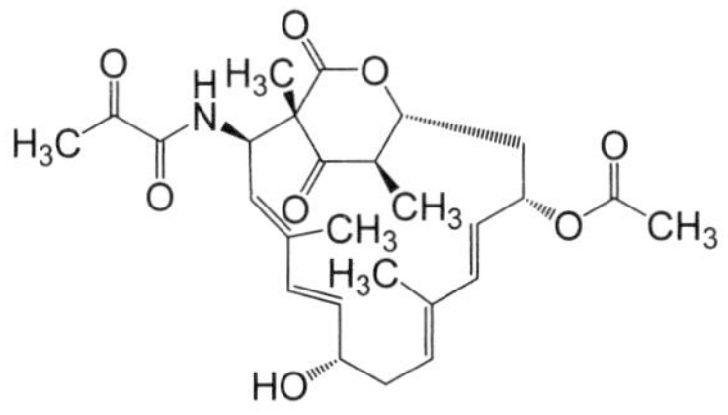

化学名 (−)-*N*-[(1*S*,2*R*,3*E*,5*E*,7*S*,9*E*,11*E*,13*S*,15*R*,19*R*)-7,13-Dihydroxy-1,4,10,19-tetramethyl-17,18-dioxo-16-oxabicyclo[13.2.2]nonadeca-3,5,9,11-tetraen-2-yl]pyruvamide 13-acetate

(−)-*N*-[(1*S*,2*R*,3*E*,5*E*,7*S*,9*E*,11*E*,13*S*,15*R*,19*R*)-7,13-二羟基-1,4,10,19-四甲基-17,18-二氧代-16-氧杂双环[13.2.2]十九碳-3,5,9,11-四烯-2-基]丙酮酰胺 13-乙酸酯

CAS 登录号 23477-98-7

INN list 55

药效分类 抗生素类药

西地那非

Sildenafil（*INN*）

化学结构式

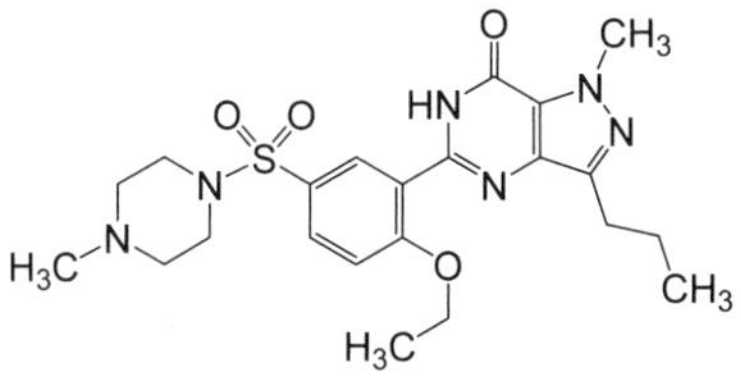

分子式和分子量 $C_{22}H_{30}N_6O_4S$ 474.58

化学名 1-[[3-(6,7-Dihydro-1-methyl-7-oxo-3-propyl-1*H*-pyrazolo[4,3-*d*]pyrimidin-5-yl)-4-ethoxyphenyl]sulfonyl]-4-methylpiperazine

1-[3-(6,7-二氢-1-甲基-7-氧代-3-丙基-1*H*-吡唑并[4,3-*d*]-5-嘧啶基)-4-乙氧基苯磺酰基]-4-甲基哌嗪

CAS 登录号 139755-83-2;171599-83-0[枸橼酸盐]

INN list 74

药效分类 血管扩张药，抗性功能不全药

西地尼布

Cediranib（*INN*）

化学结构式

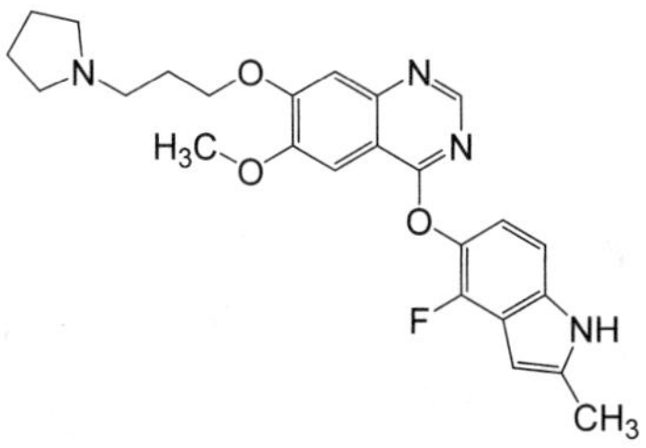

分子式和分子量 $C_{25}H_{27}FN_4O_3$ 450.50

化学名 4-[(4-Fluoro-2-methyl-1*H*-indol-5-yl)oxy]-6-methoxy-7-[3-(1-pyrrolidinyl)propoxy]quinazoline

4-[(4-氟-2-甲基-1*H*-吲哚-5-基)氧基]-6-甲氧基-7-[3-(1-吡咯烷基)丙氧基]喹唑啉

CAS 登录号 288383-20-0; 857036-77-2[马来酸盐]

INN list 95

药效分类 血管生成抑制药

西地孕酮

Cismadinone（*INN*）

化学结构式

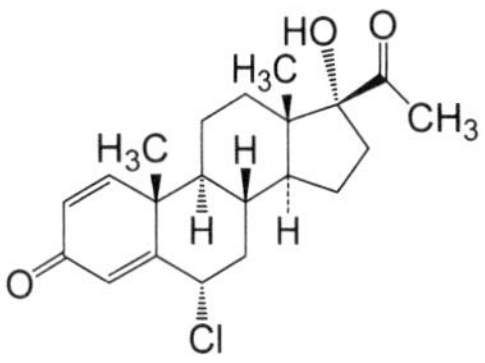

分子式和分子量 $C_{21}H_{27}ClO_3$ 362.89

化学名 6*α*-Chloro-17-hydroxypregna-1,4-diene-3,20-dione

6*α*-氯-17-羟基孕甾-1,4-二烯-3,20-二酮

CAS 登录号 54063-31-9

INN list 12

药效分类 孕激素类药

西多福韦

Cidofovir（*INN*）

化学结构式

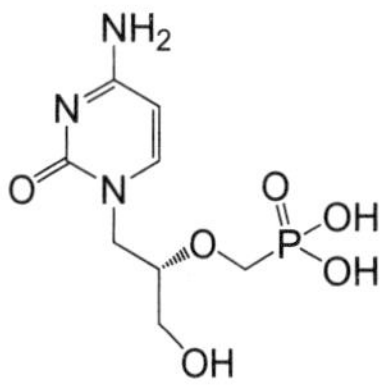

分子式和分子量 $C_8H_{14}N_3O_6P$ 279.19

化学名 [[(*S*)-2-(4-Amino-2-oxo-1(2*H*)-pyrimidinyl)-1-(hydroxymethyl) ethoxy]methyl]phosphonic acid

[[(*S*)-2-(4-氨基-2-氧代-l(2*H*)-嘧啶基)-l-(羟甲基)乙氧基]甲基]膦酸

CAS 登录号 113852-37-2; 149394-66-1[水合物]

INN list 72

药效分类 核苷和核苷酸类抗病毒药

ATC 分类 J05AB12

西多塞平

Cidoxepin（*INN*）

化学结构式

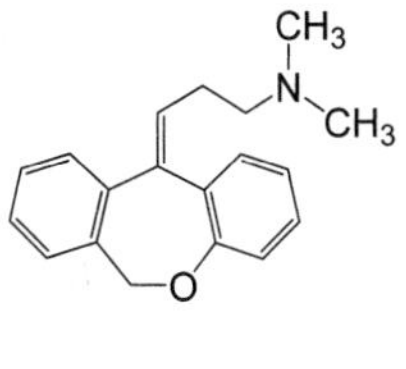

分子式和分子量 $C_{19}H_{21}NO$ 279.38

化学名 (*Z*)-*N*,*N*-Dimethyldibenz[*b*,*e*]oxepin-$\Delta^{11(6H)}$-propylamine

(*Z*)-*N*,*N*-二甲基二苯并[*b*,*e*]氧杂环庚熳-$\Delta^{11(6H)}$-丙胺

CAS 登录号 3607-18-9; 25127-31-5[盐酸盐]

INN list 17

药效分类 抗抑郁药

西法哌嗪

Sifaprazine（*INN*）

化学结构式

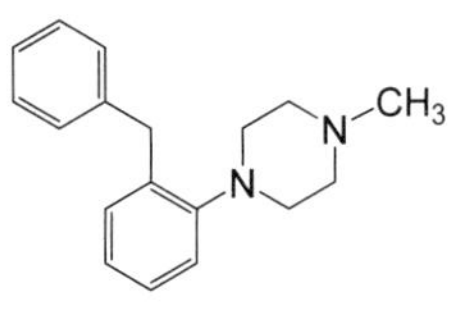

分子式和分子量 $C_{18}H_{22}N_2$ 266.38

化学名 1-(2-Benzylphenyl)-4-methylpiperazine

1-(2-苄基苯基)-4-甲基哌嗪

CAS 登录号 131635-06-8

INN list 65

药效分类 抗抑郁药

西高苷

Siagoside（*INN*）

化学结构式

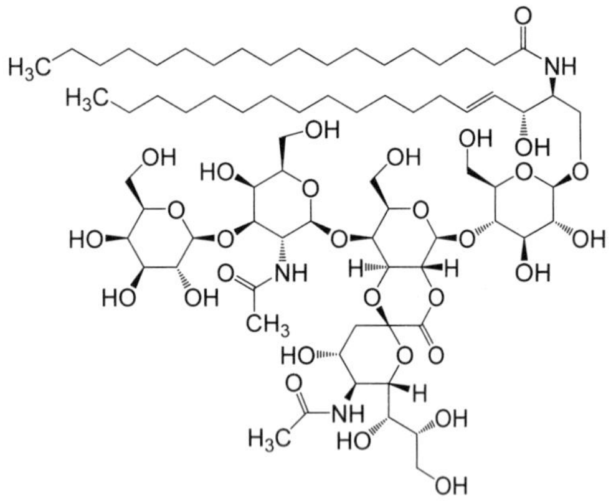

分子式和分子量 $C_{73}H_{129}N_3O_{30}$ 1528.81

化学名 *N-(II^3-N-*Acetylneuraminosylgangliotetraosyl)ceramide, intramolecular ester

N-(*II*^3^-*N*-乙酰基异戊氨基)神经节四酰基鞘氨醇分子内酯

CAS 登录号 100345-64-0

INN list 56

药效分类 神经节苷酯类药

西戈斯韦

Celgosivir（*INN*）

分子式和分子量 $C_{12}H_{21}NO_5$ 259.30

化学结构式

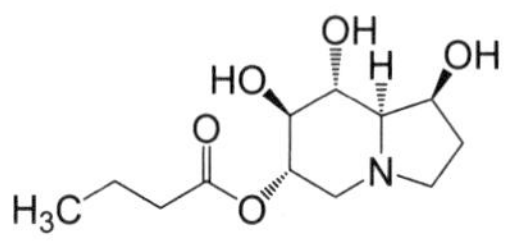

化学名 (1*S*,6*S*,7*S*,8*R*,8*aR*)-Octahydro-1,7,8-trihydroxy-6-indolizinylbutyrate

(1*S*,6*S*,7*S*,8*R*,8*aR*)-八氢-1,7,8-三羟基-6-吲哚嗪基丁酸酯

CAS 登录号 121104-96-9; 141117-12-6 [盐酸盐]

INN list 77

药效分类 抗病毒药，α 糖苷酶抑制药

西格列汀

Sitagliptin（*INN*）

化学结构式

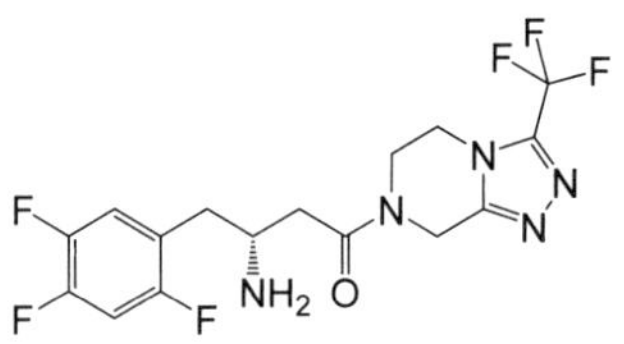

分子式和分子量 $C_{16}H_{15}F_6N_5O$ 407.31

化学名 7-[(3*R*)-3-Amino-4-(2,4,5-trifluorophenyl)butanoyl]-3-(trifluoromethyl)-5,6,7,8-tetrahydro-1,2,4-triazolo[4,3-*a*]pyrazine

7-[(3*R*)-3-氨基-4-(2,4,5-三氟苯基)丁酰基]-3-(三氟甲基)-5,6,7,8-四氢-1,2,4-三唑[4,3-*a*]吡嗪

CAS 登录号 446460-32-6; 654671-77-9[磷酸盐(1:1)一水合物]

INN list 94

药效分类 抗糖尿病药

西格列他

Chiglitazar（*INN*）

化学结构式

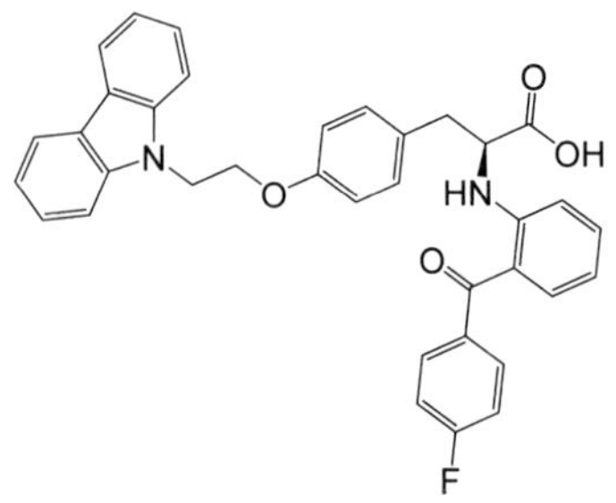

分子式和分子量 $C_{36}H_{29}FN_2O_4$ 572.62

化学名 (2*S*)-3-[4-(2-Carbazol-9-ylethoxy)phenyl]-2-[2-(4-fluorobenzoyl)anilino]propanoic acid

(2*S*)-3-[4-(2-咔唑-9-基乙氧基)苯基]-2-[2-(4-氟苯甲酰基)苯氨基]丙酸

CAS 登录号 743438-45-1

药效分类 抗糖尿病药

西格列扎

Sipoglitazar（*INN*）

化学结构式

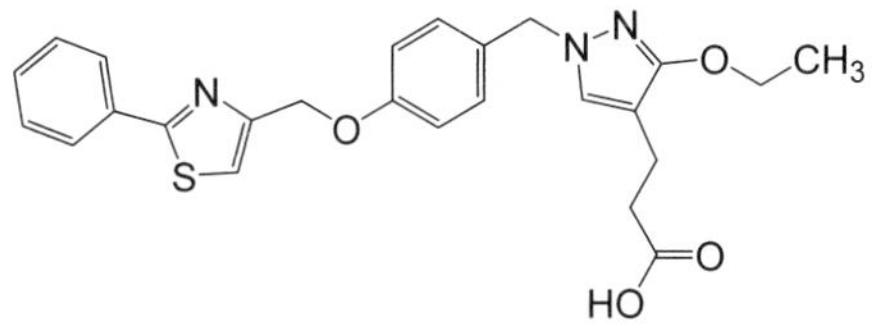

分子式和分子量　$C_{25}H_{25}N_3O_4S$　463.55

化学名　3-(3-Ethoxy-1-{4-[(2-phenyl-1,3-thiazol-4-yl)methoxy]benzyl}-1*H*-pyrazol- 4-yl)propanoic acid

3-(3-乙氧基-1-{4-[(2-苯基-1,3-噻唑-4-基)甲氧基]苯甲基}-1*H*-吡唑-4-基)丙酸

CAS 登录号　342026-92-04

INN list　93

药效分类　抗糖尿病药

西甲硅油

Simeticone（*INN*）

化学结构式

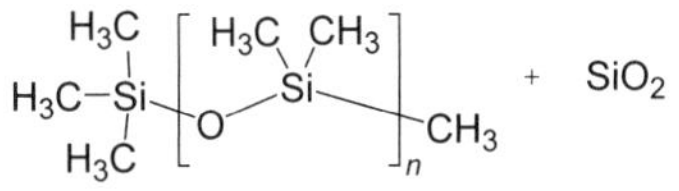

药物描述　*α*-(Trimethylsilyl)-*ω*-methylpoly[oxy(dimethylsilylene)], mixture with silicon dioxide

α-(三甲基硅烷基)-*ω*-甲基聚[氧基(二甲基硅叉基)]和二氧化硅的混合物

CAS 登录号　8050-81-5

INN list　80

药效分类　消泡药，抗胃肠胀气药

西卡宁

Siccanin（*INN*）

化学结构式

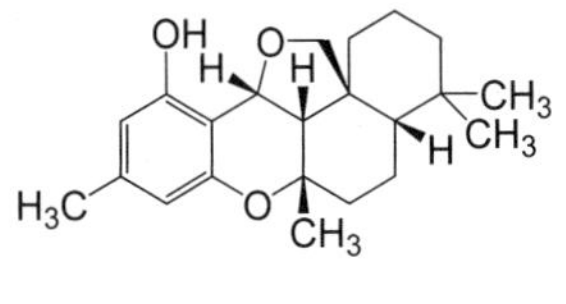

分子式和分子量　$C_{22}H_{30}O_3$　342.47

化学名　(13*aS*)-1,2,3,4,4*aβ*,5,6,6*a*,11*bβ*,13*bβ*-Decahydro-4,4,6*aβ*,9-tetramethyl-13*H*-benzo[*a*]furo[2,3,4-*mn*]xanthen-11-ol

(13*aS*)-1,2,3,4,4*aβ*,5,6,6*a*,11*bβ*,13*bβ*-十氢-4,4,6*aβ*,9-四甲基-13*H*-苯并[*a*]呋喃并[2,3,4-*mn*]呫吨-11-醇

CAS 登录号　22733-60-4

INN list　25

药效分类　抗真菌药

西卡哌隆

Cicarperone（*INN*）

化学结构式

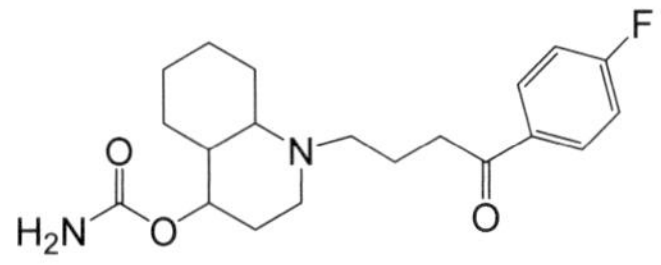

分子式和分子量　$C_{20}H_{27}FN_2O_3$　362.44

化学名　[1-[4-(4-Fluorophenyl)-4-oxobutyl]-3,4,4*a*,5,6,7,8,8*a*-octahydro-2*H*-quinolin-4-yl]carbamate

[1-[4-(4-氟苯基)-4-氧代丁基]-3,4,4*a*,5,6,7,8,8*a*-八氢-2*H*-喹啉-4-基]氨基甲酸酯

CAS 登录号　54063-29-5

INN list　28

药效分类　抗精神病药

西卡前列素

Cicaprost（*INN*）

化学结构式

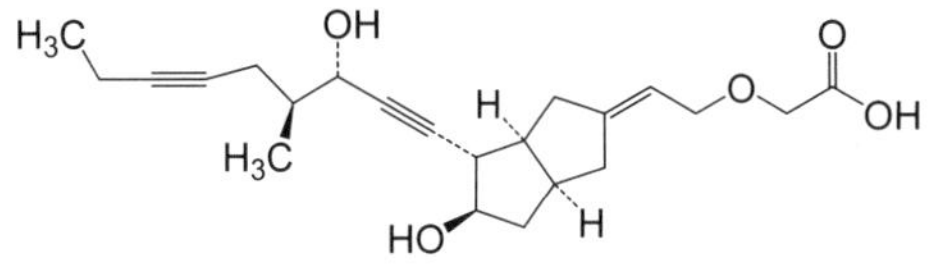

分子式和分子量　$C_{22}H_{30}O_5$　374.47

化学名　[2-[(2*E*,3*aS*,4*S*,5*R*,6*aS*)-Hexahydro-5-hydroxy-4-[(3*S*,4*S*)-3-hydroxy-4-methyl-1,6-nonadiynyl]-2(1*H*)-pentalenylidene]ethoxy]acetic acid

[2-[(2*E*,3*aS*,4*S*,5*R*,6*aS*)-六氢-5-羟基-4-[(3*S*,4*S*)-3-羟基-4-甲基-1,6-壬二炔基]-2(1*H*)-并环戊二烯亚基]乙氧基]乙酸

CAS 登录号　95722-07-9

INN list　54

药效分类　前列腺素类药

西可奈德

Cicortonide（*INN*）

化学结构式

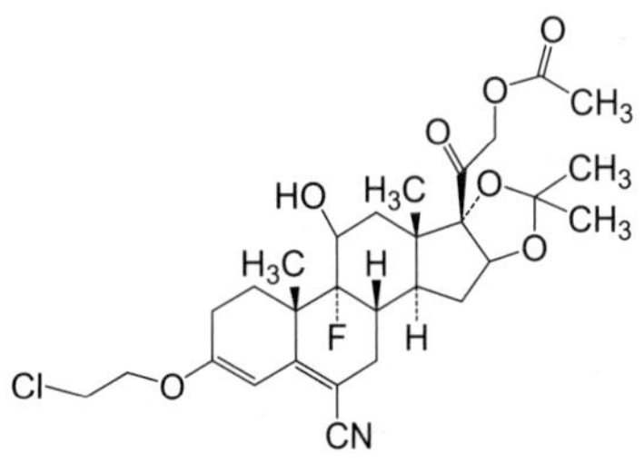

分子式和分子量　$C_{29}H_{37}ClFNO_7$　566.06

药物描述　3-(2-Chloroethoxy)-9-fluoro-11*β*,16*α*,17,21-tetrahydroxy-20-oxopregna-3,5-diene-6-carbonitrile, cyclic 16,17-acetal with acetone, 21-acetate

3-(2-氯乙氧基)-9-氟-11β,16α,17,21-四羟基-20-氧代孕甾-3,5-二烯-6-甲腈与丙酮成 16,17-环缩醛 21-乙酸酯

CAS 登录号 19705-61-4

INN list 28

药效分类 肾上腺皮质激素类药

西克林多

Ciclindole（*INN*）

化学结构式

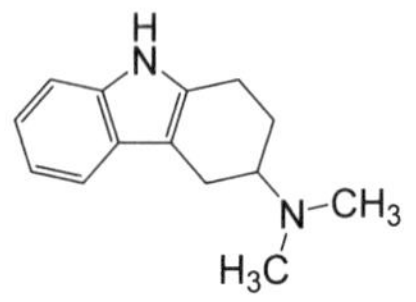

分子式和分子量 $C_{14}H_{18}N_2$ 214.31

化学名 3-(Dimethylamino)-1,2,3,4-tetrahydrocarbazole

3-二甲氨基-1,2,3,4-四氢咔唑

CAS 登录号 32211-97-5

INN list 36

药效分类 抗抑郁药

西拉多巴

Ciladopa（*INN*）

化学结构式

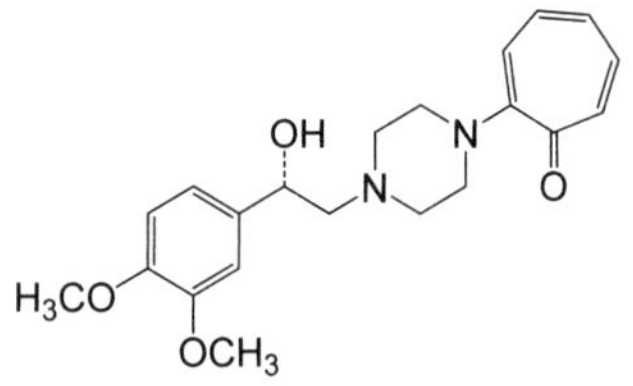

分子式和分子量 $C_{21}H_{26}N_2O_4$ 370.45

化学名 (−)-(*S*)-2-[4-(β-Hydroxy-3,4-dimethoxyphenethyl)-1-piperazinyl]- 2,4,6-cycloheptatrien-1-one

(−)-(*S*)-2-[4-(β-羟基-3,4-二甲氧基苯乙基)-1-哌嗪基]-2,4,6-环庚三烯-1-酮

CAS 登录号 80109-27-9; 83529-09-3[盐酸盐]

INN list 52

药效分类 抗震颤麻痹药

西拉非班

Sibrafiban（*INN*）

化学结构式

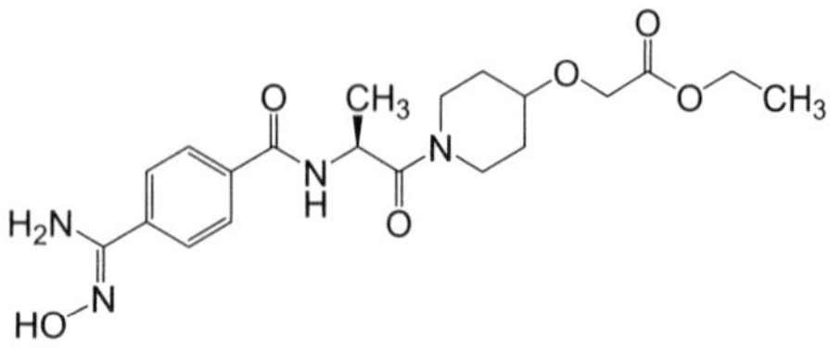

分子式和分子量 $C_{20}H_{28}N_4O_6$ 420.46

化学名 Ethyl (*Z*)-[[1-[*N*-[(*p*-hydroxyamidino)benzoyl]-L-alanyl]-4-piperidyl]- oxy]acetate

乙基 (*Z*)-[[1-[*N*-[(4-羟基脒基)苯甲酰氨基]-L-丙氨酰]哌啶-4-基]氧基]乙酸酯

CAS 登录号 172927-65-0

INN list 77

药效分类 抗血栓药，纤维蛋白原受体拮抗药

西拉利生

Cipralisant（*INN*）

化学结构式

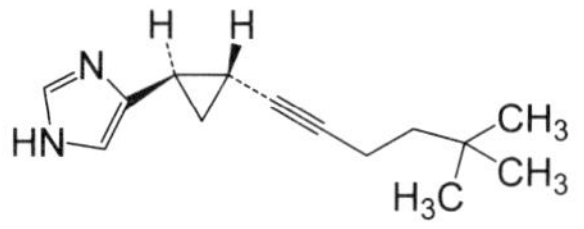

分子式和分子量 $C_{14}H_{20}N_2$ 216.32

化学名 4-[(1*R*,2*R*)-2-(5,5-Dimethylhex-1-ynyl)cyclopropyl]-1*H*-imidazole

4-[(l*R*,2*R*)-2-(5,5-二甲基-l-己炔基)环丙基]-1*H*-咪唑

CAS 登录号 213027-19-1; 223420-20-0[马来酸盐]

INN list 85

药效分类 组胺 H_3 受体拮抗药

西拉硫䓬

Siratiazem（*INN*）

化学结构式

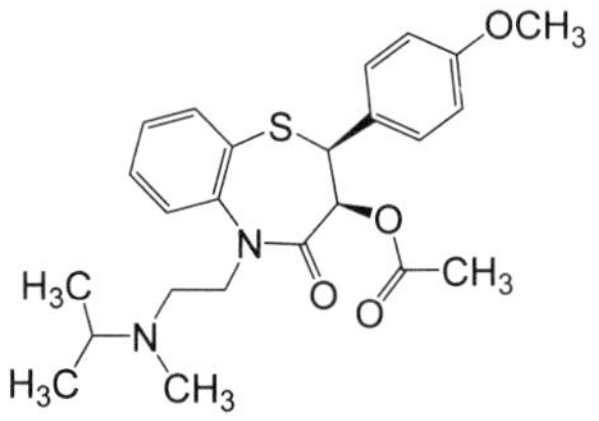

分子式和分子量 $C_{24}H_{30}N_2O_4S$ 442.57

化学名 (+)-(2*S*,3*S*)-2,3-Dihydro-3-hydroxy-5-[2-(isopropylmethylamino)ethyl]-2-(*p*-methoxyphenyl)-1,5-benzothiazepin-4(5*H*)-one acetate(ester)

(+)-(2*S*,3*S*)-2,3-二氢-3-羟基-5-[2-异丙甲基氨基]乙基]-2-(4-甲氧基苯基)-1,5-苯并硫氮杂䓬-4(5*H*)-酮乙酸酯

CAS 登录号 138778-28-6

INN list 68

药效分类 钙通道阻滞药

西拉马多

Ciramadol（*INN*）

化学结构式

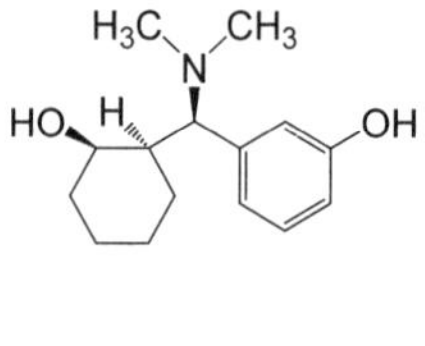

分子式和分子量 $C_{15}H_{23}NO_2$ 249.35

化学名 3-[(*R*)-Dimethylamino-[(1*R*,2*R*)-2-hydroxycyclohexyl]methyl]phenol

3-[(*R*)-二甲基氨基-[(1*R*,2*R*)-2-羟基环己基]甲基]苯酚

CAS 登录号 63269-31-8; 63323-46-6[盐酸盐]

INN list 39

药效分类 镇痛药

西拉美新

Siramesine（*INN*）

化学结构式

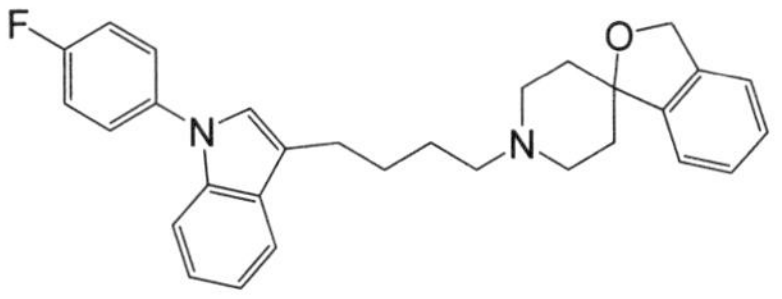

分子式和分子量 $C_{30}H_{31}FN_2O$ 454.58

化学名 1'-[4-[1-[(*p*-Fluorophenyl)indol-3-yl]butyl]spiro[phthalan-1,4'-piperidine]

1'-[4-[1-[(4-氟苯基)吲哚-3-基]丁基]-3*H*-螺[异苯并呋喃-1,4'-哌啶]

CAS 登录号 147817-50-3

INN list 81

药效分类 抗焦虑药

西拉诺德

Cimlanod（*INN*）

化学结构式

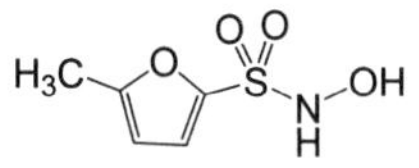

分子式和分子量 $C_5H_7NO_4S$ 177.17

化学名 *N*-Hydroxy-5-methylfuran-2-sulfonamide

N-羟基-5-甲基呋喃-2-磺酰胺

CAS 登录号 1620330-72-4

INN list 119

药效分类 HNO 供体

西拉普利

Cilazapril（*INN*）

化学结构式

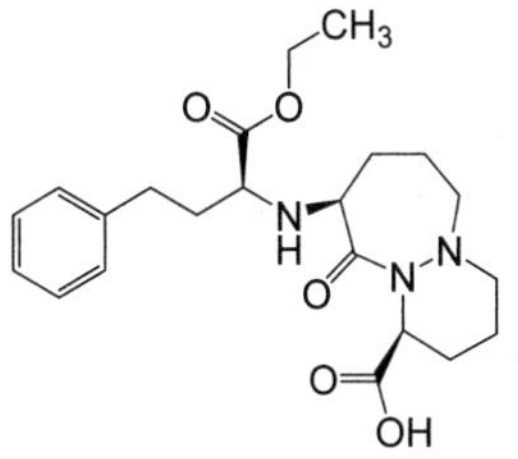

分子式和分子量 $C_{22}H_{31}N_3O_5$ 417.51

化学名 (1*S*,9*S*)-9-[[(*S*)-1-Carboxy-3-phenylpropyl]amino]octahydro-10-oxo-6*H*-pyridazino[1,2-*a*][1,2]diazepine-9-ethyl-1-carboxylic acid ester

(1*S*,9*S*)-9-[[(*S*)-1-羧基-3-苯丙基]氨基]八氢-10-氧代-6*H*-哒嗪[1,2-*a*][1,2]二氮杂草-9-乙基 1-羧酸酯

CAS 登录号 88768-40-5; 92077-78-6[水合物]

INN list 53

药效分类 血管紧张素转换酶抑制药

ATC 分类 C09AA08

西拉普利拉

Cilazaprilat（*INN*）

化学结构式

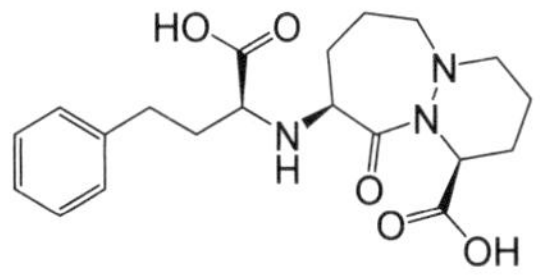

分子式和分子量 $C_{20}H_{27}N_3O_5$ 389.45

化学名 *N*-[(1*S*,9*S*)-1-Carboxy-10-oxoperhydropyridazino[1,2-*a*][1,2]diazepin-9-yl]-4-phenyl-L-homoalanine

N-[(1*S*,9*S*)-1-羧基-10-氧代全氢化哒嗪并[1,2-*a*][1,2]二氮杂草-9-基]-4-苯基-L-高丙氨酸

CAS 登录号 90139-06-3

INN list 54

药效分类 抗高血压药，血管紧张素转换酶抑制药

西拉吲哚

Ciclazindol（*INN*）

化学结构式

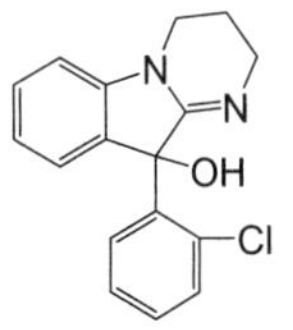

分子式和分子量 $C_{17}H_{15}ClN_2O$ 298.77

化学名 10-(3-Chlorophenyl)-2,3,4,10-tetrahydropyrimido[1,2-*a*]indol-10-ol

10-(3-氯苯基)-2,3,4,10-四氢嘧啶并[1,2-*a*]吲哚-10-醇

CAS 登录号 37751-39-6

INN list 34

药效分类 抗抑郁药

西拉唑啉

Cirazoline（*INN*）

化学结构式

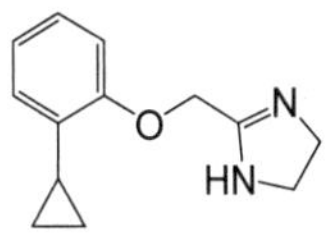

分子式和分子量 $C_{13}H_{16}N_2O$ 216.28

化学名 2-[(*o*-Cyclopropylphenoxy)methyl]-2-imidazoline

2-[(2-环丙基苯氧基)甲基]-2-咪唑啉

CAS 登录号 59939-16-1

INN list 38

药效分类 血管收缩药

西兰司琼

Cilansetro（*INN*）

化学结构式

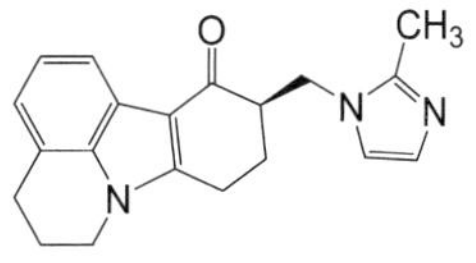

分子式和分子量 $C_{20}H_{21}N_3O$ 373.88

化学名 (10*R*)-5,6,9,10-Tetrahydro-10-[(2-methylimidazol-1-yl) methyl)-4*H*-pyrido[3,2,1-*jk*]carbazol-11(8*H*)-one

(10*R*)-5,6,9,10-四氢-10-[(2-甲基咪唑-1-基)甲基)-4*H*-吡啶并[3,2,1-*jk*]咔唑-11(8*H*)-酮

CAS 登录号 120635-74-7; 209859-87-0[盐酸盐]

INN list 68

药效分类 5-羟色胺受体拮抗药

西立伐他汀

Cerivastatin（*INN*）

化学结构式

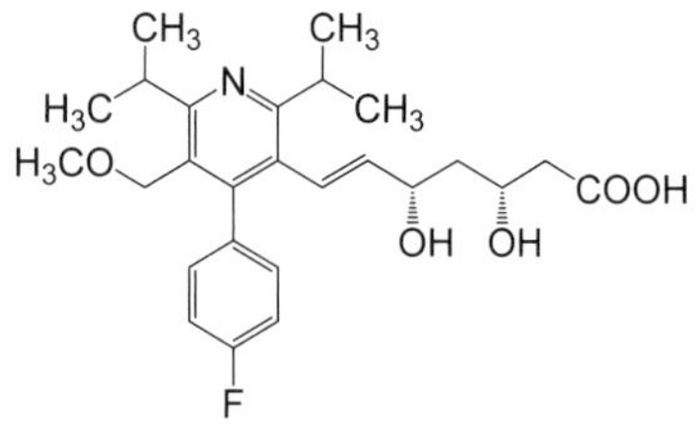

分子式和分子量 $C_{26}H_{34}FNO_5$ 459.56

化学名 (+)-(3*R*,5*S*,6*E*)-7-[4-(*p*-Fluorophenyl)-2,6-drisopropyl-5-(methoxymethyl)-3-pyridyl]-3,5-dihydroxy-6-heptenoic acid

(+)-(3*R*,5*S*,6*E*)-7-[4-(4-氟苯基)-2,6-二异丙基-5-(甲氧基甲基)-3-吡啶基]-3,5-二羟基-6-庚烯酸

CAS 登录号 145599-80-6; 143201-11-0[钠盐]

INN list 74

药效分类 他汀类降血脂药

ATC 分类 C10AA06

西立氯胺

Cericlamine（*INN*）

化学结构式

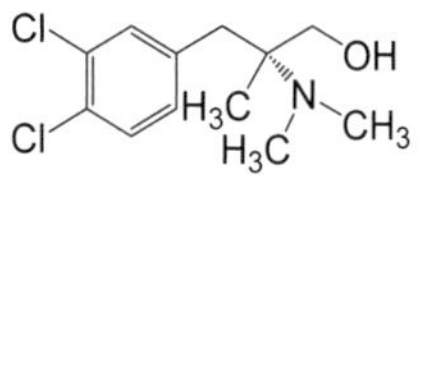

分子式和分子量 $C_{12}H_{17}Cl_2NO$ 262.18

化学名 (±)-3-(3,4-Dichlorophenyl)-2-(dimethylamino)-2-methyl-1-propanol

(±)-3-(3,4-二氯苯基)-2-(二甲氨基)-2-甲基-1-丙醇

CAS 登录号 112922-55-1; 139-42-4[草酸盐]

INN list 62

药效分类 抗抑郁药

西鲁瑞韦

Ciluprevir（*INN*）

化学结构式

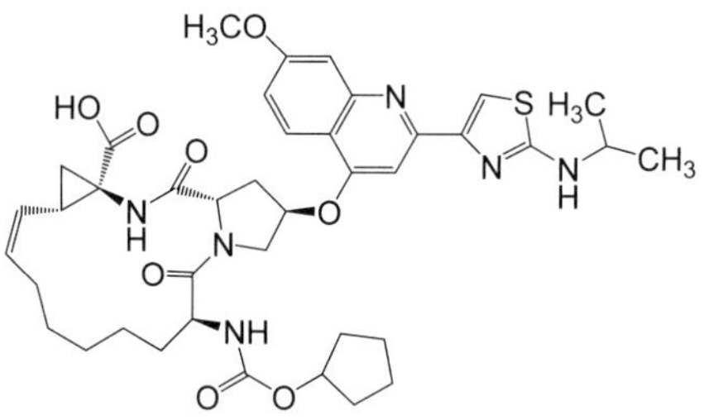

分子式和分子量 $C_{40}H_{50}N_6O_8S$ 774.93

化学名 (2*R*,6*S*,12*Z*,13*aS*,14*aR*,16*aS*)-6-[[(Cyclopentyloxy)carbonyl]amino]-2-[[7-methoxy-2-[2-[(1-methylethyl)amino]thiazol-4-yl]quinolin-4-yl]oxy]-5,16-dioxo-1,2,3,6,7,8,9,10,11,13*a*,14,15,16,16*a*-tetradecahydrocyclopropa[*e*]pyrrolo[1,2-*a*][1,4]diazacyc-lopentadecine-14*a*(5*H*)-carboxylic acid

(2*R*,6*S*,12*Z*,13*aS*,14*aR*,16*aS*)-6-[[(环戊氧基)甲酰基]氨基]-2-[[7-甲氧基-2-[2-[(1-甲基乙基)氨基]噻唑-4-基]喹啉-4-基]氧基]-5,16-二氧代-1,2,3,6,7,8,9,10,11,13*a*,14,15,16,16*a*-十四氢环丙烷并[*e*]吡咯并[1,2-*a*][1,4]二氮杂环十五熳-14*a*(5*H*)-羧酸

CAS 登录号 300832-84-2

INN list 90

药效分类 抗病毒药

西鲁司特

Cinalukast（*INN*）

化学结构式

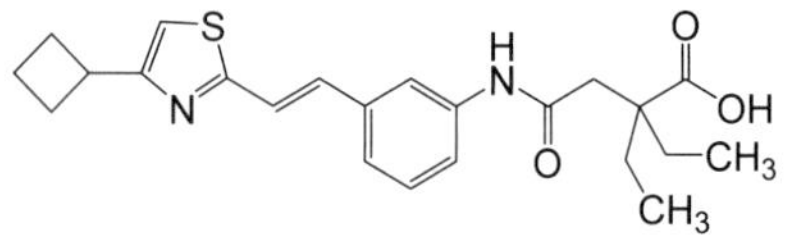

分子式和分子量 $C_{23}H_{28}N_2O_3S$ 412.55

化学名 (*E*)-4-[3-[2-(4-Cyclobutyl-2-thiazolyl)ethenyl]phenylamino]-2,2-diethyl-4-oxobutanoic acid

(*E*)-4-[3-[2-(4-环丁基-2-噻唑基)乙烯基]苯基氨基]-2,2-二乙基-4-氧代丁酸

CAS 登录号 128312-51-6

INN list 70

药效分类 平喘药，抗过敏药，白三烯受体拮抗药

西鲁唑啉

Cilutazoline（*INN*）

化学结构式

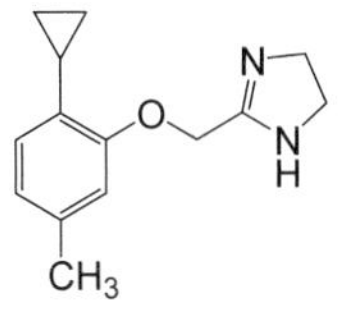

分子式和分子量 $C_{14}H_{18}N_2O$ 230.31

化学名 2-[[(6-Cydopropyl-*m*-tolyl)oxy]methyl]-2-imidazoline

2-[[(6-环丙基-3-甲基苯基)氧基]甲基]-2-咪唑啉

CAS 登录号 104902-08-1

INN list 61

药效分类 血管收缩药

西氯他宁

Cicletanine（*INN*）

化学结构式

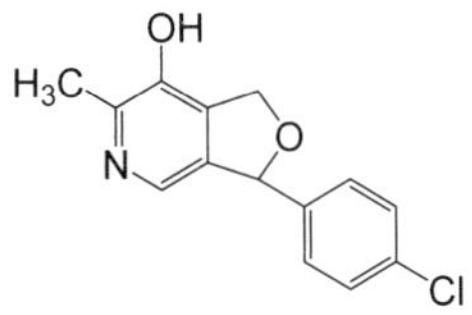

分子式和分子量 $C_{14}H_{12}ClNO_2$ 261.70

化学名 (±)-3-(*p*-Chlorophenyl)-1,3-dihydro-6-methylfuro[3,4-*c*]pyridin-7-ol

(±)-3-(4-氯苯基)-l,3-二氢-6-甲基呋喃并[3,4-*c*]吡啶-7-醇

CAS 登录号 89943-82-8；82747-56-6[盐酸盐]

INN list 54

药效分类 低效能利尿药

ATC 分类 C03BX03

西仑吉肽

Cilengitide（*INN*）

化学结构式

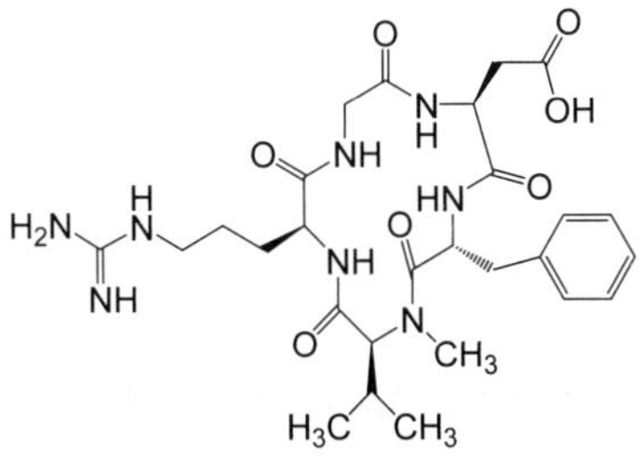

分子式和分子量 $C_{27}H_{40}N_8O_7$ 588.66

化学名 Cyclo(L-arginylglycyl-L-*α*-aspartyl-D-phenylalanyl-*N*-methyl-L-valyl)

环(L-精氨酰甘氨酰-L-*α*-天冬氨酰-D-苯基丙氨酰-*N*-甲基-L-缬氨酰)

CAS 登录号 188968-51-6

INN list 81

药效分类 血管生成抑制药

西罗莫司

Sirolimus（*INN*）

化学结构式

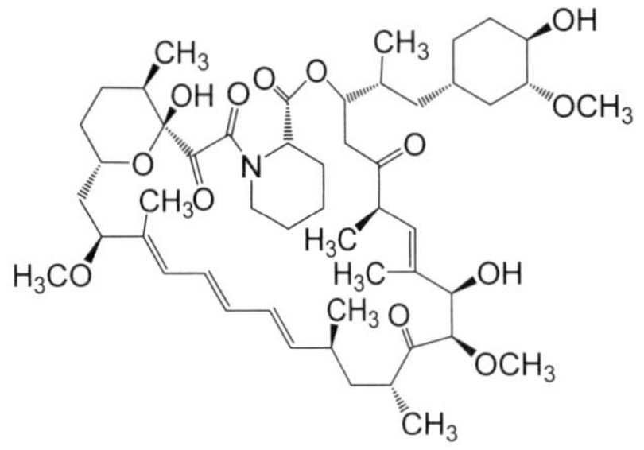

分子式和分子量 $C_{51}H_{79}NO_{13}$ 914.17

化学名 (3*S*,6*R*,7*E*,9*R*,10*R*,12*R*,14*S*,15*E*,17*E*,19*E*,21*S*,23*S*,26*R*,27*R*,34*aS*)-9,10,12,13,14,21,22,23,24,25,26,27,32,33,34,34*a*-Hexadecahydro-9,27-dihydroxy-3-[(1*R*)-2-[(1*S*,3*R*,4*R*)-4-hydroxy-3-methoxycyclohexyl]-1-methylethyl]-10,21-dimethoxy-6,8,12,14,20,26-hexamethyl-23,27-epoxy-3*H*-pyrido[2,1-*c*][1,4]oxaazacyclohentriacontine-1,5,11,28,29(4*H*,6*H*,31*H*)-pentone

(3*S*,6*R*,7*E*,9*R*,10*R*,12*R*,14*S*,15*E*,17*E*,19*E*,21*S*,23*S*,26*R*,27*R*,34*aS*)-9,10,12,13,14,21,22,23,24,25,26,27,32,33,34,34*a*-十六氢-9,27-二羟基-3-[(1*R*)-2-[(1*S*,3*R*,4*R*)-4-羟基-3-甲氧基环己基]-1-甲基乙基]-10,21-二甲氧基-6,8,12,14,20,26-六甲基-23,27-环氧-3*H*-吡啶并[2,1-*c*][1,4]氧氮杂环三十一熳-1,5,11,28,29(4*H*,6*H*,31*H*)-五酮

CAS 登录号 53123-88-9

INN list 69

药效分类 免疫抑制药

ATC 分类 L04AA10

西罗普利

Ceronapril（*INN*）

化学结构式

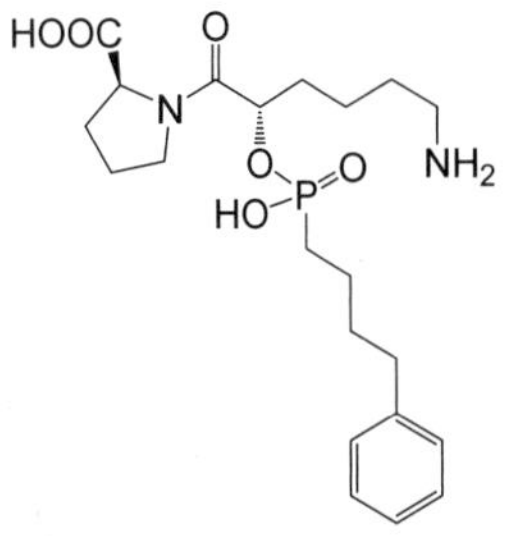

分子式和分子量 $C_{21}H_{33}N_2O_6P$ 440.47

化学名 1-[(2*S*)-6-Amino-2-hydroxyhexanoyl]-L-proline hydrogen (4-phenylbutyl)phosphonate(ester)

l-[(2*S*)-6-氨基-2-羟基己酰基]-L-脯氨酸(4-苯基丁基)单膦酸酯

CAS 登录号 111223-26-8

INN list 64

药效分类 抗高血压药，血管紧张素转换酶抑制药

西洛巴明

Cilobamine（*INN*）

化学结构式

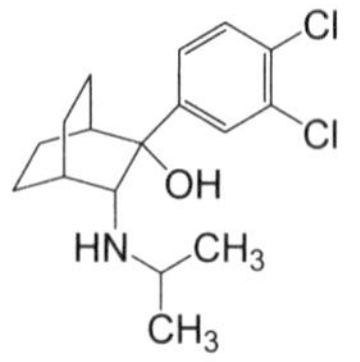

分子式和分子量 $C_{17}H_{23}Cl_2NO$ 328.25

化学名 *cis*-2-(3,4-Dichlorophenyl)-3-(isopropylamino)bicyclo[2.2.2]octan-2-ol

顺-2-(3,4-二氯苯基)-3-(异丙氨基)双环[2.2.2]辛-2-醇

CAS 登录号 69429-84-1；69429-85-2[甲磺酸盐]

INN list 46

药效分类 抗抑郁药

西洛多新

Silodosin（*INN*）

化学结构式

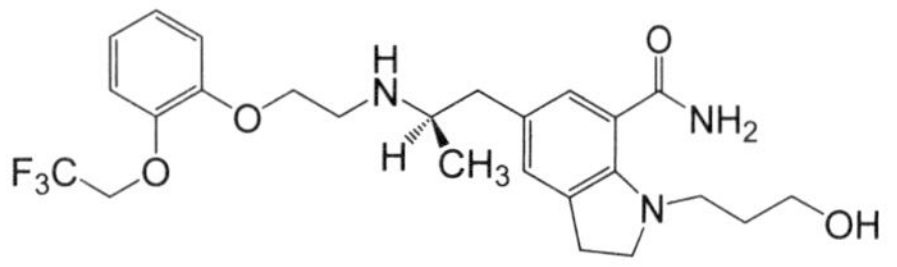

分子式和分子量 $C_{25}H_{32}F_3N_3O_4$ 495.53

化学名 (−)-1-(3-Hydroxypropyl)-5-[(2*R*)-2-[[2-[2-(2,2,2-trifluoroethoxy)phenoxy]ethyl]amino]propyl]-2,3-dihydro-1*H*-indole-7-carboxamide

(−)-1-(3-羟丙基)-5-[(2*R*)-2-[[2-[2-(2,2,2-三氟乙氧基)苯氧基]乙基]氨基]丙基-2,3-二氢-1*H*-吲哚-7-甲酰胺

CAS 登录号 160970-54-7

INN list 85

药效分类 α_{1a}受体拮抗药

西洛芬净

Cilofungin（*INN*）

化学结构式

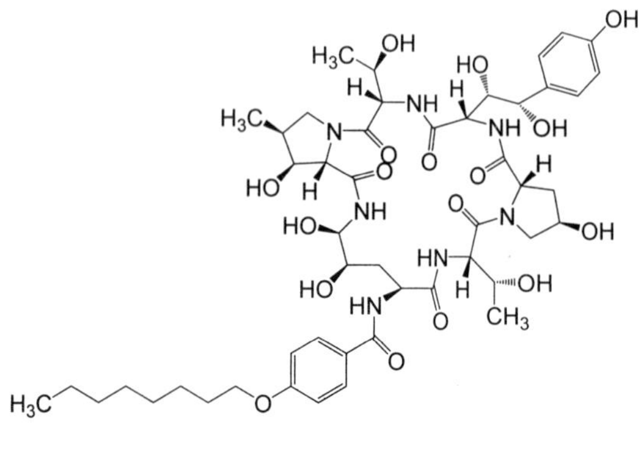

分子式和分子量 $C_{49}H_{71}N_7O_{17}$ 1030.12

化学名 1-[(4*R*,5*R*)-4,5-Dihydroxy-N^2-[*p*-(octyloxy)benzoyl]-L-ornithine]echinocandin B

1-[(4*R*,5*R*)-4,5-二羟基-N^2-[(4-辛氧基)苯甲酰基]-L-鸟氨酸]棘球白素 B

CAS 登录号 79404-91-4

INN list 60

药效分类 抗生素类抗真菌药

西洛雷定

Cilobradine（*INN*）

化学结构式

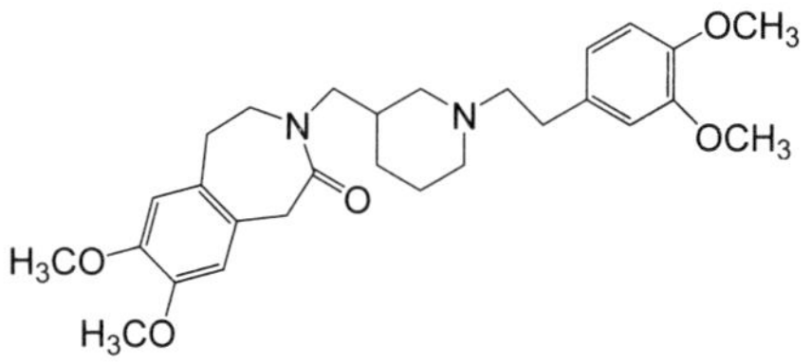

分子式和分子量 $C_{28}H_{38}N_2O_5$ 482.61

化学名 (+)-(*S*)-3-[[l-(3,4-Dimethoxyphenethyl)-3-piperidyl]methyl]-1,3,4,5-tetrahydro-7,8-dimethoxy-2*H*-3-benzazepin-2-one

(+)-(*S*)-3-[[l-(3,4-二甲氧基苯乙基)-3-哌啶基]甲基]-1,3,4,5-四氢-7,8-二甲氧基-2*H*-3-苯并氮杂䓬-2-酮

CAS 登录号 109859-50-9

INN list 63

药效分类 减缓心率药

西洛司特

Cilomilast（*INN*）

化学结构式

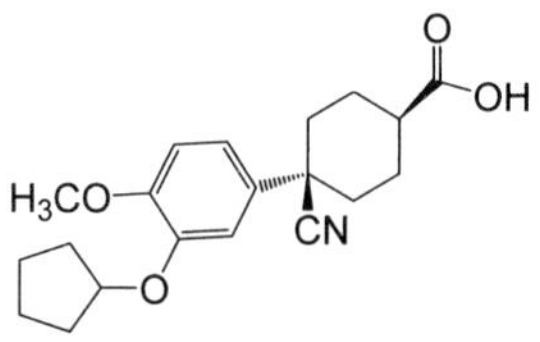

分子式和分子量 $C_{20}H_{25}NO_4$ 343.42

化学名 *cis*-4-Cyano-4-[3-(cyclopentyloxy)-4-methoxyphenyl]cyclohexanecarboxylicacid

顺-4-氰基-4-[3-(环戊基氧基)-4-甲氧基苯基]环己烷羧酸

CAS 登录号 153259-65-5

INN list 82

药效分类 平喘药，抗过敏药，磷酸二酯酶Ⅳ抑制药

西洛他唑

Cilostazol（*INN*）

分子式和分子量 $C_{20}H_{27}N_5O_2$ 369.46

化学结构式

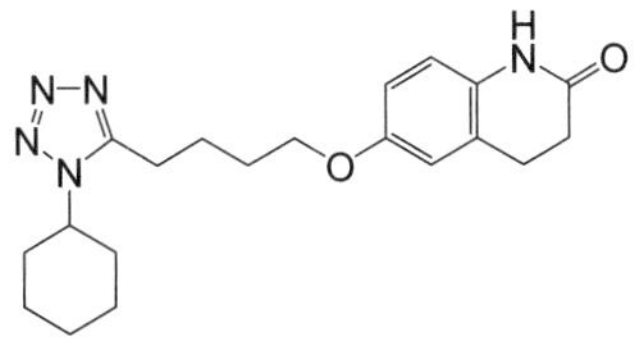

化学名 6-[4-(1-Cyclohexyl-1*H*-tetrazol-5-yl)butoxy]-3,4-dihydro-2-(1*H*)-quinolinone

6-[4-(1-环己基-1*H*-四氮唑-5-基)丁氧基]-3,4-二氢-2-(1*H*)-喹诺酮

CAS 登录号 73963-72-1

INN list 53

药效分类 血管扩张药，抗血栓药

西洛酰胺

Cilostamide（*INN*）

化学结构式

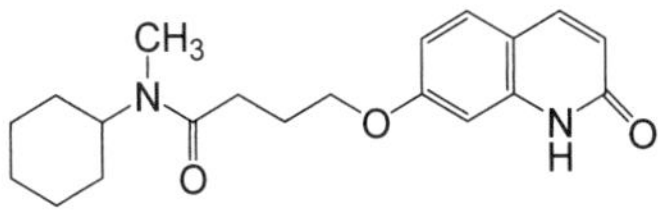

分子式和分子量 $C_{20}H_{26}N_2O_3$ 342.43

化学名 *N*-Cyclohexyl-4-[(1,2-dihydro-2-oxo-6-quinolyl)oxy]-*N*-methylbutyramide

N-环己基-4-[(1,2-二氢-2-氧代-6-喹啉基)氧基]-*N*-甲基丁酰胺

CAS 登录号 68550-75-4

INN list 42

药效分类 抗凝血药

西马多丁

Cemadotin（*INN*）

化学结构式

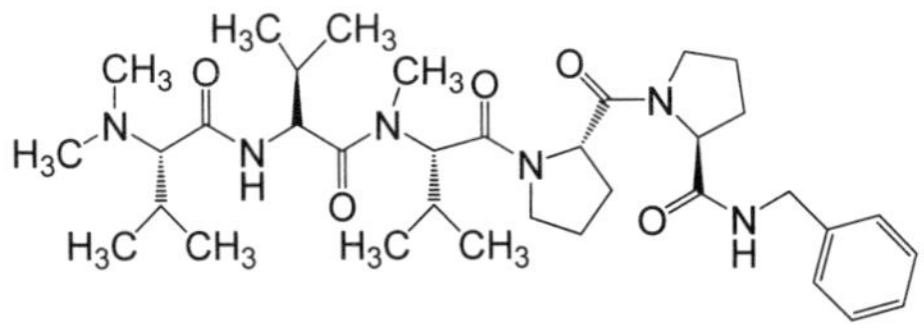

分子式和分子量 $C_{35}H_{56}N_6O_5$ 640.86

化学名 *N*,*N*-Dimethyl-L-valyl-L-valyl-*N*-methyl-L-valyl-L-prolyl-*N*-benzyl-L-prolinarnide

N,*N*-二甲基-L-缬氨酰-L-缬氨酰-*N*-甲基-L-缬氨酰-L-脯氨酰-*N*-苄基-L-脯氨酸

CAS 登录号 159776-69-9

INN list 75

药效分类 抗肿瘤药

西马洛色替

Simurosertib（*INN*）

分子式和分子量 $C_{17}H_{19}N_5OS$ 341.431

化学结构式

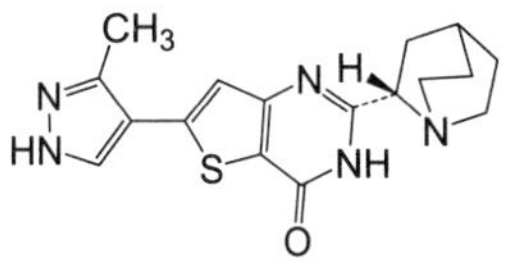

化学名 2-[(2*S*)-1-Azabicyclo[2.2.2]octan-2-yl]-6-(3-methyl-1*H*-pyrazol-4-yl)thieno[3,2-*d*]pyrimidin-4(3*H*)-one

2-[(2*S*)-1-氮杂双环[2.2.2]辛烷-2-基]-6-(3-甲基-1*H*-吡唑-4-基)噻吩并[3,2-*d*]嘧啶-4(3*H*)-酮

CAS 登录号 1330782-76-7

INN list 120

药效分类 抗肿瘤药

西马司他

Cipemastat（*INN*）

化学结构式

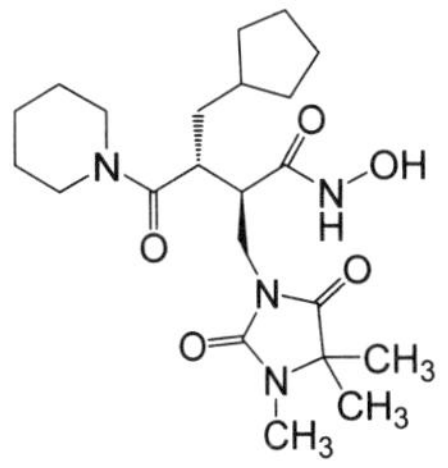

分子式和分子量 $C_{22}H_{36}N_4O_5$ 436.55

化学名 (*αR*,*βR*)-*β*-(Cyclopentylmethyl)-*N*-hydroxy-*γ*-oxo-*α*-[[3,4,4-trimethyl-2,5-dioxo-1-imidazolidinyl]methyl]-1-piperidinebutanamide

(*αR*,*βR*)-*β*-(环戊基甲基)-*N*-羟基-*γ*-氧代-*α*-[(3,4,4-三甲基-2,5-二氧代-1-咪唑啉基)甲基]-1-哌啶丁酰胺

CAS 登录号 190648-49-8

INN list 81

药效分类 基质金属蛋白酶抑制药，抗肿瘤药

西马特罗

Cimaterol（*INN*）

化学结构式

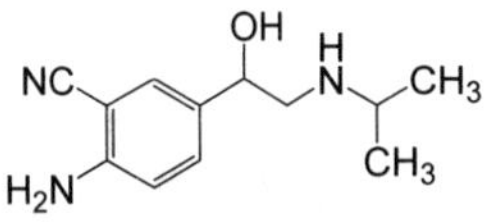

分子式和分子量 $C_{12}H_{17}N_3O$ 219.28

化学名 (±)-5-[1-Hydroxy-2-(isopropylamino)ethyl]anthranilonitrile

(±)-5-[1-羟基-2-(异丙氨基)乙基]-2-氨基苯甲腈

CAS 登录号 54239-37-1

INN list 54

药效分类 支气管舒张药

西美莫辛

Cimemoxin（*INN*）

分子式和分子量 $C_7H_{16}N_2$ 128.22

化学结构式

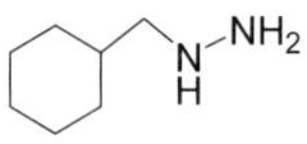

化学名 (Cyclohexylmethyl)hydrazine

(环己基甲基)肼

CAS 登录号 3788-16-7

INN list 17

药效分类 单胺氧化酶抑制药

西美帕醇

Cimepanol（*INN*）

化学结构式

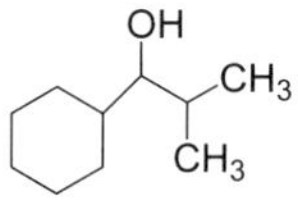

分子式和分子量 $C_{10}H_{20}O$ 156.27

化学名 *α*-Isopropylcyclohexanemethanol

α-异丙基环己烷甲醇

CAS 登录号 29474-12-2

INN list 34

药效分类 利胆药

西美帕格

Simenepag（*INN*）

化学结构式

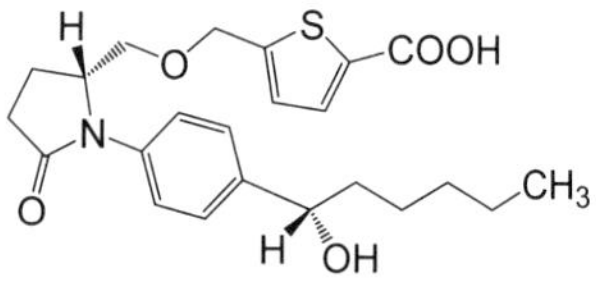

分子式和分子量 $C_{23}H_{29}NO_5S$ 431.55

化学名 5-({[(2*R*)-1-{4-[(1*S*)-1-Hydroxyhexyl]phenyl}-5-oxopyrrolidin-2-yl]methoxy}methyl)thiophene-2-carboxylic acid

5-[[[(2*R*)-1-[4-[(1*S*)-1-羟己基]苯基]-5-氧代吡咯烷-2-基]甲氧基]甲基]噻吩-2-羧酸

CAS 登录号 910562-15-1

INN list 103

药效分类 前列腺素 E_2 受体激动药

西美曲特

Simetride（*INN*）

化学结构式

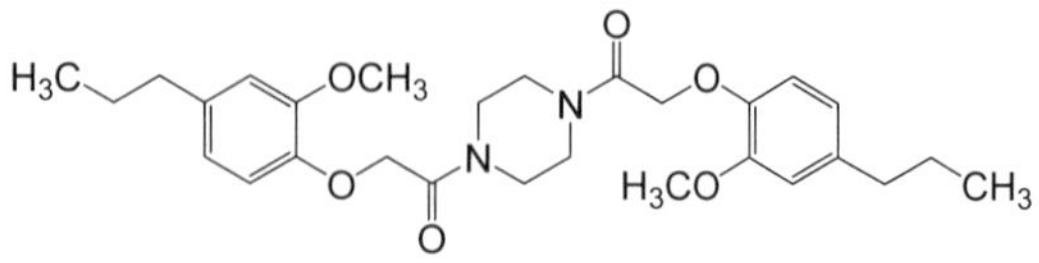

分子式和分子量 $C_{28}H_{38}N_2O_6$ 498.61

化学名 1,4-Bis[(2-methoxy-4-propylphenoxy)acetyl]piperazine

1,4-二[(2-甲氧基-4-丙基苯氧基)乙酰基]哌嗪

CAS 登录号 154-82-5

INN list 17

药效分类 抗炎镇痛药

西美瑞韦

Simeprevir（*INN*）

化学结构式

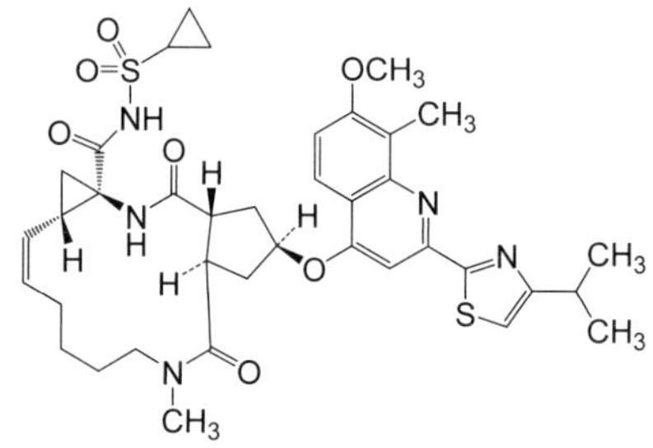

分子式和分子量 $C_{38}H_{47}N_5O_7S_2$ 749.94

化学名 (2*R*,3a*R*,10*Z*,11a*S*,12a*R*,14a*R*)-*N*-(Cyclopropanesulfonyl)-2-({7-methoxy-8-methyl-2-[4-(propan-2-yl)-1,3-thiazol-2-yl]quinolin-4-yl}oxy)-5-methyl-4,14-dioxo-2,3,3*a*,4,5,6,7,8,9,11*a*,12,13,14,14*a*-tetradecahydrocyclopenta[*c*]cyclopropa[*g*][1,6]diazacyclotetradecine-12*a*(1*H*)-carboxamide

(2*R*,3a*R*,10*Z*,11a*S*,12a*R*,14a*R*)-*N*-(环丙磺酰基)-2-({7-甲氧基-8-甲基-2-[4-(丙烷-2-基)-1,3-噻唑-2-基]喹啉-4-基}氧)-5-甲基-4, 14-二氧代-2,3,3*a*,4,5,6,7,8,9,11*a*,12,13,14,14*a*-十四氢环戊烷并[*c*]环丙熳并[*g*][1,6]二氮杂环十四烷-12*a*(1*H*)-甲酰胺

CAS 登录号 923604-59-5

INN list 105

药效分类 抗病毒药

西孟旦

Simendan（*INN*）

化学结构式

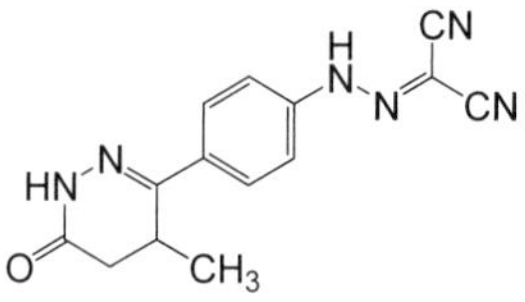

分子式和分子量 $C_{14}H_{12}N_6O$ 280.28

化学名 2-[[4-(4-Methyl-6-oxo-4,5-dihydro-1*H*-pyridazin-3-yl)phenyl]hydrazinylidene]propanedinitrile

2-[[4-(4-甲基-6-氧代-4,5-二氢-1*H*-哒嗪-3-基)苯基]肼亚基丙二腈

CAS 登录号 131741-08-7

INN list 66

药效分类 强心药

西咪替丁

Cimetidine（*INN*）

分子式和分子量 $C_{10}H_{16}N_6S$ 252.34

化学结构式

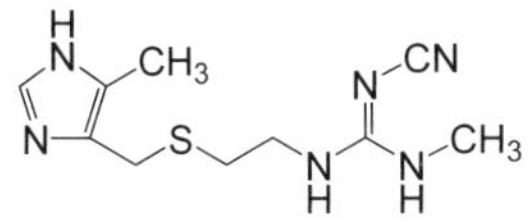

化学名 1-Methyl-2-cyano-3-[2-[[(5-methylimidazol-4-yl)-methyl]thio]ethyl]guanidine

1-甲基-2-氰基-3-[2-[[(5-甲基咪唑-4-基)甲基]硫]乙基]胍

CAS 登录号 51481-61-9; 70059-30-2[盐酸盐]

INN list 33

药效分类 组胺 H_2 受体拮抗药

西米考昔

Cimicoxib（*INN*）

化学结构式

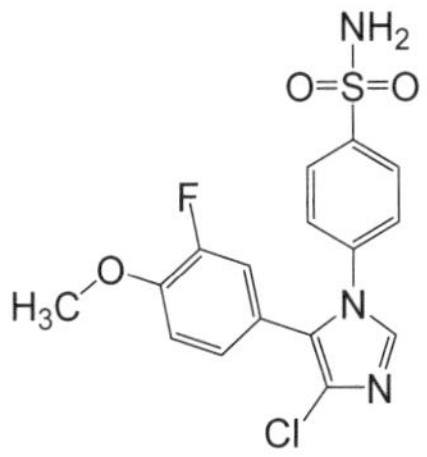

分子式和分子量 $C_{16}H_{13}ClFN_3O_3S$ 381.81

化学名 4-[4-Chloro-5-(3-fluoro-4-methoxyphenyl)-1*H*-imidazol-1-yl]benzenesulfonamide

4-[4-氯-5-(3-氟-4-甲氧基苯基)-1*H*-咪唑-1-基]苯磺酰胺

CAS 登录号 265114-23-6

INN list 89

药效分类 环氧酶 2 抑制药，抗炎镇痛药

西米色替

Silmitasertib（*INN*）

化学结构式

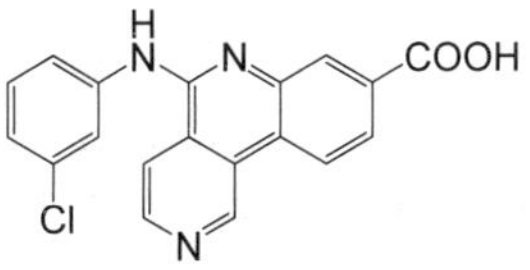

分子式和分子量 $C_{19}H_{12}ClN_3O_2$ 349.77

化学名 5-[(3-Chlorophenyl)amino]benzo[*c*][2,6]naphthyridine-8-carboxylic acid

5-[(3-氯苯基)氨基]苯并[*c*][2,6]萘啶-8-羧酸

CAS 登录号 1009820-21-6

INN list 103

药效分类 抗肿瘤药

西莫非兰

Simufilam（*INN*）

分子式和分子量 $C_{15}H_{21}N_3O$ 259.35

化学结构式

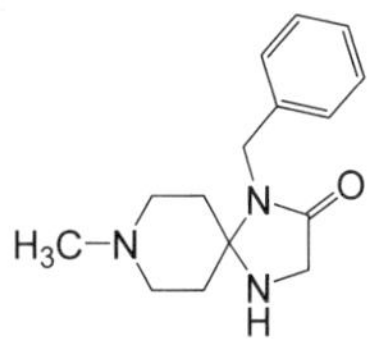

化学名 1-Benzyl-8-methyl-1,4,8-triazaspiro[4.5]decan-2-one

1-苄基-8-甲基-1,4,8-三氮杂螺环[4.5]癸烷-2-酮

CAS 登录号 1224591-33-6

INN list 125

药效分类 细丝蛋白 A 变构结合药

西莫沙酮

Cimoxatone（*INN*）

化学结构式

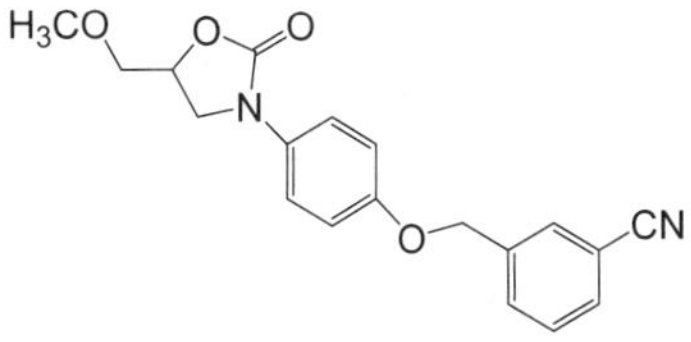

分子式和分子量 $C_{19}H_{18}N_2O_4$ 338.36

化学名 *α*-[*p*-[5-(Methoxymethyl)-2-oxo-3-oxazolidinyl]phenoxy]-*m*-tolunitrile

α-[4-[5-(甲氧基甲基)-2-氧代-3-噁唑烷基]苯氧基]-3-甲基苯甲腈

CAS 登录号 73815-11-9

INN list 45

药效分类 抗抑郁药

西莫他赛

Simotaxel（*INN*）

化学结构式

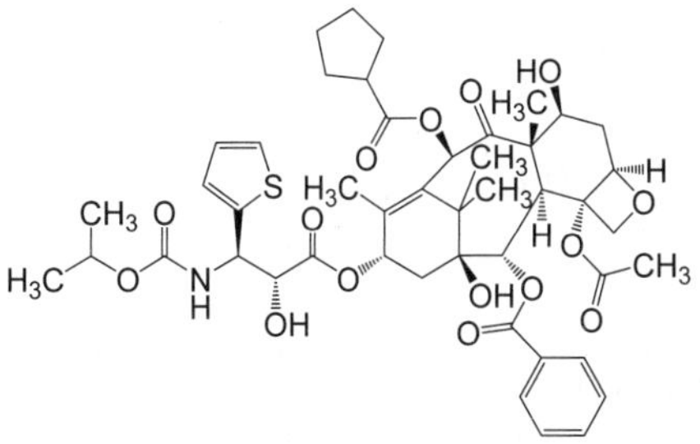

分子式和分子量 $C_{46}H_{57}NO_{15}S$ 896.01

化学名 (2*aR*,4*S*,4*aS*,6*R*,9*S*,11*S*,12*S*,12*aR*,12*bS*)-4,11-Dihydroxy-4*a*,8,13,13-tetramethyl-5-oxo-2*a*,3,4,4*a*,5,6,9,10,11,12,12*a*,12*b*-dodecahydro-7,11-methano-1*H*-cyclodeca[3,4]benz[1,2-*b*]oxete-6,9,12,12*b*-tetrayl 12*b*-acetate 12-benzoate 6-cyclopentanecarb-oxylate9-[(2*R*,3*R*)-2-hydroxy-3-[[(1-methylethoxy)carbonyl]amino]-3-(thiophen-2-yl)-propanoate]

(2*aR*,4*S*,4*aS*,6*R*,9*S*,11*S*,12*S*,12*aR*,12*bS*)-4,11-二羟基-4*a*,8,13,13-四甲基-5-氧代-2*a*,3,4,4*a*,5,6,9,10,11,12,12*a*,12*b*-十二氢-7,

11-亚甲基-1*H*-环十熳并[3,4]苯并[1,2-*b*]氧杂环丁熳-6,9,12,12*b*-四基-12*b*-乙酸酯 12-苯甲酸酯 6-环戊烷羧酸酯 9-[(2*R*,3*R*)-2-羟基-3-[[(1-甲基乙氧基)甲酰基]氨基]-3-(噻吩-2-基)丙酸酯]

CAS 登录号 791635-59-1

INN list 94

药效分类 抗肿瘤药

西那卡塞

Cinacalcet（*INN*）

化学结构式

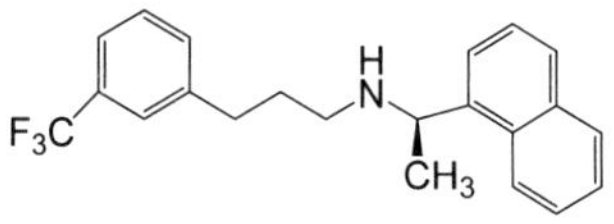

分子式和分子量 $C_{22}H_{22}F_3N$ 357.41

化学名 *N*-[(1*R*)-1-(Naphthalen-l-yl)ethyl]-3-[3-(trifluoromethyl) phenyl] propan-1-amine

N-[(1*R*)-1-(1-萘基)乙基]-3-[3-(三氟甲基)苯基] 丙-1-胺

CAS 登录号 226256-56-0

INN list 88

药效分类 抗甲状旁腺素药

ATC 分类 H05BX01

西那利定

Thenalidine（*INN*）

化学结构式

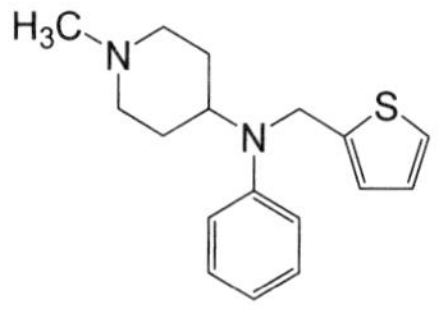

分子式和分子量 $C_{17}H_{22}N_2S$ 286.43

化学名 l-Methyl-4-*N*-2-thenylanilinopiperidine

l-甲基-4-*N*-2-噻吩甲基苯氨基哌啶

CAS 登录号 86-12-4

INN list 6

药效分类 抗组胺药

西那林

Cynarine（*INN*）

化学结构式

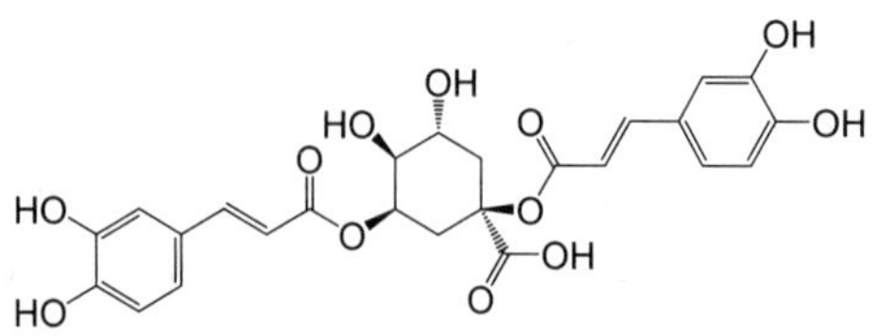

分子式和分子量 $C_{25}H_{24}O_{12}$ 516.45

化学名 (1*R*,3*R*,4*S*,5*R*)-1,3-Bis[[(*E*)-3-(3,4-dihydroxyphenyl) prop-2-enoyl]oxy]-4,5-dihydroxycyclohexane-1-carboxylic acid

(1*R*,3*R*,4*S*,5*R*)-1,3-双[[(*E*)-3-(3,4-二羟基苯基)丙-2-烯酰基]氧基]-4,5-二羟基环己烷-1-羧酸

CAS 登录号 30964-13-7; 1884-24-8[消旋体]

INN list 28

药效分类 利胆药

西那洛尔

Cinamolol（*INN*）

化学结构式

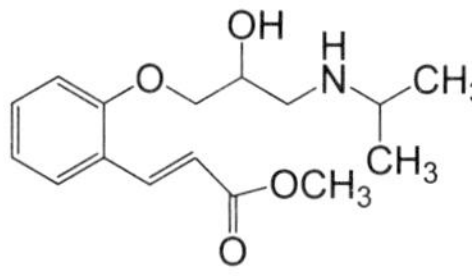

分子式和分子量 $C_{16}H_{23}NO_4$ 293.36

化学名 Methyl (*E*)-*O*-[2-hydroxy-3-(isopropylamino)propoxy] cinnamate

甲基 (*E*)-*O*-[2-羟基-3-(异丙基氨基)丙氧基]肉桂酸酯

CAS 登录号 39099-98-4

INN list 44

药效分类 β 受体拮抗药

西那西呱

Cinaciguat（*INN*）

化学结构式

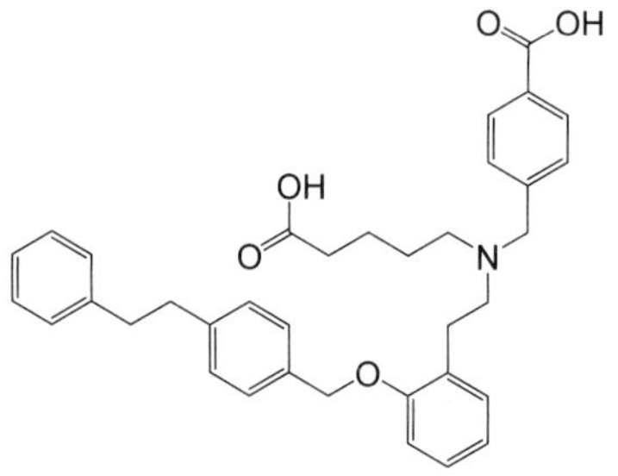

分子式和分子量 $C_{36}H_{39}NO_5$ 565.71

化学名 4-({(4-Carboxybutyl)[2-(2-{[4-(2-phenylethyl)phenyl] methoxyl}phenyl)ethyl] amino}methyl)benzoic acid

4-({(4-羧基丁基)[2-(2-{[4-(2-苯基乙基)苯基]甲氧基}苯基)乙基]氨基}甲基)苯甲酸

CAS 登录号 329773-35-5

INN list 97

药效分类 尿苷酸环化酶活化药

西奈芬净

Sinefungin（*INN*）

化学结构式

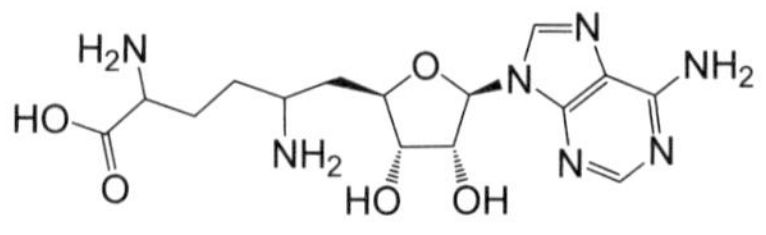

分子式和分子量 $C_{15}H_{23}N_7O_5$ 381.39

化学名 6,9-Diamino-1-(6-amino-9*H*-purin-9-yl)-1,5,6,7,8,9-hexadeoxy-*β*-D-*ribo*-Decofuranuronic acid

6,9-二氨基-1-(6-氨基-9*H*-嘌呤-9-基)-1,5,6,7,8,9-六脱氧-*β*-D-呋喃核-呋喃癸糖醛酸

CAS 登录号 58944-73-3

INN list 39

药效分类 抗生素类抗真菌药

西奈莫德

Cenerimod（*INN*）

化学结构式

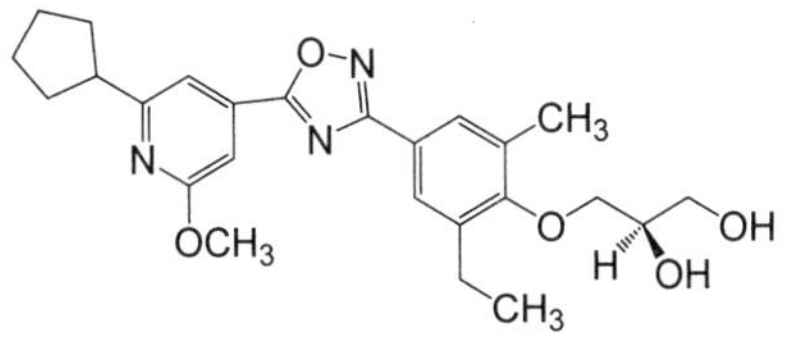

分子式和分子量 $C_{25}H_{31}N_3O_5$ 453.23

化学名 (2*S*)-3-{4-[5-(2-Cyclopentyl-6-methoxypyridin-4-yl)-1,2,4-oxadiazol-3-yl]-2-ethyl-6-methylphenoxy}propane-1,2-diol

(2*S*)-3-{4-[5-(2-环戊基-6-甲氧基吡啶-4-基)-1,2,4-噁二唑-3-基]-2-乙基-6-甲基苯氧基}丙烷-1,2-二醇

CAS 登录号 1262414-04-9

INN list 113

药效分类 免疫调节药

西萘普生

Cinaproxen（*INN*）

化学结构式

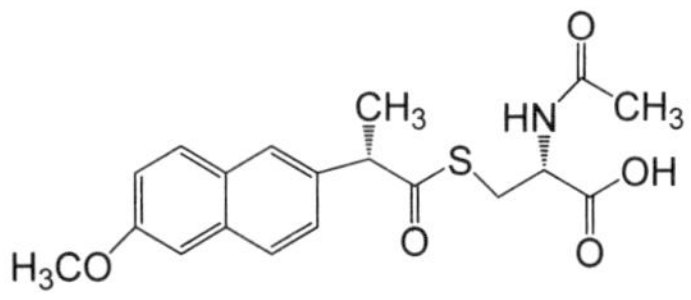

分子式和分子量 $C_{19}H_{21}NO_5S$ 375.44

化学名 *N*-Acetyl-L-cysteine (+)-(*S*)-6-methoxy-*α*-methyl-2-naphthaleneacetate

N-乙酰基-L-半胱氨酸 (+)-(*S*)-6-甲氧基-*α*-甲基-2-萘乙酸酯

CAS 登录号 89163-44-0

INN list 52

药效分类 抗炎镇痛药

西尼必利

Cinitapride（*INN*）

化学结构式

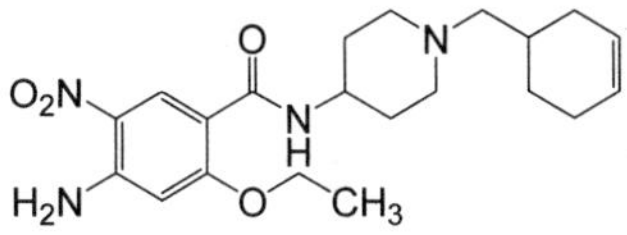

分子式和分子量 $C_{21}H_{30}N_4O_4$ 402.49

化学名 4-Amino-*N*-[1-(3-cyclohexen-1-ylmethyl)-4-piperidyl]-2-ethoxy-5-nitrobenzamide

4-氨基-*N*-[1-(3-环己烯-1-基甲基)-4-哌啶基]-2-乙氧基-5-硝基苯甲酰胺

CAS 登录号 66564-14-5

INN list 41

药效分类 镇吐药

西尼地平

Cilnidipine（*INN*）

化学结构式

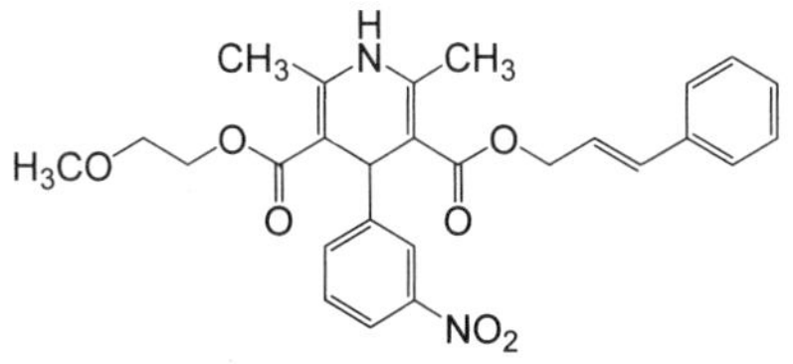

分子式和分子量 $C_{27}H_{28}N_2O_7$ 492.52

化学名 3-*O*-(2-Methoxyethyl) 5-*O*-[(*E*)-3-phenylprop-2-enyl] 2,6-dimethyl-4-(3-nitrophenyl)-1,4-dihydropyridine-3,5-dicarboxylate

3-*O*-(2-甲氧基乙基) 5-*O*-[(*E*)-3-苯基丙-2-烯基] 2,6-二甲基-4-(3-硝基苯基)-1,4-二氢吡啶-3,5-二羧酸二酯

CAS 登录号 132203-70-4

INN list 66

药效分类 钙通道阻滞药

ATC 分类 C08CA14

西尼二胺

Thenyldiamine（*INN*）

化学结构式

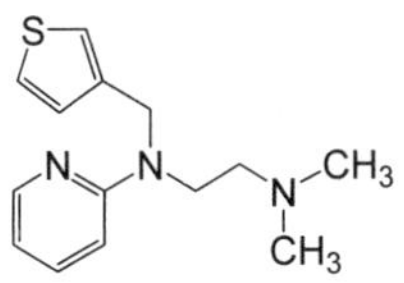

分子式和分子量 $C_{14}H_{19}N_3S$ 261.39

化学名 2-[[2-(Dimethylamino)ethyl]-3-thenylamino]pyridine

2-[[2-(二甲氨基)乙基]-3-噻吩甲基氨基]吡啶

CAS 登录号 91-79-2; 958-93-0[盐酸盐]

INN list 36

药效分类 抗组胺药

西尼莫德

Siponimod（*INN*）

化学结构式

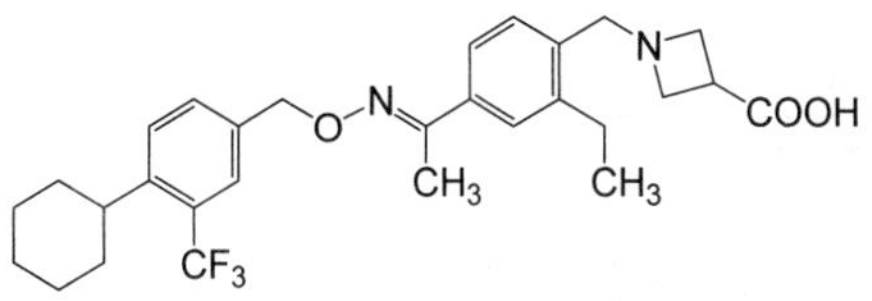

分子式和分子量 $C_{29}H_{35}F_3N_2O_3$ 516.60

化学名 1-([4-[(1*E*)-1-([[4-Cyclohexyl-3-(trifluoromethyl)phenyl]methoxy]imino)ethyl]-2-ethylphenyl]methyl)azetidine-3-carboxylic acid

1-([4-[(1*E*)-1-([[4-环己基-3-(三氟甲基)苯基]甲氧基]氨亚基)乙基]-2-乙基苯基]甲基)氮杂环丁烷-3-羧酸

CAS 登录号 1230487-85-0

INN list 105

药效分类 免疫调节药

西尼韦罗

Cenicriviroc（*INN*）

化学结构式

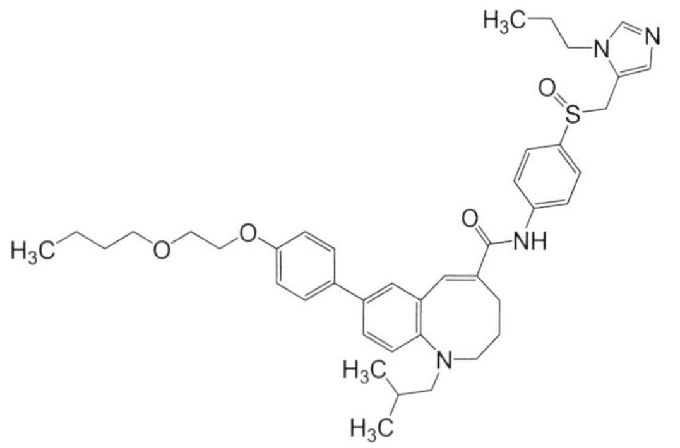

分子式和分子量 $C_{41}H_{52}N_4O_4S$ 696.94

化学名 8-{4-[2-(Butoxy)ethoxy]phenyl}-1-(2-methylpropyl)-*N*-(4-{(*S*)-[(1-propyl-1*H*-imidazol-5-yl)methyl]sulfinyl}phenyl)-1,2,3,4-tetrahydro-1-benzazocine-5-carboxamide

8-[4-[2-(丁氧基)乙氧基]苯基]-1-(2-甲基丙基)-*N*-[4-[(*S*)-[(1-丙基-1*H*-咪唑-5-基)甲基]亚磺酰基]苯基]-1,2,3,4-四氢-1-苯并氧杂环辛熳-5-甲酰胺

CAS 登录号 497223-25-3

INN list 103

药效分类 抗病毒药

西奴哌隆

Cinuperone（*INN*）

化学结构式

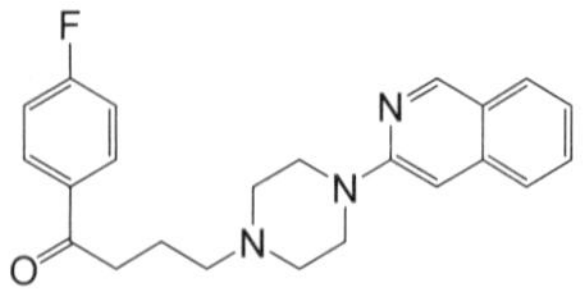

分子式和分子量 $C_{23}H_{24}FN_3O$ 377.45

化学名 4'-Fluoro-4-[4-(3-isoquinolyl)-1-piperazinyl]butyroph-enone

4'-氟-4-[4-(3-异喹啉基)-1-哌嗪基]丁酰苯

CAS 登录号 82117-51-9

INN list 53

药效分类 抗精神病药

西诺氨酯

Cenobamate（*INN*）

分子式和分子量 $C_{10}H_{10}ClN_5O_2$ 267.67

化学结构式

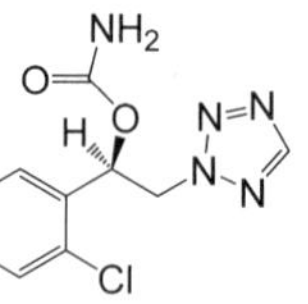

化学名 (1*R*)-1-(2-Chlorophenyl)-2-(2*H*-tetrazol-2-yl)ethyl carbamate

(1*R*)-1-(2-氯苯基)-2-(2*H*-四唑-2-基)乙基 氨基甲酸酯

CAS 登录号 913088-80-9

INN list 113

药效分类 抗癫痫药

西诺哌嗪

Cinoxopazide（*INN*）

化学结构式

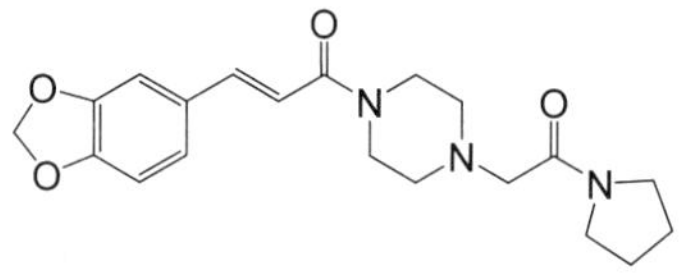

分子式和分子量 $C_{20}H_{25}N_3O_4$ 371.43

化学名 1-[(*E*)-3,4-Methylenedioxycinnamoyl]-4-[(1-pyrrolidinylcarbonyl)methyl]piperazine

1-[(*E*)-3,4-亚甲二氧基肉桂酰基]-4-[(1-吡咯烷基甲酰基)甲基]哌嗪

CAS 登录号 88053-05-8

INN list 54

药效分类 脑循环改善药

西诺沙星

Cinoxacin（*INN*）

化学结构式

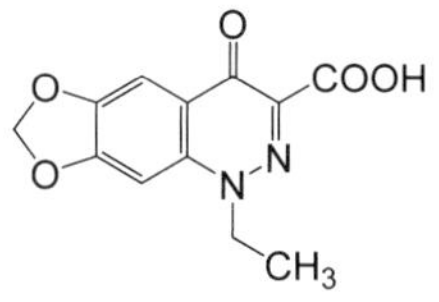

分子式和分子量 $C_{12}H_{10}N_2O_5$ 262.22

化学名 1-Ethyl-1,4-dihydro-4-oxo[1,3]dioxolo[4,5-*g*]cinnoline-3-carboxylic acid

1-乙基-1,4-二氢-4-氧代[1,3]二氧戊环并[4,5-*g*]曾嗪-3-羧酸

CAS 登录号 28657-80-9

INN list 32

药效分类 喹诺酮类抗微生物药

ATC 分类 J01MB06

西诺沙酯

Cinoxate（*INN*）

分子式和分子量 $C_{14}H_{18}O_4$ 250.29

化学结构式

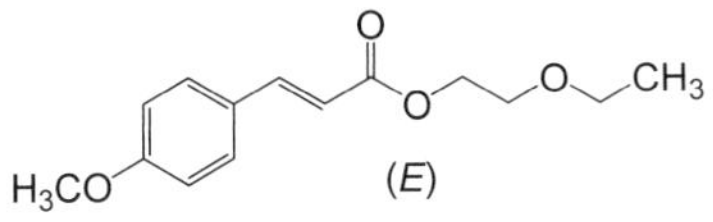

化学名 2-Ethoxyethyl *p*-methoxycinnamate

2-乙氧基乙基 4-甲氧基肉桂酸酯

CAS 登录号 104-28-9

INN list 22

药效分类 防晒药

西诺司他

Citarinostat（*INN*）

化学结构式

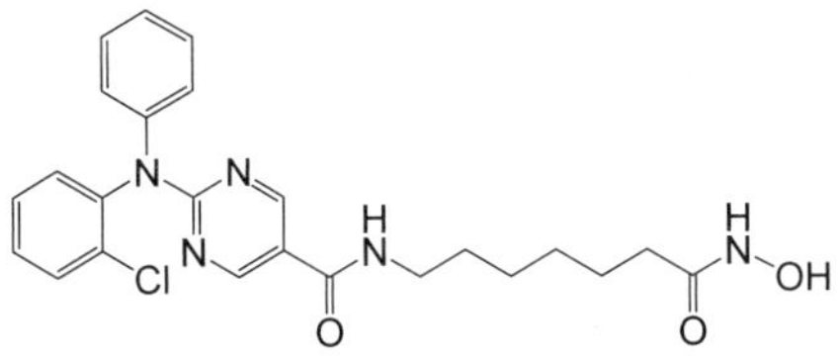

分子式和分子量 $C_{24}H_{26}ClN_5O_3$ 467.95

化学名 2-(2-Chloro-*N*-phenylanilino)-*N*-[7-(hydroxyamino)-7-oxoheptyl]pyrimidine-5-carboxamide

2-(2-氯-*N*-苯基苯氨基)-*N*-[7-(羟基氨基)-7-氧代庚基]嘧啶-5-甲酰胺

CAS 登录号 1316215-12-9

INN list 116

药效分类 组蛋白去乙酰化酶 6($HDAC_6$)抑制药

西诺西泮

Cinolazepam（*INN*）

化学结构式

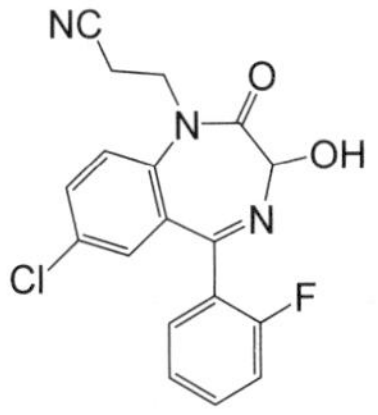

分子式和分子量 $C_{18}H_{13}ClFN_3O_2$ 357.77

化学名 7-Chloro-5-(*o*-fluorophenyl)-2,3-dihydro-3-hydroxy-2-oxo-1*H*-1,4-benzodiazepine-1-propionitrile

7-氯-5-(2-氟苯基)-2,3-二氢-3-羟基-2-氧代-1*H*-1,4-苯并二氮杂䓬-1-丙腈

CAS 登录号 75696-02-5

INN list 46

药效分类 催眠药

西帕加明

Cipargamin（*INN*）

分子式和分子量 $C_{19}H_{14}Cl_2FN_3O$ 389.05

化学结构式

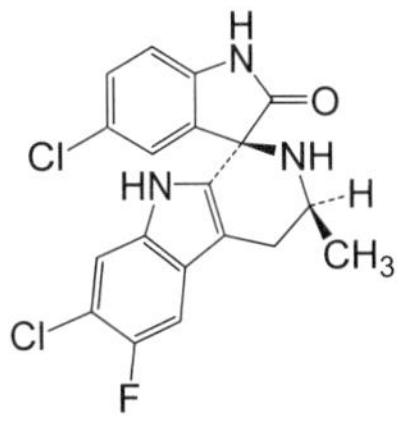

化学名 (1'*R*,3'*S*)-5,7'-Dichloro-6'-fluoro-3'-methyl-2',3',4',9'-tetrahyrospiro[indole-3,1'-pyrido[3,4-*b*]indol]-2(1*H*)-one

(1'*R*,3'*S*)-5,7'-二氯-6'-氟-3'-甲基-2',3',4',9'-四氢螺[吲哚-3,1'-吡啶并[3,4-*b*]吲哚]-2(1*H*)-酮

CAS 登录号 1193314-23-6

INN list 110

药效分类 抗疟药

西帕曲近

Sipatrigine（*INN*）

化学结构式

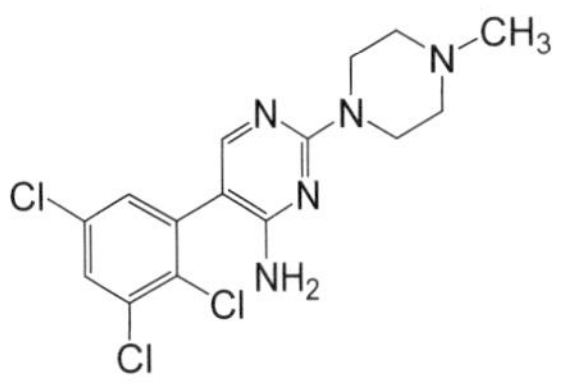

分子式和分子量 $C_{15}H_{16}Cl_3N_5$ 372.68

化学名 4-Amino-2-(4-methyl-1-piperazinyl)-5-(2,3,5-trichlorophenyl)pyrimidine

4-氨基-2-(4-甲基-1-哌嗪基)-5-(2,3,5-三氯苯基)嘧啶

CAS 登录号 130800-90-7

INN list 74

药效分类 促智药

西帕他格

Ciraparantag（*INN*）

化学结构式

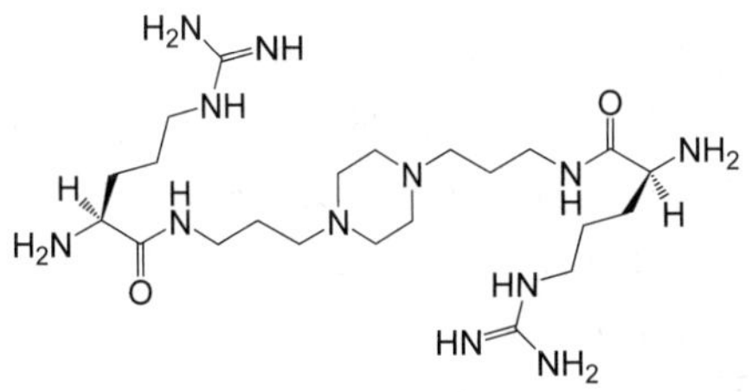

分子式和分子量 $C_{22}H_{48}N_{12}O_2$ 512.40

化学名 N^1,$N^{1'}$-[Piperazine-1,4-diylbis(propane-1,3-diyl)]bis-L-argininamide

N^1,$N^{1'}$-[哌嗪-1,4-二基双(丙烷-1,3-二基)]双-L-精氨酰胺

CAS 登录号 1438492-26-2

INN list 113

药效分类 肝素解毒剂

西哌立松

Silperisone（*INN*）

化学结构式

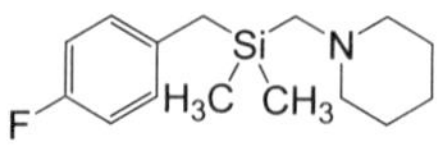

分子式和分子量 $C_{15}H_{24}FNSi$ 265.44

化学名 1-[[(*p*-Fluorobenzyl)dimethylsilyl]methyl]piperidine

1-[[(4-氟苯甲基)二甲硅烷基]甲基]哌啶

CAS 登录号 140944-31-6

INN list 78

药效分类 肌肉松弛药

西潘茶碱

Cipamfylline（*INN*）

化学结构式

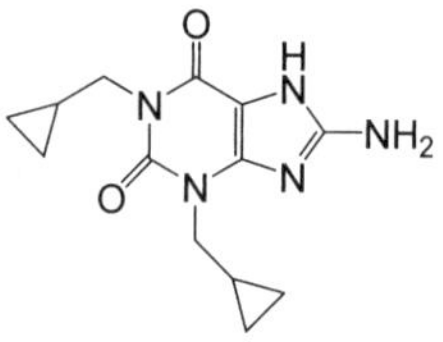

分子式和分子量 $C_{13}H_{17}N_5O_2$ 275.31

化学名 8-Amino-1,3-bis(cyclopropylmethyl)xanthine

8-氨基-l,3-双(环丙基甲基)黄嘌呤

CAS 登录号 132210-43-6

INN list 71

药效分类 抗病毒药

西硼巴坦

Xeruborbactam（*INN*）

化学结构式

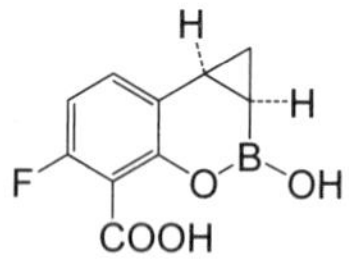

分子式和分子量 $C_{10}H_8BFO_4$ 221.98

化学名 (1*aR*,7*bS*)-5-Fluoro-2-hydroxy-1,1*a*,2,7*b*-tetrahydrocyclopropa[*c*][1,2]benzoxaborinine-4-carboxylic acid

(1*aR*,7*bS*)-5-氟-2-羟基-1,1*a*,2,7*b*-四氢环丙并[*c*][1,2]苯并氧杂硼杂环己熳-4-羧酸

CAS 登录号 2170834-63-4

INN list 125

药效分类 *β*-内酰胺酶抑制药

西普罗尼

Sisapronil（*INN*）

分子式和分子量 $C_{15}H_6Cl_2F_8N_4$ 465.13

化学结构式

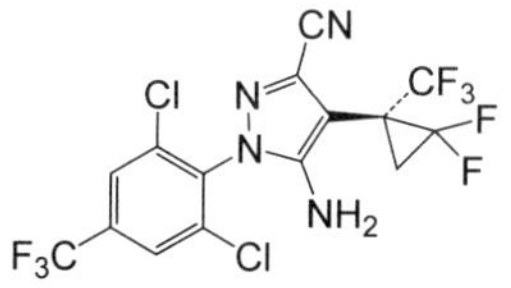

化学名 5-Amino-1-[2,6-dichloro-4-(trifluoromethyl)phenyl]-4-[(1*RS*)-2,2-difluoro-1-(trifluoromethyl)cyclopropyl]-1*H*-pyrazole-3-carbonitrile

5-氨基-1-[2,6-二氯-4-(三氟甲基)苯基]-4-[(1*RS*)-2,2-二氟-1-(三氟甲基)环丙烷基]-1*H*-吡唑-3-甲腈

CAS 登录号 856225-89-3

INN list 109

药效分类 抗寄生虫药(兽用)

西普西利

Cimpuciclib（*INN*）

化学结构式

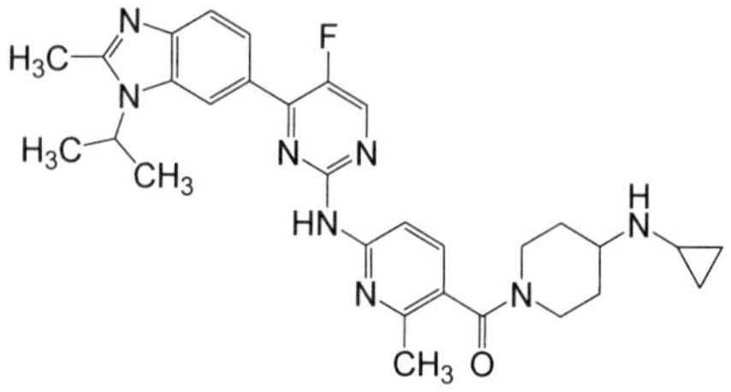

分子式和分子量 $C_{30}H_{35}FN_8O$ 542.66

化学名 [4-(Cyclopropylamino)piperidin-1-yl]-[6-[[5-fluoro-4-(2-methyl-3-propan-2-ylbenzimidazol-5-yl)pyrimidin-2-yl]amino]-2-methylpyridin-3-yl]methanone

[4-(环丙基氨基)哌啶-1-基]-[6-[[5-氟-4-(2-甲基-3-丙-2-基苯并咪唑-5-基)嘧啶-2-基]氨基]-2-甲基吡啶-3-基]甲酮

CAS 登录号 2202767-78-8

INN list 124

药效分类 醛糖还原酶抑制药

西前列烯

Ciprostene（*INN*）

化学结构式

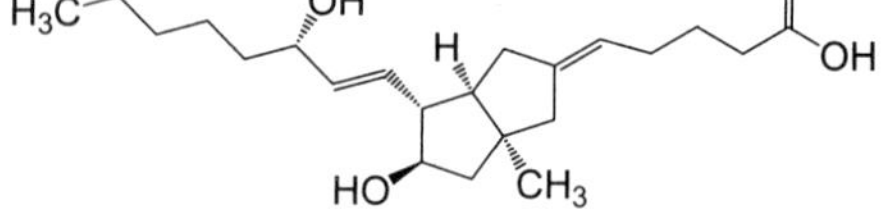

分子式和分子量 $C_{22}H_{36}O_4$ 364.53

化学名 (5*Z*)-5-[(3*aR*,4*R*,5*R*,6*aS*)-5-Hydroxy-4-[(*E*,3*S*)-3-hydroxyoct-1-enyl]-6*a*-methyl-1,3,3*a*,4,5,6-hexahydropentalen-2-ylidene]pentanoic acid

(5*Z*)-5-[(3*aR*,4*R*,5*R*,6*aS*)-5-羟基-4-[(*E*,3*S*)-3-羟基辛-1-烯基]-6*a*-甲基-1,3,3*a*,4,5,6-六氢环戊熳-2-基亚基]戊酸

CAS 登录号 81845-44-5；81703-55-1[西前列烯钙(2:1)]

INN list 51

药效分类 前列腺素类药，抗血小板聚集药

西曲酸酯

Cetraxate（*INN*）

化学结构式

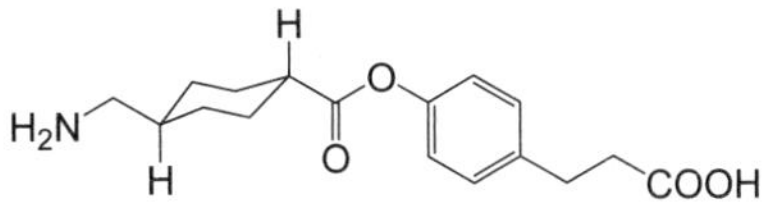

分子式和分子量 $C_{17}H_{23}NO_4$ 305.37

化学名 4-Hydroxyhydrocinnamic acid, *trans*-4-(aminomethyl) cyclohexanecarboxylate

4-羟基氢化肉桂酸 反-4-(氨基甲基)环己烷羧酸酯

CAS 登录号 34675-84-8; 27724-96-5[盐酸盐]

INN list 36

药效分类 抗溃疡药

西曲溴铵

Cetrimonium Bromide（*INN*）

化学结构式

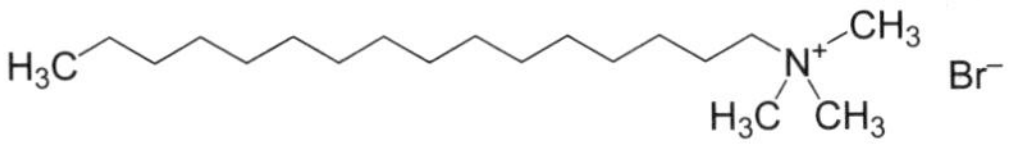

分子式和分子量 $C_{19}H_{42}NBr$ 364.45

化学名 Hexadecyltrimethylammonium bromide

溴化 十六烷基三甲铵

CAS 登录号 57-09-0; 6899-10-1[西曲胺]

INN list 1

药效分类 消毒防腐药

西塞氯铵

Cethexonium Chloride（*INN*）

化学结构式

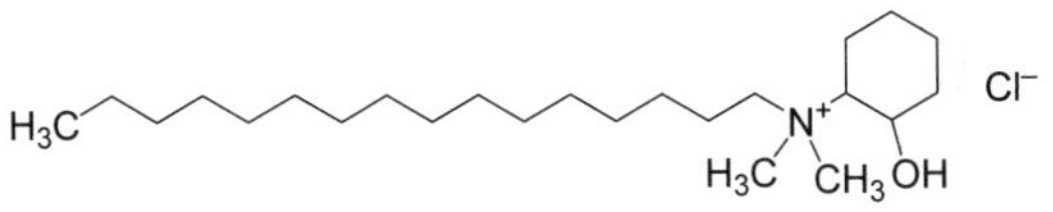

分子式和分子量 $C_{24}H_{50}ClNO$ 404.11

化学名 Hexadecyl(2-hydroxycyclohexyl)dimethylammonium chloride

氯化十六烷基(2-羟基环己基)二甲基铵

CAS 登录号 58703-78-9

INN list 36

药效分类 消毒防腐药

西三溴胺

Cetrimide（*INN*）

分子式和分子量 $n = 0, C_{16}H_{36}BrN$ 308.35; $n = 1, C_{17}H_{38}BrN$ 336.40; $n = 2, C_{19}H_{42}BrN$ 364.46

化学结构式

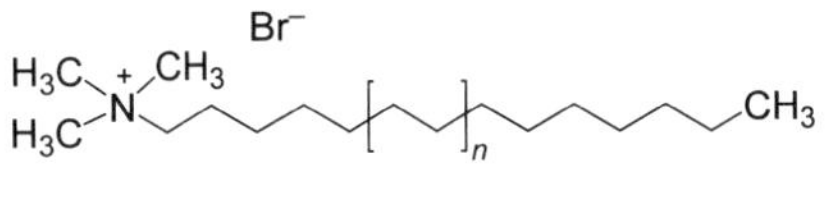

$n = 0, 1$ 或 2

药物描述 A mixture consisting chiefly of tetradecyltrimethylammonium bromide together with smaller amounts of dodecyltrimethylammonium bromide and hexadecyltrimethylammonium bromide

是一种主要由溴化十四烷基三甲基铵和少量的溴化十二烷基三甲基铵及溴化十六烷基三甲基铵组成的混合物

CAS 登录号 8044-71-1

INN list 46

药效分类 消毒防腐药

西沙必利

Cisapride（*INN*）

化学结构式

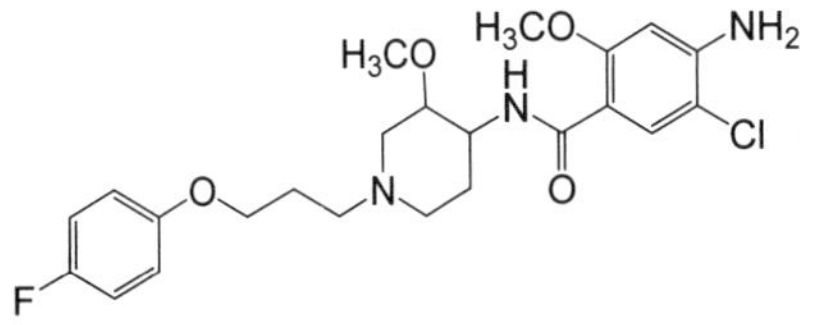

分子式和分子量 $C_{23}H_{29}ClFN_3O_4$ 465.95

化学名 *cis*-4-Amino-5-chloro-*N*-[1-[3-(*p*-fluorophenoxy)propyl]-3-methoxy-4-piperidyl]-*o*-anisamide

顺-4-氨基-5-氯-*N*-[1-[3-(4-氟苯氧基)丙基]-3-甲氧基-4-哌啶基]-2-甲氧基苯甲酰胺

CAS 登录号 81098-60-4

INN list 49

药效分类 促胃肠蠕动药，镇吐药

西司他丁

Cilastatin（*INN*）

化学结构式

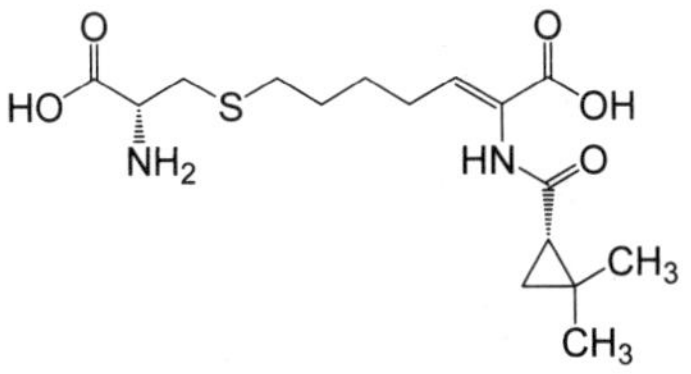

分子式和分子量 $C_{16}H_{26}N_2O_5S$ 358.45

化学名 (*Z*)-7-[[(*R*)-2-Amino-2-carboxyethyl]thio]-2-[(*S*)-2,2-dimethylcyclopropanecarboxamido]hept-2-enoic acid

(*Z*)-7-[[(*R*)-2-氨基-2-羧基乙基]巯基]-2-[(*S*)-2,2-二甲基环丙基甲酰氨基]庚-2-烯酸

CAS 登录号 82009-34-5; 81129-83-1[西司他丁钠]

INN list 50

药效分类 酶抑制药

西司托韦

Sisunatovir（*INN*）

分子式和分子量 $C_{23}H_{22}F_4N_4O$ 446.45

化学结构式

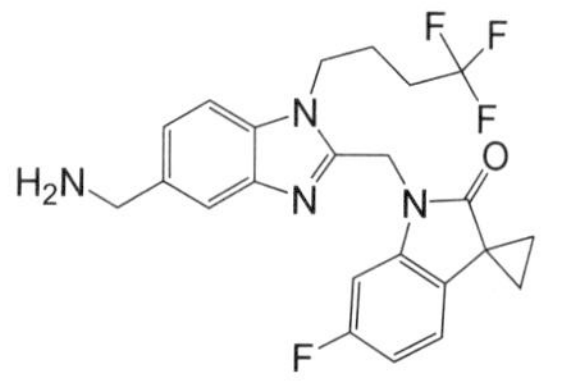

化学名 1'-{[5-(Aminomethyl)-1-(4,4,4-trifluorobutyl)-1*H*-benzimidazol-2-yl]methyl}-6'-fluorospiro[cyclopropane-1,3'-indol]-2'(1'*H*)-one

1'-{[5-(氨甲基)-1-(4,4,4-三氟丁基)-1*H*-苯并咪唑-2-基]甲基}-6'-氟螺[环丙烷-1,3'-吲哚]-2'(1'*H*)-酮

CAS 登录号 1903763-82-5

INN list 122

药效分类 抗病毒药

西索米星

Sisomicin（*INN*）

化学结构式

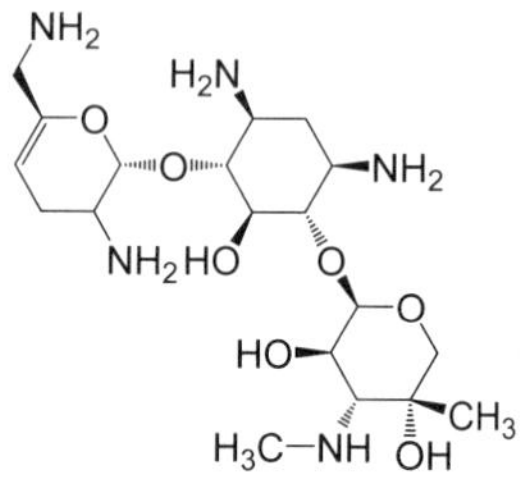

分子式和分子量 $C_{19}H_{37}N_5O_7$ 447.53

化学名 *O*-3-Deoxy-4-*C*-methyl-3-(methylamino)-*β*-L-*arabino*-pyranosyl-(1→4)-*O*-[2,6-diamino-2,3,4,6-tetradeoxy-*α*-D-glycero-hex-4-enopyranosyl-(1→6)]-2-deoxy-L-streptamine

O-3-脱氧-4-*C*-甲基-3-(甲氨基)-*β*-L-吡喃阿拉伯糖基-(1→4)-*O*-[2,6-二氨基-2,3,4,6-四脱氧-*α*-D-甘油-己-4-烯吡喃糖基-4-烯基-(1→6)]-2-脱氧-L-链霉胺

CAS 登录号 32385-11-8; 53179-09-2[硫酸盐]

INN list 25

药效分类 抗生素类药，DNA 回旋酶抑制药

ATC 分类 J01GB08

西他苯

Cetaben（*INN*）

化学结构式

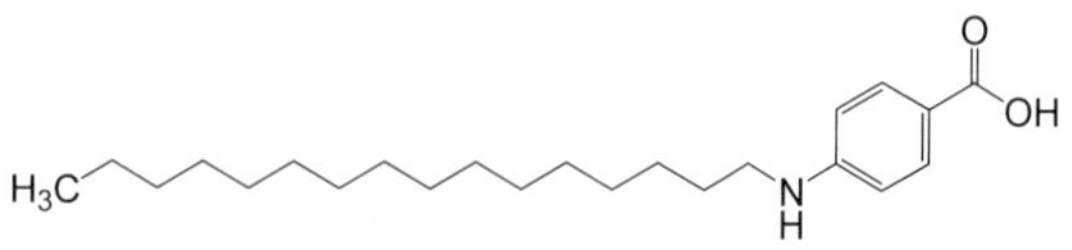

分子式和分子量 $C_{23}H_{39}NO_2$ 361.57

化学名 4-(Hexadecylamino)benzoic acid

4-(十六烷基氨基)苯甲酸

CAS 登录号 55986-43-1; 64059-66-1[西他苯钠]

INN list 39

药效分类 降血脂药

西他利酮

Sitalidone（*INN*）

化学结构式

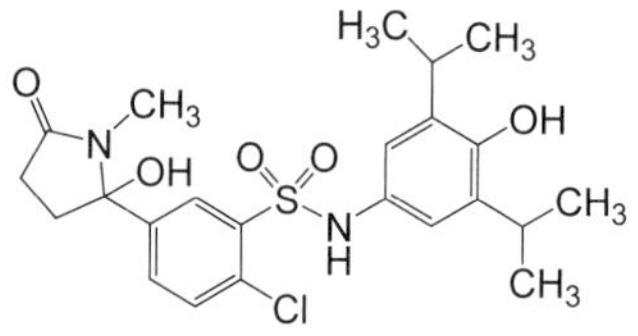

分子式和分子量 $C_{23}H_{29}ClN_2O_5S$ 481.00

化学名 (±)-2-Chloro-4'-hydroxy-5-(2-hydroxy-1-methyl-5-oxo-2-pyrzolidinyl)-3',5'-diisopropylbenzenesulfonanilide

(±)-2-氯-4'-羟基-5-(2-羟基-1-甲基-5-氧代-2-吡唑烷基)-3',5'-二异丙基苯磺酰胺

CAS 登录号 108894-39-9

INN list 59

药效分类 利尿药，降血脂药

西他氯铵

Cetalkonium Chloride（*INN*）

化学结构式

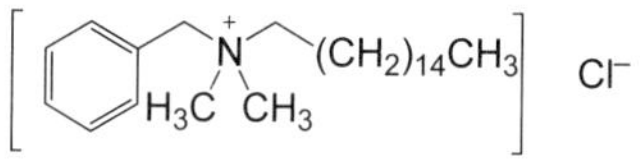

分子式和分子量 $C_{25}H_{46}ClN$ 396.09

化学名 Benzylhexadecyldimethylammonium chloride

氯化 苄基十六烷基二甲基铵

CAS 登录号 122-18-9

INN list 15

药效分类 消毒防腐药

西他马喹

Sitamaquine（*INN*）

化学结构式

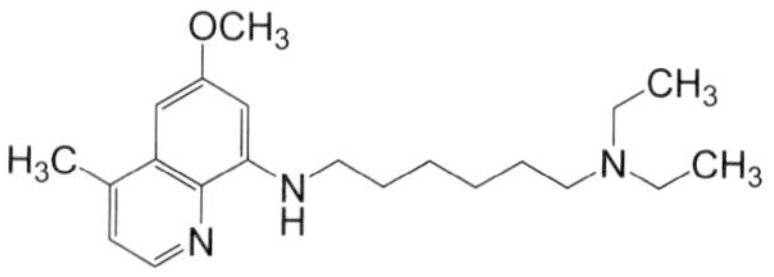

分子式和分子量 $C_{21}H_{33}N_3O$ 343.51

化学名 *N*,*N*-Diethyl-*N'*-(6-methoxy-4-methyl-8-quinolyl)hexane-1,6-diamine

N,*N*-二乙基-*N'*-(6-甲氧基-4-甲基-8-喹啉基)-1,6-己二胺

CAS 登录号 57695-04-2

INN list 80

药效分类 抗原虫药

西他沙星

Sitafloxacin（*INN*）

化学结构式

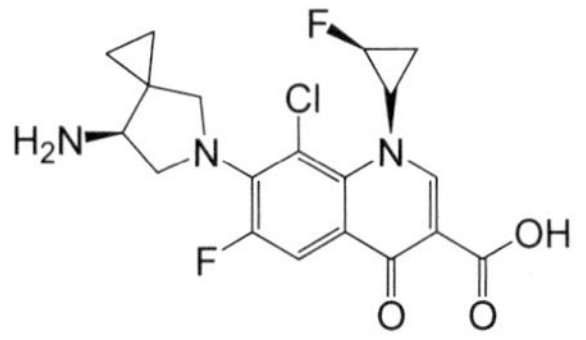

分子式和分子量　$C_{19}H_{18}ClF_2N_3O_3$　409.82

化学名　(−)-7-[(7*S*)-7-Amino-5-azaspiro[2.4]hept-5-yl]-8-chloro-6-fluoro-1-[(1*R*,2*S*)-2-fluorocyclopropyl]-1,4-dihydro-4-oxo-3-quinolinecarboxylic acid

(−)-7-[(7*S*)-7-氨基-5-氮杂螺[2.4]-5-庚基]-8-氯-6-氟-1-[(1*R*,2*S*)-2-氟环丙基]-1,4-二氢-4-氧代喹啉-3-羧酸

CAS 登录号　127254-12-0；163253-35-8[水合物]

INN list　75

药效分类　抗菌药

西他生坦

Sitaxentan（*INN*）

化学结构式

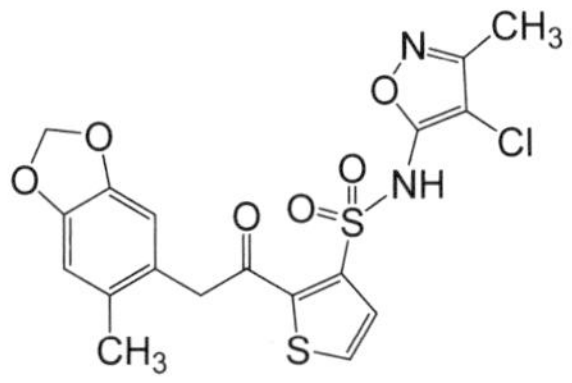

分子式和分子量　$C_{18}H_{15}ClN_2O_6S_2$　454.90

化学名　*N*-(4-Chloro-3-methyl-5-isoxazolyl)-2-[[4,5-(methylenedioxy)-*o*-toly]acetyl]-3-thiophenesulfonamide

N-(4-氯-3-甲基-5-异噁唑基)-2-[[4,5-(亚甲二氧基)-2-甲苯基]乙酰基]-3-噻吩磺酰胺

CAS 登录号　184036-34-8

INN list　83

药效分类　抗高血压药

ATC 分类　C02KX03

西他替平

Citatepine（*INN*）

化学结构式

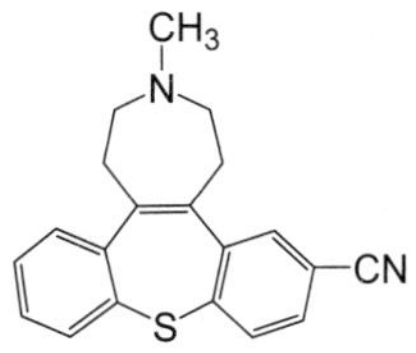

分子式和分子量　$C_{20}H_{18}N_2S$　318.44

化学名　2,3,4,5-Tetrahydro-3-methyl-1*H*-dibenzo[2,3:6,7]thiepino[4,5-*d*]azepine-7-carbonitrile

2,3,4,5-四氢-3-甲基-1*H*-二苯并[2,3:6,7]硫杂䓬[4,5-*d*]氮杂䓬-7-甲腈

CAS 登录号　65509-66-2

INN list　54

药效分类　抗抑郁药

西酞普兰

Citalopram（*INN*）

化学结构式

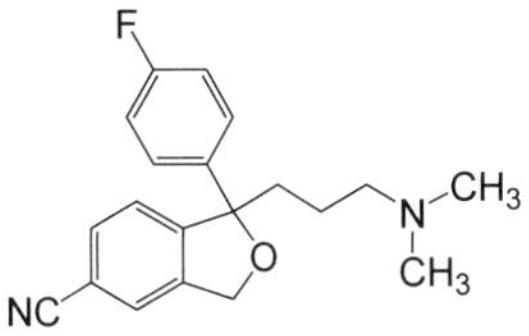

分子式和分子量　$C_{20}H_{21}FN_2O$　324.39

化学名　(±)-1-[3-(Dimethylamino)propyl]-1-(4-fluorophenyl)-1,3-dihydro-5-isobenzofurancarbonitrile

(±)-1-[3-(二甲氨基)丙基]-1-(4-氟苯基)-1,3-二氢-5-异苯并呋喃甲腈

CAS 登录号　59729-33-8；59729-32-7[氢溴酸盐]

INN list　37

药效分类　抗抑郁药

西腾西平

Siltenzepine（*INN*）

化学结构式

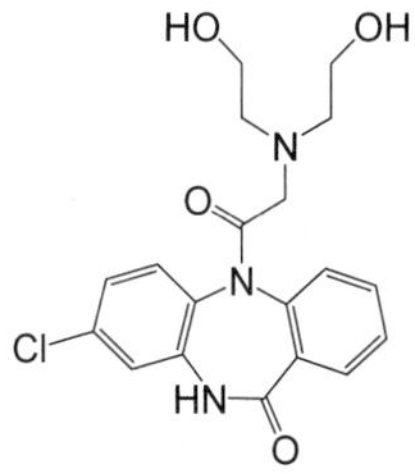

分子式和分子量　$C_{19}H_{20}ClN_3O_4$　389.83

化学名　5-[*N*,*N*-Bis(2-hydroxyethyl)glycyl]-8-chloro-5,10-dihydro-11*H*-dibenzo[*b*,*e*][1,4]diazepin-11-one

5-[*N*,*N*-二(2-羟乙基)甘氨酰基]-8-氯-5,10-二氢-11*H*-二苯并[*b*,*e*][1,4]二氮杂䓬-11-酮

CAS 登录号　98374-54-0

INN list　63

药效分类　抗溃疡药

西替奥酮

Citiolone（*INN*）

化学结构式

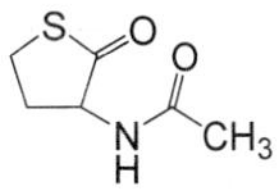

分子式和分子量 $C_6H_9NO_2S$ 159.21

化学名 *N*-(Tetrahydro-2-oxo-3-thienyl)acetamide

N-(四氢-2-氧代-3-噻吩基)乙酰胺

CAS 登录号 1195-16-0

INN list 23

药效分类 保肝药

西替地尔

Cetiedil（*INN*）

化学结构式

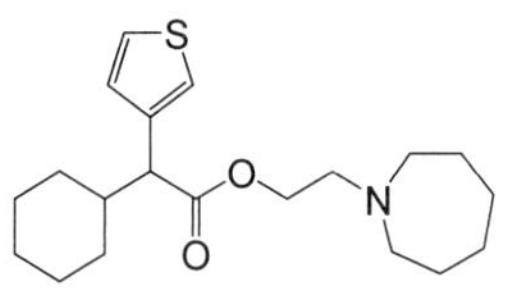

分子式和分子量 $C_{20}H_{31}NO_2S$ 349.53

化学名 2-(Hexahydro-1*H*-azepin-l-yl)ethyl *α*-cyclohexyl-3-thiopheneacetate

2-(六氢-1*H*-氮杂草-1-基)乙基 *α*-环己基-3-噻吩乙酸酯

CAS 登录号 14176-10-4; 16286-69-4[枸橼酸盐]

INN list 27

药效分类 外周血管扩张药

ATC 分类 C04AX26

西替克新

Cistinexine（*INN*）

化学结构式

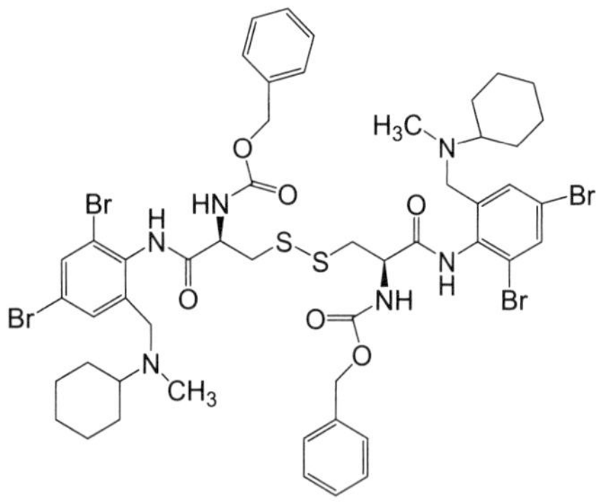

分子式和分子量 $C_{50}H_{60}Br_4N_6O_6S_2$ 1224.79

化学名 Dibenzyl [dithiobis[(*R*)-1-[[4,6-dibromo-*α*-(cyclohexyl methylamino)-*o*- tolyl]carbamoyl]ethylenel]dicarbamate

二苄基 [二硫双[(*R*)-l-[[4,6-二溴-*α*-(环己基甲氨基)-2-甲基苯基]氨基甲酰基]亚乙基]二氨基甲酸酯

CAS 登录号 86042-50-4

INN list 54

药效分类 祛痰药

西替利嗪

Cetirizine（*INN*）

分子式和分子量 $C_{21}H_{25}ClN_2O_3$ 388.89

化学结构式

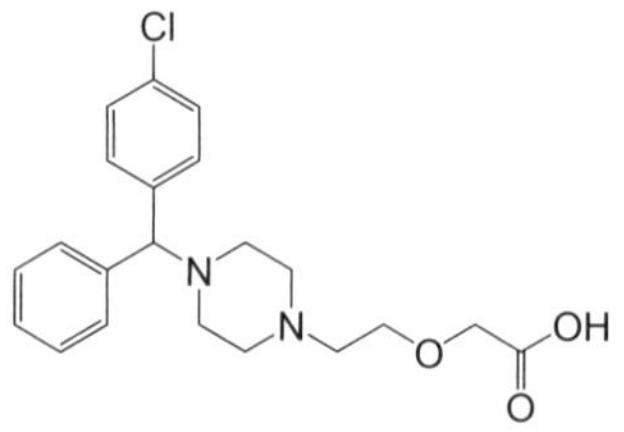

化学名 (±)-[2-[4-(4-Chlorophenyl)phenylmethyl]-1-piperazinyl]ethoxy]acetic acid

(±)-[2-[4-(4-氯苯基)苯甲基]-1-哌嗪基]乙氧基]乙酸

CAS 登录号 83881-51-0; 83881-52-1[盐酸盐]

INN list 51

药效分类 抗过敏药

西替沙星

Cetefloxacin（*INN*）

化学结构式

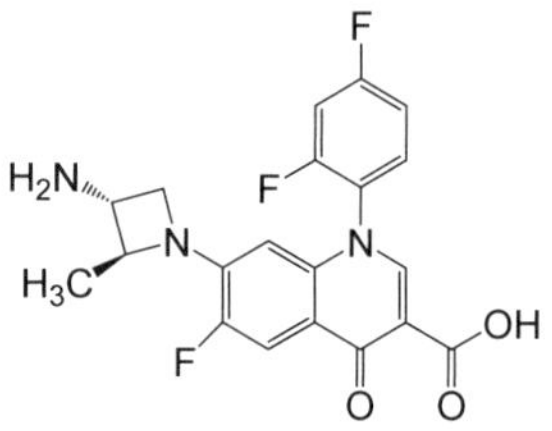

分子式和分子量 $C_{20}H_{16}F_3N_3O_3$ 403.35

化学名 (−)-7-[(2*S*,3*R*)-3-Amino-2-methyl-l-azelidinyl]-1-(2,4-difluorophenyl)-6-fluoro-1,4-dihydro-4-oxo-3-quinolinecarboxylic acid

(−)-7-[(2*S*,3*R*)-3-氨基-2-甲基-1-氮杂环丁基]-1-(2,4-二氟苯基)-6-氟-1,4-二氢-4-氧代喹啉-3-羧酸

CAS 登录号 141725-88-4

INN list 68

药效分类 抗菌药

西替司他

Cetilistat（*INN*）

化学结构式

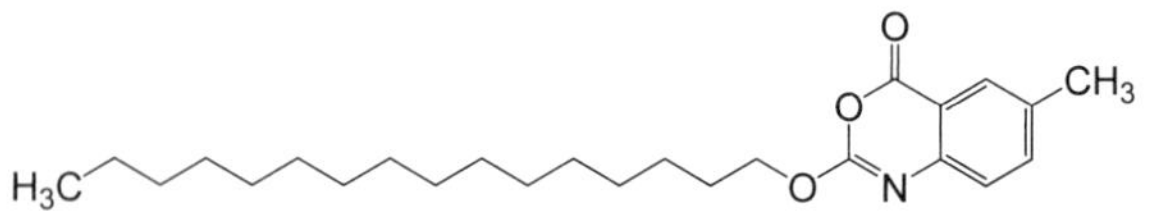

分子式和分子量 $C_{25}H_{39}NO_3$ 401.58

化学名 2-(Hexadecyloxy)-6-methyl-4*H*-3,1-benzoxazin-4-one

2-(十六烷基氧基)-6-甲基-4*H*-3,1-苯并噁嗪-4-酮

CAS 登录号 282526-98-1

INN list 91

药效分类 胃肠脂酶抑制药

西替酰胺

Citenamide（*INN*）

分子式和分子量 $C_{16}H_{13}NO$ 235.28

化学结构式

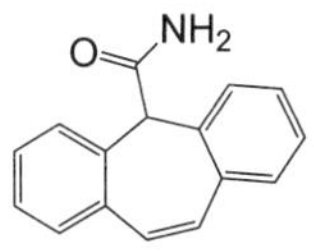

化学名 5*H*-Dibenzo[*a*,*d*]cycloheptene-5-carboxamide

5*H*-二苯并[*a*,*d*]环庚烯-5-甲酰胺

CAS 登录号 10423-37-7

INN list 21

药效分类 抗惊厥药

西托贝特

Sitofibrate（*INN*）

化学结构式

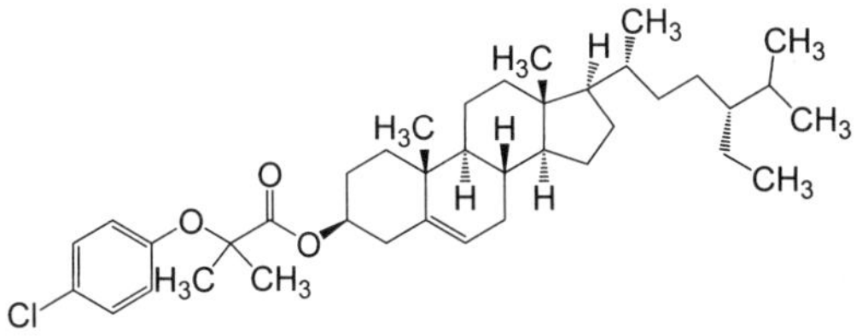

分子式和分子量 $C_{39}H_{59}ClO_3$ 611.34

化学名 Stigmast-5-en-3*β*-ol 2-(*p*-chlorophenoxy)-2-methylpropionate

豆甾-5-烯-3*β*-醇 2-(4-氯苯氧基)-2-甲基丙酸酯

CAS 登录号 55902-94-8

INN list 32

药效分类 降血脂药

西托环素

Cetocycline（*INN*）

化学结构式

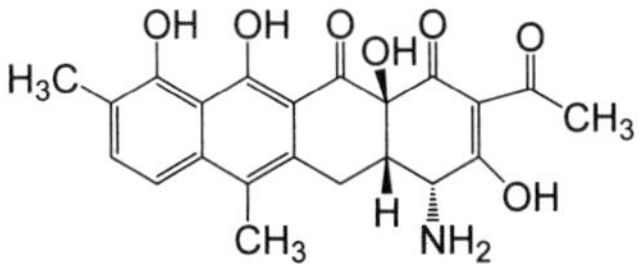

分子式和分子量 $C_{22}H_{21}NO_7$ 411.41

化学名 (4*R*,4*aS*,12*aS*)-2-Acetyl-4-amino-4*a*,12*a*-dihydro-3,10,11,12*a*-tetrahydroxy-6,9-dimethyl-1,12-(4*H*,5*H*)-naphthacenedione

(4*R*,4*aS*,12*aS*)-2-乙酰基-4-氨基-4*a*,12*a*-二氢-3,10,11,12*a*-四羟基-6,9-二甲基-1,12-(4*H*,5*H*)-并四苯二酮

CAS 登录号 53274-41-2; 56433-46-6[盐酸盐]

INN list 38

药效分类 抗生素类药

西托硫胺

Cetotiamine（*INN*）

分子式和分子量 $C_{18}H_{26}N_4O_6S$ 426.49

化学结构式

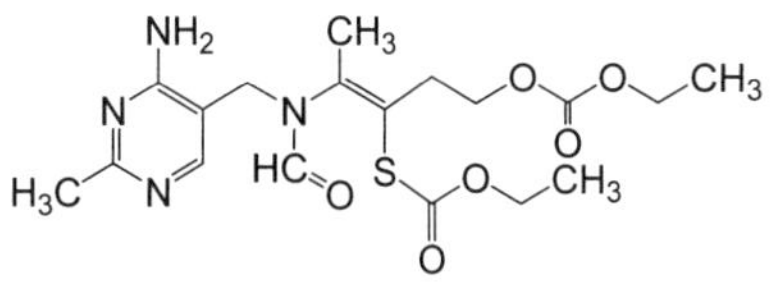

化学名 Ethyl [(*Z*)-2-[(4-amino-2-methylpyrimidin-5-yl)methyl-formylamino]-5-ethoxycarbonyloxypent-2-en-3-yl]sulfanylformate

乙基 [(*Z*)-2-[(4-氨基-2-甲基嘧啶-5-基)甲基-甲酰氨基]-5-乙氧羰酰氧基戊-2-烯-3-基]硫基甲酸酯

CAS 登录号 137-76-8

INN list 17

药效分类 维生素类药

西托哌嗪

Ciltoprazine（*INN*）

化学结构式

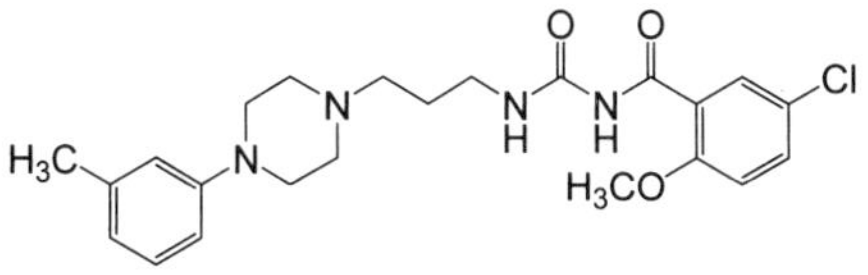

分子式和分子量 $C_{23}H_{29}ClN_4O_3$ 444.95

化学名 1-(5-Chloro-2-methoxybenzoyl)-3-[3-(4-*m*-tolyl-1-piperazinyl) propyl]urea

1-(5-氯-2-甲氧基苯甲酰基)-3-[3-[4-(3-甲基苯基)-1-哌嗪基]丙基]脲

CAS 登录号 54063-30-8

INN list 27

药效分类 肌肉松弛药

西托沙嗪

Cetohexazine（*INN*）

化学结构式

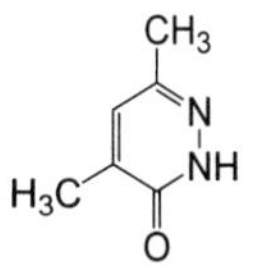

分子式和分子量 $C_6H_8N_2O$ 124.14

化学名 4,6-Dimethyl-3(2*H*)-pyridazinone

4,6-二甲基-3(2*H*)-哒嗪酮

CAS 登录号 7007-92-3

INN list 11

药效分类 镇静催眠药

西托糖苷

Sitogluside（*INN*）

分子式和分子量 $C_{35}H_{60}O_6$ 576.85

化学结构式

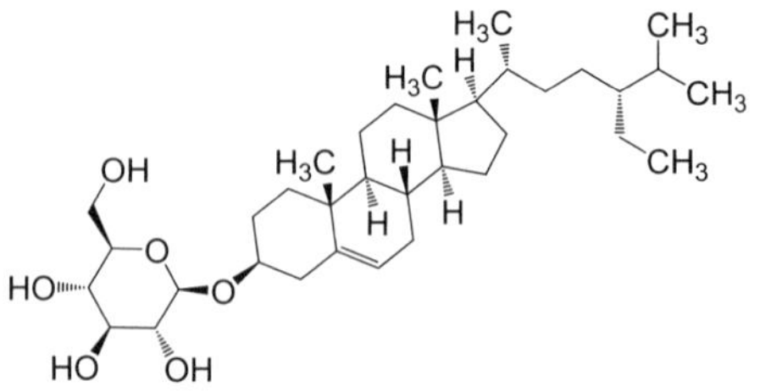

化学名 3β-(β-D-Glucopyranosyloxy)stigmast-5-ene

3β-(β-D-吡喃葡萄糖基氧基)-5-豆甾烯

CAS 登录号 474-58-8

INN list 43

药效分类 抗前列腺增生药

西托文特

Cirtuvivint（*INN*）

化学结构式

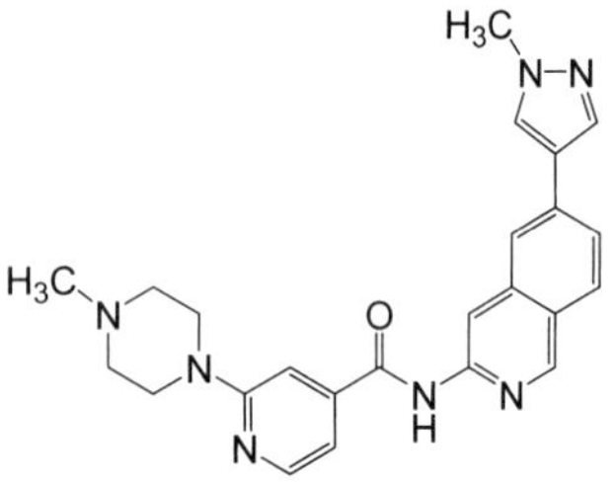

分子式和分子量 $C_{24}H_{25}N_7O$ 427.51

化学名 2-(4-Methylpiperazin-1-yl)-*N*-[6-(1-methyl-1*H*-pyrazol-4-yl)isoquinolin-3-yl]pyridine-4-carboxamide

2-(4-甲基哌嗪-1-基)-*N*-[6-(1-甲基-1*H*-吡唑)-4-基]异喹啉-3-基]吡啶-4-甲酰胺

CAS 登录号 2143917-62-6

INN list 123

药效分类 Wnt 通路抑制药

西托肟

Cetoxime（*INN*）

化学结构式

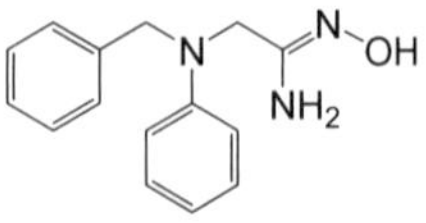

分子式和分子量 $C_{15}H_{17}N_3O$ 255.32

化学名 2-*N*-Benzylanilinoacetamidoxime

2-*N*-苯甲基苯氨基乙酰胺肟

CAS 登录号 25394-78-9; 22204-29-1[盐酸盐]

INN list 12

药效分类 抗组胺药

西托溴铵

Cimetropium Bromide（*INN*）

分子式和分子量 $C_{21}H_{28}BrNO_4$ 438.36

化学结构式

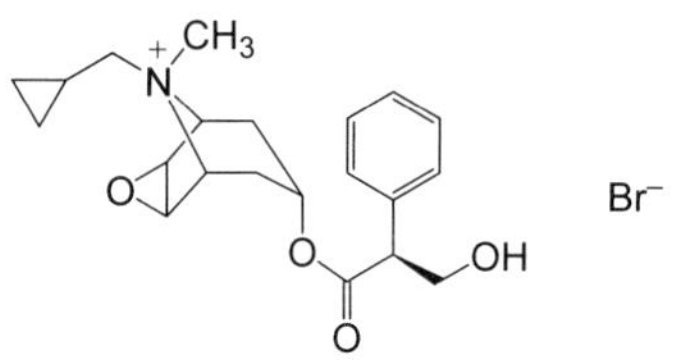

化学名 [7(*S*)-(1α,2β,4β,5α,7β)]-9-(Cyclopropylmethyl)-7-(3-hydroxy-1-oxo-2-phenylpropoxy)-9-methyl-3-oxa-9-azoniatric-yclo[3.3.1.0]nonane bromide

溴化 [7(*S*)-(1α,2β,4β,5α,7β)]-9-(环丙基甲基)-7-(3-羟基-1-氧代-2-苯基丙氧基)-9-甲基-3-氧杂-9-氮杂三环[3.3.1.0]壬烷铵

CAS 登录号 51598-60-8

INN list 51

药效分类 抗胆碱药

西维布林

Cevipabulin（*INN*）

化学结构式

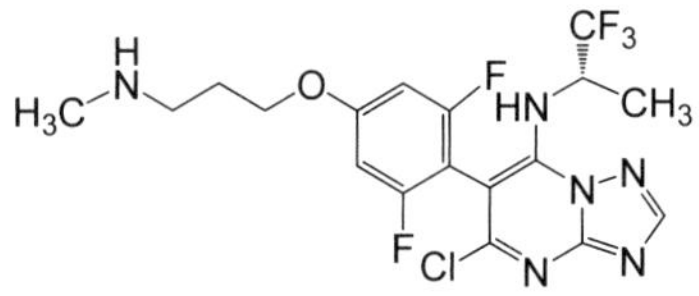

分子式和分子量 $C_{18}H_{18}ClF_5N_6O$ 464.83

化学名 5-Chloro-6-[2,6-difluoro-4-[3-(methylamino)propoxy]phenyl]-*N*- [(1*S*)-2,2,2-trifluoro-1-methylethyl]-[1,2,4]triazolo[1,5-*a*]pyrimidin-7-amine

5-氯-6-[2,6-二氟-4-[3-(甲氨基)丙氧基]苯基]-*N*-[(1*S*)-2,2,2-三氟-1-甲基乙基]-[1,2,4]三氮唑并[1,5-*a*]嘧啶-7-胺

CAS 登录号 849550-05-6; 849550-69-2[富马酸盐水合物]; 852954-81-5[琥珀酸盐二水合物]

INN list 96

药效分类 抗肿瘤药

西维芬

Sivifene（*INN*）

化学结构式

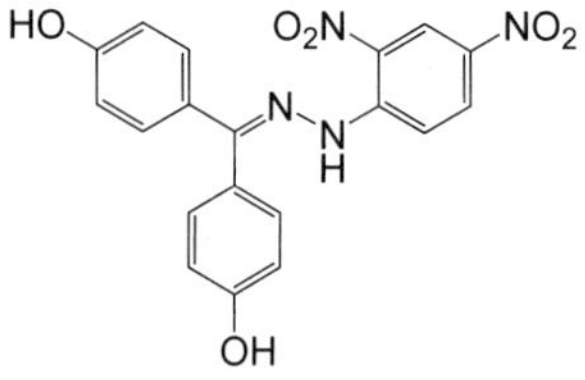

分子式和分子量 $C_{19}H_{14}N_4O_6$ 394.34

化学名 4,4'-{[2-(2,4-Dinitrophenyl)hydrazineylidene]methylene}diphenol

4,4'-{[2-(2,4-二硝基苯基)肼亚基]甲叉基}二苯酚

CAS 登录号 2675-35-6

INN list 99

药效分类 抗雌激素药

西维来司他

Sivelestat（*INN*）

化学结构式

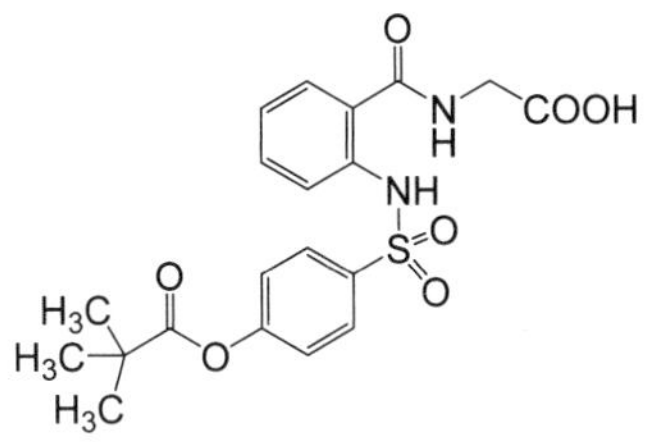

分子式和分子量 $C_{20}H_{22}N_2O_7S$ 434.46

化学名 [[2-[[[4-[(2,2-Dimethylpropanoyl)oxy]phenyl]sulfonyl]amino]-benzoyl]amino]acetic acid

[[2-[[[4-[(2,2-二甲基丙酰基)氧基]苯基]磺酰基]氨基]苯甲酰基]氨基]乙酸

CAS 登录号 127373-66-4; 201677-61-4[钠盐水合物]; 150374-95-1[钠盐]

INN list 78

药效分类 弹性酶抑制药，抗急性肺损伤药

西维美林

Cevimeline（*INN*）

化学结构式

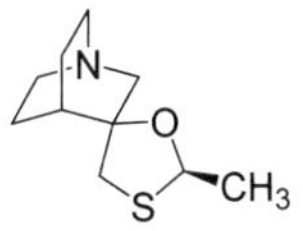

分子式和分子量 $C_{10}H_{17}NOS$ 199.31

化学名 (±)-*cis*-2-Methylspiro-1,3-oxathiolane-5,3'-quinuclidine

(±)-顺-2-甲基螺-1,3-氧硫杂戊烷-5,3'-奎宁

CAS 登录号 107233-08-9; 153504-70-2[盐酸盐]

INN list 76

药效分类 拟胆碱药，抗早老性痴呆辅助药

西沃匹生

Sivopixant（*INN*）

化学结构式

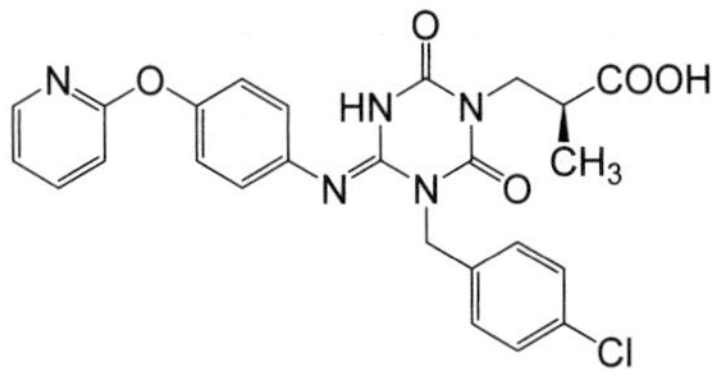

分子式和分子量 $C_{25}H_{22}ClN_5O_5$ 507.93

化学名 (2*S*)-3-[(4*E*)-3-[(4-Chlorophenyl)methyl]-2,6-dioxo-4-({4-[(pyridin-2-yl)oxy]phenyl}imino)-1,3,5-triazinan-1-yl]-2-methylpropanoic acid

(2*S*)-3-[(4*E*)-3-[(4-氯苯基)甲基]-2,6-二氧代-4-({4-[(吡啶-2-基)氧基]苯基}氨亚基)-1,3,5-三嗪-1-基]-2-甲基丙酸

CAS 登录号 2414285-40-6

INN list 123

药效分类 嘌呤受体拮抗药

西硝地尔

Sinitrodil（*INN*）

化学结构式

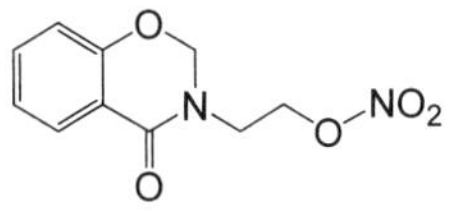

分子式和分子量 $C_{10}H_{10}N_2O_5$ 238.20

化学名 2,3-Dihydro-3-(2-hydroxyethyl)-4*H*-1,3-benzoxazin-4-one nitrate (ester)

2,3-二氢-3-(2-羟乙基)-4*H*-1,3-苯并噁嗪-4-酮硝酸酯

CAS 登录号 143248-63-9

INN list 74

药效分类 血管扩张药

西佐喃

Sizofiran（*INN*）

化学结构式

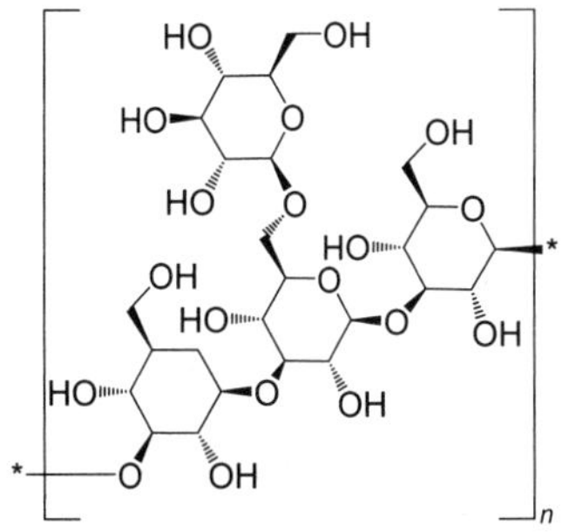

分子式和分子量 $(C_{24}H_{40}O_{20})_n$

化学名 Poly[3→(*O*-*β*-D-glucopyranosyl-(1→3)-*O*-[*β*-D-glucopyranosyl-(1→6)] *O*-*β*-D-glucopyranosyl-(1→3)-*O*-*β*-D-glucopyranosyl) →1]

聚[3→(*O*-*β*-D-吡喃葡萄糖基-(1→3)-*O*-[*β*-D-吡喃葡萄糖基-(1→6)] *O*-*β*-D-吡喃葡萄糖基-(1→3)-*O*-*β*-D-吡喃葡萄糖基) →1]

CAS 登录号 9050-67-3

INN list 57

药效分类 抗肿瘤药

西唑来汀

Cizolirtine（*INN*）

分子式和分子量 $C_{15}H_{21}N_3O$ 259.35

化学结构式

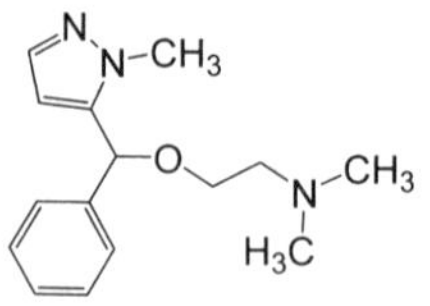

化学名 (±)-5-[*α*-[2-(Dimethylamino)ethoxy]benzyl]-1-methylpyrazole

(±)-5-[*α*-[2-(二甲氨基)乙氧基]苄基]-1-甲基吡唑

CAS 登录号 142155-43-9

INN list 76

药效分类 镇痛药

希苯洛尔

Xibenolol（*INN*）

化学结构式

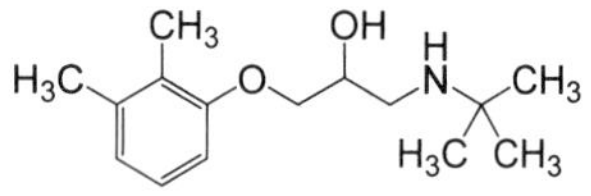

分子式和分子量 $C_{15}H_{25}NO_2$ 251.36

化学名 (±)-1-(*tert*-Butylamino)-3-(2,3-xylyloxy)-2-propanol

(±)-1-(叔丁氨基)-3-(2,3-二甲苯氧基)-2-丙醇

CAS 登录号 81584-06-7

INN list 48

药效分类 β 受体拮抗药

希丙洛尔

Xipranolol（*INN*）

化学结构式

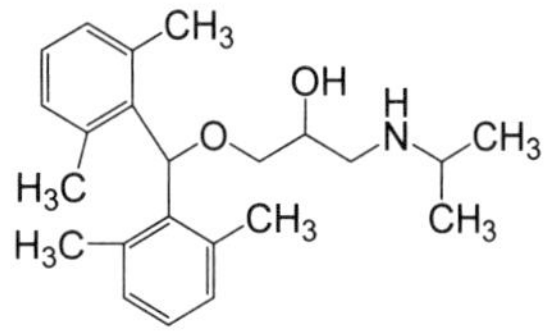

分子式和分子量 $C_{23}H_{33}NO_2$ 355.51

化学名 1-(Di-2,6-xylylmethoxy)-3-(isopropylamino)-2-propanol

1-(二-2,6-二甲基苯基甲氧基)-3-(异丙氨基)-2-丙醇

CAS 登录号 19179-78-3

INN list 22

药效分类 β 受体拮抗药

希波酚

Xibornol（*INN*）

化学结构式

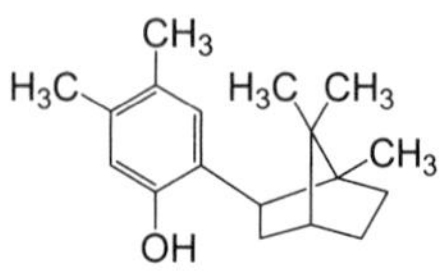

分子式和分子量 $C_{18}H_{26}O$ 258.40

化学名 6-Isobornyl-3,4-xylenol

6-异冰片基-3,4-二甲苯酚

CAS 登录号 13741-18-9

INN list 22

药效分类 抗微生物药

ATC 分类 J01XX02

希德卡氟

Xidecaflur（*INN*）

化学结构式

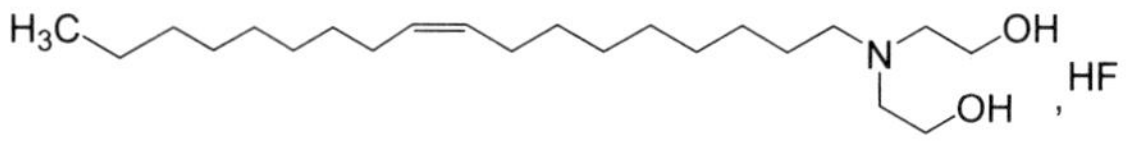

分子式和分子量 $C_{22}H_{46}FNO_2$ 375.60

化学名 2,2-[(9*Z*)-9-Octadecenylimino]diethanol hydrofluoride

2,2-[(9*Z*)-9-十九碳烯基氨叉基]二乙醇氢氟酸盐

CAS 登录号 207916-33-4

INN list 85

药效分类 防龋齿药

希乐替尼

Xiliertinib（*INN*）

化学结构式

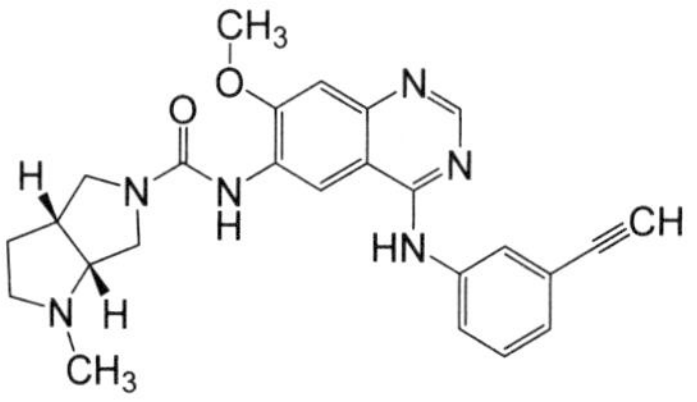

分子式和分子量 $C_{25}H_{26}N_6O_2$ 442.52

化学名 (3*aR*,6*aR*)-*N*-[4-(3-Ethynylanilino)-7-methoxyquinazolin-6-yl]-1-methylhexahydropyrrolo[3,4-*b*]pyrrole-5(1*H*)-carboxamide

(3*aR*,6*aR*)-*N*-[4-(3-乙炔基苯氨基)-7-甲氧基喹唑啉-6-基]-1-甲基六氢吡咯并[3,4-*b*]吡咯-5(1*H*)-甲酰胺

CAS 登录号 1353644-70-8

INN list 121

药效分类 酪氨酸激酶抑制药

希洛班

Xilobam（*INN*）

化学结构式

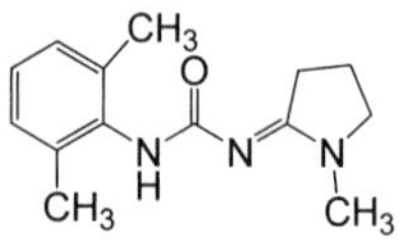

分子式和分子量 $C_{14}H_{19}N_3O$ 245.32

化学名 1-(1-Methyl-2-pyrrolinylidene)-3-(2,6-xylyl)urea

1-(1-甲基-2-吡咯烷亚基)-3-(2,6-二甲基苯基)脲

CAS 登录号 50528-97-7

INN list 36

药效分类 肌肉松弛药

希美加群

Ximelagatran（*INN*）

化学结构式

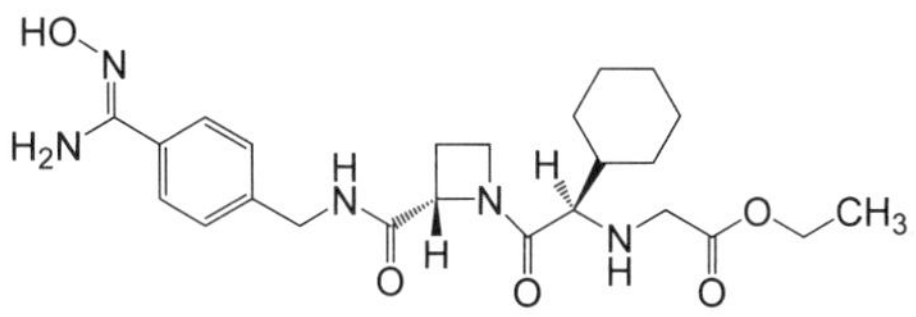

分子式和分子量 $C_{24}H_{35}N_5O_5$ 473.57

化学名 Ethyl [[(1*R*)-1-cyclohexyl-2-[(2*S*)-2-[[4-(hydroxycarbamimidoyl)benzyl]carbamoyl]azetidin-1-yl-2-oxoethyl]amino]-acetate

乙基 [[(1*R*)-1-环己基-2-[(2*S*)-2-[[4-(羟基脒)苄基]氨甲酰基]氮杂环丁烷-1-基-2-氧代乙基]氨基]乙酸酯

CAS 登录号 192939-46-1

INN list 84

药效分类 抗血栓药

希莫洛芬

Ximoprofen（*INN*）

化学结构式

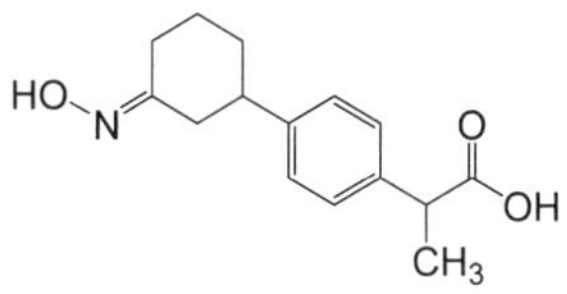

分子式和分子量 $C_{15}H_{19}NO_3$ 261.32

化学名 4-[3-(Hydroxyimino)cyclohexyl]-*α*-methyl benzeneacetic acid

4-[3-(羟亚氨基)环己基)-*α*-甲基苯乙酸

CAS 登录号 56187-89-4

INN list 37

药效分类 抗炎镇痛药

希尼达明

Xinidamine（*INN*）

化学结构式

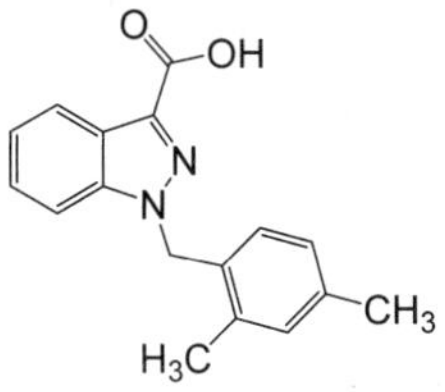

分子式和分子量 $C_{17}H_{16}N_2O_2$ 280.32

化学名 1-(2,4-Dimethylbenzyl)-1*H*-indazole-3-carboxylic acid

1-(2,4-二甲基苄基)-1*H*-吲哚-3-羧酸

CAS 登录号 50264-78-3

INN list 40

药效分类 生育调节药

希诺米啉

Xinomiline（*INN*）

化学结构式

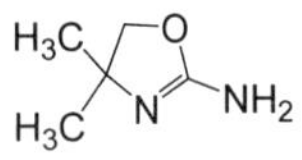

分子式和分子量 $C_5H_{10}N_2O$ 114.15

化学名 2-Amino-4,4-dimethyl-2-oxazoline

2-氨基-4,4-二甲基-2-噁唑啉

CAS 登录号 52832-91-4

INN list 41

药效分类 升压药，血管收缩药

希帕胺

Xipamide（*INN*）

化学结构式

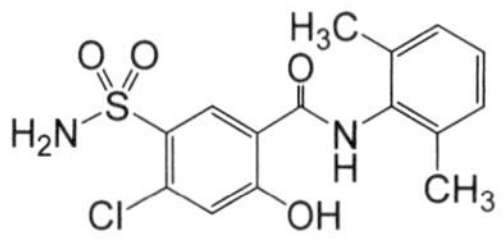

分子式和分子量 $C_{15}H_{15}ClN_2O_4S$ 354.81

化学名 4-Chloro-5-sulfamoyl-2',6'-salicyloxylidide

4-氯-5-氨磺酰基-2',6'-二甲基水杨酰苯胺

CAS 登录号 14293-44-8

INN list 22

药效分类 低效能利尿药

ATC 分类 C03BA10

希司咯定

Histapyrrodine（*INN*）

化学结构式

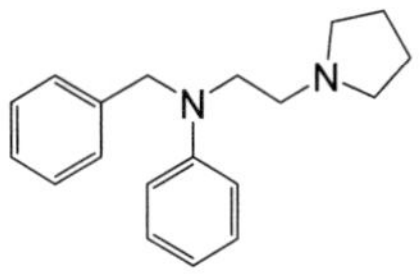

分子式和分子量 $C_{19}H_{24}N_2$ 280.41

化学名 1-(2-*N*-Benzylanilinoethyl)pyrrolidine

1-(2-*N*-苄基苯氨基乙基)吡咯烷

CAS 登录号 493-80-1

INN list 6

药效分类 抗组胺药

昔福地南

Ciforadenant（*INN*）

化学结构式

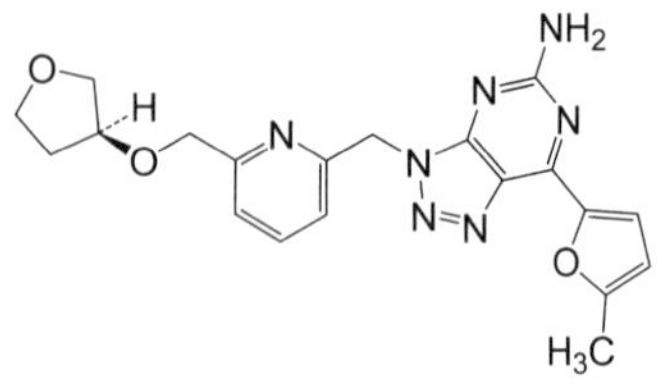

分子式和分子量　$C_{20}H_{21}N_7O_3$　407.43

化学名　7-(5-Methylfuran-2-yl)-3-[[6-[[(3*S*)-oxolan-3-yl]oxymethyl]pyridin-2-yl]methyl]triazolo[4,5-*d*]pyrimidin-5-amine

7-(5-甲基呋喃-2-基)-3-[[6-[[(3*S*)-氧杂环戊烷-3-基]氧基甲基]吡啶-2-基]甲基]三氮唑并[4,5-*d*]嘧啶-5-胺

CAS 登录号　1202402-40-1

INN list　118

药效分类　腺苷受体拮抗药

昔罗舍平

Syrosingopine（*INN*）

化学结构式

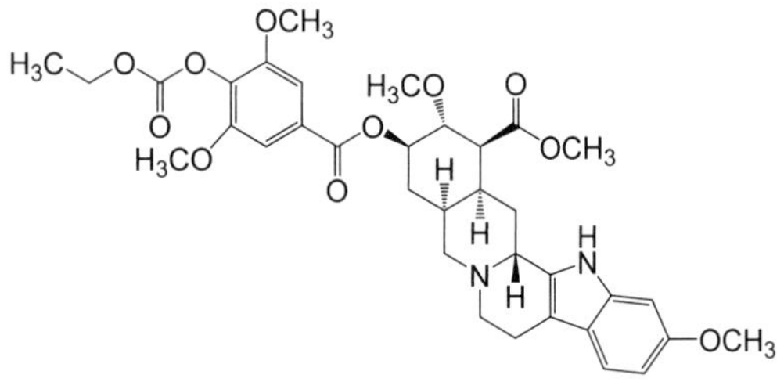

分子式和分子量　$C_{35}H_{42}N_2O_{11}$　666.71

化学名　Methyl (1*R*,15*S*,17*R*,18*R*,19*S*,20*S*)-17-(4-ethoxycarbonyloxy-3,5-dimethoxybenzoyl)oxy-6,18-dimethoxy-1,3,11,12,14,15,16,17,18,19,20,21-dodecahydroyohimban-19-carboxylate

甲基 (1*R*,15*S*,17*R*,18*R*,19*S*,20*S*)-17-(4-乙氧基羰酰氧基-3,5-二甲氧基苯甲酰基)氧-6,18-二甲氧基-1,3,11,12,14,15,16,17,18,19,20,21-十二氢育亨烷-19-羧酸酯

CAS 登录号　84-36-6

INN list　10

药效分类　抗高血压药

昔洛法克索

Cilofexor（*INN*）

化学结构式

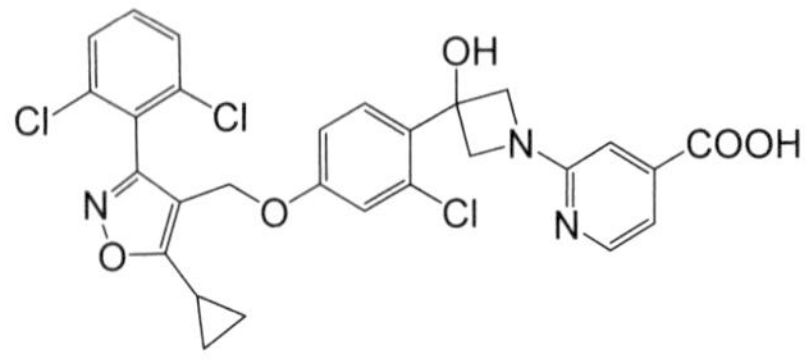

分子式和分子量　$C_{28}H_{22}Cl_3N_3O_5$　586.85

化学名　2-[3-(2-Chloro-4-{[5-cyclopropyl-3-(2,6-dichlorophenyl)-1,2-oxazol-4-ylmethoxy}phenyl)-3-hydroxyazetidin-1-yl]pyridine-4-carboxylic acid

2-[3-(2-氯-4-{[5-环丙基-3-(2,6-二氯苯基)-1,2-噁唑-4-基甲氧基}苯基)-3-羟基氮杂环丁烷-1-基]吡啶-4-羧酸

CAS 登录号　1418274-28-8

INN list　118

药效分类　法尼甾体 X(FXR)受体激动药

昔美汀

Symetine（*INN*）

化学结构式

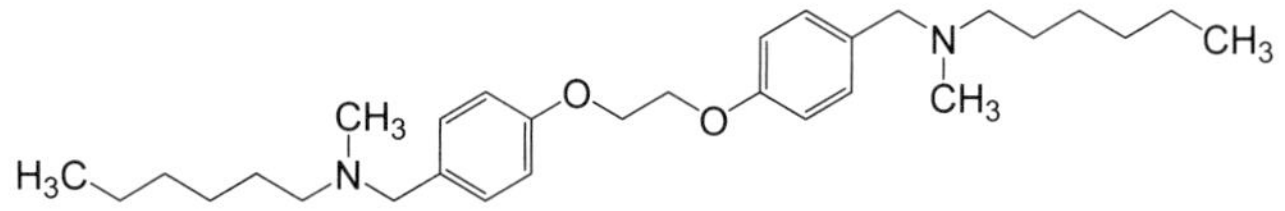

分子式和分子量　$C_{30}H_{48}N_2O_2$　468.73

化学名　4,4'-(Ethylenedioxy)bis(*N*-hexyl-*N*-methylbenzylamine)

4,4'-(亚乙基二氧基)双(*N*-己基-*N*-甲基苯甲基胺)

CAS 登录号　15599-45-8；5585-62-6[盐酸盐]

INN list　12

药效分类　抗阿米巴虫药

硒[^{75}Se]甲硫氨酸

Selenomethionine[^{75}Se]（*INN*）

化学结构式

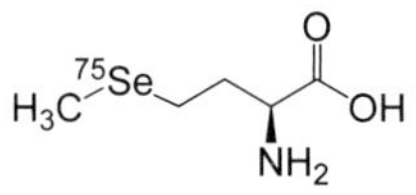

分子式和分子量　$C_5H_{11}NO_2{}^{75}Se$　192.07

化学名　(*S*)-2-Amino-4-(methylselenyl-^{75}Se)butyric acid

(*S*)-2-氨基-4-(甲硒基-^{75}硒)丁酸

CAS 登录号　1187-56-0

INN list　24

药效分类　诊断用药

烯丙雌醇

Allylestrenol（*INN*）

化学结构式

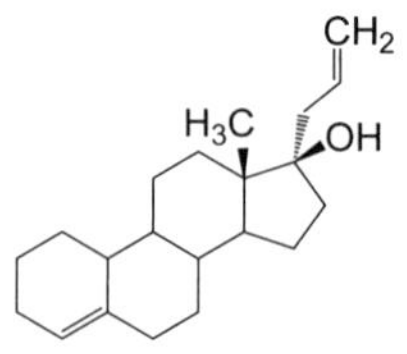

分子式和分子量　$C_{21}H_{32}O$　300.48

化学名　17*α*-Allylestr-4-en-17*β*-ol

17α-烯丙基雌甾-4-烯-17β-醇

CAS 登录号 432-60-0

INN list 10

药效分类 孕激素类药

ATC 分类 G03DC01

烯丙罗定

Allylprodine（INN）

化学结构式

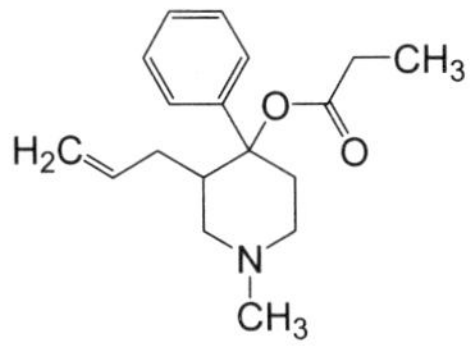

分子式和分子量 $C_{18}H_{25}NO_2$ 287.40

化学名 3-Allyl-1-methyl-4-phenyl-4-propionyloxypiperidine

3-烯丙基-1-甲基-4-苯基-4-丙酰氧基哌啶

CAS 登录号 25384-17-2

INN list 9

药效分类 镇痛药

烯丙吗啡

Nalorphine（INN）

化学结构式

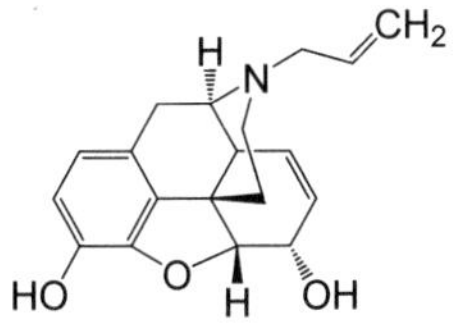

分子式和分子量 $C_{19}H_{21}NO_3$ 311.38

化学名 17-(2-Propenyl)-3-hydroxy-4,5α-epoxy-7,8-didehydromorphinan-6α-ol

17-(2-丙烯基)-3-羟基-4,5α-环氧-7,8-二脱氢吗啡喃-6α-醇

CAS 登录号 62-67-9; 57-29-4[盐酸盐]

INN list 1

药效分类 吗啡拮抗药

烯丙尼定

Alinidine（INN）

化学结构式

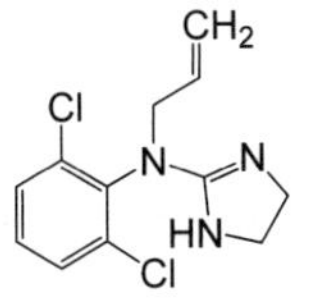

分子式和分子量 $C_{12}H_{13}Cl_2N_3$ 270.16

化学名 2-(N-Allyl-2,6-dichloroanilino)-2-inidazoline

2-(N-烯丙基-2,6-二氯苯氨基)-2-咪唑啉

CAS 登录号 33178-86-8

INN list 40

药效分类 抗心律失常药

烯丙他明

Alfetamine（INN）

化学结构式

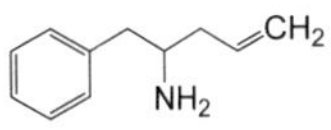

分子式和分子量 $C_{11}H_{15}N$ 161.25

化学名 α-Allylphenethylamine

α-烯丙苯乙胺

CAS 登录号 21048-57-6; 4255-23-6[盐酸盐]

INN list 15

药效分类 抗抑郁药

烯丙托啡

Alletorphine（INN）

化学结构式

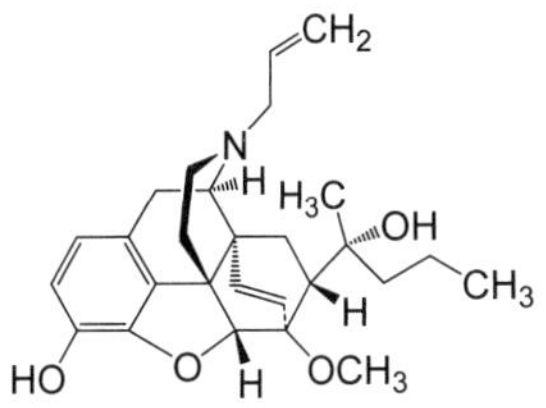

分子式和分子量 $C_{27}H_{35}NO_4$ 437.57

化学名 17-Allyl-17-demethyl-7α-((R)-1-hydroxyl-1-methylbutyl)-6,14-endo-ethenotetrahydrooripavine

17-烯丙基-17-去甲基-7α-((R)-1-羟基-1-甲基丁基)-6,14–内-乙烯叉基四氢去甲蒂巴因

CAS 登录号 23758-80-7

INN list 25

药效分类 镇痛药

烯丙孕素

Altrenogest（INN）

化学结构式

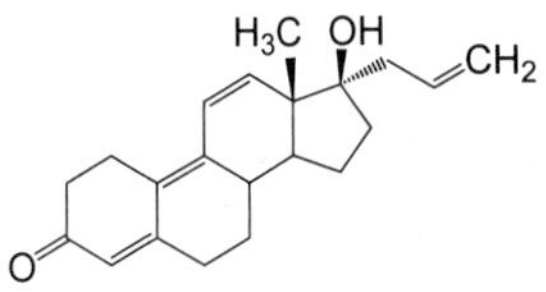

分子式和分子量 $C_{21}H_{26}O_2$ 310.43

化学名 17α-Allyl-17-hydroxyestra-4,9,11-trine-3-one

17α-烯丙基-17-羟基雌甾-4,9,11-三烯-3-酮

CAS 登录号 850-52-2

INN list 46

药效分类 孕激素类药

烯孕醇

Cingestol（*INN*）

化学结构式

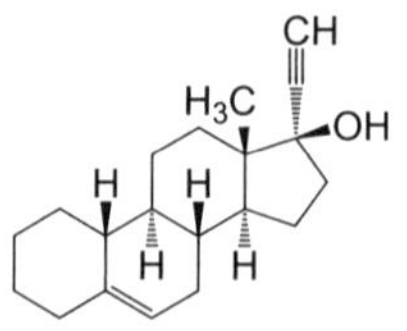

分子式和分子量　$C_{20}H_{28}O$　284.44

化学名　19-Nor-17*α*-pregn-5-en-20-yn-17-ol

19-去甲-17*α*-孕甾-5-烯-20-炔-17-醇

CAS 登录号　16915-71-2

INN list　20

药效分类　孕激素类药

锡泊芬

Stannsoporfin（*INN*）

化学结构式

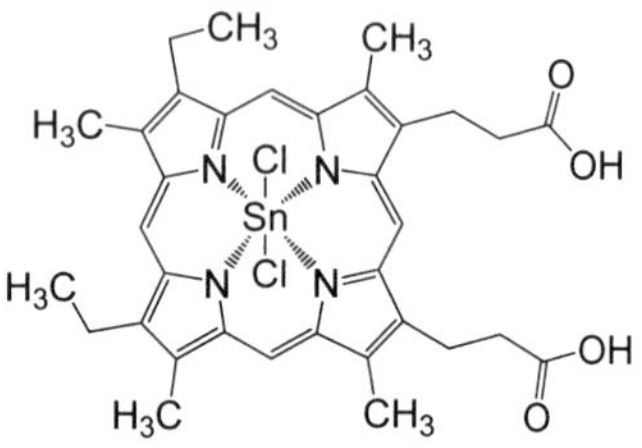

分子式和分子量　$C_{34}H_{36}Cl_2N_4O_4Sn$　754.29

化学名　Dihydrogen (*OC*-6-13)-dichloro[7,12-diethyl-3,8,13,17-tetramethyl porphyrin-2,18-dipropionato(4-)-N^{21},N^{22},N^{23},N^{24}] stannate(2-)

二氢 (*OC*-6-13)-二氯[7,12-二乙基-3,8,13,17-四甲基卟啉-2,18-二丙酸合(4-)-N^{21},N^{22},N^{23},N^{24}] 锡酸盐(2-)

CAS 登录号　106344-20-1

INN list　79

药效分类　胆红素抑制药，抗高胆红素血症药

腺苷

Adenosine

化学结构式

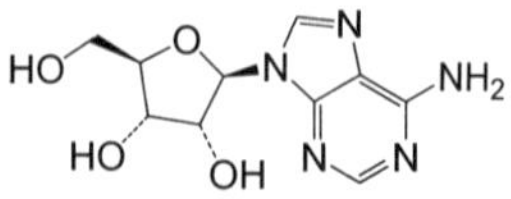

分子式和分子量　$C_{10}H_{13}N_5O_4$　267.24

化学名　6-Amino-9-*β*-D-ribofuranosyl-9*H*-purine

6-氨基-9-*β*-D-呋喃核糖基-9*H*-嘌呤

CAS 登录号　58-61-7

药效分类　循环系统药

ATC 分类　C01EB10

腺苷地尔

Metrifudil（*INN*）

化学结构式

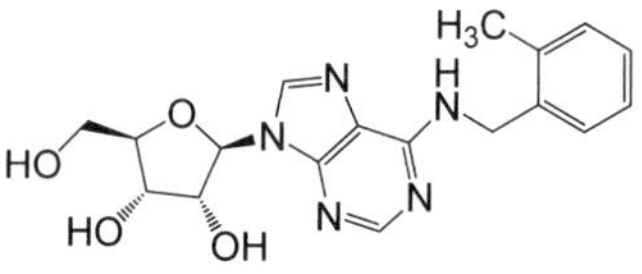

分子式和分子量　$C_{18}H_{21}N_5O_4$　371.39

化学名　6-(*o*-Methylbenzylamino)-9-*β*-D-ribofuranosyl-9*H*-purine

6-(2-甲基苄氨基)-9-*β*-D-呋喃核糖基-9*H*-嘌呤

CAS 登录号　23707-33-7

INN list　23

药效分类　冠脉扩张药

腺苷钴胺

Cobamamide（*INN*）

化学结构式

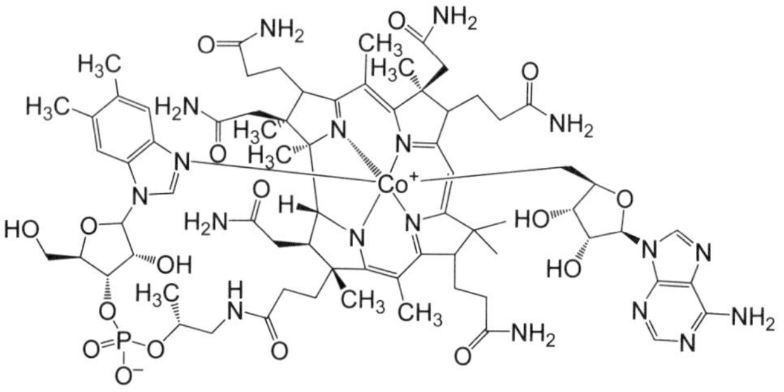

分子式和分子量　$C_{72}H_{100}CoN_{18}O_{17}P$　1579.58

化学名　Inner salt of the Co-(5'-deoxyadenosine-5')derivative of the 3'-ester of cobinamide phosphate with 5,6-dimethyl-1-*α*-D-ribofuranosylbenzimidazole

钴-(5'-脱氧腺苷-5')衍生物的内盐与 3'-钴啉醇酰胺磷酸盐与 5,6-二甲基-1-*α*-D-呋喃核糖基苯异咪唑的酯

CAS 登录号　13870-90-1

INN list　15

药效分类　维生素类药

腺苷甲硫氨酸

Ademetionine（*INN*）

化学结构式

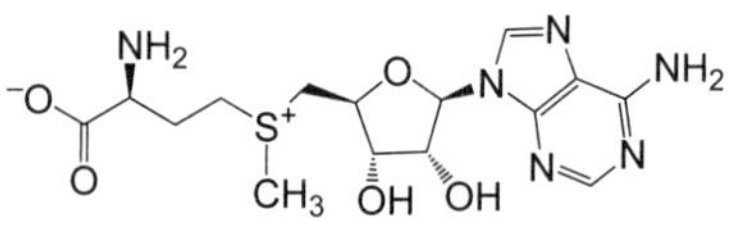

分子式和分子量　$C_{15}H_{22}N_6O_5S$　398.44

化学名　(±)-5'-[(*R**)-[(*R**)-3-Amino-3-carboxypropyl] methylsulfonio]-5'-deoxyadenosine hydroxide, inner salt

(±)-5'-[(*R**)-[(*R**)-3-氨基-3-羧基丙基]甲基硫正离子]-5'-脱氧腺苷内盐

CAS 登录号 17176-17-9
INN list 51
药效分类 抗脂肪肝药

腺嘌呤

Adenine

化学结构式

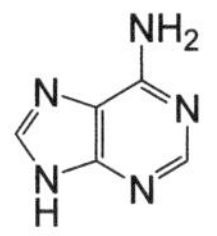

分子式和分子量 $C_5H_5N_5$ 135.13
化学名 6-Aminopurine
6-氨基嘌呤
CAS 登录号 73-24-5
药效分类 维生素类药

香草二乙胺

Etamivan（*INN*）

化学结构式

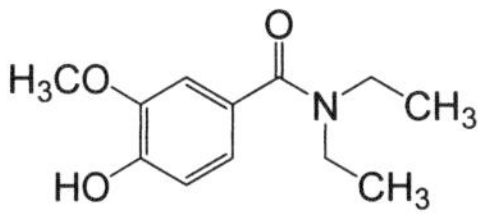

分子式和分子量 $C_{12}H_{17}NO_3$ 223.27
化学名 *N,N*-Diethylvanillamide
N,N-二乙基香草酰胺
CAS 登录号 304-84-7
INN list 12
药效分类 中枢神经兴奋药

香草磺胺

Vanyldisulfamide（*INN*）

化学结构式

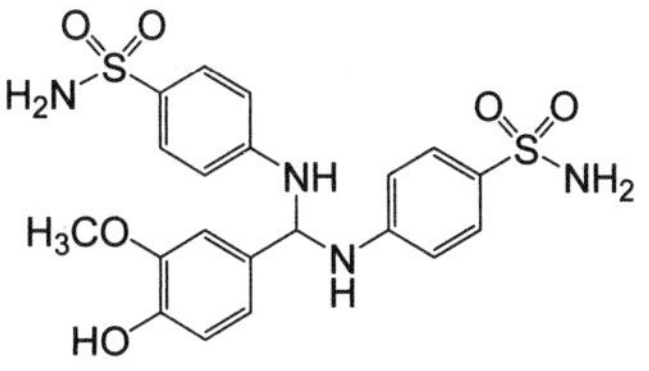

分子式和分子量 $C_{20}H_{22}N_4O_6S_2$ 478.54
化学名 4-[[(4-Hydroxy-3-methoxyphenyl)-(4-sulfamoylanilino)methyl]amino]benzenesulfonamide
4-[[(4-羟基-3-甲氧基苯基)-(4-氨磺酰氨基)甲基]氨基]苯磺酰胺
CAS 登录号 119-85-7
INN list 1
药效分类 磺胺类药

香草吗啉

Vanitiolide（*INN*）

化学结构式

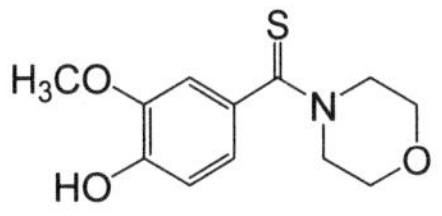

分子式和分子量 $C_{12}H_{15}NO_3S$ 253.32
化学名 (4-Hydroxy-3-methoxyphenyl)-morpholin-4-ylmethanethione
(4-羟基-3-甲氧基苯基)吗啉-4-基甲硫酮
CAS 登录号 17692-71-6
INN list 18
药效分类 利胆药

消旋非明

Racefemine（*INN*）

化学结构式

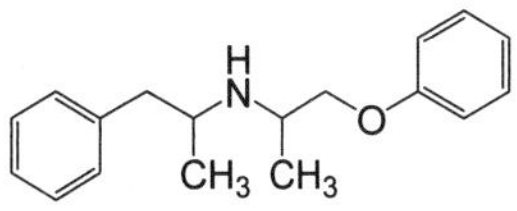

分子式和分子量 $C_{18}H_{23}NO$ 269.38
化学名 (±)-*α*-Methyl-*N*-(1-methyl-2-phenoxyethyl)phenethylamine
(±)-*α*-甲基-*N*-(1-甲基-2-苯氧乙基)苯乙胺
CAS 登录号 22232-57-1；15686-98-3[取代物]
INN list 16
药效分类 子宫收缩药

消旋啡烷

Racemorphan（*INN*）

化学结构式

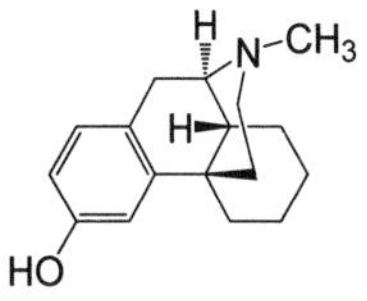

分子式和分子量 $C_{17}H_{23}NO$ 257.37
化学名 (±)-3-Hydroxy-*N*-methylmorphinan
(±)-3-羟基-*N*-甲基吗啡喃
CAS 登录号 297-90-5
INN list 1
药效分类 镇痛药

消旋甲啡烷

Racemethorphan（*INN*）

分子式和分子量 $C_{18}H_{25}NO$ 271.40

化学结构式

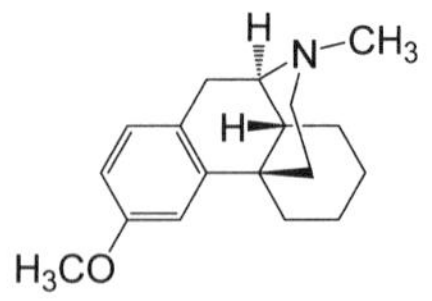

化学名 (±)-3-Methoxy-*N*-methylmorphinan

(±)-3-甲氧基-*N*-甲基吗啡喃

CAS 登录号 510-53-2

INN list 1

药效分类 镇痛药

消旋卡多曲

Racecadotril（*INN*）

化学结构式

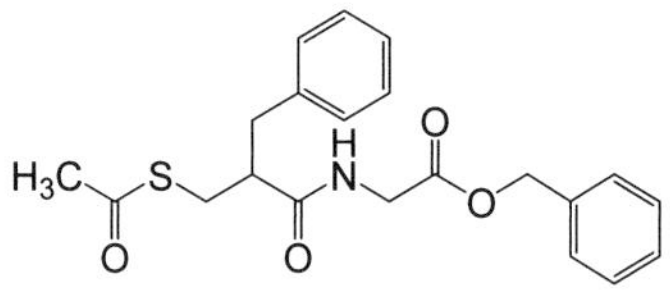

分子式和分子量 $C_{21}H_{23}NO_4S$ 385.48

化学名 Benzyl 2-[[2-(acetylsulfanylmethyl)-3-phenylpropanoyl] amino]acetate

苄基 2-[[2-(乙酰基硫基甲基)-3-苯基丙酰基]氨基]乙酸酯

CAS 登录号 81110-73-8

INN list 73

药效分类 止泻药

消旋吗拉胺

Racemoramide（*INN*）

化学结构式

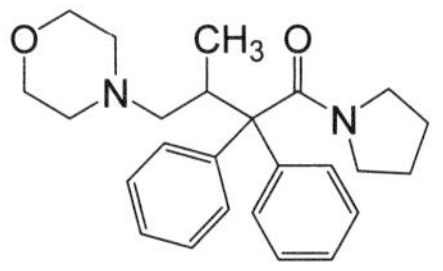

分子式和分子量 $C_{25}H_{32}N_2O_2$ 392.53

化学名 (±)-4-[2-Methyl-4-oxo-3,3-diphenyl-4-(1-pyrrolidinyl) butyl]morpholine

(±)-4-[2-甲基-4-氧代-3,3-二苯基-4-(1-吡咯烷基)丁基]吗啉

CAS 登录号 545-59-5

INN list 6

药效分类 镇痛药

硝苯地平

Nifedipine（*INN*）

化学结构式

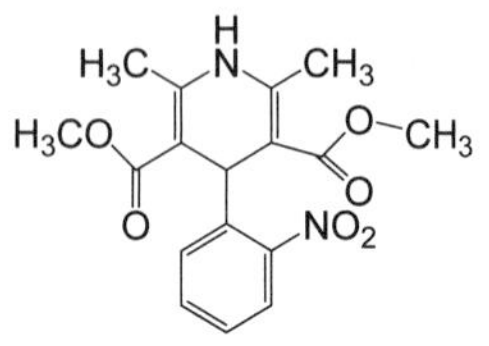

分子式和分子量 $C_{17}H_{18}N_2O_6$ 346.33

化学名 Dimethyl 2,6-dimethyl-4-(2-nitrophenyl)-1,4-dihydro-3,5-pyridinedicarboxylate

二甲基 2,6-二甲基-4-(2-硝基苯基)-1,4-二氢-3,5-吡啶二甲酸酯

CAS 登录号 21829-25-4

INN list 27

药效分类 钙通道阻滞药

ATC 分类 C08CA05

硝苯洛尔

Nifenalol（*INN*）

化学结构式

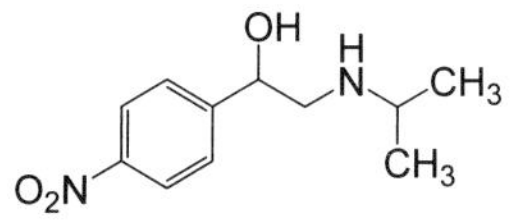

分子式和分子量 $C_{11}H_{16}N_2O_3$ 224.26

化学名 *α*-[(Isopropylamino)methyl]-*p*-nitrobenzyl alcohol

α-[(异丙基氨基)甲基]-4-硝基苄醇

CAS 登录号 7413-36-7

INN list 22

药效分类 钾通道阻滞药

硝苯胂酸

Nitarsone（*INN*）

化学结构式

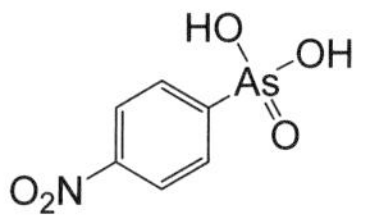

分子式和分子量 $C_6H_6AsNO_5$ 247.04

化学名 4-Nitrobenzenearsonic acid

4-硝基苯砷酸

CAS 登录号 98-72-6

INN list 17

药效分类 抗感染药

硝旦

Nitrodan（*INN*）

化学结构式

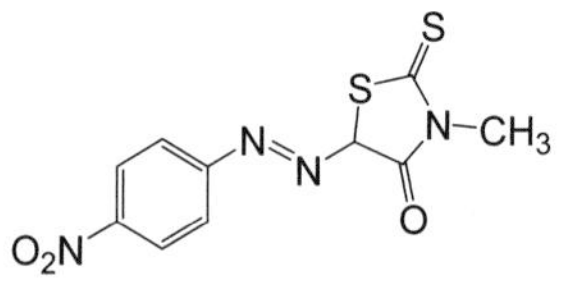

分子式和分子量 $C_{10}H_8N_4O_3S_2$ 296.33

化学名 3-Methyl-5-[(*p*-nitrophenyl)azo]rhodanine

3-甲基-5-[(4-硝基苯基)偶氮基]罗丹宁

CAS 登录号 962-02-7

INN list 15

药效分类 抗蠕虫药

硝碘酚腈

Nitroxinil（*INN*）

化学结构式

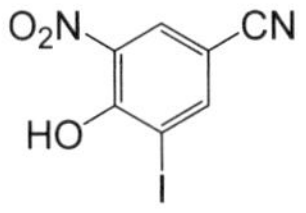

分子式和分子量 $C_7H_3IN_2O_3$ 290.01

化学名 4-Hydroxy-3-iodo-5-nitro-benzonitrile

4-羟基-3-碘-5-硝基苯甲腈

CAS 登录号 1689-89-0

INN list 19

药效分类 抗寄生虫药

硝法唑

Nitrefazole（*INN*）

化学结构式

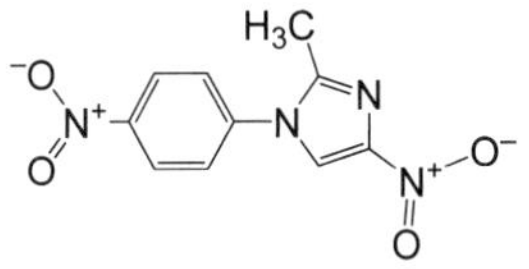

分子式和分子量 $C_{10}H_8N_4O_4$ 248.19

化学名 2-Methyl-4-nitro-1-(4-nitrophenyl)imidazole

2-甲基-4-硝基-1-(4-硝基苯基)咪唑

CAS 登录号 21721-92-6

INN list 46

药效分类 抗酒精中毒药

硝呋吡醇

Nifurpirinol（*INN*）

化学结构式

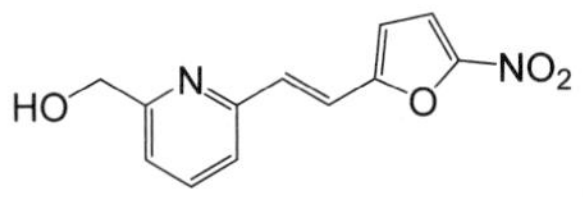

分子式和分子量 $C_{12}H_{10}N_2O_4$ 246.22

化学名 6-[2-(5-Nitro-2-furyl)vinyl]-2-pyridinemethanol

6-[2-(5-硝基-2-呋喃基)乙烯基]-2-吡啶甲醇

CAS 登录号 13411-16-0

INN list 22

药效分类 抗感染药

硝呋达齐

Nifurdazil（*INN*）

分子式和分子量 $C_{10}H_{12}N_4O_5$ 268.23

化学结构式

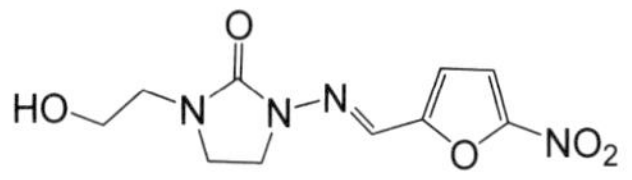

化学名 1-(2-Hydroxyethyl)-3-[(5-nitrofurfurylidene)amino]-2-imidazolidinone

1-(2-羟乙基)-3-[(5-硝基呋喃亚甲基)氨基]-2-咪唑啉酮

CAS 登录号 5036-03-3

INN list 16

药效分类 抗感染药

硝呋旦

Nitrafudam（*INN*）

化学结构式

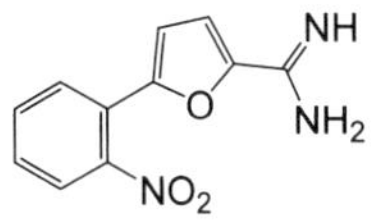

分子式和分子量 $C_{11}H_9N_3O_3$ 231.21

化学名 5-(2-Nitrophenyl)furan-2-carboximidamide

5-(2-硝基苯基)呋喃-2-脒

CAS 登录号 64743-09-5；57666-60-1[盐酸盐]

INN list 40

药效分类 抗抑郁药

硝呋地腙

Nifuraldezone（*INN*）

化学结构式

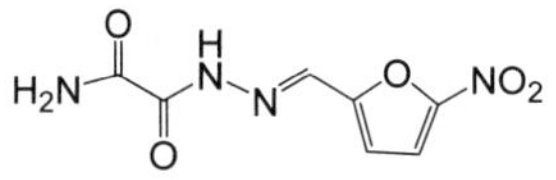

分子式和分子量 $C_7H_6N_4O_5$ 226.15

化学名 5-Nitro-2-furaldehyde semioxamazone

5-硝基-2-呋喃甲醛缩氨基草酰肼

CAS 登录号 3270-71-1

INN list 17

药效分类 抗感染药

硝呋复林

Nifurfoline（*INN*）

化学结构式

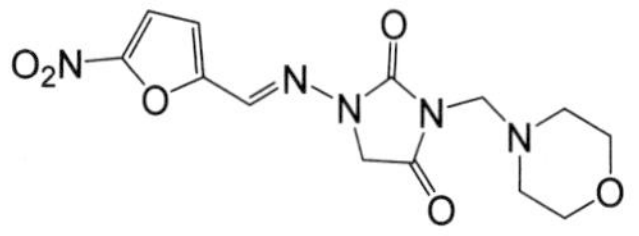

分子式和分子量 $C_{13}H_{15}N_5O_6$ 337.29

化学名 3-(Morpholinomethyl)-1-[(5-nitrofurfurylidene)amino] hydantoin

3-吗啉甲基-1-[(5-硝基呋喃亚甲基)氨基]乙内酰脲

CAS 登录号　3363-58-4

INN list　20

药效分类　抗感染药

硝呋肼

Nifurzide（*INN*）

化学结构式

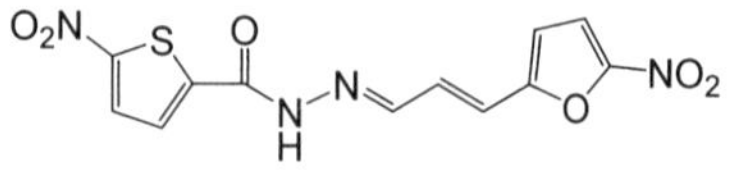

分子式和分子量　$C_{12}H_8N_4O_6S$　336.28

化学名　5-Nitro-2-thiophenecarboxylic acid [3-(5-nitro-2-furyl) allylidene]hydrazide

5-硝基-2-噻吩羧酸[3-(5-硝基-2-呋喃基)丙烯基亚基]酰肼

CAS 登录号　39978-42-2

INN list　37

药效分类　抗感染药

硝呋奎唑

Nifurquinazol（*INN*）

化学结构式

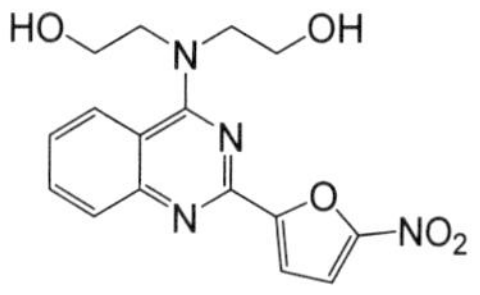

分子式和分子量　$C_{16}H_{16}N_4O_5$　344.32

化学名　2,2'-[[2-(5-Nitro-2-furyl)-4-quinazolinyl]imino]diethanol

2,2'-[[2-(5-硝基-2-呋喃基)-4-喹唑啉基]氨叉基]二乙醇

CAS 登录号　5055-20-9

INN list　18

药效分类　抗感染药

硝呋拉定

Nifuradene（*INN*）

化学式

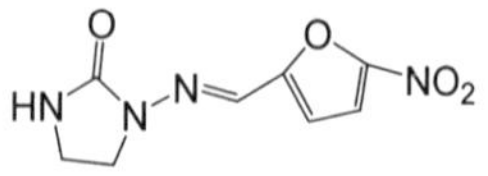

分子式和分子量　$C_8H_8N_4O_4$　224.17

化学名　1-[(5-Nitrofurfurylidene)amino]-2-imidazolidinone

1-[(5-硝基-2-呋喃甲叉基)氨基]-2-咪唑酮

CAS 登录号　555-84-0

INN list　16

药效分类　抗感染药

硝呋拉嗪

Nifurprazine（*INN*）

化学结构式

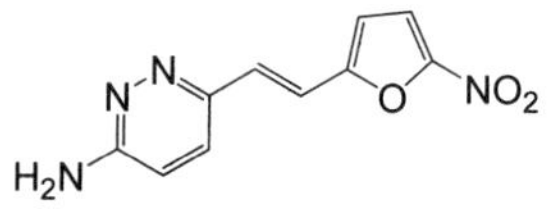

分子式和分子量　$C_{10}H_8N_4O_3$　232.20

化学名　3-Amino-6-[2-(5-nitro-2-furyl)vinyl]pyradizine

3-氨基-6-[2-(5-硝基-2-呋喃基)乙烯基]吡嗪

CAS 登录号　1614-20-6

INN list　16

药效分类　抗感染药

硝呋立宗

Nifurizone（*INN*）

化学结构式

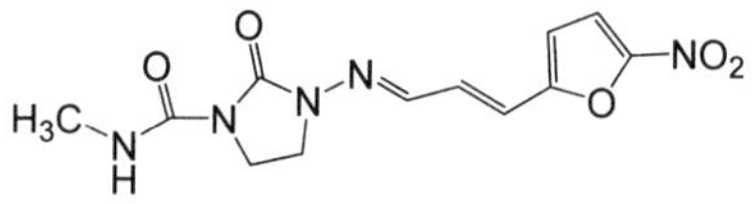

分子式和分子量　$C_{12}H_{13}N_5O_5$　307.26

化学名　1-(Methylcarbamoyl)-3-[[3-(5-nitro-2-furyl)allylidene] amino]-2-imidazolidinone

1-(甲氨基甲酰基)-3-[[3-(5-硝基-2-呋喃基)烯丙基亚基]氨基]-2-咪唑啉二酮

CAS 登录号　26350-39-0

INN list　22

药效分类　抗感染药

硝呋利特

Nifuralide（*INN*）

化学结构式

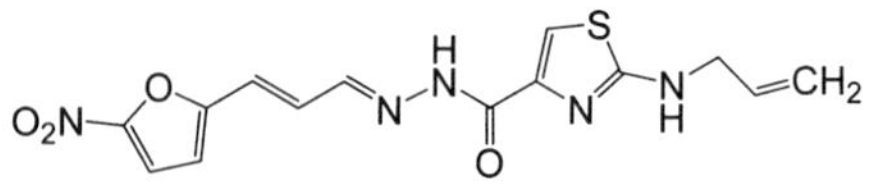

分子式和分子量　$C_{14}H_{13}N_5O_4S$　347.35

化学名　*N*-[(*E*)-[(*E*)-3-(5-Nitrofuran-2-yl)prop-2-enylidene]amino]-2-(prop-2-enylamino)-1,3-thiazole-4-carboxamide

N-[(*E*)-[(*E*)-3-(5-硝基呋喃-2-基)丙-2-烯基亚基]氨基]-2-(丙-2-烯基氨基)-1,3-噻唑-4-羧酸酰胺

CAS 登录号　54657-96-4

INN list　34

药效分类　抗感染药

硝呋隆

Nifuratrone（*INN*）

分子式和分子量　$C_7H_8N_2O_5$　200.15

化学结构式

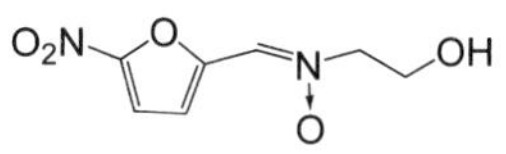

化学名 *N*-(2-Hydroxyethyl)-*α*-(5-nitro-2-furyl)nitrone

N-(2-羟乙基)-*α*-(5-硝基-2-呋喃亚甲基)硝酮

CAS 登录号 19561-70-7

INN list 24

药效分类 抗感染药

硝呋罗喹

Nifuroquine（*INN*）

化学结构式

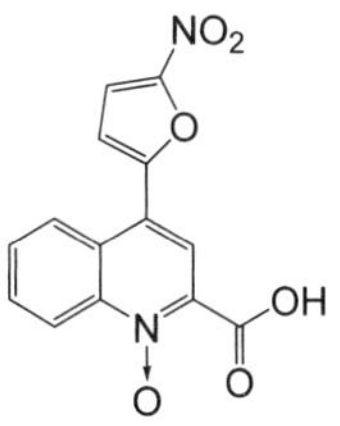

分子式和分子量 $C_{14}H_8N_2O_6$ 300.22

化学名 4-(5-Nitro-2-furyl)quinaldic acid 1-oxide

4-(5-硝基-2-呋喃基)喹哪羧酸 1-氧化物

CAS 登录号 57474-29-0

INN list 36

药效分类 抗感染药

硝呋马佐

Nifurmazole（*INN*）

化学结构式

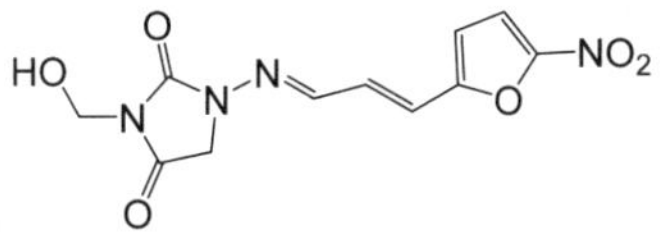

分子式和分子量 $C_{11}H_{10}N_4O_6$ 294.22

化学名 3-(Hydroxymethyl)-1-[[3-(5-nitro-2-furyl)allylidene]amino]hydantoin

3-羟甲基-1-[[3-(5-硝基-2-呋喃基)烯丙基亚基]氨基]乙内酰脲

CAS 登录号 18857-59-5

INN list 22

药效分类 抗感染药

硝呋美隆

Nifurmerone（*INN*）

化学结构式

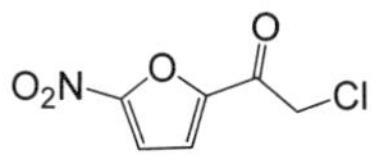

分子式和分子量 $C_6H_4ClNO_4$ 189.55

化学名 Chloromethyl 5-nitro-2-furyl ketone

氯甲基 5-硝基-2-呋喃基 甲酮

CAS 登录号 5579-95-3

INN list 16

药效分类 抗真菌药

硝呋米特

Nifurimide（*INN*）

化学结构式

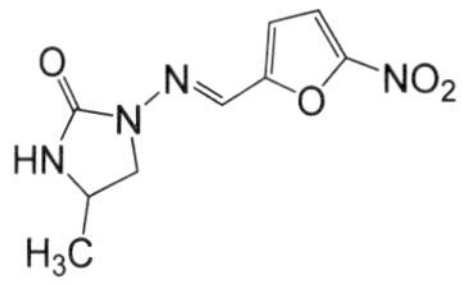

分子式和分子量 $C_9H_{10}N_4O_4$ 238.20

化学名 (±)-4-Methyl-1-[(5-nitrofurfurylidene)amino]-2-imidazolidinone

(±)-4-甲基-1-[(5-硝基呋喃甲亚基)氨基]-2-咪唑啉酮

CAS 登录号 15179-96-1

INN list 18

药效分类 抗感染药

硝呋米腙

Nifursemizone（*INN*）

化学结构式

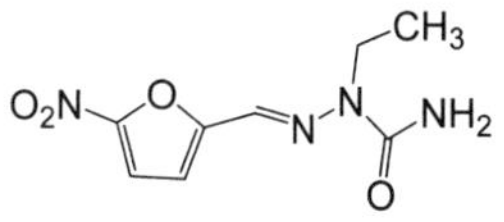

分子式和分子量 $C_8H_{10}N_4O_4$ 226.19

化学名 5-Nitro-2-furaldehyde 2-ethyl semicarbazone

5-硝基-2-呋喃甲醛 2-乙基 缩氨基脲

CAS 登录号 5579-89-5

INN list 16

药效分类 抗感染药

硝呋哌酮

Nifurpipone（*INN*）

化学结构式

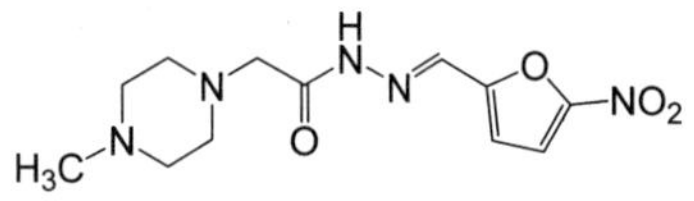

分子式和分子量 $C_{12}H_{17}N_5O_4$ 295.29

化学名 4-Methyl-1-piperazineacetic acid (5-nitrofurfurylidene)hydrazide

4-甲基-1-哌嗪乙酸 (5-硝基呋喃亚基)酰肼

CAS 登录号 24632-47-1

INN list 20
药效分类 抗感染药

硝呋齐特

Nifuroxazide（*INN*）

化学结构式

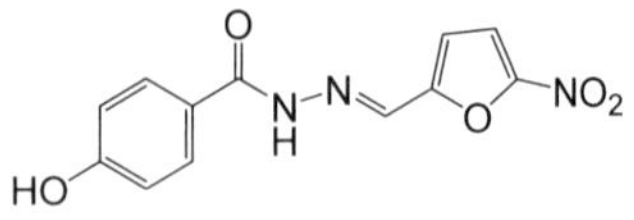

分子式和分子量 $C_{12}H_9N_3O_5$ 275.22
化学名 4-Hydroxy-*N*-[(*E*)-(5-nitrofuran-2-yl)methylideneamino]benzamide
4-羟基-*N*-[(*E*)-(5-硝基呋喃-2-基)甲亚基氨基]苯甲酰胺
CAS 登录号 965-52-6
INN list 14
药效分类 肠道抗菌药

硝呋醛肟

Nifuroxime（*INN*）

化学结构式

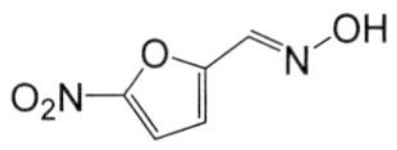

分子式和分子量 $C_5H_4N_2O_4$ 156.10
化学名 5-Nitro-2-furaldehyde oxime
5-硝基-2-呋喃甲醛 肟
CAS 登录号 6236-05-1
INN list 11
药效分类 抗真菌药，抗原虫药

硝呋噻唑

Nifurthiazole（*INN*）

化学结构式

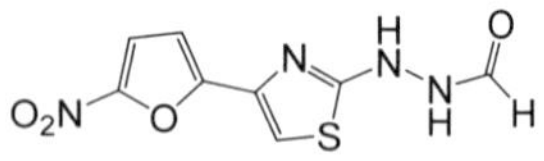

分子式和分子量 $C_8H_6N_4O_4S$ 254.22
化学名 *N*-[[4-(5-Nitrofuran-2-yl)-1,3-thiazol-2-yl]amino]formamide
N-[[4-(5-硝基呋喃-2-基)-1,3-噻唑-2-基]氨基]甲酰胺
CAS 登录号 3570-75-0
INN list 14
药效分类 抗感染药

硝呋索尔

Nifursol（*INN*）

分子式和分子量 $C_{12}H_7N_5O_9$ 365.21

化学结构式

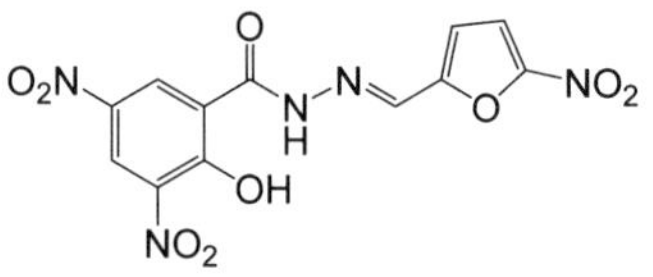

化学名 2-Hydroxy-3,5-dinitro-*N*-[(*E*)-(5-nitrofuran-2-yl)methylideneamino]benzamide
2-羟基-3,5-二硝基-*N*-[(*E*)-(5-硝基呋喃-2-基)亚甲基氨基]苯甲酰胺
CAS 登录号 16915-70-1
INN list 20
药效分类 抗感染药

硝呋太尔

Nifuratel（*INN*）

化学结构式

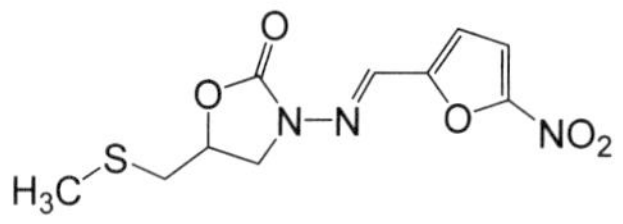

分子式和分子量 $C_{10}H_{11}N_3O_5S$ 285.28
化学名 5-(Methylsulfanylmethyl)-3-[(*E*)-(5-nitrofuran-2-yl)methylideneamino]-1,3-oxazolidin-2-one
5-(甲硫甲基)-3-[(*E*)-(5-硝基呋喃-2-基)亚甲氨基]-1,3-噁唑烷-2-酮
CAS 登录号 4936-47-4
INN list 17
药效分类 抗滴虫药

硝呋替莫

Nifurtimox（*INN*）

化学结构式

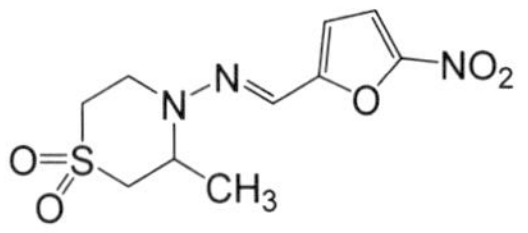

分子式和分子量 $C_{10}H_{13}N_3O_5S$ 287.29
化学名 (*E*)-*N*-(3-Methyl-1,1-dioxo-1,4-thiazinan-4-yl)-1-(5-nitrofuran-2-yl)methanimine
(*E*)-*N*-(3-甲基-1,1-二氧代-1,4-噻嗪烷-4 基)-1-(5-硝基呋喃-2-基)甲亚胺
CAS 登录号 23256-30-6
INN list 21
药效分类 抗利什曼病药
ATC 分类 P01CC01

硝呋妥因醇

Nifurtoinol（*INN*）

分子式和分子量 $C_9H_8N_4O_6$ 268.18

化学结构式

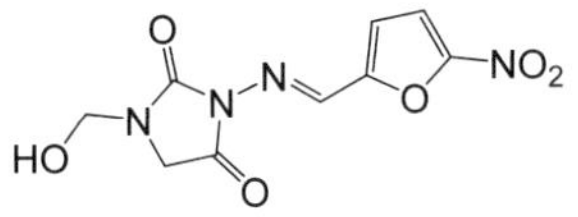

化学名 3-(Hydroxymethyl)-1-[(5-nitrofurfurylidene)amino]hydantoin

3-(羟甲基)-1-[(5-硝基呋喃甲亚基)氨基]乙内酰脲

CAS 登录号 1088-92-2

INN list 36

药效分类 硝基呋喃类抗微生物药

ATC 分类 J01XE02

硝呋维啶

Nifurvidine（*INN*）

化学结构式

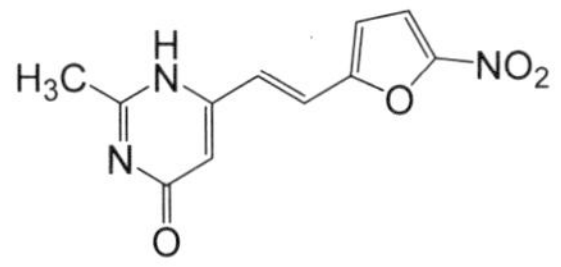

分子式和分子量 $C_{11}H_9N_3O_4$ 247.21

化学名 2-Methyl-6-[2-(5-nitro-2-furyl)vinyl]-4-pyrimidinol

2-甲基-6-[2-(5-硝基-2-呋喃基)乙烯基]-4-嘧啶醇

CAS 登录号 1900-13-6

INN list 17

药效分类 抗感染药

硝呋乙宗

Nifurethazone（*INN*）

化学结构式

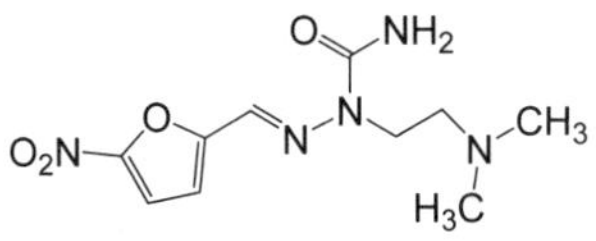

分子式和分子量 $C_{10}H_{15}N_5O_4$ 269.26

化学名 1-[2-(Dimethylamino)ethyl]-1-[(*E*)-(5-nitrofuran-2-yl)methylideneamino]urea

1-[2-(二甲氨基)乙基]-1-[(*E*)-(5-硝基呋喃-2-基)甲亚基氨基]脲

CAS 登录号 5580-25-6

INN list 10

药效分类 抗感染药

硝环素

Nitrocycline（*INN*）

化学结构式

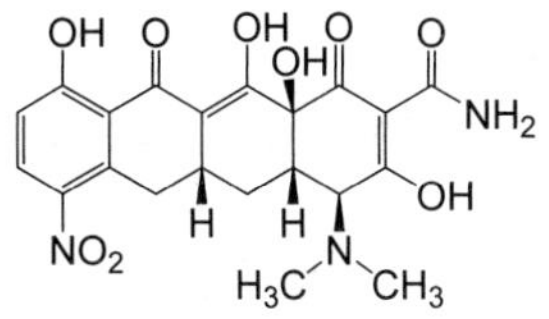

分子式和分子量 $C_{21}H_{21}N_3O_9$ 459.41

化学名 4-(Dimethylamino)-1,4,4*a*,5,5*a*,6,11,12*a*-octahydro-3,10,12,12*a*-tetrahydroxy-7-nitro-1,11-dioxo-2-naphthcene carboxamide

4-二甲氨基-1,4,4*a*,5,5*a*,6,11,12*a*-八氢-3,10,12,12*a*-四羟基-7-硝基-1,11-二氧代-2-并四苯甲酰胺

CAS 登录号 5585-59-1

INN list 14

药效分类 抗生素类药

硝磺胺噻唑

Nitrosulfathiazole（*INN*）

化学结构式

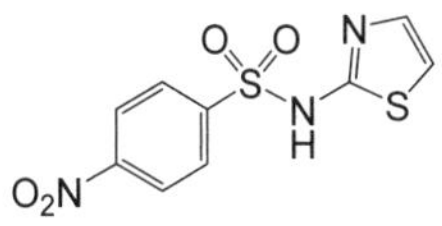

分子式和分子量 $C_9H_7N_3O_4S_2$ 285.30

化学名 4-Nitro-*N*-2-thiazolylbenzenesulfonamide

4-硝基-*N*-2-噻唑苯磺酰胺

CAS 登录号 473-42-7

INN list 1

药效分类 抗感染药

硝甲酚汞

Nitromersol

化学结构式

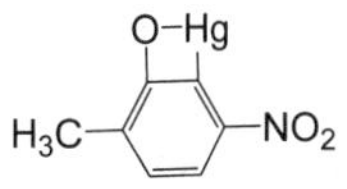

分子式和分子量 $C_7H_5HgNO_3$ 351.71

化学名 5-Methyl-2-nitro-7-oxa-8-mercurabicyclo[4.2.0]octa-1,3,5-triene

5-甲基-2-硝基-7-氧杂-8-汞杂双环[4.2.0]-1,3,5-辛三烯

CAS 登录号 133-58-4

药效分类 消毒防腐药

硝喹宗

Nitraquazone（*INN*）

化学结构式

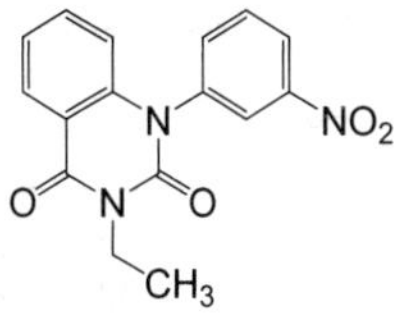

分子式和分子量 $C_{16}H_{13}N_3O_4$ 311.29

化学名 3-Ethyl-1-(*m*-nitrophenyl)-2,4(1*H*,3*H*)-quinazolinedione

3-乙基-1-(3-硝基苯基)-2,4(1*H*,3*H*)-喹唑啉二酮

CAS 登录号 56739-21-0

INN list 53

药效分类 抗炎镇痛药

硝拉咪唑

Nitramisole（*INN*）

化学结构式

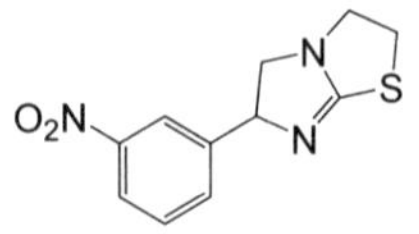

分子式和分子量 $C_{11}H_{11}N_3O_2S$ 249.29

化学名 (±)-2,3,5,6-Tetrahydro-6-(3-nitrophenyl)imidazo[2,1-*b*]thiazole

(±)-2,3,5,6-四氢-6-(3-硝基苯基)咪唑并[2,1-*b*]噻唑

CAS 登录号 6363-02-6; 56689-44-2[盐酸盐]

INN list 33

药效分类 抗蠕虫药

硝拉明

Nitralamine

化学结构式

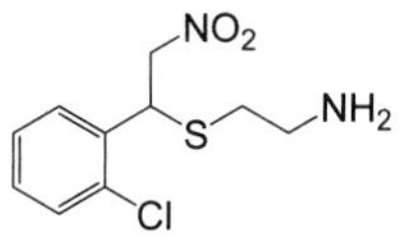

分子式和分子量 $C_{10}H_{13}ClN_2O_2S$ 260.74

化学名 2-[[2-Chloro-*α*-(nitromethyl)benzyl]thio]ethylamine

2-[[2-氯-*α*-(硝基甲基)苄基]硫基]乙胺

CAS 登录号 71872-90-7; 1432-75-3[盐酸盐]

药效分类 抗真菌药

硝硫氰胺

Amoscanate（*INN*）

化学结构式

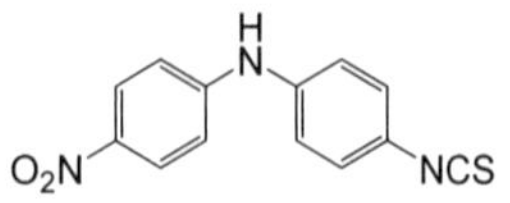

分子式和分子量 $C_{13}H_9N_3O_2S$ 271.29

化学名 4-(4-Nitroanilino)phenyl isothiocyanate

4-(4-硝基苯氨基)苯基 异硫氰酸酯

CAS 登录号 26328-53-0

INN list 36

药效分类 抗血吸虫药

硝硫氰酯

Nitroscanate（*INN*）

分子式和分子量 $C_{13}H_8N_2O_3S$ 272.28

化学结构式

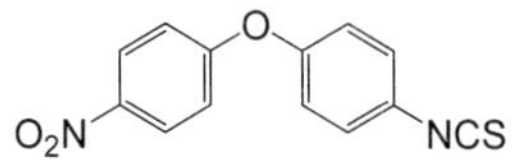

化学名 4-(4-Nitrophenoxy)phenyl isothiocyanate

4-(4-硝基苯氧基)苯基 异硫氰酸酯

CAS 登录号 19881-18-6

INN list 33

药效分类 抗蠕虫药

硝氯酚

Nitroclofene（*INN*）

化学结构式

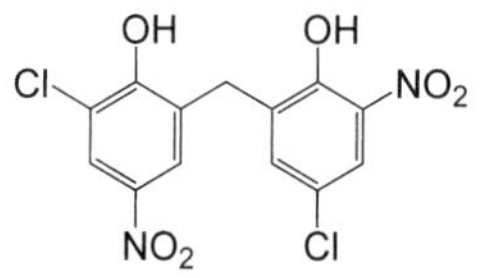

分子式和分子量 $C_{13}H_8Cl_2N_2O_6$ 359.12

化学名 4,6'-Dichloro-4',6-dinitro-2,2'-methylenediphenol

4,6'-二氯-4',6-二硝基-2,2'-亚甲基二苯酚

CAS 登录号 39224-48-1

INN list 41

药效分类 抗蠕虫药

硝米芬

Nitromifene（*INN*）

化学结构式

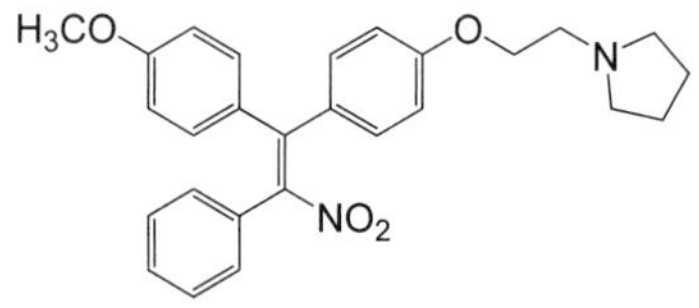

分子式和分子量 $C_{27}H_{28}N_2O_4$ 444.52

化学名 1-[2-[4-[*α*-(4-Methoxyphenyl)-*β*-nitrostyryl]phenoxy]ethyl]pyrrolidine

1-[2-[4-[*α*-(4-甲氧基苯基)-*β*-硝基苯乙烯基]苯氧基]乙基]吡咯烷

CAS 登录号 10448-84-7; 5863-35-4[枸橼酸盐]

INN list 33

药效分类 抗雌激素药

硝米特

Nitromide

化学结构式

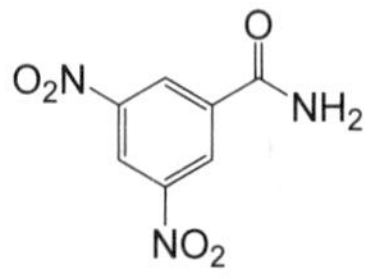

分子式和分子量 $C_7H_5N_3O_5$ 211.13

化学名 3,5-Dinitrobenzamide

3,5-二硝基苯甲酰胺

CAS 登录号 121-81-3

药效分类 抗球虫药，抗菌药

硝羟喹啉

Nitroxoline（*INN*）

化学结构式

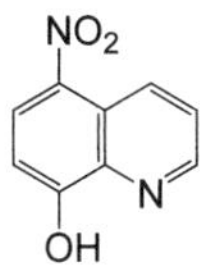

分子式和分子量 $C_9H_6N_2O_3$ 190.16

化学名 5-Nitro-8-quinolinol

5-硝基-8-羟基喹啉

CAS 登录号 4008-48-4

INN list 15

药效分类 抗微生物药

ATC 分类 J01XX07

硝酸苯汞

Phenylmercuric Nitrate（*INN*）

化学结构式

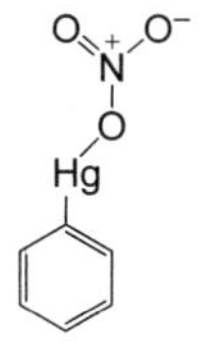

分子式和分子量 $C_6H_5HgNO_3$ 339.6

化学名 Nitratophenylmercury

硝酸基苯汞

CAS 登录号 55-68-5

INN list 4

药效分类 药用辅料，消毒防腐药

硝酸异山梨酯

Isosorbide Dinitrate（*INN*）

化学结构式

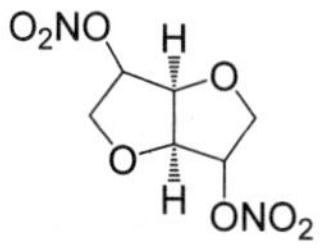

分子式和分子量 $C_6H_8N_2O_8$ 236.14

化学名 1,4:3,6-Dianhydro-D-sorbitol dinitrate

1,4:3,6-二脱水-D-山梨醇二硝酸酯

CAS 登录号 87-33-2

INN list 11

药效分类 有机硝酸酯类抗心肌缺血药

ATC 分类 C01DA08

硝替卡朋

Nitecapone（*INN*）

化学结构式

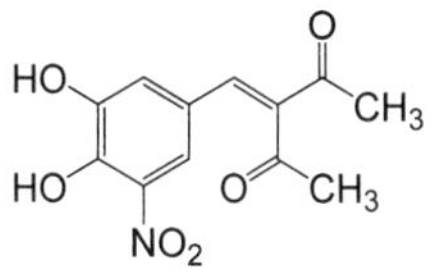

分子式和分子量 $C_{12}H_{11}NO_6$ 265.22

化学名 3-(3,4-Dihydroxy-5-nitrobenzylidene)-2,4-pentanedione

3-(3,4-二羟基-5-硝基苯基亚甲基)-2,4-戊二酮

CAS 登录号 116313-94-1

INN list 62

药效分类 抗震颤麻痹药

硝西泮

Nitrazepam（*INN*）

化学结构式

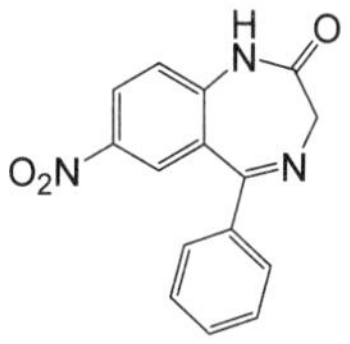

分子式和分子量 $C_{15}H_{11}N_3O_3$ 281.27

化学名 5-Phenyl-7-nitro-1,3-dihydro-2*H*-1,4-benzodiazepin-2-one

5-苯基-7-硝基-1,3-二氢-2*H*-1,4-苯并二氮杂草-2-酮

CAS 登录号 146-22-5

INN list 16

药效分类 镇静催眠药

硝溴丙醇

Debropol（*INN*）

化学结构式

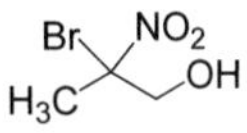

分子式和分子量 $C_3H_6BrNO_3$ 183.99

化学名 (±)-2-Bromo-2-nitro-1-propanol

(±)-2-溴-2-硝基-1-丙醇

CAS 登录号 24403-04-1

INN list 65

药效分类 防腐药

硝溴生

Nibroxane（*INN*）

化学结构式

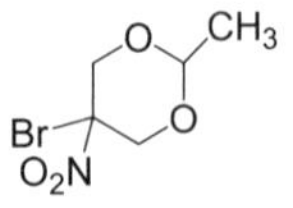

分子式和分子量 $C_5H_8BrNO_4$ 226.03

化学名 5-Bromo-2-methyl-5-nitro-*m*-dioxane

5-溴-2-甲基-5-硝基-1,3-二氧杂环己烷

CAS 登录号 53983-00-9

INN list 35

药效分类 消毒防腐药

硝䓬酸钾

Potassium Nitrazepate（*INN*）

化学结构式

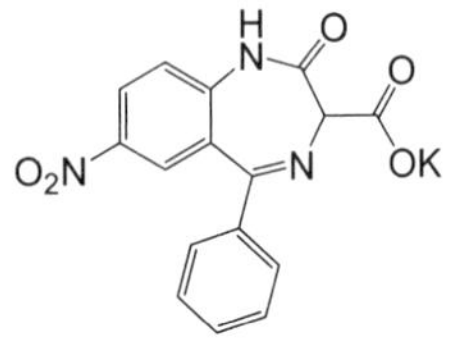

分子式和分子量 $C_{16}H_{10}KN_3O_5$ 363.37

化学名 Potassium 2,3-dihydro-7-nitro-2-oxo-5-phenyl-1*H*-1,4-benzodiazepine-3-carboxylate

2,3-二氢-7-硝基-2-氧代-5-苯基-1*H*-1,4-苯并二氮杂䓬-3-羧酸钾

CAS 登录号 5571-84-6

INN list 17

药效分类 安定药

硝唑沙奈

Nitazoxanide（*INN*）

化学结构式

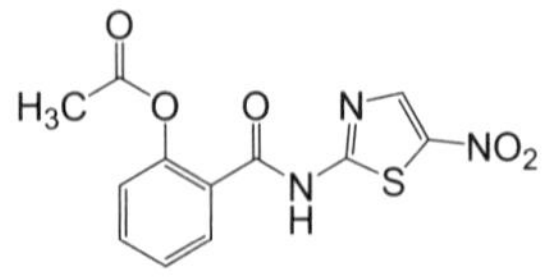

分子式和分子量 $C_{12}H_9N_3O_5S$ 307.28

化学名 *N*-(5-Nitrothiazol-2-yl)salicylamide acetate ester

N-(5-硝基噻唑-2-基)水杨酰胺乙酸酯

CAS 登录号 55981-09-4

INN list 45

药效分类 抗阿米巴虫药

ATC 分类 P01AX11

小檗碱

Berberine

化学结构式

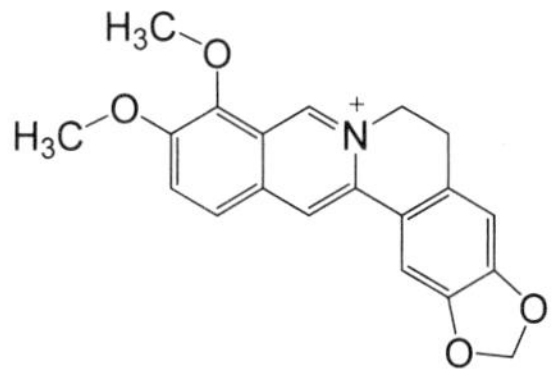

分子式和分子量 $C_{20}H_{18}NO_4$ 336.37

化学名 5,6-Dihydro-9,10-dimethoxybenzo[*g*]-1,3-benzodioxolo[5,6-*a*]quinolizinium

5,6-二氢-9,10-二甲氧基苯并[*g*]-1,3-苯并二氧戊环并[5,6-*a*]喹嗪鎓

CAS 登录号 2086-83-1; 633-65-8[盐酸水合物]; 633-66-9[硫酸盐(2:1)]

药效分类 抗菌药

小诺霉素

Micronomicin（*INN*）

化学结构式

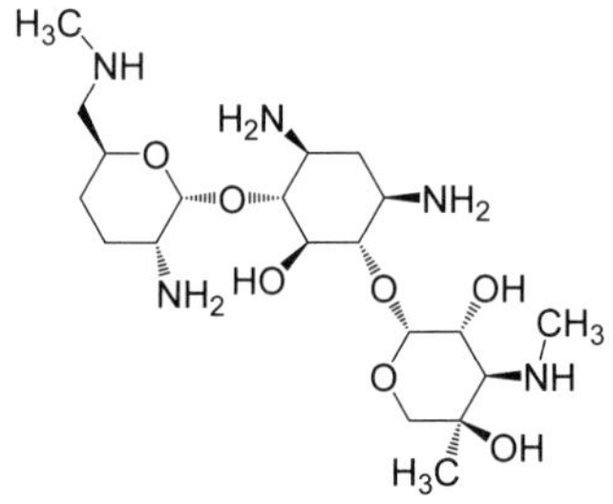

分子式和分子量 $C_{20}H_{41}N_5O_7$ 463.57

化学名 *O*-2-Amino-2,3,4,6-tetradeoxy-6-(methylamino)-*a*-D-*erythro*-hexopyranosyl-(1→4)-*O*-[3-deoxy-4-*C*-methyl-3-(methylamino)-*β*-L-arabinopyranosyl-(1→6)]-2-deoxy-D-streptamine

O-2-氨基-2,3,4,6-四脱氧-6-甲氨基-*a*-D-赤-吡喃己糖基-(1→4)-*O*-[3-脱氧-4-*C*-甲基-3-甲氨基-*β*-L-阿拉伯吡喃糖基-(1→6)]-2-脱氧-D-链霉胺

CAS 登录号 52093-21-7

INN list 45

药效分类 抗生素类药

缬氨酸

Valine（*INN*）

化学结构式

分子式和分子量 $C_5H_{11}NO_2$ 117.15

化学名 L-2-Amino-3-methylbutyric acid

L-2-氨基-3-甲基丁酸

CAS 登录号 72-18-4[L]

INN list 58

药效分类 氨基酸类药

缬氨酰氧丁酸

Valiloxibic acid（*INN*）

化学结构式

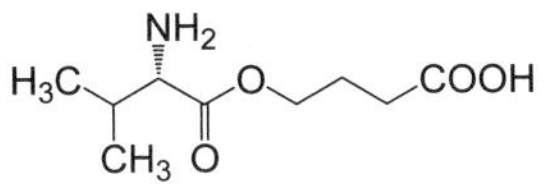

分子式和分子量 $C_9H_{17}NO_4$ 203.24

化学名 4-{[(2*S*)-2-Amino-3-methylbutanoyl]oxy}butanoic acid 或 4-(L-valyloxy)butanoic acid

4-{[(2*S*)-2-氨基-3-甲基丁酰基]氧基}丁酸或4-(L-缬氨酰氧基)丁酸

CAS 登录号 238401-16-6

INN list 123

药效分类 γ-氨基丁酸受体激动药

缬苯那嗪

Valbenazine（*INN*）

化学结构式

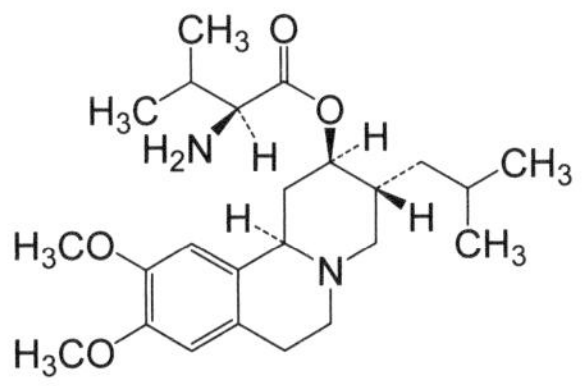

分子式和分子量 $C_{24}H_{38}N_2O_4$ 418.28

化学名 (2*R*,3*R*,11*bR*)-9,10-dimethoxy-3-(2-methylpropyl)-1,3,4,6,7,11*b*-hexahydro-2*H*-pyrido[2,1-*a*]isoquinolin-2-yl L-valinate

(2*R*,3*R*,11*bR*)-9,10-二甲氧基-3-(2-甲基丙基)-1,3,4,6,7,11*b*-六氢-2*H*-吡啶并[2,1-*a*]异喹啉-2-基 L-缬氨酸酯

CAS 登录号 1025504-45-3

INN list 109

药效分类 囊泡单胺转运体 2(VMAT2)抑制药

缬更昔洛韦

Valganciclovir（*INN*）

化学结构式

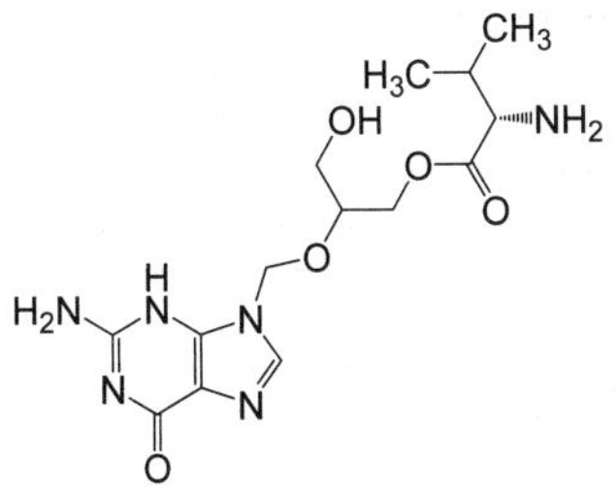

分子式和分子量 $C_{14}H_{22}N_6O_5$ 354.37

化学名 [2-[(2-Amino-6-oxo-1*H*-purin-9-yl)methoxy]-3-hydroxypropyl] (2*S*)-2-amino-3-methylbutanoate

[2-[(2-氨基-6-氧代-1*H*-嘌呤-9-基)甲氧基]-3-羟基丙基] (2*S*)-2-氨基-3-甲基丁酸酯

CAS 登录号 175865-60-8；175865-59-5[盐酸盐]

INN list 78

药效分类 核苷和核苷酸类抗病毒药

ATC 分类 J05AB14

缬沙坦

Valsartan（*INN*）

化学结构式

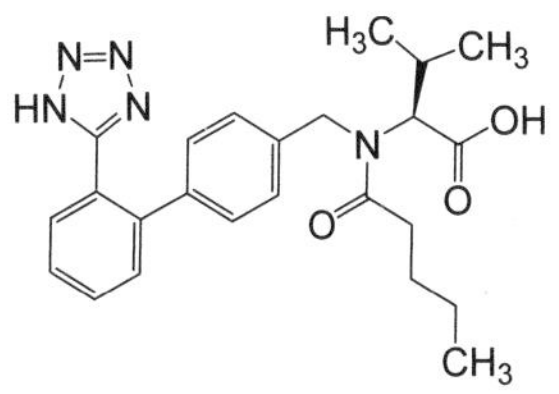

分子式和分子量 $C_{24}H_{29}N_5O_3$ 435.52

化学名 *N*-Pantanoyl-*N*-[[2'-(1*H*-tetrazole-5-yl)biphenyl-4-yl]-methyl]-L-valine

N-戊酰基-*N*-[[2'-(l*H*-四氮唑-5-基)联苯-4-基]甲基]-L-缬氨酸

CAS 登录号 137862-53-4

INN list 68

药效分类 血管紧张素Ⅱ受体拮抗药

ATC 分类 C09CA03

辛胺醇

Heptaminol（*INN*）

化学结构式

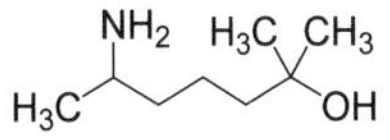

分子式和分子量 $C_8H_{19}NO$ 145.25

化学名 6-Amino-2-methyl-2-heptanol

6-氨基-2-甲基-2-庚醇

CAS 登录号 372-66-7；543-15-7[盐酸盐]

INN list 1

药效分类 抗心肌缺血药

ATC 分类 C01DX08

辛巴格司他

Sinbaglustat（*INN*）

化学结构式

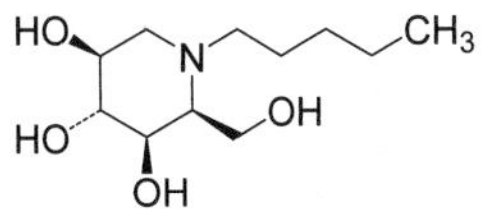

分子式和分子量 $C_{11}H_{23}NO_4$ 233.31

化学名 (2*S*,3*R*,4*R*,5*S*)-2-(Hydroxymethyl)-1-pentylpiperidine-3,4,5-triol

(2*S*,3*R*,4*R*,5*S*)-2-(羟甲基)-1-戊基哌啶-3,4,5-三醇

CAS 登录号 441061-33-2

INN list 121

药效分类 酰基鞘氨醇葡糖转移酶抑制药

辛度司他

Cindunistat（*INN*）

化学结构式

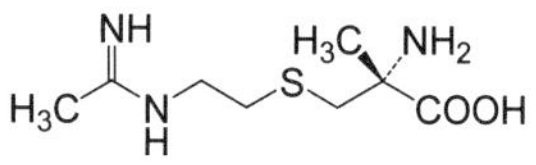

分子式和分子量 $C_8H_{17}N_3O_2S$ 219.10

化学名 *S*-[2-(Acetimidoylamino)ethyl]-2-methyl-L-cysteine

S-[2-(乙酰氨亚基氨基)乙基]-2-甲基-L-半胱氨酸

CAS 登录号 364067-22-1

INN list 107

药效分类 一氧化氮合成酶抑制药

辛伐他汀

Simvastatin（*INN*）

化学结构式

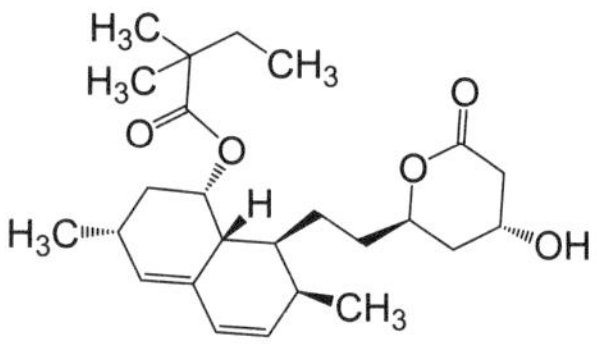

分子式和分子量 $C_{25}H_{38}O_5$ 418.57

化学名 (1*S*,3*R*,7*S*,8*S*,8*aR*)-8-{2-[(2*R*,4*R*)-4-Hydroxy-6-oxooxan-2-yl]ethyl}-3,7-dimethyl-1,2,3,7,8,8*a*-hexahydronaphthalen-1-yl 2,2-dimethylbutanoate

(1*S*,3*R*,7*S*,8*S*,8*aR*)-8-{2-[(2*R*,4*R*)-4-羟基-6-氧代噁烷-2-基]乙基}-3,7-二甲基-1,2,3,7,8,8*a*-六氢萘-1-基 2,2-二甲基丁酸酯

CAS 登录号 79902-63-9

INN list 58

药效分类 他汀类降血脂药

ATC 分类 C10AA01

辛芬酸

Cinfenoac（*INN*）

化学结构式

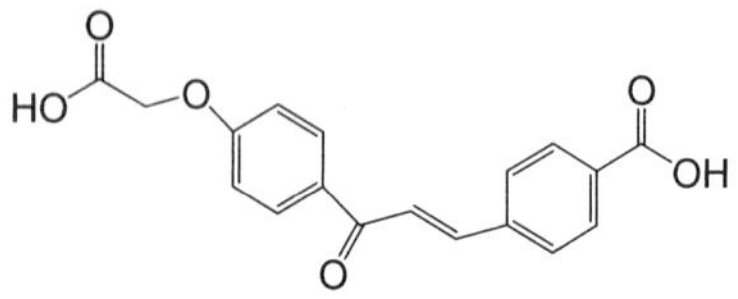

分子式和分子量 $C_{18}H_{14}O_6$ 326.30

化学名 4-[(*E*)-3-[4-(Carboxymethoxy)phenyl]-3-oxoprop-1-enyl]benzoic acid

4-[(*E*)-3-[4-(羧基甲氧基)苯基]-3-氧代丙-1-烯基]苯甲酸

CAS 登录号 66984-59-6

INN list 41

药效分类 抗炎镇痛药

辛呋二酮

Cinnofuradione（*INN*）

化学结构式

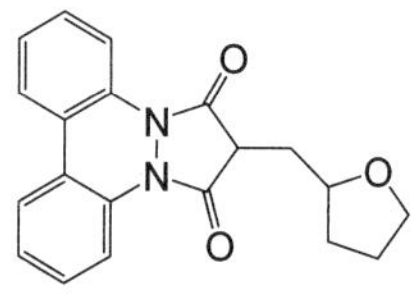

分子式和分子量 $C_{20}H_{18}N_2O_3$ 334.37

化学名 2-Tetrahydrofurfuryl-1*H*-benzo[*c*]pyrazolo[1,2-*a*]cinnoline-1,3(2*H*)-dione

2-四氢呋喃甲基-1*H*-苯并[*c*]吡唑并[1,2-*a*]邻二氮杂萘-1,3(2*H*)-二酮

CAS 登录号 477-80-5

INN list 6

药效分类 镇痛药

辛卡利特

Sincalide（*INN*）

化学结构式

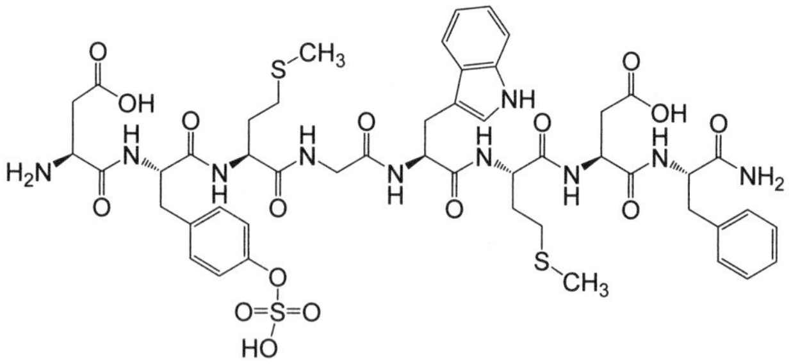

分子式和分子量 $C_{49}H_{62}N_{10}O_{16}S_3$ 1143.27

化学名 L-*α*-Aspartyl-*O*-sulfo-L-tyrosyl-L-methionylglycyl-L-tryptophyl-L-methionyl-L-*α*-aspartyl-L-phenylalaninamide

L-*α*-天冬氨酰-*O*-硫酸酯-L-酪氨酰-L-甲硫氨酰甘氨酰-L-色氨酰-L-甲硫氨酰-L-天冬氨酰苯基-L-苯丙氨酸酰胺

CAS 登录号 25126-32-3

INN list 32

药效分类 利胆药

辛可芬

Cinchophen（*INN*）

分子式和分子量 $C_{16}H_{11}NO_2$ 249.26

化学结构式

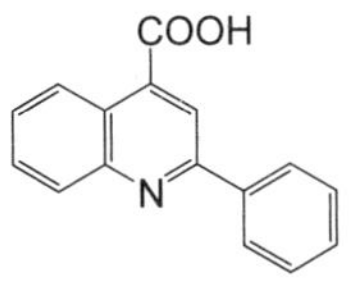

化学名 2-Phenylquinoline-4-carboxylic acid

2-苯基-4-喹啉甲酸

CAS 登录号 132-60-5

INN list 1

药效分类 抗炎镇痛药

辛可卡因

Cinchocaine（*INN*）

化学结构式

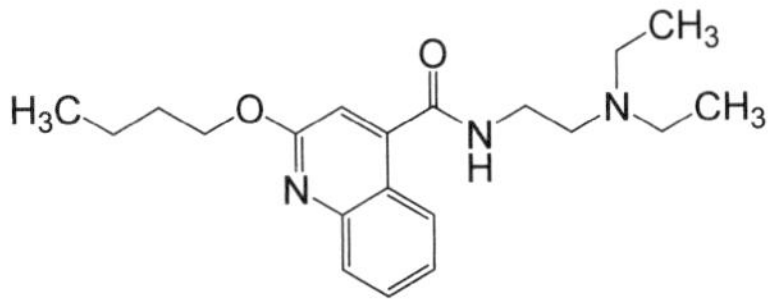

分子式和分子量 $C_{20}H_{29}N_3O_2$ 343.46

化学名 2-Butoxy-*N*-[2-(diethylamino)ethyl]quinoline-4-carboxamide

2-丁氧基-*N*-[2-(二乙氨基)乙基]喹啉-4-甲酰胺

CAS 登录号 85-79-0

INN list 1

药效分类 局部麻醉药

辛克罗孟

Cinecromen（*INN*）

化学结构式

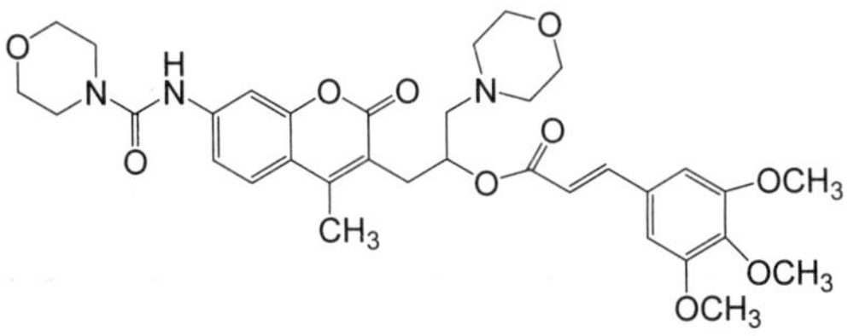

分子式和分子量 $C_{34}H_{41}N_3O_{10}$ 651.70

化学名 [1-[4-Methyl-7-(morpholine-4-carbonylamino)-2-oxochromen-3-yl]-3-morpholin-4-ylpropan-2-yl] (*E*)-3-(3,4,5-trimethoxyphenyl) prop-2-enoate

[1-[4-甲基-7-(吗啉-4-羰酰氨基)-2-氧代色烯-3-基]-3-吗啉-4-基丙-2-基] (*E*)-3-(3,4,5-三甲氧基苯基)丙-2-烯酸酯

CAS 登录号 62380-23-8

INN list 39

药效分类 冠脉扩张药

辛硫苯酯

Tioctilate（*INN*）

分子式和分子量 $C_{15}H_{22}OS$ 250.40

化学结构式

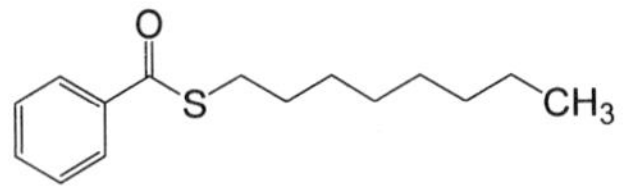

化学名 *S*-Octyl benzenecarbothioate

S-正辛基 硫代苯甲酸酯

CAS 登录号 10489-23-3

INN list 37

药效分类 抗寄生虫药

辛米贝特

Octimibate（*INN*）

化学结构式

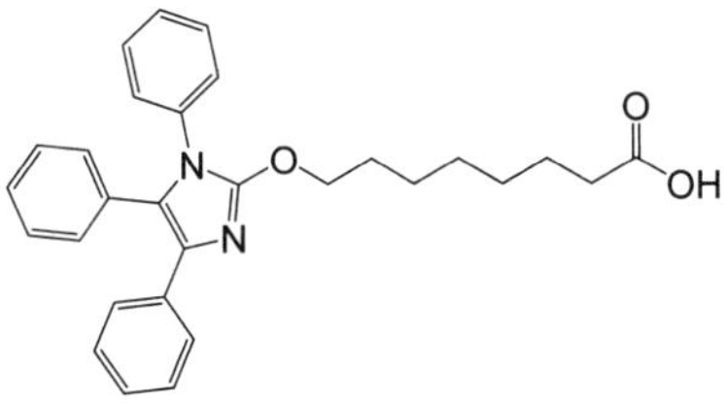

分子式和分子量 $C_{29}H_{30}N_2O_3$ 454.56

化学名 8-[(1,4,5-Triphenylimidazol-2-yl)oxy]octanoic acid

8-[(1,4,5-三苯基咪唑-2-基)氧基]辛酸

CAS 登录号 89838-96-0

INN list 52

药效分类 降血脂药

辛那色林

Cinanserin（*INN*）

化学结构式

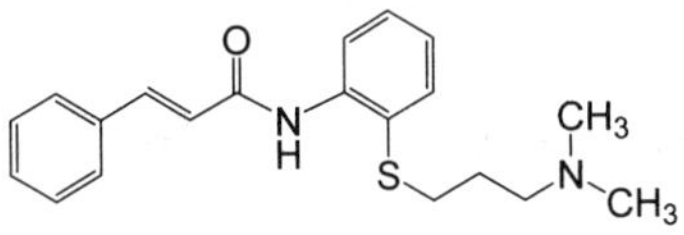

分子式和分子量 $C_{20}H_{24}N_2OS$ 340.49

化学名 (*E*)-*N*-[2-[3-(Dimethylamino)propylsulfanyl]phenyl]-3-phenylprop-2-enamide

(*E*)-*N*-[2-[3-(二甲氨基)丙基硫]苯基]-3-苯基丙-2-烯酰胺

CAS 登录号 1166-34-3；54-84-2[盐酸盐]

INN list 17

药效分类 5-羟色胺受体拮抗药

辛诺酯

Octinoxate（*INN*）

化学结构式

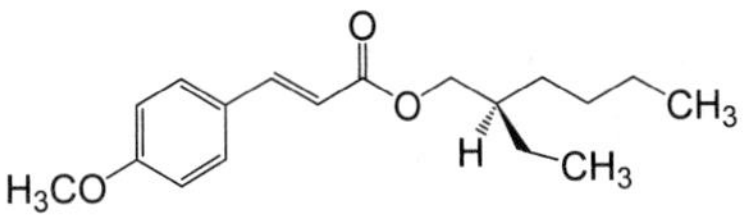

分子式和分子量 $C_{18}H_{26}O_3$ 290.40

化学名 2-Ethylhexyl (*E*)-3-(4-methoxyphenyl)prop-2-enoate

2-乙基己基 (*E*)-3-(4-甲氧基苯基)丙-2-烯酸酯

CAS 登录号 5466-77-3

INN list 84

药效分类 防晒药

辛哌醇

Octapinol（*INN*）

化学结构式

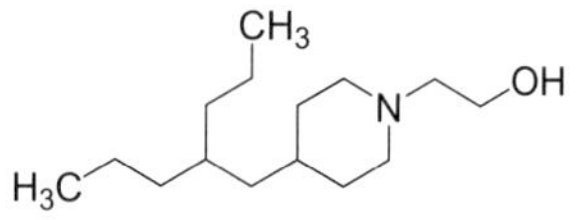

分子式和分子量 $C_{15}H_{31}NO$ 241.41

化学名 4-(2-Propylpentyl)-1-piperidineethanol

4-(2-丙基戊基)-1-哌啶乙醇

CAS 登录号 71138-71-1

INN list 43

药效分类 抗感染药

辛喷他宗

Cinnopentazone（*INN*）

化学结构式

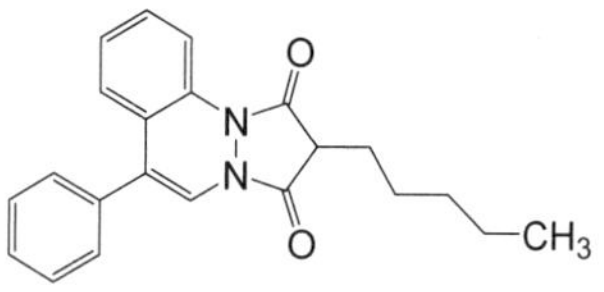

分子式和分子量 $C_{22}H_{22}N_2O_2$ 346.42

化学名 2-Pentyl-6-phenyl-1*H*-pyrazolo[1,2-*a*]cinnoline-1,3(2*H*)-dione

2-戊基-6-苯基-1*H*-吡唑并[1,2-*a*]曾嗪-1,3(2*H*)-二酮

CAS 登录号 2056-56-6

INN list 17

药效分类 抗炎药

辛曲胺

Cintramide（*INN*）

化学结构式

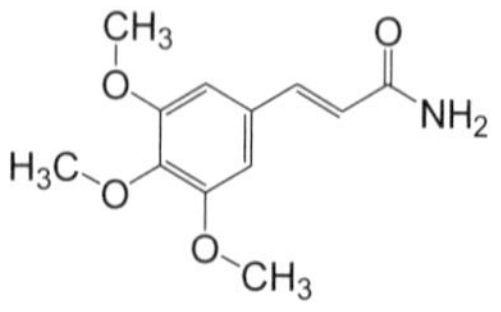

分子式和分子量 $C_{12}H_{15}NO_4$ 237.25

化学名 3,4,5-Trimethoxycinnamamide

3,4,5-三甲氧基肉桂酰胺

CAS 登录号 5588-21-6

INN list 12

药效分类 抗精神病药

辛曲秦

Simtrazene（*INN*）

化学结构式

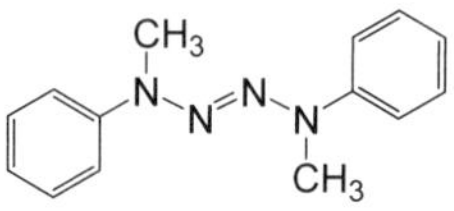

分子式和分子量 $C_{14}H_{16}N_4$ 240.30

化学名 1,4-Dimethyl-1,4-diphenyl-2-tetrazene

1,4-二甲基-1,4-二苯基-2-四氮烯

CAS 登录号 5579-27-1

INN list 14

药效分类 抗肿瘤药

辛沙夫定

Censavudine（*INN*）

化学结构式

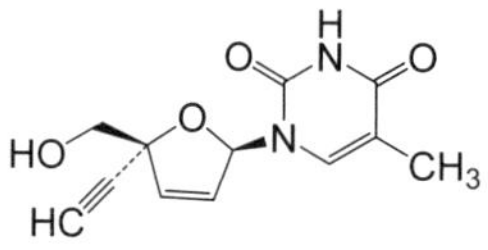

分子式和分子量 $C_{12}H_{12}N_2O_4$ 248.08

化学名 1-[(2*R*,5*R*)-5-Ethynyl-5-(hydroxymethyl)-2,5-dihydrofuran-2-yl]-5-methylpyrimidine-2,4(1*H*,3*H*)-dione

1-[(2*R*,5*R*)-5-乙炔基-5-(羟甲基)-2,5-二氢呋喃-2-基]-5-甲基嘧啶-2,4(1*H*,3*H*)-二酮

CAS 登录号 634907-30-5

INN list 110

药效分类 抗病毒药

辛斯汀

Octastine（*INN*）

化学结构式

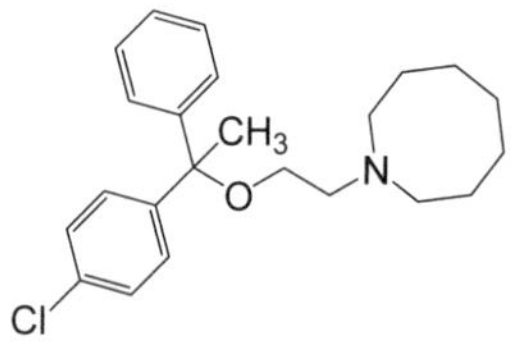

分子式和分子量 $C_{23}H_{30}ClNO$ 371.94

化学名 1-[2-[(4-Chloro-*α*-methyl-*α*-phenylbenzyl)oxy]ethyl]octahydroazocine

1-[2-[(4-氯-*α*-甲基-*α*-苯基苄基)氧]乙基]八氢氮杂环辛熳

CAS 登录号 59767-12-3

INN list 37

药效分类 抗组胺药

辛酸

Octanoic Acid（*INN*）

化学结构式

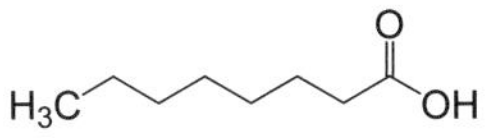

分子式和分子量 $C_8H_{16}O_2$ 144.21

化学名 Octanoic acid

辛酸

CAS 登录号 124-07-2; 1984-06-1[辛酸钠]

INN list 50

药效分类 抗真菌药

辛特罗格

Cintirorgon（*INN*）

化学结构式

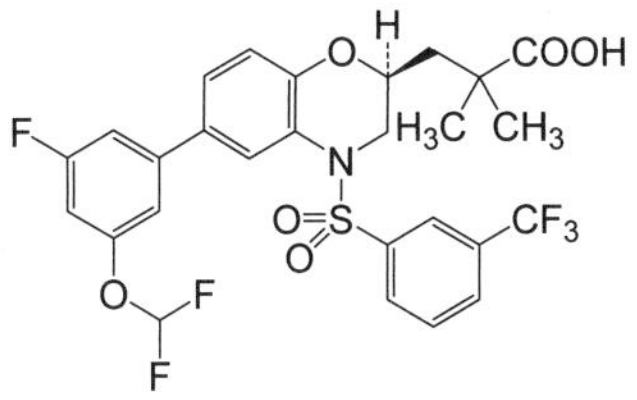

分子式和分子量 $C_{27}H_{23}F_6NO_6S$ 603.53

化学名 3-{(2*S*)-6-[3-(Difluoromethoxy)-5-fluorophenyl]-4-[3-(trifluoromethyl)benzene-1-sulfonyl]-3,4-dihydro-2*H*-1,4- benz-oxazin-2-yl}-2,2-dimethylpropanoic acid

3-{(2*S*)-6-[3-(二氟甲氧基)-5-氟苯基]-4-[3-(三氟甲基)苯-1-磺酰基]-3,4-二氢-2*H*-1,4-苯并噁嗪-2-基}-2,2-二甲基丙酸

CAS 登录号 1227156-72-0

INN list 119

药效分类 抗肿瘤药

辛托溴铵

Sintropium Bromide（*INN*）

化学结构式

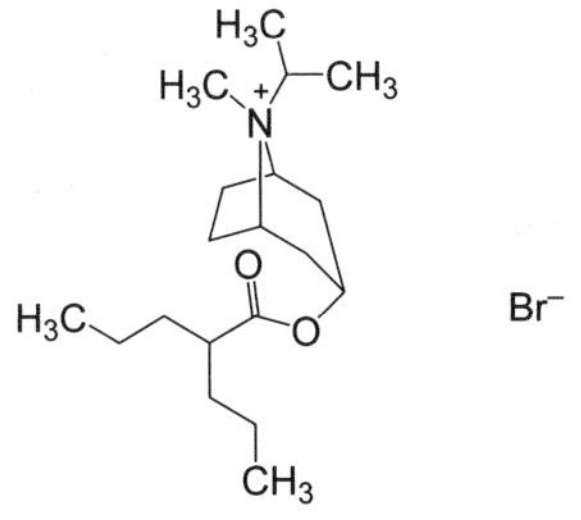

分子式和分子量 $C_{19}H_{36}BrNO_2$ 390.40

化学名 [(1*S*,5*R*)-8-Methyl-8-propan-2-yl-8-azoniabicyclo[3.2.1]octan-3-yl] 2-propylpentanoate; bromide

溴化 [(1*S*,5*R*)-8-甲基-8-丙基-2-基-8-氮鎓双环[3.2.1]辛烷-3-基] 2-丙基戊酸酯

CAS 登录号 79467-19-9

INN list 47

药效分类 解痉药

辛戊胺

Octamylamine（*INN*）

化学结构式

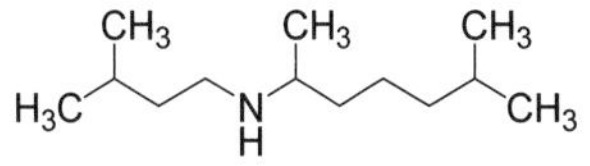

分子式和分子量 $C_{13}H_{29}N$ 199.38

化学名 6-Methyl-*N*-(3-methylbutyl)heptan-2-amine

6-甲基-*N*-(3-甲基丁基)庚-2-胺

CAS 登录号 502-59-0

INN list 1

药效分类 解痉药

新霉素

Neomycin（*INN*）

化学结构式

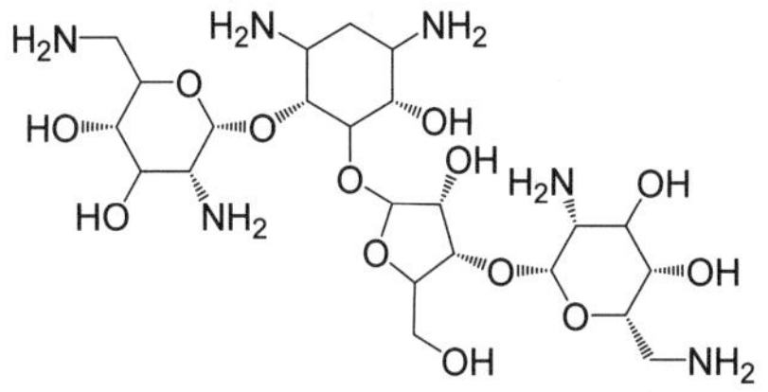

分子式和分子量 $C_{23}H_{46}N_6O_{13}$ 614.65

化学名 2-Deoxy-4-*O*-(2,6-diamino-2,6-dideoxy-*α*-D-glucopyranosyl)-5-*O*-[3-*O*-(2,6-diamino-2,6-dideoxy-*β*-L-idopyranosyl)-*β*-D-ribofuranosyl]-D-streptamine

2-脱氧-4-*O*-(2,6-二氨基-2,6-二脱氧-*α*-D-吡喃葡萄糖基)-5-*O*-[3-*O*-(2,6-二氨基-2,6-二脱氧-*β*-L-吡喃艾杜糖基)-*β*-D-呋喃核糖基]-D-链霉胺

CAS 登录号 1404-04-2; 1405-10-3[硫酸盐]; 1406-04-8[十一烯酸盐]; 1405-12-5[棕榈酸盐]; 119-04-0[新霉素 B]

INN list 1

药效分类 氨基糖苷类抗微生物药

ATC 分类 J01GB05[新霉素]

新胂凡纳明

Neoarsphenamine（*INN*）

化学结构式

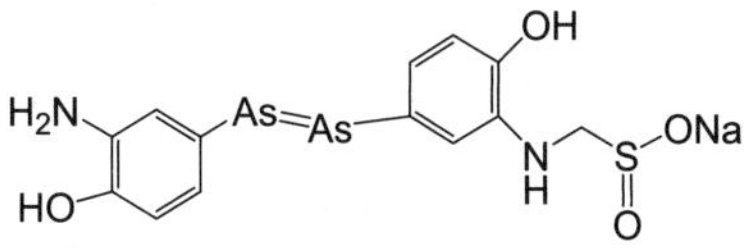

分子式和分子量 $C_{13}H_{13}As_2N_2NaO_4S$ 466.15

化学名 Sodium [5-(3-amino-4-hydroxyphenyl)arsanylidenearsanyl-2-hydroxyanilino]methanesulfinate

[5-(3-氨基-4-羟基苯基)亚砷基砷基-2-羟基苯氨基]甲基亚磺酸钠

CAS 登录号 457-60-3

INN list 4

药效分类 抗感染药

新生霉素

Novobiocin（*INN*）

化学结构式

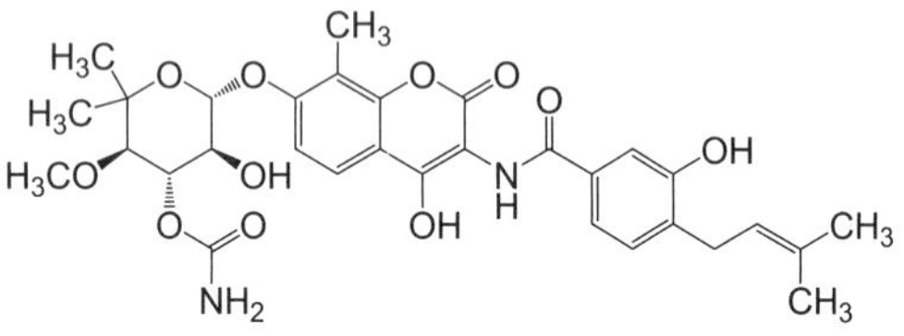

分子式和分子量 $C_{31}H_{36}N_2O_{11}$ 612.63

化学名 7-[(2*R*,3*R*,4*S*,5*R*)-4-Carbamoyloxy-3-hydroxy-5-methoxy-6,6-dimethyloxan-2-yl]oxy-3-[[4-hydroxy-3-(3-methylbut-2-enyl)benzoyl]amino]-8-methyl-2-oxochromen-4-ol

7-[(2*R*,3*R*,4*S*,5*R*)-4-氨甲酰氧基-3-羟基-5-甲氧基-6,6-二甲基噁烷-2-基]氧基-3-[[4-羟基-3-(3-甲基丁-2-烯基)苯甲酰基]氨基]-8-甲基-2-氧代色烯-4-酚

CAS 登录号 303-81-1; 4309-70-0[钙盐]; 1476-53-5[钠盐]

INN list 6

药效分类 抗生素类药

新戊福林

Pivenfrine（*INN*）

化学结构式

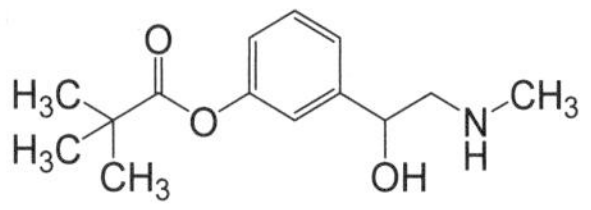

分子式和分子量 $C_{14}H_{21}NO_3$ 251.32

化学名 3-[1-Hydroxy-2-(methylamino)ethyl]phenyl pivalate

3-[1-羟基-2-(甲氨基)乙基]苯基 新戊酸酯

CAS 登录号 67577-23-5

INN list 42

药效分类 拟肾上腺素药

新辛可芬

Neocinchophen（*INN*）

化学结构式

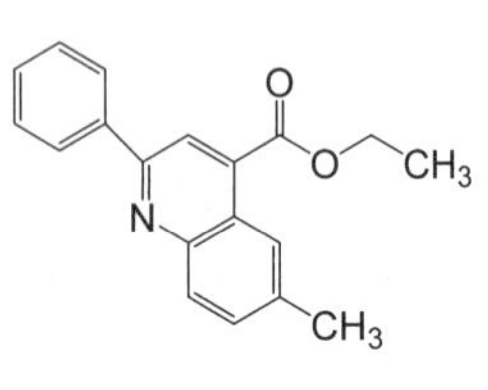

分子式和分子量 $C_{19}H_{17}NO_2$ 291.34

化学名 Ethyl 6-methyl-2-phenyl-4-quinolinecarboxylate

乙基 6-甲基-2-苯基-4-喹啉羧酸酯

CAS 登录号 485-34-7

INN list 1

药效分类 抗炎镇痛药

新鱼腥草素钠

Sodium New Houttuyfonate（*INN*）

化学结构式

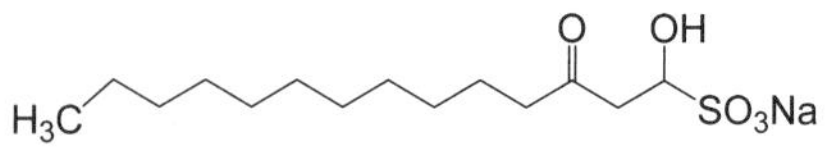

分子式和分子量 $C_{14}H_{27}NaO_5S$ 330.41

化学名 Sodium 1-hydroxy-3-oxotetradecane-1-sulfonate

1-羟基-3-氧代十四烷-1-磺酸钠

CAS 登录号 1847-58-1

药效分类 抗菌消炎药

胸腺卡汀

Thymocartin（*INN*）

化学结构式

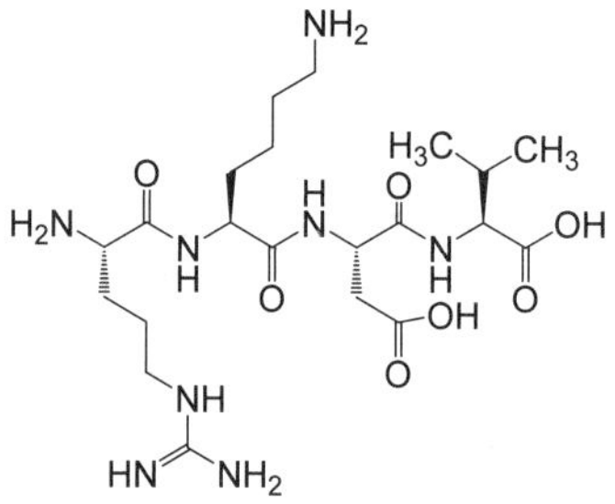

分子式和分子量 $C_{21}H_{40}N_8O_7$ 516.59

化学名 *N*-[*N*-(N^2-L-Arginyl-L-lysyl)-L-*α*-aspartyl]-L-valine

N-[*N*-(N^2-L-精氨酰-L-赖氨酰)-L-*α*-天冬氨酰]-L-缬氨酸

CAS 登录号 85466-18-8

INN list 60

药效分类 免疫调节药

胸腺曲南

Thymotrinan（*INN*）

化学结构式

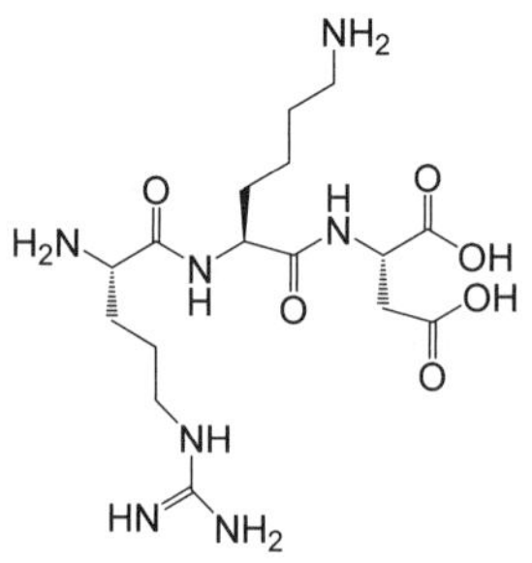

分子式和分子量 $C_{16}H_{31}N_7O_6$ 417.46

化学名 *N*-(N^2-L-Arginyl-L-lysyl)-L-aspartic acid

N-(N^2-L-精氨酰-L-赖氨酰)-L-天冬氨酸

CAS 登录号 85465-82-3

INN list 61

药效分类 免疫调节药

胸腺托南

Thymoctonan（*INN*）

化学结构式

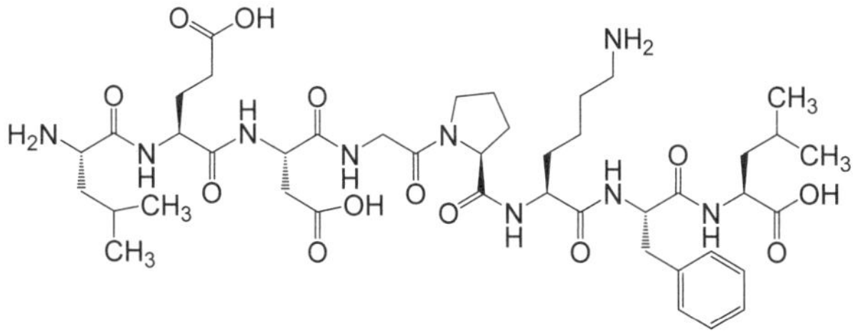

分子式和分子量 $C_{43}H_{67}N_9O_{13}$ 918.04

化学名 *N*-[*N*-N^2-[1-[*N*-[*N*-(*N*-L-Leucyl-L-*α*-glutamyl)-L-*α*-aspartyl]glycyl]-L-prolyl]-L-lysyl]-L-phenylalanyl]-L-leucine

N-[*N*-N^2-[1-[*N*-[*N*-(*N*-L-亮氨酰-L-*α*-谷氨酰)-L-*α*-天冬氨酰]甘氨酰]-L-脯氨酰]-L-赖氨酰]-L-苯基丙氨酰]-L-亮氨酸

CAS 登录号 107489-37-2

INN list 68

药效分类 免疫调节药

胸腺五肽

Thymopentin（*INN*）

化学结构式

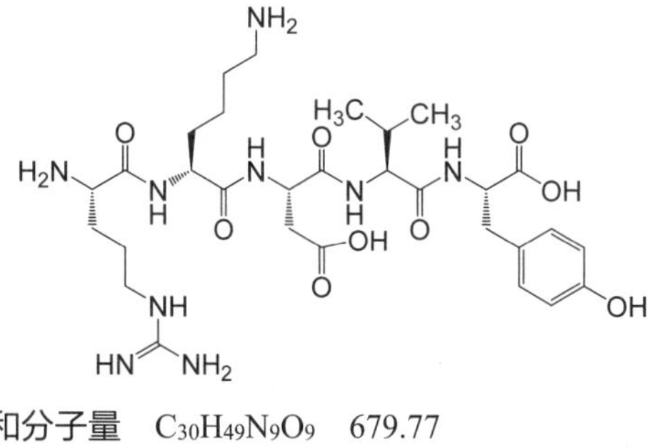

分子式和分子量 $C_{30}H_{49}N_9O_9$ 679.77

化学名 *N*-[*N*-[*N*-(N^2-L-Arginyl-L-lysyl)-L-*α*-aspartyl]-L-valyl]-L-Tyrosine

N-[*N*-[*N*-(N^2-L-精氨酰-L-赖氨酰)-L-*α*-天冬氨酰]-L-缬氨酰]-L-酪氨酸

CAS 登录号 69558-55-0

INN list 49

药效分类 免疫调节药

ATC 分类 L03AX09

雄诺龙

Androstanolone（*INN*）

分子式和分子量 $C_{19}H_{30}O_2$ 290.44

化学结构式

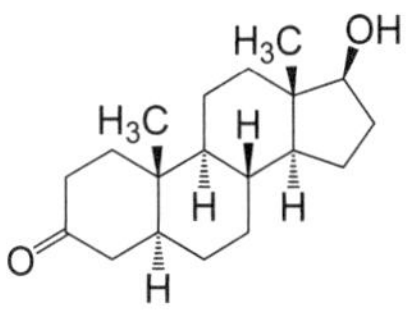

化学名 17*β*-Hydroxy-5*α*-androstan-3-one

17*β*-羟基-5*α*-雄甾-3-酮

CAS 登录号 521-18-6

INN list 4

药效分类 雄激素类药

ATC 分类 A14AA01, G03BB02

雄烯二醇

Androstenediol

化学结构式

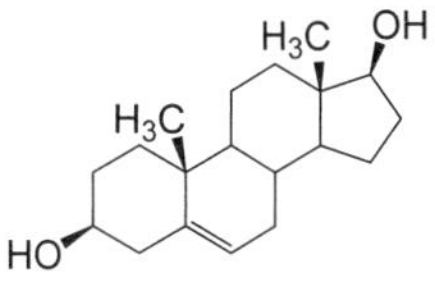

分子式和分子量 $C_{19}H_{30}O_2$ 290.44

化学名 (3*β*,17*β*)-Androst-5-ene-3,17-diol

(3*β*,17*β*)-雄甾-5-烯-3,17-二醇

CAS 登录号 521-17-5

药效分类 雄激素类药

熊硫胆酸

Ursulcholic Acid（*INN*）

化学结构式

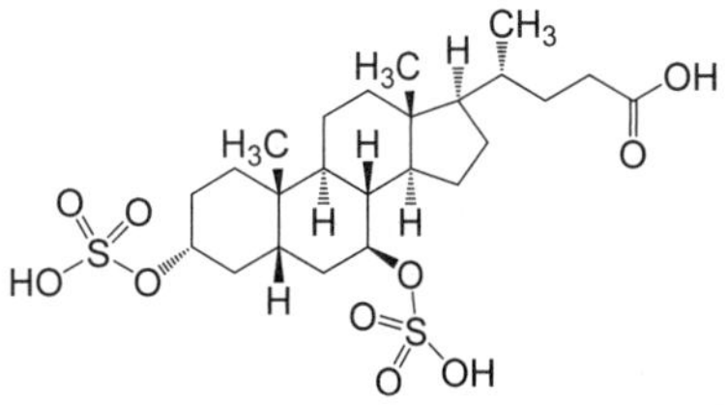

分子式和分子量 $C_{24}H_{40}O_{10}S_2$ 552.70

化学名 3*α*,7*β*-Dihydroxy-5*β*-cholan-24-oic acid bis(hydrogen sulfate)

3*α*,7*β*-二羟基-5*β*-胆甾烷-24-酸 双(硫酸氢酯)

CAS 登录号 88426-32-8

INN list 53

药效分类 胆石溶解药

熊去氧胆酸

Ursodeoxycholic Acid（*INN*）

分子式和分子量 $C_{24}H_{40}O_4$ 392.57

化学结构式

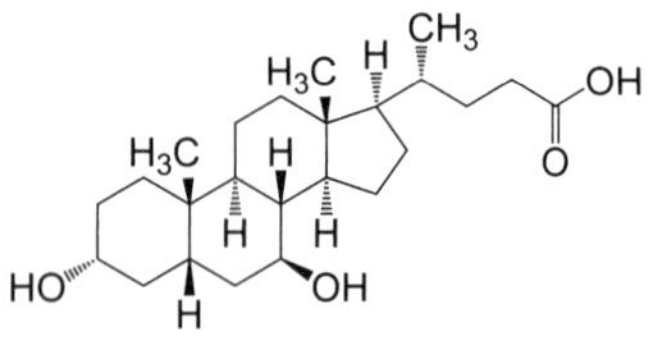

化学名 3*α*,7*β*-Dihydroxy-5*β*-cholan-24-oic acid

3*α*,7*β*-二羟基-5*β*-胆甾烷-24-酸

CAS 登录号 128-13-2

INN list 44

药效分类 胆石溶解药

熊去氧胆酰牛磺酸

Ursodoxicoltaurine（*INN*）

化学结构式

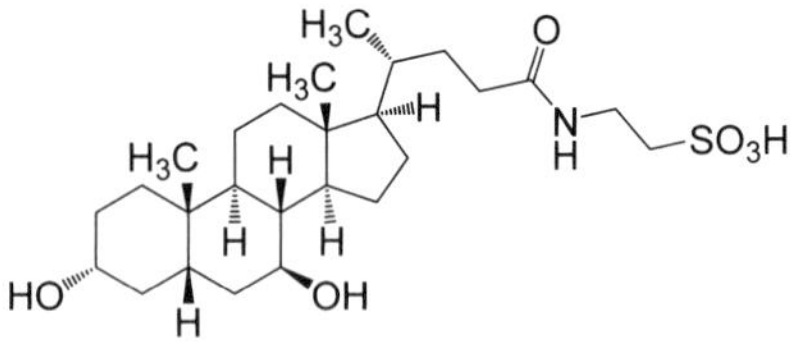

分子式和分子量 $C_{26}H_{45}NO_6S$ 499.71

化学名 2-(3*α*,7*β*-Dihydroxy-5*β*-cholan-24-amido)ethane-1-sulfonic acid

2-(3*α*,7*β*-二羟基-5*β*-胆酸-24-酰氨基)乙烷-1-磺酸

CAS 登录号 14605-22-2

INN list 123

药效分类 神经保护药

溴巴坦

Brobactam（*INN*）

化学结构式

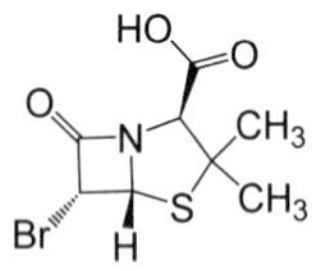

分子式和分子量 $C_8H_{10}BrNO_3S$ 280.14

化学名 (2*S*,5*R*,6*R*)-6-Bromo-3,3-dimethyl-7-oxo-4-thia-1-azabicyclo[3.2.0]heptane-2-carboxylic acid

(2*S*,5*R*,6*R*)-6-溴-3,3-二甲基-7-氧代-4-硫杂-1-氮杂双环[3.2.0]庚烷-2-羧酸

CAS 登录号 26631-90-3

INN list 53

药效分类 *β*-内酰胺酶抑制药

溴苯那敏

Brompheniramine（*INN*）

分子式和分子量 $C_{16}H_{19}BrN_2$ 319.25

化学结构式

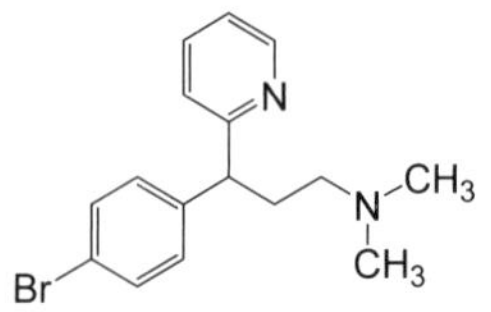

化学名 2-[4-Bromo-*α*-2-(dimethylamino)ethylbenzyl]pyridine

2-[4-溴-*α*-2-(二甲氨基)乙基苄基]吡啶

CAS 登录号 86-22-6; 980-71-2[马来酸盐]

INN list 8

药效分类 抗组胺药

溴苯齐尔

Brofezil（*INN*）

化学结构式

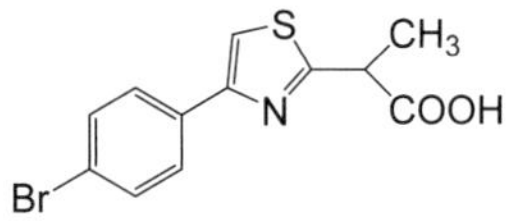

分子式和分子量 $C_{12}H_{10}BrNO_2S$ 312.18

化学名 4-(*p*-Bromophenyl)-*α*-methyl-2-thiazoleacetic acid

4-(4-溴苯基)-*α*-甲基-2-噻唑乙酸

CAS 登录号 17969-45-8

INN list 31

药效分类 抗炎镇痛药

溴吡马嗪

Propyromazine Bromide（*INN*）

化学结构式

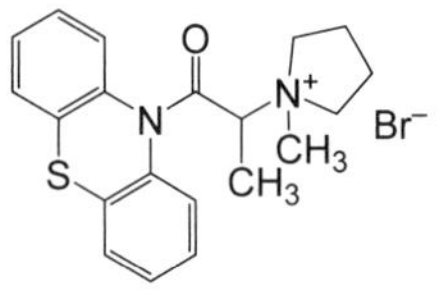

分子式和分子量 $C_{20}H_{23}BrN_2OS$ 419.38

化学名 1-Methyl-1-(1-phenothiazin-10-ylcarbonylethyl)pyrrolidinium bromide

溴化 1-甲基-1-(1-吩噻嗪-10-基甲酰基乙基)吡咯烷鎓

CAS 登录号 145-54-0

INN list 12

药效分类 抗组胺药

溴吡斯的明

Pyridostigmine Bromide（*INN*）

化学结构式

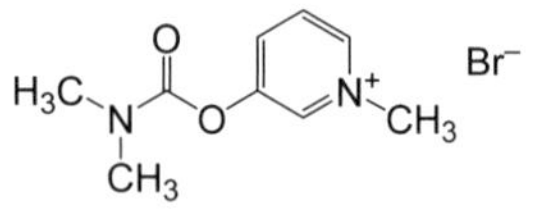

分子式和分子量 $C_9H_{13}BrN_2O_2$ 261.12

化学名 1-Methyl-3-hydroxypyridinium bromide dimethylcarbamate

溴化 1-甲基-3-羟基吡啶鎓 二甲氨基甲酸酯

CAS 登录号 101-26-8; 155-97-5[吡斯的明]

INN list 6

药效分类 抗胆碱酯酶药

溴必利

Bromopride（*INN*）

化学结构式

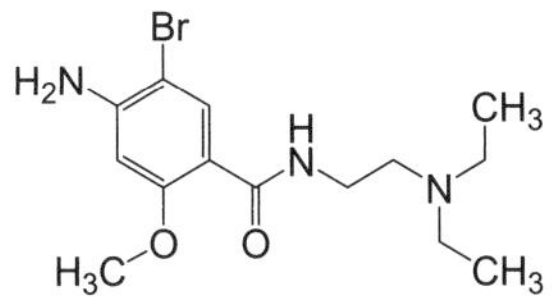

分子式和分子量 $C_{14}H_{22}BrN_3O_2$ 344.25

化学名 4-Amino-5-bromo-*N*-[2-(diethylamino)ethyl]-*o*-anisamide

4-氨基-5-溴-*N*-[2-(二乙氨基)乙基]-2-茴香酰胺

CAS 登录号 4093-35-0

INN list 27

药效分类 镇吐药

溴丙胺太林

Propantheline Bromide（*INN*）

化学结构式

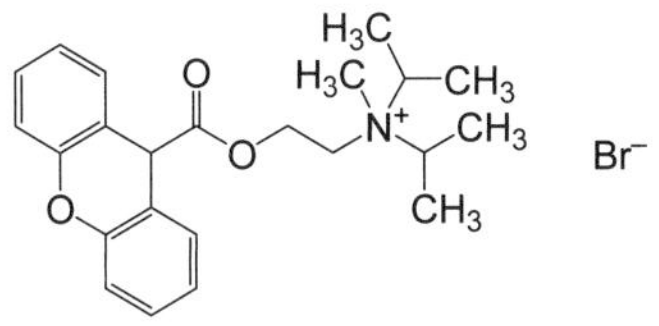

分子式和分子量 $C_{23}H_{30}BrNO_3$ 448.39

化学名 *N*-Methyl-*N*-(1-methylethyl)-*N*-[2-[(9*H*-xanthen-9-ylcarbonyl)oxy]ethyl]-2-propanaminium bromide

溴化 *N*-甲基-*N*-(1-甲基乙基)-*N*-[2-[(9*H*-呫吨-9-基甲酰基)氧基]乙基]-2-丙铵

CAS 登录号 50-34-0; 298-50-0[丙铵太林]

INN list 1

药效分类 抗胆碱药

溴长春胺

Brovincamine（*INN*）

化学结构式

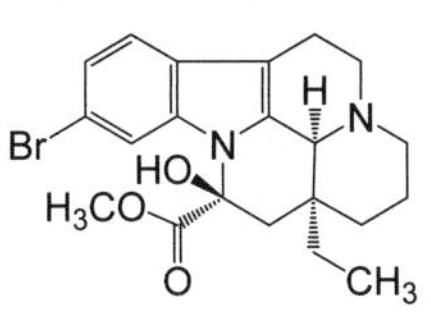

分子式和分子量 $C_{21}H_{25}BrN_2O_3$ 433.34

化学名 Methyl (3*α*,14*S*,16*α*)-11-Bromo-14,15-dihydro-14-hydroxyeburnamenine-14-carboxylic acid ester

甲基 (3*α*,14*S*,16*α*)-11-溴-14,15-二氢-14-羟基象牙烯宁-14-羧酸酯

CAS 登录号 57475-17-9

INN list 42

药效分类 血管扩张药

溴地斯的明

Distigmine Bromide（*INN*）

化学结构式

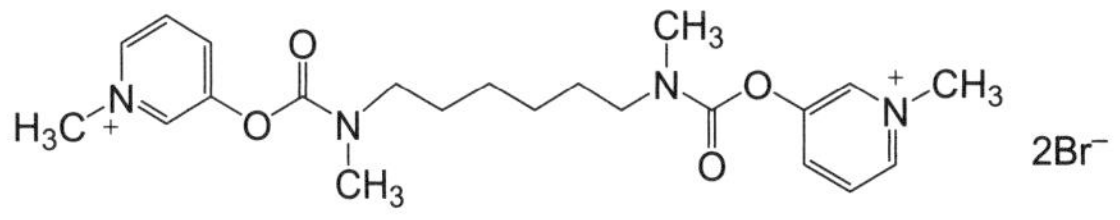

分子式和分子量 $C_{22}H_{32}Br_2N_4O_4$ 576.32

化学名 3-Hydroxy-1-methylpyridinium bromide hexamethylenebis-(*N*-methylcarbamate)

溴化 3-羟基-1-甲基吡啶鎓 六亚甲基双(*N*-甲基氨基甲酸酯)

CAS 登录号 15876-67-2

INN list 16

药效分类 抗胆碱酯酶药

溴多林

Bromadoline（*INN*）

化学结构式

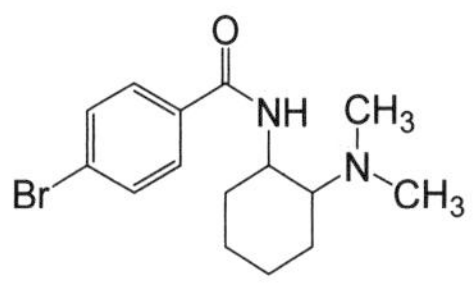

分子式和分子量 $C_{15}H_{21}BrN_2O$ 325.25

化学名 *trans*-*p*-Bromo-*N*-[2-(dimethylamino)cyclohexyl]benzamide

反-4-溴-*N*-[2-(二甲氨基)环己基]苯甲酰胺

CAS 登录号 67579-24-2; 81447-81-6 [马来酸盐(1∶1)]

INN list 49

药效分类 镇痛药

溴法罗明

Brofaromine（*INN*）

化学结构式

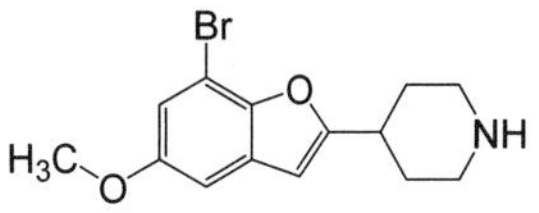

分子式和分子量 $C_{14}H_{16}BrNO_2$ 310.19

化学名 4-(7-Bromo-5-methoxy-2-benzofuranyl)piperidine

4-(7-溴-5-甲氧基-2-苯并呋喃基)哌啶

CAS 登录号 63638-91-5

INN list 54

药效分类 抗抑郁药

溴凡克新

Brovanexine（*INN*）

化学结构式

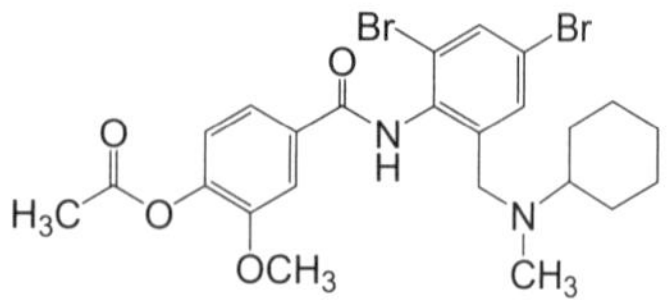

分子式和分子量 $C_{24}H_{28}Br_2N_2O_4$ 568.30

化学名 2',4'-Dibromo-*α*-(cyclohexylmethylamino)-*o*-vanillotoluidide acetate

2',4'-二溴-*α*-(环己基甲氨基)-2-香兰酰甲苯胺乙酸酯

CAS 登录号 54340-61-3

INN list 31

药效分类 祛痰药

溴芬酸

Bromfenac（*INN*）

化学结构式

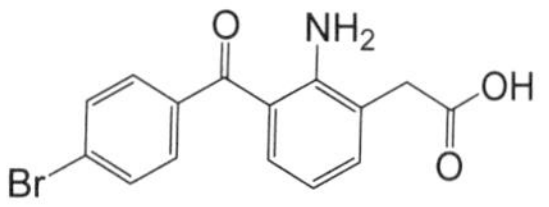

分子式和分子量 $C_{15}H_{12}BrNO_3$ 334.17

化学名 [2-Amino-3-(*p*-bromobenzoyl)phenyl]acetic acid

[2-氨基-3-(4-溴苯甲酰基)苯基]乙酸

CAS 登录号 91714-94-2；120638-55-3[钠盐]

INN list 55

药效分类 抗炎镇痛药

溴酚磷

Bromofenofos（*INN*）

化学结构式

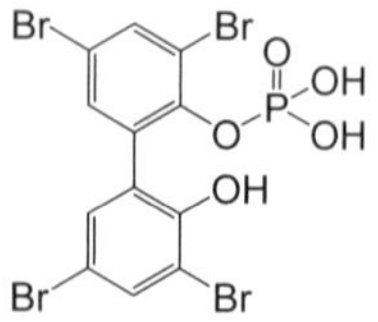

分子式和分子量 $C_{12}H_7Br_4O_5P$ 581.77

化学名 [2,4-Dibromo-6-(3,5-dibromo-2-hydroxyphenyl)phenyl] dihydrogen phosphate

[2,4-二溴-6-(3,5-二溴-2-羟基苯基)苯基] 二氢磷酸酯

CAS 登录号 21466-07-9

INN list 43

药效分类 抗蠕虫药

溴夫定

Brivudine（*INN*）

化学结构式

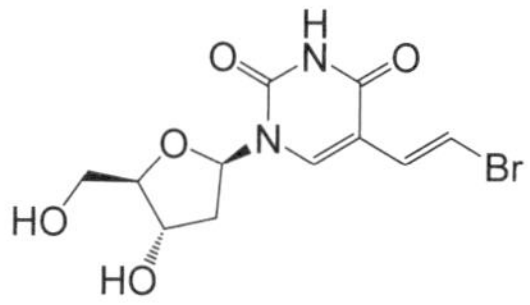

分子式和分子量 $C_{11}H_{13}BrN_2O_5$ 333.14

化学名 (*E*)-5-(2-Bromovinyl)-2'-deoxyuridine

(*E*)-5-(2-溴乙烯基)-2'-脱氧尿嘧啶核苷

CAS 登录号 69304-47-8

INN list 59

药效分类 核苷和核苷酸类抗病毒药

ATC 分类 J05AB54

溴夫西地酸

Zibrofusidic Acid（*INN*）

化学结构式

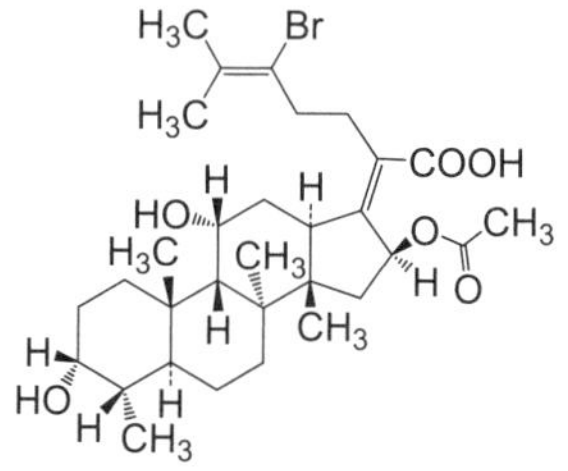

分子式和分子量 $C_{31}H_{47}BrO_6$ 595.61

化学名 (17*Z*)-16*β*-(Acetyloxy)-24-bromo-3*α*,11*α*-dihydroxy-29-norprotosta-17(20),24-dien-21-oic acid

(17*Z*)-16*β*-(乙酰氧基)-24-溴-3*α*,11*α*-二羟基-29-去甲原萜-17(20),24-二烯-21-羧酸

CAS 登录号 827603-95-2

INN list 102

药效分类 抗生素类药

溴福嗪

Brofoxine（*INN*）

化学结构式

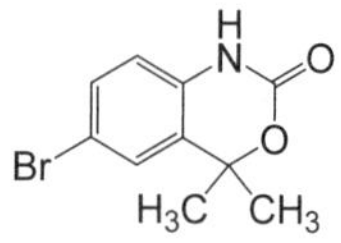

分子式和分子量 $C_{10}H_{10}BrNO_2$ 256.10

化学名 6-Bromo-1,4-dihydro-4,4-dimethyl-2*H*-3,1-benzoxazin-2-one

6-溴-1,4-二氢-4,4-二甲基-2*H*-3,1-苯并噁嗪-2-酮

CAS 登录号 21440-97-1

INN list 30

药效分类 抗精神病药

溴琥胺

Brosuximide（*INN*）

化学结构式

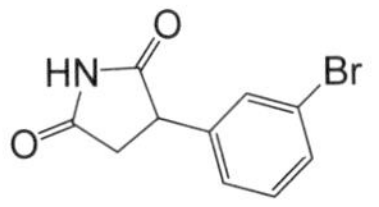

分子式和分子量 $C_{10}H_8BrNO_2$ 254.08

化学名 2-(3-Bromophenyl)succinimide

2-(3-溴苯基)琥珀酰亚胺

CAS 登录号 22855-57-8

INN list 41

药效分类 抗惊厥药

溴己氨胆碱

Hexcarbacholine Bromide（*INN*）

化学结构式

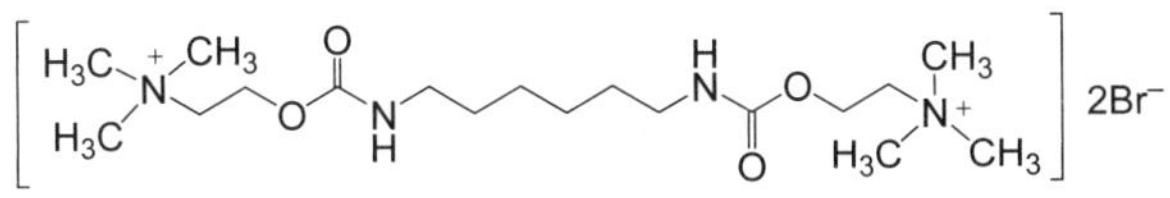

分子式和分子量 $C_{18}H_{40}Br_2N_4O_4$ 536.34

化学名 Trimethyl-[2-[6-[2-(trimethylazaniumyl)ethoxycarbonylamino]hexylcarbamoyloxy]ethyl]azanium;dibromide

二溴化 三甲基-[2-[6-[2-(三甲基氨基)乙氧基羰酰氨基]己基氨基甲酰氧基]乙基]铵

CAS 登录号 306-41-2

INN list 10

药效分类 解痉药

溴己新

Bromhexine（*INN*）

化学结构式

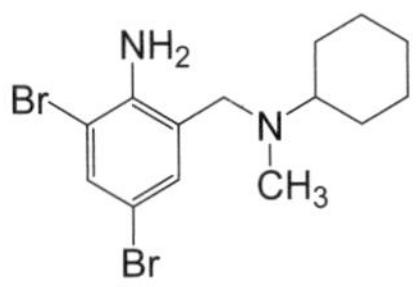

分子式和分子量 $C_{14}H_{20}Br_2N_2$ 376.14

化学名 *N*-Methyl-*N*-cyclohexyl-2-amino-3,5-dibromophenylmethylamine

N-甲基-*N*-环己基-2-氨基-3,5-二溴苯甲胺

CAS 登录号 3572-43-8; 611-75-6[盐酸盐]

INN list 20

药效分类 祛痰药，黏液溶解药

溴甲贝那替秦

Methylbenactyzium Bromide（*INN*）

分子式和分子量 $C_{21}H_{28}BrNO_3$ 422.36

化学结构式

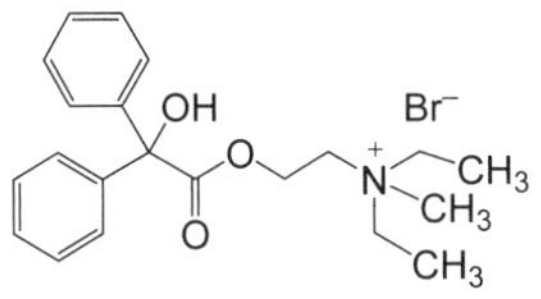

化学名 Diethyl-[2-(2-hydroxy-2,2-diphenylacetyl)oxyethyl]methylazanium;bromide

溴化 二乙基-[2-(2-羟基-2,2-二苯基乙酰基)氧乙基]甲铵

CAS 登录号 3166-62-9

INN list 34

药效分类 抗胆碱药

溴甲纳曲酮

Methylnaltrexone Bromide（*INN*）

化学结构式

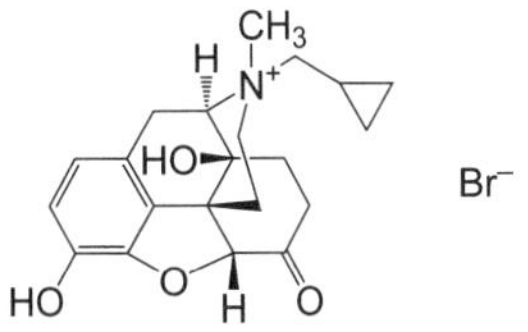

分子式和分子量 $C_{21}H_{26}BrNO_4$ 436.34

化学名 17-(Cyclopropylmethyl)-4,5*α*-epoxy-3,14-dihydroxy-17-methyl-6-oxo-morphinanium bromide

溴化 17-(环丙基甲基)-4,5*α*-环氧-3,14-二羟基-17-甲基-6-氧代-吗啡喃鎓

CAS 登录号 73232-52-7

INN list 96

药效分类 外周性阿片类拮抗药

溴康唑

Brolaconazole（*INN*）

化学结构式

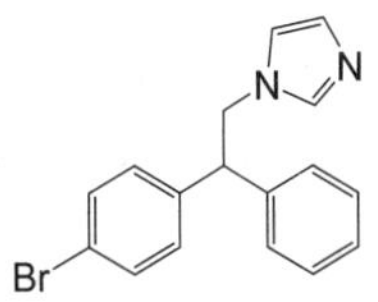

分子式和分子量 $C_{17}H_{15}BrN_2$ 327.22

化学名 (±)-1-(*p*-Bromo-*β*-phenylphenethyl)imidazole

(±)-1-(4-溴-*β*-苯基苯乙基)咪唑

CAS 登录号 108894-40-2

INN list 58

药效分类 抗真菌药

溴克立新

Brocresine（*INN*）

分子式和分子量 $C_7H_8BrNO_2$ 218.05

化学结构式

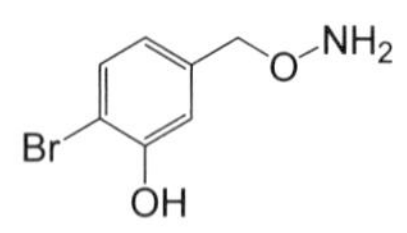

化学名 5-(Aminooxymethyl)-2-bromophenol

5-(氨基氧甲基)-2-溴苯酚

CAS 登录号 555-65-7

INN list 18

药效分类 组氨酸脱羧酶抑制药

溴克利那

Brocrinat (*INN*)

化学结构式

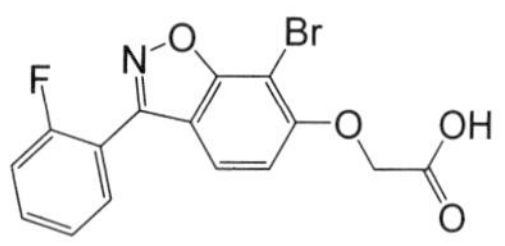

分子式和分子量 $C_{15}H_9BrFNO_4$ 366.14

化学名 [[7-Bromo-3-(*o*-flurophenyl)-1,2-benzisoxazol-6-yl]oxy] acetic acid

[[7-溴-3-(2-氟苯基)-1,2-苯并异噁唑-6-基]氧基]乙酸

CAS 登录号 72481-99-3

INN list 51

药效分类 利尿药

溴喹那多

Broquinaldol (*INN*)

化学结构式

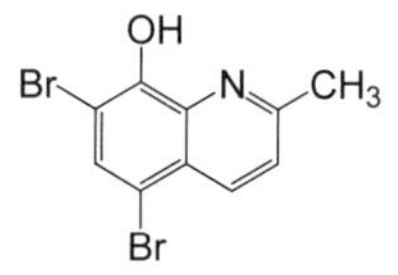

分子式和分子量 $C_{10}H_7Br_2NO$ 316.98

化学名 5,7-Dibromo-2-methyl-8-quinolinol

5,7-二溴-2-甲基-8-喹啉醇

CAS 登录号 15599-52-7

INN list 17

药效分类 抗感染药

溴硫磷

Bromofos (*INN*)

化学结构式

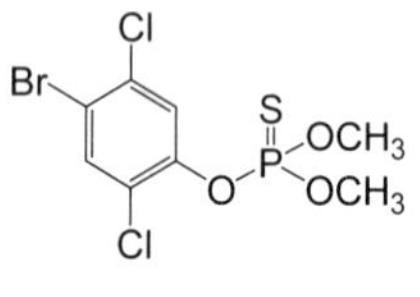

分子式和分子量 $C_8H_8BrCl_2O_3PS$ 366.00

化学名 *O*-(4-Bromo-2,5-dichlorophenyl) *O*,*O*-dimethyl phosphorothioate

O-(4-溴-2,5-二氯苯基) *O*,*O*-二甲基硫代磷酸酯

CAS 登录号 2104-96-3

INN list 25

药效分类 杀虫药

溴氯必利

Bröclepride (*INN*)

化学结构式

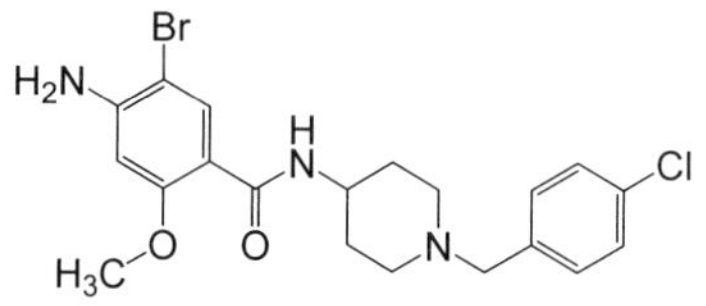

分子式和分子量 $C_{20}H_{23}BrClN_3O_2$ 452.77

化学名 4-Amino-5-bromo-*N*-[1-(*p*-chlorobenzyl)-4-piperidyl]-*o*-anisamide

4-氨基-5-溴-*N*-[1-(4-氯苄基)-4-哌啶基]-2-茴香酰胺

CAS 登录号 71195-56-7

INN list 43

药效分类 抗精神病药

溴氯唑酮

Bromchlorenone (*INN*)

化学结构式

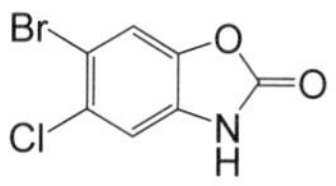

分子式和分子量 $C_7H_3BrClNO_2$ 248.46

化学名 6-Bromo-5-chloro-2-benzoxazolinone

6-溴-5-氯-2-苯并噁唑酮

CAS 登录号 5579-85-1

INN list 12

药效分类 消毒防腐药

溴马利特

Bromacrylide (*INN*)

化学结构式

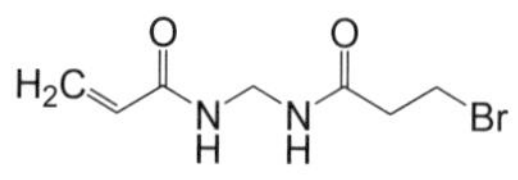

分子式和分子量 $C_7H_{11}BrN_2O_2$ 235.08

化学名 *N*-[(3-Bromopropionamido)methyl]acrylamid

N-[(3-溴丙酰氨基)甲基]丙烯酰胺

CAS 登录号 4213-51-8

INN list 13

药效分类 抗肿瘤药

溴马秦

Bromazine（*INN*）

化学结构式

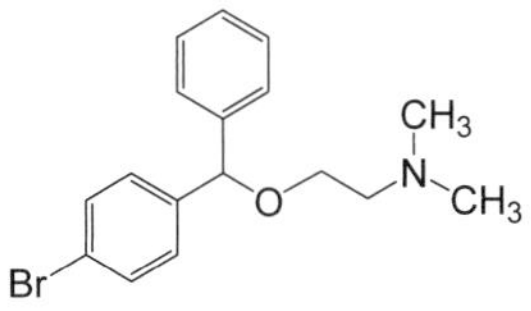

分子式和分子量 $C_{17}H_{20}BrNO$ 334.26

化学名 2-[(4-Bromo-*α*-phenylbenzyl)oxy]-*N*,*N*-dimethylethylamine

2-[(4-溴-*α*-苯基苄基)氧基]-*N*,*N*-二甲基乙胺

CAS 登录号 118-23-0；1808-12-4[盐酸盐]

INN list 4

药效分类 抗组胺药

溴马酰胺

Bromamid（*INN*）

化学结构式

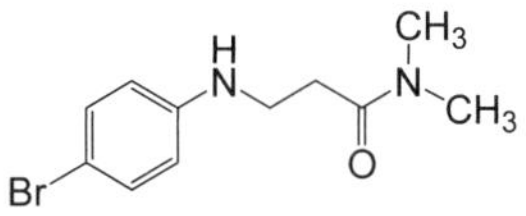

分子式和分子量 $C_{11}H_{15}BrN_2O$ 271.15

化学名 3-(4-Bromoanilino)-*N*,*N*-dimethylpropionamide

3-(4-溴苯氨基)-*N*,*N*-二甲基丙酰胺

CAS 登录号 332-69-4

INN list 15

药效分类 安定药

溴麦角林

Brazergoline（*INN*）

化学结构式

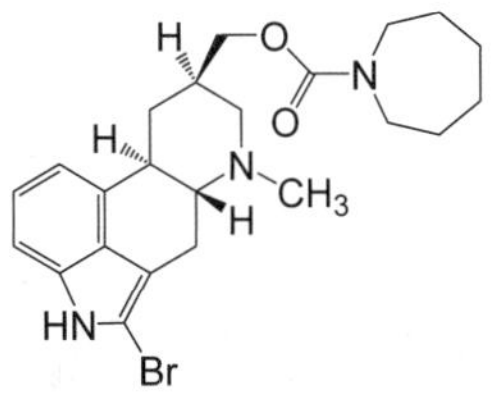

分子式和分子量 $C_{23}H_{30}BrN_3O_2$ 460.41

化学名 2-Bromo-6-methylergoline-8*β*-methanol hexahydro-1*H*-azepine-1-carboxylate (ester)

2-溴-6-甲基麦角灵-8*β*-甲醇 六氢-1*H*-氮杂草-1-羧酸酯

CAS 登录号 60019-20-7

INN list 37

药效分类 5-羟色胺受体拮抗药

溴麦角脲

Bromerguride（*INN*）

化学结构式

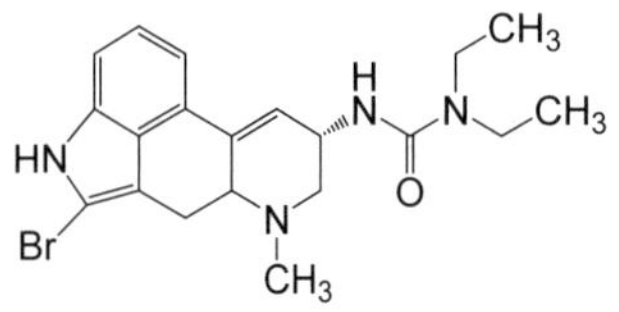

分子式和分子量 $C_{20}H_{25}BrN_4O$ 417.34

化学名 3-(2-Bromo-9,10-didehydro-6-methylergolin-8*α*-yl)-1,1-diethylurea

3-(2-溴-9,10-二氢-6-甲基麦角灵-8*α*-基)-1,1-二乙基脲

CAS 登录号 83455-48-5

INN list 51

药效分类 多巴胺受体拮抗药

溴美那明

Brometenamine（*INN*）

化学结构式

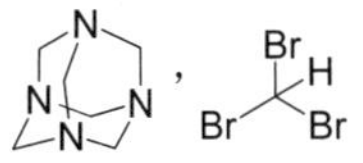

分子式和分子量 $CHBr_3 \cdot C_6H_{12}N_4$ 392.92

药物描述 Equimolecular complex of bromoform and hexamethylenetetramine

三溴甲烷和六亚甲基四胺的混合物(1:1)

CAS 登录号 15585-71-4

INN list 12

药效分类 镇静药

溴美喷酯

Mepenzolate Bromide（*INN*）

化学结构式

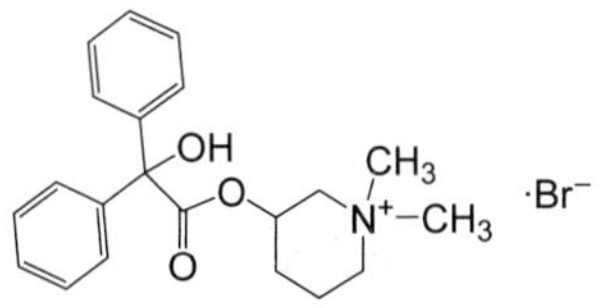

分子式和分子量 $C_{21}H_{26}BrNO_3$ 420.34

化学名 (1,1-Dimethylpiperidin-1-ium-3-yl) 2-hydroxy-2,2-diphenylacetate;bromide

溴化 (1,1-二甲基哌啶-1-鎓-3-基) 2-羟基-2,2-二苯乙酸酯

CAS 登录号 76-90-4；25990-43-6 [美喷酯]

INN list 10

药效分类 抗胆碱药

溴美酸

Bromebric Acid（*INN*）

分子式和分子量 $C_{11}H_9BrO_4$ 285.09

化学结构式

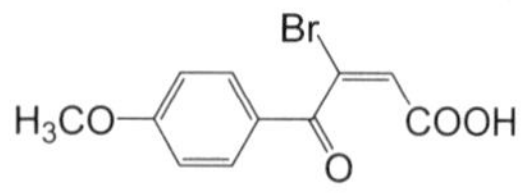

化学名 (*E*)-3-Bromo-4-(4-methoxphenyl)-4-oxobut-2-enoic acid

(*E*)-3-溴-4-(4-甲氧苯基)-4-氧代丁-2-烯酸

CAS 登录号 5711-40-0

INN list 25

药效分类 抗偏头痛药

溴米索伐

Bromisoval（*INN*）

化学结构式

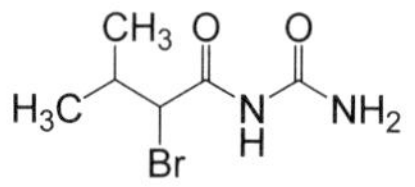

分子式和分子量 $C_6H_{11}BrN_2O_2$ 223.07

化学名 2-Bromo-3-methylbutyrylurea

2-溴-3-甲基丁酰脲

CAS 登录号 496-67-3

INN list 1

药效分类 镇静催眠药

溴莫尼定

Brimonidine（*INN*）

化学结构式

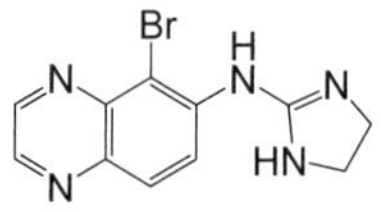

分子式和分子量 $C_{11}H_{10}BrN_5$ 292.14

化学名 5-Bromo-*N*-(4,5-dihydro-1*H*-imidazol-2-yl)quinoxalin-6-amine

5-溴-*N*-(4,5-二氢-1*H*-咪唑-2-基)喹噁啉-6-胺

CAS 登录号 59803-98-4; 79570-19-7[酒石酸盐]

INN list 66

药效分类 抗青光眼药，α_2受体激动药

溴莫普林

Brodimoprim（*INN*）

化学结构式

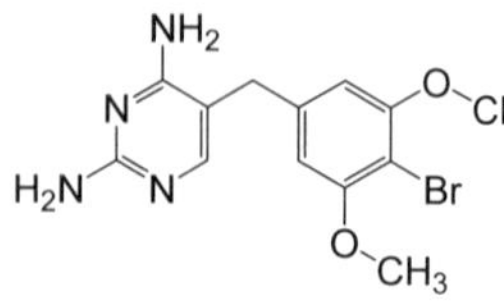

分子式和分子量 $C_{13}H_{15}BrN_4O_2$ 339.19

化学名 2,4-Diamino-5-(4-bromo-3,5-dimethoxybenzyl)pyrimidine

2,4-二氨基-5-(4-溴-3,5-二甲氧基苄基)嘧啶

CAS 登录号 56518-41-3

INN list 44

药效分类 抗微生物药

ATC 分类 J01EA02

溴尿苷

Broxuridine（*INN*）

化学结构式

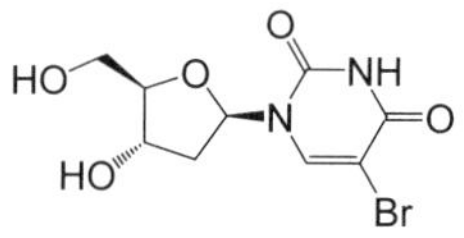

分子式和分子量 $C_9H_{11}BrN_2O_5$ 307.10

化学名 5-Bromo-2'-deoxyuridine

5-溴-2'-脱氧尿嘧啶核苷

CAS 登录号 59-14-3

INN list 30

药效分类 抗肿瘤药

溴帕雌烯

Broparestrol（*INN*）

化学结构式

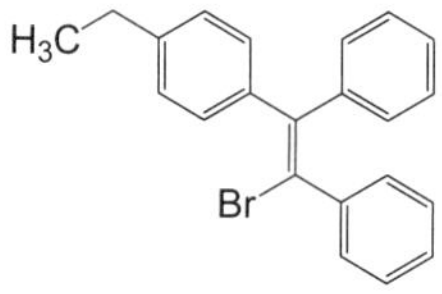

分子式和分子量 $C_{22}H_{19}Br$ 363.29

化学名 1-Bromo-2-*p*-(ethylphenyl)-1,2-diphenylethylene

1-溴-2-(4-乙基苯基)-1,2-二苯乙烯

CAS 登录号 479-68-5

INN list 8

药效分类 雌激素类药

溴帕拉喷酯

Parapenzolate Bromide（*INN*）

化学结构式

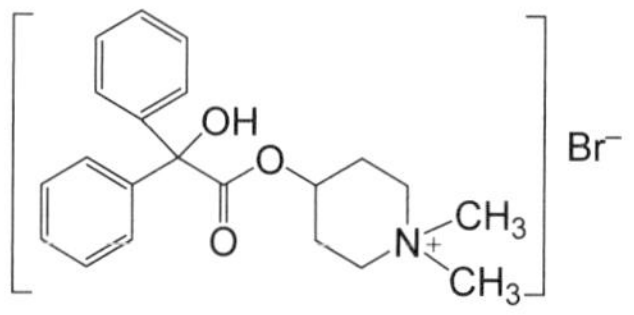

分子式和分子量 $C_{21}H_{26}BrNO_3$ 420.34

化学名 4-Hydroxy-1,1-dimethylpiperidinium bromide benzilate

溴化 4-羟基-1,1-二甲基哌啶鎓 二苯乙醇酸酯

CAS 登录号 5634-41-3

INN list 14

药效分类 抗胆碱药

溴哌利多

Bromperidol（*INN*）

化学结构式

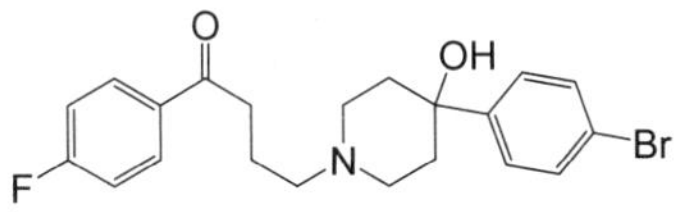

分子式和分子量 $C_{21}H_{23}BrFNO_2$ 420.32

化学名 4-[4-(*p*-Bromophenyl)-4-hydroxypiperidino]-4'-fluorobutyrophenone

4-[4-(4-溴苯基)-4-羟基哌啶基]-4'-氟丙基苯甲酮

CAS 登录号 10457-90-6

INN list 33

药效分类 抗精神病药

溴哌莫

Broperamole（*INN*）

化学结构式

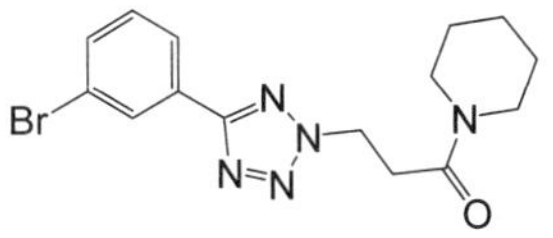

分子式和分子量 $C_{15}H_{18}BrN_5O$ 364.24

化学名 1-[3-[5-(3-Bromophenyl)-2*H*-tetrazol-2-yl]-propionyl] piperidine

1-[3-[5-(3-溴苯基)-2*H*-四氮唑-2-基]丙酰基]哌啶

CAS 登录号 33144-79-5

INN list 42

药效分类 抗炎药

溴哌喷酯

Pipenzolate Bromide（*INN*）

化学结构式

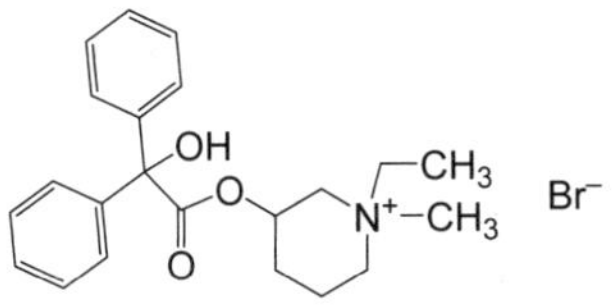

分子式和分子量 $C_{21}H_{28}BrNO_3$ 434.37

化学名 l-Ethyl-3-hydroxy-1-methylpiperidinium bromide benzilate

溴化 l-乙基-3-羟基-1-甲基哌啶鎓 二苯乙醇酸酯

CAS 登录号 125-51-9; 13473-38-6 [哌喷酯]

INN list 6

药效分类 抗胆碱药

溴匹立明

Bropirimine（*INN*）

分子式和分子量 $C_{10}H_8BrN_3O$ 266.09

化学结构式

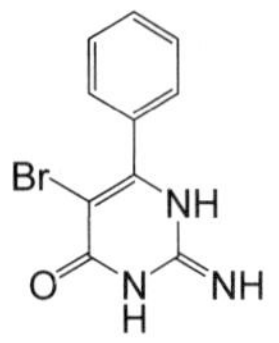

化学名 5-Bromo-2,3-dihydro-2-imino-6-phenyl-4(1*H*)-pyrimidione

5-溴-2,3-二氢-2-氨亚基-6-苯基-4(1*H*)-嘧啶酮

CAS 登录号 56741-95-8

INN list 55

药效分类 抗肿瘤药

溴羟喹啉

Broxyquinoline（*INN*）

化学结构式

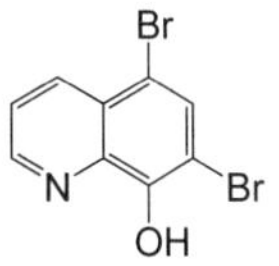

分子式和分子量 $C_9H_5Br_2NO$ 302.95

化学名 5,7-Dibromo-8-quinolinol

5,7-二溴-8-喹啉醇

CAS 登录号 521-74-4

INN list 12

药效分类 羟基喹啉类抗阿米巴虫药

ATC 分类 P01AA01

溴塞派铵

Sepantronium Bromide（*INN*）

化学结构式

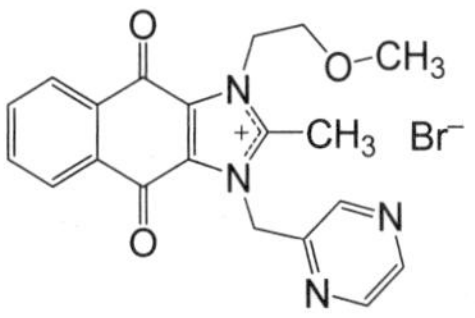

分子式和分子量 $C_{20}H_{19}BrN_4O_3$ 443.29

化学名 1-(2-Methoxyethyl)-2-methyl-4,9-dioxo-3-[(pyrazin-2-yl)methyl]-4,9-dihydro-1*H*-naphtho[2,3-*d*]imidazolium bromide

溴化 1-(2-甲氧乙基)-2-甲基-4,9-二氧-3-[(吡嗪-2-基)甲基]-4,9-二氢-1*H*-萘并[2,3-*d*]咪唑鎓

CAS 登录号 781661-94-7

INN list 105

药效分类 抗肿瘤药

溴三甲肟

Trimedoxime Bromide（*INN*）

化学结构式

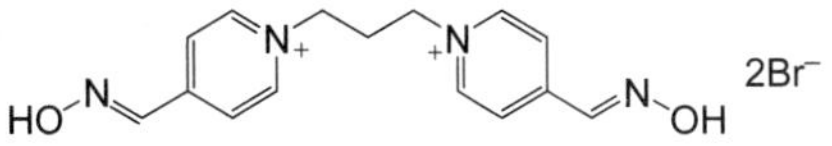

分子式和分子量　$C_{15}H_{18}Br_2N_4O_2$　446.14

化学名　1,1'-(1,3-Propanediyl)bis[4-(hydroxyimino)methyl-pyridinium]dibromide

二溴化 1,1'-(1,3-丙叉基)双[4-(羟基亚氨基)甲基吡啶鎓]

CAS 登录号　56-97-3

INN list　12

药效分类　抗胆碱酯酶药

溴沙定

Broxaldine（*INN*）

化学结构式

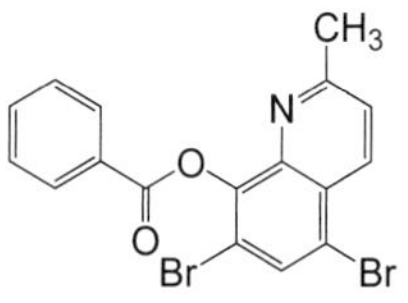

分子式和分子量　$C_{17}H_{11}Br_2NO_2$　421.08

化学名　(5,7-Dibromo-2-methylquinolin-8-yl) benzoate

(5,7-二溴-2-甲基喹啉-8-基) 苯甲酸酯

CAS 登录号　3684-46-6

INN list　12

药效分类　消毒防腐药

溴沙奈

Bromoxanide（*INN*）

化学结构式

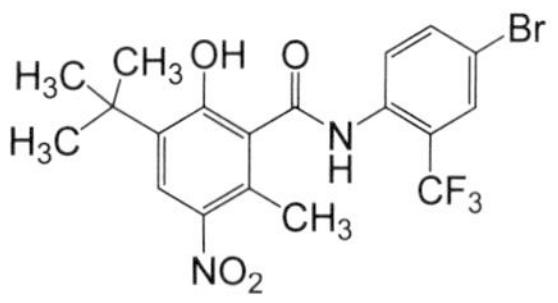

分子式和分子量　$C_{19}H_{18}BrF_3N_2O_4$　475.26

化学名　*N*-[3-Bromo-2-(trifluoromethyl)-phenyl]-3-(1,1-dimethylethyl)-2-hydroxy-2-methyl-5-nitro benzamide

N-[3-溴-2-(三氟甲基)苯基]-3-(1,1-二甲基乙基)-2-羟基-6-甲基-5-硝基苯甲酰胺

CAS 登录号　41113-86-4

INN list　31

药效分类　抗蠕虫药

溴沙特罗

Broxaterol（*INN*）

化学结构式

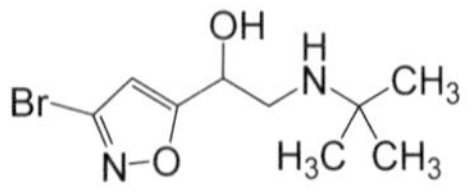

分子式和分子量　$C_9H_{15}BrN_2O_2$　263.13

化学名　(±)-3-Bromo-*α*-[(*tert*-butylamino)methyl]-5-isoxazolemethanol

(±)-3-溴-*α*-[(叔丁基氨基)甲基]-5-异噁唑甲醇

CAS 登录号　76596-57-1

INN list　51

药效分类　$β_2$ 受体激动药

溴索胺

Brosotamide（*INN*）

化学结构式

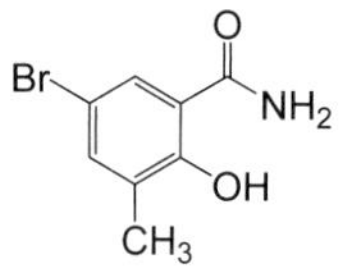

分子式和分子量　$C_8H_8BrNO_2$　230.06

化学名　5-Bromo-2,3-cresotamide

5-溴-2-羟基-3-甲基苯甲酰胺

CAS 登录号　40912-73-0

INN list　29

药效分类　抗炎镇痛药

溴他利星

Brostallicin（*INN*）

化学结构式

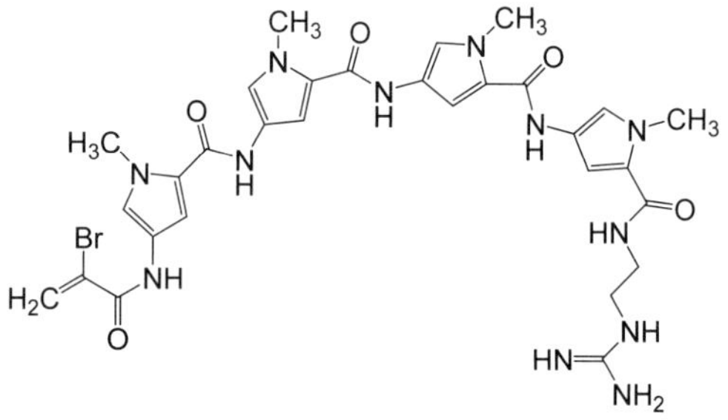

分子式和分子量　$C_{30}H_{35}BrN_{12}O_5$　723.58

化学名　4-(2-Bromoacrylamido)-*N*'''-(2-guanidinoethyl)-1,1',1'',1'''-,tetramethyl-*N*,4':*N*',4'':*N*'',4'''-quarter[pyrrole-2-carboxamide]

4-(2-溴丙烯酰氨基)-*N*'''-(2-胍基乙基)-1,1',1'',1'''-四甲基-*N*,4':*N*',4'':*N*'',4'''-四[吡咯-2-甲酰胺]

CAS 登录号　203258-60-0

INN list　84

药效分类　抗肿瘤药

溴他替尼

Tarloxotinib Bromide（*INN*）

化学结构式

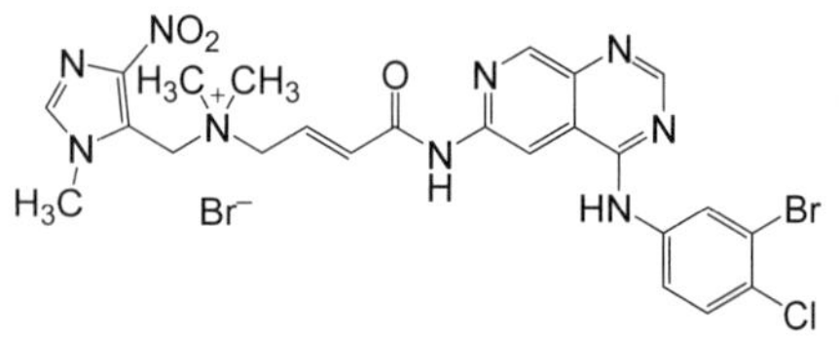

分子式和分子量　$C_{24}H_{24}Br_2ClN_9O_3$　681.77

化学名　(2*E*)-4-{[4-(3-Bromo-4-chloroanilino)pyrido[3,4-*d*]pyrimidin-6-yl]amino}-*N*,*N*-dimethyl-*N*-[(1-methyl-4-nitro-1*H*-imidazol-5-yl)methyl]-4-oxobut-2-en-1-aminium bromide

溴化 (2*E*)-4-{[4-(3-溴-4-氯苯氨基)吡啶并[3,4-*d*]嘧啶-6-基]氨基}-*N*,*N*-二甲基-*N*-[(1-甲基-4-硝基-1*H*-咪唑-5-基)甲基]-4-氧代丁-2-烯-1-铵

CAS 登录号　1636180-98-7

INN list　114

药效分类　酪氨酸激酶抑制药，抗肿瘤药

溴他西尼

Bretazenil（*INN*）

化学结构式

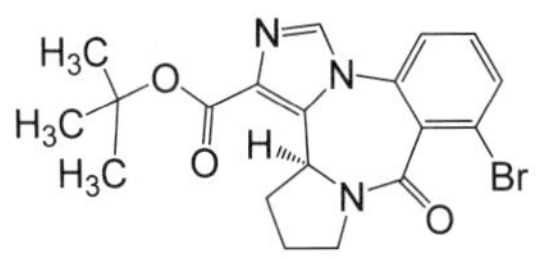

分子式和分子量　$C_{19}H_{20}BrN_3O_3$　418.28

化学名　*tert*-Butyl (*S*)-8-bromo-11,12,13,13*a*-tetrahydro-9-oxo-9*H*-imidazo[1,5-*a*]pyrrolo[2,1-*c*][1,4]benzodiazepine-1-carboxylate

叔丁基 (*S*)-8-溴-11,12,13,13*a*-四氢-9-氧代-9*H*-咪唑并[1,5-*a*]吡咯并[2,1-*c*][1,4]苯并二氮䓬-1-羧酸酯

CAS 登录号　84379-13-5

INN list　60

药效分类　抗焦虑药，苯二氮䓬受体激动药

溴替尼特

Brotianide（*INN*）

化学结构式

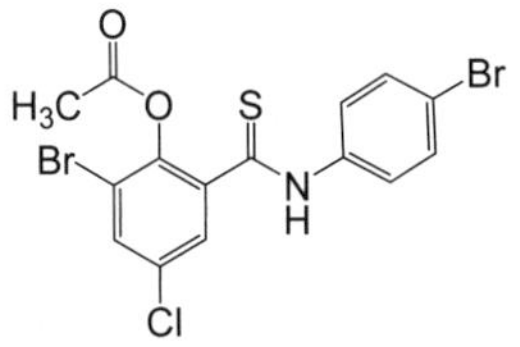

分子式和分子量　$C_{15}H_{10}Br_2ClNO_2S$　463.57

化学名　3,4'-Dibromo-5-chlorothiosalicylanilide acetate(ester)

3,4'-二溴-5-氯硫代水杨酰苯胺乙酸酯

CAS 登录号　23233-88-7

INN list　24

药效分类　抗蠕虫药

溴替唑仑

Brotizolam（*INN*）

分子式和分子量　$C_{15}H_{10}BrClN_4S$　393.69

化学结构式

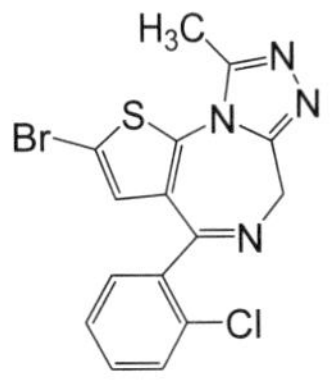

化学名　2-Bromo-4-(2-chlorophenyl)-9-methyl-6*H*-thieno[3,2-*f*]-*s*-triazolo[4,3-*a*][1,4]diazepine

2-溴-4-(2-氯苯基)-9-甲基-6*H*-噻吩并[3,2-*f*]-1,2,3-三氮唑并[4,3-*a*][1,4]二氮杂䓬

CAS 登录号　57801-81-7

INN list　40

药效分类　镇静催眠药

溴托齐林

Tropenziline Bromide（*INN*）

化学结构式

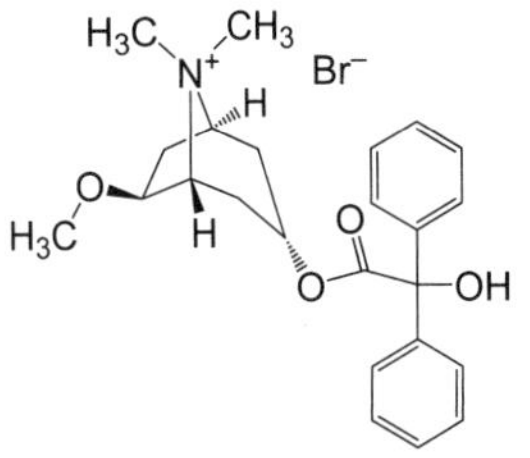

分子式和分子量　$C_{24}H_{30}BrNO_4$　476.40

化学名　7-Methoxy-8-methyltropinium bromide benzilate

溴化 7-甲氧基-8-甲基托品鎓二苯乙醇酸酯

CAS 登录号　143-92-0

INN list　11

药效分类　解痉药

溴西克林

Bromociclen（*INN*）

化学结构式

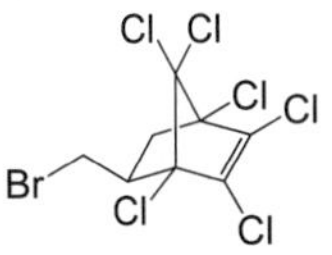

分子式和分子量　$C_8H_5BrCl_6$　393.75

化学名　5-(Bromomethyl)-1,2,3,4,7,7-hexachloro-2-norbornene

5-(溴甲基)-1,2,3,4,7,7-六氯-2-去甲冰片烯

CAS 登录号　1715-40-8

INN list　23

药效分类　杀虫药

溴西泮

Bromazepam（*INN*）

分子式和分子量　$C_{14}H_{10}BrN_3O$　316.15

化学结构式

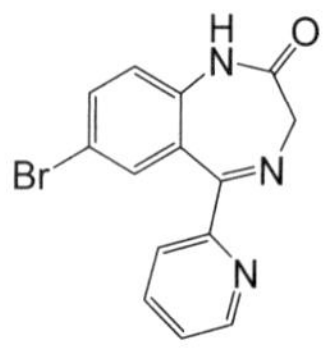

化学名 7-Bromo-1,3-dihydro-5-(2-pyridyl)-2*H*-1,4-benzodiazepin-2-one

7-溴-1,3-二氢-5-(2-吡啶基)-2*H*-1,4-苯并二氮杂䓬-2-酮

CAS 登录号 1812-30-2

INN list 22

药效分类 安定药

溴烯比妥

Brallobarbital（*INN*）

化学结构式

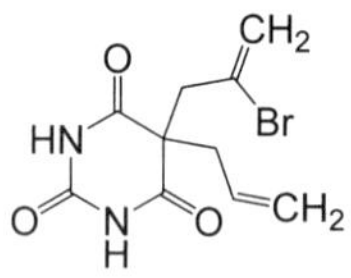

分子式和分子量 $C_{10}H_{11}BrN_2O_3$ 287.11

化学名 5-Allyl-5-(2-bromoallyl) barbituric acid

5-烯丙基-5-(2-溴烯丙基)巴比妥酸

CAS 登录号 561-86-4

INN list 41

药效分类 镇静催眠药

溴硝丙二醇

Bronopol（*INN*）

化学结构式

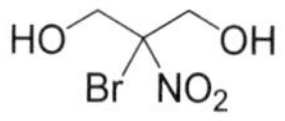

分子式和分子量 $C_3H_6BrNO_4$ 199.99

化学名 2-Bromo-2-nitro-1,3-propanediol

2-溴-2-硝基-1,3-丙二醇

CAS 登录号 52-51-7

INN list 14

药效分类 消毒防腐药

溴新斯的明

Neostigmine Bromide（*INN*）

化学结构式

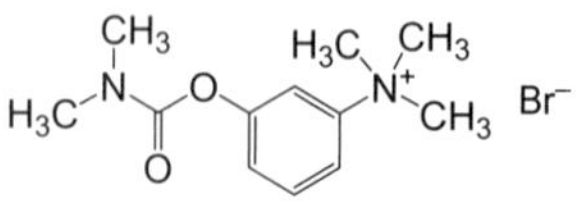

分子式和分子量 $C_{12}H_{19}BrN_2O_2$ 303.20

化学名 *N,N,N*-trimethyl-3-[(dimethylamino)carbonyloxy]anilinium bromide

溴化 *N,N,N*-三甲基-3-[(二甲氨基)甲酰氧基]苯铵

CAS 登录号 114-80-7; 59-99-4[新斯的明]

INN list 4

药效分类 抗胆碱酯酶药

溴异酞酸

Broxitalamic Acid（*INN*）

化学结构式

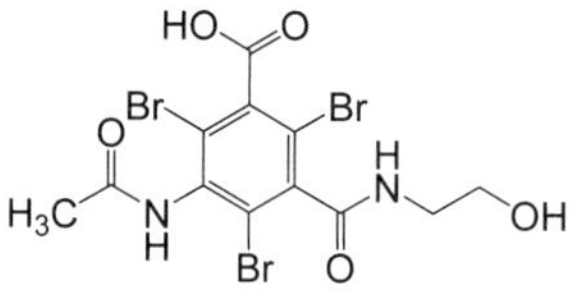

分子式和分子量 $C_{12}H_{11}Br_3N_2O_5$ 502.94

化学名 5-Acetamido-2,4,6-tribromo-*N*-(2-hydroxyethyl)isophthalamic acid

5-乙酰氨基-2,4,6-三溴-*N*-(2-羟乙基)间苯二甲氨酸

CAS 登录号 86216-41-3

INN list 52

药效分类 诊断用药

溴隐亭

Bromocriptine（*INN*）

化学结构式

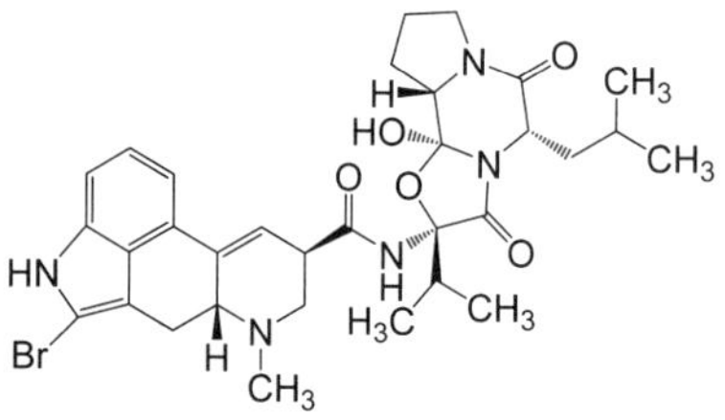

分子式和分子量 $C_{32}H_{40}BrN_5O_5$ 654.59

化学名 (5'α)-2-Bromo-12'-hydroxy-2'-(1-methylethyl)-5'-(2-methylpropyl)-3',6',18-trioxoergotaman

(5'α)-2-溴-12'-羟基-2'-(1-甲基乙基)-5'-(2-甲基丙基)-3',6',18-三氧代麦角胺烷

CAS 登录号 25614-03-3

INN list 29

药效分类 多巴胺受体激动药，催乳素抑制药

溴茚二酮

Bromindione（*INN*）

化学结构式

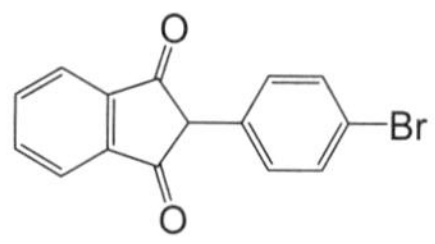

分子式和分子量 $C_{15}H_9BrO_2$ 301.13

化学名 2-(4-Bromophenyl)-1,3-indandione

2-(4-溴苯基)-1,3-茚二酮

CAS 登录号 1146-98-1

INN list 12

药效分类 抗凝血药

雪胆素

Hemslecin（*INN*）

化学结构式

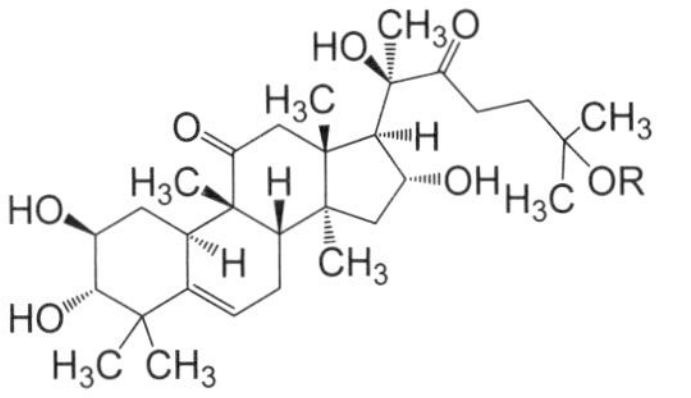

雪胆素甲: R = Ac
雪胆素乙: R = H

分子式和分子量 雪胆素甲 $C_{32}H_{50}O_8$ 562.74; 雪胆素乙 $C_{30}H_{48}O_7$ 520.71

化学名 Hemslecin A: 25-Acetoxy-23,24-dihydrocucurbitacin F W 雪胆素甲:25-乙酰氧基-23,24-双氢葫芦素 F

Hemslecin B:23,24-dihydrocucurbitacin F

雪胆素乙:23,24-双氢葫芦素 F

CAS 登录号 58546-34-2[雪胆素甲]; 13201-14-4[雪胆素乙]

药效分类 抗菌药

血根氯铵

Sanguinarium Chloride（*INN*）

化学结构式

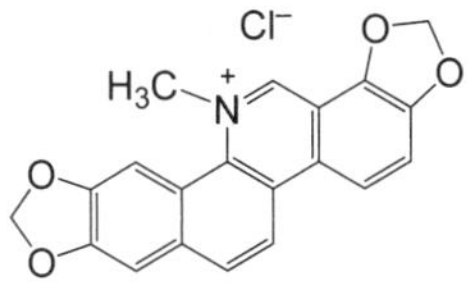

分子式和分子量 $C_{20}H_{14}ClNO_4$ 367.78

化学名 13-Methyl[1,3]benzodioxolo[5,6-*c*]-1,3-dioxolo[4,5-*i*] phenanthridinium chloride

氯化 13-甲基[1,3]苯并二氧戊环[5,6-*c*]-1,3-二氧戊环[4,5-*i*]菲啶铵

CAS 登录号 5578-73-4

INN list 68

药效分类 消毒防腐药

芽生菌素

Blastomycin

化学结构式

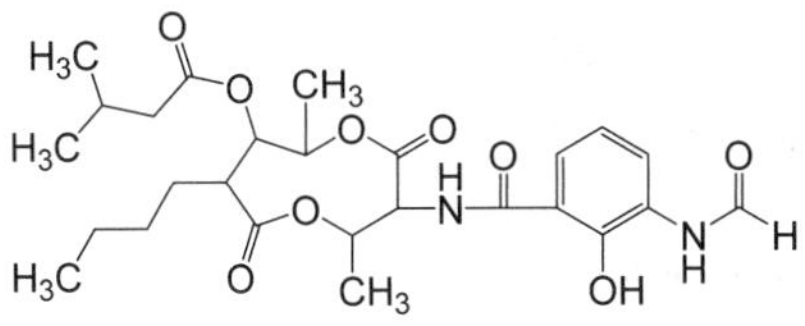

分子式和分子量 $C_{26}H_{36}N_2O_9$ 520.57

化学名 [(2*R*,3*S*,6*S*,7*R*,8*R*)-8-Butyl-3-[(3-formamido-2-hydroxybenzoyl)amino]-2,6-dimethyl-4,9-dioxo-1,5-dioxonan-7-yl] 3-methylbutanoate

[(2*R*,3*S*,6*S*,7*R*,8*R*)-8-丁基-3-[(3-甲酰氨基-2-羟基苯甲酰基)氨基]-2,6-二甲基-4,9-二氧代-1,5-二氧杂环壬-7-基] 3-甲基丁酸酯

CAS 登录号 1362-89-6

药效分类 诊断用药

亚胺培南

Imipenem（*INN*）

化学结构式

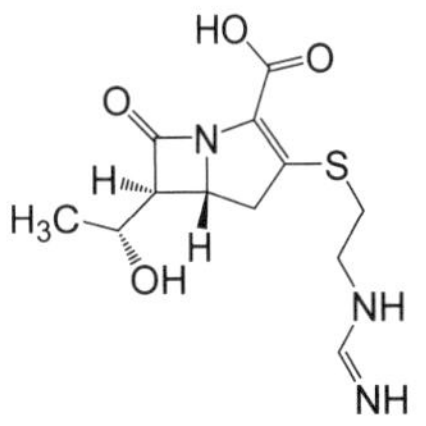

分子式和分子量 $C_{12}H_{17}N_3O_4S$ 299.35

化学名 (5*R*,6*S*)-3-[[2-(Formimidoylamino)ethyl]thio]-6-[(*R*)-1-hydroxyethyl]-7-oxo-1-azabicyclo[3.2.0]hept-2-ene-carboxylic acid

(5*R*,6*S*)-3-[[2-(氨亚基甲基氨基)乙基]硫基]-6-[(*R*)-1-羟基乙基]-7-氧-1-氮杂双环[3.2.0]庚-2-烯羧酸

CAS 登录号 64221-86-9; 74431-23-5[水合物]

INN list 50

药效分类 抗生素类药

亚苄维 C[²H]

Zilascorb[²H]（*INN*）

化学结构式

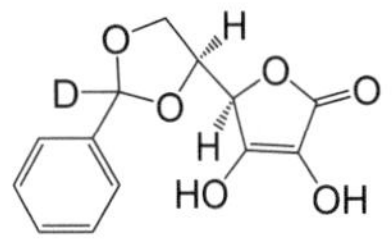

分子式和分子量 $C_{13}H_{11}DO_6$ 265.24

化学名 5,6-*O*-[(*RS*)-benzylidene-*α*-*d*]-L-ascorbic acid

5,6-*O*-[(*RS*)-苯亚甲基-*α*-*d*]-L-抗坏血酸

CAS 登录号 122431-96-3

INN list 63

药效分类 抗肿瘤药

亚甲蓝

Methylthioninium Chloride（*INN*）

化学结构式

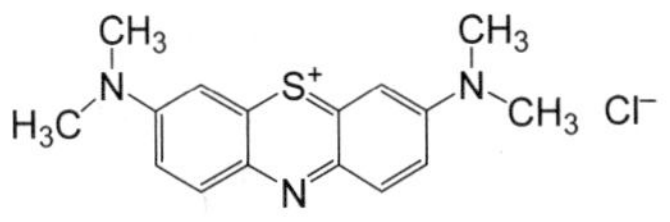

分子式和分子量 $C_{16}H_{18}ClN_3S$ 319.85
化学名 2-Methylthionin-1-ium;chloride
氯化 2-甲基吩噻嗪-1-鎓
CAS 登录号 61-73-4; 7220-79-3[水合物]
INN list 1
药效分类 解毒药

亚甲膦酸

Medronic Acid（*INN*）

化学结构式

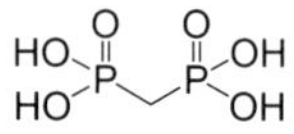

分子式和分子量 $CH_6O_6P_2$ 176.00
化学名 Methylenediphosphonic acid
亚甲基二磷酸
CAS 登录号 1984-15-2
INN list 39
药效分类 钙代谢调节药，药用辅料

亚硝酸异戊酯

Amyl Nitrite

化学结构式

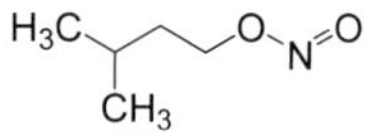

分子式和分子量 $C_5H_{11}NO_2$ 117.15
药物描述 A mixture of nitrous acid,2-methylbutyl ester and nitrous acid,3-methylbutyl ester
2-甲基丁基亚硝酸酯与 3-甲基丁基亚硝酸酯的混合物
CAS 登录号 110-46-3; 8017-89-8[混合物]
药效分类 抗心绞痛药，血管扩张药

亚叶酸钙

Calcium Folinate（*INN*）

化学结构式

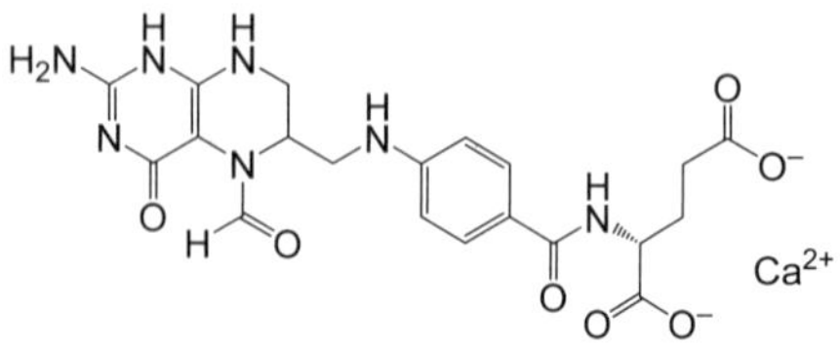

分子式和分子量 $C_{20}H_{21}CaN_7O_7$ 511.50
化学名 Calcium;(2*S*)-2-[[4-[(2-amino-5-formyl-4-oxo-3,6,7,8-tetrahydropteridin-6-yl)methylamino]benzoyl]amino]pentanedioate
(2*S*)-2-[[4-[(2-氨基-5-甲酰基-4-氧代-3,6,7,8-四氢蝶啶-6-基)甲基氨基]苯甲酰基]氨基]戊二酸钙盐
CAS 登录号 1492-18-8; 41927-89-3[取代物]; 6035-45-6 [五水合物]; 58-05-9[甲酰四氢叶酸]
INN list 22
药效分类 解毒药，抗贫血药

亚油甲苄胺

Melinamide（*INN*）

化学结构式

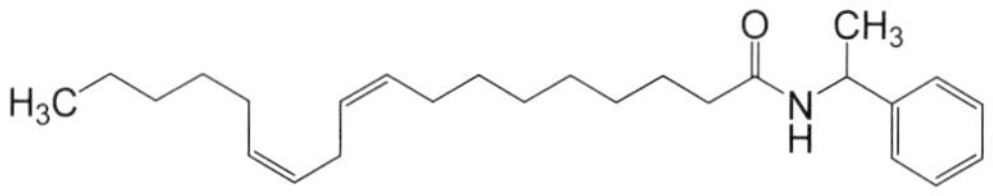

分子式和分子量 $C_{26}H_{41}NO$ 383.61
化学名 *N*-(*α*-Methylbenzyl)linoleamide
N-(*α*-甲基苄基)亚油酰胺
CAS 登录号 14417-88-0
INN list 25
药效分类 降血脂药

烟丙法宗

Niprofazone（*INN*）

化学结构式

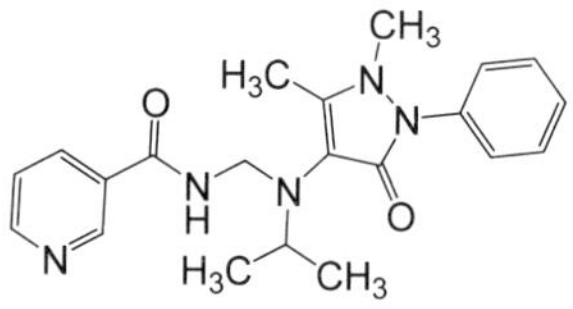

分子式和分子量 $C_{21}H_{25}N_5O_2$ 379.46
化学名 *N*-[[(1,5-Dimethyl-3-oxo-2-phenylpyrazol-4-yl)-propan-2-ylamino]methyl]pyridine-3-carboxamide
N-[[(1,5-二甲基-3-氧代-2-苯基吡唑-4-基)-丙-2-基氨基]甲基]吡啶-3-甲酰胺
CAS 登录号 15387-10-7
INN list 29
药效分类 抗炎镇痛药

烟波克昔

Nicoboxil（*INN*）

化学结构式

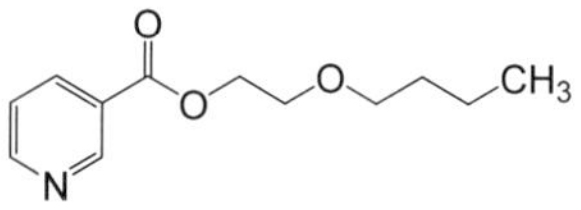

分子式和分子量 $C_{12}H_{17}NO_3$ 223.27
化学名 *β*-Butoxyethyl nicotinate
β-丁氧乙基 烟酸酯
CAS 登录号 13912-80-6
INN list 43
药效分类 血循环促进药

烟醇

Nicotinyl Alcohol

化学结构式

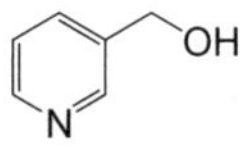

分子式和分子量 C_6H_7NO 109.13

化学名 3-Pyridinemethanol

3-吡啶甲醇

CAS 登录号 100-55-0

药效分类 外周血管扩张药

ATC 分类 C04AC02,C10AD05

烟格雷酯

Nicogrelate（*INN*）

化学结构式

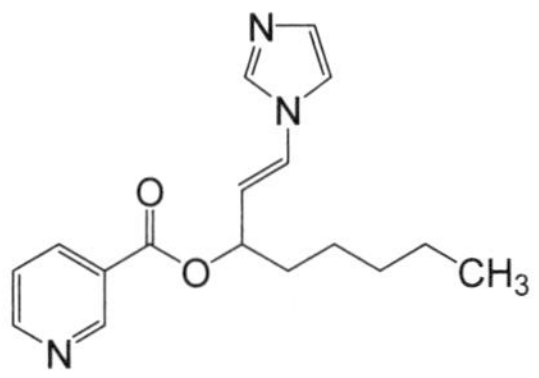

分子式和分子量 $C_{17}H_{21}N_3O_2$ 299.37

化学名 [(*E*)-1-Imidazol-1-yloct-1-en-3-yl] pyridine-3-carboxylate

[(*E*)-1-咪唑-1-基辛-1-烯-3-基] 吡啶-3-羧酸酯

CAS 登录号 80614-21-7

INN list 48

药效分类 抗血小板聚集药

烟卡酯

Nicametate（*INN*）

化学结构式

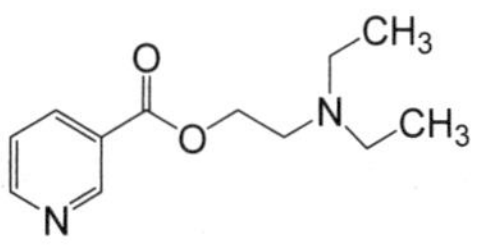

分子式和分子量 $C_{12}H_{18}N_2O_2$ 222.28

化学名 2-(Diethylamino)ethyl nicotinate

2-(二乙氨基)乙基 烟酸酯

CAS 登录号 3099-52-3

INN list 15

药效分类 血管扩张药

烟拉文

Nicaraven（*INN*）

化学结构式

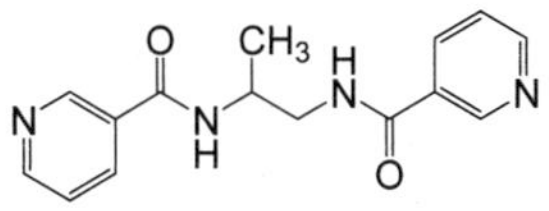

分子式和分子量 $C_{15}H_{16}N_4O_2$ 284.31

化学名 *N*-[2-(Pyridine-3-carbonylamino)propyl]pyridine-3-carboxamide

N-[2-(吡啶-3-甲酰氨基)丙基]吡啶-3-甲酰胺

CAS 登录号 79455-30-4

INN list 60

药效分类 血管扩张药

烟拉西坦

Nicoracetam（*INN*）

化学结构式

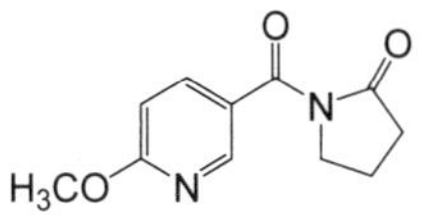

分子式和分子量 $C_{11}H_{12}N_2O_3$ 220.22

化学名 1-(6-Methoxynicotinoyl)-2-pyrrolidinone

1-(6-甲氧基烟酰基)-2-吡咯烷酮

CAS 登录号 128326-80-7

INN list 63

药效分类 促智药

烟氢可待因

Nicodicodine（*INN*）

化学结构式

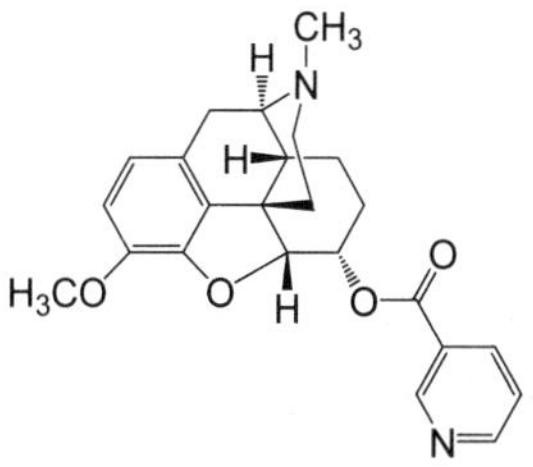

分子式和分子量 $C_{24}H_{26}N_2O_4$ 406.47

化学名 6-Nicotinoyl dihydrocodeine

6-烟酰双氢可待因

CAS 登录号 808-24-2

INN list 15

药效分类 麻醉药

烟酸

Nicotinic Acid（*INN*）

化学结构式

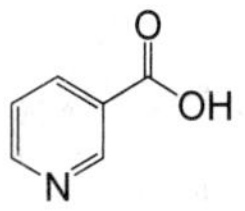

分子式和分子量 $C_6H_5NO_2$ 123.11

化学名 3-Pyridinecarboxylic acid

吡啶-3-羧酸

CAS 登录号 59-67-6

INN list 4

药效分类 维生素类药，降血脂药

ATC 分类 C04AC01，C10AD02

烟酸肌醇

Inositol Nicotinate（*INN*）

化学结构式

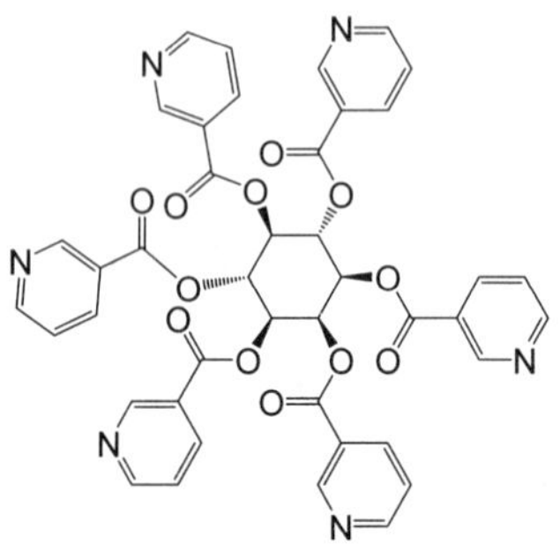

分子式和分子量 $C_{42}H_{30}N_6O_{12}$ 810.72

化学名 Myo-Inositol hexanicotinate

肌醇六烟酸酯

CAS 登录号 6556-11-2

INN list 12

药效分类 外围血管扩张药

烟酸呫替诺

Xantinol Nicotinate

化学结构式

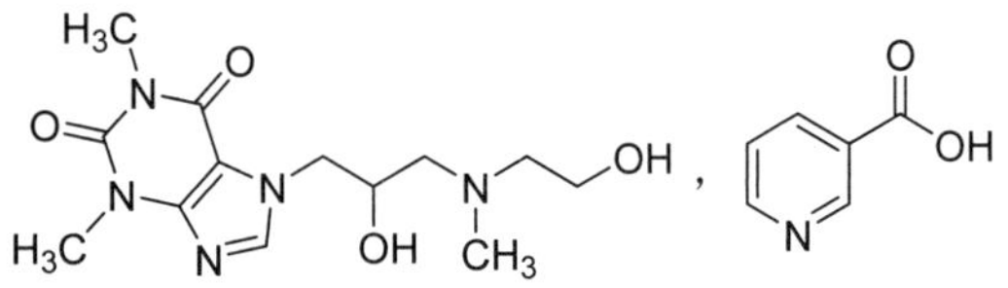

分子式和分子量 $C_{13}H_{21}N_5O_4 \cdot C_6H_5NO_2$ 434.45

化学名 7-[2-Hydroxy-3-[(2-hydroxyethyl)methylamino]propyl] theophylline, compound with nicotinic acid(1:1)

7-[2-羟基-3-[(2-羟乙基)甲氨基]丙基]茶碱-烟酸 (1:1)复合物

CAS 登录号 437-74-1

INN list 16

药效分类 抗精神病药

烟酰胺

Nicotinamide（*INN*）

化学结构式

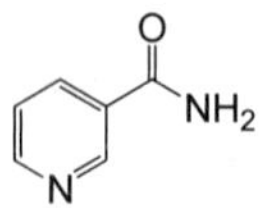

分子式和分子量 $C_6H_6N_2O$ 122.12

化学名 3-Pyridinecarboxamide

3-吡啶甲酰胺

CAS 登录号 98-92-0

INN list 4

药效分类 维生素类药

岩白菜素

Bergenin

化学结构式

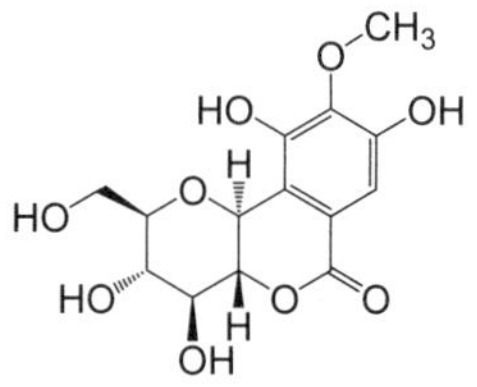

分子式和分子量 $C_{14}H_{16}O_9$ 328.27

化学名 3,4,4*a*,10*b*-Tetrahydro-3,4,8,10-tetrahydroxy-2-(hydroxymethyl)-9-methoxypyrano[3,2-*c*][2]benzopyran-6(*H*)-tone

3,4,4*a*,10*b*-四氢-3,4,8,10-四羟基-2-(羟甲基)-9-甲氧基吡喃并[3,2-*c*][2]苯并吡喃-6(*H*)-酮

CAS 登录号 477-90-7

药效分类 镇咳药

洋地黄毒苷

Digitoxin（*INN*）

化学结构式

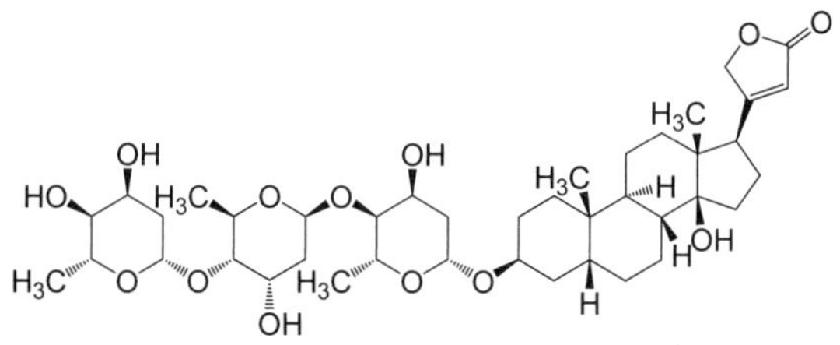

分子式和分子量 $C_{41}H_{64}O_{13}$ 764.94

化学名 3*β*-[*O*-2,6-Dideoxy-*β*-D-ribohexopyranosyl-(1→4)-*O*-2,6-dideoxy-*β*-D-ribo-hexopyranosyl-(1→4)-2,6-dideoxy-*β*-D-ribo-hexopyranosyloxy]-14-hydroxy-5*β*,14*β*-card-20(22)-enolide

3*β*-[*O*-2,6-二脱氧-*β*-D-吡喃核己糖基-(1→4)-*O*-2,6-二脱氧-*β*-D-吡喃核己糖基-(1→4)-2,6-二脱氧-*β*-D-吡喃核己糖基氧基]-14-羟基-5*β*,14*β*-心甾-20(22)-烯内酯

CAS 登录号 71-63-6

INN list 16

药效分类 强心苷类药

ATC 分类 C01AA04

氧阿苯达唑

Albendazole Oxide（*INN*）

化学结构式

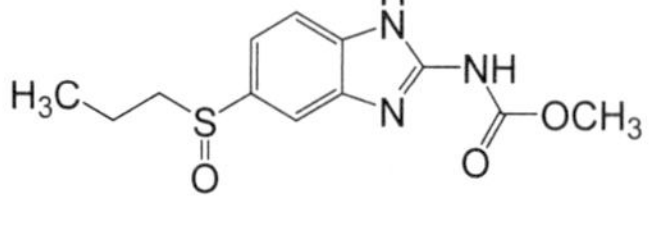

分子式和分子量 $C_{12}H_{15}N_3O_3S$ 281.33

化学名 Methyl *N*-(5-propylsulfinyl-1*H*-benzimidazol-2-yl)carbamate

甲基 *N*-(5-丙基亚硫酰基-1*H*-苯并咪唑-2-基)氨基甲酸酯

CAS 登录号 54029-12-8

INN list 56

药效分类 抗蠕虫药

氧阿米替林

Amitriptylinoxide（*INN*）

化学结构式

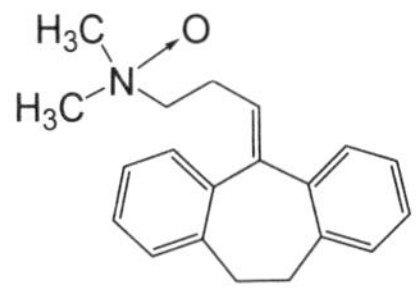

分子式和分子量 $C_{20}H_{23}NO$ 293.40

化学名 *N*,*N*-Dimethyl-3-(2-tricyclo[9.4.0.0^{3,8}]pentadeca-1(15),3,5,7,11,13-hexaenylidene)propan-1-amine oxide

N,*N*-二甲基-3-(2-三环[9.4.0.0^{3,8}]十五烷-1(15),3,5,7,11,13-六烯亚基)丙-1-胺 氧化物

CAS 登录号 4317-14-0

INN list 36

药效分类 抗抑郁药

氧阿托品

Atropine Oxide（*INN*）

化学结构式

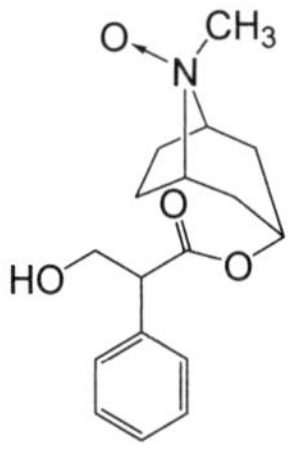

分子式和分子量 $C_{17}H_{23}NO_4$ 305.37

化学名 1*αH*,5*αH*-Tropan-3*α*-ol (±)-tropate (ester)8-oxide

1*αH*,5*αH*-托品-3*α*-醇(±)-托品酸酯-8-氧化物

CAS 登录号 4438-22-6; 4574-60-1[盐酸盐]

INN list 12

药效分类 抗胆碱药

氧苯雷司

Oxifentorex（*INN*）

化学结构式

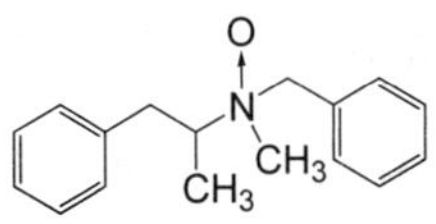

分子式和分子量 $C_{17}H_{21}NO$ 255.35

化学名 *N*-Benzyl-*N*,*α*-dimethylphenethylamino *N*-oxide

N-苄基-*N*,*α*-二甲基苯乙胺 *N*-氧化物

CAS 登录号 4075-88-1

INN list 20

药效分类 食欲抑制药

氧芬胂

Oxophenarsine（*INN*）

化学结构式

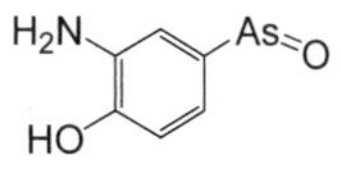

分子式和分子量 $C_6H_6AsNO_2$ 199.04

化学名 2-Amino-4-arsenosophenol

2-氨基-4-亚砷酰苯酚

CAS 登录号 306-12-7; 538-03-4[盐酸盐]

INN list 1

药效分类 抗感染药

氧氟沙星

Ofloxacin（*INN*）

化学结构式

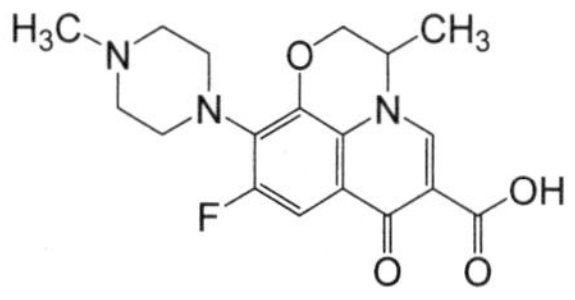

分子式和分子量 $C_{18}H_{20}FN_3O_4$ 361.37

化学名 (±)-9-Fluoro-2,3-dihydro-3-methyl-10-(4-mehtyl-1-piperazinyl)-7-oxo-7*H*-pyrido[1,2,3-*de*]-1,4-benzoxazine-6-carboxylic acid

(±)-9-氟-2,3-二氢-3-甲基-10-(4-甲基-1-哌嗪基)-7-氧代-7*H*-吡啶并[1,2,3-*de*]-1,4-苯并噁嗪-6-羧酸

CAS 登录号 82419-36-1

INN list 49

药效分类 喹诺酮类抗菌药

ATC 分类 J01MA01

氧脯氨酸

Pidolic Acid（*INN*）

化学结构式

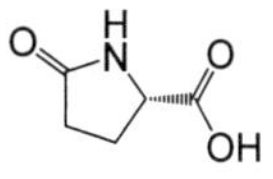

分子式和分子量 $C_5H_7NO_3$ 129.11

化学名 5-Oxoproline

5-氧代脯氨酸

CAS 登录号 98-79-3
INN list 36
药效分类 致湿药

氧格雷酯

Oxagrelate（*INN*）

化学结构式

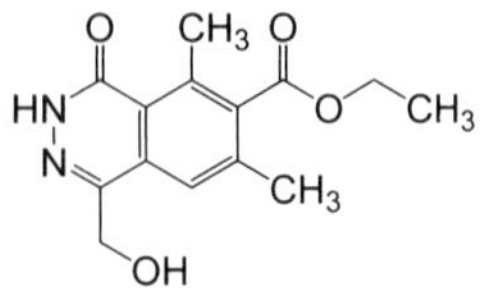

分子式和分子量 $C_{14}H_{16}N_2O_4$ 276.29
化学名 Ethyl 3,4-dihydro-1-(hydroxymethyl)-5,7-dimethyl-4-oxo-6-phthalazinecarboxylate
乙基 3,4-二氢-1-羟乙基-5,7-二甲基-4-氧代-6-酞嗪甲酸酯
CAS 登录号 56611-65-5
INN list 47
药效分类 抗血小板聚集药

氧化樟脑

Oxocamphor

化学结构式

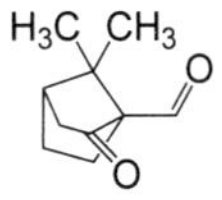

分子式和分子量 $C_{10}H_{14}O_2$ 166.22
化学名 7,7-Dimethyl-2-oxobicyclo[2.2.1]heptane-1-carbaldehyde
7,7-二甲基-2-氧代双环[2,2,1]庚烷-1-甲醛
CAS 登录号 6004-72-4
药效分类 中枢神经兴奋药

氧硫氯酚

Bithionoloxide（*INN*）

化学结构式

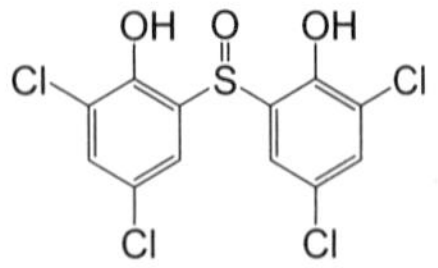

分子式和分子量 $C_{12}H_6Cl_4O_3S$ 372.05
化学名 2,2'-Sulfinylbis(4,6-dichlorophenol)
2,2'-亚磺酰基双(4,6-二氯苯酚)
CAS 登录号 844-26-8
INN list 49
药效分类 消毒防腐药

氧氯米芬

Clomifenoxide（*INN*）

分子式和分子量 $C_{26}H_{28}ClNO_2$ 421.96

化学结构式

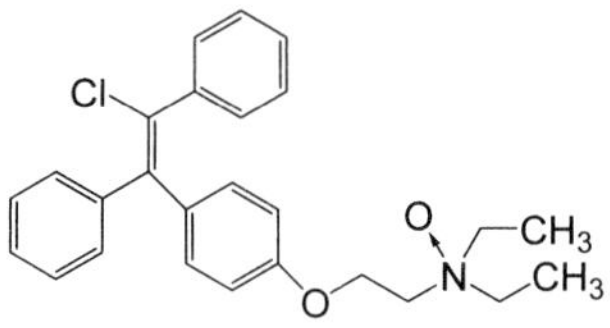

化学名 2-[4-(2-Chloro-1,2-diphenylvinvl)phenoxy]triethylamine *N*-oxide
2-[4-(2-氯-l,2-二苯基乙烯)苯氧基]三乙胺 *N*-氧化物
CAS 登录号 97642-74-5
INN list 54
药效分类 抗不育症药

氧洛哌丁胺

Loperamide Oxide（*INN*）

化学结构式

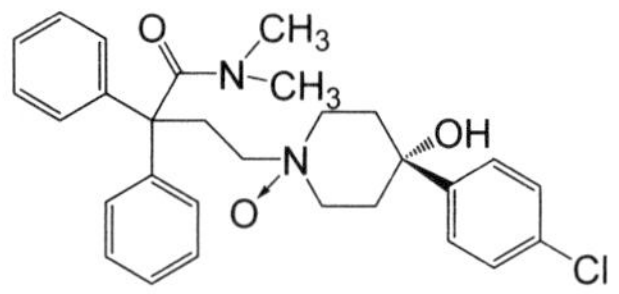

分子式和分子量 $C_{29}H_{33}ClN_2O_3$ 493.04
化学名 *trans*-4-(4-Chlorobenzene)-4-hydroxy-*N*,*N*-dimethyl-*α*,*α*-diphenyl-1-piperidinebutyramide 1-oxide
反-4-(4-氯苯基)-4-羟基-*N*,*N*-二甲基-*α*,*α*-二苯基-1-哌啶丁酰胺-1-氧化物
CAS 登录号 106900-12-3
INN list 57
药效分类 止泻药

氧马地宗

Osmadizone（*INN*）

化学结构式

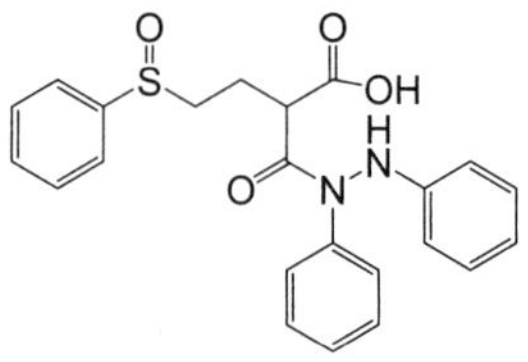

分子式和分子量 $C_{23}H_{22}N_2O_4S$ 422.50
化学名 [2-(Phenylsulfinyl)ethyl]malonic acid mono(1,2-diphenylhydrazide)
[2-(苯亚磺酰)乙基]丙二酸单(1,2-二苯基酰肼)
CAS 登录号 27450-21-1
INN list 26
药效分类 抗炎镇痛药

氧米帕明

Imipraminoxide（*INN*）

分子式和分子量 $C_{19}H_{24}N_2O$ 296.41

化学结构式

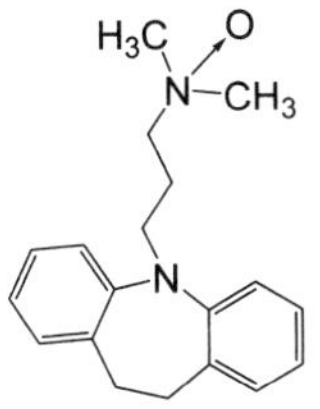

化学名 5-[3-(Dimethylamino)propyl]-10,11-dihydro-5*H*-dibenz[*b*,*f*]azepine-*N*-oxide

5-[3-(二甲氨基)丙基]-10,11-二氢-5*H*-二苯并[*b*,*f*]氮杂䓬-*N*-氧化物

CAS 登录号 6829-98-7

INN list 36

药效分类 抗抑郁药

氧那嗪

Oxonazine（*INN*）

化学结构式

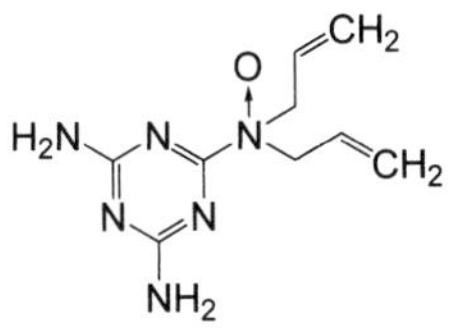

分子式和分子量 $C_9H_{14}N_6O$ 222.25

化学名 4,6-Diamino-*N*,*N*-bis(prop-2-enyl)-1,3,5-triazin-2-amine oxide

4,6-二氨基-*N*,*N*-双(丙-2-烯基)-1,3,5-三嗪-2-胺 氧化物

CAS 登录号 5580-22-3

INN list 13

药效分类 抗高血压药

氧哌达嗪

Oxyridazine（*INN*）

化学结构式

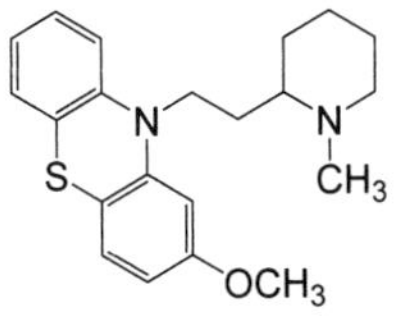

分子式和分子量 $C_{21}H_{26}N_2OS$ 354.51

化学名 2-Methoxy-10-[2-(1-methyl-2-piperidyl)ethyl]phenothiazine

2-甲氧基-10-[2-(1-甲基-2-哌啶基)乙基]吩噻嗪

CAS 登录号 14759-04-7

INN list 17

药效分类 安定药

氧前列醇

Oxoprostol（*INN*）

分子式和分子量 $C_{22}H_{32}O_4$ 360.49

化学结构式

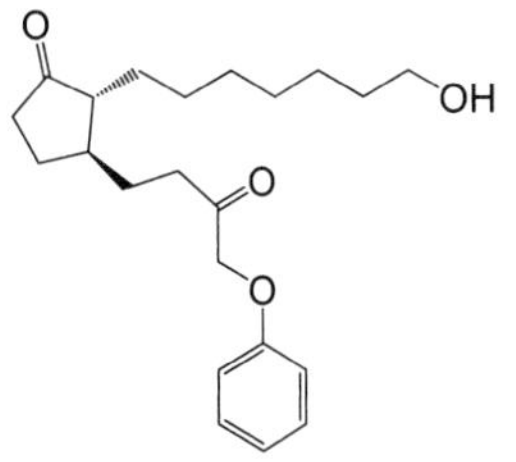

化学名 (±)-*trans*-2-(7-Hydroxyheptyl)-3-(3-oxo-4-phenoxybutyl)cyclopentanone

(±)-反-2-(7-羟基庚基)-3-(3-氧代-4-苯氧基丁基)环戊酮

CAS 登录号 69648-40-4

INN list 44

药效分类 前列腺素类药

氧他西林

Oxetacillin（*INN*）

化学结构式

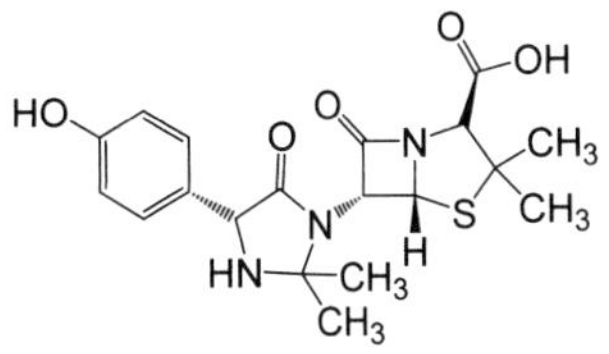

分子式和分子量 $C_{19}H_{23}N_3O_5S$ 405.47

化学名 (2*S*,5*R*,6*R*)-6-[(*R*)-[4-(*p*-Hydroxyphenyl)-2,2-dimethyl-5-oxo-1-imidazolidinyl]]-3,3-dimethyl-7-oxo-4-thia-1-azabicyclo[3.2.0]heptane-2-carboxylic acid

(2*S*,5*R*,6*R*)-6-[(*R*)-[4-(4-羟基苯)-2,2-二甲基-5-氧代-1-咪唑烷基]]-3,3-二甲基-7-氧代-4-硫杂-1-氮杂双环[3.2.0]庚烷-2-羧酸

CAS 登录号 53861-02-2

INN list 33

药效分类 抗生素类药

氧托溴铵

Oxitropium Bromide（*INN*）

化学结构式

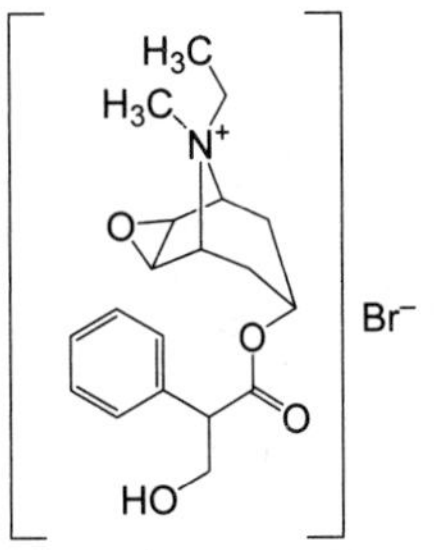

分子式和分子量 $C_{19}H_{26}BrNO_4$ 412.32

化学名 [(1*S*,2*S*,4*R*,5*R*)-9-Ethyl-9-methyl-3-oxa-9-azoniatricyclo[3.3.1.0^{2,4}]nonan-7-yl] (2*S*)-3-hydroxy-2-phenylpropanoate;bromide

溴化 [(1*S*,2*S*,4*R*,5*R*)-9-乙基-9-甲基-3-氧杂-9-氮杂鎓三环

[3.3.1.0^{2,4}]壬烷-7-基] (2*S*)-3-羟基-2-苯基丙酸酯
CAS 登录号 30286-75-0
INN list 36
药效分类 抗胆碱药

氧烯洛尔

Oxprenolol（*INN*）

化学结构式

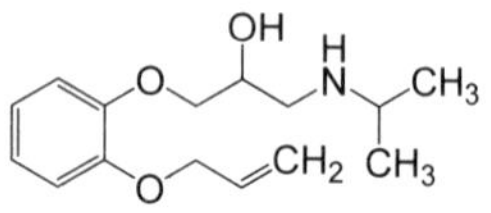

分子式和分子量 $C_{15}H_{23}NO_3$ 265.35
化学名 1-(2-Allyloxyphenoxy)-3-isopropylamino-2-propanol
1-(2-烯丙氧基苯氧基)-3-异丙氨基-2-丙醇
CAS 登录号 6452-71-7; 6452-73-9[盐酸盐]
INN list 20
药效分类 β 受体拮抗药
ATC 分类 C07AA02

氧雄龙

Oxandrolone（*INN*）

化学结构式

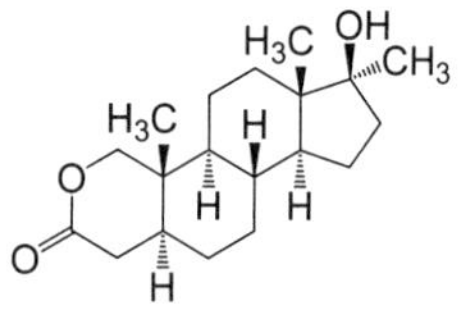

分子式和分子量 $C_{19}H_{30}O_3$ 306.44
化学名 17*β*-Hydroxy-17-methyl-2-oxa-5*α*-androstan-3-one
17*β*-羟基-17-甲基-2-氧杂-5*α*-雄甾-3-酮
CAS 登录号 53-39-4
INN list 12
药效分类 雄激素类药，同化激素类药
ATC 分类 A14AA08

氧烟酸

Oxiniacic Acid（*INN*）

化学结构式

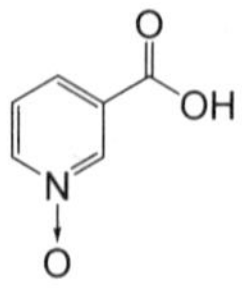

分子式和分子量 $C_6H_5NO_3$ 139.11
化学名 Nicotinic acid 1-oxide
烟酸 1-氧化物
CAS 登录号 2398-81-4
INN list 22
药效分类 降血脂药

叶酸

Folic Acid（*INN*）

化学结构式

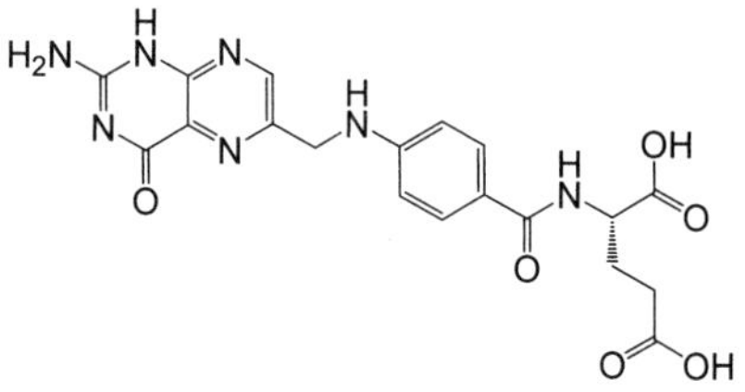

分子式和分子量 $C_{19}H_{19}N_7O_6$ 441.40
化学名 *N*-[4-[(2-Amino-4-oxo-1,4-dihydro-6-pteridinyl)methylamino]benzoyl]-L-glutamic acid
N-[4-[(2-氨基-4-氧代-1,4-二氢-6-蝶啶)甲氨基]苯酰基]-L-谷氨酸
CAS 登录号 59-30-3
INN list 4
药效分类 维生素类药

一叶萩碱

Securinine（*INN*）

化学结构式

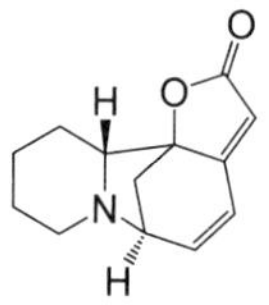

分子式和分子量 $C_{13}H_{15}NO_2$ 217.26
化学名 (6*S*,11*aR*,11*bS*)-9,10,11,11*a*-Tetrahydro-8*H*-6,11*b*-methanofuro[2,3-*c*]pyrido[1,2-*a*]azepin-2(6*H*)-one
(6*S*,11*aR*,11*bS*)-9,10,11,11*a*-四氢-8*H*-6,11*b*-亚甲基呋喃并[2,3-*c*]吡啶并[1,2-*a*]氮杂䓬-2(6*H*)-酮
CAS 登录号 5610-40-2
INN list 34
药效分类 中枢神经兴奋药

伊阿德司他

Iadademstat（*INN*）

化学结构式

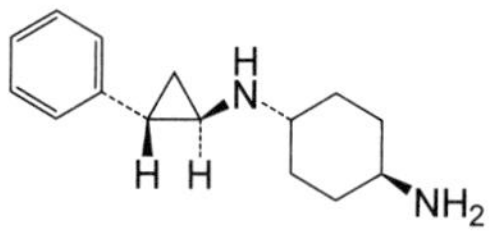

分子式和分子量 $C_{15}H_{22}N_2$ 230.36
化学名 *trans*-N^1-[(1*R*,2*S*)-2-Phenylcyclopropyl]cyclohexane-1,4-diamine
反-N^1-[(1*R*,2*S*)-2-苯基环丙基]环己烷-1,4-二胺

CAS 登录号 1431304-21-0

INN list 119

药效分类 赖氨酸特异性组蛋白脱甲基酶(LSD1)抑制药

伊胺法宗

Isamfazone（*INN*）

化学结构式

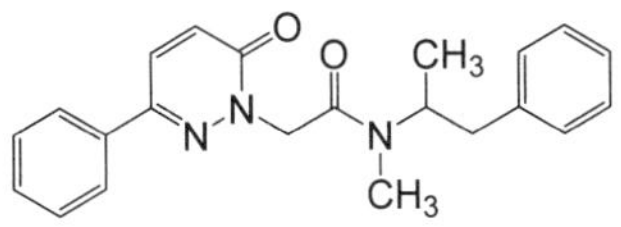

分子式和分子量 $C_{22}H_{23}N_3O_2$ 361.44

化学名 *N*-Methyl-*N*-(*o*-methylphenethyl)-6-oxo-3-phenyl-1(6*H*)-pyridazineacetamide

N-甲基-*N*-(2-甲基苯乙基)-6-氧代-3-苯基-1(6*H*)-哒嗪乙酰胺

CAS 登录号 55902-02-8

INN list 37

药效分类 抗炎镇痛药

伊巴他滨

Ibacitabine（*INN*）

化学结构式

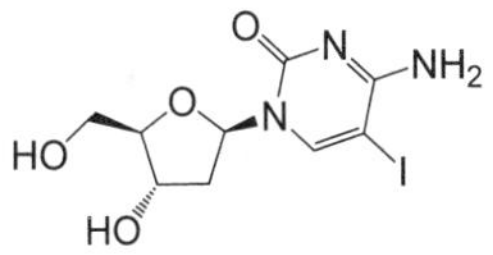

分子式和分子量 $C_9H_{12}IN_3O_4$ 353.11

化学名 2'-Deoxy-5-iodocytidine

2'-脱氧-5-碘胞苷

CAS 登录号 611-53-0

INN list 57

药效分类 抗肿瘤药

伊巴佐辛

Ibazocine（*INN*）

化学结构式

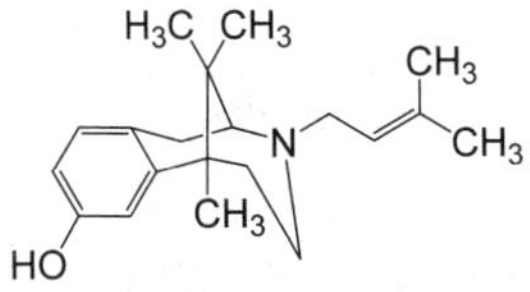

分子式和分子量 $C_{20}H_{29}NO$ 299.45

化学名 1,2,3,4,5,6-Hexahydro-6,11,11-trimethyl-3-(3-methyl-2-butenyl)-2,6-methano-3-benzazocin-8-ol

1,2,3,4,5,6-六氢-6,11,11-三甲基-3-(3-甲基-2-丁烯基)-2,6-亚甲基-3-苯并氮杂萆-8-醇

CAS 登录号 57653-28-8

INN list 36

药效分类 镇痛药

伊柏度胺

Iberdomide（*INN*）

化学结构式

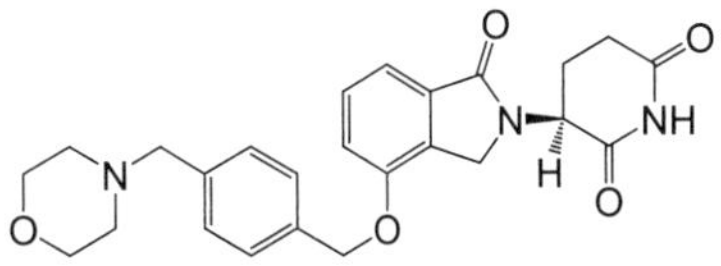

分子式和分子量 $C_{25}H_{27}N_3O_5$ 449.51

化学名 (3*S*)-3-[4-({4-[(Morpholin-4-yl)methyl]phenyl}methoxy)-1-oxo-1,3-dihydro-2*H*-isoindol-2-yl]piperidine-2,6-dione

(3*S*)-3-[4-({4-[(吗啉-4-基)甲基]苯基}甲氧基)-1-氧代-1,3-二氢-2*H*-异吲哚-2-基]哌啶-2,6-二酮

CAS 登录号 1323403-33-3

INN list 117

药效分类 抗炎药

伊班膦酸

Ibandronic Acid（*INN*）

化学结构式

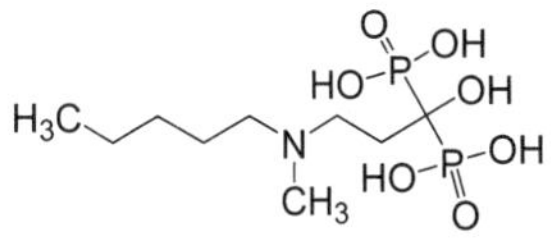

分子式和分子量 $C_9H_{23}NO_7P_2$ 319.23

化学名 [1-Hydroxy-3-(methylpentylamino)propylidene]diphosphonic acid

[1-羟基-3-(甲基戊基氨基)亚丙基]二膦酸

CAS 登录号 114084-78-5

INN list 71

药效分类 钙代谢调节药，骨吸收抑制药

伊贝泊司他

Ibezapolstat（*INN*）

化学结构式

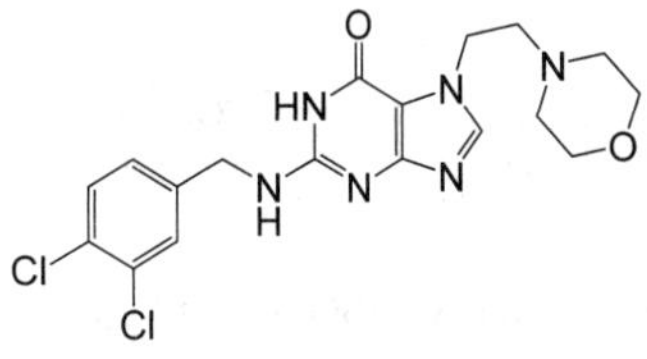

分子式和分子量 $C_{18}H_{20}Cl_2N_6O_2$ 423.30

化学名 2-{[(3,4-Dichlorophenyl)methyl]amino}-7-[2-(morpholin-4-yl)ethyl]-1,7-dihydro-6*H*-purin-6-one

2-{[(3,4-二氯苯基)甲基]氨基}-7-[2-(吗啉-4-基)乙基]-1,7-二氢-6*H*-嘌呤-6-酮

CAS 登录号 1275582-97-2

INN list 123

药效分类 细菌 DNA 聚合酶Ⅲ抑制药

伊苯亚胺

Iminophenimide（*INN*）

化学结构式

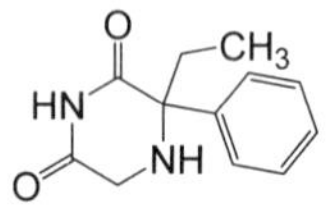

分子式和分子量 $C_{12}H_{14}N_2O_2$ 218.25

化学名 3-Ethyl-3-phenylpiperazine-2,6-dione

3-乙基-3-苯基哌嗪-2,6-二酮

CAS 登录号 7008-18-6

INN list 11

药效分类 镇静催眠药

伊波格雷

Isbogrel（*INN*）

化学结构式

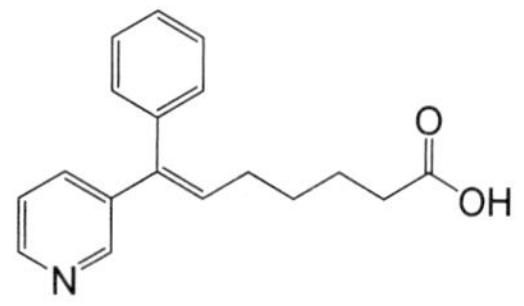

分子式和分子量 $C_{18}H_{19}NO_2$ 281.35

化学名 (*E*)-7-Phenyl-7-(3-pyridyl)-6-heptenoic acid

(*E*)-7-苯基-7-(3-吡啶基)-6-庚烯酸

CAS 登录号 89667-40-3

INN list 59

药效分类 抗血小板聚集药

伊泊伽帕

Ibrigampar（*INN*）

化学结构式

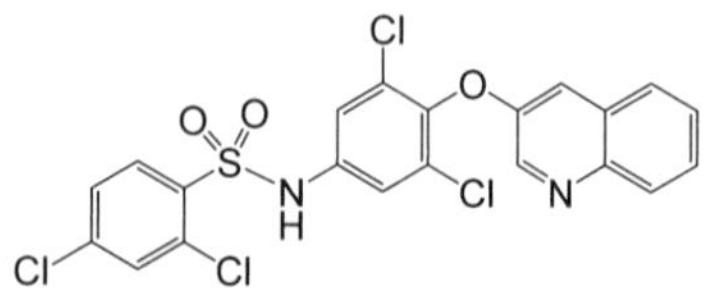

分子式和分子量 $C_{21}H_{12}Cl_4N_2O_3S$ 514.20

化学名 2,4-Dichloro-*N*-{3,5-dichloro-4-[(quinolin-3-yl)oxy]phenyl}benzene-1-sulfonamide

2,4-二氯-*N*-{3,5-二氯-4-[(喹啉-3-基)氧]苯基}苯-1-磺酰胺

CAS 登录号 315224-26-1

INN list 124

药效分类 过氧化物酶体增殖物激活受体(PPAR)γ 激动药

伊泊替罗

Eprotirome（*INN*）

化学结构式

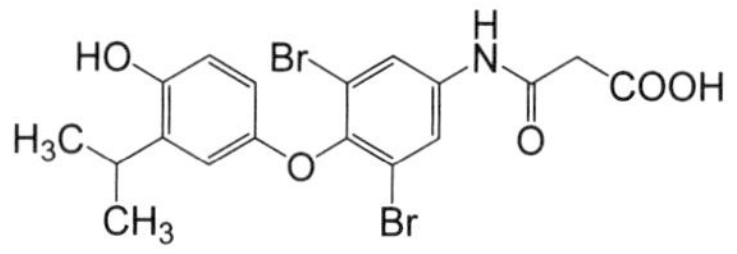

分子式和分子量 $C_{18}H_{17}Br_2NO_5$ 487.14

化学名 3-[[3,5-Dibromo-4-[4-hydroxy-3-(propan-2-yl)phenoxy]phenyl]amino]-3-oxopropanoic acid

3-[[3,5-二溴-4-[4-羟基-3-(丙烷-2-基)苯氧基]苯基]氨基]-3-氧代丙酸

CAS 登录号 355129-15-6

INN list 99

药效分类 降血脂药

伊布利特

Ibutilide（*INN*）

化学结构式

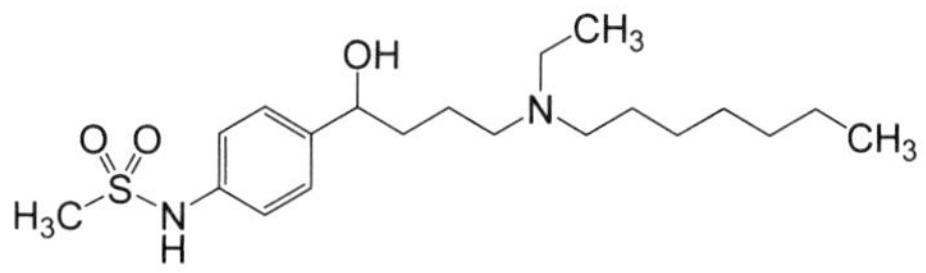

分子式和分子量 $C_{20}H_{36}N_2O_3S$ 384.58

化学名 4'-[4-(Ethylheptylamino)-1-hydroxybutyl]methanesulfonailide

4'-[4-(乙基庚基氨基)-1-羟基丁基]甲磺酰苯胺

CAS 登录号 122647-31-8; 122647-32-9[富马酸盐]

INN list 63

药效分类 抗心律失常药

ATC 分类 C01BD05

伊布莫仑

Ibutamoren（*INN*）

化学结构式

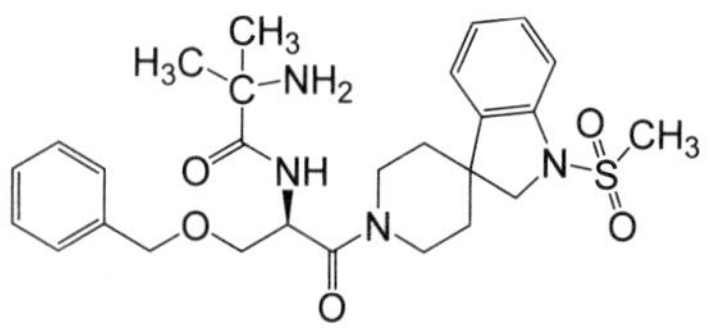

分子式和分子量 $C_{27}H_{36}N_4O_5S$ 528.67

化学名 2-Amino-*N*-[(*R*)-2-(benzyloxy)-1-[[1-(methylsulfonyl)spiro[indoline-3,4'-piperidin]-1'-yl]carbonyl]ethyl]-2-methyl propionamide

2-氨基-*N*-[(*R*)-2-(苯甲基氧基)-1-[[1-(甲磺酰基)螺[吲哚啉-3,4'-哌啶]-1'-基]甲酰基]乙基]-2-甲基丙酰胺

CAS 登录号 159634-47-6; 159752-10-0[甲磺酸盐]

INN list 78

药效分类 促生长素释放肽类药

伊布替尼

Ibrutinib（*INN*）

化学结构式

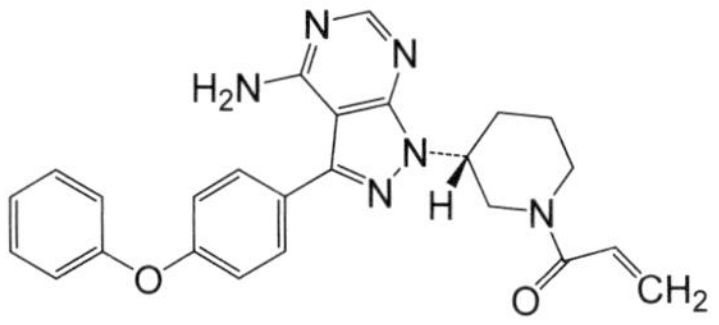

分子式和分子量 $C_{25}H_{24}N_6O_2$ 440.20

化学名 1-{(3*R*)-3-[4-Amino-3-(4-phenoxyphenyl)-1*H*-pyrazolo[3,4-*d*]pyrimidin-1-yl]piperidin-1-yl}prop-2-en-1-one

1-{(3*R*)-3-[4-氨基-3-(4-苯氧基苯基)-1*H*-吡唑并[3,4-*d*]嘧啶-1-基]哌啶-1-基}丙-2-烯-1-酮

CAS 登录号 936563-96-1

INN list 107

药效分类 抗肿瘤药

伊茨匹隆

Ipsapirone（*INN*）

化学结构式

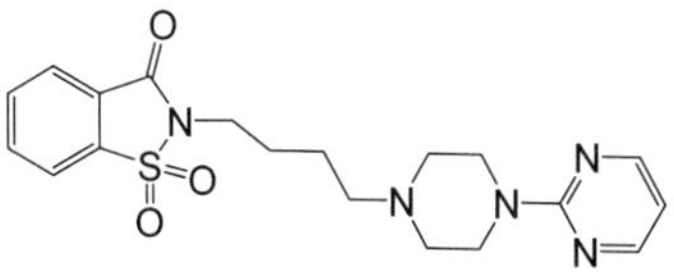

分子式和分子量 $C_{19}H_{23}N_5O_3S$ 401.49

化学名 2-[4-[4-(2-Pyrimidinyl)-1-piperazinyl]butyl]-1,2-benzisothiazolin-3-one

2-[4-[4-(2-嘧啶基)-1-哌嗪基]丁基]-1,2-苯并异噻唑啉-3-酮

CAS 登录号 95847-70-4; 92589-98-5[盐酸盐]

INN list 54

药效分类 抗焦虑药

伊达比星

Idarubicin（*INN*）

化学结构式

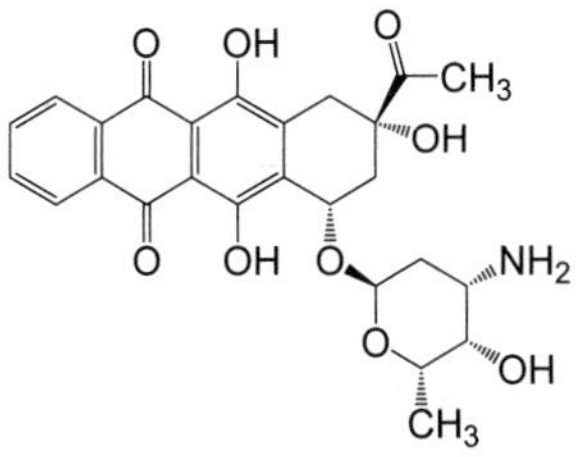

分子式和分子量 $C_{26}H_{27}NO_9$ 497.50

化学名 (1*S*,3*S*)-3-Acetyl-1,2,3,4,6,11-hexahydro-3,5,12-trihydroxy-6,11-dioxo-1-napthacenyl-3-amino-2,3,6-trideoxy-*α*-L-lyxo-hexopyranoside

(1*S*,3*S*)-3-乙酰基-1,2,3,4,6,11-六氢-3,5,12-三羟基-6,11-二氧-1-并四苯基-3-氨基-2,3,6-三脱氧-*α*-L-来苏-六吡喃糖苷

CAS 登录号 58957-92-9; 57852-57-0[盐酸盐]

INN list 47

药效分类 抗生素类抗肿瘤药

ATC 分类 L01DB06

伊达吡生

Irdabisant（*INN*）

化学结构式

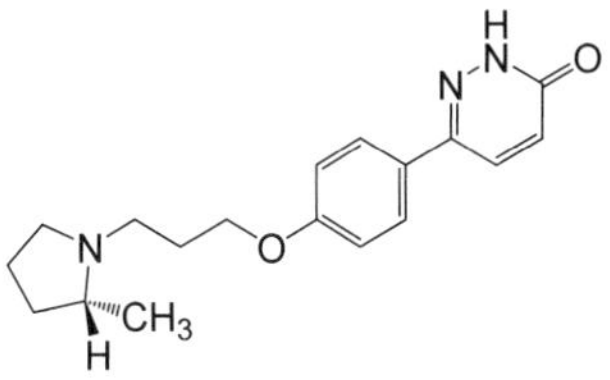

分子式和分子量 $C_{18}H_{23}N_3O_2$ 313.39

化学名 6-(4-[3-[(2*R*)-2-Methylpyrrolidin-1-yl]propoxy]phenyl)pyridazin-3(2*H*)-one

6-(4-[3-[(2*R*)-2-甲基吡咯-1-基]丙氧基]苯基)哒嗪-3(2*H*)-酮

CAS 登录号 1005402-19-6

INN list 105

药效分类 组胺 H_3 受体拮抗药

伊达昔替尼

Ifidancitinib（*INN*）

化学结构式

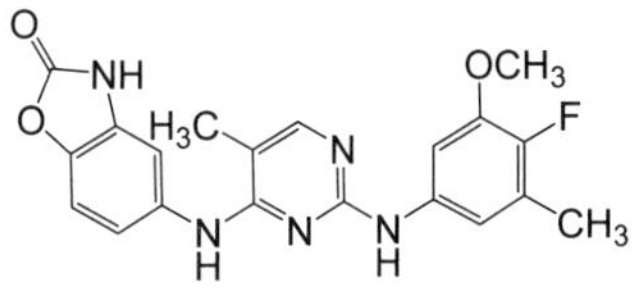

分子式和分子量 $C_{20}H_{18}FN_5O_3$ 395.39

化学名 5-{[2-(4-Fluoro-3-methoxy-5-methylanilino)-5-methylpyrimidin-4-yl]amino}-1,3-benzoxazol-2(3*H*)-one

5-{[2-(4-氟-3-甲氧基-5-甲基苯氨基)-5-甲基嘧啶-4-基]氨基}-1,3-苯并噁唑-2(3*H*)-酮

CAS 登录号 1236667-40-5

INN list 122

药效分类 Janus 激酶抑制药

伊德利塞

Idelalisib（*INN*）

化学结构式

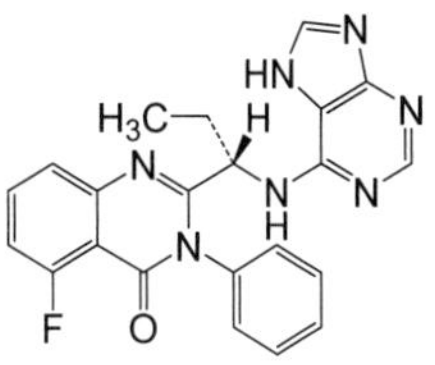

分子式和分子量　$C_{22}H_{18}FN_7O$　415.16

化学名　5-Fluoro-3-phenyl-2-{(1*S*)-1-[(7*H*-purin-6-yl)amino]propyl}quinazolin-4(3*H*)-one

5-氟-3-苯基-2-{(1*S*)-1-[(7*H*-嘌呤-6-基)氨基]丙基}喹唑啉-4(3*H*)-酮

CAS 登录号　870281-82-6

INN list　107

药效分类　抗肿瘤药

伊德曲塞

Idetrexed（*INN*）

化学结构式

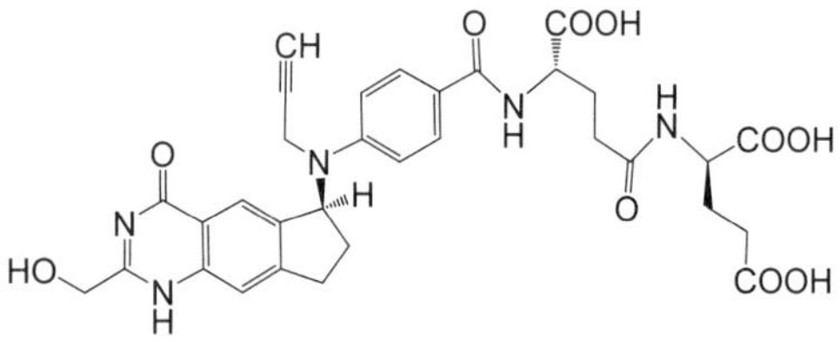

分子式和分子量　$C_{32}H_{33}N_5O_{10}$　647.64

化学名　*N*-(4-{[(6*S*)-2-(Hydroxymethyl)-4-oxo-4,6,7,8-tetrahydro-1*H*-cyclopenta[*g*]quinazolin-6-yl](prop-2-yn-1-yl)amino}benzoyl)-L-*γ*-glutamyl-D-glutamic acid

N-(4-{[(6*S*)-2-(羟甲基)-4-氧代-4,6,7,8-四氢-1*H*-环戊烯并[*g*]喹唑啉-6-基](丙基-2-炔-1-基)氨基}苯甲酰基)-L-*γ*-谷氨酰-D-谷氨酸

CAS 登录号　501332-69-0

INN list　122

药效分类　抗肿瘤药

伊伐雷定

Ivabradine（*INN*）

化学结构式

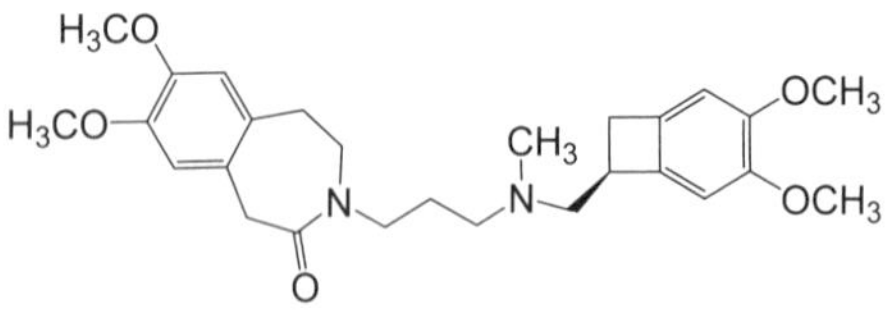

分子式和分子量　$C_{27}H_{36}N_2O_5$　468.59

化学名　3-[3-[[[(7*S*)-3,4-Dimethoxybicyclo[4.2.0]octa-1,3,5-trien-7-yl]methyl]methylamino]propyl]-1,3,4,5-tetrahydro-7,8-dimethoxy-2*H*-3-benzazepin-2-one

3-[3-[[[(7*S*)-3,4-二甲氧基二环[4.2.0]辛-1,3,5-三烯-7-基]甲基]甲氨基]丙基]-1,3,4,5-四氢-7,8-二甲氧基-2*H*-3-苯并氮杂草-2-酮

CAS 登录号　155974-00-8

INN list　75

药效分类　循环系统药物

ATC 分类　C01EB17

伊伐莫德

Ivarimod（*INN*）

化学结构式

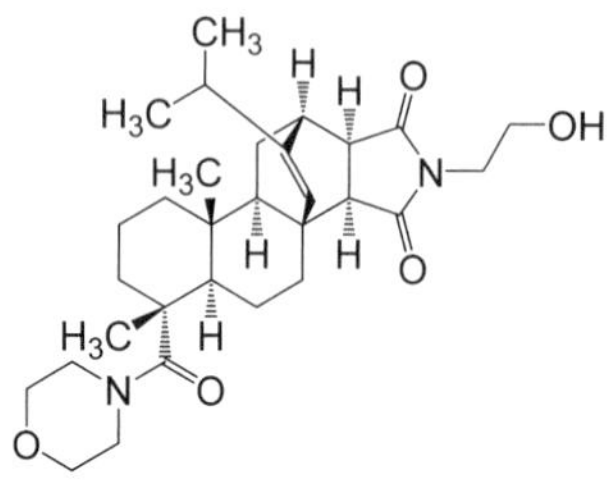

分子式和分子量　$C_{30}H_{44}N_2O_5$　512.68

化学名　4-[[(3*aR*,3*bS*,5*aR*,6*R*,9*aR*,9*bR*,11*R*,11*aR*)-1,2,3,3*a*,4,5,5*a*,6,7,8,9,9*a*,9*b*,10,11,11*a*-Hexadecahydro-2-(2-hydroxyethyl)-12-isopropyl-6,9*a*-dimethyl-1,3-*d*ioxo-3*b*,11-etheno-3*bH*-naphth[2,1-*e*]isoindol-6-yl]carbonyl]morpholine

4-[[(3*aR*,3*bS*,5*aR*,6*R*,9*aR*,9*bR*,11*R*,11*aR*)-1,2,3,3*a*,4,5,5*a*,6,7,8,9,9*a*,9*b*,10,11,11*a*-十六碳氢-2-(2-羟基乙基)-12-异丙基-6,9*a*-二甲基-1,3-二氧-3*b*,11-亚乙烯基-3*bH*-萘并[2,1-*e*]异吲哚-6-基]羰基]吗啉

CAS 登录号　53003-81-9

INN list　60

药效分类　免疫调节药

伊伐诺司他

Ivaltinostat（*INN*）

化学结构式

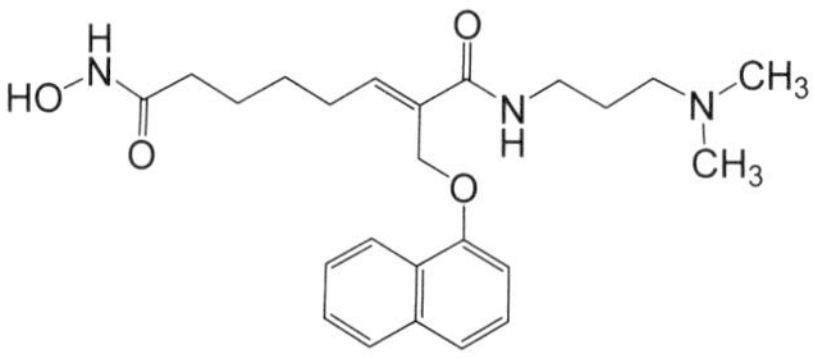

分子式和分子量　$C_{24}H_{33}N_3O_4$　427.55

化学名　(2*E*)-*N*[1]-[3-(Dimethylamino)propyl]-*N*[8]-hydroxy-2-{[(naphthalen-1-yl)oxy]methyl}oct-2-enediamide

(2*E*)-*N*[1]-[3-(二甲氨基)丙基]-*N*[8]-羟基-2-{[(萘-1-基)氧基]甲基}辛-2-烯二酰胺

CAS 登录号　936221-33-9

INN list　121

药效分类　组蛋白去乙酰酶抑制药

伊非曲班

Ifetroban（*INN*）

化学结构式

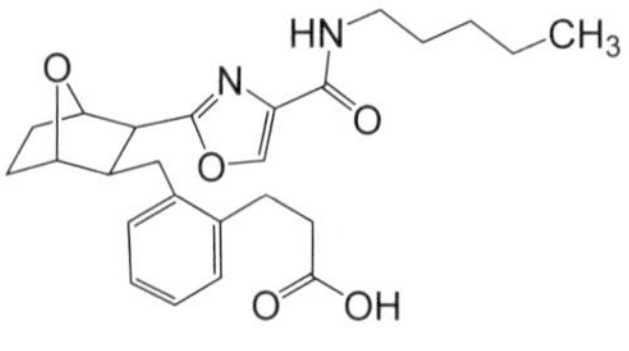

分子式和分子量 $C_{25}H_{32}N_2O_5$ 440.53

化学名 2-[[(1*S*,2*R*,3*S*,4*R*)-3-[4-(Pentylcarbamoyl)-2-oxazolyl]-7-oxabicyclo[2.2.1]hept-2-yl]methyl]hydrocinnamic acid

2-[[(1*S*,2*R*,3*S*,4*R*)-3-[4-(戊基氨基甲酰)-2-噁唑基]-7-氧杂双环[2.2.1]庚-2-基]甲基]氢化桂皮酸

CAS 登录号 143443-90-7; 156715-37-6[钠盐]

INN list 71

药效分类 抗血栓药

伊伏夸林

Ivoqualine（*INN*）

化学结构式

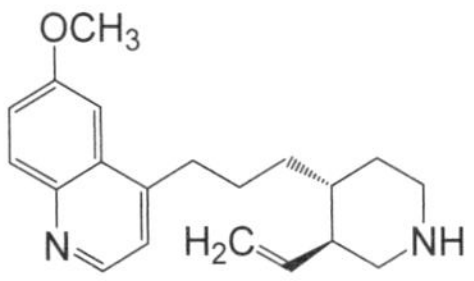

分子式和分子量 $C_{20}H_{26}N_2O$ 310.43

化学名 6-Methoxy-4-[3-[(3*S*,4*R*)-3-vinyl-4-piperidyl]propyl]quinoline

6-甲氧基-4-[3-[(3*S*,4*R*)-3-乙烯基-4-哌啶基]丙基]喹啉

CAS 登录号 72714-75-1

INN list 52

药效分类 抗精神病药

伊伏司培明

Ivospemin（*INN*）

化学结构式

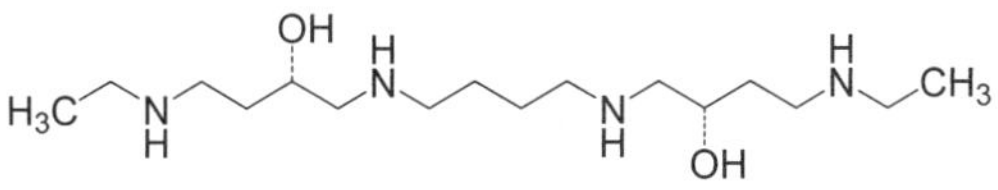

分子式和分子量 $C_{16}H_{38}N_4O_2$ 318.51

化学名 (6*S*,15*S*)-3,8,13,18-Tetraazaicosane-6,15-diol

(6*S*,15*S*)-3,8,13,18-四氮杂二十烷-6,15-二醇

CAS 登录号 748119-79-1

INN list 125

药效分类 精胺类似物，抗肿瘤药

伊福西汀

Ifoxetine（*INN*）

化学结构式

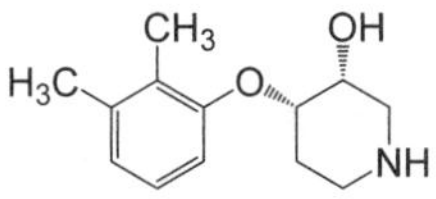

分子式和分子量 $C_{13}H_{19}NO_2$ 221.30

化学名 (±)-*cis*-4-(2,3-Xylyloxy)-3-piperidinol

(±)-顺-4-(2,3-二甲苯氧基)-3-哌啶醇

CAS 登录号 66028-11-5

INN list 54

药效分类 抗抑郁药

伊格列哚

Isaglidole（*INN*）

化学结构式

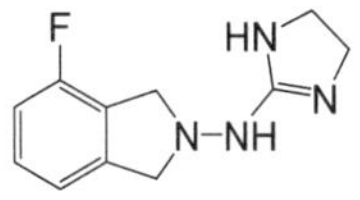

分子式和分子量 $C_{11}H_{13}FN_4$ 220.25

化学名 4-Fluoro-2-(2-imidazolin-2-ylamino)isoindoline

4-氟-2-(2-咪唑啉-2-基氨基)异吲哚啉

CAS 登录号 110605-64-6

INN list 61

药效分类 抗糖尿病药

伊格列净

Ipragliflozin（*INN*）

化学结构式

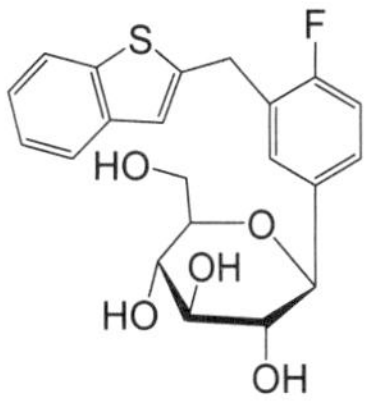

分子式和分子量 $C_{21}H_{21}FO_5S$ 404.45

化学名 (1*S*)-1,5-Anhydro-1-*C*-[3-[(1-benzothiophen-2-yl)methyl]-4-fluorophenyl]-D-glucitol

(1*S*)-1,5-脱水-1-*C*-[3-[(1-苯并噻吩-2-基)甲基]-4-氟苯基]-D-葡糖醇

CAS 登录号 761423-87-4

INN list 103

药效分类 抗糖尿病药

伊格列明

Imeglimin（*INN*）

化学结构式

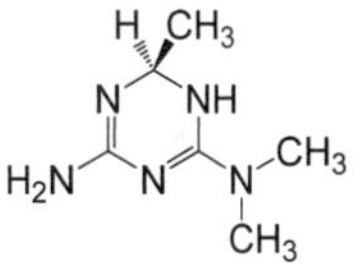

分子式和分子量 $C_6H_{13}N_5$ 155.20

化学名 (4*R*)-6-(Dimethylamino)-4-methyl-4,5-dihydro-1,3,5-triazin-2-amine

(4*R*)-6-(二甲氨基)-4-甲基-4,5-二氢-1,3,5-三吖嗪-2-胺

CAS 登录号 775351-65-0

INN list 98

药效分类 抗糖尿病药

伊格列扎

Imiglitazar（*INN*）

化学结构式

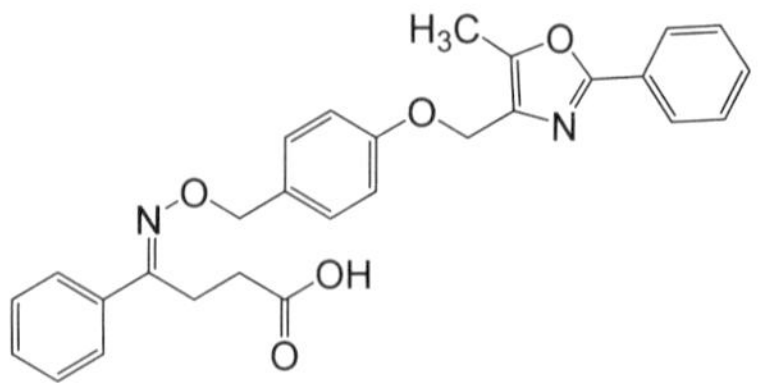

分子式和分子量 $C_{28}H_{26}N_2O_5$ 470.52

化学名 (*E*)-4-[[[4-[(5-Methyl-2-phenyl-1,3-oxazol-4-yl)methoxy]phenyl]methoxy]imino]-4-phenylbutanoic acid

(*E*)-4-[[[4-[(5-甲基-2-苯基-1,3-噁唑-4-基)甲氧基]苯基]甲氧基]氨亚基]-4-苯基丁酸

CAS 登录号 250601-04-8

INN list 91

药效分类 抗糖尿病药

伊格美新

Igmesine（*INN*）

化学结构式

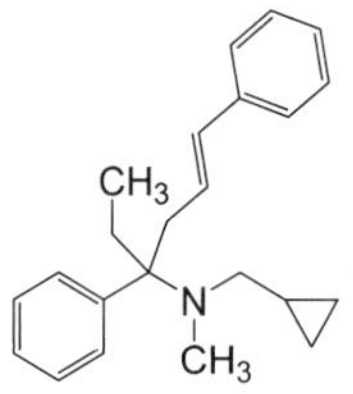

分子式和分子量 $C_{23}H_{29}N$ 319.48

化学名 (±)-*α*-[(*E*)-Cinnamyl]-*N*-(cyclopropylmethyl)-*α*-ethyl-*N*-methylbenzylamine

(±)-*α*-[(*E*)-桂皮酰基]-*N*-(环丙基甲基)-*α*-乙基-*N*-甲基苯胺

CAS 登录号 140850-73-3; 130152-35-1[盐酸盐]

INN list 68

药效分类 抗抑郁药，σ 受体配体

伊胍司他

Icerguastat（*INN*）

化学结构式

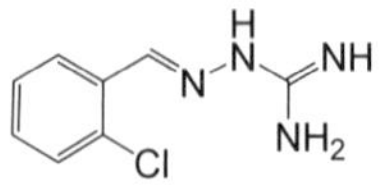

分子式和分子量 $C_8H_9ClN_4$ 196.64

化学名 (2*E*)-2-[(2-Chlorophenyl)methylidene]hydrazine-1-carboximidamide

(2*E*)-2-[((2-氯苯基)亚甲基]肼-1-氨亚甲酰胺

CAS 登录号 951441-04-6

INN list 122

药效分类 蛋白磷酸酶 1 抑制药

伊吉替尼

Ilginatinib（*INN*）

化学结构式

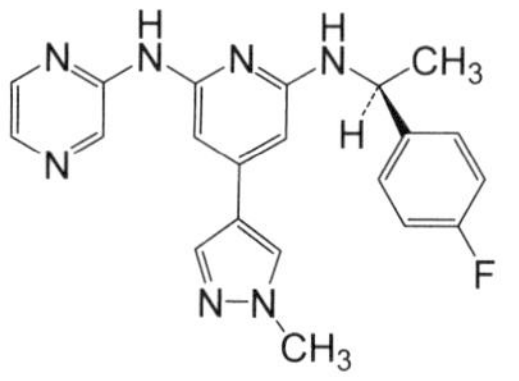

分子式和分子量 $C_{21}H_{20}FN_7$ 389.44

化学名 N^2-[(1*S*)-1-(4-Fluorophenyl)ethyl]-4-(1-methyl-1*H*-pyrazol-4-yl)-N^6-(pyrazin-2-yl)pyridine-2,6-diamine

N^2-[(1*S*)-1-(4-氟苯基)乙基]-4-(1-甲基-1*H*-吡唑-4-基)-N^6-(吡嗪-2-基)吡啶-2,6-二胺

CAS 登录号 1239358-86-1

INN list 119

药效分类 酪氨酸激酶抑制药

伊加地平

Iganidipine（*INN*）

化学结构式

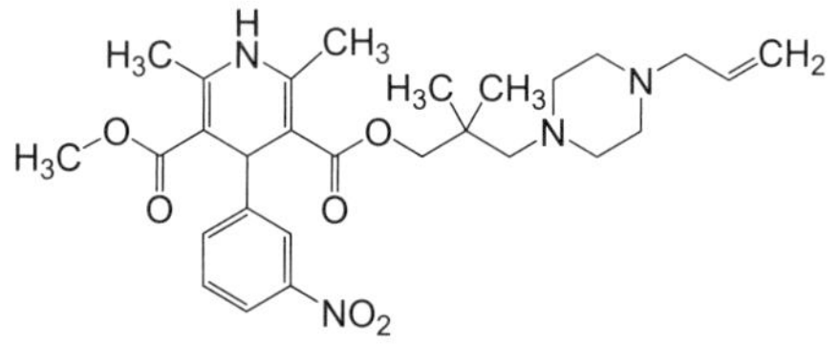

分子式和分子量 $C_{28}H_{38}N_4O_6$ 526.62

化学名 (±)-3-(4-Allyl-1-piperazinyl) 2,2-dimethylpropylmethyl 1,4-dihydro-2,6-dimethyl-4-(*m*-nitrophenyl)-3,5-pyridinedicarboxylate

(±)-3-(4-烯丙基-1-哌嗪基) 2,2-二甲丙基甲基 1,4-二氢-2,6-二甲基-4-(3-硝基苯基)-3,5-吡啶二羧酸酯

CAS 登录号 119687-33-1

INN list 70

药效分类 钙通道阻滞药

伊卡司匹

Icapamespib（*INN*）

化学结构式

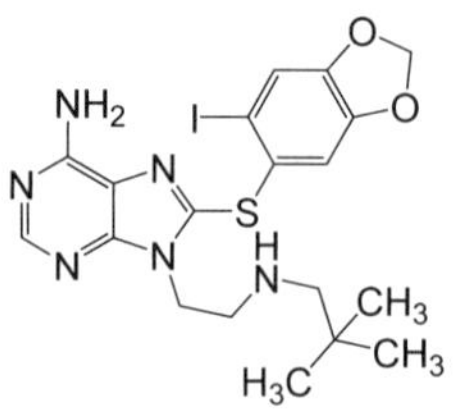

分子式和分子量 $C_{19}H_{23}IN_6O_2S$ 526.40

化学名 9-{2-[(2,2-Dimethylpropyl)amino]ethyl}-8-[(6-iodo-2*H*-1,3-benzodioxol-5-yl)sulfanyl]-9*H*-purin-6-amine

9-{2-[(2,2-二甲基丙基)氨基]乙基}-8-[(6-碘-2*H*-1,3-苯并二氧杂戊环-5-基)硫基]-9*H*-嘌呤-6-胺

CAS 登录号 1000999-96-1

INN list 123

药效分类 热休克蛋白 90(HSP90)抑制药，抗肿瘤药

伊拉地平

Isradipine（*INN*）

化学结构式

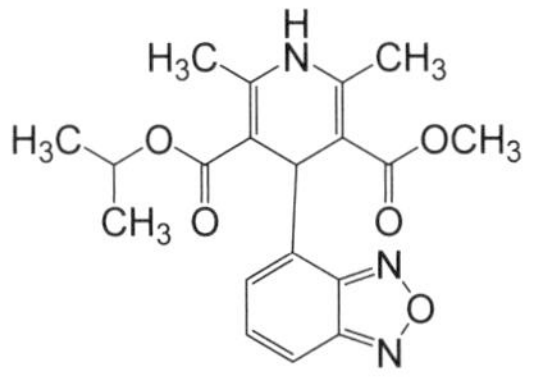

分子式和分子量 $C_{19}H_{21}N_3O_5$ 371.39

化学名 Isopropyl methyl (±)-4-(4-benzofurazanyl)-1,4-dihydro-2,6-dimethyl-3,5-pyridinedicarboxylate.

异丙基 甲基 (±)-4-(4-苯并呋咱基)-1,4-二氢-2,6-二甲基-3,5-吡啶二羧酸酯

CAS 登录号 75695-93-1

INN list 55

药效分类 血管扩张药，钙通道阻滞药

ATC 分类 C08CA03

伊拉西孟

Ilacirnon（*INN*）

化学结构式

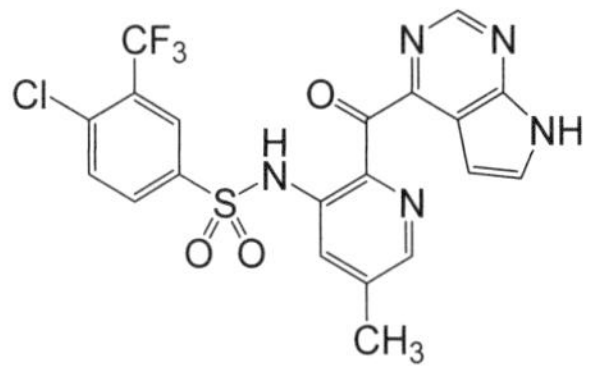

分子式和分子量 $C_{20}H_{13}ClF_3N_5O_3S$ 495.86

化学名 4-Chloro-*N*-[5-methyl-2-(7*H*-pyrrolo[2,3-*d*]pyrimidine-4-carbonyl)pyridin-3-yl]-3-(trifluoromethyl)benzene-1-sulfonamide

4-氯-*N*-[5-甲基-2-(7*H*-吡咯并[2,3-*d*]嘧啶-4-羰基)吡啶-3-基]-3-(三氟甲基)苯-1-磺酰胺

CAS 登录号 1100318-47-5

INN list 123

药效分类 趋化因子受体 2(CCR2)拮抗药

伊来司莫

Elesclomol（*INN*）

化学结构式

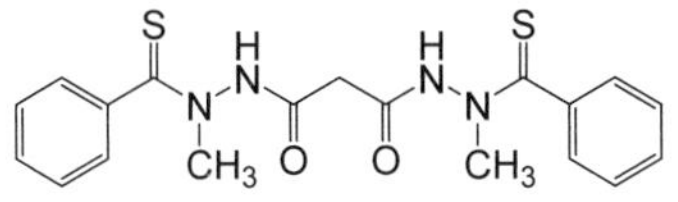

分子式和分子量 $C_{19}H_{20}N_4O_2S_2$ 400.52

化学名 *N,N'*-Dimethyl-*N,N'*-di(benzenecarbonothioyl)propanedihydrazide

N,N'-二甲基-*N,N'*-二(苯硫代羰基)丙二酰肼

CAS 登录号 488832-69-5

INN list 99

药效分类 抗肿瘤药(辅助剂)

伊来西胺

Ilepcimide（*INN*）

化学结构式

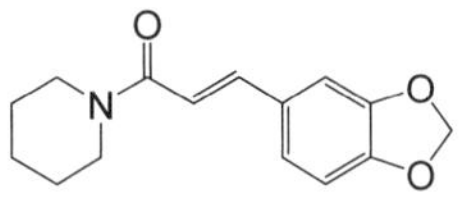

分子式和分子量 $C_{15}H_{17}NO_3$ 259.30

化学名 1-[(*E*)-3,4-(Methylenedioxy)cinnamoyl]piperidine

1-[(*E*)-3,4-(亚甲二氧基)苯乙烯哌啶甲酰胺

CAS 登录号 82857-82-7

INN list 70

药效分类 抗惊厥药

伊立替康

Irinotecan（*INN*）

化学结构式

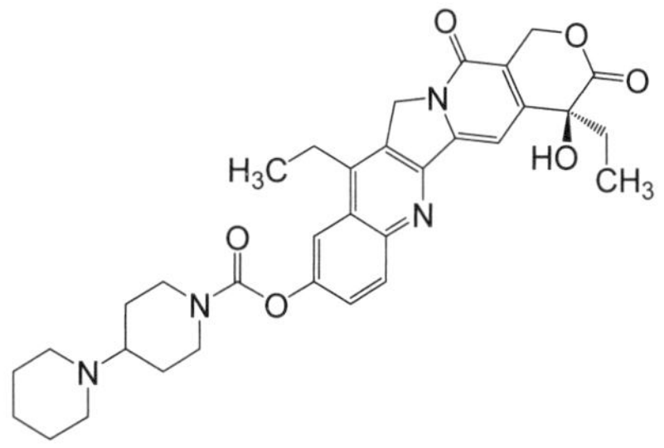

分子式和分子量 $C_{33}H_{38}N_4O_6$ 586.69

化学名 7-Ethyl-10-[[4-(1-piperidyl)-1-piperidyl]carbonyloxy]camptothecin

7-乙基-10-[[4-(1-哌啶基)-1-哌啶基]羰酰氧基喜树碱

CAS 登录号 97682-44-5；136572-09-3[盐酸盐三水合物]

INN list 64

药效分类 抗肿瘤药，拓扑异构酶 I 抑制药

ATC 分类 L01XX19

伊利帕西

Iliparcil（*INN*）

化学结构式

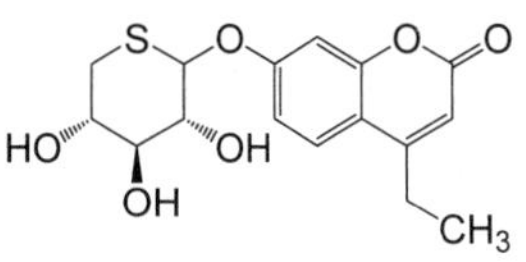

分子式和分子量 $C_{16}H_{18}O_6S$ 338.38

化学名 4-Ethyl-7-[(5-thio-β-D-xylopyranosyl)oxy]coumarin

4-乙基-7-[(5-硫杂-β-D-吡喃木糖基)氧基]香豆素

CAS 登录号 137214-72-3

INN list 69

药效分类 抗血栓药

伊鲁司特

Iralukast（*INN*）

化学结构式

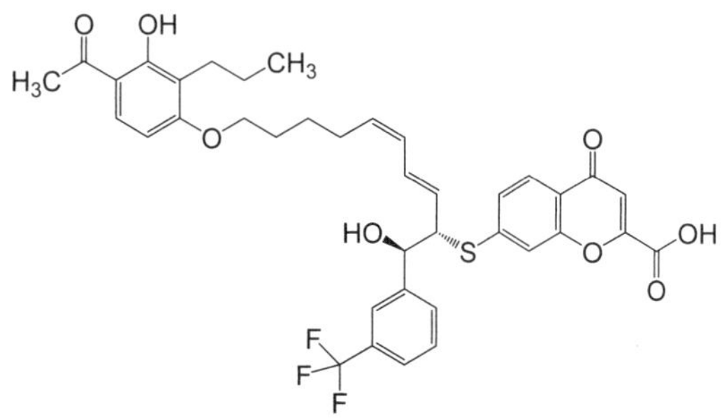

分子式和分子量 $C_{38}H_{37}F_3O_8S$ 710.76

化学名 7-[[(1*S*,2*E*,4*Z*)-9-(4-Acetyl-3-hydroxy-2-propylphenoxy)-1-[(*αR*)-*α*-hydroxy-*m*-(trifluoromethyl)benzyl]-2,4-nonadienyl]thio-4-oxo-4*H*-1-benzopyran-2-carboxylic acid

7-[[(1*S*,2*E*,4*Z*)-9-(4-乙酰基-3-羟基-2-丙基苯氧基)-1-[(*αR*)-*α*-羟基-[(3-(三氟甲基)]苯甲基]-2,4-壬二烯基]硫基-4-氧-4*H*-1-苯并吡喃-2-甲酸

CAS 登录号 151581-24-7

INN list 70

药效分类 平喘药，抗过敏药，白三烯受体拮抗药

伊鲁昔替尼

Ilunocitinib（*INN*）

化学结构式

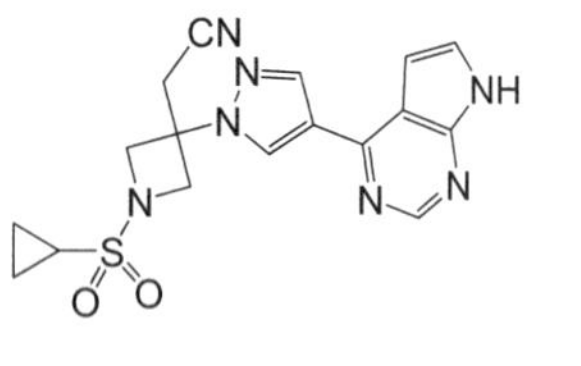

分子式和分子量 $C_{17}H_{17}N_7O_2S$ 383.43

化学名 {1-(Cyclopropanesulfonyl)-3-[4-(7*H*-pyrrolo[2,3-*d*]pyrimidin-4-yl)-1*H*-pyrazol-1-yl]azetidin-3-yl}acetonitrile

{1-(环丙磺酰基)-3-[4-(7*H*-吡咯并[2,3-*d*]嘧啶-4-基)-1*H*-吡唑-1-基]氮杂环丁烷-3-基}乙腈

CAS 登录号 1187594-14-4

INN list 125

药效分类 Janus 激酶(JAK)抑制药(兽用)

伊氯西泮

Iclazepam（*INN*）

分子式和分子量 $C_{21}H_{21}ClN_2O_2$ 368.86

化学结构式

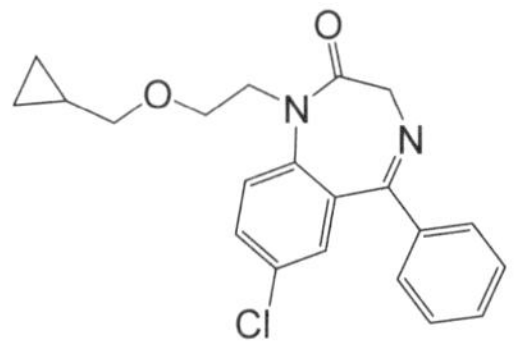

化学名 7-Chloro-1-[2-(cyclopropylmethoxy)ethyl]-1,3-dihydro-5-pheny-2*H*-1,4-benzodiazepin-2-one

7-氯-1-[2-(环丙基甲氧基)乙基]-1,3-二氢-5-苯-2*H*-1,4-苯并二氮杂草-2-酮

CAS 登录号 57916-70-8

INN list 37

药效分类 抗焦虑药

伊仑帕奈

Irampanel（*INN*）

化学结构式

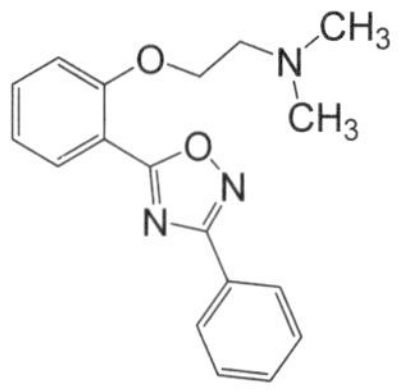

分子式和分子量 $C_{18}H_{19}N_3O_2$ 309.36

化学名 5-[2-[2-(Dimethylamino)ethoxy]phenyl]-3-phenyl-1,2,4-oxadiazole

5-[2-[2-(二甲氨基)乙氧基]苯基]-3-苯基-1,2,4-噁二唑

CAS 登录号 206260-33-5

INN list 82

药效分类 AMPA 受体拮抗药

伊罗夫文

Irofulven（*INN*）

化学结构式

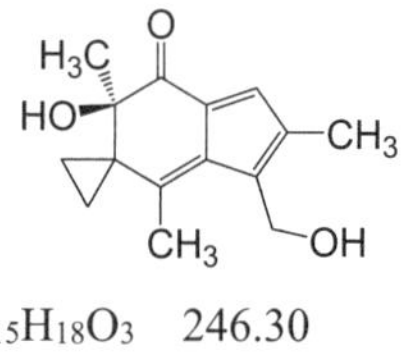

分子式和分子量 $C_{15}H_{18}O_3$ 246.30

化学名 (*R*)-6'-Hydroxy-3'-(hydroxymethyl)-2',4',6'-trimethylspiro[cyclopropane-1,5'-[5*H*]inden]-7'(6'*H*)-one

(*R*)-6'-羟基-3'-(羟甲基)-2',4',6'-三甲基螺[环丙烷-1,5'-[5*H*]茚]-7'(6'*H*)-酮

CAS 登录号 158440-71-2

INN list 82

药效分类 抗肿瘤药

伊咯必利

Irolapride（*INN*）

分子式和分子量 $C_{19}H_{28}N_2O_3$ 332.44

化学结构式

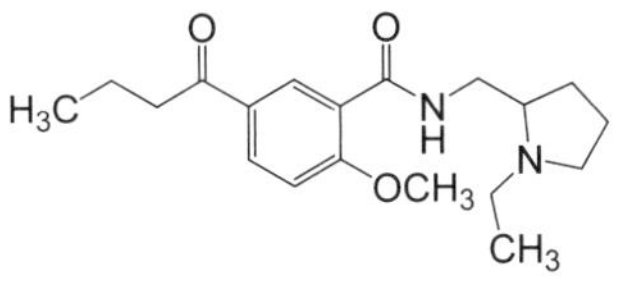

化学名 (±)-5-Butyryl-*N*-[(1-ethyl-2-pyrrolidinyl)methyl]-*o*-anisamide

(±)-5-丁酰基-*N*-[(1-乙基-2-吡咯烷基)甲基]-2-茴香酰胺

CAS 登录号 64779-98-2

INN list 55

药效分类 镇吐药

伊洛达普

Ilonidap（*INN*）

化学结构式

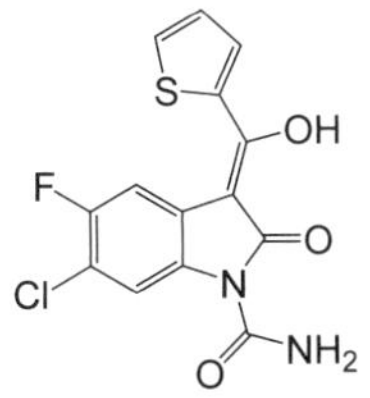

分子式和分子量 $C_{14}H_8ClFN_2O_3S$ 338.74

化学名 6-Chloro-5-fluoro-3-[(*Z*)-*α*-hydroxy-2-thienylidene]-2-oxo-1-indolinecarboxamide

6-氯-5-氟-3-[(*Z*)-*α*-羟基-2-噻吩甲亚基]-2-氧代-1-吲哚啉甲酰胺

CAS 登录号 135202-79-8

INN list 70

药效分类 抗炎镇痛药

伊洛马司他

Ilomastat（*INN*）

化学结构式

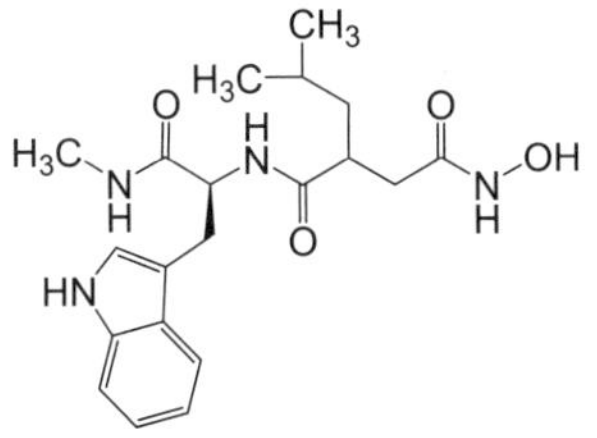

分子式和分子量 $C_{20}H_{28}N_4O_4$ 388.46

化学名 (*R*)-*N*[1]-Hydroxy-*N*-[(*S*)-2-indol-3-yl-1-(methylcarbamoyl)ethyl]-2-isobutylsuccinamide

(*R*)-*N*[1]-羟基-*N*-[(*S*)-2-吲哚-3-基-1-(甲基氨基甲酰基)乙基]-2-异丁基丁二酰胺

CAS 登录号 142880-36-2

INN list 73

药效分类 基质金属蛋白酶抑制药，抗肿瘤药

伊洛哌酮

Iloperidone（*INN*）

化学结构式

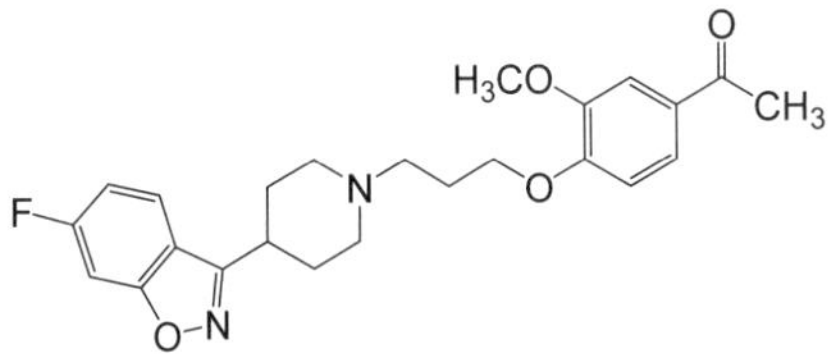

分子式和分子量 $C_{24}H_{27}FN_2O_4$ 426.48

化学名 1-[4-[3-[4-(6-Fluoro-1,2-benzoxazol-3-yl)piperidin-1-yl]propoxy]-3-methoxyphenyl]ethanone

1-[4-[3-[4-(6-氟-1,2-苯并噁唑-3-基)哌啶-1-基]丙氧基]-3-甲氧基苯基]乙酮

CAS 登录号 133454-47-4

INN list 69

药效分类 抗精神病药

伊洛前列素

Iloprost（*INN*）

化学结构式

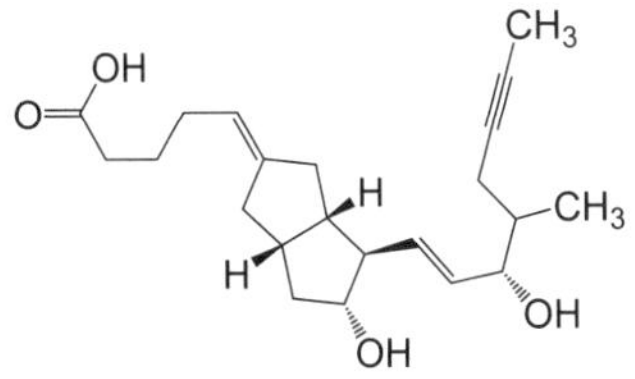

分子式和分子量 $C_{22}H_{32}O_4$ 360.49

化学名 (5*E*)-[(3*aS*,4*R*,5*R*,6*aS*)-5-Hydroxy-4-[(1*E*)-(3*S*,4*RS*)-3-hydroxy-4-methyloct-1-en-6-ynyl]hexahydropentalen-2(1*H*)-ylidene]pentanoic acid

(5*E*)-[(3*aS*,4*R*,5*R*,6*aS*)-5-羟基-4-[(1*E*)-(3*S*,4*RS*)-3-羟基-4-甲基辛-1-烯-6-炔基]六氢并环戊二烯-2(1*H*)-亚基]戊酸

CAS 登录号 78919-13-8

INN list 48

药效分类 前列腺素类药，血管扩张药，抗血小板聚集药

伊洛色替

Ilorasertib（*INN*）

化学结构式

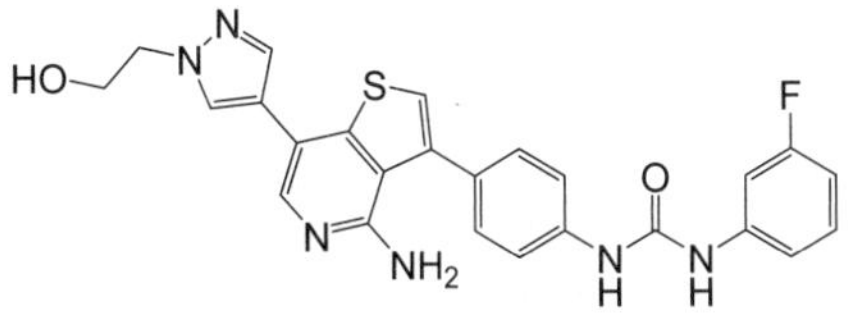

分子式和分子量 $C_{25}H_{21}FN_6O_2S$ 488.54

化学名 *N*-(4-{4-Amino-7-[1-(2-hydroxyethyl)-1*H*-pyrazol-4-yl]thieno[3,2-*c*]pyridin-3-yl}phenyl)-*N*′-(3-fluorophenyl)urea

N-(4-{4-氨基-7-[1-(2-羟乙基)-1*H*-吡唑-4-基]噻吩并[3,2-*c*]

吡啶-3-基}苯基)-N'-(3-氟苯基)脲

CAS 登录号 1227939-82-3

INN list 108

药效分类 抗肿瘤药

伊洛沙星

Irloxacin（*INN*）

化学结构式

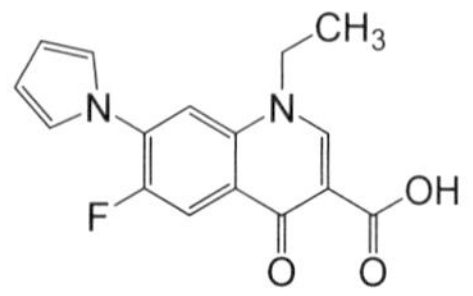

分子式和分子量 $C_{16}H_{13}FN_2O_3$ 300.28

化学名 1-Ethyl-6-fluoro-1,4-dihydro-4-oxo-7-pyrrol-1-yl-3-quinolinecarboxylic acid

1-乙基-6-氟-1,4-二氢-4-氧代-7-吡咯-1-基-3-喹啉羧酸

CAS 登录号 91524-15-1

INN list 53

药效分类 抗菌药

伊马芬

Imafen（*INN*）

化学结构式

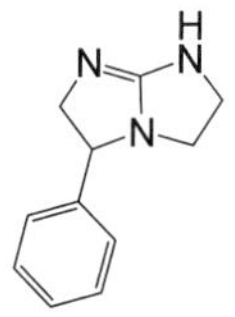

分子式和分子量 $C_{11}H_{13}N_3$ 187.25

化学名 2,3,5,6-Tetrahydro-5-(or-3-)-phenyl-1*H*-imidazo[1,2-*a*]imidazole

2,3,5,6-四氢化-5-(3-)-苯基-1*H*-咪唑并[1,2-*a*]咪唑

CAS 登录号 42116-77-8; 53361-24-3[盐酸盐]

INN list 34

药效分类 抗抑郁药

伊马吉仑

Imarikiren（*INN*）

化学结构式

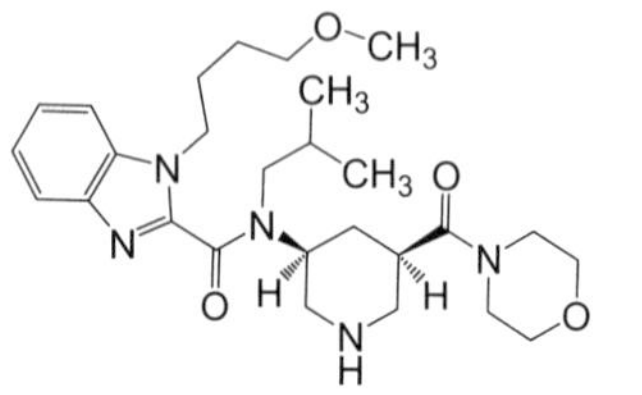

分子式和分子量 $C_{27}H_{41}N_5O_4$ 499.66

化学名 1-(4-Methoxybutyl)-*N*-(2-methylpropyl)-*N*-[(3*S*,5*R*)-5-(morpholine-4-carbonyl)piperidin-3-yl]-1*H*-benzimidazole-2-carboxamide

1-(4-甲氧基丁基)-*N*-(2-甲基丙基)-*N*-[(3*S*,5*R*)-5-(吗啉-4-羰基)哌啶-3-基]-1*H*-苯并咪唑-2-甲酰胺

CAS 登录号 1202265-63-1

INN list 116

药效分类 肾素抑制药

伊马替尼

Imatinib（*INN*）

化学结构式

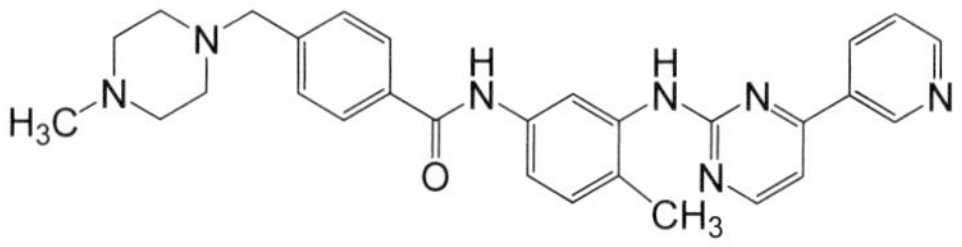

分子式和分子量 $C_{29}H_{31}N_7O$ 493.60

化学名 4-[(4-Methylpiperazin-1-yl)methyl]-*N*-[4-methyl-3-[(4-pyridin-3-ylpyrimidin-2-yl)amino]phenyl]benzamide

4-[(4-甲基哌嗪-1-基)甲基]-*N*-[4-甲基-3-[4-吡啶-3-基嘧啶-2-基]氨基]苯基]苯甲酰胺

CAS 登录号 152459-95-5

INN list 84

药效分类 蛋白激酶抑制剂类抗肿瘤药

ATC 分类 L01XE01

伊马昔尔

Imanixil（*INN*）

化学结构式

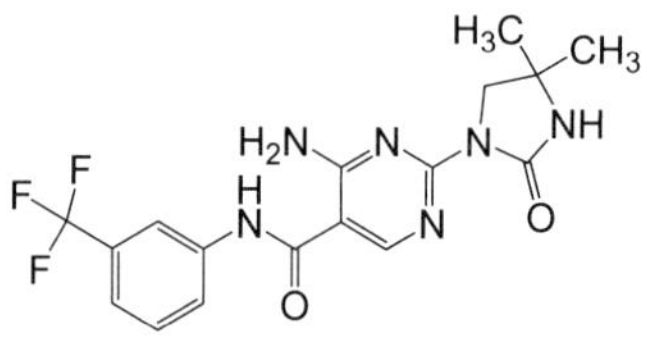

分子式和分子量 $C_{17}H_{17}F_3N_6O_2$ 394.35

化学名 4-Amino-2-(4,4-dimethyl-2-oxo-1-imidazolidinyl)-*α*,*α*,*α*-trifluoro-5-pyrimidinecarboxy-*m*-toluidide

4-氨基-2-(4,4-二甲基-2-氧-1-咪唑烷基)-*α*,*α*,*α*-三氟-5-嘧啶羧基-3-酰替甲苯胺

CAS 登录号 75689-93-9

INN list 53

药效分类 抗动脉硬化药

伊马唑旦

Imazodan（*INN*）

化学结构式

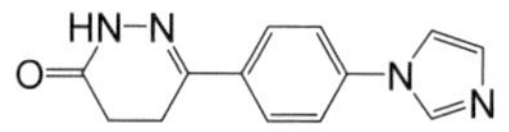

分子式和分子量 $C_{13}H_{12}N_4O$ 240.27

化学名 4,5-Dihydro-6-(*p*-imidazol-1-ylphenyl)-3(2*H*)-pyridazinone

4,5-二氢-6-(4-咪唑-1-基苯基)-3(2*H*)-哒嗪酮

CAS 登录号 84243-58-3；89198-09-4[盐酸盐]

INN list 55

药效分类 强心药

伊玛地南

Imaradenant（*INN*）

化学结构式

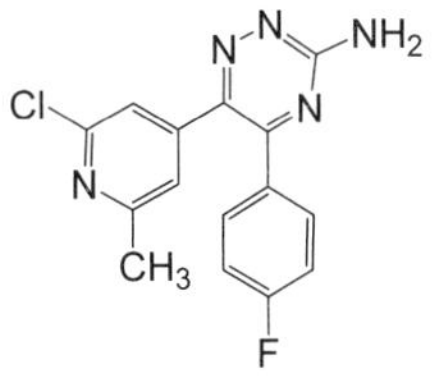

分子式和分子量 $C_{15}H_{11}ClFN_5$ 315.74

化学名 6-(2-Chloro-6-methylpyridin-4-yl)-5-(4-fluorophenyl)-1,2,4-triazin-3-amine

6-(2-氯-6-甲基吡啶-4-基)-5-(4-氟苯基)-1,2,4-三嗪-3-胺

CAS 登录号 1321514-06-0

INN list 122

药效分类 腺苷受体拮抗药

伊美克

Imexon（*INN*）

化学结构式

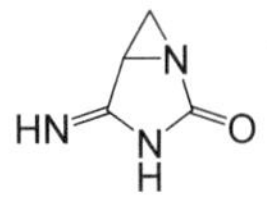

分子式和分子量 $C_4H_5N_3O$ 111.10

化学名 4-Amino-1,3-diazabicyclo[3.1.0]hex-3-en-2-one

4-氨基-1,3-二氮杂双环[3.1.0]己-3-烯-2-酮

CAS 登录号 59643-91-3

INN list 37

药效分类 免疫增强药

伊米磷铂

Imifoplatin（*INN*）

化学结构式

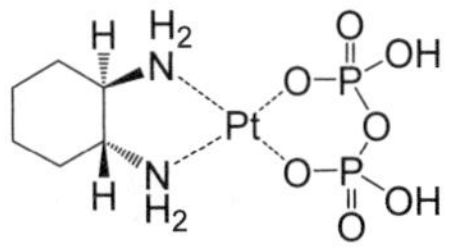

分子式和分子量 $C_6H_{16}N_2O_7P_2Pt$ 485.23

化学名 Dihydrogen (*SP*-4-2)-[(1*R*,2*R*)-cyclohexane-1,2-diamine-κ^2N^1,N^2][diphosphato(4$^-$)-κ^2O^1,O^3]platinate(2$^-$)

二氢(*SP*-4-2)-[(1*R*,2*R*)-环己烷-1,2-二胺合-κ^2N^1,N^2][二磷酸根(4$^-$)κ^2O^1,O^3]铂盐(2$^-$)

CAS 登录号 1339960-28-9

INN list 121

药效分类 抗肿瘤药

伊米帕锰

Imisopasem Manganese（*INN*）

化学结构式

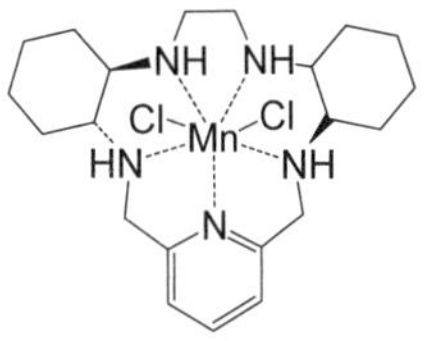

分子式和分子量 $C_{21}H_{35}Cl_2MnN_5$ 483.38

化学名 (*PB*-7-11-2344′3′)-Dichloro[(4*aR*,13*aR*,17*aR*,21*aR*)-1,2,3,4,4*a*,5,6,12,13,13*a*,14,15,16,17,17*a*,18,19,20,21,21*a*-eicosahydro-11,7-nitrilo-7*H*-dibenzo[*b,h*][1,4,7,10]tetraazacycloheptadecine-κN^5, κN^{13}, κN^{18}, κN^{21}, κN^{22}]-manganese

(*PB*-7-11-2344′3′)-二氯[(4*aR*,13*aR*,17*aR*,21*aR*)-1,2,3,4,4*a*,5,6,12,13,13*a*,14,15,16,17,17*a*,18,19,20,21,21*a*-二十氢-11,7-次氮基-7*H*-二苯并[*b,h*][1,4,7,10]四氮杂环十七熳-κN^5, κN^{13}, κN^{18}, κN^{21}, κN^{22}]-合锰

CAS 登录号 218791-21-0

INN list 95

药效分类 抗炎药

伊莫德吉

Erismodegib（*INN*）

化学结构式

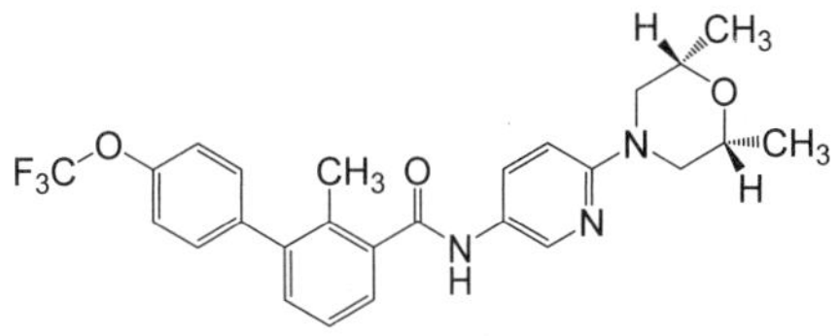

分子式和分子量 $C_{26}H_{26}F_3N_3O_3$ 485.50

化学名 *N*-[6-[(2*R*,6*S*)-2,6-Dimethylmorpholin-4-yl]pyridin-3-yl]-2-methyl-4'-(trifluoromethoxy)-[1,1'-biphenyl]-3-carboxamide

N-[6-[(2*R*,6*S*)-2,6-二甲基吗啉-4-基]吡啶-3-基]-2-甲基-4'-(三氟甲氧基)-[1,1'-联苯]-3-甲酰胺

CAS 登录号 956697-53-3

INN list 104

药效分类 抗肿瘤药

伊莫福新

Ilmofosine（*INN*）

化学结构式

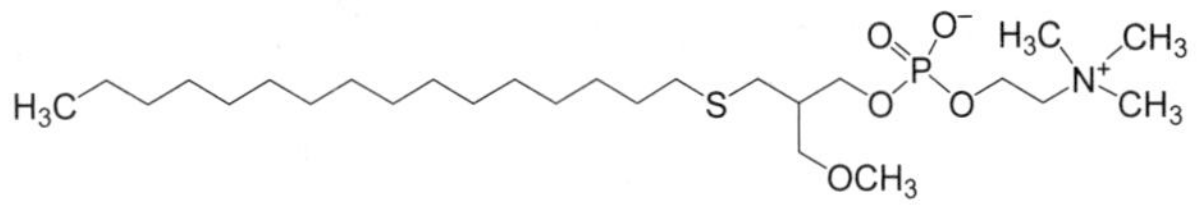

分子式和分子量 $C_{26}H_{56}NO_5PS$ 525.77

化学名 [2-(Hexadecylsulfanylmethyl)-3-methoxypropyl]2-(trimethylazaniumyl)ethyl phosphate

[2-(十六烷基硫甲基)-3-甲氧基丙基] 2-(甲基氮鎓基)乙基磷酸酯盐

CAS 登录号　89315-55-9

INN list　56

药效分类　抗肿瘤药

伊莫拉明

Imolamine（*INN*）

化学结构式

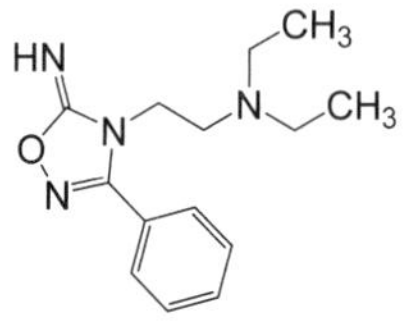

分子式和分子量　$C_{14}H_{20}N_4O$　260.33

化学名　4-[2-(Diethylamino)ethyl]-5-imino-3-phenyl-Δ^2-1,2,4-oxadiazoline

4-[2-(二乙氨基)乙基]-5-氨亚基-3-苯基-Δ^2-1,2,4-氧杂二唑啉

CAS 登录号　318-23-0

INN list　16

药效分类　冠脉扩张药，抗心肌缺血药

ATC 分类　C01DX09

伊莫特罗

Imoxiterol（*INN*）

化学结构式

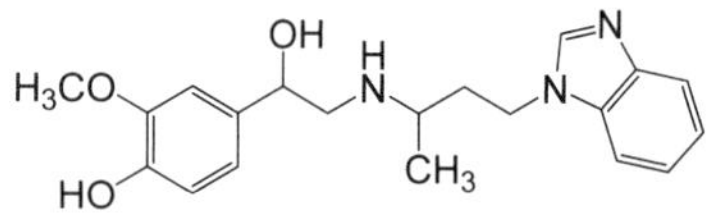

分子式和分子量　$C_{20}H_{25}N_3O_3$　355.43

化学名　*α*-[[[3-(1-Benzimidazolyl)-1-methylpropyl]amino]methyl] vanillyl alcohol

α-[[[3-(1-苯并咪唑基)-1-甲基丙基]氨基]甲基]香草醇

CAS 登录号　88578-07-8

INN list　52

药效分类　支气管舒张药

伊姆托克拉

Imlatoclax（*INN*）

化学结构式

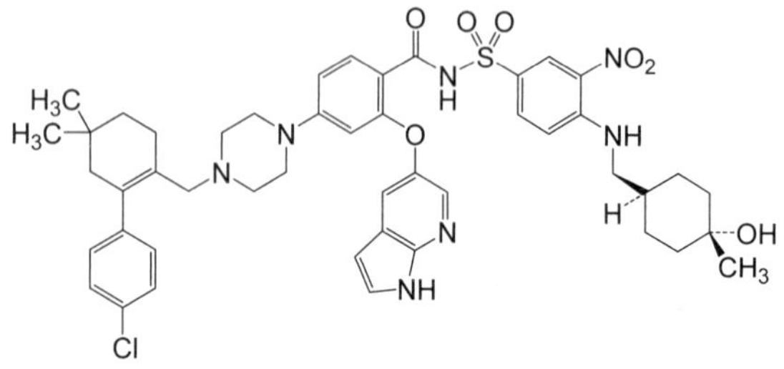

分子式和分子量　$C_{47}H_{54}ClN_7O_7S$　896.51

化学名　4-(4-{[2-(4-Chlorophenyl)-4,4-dimethylcyclohex-1-en-1-yl]methyl}piperazin-1-yl)-*N*-(4-{[(*trans*-4-hydroxy-4-methylcyclohexyl)methyl]amino}-3-nitrobenzenesulfonyl)-2-[(1*H*-pyrrolo[2,3-*b*]pyridin-5-yl)oxy]benzamide

4-(4-{[2-(4-氯苯基)-4,4-二甲基环己-1-烯-1-基]甲基}哌嗪-1-基)-*N*-(4-{[(反-4-羟基-4-甲基环己基)甲基]氨基}-3-硝基苯磺酰基)-2-[(1*H*-吡咯并[2,3-*b*]吡啶-5-基)氧基]苯甲酰胺

CAS 登录号　1257050-45-5

INN list　115

药效分类　抗肿瘤药

伊那卡兰

Inakalant（*INN*）

化学结构式

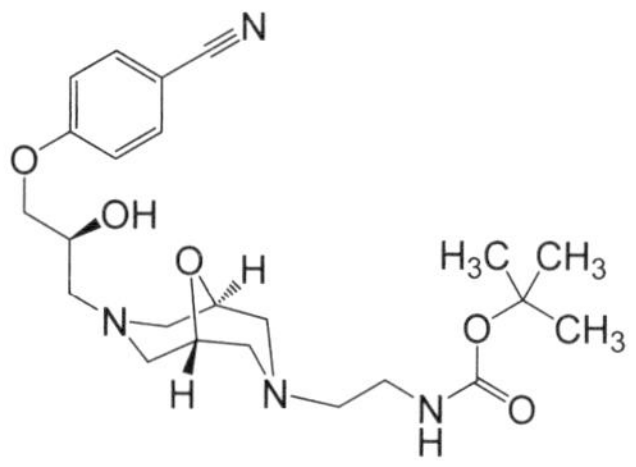

分子式和分子量　$C_{23}H_{34}N_4O_5$　446.54

化学名　*tert*-Butyl [2-[7-[(2*S*)-3-(4-cyanophenoxy)-2-hydroxypropyl]-9-oxa-3,7-diazabicyclo[3.3.1]nonan-3-yl]ethyl]carbamate

叔丁基　[2-[7-[(2*S*)-3-(4-氰基苯氧基)-2-羟基丙基]-9-氧杂-3,7-二氮杂双环[3.3.1]壬烷-3-基]乙基]氨基甲酸酯

CAS 登录号　335619-18-6

INN list　95

药效分类　抗心律失常药

伊那利塞

Inavolisib（*INN*）

化学结构式

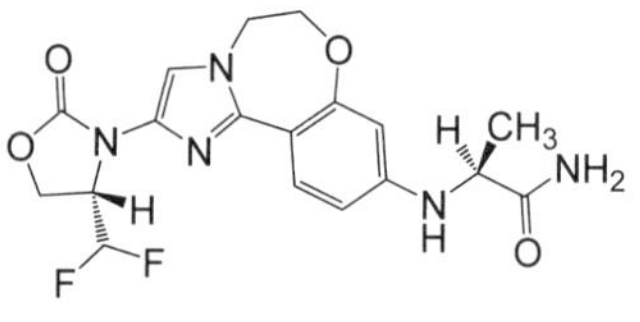

分子式和分子量　$C_{18}H_{19}F_2N_5O_4$　407.38

化学名　(2*S*)-2-({2-[(4*S*)-4-(Difluoromethyl)-2-oxo-1,3-oxazolidin-3-yl]-5,6-dihydroimidazo[1,2-*d*][1,4]benzoxazepin-9-yl}amino) propanamide

(2*S*)-2-({2-[(4*S*)-4-(二氟甲基)-2-氧代-1,3-噁唑烷-3-基]-5,6-二氢咪唑并[1,2-*d*][1,4]苯并氧杂氮杂䓬-9-基}氨基)丙酰胺

CAS 登录号　2060571-02-8

INN list　122

药效分类　抗肿瘤药

伊那尼布

Enasidenib（*INN*）

化学结构式

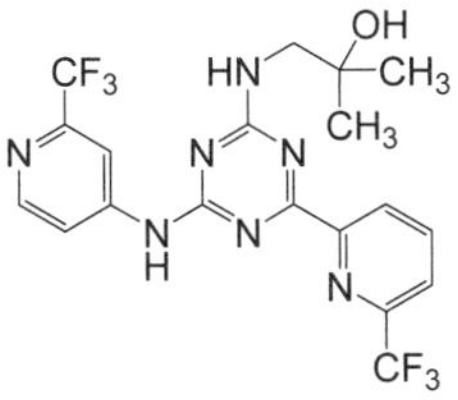

分子式和分子量 $C_{19}H_{17}F_6N_7O$ 473.14

化学名 2-Methyl-1-[(4-[6-(trifluoromethyl)pyridin-2-yl]-6-{[2-(trifluoromethyl)pyridin-4-yl]amino}-1,3,5-triazin-2-yl)amino]propan-2-ol

2-甲基-1-[(4-[6-(三氟甲基)吡啶-2-基]-6-{[2-(三氟甲基)吡啶-4-基]氨基}-1,3,5-三嗪-2-基)氨基]丙-2-醇

CAS 登录号 1446502-11-9

INN list 113

药效分类 抗肿瘤药

伊那培林

Inaxaplin（*INN*）

化学结构式

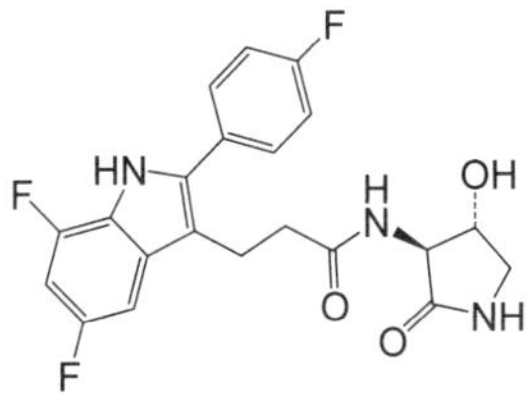

分子式和分子量 $C_{21}H_{18}F_3N_3O_3$ 417.39

化学名 3-[5,7-Difluoro-2-(4-fluorophenyl)-1*H*-indol-3-yl]-*N*-[(3*S*,4*R*)-4-hydroxy-2-oxopyrrolidin-3-yl]propanamide

3-[5,7-二氟-2-(4-氟苯基)-1*H*-吲哚-3-基]-*N*-[(3*S*,4*R*)-4-羟基-2-氧代吡咯烷-3-基]丙酰胺

CAS 登录号 2446816-88-0

INN list 125

药效分类 载脂蛋白 L1 (APOL1)功能抑制药

伊尼帕利

Iniparib（*INN*）

化学结构式

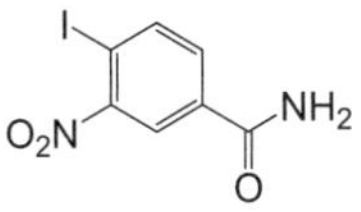

分子式和分子量 $C_7H_5IN_2O_3$ 292.03

化学名 4-Iodo-3-nitrobenzamide

4-碘-3-硝基苯甲酰胺

CAS 登录号 160003-66-7

INN list 103

药效分类 抗肿瘤药

伊诺布地

Inobrodib（*INN*）

化学结构式

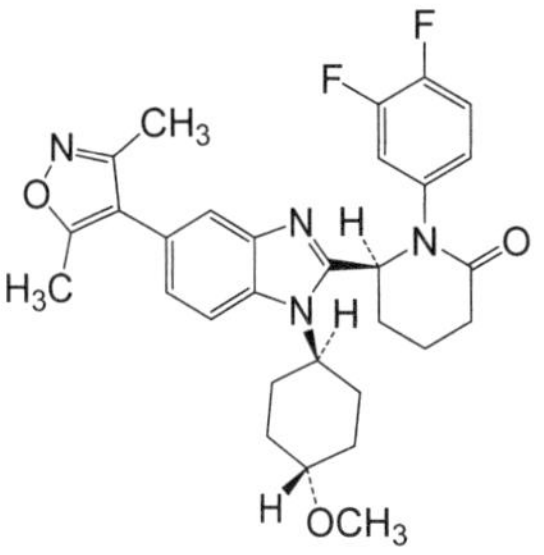

分子式和分子量 $C_{30}H_{32}F_2N_4O_3$ 534.61

化学名 (6*S*)-1-(3,4-Difluorophenyl)-6-[5-(3,5-dimethyl-1,2-oxazol-4-yl)-1-(*trans*-4-methoxycyclohexyl)-1*H*-benzimidazol-2-yl]piperidin-2-one

(6*S*)-1-(3,4-二氟苯基)-6-[5-(3,5-二甲基-1,2-噁唑-4-基)-1-(反-4-甲氧基环己基)-1*H*-苯并咪唑-2-基]哌啶-2-酮

CAS 登录号 2222941-37-7

INN list 125

药效分类 组蛋白乙酰转移酶p300和CREB结合蛋白抑制药，抗肿瘤药

伊诺加群

Inogatran（*INN*）

化学结构式

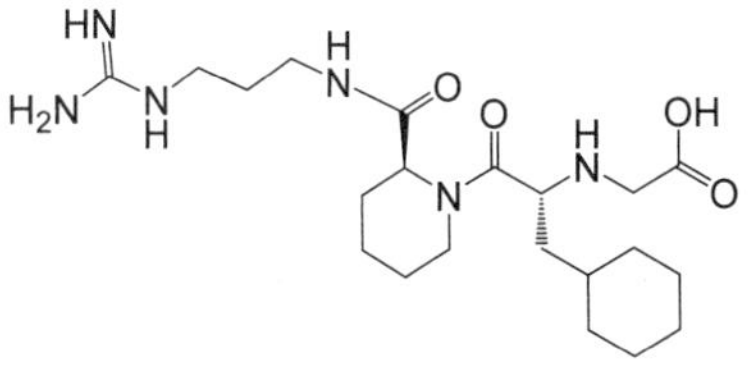

分子式和分子量 $C_{21}H_{38}N_6O_4$ 438.56

化学名 *N*-[(1*R*)-2-Cyclohexyl-1-[[(2*S*)-2-[(3-guanidinopropyl)carbamoyl]piperidino]carbonyl]ethyl]glycine

N-[(1*R*)-2-环己基-1-[[(2*S*)-2-[(3-胍基丙基)氨基甲酰]哌啶并]羰基]乙基]甘氨酸

CAS 登录号 155415-08-0

INN list 72

药效分类 凝血酶抑制药

伊诺列宗

Inolitazone（*INN*）

化学结构式

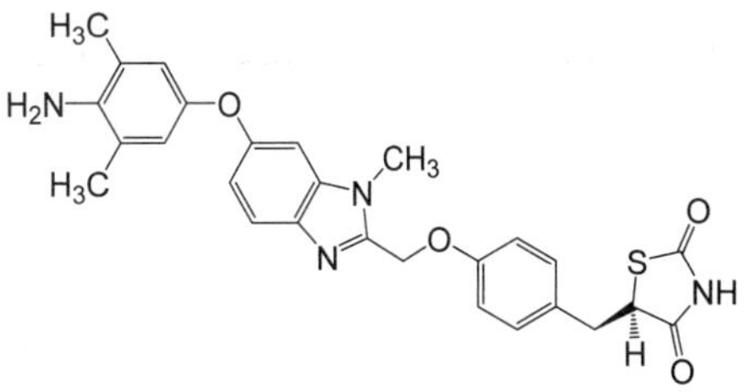

分子式和分子量 $C_{27}H_{26}N_4O_4S$ 502.58

化学名 *R*-5-[[4-[[6-(4-Amino-3,5-dimethylphenoxy)-1-methyl-1*H*-benzimidazol-2-yl]methoxy]phenyl]methyl]-1,3-thiazolidine-2,4-dione

R-5-[[4-[[6-(4-氨基-3,5-二甲基苯基)-1-甲基-1*H*-苯并咪唑-2-基]甲氧基]苯基]甲基]-1,3-四氢噻唑-2,4-二酮

CAS 登录号 223132-37-4

INN list 99

药效分类 抗肿瘤药

伊诺匹坦

Imnopitant（*INN*）

化学结构式

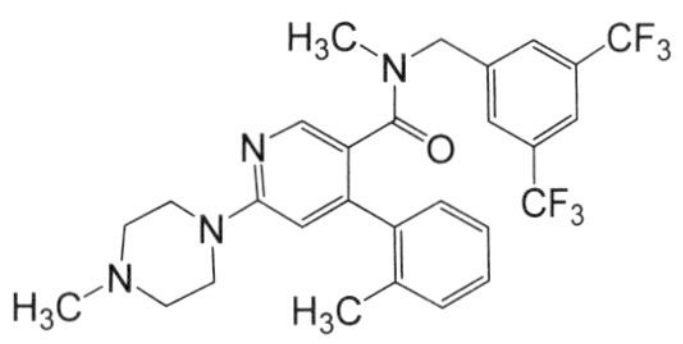

分子式和分子量 $C_{28}H_{28}F_6N_4O$ 550.55

化学名 *N*-{[3,5-Bis(trifluoromethyl)phenyl]methyl}-*N*-methyl-4-(2-methylphenyl)-6-(4-methylpiperazin-1-yl)pyridine-3-carboxamide

N-{[3,5-双(三氟甲基)苯基]甲基}-*N*-甲基-4-(-甲基苯基)-6-(4-甲基哌嗪-1-基)吡啶-3-甲酰胺

CAS 登录号 290297-57-3

INN list 121

药效分类 神经激肽 NK1 受体拮抗药

伊诺特龙

Inocoterone（*INN*）

化学结构式

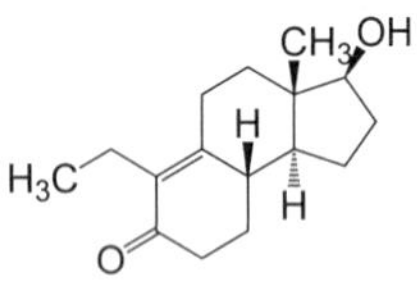

分子式和分子量 $C_{16}H_{24}O_2$ 248.36

化学名 17*β*-Hydroxy-2,5-seco-A-dinorestr-9-en-5-one

17*β*-羟基-2,5-断-A-二降雌甾-9-烯-5-酮

CAS 登录号 83646-97-3; 83646-86-0[乙酸酯]

INN list 54

药效分类 抗雄激素药，抗痤疮药

伊帕地南

Inupadenant（*INN*）

化学结构式

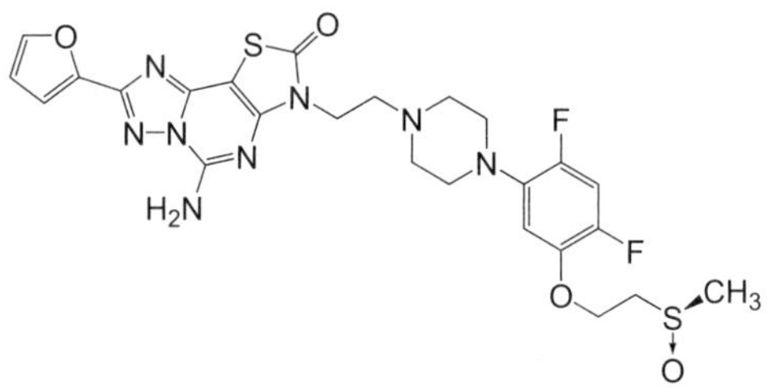

分子式和分子量 $C_{25}H_{26}F_2N_8O_4S_2$ 604.65

化学名 (+)-5-Amino-3-{2-[4-(2,4-difluoro-5-{2-[(*S*)-methanesulfinyl]ethoxy}phenyl)piperazin-1-yl]ethyl}-8-(furan-2-yl)[1,3]thiazolo[5,4-*e*][1,2,4]triazolo[1,5-*c*]pyrimidin-2(3*H*)-one

(+)-5-氨基-3-{2-[4-(2,4-二氟-5-{2-[(*S*)-甲基亚硫酰基]乙氧基}苯基)哌嗪-1-基]乙基}-8-(呋喃-2-基)[1,3]噻唑并[5,4-*e*][1,2,4]三唑并[1,5-*c*]嘧啶-2(3*H*)-酮

CAS 登录号 2246607-08-7

INN list 123

药效分类 腺苷受体拮抗药，抗肿瘤药

伊培沙宗

Ipenoxazone（*INN*）

化学结构式

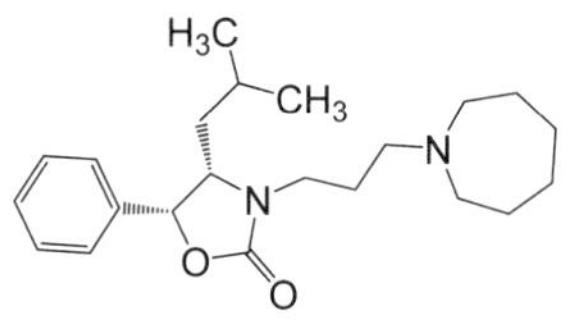

分子式和分子量 $C_{22}H_{34}N_2O_2$ 358.52

化学名 (+)-(4*S*,5*R*)-3-[3-(Hexahydro-1*H*-azepin-1-yl)propyl]-4-isobutyl-5-phenyl-2-oxazolidinone

(+)-(4*S*,5*R*)-3-[3-(六氢-1*H*-氮杂䓬-1-基)丙基]-4-异丁基-5-苯基-2-噁唑烷酮

CAS 登录号 104454-71-9

INN list 71

药效分类 NMDA 受体拮抗药

伊培西定

Ipexidine（*INN*）

化学结构式（见下）

分子式和分子量 $C_{26}H_{54}N_{10}O_2$ 528.8

化学名 1-[*N*'-[3-[4-[3-[[Amino-(hexylcarbamoylamino)methyl-

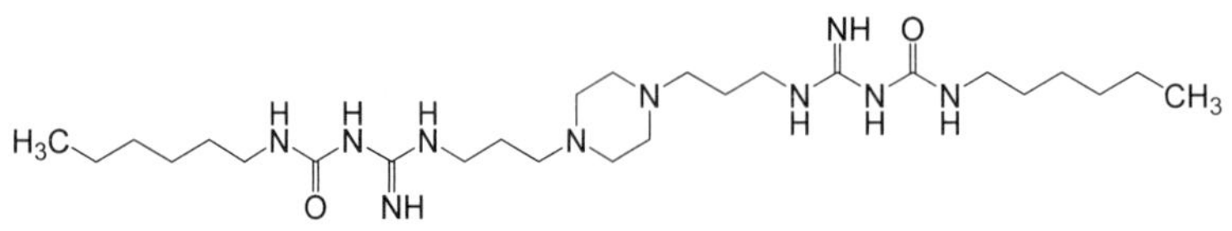

伊培西定

idene]amino]propyl]piperazin-1-yl]propyl]carbamimidoyl]-3-hexylurea

1-[N'-[3-[4-[3-[[氨基-(己基氨基甲酰氨基)亚甲基]氨基]丙基]哌嗪-1-基]丙基]氨甲亚氨基]-3-己基脲

CAS 登录号 69017-89-6；69017-90-9[甲磺酸盐]

INN list 44

药效分类 防龋齿药

伊匹达克林

Ipidacrine（*INN*）

化学结构式

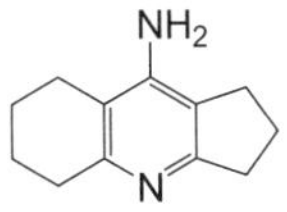

分子式和分子量 $C_{12}H_{16}N_2$ 188.27

化学名 9-Amino-2,3,5,6,7,8-hexahydro-1*H*-cyclopenta[*b*]quinoline

9-氨基-2,3,5,6,7,8-六氢-1*H*-环戊并[*b*]喹啉

CAS 登录号 62732-44-9

INN list 73

药效分类 抗胆碱酯酶药

伊匹纳班

Ibipinabant（*INN*）

化学结构式

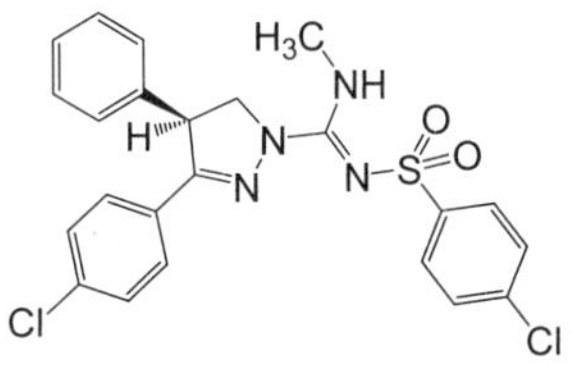

分子式和分子量 $C_{23}H_{20}Cl_2N_4O_2S$ 487.40

化学名 (*E*,4*S*)-*N*'-(4-Chlorobenzenesulfonyl)-3-(4-chlorophenyl)-*N*-methyl-4-phenyl-4,5-dihydro-1*H*-pyrazole-1-carboximidamide

(*E*,4*S*)-*N*'-(4-氯代苯磺酰基)-3-(4-氯代苯基)-*N*-甲基-4-苯基-4,5-二氢-1*H*-吡唑-1-甲脒

CAS 登录号 464213-10-3

INN list 99

药效分类 大麻素受体拮抗药

伊匹尼塞

Ispinesib（*INN*）

化学结构式

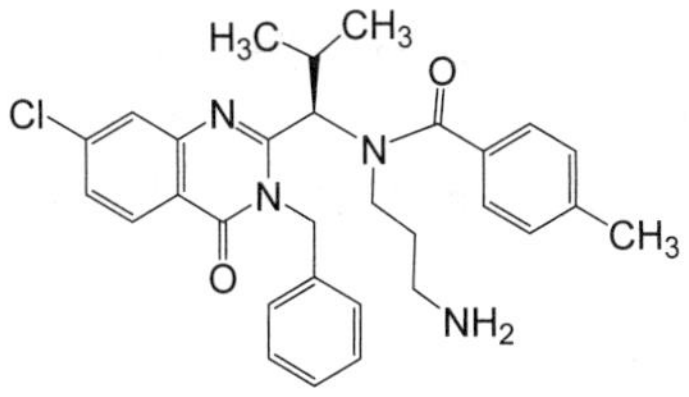

分子式和分子量 $C_{30}H_{33}ClN_4O_2$ 517.07

化学名 *N*-(3-Aminopropyl)-*N*-[(1*R*)-1-(3-benzyl-7-chloro-4-oxo-3,4-dihydroquinazolin-2-yl)-2-methylpropyl]-4-methylbenzamide

N-(3-氨基丙基)-*N*-[(1*R*)-1-(3-苯甲基-7-氯-4-氧-3,4-二氢喹唑啉-2-基)-异丁基]-4-甲基苯甲酰胺

CAS 登录号 336113-53-2；514820-03-2[甲磺酸盐]

INN list 92

药效分类 抗肿瘤药

伊匹妥英

Imepition

化学结构式

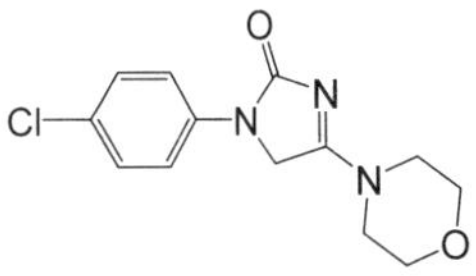

分子式和分子量 $C_{13}H_{14}ClN_3O_2$ 279.5

化学名 1-(4-Chlorophenyl)-4-(morpholin-4-yl)-1,5-dihydro-2*H*-imidazol-2-one

1-(4-氯苯基)-4-(吗啉-4-基)-1,5-二氢-2*H*-咪唑-2-酮

CAS 登录号 188116-07-6

药效分类 抗癫痫药，抗焦虑药

伊匹文特

Ipivivint（*INN*）

化学结构式

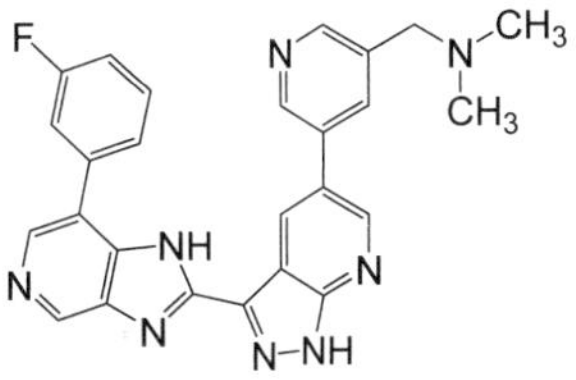

分子式和分子量 $C_{26}H_{21}FN_8$ 464.51

化学名 1-(5-{3-[7-(3-Fluorophenyl)-1*H*-imidazo[4,5-*c*]pyridin-2-yl]-1*H*-pyrazolo[3,4-*b*]pyridin-5-yl}pyridin-3-yl)-*N*,*N*-dimethylmethanamine

1-(5-{3-[7-(3-氟苯基)-1*H*-咪唑并[4,5-*c*]吡啶-2-基]-1*H*-吡唑并[3,4-*b*]吡啶-5-基}吡啶-3-基]-*N*,*N*-二甲基甲胺

CAS 登录号 1481617-15-5

INN list 123

药效分类 Wnt 通路抑制药

伊普可泮

Iptacopan（*INN*）

化学结构式

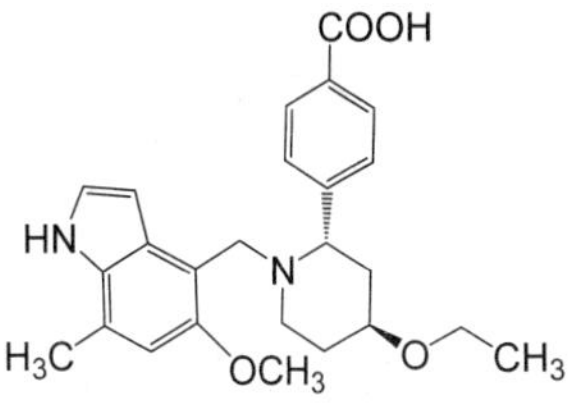

分子式和分子量　$C_{25}H_{30}N_2O_4$　422.53

化学名　4-{(2*S*,4*S*)-4-Ethoxy-1-[(5-methoxy-7-methyl-1*H*-indol-4-yl)methyl]piperidin-2-yl}benzoic acid

4-{(2*S*,4*S*)-4-乙氧基-1-[((5-甲氧基-7-甲基-1*H*-吲哚-4-基)甲基]哌啶-2-基}苯甲酸

CAS 登录号　1644670-37-0

INN list　122

药效分类　补体因子 B 抑制药

伊普柳氮

Ipsalazide（*INN*）

化学结构式

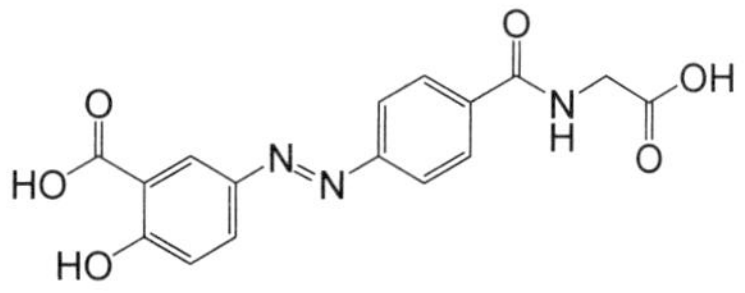

分子式和分子量　$C_{16}H_{13}N_3O_6$　343.29

化学名　(*E*)-*p*-[(3-Carboxy-4-hydroxyphenyl)azo]hippuric acid

(*E*)-4-[(3-羧基-4-羟苯基)偶氮]马尿酸

CAS 登录号　80573-03-1

INN list　48

药效分类　抗溃疡性结肠炎药

伊普吲哚

Iprindole（*INN*）

化学结构式

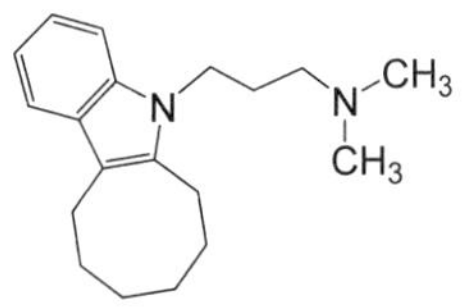

分子式和分子量　$C_{19}H_{28}N_2$　284.44

化学名　5-[3-(Dimethylamino)propyl]-6,7,8,9,10,11-hexahydro-5*H*-cyclooct[*b*]indole

5-[3-(二甲氨基)丙基]-6,7,8,9,10,11-六氢-5*H*-环辛[*b*]吲哚

CAS 登录号　5560-72-5

INN list　15

药效分类　抗抑郁药

伊屈非定

Idralfidine（*INN*）

化学结构式

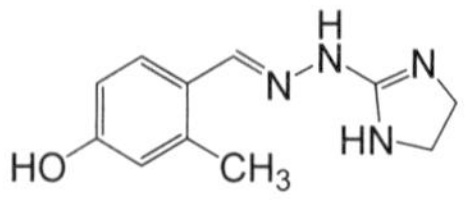

分子式和分子量　$C_{11}H_{14}N_4O$　218.26

化学名　4-[(*E*)-(4,5-Dihydro-1*H*-imidazol-2-ylhydrazinylidene)methyl]-3-methylphenol

4-[(*E*)-(4,5-二氢-1*H*-咪唑-2-基肼基亚基)甲基]-3-甲基苯酚

CAS 登录号　95668-38-5

INN list　54

药效分类　α_2 受体拮抗药

伊屈孟酮

Idramantone（*INN*）

化学结构式

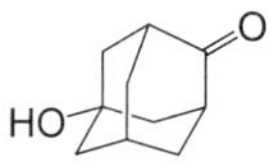

分子式和分子量　$C_{10}H_{14}O_2$　166.22

化学名　5-Hydroxy-2-adamantanone

5-羟基-2-金刚烷酮

CAS 登录号　20098-14-0

INN list　71

药效分类　免疫增强药

伊屈诺昔

Idronoxil（*INN*）

化学结构式

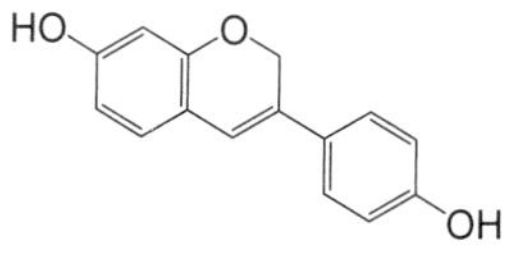

分子式和分子量　$C_{15}H_{12}O_3$　240.25

化学名　3-(4-Hydroxyphenyl)-2*H*-chromen-7-ol

3-(4-羟苯基)-2*H*-苯并吡喃-7-醇

CAS 登录号　81267-65-4

INN list　91

药效分类　抗肿瘤药

伊屈普利

Idrapril（*INN*）

化学结构式

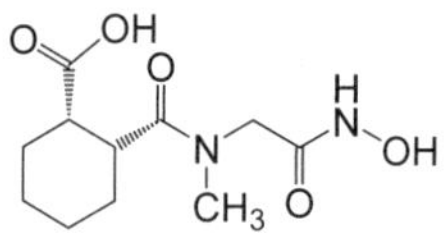

分子式和分子量　$C_{11}H_{18}N_2O_5$　258.27

化学名　(1*S*,2*R*)-2-[[(Hydroxycarbamoyl)methyl]methylcarbamoyl]cyclohexanecarboxylic acid

(1*S*,2*R*)-2-[[(羟基氨基甲酰基)甲基]甲基氨基甲酰基]环己烷羧酸

CAS 登录号　127420-24-0

INN list　66

药效分类　抗高血压药，血管紧张素转换酶抑制药

伊屈瑞德

Idrevloride（*INN*）

化学结构式

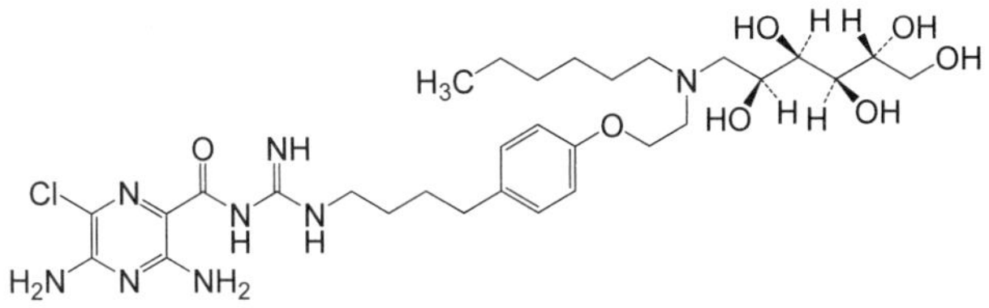

分子式和分子量　$C_{30}H_{49}ClN_8O_7$　669.22

化学名　3,5-Diamino-6-chloro-*N*-{[4-(4-{2-[(1-deoxy-D-glucitol-1-yl)(hexyl)amino]ethoxy}phenyl)butyl]carbamimidoyl}pyrazine-2-carboxamide

3,5-二氨基-6-氯-*N*-{[4-(4-{2-[(1-脱氧-D-葡萄糖醇-1-基)(己基)氨基]乙氧基}苯基)丁基]甲脒基}吡嗪-2-甲酰胺

CAS 登录号　1416973-63-1

INN list　125

药效分类　上皮钠通道(ENaC)阻滞药

伊屈西那

Idremcinal（*INN*）

化学结构式

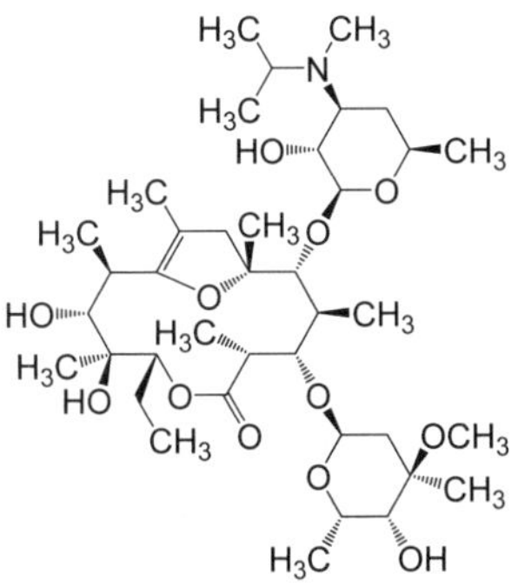

分子式和分子量　$C_{39}H_{69}NO_{12}$　743.96

化学名　8,9-Didehydro-*N*-demethyl-9-deoxo-6-deoxy-6,9-epoxy-*N*-isopropylerythromycin

8,9-二脱氢-*N*-脱甲基-9-脱氧-6-脱氧-6,9-环氧-*N*-异丙基红霉素

CAS 登录号　110480-13-2

INN list　81

药效分类　促胃肠蠕动药，胃动素激动药

伊屈昔莱酸

Idroxioleic Acid（*INN*）

化学结构式

rac

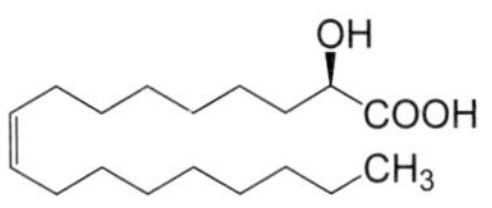

分子式和分子量　$C_{18}H_{34}O_3$　298.47

化学名　*rac*-(2*R*,9*Z*)-2-Hydroxyoctadec-9-enoic acid

外消旋-(2*R*,9*Z*)-2-羟基十八碳-9-烯酸

CAS 登录号　56472-29-8

INN list　124

药效分类　鞘磷脂合酶激活药，抗肿瘤药

伊曲茶碱

Istradefylline（*INN*）

化学结构式

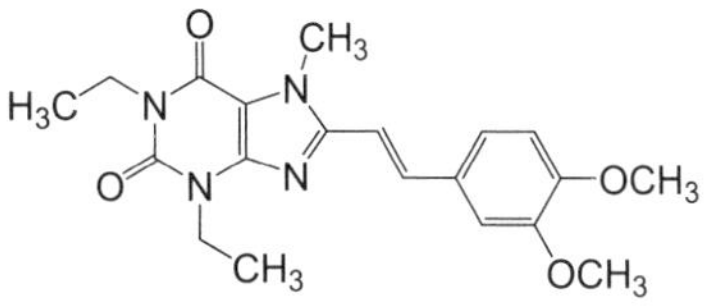

分子式和分子量　$C_{20}H_{24}N_4O_4$　384.43

化学名　8-[(1*E*)-2-(3,4-Dimethoxyphenyl)ethenyl]-1,3-diethyl-7-methyl-3,7-dihydro-1*H*-purine-2,6-dione

8-[(1*E*)-2-(3,4-二甲氧基苯基)乙烯基]-1,3-二乙基-7-甲基-3,7-二氢-1*H*-嘌呤-2,6-二酮

CAS 登录号　155270-99-8

INN list　89

药效分类　腺苷 A_2A 受体拮抗药，抗震颤麻痹药

伊曲谷胺

Itriglumide（*INN*）

化学结构式

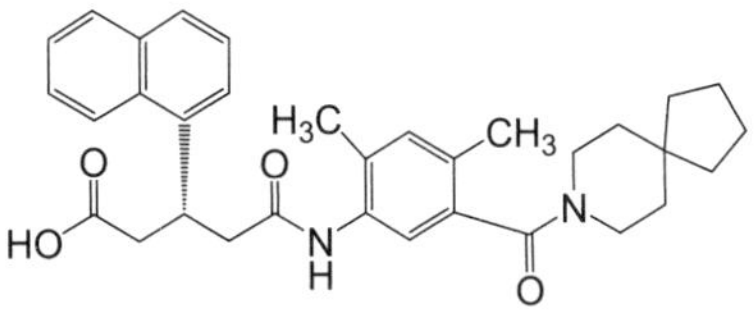

分子式和分子量　$C_{33}H_{38}N_2O_4$　526.67

化学名　(*R*)-*N*-[2-(8-Azaspiro[4.5]decan-8-ylcarbonyl)-4',6'-dimethylphenyl]-3-(1-naphthyl)glutaramic acid

(*R*)-*N*-[2-(8-氮杂螺[4.5]癸-8-基羰基)-4',6'-二甲基苯基]-3-(1-萘基)戊酰胺酸

CAS 登录号　201605-51-8

INN list　82

药效分类　抗溃疡药

伊曲卡尼

Itrocainide（*INN*）

化学结构式

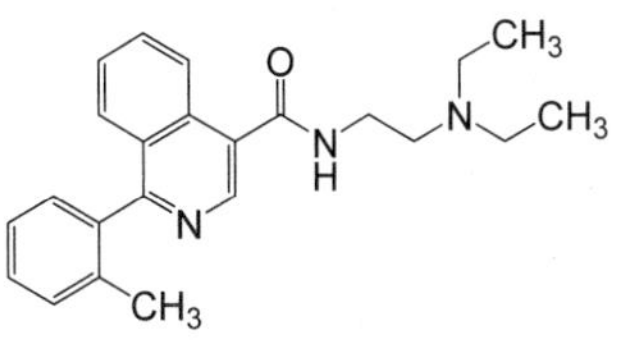

分子式和分子量　$C_{23}H_{27}N_3O$　361.48

化学名　*N*-[2-(Diethylamino)ethyl]-1-*o*-tolyl-4-isoquinolinecarboxamide

N-[2-(二乙基氨基)乙基]-1-(2-甲苯基)-4-异喹啉甲酰胺

CAS 登录号　90828-99-2

INN list　53

药效分类　抗心律失常药

伊曲康唑

Itraconazole（*INN*）

化学结构式

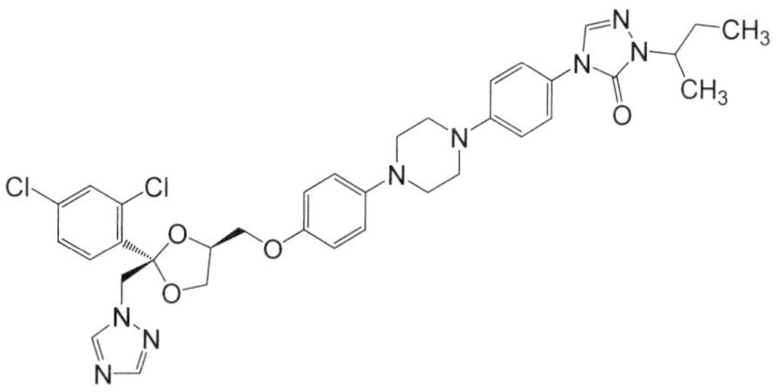

分子式和分子量　$C_{35}H_{38}Cl_2N_8O_4$　705.63

化学名　(±)-1-*sec*-Butyl-4-[*p*-[4-[*p*-[[(2*R**,4*S**)-2-(2,4-dichlorophenyl)-2-(1*H*-1,2,4-triazol-1-ylmethyl)-1,3-dioxolan-4-yl]methoxy]phenyl]-1-piperazinyl]phenyl]-Δ^2-1,2,4-trizolin-5-one

(±)-1-仲丁基-4-[4-[4-[4-[[(2*R**,4*S**)-2-(2,4-二氯苯基)-2-(1*H*-1,2,4-三氮唑-1-甲基)-1,3-二氧戊环-4-基]甲氧基]苯基]-1-哌嗪基]苯基]-Δ^2-1,2,4-三唑-5-酮

CAS 登录号　84625-61-6

INN list　50

药效分类　三唑类抗真菌药

ATC 分类　J02AC02

伊曲奈德

Itrocinonide（*INN*）

化学结构式

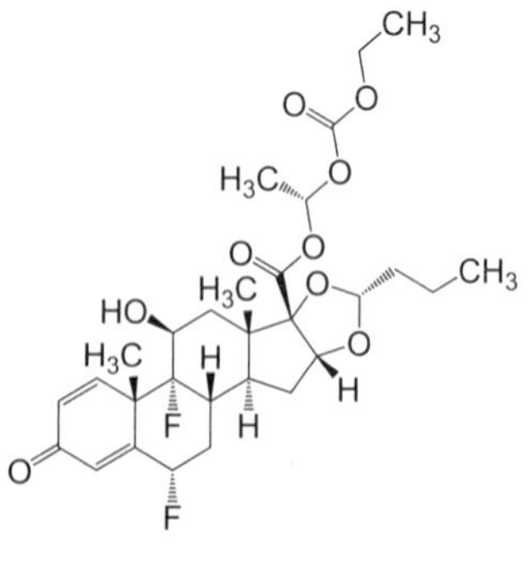

分子式和分子量　$C_{29}H_{38}F_2O_9$　568.60

化学名　6*α*,9-Difluoro-11*β*,16*α*,17-trihydroxy-3-oxoandrosta-1,4-diene-17*β*-carboxylic acid, ester with (*S*)-1-[(ethyloxycarbonyl)oxy]ethyl, (*R*)-16,17-acetal with butyraldehyde

6*α*,9-二氟-11*β*,16*α*,17-三羟基-3-氧雄甾-1,4-二烯-17*β*-羧酸(*S*)-1[(乙氧羰基)氧]乙基酯 (*R*)-16,17-缩丁醛

CAS 登录号　106033-96-9

INN list　62

药效分类　肾上腺皮质激素类药

伊森纳群

Irsenontrine（*INN*）

化学结构式

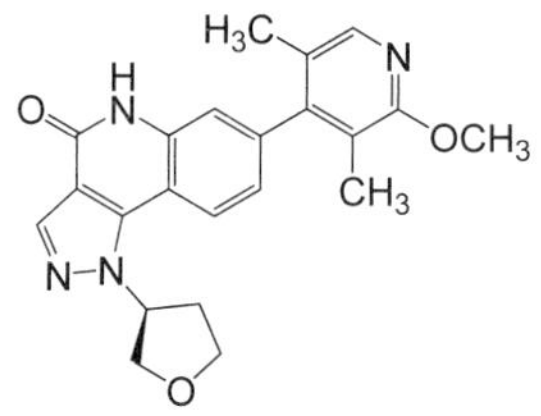

分子式和分子量　$C_{22}H_{22}N_4O_3$　390.44

化学名　7-(2-Methoxy-3,5-dimethylpyridin-4-yl)-1-[(3*S*)-oxolan-3-yl]-1,5-dihydro-4*H*-pyrazolo[4,3-*c*]quinolin-4-one

7-(2-甲氧基-3,5-二甲基吡啶-4-基)-1-[(3*S*)-氧杂环戊烷-3-基]-1,5-二氢-4*H*-吡唑并[4,3-*c*]喹啉-4-酮

CAS 登录号　1429509-82-9

INN list　125

药效分类　磷酸二酯酶(PDE)9 抑制药

伊森昔替尼

Izencitinib（*INN*）

化学结构式

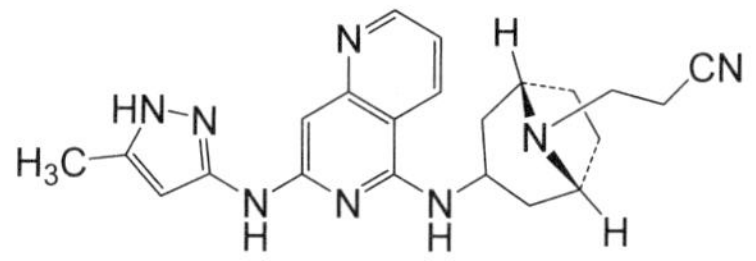

分子式和分子量　$C_{22}H_{26}N_8$　402.51

化学名　3-[(1*R*,3*S*,5*S*)-3-({7-[(5-Methyl-1*H*-pyrazol-3-yl)amino]-1,6-naphthyridin-5-yl}amino)-8-azabicyclo[3.2.1]octan8-yl]propanenitrile

3-[(1*R*,3*S*,5*S*)-3-({7-[(5-甲基-1*H*-吡唑-3-基)氨基]-1,6-萘啶-5-基}氨基)-8-氮杂双环[3.2.1]辛烷 8-基]丙腈

CAS 登录号　2051918-33-1

INN list　121

药效分类　Janus 酪氨酸激酶抑制药

伊沙马多

Isalmadol（*INN*）

化学结构式

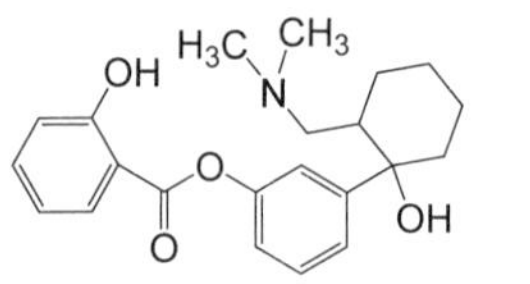

分子式和分子量　$C_{22}H_{27}NO_4$　369.45

化学名 3-[(1*RS*,2*RS*)-2-[(Dimethylamino)methyl]-1-hydroxycyclohexyl]phenyl 2-hydroxybenzoate

3-[(*1RS*,2*RS*)-2-[(二甲氨基)甲基]-1-羟基环己基]苯基 2-羟苯酸酯

CAS 登录号 269079-62-1

INN list 92

药效分类 镇痛药

伊沙匹隆

Ixabepilone（*INN*）

化学结构式

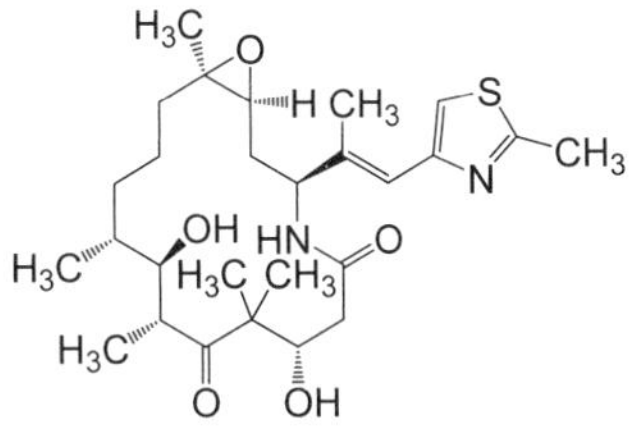

分子式和分子量 $C_{27}H_{42}N_2O_5S$ 506.70

化学名 (1*S*,3*S*,7*S*,10*R*,11*S*,12*S*,16*R*)-7,11-Dihydroxy-8,8,10,12,16-pentamethyl-3-[(1*E*)-1-methyl-2-(2-methylthiazol-4-yl)ethenyl]-17-oxa-4-azabicyclo[14.1.0]heptadecane-5,9-dione

(1*S*,3*S*,7*S*,10*R*,11*S*,12*S*,16*R*)-7,11-二羟基-8,8,10,12,16-五甲基-3-[(1*E*)-1-甲基-2-(2-甲基噻唑-4-基)乙烯基]-17-氧杂-4-氮杂双环[14.1.0]十五烷-5,9-二酮

CAS 登录号 219989-84-1

INN list 89

药效分类 抗生素类抗肿瘤药

ATC 分类 L01DC04

伊沙司坦

Isalsteine（*INN*）

化学结构式

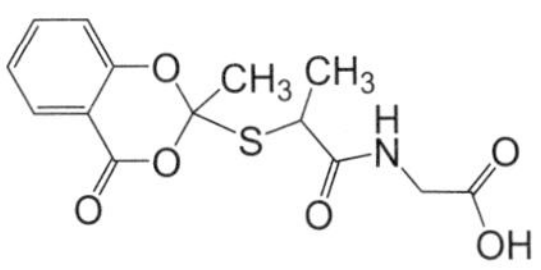

分子式和分子量 $C_{14}H_{15}NO_6S$ 325.34

化学名 (±)-*N*-[2-[(2-Methyl-4-oxo-1,3-benzodioxan-2-yl)thio]propionyl]glycine

(±)-*N*-[2-[(2-甲基-4-氧代-1,3-苯并二噁烷-2-基)硫代]丙酰]甘氨酸

CAS 登录号 116818-99-6

INN list 63

药效分类 黏液溶解药

伊沙索宁

Isaxonine（*INN*）

分子式和分子量 $C_7H_{11}N_3$ 137.18

化学结构式

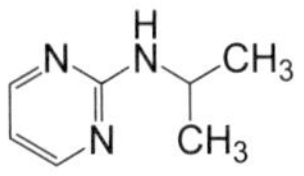

化学名 2-(Isopropylamino)pyrimidine

2-(异丙氨基)嘧啶

CAS 登录号 881-17-4

INN list 40

药效分类 神经生长促进药

伊沙佐米

Ixazomib（*INN*）

化学结构式

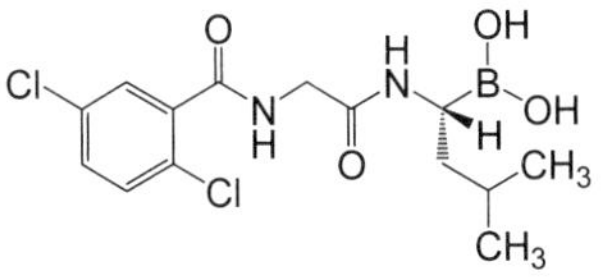

分子式和分子量 $C_{14}H_{19}BCl_2N_2O_4$ 361.03

化学名 [(1*R*)-1-[(2,5-Dichlorobenzamido)acetamido]-3-methylbutyl]boronic acid

[(1*R*)-1-[(2,5-二氯苯甲酰氨基)乙酰氨基]-3-甲基丁基]硼酸

CAS 登录号 1072833-77-2

INN list 104

药效分类 抗肿瘤药

伊舒纳昔

Isuzinaxib（*INN*）

化学结构式

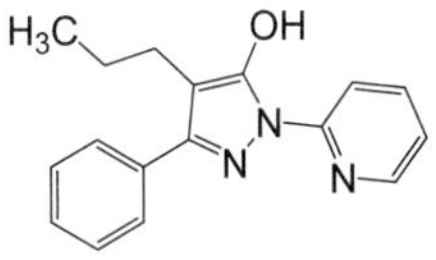

分子式和分子量 $C_{17}H_{17}N_3O$ 279.34

化学名 3-Phenyl-4-propyl-1-(pyridin-2-yl)-1*H*-pyrazol-5-ol

3-苯基-4-丙基-1-(吡啶-2-基)-1*H*-吡唑-5-醇

CAS 登录号 1270084-92-8

INN list 124

药效分类 NADPH 氧化酶(NOX)抑制药

伊司他肟

Istaroxime（*INN*）

化学结构式

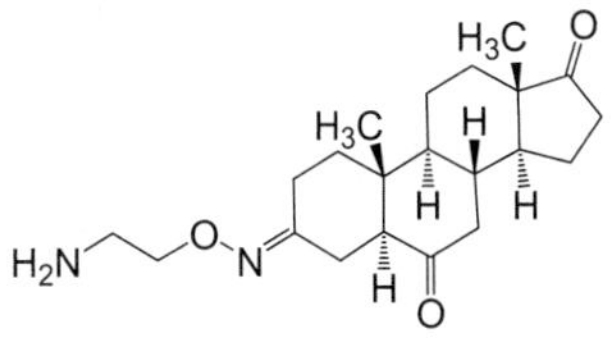

分子式和分子量 $C_{21}H_{32}N_2O_3$ 360.49

化学名 3-[(2-Aminoethoxy)imino]-5*α*-androstan-6,17-dione

3-[(2-氨基乙氧基)氨亚基]-5*α*-雄甾烷-6,17-二酮

CAS 登录号 203737-93-3

INN list 93

药效分类 促智药

伊索克酸

Isoxepac（*INN*）

化学结构式

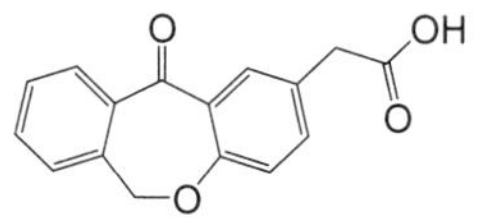

分子式和分子量 $C_{16}H_{12}O_4$ 268.26

化学名 6,11-Dihydro-11-oxodibenz[*b*,*e*]oxepin-2-acetic acid

6,11-二氢-11-氧二苯并[*b*,*e*]氧杂环庚熳-2-乙酸

CAS 登录号 55453-87-7

INN list 37

药效分类 抗炎药

伊索拉定

Irsogladine（*INN*）

化学结构式

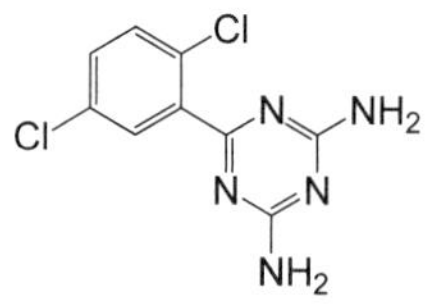

分子式和分子量 $C_9H_7Cl_2N_5$ 256.09

化学名 2,4-Diamino-6-(2,5-dichlorophenyl)-*s*-triazine

2,4-二氨基-6-(2,5-二氯苯基)-1,3,5-三嗪

CAS 登录号 57381-26-7

INN list 58

药效分类 抗溃疡药

伊索马唑

Isomazole（*INN*）

化学结构式

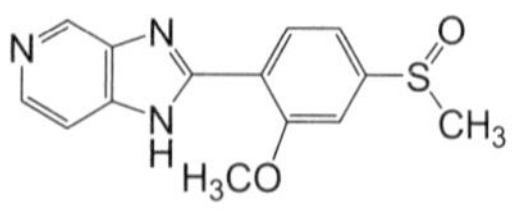

分子式和分子量 $C_{14}H_{13}N_3O_2S$ 287.34

化学名 2-[2-Methoxy-4-(methylsulfinyl)phenyl]-1*H*-imidazo[4,5-*c*]pyridine

2-[2-甲氧基-4-(甲基亚硫酰基)苯基]-1*H*-咪唑并[4,5-*c*]吡啶

CAS 登录号 86315-52-8；87359-33-9[盐酸盐]

INN list 54

药效分类 强心药

伊索昔康

Isoxicam（*INN*）

化学结构式

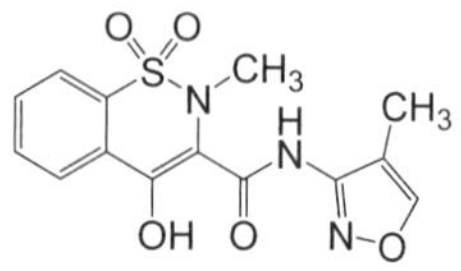

分子式和分子量 $C_{14}H_{13}N_3O_5S$ 335.34

化学名 4-Hydroxy-2-methyl-*N*-(5-methyl-3-isoxazolyl)-2*H*-1,2-benzothiazine-3-carboxamide 1,1-dioxide

4-羟基-2-甲基-*N*-(5-甲基-3-异噁唑基)-2*H*-1,2-苯并噻嗪-3-甲酰胺 1,1-二氧化物

CAS 登录号 34552-84-6

INN list 30

药效分类 抗炎镇痛药

伊他格雷

Itazigrel（*INN*）

化学结构式

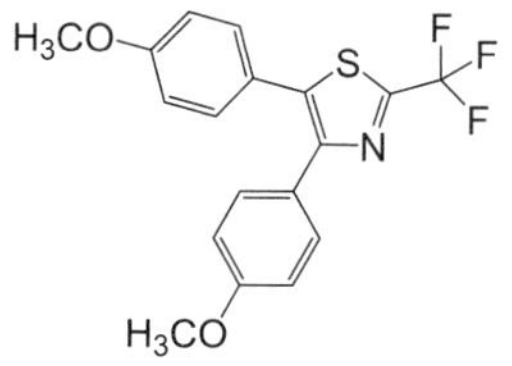

分子式和分子量 $C_{18}H_{14}F_3NO_2S$ 365.37

化学名 4,5-Bis(*p*-Methoxyphenyl)-2-(trifluoromethyl)thiazole

4,5-双(4-甲氧基苯基)-2-(三氟甲基)噻唑

CAS 登录号 70529-35-0

INN list 56

药效分类 抗血小板聚集药

伊他美林

Itameline（*INN*）

化学结构式

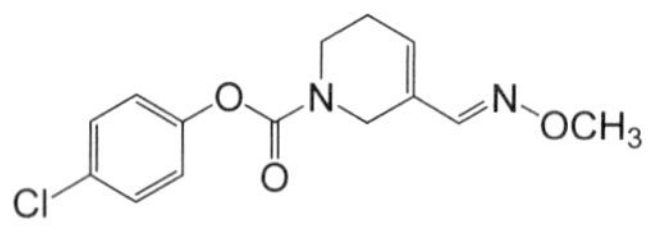

分子式和分子量 $C_{14}H_{15}ClN_2O_3$ 294.73

化学名 (4-Chlorophenyl) 5-[(*E*)-methoxyiminomethyl]-3,6-dihydro-2*H*-pyridine-1-carboxylate

(4-氯苯基) 5-[(*E*)-甲氧基氨亚基甲基]-3,6-二氢-2*H*-吡啶-1-甲酸酯

CAS 登录号 121750-57-0

INN list 71

药效分类 拟胆碱药

伊他诺酮

Itanoxone（*INN*）

化学结构式

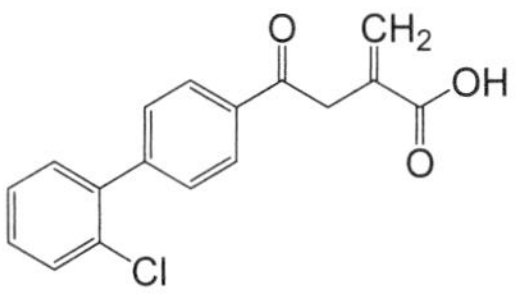

分子式和分子量 $C_{17}H_{13}ClO_3$ 300.74

化学名 2-[4-(2-Chlorophenyl)phenacyl]acrylic acid

2-[4-(2-氯苯基)苯甲酰甲基]丙烯酸

CAS 登录号 58182-63-1

INN list 41

药效分类 排尿酸药

伊他普赛德

itanapraced（*INN*）

化学结构式

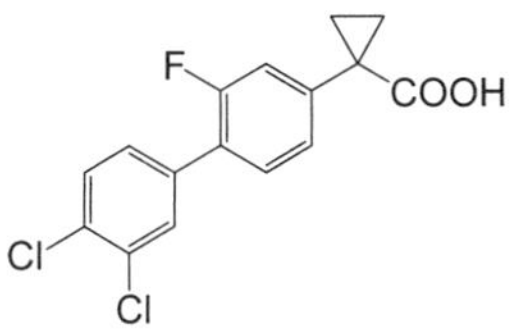

分子式和分子量 $C_{16}H_{11}Cl_2FO_2$ 325.16

化学名 1-(3',4'-Dichloro-2-fluoro[1,1'-biphenyl]-4-yl)cyclopropane-1-carboxylic acid

1-(3',4'-二氯-2-氟[1,1'-联苯]-4-基)环丙烷-1-羧酸

CAS 登录号 749269-83-8

INN list 116

药效分类 免疫调节药

伊他司琼

Itasetron（*INN*）

化学结构式

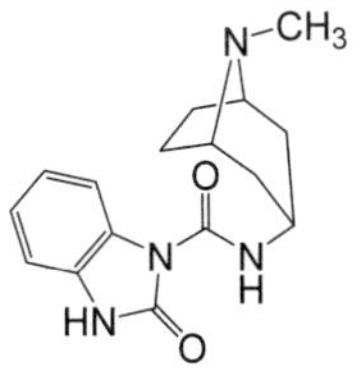

分子式和分子量 $C_{16}H_{20}N_4O_2$ 300.36

化学名 2-Oxo-*N*-1*αH*,5*αH*-tropan-3*α*-yl-1-benzimidazoline-1-carboxamide

2-氧-*N*-1*αH*,5*αH*-托烷-3*α*-基-1-苯并咪唑基-1-甲酰胺

CAS 登录号 123258-84-4

INN list 68

药效分类 5-羟色胺受体拮抗药，镇吐药，抗焦虑药，抗抑郁药

伊他替尼

Itacitinib（*INN*）

化学结构式

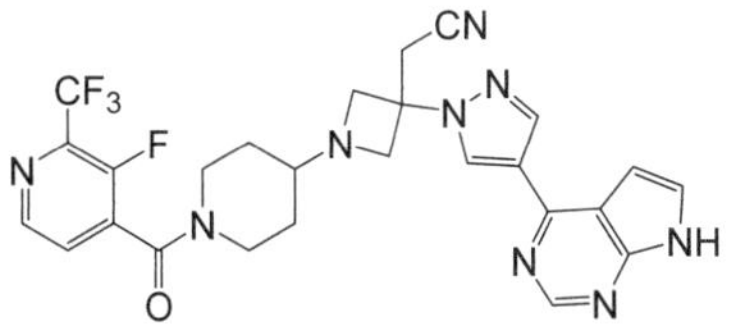

分子式和分子量 $C_{26}H_{23}F_4N_9O$ 553.52

化学名 (1-{1-[3-Fluoro-2-(trifluoromethyl)pyridine-4-carbonyl]piperidin-4-yl}-3-[4-(7*H*-pyrrolo[2,3-*d*]pyrimidin-4-yl)-1*H*-pyrazol-1-yl]azetidin-3-yl)acetonitrile

(1-{1-[3-氟-2-(三氟甲基)吡啶-4-羰基]哌啶-4-基}-3-[4-(7*H*-吡咯并[2,3-*d*]嘧啶-4-基)-1*H*-吡唑-1-基]氮杂环丁-3-基)乙腈

CAS 登录号 1334298-90-6

INN list 115

药效分类 酪氨酸激酶抑制药，抗肿瘤药

伊塔色替

Itacnosertib（*INN*）

化学结构式

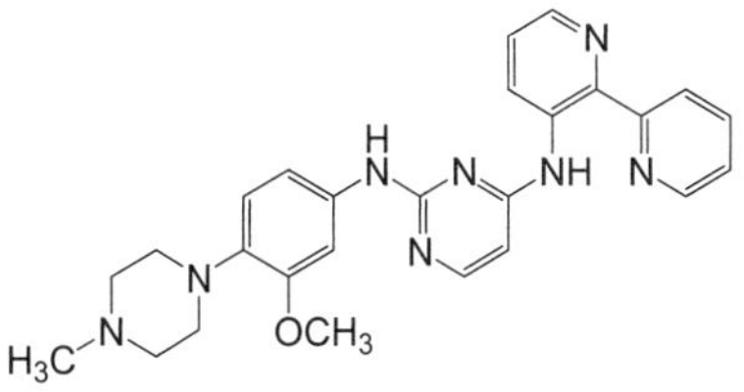

分子式和分子量 $C_{26}H_{28}N_8O$ 468.57

化学名 N^4-([2,2'-Bipyridin]-3-yl)-N^2-[3-methoxy-4-(4-methylpiperazin-1-yl)phenyl]pyrimidine-2,4-diamine

N^4-([2,2'-联吡啶]-3-基)-N^2-[3-甲氧基-4-(4-甲基哌嗪-1-基)苯基]嘧啶-2,4-二胺

CAS 登录号 1628870-27-8

INN list 122

药效分类 丝氨酸/苏氨酸激酶抑制药

伊替马唑

Irtemazole（*INN*）

化学结构式

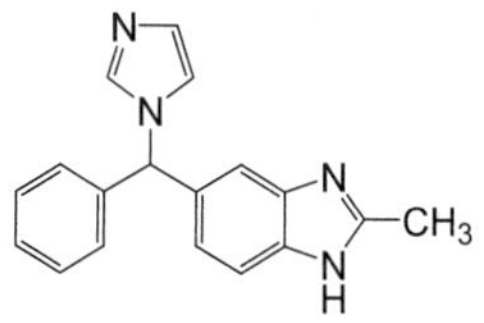

分子式和分子量 $C_{18}H_{16}N_4$ 288.35

化学名 (±)-5-(*α*-Imidazol-1-ylbenzyl)-2-methylbenzimidazole

(±)-5-(*α*-咪唑-1-基苯甲基)-2-甲基苯并咪唑

CAS 登录号 115574-30-6

INN list 60

药效分类 抗痛风药，排尿酸药

伊托必利

Itopride（*INN*）

化学结构式

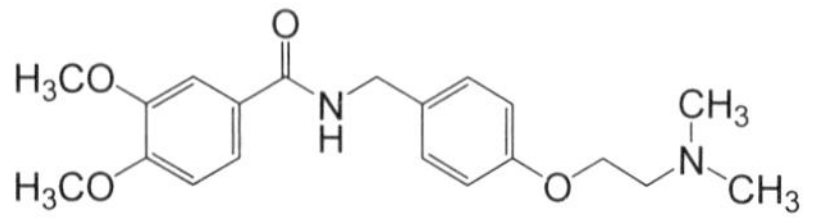

分子式和分子量 $C_{20}H_{26}N_2O_4$ 358.43

化学名 *N*-[4-[2-(*N,N*-Dimethylamino)ethoxy]benzyl]-3,4-dimethoxybenzamide

N-[4-[2-(*N,N*-二甲基氨基)乙氧基]苄基]-3,4-二甲氧基苯甲酰胺

CAS 登录号 122898-67-3

INN list 66

药效分类 镇吐药

伊托碘铵

Ilmetropium Iodide（*INN*）

化学结构式

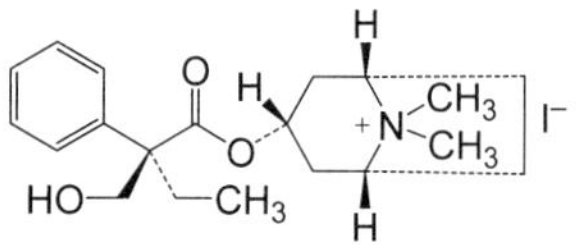

分子式和分子量 $C_{20}H_{30}INO_3$ 459.37

化学名 (1*R*,3*R*,5*S*)-3-{[(2*RS*)-2-(Hydroxymethyl)-2-phenylbutanoyl]oxy}-8,8-dimethyl-8-azabicyclo[3.2.1]octanium iodide

碘化(1*R*,3*R*,5*S*)-3-{[((2*RS*)-2-(羟甲基)-2-苯基丁酰基]氧基}-8,8-二甲基-8-氮杂双环[3.2.1]辛烷鎓

CAS 登录号 129109-88-2

INN list 115

药效分类 支气管舒张药

伊文思蓝

Evans Blue

化学结构式

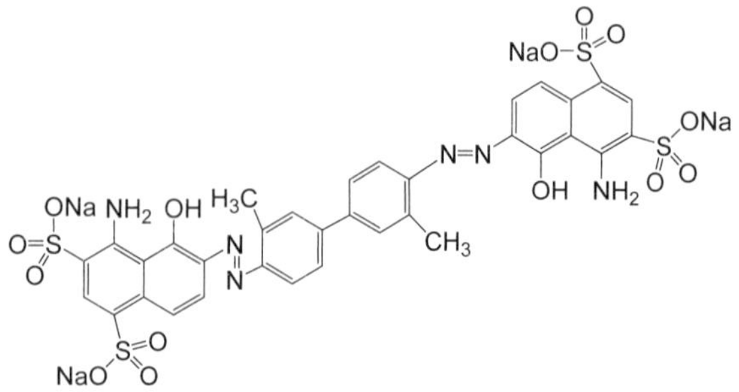

分子式和分子量 $C_{34}H_{24}N_6Na_4O_{14}S_4$ 960.81

化学名 Tetrasodium;4-amino-6-[[4-[4-[(8-amino-1-hydroxy-5,7-disulfonatonaphthalen-2-yl)diazenyl]-3-methylphenyl]-2-methylphenyl]diazenyl]-5-hydroxynaphthalene-1,3-disulfonate

4-氨基-6-[[4-[4-[(8-氨基-1-羟基-5,7-二磺酸基萘-2-基)二氮烯基]-3-甲基苯基]-2-甲基苯基]二氮烯基]-5-羟基萘-1,3-二磺酸 四钠盐

CAS 登录号 314-13-6

药效分类 诊断用药

依巴达可

Ebaresdax（*INN*）

化学结构式

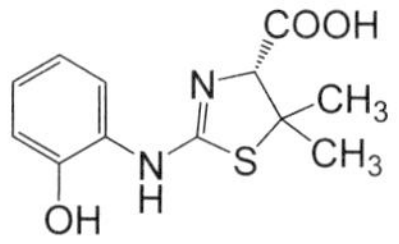

分子式和分子量 $C_{12}H_{14}N_2O_3S$ 266.32

化学名 (4*R*)-2-(2-Hydroxyanilino)-5,5-dimethyl-4,5-dihydro-1,3-thiazole-4-carboxylic acid

(4*R*)-2-(2-羟基苯氨基)-5,5-二甲基-4,5-二氢-1,3-噻唑-4-羧酸

CAS 登录号 1334471-39-4

INN list 124

药效分类 止痛药

依巴尼嗪

Elbanizine（*INN*）

化学结构式

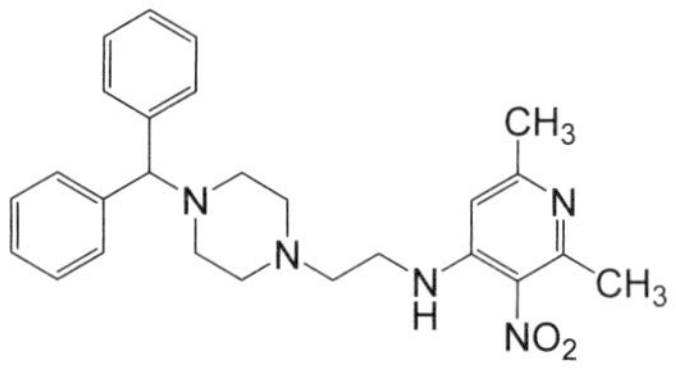

分子式和分子量 $C_{26}H_{31}N_5O_2$ 445.56

化学名 l-[2-[(2,6-Dimethyl-3-nitro-4-pyridyl)amino]ethyl]-4-(diphenylmethyl)piperazine

l-[2-[(2,6-二甲基-3-硝基-4-吡啶基)氨基]乙基]-4-(二苯基甲基)哌嗪

CAS 登录号 110629-41-9

INN list 60

药效分类 抗组胺药

依巴沙星

Ibafloxacin（*INN*）

化学结构式

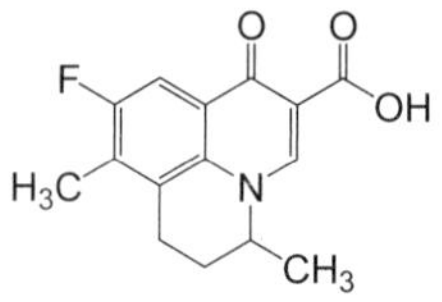

分子式和分子量 $C_{15}H_{14}FNO_3$ 275.27

化学名 9-Fluoro-6,7-dihydro-5,8-dimethyl-1-oxo-1*H*,5*H*-benzo[*i,j*]quinolizine-2-carboxylic acid

9-氟-6,7-二氢-5,8-二甲基-1-氧-1*H*,5*H*-苯并[*i,j*]喹嗪-2-羧酸

CAS 登录号 91618-36-9

INN list 60

药效分类 抗菌药

依巴斯汀

Ebastine（*INN*）

化学结构式

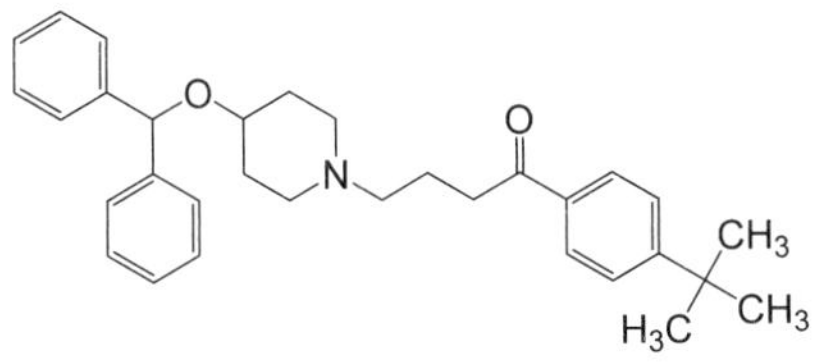

分子式和分子量 $C_{32}H_{39}NO_2$ 469.66

化学名 4-[4-(Diphenylmethoxy)piperidin-1-yl]-1-(4-*tert*-butylphenyl)-1-butanone

4-[4-(二苯甲基氧基)哌啶-1-基]-1-(4-叔丁基苯基)-1-丁酮

CAS 登录号 90729-43-4

INN list 52

药效分类 抗组胺药

依柏康唑

Eberconazole（*INN*）

化学结构式

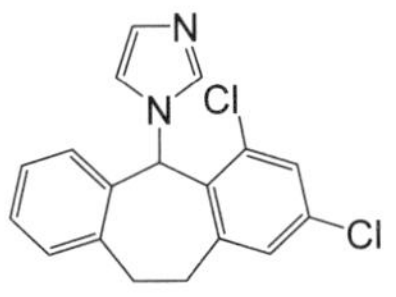

分子式和分子量 $C_{18}H_{14}Cl_2N_2$ 329.22

化学名 1-(2,4-Dichloro-10,11-dihydro-5*H*-dibenzo[*a,d*]cyclohepten-5-yl)imidazole

1-(2,4-二氯-10,11-二氢-5*H*-二苯并[*a,d*]环庚烯-5-基)咪唑

CAS 登录号 128326-82-9

INN list 64

药效分类 抗真菌药

依苯达唑

Etibendazole（*INN*）

化学结构式

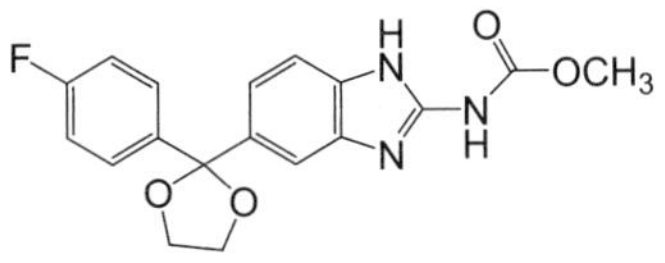

分子式和分子量 $C_{18}H_{16}FN_3O_4$ 357.34

化学名 Methyl 5-[2-(*p*-fluorophenyl)-1,3-dioxolan-2-yl]-2-benzimidazolecarbamate

甲基 5-[2-(4-氟苯)-1,3-二氧戊环-2-基]-2-苯并咪唑氨基甲酸酯

CAS 登录号 64420-40-2

INN list 49

药效分类 抗蠕虫药

依吡碘铵

Etipirium Iodide（*INN*）

化学结构式

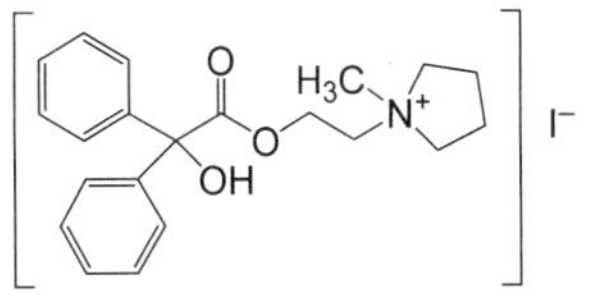

分子式和分子量 $C_{21}H_{26}INO_3$ 467.34

化学名 1-(2-Hydroxyethyl)-1-methylpyrrolidiniumiodide benzilate (ester)

碘化 1-(2-羟乙基)-1-甲基吡咯烷鎓二苯乙醇酸酯

CAS 登录号 3478-15-7

INN list 22

药效分类 解痉药

依吡卡尼

Epicainide（*INN*）

化学结构式

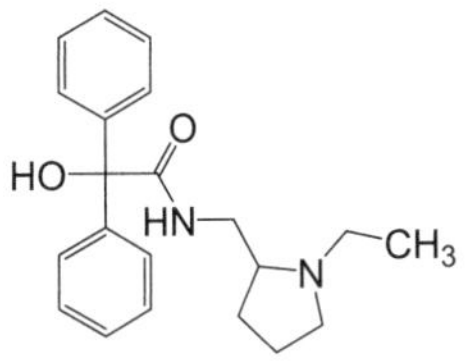

分子式和分子量 $C_{21}H_{26}N_2O_2$ 338.44

化学名 *N*-[(1-Ethylpyrrolidin-2-yl)methyl]-2-hydroxy-2,2-diphenylacetamide

N-[(l-乙基-2-吡咯烷-2-基)甲基]-2-羟基-2,2-二苯基乙酰胺

CAS 登录号 66304-03-8

INN list 40

药效分类 抗心律失常药

依吡哌唑

Elopiprazole（*INN*）

化学结构式

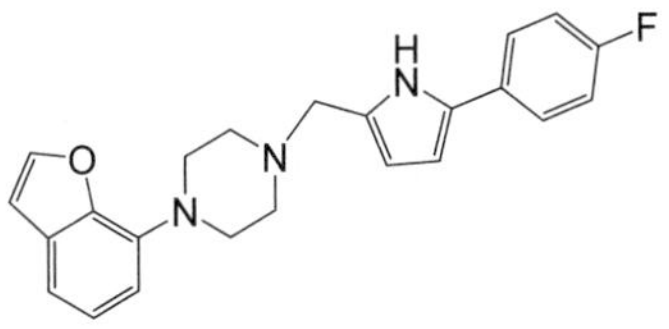

分子式和分子量 $C_{23}H_{22}FN_3O$ 375.44

化学名 l-(7-Benzofuranyl)-4-[[5-(*p*-fluorophenyl)pyrrol-2-yl]methyl]piperazine

l-(7-苯并呋喃基)-4-[[5-(4-氟苯基)吡咯-2-基]甲基]哌嗪

CAS 登录号 115464-77-2

INN list 70

药效分类 抗精神病药

依波吉德

Ezeprogind（*INN*）

化学结构式

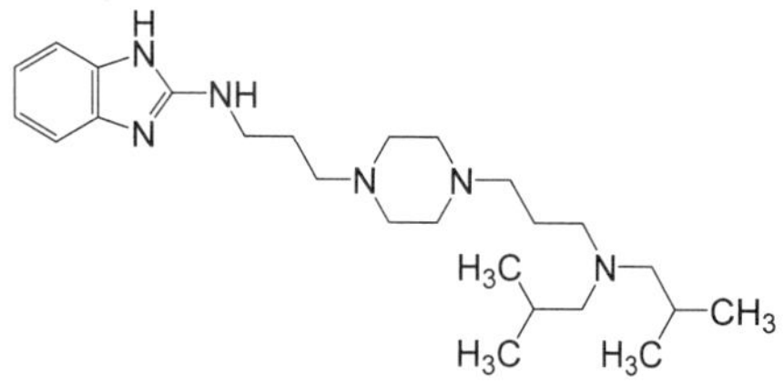

分子式和分子量 $C_{25}H_{44}N_6$ 428.67

化学名 *N*-[3-(4-{3-[Bis(2-methylpropyl)amino]propyl}piperazin-1-yl)propyl]-1*H*-benzimidazol-2-amine

N-[3-(4-{3-[双(2-(甲基丙基)氨基]丙基}哌嗪-1-基)丙基]-1*H*-苯并咪唑-2-胺

CAS 登录号 615539-20-3

INN list 122

药效分类 神经保护剂

依泊来德

Eniporide（*INN*）

化学结构式

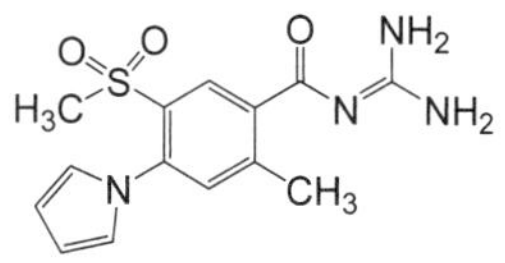

分子式和分子量 $C_{14}H_{16}N_4O_3S$ 320.37

化学名 *N*-(Diaminomethylidene)-2-methyl-5-methylsulfonyl-4-pyrrol-1-ylbenzamide

N-(二氨基甲亚基)-2-甲基-5-甲磺酰基-4-吡咯-l-基苯甲酰胺

CAS 登录号 176644-21-6

INN list 79

药效分类 钠氢转运抑制药

依泊氯铵

Exeporfinium Chloride（*INN*）

化学结构式

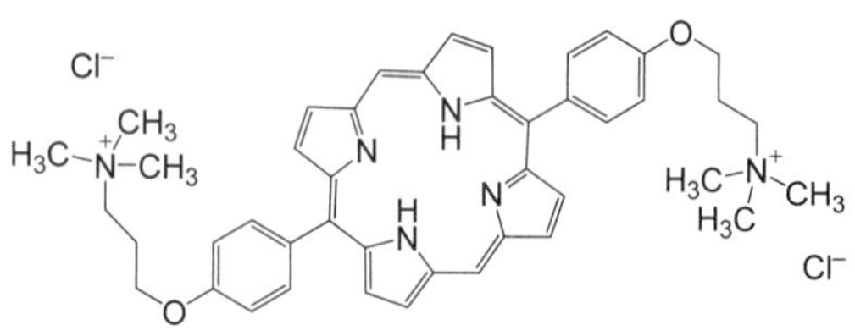

分子式和分子量 $C_{44}H_{50}Cl_2N_6O_2$ 765.81

化学名 3,3'-(21*H*,23*H*-Porphyrin-5,15-diylbis[[(4,1-phenylene)oxy]- *N,N,N*-trimethylpropan-1-aminium])dichloride

二氯化 3,3'-(21*H*,23*H*-卟啉-5,15-二基双[[(4,1-苯叉基)氧代]-*N,N,N*–三甲基-1-丙铵])

CAS 登录号 718638-68-7

INN list 105

药效分类 抗菌药

依博匹仑

Ebopiprant（*INN*）

化学结构式

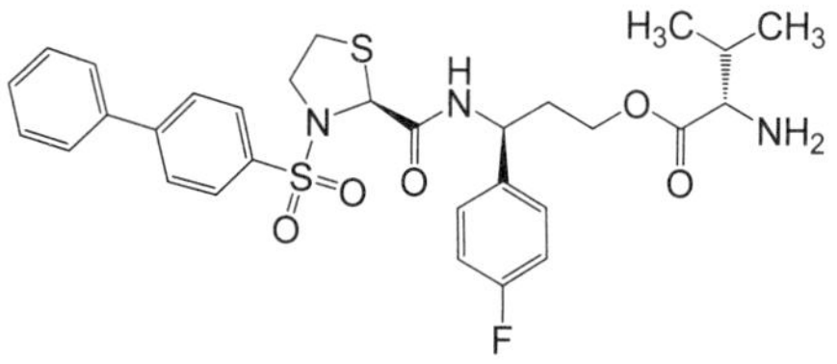

分子式和分子量 $C_{30}H_{34}FN_3O_5S_2$ 599.74

化学名 (3*S*)-3-[(2*S*)-3-([1,1'-Biphenyl]-4-sulfonyl)-1,3-thiazolidine-2-carboxamido]-3-(4-fluorophenyl)propyl L-valinate

(3*S*)-3-[(2*S*)-3-([1,1'-联苯]-4-磺酰基)-1,3-噻唑烷-2-甲酰氨基]-3-(4-氟苯基)丙基 L-缬氨酸酯

CAS 登录号 2005486-31-5

INN list 122

药效分类 前列腺素受体拮抗药

依布硒

Ebselen（*INN*）

化学结构式

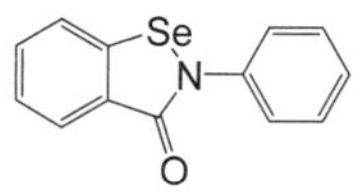

分子式和分子量 $C_{13}H_9NOSe$ 274.18

化学名 2-Phenyl-l,2-benzisoselenazolin-3-one

2-苯基-l,2-苯并异硒唑-3-酮

CAS 登录号 60940-34-3

INN list 51

药效分类 抗炎镇痛药

依达拉奉

Edaravone（*INN*）

化学结构式

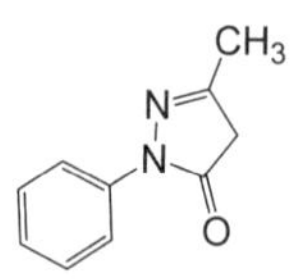

分子式和分子量 $C_{10}H_{10}N_2O$ 174.20

化学名 3-Methyl-l-phenyl-2-pyrazolin-5-one

3-甲基-l-苯基-2-吡唑啉-5-酮

CAS 登录号 89-25-8

INN list 74

药效分类 自由基清除药

依达麦布

Eldacimibe（*INN*）

化学结构式

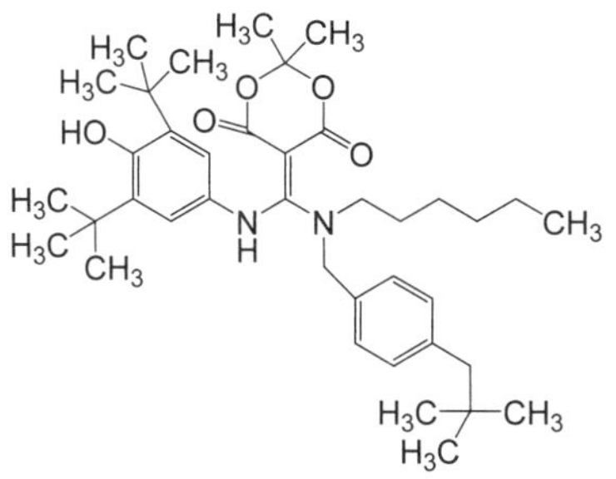

分子式和分子量 $C_{39}H_{58}N_2O_5$ 634.89

化学名 Cyclicisopropylidene[(3,5-di-*tert*-butyl-4-hydroxyanilino)[hexyl(*p*-neopentylbenzyl)amino]methylene]malonate

环状异亚丙基[(3,5-二叔丁基-4-羟基苯氨基)[己基(4-新戊基苯甲基)氨基]亚甲基]丙二酸酯

CAS 登录号 141993-70-6

INN list 76

药效分类 降血脂药

依达奴林

Idasanutlin（*INN*）

化学结构式

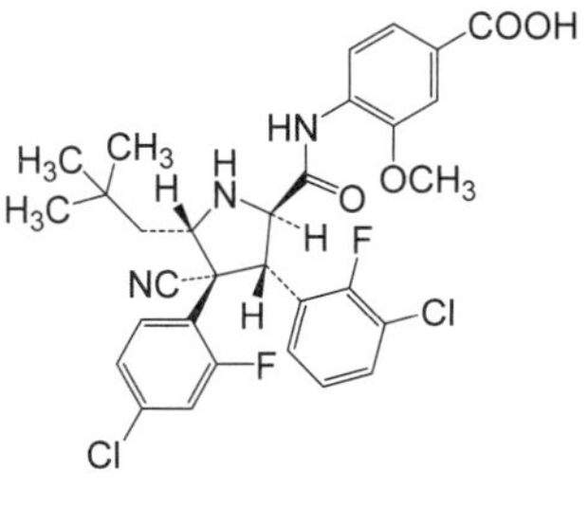

分子式和分子量 $C_{31}H_{29}Cl_2F_2N_3O_4$ 616.49

化学名 4-[(2*R*,3*S*,4*R*,5*S*)-3-(3-Chloro-2-fluorophenyl)-4-(4-chloro2-fluorophenyl)-4-cyano-5-(2,2-dimethylpropyl)pyrrolidine2-carboxamido]-3-methoxybenzoic acid

4-[(2*R*,3*S*,4*R*,5*S*)-3-(3-氯-2-氟苯基)-4-(4-氯-2-氟苯基)-4-氰基-5-(2,2-二甲基丙基)吡咯烷-2-甲酰氨基]-3-甲氧基苯甲酸

CAS 登录号 1229705-06-9

INN list 111

药效分类 抗肿瘤药

依达匹定

Idalopirdine（*INN*）

化学结构式

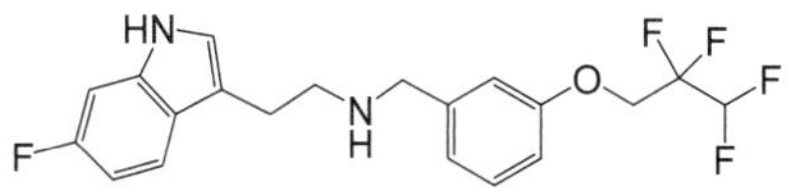

分子式和分子量 $C_{20}H_{19}F_5N_2O$ 398.14

化学名 2-(6-Fluoro-1*H*-indol-3-yl)-*N*-{[3-(2,2,3,3-tetrafluoropropoxy)phenyl]methyl}ethanamine

2-(6-氟-1*H*-吲哚-3-基)-*N*-{[3-(2,2,3,3-四氟丙基)苯基]甲基}乙胺

CAS 登录号 467459-31-0

INN list 110

药效分类 5-羟色胺受体拮抗药

依达曲沙

Edatrexate（*INN*）

化学结构式

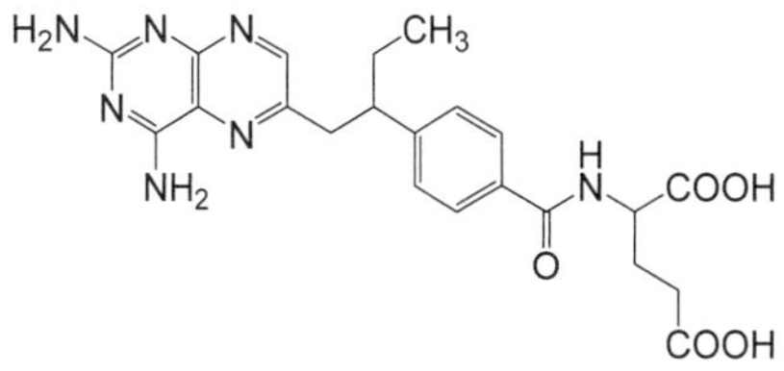

分子式和分子量 $C_{22}H_{25}N_7O_5$ 467.48

化学名 *N*-[4-[l-[(2,4-Diamino-6-pteridinyl)methyl]propyl]benzoyl]-L-glutamic acid

N-[4-[l-[(2,4-二氨基-6-蝶啶基)甲基]丙基]苯甲酰]-L-谷氨酸

CAS 登录号 80576-83-6

INN list 61

药效分类 抗肿瘤药

依达特基

Edaxeterkib（*INN*）

化学结构式

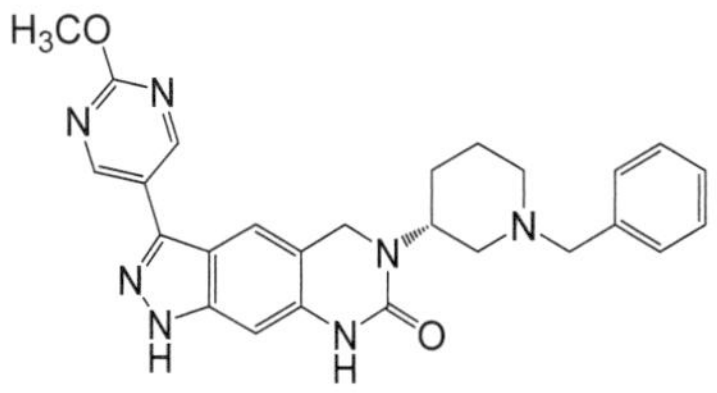

分子式和分子量 $C_{26}H_{27}N_7O_2$ 469.55

化学名 6-[(3*R*)-1-Benzylpiperidin-3-yl]-3-(2-methoxypyrimidin-5-yl)-1,5,6,8-tetrahydro-7*H*-pyrazolo[4,3-*g*]quinazolin-7-one

6-[(3*R*)-1-苄基哌啶-3-基]-3-(2-甲氧基嘧啶-5-基)-1,5,6,8-四氢-7*H*-吡唑并[4,3-*g*]喹唑啉-7-酮

CAS 登录号 1695534-88-3

INN list 124

药效分类 酪氨酸激酶抑制药，抗恶性肿瘤药

依地醇

Edetol（*INN*）

化学结构式

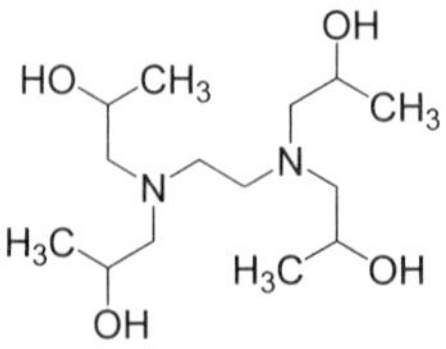

分子式和分子量 $C_{14}H_{32}N_2O_4$ 292.41

化学名 1-[2-[Bis(2-hydroxypropyl)amino]ethyl-(2-hydroxypropyl)amino]propan-2-ol

1-[2-[双(2-羟基丙基)氨基]乙基-(2-羟基丙基)氨基]丙-2-醇

CAS 登录号 102-60-3

INN list 49

药效分类 药用辅料

依地福龙

Edifolone（*INN*）

化学结构式

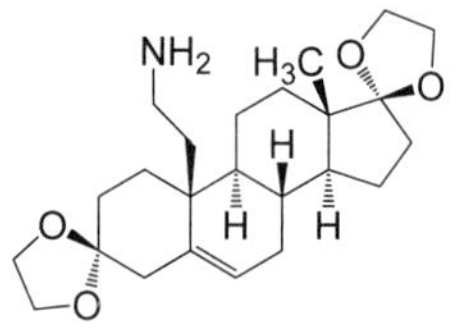

分子式和分子量 $C_{24}H_{37}NO_4$ 403.56

化学名 10-(2-Aminoethyl)-3,3:17,17-bis(ethylenebisoxy)estr-5-ene

10-(2-氨基乙基)-3,3:17,17-双(乙叉双氧基)雌甾-5-烯

CAS 登录号 90733-40-7; 90733-42-9[乙酸盐]

INN list 56

药效分类 抗心律失常药

依地福新

Edelfosine（*INN*）

化学结构式

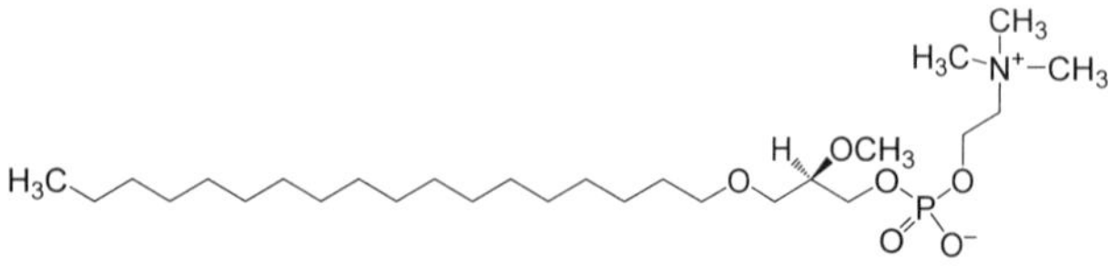

分子式和分子量 $C_{27}H_{58}NO_6P$ 523.73

化学名 (2-Methoxy-3-octadecoxypropyl) 2-(trimethylazaniumyl)ethyl phosphate

(2-甲氧基-3-十八烷氧基丙基) 2-(三甲基氮镓基)乙基 磷酸酯盐

CAS 登录号 70641-51-9

INN list 59

药效分类 抗肿瘤药

依地酸

Edetic Acid（*INN*）

化学结构式

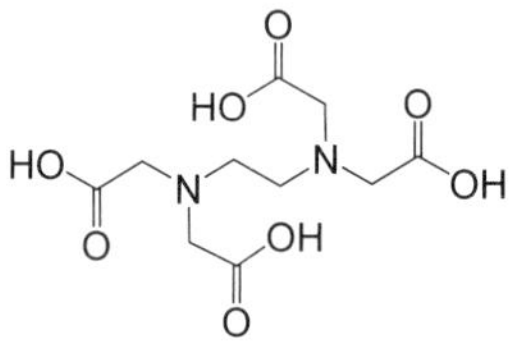

分子式和分子量 $C_{10}H_{16}N_2O_8$ 292.24

化学名 2-[2-[Bis(carboxymethyl)amino]ethyl-(carboxymethyl)amino]acetic acid

2-[2-[双(羧甲基)氨基]乙基-(羧甲基)氨基]乙酸

CAS 登录号 60-00-4

INN list 59

药效分类 解毒药，药用辅料

依地酸二钴

Dicobalt Edetate（*INN*）

化学结构式

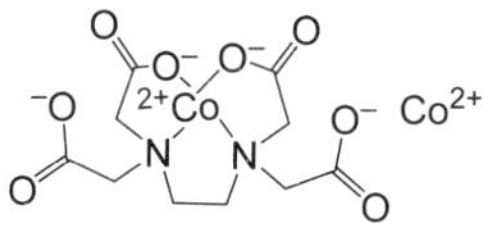

分子式和分子量 $C_{10}H_{12}Co_2N_2O_8$ 406.08

化学名 2-[2-[Bis(carboxylatomethyl)amino]ethyl-(carboxylatomethyl)amino]acetate;dicobalt($^{2+}$)

2-[2-[双(羧酸根甲基)氨基]乙基-(羧酸根甲基)氨基]乙酸根二钴(Co^{2+})

CAS 登录号 36499-65-7

INN list 45

药效分类 解毒药

依地酸钙钠

Sodium Calcium Edetate（*INN*）

化学结构式

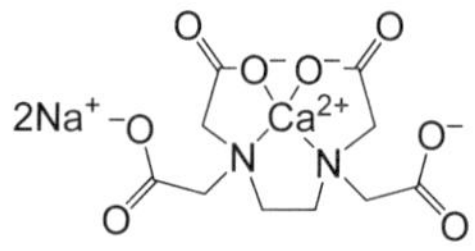

分子式和分子量 $C_{10}H_{12}CaN_2Na_2O_8$ 374.27

化学名 Calcium;disodium;2-[2-[bis(carboxylatomethyl)amino]ethyl-(carboxylatomethyl)amino]acetate

2-[2-[双(羧酸根甲基)氨基]乙基-(羧酸根甲基)氨基]乙酸钙二钠盐

CAS 登录号 62-33-9; 23411-34-9[水合物]

INN list 6

药效分类 解毒药

依度尿苷

Edoxudine（*INN*）

化学结构式

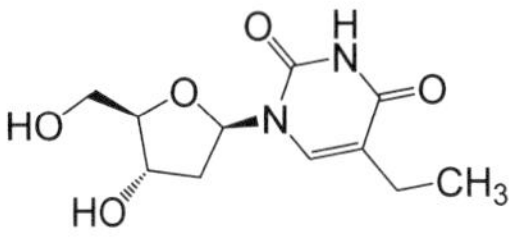

分子式和分子量 $C_{11}H_6N_2O_5$ 256.26

化学名 2'-Deoxy-5-ethyluridine

2'-脱氧-5-乙基尿苷

CAS 登录号 15176-29-1

INN list 52

药效分类 抗病毒药

依度孕酮

Edogestrone（*INN*）

化学结构式

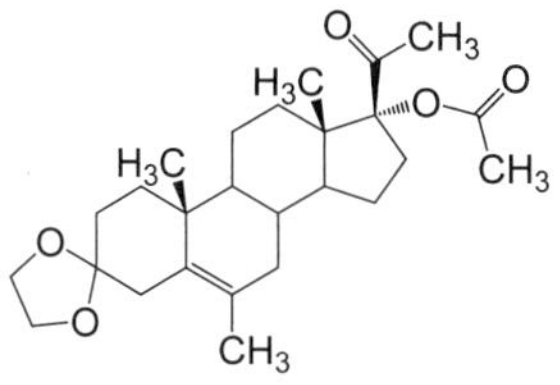

分子式和分子量 $C_{26}H_{38}O_5$ 430.58

化学名 17-Hydroxy-6-methylpregn-5-ene-3,20-dione cyclic 3-(ethylene acetal) acetate

17-羟基-6-甲基孕甾-5-烯-3,20-二酮环 3-(乙叉基缩醛)乙酸酯

CAS 登录号 809-01-8

INN list 22

药效分类 孕激素类药

依尔替酸

Eltenac（*INN*）

化学结构式

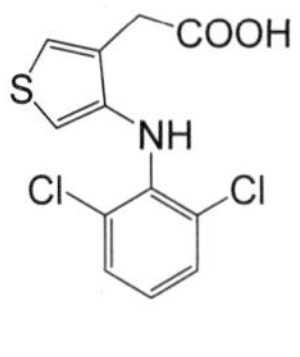

分子式和分子量 $C_{12}H_9Cl_2NO_2S$ 302.18

化学名 4-(2,6-Dichloroanilino]-3-thiopheneacetic acid

4-(2,6-二氯苯氨基)-3-噻吩乙酸

CAS 登录号 72895-88-6

INN list 53

药效分类 抗炎镇痛药

依伐西利

Ebvaciclib（*INN*）

化学结构式

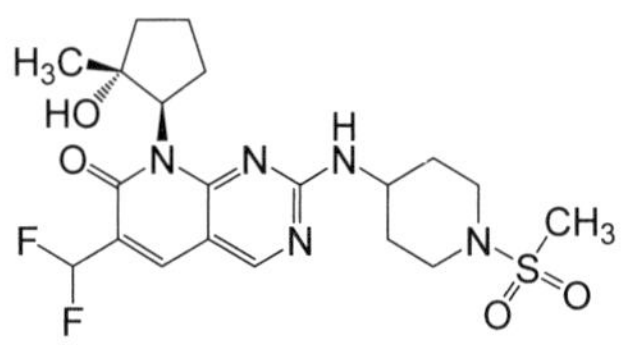

分子式和分子量 $C_{20}H_{27}F_2N_5O_4S$ 471.52

化学名 6-(Difluoromethyl)-8-[(1*R*,2*R*)-2-hydroxy-2-methylcyclopentyl]-2-{[1-(methanesulfonyl)piperidin-4-yl]amino}pyrido[2,3-*d*]pyrimidin-7(8*H*)-one

6-(二氟甲基)-8-[(1*R*,2*R*)-2-羟基-2-甲基环戊基]-2-{[1-(甲磺酰基)哌啶-4-基]氨基}吡啶并[2,3-*d*]嘧啶-7(8*H*)-酮

CAS 登录号 2185857-97-8

INN list 124

药效分类 细胞周期蛋白依赖性激酶抑制药，抗肿瘤药

依法克生

Efaroxan（*INN*）

化学结构式

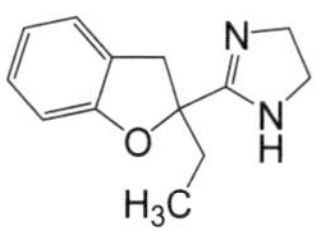

分子式和分子量 $C_{13}H_{16}N_2O$ 216.28

化学名 (±)-2-(2-Ethyl-2,3-dihydro-2-benzofuranyl)-2-imidazoline

(±)-2-(2-乙基-2,3-二氢-2-苯并呋喃基)-2-咪唑啉

CAS 登录号 89197-32-0

INN list 59

药效分类 α_2 受体拮抗药

依法西泮

Elfazepam（*INN*）

化学结构式

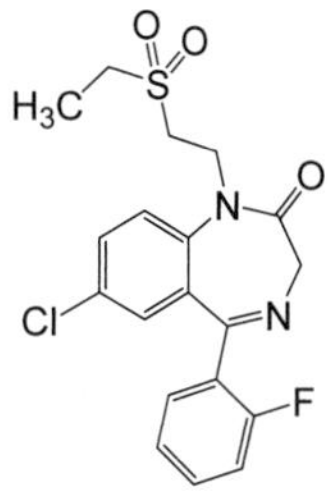

分子式和分子量 $C_{19}H_{18}ClFN_2O_3S$ 408.87

化学名 7-Chloro-l-[2-ethylsulfonyl)ethyl]-5-(*o*-fluorophenyl)-l,3-dihydro-2*H*-l,4-benzodiazepin-2-one

7-氯-l-[2-乙磺酰基)乙基]-5-(2-氟苯基)-l,3-二氢-2*H*-l,4-苯

并二氮杂草-2-酮

CAS 登录号 52042-01-0

INN list 36

药效分类 食欲增进药(兽用)

依凡达明

Evandamine（*INN*）

化学结构式

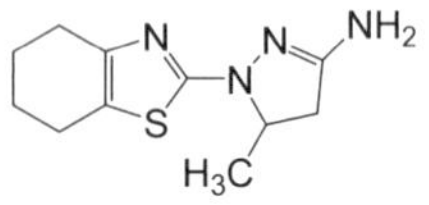

分子式和分子量 $C_{11}H_{16}N_4S$ 236.34

化学名 (±)-2-(3-Amino-5-methyl-2-pyrazolin-1-yl)-4,5,6,7-tetrahydrobenzothiazole

(±)-2-(3-氨基-5-甲基-2-吡唑啉-1-基)-4,5,6,7-四氢化苯并噻唑

CAS 登录号 100035-75-4

INN list 56

药效分类 抗炎药

依非加群

Efegatran（*INN*）

化学结构式

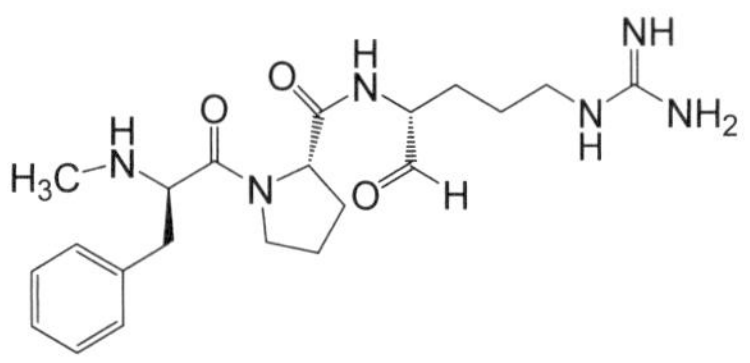

分子式和分子量 $C_{21}H_{32}N_6O_3$ 416.53

化学名 *N*-Methyl-D-phenylalanyl-*N*-[(1*S*)-l-formyl-4-guanidinobutyl]-L-prolinamide

N-甲基-D-苯丙氨酰-*N*-[(1*S*)-l-甲酰-4-胍基丁基]-L-脯氨酸酰胺

CAS 登录号 105806-65-3; 126721-07-1[硫酸盐]

INN list 71

药效分类 凝血酶抑制药，抗血栓药

依非兰诺

Elafibranor（*INN*）

化学结构式

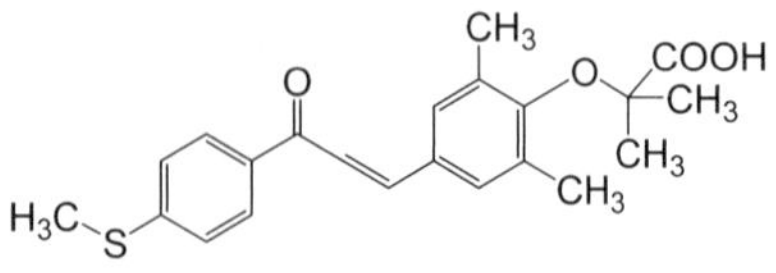

分子式和分子量 $C_{22}H_{24}O_4S$ 384.14

化学名 2-(2,6-Dimethyl-4-{3-[4-(methylsulfanyl)phenyl]-3-oxoprop-1-en-1-yl}phenoxy)-2-methylpropanoic acid

2-(2,6-二甲基-4-{3-[4-(甲基硫基)苯基]-3-氧代-1-丙烯-1-基}苯氧基)-2-甲基丙酸

CAS 登录号 824932-88-9

INN list 112

药效分类 过氧化物酶体增殖物激活受体(PPAR)激动药

依非普丁

Efepristin（*INN*）

化学结构式

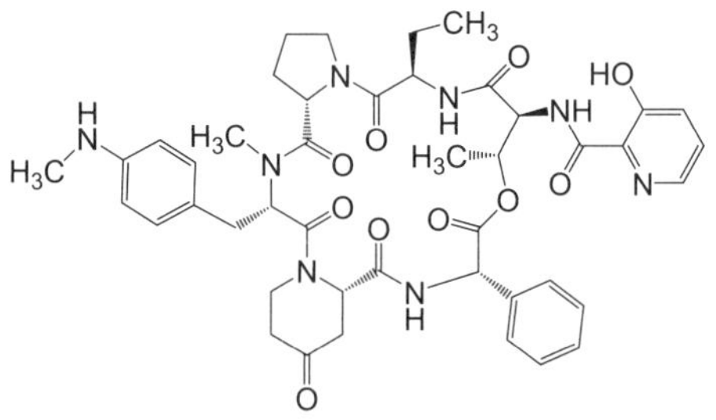

分子式和分子量 $C_{44}H_{52}N_8O_{10}$ 852.93

化学名 *N*-[(3*S*,6*S*,12*R*,15*S*,16*R*,19*S*,22*S*)-12-Ethyl-4,16-dimethyl-3-[[4-(methylamino)phenyl]methyl]-2,5,11,14,18,21,24-heptaoxo-19-phenyl-17-oxa-1,4,10,13,20-pentazatricyclo[20.4.0.0^{6,10}]hexacosan-15-yl]-3-hydroxypyridine-2-carboxamide

N-[(3*S*,6*S*,12*R*,15*S*,16*R*,19*S*,22*S*)-12-乙基-4,16-二甲基-3-[[4-(甲氨基)苯基]甲基]-2,5,11,14,18,21,24-庚氧代-19-苯基-17-氧杂-1,4,10,13,20-五氮杂三环[20.4.0.0^{6,10}]二十六烷-15-基]-3-羟基吡啶-2-甲酰胺

CAS 登录号 57206-54-9

INN list 75

药效分类 抗菌药

依非托唑

Efetozole（*INN*）

化学结构式

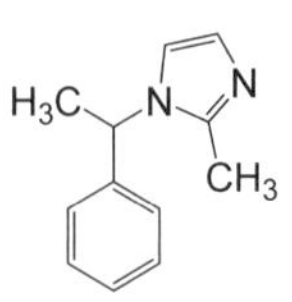

分子式和分子量 $C_{12}H_{14}N_2$ 185.25

化学名 (±)-2-Methyl-l-(*α*-methylbenzyl)imidazole

(±)-2-甲基-l-(*α*-甲基苯甲基)咪唑

CAS 登录号 99500-54-6

INN list 58

药效分类 抗抑郁药

依非韦伦

Efavirenz（*INN*）

分子式和分子量 $C_{14}H_9ClF_3NO_2$ 315.67

化学结构式

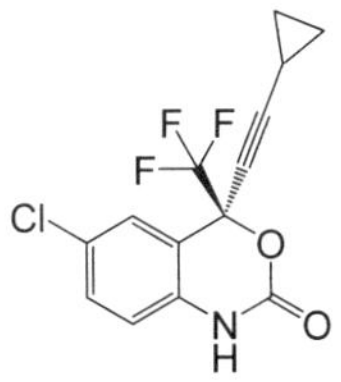

化学名 (*S*)-6-Chloro-4-(cyclopropylethynyl)-l,4-dihydro-4-(trifluoromethyl)-2*H*-3,l-benzoxazin-2-one

(*S*)-6-氯-4-(环丙基乙炔基)-l,4-二氢-4-(三氟甲基)-2*H*-3,l-苯并噁嗪-2-酮

CAS 登录号 154598-52-4

INN list 78

药效分类 非核苷逆转录酶抑制剂类抗病毒药

ATC 分类 J05AG03

依芬普司

Etofenprox（*INN*）

化学结构式

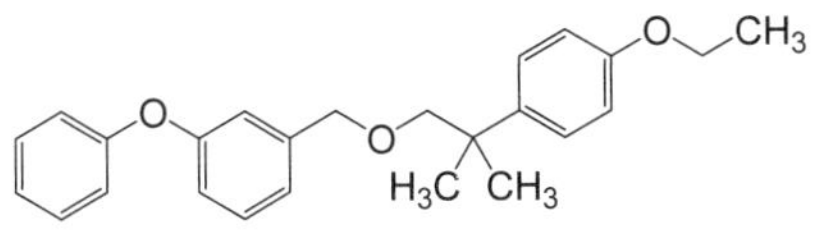

分子式和分子量 $C_{25}H_{28}O_3$ 376.49

化学名 *α*-[(4-Ethoxy-*β*,*β*-dimethylphenethyl)oxy]-*m*-phenoxytoluene

α-[(4-乙氧基-*β*,*β*-二甲基苯乙基)氧]-3-苯氧基甲苯

CAS 登录号 80844-07-1

INN list 57

药效分类 杀虫药

依酚氯铵

Edrophonium Chloride（*INN*）

化学结构式

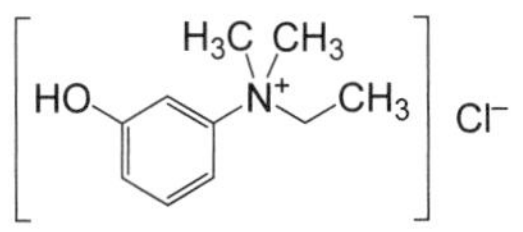

分子式和分子量 $C_{10}H_{16}ClNO$ 201.69

化学名 Ethyl(3-hydroxyphenyl)dimethyl ammonium chloride

乙基(3-羟基苯基)二甲基氯化铵

CAS 登录号 116-38-1; 312-48-1[依酚铵]

INN list 4

药效分类 箭毒拮抗药，诊断用药

依伏格列净

Enavogliflozin（*INN*）

分子式和分子量 $C_{24}H_{27}ClO_6$ 446.92

化学结构式

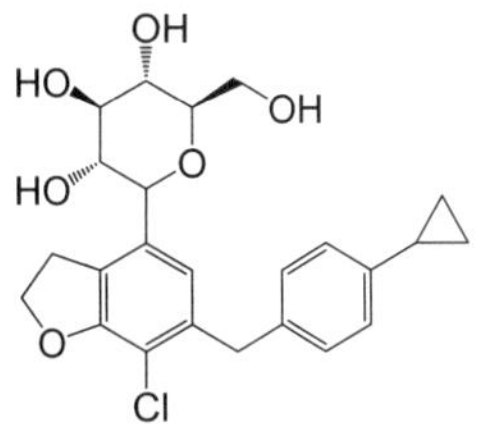

化学名 (1*S*)-1,5-Anhydro-1-*C*-{7-chloro-6-[(4-cyclopropylphenyl)methyl]-2,3-dihydro-1-benzofuran-4- yl}-D-glucitol

(1*S*)-1,5-脱水-1-*C*-{7-氯-6-[(4-环丙基苯基)甲基]-2,3-二氢-1-苯并呋喃-4-基}-D-葡萄糖醇

CAS 登录号 1415472-28-4

INN list 121

药效分类 抗糖尿病药

依伏卡塞

Evocalcet（*INN*）

化学结构式

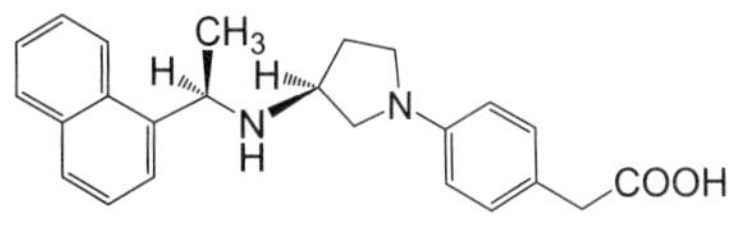

分子式和分子量 $C_{24}H_{26}N_2O_2$ 374.20

化学名 {4-[(3*S*)-3-{[(1*R*)-1-(naphthalen-1-yl)ethyl]amino}pyrrolidin-1-yl]phenyl}acetic acid

{4-[(3*S*)-3-{[(1*R*)-1-(萘-1-基)乙基]氨基}吡咯-1-基]苯基}乙酸

CAS 登录号 870964-67-3

INN list 113

药效分类 钙敏感受体激动药

依伏诺生

Evodenoson（*INN*）

化学结构式

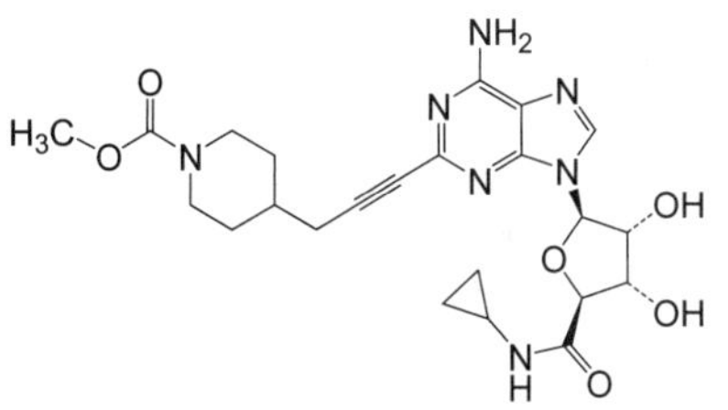

分子式和分子量 $C_{23}H_{29}N_7O_6$ 499.53

化学名 Methyl 4-{3-[6-amino-9-(*N*-cyclopropyl-*β*-D-ribofuranosyluronamide)-9*H*-purin-2-yl]prop-2-yn-1-yl}piperidine-1-carboxylate

甲基 4-{3-[6-氨基-9-(*N*-环丙基-*β*-D-呋喃核糖羧基酰胺)-9*H*-嘌呤-2-基]丙-2-炔-1-基}哌啶-1-甲酸酯

CAS 登录号 844873-47-8

INN list 108

药效分类 腺苷受体激动药

依伏替尼

Evobrutinib（*INN*）

化学结构式

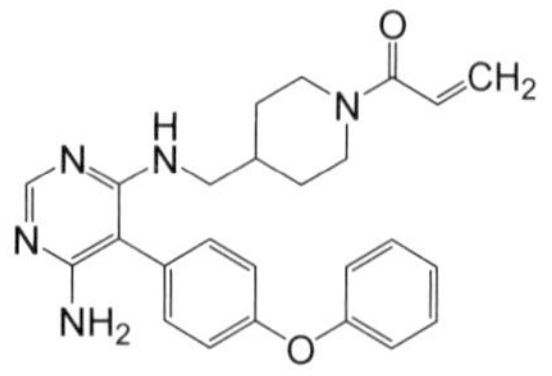

分子式和分子量　$C_{25}H_{27}N_5O_2$　429.52

化学名　1-[4-({[6-Amino-5-(4-phenoxyphenyl)pyrimidin-4-yl]amino}methyl)piperidin-1-yl]prop-2-en-1-one

1-[4-({[6-氨基-5-(4-苯氧基苯基)嘧啶-4-基]氨基}甲基)哌啶-1-基]丙-2-烯-1-酮

CAS 登录号　1415823-73-2

INN list　115

药效分类　酪氨酸激酶抑制药

依氟鸟氨酸

Eflornithine（*INN*）

化学结构式

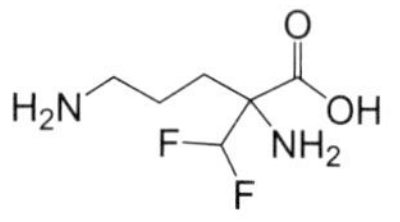

分子式和分子量　$C_6H_{12}F_2N_2O_2$　182.17

化学名　2-(Difluoromethyl)-DL-ornithine

2-(二氟甲基)-DL-乌氨酸

CAS 登录号　67037-37-0；96020-91-6[盐酸盐]

INN list　52

药效分类　抗原虫药，抗肿瘤药，抗利什曼病药

ATC 分类　P01CX03

依福地平

Efonidipine（*INN*）

化学结构式

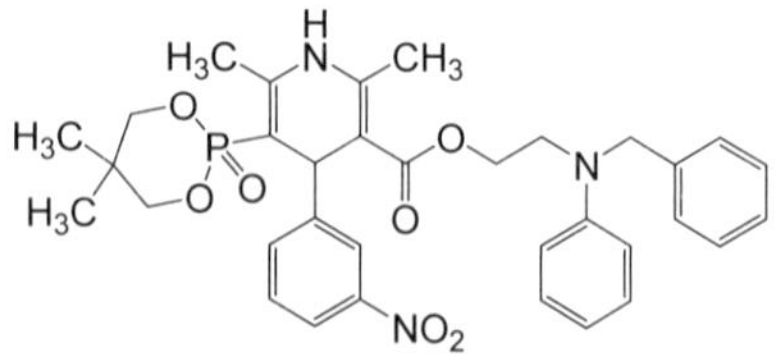

分子式和分子量　$C_{34}H_{38}N_3O_7P$　631.66

化学名　2-(*N*-Benzylanilino)ethyl 5-(5,5-dimethyl-2-oxo-1,3,2λ^5-dioxaphosphinan-2-yl)-2,6-dimethyl-4-(3-nitrophenyl)-1,4-dihydropyridine-3-carboxylate

2-(*N*-苄基苯氨基)乙基 5-(5,5-二甲基-2-氧代-1,3,2λ^5-二氧杂膦杂环己烷-2-基)-2,6-二甲基-4-(3-硝基苯基)-l,4-二氢吡啶-3-羧酸酯

CAS 登录号　111011-63-3；111011-76-8[盐酸盐]

INN list　66

药效分类　钙通道阻滞药

依高地平

Elgodipine（*INN*）

化学结构式

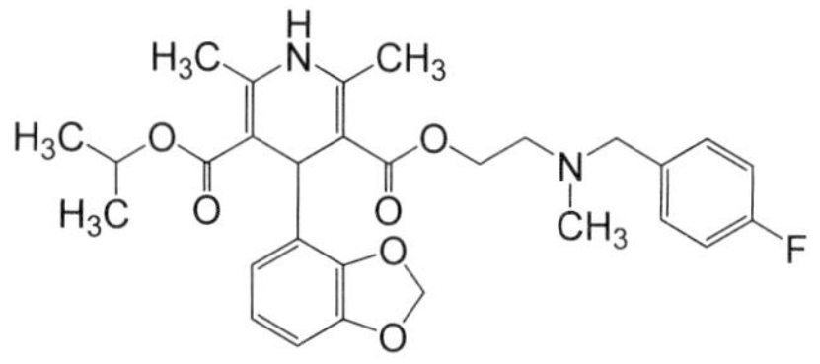

分子式和分子量　$C_{29}H_{33}FN_2O_6$　524.58

化学名　3-*O*-[2-[(4-Fluorophenyl)methylmethylamino]ethyl] 5-*O*-propan-2-yl 4-(1,3-benzodioxol-4-yl)-2,6-dimethyl-1,4-dihydropyridine-3,5-dicarboxylate

3-*O*-[2-[(4-氟苯基)甲基甲氨基]乙基] 5-*O*-丙-2-基 4-(1,3-苯并二氧戊环-4-基)-2,6-二甲基-l,4-二氢吡啶-3,5-二羧酸酯

CAS 登录号　119413-55-7

INN list　61

药效分类　血管扩张药，钙通道阻滞药

依格列汀

Evogliptin（*INN*）

化学结构式

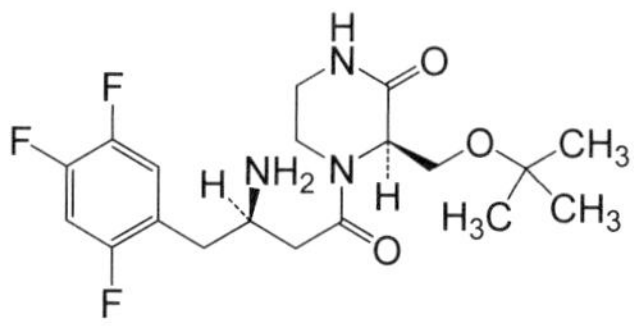

分子式和分子量　$C_{19}H_{26}F_3N_3O_3$　401.19

化学名　(3*R*)-4-[(3*R*)-3-Amino-4-(2,4,5-trifluorophenyl)butanoyl]-3-(*tert*-butoxymethyl)piperazin-2-one

(3*R*)-4-[(3*R*)-3-氨基-4-(2,4,5-三氟苯基)丁酰基]-3-(叔丁氧基甲基)哌嗪-2-酮

CAS 登录号　1222102-29-5

INN list　107

药效分类　抗糖尿病药

依格列宗

Edaglitazone（*INN*）

化学结构式

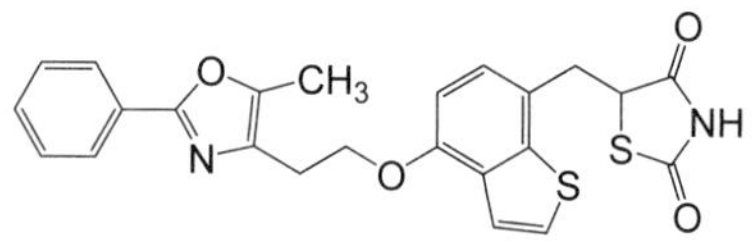

分子式和分子量　$C_{24}H_{20}N_2O_4S_2$　464.55

化学名　5-[[4-[2-(5-Methyl-2-phenyl-1,3-oxazol-4-yl])ethoxy]-l-benzothiophen-7-yl]methyl]-1,3-thiazolidin-3-ide-2,4-dione

5-[[4-[2-(5-甲基-2-苯基-1,3-噁唑-4-基])乙氧基]-l-苯并噻吩-7-基]甲基]-1,3-噻唑烷-3-酰亚胺-2,4-酮

CAS 登录号 213411-83-7; 369631-81-2[钠盐]
INN list 91
药效分类 抗糖尿病药

依磺韦林

Elsulfavirine（*INN*）

化学结构式

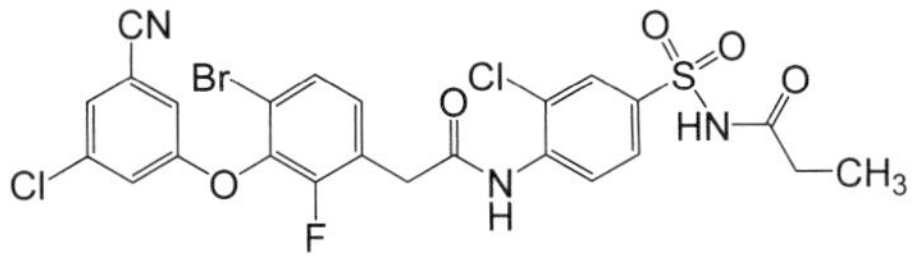

分子式和分子量 $C_{24}H_{17}BrCl_2FN_3O_5S$ 629.28

化学名 *N*-(4-{2-[4-Bromo-3-(3-chloro-5-cyanophenoxy)-2-fluorophenyl]acetamido}-3-chlorobenzenesulfonyl)propanamide

N-(4-{2-[4-溴-3-(3-氯-5-氰基苯氧基)-2-氟苯基]乙酰氨基}-3-氯苯磺酰基)丙酰胺

CAS 登录号 868046-19-9
INN list 117
药效分类 抗病毒药

依加利塞

Eganelisib（*INN*）

化学结构式

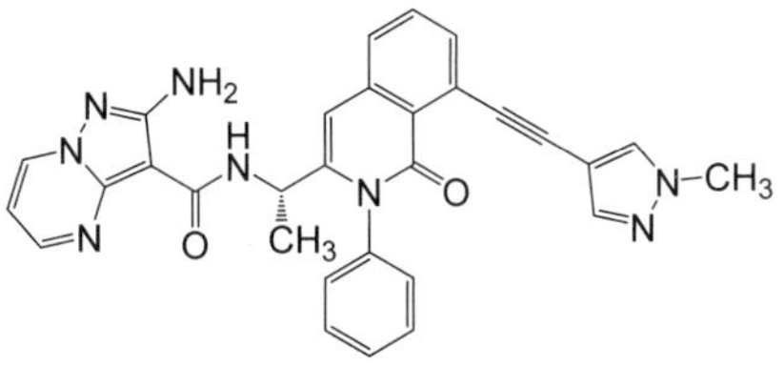

分子式和分子量 $C_{30}H_{24}N_8O_2$ 528.58

化学名 2-Amino-*N*-[(1*S*)-1-{8-[(1-methyl-1*H*-pyrazol-4-yl)ethynyl]-1-oxo-2-phenyl-1,2-dihydroisoquinolin-3-yl}ethyl]pyrazolo[1,5-*a*]pyrimidine-3-carboxamide

2-氨基-*N*-[(1*S*)-1-{8-[(1-甲基-1*H*-吡唑-4-基)乙炔基]-1-氧代-2-苯基-1,2-二氢异喹啉-3-基}乙基]吡唑并[1,5-*a*]嘧啶-3-甲酰胺

CAS 登录号 1693758-51-8
INN list 124
药效分类 磷脂酰肌醇 3 激酶(PI3K)抑制药，抗肿瘤药

依加前列素

Eganoprost（*INN*）

化学结构式

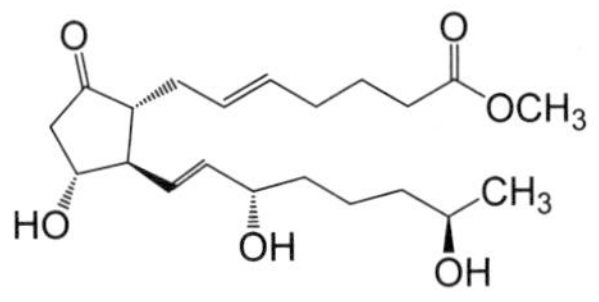

分子式和分子量 $C_{21}H_{34}O_6$ 382.49

化学名 Methyl (*Z*)-7-[(1*R*,2*R*,3*R*)-2-[(1*E*,3*S*,7*R*)-3,7-dihydroxy-1-octenyl]-3-hydroxy-5-oxocyclopentyl]-5-heptenoate

甲基 (*Z*)-7-[(1*R*,2*R*,3*R*)-2-[(1*E*,3*S*,7*R*)-3,7-二羟基-1-辛烯基]-3-羟基-5-氧环戊基]-5-庚烯酸酯

CAS 登录号 63266-93-3
INN list 84
药效分类 前列腺素类药

依卡倍特

Ecabet（*INN*）

化学结构式

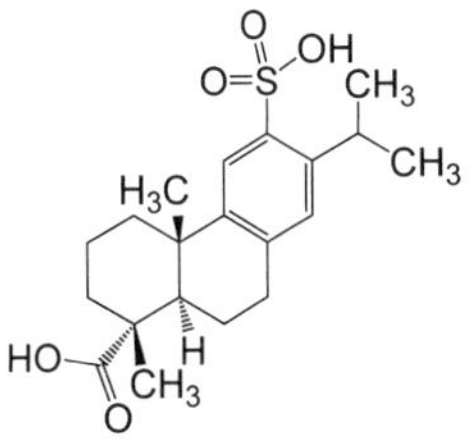

分子式和分子量 $C_{20}H_{28}O_5S$ 380.50

化学名 13-Isopropyl-12-sulfopodocarpa-8,11,13-trien-15-oic acid

13-异丙基-12-磺酸基罗汉松-8,11,13-三烯-15-酸

CAS 登录号 33159-27-2
INN list 64
药效分类 抗溃疡药

依卡洛尔

Ecastolol（*INN*）

化学结构式

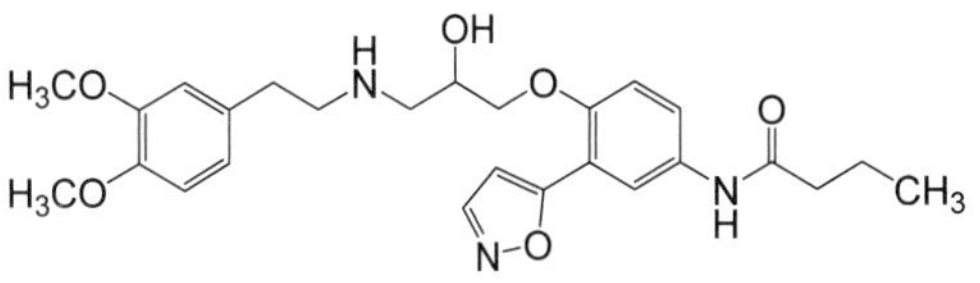

分子式和分子量 $C_{26}H_{33}N_3O_6$ 483.56

化学名 (±)-4'-[3-[(3,4-Dimethoxyphenethyl)amino]-2-hydroxypropoxy]-3'-(5-isoxazolyl)butyranilide

(±)-4'-[3-[(3,4-二甲氧基苯乙基)氨基]-2-羟基丙氧基]-3'-(5-异噁唑基)丁酰苯胺

CAS 登录号 77695-52-4
INN list 56
药效分类 β 受体拮抗药

依卡派特

Ecabapide（*INN*）

化学结构式

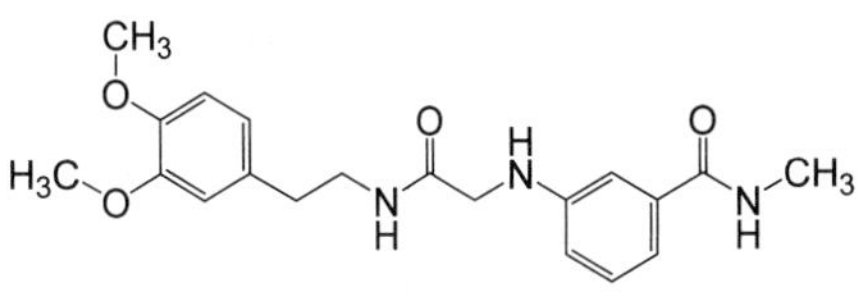

分子式和分子量 $C_{20}H_{25}N_3O_4$ 371.43

化学名 3-[[[(3,4-Dimethoxyphenethyl)carbamoyl]methyl]amino]-*N*-methylbenzamide

3-[[[(3,4-二甲氧基苯乙基)氨甲酰基]氨基]-*N*-甲基苯甲酰胺

CAS 登录号 104775-36-2

INN list 67

药效分类 抗溃疡药

依卡曲尔

Ecadotril（*INN*）

化学结构式

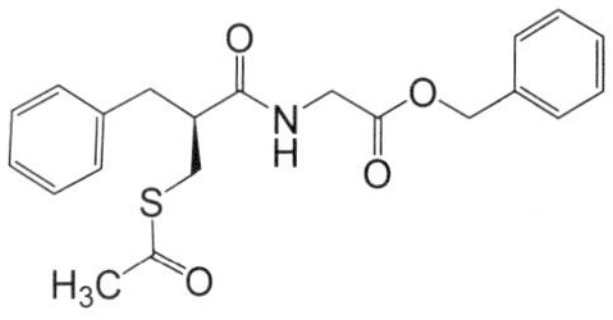

分子式和分子量 $C_{21}H_{23}NO_4S$ 385.48

化学名 Benzyl 2-[[(2*S*)-2-(acetylsulfanylmethyl)-3-phenylpropanoyl]amino]acetate

苄基 2-[[(2*S*)-2-(乙酰硫甲基)-3-苯丙酰基]氨基]乙酸酯

CAS 登录号 112573-73-6

INN list 68

药效分类 抗高血压药，抗心衰药

依卡西啶

Ecalcidene（*INN*）

化学结构式

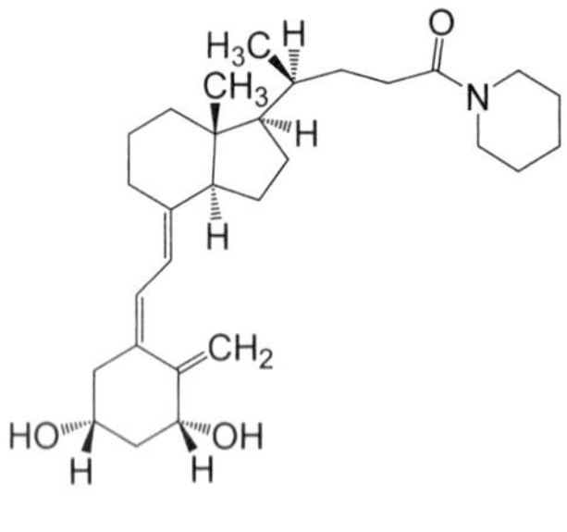

分子式和分子量 $C_{29}H_{45}NO_3$ 455.67

化学名 l-[(l*α*,3*β*,5*Z*,7*E*,20*S*)-1,3-dihydroxy-24-oxo-9,10-secochola-5,7,10(19)-trien-24-yl]piperidine

l-[(l*α*,3*β*,5*Z*,7*E*,20*S*)-1,3-二羟基-24-氧-9,10-断胆甾-5,7,10(19)-三烯酸-24-基]哌啶

CAS 登录号 150337-94-3

INN list 85

药效分类 抗银屑病药

依坎舒

Ecamsule（*INN*）

分子式和分子量 $C_{28}H_{34}O_8S_2$ 562.69

化学结构式

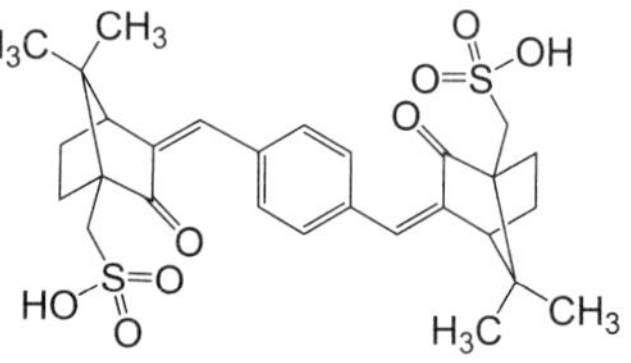

化学名 (±)-(3*E*,3'*E*)-3,3'-(*p*-Phenylenedimethylidyne)bis(2-oxo-10-bornanesulfonic acid)

(±)-(3*E*,3'*E*)-3,3'-(4-苯基二甲亚基)双(2-氧-10-莰烷磺酸)

CAS 登录号 92761-26-7

INN list 75

药效分类 防晒药

依考莫司汀

Ecomustine（*INN*）

化学结构式

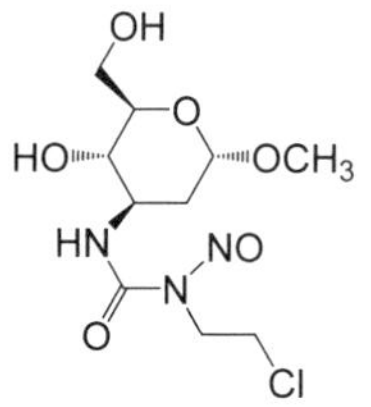

分子式和分子量 $C_{10}H_{18}ClN_3O_6$ 311.72

化学名 Methyl 3-[3-(2-chloroethyl)-3-nitrosoureido]-2,3-dideoxy-*α*-D-arabino-Hexapyranoside

甲基 3-[3-(2-氯乙基)-3-亚硝基脲基]-2,3-二脱氧-*α*-D-阿拉伯-吡喃己糖苷

CAS 登录号 98383-18-7

INN list 61

药效分类 抗肿瘤药

依考匹泮

Ecopipam（*INN*）

化学结构式

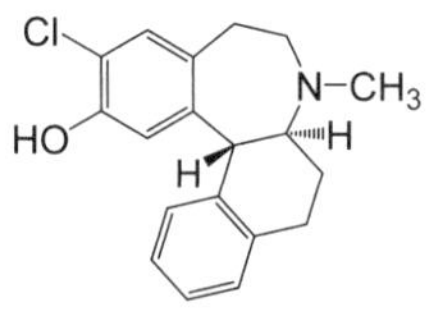

分子式和分子量 $C_{19}H_{20}ClNO$ 313.82

化学名 (−)-(6*aS*,13*bR*)-11-Chloro-6,6*a*,7,8,9,13*b*-hexahydro-7-methyl-5*H*-benzo[*d*]naphth[2,l-*b*]azepin-12-ol

(−)-(6*aS*,13*bR*)-11-氯-6,6*a*,7,8,9,13*b*-六氢-7-甲基-5*H*-苯并[*d*]萘并[2,l-*b*]氮杂草-12-醇

CAS 登录号 112108-01-7

INN list 80

药效分类 多巴胺 D_1/D_5 受体拮抗药

依可替定

Ecubectedin（*INN*）

化学结构式

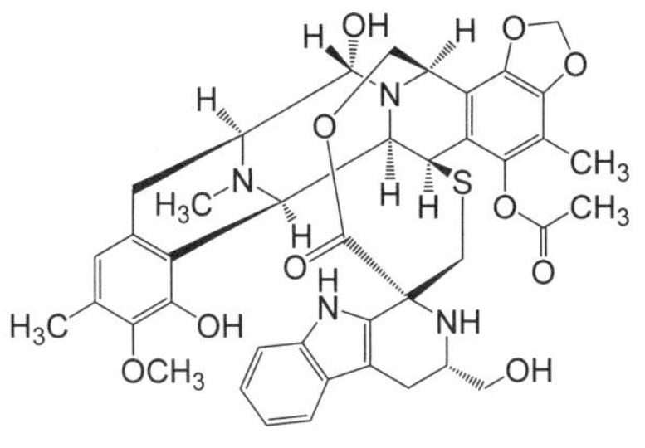

分子式和分子量 $C_{41}H_{44}N_4O_{10}S$ 784.88

化学名 (1'*R*,3'*S*,6*R*,6*aR*,7*R*,13*S*,14*S*,16*R*)-8,14-dihydroxy-3'-(hydroxymethyl)-9-methoxy-4,10,23-trimethyl-19-oxo-2',3',4',6,6*a*,7,9',13,14,16-decahydro-2*H*,12*H*-spiro[7,13]-azano-6,16-(sulfanopropanooxymethano)[1,3]dioxolo[7.8]isoquino[3,2-*b*][3]benzazocine-20,1'-pyrido[3,4-*b*]indol]-5-yl acetate

(1'*R*,3'*S*,6*R*,6*aR*,7*R*,13*S*,14*S*,16*R*)-8,14-二羟基-3'-(羟甲基)-9-甲氧基-4,10,23-三甲基-19-氧代-2',3',4',6,6*a*,7,9',13,14,16-十氢-2*H*,12*H*-螺[7,13]-氮杂桥-6,16-(硫杂丙氧甲基桥)[1,3]二氧戊环并[7.8]异喹啉并[3,2-*b*][3]苯并氮杂环辛熳-20,1'-吡啶并[3,4-*b*]吲哚]-5-基 乙酸酯

CAS 登录号 2248127-53-7

INN list 124

药效分类 细胞周期蛋白依赖性激酶抑制药，抗恶性肿瘤药

依克立达

Elacridar（*INN*）

化学结构式

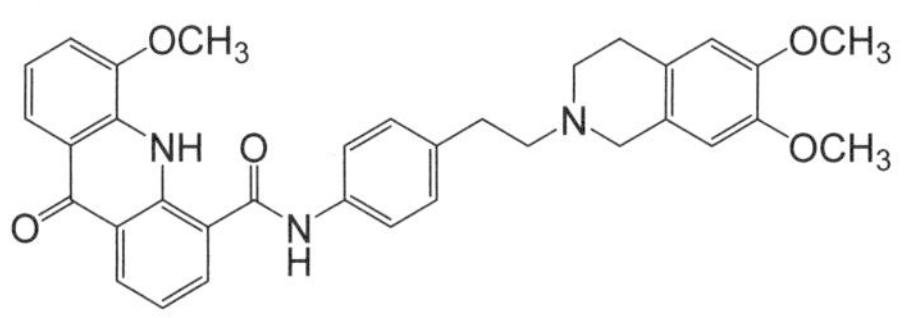

分子式和分子量 $C_{34}H_{33}N_3O_5$ 563.64

化学名 4'-[2-(3,4-Dihydro-6,7-dimethoxy-2(l*H*)-isoquinolyl)ethyl]-5-methoxy-9-oxo-4-acridancarboxanilide

4'-[2-(3,4-二氢-6,7-二甲氧基-2(l*H*)-异喹啉基)乙基]-5-甲氧基-9-氧代-4-吖啶甲酰苯胺

CAS 登录号 143664-11-3；143851-98-3[盐酸盐]

INN list 76

药效分类 抗肿瘤药

依克哌汀

Iclepertin（*INN*）

分子式和分子量 $C_{20}H_{18}F_6N_2O_5S$ 512.42

化学结构式

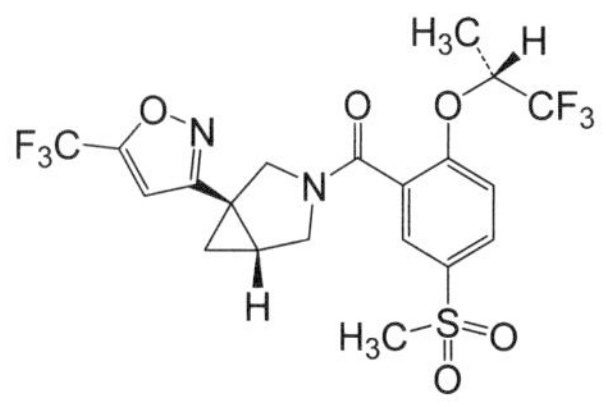

化学名 [5-(Methanesulfonyl)-2-{[(2*R*)-1,1,1-trifluoropropan-2-yl]oxy}phenyl]{(1*R*,5*R*)-1-[5-(trifluoromethyl)-1,2-oxazol-3-yl]-3-azabicyclo[3.1.0]hexan-3-yl}methanone

[5-(甲磺酰基)-2-{[(2*R*)-1,1,1-三氟丙烷-2-基]氧}苯基]{(1*R*,5*R*)-1-[5-(三氟甲基)-1,2-噁唑-3-基]-3-氮杂双环[3.1.0]己烷-3-基}甲酮

CAS 登录号 1421936-85-7

INN list 125

药效分类 甘氨酸转运体抑制药，抗精神病药

依克色替

Eclitasertib（*INN*）

化学结构式

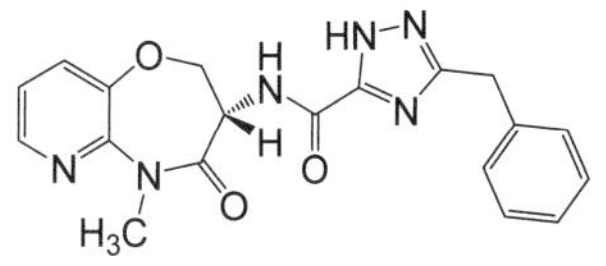

分子式和分子量 $C_{19}H_{18}N_6O_3$ 378.39

化学名 5-Benzyl-*N*-[(3*S*)-5-methyl-4-oxo-2,3,4,5-tetrahydropyrido[3,2-*b*][1,4]oxazepin-3-yl]-1*H*-1,2,4-triazole-3-carboxamide

5-苄基-*N*-[(3*S*)-5-甲基-4-氧代-2,3,4,5-四氢吡啶并[3,2-*b*][1,4]氧氮杂萆-3-基]-1*H*-1,2,4-三氮唑-3-甲酰胺

CAS 登录号 2125450-76-0

INN list 124-COVID-19(专刊)

药效分类 受体相互作用的丝氨酸/苏氨酸蛋白激酶 1(RIPK1)抑制药

依克替脲

Ectylurea（*INN*）

化学结构式

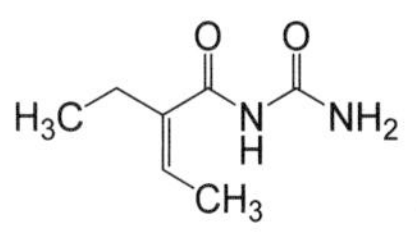

分子式和分子量 $C_7H_{12}N_2O_2$ 156.18

化学名 *cis*-(2-Ethylcrotonyl)urea

顺-(2-乙基丁烯酰)脲

CAS 登录号 95-04-5

INN list 4

药效分类 安定药

依拉环素

Eravacycline（*INN*）

化学结构式

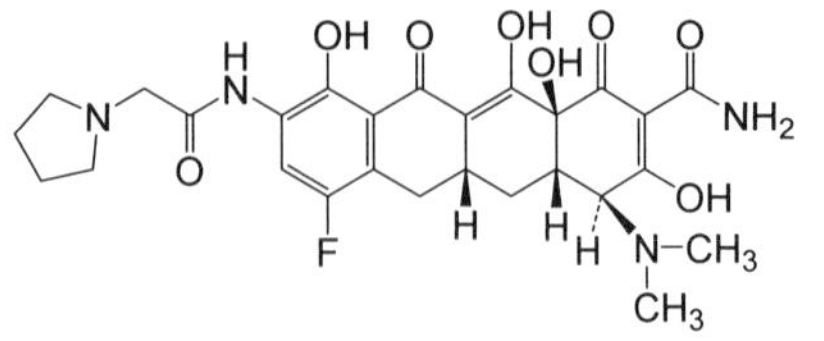

分子式和分子量　$C_{27}H_{31}FN_4O_8$　558.56

化学名　(4*S*,4a*S*,5a*R*,12a*S*)-4-(Dimethylamino)-7-fluoro-3,10,12,12*a*-tetrahydroxy-1,11-dioxo-9-[2-(pyrrolidin-1-yl)acetamido]-1,4,4*a*,5,5*a*,6,11,12*a*-octahydrotetracene-2-carboxamide

(4*S*,4*aS*,5*aR*,12*aS*)-4-(二甲氨基)-7-氟-3,10,12,12*a*-四羟基-1,11-二氧代-9-[2-(吡咯烷-1-基)乙酰氨基]-1,4,4*a*,5,5*a*,6,11,12*a*-八氢并四苯-2-甲酰胺

CAS 登录号　1207283-85-9

INN list　108

药效分类　四环素类抗微生物药

依拉雷肽

Elamipretide（*INN*）

化学结构式

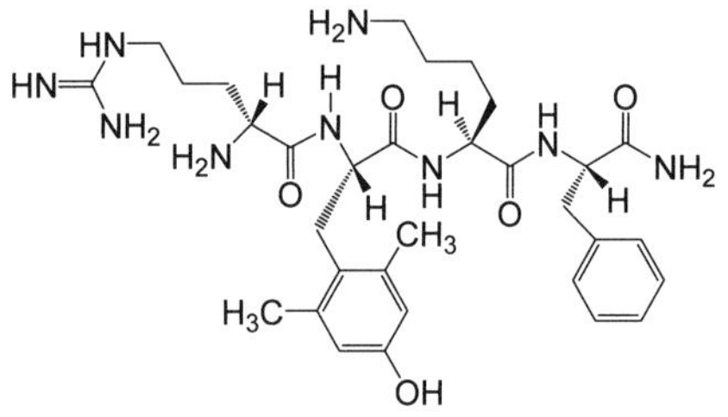

分子式和分子量　$C_{32}H_{49}N_9O_5$　639.39

化学名　D-Arginyl-2,6-dimethyl-L-tyrosyl-L-lysyl-L-phenylalaninamide

D-精氨酰-2,6-二甲基-L-酪氨酰-L-赖氨酰-L-苯丙氨酰胺

CAS 登录号　736992-21-5

INN list　113

药效分类　心磷脂过氧化物酶抑制药

依来卡托

Elexacaftor（*INN*）

化学结构式

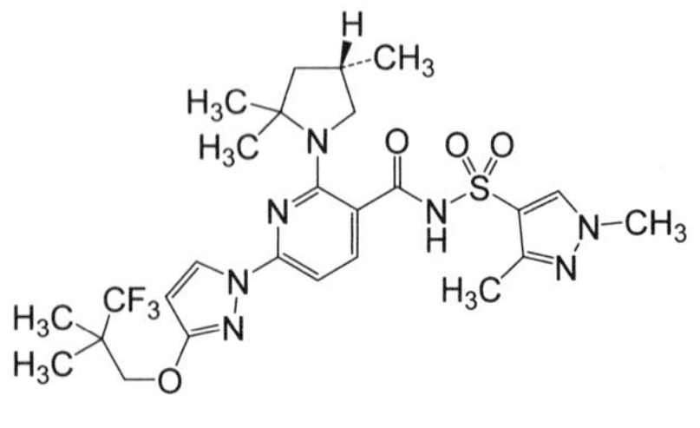

分子式和分子量　$C_{26}H_{34}F_3N_7O_4S$　597.66

化学名　*N*-(1,3-Dimethyl-1*H*-pyrazole-4-sulfonyl)-6-[3-(3,3,3-trifluoro-2,2-dimethylpropoxy)-1*H*-pyrazol-1-yl]-2-[(4*S*)-2,2,4-trimethylpyrrolidin-1-yl]pyridine-3-carboxamide

N-(1,3-二甲基-1*H*-吡唑-4-磺酰基)-6-[3-(3,3,3-三氟-2,2-二甲基丙氧基)-1*H*-吡唑-1-基]-2-[(4*S*)-2,2,4-三甲基吡咯烷-1-基]吡啶-3-甲酰胺

CAS 登录号　2216712-66-0

INN list　121

药效分类　囊性纤维化跨膜转导调节因子(CFTR)通道调节药

依来克秦

Eleclazine（*INN*）

化学结构式

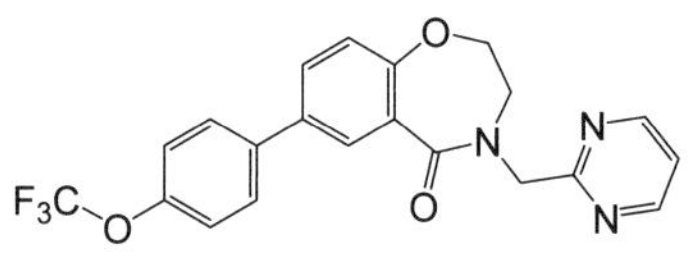

分子式和分子量　$C_{21}H_{16}F_3N_3O_3$　415.11

化学名　4-[(Pyrimidin-2-yl)methyl]-7-[4-(trifluoromethoxy)phenyl]-3,4-dihydro-1,4-benzoxazepin-5(2*H*)-one

4-[(嘧啶-2-基)甲基]-7-[4-(三氟甲氧基)苯基]-3,4-二氢-1,4-苯并噁嗪-5(2*H*)-酮

CAS 登录号　1443211-72-0

INN list　112

药效分类　冠脉扩张药，抗心律失常药

依来曲坦

Eletriptan（*INN*）

化学结构式

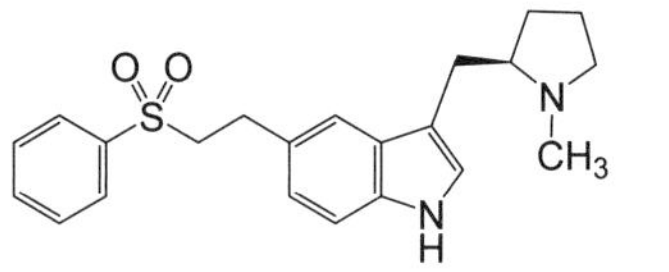

分子式和分子量　$C_{22}H_{26}N_2O_2S$　382.52

化学名　3-[[(*R*)-l-Methyl-2-pyrrolidinyl]methyl]-5-[2-(phenylsulfonyl)ethyl]indole

3-[[(*R*)-l-甲基-2-吡咯烷基]甲基]-5-[2-(苯磺酰基)乙基]吲哚

CAS 登录号　143322-58-1；177834-92-3[氢溴酸盐]

INN list　74

药效分类　5-羟色胺受体激动药，抗偏头痛药

依兰泊特

Eprenetapopt（*INN*）

化学结构式

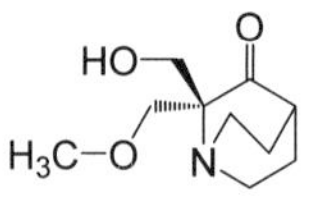

及其对映异构体

分子式和分子量 $C_{10}H_{17}NO_3$ 199.25

化学名 *rac*-(2*R*)-2-(Hydroxymethyl)-2-(methoxymethyl)-1-azabicyclo[2.2.2]octan-3-one

外消旋-(2*R*)-2-(羟甲基)-2-(甲氧基甲基)-1-氮杂双环[2.2.2]辛烷-3-酮

CAS 登录号 5291-32-7

INN list 123

药效分类 抗肿瘤药

依兰群

Elantrine（*INN*）

化学结构式

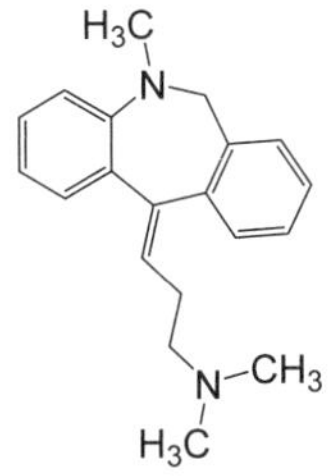

分子式和分子量 $C_{20}H_{24}N_2$ 292.42

化学名 *N*,*N*-Dimethyl-3-(5-methyl-6*H*-benzo[*c*][1]benzazepin-11-ylidene)propan-1-amine

N,*N*-二甲基-3-(5-甲基-6*H*-苯并[*c*][1]苯氮杂䓬-11-亚基)丙-1-胺

CAS 登录号 1232-85-5

INN list 27

药效分类 抗胆碱药

依兰西平

Elanzepine（*INN*）

化学结构式

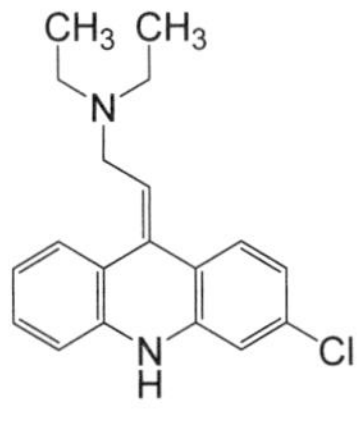

分子式和分子量 $C_{19}H_{21}ClN_2$ 312.84

化学名 2-(3-Chloro-10*H*-acridin-9-ylidene)-*N*,*N*-diethylethanamine

2-(3-氯-10*H*-吖啶-9-亚基)-*N*,*N*-二乙基乙胺

CAS 登录号 6196-08-3

INN list 35

药效分类 抗抑郁药

依立洛尔

Ericolol（*INN*）

分子式和分子量 $C_{18}H_{24}ClNO_3$ 337.84

化学结构式

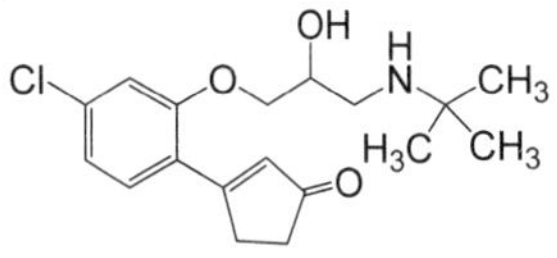

化学名 (±)-3-[2-[3-(*tert*-Butylamino)-2-hydroxypropoxy]-4-chlorophenyl]-2-cyclopenten-1-one

(±)-3-[2-[3-叔丁氨基-2-羟丙氧基]-4-氯苯基]-2-环戊烯-1-酮

CAS 登录号 85320-67-8

INN list 50

药效分类 β 受体拮抗药

依立诺克丁

Eprinomectin（*INN*）

化学结构式

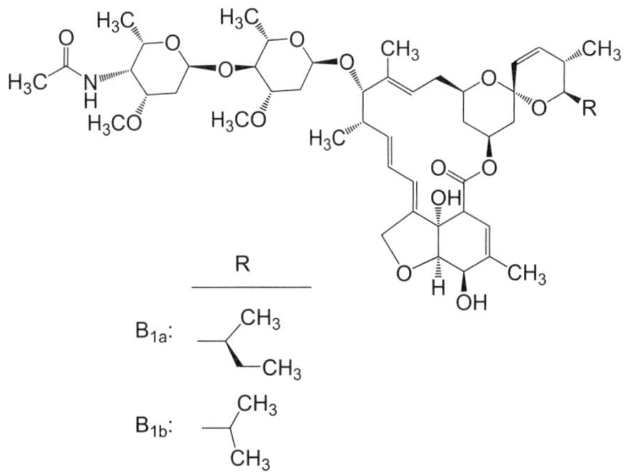

药物描述 A mixture of two components having a ratio of 90% or more of Eprinomectin component B_{1a} and 10%, or less of Eprinomectin component B_{1b}

90%或以上的依立诺克丁 B_{1a} 成分和 10%或以下的依立诺克丁 B_{1b} 成分的混合物

CAS 登录号 123997-26-2; 133305-88-1[依立诺克丁 B_{1a}]; 133305-89-2[依立诺克丁 B_{1b}]

INN list 73

药效分类 抗寄生虫药

依立托仑

Eritoran（*INN*）

化学结构式

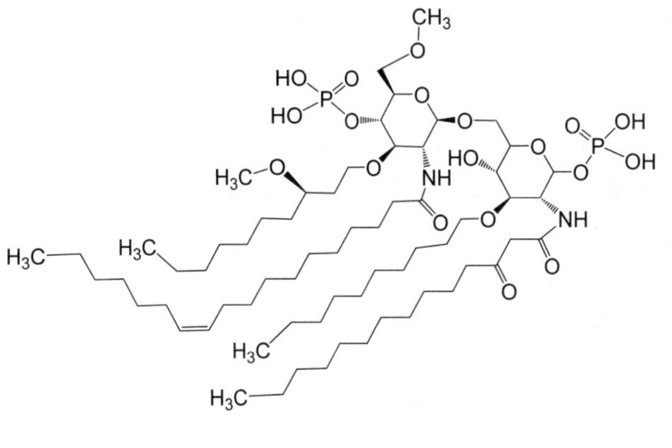

分子式和分子量 $C_{66}H_{126}N_2O_{19}P_2$ 1313.68

化学名 3-*O*-Decyl-2-deoxy-6-*O*-[2-deoxy-3-*O*-[(3*R*)-3-methoxydecyl]-6-*O*-methyl-2-[(11*Z*)-octadec-11-enoylamino]-4-*O*-phosphonato-*β*-D-glucopyranosyl]-2-[(3-oxotetradecanoyl)amino]-*α*-D-glucopyranose 1-dihydrogenphosphat

3-*O*-癸基-2-脱氧-6-*O*-[2-脱氧-3-*O*-[(3*R*)-3-甲氧基癸基]-6-*O*-甲基-2-[(11*Z*)-十八烷-11-烯酰氨基]-4-*O*-磷酸酰基-*β*-D-吡喃葡萄糖基]-2-[(3-氧代十四酰基)氨基]-*α*-D-吡喃葡萄糖 1-二氢磷酸酯

CAS 登录号 185955-34-4; 185954-98-7[钠盐]

INN list 92

药效分类 细菌脂多糖受体拮抗药

依立西平

Erizepine（*INN*）

化学结构式

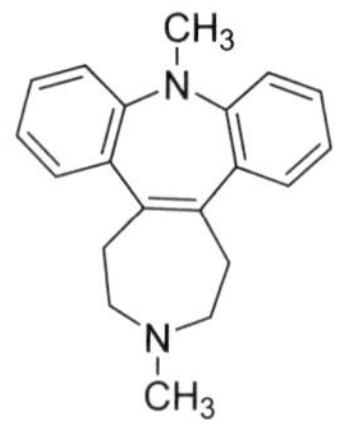

分子式和分子量 $C_{20}H_{22}N_2$ 290.40

化学名 1,2,3,4,5,10-Hexahydro-3,10-dimethylazepino[4,5-*d*]dibenz[*b*,*f*]azepine

1,2,3,4,5,10-六氢-3,10-二甲基氮杂䓬[4,5-*d*]二苯并[*b*,*f*]氮杂䓬

CAS 登录号 96645-87-3

INN list 54

药效分类 抗精神病药

依立雄胺

Epristeride（*INN*）

化学结构式

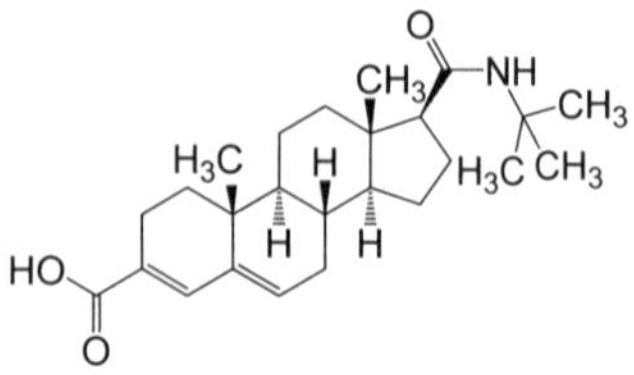

分子式和分子量 $C_{25}H_{37}NO_3$ 399.57

化学名 17*β*-(*tert*-Butylcarbamoyl)androsta-3,5-diene-3-carboxylic acid

17*β*-(叔丁基氨甲酰基)雄甾-3,5-二烯-3-羧酸

CAS 登录号 119169-78-7

INN list 69

药效分类 睾酮还原酶抑制药，抗肿瘤药

依利醋铵

Elliptinium Acetate（*INN*）

化学结构式

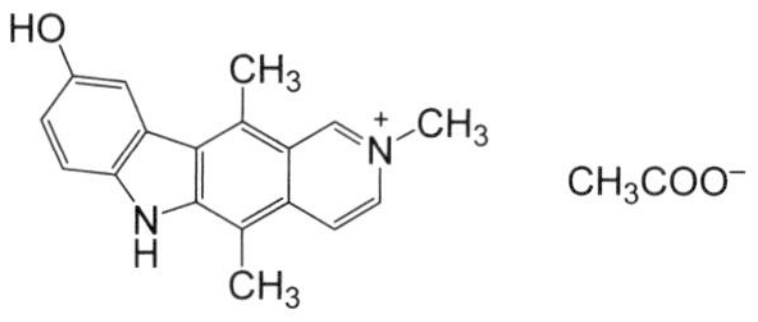

分子式和分子量 $C_{20}H_{20}N_2O_3$ 336.38

化学名 9-Hydroxy-2,5,11-trimethyl-6*H*-pyrido[4,3-*b*]carbazolium acetate

9-羟基-2,5,11-三甲基-6*H*-吡啶并[4,3-*b*]咔唑鎓乙酸盐

CAS 登录号 58337-35-2

INN list 43

药效分类 抗肿瘤药

依利格雷

Elinogrel（*INN*）

化学结构式

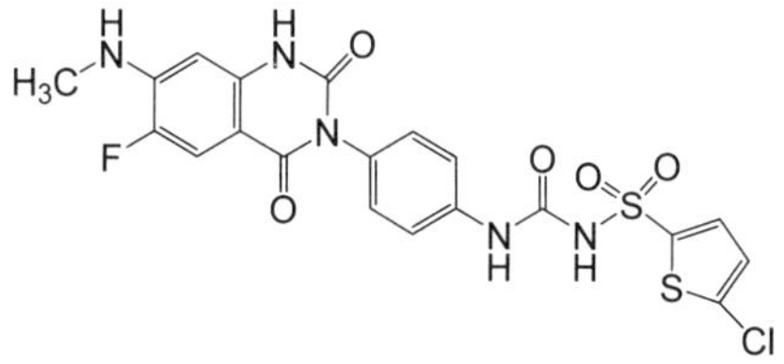

分子式和分子量 $C_{20}H_{15}ClFN_5O_5S_2$ 523.95

化学名 *N*-[(5-Chlorothiophen-2-yl)sulfonyl]-*N'*-[4-[6-fluoro-7-(methylamino)-2,4-dioxo-1,4-dihydroquinazolin-3(2*H*)-yl]phenyl]urea

N-[(5-氯噻吩-2-基)磺酰基]-*N'*-[4-[6-氟-7-(甲氨基)- 2,4-二氧-1,4-二氢喹唑啉-3(2*H*)-基]苯基]脲

CAS 登录号 936500-94-6

INN list 101

药效分类 抗血小板聚集药

依利罗地

Eliprodil（*INN*）

化学结构式

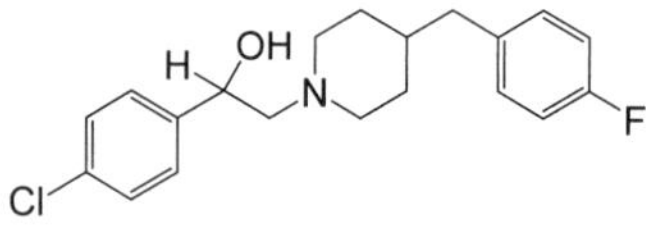

分子式和分子量 $C_{20}H_{23}ClFNO$ 347.85

化学名 1-(4-Chlorophenyl)-2-[4-[(4-fluorophenyl)methyl]piperidin-1-yl]ethanol

1-(4-氯苯基)-2-[4-[(4-氟苯基)甲基]哌啶-1-基]乙醇

CAS 登录号 119431-25-3

INN list 66

药效分类 甲基门冬氨酸拮抗药

依利奈法德

Elinafide（*INN*）

化学结构式

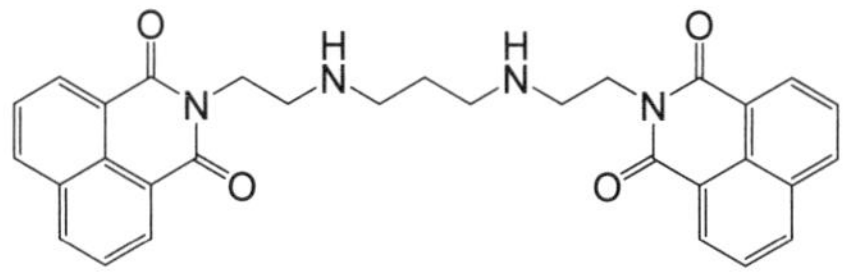

分子式和分子量 $C_{31}H_{28}N_4O_4$ 520.58

化学名 *N*,*N*'-[Trimethylenebis(iminoethylene)]dinaphthalimide

N,*N*'-[三甲叉基双(氨叉基乙叉基)]双萘甲酰亚胺

CAS 登录号 162706-37-8

INN list 75

药效分类 抗肿瘤药

依利曲普

Elismetrep（*INN*）

化学结构式

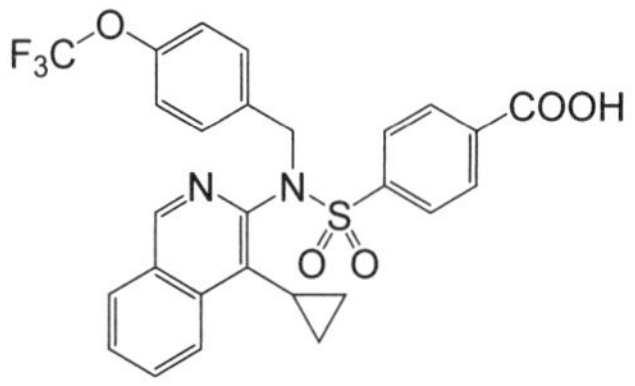

分子式和分子量 $C_{27}H_{21}F_3N_2O_5S$ 542.53

化学名 4-[(4-Cyclopropylisoquinolin-3-yl){[4-(trifluoromethoxy)phenyl]methyl}sulfamoyl]benzoic acid

4-[(4-环丙基异喹啉-3-基){[4-(三氟甲氧基)苯基]甲基}氨磺酰基]苯甲酸

CAS 登录号 1400699-64-0

INN list 118

药效分类 非阿片类镇痛药

依利色林

Eplivanserin（*INN*）

化学结构式

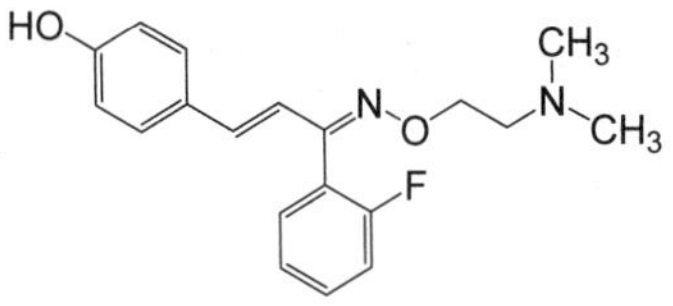

分子式和分子量 $C_{19}H_{21}FN_2O_2$ 328.38

化学名 (*E*)-2'-Fluoro-4-hydroxychalcone (*Z*)-*O*-[2-(dimethylamino)ethyl]oxime

(*E*)-2'-氟-4-羟基查耳酮 (*Z*)-*O*-[2-(二甲氨基)乙基]肟

CAS 登录号 130579-75-8

INN list 80

药效分类 5-羟色胺受体拮抗药

依利沙坦

Elisartan（*INN*）

化学结构式

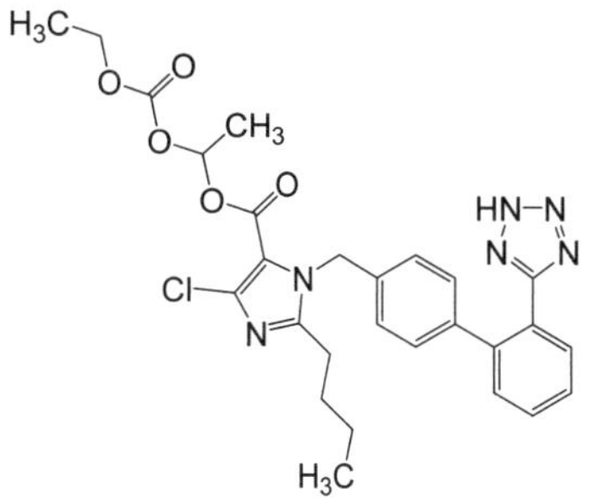

分子式和分子量 $C_{27}H_{29}ClN_6O_5$ 553.01

化学名 1-Ethoxycarbonyloxyethyl 2-butyl-5-chloro-3-[[4-[2-(2*H*-tetrazol-5-yl)phenyl]phenyl]methyl]imidazole-4-carboxylate

1-乙氧羰酰氧乙基 2-丁基-5-氯-3-[[4-[2-(2*H*-四唑-5-基)苯基]苯基]甲基]咪唑-4-甲酸酯

CAS 登录号 158682-68-9

INN list 72

药效分类 抗高血压药，血管紧张素Ⅱ受体拮抗药

依林奈坦

Elinzanetant（*INN*）

化学结构式

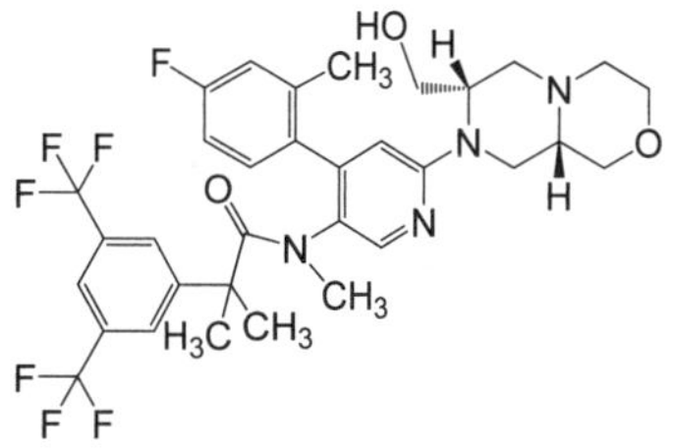

分子式和分子量 $C_{33}H_{35}F_7N_4O_3$ 668.66

化学名 2-[3,5-Bis(trifluoromethyl)phenyl]-*N*-{4-(4-fluoro-2-methylphenyl)-6-[(7*S*,9*aS*)-7-(hydroxymethyl)hexahydropyrazino[2,1-*c*][1,4]oxazin-8(1*H*)-yl]pyridin-3-yl}-*N*,2-dimethylpropanaide

2-[3,5-双(三氟甲基)苯基]-*N*-{4-(4-氟-2-甲基苯基)-6-[(7*S*,9*aS*)-7-(羟甲基)六氢吡嗪并[2,1-*c*][1,4]噁嗪-8(1*H*)-基]吡啶-3-基}-*N*,2-二甲基丙酰胺

CAS 登录号 929046-33-3

INN list 122

药效分类 神经激肽受体拮抗药

依林匹生

Eliapixant（*INN*）

分子式和分子量 $C_{22}H_{21}F_3N_4O_3S$ 478.49

化学结构式

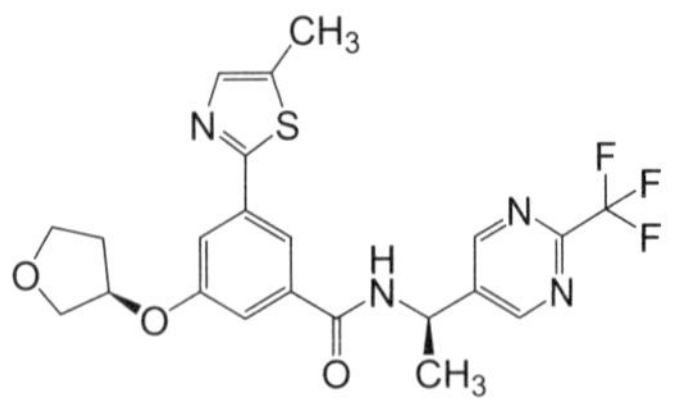

化学名 3-(5-Methyl-1,3-thiazol-2-yl)-5-{[(3*R*)-oxolan-3-yl]oxy}-*N*-{(1*R*)-1-[2-(trifluoromethyl)pyrimidin-5-yl]ethyl}benzamide

3-(5-甲基-1,3-噻唑-2-基)-5-{[(3*R*)-氧杂戊环-3-基]氧基}-*N*-{(1*R*)-1-[2-(三氟甲基)嘧啶-5-基]乙基}苯甲酰胺

CAS 登录号 1948229-21-7

INN list 122

药效分类 嘌呤受体拮抗药

依芦立辛

Elubrixin（*INN*）

化学结构式

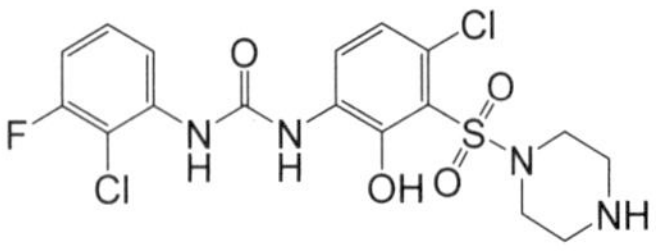

分子式和分子量 $C_{17}H_{17}Cl_2FN_4O_4S$ 462.03

化学名 1-(2-Chloro-3-fluorophenyl)-3-[4-chloro-2-hydroxy-3-(piperazine-1-sulfonyl)phenyl]urea

1-(2-氯-3-氟苯基)-3-[4-氯-2-羟基-3-(哌嗪-1-磺酰基)苯基]脲

CAS 登录号 688763-64-6

INN list 107

药效分类 白介素 8 抑制药

依鲁卡因

Elucaine（*INN*）

化学结构式

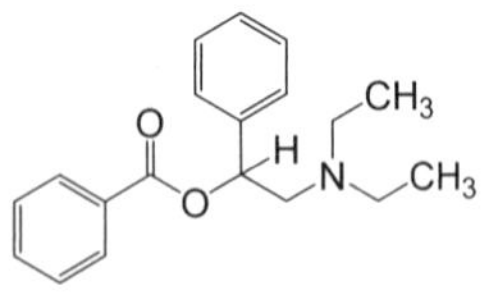

分子式和分子量 $C_{19}H_{23}NO_2$ 297.39

化学名 *α*-[(Diethylamino)methyl]benzyl alcohol benzoate

α-[(二乙氨基)甲基]苯甲醇苯甲酸酯

CAS 登录号 25314-87-8

INN list 29

药效分类 局部麻醉药，抗胆碱药

依鲁麦布

Eflucimibe（*INN*）

分子式和分子量 $C_{29}H_{43}NO_2S$ 469.72

化学结构式

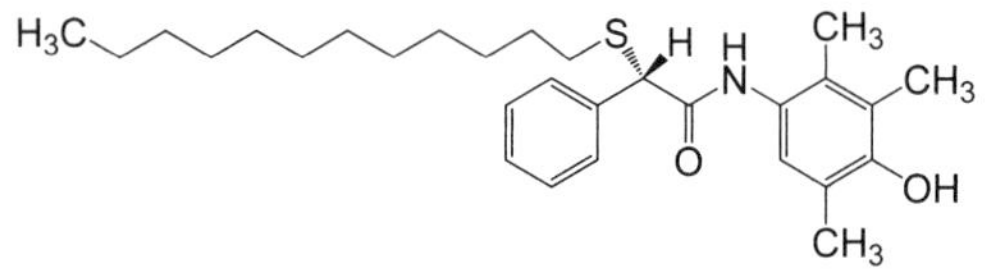

化学名 (2*S*)-2-Dodecylsulfanyl-*N*-(4-hydroxy-2,3,5-trimethylphenyl)-2-phenylacetamide

(2*S*)-2-十二烷硫基-*N*-(4-羟基-2,3,5-三甲基苯基)-2-苯乙酰胺

CAS 登录号 202340-45-2

INN list 84

药效分类 降血脂药

依鲁那韦

Elunonavir（*INN*）

化学结构式

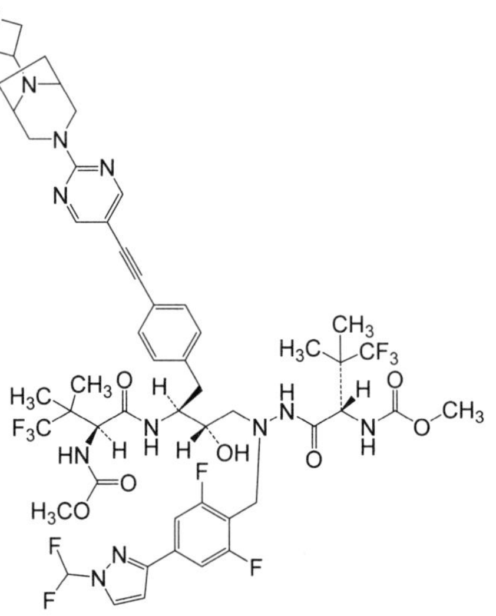

分子式和分子量 $C_{52}H_{59}F_{10}N_{11}O_8$ 1156.10

化学名 Dimethyl (3*S*,8*S*,9*S*,12*S*)-6-({4-[1-(difluoromethyl)-1*H*-pyrazol-3-yl]-2,6-difluorophenyl}methyl)-8-hydroxy-9-{[4-({2-[8-(oxetan-3-yl)-3,8-diazabicyclo[3.2.1]octan-3-yl]pyrimidin-5-yl}ethynyl)phenyl]methyl}-4,11-dioxo-3,12-bis(1,1,1-trifluoro-2-methylpropan-2-yl)-2,5,6,10,13-pentaazatetradecane-1,14-dioate

二甲基 (3*S*,8*S*,9*S*,12*S*)-6-({4-[1-(二氟甲基)-1*H*-吡唑-3-基]-2,6-二氟苯基}甲基)-8-羟基-9-{[4-({2-[8-(氧杂环丁烷-3-基)-3,8-二氮杂双环[3.2.1]辛烷-3-基]嘧啶-5-基}乙炔基)苯基]甲基}-4,11-二氧代-3,12-双(1,1,1-三氟-2-甲基丙-2-基)-2,5,6,10,13-五氮杂十四烷-1,14-二羧酸酯

CAS 登录号 2242428-57-3

INN list 125

药效分类 抗病毒药

依氯那明

Eclanamine（*INN*）

分子式和分子量 $C_{16}H_{22}Cl_2N_2O$ 329.27

化学结构式

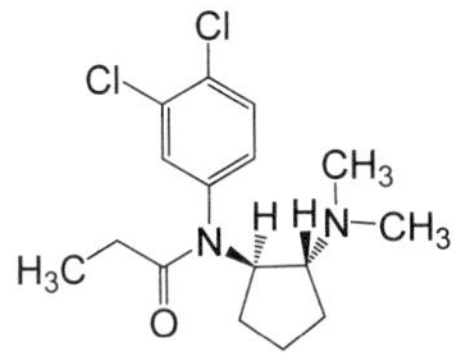

化学名 (±)-*trans*-3',4'-Dichloro-*N*-[2-(dimethylamino)cyclopentyl]propionanilide

(±)-反-3',4'二氯-*N*-[2-(二甲氨基)环戊基]丙酰苯胺

CAS 登录号 71027-13-9; 71027-14-0[马来酸盐]

INN list 55

药效分类 抗抑郁药

依仑倍司他

Elenbecestat（*INN*）

化学结构式

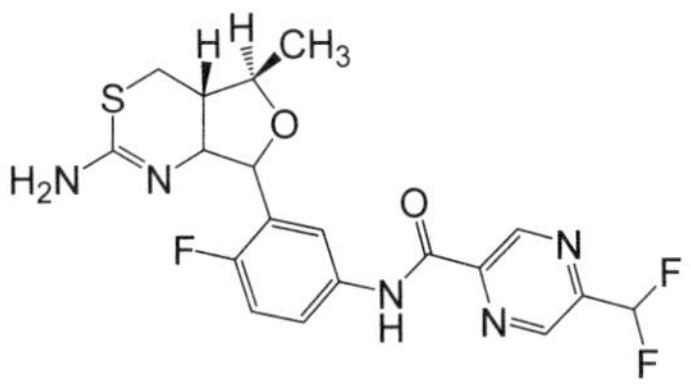

分子式和分子量 $C_{19}H_{18}F_3N_5O_2S$ 437.44

化学名 *N*-{3-[(4a*S*,5*R*,7a*S*)-2-Amino-5-methyl-4*a*,5-dihydro-4*H*-furo[3,4-*d*][1,3]thiazin-7*a*(7*H*)-yl]-4-fluorophenyl}-5-(difluoromethyl)pyrazine-2-carboxamide

N-{3-[(4a*S*,5*R*,7a*S*)-2-氨基-5-甲基-4*a*,5-二氢-4*H*-呋喃并[3,4-*d*][1,3]噻嗪-7*a*(7*H*)-基]-4-氟苯基}-5-(二氟甲基)吡嗪-2-甲酰胺

CAS 登录号 1388651-30-6

INN list 117

药效分类 β 分泌酶抑制药

依罗卡尼

Erocainide（*INN*）

分子式和分子量 $C_{22}H_{33}ClN_2O$ 376.96

化学结构式

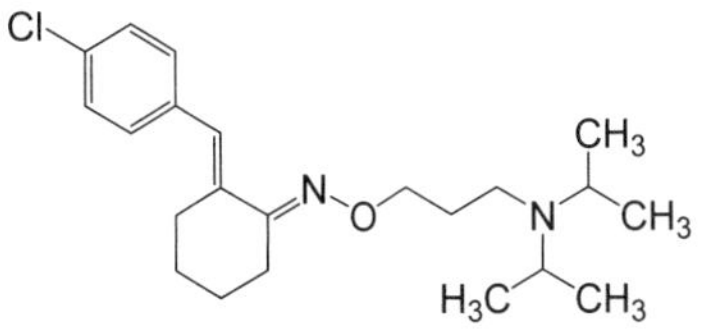

化学名 3-[(*E*)-[(2*E*)-2-[(4-Chlorophenyl)methylidene]cyclohexylidene]amino]oxy-*N*,*N*-di(propan-2-yl)propan-1-amine

3-[(*E*)-[(2*E*)-2-[(4-氯苯基)亚甲基]环己亚基]氨基]氧-*N*,*N*-二(丙-2-基)丙-1-胺

CAS 登录号 85750-38-5

INN list 50

药效分类 抗心律失常药

依罗霉素

Efrotomycin（*INN*）

化学结构式（见下）

分子式和分子量 $C_{59}H_{88}N_2O_{20}$ 1145.33

化学名 (*αS*,2*R*,3*R*,4*R*,6*S*)-4-[[6-Deoxy-4-*O*-(6-deoxy-2,4-di-*O*-methyl-*α*-L-mannopyranosyl)-3-*O*-methy1-*β*-D-allopyranosy1]oxy]-*N*-[(2*E*,4*E*,6*S*,7*R*)-7-[(2*S*,3*S*,4*R*,5*R*)-5-[(1*E*,3*E*,5*E*)-6-(l,2-dihydro-4-hydroxy-l-methyl-2-oxonicotinoyl)-l,3,5-heptatrienyl]tetrahydro-3,4-dihydroxy-2-furyl]-6-methoxy-5-methyl-2,4-octadienyl]-*α*-ethyltetrahydro-2,3-dihydroxy-5,5-dimethyl-6-[(1*E*,3*Z*)-1,3-pentadienyl]-2*H*-pyran-2-acetamide

(*aS*,2*R*,3*R*,4*R*,6*S*)-4-[[6-脱氧-4-*O*-(6-脱氧-2,4-二-*O*-甲基-*α*-L-甘露糖吡喃基)-3-*O*-甲基-*β*-D-异吡喃基]氧基]-*N*-[(2*E*,4*E*,6*S*,7*R*)-7-[(2*S*,3*S*,4*R*,5*R*)-5-[(1*E*,3*E*,5*E*)-6-(l,2-二氢-4-羟基-l-甲基-2-氧)-l,3,5-庚-三烯基]四氢-3,4-二羟基-2-呋喃基]-6-甲氧基-5-甲基-2,4-辛二烯基]-*a*-乙基四氢-2,3-二羟基-5,5-二甲基-6-[(1*E*,3*Z*)-1,3-戊二烯基]-2*H*-吡喃-2-乙酰胺

CAS 登录号 56592-32-6

INN list 53

药效分类 抗生素类药，生长刺激药(兽用)

依罗沙特

Eprodisate（*INN*）

分子式和分子量 $C_3H_8O_6S_2$ 204.21

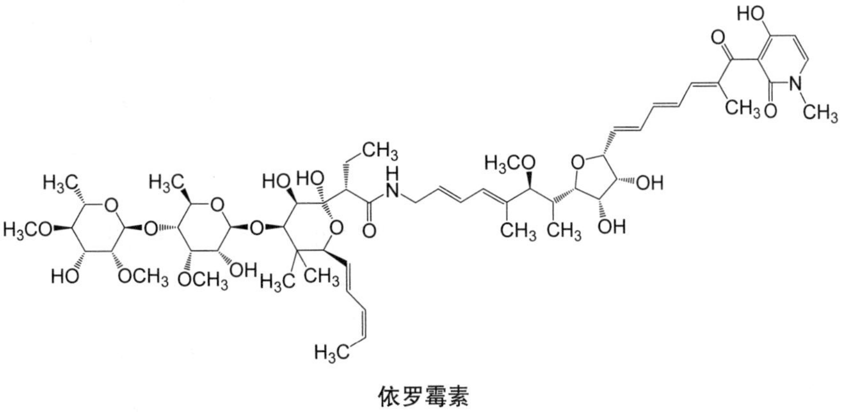

依罗霉素

化学结构式

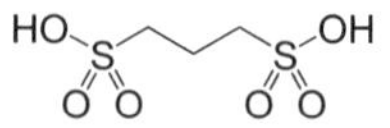

化学名 Propane-1,3-disulfonic acid

丙烷-1,3-二磺酸

CAS 登录号 21668-77-9; 36589-58-9[二钠盐]

INN list 94

药效分类 淀粉样蛋白 A 纤维形成和沉积抑制药

依洛匹坦

Ezlopitant（*INN*）

化学结构式

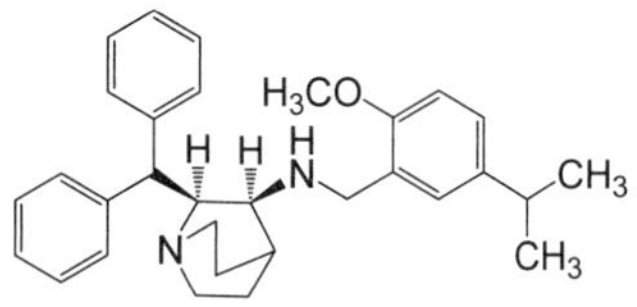

分子式和分子量 $C_{31}H_{38}N_2O$ 454.65

化学名 (2*S*,3*S*)-2-(Diphenylmethyl)-3-[(5-isopropyl-2-methoxybenzyl)amino]quinuclidine

(2*S*,3*S*)-2-(二苯甲基)-3-[(5-异丙基-2-甲氧苄基)氨基]奎宁啶

CAS 登录号 147116-64-1

INN list 82

药效分类 神经激肽 NK1 受体拮抗药

依洛替康

Elomotecan（*INN*）

化学结构式

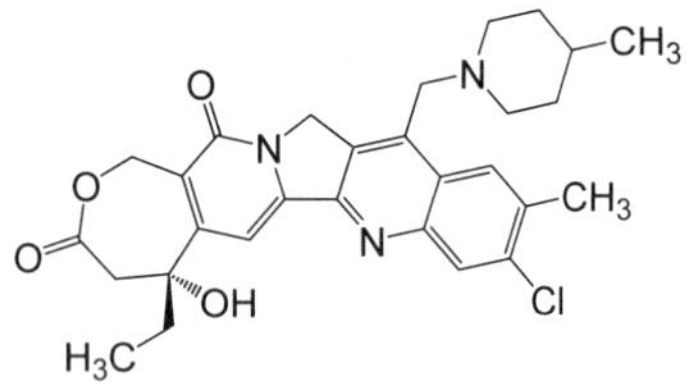

分子式和分子量 $C_{29}H_{32}ClN_3O_4$ 522.04

化学名 (5*R*)-9-Chloro-5-ethyl-5-hydroxy-10-methyl-12-[(4-methylpiperidin-l-yl)-methyl]-1,4,5,13-tetrahydro-3*H*,15*H*-oxepino[3',4':6,7]indolizino[l,2-*b*]quinoline-3,15-dione

(5*R*)-9-氯-5-乙基-5-羟基-10-甲基-12-[(4-甲基哌啶-l-基)-甲基]-1,4,5,13-四氢-3*H*,15*H*-氧杂环庚熳并[3',4':6,7]吲哚嗪并[l,2-*b*]喹啉-3,15-二酮

CAS 登录号 220998-10-7

INN list 92

药效分类 抗肿瘤药

依洛昔巴特

Elobixibat（*INN*）

分子式和分子量 $C_{36}H_{45}N_3O_7S_2$ 695.89

化学结构式

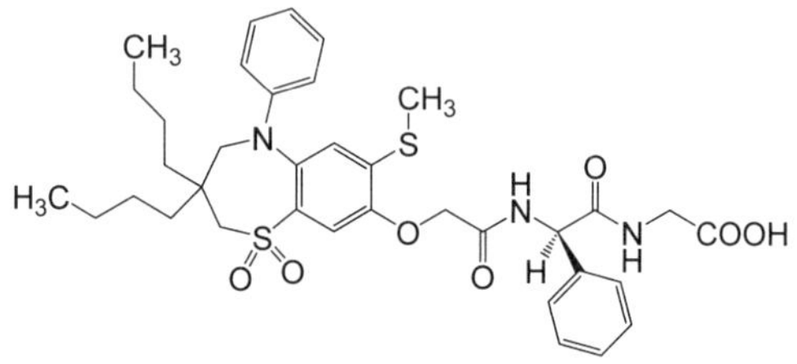

化学名 [(2*R*)-2-(2-[[3,3-Dibutyl-7-(methylsulfanyl)-1,1-dioxo-5-phenyl-2,3,4,5-tetrahydro-1*H*-1λ6,5-benzothiazepin-8-yl]oxy]acetamido)-2-phenylacetamido]acetic acid

[(2*R*)-2-(2-[[3,3-二丁基-7-(甲硫基)-1,1-二氧-5-苯基-2,3,4,5-四氢-1*H*-1λ6,5-苯并硫氮䓬-8-基]氧]乙酰氨基)-2-苯乙酰氨基]乙酸

CAS 登录号 439087-18-0

INN list 104

药效分类 回肠胆酸转运蛋白抑制药

依马卡林

Emakalim（*INN*）

化学结构式

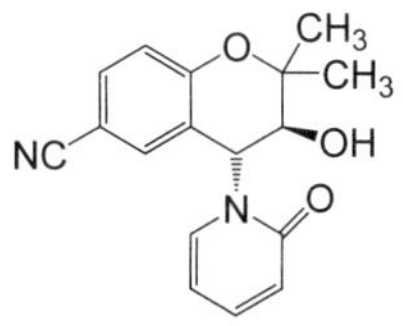

分子式和分子量 $C_{17}H_{16}N_2O_3$ 296.32

化学名 (−)-(3*S*,4*R*)-3-Hydroxy-2,2-dimethyl-4-(2-oxo-l(2*H*)-pyridyl)-6-chromancarbonitrile

(−)-(3*S*,4*R*)-3-羟基-2,2-二甲基-4-(2-氧-l(2*H*)-吡啶基)-6-苯并二氢吡喃腈

CAS 登录号 129729-66-4

INN list 66

药效分类 钾通道激活药

依马普尼

Emapunil（*INN*）

化学结构式

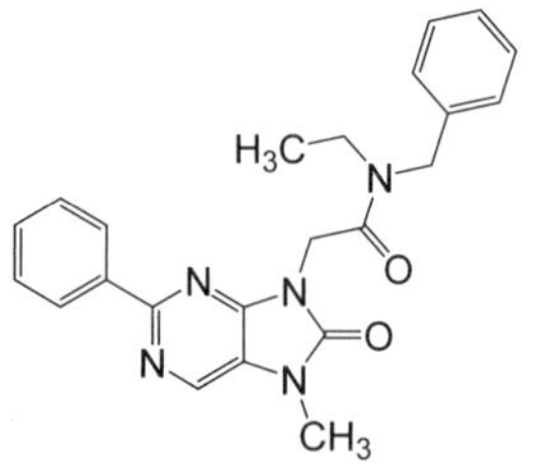

分子式和分子量 $C_{23}H_{23}N_5O_2$ 401.46

化学名 *N*-Benzyl-*N*-ethyl-2-(7-methyl-8-oxo-2-phenyl-7,8-dihydro-9*H*-purin-9-yl)acetamide

N-苯甲基-*N*-乙基-2-(7-甲基-8-氧代-2-苯基-7,8-二氢-9*H*-嘌呤-9-基)乙酰胺

CAS 登录号 226954-04-7

INN list 90

药效分类 苯二氮䓬受体激动药

依马色替

Emavusertib（*INN*）

化学结构式

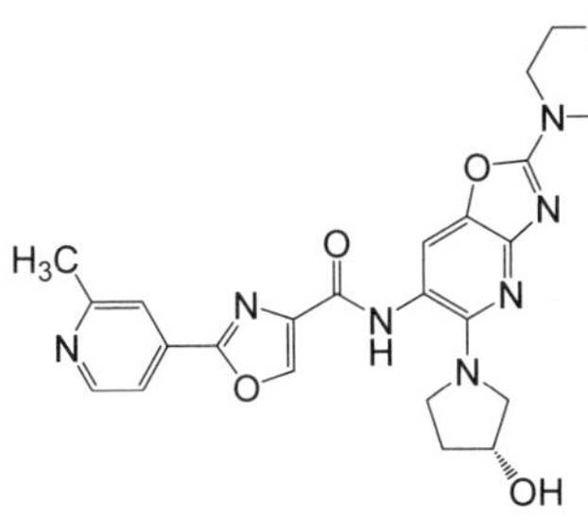

分子式和分子量 $C_{24}H_{25}N_7O_5$ 491.51

化学名 *N*-{5-[(3*R*)-3-Hydroxypyrrolidin-1-yl]-2-(morpholin-4-yl)[1,3]oxazolo[4,5-*b*]pyridin-6-yl}-2-(2-methylpyridin-4-yl)-1,3-oxazole-4-carboxamide

N-{5-[(3*R*)-3-羟基吡咯烷-1-基]-2-(吗啉-4-基)[1,3]噁唑并[4,5-*b*]吡啶-6-基}-2-(2-甲基吡啶-4-基)-1,3-噁唑-4-甲酰胺

CAS 登录号 1801344-14-8

INN list 124

药效分类 丝氨酸/苏氨酸激酶抑制药

依美斯汀

Emedastine（*INN*）

化学结构式

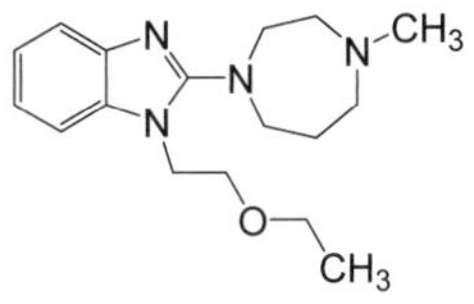

分子式和分子量 $C_{17}H_{26}N_4O$ 302.41

化学名 1-(2-Ethoxyethyl)-2-(4-methyl-1,4-diazepin-1-yl)benzimidazole

1-(2-乙氧乙基)-2-(4-甲基-1,4-氮杂䓬-1-基)苯并咪唑

CAS 登录号 87233-61-2; 87233-62-3[富马酸盐(1:2)]

INN list 59

药效分类 抗组胺药，抗过敏药，防喘药

依美溴铵

Emepronium Bromide（*INN*）

化学结构式

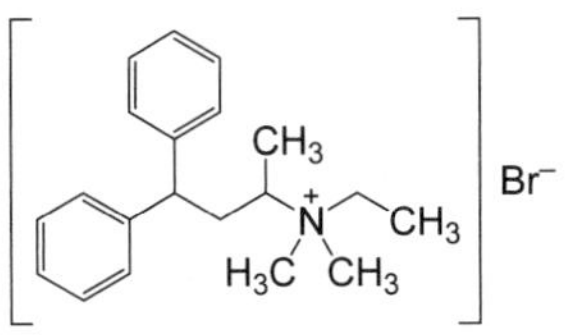

分子式和分子量 $C_{20}H_{28}BrN$ 326.35

化学名 Ethyldimethyl(1-methyl-3,3-diphenylpropyl)ammonium bromide

溴化 乙基二甲基(1-甲基-3,3-二苯基丙基)铵

CAS 登录号 3614-30-0; 27892-33-7[依美铵]

INN list 18

药效分类 抗胆碱药

依咪舍封

Emicerfont（*INN*）

化学结构式

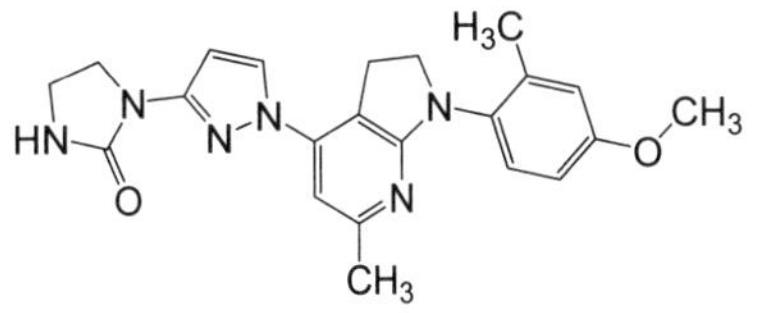

分子式和分子量 $C_{22}H_{24}N_6O_2$ 404.46

化学名 1-[1-[1-(4-Methoxy-2-methylphenyl)-6-methyl-2,3-dihydro-1*H*-pyrrolo[2,3-*b*]pyridin-4-yl]-1*H*-pyrazol-3-yl]imidazolidin-2-one

1-[1-[1-(4-甲氧基-2-甲基苯基)-6-甲基-2,3-二氢-1*H*-吡咯并[2,3-*b*]吡啶-4-基]-1*H*-吡唑-3-基]咪唑啉-2-酮

CAS 登录号 786701-13-1

INN list 102

药效分类 抗抑郁药

依米氨酯

Emylcamate（*INN*）

化学结构式

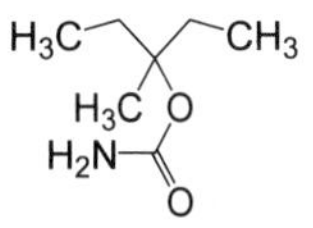

分子式和分子量 $C_7H_{15}NO_2$ 145.20

化学名 3-Methyl-3-pentanol carbamate

3-甲基-3-戊醇氨基甲酸酯

CAS 登录号 78-28-4

INN list 10

药效分类 安定药

依米丁

Emetine

化学结构式

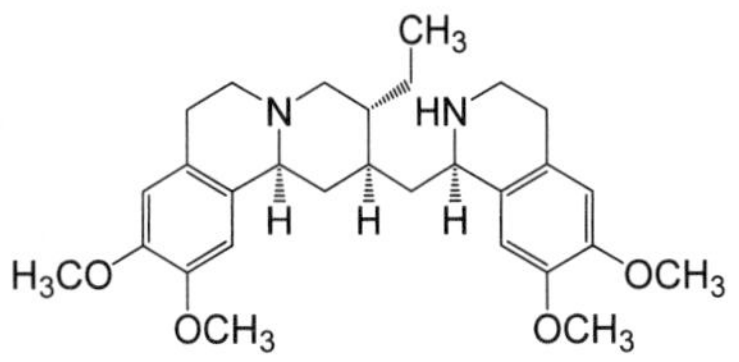

分子式和分子量 $C_{29}H_{40}N_2O_4$ 480.64

化学名 (2*S*,3*R*,11*bS*)-2-[[(1*R*)-6,7-Dimethoxy-1,2,3,4-tetrahydroisoquinolin-1-yl]methyl]-3-ethyl-9,10-dimethoxy-2,3,4,6,7,11*b*-hexahydro-1*H*-benzo[*a*]quinolizine

(2*S*,3*R*,11*bS*)-2-[[(1*R*)-6,7-二甲氧基-1,2,3,4-四氢异喹啉-1-基]甲基]-3-乙基-9,10-二甲氧基-2,3,4,6,7,11*b*-六氢-1*H*-苯并[*a*]喹嗪

CAS 登录号 483-18-1; 316-42-7[盐酸盐(1:2)]

药效分类 抗阿米巴虫药

ATC 分类 P01AX02

依米司他

Etamicastat（*INN*）

化学结构式

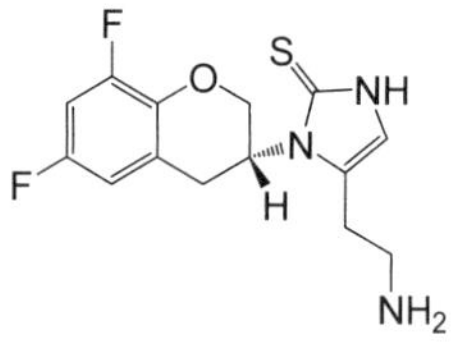

分子式和分子量 $C_{14}H_{15}F_2N_3OS$ 311.35

化学名 5-(2-Aminoethyl)-1-[(3*R*)-6,8-difluoro-3,4-dihydro-2*H*-chromen-3-yl]-1,3-dihydro-2*H*-imidazole-2-thione

5-(2-氨乙基)-1-[(3*R*)-6,8-二氟-3,4-二氢-2*H*-色烯-3-基]-1,3-二氢-2*H*-咪唑-2-硫酮

CAS 登录号 760173-05-5

INN list 101

药效分类 多巴胺 β-羟化酶抑制药

依米他韦

Yimitasvir

化学结构式（见下）

分子式和分子量 $C_{49}H_{58}N_8O_6$ 855.03

化学名 Methyl *N*-[(2*S*)-1-[(2*S*)-2-[5-[4-[(1*R*,8*S*)-6-[2-[(2*S*)-1-[(2*S*)-2-(methoxycarbonylamino)-3-methylbutanoyl]pyrrolidin-2-yl]-3*H*-benzimidazol-5-yl]-3-tricyclo[6.2.1.0^{2,7}]undeca-2,4,6-trienyl]phenyl]-1*H*-imidazol-2-yl]pyrrolidin-1-yl]-3-methyl-1-oxobutan-2-yl]carbamate

甲基 *N*-[(2*S*)-1-[(2*S*)-2-[5-[4-[(1*R*,8*S*)-6-[2-[(2*S*)-1-[(2*S*)-2-(甲氧羰酰氨基)-3-甲基丁酰基]吡咯-2-基]-3*H*-苯并咪唑-2-基]-3-三环并[6.2.1.0^{2,7}]十一烷-2,4,6-三烯基]苯基]-1*H*-咪唑-2-基]吡咯-1-基]-3-甲基-1-氧代丁-2-基]氨基甲酸酯

CAS 登录号 1959593-23-7; 1959593-63-5[磷酸盐(1:2)]

药效分类 抗病毒药

依莫法宗

Emorfazone（*INN*）

化学结构式

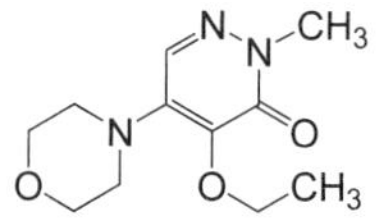

分子式和分子量 $C_{11}H_{17}N_3O_3$ 239.27

化学名 4-Ethoxy-2-methyl-5-morpholino-3(2*H*)-pyridazinone

4-乙氧基-2-甲基-5-吗啉代-3(2*H*)-哒嗪酮

CAS 登录号 38957-41-4

INN list 44

药效分类 镇痛药

依莫帕米

Emopamil（*INN*）

化学结构式

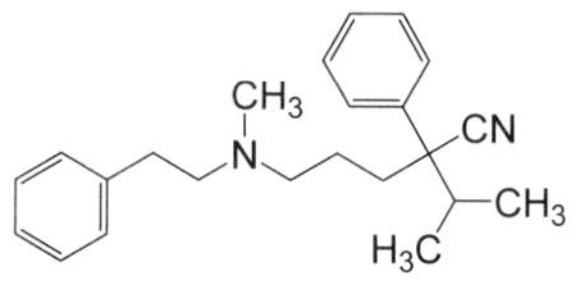

分子式和分子量 $C_{23}H_{30}N_2$ 334.50

化学名 2-Isopropyl-5-(methylphethylamino)-2-phenylvaleronitrile

2-异丙基-5-(甲基苯乙氨基)-2-苯基戊腈

CAS 登录号 78370-13-5

INN list 52

药效分类 冠脉扩张药

依莫司汀

Elmustine（*INN*）

化学结构式

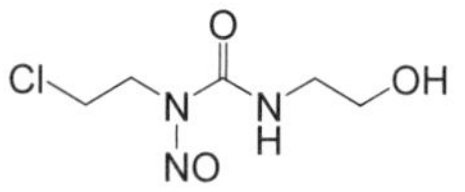

分子式和分子量 $C_5H_{10}ClN_3O_3$ 195.60

化学名 l-(2-Chloroethyl)-3-(2-hydroxyethyl)-l-nitrosourea

l-(2-氯乙基)-3-(2-羟基乙基)-l-亚硝基脲

CAS 登录号 60784-46-5

INN list 49

药效分类 抗肿瘤药

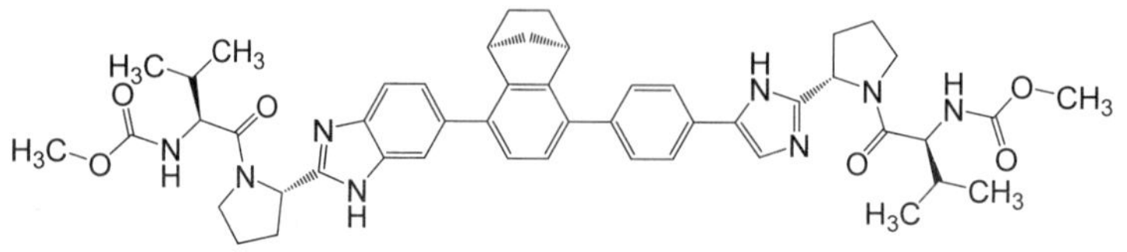

依米他韦

依木色替

Elimusertib（*INN*）

化学结构式

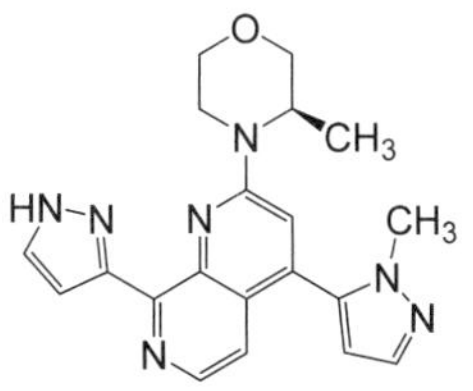

分子式和分子量　$C_{20}H_{21}N_7O$　375.44

化学名　2-[(3*R*)-3-Methylmorpholin-4-yl]-4-(1-methyl-1*H*-pyrazol-5-yl)-8-(1*H*-pyrazol-3-yl)-1,7-naphthyridine

2-[(3*R*)-3-甲基吗啉-4-基]-4-(1-甲基-1*H*-吡唑-5-基)-8-(1*H*-吡唑-3-基)-1,7-萘啶

CAS 登录号　1876467-74-1

INN list　123

药效分类　抗肿瘤药

依那地平

Elnadipine（*INN*）

化学结构式

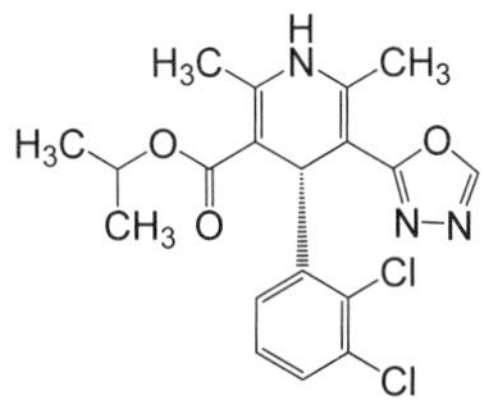

分子式和分子量　$C_{19}H_{19}Cl_2N_3O_3$　408.28

化学名　Propan-2-yl (4*S*)-4-(2,3-dichlorophenyl)-2,6-dimethyl-5-(1,3,4-oxadiazol-2-yl)-1,4-dihydropyridine-3-carboxylate

丙-2-基 (4*S*)-4-(2,3-二氯苯基)-2,6-二甲基-5-(1,3,4-噁二唑-2-基)-1,4-二氢吡啶-3-羧酸酯

CAS 登录号　103946-15-2

INN list　59

药效分类　血管扩张药，钙通道阻滞药

依那多林

Enadoline（*INN*）

化学结构式

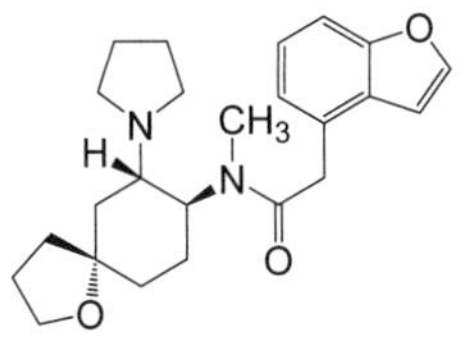

分子式和分子量　$C_{24}H_{32}N_2O_3$　396.53

化学名　*N*-Methyl-*N*-[(5*R*,7*S*,8*S*)-7-(l-pyrrolidinyl)-l-oxaspiro[4.5]dec-8-yl]-4-benzofuranacetamide

N-甲基-*N*-[(5*R*,7*S*,8*S*)-7-(l-吡咯烷基)-l-氧杂螺[4.5]癸-8-基]-4-苯并呋喃乙酰胺

CAS 登录号　124378-77-4；124439-07-2[盐酸盐]

INN list　68

药效分类　镇痛药

依那吉仑

Enalkiren（*INN*）

化学结构式

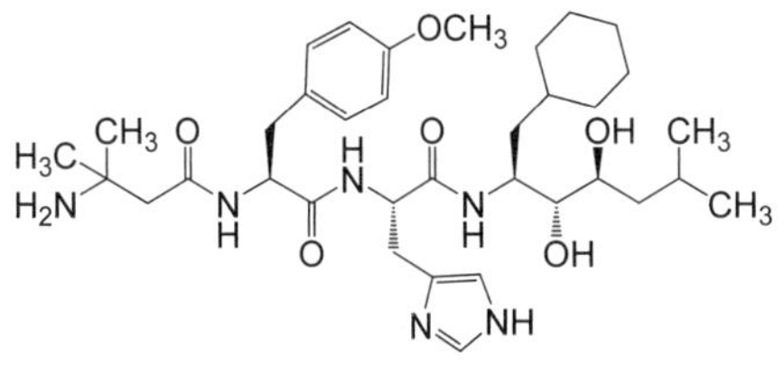

分子式和分子量　$C_{35}H_{56}N_6O_6$　656.86

化学名　3-Amino-*N*-[(2*S*)-1-[[(2*S*)-1-[[(2*S*,3*R*,4*S*)-1-cyclohexyl-3,4-dihydroxy-6-methylheptan-2-yl]amino]-3-(1*H*-imidazol-5-yl)-1-oxopropan-2-yl]amino]-3-(4-methoxyphenyl)-1-oxopropan-2-yl]-3-methylbutanamide

3-氨基-*N*-[(2*S*)-1-[[(2*S*)-1-[[(2*S*,3*R*,4*S*)-1-环己基-3,4-二羟基-6-甲基庚-2-基]氨基]-3-(1*H*-咪唑-5-基)-1-氧代丙-2-基]氨基]-3-(4-甲氧基苯基)-1-氧代丙-2-基]-3-甲基丁酰胺

CAS 登录号　113082-98-7

INN list　61

药效分类　抗高血压药，肾素抑制药

依那立松

Inaperisone（*INN*）

化学结构式

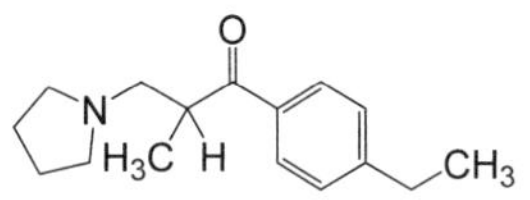

分子式和分子量　$C_{16}H_{23}NO$　245.36

化学名　(±)-4′-Ethyl-2-methyl-3-(1-pyrrolidiny)propiophenone

(±)-4′-乙基-2-甲基-3-(1-吡咯烷)苯丙-1-酮

CAS 登录号　99323-21-4

INN list　59

药效分类　肌肉松弛药

依那普利

Enalapril（*INN*）

化学结构式

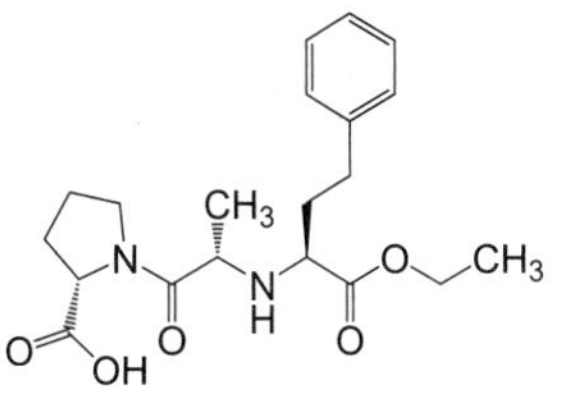

分子式和分子量　$C_{20}H_{28}N_2O_5$　376.45

化学名 *N*-[(*S*)-l-Ethoxycarbonyl-3-phenylpropyl]-L-alanyl-L-proline

N-[(*S*)-l-乙氧羰基-3-苯丙基]-L-丙氨酰-L-脯氨酸

CAS 登录号 75847-73-3；76095-16-4[马来酸盐]

INN list 46

药效分类 抗高血压药，血管紧张素转换酶抑制药

ATC 分类 C09AA02

依那普利拉

Enalaprilat（*INN*）

化学结构式

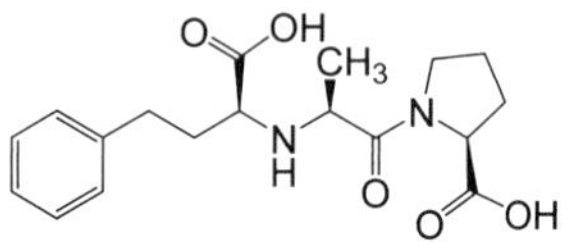

分子式和分子量 $C_{18}H_{24}N_2O_5$ 348.39

化学名 *N*-[(*S*)-l-Carboxy-3-phenylpropyl]-L-alanyl-L-proline

N-[(*S*)-l-羧基-3-苯基丙基]-L-丙氨酰-L-脯氨酸

CAS 登录号 76420-72-9；84680-54-6[二水合物]

INN list 50

药效分类 抗高血压药，血管紧张素转换酶抑制药

依那扎群

Enazadrem（*INN*）

化学结构式

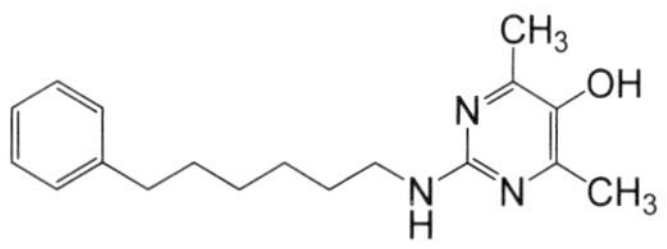

分子式和分子量 $C_{18}H_{25}N_3O$ 299.42

化学名 4,6-Dimethyl-2-[(6-phenylhexyl)amino]-5-pyrimidinol

4,6-二甲基-2-[(6-苯基己基)氨基]-5-嘧啶醇

CAS 登录号 107361-33-1；132956-22-0[磷酸盐]

INN list 68

药效分类 抗银屑病药，5-脂氧合酶抑制药

依奈骨化醇

Inecalcitol（*INN*）

化学结构式

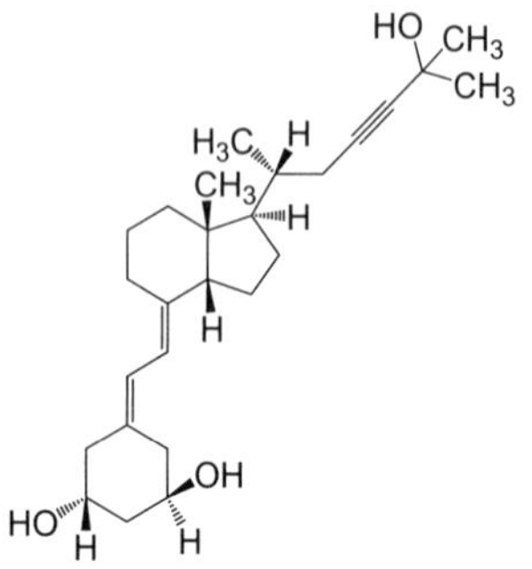

分子式和分子量 $C_{26}H_{40}O_3$ 400.59

化学名 (7*E*)-19-Nor-9,10-seco-14*β*-cholesta-5,7-dien-23-yne-1*α*,3*β*,25-triol

(7*E*)-19-去甲-9,10-断-14*β*-胆甾-5,7-二烯-23-炔-1*α*,3*β*,25-三醇

CAS 登录号 163217-09-2

INN list 87

药效分类 维生素类药

依奈卡定

Enecadin（*INN*）

化学结构式

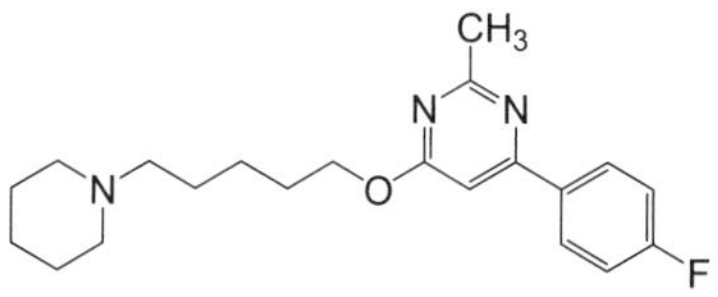

分子式和分子量 $C_{21}H_{28}FN_3O$ 357.46

化学名 4-(4-Fluorophenyl)-2-methyl-6-[[5-(piperidin-l-yl)pentyl]oxy]pyrimidine

4-(4-氟苯基)-2-甲基-6-[[5-(哌啶基-l-基)戊基]氧基]嘧啶

CAS 登录号 259525-01-4

INN list 87

药效分类 钠/钾通道阻滞药

依奈索加

Enexasogaol（*INN*）

化学结构式

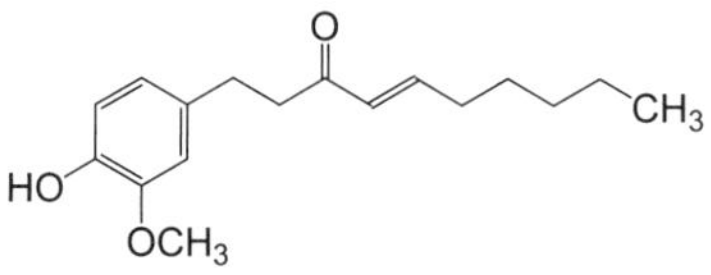

分子式和分子量 $C_{17}H_{24}O_3$ 276.38

化学名 (4*E*)-1-(4-Hydroxy-3-methoxyphenyl)dec-4-en-3-one

(4*E*)-1-(4-羟基-3-甲氧基苯基)癸-4-烯-3-酮

CAS 登录号 23513-13-5

INN list 118

药效分类 非阿片类镇痛药

依奈替勃

Enestebol（*INN*）

化学结构式

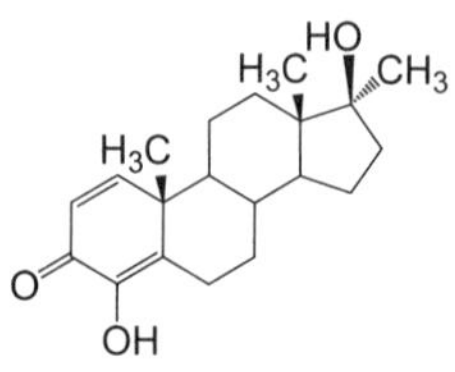

分子式和分子量 $C_{20}H_{28}O_3$ 316.43

化学名 4,17*β*-Dihydroxy-17-methylandrosta-1,4-dien-3-one

4,17*β*-二羟基-17-甲基雄甾-1,4-二烯-3-酮

CAS 登录号 2320-86-7

INN list 22

药效分类 同化激素类药

依尼碘铵

Enisamium Iodide（*INN*）

化学结构式

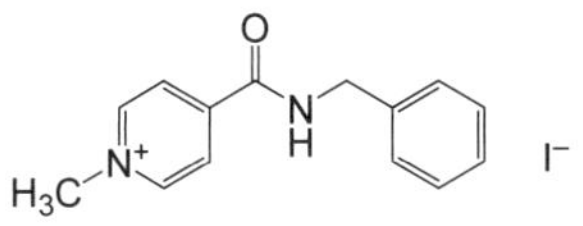

分子式和分子量 $C_{14}H_{15}IN_2O$ 354.19

化学名 4-(Benzylcarbamoyl)-1-methylpyridin-1-ium iodide

碘化 4-(苄氨基甲酰基)-1-甲基吡啶鎓

CAS 登录号 201349-37-3

INN list 101

药效分类 抗病毒药

依尼螺酮

Enilospirone（*INN*）

化学结构式

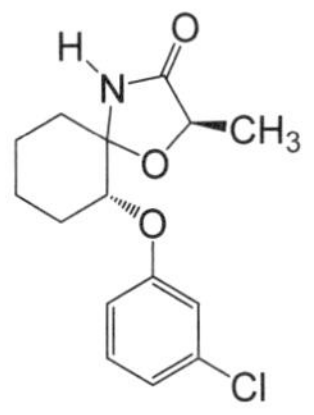

分子式和分子量 $C_{15}H_{18}ClNO_3$ 295.76

化学名 (2*R*,5*RS*,6*R*)-6-(*m*-Chlorophenoxy)-2-methyl-l-oxa-4-azaspiro[4.5]decan-3-one

(2*R*,5*RS*,6*R*)-6-(3-氯苯氧基)-2-甲基-1-氧杂-4-氮杂螺[4.5]癸烷-3-酮

CAS 登录号 59798-73-1

INN list 52

药效分类 精神兴奋药

依尼前列素

Enisoprost（*INN*）

化学结构式

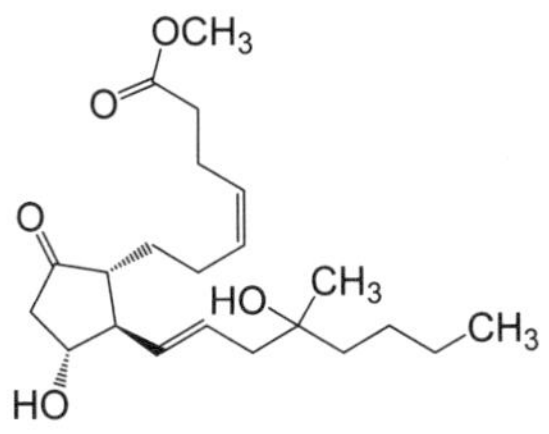

分子式和分子量 $C_{22}H_{36}O_5$ 380.52

化学名 (±)-Methyl (*Z*)-7-[(l*R*,2*R*,3*R*)-3-hydroxy-2-[(*E*)-(4*RS*)-4-hydroxy-4-methyl-l-octenyl]-5-oxocyclopentyl]-4-heptenoate

(±)-甲基 (*Z*)-7-[(l*R*,2*R*,3*R*)-3-羟基-2-[(*E*)-(4*RS*)-4-羟基-4-甲基-l-辛烯基]-5-氧环戊基]-4-庚烯酸酯

CAS 登录号 81026-63-3

INN list 50

药效分类 前列腺素类药，抗溃疡药

依诺波沙

Enobosarm（*INN*）

化学结构式

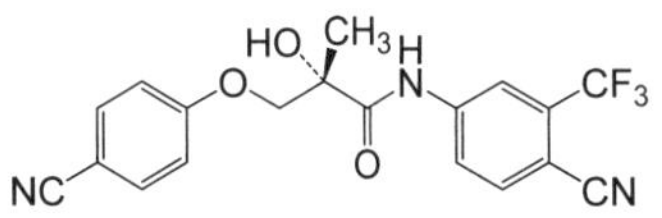

分子式和分子量 $C_{19}H_{14}F_3N_3O_3$ 389.10

化学名 (2*S*)-3-(4-Cyanophenoxy)-*N*-[4-cyano-3-(trifluoromethyl) phenyl]-2-hydroxy-2-methylpropanamide

(2*S*)-3-(4-氰基苯氧基)-*N*-[4-氰基-3-(三氟甲基)苯基]-2-羟基-2-甲基丙酰胺

CAS 登录号 841205-47-8

INN list 107

药效分类 雄激素受体激动药

依诺利康

Enolicam（*INN*）

化学结构式

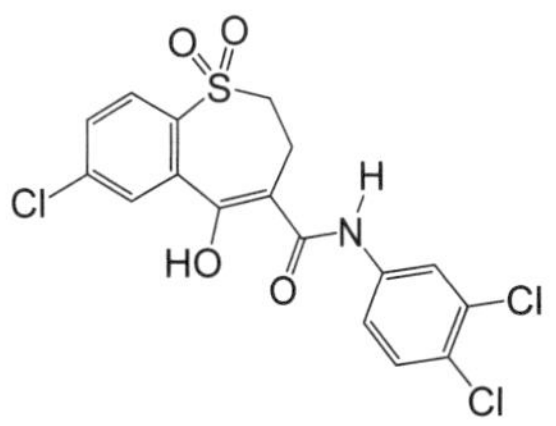

分子式和分子量 $C_{17}H_{12}Cl_3NO_4S$ 432.70

化学名 7-Chloro-*N*-(3,4-dichlorophenyl)-5-hydroxy-1,1-dioxo-2,3-dihydro-1λ^6-benzothiepine-4-carboxamide

7-氯-*N*-(3,4-二氯苯基)-5-羟基-1,1-二氧代-2,3-二氢-1λ^6-苯并硫杂环庚三烯-4-甲酰胺

CAS 登录号 59755-82-7; 73574-69-3[钠盐水合物]; 59756-39-7[钠盐]

INN list 45

药效分类 抗炎镇痛药，抗风湿药

依诺沙星

Enoxacin（*INN*）

分子式和分子量 $C_{15}H_{17}FN_4O_3$ 320.32

化学结构式

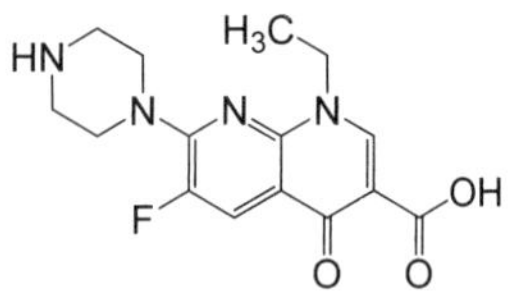

化学名 l-Ethyl-6-fluoro-l,4-dihydro-4-oxo-7-(l-piperazinyl)-l,8-naphthyridine-3-carboxylic acid

l-乙基-6-氟-l,4-二氢-4-氧-7-(l-哌嗪基)-l,8-萘啶-3-羧酸

CAS 登录号 74011-58-8; 84294-96-2[倍半水合物]

INN list 49

药效分类 喹诺酮类抗微生物药

ATC 分类 J01MA04

依诺司特

Enoxamast（*INN*）

化学结构式

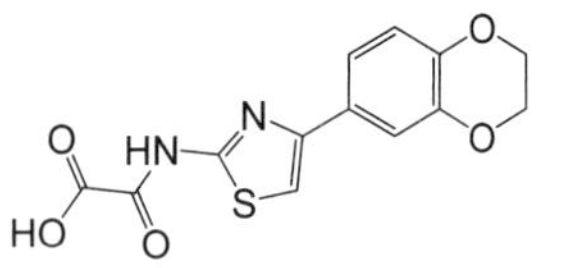

分子式和分子量 $C_{13}H_{10}N_2O_5S$ 306.29

化学名 [4-(1,4-Benzodioxan-6-yl)-2-thiazolyl]oxamic acid

[4-(1,4-苯并二噁烷-6-基)-2-噻唑基]草氨酸

CAS 登录号 74604-76-5

INN list 52

药效分类 平喘药，抗过敏药

依诺他滨

Enocitabine（*INN*）

化学结构式（见下）

分子式和分子量 $C_{31}H_{55}N_3O_6$ 565.78

化学名 *N*-(l-*β*-D-Arabinofuranosyl-1,2-dihydro-2-oxo-4-pyrimidinyl)docosanamide

N-(l-*β*-D-呋喃阿拉伯糖基-1,2-二氢-2-氧-4-嘧啶基)二十二碳酰胺

CAS 登录号 55726-47-1

INN list 46

药效分类 抗肿瘤药

依诺昔酮

Enoximone（*INN*）

分子式和分子量 $C_{12}H_{12}N_2O_2S$ 248.30

化学结构式

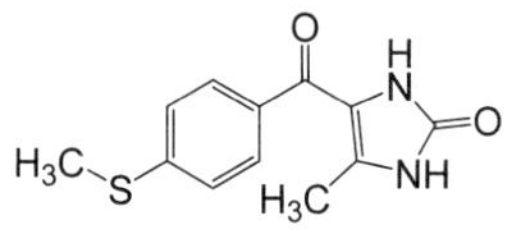

化学名 4-Methyl-5-[4-(methylthio)benzoyl]-4-imidazolin-2-one

4-甲基-5-[4-(甲硫基)苯甲酰基]-4-咪唑啉-2-酮

CAS 登录号 77671-31-9

INN list 52

药效分类 非苷类强心药

ATC 分类 C01CE03

依帕利特

Ipazilide（*INN*）

化学结构式

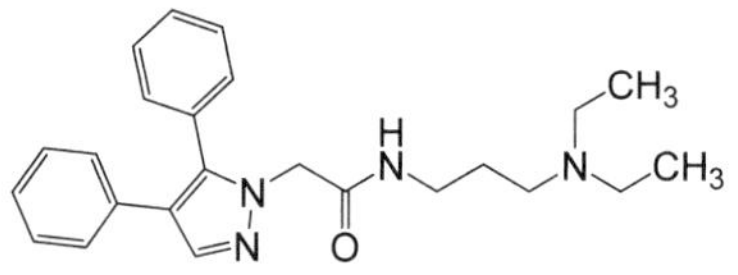

分子式和分子量 $C_{24}H_{30}N_4O$ 309.53

化学名 *N*-[3-(Diethylamino)propyl]-4,5-diphenylpyrazole-1-acetamide

N-[3-(二乙基氨基)丙基]-4,5-二苯基吡唑-1-乙酰胺

CAS 登录号 115436-73-2; 115436-74-3[富马酸盐]

INN list 62

药效分类 抗心律失常药

依帕司他

Epalrestat（*INN*）

化学结构式

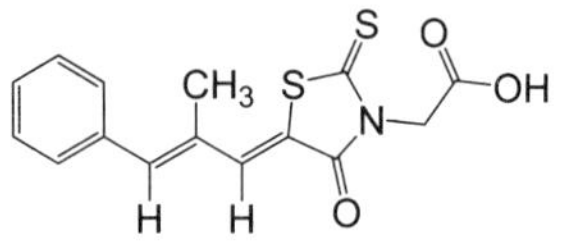

分子式和分子量 $C_{15}H_{13}NO_3S_2$ 319.40

化学名 2-[(5*Z*)-5-[(*E*)-2-Methyl-3-phenylprop-2-enylidene]-4-oxo-2-sulfanylidene-1,3-thiazolidin-3-yl]acetic acid

2-[(5*Z*)-5-[(*E*)-2-甲基-3-苯丙-2-基亚基]-4-氧-2-硫亚基-1,3-噻唑烷-3-基]乙酸

CAS 登录号 82159-09-9

INN list 55

药效分类 醛糖还原酶抑制药

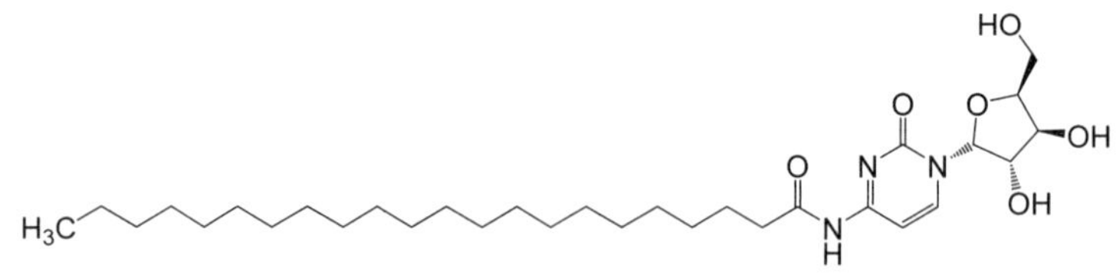

依诺他滨

依哌唑胺

Eperezolid（*INN*）

化学结构式

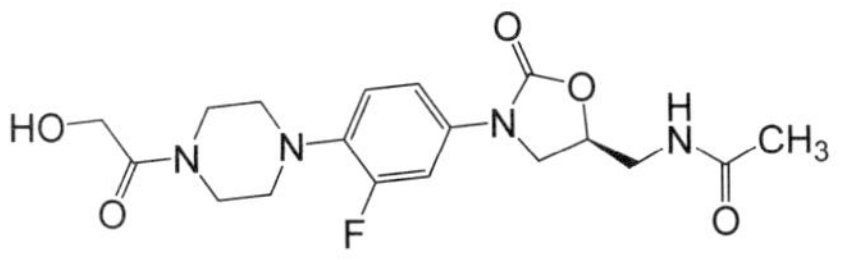

分子式和分子量　$C_{18}H_{23}FN_4O_5$　394.40

化学名　*N*-[[(*S*)-3-[3-Fluoro-4-(4-glycoloyl-l-piperazinyl)phenyl]-2-oxo-5-oxazolidinyl]methyl]acetamide

N-[[(*S*)-3-[3-氟-4-(4-乙醇酰基-l-哌嗪基)苯基]-2-氧-5-噁唑烷基]甲基]乙酰胺

CAS 登录号　165800-04-4

INN list　76

药效分类　抗菌药

依派西班

Epelsiban（*INN*）

化学结构式

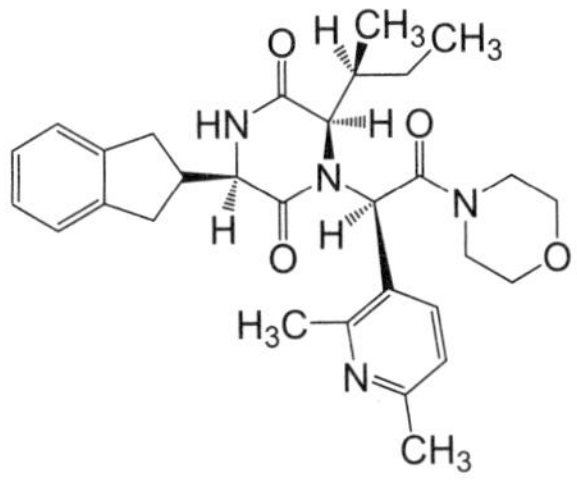

分子式和分子量　$C_{30}H_{38}N_4O_4$　518.65

化学名　(3*R*,6*R*)-3-(2,3-Dihydro-1*H*-inden-2-yl)-1-[(1*R*)-1-(2,6-dimethylpyridin-3-yl)-2-(morpholin-4-yl)-2-oxoethyl]-6-[(2*S*)-butan-2-yl]piperazine-2,5-dione

(3*R*,6*R*)-3-(2,3-二氢-1*H*-茚-2-基)-1-[(1*R*)-1-(2,6-二甲基吡啶-3-基)-2-(吗啉-4-基)-2-氧代乙基]-6-[(2*S*)丁烷-2-基]哌嗪-2,5-二酮

CAS 登录号　872599-83-2

INN list　105

药效分类　缩宫素拮抗药

依泮洛尔

Epanolol（*INN*）

化学结构式

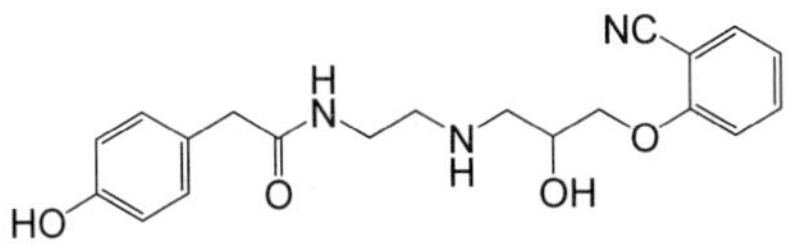

分子式和分子量　$C_{20}H_{23}N_3O_4$　369.41

化学名　(±)-*N*-[2-[[3-(*o*-Cyanophenoxy)-2-hydroxypropyl]amino]ethyl]-2-(*p*-hydroxyphenyl)acetamide

(±)-*N*-[2-[[3-(2-氰基苯氧基)-2-羟基丙基]氨基]乙基]-2-(4-羟基苯基)乙酰胺

CAS 登录号　86880-51-5

INN list　52

药效分类　β 受体拮抗药

ATC 分类　C07AB10

依培夫定

Epervudine（*INN*）

化学结构式

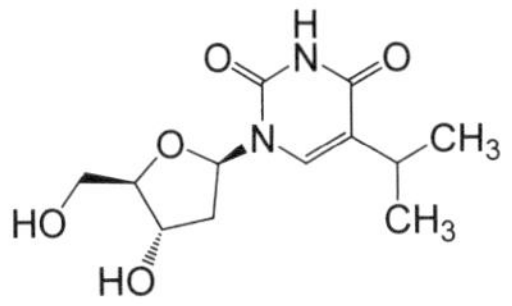

分子式和分子量　$C_{12}H_{18}N_2O_5$　270.28

化学名　2'-Deoxy-5-isopropyluridine

2'-脱氧-5-异丙基尿苷

CAS 登录号　60136-25-6

INN list　61

药效分类　抗病毒药

依培硼罗

Epetraborole（*INN*）

化学结构式

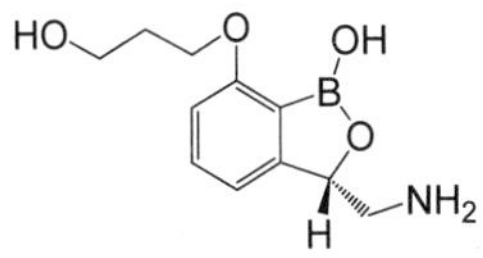

分子式和分子量　$C_{11}H_{16}BNO_4$　237.12

化学名　(3*S*)-3-(Aminomethyl)-7-(3-hydroxypropoxy)-2,1-benzoxaborol-1(3*H*)-ol

(3*S*)-3-(氨基甲基)-7-(3-羟基丙氧基)-2,1-苯并噁硼唑-1(3*H*)-醇

CAS 登录号　1093643-37-8

INN list　112

药效分类　抗菌药

依匹哌啶

Epipropidine（*INN*）

化学结构式

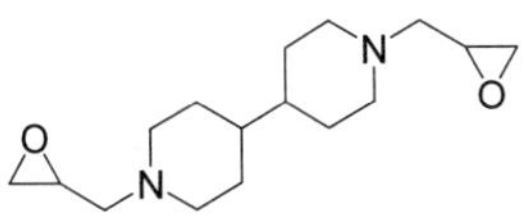

分子式和分子量　$C_{16}H_{28}N_2O_2$　280.41

化学名　1,1'-Bis(2,3-epoxypropyl)-4,4'-bipiperidine

1,1'-双(2,3-环氧丙基)-4,4'-联哌啶

CAS 登录号 5696-17-3

INN list 12

药效分类 抗肿瘤药

依匹普林

Epiroprim（*INN*）

化学结构式

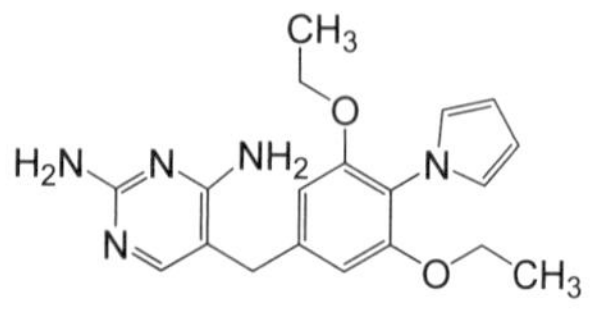

分子式和分子量 $C_{19}H_{23}N_5O_2$ 353.42

化学名 2,4-Diamino-5-(3,5-diethoxy-4-pyrrolylbenzyl)pyrimidine

2,4-二氨基-5-(3,5-二乙氧基-4-吡咯基苄基)嘧啶

CAS 登录号 73090-70-7

INN list 44

药效分类 抗菌药

依匹噻嗪

Epitizide（*INN*）

化学结构式

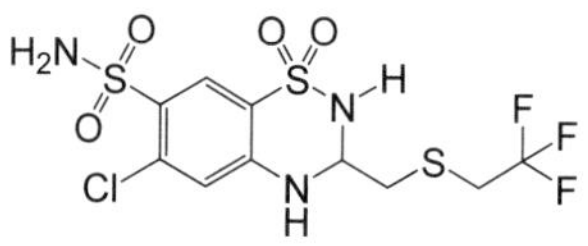

分子式和分子量 $C_{10}H_{11}ClF_3N_3O_4S_3$ 425.85

化学名 6-Chloro-3,4-dihydro-3[[(2,2,2-trifluoroethyl)thio]methyl]-2*H*-l,2,4-benzothiadiazine-7-sulfonamide 1,1-dioxide

6-氯-3,4-二氢-3[[(2,2,2-三氟乙基)硫]甲基]-2*H*-l,2,4-苯并硫二嗪-7-磺胺 1,1-二氧化物

CAS 登录号 1764-85-8

INN list 13

药效分类 利尿药，抗高血压药

依匹斯汀

Epinastine（*INN*）

化学结构式

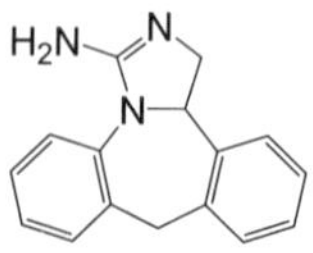

分子式和分子量 $C_{16}H_{15}N_3$ 249.31

化学名 3-Amino-9,13*b*-dihydro-1*H*-dibenz[*c,f*]imidazo[1,5-*a*]azepine

3-氨基-9,13*b*-二氢-1*H*-二苯[*c,f*]咪唑并[1,5-*a*]氮杂䓬

CAS 登录号 80012-43-7; 80012-44-8[盐酸盐]

INN list 55

药效分类 抗组胺药

依匹西林

Epicillin（*INN*）

化学结构式

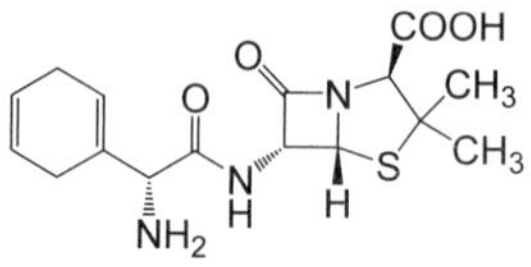

分子式和分子量 $C_{16}H_{21}N_3O_4S$ 351.42

化学名 6-[D-2-Amino-2-(l,4-cyclohexadien-l-yl)acetamido]-3,3-dimethyl-7-oxo-4-thia-l-azabicyclo[3.2.0]heptane-2-carboxylic acid

6-[D-2-氨基-2-(l,4-环己二烯-l-基)乙酰氨基]-3,3-二甲基-7-氧-4-硫-l-氮杂双环[3.2.0]庚烷-2-甲酸

CAS 登录号 26774-90-3

INN list 25

药效分类 抗生素类药

ATC 分类 J01CA07

依匹唑

Epirizole（*INN*）

化学结构式

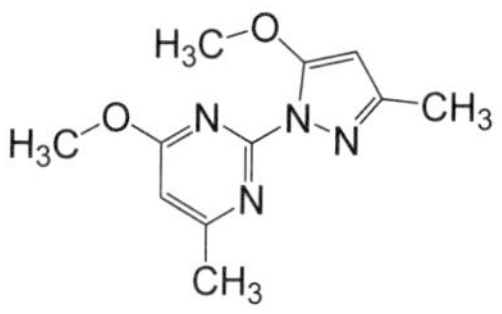

分子式和分子量 $C_{11}H_{14}N_4O_2$ 234.25

化学名 4-Methoxy-2-(5-methoxy-3-methylpyrazol-1-yl)-6-methylpyrimidine

4-甲氧基-2-(5-甲氧基-3-甲基吡唑-1-基)-6-甲基嘧啶

CAS 登录号 18694-40-1

INN list 25

药效分类 抗炎镇痛药

依普贝胺

Eprobemide（*INN*）

化学结构式

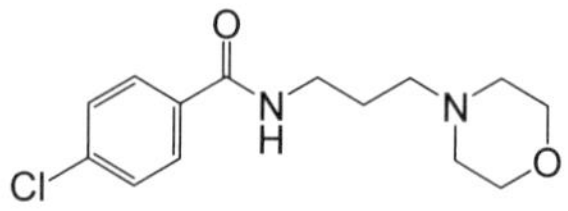

分子式和分子量 $C_{14}H_{19}ClN_2O_2$ 282.77

化学名 4-Chloro-*N*-(3-morpholinopropyl)benzamide

4-氯-*N*-(3-吗啉丙基)苯甲酰胺

CAS 登录号 87940-60-1

INN list 64

药效分类 抗抑郁药

依普伐芬

Eprovafen（*INN*）

化学结构式

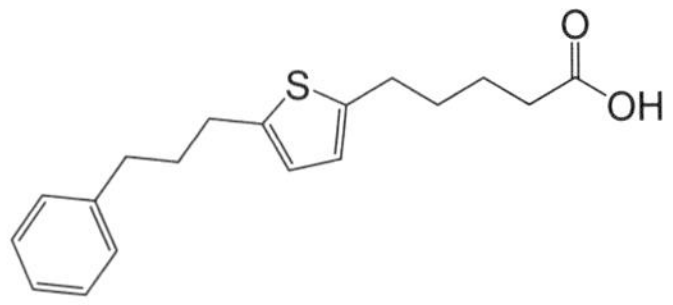

分子式和分子量 $C_{18}H_{22}O_2S$ 302.43

化学名 5-(3-Phenylpropyl)-2-thiophenevaleric acid

5-(3-苯基丙基)-2-噻吩戊酸

CAS 登录号 101335-99-3

INN list 57

药效分类 抗炎镇痛药

依普黄酮

Ipriflavone（*INN*）

化学结构式

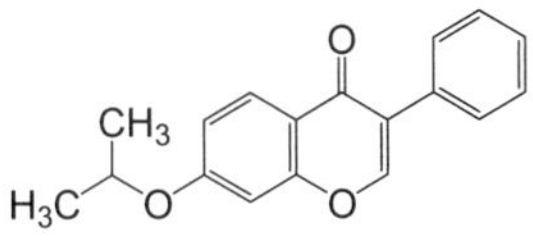

分子式和分子量 $C_{18}H_{16}O_3$ 280.32

化学名 7-Isopropyloxy-3-phenyl-4*H*-1-benzopyran-4-one

7-异丙氧基-3-苯基-4*H*-1-苯并吡喃-4-酮

CAS 登录号 35212-22-7

INN list 31

药效分类 钙代谢调节药

依普拉酮

Eprazinone（*INN*）

化学结构式

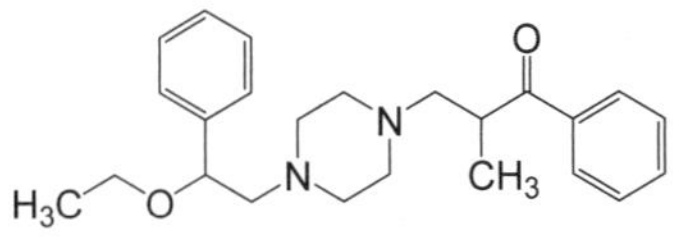

分子式和分子量 $C_{24}H_{32}N_2O_2$ 380.52

化学名 3-[4-(*β*-Ethoxyphenethyl)-l-piperazinyl]-2-methylpropiophenone

3-[4-(*β*-乙氧基苯乙基)-l-哌嗪基]-2-甲基苯丙-1-酮

CAS 登录号 10402-90-1

INN list 24

药效分类 镇咳药

依普利酮

Eplerenone（*INN*）

分子式和分子量 $C_{24}H_{30}O_6$ 414.49

化学结构式

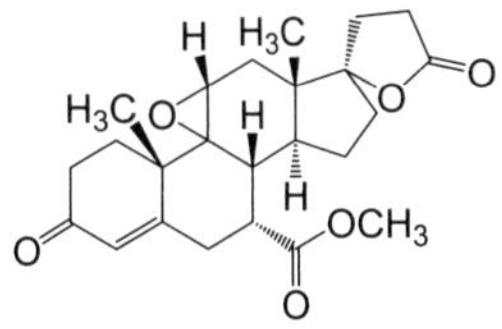

化学名 9,11-Epoxy-7-(methoxycarbonyl)-3-oxo-17-pregn-4-ene-21,17-carbolactone

9,11-环氧-17-(甲氧羰基)-3-氧代-17-孕甾-4-烯-21,17-内酯

CAS 登录号 107724-20-9

INN list 77

药效分类 抗高血压药，抗醛固酮药，保钾利尿药

ATC 分类 C03DA04

依普罗醇

Eprozinol（*INN*）

化学结构式

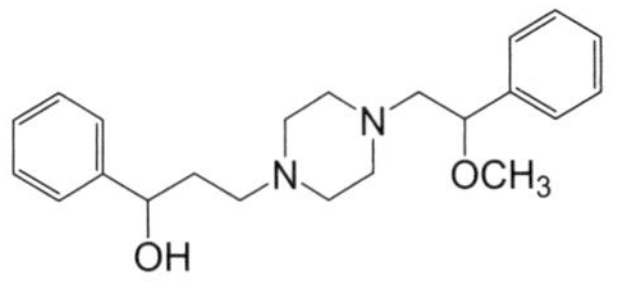

分子式和分子量 $C_{22}H_{30}N_2O_2$ 354.49

化学名 4-(*β*-Methoxyphenethyl)-*α*-phenyl-1-piperazinepropaol

4-(*β*-甲氧基苯乙基)-*α*-苯基-1-哌嗪丙醇

CAS 登录号 32665-36-4

INN list 22

药效分类 抗组胺药

依普罗沙坦

Eprosartan（*INN*）

化学结构式

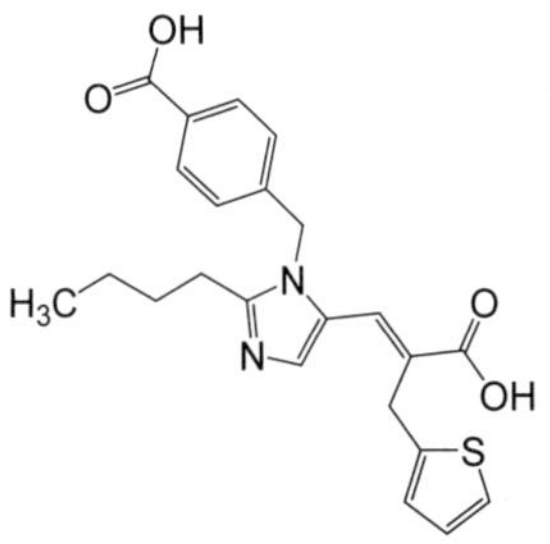

分子式和分子量 $C_{23}H_{24}N_2O_4S$ 424.5

化学名 4-[[2-Butyl-5-[(*E*)-2-carboxy-3-thiophen-2-ylprop-1-enyl]imidazol-1-yl]methyl]benzoic acid

4-[[2-丁基-5-[(*E*)-2-羧基-3-噻吩-2-基丙-1-烯基]咪唑-1-基]甲基]苯甲酸

CAS 登录号 133040-01-4,144143-96-4[甲硫酸盐]

INN list 71

药效分类 抗高血压药，血管紧张素Ⅱ受体拮抗药

ATC 分类 C09CA02

依普吲定

Eproxindine（*INN*）

化学结构式

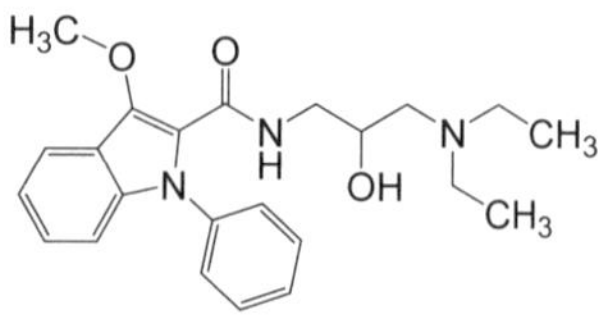

分子式和分子量　$C_{23}H_{29}N_3O_3$　395.50

化学名　(±)-*N*-[3-(Diethylamino)-2-hydroxypropyl]-3-methoxy-1-phenylindole-2-carboxamide

(±)-*N*-[3-(二乙基氨基)-2-羟基丙基]-3-甲氧基-1-苯基吲哚-2-甲酰胺

CAS 登录号　83200-08-2

INN list　49

药效分类　抗心律失常药

依齐维林

Elziverine（*INN*）

化学结构式

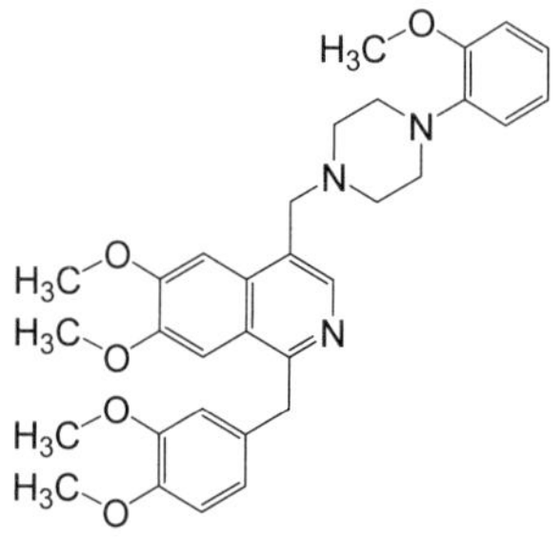

分子式和分子量　$C_{32}H_{37}N_3O_5$　543.65

化学名　6,7-Dimethoxy-4-[[4-(*o*-methoxyphenyl)-l-piperazinyl]methyl]-1-veratrylisoquinoline

6,7-二甲氧基-4-[[4-(2-甲氧基苯基)-l-哌嗪基]甲基]-1-藜芦基异喹啉

CAS 登录号　95520-81-3

INN list　57

药效分类　解痉药

依前列醇

Epoprostenol（*INN*）

化学结构式

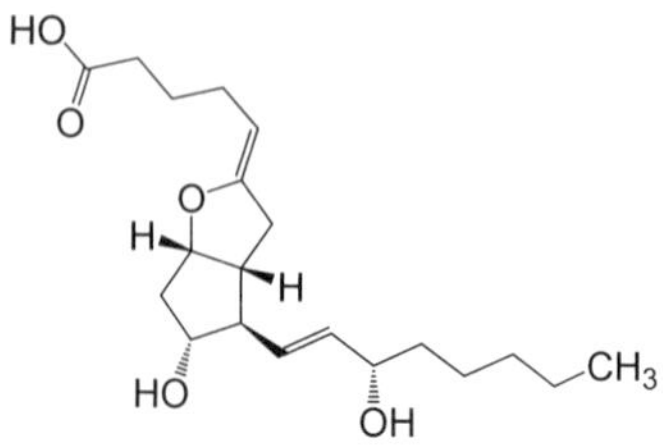

分子式和分子量　$C_{20}H_{32}O_5$　352.47

化学名　(5*Z*)-5-[(3*aR*,4*R*,5*R*,6*aS*)-5-Hydroxy-4-[(*E*)-(3*S*)-3-hydroxyoct-l-enyl]-3,3*a*,4,5,6,6*a*-hexahydrocyclopenta[*b*]furan-2-ylidene]pentanic acid

(5*Z*)-5-[(3*aR*,4*R*,5*R*,6*aS*)-5-羟基-4-[(*E*)-(3*S*)-3-羟基辛-l-烯基]-3,3*a*,4,5,6,6*a*-六氢环戊熳并[*b*]呋喃-2-亚基]戊酸

CAS 登录号　35121-78-9

INN list　44

药效分类　前列腺素类药，抗血小板聚集药，血管扩张药

依屈卡因

Edronocaine（*INN*）

化学结构式

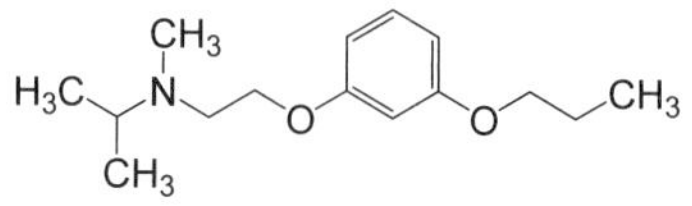

分子式和分子量　$C_{15}H_{25}NO_2$　251.36

化学名　*N*,1-Dimethyl-2'-(*m*-propoxyphenoxy)diethylamine

N,1-二甲基-2'-(3-丙氧基苯氧基)二乙胺

CAS 登录号　190258-12-9

INN list　84

药效分类　镇痛药，钠通道阻滞药

依曲巴明

Etrabamine（*INN*）

化学结构式

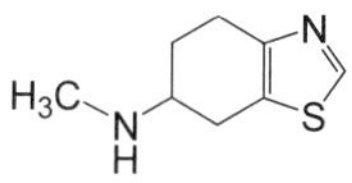

分子式和分子量　$C_8H_{12}N_2S$　168.26

化学名　4,5,6,7-Tetrahydro-6-(methylamino)benzothiazole

4,5,6,7-四氢-6-(甲氨基)苯并噻唑

CAS 登录号　70590-58-8

INN list　59

药效分类　抗抑郁药

依曲布替尼

Edralbrutinib（*INN*）

化学结构式

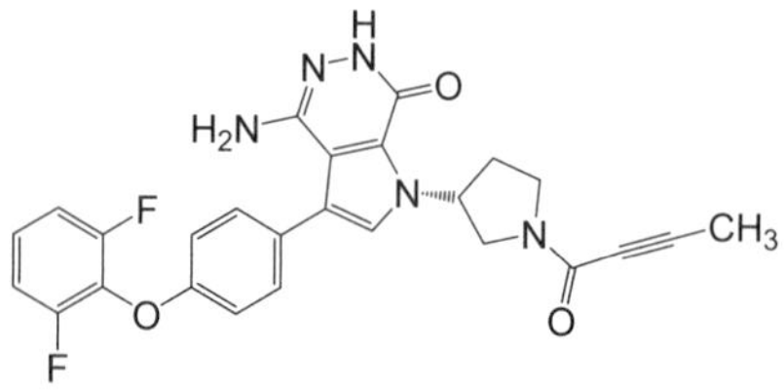

分子式和分子量　$C_{26}H_{21}F_2N_5O_3$　489.48

化学名　4-Amino-1-[(3*R*)-1-(but-2-ynoyl)pyrrolidin-3-yl]-3-[4-(2,6-difluorophenoxy)phenyl]-1,6-dihydro-7*H*-pyrrolo[2,3-*d*]pyridazin-7-one

4-氨基-1-[(3*R*)-1-(丁-2-炔酰基)吡咯烷-3-基]-3-[4-(2,6-二氟苯氧基)苯基]-1,6-二氢-7*H* 吡咯并[2,3-*d*]哒嗪-7-酮

CAS 登录号 1858206-58-2

INN list 123

药效分类 Bruton's 酪氨酸激酶抑制药

依曲地南

Etrumadenant（*INN*）

化学结构式

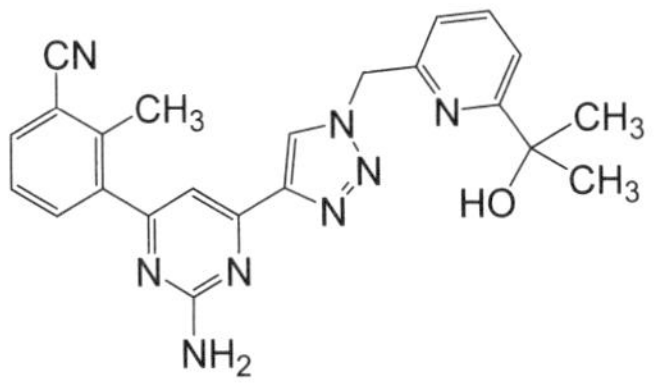

分子式和分子量 $C_{23}H_{22}N_8O$ 426.48

化学名 3-[2-Amino-6-(1-{[6-(2-hydroxypropan-2-yl)pyridin-2-yl]methyl}-1*H*-1,2,3-triazol-4-yl)pyrimidin-4-yl]-2-methylbenzonitrile

3-[2-氨基-6-(1-{[6-(2-羟基丙-2-基)吡啶-2-基]甲基}-1*H*-1,2,3-三氮唑-4-基)嘧啶-4-基]-2-甲基苯甲腈

CAS 登录号 2239273-34-6

INN list 124

药效分类 腺苷受体拮抗药

依曲韦林

Etravirine（*INN*）

化学结构式

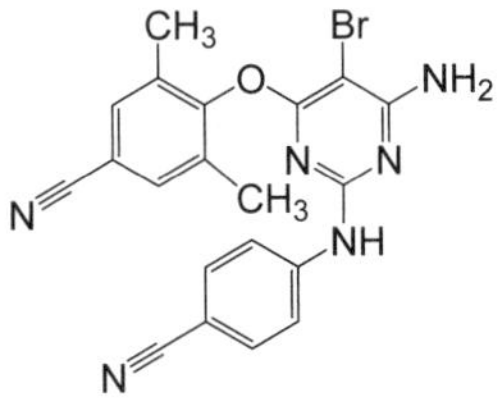

分子式和分子量 $C_{20}H_{15}BrN_6O$ 435.28

化学名 4-[[6-Amino-5-bromo-2-[(4-cyanophenyl)amino]-4-pyrimidinyl]oxy]-3,5-dimethyl-benzonitrile

4-[[6-氨基-5-溴代-2-[(4-氰基苯基)氨基]-4-嘧啶]氧基]-3,5-二甲基苄腈

CAS 登录号 269055-15-4

INN list 88

药效分类 抗病毒药

依曲西呱

Etriciguat（*INN*）

分子式和分子量 $C_{22}H_{16}FN_7$ 397.41

化学结构式

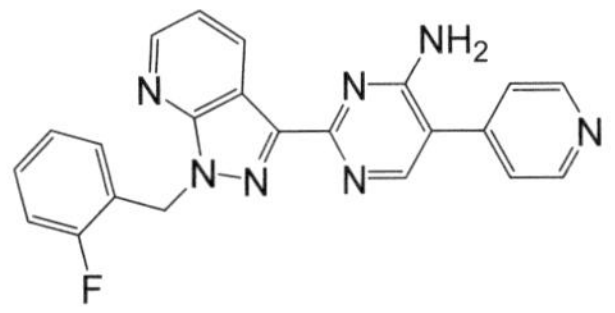

化学名 2-[1-(2-Fluorobenzyl)-1*H*-pyrazolo[3,4-*b*]pyridine-3-yl]-5-(4-pyridyl)pyrimidin-4-amine

2-[1-(2-氟苄基)-1*H*-吡唑并[3,4-*b*]吡啶-3-基]-5-(4-吡啶基)嘧啶-4-胺

CAS 登录号 402595-29-3

INN list 88

药效分类 血管扩张药

依瑞度胺

Eragidomide（*INN*）

化学结构式

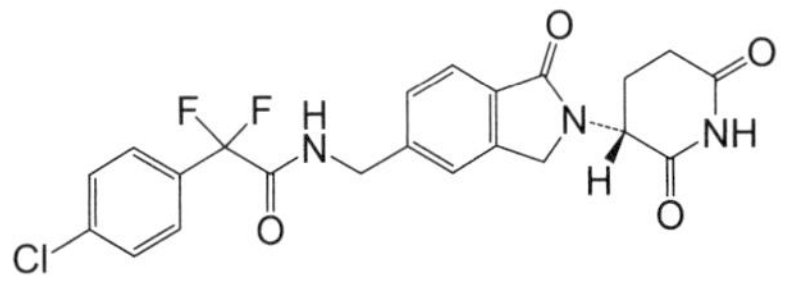

厄傍宝旋度木价

分子式和分子量 $C_{22}H_{28}ClF_2N_3O_4$ 461.85

化学名 *rac*-2-(4-Chlorophenyl)-*N*-({2-[(3*R*)-2,6-dioxopiperidin-3-yl]-1-oxo-2,3-dihydro-1*H*-isoindol-5-yl}methyl)-2,2-difluoroacetamide

外消旋 2-(4-氯苯基)-*N*-({2-[(3*R*)-2,6-二氧代哌啶-3-基]-1-氧代-2,3-二氢-1*H*-异吲哚-5-基}甲基)-2,2-二氟乙酰胺

CAS 登录号 1860875-51-9

INN list 125

药效分类 抗肿瘤药

依塞罗酯

Etiroxate（*INN*）

化学结构式

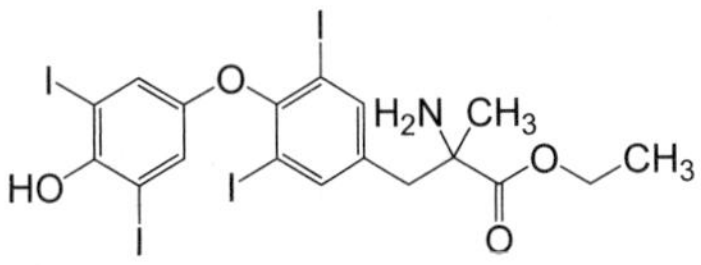

分子式和分子量 $C_{18}H_{17}I_4NO_4$ 818.95

化学名 Ethyl 2-amino-3-[4-(4-hydroxy-3,5-diiodophenoxy)-3,5-diiodophenyl]-2-methylpropanoate

乙基 2-氨基-3-[4-(4-羟基-3,5-二碘苯氧基)-3,5-二碘苯基]-2-甲基丙酸酯

CAS 登录号 17365-01-4

INN list 31

药效分类 降血脂药

依塞曲匹

Evacetrapib（*INN*）

化学结构式

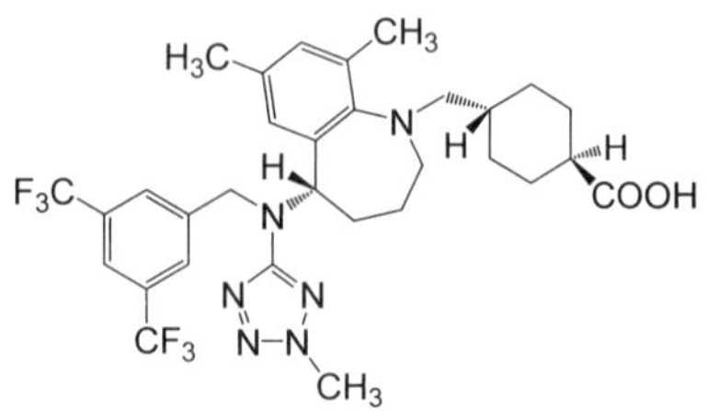

分子式和分子量 $C_{31}H_{36}F_6N_6O_2$ 638.65

化学名 4-[[(5*S*)-5-[[3,5-Bis(trifluoromethyl)phenyl]methyl-(2-methyltetrazol-5-yl)amino]-7,9-dimethyl-2,3,4,5-tetrahydro-1-benzazepin-1-yl]methyl]cyclohexane-1-carboxylic acid

4-[[(5*S*)-5-[[3,5-二(三氟甲基)苯基]甲基-(2-甲基四氮唑-5-基)氨基]-7,9-二甲基-2,3,4,5-四氢-1-苯并氮杂䓬-1-基]甲基]环己烷-1-羧酸

CAS 登录号 1186486-62-3

INN list 105

药效分类 降血脂药

依沙吖啶

Ethacridine（*INN*）

化学结构式

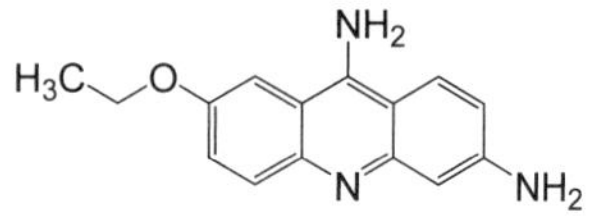

分子式和分子量 $C_{15}H_{15}N_3O$ 253.31

化学名 6,9-Diamino-2-ethoxyacridine

6,9-二氨基-2-乙氧基吖啶

CAS 登录号 442-16-0; 1837-57-6[乳酸盐]

INN list 1

药效分类 消毒防腐药

依沙芦星

Elsamitrucin（*INN*）

化学结构式

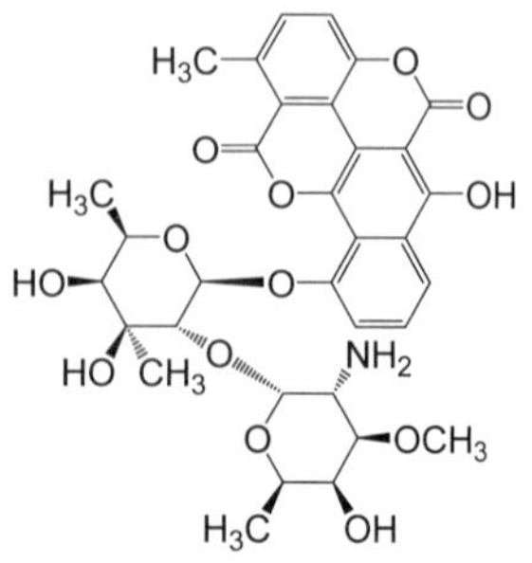

分子式和分子量 $C_{33}H_{35}NO_{13}$ 653.63

化学名 10-[[2-*O*-(2-Amino-3-*O*-methyl-2,6-dideoxy-*α*-D-galactopyranosyl)-3-*C*-methyl-6-deoxy-*β*-D-galactopyranosyl]oxy]-6-hydroxy-1-methylbenzo[*h*][*1*]benzopyrano[5,4,3-*cde*][1]benzopyran-5,12-dione

10-[[2-*O*-(2-氨基-3-*O*-甲基-2,6-二脱氧-*α*-D-吡喃半乳糖基)-3-*C*-甲基-6-脱氧-*β*-D-吡喃半乳糖基]氧]-6-羟基-l-甲基苯并[*h*][*l*]苯并吡喃并[5,4,3-*cde*][l]苯并吡喃-5,12-二酮

CAS 登录号 97068-30-9

INN list 62

药效分类 抗肿瘤药

依沙美肟

Exametazime（*INN*）

化学结构式

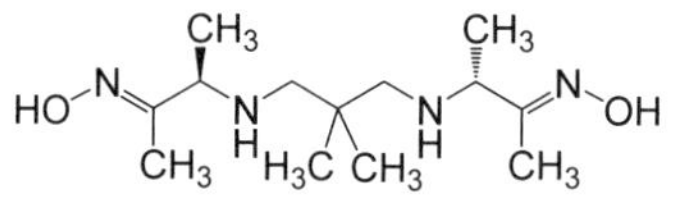

分子式和分子量 $C_{13}H_{28}N_4O_2$ 272.39

化学名 (*NE*)-*N*-[(3*R*)-3-[[3-[[(2*R*,3*E*)-3-Hydroxyiminobutan-2-yl]amino]-2,2-dimethylpropyl]amino]butan-2-ylidene]hydroxylamine

(*NE*)-*N*-[(3*R*)-3-[[3-[[(2*R*,3*E*)-3-羟基亚氨基丁-2-基]氨基]-2,2-二甲基丙基]氨基]丁-2-亚基]羟胺

CAS 登录号 105613-48-7

INN list 57

药效分类 诊断用药

依沙替康

Exatecan（*INN*）

化学结构式

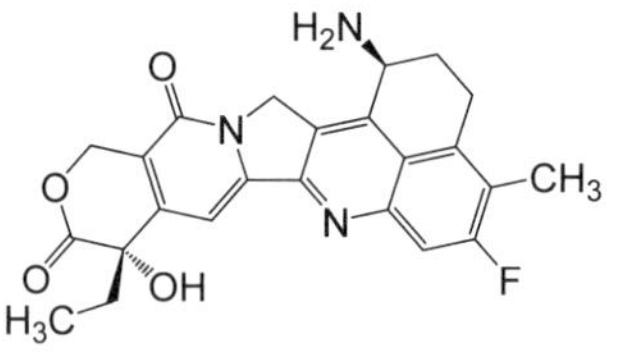

分子式和分子量 $C_{24}H_{22}FN_3O_4$ 435.45

化学名 (1*S*,9*S*)-1-Amino-9-ethyl-5-fluoro-1,2,3,9,12,15-hexahydro-9-hydroxy-4-methyl-10*H*,13*H*-benzo[*de*]pyrano[3',4':6,7]indolizino[1,2-*b*]quinoline-10,13-dione

(1*S*,9*S*)-1-氨基-9-乙基-5-氟-1,2,3,9,12,15-六氢化-9-羟基-4-甲基-10*H*,13*H*-苯并[*de*]吡喃并[3',4':6,7]吲哚嗪并[1,2-*b*]喹啉-10,13-二酮

CAS 登录号 171335-80-1

INN list 81

药效分类 抗肿瘤药

依沙维林

Ethaverine（*INN*）

分子式和分子量 $C_{24}H_{29}NO_4$ 395.50

化学结构式

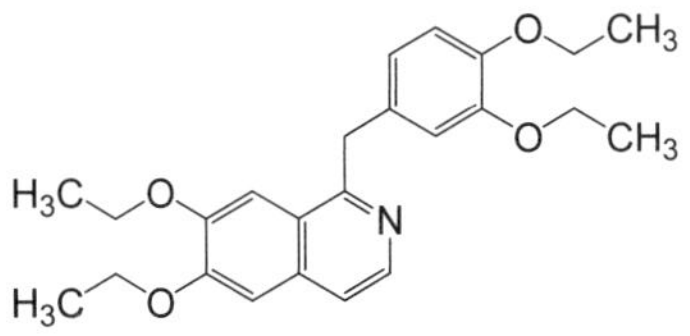

化学名 1-(3,4-Diethoxybenzyl)-6,7-diethoxyisoquinoline

1-(3,4-二乙氧基苄基)-6,7-二乙氧基异喹啉

CAS 登录号 486-47-5; 985-13-7[盐酸盐]

INN list 4

药效分类 解痉药

依沙酰胺

Exalamide（*INN*）

化学结构式

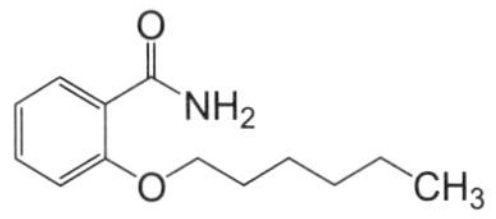

分子式和分子量 $C_{13}H_{19}NO_2$ 221.30

化学名 2-(Hexyloxy)benzamide

2-(己氧基)苯甲酰胺

CAS 登录号 53370-90-4

INN list 37

药效分类 抗真菌药

依莎卢仑

Exaluren（*INN*）

化学结构式

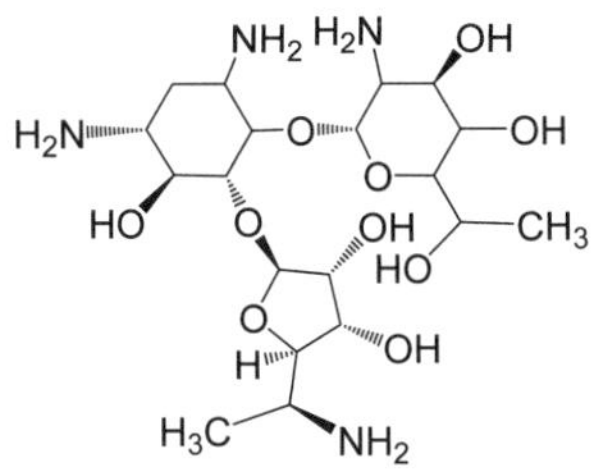

分子式和分子量 $C_{19}H_{38}N_4O_{10}$ 482.53

化学名 4-*O*-(2-Amino-2,7-dideoxy-D-glycero-D-glucoheptopyranosyl)-5-*O*-(5-amino-5,6-dideoxy-*α*-L-talofuranosyl)-2-deoxy-D-streptamine

4-*O*-(2-氨基-2,7-二脱氧-D-甘油-D-七碳吡喃葡萄糖基)-5-*O*-(5-氨基-5,6-二脱氧-*α*-L-呋喃塔罗糖基)-2-脱氧-D-链霉胺

CAS 登录号 1375073-93-0

INN list 122

药效分类 翻译通读诱导药物

依舍立定

Eseridine（*INN*）

分子式和分子量 $C_{15}H_{21}N_3O_3$ 291.35

化学结构式

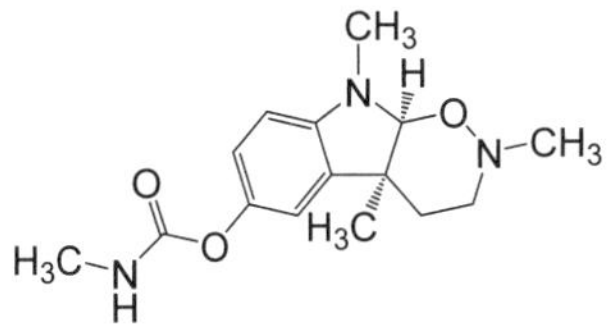

化学名 [(4*aS*,9*aS*)-2,4*a*,9-trimethyl-4,9*a*-dihydro-3*H*-oxazino[6,5-*b*]indol-6-yl]*N*-methylcarbamate

[(4*aS*,9*aS*)-2,4*a*,9-三甲基-4,9*a*-二氢-3*H*-噁嗪并[6,5-*b*]吲哚-6-基]*N*-甲基氨基甲酸酯

CAS 登录号 25573-43-7

INN list 53

药效分类 胃肠功能调节药

依生沙星

Ecenofloxacin（*INN*）

化学结构式

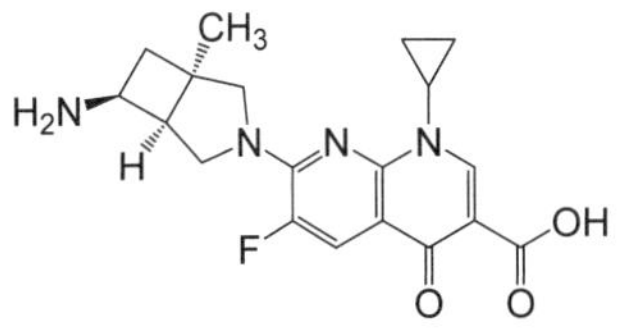

分子式和分子量 $C_{19}H_{21}FN_4O_3$ 372.39

化学名 (+)-7-[(1*R*,5*S*,6*S*)-6-Amino-l-methyl-3-azabicyclo[3.2.0]hept-3-yl]-l-cyclopropyl-6-fluoro-1,4-dihydro-4-oxo-1,8-naphthyridine-3-carboxylic acid

(+)-7-[(1*R*,5*S*,6*S*)-6-氨基-l-甲基-3-氮杂双环[3.2.0]庚-3-基]-l-环丙基-6-氟-1,4-二氢-4-氧代-1,8-二氮杂萘-3-甲酸

CAS 登录号 162301-05-5

INN list 78

药效分类 抗菌药

依司米特

Etoxybamide（*INN*）

化学结构式

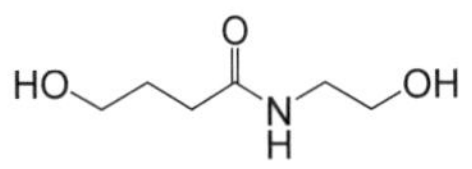

分子式和分子量 $C_6H_{13}NO_3$ 147.17

化学名 4-Hydroxy-*N*-(2-hydroxyethyl)butanamide

4-羟基-*N*-(2-羟乙基)丁酰胺

CAS 登录号 66857-17-8

INN list 105

药效分类 安眠镇静药

依斯的明

Eptastigmine（*INN*）

分子式和分子量 $C_{21}H_{33}N_3O_2$ 359.51

化学结构式

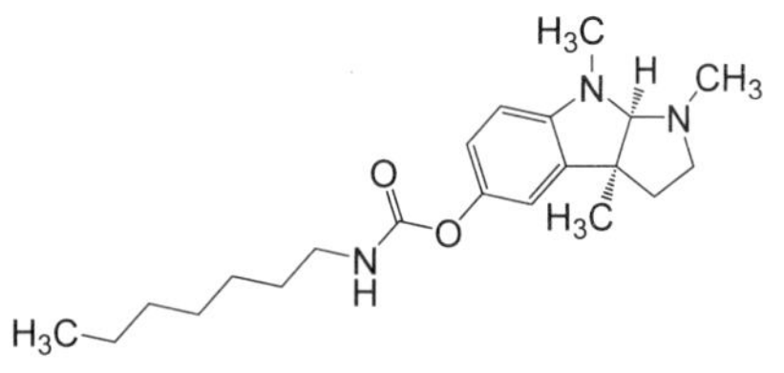

化学名 *N*-Demethyl-*N*-heptylphysostigmine

N-脱甲基-*N*-庚基毒扁豆碱

CAS 登录号 101246-68-8

INN list 62

药效分类 抗胆碱酯酶药

依苏布替尼

Elsubrutinib（*INN*）

化学结构式

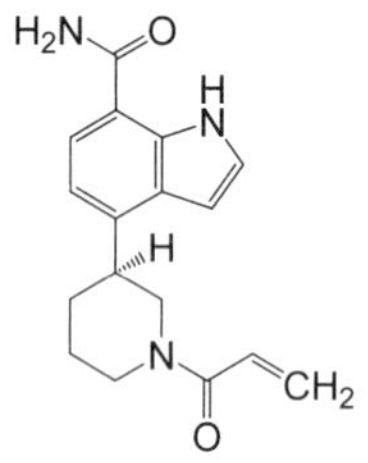

分子式和分子量 $C_{17}H_{19}N_3O_2$ 297.36

化学名 4-[(3*S*)-1-(Prop-2-enoyl)piperidin-3-yl]-1*H*-indole-7-carboxamide

4-[(3*S*)-1-(丙-2-烯酰基)哌啶-3-基]-1*H*-吲哚-7-酰胺

CAS 登录号 1643570-24-4

INN list 121

药效分类 Bruton's 酪氨酸激酶抑制药

依索比星

Esorubicin（*INN*）

化学结构式

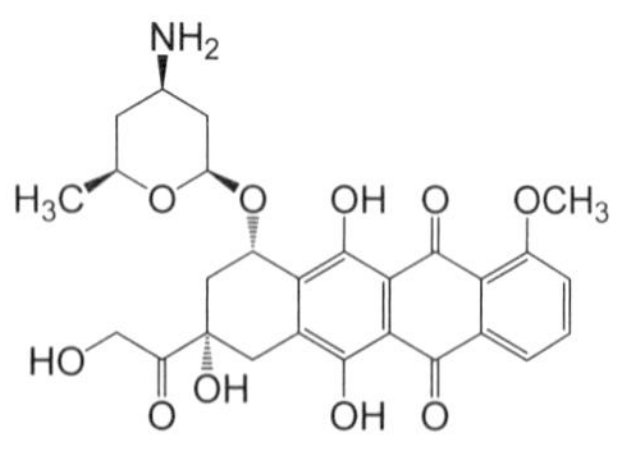

分子式和分子量 $C_{27}H_{29}NO_{10}$ 527.53

化学名 (8*S*,10*S*)-10-[[(2*S*,4*R*,6*S*)-4-Aminotetrahydro-6-methyl-2*H*-pyran-2-yl]oxy]-8-glycoloyl-7,8,9,10-tetrahydro-6,8,11-trihydroxyl-1-methoxy-5,12-naphthacenedione

(8*S*,10*S*)-10-[[(2*S*,4*R*,6*S*)-4-氨基四氢-6-甲基-2*H*-吡喃-2-基]氧]-8-乙醇酰-7,8,9,10-四氢化-6,8,11-三羟基-1-甲氧基-5,12-四苯二酮

CAS 登录号 63521-85-7; 63950-06-1[盐酸盐]

INN list 47

药效分类 抗生素类抗肿瘤药

依索庚嗪

Ethoheptazine（*INN*）

化学结构式

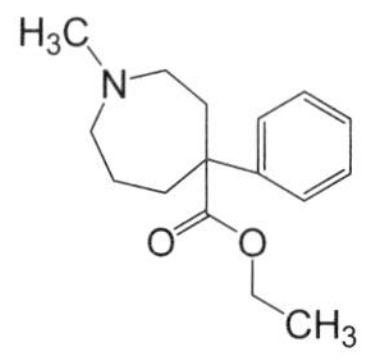

分子式和分子量 $C_{16}H_{23}NO_2$ 261.37

化学名 Ethyl hexahydro-1-methyl-4-phenyl-1*H*-azepine-4-carboxylate

乙基 六氢-1-甲基-4-苯基-1*H*-氮杂草-4-羧酸酯

CAS 登录号 77-15-6; 2085-42-9[枸橼酸盐]

INN list 5

药效分类 镇痛药

依索喹胺

Isotiquimide（*INN*）

化学结构式

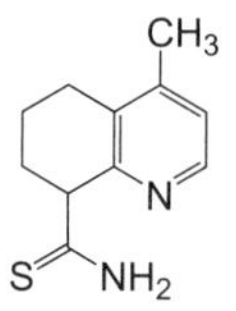

分子式和分子量 $C_{11}H_{14}N_2S$ 206.31

化学名 (±)-5,6,7,8-Tetrahydro-4-methylthio-8-quinolinecarboxamide

(±)-5,6,7,8-四氢-4-甲基硫代-8-喹啉甲酰胺

CAS 登录号 56717-18-1

INN list 49

药效分类 抗溃疡药

依索唑胺

Ethoxzolamide（*INN*）

化学结构式

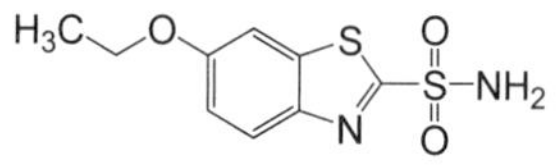

分子式和分子量 $C_9H_{10}N_2O_3S_2$ 258.32

化学名 6-Ethoxy-2-benzothiazolesulfonamide

6-乙氧基-2-苯并硫杂吡唑磺胺

CAS 登录号 452-35-7

药效分类 利尿药

依他必利

Etacepride（*INN*）

化学结构式

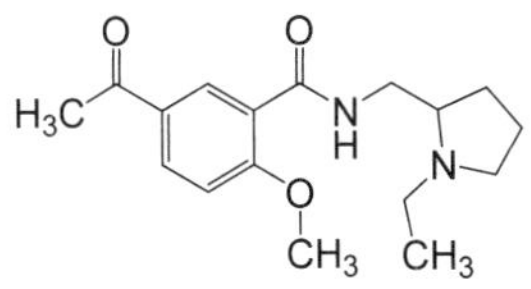

分子式和分子量 $C_{17}H_{24}N_2O_3$ 304.39

化学名 5-Acetyl-*N*-[(1-ethyl-2-pyrrolidinyl)methyl]-2-methoxybenzamide

5-乙酰基-*N*-[(1-乙基-2-吡咯烷基)甲基]-2-甲氧基苯甲酰胺

CAS 登录号 68788-56-7

INN list 52

药效分类 抗精神病药，镇吐药

依他茶碱

Etamiphylline（*INN*）

化学结构式

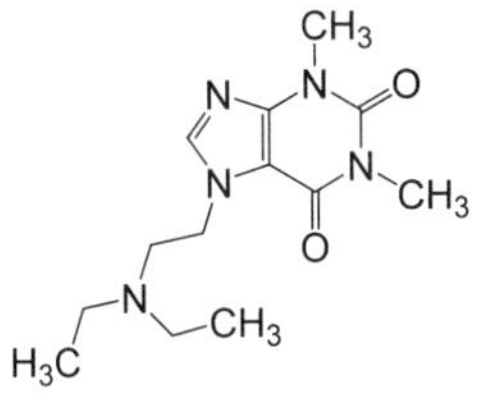

分子式和分子量 $C_{13}H_{21}N_5O_2$ 279.34

化学名 7-(2-Diethylaminoethyl)theophylline

7-(2-二乙基氨乙基)胆茶碱

CAS 登录号 314-35-2

INN list 6

药效分类 解痉药

依他雌醇

Etamestrol（*INN*）

化学结构式

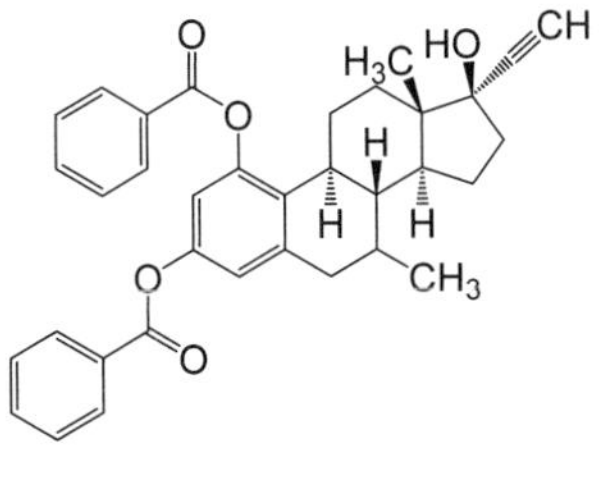

分子式和分子量 $C_{35}H_{34}O_5$ 534.64

化学名 (17*R*)-7*α*-Methyl-19-norpregna-1,3,5(10)-trien-20-yne-1,3,17-triol 1,3-dibenzoate

(17*R*)-7*α*-甲基-19-去甲孕甾-1,3,5(10)-三烯-20-炔-1,3,17-三醇 1,3-二苯甲酸酯

CAS 登录号 73764-72-4

INN list 47

药效分类 雌激素类药

依他非农

Etafenone（*INN*）

化学结构式

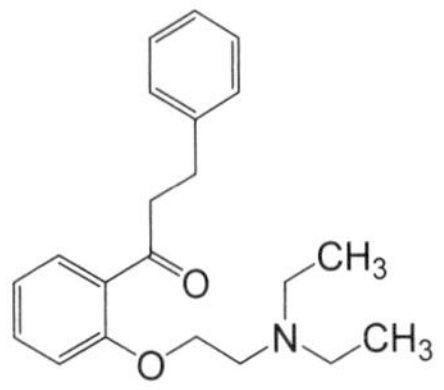

分子式和分子量 $C_{21}H_{27}NO_2$ 325.44

化学名 2'-[2-(Diethylamino)ethoxy]-3-phenylpropiophenone

2'-[2-(二乙氨基)乙氧基]-3-苯基苯丙酮

CAS 登录号 90-54-0

INN list 19

药效分类 抗心肌缺血药，抗心绞痛药

ATC 分类 C01DX07

依他喹酮

Etaqualone（*INN*）

化学结构式

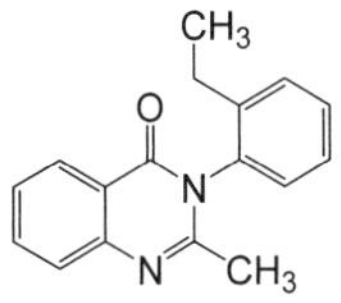

分子式和分子量 $C_{17}H_{16}N_2O$ 264.32

化学名 3-(2-Ethylphenyl)-2-methyl-4(3*H*)-quinazolinone

3-(2-乙基苯基)-2-甲基-4(3*H*)-喹唑酮

CAS 登录号 7432-25-9

INN list 17

药效分类 安定药

依他硫酸钠

Sodium Etasulfate（*INN*）

化学结构式

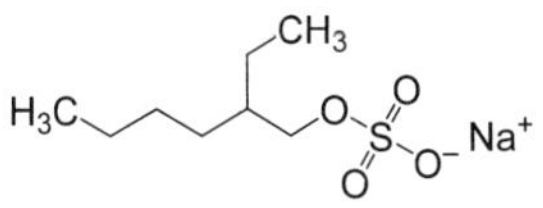

分子式和分子量 $C_8H_{17}NaO_4S$ 232.27

化学名 Mono(2-ethylhexyl)sulfate sodium salt

2-乙基己基硫酸单酯钠盐

CAS 登录号 126-92-1

INN list 13

药效分类 表面活性药

依他罗福韦

Rovafovir Etalafenamide（*INN*）

化学结构式

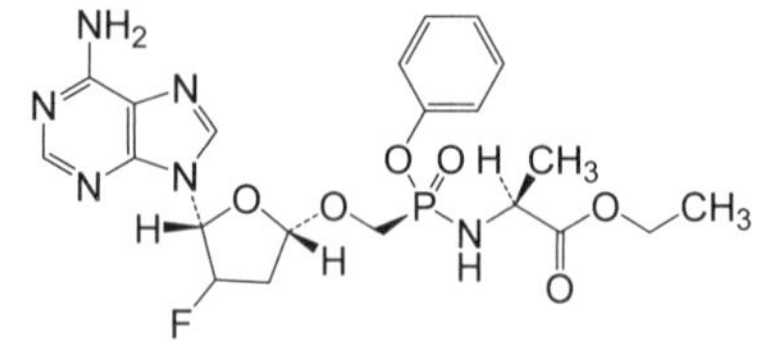

分子式和分子量　$C_{21}H_{24}FN_6O_6P$　506.43

化学名　Ethyl (2*S*)-2-{[(*S*)-({[(2*R*,5*R*)-5-(6-amino-9*H*-purin-9-yl)-4-fluoro-2,5-dihydrofuran-2- yl]oxy}methyl)phenoxyphosphonoyl]amino}propanoate

乙基 (2*S*)-2-{[(*S*)-({[(2*R*,5*R*)-5-(6-氨基-9*H*-嘌呤-9-基)-4-氟-2,5-二氢呋喃-2-基]氧基}甲基)苯氧基膦酰基]氨基}丙酸酯

CAS 登录号　912809-27-9

INN list　119

药效分类　抗病毒药

依他罗汀

Etarotene（*INN*）

化学结构式

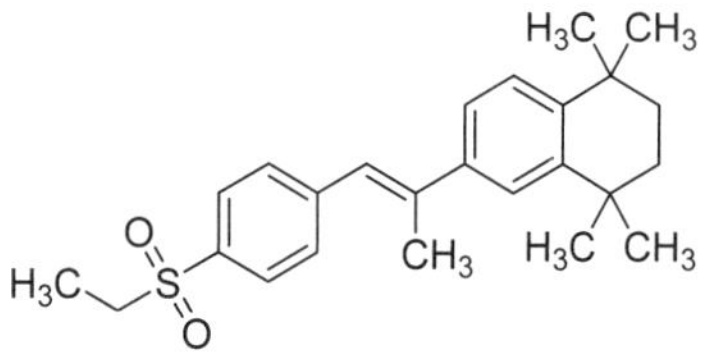

分子式和分子量　$C_{25}H_{32}O_2S$　396.59

化学名　6-[(*E*)-4-(Ethylsulfonyl)-*α*-methylstyryl]-1,2,3,4-tetrahydronaphthalene

6-[(*E*)-4-(乙磺酰基)-*α*-甲基苯乙烯基]-1,2,3,4-四氢萘

CAS 登录号　87719-32-2

INN list　64

药效分类　角质溶解药

依他米尼

Etaminile（*INN*）

化学结构式

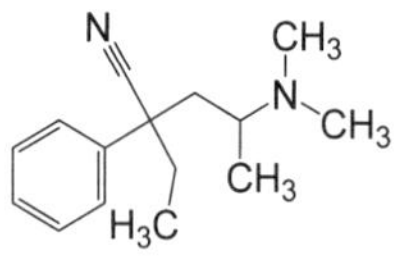

分子式和分子量　$C_{15}H_{22}N_2$　230.35

化学名　4-Dimethylamino-2-ethyl-2-phenylvaleronitrile

4-二甲氨基-2-乙基-2-苯基戊腈

CAS 登录号　15599-27-6

INN list　12

药效分类　镇吐药

依他尼酸

Etacrynic Acid（*INN*）

化学结构式

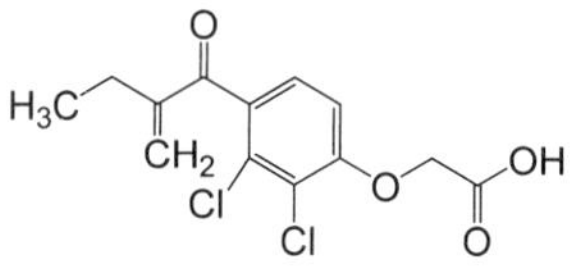

分子式和分子量　$C_{13}H_{12}Cl_2O_4$　303.14

化学名　[2,3-Dichloro-4-(2-methylenebutyryl)phenoxy]acetic acid

[2,3-二氯-4-(2-亚甲基丁酰基)苯氧基]乙酸

CAS 登录号　58-54-8; 6500-81-8[钠盐]

INN list　14

药效分类　利尿药

ATC 分类　C03CC01

依他匹隆

Eptapirone（*INN*）

化学结构式

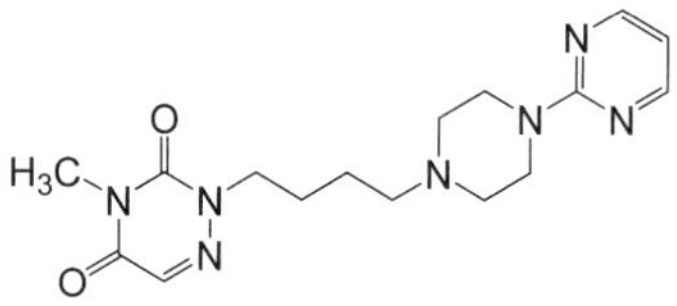

分子式和分子量　$C_{16}H_{23}N_7O_2$　345.40

化学名　4-Methyl-2-[4-[4-(2-pyrimidinyl)-l-piperazinyl]butyl]-as-triazine-3,5(2*H*,4*H*)-dione

4-甲基-2-[4-[4-(2-嘧啶基)-l-哌嗪基]丁基]-1,2,4-三嗪-3,5(2*H*,4*H*)-二酮

CAS 登录号　179756-85-5

INN list　82

药效分类　抗焦虑药

依他前列素

Eptaloprost（*INN*）

化学结构式

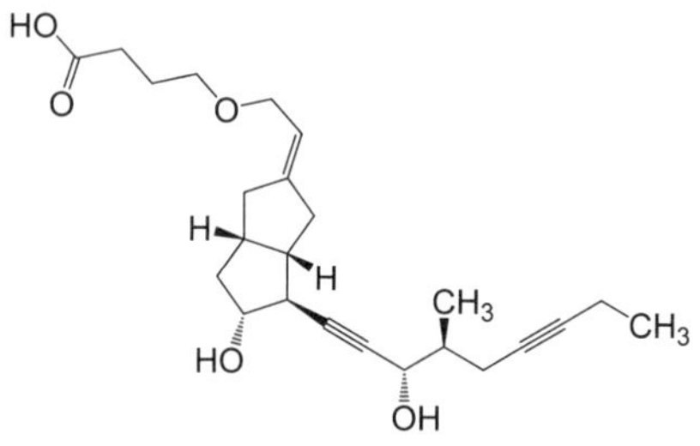

分子式和分子量　$C_{24}H_{34}O_5$　402.52

化学名　4-[2-[(2*E*,3*aS*,4*S*,5*R*,6*aS*)Hexahydro-5-hydroxy-4-[(3*S*,4*S*)-3-hydroxy-4-methyl-1,6-nonadiyny]-2(1*H*)-pentalenylidene]ethoxy]butyric acid

4-[2-[(2*E*,3*aS*,4*S*,5*R*,6*aS*)六氢-5-羟基-4-[(3*S*,4*S*)-3-羟基-4-甲基-1,6-壬二炔基]-2(1*H*)-并环戊二烯亚基]乙氧基]丁酸

CAS 登录号 90693-76-8
INN list 56
药效分类 前列腺素类药

依他西平

Etazepine（*INN*）

化学结构式

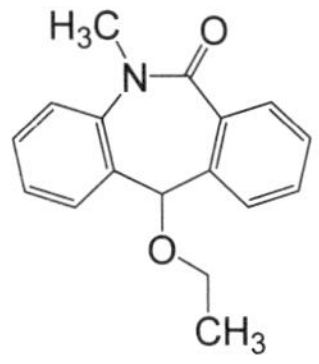

分子式和分子量 $C_{17}H_{17}NO_2$ 267.32

化学名 (±)-11-Ethoxy-5,11-dihydro-5-methyl-6*H*-dibenz[*b,e*]azepin-6-one

(±)-11-乙氧基-5,11-二氢-5-甲基-6*H*-二苯并[*b,e*]氮杂䓬-6-酮

CAS 登录号 88124-27-0
INN list 51
药效分类 抗惊厥药

依他硝唑

Etanidazole（*INN*）

化学结构式

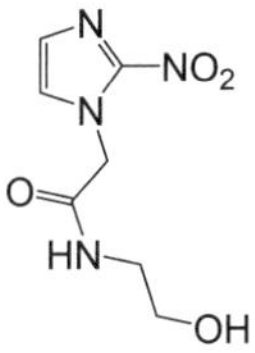

分子式和分子量 $C_7H_{10}N_4O_4$ 214.18

化学名 *N*-(2-Hydroxyethyl)-2-nitroimidazole-1-acetamide

N-(2-羟乙基)-2-硝基咪唑-1-乙酰胺

CAS 登录号 22668-01-5
INN list 57
药效分类 放射增敏药，抗肿瘤辅助药

依他扎隆

Etabenzarone（*INN*）

化学结构式

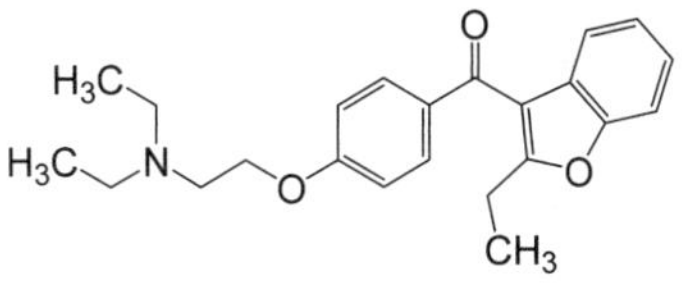

分子式和分子量 $C_{23}H_{27}NO_3$ 365.47

化学名 4-[2-(Diethylamino)ethoxy]phenyl-2-ethyl-3-benzofuranyl ketone

4-[2-(二乙氨基)乙氧基]苯基-2-乙基-3-苯并呋喃酮

CAS 登录号 15686-63-2
INN list 17
药效分类 抗炎药

依他佐辛

Eptazocine（*INN*）

化学结构式

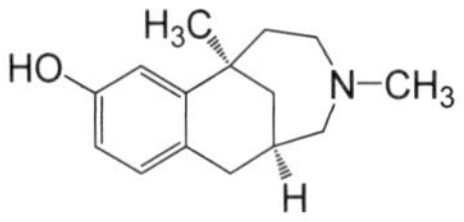

分子式和分子量 $C_{15}H_{21}NO$ 231.33

化学名 (−)-(1*S*,6*S*)-2,3,4,5,6,7-Hexahydro-1,4-dimethyl-1,6-methano-1*H*-4-benzazonin-10-ol

(−)-(1*S*,6*S*)-2,3,4,5,6,7-六氢-1,4-二甲基-1,6-甲桥-1*H*-4-苯并环壬熳-10-醇

CAS 登录号 72522-13-5
INN list 45
药效分类 镇痛药

依他唑酯

Etazolate（*INN*）

化学结构式

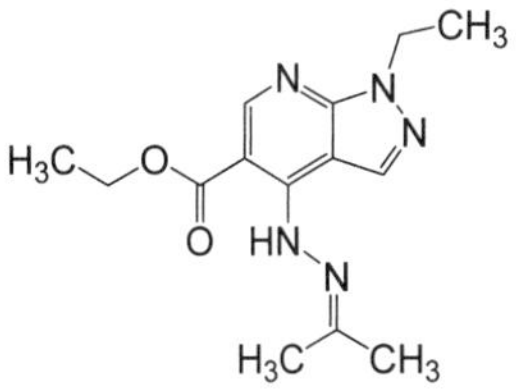

分子式和分子量 $C_{14}H_{19}N_5O_2$ 289.34

化学名 Ethyl 1-ethyl-4-(isopropylidenehydrazino)-1*H*-pyrazolo[3,4-*b*] pyridine-5-carboxylate

乙基 1-乙基-4-(异丙亚基肼)-1*H*-吡唑[3,4-*b*]吡啶-5-羧酸酯

CAS 登录号 51022-77-6; 35838-58-5[盐酸盐]
INN list 33
药效分类 抗精神病药

依塔匹伐

Etavopivat（*INN*）

化学结构式

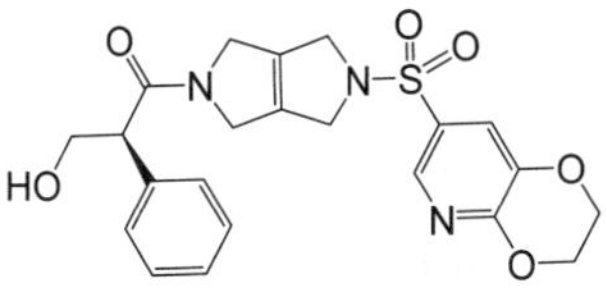

分子式和分子量 $C_{22}H_{23}N_3O_6S$ 457.50

化学名 (2*S*)-1-[5-(2,3-Dihydro[1,4]dioxino[2,3-*b*]pyridine-7-sulfonyl)-3,4,5,6-tetrahydropyrrolo[3,4-*c*]pyrrol-2(1*H*)-yl]-3-hydroxy-2-phenylpropan-1-one

(2*S*)-1-[5-(2,3-二氢[1,4]二氧杂环己二烯并[2,3-*b*]吡啶-7-磺酰基)-3,4,5,6-四氢吡咯并[3,4-*c*]吡咯-2(1*H*)-基]-3-羟基-2-苯丙-1-酮

CAS 登录号 2245053-57-8

INN list 124

药效分类 丙酮酸激酶激活药

依泰莫德

Epetirimod（*INN*）

化学结构式

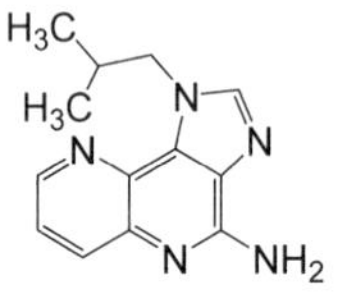

分子式和分子量 $C_{13}H_{15}N_5$ 241.30

化学名 1-(2-Methylpropyl)-l*H*-imidazo[4,5-*c*][1,5]naphthyridin-4-amine

1-(2-甲基丙基)-l*H*-咪唑并[4,5-*c*][1,5]二氮杂萘-4-胺

CAS 登录号 227318-71-0; 885483-02-3[单乙磺酸盐]

INN list 97

药效分类 免疫调节药

依坦帕格

Evatanepag（*INN*）

化学结构式

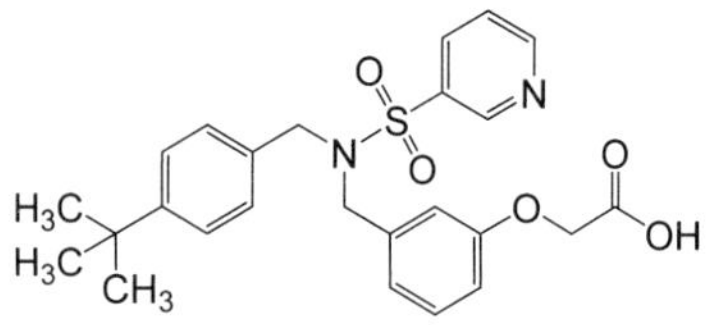

分子式和分子量 $C_{25}H_{28}N_2O_5S$ 468.57

化学名 2-[3-[(*N*-[[4-(*tert*-Butyl)phenyl]methyl]pyridine-3-sulfonamido)methyl]phenoxy]acetic acid

2-[3-[(*N*-[[4-(叔丁基)苯基]甲基]吡啶-3-磺酰氨基)甲基]苯氧基]乙酸

CAS 登录号 223488-57-1

INN list 101

药效分类 类前列腺素 E_2 受体激动药

依坦特罗

Etanterol（*INN*）

化学结构式

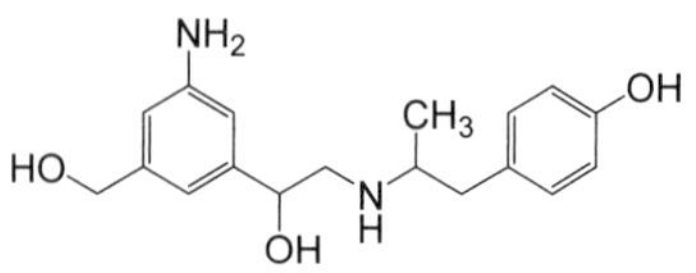

分子式和分子量 $C_{18}H_{24}N_2O_3$ 316.39

化学名 5-Amino-*α*-[[(*p*-hydroxy-*α*-methylphenethyl)amino]methyl]-*m*-xylene-*α*,*α*'-diol

5-氨基-*α*-[[4-羟基-*α*-苯丙氨基]甲基]-间二甲苯-*α*,*α*'-二醇

CAS 登录号 93047-39-3

INN list 53

药效分类 支气管舒张药

依碳酸瑞格列净

Remogliflozin Etabonate（*INN*）

化学结构式

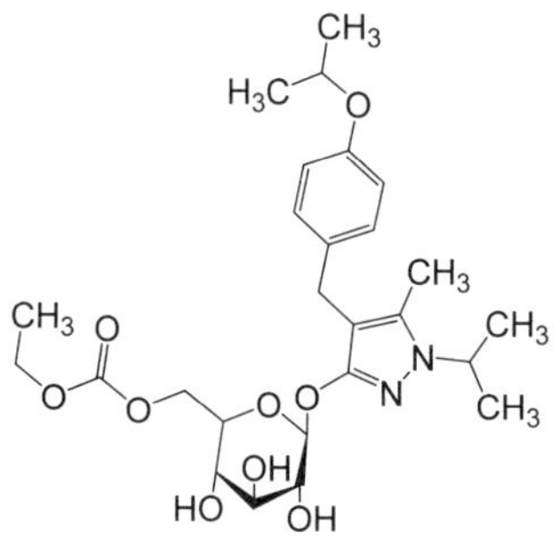

分子式和分子量 $C_{26}H_{38}N_2O_9$ 522.59

化学名 5-Methyl-1-(propan-2-yl)-4-([4-[(propan-2-yl)oxy]phenyl]methyl)-1*H*-pyrazol-3-yl-6-*O*-(ethoxycarbonyl)-*β*-D-glucopyranoside

5-甲基-1-(丙烷-2-基)-4-([4-[(丙烷-2-基)氧基]苯基]甲基)-1*H*-吡唑-3-基-6-*O*-(乙氧甲酰基)-*β*-D-吡喃葡萄糖苷

CAS 登录号 442201-24-3

INN list 98

药效分类 抗糖尿病药

依碳酸舍格列净

Sergliflozin Etabonate（*INN*）

化学结构式

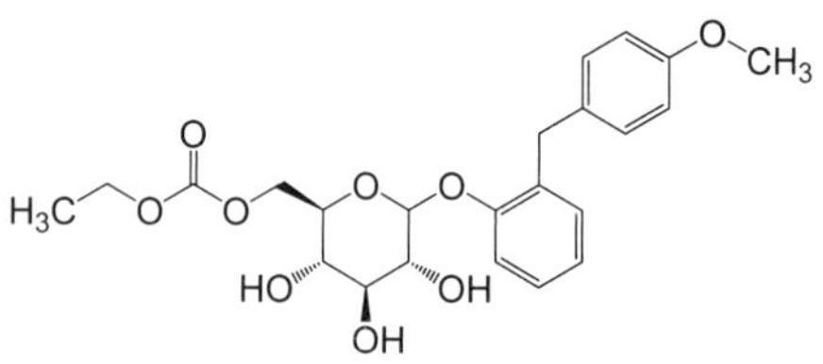

分子式和分子量 $C_{23}H_{28}O_9$ 448.46

化学名 2-(4-Methoxybenzyl)phenyl-6-*O*-(ethoxycarbonyl)-*β*-D-glucopyranoside

2-(4-甲氧苄基)苯基-6-*O*-(乙氧甲酰基)-*β*-D-吡喃葡萄糖苷

CAS 登录号 408504-26-7

INN list 98

药效分类 抗糖尿病药

依特比妥

Eterobarb（*INN*）

分子式和分子量 $C_{16}H_{20}N_2O_5$ 320.34

化学结构式

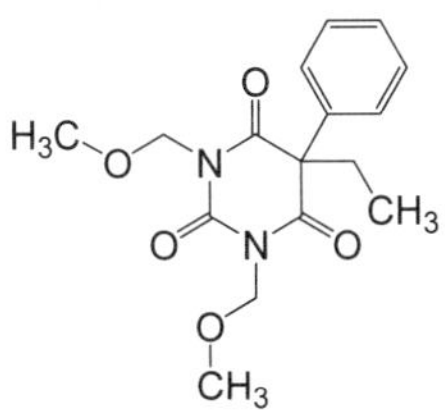

化学名 5-Ethyl-1,3-bis(methoxymethyl)-5-phenylbarbituric acid

5-乙基-1,3-双(甲氧甲基)-5-苯基巴比妥酸

CAS 登录号 27511-99-5

INN list 32

药效分类 抗惊厥药

依特柳酯

Etersalate（*INN*）

化学结构式

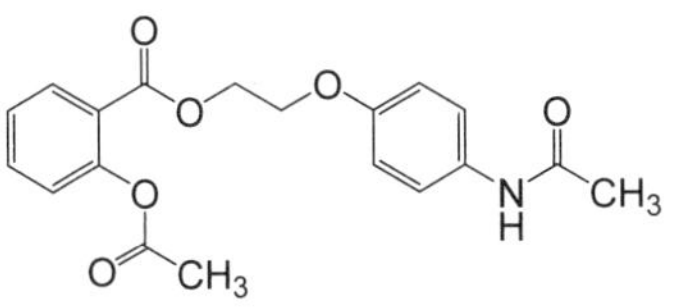

分子式和分子量 $C_{19}H_{19}NO_6$ 357.36

化学名 Salicylic acid acetate,ester with *β*-hydroxy-*p*-acetophenetidide

β-羟基-4-乙酰氨基苯乙醚水杨酸乙酸酯

CAS 登录号 62992-61-4

INN list 50

药效分类 抗炎镇痛药

依替苯宁

Etifenin（*INN*）

化学结构式

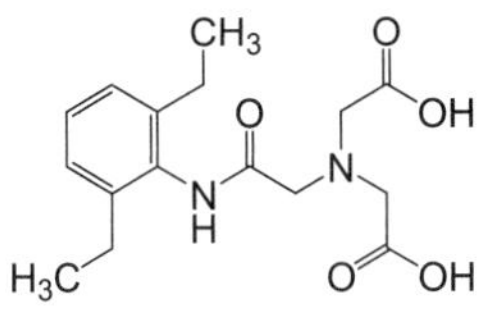

分子式和分子量 $C_{16}H_{22}N_2O_5$ 322.36

化学名 [[[(2,6-Diethylphenyl)carbamoyl]methyl]imino]diacetic acid

[[[(2,6-二乙基苯基)氨基甲酰]甲基]亚氨基]乙酰乙酸

CAS 登录号 63245-28-3

INN list 43

药效分类 诊断用药

依替必利

Eticlopride（*INN*）

分子式和分子量 $C_{17}H_{25}ClN_2O_3$ 340.85

化学结构式

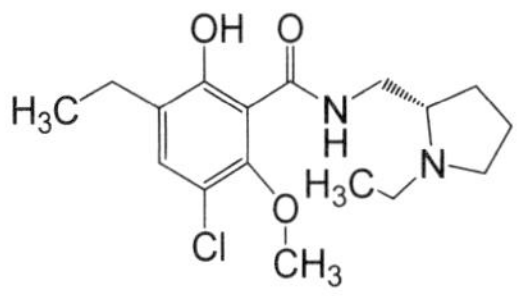

化学名 (−)-(*S*)-5-Chloro-3-ethyl-*N*-[(1-ethyl-2-pyrrolidinyl)methyl]-6-methoxysalicylamide

(−)-(*S*)-5-氯-3-乙基-*N*-[(1-乙基-2-吡咯烷基)甲基]-6-甲氧基水杨酰胺

CAS 登录号 84226-12-0

INN list 52

药效分类 抗精神病药

依替非明

Etifelmine（*INN*）

化学结构式

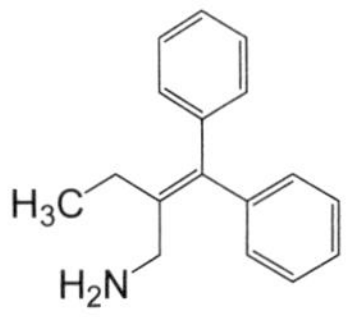

分子式和分子量 $C_{17}H_{19}N$ 237.34

化学名 2-(Diphenylmethylene)butylamine

2-(二苯亚甲基)丁基胺

CAS 登录号 341-00-4

INN list 24

药效分类 升压药，血管收缩药

依替福林

Etilefrine（*INN*）

化学结构式

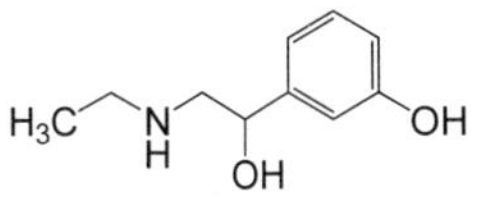

分子式和分子量 $C_{10}H_{15}NO_2$ 181.23

化学名 *α*-[(Ethylamino)methyl]-*m*-hydroxybenzyl alcohol

α-[(乙氨基)甲基]-3-羟基苯甲醇

CAS 登录号 709-55-7

INN list 18

药效分类 升压药，血管收缩药，抗休克的血管活性药

ATC 分类 C01CA01

依替福林酯

Etilefrine Pivalate（*INN*）

化学结构式

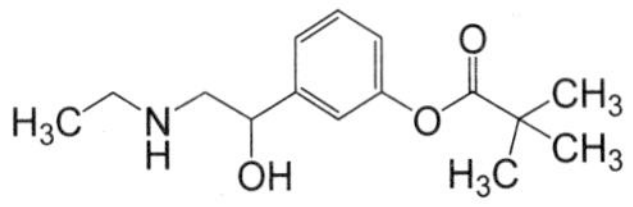

分子式和分子量　$C_{15}H_{23}NO_3$　265.35

化学名　(±)-3-[(Ethylamino)-1-hydroxyethyl]phenyl pivalate

(±)-3-[(乙氨基)-1-羟乙基]苯基 新戊酸酯

CAS 登录号　85750-39-6

INN list　50

药效分类　升压药，血管收缩药

依替福嗪

Etifoxine（*INN*）

化学结构式

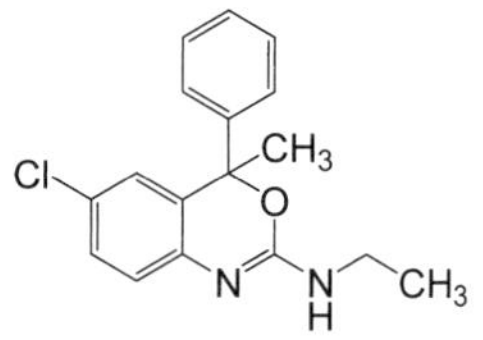

分子式和分子量　$C_{17}H_{17}ClN_2O$　300.78

化学名　6-Chloro-2-(ethylamino)-4-methyl-4-phenyl-4*H*-3,1-benzoxazine

6-氯-2-(乙氨基)-4-甲基-4-苯基-4*H*-3,1-苯并噁嗪

CAS 登录号　21715-46-8

INN list　24

药效分类　抗焦虑药

依替卡因

Etidocaine（*INN*）

化学结构式

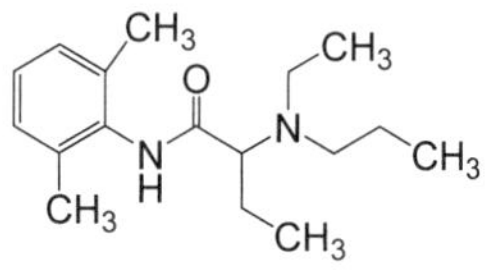

分子式和分子量　$C_{17}H_{28}N_2O$　276.42

化学名　(±)-2-(*N*-Ethylpropylamino)-butyro-2',6'-xylidide

(±)-2-(*N*-乙基丙氨基)-丁酰基-2',6'-二甲苯胺

CAS 登录号　36637-18-0

INN list　29

药效分类　局部麻醉药

依替膦酸

Etidronic Acid（*INN*）

化学结构式

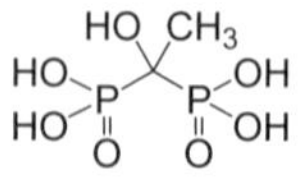

分子式和分子量　$C_2H_8O_7P_2$　206.03

化学名　(1-Hydroxyethylidene)diphosphonic acid

(1-羟基乙撑基)二膦酸

CAS 登录号　2809-21-4

INN list　22

药效分类　钙代谢调节药，骨吸收抑制药

依替诺福韦

Tenofovir Exalidex（*INN*）

化学结构式

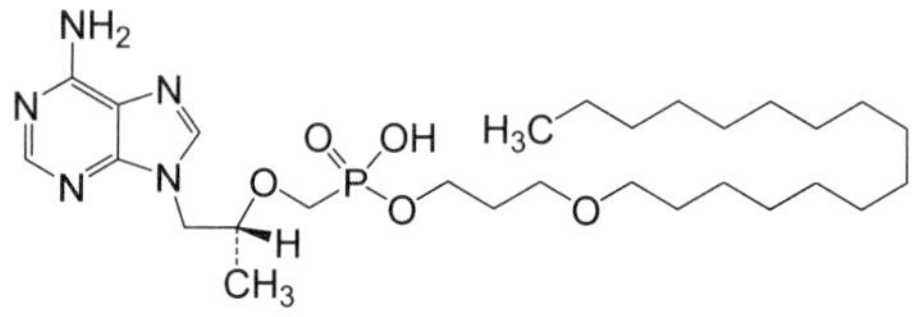

分子式和分子量　$C_{28}H_{52}N_5O_5P$　569.73

化学名　3-(Hexadecyloxy)propyl hydrogen ({[(2*R*)-1-(6-amino-9*H*-purin-9-yl)propan-2-yl]oxy}methyl)phosphonate

3-(十六烷氧基)丙基 ({[(2*R*)-1-(6-氨基-9*H*-嘌呤-9-基)丙烷-2-基]氧基}甲基)膦酸氢酯

CAS 登录号　911208-73-6

INN list　115

药效分类　抗病毒药

依替前列通

Etiproston（*INN*）

化学结构式

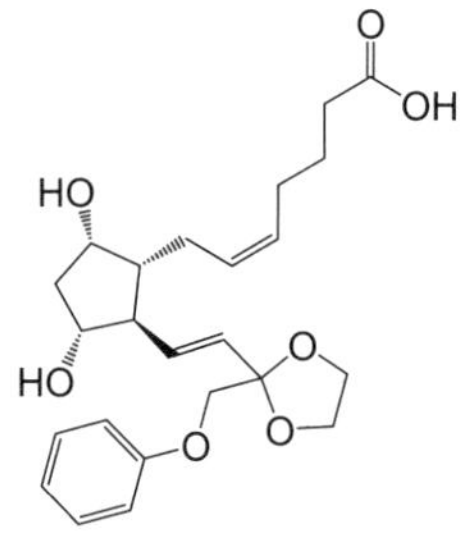

分子式和分子量　$C_{24}H_{32}O_7$　432.51

化学名　(*Z*)-7-[(1*R*,2*R*,3*R*,5*S*)-3,5-Dihydroxy-2-[(*E*)-2-[2-(phenoxymethyl)-1,3-dioxolan-2-yl]vinyl]cyclopentyl]-5-heptenoic acid

(*Z*)-7-[(1*R*,2*R*,3*R*,5*S*)-3,5-二羟基-2-[(*E*)-2-[2-(苯氧甲基)-1,3-二氧戊环-2-基]乙烯基]环戊基]-5-烯庚酸

CAS 登录号　59619-81-7

INN list　46

药效分类　前列腺素类药

依替沙唑

Etisazole（*INN*）

化学结构式

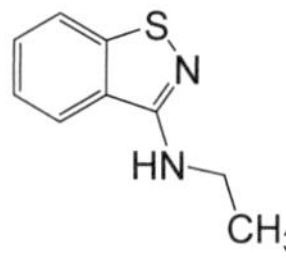

分子式和分子量　$C_9H_{10}N_2S$　178.25

化学名　3-(Ethylamino)-1,2-benzisothiazole

3-(乙氨基)-1,2-苯并噻唑

CAS 登录号　7716-60-1

INN list　21

药效分类 抗真菌药

依替唑仑

Etizolam（*INN*）

化学结构式

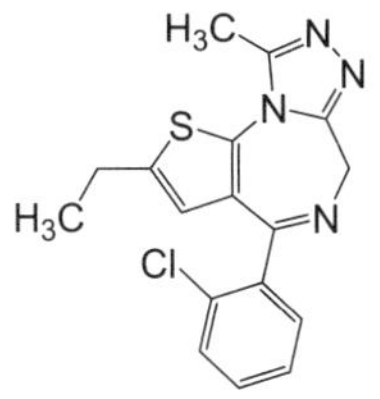

分子式和分子量 $C_{17}H_{15}ClN_4S$ 342.85

化学名 4-(*o*-Chlorophenyl)-2-ethyl-9-methyl-6*H*-thieno[3,2-*f*]-*s*-triazolo[4,3-*a*][1,4]diazepine

4-(2-氯苯基)-2-乙基-9-甲基-6*H*-噻吩并[3,2-*f*]-1,2,4-三氮唑并[4,3-*a*][1,4]二氮杂草

CAS 登录号 40054-69-1

INN list 40

药效分类 安定药

依汀替丁

Etintidine（*INN*）

化学结构式

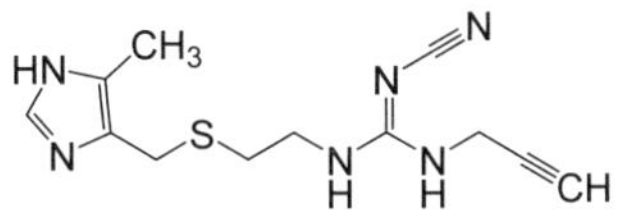

分子式和分子量 $C_{12}H_{16}N_6S$ 276.36

化学名 2-Cyano-1-[2-[[(5-methylimidazol-4-yl)-methyl]thio] ethyl]-3-(2-propynyl)guanidine

2-氰基-1-[2-[[(5-甲基咪唑-4-基)-甲基]硫基]乙基]-3-(2-丙炔基)胍

CAS 登录号 69539-53-3；71807-56-2[盐酸盐]

INN list 44

药效分类 组胺 H_2 受体拮抗药

依托贝特

Etofibrate（*INN*）

化学结构式

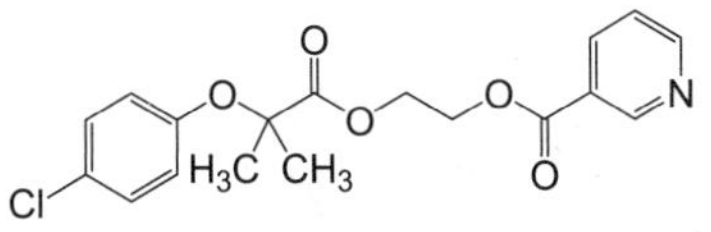

分子式和分子量 $C_{18}H_{18}ClNO_5$ 363.79

化学名 2-[2-(4-chlorophenoxy)-2-methylpropanoyl]oxyethyl pyridine-3-carboxylate

2-[2-(4-氯苯氧基)-2-甲基丙酰基]氧基乙基 吡啶-3-羧酸酯

CAS 登录号 31637-97-5

INN list 31

药效分类 贝特类降血脂药

ATC 分类 C10AB09

依托泊苷

Etoposide（*INN*）

化学结构式

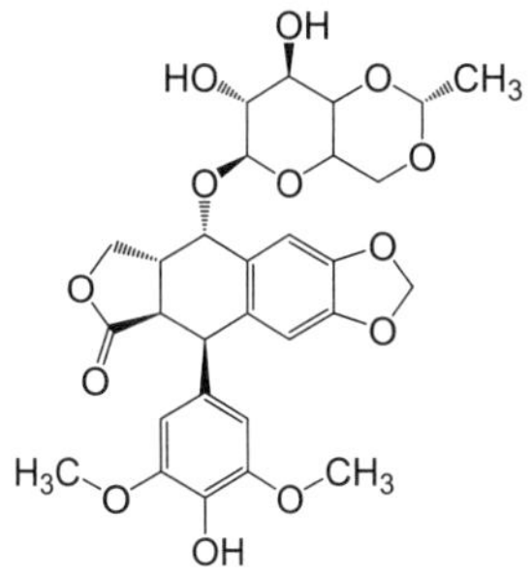

分子式和分子量 $C_{29}H_{32}O_{13}$ 588.56

化学名 9-[4,6-*O*-(*R*)-ethylidene-*β*-D-glucopyranoside]-4'-demethylepipodophyllotoxin

9-[4,6-*O*-(*R*)-亚乙基-*β*-D-吡喃葡萄糖苷]-4'-去甲基表鬼臼毒

CAS 登录号 33419-42-0

INN list 34

药效分类 抗肿瘤药

ATC 分类 L01CB01

依托度酸

Etodolac（*INN*）

化学结构式

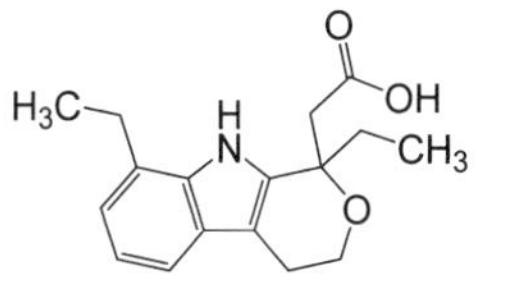

分子式和分子量 $C_{17}H_{21}NO_3$ 287.35

化学名 (±)-1,8-Diethyl-1,3,4,9-tetrahydropyrano[3,4-*b*]indole-1-acetic acid

(±)-1,8-二乙基-1,3,4,9-四氢吡喃并[3,4-*b*]吲哚-1-乙酸

CAS 登录号 41340-25-4

INN list 45

药效分类 抗炎镇痛药

依托多林

Etomidoline（*INN*）

化学结构式

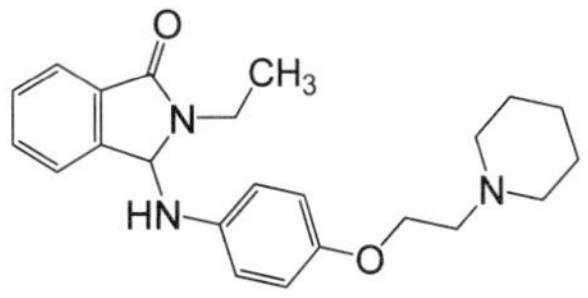

分子式和分子量 $C_{23}H_{29}N_3O_2$ 379.50

化学名 2-Ethyl-3-(*β*-piperidino-*p*-phenetidino)phthalimidine

2-乙基-3-(*β*-哌啶-4-乙氧苯氨基)苯并[*c*]吡咯酮

CAS 登录号　21590-92-1

INN list　30

药效分类　肌肉松弛药

依托法胺

Etofamide（*INN*）

化学结构式

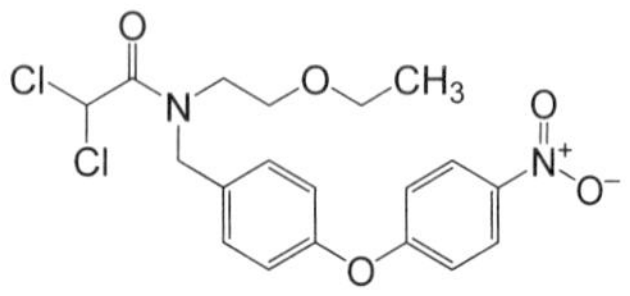

分子式和分子量　$C_{19}H_{20}Cl_2N_2O_5$　427.28

化学名　2,2-Dichloro-*N*-(2-ethoxyethyl)-*N*-[(*p*-nitrophenoxy) benzyl]acetamide

2,2-二氯-*N*-(2-乙氧乙基)-*N*-[(4-硝基苯氧基)苄基]乙酰胺

CAS 登录号　25287-60-9

INN list　25

药效分类　抗阿米巴虫药

ATC 编码　P01AC03

依托芬那酯

Etofenamate（*INN*）

化学结构式

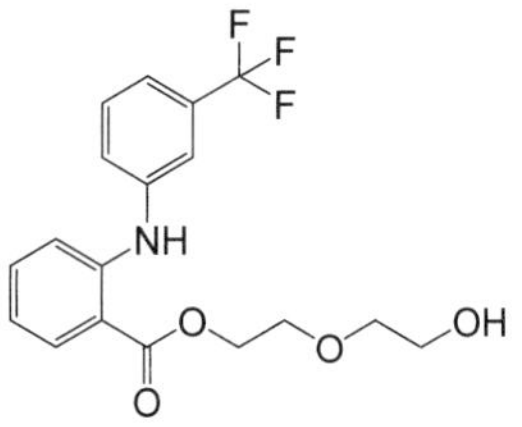

分子式和分子量　$C_{18}H_{18}F_3NO_4$　369.34

化学名　2-(2-Hydroxyethoxy)ethyl 2-[3-(trifluoromethyl)anilino] benzoate

2-(2-羟基乙氧基)乙基 2-[3-(三氟甲基)苯氨基]苯甲酸酯

CAS 登录号　30544-47-9

INN list　29

药效分类　抗炎镇痛药

依托呋啶

Etofuradine（*INN*）

化学结构式

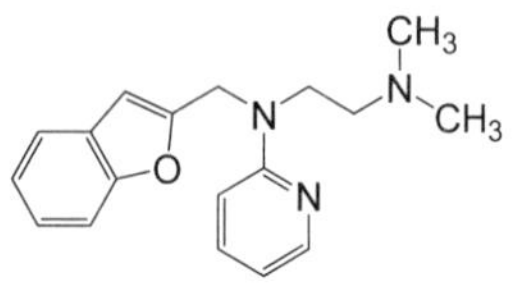

分子式和分子量　$C_{18}H_{21}N_3O$　295.38

化学名　*N'*-(1-benzofuran-2-ylmethyl)-*N*,*N*-dimethyl-*N'*-pyridin-2-ylethane-1,2-diamine

N'-(1-苯并呋喃-2-基甲基)-*N*,*N*-二甲基-*N'*-吡啶-2-基乙-1,2-二胺

CAS 登录号　17692-35-2

INN list　18

药效分类　镇咳药

依托福明

Etoformin（*INN*）

化学结构式

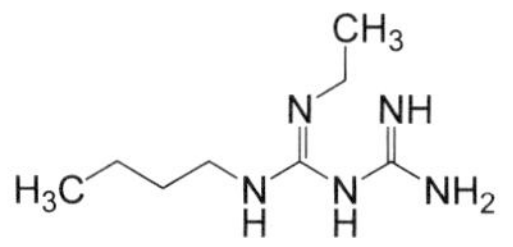

分子式和分子量　$C_8H_{19}N_5$　185.28

化学名　1-Butyl-2-ethylbiguanide

1-丁基-2-乙基双胍

CAS 登录号　45086-03-1；53597-26-5[盐酸盐]

INN list　34

药效分类　抗糖尿病药

依托格鲁

Etoglucid（*INN*）

化学结构式

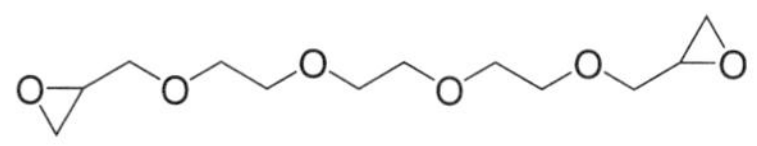

分子式和分子量　$C_{12}H_{22}O_6$　262.30

化学名　1,2,15,16-Diepoxy-4,7,10,13-tetraoxahexadecane

1,2,15,16-二环氧-4,7,10,13-四氧杂十六烷

CAS 登录号　1954-28-5

INN list　14

药效分类　烷化剂类抗肿瘤药

ATC 分类　L01AG01

依托红霉素

Erythromycin Estolate

化学结构式

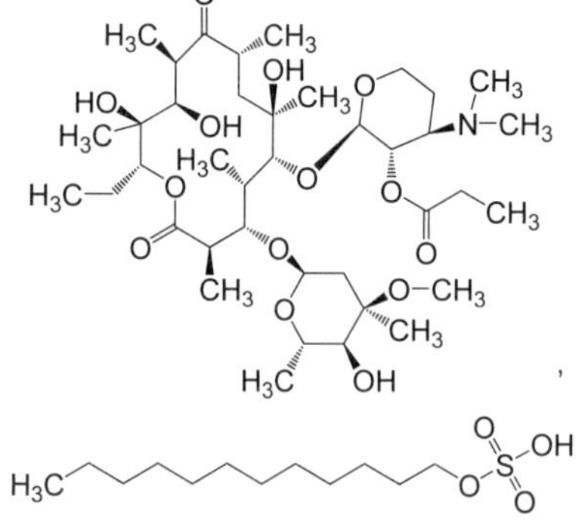

分子式和分子量　$C_{40}H_{71}NO_{14} \cdot C_{12}H_{26}O_4S$　1056.39

化学名 Erythromycin, 2'-propanoate, dodecyl sulfate(salt)

红霉素, 2'-丙酸酯, 十二烷基硫酸盐

CAS 登录号 3521-62-8

药效分类 抗生素类药

依托考昔

Etoricoxib（INN）

化学结构式

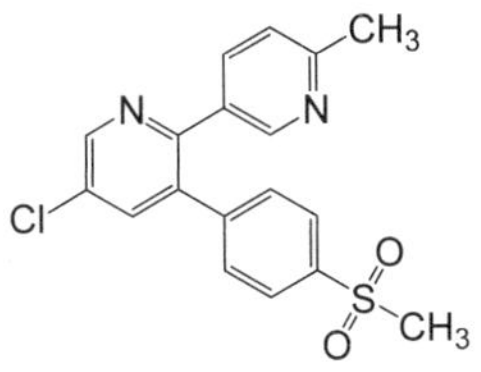

分子式和分子量 $C_{18}H_{15}ClN_2O_2S$ 358.84

化学名 5-Chloro-6'-methyl-3-[*p*-(methylsulfonyl)phenyl]-2,3'-bipyridine

5-氯-6'-甲基-3-[4-(甲磺酰)苯基]-2,3'-联吡啶

CAS 登录号 202409-33-4

INN list 84

药效分类 环氧酶 2 抑制药，抗炎镇痛药

依托拉嗪

Eltoprazine（INN）

化学结构式

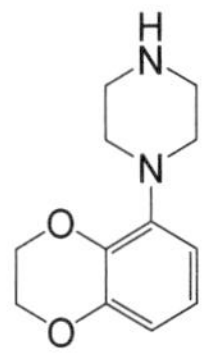

分子式和分子量 $C_{12}H_{16}N_2O_2$ 220.27

化学名 1-(1,4-Benzodioxan-5-yl)piperazine

1-(1,4-苯并二噁烷-5-基)哌嗪

CAS 登录号 98224-03-4

INN list 57

药效分类 抗精神病药

依托雷司

Etolorex（INN）

化学结构式

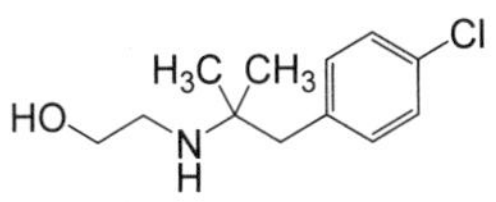

分子式和分子量 $C_{12}H_{18}ClNO$ 227.73

化学名 2-[(4-Chloro-α,α-dimethylphenethyl)amino]ethanol

2-[(4-氯-α,α-二甲基苯乙基)氨基]乙醇

CAS 登录号 54063-36-4

INN list 20

药效分类 食欲抑制药

依托立林

Etocrilene（INN）

化学结构式

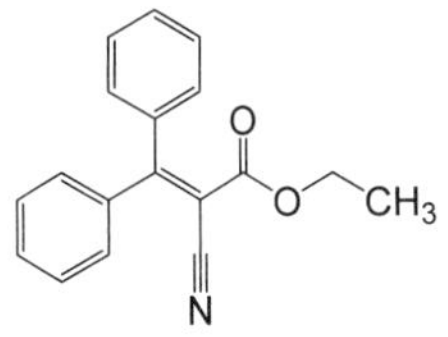

分子式和分子量 $C_{18}H_{15}NO_2$ 277.32

化学名 Ethyl 2-cyano-3,3-diphenylacrylate

乙基 2-氰基-3,3-二苯基丙烯酸酯

CAS 登录号 5232-99-5

INN list 42

药效分类 防晒药

依托利定

Etoxeridine（INN）

化学结构式

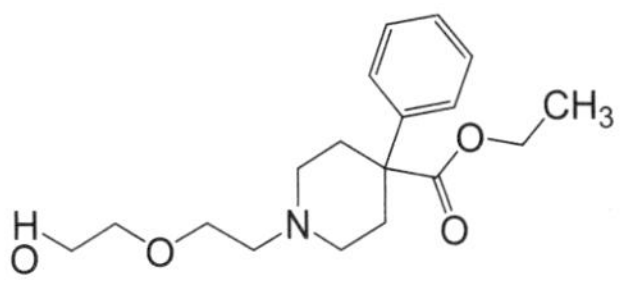

分子式和分子量 $C_{18}H_{27}NO_4$ 321.41

化学名 Ethyl 1-[2-(2-Hydroxyethoxy)ethyl]-4-phenylpiperidine-4-carboxylic acid ester

乙基 1-[2-(2-羟基乙氧基)乙基]-4-苯基哌啶-4-羧酸酯

CAS 登录号 469-82-9

INN list 6

药效分类 镇痛药

依托柳胺

Ethosalamine（INN）

化学结构式

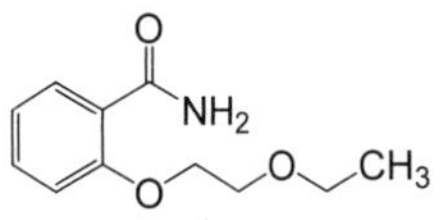

分子式和分子量 $C_{11}H_{15}NO_3$ 209.24

化学名 2-(2-Ethoxyethoxy)benzamide

2-(2-乙氧基乙氧基)苯甲酰胺

CAS 登录号 15302-15-5

INN list 14

药效分类 抗炎镇痛药

依托洛胺

Etoloxamine（INN）

分子式和分子量 $C_{19}H_{25}NO$ 283.41

化学结构式

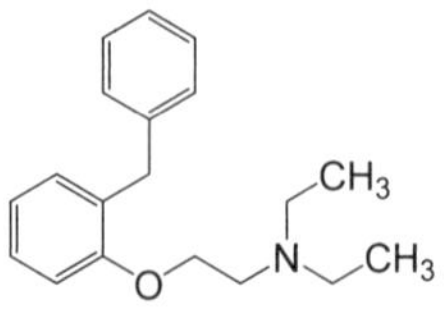

化学名 2-[(*α*-Phenyl-*o*-tolyl)oxy]triethylamine

2-[(*α*-苯基-2-甲苯基)氧]三乙胺

CAS 登录号 1157-87-5

INN list 29

药效分类 抗组胺药

依托咪酯

Etomidate（*INN*）

化学结构式

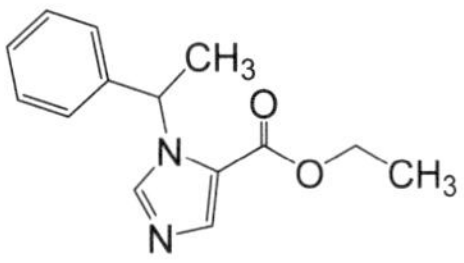

分子式和分子量 $C_{14}H_{16}N_2O_2$ 244.29

化学名 (+)-Ethyl 1-(*α*-methylbenzyl)imidazole-5-carboxylate

乙基 (+)-1-(*α*-甲苄基)咪唑-5-羧酸酯

CAS 登录号 33125-97-2

INN list 15

药效分类 催眠药，麻醉药

依托南

Etonam（*INN*）

化学结构式

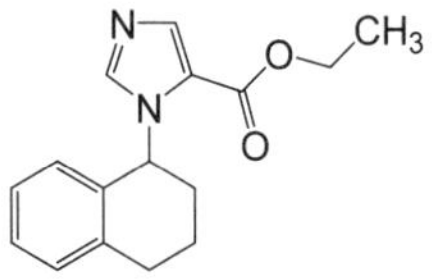

分子式和分子量 $C_{16}H_{18}N_2O_2$ 270.33

化学名 Ethyl 1-(1,2,3,4-tetrahydro-1-naphthyl)imidazole-5-carboxylate

乙基 1-(1,2,3,4-四氢化-1-萘基)咪唑-5-羧酸酯

CAS 登录号 15037-44-2；15037-55-5[硝酸盐]

INN list 18

药效分类 抗真菌药

依托尼秦

Etonitazene（*INN*）

化学结构式

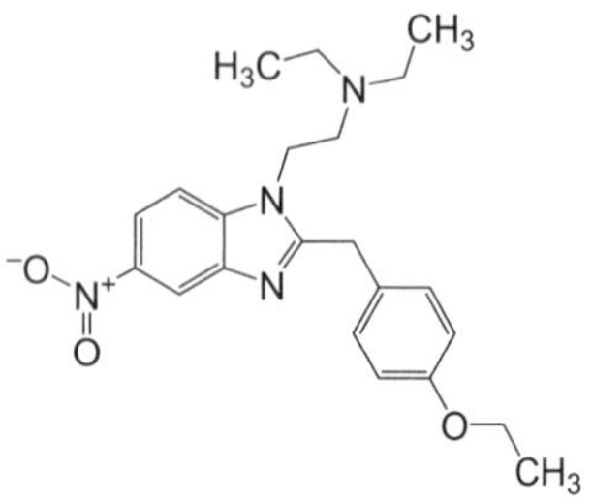

分子式和分子量 $C_{22}H_{28}N_4O_3$ 396.48

化学名 1-(2-Diethylaminoethyl)-2-(*p*-ethoxybenzyl)-5-nitrobenzimidazole

1-(2-二乙氨基乙基)-2-(4-乙氧基苄基)-5-硝基苯并咪唑

CAS 登录号 911-65-9

INN list 11

药效分类 镇痛药

依托哌酮

Etoperidone（*INN*）

化学结构式

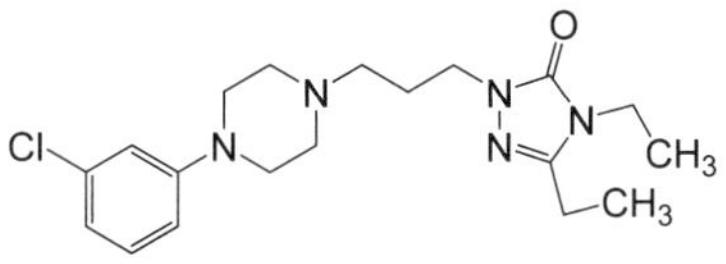

分子式和分子量 $C_{19}H_{28}ClN_5O$ 377.92

化学名 1-[3-[4-(*m*-Chlorophenyl)-1-piperazinyl]propyl]-3,4-diethyl-Δ^2-1,2,4-triazolin-5-one

1-[3-[4-(3-氯苯基)-1-哌嗪]丙基]-3,4-二乙基-Δ^2-1,2,4-三唑啉-5-酮

CAS 登录号 52942-31-1；57775-22-1[盐酸盐]

INN list 36

药效分类 抗抑郁药

依托羟嗪

Etodroxizine（*INN*）

化学结构式

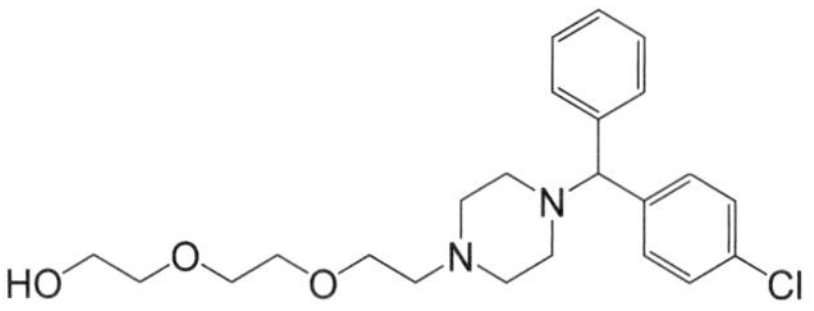

分子式和分子量 $C_{23}H_{31}ClN_2O_3$ 418.96

化学名 2-[2-[2-[4-(*p*-Chloro-*α*-phenylbenzyl)-1-piperazinyl]ethoxy]ethoxy]ethanol

2-[2-[2-[4-(4-氯-*α*-苯基苄基)-1-哌嗪]乙氧基]乙氧基]乙醇

CAS 登录号 17692-34-1

INN list 18

药效分类 镇静催眠药

依托沙秦

Etoxazene（*INN*）

化学结构式

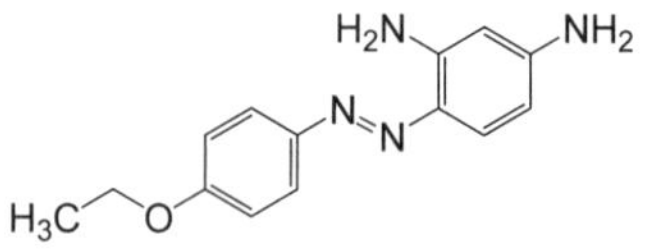

分子式和分子量 $C_{14}H_{16}N_4O$ 256.31

化学名 4-[(*p*-Ethoxyphenyl)azo]-*m*-phenylenediamine

4-[(4-乙氧苯基)偶氮基]-3-苯二胺

CAS 登录号 94-10-0; 2313-87-3[盐酸盐]

INN list 13

药效分类 镇痛药

依托替芬

Etolotifen（*INN*）

化学结构式

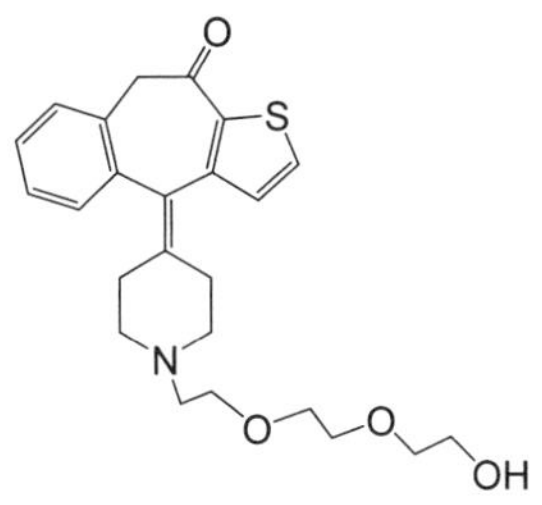

分子式和分子量 $C_{24}H_{29}NO_4S$ 427.56

化学名 4,9-Dihydro-4-[1-[2-[2-(2-hydroxyethoxy)ethoxy]ethyl]-4-piperidylidene]-10*H*-benzo[4,5]cyclohepta[1,2-*b*]thiophen-10-one

4,9-二氢-4-[1-[2-[2-(2-羟基乙氧基)乙氧基]乙基]-4-哌啶叉]-10*H*-苯并[4,5]庚环并[1,2-*b*]噻吩-10-酮

CAS 登录号 82140-22-5

INN list 53

药效分类 抗过敏药

依托吲哚

Etoprindole（*INN*）

化学结构式

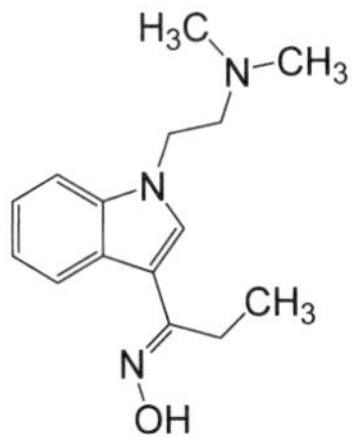

分子式和分子量 $C_{15}H_{21}N_3O$ 259.35

化学名 1-[2-(Dimethylamino)ethyl]indol-3-yl ethyl ketone oxime

1-[2-(二甲氨基)乙基]吲哚-3-基乙基酮肟

CAS 登录号 54063-37-5

INN list 22

药效分类 抗炎镇痛药

依托孕烯

Etonogestrel（*INN*）

化学结构式

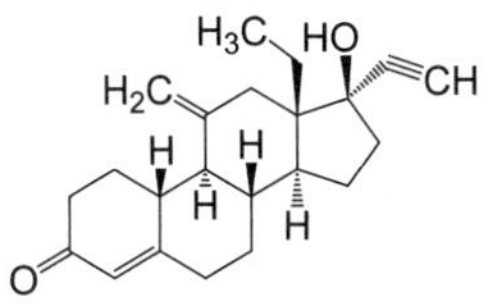

分子式和分子量 $C_{22}H_{28}O_2$ 324.46

化学名 13-Ethyl-17-hydroxy-11-methylene-18,19-dinor-17*α*-pregn-4-en-20-yn-3-one

13-乙基-17-羟基-11-亚甲基-18,19-二去甲基-17*α*-孕甾-4-烯-20-炔-3-酮

CAS 登录号 54048-10-1

INN list 65

药效分类 孕激素类药

依托唑啉

Etozolin（*INN*）

化学结构式

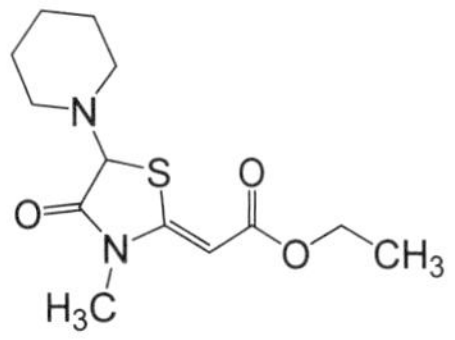

分子式和分子量 $C_{13}H_{20}N_2O_3S$ 284.37

化学名 Ethyl 3-Methyl-4-oxo-5-piperidino-$\Delta^{2,\alpha}$-thiazolidine-acetic acid ester

乙基 3-甲基-4-氧代-5-哌啶-$\Delta^{2,\alpha}$-四氢噻唑乙酸酯

CAS 登录号 73-09-6

INN list 14

药效分类 利尿药

ATC 分类 C03CX01

依维莫司

Everolimus（*INN*）

化学结构式

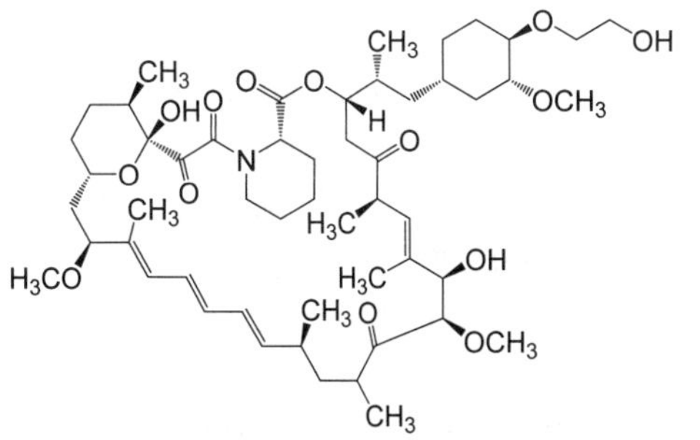

分子式和分子量 $C_{53}H_{83}NO_{14}$ 958.22

化学名 (3*S*,6*R*,7*E*,9*R*,10*R*,12*R*,14*S*,15*E*,17*E*,19*E*,21*S*,23*S*,26*R*,27*R*,34*aS*)-9,10,12,13,14,21,22,23,24,25,26,27,32,33,34,34*a*-Hexadecahydro-9,27-dihydroxy-3-[(1*R*)-2-[(1*S*,3*R*,4*R*)-4-(2-hydroxyethoxy)-3-methoxycyclohexyl]-1-methylethyl]-10,21-dimethoxy-6,8,12,14,20,26-hexamethyl-23,27-epoxy-3*H*-pyrido[2,1-*c*][1,4]oxaazacyclohentriacontine-1,5,11,28,29(4*H*,6*H*,31*H*)-pentone

(3*S*,6*R*,7*E*,9*R*,10*R*,12*R*,14S,15*E*,17*E*,19*E*,21S,23*S*,26*R*,27*R*,34*aS*)-9,10,12,13,14,21,22,23,24,25,26,27,32,33,34,34*a*-十六氢-9,27-二羟基-3-[(1*R*)-2-[(1*S*,3*R*,4*R*)-4-(2-羟基乙氧基)-3-甲氧基环己基]-1-甲基乙基]-10,21-二甲氧基-6,8,12,14,20,26-六甲基-23,

27-环氧-3*H*-吡啶并[2,1-*c*][1,4]氧杂氮杂环三十一烷-1,5,11,28,29(4*H*,6*H*,31*H*)-异戊烯炔

CAS 登录号 159351-69-6

INN list 82

药效分类 免疫抑制药

ATC 分类 L04AA18

依维那胺

Evenamide（*INN*）

化学结构式

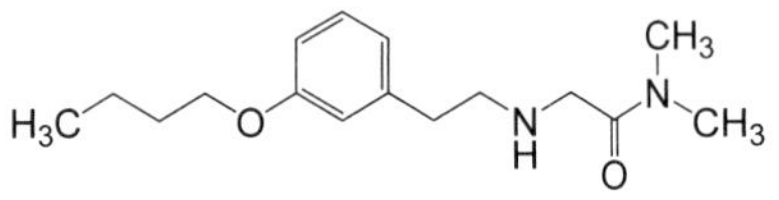

分子式和分子量 $C_{16}H_{26}N_2O_2$ 278.20

化学名 2-{[2-(3-Butoxyphenyl)ethyl]amino}-*N*,*N*-dimethylace-tamide

2-{[2-(3-丁氧基苯基)乙基]氨基}-*N*,*N*-二甲基乙酰胺

CAS 登录号 1092977-61-1

INN list 113

药效分类 抗精神病药

依沃戈司他

Ervogastat（*INN*）

化学结构式

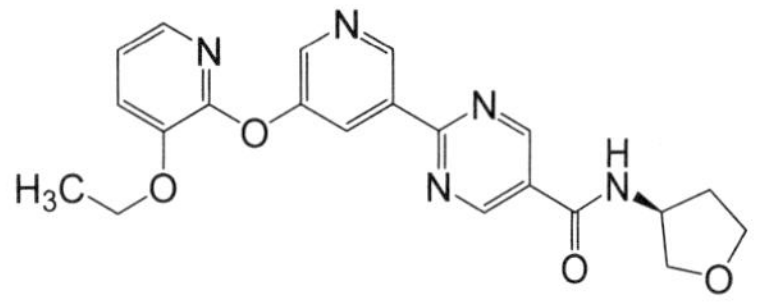

分子式和分子量 $C_{21}H_{21}N_5O_4$ 407.43

化学名 2-{5-[(3-Ethoxypyridin-2-yl)oxy]pyridin-3-yl}-*N*-[(3*S*)-oxolan-3-yl]pyrimidine-5-carboxamide

2-{5-[(3-乙氧基吡啶-2-基)氧]吡啶-3-基}-*N*-[(3*S*)-氧杂环戊烷-3-基]嘧啶-5-甲酰胺

CAS 登录号 2186700-33-2

INN list 124

药效分类 二酯酰甘油酰基转移酶 2 (DGAT-2)抑制药

依西美坦

Exemestane（*INN*）

化学结构式

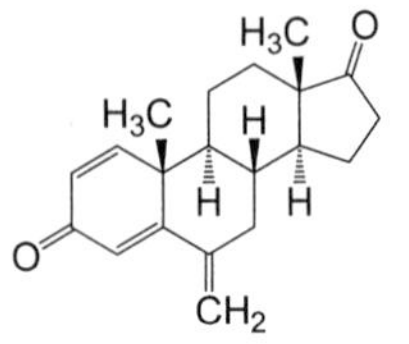

分子式和分子量 $C_{20}H_{24}O_2$ 296.40

化学名 6-Methyleneandrosta-1,4-diene-3,17-dione

6-亚甲基雄甾-1,4-二烯-3,17-二酮

CAS 登录号 107868-30-4

药效分类 芳酶抑制药，抗肿瘤药

ATC 分类 L02BG06

依西帕醇

Exepanol（*INN*）

化学结构式

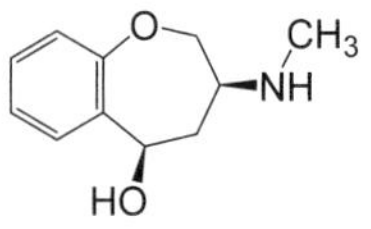

分子式和分子量 $C_{11}H_{15}NO_2$ 193.24

化学名 (±)-*cis*-2,3,4,5-Tetrahydro-3-(methylamino)-1-benzoxe-pin-5-ol

(±)-顺-2,3,4,5-四氢化-3-(甲氨基)-1-氧杂环庚熳-5-醇

CAS 登录号 77416-65-0

INN list 46

药效分类 胃肠功能调节药

依西司替巴脒

Stilbamidine Isethionate（*INN*）

化学结构式

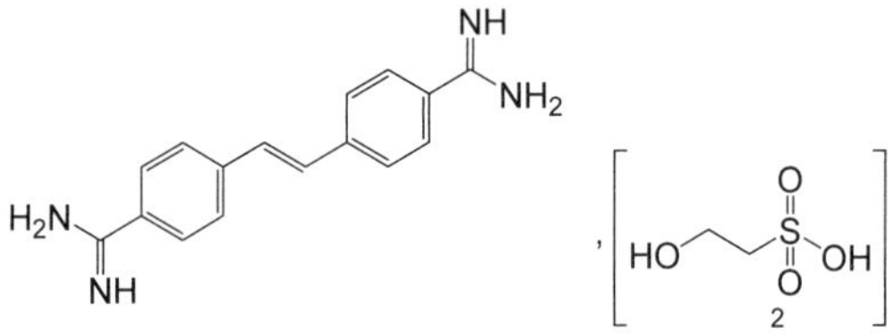

分子式和分子量 $C_{20}H_{28}N_4O_8S_2$ 516.59

化学名 4,4'-Stilbenedicarboxamidine bis(2-hydroxyethanesulf-onate)

4,4'-二苯乙烯二脒 双(2-羟基乙磺酸盐)

CAS 登录号 140-59-0; 122-06-5[司替巴脒]

INN list 4

药效分类 抗原虫药

依西太尔

Epsiprantel（*INN*）

化学结构式

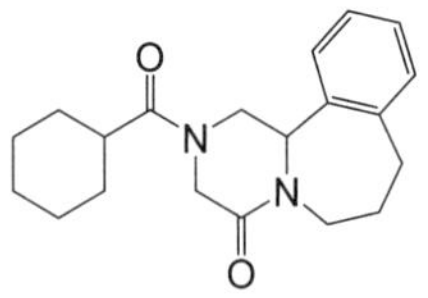

分子式和分子量 $C_{20}H_{26}N_2O_2$ 326.43

化学名 (±)-2-(Cyclohexylcarbonyl)-2,3,6,7,8,12*b*-hexahydropy-razino[2,1-*a*][2]benzazepin-4(1*H*)-one

(±)-2-(环己基羰基)-2,3,6,7,8,12*b*-六氢吡嗪[2,1-*a*][2]苯并氮杂䓬-4(1*H*)酮

CAS 登录号 98123-83-2

INN list 57

药效分类 抗蠕虫药

依昔苯酮

Exifone（*INN*）

化学结构式

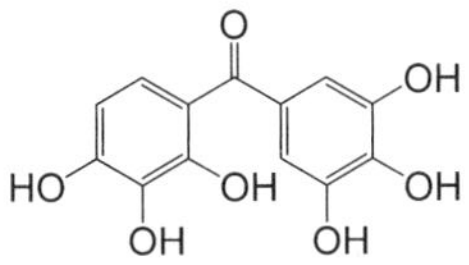

分子式和分子量 $C_{13}H_{10}O_7$ 278.21

化学名 2,3,3',4,4',5'-Hexahydroxybenzophenone

2,3,3',4,4',5'-六羟基二苯甲酮

CAS 登录号 52479-85-3

INN list 41

药效分类 抗凝血药

依昔罗酸

Exiproben（*INN*）

化学结构式

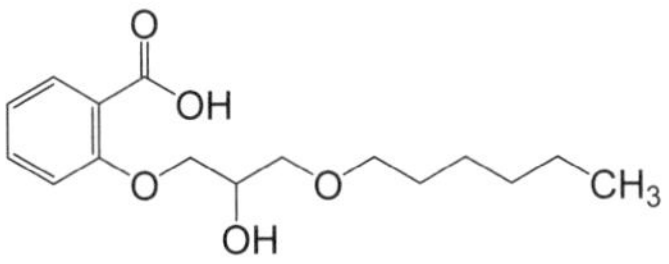

分子式和分子量 $C_{16}H_{24}O_5$ 296.36

化学名 2-[3-(Hexyloxy)-2-hydroxypropoxy]benzoic acid

2-[3-(己氧基)-2-羟基丙氧基]苯甲酸

CAS 登录号 26281-69-6

INN list 27

药效分类 利胆药

依昔洛韦

Eprociclovir（*INN*）

化学结构式

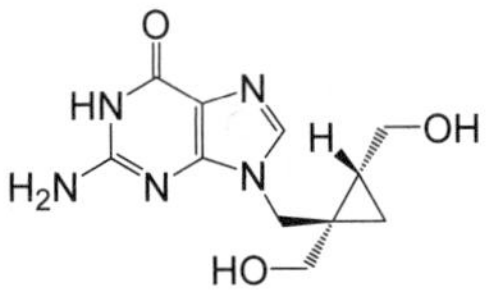

分子式和分子量 $C_{11}H_{15}N_5O_3$ 265.12

化学名 2-Amino-9-{[(1*S*,2*R*)-1,2-bis(hydroxymethyl)cyclopropyl]methyl}-1,9-dihydro-6*H*-purin-6-one

2-氨基-9-{[(1*S*,2*R*)-1,2-双(羟甲基)环丙基]甲基}-1,9-二氢-6*H*-嘌呤-6-酮

CAS 登录号 145512-85-2

INN list 112

药效分类 抗病毒药(兽用)

依昔舒林

Exisulind（*INN*）

化学结构式

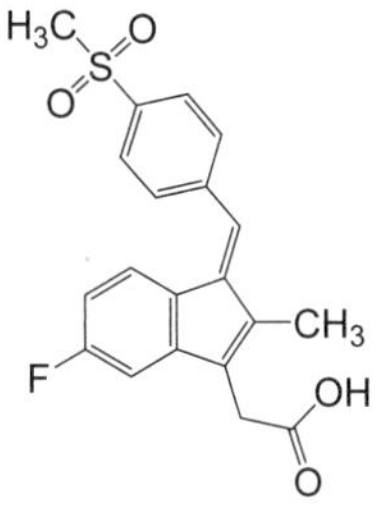

分子式和分子量 $C_{20}H_{17}FO_4S$ 372.41

化学名 5-Fluoro-2-methyl-1-[(*Z*)-*p*-(methylsulfonyl)benzylidene]indene-3-acetic acid

5-氟-2-甲基-1-[(*Z*)-4-(甲磺酰)苯亚甲基]茚-3-乙酸

CAS 登录号 59973-80-7

INN list 80

药效分类 抗肿瘤药

依溴二酮

Isobromindione（*INN*）

化学结构式

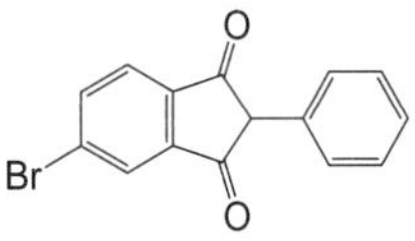

分子式和分子量 $C_{15}H_9BrO_2$ 301.13

化学名 (±)-5-Bromo-2-phenyl-1,3-indandione

(±)-5-溴-2-苯基-1,3-茚满二酮

CAS 登录号 1470-35-5

INN list 52

药效分类 抗痛风药

依折麦布

Ezetimibe（*INN*）

化学结构式

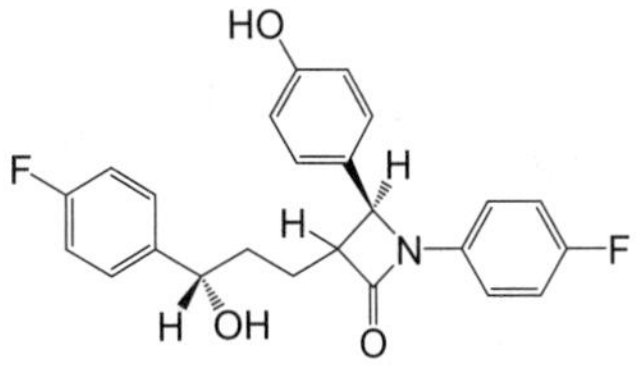

分子式和分子量 $C_{24}H_{21}F_2NO_3$ 409.43

化学名 (3*R*,4*S*)-1-(*p*-Fluorophenyl)-3-[(3*S*)-3-(*p*-fluorophenyl)-3-hydroxypropyl]-4-(*p*-hydroxyphenyl)-2-azetidinone

(3*R*,4*S*)-1-(4-氟苯基)-3-[(3*S*)-3-(4-氟苯基)-3-羟丙基]-4-(4-羟苯基)-2-氮杂环丁酮

CAS 登录号　163222-33-1

INN list　83

药效分类　降血脂药，肠道胆固醇吸收抑制药

ATC 分类　C10AX09

依珠曲米

Ezutromid（*INN*）

化学结构式

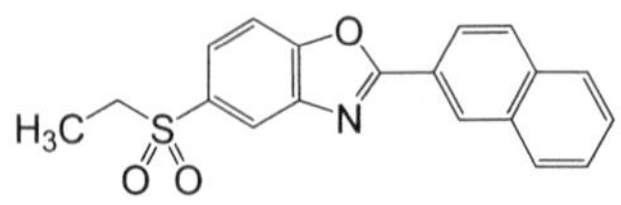

分子式和分子量　$C_{19}H_{15}NO_3S$　337.08

化学名　5-(Ethanesulfonyl)-2-(naphthalen-2-yl)-1,3-benzoxazole

5-(乙磺酰基)-2-(萘-2-基)-1,3-苯并噁唑

CAS 登录号　945531-77-1

INN list　113

药效分类　肌营养不良蛋白相关蛋白翻译调节药

依珠司他

Ezurpimtrostat（*INN*）

化学结构式

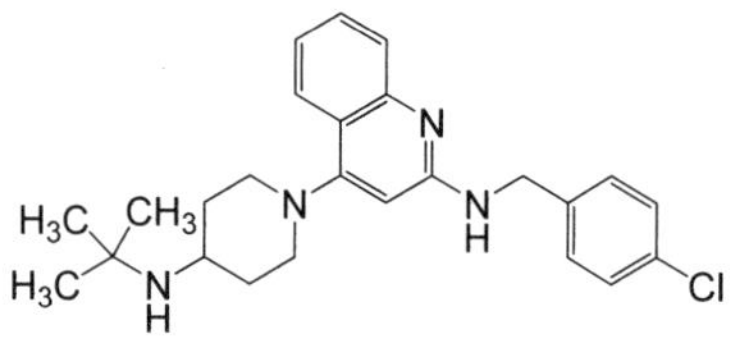

分子式和分子量　$C_{25}H_{31}ClN_4$　423.00

化学名　4-[4-(*tert*-Butylamino)piperidin-1-yl]-*N*-[(4-chlorophenyl) methyl]quinolin-2-amine

4-[4-(叔丁基氨基)哌啶-1-基]-*N*-[(4-氯苯基)甲基]喹啉-2-胺

CAS 登录号　1914148-72-3

INN list　125

药效分类　棕榈酰蛋白硫酯酶 1 (PPT-1) 抑制药

乙胺丁醇

Ethambutol（*INN*）

化学结构式

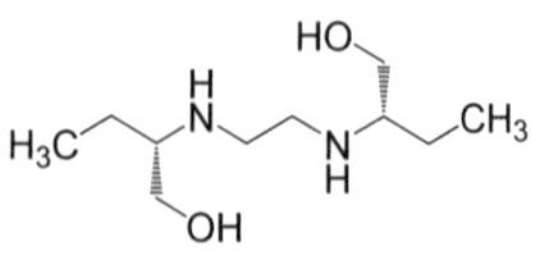

分子式和分子量　$C_{10}H_{24}N_2O_2$　204.31

化学名　(2*S*)-2-[2-[[(2*S*)-1-Hydroxybutan-2-yl]amino]ethylamino] butan-1-ol

(2*S*)-2-[2-[[(2*S*)-1-羟基丁-2-基]氨基]乙氨基]丁-1-醇

CAS 登录号　74-55-5；1070-11-7[盐酸盐]

INN list　11

药效分类　抗结核药

ATC 分类　J04AK02

乙胺嘧啶

Pyrimethamine（*INN*）

化学结构式

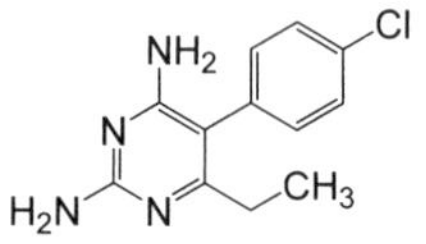

分子式和分子量　$C_{12}H_{13}ClN_4$　248.71

化学名　2,4-Diamino-5-(4-chlorophenyl)-6-ethylpyrimidine

2,4-二氨基-5-(对氯苯基)-6-乙基嘧啶

CAS 登录号　58-14-0

INN list　1

药效分类　抗疟药

乙胺嗪

Diethylcarbamazine（*INN*）

化学结构式

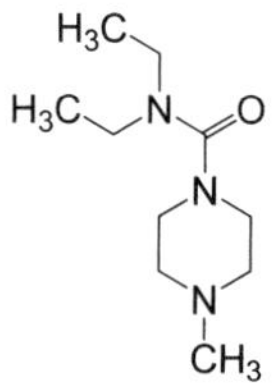

分子式和分子量　$C_{10}H_{21}N_3O$　199.3

化学名　4-Methyl-*N*,*N*-diethyl-1-piperazinecarboxamide

4-甲基-*N*,*N*-二乙基-1-哌嗪甲酰胺

CAS 登录号　90-89-1；1642-54-2[枸橼酸盐]

INN list　1

药效分类　抗丝虫药

ATC 分类　P02CB02

乙苯噁啶

Etoxadrol（*INN*）

化学结构式

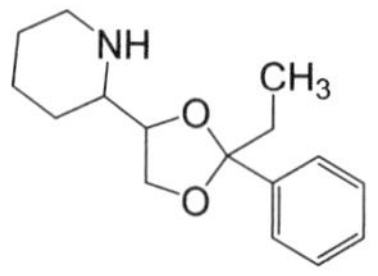

分子式和分子量　$C_{16}H_{23}NO_2$　261.37

化学名　(+)-2-(2-Ethyl-2-phenyl-1,3-dioxolan-4-yl) piperidine

(+)-2-(2-乙基-2-苯基-1,3-二氧戊环-4-基)哌啶

CAS 登录号　28189-85-7；23239-37-4[盐酸盐]

INN list　23

药效分类　全身麻醉药

乙苯托品

Etybenzatropine（*INN*）

化学结构式

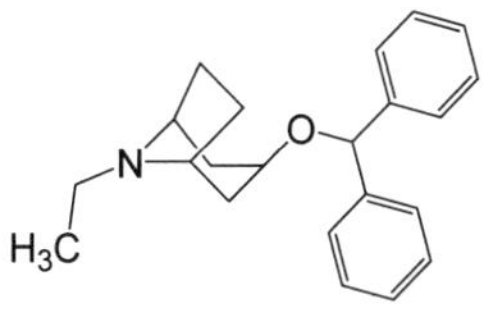

分子式和分子量 $C_{22}H_{27}NO$ 321.46

化学名 3*α*-(Diphenylmethoxy)-8-ethyl-1*αH*,5*αH*-nortropane

3*α*-(二苯甲氧基)-8-乙基-1*αH*,5*αH*-去甲托品烷

CAS 登录号 524-83-4

INN list 12

药效分类 抗胆碱药

乙苯妥英

Ethotoin（*INN*）

化学结构式

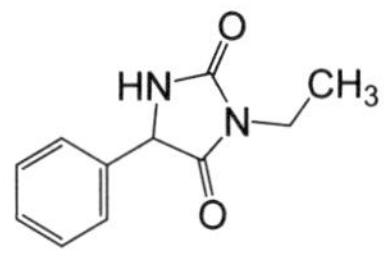

分子式和分子量 $C_{11}H_{12}N_2O_2$ 204.23

化学名 (±)-3-Ethyl-5-phenylhydantoin

(±)-3-乙基-5-苯基乙内酰脲

CAS 登录号 86-35-1

INN list 6

药效分类 抗癫痫药

乙醇

Alcohol

化学结构式

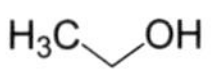

$H_3C\!\!\diagdown\!\!OH$

分子式和分子量 C_2H_6O 46.07

化学名 Ethyl alcohol

乙醇

CAS 登录号 64-17-5

药效分类 药用辅料，局部抗感染药

乙雌烯醇

Ethylestrenol（*INN*）

化学结构式

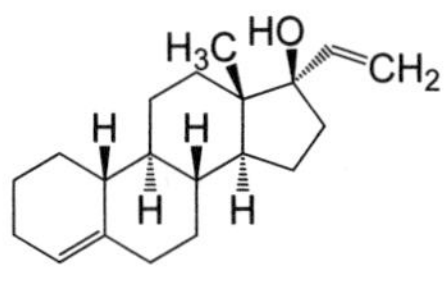

分子式和分子量 $C_{20}H_{32}O$ 288.47

化学名 19-Nor-17*α*-pregn-4-en-17*β*-ol

19-去甲-17*α*-孕甾-4-烯-17*β*-醇

CAS 登录号 965-90-2

INN list 13

药效分类 雄激素类药，同化激素类药

ATC 分类 A14AB02

乙法昔罗

Efaproxiral（*INN*）

化学结构式

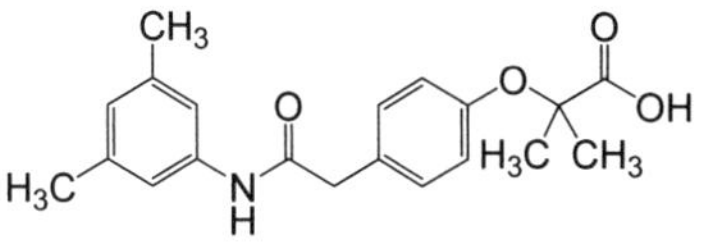

分子式和分子量 $C_{20}H_{23}NO_4$ 341.40

化学名 2-[4-[(3,5-Dimethylphenyl)amino]-2-oxoethyl]phenoxy]-2-methylpropanic acid

2-[4-[(3,5-二甲基苯基)氨基]-2-氧乙基]苯氧基]-2-甲基丙酸

CAS 登录号 131179-95-8

INN list 86

药效分类 血红蛋白变构改良药，放疗增强药

ATC 分类 L01XD06

乙非君

Etafedrine（*INN*）

化学结构式

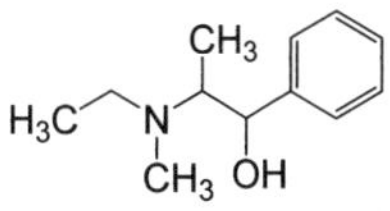

分子式和分子量 $C_{12}H_{19}NO$ 193.29

化学名 *α*-[1-(Ethylmethylamino)ethyl]benzyl alcohol

α-[1-(乙基甲氨基)乙基]苄醇

CAS 登录号 7681-79-0; 5591-29-7[盐酸盐]

INN list 14

药效分类 升压药，血管收缩药

乙非他明

Etilamfetamine（*INN*）

化学结构式

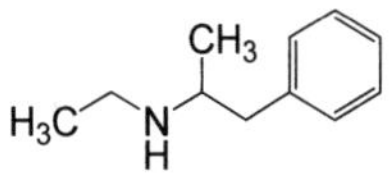

分子式和分子量 $C_{11}H_{17}N$ 163.26

化学名 *N*-Ethyl-*α*-methylphenethylamine

N-乙基-*α*-苯丙胺

CAS 登录号　457-87-4

INN list　40

药效分类　食欲抑制药

乙非辛

Enefexine（*INN*）

化学结构式

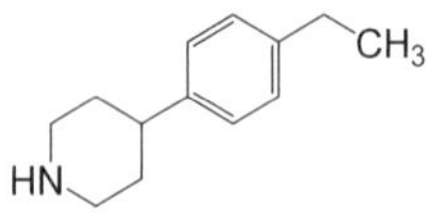

分子式和分子量　$C_{13}H_{19}N$　189.30

化学名　4-(4-Ethylphenyl)piperidine

4-(4-乙基苯基)哌啶

CAS 登录号　67765-04-2

INN list　54

药效分类　抗抑郁药

乙氟利嗪

Efletirizine（*INN*）

化学结构式

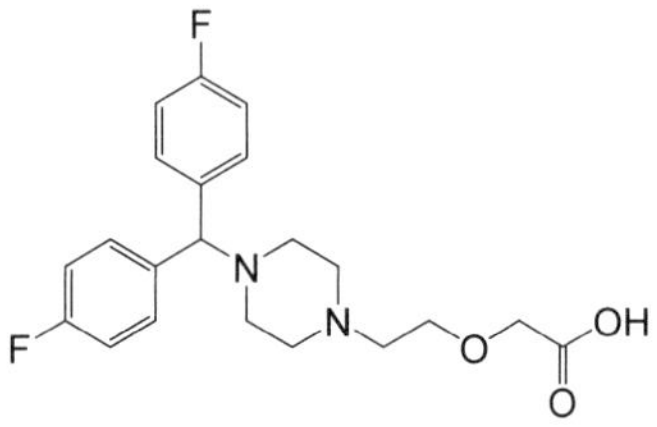

分子式和分子量　$C_{21}H_{24}F_2N_2O_3$　390.42

化学名　[2-[4-[Bis(*p*-fluorophenyl)methyl]-l-piperazinyl]ethoxy] acetic acid

[2-[4-[双(4-氟苯基)甲基]-l-哌嗪基]乙氧基]乙酸

CAS 登录号　150756-35-7

INN list　71

药效分类　抗组胺药

乙氟司特

Eflumast（*INN*）

化学结构式

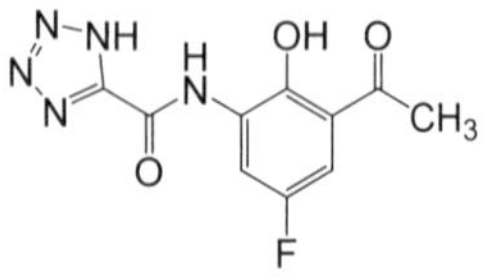

分子式和分子量　$C_{10}H_8FN_5O_3$　265.20

化学名　3'-Acetyl-5'-fluoro-2'-hydroxy-1*H*-tetrazole-5-carboxanilide

3'-乙酰基-5'-氟-2'-羟基-1*H*-四唑-5-酰苯胺

CAS 登录号　70977-46-7

INN list　61

药效分类　平喘药，抗过敏药

乙格列酯

Emiglitate（*INN*）

化学结构式

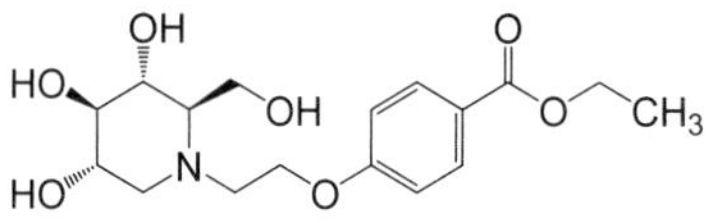

分子式和分子量　$C_{17}H_{25}NO_7$　355.38

化学名　Ethyl 4-[2-[(2*R*,3*R*,4*R*,5*S*)-3,4,5-trihydroxy-2-(hydroxymethyl)piperidino]ethoxylbenzoate

乙基 4-[2-[(2*R*,3*R*,4*R*,5*S*)-3,4,5-三羟基-2-(羟甲基)哌啶]乙氧基苯甲酸酯

CAS 登录号　80879-63-6

INN list　55

药效分类　抗糖尿病药

乙呱仑

Egualen（*INN*）

化学结构式

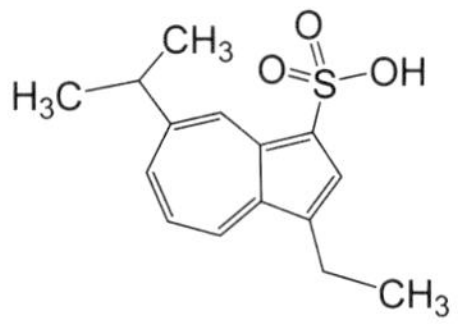

分子式和分子量　$C_{15}H_{18}O_3S$　278.37

化学名　3-Ethyl-7-isopropyl-l-azulenesulfonic acid

3-乙基-7-异丙基-l-薁磺酸

CAS 登录号　99287-30-6

INN list　65

药效分类　抗溃疡药

乙胍法辛

Etiguanfacine（*INN*）

化学结构式

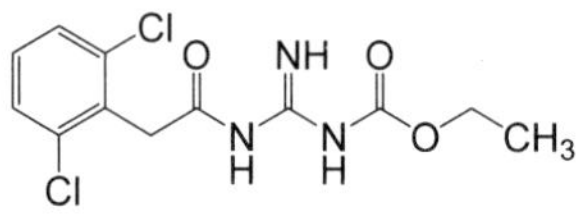

分子式和分子量　$C_{12}H_{13}Cl_2N_3O_3$　317.03

化学名　Ethyl *N*-{[2-(2,6-dichlorophenyl)acetyl]carbamimidoyl} carbamate

乙基 *N*-{[2-(2,6-二氯苯基)乙酰基]脒基}氨基甲酸酯

CAS 登录号　1346686-31-4

INN list　110

药效分类　α_2 肾上腺素受体激动药

乙琥胺

Ethosuximide（*INN*）

化学结构式

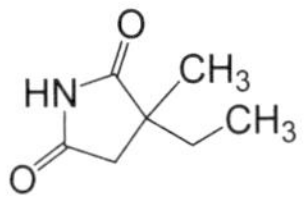

分子式和分子量 $C_7H_{11}NO_2$ 141.17

化学名 3-Ethyl-3-methyl-pyrrolidine-2,5-dione

3-乙基-3-甲基-吡咯烷-2,5-二酮

CAS 登录号 77-67-8

INN list 11

药效分类 抗癫痫药

乙环利定

Eticyclidine（*INN*）

化学结构式

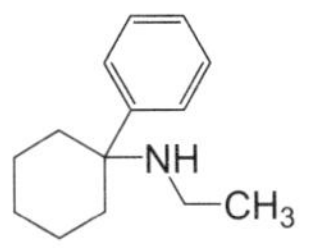

分子式和分子量 $C_{14}H_{21}N$ 203.32

化学名 *N*-Ethyl-1-phenylcyclohexylamine

N-乙基-1-苯基环己胺

CAS 登录号 2201-15-2

INN list 44

药效分类 麻醉药

乙磺普隆

Esuprone（*INN*）

化学结构式

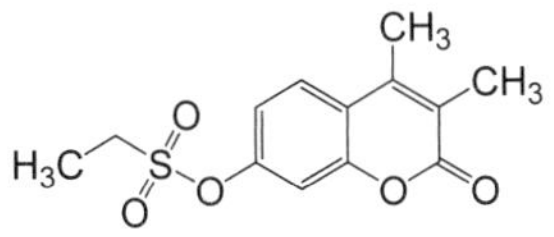

分子式和分子量 $C_{13}H_{14}O_5S$ 282.31

化学名 7-Hydroxy-3,4-dimethylcoumarin ethanesulfonate

7-羟基-3,4-二甲基香豆素乙磺酸酯

CAS 登录号 91406-11-0

INN list 54

药效分类 抗抑郁药

乙磺三嗪铵

Trazium Esilate（*INN*）

化学结构式

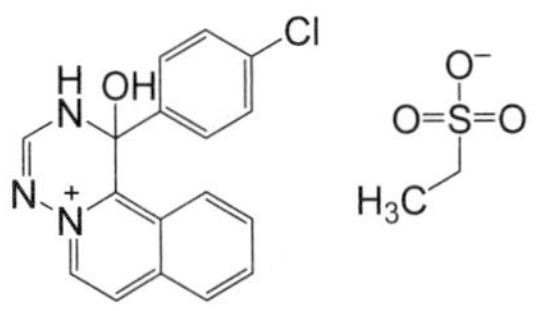

分子式和分子量 $C_{19}H_{18}ClN_3O_4S$ 419.88

化学名 1-(4-Chlorophenyl)-1,2-dihydro-1-hydroxy-as-triazino[6,1-*a*]isoquinolin-5-ium ethanesulfonate

乙磺酸化 1-(4-氯苯基)-1,2-二氢-1-羟基-1,2,4-三嗪并[6,1-*a*]异喹啉-5-鎓

CAS 登录号 97110-59-3

INN list 54

药效分类 抗抑郁药

乙磺舒

Etebenecid（*INN*）

化学结构式

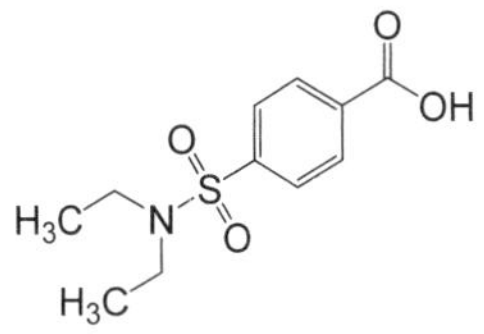

分子式和分子量 $C_{11}H_{15}NO_4S$ 257.31

化学名 4-Diethylsulfamoylbenzoic acid

4-二乙基氨磺酰基苯甲酸

CAS 登录号 1213-06-5

INN list 12

药效分类 抗痛风药

乙甲噻丁

Ethylmethylthiambutene（*INN*）

化学结构式

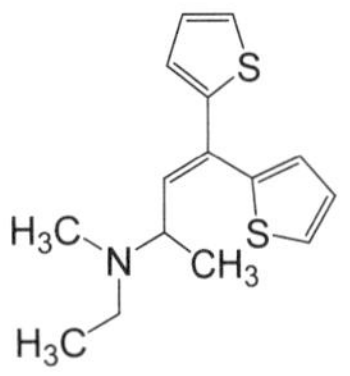

分子式和分子量 $C_{15}H_{19}NS_2$ 277.45

化学名 3-Ethylmethylamino-1,1-di(2'-thienyl)-1-butene

3-乙基甲氨基-1,1-二(2'-噻吩基)-1-丁烯

CAS 登录号 441-61-2

INN list 3

药效分类 镇痛药

乙卡脲

Etocarlide（*INN*）

化学结构式

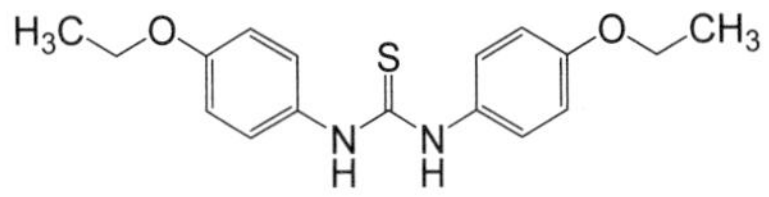

分子式和分子量 $C_{17}H_{20}N_2O_2S$ 316.42

化学名 4,4'-Diethoxythiocarbanilide

4,4'-二乙氧基二苯基硫脲
CAS 登录号　1234-30-6
INN list　26
药效分类　抗感染药

乙拉西坦

Etiracetam（*INN*）

化学结构式

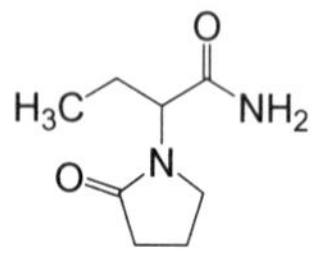

分子式和分子量　$C_8H_{14}N_2O_2$　170.21
化学名　(±)-*α*-Ethyl-2-oxo-1-pyrrolidineacetamide
(±)-*α*-乙基-2-氧代-1-吡咯烷乙酰胺
CAS 登录号　33996-58-6
INN list　40
药效分类　促智药

乙硫美西铵

Mecetronium Etilsulfate（*INN*）

化学结构式

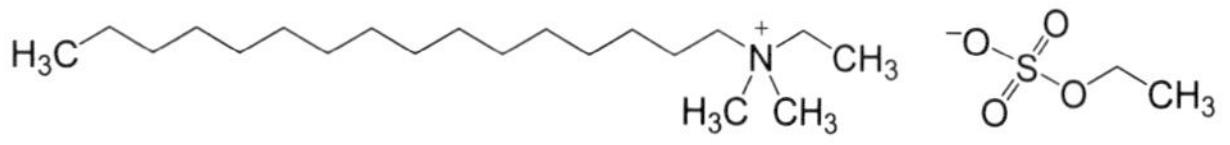

分子式和分子量　$C_{22}H_{49}NO_4S$　423.69
化学名　Ethyl-hexadecyl-dimethylazanium;ethyl sulfate
乙基-十六烷基-二甲基铵 硫酸乙酯盐
CAS 登录号　3006-10-8
INN list　51
药效分类　消毒防腐药

乙硫异烟胺

Ethionamide（*INN*）

化学结构式

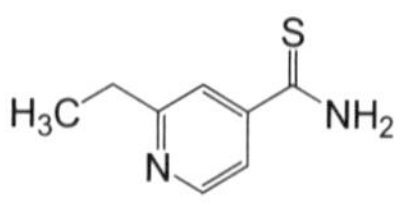

分子式和分子量　$C_8H_{10}N_2S$　166.24
化学名　2-Ethylthioisonicotinamide
2-乙基硫代异烟酰胺
CAS 登录号　536-33-4
INN list　10
药效分类　抗结核药
ATC 分类　J04AD03

乙氯维诺

Ethchlorvynol（*INN*）

分子式和分子量　C_7H_9ClO　144.60

化学结构式

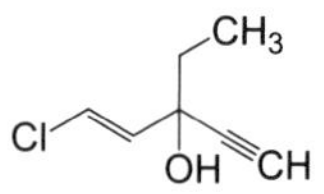

化学名　1-Chloro-3-ethyl-1-penten-4-yn-3-ol
1-氯-3-乙基-1-戊烯-4-炔-3-醇
CAS 登录号　113-18-8
INN list　38
药效分类　镇静催眠药

乙吗芦丁

Ethoxazorutoside（*INN*）

化学结构式

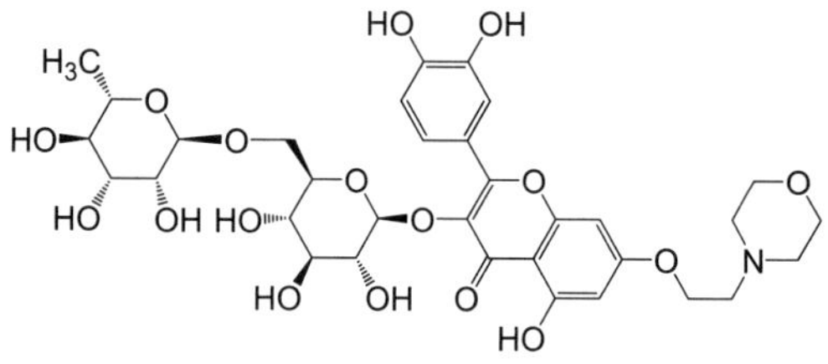

分子式和分子量　$C_{33}H_{41}NO_{17}$　723.68
化学名　2-Morpholinoethylrutin
2-吗啉代乙基芸香苷
CAS 登录号　30851-76-4
INN list　1
药效分类　维生素类药

乙醚

Ether

化学结构式

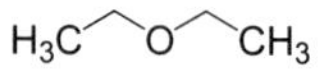

分子式和分子量　$C_4H_{10}O$　74.12
化学名　Ethyl ether
乙醚
CAS 登录号　60-29-7
药效分类　全身麻醉药

乙米韦林

Emivirine（*INN*）

化学结构式

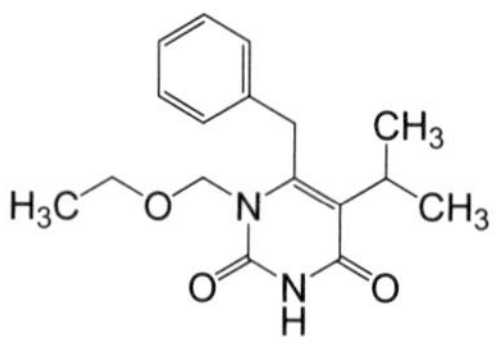

分子式和分子量　$C_{17}H_{22}N_2O_3$　302.37
化学名　6-Benzyl-l-(ethoxymethyl)-5-isopropyluracil
6-苄基-l-(乙氧甲基)-5-异丙基尿嘧啶

CAS 登录号 149950-60-7

INN list 82

药效分类 抗病毒药

乙嘧替氟

Emitefur（*INN*）

化学结构式

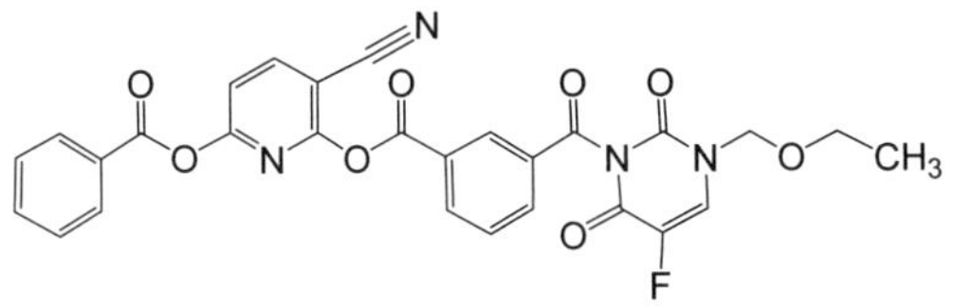

分子式和分子量 $C_{28}H_{19}FN_4O_8$ 558.47

化学名 (6-Benzoyloxy-3-cyanopyridin-2-yl) 3-[3-(ethoxymethyl)-5-fluoro-2,6-dioxopyrimidine-1-carbonyl]benzoate

(6-苯甲酰氧基-3-氰基吡啶-2-基) 3-[3-(乙氧基甲基)-5-氟-2,6-二氧代嘧啶-1-基羰基]苯甲酸酯

登录号 110690-43-2

INN list 66

药效分类 抗肿瘤药

乙莫环素

Etamocycline（*INN*）

化学结构式

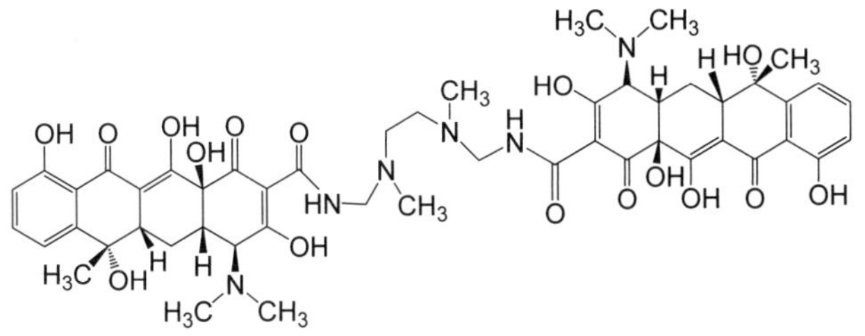

分子式和分子量 $C_{50}H_{60}N_6O_{16}$ 1001.04

化学名 *N*,*N*-[Ethylenebis[(methylimino)methylene]]bis[4'-(dimethylamino)-1,4,4*a*,5,5*a*,6,11,12*a*-octahydro-3,6,10,12,12*a*-pentahydroxy-6-methyl-1,11-dioxo-2-naphthacenecarboxamide]

N,*N*-[乙烯双[(甲基亚氨基)亚甲基]]双[4'-(二甲氨基)-1,4,4*a*,5,5*a*,6,11,12*a*-八氢-3,6,10,12,12*a*-五羟基-6-甲基-1,11-二氧代-2-并四苯甲酰胺]

CAS 登录号 15590-00-8

INN list 18

药效分类 抗生素类药

乙莫克舍

Etomoxir（*INN*）

化学结构式

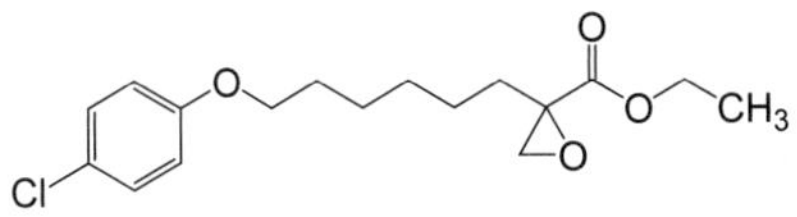

分子式和分子量 $C_{17}H_{23}ClO_4$ 326.82

化学名 Ethyl (+)-(*R*)-2-[6-(*p*-chlorophenoxy)hexyl]glycidate

乙基 (+)-(*R*)-2-[6-(4-氯苯氧基)己基]缩水甘油酸酯

CAS 登录号 124083-20-1

INN list 52

药效分类 抗糖尿病药

乙诺司特

Enofelast（*INN*）

化学结构式

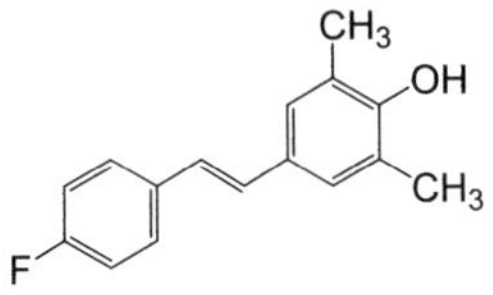

分子式和分子量 $C_{16}H_{15}FO$ 242.29

化学名 (*E*)-4'-Fluoro-3,5-dimethyl-4-stilbenol

(*E*)-4'-氟-3,5-二甲基-4-二苯乙烯醇

CAS 登录号 127035-60-3

INN list 67

药效分类 平喘药，抗过敏药，抗炎药

乙哌立松

Eperisone（*INN*）

化学结构式

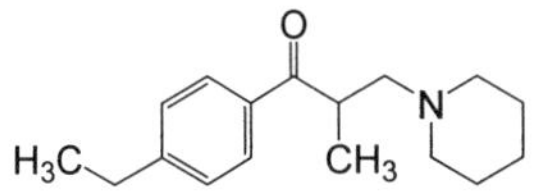

分子式和分子量 $C_{17}H_{25}NO$ 259.39

化学名 1-(4-Ethylphenyl)-2-methyl-3-(piperidin-1-yl)propan-1-one

1-(4-乙基苯基)-2-甲基-3-(哌啶-1-基)-1-丙酮

CAS 登录号 64840-90-0

INN list 47

药效分类 解痉药

乙匹康

Ethypicone（*INN*）

化学结构式

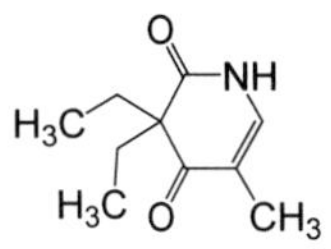

分子式和分子量 $C_{10}H_{15}NO_2$ 181.23

化学名 3,3-Diethyl-5-methyl-2,4(1*H*,3*H*)-pyridinedione

3,3-二乙基-5-甲基-2,4(1*H*,3*H*)-吡啶二酮

CAS 登录号 467-90-3

INN list 6

药效分类 镇静催眠药

乙羟茶碱

Etofylline（*INN*）

化学结构式

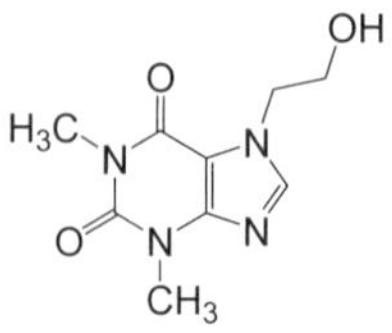

分子式和分子量 $C_9H_{12}N_4O_3$ 224.22

化学名 7-(2-Hydroxyethyl)theophylline

7-(2-羟乙基)茶碱

CAS 登录号 519-37-9

INN list 14

药效分类 利尿药，血管扩张药

乙噻嗪

Ethiazide（*INN*）

化学结构式

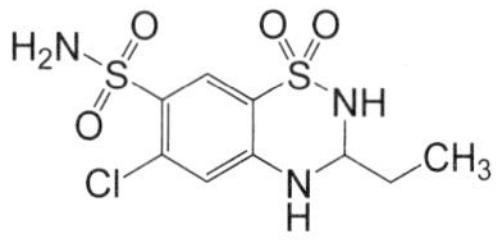

分子式和分子量 $C_9H_{12}ClN_3O_4S_2$ 325.79

化学名 6-Chloro-3-ethyl-3,4-dihydro-2*H*-1,2,4-benzothiadiazine-7-sulfonamide 1,1-dioxide

6-氯-3-乙基-3,4-二氢-2*H*-1,2,4-苯并噻二嗪-7-磺酰氨基 1,1-二氧化物

CAS 登录号 1824-58-4

INN list 14

药效分类 利尿药

乙色胺

Etryptamine（*INN*）

化学结构式

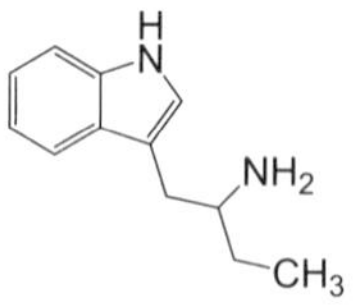

分子式和分子量 $C_{12}H_{16}N_2$ 188.27

化学名 3-(2-Aminobutyl)indole

3-(2-氨基丁基)吲哚

CAS 登录号 2235-90-7; 118-68-3[乙酸盐]

INN list 12

药效分类 中枢神经兴奋药

乙舒麦角

Etisulergine（*INN*）

化学结构式

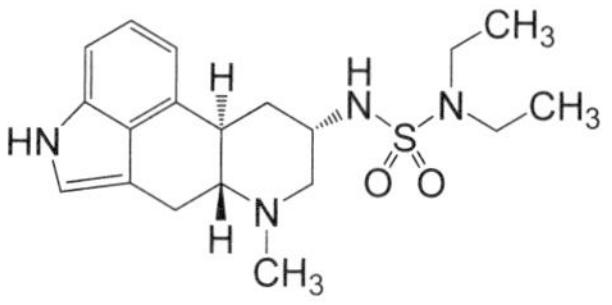

分子式和分子量 $C_{19}H_{28}N_4O_2S$ 376.52

化学名 *N,N*-Diethyl-*N'*-(6-methylergolin-8*α*-yl)sulfamide

N,N-二乙基-*N'*-(6-甲基麦角灵-8*α*-基)磺酰胺

CAS 登录号 64795-23-9

INN list 47

药效分类 抗震颤麻痹药

乙水杨胺

Ethenzamide（*INN*）

化学结构式

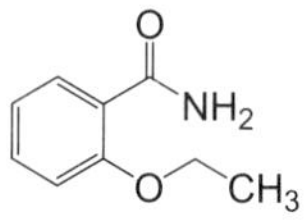

分子式和分子量 $C_9H_{11}NO_2$ 165.19

化学名 *o*-Ethoxybenzamide

2-乙氧基苯甲酰胺

CAS 登录号 938-73-8

INN list 10

药效分类 抗炎镇痛药

乙索米星

Etisomicin（*INN*）

化学结构式

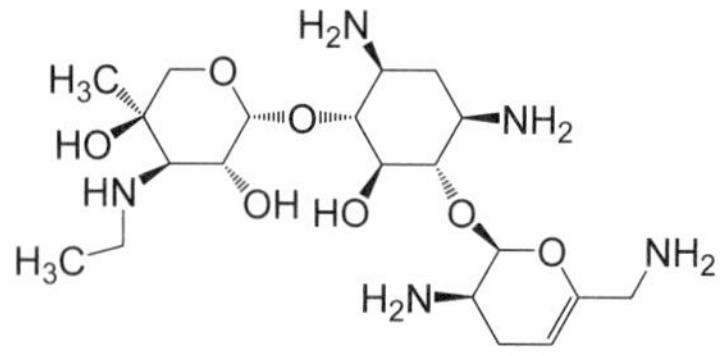

分子式和分子量 $C_{20}H_{39}N_5O_7$ 461.55

化学名 *O*-3-Deoxy-3-(ethylamino)-4-*C*-methyl-*β*-L-arabinopyranosyl-(1→4)-*O*-[2,6-diamino-2,3,4,6-tetradeoxy-*α*-D-glycero-hex-4-enopyranosyl-(1→6)]-2-deoxy-L-streptamine

O-3-脱氧-3-(乙氨基)-4-*C*-甲基-*β*-L-吡喃阿拉伯糖基-(1→4)-*O*-[2,6-二氨基-2,3,4,6-四脱氧-*α*-D-甘油-己-4-烯吡喃糖基-(1→6)]-2-脱氧-L-链霉胺

CAS 登录号 70639-48-4

INN list 47

药效分类 抗生素类药

乙他诺隆

Eltanolone（*INN*）

化学结构式

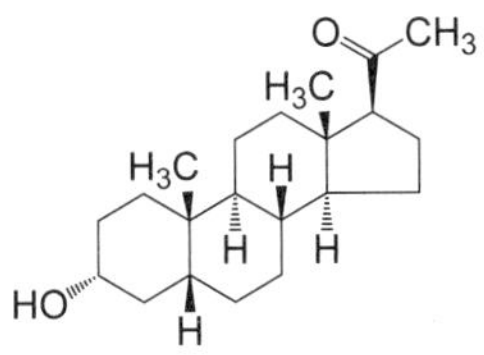

分子式和分子量　$C_{21}H_{34}O_2$　318.49

化学名　3α-Hydroxy-5β-pregnan-20-one

3α-羟基-5β-孕甾-20-酮

CAS 登录号　128-20-1

INN list　65

药效分类　全身麻醉药

乙他舒林

Etasuline（*INN*）

化学结构式

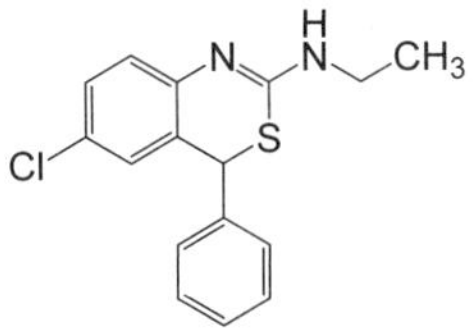

分子式和分子量　$C_{16}H_{15}ClN_2S$　302.82

化学名　6-Chloro-2-(ethylamino)-4-phenyl-4*H*-3,1-benzothiazine

6-氯-2-(乙氨基)-4-苯基-4*H*-3,1-苯并噻嗪

CAS 登录号　16781-39-8

INN list　24

药效分类　安定药

乙烯比妥

Vinylbital（*INN*）

化学结构式

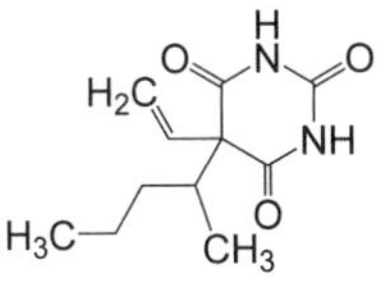

分子式和分子量　$C_{11}H_{16}N_2O_3$　224.26

化学名　5-(l-Methylbutyl)-5-vinylbarbituric acid

5-(l-甲基丁基)-5-乙烯基巴比妥酸

CAS 登录号　2430-49-1

INN list　12

药效分类　镇静催眠药

乙烯磷

Vincofos（*INN*）

分子式和分子量　$C_{11}H_{21}Cl_2O_4P$　319.16

化学结构式

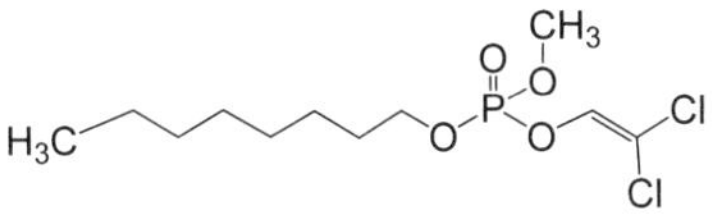

化学名　2,2-Dichlorovinyl methyl octyl phosphate

2,2-二氯乙烯基 甲基 辛基 磷酸酯

CAS 登录号　17196-88-2

INN list　28

药效分类　抗蠕虫药

乙烯硫莫

Vintiamol（*INN*）

化学结构式

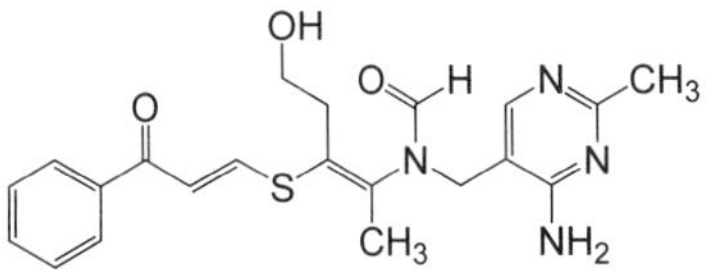

分子式和分子量　$C_{21}H_{24}N_4O_3S$　412.51

化学名　*N*-[(4-Amino-2-methyl-5-pyrimidinyl)methyl]-*N*-[2-[(2-benzoylvinyl)thio]-4-hydroxy-1-methyl-l-butenyl]formamide

N-[(4-氨基-2-甲基-5-嘧啶基)甲基]-*N*-[2-[(2-苯甲酰乙烯基)硫基]-4-羟基-1-甲基-l-丁烯基]甲酰胺

CAS 登录号　26242-33-1

INN list　16

药效分类　镇痛药

乙烯醚

Vinyl Ether

化学结构式

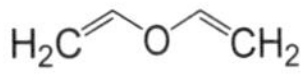

分子式和分子量　C_4H_6O　70.09

化学名　Vinylether

乙烯基醚

CAS 登录号　109-93-3

药效分类　全身麻醉药

乙酰半胱氨酸

Acetylcysteine（*INN*）

化学结构式

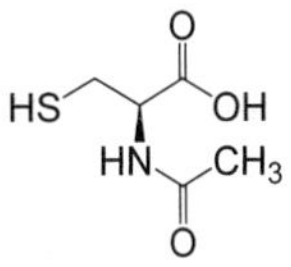

分子式和分子量　$C_5H_9NO_3S$　163.19

化学名　*N*-Acetyl-L-cysteine

N-乙酰基-L-半胱氨酸

CAS 登录号 616-91-1

INN list 13

药效分类 黏液溶解药

乙酰苯胺

Acetanilide

化学结构式

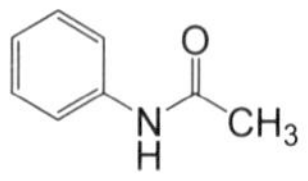

分子式和分子量 C_8H_9NO 135.16

化学名 *N*-Phenylacetamide

N-苯乙酰胺

CAS 登录号 103-84-4

药效分类 解热药

乙酰丙嗪

Acepromazine（*INN*）

化学结构式

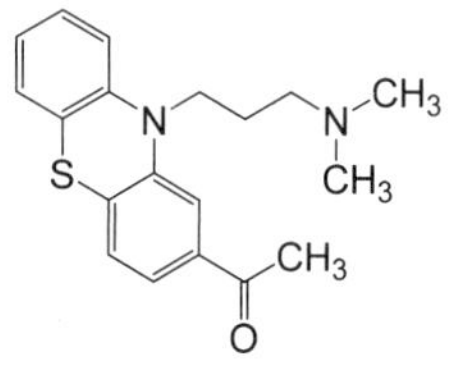

分子式和分子量 $C_{19}H_{22}N_2OS$ 326.46

化学名 10-[3-(Dimethylamino)propyl]phenothiazin-2-yl methyl ketone

10-[3-(二甲氨基)丙基]吩噻嗪-2-基甲基甲酮

CAS 登录号 61-00-7; 3598-37-6[马来酸盐]

INN list 6

药效分类 抗精神病药，镇静药(兽用)

乙酰卡尼

Acecainide（*INN*）

化学结构式

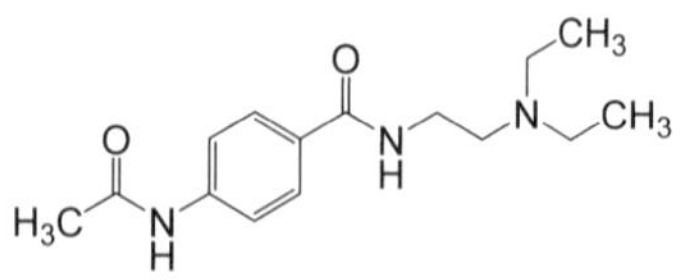

分子式和分子量 $C_{15}H_{23}N_3O_2$ 277.37

化学名 4'-[[2-(Diethylamino)ethyl]carbamoyl]acetanilide

4'-[[2-(二乙氨基)乙基]氨基甲酰]乙酰苯胺

CAS 登录号 32795-44-1; 34118-92-8[盐酸盐]

INN list 39

药效分类 抗心律失常药

乙酰亮氨酸

Acetylleucine（*INN*）

化学结构式

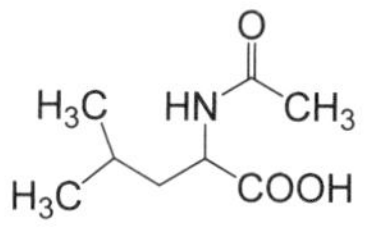

分子式和分子量 $C_8H_{15}NO_3$ 173.21

化学名 *N*-Acetyl-DL-leucine

N-乙酰基-DL-亮氨酸

CAS 登录号 99-15-0

INN list 48

药效分类 抗眩晕药

乙酰硫胺

Acetiamine（*INN*）

化学结构式

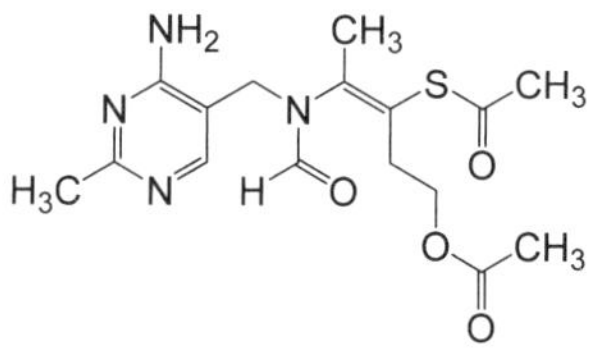

分子式和分子量 $C_{16}H_{22}N_4O_4S$ 366.44

化学名 *N*-[(4-Amino-2-methyl-5-pyrimidinyl)methyl]-*N*-(4-hydroxyl-2-mercapto-1-methyl-1-butenyl)formamide *O,S*-diacetate

N-[(4-氨基-2-甲基-5-嘧啶基)甲基]-*N*-(4-羟基-2-巯基-1-甲基-1-丁烯基)甲酰胺 *O,S*-二乙酸酯

CAS 登录号 299-89-8

INN list 13

药效分类 维生素类药

乙酰氯霉素

Cetofenicol（*INN*）

化学结构式

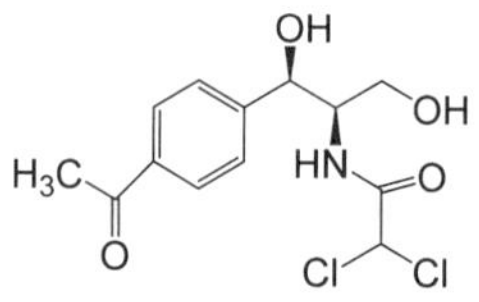

分子式和分子量 $C_{13}H_{15}Cl_2NO_4$ 320.17

化学名 D-*threo*-*N*-[*p*-Acetyl-*β*-hydroxy-*α*-(hydroxymethyl)phenethyl]-2,2-dichloroacetamide

D-苏型-*N*-[4-乙酰基-*β*-羟基-*α*-(羟基甲基)苯乙基]-2,2-二氯乙酰胺

CAS 登录号 735-52-4

INN list 14

药效分类 抗生素类药

乙酰色胺

Acetryptine（*INN*）

化学结构式

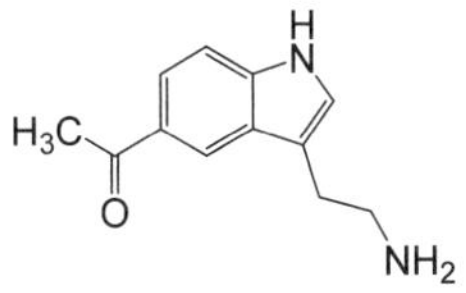

分子式和分子量 $C_{12}H_{14}N_2O$ 202.25

化学名 3-(2-Aminoethyl)indol-5-yl methyl ketone

3-(2-氨乙基)吲哚-5-基 甲基 甲酮

CAS 登录号 3551-18-6

INN list 13

药效分类 抗高血压药

乙酰胂胺

Acetarsol（*INN*）

化学结构式

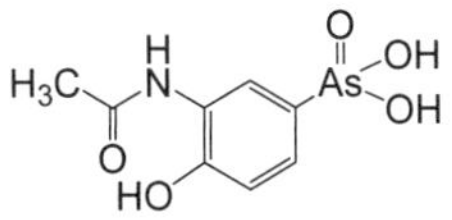

分子式和分子量 $C_8H_{10}AsNO_5$ 275.09

化学名 *N*-Acetyl-4-hydroxyl-*m*-arsanilic acid

N-乙酰基-4-羟基-3-氨苯胂酸

CAS 登录号 97-44-9

INN list 4

药效分类 抗原虫药

ATC 分类 P01CD02

乙酰舒泛

Acesulfame（*INN*）

化学结构式

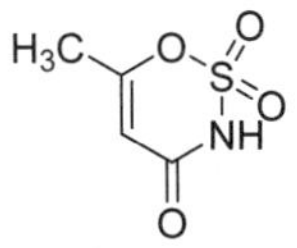

分子式和分子量 $C_4H_5NO_4S$ 163.15

化学名 6-Methyl-1,2,3-oxathiazin-4(3*H*)-one 2,2-dioxide

6-甲基-1,2,3-噁噻嗪-4(3*H*)-酮 2,2-二氧化物

CAS 登录号 33665-90-6

INN list 33

药效分类 甜味药

乙酰乌头碱

Acetylaconitine（*INN*）

分子式和分子量 $C_{36}H_{49}NO_{12}$ 687.77

化学结构式

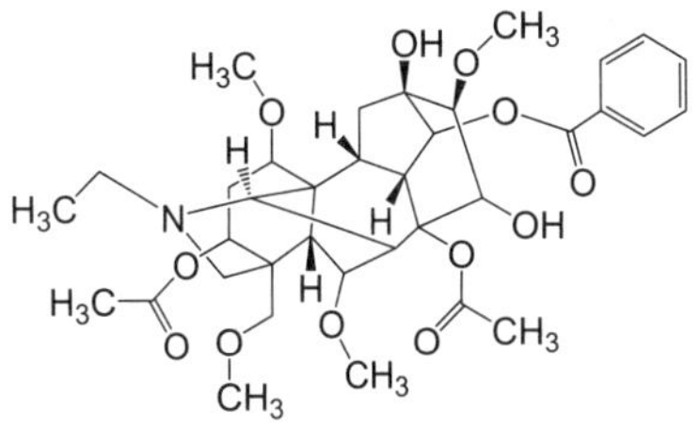

化学名 3-Acetylaconitine

3-乙酰乌头碱

CAS 登录号 77181-26-1

药效分类 镇痛抗炎药

乙酰唑胺

Acetazolamide（*INN*）

化学结构式

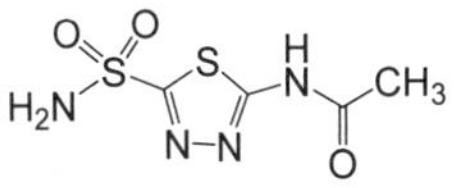

分子式和分子量 $C_4H_6N_4O_3S_2$ 222.25

化学名 *N*-(5-Sulfamoyl-1,3,4-thiadiazol-2-yl)acetamide

N-(5-氨磺酰基-1,3,4-噻二唑-2-基)乙酰胺

CAS 登录号 59-66-5

INN list 6

药效分类 碳酸酐酶抑制药，利尿药

乙溴替丁

Ebrotidine（*INN*）

化学结构式

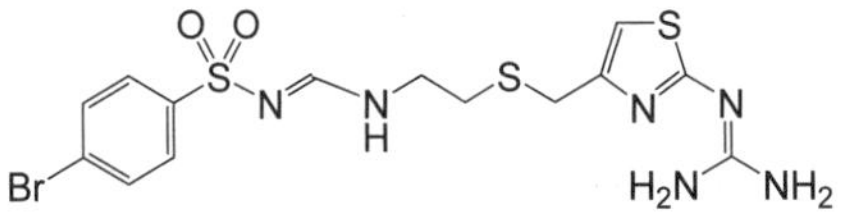

分子式和分子量 $C_{14}H_{17}BrN_6O_2S_3$ 477.42

化学名 4-Bromo-*N*-[(*E*)-[[2-[[[2-[(diaminomethylene)amino]-4-thiazolyl] methyl]thio]ethyl]amino]methylene]benzenesulfonamide

4-溴-*N*-[(*E*)-[[2-[[[2-[(二氨基亚甲基)氨基]-4-噻唑基]甲基]硫基]乙基]氨基]亚甲基]苯磺酰胺

CAS 登录号 100981-43-9

INN list 57

药效分类 组胺 H_2 受体拮抗药

乙氧黄酮

Efloxate（*INN*）

化学结构式

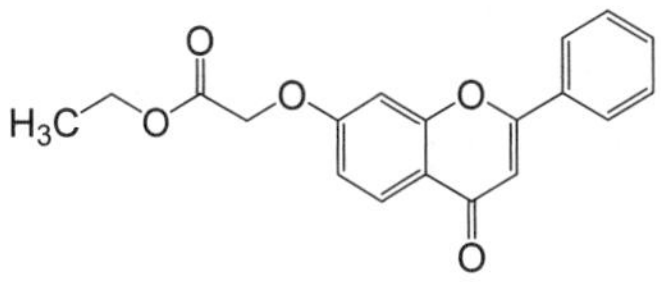

分子式和分子量 $C_{19}H_{16}O_5$ 324.33

化学名 Ethyl [(4-oxo-2-phenyl-4*H*-1-benzopyran-7-yl)oxy] acetate

乙基 [(4-氧-2-苯基-4*H*-1-苯并吡喃-7-基)氧基]乙酸酯

CAS 登录号 119-41-5

INN list 13

药效分类 冠脉扩张药，抗心肌缺血药

ATC 分类 C01DX13

乙氧莫生

Ethomoxane（*INN*）

化学结构式

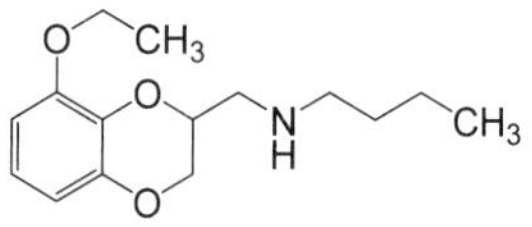

分子式和分子量 $C_{15}H_{23}NO_3$ 265.35

化学名 (±)-2-(Butylaminomethyl)-8-ethoxy-1,4-benzodioxan

(±)-2-(丁基氨甲基)-8-乙氧基-1,4-苯并二氧杂环己烷

CAS 登录号 3570-46-5; 6038-78-4[盐酸盐]

INN list 12

药效分类 安定药

乙异丁嗪

Etymemazine（*INN*）

化学结构式

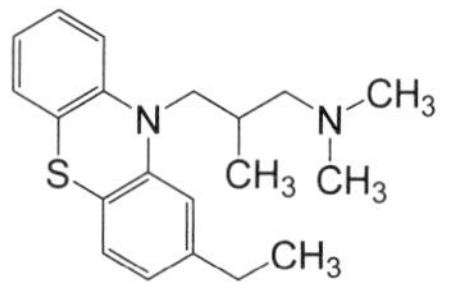

分子式和分子量 $C_{20}H_{26}N_2S$ 326.50

化学名 10-[3-(Dimethylamino)-2-methylpropyl]-2-ethylphenothiazine

10-[3-(二甲氨基)-2-甲基丙基]-2-乙基吩噻嗪

CAS 登录号 523-54-6; 3737-33-5[盐酸盐]

INN list 13

药效分类 抗过敏药，抗精神病药

乙左旋多巴

Etilevodopa（*INN*）

化学结构式

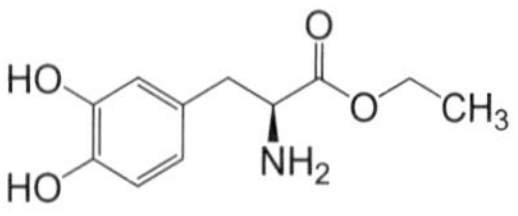

分子式和分子量 $C_{11}H_{15}NO_4$ 225.24

化学名 Ethyl (−)-3,4-Dihydroxy-L-phenylalanine ester

乙基 (−)-3,4-二羟基-L-苯丙氨酸酯

CAS 登录号 37178-37-3

INN list 80

药效分类 抗震颤麻痹药

乙唑司特

Eclazolast（*INN*）

化学结构式

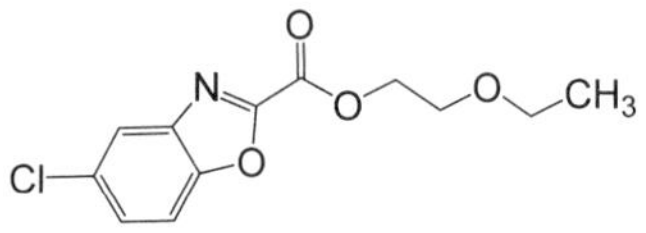

分子式和分子量 $C_{12}H_{12}ClNO_4$ 269.68

化学名 2-Ethoxyethyl 5-chloro-2-benzoxazolecarboxylate

2-乙氧基乙基 5-氯-2-苯并噁唑羧酸酯

CAS 登录号 80263-73-6

INN list 55

药效分类 平喘药，抗过敏药

异丙安替比林

Propyphenazone（*INN*）

化学结构式

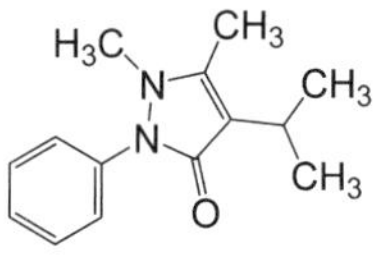

分子式和分子量 $C_{14}H_{18}N_2O$ 230.31

化学名 4-Isopropyl-2,3-dimethyl-1-phenyl-3-pyrazolin-5-one

4-异丙基-2,3-二甲基-1-苯基-3-吡唑啉-5-酮

CAS 登录号 479-92-5

INN list 1

药效分类 解热镇痛药

异丙铂

Iproplatin（*INN*）

化学结构式

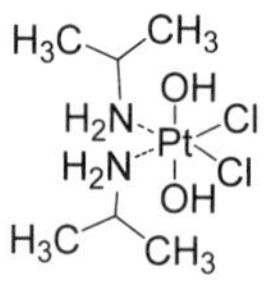

分子式和分子量 $C_6H_{20}Cl_2N_2O_2Pt$ 418.23

化学名 *cis*-Dichloro-*trans*-dihydroxybis(isopropylamine)platinum

顺-二氯-反-二羟基双(异丙氨基)合铂

CAS 登录号 62928-11-4

INN list 51

药效分类 抗肿瘤药

异丙地尔

Ipramidil（*INN*）

分子式和分子量 $C_{10}H_{16}N_4O_4$ 256.26

化学结构式

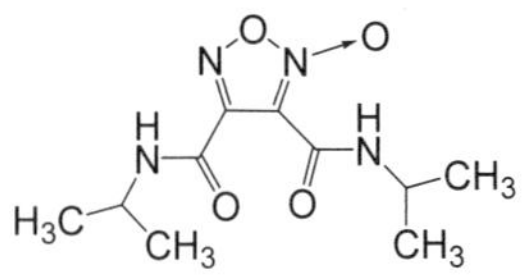

化学名 *N,N*-Diisopropyl-3,4-furazandicarboxamide 2-oxide

N,N-二异丙基-3,4-呋咱二酰甲胺 2-氧化物

CAS 登录号 83656-38-6

INN list 51

药效分类 冠脉扩张药

异丙碘铵

Isopropamide Iodide（*INN*）

化学结构式

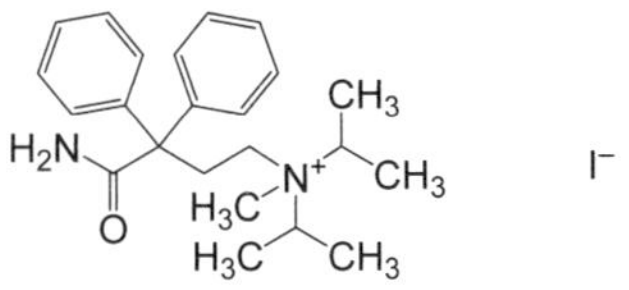

分子式和分子量 $C_{23}H_{33}IN_2O$ 480.43

化学名 (3-Carbamoyl-3,3-diphenylpropyl)diisopropylmethylammonium iodide

(3-氨基甲酰-3,3-二苯基丙基)二异丙基甲基铵碘化物

CAS 登录号 71-81-8; 7492-32-2[异丙胺]

INN list 8

药效分类 抗胆碱药

异丙海汀

Iproheptine（*INN*）

化学结构式

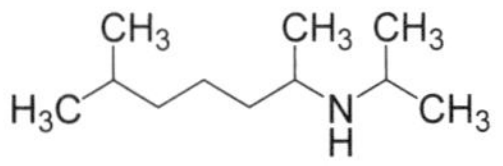

分子式和分子量 $C_{11}H_{25}N$ 171.32

化学名 *N*-Isopropyl-1,5-dimethylhexylamine

N-异丙基-1,5-二甲基己胺

CAS 登录号 13946-02-6

INN list 36

药效分类 血管收缩药

异丙克兰

Ispronicline（*INN*）

化学结构式

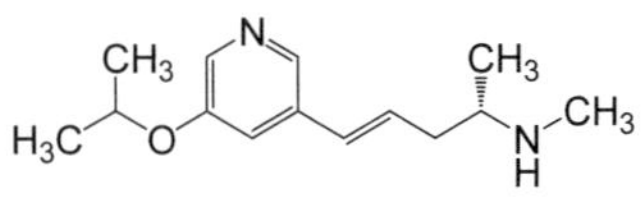

分子式和分子量 $C_{14}H_{22}N_2O$ 234.34

化学名 (2*S*,4*E*)-*N*-Methyl-5-[5-(1-methylethoxy)pyridine-3-yl]pent-4-en-2-amine

(2*S*,4*E*)-*N*-甲基-5-[5-(1-甲基乙氧基)吡啶-3-基]戊-4-烯-2-胺

CAS 登录号 252870-53-4

INN list 93

药效分类 血管扩张药，钙通道阻滞药

异丙硫䓬

Iprotiazem（*INN*）

化学结构式

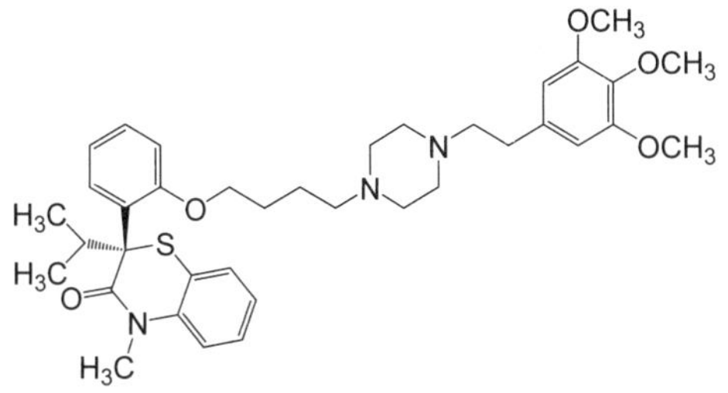

分子式和分子量 $C_{37}H_{49}N_3O_5S$ 647.87

化学名 (±)-(*R*)-2-Isopropyl-4-methyl-2-[*o*-[4-[4-(3,4,5-trimethoxyphenethyl)-1-piperazinyl]butoxy]phenyl]-2*H*-1,4-benzothiazin-3(4*H*)-one

(±)-(*R*)-2-异丙基-4-甲基-2-[2-[4-[4-(3,4,5-三甲氧基苯乙基)-1-哌嗪基]丁氧基]苯基]-2*H*-1,4-苯并噻嗪-3(4*H*)-酮

CAS 登录号 105118-13-6

INN list 56

药效分类 钙通道阻滞药

异丙氯肼

Iproclozide（*INN*）

化学结构式

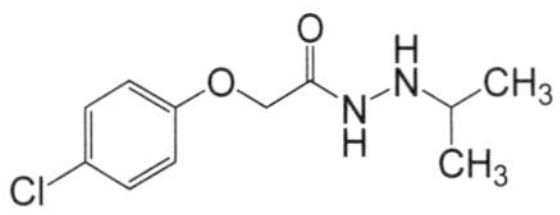

分子式和分子量 $C_{11}H_{15}ClN_2O_2$ 242.70

化学名 2-(4-Chlorophenoxy)-*N'*-propan-2-ylacetohydrazide

2-(4-氯苯氧基)-*N'*-丙-2-基乙酰肼

CAS 登录号 3544-35-2

INN list 13

药效分类 抗抑郁药

异丙洛尔

Iprocrolol（*INN*）

化学结构式

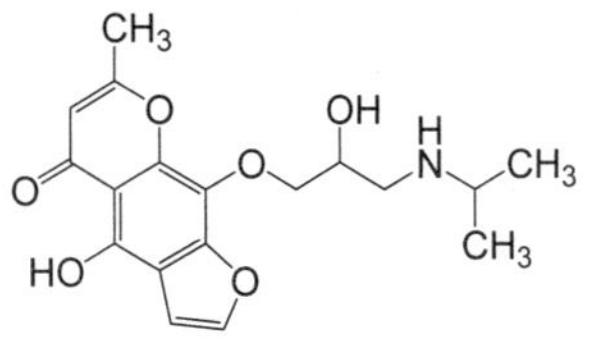

分子式和分子量 $C_{18}H_{21}NO_6$ 347.36

化学名 4-Hydroxy-9-[2-hydroxy-3-(isopropylamino)propoxy]-7-methyl-5*H*-furo[3,2-*g*][1]benzopyran-5-one

4-羟基-9-[2-羟基-3-(异丙基氨基)丙氧基]-7-甲基-5*H*-呋喃并[3,2-*g*][1]苯并吡喃-5-酮

CAS 登录号 37855-80-4

INN list 39

药效分类 β 受体拮抗药

异丙齐胺

Iprozilamine（*INN*）

化学结构式

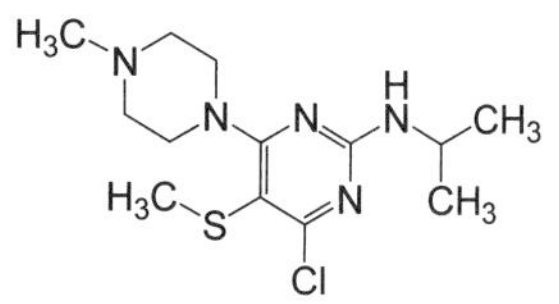

分子式和分子量 $C_{13}H_{22}ClN_5S$ 315.87

化学名 4-Chloro-2-(isopropylamino)-6-(4-methyl-1-piperazinyl)-5-(methylthio)pyrimidine

4-氯-2-(异丙基氨基)-6-(4-甲基-1-哌嗪基)-5-(甲硫基)嘧啶

CAS 登录号 55477-19-5

INN list 36

药效分类 镇静药，镇吐药

异丙嗪

Promethazine（*INN*）

化学结构式

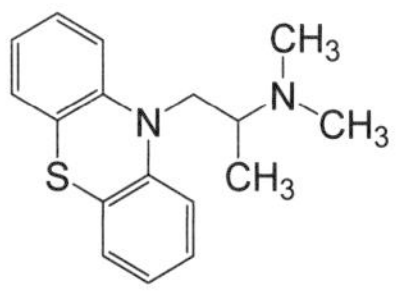

分子式和分子量 $C_{17}H_{20}N_2S$ 284.42

化学名 *N,N,α*-Trimethyl-10*H*-phenothiazine-10-ethanamine

N,N,α-三甲基-10*H*-吩噻嗪-10-乙胺

CAS 登录号 60-87-7；58-33-3[盐酸盐]

INN list 1

药效分类 抗组胺药，镇吐药

异丙沙明

Iproxamine（*INN*）

化学结构式

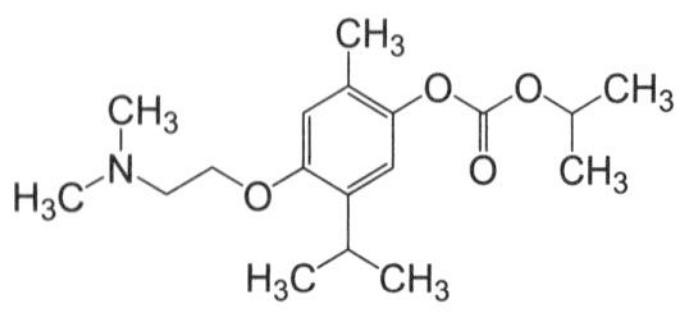

分子式和分子量 $C_{18}H_{29}NO_4$ 323.43

化学名 5-[2-(Dimethylamino)ethoxy]carvacrylisopropyl carbonate

5-[2-(二甲氨基)乙氧基]香芹基异丙基碳酸酯

CAS 登录号 52403-17-9；51222-37-8[盐酸盐]

INN list 34

药效分类 血管扩张药

异丙肾上腺素

Isoprenaline（*INN*）

化学结构式

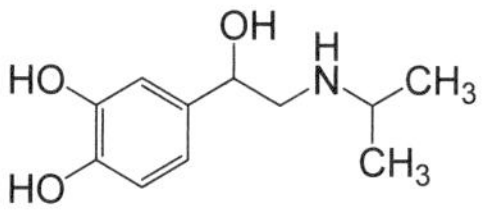

分子式和分子量 $C_{11}H_{17}NO_3$ 211.26

化学名 4-[(2-Isopropylamino-1-hydroxy)ethyl]-1,2-benzenediol

4-[(2-异丙氨基-1-羟基)乙基]-1,2-苯二酚

CAS 登录号 7683-59-2；51-30-9[盐酸盐]；6700-39-6[硫酸盐(2:1)二水合物]；299-95-6[硫酸盐(2:1)无水物]

INN list 1

药效分类 支气管舒张药

ATC 分类 C01CA02

异丙托溴铵

Ipratropium Bromide（*INN*）

化学结构式

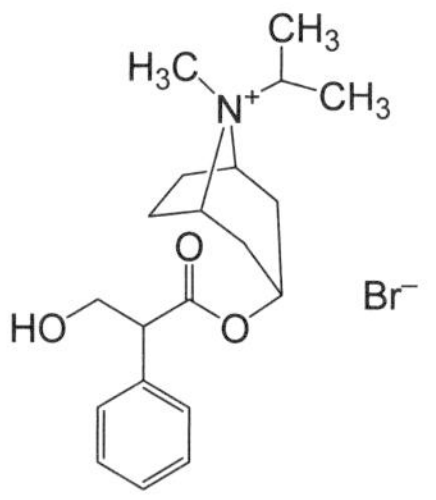

分子式和分子量 $C_{20}H_{30}BrNO_3$ 412.37

化学名 [(1*R*,5*S*)-8-Methyl-8-propan-2-yl-8-azoniabicyclo[3.2.1]octan-3-yl] 3-hydroxy-2-phenylpropanoate;bromide

溴化 [(1*R*,5*S*)-8-甲基-8-丙基-2-基-8-氮杂双环[3.2.1]辛烷-3-基]3-羟基-2-苯丙酸酯

CAS 登录号 22254-24-6；66985-17-9[水合物]

INN list 28

药效分类 支气管舒张药

异丙西林

Isopropicillin（*INN*）

化学结构式

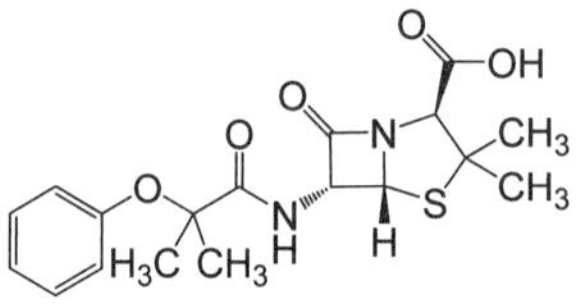

分子式和分子量 $C_{18}H_{22}N_2O_5S$ 378.44

化学名 (2*S*,5*R*,6*R*)-3,3-Dimethyl-6-[(2-methyl-2-phenoxypropanoyl)amino]-7-oxo-4-thia-1-azabicyclo[3.2.0]heptane-2-carboxylic acid

(2*S*,5*R*,6*R*)-3,3-二甲基-6-[(2-甲基-2-苯氧基丙酰基)氨基]-7-氧代-4-硫杂-1-氮杂双环[3.2.0]庚烷-2-羧酸

CAS 登录号 4780-24-9

INN list 12

药效分类 抗生素类药

异丙硝唑

Ipronidazole（*INN*）

化学结构式

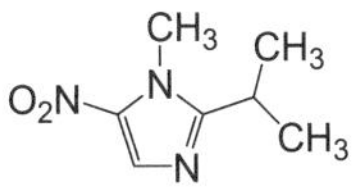

分子式和分子量 $C_7H_{11}N_3O_2$ 169.18

化学名 2-Isopropyl-1-methyl-5-nitroimidazole

2-异丙基-1-甲基-5-硝基咪唑

CAS 登录号 14885-29-1

INN list 21

药效分类 抗原虫药，抗滴虫药

异丙烟肼

Iproniazid（*INN*）

化学结构式

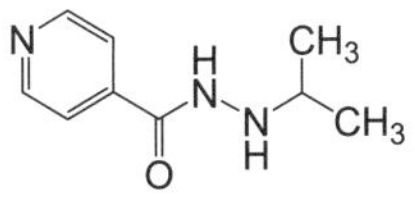

分子式和分子量 $C_9H_{13}N_3O$ 179.22

化学名 *N'*-Propan-2-ylpyridine-4-carbohydrazide

N'-丙-2-基吡啶-4-酰肼

CAS 登录号 54-92-2; 305-33-9[磷酸盐]

INN list 1

药效分类 单胺氧化酶抑制药

异丙佐罗

Iprazochrome（*INN*）

化学结构式

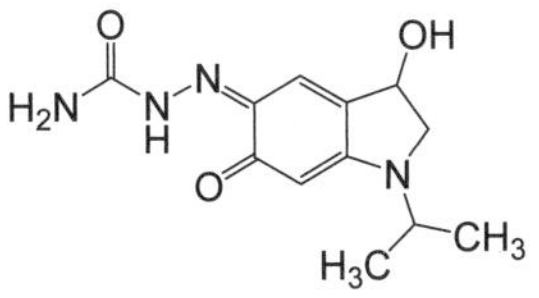

分子式和分子量 $C_{12}H_{16}N_4O_3$ 264.28

化学名 3-Hydroxy-1-isopropyl-5,6-indolinedione-5-semicarbazone

3-羟基-1-异丙基-5,6-吲哚啉二酮-5-半卡巴腙

CAS 登录号 7248-21-7

INN list 39

药效分类 抗偏头痛药

异波巴胺

Ibopamine（*INN*）

化学结构式

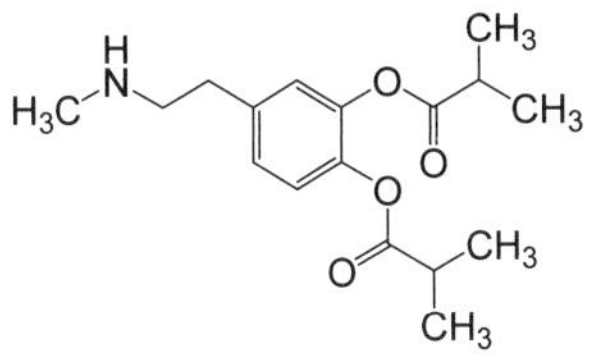

分子式和分子量 $C_{17}H_{25}NO_4$ 307.38

化学名 4-[2-(Methylamino)ethyl]-*o*-phenylene diisobutyrate

4-[2-(甲氨基)乙基]-2-苯基 二异丁酸酯

CAS 登录号 66195-31-1

INN list 43

药效分类 多巴胺激动药，抗休克的血管活性药

ATC 分类 C01CA16

异布卡因

Isobucaine

化学结构式

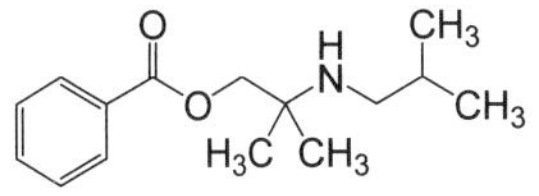

分子式和分子量 $C_{15}H_{23}NO_2$ 249.35

化学名 2-(Isobutylamino)-2-methyl-1-propanol benzoate (ester)

2-(异丁基氨基)-2-甲基-1-丙醇苯甲酸酯

CAS 登录号 14055-89-1; 3562-15-0[盐酸盐]

药效分类 局部麻醉药

异达维林

Idaverine（*INN*）

化学结构式

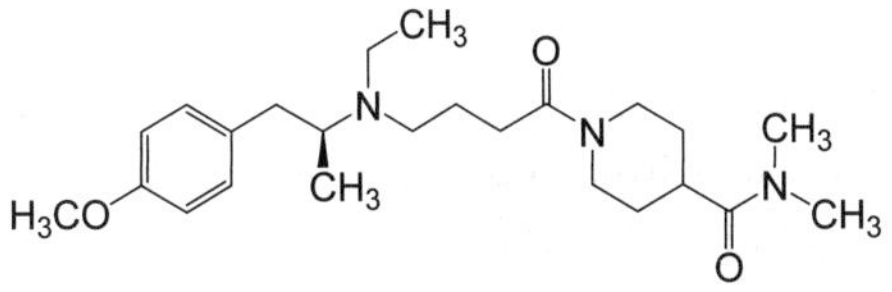

分子式和分子量 $C_{24}H_{39}N_3O_3$ 417.58

化学名 (+)-1-(4-[Ethyl[(*S*)-*p*-methoxy-*α*-methylphenethyl]amino]butyryl)-*N*,*N*-dimethylisonipecotamide

(+)-1-[4-[乙基[(*S*)-4-甲氧基-*α*-甲基苯乙基]氨基]丁酰基]-*N*,*N*-二甲基-4-异哌啶甲酰胺

CAS 登录号 100927-13-7

INN list 55

药效分类 解痉药

异丁茶碱

Isbufylline（*INN*）

化学结构式

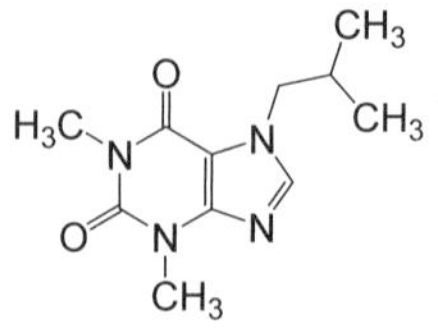

分子式和分子量 $C_{11}H_{16}N_4O_2$ 236.27

化学名 7-Isobutyltheophylline

7-异丁茶碱

CAS 登录号 90162-60-0

INN list 62

药效分类 平喘药

异丁芬酸

Ibufenac（*INN*）

化学结构式

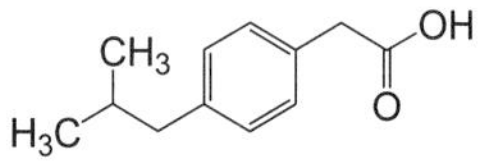

分子式和分子量 $C_{12}H_{16}O_2$ 192.25

化学名 (4-Isobutylphenyl)acetic acid

(4-异丁基苯基)乙酸

CAS 登录号 1553-60-2

INN list 14

药效分类 抗炎镇痛药

异丁普生

Ibuproxam（*INN*）

化学结构式

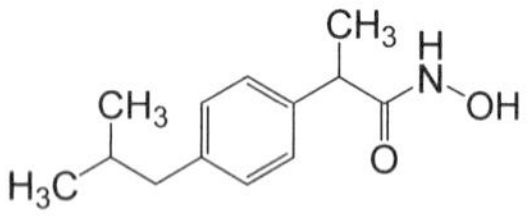

分子式和分子量 $C_{13}H_{19}NO_2$ 221.30

化学名 4-Isobutyl hydratropohydroxamic acid

4-异丁基氢化托品异羟肟酸

CAS 登录号 53648-05-8

INN list 35

药效分类 抗炎镇痛药

异丁司特

Ibudilast（*INN*）

分子式和分子量 $C_{14}H_{18}N_2O$ 230.31

化学结构式

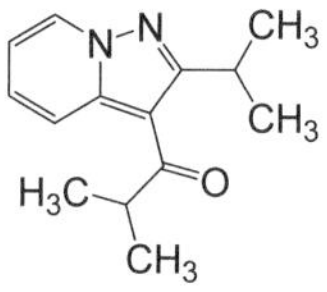

化学名 1-(2-Isopropylpyrazolo[1,5-*a*]pyridin-3-yl)-2-methyl-1-propanone

1-(2-异丙基吡唑并[1,5-*a*]吡啶-3-基)-2-甲基-1-丙酮

CAS 登录号 50847-11-5

INN list 58

药效分类 平喘药，抗过敏药

异丁坦苯

Isobutamben（*INN*）

化学结构式

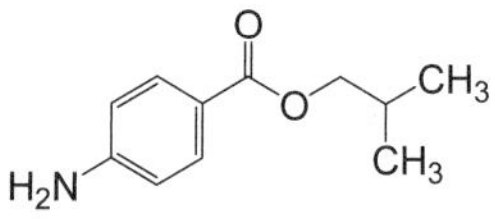

分子式和分子量 $C_{11}H_{15}NO_2$ 193.24

化学名 Isobutyl 4-aminobenzoate

异丁基 4-氨苯甲酸酯

CAS 登录号 94-14-4

INN list 39

药效分类 局部麻醉药

异丁特罗

Ibuterol（*INN*）

化学结构式

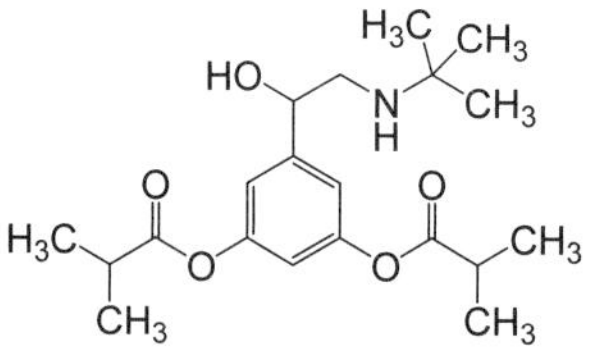

分子式和分子量 $C_{20}H_{31}NO_5$ 365.46

化学名 5-[2-(*tert*-Butylamino-1-hydroxyethyl)-*m*-phenylene diisobutyrate

5-[2-(叔丁氨基-1-羟基乙基)-3-苯撑二异丁酯

CAS 登录号 53034-85-8

INN list 31

药效分类 支气管舒张药

异丁维林

Ibuverine（*INN*）

化学结构式

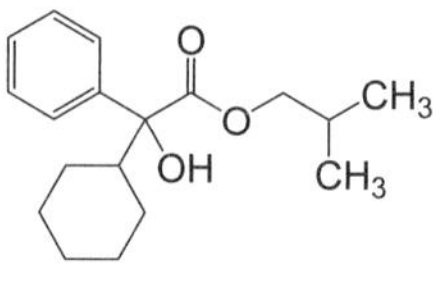

分子式和分子量 $C_{18}H_{26}O_3$ 290.40

化学名 Isobutyl *α*-phenylcyclohexane glycolate

异丁基 *α*-苯基环己烷羟乙酸酯

CAS 登录号 31221-85-9

INN list 21

药效分类 解痉药

异冬谷酸

Isospaglumic Acid（*INN*）

化学结构式

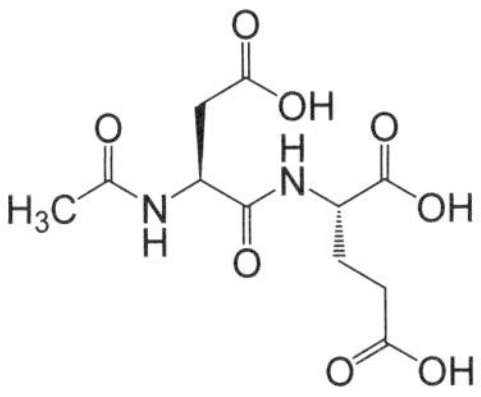

分子式和分子量 $C_{11}H_{16}N_2O_8$ 304.25

化学名 *N*-(*N*-Acetyl-L-*α*-aspartyl)-L-glutamic acid

N-(*N*-乙酰基-L-*α*-天冬氨酰)-L-谷氨酸

CAS 登录号 3106-85-2

INN list 52

药效分类 抗过敏药

异噁洛尔

Isoxaprolol（*INN*）

化学结构式

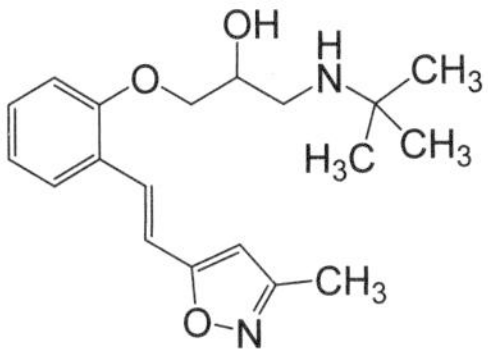

分子式和分子量 $C_{19}H_{26}N_2O_3$ 330.42

化学名 (±)-(*E*)-1-(*tert*-Butylamino)-3-[*o*-[2-(3-methyl-5-isoxazolyl)vinyl]phenoxy]-2-propanol

(±)-(*E*)-1-(叔丁氨基)-3-[2-[2-(3-甲基-5-异噁唑基)乙烯基]苯氧基]-2-丙醇

CAS 登录号 75949-60-9

INN list 45

药效分类 β 受体拮抗药

异氟磷

Isoflurophate

化学结构式

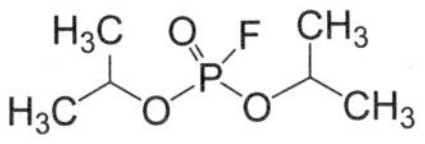

分子式和分子量 $C_6H_{14}FO_3P$ 184.15

化学名 Diisopropyl phosphorofluoridate

二异丙基 氟磷酸酯

CAS 登录号 55-91-4

药效分类 抗胆碱酯酶药，缩瞳药

异氟泼尼龙

Isoflupredone（*INN*）

化学结构式

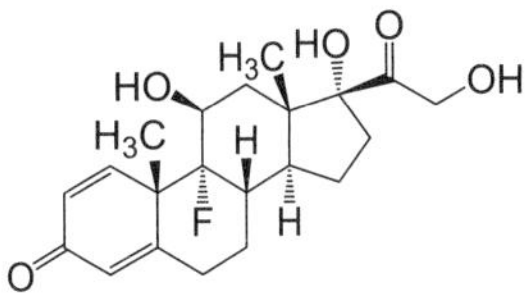

分子式和分子量 $C_{21}H_{27}FO_5$ 378.47

化学名 9-Fluoro-11*β*,17,21-trihydroxypregna-1,4-diene-3,20-dione

9-氟-11*β*,17,21-三羟基孕甾-1,4-二烯-3,20-二酮

CAS 登录号 338-95-4; 338-98-7[乙酸酯]

INN list 36

药效分类 肾上腺皮质激素类药

异氟妥西吡[^{18}F]

Izaflortaucipir[^{18}F]（*INN*）

化学结构式

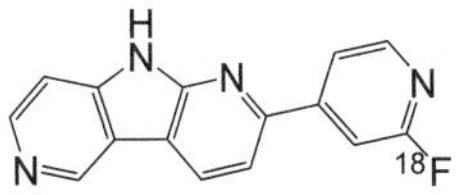

分子式和分子量 $C_{15}H_9{}^{18}FN_4$ 263.27

化学名 2-(2-(^{18}F)Fluoropyridin-4-yl)-9*H*-pyrrolo[2,3-*b*:4,5-*c*']dipyridine

2-(2-(^{18}F)氟吡啶-4-基)-9*H*-吡咯并[2,3-*b*:4,5-*c*']二吡啶

CAS 登录号 2173353-61-0

INN list 122

药效分类 放射性诊断药

异氟烷

Isoflurane（*INN*）

化学结构式

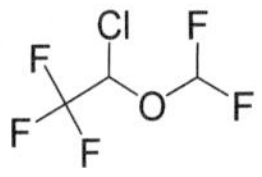

分子式和分子量 $C_3H_2ClF_5O$ 184.49

化学名 2-Chloro-2-(difluoromethyloxy)-1,1,1-trifluoroethane

2-氯-2-(二氟甲氧基)-1,1,1-三氟乙烷

CAS 登录号 26675-46-7

INN list 28

药效分类 全身麻醉药

异庚胺

Tuaminoheptane（*INN*）

化学结构式

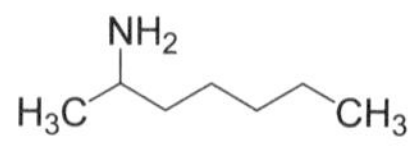

分子式和分子量　$C_7H_{17}N$　115.22

化学名　1-Methylhexylamine

1-甲基己胺

CAS 登录号　123-82-0

INN list　1

药效分类　血管收缩药

异环磷酰胺

Ifosfamide（*INN*）

化学结构式

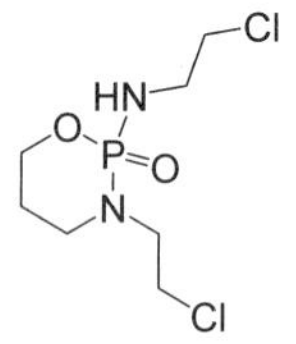

分子式和分子量　$C_7H_{15}Cl_2N_2O_2P$　261.09

化学名　3-(2-Chloroethyl)-2-[(2-chloroethyl)amino]tetrahydro-2*H*-1,3,2-oxazaphosphorine-2-oxide

3-(2-氯乙基)-2-[(2-氯乙基)氨基]四氢-2*H*-1,3,2-氧氮杂磷杂环己烷-2-氧化物

CAS 登录号　3778-73-2

INN list　23

药效分类　抗肿瘤药

ATC 分类　L01AA06

异间脒氯胺

Isometamidium Chloride（*INN*）

化学结构式

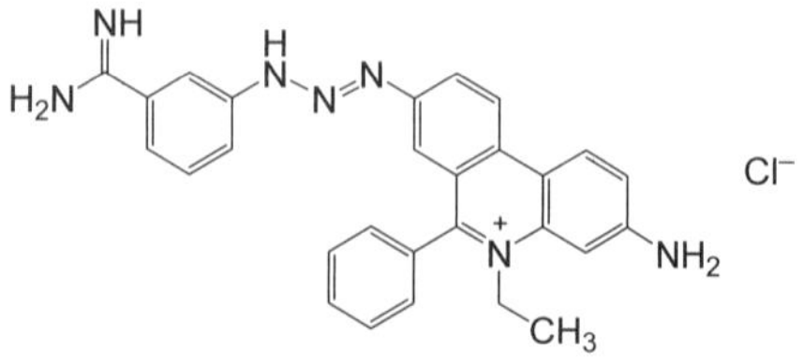

分子式和分子量　$C_{28}H_{26}ClN_7$　496.01

化学名　8-[3-(3-Amidinophenyl)-2-triazeno]-3-amino-5-ethyl-6-phenylphenanthridinium chloride

氯化 8-[3-(3-脒基苯基)-2-三氮烯基]-3-氨基-5-乙基-6-苯基菲啶

CAS 登录号　34301-55-8

INN list　18

药效分类　抗原虫药

异卡波肼

Isocarboxazid（*INN*）

化学结构式

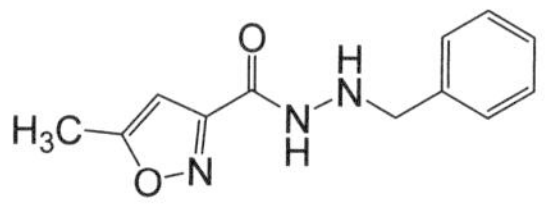

分子式和分子量　$C_{12}H_{13}N_3O_2$　231.25

化学名　5-Methyl-3-isoxazolecarboxyl-2-(phenylmethyl)-hydrazide

5-甲基-3-异噁唑甲酰-2-(苯基甲基)肼

CAS 登录号　59-63-2

INN list　11

药效分类　抗抑郁药

异康唑

Isoconazole（*INN*）

化学结构式

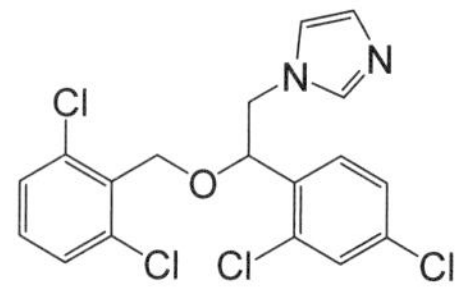

分子式和分子量　$C_{18}H_{14}Cl_4N_2O$　416.13

化学名　1-[2,4-Dichloro-*β*-[(2,6-dichlorobenzyl)oxy]phenethyl]imidazole

1-[2,4-二氯-*β*-[(2,6-二氯苄基)氧基]苯乙基]咪唑

CAS 登录号　27523-40-6

INN list　30

药效分类　抗真菌药

异克罗米

Isocromil（*INN*）

化学结构式

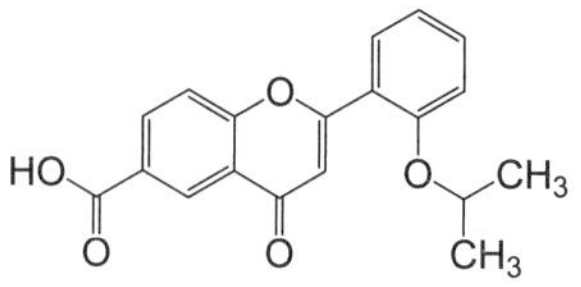

分子式和分子量　$C_{19}H_{16}O_5$　324.33

化学名　2-(2-Isopropoxyphenyl)-4-oxo-4*H*-1-benzopyran-6-carboxylic acid

2-(2-异丙氧基苯基)-4-氧代-4*H*-1-苯并吡喃-6-羧酸

CAS 登录号　57009-15-1

INN list　39

药效分类　抗过敏药

异克舒令

Isoxsuprine（*INN*）

分子式和分子量　$C_{18}H_{23}NO_3$　301.39

化学结构式

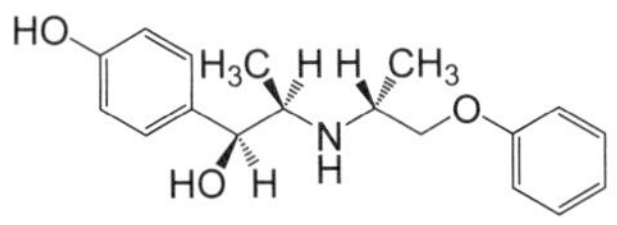

化学名 4-[1-Hydroxy-2-(1-phenoxypropan-2-ylamino)propyl] pheno

4-[1-羟基-2-(1-苯氧丙-2-基氨基)丙基]苯酚

CAS 登录号 395-28-8; 579-56-6[盐酸盐]

INN list 8

药效分类 外周血管扩张药

ATC 分类 C04AA01

异喹胍

Debrisoquin（*INN*）

化学结构式

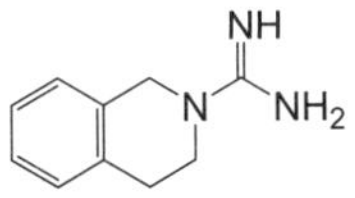

分子式和分子量 $C_{10}H_{13}N_3$ 175.24

化学名 3,4-Dihydro-2-(1*H*)-isoquinolinecarboxamidine

3,4-二氢-2-(1*H*)-异喹啉甲脒

CAS 登录号 1131-64-2; 581-88-4[硫酸盐]

INN list 15

药效分类 抗高血压药

异喹双胺

Iquindamine（*INN*）

化学结构式

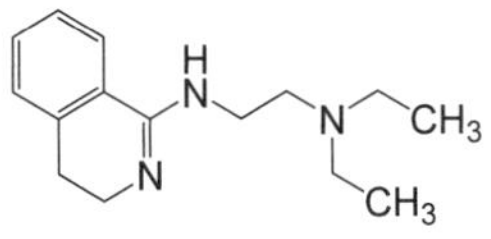

分子式和分子量 $C_{15}H_{23}N_3$ 245.36

化学名 1-[[2-(Diethylamino)ethyl]amino]-3,4-dihydroisoquinoline

1-[[2-(二乙氨基)乙基]氨基]-3,4-二氢异喹啉

CAS 登录号 55299-11-1

INN list 34

药效分类 镇咳药

异亮氨酸

Isoleucine（*INN*）

化学结构式

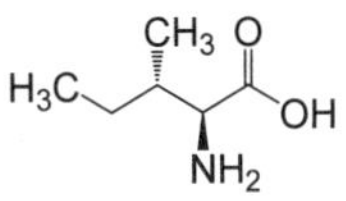

分子式和分子量 $C_6H_{13}NO_2$ 131.17

化学名 L-2-Amino-3-methylvaleric acid

L-2-氨基-3-甲基戊酸

CAS 登录号 73-32-5

INN list 58

药效分类 氨基酸类药

异洛芬

Isoprofen（*INN*）

化学结构式

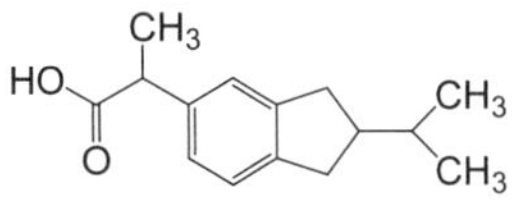

分子式和分子量 $C_{15}H_{20}O_2$ 232.32

化学名 2-Isopropyl-α-methyl-5-indanacetic acid

2-异丙基-α-甲基-5-茚满乙酸

CAS 登录号 57144-56-6

INN list 40

药效分类 抗炎镇痛药

异麦芽糖醇铁

Ferric Derisomaltose（*INN*）

化学结构式

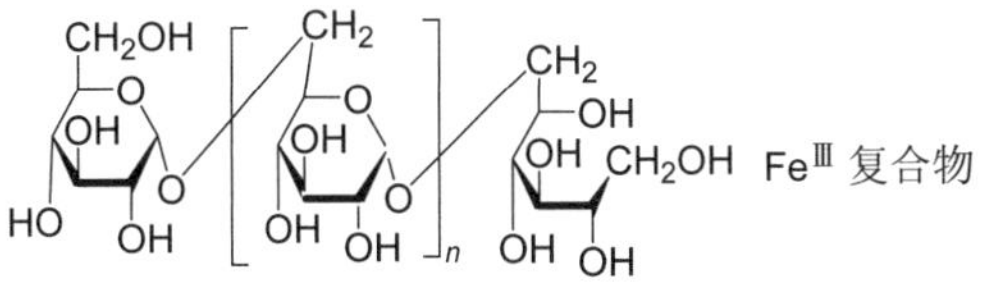

n=4.2

分子式和分子量 $(C_6H_{11}O_5)\cdot(C_6H_{10}O_5)_n(C_6H_{13}O_5)Fe^{III}$复合物 ($n$=4.2)

药物描述 (1→6)-α-D-Glucopyranan-(1→6)-D-glucitol iron(Ⅲ) complex

(1→6)-α-D-吡喃葡萄糖-(1→6)-D-葡萄糖醇铁(Ⅲ)复合物

CAS 登录号 1345510-43-1

INN list 110

药效分类 抗贫血药

异美沙酮

Isomethadone（*INN*）

化学结构式

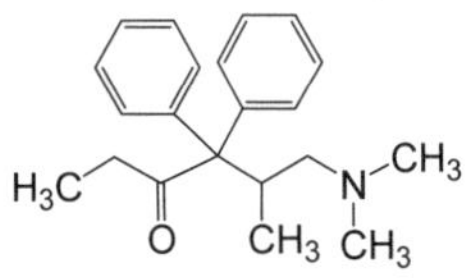

分子式和分子量 $C_{21}H_{27}NO$ 309.45

化学名 6-Dimethylamino-5-methyl-4,4-diphenyl-3-hexanone

6-二甲氨基-5-甲基-4,4-二苯基-3-己酮

CAS 登录号 466-40-0

INN list 1

药效分类 镇痛药

异美汀

Isometheptene（*INN*）

化学结构式

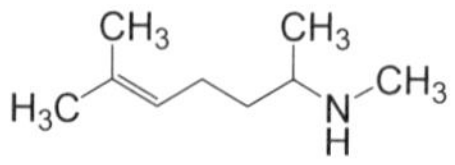

分子式和分子量　$C_9H_{19}N$　141.26

化学名　*N*,1,5-Trimethyl-4-hexenylamine

N,1,5-三甲基-4-己烯基胺

CAS 登录号　6168-86-1；503-01-5[盐酸盐]

INN list　6

药效分类　解痉药

异米尼尔

Isoaminile（*INN*）

化学结构式

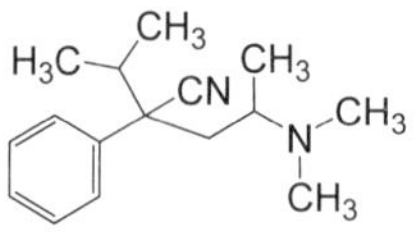

分子式和分子量　$C_{16}H_{24}N_2$　244.38

化学名　4-Dimethylamino-2-isopropyl-2-phenylvaleronitrile

4-二甲氨基-2-异丙基-2-苯基戊腈

CAS 登录号　77-51-0

INN list　11

药效分类　镇咳药

异莫泮

Isomolpan（*INN*）

化学结构式

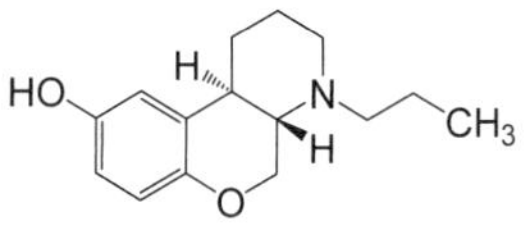

分子式和分子量　$C_{15}H_{21}NO_2$　247.34

化学名　(±)-*trans*-1,3,4,4*a*,5,10*b*-Hexahydro-4-propyl-2*H*-[1]benzopyrano[3,4-*b*]pyridine-9-ol

(±)-反-1,3,4,4*a*,5,10*b*-六氢-4-丙基-2*H*-[1]苯并吡喃并[3,4-*b*]吡啶-9-醇

CAS 登录号　107320-86-5；121096-86-4[盐酸盐]

INN list　66

药效分类　抗精神病药

异尼辛

Isonixin（*INN*）

分子式和分子量　$C_{14}H_{14}N_2O_2$　242.27

化学结构式

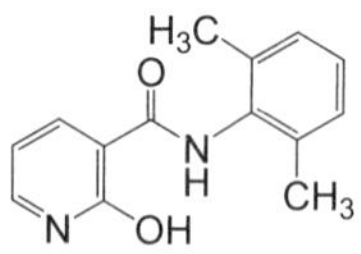

化学名　2-Hydroxy-2',6'-nicotinoxylidide

2-羟基-2',6'-烟酰二甲基苯胺

CAS 登录号　57021-61-1

INN list　34

药效分类　抗炎镇痛药

异帕米星

Isepamicin（*INN*）

化学结构式

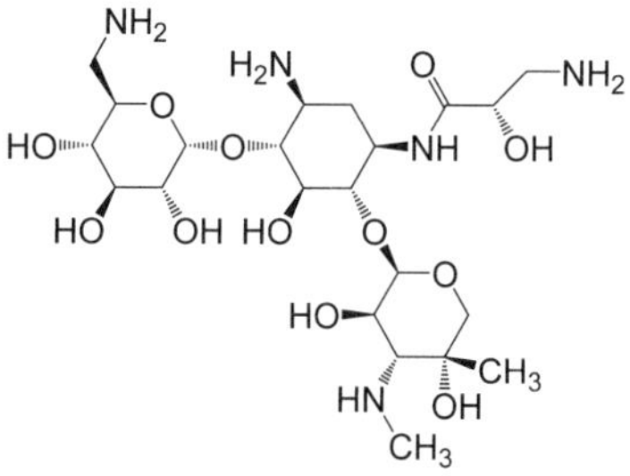

分子式和分子量　$C_{22}H_{43}N_5O_{12}$　569.60

化学名　*O*-6-Amino-6-deoxy-*α*-D-glucopyranosyl-(1→4)-*O*-[3-deoxy-4-*C*-methyl-3-(methylamino)-*β*-L-arabinopyranosyl-(1→6)]-2-deoxy-*N'*-[(*S*)-isoseryl]-D-streptamine

O-6-氨基-6-脱氧-*α*-D-吡喃葡萄糖基-(1→4)-*O*-[3-脱氧-4-*C*-甲基-3-(甲氨基)-*β*-L-吡喃阿拉伯糖基-(1→6)]-2-脱氧-*N'*-[(*S*)-异丝氨酰]-D-链霉胺

CAS 登录号　58152-03-7

INN list　54

药效分类　氨基糖苷类抗微生物药

ATC 分类　J01GB11

异泼尼定

Isoprednidene（*INN*）

化学结构式

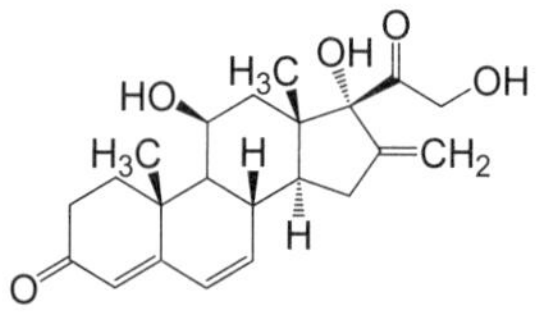

分子式和分子量　$C_{22}H_{28}O_5$　372.45

化学名　11*β*,17,21-Trihydroxy-16-methylenepregna-4,6-diene-3,20-dione

11*β*,17,21-三羟基-16-甲亚基孕甾-4,6-二烯-3,20-二酮

CAS 登录号　17332-61-5

INN list　24

药效分类　肾上腺皮质激素类药

异普拉酮

Isoprazone（*INN*）

化学结构式

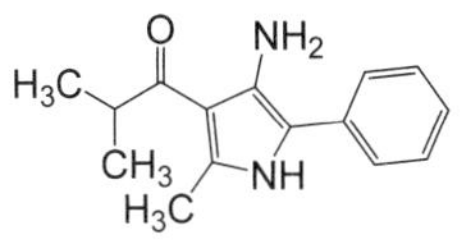

分子式和分子量 $C_{15}H_{18}N_2O$ 242.32

化学名 1-(4-Amino-2-methyl-5-phenylpyrrol-3-yl)-2-methyl-1-propanone

1-(4-氨基-2-甲基-5-苯基吡咯-3-基)-2-甲基-1-丙酮

CAS 登录号 56463-68-4

INN list 46

药效分类 抗炎镇痛药

异炔诺酮

Noretynodrel（*INN*）

化学结构式

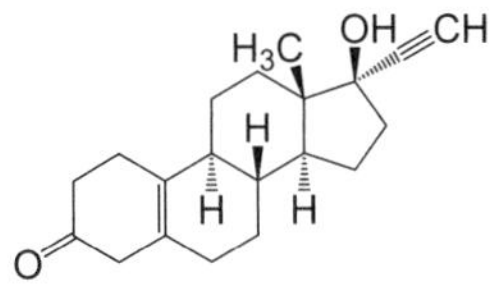

分子式和分子量 $C_{20}H_{26}O_2$ 298.42

化学名 17-Hydroxy-19-nor-17*α*-pregn-5(10)-en-20-yn-3-one

17-羟基-19-去甲基-17*α*-孕甾-5(10)-烯-20-炔-3-酮

CAS 登录号 68-23-5

INN list 13

药效分类 孕激素类药

异山梨醇

Isosorbide（*INN*）

化学结构式

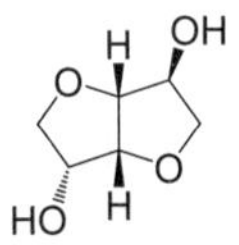

分子式和分子量 $C_6H_{10}O_4$ 146.14

化学名 1,4:3,6-Dianhydro-D-sorbitol

1,4:3,6-二脱水-D-山梨醇

CAS 登录号 652-67-5

INN list 61

药效分类 利尿药

异石榴亭

Ipragratine（*INN*）

分子式和分子量 $C_{20}H_{29}NO_3$ 331.45

化学结构式

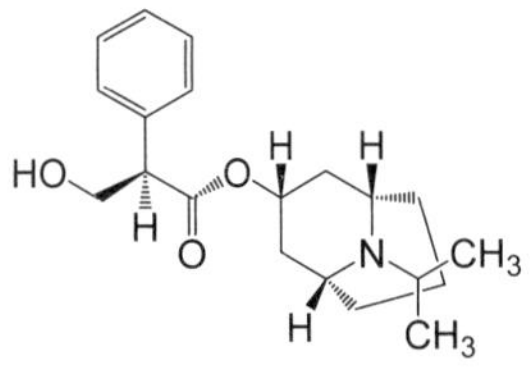

化学名 9-Isopropylgranatoline (±)-tropate(ester)

9-异丙基石榴皮灵 (±)-托品酸酯

CAS 登录号 22150-28-3

INN list 35

药效分类 抗胆碱药，解痉药

异舒必利

Isosulpride（*INN*）

化学结构式

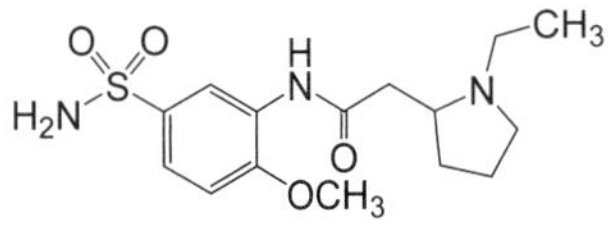

分子式和分子量 $C_{15}H_{23}N_3O_4S$ 341.43

化学名 1-Ethyl-5'-sulfamoyl-2-pyrrolidineacet-*o*-anisidide

1-乙基-5'-氨磺酰基-2-吡咯烷乙酰-2-甲氧基苯胺

CAS 登录号 42792-26-7

INN list 36

药效分类 镇吐药

异他林

Isoetarine（*INN*）

化学结构式

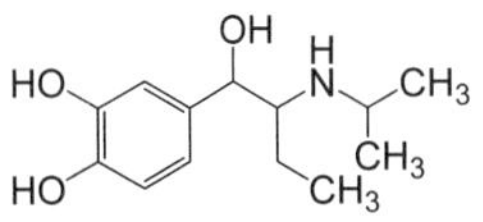

分子式和分子量 $C_{13}H_{21}NO_3$ 239.31

化学名 3,4-Dihydroxy-*α*-[1-(isopropylamino)propyl]benzyl alcohol

3,4-二羟基-*α*-[1-(异丙基氨基)丙基]苯甲醇

CAS 登录号 530-08-5; 13725-16-1[取代物]; 32095-14-0[取代物];7279-75-6[甲磺酸盐]; 2576-92-3[盐酸盐]

INN list 13

药效分类 支气管舒张药

异维 A 酸

Isoxsuprine（*INN*）

化学结构式

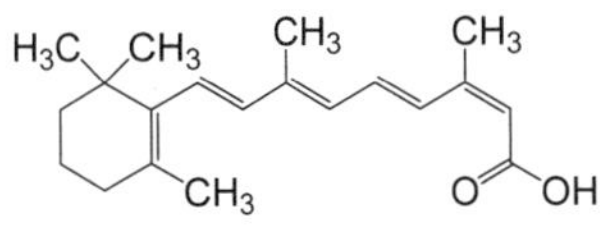

分子式和分子量 $C_{20}H_{28}O_2$ 300.44

化学名 3,7-Dimethyl-9-(2,6,6-trimethyl-1-cyclohexen-1-yl)2-*cis*-4-*trans*-6-*trans*-8-*trans*-nonatetraenoic acid

3,7-二甲基-9-(2,6,6-三甲基-1-环己烯-1-基)2-顺-4-反-6-反-8-反-壬四烯酸

CAS 登录号 4759-48-2

INN list 41

药效分类 角质溶解药

异戊巴比妥

Amobarbital（*INN*）

化学结构式

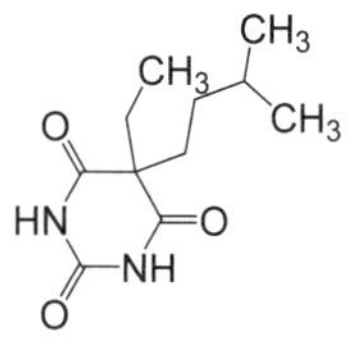

分子式和分子量 $C_{11}H_{18}N_2O_3$ 226.27

化学名 5-Ethyl-5-(3-methylbutyl)-2,4,6(1*H*,3*H*,5*H*)-pyrimidinetrione

5-乙基-5-(3-甲基丁基)-2,4,6(1*H*,3*H*,5*H*)-嘧啶三酮

CAS 登录号 57-43-2

INN list 1

药效分类 镇静催眠药

异戊拉明

Isomylamine

化学结构式

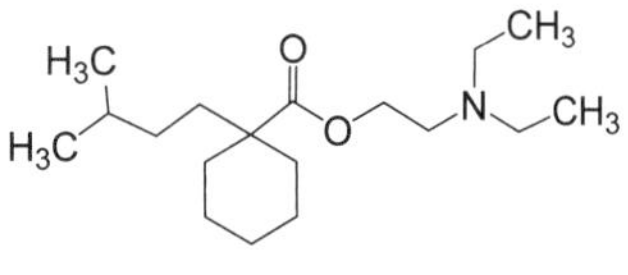

分子式和分子量 $C_{18}H_{35}NO_2$ 297.48

化学名 2-(Diethylamino)ethyl-1-isopentylcyclohexanecarboxylate

2-(二乙氨基)乙基-1-异戊基环己烷羧酸酯

CAS 登录号 28815-27-2; 24357-98-0[盐酸盐]

药效分类 解痉药

异西喷地

Isothipendyl（*INN*）

化学结构式

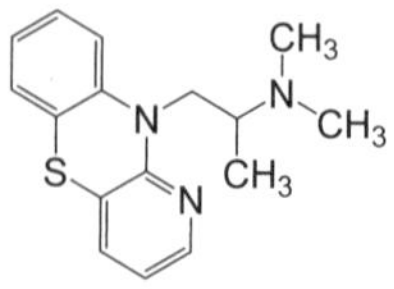

分子式和分子量 $C_{16}H_{19}N_3S$ 285.41

化学名 10-(2-Dimethylaminopropyl)-10*H*-pyrido[3,2-*b*][1,4]benzothiazine

10-(2-二甲氨基丙基)-10*H*-吡啶并[3,2-*b*][1,4]苯并噻嗪

CAS 登录号 482-15-5; 1225-60-1[盐酸盐]

INN list 6

药效分类 抗组胺药

异溴米特

Ibrotamide（*INN*）

化学结构式

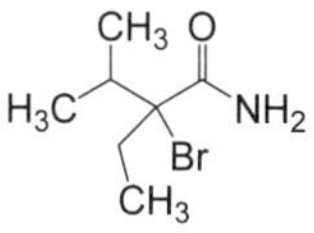

分子式和分子量 $C_7H_{14}BrNO$ 208.10

化学名 2-Bromo-2-ethylisovaleramide

2-溴-2-乙基异戊酰胺

CAS 登录号 466-14-8

INN list 1

药效分类 镇静催眠药

异烟肼

Isoniazid（*INN*）

化学结构式

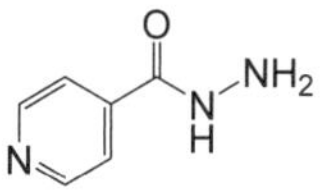

分子式和分子量 $C_6H_7N_3O$ 137.14

化学名 4-Pyridine carbohydrazide

4-吡啶甲酰肼

CAS 登录号 54-85-3

INN list 1

药效分类 抗结核药

ATC 分类 J04AC01

异烟腙

Ftivazide（*INN*）

化学结构式

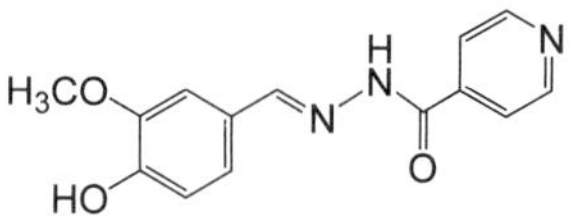

分子式和分子量 $C_{14}H_{13}N_3O_3$ 271.27

化学名 *N*-(3-Methoxy-4-hydroxyphenylmethylidene)-*N'*-isonicotinic hydrazide

N-(3-甲氧基-4-羟基苯基亚甲基)-*N'*-异烟酰肼

CAS 登录号 149-17-7

INN list 12

药效分类 抗结核药

益多酯

Etofylline Clofibrate（*INN*）

化学结构式

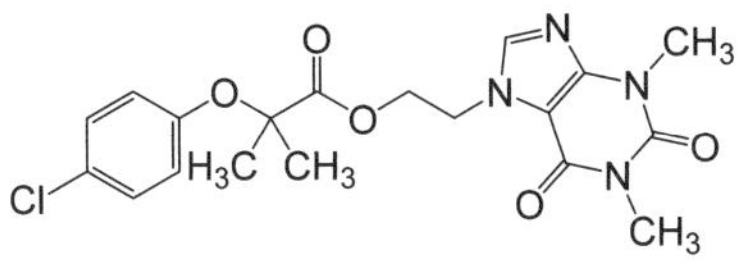

分子式和分子量 $C_{19}H_{21}ClN_4O_5$ 420.85

化学名 2-(*p*-Chlorophenoxy)-2-methylpropionic acid, ester with 7-(2-hydroxyethyl)theophylline

2-(4-氯苯氧基)-2-甲基丙酸 7-(2-羟基乙基)茶碱酯

CAS 登录号 54504-70-0

INN list 38

药效分类 降血脂药

益康唑

Econazole（*INN*）

化学结构式

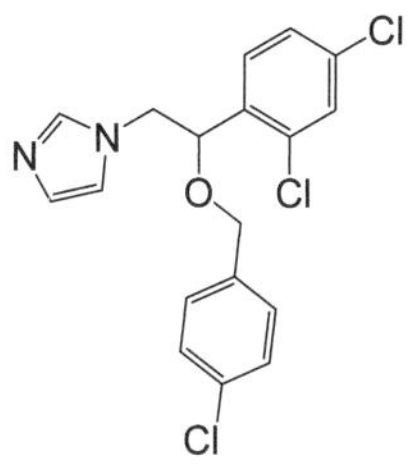

分子式和分子量 $C_{18}H_{15}Cl_3N_2O$ 381.68

化学名 (±)-l-[2,4-Dichloro-*β*-(*p*-chlorobenzyloxy)phenethyl] imidazole

(±)-l-[2,4-二氯-*β*-(4-氯苄氧基)苯乙基]咪唑

登录号 27220-47-9; 68797-31-9[硝酸盐]

INN list 27

药效分类 抗真菌药

吲达尼定

Indanidine（*INN*）

化学结构式

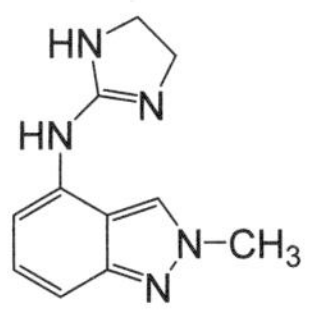

分子式和分子量 $C_{11}H_{13}N_5$ 215.25

化学名 4-(2-Imidazolin-2-ylamino)-2-methyl-2*H*-indazole

4-(2-咪唑啉-2-基氨基)-2-甲基-2*H*-吲唑

CAS 登录号 85392-79-6

INN list 50

药效分类 抗高血压药

吲达帕胺

Indapamide（*INN*）

化学结构式

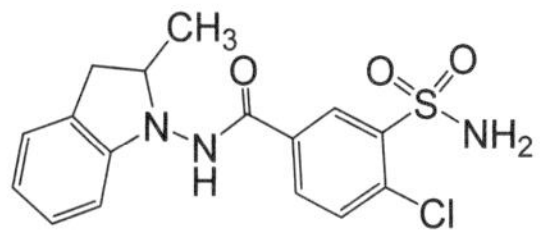

分子式和分子量 $C_{16}H_{16}ClN_3O_3S$ 365.83

化学名 4-Chloro-*N*-(2-methyl-1-indolinyl)-3-sulfamoylbenzamide

4-氯-*N*-(2-甲基-1-吲哚啉基)-3-氨磺酰苯甲酰胺

CAS 登录号 26807-65-8

INN list 29

药效分类 抗高血压药，利尿药

ATC 分类 C03BA11

吲达品

Indalpine（*INN*）

化学结构式

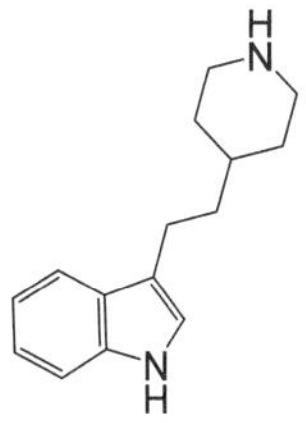

分子式和分子量 $C_{15}H_{20}N_2$ 228.33

化学名 3-[2-(4-Piperidyl)ethyl]indole

3-[2-(4-哌啶基)乙基]吲哚

CAS 登录号 63758-79-2

INN list 41

药效分类 抗抑郁药

吲地布林

Indibulin（*INN*）

化学结构式

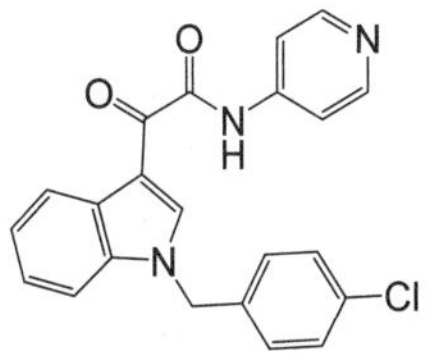

分子式和分子量 $C_{22}H_{16}ClN_3O_2$ 389.83

化学名 2-[1-(4-Chlorophenylmethyl)-1*H*-indol-3-yl]-2-oxo-*N*-(pyridin-4-yl)acetamide

2-[1-(4-氯苯基甲基)-1*H*-吲哚-3-基]-2-氧代-*N*-(吡啶-4-基)乙酰胺

CAS 登录号 204205-90-3

INN list 91

药效分类 抗肿瘤药

吲地磺胺

Indisulam（*INN*）

化学结构式

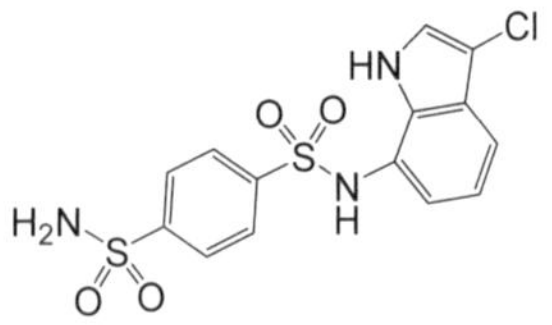

分子式和分子量 $C_{14}H_{12}ClN_3O_4S_2$ 385.85

化学名 *N*-(3-Chloro-1*H*-indol-7-yl) 1,4-benzenedisulfonamide

N-(3-氯-1*H*-吲哚-7-基) 1,4-苯二磺酰胺

CAS 登录号 165668-41-7

INN list 86

药效分类 抗肿瘤药

吲地司琼

Indisetron（*INN*）

化学结构式

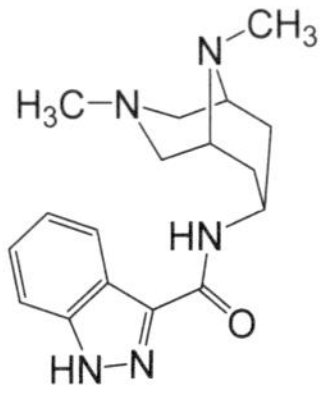

分子式和分子量 $C_{17}H_{23}N_5O$ 313.40

化学名 *N*-(3,9-Dimethyl-endo-3,9-diazabicyclo[3.3.1]non-7-yl)-1*H*-indazole-3-carboxamide

N-(3,9-二甲基-桥-3,9-二氮杂双环[3.3.1]壬-7-基)-1*H*-吲唑-3-甲酰胺

CAS 登录号 141549-75-9

INN list 76

药效分类 止吐药

吲哚布芬

Indobufen（*INN*）

化学结构式

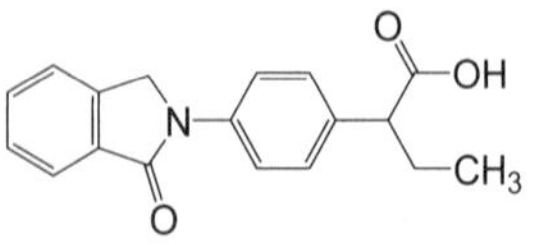

分子式和分子量 $C_{18}H_{17}NO_3$ 295.33

化学名 (±)-2-[*p*-(1-Oxo-2-isoindolinyl)phenyl]butyric acid

(±)-2-[4-(1-氧-2-异吲哚啉基)苯基]丁酸

CAS 登录号 63610-08-2

INN list 39

药效分类 抗炎镇痛药

吲哚菁绿

Indocyanine Green

化学结构式

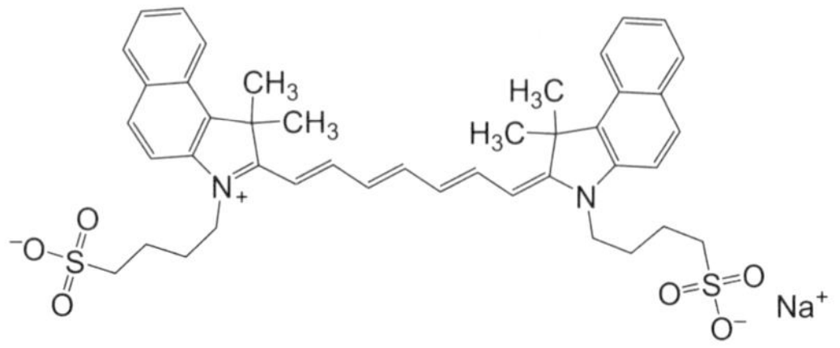

分子式和分子量 $C_{43}H_{47}N_2NaO_6S_2$ 774.96

化学名 2-[7-[1,1-Dimethyl-3-(4-sulfobutyl)benz[*e*]indolin-2-ylidene]-1,3,5-heptatrienyl]-1,1-dimethyl-3-(4-sulfobutyl)-1*H*-benz[*e*]indoliumhydroxide,inner salt,sodium salt

2-[7-[1,1-二甲基-3-(4-磺酸丁基)苯并[*e*]吲哚啉-2-亚基]-1,3,5-庚三烯基]-1,1-二甲基-3-(4-磺酸丁基)-1*H*-苯并[*e*]吲哚啉鎓内盐钠盐

CAS 登录号 3599-32-4

药效分类 诊断用药

吲哚卡酯

Indocate（*INN*）

化学结构式

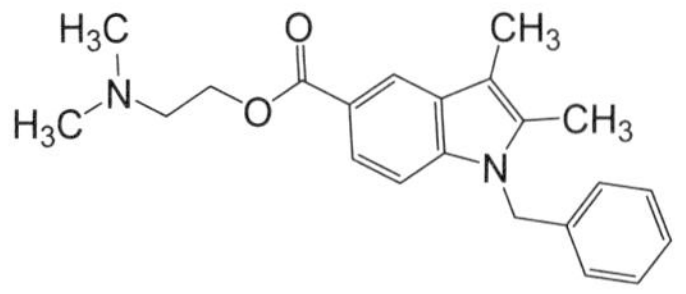

分子式和分子量 $C_{22}H_{26}N_2O_2$ 350.45

化学名 2-(Dimethylamino)ethyl 1-benzyl-2,3-dimethylindole-5-carboxylate

2-(二甲氨基)乙基 1-苄基-2,3-二甲基吲哚-5-羧酸酯

CAS 登录号 31386-25-1

INN list 30

药效分类 抗抑郁药

吲哚克索

Indoxole（*INN*）

化学结构式

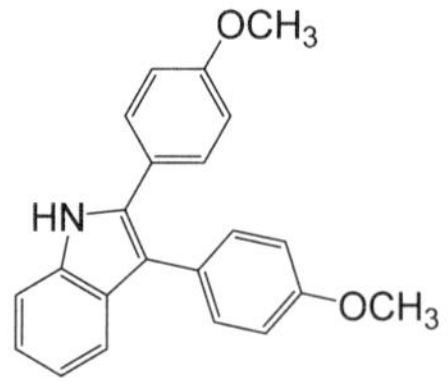

分子式和分子量 $C_{22}H_{19}NO_2$ 329.39

化学名 2,3-Bis(*p*-methoxyphenyl)indole

2,3-双(4-甲氧苯基)吲哚

CAS 登录号 5034-76-4

INN list 17

药效分类 抗炎镇痛药

吲哚拉明

Indoramin（*INN*）

化学结构式

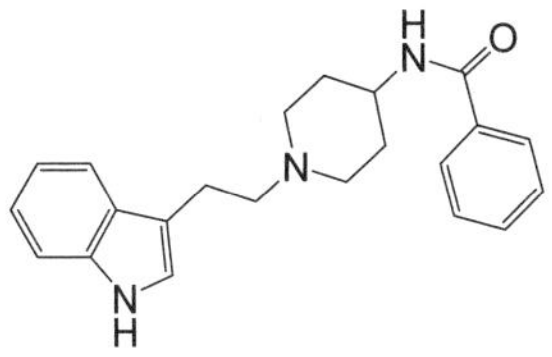

分子式和分子量 $C_{22}H_{25}N_3O$ 347.45

化学名 *N*-[1-(2-Indol-3-ylethyl)-4-piperidyl]benzamide

N-[1-(2-吲哚-3-基乙基)-4-哌啶基]苯甲酰胺

CAS 登录号 26844-12-2；38821-52-2[盐酸盐]

INN list 25

药效分类 抗高血压药

ATC 分类 C02CA02

吲哚利旦

Indolidan（*INN*）

化学结构式

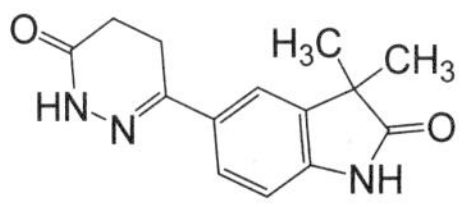

分子式和分子量 $C_{14}H_{15}N_3O_2$ 257.29

化学名 3,3-Dimethyl-5-(1,4,5,6-tetrahydro-6-oxo-3-pyridazinyl)-2-indolinone

3,3-二甲基-5-(1,4,5,6-四氢-6-氧-3-哒嗪基)-2-吲哚啉酮

CAS 登录号 100643-96-7

INN list 57

药效分类 强心药

吲哚洛尔

Pindolol（*INN*）

化学结构式

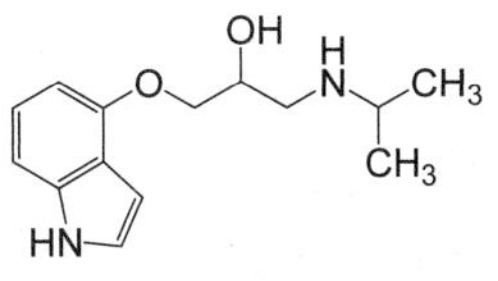

分子式和分子量 $C_{14}H_{20}N_2O_2$ 248.32

化学名 1-(Indol-4-yloxy)-3-(isopropylamino)-2-propanol

1-(吲哚-4-基氧基)-3-(异丙氨基)-2-丙醇

CAS 登录号 13523-86-9

INN list 23

药效分类 β受体拮抗药

ATC 分类 C07AA03

吲哚洛芬

Indoprofen（*INN*）

化学结构式

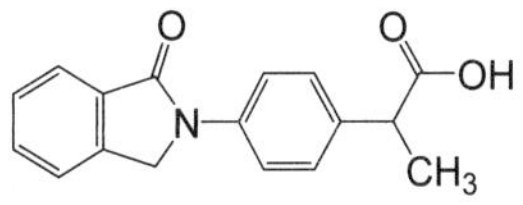

分子式和分子量 $C_{17}H_{15}NO_3$ 281.31

化学名 *p*-(1-Oxo-2-isoindolinyl)hydratropic acid

4-(1-氧-2-异吲哚啉基)氢化托品酸

CAS 登录号 31842-01-0

INN list 32

药效分类 抗炎镇痛药

吲哚美辛

Indometacin（*INN*）

化学结构式

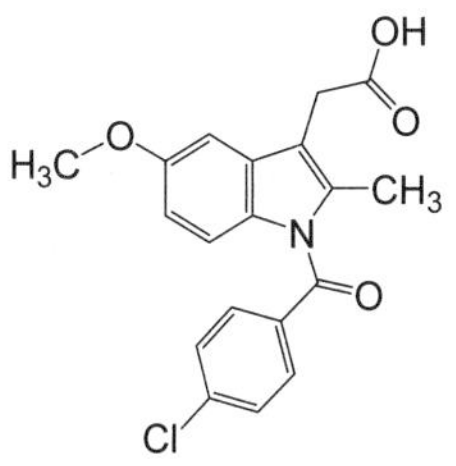

分子式和分子量 $C_{19}H_{16}ClNO_4$ 357.79

化学名 2-Methyl-1-(4-Chlorobenzoyl)-5-methoxy-1*H*-indole-3-acetic acid

2-甲基-1-(4-氯苯甲酰基)-5-甲氧基-1*H*-吲哚-3-乙酸

CAS 登录号 53-86-1；74252-25-8[钠盐]

INN list 13

药效分类 抗炎镇痛药

ATC 分类 C01EB03

吲哚莫德

Indoximod（*INN*）

化学结构式

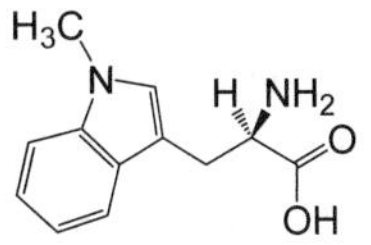

分子式和分子量 $C_{12}H_{14}N_2O_2$ 218.11

化学名 1-Methyl-D-tryptophan

1-甲基-D-色氨酸

CAS 登录号 110117-83-4

INN list 111

药效分类 免疫调节药，抗肿瘤药

吲哚平

Indopine（*INN*）

化学结构式

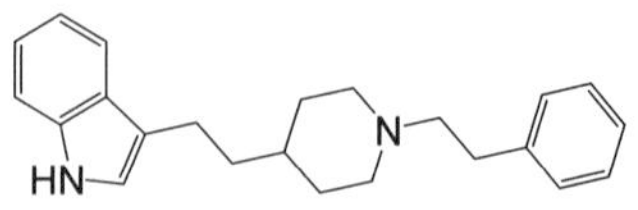

分子式和分子量 $C_{23}H_{28}N_2$ 332.48

化学名 3-[2-(1-Phenethyl-4-piperidyl)ethyl]indole

3-[2-(1-苯乙基-4-哌啶基)乙基]吲哚

CAS 登录号 3569-26-4; 24361-13-5[盐酸盐]

INN list 12

药效分类 镇痛药

吲哚普利

Indolapril（*INN*）

化学结构式

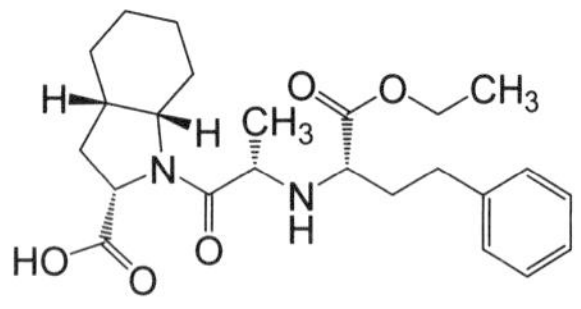

分子式和分子量 $C_{24}H_{34}N_2O_5$ 430.55

化学名 Ethyl (2*S*,3*aS*,7*aS*)-1-[(*S*)-*N*-[(*S*)-1-Carboxy-3-phenylpropyl]alanyl]hexahydro-2-indolinecarboxylic acid-1-ester

乙基 (2*S*,3*aS*,7*aS*)-1-[(*S*)-*N*-[(*S*)-1-羧基-3-苯基丙基]丙氨酰]六氢-2-吲哚啉-1-羧酸酯

CAS 登录号 80876-01-3; 80828-32-6[盐酸盐]

INN list 50

药效分类 抗高血压药，血管紧张素转换酶抑制药

吲哚瑞酯

Indorenate（*INN*）

化学结构式

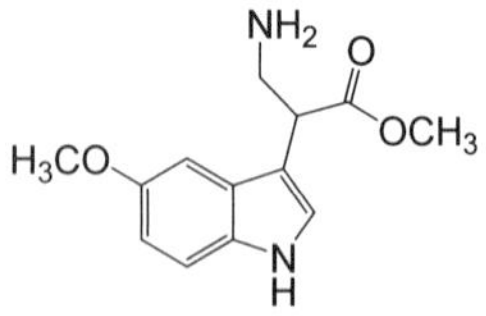

分子式和分子量 $C_{13}H_{16}N_2O_3$ 248.28

化学名 Methyl (±)-*α*-(aminomethyl)-5-methoxyindole-3-acetate

甲基 (±)-*α*-(氨甲基)-5-甲氧吲哚-3-乙酸酯

CAS 登录号 79754-82-8; 72318-55-9[盐酸盐]

INN list 44

药效分类 抗高血压药

吲格列福

Ingliforib（*INN*）

分子式和分子量 $C_{23}H_{24}ClN_3O_5$ 457.91

化学结构式

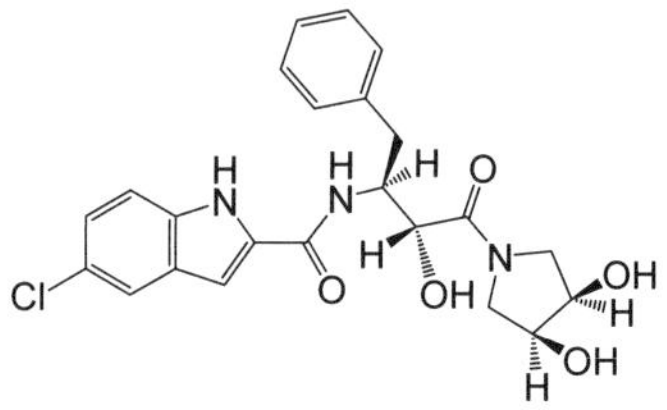

化学名 [*R*-[*R**,*S**-(*cis*)]]-5-Chloro-benzyl-[3-(3,4-dihydroxy-1-pyrrolidinyl)-2-hydroxy-3-oxo-1-(phenylmethyl)propyl]-1*H*-indole-2-carboxamide

[*R*-[*R**,*S**-(顺)]]-5-氯苄基 [3-(3,4-二羟基-1-吡咯烷基)-2-羟基-3-氧代丙基]-1*H*-吲哚-2-甲酰胺

CAS 登录号 186392-65-4

INN list 85

药效分类 抗糖尿病药

吲格列扎

Indeglitazar（*INN*）

化学结构式

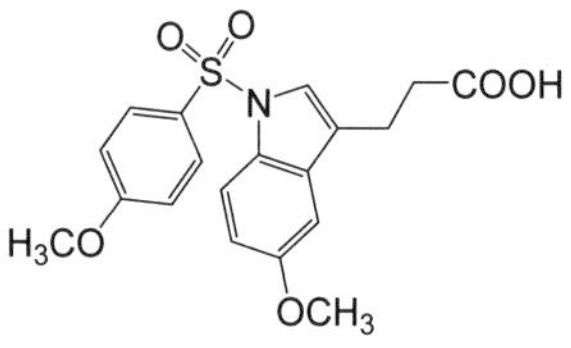

分子式和分子量 $C_{19}H_{19}NO_6S$ 389.42

化学名 3-[5-Methoxy-1-(4-methoxybenzenesulfonyl)-1*H*-indol-3-yl]propanoic acid

3-[5-甲氧基-1-(4-甲氧基苯基磺酰基)-1*H*-吲哚-3-基]丙酸

CAS 登录号 835619-41-5

INN list 100

药效分类 抗糖尿病药

吲帕洛尔

Indopanolol（*INN*）

化学结构式

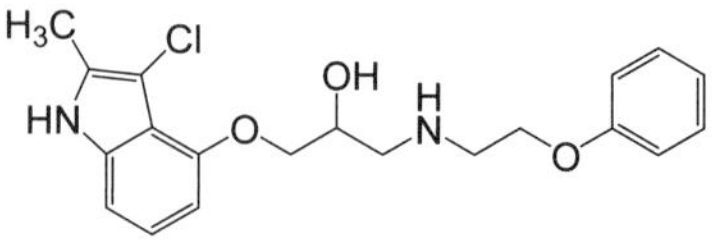

分子式和分子量 $C_{20}H_{23}ClN_2O_3$ 374.86

化学名 (±)-1-[(3-Chloro-2-methylindol-4-yl)oxy]-3-[(2-phenoxyethyl)amino]-2-propanol

(±)-1-[(3-氯-2-甲基吲哚-4-基)氧基]-3-[(2-苯氧基乙基)氨基]-2-丙醇

CAS 登录号 69907-17-1

INN list 48

药效分类 β受体拮抗药

吲四唑

Intrazole（*INN*）

化学结构式

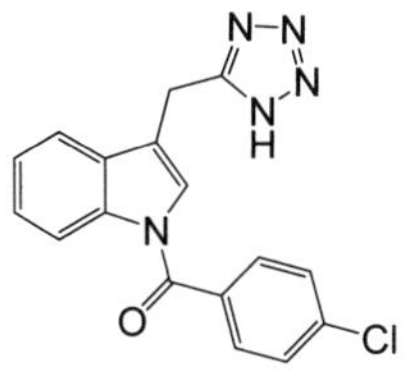

分子式和分子量 $C_{17}H_{12}ClN_5O$ 337.76

化学名 1-(*p*-Chlorobenzoyl)-3-(1*H*-tetrazol-5-ylmethyl)indole

1-(4-氯苯甲酰)-3-(1*H*-四氮唑-5-基甲基)吲哚

CAS 登录号 15992-13-9

INN list 23

药效分类 抗炎镇痛药

印防己毒素

Picrotoxin

化学结构式

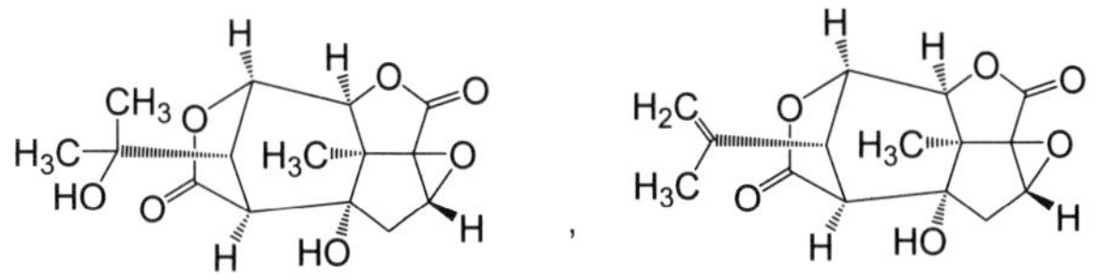

分子式和分子量 $C_{15}H_{18}O_7 \cdot C_{15}H_{16}O_6$ 602.58

药物描述 (1*R*,2*S*,5*S*,7*R*,9*R*,10*S*,13*S*,14*R*)-3,6,12-Trioxapentacyclo[8.2.1.1^{2,5}. 0^{5,7}.0^{9,14}]- 4,11-dioxo-9-hydroxy-13-(2-hydroxypropan-2-yl)-1,4-methyltetradecane compound with (1*R*,2*S*,5*S*,7*R*,9*R*,10*S*,13*R*,14*R*)-3,6,12-Trioxapentacyclo[8.2.1.1^{2,5}.0^{5,7}.0^{9,14}]-4,11-dioxo-9-hydroxy-13-(propen-2-yl)-1,4-methyltetradecane

(1*R*,2*S*,5*S*,7*R*,9*R*,10*S*,13*S*,14*R*)-3,6,12-三氧杂戊环[8.2.1.1^{2,5}.0^{5,7}.0^{9,14}]-4,11-二氧代-9-羟基-13-(2-羟丙基-2-基)-1,4-甲基十四烷和(1*R*,2*S*,5*S*,7*R*,9*R*,10*S*,13*R*,14*R*)-3,6,12-三氧杂戊环[8.2.1.1^{2,5}.0^{5,7}.0^{9,14}]-4,11-二氧代-9-羟基-13-(丙烯-2-基)-1,4-甲基十四烷的复合物

CAS 登录号 124-87-8

药效分类 中枢神经兴奋药

茚达雷司

Indanorex（*INN*）

化学结构式

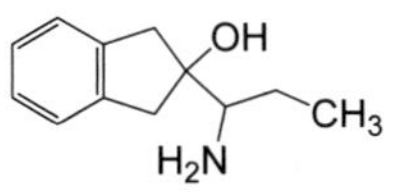

分子式和分子量 $C_{12}H_{17}NO$ 191.27

化学名 2-(1-Aminopropyl)-2-indanol

2-(1-氨基丙基)-2-茚满醇

CAS 登录号 16112-96-2

INN list 30

药效分类 食欲抑制药

茚达立酮

Indacrinone（*INN*）

化学结构式

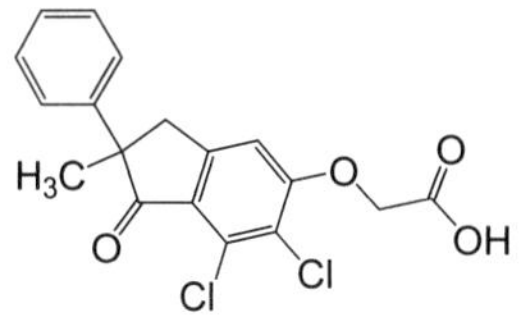

分子式和分子量 $C_{18}H_{14}Cl_2O_4$ 365.21

化学名 (±)-[(6,7-Dichloro-2-methyl-1-oxo-2-phenyl-5-indanyl)oxy]acetic acid

(±)-[(6,7-二氯-2-甲基-1-氧代-2-苯基-5-茚满基)氧基]乙酸

CAS 登录号 57296-63-6

INN list 51

药效分类 抗高血压药，利尿药

茚达曲林

Indatraline（*INN*）

化学结构式

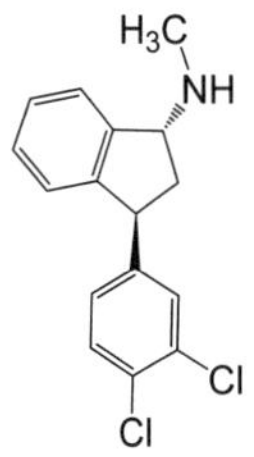

分子式和分子量 $C_{16}H_{15}Cl_2N$ 292.20

化学名 (±)-*trans*-3-(3,4-Dichlorophenyl)-*N*-methyl-1-indanamine

(±)-反-3-(3,4-二氯苯基)-*N*-甲基-1-茚满胺

CAS 登录号 86939-10-8

INN list 54

药效分类 抗抑郁药

茚达特罗

Indacaterol（*INN*）

化学结构式

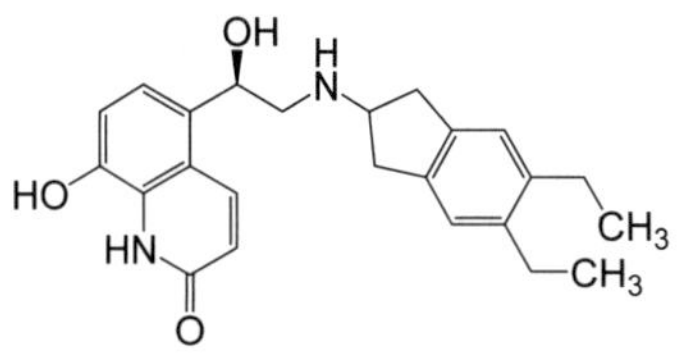

分子式和分子量 $C_{24}H_{28}N_2O_3$ 392.49

化学名 5-[(1*R*)-2-[(5,6-Diethyl-2,3-dihydro-1*H*-inden-2-yl)amino]-1-hydroxyethyl]-8-hydroxyquinolin-2(1*H*)-one

5-[(1*R*)-2-[(5,6-二乙基-2,3-二氢-1*H*-茚-2-基)氨基]-1-羟基

乙基]-8-羟基喹啉-2(1*H*)-酮

CAS 登录号 312753-06-3

INN list 91

药效分类 支气管舒张药

茚达酮

Irindalone（*INN*）

化学结构式

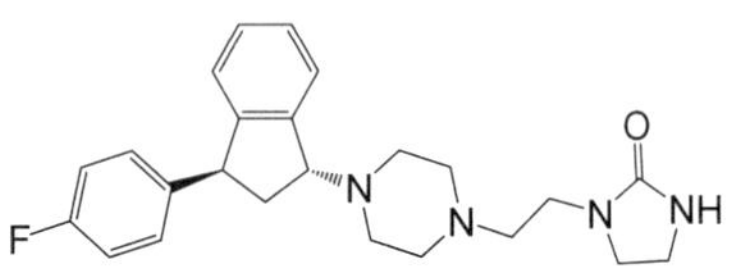

分子式和分子量 $C_{24}H_{29}FN_4O$ 408.51

化学名 (+)-(1*R*,3*S*)-1-[2-[4-[3-(*p*-Fluorophenyl)-1-indanyl]-1-piperazinyl]ethyl]-2-imidazolidinone

(+)-(1*R*,3*S*)-1-[2-[4-[3-(4-氟苯基)-1-茚满基]-1-哌嗪基]乙基]-2-咪唑烷酮

CAS 登录号 96478-43-2

INN list 54

药效分类 抗高血压药

茚地那韦

Indinavir（*INN*）

化学结构式

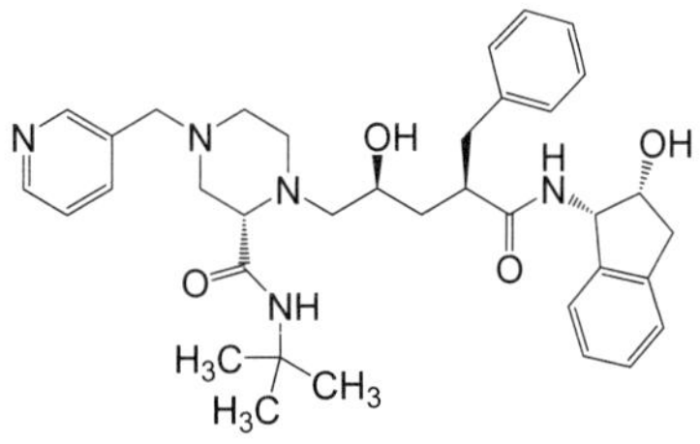

分子式和分子量 $C_{36}H_{47}N_5O_4$ 613.80

化学名 (2*S*)-1-[(2*S*,4*R*)-4-Benzyl-2-hydroxy-4-{[(1*S*,2*R*)-2-hydroxy-2,3-dihydro-1*H*-inden-1-yl]carbamoyl}butyl]-*N*-*tert*-butyl-4-(pyridin-3-ylmethyl)piperazine-2-carboxamide

(2*S*)-1-[(2*S*,4*R*)-4-苄基-2-羟基-4-{[(1*S*,2*R*)-2-羟基-2,3-二氢-1*H*-茚-1-基]氨甲酰基}丁基]-*N*-叔丁基-4-(吡啶-3-基甲基)哌嗪-2-甲酰胺

CAS 登录号 150378-17-9; 180683-37-8[水合物]; 157810-81-6[硫酸盐]

INN list 74

药效分类 抗病毒药，HIV 蛋白酶抑制药

ATC 分类 J05AE02

茚洛秦

Indeloxazine（*INN*）

分子式和分子量 $C_{14}H_{17}NO_2$ 231.30

化学结构式

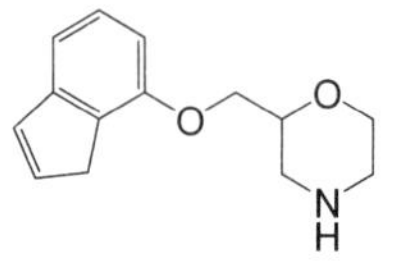

化学名 (±)-2-[(1*H*-Inden-7-yloxy)methyl]morpholine

(±)-2-[(1*H*-茚-7-基氧基)甲基]吗啉

CAS 登录号 60929-23-9; 65043-22-3[盐酸盐]

INN list 46

药效分类 抗抑郁药，脑功能改善药

茚诺洛尔

Indenolol（*INN*）

化学结构式

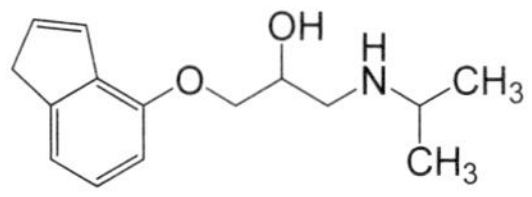

分子式和分子量 $C_{15}H_{21}NO_2$ 247.33

化学名 1-[Inden-4(7)-yloxy]-3-(isopropylamino)-2-propanol

1-[茚-4(7)-基氧基]-3-(异丙基氨基)-2-丙醇

CAS 登录号 60607-68-3

INN list 37

药效分类 β 受体拮抗药

茚屈林

Indriline（*INN*）

化学结构式

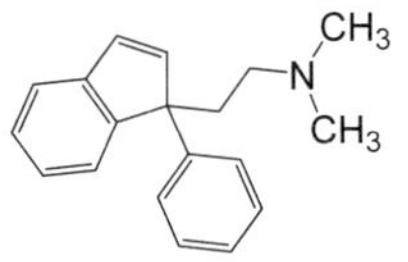

分子式和分子量 $C_{19}H_{21}N$ 263.38

化学名 *N*,*N*-Dimethyl-1-phenylindene-1-ethylamine

N,*N*-二甲基-1-苯基茚-1-乙基胺

CAS 登录号 7395-90-6; 2988-32-1[盐酸盐]

INN list 19

药效分类 精神兴奋药

茚他多

Indantadol（*INN*）

化学结构式

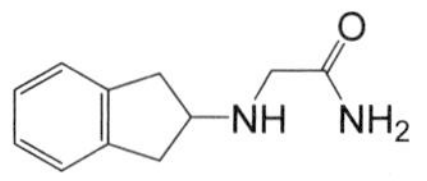

分子式和分子量 $C_{11}H_{14}N_2O$ 190.24

化学名 2-[(2,3-Dihydro-1*H*-inden-2-yl)amino]acetamide

2-[(2,3-二氢-1*H*-茚-2-基)氨基]乙酰胺

CAS 登录号 202844-10-8

INN list 94

药效分类 镇痛药

茚托利辛

Intoplicine（*INN*）

化学结构式

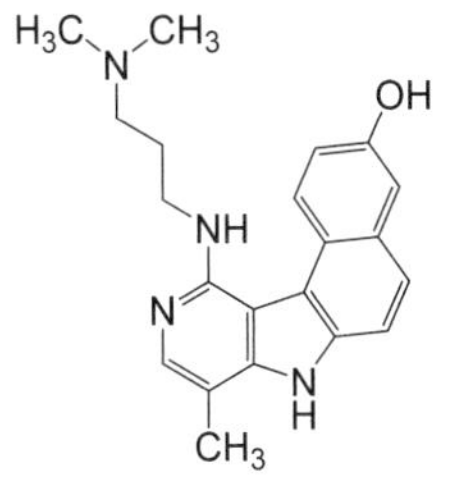

分子式和分子量 $C_{21}H_{24}N_4O$ 348.44

化学名 11-[[3-(Dimethylamino)propyl]amino]-8-methyl-7*H*-benzo[*e*]pyrido[4,3-*b*]indol-3-ol

11-[[3-(二甲氨基)丙基]氨基]-8-甲基-7*H*-苯并[*e*]吡啶并[4,3-*b*]吲哚-3-醇

CAS 登录号 125974-72-3

INN list 67

药效分类 抗肿瘤药

茚唑啉

Indanazoline（*INN*）

化学结构式

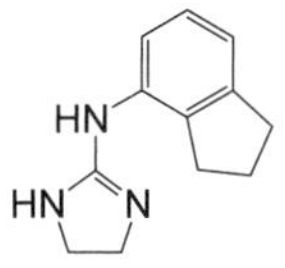

分子式和分子量 $C_{12}H_{15}N_3$ 201.27

化学名 2-(4-Indanylamino)-2-imidazoline

2-(4-茚满基氨基)-2-咪唑啉

CAS 登录号 40507-78-6

INN list 42

药效分类 血管收缩药

英丙醌

Inproquone（*INN*）

化学结构式

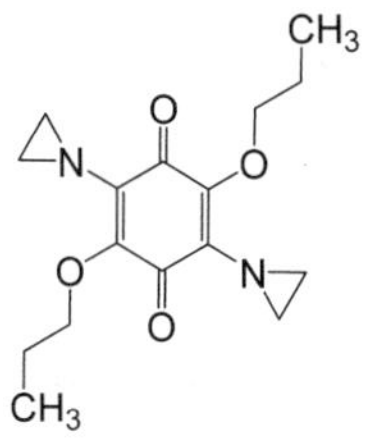

分子式和分子量 $C_{16}H_{22}N_2O_4$ 306.36

化学名 2,5-Bis(ethyleneimino)-3,6-dipropoxy-*p*-benzoquinone

2,5-双(乙烯亚氨基)-3,6-二丙氧基-1,4-苯醌

CAS 登录号 436-40-8

INN list 8

药效分类 抗肿瘤药

英丙舒凡

Improsulfan（*INN*）

化学结构式

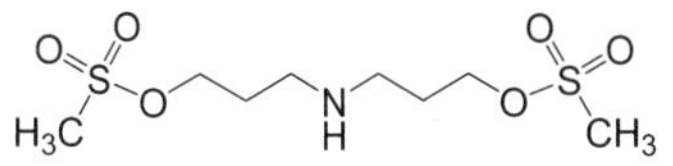

分子式和分子量 $C_8H_{19}NO_6S_2$ 289.36

化学名 3,3′-Iminodi-1-propanol dimethanesulfonate(ester)

3,3′-亚氨基二-1-丙醇 二甲烷磺酸盐(酯)

CAS 登录号 13425-98-4

INN list 35

药效分类 抗肿瘤药

英达尼布

Intedanib（*INN*）

化学结构式

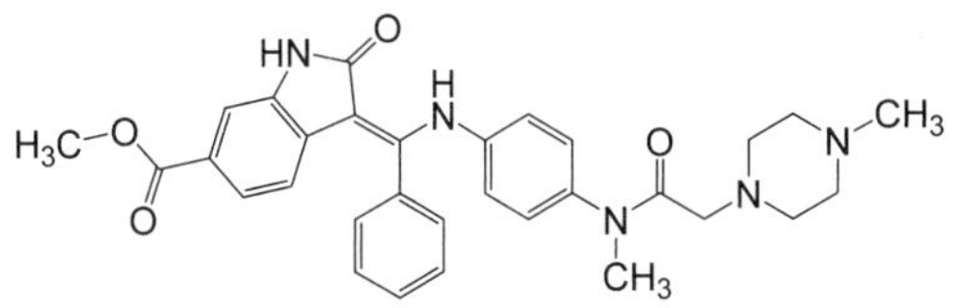

分子式和分子量 $C_{31}H_{33}N_5O_4$ 539.62

化学名 Methyl (3*Z*)-3-[[[4-[*N*-methyl-2-(4-methylpiperazin-1-yl)acetamido]phenyl]amino)(phenyl)methylidene]-2-oxo-2,3-dihydro-1*H*-indole-6-carboxylate

甲基 (3*Z*)-3-[[[4-[*N*-甲基-2-(4-甲基哌嗪-1-基)乙酰氨基]苯基]氨基](苯基)亚甲基]-2-氧代-2,3-二氢-1*H*-吲哚-6-羧酸酯

CAS 登录号 656247-17-5

INN list 102

药效分类 抗肿瘤药

英地卡尼

Indecainide（*INN*）

化学结构式

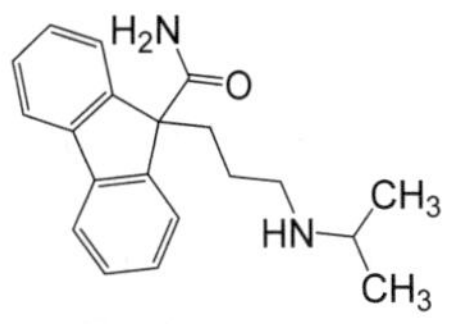

分子式和分子量 $C_{20}H_{24}N_2O$ 308.43

化学名 9-[3-(Isopropylamino)propyl]fluorene-9-carboxamide

9-[3-(异丙基氨基)丙基]芴-9-甲酰胺

CAS 登录号 74517-78-5; 73681-12-6[盐酸盐]
INN list 48
药效分类 抗心律失常药

英地普隆

Indiplon（*INN*）

化学结构式

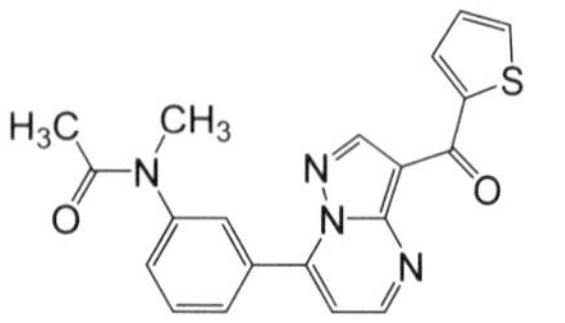

分子式和分子量 $C_{20}H_{16}N_4O_2S$ 376.43

化学名 *N*-Methyl-*N*-[3-[3-(thiophen-2-ylcarbonyl)pyrazolo[1,5-*a*]pyrimidin-7-yl]phenyl]acetamide

N-甲基-*N*-[3-[3-(噻吩-2-基羰基)吡唑并[1,5-*a*]嘧啶-7-基]苯基]乙酰胺

CAS 登录号 325715-02-4
INN list 86
药效分类 镇静催眠药

英非替尼

Infigratinib（*INN*）

化学结构式

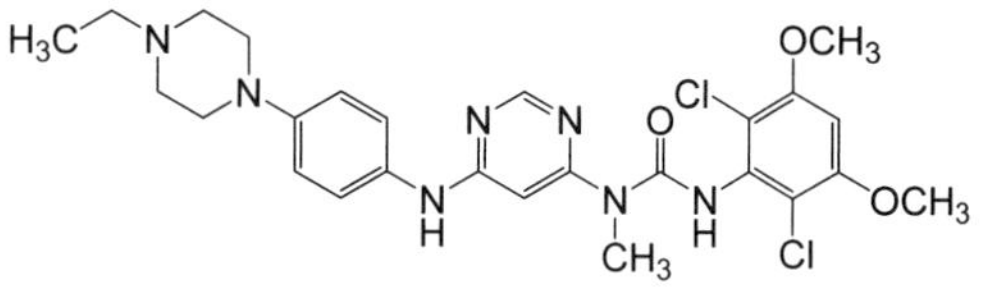

分子式和分子量 $C_{26}H_{31}Cl_2N_7O_3$ 559.19

化学名 *N'*-(2,6-Dichloro-3,5-dimethoxyphenyl)-*N*-{6-[4-(4-ethylpiperazin-1-yl)anilino]pyrimidin-4-yl}-*N*-methylurea

N'-(2,6-二氯-3,5-二甲氧基苯基)-*N*-{6-[4-(4-乙基哌嗪-1-基)苯氨基]嘧啶-4-基}-*N*-甲基脲

CAS 登录号 872511-34-7
INN list 112
药效分类 酪氨酸激酶抑制药，抗肿瘤药

英环奈德

Incyclinide（*INN*）

化学结构式

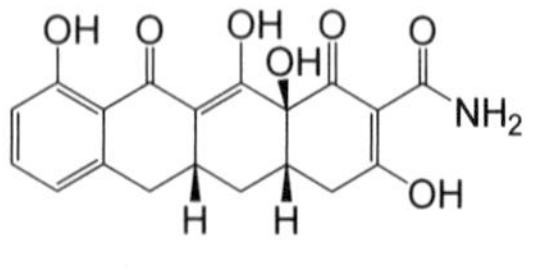

分子式和分子量 $C_{19}H_{17}NO_7$ 371.34

化学名 (4*aS*,5*aR*,12*aS*)-3,10,12,12*a*-Tetrahydroxy-1,11-dioxo-1,4,4*a*,5,5*a*,6,11,12*a*-octahydrotetracene-2-carboxamide

(4*aS*,5*aR*,12*aS*)-3,10,12,12*a*-四羟基-1,11-二氧-1,4,4*a*,5,5*a*,6,11,12*a*-十氢并四苯-2-甲酰胺

CAS 登录号 15866-90-7
INN list 94
药效分类 抗炎药

英吉地酯

Ingenol disoxate（*INN*）

化学结构式

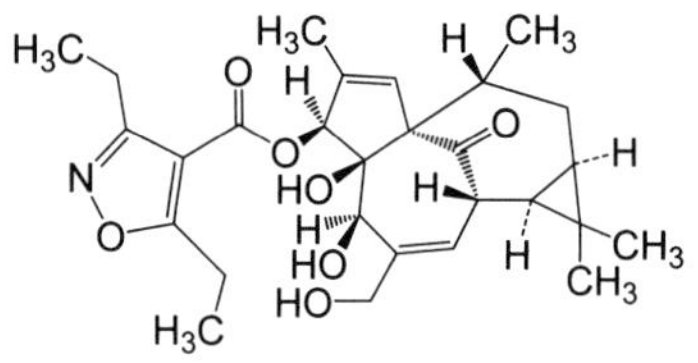

分子式和分子量 $C_{28}H_{37}NO_7$ 499.26

化学名 (1*aR*,2*S*,3*Z*,5*R*,5*aS*,6*S*,8*aS*,9*R*,10*aR*)-5,5*a*-Dihydroxy-4-(hydroxymethyl)-1,1,7,9-tetramethyl-11-oxo-1*a*,2,5,5*a*,6,9,10, 10*a*-octahydro-1*H*-2,8*a*-methanocyclopenta[*a*]cyclpropa[*e*][10]annulen-6-yl 3,5-diethylisoxazole-4-carboxylate

(1*aR*,2*S*,3*Z*,5*R*,5*aS*,6*S*,8*aS*,9*R*,10*aR*)-5,5*a*-二羟基-4-(羟甲基)-1,1,7,9-四甲基-11-氧代-1*a*,2,5,5*a*,6,9,10,10*a*-八氢-1*H*-2,8*a*-甲桥环戊熳并[*a*]环丙熳并[*e*][10]轮烯-6-基 3,5-二乙基异噁唑-4-羧酸酯

CAS 登录号 1383547-60-1
INN list 113
药效分类 抗肿瘤药

英吉丁酯

Ingenol Mebutate（*INN*）

化学结构式

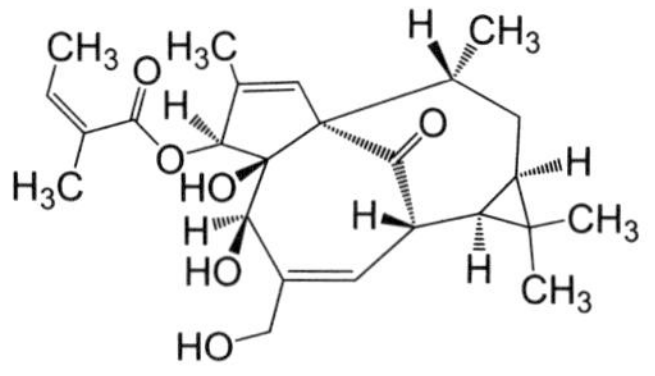

分子式和分子量 $C_{25}H_{34}O_6$ 430.53

化学名 (1*aR*,2*S*,5*R*,5*aS*,6*S*,8*aS*,9*R*,10*aR*)-5,5*a*-dihydroxy-4-(hydroxymethyl)-1,1,7,9-tetramethyl-11-oxo-1*a*,2,5,5*a*,6,9,10,10*a*-octahydro-1*H*-2,8*a*-methanocyclopenta[*a*]cyclpropa[*e*][10]annulen-6-yl (2*Z*)-2-methylbut-2-enoate

(1*aR*,2*S*,5*R*,5*aS*,6*S*,8*aS*,9*R*,10*aR*)-5,5*a*-二羟基-4-(羟甲基)-1,1,7,9-四甲基-11-氧代-1*a*,2,5,5*a*,6,9,10,10*a*-八氢-1*H*-2,8*a*-甲桥环戊熳[*a*]环丙熳[*e*][10]轮烯-6-基 (2*Z*)-2-甲基-2-丁烯酸酯

CAS 登录号 75567-37-2
INN list 100
药效分类 抗肿瘤药

英卡波磷

Imcarbofos（*INN*）

分子式和分子量 $C_{17}H_{30}N_4O_7P_2S_2$ 528.52

化学结构式

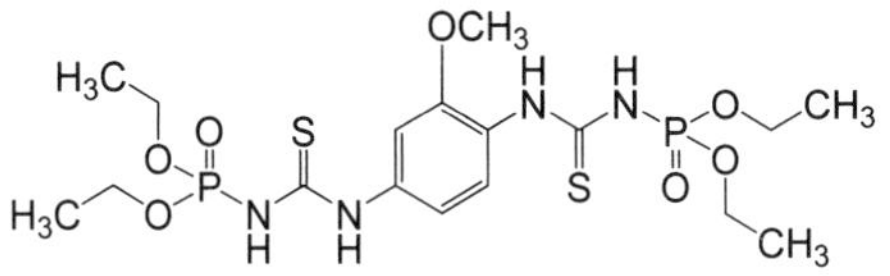

化学名 Tetraethyl [(2-methoxy-*p*-phenylene)bis[imino(thiocarbonyl)]]diphosphoramidate

四乙基 [(2-甲氧基-4-苯基) 双[亚氨基(硫代羰基)]]二氨基磷酸酯

CAS 登录号 66608-32-0

INN list 44

药效分类 抗蠕虫药

英卡膦酸

Incadronic Acid（*INN*）

化学结构式

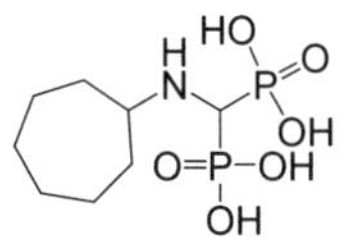

分子式和分子量 $C_8H_{19}NO_6P_2$ 287.19

化学名 [(Cycloheptylamino)methylene]diphosphonic acid

[(环庚基氨基)亚甲基]二膦酸

CAS 登录号 124351-85-5

INN list 70

药效分类 钙代谢调节药

英拉西坦

Imuracetam（*INN*）

化学结构式

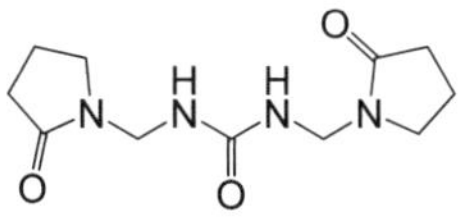

分子式和分子量 $C_{11}H_{18}N_4O_3$ 254.29

化学名 1,3-Bis[(2-oxo-1-pyrrolidinyl)methyl]urea

1,3-双[(2-氧代-1-吡咯烷基)甲基]脲

CAS 登录号 67542-41-0

INN list 42

药效分类 促智药

英米司特

Indimilast（*INN*）

化学结构式

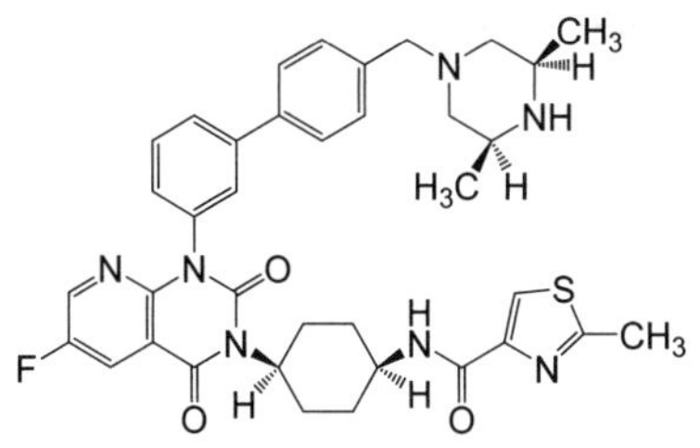

分子式和分子量 $C_{37}H_{40}FN_7O_3S$ 681.29

化学名 *N*-{*cis*-4-[1-(4'-{[(3*R*,5*S*)-3,5-Dimethylpiperazin-1-yl]methyl}[1,1'-biphenyl]-3-yl)-6-fluoro-2,4-dioxo-1,4-dihydropyrido[2,3-*d*]pyrimidin-3(2*H*)-yl]cyclohexyl}-2-methyl-1,3-thiazole-4-carboxamide

N-{顺-4-[1-(4'-{[(3*R*,5*S*)-3,5-二甲基哌嗪-1-基]甲基} [1,1'-联苯基]-3-基)-6-氟-2,4-二氧代-1,4-二氢吡啶并[2,3-*d*]嘧啶-3(2*H*)-基]环己基}-2-甲基-1,3-噻唑-4-甲酰胺

CAS 登录号 1038825-85-2

INN list 112

药效分类 磷酸二酯酶Ⅳ抑制药

英帕卡嗪

Impacarzine（*INN*）

化学结构式

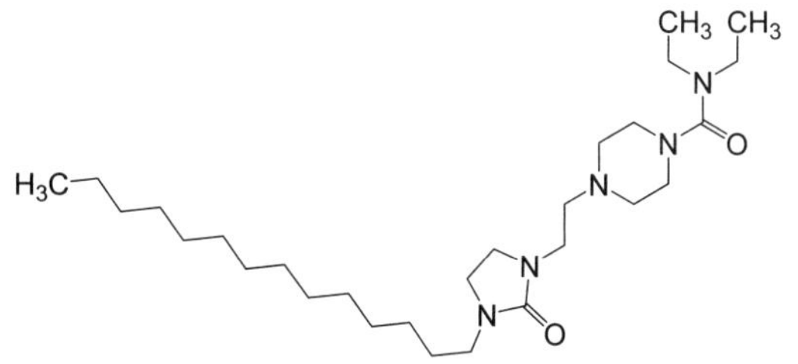

分子式和分子量 $C_{28}H_{55}N_5O_2$ 493.77

化学名 *N,N*-Diethyl-4-[2-(2-oxo-3-tetradecyl-1-imidazolidinyl)ethyl]-1-piperazinecarboxamide

N,N-二乙基-4-[2-(2-氧代-3-十四烷基-1-咪唑烷基)乙基]-1-哌嗪甲酰胺

CAS 登录号 41340-39-0

INN list 36

药效分类 抗病毒药

英普咪定

Impromidine（*INN*）

化学结构式

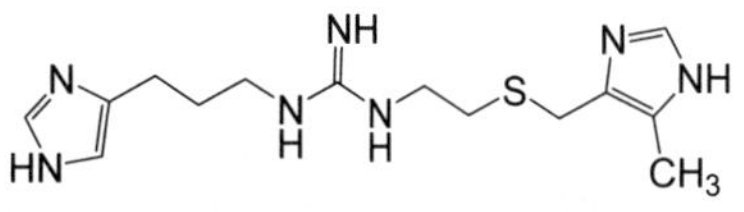

分子式和分子量 $C_{14}H_{23}N_7S$ 321.45

化学名 1-(3-Imidazol-4-ylpropyl)-3-[2-[[(5-methylimidazol-4-yl)-methyl]thio]ethyl]guanidine

1-(3-咪唑-4-基丙基)-3-[2-[[(5-甲基咪唑-4-基)-甲基]硫基]乙基]胍

CAS 登录号 55273-05-7；65573-02-6[三盐酸盐]

INN list 42

药效分类 诊断用药

英普他派

Implitapide（*INN*）

分子式和分子量 $C_{35}H_{37}N_3O_2$ 531.69

化学结构式

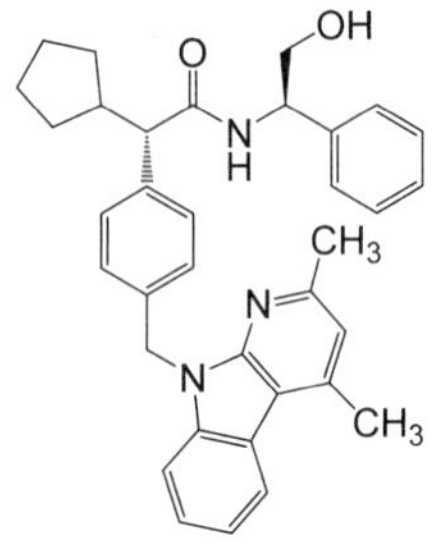

化学名 (αS)-α-[α-(2,4-Dimethyl-9*H*-pyrido[2,3-*b*]indol-9-yl)-*p*-tolyl]-*N*-[(αR)-α-(hydroxymethyl)benzyl]cyclopentaneacetamide

(αS)-α-[α-(2,4-二甲基-9*H*-吡啶并[2,3-*b*]吲哚-9-基)-4-甲苯基]-*N*-[(αR)-α-(羟甲基)苄基] 环戊烷乙酰胺

CAS 登录号 177469-96-4

INN list 82

药效分类 降血脂药

英曲替林

Intriptyline（*INN*）

化学结构式

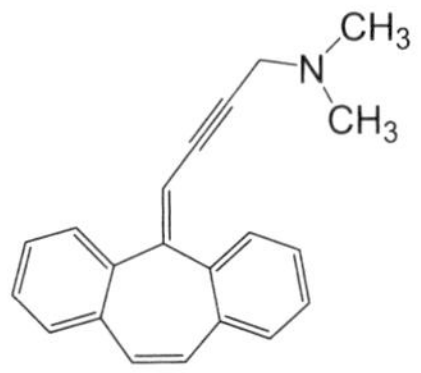

分子式和分子量 $C_{21}H_{19}N$ 285.39

化学名 4-(5*H*-Dibenzo[*a,d*]cyclohepten-5-ylidene)-*N,N*-dimethyl-2-butynylamine

4-(5*H*-二苯并[*a,d*]环庚熳-5-亚基)-*N,N*-二甲基-2-丁炔胺

CAS 登录号 27466-27-9；27466-29-1[盐酸盐]

INN list 26

药效分类 抗抑郁药

英特匹定

intepirdine（*INN*）

化学结构式

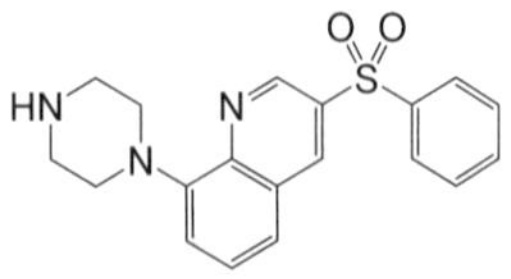

分子式和分子量 $C_{19}H_{19}N_3O_2S$ 353.44

化学名 3-(Benzenesulfonyl)-8-(piperazin-1-yl)quinoline

3-(苯磺酰基)-8-(哌嗪-1-基)喹啉

CAS 登录号 607742-69-8

INN list 114

药效分类 5-羟色胺(5-HT_6)受体拮抗药

罂粟碱

Papaverine

分子式和分子量 $C_{20}H_{21}NO_4$ 339.39

化学结构式

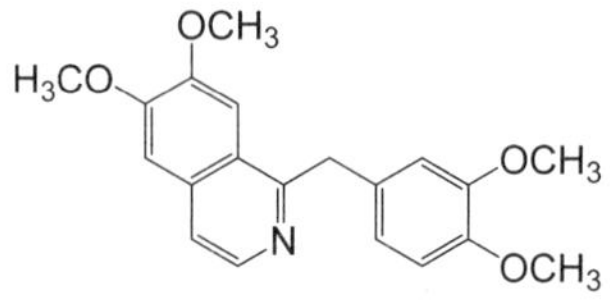

化学名 1-[(3,4-Dimethoxyphenyl)methyl]-6,7-dimethoxyisoquinoline

1-[(3,4-二甲氧基苯基)甲基]-6,7-二甲氧基异喹啉

CAS 登录号 58-74-2；61-25-6[盐酸盐]

药效分类 血管扩张药，解痉药

罂粟林

Papaveroline（*INN*）

化学结构式

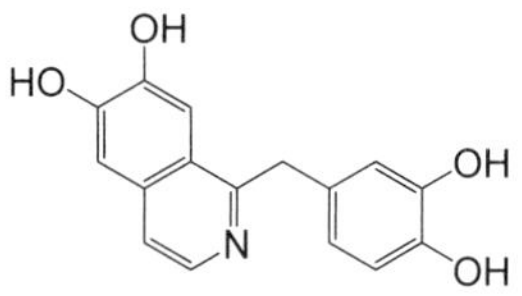

分子式和分子量 $C_{16}H_{13}NO_4$ 283.28

化学名 1-(3,4-Dihydroxybenzyl)-6,7-isoquinolinediol

1-(3,4-二羟基苄基)-6,7-异喹啉二醇

CAS 登录号 574-77-6

INN list 29

药效分类 血管扩张药，平滑肌松弛药

荧光素

Fluorescein

化学结构式

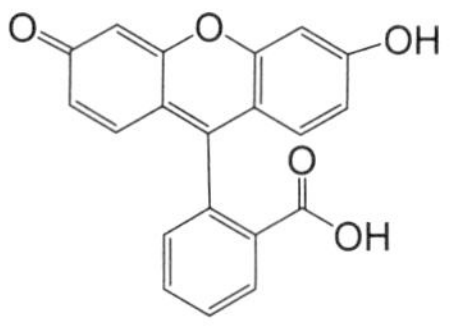

分子式和分子量 $C_{20}H_{12}O_5$ 332.31

化学名 Fluorescein

荧光素

CAS 登录号 2321-07-5；518-47-8[二钠盐]

药效分类 诊断用药

硬脂磺胺

Stearylsulfamide（*INN*）

化学结构式

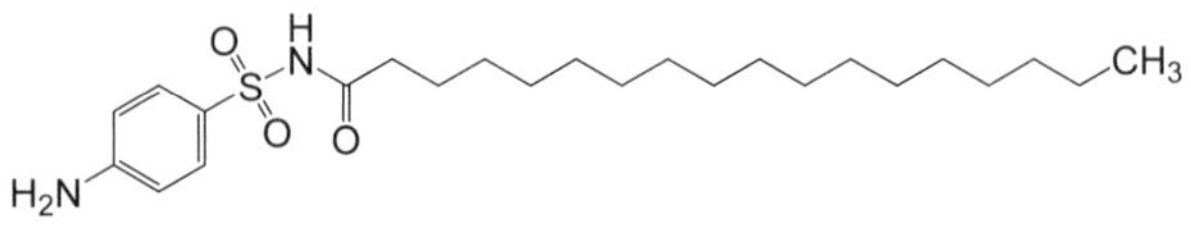

分子式和分子量 $C_{24}H_{42}N_{2}O_{3}S$ 438.67

化学名 *N*-Sulfanilylstearamide

N-磺胺酰硬脂酰胺

CAS 登录号 498-78-2

INN list 1

药效分类 磺胺类药

优立替尼

Ulixertinib（*INN*）

化学结构式

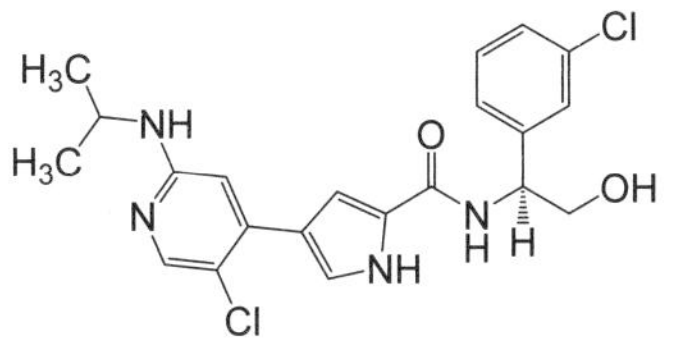

分子式和分子量 $C_{21}H_{22}Cl_{2}N_{4}O_{2}$ 432.11

化学名 4-{5-Chloro-2-[(propan-2-yl)amino]pyridin-4-yl}-*N*-[(1*S*)-1-(3-chlorophenyl)-2-hydroxyethyl]-1*H*-pyrrole-2-carboxamide

4-{5-氯-2-[(丙-2-基)氨基]吡啶-4-基}-*N*-[(1*S*)-1-(3-氯苯基)-2-羟乙基]-1*H*-吡咯-2-甲酰胺

CAS 登录号 869886-67-9

INN list 111

药效分类 酪氨酸激酶抑制药，抗肿瘤药

优洛地新

Ulodesine（*INN*）

化学结构式

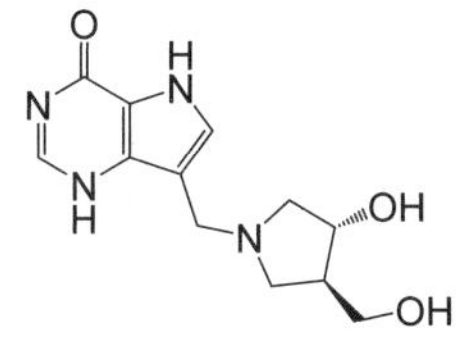

分子式和分子量 $C_{12}H_{16}N_{4}O_{3}$ 264.28

化学名 7-{[(3*R*,4*R*)-3-Hydroxy-4-(hydroxymethyl)pyrrolidin-1-yl]methyl}-1,5-dihydro-4*H*-pyrrolo[3,2-*d*]pyrimidin-4-one

7-{[(3*R*,4*R*)-3-羟基-4-(羟甲基)吡咯烷-1-基]甲基}-1,5-二氢-4*H*-吡咯并[3,2-*d*]嘧啶-4-酮

CAS 登录号 548486-59-5

INN list 108

药效分类 抗高尿酸血症药

优普色替

Uprosertib（*INN*）

化学结构式

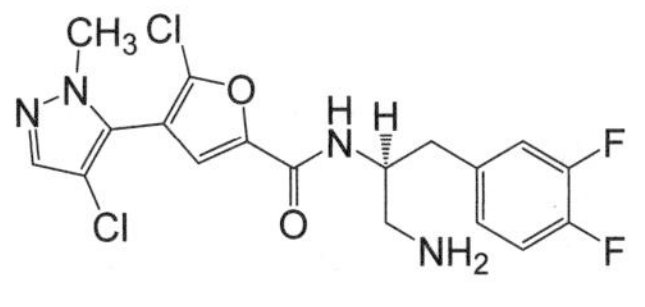

分子式和分子量 $C_{18}H_{16}Cl_{2}F_{2}N_{4}O_{2}$ 428.06

化学名 *N*-[(2*S*)-1-Amino-3-(3,4-difluorophenyl)propan-2-yl]-5-chloro-4-(4-chloro-1-methyl-1*H*-pyrazol-5-yl)furan-2-carboxamide

N-[(2*S*)-1-氨基-3-(3,4-二氟苯基)丙-2-基]-5-氯-4-(4-氯-1-甲基-1*H*-吡唑-5-基)呋喃-2-甲酰胺

CAS 登录号 1047634-65-0

INN list 111

药效分类 抗肿瘤药

优曲奥司他

Utreloxastat（*INN*）

化学结构式

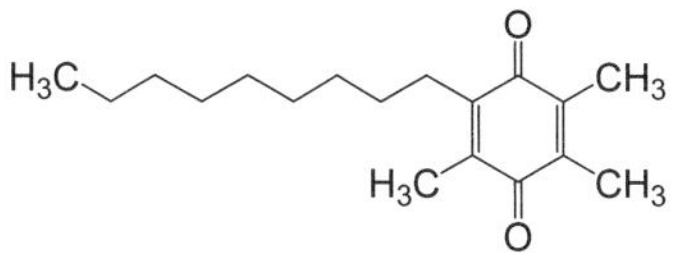

分子式和分子量 $C_{18}H_{18}O_{2}$ 276.42

化学名 2,3,5-Trimethyl-6-nonylcyclohexa-2,5-diene-1,4-dione

2,3,5-三甲基-6-壬基环己-2,5-二烯-1,4-二酮

CAS 登录号 1213269-96-5

INN list 125

药效分类 15-脂氧合酶抑制药

优替德隆

Utidelone

化学结构式

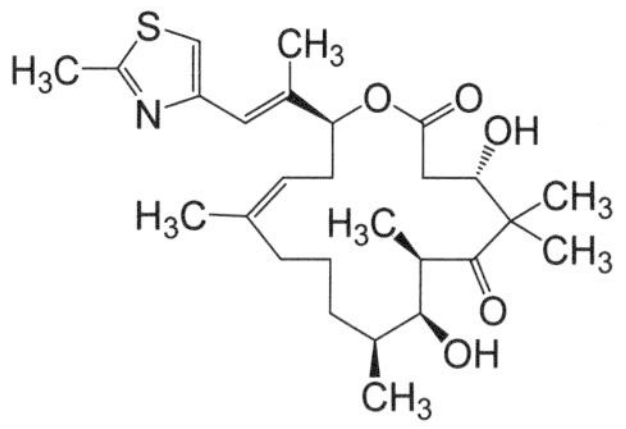

分子式和分子量 $C_{27}H_{41}NO_{5}S$ 491.68

化学名 (4*S*,7*R*,8*S*,9*S*,13*Z*,16*S*)-4,8-Dihydroxy-5,5,7,9,13-pentamethyl-16-[(*E*)-1-(2-methyl-1,3-thiazol-4-yl)prop-1-en-2-yl]-1-oxacyclohexadec-13-ene-2,6-dione

(4*S*,7*R*,8*S*,9*S*,13*Z*,16*S*)-4,8-二羟基-5,5,7,9,13-五甲基-16-[(*E*)-1-(2-甲基-1,3-噻唑-4-基)丙-1-烯-2-基]-1-氧杂环十六碳-13-烯-2,6-二酮

CAS 登录号 189453-10-9

药效分类 抗肿瘤药

尤卡托品

Eucatropine（*INN*）

化学结构式

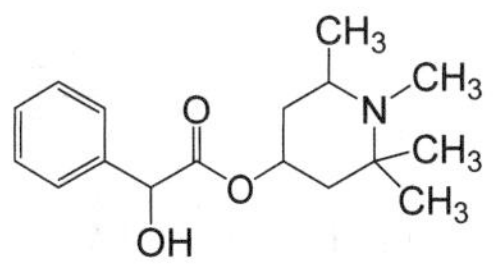

分子式和分子量 $C_{17}H_{25}NO_3$ 291.39

化学名 1,2,2,6-Tetramethyl-4-piperidyl mandelate

1,2,2,6-四甲基-4-哌啶基扁桃酸酯

CAS 登录号 100-91-4; 536-93-6[盐酸盐]

INN list 1

药效分类 抗胆碱药，散瞳药

尤利瑞林

Ulimorelin（*INN*）

化学结构式

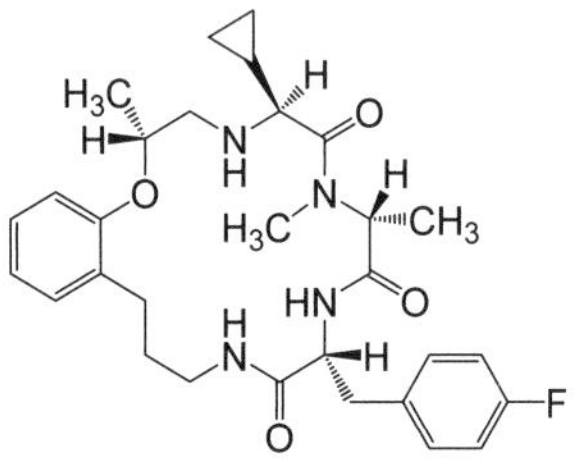

分子式和分子量 $C_{30}H_{39}FN_4O_4$ 538.65

化学名 (2*R*,5*S*,8*R*,11*R*)-5-Cyclopropyl-11-[(4-fluorophenyl) methyl]-2,7,8-trimethyl-2,3,4,5,7,8,10,11,13,14,15,16-dodecahydro-6*H*-1,4,7,10,13-benzoxatetraazacyclooctadecine-6,9,12-trione

(2*R*,5*S*,8*R*,11*R*)-5-环丙基-11-[(4-氟苯基)甲基]-2,7,8-三甲基-2,3,4,5,7,8,10,11,13,14,15,16-十二氢- 6*H*-1,4,7,10,13-苯并氧杂四氮杂环十八熳-6,9,12-三酮

CAS 登录号 842131-33-3

INN list 103

药效分类 生长激素释放兴奋药

尤利沙星

Ulifloxacin（*INN*）

化学结构式

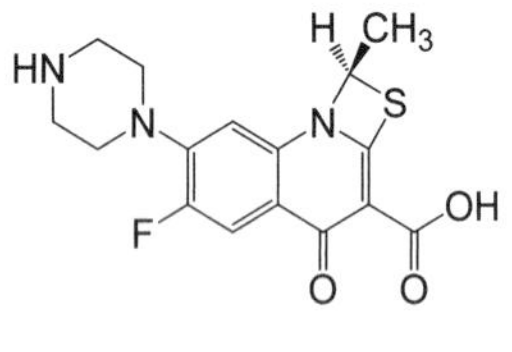

分子式和分子量 $C_{16}H_{16}FN_3O_3S$ 349.38

化学名 (l*RS*)-6-Fluoro-l-methyl-4-oxo-7-(piperazin-1-yl)-4*H*-[1,3]thiazeto-[3,2-*a*]qu inoline-3-carboxylic acid

(l*RS*)-6-氟-l-甲基-4-氧代-7-(哌嗪-1-基)-4*H*-[1,3]硫氮杂环丁烷并[3,2-*a*]喹啉-3-羧酸

CAS 登录号 112984-60-8

INN list 89

药效分类 抗菌药

尤米氟拉纳

Umifoxolaner（*INN*）

分子式和分子量 $C_{26}H_{16}ClF_{10}N_3O_3$ 643.87

化学结构式

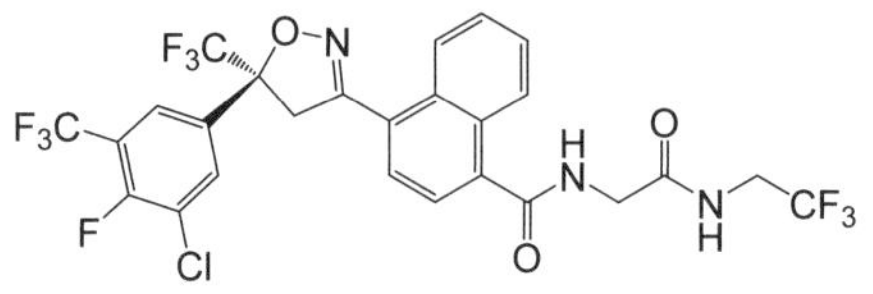

化学名 4-[(5*S*)-5-[3-Chloro-4-fluoro-5-(trifluoromethyl)phenyl]-5-(trifluoromethyl)-4,5-dihydro-1,2-oxazol-3-yl]-*N*-{2-oxo-2-[(2,2,2-trifluoroethyl)amino]ethyl}naphthalene-1-carboxamide

4-[(5*S*)-5-[3-氯-4-氟-5-(三氟甲基)苯基]-5-(三氟甲基)-4,5-二氢-1,2-噁唑-3-基]-*N*-{2-氧代-2-[(2,2,2-三氟乙基)氨基]乙基}萘-1-甲酰胺

CAS 登录号 2021230-37-3

INN list 124

药效分类 *γ*-氨基丁酸(GABA)门控氯化物通道阻滞药，抗寄生虫药(兽用)

尤米莫司

Umirolimus（*INN*）

化学结构式

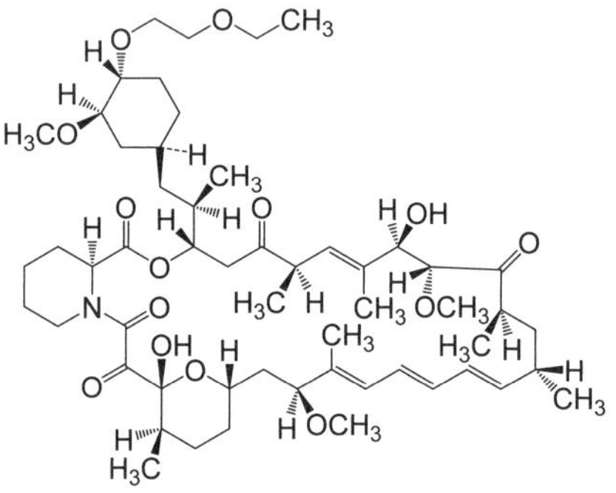

分子式和分子量 $C_{55}H_{87}NO_{14}$ 986.28

化学名 (3*S*,6*R*,7*E*,9*R*,10*R*,12*R*,14*S*,15*E*,17*E*,19*E*,21*S*,23*S*,26*R*,27*R*,34*aS*)-3-[(1*R*)-2-[(1*S*,3*R*,4*R*)-4-(2-Ethoxyethoxy)-3-methoxycyclohexyl]-1-methylethyl]-9,27-dihydroxy-10,21-dimethoxy-6,8,12,14,20,26-hexamethyl-3,4,9,10,12,13,14,21,22,23,24,25,26,27,32,33,34,34*a*-octadecahydro-23,27-epoxy-5*H*-pyrido[2,1-*c*][1,4]oxazacyclohentriacontine-1,5,11,28,29(6*H*,31*H*)-pentone

(3*S*,6*R*,7*E*,9*R*,10*R*,12*R*,14*S*,15*E*,17*E*,19*E*,21*S*,23*S*,26*R*,27*R*,34*aS*)-3-[(1*R*)-2-[(1*S*,3*R*,4*R*)-4-(2-乙氧乙氧基)-3-甲氧基环己基]-1-甲基乙基]-9,27-二羟基-10,21-二甲氧基-6,8,12,14,20,26-六甲基-3,4,9,10,12,13,14,21,22,23,24,25,26,27,32,33,34,34*a*-十八氢-23,27-环氧-5*H*-吡咯[2,1-*c*][1,4]氧杂氮杂环三十六熳-1,5,11,28,29(6*H*,31*H*)-戊酮

CAS 登录号 851536-75-9

INN list 103

药效分类 免疫抑制药

尤米诺韦

Umifenovir（*INN*）

分子式和分子量 $C_{22}H_{25}BrN_2O_3S$ 477.41

化学结构式

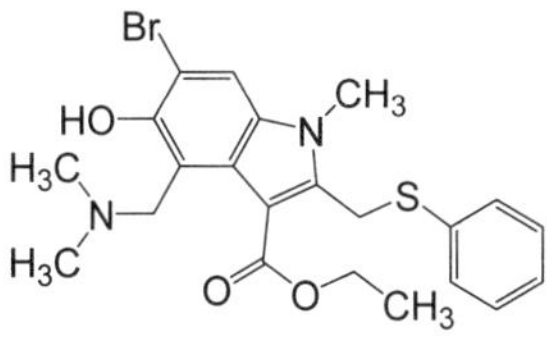

化学名 Ethyl 6-bromo-4-[(dimethylamino)methyl]-5-hydroxy-1-methyl-2-[(phenylsulfanyl)methyl]-1*H*-indole-3-carboxylate

乙基 6-溴-4-[(二甲氨基)甲基]-5-羟基-1-甲基-2-[(苯硫基)甲基]-1*H*-吲哚-3-羧酸酯

CAS 登录号 131707-25-0

INN list 103

药效分类 抗病毒药

尤帕卡塞

Upacicalcet（*INN*）

化学结构式

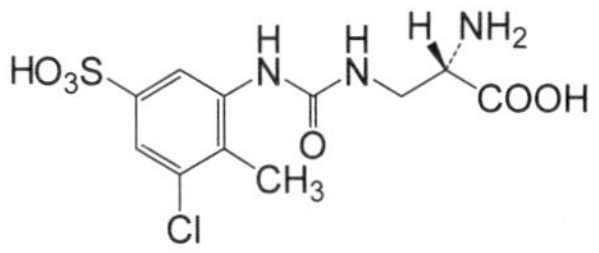

分子式和分子量 $C_{11}H_{14}ClN_3O_6S$ 351.76

化学名 (2*S*)-2-Amino-3-{[(3-chloro-2-methyl-5-sulfophenyl)carbamoyl]amino}propanoic acid

(2*S*)-2-氨基-3-{[(3-氯-2-甲基-5-磺酸基苯基)氨基甲酰基]氨基}丙酸

CAS 登录号 1333218-50-0

INN list 118

药效分类 钙敏感受体激动药

尤普罗辛

Euprocin（*INN*）

化学结构式

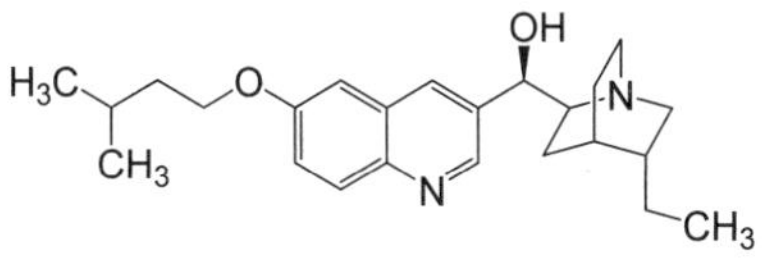

分子式和分子量 $C_{24}H_{34}N_2O_2$ 382.55

化学名 *O*[6]-Isopentylhydrocupreinedi

O[6]-异戊基氢化叩卟啉

CAS 登录号 1301-42-4；18984-80-0[盐酸盐]

INN list 22

药效分类 局部麻醉药

油酸单乙醇胺

Monoethanolamine Oleate（*INN*）

分子式和分子量 $C_{18}H_{34}O_2 \cdot C_2H_7NO$ 343.54

化学结构式

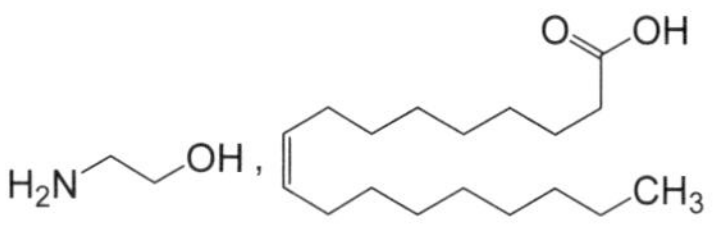

化学名 Oleic acid compound with 2-aminoethanol (1:1)

油酸与 2-氨基乙醇以 1:1 形成复合物

CAS 登录号 2272-11-9

INN list 1

药效分类 抗静脉曲张药

ATC 分类 C05BB01

油酸山梨坦

Sorbitan Oleate（*INN*）

化学结构式

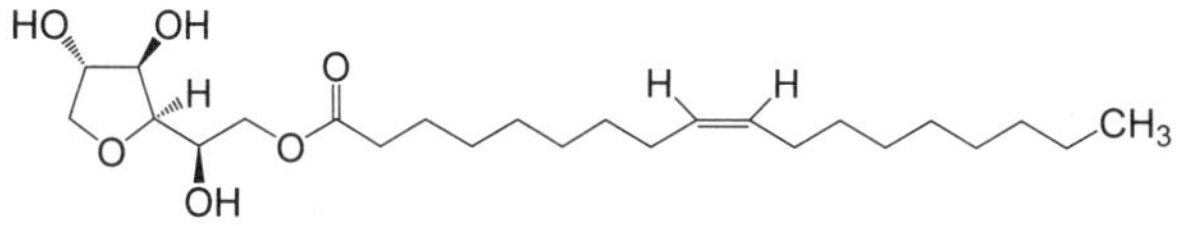

分子式和分子量 $C_{24}H_{44}O_6$ 428.61

化学名 [(2*R*)-2-[(2*R*,3*R*,4*S*)-3,4-dihydroxyoxolan-2-yl]-2-hydroxyethyl](*Z*)-octadec-9-enoate

[(2*R*)-2-[(2*R*,3*R*,4*S*)-3,4-二羟基氧杂环戊烷-2-基]-2-羟乙基(*Z*)-十八烷-9-烯酸酯

CAS 登录号 1338-43-8

INN list 15

药效分类 药用辅料，表面活性药

右艾夫他滨

Dexelvucitabine（*INN*）

化学结构式

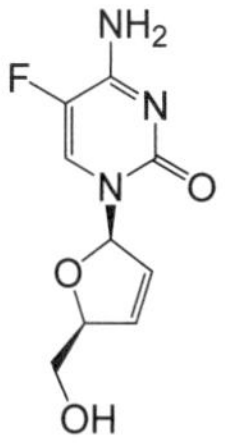

分子式和分子量 $C_9H_{10}FN_3O_3$ 227.19

化学名 (+)-4-Amino-5-fluro-1-[(2*R*,5*S*)-5-(hydroxymethyl)-2,5-dihydrofuran-2-yl]pyrimidin-2(1*H*)-one

(+)-4-氨基-5-氟-1-[(2*R*,5*S*)-5-(羟甲基)-2,5-二氢呋喃-2-基]嘧啶-2(1*H*)-酮

CAS 登录号 134379-77-4；181785-84-2[艾夫他滨]

INN list 95

药效分类 抗病毒药

右奥马铂

Dexormaplatin（*INN*）

分子式和分子量 $C_6H_{14}Cl_4N_2Pt$ 451.08

化学结构式

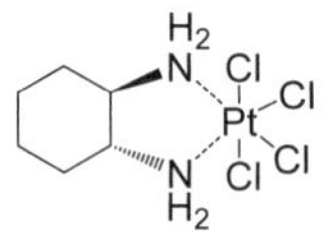

化学名 (+)-*trans*-Tetrachloro(1,2-cyclohexanediamine)platinum

(+)-反-四氯(1,2-环己二胺)铂

CAS 登录号 96392-96-0

INN list 64

药效分类 抗肿瘤药

右奥沙屈

Dexoxadrol（*INN*）

化学结构式

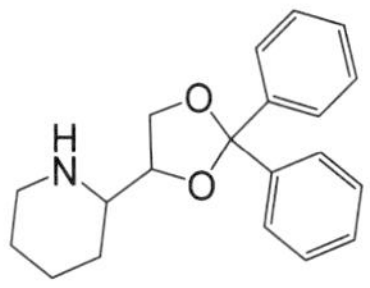

分子式和分子量 $C_{20}H_{23}NO_2$ 309.41

化学名 (+)-2-(2,2-Diphenyl-1,3-dioxolan-4-yl)piperidine

(+)-2-(2,2-二苯基-1,3-二氧杂环戊环-4-基)哌啶

CAS 登录号 4741-41-7; 631-06-1[盐酸盐]

INN list 13

药效分类 精神兴奋药，镇痛药

右苯丙胺

Dexamfetamine（*INN*）

化学结构式

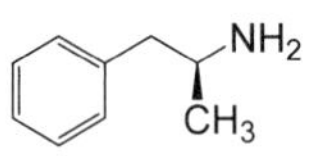

分子式和分子量 $C_9H_{13}N$ 135.21

化学名 (+)-*α*-Methylphenethylamine

(+)-*α*-甲基苯乙基胺

CAS 登录号 51-64-9

INN list 55

药效分类 精神兴奋药

右苄替米特

Dexetimide（*INN*）

化学结构式

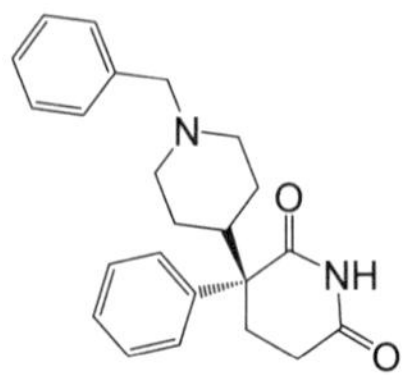

分子式和分子量 $C_{23}H_{26}N_2O_2$ 362.46

化学名 (+)-2-(1-Benzyl-4-piperidyl)-2-phenylglutarimide

(+)-2-(1-苄基-4-哌啶基)-2-苯基戊二酰亚胺

CAS 登录号 21888-98-2

INN list 25

药效分类 抗胆碱药

右表儿茶素

Dexepicatechin（*INN*）

化学结构式

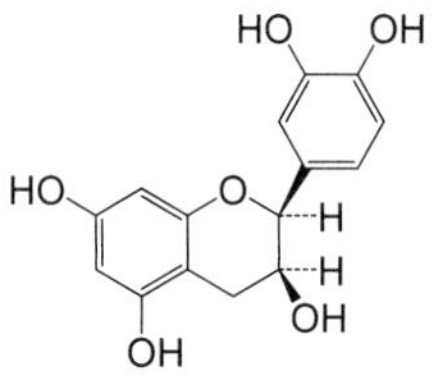

分子式和分子量 $C_{15}H_{14}O_6$ 290.27

化学名 (2*S*,3*S*)-2-(3,4-Dihydroxyphenyl)-3,4-dihydro-2*H*-1-benzopyran-3,5,7-triol

(2*S*,3*S*)-2-(3,4-二羟基苯基)-3,4-二氢-2*H*-1-苯并吡喃-3,5,7-三醇

CAS 登录号 25323-91-2

INN list 125

药效分类 抗氧剂

右丙昔丁烯

Dexproxibutene（*INN*）

化学结构式

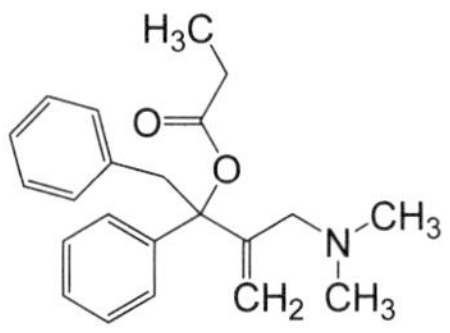

分子式和分子量 $C_{22}H_{27}NO_2$ 337.46

化学名 (+)-3-[(Dimethylamino)methyl]-1,2-diphenyl-3-buten-2-ol propionate(ester)

(+)-3-[(二甲氨基)甲基]-1,2-二苯基-3-丁烯-2-醇 丙酸酯

CAS 登录号 47419-52-3

INN list 27

药效分类 镇痛药

右丙氧芬

Dextropropoxyphene（*INN*）

化学结构式

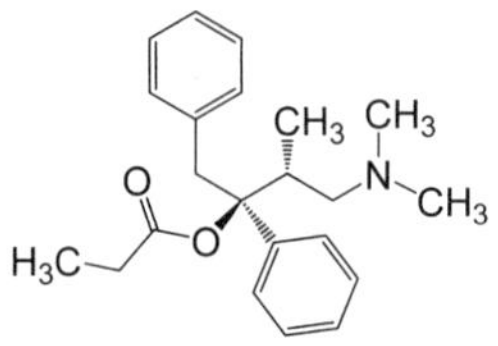

分子式和分子量 $C_{22}H_{29}NO_2$ 339.48

化学名 (1*S*,2*R*)-1-Benzyl-3-dimethylamino-2-methyl-1-phenylpropyl propionate

(1*S*,2*R*)-1-苄基-3-二甲氨基-2-甲基丙基丙酸酯

CAS 登录号 469-62-5; 1639-60-7 [盐酸盐]; 17140-78-2[萘磺酸盐]; 26570-10-5[萘磺酸单水合物]

INN list 7

药效分类 镇痛药

右布地奈德

Dexbudesonide（*INN*）

化学结构式

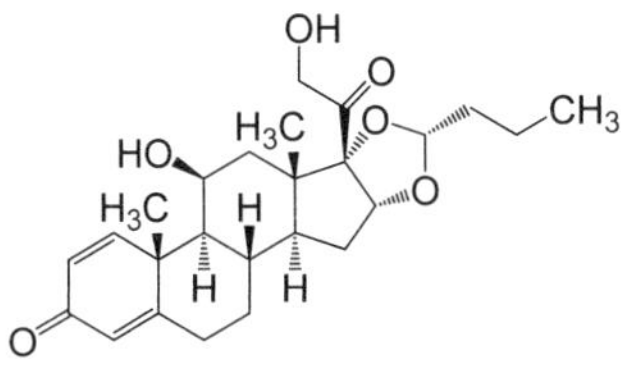

分子式和分子量 $C_{25}H_{34}O_6$ 430.53

化学名 (*R*)-11*β*,16*α*,17,21-Tetrahydroxypregna-1,4-diene-3,20-dione-16,17-acetal with butyraldehyde

丁醛(*R*)-11*β*,16*α*,17,21-四羟基孕甾-1,4-二烯-3,20-二酮-16,17-叉基缩醛

CAS 登录号 51372-29-3

INN list 80

药效分类 平喘药

右布洛芬

Dexibuprofen（*INN*）

化学结构式

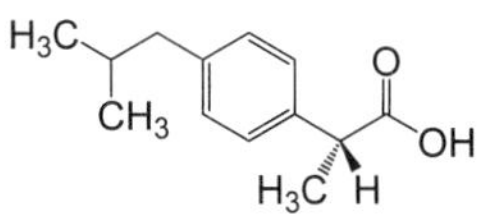

分子式和分子量 $C_{13}H_{18}O_2$ 206.28

化学名 (+)-(*S*)-*p*-Isobutylhydratropic acid

(+)-(*S*)-4-异丁氢化托品酸

CAS 登录号 51146-56-6

INN list 61

药效分类 抗炎镇痛药

右泛醇

Dexpanthenol（*INN*）

化学结构式

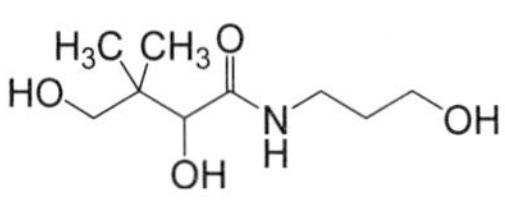

分子式和分子量 $C_9H_{19}NO_4$ 205.25

化学名 D-(+)-2,4-Dihydroxy-*N*-(3-hydroxypropyl)-3,3-dimethylbutylamide

D-(+)-2,4-二羟基-*N*-(3-羟丙基)-3,3-二甲基丁酰胺

CAS 登录号 81-13-0

INN list 11

药效分类 拟胆碱药

右非明

Dextrofemine（*INN*）

化学结构式

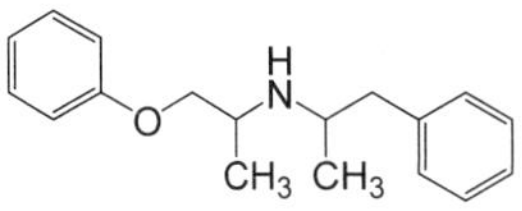

分子式和分子量 $C_{18}H_{23}NO$ 269.38

化学名 (+)-*α*-Methyl-*N*-(1-methyl-2-phenoxyethyl) phenethylmine

(+)-*α*-甲基-*N*-(1-甲基-2-苯氧乙基)苯乙胺

CAS 登录号 15687-08-8

INN list 16

药效分类 子宫解痉药

右非索泮

Dextofisopam（*INN*）

化学结构式

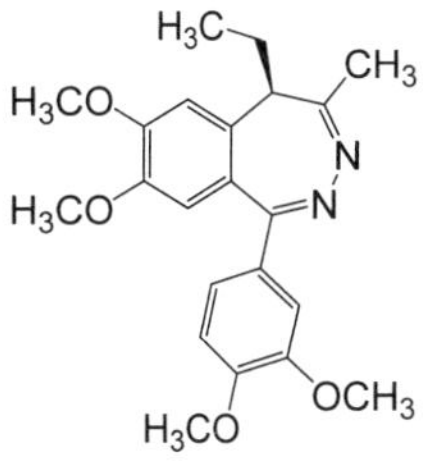

分子式和分子量 $C_{22}H_{26}N_2O_4$ 382.45

化学名 (+)-(5*R*)-1-(3,4-Dimethoxyphenyl)-5-ethyl-7,8-dimethoxy-4-methyl-5*H*-2,3-benzodiazepine

(+)-(5*R*)-1-(3,4-二甲氧基苯基)-5-乙基-7,8-二甲氧基-4-甲基-5*H*-2,3-苯二氮䓬

CAS 登录号 82059-50-5

INN list 90

药效分类 抗焦虑药

右啡烷

Dextrorphan（*INN*）

化学结构式

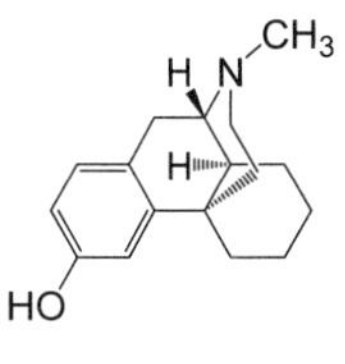

分子式和分子量 $C_{17}H_{23}NO$ 257.38

化学名 17-Methyl-9*α*,13*α*,14*α*-morphinan-3-ol

17-甲基-9*α*,13*α*,14*α*-吗啡喃-3-醇

CAS 登录号 125-73-5; 69376-27-8[盐酸盐]

INN list 1

药效分类 镇咳药

右芬氟拉明

Dexfenfluramine（*INN*）

化学结构式

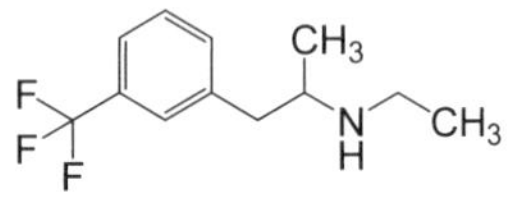

分子式和分子量 $C_{12}H_{16}F_3N$ 231.26

化学名 (+)-(*S*)-*N*-Ethyl-*α*-methyl-*m*-(trifluoromethyl)phenethylamine

(+)-(*S*)-*N*-乙基-*α*-甲基-3-(三氟甲基)苯乙胺

CAS 登录号 3239-44-9 ; 3239-45-0[盐酸盐]

INN list 54

药效分类 食欲抑制药

右甲状宁

Detrothyronine（*INN*）

化学结构式

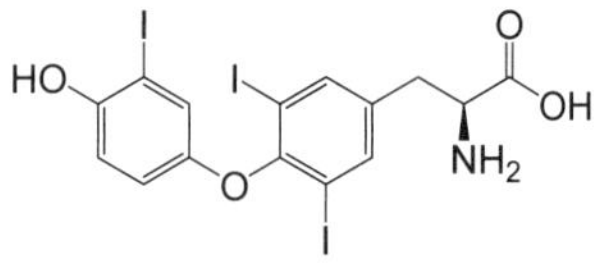

分子式和分子量 $C_{15}H_{12}I_3NO_4$ 650.97

化学名 D-3-[4-(4-Hydroxy-3-iocophenoxy)-3,5-diiodophenyl]alanine

D-3-[4-(4-羟基-3-碘代苯氧基)-3,5-二碘苯基]丙氨酸

CAS 登录号 5714-08-9

INN list 11

药效分类 甲状腺激素类药

右甲状腺素

Dextrothyroxine（*INN*）

化学结构式

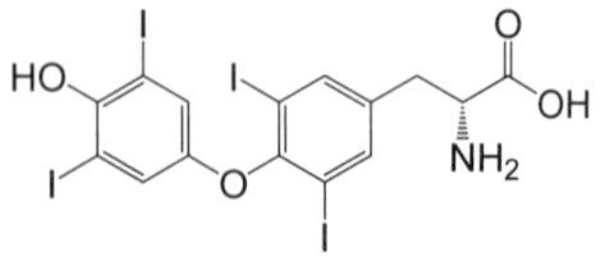

分子式和分子量 $C_{15}H_{11}I_4NO_4$ 776.87

化学名 (2*R*)-2-Amino-3-[4-(4-hydroxy-3,5-diiodophenoxy)-3,5-diiodophenyl]propanoic acid

(2*R*)-2-氨基-3-[4-(4-羟基-3,5-二碘苯氧基)-3,5-二碘苯基]丙酸

CAS 登录号 51-49-0; 7054-08-2[钠盐水合物]; 137-53-1[钠盐]

INN list 12

药效分类 降血脂药

ATC 分类 C10AX01

右卡多曲

Dexecadotril（*INN*）

化学结构式

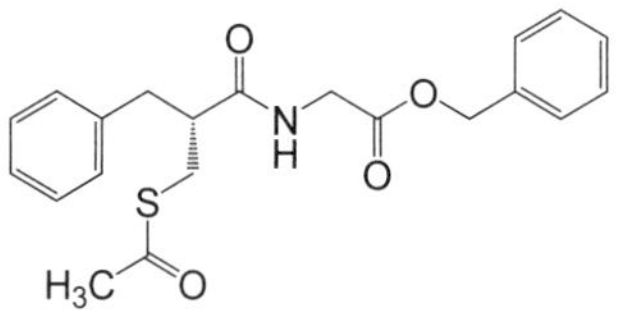

分子式和分子量 $C_{21}H_{23}NO_4S$ 385.48

化学名 Benzyl 2-[[(2*R*)-2-(acetylsulfanylmethyl)-3-phenylpropanoyl]amino]acetate

苄基 2-[[(2*R*)-2-(乙酰硫基甲基)-3-苯基丙酰基]氨基]乙酸酯

CAS 登录号 112573-72-5

INN list 73

药效分类 止泻药

右兰索拉唑

Dexlansoprazole（*INN*）

化学结构式

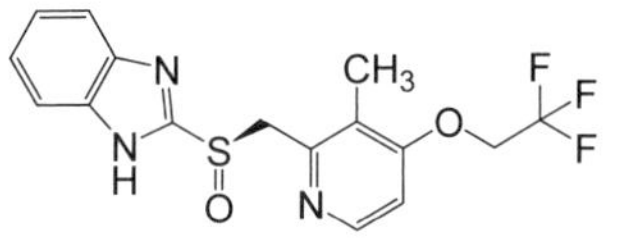

分子式和分子量 $C_{16}H_{14}F_3N_3O_2S$ 369.36

化学名 (+)-2-[(*R*)-[[3-Methyl-4-(2,2,2-trifluoroethoxy)pyrdin-2-yl]methyl]sulfinyl]-1*H*-benzimidazole

(+)-2-[(*R*)-[[3-甲基-4-(2,2,2-三氟乙氧基)吡啶-2-基]甲基]亚磺酰基]-1*H*-苯并咪唑

CAS 登录号 138530-94-6

INN list 93

药效分类 抗溃疡药

右雷佐生

Dexrazoxane（*INN*）

化学结构式

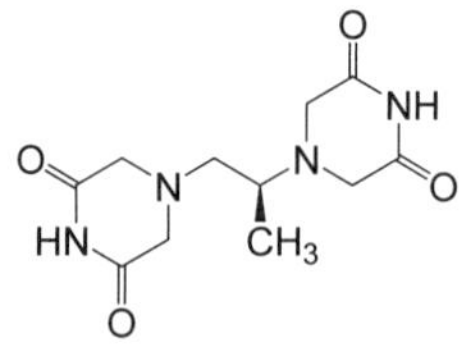

分子式和分子量 $C_{11}H_{16}N_4O_4$ 268.27

化学名 4-[(2*S*)-2-(3,5-dioxopiperazin-1-yl)propyl]piperazine-2,6-dione

4-[(2*S*)-2-(3,5-二氧代哌嗪-1-基)丙基]哌嗪-2,6-二酮

CAS 登录号 24584-09-6

INN list 62

药效分类 心脏保护药

右磷丝氨酸

Dexfosfoserine（*INN*）

化学结构式

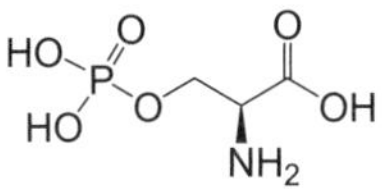

分子式和分子量 $C_3H_8NO_6P$ 185.07

化学名 (+)-L-Serine dihydrogen phosphate(ester)

(+)-L-丝氨酸二氢磷酸酯(酯)

CAS 登录号 407-41-0

INN list 68

药效分类 促智药

右硫普罗宁

Dextiopronin（*INN*）

化学结构式

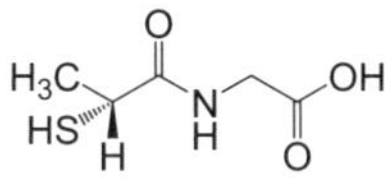

分子式和分子量 $C_5H_9NO_3S$ 163.19

化学名 *N*-[(*R*)-2-Mercaptopropionyl]glycine

N-[(*R*)-2-巯丙酰]甘氨酸

CAS 登录号 29335-92-0

INN list 79

药效分类 抗炎药

右氯苯那敏

Dexchlorpheniramine（*INN*）

化学结构式

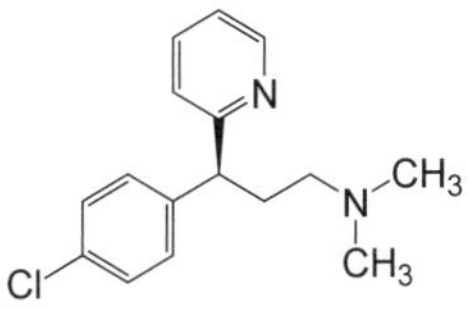

分子式和分子量 $C_{16}H_{19}ClN_2$ 274.79

化学名 (+)-2-[*p*-Chloro-*α*-[2-(dimethylamino)ethyl]benzyl]pyridine

(+)-2-[4-氯-*α*-[2-(二甲氨基)乙基]苄基]吡啶

CAS 登录号 25523-97-1；2438-32-6[马来酸盐]

INN list 10

药效分类 抗组胺药

右氯谷胺

Dexloxiglumide（*INN*）

分子式和分子量 $C_{21}H_{30}Cl_2N_2O_5$ 461.38

化学结构式

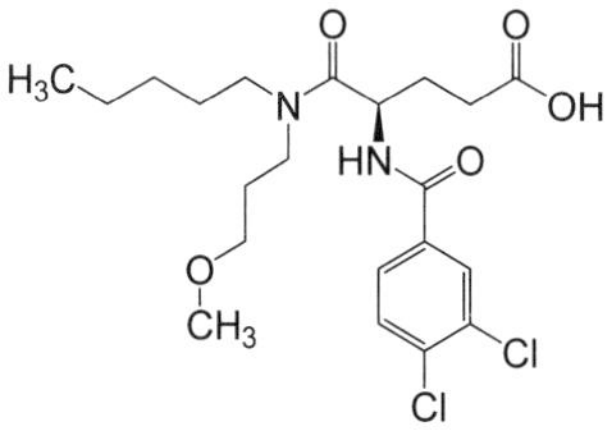

化学名 (*R*)-4-(3,4-Dichlorobenzamido)-*N*-(3-methoxypropyl)-*N*-pentylgluraramic acid

(*R*)-4-(3,4-二氯苯甲酰氨基)-*N*-(3-甲氧丙基)-*N*-戊基戊酰胺酸

CAS 登录号 119817-90-2

INN list 65

药效分类 缩胆囊素受体拮抗药

右洛非西定

Dexlofexidine（*INN*）

化学结构式

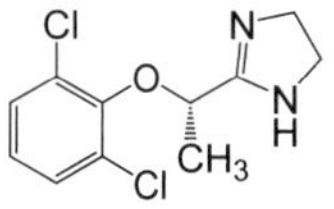

分子式和分子量 $C_{11}H_{12}Cl_2N_2O$ 259.13

化学名 (+)-(*S*)-2-[1-(2,6-Dichlorophenoxy)ethyl]-2-imidazoline

(+)-(*S*)-2-[1-(2,6-二氯苯氧基)乙基]-2-咪唑啉

CAS 登录号 81447-79-2

INN list 48

药效分类 抗高血压药

右吗拉胺

Dextromoramide（*INN*）

化学结构式

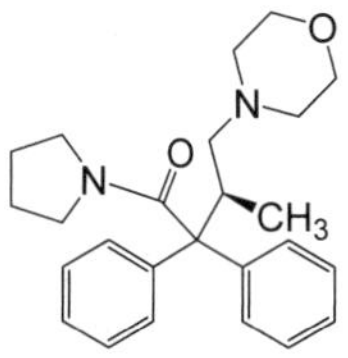

分子式和分子量 $C_{25}H_{32}N_2O_2$ 392.54

化学名 (+)-4-[2-Methyl-4-oxo-3,3-diphenyl-4-(1-pyrrolidinyl)buty]morpholine

(+)-4-[2-甲基-4-氧代-3,3-二苯基-4-(1-吡咯烷)丁基]吗啉

CAS 登录号 357-56-2；2922-44-3[酒石酸盐]

INN list 6

药效分类 镇痛药

右美卡拉明

Dexmecamylamine（*INN*）

分子式和分子量 $C_{11}H_{21}N$ 167.29

化学结构式

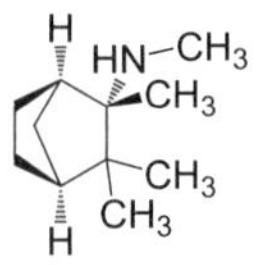

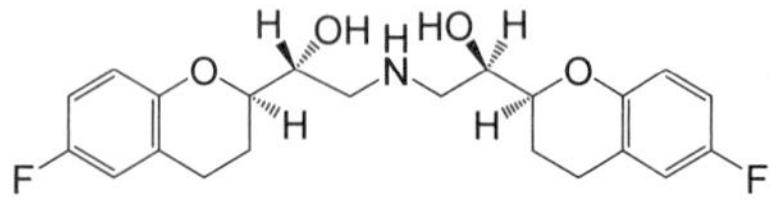

分子式和分子量 $C_{22}H_{25}F_2NO_4$ 405.44

化学名 (1*R*,2*S*,4*S*)-*N*,2,3,3-Tetramethylbicyclo[2.2.1]heptan-2-amine

(1*R*,2*S*,4*S*)-*N*,2,3,3-四甲基双环[2.2.1]己烷-2-胺

CAS 登录号 107538-05-6

INN list 106

药效分类 抗抑郁药

右美沙芬

Dextromethorphan（*INN*）

化学结构式

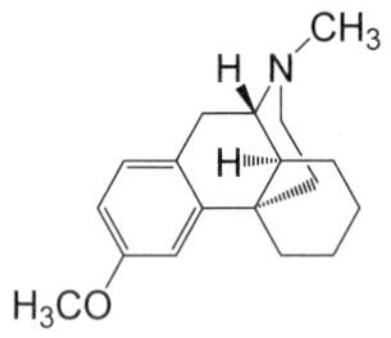

分子式和分子量 $C_{18}H_{25}NO$ 271.40

化学名 3-Methoxy-17-methyl-9*α*,13*α*,14*α*-morphinan

3-甲氧基-17-甲基-9*α*,13*α*,14*α*-吗啡喃

CAS 登录号 125-71-3; 6700-34-1[氢溴酸水合物]; 125-69-9[氢溴酸盐]

INN list 1

药效分类 镇咳药

右美托咪定

Dexmedetomidine（*INN*）

化学结构式

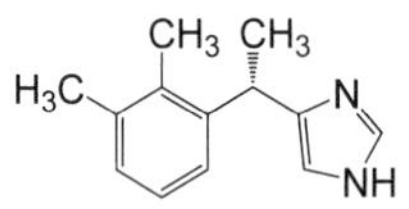

分子式和分子量 $C_{13}H_{16}N_2$ 200.28

化学名 (4)-[(*S*)-*α*,2,3-Trimethylbenzyl]imidazole

(4)-[(*S*)-*α*,2,3-三甲基苄基]咪唑

CAS 登录号 113775-47-6

INN list 59

药效分类 安定药

右奈必洛尔

Dexnebivolol（*INN*）

化学结构式

化学名 (1*R*)-2-([(2*R*)-2-[(2*S*)-6-Fluoro-3,4-dihydro-2*H*-chromen-2-yl]-2-hydroxyethyl]amino)-1-[(2*R*)-6-fluoro-3,4-dihydro-2*H*-chromen-2-yl]ethanol

(1*R*)-2-[[(2*R*)-2-[(2*S*)-6-氟-3,4-二氢-2*H*-色烯-2-基]-2-羟乙基]氨基]-1-[(2*R*)-6-氟-3,4-二氢-2*H*-色烯-2-基]乙醇

CAS 登录号 118457-15-1

INN list 98

药效分类 β 受体拮抗药

右萘苯诺酮

Dexnafenodone（*INN*）

化学结构式

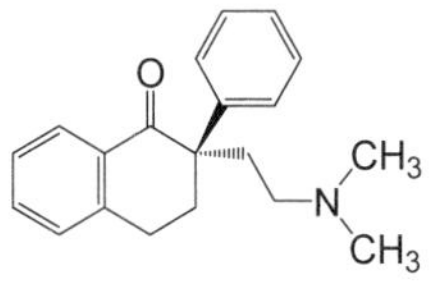

分子式和分子量 $C_{20}H_{23}NO$ 293.40

化学名 (+)-(*S*)-2-[2-(Dimethylamino)ethyl]-3,4-dihydro-2-phenyl-1(2*H*)-naphthalenone

(+)-(*S*)-2-[2-(二甲氨基)乙基]-3,4-二氢-2-苯基-1(2*H*)-萘酮

CAS 登录号 92629-87-3

INN list 65

药效分类 抗抑郁药

右尼古地平

Dexniguldipine（*INN*）

化学结构式

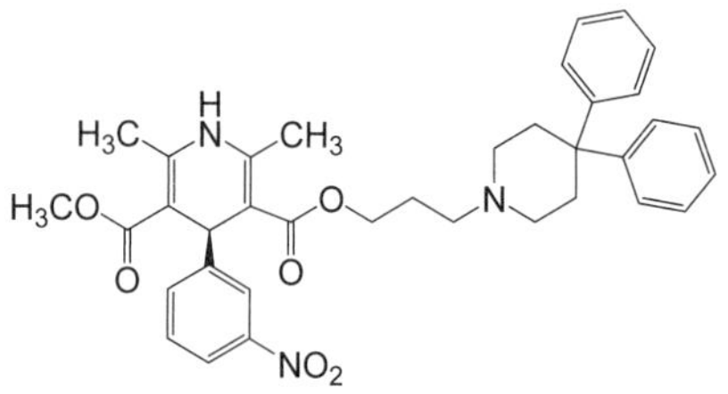

分子式和分子量 $C_{36}H_{39}N_3O_6$ 609.71

化学名 (+)-(*R*)-3-(4,4-Diphenylpiperidino)propylmethyl1,4-dihydro-2,6-dimethyl-4-(*m*-nitrophenyl)-3,5-pyridinedicarboxylate

(+)-(*R*)-3-(4,4-二苯基哌啶)丙基甲基-1,4-二氢-2,6-甲基-4-(3-硝基苯基)-3,5-吡啶羧酸二酯

CAS 登录号 120054-86-6

INN list 67

药效分类 抗肿瘤药，钙通道阻滞药

右哌甲酯

Dexmethylphenidate（*INN*）

分子式和分子量 $C_{14}H_{19}NO_2$ 233.31

化学结构式

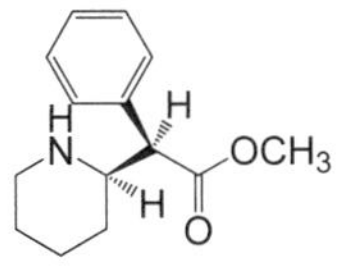

化学名 Methyl (2*R*)-phenyl-[(2*R*)-piperidin-2-yl]acetate

甲基 (2*R*)-苯基-[(2*R*)-哌啶-2-基]乙酸酯

CAS 登录号 40431-64-9; 19262-68-1[盐酸盐]

INN list 88

药效分类 精神兴奋药

右培美酸

Dexpemedolac（*INN*）

化学结构式

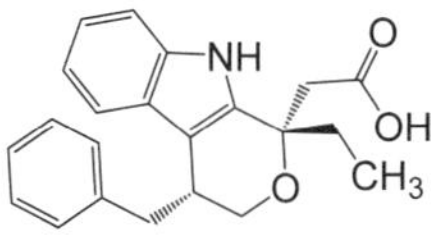

分子式和分子量 $C_{22}H_{23}NO_3$ 349.42

化学名 (1*S*,4*R*)-4-Benzyl-1-ethyl-1,3,4,9-tetrahydropyrano[3,4-*b*]indole-1-acetic acid

(1*S*,4*R*)-4-苄基-1-乙基-1,3,4,9-四氢吡喃并[3,4-*b*]吲哚-1-乙酸

CAS 登录号 114030-44-3

INN list 71

药效分类 镇痛药

右普拉克索

Dexpramipexole（*INN*）

化学结构式

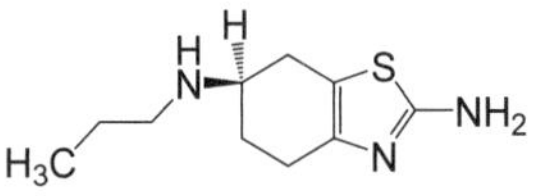

分子式和分子量 $C_{10}H_{17}N_3S$ 211.33

化学名 (6*R*)-N^6-Propyl-4,5,6,7-tetrahydro-1,3-benzothiazole-2,6-diamine

(6*R*)-N^6-丙基-4,5,6,7-四氢-1,3-苯并噻唑-2,6-二胺

CAS 登录号 104632-28-2

INN list 103

药效分类 抗氧剂

右普萘洛尔

Dexpropranolol（*INN*）

化学结构式

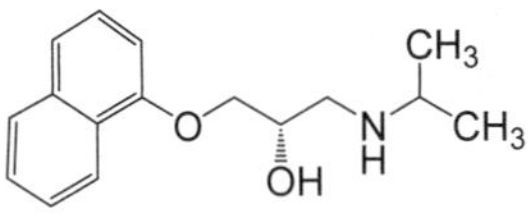

分子式和分子量 $C_{16}H_{21}NO_2$ 259.35

化学名 (+)-1-(Isopropylamino)-3-(1-naphthyloxy)-2-propanol

(+)-1-(异丙氨基)-3-(1-萘氧基)-2-丙醇

CAS 登录号 5051-22-9; 13071-11-9[盐酸盐]

INN list 21

药效分类 β 受体拮抗药

右索他洛尔

Dexsotalol（*INN*）

化学结构式

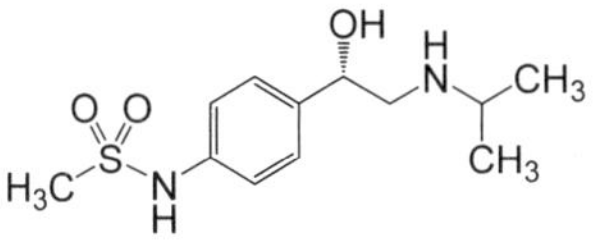

分子式和分子量 $C_{12}H_{20}N_2O_3S$ 272.36

化学名 (+)-(*S*)-4'-[1-Hydroxy-2-(isopropylamino)ethyl]methanesulfonanilide

(+)-(*S*)-4'-[1-羟基-2-(异丙氨基)乙基]甲基磺酰苯胺

CAS 登录号 30236-32-9; 4549-94-4[盐酸盐]

INN list 74

药效分类 α,β 受体拮抗药，抗心律失常药

右替利定

Dextilidine（*INN*）

化学结构式

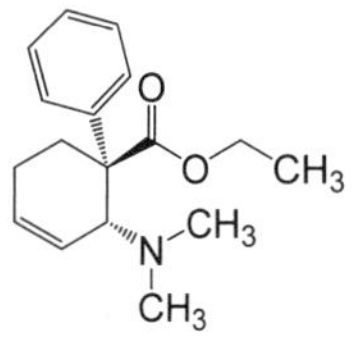

分子式和分子量 $C_{17}H_{23}NO_2$ 273.37

化学名 Ethyl(+)-*trans*-2-(dimethylamino)-1-phenyl-3-cyclohexene-1-carboxylate

乙基 (+)-反-2-(二甲氨基)-1-苯基-3-环己烯-1-羧酸酯

CAS 登录号 32447-90-8

INN list 30

药效分类 镇痛药

右酮洛芬

Dexketoprofen（*INN*）

化学结构式

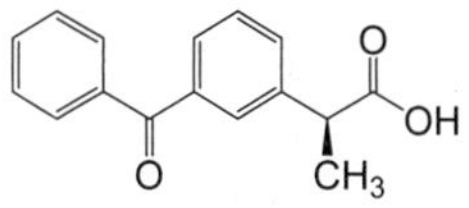

分子式和分子量 $C_{16}H_{14}O_3$ 254.28

化学名 (+)-(*S*)-*m*-benzoylhydratropic acid

(+)-(*S*)-3-苯甲酰氢化托品酸

CAS 登录号　22161-81-5

INN list　70

药效分类　抗炎镇痛药

右维拉帕米

Dexverapamil（*INN*）

化学结构式

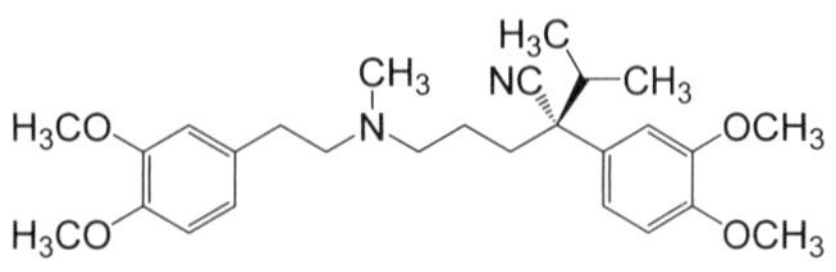

分子式和分子量　$C_{27}H_{38}N_2O_4$　454.60

化学名　(+)-(*R*)-5-[(3,4-Dimethoxyphenethyl)methylamino]-2-(3,4-dimethoxyphenyl)-2-isopropylvaleronitrile

(+)-(*R*)-5-[(3,4-二甲氧基苯乙基)甲基氨基]-2-(3,4-二甲氧基苯基)-2-异丙基戊腈

CAS 登录号　38321-02-7

INN list　65

药效分类　冠脉扩张药

右溴苯那敏

Dexbrompheniramine（*INN*）

化学结构式

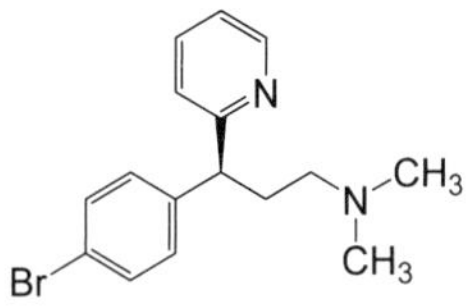

分子式和分子量　$C_{16}H_{19}BrN_2$　319.25

化学名　(+)-2-[*p*-Bromo-*α*-[2-(dimethylamino)ethyl]benzyl]pyridine

(+)-2-[4-溴-*α*-[2-(二甲氨基)乙基]苄基]吡啶

CAS 登录号　132-21-8; 2391-03-9[马来酸盐]

INN list　10

药效分类　抗组胺药

右旋咪唑

Dexamisole（*INN*）

化学结构式

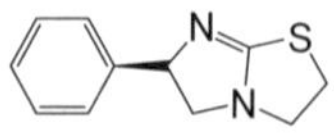

分子式和分子量　$C_{11}H_{12}N_2S$　204.29

化学名　(+)-2,3,5,6-Tetrahydro-6-phenylimidazo[2,1-*b*]thiazole

(+)-2,3,5,6-四氢-6-苯基咪唑并[2,1-*b*]噻唑

CAS 登录号　14769-74-5

INN list　31

药效分类　抗抑郁药

右旋糖酐

Dextran（*INN*）

化学结构式

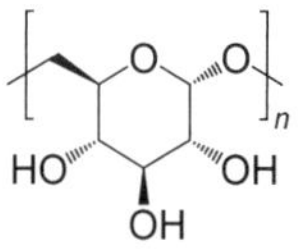

分子式和分子量　$[C_6H_{10}O_5]_n$

右旋糖酐 40 (Dextran 40)：平均分子量在 35000 ~ 40000

右旋糖酐 70 (Dextran 70)：平均分子量在 63000 ~ 77000

右旋糖酐 75 (Dextran 75)：平均分子量在 75000 左右

化学名　Dextrans

右旋糖酐

CAS 登录号　9004-54-0

INN list　16

药效分类　血容量补充药

右旋糖酐铁

Iron Dextran

分子式　$[C_6H_{10}O_3]_n[Fe(OH)_3]_m$

CAS 登录号　9004-66-4

药效分类　抗贫血药

右依法克生

Dexefaroxan（*INN*）

化学结构式

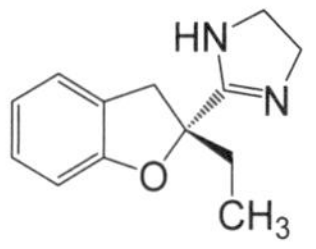

分子式和分子量　$C_{13}H_{16}N_2O$　216.28

化学名　(+)-(*R*)-2-(2-Ethyl-2,3-dihydro-2-benzofuranyl)-2-imidazoline

(+)-(*R*)-2-(2-乙基-2,3-二氢-2-苯并呋喃)-2-咪唑啉

CAS 登录号　143249-88-1

INN list　76

药效分类　$α_2$ 受体拮抗药

右异美汀

Dexisometheptene（*INN*）

化学结构式

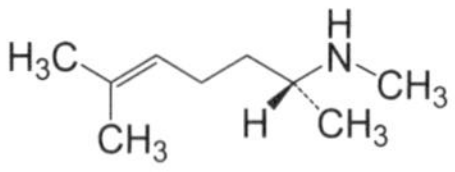

分子式和分子量　$C_9H_{19}N$　141.26

化学名　(2*R*)-*N*,6-dimethylhept-5-en-2-amine

(2*R*)-*N*,6-二甲基庚-5-烯-2-胺

CAS 登录号　1620401-56-0

INN list　115

药效分类 抗偏头痛药

右吲哚洛芬

Dexindoprofen（*INN*）

化学结构式

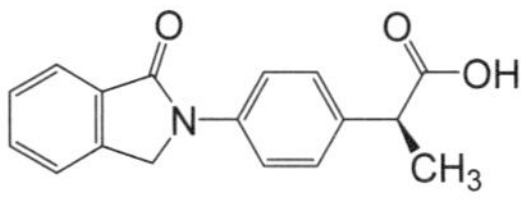

分子式和分子量 $C_{17}H_{15}NO_3$ 281.31

化学名 (+)-(*S*)-*p*-(1-oxo-2-*iso*-indolinyl)hydratropic acid

(+)-(*S*)-4-(1-氧代-2-异吲哚啉基)氢化托品酸

CAS 登录号 53086-13-8

INN list 49

药效分类 抗炎镇痛药

鱼肝油酸钠

Sodium Morrhuate（*INN*）

CAS 登录号 8031-09-2

INN list 1

药效分类 硬化药

鱼石脂

Ichthammol（*INN*）

化学名 Ichthammol

鱼石脂

CAS 登录号 8029-68-3

INN list 1

药效分类 外科用药

育亨宾

Yohimbine

化学结构式

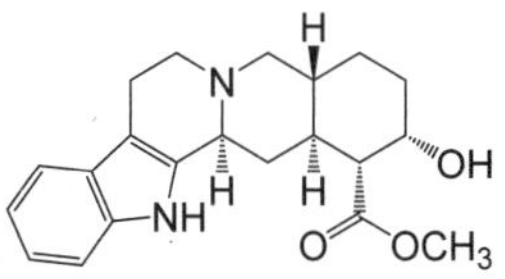

分子式和分子量 $C_{21}H_{26}N_2O_3$ 354.45

化学名 Methyl 17*α*-hydroxy-20-*α*-yohimban-16-*β*-carboxylic acid ester

甲基 17*α*-羟基-20-*α*-育亨烷-16-*β*-羧酸酯

CAS 登录号 522-87-2; 65-19-0[盐酸盐]

药效分类 α 受体拮抗药

愈创茶碱

Guaifylline（*INN*）

分子式和分子量 $C_7H_8N_4O_2 \cdot C_{10}H_{14}O_4$ 378.38

化学结构式

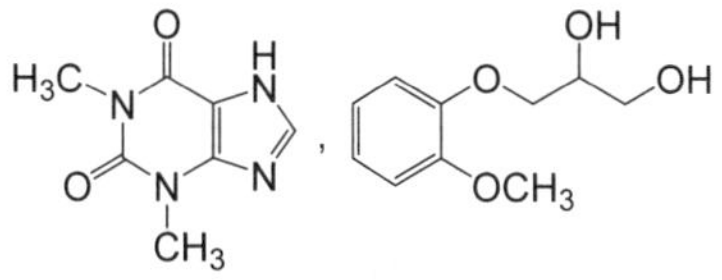

药物描述 Theophylline compound with 3-(*o*-methoxyphenoxy)-1,2-propanediol

茶碱与 3-(2-甲氧基苯氧基)-1,2-丙二醇的混合物

CAS 登录号 5634-38-8

INN list 16

药效分类 支气管扩张药，祛痰药

愈创甘油醚

Guaifenesin（*INN*）

化学结构式

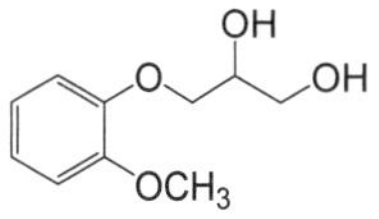

分子式和分子量 $C_{10}H_{14}O_4$ 198.22

化学名 (±)-3-(*o*-Methoxyphenoxy)-1,2-propanediol

(±)-3-(2-甲氧基苯氧基)-1,2-丙二醇

CAS 登录号 93-14-1

INN list 25

药效分类 祛痰镇咳药

愈创木酚

Guaiacol

化学结构式

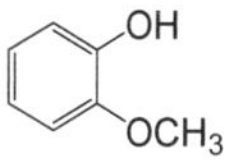

分子式和分子量 $C_7H_8O_2$ 124.14

化学名 2-Methoxyphenol

2-甲氧基苯酚

CAS 登录号 90-05-1

药效分类 祛痰药，镇咳药

愈创木酚磺酸钾

Sulfogaiacol（*INN*）

化学结构式

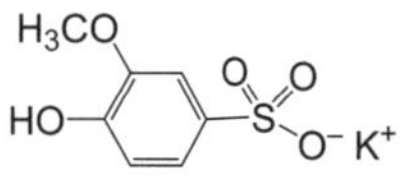

分子式和分子量 $C_7H_7KO_5S$ 258.33

化学名 Potassium 4-hydroxy-3-methoxybenzenesulfonate

4-羟基-3-甲氧基苯磺酸钾

CAS 登录号 1321-14-8; 78247-49-1[半水合物]

INN list 1
药效分类 祛痰药

愈创木酚碳酸酯

Guaiacol Carbonate（*INN*）

化学结构式

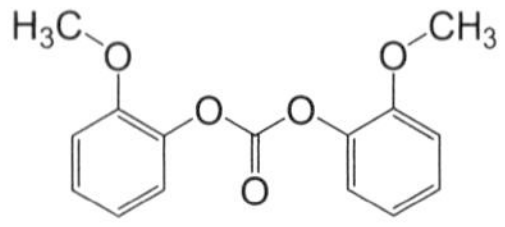

分子式和分子量 $C_{15}H_{14}O_5$ 274.27
化学名 Carbonic acid bis(2-methyoxyphenyl) ester
双(2-甲氧苯基)碳酸酯
CAS 登录号 553-17-3
药效分类 祛痰药，镇咳药

愈创哌特

Guaiapate（*INN*）

化学结构式

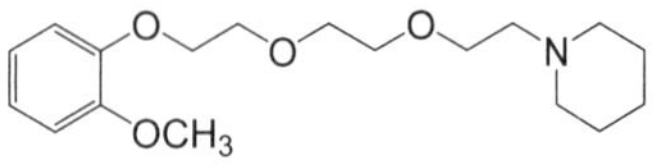

分子式和分子量 $C_{18}H_{29}NO_4$ 323.43
化学名 1-[2-[2-[2-(*o*-Methoxyphenoxy)ethoxy]ethoxy]ethyl] piperidine
1-[2-[2-[2-(2-甲氧基苯氧基)乙氧基]乙氧基]乙基]哌啶
CAS 登录号 852-42-6
INN list 16
药效分类 祛痰镇咳药

愈创司坦

Guaisteine（*INN*）

化学结构式

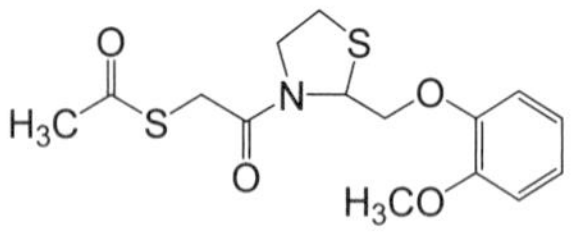

分子式和分子量 $C_{15}H_{19}NO_4S_2$ 341.45
化学名 *S*-[2-[2-[(2-methoxyphenoxy)methyl]-1,3-thiazolidin-3-yl]-2-oxoethyl] ethanethioate
S-[2-[2-[(2-甲氧基苯氧基)甲基]-1,3-噻唑烷-3-基]-2-氧代乙基]硫代乙酸酯
CAS 登录号 103181-72-2
INN list 57
药效分类 黏液溶解药

愈创他明

Guaiactamine（*INN*）

分子式和分子量 $C_{13}H_{21}NO_2$ 223.31

化学结构式

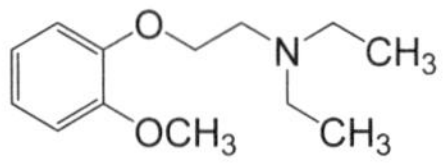

化学名 2-(*o*-Methoxyphenoxy)triethylamine
2-(2-甲氧基苯氧基)三乙基胺
CAS 登录号 15687-23-7
INN list 16
药效分类 解痉药

原黄素

Proflavine（*INN*）

化学结构式

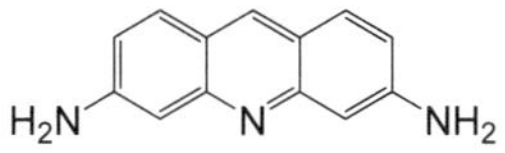

分子式和分子量 $C_{13}H_{11}N_3$ 209.25
化学名 3,6-Diaminoacridinium chloride
氯化 3,6-二氨基吖啶鎓
CAS 登录号 92-62-6; 531-73-7[盐酸盐]
INN list 1
药效分类 消毒防腐药

月桂胍

Lauroguadine（*INN*）

化学结构式

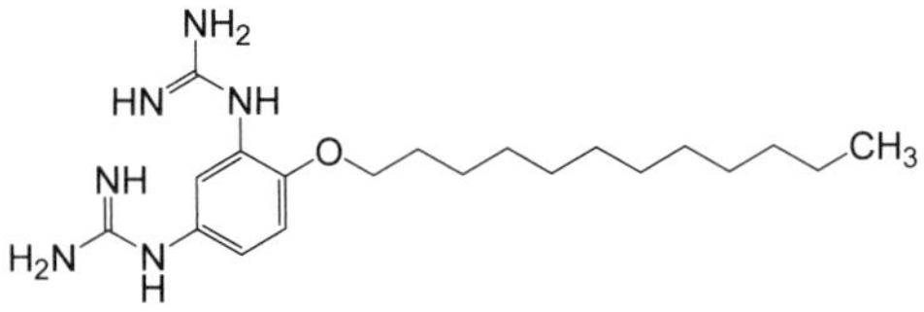

分子式和分子量 $C_{20}H_{36}N_6O$ 376.54
化学名 1,1'-[4-(Dodecyloxy)-*m*-phenylene]diguanidine
1,1'-[4-(十二烷氧基)-3-亚苯基]二胍
CAS 登录号 135-43-3
INN list 29
药效分类 抗滴虫药，消毒防腐药

孕二烯酮

Gestodene（*INN*）

化学结构式

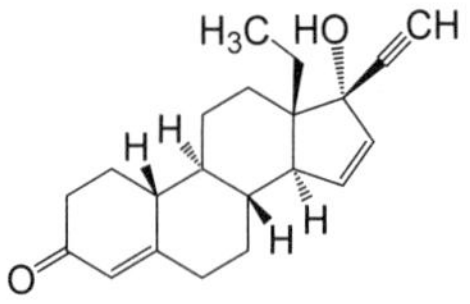

分子式和分子量 $C_{21}H_{26}O_2$ 310.43
化学名 13-Ethyl-17-hydroxy-18,19-dinor-17*α*-pregna-4,15-dien-20-yn-3-one

13-乙基-17-羟基-18,19-二去甲基-17*α*-孕甾-4,15-二烯-20-烯-3-酮

CAS 登录号　60282-87-3

INN list　37

药效分类　孕激素类药

孕氯酮

Gestaclone（*INN*）

化学结构式

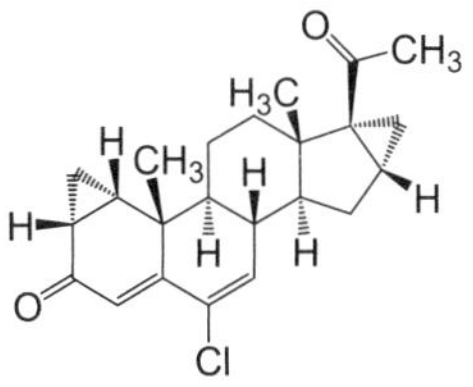

分子式和分子量　$C_{23}H_{27}ClO_2$　370.91

化学名　17*β*-Acetyl-6-chloro-1*β*,1*α*,2*β*,8*β*,9*α*,10,11,12,13,14*α*,15,16*β*,16*α*,17-tetradecahydro-10*β*,13*β*-dimethyl-3*H*-dicyclopropa[1,2:16,17]cyclopenta[*a*]-phenanthren-3-one

17*β*-乙酰基-6-氯-1*β*,1*α*,2*β*,8*β*,9*α*,10,11,12,13,14*α*,15,16*β*,16*α*,17-十四氢-10*β*,13*β*-二甲基-3*H*-双环丙熳并[1,2:16,17]环戊熳并[*a*]菲-3-酮

CAS 登录号　19291-69-1

INN list　23

药效分类　孕激素类药

孕诺酮

Gestonorone（*INN*）

化学结构式

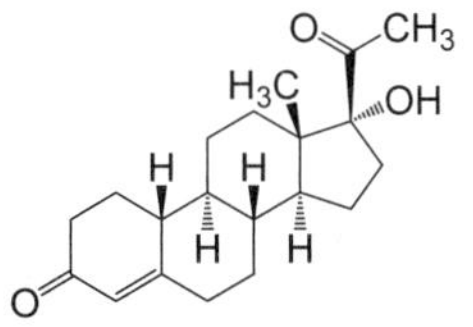

分子式和分子量　$C_{20}H_{28}O_3$　316.44

化学名　17-Hydroxy-19-norpregn-4-ene-3,20-dione

17-羟基-19-去甲孕甾-4-烯-3,20-二酮

CAS 登录号　2137-18-0；1253-28-7[己酸孕诺酮]

INN list　16

药效分类　孕激素类药

孕三烯酮

Gestrinone（*INN*）

化学结构式

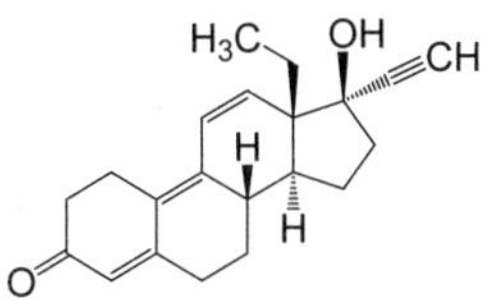

分子式和分子量　$C_{21}H_{24}O_2$　308.41

化学名　13-Ethyl-17-hydroxy-18,19-dinor-17*α*-pregna-4,9,11-trien-20-yn-3-one

13-乙基-17-羟基-18,19-二去甲基-17*α*-孕甾-4,9,11–三烯-20-炔-3-酮

CAS 登录号　16320-04-0；40542-65-2[取代物]

INN list　39

药效分类　孕激素类药

孕他烯醇

Gestadienol（*INN*）

化学结构式

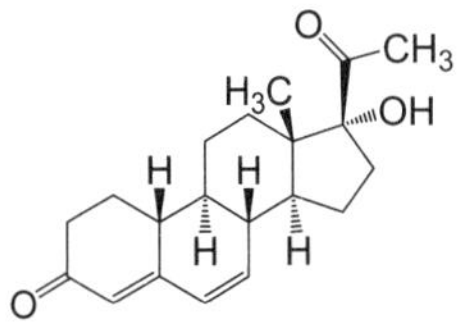

分子式和分子量　$C_{20}H_{26}O_3$　314.42

化学名　17-Hydroxy-19-norpregna-4,6-diene-3,20-dione

17-羟基-19-去甲孕甾-4,6-二烯-3,20-二酮

CAS 登录号　58769-17-8

INN list　22

药效分类　孕激素类药

孕烯诺龙

Pregnenolone（*INN*）

化学结构式

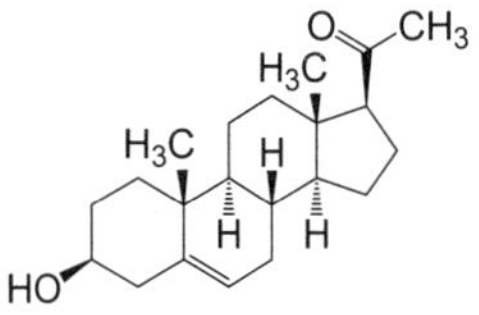

分子式和分子量　$C_{21}H_{32}O_2$　316.48

化学名　3*β*-Hydroxypregn-5-en-20-one

3*β*-羟基孕甾-5-烯-20-酮

CAS 登录号　145-13-1；4598-67-8[3*β*-琥珀酸酯]

INN list　1

药效分类　肾上腺皮质激素类药

甾伐地尔

Stevaladil（*INN*）

化学结构式

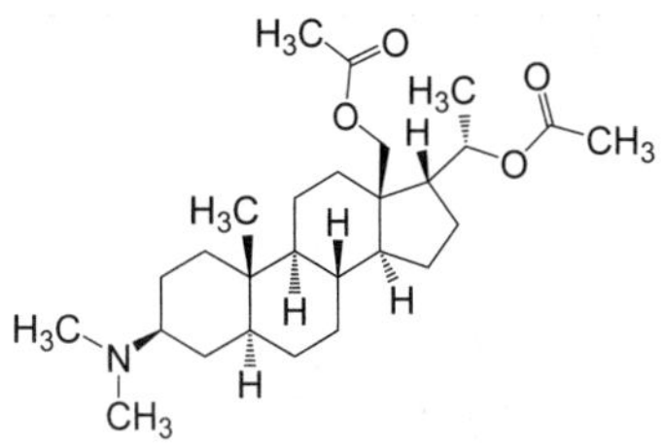

分子式和分子量　$C_{27}H_{45}NO_4$　447.65

化学名 3*β*-(Dimethylamino)-5*α*-pregnane-18,20*α*-diol diacetate (ester)

3*β*-(二甲氨基)-5*α*-孕甾-18,20*α*-二醇 二乙酸酯

CAS 登录号 6535-03-1

INN list 34

药效分类 血管扩张药

赞托米司特

Zatolmilast（*INN*）

化学结构式

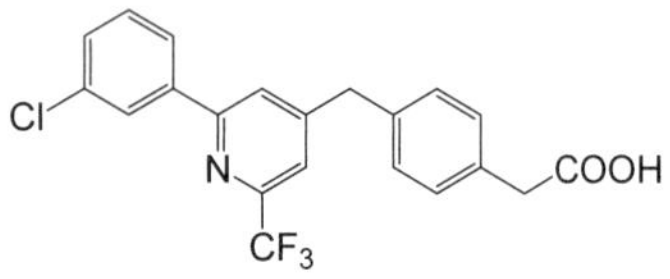

分子式和分子量 $C_{21}H_{15}ClF_3NO_2$ 405.80

化学名 (4-{[2-(3-Chlorophenyl)-6-(trifluoromethyl)pyridin-4-yl]methyl}phenyl)acetic acid

(4-{[2-(3-氯苯基)-6-(三氟甲基)吡啶-4-基]甲基}苯基)乙酸

CAS 登录号 1606974-33-7

INN list 123

药效分类 磷酸二酯酶Ⅳ抑制药

泽布替尼

Zanubrutinib（*INN*）

化学结构式

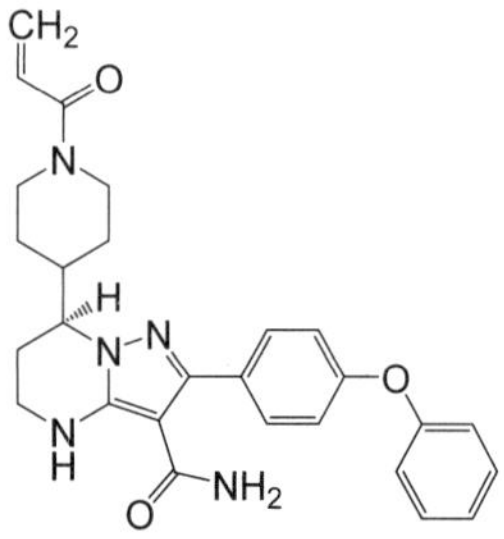

分子式和分子量 $C_{27}H_{29}N_5O_3$ 471.56

化学名 (7*S*)-2-(4-Phenoxyphenyl)-7-[1-(prop-2-enoyl)piperidin-4-yl]-4,5,6,7-tetrahydropyrazolo[1,5-*a*]pyrimidine-3-carboxamide

(7*S*)-2-(4-苯氧基苯基)-7-[1-(丙-2-烯酰基)哌啶-4-基]-4,5,6,7-四氢吡唑并[1,5-*a*]嘧啶-3-甲酰胺

CAS 登录号 1691249-45-2

INN list 117

药效分类 抗肿瘤药

泽格瑞廷

Zegocractin（*INN*）

化学结构式

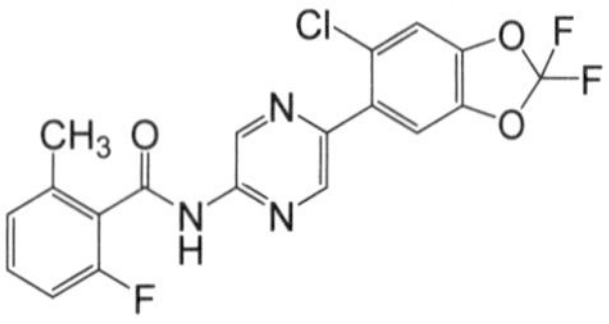

分子式和分子量 $C_{19}H_{11}ClF_3N_3O_3$ 417.80

化学名 *N*-[5-(6-Chloro-2,2-difluoro-2*H*-1,3-benzodioxol-5-yl)pyrazin-2-yl]-2-fluoro-6-methylbenzamide

N-[5-(6-氯-2,2-二氟-2*H*-1,3-苯并二氧戊环-5-基)吡嗪-2-基]-2-氟-6-甲基苯甲酰胺

CAS 登录号 1713240-67-5

INN list 125

药效分类 免疫调制药

泽可莫德

Zectivimod（*INN*）

化学结构式

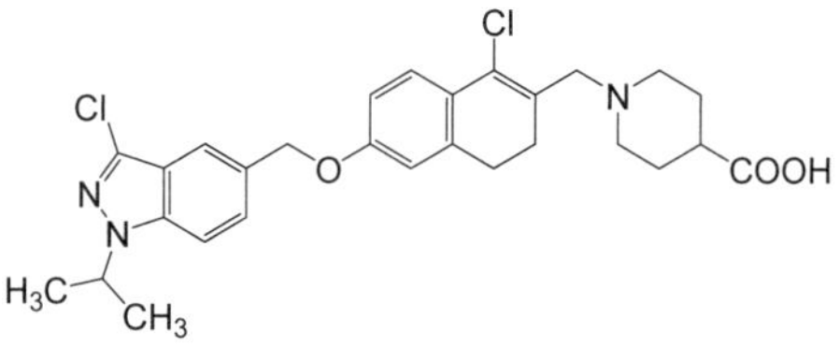

分子式和分子量 $C_{28}H_{31}Cl_2N_3O_3$ 528.47

化学名 1-[(1-Chloro-6-{[3-chloro-1-(propan-2-yl)-1*H*-indazol-5-yl]methoxy}-3,4-dihydronaphthalen-2-yl)methyl]piperidine-4-carboxylic acid

1-[(1-氯-6-{[3-氯-1-(丙-2-基)-1*H*-吲唑-5-基]甲氧基}-3,4-二氢萘-2-基)甲基]哌啶-4-羧酸

CAS 登录号 1623066-63-6

INN list 125

药效分类 免疫调制药

泽奎替奈

Zelquistinel（*INN*）

化学结构式

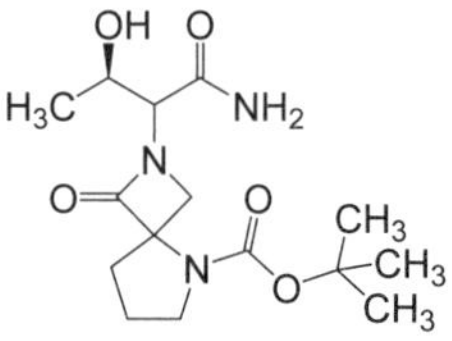

分子式和分子量 $C_{15}H_{25}N_3O_5$ 327.38

化学名 *tert*-Butyl (4*S*)-2-[(2*S*,3*R*)-1-amino-3-hydroxy-1-oxobutan-2-yl]-1-oxo-2,5-diazaspiro[3.4]octane-5-carboxylate

叔丁基 (4*S*)-2-[(2*S*,3*R*)-1-氨基-3-羟基-1-氧代丁烷-2-基]-1-氧代-2,5-二氮杂螺[3.4]辛烷-5-羧酸酯

CAS 登录号 2151842-64-5

INN list 121

药效分类 NMDA 受体部分激动药

泽拉司匹

Zelavespib（*INN*）

分子式和分子量 $C_{18}H_{21}IN_6O_2S$ 512.37

化学结构式

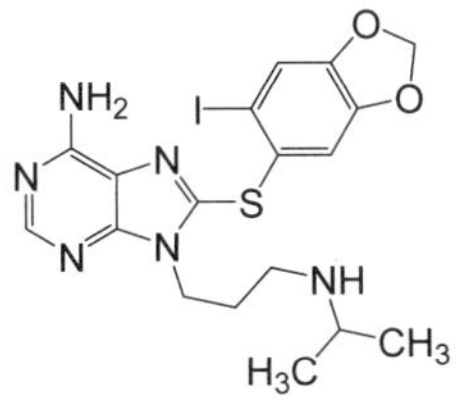

化学名 8-[(6-Iodo-2*H*-1,3-benzodioxol-5-yl)sulfanyl]-9-{3-[(propan-2-yl)amino]propyl}-9*H*-purin-6-amine

8-[(6-碘-2*H*-1,3-苯并二氧戊环-5-基)硫基]-9-{3-[(丙-2-基)氨基]丙基}-9*H*-嘌呤-6-胺

CAS 登录号 873436-91-0

INN list 123

药效分类 热休克蛋白 90(HSP90)抑制药，抗肿瘤药

泽兰多泮

Zelandopam（*INN*）

化学结构式

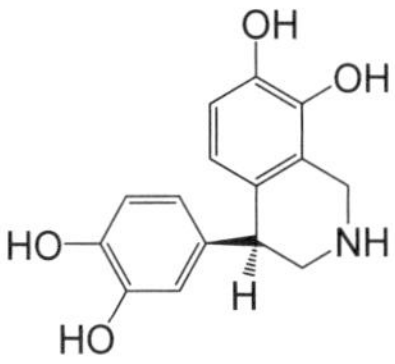

分子式和分子量 $C_{15}H_{15}NO_4$ 273.28

化学名 (−)-(*S*)-4-(3,4-Dihydroxyphenyl)-1,2,3,4-tetrahydro-7,8-isoquinolinediol

(−)-(*S*)-4-(3,4-二羟苯基)-1,2,3,4-四氢-7,8-异喹啉二醇

CAS 登录号 139233-53-7

INN list 84

药效分类 多巴胺 D_1 受体拮抗药

泽雷替尼

Zeteletinib（*INN*）

化学结构式

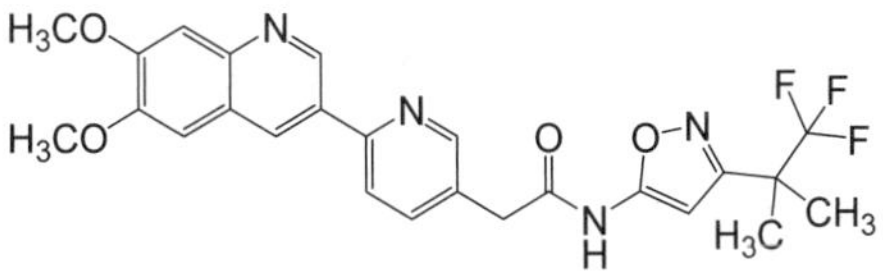

分子式和分子量 $C_{25}H_{23}F_3N_4O_4$ 500.48

化学名 2-[6-(6,7-Dimethoxyquinolin-3-yl)pyridin-3-yl]-*N*-[3-(1,1,1-trifluoro-2-methylpropan-2-yl)-1,2-oxazol-5-yl]acetamide

2-[6-(6,7-二甲氧基喹啉-3-基)吡啶-3-基]-*N*-[3-(1,1,1-三氟-2-甲基丙-2-基)-1,2-噁唑-5-基]乙酰胺

CAS 登录号 2216753-97-6

INN list 124

药效分类 酪氨酸激酶抑制药，抗肿瘤药

泽仑非班

Zalunfiban（*INN*）

化学结构式

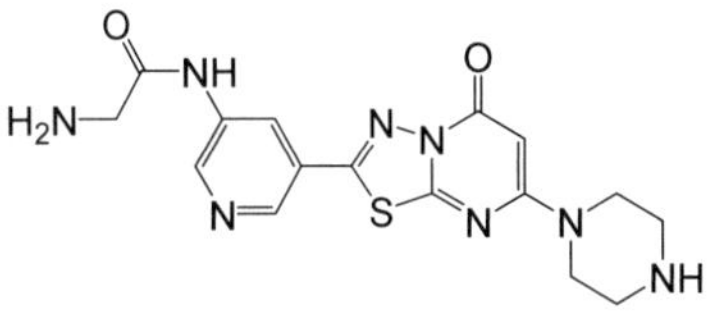

分子式和分子量 $C_{16}H_{18}N_8O_2S$ 386.43

化学名 2-Amino-*N*-{5-[5-oxo-7-(piperazin-1-yl)-5*H*-[1,3,4]thiadiazolo[3,2-*a*]pyrimidin-2-yl]pyridin-3-yl}acetamide

2-氨基-*N*-{5-[5-氧代-7-(哌嗪-1-基)-5*H*-[1,3,4]噻二唑并[3,2-*a*]嘧啶-2-基]吡啶-3-基}乙酰胺

CAS 登录号 1448313-27-6

INN list 125

药效分类 整合素-Ⅱb,β_3 受体拮抗药

泽仑诺

Zeranol（*INN*）

化学结构式

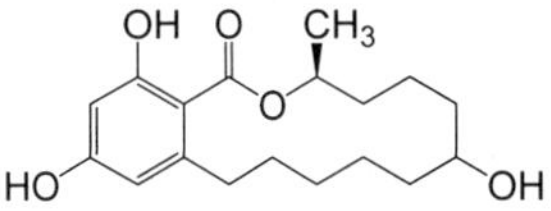

分子式和分子量 $C_{18}H_{26}O_5$ 322.40

化学名 (3*S*,7*R*)-3,4,5,6,7,8,9,10,11-Decahydro-7,14,16-trihydroxy-3-methyl-1*H*-2-benzoxacyclotetradecin-1-one

(3*S*,7*R*)-3,4,5,6,7,8,9,10,11-九氢-7,14,16-三羟基-3-甲基-1*H*-2-苯并氧杂环十四熳-1-酮

CAS 登录号 26538-44-3

INN list 23

药效分类 同化激素类药

泽那司他

Zenarestat（*INN*）

化学结构式

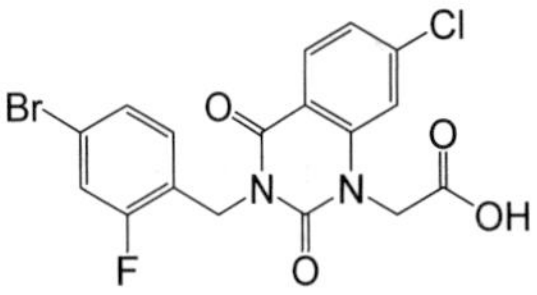

分子式和分子量 $C_{17}H_{11}BrClFN_2O_4$ 441.64

化学名 3-(4-Bromo-2-fluorobenzyl)-7-chloro-3,4-dihydro-2,4-dioxo-1(2*H*)-quinazolineacetic acid

3-(4-溴-2-氟苯甲基)-7-氯-3,4-二氢-2,4-二氧代-1(2*H*)-喹唑啉乙酸

CAS 登录号 112733-06-9

INN list 64

药效分类 醛糖还原酶抑制药，抗糖尿病神经病变药

泽尼铂

Zeniplatin（*INN*）

化学结构式

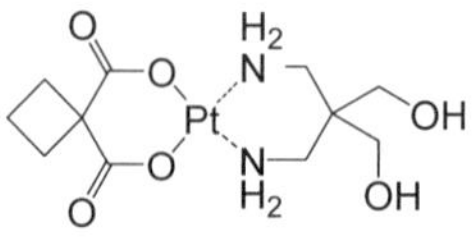

分子式和分子量　$C_{11}H_{20}N_2O_6Pt$　471.37

化学名　*cis*-[2,2-Bis(aminomethyl)-1,3-proanediol](1,1-cyclobutanedicarboxy lato)platinum

顺-[2,2-双(氨甲基)-1,3-丙二醇](1,1-环丁烷二羧酸)铂

CAS 登录号　111490-36-9

INN list　63

药效分类　抗肿瘤药

泽努唑酸

Zenuzolac（*INN*）

化学结构式

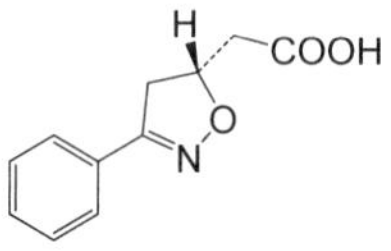

分子式和分子量　$C_{11}H_{11}NO_3$　205.21

化学名　*rac*-[(5*R*)-3-Phenyl-4,5-dihydro-1,2-oxazol-5-yl]acetic acid

外消旋-[(5*R*)-3-苯基-4,5-二氢-1,2-噁唑-5-基]乙酸

CAS 登录号　6501-72-0

INN list　125

药效分类　抗炎药

泽诺美替尼

Zapnometinib（*INN*）

化学结构式

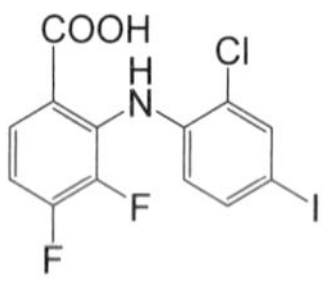

分子式和分子量　$C_{13}H_7ClF_2INO_2$　409.56

化学名　2-(2-Chloro-4-iodoanilino)-3,4-difluorobenzoic acid

2-(2-氯-4-碘苯氨基)-3,4-二氟苯甲酸

CAS 登录号　303175-44-2

INN list　125

药效分类　酪氨酸激酶抑制药

泽他普拉生

Zastaprazan（*INN*）

分子式和分子量　$C_{22}H_{26}N_4O$　362.48

化学结构式

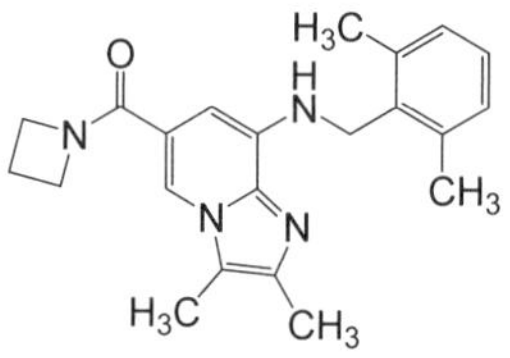

化学名　(Azetidin-1-yl)(8-{[(2,6-dimethylphenyl)methyl]amino}-2,3-dimethylimidazo[1,2-*a*]pyridin-6-yl)methanone

(氮杂环丁烷-1-基)(8-{[(2,6-二甲基苯基)甲基]氨基}-2,3-二甲基咪唑并[1,2-*a*]吡啶-6-基)甲基酮

CAS 登录号　2133852-18-1

INN list　125

药效分类　质子泵抑制药

泽替多林

Zetidoline（*INN*）

化学结构式

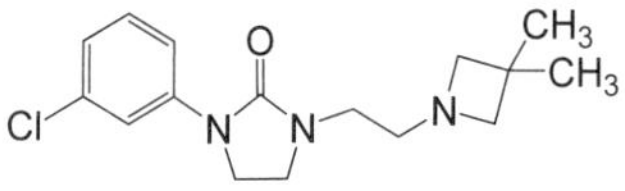

分子式和分子量　$C_{16}H_{22}ClN_3O$　307.82

化学名　1-(*m*-Chlorophenyl)-3-[2-(3,3-dimethyl-1-azetidinyl) ethyl]-2- imidazolidinone

1-(3-氯苯基)-3-[2-(3,3-二甲基-1-氮杂环丁基)乙基]-2-咪唑烷酮

CAS 登录号　51940-78-4

INN list　41

药效分类　镇痛药

泽托佐米

Zetomipzomib（*INN*）

化学结构式

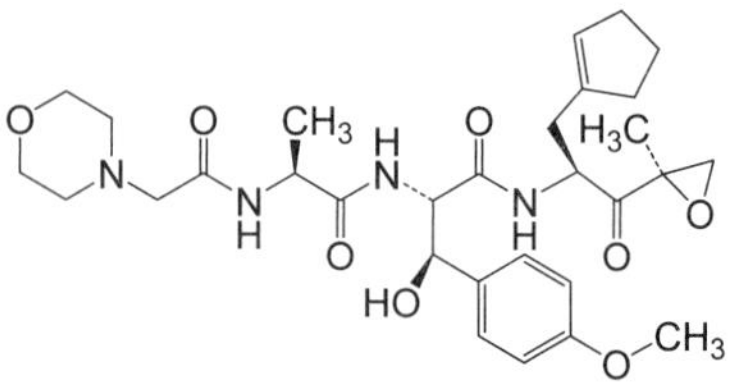

分子式和分子量　$C_{30}H_{42}N_4O_8$　586.69

化学名　*N*-[(Morpholin-4-yl)acetyl]-L-alanyl-(β*R*)-N^1-{(2*S*)-3-(cyclopent-1-en-1-yl)-1-[(2*R*)-2-methyloxiran-2-yl]-1-oxopropan-2-yl}-β-hydroxy-*O*-methyl-L-tyrosinamide

N-[(吗啉-4-基)乙酰基]-L-丙氨酰-(β*R*)-N^1-{(2*S*)-3-(环戊-1-烯-1-基)-1-[(2*R*)-2-甲基环氧乙烷-2-基]-1-氧代丙-2-基}-β-羟基-*O*-甲基-L-酪氨酰胺

CAS 登录号　1629677-75-3

INN list　125

药效分类　蛋白酶体抑制药，免疫调节药

泽瓦可兰

Zavacorilant（*INN*）

化学结构式

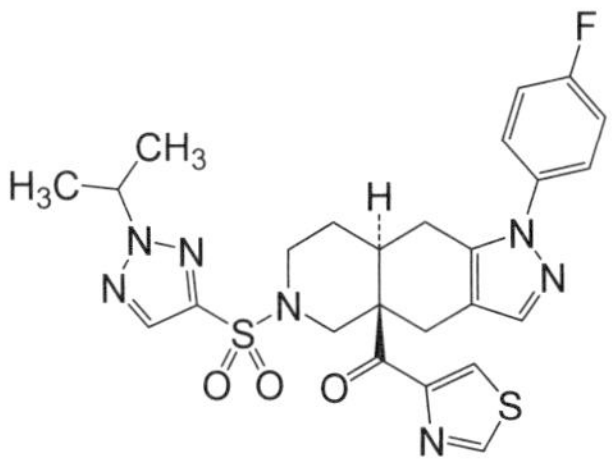

分子式和分子量 $C_{25}H_{26}FN_7O_3S_2$ 555.65

化学名 {(4*aR*,8*aS*)-1-(4-Fluorophenyl)-6-[2-(propan-2-yl)-2*H*-1,2,3-triazole-4-sulfonyl]-1,4,5,6,7,8,8*a*,9-octahydro-4*aH*-pyrazolo[3,4-*g*]isoquinolin-4*a*-yl}(1,3-thiazol-4-yl)methanone

{(4*aR*,8*aS*)-1-(4-氟苯基)-6-[2-(丙-2-基)-2*H*-1,2,3-三唑-4-磺酰基]-1,4,5,6,7,8,8*a*,9-八氢-4*aH*-吡唑并[3,4-*g*]异喹啉-4*a*-基}(1,3-噻唑-4-基)甲基酮

CAS 登录号 1781245-13-3

INN list 125

药效分类 糖皮质激素受体拮抗药

扎贝色替

Zabedosertib（*INN*）

化学结构式

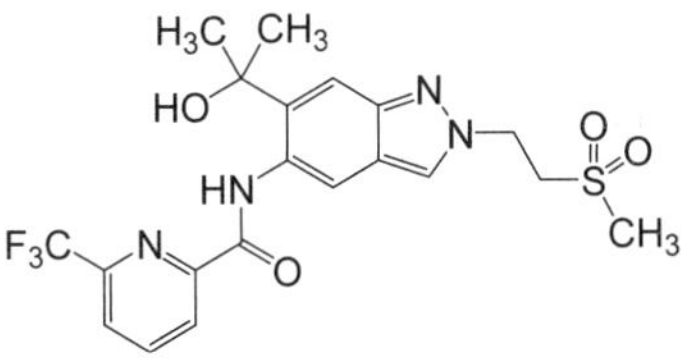

分子式和分子量 $C_{20}H_{21}F_3N_4O_4S$ 470.47

化学名 *N*-{6-(2-Hydroxypropan-2-yl)-2-[2-(methanesulfonyl)ethyl]-2*H*-indazol-5-yl}-6-(trifluoromethyl)pyridine-2-carboxamide

N-{6-(2-羟基丙-2-基)-2-[2-(甲磺酰基)乙基]-2*H*-吲唑-5-基}-6-(三氟甲基)吡啶-2-甲酰胺

CAS 登录号 1931994-81-8

INN list 124

药效分类 丝氨酸/苏氨酸激酶抑制药

扎吡唑仑

Zapizolam（*INN*）

化学结构式

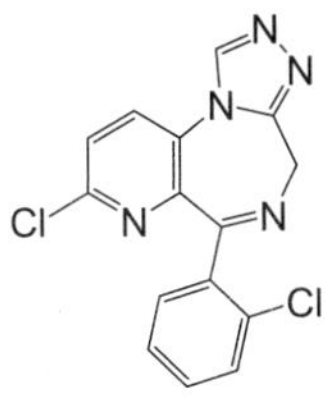

分子式和分子量 $C_{15}H_9Cl_2N_5$ 330.17

化学名 8-Chloro-6-(*o*-chlorophenyl)-4*H*-pyrido[2,3-*f*]-*s*-triazolo[4,3-*a*][1,4]diazepine

8-氯-6-(2-氯苯基)-4*H*-吡啶并[2,3-*f*]-1,2,4-三氮唑并[4,3-*a*][1,4]二氮杂草

CAS 登录号 64098-32-4

INN list 43

药效分类 催眠药

扎波沙星

Zabofloxacin（*INN*）

化学结构式

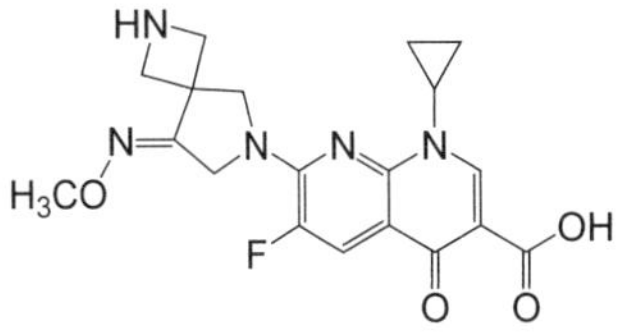

分子式和分子量 $C_{19}H_{20}FN_5O_4$ 401.39

化学名 1-Cyclopropyl-6-fluoro-7-[8-(methoxyimino)-2,6-diazaspiro[3.4]octan-6-yl]-4-oxo-1,4-dihydro-1,8-naphthyridine-3-carboxylic acid

1-环丙基-6-氟-7-[8-(甲氧基亚氨基)-2,6-二氮杂螺[3.4]辛烷-6-基]-4-氧代-1,4-二氢-1,8-萘啶-3-羧酸

CAS 登录号 219680-11-2

INN list 93

药效分类 抗菌药

扎达来特

Zaldaride（*INN*）

化学结构式

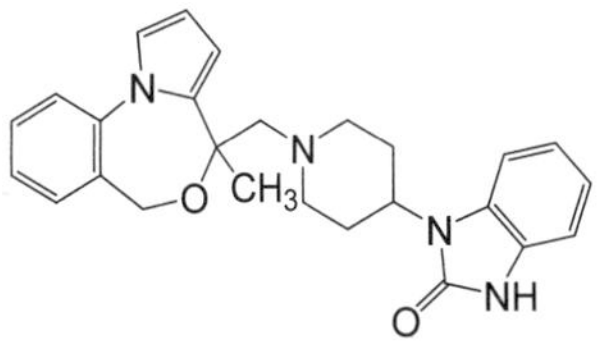

分子式和分子量 $C_{26}H_{28}N_4O_2$ 428.53

化学名 (±)-1-[1-[(4-Methyl-4*H*,6*H*-pyrrolo[1,2-*a*][4,1]benzoxazepin-4-yl)methyl]-4-piperidyl]-2-benzimidazolinone

(±)-1-[1-[(4-甲基-4*H*,6*H*-吡咯并[1,2-*a*][4,1]苯并氧氮杂草-4-基)甲基]-4-哌啶基]-2-苯并咪唑啉酮

CAS 登录号 109826-26-8

INN list 66

药效分类 止泻药

扎达维林

Zardaverine（*INN*）

分子式和分子量 $C_{12}H_{10}F_2N_2O_3$ 268.22

化学结构式

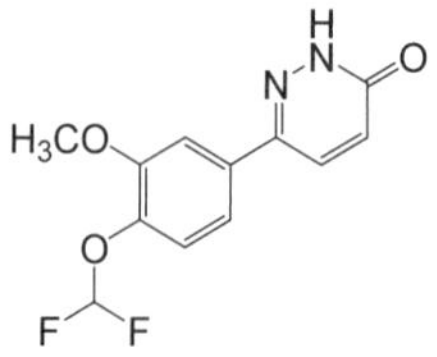

化学名 6-[4-(Difluoromethoxy)-3-methoxyphenyl]-3(2*H*)-pyridazinone

6-[4-二氟甲氧基-3-甲氧基苯基]-3(2*H*)-哒嗪酮

CAS 登录号 101975-10-4

INN list 59

药效分类 解痉药

扎德利塞

Zandelisib（*INN*）

化学结构式

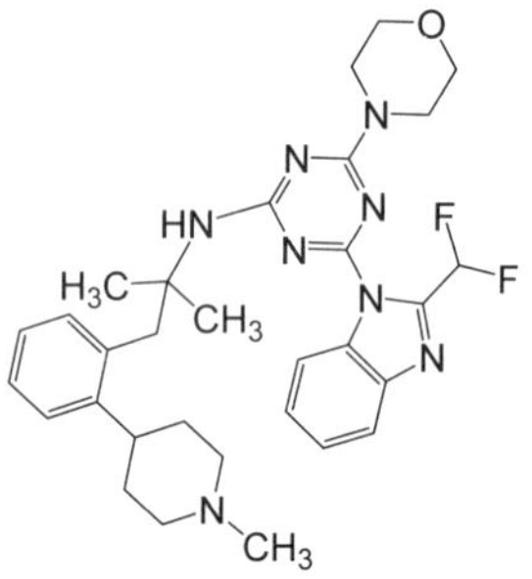

分子式和分子量 $C_{31}H_{38}F_2N_8O$ 576.70

化学名 4-[2-(Difluoromethyl)-1*H*-benzimidazol-1-yl]-*N*-{2-methyl-1-[2-(1-methylpiperidin-4-yl)phenyl]propan-2-yl}-6-(morpholin-4-yl)-1,3,5-triazin-2-amine

4-[2-(二氟甲基)-1*H*-苯并咪唑-1-基]-*N*-{2-甲基-1-[2-(1-甲基哌啶-4-基)苯基]丙-2-基}-6-(吗啉-4-基)-1,3,5-三嗪-2-胺

CAS 登录号 1401436-95-0

INN list 122

药效分类 磷脂酰肌醇 3 激酶(PI3K)抑制药，抗肿瘤药

扎非那新

Zamifenacin（*INN*）

化学结构式

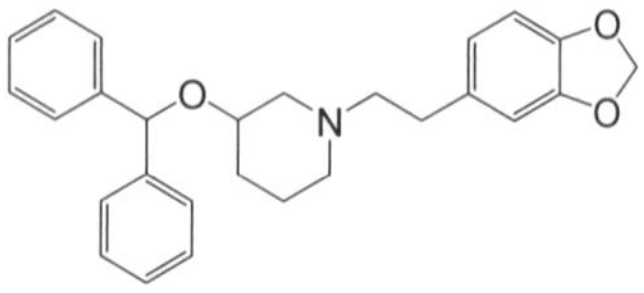

分子式和分子量 $C_{27}H_{29}NO_3$ 415.32

化学名 (*R*)-3-(Diphenylmethoxy)-1-[3,4-(methylenedioxy)phenetyl]piperidine

(*R*)-3-二苯甲氧基-1-[3,4-(亚甲二氧基)苯乙基]哌啶

CAS 登录号 127308-82-1

INN list 68

药效分类 毒蕈碱受体拮抗药

扎氟普汀

Zafuleptine（*INN*）

化学结构式

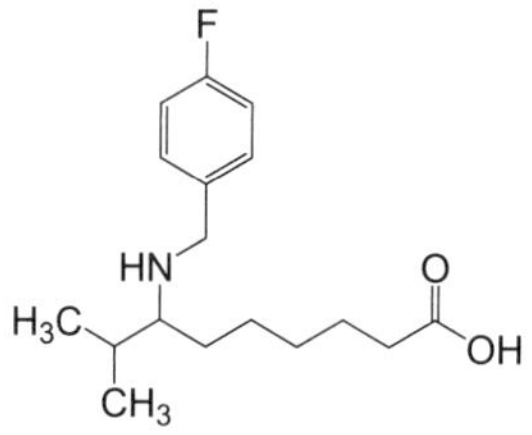

分子式和分子量 $C_{17}H_{26}FNO_2$ 295.39

化学名 (±)-7-[(*p*-Fluorobenzyl)amino]-8-methylnonanoic acid

(±)-7-[(4-氟代苯甲基)氨基]-8-甲基壬酸

CAS 登录号 59209-97-1

INN list 55

药效分类 抗抑郁药

扎考必利

Zacopride（*INN*）

化学结构式

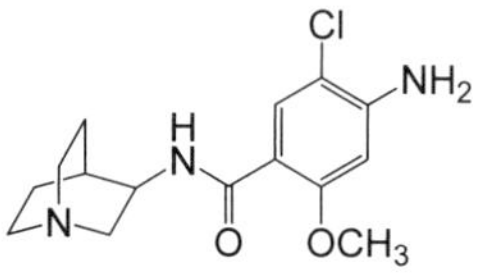

分子式和分子量 $C_{15}H_{20}ClN_3O_2$ 309.79

化学名 4-Amino-5-chloro-*N*-3-quinuclidinyl-*o*-anisamide

4-氨基-5-氯-*N*-3-奎宁环基-2-茴香酰胺

CAS 登录号 90182-92-6；99617-34-2[盐酸盐水合物]

INN list 55

药效分类 镇吐药，促胃肠蠕动药

扎来普隆

Zaleplon（*INN*）

化学结构式

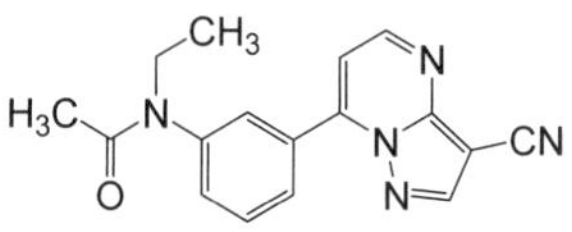

分子式和分子量 $C_{17}H_{15}N_5O$ 305.33

化学名 *N*-[3-(3-Cyanopyrazolo[1,5-*a*]pyrimidin-7-yl)phenyl]-*N*-ethylacetamide

N-[3-(3-氰基吡唑并[1,5-*a*]嘧啶-7-基)苯基]-*N*-乙基乙酰胺

CAS 登录号 151319-34-5

INN list 72

药效分类 镇静催眠药

扎利罗登

Xaliproden（*INN*）

分子式和分子量 $C_{24}H_{22}F_3N$ 381.43

化学结构式

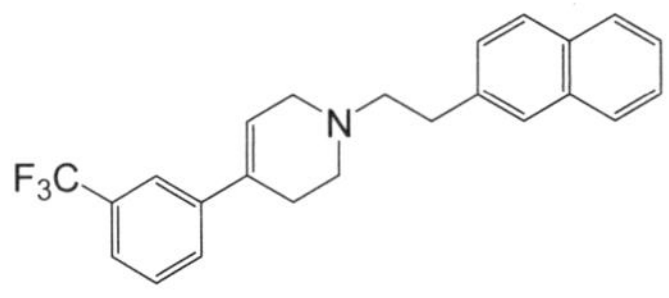

化学名 1,2,3,6-Tetrahydro-1-[2-(2-naphthyl)ethyl]-4-(*α*,*α*,*α*-trifluoro-*m*-tolyl) pyridine

1,2,3,6-四氢-1-[2-(2-萘基)乙基]-4-(*α*,*α*,*α*-三氟-3-甲苯基)吡啶

CAS 登录号 135354-02-8

INN list 78

药效分类 促智药

扎鲁司特

Zafirlukast（*INN*）

化学结构式

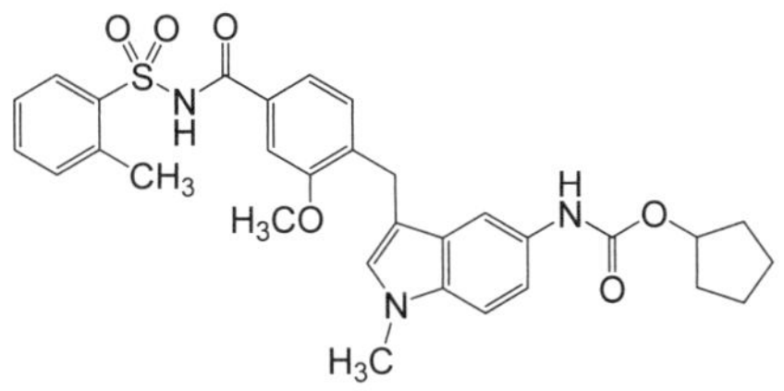

分子式和分子量 $C_{31}H_{33}N_3O_6S$ 575.68

化学名 Cyclopentyl 3-[2-methoxy-4-[(*o*-tolysulfonyl)carbamoyl] benzyl]-1-methylindole-5-carbamate

环戊基 3-[2-甲氧基-4-[(2-甲苯磺酰)氨基甲酰基]苯甲基]-1-甲基吲哚-5-氨基甲酸酯

CAS 登录号 107753-78-6

INN list 71

药效分类 平喘药，抗过敏药，白三烯受体拮抗药

扎罗列司他

Zaloglanstat（*INN*）

化学结构式

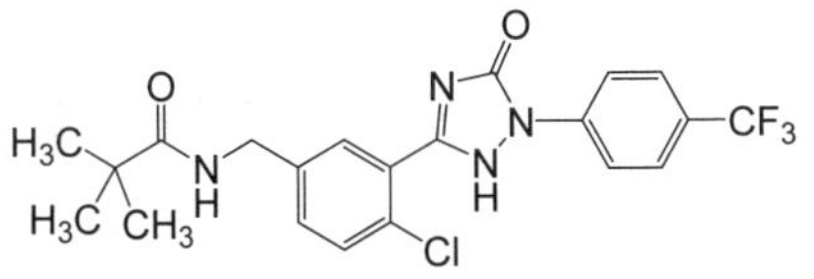

分子式和分子量 $C_{21}H_{20}ClF_3N_4O_2$ 452.86

化学名 *N*-[(4-Chloro-3-{5-oxo-1-[4-(trifluoromethyl)phenyl]-2,5-dihydro-1*H*-1,2,4-triazol-3-yl}phenyl)methyl]-2,2-dimethylpropanamide

N-[(4-氯-3-{5-氧代-1-[4-(三氟甲基)苯基]-2,5-二氢-1*H*-1,2,4-三氮唑-3-基}苯基)甲基]-2,2-二甲基丙酰胺

CAS 登录号 1513852-12-4

INN list 124

药效分类 前列腺素合酶抑制药

扎螺酮

Zalospirone（*INN*）

化学结构式

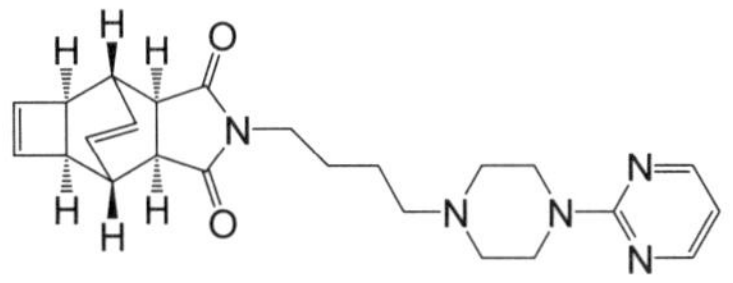

分子式和分子量 $C_{24}H_{29}N_5O_2$ 419.53

化学名 (1*R**,2*R**,5*S**,6*S**,7*S**,8*R**)-*N*-[4-[4-(2-Pyrimidinyl)-1-piperazinyl]butyl]tricycle[4.2.2.0^{2,5}]deca-3,9-diene-7,8-dicarboximide

(1*R**,2*R**,5*S**,6*S**,7*S**,8*R**)-*N*-[4-[4-(2-嘧啶基)-1-哌嗪基]丁基]三环[4.2.2.0^{2,5}]3,9-癸二烯-7,8-二甲酰亚胺

CAS 登录号 114298-18-9；114374-97-9[盐酸盐]

INN list 64

药效分类 抗焦虑药

扎米司他

Zamicastat（*INN*）

化学结构式

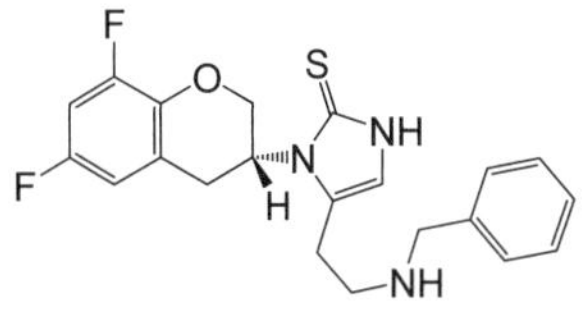

分子式和分子量 $C_{21}H_{21}F_2N_3OS$ 401.47

化学名 5-(2-(Benzylamino)ethyl)-1-[(3*R*)-6,8-difluoro-3,4-dihydro-2*H*-1-benzopyran-3-yl)-1,3-dihydro-2*H*-imidazole-2-thione

5-(2-(苄基氨基)乙基)-1-[(3*R*)-6,8-二氟-3,4-二氢-2*H*-1-苯并吡喃-3-基)-1,3-二氢-2*H*-咪唑-2-硫酮

CAS 登录号 1080028-80-3

INN list 108

药效分类 多巴胺 β 单氧合酶抑制药

扎莫特罗

Xamoterol（*INN*）

化学结构式

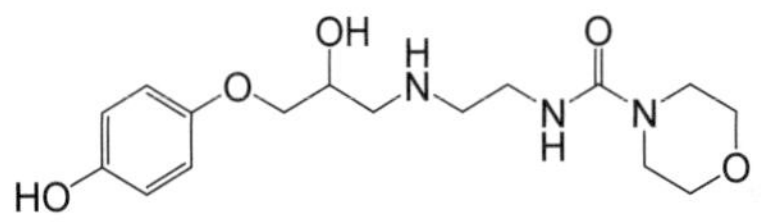

分子式和分子量 $C_{16}H_{25}N_3O_5$ 339.39

化学名 (±)-*N*-[2-[[2-Hydroxy-3-(*p*-hydroxyphenoxy)propyl] amino]ethyl]-4-morpholinecarboxamide

(±)-*N*-[2-[[2-羟基-3-(4-羟基苯氧基)丙基]氨基]乙基]-4-吗啉甲酰胺

CAS 登录号 81801-12-9；90730-93-1[富马酸盐(2:1)]

INN list 48

药效分类 非苷类强心药
ATC 分类 C01CX07

扎那米韦

Zanamivir（*INN*）

化学结构式

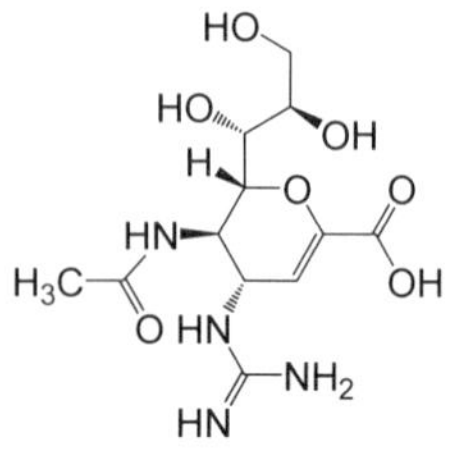

分子式和分子量 $C_{12}H_{20}N_4O_7$ 332.31

化学名 (2*R*,3*R*,4*S*)-3-Acetamido-4-(diaminomethylideneamino)-2-[(1*R*,2*R*)-1,2,3-trihydroxypropyl]-3,4-dihydro-2*H*-pyran-6-carboxylic acid

(2*R*,3*R*,4*S*)-3-乙酰氨基-4-(二氨基亚甲基氨基)-2-[(1*R*,2*R*)-1,2,3-三羟基丙基]-3,4-二氢-2*H*-吡喃-6-羧酸

CAS 登录号 139110-80-8

INN list 72

药效分类 抗病毒药，流感病毒神经氨酸酶抑制药

ATC 分类 J05AH01

扎那哌齐

Zanapezil（*INN*）

化学结构式

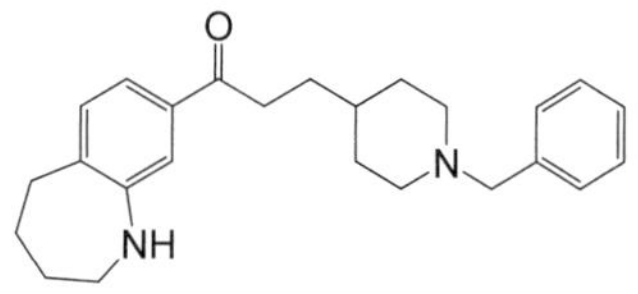

分子式和分子量 $C_{25}H_{32}N_2O$ 376.53

化学名 3-(1-Benzylpiperidin-4-yl)-1-(2,3,4,5-tetrahydro-1*H*-1-benzazepin-8-yl)propan-1-one

3-(1-苄基哌啶-4-基)-1-(2,3,4,5-四氢-1*H*-1-苯并氮杂䓬-8-基)-1-丙酮

CAS 登录号 142852-50-4

INN list 85

药效分类 促智药

扎诺特龙

Zanoterone（*INN*）

化学结构式

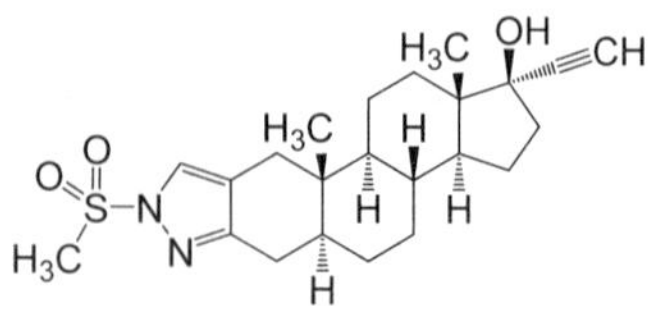

分子式和分子量 $C_{23}H_{32}N_2O_3S$ 416.58

化学名 1'-(Methylsulfonyl)-1'*H*-5*α*,17*α*-pregn-20-yno[3,2-*c*]pyrazol-17-ol

1'-甲磺酰基-1'*H*-5*α*,17*α*-孕甾-20-炔并[3,2-*c*]吡唑-17-醇

CAS 登录号 107000-34-0

INN list 67

药效分类 抗雄激素药

扎普利

Zabicipril（*INN*）

化学结构式

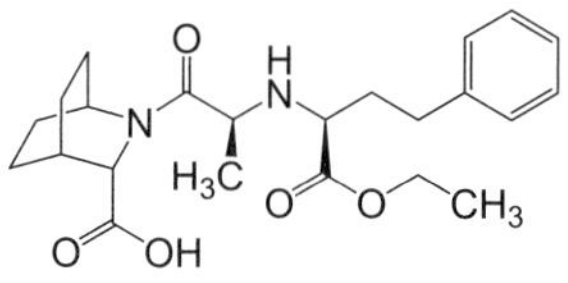

分子式和分子量 $C_{23}H_{32}N_2O_5$ 416.51

化学名 (3*S*)-2-[(2*S*)-2-[[(2*S*)-1-Ethoxy-1-oxo-4-phenylbutan-2-yl]amino]propanoyl]-2-azabicyclo[2.2.2]octane-3-carboxylic acid

(3*S*)-2-[(2*S*)-2-[[(2*S*)-1-乙氧基-1-氧代-4-苯基丁-2 基]氨基]丙酰基]-2-氮杂双环[2.2.2]辛烷-3-羧酸

CAS 登录号 83059-56-7

INN list 58

药效分类 抗高血压药，血管紧张素转换酶抑制药

扎普利拉

Zabiciprilat（*INN*）

化学结构式

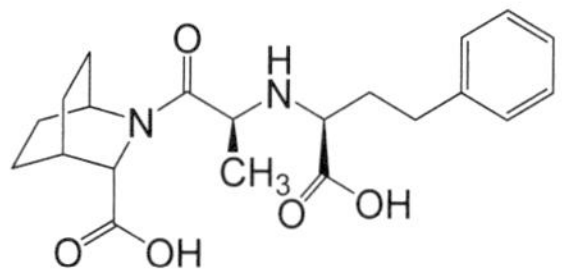

分子式和分子量 $C_{21}H_{38}N_2O_5$ 388.46

化学名 (*S*)-2-[(*S*)-*N*-[(*S*)-1-Carboxy-3-phenylpropyl]alanyl]-2-azabicyclo[2.2.2]octane-3-carboxylic acid

(*S*)-2-[(*S*)-*N*-[(*S*)-1-羧基-3-苯基丙基]丙氨酰基]-2-氮杂双环[2.2.2]辛烷-3-羧酸

CAS 登录号 90103-92-7

INN list 64

药效分类 抗高血压药，血管紧张素转换酶抑制药

扎普司特

Zaprinast（*INN*）

化学结构式

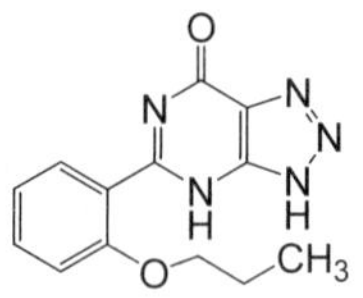

分子式和分子量 $C_{13}H_{13}N_5O_2$ 271.27

化学名 1,4-Dihydro-5-(2-propoxyphenyl)-1,2,3-triazole[4,5-*d*]

pyrimidin-7-one

1,4-二氢-5-(2-丙氧基苯基)-1,2,3-三氮唑并[4,5-*d*]嘧啶-7-酮

CAS 登录号 37762-06-4

INN list 46

药效分类 平喘药，抗过敏药

扎替雷定

Zatebradine（*INN*）

化学结构式

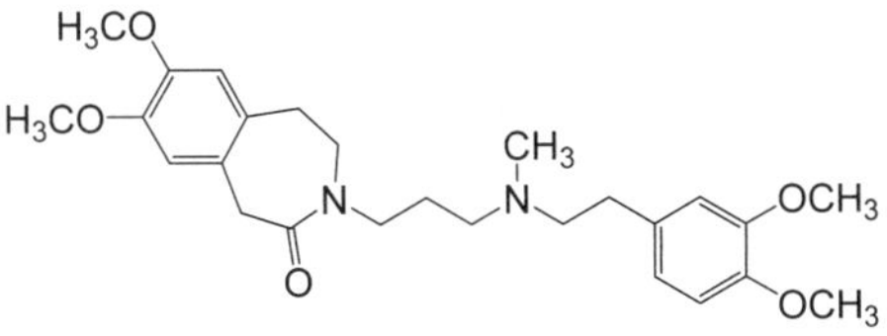

分子式和分子量 $C_{26}H_{36}N_2O_5$ 456.57

化学名 3-[3-[(3,4-Dimethoxyphenethyl)methylamino]propyl]-1,3,4,5-tetrahydro-7,8-dimethoxy-2*H*-3-benzazepin-2-one

3-[3-[(3,4-二甲氧基苯乙基)甲氨基]丙基]-1,3,4,5-四氢-7,8-二甲氧-2*H*-3-苯并氮杂䓬-2-酮

CAS 登录号 85175-67-3

INN list 62

药效分类 减缓心率药

扎托洛芬

Zaltoprofen（*INN*）

化学结构式

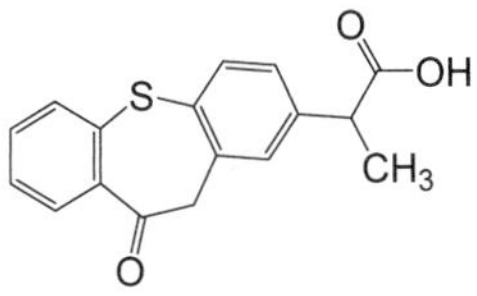

分子式和分子量 $C_{17}H_{14}O_3S$ 298.36

化学名 (±)-10,11-Dihydro-*α*-methyl-10-oxodibenzo[*b,f*]thiepin-2-acetic acid

(±)-10,11-二氢-*α*-甲基-10-氧代二苯并[*b,f*]硫杂环庚熳-2-乙酸

CAS 登录号 89482-00-8

INN list 64

药效分类 抗炎镇痛药

扎托司琼

Zatosetron（*INN*）

化学结构式

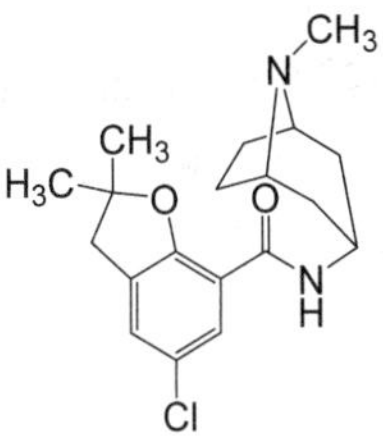

分子式和分子量 $C_{19}H_{25}ClN_2O_2$ 348.87

化学名 5-Chloro-2,3-dihydro-2,2-dimethyl-*N*-1*αH*,5*αH*-tropan-3*α*-yl-7-benzo-furancarboxamide

5-氯-2,3-二氢-2,2-二甲基-*N*-1*αH*,5*αH*-托品烷-3*α*-基-7-苯并呋喃甲酰胺

CAS 登录号 123482-22-4；123482-23-5[马来酸盐]

INN list 64

药效分类 5-羟色胺受体拮抗药，抗偏头痛药

扎维吉泮

Zavegepant（*INN*）

化学结构式

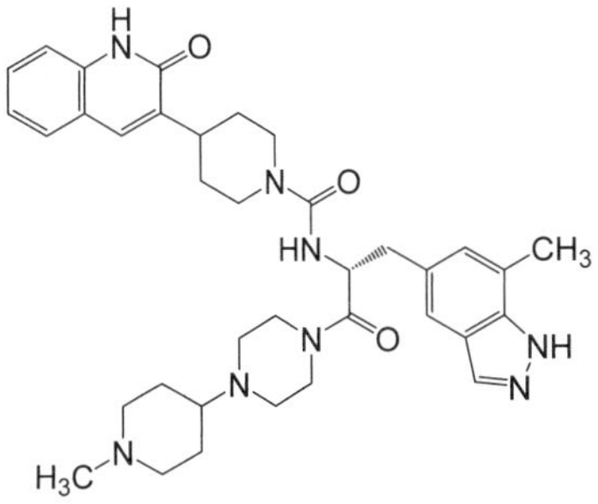

分子式和分子量 $C_{36}H_{46}N_8O_3$ 638.82

化学名 *N*-{(2*R*)-3-(7-Methyl-1*H*-indazol-5-yl)-1-[4-(1-methylpiperidin-4-yl)piperazin-1-yl]-1-oxopropan-2-yl}-4-(2-oxo-1,2-dihydroquinolin-3-yl)piperidine-1-carboxamide

N-{(2*R*)-3-(7-甲基-1*H*-吲唑-5-基)-1-[4-(1-甲基哌啶-4-基)哌嗪-1-基]-1-氧代丙烷-2-基}-4-(2-氧代-1,2-二氢喹啉-3-基)哌啶-1-甲酰胺

CAS 登录号 1337918-83-8

INN list 124

药效分类 降钙素基因相关肽受体拮抗药

扎西他滨

Zalcitabine（*INN*）

化学结构式

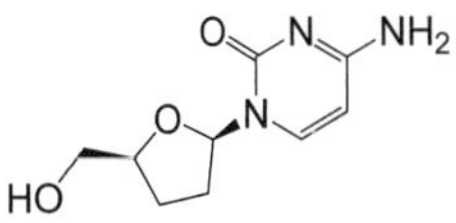

分子式和分子量 $C_9H_{13}N_3O_3$ 211.22

化学名 2',3'-Dideoxycytidine

2',3'-二脱氧胞啶

CAS 登录号 7481-89-2

INN list 66

药效分类 核苷及核苷酸逆转录酶抑制剂类抗病毒药

ATC 分类 J05AF03

札拉特

Zaurategrast（*INN*）

分子式和分子量 $C_{26}H_{25}BrN_4O_3$ 521.41

化学结构式

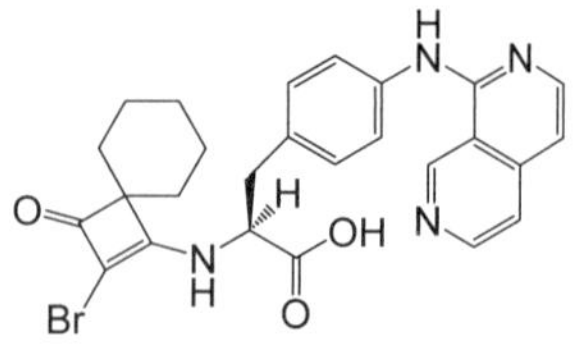

化学名 (2*S*)-2-[(2-Bromo-3-oxospiro[3.5]non-1-en-1-yl)amino]-3-[4-[(2,7-naphthyridin-1-yl)amino]phenyl]propanoic acid

(2*S*)-2-[(2-溴代-3-氧代螺[3.5]壬烷-1-烯-1-基)氨基]-3-[4-[(2,7-萘啶-1-基)氨基]苯基]丙酸

CAS 登录号 455264-31-0

INN list 101

药效分类 非甾体抗炎药

占吉仑

Zankiren（*INN*）

化学结构式

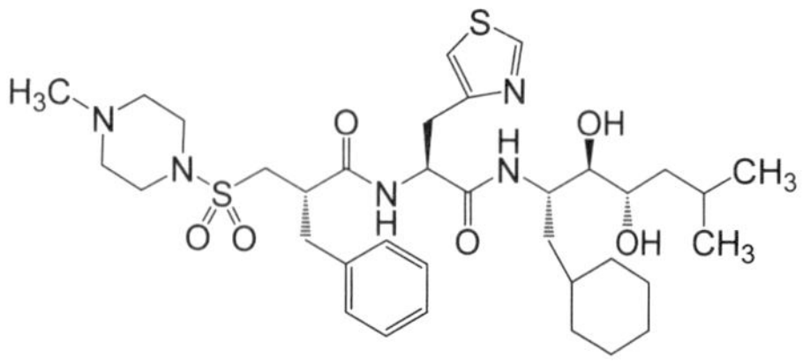

分子式和分子量 $C_{35}H_{55}N_5O_6S_2$ 705.97

化学名 (*S*)-*N*-(1*S*,2*R*,3*S*)-1-(Cyclohexylmethyl)-2,3-dihydroxy-5-methylhexyl-*α*[(*αS*)-*α*-[[(4-methyl-1-piperazinyl)sulfonyl]methyl]hydrocinnamamido]-4-thiazolepropionamide

(*S*)-*N*-(1*S*,2*R*,3*S*)-1-环己基甲基-2,3-二羟基-5-甲基己基-*α*[(*αS*)-*α*-[[(4-甲基-1-哌嗪基)磺酰基]甲基]氢化肉桂酰氨基]-4-噻唑丙酰胺

CAS 登录号 138742-43-5; 138810-64-7[盐酸盐]

INN list 70

药效分类 抗高血压药，肾素抑制药

占噻吨

Xanthiol（*INN*）

化学结构式

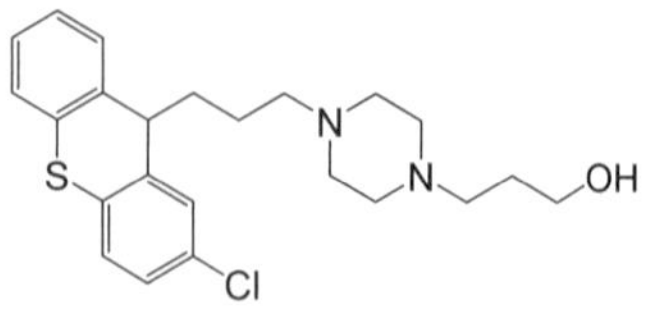

分子式和分子量 $C_{23}H_{29}ClN_2OS$ 417.01

化学名 4-(3-(2-Chlorothioxanthen-9-yl)propyl)-1-piperazinepropanol

4-(3-(2-氯噻吨-9-基)丙基)-1-哌嗪丙醇

CAS 登录号 14008-71-0; 17162-32-2[盐酸盐]

INN list 12

药效分类 抗精神病药

占替贝特

Xantifibrate（*INN*）

化学结构式

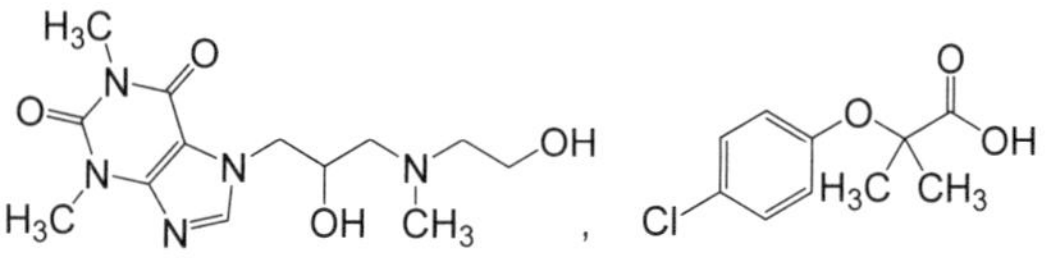

分子式和分子量 $C_{13}H_{21}N_5O_4 \cdot C_{10}H_{11}ClO_3$ 525.98

化学名 7-[2-Hydroxy-3-[(2-hydroxyethyl)methylamino]propyl] theophylline compound with 2-(*p*-chlorophenoxy)-2-methylpropionic acid (1:1)

7-[2-羟基-3-[(2-羟乙基)甲氨基]丙基茶碱与 2-(4-氯苯氧基)-2-甲基丙酸以 1:1 形成复合物

CAS 登录号 36921-54-7

INN list 31

药效分类 降血脂药

占托西林

Xantocillin（*INN*）

化学结构式

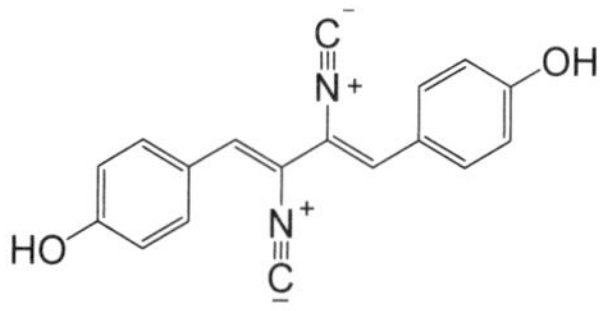

分子式和分子量 $C_{18}H_{12}N_2O_2$ 288.30

化学名 4-[(1*Z*,3*Z*)-4-(4-hydroxyphenyl)-2,3-diisocyanobuta-1,3-dienyl]phenol

4-[(1*Z*,3*Z*)-4-(4-羟基苯基)-2,3-二异氰丁-1,3-二烯基苯酚

CAS 登录号 580-74-5

INN list 12

药效分类 抗生素类药

樟吡他胺

Camphotamide（*INN*）

化学结构式

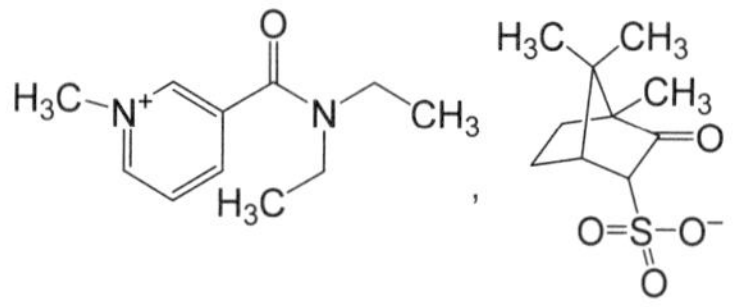

分子式和分子量 $C_{21}H_{32}N_2O_5S$ 424.55

化学名 3-Diethylcarbamoyl-1-methylpyridinium camphorsulfonate

3-二乙基氨甲酰基-1-甲基吡啶鎓樟脑磺酸盐

CAS 登录号 4876-45-3

INN list 1

药效分类 抗心绞痛药

樟磺阿莫拉明

Amoxydramine Camsilate（*INN*）

化学结构式

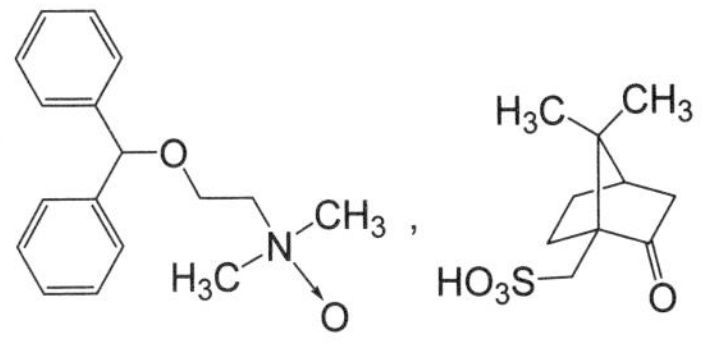

分子式和分子量 $C_{27}H_{37}NO_6S$ 503.65

化学名 2-(Diphenylmethoxy)-*N,N*-dimethylethylamine-*N*-oxide 2-oxo-10-bornanesulfonate

2-(二苯基甲氧基)-*N,N*-二甲基乙胺-*N*-氧化物 2-氧代-10-莰烷磺酸盐

CAS 登录号 15350-99-9

INN list 15

药效分类 镇静催眠药

樟磺咪芬

Trimetaphan Camsilate（*INN*）

化学结构式

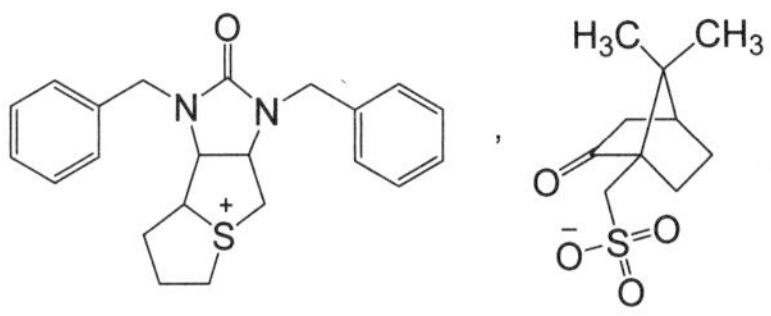

分子式和分子量 $C_{32}H_{40}N_2O_5S_2$ 596.80

化学名 (+)-l,3-Dibenzyldecahydro-2-oxoimidazo[4,5-*c*]thieno[l,2-*a*]-thiolium 2-oxo-10-bornanesulfonate(1:1)

(+)-l,3-二苯甲基十氢-2-氧代咪唑并[4,5-*c*]噻吩并[l,2-*a*]噻吩 2-氧代-10-莰烷磺酸盐(1:1)

CAS 登录号 68-91-7

INN list 6

药效分类 抗高血压药

ATC 分类 C02BA01

樟脑

Camphor

化学结构式

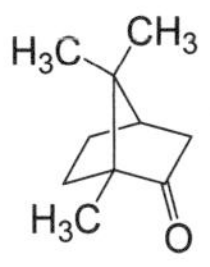

分子式和分子量 $C_{10}H_{16}O$ 153.23

化学名 2-Bornanone

2-莰酮

CAS 登录号 76-22-2

药效分类 循环系统药物

ATC 分类 C01EB02

樟脑磺酸钠

Sodium Camphorsulfonate

化学结构式

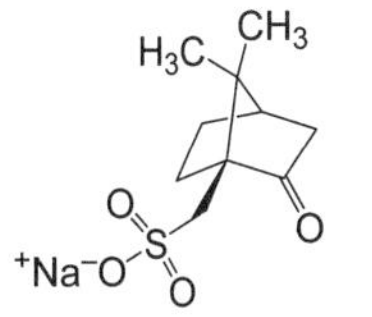

分子式和分子量 $C_{10}H_{15}NaO_4S$ 254.29

化学名 D-Camphor-10-sulfonic acid sodium salt

D-樟脑-10-磺酸钠盐

CAS 登录号 21791-94-6

药效分类 中枢神经兴奋药

锗螺胺

Spirogermanium（*INN*）

化学结构式

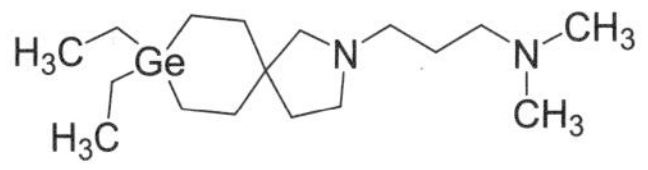

分子式和分子量 $C_{17}H_{36}GeN_2$ 341.12

化学名 2-[3-(Dimethylamino)propyl]-8,8-diethyl-2-aza-8-germaspiro[4.5]decane

2-[3-(二甲基氨基)丙基]-8,8-二乙基-2-氮杂-8-锗杂螺[4.5]癸烷

CAS 登录号 41992-23-8; 41992-22-7[盐酸盐]

INN list 43

药效分类 抗肿瘤药

珍米洛非班

Xemilofiban（*INN*）

化学结构式

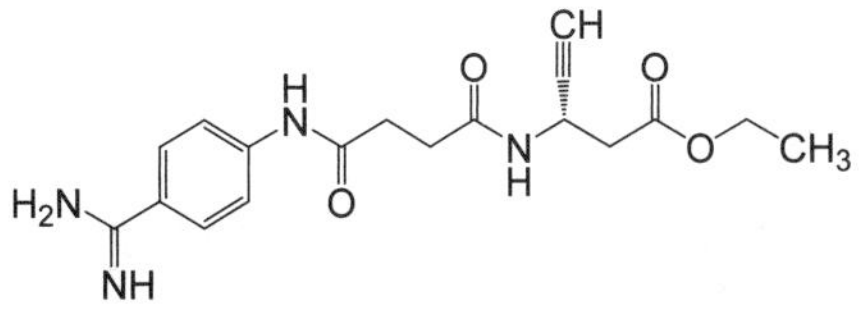

分子式和分子量 $C_{18}H_{22}N_4O_4$ 358.40

化学名 Ethyl (3*S*)-3-[3-[(*p*-Amidinophenyl)carbamoyl]propionamide]-4-pentynote

乙基 (3*S*)-3-[3-[(4-脒基苯)氨基甲酰基]丙酰氨基]-4-戊炔酸酯

CAS 登录号 149820-74-6; 156586-91-3[盐酸盐]

INN list 74

药效分类 纤维蛋白原受体拮抗药

珍那佐酸

Xenazoic Acid（*INN*）

分子式和分子量 $C_{23}H_{21}NO_4$ 375.42

化学结构式

化学名 *p*-[(*α*-Ethoxy-*p*-phenylphenacy)amino]benzoic acid

4-[(*α*-乙氧基-4-联苯甲酰甲基)氨基]苯甲酸

CAS 登录号 1174-11-4

INN list 11

药效分类 抗生素类药

珍尼己酸

Xenyhexenic Acid（*INN*）

化学结构式

分子式和分子量 $C_{18}H_{18}O_2$ 266.33

化学名 2-(4-Biphenylyl)-4-hexenoic acid

2-(4-联苯基)-4-己烯酸

CAS 登录号 964-82-9

INN list 11

药效分类 降血脂药

珍尼柳酯

Xenysalate（*INN*）

化学结构式

分子式和分子量 $C_{19}H_{23}NO_3$ 313.40

化学名 2-(Diethylamino)ethyl 2-hydroxyl-3-biphenylcarboxylate

2-(二乙氨基)乙基 2-羟基-3-联苯甲酸酯

CAS 登录号 3572-52-9；5560-62-3[盐酸盐]

INN list 12

药效分类 抗皮脂溢药

珍尼醛

Xenygloxal（*INN*）

化学结构式

分子式和分子量 $C_{16}H_{10}O_4$ 266.25

化学名 4,4'-Biphenyldiglyoxylaldehyde

4,4'-联苯二乙酰醛

CAS 登录号 2673-23-6

INN list 11

药效分类 抗病毒药

珍替奥酯

Xenthiorate（*INN*）

化学结构式

分子式和分子量 $C_{22}H_{29}NOS$ 355.54

化学名 *S*-2-Diethylaminoethyl 2-(4-biphenyl)thiobutyrate

S-2-二乙氨乙基 2-(4-联苯)硫代丁酸酯

CAS 登录号 7009-79-2

INN list 11

药效分类 降血脂药

珍托溴铵

Xenytropium Bromide（*INN*）

化学结构式

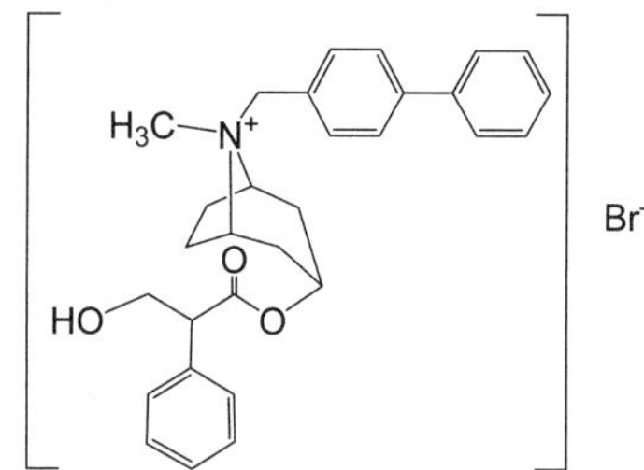

分子式和分子量 $C_{30}H_{34}BrNO_3$ 536.50

化学名 [8-Methyl-8-[(4-phenylphenyl)methyl]-8-azoniabicyclo[3.2.1]octan-3-yl] 3-hydroxy-2-phenylpropanoate bromide

溴化 [8-甲基-8-[(4-苯基苯基)甲基]-8-铵镓杂双环[3.2.1]辛-3-基] 3-羟基-2-苯基丙酸酯

CAS 登录号 511-55-7

INN list 15

药效分类 抗胆碱药

珍维那泮

Xevinapant（*INN*）

化学结构式

分子式和分子量 $C_{32}H_{43}N_5O_4$ 561.73

化学名 (5*S*,8*S*,10a*R*)-*N*-(Diphenylmethyl)-5-[(2*S*)-2-(methylamino)propanamido]-3-(3-methylbutanoyl)-6-oxodecahydropyrrolo[1,2-*a*][1,5]diazocine-8-carboxamide

(5*S*,8*S*,10a*R*)-*N*-(二苯甲基)-5-[(2*S*)-2-(甲基氨基)丙酰氨基]-3-(3-甲基丁酰基)-6-氧代十二氢吡咯并[1,2-*a*][1,5]二氮杂环辛熳-8-甲酰胺

CAS 登录号 1071992-99-8

INN list 122

药效分类 抗肿瘤药

植酸

Fytic Acid（*INN*）

化学结构式

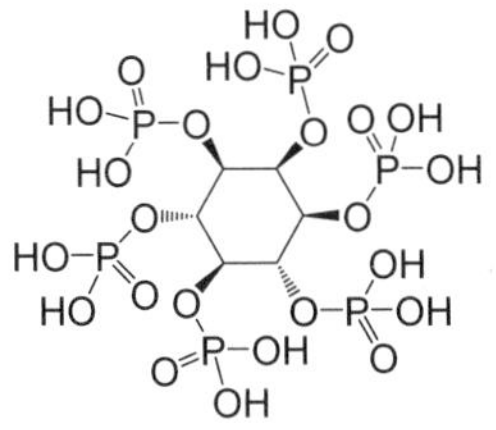

分子式和分子量 $C_6H_{18}O_{24}P_6$ 660.04

化学名 (2,3,4,5,6-pentaphosphonooxycyclohexyl) dihydrogen phosphate

(2,3,4,5,6-五膦酰基氧基环己基) 二氢 磷酸酯

CAS 登录号 83-86-3

INN list 13

药效分类 降血钙药

制霉菌素

Nystatin（*INN*）

化学结构式

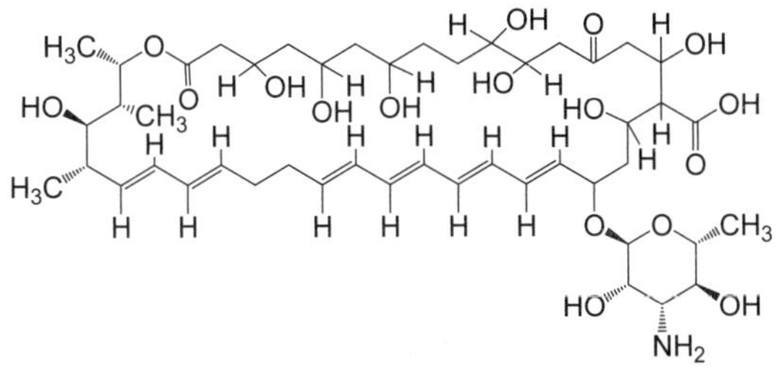

分子式和分子量 $C_{47}H_{75}NO_{17}$ 926.09

化学名 (21*E*,23*E*,25*E*,27*E*,31*E*,33*E*)-20-[[(3*S*,4*S*,5*S*,6*R*)-4-Amino-3,5-dihydroxy-6-methyloxan-2-yl]oxy]-4,6,8,11,12,16,18,36-octahydroxy-35,37,38-trimethyl-2,14-dioxo-1-oxacyclooctatriaconta-21,23,25,27,31,33-hexaene-17-carboxylic acid

(21*E*,23*E*,25*E*,27*E*,31*E*,33*E*)-20-[[(3*S*,4*S*,5*S*,6*R*)-4-氨基-3,5-二羟基-6-甲基氧杂环己-2-基]氧]-4,6,8,11,12,16,18,36-八羟基-35,37,38-三甲基-2,14-二氧代-1-氧杂环三十八烷-21,23,25,27,31,33-六烯-17-羧酸

CAS 登录号 1400-61-9

INN list 6

药效分类 抗生素类抗真菌药

中性霉素

Neutramycin（*INN*）

化学结构式

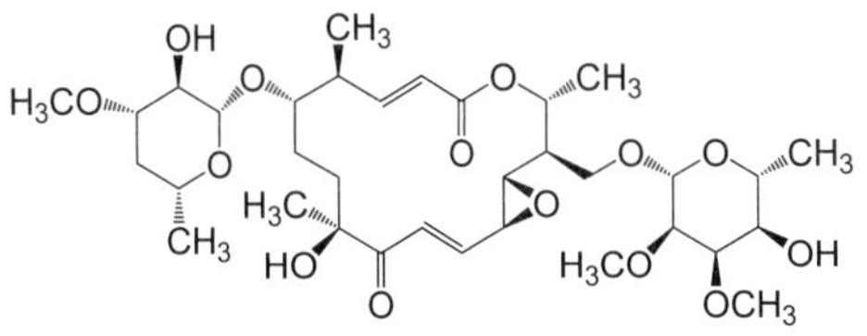

分子式和分子量 $C_{34}H_{54}O_{14}$ 686.78

化学名 (1*S*,2*E*,5*S*,8*S*,9*S*,10*E*,14*R*,15*R*,16*S*)-5-hydroxy-15-[[(2*R*,3*R*,4*R*,5*R*,6*R*)-5-hydroxy-3,4-dimethoxy-6-methyloxan-2-yl]oxymethyl]-8-[(2*S*,3*R*,4*S*,6*R*)-3-hydroxy-4-methoxy-6-methyloxan-2-yl]oxy-5,9,14-trimethyl-13,17-dioxabicyclo[14.1.0]heptadeca-2,10-diene-4,12-dione

(1*S*,2*E*,5*S*,8*S*,9*S*,10*E*,14*R*,15*R*,16*S*)-5-羟基-15-[[(2*R*,3*R*,4*R*,5*R*,6*R*)-5-羟基-3,4-二甲氧基-6-甲基氧杂环己烷-2-基]氧甲基]-8-[(2*S*,3*R*,4*S*,6*R*)-3-羟基-4-甲氧基-6-甲基氧杂环己烷-2-基]氧-5,9,14-三甲基-13,17-二氧杂双环[14.1.0]十七烷-2,10-二烯-4,12-二酮

CAS 登录号 1404-08-6

INN list 15

药效分类 抗生素类药

仲丁比妥

Secbutabarbital（*INN*）

化学结构式

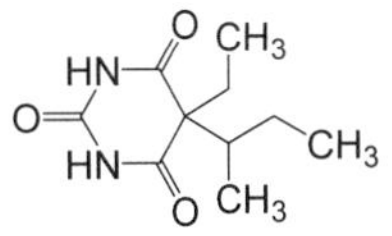

分子式和分子量 $C_{10}H_{16}N_2O_3$ 212.25

化学名 5-*sec*-Butyl-5-ethylbarbituric acid

5-仲丁基-5-乙基巴比妥酸

CAS 登录号 125-40-6

INN list 12

药效分类 镇静催眠药

珠卡赛辛

Zucapsaicin（*INN*）

化学结构式

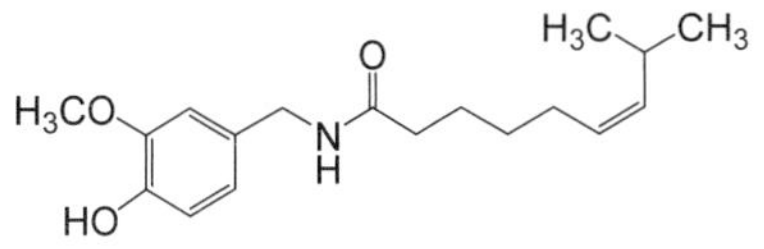

分子式和分子量 $C_{18}H_{27}NO_3$ 305.41

化学名 (*Z*)-8-Methyl-*N*-vanillyl-6-nonenamide

(*Z*)-8-甲基-*N*-香草基-6-壬烯酰胺

CAS 登录号 25775-90-0

INN list 71

药效分类 镇痛药

珠兰诺隆

Zuranolone（*INN*）

化学结构式

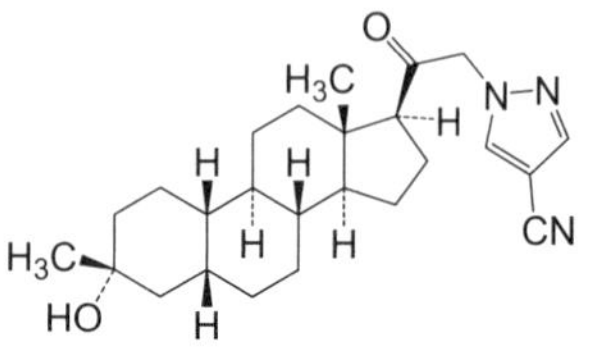

分子式和分子量 $C_{25}H_{35}N_3O_2$ 409.564

化学名 1-(3*α*-Hydroxy-3*β*-methyl-20-oxo-19-nor-5*β*-pregnan-21-yl)-1*H*-pyrazole-4-carbonitrile

1-(3*α*-羟基-3*β*-甲基-20-氧代-19-去甲-5*β*-孕甾-21-基)-1*H*-吡唑-4-甲腈

CAS 登录号 1632051-40-1

INN list 120

药效分类 $GABA_A$受体的正变构调节药

珠氯米芬

Zuclomifene（*INN*）

化学结构式

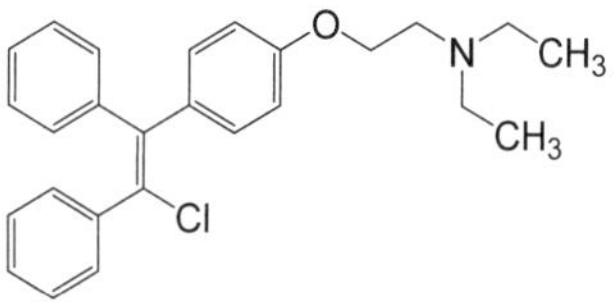

分子式和分子量 $C_{26}H_{28}ClNO$ 405.96

化学名 (*Z*)-2-[*p*-(2-Chloro-1,2-diphenylvinyl)phenoxy]triethylamine

(*Z*)-2-[4-(2-氯-1,2-二苯基乙烯基)苯氧基]三乙胺

CAS 登录号 15690-55-8

INN list 33

药效分类 抗不育症药

珠氯噻醇

Zuclopenthixol（*INN*）

化学结构式

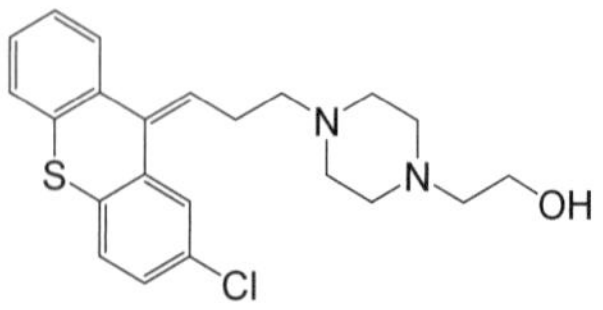

分子式和分子量 $C_{22}H_{25}ClN_2OS$ 400.96

化学名 (*Z*)-4-[3-(2-Chlorothioxanthen-9-ylidene)propyl]-1-piperazineethanol

(*Z*)-4-[3-(2-氯噻吨-9-亚基)丙基]-1-哌嗪乙醇

CAS 登录号 53772-83-1

INN list 50

药效分类 安定药

竹桃霉素

Oleandomycin（*INN*）

化学结构式

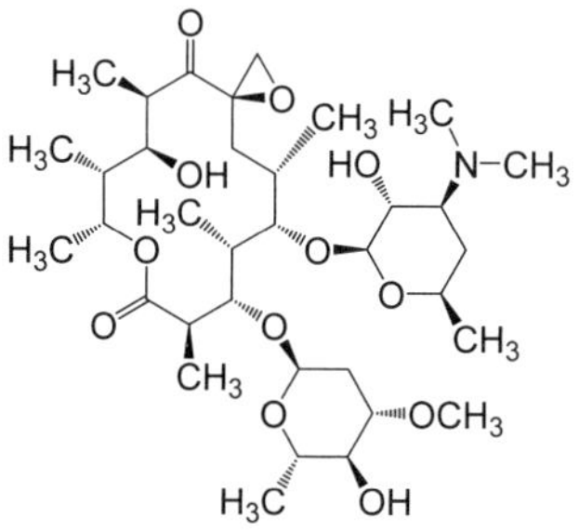

分子式和分子量 $C_{35}H_{61}NO_{12}$ 687.87

化学名 (3*S*,5*S*,6*S*,7*R*,8*S*,9*R*,12*R*,13*R*,14*S*,15*R*)-6-[4-(dimethylamino)-3-hydroxy-6-methyloxan-2-yl]oxy-14-hydroxy-8-(5-hydroxy-4-methoxy-6-methyloxan-2-yl)oxy-5,7,9,12,13,15-hexamethyl-2,11-dioxaspiro[2.13]hexadecane-10,16-dione

(3*S*,5*S*,6*S*,7*R*,8*S*,9*R*,12*R*,13*R*,14*S*,15*R*)-6-[4-(二甲氨基)-3-羟基-6-甲基氧杂环己烷-2-基]氧-14-羟基-8-(5-羟基-4-甲氧基-6-甲基氧杂环己烷-2-基)氧基-5,7,9,12,13,15-六甲基-2,11-二氧杂螺环[2.13]十六烷-10,16-二酮

CAS 登录号 3922-90-5；7060-74-4[磷酸盐]

INN list 6

药效分类 大环内酯类抗微生物药

ATC 分类 C05BB03

锥虫胂胺

Tryparsamide（*INN*）

化学结构式

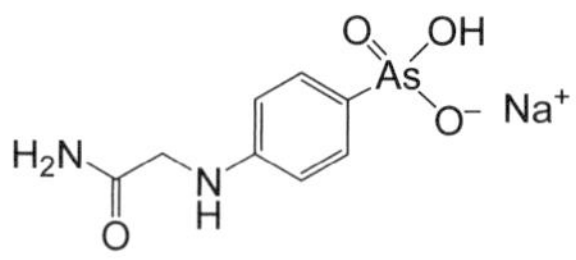

分子式和分子量 $C_8H_{10}AsN_2NaO_4$ 296.09

化学名 Monosodium *N*-(carbamoylmethyl) arsanilate

N-(氨基甲酰基甲基)对氨基苯胂酸单钠盐

CAS 登录号 554-72-3

INN list 4

药效分类 抗感染药

革帕斯汀

Zepastine（*INN*）

分子式和分子量 $C_{22}H_{26}N_2O_3S$ 398.52

化学结构式

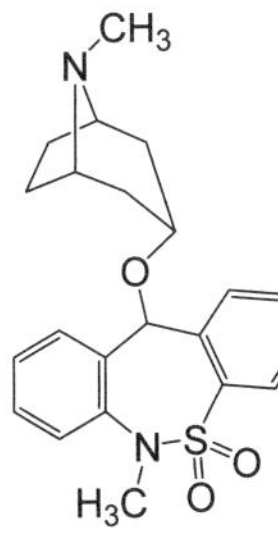

化学名 6,11-Dihydro-6-methyl-11-(1*αH*,5*αH*-tropan-3*α*-yloxy) dibenzo[*c,f*][1,2]thiazepine-5,5-dioxide

6,11-二氢-6-甲基-11-(1*αH*,5*αH*-托品烷-3*α*-基氧基)二苯并[*c,f*][1,2]硫氮杂草-5,5-二氧化物

CAS 登录号 28810-23-3

INN list 26

药效分类 抗组胺药

紫霉素

Viomycin（*INN*）

化学结构式

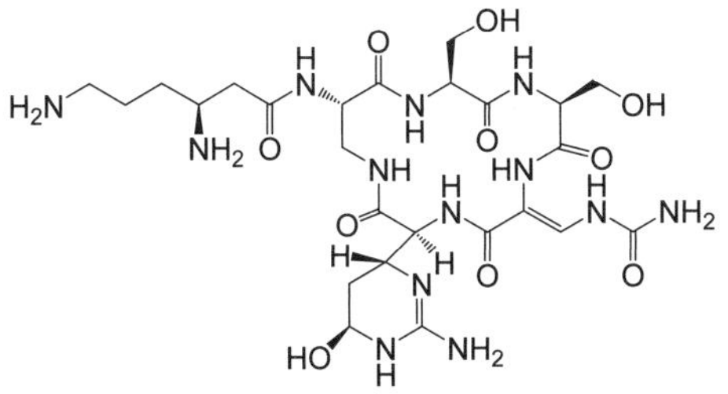

分子式和分子量 $C_{25}H_{43}N_{13}O_{10}$ 685.7

化学名 (3*S*)-3,6-Diamino-*N*-[(3*R*,6*Z*,9*S*,12*S*,15*S*)-3-[(4*R*,6*S*)-2-amino-6-hydroxy-3,4,5,6-tetrahydro-4-pyrimidinyl]-6-[(carbamoylamino)methylene]-9,12-bis(hydroxymethyl)-2,5,8,11,14-pentaoxo-1,4,7,10,13-pentaazacyc lohexadecan-15-yl]hexanamide

(3*S*)-3,6-二氨基-*N*-[(3*R*,6*Z*,9*S*,12*S*,15*S*)-3-[(4*R*,6*S*)-2-氨基-6-羟基-3,4,5,6-四氢-4-嘧啶]-6-[(氨甲酰基氨基)亚甲基]-9,12-双(羟甲基)-2,5,8,11,14-五氧代-1,4,7,10,13-五氮杂环十六基-15-基]己酰胺

CAS 登录号 32988-50-4; 37883-00-4[磷酸盐]

INN list 4

药效分类 抗生素类药

紫杉醇

Paclitaxel（*INN*）

化学结构式

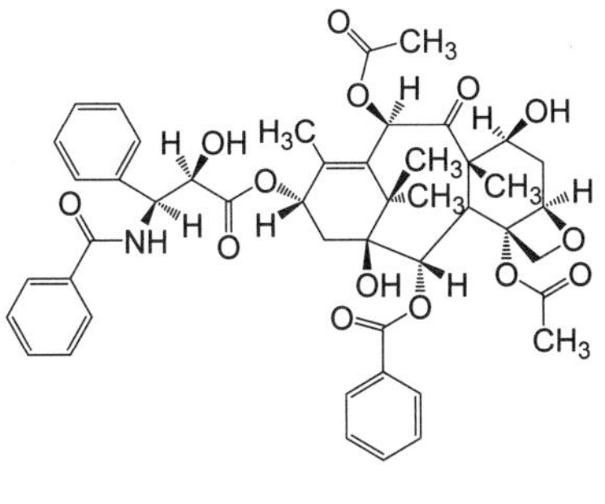

分子式和分子量 $C_{47}H_{51}NO_{14}$ 853.91

化学名 (2*aR*,4*S*,4*aS*,6*R*,9*S*,11*S*,12*S*,12*aR*,12*bS*)-6,12*b*-bis(acetyloxy)-12-(benzoyloxy)-2*a*,3,4,4*a*,5,6,9,10,11,12,12*a*,12*b*-dodecahydro-4,11-dihydroxy-4*a*,8,13,13-tetramethyl-5-oxo-7,11-methano-1*H*-cyclodeca[3,4]benz[1,2-*b*]oxet-9-yl (*aR*,*bS*)-b-(benzoylamino)-*a*-hydroxybenzenepropanoate

(2*aR*,4*S*,4*aS*,6*R*,9*S*,11*S*,12*S*,12*aR*,12*bS*)-6,12*b*-二(乙酰氧基)-12-(苯酰氧基)-2*a*,3,4,4*a*,5,6,9,10,11,12,12*a*,12*b*-十二氢-4,11-二羟基-4*a*,8,13,13-四甲基-7,11-甲桥-1*H*-环癸熳并[3,4]苯并[1,2-*b*]氧杂环丁熳-9-基 (*aR*,*bS*)-*b*-(苯甲酰氨基)-*a*-羟基苯丙酸酯

CAS 登录号 33069-62-4

INN list 68

药效分类 抗肿瘤药

ATC 分类 L01CD01

紫杉醇酯

Paclitaxel Ceribate（*INN*）

化学结构式

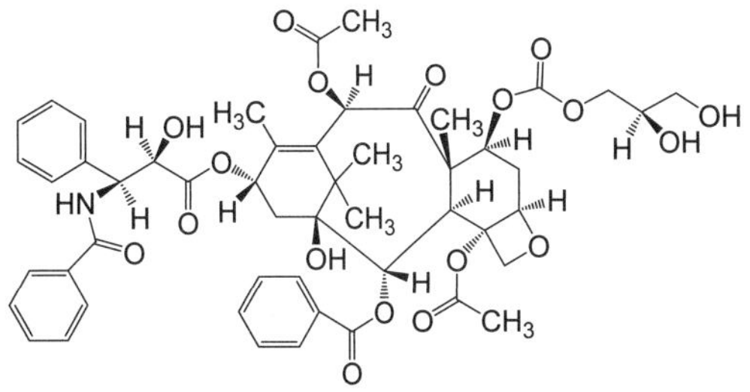

分子式和分子量 $C_{51}H_{57}NO_{18}$ 971.99

化学名 (2*aR*,4*S*,4*aS*,6*R*,9*S*,11*S*,12*S*,12*aR*,12*bS*)-1,2*a*,3,4,4*a*,6,9,10,11,12,12*a*,12*b*-Dodecahydro-4,6,9,11,12,12*b*-hexahydroxy-4*a*,8,13,13-tetramethyl-7,11-methano-5*H*-cyclodeca[3,4]benz[1,2-*b*]oxet-5-one 4-(2,3-dihydroxypropoxy)carbonate, 6,12b-diacetate, 12-benzoate, 9-ester with (2*R*,3*S*)-*N*-benzoyl-3-phenylisoserine

(2*aR*,4*S*,4*aS*,6*R*,9*S*,11*S*,12*S*,12*aR*,12*bS*)-1,2*a*,3,4,4*a*,6,9,10,11,12,12*a*,12*b*-十二氢-4,6,9,11,12,12*b*-六羟基-4*a*,8,13,13-四甲基-7,11-亚甲基-5*H*-环癸[3,4]苯并[1,2-*b*]氧杂环丁烷-5-酮 4-(2,3-二羟基丙氧基)碳酸酯, 6,12*b*-二乙酸酯, 12-苯甲酸酯, 9-(2*R*,3*S*)-*N*-苯甲酰-3-苯基异丝氨酸酯

CAS 登录号 186040-50-6

INN list 91

药效分类 抗肿瘤药

棕榈胆磷

Colfosceril Palmitate（*INN*）

化学结构式

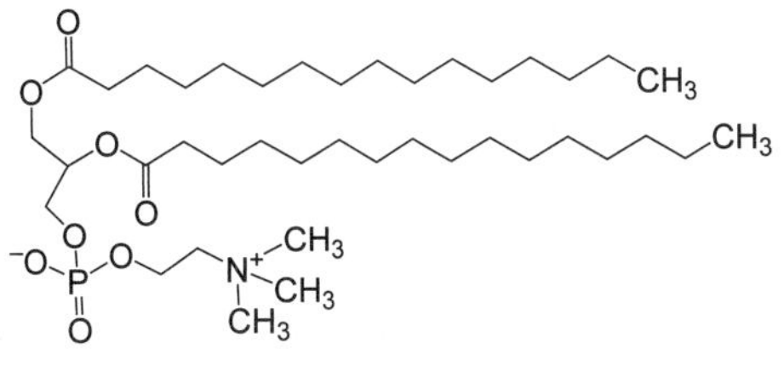

分子式和分子量 $C_{40}H_{80}NO_8P$ 734.04

化学名 [(2*R*)-2,3-Di(hexadecanoyloxy)propyl] 2-(trimethylazaniumyl)ethyl phosphate

[(2*R*)-2,3-二(十六烷酰氧基)丙基] 2-(三甲铵基)乙基 磷酸二酯

CAS 登录号 63-89-8

INN list 64

药效分类 肺表面活性药

棕榈叶黄素

Xantofyl Palmitate（*INN*）

化学结构式

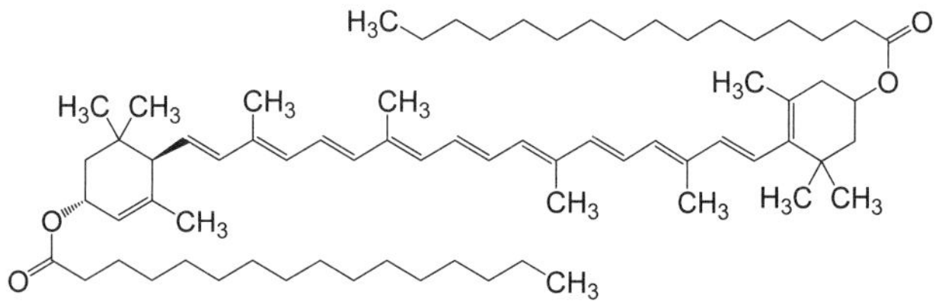

分子式和分子量 $C_{72}H_{116}O_4$ 1045.69

化学名 *β*-Carotene-4,4'-diol dipalmitate

β-胡萝卜素-4,4'-二醇 二棕榈酸酯

CAS 登录号 547-17-1

INN list 14

药效分类 维生素类药

组氨酸

Histidine（*INN*）

化学结构式

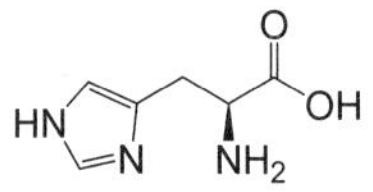

分子式和分子量 $C_6H_9N_3O_2$ 155.15

化学名 (2*S*)-2-Amino-3-(1*H*-imidazol-5-yl)propanoic acid

(2*S*)-2-氨基-3-(1*H*-咪唑-5-基)丙酸

CAS 登录号 71-00-1[L]

INN list 58

药效分类 氨基酸类药

组胺

Histamine

化学结构式

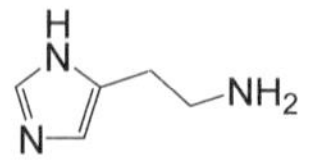

分子式和分子量 $C_5H_9N_3$ 111.15

化学名 2-(1*H*-Imidazol-5-yl)ethanamine

2-(1*H*-咪唑-5-基)乙胺

CAS 登录号 51-45-6; 56-92-8[二盐酸盐]; 51-74-1[二磷酸盐]

药效分类 诊断用药

组恩美替尼

Zunsemetinib（*INN*）

化学结构式

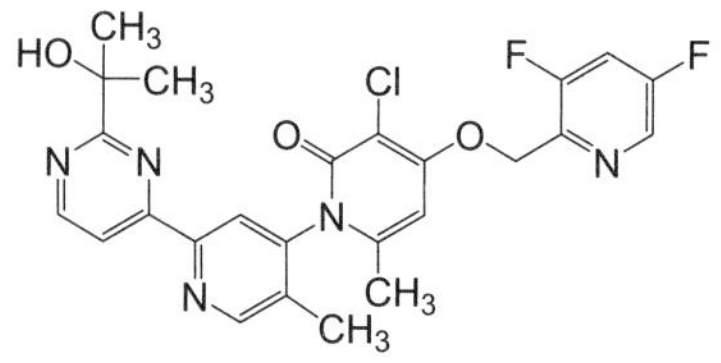

分子式和分子量 $C_{25}H_{22}ClF_2N_5O_3$ 513.93

化学名 (−)-(1*P*)-3-Chloro-4-[(3,5-difluoropyridin-2-yl)methoxy]-2'-[2-(2-hydroxypropan-2-yl)pyrimidin-4-yl]-5',6-dimethyl-2*H*-(1,4'-bipyridin)-2-one

(−)-(1*P*)-3-氯-4-[(3,5-二氟吡啶-2-基)甲氧基]-2'-[2-(2-羟基丙-2-基)嘧啶-4-基]-5',6-二甲基-2*H*-(1,4'-联吡啶)-2-酮

CAS 登录号 1640282-42-3

INN list 125

药效分类 酪氨酸激酶抑制药

左氨氯地平

Levamlodipine（*INN*）

化学结构式

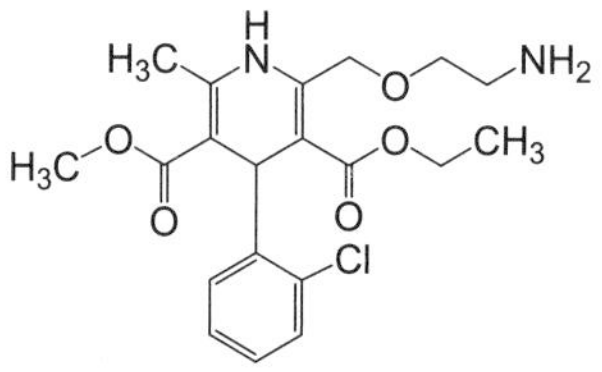

分子式和分子量 $C_{20}H_{25}ClN_2O_5$ 408.88

化学名 3-Ethyl 5-methyl (4*S*)-2-[(2-aminoethoxy)methyl]-4-(2-chlorophenyl)-6-methyl-1,4-dihydropyridine-3,5-dicarboxylate

3-乙基 5-甲基 (4*S*)-2-[(2-氨乙氧基)甲基]-4-(2-氯苯基)-6-甲基-1,4-二氢吡啶-3,5-二羧酸酯

CAS 登录号 103129-82-4; 736178-83-9[苹果酸盐]

INN list 97

药效分类 钙通道阻滞药

左倍他洛尔

Levobetaxolol（*INN*）

化学结构式

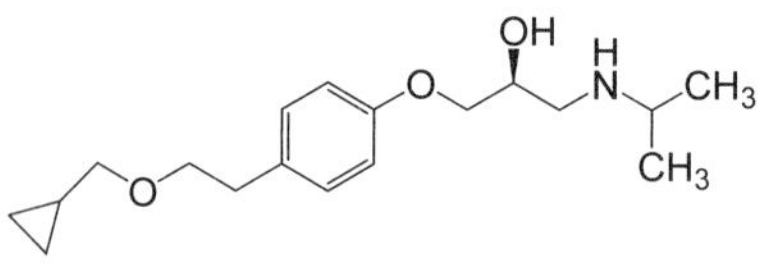

分子式和分子量 $C_{18}H_{29}NO_3$ 307.43

化学名 (−)-(*S*)-1-[*p*-[2-(Cyclopropylmethoxyl)ethyl]phenoxy]-

3-(isopropylamino)-2-propanol

(−)-(*S*)-1-[4-[2-(环丙甲氧基)乙基]苯氧基]-3-异丙氨基-2-丙醇

CAS 登录号 93221-48-8；116209-55-3[盐酸盐]

INN list 61

药效分类 β受体拮抗药

左苯丙胺

Levamfetamine（*INN*）

化学结构式

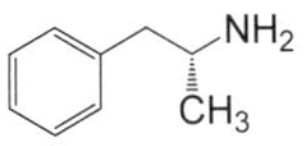

分子式和分子量 $C_9H_{13}N$ 135.21

化学名 (−)-(*R*)-*α*-Methylphenethylamine

(−)-(*R*)-*α*-甲基苯乙胺

CAS 登录号 156-34-3; 5634-40-2[琥珀酸盐]

INN list 12

药效分类 食欲抑制药

左丙己君

Levopropylhexedrine（*INN*）

化学结构式

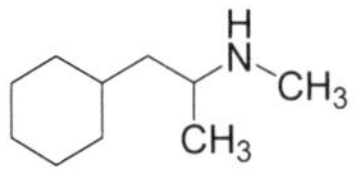

分子式和分子量 $C_{10}H_{21}N$ 155.28

化学名 (−)-*N*,*α*-Dimethylcyclohexaneethylamine

(−)-*N*,*α*-二甲基环己基乙胺

CAS 登录号 6192-97-8

INN list 37

药效分类 食欲抑制药

左丙替林

Levoprotiline（*INN*）

化学结构式

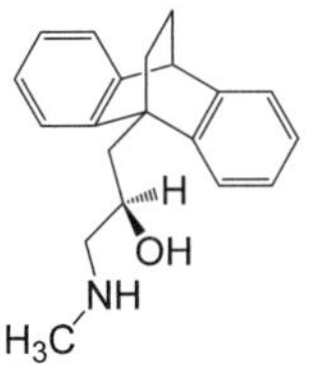

分子式和分子量 $C_{20}H_{23}NO$ 293.40

化学名 (−)-(*R*)-*α*-[(Methylamino)methyl]-9,10-ethanoanthracene-9(10*H*)-ethanol

(−)-(*R*)-*α*-[(甲氨基)甲基]-9,10-乙基蒽-9(10*H*)-乙醇

CAS 登录号 76496-68-9

INN list 56

药效分类 抗抑郁药

左丙氧芬

Levopropoxyphene（*INN*）

化学结构式

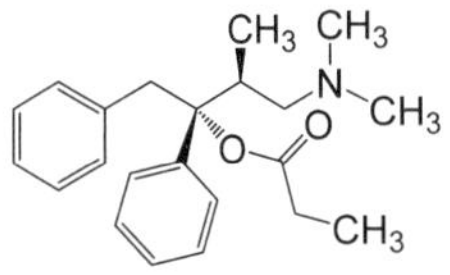

分子式和分子量 $C_{22}H_{29}NO_2$ 339.48

化学名 (−)-*α*-[2-(Dimethylamino)-l-methylethyl]-*α*-phenylphenethyl propionate

(−)-*α*-[2-二甲氨基-1-甲基乙基]-*α*-苯基苯乙基丙酸酯

CAS 登录号 2338-37-6; 55557-30-7[萘磺酸盐一水合物]; 5714-90-9[萘磺酸盐]

INN list 7

药效分类 镇咳药

左薄荷脑

Levomenthol（*INN*）

化学结构式

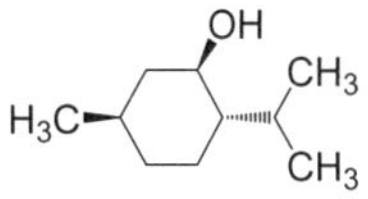

分子式和分子量 $C_{10}H_{20}O$ 156.27

化学名 (−)-(l*R*,3*R*,4*S*)-Menthol

(−)-(l*R*,3*R*,4*S*)-薄荷脑

CAS 登录号 2216-51-5

INN list 64

药效分类 消肿驱风药

左布比卡因

Levobupivacaine（*INN*）

化学结构式

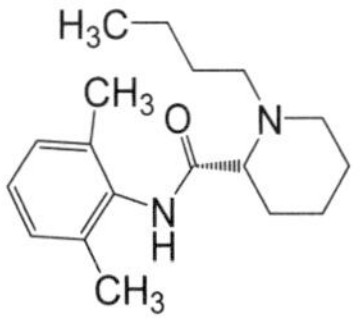

分子式和分子量 $C_{18}H_{28}N_2O$ 288.43

化学名 (2*S*)-1-Butyl-*N*-(2,6-dimethylphenyl)piperidine-2-carboxyamide

(2*S*)-1-丁基-*N*-(2,6-二甲基苯基)哌啶-2-甲酰胺

CAS 登录号 27262-47-1; 27262-48-2[盐酸盐]

INN list 74

药效分类 局部麻醉药

左布诺洛尔

Levobunolol（*INN*）

分子式和分子量 $C_{17}H_{25}NO_3$ 291.39

化学结构式

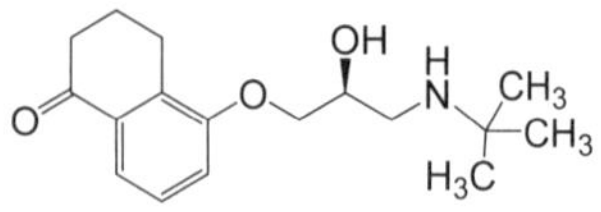

化学名 (−)-(*S*)-5-[3-(*tert*-Butylamino)-2-hydroxypropoxy]-3,4-dihydro-1(2*H*)naphthalenone

(−)-(*S*)-5-[3-(叔丁氨基)-2-羟丙氧基]-3,4-二氢-1(2*H*)-萘酮

CAS 登录号 47171-42-4; 27912-14-7[盐酸盐]

INN list 42

药效分类 β 受体拮抗药

左醋美沙多

Levacetylmethadol（*INN*）

化学结构式

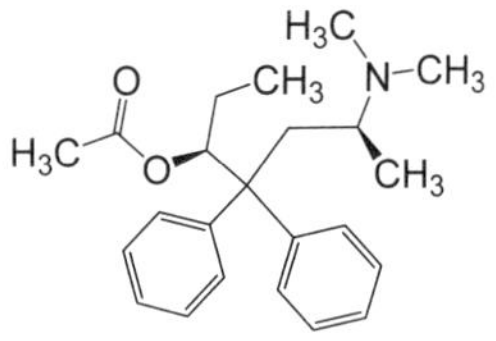

分子式和分子量 $C_{23}H_{31}NO_2$ 353.51

化学名 (−)-(3*S*,6*S*)-6-(Dimethylamino)-4,4-diphenyl-3-heptanol acetate (ester)

(−)-(3*S*,6*S*)-6-二甲氨基-4,4-联苯-3-庚醇乙酸酯

CAS 登录号 34433-66-4; 43033-72-3[盐酸盐]; 1477-40-3[左美沙多]

INN list 27

药效分类 镇痛药

左多巴酚丁胺

Levdobutamine（*INN*）

化学结构式

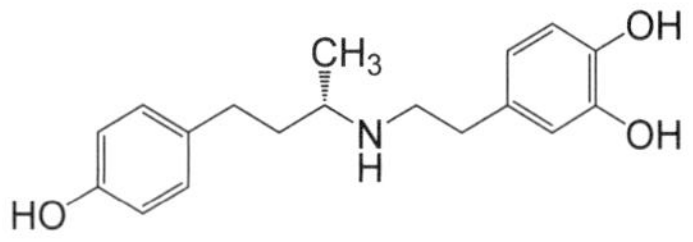

分子式和分子量 $C_{18}H_{23}NO_3$ 301.39

化学名 4-[2-[[(*S*)-3-(*p*-Hydroxyphenyl)-1-methylpropyl]amino]ethyl]pyrocatechol

4-[2-[[(*S*)-3-(4-羟苯基)-1-甲基丙基]氨基]乙基]邻苯二酚

CAS 登录号 61661-06-1; 129388-07-4[乳糖醛酸盐]

INN list 65

药效分类 强心药

左法哌酯

Levofacetoperane（*INN*）

化学结构式

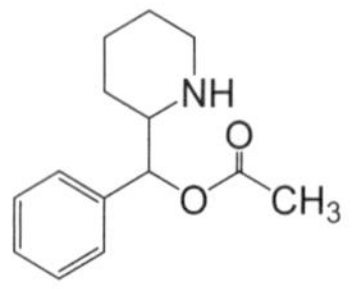

分子式和分子量 $C_{14}H_{19}NO_2$ 233.31

化学名 (−)-*α*-Phenyl-2-piperidinemethanol acetate(ester)

(−)-*α*-苯基-2-哌啶甲醇乙酸酯

CAS 登录号 634-08-2

INN list 41

药效分类 抗抑郁药

左啡诺

Levorphanol（*INN*）

化学结构式

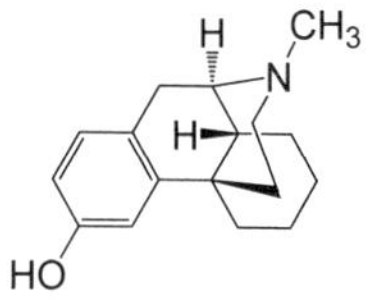

分子式和分子量 $C_{17}H_{23}NO$ 257.38

化学名 17-Methylmorphinan-3-ol

17-甲基吗喃-3-醇

CAS 登录号 287-90-5; 5985-38-6[酒石酸盐水合物]; 125-72-4[酒石酸盐]; 6700-40-9[取代物]

INN list 4

药效分类 镇痛药

左芬啡烷

Levophenacylmorphan（*INN*）

化学结构式

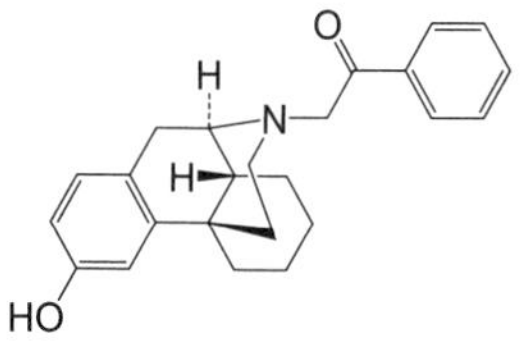

分子式和分子量 $C_{24}H_{27}NO_2$ 361.48

化学名 (−)-3-Hydroxy-*N*-phenacylmorphinan

(−)-3-羟基-*N*-苯甲酰甲基吗喃

CAS 登录号 10061-32-2

INN list 9

药效分类 镇痛药

左芬氟拉明

Levofenfluramine（*INN*）

化学结构式

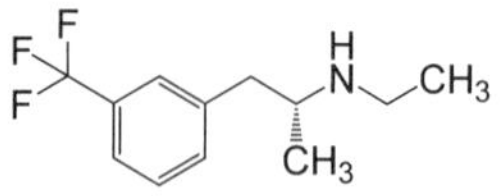

分子式和分子量 $C_{12}H_{16}F_3N$ 231.26

化学名 (−)-(*R*)-*N*-Ethyl-*α*-methyl-*m*-(trifluoromethyl)phenethylamine

(−)-(*R*)-*N*-乙基-*α*-甲基-3-三氟甲基苯乙胺

CAS 登录号 37577-24-5

INN list 57

药效分类 食欲抑制药

左呋喃他酮

Levofuraltadone（*INN*）

化学结构式

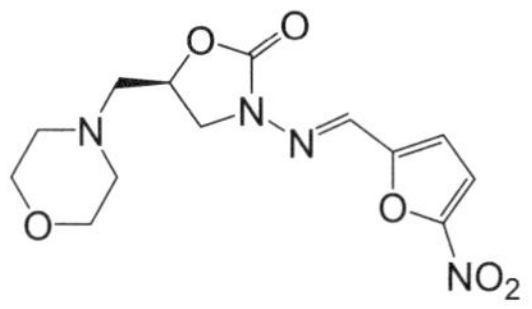

分子式和分子量 $C_{13}H_{16}N_4O_6$ 324.29

化学名 (−)-5-(Morpholinomethyl)-3-[(5-nitrofurfurylidene)amino]-2-oxazolidinone

(−)-5-(吗啉甲基)-3-[(5-硝基呋喃甲亚基)氨基]-2-噁唑烷酮

CAS 登录号 3795-88-8

INN list 17

药效分类 抗菌药，抗原虫药

左环丝氨酸

Levcycloserine（*INN*）

化学结构式

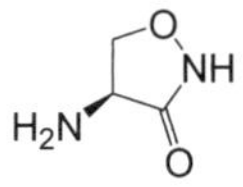

分子式和分子量 $C_3H_6N_2O_2$ 102.09

化学名 (*S*)-4-Amino3-isoxazolidinone

(*S*)-4-氨基-3-异噁唑烷酮

CAS 登录号 339-72-0

INN list 65

药效分类 酶抑制药，抗戈谢病药

左甲硫拉嗪

Levometiomeprazine.（*INN*）

化学结构式

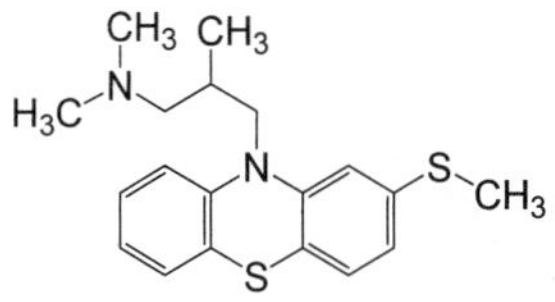

分子式和分子量 $C_{19}H_{24}N_2S_2$ 344.54

化学名 (−)-10-[3-(Dimethylamino)-2-methylpropyl]-2-(methylthio) phenothiazine

(−)-10-[3-二甲氨基-2-甲基丙基]-2-(甲硫基)吩噻嗪

CAS 登录号 1759-09-7

INN list 18

药效分类 抗精神病药

左甲状腺素钠

Levothyroxine Sodium（*INN*）

化学结构式

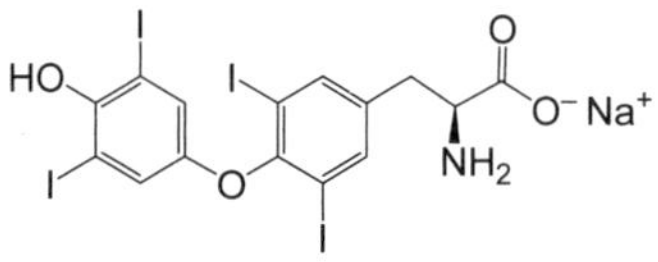

分子式和分子量 $C_{15}H_{10}I_4NNaO_4$ 798.86

化学名 *O*-(4-Hydroxy-3,5-diiodophenyl)-3,5-diiodo-L-tyrosine, sodium salt (1:1)

O-(4-羟基-3,5-二碘苯基)-3,5-二碘-L-酪氨酸单钠盐

CAS 登录号 55-03-08；25416-65-3[水合物]

INN list 4

药效分类 甲状腺激素类药

ATC 分类 H03AA01

左卡巴斯汀

Levocabastine（*INN*）

化学结构式

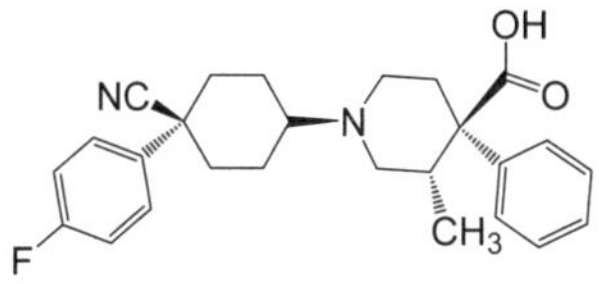

分子式和分子量 $C_{26}H_{29}FN_2O_2$ 420.53

化学名 (−)-*trans*-l-[*cis*-4-Cyano-4-(*p*-fluorophenyl)cyclohexyl]-3-methyl-4-phenylisonipecotic acid

(−)-反-1-[顺-4-氰基-4-(4-氟苯基)环己基]-3-甲基-4-苯基异哌啶甲酸

CAS 登录号 79516-68-0；79547-78-7[盐酸盐]

INN list 50

药效分类 抗组胺药

左卡尼汀

Levocarnitine（*INN*）

化学结构式

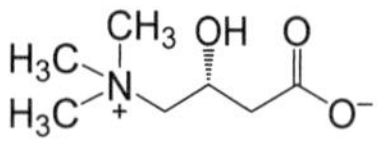

分子式和分子量 $C_7H_{15}NO_3$ 161.20

化学名 (3*R*)-3-Hydroxy-4-(trimethylazaniumyl)butanoate

(3*R*)-3-羟基-4-(三甲基铵基)丁酸内盐

CAS 登录号 541-15-1

INN list 57

药效分类 卡尼汀补充药，食欲增进药

左兰索拉唑

Levolansoprazole（*INN*）

化学结构式

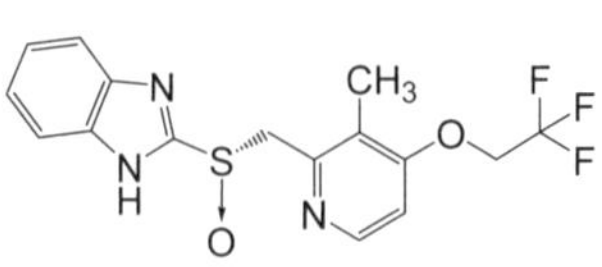

分子式和分子量　$C_{16}H_{14}F_3N_3O_2S$　369.36

化学名　(−)-2-[(*S*)-[[3-Methyl-4-(2,2,2-trifluoroethoxy)pyridin-2-yl]methyl]sulfinyl]-l*H*-benzamidazole

(−)-2-[(*S*)-[[3-甲基-4-(2,2,2-三氟乙氧基)吡啶-2-基]甲基]亚磺酰基]-l*H*-苯并咪唑

CAS 登录号　138530-95-7

INN list　93

药效分类　抗溃疡药

左洛非西定

Levlofexidine.（*INN*）

化学结构式

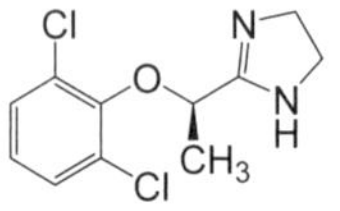

分子式和分子量　$C_{11}H_{12}Cl_2N_2O$　259.13

化学名　(−)-(*R*)-2-[1-(2,6-Dichlorophenoxy)ethyl]-2-imidazoline

(−)-(*R*)-2-[1-(2,6-二氯苯氧基)乙基]-2-咪唑啉

CAS 登录号　81447-78-1

INN list　48

药效分类　抗高血压药

左洛啡烷

Levallorphan（*INN*）

化学结构式

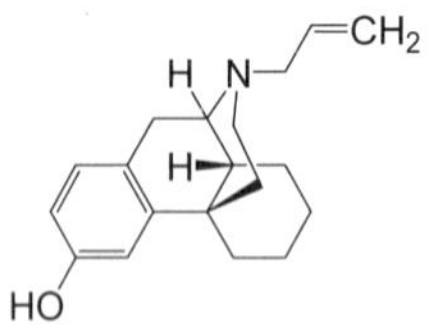

分子式和分子量　$C_{19}H_{25}NO$　283.42

化学名　17-Allylmorphinan-3-ol

17-烯丙基吗喃-3-醇

CAS 登录号　152-02-3；71-82-9[酒石酸盐]

INN list　2

药效分类　吗啡拮抗药

左吗拉胺

Levomoramide（*INN*）

分子式和分子量　$C_{25}H_{32}N_2O_2$　392.53

化学结构式

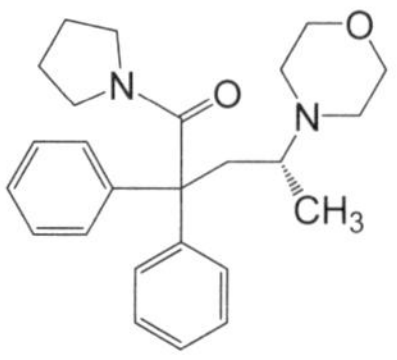

化学名　(−)-4-[2-Methyl-4-oxo-3,3-diphenyl-4-(1-pyrrolidinyl)butyl]morpholine

(−)-4-[2-甲基-4-氧代-3,3-二苯基-4-(1-吡咯烷基)丁基]吗啉

CAS 登录号　5666-11-5

INN list　6

药效分类　镇痛药

左美丙嗪

Levomepromazine（*INN*）

化学结构式

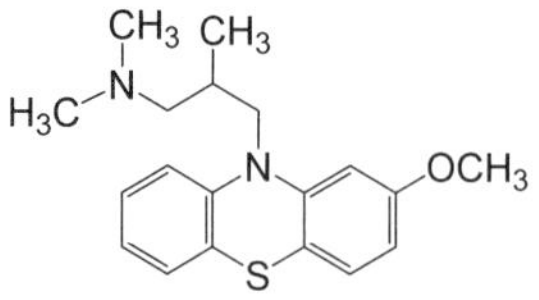

分子式和分子量　$C_{19}H_{24}N_2OS$　328.47

化学名　(−)-(2*R*)-3-(2-Methoxy-10*H*-phenothiazin-10-yl)-*N,N*,2-trimethylpropan-1-amine

(−)-(2*R*)-3-(2-甲氧基-10*H*-吩噻嗪-10-基)-*N,N*,2-三甲基丙-1-胺

CAS 登录号　60-99-1

INN list　8

药效分类　镇痛药，中枢神经抑制药

左美福酸

Levomefolic acid（*INN*）

化学结构式

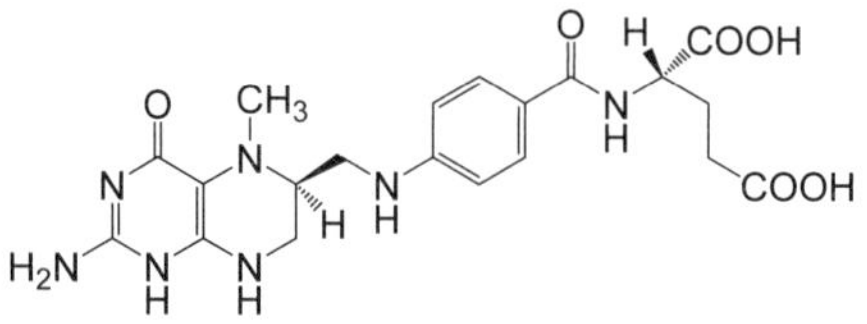

分子式和分子量　$C_{20}H_{25}N_7O_6$　459.46

化学名　*N*-[4-[[[(6*S*)-2-Amino-5-methyl-4-oxo-1,4,5,6,7,8-hexahydropteridin-6-yl]methyl]amino]benzoyl]-L-glutamic acid

N-[4-[[[(6*S*)-2-氨基-5-甲基-4-氧代-1,4,5,6,7,8-六氢蝶啶-6-基]甲基]氨基]苯甲酰基]-L-谷氨酸

CAS 登录号　31690-09-2

INN list　99

药效分类　叶酸类似物

左美喹他嗪

Levomequitazine（*INN*）

分子式和分子量　$C_{20}H_{22}N_2S$　322.47

化学结构式

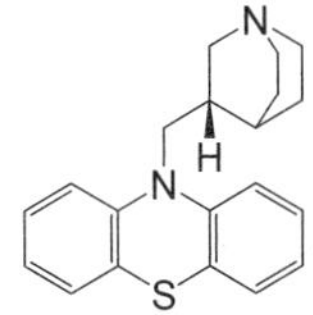

化学名 10-[[(3*S*)-1-Azabicyclo[2.2.2]octan-3-yl]methyl]-10*H*-phenothiazine

10-[[(3*S*)-1-氮杂双环[2.2.2]辛烷-3-基]甲基]-10*H*-吩噻嗪

CAS 登录号 88598-74-7

INN list 101

药效分类 抗组胺药

左美洛昔芬

Levormeloxifene（*INN*）

化学结构式

分子式和分子量 $C_{30}H_{35}NO_3$ 457.60

化学名 (−)-l-[2-[4-[(3*R*,4*R*)-7-Methoxy-2,2-dimethy1-3-phenyl-4-chromanyl]phenoxy]ethyl]pyrrolidine

(−)-l-[2-[4-[(3*R*,4*R*)-7-甲氧基-2,2-二甲基-3-苯基-4-色满基)苯氧基]乙基]四氢吡咯

CAS 登录号 78994-23-7

INN list 73

药效分类 抗雌激素药

左美诺醇

Levomenol（*INN*）

化学结构式

分子式和分子量 $C_{15}H_{26}O$ 222.37

化学名 (−)-6-Methyl-2-(4-methyl-3-cyclohexen-l-yl)-5-hepten-2-ol

(−)-6-甲基-2-(4-甲基-3-环己烯-1-基)-5-七烯-2-醇

CAS 登录号 23089-26-1

INN list 32

药效分类 抗炎药，解痉药

左美沙芬

Levomethorphan（*INN*）

分子式和分子量 $C_{18}H_{25}NO$ 271.40

化学结构式

化学名 (−)-3-Methoxy-*N*-methylmorphinan

(−)-3-甲氧基-*N*-甲基吗喃

CAS 登录号 125-70-2

INN list 1

药效分类 镇痛药

左美沙酮

Levomethadone（*INN*）

化学结构式

分子式和分子量 $C_{21}H_{27}NO$ 309.45

化学名 (−)-(*R*)-6-(Dimethylamino)-4,4-diphenyl-3-heptanone

(−)-(*R*)-6-二甲氨基-4,4-二苯基-3-庚酮

CAS 登录号 125-58-6

INN list 45

药效分类 镇痛药

左米那普仑

Levomilnacipran（*INN*）

化学结构式

分子式和分子量 $C_{15}H_{22}N_2O$ 246.35

化学名 (1*S*,2*R*)-2-(Aminomethyl)-*N*,*N*-diethyl-1-phenylcyclopropanecarboxamide

(1*S*,2*R*)-2-(氨甲基)-*N*,*N*-二乙基-1-苯基环丙烷甲酰胺

CAS 登录号 96847-55-1

INN list 99

药效分类 抗抑郁药

左莫普洛尔

Levomoprolol（*INN*）

化学结构式

分子式和分子量 $C_{13}H_{21}NO_3$ 239.31

化学名 (−)-(*S*)-1-(Isopropylamino)-3-(o-methoxyphenoxy)-2-propanol

(−)-(*S*)-1-异丙氨基-3-(2-甲氧基苯氧基)-2-丙醇

CAS 登录号 77164-20-6

INN list 58

药效分类 β 受体拮抗药

左那氟沙星

Levonadifloxacin（*INN*）

化学结构式

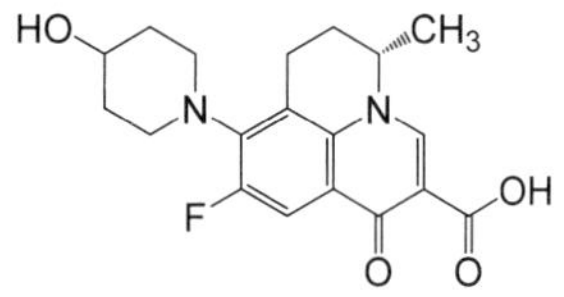

分子式和分子量 $C_{19}H_{21}FN_2O_4$ 360.383

化学名 (5*S*)-9-Fluoro-8-(4-hydroxypiperidin-1-yl)-5-methyl-1-oxo-6,7-dihydro-1*H*,5*H*-benzo[*ij*]quinolizine-2-carboxylic acid

(5*S*)-9-氟代-8-(4-羟基哌啶-1-基)-5-甲基-1-氧代-6,7-二氢-1*H*,5*H*-苯并[*ij*]喹嗪-2-羧酸

CAS 登录号 154357-42-3

INN list 95

药效分类 抗菌药

左奈必洛尔

Levonebivolol（*INN*）

化学结构式

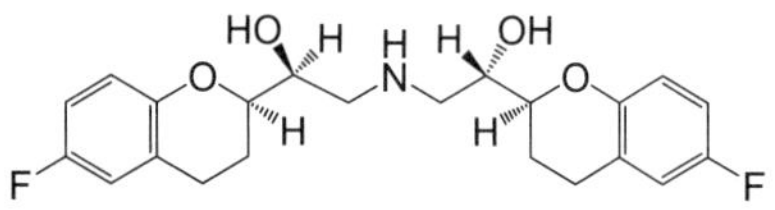

分子式和分子量 $C_{22}H_{25}F_2NO_4$ 405.44

化学名 (1*S*)-2-[[(2*S*)-2-[(2*R*)-6-Fluoro-3,4-dihydro-2*H*-chromen-2-yl]-2-hydroxyethyl]amino]-1-[(2*S*)-6-fluoro-3,4-dihydro-2*H*-chromen-2-yl]ethanol

(1*S*)-2-[[(2*S*-2-[(2*R*)-6-氟-3,4-二氢-2*H*-色烯-2-基]-2-羟乙基]氨基]-1-[(2*S*)-6-氟-3,4-二氢-2*H*-色烯-2-基]乙醇

CAS 登录号 118457-16-2

INN list 98

药效分类 β 受体拮抗药

左南曲多

Levonantradol（*INN*）

化学结构式

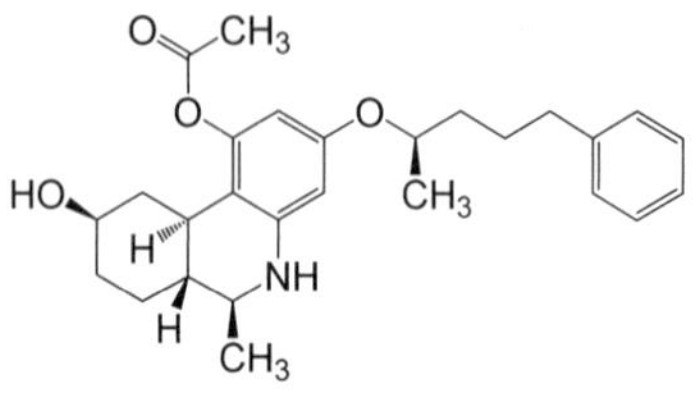

分子式和分子量 $C_{27}H_{35}NO_4$ 437.58

化学名 (−)-(6*S*,6a*R*,9*R*,10a*R*)-5,6,6*a*,7,8,9,10,10*a*-Octahydro-6-methyl-3-[(*R*)-1-methyl-4-phenylbutoxy]-1,9-phenanthridinediol-1-acetate

(−)-(6*S*,6a*R*,9*R*,10a*R*)-5,6,6*a*,7,8,9,10,10*a*-八氢-6-甲基-3-[(*R*)-1-甲基-4-苯基丁氧基]-1,9-啡啶二醇-1-乙酸酯

CAS 登录号 71048-87-8；70222-86-5[盐酸盐]

INN list 43

药效分类 镇痛药

左普匹西林

Levopropicillin（*INN*）

化学结构式

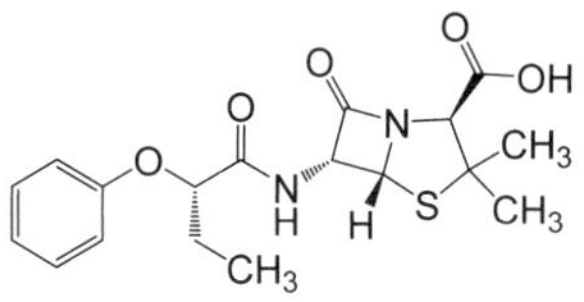

分子式和分子量 $C_{18}H_{22}N_2O_5S$ 378.44

化学名 (2*S*,5*R*,6*R*)-3,3-Dimethyl-7-oxo-6-[(2*S*)-phenoxybutyramido]-4-thia-1-azabicyclo[3.2.0]heptane-2-carboxylic acid

(2*S*,5*R*,6*R*)-3,3-二甲基-7-氧代-6-[(2*S*)-苯氧基丁酰氨基]-4-硫-1-氮杂双环[3.2.0]庚烷-2-羧酸

CAS 登录号 3736-12-7；4803-44-5[钾盐]

INN list 12

药效分类 抗生素类药

左羟丙哌嗪

Levodropropizine（*INN*）

化学结构式

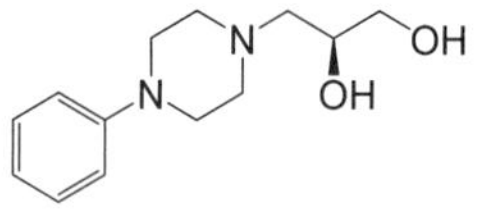

分子式和分子量 $C_{13}H_{20}N_2O_2$ 236.31

化学名 (−)-(*S*)-3-(4-Phenyl-1-piperazinyl)-1,2-propanediol

(−)-(*S*)-3-(4-苯基-1-哌嗪基)-1,2-丙二醇

CAS 登录号 99291-25-5

INN list 64

药效分类 镇咳药

左去氧麻黄碱

Levmetamfetamine（*INN*）

化学结构式

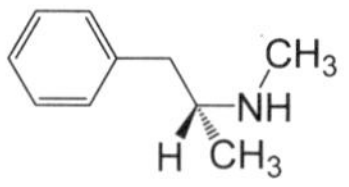

分子式和分子量 $C_{10}H_{15}N$ 149.23

化学名 (−)-(*R*)-*N*,*α*-Dimethylphenethylamine

(−)-(*R*)-*N*,*α*-二甲基苯乙胺

CAS 登录号 33817-09-3

INN list 83

药效分类 拟交感药，抗鼻充血药

左炔诺孕酮

Levonorgestrel（*INN*）

化学结构式

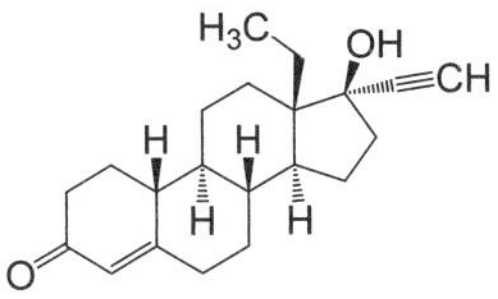

分子式和分子量 $C_{21}H_{28}O_2$ 312.45

化学名 (−)-13-Ethyl-17-hydroxy-18,19-dinor-17*α*-pregn-4-en-20-yn-3-one

(−)-13-乙基-17-羟基-18,19-双去甲基-17*α*-孕甾-4-烯-20-炔-3-酮

CAS 登录号 797-63-7

INN list 33

药效分类 孕激素类药

左色满卡林

Levcromakalim（*INN*）

化学结构式

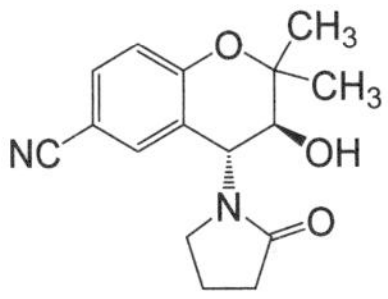

分子式和分子量 $C_{16}H_{18}N_2O_3$ 286.33

化学名 (3*S*,4*R*)-3-Hydroxy-2,2-dimethyl-4-(2-oxo-1-pyrrolidinyl)-6-chromancarbonitrile

(3*S*,4*R*)-3-羟基-2,2-二甲基-4-(2-氧代-1-吡咯烷基)-6-色满腈

CAS 登录号 94535-50-9

INN list 66

药效分类 钾通道激活药，平喘药，抗高血压药

左沙丁胺醇

Levosalbutamol（*INN*）

化学结构式

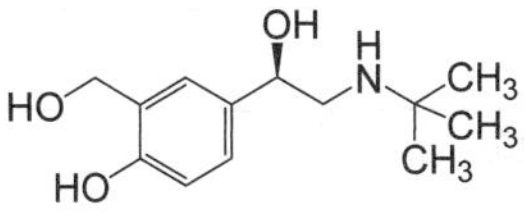

分子式和分子量 $C_{13}H_{21}NO_3$ 239.31

化学名 (*R*)-*α*¹-[(*tert*-Butylamino)methyl]-4-hydroxy-*m*-xylene-*α*,*α*'-diol

(*R*)-*α*¹-[(叔丁氨基)甲基]-4-羟基-间二甲苯-*α*,*α*'-二醇

CAS 登录号 34391-04-3

INN list 78

药效分类 平喘药

左沙屈尔

Levoxadrol（*INN*）

化学结构式

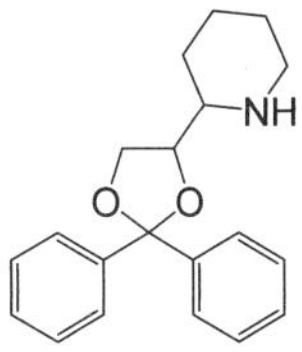

分子式和分子量 $C_{20}H_{23}NO_2$ 309.41

化学名 (−)-2-(2,2-Diphenyl-l,3-dioxolan-4-yl)piperidine

(−)-2-(2,2-二苯基-l,3-二氧戊环-4-基)哌啶

CAS 登录号 4792-18-1；23257-58-1[盐酸盐]

INN list 13

药效分类 局部麻醉药，平滑肌松弛药

左舒必利

Levosulpiride（*INN*）

化学结构式

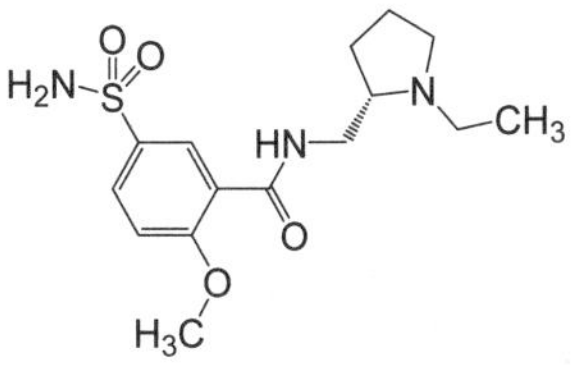

分子式和分子量 $C_{15}H_{23}N_3O_4S$ 341.43

化学名 (−)-*N*-[[(*S*)-l-Ethyl-2-pyrrolidinyl]methyl]-5-sulfamoyl-*o*-anisamide

(−)-*N*-[[(*S*)-1-乙基-2-吡咯烷基]甲基]-5-氨磺酰基-2-茴香酰胺

CAS 登录号 23672-07-3

INN list 63

药效分类 镇吐药

左司莫地尔

Levosemotiadil（*INN*）

化学结构式

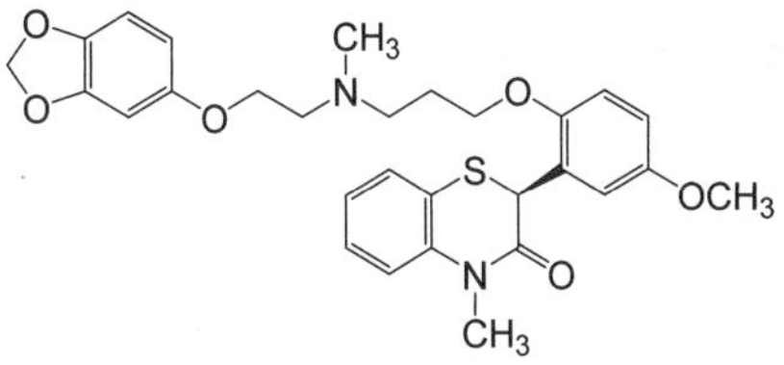

分子式和分子量 $C_{29}H_{32}N_2O_6S$ 536.64

化学名 (−)-(*S*)-2-[5-Methoxy-2-[3-[methyl[2-[3,4-(methylenedioxy)phenoxy]ethyl]amino]propoxy]phenyl]-4-methyl-2*H*-1,4-

benzothiazin-3(4*H*)-one

(−)-(*S*)-2-[5-甲氧基-2-[3-[甲基[2-[3,4-(亚甲基二氧)苯氧基]乙基]氨基]丙氧基]苯基]-4-甲基-2*H*-1,4-苯并噻唑-3(4*H*)-酮

CAS 登录号　116476-16-5

INN list　72

药效分类　抗心律失常药

左酮康唑

Levoketoconazole（*INN*）

化学结构式

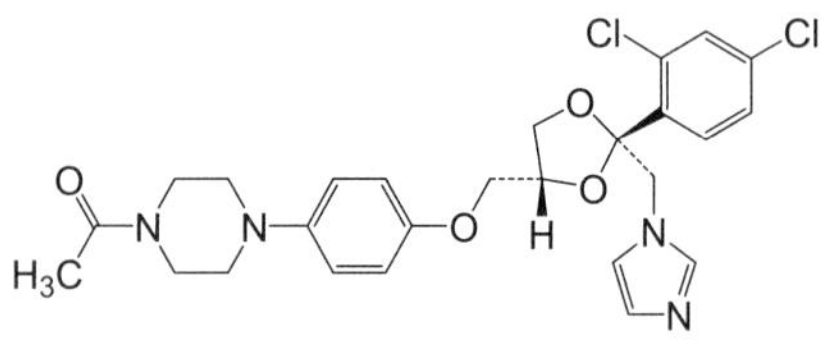

分子式和分子量　$C_{26}H_{28}Cl_2N_4O_4$　531.43

化学名　1-{4-[4-({(2*S*,4*R*)-2-(2,4-Dichlorophenyl)-2-[(1*H*-imidazol-1-yl)methyl]-1,3-dioxolan-4-yl}methoxy)phenyl]piperazin-1-yl}ethan-1-one

1-{4-[4-({(2*S*,4*R*)-2-(2,4-二氯苯基)-2-[(1*H*-咪唑-1-基)甲基]-1,3-二氧戊环-4-基}甲氧基)苯基]哌嗪-1-基}乙-1-酮

CAS 登录号　142128-57-2

INN list　114

药效分类　皮质醇合成抑制药

左托非索泮

Levotofisopam（*INN*）

化学结构式

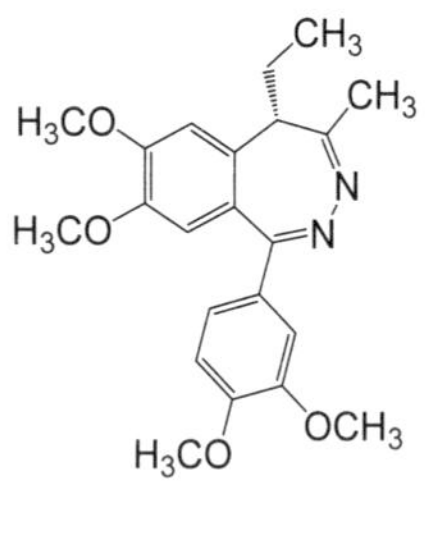

分子式和分子量　$C_{22}H_{26}N_2O_4$　382.45

化学名　(−)-(5*S*)-l-(3,4-Dimethoxyphenyl)-5-ethyl-7,8-dimethoxy-4-methyl-5*H*-2,3-benzodiazepine

(−)-(5*S*)-l-(3,4-二甲氧基苯基)-5-乙基-7,8-二甲氧基-4-甲基-5*H*-2,3-苯二氮䓬

CAS 登录号　82059-51-6

INN list　92

药效分类　抗焦虑药

左西孟旦

Levosimendan（*INN*）

分子式和分子量　$C_{14}H_{12}N_6O$　280.28

化学结构式

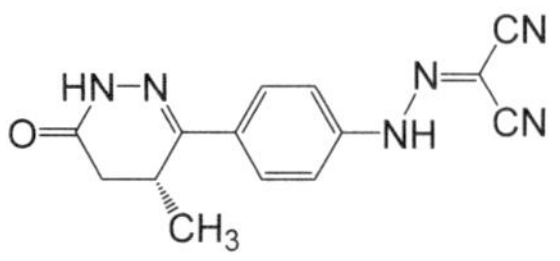

化学名　Mesoxalonitrile [*p*-[(*R*)-1,4,5,6-tetrahydro-4-methyl-6-oxopyridazinyl]phenyl]hydrazone

丙酮二腈 [4-[(*R*)-1,4,5,6-四氢-4-甲基-6-氧代哒嗪基]苯基]腙

CAS 登录号　141505-33-1

INN list　68

药效分类　强心药，血管扩张药

ATC 分类　C01CX08

左西替利嗪

Levocetirizine（*INN*）

化学结构式

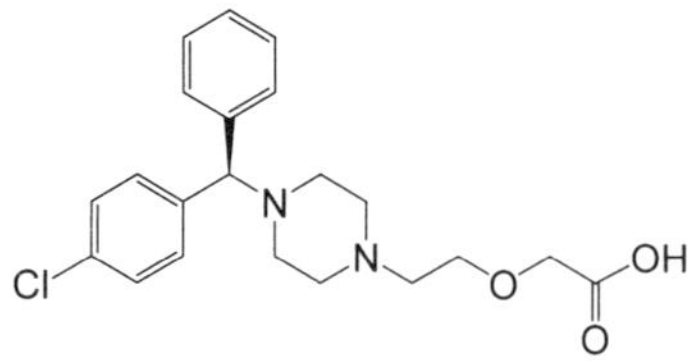

分子式和分子量　$C_{21}H_{25}ClN_2O_3$　388.89

化学名　[2-[4-[(*R*)-(4-Chlorophenyl)phenylmethyl]piperazin-l-yl]ethoxy]acetic acid

[2-[4-[(*R*)-(4-氯苯基)苯基甲基]-1-哌嗪基]乙氧基]乙酸

CAS 登录号　130018-77-8；130018-87-0[二盐酸盐]

INN list　78

药效分类　抗过敏药

左旋多巴

Levodopa（*INN*）

化学结构式

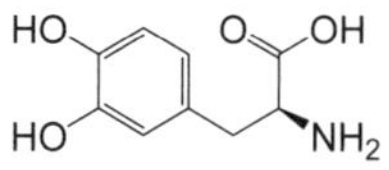

分子式和分子量　$C_9H_{11}NO_4$　197.19

化学名　(−)-3-(3,4-Dihydroxyphenyl)-L-alanine

(−)-3-(3,4-二羟苯基)-L-丙氨酸

CAS 登录号　59-92-7

INN list　21

药效分类　抗震颤麻痹药

左旋咪唑

Levamisole（*INN*）

化学结构式

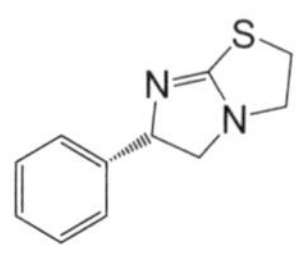

分子式和分子量 $C_{11}H_{12}N_2S$ 204.29

化学名 (−)-6-Phenyl-2,3,5,6-tetrahydroimidazo[2,1-*b*]thiazole

(−)-6-苯基-2,3,5,6-四氢咪唑并[2,1-*b*]噻唑

CAS 登录号 14769-73-4; 16595-80-5[盐酸盐]

INN list 21

药效分类 抗蠕虫药，抗线虫药，抗肿瘤辅助药

ATC 分类 P02CE01

左旋葡萄糖

Levoglucose（*INN*）

化学结构式

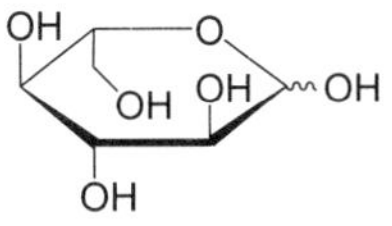

分子式和分子量 $C_6H_{12}O_6$ 180.16

化学名 L-glucose

L-葡萄糖

CAS 登录号 921-60-8

INN list 104

药效分类 诊断用药

左亚叶酸

Levofolinate（*INN*）

化学结构式

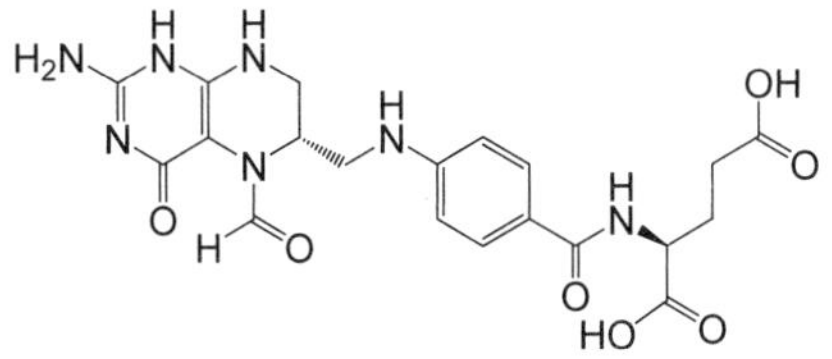

分子式和分子量 $C_{20}H_{23}N_7O_7$ 473.44

化学名 *N*-[*p*-[[[(6*S*)-Amino-5-formyl-1,4,5,6,7,8-hexahydro-4-oxo-6-pteridiny1]methyl]amino]benzoyl]-L-glutamic acid

N-[4-[(6*S*)-氨基-5-甲酰-1,4,5,6,7,8-六氢-4-氧代-6-蝶啶)甲基]氨基]苯甲酰基-L-谷氨酸

CAS 登录号 58-05-9; 80433-71-2[钙盐]

INN list 66

药效分类 抗肿瘤药

左氧氟沙星

Levofloxacin（*INN*）

化学结构式

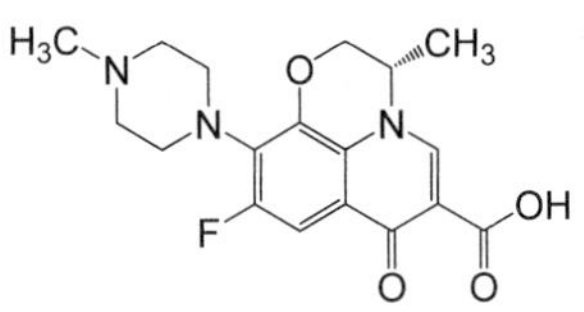

分子式和分子量 $C_{18}H_{20}FN_3O_4$ 361.37

化学名 (−)-(*S*)-3-Methyl-9-fluoro-2,3-dihydro-10-(4-methyl-1-piperazinyl)-7-oxo-7*H*-pyrido[1,2,3-*de*]-1,4-benzoxazine-6-carboxylic acid

(−)-(*S*)-3-甲基-9-氟代-2,3-二氢-10-(4-甲基-1-哌嗪基)-7-氧代-7*H*-吡啶并[1,2,3-*de*]-1,4-苯并噁嗪-6-羧酸

CAS 登录号 100986-85-4; 138199-71-0[水化物]

INN list 64

药效分类 抗菌药

ATC 分类 J01MA12

左依莫帕米

Levemopamil（*INN*）

化学结构式

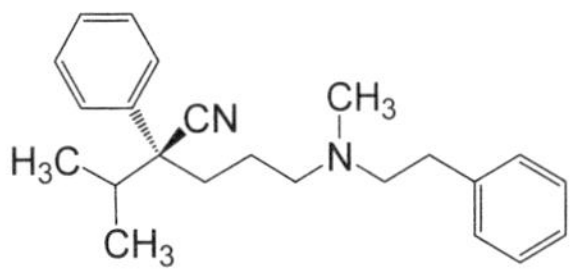

分子式和分子量 $C_{23}H_{30}N_2$ 334.50

化学名 (−)-(*S*)-2-Isopropyl-5-(methylphenethylamino)-2-phenylvaleronitrile

(−)-(*S*)-2-异丙基-5-(甲基苯乙基氨基)-2-苯基戊腈

CAS 登录号 101238-51-1

INN list 62

药效分类 冠脉扩张药

左乙拉西坦

Levetiracetam（*INN*）

化学结构式

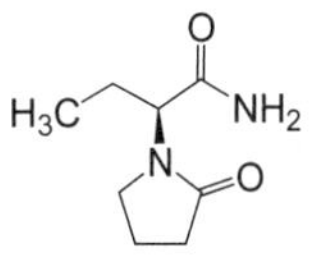

分子式和分子量 $C_8H_{14}N_2O_2$ 170.21

化学名 (−)-(*S*)-*α*-Ethyl-2-oxo-1-pyrrolidineacetamide

(−)-(*S*)-*α*-乙基-2-氧代-1-吡咯烷乙酰胺

CAS 登录号 102767-28-2

INN list 62

药效分类 促智药，抗癫痫药

左异丙肾上腺素

Levisoprenaline（*INN*）

化学结构式

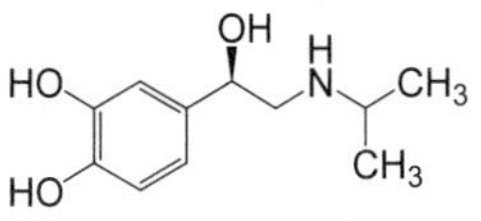

分子式和分子量 $C_{11}H_{17}NO_3$ 211.26

化学名 (−)-(*R*)-*α*-(Isopropylaminomethyl)protocatechuyl alcohol

(−)-(*R*)-*α*-(异丙基氨基甲基)原儿茶醇

CAS 登录号 51-31-0

INN list 10

药效分类 支气管舒张药

佐尔啡诺

Xorphanol (*INN*)

化学结构式

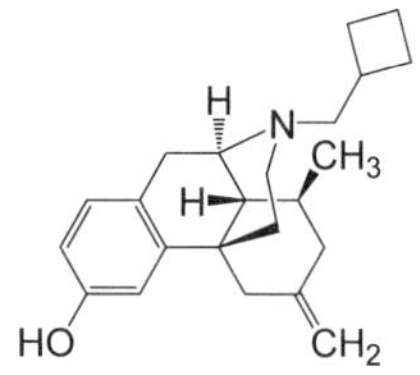

分子式和分子量 $C_{23}H_{31}NO$ 337.51

化学名 17-(Cyclobutylmethyl)-8*β*-methyl-6-methylenemorphinan-3-ol

17-(环丁基甲基)-8*β*-甲基-6-亚甲基吗啡喃-3-酚

CAS 登录号 77287-89-9; 77287-90-2[甲磺酸盐]

INN list 48

药效分类 镇痛药

佐非康唑

Zoficonazole (*INN*)

化学结构式

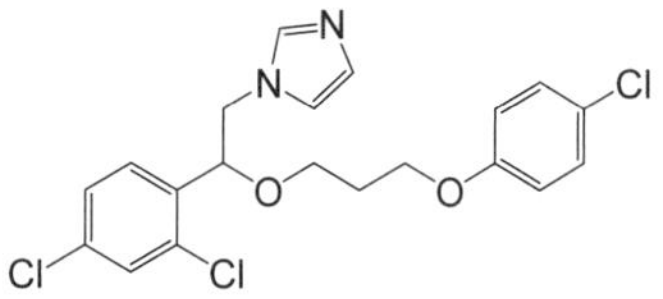

分子式和分子量 $C_{20}H_{19}Cl_3N_2O_2$ 425.74

化学名 1-[2,4-Dichloro-*β*-[3-(*p*-chlorophenoxy)propoxy]phenethyl]imidazole

1-[2,4-二氯-*β*-[3-(4-氯苯氧基)丙氧基]苯乙基]咪唑

CAS 登录号 71097-23-9

INN list 43

药效分类 抗真菌药

佐芬普利

Zofenopril (*INN*)

化学结构式

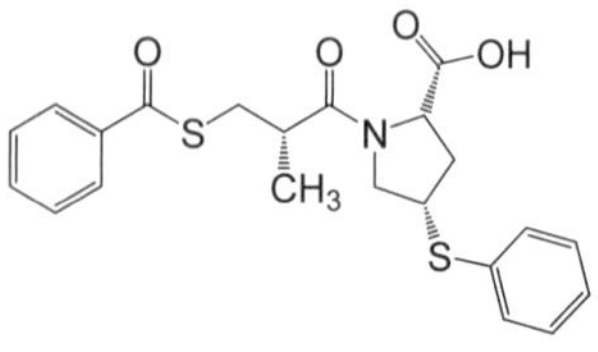

分子式和分子量 $C_{22}H_{23}NO_4S_2$ 429.55

化学名 (4*S*)-*N*-[(*S*)-3-Mercapto-2-methylpropionyl]-4-(phenylthio)-L-proline benzoic acid

(4*S*)-*N*-[(*S*)-3-巯基-2-甲基丙酰基]-4-(苯硫基)-L-脯氨酰苯甲酸

CAS 登录号 81872-10-8; 81938-43-3[钙盐]

INN list 51

药效分类 抗高血压药，血管紧张素转换酶抑制药

ATC 分类 C09AA15

佐芬普利拉

Zofenoprilat Arginine (*INN*)

化学结构式

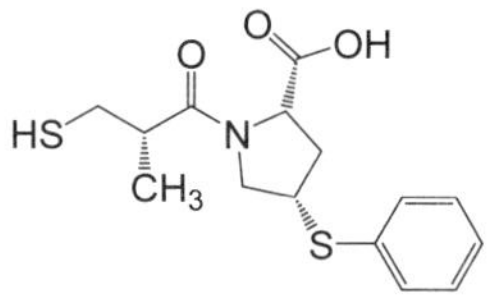

分子式和分子量 $C_{15}H_{19}NO_3S_2$ 325.44

化学名 (4*S*)-1-[(*S*)-3-Mercapto-2-methylpropionyl]-4-(phenylthio)-L-proline

(4*S*)-1-[(*S*)-3-巯基-2-甲基丙酰基]-4-(苯硫基)-L-脯氨酸

CAS 登录号 75176-37-7; 81872-09-5[精氨酸盐]

INN list 63

药效分类 抗高血压药，血管紧张素转换酶抑制药

佐格拉替尼

Zoligratinib (*INN*)

化学结构式

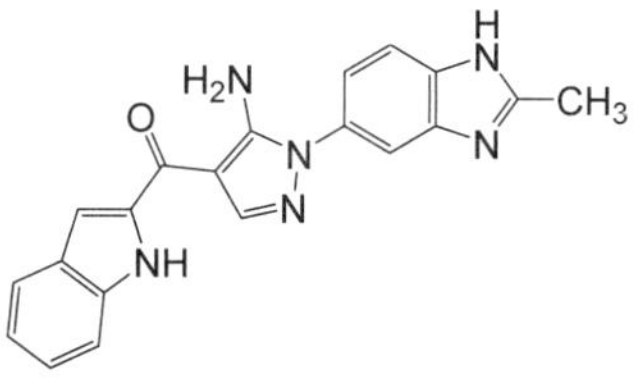

分子式和分子量 $C_{20}H_{16}N_6O$ 356.39

化学名 [5-Amino-1-(2-methyl-1*H*-benzimidazol-5-yl)-1*H*-pyrazol-4-yl](1*H*-indol-2-yl)methanone

[5-氨基-1-(2-甲基-1*H*-苯并咪唑-5-基)-1*H*-吡唑-4-基](1*H*-吲哚-2-基)甲酮

CAS 登录号 1265229-25-1

INN list 122

药效分类 酪氨酸激酶抑制药，抗肿瘤药

佐卡酮

Zocainone (*INN*)

化学结构式

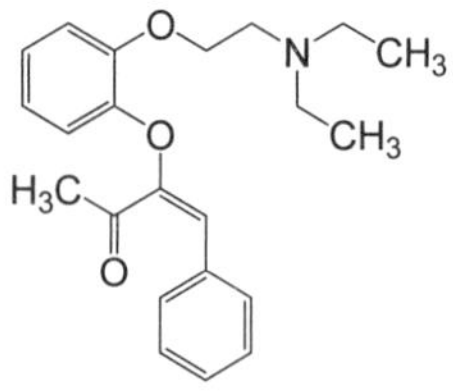

分子式和分子量 $C_{22}H_{27}NO_3$ 353.45

化学名 (*E*)-3-[*o*-[2-(Diethylamino)ethoxy]phenoxy]-4-phenyl-3-buten-2-one

(*E*)-3-[2-[2-(二乙氨基)乙氧基]苯氧基]-4-苯基-3-丁烯-2-酮

CAS 登录号 68876-74-4

INN list 41

药效分类 抗心律失常药

佐拉敏

Zolamine（*INN*）

化学结构式

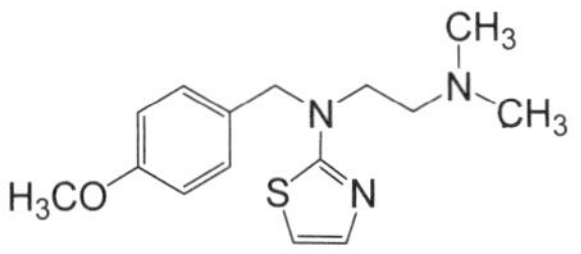

分子式和分子量 $C_{15}H_{21}N_3OS$ 291.41

化学名 2-[[2-(Dimethylamino)ethyl]-(*p*-methoxybenzyl)amino]thiazole

2-[[2-(二甲氨基)乙基]-(4-甲氧基苯甲基)氨基]噻唑

CAS 登录号 553-13-9；1155-03-9[盐酸盐]

INN list 18

药效分类 抗组胺药，局部麻醉药

佐拉沙坦

Zolasartan（*INN*）

化学结构式

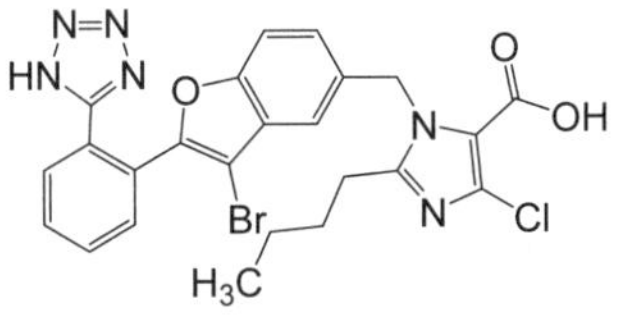

分子式和分子量 $C_{24}H_{20}BrClN_6O_3$ 555.81

化学名 1-[[3-Bromo-2-(*o*-1*H*-tetrazol-5-ylphenyl)-5-benzofuranyl]methyl]-2-buty-l-4-chloroimidazole-5-carboxylic acid

1-[[3-溴-2-(2-1*H*-四氮唑-5-基苯基)-5-苯并呋喃基]甲基]-2-丁基-4-氯咪唑-5-羧酸

CAS 登录号 145781-32-4

INN list 70

药效分类 抗高血压药，血管紧张素Ⅱ受体拮抗药

佐勒汀

Zolertine（*INN*）

化学结构式

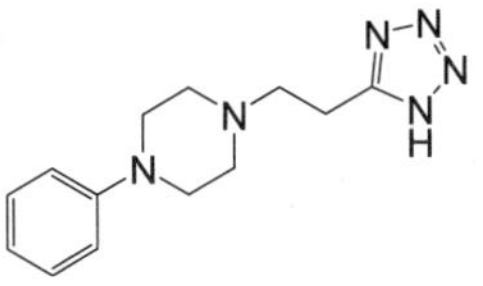

分子式和分子量 $C_{13}H_{18}N_6$ 258.33

化学名 1-Phenyl-4-[2-(1*H*-tetrazol-5-yl)ethyl]piperazine

1-苯基-4-[2-(1*H*-四氮唑-5-基)乙基]哌嗪

CAS 登录号 4004-94-8；7241-94-3[盐酸盐]

INN list 17

药效分类 血管扩张药，抗肾上腺素药

佐利米定

Zolimidine（*INN*）

化学结构式

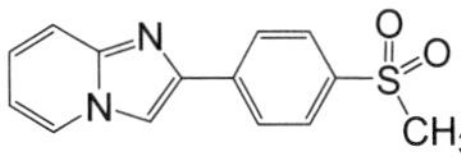

分子式和分子量 $C_{14}H_{12}N_2O_2S$ 272.32

化学名 2-[*p*-(Methylsulfonyl)phenyl]imidazol[1,2-*a*]pyridine

2-[4-(甲基磺酰基)苯基]咪唑并[1,2-*a*]吡啶

CAS 登录号 1222-57-7

INN list 26

药效分类 胃液分泌刺激药

佐利替尼

Zorifertinib（*INN*）

化学结构式

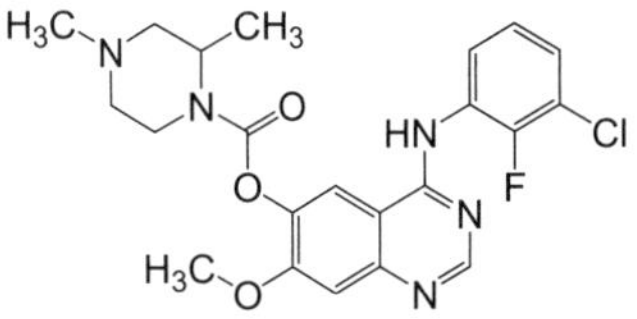

分子式和分子量 $C_{22}H_{23}ClFN_5O_3$ 459.91

化学名 4-(3-Chloro-2-fluoroanilino)-7-methoxyquinazolin-6-yl (2*R*)-2,4-dimethylpiperazine-1-carboxylate

4-(3-氯-2-氟苯氨基)-7-甲氧基喹唑啉-6-基 (2*R*)-2,4-二甲基哌嗪-1-甲酸酯

CAS 登录号 1626387-80-1

INN list 121

药效分类 酪氨酸激酶抑制药

佐洛哌隆

Zoloperone（*INN*）

化学结构式

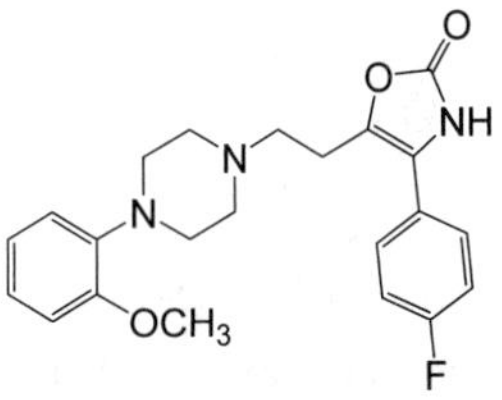

分子式和分子量 $C_{22}H_{24}FN_3O_3$ 397.44

化学名 4-(*p*-Fluorophenyl)-5-[2-[4-(*o*-methoxyphenyl)-1-piperazinyl]ethyl]-4-oxazolin-2-one

4-(4-氟苯基)-5-[2-[4-(2-甲氧基苯基)-1-哌嗪基]乙基]-4-噁

唑烷-2-酮
CAS 登录号 52867-74-0
INN list 39
药效分类 抗精神病药

佐美酸

Zomepirac（*INN*）

化学结构式

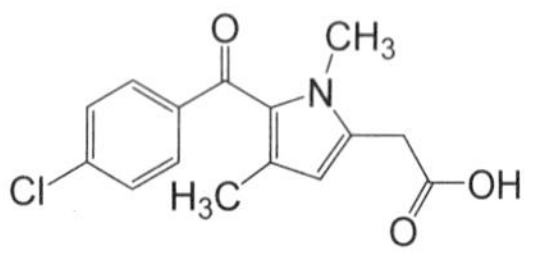

分子式和分子量 $C_{15}H_{14}ClNO_3$ 291.73

化学名 5-(*p*-Chlorobenzoyl)-1,4-dimethylpyrrole-2-acetic acid

5-(4-氯苯甲酰基)-1,4-二甲基吡咯-2-乙酸

CAS 登录号 33369-31-2; 64092-49-5[钠盐水合物]; 64092-48-4[钠盐]

INN list 37

药效分类 抗炎镇痛药

佐米曲普坦

Zolmitriptan（*INN*）

化学结构式

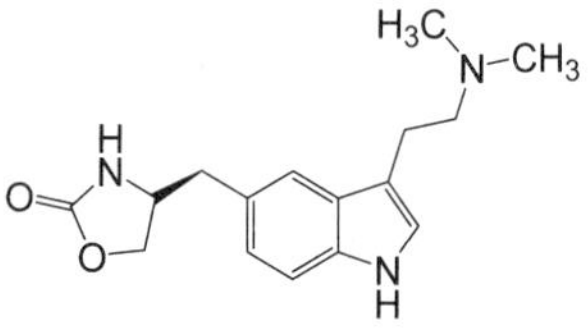

分子式和分子量 $C_{16}H_{21}N_3O_2$ 287.36

化学名 (*S*)-4-[[3-[2-(Dimethylamino)ethyl]indol-5-yl]methyl]-2-oxazolidinone

(*S*)-4-[[3-[2-(二甲氨基)乙基]吲哚-5-基]甲基]-2-噁唑烷酮

CAS 登录号 139264-17-8

INN list 74

药效分类 5-羟色胺受体激动药，抗偏头痛药

佐尼氯唑

Zoniclezole（*INN*）

化学结构式

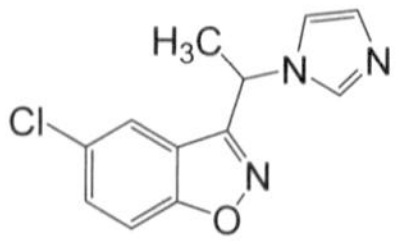

分子式和分子量 $C_{12}H_{10}ClN_3O$ 247.68

化学名 5-Chloro-3-(1-imidazoll-1-ylethyl)-1,2-benzisoxazole

5-氯-3-(1-咪唑-1-基乙基)-1,2-苯异噁唑

CAS 登录号 121929-20-2; 121929-46-2[盐酸盐]

INN list 66

药效分类 抗惊厥药

佐匹克隆

Zopiclone（*INN*）

化学结构式

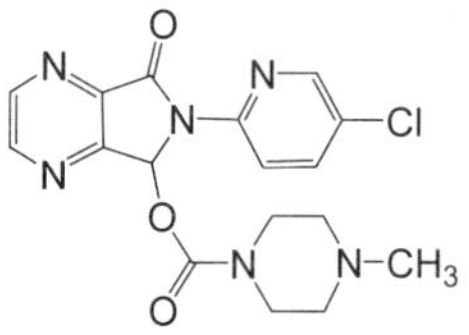

分子式和分子量 $C_{17}H_{17}ClN_6O_3$ 388.81

化学名 6-(5-Chloropyridin-2-yl)-7-[(4-methylpiperazin-1-yl) carbonyloxo]-5,6-dihydropyrrolo[3,4-*b*]pyrazin-5-one

6-(5-氯吡啶-2-基)-7-[(4-甲基哌嗪-1-基)甲酰氧基]-5,6-二氢吡咯并[3,4-*b*]吡嗪-5-酮

CAS 登录号 43200-80-2

INN list 39

药效分类 催眠药

佐柔比星

Zorubicin（*INN*）

化学结构式

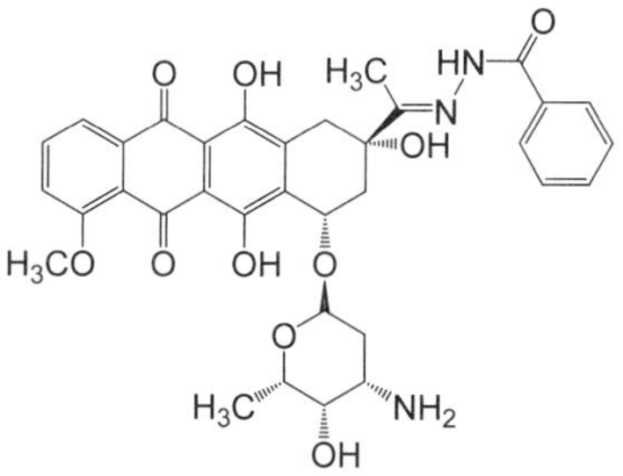

分子式和分子量 $C_{34}H_{35}N_3O_{10}$ 645.67

化学名 *N*-[1-[(2*S*,4*S*)-4-[(2*R*,4*S*,5*S*,6*S*)-4-Amino-5-hydroxy-6-methyloxan-2-yl]oxy-2,5,12-trihydroxy-7-methoxy-6,11-dioxo-3,4-dihydro-1*H*-tetracen-2-yl]ethylideneamino]benzamide

N-[1-[(2*S*,4*S*)-4-[(2*R*,4*S*,5*S*,6*S*)-4-氨基-5-羟基-6-甲基噁烷-2-基]氧-2,5,12-三羟基-7-甲氧基-6,11-二氧代-3,4-二氢-1*H*-并四苯-2-基]乙亚基氨基]苯甲酰胺

CAS 登录号 54083-22-6; 36508-71-1[盐酸盐]

INN list 39

药效分类 抗生素类抗肿瘤药

ATC 分类 L01DB05

佐舒喹达

Zosuquidar（*INN*）

化学结构式

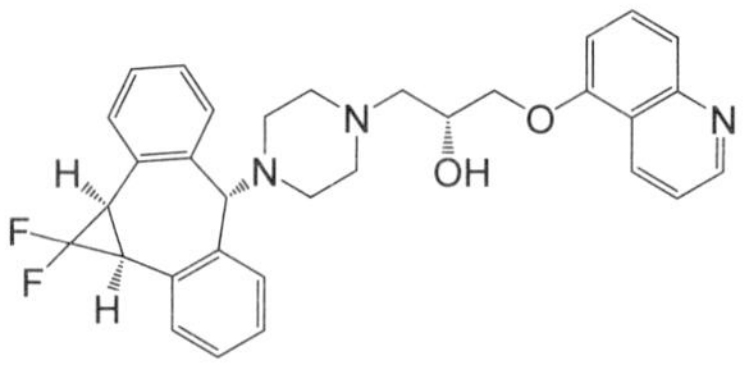

分子式和分子量 $C_{32}H_{31}F_2N_3O_2$ 527.62

化学名 (2*R*)-2-[4-[(1*aR*,6*r*,10*bS*)-1,1-Difluoro-1,1*a*,6,10*b*-tetrahydrodibenzo[*a*,*e*]cyclopropa[*c*]cyclohepten-6-yl]piperazin-1-yl]-3-(quinolin-5-yloxy)propan-2-ol

(2*R*)-2-[4-[(1*aR*,6*r*,10*bS*)-1,1-二氟-1,1*a*,6,10*b*-四氢二苯并[*a*,*e*]环丙[*c*]环庚-6-基]哌嗪-1-基]-3-(喹啉-5-基氧基)丙-2-醇

CAS 登录号 167354-41-8; 167465-36-3[盐酸盐]

INN list 86

药效分类 多重耐药抑制药

佐他柔比星

Zoptarelin Doxorubicin（*INN*）

化学结构式

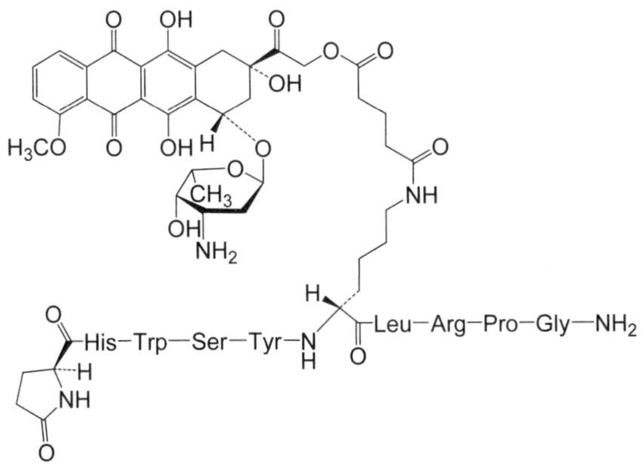

分子式和分子量 $C_{91}H_{117}N_{19}O_{26}$ 1893.04

化学名 5-Oxo-L-prolyl-L-histidyl-L-tryptophyl-L-seryl-L-tyrosyl-N^6-[5-(2-{(2*S*,4*S*)-4-[(3-amino-2,3,6-trideoxy-*α*-L-*lyxo*-hexopyranosyl)oxy]-2,5,12-trihydroxy-7-methoxy-6,11-dioxo-1,2,3,4,6,11-hexahydrotetracen-2-yl}-2-oxoethoxy)-5-oxopentanoyl]-D-lysine-L-leucyl-L-arginyl-L-prolylglycinamide

5-氧代-L-脯氨酰-L-组氨酰-L-色氨酰-L-丝氨酰-L-酪氨酰-N^6-[5-(2-{(2*S*,4*S*)-4-[(3-氨基-2,3,6-三脱氧-*α*-L-吡喃来苏糖基)氧]-2,5,12-三羟基-7-甲氧基-6,11-二氧代-1,2,3,4,6,11-六氢并四苯-2-基}-2-氧代乙氧基)-5-氧代戊酰基]-D-赖氨酰-L-亮氨酰-L-精氨酰-L-脯氨酰甘氨酰胺

CAS 登录号 139570-93-7

INN list 107

药效分类 抗肿瘤药

佐他替非

Zotatifin（*INN*）

化学结构式

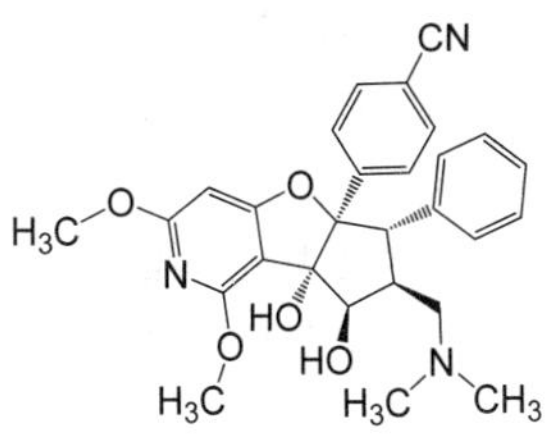

分子式和分子量 $C_{28}H_{29}N_3O_5$ 487.56

化学名 4-{(5*aR*,6*S*,7*S*,8*R*,8*aS*)-7-[(dimethylamino)methyl]-8,8*a*-dihydroxy-1,3-dimethoxy-6-phenyl-6,7,8,8*a*-tetrahydro-5*aH*-cyclopenta[4,5]furo[3,2-*c*]pyridin-5*a*-yl}benzonitrile

4-{(5*aR*,6*S*,7*S*,8*R*,8*aS*)-7-[(二甲氨基)甲基]-8,8*a*-二羟基-1,3-二甲氧基-6-苯基-6,7,8,8*a*-四氢-5*aH*-环戊熳并[4,5]呋喃并[3,2-*c*]吡啶-5*a*-基}苯甲腈

CAS 登录号 2098191-53-6

INN list 120

药效分类 抗肿瘤药

佐替卡松

Zoticasone（*INN*）

化学结构式

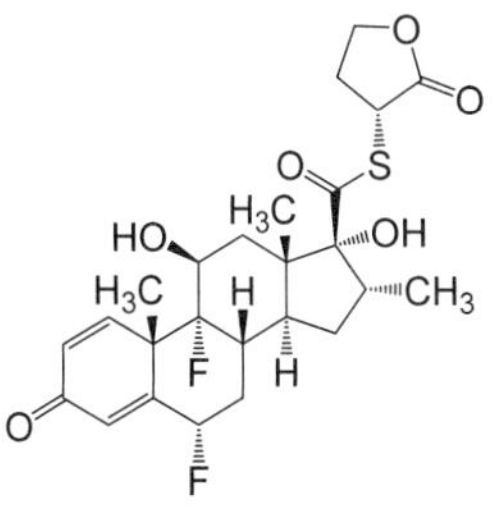

分子式和分子量 $C_{25}H_{30}F_2O_6S$ 496.56

化学名 *S*-[(3*R*)-2-Oxotetrahydrofuran-3-yl] 6*α*,9-difluro-11*β*,17-dihydroxy-16*α*-methyl-3-oxoandrosta-1,4-diene-17*β*-carbothioate

S-[(3*R*)-2-氧代四氢呋喃-3-基] 6*α*,9-二氟-11*β*,17-二羟基-16*α*-甲基-3-氧代雄甾-1,4-二烯-17*β*-硫代羧酸酯

CAS 登录号 192056-77-2

INN list 85

药效分类 肾上腺皮质激素类药

佐替莱西利

Zotiraciclib（*INN*）

化学结构式

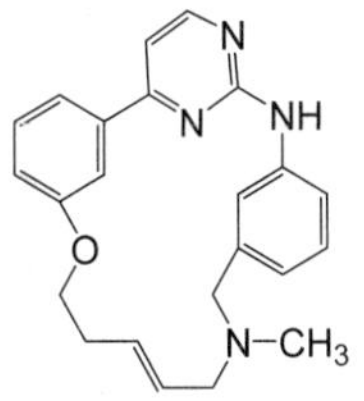

分子式和分子量 $C_{23}H_{24}N_4O$ 372.47

化学名 (8*E*)-6-Methyl-12-oxa-3,6-diaza-2(4,2)-pyrimidina-1,4(1,3)-dibenzenacyclododecaphan-8-ene

(8*E*)-6-甲基-12-氧杂-3,6-二氮杂-2(4,2)-嘧啶杂-1,4(1,3)-二苯杂环十二烷-8-烯

CAS 登录号 1204918-72-8

INN list 122

药效分类 细胞周期依赖激酶抑制药，抗肿瘤药

佐替平

Zotepine（*INN*）

化学结构式

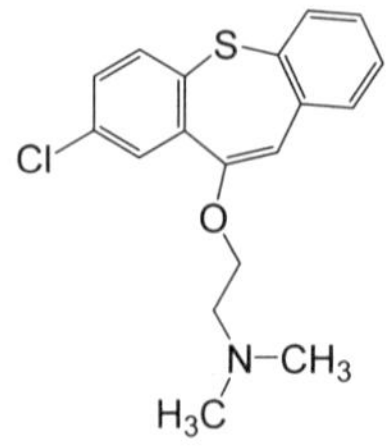

分子式和分子量　$C_{18}H_{18}ClNOS$　331.87

化学名　2-[(8-Chlorodibenzo[*b*,*f*]-thiepin-10-yl)oxy]-*N*,*N*-dimethylethylamine

2-[(8-氯二苯并[*b*,*f*]-噻庚英-10-基)氧基]-*N*,*N*-二甲基乙胺

CAS 登录号　26615-21-4

INN list　36

药效分类　抗精神病药

唑吡坦

Zolpidem（*INN*）

化学结构式

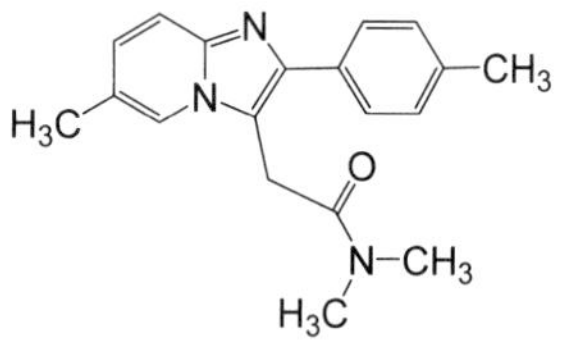

分子式和分子量　$C_{19}H_{21}N_3O$　307.40

化学名　*N*,*N*,6-Trimethyl-2-(4-methylbenzyl)imidazo[1,2-*a*]pyridine-3-acetamide

N,*N*,6-三甲基-2-(4-甲基苯基)咪唑并[1,2-*a*]吡啶-3-乙酰胺

CAS 登录号　82626-48-0; 99294-93-6[酒石酸盐]

INN list　53

药效分类　镇静催眠药

唑泊来德

Zoniporide（*INN*）

化学结构式

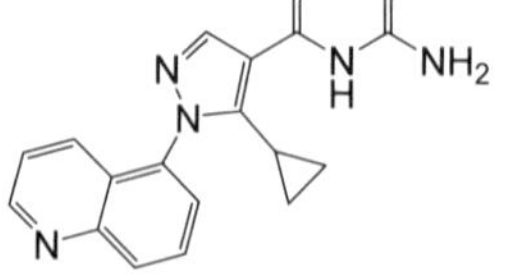

分子式和分子量　$C_{17}H_{16}N_6O$　320.36

化学名　1*H*-Pyrazole-4-carboxamide,*N*-(aminoiminomethyl)-5-cyclopropyl-1-(5-quinolinyl)

N-(脒基)-5-环丙基-1-(5-喹啉基)-1*H*-吡唑-4-甲酰胺

CAS 登录号　241800-98-6; 249296-45-5[甲磺酸盐]

INN list　85

药效分类　钠氢转输抑制药

唑泊司他

Zopolrestat（*INN*）

化学结构式

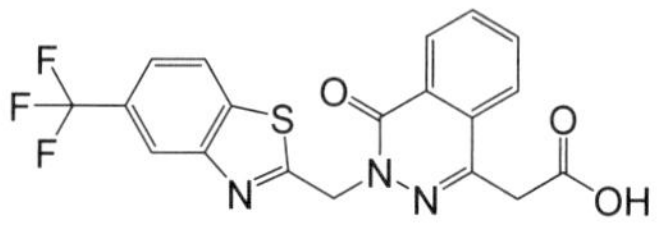

分子式和分子量　$C_{19}H_{12}F_3N_3O_3S$　419.38

化学名　3,4-Dihydro-4-oxo-3-[[5-(trifluoromethyl)-2-benzothiazoly]methyl]-1-phthalazineacetic acid

3,4-二氢-4-氧代-3-[[5-(三氟甲基)-2-苯并噻唑基]甲基]-1-(2,3-二氮杂萘)乙酸

CAS 登录号　110703-94-1

INN list　64

药效分类　醛糖还原酶抑制药，抗糖尿病药

唑拉西泮

Zolazepam（*INN*）

化学结构式

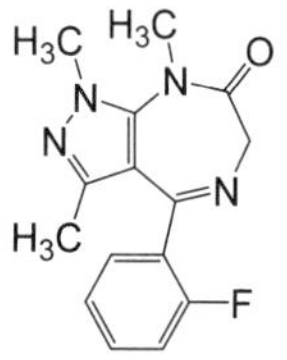

分子式和分子量　$C_{15}H_{15}FN_4O$　286.41

化学名　4-(*o*-Fluorophenyl)-6,8-dihydro-1,3,8-trimethylpyrazole[3,4-*e*][1,4]diazepin-7(1*H*)-one

4-(2-氟苯基)-6,8-二氢-1,3,8-三甲基吡唑并[3,4-*e*][1,4]二氮杂草-7(1*H*)-酮

CAS 登录号　31352-82-6; 33754-49-3[盐酸盐]

INN list　28

药效分类　镇静催眠药

唑来膦酸

Zoledronic Acid（*INN*）

化学结构式

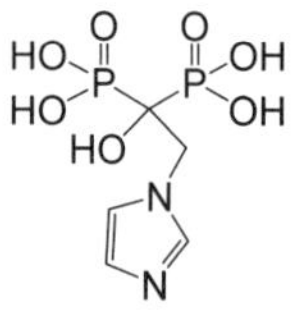

分子式和分子量　$C_5H_{10}N_2O_7P_2$　272.09

化学名　(1-Hydroxy-2-imidazol-1-ylethylidene)diphosphonic acid

(1-羟基-2-咪唑-1-基亚乙基)二膦酸

CAS 登录号　118072-93-8; 165800-06-6[一水合物]

INN list　71

药效分类 钙代谢调节药，抗骨质疏松辅助药

唑利氟达星

Zoliflodacin（*INN*）

化学结构式

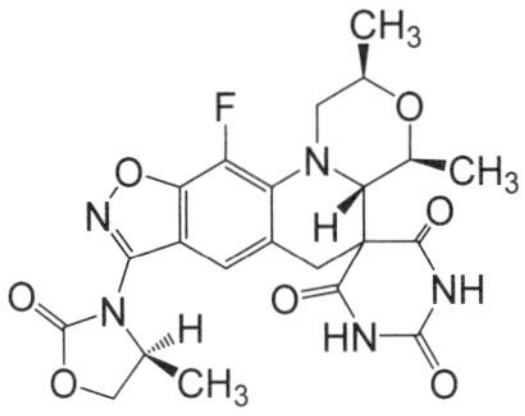

分子式和分子量 $C_{22}H_{22}FN_5O_7$ 487.44

化学名 (2'*R*,4'*S*,4'*aS*)-11'-fluoro-2',4'-dimethyl-8'-[(4*S*)-4-methyl-2-oxo-1,3-oxazolidin-3-yl]-1',2',4',4'*a*-tetrahydro-6'*H*-spiro[1,3-diazinane-5,5'-[1,4]oxazino[4,3-*a*][1,2]oxazolo[4,5-*g*]quinoline]-2,4,6-trione

(2'*R*,4'*S*,4'*aS*)-11'-氟-2',4'-二甲基-8'-[(4*S*)-4-甲基-2-氧代-1,3-噁唑烷-3-基]-1',2',4',4'*a*-四氢-6'*H*-螺[1,3-二嗪烷-5,5'-[1,4]噁嗪并[4,3-*a*] [1,2]噁唑并[4,5-*g*]喹啉]-2,4,6-三酮

CAS 登录号 1620458-09-4

INN list 114

药效分类 抗菌药

唑利洛尔

Zoleprodolol（*INN*）

化学结构式

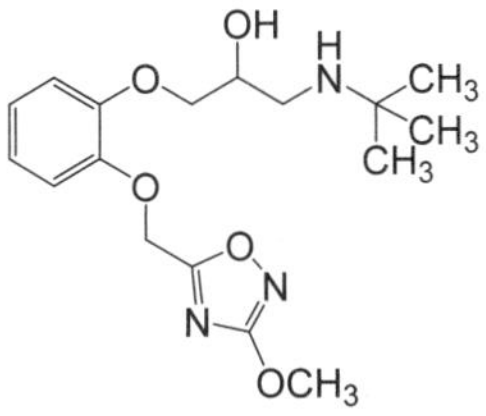

分子式和分子量 $C_{17}H_{25}N_3O_5$ 507.58

化学名 1-(*tert*-Butylamino)-3-[2-[(3-methoxy-1,2,4-oxadiazol-5-yl)methoxy]phenoxy]propan-2-ol

3-(叔丁氨基)-3-[2-[(3-甲氧基-1,2,4-噁二唑-5-基)甲氧基]苯氧基]-丙-2-醇

CAS 登录号 158599-53-2

INN list 102

药效分类 肾上腺素受体拮抗药

唑利洛芬

Zoliprofen（*INN*）

化学结构式

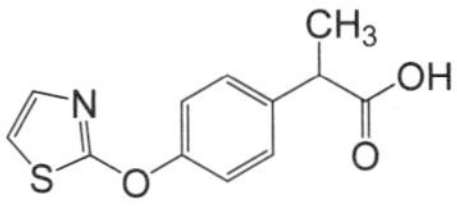

分子式和分子量 $C_{12}H_{11}NO_3S$ 249.29

化学名 (±)-*p*-(2-Thiazolyloxy)hydratropic acid

(±)-4-(2-噻唑氧基)氢化托品酸

CAS 登录号 56355-17-0

INN list 55

药效分类 抗炎镇痛药

唑仑西平

Zolenzepine（*INN*）

化学结构式

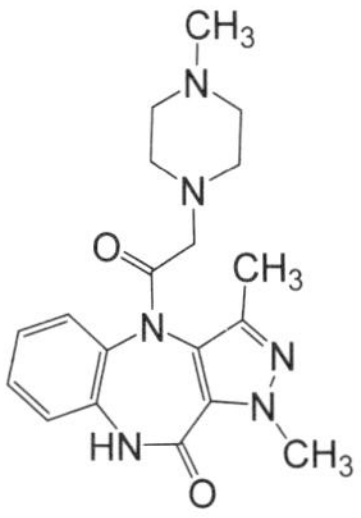

分子式和分子量 $C_{19}H_{24}N_6O_2$ 368.43

化学名 4,9-Dihydro-1,3-dimethyl-4-[(4-methyl-1-piperazinyl) acetyl]pyrazool[4,3-*b*][1,5]benzodiazepine-10(1*H*)-one

4,9-二氢-1,3-二甲基-4-[(4-甲基-1-哌嗪基)乙酰基]吡唑并[4,3-*b*][1,5]苯二氮杂草-10(1*H*)-酮

CAS 登录号 78208-13-6

INN list 48

药效分类 抗溃疡药

唑罗莫司

Zotarolimus（*INN*）

化学结构式

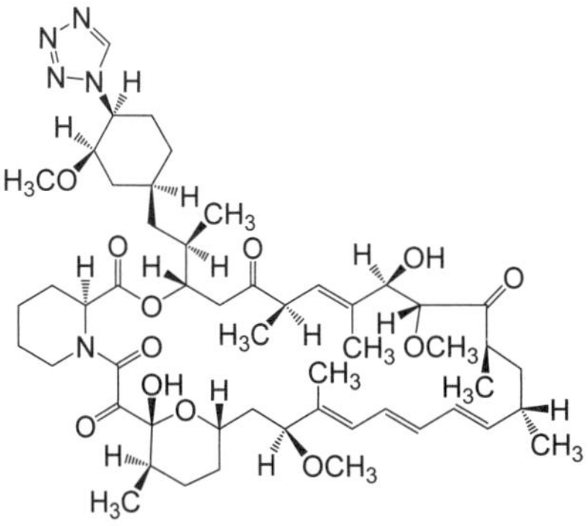

分子式和分子量 $C_{52}H_{79}N_5O_{12}$ 966.21

化学名 (3*S*,6*R*,7*E*,9*R*,10*R*,12*R*,14*S*,15*E*,17*E*,19*E*,21*S*,23*S*,26*R*,27*R*,34*aS*)-9,27-dihydroxy-10,21-dimethoxy-3-[(2*R*)-1-[(1*S*,3*R*,4*S*)-3-methoxy-4-(1*H*-tetrazol-1-yl)cyclohexyl]propan-2-yl]-6,8,12,14,20,26-hexamethyl-3,4,9,10,12,13,14,21,22,23,24,25,26,27,32,33,34,34*a*-octadecahydro-5*H*-23,27-epoxypyrido[2,1-*c*][1,4]oxaazahentriacontine-1,5,11,28,29(6*H*,31*H*)-pentone

(3*S*,6*R*,7*E*,9*R*,10*R*,12*R*,14*S*,15*E*,17*E*,19*E*,21*S*,23*S*,26*R*,27*R*,34*aS*)-9,27-二羟基-10,21-二甲氧基-3-[(2*R*)-1-[(1*S*,3*R*,4*S*)-3-甲氧基-4-(1*H*-四氮唑-1-基)环己基]丙-2-基]-6,8,12,14,20,26-六甲

基-3,4,9,10,12,13,14,21,22,23,24, 25,26,27,32,33,34,34*a*-十八氢-5*H*-23,27-环氧吡啶并[2,1-*c*][1,4]氧氮杂环三十一烯-1,5,11,28,29(6*H*,31*H*)-五酮

CAS 登录号 221877-54-9

INN list 94

药效分类 免疫抑制药

唑美巴占

Zomebazam（*INN*）

化学结构式

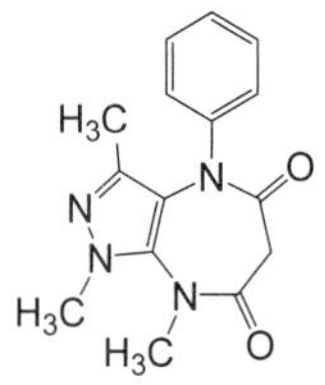

分子式和分子量 $C_{15}H_{16}N_4O_2$ 284.31

化学名 4,8-Dihydro-1,3,8-trimethyl-4-phenylpyrazolo[3,4-*b*][1,4]diazepine-5,7(1*H*,6*H*)-dione

4,8-二氢-1,3,8-三甲基-4-苯基吡唑并[3,4-*b*][1,4]二氮杂䓬-5,7(1*H*,6*H*)-二酮

CAS 登录号 78466-70-3

INN list 49

药效分类 抗焦虑药

唑南帕奈

Zonampanel（*INN*）

化学结构式

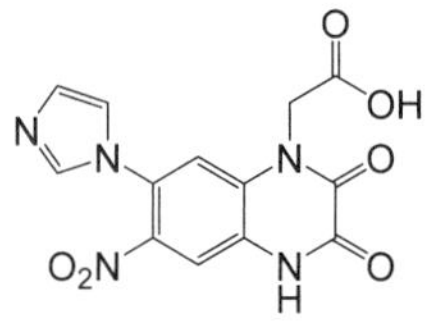

分子式和分子量 $C_{13}H_9N_5O_6$ 331.24

化学名 3,4-Dihydro-7-imidazol-1-yl-6-nitro-2,3-dioxo-1(2*H*)-quinoxalineacetic acid

3,4-二氢-7-咪唑-1-基-6-硝基-2,3-二氧代-1(2*H*)-喹喔啉乙酸

CAS 登录号 210245-80-0

INN list 85

药效分类 AMPA 受体拮抗药

唑尼沙胺

Zonisamide（*INN*）

化学结构式

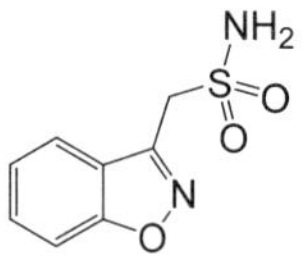

分子式和分子量 $C_8H_8N_2O_3S$ 212.23

化学名 1,2-Benzisoxazole-3-methanesulfonamide

1,2-苯异噁唑-3-甲磺酰胺

CAS 登录号 68291-97-4

INN list 52

药效分类 抗惊厥药

唑替丁

Zaltidine（*INN*）

化学结构式

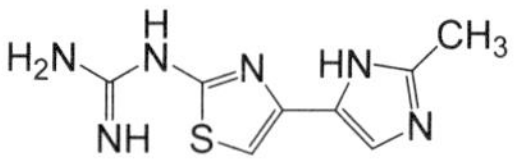

分子式和分子量 $C_8H_{10}N_6S$ 222.27

化学名 [4-(2-Methylimidazol-5-yl)-2-thiazolyl]guanidine

[4-(2-甲基咪唑-5-基)-2-噻唑]胍

CAS 登录号 85604-00-8; 90274-23-0[盐酸盐]

INN list 54

药效分类 组胺 H_2 受体拮抗药

附录

中国药品通用名称命名指导原则

（总则与化学原料药部分）

为保证化学药通用名称（以下简称“药品名称”）命名的规范性、科学性和实用性，特制订本原则。本原则中的化学药包括化学原料药与化学制剂。

国内首次上市的化学药，其名称应遵循本原则确定。随着新化合物和新剂型的不断出现，命名原则亦需与时俱进，及时修订、补充和公布。

一、总则

1. 药品名称应科学、简短、明确，用字通俗，尽量避免引起歧义，以正确使用。

2. 药品名称应避免采用具有暗示性的有关治疗学、解剖学、生理学或病理学的字或词。

3. 药品名称中原则上不体现用药人群。

4. 药品名称中原则上不体现辅料和包装形式。

5. 药品名称原则上不体现用途。如相同原料药相同剂型不同规格的药品分别用于治疗或诊断等用途，其非治疗用途可在名称上体现，名称为“××用+原料药名称+给药途径+剂型名”。

6. 化学药通用名称不得采用其商品名（包括中文名和外文名）。

7. 新上市药品的名称应与同品种国内已上市产品名称保持一致。如已上市产品名称不符合本指导原则，可通过国家标准制修订或补充申请等途径逐步规范。

8. 药品名称修订后，可采用在包装、说明书中加注曾用名的方式进行过渡。

二、化学原料药命名原则

（一）概述

1. 化学原料药中文名称和英文名称通常采用国家药典委员会组织编写的《中国药品通用名称》[（包括但不限于 WHO 发布的 INN 建议名称（International Nonproprietary Names for Pharmaceutical Substances，简称 INN）]中收载的名称。

2. 化学原料药中文名称和英文名称中词干的选用，应遵循国家药典委员会编写的《化学药品通用名称词干及其应用》中对于词干用字（或词）的有关规定。

3. 成盐的原料药，一般酸在前、碱基在后；与有机酸成盐的原料药，如名称太长，在不产生歧义的情况下，可略去“酸”字，如苯磺酸可简化为苯磺，赖氨酸可简化为赖氨。酸式盐以“氢”表示，如：碳酸氢钠，不用“重”字；碱式盐避免用“次”字，如：碱式硝酸铋，不用“次硝酸铋”。

4. 成酯的原料药，一般酸在前、醇在后，并体现出成酯的特点。

5. 名称中不体现结晶水（或其他结晶溶剂），即是否含结晶水（或其他结晶溶剂）或含不同结晶水（或其他结晶溶剂）的原料药视为一个品种，采用相同的名称。

6. 名称中不体现晶型，即不同晶型的原料药采用相同的名称。

7. 含有同位素（核素）的药物，需将相应的同位素（核素）名称标出，如“氘”等。放射性药品在名称中的核素后，加直角方括号注明核素符号及其质量数，如碘［^{125}I］化钠。

（二）WHO 已发布 INN 建议中文名称和英文名称的原料药

1. WHO 已发布 INN 建议中文名称和英文名称的原料药，原则上均应采用世界卫生组织（WHO）发布的药物国际非专利名称。

2. WHO 已发布原料药的活性部分的 INN 中文名称和英文名称，以已发布 INN 名称为主体并按照本命名原则确定原料药名称。

（三）WHO 仅发布了 INN 建议英文名称的原料药

仅有INN英文名称的化学原料药，中文名称应尽量与INN英文名称相对应，一般以音译为主，也可采取音译、意译或音意合译。一般有两种情形：

1. 音节少者，可全部音译；音节较多者，可采用简缩命名。音译要注意顺口、易读，字音间不得混淆，重音要译出。

2. 在音节过多等不方便音译的情况下，可采用意译或音意结合命名。

（四）WHO 未发布 INN 建议中文名称或英文名称的原料药

未有 INN 中文或英文名称的原料药（一般为我国自行研发且未申请 INN 名称的创新药），需结合其药学和药理学特点或常用名等确定名称。

1. 根据该药物所属药理学类别确定适宜的词干，词干用字（或词）选用通常应遵循《化学药品通用名称词干及其应用》中有关规定，然后结合化学结构等特点提出通用名称。

2. 在现有药物基础上进行简单基团改造后得到的药物，须以母体药物名称为主体进行命名。

3. 化学结构已确定的天然药物提取物，可结合其种属名称命名。

（五）其他需说明事宜

1. 如先有消旋体后有光学纯的原料药，对于后者的命名，中文名称以“左”或“右”冠于消旋体原料药前；若要在名称中体现“*R*”或“*S*”异构情况，需在消旋体中文名称前冠以“阿尔”或“艾司”。

2. 如先有光学纯后有消旋体的原料药，对于后者的命名，中文名称以“消旋”冠于光学纯原料药名称前。

3. 天然氨基酸或糖类的名称中不标识 L 构型或 D 构型。合成的 D 构型或消旋氨基酸需在名称中标识；合成的 L 构型或消旋的糖类亦需在名称中标识。

4. 对于几何异构体的命名，以顺或反冠于中文名称前。

5. 脂肪酸甘油酯多为混合物，如由 ω-3-脂肪酸（烷烃端第 3 位是双键的脂肪酸的总称，主要成分为十八碳三烯酸、十八碳四烯酸、二十碳四烯酸、二十碳五烯酸、二十一碳五烯酸、二十二碳五烯酸和二十二碳六烯酸等）与甘油形成的单-，双-和三酯的混合物（以三酯为主），此混合物名称为 ω-3 脂肪酸甘油三酯；其他中、长链脂肪酸酯依此命名，如中链脂肪酸甘油三酯。

6. 对于高分子聚合物类药物，如交联玻璃酸钠,因合成时使用不同的交联剂而导致其化学结构不同,名称中应体现交联剂名称的缩写。如用1,4-丁二醇二缩水甘油醚（简称BDDE）作为交联剂的玻璃酸钠，名称为丁甘交联玻璃酸钠。

7. 对于高分子类原料药，不同分子量区间范围的产品如具有不同的临床价值，可视为不同产品，根据不同分子量区间范围在通用名称中予以区分。

ATC 代码简介

药物的解剖学治疗学及化学分类系统［Anatomical Therapeutic Chemical（ATC） Classification System］，是世界卫生组织对药品的官方分类系统。药物的 ATC 代码（ATC code）是按其药物类别和编码原则对于每种药物赋予的代码，供管理或统计使用。

ATC 系统及其编码由世界卫生组织药物统计方法整合中心（The WHO Collaborating Centre for Drug Statistics Methodology）所制定，第一版在 1976 年发布。1996 年 ATC 系统及 ATC 代码成为国际标准，每年发布新版，现在 ATC 系统已经发布 2006 版。

ATC 代码共有 7 位［下面以“卡托普利（Captopril）的 ATC 代码 C09AA01 为例］。

ATC 代码其中第 1、3、4 位为字母，第 2、5、6、7 位为数字。

ATC 系统将药物类别分为 5 个级别。

第一级：ATC 代码的第一级为一个英文字母，它表示解剖学的主要类别（Anatomical main group）；其字母多为该系统的解剖学英文名词的第一个字母（例如 C 为“Cardiovascular”的第一个字母）。

本级共有 14 个主要类别（第一级不使用字母 E，F，I，K，O，Q，T，U，W，X，Y 和 Z）：

A　消化道和代谢（Alimentary tract and metabolism）

B　血液及造血器官（Blood and blood forming organs）

C　心血管系统（Cardiovascular system）

D　皮肤科用药（Dermatologicals）

G　泌尿生殖系统和性激素（Genito-urinary system and sex hormones）

H　全身用激素，不包括性激素和胰岛素（Systemic hormonal preparations, excluding sex hormones and insulins）

J　全身用抗感染药（Antiinfectives for systemic use）

L　抗肿瘤药及免疫调节药（Antineoplastic and immunomodulating agents）

M　肌肉和骨骼系统（Musculo-skeletal system）

N　神经系统（Nervous system）

P　抗寄生虫药，杀昆虫药和驱虫（Antiparasitic products, insecticides and repellents）

R　呼吸系统（Respiratory system）

S　感觉器官（Sensory organs）

V　其他（Various）

第二级：ATC 代码的第二级为两位数字，它表示治疗学的主要类别（Therapeutic main group）。如“C 心血管系统（Cardiovascular system）”的第二级类别有：

C01　心脏治疗（Cardiac therapy）

C02　抗高血压药（Antihypertensives）

…………

C09　作用于肾素-血管紧张素系统的药物（Agents acting on the renin-angiotensin system）

C10　血脂调节药（Lipid modifying agents）

第三级：ATC 代码的第三级为一个英文字母，它表示药理学的亚类类别（Pharmacological subgroup）。如 C09 的第三级类别有：

C09A　血管紧张素转化酶抑制药，单方（ACE inhibitors, plain）

C09B　血管紧张素转化酶抑制药，复方（ACE inhibitors, combinations）

…………

C09X　作用于肾素-血管紧张素系统的其他药物（Other agents actomg on the renin-angiotensin system）

第四级：ATC 代码的第四级为一个字母，它表示化学上的分类（Chemical subgroup）。如 C09A 的第 4 级类别为（到目前为止，其下只有 C09AA，尚无 C09AB 等）：C09AA 血管紧张素转化酶抑制药，单方（ACE inhibitors, plain）

第五级：ATC 代码的第五级为两位数字，它表示具体药物，即化合物的分类，如 C09AA 的第 5 级类别的药物有：

C09AA01　Captopril　卡托普利

C09AA02　Enalapril　依那普利

…………

C09AA15　Zofenopril　佐芬普利

C09AA16　Imidapril　咪达普利

索引

中文索引

（按汉语拼音顺序排序）

C

D

K

L

N

O

P

Q

R

T

W

X

Z

英文索引

（按字母顺序排序）

B

C

D

E

G

M

O

P

Q

R

S

T